“十二五”
国家重点图书

Martindale
THE COMPLETE DRUG REFERENCE

马丁代尔药物大典

（原著第37版）

[英] S.C.斯威曼（Sean C Sweetman）主编
李大魁　金有豫　汤　光　等译

化学工业出版社
·北京·

图书在版编目(CIP)数据

马丁代尔药物大典：原著第 37 版/[英] 斯威曼（Sweetman，S. C.）主编；李大魁，金有豫，汤光等译．—2 版．—北京：化学工业出版社，2013. 9
书名原文：Martindale：The Complete Drug Reference，37thedition
ISBN 978-7-122-18257-9

Ⅰ. ①马…　Ⅱ. ①斯…②李…③金…④汤…　Ⅲ. ①药物-汇编　Ⅳ. ①R97

中国版本图书馆 CIP 数据核字（2013）第 200939 号

Martindale：The Complete Drug Reference. Thirty-Seventh edition/by Sean C Sweetman
ISBN-10 0 85369 933 X
ISSN-13 978 0 85369 933 0

北京市版权局著作权合同登记号：01-2007-0380

责任编辑：邱飞婵　杨燕玲　戴小玲　余晓捷　孙小芳　徐世峰　　文字编辑：向　东　李大林　张　赛
责任校对：吴　静　陶燕华　宋　玮　战河红　边　涛　顾淑云　蒋　宇　宋　夏　王素芹　装帧设计：王晓宇

出版发行：化学工业出版社（北京市东城区青年湖南街 13 号　邮政编码 100011）
印　　刷：北京永鑫印刷有限责任公司
装　　订：北京鑫艺佳装订有限公司
920mm×1168mm　1/16　印张 152¼　字数 14520 千字　2014 年 1 月北京第 2 版第 1 次印刷

购书咨询：010-64518888（传真：010-64519686）　售后服务：010-64518899
网　　址：http://www.cip.com.cn
凡购买本书，如有缺损质量问题，本社销售中心负责调换。

定　　价：1690.00 元　

Martindale: The Complete Drug Reference

Editor: Sean C Sweetman, BPharm, FRPharmS

Senior Assistant Editor: Paul S Blake, BPharm, GradDipHealthInformatics, MRPharmS

Assistant Editors: Alison Brayfield, BPharm, MRPharmS
Julie M McGlashan, BPharm, DipInfSc, MRPharmS
Gail C Neathercoat, BSc, MRPharmS
Anne V Parsons, BPharm, MRPharmS

Staff Editors: Catherine RM Cadart, BPharm, GradDipHospPharm, MRPharmS
Kathleen Eager, BPharm, MRPharmS
Austin C Gibbons, BSc, MSc, MRPharmS
Susan L Handy, BPharm, DipClinPharm
Fauziah T Hashmi, BSc, MSc, MRPharmS
Sue W Ho, BPharm, MRPharmS
Joanna A Humm, MPharm, MRPharmS
Kelli Kalb, BSc (Pharm), RPh, RPEBC, ACPR
Jean Macpherson, BSc, PgCert, MRPharmS, MCPP
Priya Patel, MRPharm, MRPharmS
Sandra C Sutton, BPharm, MSc Med, Cert Proj Mngt, SAPC (SA)
Gerda W Viedge, BPharm, MRPharmS

Senior Editorial Assistant: Chloë SAJ Hatwal, BSc, MRes

Editorial Assistant: Elizabeth D King, DipBTECPharmSc

Clerical Assistant: Christine L Iskandar

译者名单

译委会主任

李大魁　主任药师　北京协和医院
金有豫　药理学教授　首都医科大学
汤　光　主任药师　中国药学会医院药学专业委员会名誉主任委员

译委会委员
（按姓氏汉语拼音排序）

陈　伟（北京协和医院）　崔一民　戴媛媛　封宇飞　顾建青　郭增柱　胡　晓　胡永芳
金有豫　李大魁　李　静　李文慧　李晓蓉　连小兰　林志彬　刘宏伟　卢　琳　陆　进
梅　丹　钱家鸣　史丽敏　史亦丽　司天梅　孙路路　孙晓伟　汤　光　陶佩珍　汪　科
王国干　王　睿　王文杰　王　燕　王育琴　伍学焱　邢小平　许炽熛　薛燕萍　翟所迪
战寒秋　张效群　章国良　朱惠娟　朱　珠

译者
（按姓氏汉语拼音排序）

白　楠　白向荣　白　艳　蔡　芸　柴晓峰　陈　伟（北京协和医院）
陈　伟（中国医学科学院肿瘤医院）　陈　忻　程　晟　褚燕琦　崔　灿　崔一民　戴雯姬
戴媛媛　丁庆明　董　斌　都丽萍　段　炼　封宇飞　顾建青　关　键　关玮伟　郭晨阳
郭春梅　郭继红　郭增柱　韩宇阳　胡　晓　胡永芳　黄炳昆　姜德春　蒋青伟　接　英
金有豫　李　灿　李大魁　李慧博　李　静　李文慧　李湘燕　李晓蓉　连小兰　梁蓓蓓
廖　音　林志彬　刘爱华　刘宏伟　刘　慧　刘　婧　刘　蕾　刘　宁　刘遂谦　刘　晓
刘　薏　卢　琳　陆　进　路　敏　罗　晓　马序竹　茅江峰　梅　丹　孟慧杰　聂珍贵
裴广胜　彭珊瑛　钱家鸣　曲若宁　任夏洋　沈　芊　史爱新　史丽敏　史亦丽　司天梅
宋光明　苏　甦　孙路路　孙　娜　孙晓伟　孙筱璐　汤　光　唐惠林　唐　静　陶佩珍
汪　科　王　博　王　庚　王国干　王　静　王林杰　王　鸥　王　强　王俏璇　王　睿
王文杰　王晓剑　王　燕　王育琴　温爱萍　吴汀溪　伍学焱　夏　雨　谢铮铮　邢小平
徐洪丽　许识熛　薛燕萍　闫雪莲　严　俊　阳洪波　杨春秀　杨　杰　叶志康　易湛苗
于舒飞　余俊先　曾　艳　翟所迪　战寒秋　张　波　张翠莲　张　妲　张宏宁　张　敏
张青霞　张熙哲　张效群　张　杨　章国良　赵　彬　郑　波　朱惠娟　朱志翔　朱　珠
祝晓玲

37 版译者的话

Martindale：The Complete Drug Reference（以下简称该书）一书原名为 Martindale：The Extra Pharmacopoeia，1883 年首次由英国皇家药学会出版，因其编者 William Martindale 而得名，至今已 130 年历史，是世界公认最权威药学巨著甚至一称 Martindale 皆知。该书信息非常丰富，含有药物专论、药物制剂和有关疾病的临床资料，以及它们的参考文献出处。

该书旨在向专业医生和药师提供全球使用的药品的准确、公正、广泛而适度的以及定期重估的简要信息，是一部世界各国医师、药师及制药企业非常熟悉和必备的参考书。该书的第一个特点是科学公正。以循证医学原则，在大量文献基础上经过公正严谨的编写、审定程序编撰而成。第二个特点是内容丰富翔实，但简明扼要，涵盖了全世界重要药品，其中也包括了绝大多数中国药典（二部）的品种。既有现有的药物，也有曾经用过的重要药物的信息。药学信息包括 CAS 登记号、ATC 编码、分子式和化学结构式、INN、各国药典收载状况、麻醉品的俗名和运动员禁用药品等，极为实用。有关临床内容侧重应用性资料，详尽但简明，而且提供关键参考文献以利于进一步拓展查询。第三个特点是坚持长期规律地更新再版。英国皇家药学会有专门机构长期专职修订和再版工作，并有公正严谨的编审工作程序。近几年利用电子出版技术和网络信息技术，每季更新在线信息，再版间隔缩小至两年，使其使用价值更加提高。第四个特点是该书虽部头庞大，但使用非常方便。其关键之处是具有最新的药学资讯及完备的索引，包括厂商索引、制品索引和总索引（含药物名称和药物临床用途），其总索引在某种意义上甚至可以当作药品词典使用。同时在正文中提供药物的交叉检索的指引。详细情况请参阅该书的“前言”。

早在 20 世纪 80 年代，国内就启动该书中译本的翻译版权联系工作，但当时因一些条件不具备，而未能早日实现。经 20 余年的不懈努力，终于得以实现该书 2007 年的第 35 版在中国的翻译并于 2009 年以《马丁代尔药物大典》名出版，实现了我国老一代药学工作者多年的夙愿，对提高我国药物治疗水平将发挥巨大的作用。更重要的是，中国的化学工业出版社与英国皇家药学会出版社今后将长期合作，陆续推出该书后续版本的中文服务，使这部在世界药学史上占有极其重要地位的经典之作植根中国，为我国医药卫生工作者提供及时准确的全球用药咨讯。

本书为该书 2011 年的第 37 版的中译本。其内容比其 35 版更加丰富，内容包含约 5930 篇药物专论、制剂 161700 余种，引用 54500 余篇文献、675 种疾病治疗的综述。虽其内容包括国际常用的药品，其中也涵盖了我国常用的化学药品，但由于国情不同，其临床资料仅供参考，临床应用时须考虑我国国情、临床实际和药品管理政策（如氨基糖苷类药物）。

该书原为两卷本。其第 2 卷中的制药企业和经销商名录及制品索引虽很丰富，但占用篇幅很大，考虑到它对我国大多数读者用途有限，故在本次中译本中略去，读者如有需要，可查阅原书。因此，本书就装订成一册，便于使用。

文中的每篇药物专论后列出了经过评估而收载的 41 个（35 版中只有 36 个）国家和地区的相关制剂，这些国家和地区包括阿根廷、澳大利亚、奥地利、比利时、巴西、加拿大、智利、捷克共和国、丹麦、芬兰、法国、德国、希腊、中国香港特别行政区、匈牙利、印度、印度尼西亚、爱尔兰、以色列、意大利、马来西亚、墨西哥、荷兰、新西兰、挪威、菲律宾、波兰、葡萄牙、俄罗斯、新加坡、南非、西班牙、瑞典、瑞士、泰国、土耳其、乌克兰、阿拉伯联合酋长国、英国、美国和委内瑞拉。特别指出的是，“制剂”栏目中均列有国家和地区名，我国香港特别行政区，在文中简称香港。

本书所采用的中文药名和离子与基团压缩名，大多数是中国药品通用名称（CADN）的命名，但部分 CADN 未规定者，则由作者按外文原意和性能予以译出。

本书中收录药品的部分制剂，已不在市场上销售者，则在这些制剂名称后面以“†”标出；属于在体育比赛中禁用的药品，则在这些药品的英文名称后以“⊗”标出。

本书中收录的个别药品，在翻译期间已撤市者（如盐酸氯丁替诺），或有个别物质被禁用于食品者（如红罂粟花瓣），仅作为资料而保留。

对每种药品皆收录了其在不同国家的化学名、曾用名、CAS 登记号、ATC 编码号等，在本书中将原文列出，以供读者参考。

对每种药品在各国药典中的收录情况进行了简单的介绍，因文字较简单，且多为各国药典名称的缩写，故本书也未作翻译，将原文列出，以供读者参考。

如此巨著的翻译、编辑和出版无疑是对中国学术和出版界的挑战。本书由化学工业出版社精心组织全国近 200 位医学和药学专家从事翻译和审核工作。

在本书翻译过程中，有众多医药专业人士和出版同行为本书中文版的中英文校对和文字编辑工作付出了辛勤的劳动，他们是：彭诗、胥美美、徐伟、贾萧荣、单连慧、孙秀明、祝晓梅、高灵灵等，在此向他们表达深深的谢意。

经过全体审译专家的辛勤劳动，本书中译本得以高质量、高速度完成。在此，向参与本书翻译出版并为此作出贡献的全体人士表示衷心感谢，对英国皇家药学会的大力支持与合作表示深深谢意。

2013 年 5 月于北京

原书前言

马丁代尔旨在向专业医护人员提供全球使用的麻醉品和药品的公正的、经过评估的资料。因此本书就必须展现为知识库，它包括现有药物的进展、出现的新药、首创的新制剂以及被淘汰、重新制定配方或重新定义的旧制剂。它也必须反映从事医学和药学职业者的不断变化的需求。我们力图确保每次新版都继续满足所有这些需求。

为了提供更新的信息，马丁代尔纸质印刷版本的间隔时间已经连续几版地缩短，至今约为每两年一版了。对于需要从马丁代尔获得更为时新信息者，则可阅读各版本的电子版，其中许多部分更新得更快。

马丁代尔自1883年首次出版以来就一直不断地充实并展示大量信息，本版则保持了新近恢复的两卷册，第一卷的内容为前言和论述药物的专论；第二卷包括专利制剂、索引和制药企业联系信息。

一如既往地，本书内容都经过有经验的药师编辑组按需要将全文经过审视和再次确认而得到广泛的修订。本版增加了240余种药物专论，取消了171种药物专论（在电子版中仍保留了后者的简短资料）。为了继续改进本书的实用性，我们将一些章节，如“着色剂”、“非离子型表面活性剂”、“有机溶剂”、“石蜡和相似基质”、“皂类和其他阴离子表面活性剂”以及“稳定剂和悬浮剂”，加上一些新资料，合并成为新章节“药用辅料”。

疾病治疗的综述总共有675种，一般均在各章的前言中叙述，它们均经过修订以反映新进展，并提供了重要的参考文献。在所列举的药物专论中可出现这些综述的相互参照；综述也可通过总索引进行检索。希望这些综述对于需要了解一种特定疾病及其药物治疗概况的读者有用，也希望这些综述能为需要对某一问题进一步探讨的读者提供有用的起点。

马丁代尔收载了许多命名的信息以协助读者确定某一特定药物或化合物，而且本版再次为了大大扩展别名的覆盖面，增添了俄语的别名和滥用物质的“俗名”。ATC编码的覆盖面也扩展到收载草药编码。本版还首次在药品信息中标注由FDA/USP联合药物注册系统（joint FDA/USP Substance Registration System）赋予的该药的“专用成分标识符”（unique ingredient identifiers，UNIIs）。

本版中化学结构图的数量也有所增加。

马丁代尔的重要特点之一的专利制剂信息，在本版已经得到更新，所涵盖的国家也增多了。本版中对于顺势疗法制剂，也根据其成分列于相应的药物专论之末。

马丁代尔是根据已发表的资料编写而成，并收录了精选的54500余篇参考文献。自上版马丁代尔出版后，以电子方式出版的药物资料数量剧增，本版现在包括约3400余篇引自互联网的网页。由于互联网的性质，无法保证这些材料所涉及的URL仍维持在原址，因为许多网站都定期重组；此外，互联网文件的内容可能在改变前并无警示。在出版前的短期内，马丁代尔中所有的URL均经重新审核，以确保文件存在。在引文后加注的日期表示对所涉及的文件重新确认的最后时间。

我们的目标是对涵盖重要研究、指导方针和有益综述的参考文献进行评价，并将它们收入正文。多中心研究、荟萃分析和系统性综述在药物治疗研究中发挥了重要作用，其研究结果和结论也列入我们的许多章节。不过，无对照的报道和小规模的研究也有它们应有的地位，在适当之处也酌情利用了这些信息。在本书的药物专论中，大量地采用了各国公布的和经相应卫生管理机构许可的被批准的药品说明书。也从许多有权威的资源，如英国国家处方集、英国国家儿童处方集、英国药典、欧洲药典和美国药典，获得一些参考资料，我们对此表示感谢。

马丁代尔不是一本标准性质的书籍。所收载药物或制剂既不被视为推荐使用，也未对其赋予任何地位。尽管对马丁代尔收载的资料已进行尽力地审核，但出版社对其错误和遗漏并不负责。我们也认为读者具备理解马丁代尔所提供的资料的所需知识。

宗旨和工作方法

马丁代尔对于不同的读者的用途各不相同。但是，我们的主要宗旨是：

- 概述世界各地的所有的麻醉品和药品的临床的有益资料。
- 提供准确、公正、广泛而适度的以及定期重估的简要信息。
- 提供我们从中获得信息的已发表的循证线索。

为了达到上述目标，我们的运作必须优化内部的知识管理。

马丁代尔的工作人员 目前马丁代尔是由一个21人的编辑组编辑出版的，其中18人是专业的药师或药房技术员。该编辑组分为5个修订小组，每个修订小组有2位或3位编辑，5位助理编辑，1位主编，1位协调人负责协调处理专利药品的信息，另有3位文书和日常工作人员。有许多外部审阅人维持本书所涵盖的非英国制剂的工作。

编辑们均受过文献评价和检索技术方面的正规训练以及专门的内部程序的在职培训。每个修订小组负责特定章节的重新评估和更新。高级编辑人员编辑并批准各小组的稿件。工作人员则负责收集进展中的资料以及修订工作。

资料收集 为了减少修订所需要的正式资料的收集数量，我们按前瞻性的数据收集项目登记册运作。它包括所有工作人员经精选而选定的重要医学期刊和定期检索有关监管当局的因特网网站（EMEA、FDA、Health Canada和MHRA），以及高质量的系统性综述和指南的资源（如Clinical Evidence、Cochrane和NICE）中的药物信息。另外，还精选药典、政府的和WHO的出版物中有关药物的和药物治疗的资料。

所采用的资源目录通过多年反复扩展、评估和定期更新而成。

专利制剂 为了尽可能最广泛地涵盖全球使用的药物，马丁代尔专利制剂编辑组评估了41个国家和地区的注册药品信息。在修订期间，将马丁代尔内部数据库所包括的制剂的名称、生产企业、组分和批准的用途，以及任何重要补充资料转交有关修订组进行评估。

修订 我们对本书的内容不断地进行修订和更新以保持其质量和时代性。我们的修订过程对书中各章已有的内容逐章地既在深度方面进行修订，也以新收到的资料进行更新。修订程序包括对所有长期以来的资料进行有效性的重新评价、对新收集的参考文献进行质量和适合性的评估以及对文献型数据库和因特网的检索技术的选择应用，以进一步确定备选资料。

核查 某章节一旦完成了重新评价和更新，随后就要进行既确保所有变更有效和恰当、也确保不遗漏重要观点的严格核查。

编辑 将该章交予一位高级编辑人员进行再次核查，并对资料进行初次编辑。这一过程是为了保证处理方法和形式的一致性以及可以提供一次发现在首次核查过程中未及纠正的错误的机会。其更改和问题可能不止一次地反复反馈给修订小组。一旦通过了初次编辑，就将该章送交给主编进行最后的核查和批准，在它进入下一阶段之前还可能要再次进行修改和核查。

输入、校对和核对剂量 一旦获主编批准，修订稿即可输入数据库，该数据库一直到本阶段达到有把握的程度前均保持原样不变。然后校对这些改动有无错误，如有必要即行改正，并对任何改正进行核对。在所有各个阶段均对拼写、字体和版式进行广泛的电子测试。然后对经过修订的该章，进行一个独立的、将剂量与其来源的资料进行核对的工作。这项核对由一位原修订和编辑组以外的人员执行，是对防止由于疏忽所产生的、有潜在危险的剂量错误的又一次保障措施。一旦通过这些阶段，资料可以提交出版，可以发表在下一次更新的马丁代尔电子产品和按出版周期出版的本书的适当之处。

为印刷出版的再次检查 在出版一本印刷版的马丁代尔以前还要进行一些再次检查。对所有章节的第二次独立的剂量检查是由一位外聘专家进行，所有交叉参考均经再次确认，并完成排字和页码编排检测。另外，也完成我们的全部索引，并仔细核查其准确性、顺序和一致性。在本阶段，对所有的 URL 均经重新审核，以确认它们与所被引用的资料仍有联系。

反馈 我们一贯感谢从我们的读者获得的反馈，并且在任何可能的时候，我们都试图将有助于提高马丁代尔的信息和建议纳入书中。任何人愿意对于编辑马丁代尔内容进行评论，可以通过电子邮箱 martindale@rpsgb. org 与我们联系。

编排 ❶

A 卷：·药物和辅助物专论（1～2658 页） 本卷收载 5930 个专论，安排成 49 章。一般将具有类似用途或作用的药品和药物类别的专论汇集于这些章中。在那些用于疾病治疗的药物的章中，其前言可能包括疾病治疗的综述——既包括对疾病的描述，也包括关于治疗的选择。在本卷末章包括的一系列的专论，是按其主要标题的字母进行排序。它包括难以分类的药物、草药和不再使用但仍饶有兴趣的药物。其中也有关于毒素（其作用可能需要药物治疗用）的专论。

B 卷：·制剂（2659～3554 页） 这一部分包含按一定范围的国家和地区的 161700 个以上的制剂。本版涵盖的有阿根廷、澳大利亚、奥地利、比利时、巴西、加拿大、智利、捷克共和国、丹麦、芬兰、法国、德国、希腊、香港、匈牙利、印度、印度尼西亚、爱尔兰、以色列、意大利、马来西亚、墨西哥、荷兰、新西兰、挪威、菲律宾、波兰、葡萄牙、俄罗斯、新加坡、南非、西班牙、瑞典、瑞士、泰国、土耳其、乌克兰、阿拉伯联合酋长国、英国、美国和委内瑞拉。我们也收载了一些日本专利制剂。其所提供的资料包括专利名称、制药企业或经销商、与药物专论交叉参考的活性成分和由制药企业提供的简短适应证。

·制药企业名录（3555～3636 页） 在马丁代尔中，对制药企业和经销商的名称采用了简略名。但在本名录中则标明了他们的全名和网址（如果有的话）。本名录收载了约 15300 家制药企业和经销商。

·多国文种的药学术语（3637～3656 页） 该索引列出了 13 个欧洲语言国家的较普通的药用制剂和给药途径术语约 5600 词条。它向非本土人士在解释以其他语种表达的包装、产品说明书和处方方面提供了帮助。

·总索引（3657～4112 页） 为了最充分地利用马丁代尔的内容，就应经常查阅总索引。详尽的索引由 17200 个检索词组成，包括药物名称（核准名称、别名和化学名称）、制剂、药理学和治疗类别以及临床应用（检索疾病治疗的综述）。与本书的以往版本一样，索引是按照“词”的英文字母顺序排列，而不是按“字母”的顺序排列。从索引可检索出相应内容所在的卷别、页码以及所在栏。为提高索引版面的简洁性和易用性，已从索引中取消了冗长的化学名称。

·西里尔字母的索引（4113～4147 页） 其中可以按俄文语字母顺序检索到俄文的非专利和专利名称 。

命名法

标题和同义词 每个专论的标题采用了英语，并往往首选提供 INN，BAN 和 USAN。在适当之处标示了这三种有权威的典籍。欧洲经济共同体的指令（92/27/EEC）要求欧盟各成员国的药品标签上应使用 rINNs。那些在过去与 INN 有所不同的 BAN 已经改成与 rINN 相一致的了。在该协定的一个重要例外是保留了名称“adrenaline”和“noradrenaline”，在欧洲药典的专论的标题使用“adrenaline”和“noradrenaline”，因此它们也就成为各成员国的法定名称。有一些核准名称的拼法，按现时的一般政策，sulpha，一词中以“f”代替“ph”；以“t”代替“th”；以“i”代替“y”；因此，如果在索引中找不到所需的检索词时，就应想到该检索词在英文字母顺序排列的上述另类拼法。只要有可能，马丁代尔中所采用的药品名称或化学基团都按 INNs 命名指南进行了更改，但难免可能有一些较旧的核准名称在形式上有不一致之处。第xiii页的表中列出了核准的药物名称和标题中采用的离子和基团简缩名称。四种其他主要法定文字（法文、拉丁文、俄文和西班牙文）的 INN 也已列在与英文 INN 不同的别名的名单中。在有关专论的正文中，含有两个或两个以上活性成分的药物复方剂型的 BAN 和 PEN 均冠以前缀“Co-”。

这一部分也包括下列名称的别名：常用的缩略名称；欧洲药典中的拉丁文药物标题；英国的、美国的和拉丁文别名；一些不易识别的其他语言所采用的名称；制药企业的代号号码以及化学名称。在“药典”部分列入了英国药典、欧洲药典、美国药典相应收载其采用的法定标题药物名称和别名。

其中还包括 4100 个以上的化学结构图。

俗名 本版马丁代尔再一次大大扩展了滥用物质所涵盖的俗名。列入滥用药物俗名及其他俚语名称仅供参考，且应谨慎使用。鉴于这些名称源起的真正性质．并不能依赖它们来明确鉴定物质。这种名称的使用变化迅速，而且在不同的地理区域各有不同，因此，任何特定的名字极有可能用于一种以上的物质，或甚至用于混合物。此外，已建立或公认的非专利药物名称或草药的名称有时被误用作完全无关物质的俗名。

CAS 登记号 本书提供了每个专论药物现有的化学文摘服务（Chemical Abstracts Service ，CAS）登记号，以帮助读者查阅其他信息系统。各种专论药物的盐类的登记号则按括号内的盐类分别列出。

ATC 分类编码 本书提供了每个专论药物现有的解剖治疗化学（Anatomical Therapeutic Chemical ，ATC）分类系统的编码（见 http：//www. whocc. no），以帮助读者参阅其他信息系统。在与 ATC 相当的兽药分类系统（ATC Vet，见 http：//www. whocc. no/atcvet）的编码及草药编码，也标注在可能之处。

UNII 编码 本书提供了由 FDA/USP 联合药物注册系统（joint FDA/USP Substance Registration System）赋予的该药的“专用成分标识符”（unique ingredient identifiers ，UNIIs）。对专论或相关药物的不同盐类的编码号则以括号标注其盐类。

原子量和分子量

原子量是根据 IUPAC 的原子量和同位素丰度委员会（Commission on Atomic Weights and Isotopic Abundance）于 2007 年修订并基于$^{12}C=12$“元素的原子量”（见第xv页）列出的。所列出的分子量均经校正至小数点后一位，相对量小于 100 的则校正至四位有效数字。

药典

本书列出了每种药物所被收载的各国药典。收载于英国、欧洲或美国药典的药物还列出该药物的性状和简要的药学信息（见下文）。应该查阅近期版本药典及其增补版，以确认并了解详细的标准资料。

所涵盖的药典范围包括：英国药典、英国兽药药典、中国药典、欧洲药典、法国药典、德国药典、国际药典、意大利药典、日本药典、波兰药典、西班牙药典、瑞士药典、美国药典（包括国家处方集）以及越南药典。这些药典的缩略名都列于马丁代尔的“缩略语表”中（见第ix页），其中也包括其版本和（或）所需查阅的补充版的详细资料。

一些国家是拟订欧洲药典协定的成员国。这意味着他们必须采用欧洲药典的标准。目前这些国家是奥地利、比利时、波斯尼亚和黑塞哥维那、保加利亚、克罗地亚、塞浦路斯、捷克共和国、丹麦、爱沙尼亚、芬兰、法国、德国、希腊、匈牙利、冰岛、爱尔兰、意大利、拉脱维亚、立陶宛、卢森堡、马耳他、黑山、荷兰、挪威、波兰、葡萄牙、罗马尼亚、塞尔维亚、斯洛伐克共

❶ 中文版编排方式与英文有差异——译者注。

和国、斯洛文尼亚、西班牙、瑞典、瑞士、土耳其、英国、前南斯拉夫的马其顿共和国以及欧盟。因此，在药物专论中引用的药典列名为欧洲药典，而不是这些个别国家的药典。

法定制剂主要是目前在英国药典、欧洲药典和美国药典收载者，列于药物专论的最后。

药学信息

对于每种可能有用的或有兴趣的、确实在药物专论中描述其剂型的药物，都列出其化学和物理学性质的信息。

百分比浓度 除另有说明外，一般地，固体在液体中的溶液以百分比 w/v 表达；液体在液体中的溶液以百分比表达 v/v；气体在液体中的溶液以百分比 w/w 表达。

溶解度 在每个药物专论所列出的溶解度数字，一般均来自对其有叙述的主要药典，但并非绝对的。除另有注明外，正文中的数字是指在温度为 15℃和 25℃时的溶解度。该信息往往是 w/v 溶解度：但在某些情况下，如果专论所列的药物是液体，则为 v/v 溶解度。在用形容词表达溶解度者，其不同术语表达的溶解度范围如下：

极易溶	1：（－∞～1）
易溶	1：（1～10）
溶解	1：（10～30）
略溶	1：（30～100）
微溶	1：（100～1000）
极微溶	1：（1000～10000）
几乎不溶	1：（10000～∞）

贮藏 应该将药物和制剂贮藏于能防止污染和减少变质的贮藏条件下，正文中指出的贮藏条件是指特殊情况所推荐的注意事项。术语“阴凉处”一般是指温度介于 8～15℃之处。一般而言，贮藏条件是指适用于专论的药物的温度，而并非其溶液或制剂者。

温度 除另有说明外，均以摄氏度表达。

体育运动中的药物

在本版我们试图指明可能为某些运动或所有运动所限制使用的麻醉品和药物（无论是它们本身，还是因为它们是受限制药物或禁用药物的衍生物）。对于在 B 卷的制剂篇所收载含有上述化合物的专利制剂也做了标注。由世界反兴奋剂机构（World Anti-Doping Agency，WADA，见 www.wada-ama.org）公布的 2010 年版的禁用目录规定了限用药物的指南。然而，每年公布一次的条例都提出释义及治疗性豁免，而且在体育与体育之间可能会有所不同；特别是许多体育当局也可能发布另外的限制；竞赛者应常以适当的身体状况进行核查。由于许多规则在不断地进化，因此，本书中指明的受限制的药物并不应被视为绝对的，竞赛者可能可以合法地使用该药物。

药理学和治疗信息

对每种药物的关于不良反应、不良反应的处置、注意事项（包括禁忌证）、药物相互作用、药动学以及用途和用法的信息提供了简明的叙述，这些也经参阅综述以及论文和其他出版物的摘要进行了详尽的和拓展的了解。出版物范围内的信息越来越多，本版含有约 16400 篇上述文摘和综述中的信息。

许多信息来自下列资源：世界卫生组织出版物、政府报告和法规以及其他官方和标准出版物。注册药品信息和生产企业的宣传品则被认为是另外的可获得的信息。

在妊娠时给予药物的风险是众所周知的。一般原则是，只有在对个别母亲的益处比对胎儿的风险更为重要时才给予药物。对于存在明确风险的药物，则在“注意事项”或“不良反应”的标题下进行说明，但是对于缺少安全性描述的药物，不应由此推论它是安全的。

有些药物在给予母亲后可分布于母乳，因此可能给母乳喂养的婴儿带来风险。书中会尽可能包含有助于确定接受某一特定药物的母亲继续授乳时是否安全的资料。对于缺少哺乳期安全性描述的药物，不应由此推论它是安全的。

剂量

在“用途和用法”标题下按既需要、又可用的内容详述剂量。除另有说明外，剂量代表数量的平均范围，它通常被视为适合成人口服的量。较多的关于剂量和给药方法的资料来自文摘或综述。除另有详细说明外，葡萄糖注射液是指 5%（w/v），而氯化钠注射液是指 0.9%（w/v）。

当儿童剂量表达为在特定年龄限度内的数量范围时，其较低的剂量适用于较低年龄的儿童，而较高的剂量适用于较高年龄的儿童。

致谢

主编对参与马丁代尔正文增订的专家们的意见和帮助表示感谢。也要感谢 Osquel Barroso，Karen Baxter，Lina Bladh，Thomas Brendler，Larry Callahan，Alessandro Gabbi，Judy van Engeldorp Gastelaars，Špela Godec，Jan Horn，Montserrat Jané，Andrius Kairys，Maria Kouimtzi，Rhoda Lee，Dinesh Mehta，Carla Oliveira，Frank Post，Anne Prasad，Olivier Rabin，Kamila Ramešová，Elsa Simon，Gyöngyver Soós，Carina Tukukino，Robert Wasilewski，Frank Switzer 和 Paul Weller，他们在修订过程中对专门的问题提出了意见和评论。主编向帮助提供信息的很多机构致谢。

本书的工作人员得到了英国皇家药学会其他工作人员的技术支持。主编特别感谢 John Martin 和英国国家处方集的工作人员以及图书馆和信息处的工作人员。也对 Ian Baxter，Mildred Davis，Sam Driver，Marian Fenton，Eileen Laughton，Rosalind McLarney，Claire Norton，James O'Reilly，and Susan Shankie 等的编辑工作表示感谢。还要感谢 Bob Bolick 和 Pharmaceutical Press 工作人员对我们的支持。

本书的工作人员对第 37 版的内容进行了筹划、编写、核查、编辑索引、调整、校对和加工。主编对马丁代尔全体工作人员的技能和履行工作感到满意并表示感谢，并对 Christine Iskandar 的文书助理工作、Chloë Hatwal 和 Elizabeth King 的编辑助理工作，编辑部的 Catherine Cadart，Kathleen Eager，Austin Gibbons，Sue Handy，Fauziah Hashmi，Sue Ho，Joanna Humm，Kelli Kalb，Jean Macpherson，Priya Patel，Sandra Sutton 和 Gerda Viedge，助理编辑 Alison Brayfield，Julie McGlashan，Gail Neathercoat 和 Anne Parsons 以及高级助理编辑 Paul Blake 表示感激之情。

2010 年 10 月于伦敦

缩略语表

ACE—angiotensin-converting enzyme.	血管紧张素转换酶
ADHD—attention deficit hyperactivity disorder.	注意力缺陷多动障碍
agg.—aggregate (in botanical names), including 2 or more species which resemble each other closely.	集合体(用于植物名中),包括 2 种或以上类似的科
AIDS—acquired immunodeficiency syndrome.	获得性免疫缺陷综合征
a. m.—*ante meridiem*, 'before noon'.	午前
ARC—AIDS-related complex.	艾滋病相关综合征
Arg.—Argentina.	阿根廷
ATC—Anatomical Therapeutic Chemical classification.	解剖治疗化学分类
AUC—area under the concentration-time curve.	药-时曲线下面积
Austral.—Australia.	澳大利亚
AV—atrioventricular.	房室的
BAN—British Approved Name.	英国药典委员会批准非专利名
BANM—British Approved Name Modified.	英国修正的批准名称
Belg.—Belgium.	比利时
BMA—British Medical Association.	英国医学会
BMI—body mass index.	体重指数
BNF—British National Formulary.	英国国家处方集
BNFC—British National Formulary for Children.	英国国家儿童处方集
b. p.—boiling point.	沸点
BP—British Pharmacopoeia. Unless otherwise specified, BP references are to the 2010 edition.	英国药典(未特殊注明系指 2010 版)
BP(Vet)—British Pharmacopoeia (Veterinary) 2010.	英国药典(兽用药)2010 版
BPC—British Pharmaceutical Codex.	英国药方集
Br.—British.	英国
Braz.—Brazil.	巴西
Bulg.—Bulgaria.	保加利亚
BUN—Blood-urea-nitrogen.	血尿素氮
°C—degrees Celsius (centigrade). Unless otherwise indicated in the text, temperatures are expressed in this thermometric scale.	摄氏度(未特殊注明时均用此温标)
Canad.—Canada.	加拿大
CAPD—continuous ambulatory peritoneal dialysis.	持续不卧床腹膜透析
CAS—Chemical Abstracts Service.	化学文摘服务登记号
CCPD—continuous cycle peritoneal dialysis.	持续循环式腹膜透析
CDC—Centers for Disease Control and Prevention (USA)(formerly Centers for Disease Control).	疾病预防控制中心(美国)(前疾病控制中心)
Chin. P.—Chinese Pharmacopoeia 2005.	中国药典 2005 版
CHM—Commission on Human Medicines(UK).	人用医药委员会(英国)
CI—Colour Index.	染料索引
CMV—cytomegalovirus.	巨细胞病毒
CNS—central nervous system.	中枢神经系统
cP—centipoise(s).	厘泊
CPMP—Committee on Proprietary Medicinal Products of the European Union.	欧盟专有医药产品委员会
cs— Czech	捷克人
CSF—cerebrospinal fluid.	脑脊液
CSM—Committee on Safety of Medicines(UK)(now subsumed with the Commission on Human Medicines).	英国医疗安全委员会(现并入人用医药委员会中)
cSt—centistokes.	厘沲
Cz.—Czech Republic.	捷克共和国
D & C—designation applied in USA to dyes permitted for use in drugs and cosmetics.	美国准用于药品和化妆品的染料
de—German.	德国人
d. c.—direct current.	直流电
DEFRA—Department for Environment, Food, and Rural Affairs (UK).	环境、食品和农村事务部(英国)
Denm.—Denmark.	丹麦
DHSS—the former Department of Health and Social Security (UK).	前健康和社会保障部(英国)
dL—decilitre(s)	分升(L/10)
DNA—deoxyribonucleic acid.	脱氧核糖核酸
DoH—Department of Health (UK).	英国卫生部
DTF—Drug Tariff Formulary.	药品价格处方集
ECG—electrocardiogram.	心电图
ECT—electroconvulsive therapy.	电休克疗法
Ecuad.—Ecuador.	厄瓜多尔
ed.—editor(s) *or* edited by *or* edition.	编辑
EEC—European Economic Community, now the European Union.	欧洲经济共同体,现为欧盟
EEG—electro-encephalogram	脑电图
e. g.—*exempli gratia* 'for example'.	例如
el—Greek.	希腊人
EMEA—European Medicines Agency.	欧盟医疗署

ENL—erythema nodosum leprosum.	麻风结节性红斑
es—Spanish.	西班牙人
ESRD—end-stage renal disease.	终末期肾病
et al. —*et alii*，'and others'：for three or more co-authors or co-workers.	及其他，用于3个或以上的作者
et seq. —and what follows.	接下来
EU—European Union.	欧盟
Eur. P. —see Ph. Eur.	见欧洲药典
Ext. D & C—designation applied in USA to dyes permitted for use inexternal drug and cosmetic preparations.	美国准用于外用药和化妆品的染料
°F—degrees Fahrenheit.	华氏度
FAC—Food Additives and Contaminants Committee of the former Ministry of Agriculture，Fisheries and Food (UK).	前农业、渔业和食品部的食物添加剂和污染物委员会(英国)
FAO—Food and Agriculture Organization of the United Nations.	联合国粮农组织
FAO/WHO—Food and Agriculture Organization of the United Nations *and the* World Health Organization.	联合国粮农组织/世界卫生组织
FDA—Food and Drug Administration of USA.	美国食品药品监督管理局
FdAC—Food Advisory Committee of the former Ministry of Agriculture，Fisheries and Food (UK).	前农业、渔业和食品部的食品咨询委员会(英国)
FD & C—designation applied in USA to dyes permitted for use in foods，drugs，and cosmetics.	美国准用于食物、药物及化妆品的染料
FEV_1—forced expiratory volume in 1 second.	第一秒用力呼气量
Fin. —Finland.	芬兰
FIP—Fédération Internationale Pharmaceutique.	国际药联大会
f. p. —freezing point.	冰点
FPA—Family Planning Association (UK).	家庭计划协会(英国)
fr—French.	法国人
Fr. —France.	法国
Fr. P. —French Pharmacopoeia 1982 (Pharmacopée Francaise，Xe Edition)and updates up to 2003.	法国药典1982版及2003现版
g—gram(s)	克
Ger. —Germany	德国
Ger. P. — German Pharmacopoeia (Deutsches Arzneibuch，2007).	德国药典2007版
GFR—glomerular filtration rate.	肾小球滤过率
G6PD—glucose-6-phosphate dehydrogenase.	葡萄糖-6-磷酸脱氢酶
Gr. —Greece.	希腊
HAART—highly active antiretroviral therapy.	高效抗逆转录病毒疗法
Hb— haemoglobin.	血红蛋白
Hib—*Haemophilus influenzae* type b.	B型流感嗜血杆菌
HIV—human immunodeficiency virus.	人免疫缺陷病毒
HLA—human lymphocyte antigens.	人白细胞相关性抗原
HLB—hydrophilic-lipophilic balance.	亲水亲脂平衡
HRT—hormone replacement therapy.	激素替代疗法
HSE—Health and Safety Executive (UK).	健康与安全执行局(英国)
hu—Hungarian.	匈牙利人
Hung. —Hungary.	匈牙利
IARC—International Agency for Research on Cancer.	国际癌症研究署
ibid. —*ibidem*，'in the same place (journal or book)'.	出处同上
idem—'the same'：used for the same authors and titles.	相同作者
i. e. —*id est*，'that is'.	即
Ig—immunoglobulin.	免疫球蛋白
Indon. —Indonesia.	印尼
INN—International Nonproprietary Name.	国际非专利名
INNM—International Nonproprietary Name Modified.	国际修正的非专利名
Int. P. —International Pharmacopoeia 4rd ed. ，2006，and Supplement 1，2008.	国际药典第4版及2008补充本1
IPCS—International Programme on Chemical Safety.	国际化学品安全规划
IQ—intelligence quotient.	智商
Irl. —Ireland.	爱尔兰
ISH—International Society of Hypertension.	国际高血压联盟
it—Italian.	意大利人
It. P. —Italian Pharmacopoeia 11th ed. ，2002 (Farmacopea Ufficiale della Repubblica Italiana，XI Edizione，2002).	意大利药典2002版
Ital. —Italy.	意大利
IUD—intra-uterine device.	宫内节育器
IUPAC—International Union of Pure and Applied Chemistry.	国际纯粹与应用化学联合会
IVF—*in-vitro* fertilisation.	试管婴儿技术
J—joule(s).	焦耳
Jpn—Japan.	日本
Jpn P. —The Pharmacopoeia of Japan，15th ed. ，2006 and Supplement 1.	日本药典2006版及补充本1
K—kelvin.	开(尔文)
kcal—kilocalorie(s).	千卡
kg—kilogram(s).	千克
kJ—kilojoule(s).	千焦
lb—pound(s) avoirdupois.	英国常衡磅
LD50—a dose lethal to 50% of the specified animals or micro-organisms.	半数致死量
Lf—limes flocculation.	絮状反应限量

续表

lt—Lithuanian.	立陶宛
m—metre(s).	米
m^2—square metre(s).	平方米
m^3—cubic metre(s).	立方米
M—molar.	摩尔
MAFF—the former Ministry of Agriculture, Fisheries and Food (UK), nowDepartment of Environment, Food, and Rural Affairs (DEFRA).	原农业、渔业和食品部，现环境、食品及农村事务部(英国)
MAOI—monoamine oxidase inhibitor.	单胺氧化酶抑制剂
max.—maximum.	最大
MBC—minimum bactericidal concentration.	最小杀菌浓度
MCA—Medicines Control Agency, now MHRA (UK).	药品监管局(英国)
mEq—milliequivalent(s).	毫当量
Mex.—Mexico.	墨西哥
mg—milligram(s).	毫克
MHRA—Medicines and Healthcare products Regulatory Agency (UK).	药品和保健品监管局(英国)
MIC—minimum inhibitory concentration.	最小抑菌浓度
min—minute.	分钟
min.—minimum.	最小
MJ—megajoule(s).	兆焦
ml—millilitre(s).	毫升
mm—millimetre(s).	毫米
mm^2—square millimetre(s).	平方毫米
mm^3—cubic millimetre(s).	立方毫米
mmHg—millimetre(s) of mercury.	毫米汞柱
mmol—millimole.	毫摩尔
mol—mole.	摩尔
mol. wt—molecular weight.	摩尔分子量
Mon.—Monaco.	摩纳哥
mosmol—milliosmole.	毫渗透压摩尔
m. p.—melting point.	熔点
MRC—Medical Research Council (UK).	医学研究理事会(英国)
MRSA—meticillin-resistant *Staphylococcus aureus*.	耐甲氧西林金黄色葡萄球菌
μg—microgram(s).	微克
μm—micrometre(s).	微米
N—normal.	正常
n. b.—*nota bene*, note carefully.	注意
Neth.—The Netherlands.	荷兰
NICE—National Institute for Health and Clinical Excellence (formerly the National Institute for Clinical Excellence) (UK).	英国国家健康与临床评价研究所(前国家临床评价研究所)
NIH—National Institutes of Health (USA).	国家卫生研究院(美国)
nl—Dutch.	荷兰人
nm—nanometre(s).	纳米
NMDA—*N*-methyl-D-aspartate.	*N*-甲基-D-天冬氨酸
NNRTI—non-nucleoside reverse transcriptase inhibitor.	非核苷类逆转录酶抑制剂
Norw.—Norway.	挪威
NRTI—nucleoside reverse transcriptase inhibitor.	核苷类逆转录酶抑制剂
NSAID—nonsteroidal anti-inflammatory drug.	非甾体抗炎药
NYHA—New York Heart Association.	纽约心脏协会
NZ—New Zealand.	新西兰
OP—over proof.	超标
o/w—oil-in-water.	水包油
P—probability.	概率
Pa—pascal(s).	帕
Pak.—Pakistan.	巴基斯坦
pCO_2—plasma partial pressure (concentration) of carbon dioxide.	血二氧化碳分压
p_aCO_2—arterial plasma partial pressure (concentration) of carbon dioxide.	动脉血二氧化碳分压
PEN—Pharmacy Equivalent Name.	药物相当名称
pg—picogram(s).	皮克(10^{-12}g)
pH—the negative logarithm of the hydrogen ion concentration.	酸碱度-[H^+]的负对数
Ph. Eur.—European Pharmacopoeia, 6th ed., 2008 and Supplements 6.1 to 6.8.	欧洲药典 2008 版及补充本 6.1～6.8
Pharm. Soc. Lab. Rep.—Royal Pharmaceutical Society's Laboratory Report.	皇家药学会实验室报告
Philipp.—Philippines.	菲律宾
PHLS—Public Health Laboratory Service (UK).	公共卫生实验室(英国)
pINN—Proposed International Nonproprietary Name.	建议的国际非专利名
pINNM—Proposed International Nonproprietary Name Modified.	建议的国际修正的非专利名
pK_a—the negative logarithm of the dissociation constant.	电解常数的负对数
pl—Polish.	波兰人
p. m.—*post meridiem*, 'afternoon'.	下午
pO_2—plasma partial pressure (concentration) of oxygen.	血氧分压
p_aO_2—arterial plasma partial pressure (concentration) of oxygen.	动脉血氧分压

Pol. —Poland.	波兰
Pol. P. —Polish Pharmacopoeia 6th ed., 2002 (Farmakopea Polska VI, 2002) and Supplement 2005.	波兰药典 2002 版及补充本 2005
Port. —Portugal.	葡萄牙
ppm—parts per million.	百万分之
PSGB—The Pharmaceutical Society of Great Britain. Now the Royal Pharmaceutical Society.	英国药学会，现皇家药学会
pt—Portuguese.	葡萄牙人
PUVA—psoralen with UVA light irradiation.	补骨脂素与紫外线照射
PVC—polyvinyl chloride.	聚氯乙烯
RCGP—Royal College of General Practitioners (UK).	皇家全科医师学会(英国)
RIMA—reversible inhibitor of monoamine oxidase type A.	可逆性单胺氧化酶抑制剂 A
rINN—Recommended International Nonproprietary Name.	推荐的国际非专利名
rINNM—Recommended International Nonproprietary Name Modified.	推荐的国际修正的非专利名
RNA—ribonucleic acid.	核糖核酸
RPSGB—The Royal Pharmaceutical Society of Great Britain. Now the Royal Pharmaceutical Society	英国皇家药学会，现皇家药学会
RSV—respiratory syncytial virus.	呼吸道合胞病毒
Rus. —Russia.	俄罗斯
S. Afr. —South Africa.	南非
SGOT—serum glutamic oxaloacetic transaminase (serum aspartate aminotransferase *now preferred*).	血清谷草转氨酶
SGPT—serum glutamic pyruvic transaminase (serum alanine aminotransferase *now preferred*).	血清谷丙转氨酶
SI—Statutory Instrument *or* Système International d'Unités (International System of Units).	国际单位制
sic—written exactly as it appears in the original.	抄袭原文
SLE—systemic lupus erythematosus.	系统性红斑狼疮
sp. —species (plural spp.).	种
sp. gr. —specific gravity.	相对密度
Span. —Spanish	西班牙
Span. P. —Spanish Pharmacopoeia 2nd ed., 2002 (Real Farmacopoea Española, Segunda Edición, 2002) and Supplement 2. 1.	西班牙药典 2002 版及补充本 2. 1
SSRI—selective serotonin reuptake inhibitor.	选择性 5-羟色胺再摄取抑制剂
St—stokes.	沲
subsp. —subspecies.	亚种
suppl—supplement(s)	附录
sv—Swedish.	瑞典人
Swed. —Sweden.	瑞典
Swiss P. —Swiss Pharmacopoeia 2006 (Pharmacopoea Helvetica, 10 Ausgabe, Deutsche Ausgabe).	瑞士药典 2006 版
Switz. —Switzerland.	瑞士
Thai. —Thailand.	泰国
TNF—tumour necrosis factor.	肿瘤坏死因子
THM—traditional herbal medicine.	传统中药
THMP—traditional herbal medicine product.	传统中药产品
TPN—total parenteral nutrition.	全胃肠外营养
Turk. —Turkey.	土耳其
UAE—United Arab Emirates.	阿拉伯联合酋长国
UK—United Kingdom.	联合王国(英联邦)
Ukr. —Ukraine.	乌克兰
UNICEF—United Nations Children's Fund.	联合国儿童基金会
UP—under proof.	已证实
Urug. —Uruguay.	乌拉圭
US and ***USA***—United States of America.	美国
USAN—United States Adopted Name.	美国采用命名
USNF—The United States 'National Formulary 28', 2010, and Supplements 1.	美国国家处方集 2010 及补充本 1
USP—The United States Pharmacopeia 33, 2010, and Supplements 1.	美国药典 2006 版及补充本 1
UV—ultraviolet.	紫外线
var. —variety.	变种
Venez. —Venezuela.	委内瑞拉
Viet. —Vietnamese.	越南
Viet. P. —Vietnamese Pharmacopoeia 2002 (Pharmacopoeia Vietnamica, Editio III).	越南药典 2002 版
vol. —volume(s).	体积
v/v—volume in volume.	体积/体积比
v/w—volume in weight.	体积/质量比
WHO—World Health Organization.	世界卫生组织
w/o—water-in-oil.	油包水
wt—weight.	质量
wt per ml—weight per millilitre.	每毫升质量
w/v—weight in volume.	质量/体积比
w/w—weight in weight.	质量/质量比

离子和基团简缩名称
Contracted Names for Ions and Groups

英文简缩名	中文简缩名	英文化学名
acefurate	醋呋酯	acetate (ester) and furan-2-carboxylate (ester)
aceglumate	醋谷酸盐	*rac*-hydrogen *N*-acetylglutmate
aceponate	醋丙酸酯	acetate (ester) and propionate (ester)
acetonide	奈德,缩酮基	isopropylidenedioxy or propane-2,2-diylbis(oxy)
aceturate	醋甘酸盐	*N*-acetylglycinate
acibutate	醋丁酸酯	acetate (ester) and 2-methylpropanoate (ester)
acistrate	醋硬脂酸盐	acetate (ester) and stearate (salt)
acoxil	醋甲(基)	acetoxymethyl or (acetyloxy)methyl
alfoscerate	阿磷丙酸盐	(2*R*)-2,3-dihydroxypropyl hydrogen phosphate
alideximer	阿利特姆	poly ([oxy (2-hydroxyethane-1, 1-diyl)] {oxyl-hydroxymethyl) ethane-1,2-diyl]}) partly *O*etherified with carboxymethyl groups with some carboxy groups amide linked to the tetrapeptide residue (glyglyglycyl-L-phenylalanylglycyl)
amsonate	安索酸盐	4,4′-diaminostilbene-2,2′-disulfonate or 2,2′ ethene-1,2-diylbis(5-aminobenzene-1-sulfonate)
anisatil	阿尼(基)	2-(4-methoxyphenyl)-2-oxoethyl or *p*-methoxyphenacyl
arbamel	阿巴麦尔(酯基)	2-(dimethylamino)-2-oxoethyl or ester with *N*,*N*-dimethylglycolamide
argine	阿精(基)	30^{B}α-L-argine-30^{B}β-L-argine
aritox	阿托(基)	ricin A chain-MAB immunotoxine
aspart	门冬酸(基)	28^{B}-L-aspartic acid-
axetil	醋氧乙(基)	(*RS*)-1-acetoxyethyl or *rac*-1-(acetyloxy)ethyl
beloxil	倍托(基)	benzyloxy
benetonide	倍托奈德	*N*-benzoyl-2-methyl-β-alanine (ester) and acetonide
besilate (besylate)	苯磺酸盐	benzenesulfonate
betadex	β环糊精	β-cyclodextrin
bezomil	苯米(基)	(benzoyloxy)methyl
buciclate	丁西酸盐	*trans*-4-butylcyclohexanecarboxylate
bunapsilate	丁萘磺酸盐	3,7-di-*tert*-butylnaphthalene-1,5-disulfonate
buteprate	丁丙酸酯	butyrate (ester) and propionate (ester)
camsilate (camsylate)	樟磺酸盐	(camsylate) camphor-10-sulfonate or (7,7-dimethyl-2-oxobicyclo[2.2.1]heptan-1-yl) methanesulfonate
caproate	己酸盐	hexanoate
carbesilate	羧苯磺酸盐	4-sulfobenzoate
ciclotate (cyclotate)	环他酸盐	4-methylbicyclo[2.2.2]oct-2-ene-1-carboxylate
cilexetil	西来(基)	(*RS*)-1-{[(cyclohexyloxy)carbonyl]oxy}ethyl or *rac*-1-{[(cyclohexyloxy)carbonyl]oxy}ethyl
cipionate (cypionate)	环比酸盐	cyclopentanepropionate or 3-cyclopentylpropanoate
cituxetan	西多坦(基)	*rac*-*N*-(4-{2-[bis(carboxymethyl)amino]-3({2-[bis(carboxymethyl)amino]ethyl}(carboxymethyl)amino)propyl}phenyl)thiocarbamoyl
clofibrol	氯贝(基)	2-(4-chlorophenoxy)-2-methylpropyl
closilate (closylate)	氯苯磺酸盐	4-chlorobenzene-1-sulfonate
crobefate	克倍磷(基)	*rac*-{3-[(3*E*)-4-methoxybenzylidene]-2-(4-methoxyphenyl) chroman-6-yl phosphate(2-)}
cromacate	色乙酸盐	2-[(6-hydroxy-4-methyl-2-oxo-2*H*-chromen-7-yl)oxy]acetate
cromesilate	色甲磺酸盐	6,7-dihydroxycoumarin-4-methanesulfonate or (6,7-dihydroxy-2-oxo-2*H*-chromen-4-yl) methanesulfonate
crosfumaril	反丁烯二酰(基)	(2*E*)-but-2-enedioyl
cyclamate	环拉酸盐	cyclohexylsulfamate
daloxate	达洛(酯)	L-alaninate (ester) and (5-methyl-2-oxo-1,3-dioxol-4-yl)methyl
daropate (dapropate)	达普酸盐	*N*,*N*-dimethyl-β-alaninate or 3-(dimethylamino)propanoate
deanil	地尼(基)	2-(dimethylamino)ethyl
decil	癸烷(基)	decyl
defalan	地法兰	des-1^{B}-L-phenylalanine-insulin
detemir	四癸酰	tetradecanoyl
dibudinate	泛影酸盐	2,6-di-*tert*-butylnaphthalene-1,5-disulfonate
dibunate	地布酸盐	2,6-di-*tert*-butylnaphthalene-l-sulfonate
dicibate	地西酯	dicyclohexylmethyl carbonate
diftitox	地替蛋白	*N*-L-methionyl-387-L-histidine-388-L-alanine-1-388-toxin (*Corynebacterium diphtheriae* strain C7) (388→2′)-protein
digolil	地利(基)	2-(2-hydroxyethoxy)ethyl
diolamine	二乙醇胺	2,2′-azanediyldiethanol or diethanolamine
docosil	二十二酰(基)	docosyl
dofosfate	十八烷磷酸盐	octadecyl hydrogen phosphate
ecamate	乙氨甲酸盐(酯)	*N*-ethylcarbamate
edamine	乙二胺	ethane-1,2-diamine or ethylenediamine
edetate	依地酸盐	ethylenediamine-*NNN′N′*-tetra-acetate
edisilate (edisylate)	乙二磺酸盐	ethane-1,2-disulfonate
embonate	恩波酸盐	4,4′-methylenebis(3-hydroxynaphthalene-2-carboxylate) or 4,4′-methylenebis(3-hydroxy-2-naphthoate) (=pamoate)
enantate (enanthate)	庚酸盐	heptanoate
enbutate	恩醋丁酯	acetate (ester) and butanoate (ester)
epolamine	(吡)咯乙醇	1-pyrrolidineethanol or 2-(pyrrolidin-1-yl)ethanol
erbumine	特丁胺	*tert*-butylamine or 2-methylpropan-2-amine
esilate (esylate)	乙磺酸盐	ethanesulfonate
estolate	依托酸盐	propanoate (ester) and dodecyl sulfate (salt) or propionate dodecyl sulfate
etabonate	依碳酸盐	(ethoxycarbonyl)oxy (=ethyl carbonate)
etilsulfate	乙硫酸盐	ethyl sulfate
farnesil	法内(基)	(2*E*,6*E*)-3,7,11-trimethyldodeca-2,6,10-trien-1-yl
fendizoate	芬地酸盐	2-(6-hydroxybiphenyl-3-carbonyl)benzoate
fostedate	磷达酸盐	tetradecyl hydrogen phosphate
furetonide	呋来奈德	1-benzofurane-2-carboxylate (ester) and propane-2,2-diylbis(oxy)
gamolenate	伽莫酸盐	(6*Z*,9*Z*,12*Z*)-octadeca-6,9,12-trienoate
glargine	甘精肽	21^{A}-glycine-30^{B}α-L-arginine-30^{B}β-L-arginine
gluceptate	葡庚糖酸盐	D-*glycero*-D-*gulo*-heptanoate or D-*glycero*-D-*gulo*-heptonate
glulisine	精谷肽	[3^{B}-L-lysine,29^{B}-L-glutamic acid]
glutamer	戊二醛姆	glutaraldehyde polymer
guacil	甲氧苯(基)	2-methoxyphenyl
hemisuccinate	半琥珀酸盐	hydrogen butanedioate
hexacetonide	海萨奈德	3,3-dimethylbutanoate (ester) and propan-2,2-diylbis(oxy) or 3,3-dimethylbutyrate (ester) and acetonide
hibenzate (hybenzate)	海苯酸盐	2-(4-hydroxybenzoyl)benzoate
hyclate	盐酸盐半醇半水合物	monohydrochloride hemi-ethanolate hemihydrate
hydroxynaphtoate	羟萘酸盐	3-hydroxynapthalene-2-carboxylate
isetionate (isethionate)	依西酸盐	2-hydroxyethane-1-sulfonate
laurate	月桂酸盐(酯)	dodecanoate
lauril	十二烷(基)	dodecyl
laurilsulfate (lauryl sulphate)	十二烷基硫酸盐	dodecyl sulfate
lisetil	赖乙酯	L-lysinate (ester) and diethyl (ester)
lisicol	利西(基)	{*N*-[(5*S*)-5-carboxy-5-(3α, 7α, 12α-trihydroxy-5β-cholan-24-amido)pentyl]carbamothioyl}amino
lispro	赖脯基	28^{B}-L-lysine-29^{B}-L-proline
mafenatox	麦法毒素	enterotoxin A (227-alanine) (*Staphylococcus aureus*)
medoxomil	美多(基)	(5-methyl-2-oxo-1,3-dioxol-4-yl)methyl
megallate	甲棓酸盐	3,4,5-trimethoxybenzoate

英文简缩名	中文简缩名	英文化学名
meglumine	甲葡胺	*N*-methylglucamine
merpentan	—	4,5-bis(2-mercaptoacetamido) valeric acid or {*N*,*N'*-[1-(3-oxopropyl) ethane-1,2-diyl] bis (2-sulfanylacetamidato)}(4-)
mertansine	—	tetrakis{(4*RS*)-4[(3-{[(1*S*)-2-{[(1*S*,2*R*,3*S*,5*S*,6*S*,16*E*,18*E*,20*R*,21*S*)-11-chloro-21-hydroxy-12,20-dimethoxy-2,5,9,16-tetramethyl-8,23-dioxo-4,24-dioxa-9,22-diazatetracyclo[19.3.1.$1^{10,14}$.$0^{3,5}$]hexacosa-10,12,14(26),16,18-pentaen-6-yl]oxy}-1-methyl-oxoethyl]methylamino}-3-oxopropyl)disulfanyl]pentanoyl}
mesilate (mesylate)	甲磺酸盐	methanesulfonate
metembonate	美萘酸盐	4,4'-methylenebis(3-methoxynaphthalene-2-carboxylate)
methonitrate	甲硝酸盐	*N*-methyl, nitrate (salt)
metilsulfate	甲硫酸盐	methyl sulfate
metiodide	甲碘化物	*N*-methyl, iodide (salt)
methylbromide	甲溴化物	*N*-methyl, bromide (salt)
mofetil	吗乙(基)	2-(morpholino)ethyl or 2-(morpholin-4-yl)ethyl
napadisilate	萘二磺酸盐	naphthalene-1,5-disulfonate
napsilate (napsylate)	萘磺酸盐	naphthalene-2-sulfonate
nicotinate	烟酸盐	pyridine-3-carboxylate
octil	癸烷(基)	octyl
olamine	乙醇胺	2-aminoethanol or ethanolamine
oleate	油酸盐(酯)	(9*Z*)-octadec-9-enoate
oxoglurate	氧戊二酸盐	hydrogen 2-oxopentanedioate
palmitate	棕榈酸盐(酯)	hexadecanoate
pamoate	恩波酸盐(见前)	4,4'-methylenebis(3-hydroxy-2-naphthoate)(=embonate)
pegol	配固(基)	α-(2-carboxyethyl)-ω-methoxypoly(oxyethane-1,2-diyl)
pendetide	喷地肽	N^6-{*N*-[2-({2-[bis(carboxymethyl) amino]-ethyl}(carboxymethyl) amino) ethyl]-*N*-(carboxymethyl) glycyl}-N^2-(*N*-glycyl-L-tyrosyl)-L-lysine
pentexil	喷他(基)	(*RS*)-1-[(2,2-dimethylpropanoyl)oxy]ethyl
phenpropionate	苯丙酸盐	3-phenylpropionate
pivalate	匹伐酸盐	2,2-dimethylpropanoate (ester) or trimethylacetate
pivoxetil	匹赛(基)	*rac*-1-[(2-methoxy-2-methylpropanoyl) oxy] ethyl or 1-(2-methoxy-2-methylpropionyloxy) ethyl
pivoxil	匹伏(基)	(2,2-dimethyl-1-oxopropoxy)methyl or [(2,2-dimethylpropanoyl)oxy]methyl or (pivaloyloxy) methyl
poliglumex	聚谷美克	[poly(L-glutamic acid)$_x$—(L-glutamate-γ-ester)—poly(L-glutamic acid)$_y$]$_n$
probutate	普布(酯)	17-(1-oxobutoxy) (ester) and 21-(1-oxopropoxy) (ester) or propionate (ester) and butyrate(ester)
proxetil	普塞(基)	1-[(isopropoxycarbonyl) oxy] ethyl or *rac*-1-{[(propan-2-yloxy) carbonyl]oxy} ethyl
raffimer	拉非姆	(2*S*,4*R*,6*R*,8*S*,11*S*,13*S*)-2,4,8,13-tetrakis (hydroxymethyl)-4,6,11-tris(ylomethyl)-3,5,7,10,12-pentaoxatetradecane-1,14-diyl

英文简缩名	中文简缩名	英文化学名
salicylate	水杨酸盐(酯)	2-hydroxybenzoate
sesquioleate	倍半油酸盐(酯)	(9*Z*)-octadec-9-enoate(1.5)
soproxil	舒普(基)	{[(propan-2-yloxy) carbonyl]oxy} methyl
steaglate	司替酸盐(酯)	2-(octadecanoyloxy) acetate (ester)
stearate	硬脂酸盐(酯)	octadecanoate
stinoprate	半胱丙酯	*N*-acetylcysteinate (salt) and propanoate (ester)
succinil	琥尼(基)	3-carboxypropanoyl
sudotox	苏托(基)	248-L-histidine-249-L-methionine-250-L-alanine-251-L-glutamic acid-248-613-endotoxin A (*Pseudomonas aeruginosa* reduced)
suleptanate	舒来庚酸钠	monosodium 8-[methyl(2-sulfoethyl) amino]-8-oxooctanoate or monosodium 7-[methyl(2-sulfonatomethyl) carbamoyl]heptanoyl
sulfoxylate	亚磺甲基钠	sulfinomethyl, monosdoium salt
tafenatox	他那托(基)	enterotoxin A (*Staphylococcus aureus*)
tartrate	酒石酸盐	(2*R*,3*R*)-2,3-dihydroxybutanedioate
tebutate	特布酸盐	*tert*-butylacetate or 3,3-dimethylbutyrate
tenoate	噻羧酸盐	thiophene-2-carboxylate
teoclate	茶氯酸盐	8-chloro-1,3-dimethyl-2,6-dioxo-3,6-dihydro-1*H*-purin-7-(2*H*)-ide or 8-chlorotheophyllinate
teprosilate	茶丙磺酸盐	3-(1,3-dimethyl-2,6-dioxo-1,2,3,6-tetrahydro-7*H*-purin-7-yl)propane-1-sulfonate
tidoxil	替多(基)	*rac*-2-(decyloxy)-3-(dodecylsulfanyl)propyl
tiuxetan	妥塞(基)	*N*-(4-{(2*S*)-2-[bis(carboxymethyl) amino]-3-[(2*RS*)-{2-[bis(carboxymethyl) amino] propyl} (carboxymethyl) amino] propyl} phenyl) thiocarbamoyl
tocoferil	维 E(基)	*rac*-(2*R*)-2,5,7,8-tetramethyl-2-[(4*R*,8*R*)-4,8,12-trimethyltridecyl]chroman-6-yl
tofesilate	茶乙磺酸盐	3-(1,3-dimethyl-2,6-dioxo-1,2,3,6-tetrahydro-7*H*-purin-7-yl) ethane-1-sulfonate
tosilate (tosylate)	托西酸盐 (甲苯磺酸盐)	4-methylbenzene-1-sulfonate or toluene-4-sulfonate
triclofenate	三氯芬酸盐	2,4,5-trichlorophenolate
triflutate	三氟醋酸盐	trifluoroacetate
trioleate	三油酸盐	(9*Z*)-octadec-9-enoate(3) or tris[(9*Z*)-octadec-9-enoate]
tristearate	三硬脂酸酯	octadecanoate(3) or tris(octadecanoate)
trolamine	三乙醇胺	2,2',2''-nitrilotriethanol or triethanolamine
troxundate	曲森酸盐	[2-(2-ethoxyethoxy) ethoxy] acetate or 3,6,9-trioxaundecanoate
undecylate	十一酸酯	undecanoate
undecylenate	十一烯酸盐	undec-10-enoate
valerate	戊酸盐	pentanoate
xinafoate	昔萘酸盐	1-hydroxynaphthalene-2-carboxylate or 1-hydroxy-2-naphthoate

元素的原子量（$^{12}C=12$）

原子序数	英文名称	中文名称	符号	原子量
89	Actinium	锕	Ac	*
13	Aluminium	铝	Al	26.981538
95	Americium	镅	Am	*
51	Antimony	锑	Sb	121.760
18	Argon	氩	Ar	39.948
33	Arsenic	砷	As	74.92160
85	Astatine	砹	At	*
56	Barium	钡	Ba	137.327
97	Berkelium	锫	Bk	*
4	Beryllium	铍	Be	9.012182
83	Bismuth	铋	Bi	208.98038
107	Bohrium	铍	Bh	*
5	Boron	硼	B	10.811
35	Bromine	溴	Br	79.904
48	Cadmium	镉	Cd	112.411
55	Caesium	铯	Cs	132.90545
20	Calcium	钙	Ca	40.078
98	Californium	锎	Cf	*
6	Carbon	碳	C	12.0107
58	Cerium	铈	Ce	140.116
17	Chlorine	氯	Cl	35.453
24	Chromium	铬	Cr	51.9961
27	Cobalt	钴	Co	58.933200
112	Copernicium	鿔	Cn	*
29	Copper	铜	Cu	63.546
96	Curium	锔	Cm	*
110	Darmstadtium	鐽	Ds	*
105	Dubnium	𬭊	Db	*
66	Dysprosium	镝	Dy	162.500
99	Einsteinium	锿	Es	*
68	Erbium	铒	Er	167.259
63	Europium	铕	Eu	151.964
100	Fermium	镄	Fm	*
9	Fluorine	氟	F	18.9984032
87	Francium	钫	Fr	*
64	Gadolinium	钆	Gd	157.25
31	Gallium	镓	Ga	69.723
32	Germanium	锗	Ge	72.64
79	Gold	金	Au	196.96655
72	Hafnium	铪	Hf	178.49
108	Hassium	𬭶	Hs	*
2	Helium	氦	He	4.002602
67	Holmium	钬	Ho	164.93032
1	Hydrogen	氢	H	1.00794
49	Indium	铟	In	114.818
53	Iodine	碘	I	126.90447
77	Iridium	铱	Ir	192.217
26	Iron	铁	Fe	55.845
36	Krypton	氪	Kr	83.798
57	Lanthanum	镧	La	138.9055
103	Lawrencium	铹	Lr	*
82	Lead	铅	Pb	207.2
3	‡Lithium	锂	Li	6.941
71	Lutetium	镥	Lu	174.967
12	Magnesium	镁	Mg	24.3050
25	Manganese	锰	Mn	54.938049
109	Meitnerium	鿏	Mt	*
101	Mendelevium	钔	Md	*
80	Mercury	汞	Hg	200.59
42	Molybdenum	钼	Mo	95.94
60	Neodymium	钕	Nd	144.24
10	Neon	氖	Ne	20.1797

原子序数	英文名称	中文名称	符号	原子量
93	Neptunium	镎	Np	*
28	Nickel	镍	Ni	58.6934
41	Niobium	铌	Nb	92.90638
7	Nitrogen	氮	N	14.0067
102	Nobelium	锘	No	*
76	Osmium	锇	Os	190.23
8	Oxygen	氧	O	15.9994
46	Palladium	钯	Pd	106.42
15	Phosphorus	磷	P	30.973761
78	Platinum	铂	Pt	195.078
94	Plutonium	钚	Pu	*
84	Polonium	钋	Po	*
19	Potassium	钾	K	39.0983
59	Praseodymium	镨	Pr	140.90765
61	Promethium	钷	Pm	*
91	†Protactinium	镤	Pa	231.03588
88	Radium	镭	Ra	*
86	Radon	氡	Rn	*
75	Rhenium	铼	Re	186.207
45	Rhodium	铑	Rh	102.90550
111	Roentgenium	𬬭	Rg	*
37	Rubidium	铷	Rb	85.4678
44	Ruthenium	钌	Ru	101.07
104	Rutherfordium	𬬻	Rf	*
62	Samarium	钐	Sm	150.36
21	Scandium	钪	Sc	44.955910
106	Seaborgium	𬭳	Sg	*
34	Selenium	硒	Se	78.96
14	Silicon	硅	Si	28.0855
47	Silver	银	Ag	107.8682
11	Sodium	钠	Na	22.989770
38	Strontium	锶	Sr	87.62
16	Sulfur	硫	S	32.065
73	Tantalum	钽	Ta	180.9479
43	Technetium	锝	Tc	*
52	Tellurium	碲	Te	127.60
65	Terbium	铽	Tb	158.92534
81	Thallium	铊	Tl	204.3833
90	†Thorium	钍	Th	232.0381
69	Thulium	铥	Tm	168.93421
50	Tin	锡	Sn	118.710
22	Titanium	钛	Ti	47.867
74	Tungsten	钨	W	183.84
116	Ununhexium	116 号元素	Uuh	*
118	Ununoctium	118 号元素	Uuo	*
115	Ununpentium	115 号元素	Uup	*
114	Ununquadium	114 号元素	Uuq	*
113	Ununtrium	113 号元素	Uut	*
92	†Uranium	铀	U	238.02891
23	Vanadium	钒	V	50.9415
54	Xenon	氙	Xe	131.293
70	Ytterbium	镱	Yb	173.04
39	Yttrium	钇	Y	88.90585
30	Zinc	锌	Zn	65.409
40	Zirconium	锆	Zr	91.224

带 * 的元素没有稳定的核素，IUPAC 声称："关于这些放射性元素的哪种同位素是或可能最重要的讨论，目前没有统一的认识，并且多种标准如'半衰期最长'、'量产的产品'、'商业化用途'等已用于 IUPAC 的选择。"对具有地球同位素特异组成的放射性元素标有（†）者，给出了原子量。市售锂（‡），其分子量为 6939～6996，如要求更精确的数值，则应对特殊物质进行测定。

IUPAC 原子量和同位素丰度委员会　元素原子量表 2001 年版　可访问：http://www.chem.qmul.ac.uk/iupac/AtWt/

目录

药物及其辅助物专论

镇痛药、抗炎药和解热药

本章中叙述的药物主要用于减轻疼痛、抗炎以及在某些情况下的解热。它们可广义地归入以下简要叙述的一个类别。

阿司匹林和其他水杨酸盐

阿司匹林和其他水杨酸盐具有镇痛、抗炎和解热的性质。与其他非甾体抗炎药（NSAIDs）（见下文）药物一样，它们是环氧合酶的抑制剂，然而，阿司匹林（尽管不是非乙酰水杨酸盐）是使环氧合酶不可逆乙酰化，而其他NSAIDs则是与花生四烯酸竞争其活性部位。水杨酸盐用于减轻轻中度疼痛、低热症状及用于急性与慢性炎症性疾病，如骨关节炎、类风湿关节炎、青少年特发性关节炎和强直性脊柱炎。某些水杨酸盐的发赤药局部应用以减轻肌肉和风湿疼痛。阿司匹林也能抑制血小板聚集和用于心血管疾病。非乙酰水杨酸盐没有抗血小板活性。

水杨酸盐作用和应用的进一步讨论，见第20页**阿司匹林**。

本章中涉及的药物有：

阿洛普令	第18页	水杨酸咪唑	第64页
阿司匹林铝	第19页	水杨酸锂	第74页
水杨酸铵	第19页	赖氨酸阿司匹林	第76页
水杨酸戊酯	第19页	水杨酸镁	第76页
阿司匹林	第20页	二醋水杨酸甲酯	第82页
水杨酸龙脑酯	第27页	水杨酸甲酯	第82页
卡巴匹林钙	第32页	水杨酸吗啉	第87页
三水杨酸胆		水杨酰胺乙酸	第114页
碱镁	第35页	水杨酰胺	第115页
水杨酸胆碱	第35页	柳属	第115页
水杨酸二乙胺	第46页	水杨酸苯酯	第115页
二氟尼柳	第46页	双水杨酯	第115页
乙水杨胺	第50页	水杨酸钠	第117页
水杨酸乙酯	第50页	硫代水杨酸钠	第118页
磷柳酸	第60页	水杨酸氢糠酯	第122页
水杨酸羟乙酯	第60页	水杨酸三乙醇胺	第125页

缓解病情抗风湿药

缓解病情抗风湿药（DMARDs）具有抗炎的性质，在某些情况下，这种作用被认为是通过抑制细胞因子的释放或活性所介导的。它们用于治疗类风湿关节炎和青少年特发性关节炎，某些还有益于强直性脊柱炎和银屑病关节炎。许多DMARDs还具有其他治疗性质，用于非风湿性疾病。下文会涉及DMARD的金化合物，其他DMARDs包括柳氮磺吡啶（第1694页），青霉胺（第1398页），抗疟药氯喹（第571页）和羟氯喹（第575页），单克隆抗体舍托珠单抗（第1637页）、利妥昔单抗（第736页）和托珠单抗（第2260页），以及免疫抑制药硫唑嘌呤（第1735页）、环孢素（第1739页）、环磷酰胺（第670页）和甲氨蝶呤（第713页）。

本章中涉及的药物有：

阿巴西普	第14页	依那西普	第49页
阿克他利	第15页	哥里默单抗	第60页
阿达木单抗	第15页	英夫利昔单抗	第67页
阿那白滞素	第19页	来氟米特	第72页

金化合物

金化合物主要用于在活动性进展的类风湿关节炎和进展的青少年特发性关节炎中发挥抗炎作用，它们还可能有益于银屑病关节炎。金化合物对风湿性疾病的作用机制尚未知。

关于金化合物作用与应用的进一步讨论，见第页**金硫丁二钠**。

本章中涉及的药物有：

金诺芬	第25页	角蛋白金	第60页
金硫葡糖	第26页	金硫丁二钠	第116页
金硫丙醇	第26页	硫代硫酸金钠	第117页

非甾体抗炎药

非甾体抗炎药（NSAIDs）是一种结构上相互无关的有机酸的组合，具有镇痛、抗炎和解热性质（见第页）。NSAIDs为环氧合酶的抑制剂，直接抑制前列腺素和血栓素从花生四烯酸的生物合成（见第页）。环氧合酶（COX）有两种形式，COX-1是酶的组成型形式，而COX-2是炎症存在时诱导的形式。因此，COX-2抑制被认为至少与NSAIDs的某些镇痛、消炎和解热性质相关，而COX-1抑制则被认为产生了某些毒性作用，特别是对胃肠道的毒性。目前临床使用的大多数NSAIDs同时抑制COX-1和COX-2，尽管现在某些选择性的COX-2抑制剂（如塞来考昔）也在销售。

NSAIDs用于缓解轻中度疼痛、低热症状以及用于急性与慢性炎症疾病，如骨关节炎、类风湿关节炎、青少年特发性关节炎和强直性脊柱炎。吲哚美辛和某些其他NSAIDs用于关闭早产婴儿未闭的动脉导管。某些NSAIDs局部用于缓解肌肉和风湿性疼痛，某些用于眼用制剂治疗眼科炎症疾病。阿司匹林（见上文）被认为是一种NSAID，虽然它还有其他性质。

本章中涉及的药物有：

醋氯芬酸	第15页	酮洛芬	第70页
阿西美辛	第15页	酮咯酸	第71页
阿明洛芬	第18页	利克飞龙	第74页
氨基比林	第19页	氯那唑酸	第74页
安吡昔康	第19页	氯诺昔康	第75页
哌氨托美丁	第19页	洛索洛芬	第75页
阿扎丙宗	第26页	鲁米昔布	第75页
苄达酸	第26页	甲氯芬那酸	第76页
苄达明	第27页	甲芬那酸	第77页
β-氨基丙腈	第27页	美洛昔康	第77页
溴芬酸	第27页	莫非布宗	第82页
丁苯羟酸	第28页	莫苯唑酸	第82页
布马地宗	第28页	吗尼氟酯	第83页
卡洛芬	第33页	萘丁美酮	第87页
塞来考昔	第33页	萘普生	第88页
氯非沙胺	第35页	奈帕芬胺	第90页
氯非宗	第36页	尼氟酸	第91页
氯尼辛	第36页	尼美舒利	第91页
右布洛芬	第38页	奥沙普秦	第100页
右酮洛芬	第70页	羟布宗	第102页
双氯芬酸	第43页	帕瑞考昔	第105页
安乃近	第48页	安替比林	第109页
依尔替酸	第48页	保泰松	第110页
依匹唑	第49页	吡酮洛芬	第111页
依托度酸	第51页	吡罗昔康	第111页
依托芬那酯	第51页	普拉洛芬	第112页
依托考昔	第51页	丙谷美辛	第112页
联苯乙酸	第53页	异丙安替比林	第113页
芬布芬	第53页	普罗喹宗	第113页
非诺洛芬	第53页	雷米那酮	第113页
芬替酸	第58页	罗非考昔	第114页
非普地醇	第58页	舒林酸	第119页
非普拉宗	第58页	舒洛芬	第121页
非罗考昔	第58页	琥布宗	第121页
夫洛非宁	第58页	替诺昔康	第121页
氟芬那酸	第58页	替泊沙林	第122页
氟尼辛	第58页	四氢达明	第122页
氟吡洛芬	第59页	噻洛芬酸	第122页
葡美辛	第60页	噻拉米特	第123页
布洛芬	第62页	托芬那酸	第123页
异丁普生	第64页	托美丁	第123页
吲哚美辛	第64页	伐地考昔	第126页
异尼辛	第70页	维达洛芬	第126页
凯布宗	第70页	扎托洛芬	第126页

阿片类镇痛药

阿片类镇痛药包括阿片生物碱吗啡和可待因以及它们的衍生物，还有在阿片受体上有激动、部分激动或混合激动以及拮抗活性的合成物质（见第96页）。术语"阿片镇痛药"仅指来源于阿片或其半合成同源物的（阿片）类药。术语"麻醉性镇痛药"具有法律内涵，并且在药理学或临床上不再使用。

大多数阿片类药物被用作镇痛药，吗啡是标准药物，所有其他阿片类药物都与吗啡进行比较。阿片类药物如可待因用于不太剧烈的疼痛的治疗，并且常与非阿片类镇痛药（如阿司匹林、其他NSAIDs或对乙酰氨基酚）联合使用。更有效的阿片类药物（如吗啡）用于严重急性与慢性疼痛，包括癌症疼痛。某些阿片类药物（如可待因、吗啡和二醋吗啡）也用作镇咳药，尽管后两种通常保留用于晚期肺病。某些阿片类镇痛药（如芬太尼及其同源物）主要用作麻醉辅助药，其中某些也可作为单独的麻醉药以更高的剂量使用。

某些阿片类药物即使曾经使用过，但已很少用作镇痛药，包括镇咳药右美沙芬（第1484页）和福尔可定（第1498页）以及止泻药地芬诺酯（第1645页）和洛哌丁胺（第1661页）。

如果突然停药，阿片类药物会产生身体依赖性和戒断症状。它们也易被滥用。

本章中涉及的药物有：

阿芬太尼	第16页	左醋美沙朵	第74页
阿尼利定	第20页	左美沙酮	第74页
丁丙诺啡	第28页	左啡诺	第74页
布托啡诺	第30页	美普他酚	第78页
卡芬太尼	第33页	美沙酮	第79页
可待因	第36页	吗啡	第83页
右吗拉胺	第38页	纳布啡	第87页
右丙氧芬	第39页	尼可吗啡	第90页
二醋吗啡	第41页	阿片	第99页
双氢可待因	第46页	羟考酮	第100页
地匹哌酮	第47页	羟吗啡酮	第101页
乙甲丁酰胺	第48页	阿片全碱	第99页
依索庚嗪	第50页	喷他佐辛	第106页
乙基吗啡	第51页	哌替啶	第107页
埃托啡	第52页	哌腈米特	第111页
芬太尼	第54页	瑞芬太尼	第113页
混合阿片碱		舒芬太尼	第118页
的盐酸盐	第99页	他戊哚	第121页
氢可酮	第61页	替立定	第123页
氢吗啡酮	第61页	曲马多	第124页
凯托米酮	第70页	三甲利定	第125页

对乙酰氨基酚和其他对氨基酚类药

对乙酰氨基酚是目前主要应用的对氨基苯酚衍生物。乙酰苯胺和非那西丁已普遍被更安全的镇痛药所取代。丙帕他莫在血浆中水解为对乙酰氨基酚。

对乙酰氨基酚具有镇痛和解热特性以及微弱的抗炎活性。其镇痛作用的机制有待于充分地阐述，但可能是由于在中枢和外周都有对前列腺素合成的抑制。对乙酰氨基酚用于缓解轻中度疼痛和低热症状。

本章中涉及的药物有：

镇痛和疼痛

Intenational Association for the Study of Pain 对疼痛所下的定义为"与实际或潜在的组织损伤相关的、或者以这种损伤的方式描述的不愉快的感觉和情绪体验。"

在正常情况下，疼痛是外周感受器刺激的结果，该感受器通过疼痛途径传导冲动到脑。痛觉感受器或伤害性感受器有两种基本形式。

- *机械热感受体感受器*具有较高的刺激阈，对强烈的或潜在性损伤的有害刺激起反应。这些感受器与快速传导、细的有髓鞘神经 Aδ 纤维相关，刺激它们产生快速剧烈局限性疼痛，对活化撤回反射有用。
- *多形性伤害性感受器*对机械、热或化学性损伤发生反应。这些感受器也被组织损伤后所释放的细胞组分所活化。它们的冲动缓慢地沿着无髓鞘的 C 型纤维传导，由于发病较慢而产生迟钝的、痛苦的和定名不清的疼痛。

通过上行途径传递到脑以前，来自伤害性感受器的神经纤维在脊髓后根处终止。已有许多关于疼痛信号处理在脊椎层次的理论，但是，由 Melzack 和 Wall 提出的"门理论"最著名。该理论假定冲动到大脑的传递是通过在胶状质处的门机制调节的。小纤维的刺激开启这个门并促进传导，而正常情况下传送非疼痛感觉信号的大纤维受刺激时，能够关闭门和抑制传导。传导似乎也能受一些能影响门灵敏性的其他机制调节。

组织损伤反应产生的炎症介质，如缓激肽、组胺、5-羟色胺和前列腺素能够产生外周致敏作用，使感受器对低强度或无害刺激发生反应，中枢的致敏作用也会发生。因此，伴随组织损伤的疼痛也导致感觉系统敏感性的增加，所以疼痛在没有明显刺激时会出现。由通常不引起疼痛的刺激所引发的疼痛称为*异常性疼痛*，适用于阳光灼伤、炎症和创伤等可能导致皮肤敏感的情况。*痛觉过敏*是指对于一般的疼痛刺激反应增高。*感觉过敏*是指对刺激的敏感性增高，不包括特殊的感觉，而包括异常性疼痛和痛觉过敏。*痛觉过度*的特征是对于刺激，特别是反复的刺激，产生不正常的疼痛反应，可能与异常性疼痛、痛觉过敏或感觉过敏一起发生。

疼痛通常根据性质分为急性疼痛和慢性疼痛。

- **急性疼痛**与损伤或疾病相关，通常有界限清晰的定位、特征和时间性。它伴随着自主活动过度的症状，如心动过速、高血压、发汗和瞳孔放大。
- **慢性疼痛**常常被视为持续超过几个月的疼痛。它可能与外伤或疾病没有明显关联，或者在损伤愈后仍然持续，其位置、特征和时间性比急性疼痛模糊。此外，由于自主神经系统的适应，伴随急性疼痛的自主活动过度的迹象消失。某些被视为慢性的疼痛形式由间歇性发作的疼痛和其后相对长时间的无痛期组成。慢性疼痛的患者经受身体上、心理上、社会性和功能性的退化，导致疼痛的加剧。

生理学上，疼痛可分为伤害性疼痛和神经性疼痛。

- **伤害性疼痛**发生在如上述的伤害性刺激引起的伤害性感受器活化之后，但是，它与对外周神经或 CNS 的损伤无关。它可能是躯体性的或脏器性的，取决于涉及哪些感受器或神经。*躯体疼痛*通常容易定位，可被描述为深度定位、锐利或迟钝、令人困扰的、刺痛、悸动或压痛。*内脏疼痛*一般不限于局部，而且容易扩散到身体其他部位。根据牵涉的组织，它有多种描述：深度定位、疼痛、令人困扰的、痉挛或压迫，并且可能伴随恶心和呕吐。伤害性疼痛通常对常规镇痛药治疗有效应。
- 由外周神经/感受器或 CNS 的损伤或功能障碍所导致的疼痛称为**神经性疼痛**（神经源性疼痛）。这个术语涵盖文*感神经依赖性疼痛*，包括灼痛和反射交感性营养不良，以及疼痛状况如疱疹后、三叉神经痛和糖尿病性神经病变。与中枢神经组织相关的神经性疼痛归类为*中枢性疼痛*，如中枢卒中（中风）后疼痛（丘脑综合征）。神经性疼痛的临床征兆差异非常大。某些更加普通的特征包括浅表烧伤或刺痛（刀刺性）的疼痛敏感性和感觉的增高。疼痛可能与感觉短缺区域或某些形式的自主不稳定性相关。神经性疼痛对常规镇痛药反应差并且难以治疗。

疼痛的早期**治疗**是重要的，因为不减轻疼痛会给患者造成很深的心理影响，最初缺乏治疗的急性疼痛可能转变为更加难以治疗的慢性疼痛。对于疼痛的精神和情绪方面的评定和治疗与身体方面是同样重要的。尽管药物治疗是疼痛治疗的主要方法（见下文**镇痛药的选择**），但物理方法如理疗（包括按摩、热疗法和冷疗法）、手术、神经系统刺激技术如针灸、脊髓刺激和经皮电刺激神经疗法（TENS）也被采用。

疼痛及其治疗的综合参考文献如下。

1. Melzack R, Wall PD. Pain mechanisms: a new theory. *Science* 1965; **150:** 971–9.
2. International Association for the Study of Pain. Classification of chronic pain: descriptions of chronic pain syndromes and definitions of pain terms. *Pain* 1986; (suppl 3): S1–S225.
3. Lewis KS, *et al.* Effect of analgesic treatment on the physiological consequences of acute pain. *Am J Hosp Pharm* 1994; **51:** 1539–54.
4. Loeser JD, Melzack R. Pain: an overview. *Lancet* 1999; **353:** 1607–9.
5. Ashburn MA, Staats PS. Management of chronic pain. *Lancet* 1999; **353:** 1865–9.
6. Woolf CJ, Mannion RJ. Neuropathic pain: aetiology, symptoms, mechanisms, and management. *Lancet* 1999; **353:** 1959–64.
7. Carr DB, Goudas LC. Acute pain. *Lancet* 1999; **353:** 2051–8.
8. Cervero F, Laird JM. Visceral pain. *Lancet* 1999; **353:** 2145–8.
9. American Society of Anesthesiologists Task Force on Acute Pain Management. Practice guidelines for acute pain management in the perioperative setting: an updated report by the American Society of Anesthesiologists Task Force on Acute Pain Management. *Anesthesiology* 2004; **100:** 1573–81. Also available at: http://www.asahq.org/publicationsAndServices/pain.pdf (accessed 23/06/08)
10. Gordon DB, *et al.* American Pain Society recommendations for improving the quality of acute and cancer pain management: American Pain Society Quality of Care Task Force. *Arch Intern Med* 2005; **165:** 1574–80. Also available at: http://archinte.ama-assn.org/cgi/reprint/165/14/1574 (accessed 23/06/08)
11. Spacek A. Modern concepts of acute and chronic pain management. *Biomed Pharmacother* 2006; **60:** 329–35.
12. Markman JD, Philip A. Interventional approaches to pain management. *Anesthesiol Clin* 2007; **25:** 883–898.
13. European Association of Urology. Guidelines on pain management (issued March 2007). Available at: http://www.uroweb.org/fileadmin/user_upload/Guidelines/21_Pain_Management_2007.pdf (accessed 23/06/08)
14. Brennan F, *et al.* Pain management: a fundamental human right. *Anesth Analg* 2007; **105:** 205–21.
15. Knape JT, *et al.* Board of Anaesthesiology of the European Union of Medical Specialists. Guidelines for sedation and/or analgesia by non-anaesthesiology doctors. *Eur J Anaesthesiol* 2007; **24:** 563–7.
16. Manchikanti L, *et al.* Evidence-based interventional pain management: principles, problems, potential and applications. *Pain Physician* 2007; **10:** 329–56.
17. Cawley D, Bennett MI. Management of pain. *Br J Hosp Med* 2009; **70:** 197–201.

镇痛药的选择

对乙酰氨基酚和 **NSAIDs** 是治疗轻中度疼痛的首选镇痛药，也用于中重度疼痛以加强阿片类药物的效果。它们适用于急性或慢性疼痛。口服 NSAIDs 类药和对乙酰氨基酚（尤其在与阿片类药物联合应用中，见下文）可有效缓解急性疼痛。依赖性和耐受性对于非阿片类镇痛药来说不是问题，但它们的剂量-效应曲线很平缓：当剂量增加时，缓解疼痛药效的增加相当小。阿司匹林和其他非选择性 NSAIDs 抑制血小板功能，对胃肠道有不良影响，并会促进包括哮喘在内的超敏反应。采用 COX-2 选择性抑制药如昔布类，其发生严重的胃肠道不良反应的可能性较小，但是考虑到会发生严重的心血管反应，它们的使用已经被严格限制。对乙酰氨基酚没有阿司匹林血液学或胃肠道的不良反应，但大剂量能够产生严重的、有时是致命的肝毒性。同时给予对乙酰氨基酚和一种 NSAID 可改善镇痛作用。

对于中度或中重度对阿片类药物敏感疼痛的治疗，**可待因**是传统的选择。替代药物包括**双氢可待因**和**曲马多**。它们通常与非阿片类镇痛药一起使用。足量的可待因与对乙酰氨基酚联合用药与单独使用对乙酰氨基酚相比，镇痛作用会产生微小但显著的增加，并为急性疼痛最有效的选择之一，但是，反复使用会增加不良反应。**右丙氧芬**与对乙酰氨基酚或阿司匹林合用在治疗急性疼痛中并不比单独使用非阿片类药物更有效，对慢性疼痛的功效尚不清楚，并且不良反应可能成为麻烦。因为过量时导致毒性的危险，EMEA 已经建议所有含右丙氧芬的制剂在 EU 中不再使用；在其他国家，市场可能还保留这样的制剂。

更有效的阿片类药物，如**吗啡**主要用于重度急性非恶性疼痛和癌症疼痛的治疗（见下文）。它们在慢性非恶性疼痛中的应用多少是有争议的，因为担心心理上的依赖性和呼吸抑制。然而，实际上这种问题很少发生，这些担心不应当妨碍患者接受有效的镇痛治疗。阿片类药物还对某些患者的神经性疼痛有效。

吗啡是选择用于重度疼痛的阿片类药物。其口服时吸收好，且半衰期短，因此速释的口服制剂的使用，例如在姑息疗法中，提供了灵活的剂量调整方法。在重度慢性疼痛的治疗中，一旦初始疼痛得到缓解，每 12h 或 24h 给予缓释制剂对维持镇痛更方便。在口服途径存在问题时，吗啡也可以胃肠外给药（例如急诊室中急性严重疼痛的控制或患者自控的镇痛——也见下文）或者直肠给药或经皮给药。

其他阿片类药物也可能偶尔有用。调换为替代的阿片类药物可对使用吗啡疼痛控制不充分和难以忍受其不良反应的患者有效。美沙酮（也作为一种 NMDA 的拮抗药）或羟考酮有比吗啡更长的持续作用，但是，应当指出美沙酮半衰期长，长期使用时每天不应当超过 2 次，因为存在渐进性 CNS 抑制和药物过量的危险。阿芬太尼和芬太尼可提供快速的作用，但不再推荐使用哌替啶。当不得不用胃肠外给药途径时，二醋吗啡或氢吗啡酮优先于吗啡，因为它们更易溶解，并能以更小的体积给药。曲马多也有益于神经性疼痛，在等效镇痛剂量下，对呼吸和胃肠功能的损害要小于其他阿片类药物。

阿片类药物的不良反应包括镇静、恶心、呕吐、便秘以及最严重时的呼吸抑制。除便秘以外的所有不良反应通常都可形成耐受，便秘可以通过常规使用缓泻药来防止。

某些其他类型的药物单独使用或作为**镇痛辅助用药**在疼痛治疗方面都有明显作用。

亚抗抑郁药量的三环类**抗抑郁药**（通常为阿米替林）在顽固慢性疼痛方面被认为是有用的，包括灼痛的神经性疼痛、异常感觉疼痛如带状疱疹后神经痛和糖尿病性神经痛，据报道对刺痛也有反应。除了常规镇痛药之外可以使用它们，特别是治疗混合病原学的癌症疼痛。没有关于它们对急性疼痛有益的证据，虽然对肌骨骼疼痛有时有反应。还发现阿米替林可用于紧张性头痛和预防偏头痛。其他抗抑郁药在神经性疼痛治疗中的作用并不清楚，但文拉法辛可能有用。

已发现**抗癫痫药**（通常为卡马西平，而最近为加巴喷丁和普瑞巴林）对神经性疼痛的缓解有效，特别在有剧烈的（针刺般）因素时，如三叉神经痛，据报道其对糖尿病性神经病的治疗和偏头痛的预防也有效。

苯二氮䓬类药和**其他肌松药**如巴氯芬或丹曲林对急性或慢性状态的肌痉挛疼痛有效。

骨调节药如降钙素和二膦酸盐可能对由骨转移（见下文）引起的癌症疼痛有效，但起效慢，是次于 NSAIDs 的选择。二膦酸盐可能使初期的瞬时的骨疼痛增加。

咖啡因已被用于增强非阿片类和阿片类镇痛药的镇痛效果，但是否有益尚有争议。关于咖啡因是否增强麦角胺在偏头痛治疗方面的效果也有相似的怀疑（见**药动学**，第592页），它还可能增加胃肠的不良反应，大剂量可能本身会导致头痛。

皮质激素对神经性疼痛通常产生实质上的改善作用。它们也能缓解因颅内压力升高而引起的头痛和骨转移引起的难忍的疼痛，并对增进健康和增加食欲有益。

某些**吸入性麻醉药**作为吸入镇痛药以亚麻醉剂量用于急性疼痛。特别是氧化亚氮和氧气在产科、牙科和其他治疗、急诊治疗中用以缓解疼痛。异氟烷、恩氟烷以及在某些国家中甲氧氟烷或三氯乙烯有相似的应用。

其他各种药物　在发现硬膜外或鞘内注射阿片类药物能产生有效的镇痛作用以后，已尝试将许多其他药物通过这些途径，单独地或与阿片类药物或局麻药联合使用，即使可镇痛的话，它们在疼痛治疗中的作用尚不清楚。其中某些药物，如可乐定和氯胺酮，在采用其他途径给药时也有镇痛性质。氯胺酮在减少阿片类药物的用量上可能是有用的。某些抗心律失常药（包括全身利多卡因）在慢性神经性疼痛方面可能有效，但必须非常慎重地使用。抗精神病药，如酚噻嗪类，用于辅助镇痛尚有争议；左美丙嗪有时用作姑息治疗的辅助药。

关于患者自控镇痛法、发赤药和局部镇痛药使用的讨论见下文。神经阻断在**疼痛**项下讨论，见第1767页。

1. Sawynok J. Pharmacological rationale for the clinical use of caffeine. *Drugs* 1995; **49:** 37–50.
2. Watson CP. The treatment of neuropathic pain: antidepressants and opioids. *Clin J Pain* 2000; **16** (suppl): S49–S55.
3. Curatolo M, Sveticic G. Drug combinations in pain treatment: a review of the published evidence and a method for finding the optimal combination. *Best Pract Res Clin Anaesthesiol* 2002; **16:** 507–19.
4. McQuay HJ. Neuropathic pain: evidence matters. *Eur J Pain* 2002; **6** (suppl A): 11–18.
5. Anonymous. Acute pain (Bandolier Extra, issued February 2003). Available at: http://www.jr2.ox.ac.uk/bandolier/Extraforbando/APain.pdf (accessed 23/06/08)
6. Ballantyne JC, Mao J. Opioid therapy for chronic pain. *N Engl J Med* 2003; **349:** 1943–53.
7. Backonja M. Anticonvulsants for the treatment of neuropathic pain syndromes. *Curr Pain Headache Rep* 2003; **7:** 39–42.
8. McQuay H. Pain and its control (issued 1st January, 2004). Available at: http://www.medicine.ox.ac.uk/bandolier/booth/painpag/wisdom/C13.html (accessed 26/11/09)
9. The College of Emergency Medicine. Clinical Effectiveness Committee guideline for the management of pain in adults (2004). Available at: http://www.collemergencymed.ac.uk/asp/document.asp?ID=4193 (accessed 26/11/09)
10. Attal N, *et al.* Systemic lidocaine in pain due to peripheral nerve injury and predictors of response. *Neurology* 2004; **62:** 218–25.
11. Quigley C. Opioid switching to improve pain relief and drug tolerability. Available in The Cochrane Database of Systematic Reviews; Issue 3. Chichester: John Wiley; 2004 (accessed 23/06/08).

12. Rathmell JP, *et al.* The role of intrathecal drugs in the treatment of acute pain. *Anesth Analg* 2005; **101** (suppl): S30–S43.
13. Australian and New Zealand College of Anaesthetists and Faculty of Pain Medicine. Acute pain management: scientific evidence. 2nd ed, 2005. Available at: http://www.anzca.edu.au/resources/books-and-publications/acutepain.pdf (accessed 23/06/08)
14. Eisenberg E, *et al.* Efficacy and safety of opioid agonists in the treatment of neuropathic pain of nonmalignant origin: systematic review and meta-analysis of randomized controlled trials. *JAMA* 2005; **293:** 3043–52.
15. Davis MP, *et al.* Controversies in pharmacotherapy of pain management. *Lancet Oncol* 2005; **6:** 696–704.
16. Nicholas MK, *et al.* Using opioids with persisting noncancer pain: a biopsychosocial perspective. *Clin J Pain* 2006; **22:** 137–46.
17. McQuay HJ, Moore RA. Dose-response in direct comparisons of different doses of aspirin, ibuprofen and paracetamol (acetaminophen) in analgesic studies. *Br J Clin Pharmacol* 2007; **63:** 271–8.
18. Knotkova H, Pappagallo M. Adjuvant analgesics. *Anesthesiol Clin* 2007; **25:** 775–86.
19. Tamchès E, *et al.* Acute pain in adults admitted to the emergency room: development and implementation of abbreviated guidelines. *Swiss Med Wkly* 2007; **137:** 223–7.
20. Australian and New Zealand College of Anaesthetists and Faculty of Pain Medicine. Acute pain management: scientific evidence. Update to 2nd ed, December 2007. Available at: http://www.anzca.edu.au/resources/books-and-publications/acutepain_update.pdf (accessed 23/06/08)
21. Guindon J, *et al.* Recent advances in the pharmacological management of pain. *Drugs* 2007; **67:** 2121–33.
22. Ghafoor VL, *et al.* Intrathecal drug therapy for long-term pain management. *Am J Health-Syst Pharm* 2007; **64:** 2447–61.
23. Seidel S, *et al.* Antipsychotics for acute and chronic pain in adults. Available in The Cochrane Database of Systematic Reviews; Issue 4. Chichester: John Wiley; 2008 (accessed 26/11/09).
24. Verdu B, *et al.* Antidepressants for the treatment of chronic pain. *Drugs* 2008; **68:** 2611–32.
25. British Pain Society. Intrathecal drug delivery for the management of pain and spasticity in adults; recommendations for best clinical practice (issued August 2008). Available at: http://www.britishpainsociety.org/book_ittd_main.pdf (accessed 26/11/09)
26. Barber JB, Gibson SJ. Treatment of chronic non-malignant pain in the elderly: safety considerations. *Drug Safety* 2009; **32:** 457–74.
27. British Pain Society. Opioids for persistent pain: good practice (issued January 2010). Available at: http://www.britishpainsociety.org/book_opioid_main.pdf (accessed 15/04/10)

儿童镇痛药的选择

在婴儿与儿童中疼痛常常治疗不足，因为担心呼吸抑制、心血管衰竭、意识水平降低和有效阿片类镇痛药的成瘾。不同年龄儿童的疼痛评定也是一个问题[1~3]，事实上不像很久以来普遍相信的那样，认为婴儿没有能力感觉疼痛。

非阿片类镇痛药用于**婴儿与儿童**时，或者单独用于轻度疼痛，或者在重度疼痛中作为阿片类镇痛药的辅助用药[4~6]（它们可以减少阿片类药物用量[1,7]，可能达到40%）[5]。对乙酰氨基酚经常使用，但它缺乏消炎效果。NSAIDs如布洛芬对轻微的疼痛[4,5,8]，特别是与炎症或创伤相关的疼痛有效。阿司匹林由于与Reye综合征有关，使用受到严格的限制。

阿片类药物仍然是儿科患者中重度疼痛的主要镇痛药，吗啡与其他药物相比是标准用药。静脉给药用于迅速缓解重度疼痛（例如烧伤、骨折或其他损伤后），调整达到适当镇痛剂量[4~6,8,9]。当静脉给药途径不易达到时，可口服吗啡，但其起效较慢且预期较差，有些适合鼻内给药的二醋吗啡作为静脉给药的吗啡的替代用药[4]。有或没有初始负荷剂量的连续静脉内吗啡输注对缓解术后疼痛已经变得很普遍[7,9]，但是，输入速率调整必须在镇痛和呼吸抑制之间达到平衡（新生儿需要特别护理，见下文）。也使用皮下注入吗啡[5]，大部分是用于缓解儿童晚期癌症的疼痛。肌内注射有痛苦[8~11]，所以仅适合短期使用。芬太尼也广泛用于外科手术中短期镇痛[7~9,11,12]，其他阿片类药物如丁丙诺啡、氢吗啡酮、羟考酮和曲马多已经使用[5]。吗啡的患者自控镇痛法已在儿童中试用（见下文）。

对儿童使用吗啡也采用硬膜外途径[9]，鞘内途径经验更有限。其他对儿科镇痛可能有效的阿片类药物给药方法包括黏膜内给药[7,12]、鼻内给药[4,8]和经皮给药[7,10]。

儿童癌症疼痛可以采用**癌症疼痛**项下（见下文）所叙述的阶梯式镇痛方案来处理。

吸入**氧化亚氮**和氧气的混合物对于缓解初期疼痛和短疼痛过程可能有效[4,8,9,11]。

局部麻醉药特别适用于日间护理情况下急性疼痛的处置。单次硬膜外注射常用于手术中或手术后的镇痛。局部麻醉药的连续硬膜外注入也常用。然而，简单的技术如伤口渗透或外周神经阻滞在某些过程中也能有效镇痛，且没有与骶管阻滞相关的下肢虚弱或尿潴留问题[5,8,9,11]。用含有带丙胺卡因的利多卡因低共熔霜（**见表面麻醉**，第1779页）涂抹到完好皮肤上产生表面麻醉，对儿童某些较轻的疼痛有效[6~10,12]。

氯胺酮在门诊患者中用于短暂的、疼痛的过程如骨折复位术及为幼儿面部裂伤修复提供固定[6,12,13]。在成人中限制其应用的突发反应在儿童中不普遍[12]，且能够被苯二氮䓬类改善[8,11]。

大多数需要镇痛和接受呼吸支持的**新生儿**可用输注吗啡来处置，但是对自然呼吸的新生儿存在呼吸抑制的实际危险。吗啡已用于这样的新生儿[9]，但必须限制用于那些在重症监护下的，如大外科手术后的新生儿（见**重症监护**，第929页）。枸橼酸芬太尼和磷酸可待因也已用于新生儿。**蔗糖**和其他甜味溶液已显示可降低经受疼痛过程的新生儿应激和疼痛的生理和行为指征[10]，尽管对这是否表示为有效的镇痛作用仍有些怀疑[14]。American Academy of Pediatrics建议：口服蔗糖和其他非药理学方法（如使用襁褓）应该作为未成年人常规程序被采用；如果时间允许，对于更疼痛的过程（如静脉穿刺）可采用局部表面麻醉。在未采用局部麻醉的大手术后，阿片类药物应该是术后镇痛的基础；当插入胸部引流管时，提倡使用一种快速作用的阿片类药物（如芬太尼），如果时间允许，同时采用局部浸润麻醉[15]。对于新生儿的疼痛过程，国际用药评议小组已经提出类似的建议[16]。

已经提倡在某些儿童中使用**镇痛辅助药**（见上文**镇痛药的选择**）[17]。

1. American Academy of Pediatrics and Canadian Paediatric Society. Prevention and management of pain and stress in the neonate. *Pediatrics* 2000; **105:** 454–61. Also available at: http://aappolicy.aappublications.org/cgi/reprint/pediatrics;105/2/454.pdf (accessed 23/06/08)
2. American Academy of Pediatrics Committee on Psychosocial Aspects of Child and Family Health, American Pain Society Task Force on Pain in Infants, Children, and Adolescents. The assessment and management of acute pain in infants, children, and adolescents. *Pediatrics* 2001; **108:** 793–7. Also available at: http://pediatrics.aappublications.org/cgi/reprint/108/3/793.pdf (accessed 23/06/08)
3. Maurice SC, *et al.* Emergency analgesia in the paediatric population (part I): current practice and perspectives. *Emerg Med J* 2002; **19:** 4–7.
4. The College of Emergency Medicine. Clinical Effectiveness Committee guideline for the management of pain in children (May 2010).
Available at: http://secure.collemergencymed.ac.uk/asp/document.asp?ID=4682 (accessed 20/08/10)
5. Morton NS. Management of postoperative pain in children. *Arch Dis Child Educ Pract Ed* 2007; **92:** ep14–ep19.
6. Atkinson P, *et al.* Pain management and sedation for children in the emergency department. *BMJ* 2009; **339:** 1074–9.
7. Berde CB, Sethna NF. Analgesics for the treatment of pain in children. *N Engl J Med* 2002; **347:** 1094–1103.
8. Maurice SC, *et al.* Emergency analgesia in the paediatric population (part II): pharmacological methods of pain relief. *Emerg Med J* 2002; **19:** 101–5.
9. Alder Hey Royal Liverpool Children's NHS Trust. Guidelines on the management of pain in children. 1st ed, 1998. Available at: http://painsourcebook.ca/pdfs/pps55.pdf (accessed 23/06/08)
10. Zempsky WT, *et al.* Relief of pain and anxiety in pediatric patients in emergency medical systems. *Pediatrics* 2004; **114:** 1348–56.
11. Harvey AJ, Morton NS. Management of procedural pain in children. *Arch Dis Child Educ Pract Ed* 2007; **92:** ep20–ep26.
12. Krauss B, Green SM. Sedation and analgesia for procedures in children. *N Engl J Med* 2000; **342:** 938–45.
13. Howes MC. Ketamine for paediatric sedation/analgesia in the emergency department. *Emerg Med J* 2004; **21:** 275–80.
14. Stevens B, *et al.* Sucrose for analgesia in newborn infants undergoing painful procedures. Available in The Cochrane Database of Systematic Reviews; Issue 3. Chichester: John Wiley; 2004 (accessed 23/06/08).
15. American Academy of Pediatrics Committee on Fetus and Newborn and Section on Surgery, Canadian Paediatric Society Fetus and Newborn Committee. Prevention and management of pain in the neonate: an update. *Pediatrics* 2006; **118:** 2231–41. Correction. *ibid.* 2007; **119:** 425.
Also available at: http://pediatrics.aappublications.org/cgi/reprint/118/5/2231.pdf (accessed 23/06/08)
16. Anand KJ; International Evidence-Based Group for Neonatal Pain. Consensus statement for the prevention and management of pain in the newborn. *Arch Pediatr Adolesc Med* 2001; **155:** 173–80. Also available at: http://archpedi.ama-assn.org/cgi/reprint/155/2/173.pdf (accessed 23/06/08)
17. Chambliss CR, *et al.* The assessment and management of chronic pain in children. *Paediatr Drugs* 2002; **4:** 737–46.

神经阻滞

关于神经阻滞在疼痛治疗中应用的讨论见**疼痛**，第1767页。

患者自控镇痛

患者自控镇痛（PCA）涉及采用使患者能够得到所需剂量镇痛药的自动给药系统。**阿片类药物**的剂量通常由静脉输入，其频率被每一名患者控制在给药系统安全限度之内。现在这项技术在控制急性疼痛中得到广泛支持[1~3]，比常规的方法显示出更好的镇痛作用，易被更多患者接受[4,5]。已经成功用于4岁大小的儿童和老年患者[6]。大多数经验与采用静脉注射阿片类药物的系统有关。

首先，通过给予患者一个单次镇痛剂量得到有效血液浓度，建立最初的镇痛剂量[2,3]。在最简单的PCA类型中，患者能够自己给予一个小的固定需求剂量；直到预设程序中的锁定间隔时间到时为止，不允许给予另一个剂量。这个需求剂量应该大到能够产生合适的镇痛作用，但不要大到容易达到毒性浓度；锁定间期也应该长到在允许给予另一个剂量之前能够感受到最大的镇痛作用，也应该与药物作用的启动速度有关[2]。一些设备允许以短期输注[2]给予某剂量药物，以减少与阿片类药物高峰浓度有关的不良反应。在另一种常用的方法（有时被描述为患者增强的镇痛）中，患者被给予持续的背景输注，而由自己补充单次的剂量[2,3,6]。但是，用这种方法时患者可能接受了更多的阿片类药物却没有任何镇痛方面的改善[6,7]。还存在更大的不良反应的危险，包括呼吸抑制[2,3,7]。如果采用更高级的设备，可以根据单次给药需求的频率程序性地调节背景输注，这种方法是否有什么优点，还有待于观察[6,7]。

大多数的阿片类药物已经成功地用于PCA[2]。吗啡仍是金标准，芬太尼、氢吗啡酮或曲马多也被广泛替代性使用[2,3]。已不再建议应用哌替啶，因为它的毒性代谢物去甲哌替啶有蓄积的危险[2]。半衰期很短的（瑞芬太尼）或半衰期很长的（美沙酮）药物可能不太适合使用。

尽管总体感觉比传统的阿片类镇痛要安全，但程序编制错误或不正确或不适当的使用（包括患者以外者的操作）仍会偶尔导致出现严重的不良反应和致死性。这些危险可通过PCA设备本身建立安全性能以及研制技术应用标准程序而降到最小[2,3]。

大部分经验与应用静脉注射途径有关。但是，也已使用硬膜外PCA，而且似乎与静脉注射PCA一样有效或更有效[2,3]，尽管可能不适合所有的病例，且进行硬膜外导管的更换会带来另外的危险[3]。硬膜外PCA一般采用联合一个脂溶性的阿片类药物（如芬太尼或舒芬太尼）加上一个长时间作用的局部麻醉药（如布比卡因或罗哌卡因）产生镇痛；最佳的联合还没有确定[2,3]。另外，硬膜外PCA不像静脉注射PCA那样推荐采用背景输注。

已经研究了其他途径，包括鼻内PCA，特别是经皮PCA[2,8]。一种针对经皮芬太尼的电离子透入疗法的患者自控给药系统已在使用，它使PCA可以非侵害的方式给药[8,9]，但因为其给药系统有缺陷已撤市。

吸入含有氧化亚氮的氧气有效用于分娩过程的患者自控镇痛，已有很长历史，虽然因PCA而很少考虑使用；阿片类PCA可能不适合这类疼痛，虽然局部麻醉药已经使用并有满意的结果[10]。

1. Walder B, *et al.* Efficacy and safety of patient-controlled opioid analgesia for acute postoperative pain: a quantitative systematic review. *Acta Anaesthesiol Scand* 2001; **45:** 795–804.
2. Grass JA. Patient-controlled analgesia. *Anesth Analg* 2005; **101** (suppl): S44–S61.
3. Momeni M, *et al.* Patient-controlled analgesia in the management of postoperative pain. *Drugs* 2006; **66:** 2321–37.
4. Hudcova J, *et al.* Patient controlled opioid analgesia versus conventional opioid analgesia for postoperative pain. Available in The Cochrane Database of Systematic Reviews; Issue 4. Chichester: John Wiley; 2006 (accessed 23/06/08).
5. Bainbridge D, *et al.* Patient-controlled versus nurse-controlled analgesia after cardiac surgery—a meta-analysis. *Can J Anaesth* 2006; **53:** 492–9.
6. Macintyre PE. Safety and efficacy of patient-controlled analgesia. *Br J Anaesth* 2001; **87:** 36–46.
7. Lehmann KA. Recent developments in patient-controlled analgesia. *J Pain Symptom Manage* 2005; **29** (suppl): S72–S89.
8. Sinatra R. The fentanyl HCl patient-controlled transdermal system (PCTS): an alternative to intravenous patient-controlled analgesia in the postoperative setting. *Clin Pharmacokinet* 2005; **44** (suppl 1): 1–6.
9. Eberhart L. The safety and tolerability of the fentanyl HCl iontophoretic transdermal system: an alternative to currently available analgesic modalities. *J Opioid Manag* 2007; **3:** 249–56.
10. van der Vyver M, *et al.* Patient-controlled epidural analgesia versus continuous infusion for labour analgesia: a meta-analysis. *Br J Anaesth* 2002; **89:** 459–65.

术后镇痛

术后疼痛的缓解经常是不充分的，现在认识到疼痛控制应根据每个人和每种情况进行调节[1~3]。目前，使用某些典型镇痛药及一种以上途径的多模型用药法普遍受到支持[3~5]。患者术前的评价[2,4]和手术后疼痛强度的多次评价（两者都可适当镇痛和检测可能的并发症）[3]是其基础。以证据为基础的专门程序指南已经发布[6,7]。推荐在预防的基础上进行疼痛的控制（超前镇痛），这样可比常规手段更有效，至少对某些用药方法来说是如此，虽然结果不尽相同[8,9]。

进行小手术的患者可用口服镇痛药来适当地控制疼痛，如对乙酰氨基酚、NSAIDs、曲马多和羟考酮。进行更大手术的患者通常需要胃肠外给予阿片类药物或使用局部镇痛技术（如区域阻滞），有时要联合使用[3]。

- **阿片类镇痛药**，特别是吗啡，仍然是治疗中等到严重术后疼痛的主要药物[3]。阿片类药物的剂量应该按照个体化差异逐步调整；它们可以通过不同的途径给药，但静脉注射的剂量可以得到比肌内注射和皮下注射更可预见的结果，目前广泛使用[2,3,10]。**静脉注射** *PCA*（见上文）是术后疼痛的一个标准控制方法[3,4]。如不能使用该方法，可24～72h内每2h肌注或皮下注射某剂量，随后转换为口服镇痛方案的替代方法[3]。需要小心监测潜在的不良反应，特别是呼吸抑制[3]。

通过硬膜外和鞘内途径进行中枢性注射的阿片类药物提供了有效的区域镇痛作用[2,4,10]（可能比静脉注射阿片类药物更有效[11]，尽管不清楚是否改善最终的结果[3]）。吗啡是中枢给药最常用的阿片类药物，但其他药物如脂溶性更好的芬太尼，可能更适合硬膜外注射。硬膜外和鞘内途径也已用于 PCA。

口服阿片类药物可能不适用于术后即时期，但如果患者能够吞咽且胃肠道功能已经恢复，一般首选口服给药法[1,3]。对于进行小手术或中等手术的患者，曲马多是有效的[3]。

对于手术前接受长时间阿片类药物的患者，术后疼痛的控制可能特别困难[3,12]。应该计算每个患者的基线需求量，但其在手术后可能升高或降低；比较典型的情况是术后需要至少 50% 的基线剂量，再根据疼痛情况使用额外的阿片类药物调节。这样的患者需要的剂量可能比正常剂量阿片类药物更高，一种平衡的多模式的镇痛方法特别重要[12]。

- **NSAIDs** 和对**乙酰氨基酚**是有效的镇痛辅助药，能够改善疼痛的缓解状况[3]，但不适合大手术后单独使用[2]。小手术或中等手术后，对乙酰氨基酚加一种 NSAID（如萘普生）口服给药可能是适合的，同时给予羟考酮或曲马多可避免突发性疼痛[3]。NSAIDs 可有效地与其他药物一起使用，大手术后使用一种 NSAID 和一种阿片类药物能够降低阿片类药物的剂量而不影响镇痛作用[1~5,10]。但是，胃溃疡、凝血功能受损和肾功能减退的危险可能限制 NSAIDs 在某些患者中的使用[3,10]，环氧合酶-2（COX-2）选择性抑制剂的潜在心血管作用也是担心的一个原因[3]。

双氯芬酸钠、氟比洛芬、酮洛芬、酮咯酸、氯诺昔康和萘普生是用于术后疼痛的 NSAIDs；COX-2 抑制剂（包括帕瑞考西）已经应用。双氯芬酸钠、酮洛芬、酮咯酸和帕瑞考西可通过注射给药，对乙酰氨基酚的胃肠外剂型在某些国家已经使用。

- 手术部位的**局部麻醉**浸润是一个预防术后创伤疼痛的简单方法[1,4]。以硬膜外或鞘内局部麻醉获得的中枢神经阻滞产生了很好的镇痛作用[1,2,4]，尽管这是否改善了结果还不清楚[2,3]。在手术中插入导管能够进行后续的输注或快速注射[10]。但是，可能有与手术过程和使用药物相关的并发症（见**中枢阻滞的不良反应**，第1765页）。局部麻醉药很少单独使用，一种阿片类药物和一种局部麻醉药的混合物可产生有效的镇痛作用，且每种药均使用了较小的剂量[10]。这种联合应用也用于患者控制的硬膜外镇痛（见上文）。
- 使用**镇痛辅助药**（包括抗癫痫药如加巴喷丁或普加巴林[13]）或 NMDA 拮抗剂氯胺酮[14,15]以调节阿片类药物在术后疼痛中剂量和功效的兴趣正在增加（关于镇痛辅助药的进一步讨论见上文**镇痛药的选择**）。

1. Shang AB, Gan TJ. Optimising postoperative pain management in the ambulatory patient. *Drugs* 2003; **63:** 855–67.
2. Rosenquist RW, Rosenberg J. United States Veterans Administration. Postoperative pain guidelines. *Reg Anesth Pain Med* 2003; **28:** 279–88. Also available at: http://www.oqp.med.va.gov/cpg/PAIN/PAIN_base.htm (accessed 23/06/08)
3. Myles PS, Power I. Clinical update: postoperative analgesia. *Lancet* 2007; **369:** 810–12.
4. American Society of Anesthesiologists Task Force on Acute Pain Management. Practice guidelines for acute pain management in the perioperative setting: an updated report by the American Society of Anesthesiologists Task Force on Acute Pain Management. *Anesthesiology* 2004; **100**: 1573–81. Also available at: http://www.asahq.org/publicationsAndServices/pain.pdf (accessed 23/06/08)
5. Elia N, *et al.* Does multimodal analgesia with acetaminophen, nonsteroidal antiinflammatory drugs, or selective cyclooxygenase-2 inhibitors and patient-controlled analgesia morphine offer advantages over morphine alone? Meta-analyses of randomized trials. *Anesthesiology* 2005; **103:** 1296–1304.
6. The PROSPECT Working Group. PROSPECT: procedure specific postoperative pain management. Available at: http://www.postoppain.org (accessed 26/11/09)
7. Association of Paediatric Anaesthetists. Good practice in postoperative and procedural pain (issued 2008). Available at: http://www.britishpainsociety.org/book_apa_part1.pdf (accessed 15/04/10)
8. Ong CK-S, *et al.* The efficacy of preemptive analgesia for acute postoperative pain management: a meta-analysis. *Anesth Analg* 2005; **100:** 757–73.
9. Grape S, Tramèr MR. Do we need preemptive analgesia for the treatment of postoperative pain? *Best Pract Res Clin Anaesthesiol* 2007; **21:** 51–63.
10. Brown AK, *et al.* Strategies for postoperative pain management. *Best Pract Res Clin Anaesthesiol* 2004; **18:** 703–17.
11. Block BM, *et al.* Efficacy of postoperative epidural analgesia: a meta-analysis. *JAMA* 2003; **290:** 2455–63.
12. James C, Williams JE. How should postoperative pain in patients on long-term opioids be managed? *Br J Hosp Med* 2006; **67:** 500.
13. Dahl JB, *et al.* 'Protective premedication': an option with gabapentin and related drugs? A review of gabapentin and pregabalin in the treatment of post-operative pain. *Acta Anaesthesiol Scand* 2004; **48:** 1130–6.
14. Subramaniam K, *et al.* Ketamine as adjuvant analgesic to opioids: a quantitative and qualitative systematic review. *Anesth Analg* 2004; **99:** 482–95.
15. Bell RF, *et al.* Perioperative ketamine for acute postoperative pain. Available in The Cochrane Database of Systematic Reviews; Issue 1. Chichester: John Wiley; 2006 (accessed 23/06/08).

发赤药和局部镇痛

局部应用的药物能够通过不同的机制缓解局部疼痛[1]。发赤药或反向刺激剂可能通过产生反向刺激缓解浅表的或深层的疼痛，按照疼痛的"门理论"（见上文**镇痛和疼痛**），反向刺激有助于抑制疼痛信号的传导。它们的局部应用产生皮肤充血或刺激作用，在多种肌肉骨骼疼痛症状的治疗中，单独或作为按摩的辅助药使用[2]。有些也用于缓解轻度外周血管疾病症状的传统制剂，如冻疮的缓解。在**发赤药**制剂中常用的物质包括烟酸盐和水杨酸盐化合物、精油、辣椒、氨水溶液、樟脑和诺香草胺。但是，一项系统性综述的结论[3]认为证据不支持含有水杨酸盐成分的发赤药制剂用于急性肌肉骨骼疼痛，并指出它们治疗慢性肌肉骨骼疼痛的效果不足以与局部使用 NSAIDs 相比；没有发现支持使用含其他物质的发赤药制剂的证据。**辣椒辣素**是辣椒中的活性成分之一，作为一种局部麻醉药单独用于一定范围内的疼痛症状，包括神经性疼痛和风湿性疾病。它的好处是比较适度，尽管只对某些患者可能有用[4]。它不依赖于皮肤血管扩张，因此不被认为是传统的反向刺激剂。

某些 **NSAIDs** 已被局部用于软组织损伤和炎性肌肉骨骼症状的治疗，尽管局部给药途径不能避免全身性治疗的不良反应。有证据[5,6]表明局部给 NSAIDs 可能比安慰剂更有效。

用作局部镇痛的**其他药物**包括化合物，如氯乙烷和卤化碳氢化合物喷射剂，它们蒸发时产生强烈的使组织麻木的致冷作用。经皮的可乐定已经用于慢性疼痛的治疗。局部应用时，氯胺酮好像也有某些局部镇痛作用[1]。

局部麻醉药有时被列入用于缓解皮肤疼痛和肌肉骨骼疾病的局部制剂。

皮肤的热疗法也有助于缓解疼痛，融化的硬石蜡已用在蜡浴中作为对关节疼痛和扭伤理疗的辅助剂。温热的高岭土膏也已作为施热的一种方法用于缓解疼痛。

1. Argoff CE. Topical agents for the treatment of chronic pain. *Curr Pain Headache Rep* 2006; **10:** 11–19.
2. Sawynok J. Topical and peripherally acting analgesics. *Pharmacol Rev* 2003; **55:** 1–20.
3. Matthews P, *et al.* Topical rubefacients for acute and chronic pain in adults. Available in The Cochrane Database of Systematic Reviews; Issue 3. Chichester: John Wiley; 2009 (accessed 26/11/09).
4. Mason L, *et al.* Systematic review of topical capsaicin for the treatment of chronic pain. *BMJ* 2004; **328:** 991–4.
5. Mason L, *et al.* Topical NSAIDs for chronic musculoskeletal pain: systematic review and meta-analysis. *BMC Musculoskelet Disord* 2004; **5:** 28. Available at: http://www.biomedcentral.com/1471-2474/5/28 (accessed 23/06/08)
6. Massey T, *et al.* Topical NSAIDs for acute pain in adults. Available in The Cochrane Database of Systematic Reviews; Issue 6. Chichester: John Wiley; 2010 (accessed 20/08/10).

特定疼痛状况

胆绞痛与肾绞痛 胆石（见第2353页**熊去氧胆酸**）或其他胆囊疾病导致胆管阻塞可产生**胆绞痛**。吗啡可以缓解伴随的疼痛，但由于它也能引起胆道口括约肌痉挛，而增加胆囊内压并加剧疼痛。因此，通常建议吗啡及其衍生物应避免用于胆囊疾病患者，或者与解痉药一起使用。历史上哌替啶曾被认为是更适合的选择，因为有人认为其平滑肌活性比吗啡要弱；但这一点受到怀疑。前列腺素也与胆囊绞痛的病因学有关，NSAIDs（如双氯芬酸或酮咯酸）已成功地用于缓解疼痛[1~3]。抗毒蕈碱类解痉药因其对胆道平滑肌和胆道口括约肌的作用已被试用。

诸如在肾结石的生成和通过中发生的输尿管阻塞（见第2101页）可产生**肾或输尿管绞痛**[4~6]。急性肾或输尿管绞痛可用阿片类镇痛药缓解，如被认为对平滑肌影响最小的哌替啶，虽然吗啡也曾被使用[4,6]。但是，阿片类药物（特别是哌替啶）与恶心和呕吐有较大关联[5,7]，故 NSAIDs 的应用日益增加；至少在功效方面可与阿片类药物相比[4~7]。它们可通过肌内注射、静脉注射、口服和直肠给药，尽管最好的途径尚不清楚[5,8]。某些作者推荐肌内注射双氯芬酸钠为一线治疗[6]。胃肠外使用酮咯酸也似乎有效[5]。鼻内用的去氨加压素也正在研究中[4,5]。

1. Akriviadis EA, *et al.* Treatment of biliary colic with diclofenac: a randomized, double-blind, placebo-controlled study. *Gastroenterology* 1997; **113:** 225–31.
2. Dula DJ, *et al.* A prospective study comparing im ketorolac with im meperidine in the treatment of acute biliary colic. *J Emerg Med* 2001; **20:** 121–4.
3. Henderson SO, *et al.* Comparison of intravenous ketorolac and meperidine in the treatment of biliary colic. *J Emerg Med* 2002; **23:** 237–41.
4. Shokeir AA. Renal colic: new concepts related to pathophysiology, diagnosis and treatment. *Curr Opin Urol* 2002; **12:** 263–9.
5. Heid F, Jage J. The treatment of pain in urology. *BJU Int* 2002; **90:** 481–8.
6. Wright PJ, *et al.* Managing acute renal colic across the primary-secondary care interface: a pathway of care based on evidence and consensus. *BMJ* 2002; **325:** 1408–12.
7. Holdgate A, Pollock T. Non-steroidal anti-inflammatory drugs (NSAIDS) versus opioids in the treatment of acute renal colic. Available in The Cochrane Database of Systematic Reviews; Issue 1. Chichester: John Wiley; 2004 (accessed 23/06/08).
8. Lee C, *et al.* Rectal or intravenous non-steroidal anti-inflammatory drugs in acute renal colic. *Emerg Med J* 2005; **22:** 653–4.

癌症疼痛 癌症患者经历的疼痛可能是急性、慢性或间歇性的。它可能起因于肿瘤累及内脏、在软组织中的扩散、肿瘤引起的神经压迫和损伤、颅内压力升高或骨转移。疼痛也可能是由于治疗的不良反应或并发症引起的结果，并可能因情绪或精神变化而加剧。许多患者会有多种类型的疼痛。还可能因运动（附带疼痛）或癌症恶化而加剧；在新诊断为恶性肿瘤的患者中大约有四分之一发生疼痛，而在重症肿瘤患者中发生疼痛的升高到四分之三。

疼痛的缓解涉及疼痛原因和疼痛本身的治疗，同时给予解释、安慰和支持护理以改善任何精神和社会复杂因素。癌症疼痛治疗主要依赖非阿片类或阿片类镇痛药，或者两者同时使用，必要时加上辅助镇痛药。一小部分患者（为 10%～20%）可能经受了这样的疼痛，即在耐受剂量内对给予的阿片类镇痛药反应很小或完全没有反应，例如，由神经破坏或压迫引起的神经性疼痛、附带的骨骼疼痛、胰痛和肌肉痉挛。

在癌症疼痛的治疗中，其目的是达到适当的连续的疼痛缓解和最小的不良反应，它要求适当地评价疼痛的强度和性质以及常规治疗监视。WHO1986 年[1]出版和 1996 年[2]修订的缓解癌症疼痛指导方针，在疼痛缓解和疾病晚期护理方面得到专家普遍认可[3~7]。尽管对支持性研究的稳定性存在某些质疑[7]。随后的指导方针由 Scottish Intercollegiate Guidelhe Network[8]在 2008 年以及 British Pain Society[9]在 2010 年发表，美国 National Comprehensive Cancer Network（NCCN）[10]每年更新的指导方针也可得到。缓解儿童肿瘤疼痛的特殊指导方针也已经发表[11]。

治疗应该有规律地给药，如果可能则采用口服途径，并应遵循公认的三步"**镇痛阶梯**"[1,2]。这个方法经常被描述为"口服、按时、顺阶梯"治疗。有规则的剂量比按需治疗更能预防疼痛重新出现和减少预期的疼痛。镇痛阶梯由 3 个步骤组成，如果疼痛不能控制或增加，治疗从第一步开始，逐步进入到第三步。步骤如下：

1. 非阿片类镇痛药（如阿司匹林）、其他 NSAIDs 或对乙酰氨基酚。如果必须处理特殊疼痛或相应的症状，也可用辅助药（见下文）。

2. 阿片类镇痛药（如可待因、双氢可待因或曲马多）加非阿片类镇痛药。也可用辅助药。

3. 强力阿片类镇痛药（如口服吗啡）。非阿片类镇痛药也可给予，辅助药也可用。

有不同药理学作用的复合镇痛药能够附加地或协同地增加镇痛作用，但同时仅能用 3 组（非阿片类药物、低效力阿片类药物、强力阿片类药物）中的一种镇痛药。

支持**镇痛药选择**的证据通常是不多的。一项系统性综述[12]发现采用 NSAIDs 治疗肿瘤疼痛得到益处的某些证据，支持将它们应用于轻度疼痛（WHO 第一步），但并不支持一种之外再选择另一种 NSAID，没有证据表明对于中等疼痛可以在一种 NSAID 上增加一种阿片类药物（WHO 第二步）。

在中度到重度疼痛中（WHO 第三步），吗啡一般常作为被选择的阿片类药物[5]；替代物包括芬太尼、氢可酮和羟考酮[5,8,10]。混合的阿片类激动药-拮抗药可能使阿片类依赖患者陷入戒断症状；长半衰期的阿片类（如美沙酮或左啡诺）不太适合治疗，不如治疗作用时间不长的纯阿片类激动药[10]。对于采用一种阿片类药物但不能在不良反应处在可以接受的水平下得到有效镇痛的患者，**阿片类药物的轮换**（转换为一个等效剂量的替代阿片类药物）可能使疼痛得到控制[8,10,13]。

使用的最佳**途径**是口服给药。为了获得最好的效果，传统的（为了剂量调节）和改良释放的（为了剂量维持）给药形式都需要。European Association for Palliative Care（EAPC）建议，剂量调节最简单的方法是采用每 4h 给予常规的吗啡剂量，突发性疼痛也使用相同剂量。这个"解救"剂量可以频繁到需要时就给予，直至每小时1次。吗啡的日总剂量应该每天回顾，常规剂量调节到可解除突发性疼痛的量。在下一次剂量到来之前如果疼痛没有变化，常规剂量应该增加。传统制剂一般不需要多于每4h 1次，改良释放制剂应该根据制剂预期的持续时间给予（通常每12h或24h 1次）。稳定常规口服吗啡患者的突发性疼痛需要持续给解救剂量。每4h服用常规吗啡制剂的患者，在就寝时用双倍剂量对于预防干扰睡眠的疼痛是有效的。

NCCN[10]给出了类似的建议。他们提出消除突发性疼痛的口服解救剂量应该计算为24h需求量的10%～20%；对于疼痛还在加剧的患者可能要增加50%～100%，每小时对效果和不良反应进行再评价。在2个或3个循环后，如果还有不适当的反应，可考虑更换给药途径（如静脉点滴）。

如果患者不能口服吗啡，EAPC考虑首选的替代途径是皮下注射[5]，NCCN建议或持续的胃肠外输注、静脉注射或皮下注射[10]。对于肿瘤疼痛，肌内注射吗啡不是适应证，因为皮下注射给药更简单且疼痛更少[5]。在英国，胃肠外使用的盐酸二醋吗啡通常优于硫酸吗啡，因为它更易溶解且允许更小的剂量容积。盐酸氢吗啡酮是二醋吗啡的替代物。

当常规给药途径不能使用时，可采用硬膜外或鞘内注射或输注阿片类药物[10,14]。某些人提倡使用这些途径，因为较小剂量产生的镇痛作用与口服或胃肠外途径较大剂量时等效，虽然还没有关于较低的不良反应发生率或较好的镇痛质量的结论性证据。

口腔、舌下或喷雾的途径也已经研究，但并不推荐用于吗啡，因为目前没有证据表明它比传统途径有临床优势[5]。然而，丁丙诺啡用舌下给药对吞咽困难的患者可能是有用的选择，虽然在癌症疼痛中长期使用的经验是有限的。对于疼痛和阿片类需求稳定的患者，经皮阿片类是口服吗啡的替代物[5,8,10]。丁丙诺啡或芬太尼能够通过经皮系统给药，可连续和受控输入达72h。对患者从口服或胃肠外治疗转换为经皮治疗计算适当的转换方案是困难的[15]。但是，NCCN建议口服吗啡的日总需求量大约等于经皮芬太尼每小时剂量的2000倍[10]。芬太尼口服经黏膜给药形式[10,16]和鼻内喷雾对于解除肿瘤突发性疼痛是可用的。

自主胃肠外镇痛药自动给药系统（患者自控镇痛）已经用于阿片类镇痛药的给药（见上文）。

在任何阶段，**辅助药物**可能都是必要的，包括用于神经性疼痛的抗抑郁药、抗癫痫药和Ⅰ级抗心律失常药，用于神经压迫和颅内压增高导致头痛的皮质激素，用于肌肉痉挛的肌松药。当转移性的骨痛对使用镇痛药无反应时，可以使用放射线疗法和放射性同位素如^{89}锶[18]。骨调节药如降钙素和二膦酸盐可能有另外的益处，但起效慢，而且二膦酸盐可能引起初期瞬时疼痛增高。皮质激素已经作为NSAIDs替代药物用于顽固性骨痛，但应避免长期使用。用局部麻醉或神经松解溶液来阻滞神经会有益于少数患者，特别是对交感神经维持性疼痛或特殊的局部疼痛患者（见第1767页**疼痛**项下）。表面局部麻醉药或NSAIDs可能也用于某些患者[10]。物理疗法和松弛技术会对疼痛的肌肉痉挛有益。在常规镇痛药给药方案中增加NMDA拮抗药（如右美沙芬或氯胺酮），已经试用于有顽固性疼痛的患者，取得了一定的成功[13]。辅助治疗应当在治疗阶梯移向下一"层"或者增加阿片类镇痛药的剂量之前，充分地进行探索[17]。镇痛辅助药的进一步详细资料见上文**镇痛药的选择**。

肿瘤疼痛的治疗也需要监测以防和减少治疗的不良反应，特别是阿片类的**不良反应**。为控制便秘，在阿片类治疗的同时应开始调整肠道规律，进行止吐的治疗；在治疗过程中，镇静和恶心变得不明显[5]，如果症状持续超过1周，要保证进行再评价[10]。不要用治疗来干预呼吸抑制和依赖性；疼痛改善的患者一般可以无困难地减少和停止阿片类治疗[5]。

1. WHO. *Cancer pain relief*. Geneva: WHO, 1986.
2. WHO. *Cancer pain relief*. 2nd ed. Geneva: WHO, 1996.
3. American Society of Anesthesiologists Task Force on Pain Management, Cancer Pain Section. Practice guidelines for cancer pain management. *Anesthesiology* 1996; **84:** 1243–57. Also available at: http://www.asahq.org/publicationsAndServices/cancer.html (accessed 23/06/08)
4. Portenoy RK, Lesage P. Management of cancer pain. *Lancet* 1999; **353:** 1695–1700.
5. Hanks GW, *et al.* Expert Working Group of the Research Network of the European Association for Palliative Care. Morphine and alternative opioids in cancer pain: the EAPC recommendations. *Br J Cancer* 2001; **84:** 587–93. Also available at: http://www.eapcnet.org/download/forPublications/BJC_English.pdf (accessed 23/06/08)
6. European Society for Medical Oncology Guidelines Task Force. ESMO Minimum Clinical Recommendations for the management of cancer pain. *Ann Oncol* 2005; **16** (suppl 1): i83–i85. Also available at: http://annonc.oxfordjournals.org/cgi/reprint/16/suppl_1/i83.pdf (accessed 23/06/08)
7. Mercadante S, Fulfaro F. World Health Organization guidelines for cancer pain: a reappraisal. *Ann Oncol* 2005; **16** (suppl 4): iv132–iv135.
8. Scottish Intercollegiate Guidelines Network. Control of pain in adults with cancer: a national clinical guideline (issued November 2008). Available at: http://www.sign.ac.uk/pdf/SIGN106.pdf (accessed 26/11/09)
9. British Pain Society. Cancer pain management (issued January 2010). Available at: http://www.britishpainsociety.org/book_cancer_pain.pdf (accessed 20/04/10)
10. National Comprehensive Cancer Network. Clinical practice guidelines in oncology: adult cancer pain (version 1.2010). Available at: http://www.nccn.org/professionals/physician_gls/PDF/pain.pdf (accessed 16/08/10)
11. WHO. *Cancer pain relief and palliative care in children*. Geneva: WHO, 1998.
12. McNicol E, *et al.* NSAIDS or paracetamol, alone or combined with opioids, for cancer pain. Available in The Cochrane Database of Systematic Reviews; Issue 2. Chichester: John Wiley; 2005 (accessed 23/06/08).
13. Vielhaber A, *et al.* Advances in cancer pain management. *Hematol Oncol Clin North Am* 2002; **16:** 527–41.
14. Ballantyne JC, Carwood CM. Comparative efficacy of epidural, subarachnoid, and intracerebroventricular opioids in patients with pain due to cancer. Available in The Cochrane Database of Systematic Reviews; Issue 2. Chichester: John Wiley; 2005 (accessed 23/06/08).
15. Skaer TL. Practice guidelines for transdermal opioids in malignant pain. *Drugs* 2004; **64:** 2629–38.
16. Zeppetella G, Ribeiro MDC. Opioids for the management of breakthrough (episodic) pain in cancer patients. Available in The Cochrane Database of Systematic Reviews; Issue 1. Chichester: John Wiley; 2006 (accessed 27/11/09).
17. Lussier D, *et al.* Adjuvant analgesics in cancer pain management. *Oncologist* 2004; **9:** 571–91.
18. Paes FM, Serafini AN. Systemic metabolic radiopharmaceutical therapy in the treatment of metastatic bone pain. *Semin Nucl Med* 2010; **40:** 89–104.

中枢中风后疼痛 中枢性疼痛是由CNS损害引起的神经性疼痛[1～6]。在脑血管意外之后的疼痛曾称作丘脑综合征，但目前普遍认为是中枢中风后疼痛，而且不但可由经典的中风引起，还可由头部的手术或损伤引起。被描述为烧灼性、针刺性和酸痛性的疼痛，可从轻微到难以忍受，可自发地发生或是对轻微刺激产生反应。

像在其他类型的神经性疼痛中一样，阿片类镇痛药是否有益是有争议的：据建议，传统的阿片类药物（如大剂量吗啡）有中等价值，但是NMDA受体的拮抗药（如美沙酮）可能更有益[2]。另一种NMDA拮抗药氯胺酮，也可能有价值。中枢中风后疼痛的常规治疗包括使用抗抑郁药（如阿米替林）和抗癫痫药（包括拉莫三嗪或加巴喷丁）。在某些病例中，早期外周交感神经阻滞可以产生临时的缓解。美西律可用于顽固性疼痛患者，常常与阿米替林一起给药。可以尝试口服或鞘内注射巴氯芬。经皮电刺激神经疗法（TENS）偶尔有帮助，但某些人提倡脑或脊髓刺激。外科治疗的结果往往令人失望。

1. Bowsher D. The management of central post-stroke pain. *Postgrad Med J* 1995; **71:** 598–604.
2. Bowsher D. Central post-stroke ('thalamic syndrome') and other central pains. *Am J Hosp Palliat Care* 1999; **16:** 593–7.
3. Frese A, *et al.* Pharmacologic treatment of central post-stroke pain. *Clin J Pain* 2006; **22:** 252–60.
4. Canavero S, Bonicalzi V. Central pain syndrome: elucidation of genesis and treatment. *Expert Rev Neurother* 2007; **7:** 1485–97.
5. Kumar B, *et al.* Central poststroke pain: a review of pathophysiology and treatment. *Anesth Analg* 2009; **108:** 1645–57.
6. Klit H, *et al.* Central post-stroke pain: clinical characteristics, pathophysiology, and management. *Lancet Neurol* 2009; **8:** 857–68.

复杂区域疼痛综合征 复杂区域疼痛综合征（CRPS）是区域性、创伤后的神经性疼痛，通常影响到肢体。CRPS也被认为是反射交感性营养障碍、创伤后营养障碍、灼痛、Sudeck骨萎缩和肩-手综合征。灼痛也用于描述伴随贯通性损伤后的烧灼的疼痛。历史上，疼痛被认为是由交感神经系统所维持的，术语"反射交感性营养障碍"普遍用于描述这种综合征（尽管最近的研究已表明并不是总涉及交感神经系统）。但是，现在认为上面给出的这个词是不恰当的，CRPS分类如下：

- Ⅰ型：以前称反射交感营养障碍，是在组织损伤后发展的，如伴随的心肌梗死、卒中、烧伤、冻伤、骨折以及肩或四肢的损伤，但是没有可以识别的神经损伤。
- Ⅱ型：以前称灼性神经痛，是在某主要的周围神经损伤后引起的。

这两种类型在临床上是相同的，并有典型的症状，包括疼痛、异常性疼痛和痛觉过敏，当综合征变成慢性时，可能出现骨、肌肉和皮肤营养的改变。交感神经紊乱也会呈现。假如疼痛通过交感神经阻滞得到缓解（见下文），将这种疼痛视为"交感神经维持的"，否则，称为"交感神经无关的"疼痛。

CRPS治疗困难，特别在慢性病症中，同时，治疗目的通常在于控制疼痛和恢复肢体功能。治疗的基础是物理疗法，同时提供疼痛缓解以允许身体锻炼。有轻微疾病的患者不需要疼痛治疗，有中等疼痛的患者应当试用三环类抗抑郁药、抗癫痫药（如加巴喷丁）或低效阿片类药物。口服或静脉注射二膦酸盐也产生某些有希望的结果。用溴苄铵或局部麻醉药的交感神经阻滞，可能对谨慎选择的交感神经维持型疼痛患者有用，那些对交感神经阻滞没有反应的患者可以进行硬膜外阻断。对难治的疼痛已试用过其他方法，包括脊髓刺激和鞘内输入巴氯芬或阿片类药物。各种其他药物和介入的使用有少量研究或无对照报道。

1. Kingery WS. A critical review of controlled clinical trials for peripheral neuropathic pain and complex regional pain syndromes. *Pain* 1997; **73:** 123–39.
2. Baron R, Wasner G. Complex regional pain syndromes. *Curr Pain Headache Rep* 2001; **5:** 114–23.
3. Schott GD. Reflex sympathetic dystrophy. *J Neurol Neurosurg Psychiatry* 2001; **71:** 291–5.
4. Rho RH, *et al.* Complex regional pain syndrome. *Mayo Clin Proc* 2002; **77:** 174–80.
5. Wasner G, *et al.* Complex regional pain syndrome—diagnostic, mechanisms, CNS involvement and therapy. *Spinal Cord* 2003; **41:** 61–75.
6. Hord ED, Oaklander AL. Complex regional pain syndrome: a review of evidence-supported treatment options. *Curr Pain Headache Rep* 2003; **7:** 188–96.
7. Ghai B, Dureja GP. Complex regional pain syndrome: a review. *J Postgrad Med* 2004; **50:** 300–7.
8. Harden RN. Pharmacotherapy of complex regional pain syndrome. *Am J Phys Med Rehabil* 2005; **84** (suppl): S17–S28.
9. Quisel A, *et al.* Complex regional pain syndrome: which treatments show promise? *J Fam Pract* 2005; **54:** 599–603.
10. Cepeda MS, *et al.* Local anesthetic sympathetic blockade for complex regional pain syndrome. Available in The Cochrane Database of Systematic Reviews; Issue 4. Chichester: John Wiley; 2005 (accessed 23/06/08).
11. Sharma A, *et al.* Advances in treatment of complex regional pain syndrome: recent insights on a perplexing disease. *Curr Opin Anaesthesiol* 2006; **19:** 566–72.
12. Rowbotham MC. Pharmacologic management of complex regional pain syndrome. *Clin J Pain* 2006; **22:** 425–9.
13. Nelson DV, Stacey BR. Interventional therapies in the management of complex regional pain syndrome. *Clin J Pain* 2006; **22:** 438–42.
14. Albazaz R, *et al.* Complex regional pain syndrome: a review. *Ann Vasc Surg* 2008; **22:** 297–306.
15. Hsu ES. Practical management of complex regional pain syndrome. *Am J Ther* 2009; **16:** 147–54.

糖尿病性神经病 感官性多神经病是一种糖尿病的并发症，是产生神经性疼痛最常见的神经病。疼痛主要经历为烧灼感，有时伴随穿击性疼痛或酸痛。通过最佳的糖尿病控制对疼痛性神经病可能有益（见第410页**糖尿病并发症**项下）。单用非阿片类镇痛药（如阿司匹林）或其他NSAIDs或对乙酰氨基酚也可试用，但神经性疼痛通常对常规镇痛药有抗药性，而且，疼痛的糖尿病性神经病的治疗通常与带状疱疹后神经痛（见下文）一样。采用三环类抗抑郁药可以得到缓解，*BNF 59* 认为阿米替林和去甲替丁为可选药。SSRIs已被试用，但研究认为它们与三环类抗抑郁药相比疗效弱或无效。度洛西汀是一种5-羟色胺和去甲肾上腺素再摄取抑制药，在糖尿病性神经病中的使用获得许可。抗癫痫药，如卡马西平、加巴喷丁、苯妥英和普加巴林，能够用于控制任何穿击性或穿刺性的疼痛，拉莫三嗪和托吡酯也在研究中。抗心律失常药，如静脉注射的利多卡因或口服的美西律，已经显示其对某些形式疼痛有效。辣椒辣素或利多卡因的局部应用也可能有些效果。神经性疼痛可能对某些阿片类镇痛药有部分反应，如美沙酮、羟考酮和曲马多，当其他治疗无效时，可以使用它们。也可试用经皮电神经刺激。

1. Jensen PG, Larson JR. Management of painful diabetic neuropathy. *Drugs Aging* 2001; **18:** 737–49.
2. Boulton AJ. Treatments for diabetic neuropathy. *Curr Diab Rep* 2001; **1:** 127–32.
3. Barbano R, *et al.* Pharmacotherapy of painful diabetic neuropathy. *Curr Pain Headache Rep* 2003; **7:** 169–77.
4. Llewelyn JG. The diabetic neuropathies: types, diagnosis and management. *J Neurol Neurosurg Psychiatry* 2003; **74** (suppl II): ii15–ii19.
5. Vinik A. Use of antiepileptic drugs in the treatment of chronic painful diabetic neuropathy. *J Clin Endocrinol Metab* 2005; **90:** 4936–45.
6. Argoff CE, *et al.* Consensus guidelines: treatment planning and options. Diabetic peripheral neuropathic pain. *Mayo Clin Proc* 2006; **81** (suppl 4): S12–S25.
7. Wong M-C, *et al.* Effects of treatments for symptoms of painful diabetic neuropathy: systematic review. Abridged version: *BMJ* 2007; **335:** 87–90. Full version: http://www.bmj.com/cgi/reprint/335/7610/87 (accessed 23/06/08)
8. Chong MS, Hester J. Diabetic painful neuropathy: current and future treatment options. *Drugs* 2007; **67:** 569–85. Correction. *ibid.*; 1702.
9. Ziegler D. Painful diabetic neuropathy: treatment and future aspects. *Diabetes Metab Res Rev* 2008; **24** (suppl 1): S52–S57.
10. Tavakoli M, *et al.* Pathophysiology and treatment of painful diabetic neuropathy. *Curr Pain Headache Rep* 2008; **12:** 192–7.
11. Dubinsky RM, Miyasaki J. Assessment: efficacy of transcutaneous electric nerve stimulation in the treatment of pain in neurologic disorders (an evidence-based review): report of the Therapeutics and Technology Assessment Subcommittee of the American Academy of Neurology. *Neurology* 2010; **74:** 173–6. Also available at: http://www.neurology.org/cgi/reprint/74/2/173 (accessed 07/09/10)

痛经 月经疼痛叫做痛经。初期形式是在月经周期的黄体期由子宫内膜释放前列腺素而产生的子宫收缩所造成的。由于这种原因，应用抑制排卵或前列腺素产生的药物常为有效的治疗[1]。NSAIDs抑制环氧合酶（前列腺素合成酶），并常为首选药物[1~6]。它们在开始不适时应用，并在症状持续的数天内继续使用。最常用的包括阿司匹林、二氟尼柳、氟比洛芬、布洛芬、吲哚美辛、酮洛芬、甲芬那酸、萘普生和吡罗昔康。理论上，甲芬那酸有同时抑制前列腺素的合成和外周作用的优势，但是，临床研究并不与此一致地表示灭酸酯类比其他环氧合酶抑制药更有效。对乙酰氨基酚也用于疼痛的缓解。对其中几个药物进行比较的系统性综述[2]的结论认为，布洛芬治疗痛经具有最佳的危险-有益比，为首选镇痛药，萘普生、甲芬那酸和阿司匹林也有效，但对乙酰氨基酚的有限数据并不显示有这些明显的益处。另有类似的评论认为，没有充分的证据确定哪一种NSAID应当成为首选[3]。

对镇痛药没有反应的患者可从孕激素的使用中获益，或者单独用于周期中的一部分，或者更多地采用与雌激素一起的口服避孕制剂[1,4~6]。一项系统性综述[7]发现使用这些制剂可改善原发性痛经疼痛的证据有限；但是，作者指出这些研究资料匮乏，有关的研究质量不稳定，有方法上的瑕疵。

含有解痉药（如丁溴东莨菪碱）的某些制剂可促进与痛经关联的痉挛缓解，但是，*BNF59* 认为它们并不普遍提供显著的缓解。维生素 B_1 可能有效的证据有限[8]，但有人认为值得尝试[1]；其他治疗（如镁或维生素E）可获益的证据还不充足[1,8,9]。继发的痛经与多种其他疾病相关，如子宫内膜异位症，治疗的主要目标在病因。

1. Lefebvre G, *et al.* Society of Obstetricians and Gynaecologists of Canada. SOGC clinical practice guidelines no. 169, December 2005: Primary dysmenorrhea consensus guideline. *J Obstet Gynaecol Can* 2005; **27:** 1117–30. Also available at: http://www.sogc.org/guidelines/public/169E-CPG-December2005.pdf (accessed 23/06/08)
2. Zhang WY, Li Wan Po A. Efficacy of minor analgesics in primary dysmenorrhoea: a systematic review. *Br J Obstet Gynaecol* 1998; **105:** 780–9.
3. Marjoribanks J, *et al.* Nonsteroidal anti-inflammatory drugs for primary dysmenorrhoea. Available in The Cochrane Database of Systematic Reviews; Issue 4. Chichester: John Wiley; 2003 (accessed 23/06/08).
4. French L. Dysmenorrhea in adolescents: diagnosis and treatment. *Pediatr Drugs* 2008; **10:** 1–7.
5. Harel Z. Dysmenorrhea in adolescents. *Ann N Y Acad Sci* 2008; **1135:** 185–95.
6. Morrow C, Naumburg EH. Dysmenorrhea. *Prim Care* 2009; **36:** 19–32.
7. Wong CL, *et al.* Oral contraceptive pill for primary dysmenorrhoea. Available in The Cochrane Database of Systematic Reviews; Issue 4. Chichester: John Wiley; 2009 (accessed 27/11/09).
8. Proctor ML, Murphy PA. Herbal and dietary therapies for primary and secondary dysmenorrhoea. Available in The Cochrane Database of Systematic Reviews; Issue 2. Chichester: John Wiley; 2001 (accessed 23/06/08).
9. Proctor M, Farquhar C. Diagnosis and management of dysmenorrhoea. *BMJ* 2006; **332:** 1134–8.

头痛 阿司匹林和其他NSAIDs或对乙酰氨基酚常常首先试用于各种类型头痛的症状治疗，包括偏头痛（第587页）和紧张型头痛（第588页）。NSAIDs也对偏头痛的预防有功效，虽然并不认为它们是首选。

阿片类镇痛药如可待因，有时包含在口服复方镇痛药制剂中，用于偏头痛或紧张型头痛的初期治疗，但最好应避免，特别是经历频繁发作的患者。

分娩疼痛 在选择任何一种分娩疼痛处置方法时，重要的是评定对母亲和胎儿的不良反应。非药理学的疼痛缓解方法可包括松弛技术、经皮电神经刺激（TENS）（对患者是比较普及的，尽管没有强有力的有效的证据[1]）和各种其他补充的治疗，关于后者，有一些采用针灸和催眠有效的证据[2]。在分娩第一阶段采用水浴（分娩水池）已显示可减少母体的疼痛[3]。皮下或经皮注射无菌水至背部被用来缓解分娩时的腰背痛[4,5]。

但是，在分娩期间某些时间点上，很多妇女需要某些种类的药理学镇痛。

与氧气一起给予的吸入性麻醉剂**氧化亚氮**适合于自主给药，通常用于缓解分娩疼痛。在大多数患者中，这种方法相对安全，并能产生实质性的镇痛[6]。有时也使用其他吸入性镇痛药如异氟烷或七氟烷[7]（见上文**镇痛药的选择**）。

阿片类镇痛药全身性给药已经用于分娩疼痛的治疗许多年了，虽然它们对大多数患者在耐受剂量时似乎并不能提供充分镇痛[8,9]。没有明显的证据表明一种阿片类的镇痛效果超过另一种阿片类[10]。吗啡被认为是不适合的[7]，哌替啶已经有了最广泛的使用经验[7,10]。但是，它的药效已受到质疑[7,10]，在很多国家的应用已经减少[7]。芬太尼及其衍生物舒芬太尼和阿芬太尼已经使用，特别是以PCA[7]方式静脉注射的患者，但是不清楚它们有什么突出的优点，当与其他阿片类一起时，它们可能穿过胎盘，对新生儿产生呼吸抑制和其他不良反应。在分娩期间，短作用的阿片类药物瑞芬太尼用于PCA，有一定效果[11]，尽管对新生儿呼吸产生抑制作用的可能性较小，但在繁忙的分娩病房中，对母亲无法接受的呼吸抑制警戒所需要的管理程度仍不清楚[7]。纳布啡在某些国家已经应用，因为它具有激动药/拮抗药混合的作用[7]，尽管没有明显的证据表明它能带来任何实质性的效果。

硬膜外镇痛和局部麻醉药现在被认为是分娩期间治疗和提供最有效的疼痛缓解的金标准[9,12~14]。医学上的适应证可能包括恶性高热病史、某些心血管系统疾病或呼吸系统疾病或先兆子痫，但首要的适应证是患者对缓解疼痛的要求[9,13]。布比卡因是硬膜外镇痛中最经常使用的一种局部麻醉药；其他包括罗哌卡因和利多卡因[14]。

硬膜外阻滞有少量禁忌证，罕有严重损害事件。但是，它与第二产程延长、产钳分娩和剖宫产术[9,13,14]的危险性增加有关（尽管荟萃分析[8]和系统性综述[14]反驳后者），并且它不改善分娩的母体体验。许多中心停止用于分娩时第二产程的硬膜外止痛法以减少产钳分娩发生率，但是对此缺乏实质性的证据[15]。中枢阻滞也产生不良反应，包括寒战、穿刺后头痛和低血压（硬膜外阻滞的不良反应和注意事项详情分别见第1765页和第1766页）。硬膜外局部麻醉有时由于阻滞不均匀或不完全而没有产生足够的镇痛。

某些与硬膜外镇痛相关的不良反应与运动神经阻滞和使用高浓度局部麻醉传统技术导致的深度镇痛有关。因此使用低剂量技术的倾向在增加。尽管全身给予阿片类药物对于分娩镇痛不是特别有效（见上文），将少量的某种阿片类加入到硬膜外溶液中，可以用低浓度的局部麻醉药和较少的运动神经阻滞达到有效的镇痛[9,12,16,17]。但是，瘙痒（阿片类的一个已知作用）的发生率远高于单独的使用局部麻醉药[18]。局部麻醉药和阿片类没有标准的联合用药，尽管一项大的研究使用了0.1%的布比卡因和2mg/ml的芬太尼[16]。舒芬太尼与布比卡因或罗哌卡因联用也有广泛的应用[18]。其他辅助药如可乐定和新斯的明也进行了研究[19]。低剂量技术是所谓的"不卧床的"或"走动的"硬膜外控制的基础，尽管不清楚这种活动能在何种程度上改善结果或患者的满意度[20]。

一旦初始的阻滞建立，只需通过导管间歇地追加调节剂量的局部麻醉药，或通过持续的硬膜外输注即可提供额外的镇痛作用；两种方法的联合成为某些类型患者自控硬膜外镇痛的基础。

减少传统硬膜外技术不良反应的另一个方法是联合脊髓阻滞和硬膜外给药，脊髓阻滞作用快，但持续时间不长，不足以单独应用于分娩镇痛。尽管研究已经报道**联合脊髓-硬膜外镇痛**有出色的疼痛缓解作用[7]，一项系统性综述[18]却认为：与低剂量硬膜外技术比较，这项技术虽然镇痛作用启动较快，但没有总体上的益处。

脊髓阻滞在产科的应用往往与剖宫产术的麻醉和术后疼痛的控制相关[2]。脊髓阻滞和局部麻醉比硬膜外阻滞更倾向于产生低血压和头痛症状（脊髓阻滞的不良反应和注意事项分别详见第1765页和第1766页）。

用利多卡因阻滞阴部神经随后在会阴部给予局麻药可缓解分娩期间的疼痛[12]。然而，由于胎儿心律失常、酸中毒、窒息的报道以及个例胎儿死亡的报道，宫颈旁局部麻醉药阻滞技术在分娩疼痛中大多为历史意义[21]。

生产后的妇女局部使用局麻药用于撕裂或会阴切开术引起的**会阴痛**。然而，一项系统性综述[22]认为其有效性的证据尚不能令人信服。

1. Carroll D, *et al.* Transcutaneous electrical nerve stimulation in labour pain: a systematic review. *Br J Obstet Gynaecol* 1997; **104:** 169–75.
2. Smith CA, *et al.* Complementary and alternative therapies for pain management in labour. Available in The Cochrane Database of Systematic Reviews; Issue 4. Chichester: John Wiley; 2006 (accessed 23/06/08).
3. Cluett ER, *et al.* Immersion in water in pregnancy, labour and birth. Available in The Cochrane Database of Systematic Reviews; Issue 2. Chichester: John Wiley; 2002 (accessed 23/06/08).
4. Mårtensson L, Wallin G. Labour pain treated with cutaneous injections of sterile water: a randomised controlled trial. *Br J Obstet Gynaecol* 1999; **106:** 633–7.
5. Bahasadri S, *et al.* Subcutaneous sterile water injection for labour pain: a randomised controlled trial. *Aust N Z J Obstet Gynaecol* 2006; **46:** 102–6.
6. Rosen MA. Nitrous oxide for relief of labor pain: a systematic review. *Am J Obstet Gynecol* 2002; **186** (suppl 1): S110–S126.
7. Bruyère M, Mercier FJ. Alternatives à l'analgésie péridurale au cours du travail. *Ann Fr Anesth Reanim* 2005; **24:** 1375–82.
8. Halpern SH, *et al.* Effect of epidural vs parenteral opioid analgesia in the progress of labor. *JAMA* 1998; **280:** 2105–10.
9. Goetzl LM, *et al.* American College of Obstetricians and Gynecologists. ACOG Practice Bulletin. Clinical management guidelines for obstetrician-gynecologists number 36, July 2002: obstetric analgesia and anesthesia. *Obstet Gynecol* 2002; **100:** 177–91.
10. Bricker L, Lavender T. Parenteral opioids for labor pain relief: a systematic review. *Am J Obstet Gynecol* 2002; **186** (suppl 1): S94–S109.
11. Evron S, *et al.* Remifentanil: a novel systemic analgesic for labor pain. *Anesth Analg* 2005; **100:** 233–8.
12. Findley I, Chamberlain G. ABC of labour care. Relief of pain. *BMJ* 1999; **318:** 927–30.
13. Eltzschig HK, *et al.* Regional anesthesia and analgesia for labor and delivery. *N Engl J Med* 2003; **348:** 319–32.
14. Anim-Somuah M, *et al.* Epidural versus non-epidural or no analgesia in labour. Available in The Cochrane Database of Systematic Reviews; Issue 4. Chichester: John Wiley; 2005 (accessed 23/06/08).
15. Torvaldsen S, *et al.* Discontinuation of epidural analgesia late in labour for reducing the adverse delivery outcomes associated with epidural analgesia. Available in The Cochrane Database of Systematic Reviews; Issue 4. Chichester: John Wiley; 2004 (accessed 23/06/08).
16. Comparative Obstetric Mobile Epidural Trial (COMET) Study Group UK. Effect of low-dose mobile versus traditional epidural techniques on mode of delivery: a randomised controlled trial. *Lancet* 2001; **358:** 19–23.
17. Comparative Obstetric Mobile Epidural Trial (COMET) Study Group UK. Randomized controlled trial comparing traditional with two "mobile" epidural techniques: anesthetic and analgesic efficacy. *Anesthesiology* 2002; **97:** 1567–75.
18. Simmons SW, *et al.* Combined spinal-epidural versus epidural analgesia in labour. Available in The Cochrane Database of Systematic Reviews; Issue 3. Chichester: John Wiley; 2007 (accessed 23/06/08).
19. Roelants F, *et al.* Epidural administration of neostigmine and clonidine to induce labor analgesia: evaluation of efficacy and local anesthetic-sparing effect. *Anesthesiology* 2005; **102:** 1205–10.
20. Roberts CL, *et al.* Impact of first-stage ambulation on mode of delivery among women with epidural analgesia. *Aust N Z J Obstet Gynaecol* 2004; **44:** 489–94.
21. Rosen MA. Paracervical block for labor analgesia: a brief historic review. *Am J Obstet Gynecol* 2002; **186** (suppl 1): S127–S130.
22. Hedayati H, *et al.* Topically applied anaesthetics for treating perineal pain after childbirth. Available in The Cochrane Database of Systematic Reviews; Issue 2. Chichester: John Wiley; 2005 (accessed 23/06/08).

腰背痛 腰背痛（有时指腰痛）是一个共同的主诉，但是只有小部分患者患有可识别的器质性疾病，大部分经常患有腰椎间盘疾病。对于椎间盘脱出或疝出的患者，一节纤维软骨椎间盘破裂都会在脊椎神经根处施加压力并产生症状，其特点是剧烈的、经常性的沿受累神经分布的背部放射的急性疼痛（神经根病）。椎间盘突出可涉及坐骨神经，患者经受疼痛（坐骨神经痛），通常在沿坐骨神经典型分布的那条腿。非特异的腰背痛（未知原因的腰背痛）一般预后好，有自限性，尽管通常会复发[1~3]。如果腰背痛持续少于6周，则被认为是急性的，持续6～12周为亚急性，持续超过12周为慢性[6]。

急性背痛的治疗应当尽早给予以阻止其转为慢性疾病。单纯性背痛（没有神经根症状和严重的脊椎病理学症状）可试用对乙酰氨基酚，NSAIDs可能更有效[2,5]，但也伴随着更高频率的不良反应，应该只用于对乙酰氨基酚无效的患者[2,4~8]。如果治疗失败，肌松药（包括巴氯芬或替扎尼定）可加入治疗，尽管不良反应可能限制它们的应用[1~6,9,10]。苯二氮䓬类如地西泮（应该短期使用，因为有依赖性的危险）[2]是最有效的肌松药，但还没有相互比较的证据，某些建议认为它们主要起镇静作用[6]。阿片类在不能被对乙酰氨基酚或NSAIDs缓解的严重或丧失能力的疼痛中有一些益处[2,5,6,8]，但只能短时间使用[3,8]。强有力的证据显示，保持活动可加速恢复且能降低变成慢性的危险，即使会引起疼痛或不适；卧床休息会延长恢复时间，不推荐[1,3,4,9,11,12]。其他被证明获益的非药理学方法包括使用局部热敷包和脊柱推拿疗法[1,2,4,8,13,14]。针灸、经皮电神经刺激（TENS）、按摩、牵引、特异的背部运动或腰支具是否获益还没有什么临床证据[1,2,4,11,14]。但是，在英国，NICE[8]建议对顽固的复发的非特异的急性或慢性腰痛，可用针灸、手法治疗或结构运动计划作为部分治疗方法。另外，患者对各种治疗获益的期望可能影响结果，应该予以考虑[2]。

坐骨神经痛通常采用保守治疗，包括镇痛药和坚持活动；但是，如果坐骨神经痛持续超过6～8周，可能符合手术指征[15]。采用注射酶（如糜木瓜酶或胶原酶）溶解椎间盘（化学髓核溶解术）已被用作手术的替代方法，但因考虑到其安全性，使用已减少，椎间盘切除术常为首选[16]。

通过尾椎或腰椎途径给坐骨神经痛的患者硬膜外注射皮质激素发现，对疼痛的缓解只是暂时的，获益的证据也存在争议，已不再推荐使用[15,17]。也没有在非特异急性或慢性腰背痛上获益的证据[1,4,8,18,19]。但是，这个方法还不能被排除，在某些患者的亚群注射治疗可能是有效的[19]。

2%～7%的急性腰痛的患者可能会发展为**慢性疼痛**[4]，而且大部分病例不能鉴别疼痛的来源。慢性疼痛不一定与持续很长时间急性腰背痛一样，而且治疗起来很困难。保守治疗与急性疼痛一样（见上文）[1,2,5,18,20]；可以试用三环类抗抑郁药[1~3,5,8,18,20]，尽管一项系统性综述发现缺乏获益的证据[21]。局部使用辣椒辣素可能有短期缓解作用[18]。椎间盘病（见上文）或椎关节强直可能为手术指征[22]，尽管对于非特异慢性腰背痛保守治疗至少要2年才推荐[18]。硬膜外皮质激素、关节内皮质激素注射、局部关节面神经阻滞、触发点注射和脊髓刺激也缺乏有效的证据[18]。治疗顽固性的慢性腰背痛的其他方法包括多学科物理学和心理学的方法[1~3,8,14,18]；但是，TENS、按摩、针灸、激光治疗和牵引的有效证据或者模棱两可或者不充分[1,18,20,23,24]。

1. Koes BW, *et al.* Diagnosis and treatment of low back pain. *BMJ* 2006; **332:** 1430–4.
2. Chou R, *et al.* Diagnosis and treatment of low back pain: a joint clinical practice guideline from the American College of Physicians and the American Pain Society. *Ann Intern Med* 2007; **147:** 478–91. Correction. *ibid.* 2008; **148:** 247–8. Available at: http://www.annals.org/cgi/reprint/147/7/478.pdf (accessed 23/06/08)
3. Wilson JF. American College of Physicians. In the clinic: low back pain. *Ann Intern Med* 2008; **148:** ITC5–1–ITC5–16. Also available at: http://www.annals.org/cgi/reprint/148/9/ITC5-1.pdf (accessed 15/08/08)
4. van Tulder M, *et al.* COST B13 Working Group on Guidelines for the Management of Acute Low Back Pain in Primary Care. Chapter 3. European guidelines for the management of acute nonspecific low back pain in primary care. *Eur Spine J* 2006; **15** (suppl 2): S169–S191.
Also available at: http://www.backpaineurope.org/web/files/WG1_Guidelines.pdf (accessed 23/06/08)
5. Chou R, Huffman LH. Medications for acute and chronic low back pain: a review of the evidence for an American Pain Society/American College of Physicians clinical practice guideline. *Ann Intern Med* 2007; **147:** 505–14.
6. Mens JMA. The use of medication in low back pain. *Best Pract Res Clin Rheumatol* 2005; **19:** 609–21.
7. Roelofs PDDM, *et al.* Non-steroidal anti-inflammatory drugs for low back pain. Available in The Cochrane Database of Systematic Reviews; Issue 1. Chichester: John Wiley; 2008 (accessed 21/07/08).
8. National Collaborating Centre for Primary Care/NICE. Low back pain: early management of persistent non-specific low back pain—full guideline (issued May 2009). Available at: http://www.nice.org.uk/nicemedia/pdf/CG88fullguideline.pdf (accessed 27/11/09)
9. Deyo RA, Weinstein JN. Low back pain. *N Engl J Med* 2001; **344:** 363–70.
10. van Tulder MW, *et al.* Muscle relaxants for non-specific low-back pain. Available in The Cochrane Database of Systematic Reviews; Issue 4. Chichester: John Wiley; 2003 (accessed 23/06/08).
11. Ehrlich GE. Low back pain. *Bull WHO* 2003; **81:** 671–6.
12. Hagen KB, *et al.* Bed rest for acute low-back pain and sciatica. Available in The Cochrane Database of Systematic Reviews; Issue 4. Chichester: John Wiley; 2004 (accessed 23/06/08).
13. French SD, *et al.* Superficial heat or cold for low back pain. Available in The Cochrane Database of Systematic Reviews; Issue 1. Chichester: John Wiley; 2006 (accessed 23/06/08).
14. Chou R, Huffman LH. Nonpharmacologic therapies for acute and chronic low back pain: a review of the evidence for an American Pain Society/American College of Physicians clinical practice guideline. *Ann Intern Med* 2007; **147:** 492–504. Also available at: http://www.annals.org/cgi/reprint/147/7/492.pdf (accessed 24/06/08)
15. Koes BW, *et al.* Diagnosis and treatment of sciatica. *BMJ* 2007; **334:** 1313–17.
16. Gibson JN, Waddell G. Surgical interventions for lumbar disc prolapse. Available in The Cochrane Database of Systematic Reviews; Issue 2. Chichester: John Wiley; 2007 (accessed 23/06/08).
17. Armon C, *et al.* Assessment: use of epidural steroid injections to treat radicular lumbosacral pain: report of the Therapeutics and Technology Assessment Subcommittee of the American Academy of Neurology. *Neurology* 2007; **68:** 723–9. Also available at: http://www.neurology.org/cgi/reprint/68/10/723.pdf (accessed 24/06/08)
18. Airaksinen O, *et al.* COST B13 Working Group on Guidelines for Chronic Low Back Pain. Chapter 4. European guidelines for the management of chronic nonspecific low back pain. *Eur Spine J* 2006; **15** (suppl 2): S192–S300. Also available at: http://www.backpaineurope.org/web/files/WG2_Guidelines.pdf (accessed 23/06/08)
19. Staal JB, *et al.* Injection therapy for subacute and chronic low-back pain. Available in The Cochrane Database of Systematic Reviews; Issue 3. Chichester: John Wiley; 2008 (accessed 27/11/09).
20. Priest TD, Hoggart B. Chronic pain: mechanisms and treatment. *Curr Opin Pharmacol* 2002; **2:** 310–15.
21. Urquhart D, *et al.* Antidepressants for non-specific low back pain. Available in The Cochrane Database of Systematic Reviews; Issue 1. Chichester: John Wiley; 2008 (accessed 23/06/08).
22. Gibson JN, Waddell G. Surgery for degenerative lumbar spondylosis. Available in The Cochrane Database of Systematic Reviews; Issue 4. Chichester: John Wiley; 2005 (accessed 23/06/08).
23. Khadilkar A, *et al.* Transcutaneous electrical nerve stimulation (TENS) for chronic low-back pain. Available in The Cochrane Database of Systematic Reviews; Issue 3. Chichester: John Wiley; 2005 (accessed 23/06/08).
24. Dubinsky RM, Miyasaki J. Assessment: efficacy of transcutaneous electric nerve stimulation in the treatment of pain in neurologic disorders (an evidence-based review): report of the Therapeutics and Technology Assessment Subcommittee of the American Academy of Neurology. *Neurology* 2010; **74:** 173–6. Also available at: http://www.neurology.org/cgi/reprint/74/2/173 (accessed 07/09/10)

心肌梗死痛 严重急性心肌梗死痛位于胸骨后区，并放射到手臂、颈部、颚部和上腹部。疼痛的缓解不仅对于急性心肌梗死痛有益，对由疼痛可能导致的不良的血流动力学效应，如血压、心率和心输出量的增高等也有好处。尽管心肌梗死（第1135页）的早期治疗可显著缓解疼痛，但阿片类镇痛药仍是疼痛的一线治疗手段，对于疑有心肌梗死的患者，在入院以前，如果可能应尽早静脉内给药[1~4]。阿片类镇痛药也有助于缓解焦虑。有时在到达医院以前，通过吸入氧化亚氮和氧气的混合气体来缓解疼痛，也可舌下含服硝酸甘油或速效硝酸盐。

通常选择二醋吗啡或吗啡静脉缓慢滴注，部分原因是它们有较好的血流动力学特性，但有时也可用哌替啶。同时还应静脉给予止吐药如甲氧氯普胺，或左心室功能正常时也可给予赛克力嗪。只有静脉给药有困难时才采用肌内注射给药，因为对于休克患者来说肌内注射给药相对无效，并使心肌梗死的酶学评测复杂化，还可能导致使用溶栓药的患者发生大范围血肿。替代的镇痛药包括纳布啡或丁丙诺啡，尽管后者可能不能像二醋吗啡那样快速产生镇痛作用。喷他佐辛的心血管作用使其不适用于心肌梗死发生期和发生后。因为已知的心血管危险性，选择性环氧化酶（COX-2）抑制药和非选择性NSAIDs（不包括阿司匹林）不应该用于急性心肌梗死患者[5]（见**NSAIDs的不良反应**项下**血栓事件**，第92页）。

1. Gershlick AH. The acute management of myocardial infarction. *Br Med Bull* 2001; **59:** 89–112.
2. Antman EM, *et al.* ACC/AHA guidelines for the management of patients with ST-elevation myocardial infarction: a report of the American College of Cardiology/American Heart Association Task Force on Practice Guidelines (Writing Committee to Revise the 1999 Guidelines for the Management of Patients With Acute Myocardial Infarction). Executive summary: *Circulation* 2004; **110:** 588–636. Correction. *ibid.* 2005; **111:** 2013. Full guidelines available at: http://circ.ahajournals.org/cgi/reprint/110/9/e82.pdf (accessed 23/06/08)
3. Anderson JL, *et al.* ACC/AHA 2007 guidelines for the management of patients with unstable angina/non–ST-elevation myocardial infarction: a report of the American College of Cardiology/American Heart Association Task Force on Practice Guidelines (Writing Committee to Revise the 2002 Guidelines for the Management of Patients With Unstable Angina/Non–ST-Elevation Myocardial Infarction). *Circulation* 2007; **116:** e148–e304.
Full guidelines available at: http://circ.ahajournals.org/cgi/reprint/116/7/e148.pdf (accessed 23/06/08)
4. Van de Werf F, *et al.* The Task Force on the Management of ST-Segment Elevation Acute Myocardial Infarction of the European Society of Cardiology. Management of acute myocardial infarction in patients presenting with persistent ST-segment elevation. *Eur Heart J* 2008; **29:** 2909–45.
Also available at: http://eurheartj.oxfordjournals.org/content/29/23/2909.full.pdf+html (accessed 20/04/10)
5. Antman EM, *et al.* 2007 focused update of the ACC/AHA 2004 guidelines for the management of patients with ST-elevation myocardial infarction: a report of the American College of Cardiology/American Heart Association Task Force on Practice Guidelines. *Circulation* 2008; **117:** 296–329.
Also available at: http://circ.ahajournals.org/cgi/reprint/CIRCULATIONAHA.107.188209.pdf (accessed 23/06/08)

神经性疼痛综合征 神经性疼痛的定义和特点的描述见上文的**镇痛和疼痛**。它的治疗困难，最好由疼痛专科的医生施治，因为常规镇痛药对于神经性疼痛的治疗效果不好[1~8]。本章所讨论的以神经性疼痛为特点的疼痛病症（或者以疼痛为主要表现形式，或者是全身疼痛的一部分）包括：

- 中枢中风后疼痛；
- 复杂区域疼痛综合征；
- 糖尿病性神经病；
- 幻肢痛；
- 带状疱疹后神经痛；
- 三叉神经痛。

1. Vadalouca A, *et al.* Therapeutic management of chronic neuropathic pain: an examination of pharmacologic treatment. *Ann N Y Acad Sci* 2006; **1088:** 164–86.
2. Jackson KC. Pharmacotherapy for neuropathic pain. *Pain Pract* 2006; **6:** 27–33.
3. Cruccu G. Treatment of painful neuropathy. *Curr Opin Neurol* 2007; **20:** 531–5.
4. Dworkin RH, *et al.* Pharmacologic management of neuropathic pain: evidence-based recommendations. *Pain* 2007; **132:** 237–51.
5. Moulin DE, *et al.* Pharmacological management of chronic neuropathic pain–consensus statement and guidelines from the Canadian Pain Society. *Pain Res Manag* 2007; **12:** 13–21.
6. NICE. Spinal cord stimulation for chronic pain of neuropathic or ischaemic origin: Technology Appraisal Guidance 159 (issued October 2008). Available at: http://www.nice.org.uk/nicemedia/pdf/TA159Guidance.pdf (accessed 25/11/09)
7. Besson M, *et al.* New approaches to the pharmacotherapy of neuropathic pain. *Expert Rev Clin Pharmacol* 2008; **1:** 683–93.
8. Freynhagen R, Bennett MI. Diagnosis and management of neuropathic pain. Abridged version: *BMJ* 2009; **339:** 391–5. Full version: http://www.bmj.com/cgi/content/full/339/aug12_1/b3002?view=long&pmid=19675082 (accessed 26/11/09)

口面痛 口面痛可由广泛的疾病引起，因此要对它采取有效的治疗必须首先判定它是由何种原因引起的，先治疗其潜在病因，包括：

- 牙疾病；
- 丛集性头痛（第587页）；
- 偏头痛（第587页）；
- 三叉神经痛（见下文）；
- 鼻窦炎（第183页）；
- 耳病如中耳炎（第173页）；
- 巨细胞动脉炎（第1436页）；
- 动脉瘤；
- 肿瘤。

在治疗牙痛时，明智地给予止痛药作为临时措施，直到有效地解决潜在病因。对于大多数用药目的而言，使用对乙酰氨基酚、阿司匹林或其他非甾类抗炎药就足够了。阿片类镇痛药相对无效，因而很少需要。

口腔烧灼综合征（口腔痛；舌痛）是以在缺少特异的口腔损伤时口腔黏膜烧灼感或其他感觉不良为特征的。经常伴随口腔干燥和味觉改变。有最好证据显示有效的治疗包括氯硝西泮的局部治疗，硫辛酸、SSRIs或氨磺必利的全身治疗和认知的治疗。其他可能产生某些益处的治疗包括局部或全身使用辣椒辣素，局部使用利多卡因或全身使用其他抗抑郁药。

另外，大量患者有一种未知原因引起的面神经痛，它的典型特征是紧张时会加重并可转变成慢性衰弱症。许多原发性面神经痛的患者对非阿片类镇痛药、解释和安慰会有反应。抗抑郁药如三环类通常有效。抗癫痫药如卡马西平、丙戊酸钠和口服利多卡因类似物美西律已经用作三环类药物的辅助药。也尝试过用辣椒碱进行局部治疗。治疗需要持续几个月以防停药后疼痛复发。心理治疗对于缓解面神经痛也有帮助。对于有口面肌肉疾病的患者可试用BTX A型肉毒毒素来缓解面神经痛。

1. Vickers ER, Cousins MJ. Neuropathic orofacial pain part 2—diagnostic procedures, treatment guidelines and case reports. *Aust Endod J* 2000; **26:** 53–63.
2. List T, *et al.* Pharmacologic interventions in the treatment of temporomandibular disorders, atypical facial pain, and burning mouth syndrome: a qualitative systematic review. *J Orofac Pain* 2003; **17:** 301–10.
3. Lewis MA, *et al.* Management of neuropathic orofacial pain. *Oral Surg Oral Med Oral Pathol Oral Radiol Endod* 2007; **103** (suppl 1): S32.e1–S32.e24.
4. Patton LL, *et al.* Management of burning mouth syndrome: systematic review and management recommendations. *Oral Surg Oral Med Oral Pathol Oral Radiol Endod* 2007; **103** (suppl 1): S39.e1–S39.e13.
5. Minguez Serra MP, *et al.* Pharmacological treatment of burning mouth syndrome: a review and update. *Med Oral Patol Oral Cir Bucal* 2007; **12:** E299–E304.
6. Sardella A. An up-to-date view on burning mouth syndrome. *Minerva Stomatol* 2007; **56:** 327–35.

胰腺痛 胰腺炎（第2301页）的疼痛剧烈，需要使用阿片类镇痛药。考虑到对非恶性疼痛阿片类镇痛药的长期使用不能给患者有效的镇痛，而采用下述WHO推荐的用以治疗癌症疼痛的一般原则可能达到（见上文）：轻微的疼痛发作可采用包括NSAIDs在内的非阿片类镇痛药治疗，单独或者联合解痉药如抗毒蕈碱药使用。可进一步使用弱的阿片类镇痛药如可待因，依据疼痛的严重性可使用包括吗啡的强的阿片类镇痛药。

有关选择合适的阿片类药物存在争论：传统上，吗啡及其衍生物是被排除的，而倾向于哌替啶，简言之，它们更可能引起Oddi括约肌痉挛。但是支持此点的证据受到质疑。某些建议认为κ受体激动药如羟考酮可能有价值。另外，某些证据认为胰腺痛可能有神经的因素，针对与慢性胰腺炎有关的疼痛综合征，可考虑使用抗癫痫药（如加巴喷丁）或SSRI（如帕罗西汀）。

镇痛药饭前使用有助于减轻餐后疼痛的加剧。镇痛药应当按常规基础剂量给药，并针对每个患者逐步增加剂量。胰腺提取物可减轻疼痛，但对那些有症状性吸收不良的患者是不同的。腹腔神经丛阻滞用于某些慢性胰腺炎患者的剧烈顽固性疼痛的缓解，它同样也被用于有胰腺癌症的患者。然而，腹腔神经丛阻滞的益处尚不清楚。

1. Thompson DR. Narcotic analgesic effects on the sphincter of Oddi: a review of the data and therapeutic implications in treating pancreatitis. *Am J Gastroenterol* 2001; **96:** 1266–72.
2. Khalid A, Whitcomb DC. Conservative treatment of chronic pancreatitis. *Eur J Gastroenterol Hepatol* 2002; **14:** 943–9.
3. El Kamar FG, *et al.* Metastatic pancreatic cancer: emerging strategies in chemotherapy and palliative care. *Oncologist* 2003; **8:** 18–34.
4. Mitchell RMS, *et al.* Pancreatitis. *Lancet* 2003; **361:** 1447–55.
5. Ståhl C, *et al.* Managing pain in chronic pancreatitis: therapeutic value of opioid treatment. *J Pain Palliat Care Pharmacother* 2007; **21:** 63–5.

6. Ceyhan GO, *et al.* Pancreatic pain. *Best Pract Res Clin Gastroenterol* 2008; **22:** 31–44.
7. Gachago C, Draganov PV. Pain management in chronic pancreatitis. *World J Gastroenterol* 2008; **14:** 3137–48.
8. Cruciani RA, Jain S. Pancreatic pain: a mini review. *Pancreatology* 2008; **8:** 230–5.

幻肢痛 幻肢痛与截肢的肢体有关，曾有严重的截肢术前疼痛时更常发生。幻肢痛通常是神经性和其他类型疼痛的混合。幻肢痛治疗困难[1~6]，但是在一项对战争退伍军人截肢者的调查中，报道称对那些针对幻肢痛采取过任何治疗方式的患者，常规镇痛药如 NSAIDs 或对乙酰氨基酚单独或联合阿片类镇痛药的效果是令人满意的[1]。像在癌症镇痛（第 6 页）中一样，采用 WHO 阶梯镇痛方案可能指导镇痛药的选择[6]；尽管使用阿片类药物在治疗神经性疼痛综合征上存在疑问，但是它们在治疗幻肢痛中具有潜在的价值[5,6]。经皮电神经刺激（TENS）是某些患者使用的另一种方法，并被认为至少与其他疗法一样有效[1]。三环类抗抑郁药和抗癫痫药可对疼痛的神经性组分有帮助[2,4]，有些疼痛缓解可由交感神经阻滞取得。静脉注射氯胺酮也有效[2~4]。一篇考察对下肢截肢患者幻肢痛的局麻作用研究的综述[7]显示，与手术末期或手术后开始使用硬膜外阻滞相比，在手术前启动并在手术期间或截肢术后数天持续使用对长期疼痛有更好的保护作用。然而，一项随机双盲对照试验[8]表明，对这样的患者使用硬膜外阻滞的超前镇痛没有显示任何益处。包括这项试验的随后的综述[3]作出结论认为为事先使用硬膜外阻滞的效果有限。

1. Wartan SW, *et al.* Phantom pain and sensation among British veteran amputees. *Br J Anaesth* 1997; **78:** 652–9.
2. Nikolajsen L, Jensen TS. Phantom limb pain. *Br J Anaesth* 2001; **87:** 107–16.
3. Halbert J, *et al.* Evidence for the optimal management of acute and chronic phantom pain: a systematic review. *Clin J Pain* 2002; **18:** 84–92.
4. Flor H. Phantom-limb pain: characteristics, causes, and treatment. *Lancet Neurol* 2002; **1:** 182–9.
5. Manchikanti L, Singh V. Managing phantom pain. *Pain Physician* 2004; **7:** 365–75.
6. Wiffen P, *et al.* Diagnostic and treatment issues in postamputation pain after landmine injury. *Pain Med* 2006; **7** (suppl 2): S209–S212.
7. Katz J. Prevention of phantom limb pain by regional anaesthesia. *Lancet* 1997; **349:** 519–20.
8. Nikolajsen L, *et al.* Randomised trial of epidural bupivacaine and morphine in prevention of stump and phantom pain in lower-limb amputation. *Lancet* 1997; **350:** 1353–7.

带状疱疹后神经痛 大约有 10%急性带状疱疹患者在疱疹治愈后 1 个月或更长时间内仍要经受由周围神经损伤导致的神经性疼痛。老年患者是最易感的。受影响的区域（通常为头、颈和四肢）对任何刺激都非常敏感，即使是衣服的压力也可产生难以忍受的疼痛。许多患者在几个月内会出现自发性缓解。然而，一小部分患者的疼痛可持续好几年。

曾经尝试过阻止带状疱疹后神经痛的发展。一项早期的荟萃分析[1]推断，如果疱疹发病初 72h 以内开始使用阿昔洛韦可降低一些患者 6 个月时残余疼痛的发生率。一项更近的系统性综述发现[2]：与安慰剂相比，口服阿昔洛韦或泛昔洛韦对疱疹发生后 4 个月或 6 个月疱疹后神经痛的发生率没有明显的作用。但是，一般认为抗病毒治疗确实可减少疱疹后神经痛的持续时间[3~5]。硬膜外注射甲泼尼龙和布比卡因显示减少带状疱疹的短期疼痛，但是对于预防长期的疱疹后神经痛无效[6]，缺少皮质激素预防价值的证据[7]。

一旦神经痛形成，各种疗法都曾试用过[3~5,8~15]。由于疼痛的神经性特点，常规镇痛药的价值有限，尽管阿片类镇痛药已经被用于顽固性病例（见下文）。低剂量三环类如阿米替林，特别是去甲替林已经广泛用于治疗，有大约一半的病例获益[15]。但是，现在首选抗癫痫药加巴喷丁和普瑞巴林，在某些国家加巴喷丁获准用于该适应证。一项比较的研究提示加巴喷丁像去甲替林一样有效，而耐受性更好[16]。局部使用利多卡因已经获准治疗疱疹后神经痛，但使用的证据还存在质疑[17]。但是，利多卡因的耐受性可能好于其他主要的局部替代药辣椒辣素[5]。阿片类，包括美沙酮、吗啡和羟考酮，通常预备给对三环类或加巴喷丁失败的患者[10]。神经传导阻滞和外科技术可提供临时的疼痛缓解，但结果通常令人失望。也曾试用过经皮电神经刺激（TENS）。阿司匹林或吲哚美辛的局部用制剂已经显示出一些希望。

1. Jackson JL, *et al.* The effect of treating herpes zoster with oral acyclovir in preventing postherpetic neuralgia: a meta-analysis. *Arch Intern Med* 1997; **157:** 909–12.
2. Li Q, *et al.* Antiviral treatment for preventing postherpetic neuralgia. Available in The Cochrane Database of Systematic Reviews; Issue 2. Chichester: John Wiley; 2009 (accessed 27/11/09).
3. Alper BS, Lewis PR. Does treatment of acute herpes zoster prevent or shorten postherpetic neuralgia? *J Fam Pract* 2000; **49:** 255–64.
4. Panlilio LM, *et al.* Current management of postherpetic neuralgia. *Neurolog* 2002; **8:** 339–50.
5. Tyring SK. Management of herpes zoster and postherpetic neuralgia. *J Am Acad Dermatol* 2007; **57** (suppl): S136–S142.
6. van Wijck AJM, *et al.* The PINE study of epidural steroids and local anaesthetics to prevent postherpetic neuralgia: a randomised controlled trial. *Lancet* 2006; **367:** 219–24.
7. He L, *et al.* Corticosteroids for preventing postherpetic neuralgia. Available in The Cochrane Database of Systematic Reviews; Issue 1. Chichester: John Wiley; 2008 (accessed 23/06/08).
8. Collins SL, *et al.* Antidepressants and anticonvulsants for diabetic neuropathy and postherpetic neuralgia: a quantitative systematic review. *J Pain Symptom Manage* 2000; **20:** 449–58.
9. Johnson R, Patrick D, eds. Recommendations from the International Herpes Management Forum management strategies workshop: improving the management of varicella, herpes zoster and zoster-associated pain (issued November 2002). Available at: http://www.ihmf.org/Library/monograph/m_11.pdf (accessed 23/06/08)
10. Johnson RW, Dworkin RH. Treatment of herpes zoster and postherpetic neuralgia. *BMJ* 2003; **326:** 748–50.
11. Dworkin RH, Schmader KE. Treatment and prevention of postherpetic neuralgia. *Clin Infect Dis* 2003; **36:** 877–82.
12. Dubinsky RM, *et al.* Practice parameter: treatment of postherpetic neuralgia—an evidence-based report of the Quality Standards Subcommittee of the American Academy of Neurology. *Neurology* 2004; **63:** 959–65. Also available at: http://www.neurology.org/cgi/reprint/63/6/959 (accessed 29/08/08)
13. Douglas MW, *et al.* Tolerability of treatments for postherpetic neuralgia. *Drug Safety* 2004; **27:** 1217–33.
14. Dainty P. Prevention and medical management of postherpetic neuralgia. *Br J Hosp Med* 2008; **69:** 275–8.
15. Sampathkumar P, *et al.* Herpes zoster (shingles) and postherpetic neuralgia. *Mayo Clin Proc* 2009; **84:** 274–80.
16. Chandra K, *et al.* Gabapentin versus nortriptyline in post-herpetic neuralgia patients: a randomized, double-blind clinical trial—the GONIP Trial. *Int J Clin Pharmacol Ther* 2006; **44:** 358–63.
17. Khaliq W, *et al.* Topical lidocaine for the treatment of postherpetic neuralgia. Available in The Cochrane Database of Systematic Reviews; Issue 2. Chichester: John Wiley; 2007 (accessed 23/06/08).

镰刀细胞病 发生于镰刀细胞病的镰刀细胞病疼痛（第1013页）的治疗与其他形式急性疼痛的治疗相似。轻度危象的疼痛可使用口服镇痛药来控制，如对乙酰氨基酚、非甾体抗炎药、可待因或双氢可待因。在转移至医院以前，不建议用阿片类部分激动药和拮抗药如丁丙诺啡治疗急性疼痛[1]。危象严重到需要入院时通常需要使用更有效的胃肠外阿片类镇痛药，而 NSAIDs 作为骨痛的辅助用药可能也是有用的。在大部分医疗中心，吗啡是选择用于中度至重度疼痛的阿片类药物。有些患者似乎更喜欢哌替啶，但是可能多数临床医师[2~8]都避免使用它，因为它对疼痛的控制可能不充分，并且用于治疗危象的哌替啶的剂量可能导致神经兴奋性代谢产物去甲哌替啶的蓄积并促成癫痫发作（也可见**对神经系统的影响**，第107页）。英国指南[8,9]推荐哌替啶应当只在特殊环境下使用，如患者对其他阿片类药物过敏。二醋吗啡、芬太尼、氢吗啡酮和美沙酮都曾被用作吗啡的替代药物。纳布啡也是适合的[10]。不但在每次发作期间，而且从一次发作到另一次发作，以及个体患者间控制疼痛需要的阿片类药物的剂量变化相当大，因此，一旦用胃肠外阿片类药物的负荷剂量使得初期疼痛得到缓解时，患者自控镇痛术（见上文）可有助于控制疼痛[4,11,12]，已使用的阿片类药物包括吗啡和芬太尼。也曾试用过连续硬膜外麻醉加上单用局部麻醉药或联用阿片类药物。然而，一项吗啡用于治疗儿童严重疼痛的镰状细胞危象的随机试验[13]显示，口服缓释吗啡是连续静脉注射吗啡的一种安全有效的替代方法。吸入氧化亚氮和氧气的混合气体是在向医院转移期间的一种有效镇痛方法[1,9]。

1. Report of a working party of the Standing Medical Advisory Committee on sickle cell, thalassaemia and other haemoglobinopathies. London: HMSO, 1993.
2. Pryle BJ, *et al.* Toxicity of norpethidine in sickle cell crisis. *BMJ* 1992; **304:** 1478–9.
3. Davies SC, Oni L. Management of patients with sickle cell disease. *BMJ* 1997; **315:** 656–60.
4. Vijay V, *et al.* The anaesthetist's role in acute sickle cell crisis. *Br J Anaesth* 1998; **80:** 820–8.
5. Yaster M, *et al.* The management of pain in sickle cell disease. *Pediatr Clin North Am* 2000; **47:** 699–710.
6. Marlowe KF, Chicella MF. Treatment of sickle cell pain. *Pharmacotherapy* 2002; **22:** 484–91.
7. Stinson J, Naser B. Pain management in children with sickle cell disease. *Paediatr Drugs* 2003; **5:** 229–41.
8. Sickle Cell Society. Standards for the clinical care of adults with sickle cell disease in the UK (issued 2008). Available at: http://www.sicklecellsociety.org/pdf/CareBook.pdf (accessed 14/12/09)
9. Rees DC, *et al.* British Committee for Standards in Haematology. Guidelines for the management of the acute painful crisis in sickle cell disease. *Br J Haematol* 2003; **120:** 744–52. Also available at: http://www.bcshguidelines.com/pdf/sicklecelldisease_0503.pdf (accessed 23/06/08)
10. Buchanan ID, *et al.* Opioid selection during sickle cell pain crisis and its impact on the development of acute chest syndrome. *Pediatr Blood Cancer* 2005; **45:** 716–24.
11. Grundy R, *et al.* Practical management of pain in sickling disorders. *Arch Dis Child* 1993; **69:** 256–9.
12. van Beers EJ, *et al.* Patient-controlled analgesia versus continuous infusion of morphine during vaso-occlusive crisis in sickle cell disease, a randomized controlled trial. *Am J Hematol* 2007; **82:** 955–60.
13. Jacobson SJ, *et al.* Randomised trial of oral morphine for painful episodes of sickle-cell disease in children. *Lancet* 1997; **350:** 1358–61.

三叉神经痛 三叉神经痛是一种神经性疼痛，特点是第五对颅神经的一个或多个分支分布处的突然、短暂、急剧、恼人的阵发性疼痛。一天至数周可有几次发作（持续几秒或几分钟），随后有一个可持续数周或数年的无痛期。三叉神经痛通常有一个“触发区”，在该区域甚至非常轻微的刺激如空气气流都可产生疼痛。对于一些病例，在该区域周围而不是区域中施用坚定的压力有助于缓解疼痛。三叉神经痛可能是自发性的，也可能继发于神经压迫（如肿瘤引起的神经压迫）、面部损伤或多发性硬化症。

三叉神经痛的治疗不同于其他形式的神经疼痛。卡马西平是选择用于三叉神经痛治疗的药物，最初对70%或更多的患者都可以产生令人满意的疼痛的缓解，但可能需要愈来愈大的剂量[1~8]。如果疼痛的缓解不充分，苯妥英或巴氯芬可能需要加入卡马西平的治疗中，这些药物也可单独用于卡马西平不耐受的患者[4]。其他抗癫痫药如加巴喷丁、拉莫三嗪、奥卡西平、丙戊酸盐和氯硝西泮也曾用于对卡马西平不耐受或耐药的患者[1~6,8]。非抗癫痫药在三叉神经痛中有价值的证据非常少[9]。

对于有些患者，药物治疗最终未能控制疼痛或产生难以接受的不良反应，侵袭性疗法成为必需。这些方法包括用射频热凝术、甘油滴入法（尽管此法的有效性和安全性是有争议的）、伽玛刀放射治疗和三叉神经根的微血管减压术[2,3,6~8]使疼痛承受神经纤维选择性破坏。

1. Zakrzewska JM. Trigeminal neuralgia. *Prim Dent Care* 1997; **4:** 17–19.
2. Joffroy A, *et al.* Trigeminal neuralgia: pathophysiology and treatment. *Acta Neurol Belg* 2001; **101:** 20–5.
3. Nurmikko TJ, Eldridge PR. Trigeminal neuralgia—pathophysiology, diagnosis and current treatments. *Br J Anaesth* 2001; **87:** 117–32.
4. Rozen TD. Antiepileptic drugs in the management of cluster headache and trigeminal neuralgia. *Headache* 2001; **41** (suppl 1): S25–S32.
5. Sindrup SH, Jensen TS. Pharmacotherapy of trigeminal neuralgia. *Clin J Pain* 2002; **18:** 22–7.
6. Scrivani SJ, *et al.* Trigeminal neuralgia. *Oral Surg Oral Med Oral Pathol Oral Radiol Endod* 2005; **100:** 527–38.
7. Bennetto L, *et al.* Trigeminal neuralgia and its management. Abridged version: *BMJ* 2007; **334:** 201–5. Full version: http://www.bmj.com/cgi/reprint/334/7586/201.pdf (accessed 23/06/08)
8. Gronseth G, *et al.* Practice parameter: the diagnostic evaluation and treatment of trigeminal neuralgia (an evidence-based review)—report of the Quality Standards Subcommittee of the American Academy of Neurology and the European Federation of Neurological Societies. *Neurology* 2008; **71:** 1183–90.
9. He L, *et al.* Non-antiepileptic drugs for trigeminal neuralgia. Available in The Cochrane Database of Systematic Reviews; Issue 3. Chichester: John Wiley; 2006 (accessed 23/06/08).

体温升高

下丘脑是温度调节系统的中枢，负责维持体温在一个调节点（称为调节点温度），通常为 37℃。产生或保持体温的机制包括从环境中被动的热吸收、外周血管收缩及产热过程如代谢反应和寒战。热损失主要是通过出汗和周围血管舒张实现的。不同的状态可能导致异常的体温升高。

发热与高热

如上所述，机体的温度是由下丘脑正常调节的。发热是由于升高的下丘脑设定点温度控制性地增加机体温度。一般的原因包括感染、炎症疾病、肿瘤和某些药物治疗。体温过高意味着体温调节控制障碍，可以由外界因素引起，如下丘脑损伤、热散失缺陷造成的热卒中（如发生在脱水或重体力作业后热产生过多），也可能是由一些药物剂量过大或对某种药物如麻醉药（**恶性高热**，第1807页）或抗精神病药（**神经阻滞药恶性综合征**，第943页）的反应引起的。潜在的温度调节缺陷可能是久坐的中年以上的受试者普遍存在的问题。

只要有可能，应该对**发热**的潜在原因加以鉴别和治疗[1]。机体的温度升到 41℃时是相当有害的[2]，还不清楚在比较低的体温下治疗发热是否有价值[1]，但是某些人群是更易受伤害的，如幼儿、孕妇或已经脱水或营养缺乏的患者，或有心脏、呼吸、神经疾病的人。

物理方法和解热药可用来降低发热机体温度。保持适当的液体摄取很重要。通风、脱掉衣服和微温的海绵擦浴也经常使用[1~3]，但是这些方法不能降低下丘脑的设定点，当机体设法适应设定点时，可导致寒战（僵直）或其他不良反应，因此这些方法的价值受到质疑[1,4,5]。相似地，不应该采用冷浴，因为冷浴实际上会引起血管收缩而增加机体的温度，冷引起加压反应的危险应牢记于心。解热药主要通过抑制中枢合成和释放前列腺素 E_2 使设定点温度返回到正常，前列腺素 E_2 在下丘脑有介导内源性致热源的作用[6]。该机制不能降低机体温度到低于正常，解热药对与发热无关的体温升高无效。

儿童解热药的选择已有广泛讨论。最普遍应用的是对乙酰氨基酚和布洛芬；水杨酸类（包括阿司匹林）一般是禁止使用的，因为它们的应用与 Reye 综合征可能有关。一项系统性综述[7]发现支持用对乙酰氨基酚给儿童退热的证据不一致，由于可靠研究的数量太少，不足以确信它是对的。尽管研究发现布洛芬在作用的效果和持续时间上好于对乙酰氨基酚，但是对乙酰氨基酚的某些剂量低于英国推荐的剂量，NICE 不认为一种药物比另一种药物有明显的优点[1]。这两种药交替使用可能比单独使用更有效[8,9]，但这也是有争议的[1,4,5,9~11,22]。

发热的儿童不应该都给予解热药，解热药应仅给予那些因为发热或相关症状（如头痛或肌痛）感到明显不舒服或痛苦的儿童[1,4,5,12]。有建议认为使用解热药可能延长感染[2]，在严重感染时解热药的使用可能增加死亡率[13]；WHO 建议[13]，在发展中国家，解热药不应当常规地给予发热儿童，但是应当保留给那些有严重不适或高热的儿童。在英国，Joint Committee on Vaccination and Immunisation 建议，解热疗法用于治疗某些疫苗接种后引起的免疫接种后发热。然而，如果解热药的二次剂量后发热仍持续，应当寻求医疗指导。

解热药也曾作为预防用药对抗发热性惊厥，尤其是那些有癫痫发作既往史或有癫痫的患者。然而，解热治疗不见得可阻止高热惊厥（第450页）[1,14,15]的复发。尽管有建议将它提供给接受白喉破伤风百日咳或脊髓灰质炎免疫接种处于癫痫发作高危的婴儿，但也很少支持使用解热药以预防免疫接种后发热[14]。另外，初步的证据表明：尽管预防性给予对乙酰氨基酚对预防发热有效，但它会降低抗体对疫苗的反应[16]。某些建议指出，接受白喉－破伤风－百日咳疫苗接种的婴儿在给予该药后有较高的癫痫发作的危险性，常规应用没有被证明[17]。

成人发热治疗的建议与儿童类似[2,6]，尽管也可使用水杨酸类如阿司匹林。

高热可产生超过 41℃的体温。这些高温是危及生命的，需要立即降低。解热药无效，因为这种高温是温度调节失败的结果。最快和最有效的冷却方法之一是将患者浸入非常冷的水中，但是核心体温必须监测以避免引起体温过低[18]。蒸发冷却法可能更有效[19]。静脉或腹腔给予冷却液体、用冰水洗胃或灌肠也曾被采用[18,20]。

当体温过高伴随肌肉强直和骨骼肌爆发的代谢亢进时，如神经阻滞剂恶性综合征和恶性高热，可通过使用肌松药丹曲林使温度降低。还有无对照的证据指出，丹曲林对于各种试剂中毒导致的相似症状的治疗可产生有益作用。然而，丹曲林对于所有类型的高热和强直伴随中毒都不是一个有效的疗法。尽管丹曲林已被试用于中暑的患者，但没有证据表明它影响结果[21]。尽管氯琥珀胆碱能促进恶性高热，最好避免使用，但对于高热的重症患者，当神经肌肉的过度兴奋削弱通气时，还是使用了神经肌肉阻滞剂。

1. National Collaborating Centre for Women's and Children's Health/NICE. Feverish illness in children: assessment and initial management in children younger than 5 years (issued May 2007). Available at: http://www.nice.org.uk/nicemedia/pdf/CG47Guidance.pdf (accessed 23/06/08)
2. Plaisance KI, Mackowiak PA. Antipyretic therapy: physiologic rationale, diagnostic implications, and clinical consequences. *Arch Intern Med* 2000; **160:** 449–56.
3. Meremikwu M, Oyo-Ita A. Physical methods for treating fever in children. Available in The Cochrane Database of Systematic Reviews; Issue 2. Chichester: John Wiley; 2003 (accessed 23/06/08).
4. Anonymous. When the child has a fever. *Drug Ther Bull* 2008; **46:** 17–20.
5. El-Radhi ASM. Why is the evidence not affecting the practice of fever management? *Arch Dis Child* 2008; **93:** 918–20.
6. Aronoff DM, Nielson EG. Antipyretics: mechanism of action and clinical use in fever suppression. *Am J Med* 2001; **111:** 304–15.
7. Meremikwu M, Oyo-Ita A. Paracetamol for treating fever in children. Available in The Cochrane Database of Systematic Reviews; Issue 2. Chichester: John Wiley; 2002 (accessed 23/06/08).
8. Sarrell EM, *et al.* Antipyretic treatment in young children with fever: acetaminophen, ibuprofen, or both alternating in a randomized, double-blind study. *Arch Pediatr Adolesc Med* 2006; **160:** 197–202.
9. Hay AD, *et al.* Paracetamol plus ibuprofen for the treatment of fever in children (PITCH): randomised controlled trial. Abridged version: *BMJ* 2008; **337:** 729–33. Full version: http://www.bmj.com/cgi/reprint/337/sep02_2/a1302 (accessed 14/12/09) Correction. *ibid.* 2009; **339:** 510.
10. Hay AD, *et al.* Antipyretic drugs for children. *BMJ* 2006; **333:** 4–5.
11. Wright AD, Liebelt EL. Alternating antipyretics for fever reduction in children: an unfounded practice passed down to parents from pediatricians. *Clin Pediatr (Phila)* 2007; **46:** 146–50.
12. Russell FM, *et al.* Evidence on the use of paracetamol in febrile children. *Bull WHO* 2003; **81:** 367–72.
13. Shann F. Antipyretics in severe sepsis. *Lancet* 1995; **345:** 338.
14. Joint Working Group of the Research Unit of the Royal College of Physicians and the British Paediatric Association. Guidelines for the management of convulsions with fever. *BMJ* 1991; **303:** 634–6. Also available at: http://www.pubmedcentral.nih.gov/picrender.fcgi?artid=1671115&blobtype=pdf (accessed 24/06/08)
15. Uhari M, *et al.* Effect of acetaminophen and of low intermittent doses of diazepam on prevention of recurrences of febrile seizures. *J Pediatr* 1995; **126:** 991–5.
16. Prymula R, *et al.* Effect of prophylactic paracetamol administration at time of vaccination on febrile reactions and antibody responses in children: two open-label, randomised controlled trials. *Lancet* 2009; **374:** 1339–50.
17. Anonymous. Prophylactic paracetamol with childhood immunisation? *Drug Ther Bull* 1990; **28:** 73–4.
18. Simon HB. Hyperthermia. *N Engl J Med* 1993; **329:** 483–7.
19. Slovis CM. Hyperthermia. *N Engl J Med* 1994; **330:** 218–19.
20. Duthie DJR. Heat-related illness. *Lancet* 1998; **352:** 1329–30.
21. Bouchama A, Knochel JP. Heat stroke. *N Engl J Med* 2002; **346:** 1978–88.
22. Nabulsi M. Is combining or alternating antipyretic therapy more beneficial than monotherapy for febrile children? *BMJ* 2010; **340:** 92–4.

肌肉骨骼与关节疾病

风湿病是疼痛的疾病，主要影响关节和肌肉骨骼系统的相关结构，但也广泛累及其他系统。当疾病主要限制在关节处时称为关节炎。本节讨论最普遍的一些关节炎，包括类风湿关节炎、骨关节炎、青少年特发性关节炎和如强直性脊柱炎的脊椎关节病。与关节炎相关的其他情况，包括痛风（第525页）和系统性红斑狼疮（第1444页）将另作讨论。

软组织风湿病（见下文）和**非关节性风湿病**曾被用于描述许多与围绕关节的结构疾病相关的疼痛状况。**腰背痛**治疗的讨论见上文。

青少年特发性关节炎

青少年特发性关节炎（幼年慢性关节炎）是一个用于描述临床上发生于年龄小于 16 岁的儿童的特发性关节炎异质群体的术语；亚型包括全身性关节炎，少关节炎（特别是小腿关节）和类风湿因子阳性或阴性的多关节炎[1~3]。

治疗包括使用与用于成人类风湿关节炎相同的很多药物（见下文），尽管用于儿童的证据有限[1~11]。适当的治疗将取决于疾病的亚型，但是药物选择还没有确定一致的意见。

- 多年来，**NSAIDs** 是治疗的主要药物，且至今依然重要[1,2]。大部分儿童用一种 NSAID 开始治疗[1]，它们在少关节炎上可能特别有效[2]。萘普生、布洛芬或吲哚美辛是其中最经常使用的[1]。阿司匹林现在已经少用于处方[9]，尽管少年特发性关节炎是其少数获准的儿童适应证之一。
- 关节内注射**皮质激素**（经常是己酸丙炎松）可快速起效，且耐受好，经常与 NSAIDs 一起或替代 NSAIDs 治疗少关节炎[1~3,6,10]；它们可减慢继发于挛缩的变形的进展[1]。对于已经使用二线药物的患者，它们还具有治疗疾病复发的作用，尽管还不清楚对于多关节炎患者多次关节内注射是否会好于全身性给予皮质激素[6]。

全身性给予中等剂量或高剂量皮质激素一般更限定于不能被 NSAIDs 控制的全身性关节炎患者。在其他亚型，全身性治疗的不良反应可能超过获益。对其他药物没有反应或在等待慢作用二线治疗的反应的严重多关节炎患者，一个低剂量泼尼松疗程可减少其疼痛和僵直[1]。

- 儿童持续活动性关节炎二线治疗的选择是**甲氨蝶呤**[1~3,7,9,10]。像一些其他二线药物一样，甲氨蝶呤在全身性关节炎上的益处少于多关节炎或顽固性少关节炎[9]。要服药 12 周才能看到改善[1]。
- 所谓的**生物治疗**在控制更严重的或顽固性少年特发性关节炎上已变得日益重要[1~3,5,9,11]。TNF 抑制药依那西普在很多国家已获准在儿科应用，对很多多关节炎特别是类风湿因子阳性的患者产生很好的反应[9]。像甲氨蝶呤一样，其对全身性少年特发性关节炎效果较差[2,11]。英夫利昔单抗，尽管没有获准，好像也是有益的[1~3,9,11]，在治疗相关的葡萄膜炎上比依那西普更有效[2]。其他试用的有某些获益证据的药物包括阿巴西普、阿达木单抗、托西利珠单抗和阿那白滞素[1,2,9,11]。有一些证据表明：在治疗全身性关节炎患者时，IL-1 受体拮抗药可能比 TNF 抑制更有效[2]（阿巴西普和阿达木单抗在某些国家已获准在儿科活动性疾病中应用）。
- 很多**其他药物**经常在成人有效的基础上试用于少年特发性关节炎。柳氮磺吡啶在迟发的少关节炎上可能获益[1]，但不良反应经常很麻烦[9,10]。对不良反应的关注也限制了细胞毒和免疫抑制药物的应用（甲氨蝶呤除外），而且对照研究很少[9]，尽管来氟米特在多关节炎病获益已有报道[1,9,10]。建议将沙利度胺用于抗治疗的全身性关节炎[1]。在很严重的持续性疾病，已试用了自体骨髓移植[1,3,8~10]。

目标是疾病并发症而不是疾病过程本身的药物治疗可能需要。某些证据表明二膦酸盐在控制与少年特发性关节炎相关的低骨矿物质密度和脆性骨折上有用[1,12]。生长激素也广泛用于减轻常见的严重生长迟缓[1]。局部使用糖皮质激素和扩瞳药治疗可能是眼病所需要的[1]。

物理疗法和职业疗法也是疾病治疗的重要部分，对选择性病例进行手术也是需要的[1]。

1. Ravelli A, Martini A. Juvenile idiopathic arthritis. *Lancet* 2007; **369:** 767–78.
2. Haines KA. Juvenile idiopathic arthritis: therapies in the 21st century. *Bull NYU Hosp Jt Dis* 2007; **65:** 205–11.
3. Southwood TR, Szer IS. Juvenile idiopathic arthritis. In: Adebajo A, ed. *ABC of Rheumatology.* 4th ed. Chichester: Wiley-Blackwell, 2010: 85–97.
4. Cron RQ. Current treatment for chronic arthritis in childhood. *Curr Opin Pediatr* 2002; **14:** 684–7.
5. Wilkinson N, *et al.* Biologic therapies for juvenile arthritis. *Arch Dis Child* 2003; **88:** 186–91.
6. Cleary AG, *et al.* Intra-articular corticosteroid injections in juvenile idiopathic arthritis. *Arch Dis Child* 2003; **88:** 192–6.
7. Ramanan AV, *et al.* Use of methotrexate in juvenile idiopathic arthritis. *Arch Dis Child* 2003; **88:** 197–200.
8. Wedderburn LR, *et al.* Autologous haematopoietic stem cell transplantation in juvenile idiopathic arthritis. *Arch Dis Child* 2003; **88:** 201–5.
9. Hashkes PJ, Laxer RM. Medical treatment of juvenile idiopathic arthritis. *JAMA* 2005; **294:** 1671–84.
10. Beresford MW, Baildam EM. New advances in the management of juvenile idiopathic arthritis—1: non-biological therapy. *Arch Dis Child Educ Pract Ed* 2009; **94:** 144–50.
11. Beresford MW, Baildam EM. New advances in the management of juvenile idiopathic arthritis—2: the era of biologicals. *Arch Dis Child Educ Pract Ed* 2009; **94:** 151–6.
12. Thornton J, *et al.* Systematic review of effectiveness of bisphosphonates in treatment of low bone mineral density and fragility fractures in juvenile idiopathic arthritis. *Arch Dis Child* 2006; **91:** 753–61.

骨关节炎

骨关节炎是引起滑膜关节结构和功能障碍的一系列疾病的临床和病理结果。其特征是：涉及整个关节、关节软骨缺失和侵蚀、软骨下骨变化、半月板退化、轻度到中度滑膜炎症、在关节边缘骨和软骨的赘疣（骨赘）。这些变化导致疼痛、僵硬（特别是在不活动之后）和活动度降低，尽管具有骨关节炎特征变化的患者经常没有症状。关节负荷增加和机械因素（如失调和肌肉虚弱）均导致关节损伤和功能丧失。最经常累及的关节是手、髋关节和膝关节。

对骨关节炎，现行的治疗不能治愈，大部分治疗主要是与缓解疼痛和维持关节功能有关[1~6]。

物理方法治疗在开始可作为首选，包括理疗、热疗和冷疗、运动、夹板疗法、矫正失调、肥胖者减重[1~8]。可试用针灸，在改善膝骨关节炎疼痛和功能上可能获益[9]。经皮电神经刺激（TENS）可能有益处；但是一项系统性综述[10]发现由于包括了一些小的和比较差的研究，这个结论是不可靠的。

在疼痛治疗上，对乙酰氨基酚被推荐为第一个选择的药物[1~6,8]。尽管有益，对乙酰氨基酚对骨关节炎患者的作用弱于单一 NSAID 类药物[11]，因此后者被考虑为替代的一线治疗[2,4]。但是，应该考虑 NSAID 治疗在心血管、胃肠道或肾脏毒性的可能性，因为它应用于一个大的老年患者群体；一般建议对于单独用对乙酰氨基酚反应不充分的患者用低剂量 NSAID 加入或取代[2,4~6]，长期用于治疗骨关节炎可能是有问题的[12]。

为了减少 NSAIDs 胃肠道毒性的危险，推荐使用胃保护药物如质子泵抑制药或米索前列醇[1~6,8]。心血管安全尤其与 NSAIDs［如环氧酶-2（COX-2）选择性抑制药塞来考西］有关；它们的使用被限定于给予某非选择性 NSAID 有发生严重胃肠道问题的高危患者以及以前没有心血管危险因素的患者（见**对胃肠道的影响**，第93页）。也提倡局部使用 NSAIDs[4,6,8]，尽管 2004 年的一个荟萃分析[13]发现没有长期获益的证据。

对乙酰氨基酚和（或）NSAIDs 无效或不耐受的患者，加入一种阿片类镇痛药可能是适当的[2,3,5,6,8,14]；可待因或双氢可待因经常与对乙酰氨基酚联合使用，也有用曲马多获益的证据，但更强的阿片类如氢可酮、羟考酮、经皮的芬太尼或吗啡在选择的患者亚群中可能有作用[14]。

蒽醌衍生物双醋瑞因在一些国家已广泛应用，在治疗骨关节炎上产生的益处虽小但结果比较一致[15]。局部辣椒辣素对某些疼痛也有缓解作用[1,4~6,8]。某些有意义的数据提示[16]：多西环素在骨关节炎进展中可能有益，这开启了病情缓解药物发展的新途径。实验性治疗包括阿那白滞素[17]和环氧酶/脂氧酶双酶抑制药利克飞龙[18]。

在治疗骨关节炎方面没有全身性皮质激素的位置。关节内注射单一皮质激素可短时缓解疼痛和炎症[2~4,6,8,19,20]，对于急性恶化可能有用。己酸丙炎松好像比倍他米松更有效[20]。关节内注射透明质酸也有一些获益，可改善滑膜液的黏度和弹性[21,22]；改善的持续时间比关节内注射皮质激素要长[20]。

对骨关节炎的替代和补充治疗已广泛使用[2]。有报道称，与酪梨和大豆油不皂化物部分的混合物一样（酪梨-大豆不皂化物；ASU）[24]，蔷薇果粉末有益处[23]。也有特别关注使用口服葡糖胺和软骨素的，但结果不确定[25~28]：总体来说，还不清楚这些治疗的获益比安慰剂好多少，但一些证据表明联合治疗对中等到严重膝关节疼痛患者可能有用[25]。软骨素的证据似乎特别薄弱[28]。一项由英国 Arthritis Research Campaign 提供的用于骨关节炎的 27 种替代和补充药物（包括 ASU、辣椒辣素、软骨素、葡糖胺和蔷薇果）的报道发现[29]：局部辣椒辣素是最有效的，蛋氨酸的活性衍生物腺苷蛋氨酸也有效；葡糖胺效果的证据不确定。但是，一项系统性综述[30]发现腺苷蛋氨酸治疗膝关节炎和髋关节炎的结果还不确定，不推荐常规使用。

手术（包括关节置换术）对不能通过物理和药物治疗有效控制的严重骨关节炎患者非常有效[2~6,8]。

1. Felson DT. Osteoarthritis of the knee. *N Engl J Med* 2006; **354:** 841–8. Correction. *ibid.*; 2520.
2. Hunter DJ, Felson DT. Osteoarthritis. *BMJ* 2006; **332:** 639–42.
3. Lane NE. Clinical practice. Osteoarthritis of the hip. *N Engl J Med* 2007; **357:** 1413–21.
4. Hunter DJ. American College of Physicians. In the clinic: osteoarthritis. *Ann Intern Med* 2007; **147:** ITC8–1–ITC8–16. Also available at: http://www.annals.org/cgi/reprint/147/3/ITC8-1.pdf (accessed 24/06/08)
5. American College of Rheumatology Subcommittee on Osteoarthritis Guidelines. Recommendations for the medical management of osteoarthritis of the hip and knee: 2000 update. *Arthritis Rheum* 2000; **43:** 1905–15.
Also available at: http://www.rheumatology.org/publications/guidelines/oa-mgmt/oa-mgmt.asp (accessed 23/06/08)
6. Byers Kraus V, Doherty M. Osteoarthritis. In: Adebajo A, ed. *ABC of Rheumatology* 4th ed. Chichester: Wiley-Blackwell, 2010: 51–8.
7. Brosseau L, *et al.* Thermotherapy for treatment of osteoarthritis. Available in The Cochrane Database of Systematic Reviews; Issue 4. Chichester: John Wiley; 2003 (accessed 23/06/08).
8. National Collaborating Centre for Chronic Conditions/NICE. Osteoarthritis: national clinical guideline for care and management in adults (issued February 2008). Available at: http://www.nice.org.uk/nicemedia/pdf/CG059FullGuideline.pdf (accessed 22/07/08)
9. Scharf H-P, *et al.* Acupuncture and knee osteoarthritis: a three-armed randomized trial. *Ann Intern Med* 2006; **145:** 12–20.
10. Rutjes AWS, *et al.* Transcutaneous electrostimulation for osteoarthritis of the knee. Available in The Cochrane Database of Systematic Reviews; Issue 4. Chichester: John Wiley; 2009 (accessed 14/12/09).
11. Towheed TE, *et al.* Acetaminophen for osteoarthritis. Available in The Cochrane Database of Systematic Reviews; Issue 1. Chichester: John Wiley; 2006 (accessed 23/06/08).
12. Bjordal JM, *et al.* Non-steroidal anti-inflammatory drugs, including cyclo-oxygenase-2 inhibitors, in osteoarthritic knee pain: meta-analysis of randomised placebo controlled trials. *BMJ* 2004; **329:** 1317–20.
13. Lin J, *et al.* Efficacy of topical non-steroidal anti-inflammatory drugs in the treatment of osteoarthritis: meta-analysis of randomised controlled trials. *BMJ* 2004; **329:** 324–6.
14. Goodwin JL, *et al.* The use of opioids in the treatment of osteoarthritis: when, why, and how? *Curr Pain Headache Rep* 2005; **9:** 390–8.
15. Fidelix TSA, *et al.* Diacerein for osteoarthritis. Available in The Cochrane Database of Systematic Reviews; Issue 1. Chichester: John Wiley; 2006 (accessed 23/06/08).
16. Brandt KD, *et al.* Effects of doxycycline on progression of osteoarthritis: results of a randomized, placebo-controlled, double-blind trial. *Arthritis Rheum* 2005; **52:** 2015–25.
17. Iqbal I, Fleischmann R. Treatment of osteoarthritis with anakinra. *Curr Rheumatol Rep* 2007; **9:** 31–5.
18. Cicero AF, Laghi L. Activity and potential role of licofelone in the management of osteoarthritis. *Clin Interv Aging* 2007; **2:** 73–9.
19. Arroll B, Goodyear-Smith F. Corticosteroid injections for osteoarthritis of the knee: meta-analysis. *BMJ* 2004; **328:** 869–70.
20. Bellamy N, *et al.* Intraarticular corticosteroid for treatment of osteoarthritis of the knee. Available in The Cochrane Database of Systematic Reviews; Issue 2. Chichester: John Wiley; 2006 (accessed 23/06/08).
21. Lo GH, *et al.* Intra-articular hyaluronic acid in treatment of knee osteoarthritis: a meta-analysis. *JAMA* 2003; **290:** 3115–21.
22. Bellamy N, *et al.* Viscosupplementation for the treatment of osteoarthritis of the knee. Available in The Cochrane Database of Systematic Reviews; Issue 2. Chichester: John Wiley; 2006 (accessed 23/06/08).
23. Rossnagel K, *et al.* Klinische Wirksamkeit von Hagebuttenpulver bei Patienten mit Arthrose: eine systematische Übersicht. *MMW Fortschr Med* 2007; **149:** 51–6.
24. Christensen R, *et al.* Symptomatic efficacy of avocado-soybean unsaponifiables (ASU) in osteoarthritis (OA) patients: a meta-analysis of randomized controlled trials. *Osteoarthritis Cartilage* 2008; **16:** 399–408.
25. Clegg DO, *et al.* Glucosamine, chondroitin sulfate, and the two in combination for painful knee osteoarthritis. *N Engl J Med* 2006; **354:** 795–808.
26. Towheed TE, *et al.* Glucosamine therapy for treating osteoarthritis. Available in The Cochrane Database of Systematic Reviews; Issue 2. Chichester: John Wiley; 2005 (accessed 23/06/08).
27. Towheed TE, Anastassiades T. Glucosamine therapy for osteoarthritis: an update. *J Rheumatol* 2007; **34:** 1787–90.
28. Reichenbach S, *et al.* Meta-analysis: chondroitin for osteoarthritis of the knee or hip. *Ann Intern Med* 2007; **146:** 580–90.
29. Arthritis Research Campaign. Complementary and alternative medicines for the treatment of rheumatoid arthritis, osteoarthritis and fibromyalgia (issued February 2009).
Available at: http://www.arthritisresearchuk.org/Files/Complementary%20and%20alternative%20medicines_11012010154331.pdf (accessed 08/04/10)
30. Rutjes AWS, *et al.* S-Adenosylmethionine for osteoarthritis of the knee or hip. Available in The Cochrane Database of Systematic Reviews; Issue 4. Chichester: John Wiley; 2009 (accessed 15/12/09).

类风湿关节炎

类风湿关节炎是一种导致进行性残疾和增加死亡率的常见慢性全身性炎性疾病。早期疾病特点主要是滑膜的炎症（滑膜关节囊的内膜），当这种疾病发展时，患者遭受软骨和骨的破坏。关节外的特点通常包括全身不适、疲劳、体重下降、发热和贫血。更严重的疾病可能与血管炎、心包炎、胸膜炎、胸膜积液、肺间质纤维化、外周神经病、皮下和肺结节、巩膜炎和 Sjögren 综合征相关。复发性风湿病的特点是无发热的关节炎和关节周围炎反复发作，在发作间期关节表现正常。

类风湿关节炎的严重性和病程在患者间变化非常大。一些患者经历短暂发作，少有或没有疾病进展，但大多数会有缓慢的渐进的关节破坏和变形，尽管有断断续续的复发和缓解，少许患者可能有非常严重和快速的进行性疾病。因为在疾病过程的早期可发生不可逆的关节损伤，所以早期诊断和以防止病情进展为目的的治疗非常重要[1~4]。尽管不能治愈，但大多数患者可达到疾病发展过程缓解或明显减慢[4~6]。

缓解疼痛药物的选择取决于症状的严重性。NICE[7]推荐对疼痛控制不充分的患者使用镇痛药如对乙酰氨基酚、可待因或合用的制剂，可能降低他们对长时程治疗使用 NSAIDs 的需要。尽管如此，大部分患者还是首选单一的 NSAID。因为 NSAIDs 的抗炎作用被认为具有临床优势，但目前临床证据并不充分[8]。就抗炎活性而言，不同 NSAIDs 之间少有显著差别，但是患者反应变化大。当开始使用一种 NSAID 时，其剂量在 1～2 周后逐渐增加到推荐的最大剂量，如果总共使用了约 4 周后反应不够或不良反应不能忍受，可试用其他 NSAIDs。鉴于对心血管安全的关注，可用环氧合酶-2选择性抑制药塞来考昔治疗限定于给予一种非选择性 NSAID 有发生严重胃肠道问题的高危患者以及那些以前没有心血管危险因素的患者[9]（见**对胃肠道的影响**，第93页）。局部镇痛药如 NSAIDs 或辣椒辣素或发赤药可对疼痛产生微弱的缓解，但是它们的作用即便有也不是很清楚。

一旦确诊以及疾病的严重程度和进展被评价，应该尽早采用一种**缓解病情抗风湿药（DMARD）**[1~3,5]。尽管意见不同，但在疾病早期进攻性治疗的倾向日益增加，应严格控制疾病的进展[4~7,10]。

可用的 DMARDs 包括抗疟药（羟氯喹），柳氮磺吡啶，金制剂（金诺芬、金硫丁二钠），青霉胺，传统的免疫抑制药（甲氨蝶呤、硫唑嘌呤、环孢素、环磷酰胺和来氟米特），以及所谓的生物治疗，包括 TNF-α 抑制药（阿达木单抗、依那西普、哥里默单抗和英夫利昔单抗），共刺激阻断药（阿巴西普），IL-1 受体拮抗药（阿那白滞素），B 细胞靶向抗体（利妥昔单抗）。大部分 DMARDs 被认为可抑制维持炎症过程的细胞因子的释放或活性，尽管可能还有其他作用。由于任何治疗作用在 4～6 个月时可能都不明显，所以在被认为无效之前，治疗持续至少 6 个月。

甲氨蝶呤、柳氮磺吡啶、来氟米特和肌内注射金有疾病缓解作用的证据，羟氯喹、青霉胺、口服金制剂、环孢素和硫唑嘌呤缺少明显的数据[10~16]。从毒性和药效考虑意味着金制剂和青霉胺现在还没有广泛应用。TNF-α 抑制药的药效有确实的证据[5,6,10,16~19]，有些人倾向阿那白滞素[17,19]，但是在疾病进展上其他生物治疗作用的满意证据还很少，尽管已发现它们的临床获益，例如阿巴西普和利妥昔单抗[6,7,19,20]。

开始治疗选择何种 DMARD 基于危险/获益的比率，抗疟药羟氯喹在轻症中选择，柳氮磺吡啶或甲氨蝶呤为中等到严重疾病或判断可能进展的病症的首选[10]。在大多数患者中，甲氨蝶呤已成为第一个选择的 DMARD。皮下或肌内注射甲氨蝶呤可能是使用口服周剂量不能满意控制的患者的一种选择[1,10]。加入柳氮磺吡啶、羟氯喹或者两者均加入可能是用最佳甲氨蝶呤治疗仍无显效患者的一种合适选择[1,10]，也可选择加入皮质激素或来氟米特，尽管联合甲氨蝶呤和环孢素的证据还没有被完全相信[10]。在什么阶段推荐使用生物治疗还在讨论。在英国，官方的建议还是 TNF-α 抑制药应该保留到用两种传统 DMARDs 治疗失败后[18,21]，但其他国家允许较早加入，例如在第一个传统 DMARD 失败之后[17,22,23]。其他种类的生物治疗可能被保留给 TNF-α 抑制药无效或有禁忌的患者，如阿巴西普[4,23]和利妥昔单抗[4,20,23,24]。

采用联合 DMARDs 用药开始治疗，达到控制后再"逐级下降"，这个方案也有一些证据[1,5,6,10,25,26]。确实，英国的 NICE[7]推荐使用联合 DMARDs（包括甲氨蝶呤和至少不同的传统 DMARD，加短时的皮质激素）作为一线治疗，理想情况是症状持续发作在 3 个月之内。大的、多中心的 BeSt 研究发现：尽管开始的联合治疗（甲氨蝶呤和英夫利昔单抗，或甲氨蝶呤、柳氮磺吡啶和剂量逐渐减少的高剂量泼尼松）产生的临床改善较早，关节损伤进展较小，但最终的临床改善与指定的持续单一治疗或"逐级上升"治疗的患者相似。认为联合治疗可能会使患者暴露在增加的毒性危险之中[25]，尽管 BeSt 研究没有发现这种病例[27]。联合 TNF-α 抑制药和其他生物反应调节药（如阿那白滞素或阿巴西普）是不可取的，因为有增加严重感染的危险[6,17]。

因为类风湿关节炎是一种慢性疾病，治疗可能需要很长时间，但是 DMARDs 长期耐受性和药效的证据不完全。已有研究认为，一些 DMARDs 在使用几年后被停止，通常是药效下降，而不是不良反应的原因[28]。

在 DMARD 治疗中加入**皮质激素**在早期疾病中控制滑膜炎是有用的，或者在开始或增加 DMARDs 时作为桥接治疗，因为它们能快速控制症状[10]。尽管皮质激素可导致骨丢失，但在疾病过程中它们的有益作用更为重要（至少在短时内）。有确实的证据表明治疗中加入皮质激素可减少关节侵蚀的进展[29]。因此建议短期或中期间歇应用相对低剂量（不超过等效的 15mg 泼尼松日剂量）[30,31]。但是持续的长时间治疗与明显的不良反应相关，故通常认为长期使用是不适当的[10]，除了有固定疾病且其他治疗选择（包括生物 DMARDs）都试用过的某类选择性群体[7]。对于急性发作，推荐采用关节内注射，与进攻性 DMARD 联合治疗时，可能特别有效[10]。

没有好的证据支持**其他**试用于类风湿关节炎的**药物**。荟萃分析[32]已证实，四环素类，尤其是米诺环素，能使疾病活动性下降，在血清学标记物上的作用好像比关节触痛和肿胀的改善更显著。对早期疾病的患者作用可能更好些；米诺环素已被推荐用于低活动度的疾病[23]。很多研究被引到免疫调节和免疫治疗上。尽管已试用过替代免疫抑制药如霉酚酸酯和他克莫司，但近年来的大部分兴趣围绕在新的生物治疗上。IL-6 受体拮抗药托珠单抗与甲氨蝶呤联合用于治疗对传统的 DMARDs 或 TNF-α 抑制药没有反应或不耐受的中等到严重的活动性类风湿关节炎患者，托珠单抗也可单独治疗对甲氨蝶呤不耐受或其他方面不适合的患者。基质金属蛋白酶抑制药的结果令人失望，但新的 TNF-α 抑制药（如赛妥珠单抗）和 B 细胞功能调节药（如阿塞西普、贝利木单抗和依帕珠单抗）正在研究中。另外，狄诺塞麦因其潜在的控制关节破坏的作用而引起人们关注[6]。其他正在或已经研究的治疗方法包括基因治疗和自身骨髓移植。一个类风湿关节炎疫苗也在进行临床试验。口服给予胶原和其他抗原诱导耐受也已试用，但报道的结果不同[33]。

很多替代治疗和草药治疗已经试用。某些研究建议在标准的抗类风湿治疗中加入鱼油和（或）月见草油[34]，可帮助减少疼痛和关节肿胀。但是，一项由英国 Arthritis Research Campaign 提供的循证报道显示[35]：用于类风湿关节炎的 21 种替代和补充药物，包括胶原、月见草油、鱼油和贻贝浸膏，只发现鱼油有效的证据。

他汀类如阿伐他汀对类风湿关节炎的症状以及伴随的心血管危险因子可能有临床改善，尽管作用不大，但人们对此有很大兴趣[36]。

已经强调了处理类风湿关节炎患者同患多病的重要性[1]，尤其是感染（特别是肺部感染）、心血管疾病和骨质疏松症，需要适当的处理和行动来减少危险因素。

妊娠期类风湿关节炎的治疗存在其自身的问题；某些最有效的 DMARDs 如甲氨蝶呤和来氟米特可致畸，其他治疗（包括生物学治疗）还没有证据[37,38]。羟氯喹，可能还有硫唑嘌呤和柳氮磺吡啶使用可能相对安全，但对于每个个例，权衡获益与危害是非常重要的[37]。

1. O'Dell JR. Therapeutic strategies for rheumatoid arthritis. *N Engl J Med* 2004; **350:** 2591–2602.
2. Doan T, Massarotti E. Rheumatoid arthritis: an overview of new and emerging therapies. *J Clin Pharmacol* 2005; **45:** 751–62.

3. Nurmohamed MT, Dijkmans BAC. Efficacy, tolerability and cost effectiveness of disease-modifying antirheumatic drugs and biologic agents in rheumatoid arthritis. *Drugs* 2005; **65:** 661–94.
4. Klareskog L, *et al.* Rheumatoid arthritis. *Lancet* 2009; **373:** 659–72.
5. Emery P. Treatment of rheumatoid arthritis. *BMJ* 2006; **332:** 152–5.
6. Smolen JS, *et al.* New therapies for treatment of rheumatoid arthritis. *Lancet* 2007; **370:** 1861–74.
7. National Collaborating Centre for Chronic Conditions/NICE. Rheumatoid arthritis: national clinical guideline for management and treatment in adults (issued February 2009). Available at: http://www.nice.org.uk/nicemedia/pdf/CG79FullGuideline.pdf (accessed 15/12/09)
8. Wienecke T, Gøtzsche PC. Paracetamol versus nonsteroidal anti-inflammatory drugs for rheumatoid arthritis. Available in The Cochrane Database of Systematic Reviews; Issue 1. Chichester: John Wiley; 2004 (accessed 23/06/08).
9. MHRA. Updated advice on the safety of selective COX-2 inhibitors. Message from Professor G Duff, Chairman of Committee on Safety of Medicines (issued 17th February, 2005). Available at: http://www.mhra.gov.uk/home/idcplg?IdcService=GET_FILE&dDocName=CON019458&RevisionSelectionMethod=LatestReleased (accessed 23/06/08)
10. Luqmani R, *et al.* British Society for Rheumatology and British Health Professionals in Rheumatology guideline for the management of rheumatoid arthritis (the first two years). *Rheumatology (Oxford)* 2006; **45:** 1167–9. Full guideline available at: http://rheumatology.oxfordjournals.org/cgi/data/kel215a/DC1/1 (accessed 23/06/08)
11. Felson DT, *et al.* The comparative efficacy and toxicity of second-line drugs in rheumatoid arthritis. *Arthritis Rheum* 1990; **33:** 1449–61.
12. Felson DT, *et al.* Use of short-term efficacy/toxicity tradeoffs to select second-line drugs in rheumatoid arthritis: a metaanalysis of published clinical trials. *Arthritis Rheum* 1992; **35:** 1117–25.
13. Capell HA, *et al.* Second line (disease modifying) treatment in rheumatoid arthritis: which drug for which patient? *Ann Rheum Dis* 1993; **52:** 423–8.
14. Tugwell P. International consensus recommendations on cyclosporin use in rheumatoid arthritis. *Drugs* 1995; **50:** 48–56.
15. Cush JJ, *et al.* US consensus guidelines for the use of cyclosporin A in rheumatoid arthritis. *J Rheumatol* 1999; **26:** 1176–86.
16. Donahue KE, *et al.* Systematic review: comparative effectiveness and harms of disease-modifying medications for rheumatoid arthritis. *Ann Intern Med* 2008; **148:** 124–34.
17. Furst DE, *et al.* Updated consensus statement on biological agents for the treatment of rheumatic diseases, 2007. *Ann Rheum Dis* 2007; **66** (suppl 3): iii2–iii22. Correction. *ibid.* 2008; **67:** 280.
18. NICE. Adalimumab, etanercept and infliximab for the treatment of rheumatoid arthritis (issued October 2007). Available at: http://www.nice.org.uk/nicemedia/pdf/TA130guidance.pdf (accessed 23/06/08)
19. Singh JA, *et al.* Biologics for rheumatoid arthritis: an overview of Cochrane reviews. Available in The Cochrane Database of Systematic Reviews; Issue 4. Chichester: John Wiley; 2009 (accessed 15/12/09).
20. NICE. Rituximab for the treatment of rheumatoid arthritis (issued August 2007). Available at: http://www.nice.org.uk/nicemedia/pdf/TA126guidance.pdf (accessed 23/06/08)
21. Ledingham J, Deighton C. British Society for Rheumatology Standards, Guidelines and Audit Working Group. Update on the British Society for Rheumatology guidelines for prescribing TNFα blockers in adults with rheumatoid arthritis (update of previous guidelines of April 2001). *Rheumatology (Oxford)* 2005; **44:** 157–63.
Also available at: http://rheumatology.oxfordjournals.org/cgi/reprint/44/2/157.pdf (accessed 23/06/08)
22. Meyer O, *et al.* Clinical practice format for choosing a second-line disease modifying anti-rheumatic drug in early rheumatoid arthritis after failure of 6 months' first-line DMARD therapy. *Joint Bone Spine* 2007; **74:** 73–8.
23. Saag KG, *et al.* American College of Rheumatology 2008 recommendations for the use of nonbiologic and biologic disease-modifying antirheumatic drugs in rheumatoid arthritis. *Arthritis Rheum* 2008; **59:** 762–84.
Also available at: http://www.rheumatology.org/publications/guidelines/recommendations.pdf (accessed 15/12/09)
24. Smolen JS, *et al.* Working Group on the Rituximab Consensus Statement. Consensus statement on the use of rituximab in patients with rheumatoid arthritis. *Ann Rheum Dis* 2007; **66:** 143–50. Also available at: http://ard.bmj.com/cgi/reprint/66/2/143.pdf (accessed 24/06/08)
25. Anonymous. Combination therapy for early rheumatoid arthritis. *Drug Ther Bull* 2006; **44:** 81–5.
26. Roberts LJ, *et al.* Early combination disease modifying antirheumatic drug treatment for rheumatoid arthritis. *Med J Aust* 2006; **184:** 122–5.
27. Goekoop-Ruiterman YPM, *et al.* Comparison of treatment strategies in early rheumatoid arthritis: a randomized trial. *Ann Intern Med* 2007; **146:** 406–15.
28. Capell H. Longterm maintenance therapy with disease modifying antirheumatic drugs. *J Rheumatol* 2002; **29** (suppl 66): 38–43.
29. Kirwan JR, *et al.* Effects of glucocorticoids on radiological progression in rheumatoid arthritis. Available in The Cochrane Database of Systematic Reviews; Issue 1. Chichester: John Wiley; 2007 (accessed 23/06/08).
30. Gotzsche PC, Johansen HK. Short-term low-dose corticosteroids vs placebo and nonsteroidal antiinflammatory drugs in rheumatoid arthritis. Available in The Cochrane Database of Systematic Reviews; Issue 1. Chichester: John Wiley; 2005 (accessed 23/06/08).
31. Criswell LA, *et al.* Moderate-term, low-dose corticosteroids for rheumatoid arthritis. Available in The Cochrane Database of Systematic Reviews; Issue 3. Chichester: John Wiley; 1998 (accessed 23/06/08).
32. Stone M, *et al.* Should tetracycline treatment be used more extensively for rheumatoid arthritis? Metaanalysis demonstrates clinical benefit with reduction in disease activity. *J Rheumatol* 2003; **30:** 2112–22.
33. Toussirot ÉA. Oral tolerance in the treatment of rheumatoid arthritis. *Curr Drug Targets Inflamm Allergy* 2002; **1:** 45–52.
34. Cleland LG, *et al.* The role of fish oils in the treatment of rheumatoid arthritis. *Drugs* 2003; **63:** 845–53.
35. Arthritis Research Campaign. Complementary and alternative medicines for the treatment of rheumatoid arthritis, osteoarthritis and fibromyalgia (issued February 2009).
Available at: http://www.arthritisresearchuk.org/Files/Complementary%20and%20alternative%20medicines_11012010154331.pdf (accessed 08/04/10)
36. McCarey DW, *et al.* Trial of Atorvastatin in Rheumatoid Arthritis (TARA): double-blind, randomised placebo-controlled trial. *Lancet* 2004; **363:** 2015–21.
37. Vroom F, *et al.* Disease-modifying antirheumatic drugs in pregnancy: current status and implications for the future. *Drug Safety* 2006; **29:** 845–63.
38. Golding A, *et al.* Rheumatoid arthritis and reproduction. *Rheum Dis Clin North Am* 2007; **33:** 319–43, vi–vii.

软组织风湿病

软组织风湿病包括情况如：

- 滑囊炎（如佣人的膝盖）；
- 筋膜炎；
- 纤维肌痛（纤维组织炎、肌风湿病、肌筋膜痛）；
- 冻肩；
- 肱骨上髁炎（如打网球或高尔夫球的人的肘部）；
- 扭伤和肌肉拉伤；
- 腱炎；
- 腱鞘炎；
- Tietze 综合征。

发炎或移位的组织也可能影响附近的神经，产生压迫性神经损害如腕管综合征。

有些形式的软组织风湿病对受累区域选择性休息、按摩、夹板治疗、热敷、冷敷或发赤药均有反应[1~3]。运动对于颈痛[3,4]、纤维肌痛[5~10]和冻结肩[11]有用，但对上髁炎的益处还不清楚[4]。

对于上髁炎患者，口服或局部使用 NSAIDs 可短期缓解疼痛，但还不清楚它们能否长期获益[3,4]。它们对冻结肩的益处未知[11]，对纤维肌痛没有帮助[5,12,13]，尽管对乙酰氨基酚和曲马多的某些获益已经报道[8,10,12~14]。

皮质激素注射对肩痛（如与回旋肌群肌腱炎或冻结肩相关的疼痛）可产生剂量依赖的益处[15]，至少 9 个月，口服皮质激素可能有 6 周的获益，尽管不清楚获益能否持续保持[16]（一组上髁炎患者的研究提示[17]皮质激素注射 6 周后的获益是相反的）。皮质激素注射通常与一种局部麻醉药联用；已显示单独使用一种局部麻醉药注射可在慢性颈痛中获益[4]。

肉毒杆菌毒素已经试用于上髁炎疼痛[18]和肌筋膜炎疼痛[19]。证据表明氧化亚氮在肌腱炎患者痊愈中发挥作用，已证明局部使用含有硝酸甘油的膏药使上髁炎或肌腱炎的患者获益[20]。

纤维肌痛与不正常疼痛反应有关，一些人认为它是中枢疼痛症候群，而不是风湿性症候群。有强有力的证据显示低剂量三环抗抑郁药对许多患者有益，如三环化合物环苯扎林。联合使用阿米替林和 SSRIs 氟西汀也有益，尽管 SSRIs 单独应用的结果模棱两可；5-羟色胺/去甲肾上腺素再摄取抑制药（SNRIs）（如度洛西汀、米那普仑或文拉法辛）也报道有价值。一项对抗抑郁药在治疗纤维肌痛的荟萃分析[21]（前面提到的药物和 MAOIs）发现，这些药物减少疼痛、睡眠障碍和情感低落以及改善健康相关的生活质量的证据很有力；但是，作用较低。尽管如此，作者仍建议使用短时的阿米替林（基于作用大小）治疗疼痛和睡眠障碍。抗癫痫药普加巴林和加巴喷丁在对照研究中也显示有效果[5,6,8,10,12~14]。度洛西汀、米那普仑和普加巴林在某些国家已获准用于治疗纤维肌痛。替代治疗和补充治疗已经试用[13]；但由英国 Arthritis Research Campaign 提供的循证报道显示[22]：4 项此类治疗，包括腺苷蛋氨酸（蛋氨酸活性衍生物）和局部辣椒辣素，没发现有效的证据。

在某些情况下，如上髁炎和可能的肩痛[3,4]，手术可能有效。尽管夹板治疗[2,24]和局部注射皮质激素[2,25]有获益的证据（尽管获益可能不是长时间的以及治疗过程会有某些危险）[26]。但手术减压对于腕管综合征的治疗已经成型[23]，一项系统性综述[27]的结论认为在腕管综合征症状缓解上手术治疗明显好于夹板治疗。但是还需要进一步的研究，以确定它是否好于皮质激素注射或用于轻度症状的患者。口服皮质激素和超声治疗也显示对腕管综合征患者有用[24]。

1. Reveille JD. Soft-tissue rheumatism: diagnosis and treatment. *Am J Med* 1997; **102** (suppl 1A): 23S–29S.
2. Shipley M, Wise E. Pain in the wrist and hand. In: Adebajo A, ed. *ABC of Rheumatology.* 4th ed. Chichester: Wiley-Blackwell, 2010: 5–11.
3. Buchbinder R, Mitchell C. Pain in the neck, shoulder and arm. In: Adebajo A, ed. *ABC of Rheumatology.* 4th ed. Chichester: Wiley-Blackwell, 2010: 12–20.
4. van Tulder M, *et al.* Repetitive strain injury. *Lancet* 2007; **369:** 1815–22.
5. Forseth KØ, Gran JT. Management of fibromyalgia: what are the best treatment choices? *Drugs* 2002; **62:** 577–92.
6. Goldenberg DL, *et al.* Management of fibromyalgia syndrome. *JAMA* 2004; **292:** 2388–95.
7. Busch AJ, *et al.* Exercise for treating fibromyalgia syndrome. Available in The Cochrane Database of Systematic Reviews; Issue 4. Chichester: John Wiley; 2007 (accessed 16/12/09).
8. Rao SG, *et al.* Understanding the fibromyalgia syndrome. *Psychopharmacol Bull* 2007; **40:** 24–67.
9. Goldenberg DL. Multidisciplinary modalities in the treatment of fibromyalgia. *J Clin Psychiatry* 2008; **69** (suppl 2): 30–4.
10. Staud R. Pharmacological treatment of fibromyalgia syndrome: new developments. *Drugs* 2010; **70:** 1–14.
11. Dias R, *et al.* Frozen shoulder. *BMJ* 2005; **331:** 1453–6.
12. Clauw DJ. Pharmacotherapy for patients with fibromyalgia. *J Clin Psychiatry* 2008; **69** (suppl 2): 25–9.
13. Abeles M, *et al.* Update on fibromyalgia therapy. *Am J Med* 2008; **121:** 555–61.
14. Goldenberg DL. Pharmacological treatment of fibromyalgia and other chronic musculoskeletal pain. *Best Pract Res Clin Rheumatol* 2007; **21:** 499–511.
15. Arroll B, Goodyear-Smith F. Corticosteroid injections for painful shoulder: a meta-analysis. *Br J Gen Pract* 2005; **55:** 224–8.
16. Buchbinder R, *et al.* Oral steroids for adhesive capsulitis. Available in The Cochrane Database of Systematic Reviews; Issue 4. Chichester: John Wiley; 2006 (accessed 23/06/08).
17. Bisset L, *et al.* Mobilisation with movement and exercise, corticosteroid injection, or wait and see for tennis elbow: randomised trial. Abridged version: *BMJ* 2006; **333:** 939–41. Full version: http://www.bmj.com/cgi/reprint/333/7575/939.pdf (accessed 23/06/08)
18. Wong SM, *et al.* Treatment of lateral epicondylitis with botulinum toxin: a randomized, double-blind, placebo-controlled trial. *Ann Intern Med* 2005; **143:** 793–7.
19. Qerama E, *et al.* A double-blind, controlled study of botulinum toxin A in chronic myofascial pain. *Neurology* 2006; **67:** 241–5.
20. Murrell GAC. Using nitric oxide to treat tendinopathy. *Br J Sports Med* 2007; **41:** 227–31.
21. Häuser W, *et al.* Treatment of fibromyalgia syndrome with antidepressants: a meta-analysis. *JAMA* 2009; **301:** 198–209.
22. Arthritis Research Campaign. Complementary and alternative medicines for the treatment of rheumatoid arthritis, osteoarthritis and fibromyalgia (issued February 2009).
Available at: http://www.arthritisresearchuk.org/Files/Complementary%20and%20alternative%20medicines_11012010154331.pdf (accessed 08/04/10)
23. Bland JDP. Carpal tunnel syndrome. *BMJ* 2007; **335:** 343–6.
24. O'Connor D, *et al.* Non-surgical treatment (other than steroid injection) for carpal tunnel syndrome. Available in The Cochrane Database of Systematic Reviews; Issue 1. Chichester: John Wiley; 2003 (accessed 23/06/08).
25. Marshall S, *et al.* Local corticosteroid injection for carpal tunnel syndrome. Available in The Cochrane Database of Systematic Reviews; Issue 2. Chichester: John Wiley; 2007 (accessed 23/06/08).
26. Gooch CL, Mitten DJ. Treatment of carpal tunnel syndrome: is there a role for local corticosteroid injection? *Neurology* 2005; **64:** 2006–7.
27. Verdugo RJ, *et al.* Surgical versus non-surgical treatment for carpal tunnel syndrome. Available in The Cochrane Database of Systematic Reviews; Issue 4. Chichester: John Wiley; 2008 (accessed 16/12/09).

脊椎关节病

脊椎关节病是一组血清反应阴性的关节炎，包括强直性脊柱炎、银屑病关节炎、炎性肠病相关的关节炎（肠病性关节炎）和感染相关的关节炎如反应性关节炎（无菌性关节炎）。

强直性脊柱炎的特点是脊柱和骶髂关节的关节炎，有时也有不对称外周的牵连。主要侵袭 40 岁以下的男性。这种疾病的治疗目标是减轻疼痛和强直，并阻止脊柱和关节变形，可联合积极的物理治疗和药物治疗来实现。锻炼用于强化肌肉、保持一个好的姿势和关节的运动范围。NSAIDs 用于缓解疼痛和炎症，使锻炼可以进行，它们并不影响疾病的进展。一些患者可能需要加其他非阿片类镇痛药（如对乙酰氨基酚）来控制另外的疼痛。全身性皮质激素很少使用，但是当一个或两个外周关节被严重侵袭时皮质激素的关节内注射是有益的。缓解病情抗风湿药（DMARD）柳氮磺吡啶对外周关节炎有益，但对脊柱症状无效。大部分用于类风湿关节炎的其他 DMARDs（见上文）的功效有待显示。但是，TNF-α 抑制药阿达木单抗、依那西普和英夫利昔单抗可改善脊柱疼痛、功能和外周关节疾病。它们产生快速效果（通常在 12 周内），尽管大部分患者在撤药后会复发。对于用传统治疗仍有活动性疾病的患者应考虑用 TNF-α 抑制药治疗。某些证据表明早期干预产生的缓解程度更好，但是不知道在撤药后是否还有更长的持续缓解。其他的生物治疗大部分缺乏证据，但在 IL-1 受体拮抗药阿那白滞素有争议的研究中并没有看到明显的效果。

银屑病关节炎是发生在银屑病患者的炎症性血清反应阴性的关节炎。有些患者可牵涉到脊柱，这种情况与强直性脊柱炎可能难以区分。患者少有类似类风湿关节炎的对称关节炎形式。银屑病（第1510页）和关节炎通常需要分开治疗。关节炎的治疗与强直性脊柱炎一样，以 NSAIDs 和物理治疗开始。如果这些方法失败，可开始用 DMARD 治疗，但应避免使用氯喹和羟氯喹，因为它们可能导致皮肤反应（见**银屑病关节炎**，第573页）。大部分证据支持使用柳氮磺吡啶或甲氨蝶呤。来氟米特可能有效，但受到其毒性的限制，半衰期长的环孢素也受其毒性的限制。但是，在强直性脊柱炎中，发现 TNF-α 抑制药有明显效果，对于用 NSAIDs 和（或）DMARDs 治疗仍有活动性的疾病推荐采用这些治疗。在英国，依那西普或阿达木单抗要优于英夫利昔单抗，但治疗应个体化；其他国家提倡对炎性肠病患者使用单克隆抗体（如阿达木单抗或英夫利昔单抗）。某些建议认为阿来法赛对银屑病关节炎有益。全身性皮质激素在治疗银屑病关节炎中基本不使用。

反应性关节炎通常为大多数胃肠道或生殖泌尿道感染后 1～4 周后发生的无菌性滑膜炎。包括皮肤、眼或生殖泌尿道的关节外特点可能存在也可能不存在。反应性关节炎也有 Reiter 综合征的特点。反应性关节炎用物理疗法和 NSAIDs 治疗，若符合适应证可采用皮质激素关节内注射，抗菌药的作用不确定（见**骨与关节感染**，第155页）。

1. Jones G, *et al.* Interventions for treating psoriatic arthritis. Available in The Cochrane Database of Systematic Reviews; Issue 3. Chichester: John Wiley; 2000 (accessed 23/06/08).
2. Khan MA. Update on spondyloarthropathies. *Ann Intern Med* 2002; **136:** 896–907.
3. Lee RZ, Veale DJ. Management of spondyloarthropathy: new pharmacological treatment options. *Drugs* 2002; **62:** 2349–59.
4. Sieper J, *et al.* Ankylosing spondylitis: an overview. *Ann Rheum Dis* 2002; **61** (suppl III): iii8–iii18.
5. van der Horst-Bruinsma IE, *et al.* Treatment of ankylosing spondylitis with disease modifying antirheumatic drugs. *Clin Exp Rheumatol* 2002; **20** (suppl 28): S67–S70.
6. Brockbank J, Gladman D. Diagnosis and management of psoriatic arthritis. *Drugs* 2002; **62:** 2447–57.
7. Kyle S, *et al.* British Society for Rheumatology Standards Guidelines Audit Working Group. Guideline for anti-TNF-α therapy in psoriatic arthritis. *Rheumatology (Oxford)* 2005; **44:** 390–7. Corrections. *ibid.*; 569 and 701. Also available at: http://rheumatology.oxfordjournals.org/cgi/reprint/44/3/390.pdf (accessed 23/06/08)
8. Keat A, *et al.* British Society for Rheumatology Standards, Guidelines and Audit Working Group. BSR guidelines for prescribing TNF-α blockers in adults with ankylosing spondylitis. *Rheumatology (Oxford)* 2005; **44:** 939–47. Also available at: http://www.rheumatology.org.uk/guidelines/guidelines_as/tnfguideline_as (accessed 23/06/08)
9. Gladman DD. Traditional and newer therapeutic options for psoriatic arthritis: an evidence-based review. *Drugs* 2005; **65:** 1223–38.
10. Boulos P, *et al.* Pharmacological treatment of ankylosing spondylitis: a systematic review. *Drugs* 2005; **65:** 2111–27.
11. Reveille JD, Arnett FC. Spondyloarthritis: update on pathogenesis and management. *Am J Med* 2005; **118:** 592–603.
12. Petersel DL, Sigal LH. Reactive arthritis. *Infect Dis Clin North Am* 2005; **19:** 863–83.
13. Leirisalo-Repo M. Reactive arthritis. *Scand J Rheumatol* 2005; **34:** 251–9.
14. Gordon KB, Ruderman EM. The treatment of psoriasis and psoriatic arthritis: an interdisciplinary approach. *J Am Acad Dermatol* 2006; **54** (suppl 2): S85–S91.
15. McVeigh CM, Cairns AP. Diagnosis and management of ankylosing spondylitis. *BMJ* 2006; **333:** 581–5.
16. Zochling J, *et al.* 'ASsessment in AS' International Working Group. European League Against Rheumatism. ASAS/EULAR recommendations for the management of ankylosing spondylitis. *Ann Rheum Dis* 2006; **65:** 442–52. Also available at: http://ard.bmj.com/cgi/reprint/65/4/442.pdf (accessed 23/06/08)
17. Anonymous. New drugs for peripheral joint psoriatic arthritis. *Drug Ther Bull* 2006; **44:** 1–5.
18. NICE. Etanercept and infliximab for the treatment of adults with psoriatic arthritis (Technology Appraisal 104, issued July 2006). Available at: http://www.nice.org.uk/nicemedia/pdf/TA104guidance.pdf (accessed 23/06/08)
19. NICE. Adalimumab for the treatment of psoriatic arthritis (Technology Appraisal 125, issued August 2007). Available at: http://www.nice.org.uk/nicemedia/pdf/TA125guidance.pdf (accessed 23/06/08)
20. Furst DE, *et al.* Updated consensus statement on biological agents for the treatment of rheumatic diseases, 2007. *Ann Rheum Dis* 2007; **66** (suppl 3): iii2–iii22. Correction. *ibid.* 2008; **67:** 280.
21. Braun J, Sieper J. Ankylosing spondylitis. *Lancet* 2007; **369:** 1379–90.
22. Pham T, *et al.* Club Rhumatismes et Inflammation (CRI/SFR). Recommendations of the French Society for Rheumatology regarding TNFα antagonist therapy in patients with ankylosing spondylitis or psoriatic arthritis: 2007 update. *Joint Bone Spine* 2007; **74:** 638–46.
23. Maksymowych WP. Update on the treatment of ankylosing spondylitis. *Ther Clin Risk Manag* 2007; **3:** 1125–33.
24. Ravindran V, *et al.* A systematic review and meta-analysis of efficacy and toxicity of disease modifying anti-rheumatic drugs and biological agents for psoriatic arthritis. *Ann Rheum Dis* 2008; **67:** 855–9.
25. Gottlieb A, *et al.* Guidelines of care for the management of psoriasis and psoriatic arthritis: Section 2. Psoriatic arthritis: overview and guidelines of care for treatment with an emphasis on the biologics. *J Am Acad Dermatol* 2008; **58:** 851–64.
26. NICE. Adalimumab, etanercept and infliximab for ankylosing spondylitis: Technology Appraisal 143 (issued May 2008). Available at: http://www.nice.org.uk/nicemedia/pdf/TA143Guidance.pdf (accessed 22/07/08)
27. Keat A, Inman R. Spondyloarthritides. In: Adebajo A, ed. *ABC of Rheumatology.* 4th ed. Chichester: Wiley-Blackwell, 2010: 79–84.

Still 病

成人发作的 Still's 病是一种以高热、每日 1 次或 2 次经典的体温尖峰、易消失的粉红色斑丘疹和关节炎（通常以少关节炎开始）为特征的综合征，好发年龄为 16～35 岁。

传统治疗依赖于 NSAIDs、皮质激素和免疫抑制药或其他 DMARDs，与类风湿关节炎使用的药物相似（见上文）[1～3]。NSAIDs 在轻度疼痛患者的临床试验值得进行，但大多数患者单独用 NSAIDs 不能控制[2,3]。如果症状严重，在开始治疗时可能需要皮质激素，且约 80% 的病例[2]最终需要皮质激素。当皮质激素治疗不能控制疾病或它们的不良反应成为麻烦时则要引入 DMARDs（一般是甲氨蝶呤）。大部分患者对甲氨蝶呤有反应，但治疗期间必须密切监测肝功能。其他 DMARDs 的价值还不确定。静脉注射免疫球蛋白也经常试用，尽管缺乏支持的证据[2,3]。

TNF-α 抑制药也已试用[2,3]，但结果不同[2]。有证据显示 IL-1 和 IL-6 在发病机制上起重要作用，也有一些报道表明阿那白滞素（一种 IL-1 受体拮抗药）对顽固疾病有明显改善作用，而托珠单抗（一种 IL-6 受体拮抗药）也被建议作为一种需要研究的治疗方法[2,3]。

Still's 疾病曾被很不一致地用于描述某些类型的青少年特发性关节炎（见上文）。

1. Efthimiou P, Georgy S. Pathogenesis and management of adult-onset Still's disease. *Semin Arthritis Rheum* 2006; **36:** 144–52.
2. Pouchot J. How can we improve the management of adult-onset Still's disease? *Joint Bone Spine* 2007; **74:** 117–19.
3. Kontzias A, Efthimiou P. Adult-onset Still's disease: pathogenesis, clinical manifestations and therapeutic advances. *Drugs* 2008; **68:** 319–337.

Abatacept (*BAN, USAN, rINN*) 阿巴西普

Abatacept; BMS-188667; CTLA4-Ig. 1-25-oncostatin M (human precursor) fusion protein with CTLA-4 (antigen) (human) fusion protein with immunoglobulin G1 (human heavy chain fragment), bimolecular (146→146')-disulfide.

Абатацепт

CAS — 332348-12-6.

ATC — L04AA24.

ATC Vet — QL04AA24.

UNII — 7D0YB67S97.

不良反应和处置

通常在开始输注阿巴西普 1h 内出现反应。所报道的最常见的输液反应是头晕、头痛和高血压，低血压和呼吸困难很少出现。其他急性反应包括恶心、面部潮红、瘙痒、皮疹和喘鸣。尽管少数患者可能需要停止治疗，但是大部分反应通常为轻至中度。

其他常见的不良反应包括头痛、鼻咽炎、恶心、消化不良、腹泻、头晕、背痛、疲劳、咳嗽和肝功能异常。罕有报道称用药后可能产生阿巴西普抗体，以及过敏反应和过敏性反应。不常见的不良反应包括感觉异常、血小板减少和白细胞减少。

用阿巴西普治疗的患者经常发生感染，大多数感染通常会影响呼吸道和尿道。更严重的感染（如肺炎、败血症、蜂窝组织炎、支气管炎、憩室炎和急性肾盂肾炎）尽管少见，但是也与阿巴西普的治疗相关，在这些感染中有些是致命的。患者发生严重感染应当停止治疗。由于免疫抑制治疗与进行性多灶性脑白质病（PML）相关，如果在使用中出现提示为 PML 的神经症状，应停止用阿巴西普。有严重和不可控感染的患者，如败血病和机会性感染患者，不应使用阿巴西普。有复发性感染史的患者、潜在条件下易诱发感染的患者，以及有慢性、潜伏性或局限性感染的患者，均须谨慎用药。治疗开始前须筛查患者是否有潜伏性肺结核，检验阳性的患者在开始使用阿巴西普之前须用标准化学预防药治疗。

一些缓解病情抗风湿药与乙型肝炎病毒复活相关，阿巴西普注册药品信息建议在开始治疗前需要筛查病毒性肝炎。

在慢性阻塞性肺疾病患者中，阿巴西普不良反应的发生会更频繁，可能包括加重患者的呼吸道症状。

致癌性 阿巴西普在人类恶性肿瘤（如淋巴瘤）发病中的作用尚不明确。

在安慰剂对照研究中，用阿巴西普治疗的患者发生恶性肿瘤的总频率与使用安慰剂治疗的患者相似（分别为 1.4%和 1.1%）。然而，在接受阿巴西普治疗的患者中发生肺癌和淋巴瘤的病例更多。尽管在用其他哺乳动物进行的一些研究中没有发现淋巴瘤和乳腺癌发病率的增加，但是小鼠研究中曾提到可增加淋巴瘤和乳腺癌的发病率。

药物相互作用

由于阿巴西普对疫苗功效或感染传播危险的影响都不明确，因此活疫苗不应与阿巴西普同时使用，或在停止使用阿巴西普 3 个月内使用。TNF 抑制药与阿巴西普同时使用可增加严重感染的危险（见**英夫利昔单抗**项下，第68页），因此不推荐联合应用。许多已报道的严重感染在同时接受免疫抑制治疗的患者中均曾出现过（见上文）。由于安全评估的证据不充分，因此本品也不推荐与阿那白滞素或利妥昔单抗同时使用。

药动学

据报道阿巴西普在常用剂量下具有线性药动学特点。重复静脉输注给药后，它的平均终末半衰期约为 13 天。

动物研究提示阿巴西普可分布到乳汁。

用途和用法

阿巴西普是一种融合蛋白，为共刺激阻滞药。它可阻止 T 细胞活化。已发现类风湿关节炎患者的滑膜中有活化的 T 细胞。阿巴西普被定义为生物性缓解病情抗风湿药（DMARD）。

阿巴西普用于治疗中至重度活动性类风湿关节炎（见下文）。在英国，批准其用于对至少一种其他 DMARD 药物反应不佳的患者，包括甲氨蝶呤或某种 TNF 抑制药。在美国，批准其用于疾病早期。在英国，阿巴西普被批准可与甲氨蝶呤同时使用，而在美国则应单独使用或与其他 DMARDs 同时使用（见上文**药物相互作用**）。

根据体重，阿巴西普按下述剂量静脉输注，给药 30min 以上：

- 体重小于 60kg 的患者：500mg。
- 体重 60～100kg 的患者：750mg。
- 体重大于 100kg 的患者：1g。

在 2 周和 4 周时重复用药，随后每 4 周重复用药 1 次。如果治疗 6 个月内无效，则需要考虑继续使用阿巴西普的益处。

阿巴西普的儿童用法和推荐剂量见下文。

阿巴西普也被研究用于其他自身免疫性疾病，如炎性肠病，银屑病关节炎和系统性红斑狼疮。

儿童用法 阿巴西普被批准用于治疗 6 岁及 6 岁以上儿童的中至重度活动性青少年特发性关节炎，可单独使用，或与甲氨蝶呤同时使用。根据体重计算剂量，静脉输注给药 30min。体重小于 75kg 的患儿以 10mg/kg 为初始剂量，体重更大的儿童用药量与相应的成人用药剂量相当（见上文）。在 2 周和 4 周时应当重复用药，随后每 4 周用药 1 次。

类风湿关节炎 阿巴西普用于类风湿关节炎[1～10]（见第12页）和青少年特发性关节炎[11]（见第11页）的参考文献如下。在英国，阿巴西普被批准用于对标准的缓解病情抗风湿药反应不佳的类风湿关节炎患者的治疗。尽管由于它的性价比有问题，NICE 不推荐此用法[12]，但是推荐那些当前正在使用阿巴西普的患者应当继续用药治疗，直到认为适合停药为止。

1. Kremer JM, *et al.* Treatment of rheumatoid arthritis by selective inhibition of T-cell activation with fusion protein CTLA4Ig. *N Engl J Med* 2003; **349:** 1907–15.
2. Genovese MC, *et al.* Abatacept for rheumatoid arthritis refractory to tumor necrosis factor α inhibition. *N Engl J Med* 2005; **353:** 1114–23. Correction. *ibid.*; 2311.
3. Kremer JM, *et al.* Effects of abatacept in patients with methotrexate-resistant active rheumatoid arthritis: a randomized trial. *Ann Intern Med* 2006; **144:** 865–76.
4. Weinblatt M, *et al.* Safety of the selective costimulation modulator abatacept in rheumatoid arthritis patients receiving background biologic and nonbiologic disease-modifying antirheumatic drugs: a one-year randomized, placebo-controlled study. *Arthritis Rheum* 2006; **54:** 2807–16.
5. Nogid A, Pham DQ. Role of abatacept in the management of rheumatoid arthritis. *Clin Ther* 2006; **28:** 1764–78.
6. Pollard LC. Inhibiting costimulatory activation of T cells: a viable treatment option for rheumatoid arthritis? *Drugs* 2007; **67:** 1–9.
7. Lundquist L. Abatacept: a novel therapy approved for the treatment of patients with rheumatoid arthritis. *Adv Therapy* 2007; **24:** 333–45.
8. Russell AS, *et al.* Abatacept improves both the physical and mental health of patients with rheumatoid arthritis who have inadequate response to methotrexate treatment. *Ann Rheum Dis* 2007; **66:** 189–94.
9. Bruce SP, Boyce EG. Update on abatacept: a selective costimulation modulator for rheumatoid arthritis. *Ann Pharmacother* 2007; **41:** 1153–62.
10. Maxwell L, Singh JA. Abatacept for rheumatoid arthritis. Available in The Cochrane Database of Systematic Reviews; Issue 4. Chichester: John Wiley; 2009 (accessed 14/12/09).
11. Ruperto N, *et al.* Paediatric Rheumatology INternational Trials Organization (PRINTO). Pediatric Rheumatology Collaborative Study Group (PRCSG). Abatacept in children with juvenile idiopathic arthritis: a randomised, double-blind, placebo-controlled withdrawal trial. *Lancet* 2008; **372:** 383–91.
12. NICE. Abatacept for the treatment of rheumatoid arthritis: Technology Appraisal Guidance 141 (issued April 2008). Available at: http://www.nice.org.uk/nicemedia/pdf/TA141guidance.pdf (accessed 31/10/08)

制剂

专利制剂

Arg.: Orencia; **Austral.:** Orencia; **Austria:** Orencia; **Chile:** Orencia; **Cz.:** Orencia; **Denm.:** Orencia; **Fr.:** Orencia; **Ger.:** Orencia; **Gr.:** Orencia; **Hung.:** Orencia; **Irl.:** Orencia; **Ital.:** Orencia; **Neth.:** Orencia; **Norw.:** Orencia; **NZ:** Orencia; **Pol.:** Orencia; **Port.:** Orencia; **Spain:** Orencia; **Swed.:** Orencia; **Switz.:** Orencia; **UK:** Orencia; **USA:** Orencia.

Aceclofenac (*BAN*, *rINN*) 醋氯芬酸

Acéclofénac; Aceclofenaco; Aceclofenacum; Aceklofenák; Aceklofenak; Aceklofenakas; Aseklofenaakki; Aseklofenak. [o-(2,6-Dichloroanilino)phenyl]acetate glycolic acid ester; 2-(2,6-Dichloroanalino)phenylacetoxyacetic acid.

Ацеклофенак

$C_{16}H_{13}Cl_2NO_4$ = 354.2.

CAS — 89796-99-6.

ATC — M01AB16; M02AA25.

ATC Vet — QM01AB16; QM02AA25.

UNII — RPK779R03H.

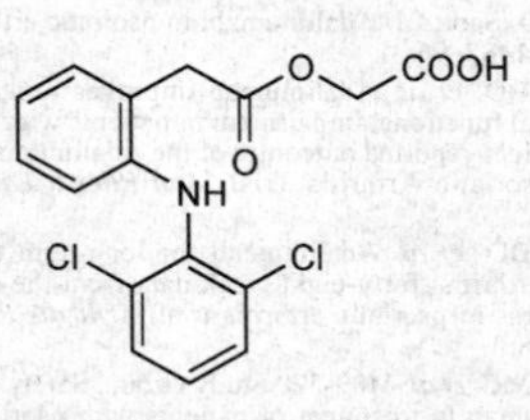

Pharmacopoeias. In *Eur.* (see p.vii).

Ph. Eur. 6.8 (Aceclofenac) 白色或类白色结晶性粉末。几乎不溶于水；溶于乙醇；易溶于丙酮。贮藏于密闭容器中。避光。

不良反应和处置

参见 **NSAIDs**，第92页。

超敏反应 有报道称，接受醋氯芬酸[1,2]治疗后发生白细胞碎片性脉管炎，即一种Ⅲ型超敏反应。也曾有过敏反应[3]。

1. Epelde F, Boada L. Leukocytoclastic vasculitis and hemoptysis after treatment with aceclofenac. *Ann Pharmacother* 1995; **29:** 1168.
2. Morros R, *et al.* Hypersensitivity vasculitis related to aceclofenac. *Br J Rheumatol* 1997; **36:** 503–4.
3. Rojas-Hijazo B, *et al.* Anaphylactic reaction after aceclofenac intake. *Allergy* 2006; **61:** 511.

注意事项

参见 **NSAIDs**，第94页。

醋氯芬酸应当避免用于中度至重度肾损伤的患者。

药物相互作用

与 NSAIDs 相关的药物相互作用，见第94页。

药动学

醋氯芬酸从胃肠道吸收很好，单次剂量口服后 1～3h 达到血浆峰浓度。超过 99%的醋氯芬酸与血浆蛋白结合。血浆消除半衰期大约为 4h。单次剂量中约三分之二主要以羟基代谢产物从尿中排泄。一小部分转化为双氯芬酸。

有人认为低浓度双氯芬酸（醋氯芬酸的小部分代谢物）与醋氯芬酸的作用有部分关系。

1. Hinz B, *et al.* Aceclofenac spares cyclooxygenase 1 as a result of limited but sustained biotransformation to diclofenac. *Clin Pharmacol Ther* 2003; **74:** 222–35.

用途和用法

醋氯芬酸是苯乙酸衍生物，是一种与双氯芬酸（见第43页）相关的 NSAID（见第94页）。它用于治疗骨关节炎、类风湿关节炎和强直性脊柱炎，100mg 每日 2 次口服给药。用于肝损伤患者时应当减少剂量，见下文。

1. Dooley M, *et al.* Aceclofenac: a reappraisal of its use in the management of pain and rheumatic disease. *Drugs* 2001; **61:** 1351–78.
2. Reginster JY, *et al.* Comment positionner l'acéclofénac au sein de l'arsenal thérapeutique des pathologies ostéo-articulaires chroniques? *Rev Med Liege* 2001; **56:** 484–8.
3. Legrand E. Aceclofenac in the management of inflammatory pain. *Expert Opin Pharmacother* 2004; **5:** 1347–57.
4. Lee J, *et al.* Formulation of microemulsion systems for transdermal delivery of aceclofenac. *Arch Pharm Res* 2005; **28:** 1097–1102.

在肝损伤中的用法 醋氯芬酸的起始剂量在肝损伤患者中应当降至每日 100mg。

制剂

专利制剂

Arg.: Berlofen; **Belg.:** Air-Tal; Biofenac; **Braz.:** Cecoflan†; Proflam; **Chile:** Airtal†; **Denm.:** Barcan†; **Fin.:** Barcan†; **Fr.:** Cartrex; **Ger.:** Beofenac; **Gr.:** Aceclonac; Arlina; Biofenac; Fractopon; Iasan; Sovipan; **Hung.:** Aflamin; Flemac; **India:** Aceclo; Arrestin; Movon; Zerodol; **Ital.:** Airtal; Gladio; Kafenac; **Mex.:** Bristaflam; **Neth.:** Biofenac; **Norw.:** Barcan†; **Philipp.:** Clanza; **Port.:** Airtal; Biofenac; **Rus.:** Airtal (Аэртал); **Spain:** Aclocen; Airtal; Airtal Difucrem; Falcol; Gerbin; Sanein†; **Swed.:** Barcan†; **Switz.:** Locomin†; **Turk.:** Biofenac; **UAE:** Aceclofar; **UK:** Preservex; **Venez.:** Airtal†; Bristaflam.

多组分制剂 **India:** Kinectine P; Kinectine-MR†; Movon-MR; Movon-P; Zerodol-MR; Zerodol-P.

Acemetacin (*BAN*, *rINN*) 阿西美辛

Acemetacina; Acémétacine; Acemetacinum; Asemetasin; Bay-f-4975; Indometasinin Glikolik Asit Esteri; TVX-1322. O-[(1-p-Chlorobenzoyl-5-methoxy-2-methylindol-3-yl)acetyl]glycolic acid.

Ацеметацин

$C_{21}H_{18}ClNO_6$ = 415.8.

CAS — 53164-05-9.

ATC — M01AB11.

ATC Vet — QM01AB11.

UNII — 5V141XK28X.

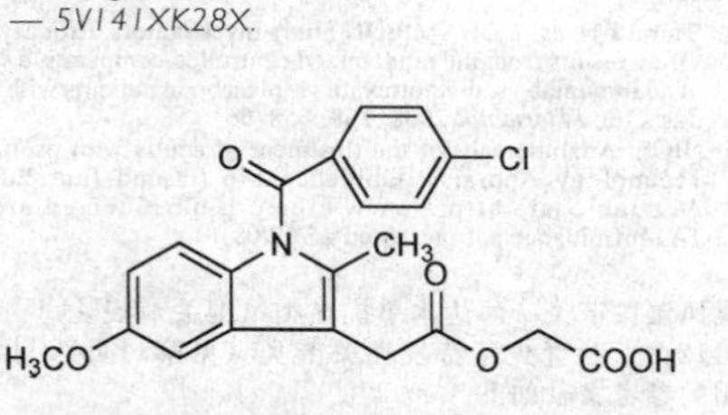

Pharmacopoeias. In *Eur.* (see p.vii) and *Jpn.*

Ph. Eur. 6.8 (Acemetacin) 黄色或黄绿色结晶性粉末。具有多态现象。几乎不溶于水；微溶于无水乙醇；溶于丙酮。避光。

不良反应、处置和注意事项

参见 **NSAIDs**，第92页。

药物相互作用

与 NSAIDs 相关的药物相互作用，见第94页。

药动学

阿西美辛口服用药后吸收好。它的主要代谢产物是吲哚美辛（见第64页）。重复用药后，吲哚美辛的浓度高于阿西美辛。阿西美辛与血浆蛋白的结合程度稍低于吲哚美辛。阿西美辛通过肝和肾清除。

用途和用法

阿西美辛是吲哚美辛的羟乙酸酯，是一种 NSAID（第94页）。它的药理学活性归因于阿西美辛及其主要代谢产物吲哚美辛（第65页）。阿西美辛用于类风湿关节炎、骨关节炎、腰背痛、术后痛和炎症。常用日剂量是120～180mg，分次口服给药。阿西美辛通过肝和肾途径清除，虽然药动学不受中度肾损伤或肝损伤影响，并且似乎在老年人没有变化。

1. Jones RW, *et al.* Comparative pharmacokinetics of acemetacin in young subjects and elderly patients. *Br J Clin Pharmacol* 1991; **31:** 543–5.
2. Hazleman B, Bernstein RM. Acemetacin in the long-term therapy of rheumatoid arthritis. *Curr Med Res Opin* 1993; **13:** 119–26.
3. Chou CT, Tsai YY. A double-blind, randomized, controlled parallel group study evaluating the efficacy and safety of acemetacin for the management of osteoarthritis. *Int J Clin Pharmacol Res* 2002; **22:** 1–6.
4. Leeb BF, *et al.* Behandlung der Gonarthrose: Wirksamkeit und Verträglichkeit von retardiertem Acemetacin im Vergleich zu Celecoxib. *Orthopade* 2004; **33:** 1032–41.

制剂

专利制剂

Austria: Rheutrop; **Cz.:** Rantudil; **Ger.:** Acemetadoc; Rantudil; **Gr.:** Gamespir; Rantudal; **Hung.:** Rantudil; **Ital.:** Acemix†; Solart†; **Jpn:** Rantudil; **Mex.:** Rantudil; **Philipp.:** Rantudil†; **Pol.:** Rantudil; **Port.:** Rantudil; **Spain:** Espledol†; Oldan†; **Switz.:** Tilur; **Turk.:** Rantudil; **UK:** Emflex; **Venez.:** Mostanol†; Pranex.

多组分制剂 **Arg.:** Rucaten Forte; Rucaten Prednisolona.

Acetanilide 乙酰苯胺

Acetanilida; Antifebrin. N-Phenylacetamide.

Антифебрин; Ацетанилид

C_8H_9NO = 135.2.

CAS — 103-84-4.

UNII — SP86R356CC.

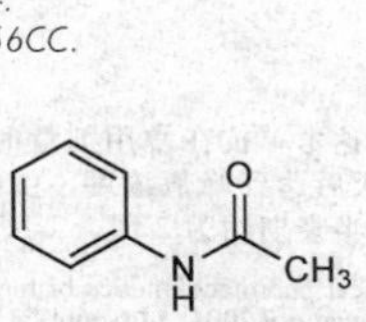

Pharmacopoeias. In *Fr.*

简介

乙酰苯胺是与对乙酰氨基酚（第102页）相关的对氨基苯酚衍生物，有镇痛和解热性质。已被更安全的镇痛药取代。

制剂

顺势疗法制剂 **Fr.:** Neurocynesine; **Neth.:** Neurocynesine.

Actarit (*rINN*) 阿克他利

Actaritum; MS-932. (p-Acetamidophenyl)acetic acid.

Актарит

$C_{10}H_{11}NO_3$ = 193.2.

CAS — 18699-02-0.

UNII — HW5B6351RZ.

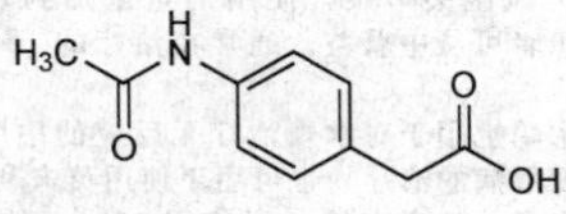

简介

据报道，阿克他利是一种缓解病情抗风湿药。治疗类风湿关节炎时以 100mg 常用剂量每日 3 次口服给药。

不良反应 1 名 52 岁老年妇女在使用阿克他利和多西环素后 1 个月发生光敏反应[1]。两种药物的光斑贴试验只有含阿克他利的斑贴是阳性的。

1. Kawada A, *et al.* Photosensitivity due to actarit. *Contact Dermatitis* 1997; **36:** 175–6.

用法 参考文献如下。

1. Nakamura H, *et al.* Clinical effects of actarit in rheumatoid arthritis: improvement of early disease activity mediated by reduction of serum concentrations of nitric oxide. *Clin Exp Rheumatol* 2000; **18:** 445–50.

制剂

专利制剂

Jpn: Mover; Orcl.

Adalimumab (*BAN*, *USAN*, *rINN*) 阿达木单抗

Adalimumabum; D2E7; LU-200134. Immunoglobulin G1 (human monoclonal D2E7 heavy chain anti-human tumor necrosis factor), disulfide with human monoclonal D2E7κ-chain, dimer.

Адалимумаб

CAS — 331731-18-1.

ATC — L04AB04.

ATC Vet — QL04AB04.

UNII — FYS6T7F842.

不良反应、处置和注意事项

参见英夫利昔单抗，第67页。

注射部位反应包括红斑、瘙痒、疼痛和肿胀，是阿达木单抗最常见的不良反应，然而，大多数反应是轻微的，不会导致停药。其他常见反应包括头痛、疹、背痛、高血压、感觉异常、碱性磷酸盐水平增高和咳嗽。

已检测到阿达木单抗的自身抗体。

药物相互作用

参见**英夫利昔单抗**，第68页。

据报道甲氨蝶呤减少阿达木单抗的清除率达44%，但是后者的注册药品信息称对于任一药物的剂量调整似乎不是必需的。

药动学

据报道，阿达木单抗在常用剂量时有线性药动学。皮下注射3～8天后达到峰值浓度，生物利用度估计为64%。平均终末半衰期约为2周。

1. Nestorov I. Clinical pharmacokinetics of tumor necrosis factor antagonists. *J Rheumatol* 2005; **74** (suppl): 13–18.

用途和用法

阿达木单抗是重组人单克隆肿瘤坏死因子（TNF）抗体，特异性与TNF-α结合，阻止它与内源性细胞表面TNF受体的相互作用。它也调整由TNF引起或调节的生物反应。已发现在类风湿关节炎（见下文）、强直性脊柱炎、银屑病关节炎（见第　　页，**脊椎关节病**）和克罗恩病患者的受累组织和滑膜液中TNF水平的升高。阿达木单抗被描述为一种生物性缓解病情抗风湿药（DMARD）。

阿达木单抗用于中度至重度活动性**类风湿关节炎**和活动性进行性**银屑病关节炎**的治疗。在英国，它被批准用于虽然是重度进行性类风湿关节炎，但对标准缓解病情抗风湿药反应不适当的患者，它也可用于先前没有用甲氨蝶呤治疗的患者。在美国，它被批准用于疾病早期。阿达木单抗也用于治疗活动性**强直性脊柱炎**：英国注册药品信息建议阿达木单抗只用于对常规治疗反应不佳的重度疾病患者；然而在美国，它则可用于疾病早期。对所有以上的适应证，每隔1周以40mg剂量皮下注射给药。在治疗类风湿关节炎时，尽管使用甲氨蝶呤治疗不适用时可使用单一疗法，但是英国注册药品信息推荐阿达木单抗应当与甲氨蝶呤同时使用。当作为单一疗法用于类风湿关节炎，使用剂量增加到每周40mg时，一些患者可从中获益。通常在治疗的12周内可达到临床反应。

阿达木单抗用于对常规治疗无反应的中度至重度、活动性**克罗恩病**的治疗，也可用于使用英夫利昔单抗治疗复发的患者。患者在第一天使用160mg的起始剂量（40mg，一天注射4次或者每日注射2次，每次40mg，连续注射2天），2周后继续用药80mg（第15天）。再过2周后（第29天），可以开始每隔1周40mg的维持剂量。与上述诱导剂量相关的不良反应风险高，因此，对于那些不需要对治疗快速反应的患者，英国注册药品信息建议起初可给予较低的剂量80mg，2周后40mg，此后可使用常用的维持剂量。通常在治疗的12周内可见临床反应。当阿达木单抗维持剂量升至每周40mg时，复发患者可从中获益。

对包括光疗的常规全身性治疗无反应或无法耐受的中度至重度慢性**斑块型银屑病**患者，在治疗时推荐的阿达木单抗的起始剂量是皮下注射80mg，并在起始剂量给药后1周开始，每隔1周皮下注射维持剂量40mg。通常在开始治疗的16周内可见临床反应。

阿达木单抗的儿童用药和推荐剂量见下文。

儿童用法 阿达木单抗用于治疗儿童活动性多关节青少年特发性关节炎。在英国，阿达木单抗被批准用于13岁及以上儿童，并对标准缓解病情抗风湿药（DMARDs）反应不佳的患儿。阿达木单抗以40mg剂量每隔1周皮下给药1次。尽管甲氨蝶呤治疗不适用时可使用单一疗法，但是注册药品信息也推荐阿达木单抗应当与甲氨蝶呤同时使用。

在美国，阿达木单抗被批准用于4岁儿童，以减轻中度至重度活动性疾病的体征和症状。根据体重计算剂量，皮下给药。体重在15～30kg的患儿应当每隔1周用药20mg，而体重更重的患儿可每隔1周用药40mg。

炎性肠病 阿达木单抗用于治疗克罗恩病[1～6]（见第1620页），包括对英夫利昔单抗不耐受或治疗复发的患者[7～10]。阿达木单抗也曾试用于治疗溃疡性结肠炎[11]（见第1620页）。

1. Hanauer SB, *et al.* Human anti-tumor necrosis factor monoclonal antibody (adalimumab) in Crohn's disease: the CLASSIC-I trial. *Gastroenterology* 2006; **130**: 323–33.
2. Sandborn WJ, *et al.* Adalimumab for maintenance treatment of Crohn's disease: results of the CLASSIC II trial. *Gut* 2007; **56**: 1232–9.
3. Colombel JF, *et al.* Adalimumab for maintenance of clinical response and remission in patients with Crohn's disease: the CHARM trial. *Gastroenterology* 2007; **132**: 52–65.
4. Plosker GL, Lyseng-Williamson KA. Adalimumab: in Crohn's disease. *BioDrugs* 2007; **21**: 125–32.
5. Colombel J-F, *et al.* Adalimumab for the treatment of fistulas in patients with Crohn's disease. *Gut* 2009; **58**: 940–8.
6. Colombel J-F, *et al.* Comparison of two adalimumab treatment schedule strategies for moderate-to-severe Crohn's disease: results from the CHARM trial. *Am J Gastroenterol* 2009; **104**: 1170–9.
7. Sandborn WJ, *et al.* An open-label study of the human anti-TNF monoclonal antibody adalimumab in subjects with prior loss of response or intolerance to infliximab for Crohn's disease. *Am J Gastroenterol* 2004; **99**: 1984–9.
8. Papadakis KA, *et al.* Safety and efficacy of adalimumab (D2E7) in Crohn's disease patients with an attenuated response to infliximab. *Am J Gastroenterol* 2005; **100**: 75–9.
9. Peyrin-Biroulet L, *et al.* Adalimumab maintenance therapy for Crohn's disease with intolerance or lost response to infliximab: an open-label study. *Aliment Pharmacol Ther* 2007; **25**: 675–80.
10. Sandborn WJ, *et al.* Adalimumab induction therapy for Crohn disease previously treated with infliximab: a randomized trial. *Ann Intern Med* 2007; **146**: 829–38.
11. Peyrin-Biroulet L, *et al.* Adalimumab induction therapy for ulcerative colitis with intolerance or lost response to infliximab: an open-label study. *World J Gastroenterol* 2007; **13**: 2328–32.

银屑病 阿达木单抗用于治疗斑块型银屑病[1～6]（见第1510页）。

1. Gordon KB, *et al.* Clinical response to adalimumab treatment in patients with moderate to severe psoriasis: double-blind, randomized controlled trial and open-label extension study. *J Am Acad Dermatol* 2006; **55**: 598–606.
2. Papoutsaki M, *et al.* Adalimumab for severe psoriasis and psoriatic arthritis: an open-label study in 30 patients previously treated with other biologics. *J Am Acad Dermatol* 2007; **57**: 269–75.
3. Menter A, *et al.* Adalimumab therapy for moderate to severe psoriasis: a randomized, controlled phase III trial. *J Am Acad Dermatol* 2008; **58**: 106–15.
4. Revicki D, *et al.* Impact of adalimumab treatment on health-related quality of life and other patient-reported outcomes: results from a 16-week randomized controlled trial in patients with moderate to severe plaque psoriasis. *Br J Dermatol* 2008; **158**: 549–57.
5. Saurat J-H, *et al.* CHAMPION Study Investigators. Efficacy and safety results from the randomized controlled comparative study of adalimumab vs. methotrexate vs. placebo in patients with psoriasis. *Br J Dermatol* 2008; **158**: 558–66.
6. NICE. Adalimumab for the treatment of adults with psoriasis: Technology Appraisal Guidance 146 (issued June 2008). Available at: http://www.nice.org.uk/nicemedia/pdf/TA146Guidance.pdf (accessed 25/07/08)

类风湿关节炎 阿达木单抗在类风湿关节炎[1～16]（见第12页）和青少年特发性关节炎（见第11页）[17]中使用的参考文献如下。

1. den Broeder AA, *et al.* Long-term anti-tumour necrosis factor alpha monotherapy in rheumatoid arthritis: effect on radiological course and prognostic value of markers of cartilage turnover and endothelial activation. *Ann Rheum Dis* 2002; **61**: 311–18.
2. Rau R. Adalimumab (a fully human anti-tumour necrosis factor alpha monoclonal antibody) in the treatment of active rheumatoid arthritis: the initial results of five trials. *Ann Rheum Dis* 2002; **61** (suppl 2): 70–3.
3. Weinblatt ME, *et al.* Adalimumab, a fully human anti-tumor necrosis factor alpha monoclonal antibody, for the treatment of rheumatoid arthritis in patients taking concomitant methotrexate: the ARMADA trial. *Arthritis Rheum* 2003; **48**: 35–45.
4. Furst DE, *et al.* Adalimumab, a fully human anti tumor necrosis factor-alpha monoclonal antibody, and concomitant standard antirheumatic therapy for the treatment of rheumatoid arthritis: results of STAR (Safety Trial of Adalimumab in Rheumatoid Arthritis). *J Rheumatol* 2003; **30**: 2563–71.
5. van de Putte LB, *et al.* Efficacy and safety of adalimumab as monotherapy in patients with rheumatoid arthritis for whom previous disease modifying antirheumatic drug treatment has failed. *Ann Rheum Dis* 2004; **63**: 508–16.
6. Keystone EC, *et al.* Radiographic, clinical, and functional outcomes of treatment with adalimumab (a human anti-tumor necrosis factor monoclonal antibody) in patients with active rheumatoid arthritis receiving concomitant methotrexate therapy: a randomized, placebo-controlled, 52-week trial. *Arthritis Rheum* 2004; **50**: 1400–11.
7. Wick MC, *et al.* Adalimumab (Humira) restores clinical response in patients with secondary loss of efficacy from infliximab (Remicade) or etanercept (Enbrel): results from the STURE registry at Karolinska University Hospital. *Scand J Rheumatol* 2005; **34**: 353–8.
8. Navarro-Sarabia F, *et al.* Adalimumab for treating rheumatoid arthritis. Available in The Cochrane Database of Systematic Reviews; Issue 3. Chichester: John Wiley; 2005 (accessed 13/06/08).
9. Weinblatt ME, *et al.* Long term efficacy and safety of adalimumab plus methotrexate in patients with rheumatoid arthritis: ARMADA 4 year extended study. *Ann Rheum Dis* 2006; **65**: 753–9.
10. Breedveld FC, *et al.* The PREMIER study: a multicenter, randomized, double-blind clinical trial of combination therapy with adalimumab plus methotrexate versus methotrexate alone or adalimumab alone in patients with early, aggressive rheumatoid arthritis who had not had previous methotrexate treatment. *Arthritis Rheum* 2006; **54**: 26–37.
11. Heiberg MS, *et al.* Adalimumab and methotrexate is more effective than adalimumab alone in patients with established rheumatoid arthritis: results from a 6-month longitudinal, observational, multicentre study. *Ann Rheum Dis* 2006; **65**: 1379–83.
12. Cvetković RS, Scott LJ. Adalimumab: a review of its use in adult patients with rheumatoid arthritis. *BioDrugs* 2006; **20**: 293–311.
13. Chen Y-F, *et al.* NHS Health Technology Assessment Programme. A systematic review of the effectiveness of adalimumab, etanercept and infliximab for the treatment of rheumatoid arthritis in adults and an economic evaluation of their cost-effectiveness (issued November 2006). Available at: http://www.hta.ac.uk/fullmono/mon1042.pdf (accessed 31/10/08)
14. Burmester GR, *et al.* Adalimumab alone and in combination with disease-modifying antirheumatic drugs for the treatment of rheumatoid arthritis in clinical practice: the Research in Active Rheumatoid Arthritis (ReAct) trial. *Ann Rheum Dis* 2007; **66**: 732–9.
15. Bombardieri S, *et al.* Research in Active Rheumatoid Arthritis (ReAct) Study Group. Effectiveness of adalimumab for rheumatoid arthritis in patients with a history of TNF-antagonist therapy in clinical practice. *Rheumatology (Oxford)* 2007; **46**: 1191–9.
16. NICE. Adalimumab, etanercept and infliximab for the treatment of rheumatoid arthritis: Technology Appraisal Guidance 130 (issued October 2007). Available at: http://www.nice.org.uk/nicemedia/pdf/TA130guidance.pdf (accessed 03/11/08)
17. Lovell DJ, *et al.* Pediatric Rheumatology Collaborative Study Group. Pediatric Rheumatology International Trials Organisation. Adalimumab with or without methotrexate in juvenile rheumatoid arthritis. *N Engl J Med* 2008; **359**: 810–20.

脊椎关节病 在强直性脊柱炎和银屑病关节炎（第13页）中阿达木单抗使用的参考文献如下[1～13]。

1. Chew A-L, *et al.* Successful treatment of severe psoriasis and psoriatic arthritis with adalimumab. *Br J Dermatol* 2004; **151**: 492–6.
2. Mease PJ, *et al.* Adalimumab for the treatment of patients with moderately to severely active psoriatic arthritis: results of a double-blind, randomized, placebo-controlled trial. *Arthritis Rheum* 2005; **52**: 3279–89.
3. van der Heijde D, *et al.* ATLAS Study Group. Efficacy and safety of adalimumab in patients with ankylosing spondylitis: results of a multicenter, randomized, double-blind, placebo-controlled trial. *Arthritis Rheum* 2006; **54**: 2136–46.
4. Simpson D, Scott LJ. Adalimumab: in psoriatic arthritis. *Drugs* 2006; **66**: 1487–96.
5. Gladman DD, *et al.* Adalimumab improves joint-related and skin-related functional impairment in patients with psoriatic arthritis: patient-reported outcomes of the Adalimumab Effectiveness in Psoriatic Arthritis Trial. *Ann Rheum Dis* 2007; **66**: 163–8.
6. Gladman DD, *et al.* Adalimumab for long-term treatment of psoriatic arthritis: forty-eight week data from the adalimumab effectiveness in psoriatic arthritis trial. *Arthritis Rheum* 2007; **56**: 476–88.
7. Genovese MC, *et al.* M02-570 Study Group. Safety and efficacy of adalimumab in treatment of patients with psoriatic arthritis who had failed disease modifying antirheumatic drug therapy. *J Rheumatol* 2007; **34**: 1040–50. Correction. *ibid.*; 1439.
8. Davis JC, *et al.* Health-related quality of life outcomes in patients with active ankylosing spondylitis treated with adalimumab: results from a randomized controlled study. *Arthritis Rheum* 2007; **57**: 1050–7.
9. NICE. Adalimumab for the treatment of psoriatic arthritis: Technology Appraisal Guidance 125 (issued August 2007). Available at: http://www.nice.org.uk/nicemedia/pdf/TA125guidance.pdf (accessed 03/11/08)
10. McLeod C, *et al.* NHS Health Technology Assessment Programme. Adalimumab, etanercept and infliximab for the treatment of ankylosing spondylitis: a systematic review and economic evaluation (issued August 2007). Available at: http://www.hta.ac.uk/fullmono/mon1128.pdf (accessed 31/10/08)
11. NICE. Adalimumab, etanercept and infliximab for ankylosing spondylitis: Technology Appraisal Guidance 143 (issued May 2008). Available at: http://www.nice.org.uk/nicemedia/pdf/TA143Guidance.pdf (accessed 31/10/08)
12. Mease PJ, *et al.* Adalimumab for long-term treatment of psoriatic arthritis: 2-year data from the Adalimumab Effectiveness in Psoriatic Arthritis Trial (ADEPT). *Ann Rheum Dis* 2009; **68**: 702–9.
13. van der Heijde D, *et al.* ATLAS Study Group. Adalimumab effectiveness for the treatment of ankylosing spondylitis is maintained for up to 2 years: long-term results from the ATLAS trial. *Ann Rheum Dis* 2009; **68**: 922–9.

葡萄膜炎 阿达木单抗曾成功尝试用于治疗原发性葡萄膜炎[1,2]（见第1446页）。其他炎性疾病的并发症（如类风湿关节炎）也可发展成葡萄膜炎。使用阿达木单抗治疗除了对原发疾病有效外，还可改善眼睛症状。

1. Vazquez-Cobian LB, *et al.* Adalimumab therapy for childhood uveitis. *J Pediatr* 2006; **149**: 572–5.
2. Biester S, *et al.* Adalimumab in the therapy of uveitis in childhood. *Br J Ophthalmol* 2007; **91**: 319–24.

制剂

专利制剂

Arg.: Humira; ***Austral.:*** Humira; ***Austria:*** Humira; ***Belg.:*** Humira; ***Braz.:*** Humira; ***Canad.:*** Humira; ***Chile:*** Humira; ***Cz.:*** Humira; ***Denm.:*** Humira; ***Fin.:*** Humira; ***Fr.:*** Humira; ***Ger.:*** Humira; ***Gr.:*** Humira; Trudexa; ***Hong Kong:*** Humira; ***Hung.:*** Humira; ***Irl.:*** Humira; ***Israel:*** Humira; ***Ital.:*** Humira; ***Malaysia:*** Humira; ***Mex.:*** Humira; ***Neth.:*** Humira; Trudexa†; ***Norw.:*** Humira; ***NZ:*** Humira; ***Pol.:*** Humira; ***Port.:*** Humira; ***Rus.:*** Humira (Хумира); ***S.Afr.:*** Humira; ***Singapore:*** Humira; ***Spain:*** Humira; ***Swed.:*** Humira; ***Switz.:*** Humira; ***Turk.:*** Humira; ***UK:*** Humira; ***USA:*** Humira; ***Venez.:*** Humira.

Alfentanil Hydrochloride (*BANM, USAN, rINNM*) ⊗ 盐酸阿芬太尼

Alfentaniilihydrokloridi; Alfentanil, chlorhydrate d'; Alfentanil Hidroklorür; Alfentanil-hidroklorid; Alfentanil-hydrochlorid; Alfentanilhydroklorid; Alfentanili hydrochloridum; Alfentanilio hidrochloridas; Hidrocloruro de alfentanilo; R-39209. *N*-{1-[2-(4-Ethyl-5-oxo-2-tetrazolin-1-yl)ethyl]-4-(methoxymethyl)-4-piperidyl}propionanilide hydrochloride.

Альфентанила Гидрохлорид

$C_{21}H_{32}N_6O_3$,HCl = 453.0.

CAS — 71195-58-9 (alfentanil); 69049-06-5 (anhydrous alfentanil hydrochloride); 70879-28-6 (alfentanil hydro-

chloride monohydrate).
ATC — N01AH02.
ATC Vet — QN01AH02.
UNII — 11S92G0TIW.

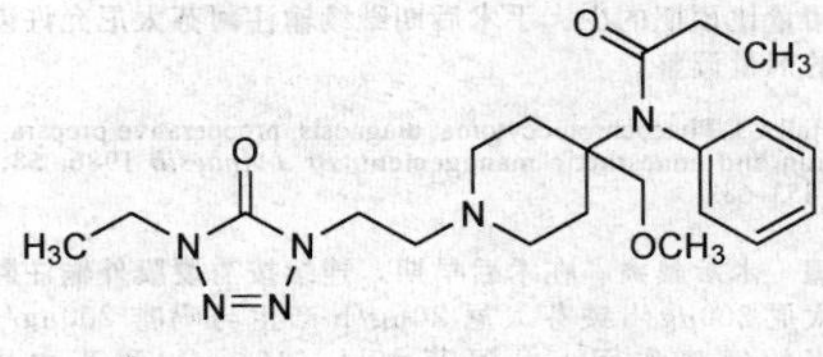

(alfentanil)

Pharmacopoeias. In *Eur.* (see p.vii) and *US*.

Ph. Eur. 6.8（Alfentanil Hydrochloride） 白色或类白色粉末。易溶于水、乙醇和甲醇。避光。

USP 33（Alfentanil Hydrochloride） 白色或类白色粉末。溶于水；易溶于乙醇、氯仿和甲醇；微溶于丙酮。贮藏于密闭容器中。

依赖性和停药

参见**阿片类镇痛药**，第96页。

不良反应和处置

参见第97页的**阿片类镇痛药**和第54页的**芬太尼**。

对心血管系统的影响 2名给予30μg/kg阿芬太尼的患者在插管过程中出现窦性停搏[1]。

1. Maryniak JK, Bishop VA. Sinus arrest after alfentanil. *Br J Anaesth* 1987; **59:** 390–1.

对心理功能的影响 类似于芬太尼，阿芬太尼7.5μg/kg或15μg/kg静脉内给药对健康受试者的记忆力没有影响[1]。在另一项研究中，用阿芬太尼7.5μg/kg麻醉的患者2h后出现对新事物的记忆损伤，但不出现于那些给予芬太尼的患者[2]，美索比妥可能促成损伤。

1. Scamman FL, *et al.* Ventilatory and mental effects of alfentanil and fentanyl. *Acta Anaesthesiol Scand* 1984; **28:** 63–7.
2. Kennedy DJ, Ogg TW. Alfentanil and memory function: a comparison with fentanyl for day case termination of pregnancy. *Anaesthesia* 1985; **40:** 537–40.

对呼吸系统的影响 类似于其他阿片类激动药，阿芬太尼引起剂量相关的呼吸抑制，在剂量超过1mg时更显著。据报道阿芬太尼的恢复比芬太尼（第54页）更快[1,2]，可能反映出阿芬太尼更短的消除半衰期。尽管如此，长期大剂量使用时，阿芬太尼的蓄积是可能的。深度镇痛伴随有显著的可在术后持续或重现的呼吸抑制。

据报道，在最初从麻醉中快速恢复的患者中，阿芬太尼静脉输注结束1h内曾发生突发性呼吸停止，通常所有这样的患者都对纳洛酮的治疗有反应[3~5]。建议在术后初期密切监测呼吸，并且这也是制造商所强调的[6]。如换气过度和阿片类麻醉前用药等因素可能增强或延长阿芬太尼呼吸抑制的效应。

1. Andrews CJH, *et al.* Ventilatory effects during and after continuous infusion of fentanyl or alfentanil. *Br J Anaesth* 1983; **55:** 211S–16S.
2. Scamman FL, *et al.* Ventilatory and mental effects of alfentanil and fentanyl. *Acta Anaesthesiol Scand* 1984; **28:** 63–7.
3. Sebel PS, *et al.* Respiratory depression after alfentanil infusion. *BMJ* 1984; **289:** 1581–2.
4. Krane BD, *et al.* Alfentanil and delayed respiratory depression: cases studies and review. *Anesth Analg* 1990; **70:** 557–61.
5. Sternlo JEG, Sandin RH. Recurrent respiratory depression after total intravenous anaesthesia with propofol and alfentanil. *Anaesthesia* 1998; **53:** 378–81.
6. Waldron HA, Cookson RF. Respiratory depression after alfentanil infusion. *BMJ* 1985; **290:** 319.

注意事项

参见**阿片类镇痛药**，第97页。

儿童 由于呼吸窘迫综合征而经历麻痹和机械换气的早产儿给予阿芬太尼，可导致快速、显著的心率和血压下降，强调药理学和临床效应的适当评估是必需的[1]。

BNFC 2010/11 称，阿芬太尼的半衰期在新生儿中延长，并且延长使用时可能会蓄积，也可能出现肌肉强直，需要使用肌松药。

1. Marlow N, *et al.* Hazards of analgesia for newborn infants. *Arch Dis Child* 1988; **63:** 1293.

老年人 EEG变化提示老年患者对阿芬太尼的脑敏感性有所增加[1]，就药效学而不是药动学原因而言，表明年龄较大的患者可采用较低剂量。也见下文**药动学**项下。

1. Scott JC, Stanski DR. Decreased fentanyl and alfentanil dose requirements with age: a simultaneous pharmacokinetic and pharmacodynamic evaluation. *J Pharmacol Exp Ther* 1987; **240:** 159–66.

处理 避免皮肤接触和吸入盐酸阿芬太尼颗粒。

炎性肠病 克罗恩病患者比对照患者[1]需要更高剂量的阿芬太尼，虽然两组患者之间阿芬太尼的药动学没有差异。

1. Gesink-van der Veer BJ, *et al.* Influence of Crohn's disease on the pharmacokinetics and pharmacodynamics of alfentanil. *Br J Anaesth* 1993; **71:** 827–34.

妊娠 英国注册药品信息反对在分娩中或在剖宫产术中夹紧脐带前使用阿芬太尼，因为胎盘转移意味着存在新生儿呼吸抑制的危险。

药物相互作用

与阿片类镇痛药相关的药物相互作用见第98页。

抑制心脏或增加迷走神经张力的药物，如β受体阻滞药和麻醉药，可造成给予阿芬太尼的患者产生心动过缓和低血压。阿芬太尼与非迷走神经松弛的神经肌肉阻滞药可产生心动过缓，并可能产生心搏暂停。

经由细胞色素P450同工酶CYP3A4的阿芬太尼的代谢可被这种同工酶的有效抑制剂所降低，导致延长或延缓的呼吸抑制危险。如果给予CYP3A4抑制药如西咪替丁、地尔硫䓬、红霉素、氟康唑、伊曲康唑、酮康唑或利托那韦，需要降低阿芬太尼的剂量。

抗菌药 健康受试者口服7天一个疗程的红霉素后，阿芬太尼的消除半衰期增加，清除率降低[1]。有报道称有一名32岁的男性患者在手术前24h曾使用1g剂量的红霉素，共3次，随后在麻醉过程中给予阿芬太尼，也出现呼吸抑制延长[2]。在另一项健康受试者的研究中，曾口服醋竹桃霉素的受试者给予阿芬太尼后的清除率（三室模型）也降低了70%[3]。

其他肝酶抑制药和影响肝血流量的药物也可影响阿芬太尼的清除率。

1. Bartkowski RR, *et al.* Inhibition of alfentanil metabolism by erythromycin. *Clin Pharmacol Ther* 1989; **46:** 99–102.
2. Bartkowski RR, McDonnell TE. Prolonged alfentanil effect following erythromycin administration. *Anesthesiology* 1990; **73:** 566–8.
3. Kharasch ED, *et al.* The role of cytochrome P450 3A4 in alfentanil clearance: implications for interindividual variability in disposition and perioperative drug interactions. *Anesthesiology* 1997; **87:** 36–50.

抗真菌药 吡咯抗真菌药如酮康唑、氟康唑或醋竹桃霉素能抑制阿芬太尼的代谢。在一项研究中，静脉或口服氟康唑后1h给予阿芬太尼，分别使阿芬太尼的清除率降低60%和55%，并分别使阿芬太尼的平均半衰期从1.5h增加到2.7h和2.5h[1]。与此相似，另一项研究[2]发现口服醋竹桃霉素后1h给予阿芬太尼可使阿芬太尼的清除率降低85%，并使阿芬太尼的平均半衰期增加至6.6h。

1. Palkama VJ, *et al.* The effect of intravenous and oral fluconazole on the pharmacokinetics and pharmacodynamics of intravenous alfentanil. *Anesth Analg* 1998; **87:** 190–4.
2. Saari TI, *et al.* Voriconazole, but not terbinafine, markedly reduces alfentanil clearance and prolongs its half-life. *Clin Pharmacol Ther* 2006; **80:** 502–8.

药动学

盐酸阿芬太尼胃肠外给药后快速起效，作用持续时间短。阿芬太尼约90%与蛋白结合，分布容积小。它的终末消除半衰期为1~2h。它在肝中代谢，通过细胞色素P450同工酶CYP3A4进行的*N*-氧化和*O*-脱烷基产生非活性代谢产物，在尿中排泄。阿芬太尼透过血脑屏障和胎盘，也可在初乳中检测到。

阿芬太尼比芬太尼的脂溶性小，但比吗啡的脂溶性大。它与血浆蛋白结合强，主要与α_1-酸性糖蛋白结合。与芬太尼相比，希望脂溶性降低以限制血脑屏障的穿透，但是大部分未结合的阿芬太尼是非离子态的，可快速进入CNS。阿芬太尼比芬太尼有更小的分布容积，其消除半衰期也更短。制造商已给出三室药动学模型的值，单次快速静脉注射50μg/kg或125μg/kg后，分布半衰期为0.4~3.1min，再分布半衰期为4.6~21.6min，终末消除半衰期为64.1~129.3min。蓄积可能少于芬太尼，但反复或连续给药后会出现蓄积，尤其是清除率减少的患者。据报道，平均消除半衰期通常约为90min，但在儿童中有所减少，在老年人、新生儿、肝损伤、肥胖者和心肺分流术中增加（见下文）。

1. Hull CJ. The pharmacokinetics of alfentanil in man. *Br J Anaesth* 1983; **55** (suppl 2): 157S–164S.
2. Mather LE. Clinical pharmacokinetics of fentanyl and its newer derivatives. *Clin Pharmacokinet* 1983; **8:** 422–46.
3. Davis PJ, Cook DR. Clinical pharmacokinetics of the newer intravenous anaesthetic agents. *Clin Pharmacokinet* 1986; **11:** 18–35.
4. Bodenham A, Park GR. Alfentanil infusions in patients requiring intensive care. *Clin Pharmacokinet* 1988; **15:** 216–26.
5. Scholz J, *et al.* Clinical pharmacokinetics of alfentanil, fentanyl and sufentanil. *Clin Pharmacokinet* 1996; **31:** 275–92.

用法 连续静脉输注 阿芬太尼连续静脉输注的小规模研究[1~3]发现，其药动学参数与单次推注后的参数相似，但有些相互矛盾的结果。29名经历矫形手术操作的患者中，初期推注给予阿芬太尼50μg/kg，随后以每分钟1μg/kg的速率静脉输注，持续44~445min，在切口以前立即给予50μg/kg的第二次推注，并且如果需要给予额外的1mg推注[4]。26名患者的血浆阿芬太尼浓度的时程符合二室模型。终末半衰期广泛地在56~226min（平均106min）间变化，最高值主要出现在超过60岁的患者中。药动学参数和输注时间或总剂量之间没有显著的相关性。血浆清除率和分布容积与体重显著不相关，虽然稳态分布容积随年龄增长而增大。平均估计稳态浓度为293ng/ml（范围147~636ng/ml）。

1. Fragen RJ, *et al.* Pharmacokinetics of the infusion of alfentanil in man. *Br J Anaesth* 1983; **55:** 1077–81.
2. Shafer A, *et al.* Pharmacokinetics and pharmacodynamics of alfentanil infusions during general anesthesia. *Anesth Analg* 1986; **65:** 1021–8.
3. Reitz JA, *et al.* The pharmacokinetics of alfentanil in gynecologic surgical patients. *J Clin Pharmacol* 1986; **26:** 60–4.
4. van Beem H, *et al.* Pharmacokinetics of alfentanil during and after a fixed rate infusion. *Br J Anaesth* 1989; **62:** 610–15.

肌内 见下文**老年人**项下。

烧伤 在烧伤患者中，阿芬太尼的分布容积和总清除率减少，消除半衰期延长[1]。这有一部分归因于α_1-酸性糖蛋白浓度的增高，导致蛋白结合增加。

1. Macfie AG, *et al.* Disposition of alfentanil in burns patients. *Br J Anaesth* 1992; **69:** 447–50.

心肺分流术 在5名患者中，阿芬太尼的消除半衰期从心肺分流术前的72min增加到后来的195min[1]。这归因于分布容积的增大以及部分基于稀释引起的血浆蛋白结合的下降。其他研究者[2,3]发现，在开始心肺分流术时，阿芬太尼的总血浆浓度减半，主要由于α_1-酸性糖蛋白的稀释和非结合阿芬太尼的增加。

1. Hug CC, *et al.* Alfentanil pharmacokinetics in patients before and after cardiopulmonary bypass. *Anesth Analg* 1983; **62:** 266.
2. Kumar K, *et al.* The effect of cardiopulmonary bypass on plasma protein binding of alfentanil. *Eur J Clin Pharmacol* 1988; **35:** 47–52.
3. Hynynen M, *et al.* Plasma concentration and protein binding of alfentanil during high-dose infusion for cardiac surgery. *Br J Anaesth* 1994; **72:** 571–6.

儿童 已经显示阿芬太尼在儿童中比在成人中的消除半衰期更短（约40min）、分布容积更小[1]。然而，阿芬太尼在新生儿中的半衰期延长。也见下文**肝损伤**项下。

1. Meistelman C, *et al.* A comparison of alfentanil pharmacokinetics in children and adults. *Anesthesiology* 1987; **66:** 13–16.

老年人 单次静脉注射50μg/kg剂量后，与健康年轻人相比，年龄超过65岁的患者的阿芬太尼血浆清除率下降[1]。老年人的平均消除半衰期是137min，年轻人是83min。分布容积是相似的，认为清除率下降可能是由于老年人肝代谢下降。在一项男性患者的研究中，阿芬太尼终末消除半衰期随年龄增加而延长，虽然清除率受影响不显著[2]。在矫形手术操作中阿芬太尼以每分钟1μg/kg的速率连续静脉输注给药的患者中[3]，那些年龄超过40岁的患者终末半衰期随年龄线性增加，并且稳态分布容积随年龄增加而增大，清除率与年龄的相关性不显著，并且认为其在长时间手术中的连续输注过程中比单次推注更易变。

其他研究者还报道[4]，年龄对阿芬太尼药动学的影响取决于性别。在这项研究中，女性随年龄增加总血浆清除率下降，终末半衰期增加，但在男性中没有。认为在女性中的这种影响可能更依赖于绝经状态[5]而不是年龄。

在一项老年患者的研究中，三角肌注射与臀肌注射相比，阿芬太尼的血浆浓度更高，最大浓度出现得更早[6]。

1. Helmers H, *et al.* Alfentanil kinetics in the elderly. *Clin Pharmacol Ther* 1984; **36:** 239–43.
2. Scott JC, Stanski DR. Decreased fentanyl and alfentanil dose requirements with age: a simultaneous pharmacokinetic and pharmacodynamic evaluation. *J Pharmacol Exp Ther* 1987; **240:** 159–66.

3. van Beem H, *et al.* Pharmacokinetics of alfentanil during and after a fixed rate infusion. *Br J Anaesth* 1989; **62:** 610–15.
4. Lemmens HJM, *et al.* Influence of age on the pharmacokinetics of alfentanil: gender dependence. *Clin Pharmacokinet* 1990; **19:** 416–22.
5. Rubio A, Cox C. Sex, age and alfentanil pharmacokinetics. *Clin Pharmacokinet* 1991; **21:** 81.
6. Virkkilä M, *et al.* Pharmacokinetics and effects of i.m. alfentanil as premedication for day-case ophthalmic surgery in elderly patients. *Br J Anaesth* 1993; **71:** 507–11.

肝损伤 与对照受试者相比，在酒精性肝硬化患者中，阿芬太尼的总血浆清除率和蛋白结合率降低。肝硬化患者单次静脉注射50μg/kg剂量后，消除半衰期从90min延长到219min，部分是由于α_1-酸性糖蛋白结合位点的改变[1]。在非酒精性肝硬化或其他肝病的患者中对阿芬太尼处置可能有不同的影响[2]。阿芬太尼的药动学在胆汁淤积性肝病儿童中显然不受影响，而在3位经历肝移植的患者中术后清除率下降[3]。

1. Ferrier C, *et al.* Alfentanil pharmacokinetics in patients with cirrhosis. *Anesthesiology* 1985; **62:** 480–4.
2. Bower S, *et al.* Effects of different hepatic pathologies on disposition of alfentanil in anaesthetized patients. *Br J Anaesth* 1992; **68:** 462–5.
3. Davis PJ, *et al.* Effects of cholestatic hepatic disease and chronic renal failure on alfentanil pharmacokinetics in children. *Anesth Analg* 1989; **68:** 579–83.

肥胖 据报道，在肥胖患者中，阿芬太尼的药动学改变[1]。6名肥胖患者的消除半衰期是172min，与之比较，7名不肥胖患者是92min。阿芬太尼的血浆清除率也下降，虽然其他研究者[2]发现肥胖症对清除率没有影响，但是它与中央室容积之间的确有关系。

1. Bentley JB, *et al.* Obesity and alfentanil pharmacokinetics. *Anesth Analg* 1983; **62:** 251.
2. Maitre PO, *et al.* Population pharmacokinetics of alfentanil: the average dose-plasma concentration relationship and interindividual variability in patients. *Anesthesiology* 1987; **66:** 3–12.

肾损伤 在慢性肾衰竭的成人[1]或儿童[2]患者中，阿芬太尼的药动学不受显著影响。在另一项研究[3]中，稳态阿芬太尼分布容积的增加与慢性肾衰竭患者血浆蛋白结合的下降有关。

1. Van Peer A, *et al.* Alfentanil kinetics in renal insufficiency. *Eur J Clin Pharmacol* 1986; **30:** 245–7.
2. Davis PJ, *et al.* Effects of cholestatic hepatic disease and chronic renal failure on alfentanil pharmacokinetics in children. *Anesth Analg* 1989; **68:** 579–83.
3. Chauvin M, *et al.* Pharmacokinetics of alfentanil in chronic renal failure. *Anesth Analg* 1987; **66:** 53–6.

用途和用法

阿芬太尼是与芬太尼（第98页）相关的短效阿片类镇痛药（第56页）。

阿芬太尼作为麻醉药和全身麻醉的辅助用药或主要麻醉药用于手术操作。它也用作重症监护下机械换气处置的镇痛药和呼吸抑制药。

阿芬太尼以盐酸盐静脉注射给药，但剂量以阿芬太尼碱基的方式表达。盐酸阿芬太尼108.8μg相当于约100μg阿芬太尼。在单次注射1.5～2min内可见最大效应，镇痛预期可一直持续到10min，因此如果需要更长时间的手术操作，需要补充剂量。换气患者可通过连续输注给药。

阿芬太尼的使用剂量取决于患者是否有自发呼吸或辅助换气以及期望的麻醉持续时间。根据患者的需要调整剂量。儿童可能比成人需要更高剂量或更频繁的用药，而老年人或虚弱的患者可能需要更低剂量或低频率的用药。肥胖患者用药需要根据他们的理想（瘦）体重。

当用作**维持全身性麻醉**的辅助药时，英国起始批准剂量如下：

- 有自发呼吸的患者，历时超过约30s内缓慢给药直至500μg，可给予250μg的追加剂量。
- 换气患者可给予30～50μg/kg，追加15μg /kg。当通过输注给予换气患者时，单次推注或输注起始负荷剂量50～100μg/kg，10min以上，随后以每分钟0.5～1μg/kg的速率输注。

美国使用的典型剂量如下：

- 在有自主呼吸或辅助换气的患者中，时间小于1h的小外科手术中的剂量为8～20μg/kg，随后每5～20min以3～5μg/kg的剂量追加，或每分钟输注0.5～1μg/kg。或者，辅助换气或控制换气的患者给药起始剂量为20～50μg/kg，随后每5～20min以5～15μg/kg剂量追加。
- 在普通的外科手术中，辅助换气或控制换气的患者给药起始剂量为50～75μg/kg，随后每分钟输注0.5～3μg/kg。如果以麻醉剂量给予阿芬太尼（见下文）用于诱导麻醉，输注速率在维持的第1小时中需要降低30%～50%。

阿芬太尼的维持输注应在预期的手术末期前10～30min停止。

儿童用药剂量详见下文。

在经历至少45min的操作的辅助换气患者中，用于**诱导麻醉**的剂量是130～245μg/kg，随后采用吸入麻醉或每分钟0.5～1μg/kg阿芬太尼的维持剂量。

在英国，**重症监护**换气患者最初可以2mg/h的输注速率给予阿芬太尼，或5mg的负荷剂量在历时超过10min内分次给予，或如果出现低血压或心动过缓需更慢地给药。此后，对每位患者应当确定适合的输注速率（已用0.5～10mg/h的速率）；应当谨慎监护患者，通常治疗持续时间不应超过4天。在连续输注期间，如果需要可以给予额外0.5～1mg的单次推注，以便为在重症监护中可能实施的短期疼痛操作提供镇痛。

接受麻醉监控的可自主呼吸患者也可使用阿芬太尼作为镇痛药；在美国，阿芬太尼的起始剂量为3～8μg/kg，随后每5～20min以3～5μg/kg的剂量追加，或者每分钟输注0.25～1μg/kg。

用法 阿芬太尼通常静脉注射或输注给药，但也已采用肌内[1,2]、鞘内[3]或硬膜外给药（见下文**疼痛**项下）。

1. Arendt-Nielsen L, *et al.* Analgesic efficacy of im alfentanil. *Br J Anaesth* 1990; **65:** 164–8.
2. Virkkilä M, *et al.* Pharmacokinetics and effects of i.m. alfentanil as premedication for day-case ophthalmic surgery in elderly patients. *Br J Anaesth* 1993; **71:** 507–11.
3. Hughes DA, Hill DA. Intrathecal alfentanil with and without bupivacaine for analgesia in labour. *Anaesthesia* 2000; **55:** 1116–21.

儿童用法 英国已批准阿芬太尼在外科手术期间用于换气的儿童，作为镇痛药和全身麻醉的辅助用药或主要麻醉药。注册药品信息指出当作为**维持全身麻醉**的辅助用药时，换气儿童可通过静脉注射与换气成人同样的剂量（见上文**用途和用法**项下）。然而，*BNFC 2010/11* 建议新生儿使用起始剂量为5～20μg/kg，1个月至18岁的儿童使用起始剂量为10～20μg/kg，并给予10μg/kg的剂量追加。*BNF59* 指出当输注给药时，换气儿童可与换气成人使用同样的剂量（见上文**用途和用法**项下）。*BNFC 2010/11* 建议小至1个月的儿童可给予常用成人剂量。*BNFC 2010/11* 还建议新生儿可给予10～25μg/kg的起始负载剂量，用药时间超过10 min，随后每分钟以0. 5～1μg/kg的速度输注给药。

麻醉 与芬太尼（第57页）类似，阿芬太尼似乎可比吗啡产生更少的循环变化，并首选用于麻醉，尤其在心血管手术中。通常认为它比芬太尼有更短的持续时间。它也与丙泊酚合用于协助插管，并用于总静脉麻醉。

对于用于协助插管的药物和用于控制增压反应和与插管相关的眼内压增高的阿片类药物如阿芬太尼的讨论（见**麻醉**项下，第1810页）。关于一项指出用阿芬太尼预处理可减少与丙泊酚注射相关疼痛的研究的文献，见第1712页。

剖宫产术 由于在新生儿中有呼吸抑制的危险性，英国注册药品信息反对剖宫产手术中脐带夹紧以前使用阿芬太尼。5名新生儿有4名出现严重的呼吸抑制后，阿芬太尼30μg/kg用于经历剖宫产术妇女的研究被废弃[1]。在经历剖宫产术的患者中进行的另一项研究[2]中发现，尽管在分娩前即刻静脉给予10μg/kg阿芬太尼使母亲对插管的血液动力学反应降到最低，阿芬太尼组的新生儿阿普加评分还是低于安慰剂组。

然而，阿芬太尼已成功用于减少经历剖宫产手术并有严重心血管疾病的患者插管和手术的血液动力学反应[3,4]。1名重度主动脉狭窄的母亲在成功使用35μg/kg阿芬太尼后分娩[3]的婴儿出现呼吸暂停和无反应性以及肌肉紧张度弱，这个婴儿对纳洛酮快速反应。在诱导以前立即使用10μg/kg阿芬太尼减弱重度妊娠性高血压患者[4]对插管的心血管反应，是芬太尼2.5μg/kg最适合的替代药物，对新生儿死亡率没有影响可归因于麻醉技术。然而，建议使用更小剂量的7.5μg/kg阿芬太尼和30mg/kg硫酸镁，可产生更好的心血管控制[5]。

1. Leuwer M, *et al.* Pharmacokinetics and pharmacodynamics of an equipotent fentanyl and alfentanil dose in mother and infant during caesarean section. *Br J Anaesth* 1990; **64:** 398P–399P.
2. Gin T, *et al.* Alfentanil given immediately before the induction of anesthesia for elective cesarean delivery. *Anesth Analg* 2000; **90:** 1167–72.
3. Redfern N, *et al.* Alfentanil for caesarean section complicated by severe aortic stenosis: a case report. *Br J Anaesth* 1987; **59:** 1309–12.
4. Rout CC, Rocke DA. Effects of alfentanil and fentanyl on induction of anaesthesia in patients with severe pregnancy-induced hypertension. *Br J Anaesth* 1990; **65:** 468–74.
5. Ashton WB, *et al.* Attenuation of the pressor response to tracheal intubation by magnesium sulphate with and without alfentanil in hypertensive proteinuric patients undergoing caesarean section. *Br J Anaesth* 1991; **67:** 741–7.

嗜铬细胞瘤 阿芬太尼不释放组胺，对嗜铬细胞瘤患者的麻醉治疗是有价值的[1]。它起效非常快速，有良好的血管舒张特性和相对短的消除半衰期。这些患者通常在手术后最初的48h非常嗜睡，手术后阿片类药物需要的用量比预期的少。手术后期继续输注阿芬太尼允许谨慎的剂量调整。

1. Hull CJ. Phaeochromocytoma: diagnosis, preoperative preparation and anaesthetic management. *Br J Anaesth* 1986; **58:** 1453–68.

疼痛 *术后镇痛* 在术后早期，连续按需硬膜外输注阿芬太尼200μg/h或芬太尼20μg/h产生与吗啡200μg/h相当的镇痛作用[1]，阿芬太尼（16min）和芬太尼（13min）的优势是比吗啡（44min）的镇痛作用起效更快速。然而，有些人认为，总体来说，作为患者自控镇痛[2]或通过连续输注[3]，相对于静脉内的阿芬太尼而言，硬膜外的阿芬太尼没有优势。

1. Chrubasik J, *et al.* Relative analgesic potency of epidural fentanyl, alfentanil, and morphine in treatment of postoperative pain. *Anesthesiology* 1988; **68:** 929–33.
2. Chauvin M, *et al.* Equivalence of postoperative analgesia with patient-controlled intravenous or epidural alfentanil. *Anesth Analg* 1993; **76:** 1251–8.
3. van den Nieuwenhuyzen MCO, *et al.* Epidural vs intravenous infusion of alfentanil in the management of postoperative pain following laparotomies. *Acta Anaesthesiol Scand* 1996; **40:** 1112–18.

制剂

USP 33: Alfentanil Injection.

专利制剂

Arg.: Brevafen; ***Austral.:*** Rapifen; ***Austria:*** Rapifen; ***Belg.:*** Rapifen; ***Braz.:*** Alfast; Rapifen; ***Canad.:*** Alfenta†; ***Chile:*** Rapifen; ***Cz.:*** Rapifen; ***Denm.:*** Rapifen; ***Fin.:*** Rapifen; ***Fr.:*** Rapifen; ***Ger.:*** Rapifen; ***Gr.:*** Rapifen; ***Hong Kong:*** Rapifen; ***Hung.:*** Rapifen†; ***Irl.:*** Rapifen; ***Israel:*** Rapifen; ***Ital.:*** Fentalim; ***Mex.:*** Rapifen; ***Neth.:*** Rapifen; ***Norw.:*** Rapifen; ***NZ:*** Rapifen; ***Port.:*** Rapifen; ***S.Afr.:*** Rapifen; ***Singapore:*** Rapifen; ***Spain:*** Fanaxal; Limifen; ***Swed.:*** Rapifen; ***Switz.:*** Rapifen; ***Turk.:*** Rapifen; ***UK:*** Rapifen; ***USA:*** Alfenta; ***Venez.:*** Rapifen.

Alminoprofen (*rINN*) 阿明洛芬

Alminoprofène; Alminoprofeno; Alminoprofenum. 4-[(2-Methylallyl)amino]hydratropic acid.

Альминопрофен

$C_{13}H_{17}NO_2$ = 219.3.

CAS — 39718-89-3.

ATC — M01AE16.

ATC Vet — QM01AE16.

UNII — 0255AHR9GJ.

HO, O, H₃C, HN, CH₃, H₂C

Pharmacopoeias. In *Jpn.*

简介

阿明洛芬是与布洛芬（第62页）相关的丙酸衍生物，是一种NSAID（第92页）。它也以每日最高900mg的剂量口服用于炎症和类风湿疾病。

制剂

专利制剂

Fr.: Minalfene.

Aloxiprin (*BAN*, *rINN*) 阿洛普令

Acetilsalicilato de polioxoaluminio; Aloksipriini; Aloxiprina; Aloxiprine; Aloxiprinum.

Алоксиприн

CAS — 9014-67-9.

ATC — B01AC15; N02BA02.

ATC Vet — QB01AC15; QN02BA02.

UNII — 6QT214X4XU.

Al_2O_2 · COOH, O, CH₃

Pharmacopoeias. In *Br.*

BP 2010（Aloxiprin） 氧化铝和阿司匹林的多聚缩合产物。细微的、白色或微粉红色粉末，无臭或几乎无臭。含有7.5%～8.5%的铝，79%～87.4%的总水杨酸盐，以阿司匹林计算，$C_9H_8O_4$，都以干燥物质为参照计算。几乎不溶于水、乙醇和乙醚；微溶于氯仿。

简介

阿洛普令是氧化铝和阿司匹林的多聚缩合产物，有与阿司匹林（第20页）相似的作用，阿洛普令 600mg 相当于约 500mg 阿司匹林。阿洛普令已用作肌肉骨骼和关节疾病的镇痛和抗炎药。也用于血栓疾病的治疗和预防。

制剂

BP 2010: Aloxiprin Tablets.

专利制剂

Cz.: Superpyrin.

多组分制剂 **UK:** Askit.

Aluminium Aspirin 阿司匹林铝

Acetilsalicilato de aluminio; Aluminum Acetylsalicylate; Aluminum Aspirin; Aluminum Bis(acetylsalicylate); Aspirin Aluminium. Bis(2-acetoxybenzoato-*O'*)hydroxyaluminium.

Алюминий Аспирина; Аспирин Алюминий

$C_{18}H_{15}AlO_9$ = 402.3.

CAS — 23413-80-1.

UNII — E33TS05V6B.

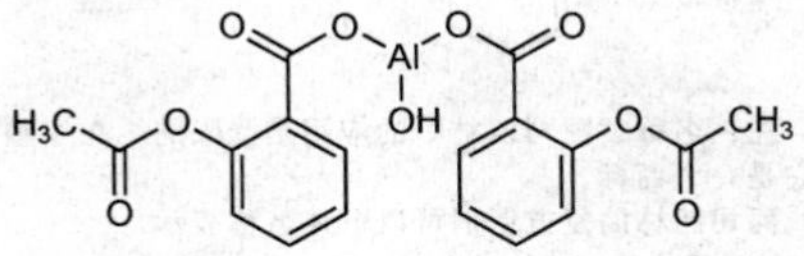

Pharmacopoeias. In *Jpn.*

简介

阿司匹林铝是水杨酸衍生物（见阿司匹林，第20页），口服用于治疗发热、疼痛、肌肉骨骼和关节疾病。

制剂

多组分制剂 **Indon.:** Remasal†; **S.Afr.:** Analgen-SA†.

Aminophenazone (*rINN*) 氨基比林

Amidazofen; Amidopyrine; Amidopyrine-Pyramidon; Aminofenatsoni; Aminofenazon; Aminofenazona; Aminophénazone; Aminophenazonum; Aminopyrine; Dimethylaminoantipyrine; Dimethylaminophenazone. 4-Dimethylamino-1,5-dimethyl-2-phenyl-4-pyrazolin-3-one.

Аминофеназон

$C_{13}H_{17}N_3O$ = 231.3.

CAS — 58-15-1.

ATC — N02BB03.

ATC Vet — QN02BB03.

UNII — 01704YP3MO.

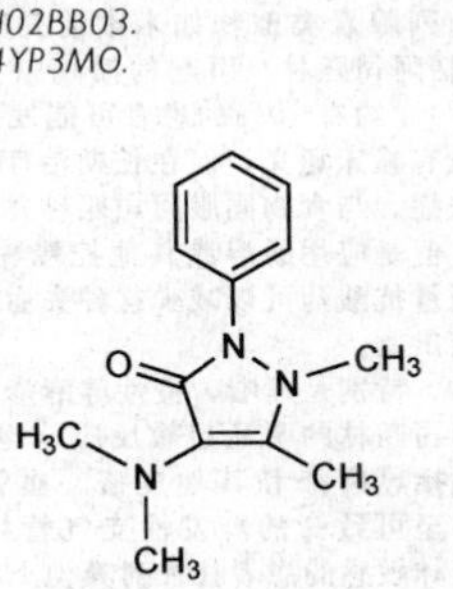

Pharmacopoeias. In *It.*

简介

氨基比林是保泰松的衍生物，是一种 NSAID（第92页），但引起粒细胞缺乏症的危险性非常大，致使其不适于全身用药。粒细胞缺乏症的发病突然并难以预料。氨基比林已经以盐或复方的形式使用，包括像水杨酸盐那样局部应用。

注意事项 *致癌性* 氨基比林可被视为一种潜在致癌物，因为它容易与亚硝酸起反应形成二甲基亚硝胺[1]。存在于唾液中（尤其是吸烟者）的硫氰酸催化该反应。

1. Boyland E, Walker SA. Catalysis of the reaction of aminopyrine and nitrite by thiocyanate. *Arzneimittelforschung* 1974; **24:** 1181–4.

卟啉病 氨基比林与卟啉病的急性发作有关，对卟啉病患者是不安全的。

制剂

专利制剂

Hung.: Germicid.

多组分制剂 **Braz.:** Ginebumo†; **Cz.:** Dinyl†; Eunalgit†; **Hung.:** Antineuralgica; Demalgon; Demalgonil; Dolor; Germicid-C; Kefalgin; Meristin; **Ital.:** Virdex; **Mex.:** Flumil; **Switz.:** Thermocutan†; **Ukr.:** Rheopyrin (Реопирин)†; **Venez.:** Flexidone†.

Ammonium Salicylate 水杨酸铵

Salicilato de amonio.

Аммоний Салицилат

$C_7H_9NO_3$ = 155.2.

CAS — 528-94-9.

UNII — 0T3Q181657.

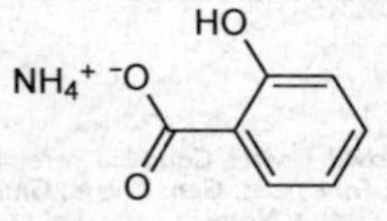

简介

水杨酸铵是一种水杨酸衍生物，与水杨酸甲酯（第82页）相似，在发赤药制剂中局部用于缓解肌肉骨骼和关节疾病的疼痛。

制剂

多组分制剂 **Austral.:** Radian-B†; **UK:** Radian-B.

Ampiroxicam (*BAN*, *rINN*) 安吡昔康

Ampiroxicamum; CP-65703. 4-[1-(Ethoxycarbonyloxy)ethoxy]-2-methyl-N^2-pyridyl-2*H*-1,2-benzothiazine-3-carboxamide 1,1-dioxide.

Ампироксикам

$C_{20}H_{21}N_3O_7S$ = 447.5.

CAS — 99464-64-9.

UNII — 0PV32JZB1J.

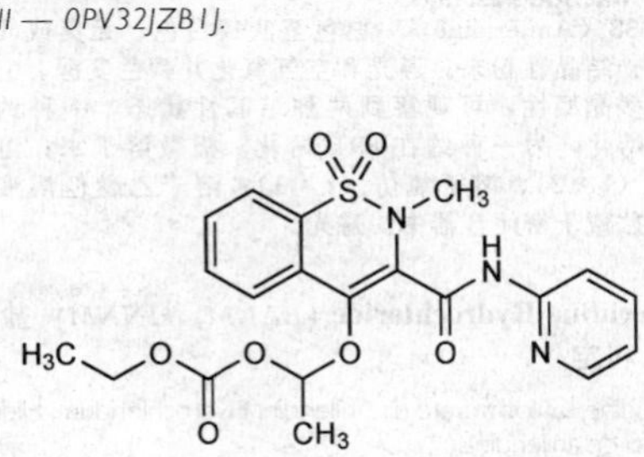

简介

安吡昔康是一种 NSAID（第92页），据报道可被代谢为吡罗昔康（第111页）。口服用于缓解疼痛和炎症，尤其是肌肉骨骼疾病如类风湿关节炎和骨关节炎。

不良反应 在安吡昔康的治疗中出现光敏反应[1~3]。

1. Kurumaji Y. Ampiroxicam-induced photosensitivity. *Contact Dermatitis* 1996; **34:** 298–9.
2. Toyohara A, *et al.* Ampiroxicam-induced photosensitivity. *Contact Dermatitis* 1996; **35:** 101–2.
3. Chishiki M, *et al.* Photosensitivity due to ampiroxicam. *Dermatology* 1997; **195:** 409–10.

制剂

专利制剂

Jpn: Flucam.

Amtolmetin Guacil (*rINN*) 呱氨托美丁

Amtolmetina guacilo; Amtolmétine Guacil; Amtolmetinum Guacilum; MED-15; ST-679. *N*-[(1-Methyl-5-*p*-toluoylpyrrol-2-yl)acetyl]glycine *o*-methoxyphenyl ester.

Амтолметин Гуацил

$C_{24}H_{24}N_2O_5$ = 420.5.

CAS — 87344-06-7.

UNII — 323A00CRO9.

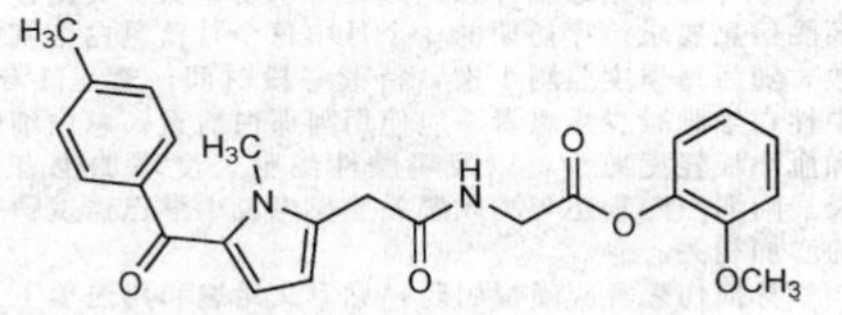

简介

呱氨托美丁是一种 NSAID（第92页）。它是托美丁（第123页）的酯类前体药物，用于疼痛和炎症疾病，以600～1200mg 的日剂量口服给药。

1. Biasi G, Marcolongo R. Efficacia e tollerabilità dell'amtolmetina guacil nel trattamento dell'artrosi in fase di riacutizzazione. *Minerva Med* 2001; **92:** 315–24.
2. Jajic Z, *et al.* Gastrointestinal safety of amtolmetin guacyl in comparison with celecoxib in patients with rheumatoid arthritis. *Clin Exp Rheumatol* 2005; **23:** 809–18.

制剂

专利制剂

Ital.: Artricol; Artromed; Eufans.

Amyl Salicylate 水杨酸异戊酯

Isoamyl Salicylate; Isopentyl Salicylate; Salicilato de isoamilo; Salicilato de isopentilo. 3-Methylbutyl 2-hydroxybenzoate.

Амилсалицилат

$C_{12}H_{16}O_3$ = 208.3.

CAS — 87-20-7.

UNII — VZ09C30208.

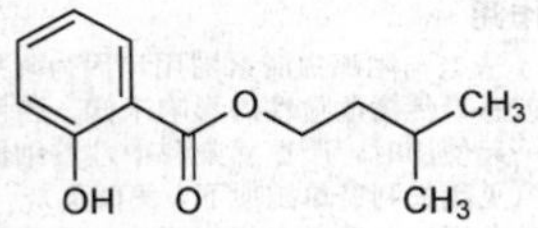

Pharmacopoeias. In *Fr.*

简介

水杨酸异戊酯是水杨酸衍生物，与水杨酸甲酯（第82页）相似，由于其镇痛和抗炎作用局部用在发赤药制剂中。它还用在香料制造中。

制剂

多组分制剂 **Arg.:** Atomo Desinflamante; Atomo Desinflamante C; Atomo Desinflamante Familiar; Rati Salil Crema; **Fr.:** Baume Saint-Bernard; Sedartryl†; **Spain:** Linimento Klari†.

Anakinra (*BAN*, *USAN*, *rINN*) 阿那白滞素

Anakinrum; rhIL-1ra; r-metHuIL-1ra. N^2-L-methionylinterleukin 1 receptor antagonist (human isoform x reduced).

Анакинра

CAS — 143090-92-0.

ATC — L04AC03.

ATC Vet — QL04AC03.

UNII — 9013DUQ28K.

M
RPSGRKSSKM QAFRIWDVNQ KTFYLRNNQL VAGYLQGPNV NLEEKIDVVP
IEPHALFLGI HGGKMCLSCV KSGDETRLQL EAVNITDLSE NRKQDKRFAF
IRSDSGPTTS FESAACPGWF LCTAMEADQP VSLTNMPDEG VMVTKFYFQE
DE

不良反应和注意事项

阿那白滞素注射部位轻度到中度反应症状包括红斑、淤伤、肿胀和疼痛比较常见，尤其是在治疗的第1个月。其他常见反应包括头痛、恶心、腹泻和腹痛。可产生阿那白滞素的抗体。过敏反应罕有报道，如药疹，如果出现严重过敏反应，应停用阿那白滞素并采取适当的治疗措施。

据报道使用阿那白滞素可产生严重的感染，尤其是具有哮喘疾病的患者。这些感染主要是细菌性的，如蜂窝组织炎、肺炎、骨与关节感染。机会感染更加罕见，但是曾出现过，包括真菌、分支杆菌和病毒病原体感

染。出现严重感染的患者应当停止使用阿那白滞素。另外，有活动性感染的患者不应开始阿那白滞素的治疗，包括慢性和局限性感染。对于那些有感染复发史或可能造成感染潜在状况的患者建议谨慎用药。

阿那白滞素治疗时常见中性粒细胞绝对计数（ANC）轻度降低，然而，罕见真正的中性粒细胞减少症（ANC<1500 个/mm^3）。注册药品信息建议开始阿那白滞素治疗前应当采取白细胞计数，并且在整个治疗过程中定期测定。英国注册药品信息建议治疗初期的 6 个月中每个月监测白细胞计数，随后每季度 1 次。美国注册药品信息要求治疗初期的 3 个月中每个月监测白细胞计数，随后每季度监测 1 次，持续一段时间，直至 1 年。中性白细胞减少症患者不应使用阿那白滞素。总白细胞和血小板轻度减少，以及嗜酸性细胞轻度增加也有记录。阿那白滞素还与类风湿关节炎患者中淋巴瘤发病率的增加相关。

肾损伤患者应谨慎用药，见下文**用途和用法**项下。

对心血管系统的影响 开始使用阿那白滞素后 3 个月，一名患有难治性成人 Still 病的 29 岁女性患者发生呼吸短促，并进展为心肺衰竭[1]，尽管尝试了心脏复苏，患者仍然死亡。作者认为阿那白滞素在这起事件中的作用不明确，尤其因为在开始用药前，患者已显示出一些心肌或肺功能障碍的症状。

1. Ruiz PJ, *et al.* Cardiac death in a patient with adult-onset Still's disease treated with the interleukin 1 receptor inhibitor anakinra. *Ann Rheum Dis* 2007; **66:** 422–3.

对皮肤的影响 据报道，在使用阿那白滞素后，有 5 名患者注射部位出现炎性损伤[1]。这些损伤有红斑、水肿、疼痛和痒斑，并在开始治疗 16 天内可见。有一名患者完全停用阿那白滞素治疗，另有 2 名患者阿那白滞素治疗被中断：当再次使用阿那白滞素治疗时，一名患者发生腹痛、呼吸困难、脸部和腹部红斑伴有瘙痒。

有一名类风湿关节炎患者开始阿那白滞素治疗后 9 个月发生银屑病[2]；停药并局部使用皮质激素和维生素 D 治疗后，皮损明显改善。

1. Vila AT, *et al.* Adverse cutaneous reactions to anakinra in patients with rheumatoid arthritis: clinicopathological study of five patients. *Br J Dermatol* 2005; **153:** 417–23.
2. González-López MA, *et al.* New-onset psoriasis following treatment with the interleukin-1 receptor antagonist anakinra. *Br J Dermatol* 2008; **158:** 1146–8.

药物相互作用

活疫苗不应当与阿那白滞素同用，因为阿那白滞素对疫苗有效性或感染传播危险性的影响未知。当阿那白滞素与依那西普一起使用时，严重感染和中性粒细胞缺乏症的危险性增加（见**英夫利昔单抗**项下，见第68页），与其他肿瘤坏死因子拮抗药同用可能出现相似影响。不建议阿那白滞素与依那西普或其他肿瘤坏死因子拮抗药同时使用。

药动学

皮下给药后 3～7h 达到阿那白滞素的血浆浓度峰值。它的终末半衰期为 4～6h。阿那白滞素主要在尿中排泄。

用途和用法

阿那白滞素是白细胞介素-1（第2259页）的重组受体拮抗药，白细胞介素-1 是发现于类风湿关节炎患者血浆和滑膜液中的炎性介质。阿那白滞素被描述为生物性缓解病情抗风湿药（DMARD）。

阿那白滞素单独用于治疗对甲氨蝶呤或其他缓解病情抗风湿药（DMARD）反应不适当的患者的中度至重度活动性类风湿关节的体征和症状（见下文）。在英国，它只应与甲氨蝶呤同用。然而，在美国，它可单独使用，也可与另一种 DMARD 同用，虽然不是一种抑制肿瘤坏死因子的药物（见上文**药物相互作用**）。常用剂量是每日 1 次 100mg 皮下注射。每日应同一时间给予该剂量。

阿那白滞素已经试用于感染性休克和移植接受者的移植物抗宿主疾病，但结果令人失望。

在肾损伤中的用法 如果阿那白滞素用于肾损伤患者，谨慎用药是适当的。对不同程度肾功能的患者进行的一项研究[1]表明，有轻度或中度肾损伤的患者不需要调整阿那白滞素的剂量，但是在重度肾损伤患者中，隔日给药以减少用药剂量是适当的。美国注册药品信息也推荐，有重度损伤或晚期疾病（肌酐清除率小于 30ml/min）的患者，可采用隔日用药法。然而，英国注册药品信息反对将其用于有重度损伤的患者。

透析不显著影响阿那白滞素的浓度。

1. Yang B-B, *et al.* Pharmacokinetics of anakinra in subjects with different levels of renal function. *Clin Pharmacol Ther* 2003; **74:** 85–94.

家族性地中海热 阿那白滞素曾试用于家族性地中海热第530页的治疗。

类风湿关节炎 在英国，阿那白滞素被批准单独用于治疗对单独使用甲氨蝶呤有不适当反应的类风湿关节炎患者[1～10]（第12页），然而，除了在有对照的、长期临床研究的情况下使用阿那白滞素外，NICE 不推荐使用[11]。

1. Bresnihan B, *et al.* Treatment of rheumatoid arthritis with recombinant human interleukin-1 receptor antagonist. *Arthritis Rheum* 1998; **41:** 2196–2204.
2. Cohen S, *et al.* Treatment of rheumatoid arthritis with anakinra, a recombinant human interleukin-1 receptor antagonist, in combination with methotrexate: results of a twenty-four-week, multicenter, randomized, double-blind, placebo-controlled trial. *Arthritis Rheum* 2002; **46:** 614–24.
3. Nuki G, *et al.* Long-term safety and maintenance of clinical improvement following treatment with anakinra (recombinant human interleukin-1 receptor antagonist) in patients with rheumatoid arthritis: extension phase of a randomized, double-blind, placebo-controlled trial. *Arthritis Rheum* 2002; **46:** 2838–46.
4. Fleischmann RM, *et al.* Anakinra, a recombinant human interleukin-1 receptor antagonist (r-metHuIL-1ra), in patients with rheumatoid arthritis: a large, international, multicenter, placebo-controlled trial. *Arthritis Rheum* 2003; **48:** 927–34.
5. Schiff MH. Durability and rapidity of response to anakinra in patients with rheumatoid arthritis. *Drugs* 2004; **64:** 2493–2501.
6. Waugh J, Perry CM. Anakinra: a review of its use in the management of rheumatoid arthritis. *BioDrugs* 2005; **19:** 189–202.
7. Reiff A. The use of anakinra in juvenile arthritis. *Curr Rheumatol Rep* 2005; **7:** 434–40.
8. den Broeder AA, *et al.* Observational study on efficacy, safety, and drug survival of anakinra in rheumatoid arthritis patients in clinical practice. *Ann Rheum Dis* 2006; **65:** 760–2.
9. Burger D, *et al.* Is IL-1 a good therapeutic target in the treatment of arthritis? *Best Pract Res Clin Rheumatol* 2006; **20:** 879–96.
10. Mertens M, Singh JA. Anakinra for rheumatoid arthritis. Available in The Cochrane Database of Systematic Reviews; Issue 1. Chichester: John Wiley; 2009 (accessed 20/10/09).
11. National Collaborating Centre for Chronic Conditions/NICE. Rheumatoid arthritis: national clinical guideline for management and treatment in adults (issued February 2009). Available at: http://www.nice.org.uk/nicemedia/pdf/CG79FullGuideline.pdf (accessed 20/10/09)

制剂

专利制剂

Austral.: Kineret; ***Austria:*** Kineret; ***Canad.:*** Kineret; ***Cz.:*** Kineret; ***Denm.:*** Kineret; ***Fin.:*** Kineret; ***Fr.:*** Kineret; ***Ger.:*** Kineret; ***Gr.:*** Kineret; ***Irl.:*** Kineret; ***Ital.:*** Kineret; ***Neth.:*** Kineret; ***Norw.:*** Kineret; ***Pol.:*** Kineret†; ***Port.:*** Kineret; ***Spain:*** Kineret; ***Swed.:*** Kineret; ***UK:*** Kineret; ***USA:*** Kineret.

Anileridine (*BAN*, *rINN*) 阿尼利定

Anileridiini; Anileridin; Anileridina; Aniléridine; Anileridinum. Ethyl 1-(4-aminophenethyl)-4-phenylpiperidine-4-carboxylate.

Анилеридин

$C_{22}H_{28}N_2O_2$ = 352.5.
CAS — 144-14-9.
ATC — N01AH05.
ATC Vet — QN01AH05.
UNII — 71Q1A3O279.

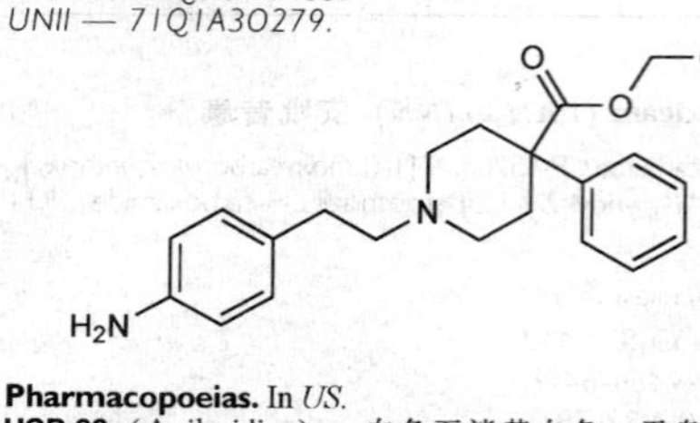

Pharmacopoeias. In *US.*

USP 33 (Anileridine) 白色至淡黄白色、无臭或几乎无臭、结晶性粉末。遇光和空气氧化并颜色变深。它表现出多晶型性，可观察到两种结晶性状态，一种约在 80℃熔化，另一种约在 89℃熔化。极微溶于水；溶于乙醇（1∶2）、溶于氯仿（1∶1）；溶于乙醚但溶液浑浊。贮藏于密闭容器中。避光。

Anileridine Hydrochloride (*BANM*, *rINNM*) 盐酸阿尼利定

Aniléridine, Chlorhydrate d'; Anileridini Hydrochloridum; Hidrocloruro de anileridina.

Анилеридина Гидрохлорид

$C_{22}H_{28}N_2O_2,2HCl$ = 425.4.
CAS — 126-12-5.
UNII — 915Q054DLC.

Pharmacopoeias. In *US.*

USP 33 (Anileridine Hydrochloride) 白色或近白色无臭结晶性粉末。溶于水（1∶5），溶于乙醇（1∶80）；几乎不溶于氯仿和乙醚。5%水溶液的 pH 值为 2.5～3。贮藏于密闭容器中。避光。

Anileridine Phosphate (*BANM*, *rINNM*) 磷酸阿尼利定

Aniléridine, Phosphate d'; Anileridini Phosphas; Fosfato de anileridina.

Анилеридина Фосфат

$C_{22}H_{28}N_2O_2,H_3PO_4$ = 450.5.
CAS — 4268-37-5.
UNII — 3584484N8V.

简介

阿尼利定是苯基哌啶衍生物，是一种化学上与哌替啶（第107页）相关并有相似作用的阿片类镇痛药（第96页）。它也以盐酸盐用于治疗中度至重度疼痛。阿尼利定也以磷酸盐的形式注射给药。

制剂

USP 33: Anileridine Hydrochloride Tablets; Anileridine Injection.

Aspirin (*BAN*) 阿司匹林

Acetilsalicílico, ácido; Acetilsalicilo rūgštis; Acetilszalicilsav; Acetylsal. Acid; Acetylsalicylic Acid; Acetylsalicylsyra; Acide acétylsalicylique; Acidum acetylsalicylicum; Asetilsalisilik Asit; Asetyylisalisyylihappo; Kwas acetylosalicylowy; Kyselina acetylsalicylová; Polopiryna; Salicylic Acid Acetate. *O*-Acetylsalicylic acid; 2-Acetoxybenzoic acid.

Аспирин

$C_9H_8O_4$ = 180.2.
CAS — 50-78-2.
ATC — A01AD05; B01AC06; N02BA01.
ATC Vet — QA01AD05; QB01AC06; QN02BA01.
UNII — R16CO5Y76E.

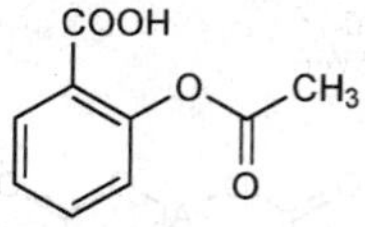

注：名称"阿司匹林"的应用是受限的，在一些国家它是一个商标。

阿司匹林的复方制剂可以下述名称表示。

- Co-codaprin（*BAN*）——阿司匹林和可待因（50∶1）（质量分数）。
- Co-codaprin（*PEN*）——阿司匹林和磷酸可待因。

Pharmacopoeias. In *Chin., Eur.* (see p.vii), *Int., Jpn, US,* and *Viet.*

Ph. Eur. 6.8（Acetylsalicylic Acid；Aspirin BP 2010）白色或类白色结晶性粉末或无色结晶。微溶于水；易溶于乙醇。贮藏于密闭容器中。

USP 33（Aspirin） 白色结晶，通常为管状或针状，或白色结晶性粉末，无臭或有微臭。在干燥空气中稳定；在潮湿空气中逐渐水解成水杨酸和乙酸。可溶于水（1∶300），溶于乙醇（1∶5），溶于氯仿（1∶17），溶于乙醚（1∶10～1∶15）；略溶于无水乙醚。贮藏于密闭容器中。

不良反应和处置

阿司匹林与非阿司匹林的非甾体抗炎药（NSAIDs）有很多相同的性质，其不良反应见第92页。

治疗剂量的阿司匹林最常见的不良反应是胃肠道紊乱，如恶心、消化不良和呕吐。阿司匹林与食物同服可以使胃肠道症状降到最低。可出现伴有腐蚀性的对胃黏膜的刺激、溃疡、呕血和黑粪。组胺 H_2 拮抗药、质子泵抑制药和前列腺素类似物如米索前列醇可用于治疗 NSAIDs（包括阿司匹林）引起的溃疡（见第1624页**消化性溃疡**项下）。约有 70%的患者可能发生无症状轻微出血，通常没有临床意义，但在长期治疗的少数患者中可能引起缺铁症。与食物同服阿司匹林并不会影响这种隐蔽性失血，但是应用肠溶或其他控释片剂、H_2 组胺拮抗药或高剂量抗酸药可以减少这种失血。很少发生严重的上消化道出血。

有些患者，特别是哮喘、慢性荨麻疹或慢性鼻炎的患者具有对阿司匹林的明显超敏反应（也见下文），可引起反应，包括荨麻疹和其他皮疹、血管性水肿、鼻炎、严重的甚至可致命的阵发性支气管痉挛和呼吸困难。对阿司匹林敏感的患者往往对其他 NSAIDs 有交叉敏感性。

阿司匹林延长出血时间，降低血小板的黏附性，且大剂量时可能会引发低凝血酶原血症（hypoprothrombinaemia）。它可能引起其他血液疾病包括血小板减少症。

阿司匹林和其他水杨酸盐可能会引发肝毒性，特别是在青少年特发性关节炎和其他结缔组织疾病的患者中。在儿童中，使用阿司匹林已经与一些 Reye 综合征的病例有关，导致在儿童中阿司匹林治疗适应证的严格限制。详见下文 **Reye 综合征**。

阿司匹林直肠给药可引起局部刺激，已有肛门直肠狭窄的报道。

轻度慢性水杨酸盐中毒或水杨酸中毒通常只在反复使用大剂量后出现。局部过度的水杨酸盐使用后也可出现水杨酸中毒。症状包括眩晕、耳鸣、耳聋、出汗、恶心和呕吐、头痛和意识错乱，可通过减少剂量来控制。在最适抗炎活性需要的150～300μg/ml的血浆浓度时会出现耳鸣，在浓度高于300μg/ml时出现更严重的不良反应。过量用药后更多严重中毒或急性中毒症状包括过度换气、发热、烦躁、酮症、呼吸性碱中毒和代谢性酸中毒。CNS抑制可导致昏迷，心血管虚脱和呼吸衰竭也可出现。儿童通常出现困倦和代谢性酸中毒，低血糖可能是严重的。

对于急性口服水杨酸盐过量，英国National Poisons Information Service（NDIS）推荐，如果怀疑患者摄入大于125mg/kg水杨酸盐或任意量水杨酸甲酯，可在1h以内反复口服给予活性炭。活性炭不仅阻止任何残存于胃中的水杨酸盐的吸收，也有助于已吸收的任何水杨酸盐的清除。对于摄入水杨酸盐的量大于500mg/kg的患者应考虑1h以内洗胃。

在摄入大于125mg/kg水杨酸盐或任意量水杨酸甲酯或水杨酰胺的患者中应当测定血浆水杨酸盐浓度，虽然单从血浆浓度上不能估计中毒的严重程度。阿司匹林的吸收可通过减少胃排空、在胃中形成凝结物或通过摄入肠溶制剂来延迟。结果，血浆浓度至少应在摄入后2h（具有症状的患者）或4h（无症状的患者）检测，并在2h后重复检测。血浆水杨酸盐浓度继续上升的患者或者摄入包有肠溶衣制剂的患者可二次给予活性炭。如果需要，每3h应当重复检测，直到血浆水杨酸盐浓度下降。

液体和电解质治疗对于纠正酸中毒、高热、低血钾和脱水是必需的。如果血浆水杨酸盐浓度超过500μg/ml（儿童为350μg/ml），可静脉内使用碳酸氢钠以增加尿中水杨酸盐的排泄。血液透析或血液输注也是从血浆中清除水杨酸盐的有效方法。*BNF 59*认为，血液透析是在重度中毒中选择的方法，当血浆水杨酸盐浓度大于700μg/ml时或如果有严重的代谢性酸中毒应当认真考虑。脆弱的患者如儿童（小于10岁）或老年人（大于70岁）在早期可能需要透析。

水杨酸盐中毒及其处置的参考文献如下。

1. Notarianni L. A reassessment of the treatment of salicylate poisoning. *Drug Safety* 1992; **7:** 292–303.
2. Woods D, *et al.* Acute toxicity of drugs: salicylates. *Pharm J* 1993; **250:** 576–8.
3. Collee GG, Hanson GC. The management of acute poisoning. *Br J Anaesth* 1993; **70:** 562–73.
4. Watson JE, Tagupa ET. Suicide attempt by means of aspirin enema. *Ann Pharmacother* 1994; **28:** 467–9.
5. Dargan PI, *et al.* An evidence based flowchart to guide the management of acute salicylate (aspirin) overdose. *Emerg Med J* 2002; **19:** 206–9.
6. Rivera W, *et al.* Delayed salicylate toxicity at 35 hours without early manifestations following a single salicylate ingestion. *Ann Pharmacother* 2004; **38:** 1186–8. Correction. *ibid.* 2006; **40:** 999.

对血液的影响 虽然阿司匹林对血小板有有益作用，但它会引起不良血液影响。在提交给英国CSM的报告的早期参考资料[1]中指出有这种毒性。在1964年6月至1973年1月间给CSM的报告中，有787例阿司匹林不良反应的报告。其中包括95例血液病的报告（17例死亡），包括血小板减少症（26例，2例死亡）、再生障碍性贫血（13例，7例死亡）和粒细胞缺乏症或各类血细胞减少症（10例，2例死亡）。阿司匹林在G6PD缺乏症患者中也与溶血性贫血相关[2]。

1. Cuthbert MF. Adverse reactions to non-steroidal antirheumatic drugs. *Curr Med Res Opin* 1974; **2:** 600–9.
2. Magee P, Beeley L. Drug-induced blood dyscrasias. *Pharm J* 1991; **246:** 396–7.

对心血管系统的影响 水杨酸盐中毒可导致心血管虚脱，但是这种病例的详细内容还没有广泛报道。2例水杨酸盐中毒患者在静脉注射地西泮后发生心搏暂停[1]。提示地西泮诱导的呼吸抑制影响酸碱平衡，因此，非离子化膜穿透部分水杨酸盐浓度增加。有一名5岁儿童出现致命阿司匹林中毒，明显表现出低血压和快速进行性心脏症状，包括室性心动过速和房室阻滞[2]，尸检可见广泛的心肌坏死。

关于阿司匹林与其他NSAIDs相比较的对血压的影响见第92页。

1. Berk WA, Andersen JC. Salicylate-associated asystole: report of two cases. *Am J Med* 1989; **86:** 505–6.
2. Peña-Alonso YR, *et al.* Aspirin intoxication in a child associated with myocardial necrosis: is this a drug-related lesion? *Pediatr Dev Pathol* 2003; **6:** 342–7.

对胃肠道的影响 临床和流行病学证据认为，阿司匹林可产生剂量相关的胃肠道毒性[1,2]，有时是致死性的[2]，但较少见。荟萃分析[3]提示，使用低剂量阿司匹林（每日少于300mg），胃肠道出血的危险性不显著降低。一篇观测流行病学研究的系统性综述[4]也与这个研究结果意见一致。另一项对随机对照研究的系统性综述[5]发现，尽管低剂量阿司匹林（最大每日用药325mg）增加大出血风险，包括胃肠道出血，与安慰剂组相比风险增加两倍，但实际的出血风险并不大；每833位服用小剂量阿司匹林预防心血管疾病的患者中每年只有1位出现大出血偶发事件。在一项以人群为基础的研究中[6]，每年上消化道并发症的过度风险大约为每1000位患者出现5例；然而，这种过度风险随潜在胃肠道危险因素（如老龄）而变化，在由超过10%阿司匹林使用者组成的风险更高的组中，每1000位患者可能有超过10位出现这种过度风险。建议非常小剂量的阿司匹林对心血管疾病可产生预防作用，而没有胃肠道毒性危险[7]，尽管仍有报道指出即使每日使用10mg剂量阿司匹林仍会产生胃损伤[8]。

没有令人信服的证据显示与75mg剂量相关胃肠道大出血的危险可通过使用肠溶衣或缓释配方而不是可溶解的阿司匹林来降低[3,4,9]，虽然个别研究曾报道使用肠溶衣减少急性黏膜损伤[10]。所有已知的NSAIDs都有引起急性胃黏膜损伤的可能（第93页），由该药引起的急性胃黏膜损伤的比较研究一贯将阿司匹林与最严重的损伤联系在一起[11]。甚至通过皮肤用药也会出现胃黏膜损伤。

1. Graham DY, Smith JL. Aspirin and the stomach. *Ann Intern Med* 1986; **104:** 390–8.
2. Roderick PJ, *et al.* The gastrointestinal toxicity of aspirin: an overview of randomised controlled trials. *Br J Clin Pharmacol* 1993; **35:** 219–26.
3. Derry S, Loke YK. Risk of gastrointestinal haemorrhage with long term use of aspirin: meta-analysis. *BMJ* 2000; **321:** 1183–7.
4. García Rodríguez LA, *et al.* Association between aspirin and upper gastrointestinal complications: systematic review of epidemiologic studies. *Br J Clin Pharmacol* 2001; **52:** 563–71.
5. McQuaid KR, Laine L. Systematic review and meta-analysis of adverse events of low-dose aspirin and clopidogrel in randomized controlled trials. *Am J Med* 2006; **119:** 624–38.
6. Hernández-Díaz S, García Rodríguez LA. Cardioprotective aspirin users and their excess risk of upper gastrointestinal complications. *BMC Med* 2006; **4:** 22. Available at: http://www.biomedcentral.com/content/pdf/1741-7015-4-22.pdf (accessed 11/12/06)
7. Lee M, *et al.* Dose effects of aspirin on gastric prostaglandins and stomach mucosal injury. *Ann Intern Med* 1994; **120:** 184–9.
8. Cryer B, Feldman M. Effects of very low dose daily, long-term aspirin therapy on gastric, duodenal, and rectal prostaglandin levels and on mucosal injury in healthy humans. *Gastroenterology* 1999; **117:** 17–25.
9. Anonymous. Which prophylactic aspirin? *Drug Ther Bull* 1997; **35:** 7–8.
10. Cole AT, *et al.* Protection of human gastric mucosa against aspirin—enteric coating or dose reduction? *Aliment Pharmacol Ther* 1999; **13:** 187–93.
11. Cryer B, *et al.* Effects of cutaneous aspirin on the human stomach and duodenum. *Proc Assoc Am Physicians* 1999; **111:** 448–56.

对听力的影响 研究已表明，在血清水杨酸盐浓度超过200μg/ml时产生耳鸣[1]。然而，在耳对水杨酸盐的反应上似乎受试者之间的差异相当大[2]，耳鸣可在低浓度时出现，而预先已存在听力丧失的患者即使在血清水杨酸盐浓度在311～677μg/ml时，可能也不会体验到耳鸣[1]。随水杨酸盐剂量和血浆浓度的增加，耳毒性强度等级性的增加已得到证明[2]。例如，在平均总血浆水杨酸盐浓度为110μg/ml时，在任何已知频率上听力丧失约为12dB，此缺失可能与预先存在听力损伤的患者相关[2]。

1. Mongan E, *et al.* Tinnitus as an indication of therapeutic serum salicylate levels. *JAMA* 1973; **226:** 142–5.
2. Day RO, *et al.* Concentration-response relationships for salicylate-induced ototoxicity in normal volunteers. *Br J Clin Pharmacol* 1989; **28:** 695–702.

对肾脏的影响 虽然含有阿司匹林的复方镇痛制剂的滥用已与镇痛药性肾病变的形成有关，但与单用阿司匹林治疗用途相关的肾损伤似乎相当罕见。许多研究没能找到使用阿司匹林的患者肾损伤的危险性增加[1～9]。

1. New Zealand Rheumatism Association Study. Aspirin and the kidney. *BMJ* 1974; **1:** 593–6.
2. Walker BR, *et al.* Aspirin and renal function. *N Engl J Med* 1977; **297:** 1405.
3. Akyol SM, *et al.* Renal function after prolonged consumption of aspirin. *BMJ* 1982; **284:** 631–2.
4. Bonney SL, *et al.* Renal safety of two analgesics used over the counter: ibuprofen and aspirin. *Clin Pharmacol Ther* 1986; **40:** 373–7.
5. Sandler DP, *et al.* Analgesic use and chronic renal disease. *N Engl J Med* 1989; **320:** 1238–43.
6. Pommer W, *et al.* Regular analgesic intake and the risk of end-stage renal failure. *Am J Nephrol* 1989; **9:** 403–12.
7. Dubach UC, *et al.* An epidemiologic study of abuse of analgesic drugs: effects of phenacetin and salicylate on mortality and cardiovascular morbidity (1968 to 1987). *N Engl J Med* 1991; **324:** 155–60.
8. Perneger TV, *et al.* Risk of kidney failure associated with the use of acetaminophen, aspirin, and nonsteroidal antiinflammatory drugs. *N Engl J Med* 1994; **331:** 1675–9.
9. Rexrode K, *et al.* Analgesic use and renal function in men. *JAMA* 2001; **286:** 315–21.

对肝脏的影响 阿司匹林引起的肝损伤通常轻微，表现为在转氨酶值上轻度到中度升高，然而，存在重度肝损伤的危险[1]。一项综述[2]报道，在439名给予阿司匹林的患者中有59名转氨酶值升高，认为在23名患者中这种升高很可能与阿司匹林有关。肝毒性似乎与血浆水杨酸盐浓度大于150μg/ml以及活动性类风湿病相关。阿司匹林引起的肝损伤通常在停药时是可逆的[2]。

也可见下文**Reye综合征**项下。

1. Lewis JH. Hepatic toxicity of nonsteroidal anti-inflammatory drugs. *Clin Pharm* 1984; **3:** 128–38.
2. Freeland GR, *et al.* Hepatic safety of two analgesics used over the counter: ibuprofen and aspirin. *Clin Pharmacol Ther* 1988; **43:** 473–9.

对口的影响 1名26岁妇女使用用于偏头痛的含有阿司匹林的散剂后发生阿司匹林烧伤（唇黏膜层的溃疡）[1]。这名妇女吞服未溶解的粉末而不是将粉末加入水中。

1. Dellinger TM, Livingston HM. Aspirin burn of the oral cavity. *Ann Pharmacother* 1998; **32:** 1107.

超敏反应 有阿司匹林超敏反应患者的主要临床特征包括中年、女性、哮喘或鼻炎的诊断、遗传性过敏症的个人或家族史、鼻息肉史[1,2]。伴随哮喘和鼻息肉出现的阿司匹林敏感性在一些报道中指的是“阿司匹林三联征”。通常伴随发现的其他敏感性包括对食用色素（如柠檬黄）以及药物（如其他NSAIDs）的过敏。

根据检测哮喘的方法不同，阿司匹林诱导哮喘的患病率会发生变化。如果采用口服激发试验进行检测，一项系统性综述[3]测算在普通成人哮喘人群中，阿司匹林诱导哮喘的患病率为21%，儿童则为5%。然而，单独以医疗史为基础时成人仅为2.7%，儿童为2%。在另一项研究中[4]，使用的资料来自患者健康问卷，在哮喘的患者中，阿司匹林诱导哮喘的患病率为10%～11%，在非哮喘者中的患病率为2.5%。

阿司匹林与其他NSAIDs之间有相当多的交叉反应，通常建议对阿司匹林或其他任何NSAID具有超敏反应的患者应当避免使用所有NSAIDs。一项系统性综述表明[3]，与其他非选择性NSAIDs（布洛芬、双氯芬酸和萘普生）之间的交叉过敏反应出现在超过90%阿司匹林诱发哮喘的患者中。文献综述[5]发现，阿司匹林和选择性环氧酶-2（COX-2）抑制药的交叉反应缺少证据，尤其是在阿司匹林诱导哮喘的患者中；尽管也有个别报道使用塞来昔布或罗非昔布后，患者出现哮喘。如果用一种COX-2选择性NSAID进行攻击，大约4%对阿司匹林诱导有皮肤反应的患者可产生皮肤反应。对阿司匹林敏感的患者使用对乙酰氨基酚通常是安全的，阿司匹林与对乙酰氨基酚之间的交叉反应经测算大约为7%[3]。根据这些数据，可认为少于2%哮喘患者将可能对对乙酰氨基酚和阿司匹林都有反应。

对个别NSAIDs的反应与它们对前列腺素合成的抑制程度密切相关[6,7]。可能有一个剂量阈值，低于它不出现可觉察的症状，对常规低剂量阿司匹林耐受的患者当使用较大剂量时会发生症状[7]。有些研究者[7]以300mg剂量阿司匹林口服正式激发来证实NSAID敏感性的诊断，但是其他研究者[8]认为这是一个危险的方法，使用赖氨酸阿司匹林吸入方法是一个更安全、更可预见的替代方法。已经采用赖氨酸阿司匹林鼻内攻击[9,10]。

1. Kwoh CK, Feinstein AR. Rates of sensitivity reactions to aspirin: problems in interpreting the data. *Clin Pharmacol Ther* 1986; **40:** 494–505.
2. Schiavino D, *et al.* The aspirin disease. *Thorax* 2000; **55** (suppl 2): S66–S69.
3. Jenkins C, *et al.* Systematic review of prevalence of aspirin induced asthma and its implications for clinical practice. *BMJ* 2004; **328:** 434–7.
4. Vally H, *et al.* The prevalence of aspirin intolerant asthma (AIA) in Australian asthmatic patients. *Thorax* 2002; **57:** 569–74.
5. Knowles SR, *et al.* Management options for patients with aspirin and nonsteroidal antiinflammatory drug sensitivity. *Ann Pharmacother* 2007; **41:** 1191–1200.
6. Power I. Aspirin-induced asthma. *Br J Anaesth* 1993; **71:** 619–21.
7. Frew A. Selected side-effects: 13. non-steroidal anti-inflammatory drugs and asthma. *Prescribers' J* 1994; **34:** 74–7.
8. Davies BH. NSAIDs and asthma. *Prescribers' J* 1994; **34:** 163–4.

9. Casadevall J *et al.* Intranasal challenge with aspirin in the diagnosis of aspirin intolerant asthma: evaluation of nasal response by acoustic rhinometry. *Thorax* 2000; **55:** 921–4.
10. Alonso-Llamazares A, *et al.* Nasal provocation test (NPT) with aspirin: a sensitive and safe method to diagnose aspirin-induced asthma (AIA). *Allergy* 2002; **57:** 632–5.

脱敏 使用口服阿司匹林攻击方案已达到成功脱敏[1~6]。给予增加剂量的阿司匹林（通常从 30mg 开始）直到过敏反应出现，再次给予阿司匹林已引起反应的剂量，并增加剂量直到最终 650mg 剂量可耐受[1,2]。脱敏后，阿司匹林连续给药中断导致敏感性再次出现。每日使用小至 81mg 阿司匹林可无定期维持脱敏[6]

1. Asad SI, *et al.* Effect of aspirin in "aspirin sensitive" patients. *BMJ* 1984; **288:** 745–8.
2. Stevenson DD. Desensitization of aspirin-sensitive asthmatics: a therapeutic alternative? *J Asthma* 1983; **20:** 31–8.
3. Gollapudi RR, *et al.* Aspirin sensitivity: implications for patients with coronary artery disease. *JAMA* 2004; **292:** 3017–23.
4. Cormican LJ, *et al.* Improvements in an oral aspirin challenge protocol for the diagnosis of aspirin hypersensitivity. *Clin Exp Allergy* 2005; **35:** 717–22.
5. Pfaar O, Klimek L. Aspirin desensitization in aspirin intolerance: update on current standards and recent improvements. *Curr Opin Allergy Clin Immunol* 2006; **6:** 161–6.
6. Knowles SR, *et al.* Management options for patients with aspirin and nonsteroidal antiinflammatory drug sensitivity. *Ann Pharmacother* 2007; **41:** 1191–1200.

低血糖 一篇关于药源性低血糖的文献综述[1]强调了这样的事实：阿司匹林过量用药会在儿童中产生低血糖。虽然在成人中治疗剂量的水杨酸盐能降低糖尿病受试者的血糖浓度，且对非糖尿病受试者也有相似的作用，但对这一效应的临床意义有不同的意见。水杨酸盐已经涉及少数成人低血糖病例[1]，有些研究者[2]认为，肾损伤患者或那些接受大剂量治疗的如类风湿关节炎的患者可能处于危险中。据报道，1 名肾衰竭患者在过度使用含有水杨酸的局部制剂后发生低血糖[3]。

1. Seltzer HS. Drug-induced hypoglycemia: a review of 1418 cases. *Endocrinol Metab Clin North Am* 1989; **18:** 163–83.
2. Pandit MK, *et al.* Drug-induced disorders of glucose tolerance. *Ann Intern Med* 1993; **118:** 529–39.
3. Raschke R, *et al.* Refractory hypoglycemia secondary to topical salicylate intoxication. *Arch Intern Med* 1991; **151:** 591–3.

Reye 综合征 Reye 综合征是一种以急性脑病和肝脂肪变性为特点的疾病。它几乎专门发生在儿童中，虽然也在超过 12 岁的患者中见到该病例[1]。它的病因学可能涉及许多因素，但是典型地发生在病毒感染如水痘或流感之后，并可被一种化学触发剂促成。几个大规模研究和个别病例报道已发现 Reye 综合征与先前摄取阿司匹林之间的相关性[2~7]。其他水杨酸盐的证据不能充分评估[4]。最近，体外研究显示阿司匹林在 Reye 综合征发展中起作用似有生物学道理[6]。

虽然阿司匹林或者其他水杨酸盐在 Reye 综合征发病机制中的作用仍有待证实，但通常认为阿司匹林和其他乙酰化水杨酸盐作为镇痛药或解热药禁用于年龄小于 12 岁的儿童，在一些国家禁用于青少年。如英国 MHRA 推荐所有年龄小于 16 岁的儿童不应使用阿司匹林[8]（这个建议代替了他们早期关于年龄小于 16 岁的儿童在发热或病毒感染期间避免使用阿司匹林的建议，CSM 觉得这个建议对于产品的总体销售来说过于复杂，既然其他镇痛制剂有广泛的可用性，不需要将这一年龄组暴露于任何危险中）。一些国家也扩展这些建议到非乙酰化的水杨酸盐。在英国，MHRA[9]禁止年龄小于 16 岁的儿童使用含有水杨酸盐的局部口腔疼痛缓解制剂，因为理论上存在发生 Reye 综合征的风险（详见**水杨酸胆碱**项下，第35页）。

一组工作者再度检验最初的某些研究后[10]认为，Reye 综合征与止吐药、酚噻嗪类和一些其他的抗组胺药的使用之间可能也有关系，但是他们的结论受到了批评[11]。最近，其他一些研究者[12]认为 Reye 综合征是由于病毒的变异或者代谢性疾病误诊的结果造成的，但是这些结论也再次受到质疑[6,13]。

1. Hall SM, Lynn R. Reye's syndrome. *N Engl J Med* 1999; **341:** 845–6.
2. Waldman RJ, *et al.* Aspirin as a risk factor in Reye's syndrome. *JAMA* 1982; **247:** 3089–94.
3. Halpin TJ, *et al.* Reye's syndrome and medication use. *JAMA* 1982; **248:** 687–91.
4. Hurwitz ES, *et al.* Public health service study of Reye's syndrome and medications: report of the main study. *JAMA* 1987; **257:** 1905–11.
5. Hall SM, *et al.* Preadmission antipyretics in Reye's syndrome. *Arch Dis Child* 1988; **63:** 857–66.
6. Glasgow JFT. Reye's syndrome: the case for a causal link with aspirin. *Drug Safety* 2006; **29:** 1111–21.
7. Schrör K. Aspirin and Reye syndrome: a review of the evidence. *Pediatr Drugs* 2007; **9:** 195–204.
8. MHRA. Aspirin and Reye's syndrome: questions and answers (issued 4th April, 2003). Available at: http://www.mhra.gov.uk/home/idcplg?IdcService=GET_FILE&dDocName=CON019512&RevisionSelectionMethod=LatestReleased (accessed 29/11/06)
9. MHRA. Press release: new advice on oral salicylate gels in under 16s (issued 23rd April, 2009). Available at: http://www.mhra.gov.uk/NewsCentre/Pressreleases/CON044014 (accessed 24/04/09)
10. Casteels-Van Daele M, Eggermont E. Reye's syndrome. *BMJ* 1994; **308:** 919–20.
11. Hall SM. Reye's syndrome. *BMJ* 1994; **309:** 411.
12. Orlowski JP, *et al.* Is aspirin a cause of Reye's syndrome? A case against. *Drug Safety* 2002; **25:** 225–31.
13. Waller P, Suvarna R. Is aspirin a cause of Reye's syndrome? *Drug Safety* 2004; **27:** 71–3.

注意事项

阿司匹林与非阿司匹林 NSAIDs 有许多共同的特性，注意事项见第94页。

如果用在有消化不良倾向或已知胃黏膜有损伤的患者中，阿司匹林应当谨慎用药。不应将其给予血友病或其他出血性疾病的患者，也不用于治疗痛风患者（因为低剂量增加尿酸盐浓度）。

阿司匹林对于哮喘或过敏性疾病的患者应当谨慎使用。它不应用于对阿司匹林或其他 NSAIDs 有过敏史的患者，包括那些已被该药促发哮喘发作、血管性水肿、荨麻疹或鼻炎的患者（危险因素的详细内容见上文**不良反应**项下的**超敏反应**）。

当肾功能或肝功能损伤时必须注意，阿司匹林应当避免用于重度肾损伤或肝损伤。阿司匹林在脱水患者中和存在不受控制的高血压时应当谨慎使用。

高剂量可能在 G6PD 缺乏的患者中促发急性溶血性贫血。阿司匹林可在糖尿病患者中干扰胰岛素和高血糖素的控制（见上文**不良反应**项下的**低血糖**）。

阿司匹林在儿童中的使用由于 Reye 综合征的危险性而非常受限（见上文**不良反应**项下和下文**用途和用法**项下）。

虽然低剂量阿司匹林可用于一些妊娠患者，但镇痛剂量的阿司匹林在妊娠期不应使用，因为它们可能与分娩开始的延迟和时间的延长以及母体和新生儿出血有关。高剂量可引起在子宫内胎儿动脉导管关闭，在新生儿中可能引起持续肺动脉高压（见下文**妊娠**项下），在黄疸性新生儿中可能出现胆红素脑病。

由于胃肠道出血的危险性，在老年人中应当避免连续延长使用阿司匹林。

在已预期的手术操作以前几天应当停止使用阿司匹林（见下文）。

阿司匹林和其他水杨酸盐能干扰甲状腺功能试验。

哺乳 American Academy of Pediatrics[1]认为，水杨酸盐对哺乳母亲应当谨慎使用，因为阿司匹林与婴儿代谢性酸中毒相关[2]。*BNF 59* 也推荐由于在乳儿中可能的 Reye 综合征的危险性，阿司匹林应避免用于哺乳母亲，他们也建议患有新生儿维生素 K 缺乏的婴儿在哺乳母亲常规使用高剂量阿司匹林后可能有低凝血酶原血症的危险。然而，一项预期研究[3]发现在 15 名母亲使用阿司匹林、母乳喂养的婴儿中没有不良反应。

1. American Academy of Pediatrics. The transfer of drugs and other chemicals into human milk. *Pediatrics* 2001; **108:** 776–89. [Retired May 2010] Correction. *ibid.*; 1029. Also available at: http://aappolicy.aappublications.org/cgi/content/full/pediatrics%3b108/3/776 (accessed 23/11/06)
2. Clark JH, Wilson WG. A 16-day-old breast-fed infant with metabolic acidosis caused by salicylate. *Clin Pediatr (Phila)* 1981; **20:** 53–4.
3. Ito S, *et al.* Prospective follow-up of adverse reactions in breastfed infants exposed to maternal medication. *Am J Obstet Gynecol* 1993; **168:** 1393–9.

妊娠 已综述了在妊娠期使用阿司匹林潜在的不良反应[1]。水杨酸盐易透过胎盘，在动物中已显示可产生畸形。虽然一些研究和无对照的报道已指出阿司匹林与先天性畸形的形成有关，但绝大多数研究[2~4]没有发现任何显著的危险性或致畸性的证据。由 Slone Epidemiology Unit Birth Defects Study 收集的资料的分析提示，在妊娠早期的几个月胎心正在形成，使用阿司匹林与心脏缺陷的危险性增加不相关[5]。然而，阿司匹林改变血小板功能的能力可能有潜在的危险性。有少数报道称母亲妊娠期[6]使用阿司匹林，其婴儿发生出血性疾病以及母亲有水杨酸盐相关的出血性并发症[7]。可是，在妊娠引起的高血压中评估低剂量阿司匹林（每日少于 325mg）的 6 项对照研究的荟萃分析[8]中报道，在母体或新生儿出血或胎儿导管流量上的不良反应没有临床意义[9,10]。2 项最近的安慰剂对照研究也发现低剂量阿司匹林对新生儿出血的不良反应没有临床显著差异。这表明阿司匹林引起的环氧酶的抑制程度不可能大到足以引起动脉导管的提早关闭或影响肺血管[1]。然而，在一些研究中有高危妊娠的患者母体使用阿司匹林，胎盘分离[11]或接连发生的围生期死亡[12]的危险增加。关于阿司匹林和其他 NSAIDs 与新生儿持续性肺动脉高压之间可能的相互联系见第94页 **NSAIDs** 项下。

虽然阿司匹林有可能抑制分娩的子宫收缩，但认为周期性或低剂量阿司匹林不可能长期抑制环氧酶足以延长妊娠或分娩[1]。

也可见下文**手术操作**项下。

1. de Swiet M, Fryers G. The use of aspirin in pregnancy. *J Obstet Gynaecol* 1990; **10:** 467–82.
2. Slone D, *et al.* Aspirin and congenital malformations. *Lancet* 1976; **1:** 1373–5.
3. Shapiro S, *et al.* Perinatal mortality and birth-weight in relation to aspirin taken during pregnancy. *Lancet* 1976; **i:** 1375–6.
4. Winship KA, *et al.* Maternal drug histories and central nervous system anomalies. *Arch Dis Child* 1984; **59:** 1052–60.
5. Werler MM, *et al.* The relation of aspirin use during the first trimester of pregnancy to congenital cardiac defects. *N Engl J Med* 1989; **321:** 1639–42.
6. Bleyer WA, Breckenridge RT. Studies on the detection of adverse drug reactions in the newborn II: the effects of prenatal aspirin on newborn hemostasis. *JAMA* 1970; **213:** 2049–53.
7. Collins E, Turner G. Maternal effects of regular salicylate ingestion in pregnancy. *Lancet* 1975; **ii:** 335–7.
8. Imperiale TF, Petrulis AS. A meta-analysis of low-dose aspirin for the prevention of pregnancy-induced hypertensive disease. *JAMA* 1991; **266:** 261–4.
9. Louden KA, *et al.* Neonatal platelet reactivity and serum thromboxane B_2 production in whole blood: the effect of maternal low dose aspirin. *Br J Obstet Gynaecol* 1994; **101:** 203–8.
10. Dasari R, *et al.* Effect of maternal low dose aspirin on neonatal platelet function. *Indian Pediatr* 1998; **35:** 507–11.
11. Sibai BM, *et al.* Prevention of preeclampsia with low-dose aspirin in healthy, nulliparous pregnant women. *N Engl J Med* 1993; **329:** 1213–18.
12. Hamid R, *et al.* Low dose aspirin in women with raised maternal serum alpha-fetoprotein and abnormal Doppler waveform patterns from the uteroplacental circulation. *Br J Obstet Gynaecol* 1994; **101:** 481–4.

耐药性 一些使用阿司匹林治疗心血管疾病的患者对治疗无反应，这种现象被称为阿司匹林的耐药性。目前对阿司匹林的耐药性了解较少，需要更进一步的研究去确定。

1. Sanderson S, *et al.* Narrative review: aspirin resistance and its clinical implications. *Ann Intern Med* 2005; **142:** 370–80.
2. Hankey GJ, Eikelboom JW. Aspirin resistance. *Lancet* 2006; **367:** 606–17.
3. Michos ED, *et al.* Aspirin and clopidogrel resistance. *Mayo Clin Proc* 2006; **81:** 518–26.
4. Undas A, *et al.* Antithrombotic properties of aspirin and resistance to aspirin: beyond strictly antiplatelet actions. *Blood* 2007; **109:** 2285–92.
5. Dalen JE. Aspirin resistance: is it real? Is it clinically significant? *Am J Med* 2007; **120:** 1–4.
6. Hovens MMC, *et al.* Prevalence of persistent platelet reactivity despite use of aspirin: a systematic review. *Am Heart J* 2007; **153:** 175–81.
7. Krasopoulos G, *et al.* Aspirin "resistance" and risk of cardiovascular morbidity: systematic review and meta-analysis. *BMJ* 2008; **336:** 195–8.
8. Gasparyan AY, *et al.* The role of aspirin in cardiovascular prevention: implications of aspirin resistance. *J Am Coll Cardiol* 2008; **51:** 1829–43.

手术操作 阿司匹林主要通过抑制血小板聚集延长出血时间。这种效应是可逆的，在出血时间恢复到正常以前，新的血小板一定被释放入循环系统。因此，阿司匹林治疗在手术操作的前几天应当停止。在一些临床情况下，阿司匹林可能在一项手术操作前即刻给予。当心肌梗死需要紧急冠状动脉旁路手术时，大部分患者已使用阿司匹林作为梗死初期治疗的一部分。当给予阿司匹林时，手术期间的出血、输血的要求和手术再探查率可能增加[1]。然而，一些研究[2,3]表明出血的增加并不显著；另外，还有一些研究报道术前使用阿司匹林可减少手术期间心肌梗死的发生率（与抑肽酶同时使用）[4]，改善氧合功能[5]，甚至降低死亡率[3,6]。去氨加压素可减少手术期间出血的危险（见第2106页**出血性疾病**项下）。

阿司匹林有时在妊娠中期和晚期给药以预防妊娠诱发的高血压疾病（见第1131页**高血压**项下）。研究表明当以每日 325mg 剂量或更少剂量给药时，不会出现对母体或新生儿出血有临床意义的影响[7]。有些研究者已建议，阿司匹林的治疗可能增加硬膜外血肿形成的危险性，因此采用硬膜外麻醉不明智[8]，但是随后的研究[9]发现，在妊娠期使用低剂量阿司匹林不增加硬膜外麻醉中出血并发症的危险性。

采用止血带用以神经阻滞或其他操作的患者使用低剂量阿司匹林发生紫癜疹的危险可能增加[10]。

已建议在进行皮肤病学[11]或小型牙科[12]手术的患者中，出血时间延长的患者只需要在手术前停用阿司匹林，而出血时间正常的患者可继续治疗。

1. Goldman S, *et al.* Improvement in early saphenous vein graft patency after coronary artery bypass surgery with antiplatelet therapy: results of a Veterans Administration Cooperative Study. *Circulation* 1988; **77:** 1324–32.
2. Reich DL, *et al.* Aspirin does not increase homologous blood requirements in elective coronary bypass surgery. *Anesth Analg* 1994; **79:** 4–8.
3. Dacey LJ, *et al.* Effect of preoperative aspirin use on mortality in coronary artery bypass grafting patients. *Ann Thorac Surg* 2000; **70:** 1986–90.
4. Klein M, *et al.* Aprotinin counterbalances an increased risk of

peri-operative hemorrhage in CABG patients pre-treated with aspirin. *Eur J Cardiothorac Surg* 1998; **14:** 360–6.
5. Gerrah R, *et al.* Preoperative aspirin administration improves oxygenation in patients undergoing coronary artery bypass grafting. *Chest* 2005; **127:** 1622–6.
6. Bybee KA, *et al.* Preoperative aspirin therapy is associated with improved postoperative outcomes in patients undergoing coronary artery bypass grafting. *Circulation* 2005; **112** (suppl I): I286–I292.
7. Imperiale TF, Petrulis AS. A meta-analysis of low-dose aspirin for the prevention of pregnancy-induced hypertensive disease. *JAMA* 1991; **266:** 260–4.
8. Macdonald R. Aspirin and extradural blocks. *Br J Anaesth* 1991; **66:** 1–3.
9. Sibai BM, *et al.* Low-dose aspirin in nulliparous women: safety of continuous epidural block and correlation between bleeding time and maternal-neonatal bleeding complications. *Am J Obstet Gynecol* 1995; **172:** 1553–7.
10. Runcie CJ, *et al.* Aspirin and intravenous regional blocks. *Br J Hosp Med* 1990; **43:** 229–30.
11. Lawrence C, *et al.* Effect of aspirin and nonsteroidal antiinflammatory drug therapy on bleeding complications in dermatologic surgical patients. *J Am Acad Dermatol* 1994; **31:** 988–92.
12. Madan GA, *et al.* Minor oral surgery without stopping daily low-dose aspirin therapy: a study of 51 patients. *J Oral Maxillofac Surg* 2005; **63:** 1262–5.

药物相互作用

阿司匹林与其他非阿司匹林 NSAIDs 有许多共同的特性，其相互作用在第94页叙述。

乙醇增加阿司匹林对胃肠道的一些影响。阿司匹林与金化合物合用可以加剧阿司匹林引起的肝损伤。

阿司匹林与双嘧达莫合用可能导致血浆水杨酸盐浓度增加。对于偏头痛的患者，有些药物如甲氧氯普胺会使阿司匹林吸收更早，且血浆水杨酸盐峰浓度更高。美托洛尔可以提高血浆水杨酸盐峰值浓度。在高剂量水杨酸盐治疗方案和使用碳酸酐酶抑制药的患者中出现了水杨酸中毒。

皮质激素可降低血浆水杨酸盐浓度。在长期接受高剂量水杨酸盐治疗的患者中，这种相互作用可能是重要的。反之，停用皮质激素则有可能出现水杨酸毒性。当与皮质激素合用时，与阿司匹林相关的胃肠出血和溃疡的危险性也会增加。抗酸药可能会增加阿司匹林在碱性尿中的排泄。

阿司匹林可增加香豆素抗凝血药、磺酰脲类降糖药、扎鲁司特、甲氨蝶呤、苯妥英和丙戊酸盐的活性。阿司匹林减少促尿酸排除药的作用，如丙磺舒和磺吡酮。米非司酮的厂商提出一个理论上的危险，即阿司匹林或 NSAIDs 抑制前列腺素合成可能改变米非司酮的有效性。

由于不良反应的危险增加，应当避免阿司匹林与其他 NSAIDs 合用，布洛芬可消除阿司匹林的心脏保护作用，阿司匹林可增加一些其他 NSAIDs 的血浆浓度，如芬布芬、吲哚美辛和吡罗昔康。

1. Miners JO. Drug interactions involving aspirin (acetylsalicylic acid) and salicylic acid. *Clin Pharmacokinet* 1989; **17:** 327–44.
2. Abebe W. Herbal medication: potential for adverse interactions with analgesic drugs. *J Clin Pharm Ther* 2002; **27:** 391–401.
3. Gaziano JM, Gibson CM. Potential for drug-drug interactions in patients taking analgesics for mild-to-moderate pain and low-dose aspirin for cardioprotection. *Am J Cardiol* 2006; **97:** 23–9.

ACEI 阿司匹林和其他 NSAIDs 减少 ACEI 活性的讨论见第1154页。

阿那格雷 阿司匹林对使用阿那格雷患者的潜在影响见第2179页。

抗癫痫药 阿司匹林可阻止丙戊酸盐的代谢，进一步详细内容见第487页**镇痛药**。

抗真菌药 1名由于风湿性心脏病而接受长期阿司匹林治疗的8岁儿童，当用灰黄霉素开始治疗时，血浆水杨酸盐浓度显著降低[1]。提示灰黄霉素可能干扰阿司匹林的吸收。

1. Phillips KR, *et al.* Griseofulvin significantly decreases serum salicylate concentrations. *Pediatr Infect Dis J* 1993; **12:** 350–2.

钙通道阻滞药 当阿司匹林和钙通道阻滞药一起使用时，它们的抗血小板作用可能增加，同时使用阿司匹林和维拉帕米的患者中已有干扰止血的单独报道[1,2]，包括异常碰伤、出血时间延长和瘀斑。

1. Ring ME, *et al.* Clinically significant antiplatelet effects of calcium-channel blockers. *J Clin Pharmacol* 1986; **26:** 719–20.
2. Verzino E, *et al.* Verapamil-aspirin interaction. *Ann Pharmacother* 1994; **28:** 536–7.

全身麻醉药 阿司匹林对硫喷妥钠的影响见第1715页。

NSAIDs 已有建议布洛芬和其他 NSAIDs 可能减少阿司匹林的心脏保护作用。对一项处方使用低剂量阿司匹林的 7107 名心血管疾病患者的研究[1]发现，那些也使用布洛芬的患者心血管死亡率增加（校正过的风险比是不使用布洛芬患者的 1.73 倍）。另一项研究[2]发现尽管单独使用低剂量阿司匹林或 NSAIDs 降低心肌梗死的发病率，阿司匹林和 NSAIDs 同时使用时，心肌梗死的发生风险也没有显著增加。另一项大规模研究也发现，使用常规剂量阿司匹林的患者心肌梗死的发生风险增加，而不是间歇采用阿司匹林进行 NSAID 治疗的患者[3]。然而，一项包括 14098 名患者的研究[4]得出结论，与单独使用阿司匹林的患者相比，使用布洛芬和阿司匹林的患者心肌梗死的发生风险是减少的。此外，一项针对 70316 名患者的研究[5]发现处方阿司匹林和布洛芬的患者发生死亡的风险与那些单独处方阿司匹林或合用另一种 NSAID 的患者相当。

用药时间可能是重要的。一项研究[6]显示阿司匹林给药后 2 小时每日 1 次给予布洛芬可发生不可逆血小板聚集；然而，在阿司匹林前给予布洛芬，每日 1 次或每日 3 次，血小板聚集的发生是可逆的，血小板聚集会限制阿司匹林的心脏保护作用。

所有这些研究都有局限性，在给出任何建议之前需要更进一步的研究[7~11]。

1. MacDonald TM, Wei L. Effect of ibuprofen on cardioprotective effect of aspirin. *Lancet* 2003; **361:** 573–4.
2. Kimmel SE, *et al.* The effects of nonselective non-aspirin non-steroidal anti-inflammatory medications on the risk of nonfatal myocardial infarction and their interaction with aspirin. *J Am Coll Cardiol* 2004; **43:** 985–90.
3. Kurth T, *et al.* Inhibition of clinical benefits of aspirin on first myocardial infarction by nonsteroidal antiinflammatory drugs. *Circulation* 2003; **108:** 1191–5.
4. Patel TN, Goldberg KC. Use of aspirin and ibuprofen compared with aspirin alone and the risk of myocardial infarction. *Arch Intern Med* 2004; **164:** 852–6.
5. Curtis JP, *et al.* Aspirin, ibuprofen, and mortality after myocardial infarction: retrospective cohort study. *BMJ* 2003; **327:** 1322–3.
6. Catella-Lawson F, *et al.* Cyclooxygenase inhibitors and the antiplatelet effects of aspirin. *N Engl J Med* 2001; **345:** 1809–17.
7. Etminan M, Samii A. Effect of ibuprofen on cardioprotective effect of aspirin. *Lancet* 2003; **361:** 1558–9.
8. Kimmel SE, Strom BL. Giving aspirin and ibuprofen after myocardial infarction. *BMJ* 2003; **327:** 1298–9.
9. Curtis JP, Krumholz HM. The case for an adverse interaction between aspirin and non-steroidal anti-inflammatory drugs: is it time to believe the hype? *J Am Coll Cardiol* 2004; **43:** 991–3.
10. Cheema AA. Should people on aspirin avoid ibuprofen? A review of the literature. *Cardiol Rev* 2004; **12:** 174–6.
11. Corman SL, *et al.* Impact of nonsteroidal antiinflammatory drugs on the cardioprotective effects of aspirin. *Ann Pharmacother* 2005; **39:** 1073–9.

螺内酯 阿司匹林对使用螺内酯的患者的影响见第1345页。

药动学

阿司匹林及其他水杨酸盐口服给药后从胃肠道迅速吸收，但直肠给药吸收的可靠性则较差。阿司匹林及其他水杨酸盐也可透皮吸收。

口服给药后，在胃和肠出现非离子型阿司匹林的吸收。部分阿司匹林在肠壁中水解为水杨酸盐。一旦被吸收，阿司匹林即迅速转化为水杨酸盐，但是单剂量口服给药后最初的 20min 内，阿司匹林是血浆中占主导地位的药物形式。80%～90%的阿司匹林与血浆蛋白结合，并且阿司匹林分布广泛，据报道，阿司匹林在成人中的分布容积是 170ml/kg。随着血浆药物浓度的升高，蛋白结合位点达到饱和，分布容积增大。阿司匹林和水杨酸盐都具有药理学活性，但只有阿司匹林有抗血小板作用。水杨酸盐大量结合于血浆蛋白，而且迅速分布于身体的各个部位。水杨酸盐可出现于乳汁中并可以通过胎盘。

水杨酸盐主要通过肝代谢消除，其代谢产物包括水杨尿酸、水杨基酚葡糖苷酸（salicyl phenolic glucuronide）、龙胆酸和龙胆尿酸。主要代谢产物水杨尿酸和水杨基酚葡糖苷酸的形成是易于饱和的，遵循 Michaelis-Menten 动力学，其他代谢途径是一级过程。结果，稳态血浆水杨酸盐浓度的增加与剂量不成比例。单次给予 325mg 阿司匹林后，消除是一级过程，血浆水杨酸盐半衰期为 2～3h，高剂量阿司匹林的半衰期增加到 15～30h。水杨酸盐也以原形在尿中排泄，通过这种途径排泄的总量随剂量增大而增加，也依赖于尿的 pH 值，与剂量的 2%在酸性尿中排泄相比，剂量的约 30%可在碱性尿中排泄。肾脏排泄包括肾小球滤过、主动肾小管分泌作用和被动肾小管重吸收作用。

水杨酸盐通过血液透析清除。

1. Needs CJ, Brooks PM. Clinical pharmacokinetics of the salicylates. *Clin Pharmacokinet* 1985; **10:** 164–77.

用途和用法

阿司匹林是一种水杨酸盐类 NSAID，具有许多非阿司匹林 NSAIDs 的共同特性（第94页）。阿司匹林和其他水杨酸盐具有镇痛、抗炎、解热的特性，它们以环氧酶抑制剂起作用，导致对来自花生四烯酸的血栓素和前列腺素生物合成的直接抑制（见第2315页）。阿司匹林也可抑制血小板聚集，非乙酰化的水杨酸盐则不能。

阿司匹林用于缓解轻度至中度疼痛，如头痛、痛经、肌痛和牙痛。也用于急性和慢性风湿性疾病疼痛和炎症的治疗，如类风湿关节炎、青少年特发性关节炎、骨关节炎和强直性脊柱炎。在轻微发热状况的治疗中，如感冒或流感，阿司匹林可降低温度并缓解头痛、关节痛和肌肉痛。

阿司匹林也由于其抗血小板活性用于心血管疾病的早期治疗，如心绞痛和心肌梗死，以及预防高危患者的心血管事件。

其他这样的作用包括脑血管疾病的治疗和预防，如卒中。进一步详细内容见下文**抗血小板治疗**项下。

阿司匹林通常口服给药。饭后给药可减少胃刺激。可用各种剂型，包括普通非包衣片、缓释片、分散片、肠溶衣片和控释片。在某些情况下，阿司匹林可以栓剂直肠给药。通常作为镇痛和解热药的阿司匹林口服剂量为 300～900mg，根据临床需要每 4～6h 重复给药，直到每日 4g 的最大剂量。用作栓剂的剂量是每 4h 600～900mg，最大剂量为每日 3.6g。

理想的抗炎活性需要 150～300μg/ml 的血浆水杨酸盐浓度（也见上文**不良反应**）。需要个别地调整剂量以达到理想浓度。通常每日为 4～8g，分次给药用于急性风湿性疾病，如类风湿关节炎或骨关节炎。慢性症状中分次给药达到每日 5.4g 就足够了。

阿司匹林在儿童中治疗的适应证由于 Reye 综合征而非常受限（见上文**不良反应**项下），但包括川崎病（见下文）、青少年特发性关节炎和 Still 病。（见下文**风湿病**）。

阿司匹林钠也已用于疼痛和发热的治疗。

顺势疗法 阿司匹林也用于顺势疗法药物中，其名称为：Acetylsalicylicum acidum、Acetylsal ac.

儿童用法 阿司匹林在儿童中的治疗适应证非常受限，因为存在发生 Reye 综合征的危险（见上文**不良反应**项下）。更详细的信息，包括剂量，见下文**抗血小板治疗**、**川崎病**和**风湿病**项下。

抗血小板治疗 阿司匹林是环氧酶抑制药，其作用是由于不可逆的乙酰化过程。

- 在血小板中，该酶的抑制阻止血栓素 A_2 的合成，血栓素 A_2 是一种血管收缩复合物，可引起血小板聚集，因此有潜在的形成血栓的作用。
- 在血管壁中，该酶的抑制阻止前列环素的合成，前列环素是一种血管舒张物质，有抗聚集的特性，因此有潜在的抗血栓形成的作用。

因此，阿司匹林似乎有相互矛盾的生物学效应。然而，这些作用的持续时间可能不同，对血管组织的作用通常比对血小板的作用更短些（虽然研究的动物种属、使用的血管类型以及通常的实验条件可能改变这些结果）。下述事实可能解释这种差别：血管细胞在数小时内可恢复再生前列环素的能力，但是血小板不能再合成环氧酶，导致约 24h 没有新的血栓素 A_2 生成，直到骨髓释放更多的血小板，骨髓中血小板的活性也受阿司匹林的影响，通常认为每日只需要给予一次阿司匹林用于抑制血小板聚集。对血栓素的抑制作用迅速，并与阿司匹林的血浆浓度无关，可能是由于血小板中环氧酶在循环前失活。因为该效应与全身生物利用度无关，阿司匹林的控释和透皮给药制剂不能使它达到高的循环浓度，被用于限制血小板之外的作用。重复给药抑制作用蓄积，估计每日 20～50mg 的剂量实际上将导致几天内血小板血栓素合成的完全抑制。大剂量 150～300mg 几乎能即时产生最大抑制作用。

用途 阿司匹林的抗血小板活性使其可用于多种疾病的治疗或预防[1~7]。

- 它被用作不稳定型心绞痛起始**治疗**（第1118页）的一部分，并被用于心肌梗死（第1135页）的早期治疗，对急性脑卒中（第1144页）的起始治疗也有用。
- 阿司匹林由于其抗炎、解热和抗血小板活性的联合作用而用于治疗川崎病（见下文）。也用于治疗与抗磷脂综合征相关的血栓性症状，如在系统性红斑狼疮（第1445页）的患者中发生的，也已建议预防性用于处于胎儿丢失危险中的具有抗磷脂抗体的妊娠患者。阿司匹林的溶栓作用使其可用于血栓性血小板减少性紫癜（见**血栓性微血管病**项下，第1042页）。阿司匹林可使先兆子痫及其并发症的发生风险适当减少（见**高血压**项下，第1131页），建议阿司匹林可用于一部分妇女。
- 阿司匹林对高危患者心血管事件的**预防**是有用的，包括那些稳定型或不稳定型心绞痛、目前的或早先的心肌梗死、缺血性脑卒中或暂时的缺血性发作[8,9]（见第1124页**降低心血管风险**）。也用于心房颤动的长期治疗（见第1121页**心律失常**项下）以预防禁用华法林的患者或有任何其他卒中危险因素的患者的卒中。

- 阿司匹林对心血管事件尤其是心肌梗死和卒中的**初期预防**的价值取决于对全部心血管危险性的正确评估，但是健康个体常规使用可能是不合理的[7~12]。关于患者使用低剂量阿司匹林具有明确益处缺乏发表的证据，此外，长期治疗增加胃肠道出血的风险。

虽然阿司匹林可预防手术后的静脉血栓栓塞（第1147页），仍优先选择其他治疗方法。然而，建议用于预防与某些过程如血管成形术和冠状动脉旁路移植术等（见第1140页**再灌注和再血管化操作**）相关的血栓形成并发症。阿司匹林通常作为辅助用药给予有外周动脉血栓栓塞（第1137页）的患者，用以预防凝块的增加和术后并发症。它在延迟疾病进展和减少外周血管病（第1137页）患者的血管事件等方面也有一些作用（见**外周血管病**项下，第1137页）。然而，一项小型短期研究的荟萃分析[13]显示，与安慰剂或潘生丁相比，阿司匹林对心血管事件的作用没有统计学意义上的显著性益处（如相对风险降低12%）。

在没有其他心血管危险因素的糖尿病患者中，阿司匹林对心血管事件的主要预防作用的益处仍有待确定。推荐用于危险性增加的患者（更多细节见第410页**糖尿病并发症**）。

在抗凝血药的基础上加用阿司匹林用于预防人工心脏瓣膜（见**瓣膜性心脏病**项下，第1146页）患者血栓栓塞的价值也已被牢牢地确立。在有其他危险因素的患者中阿司匹林通常被推荐为辅助用药。对于有人工生物瓣膜不需要抗凝作用的患者可考虑阿司匹林单独用药。

若干药理学研究已试图找到阿司匹林的一个**剂量**，能抑制血小板血栓素 A_2 合成的同时不影响前列环素的生成[14~16]，但是已经指出[3]，伴随或由内皮功能障碍引起的血管疾病患者，如在动脉粥样硬化中，在任何有效抗血小板的剂量下都不能选择性保留血管前列环素的生成。然而，抑制前列环素生成的临床相关性可能已被夸大[17]。实验证据表明，阿司匹林只有在非常高的剂量（200mg/kg）时有血栓形成的作用，远远超过抑制前列环素生成所需要的最小剂量。阿司匹林作为抗凝血药在抑制前列环素生成的剂量下在临床上是有效的。对前列环素生成抑制缺乏重要性的进一步支持来自使用大剂量阿司匹林的关节炎患者和先天性环氧酶缺陷的患者的流行病学研究，这两组患者没有一组曾经历过度的血栓形成的事件。

在 Antithrombotic Trialists' Collaboration[8]所做的荟萃分析中，日剂量75～325mg表现出的抗血小板作用相等，剂量大于500mg没有表现出优势并可引起更多的胃肠道不良反应。剂量小于75mg是否会有同样的效应并降低胃肠道毒性仍不明确（见上文**对胃肠道的影响**）。荟萃分析推断，在高危患者严重血管事件的长期预防中，阿司匹林日剂量75～150mg范围内应当是有效的，如果需要即刻效应，如在急性心肌梗死、急性缺血性脑卒中或不稳定心绞痛的早期治疗中，可能需要给予150～300mg的负荷剂量。另外一项分析[18]中也推荐了类似的剂量。然而，另一篇综述[19]建议对于主要用于预防卒中或者心肌梗死而言，每日使用剂量低至75mg或80mg是不够的，并认为主要用于预防的阿司匹林最适剂量为每日160mg。阿司匹林应当咀嚼或分散于水中，咀嚼阿司匹林片可确保出现一些口腔吸收。

由于Reye综合征的危险（见上文**不良反应**项下），阿司匹林在**儿童**中的用途受限，然而，它可特定用于那些心脏手术后处于凝血形成的危险中的患者，或用于预防高危儿童的卒中。*BNFC 2010/11* 建议新生儿和年龄至12岁的儿童口服剂量为1～5mg/kg，每日1次（直至常用最大剂量75mg），12岁以上的儿童可每日给药75mg。

1. Patrono C. Aspirin as an antiplatelet drug. *N Engl J Med* 1994; **330:** 1287–94.
2. Lutomski DM, *et al.* Pharmacokinetic optimisation of the treatment of embolic disorders. *Clin Pharmacokinet* 1995; **28:** 67–92.
3. Schrör K. Antiplatelet drugs: a comparative review. *Drugs* 1995; **50:** 7–28.
4. Hung J. Aspirin for cardiovascular disease prevention. *Med J Aust* 2003; **179:** 147–52.
5. Saseen JJ. ASHP therapeutic position statement on the daily use of aspirin for preventing cardiovascular events. *Am J Health-Syst Pharm* 2005; **62:** 1398–1405.
6. Patrono C, *et al.* Low-dose aspirin for the prevention of atherothrombosis. *N Engl J Med* 2005; **353:** 2373–83.
7. US Preventive Services Task Force. Aspirin for the prevention of cardiovascular disease: U.S. Preventive Services Task Force recommendation statement. *Ann Intern Med* 2009; **150:** 396–404.
8. Antithrombotic Trialists' Collaboration. Collaborative meta-analysis of randomised trials of antiplatelet therapy for prevention of death, myocardial infarction, and stroke in high risk patients. *BMJ* 2002; **324:** 71–86. Correction. *ibid.*; 141.
9. Baigent C, *et al.* Antithrombotic Trialists' (ATT) Collaboration. Aspirin in the primary and secondary prevention of vascular disease: collaborative meta-analysis of individual participant data from randomised trials. *Lancet* 2009; **373:** 1849–60.
10. Sanmuganathan PS, *et al.* Aspirin for primary prevention of coronary heart disease: safety and absolute benefit related to coronary risk derived from meta-analysis of randomised trials. *Heart* 2001; **85:** 265–71.
11. Anonymous. Aspirin for primary prevention of cardiovascular disease? *Drug Ther Bull* 2009; **47:** 122–5. Correction. *ibid.* 2010; **48:** 24.
12. Barnett H, *et al.* Don't use aspirin for primary prevention of cardiovascular disease. *BMJ* 2010; **340:** 920–2.
13. Berger JS, *et al.* Aspirin for the prevention of cardiovascular events in patients with peripheral artery disease: a meta-analysis of randomized trials. *JAMA* 2009; **301:** 1909–19.
14. Patrignani P, *et al.* Selective cumulative inhibition of platelet thromboxane production by low-dose aspirin in healthy subjects. *J Clin Invest* 1982; **69:** 1366–72.
15. Weksler BB, *et al.* Differential inhibition by aspirin of vascular and platelet prostaglandin synthesis in atherosclerotic patients. *N Engl J Med* 1983; **308:** 800–5.
16. McLeod LJ, *et al.* The effects of different doses of some acetylsalicylic acid formulations on platelet function and bleeding times in healthy subjects. *Scand J Haematol* 1986; **36:** 379–84.
17. Hirsh J, *et al.* Aspirin and other platelet active drugs: relationship among dose, effectiveness, and side effects. *Chest* 1989; **95** (suppl 2): 12S–18S.
18. Campbell CL, *et al.* Aspirin dose for the prevention of cardiovascular disease: a systematic review. *JAMA* 2007; **297:** 2018–24.
19. Dalen JE. Aspirin to prevent heart attack and stroke: what's the right dose? *Am J Med* 2006; **119:** 198–202.

Behcet 综合征 关于阿司匹林用于治疗 Behcet 综合征的脉管炎症状见第1433页。

白内障 支持或反驳阿司匹林有抗白内障形成的保护作用的证据被认为是非结论性的。美国在超过22000名男性中的一项研究推断，5年内使用低剂量阿司匹林（隔天325mg）不太可能对白内障的形成有主要影响，但也不排除对白内障摘除术的危险有轻微降低[1]。随后在英国的一项研究中[2]，超过1800名每日使用300mg～1.2g阿司匹林用于瞬时缺血性发作的患者，眼科检查没有证实任何保护作用。对美国研究的原结果的再分析[3]鉴别出白内障形成和摘除的病例，虽然这些病例不影响最初研究的所有结论。然而，当这些被研究的患者被随访超过15年时，观测到的数据[4]提示，低剂量阿司匹林的使用实际上增加白内障形成的危险。需要进一步实验来确定长期使用阿司匹林对预防白内障的作用。

1. Seddon JM, *et al.* Low dose aspirin and risks of cataract in a randomised trial of US physicians. *Arch Ophthalmol* 1991; **109:** 252–5.
2. UK-TIA Study Group. Does aspirin affect the rate of cataract formation? Cross-sectional results during a randomised double-blind placebo controlled trial to prevent serious vascular events. *Br J Ophthalmol* 1992; **76:** 259–61.
3. Christen WG, *et al.* Low-dose aspirin and risk of cataract and subtypes in a randomized trial of U.S. physicians. *Ophthalmic Epidemiol* 1998; **5:** 133–42.
4. Christen WG, *et al.* Aspirin use and risk of cataract in posttrial follow-up of Physicians' Health Study I. *Arch Ophthalmol* 2001; **119:** 405–12.

痛经 阿司匹林和其他 NSAIDs 药物通过抑制环氧酶抑制前列腺素生成，在痛经（第8页）的治疗中是有效药物。

发热 控制发热（第10页）的方法包括使用解热药和（或）物理冷却方法（尽管后者的价值存在疑问）。对乙酰氨基酚、水杨酸盐如阿司匹林和一些其他 NSAIDs 是主要的解热药。然而，水杨酸盐通常禁用于儿童发热的治疗，因为它们的使用与 Reye 综合征之间可能有联系（见上文**不良反应**项下）。

头痛 阿司匹林通常用于各种类型头痛的症状治疗，包括偏头痛（第670页）和紧张型头痛（第671页）。阿司匹林在症状初起时给药能成功地治疗偏头痛的急性发作。然而，由于通常偏头痛中存在的胃潴留可能使吸收很差。因此提倡使用可减少胃潴留的分散和泡腾制剂以及含有如甲氧氯普胺等药物的复方制剂。

1. Tfelt-Hansen P, Olesen J. Effervescent metoclopramide and aspirin (Migravess) versus effervescent aspirin or placebo for migraine attacks: a double-blind study. *Cephalalgia* 1984; **4:** 107–11.
2. Buring JE, *et al.* Low-dose aspirin for migraine prophylaxis. *JAMA* 1990; **264:** 1711–13.
3. MacGregor EA, *et al.* Mouth-dispersible aspirin in the treatment of migraine: a placebo-controlled study. *Headache* 2002; **42:** 249–55.
4. Steiner TJ, *et al.* Aspirin in episodic tension-type headache: placebo-controlled dose-ranging comparison with paracetamol. *Cephalalgia* 2003; **23:** 59–66.
5. Lipton RB, *et al.* Aspirin is efficacious for the treatment of acute migraine. *Headache* 2005; **45:** 283–92.
6. Diener HC, *et al.* Aspirin in the treatment of acute migraine attacks. *Expert Rev Neurother* 2006; **6:** 563–73.

川崎病 由于阿司匹林的抗炎、解热和抗血小板活性，它与正常免疫球蛋白一起用在川崎病（第2148页）患儿的用药方案中[1~4]。

通常实践中使用抗炎用药方案，直到发热已下降，随后转至抗凝血用药方案。*BNFC 2011/11* 推荐在年龄为1个月及超过1个月的儿童中每日30～50mg/kg的剂量分4次给药（新生儿可分4次每日给药32mg/kg），用药应持续至患者不再发热或症状初起后的14天。一旦发热和炎性疾病体征消退，阿司匹林的剂量减少至每日2～5mg/kg（新生儿可每日给药5mg），单次给药以利用其抗血小板作用。阿司匹林可在发病后6～8周停用，但是如果出现冠状血管异常，用药通常至少持续1年，并且如果持续有冠状动脉瘤则要无限期地继续使用。美国也使用相似的治疗方案[3,4]，尽管阿司匹林的起始剂量更常用为每日80～100mg/kg。

尽管普遍使用的最适剂量和治疗持续时间仍未明确确定，但阿司匹林在川崎病起始治疗中的作用已经受到质疑。在一项荟萃分析[5]中，使用高剂量阿司匹林的患者发热持续时间显著缩短，然而，其他研究[6]没有显示出这一益处。荟萃分析[5,7]还表明使用高剂量（每日80mg/kg）或低剂量阿司匹林的治疗方案后冠状动脉异常的发生率没有显著性差别。另外，一项回顾性研究[8]建议阿司匹林（不考虑剂量）用于疾病的急性期可能是不必要的，因为它加上免疫球蛋白的治疗对冠状动脉异常的发生率没有影响。一项更近期的综述[9]发现来自比较研究的证据没有显示阿司匹林可降低冠状动脉异常的发生率，缺乏高质量随机对照研究导致不能推荐阿司匹林用于川崎病的治疗。

1. Williams RV, *et al.* Pharmacological therapy for patients with Kawasaki disease. *Paediatr Drugs* 2001; **3:** 649–60.
2. Brogan PA, *et al.* Kawasaki disease: an evidence based approach to diagnosis, treatment, and proposals for future research. *Arch Dis Child* 2002; **86:** 286–90.
3. Newburger JW, *et al.* Diagnosis, treatment, and long-term management of Kawasaki disease: a statement for health professionals from the Committee on Rheumatic Fever, Endocarditis, and Kawasaki Disease, Council on Cardiovascular Disease in the Young, American Heart Association. *Pediatrics* 2004; **114:** 1708–33. Correction. *ibid.* 2005; **115:** 1118. Also available at: http://pediatrics.aappublications.org/cgi/reprint/114/6/1708.pdf (accessed 12/04/07) Also published in *Circulation* 2004; **110:** 2747–71. Also available at: http://circ.ahajournals.org/cgi/reprint/110/17/2747.pdf (accessed 12/04/07)
4. Freeman AF, Shulman ST. Kawasaki disease: summary of the American Heart Association guidelines. *Am Fam Physician* 2006; **74:** 1141–8.
5. Terai M, Shulman ST. Prevalence of coronary artery abnormalities in Kawasaki disease is highly dependent on gamma globulin dose but independent of salicylate dose. *J Pediatr* 1997; **131:** 888–93.
6. Saulsbury FT. Comparison of high-dose and low-dose aspirin plus intravenous immunoglobulin in the treatment of Kawasaki syndrome. *Clin Pediatr (Phila)* 2002; **41:** 597–601.
7. Durongpisitkul K, *et al.* The prevention of coronary artery aneurysm in Kawasaki disease: a meta-analysis on the efficacy of aspirin and immunoglobulin treatment. *Pediatrics* 1995; **96:** 1057–61.
8. Hsieh K-S, *et al.* Treatment of acute Kawasaki disease: aspirin's role in the febrile stage revisited. Abstract: *Pediatrics* 2004; **114:** 689. Full version: http://pediatrics.aappublications.org/cgi/reprint/114/6/e689 (accessed 27/11/06)
9. Baumer JH, *et al.* Salicylate for the treatment of Kawasaki disease in children. Available in The Cochrane Database of Systematic Reviews; Issue 4. Chichester: John Wiley; 2006 (accessed 27/11/06).

小腿溃疡 在20名患者中进行的一项4个月的安慰剂对照研究[1]建议，每日300mg阿司匹林有助于治疗慢性静脉小腿溃疡，作用机制尚不清楚[2]。然而，这个发现的有效性已受到挑战[3]。小腿溃疡的治疗在第1511页中讨论。

1. Layton AM, *et al.* Randomised trial of oral aspirin for chronic venous leg ulcers. *Lancet* 1994; **344:** 164–5.
2. Ibbotson SH, *et al.* The effect of aspirin on haemostatic activity in the treatment of chronic venous leg ulceration. *Br J Dermatol* 1995; **132:** 422–6.
3. Ruckley CV, Prescott RJ. Treatment of chronic leg ulcers. *Lancet* 1994; **344:** 1512–13.

恶性肿瘤 关于常规使用阿司匹林和其他 NSAIDs 可减少发生胃肠道恶性肿瘤的危险性的研究见第95页 **NSAIDs** 项下。

骨髓增生病 低剂量阿司匹林在真性红细胞增多症（第622页）和原发血小板增多症（第623页）患者中可用于缓解红斑性肢痛病（灼痛和四肢红斑）的症状。

疼痛 阿司匹林连同其他 NSAIDs 和对乙酰氨基酚一起可用于治疗轻度或中度疼痛（见第4页**镇痛药的选择**），也用于中度或重度疼痛以增加阿片类药物的作用。它也适用于急性或慢性疼痛。由于阿司匹林与 Reye 综合征的相关性（见上文**不良反应**项下），不应用于儿童疼痛的缓解。

依赖性和耐受性不是非阿片类镇痛药如阿司匹林的

问题，但是有一个效应极限，高于这个极限增加剂量不会有更多的疗效。

1. Rees J, *et al.* Single dose oral aspirin for acute pain. Available in The Cochrane Database of Systematic Reviews; Issue 4. Chichester: John Wiley; 1999 (accessed 27/11/06).
2. Hersch EV, *et al.* Over-the-counter analgesics and antipyretics: a critical assessment. *Clin Ther* 2000; **22:** 500–48.
3. Vergne P, *et al.* Aspirine, douleurs et inflammation. *Rev Med Interne* 2000; **21** (suppl 1): 89s–96s.

风湿病 阿司匹林曾经一度广泛用于类风湿关节炎（第12页）的治疗，但是已被更易耐受的 NSAIDs 所取代。然而，青少年特发性关节炎（第11页）和 Still 病是阿司匹林用于儿童的有限适应证。*American Hospital Farmulary Service*[1] 建议体重小于或等于 25kg 的儿童起始口服给药剂量为每日 60～130mg/kg，分次给药；更重一些的儿童起始给药剂量应当从每日 2.4～3.6g 开始。或者可分次每日以 1.5g/m^2 起始口服剂量给药。常用维持剂量为 80～100mg/kg，尽管有些儿童可能需要用药量最大至 130mg/kg；然而，由于存在毒性危险，建议体重超过 25kg 的儿童每日用药不应采用 100mg/kg 或以上剂量。

1. McEvoy GK (ed), AHFS Drug Information. [online] Bethesda, MD: American Society of Health-System Pharmacists. Available at: http://www.medicinescomplete.com (accessed 13/01/10)

制剂

BP 2010: Aspirin and Caffeine Tablets; Aspirin Tablets; Co-codaprin Tablets; Dispersible Aspirin Tablets; Dispersible Co-codaprin Tablets; Effervescent Soluble Aspirin Tablets; Gastro-resistant Aspirin Tablets;
USP 33: Acetaminophen and Aspirin Tablets; Acetaminophen, Aspirin, and Caffeine Tablets; Aspirin and Codeine Phosphate Tablets; Aspirin Capsules; Aspirin Delayed-release Capsules; Aspirin Delayed-release Tablets; Aspirin Effervescent Tablets for Oral Solution; Aspirin Extended-release Tablets; Aspirin Suppositories; Aspirin Tablets; Aspirin, Alumina, and Magnesia Tablets; Aspirin, Alumina, and Magnesium Oxide Tablets; Buffered Aspirin Tablets; Butalbital and Aspirin Tablets; Butalbital, Aspirin, and Caffeine Capsules; Butalbital, Aspirin, and Caffeine Tablets; Butalbital, Aspirin, Caffeine, and Codeine Phosphate Capsules; Carisoprodol and Aspirin Tablets; Carisoprodol, Aspirin, and Codeine Phosphate Tablets; Oxycodone and Aspirin Tablets; Pentazocine and Aspirin Tablets; Propoxyphene Hydrochloride, Aspirin, and Caffeine Capsules; Propoxyphene Napsylate and Aspirin Tablets.

专利制剂

Arg.: Aspimed†; Aspirina; Aspirinetas; Ball†; Bayaspirina; Cardioaspirina; Desenfriolito; Ecotrin; Geniol Prevencion; Geniol SC sin Cafeina; Lacefal†; Lafeaspirina; Nuevapina; Vipirina Ginsex Corazon; ***Austral.:*** Aspro; Aspro Protect; Astrix; Cardiprin; Cartia; Disprin; Disprin Direct; Solprin; Spren†; Vincent's Powders†; ***Austria:*** Acekapton; Aspiricor†; Aspirin Protect; Aspro; ASS; Herz ASS; Herzschutz ASS; Salimont†; Thrombo ASS; Thrombostad; Togal Mono; ***Belg.:*** Acenterine; Alka-Seltzer; Asaflow; Aspirine; Aspro†; Cardioaspirine; Cardiphar; Dispril; Sedergine; Therasa†; ***Braz.:*** AAS; Aasedatil†; Aceticil†; Analgesin; Antifebrin†; Ascedor†; Asetisin†; Aspirina; Bufferin; Cardio AAS; Cimaas; Ecasil†; Hipotermal; Salicil; Salicin; Salitil; Somalgin; ***Canad.:*** Apo-Asa; ASA; Asadol; Asaphen; Asatab; Aspergum; Aspirin with Stomach Guard; Bufferin; Entrophen; Equate; Life Brand Daily Low Dose ASA; Novasen; Relief ASA; Rivasa; Tri-Buffered ASA; ***Chile:*** Aspirina; Cardioaspirina; Disgren; Ecotrin; Fluicor; Hassapirin Puro; Thrombo AS; ***Cz.:*** Acylpyrin; Anopyrin; Apo-Asa†; Aspro†; Godasal; Upsarin†; ***Denm.:*** Carnyl; Hjerdyl; Hjertemagnyl; Hjertemin; Idotyl; Magnyl; ***Fin.:*** Aspirin Cardio; Aspirin Zipp; Disperin; Primaspan; ***Fr.:*** Aspirine; Aspirine pH8; Aspirisucre; Aspro; Catalgine†; Claragine†; ***Ger.:*** Acesal; Aspro†; ASS; Godamed; HerzASS; Miniasal; Santasal N†; Togal ASS; ***Gr.:*** Apyr; Ascriptin; Bufferin; Measurin; Neospir; Salospir; Upsalgin-N; ***Hong Kong:*** Aspilets; Astrix; Bokey; Cardiprin†; Cartia†; Disprin; Ecotrin†; Glyprin; LAsprin†; Propirin; Uni-Acetil; ***Hung.:*** Aspirin Protect; Astrix; Colfarit†; Istopirin†; Kalmopyrin; ***India:*** ASA; Aspicot†; Colsprin; CV-Sprin; Delisprin; Disprin; Ecosprin; ***Indon.:*** Aptor; Ascardia; Aspilets; Aspitrom; Astika; Bodrexin; Cardio Aspirin; Contrexyn; Farmasal; Inzana†; Miniaspi; Minigrip; Naspro; Procardin†; Proxime; Restor; Rheumapill†; Thrombo Aspilets; ***Irl.:*** Asacard; Aspro; Caprin; Disprin; Disprin Direct; Lowasa†; Nu-Seals; Resprin†; ***Israel:*** Acetosal; Alka-Seltzer; Buffered Pirin†; Cardiopirin; Cartia; Ecoprin†; Godamed†; Micropirin; Tevapirin; ***Ital.:*** Acesal†; ASA-ratio†; Ascriptin; Aspiglicina†; Aspirina; Aspirina 03; Aspirinetta; Aspro; Bufferin†; Cardioaspirin; Cemirit†; Kilios†; ***Malaysia:*** Aceprin; Aspirin Cardio; Cardiprin; Casprin; Disprin; Dusil†; Glyprin; ***Mex.:*** Acetil-A; Acetin†; Acitab; Adiro†; Antacsal; ASA; Ascriptin; Aspirina Protect; Axal†; Disprina†; Doloquim; Ecotrin†; Midolen; Vastecel; ***Neth.:*** Asacard; Aspirine Protect; Aspro; Bisolgripin†; Darosal†; Togal; ***Norw.:*** Albyl-E; Dispril†; Globoid; ***NZ:*** Aspec; Aspro; Cartia; Disprin; Ecotrin†; Solprin; ***Philipp.:*** Anthrom; Asaprim; Aspec; Aspilets; Asthromed; Astrix; Bayprin; Cor-30, Cor-80; Cortal; Enteroprin; Tromcor; ***Pol.:*** Acard; Acesan; Alka-Prim; Alka-Seltzer; ASA†; Asaltec; Aspimag; Aspirin Protect; Asprocard; Asprocol; Bestpirin; Calcipiryna; Cardiofil; Encopirin; Galocard; Nipas; Polocard; Polopiryna; Polopiryna S; Proficar†; Upsarin; ***Port.:*** AAS; Actipiril; Asacard; ASP; Aspirina; Aspro†; Cartia; Migraspirina; Salycilina†; Toldex; Tromalyt; ***Rus.:*** Acecardol (Ацекардол); Aspikor (Аспикор); Aspinat Cardio (Аспинат Кардио); Aspirin Cardio (Аспирин Кардио); CardiASK (КардиАСК); Cardiomagnyl (Кардиомагнил); Nextrim Fast (Некстрим Фаст); Taspir (Таспир); Thrombo ASS (Тромбо АСС); ***S.Afr.:*** Disprin; Ecotrin; Myoprin; ***Singapore:*** Aspro; Astrix†; Bokey; Bufferin†; Cardiprin; Disprin; Dusil; Glyprin; Platet; ***Spain:*** AAS; Adiro; Aspirina; Bioplak; Okal; Rhonal; Saspryl†; Sedergine; Tromalyt; ***Swed.:*** Albyl minor; Bamyl; Bamyl S†; Emotpin†; Magnecyl; Trombyl; ***Switz.:*** ASA; Asperivo; Aspirine Cardio; Aspro; ASS Cardio; ASS†; Juridin†; Thrombace Neo; Tiatral 100 SR; Togal ASS†; ***Thai.:*** Actorin†; Anassa†; Arpisine; ASA; Asatab; Ascot; Aspaco; Aspent; Aspilets; Aspipac; Asrina; B-Aspirin; Buntaopoad-Bura; Caparin; Cardiprin; Empirin; Entrarin; Pirin; Seferin; SP; V-AS; ***Turk.:*** Algo Bebe; Algo†; Asabrin; Asinpirine; Aspapirine; Aspimirin; Aspinal; Ataspin; Babyprin; Coraspin; Dispril; Ecopirin; Isaspin; Notras; Opon; Pharmaspirin; ***UAE:*** Jusprin; ***UK:*** Alka; Angettes†; Aspro; Caprin; Disprin; Disprin Direct; Enprin; Flamasacard; Micropirin; Nu-Seals; PostMI†; Pure Health; ***Ukr.:*** Alka-Prim (Алька-Прим); Aspecard (Аспекард); Aspeter (Аспетер); Aspirin Cardio (Аспирин Кардио); Cardiomagnyl (Кардиомагнил); Ecorin (Экорин); Polocard (Полокард); ***USA:*** Adprin-B; Arthritis Pain Formula; Ascriptin; Aspergum†; AspirLow; Asprimox†; Bayer Low Adult Strength; Bufferin; Buffex; Cama Arthritis Pain Reliever; Easprin; Ecotrin; Empirin; Extra Strength Bayer Plus; Genprin; Halfprin; Magnaprin†; Norwich Extra Strength; Norwich Regular Strength; Regular Strength Bayer; St. Joseph Adult Chewable; ZORprin; ***Venez.:*** Asaprol; Ascriptin; Aspiretina†; Azacard; Cardipirina; Coraspirina.

Auranofin (*BAN, USAN, rINN*) 金诺芬

Auranofiini; Auranofina; Auranofine; Auranofinum; Oranofin; SKF-39162; SKF-D-39162. (1-Thio-β-D-glucopyranosato)(triethylphosphine)gold 2,3,4,6-tetra-acetate.

Ауранофин

$C_{20}H_{34}AuO_9PS$ = 678.5.

CAS — 34031-32-8.

ATC — M01CB03.

ATC Vet — QM01CB03.

UNII — 3H04W2810V.

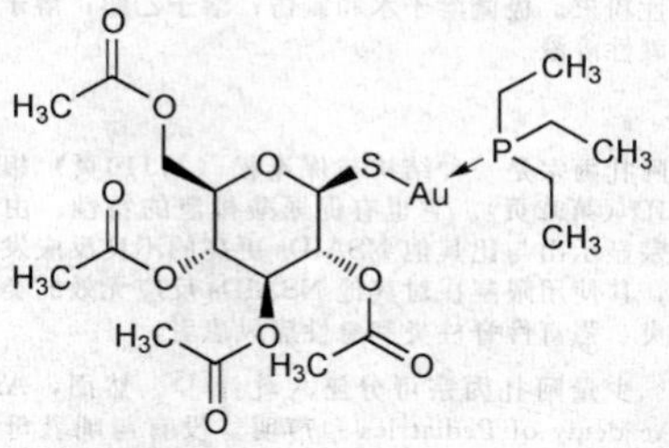

不良反应和处置

金诺芬最常见的不良反应涉及胃肠道，包括恶心、腹痛、有时呕吐，但最经常发生腹泻，可影响到 50% 的患者，可严重到使患者停止治疗。其他不良反应与金硫丁二钠（第116页）相似，虽然由于使用金诺芬停止治疗的患者比使用注射金的少，出现的麻烦较小。与使用其他金盐一样，不良反应的治疗通常是对症治疗（见第116页）。填充剂如麸、改变饮食来增加容积或临时降低剂量可对腹泻有帮助（见下文对胃肠道的影响项下）。

1. Tozman ECS, Gottlieb NL. Adverse reactions with oral and parenteral gold preparations. *Med Toxicol* 1987; **2:** 177–89.

对胃肠道的影响 腹泻和腹痛是金诺芬最常见的不良反应。胃肠道毒性的机制还没有确定，但是可能与肠通透性的可逆性缺损有关[1]。尽管一些研究者建议 50% 以上使用金诺芬的患者可能出现腹泻，一项在使用金诺芬治疗类风湿关节炎的 269 名患者中进行的研究发现在超过 6 个月治疗周期中，只有大约 15% 的患者出现稀便或水样便[2]。尽管已建议在治疗金诺芬引起的腹泻时使用填充剂，但是预防性使用欧车前的患者和使用安慰剂的患者之间的发病率总体没有差别；然而，使用欧车前的患者发生稀便和水样便的天数稍减少。

结肠炎和红细胞增多在使用金诺芬的患者中有报道[3,4]。

1. Behrens R, *et al.* Investigation of auranofin-induced diarrhoea. *Gut* 1986; **27:** 59–65.
2. van Beusekom HJ, *et al.* The moderate intestinal side effects of auranofin do not require prophylactic therapy with a bulkforming agent. Dutch Ridaura Study Group. *Clin Rheumatol* 1997; **16:** 471–6.
3. Michet CJ, *et al.* Auranofin-associated colitis and eosinophilia. *Mayo Clin Proc* 1987; **62:** 142–4.
4. Langer HE, *et al.* Gold colitis induced by auranofin treatment of rheumatoid arthritis: case report and review of the literature. *Ann Rheum Dis* 1987; **46:** 787–92.

对肾脏的影响 在一篇接受金诺芬用于治疗类风湿关节炎 1283 名患者的回顾性综述[1]中发现，有 41 名（3.2%）患者出现蛋白尿。在大多数患者中对蛋白尿的处理包括停止金诺芬的治疗。对 36 名患者的长期随访表明，有 31 名在 2 年内痊愈，29 名患者在 1 年内痊愈。8 名患者中的 7 名后来再次使用金诺芬没有复发。对使用金化合物治疗类风湿关节炎的两个对照双盲研究进一步综述发现，发生蛋白尿的患者使用金硫苹果酸钠治疗的有 27%（23/85），使用金诺芬治疗的有 17%（42/247），使用安慰剂的有 17%（36/210）。所有的患者都使用 NSAIDs。

1. Katz WA, *et al.* Proteinuria in gold-treated rheumatoid arthritis. *Ann Intern Med* 1984; **101:** 176–9.

注意事项

参见第116页的**金硫丁二钠**。在开始使用金诺芬前和使用后每个月应当进行尿检和血检，注册药品信息建议如果血小板计数低于 100000 个/mm^3 或症状和体征暗示出现血小板减少、白细胞减少或再生障碍性贫血时应当停用金诺芬。美国注册药品信息称在开始金诺芬的治疗前，基线肝肾功能水平也应当建立。在炎性肠病患者中应当谨慎使用金诺芬。

卟啉病 金诺芬与卟啉病的急性发作有关，在卟啉病患者中是不安全的。

药物相互作用

参见第117页的**金硫丁二钠**。

药动学

金诺芬从胃肠道不完全吸收，只有约 25% 的金被吸收。来自金诺芬的金与血浆蛋白和红细胞结合。治疗 2～3 个月后，据报道，血中金的稳态浓度约为 700ng/ml。稳态时金的平均终末血浆半衰期约为 26 天，生物学半衰期为 80 天。组织贮留和在机体中总的金蓄积小于肌内注射的金。来自金诺芬的金渗透入滑膜液。

由于其弱吸收性，单次剂量金诺芬的大部分在粪便中出现。自金诺芬中吸收的金约 60% 在尿中排泄，余下的在粪便中排泄。

1. Blocka KLN, *et al.* Clinical pharmacokinetics of oral and injectable gold compounds. *Clin Pharmacokinet* 1986; **11:** 133–43.
2. Benn HP, *et al.* Pharmacokinetics of auranofin: a single dose study in man. *J Rheumatol* 1990; **17:** 466–8.

用途和用法

金诺芬是含金约 29% 的金化合物，它与金硫丁二钠（第117页）有相似的作用和用途。在活跃的进行性类风湿关节炎中（见下文）口服给药，口服治疗比肌内注射金毒性小，但有效性也更小。金诺芬通常的起始剂量是开始每日 6mg，分 2 次给药，随后，如果耐受的话可以单次给药。应当持续治疗至少 6 个月以评价反应。如果反应不充分，6 个月后可以增加剂量至 3mg，每日 3 次。如果以这个剂量治疗 3 个月后反应仍然不充分，应当中断治疗。

哮喘 一项系统性综述[1]发现，口服或胃肠外给予金化合物可减少哮喘（第1072页）治疗中皮质激素的需要量，然而，这种效应的临床意义可能有限，考虑到不良反应，金化合物需要检测，不推荐它们在哮喘中使用。

1. Evans DJ, *et al.* Gold as an oral corticosteroid sparing agent in stable asthma. Available in The Cochrane Database of Systematic Reviews; Issue 4. Chichester: John Wiley; 2000 (accessed 25/10/06).

狼疮 由于采用了毒性更小的药物，金化合物目前已很少用于系统性红斑狼疮的治疗。然而，仍有无对照的报道提示，金诺芬仍可用于常规治疗不显效的盘状红斑狼疮[1]或皮肤型红斑狼疮[2]的患者。

1. Dalziel K, *et al.* Treatment of chronic discoid lupus erythematosus with an oral gold compound (auranofin). *Br J Dermatol* 1986; **115:** 211–16.
2. Farrell AM, Bunker CB. Oral gold therapy in cutaneous lupus erythematosus (revisited). *Br J Dermatol* 1996; **135** (suppl 47): 41.

天疱疮 一名长期患有落叶性天疱疮的患者使用氢化可的松和羟氯喹治疗，在使用金诺芬代替羟氯喹治疗后的 6 个月内其皮损得以治愈[1]。

1. Bagheri MM, *et al.* Pemphigus foliaceus presenting as eruptive seborrheic keratosis and responding to oral gold treatment. *J Drugs Dermatol* 2002; **1:**333–4.

银屑病 虽然一项安慰剂对照研究[1]已表明局部使用金诺芬在斑块状银屑病（第1510页）治疗中的有效性，但皮肤不良反应如接触性皮炎的高发病率比任何益处都重要。

1. Helm KF, *et al.* Topical auranofin ointment for the treatment of plaque psoriasis. *J Am Acad Dermatol* 1995; **33:** 517–19.

风湿病 金化合物是缓解病情抗风湿药（DMARDs），可用于治疗类风湿关节炎（第12页）。口服金比肌内注射金毒性小，但是有效性更小。金化合物在银屑病关节炎中也是有效的（见第13页**脊椎关节病**项下），也已用于青少年特发性关节炎（第11页）。

1. Suarez-Almazor ME, *et al.* Auranofin versus placebo in rheumatoid arthritis. Available in The Cochrane Database of Systematic Reviews; Issue 2. Chichester: John Wiley; 2000 (accessed 09/05/05).

制剂

专利制剂

Austral.: Ridaura; ***Austria:*** Ridaura; ***Belg.:*** Ridaura; ***Canad.:*** Ridaura; ***Denm.:*** Ridaura; ***Fin.:*** Ridaura; ***Fr.:*** Ridauran†; ***Ger.:*** Ridaura†; ***Gr.:*** Ridaura; ***Hong Kong:*** Ridaura; ***India:*** Goldar; ***Irl.:*** Ridaura; ***Israel:*** Ridaura; ***Ital.:*** Ridaura; ***Neth.:*** Ridaura†; ***Norw.:*** Ridaura; ***NZ:*** Ridaura; ***Port.:*** Ridaura; ***Rus.:*** Auropan (Ауропан); ***S.Afr.:*** Ridaura†; ***Spain:*** Ridaura; ***Switz.:*** Ridaura†; ***UK:*** Ridaura†; ***USA:*** Ridaura.

Aurothioglucose 金硫葡糖

1-Aurothio-D-glucopyranose; Aurotioglucosa; (D-Glucosylthio) gold; Gold Thioglucose. (1-Thio-D-glucopyranosato)gold.

Ауротиоглюкоза

$C_6H_{11}AuO_5S$ = 392.2.
CAS — 12192-57-3.
ATC — M01CB04.
ATC Vet — QM01CB04.
UNII — 2P2V9Q0E78.

Pharmacopoeias. In *US.*

USP 33 (Aurothioglucose) 黄色无臭或几乎无臭的粉末。水溶液长期静置不稳定。可通过添加少量醋酸钠使其稳定。1%水溶液的pH值约为6.3。易溶于水；几乎不溶于乙醇、丙酮、氯仿和乙醚。贮藏于密闭容器中。避光。

简介

金硫葡糖是含金量约为50%的金化合物，它有与金硫丁二钠（第117页）相似的作用和用途。它以肌内注射方式用于治疗活动性类风湿关节炎和青少年特发性关节炎。

关于金硫葡糖和金硫苹果酸盐的相对有效性和耐受性的评论见第117页**金硫丁二钠项下风湿病**。

对血液的影响 2例肌内注射金硫葡糖的患者发生血小板减少症[1]。

1. Levin M-D, *et al.* Two patients with acute thrombocytopenia following gold administration and five-year follow-up. *Neth J Med* 2003; **61:** 223–5.

制剂

USP 33: Aurothioglucose Injectable Suspension.

专利制剂

Israel: Solganal†; ***Neth.:*** Auromyose†; ***USA:*** Solganal†.

Aurotioprol 金硫丙醇

Sodium 3-aurothio-2-hydroxypropane-1-sulphonate.

Ауротиопрол

$C_3H_6AuNaO_4S_2$ = 390.2.
CAS — 27279-43-2.
ATC — M01CB05.
ATC Vet — QM01CB05.

简介

金硫丙醇是含金量约为50%的金化合物，它有与金硫丁二钠（第117页）相似的作用和用途。肌内注射给药用于治疗类风湿关节炎（第12页）。起始剂量是每周25mg，增加到每周50～100mg，直到总剂量达到1.2～1.5g，如果已经出现改善并没有毒性体征，随后可每月以50～100mg的剂量肌内注射给药。

制剂

专利制剂

Fr.: Allochrysine.

Azapropazone (*BAN, rINN*) 阿扎丙宗

AHR-3018; Apazone *(USAN)*; Atsapropatsoni; Azapropazon; Azapropazona; Azapropazonum; Mi85; NSC-102824. 5-Dimethylamino-9-methyl-2-propylpyrazolo[1,2-*a*][1,2,4]benzotriazine-1,3(2*H*)-dione.

Азапропазон

$C_{16}H_{20}N_4O_2$ = 300.4.
CAS — 13539-59-8.
ATC — M01AX04.
ATC Vet — QM01AX04.
UNII — K2VOT966ZI.

Pharmacopoeias. *Br.* includes the dihydrate.

BP 2010 (Azapropazone) 二水合物是白色至淡黄色结晶性粉末。极微溶于水和氯仿；溶于乙醇；溶于氢氧化物碱性溶液。

简介

阿扎丙宗是一种结构与保泰松（第110页）相关的NSAID（第92页）。它也有促尿酸排泄的特性。由于阿扎丙宗显示出与比其他NSAIDs更高的不良反应发生率相关，其使用限制在对其他NSAIDs反应无效的类风湿关节炎、强直性脊柱炎和急性痛风患者。

哺乳 少量阿扎丙宗可分泌入乳汁[1]。然而，American Academy of Pediatrics[2]声明，没有与哺乳母亲使用阿扎丙宗相关的对婴儿产生任何临床效应的报道，因此认为其与哺乳通常是相容的。

1. Bald R, *et al.* Excretion of azapropazone in human breast milk. *Eur J Clin Pharmacol* 1990; **39:** 271–3.
2. American Academy of Pediatrics. The transfer of drugs and other chemicals into human milk. *Pediatrics* 2001; **108:** 776–89. [Retired May 2010] Correction. *ibid.*; 1029. Also available at: http://aappolicy.aappublications.org/cgi/content/full/pediatrics%3b108/3/776 (accessed 01/11/07)

对血液的影响 自身免疫溶血性贫血已在使用阿扎丙宗的患者中有所报道[1~3]，有时是致命的，通常伴随肺浸润、过敏性肺泡炎、肺纤维化或纤维化肺泡。

1. Chan-Lam D, *et al.* Red cell antibodies and autoimmune haemolysis after treatment with azapropazone. *BMJ* 1986; **293:** 1474.
2. Albazzaz MK, *et al.* Alveolitis and haemolytic anaemia induced by azapropazone. *BMJ* 1986; **293:** 1537–8.
3. Montgomery RD, Babb RG. Alveolitis and haemolytic anaemia induced by azapropazone. *BMJ* 1987; **294:** 375.

对胃肠道的影响 在一篇对7种口服NSAIDs相对安全性的综述[1]中，英国CSM评论，在流行病学和不良反应自发报告的分析中，阿扎丙宗与胃肠道反应的高危险性相关。虽然，好像在一些年龄超过60岁的患者中曾使用远远超过这个年龄组推荐的用药剂量，即使考虑到这个原因，与其他NSAIDs相比阿扎丙宗的胃肠道反应仍有显著差异。

CSM推荐阿扎丙宗应该限用于其他NSAIDs无效的类风湿关节炎、强直性脊柱炎和急性痛风。它禁用于有消化性溃疡史的患者。在年龄超过60岁的患者中用于治疗类风湿关节炎或强直性脊柱炎时，建议剂量应当降低。

阿扎丙宗在多个国家已被撤出，包括英国。

1. CSM/MCA. Relative safety of oral non-aspirin NSAIDs. *Current Problems* 1994; **20:** 9–11.

对皮肤的影响 在1984年9月以前提交给WHO Collaborating Centre for International Drug Monitoring[1]的与阿扎丙宗相关的917例不良反应报告中，有190例（21%）是光过敏。在评价与使用阿扎丙宗的因果关系的154例光过敏的报告中，认为确定是的有6例，很可能是的有138例，可能是的有10例。1994年5月，英国CSM声明[2]，因为1976年他们已经收到464例与阿扎丙宗有关的光过敏反应的报告，并作出评论，当折算处方容量时，该反应的报告比其他通常处方的NSAIDs高50倍。他们推荐应当建议患者避免直接暴露于日光下或应使用防晒制剂。

1. Olsson S, *et al.* Photosensitivity during treatment with azapropazone. *BMJ* 1985; **291:** 939.
2. CSM/MCA. Photosensitivity associated with azapropazone (Rheumox). *Current Problems* 1994; **20:** 6.

卟啉病 阿扎丙宗在卟啉病患者中被认为是不安全的，因为它在动物中曾显示出生卟啉作用。

制剂

BP 2010: Azapropazone Capsules; Azapropazone Tablets.

专利制剂

Austria: Prolixan†; ***Gr.:*** Prolixan; ***Hung.:*** Prolixan†; ***Irl.:*** Rheumox†; ***Port.:*** Prolixan†; ***S.Afr.:*** Rheumox†; ***Turk.:*** Prodisan.

Bendazac (*BAN, USAN, rINN*) 苄达酸

AF-983; Bendazaco; Bendazacum; Bindazac. (1-Benzyl-1*H*-indazol-3-yloxy)acetic acid.

Бендазак

$C_{16}H_{14}N_2O_3$ = 282.3.
CAS — 20187-55-7.
ATC — M02AA11; S01BC07.
ATC Vet — QM02AA11; QS01BC07.
UNII — G4AG71204O.

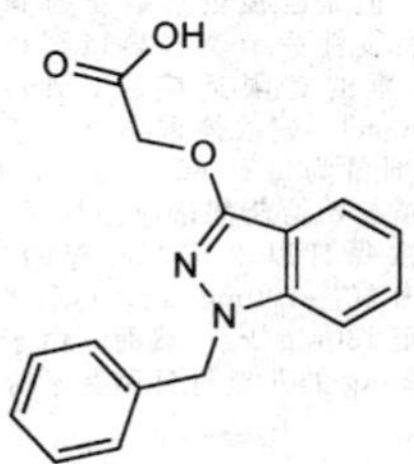

Bendazac Lysine (*BANM, rINNM*) 苄达赖氨酸

AF-1934; Bendazac lisina; Bendazacum Lysinum. L-Lysine-(1-benzyl-1*H*-indazol-3-yloxy)acetic acid.

Бендазак Лизин

$C_{22}H_{28}N_4O_5$ = 428.5.
CAS — 81919-14-4.
ATC — S01BC07.
ATC Vet — QS01BC07.
UNII — CL7T957EGC.

Pharmacopoeias. In *Chin.*

简介

苄达酸是一种结构与吲哚美辛（第64页）相关的NSAID（第92页）。含有1%或3%的制剂已经局部用于治疗各种炎症性皮肤疾病。

苄达赖氨酸已用于治疗白内障，0.5%溶液滴眼每日3次。

有肝毒性的报道。

1. Balfour JA, Clissold SP. Bendazac lysine: a review of its pharmacological properties and therapeutic potential in the management of cataracts. *Drugs* 1990; **39:** 575–96.
2. Prieto de Paula JM, *et al.* Hepatotoxicidad por bendazaco: análisis de 16 casos. *Rev Clin Esp* 1995; **195:** 387–9.

制剂

专利制剂

Austria: Versus†; ***Gr.:*** Bendalina; Versalba; Zebinor; ***Ital.:*** Bendalina; Versus; ***Philipp.:*** Bendalina; ***Port.:*** Bendalina; ***Venez.:*** Bendalina.

Benorilate (*BAN, rINN*) 贝诺酯

Benorilaatti; Benorilat; Bénorilate; Benorilato; Benorilatum; Benorylate; FAW-76; Fenasprate; Win-11450. 4-Acetamidophenyl *O*-acetylsalicylate.

Бенорилат

$C_{17}H_{15}NO_5$ = 313.3.
CAS — 5003-48-5.
ATC — N02BA10.
ATC Vet — QN02BA10.
UNII — W1QX9DV96G.

Pharmacopoeias. In *Br.* and *Chin.*

BP 2010 (Benorilate) 白色或几乎白色、无臭或几乎无臭、结晶性粉末。几乎不溶于水；微溶于乙醇和甲醇；溶于丙酮和氯仿。

简介

贝诺酯是阿司匹林-对乙酰氨基酚酯，有镇痛、抗炎和解热特性。吸收后可快速代谢为水杨酸盐和对乙酰氨基酚。口服用于治疗轻度至中度疼痛和发热。也用于骨关节炎、类风湿关节炎和软组织风湿病。

当怀疑贝诺酯过量用药时，建议水杨酸盐和对乙酰氨基酚的血浆药物浓度都应当检测，因为正常血浆对乙酰氨基酚浓度不一定可从正常血浆水杨酸盐浓度中推测出来。

1. Aylward M. Toxicity of benorylate. *BMJ* 1973; **2:** 118.
2. Symon DNK, *et al.* Fatal paracetamol poisoning from benorylate therapy in child with cystic fibrosis. *Lancet* 1982; **ii:** 1153–4.

制剂

BP 2010: Benorilate Oral Suspension; Benorilate Tablets.

专利制剂

Belg.: Duvium†; **Fr.:** Salipran†; **Irl.:** Benoral†; **Switz.:** Duvium†.

Benzydamine Hydrochloride (*BANM, USAN, rINNM*) 盐酸苄达明

AF-864; Benzidamin Hidroklorür; Benzindamine Hydrochloride; Benzydamine, Chlorhydrate de; Benzydamini Hydrochloridum; Benzydaminy chlorowodorek; Hidrocloruro de bencidamina. 3-(1-Benzyl-1*H*-indazol-3-yloxy)-*NN*-dimethylpropylamine hydrochloride.

Бензидамина Гидрохлорид

$C_{19}H_{23}N_3O,HCl = 345.9.$

CAS — 642-72-8 (benzydamine); 132-69-4 (benzydamine hydrochloride).

ATC — A01AD02; G02CC03; M01AX07; M02AA05.

ATC Vet — QA01AD02; QG02CC03; QM01AX07; QM02AA05.

UNII — K2GI407R4Q.

(benzydamine)

Pharmacopoeias. In *Br.* and *Pol.*

BP 2010 (Benzydamine Hydrochloride) 白色结晶性粉末。极易溶于水；易溶于乙醇和氯仿；几乎不溶于乙醚。10%水溶液的 pH 值为 4.0～5.5。

不良反应

皮肤局部用药后可能出现局部反应如红斑丘疹，光过敏也有报道。以口咽制剂使用后，口腔黏膜的麻木或螫刺感有报道，超敏反应（包括荨麻疹、光过敏和支气管痉挛）也可能很少出现。

对肾脏的影响 发现 1 名曾使用 400g 含 3%盐酸苄达明的局部乳剂超过 4 个月的 57 岁老年妇女的血浆肌酐和尿素浓度增加，与实际上的肾小球滤过率下降一致[1]。

1. O'Callaghan CA, *et al.* Renal disease and use of topical non-steroidal anti-inflammatory drugs. *BMJ* 1994; **308:** 110–11.

对皮肤的影响 一名 65 岁妇女使用含有 0.1%苄达明的阴道洗液数年后，其手部发生光敏性接触性皮炎[1]。一经患者停止使用该洗液，损伤就消失了。

1. Lasa Elgezua O, *et al.* Photoallergic hand eczema due to benzydamine. *Eur J Dermatol* 2004; **14:** 69–70.

过量 1 名 6 岁女孩口服使用 500mg 苄达明后有幻觉发作[1]。曾作为阴道灌洗液用于预防外阴瘙痒，可自行恢复。

1. Gómez-López L, *et al.* Acute overdose due to benzydamine. *Hum Exp Toxicol* 1999; **18:** 471–3.

用途和用法

盐酸苄达明是一种 NSAID（第94页）。在疼痛的肌肉骨骼和软组织疾病中以 3%～5%的浓度局部用于皮肤。盐酸苄达明也以 0.15%的浓度作为口腔清洗剂或喷雾用于缓解口腔和咽喉的炎症状况。曾口服或直肠给药用于缓解疼痛和炎症状况，以局部用溶液用于阴道灌洗。

水杨酸苄达明（benzasal）曾以 6%的乳剂或喷雾剂局部用于皮肤。

口腔疾病 对经历口咽癌放射治疗的患者进行的随机安慰剂对照研究结果表明，苄达明作为口腔灌洗液在减少黏膜炎的面积和严重程度方面是有效的[1]。苄达明也用于局部治疗口腔溃疡（第1622页），尽管一项研究[2]发现它并不比安慰剂更有效。

1. Epstein JB, *et al.* Benzydamine HCl for prophylaxis of radiation-induced oral mucositis: results from a multicenter, randomized, double-blind, placebo-controlled clinical trial. *Cancer* 2001; **92:** 875–85.
2. Matthews RW, *et al.* Clinical evaluation of benzydamine, chlorhexidine, and placebo mouthwashes in the management of recurrent aphthous stomatitis. *Oral Surg Oral Med Oral Pathol* 1987; **63:** 189–91.

制剂

BP 2010: Benzydamine Cream; Benzydamine Mouthwash; Benzydamine Oromucosal Spray.

专利制剂

Arg.: Actifedrin†; Bencifem†; Emex; Sandival Desleible; **Austral.:** Difflam; Difflam Anti-inflammatory Throat Spray; Difflam Solution; **Austria:** Tantum; Tantumar†; **Braz.:** Benflogin; Benzitrat; Ciflogex; Eridamin†; Flogo-Rosa; Flogolab; Flogoral; Fonergoral; Neoflogin; **Canad.:** Sun-Benz; Tantum; **Cz.:** Rosalgin; Tantum; **Denm.:** Andolex; **Fr.:** Opalgyne; **Ger.:** Tantum Rosa; Tantum Verde; **Gr.:** Tantum; **Hong Kong:** Dantum; Difflam; Difflam Anti-inflammatory Lozenges; Verax; **Hung.:** Rosalgin; Tantum Verde; **Indon.:** Tanflex; Tantum; **Irl.:** Difflam; **Israel:** Easy Gel; **Ital.:** Afloben; Benzirin†; Ginesal; Multum†; Saniflor Collutorio; Tantum; Verax; Xentafid; **Malaysia:** Difflam Anti-inflammatory Lozenges; Difflam Forte Anti-Inflammatory Throat Spray; Difflam Solution; **Mex.:** Artroben; Benifiant; Cifhir; Lonol; Vantal; **Neth.:** Tantum; **NZ:** Difflam; **Philipp.:** Difflam; **Pol.:** Hascosept; Septolux; Tantum; **Port.:** Flogoral; Momen; Rosalgin; Tantum; Tantum Rosa; Tantum Verde; **Rus.:** Tantum Rose (Тантум Роза); Tantum Verde (Тантум Верде); **S.Afr.:** Andolex; Andosept; **Singapore:** Difflam; **Spain:** Agilona†; Fulgium; Rosalgin; Tantum; Tantum Verde; **Swed.:** Andolex; **Switz.:** Bucco-Tantum; **Thai.:** Difflam; **Turk.:** Beniflex; Benzidan; Farengil; Tanflex; Tantum; Temex; **UK:** Difflam; **Venez.:** Azutan; Bevi Dam; Biozendi; Flodont; Ginacol†; Tantum; Tantum Verde; Zydan.

多组分制剂 **Arg.:** Buchex; Emex Duo; Espectocural; Pentadent†; **Austral.:** Difflam Anti-inflammatory Lozenges with Cough Suppressant; Difflam Lozenges; Difflam Mouth Gel; Difflam-C; Logicin Rapid Relief; **Braz.:** Angino-Rub; **Hong Kong:** Difflam Anti-inflammatory Antibacterial Lozenges; Difflam Mouth Gel; Difflam-C; Kloroben; Logicin Rapid Relief; **Hung.:** Tantum Rosa†; **Ital.:** Gola Action; Linea F; Mediplus†; Tantum Orosan; **Malaysia:** Difflam Anti-inflammatory Lozenges (with Antibacterial); Difflam Anti-Inflammatory Lozenges (with cough suppressant); Difflam Mouth Gel; Difflam-C; **Mex.:** Lonol Sport; **NZ:** Difflam Anti-inflammatory Antibacterial Lozenges; Difflam Cough; Difflam Mouth Gel; Difflam-C; **Port.:** Benoral; Gartun; Tantum Verde; **S.Afr.:** Andolex-C; Andosept-Co; **Singapore:** Difflam Anti-inflammatory Anti-Bacterial Lozenges; Difflam Mouth Gel; Difflam-C; **Spain:** Bristaciclina Dental†; Etermol Antitusivo; Mentamida; Prosturol; Tantum; Vinciseptil Otico; **Turk.:** Cloder Plus; Farhex; Klodamin; Kloroben; Oroheks Plus; **Venez.:** Amicets; Gencivol Compuesto; Solunovar Compuesto.

Benzyl Nicotinate 烟酸苄酯

Bensylnikotinat; Bentsyylinikotinaatti; Benzil Nikotinat; Benzyli Nicotinas; Nicotinato de bencilo. Benzyl pyridine-3-carboxylate.

Бензил Никотинат

$C_{13}H_{11}NO_2 = 213.2.$

CAS — 94-44-0.

UNII — S497LCF9C9.

Pharmacopoeias. In *Ger.*

简介

烟酸苄酯作为发赤药在局部制剂中使用。

制剂

专利制剂

Ger.: Leukona-Aktiv-Rheumabad†; Pernionin Thermo Teilbad; Pernionin Thermo Vollbad; Pykaryl T†; Rubriment; Rubriment-BN.

多组分制剂 **Arg.:** Butidiona†; Oxa Sport; Pergalen; **Austria:** Ambenat; Derivon; Expectal-Balsam†; Igitur-antirheumatische†; Igitur-Rheumafluid†; Menthoneurin†; Mobilisin plus; Rheumex; Rubizon-Rheumagel†; Rubriment; Thermo-Rheumon; Thrombophob; **Braz.:** Etrat†; Trombofob; **Cz.:** Dolo-Rubriment†; Rheuma-Salbe†; Rubriment-N†; Thermo-Rheumon†; **Fin.:** Trombosol; **Fr.:** Lumbalgine; **Ger.:** ABC Warme-Salbe†; Ambene N†; Auroanalin Thermo†; Camphopin; Capsamol N†; Caye Rheuma-Balsam†; DoloVisano Salbe†; Emasex-N†; Hot Thermo†; Lumbinon Thermo†; mikanil†; Pelvichthol N; Phardol Warme-Balsam†; Phlogont-Thermal†; Praecordin S†; Rheuma-Salbe N†; Rheuma-Salbe†; Rheumasalbe†; Rubriment; Tachyneng Campher Herzsalbe†; Thermo-Rheumon N†; Thermosenex†; zuk thermo†; **Gr.:** Air Salonpas; Bayolin; Ehrlich; Striafissan; Thermo-Roiplon; **Hong Kong:** Salomethyl†; **Hung.:** Air Salonpas; Bayolin†; Thermo-Rheumon†; **India:** Beparine; Thrombophob; **Indon.:** Stop X†; Thrombophob; Zeropain; **Ital.:** Salonpas; Sloan; **Mex.:** Bayro Termo; **Pol.:** Lumbolin; Thermo-Rheumon; **Port.:** Adrinex†; Balsamo Analgesico; Medalginan; **Rus.:** Capsicam (Капсикам); Heparin Ointment (Гепариновая Мазь); **Switz.:** Assan thermo; Demotherm Pommade contre le rhumatisme†; Dolo Demotherm; Histalgane; Marament-N; Thermocutan†; **Turk.:** Thermo-Doline; Thermo-Rheumon; Thermoflex; **UK:** Salonair; **Venez.:** Ehrlich Balsamo.

Beta-aminopropionitrile *β*-氨基丙腈

Aminopropionitrile; β-Aminopropionitrile; β-Aminopropionitrilo; BAPN; Beta-aminopropionityrile. 3-Aminopropionitrile.

Бета-аминопропионитрил

$C_3H_6N_2 = 70.09.$

CAS — 151-18-8 (beta-aminopropionitrile); 1119-28-4 (beta-aminopropionitrile fumarate).

ATC Vet — QM01AX91.

UNII — 38D5LJ4KH2.

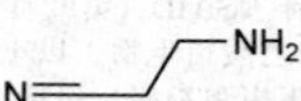

简介

β-氨基丙腈是赖氨酰氧化酶抑制药，是一种抗炎药，在兽医学中以延胡索酸盐用于治疗腱炎。

Bicifadine Hydrochloride (*USAN, rINNM*) 盐酸比西发定

Bicifadina, hidrocloruro de; Bicifadine, Hydrochloride de; Bicifadini Hydrochloridum; CL-220075; MCV-4147; NIH-9542. (±)-1-*p*-Tolyl-3-azabicyclo[3.1.0]hexane hydrochloride.

Бицифадина Гидрохлорид

$C_{12}H_{15}N,HCl = 209.7.$

CAS — 71195-57-8 (bicifadine); 66504-75-4 (bicifadine hydrochloride).

UNII — OE6G20P68T.

(bicifadine)

简介

盐酸比西发定是一种新镇痛药，据报道它可抑制 5-羟色胺和去甲肾上腺素的再摄取。对其治疗疼痛状况，包括术后牙痛，目前仍在研究中。

1. Krieter PA, *et al.* Pharmacokinetics, disposition, and metabolism of bicifadine in humans. *Drug Metab Dispos* 2008; **36:** 252–9.

Bornyl Salicylate 水杨酸龙脑酯

Borneol Salicylate; Salicilato de bornilo. 2-Hydroxybenzoic acid 1,7,7-trimethylbicyclo[2.2.1]hept-2-yl ester.

Борнилсалицилат

$C_{17}H_{22}O_3 = 274.4.$

CAS — 560-88-3.

简介

水杨酸龙脑酯是水杨酸盐衍生物，与水杨酸甲酯（第82页）类似，用在发赤药制剂中局部用于缓解肌肉骨骼和关节疾病的疼痛。

制剂

多组分制剂 **Switz.:** Hygiodermil†.

Bromfenac Sodium (*USAN, rINNM*) 溴芬酸钠

AHR-10282; AHR-10282B; Bromfénac Sodique; Bromfenaco sódico; Natrii Bromfenacum. Sodium [2-amino-3-(*p*-bromobenzoyl)phenyl]acetate sesquihydrate.

Натрий Бромфенак

$C_{15}H_{11}BrNNaO_3,1\frac{1}{2}H_2O = 383.2.$

CAS — 91714-94-2 (bromfenac); 91714-93-1 (bromfenac sodium); 120638-55-3 (bromfenac sodium).

ATC — S01BC11.

ATC Vet — QS01BC11.

UNII — 8ECV571Y37.

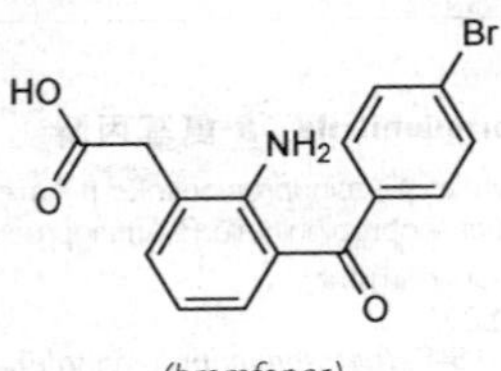

(bromfenac)

简介

溴芬酸钠是一种 NSAID（第92页），是与双氯芬酸（第43页）相关的苯乙酸衍生物。以 1%的滴眼液每日 2 次滴注，用于眼部疼痛和炎症，包括经历白内障摘除术患者的术后炎症。当用于术后时，在手术 24h 后开始，并持续 14 天。

溴芬酸钠以前在急性疼痛的治疗中通过口服给药，但是在严重并有时是致死性肝衰竭的报道后被撤出市场。

对眼的影响 局部使用溴芬酸钠后的 3 名患者出现了严重的角膜溶解（溃疡）[1]。在撤掉溴芬酸钠后，所有的患者均恢复。其他的眼科 NSAID 制剂也有类似的报道；详细情况见双氯芬酸的不良反应项下，第44页。

1. Asai T, *et al.* Three cases of corneal melting after instillation of a new nonsteroidal anti-inflammatory drug. *Cornea* 2006; **25:** 224–7.

制剂

专利制剂

Arg.: Natax; ***Jpn:*** Bronuck; ***USA:*** Xibrom.

Bufexamac (*BAN, rINN*) 丁苯羟酸

Bufeksamaakki; Bufeksamakas; Bufexamaco; Bufexamacum; Bufexamák; Bufexamak. 2-(4-Butoxyphenyl)acetohydroxamic acid.

Буфексамак

$C_{12}H_{17}NO_3$ = 223.3.

CAS — 2438-72-4.

ATC — M01AB17; M02AA09.

ATC Vet — QM01AB17; QM02AA09.

Pharmacopoeias. In *Eur.* (see p.vii) and *Jpn.*

Ph. Eur. 6.8 (Befexamac) 白色或几乎白色结晶性粉末。几乎不溶于水；溶于二甲基甲酰胺；微溶于乙酸乙酯和甲醇。避光。

简介

丁苯羟酸是一种 NSAID（第92页），以 5%的浓度局部用于各种皮肤疾病。使用后可能出现螫刺和灼烧，有超敏反应的报道。

制剂

专利制剂

Austral.: Paraderm†; ***Austria:*** Bufex†; Bufexan†; Droxaryl†; Parfenac; ***Belg.:*** Droxaryl†; ***Cz.:*** Droxaryl†; ***Fr.:*** Parfenac; ***Ger.:*** Bufederm†; duradermal†; Haemo-Exhirud Bufexamac; Jomax; Malipuran†; Parfenac; Windol; ***Ital.:*** Fansamac; Viafen†; ***Neth.:*** Droxaryl†; Parfenac†; ***Port.:*** Parfenac; ***Switz.:*** Parfenac; ***Turk.:*** Isoderm.

多组分制剂 ***Austral.:*** Paraderm Plus; Resolve; ***Austria:*** Droxaryl†; ***Cz.:*** Mastu S; ***Ger.:*** Faktu akut; Hamo-ratiopharm N; Hamoagil plus; Hexamon Bufexamac; Mastu akut; ***Hong Kong:*** Fungo Soothing Balm†; Mastu S; ***Hung.:*** Mastu S; ***NZ:*** Paraderm Plus; ***Rus.:*** Proctosan (Проктозан); ***Thai.:*** Mastu S; ***Ukr.:*** Proctosan (Проктозан).

Bumadizone Calcium (*rINNM*) 布马地宗钙

Bumadizona cálcica; Bumadizone Calcique; Calcii Bumadizonum. Calcium 2-(1,2-diphenylhydrazinocarbonyl)hexanoate hemihydrate.

Кальций Бумадизон

$(C_{19}H_{21}N_2O_3)_2Ca,\frac{1}{2}H_2O$ = 699.8.

CAS — 3583-64-0 (bumadizone); 34461-73-9 (bumadizone calcium).

ATC — M01AB07.

ATC Vet — QM01AB07.

UNII — 7PSH384AJD (bumadizone calcium hemihydrate); 142R7TU2TN (anhydrous bumadizone calcium).

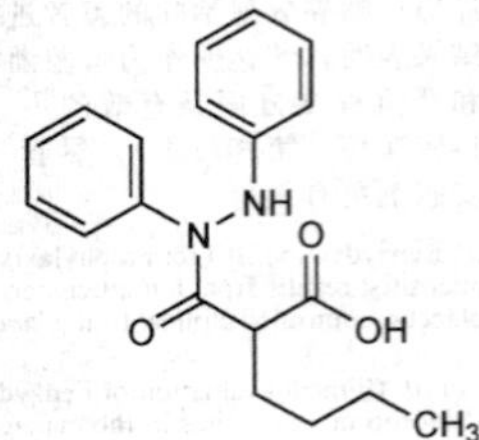

(bumadizone)

简介

布马地宗钙是一种 NSAID（第92页），可代谢为保泰松（第110页）和羟布宗（第102页）。由于有粒细胞缺乏症和其他血液学不良反应风险，它的使用受到限制。

制剂

专利制剂

Mex.: Desflam.

Buprenorphine (*BAN, rINN*) ⊗丁丙诺啡

Buprenorfiini; Buprenorfin; Buprenorfina; Buprenorfinas; Buprénorphine; Buprenorphinum; RX-6029-M. (6R,7R,14S)-17-Cyclopropylmethyl-7,8-dihydro-7-[(1S)-1-hydroxy-1,2,2-trimethylpropyl]-6-O-methyl-6,14-ethano-17-normorphine; (2S)-2-[(−)-(5R,6R,7R,14S)-9a-Cyclopropylmethyl-4,5-epoxy-3-hydroxy-6-methoxy-6,14-ethanomorphinan-7-yl]-3,3-dimethylbutan-2-ol.

Бупренорфин

$C_{29}H_{41}NO_4$ = 467.6.

CAS — 52485-79-7.

ATC — N02AE01; N07BC01.

ATC Vet — QN02AE01; QN07BC01.

UNII — 40D3SCR4GZ.

俗名 以下术语已被用作各种形式丁丙诺啡的“俗名”（见第vii页）或俚语：TEM；Tems。

Pharmacopoeias. In *Eur.* (see p.vii).

Ph. Eur. 6.8 (Buprenorphine) 白色或类白色结晶性粉末。极微溶于水；易溶于丙酮；微溶于环己烷；溶于甲醇。溶于稀释酸溶液。避光。

Buprenorphine Hydrochloride (*BANM, USAN, rINNM*) ⊗盐酸丁丙诺啡

Buprenorfiinihydrokloridi; Buprenorfin-hidroklorid; Buprenorfin-hydrochlorid; Buprenorfinhydroklorid; Buprenorfino hidrochloridas; Buprénorphine, chlorhydrate de; Buprenorphini hydrochloridum; CL-112302; Hidrocloruro de buprenorfina; NIH-8805; UM-952.

Бупренорфина Гидрохлорид

$C_{29}H_{41}NO_4,HCl$ = 504.1.

CAS — 53152-21-9.

UNII — 56W8MW3EN1.

Pharmacopoeias. In *Chin., Eur.* (see p.vii), *Jpn,* and *US.*

Ph. Eur. 6.8 (Buprenorphine Hydrochloride) 白色或几乎白色结晶性粉末。略溶于水；溶于乙醇；几乎不溶于环己烷；易溶于甲醇。避光。

USP 33 (Buprenorphine Hydrochloride) 1%水溶液的 pH 值为 4.0～6.0。贮藏于密闭容器中。避光。

依赖性和戒断症状

参见第96页阿片类镇痛药。

丁丙诺啡可能有比纯阿片类药物如吗啡更低的成瘾潜力。然而，它也遭受滥用（见注意事项项下）。丁丙诺啡突然停药据说只产生轻微的戒断症状，并可在开始时予以延缓。

丁丙诺啡可用于阿片依赖性治疗的替代疗法（见下文用途和用法项下）。

不良反应和处置

参见第97页阿片类镇痛药。

据报道，在阿片依赖的成瘾性患者中出现急性肝毒性，包括肝酶值升高、肝炎并发黄疸、肝衰竭、肝坏死、脑病和肝肾综合征。这些反应也曾在误用丁丙诺啡后出现，尤其是在使用高剂量丁丙诺啡或静脉注射丁丙诺啡后。

据报道，透皮贴剂有局部反应，如皮疹、红斑和瘙痒。在个别病例中出现有显著炎症体征的迟发性过敏反应，在这种病例中应当停用贴剂。美国的丁丙诺啡的注册药品信息（*Purdue, USA*）还警告说，当透皮给予丁丙诺啡每小时 40μg 时，出现 QT 间期延长。

不良反应的处置与其他阿片类镇痛药（第97页）相似。纳洛酮只可部分逆转丁丙诺啡的作用（见下文对呼吸系统的影响项下），但是仍推荐使用纳洛酮。

不良反应发生率 在 8187 名患者中，胃肠外用丁丙诺啡后的不良反应报道[1]有恶心（8.8%）、呕吐（7.4%）、困倦（4.3%）、嗜睡（1.9%）、眩晕（1.2%）、出汗（0.98%）、头痛（0.55%）、意识错乱（0.53%）、头晕（0.38%）、视物模糊（0.28%）、欣快感（0.27%）、口干（0.11%）、抑郁（0.09%）和幻觉（0.09%）。一些研究[2,3]报道，丁丙诺啡的恶心、呕吐和眩晕比吗啡更麻烦。

在一项舌下使用丁丙诺啡的试验[4]中，141 名癌症患者中有 50 名由于不良反应而停药，尤其是眩晕、恶心、呕吐和困倦，便秘没有报道。1 名妇女在舌上而不是在舌下放置舌下丁丙诺啡片剂后，舌上表面发生无痛溃疡[5]。

硬膜外使用丁丙诺啡 300μg 后 2h，2 名患者出现休克[6]，用纳洛酮不能成功治疗，但是 2～3h 后症状自行消退。

有一项丁丙诺啡经皮肤给药的多中心研究[7]，1223 名具有中度至重度癌痛或非癌症疼痛的患者中有 252 名患者由于不良反应而停药。最常报道的不良反应有恶心（11%）、呕吐（9.2%）、便秘（7.8%）、眩晕（7.5%）、困倦（4.0%）、干呕（3.7%）、全身性瘙痒症（2.0%）和头痛（1.6%）。局部不良反应包括瘙痒症（1.4%）、皮炎（1.3%）和红斑（1.3%）。另一项研究[8]报道 90 名患者中有 4 名由于水肿、头痛、眩晕、心悸和注意力集中困难等原因而停止治疗。

1. Harcus AW, *et al.* Methodology of monitored release of a new preparation: buprenorphine. *BMJ* 1979; **2:** 163–5.
2. Sear JW, *et al.* Buprenorphine for postoperative analgesia. *Br J Anaesth* 1979; **51:** 71.
3. Kjaer M, *et al.* A comparative study of intramuscular buprenorphine and morphine in the treatment of chronic pain of malignant origin. *Br J Clin Pharmacol* 1982; **13:** 487–92.
4. Robbie DS. A trial of sublingual buprenorphine in cancer pain. *Br J Clin Pharmacol* 1979; **7** (suppl 3): 315S–317S.
5. Lockhart SP, Baron JH. Tongue ulceration after lingual buprenorphine. *BMJ* 1984; **288:** 1346.
6. Christensen FR, Andersen LW. Adverse reaction to extradural buprenorphine. *Br J Anaesth* 1982; **54:** 476.
7. Muriel C, *et al.* Effectiveness and tolerability of the buprenorphine transdermal system in patients with moderate to severe chronic pain: a multicenter, open-label, uncontrolled, prospective, observational clinical study. *Clin Ther* 2005; **27:** 451–62.
8. Sorge J, Sittl R. Transdermal buprenorphine in the treatment of chronic pain: results of a phase III, multicenter, randomized, double-blind, placebo-controlled study. *Clin Ther* 2004; **26:** 1808–20.

对心脏的影响 伴随滥用丁丙诺啡的心肌梗死的报道见下文注意事项项下滥用。

对心理功能的影响 致幻作用在丁丙诺啡中相对罕见。8147 名丁丙诺啡注射给药患者中只有 7 名（0.09%）有幻觉的报道[1]。已有舌下[2]和硬膜外[3]给药后致幻的报道。

1. Harcus AW, *et al.* Methodology of monitored release of a new preparation: buprenorphine. *BMJ* 1979; **2:** 163–5.
2. Paraskevaides EC. Near fatal auditory hallucinations after buprenorphine. *BMJ* 1988; **296:** 214.
3. MacEvilly M, O'Carroll C. Hallucinations after epidural buprenorphine. *BMJ* 1989; **298:** 928–9.

对呼吸系统的影响 对丁丙诺啡呼吸抑制的发生报道不同。它可能有“峰效应”，在高于约 3μg/kg 的剂量后呼吸抑制不再进一步增加[1]。然而在平衡麻醉中，作为单独的静脉注射镇痛药给予的 30μg/kg 或 40μg/kg 的高剂量与严重呼吸抑制相关[2]。

丁丙诺啡的呼吸抑制可能比吗啡的发病迟且时间延长，只能被纳洛酮部分逆转，可能由于丁丙诺啡对阿片受体的结合非常强。丁丙诺啡第二次给药后，16 名患者中有 3 名显示迟发呼吸抑制体征，因此废弃了用于术后疼痛缓解的舌下丁丙诺啡的一项研究，这种呼吸抑制对纳洛酮不反应[3]。已证明在丁丙诺啡引起呼吸抑制的健康受试者中使用 5mg 或 10mg 大剂量纳洛酮可成功

逆转，但 1mg 不行。起初逆转是逐渐的，并降低了正常延长的呼吸抑制的持续时间[4]。另一些研究发现 2～4mg 低剂量纳洛酮给药超过 30min[5,6]，或者快速注射 2～3mg 纳洛酮后再以每小时 4mg 剂量持续输注[6]都可有效逆转丁丙诺啡引起的呼吸抑制。这两项研究的作者建议可能需要更长时间输注纳洛酮才能逆转高剂量丁丙诺啡引起的呼吸抑制。丁丙诺啡的呼吸抑制和镇痛作用可被纳洛酮的伴随使用所降低[7]。应当指出在某些国家有一种盐酸丁丙诺啡和盐酸纳洛酮舌下复方制剂可有效治疗阿片依赖。

1. Dahan A, *et al.* Comparison of the respiratory effects of intravenous buprenorphine and fentanyl in humans and rats. *Br J Anaesth* 2005; **94:** 825–34.
2. Schmidt JF, *et al.* Postoperative pain relief with naloxone: severe respiratory depression and pain after high dose buprenorphine. *Anaesthesia* 1985; **40:** 583–6.
3. Thörn S-E, *et al.* Prolonged respiratory depression caused by sublingual buprenorphine. *Lancet* 1988; **i:** 179–80.
4. Gal TJ. Naloxone reversal of buprenorphine-induced respiratory depression. *Clin Pharmacol Ther* 1989; **45:** 66–71.
5. Dahan A. Opioid-induced respiratory effects: new data on buprenorphine. *Palliat Med* 2006; **20** (suppl 1): s3–s8.
6. van Dorp E, *et al.* Naloxone reversal of buprenorphine-induced respiratory depression. *Anesthesiology* 2006; **105:** 51–7.
7. Lehmann KA, *et al.* Influence of naloxone on the postoperative analgesic and respiratory effects of buprenorphine. *Eur J Clin Pharmacol* 1988; **34:** 343–52.

过量 一个小病例系列[1]报道意外摄入舌下片剂后有 5 名儿童发生急性丁丙诺啡中毒，他们的年龄为15～22个月，其中有 4 名摄入含有纳洛酮的复方制剂（*Suboxone*；*Reckitt Benckiser*，USA）。症状包括困倦和瞳孔缩小，有 4 名儿童呼吸频率降低。5 名儿童都需要住院，4 名儿童用纳洛酮治疗，另 1 名需要机械换气。还曾报道 1 名摄入 *Suboxone* 的 9 个月大的幼儿发生误服中毒[2]，其症状通过使用纳洛酮逆转。美国毒物中心报告给国家监控系统的一项回顾性综述[3]，总结了从 2002 年 11 月至 2005 年 12 月期间发生的 6 岁以下儿童丁丙诺啡的过量用药，得出结论为过量用药通常较易耐受。86 个病例中有 54 名儿童发生中毒症状。这些症状包括：困倦或嗜睡（55%）、呕吐（21%）、瞳孔缩小（21%）、呼吸抑制（7%）、兴奋或易怒（5%）、苍白（3%）和昏迷（2%）。没有死亡病例，7%的患者发生显著的中枢神经系统和呼吸抑制。*Suboxone* 制剂是最常被摄入的产品。作者认为任何摄入超过 2mg 剂量的儿童和曾经舔或尝过的年龄小于 2 岁的儿童都应当送往急诊科。

在 1980 至 2002 期间，英国有 43 个成人死亡的病例中提及丁丙诺啡[4]。经证实，其中 27 例死亡患者与丁丙诺啡有关，包括 7 例只单独使用了丁丙诺啡的病例。在这些死亡病例中涉及多种药物，其中 23 例检测有镇静药或地西泮，17 例发现其他阿片类药物，还有 10 例摄入酒精。作者还发现自 1999 年开始，当高剂量制剂可使用时，丁丙诺啡相关的死亡率在增加。

1. Geib A-J, *et al.* Adverse effects in children after unintentional buprenorphine exposure. *Pediatrics* 2006; **118:** 1746–51.
2. Cho CS, *et al.* Exploratory buprenorphine ingestion in an infant. *Ann Emerg Med* 2006; **48:** 109.
3. Hayes BD, *et al.* Toxicity of buprenorphine overdoses in children. Abstract: *Pediatrics* 2008; **121:** 807–8. Full version: http://pediatrics.aappublications.org/cgi/reprint/121/4/e782 (accessed 22/07/08)
4. Schifano F, *et al.* Buprenorphine mortality, seizures and prescription data in the UK, 1980–2002. *Hum Psychopharmacol* 2005; **20:** 343–8.

注意事项

参见第98页**阿片类镇痛药**。

丁丙诺啡有阿片拮抗作用，如果给予对阿片类药物躯体依赖的患者可能促成戒断症状。

呼吸抑制如果发生，其发作相对缓慢且持续时间长，只可能被纳洛酮部分逆转。

注册药品信息说明开始丁丙诺啡治疗之前应当确定基线肝功能水平。在使用丁丙诺啡治疗阿片依赖的患者中，应当在整个治疗过程中定期检测肝功能。所有先前患有肝损伤的患者应当小心应用。

透皮贴剂的丁丙诺啡的吸收可能随温度上升而升高，因此患者应当避免将贴剂暴露于外部的热环境中。同样地，发热患者由于吸收增加可能需要监控。贴剂移除后丁丙诺啡的血浆浓度降低 50%可能需要 30h，有不良反应经历的患者在此期间应当监控。美国的 *Butrans*（*Purdue*，*USA*）注册药品信息推荐对于具有个人或家族 QT 间期延长史的患者而言，应当避免使用丁丙诺啡透皮贴剂，对于具有低钾血症或不稳定心脏疾病的患者，如心房颤动、充血性心力衰竭或心肌缺血，应当谨慎用药。

滥用 1 名 22 岁男性患者在两次吸入粉碎的丁丙诺啡片后，每次都出现胸痛[1]。第二次发作期所做的 ECG 提示患者遭受心肌梗死。在 2 名患者中，静脉注射粉碎的舌下片伴随横纹肌溶解和坐骨神经病变[2]。一项 4 名患者的病例系列[3]报道胃肠外途径滥用丁丙诺啡舌下片剂后，出现严重的肢和指并发症，如缺血和坏疽；2 名患者动脉内注射后导致受累肢和指截除。非法制剂中的假药也可引起不良反应：静脉注射用柠檬汁稀释的舌下丁丙诺啡后，4 名患者在替代治疗中发生念珠菌性眼内炎[4]。

滥用丁丙诺啡后，在阿片依赖的成瘾者中可见肝毒性（见上文**不良反应和处置**项下）。

1. Cracowski J-L, *et al.* Myocardial infarction associated with buprenorphine. *Ann Intern Med* 1999; **130:** 537.
2. Seet RCS, Lim ECH. Intravenous use of buprenorphine tablets associated with rhabdomyolysis and compressive sciatic neuropathy. *Ann Emerg Med* 2006; **47:** 396–7.
3. Loo HW, *et al.* Severe upper limb complications from parenteral abuse of Subutex.® *Ann Acad Med Singapore* 2005; **34:** 575–8.
4. Cassoux N, *et al.* Presumed ocular candidiasis in drug misusers after intravenous use of oral high dose buprenorphine (Subutex). *Br J Ophthalmol* 2002; **86:** 940–1.

哺乳 根据一项针对每日舌下用 4mg 丁丙诺啡的哺乳母亲的研究[1]，可估计 4 周大的婴儿在 24h 期间摄入丁丙诺啡的总量为 3.28μg，摄入的去甲丁丙诺啡的总量是 330ng。另一项研究[2]发现舌下给药后，丁丙诺啡也可出现在这位进行母乳喂养母亲的乳汁中，母乳对血浆的比率约为 1。两项研究的作者认为通过哺乳的吸收率低。

BNF 59 和一些注册药品信息说明无论何种给药途径，正在进行母乳喂养的母亲都不应使用丁丙诺啡。

大鼠研究已表明丁丙诺啡可能抑制泌乳。

1. Marquet P, *et al.* Buprenorphine withdrawal syndrome in a newborn. *Clin Pharmacol Ther* 1997; **62:** 569–71.
2. Johnson RE, *et al.* Buprenorphine treatment of pregnant opioid-dependent women: maternal and neonatal outcomes. *Drug Alcohol Depend* 2001; **63:** 97–103.

妊娠 每日舌下用 4mg 丁丙诺啡治疗二醋吗啡成瘾的母亲，分娩的婴儿在出生后 2 天经受轻微戒断症状[1]，且未经治疗快速恢复。在 8 周时突然停止哺乳没有出现进一步的戒断症状。另一项报道[2]称，15 名阿片依赖的母亲在妊娠期维持使用丁丙诺啡舌下给药，其中 12 名新生儿没有或戒断症状轻微。余下的 3 名新生儿需要吗啡治疗。在丁丙诺啡的剂量和戒断症状的程度之间没有显示出相关性。一篇文献综述[3]发现阿片依赖的母亲分娩的 309 名婴儿需要维持使用丁丙诺啡（舌下给药剂量范围为每日 0.4～24mg），193 名婴儿发生新生儿戒断综合征，其中有 149 名婴儿需要治疗。超过 40%的治疗案例还滥用其他药物。在最初 12～48h 内出现发病症状，并在 72～96h 达到高峰。症状的持续时间为 120～180h，尽管有报道称在一些婴儿中可持续 6～10 周。

在一项前瞻性研究[4]中，66 名妇女在 67 次妊娠中舌下使用丁丙诺啡制剂。早产、剖宫产术和低阿普加评分在丁丙诺啡暴露的新生儿中的发生率并不比正常人群的发生率高，尽管丁丙诺啡暴露的新生儿平均出生体重显著降低。在暴露组中，91%的新生儿需要特别医护；76%的新生儿有新生儿戒断综合征，57%的新生儿需要阿片替代治疗。暴露组中还有 2 例新生儿出现突然死亡，认为这比正常预期的死亡率高。

1. Marquet P, *et al.* Buprenorphine withdrawal syndrome in a newborn. *Clin Pharmacol Ther* 1997; **62:** 569–71.
2. Fischer G, *et al.* Treatment of opioid-dependent pregnant women with buprenorphine. *Addiction* 2000; **95:** 239–44.
3. Johnson RE, *et al.* Use of buprenorphine in pregnancy: patient management and effects on the neonate. *Drug Alcohol Depend* 2003; **70** (suppl 2): S87–S101.
4. Kahila H, *et al.* A prospective study on buprenorphine use during pregnancy: effects on maternal and neonatal outcome. *Acta Obstet Gynecol Scand* 2007; **86:** 185–90.

药物相互作用

与阿片类镇痛药相关的药物相互作用见第97页。

丁丙诺啡通过细胞色素 P450 同工酶 CYP3A4 代谢，因此，使用其他诱发或抑制该酶的药物可能导致丁丙诺啡血浆药物浓度发生变化，可能导致不良反应。一些制造商声明与这些药物同用时可能需要调整丁丙诺啡的剂量。英国某舌下制剂（*Subutex*；*Schering-Plough*）的注册药品信息建议当开始使用强效 CYP3A4 抑制剂酮康唑治疗时，丁丙诺啡的剂量应当减半。

有报道称静脉注射治疗剂量的丁丙诺啡和地西泮的患者出现呼吸和心血管衰竭。

与其他可能产生肝毒性的药物同用可增加肝损伤的风险。

镇痛药 存在这样的危险，即阿片激动药-拮抗药如丁丙诺啡，它们的拮抗作用可能削弱有效的镇痛治疗。这种情况在 2 名给予舌下丁丙诺啡的癌症患者中出现，后来替换为吗啡[1]。常规剂量的吗啡是不足量的，对 1 名患者增加了吗啡剂量被证明是致命的。

1. Overweg-van Kints J, Stricker BHC. Falende pijnbestrijding tijdens sublinguaal gebruik van buprenorfine. *Ned Tijdschr Geneeskd* 1987; **131:** 1973–4.

抗病毒药 不同的 HIV-蛋白酶抑制药和 NNRTIs 可抑制或诱导 P450 同工酶，其中大部分也是 CYP3A4 的底物，因此，它们可能与丁丙诺啡发生相互作用。一项药动学研究[1]发现，对于同时使用丁丙诺啡和纳洛酮用以治疗阿片制剂依赖的 HIV 阴性患者，给予常用剂量的奈非那韦、利托那韦和洛匹那韦-利托那韦不产生任何具有临床显著意义的相互作用：利托那韦增加大约 57%的丁丙诺啡血浆浓度时间曲线下面积（AUC），尽管没有见到不良反应。在相似患者群中进行的另一项药动学研究[2]也发现同用纳洛酮和丁丙诺啡与地拉韦啶或依法韦仑之间没有临床显著意义的相互作用：地拉韦啶增加 4 倍丁丙诺啡的 AUC，依法韦仑大约可降低 50%AUC，但是未见不良反应。然而，一个 3 名阿片依赖患者的小型病例系列[3]报道称同时使用阿扎那韦和利托那韦治疗时，出现了丁丙诺啡毒性症状，如眩晕、日间嗜睡和精神功能降低。

未见丁丙诺啡显著影响抗逆转录病毒药物的药动学[1,2]。

1. McCance-Katz EF, *et al.* Interactions between buprenorphine and antiretrovirals: I—The nonnucleoside reverse-transcriptase inhibitors efavirenz and delavirdine. *Clin Infect Dis* 2006; **43** (suppl 4): S224–S234.
2. McCance-Katz EF, *et al.* Interactions between buprenorphine and antiretrovirals: II—The protease inhibitors nelfinavir, lopinavir/ritonavir, and ritonavir. *Clin Infect Dis* 2006; **43** (suppl 4): S235–S246.
3. Bruce RD, Altice FL. Three case reports of a clinical pharmacokinetic interaction with buprenorphine and atazanavir plus ritonavir. *AIDS* 2006; **20:** 783–4.

药动学

肌内注射后，丁丙诺啡快速达到血浆峰浓度。舌下给药后颊黏膜也产生吸收，90min 后达到血浆峰浓度。透皮给药导致皮肤吸收，在 12～24h 达到最小有效浓度，约 60h 后达到血浆浓度峰值。然而，血浆浓度与镇痛活性之间缺乏相关性。约 96%的丁丙诺啡与血浆蛋白结合。丁丙诺啡的清除是二相或三相的，通过细胞色素 P450 同工酶 CYP3A4 的氧化作用在肝脏代谢成具有药理学活性的代谢产物 *N*-去烷基丁丙诺啡（去甲丁丙诺啡），并结合为葡糖苷酸代谢物。口服后，丁丙诺啡经过明显的首过代谢。然而，通过常规途径给药时，丁丙诺啡主要以原形在粪便中排泄，有一些肠肝再循环的证据。静脉注射后血浆清除半衰期为 1.2～7.2h，舌下或经皮给药后的清除半衰期更长，为 20～36h 或更长。代谢产物排泄入尿，但是非常少的原形药通过这种途径排泄。丁丙诺啡可通过胎盘，并且有少量药物可分布到乳汁。

1. Elkader A, Sproule B. Buprenorphine: clinical pharmacokinetics in the treatment of opioid dependence. *Clin Pharmacokinet* 2005; **44:** 661–80.

用法 **口腔途径** 舌下丁丙诺啡的吸收相对缓慢。在一项 10h 的研究中[1]，舌下给药 400μg 或 800μg 后的血浆浓度约 200min（在 90～360min 范围内）达峰值，并且在研究结束时血浆中仍可检测出丁丙诺啡。全身生物利用度约为 55%（在 16%～94%范围内），单次给药后 5h 或多或少完全吸收。然而，后来一项研究[2]的作者认为，可能由于方法缺陷，这个评价过高。后来的研究结果表明，舌下丁丙诺啡的生物利用度约为 30%，舌下含服时间在 3～5min 的生物效价等值。另一项单剂量研究[3]发现，舌下丁丙诺啡片剂的生物利用度比液体制剂少 50%。后来的研究[4,5]表明每日 1 次给药共 7 天，舌下丁丙诺啡片剂的生物利用度对舌下丁丙诺啡液体制剂的相对生物利用度约为 70%。其中一项研究[4]还发现含有纳洛酮的舌下丁丙诺啡片剂的生物利用度高于单一成分片剂，并与液体制剂的生物利用度相似。

1. Bullingham RES, *et al.* Sublingual buprenorphine used postoperatively: ten hour plasma drug concentration analysis. *Br J Clin Pharmacol* 1982; **13:** 665–73.
2. Mendelson J, *et al.* Bioavailability of sublingual buprenorphine. *J Clin Pharmacol* 1997; **37:** 31–7.
3. Nath RP, *et al.* Buprenorphine pharmacokinetics: relative bioavailability of sublingual tablet and liquid formulations. *J Clin Pharmacol* 1999; **39:** 619–23.
4. Strain EC, *et al.* Relative bioavailability of different buprenorphine formulations under chronic dosing conditions. *Drug Alcohol Depend* 2004; **74:** 37–43.
5. Compton P, *et al.* Pharmacokinetics, bioavailability and opioid effects of liquid versus tablet buprenorphine. *Drug Alcohol Depend* 2006; **82:** 25–31.

儿童 4～7 岁的低龄儿童中，术前静脉给予 3μg/kg 丁丙诺啡的终末半衰期只有约 1h，但不能确定地评估，因为血浆丁丙诺啡浓度快速下降[1]。清除率值却高于成人，稳态分布容积相似。早产新生儿（妊娠年龄为 27～32 周）给予相似剂量，随后每小时输注 720ng/kg，会有相当低的清除率，且平均消除半衰期为 20h[2]。虽然这种给药方案显得安全，但是在 12 名被研究的新生儿中有 4 名被判定为镇静作用不充分。在早产新生儿中，认为丁丙诺啡输注给药可能不能产生连续的镇静和镇痛作用，不推荐用于新生儿治疗。

1. Olkkola KT, *et al.* Pharmacokinetics of intravenous buprenorphine in children. *Br J Clin Pharmacol* 1989; **28:** 202–4.
2. Barrett DA, *et al.* The pharmacokinetics and physiological effect of buprenorphine infusion in premature neonates. *Br J Clin Pharmacol* 1993; **36:** 215–19.

肾损伤 丁丙诺啡清除主要通过肝排泄和代谢，估计与肾功能无关，而代谢产物在尿中排泄。在一项研究中，丁丙诺啡的药动学在麻醉的健康患者和肾损伤患者中是相似的，平均消除半衰期分别为 398min 和 239min[1]。代谢产物去甲丁丙诺啡和丁丙诺啡-3-葡糖苷酸的血浆浓度在肾损伤患者中分别增加约 4 倍和 15 倍[1]，但是显著的药理学活性是不可能的，因为与母体化合物相比去甲丁丙诺啡几乎没有镇痛活性，丁丙诺啡-3-葡糖苷酸没有活性。

1. Hand CW, *et al.* Buprenorphine disposition in patients with renal impairment: single and continuous dosing, with special reference to metabolites. *Br J Anaesth* 1990; **64:** 276–82.

用途和用法

丁丙诺啡是被归为阿片类激动和拮抗的阿片类镇痛药（第98页）。作为麻醉辅助药用于缓解中度至重度疼痛。丁丙诺啡也用于阿片依赖性的治疗。

丁丙诺啡起效相对缓慢但作用持续时间延长。肌内注射镇痛在 15min 内显著并持续至 6h。舌下给药后可产生较慢和时间更长的反应。每周 1 次的贴剂在透皮应用后至少 12～24h 或者直到 72h 看不到丁丙诺啡的镇痛作用。

丁丙诺啡通常以盐酸盐进行肌内注射或静脉注射、或舌下给药，或者以碱基形式采用透皮贴剂。所有给药途径的剂量以碱基来表示。107.8μg 盐酸丁丙诺啡相当于约 100μg 丁丙诺啡。

丁丙诺啡通过所有上述的用于阿片类镇痛药给药的途径用于中度至重度**疼痛**。

- 肌内或缓慢静脉注射的剂量是 300～600μg，根据需要每 6～8h 重复 1 次。
- 通过舌下途径，每 6～8h 可根据需要重复给药 200～400μg。
- 对于 18 岁及以上成人慢性疼痛的阿片类药物治疗，透皮贴剂释放不同含量的丁丙诺啡是有用的。对每一位患者应当根据先前阿片类药物的使用个别调整。在转为丁丙诺啡贴剂治疗时，为了逐渐增加丁丙诺啡血浆浓度，应当逐渐停止先前的阿片类镇痛药的治疗。按所需剂量可能数用两贴，然而，这两贴应同时数用以避免混乱。丁丙诺啡贴剂不适用于急性疼痛。在英国和美国，透皮丁丙诺啡贴剂按下述方法使用是有效的：

Transtec（*Napp*, *UK*）在 35～70μg/h 范围内释放丁丙诺啡。在*单纯使用阿片的患者中*，起始剂量应当超过 35μg/h。对于*已经在接受级效阿片类镇痛药的患者*，起始剂量应当根据先前 24h 阿片类药物的需要量。使用提供 35μg/h 丁丙诺啡的贴剂大致与每天口服 30～60mg 硫酸吗啡等效。最迟每 96h 应当在不同部位换用新的贴剂，至少下两个贴剂应避免贴在皮肤的同一区域。

BuTrans（*Napp*. *UK*）和 *Butrans*（*Purdue*. *USA*）在 5～20μg/h 范围内释放丁丙诺啡。英国注册药品信息声明所有患者的起始剂量不应超过 5 μg/h，而在美国，这一剂量批准用于*未曾使用过阿片的患者*，或者曾经使用过一种强效阿片镇痛药的患者，并且其每日使用剂量*少于或相当于口服 30mg 吗啡*。美国注册药品信息推荐，对于每日用药量为口服 30～80mg 吗啡或与此用药量相当的阿片耐受患者起始用药剂量为 10μg/h。对于那些每日需要口服使用*大于 80mg 吗啡*或与此用药量相当的患者，使用提供 20μg/h 丁丙诺啡的贴剂可能不能提供足够的镇痛作用。然而，在美国不允许使用多个贴剂以产生大于 20μg/h 用药量（见上文**不良反应和处置**项下）。贴剂应当每 7 天换一次新贴剂，并贴在不同部位，在随后的 3～4 周内应当避免在同一区域的皮肤应用。

当用于平衡**麻醉**时，可肌内给药 300μg 或舌下给药 400μg 用于麻醉前用药。可静脉给药 300～450μg，作为围手术期辅助麻醉。

在 16 岁及以上青少年的**阿片依赖性**的治疗中，起始剂量为 0.8～4mg，舌下给药，每日 1 次。如有必要，可增加剂量，但维持量不应超过每日 32mg。一旦患者已经稳定，应当逐步降低剂量至较低的维持剂量，如果合适可最终中断治疗。对于在开始使用丁丙诺啡前没有经历阿片类药物戒断症状的成瘾者，在第一次成瘾体征显现或最后一次使用阿片类药物后至少 4h（美国）或 6h（英国）不应给予第一个剂量的丁丙诺啡。在那些已经接受美沙酮替换的患者中，开始丁丙诺啡治疗以前，美沙酮应当每日降低到最大 30mg。作为滥用的抑制药，盐酸丁丙诺啡和盐酸纳洛酮的复方舌下制剂在一些国家被用于治疗阿片类药物的依赖性。

儿童用药剂量详见下文。

作用 丁丙诺啡通常被描述为混合激动-拮抗作用，主要为 μ 阿片受体的部分激动剂和一些对 κ 受体的拮抗活性。它在 μ、δ 和 κ 阿片结合部位也显示结合作用，并对 μ、δ 受体有高亲和力，对 κ 受体亲和力较低[1]。与芬太尼类似，丁丙诺啡有高脂溶性，但内在活性比芬太尼低。丁丙诺啡和纯 μ 阿片类激动剂如芬太尼之间的差别包括起效相对缓慢、作用持续时间延长、对抗纳洛酮的拮抗作用、镇痛效果和血浆浓度之间缺乏相关性等，可通过丁丙诺啡与阿片受体结合途径的不同来解释。在一项体外研究中，与芬太尼相比，丁丙诺啡从阿片受体结合和解离的比例低[2]。

1. Bovill JG. Which potent opioid? Important criteria for selection. *Drugs* 1987; **33:** 520–30.
2. Boas RA, Villiger JW. Clinical actions of fentanyl and buprenorphine: the significance of receptor binding. *Br J Anaesth* 1985; **57:** 192–6.

儿童用法 丁丙诺啡用于缓解儿童中度至重度疼痛。在英国，年龄在 6 个月至 12 岁的儿童可每 6～8h *肌内或静脉缓慢输注* 3～6μg/kg，对于顽固性病例，如果需要可给药至 9μg/kg。在美国，胃肠外丁丙诺啡被批准用于 2 岁及以上儿童，通常剂量为每 4～6h 肌内注射或者静脉输注 2～4μg/kg，直至 12 岁。

英国批准年龄 6～12 岁的儿童可使用*舌下*给药途径，并根据体重每 6～8h 按如下剂量给药：

- 16～25kg：100μg；
- 25～37.5kg：100～200μg；
- 37.5～50kg：200～300μg。

需要缓解疼痛的年龄更大一些的儿童可通过上述所有途径给予成人的用药剂量（见上文）。

丁丙诺啡也用于治疗阿片依赖性。16 岁及以上青少年可给予成人的用药剂量（见上文）。

阿片依赖性 丁丙诺啡用于治疗阿片依赖性（第96页）。它的激动-拮抗特性可能意味着其依赖可能性较低，过量用药时呼吸抑制的危险比纯激动剂如美沙酮低。丁丙诺啡可作为替代治疗用于对阿片中度依赖患者停药的紧急处理，可作为美沙酮的替代药物或者与美沙酮一起用于维持治疗；然而，对于依赖高剂量阿片药物的患者，可能由于丁丙诺啡的部分拮抗特性而促发戒断症状，对于这些患者，在开始使用丁丙诺啡前应当逐渐减少每日阿片的用药量。与其他替代疗法一样，这个制剂的滥用可能是一个问题。盐酸丁丙诺非和盐酸纳洛酮复方舌下制剂在一些国家已作为滥用的抑制药。

1. Kakko J, *et al.* 1-year retention and social function after buprenorphine-assisted relapse prevention treatment for heroin dependence in Sweden: a randomised, placebo-controlled trial. *Lancet* 2003; **361:** 662–8.
2. Fudala PJ, *et al.* Office-based treatment of opiate addiction with a sublingual-tablet formulation of buprenorphine and naloxone. *N Engl J Med* 2003; **349:** 949–58.
3. Montoya ID, *et al.* Randomized trial of buprenorphine for treatment of concurrent opiate and cocaine dependence. *Clin Pharmacol Ther* 2004; **75:** 34–48.
4. Fiellin DA, *et al.* Consensus statement on office-based treatment of opioid dependence using buprenorphine. *J Subst Abuse Treat* 2004; **27:** 153–9.
5. Donaher PA, Welsh C. Managing opioid addiction with buprenorphine. *Am Fam Physician* 2006; **73:** 1573–8.
6. Sung S, Conry JM. Role of buprenorphine in the management of heroin addiction. *Ann Pharmacother* 2006; **40:** 501–5.
7. Robinson SE. Buprenorphine-containing treatments: place in the management of opioid addiction. *CNS Drugs* 2006; **20:** 697–712.
8. NICE. Methadone and buprenorphine for the management of opioid dependence: Technology Appraisal Guidance 114 (issued January 2007). Available at: http://www.nice.org.uk/nicemedia/pdf/TA114Niceguidance.pdf (accessed 26/06/08)
9. Boothby LA, Doering PL. Buprenorphine for the treatment of opioid dependence. *Am J Health-Syst Pharm* 2007; **64:** 266–72.
10. Mattick RP, *et al.* Buprenorphine maintenance versus placebo or methadone maintenance for opioid dependence. Available in The Cochrane Database of Systematic Reviews; Issue 2. Chichester: John Wiley; 2008 (accessed 26/06/08).
11. Sullivan LE, Fiellin DA. Narrative review: buprenorphine for opioid-dependent patients in office practice. *Ann Intern Med* 2008; **148:** 662–70.
12. Schottenfeld RS, *et al.* Maintenance treatment with buprenorphine and naltrexone for heroin dependence in Malaysia: a randomised, double-blind, placebo-controlled trial. *Lancet* 2008; **371:** 2192–2200.
13. Woody GE, *et al.* Extended vs short-term buprenorphine-naloxone for treatment of opioid-addicted youth: a randomized trial. *JAMA* 2008; **300:** 2003–11. Correction. *ibid.* 2009; **301:** 830.
14. Orman JS, Keating GM. Buprenorphine/naloxone: a review of its use in the treatment of opioid dependence. *Drugs* 2009; **69:** 577–607.
15. Gowing L, *et al.* Buprenorphine for the management of opioid withdrawal. Available in The Cochrane Database of Systematic Reviews; Issue 3. Chichester: John Wiley; 2009 (accessed 30/10/09).

疼痛 *急性疼痛* *BNF 59* 认为，丁丙诺啡可能拮抗其他阿片类药物的镇痛作用，通常不推荐用于治疗术后疼痛。但是，为此目的它可采用肌内、静脉或舌下给药，虽然静脉可能是优先用于急性疼痛缓解的途径。也已采用硬膜外途径[1]和连续皮下输注[2]，一种鼻内丁丙诺啡制剂已被研究用于术后疼痛的治疗[1]。患者采用静脉[3]和肌内[4]注射丁丙诺啡的自控镇痛是有效的，虽然它的长半衰期可能限制这种用途。

用于开放心脏手术后静脉给药时，丁丙诺啡没有不良心血管作用[5]，提示对于循环不稳定的患者它是适合的镇痛药。丁丙诺啡硬膜外镇痛在心脏手术后也已使用[6]。丁丙诺啡还被认为适用于心肌梗死疼痛的缓解[7]。

1. Miwa Y, *et al.* Epidural administered buprenorphine in the perioperative period. *Can J Anaesth* 1996; **43:** 907–13.
2. Kawamata T, *et al.* Pain management after lumbar spinal fusion surgery using continuous subcutaneous infusion of buprenorphine. *J Anesth* 2005; **19:** 199–203.
3. Dingus DJ, *et al.* Buprenorphine versus morphine for patient-controlled analgesia after cholecystectomy. *Surg Gynecol Obstet* 1993; **177:** 1–6.
4. Harmer M, *et al.* Intramuscular on demand analgesia: double blind controlled trial of pethidine, buprenorphine, morphine, and meptazinol. *BMJ* 1983; **286:** 680–2.
5. Rosenfeldt FL, *et al.* Haemodynamic effects of buprenorphine after heart surgery. *BMJ* 1978; **2:** 1602–3.
6. Mehta Y, *et al.* Lumbar versus thoracic epidural buprenorphine for postoperative analgesia following coronary artery bypass graft surgery. *Acta Anaesthesiol Scand* 1999; **43:** 388–93.
7. Hayes MJ, *et al.* Randomised trial comparing buprenorphine and diamorphine for chest pain in suspected myocardial infarction. *BMJ* 1979; **2:** 300–2.

慢性疼痛 透皮丁丙诺啡用于慢性顽固性癌症疼痛[1～5]。也成功用于慢性非癌症疼痛，包括神经痛[1～3,5～7]。然而，注册药品信息声明这种途径不适用于急性疼痛的治疗。

1. Böhme K. Buprenorphine in a transdermal therapeutic system—a new option. *Clin Rheumatol* 2002; **21** (suppl 1): S13–S16.
2. Evans HC, Easthope SE. Transdermal buprenorphine. *Drugs* 2003; **63:** 1999–2010.
3. Sittl R. Transdermal buprenorphine in the treatment of chronic pain. *Expert Rev Neurother* 2005; **5:** 315–23.
4. Sittl R. Transdermal buprenorphine in cancer pain and palliative care. *Palliat Med* 2006; **20** (suppl 1): S25–S30.
5. Kress HG. Clinical update on the pharmacology, efficacy and safety of transdermal buprenorphine. *Eur J Pain* 2009; **13:** 219–30.
6. Bálint G. Buprenorphine treatment of patients with non-malignant musculoskeletal diseases. *Clin Rheumatol* 2002; **21** (suppl 1): S17–S18.
7. Hans G. Buprenorphine—a review of its role in neuropathic pain. *J Opioid Manag* 2007; **3:** 195–206.

制剂

专利制剂

Austral.: Norspan; Subutex; Temgesic; ***Austria:*** Suboxone; Subutex; Temgesic; Transtec; Tridol†; ***Belg.:*** Suboxone; Subutex; Temgesic; Transtec; ***Braz.:*** Temgesic; ***Canad.:*** Suboxone; ***Chile:*** Transtec; ***Cz.:*** Norspan; Suboxone; Subutex; Temgesic; Transtec; ***Denm.:*** Anorfin†; Norspan; Suboxone; Subutex; Temgesic; Transtec; ***Fin.:*** Norspan; Subutex†; Temgesic; ***Fr.:*** Suboxone; Subutex; Temgesic; ***Ger.:*** Norspan; Suboxone; Subutex; Temgesic; Transtec; ***Gr.:*** Prenorvine; Suboxone; Subutex; ***Hong Kong:*** Subutex; Temgesic; ***Hung.:*** Bupren†; Suboxone; Transtec; ***India:*** Norphin; Pentorel; Tidigesic; ***Indon.:*** Suboxone; Subutex; ***Irl.:*** BuTrans; Suboxone; Subutex; Temgesic; Transtec; ***Israel:*** BuTrans; Nopan; Subutex; ***Ital.:*** Suboxone; Subutex; Temgesic; Transtec; ***Malaysia:*** Suboxone; Subutex†; Temgesic†; ***Mex.:*** Brospina; Temgesic; Transtec; ***Neth.:*** Suboxone; Subutex; Temgesic; Transtec; ***Norw.:*** Norspan; Suboxone; Subutex; Temgesic; ***NZ:*** Norspan; Suboxone; Temgesic; ***Pol.:*** Bunondol; Transtec; ***Port.:*** Buprex; Norspan; Suboxone; Subutex; Transtec; Triquisic; ***Rus.:*** Nopan (Нопан); Transtec (Транстек); ***S.Afr.:*** Subutex; Temgesic; ***Singapore:*** Subutex†; Temgesic; ***Spain:*** Buprex; Subutex†; Transtec; ***Swed.:*** Norspan; Suboxone; Subutex; Temgesic; ***Switz.:*** Subutex; Temgesic; Transtec; ***Thai.:*** Buprine†; Temgesic†; ***UK:*** BuTrans; Suboxone; Subutex; Temgesic; Transtec; ***USA:*** Buprenex; Butrans; Suboxone; Subutex.

Butorphanol Tartrate（*BANM*, *USAN*, *rINNM*）
酒石酸布托啡诺

levo-BC-2627 (butorphanol); Butorfanolitartraatti; Butorfanoltartrat; Butorphanol, Tartrate de; Butorphanoli Tartras; Tartrato de butorfanol. (−)-17-(Cyclobutylmethyl)morphinan-3,14-diol hydrogen tartrate.

Буторфанола Тартрат
$C_{21}H_{29}NO_2,C_4H_6O_6$ = 477.5.
CAS — 42408-82-2 (butorphanol); 58786-99-5 (butorphanol tartrate).
ATC — N02AF01.
ATC Vet — QN02AF01.
UNII — 2L7I72RUHN.

(butorphanol)

Pharmacopoeias. In *US.*
USP 33 (Butorphanol Tartrate) 白色粉末。其溶液是微酸性的。略溶于水；不溶于乙醇、氯仿、乙醚、乙酸乙酯和己烷；微溶于甲醇；溶于稀酸。贮藏于密闭容器中，温度25℃，允许温度范围为15～30℃。

依赖性和戒断症状

参见第96页**阿片类镇痛药**。

布托啡诺产生依赖的可能性要低于纯激动药如吗啡。然而，它也已被滥用（见下文**注意事项**项下）。突然停止长期的布托啡诺产生的严重戒断症状比吗啡要轻。

不良反应和处置

参见第97页**阿片类镇痛药**和第106页**喷他佐辛**。

也可出现头痛和飘忽的感觉。幻觉和其他致幻作用罕见，据报道比喷他佐辛发生频率低。另外，当布托啡诺鼻内给药时，也经常发生失眠和鼻充血。

由于布托啡诺有阿片激动和拮抗活性，纳洛酮是推荐用于过量用药治疗的拮抗药。

对呼吸系统的影响 2mg布托啡诺与10mg吗啡产生相似程度的呼吸抑制，但是较高剂量布托啡诺的峰效应明显[1]。已有报道，它是一种比芬太尼效果弱的呼吸抑制剂[2]，但比纳布啡效果更强[3]。

1. Nagashima H, *et al.* Respiratory and circulatory effects of intravenous butorphanol and morphine. *Clin Pharmacol Ther* 1976; **19:** 738–45.
2. Dryden GE. Voluntary respiratory effects of butorphanol and fentanyl following barbiturate induction: a double-blind study. *J Clin Pharmacol* 1986; **26:** 203–7.
3. Zucker JR, *et al.* Respiratory effects of nalbuphine and butorphanol in anesthetized patients. *Anesth Analg* 1987; **66:** 879–81.

注意事项

参见第97页**阿片类镇痛药**。

虽然心血管效应可能比喷他佐辛的小，但布托啡诺通常应当避免在心肌梗死后使用。

如果给予对阿片类药物有躯体依赖性的患者，布托啡诺可能促成戒断症状。在老年人和有肝肾损伤的患者中，布托啡诺的给药方案可能需要调整。

滥用 WHO专家联合会委员会认为在2006年布托啡诺滥用的可能性低，尚没有严重到需要国际性监控[1]。滥用不常报道，并且限于少数国家。委员会还评价，就药理学而言，布托啡诺鼻内制剂与其他胃肠外制剂发生滥用的可能性不会出现不同，但是其他因素，如可用性和使用方式可能影响滥用的可能性。实际上，美国注册药品信息指明鼻内制剂的滥用比注射剂滥用的报道多。

布托啡诺滥用的病例已有公布[2,3]，包括一例与慢性肌内滥用布托啡诺相关的纤维性肌病的报道。

1. WHO. WHO expert committee on drug dependence: thirty-fourth report. *WHO Tech Rep Ser 942* 2006. Also available at: http://libdoc.who.int/trs/WHO_TRS_942_eng.pdf (accessed 26/06/08)
2. Wagner JM, Cohen S. Fibrous myopathy from butorphanol injections. *J Rheumatol* 1991; **18:** 1934–5.
3. Loder E. Post-marketing experience with an opioid nasal spray for migraine: lessons for the future. *Cephalalgia* 2006; **26:** 89–97.

哺乳 使用布托啡诺的母亲母乳喂养的婴儿中没有观察到不良反应，American Academy of Pediatrics因此认为[1]它通常与哺乳是相容的。

在一项对12名妇女进行的研究中[2]，肌内和口服用药后，在乳汁中可检测到布托啡诺。然而，2mg肌内给药后，乳汁对血浆的比例（0.7）显著小于8mg口服给药后（1.9）。尽管在研究期内未哺乳，但研究者推断，母体使用布托啡诺后对乳儿任何潜在的不良反应可能是最小的。

1. American Academy of Pediatrics. The transfer of drugs and other chemicals into human milk. *Pediatrics* 2001; **108:** 776–89. [Retired May 2010] Correction. *ibid.*; 1029. Also available at: http://aappolicy.aappublications.org/cgi/content/full/pediatrics%3b108/3/776 (accessed 26/06/08)
2. Pittman KA, *et al.* Human perinatal distribution of butorphanol. *Am J Obstet Gynecol* 1980; **138:** 797–800.

妊娠 在活动期分娩中使用布托啡诺的188名连续的病例中有2名被注明有窦性胎儿心率图像[1]。一名妇女在分娩早期静脉注射1mg布托啡诺产生视幻觉和妄想症，精神症状在注射后40h得到解决，在随后2周中没有再出现[2]。

1. Welt SI. Sinusoidal fetal heart rate and butorphanol administration. *Am J Obstet Gynecol* 1985; **152:** 362–3.
2. Davis A, *et al.* Acute psychosis associated with butorphanol. *J Neuropsychiatr Clin Neurosci* 1998; **10:** 236–7.

药物相互作用

与阿片类镇痛药有关的药物相互作用见第98页。

抗偏头痛药 据报道，健康受试者在1min内鼻内喷雾布托啡诺同时皮下注射舒马普坦后，没有药动学相关作用[1]。然而，另一个在健康受试者中进行的研究[2]发现鼻内给药舒马普坦后1min时鼻内喷雾布托啡诺，布托啡诺的AUC和血浆浓度峰值分别降低约29%和38%。如果给药时间间隔30min就不会发生这种作用。提示舒马普坦可能通过诱导瞬时鼻血管收缩降低布托啡诺的吸收。

1. Srinivas NR, *et al.* Lack of pharmacokinetic interaction between butorphanol tartrate nasal spray and sumatriptan succinate. *J Clin Pharmacol* 1995; **35:** 432–7.
2. Vachharajani NN, *et al.* A pharmacokinetic interaction study between butorphanol and sumatriptan nasal sprays in healthy subjects: importance of the timing of butorphanol administration. *Cephalalgia* 2002; **22:** 282–7.

药动学

布托啡诺从胃肠道吸收，但经历广泛的首关代谢。血浆峰浓度在肌内和鼻内给药后0.5～1h和口服给药后1～1.5h出现。布托啡诺血浆消除半衰期约为3h。约80%与血浆蛋白结合。

布托啡诺在肝中通过羟基化作用、*N*-脱烷基和共轭作用广泛代谢，只有5%以原形排泄。主要在尿中排泄，单次胃肠外给药剂量约15%分泌入胆汁。可通过胎盘和分布入乳汁。

用法 鼻内途径 参考文献如下。

1. Davis GA, *et al.* Pharmacokinetics of butorphanol tartrate administered from single-dose intranasal sprayer. *Am J Health-Syst Pharm* 2004; **61:** 261–6.
2. Davis GA, *et al.* Bioavailability of intranasal butorphanol administered from a single-dose sprayer. *Am J Health-Syst Pharm* 2005; **62:** 48–53.
3. Wermeling DP, *et al.* Pharmacokinetics, bioequivalence, and spray weight reproducibility of intranasal butorphanol after administration with 2 different nasal spray pumps. *J Clin Pharmacol* 2005; **45:** 969–73.

用途和用法

酒石酸布托啡诺是菲衍生物，是一种有阿片激动和拮抗特性的阿片类镇痛药（第98页），药理学上与喷他佐辛相似（第106页）。布托啡诺用于中度至重度疼痛的缓解，包括分娩痛，并作为麻醉的辅助用药。肌内注射或鼻内给药15min内出现镇痛效果，胃肠外给药后镇痛可持续3～4h。鼻内使用后的作用持续时间可达到4～5h。

对于缓解中度至重度**疼痛**，酒石酸布托啡诺以1～4mg（常用2mg）剂量肌内注射给药，或以0.5～2mg（常用1mg）剂量每3～4h静脉注射给药。也可作为鼻腔喷雾以1mg的常用剂量（每个鼻孔喷1次）给药，必要时可在60～90min后重复给药。按需可在3～4h后重复此顺序。2mg的起始剂量（每个鼻孔喷1次）可给药用于重度疼痛，但是3～4h内不应重复给药。

在产科镇痛中，足孕妇女分娩早期可肌内或静脉输注1～2mg。如果需要，可在4h后重复使用此剂量，但是如果需要4h内用药，则应当使用另一种镇痛药。

在**麻醉**中，可在手术前60～90min肌内给药2mg用于麻醉前用药。对于在平衡麻醉中的使用，在诱导前即刻静脉注射2mg常规剂量，随后在麻醉中增大用量时以0.5～1mg静脉内给药。总用药量需要变化，但大多数患者需要4～12.5mg。

在老年患者中可能需要**剂量调整**。注射给药时，用于疼痛的布托啡诺起始剂量应当是常规成人起始剂量的一半。随后的剂量应当根据患者的反应来决定，已推荐至少6h的用药间期。鼻内使用起始剂量应当限制在1mg，随后如果需要，90～120min后给予1mg，如果必需，后来的剂量通常应当至少间隔6h给予。对于肝肾损伤的患者也已作出相似的推荐，见下文。

1. Atkinson BD, *et al.* Double-blind comparison of intravenous butorphanol (Stadol) and fentanyl (Sublimaze) for analgesia during labor. *Am J Obstet Gynecol* 1994; **171:** 993–8.
2. Gillis JC, *et al.* Transnasal butorphanol: a review of its pharmacodynamic and pharmacokinetic properties, and therapeutic potential in acute pain management. *Drugs* 1995; **50:** 157–75.
3. Commiskey S, *et al.* Butorphanol: effects of a prototypical agonist-antagonist analgesic on κ-opioid receptors. *J Pharmacol Sci* 2005; **98:** 109–16.

在肝损伤或肾损伤中的用法 布托啡诺的剂量在肝肾损伤的患者中可能需要调整。当注射给药时，用于疼痛的起始给药剂量应当是常规成人起始剂量的一半（见上文）。随后的剂量应当根据患者的反应来确定，推荐至少6h的给药间隔。鼻内用药的起始剂量应当限于1mg，随后如果需要，90～120min后给予1mg。如果需要，后来的剂量通常至少间隔6h给予。

头痛 已提倡布托啡诺作为鼻腔喷雾用于治疗偏头痛，但是也有滥用和依赖性的问题（见上文），且它在治疗中的地位仍需确定。也见上文**药物相互作用**项下**抗偏头痛药**。

1. Freitag FG. The acute treatment of migraine with transnasal butorphanol (TNB). *Headache Q* 1993; **4** (suppl 3): 22–8.
2. Hoffert MJ, *et al.* Transnasal butorphanol in the treatment of acute migraine. *Headache* 1995; **35:** 65–9.
3. Melanson SW, *et al.* Transnasal butorphanol in the emergency department management of migraine headache. *Am J Emerg Med* 1997; **15:** 57–61.

瘙痒症 从6名重度阿片类药物诱导并对苯海拉明不反应的瘙痒症患者的小规模研究[1]和从5名其他原因引起的顽固性瘙痒症患者的一个案例组中[2]得到的结果建议，鼻内给予布托啡诺可能是一种有效治疗。剂量在隔天1mg至每4～6h 2mg范围内。

1. Dunteman E, *et al.* Transnasal butorphanol for the treatment of opioid-induced pruritus unresponsive to antihistamines. *J Pain Symptom Manage* 1996; **12:** 255–60.
2. Dawn AG, Yosipovitch G. Butorphanol for treatment of intractable pruritus. *J Am Acad Dermatol* 2006; **54:** 527–31.

制剂

USP 33: Butorphanol Tartrate Injection; Butorphanol Tartrate Nasal Solution.

专利制剂

Canad.: Stadol†; ***Cz.:*** Beforal†; Moradol†; ***India:*** Butrum; ***Mex.:*** Stadol; ***Philipp.:*** Stadol; ***Rus.:*** Stadol (Стадол); ***USA:*** Stadol.

Capsaicin 辣椒辣素

Capsaicina; Capsaicinum; Kapsaicin; Kapsaicyna; Kapsaisiini. (*E*)-8-Methyl-*N*-vanillylnon-6-enamide.
Капсаицин
$C_{18}H_{27}NO_3$ = 305.4.
CAS — 404-86-4.
ATC — M02AB01; N01BX04.
ATC Vet — QM02AB01; QN01BX04.
UNII — S07O44R1ZM.

注：不要将辣椒辣素和辣椒素（见第2203页**辣椒**）混淆，辣椒素是辣椒油树脂。

Pharmacopoeias. In *US.*
USP 33 (Capsaicin) 米色粉末。熔点57～66℃。几乎不溶于冷水；溶于乙醇、氯仿和苯酚；微溶于二硫化碳。在冷处贮藏于密闭容器中。避光。

不良反应

在使用部位可能出现温暖、螯刺或灼热感，如果使用频率比推荐（见下文**用途和用法**）小，通常在使用几天后消失，但是可能持续较久。在使用高浓度透皮贴剂的患者中，这种感觉可能会非常疼痛。在一些病例中，这种治疗相关疼痛的增加可导致瞬时血压升高。

如果局部制剂的蒸汽或干燥残留物被吸入，可能出现咳嗽、喷嚏、流泪或其他刺激体征。还有少数呼吸困难、哮鸣和哮喘加重的报道。

注意事项

辣椒辣素应当谨慎处理。不应吸入粉末，身体的任何部位也不应接触。

局部使用时，应当避免眼和破损或受刺激皮肤的接触。应当避免使用此乳剂时过厚。使用这种乳剂后应当洗手，除非手是治疗区域，在这种情况下，使用后30min应当洗去。如果使用绷带覆盖治疗区域，不应缠得太紧。处理高浓度透皮贴剂和清洗治疗区域时应当佩戴腈手套。小心清除贴剂后，应当在治疗区域充分地涂抹制造商提供的清洁凝胶，并在擦除之前保留至少1min，且用肥皂和水清洗治疗区。电热毯不应与辣椒辣素一起使用，患者在使用前或使用后应当避免立即热水浴或淋浴，因为灼热感可能加剧。

使用高浓度透皮贴剂疼痛增加的患者可能需要给予支持治疗，如局部冷敷或口服镇痛药。然而，那些已经使用高剂量阿片镇痛药的患者可能对为治疗中和治疗后急性疼痛而口服的阿片类没有反应。使用透皮制剂治疗的过程中应当监控血压。

据报道，使用辣椒辣素可有微小或者暂时的感觉功能的变化，如感觉到热；有以上作用风险的患者应当慎用辣椒辣素。

用途和用法

辣椒辣素是 *Capsicum* spp 干燥成熟果实的有效成分。作为局部镇痛药（第6页）用于某些疼痛状况，如损伤已治愈后的带状疱疹后神经痛、糖尿病性神经病（见下文**神经性疼痛**）、骨关节炎和类风湿关节炎（见下文**风湿病**）。

辣椒辣素通常以 0.025%或 0.075%的乳剂每日 3 次或 4 次（最多每 4h）保守地使用，在英国只允许用于年龄超过 12 岁的患者，但在美国可用于年龄超过 2 岁的儿童。浓度更高的 0.25%辣椒辣素的乳剂在有些国家是有效的。

辣椒辣素乳剂应当很好地摩擦入皮肤，直到皮肤表面只残留少许或没有残留。关节炎疾病在 1～2 周或神经痛在2～4周（如果涉及头颈可能更长）的治疗反应可能不明显。英国注册药品信息推荐对痛性糖尿病性神经病的治疗，辣椒辣素只应在专科医生的监督下使用，最初的 8 周后应当考察且此后有规律地再评估。

虽然辣椒辣素本身不是一种抗刺激药，但它已被包含在缓解肌肉和风湿痛的发赤药制剂中。

含有 8%辣椒辣素的高浓度透皮贴剂（总共等于179mg）可有效治疗非糖尿病患者的外周神经痛，可作为单独治疗药物或者辅助治疗药物。使用贴剂前，治疗区域或周围 1～2cm 处应当预先用局部麻醉药处理，如局部使用 4%利多卡因 60min。皮肤最痛的区域最多可贴 4 贴，足部贴敷 30min（如 HIV 相关神经痛）或其他位置贴敷 60min（如带状疱疹后神经痛）。如果需要，每 90 天可重复治疗。

长效局部溶液正被研究用于疼痛状况，如术后疼痛、肌肉骨骼痛以及包括趾间神经瘤等由创伤引起的神经病理性疼痛。

作用 辣椒辣素及相关化合物（辣椒素，vanilloids）的作用复杂，且仍在研究中。已发现辣椒辣素可通过活化特殊的辣椒辣素受体产生烧灼痛[1,2]，如也可被热和酸激活的 TRPV1（瞬时受体电位通道，辣椒素亚型 1）。TRPV1 在神经或其他组织（如皮肤角质化细胞、膀胱尿路上皮、平滑肌和肝）表达。

辣椒辣素的镇痛作用被建议归因于它既可以从局部感觉 C-型神经纤维耗竭 P 物质[3~7]，又可以使辣椒素受体脱敏[1,2,8]。

因为辣椒辣素的作用不依赖于皮肤的血管扩张，因此不认为它是一种传统的抗刺激药。

1. Szallasi A, Blumberg PM. Vanilloid (capsaicin) receptors and mechanisms. *Pharmacol Rev* 1999; **51:** 159–211.
2. Cortright DN, Szallasi A. Biochemical pharmacology of the vanilloid receptor TRPV1: an update. *Eur J Biochem* 2004; **271:** 1814–19.
3. Rumsfield JA, West DP. Topical capsaicin in dermatologic and peripheral pain disorders. *DICP Ann Pharmacother* 1991; **25:** 381–7.
4. Cordell GA, Araujo OE. Capsaicin: identification, nomenclature, and pharmacotherapy. *Ann Pharmacother* 1993; **27:** 330–6.
5. Winter J, *et al.* Capsaicin and pain mechanisms. *Br J Anaesth* 1995; **75:** 157–68.
6. Del Bianco E, *et al.* The effects of repeated dermal application of capsaicin to the human skin on pain and vasodilatation induced by intradermal injection of acid and hypertonic solutions. *Br J Clin Pharmacol* 1996; **41:** 1–6.
7. Fusco BM, Giacovazzo M. Peppers and pain: the promise of capsaicin. *Drugs* 1997; **53:** 909–14.
8. Tominaga M, Julius D. Capsaicin receptor in the pain pathway. *Jpn J Pharmacol* 2000; **83:** 20–4.

儿童用法 在美国，辣椒辣素乳剂批准用于儿童，详见上文。

头痛 鼻黏膜反复使用辣椒辣素预防丛集性头痛（第587页）发作已有报道[1]。还发现 *Z*-异构体（珠卡赛辛；civamide）也有中度作用[2]。

还发现辣椒辣素鼻内反复用药对慢性偏头痛有效[3]（第587页）。

1. Fusco BM, *et al.* Preventative effect of repeated nasal applications of capsaicin in cluster headache. *Pain* 1994; **59:** 321–5.
2. Saper JR, *et al.* Intranasal civamide for the treatment of episodic cluster headaches. *Arch Neurol* 2002; **59:** 990–4.
3. Fusco BM, *et al.* Repeated intranasal capsaicin applications to treat chronic migraine. *Br J Anaesth* 2003; **90:** 812.

排尿疾病 膀胱内辣椒辣素已试用于痛性膀胱疾病并治疗膀胱逼尿肌反射亢进[1~9]。结果是不稳定的，辣椒辣素的特征性感觉作用难以进行盲法研究，但是在一些患者中已报道是有益的，尤其是那些有神经性膀胱疾病的患者。滴入输尿管也已试用于腰痛/血尿综合征的治疗[10]。

1. Lazzeri M, *et al.* Intravesical capsaicin for treatment of severe bladder pain: a randomized placebo controlled study. *J Urol (Baltimore)* 1996; **156:** 947–52.
2. de Sèze M, *et al.* Capsaicin and neurogenic detrusor hyperreflexia: a double-blind placebo-controlled study in 20 patients with spinal cord lesions. *Neurourol Urodyn* 1998; **17:** 513–23.
3. Petersen T, *et al.* Intravesical capsaicin in patients with detrusor hyper-reflexia: a placebo-controlled cross-over study. *Scand J Urol Nephrol* 1999; **33:** 104–10.
4. de Sèze M, *et al.* Intravesical instillation of capsaicin in urology: a review of the literature. *Eur Urol* 1999; **36:** 267–77.
5. de Sèze M, *et al.* Capsaïcine intravésicale et hyperréflexie du détrusor: expérience de 100 instillations sur une période de cinq ans. *Ann Readapt Med Phys* 2001; **44:** 514–24.
6. Szallasi A, Fowler CJ. After a decade of intravesical vanilloid therapy: still more questions than answers. *Lancet Neurol* 2002; **1:** 167–72.
7. El-Mahrouky AS, *et al.* The effect of intravesical capsaicin and resiniferatoxin in neurogenic bladder dysfunction. *Adv Exp Med Biol* 2003; **539:** 359–79.
8. de Sèze M, *et al.* Intravesical capsaicin versus resiniferatoxin for the treatment of detrusor hyperreflexia in spinal cord injured patients: a double-blind, randomized, controlled study. *J Urol (Baltimore)* 2004; **171:** 251–5.
9. Lazzeri M, *et al.* Intravesical vanilloids and neurogenic incontinence: ten years experience. *Urol Int* 2004; **72:** 145–9.
10. Bultitude MI. Capsaicin in treatment of loin pain/haematuria syndrome. *Lancet* 1995; **345:** 921–2.

神经性疼痛 辣椒辣素已局部试用于各种类型的疼痛，包括对常规全身性镇痛药普遍不反应的神经病理性疼痛。局部用辣椒辣素乳剂（常用浓度为 0.075%）可用于治疗糖尿病性神经病（第7页）和带状疱疹后神经痛（第10页）。8%高剂量透皮辣椒辣素贴剂也可有效治疗非糖尿病患者外周神经痛。一项系统性综述[1]建议以乳剂反复给药或以贴剂单次使用，辣椒辣素对神经病理性疼痛都有效，尽管有限的资料和对后果不一致的界定意味着评估益处和害处是不确定的。辣椒辣素也曾试用于其他类型的疼痛综合征，包括反射性交感神经营养不良（见**复杂区域疼痛综合征**，第7页）、乳房切除术后神经痛、残肢痛、慢性颈痛和口腔黏膜炎疼痛[2]。

在**肌肉骨骼痛**中的应用，也见下文**风湿病**项下。

1. Derry S, *et al.* Topical capsaicin for chronic neuropathic pain in adults. Available in The Cochrane Database of Systematic Reviews; Issue 4. Chichester: John Wiley; 2009 (accessed 29/01/10).
2. Hautkappe M, *et al.* Review of the effectiveness of capsaicin for painful cutaneous disorders and neural dysfunction. *Clin J Pain* 1998; **14:** 97–106.

瘙痒症 P 物质是痒感觉的一种可能的介质，由于辣椒辣素可用作 P 物质清除剂，辣椒辣素已试用于与各种疾病和血液透析[1~7]相关的瘙痒（第1510页）的缓解。也用于缓解由羟乙基淀粉引起的瘙痒[8]和与 PUVA 治疗相关的痒和痛[9,10]。

1. Breneman DL, *et al.* Topical capsaicin for treatment of hemodialysis-related pruritus. *J Am Acad Dermatol* 1992; **26:** 91–4.
2. Leibsohn E. Treatment of notalgia paresthetica with capsaicin. *Cutis* 1992; **49:** 335–6.
3. Hautmann G, *et al.* Aquagenic pruritus, PUVA and capsaicin treatments. *Br J Dermatol* 1994; **131:** 920–1.
4. Fölster-Holst R, Brasch J. Effect of topically applied capsaicin on pruritus in patients with atopic dermatitis. *J Dermatol Treat* 1996; **7:** 13–15.
5. Hautkappe M, *et al.* Review of the effectiveness of capsaicin for painful cutaneous disorders and neural dysfunction. *Clin J Pain* 1998; **14:** 97–106.
6. Ständer S, *et al.* Treatment of prurigo nodularis with topical capsaicin. *J Am Acad Dermatol* 2001; **44:** 471–8.
7. Lysy J, *et al.* Topical capsaicin—a novel and effective treatment for idiopathic intractable pruritus ani: a randomised, placebo controlled, crossover study. *Gut* 2003; **52:** 1323–6.
8. Szeimies R-M, *et al.* Successful treatment of hydroxyethyl starch-induced pruritus with topical capsaicin. *Br J Dermatol* 1994; **131:** 380–2.
9. Burrows NP, Norris PG. Treatment of PUVA-induced skin pain with capsaicin. *Br J Dermatol* 1994; **131:** 584–5.
10. Kirby B, Rogers S. Treatment of PUVA itch with capsaicin. *Br J Dermatol* 1997; **137:** 152.

银屑病 因为几种炎性皮肤病进程的病理生理学牵涉 P 物质，辣椒辣素作为 P 物质清除剂已试用并在许多皮肤疾病包括银屑病中有好处[1~3]。

银屑病的常规治疗在第1510页中讨论。

1. Bernstein JE, *et al.* Effects of topically applied capsaicin on moderate and severe psoriasis vulgaris. *J Am Acad Dermatol* 1986; **15:** 504–7.
2. Ellis CN, *et al.* A double-blind evaluation of topical capsaicin in pruritic psoriasis. *J Am Acad Dermatol* 1993; **29:** 438–42.
3. Hautkappe M, *et al.* Review of the effectiveness of capsaicin for painful cutaneous disorders and neural dysfunction. *Clin J Pain* 1998; **14:** 97–106.

风湿病 局部辣椒辣素用作关节炎疼痛的临时性缓解。随机双盲安慰剂对照研究和后来的研究[2,3]的一项荟萃分析[1]的结果显示，辣椒辣素在减轻骨关节炎（第11页）的疼痛中有效。根据这些结果，英国 Arthritis Research Campaign[4]认为局部用辣椒辣素是安全的，可有效降低受累关节的疼痛和压痛。发表的对类风湿关节炎（第12页）有效的证据[5]似乎有限。在神经性和肌肉骨骼慢性疼痛中使用的一篇综述推断它的益处最多是中等的，但表明它在对其他治疗不反应或不耐受的少数患者中可能是有用的[6]。辣椒辣素对与原发纤维肌痛[4,7]相关的疼痛可能是有效的治疗药物（见**软组织风湿痛**项下，第13页），原发纤维肌痛对常规治疗反应弱。

1. Zhang WY, Li Wan Po A. The effectiveness of topically applied capsaicin. *Eur J Clin Pharmacol* 1994; **46:** 517–22.
2. Altman RD, *et al.* Capsaicin cream 0.025% as monotherapy for osteoarthritis: a double-blind study. *Semin Arthritis Rheum* 1994; **23** (suppl 3): 25–33.
3. McCleane G. The analgesic efficacy of topical capsaicin is enhanced by glyceryl trinitrate in painful osteoarthritis: a randomized, double blind, placebo controlled study. *Eur J Pain* 2000; **4:** 355–60.
4. Arthritis Research Campaign. Complementary and alternative medicines for the treatment of rheumatoid arthritis, osteoarthritis and fibromyalgia (issued February 2009). Available at: http://www.arthritisresearchuk.org/pdf/Complementary%20and%20alternative%20medicines_11012010154331.pdf (accessed 28/07/10)
5. Deal CL, *et al.* Treatment of arthritis with topical capsaicin: a double-blind trial. *Clin Ther* 1991; **13:** 383–95.
6. Mason L, *et al.* Systematic review of topical capsaicin for the treatment of chronic pain. *BMJ* 2004; **328:** 991–4.
7. McCarty DJ, *et al.* Treatment of pain due to fibromyalgia with topical capsaicin: a pilot study. *Semin Arthritis Rheum* 1994; **23** (suppl 3): 41–7.

制剂

专利制剂

Austral.: Zostrix; ***Austria:*** Hansaplast Warme-Creme; ***Belg.:*** Hansamedic Warmtepleister; ***Braz.:*** Moment; ***Canad.:*** Antiphlogistine Rub A-535 Capsaicin; Zoderm; Zostrix†; ***Chile:*** Presyc; ***Fr.:*** Qutenza; ***Gr.:*** Arthralgon; Gelcen; Zacin; ***Indon.:*** Capzacin; ***Irl.:*** Axsain; Zacin; ***Israel:*** Zostrix; ***Malaysia:*** Menzza NP; Menzza OA; ***Mex.:*** Capsidol; ***Norw.:*** Capsina; ***NZ:*** Zostrix; ***Port.:*** Hansaplast Emplastro Termico; Hansaterm; Qutenza; ***Spain:*** Alacapsin; Arafarmadol; Capsicin; Capsicum Farmaya; Capsidol; Gelcen; Hansaterm; Katrum; Picasum; Sensedol; ***Swed.:*** Capsina; ***Switz.:*** Emplatre Etoile†; Isola Capsicum N; ***Thai.:*** Capsika; ***UK:*** Axsain; Qutenza; Zacin; ***USA:*** Axsain; Capsin; Capzasin-HP; Capzasin-P; Dolorac†; Double-cap; No Pain-HP; Qutenza; R-Gel; Rid-a-Pain HP; Theragen; Zostrix.

多组分制剂 ***Arg.:*** Atomo Desinflamante C; Rati Salil Crema; Rati Salil Flex; ***Austria:*** Rubizon-Rheumagel†; ***Canad.:*** Heet†; Menthacin; Rub A535 Arthritis; Tiger Balm Patch Warm; ***Cz.:*** Capsicolle; Dr Theiss Rheuma Creme†; ***Fr.:*** Capsic; Cliptol Sport†; ***Ger.:*** Capsamol N†; ***Gr.:*** Ponostop; ***Hong Kong:*** Salomethyl†; ***Hung.:*** Inno Rheuma Forte; Nicoflex; Salonpas Liniment; ***India:*** Nimulid Nugel; ***Indon.:*** Flexozin; Nostren; ***Irl.:*** Algipan†; ***Ital.:*** Disalgil†; Perfluxi Cremagel; ***Pol.:*** Capsigel N; Neo-Capsiderm; ***Switz.:*** Emplatre Etoile salicyle†; Isola Capsicum N Plus; ***UK:*** NatraFlex; ***Ukr.:*** Nizer (Найзер); ***USA:*** Arthricare Odor Free†; Aspercreme Max; Capzasin Quick Relief; Dendracin Neurodendtraxcin; Gold Bond Foot Pain Relieving; Gold Bond Pain Relieving Foot Roll-On; Heet; Icy Hot PM; Medrox; Menthacin; Pain Doctor; Ziks.

Carbasalate Calcium (*BAN*, *rINN*) 卡巴匹林钙

Calcium Acetylsalicylate Carbamide; Calcium Carbaspirin; Carbasalate calcique; Carbasalato cálcico; Carbasalatum calcicum; Carbasalatum Calcium; Carbaspirin Calcium (*USAN*); Karbasalaattikalsium; Karbasalát vápenatá sůl; Karbasalatkalcium; Karbasalato kalcio druska; Karbaszalát-kálcium. Calcium bis[2-(acetoxy)benzoate]—urea.

Карбасалат Кальций

$C_{19}H_{18}CaN_2O_9$ = 458.4.

CAS — 5749-67-7.

ATC — B01AC08; N02BA15.

ATC Vet — QB01AC08; QN02BA15.

UNII — N667F17JP1.

Pharmacopoeias. In *Eur.* (see p.vii).

Ph. Eur. 6.8（Carbasalate Calcium） 白色或类白色结晶性粉末。含有至少 99.0%且最多相当于 101.0%的双[2-（乙酰氧基）苯甲酸]钙和尿素的等分子化合物，以无水物计算。易溶于水和二甲基甲酰胺；几乎不溶于丙酮和无水甲醇。贮藏于密闭容器中。

不良反应、处置和注意事项

参见第21页阿司匹林。

与阿司匹林类似，由于具有 Reye 综合征的危险性，卡巴匹林钙通常不用于儿童。

对听力的影响 2006 年 6 月，新西兰药物预警中心[1]的资料库有包含 8 例耳鸣和 1 例与口服使用低剂量卡巴匹林钙（通常每日服用 1 次 38mg 或 100mg）相关的耳毒性的报告。低剂量卡巴匹林钙与耳鸣之间的相关性不成比例。

1. Nederlands Bijwerkingen Centrum. Low dosage carbasalate calcium and tinnitus. Available at: http://www.lareb.nl/documents/kwb_2006_3_carbas.pdf (accessed 12/04/07)

药物相互作用

与阿司匹林有关的药物相互作用见第23页。

用途和用法

卡巴匹林钙是阿司匹林钙和尿素的 1∶1 合成物。它在吸收后代谢为阿司匹林，因此有阿司匹林（第23页）的作用。100mg 卡巴匹林钙与 78mg 阿司匹林是等效的。用于疼痛或者发热，卡巴匹林钙以相当于 400～800mg 阿司匹林的剂量每 4～8h 给药 1 次，最多每日约 3g。卡巴匹林钙也已用在血栓栓塞疾病的治疗中。

制剂

专利制剂

Austria: Iromin; Vascal; ***Irl.:*** Ascal; ***Neth.:*** Ascal; ***Port.:*** Ascal; ***Spain:*** Ascal†; ***Switz.:*** Alcacyl.

多组分制剂

Austria: Irocopar c C; Irocophan; Iromin-Chinin-C; ***Cz.:*** Cephalgan†; ***Fr.:*** Cephalgan†; ***Switz.:*** Alca-C; ***Turk.:*** Alca-C.

Carfentanil Citrate (*USAN*, *rINNM*) ⊗枸橼酸卡芬太尼

Carfentanil, Citrate de; Carfentanili Citras; Citrato de carfentanilo; R-33799. Methyl 1-phenethyl-4-(*N*-phenylpropionamido)isonipecotate citrate.

Карфентанила Цитрат

$C_{24}H_{30}N_2O_3,C_6H_8O_7$ = 586.6.

CAS — 59708-52-0 (carfentanil); 61380-27-6 (carfentanil citrate).

UNII — 7LG286J8GV.

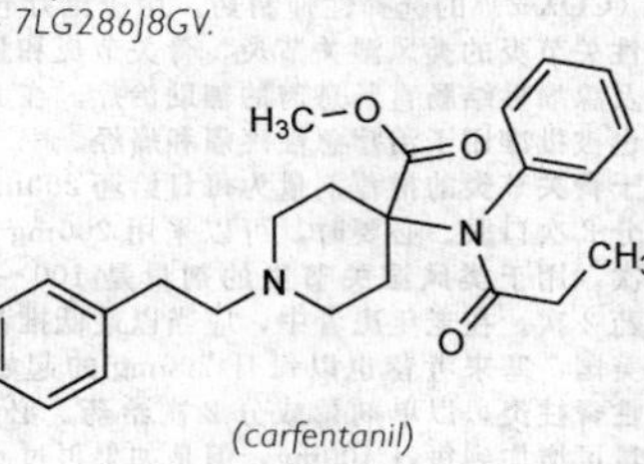

(carfentanil)

简介

枸橼酸卡芬太尼是一种与芬太尼（第54页）相关的阿片类镇痛药。它在兽医学中使用。

Carprofen (*BAN*, *USAN*, *rINN*) 卡洛芬

C-5720; Carprofène; Carprofeno; Carprofenum; Karprofeeni; Karprofen; Ro-20-5720/000. (±)-2-(6-Chlorocarbazol-2-yl)propionic acid.

Карпрофен

$C_{15}H_{12}ClNO_2$ = 273.7.

CAS — 53716-49-7.

ATC Vet — QM01AE91.

UNII — FFL0D546HO.

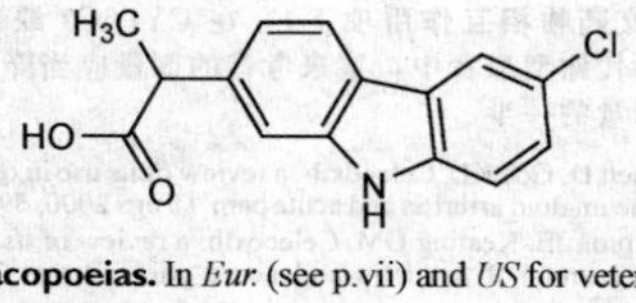

Pharmacopoeias. In *Eur.* (see p.vii) and *US* for veterinary use only.

Ph. Eur. 6.8（Carprofen for Veterinary Use） 白色或类白色结晶性粉末。几乎不溶于水；易溶于丙酮；溶于甲醇；微溶于异丙醇。具有多态现象。避光。

USP 33（Carprofen） 白色结晶性粉末。几乎不溶于水；易溶于丙酮、乙醚、乙酸乙酯、碳酸钠溶液和氢氧化钠溶液。贮藏于密闭容器中，温度为 25℃，温度允许变化范围在 15～30℃。避光。

简介

卡洛芬是丙酸衍生物，是在兽医学中使用的一种 NSAID（第92页）。

不良反应 在职业性暴露于卡洛芬后的工人中可见瘙痒、红斑和湿疹[1,2]。斑贴实验显示对卡洛芬有很强的阳性光敏反应。

1. Walker SL, *et al.* Occupational photoallergic contact dermatitis in a pharmaceutical worker manufacturing carprofen, a canine nonsteroidal anti-inflammatory drug. *Br J Dermatol* 2006; **154:** 569–70.
2. Kerr AC, *et al.* Occupational carprofen photoallergic contact dermatitis. *Br J Dermatol* 2008; **159:** 1303–8.

制剂

USP 33: Carprofen Tablets.

Celecoxib (*BAN*, *USAN*, *rINN*) 塞来考昔

Célécoxib; Celecoxibum; Celekoxib; SC-58635; Selekoksib; Selekoksibi; YM-177. *p*-[5-*p*-Tolyl-3-(trifluoromethyl)pyrazol-1-yl]benzenesulfonamide.

Целекоксиб

$C_{17}H_{14}F_3N_3O_2S$ = 381.4.

CAS — 169590-42-5.

ATC — L01XX33; M01AH01.

ATC Vet — QL01XX33; QM01AH01.

UNII — JCX84Q7J1L.

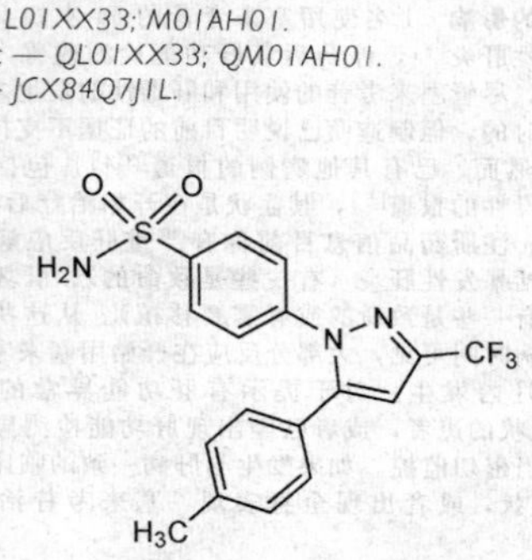

不良反应、处置和注意事项

参见第92页 **NSAIDs**。

塞来考昔的严重皮肤反应如剥脱性皮炎、Stevens-Johnson 综合征和中毒性表皮坏死松解症已有报道。也出现过其他超敏反应，包括过敏反应和血管性水肿。塞来考昔应当在出现超敏反应最初的体征时停用。这些反应中的某些已在对磺胺类药物有过敏史的患者中见到，在这类患者中塞来考昔的使用是禁忌的。

冠状动脉搭桥手术后不应使用塞来考昔，因为不良反应的风险可能会增加，如心肌梗死和卒中。如果患者有缺血性心脏病、外周动脉疾病或脑血管疾病史应当谨慎用药。有心血管疾病如高血压、高脂血症和糖尿病等明显危险因素的患者也应当谨慎用药。进一步详细内容见下文**对心血管系统的影响**。在有中度至重度心衰（NYHA 分级Ⅱ～Ⅳ级）、炎性肠病以及与肌酐清除率小于 30ml/min 相关的肾损伤患者中治疗是禁忌的。塞来考昔也不应用于有严重肝损伤的患者（Child-Pugh 分级 C）。如果发生肝毒性的体征或症状，应当撤销治疗。推荐在脱水患者中使用塞来考昔时需要谨慎，在给予塞来考昔前建议再水化。

如果发生器官毒性的体征或症状，可能需要停止塞来考昔的治疗。

塞来考昔代谢差者（见下文**药动学**项下）不良反应的风险可能增加。

不良反应发生率 英国在 2000 年 5 月引入塞来考昔后进行的处方事件监控研究[1]发现最常见的不良反应报告是胃肠道反应，包括消化不良（所有事件的 4.7%）、腹痛（1.8%）、恶心或呕吐（1.6%）和腹泻（1.4%）。也常见皮疹（1.2%）。不常见的事件包括贫血、咳嗽、焦虑、高血压、视觉障碍和失眠。罕见血恶液质、胃肠道出血、心肌梗死、心衰、肝功能检测异常、肾炎、意识错乱、幻觉、严重皮肤病、过敏反应和支气管痉挛。

1. Layton D, *et al.* Safety profile of celecoxib as used in general practice in England: results of a prescription-event monitoring study. *Eur J Clin Pharmacol* 2004; **60:** 489–501.

哺乳 母亲在哺乳期间使用塞来考昔的 2 名较大婴儿没有不良反应的记录[1]。此报道的作者还测定了 2 名其他妇女的塞来考昔血浆浓度，通过这些值，计算平均乳汁与血浆比率为 0.23，婴儿的暴露量估计为根据体重调整的母亲用药剂量的 0.3%。来自在 6 名妇女中进行的血和乳汁中塞来考昔浓度的研究[2]所估算的值与此相似。尽管如此，英国注册药品信息反对哺乳母亲使用塞来考昔。

1. Hale TW, *et al.* Transfer of celecoxib into human milk. *J Hum Lact* 2004; **20:** 397–403.
2. Gardiner SJ, *et al.* Quantification of infant exposure to celecoxib through breast milk. *Br J Clin Pharmacol* 2006; **61:** 101–4.

对血液的影响 严重正铁血红蛋白血症在使用塞来考昔 1 个月的老年患者中有报道[1]。

1. Kaushik P, *et al.* Celecoxib-induced methemoglobinemia. *Ann Pharmacother* 2004; **38:** 1635–8.

对心血管系统的影响 获准前研究未报道在给予塞来考昔的患者中有任何严重心血管作用危险性的增加[1,2]。尽管如此，2001 年 2 月，英国 CSM 已收到少量与选择性环氧合酶-2（COX-2）抑制剂相关的心肌梗死或缺血的报告[3]。还有 3 例与塞来考昔使用相关的尖端扭转型室性心动过速的病例[4]。后来，在 2004 年 9 月，进一步的心血管不良反应（第114页）报告后，制造商在世界范围内普遍撤销了 COX-2 抑制剂罗非考昔，并且这也促进了其他选择性 COX-2 抑制剂安全性的再评价。

在 2004 年 12 月，用塞来考昔预防腺瘤的一项大规模研究（APC study）被叫停，因为与那些使用安慰剂的患者相比，在使用该药的患者中心血管事件（包括心血管因素的死亡、心肌梗死、卒中和心衰）的危险性增加[5]。这项长期研究的结果认为，在每日使用 400mg 或 800mg 塞来考昔的患者中该事件危险性有 2.8 倍的增加，并且这种增加是剂量相关的。一些迄今未公布的研究、Pre-SAP 和 ADAPT 研究支持剂量-不良反应关系的可能性，当与安慰剂相比时，每日 400mg 塞来考昔没有显示出心血管事件危险性的增加[6]。这些已经发表的研究[7,8]和已经完成的报道与最初的想法相比仍然不能消除疑虑。尽管差异不显著，但是与安慰剂组相比，在塞来考昔组中发现严重心血管事件的风险增加。另外，原始 APC 研究的最新资料[9]证实，与安慰剂治疗组相比，高剂量（每日 800mg）和低剂量（每日 400mg）塞来考昔组发生不良心血管事件的风险显著增加。然而，仅高剂量治疗组与最大的风险相关。塞来考昔组比安慰剂组的血压更可能增加。使用来自 6 项随机安慰剂对照研究（包括 APC、PreSap 和 ADAPT 研究）的合并数据进行的分析[10]发现下述剂量与不良心血管作用之间的关系，风险次序逐渐下降：400mg，每日 2 次（校正危害比是安慰剂的 3.1 倍）；200mg，每日 2 次（危害比 1.8）；400mg，每日 1 次（危害比 1.1）（400mg 每日 1 次的结果不具有统计学显著性）。有证据表明心血管风险基线较高的患者用药不良反应更显著。

2005 年，根据目前可取得的研究结果，欧盟（EU）规管当局[11～13]建议：

- 已确定为缺血性心脏病或脑血管病的患者不应使用选择性 COX-2 抑制药。选择性 COX-2 抑制药还禁用于外周动脉疾病患者。
- 具有心血管疾病风险因素的患者，如高血压、高脂血症、糖尿病和吸烟，如果需要使用选择性 COX-2 抑制药应当小心监控。
- 所有患者应当就选择性 COX-2 抑制药治疗的风险和益处进行个体评估，尤其是心血管和胃肠道风险因素，并可考虑替代治疗。

FDA 也提出相似的建议[14]。然而，唯一的绝对禁忌证是在冠状动脉搭桥术后即刻应用（塞来考昔是目前美国唯一仍在使用的选择性 COX-2 抑制药）。

COX-2 抑制药如塞来考昔不具有与阿司匹林相关的内在抗血小板活性，可能其他非选择性 NSAIDs 具有，因此它不对缺血性心脏事件提供保护作用[3,15]。

1. Silverstein FE, *et al.* Gastrointestinal toxicity with celecoxib vs nonsteroidal anti-inflammatory drugs for osteoarthritis and rheumatoid arthritis. The CLASS study: a randomized controlled trial. *JAMA* 2000; **284:** 1247–55.
2. White WB, *et al.* Comparison of thromboembolic events in patients treated with celecoxib, a cyclooxygenase-2 specific inhibitor, versus ibuprofen or diclofenac. *Am J Cardiol* 2002; **89:** 425–30.

3. CSM/MCA. COX-2 selective NSAIDs lack antiplatelet activity. *Current Problems* 2001; **27:** 7.
4. Pathak A, *et al.* Celecoxib-associated torsade de pointes. *Ann Pharmacother* 2002; **36:** 1290–1.
5. Solomon SD, *et al.* Adenoma Prevention with Celecoxib (APC) Study Investigators. Cardiovascular risk associated with celecoxib in a clinical trial for colorectal adenoma prevention. *N Engl J Med* 2005; **352:** 1071–80.
6. FDA. Celecoxib (marketed as Celebrex) (issued 7th April, 2005). Available at: http://www.fda.gov/cder/drug/infopage/celebrex/celebrex-hcp.pdf (accessed 01/11/07)
7. Arber N, *et al.* Celecoxib for the prevention of colorectal adenomatous polyps. *N Engl J Med* 2006; **355:** 885–95.
8. ADAPT Research Group. Cardiovascular and cerebrovascular events in the randomized, controlled Alzheimer's disease anti-inflammatory prevention trial (ADAPT). Available at: http://clinicaltrials.plosjournals.org/archive/1555-5887/1/7/pdf/10.1371_journal.pctr.0010033-L.pdf (accessed 01/11/07)
9. Bertagnolli MM, *et al.* Celecoxib for the prevention of sporadic colorectal adenomas. *N Engl J Med* 2006; **355:** 873–84.
10. Solomon SD, *et al.* Cross Trial Safety Assessment Group. Cardiovascular risk of celecoxib in 6 randomized placebo-controlled trials: the cross trial safety analysis. *Circulation* 2008; **117:** 2104–13.
11. MHRA. Updated advice on the safety of selective COX-2 inhibitors. Message from Professor G Duff, Chairman of CSM (issued 17th February, 2005). Available at: http://www.mhra.gov.uk/home/idcplg?IdcService=GET_FILE&dDocName=CON019458&RevisionSelectionMethod=LatestReleased (accessed 01/11/07)
12. EMEA. European Medicines Agency announces regulatory action on COX-2 inhibitors (issued 17th February, 2005). Available at: http://www.emea.europa.eu/pdfs/human/press/pr/6275705en.pdf (accessed 29/08/08)
13. EMEA. European Medicines Agency concludes action on COX-2 inhibitors (issued 27th June, 2005). Available at: http://www.emea.europa.eu/pdfs/human/press/pr/20776605en.pdf (accessed 01/11/07)
14. FDA. FDA issues public health advisory recommending limited use of cox-2 inhibitors: agency requires evaluation of prevention studies involving cox-2 selective agents. (issued 23rd December, 2004). Available at: http://www.fda.gov/bbs/topics/ANSWERS/2004/ANS01336.html (accessed 01/11/07)
15. Bing RJ, Lomnicka M. Why do cyclo-oxygenase-2 inhibitors cause cardiovascular events? *J Am Coll Cardiol* 2002; **39:** 521–2.

对胃肠道的影响 已被普遍接受的是：环氧合酶-1（COX-1）的抑制在 NSAIDs 不良胃肠道反应中发挥作用，NSAIDs 如塞来考昔通过选择性抑制另一亚型 COX-2，可能引起比已见到的传统 NSAIDs 的非选择性抑制作用更低的胃毒性。

来自对照研究的结果表明，选择性 COX-2 的 NSAIDs 与严重胃肠道反应的低发生率有关。在一项安慰剂对照研究[1]中，使用塞来考昔治疗类风湿关节炎（每日剂量范围为 200～800mg）的患者内镜检查确定的胃-十二指肠溃疡的发生率与在安慰剂组中所见没有显著差异。另一项在超剂量（每日 800mg）使用塞来考昔的患者中进行的研究[2]得出结论：6 个月的治疗后，与非选择性 NSAIDs 相比（布洛芬每日 2.4g 或双氯芬酸每日 150mg），具有症状的胃-十二指肠溃疡和溃疡并发症（出血、穿孔和梗阻）的联合发生率较低。然而，单独的溃疡并发症发生率与其他 NSAIDs 所见到的没有显著差异。由 FDA 所进行的一项对研究的再分析（包括 6 个月和足月资料）也发现，与非选择性 NSAIDs 相比，塞来考昔溃疡并发症的发生率没有显著降低，虽然在没有使用阿司匹林的受试者中，与布洛芬相比更强烈倾向于塞来考昔[3]。同时服用低剂量阿司匹林的塞来考昔使用者溃疡并发症的危险也还是明显增加[2]。一篇更近的有关使用塞来考昔或 NSAIDs 至少 12 周患者的研究的系统性综述[4]表明，使用塞来考昔的那些患者（包括也使用低剂量阿司匹林的患者）显示出胃肠道安全和耐受性的改善，但是其在数据选择的根据方面受到批评[5,6]。

已有记述[7,8]，阿司匹林的使用可使塞来考昔的 COX-2 选择性的任何潜在保护效应消失。有塞来考昔胃毒性的个别病例报道[9～11]。

1. Simon LS, *et al.* Anti-inflammatory and upper gastrointestinal effects of celecoxib in rheumatoid arthritis: a randomized controlled trial. *JAMA* 1999; **282:** 1921–8.
2. Silverstein FE, *et al.* Gastrointestinal toxicity with celecoxib vs nonsteroidal anti-inflammatory drugs for osteoarthritis and rheumatoid arthritis. The CLASS study: a randomized controlled trial. *JAMA* 2000; **284:** 1247–55.
3. FDA. Celebrex capsules (celecoxib) NDA 20-998/S009—Medical Officer Review. 2000. Available at: http://www.fda.gov/ohrms/dockets/ac/01/briefing/3677b1_03_med.pdf (accessed 01/11/07)
4. Deeks JJ, *et al.* Efficacy, tolerability, and upper gastrointestinal safety of celecoxib for treatment of osteoarthritis and rheumatoid arthritis: systematic review of randomised controlled trials. *BMJ* 2002; **325:** 619–23.
5. Jüni P, *et al.* Systematic review of celecoxib for osteoarthritis and rheumatoid arthritis: problems compromise review's validity. *BMJ* 2003; **326:** 334.
6. Metcalfe S, *et al.* Systematic review of celecoxib for osteoarthritis and rheumatoid arthritis: celecoxib's relative gastrointestinal safety is overstated. *BMJ* 2003; **326:** 334–5.
7. Lichtenstein DR, Wolfe MM. COX-2-selective NSAIDs: new and improved? *JAMA* 2000; **284:** 1297–9.
8. Bates DE, Lemaire JB. Possible celecoxib-induced gastroduodenal ulceration. *Ann Pharmacother* 2001; **35:** 782–3.
9. Mohammed S, Croom DW. Gastropathy due to celecoxib, a cyclooxygenase-2 inhibitor. *N Engl J Med* 1999; **340:** 2005–6.
10. Adverse Drug Reactions Advisory Committee (ADRAC). Celecoxib: early Australian reporting experience. *Aust Adverse Drug React Bull* 2000; **19:** 6–7. Also available at: http://www.tga.gov.au/adr/aadrb/aadr0006.pdf (accessed 29/08/08)
11. Adverse Drug Reactions Advisory Committee (ADRAC). Serious gastrointestinal effects with celecoxib and rofecoxib. *Aust Adverse Drug React Bull* 2003; **22:** 15. Also available at: http://www.tga.health.gov.au/adr/aadrb/aadr0308.htm (accessed 01/11/07)

对肾脏的影响 越来越多的证据提示选择性 COX-2 抑制药如塞来考昔对肾功能的不良反应似乎类似于非选择性 NSAIDs（见第93页）

塞来考昔肾不良反应的一些参考文献如下。

1. Boyd IW, *et al.* COX-2 inhibitors and renal failure: the triple whammy revisited. *Med J Aust* 2000; **173:** 274.
2. Perazella MA, Tray K. Selective cyclooxygenase-2 inhibitors: a pattern of nephrotoxicity similar to traditional nonsteroidal anti-inflammatory drugs. *Am J Med* 2001; **111:** 64–7.
3. Graham MG. Acute renal failure related to high-dose celecoxib. *Ann Intern Med* 2001; **135:** 69–70.
4. Alkhuja S, *et al.* Celecoxib-induced nonoliguric acute renal failure. *Ann Pharmacother* 2002; **36:** 52–4.
5. Ahmad SR, *et al.* Renal failure associated with the use of celecoxib and rofecoxib. *Drug Safety* 2002; **25:** 537–44.
6. Alper AB, *et al.* Nephrotic syndrome and interstitial nephritis associated with celecoxib. *Am J Kidney Dis* 2002; **40:** 1086–90.
7. Akhund L, *et al.* Celecoxib-related renal papillary necrosis. *Arch Intern Med* 2003; **163:** 114–15.
8. Markowitz GS, *et al.* Membranous glomerulopathy and acute interstitial nephritis following treatment with celecoxib. *Clin Nephrol* 2003; **59:** 137–42.
9. Brewster UC, Perazella MA. Acute tubulointerstitial nephritis associated with celecoxib. *Nephrol Dial Transplant* 2004; **19:** 1017–18.
10. Clifford TM, *et al.* Celecoxib-induced nephrotoxicity in a renal transplant recipient. *Pharmacotherapy* 2005; **25:** 773–7.
11. Tabibian JH, *et al.* Late-onset celecoxib-induced combined hepato-nephrotoxicity. *Br J Clin Pharmacol* 2008; **66:** 150–1.

对肝脏的影响 1 名使用塞来考昔的 54 岁妇女发生胆汁淤积性肝炎[1]，停药后其肝功能检测改善，症状得到解决。尽管塞来考昔的使用和肝毒性的发生之间的关系是暂时的，但制造商已说明目前的证据不支持这种关系[2]。然而，已有其他病例的报道[3,4]，包括一例迟发肝肾毒性的报道[5]，其症状是在开始治疗后 10 个月发生的。注册药品信息目前称有严重肝反应病例的报道，包括暴发性肝炎（有一些是致命的）、肝坏死和肝衰竭（有一些是致命的或者需要移植）。从这些病例报道的发病时间可见，大部分反应在开始用塞来考昔治疗的 1 个月内发生。对于提示有肝功能异常的体征和（或）症状的患者，或者已经出现肝功能检测异常的患者，应当密切监控。如果发生与肝病一致的临床体征和（或）症状，或者出现全身表现，塞来考昔治疗应当停止。

有胰腺炎的急性肝炎病例见下文**胰腺炎**。

1. O'Beirne JP, Cairns SR. Cholestatic hepatitis in association with celecoxib. *BMJ* 2001; **323:** 23.
2. Arellano FM, *et al.* Case of cholestatic hepatitis with celecoxib did not fulfil international criteria. *BMJ* 2002; **324:** 789–90.
3. Grieco A, *et al.* Acute cholestatic hepatitis associated with celecoxib. *Ann Pharmacother* 2002; **36:** 1887–9.
4. Chamouard P, *et al.* Prolonged cholestasis associated with short-term use of celecoxib. *Gastroenterol Clin Biol* 2005; **29:** 1286–8.
5. Tabibian JH, *et al.* Late-onset celecoxib-induced combined hepato-nephrotoxicity. *Br J Clin Pharmacol* 2008; **66:** 150–1.

对肺的影响 有一个病例报告报道服用塞来考昔的患者出现肺水肿并可能发生肺炎[1]。

1. Olin JL, *et al.* Pulmonary edema and possible pneumonitis associated with celecoxib. *Ann Pharmacother* 2004; **38:** 1086.

对神经系统的影响 急性神经精神病反应如意识错乱、嗜睡和失眠已在塞来考昔使用后发生[1]。还有一例无菌性脑膜炎的报道[2]。

1. Adverse Drug Reations Advisory Committee (ADRAC). Acute neuropsychiatric events with celecoxib and rofecoxib. *Aust Adverse Drug React Bull* 2003; **22:** 3. Also available at: http://www.tga.health.gov.au/adr/aadrb/aadr0302.pdf (accessed 01/11/07)
2. Papaioannides DH, *et al.* Aseptic meningitis possibly associated with celecoxib. *Ann Pharmacother* 2004; **38:** 172.

超敏反应 1 名 52 岁男性在使用塞来考昔治疗 8 天后发生过敏性脉管炎[1]。尽管悉心治疗，患者仍死于多器官衰竭和弥散性表皮坏死溶解。研究者注意到，其他含磺胺的药物已出现潜在致死性皮肤反应，虽然有些证据表明在对磺胺类药物敏感的患者中交叉反应的潜力相对低[2]，但是注册药品信息禁止在这种患者中使用塞来考昔。

1. Schneider F, *et al.* Fatal allergic vasculitis associated with celecoxib. *Lancet* 2002; **359:** 852–3.
2. Shapiro LE, *et al.* Safety of celecoxib in individuals allergic to sulfonamide: a pilot study. *Drug Safety* 2003; **26:** 187–95.

胰腺炎 给予 1 名对磺胺类药物有超敏反应史报道的老年患者塞来考昔后发生急性肝炎和胰腺炎[1]。症状在停药后得到解决。在 1 名已知对磺胺类药物耐受的患者中也有胰腺炎的报道[2]。

塞来考昔是澳大利亚 Adverse Drug Reactions Advisory Committee 收到的药物引起的胰腺炎病例报告中引用的更常牵涉到的药物之一[3]。

1. Carrillo-Jimenez R, Nurnberger M. Celecoxib-induced acute pancreatitis and hepatitis: a case report. *Arch Intern Med* 2000; **160:** 553–4.
2. Baciewicz AM, *et al.* Acute pancreatitis associated with celecoxib. *Ann Intern Med* 2000; **132:** 680.
3. Australian Adverse Drug Reactions Advisory Committee (ADRAC). Drug induced pancreatitis. *Aust Adverse Drug React Bull* 2006; **25:** 22. Also available at: http://www.tga.gov.au/adr/aadrb/aadr0612.pdf (accessed 01/11/07)

药物相互作用

塞来考昔的代谢主要通过细胞色素 P450 同工酶 CYP2C9 介导。与其他抑制或诱导这种同工酶或被这种同工酶代谢的药物合用可能导致塞来考昔血浆浓度发生改变。氟康唑增加塞来考昔的血浆浓度，美国注册药品信息推荐，当与氟康唑合用时应当将塞来考昔的剂量减半。

塞来考昔是 CYP2D6 同工酶的抑制药，因此对通过这种酶代谢的药物存在潜在的影响。

与 NSAIDs 有关的药物相互作用见第94页。

药动学

塞来考昔从胃肠道吸收，在约 3h 后达到血浆浓度峰值。蛋白结合率约为 97%。塞来考昔主要在肝中通过细胞色素 P450 同工酶 CYP2C9 代谢，该酶显示出基因多态性；3 种经鉴定的代谢产物作为 COX-1 或 COX-2 抑制剂是无活性的。它主要以代谢产物在粪便和尿中排出，少于 3%以原形药回收。有效的终末半衰期约为 11h。塞来考昔可分布到乳汁。塞来考昔的药动学在不同种族中可能有变化，已说明在非洲-加勒比血统的患者中曲线下面积是升高的，虽然不清楚其任何临床意义。

1. Davies NM, *et al.* Clinical pharmacokinetics and pharmacodynamics of celecoxib: a selective cyclo-oxygenase-2 inhibitor. *Clin Pharmacokinet* 2000; **38:** 225–42.
2. Stempak D, *et al.* Single-dose and steady-state pharmacokinetics of celecoxib in children. *Clin Pharmacol Ther* 2002; **72:** 490–7. Correction. *ibid.* 2006; **80:** 667.
3. Kirchheiner J, *et al.* Influence of CYP2C9 genetic polymorphisms on pharmacokinetics of celecoxib and its metabolites. *Pharmacogenetics* 2003; **13:** 473–80.
4. Lundblad MS, *et al.* Accumulation of celecoxib with a 7-fold higher drug exposure in individuals homozygous for CYP2C9*3. *Clin Pharmacol Ther* 2006; **79:** 287–8.

用途和用法

塞来考昔是一种 NSAID（第94页），被报道为环氧合酶-2（COX-2）的选择性抑制药。用于治疗包括青少年特发性关节炎的类风湿关节炎、骨关节炎和强直性脊柱炎以及腺瘤性结肠直肠息肉的辅助治疗。在美国，塞来考昔也被批准用于治疗急性疼痛和痛经。

用于**骨关节炎**的推荐剂量为每日给药 200mg，以单剂量或分 2 次口服。必要时，可以采用 200mg 的剂量，每日 2 次。用于**类风湿关节炎**的剂量是 100～200mg，每日给药 2 次。在老年患者中，应当以最低推荐剂量开始。在美国，塞来考昔也以每日 200mg 的起始剂量用于**强直性脊柱炎**，以单剂量或分 2 次给药。必要时，6 周后剂量可增加到每日 400mg，但是如果再过 6 周后在这个剂量下没有见到反应，应当考虑替代治疗。在英国也允许相似的剂量增加。然而，对于以上所有适应证，英国注册药品信息建议如果无效，在考虑替代疗法以前，更高的用药剂量只应当持续 2 周。

在**青少年特发性关节炎**儿童患者中的用药剂量见下文。

在**疼痛**和**痛经**的治疗中，如果需要，在第一天推荐 400mg 的起始剂量，随后给予另外的 200mg 剂量，此后的剂量是 200mg，每日 2 次。

塞来考昔也作为标准疗法的辅助用药，用于减少有家族性腺瘤样息肉病的患者中腺瘤样**结肠直肠息肉**的数目。为此目的，它可以 400mg 剂量，每日 2 次随餐口服给药。

肝损伤（见下文）且同时使用强效细胞色素 P450 同工酶 CYP2C9 抑制剂氟康唑的患者建议降低剂量（见上文**药物相互作用**项下）。在 CYP2C9 缺乏的塞来考昔弱代谢型患者中，塞来考昔的剂量应当降低至最低推荐剂量的一半。

1. Clemett D, Goa KL. Celecoxib: a review of its use in osteoarthritis, rheumatoid arthritis and acute pain. *Drugs* 2000; **59:** 957–80.
2. Frampton JE, Keating GM. Celecoxib: a review of its use in the management of arthritis and acute pain. *Drugs* 2007; **67:** 2433–72.

儿童用法 在美国，批准塞来考昔用于治疗年龄在2岁及以上儿童的青少年特发性关节炎的治疗。根据体重建议口服剂量如下：

- 10～25kg：50mg，每日2次；
- 超过25kg：100mg，每日2次。

注册药品信息建议，如果患者对胶囊吞咽困难，塞来考昔胶囊的内容物可撒在果酱上服用。撒的胶囊应当立即服用，然而，在2～8℃温度它可保持稳定达6h。

在肝损伤中的用法 注册药品信息建议对于有中度肝损伤（Child-Pugh分级B级）的患者，塞来考昔的剂量应当降低50%。塞来考昔禁用于重度肝损伤患者（Child-Pugh分级C级或者评分为10或更高）。

家族性腺瘤样息肉病 塞来考昔用在家族性腺瘤样息肉病的治疗中，该病是一种已知使患者易发生结肠癌的遗传性综合征。一项随机试验[1,2]发现，用塞来考昔治疗可降低结肠息肉的数目，研究者认为塞来考昔是标准结肠切除术治疗的有效辅助药。

1. Steinbach G, *et al.* The effect of celecoxib, a cyclooxygenase-2 inhibitor, in familial adenomatous polyposis. *N Engl J Med* 2000; **342:** 1946–52.
2. Phillips RKS, *et al.* A randomised, double blind, placebo controlled study of celecoxib, a selective cyclooxygenase 2 inhibitor, on duodenal polyposis in familial adenomatous polyposis. *Gut* 2002; **50:** 857–60.

恶性肿瘤 塞来考昔作为癌症治疗中的辅助治疗正在研究中[1～9]，初步结果不稳定。也已研究它用于恶性肿瘤的化学预防[10～13]（见上文**家族性腺瘤样息肉病**），但是一项大规模预防结肠癌的研究在早期由于心血管危险性的增加而被终止[11,12]。

1. Dang CT, *et al.* Phase II study of celecoxib and trastuzumab in metastatic breast cancer patients who have progressed after prior trastuzumab-based treatments. *Clin Cancer Res* 2004; **10:** 4062–7.
2. Reardon DA, *et al.* Phase II trial of irinotecan plus celecoxib in adults with recurrent malignant glioma. *Cancer* 2005; **103:** 329–38.
3. Nugent FW, *et al.* Docetaxel and cyclooxygenase-2 inhibition with celecoxib for advanced non-small cell lung cancer progressing after platinum-based chemotherapy: a multicenter phase II trial. *Lung Cancer* 2005; **48:** 267–73.
4. Gasparini G, *et al.* The combination of the selective cyclooxygenase-2 inhibitor celecoxib with weekly paclitaxel is a safe and active second-line therapy for non-small cell lung cancer: a phase II study with biological correlates. *Cancer J* 2005; **11:** 209–16.
5. Prince HM, *et al.* A multicenter phase II trial of thalidomide and celecoxib for patients with relapsed and refractory multiple myeloma. *Clin Cancer Res* 2005; **11:** 5504–14.
6. Pan CX, *et al.* A phase II trial of irinotecan, 5-fluorouracil and leucovorin combined with celecoxib and glutamine as first-line therapy for advanced colorectal cancer. *Oncology* 2005; **69:** 63–70.
7. Csiki I, *et al.* Targeting cyclooxygenase-2 in recurrent non-small cell lung cancer: a phase II trial of celecoxib and docetaxel. *Clin Cancer Res* 2005; **11:** 6634–40.
8. Chow LWC, *et al.* Serum lipid profiles in patients receiving endocrine treatment for breast cancer—the results from the Celecoxib Anti-Aromatase Neoadjuvant (CAAN) Trial. *Biomed Pharmacother* 2005; **59** (suppl 2): S302–S305.
9. Ferrari V, *et al.* Gemcitabine plus celecoxib (GECO) in advanced pancreatic cancer: a phase II trial. *Cancer Chemother Pharmacol* 2006; **57:** 185–90.
10. Limburg PJ, *et al.* Randomized, placebo-controlled, esophageal squamous cell cancer chemoprevention trial of selenomethionine and celecoxib. *Gastroenterology* 2005; **129:** 863–73.
11. Solomon SD, *et al.* Adenoma Prevention with Celecoxib (APC) Study Investigators. Cardiovascular risk associated with celecoxib in a clinical trial for colorectal adenoma prevention. *N Engl J Med* 2005; **352:** 1071–80.
12. Bertagnolli MM, *et al.* Celecoxib for the prevention of sporadic colorectal adenomas. *N Engl J Med* 2006; **355:** 873–84.
13. Arber N, *et al.* Celecoxib for the prevention of colorectal adenomatous polyps. *N Engl J Med* 2006; **355:** 885–95.

肌肉骨骼和关节疾病 塞来考昔用在骨关节炎（第11页）和类风湿关节炎（第12页）［包括青少年特发性关节炎（第11页）］的治疗中。然而，在英国，推荐塞来考昔和其他选择性环氧合酶-2（COX-2）抑制药的使用限制在那些被认为如果给予非选择性NSAID存在发生严重胃肠道问题的高危患者中，他们先前不存在心血管危险因素（见上文**不良反应**）。

塞来考昔也用在强直性脊柱炎的治疗中（见**脊椎关节病**，第13页）。

1. Bensen WG, *et al.* Treatment of osteoarthritis with celecoxib, a cyclooxygenase-2 inhibitor: a randomized controlled trial. *Mayo Clin Proc* 1999; **74:** 1095–1105.
2. Simon LS, *et al.* Anti-inflammatory and upper gastrointestinal effects of celecoxib in rheumatoid arthritis: a randomized controlled trial. *JAMA* 1999; **282:** 1921–28.
3. Emery P, *et al.* Celecoxib versus diclofenac in long-term management of rheumatoid arthritis: randomised double-blind comparison. *Lancet* 1999; **354:** 2106–11.
4. Dougados M, *et al.* Efficacy of celecoxib, a cyclooxygenase 2-specific inhibitor, in the treatment of ankylosing spondylitis: a six-week controlled study with comparison against placebo and against a conventional nonsteroidal antiinflammatory drug. *Arthritis Rheum* 2001; **44:** 180–5.
5. Stengaard-Pedersen K, *et al.* Celecoxib 200 mg qd is efficacious in the management of osteoarthritis of the knee or hip regardless of the time of dosing. *Rheumatology (Oxford)* 2004; **43:** 592–5.
6. Schnitzer TJ, *et al.* VACT-1 and VACT-2 (Protocols 106 and 150) Study Groups. Efficacy of rofecoxib, celecoxib, and acetaminophen in patients with osteoarthritis of the knee: a combined analysis of the VACT studies. *J Rheumatol* 2005; **32:** 1093–1105.
7. Singh G, *et al.* Celecoxib versus naproxen and diclofenac in osteoarthritis patients: SUCCESS-I Study. *Am J Med* 2006; **119:** 255–66.
8. Barkhuizen A, *et al.* Celecoxib is efficacious and well tolerated in treating signs and symptoms of ankylosing spondylitis. *J Rheumatol* 2006; **33:** 1805–12.
9. Luyten FP, *et al.* A prospective randomised multicentre study comparing continuous and intermittent treatment with celecoxib in patients with osteoarthritis of the knee or hip. *Ann Rheum Dis* 2007; **66:** 99–106.
10. Foeldvari I, *et al.* A prospective study comparing celecoxib with naproxen in children with juvenile rheumatoid arthritis. *J Rheumatol* 2009; **36:** 174–82.

Palmar-plantar erythrodysesthesia 综合征 塞来考昔已被研究用于治疗卡培他滨引起的手足（palmar-plantar erythrodysesthesia）综合征，参见第660页**卡培他滨**的**不良反应和注意事项**项下。

制剂

专利制剂

Arg.: Algybrex†; Celebrex; Celemax†; Cloxib†; Coxtenk; Radicacine; ***Austral.:*** Celebrex; ***Austria:*** Celebrex; Solexa†; ***Belg.:*** Celebrex; ***Braz.:*** Celebra; ***Canad.:*** Celebrex; ***Chile:*** Celebra; ***Cz.:*** Celebrex; Onsenal; ***Denm.:*** Celebra; Onsenal; ***Fin.:*** Celebra; ***Fr.:*** Celebrex; Onsenal; ***Ger.:*** Celebrex; Onsenal; ***Gr.:*** Aclarex; Celebrex; ***Hong Kong:*** Celebrex; ***Hung.:*** Celebrex; ***India:*** Celedol; Celib†; Cobix; Orthocel; Ultracele†; Zycel; ***Indon.:*** Celebrex; ***Irl.:*** Celebrex; Onsenal; ***Israel:*** Celcox; Celebra; ***Ital.:*** Artilog†; Celebrex; Solexa†; ***Malaysia:*** Celebrex; ***Mex.:*** Celebrex; ***Neth.:*** Celebrex; Onsenal; Solexa†; ***Norw.:*** Celebra; Onsenal†; ***NZ:*** Celebrex; ***Philipp.:*** Celcoxx; Celebrex; Celexib; Euroflam; Flamar; Lexib; ***Pol.:*** Celebrex; ***Port.:*** Celebrex; Onsenal; Solexa; ***Rus.:*** Celebrex (Целебрекс); ***S.Afr.:*** Celebrex; ***Singapore:*** Celebrex; ***Spain:*** Artilog; Celebrex; Onsenal; ***Swed.:*** Celebra; Onsenal; ***Switz.:*** Celebrex; ***Thai.:*** Celebrex; ***Turk.:*** Celebrex; ***UK:*** Celebrex; Onsenal; ***Ukr.:*** Celebrex (Целебрекс); Flogoxib (Флогоксиб); Ranselex (Ранселекс); Reumoxib (Ревмоксиб); ***USA:*** Celebrex; ***Venez.:*** Celebrex†; Cexb.

Choline Magnesium Trisalicylate 三水杨酸胆碱镁

Trisalicilato de colina y magnesio.

Холин Магнезиум Трисалицилаты

$C_{26}H_{29}O_{10}NMg = 539.8.$

CAS — 64425-90-7.

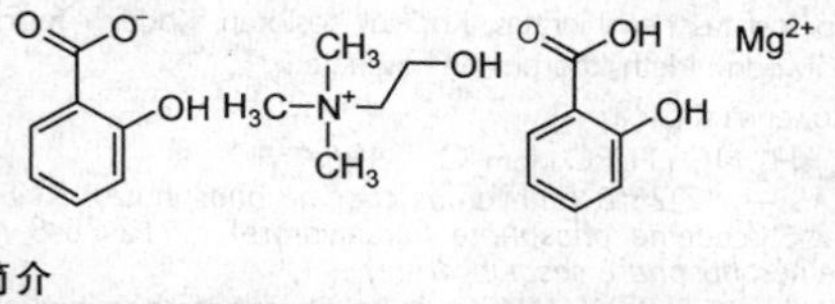

简介

三水杨酸胆碱镁是水杨酸衍生物水杨酸胆碱（第35页）和水杨酸镁（第76页）的联合。它有与阿司匹林（第23页）相似的镇痛、抗炎和解热作用。口服用药后，三水杨酸胆碱镁解离，水杨酸盐部分被快速吸收。水杨酸盐每500mg剂量单位可提供约293mg水杨酸胆碱和362mg水杨酸镁（无水的）。三水杨酸胆碱镁用于骨关节炎、类风湿关节炎和其他关节炎。三水杨酸胆碱镁也用在其他形式疼痛和发热的综合治疗中。

Choline Salicylate（*BAN*, *USAN*, *rINN*）水杨酸胆碱

Choline, Salicylate de; Cholini Salicylas; Koliinisalisylaatti; Kolinsalicylat; Salicilato de colina. (2-Hydroxyethyl)trimethylammonium salicylate.

Холина Салицилат

$C_{12}H_{19}NO_4 = 241.3.$

CAS — 2016-36-6.

ATC — N02BA03.

ATC Vet — QN02BA03.

UNII — KD510K1IQW.

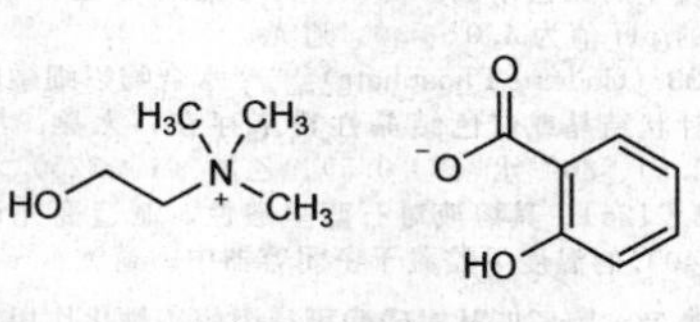

Pharmacopoeias. *Br.* includes a solution.

BP 2010（Choline Salicylate Solution） 含47.5%～52.5%水杨酸胆碱的水溶液。澄清无色液体。可能含有适宜的抗菌性防腐剂。

简介

水杨酸胆碱是水杨酸衍生物（见第21页**阿司匹林**），用在疼痛和发热以及风湿病的治疗中。根据水杨酸盐的含量，435mg水杨酸胆碱相当于约325mg阿司匹林。当需要用于疼痛和发热时，水杨酸胆碱以435～870mg的剂量每4h口服给药，以每日4.8～7.2g的剂量分次给药用于风湿病。

水杨酸胆碱也作为局麻药使用。含有约20%水杨酸胆碱的溶液用在耳病中，如中耳炎和外耳炎疼痛的缓解，但其作用被认为是不确定的，它们也用来软化耳垢以利于清除耵聍（第1646页）。8.7%的凝胶用于口腔溃疡（第1622页）。水杨酸胆碱在发赤药中局部用于肌肉和风湿性疼痛。

水杨酸胆碱也以三水杨酸胆碱镁的形式给药（见上文）。

不良反应和注意事项 1名21个月男孩的母亲在他牙龈上擦了3管"*Bonjela*"出牙软膏（含有总共2.61g水杨酸胆碱），超过48h后发生水杨酸盐中毒[1]。

在另一个病例中，一名8岁有G6PD缺陷的男孩在使用了约半管"*Teejel*"口腔凝胶几小时后，发生了口腔黏膜灼伤[2]。在暴露3天后，出现口腔溃疡和显示情感淡漠、昏睡和鼻腔出血的体征。1周后情况改善。作者认为G6PD缺陷可能是发生不良反应的作用因子。

在英国，MHRA禁止16岁以下儿童使用含有水杨酸盐的局部口腔疼痛缓解制剂（详见下文**Reye综合征**）。

1. Paynter AS, Alexander FW. Salicylate intoxication caused by teething ointment. *Lancet* 1979; **ii:** 1132.
2. Sapir S, Bimstein E. Cholinsalicylate gel induced oral lesion: report of case. *J Clin Pediatr Dent* 2000; **24:** 103–6.

Reye综合征 已经很好地认识到儿童使用阿司匹林与发生Reye综合征之间的联系，尽管因果关系尚待建立，其他水杨酸盐的证据还没有适当的评价（见第22页）。然而，一名20个月的男孩使用了含水杨酸胆碱的出牙凝胶（每日使用1.31g，与每日100mg/kg乙酰水杨酸等价，超过了推荐剂量），在一种病毒性疾病之后发生了Reye综合征[1]。作者指出：在英国，MHRA注意到两个早期的报道提示水杨酸胆碱与Reye综合征之间的联系。在2009年4月，MHRA[2]收到过3个这样的报告，称有3名儿童住院，但没有任何一个被确诊为Reye综合征；另外，收到4例在使用水杨酸胆碱口腔凝胶出现呕吐或腹泻的报告。因此，由于Reye综合征理论上的危险，MHRA禁止16岁以下儿童使用含有水杨酸盐的局部口腔疼痛缓解制剂。

1. Oman TK, *et al.* Topical choline salicylates implicated in Reye's syndrome. *BMJ* 2008; **336:** 1376.
2. MHRA. Press release: new advice on oral salicylate gels in under 16s (issued 23rd April, 2009). Available at: http://www.mhra.gov.uk/NewsCentre/Pressreleases/CON044014 (accessed 24/04/09)

制剂

BP 2010: Choline Salicylate Ear Drops; Choline Salicylate Oromucosal Gel.

专利制剂

Arg.: Dercolina; ***Austral.:*** Applicaine†; Herron Baby Teething Gel; Ora-Sed Jel; ***Ger.:*** Audax†; ***Hong Kong:*** Ora-Sed; ***India:*** Gelora; Zytee; ***Irl.:*** Audax; ***Malaysia:*** Ora-Sed; ***NZ:*** Ora-Sed; ***Pol.:*** Cholinex; Otinum; ***Port.:*** Bucagel; ***Rus.:*** Otinum (Отинум); ***Singapore:*** Ora-Sed; ***UK:*** Audax†; ***Ukr.:*** Faringin (Фарингин); Otinum (Отинум); ***USA:*** Arthropan†.

多组分制剂 ***Arg.:*** Pansoral; ***Austral.:*** Bonjela; Seda-Gel; ***Austria:*** Mundisal; ***Belg.:*** Givalex; Teejel; ***Cz.:*** Mundisal; ***Fr.:*** Givalex; Pansoral; ***Ger.:*** Mundisal†; ***Gr.:*** Mundisal; ***Hong Kong:*** Bonjela†; Dermojela†; Oris-gel; ***Hung.:*** Mundisal; ***Irl.:*** Bonjela; Teejel; ***Israel:*** Baby Gum; Bonjela; Teejel; ***Malaysia:*** Bonjela; Orregel; ***NZ:*** Bonjela; ***Pol.:*** Sachol zel Stomatologiczny; ***Rus.:*** Cholisal (Холисал); Pansoral (Пансорал); ***S.Afr.:*** Bonjela; ***Singapore:*** Bonjela; Soragel; ***Spain:*** Aldo Otico†; ***Switz.:*** Mundisal; Pansoral; Tenderdol; ***Thai.:*** Bonjela; ***UK:*** Bonjela; Earex Plus; ***Ukr.:*** Cholisal (Холисал); Givalex (Гивалекс).

Clofexamide（*rINN*）氯非沙胺

ANP-246; Clofexamida; Clofexamidum. 2-(4-Chlorophenoxy)-*N*-(2-diethylaminoethyl)acetamide.

Клофексамид

$C_{14}H_{21}ClN_2O_2 = 284.8.$

CAS — 1223-36-5.

UNII — 071P4J77HF.

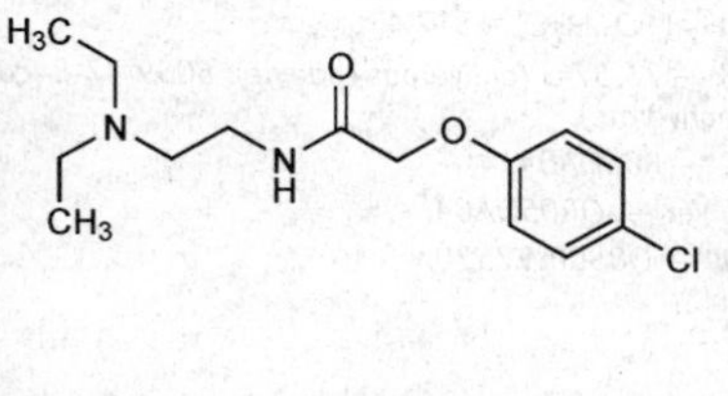

简介

氯非沙胺已在制剂中以盐酸盐形式局部用于肌肉骨骼、关节和软组织疾病。

Clofezone (*rINN*) 氯非宗

ANP-3260; Clofezona; Clofézone; Clofezonum. An equimolar combination of clofexamide and phenylbutazone.

Клофезон

$C_{14}H_{21}ClN_2O_2,C_{19}H_{20}N_2O_2,2H_2O$ = 629.2.

CAS — 60104-29-2.

ATC — M01AA05; M02AA03.

ATC Vet — QM01AA05; QM02AA03.

UNII — TPT3MH65LD.

简介

氯非宗是含有氯非沙胺（上文）和保泰松（第110页）的联合分子，已通过口服或直肠给药在制剂中局部用于肌肉骨骼、关节和软组织疾病。

Clonixin (*USAN, rINN*) 氯尼辛

CBA-93626; Clonixine; Clonixino; Clonixinum; Sch-10304. 2-(3-Chloro-o-toluidino)nicotinic acid.

Клониксин

$C_{13}H_{11}ClN_2O_2$ = 262.7.

CAS — 17737-65-4.

UNII — V7DXN0M42R.

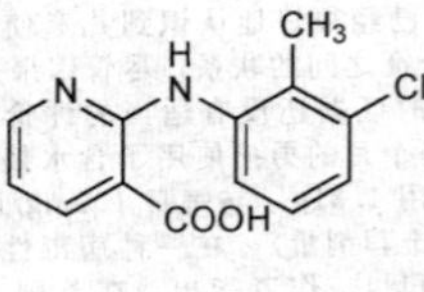

Clonixin Lysine (*rINNM*) 氯尼辛赖氨酸

Clonixin Lysinate; Clonixine Lysine; Clonixino lisina; Clonixinum Lysinum; L-104; Lysine Clonixinate; R-173.

Клониксина Лизин

$C_{13}H_{11}ClN_2O_2, C_6H_{14}N_2O_2$ = 408.9.

CAS — 55837-30-4.

简介

氯尼辛是一种 NSAID（第92页）。它已经以赖氨酸盐形式每日 4 次通过口服达到 250mg 的剂量，用于疼痛的缓解。氯尼辛赖氨酸也已经通过肌内或静脉注射以及作为直肠栓剂给药。

1. Eberhardt R, *et al.* Analgesic efficacy and tolerability of lysine-clonixinate versus ibuprofen in patients with gonarthrosis. *Curr Ther Res* 1995; **56:** 573–80.

制剂

专利制剂

Arg.: Clonixil; Diclen; Dolex; Dorixina; **Braz.:** Dolamin; **Chile:** Blonax; Celex; Clonalgin; Colmax; Dentagesic; Diminon; Dolalgial†; Lafigesic; Medigesic; Nefersil; Traumicid; **Mex.:** Disinal; Donodol; Dorixina; Firac; Lixitin; Lonixer; Prestodol; Sedepron; **Port.:** Algimate; Clonix; **Spain:** Dolalgial; **Venez.:** Dorixina.

多组分制剂 **Arg.:** Amplibenzatin Bronquial; Becebuen Compuesto; Dorixina B1 B6 B12; Dorixina Forte; Dorixina Relax; Espasmo Dolex; Migra Dorixina; Mikesan; Nova Paratropina Compositum; Propalgin; Sertal Compuesto; **Braz.:** Dolamin Flex; **Chile:** Clonalgin Compuesto; Engonef; Migra-Nefersil; Nefersil B; Neurocam; **Mex.:** Doltrix; Donodol Compuesto; Dorixina Relax; Espacil Compuesto; Firac Plus; Klonaza; Optium; Plidan Compuesto; Prestodol Compuesto; Yuredol; **Venez.:** Dologinex; Dorixina Flex; Migradorixina; Plidan Compuesto.

Codeine (*BAN*) 可待因

Codeína; Codéine; Codeinum; Codeinum Monohydricum; Kodeiini; Kodein; Kodein monohydrát; Kodeina; Kodeinas; Methylmorphine; Metilmorfina; Morphine Methyl Ether. 7,8-Didehydro-4,5-epoxy-3-methoxy-17-methylmorphinan-6-ol monohydrate.

Кодеин

$C_{18}H_{21}NO_3,H_2O$ = 317.4.

CAS — 76-57-3 (anhydrous codeine); 6059-47-8 (codeine monohydrate).

ATC — R05DA04.

ATC Vet — QR05DA04.

UNII — Q830PW7520.

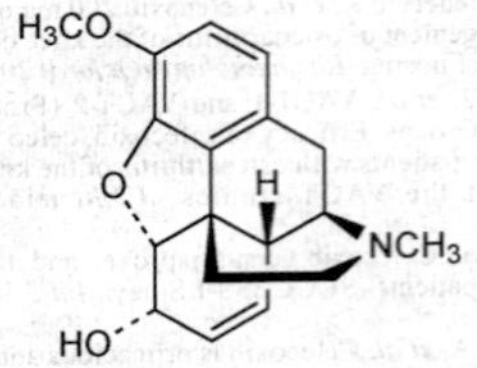

俗名 以下术语已被用作各种形式可待因的“俗名”（第 vii 页）或俚语：AC/DC; Barr; Captain Cody; Cody; Coties; Cough Syrup; Down; Karo; Lean; Nods; School boy; Schoolboy; T3。

Pharmacopoeias. In *Eur.* (see p.vii), *Int., US,* and *Viet.*

Ph. Eur. 6. 8（Codeine） 白色或几乎白色结晶性粉末或无色结晶。溶于沸水；易溶于乙醇。避光。

USP 33（Codeine） 无色或白色结晶或白色结晶性粉末。在干燥空气中缓慢风化。溶于水（1∶120）、乙醇（1∶2）、氯仿（1∶0.5）和乙醚（1∶50）。其在水中的饱和溶液对石蕊显碱性。贮藏于密闭容器中。避光。

Codeine Hydrochloride (*BANM*) 盐酸可待因

Codeína, hidrocloruro de; Codéine (chlorhydrate de) dihydraté; Codeini hydrochloridum dihydricum; Kodeiinihydroklorididitiydraatti; Kodein-hidroklorid-dihidrát; Kodein-hydrochlorid dihydrát; Kodeinhydrokloriddihydrat; Kodeino hidrochloridas dihidratas.

Кодеина Гидрохлорид

$C_{18}H_{21}NO_3,HCl,2H_2O$ = 371.9.

CAS — 1422-07-7 (anhydrous codeine hydrochloride).

UNII — NTZ53GG7XN.

Pharmacopoeias. In *Eur.* (see p.vii).

Ph. Eur. 6. 8（Codeine Hydrochloride Dihydrate; Codeine Hydrochloride BP 2010） 无色小结晶或白色或几乎白色结晶性粉末。溶于水；微溶于乙醇；几乎不溶于环已烷。避光。

Codeine Phosphate (*BANM*) 磷酸可待因

Codeína, fosfato de; Codéine, phosphate de; Codeine Phosphate Hemihydrate; Codeini phosphas; Codeini Phosphas Hemihydricus; Codeinii Phosphas; Kodeiinifosfaatti; Kodein-fosfát hemihydrát; Kodeinfosfathemi; Kodein-foszfát-hemihidrát; Kodeino fosfatas hemihidratas; Kodeiny fosforan; Kodeiny fosforan półwodny; Methylmorphine Phosphate.

Кодеина Фосфат

$C_{18}H_{21}NO_3,H_3PO_4,\frac{1}{2}H_2O$ = 406.4.

CAS — 52-28-8 (anhydrous codeine phosphate); 41444-62-6 (codeine phosphate hemihydrate); 5913-76-8 (codeine phosphate sesquihydrate).

UNII — GSL05Y1MN6 (codeine phosphate hemihydrate); 2X585M1M3T (anhydrous codeine phosphate).

注：磷酸可待因的复方制剂可用下述名称表示。

- Co-codamol x/y（*BAN*） x 和 y 分别是磷酸可待因和对乙酰氨基酚的毫克浓度。
- Co-codAPAP（*PEN*） ——磷酸可待因和对乙酰氨基酚。
- Co-codaprin（*BAN*） ——1 份磷酸可待因和 50 份阿司匹林（质量分数）。
- Co-codaprin（*PEN*） ——磷酸可待因和阿司匹林。

Pharmacopoeias. In *Chin., Eur.* (see p.vii), *Int., Jpn, US,* and *Viet.*

Pharmacopoeias may specify the hemihydrate, sesquihydrate, or both, either under one monograph or as separate monographs.

Ph. Eur. 6. 8（Codeine Phosphate Hemihydrate; Codeine Phosphate BP 2010） 白色或几乎白色结晶性粉末或小的无色结晶。易溶于水；微溶于或极微溶于乙醇。4%水溶液的 pH 值为 4.0～5.0。避光。

Ph. Eur. 6. 8（Codeine Phosphate Sesquihydrate; Codeini Phosphate Sesquihydricus） 白色或几乎白色结晶性粉末或小的无色结晶。易溶于水；微溶于乙醇。4%水溶液的 pH 值为 4.0～5.0。避光。

USP 33（Codeine Phosphate） 半水合物以细微的、白色、针状结晶或白色结晶性粉末存在，无臭。溶于水（1∶2.5）、80℃水（1∶0.5）、乙醇（1∶325）和沸乙醇（1∶125）。其溶液对石蕊呈酸性。制造商允许在一直到 40℃的温度下贮藏于密闭容器中。避光。

配伍禁忌 阿司匹林对磷酸可待因的乙酰化作用在含有这两种药物的固体剂型中已经出现，即使在低湿度水平下[1]。动物研究认为可待因的镇痛作用不受乙酰化作用的影响[2]。

1. Galante RN, *et al.* Solid-state acetylation of codeine phosphate by aspirin. *J Pharm Sci* 1979; **68:** 1494–8.
2. Buckett WR, *et al.* The analgesic properties of some 14-substituted derivatives of codeine and codeinone. *J Pharm Pharmacol* 1964; **16:** 174–82.

Codeine Sulfate 硫酸可待因

Codeína, sulfato de; Codeine Sulphate (*BANM*).

Кодеина Сульфат

$(C_{18}H_{21}NO_3)_2,H_2SO_4,3H_2O$ = 750.9.

CAS — 1420-53-7 (anhydrous codeine sulfate); 6854-40-6 (codeine sulfate trihydrate).

UNII — 11QV9BS0CB.

Pharmacopoeias. In *US.*

USP 33（Codeine Sulfate） 白色结晶，通常为针状或白色结晶性粉末。溶于水（1∶30）、80℃水（1∶6.5）和乙醇（1∶1300）；不溶于氯仿和乙醚。贮藏于密闭容器中。避光。

稳定性 硫酸可待因溶液实际上比磷酸可待因溶液显得更稳定[1]。

1. Powell MF. Enhanced stability of codeine sulfate: effect of pH, buffer, and temperature on the degradation of codeine in aqueous solution. *J Pharm Sci* 1986; **75:** 901–3.

依赖性和戒断症状

参见第96页**阿片类镇痛药**。

可待因容易滥用（见下文**注意事项**项下），但比吗啡产生的欣快感和镇静作用小。

新生儿戒断综合征 母亲在妊娠最后 2 个月中每日使用约 90mg 可待因，见到某些新生儿戒断综合征的症状[1]。

1. Khan K, Chang J. Neonatal abstinence syndrome due to codeine. *Arch Dis Child* 1997; **76:** F59–F60.

不良反应和处置

参见第97页**阿片类镇痛药**。

在治疗剂量时，可待因比吗啡产生不良反应的倾向更小，虽然长期使用会有便秘的烦恼。使用大剂量可待因后，可能出现兴奋和惊厥。

与吗啡类似，可待因有剂量相关的组胺释放作用。静脉使用后的过敏反应罕有报道。

对心理功能的影响 在给予 30mg、60mg 或 90mg 的受试者中，磷酸可待因的中枢作用似乎是有限的，但与剂量相关，视觉-运动协调在 60mg 和 90mg 剂量时改变，90mg 时动态视力敏感改变[1]。接受 90mg 磷酸可待因的受试者报告的困倦不可能与行为障碍有关，而恶心则有可能相关。

1. Bradley CM, Nicholson AN. Effects of a μ-opioid receptor agonist (codeine phosphate) on visuo-motor coordination and dynamic visual acuity in man. *Br J Clin Pharmacol* 1986; **22:** 507–12.

对胰腺的影响 1 名 26 岁妇女使用单剂量 40mg 的可待因后数小时，在两个独立的场合下发生急性胰腺炎[1]。她没有酒精消耗史且恢复后无事。有其他病例的报道[2~5]。

1. Hastier P, *et al.* Pancreatitis induced by codeine: a case report with positive rechallenge. *Gut* 1997; **41:** 705–6.
2. Locher C, *et al.* Pancréatite aiguë après la prise d'une association paracétamol-codéine. *Gastroenterol Clin Biol* 2003; **27:** 124–5.
3. Kohlen K, *et al.* Codein-induzierte Pankreatitis. *Dtsch Med Wochenschr* 2005; **130:** 878–9.
4. Moreno Escobosa MC, *et al.* Pancreatitis due to codeine. *Allergol Immunopathol (Madr)* 2005; **33:** 175–7.
5. Belhassen García M, *et al.* Pancreatitis secundaria a paracetamol-codeína. *An Med Interna* 2006; **23:** 400–401.

对皮肤的影响 1 名对口服可待因反应的患者发生的瘙痒和灼热的红斑-囊状斑块（erythemato-vesicular plaques）归因于固定性药疹[1]。另一名患者在使用多种镇痛药（包括一种对乙酰氨基酚和可待因的联合制剂）后出现相似反应[2]。斑丘疹已被作为与口服磷酸可待因相关的超敏反应综合征的一部分[3]。也出现发热、脾大和淋巴结病。

1. Gonzalo-Garijo MA, Revenga-Arranz F. Fixed drug eruption due to codeine. *Br J Dermatol* 1996; **135:** 498–9.
2. Gastaminza G, *et al.* Erythrodermia caused by allergy to codeine. *Contact Dermatitis* 2005; **52:** 227–8.
3. Enomoto M, *et al.* Codeine phosphate-induced hypersensitivity syndrome. *Ann Pharmacother* 2004; **38:** 799–802.

超敏反应 见上文**对皮肤的影响**项下。

过量 430 名儿童由于意外摄入镇咳制剂引起的急性可待因中毒已被分析[1]。这些儿童几乎都在 1～6 岁。症状依频率的降序包括嗜睡、皮疹、瞳孔缩小、呕吐、瘙痒、共济失调和皮肤肿胀。8 名儿童出现呼吸衰竭，有 2 名死亡，8 名儿童都服用 5mg/kg 或更多。婴儿特别

危险，在给予含可待因混合物的婴儿和幼童中不适当的治疗后已有致命性事故[2~4]和严重的不良反应[4~7]。

除了严重水杨酸盐毒性外，阿片类物质毒性已在成人过量使用阿司匹林和可待因片以后出现[8]。

1. von Mühlendahl KE, *et al.* Codeine intoxication in childhood. *Lancet* 1976; **ii:** 303–5.
2. Ivey HH, Kattwinkel J. Danger of Actifed-C. *Pediatrics* 1976; **57:** 164–5.
3. Magnani B, Evans R. Codeine intoxication in the neonate. Abstract: *Pediatrics* 1999; **104:** 1379. Full version: http://pediatrics.aappublications.org/cgi/content/full/104/6/e75 (accessed 26/06/08)
4. Ferreirós N, *et al.* Fatal and severe codeine intoxication in 3-year-old twins—interpretation of drug and metabolite concentrations. *Int J Legal Med* 2009; **123:** 387–94.
5. Wilkes TCR, *et al.* Apnoea in a 3-month-old baby prescribed compound linctus containing codeine. *Lancet* 1981; **i:** 1166–7.
6. Lee AC, *et al.* A case of probable codeine poisoning in a young infant after the use of a proprietary cough and cold medicine. *Hong Kong Med J* 2004; **10:** 285–7.
7. Hermanns-Clausen M, *et al.* Drug dosing error with drops: severe clinical course of codeine intoxication in twins. *Eur J Pediatr* 2009; **168:** 819–24.
8. Leslie PJ, *et al.* Opiate toxicity after self poisoning with aspirin and codeine. *BMJ* 1986; **292:** 96.

注意事项

参见第97页**阿片类镇痛药**。

滥用 虽然正常使用时对可待因依赖的危险性低[1]，但它是故意滥用的主要药物。在法国[2]和英国，含有可待因的咳嗽糖浆特别容易滥用。文献中的报道包括在新西兰使用含可待因制剂产生已知为“Homebake”的含有不定量吗啡[3]的去甲基化产物，以及由于它们的可待因成分而造成的 co-codaprin 片剂的滥用[4~6]。

1. Rowden AM, Lopez JR. Codeine addiction. *DICP Ann Pharmacother* 1989; **23:** 475–7.
2. Armand C, *et al.* 10 ans de détournement d'usage du Néocodion® entre 1992 et 2002: Neocodion® misuse: evolution between 1992 and 2002. *Therapie* 2004; **59:** 547–53.
3. Shaw JP. Drug misuse in New Zealand. *Pharm J* 1987; **238:** 607.
4. Sakol MS, Stark CR. Codeine abuse. *Lancet* 1989; **ii:** 1282.
5. Paterson JR, *et al.* Codeine abuse from co-codaprin. *Lancet* 1990; **335:** 224.
6. Sakol MS, Stark CR. Codeine abuse from co-codaprin. *Lancet* 1990; **335:** 224.

哺乳 对于服用可待因的母亲哺乳的婴儿，如果母亲是一名可待因的超快速代谢者，来自可待因代谢产物——吗啡的毒性风险可能增加。有一例报道称[1]，一名13天的婴儿通过母亲的乳汁暴露于吗啡后，死于阿片样物质毒性，作为对乙酰氨基酚联合制剂的一部分，这位母亲已经口服可待因约2周时间，每次30mg，每日2次。乳汁中检测到的吗啡浓度为87ng/ml，而可待因重复给药60mg，每日4次，常见的浓度范围是1.9～20.5ng/ml。后来的调查发现这位母亲的细胞色素P450同工酶CYPD6（此酶参与可待因到吗啡的转化）的基因型分类为可待因的超快速代谢型。其他研究者[2]后来报道在母亲是CYP2D6超快速代谢者的母乳喂养婴儿中有严重的新生儿毒性。

FDA已经建议[3]应当告知使用可待因的授乳母亲吗啡过量的潜在风险，需要监控哺乳婴儿的毒性症状，如睡眠增加、进食或呼吸困难、或者疲倦。授乳母亲自身也可能发生过量症状，包括过度嗜睡、意识错乱、浅呼吸和严重便秘。加拿大[4]和英国[5]卫生当局也提出相似建议。虽然如此，可待因似乎已经安全用于哺乳母亲多年，并且有几个当局，包括American Academy of Pediatrics[6]和*BNF 59*，他们认为通常情况下可待因与哺乳是相容的。此外，最初的病例报告中的这些结果已经受到质疑，尤其是在死后婴儿血中发现对乙酰氨基酚的量太高，不应是从哺乳中得到的[7]。

1. Koren G, *et al.* Pharmacogenetics of morphine poisoning in a breastfed neonate of a codeine-prescribed mother. *Lancet* 2006; **368:** 704.
2. Madadi P, *et al.* Pharmacogenetics of neonatal opioid toxicity following maternal use of codeine during breastfeeding: a case-control study. *Clin Pharmacol Ther* 2009; **85:** 31–5.
3. FDA. Information for healthcare professional: use of codeine products in nursing mothers (issued 17th August, 2007). Available at: http://www.fda.gov/Drugs/DrugSafety/PostmarketDrugSafetyInformationforPatientsandProviders/ucm124889 (accessed 02/08/10)
4. Health Canada/Janssen-Ortho. Important safety information about use of ᴺTylenol* with codeine NO 2,3,4 and elixir in nursing mothers and ultra-rapid metabolizers of codeine (issued 6th October, 2008). Available at: http://www.hc-sc.gc.ca/dhp-mps/alt_formats/hpfb-dgpsa/pdf/medeff/tylenol_codeine_hpc-cps-eng.pdf (accessed 01/02/10)
5. MHRA/CHM. Codeine: very rare risk of side-effects in breastfed babies. *Drug Safety Update* 2007; **1** (4): 3. Available at: http://www.mhra.gov.uk/home/idcplg?IdcService=GET_FILE&dDocName=CON2032917&RevisionSelectionMethod=LatestReleased (accessed 26/06/08)
6. American Academy of Pediatrics. The transfer of drugs and other chemicals into human milk. *Pediatrics* 2001; **108:** 776–89. [Retired May 2010] Correction. *ibid.*; 1029. Also available at: http://aappolicy.aappublications.org/cgi/content/full/pediatrics%3b108/3/776 (accessed 26/06/08)
7. Bateman DN, *et al.* Codeine and breastfeeding. *Lancet* 2008; **372:** 625.

儿童 见上文**过量**项下和下文**儿童用法**项下。

驾驶 单用磷酸可待因50mg和与乙醇合用在模拟驾驶测试中对驾驶技能存在有害影响[1]。

1. Linnoila M, Häkkinen S. Effects of diazepam and codeine, alone and in combination with alcohol, on simulated driving. *Clin Pharmacol Ther* 1974; **15:** 368–73.

遗传多态性 对于1名给予中等剂量可待因的患者有生命威胁的毒性被认为是由于一种基因型使他易于通过细胞色素P450同工酶CYP2D6将该药超快速代谢为吗啡，伴随药物引起的对CYP3A4介导的通常主要代谢途径的抑制以及肾功能的暂时减退[1]。一名2岁男童为解决睡眠呼吸暂停和打鼾问题[2]实施增殖腺扁桃体切除术后使用可待因发生死亡，遗传多态性也被考虑为促成的原因。其他促成因素包括死后发现有支气管肺炎的证据。此基因型对哺乳母亲影响的报告见上文**哺乳**项下。

1. Gasche Y, *et al.* Codeine intoxication associated with ultrarapid CYP2D6 metabolism. *N Engl J Med* 2004; **351:** 2827–31. Correction. *ibid.* 2005; **352:** 638.
2. Ciszkowski C, *et al.* Codeine, ultrarapid-metabolism genotype, and postoperative death. *N Engl J Med* 2009; **361:** 827–8.

妊娠 见上文**依赖性和戒断症状**项下**新生儿戒断综合征**。

肾损伤 可待因及其代谢产物的肾清除率在常规血液透析治疗的末期肾病患者中显著降低。一名老年患者在每日4次口服磷酸可待因30mg 7天后，发生强直阵挛发作，可待因停用并开始使用纳洛酮后没有再次发生强直-阵挛发作[1]。对于有肾损伤的患者，应当根据肾功能减少可待因的用药剂量，但是文献中没有给出特别的推荐剂量。

1. Kuo S-C, *et al.* Probable codeine phosphate-induced seizures. *Ann Pharmacother* 2004; **38:** 1848–51.

药物相互作用

与阿片类镇痛药有关的药物相互作用，见第98页。

奎尼丁 关于奎尼丁能抑制可待因的镇痛作用，见下文**药动学**中的**代谢**项下。

药动学

可待因及其盐从胃肠道吸收。磷酸可待因的直肠吸收已有报道。摄入磷酸可待因在约1h时产生峰值血浆可待因浓度。可待因通过*O*-脱甲基和*N*-脱甲基作用在肝中代谢为吗啡、去甲可待因和其他代谢产物，包括去甲吗啡和氢可酮。代谢为吗啡是通过具有遗传多态性的细胞色素P450同工酶CYP2D6介导的。可待因及其代谢产物几乎完全通过肾排泄，主要以与葡糖苷酸形成的共轭物的形式。

据报道，在单剂量口服或肌内注射后血浆半衰期为3～4h。

可待因可通过胎盘，并可分布到乳汁。

1. Guay DR, *et al.* Pharmacokinetics of codeine after single- and multiple-oral-dose administration to normal volunteers. *J Clin Pharmacol* 1987; **27:** 983–7.
2. Persson K, *et al.* The postoperative pharmacokinetics of codeine. *Eur J Clin Pharmacol* 1992; **42:** 663–6.
3. Lafolie P, *et al.* Urine and plasma pharmacokinetics of codeine in healthy volunteers: implications for drugs-of-abuse testing. *J Anal Toxicol* 1996; **20:** 541–6.
4. Kim I, *et al.* Plasma and oral fluid pharmacokinetics and pharmacodynamics after oral codeine administration. *Clin Chem* 2002; **48:** 1486–96.

用法 在一项比较研究中[1]，可待因口服与肌内镇痛相对活性比值是6∶10。与吗啡相比，这个比值是高的，归因于对快速首关代谢的保护作用，而不是口服给药后更有效的吸收。一项在儿童中进行的对比研究[2]中，可卡因栓剂的吸收率与肌内注射相似；但血浆峰值没有直肠给药高。

1. Beaver WT, *et al.* Analgesic studies of codeine and oxycodone in patients with cancer I: comparisons of oral with intramuscular codeine and of oral with intramuscular oxycodone. *J Pharmacol Exp Ther* 1978; **207:** 92–100.
2. McEwan A, *et al.* A comparison of rectal and intramuscular codeine phosphate in children following neurosurgery. *Paediatr Anaesth* 2000; **10:** 189–93.

代谢 可待因的镇痛作用可能部分由于它的代谢产物吗啡，并且已有建议，在可待因代谢作用弱[1~4]或也正使用减少可待因代谢的药物如奎尼丁的患者中，它的有效性可能减弱[1]。然而，不能通过可待因去甲基化产生可检测的吗啡血浆浓度的患者可得到与能检测血浆吗啡浓度的患者相似的镇痛作用[5]。一项包括6～10个月婴儿的研究[6]已表明，虽然与更大些的儿童相比，吗啡的葡糖苷酸化似乎是减少的，但在6个月时儿童能够使可待因脱甲基成为吗啡。

关于由于可待因代谢变化产生严重毒性的报道见上文**遗传多态性**。

1. Desmeules J, *et al.* Impact of environmental and genetic factors on codeine analgesia. *Eur J Clin Pharmacol* 1991; **41:** 23–6.
2. Chen ZR, *et al.* Disposition and metabolism of codeine after single and chronic doses in one poor and seven extensive metabolisers. *Br J Clin Pharmacol* 1991; **31:** 381–90.
3. Sindrup SH, *et al.* Codeine increases pain thresholds to copper vapor laser stimuli in extensive but not poor metabolizers of sparteine. *Clin Pharmacol Ther* 1991; **49:** 686–93.
4. Williams DG, *et al.* Pharmacogenetics of codeine metabolism in an urban population of children and its implications for analgesic reliability. *Br J Anaesth* 2002; **89:** 839–45.
5. Quiding H, *et al.* Analgesic effect and plasma concentrations of codeine and morphine after two dose levels of codeine following oral surgery. *Eur J Clin Pharmacol* 1993; **44:** 319–23.
6. Quiding H, *et al.* Infants and young children metabolise codeine to morphine: a study after single and repeated rectal administration. *Br J Clin Pharmacol* 1992; **33:** 45–9.

用途和用法

可待因是菲衍生物，是从阿片中或通过吗啡的甲基化作用制成的阿片类镇痛药（第98页）。作为镇痛药它不及吗啡有效并有相对缓和的镇静作用。

可待因或其盐，尤其是磷酸盐，以咳嗽糖浆的形式口服给药用于咳嗽的缓解，片剂用于轻度至中度疼痛的缓解，通常与一种非阿片类镇痛药如阿司匹林、布洛芬或对乙酰氨基酚联用。磷酸盐也通过肌内或皮下注射给药，剂量与口服给药相似，用于疼痛的缓解，也已使用静脉皮下和直肠途径。

对于**疼痛**的缓解，磷酸可待因可以每4h 30～60mg的剂量至通常的每日240mg的最大剂量给药。

为缓和**干咳**，磷酸可待因可以15～30mg的剂量给药，每日3～4次。

磷酸可待因也可以片剂或混合物形式以15～60mg剂量每日给药3次或4次，用于缓解**急性腹泻**的症状。

儿童剂量，详见下文。

其他使用的可待因盐包括盐酸盐、硫酸盐、樟脑磺酸盐和氢溴化物。Codeine polistirex（为可待因和磺化二乙烯苯-乙烯苯共聚物）以缓释制剂使用。

儿童用法 在*疼痛治疗*中，可待因注册药品信息通常限制用于那些年龄超过1岁的患者，但是有些人认为可待因在新生儿和儿童中是一种有效的镇痛药[1]，在英国，*BNFC 2009* 建议新生儿和年龄至12岁的儿童可每4～6h给予0.5～1mg/kg磷酸可待因用于轻度至重度疼痛，直至达到常用成人每日240mg的最大给药剂量，可通过口服、直肠、皮下或肌内注射途径给药。英国急诊室儿童镇痛指南[2]推荐，口服可待因作为一种替代药物或双氯芬酸的辅助药物用于*中度疼痛*，如小面积烧伤或烫伤，指尖损伤，前臂、肘或踝关节骨折或阑尾炎。口服或肌内注射单剂量磷酸可待因1mg/kg在新生儿中出现呼吸抑制的危险性相对较小，但是多次剂量时已出现显著呼吸抑制，对患者应密切观察[1]。静脉给予可待因后，在婴儿和儿童中的不良反应的病例报道如血管舒张、严重低血压和呼吸暂停预先排除了这种途径在所有年龄的儿童中使用[3]。

抗蠕动药如可待因不应在有*急性腹泻*的婴儿和幼儿中使用[4,5]。

BNFC 2009 建议含可待因或相似阿片类药物的*镇咳*药通常不推荐给儿童，且在那些年龄小于6岁的患者中应当避免使用。然而，磷酸可待因批准用于缓解干咳。*BNF 59* 建议年龄2～5岁的儿童可每次给药3mg，每日3次或4次，5～12岁儿童可每次给药7.5～15mg，每日3次或4次。对于以上所有适应证，12岁及以上的儿童和青少年可给予成人剂量磷酸可待因（见上文）。

1. Lloyd-Thomas AR. Pain management in paediatric patients. *Br J Anaesth* 1990; **64:** 85–104.
2. The College of Emergency Medicine. Clinical Effectiveness Committee guideline for the management of pain in children (May 2010). Available at: http://secure.collemergencymed.ac.uk/asp/document.asp?ID=4682 (accessed 30/06/10)
3. Marsh DF, *et al.* Opioid systems and the newborn. *Br J Anaesth* 1997; **79:** 787–95.
4. Anonymous. Drugs in the management of acute diarrhoea in infants and young children. *Bull WHO* 1989; **67:** 94–6.
5. Cimolai N, Carter JE. Antimotility agents for paediatric use. *Lancet* 1990; **336:** 874.

在肾损伤中的用法 见上文**注意事项**项下。

咳嗽 用于急性咳嗽的OTC制剂的系统性综述[1]的结论是：在成人或儿童咳嗽症状的减轻方面，可待因没有比安慰剂显得更有效，虽然在这些研究中患者的数量小。

也见上文儿童用法。

1. Smith SM, *et al.* Over-the-counter medications for acute cough in children and adults in ambulatory settings. Available in The Cochrane Database of Systematic Reviews; Issue 1. Chichester: John Wiley; 2008 (accessed 26/06/08).

疼痛 将对乙酰氨基酚-可待因制剂与单独的对乙酰氨基酚相比较的系统性综述[1,2]得到的结论是：在单剂量研究中，对乙酰氨基酚添加可待因产生比较小但在统计学上有显著增加的镇痛作用，然而，这种复方制剂的不良反应发生率有所增加。另一篇中度至重度术后疼痛中镇痛药使用的系统性综述[3]发现，与安慰剂对照组相比，单次单独口服磷酸可待因提供低水平临床有效的疼痛缓解，使用其他常用的镇痛药，如 NSAIDs 和对乙酰氨基酚，单独或与可待因组成的联合制剂给药可见更有效的疼痛缓解。

1. de Craen AJM, *et al.* Analgesic efficacy and safety of paracetamol-codeine combinations versus paracetamol alone: a systematic review. *BMJ* 1996; **313:** 321–5.
2. Toms L, *et al.* Single dose oral paracetamol (acetaminophen) with codeine for postoperative pain in adults. Available in The Cochrane Database of Systematic Reviews; Issue 1. Chichester: John Wiley; 2009 (accessed 02/11/09).
3. Derry S, *et al.* Single dose oral codeine, as a single agent, for acute postoperative pain in adults. Available in The Cochrane Database of Systematic Reviews; Issue 4. Chichester: John Wiley; 2010 (accessed 30/06/10).

制剂

BP 2010: Co-codamol Capsules; Co-codamol Tablets; Co-codaprin Tablets; Codeine Linctus; Codeine Phosphate Injection; Codeine Phosphate Oral Solution; Codeine Phosphate Tablets; Dispersible Co-codaprin Tablets; Effervescent Co-codamol Tablets; Paediatric Codeine Linctus; Paracetamol, Codeine Phosphate and Caffeine Capsules; Paracetamol, Codeine Phosphate and Caffeine Tablets;
USP 33: Acetaminophen and Codeine Phosphate Capsules; Acetaminophen and Codeine Phosphate Oral Solution; Acetaminophen and Codeine Phosphate Oral Suspension; Acetaminophen and Codeine Phosphate Tablets; Aspirin and Codeine Phosphate Tablets; Bromodiphenhydramine Hydrochloride and Codeine Phosphate Oral Solution; Butalbital, Aspirin, Caffeine, and Codeine Phosphate Capsules; Carisoprodol, Aspirin, and Codeine Phosphate Tablets; Codeine Phosphate Injection; Codeine Phosphate Tablets; Codeine Sulfate Tablets; Guaifenesin and Codeine Phosphate Syrup; Terpin Hydrate and Codeine Elixir.

专利制剂

Austral.: Actacode; ***Austria:*** Codipertussin; Codipront Mono; Coditard†; Makatussin-Hustentropfen†; Tricodein; ***Belg.:*** Bromophar; Broncho-pectoralis Codeine; Bronchodine; Bronchosedal; Eulyptan†; Gloceda†; Glottyl; Toux-San Codeine; ***Canad.:*** Codeine Contin; ***Fr.:*** Codedrill; Codenfan; Neo-Codion; Paderyl; ***Ger.:*** Antitussivum Burger†; Bronchicum Mono Codein; codi OPT; Codicaps mono; Codicaps Neo; Codicompren; Codipertussin; Codipront Mono†; Makatussin Codein; Optipect Kodein; Tryasol†; Tussoret; ***Gr.:*** Codipront N; ***Hong Kong:*** Cough-C; ***India:*** Codifos; ***Irl.:*** Codant; Codinex; ***Israel:*** Codical; Rekod; ***Neth.:*** Bronchicum Extra Sterk; ***Philipp.:*** Codipront N; ***Port.:*** Toseina; ***Rus.:*** Neo-Codion (Нео-Кодион)†; ***Spain:*** Bisoltus; Codeisan; Codulin†; Fludan Codeina; Histaverin; Notusin; Perduretas Codeina; Toseina; ***Switz.:*** Iropect nouvelle formule; Makatussin nouvelle formule; Tricodein†; ***UK:*** Bepro; Galcodine; ***Venez.:*** Codipront Mono.

Croton Oil 巴豆油

Aceite de croton; Aceite de crotón; Oleum Crotonis; Oleum Tiglii.

Кротоновое Масло

CAS — 8001-28-3.
UNII — WK97EQG57S.

Pharmacopoeias. *Chin.* includes fruits of *Croton tiglium*.

简介

巴豆油是巴豆（大戟科）种子中的油。表面上，它是一种强效的反刺激剂和发泡剂。巴豆油与酚用于美容化学脱皮。

巴豆油有强烈的催泻作用，不应作为缓泻药使用。巴豆油含有致癌的佛波酯。

顺势疗法 巴豆油已经以下述名称用于顺势疗法药物中：Croton tiglium；Crot. tig.

1. Bensimon RH. Croton oil peels. *Aesthet Surg J* 2008; **28:** 33–45. Correction. *ibid.*; 221.

制剂

顺势疗法制剂 ***Canad.:*** Homeo-Form CO; Hylands Formula Pl.

Devil's Claw Root 魔爪根

Djävulsklorot; Harpagofytový kořen; Harpagonjuuri; Harpagophyti radix; Harpagophyton; Harpagophyton, racine d'; Harpagophytum; Inkaruočių šaknys; Ördögcsáklya gyökér; Raíz de harpagofito; Teufelskrallenwurzel.

Гарпагофитум; Дьявольский Коготь

CAS — 19210-12-9 (harpagoside).
ATC Herb — HM01AW5009 (Harpagophytum procumbens: root).
UNII — 1OYM338E89.

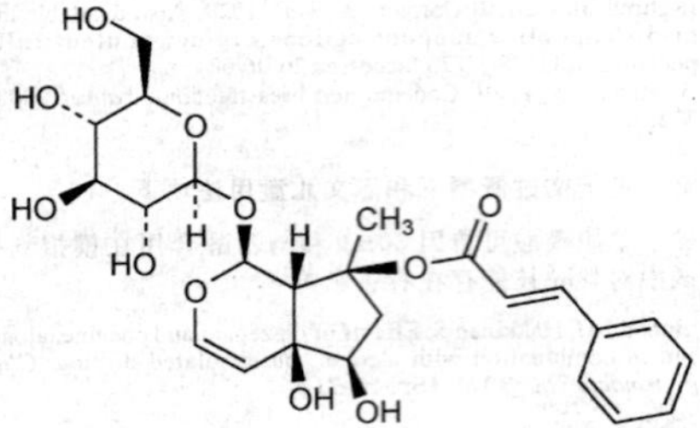

(harpagoside)

Pharmacopoeias. In *Eur.* (see p.vii), which also includes the dry extract.

Ph. Eur. 6. 8（Devil's Claw Root；Devil's Claw BP 2010）切断的干燥有块茎的钩果草（*Harpagophytum Procumbens*）和（或）*H. Zeyheri* 的次生根。灰褐色至暗褐色，有苦味。以干燥药计算，含有至少 1.2%的钩果草苷（$C_{24}H_{30}O_{11}$ = 494.5）。避光。

简介

魔爪根在草药方中用于肌肉骨骼和关节疾病。它的活性部分归因于植物中含有的环烯醚萜苷类，尤其是玄参苷成分。

疼痛 含有魔爪根的制剂已经试用并在治疗肌肉骨骼疾病上取得一些成功，如腰背痛和骨关节炎。有一些每日口服剂量为 50～100mg 规格的玄参苷后有效的证据，但是这些研究的报告质量通常较差，它在治疗中的地位还没有确立[1,2]。由英国 Arthritis Research Campaign 提供的一项以证据为基础的报告作出结论[3]：尽管魔爪根对于骨关节炎可能是有效的，但是仍然需要考虑不良反应。严重但并不常见的不良反应已有报道，如心律失常和出血。

1. Gagnier JJ, *et al.* Harpgophytum [sic] procumbens for osteoarthritis and low back pain: a systematic review. *BMC Complement Altern Med* 2004; **4:** 13.
2. Gagnier JJ, *et al.* Herbal medicine for low back pain. Available in The Cochrane Database of Systematic Reviews; Issue 2. Chichester: John Wiley; 2006 (accessed 05/10/06).
3. Arthritis Research Campaign. Complementary and alternative medicines for the treatment of rheumatoid arthritis, osteoarthritis and fibromyalgia (issued February 2009). Available at: http://www.arthritisresearchuk.org/pdf/Complementary%20and%20alternative%20medicines_11012010154331.pdf (accessed 28/07/10)

制剂

专利制剂

Braz.: Garra do Diabo; Tenitrat; ***Fr.:*** Artrophytum; Elusanes Harpagesic; Harpadol; Harpagocid†; ***Ger.:*** Ajuta†; Allya†; Arthrosetten H†; Arthrotabs; Bomarthros; Cefatec; Dolo-Arthrodynat†; Dolo-Arthrosetten H; Doloteffin; flexi-loges; Harpagoforte; HarpagoMega†; Harpagosan†; Jucurba; Matai†; Pargo†; Pascoe-Agil; Rheuferm Phyto†; Rheuma-Sern; Rivoltan; Sogoon; Teltonal; Teufelskralle; ***Hung.:*** Sanhelios Teufelskralle; ***Pol.:*** Reumaphyt; ***Spain:*** Fitokey Harpagophytum†; Harpagofito Orto; ***Switz.:*** HarpagoMed; Sanaflex; ***UK:*** Atrosan; DiaBackpain; DiaHarp; Flexiherb; Harpadol; HarpagoCaps.

多组分制剂 ***Austral.:*** Arthri Plus†; Arthriforte†; Arthritic Pain Herbal Formula 1†; Boswellia Compound; Devils Claw Plus†; Extralife Arthri-Care†; Guaiacum Complex†; Herbal Arthritis Formula†; Lifesystem Herbal Formula 1 Arthritic Aid†; Prost-1†; ***Belg.:*** Algi-Cool; ***Cz.:*** Antirevmaticky Caj†; ***Fr.:*** Arkophytum; Geldolor; OM3flex; ***Ger.:*** Dr Wiemanns Rheumatonikum; ***Ital.:*** Bodyguard; Cartago; Flodolor; Nevril; Pik Gel; Proctocella Complex; Reumafort; Reumilase; Reumilase Plus; ***Malaysia:*** Celery Plus†; ***Mex.:*** Rodan; ***Pol.:*** Reumaherb; ***Spain:*** Dolosul†; Natusor Harpagosinol†; ***Switz.:*** A Vogel comprimes en cas de rhumatisme.

顺势疗法制剂 ***Austral.:*** Arthritis Relief†; ***Austria:*** Globuli gegen Gelenkschmerzen; ***Ger.:*** Agnesin†; Allya†; Bomarthros Harpagophytum Complex; Pascoe-Agil HOM; Rheuma-Hevert.

Dexibuprofen（*BAN*，*USAN*，*rINN*）右布洛芬

Deksibuprofeeni; Dexibuprofène; Dexibuprofeno; Dexibuprofenum; S-(+)-Ibuprofen.

Дексибупрофен

CAS — 51146-56-6.
ATC — M01AE14.
ATC Vet — QM01AE14.
UNII — 671DKG7P5S.

简介

右布洛芬是布洛芬（第62页）的 *S*（+）-对映异构体，与之类似用于如痛经、头痛、术后疼痛、牙痛、扭伤和软组织风湿病等情况下轻度至中度疼痛和炎症的治疗。也用于肌肉骨骼和关节疾病如强直性脊柱炎、骨关节炎和类风湿关节炎。它可以作为解热药用于解热。

常用口服剂量是每日 600～900mg，最多分 3 次，根据反应调整剂量，直至常用每日 1.2g 的最大剂量。老年患者应当以剂量范围的低限开始，随后根据耐受性增加剂量。在有肝肾损伤的患者中也建议降低剂量，见下文。

儿童用药，见下文。

1. Phleps W. Overview on clinical data of dexibuprofen. *Clin Rheumatol* 2001; **20** (suppl 1): S15–S21.
2. Mayrhofer F. Efficacy and long-term safety of dexibuprofen [S(+)-ibuprofen]: a short-term efficacy study in patients with osteoarthritis of the hip and a 1-year tolerability study in patients with rheumatic disorders. *Clin Rheumatol* 2001; **20** (suppl 1): S22–S29.
3. Hawel R, *et al.* Comparison of the efficacy and tolerability of dexibuprofen and celecoxib in the treatment of osteoarthritis of the hip. *Int J Clin Pharmacol Ther* 2003; **41:** 153–64.
4. Moore RA, *et al.* Single dose oral dexibuprofen [S(+)-ibuprofen] for acute postoperative pain in adults. Available in The Cochrane Database of Systematic Reviews; Issue 3. Chichester: John Wiley; 2009 (accessed 08/09/09).

儿童用法 尽管在英国右布洛芬不被批准用于 18 岁以下儿童，但一些国家允许这种用法。例如，在瑞士，右布洛芬已经用于年龄在 6 岁及以上的儿童，常用口服剂量是每日 10～15mg/kg，分 2～4 次给药。一种制剂的注册药品信息建议对于体重小于 30kg 的患儿最大给药剂量为每日 300mg。

在 6 个月至 14 岁儿童中进行的多中心随机研究[1]发现 5mg/kg 或 7mg/kg 右布洛芬单次给药与 10mg/kg 布洛芬一样可有效退热。

1. Yoon JS, *et al.* The effects and safety of dexibuprofen compared with ibuprofen in febrile children caused by upper respiratory tract infection. *Br J Clin Pharmacol* 2008; **66:** 854–60.

在肝损伤和肾损伤中的用法 英国注册药品信息指定，在轻度至中度肝损伤或肾损伤患者中，右布洛芬的起始剂量应当降低，不应在那些有重度损伤的患者中使用。

药动学 关于 *R*-(－)-布洛芬至右布洛芬代谢的叙述见第63页。

1. Eller N, *et al.* Pharmacokinetics of dexibuprofen administered as 200 mg and 400 mg film-coated tablets in healthy volunteers. *Int J Clin Pharmacol Ther* 1998; **36:** 414–17.

制剂

专利制剂

Arg.: Cefalex VL; Dolomin†; ***Austria:*** Actifen†; Eu-Med Neu; Monactil†; Movone†; Seractil; ***Chile:*** Dexelle; ***Cz.:*** Seractil; ***Denm.:*** Seractiv; ***Fin.:*** Dexit†; ***Ger.:*** Deltaran; Dolomagon; ***Gr.:*** Seractil; ***Hung.:*** Seractil; ***India:*** Sibet; ***Ital.:*** Seractil; ***Neth.:*** Seractil; ***Norw.:*** Seractiv; ***Pol.:*** Dexprofen†; Seractil; ***Port.:*** Seractil; ***Spain:*** Atriscal; Seractil; ***Swed.:*** Tradil; ***Switz.:*** Dex-Optifen; Seractil; ***Turk.:*** Tradil; ***UK:*** Seractil.

Dextromoramide（*BAN*，*pINN*）⊗右吗拉胺

Dekstromoramidi; Dextrodiphenopyrine; Dextromoramid; Dextromoramida; Dextromoramidum; *d*-Moramid; Pyrrolamidol. (+)-1-(3-Methyl-4-morpholino-2,2-diphenylbutyryl)pyrrolidine.

Декстроморамид

$C_{25}H_{32}N_2O_2$ = 392.5.
CAS — 357-56-2.
ATC — N02AC01.
ATC Vet — QN02AC01.
UNII — 9S4S6CIY83.

俗名 下列术语已被用作各种形式右吗拉胺的“俗名”（第vii页）和俚语：Palf.

Dextromoramide Tartrate (*BANM*, *pINNM*) ⊗酒石酸右吗拉胺

Bitartrate de Dextromoramide; Dekstromoramiditartraatti; Dekstromoramido tartratas; Dextromoramide Acid Tartrate; Dextromoramide Hydrogen Tartrate; Dextromoramide, tartrate de; Dextromoramidi tartras; Dextromoramid-tartarát; Dextromoramidtartrat; Tartrato de dextromoramida.

Декстроморамида Тартрат

$C_{25}H_{32}N_2O_2,C_4H_6O_6$ = 542.6.

CAS — 2922-44-3.

UNII — J778U505W5.

Pharmacopoeias. In *Eur.* (see p.vii).

Ph. Eur. 6. 8 (Dextromoramide Tartrate) 白色或类白色结晶性或无定形粉末。溶于水；略溶于乙醇。1%水溶液的 pH 值为 3.0～4.0。

简介

右吗拉胺是与美沙酮（第79页）结构相关的阿片类镇痛药（第96页）。虽然由于增加新生儿抑郁的危险不推荐它在产科镇痛中使用，但它已经用于治疗重度疼痛。右吗拉胺易于滥用。

右吗拉胺已经以酒石酸盐口服给药。也已经以栓剂直肠给药及通过皮下或肌内注射给药。

制剂

BP 2010: Dextromoramide Tablets.

专利制剂

Irl.: Palfium†; ***Neth.:*** Palface; Palfium.

Dextropropoxyphene (*BAN*, *pINN*) 右丙氧芬

Dekstropropoksifeeni; Dextropropoxifen; Dextropropoxifeno; Dextropropoxyphène; Dextropropoxyphenum; Propoxyphene. (+)-(1*S*,2*R*)-1-Benzyl-3-dimethylamino-2-methyl-1-phenylpropyl propionate.

Декстропропоксифен

$C_{22}H_{29}NO_2$ = 339.5.

CAS — 469-62-5.

ATC — N02AC04.

ATC Vet — QN02AC04.

UNII — S2F83W92TK.

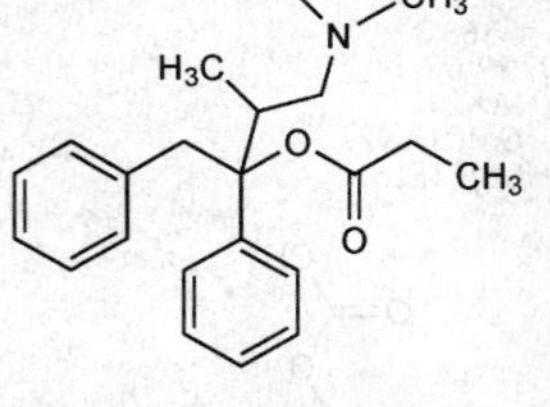

俗名 下列术语已被用作各种形式右丙氧芬的“俗名”（第ⅶ页）或俚语：Dummies。

Dextropropoxyphene Hydrochloride (*BANM*, *pINNM*) 盐酸右丙氧芬

Dekstropropoksifeenihydrokloridi; Dekstropropoksifeno hidrochloridas; Dextropropoxifén-hidroklorid; Dextropropoxifenhydroklorid; Dextropropoxyfen-hydrochlorid; Dextropropoxyphène, chlorhydrate de; Dextropropoxypheni hydrochloridum; Hidrocloruro de dextropropoxifeno; Propoxyphene Hydrochloride (*USAN*).

Декстропропоксифена Гидрохлорид

$C_{22}H_{29}NO_2,HCl$ = 375.9.

CAS — 1639-60-7.

UNII — CB2TL9PS0T.

注：盐酸右丙氧芬的复方制剂可以下述名称表示。

- Co-proxamol (*BAN*) ——盐酸右丙氧芬 1 份和对乙酰氨基酚 10 份（质量分数）。

Pharmacopoeias. In *Eur.* (see p.vii) and *US.*

Ph. Eur. 6. 8 (Dextropropoxyphene Hydrochloride) 白色或类白色结晶性粉末。极易溶于水；易溶于乙醇。避光。

USP 33 (Propoxyphene Hydrochloride) 白色无臭结晶性粉末。易溶于水；溶于乙醇、丙酮和氯仿；几乎不溶于乙醚和苯酚。贮藏于密闭容器中。

Dextropropoxyphene Napsilate (*BANM*, *pINNM*) 萘磺酸右丙氧芬

Dextropropoxyphène, Napsilate de; Dextropropoxyphene Napsylate; Dextropropoxypheni Napsilas; Napsilato de dextropropoxifeno; Propoxyphene Napsylate (*USAN*). Dextropropoxyphene naphthalene-2-sulphonate monohydrate.

Декстропропоксифена Напсилат

$C_{22}H_{29}NO_2,C_{10}H_8O_3S,H_2O$ = 565.7.

CAS — 17140-78-2 (anhydrous dextropropoxyphene napsilate); 26570-10-5 (dextropropoxyphene napsilate monohydrate).

UNII — 38M219L1OJ.

注：萘磺酸右丙氧芬的复方制剂可以下述名称表示。

- Co-proxAPAP (*PEN*) ——萘磺酸右丙氧芬和对乙酰氨基酚。

Pharmacopoeias. In *Br.* and *US.*

BP 2010 (Dextropropoxyphene Napsilate) 无臭或几乎无臭白色粉末。呈多态性。几乎不溶于水；溶于乙醇；易溶于氯仿。

USP 33 (Propoxyphene Napsylate) 基本上无臭的白色粉末。极微溶于水；溶于乙醇（1∶15）、氯仿（1∶10）；溶于丙酮和甲醇。贮藏于密闭容器中。

依赖性和戒断症状

参见第96页**阿片类镇痛药**。右丙氧芬容易被滥用（见下文**注意事项**项下）。

右丙氧芬依赖性及其处置的报道如下。

1. Wall R, *et al.* Addiction to Distalgesic (dextropropoxyphene). *BMJ* 1980; **280:** 1213–14.
2. D'Abadie NB, Lenton JD. Propoxyphene dependence: problems in management. *South Med J* 1984; **77:** 299–301.

不良反应

参见第97页**阿片类镇痛药**。在推荐剂量下，右丙氧芬的不良反应显著低于吗啡。胃肠道作用、眩晕和困倦是最常见的。肝损伤（表现为肝功能检验异常）以及更罕见的可逆性黄疸均有报道。

大量来自右丙氧芬的意外或故意过量用药的致死性事故数令人烦扰。许多报道强调随后发生死亡的迅速程度，过量用药 1h 内死亡是常见的，可能在 15min 内出现。过量用药通常并发于使用其他 CNS 抑制剂如乙醇以及混合制剂如右丙氧芬和对乙酰氨基酚或阿司匹林的患者中。

过量用药的症状大体上与阿片类药物中毒相似，但是另外患者可能经历精神病的反应。也可能有心脏传导异常和心律失常。

右丙氧芬注射有疼痛，当以这种途径滥用右丙氧芬时，对软组织和静脉有破坏性影响。

肛门直肠反应伴随在含右丙氧芬栓剂的延长使用后，该反应显示出剂量依赖性。

对血液的影响 1 名老年妇女[1]有 12 年溶血史，后来发生显著溶血性贫血，与长期地、周期性和偶然过度地摄入 co-proxamol 有关。

1. Fulton JD, McGonigal G. Steroid responsive haemolytic anaemia due to dextropropoxyphene paracetamol combination. *J R Soc Med* 1989; **82:** 228.

对耳的影响 1 份与长期滥用 co-proxamol 相关的完全神经性耳聋的报道被呈报给英国 CSM[1]。CSM 已经接到 2 份归因于 co-proxamol 滥用的永久性听力丧失的其他报告。在 2 名使用常规剂量的患者中也有短暂听力丧失的报告，7 份进一步的报告描述了耳鸣。

1. Ramsay BC. Complete nerve deafness after abuse of co-proxamol. *Lancet* 1991; **338:** 446–7.

对肝脏的影响 单独使用右丙氧芬的患者中偶有黄疸的报道，但是 49 例 1985 年[1]报告给英国 CSM 的右丙氧芬可疑肝脏反应中许多都涉及右丙氧芬与对乙酰氨基酚的联合使用，临床特点包括抑郁、黄疸、血清转氨酶升高、有时发热，然而，这些通常都是右丙氧芬单独的特性。3 名患者的类似胆病的复发黄疸归因于 co-proxamol 的右丙氧芬组分[2]，而 11 名长期以 co-proxamol 镇痛的患者没有出现肝功能的异常[3]。另一个 9 个病例的报道也发现，右丙氧芬肝毒性作用类似大胆管梗阻的症状，认为该毒性可能被误诊[4]。更近的一个综述[5]得出结论：右丙氧芬肝毒性可能类似胆管病，有时症状轻或没有症状。

1. CSM. Hepatotoxicity with dextropropoxyphene. *Current Problems 17* 1986.
2. Bassendine MF, *et al.* Dextropropoxyphene induced hepatotoxicity mimicking biliary tract disease. *Gut* 1986; **27:** 444–9.
3. Hutchinson DR, *et al.* Liver function in patients on long-term paracetamol (co-proxamol) analgesia. *J Pharm Pharmacol* 1986; **38:** 242–3.
4. Rosenberg WMC, *et al.* Dextropropoxyphene induced hepatotoxicity: a report of nine cases. *J Hepatol* 1993; **19:** 470–4.
5. Bergeron L, *et al.* Dextropropoxyphène et atteintes hépatiques: à propos de 4 cas et revue de littérature. *Therapie* 2002; **57:** 464–72.

对肺的影响 过敏性肺炎和皮疹在 1 名使用 co-proxamol 的患者中已有报道[1]。当患者随后单独给予对乙酰氨基酚时没有出现这种反应。

1. Matusiewicz SP, *et al.* Hypersensitivity pneumonitis associated with co-proxamol (paracetamol + dextropropoxyphene) therapy. *Postgrad Med J* 1999; **75:** 475–6.

低血糖 右丙氧芬的低血糖作用偶有报道[1～6]。

1. Wiederholt IC, *et al.* Recurrent episodes of hypoglycemia induced by propoxyphene. *Neurology* 1967; **17:** 703–4.
2. Almirall J, *et al.* Propoxyphene-induced hypoglycemia in a patient with chronic renal failure. *Nephron* 1989; **53:** 273–5.
3. Laurent M, *et al.* Hypoglycémie sous dextropropoxyphène chez des grands vieillards: 7 cas. *Presse Med* 1991; **20:** 1628.
4. Lowenstein W, *et al.* Hypoglycémie au dextropropoxyphène: une urgence chez le toxicomane. *Presse Med* 1993; **22:** 133.
5. Santos Gil I, *et al.* Hipoglucemia secundaria a ingestión de dextropropoxifeno en un paciente adicto a drogas. *Med Clin (Barc)* 1998; **110:** 475–6.
6. Shah P, *et al.* Propoxyphene-induced hypoglycemia in renal failure. *Endocr Pract* 2006; **12:** 170–3.

过量 有几篇右丙氧芬急性自身性中毒的综述或回顾性研究[1～4]。在一个右丙氧芬安全性和有效性的专题讨论会中[5]，许多参会者认为，右丙氧芬过量用药的问题通常与对乙酰氨基酚、有时与乙醇相关。深度的甚至是致死性的 CNS 抑制可作为右丙氧芬成分的造成的结果而快速发生，许多病例于 1h 内出现死亡[6]，认为少至 15～20 片 co-proxamol 都可能是致命的[7,8]。在英国和威尔士，在 1997～1999 年自杀涉及的药物的分析显示，过量使用 co-proxamol 后濒死的概率是三环类抗抑郁药过量用药的 2.3 倍，比对乙酰氨基酚高 28.1 倍[9]。在英国，3 个区域中 2000～2001 年间的另一个对中毒的自杀分析鉴定出 123 例是使用致命的过量 co-proxamol[10]，那些饮酒的通常比那些不饮酒的使用更少的 co-proxamol 药片，强调联合增加了毒性。苏格兰 2000 年至 2002 年处方的联合镇痛制剂过量分析发现与 co-dydramol 或 co-codamol 相比，co-proxamol 过量用药可能产生的致命性高 10 倍[11]。在美国[12]，右丙氧芬相关的死亡在 1977 年达到高峰，随后以一定比例下降，这个比例与处方的减少不相符。不清楚代谢产物去甲右丙氧芬在致死性事件中是否发挥重要作用[12]。然而，去甲右丙氧芬，与右丙氧芬相似，被认为有局部麻醉作用，并且右丙氧芬的膜稳定性作为一个重要因素与其严重的心脏抑制作用有关[13]。

2005 年 1 月，英国 CSM 发现，co-proxamol 过量用药的毒性危险是不能接受的[14]，因此，co-proxamol 已经逐步从英国市场撤出。大约在那个时间段左右，右丙氧芬和对乙酰氨基酚固定剂量复合剂也在其他几个国家撤出，包括瑞典和瑞士。最近，2009 年 6 月，EMEA[15]建议所有含有右丙氧芬的制剂在全欧洲撤出，包括单方和复方，右丙氧芬的益处并不胜于它的风险，尤其是过量致死的风险。2009 年 10 月，药品注册持有者要求的一项再分析支持 EMEA 最初对于右丙氧芬非注射制剂的建议[16]。对于注射制剂，尽管由于在医院有监控的使用，过量用药的安全性可能缺少关注，但是其有效性的资料缺乏。因此，EMEA 建议暂停注射制剂的注册，直到提供更进一步有效性的资料。在美国，含有右丙氧芬的制剂仍在使用，但是已经采取如增强处方医师的意识等措施来减少过量用药的风险[17]。

针对英国和威尔士 1998 年至 2007 年间处方资料的分析[18]发现，尽管撤销 co-proxamol 致使如 co-codamol、co-dydramol、可待因和对乙酰氨基酚等镇痛药的处方显著增加，由于替换为这些镇痛药或其他药物所产生的中毒死亡的增加没有统计学证据。

1. Young RJ. Dextropropoxyphene overdosage: pharmacological considerations and clinical management. *Drugs* 1983; **26:** 70–9.
2. Madsen PS, *et al.* Acute propoxyphene self-poisoning in 222 consecutive patients. *Acta Anaesthesiol Scand* 1984; **28:** 661–5.
3. Segest E. Poisoning with dextropropoxyphene in Denmark. *Hum Toxicol* 1987; **6:** 203–7.
4. Jonasson U, *et al.* Correlation between prescription of various dextropropoxyphene preparations and their involvement in fatal poisonings. *Forensic Sci Int* 1999; **103:** 125–32.
5. Bowen D, *et al.* (ed). Distalgesic; safety and efficacy. *Hum Toxicol* 1984; **3** (suppl): 1S–238S.
6. Proudfoot AT. Clinical features and management of Distalgesic overdose. *Hum Toxicol* 1984; **3** (suppl): 85S–94S.
7. Whittington RM. Dextropropoxyphene deaths: coroner's report. *Hum Toxicol* 1984; **3** (suppl): 175S–185S.
8. Young RJ, Lawson AAH. Distalgesic poisoning—cause for concern. *BMJ* 1980; **280:** 1045–7.
9. Hawton K, *et al.* Co-proxamol and suicide: a study of national mortality statistics and local non-fatal self-poisonings. *BMJ* 2003; **326:** 1006–8.
10. Hawton K, *et al.* A multicentre study of coproxamol poisoning suicides based on coroners' records in England. *Br J Clin Pharmacol* 2005; **59:** 207–12.
11. Afshari R, *et al.* Co-proxamol overdose is associated with a 10-fold excess mortality compared with other paracetamol combination analgesics. *Br J Clin Pharmacol* 2005; **60:** 444–7.

12. Finkle BS. Self-poisoning with dextropropoxyphene and dextropropoxyphene compounds: the USA experience. *Hum Toxicol* 1984; **3** (suppl): 115S–34S.
13. Henry JA, Cassidy SL. Membrane stabilising activity: a major cause of fatal poisoning. *Lancet* 1986; **i:** 1414–17.
14. MHRA. Withdrawal of co-proxamol products and interim updated prescribing information. Message from Professor G Duff, Chairman of CSM (issued 31st January, 2005). Available at: http://www.mhra.gov.uk/home/groups/pl-a/documents/websiteresources/con019461.pdf (accessed 28/08/08)
15. EMEA. Press release: European Medicines Agency recommends withdrawal of dextropropoxyphene-containing medicines (issued 25th June, 2009). Available at: http://www.ema.europa.eu/docs/en_GB/document_library/Press_release/2009/11/WC500010365.pdf (accessed 02/08/10)
16. EMEA. Questions and answers on the withdrawal of the marketing authorisations for medicines containing dextropropoxyphene (issued 22nd October, 2009). Available at: http://www.ema.europa.eu/docs/en_GB/document_library/Referrals_document/dextropropoxyphene_31/WC500014076.pdf (accessed 02/08/10)
17. FDA. News release: FDA takes actions on Darvon, other pain medications containing propoxyphene (issued 7th July, 2009). Available at: http://www.fda.gov/NewsEvents/Newsroom/PressAnnouncements/2009/ucm170769.htm (accessed 01/02/10)
18. Hawton K, *et al.* Effect of withdrawal of co-proxamol on prescribing and deaths from drug poisoning in England and Wales: time series analysis. Abridged version: *BMJ* 2009; **339:** 435–8. Full version: http://www.bmj.com/cgi/reprint/338/jun18_2/b2270 (accessed 02/11/09)

不良反应的处置

参见第97页**阿片类镇痛药**。

用纳洛酮和辅助呼吸对过量用药的快速治疗是必要的。心脏作用可能不能被纳洛酮所逆转。尽管洗胃的好处不确定，但在摄取可能的中毒量 1h 以内给予活性炭可能是有价值的；透析很少应用。

惊厥可能需要用抗惊厥药控制，要记住这可能会加剧右丙氧芬的 CNS 抑制作用（也见下文**药物相互作用**项下）。由于诱导惊厥的危险性，中枢神经兴奋药不应使用。

过量使用右丙氧芬和对乙酰氨基酚的患者也将需要治疗对乙酰氨基酚的中毒（第102页）。可能涉及右丙氧芬和阿司匹林的混合物，阿司匹林中毒的治疗在第21页中阐述。

注意事项

参见第97页**阿片类镇痛药**。

滥用 有右丙氧芬滥用的报道[1]，有些研究者[2]认为，右丙氧芬的即刻可用性使得它易于滥用，虽然它是相对较弱的阿片类镇痛药。然而，其他研究者[3]认为，没有右丙氧芬经常与滥用相关的证据，或断言虽然有滥用的可能性，但就整体而言，以公众的观点认为这个重要性相对较低[4]。

有报道称，1 名偷偷使用右丙氧芬日剂量 1～3g 至少 12 个月的老年患者产生严重的戒断症状[5]。这名患者通过逐渐降低右丙氧芬剂量，采用超过 9 周的用药方案进行了治疗。

1. Tennant FS. Complications of propoxyphene abuse. *Arch Intern Med* 1973; **132:** 191–4.
2. Lader M. Abuse of weak opioid analgesics. *Hum Toxicol* 1984; **3** (suppl): 229S–36S.
3. Finkle BS. Self-poisoning with dextropropoxyphene and dextropropoxyphene compounds: the USA experience. *Hum Toxicol* 1984; **3** (suppl): 115S–34S.
4. Turner P. Final remarks. *Hum Toxicol* 1984; **3** (suppl): 237S–8S.
5. Hedenmalm K. A case of severe withdrawal syndrome due to dextropropoxyphene. *Ann Intern Med* 1995; **123:** 473.

哺乳 在母亲使用右丙氧芬的母乳喂养婴儿中没有发现不良反应，American Academy of Pediatrics 认为[1]右丙氧芬因此通常可在哺乳时使用。

1. American Academy of Pediatrics. The transfer of drugs and other chemicals into human milk. *Pediatrics* 2001; **108:** 776–89. [Retired May 2010] Correction. *ibid.*; 1029. Also available at: http://aappolicy.aappublications.org/cgi/content/full/pediatrics%3b108/3/776 (accessed 26/06/08)

卟啉病 右丙氧芬与卟啉病的急性发作相关，在卟啉病患者中被认为是不安全的。

药物相互作用

与阿片类镇痛药相关的药物相互作用见第98页。

利托那韦可增加右丙氧芬的血浆浓度，造成毒性的危险的结果，它们不应一起使用。

CNS 抑制药，包括乙醇，可能引起右丙氧芬的危险，也见上文**过量**。高剂量右丙氧芬的致惊厥作用可被 CNS 兴奋药所增加。

右丙氧芬与几种其他药物通过肝脏代谢的抑制相互作用。据报道受影响的药物包括抗抑郁药（第358页）、苯二氮䓬类（第960页）、β 受体阻滞药（第1185页）、卡马西平（第454页）、苯巴比妥（第471页）、苯妥英（第475页）和华法林（第1370页）。

抗毒蕈碱药 一个奥芬那君和右丙氧芬之间的相互作用的建议已经受到质疑（第782页）。

药动学

右丙氧芬易从胃肠道吸收，萘磺酸盐比盐酸盐吸收更缓慢，但是两者都明显地受首关代谢的影响。摄入后 2～2.5h 出现血浆浓度峰值。它快速分布并在肝、肺和脑中富集。据报道约 80% 右丙氧芬和其代谢产物与血浆蛋白结合。右丙氧芬可通过胎盘。在乳汁中也可检测到。

右丙氧芬在肝中经 *N*-脱甲基成为去甲右丙氧芬（去甲丙氧酚）。它在尿中主要以代谢产物排泄。现在认识到右丙氧芬和去甲右丙氧芬有延长的消除半衰期，已有报道值分别为 6～12h 和 30～36h。右丙氧芬和其代谢产物的蓄积在反复用药时可能出现，去甲右丙氧芬可能造成过量用药时看到的毒性。

1. Pearson RM. Pharmacokinetics of propoxyphene. *Hum Toxicol* 1984; **3** (suppl): 37S–40S.

老年人 与青年对照组相比，右丙氧芬和其代谢产物去甲右丙氧芬的消除半衰期在健康老年受试者中延长[1]。多次给药后，右丙氧芬和去甲右丙氧芬半衰期的中位数在老年人中分别是 36.8h 和 41.8h，相比之下，在青年受试者中是 22.0h 和 22.1h。在这项研究[1]中，去甲右丙氧芬的半衰期和估计肌酐清除率之间有很大的相关性。

1. Flanagan RJ, *et al.* Pharmacokinetics of dextropropoxyphene and nordextropropoxyphene in young and elderly volunteers after single and multiple dextropropoxyphene dosage. *Br J Clin Pharmacol* 1989; **28:** 463–9.

肝损伤 右丙氧芬的血浆浓度在肝硬化患者中比在健康对照组中高，而去甲右丙氧芬的浓度比健康组低[1]。

1. Giacomini KM, *et al.* Propoxyphene and norpropoxyphene plasma concentrations after oral propoxyphene in cirrhotic patients with and without surgically constructed portacaval shunt. *Clin Pharmacol Ther* 1980; **28:** 417–24.

肾损伤 与健康受试者相比[1]，在"无肾"患者中右丙氧芬和去甲右丙氧芬的血浆浓度更高且更持久归因于右丙氧芬首关代谢的降低以及去甲右丙氧芬在"无肾"患者中肾排泄的降低。

1. Gibson TP, *et al.* Propoxyphene and norpropoxyphene plasma concentrations in the anephric patient. *Clin Pharmacol Ther* 1980; **27:** 665–70.

用途和用法

右丙氧芬是结构与美沙酮（第79页）相关的阿片类镇痛药（第98页）。它有轻度的镇痛活性，可以盐酸盐或萘磺酸盐口服给药用于缓解轻度至中度疼痛。与左旋异构体（左丙氧芬）不一样，右丙氧芬很少有镇咳活性。

右丙氧芬主要与其他有抗炎和解热作用的镇痛药一起使用，如阿司匹林或对乙酰氨基酚。美国批准的常用剂量是 65mg 盐酸盐或 100mg 萘磺酸盐，每 4h 给药 1 次，直至最大总日剂量分别达到 390mg 或 600mg。在英国，每日分 3 次或 4 次给予相似的剂量。

EMEA 已经建议所有含有右丙氧芬的制剂在欧洲不再使用（也见上文**过量**项下），尽管该制剂在包括美国在内的其他国家的市场上仍然保留。

疼痛 一篇右丙氧芬镇痛效果的详细的综述[1]认为，就单次口服剂量而言，右丙氧芬的推荐剂量不比对乙酰氨基酚、阿司匹林和其他 NSAIDs 常用剂量有效（可能效果更小）。然而，这种比较的效果可能在实际上由于疼痛原因而不同。

在包括右丙氧芬和其他镇痛药的复方制剂的比较研究中结果甚至更不明确[2]。co-proxamol 的有效性长久以来已经成为一个争论性的问题，尽管如此，在 30 家英国教学医院中进行的调研[3]发现，co-proxamol 是最广泛使用的含对乙酰氨基酚的镇痛药。有建议认为，co-proxamol 的普及性实际上归因于传递给新医务工作者的处方习惯，而不是关于有效性的有力证据。这个观点被其他人[4]反驳，他们认为大量的研究已经证实右丙氧芬明确的镇痛效果。然而，一个单剂量研究的系统性综述不支持这种复方制剂比单独使用对乙酰氨基酚更有效而被广泛使用的任何假设[5]。这样得出结论，co-proxamol 确实是一个有效的镇痛药，但是它并不比单独使用对乙酰氨基酚有效。尽管从这个和其他系统性综述中得到的证据表明，用于急性疼痛时，co-proxamol 应当被单独使用对乙酰氨基酚所代替，对慢性使用的情况还不是那样明确（见下文）[6]。

考虑到右丙氧芬的安全性和有效性，尤其是过量用药时的安全性，EMEA 建议所有含有右丙氧芬的制剂在欧洲不再使用，尽管该制剂在包括美国在内的其他国家的市场上仍然存在。更详细的内容见上文**过量**项下。

1. Beaver WT. Analgesic efficacy of dextropropoxyphene and dextropropoxyphene-containing combinations: a review. *Hum Toxicol* 1984; **3** (suppl): 191S–220S.
2. Moore RA, *et al.* Single dose dextropropoxyphene, alone and with paracetamol (acetaminophen), for postoperative pain. Available in The Cochrane Database of Systematic Reviews; Issue 1. Chichester: John Wiley; 1999 (accessed 26/06/08).
3. Haigh S. 12 Years on: co-proxamol revisited. *Lancet* 1996; **347:** 1840–1. Correction. *ibid.*; **348:** 346.
4. Sykes JV, *et al.* Coproxamol revisited. *Lancet* 1996; **348:** 408.
5. Li Wan Po A, Zhang WY. Systematic overview of co-proxamol to assess analgesic effects of addition of dextropropoxyphene to paracetamol. *BMJ* 1997; **315:** 1565–71. Correction *ibid.* 1998; **316:** 116 and 656.
6. Anonymous. Co-proxamol or paracetamol for acute pain? *Drug Ther Bull* 1998; **36:** 80.

制剂

BP 2010: Co-proxamol Tablets; Dextropropoxyphene Capsules;
USP 33: Propoxyphene Hydrochloride and Acetaminophen Tablets; Propoxyphene Hydrochloride Capsules; Propoxyphene Hydrochloride, Aspirin, and Caffeine Capsules; Propoxyphene Napsylate and Acetaminophen Tablets; Propoxyphene Napsylate and Aspirin Tablets; Propoxyphene Napsylate Oral Suspension; Propoxyphene Napsylate Tablets.

专利制剂

Arg.: Gobbigesic†; ***Austral.:*** Doloxene; ***Belg.:*** Depronal; ***Canad.:*** 642; Darvon-N; ***Denm.:*** Abalgin; Doloxene; ***Fin.:*** Abalgin; ***Gr.:*** Romidon; Zideron; ***Hong Kong:*** Dolpoxene; Dopoxy; ***India:*** Parvodex; ***Ital.:*** Liberen†; ***Mex.:*** Darvon Simple†; Saludex; ***Neth.:*** Depronal; ***NZ:*** Doloxene†; ***S.Afr.:*** Doloxene; ***Spain:*** Deprancol; ***Swed.:*** Dexofen; Doloxene; ***USA:*** Darvon; Darvon-N.

多组分制剂 ***Arg.:*** Artifene; Calmopirin†; D-P†; Dexprofeno; Dextro + Dipirona; Dextrodip†; Dorixina Forte; Gobbicalm; Klosidol; Klosidol B1 B6 B12; Profium Plus; Supragesic; Vicefeno; ***Austral.:*** Capadex; Di-Gesic; Paradex; ***Austria:*** APA; Sigmalin B_6 forte†; ***Belg.:*** Algophene; ***Braz.:*** Doloxene-A; ***Fr.:*** Dextroref; Di Dolko; Di-Antalvic; Dialgirex; Dioalgo; Propofan; ***Hong Kong:*** Cosalgesic; Dolocin; Dolpocetmol; Medonol; Procetalette; Procetamol; Propoxymol; Uni-Proxamol; ***Hung.:*** Novopyrin†; ***India:*** Butaproxyvon; Ibu-Proxyvon; Parvon; Parvon Forte; Parvon Spas; Parvon-N; Proxytab; Proxyvon; Spasmo-Proxyvon; Spasmocip; Spasmocip Plus; Sudhinol; Walagesic; Wygesic; ***Irl.:*** Distalgesic†; ***Israel:*** Algolysin; Proxol; Rogaan; ***Mex.:*** Darvon-N Compuesto†; Neo-Percodan; Qual; ***Norw.:*** Aporex; ***NZ:*** Apo-Paradex†; Capadex; Paradex; ***Port.:*** Algifene; ***S.Afr.:*** Distalgesic; Doloxene Co; Doxyfene; Lentogesic; Synap; ***Swed.:*** Distalgesic†; Doleron†; Paraflex comp†; ***Ukr.:*** Spasmo-Proxyvon (Спазмо-Проксивон)†; ***USA:*** Balacet; Darvocet; Darvocet-N; Darvon Compound†; PC-Cap; Propacet; Trycet.

Diacerein（*rINN*）双醋瑞因

Diacereína; Diacéréine; Diacereinum; Diacerhein; Diacetylrhein; 2,4-dichlorobenzylique, alcool; Rhein Diacetate; SF-277; SF-277. 9,10-Dihydro-4,5-dihydroxy-9,10-dioxo-2-anthroic acid diacetate.

Диацереин

$C_{19}H_{12}O_8$ = 368.3.

CAS — 13739-02-1.

ATC — M01AX21.

ATC Vet — QM01AX21.

UNII — 4HU6J11EL5.

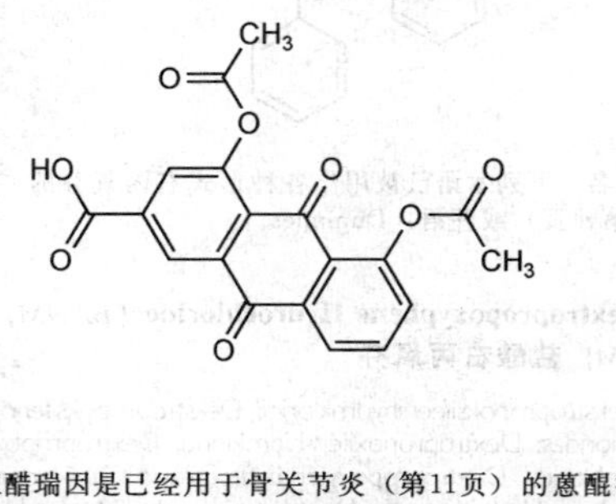

简介

双醋瑞因是已经用于骨关节炎（第11页）的蒽醌衍生物，以 50mg 剂量每日 2 次口服给药。在肌酐清除率小于 30ml/min 的患者中剂量应当减半。双醋瑞因普遍的不良反应是腹泻。它的活性代谢产物大黄酸是大黄（第1689页）的成分，据报道可作为白介素-1 抑制剂。

在肾损伤中的用法 见上文以及下文的**药动学**项下。

肌肉骨骼和关节病 双醋瑞因通过抑制在炎症过程中具有重要作用的白细胞介素-1β 产生作用[1]。双醋瑞因治疗骨关节炎的系统性综述[2~4]显示双醋瑞因对疼痛产生小但连续的改善。需要进一步研究证实双醋瑞因短期和长期的有效性和安全性，但有一些停止治疗后残留益处的证据[3]，推测其表明疾病过程的改善。双醋瑞因的一个显著作用是腹泻风险的增加[4]。

1. Van den Berg WB. Les mécanismes d'action de la diacerhéine, premier inhibiteur de l'interleukine 1 dans l'arthrose. *Presse Med* 2004; **33:** 10–12.
2. Fidelix TSA, *et al.* Diacerein for osteoarthritis. Available in The Cochrane Database of Systematic Reviews; Issue 1. Chichester: John Wiley; 2006 (accessed 06/10/06).

3. Rintelen B, *et al.* A meta-analysis of controlled clinical studies with diacerein in the treatment of osteoarthritis. *Arch Intern Med* 2006; **166:** 1899–1906.
4. Bartels EM, *et al.* Symptomatic efficacy and safety of diacerein in the treatment of osteoarthritis: a meta-analysis of randomized placebo-controlled trials. *Osteoarthritis Cartilage* 2010; **18:** 289–96.

药动学 参考文献如下。

1. Debord P, *et al.* Influence of renal function on the pharmacokinetics of diacerein after a single oral dose. *Eur J Drug Metab Pharmacokinet* 1994; **19:** 13–19.
2. Nicolas P, *et al.* Clinical pharmacokinetics of diacerein. *Clin Pharmacokinet* 1998; **35:** 347–59.

制剂

专利制剂

Arg.: Artrodar; ***Austria:*** Artrolyt†; Verboril; ***Braz.:*** Artrodar; ***Chile:*** Artrizona; ***Cz.:*** Artrodar; ***Fr.:*** Art; Zondar; ***Gr.:*** Arthrofar; Arthrorein; Deserein; Diacer; Diaceril; Idealite; Inflabion; Myobloc; Ostirein; Pentacrin; Reumanisal; Verbodon; Verboril; ***Hong Kong:*** Artrodar; ***Indon.:*** Artrodar; ***Israel:*** Art; Diatrim; ***Ital.:*** Fisiodar; ***Malaysia:*** Artrodar; ***Port.:*** Artrolyt; Cartivix; ***Rus.:*** Artodarin (Артродарин); ***Spain:*** Galaxdar; Glizolan; ***Thai.:*** Artrodar; ***Turk.:*** Artrodar; Rexena; ***Venez.:*** Artrodar.

多组分制剂 ***Mex.:*** Dolocartigen.

Diamorphine Hydrochloride (*BANM*) ⊗盐酸二醋吗啡

Diacetilmorfina, hidrocloruro de; Diacetylmorphine Hydrochloride; Heroin Hydrochloride; Hidrocloruro de diamorfina; Hidrocloruro de heroína. 4,5-Epoxy-17-methylmorphinan-3,6-diyl diacetate hydrochloride monohydrate.

Героина Гидрохлорид; Диаморфина Гидрохлорид

$C_{21}H_{23}NO_5,HCl,H_2O = 423.9.$

CAS — 561-27-3 (diamorphine); 1502-95-0 (diamorphine hydrochloride).

ATC — N02AA09.

ATC Vet — QN02AA09.

UNII — 8H672SHT8E.

(diamorphine)

俗名 下列术语已被用作各种形式二醋吗啡的“俗名”(第vii页)或俚语：

57 Chevy; A Sidani; AIP; Al Capone; Amelia; Antifreeze; Aries; Aunt Hazel; Auntie Hazel; Aunty Hazel; Bacalhau; Bad bundle; Bad seed; Ball; Ballot; Bart Simpson; Batman; Beast; Big Bad Boy; Big bag; Big doodig; Big H; Big Harry; Bin laden; Bindle; Birdie powder; Black; Black Dragon; Black eagle; Black Girl; Black pearl; Black stuff; Black tar; Black tootsie roll; Blanche; Blanco; Blast; Bleue; Block busters; Blow; Blows; Blue bag; Blue hero; Blue star; Bobby Brown; Bomb; Bomba; Bombe; Bombido; Bombita; Bombitas; Bombs away; Bone; Bonita; Boy; Bozo; Brad; Brain damage; Brea; Brick gum; Broja; Brother; Brown; Brown crystal; Brown rhine; Brown sugar; Brown tape; Bugger; Bull dog; Bundle; Burra; Butu; Caballo; Caca; Calbo; Capital H; Caps; Captain Jack; Carga; Carne; Cavalo; Chang; Chapopote; Charley; Chatarra; Cheese; Cheevah; Cheva; Cheval; Chi; Chiba; Chick; Chicken; Chicle; Chieva; China cat; China white; Chinche; Chinese H; Chinese red; Chinese Rocks; Chinoise; Chip; Chiva; Chocofan; Choco-fan; Chueva; Chunks; Climax; Cocofan; Coffee; Cotics; Cotton Candy; Courage pills; Crank; Crap; Crop; Crown crap; Cura; Dead on arrival; Dead president; Deuce; Diesel; Diggidy; Dirt; DOA; Dog food; Dogee; Dogie; Doogie; Doojee; Dookey Rocks; Dooley; Doosey; Dope; Downtown; Dr. Feelgood; Dragon; Dreck; DT; Dugee; Dugie; Duji; Dujra; Dujre; Dust; Dyno; Dyno-pure; Eggs; Eight; Eighth; Elephant; Estuffa; Fachiva; Ferry dust; Fix; Flea powder; Foil; Foo foo stuff; Foolish powder; Furra; Galloping horse; Gallup; Gamot; Garbage; Gato; Gear; George; George smack; Ghost; Girl; Glacines; Glass; Goat; Gold; Golden Brown; Golden girl; Golpe; Goma; Good; Good H; Good Horse; Good and plenty; Goods; Goop; Grape Jolly Rancher; Gravy; Grey shields; H; H22; H-bomb; H Caps; Hache; Hair; Hairpiece; Hairy; Hammer; Hard candy; Hard stuff; Harriet Tubman; Harry; Harry Jones; Hayron; Hazel; Heaven; Heaven dust; Heavy stuff; Helen; Hell dust; Henry; Hera; Hero; Hero of the underworld; Heroa; Heroina; Heron; Herone; Hessle; Him; Holy terror; Hombre; Homebake; Homicide; Hong-yen; Hood; Hop; Horning; Horse; Horsebite; Hot dope; Hot heroin; HRN; Isda; Jack; Jee gee; Jerry Springer; Jesus; Jive; Jive doo jee; Joharito; Jojee; Jones; Joy; Joy dust; Joy flakes; Joy powder; Judas; Junco; Junk; Kabayo; Kaka Water; Karachi; Kermit the Frog; La Buena; La Chiva; Lady H; Layne; LBJ; Lemonade; Life saver; Little bomb; Man; Manteca; Matsakow; Mayo; Mexican Black Tar; Mexican brown; Mexican Dirt; Mexican horse; Mexican mud; Mister Brownstone; Mojo; Money talks; Monkey; Montego; Morse Code Features; Morotgara; Mortal combat; Mother pearl; Mr. Brownstone; Mud; Murotugora; Muzzle; Nanoo; Nice and easy; Nickel bag; Nickel deck; Nixon; Noddy Brown; Noise; Nose; Nose drops; Number 3; Number 4; Number 8; Nurse; Oddy Noddy; Of course my horse; Ogoy; Oil; Old garbage; Old navy; Old Steve; One way; Orange line; Outfit; Pack; Pakistanaise; Pako; Pangonadalot; Parachute; P-dope; Peg; Pepper; Perfect high; P-funk; Pluto; Po; Poeira; Poison; Polvo; Poppy; Poudre; Powder; Predator; Primo; Produto; Pulborn; Pure; Quill; Race horse Charlie; Racehorse Charlie; Ragweed; Rain; Rambo; Rane; Raw; Raw fusion; Raw hide; Raw Opportunities; Ready rock; Red chicken; Red devil; Red eagle; Red rock; Red rum; Reindeer dust; Rhine; Ring of Turd; Rob Flaherty; Rock; Rocks; Rush hour; Sack; Salt; Scag; Scat; Scate; Schmack; Schmeck; Schmeek; Scott; Scramble; Second to none; Shit; Shmeck; Shmeek; Shmek; Shoot; Silk; Skag; Skid; Skunk; Slack-dad-eat-your-heart-out; Slam; Sleeper; Sleepers; Slime; Slow; Sludge; Smack; Snotty; Snow; Spider; Spider blue; Stuff; Stunna; Sugar; Suicide; Sweet dreams; Sweet Jesus; Sweet stuff; Synthe; Tang; Tar; Taste; Tecata; Tecate; Thailandaise; Thanie; The beast; The fake throwdown; The Jack Bauer; The Loud-House Permadillo; The Nax; The witch; Thing; Thunder; Tiger; Tigre; Tigre Blanco; Tigre del Norte; Tits; TNT; T.N.T.; Tongs; Tootsie roll; Top drool; Train; Trash; Twin towers; Twists; Vidrio; Whack; Whicked; White; White Bitch; White boy; White dragon; White dynamite; White girl; White horse; White junk; White lady; White nurse; White Pony; White stuff; White Tiger; Wicked; Wings; Witch; Witch hazel; WTC; Zoquete.

Pharmacopoeias. In *Br.* and *Swiss. Swiss* also includes the anhydrous form.

BP 2010 (Diamorphine Hydrochloride) 白色或类白色结晶性粉末，新鲜制备时无臭，但在贮藏时产生特征性的醋酸臭。易溶于水和氯仿；溶于乙醇；几乎不溶于乙醚。避光。

配伍禁忌 盐酸二醋吗啡与无机酸、碱和氯甲酚有配伍禁忌[1]。

BNF 59 注明，当赛克力嗪浓度大于 10mg/ml，或存在氯化钠，或当与赛克力嗪相关的二醋吗啡浓度增加时，赛克力嗪可从其与盐酸二醋吗啡混合物中沉淀出来，二醋吗啡和赛克力嗪混合物 24h 后也容易沉淀。

还认为如果氟哌啶醇的浓度大于 2mg/ml，二醋吗啡和氟哌啶醇的混合物在 24h 后也易于沉淀。在某些情况下，甲氧氯普胺和二醋吗啡的混合物可能变色并应当丢弃。

1. McEwan JS, Macmorran GH. The compatibility of some bactericides. *Pharm J* 1947; **158:** 260–2.

稳定性 二醋吗啡在水溶液中相对不稳定，在室温下被水解为 6-*O*-单乙酰吗啡，随后在显著程度上被水解为吗啡，3-*O*-单乙酰吗啡只偶尔可检测到。在 pH 值约 4 时分解速率最小[1,2]。

在氯仿水中的二醋吗啡水溶液稳定性的研究推断，这种溶液在室温贮藏时应当在制备的 3 周内使用[3]。另一项研究[4]表明，二醋吗啡的降解产物不缺乏镇痛活性。使用更敏感的分析方法分析，据报道虽然二醋吗啡在水溶液中的最大稳定性的 pH 值范围是 3.8～4.4，但增加缓冲液减少稳定性[5]。单纯无缓冲的氯仿水提供最大的稳定性，该溶液的贮藏期在室温为 4 周。

BP 2010 推荐，注射溶液在使用前通过将盐酸二醋吗啡溶解在注射用水中即刻配制。当浓缩溶液可能残留在输注泵贮器中一些时间时，就可能形成一个皮下输注溶液的问题[6]。9 种浓度二醋吗啡贮藏在 4 种不同温度下 8 周的研究[7]显示，在皮下输注过程中普遍存在在浓度、时间和温度条件下的不稳定性。在 4℃和更高温度下所有浓度（0.98～250mg/ml）都出现二醋吗啡的降解，温度的作用在 21℃和 37℃时显著。二醋吗啡浓度百分比的下降直接与起始浓度相关，并伴随 6-*O*-单乙酰吗啡相应增加和较少程度的吗啡的增加，其他可能的降解产物如 3-*O*-单乙酰吗啡不存在可检测的量。二醋吗啡降解与 pH 值下降相关，并产生强烈的类醋酸气味。在 21℃和 37℃孵育 2 周后，在 15.6mg/ml 或超过 15.6mg/ml 的溶液中可见沉淀和白色浑浊。已经注明输注溶液通常是新鲜制备并在 24h 内使用，但是应当留意沉淀的迹象，尤其是当使用长期输注和高浓度二醋吗啡时[7]。

在另一项稳定性研究中[8]，浓度为 1mg/ml 和 20mg/ml 的盐酸二醋吗啡在 0.9%氯化钠溶液中、室温（23～25℃）和 4℃、贮藏于 PVC 容器中时最低可稳定 15 天。在一种用完即丢弃的输注装置（Infusor）中，相似的溶液即使在 31℃也可稳定 15 天。在另一种输注装置（Intermate 200）中，除了 1mg/ml 溶液在 31℃保存时其稳定性只能最低维持 2 天以外，二醋吗啡在两种浓度和所有温度下最低都可稳定 15 天。在玻璃注射器中保存时，两种浓度的盐酸二醋吗啡在 4℃可稳定 15 天，在室温时，1mg/ml 溶液最低可稳定 7 天，20mg/ml 最低可稳定 12 天。在物理形态或 pH 值上没有本质的变化。

1. Davey EA, Murray JB. Hydrolysis of diamorphine in aqueous solutions. *Pharm J* 1969; **203:** 737.
2. Davey EA, Murray JB. Determination of diamorphine in the presence of its degradation products using gas liquid chromatography. *Pharm J* 1971; **207:** 167.
3. Cooper H, *et al.* Stability of diamorphine in chloroform water mixture. *Pharm J* 1981; **226:** 682–3.
4. Twycross RG. Stability of diamorphine in chloroform water. *Pharm J* 1981; **227:** 218.
5. Beaumont IM. Stability of diamorphine in chloroform water. *Pharm J* 1981; **227:** 41.
6. Jones VA, *et al.* Diamorphine stability in aqueous solution for subcutaneous infusion. *Br J Clin Pharmacol* 1987; **23:** 651P.
7. Omar OA, *et al.* Diamorphine stability in aqueous solution for subcutaneous infusion. *J Pharm Pharmacol* 1989; **41:** 275–7.
8. Kleinberg ML, *et al.* Stability of heroin hydrochloride in infusion devices and containers for intravenous administration. *Am J Hosp Pharm* 1990; **47:** 377–81.

依赖性和戒断症状

参见第96页阿片类镇痛药。

二醋吗啡容易被滥用（见下文**不良反应、处置和注意事项**）。

二醋吗啡用于阿片依赖性治疗中的替代治疗（见下文**用途和用法**）。

不良反应、处置和注意事项

参见第97页阿片类镇痛药。

过量用药后的肺水肿是致二醋吗啡成瘾者死亡的共同原因。据称恶心和低血压普遍比吗啡小。

据相关报道，通常以掺杂形式非法使用二醋吗啡，易导致与二醋吗啡滥用相关的不良反应。

滥用 大部分二醋吗啡不良反应的报道涉及滥用。除了中枢效应以外，有使用方法和掺杂物引起的效应[1,2]。因此在许多情况下难以鉴别引起毒性的因素。涉及大部分机体系统包括免疫系统[3]、肾[4,5]、肝[6]、呼吸系统[7～11]和神经系统[12～17]。

非法使用二醋吗啡的其他方面包括致死性过量用药[18]和通过吞咽药物包装[19,20]或在身体内藏匿的其他方法进行走私。

1. Hendrickse RG, *et al.* Aflatoxins and heroin. *BMJ* 1989; **299:** 492–3.
2. CDC. Atypical reactions associated with heroin use: five states, January–April 2005. *MMWR* 2005; **54:** 793–6. Correction. *ibid.*; 852.
3. Husby G, *et al.* Smooth muscle antibody in heroin addicts. *Ann Intern Med* 1975; **83:** 801–5.
4. Cunningham EE, *et al.* Heroin-associated nephropathy. *JAMA* 1983; **250:** 2935–6.
5. do Sameiro Faria M, *et al.* Nephropathy associated with heroin abuse in Caucasian patients. *Nephrol Dial Transplant* 2003; **18:** 2308–13.
6. Weller IVD, *et al.* Clinical, biochemical, serological, histological and ultrastructural features of liver disease in drug abusers. *Gut* 1984; **25:** 417–23.
7. Anderson K. Bronchospasm and intravenous street heroin. *Lancet* 1986; **i:** 1208.
8. Cygan J, *et al.* Inhaled heroin-induced status asthmaticus: five cases and a review of the literature. *Chest* 2000; **117:** 272–5.
9. Boto de los Bueis A, *et al.* Bronchial hyperreactivity in patients who inhale heroin mixed with cocaine vaporized on aluminium foil. *Chest* 2002; **121:** 1223–30.
10. Sporer KA, Dorn E. Heroin-related noncardiogenic pulmonary edema: a case series. *Chest* 2001; **120:** 1628–32.
11. Whale CI, *et al.* Inhaled heroin causing a life-threatening asthma exacerbation and marked peripheral eosinophilia. *Br J Hosp Med* 2007; **68:** 332–3.
12. Sempere AP, *et al.* Spongiform leucoencephalopathy after inhaling heroin. *Lancet* 1991; **338:** 320.
13. Roulet Perez E, *et al.* Toxic leucoencephalopathy after heroin ingestion in a $2\frac{1}{2}$-year-old child. *Lancet* 1992; **340:** 729.
14. Zuckerman GB. Neurologic complications following intranasal administration of heroin in an adolescent. *Ann Pharmacother* 1996; **30:** 778–81.
15. Kriegstein AR, *et al.* Heroin inhalation and progressive spongiform leukoencephalopathy. *N Engl J Med* 1997; **336:** 589–90.
16. Long H, *et al.* A fatal case of spongiform leukoencephalopathy linked to "chasing the dragon". *J Toxicol Clin Toxicol* 2003; **41:** 887–91.
17. Dabby R, *et al.* Acute heroin-related neuropathy. *J Peripher Nerv Syst* 2006; **11:** 304–9.
18. Kintz P, *et al.* Toxicological data after heroin overdose. *Hum Toxicol* 1989; **8:** 487–9.
19. Stewart A, *et al.* Body packing—a case report and review of the literature. *Postgrad Med J* 1990; **66:** 659–61.
20. Traub SJ, *et al.* Pediatric "body packing". *Arch Pediatr Adolesc Med* 2003; **157:** 174–7.

用法 虽然通常没有并发症，但无菌脓肿的形成在 2 名连续皮下输注二醋吗啡的晚期癌症患者中有报道[1]。急性焦虑反应在硬膜外使用二醋吗啡后有报道[2]。

1. Hoskin PJ, *et al.* Sterile abscess formation by continuous subcutaneous infusion of diamorphine. *BMJ* 1988; **296:** 1605.
2. Holder KJ, Morgan BM. Dysphoria after extradural diamorphine. *Br J Anaesth* 1994; **72:** 728.

哺乳 American Academy of Pediatrics 已经声明[1]，当作为一种药物被哺乳期母亲滥用时，二醋吗啡在婴儿中已经引起不良反应，特别是震颤、不安、呕吐和喂食困难。然而，*BNF 59* 认为哺乳母亲给予治疗剂量的二醋吗啡不可能影响婴儿。

也见下文用途和用法中的阿片依赖性项下。

1. American Academy of Pediatrics. The transfer of drugs and other chemicals into human milk. *Pediatrics* 2001; **108:** 776–89. [Retired May 2010] Correction. *ibid.*; 1029. Also available at: http://aappolicy.aappublications.org/cgi/content/full/pediatrics%3b108/3/776 (accessed 26/06/08)

超敏反应 鞘内注射二醋吗啡和布比卡因用于手术麻醉的患者出现过敏反应[1]，作者指出这名患者在发生反应后即刻使用吗啡患者自控镇痛没有出现问题。后来的皮肤单刺试验认定二醋吗啡是最有可能的致病因素。

1. Gooch I, Gwinnutt C. Anaphylaxis to intrathecal diamorphine. *Resuscitation* 2006; **70:** 470–3.

嗜铬细胞瘤 二醋吗啡能够释放内源性组胺，后者再依次刺激儿茶酚胺的释放。它的使用在 1 名嗜铬细胞瘤患者中引起高血压和心动过速[1]。

1. Chaturvedi NC, *et al.* Diamorphine-induced attack of paroxysmal hypertension in phaeochromocytoma. *BMJ* 1974; **2:** 538.

妊娠和新生儿 在妊娠妇女中二醋吗啡的依赖性和在胎儿和新生儿中的影响的一些参考资料如下[1~7]。

1. Fricker HS, Segal S. Narcotic addiction, pregnancy, and the newborn. *Am J Dis Child* 1978; **132:** 360–6.
2. Ostrea EM, Chavez CJ. Perinatal problems (excluding neonatal withdrawal) in maternal drug addiction: a study of 830 cases. *J Pediatr* 1979; **94:** 292–5.
3. Lifschitz MH, *et al.* Fetal and postnatal growth of children born to narcotic-dependent women. *J Pediatr* 1983; **102:** 686–91.
4. Klenka HM. Babies born in a district general hospital to mothers taking heroin. *BMJ* 1986; **293:** 745–6.
5. Gregg JEM, *et al.* Inhaling heroin during pregnancy: effects on the baby. *BMJ* 1988; **296:** 754.
6. Little BB, *et al.* Maternal and fetal effects of heroin addiction during pregnancy. *J Reprod Med* 1990; **35:** 159–62.
7. Mur Sierra A, *et al.* Asociación entre el consumo de heroína durante la gestación y anomalías estructurales de los cilios respiratorios en el período neonatal. *An Esp Pediatr* 2001; **55:** 335–8.

药物相互作用

与阿片类镇痛药相关的药物相互作用见第98页。

药动学

尽管可能不规律，皮下和肌内注射后，盐酸二醋吗啡可很好地从胃肠道吸收。一旦注射，它可在血中快速转变为活性代谢产物 6-*O*-单乙酰吗啡（6-乙酰吗啡），随后变为吗啡（第84页）。口服用药经广泛的首关代谢成为吗啡，通过这种途径给予二醋吗啡后，在血中没有检测到二醋吗啡和 6-乙酰吗啡。二醋吗啡和 6-乙酰吗啡都容易透过血脑屏障。吗啡葡糖苷酸是在尿中的主要排泄产物。小量在粪便中排泄。

1. Boerner U, *et al.* The metabolism of morphine and heroin in man. *Drug Metab Rev* 1975; **4:** 39–73.
2. Inturrisi CE, *et al.* The pharmacokinetics of heroin in patients with chronic pain. *N Engl J Med* 1984; **310:** 1213–17.
3. Moore RA, *et al.* Opiate metabolism and excretion. *Baillieres Clin Anaesthesiol* 1987; **1:** 829–58.
4. Barrett DA, *et al.* Morphine kinetics after diamorphine infusion in premature neonates. *Br J Clin Pharmacol* 1991; **32:** 31–7.
5. Girardin F, *et al.* Pharmacokinetics of high doses of intramuscular and oral heroin in narcotic addicts. *Clin Pharmacol Ther* 2003; **74:** 341–52.
6. Halbsguth U, *et al.* Oral diacetylmorphine (heroin) yields greater morphine bioavailability than oral morphine: bioavailability related to dosage and prior opioid exposure. *Br J Clin Pharmacol* 2008; **66:** 781–91.

用法 *吸入途径* 一篇文献综述[1]发现鼻内使用二醋吗啡与肌内注射二醋吗啡有相似的药动学模式。尽管不能如肌内注射一样完全吸收，二醋吗啡以干粉通过鼻黏膜可快速吸收，鼻内吸收呈剂量依赖性。

在接受二醋吗啡和美沙酮替代治疗的二醋吗啡成瘾患者中已经研究了吸入二醋吗啡烟雾（"追龙"）的药动学[2]。通过肺快速吸收，实际上吸入后立即完全吸收，估计生物利用度大约为 53%。

1. Kendall JM, Latter VS. Intranasal diamorphine as an alternative to intramuscular morphine: pharmacokinetic and pharmacodynamic aspects. *Clin Pharmacokinet* 2003; **42:** 501–13.
2. Rook EJ, *et al.* Population pharmacokinetics of heroin and its major metabolites. *Clin Pharmacokinet* 2006; **45:** 401–17.

脊柱内给药途径 二醋吗啡的脂溶性比吗啡更强，并比吗啡起效快、作用持续时间短。虽然脱乙酰作用成为吗啡在血中快速出现，但在脊柱内注射二醋吗啡后在 CSF 中仅慢慢出现[1]。鞘内注射后，二醋吗啡比吗啡从 CSF 更加快速地移去[2]。硬膜外注射二醋吗啡后吗啡血浆浓度峰值显著高于硬膜外注射吗啡后的峰值，并且达峰也明显更快[3]。

1. Morgan M. The rational use of intrathecal and extradural opioids. *Br J Anaesth* 1989; **63:** 165–88.
2. Moore A, *et al.* Spinal fluid kinetics of morphine and heroin. *Clin Pharmacol Ther* 1984; **35:** 40–5.
3. Watson J, *et al.* Plasma morphine concentrations and analgesic effects of lumbar extradural morphine and heroin. *Anesth Analg* 1984; **63:** 629–34.

儿童 50μg/kg 或 200μg/kg 负荷剂量的二醋吗啡以超过 30min 的时间输注给 19 名通气新生儿，随后每小时 15μg/kg 连续输注给药，并研究了二醋吗啡代谢产物（吗啡、吗啡-6-葡糖苷酸和吗啡-3-葡糖苷酸）的药动学[1]。虽然吗啡的总清除率与成人比较有所减少，但吗啡不同代谢途径的相对分布在新生儿和成人之间仍是相似的。此研究中得到的资料不表明在更高负荷剂量下的任何优点（见下文用途和用法项下）。

1. Barrett DA, *et al.* Morphine, morphine-6-glucuronide and morphine-3-glucuronide pharmacokinetics in newborn infants receiving diamorphine infusions. *Br J Clin Pharmacol* 1996; **41:** 531–7.

用途和用法

盐酸二醋吗啡是乙酰化吗啡衍生物，是一种比吗啡（第85页）更强效的阿片类镇痛药（第98页）。二醋吗啡用于重度疼痛的缓解，尤其是在姑息监护中。它也与吗啡相似用于由于左心室衰竭导致的肺水肿引起的呼吸困难。二醋吗啡有强镇咳作用，并已经以二醋吗啡咳嗽糖浆（BPC1973）用于控制与晚期肺癌相关的咳嗽，虽然目前吗啡是首选。

在**急性疼痛**的治疗中，皮下或肌内注射的盐酸二醋吗啡的标准剂量是每 4h 5～10mg。相当于相应的肌内剂量的 1/4 至 1/2 的剂量可通过缓慢静脉注射给药。

对于心肌梗死痛，盐酸二醋吗啡以 1～2mg/min 的速率缓慢静脉注射 5mg 的剂量，如果需要可给予进一步的剂量 2.5～5mg，对于老年或虚弱患者剂量可以减半。2.5～5mg 的剂量以相同速率静脉给药用于急性**肺水肿**。

对于**慢性疼痛**，可每 4h 皮下或肌内注射 5～10mg，可根据需要增加剂量。可口服给予相似剂量，虽然它会通过首关代谢转变为吗啡（见上文药动学）。盐酸二醋吗啡也可连续皮下输注、静脉输注或脊柱内给药。

儿童用药剂量见下文。

作用 由于二醋吗啡的滥用潜力，其供给被严格控制。在许多国家它不可用于临床，吗啡通过剂量调整可提供相等的镇痛作用。对于二醋吗啡或吗啡镇痛的相对功效有许多争论。虽然盐酸二醋吗啡可能更首选用于注射，因为它更易溶于水溶液因此可使用较小剂量，但目前多数选择把口服吗啡当作阿片类镇痛药。盐酸二醋吗啡脊柱内使用时也可能优于吗啡盐，因为它脂溶性更强。

相对功效的指导：

- 肌内注射 5mg 盐酸二醋吗啡与口服约 10mg 等效，依次与口服硫酸吗啡约 15mg 等效。
- 如果通过皮下输注，每 24h 盐酸二醋吗啡 10mg 相当于每 24h15mg 硫酸吗啡。

儿童用法 在儿童急性或慢性疼痛的治疗中，*BNFC 2010/11* 建议根据年龄或体重，盐酸二醋吗啡使用剂量如下：

连续静脉输注：

- 有自发呼吸的新生儿可每小时给予 2.5～7μg/kg。
- 通气的新生儿开始可静脉注射 50μg/kg 30min 以上，随后连续静脉输注每小时 15μg/kg。
- 1 个月～12 岁，*静脉注射*每小时 12.5～25μg/kg。
- 1～3 个月，如果需要每 6h 给予 20μg/kg。
- 3～6 个月，如果需要每 6h 给予 25～50μg/kg。
- 6～12 个月，如果需要每 4h 给予 75μg/kg。
- 1～12 岁，如果需要每 4h 给予 75～100μg/kg。

口服：

- 1 个月～12 岁，如果需要每 4h 给予 100～200μg/kg（最大 10mg）。

鼻内 （在急救设备中用于急性疼痛，或者只用于短的疼痛过程）：

- 体重大于 10kg 的儿童：100μg/kg（最大 10mg）。

在一项二醋吗啡在 34 名早产婴儿（胎龄 26～40 周）中作用的研究中[1]，50μg/kg 的负荷剂量静脉输注 30min 以上，随后以每小时 15μg/kg 速率连续输注给药被认为是安全的，并可产生与那些通常在儿童和成人中产生足够镇痛作用相当的吗啡血浆浓度，输注的持续时间为 14～149h。心率和平均血压产生小的但显著的减少有所记述，但是这与任何临床恶化不相关。呼吸频率的下降反映促进婴儿呼吸与通气机同步的意向。作者断言，静脉内二醋吗啡可安全地给予新生儿，并可提供足够的镇痛作用。一项后来的研究[2]表明，使用 200μg/kg 负荷剂量不比 50μg/kg 剂量更有益处，并可能产生不希望得到的生理学效应。在与需要镇静的通气早产新生儿中使用吗啡（200μg/kg 负荷剂量超过 2h，随后以每小时 25μg/kg 维持输注）的比较研究[3]中，二醋吗啡（120μg/kg 超过 2h，随后每小时 15μg/kg）在产生镇静方面与吗啡一样有效，并且起效更快。在吗啡输注中出现的小的但显著的血压下降不会在二醋吗啡输注中见到。

儿童在选择性腹部手术后缓解术后疼痛时，*皮下途径*像静脉输注途径一样有效和安全[4]。在两组儿童中使用的二醋吗啡的剂量是 1mg/kg，以每小时 20μg/kg 的速率给药。

鼻内二醋吗啡在成人和儿童中已经有研究，似乎有效且可很好耐受，由于它不需要针，可能在儿童中提供特别的优点[5]。在英国，意外和急诊科儿童镇痛的指导原则[6]推荐鼻内二醋吗啡作为替代药物或静脉吗啡用药前用于*重度疼痛*如与大面积烧伤、长骨骨折或脱臼、阑尾炎或镰状细胞危象相关的疼痛。建议剂量是每个鼻孔输注 100μg/kg，以 0.2ml 无菌水中给药。

1. Elias-Jones AC, *et al.* Diamorphine infusion in the preterm neonate. *Arch Dis Child* 1991; **66:** 1155–7.
2. Barker DP, *et al.* Randomised, double blind trial of two loading dose regimens of diamorphine in ventilated newborn infants. *Arch Dis Child* 1995; **73:** F22–F26.
3. Wood CM, *et al.* Randomised double blind trial of morphine versus diamorphine for sedation of preterm neonates. *Arch Dis Child Fetal Neonatal Ed* 1998; **79:** F34–F39.
4. Semple D, *et al.* Comparison of iv and sc diamorphine infusions for the treatment of acute pain in children. *Br J Anaesth* 1996; **76:** 310–12.
5. Kendall JM, Latter VS. Intranasal diamorphine as an alternative to intramuscular morphine: pharmacokinetic and pharmacodynamic aspects. *Clin Pharmacokinet* 2003; **42:** 501–13.
6. The College of Emergency Medicine. Clinical Effectiveness Committee guideline for the management of pain in children (May 2010). Available at: http://secure.collemergencymed.ac.uk/asp/document.asp?ID=4682 (accessed 30/06/10)

阿片依赖性 阿片依赖性的治疗在第96页中讨论。许多阿片制剂的误用者优先选择使用二醋吗啡戒瘾而不是美沙酮。在一项比较研究中，使用二醋吗啡或美沙酮 1mg/ml 口服溶液都可达到稳定[1]，患者不能辨别他们使用的是哪种药物。每当观察到机体戒断症状的体征时，可给予 10ml 任意一种上述溶液，并且将最初 24h 使用的总量作为患者每日需要量。二醋吗啡达到稳定需要的平均剂量是 55mg，相比较美沙酮为 36mg。某些中心在含大麻的香烟中给予二醋吗啡。二醋吗啡在成瘾者的治疗中还联合美沙酮一起处方[2]。包括此研究的一项系统性综述[3]对于二醋吗啡（单独使用或与美沙酮联用）在维持治疗中的有效性没能得出明确的结论。然而，由于这些研究没有直接的可比性，需要在临床研究中继续评估。二醋吗啡的口服片剂[4]和静脉注射剂[5,6]也已试用于严重依赖并抗治疗的患者。

哺乳也用于治疗依赖母亲的后代的二醋吗啡依赖性，但是这不再被认为是最好的方法，一些专家推荐应当停止哺乳。

1. Ghodse AH, *et al.* Comparison of oral preparations of heroin and methadone to stabilise opiate misusers as inpatients. *BMJ* 1990; **300:** 719–20.
2. van den Brink W, *et al.* Medical prescription of heroin to treatment resistant heroin addicts: two randomised controlled trials. Abridged version: *BMJ* 2003; **327:** 310–12. Correction. *ibid.*; 724. Full version: http://www.bmj.com/cgi/reprint/327/7410/310 (accessed 26/06/08)
3. Ferri M, *et al.* Heroin maintenance for chronic heroin dependents. Available in The Cochrane Database of Systematic Reviews; Issue 2. Chichester: John Wiley; 2005 (accessed 26/06/08).
4. Frick U, *et al.* A prospective cohort study on orally administered heroin substitution for severely addicted opioid users. *Addiction* 2006; **101:** 1631–9.
5. March JC, *et al.* Controlled trial of prescribed heroin in the treatment of opioid addiction. *J Subst Abuse Treat* 2006; **31:** 203–11.
6. Oviedo-Joekes E, *et al.* Diacetylmorphine versus methadone for the treatment of opioid addiction. *N Engl J Med* 2009; **361:** 777–86.

疼痛 *急性疼痛* 静脉注射二醋吗啡可快速获得疼痛缓解。其他途径包括脊柱内途径，由于二醋吗啡的脂溶性和药动学特点，它非常适合这种途径。硬膜外二醋吗啡的剂量在 0.5～10mg[1]。在剖宫产术妇女中，采用硬膜外而不是肌内注射 5mg 二醋吗啡的镇痛作用明显更长和更强[2]，50%经历硬膜外镇痛的患者报道有瘙痒。单独硬膜外二醋吗啡[3]或与布比卡因一起[4]在分娩过程中已经用于镇痛，肾上腺素的添加似乎改善二醋吗啡镇痛的质量和持续时间[3]。在另一项研究中，布比卡因添加二醋吗啡产生高发生率的瘙痒症和困倦[5]。一项针对患者自控镇痛用于术后疼痛的研究[6]发现，尽管硬膜外单独或与布比卡因联合使用时二醋吗啡可减少镇痛剂量的需求，相比皮下给药途径几乎没有临床优势。

经历大的腹部妇科手术的患者连续硬膜外输注含有 0.125%的布比卡因的二醋吗啡 0.5mg/h，所产生的术后镇痛优于单独使用任意一种药物[7]。经历经腹子宫全切术的患者采用相似的输注产生的镇痛优于硬膜外单次静脉推注或患者自控静脉注射二醋吗啡[8]。然而，接受连续硬膜外输注的比其他两组有更多的患者是低氧血症。

二醋吗啡还可鞘内给药用于术后镇痛，并应当在比硬膜外途径更低的剂量下有效，因为它有更高的CSF浓度。与布比卡因一起鞘内给予250μg或500μg二醋吗啡的脊柱麻醉都可产生比单独使用布比卡因更强的术后镇痛[9]，但是任意一剂量和途径的不良反应发生率仍然高，尤其是恶心、呕吐和尿潴留，故不推荐使用这种方法。鞘内二醋吗啡和布比卡因也已经用于分娩[10,11]和剖宫产术[12~16]中的镇痛。对剖宫产术患者进行的一项研究[12]中，鞘内注射250μg二醋吗啡显示出的术后镇痛作用与硬膜外注射5mg相当，相应的术后恶心和呕吐更少。其他研究[13,15]发现，与鞘内注射芬太尼相比，鞘内注射二醋吗啡可减少剖宫产术中和术后补充镇痛药的需求。一些研究者[14]认为鞘内注射400μg二醋吗啡是需要的最低剂量，用以减少手术中镇痛补充并使其低于5%。然而，实际上更低剂量300μg二醋吗啡也曾使用过[16]。

在英国，二醋吗啡已经被心脏病学专家广泛用于治疗急性左心室衰竭、不稳定型心绞痛和心肌梗死的疼痛。二醋吗啡可比吗啡提供更多的益处已经被理论化，因为它对心肌阿片δ受体刺激效应可减少心肌损伤的程度[17]。然而，尚缺乏支持这一理论的证据。

1. Morgan M. The rational use of intrathecal and extradural opioids. *Br J Anaesth* 1989; **63:** 165–88.
2. Macrae DJ, *et al.* Double-blind comparison of the efficacy of extradural diamorphine, extradural phenoperidine and im diamorphine following caesarean section. *Br J Anaesth* 1987; **59:** 354–9.
3. Keenan GMA, *et al.* Extradural diamorphine with adrenaline in labour: comparison with diamorphine and bupivacaine. *Br J Anaesth* 1991; **66:** 242–6.
4. McGrady EM, *et al.* Epidural diamorphine and bupivacaine in labour. *Anaesthesia* 1989; **44:** 400–3.
5. Bailey CR, *et al.* Diamorphine-bupivacaine mixture compared with plain bupivacaine for analgesia. *Br J Anaesth* 1994; **72:** 58–61.
6. Gopinathan C, *et al.* A comparative study of patient-controlled epidural diamorphine, subcutaneous diamorphine and an epidural diamorphine/bupivacaine combination for postoperative pain. *Eur J Anaesthesiol* 2000; **17:** 189–96.
7. Lee A, *et al.* Postoperative analgesia by continuous extradural infusion of bupivacaine and diamorphine. *Br J Anaesth* 1988; **60:** 845–50.
8. Madej TH, *et al.* Hypoxaemia and pain relief after lower abdominal surgery: comparison of extradural and patient-controlled analgesia. *Br J Anaesth* 1992; **69:** 554–7.
9. Reay BA, *et al.* Low-dose intrathecal diamorphine analgesia following major orthopaedic surgery. *Br J Anaesth* 1989; **62:** 248–52.
10. Kestin IG, *et al.* Analgesia for labour and delivery using incremental diamorphine and bupivacaine via a 32-gauge intrathecal catheter. *Br J Anaesth* 1992; **68:** 244–7.
11. Vaughan DJA, *et al.* Choice of opioid for initiation of combined spinal epidural analgesia in labour—fentanyl or diamorphine. *Br J Anaesth* 2001; **86:** 567–9.
12. Hallworth SP, *et al.* Comparison of intrathecal and epidural diamorphine for elective Caesarean section using a combined spinal-epidural technique. *Br J Anaesth* 1999; **82:** 228–32.
13. Cowan CM, *et al.* Comparison of intrathecal fentanyl and diamorphine in addition to bupivacaine for Caesarean section under spinal anaesthesia. *Br J Anaesth* 2002; **89:** 452–8.
14. Saravanan S, *et al.* Minimum dose of intrathecal diamorphine required to prevent intraoperative supplementation of spinal anaesthesia for Caesarean section. *Br J Anaesth* 2003; **91:** 368–72.
15. Lane S, *et al.* A comparison of intrathecal fentanyl and diamorphine as adjuncts in spinal anaesthesia for Caesarean section. *Anaesthesia* 2005; **60:** 453–7.
16. Wrench IJ, *et al.* Dose response to intrathecal diamorphine for elective caesarean section and compliance with a national audit standard. *Int J Obstet Anesth* 2007; **16:** 17–21.
17. Poullis M. Diamorphine and British cardiology: so we are right! *Heart* 1999; **82:** 645–6.

慢性疼痛 对于慢性阿片敏感疼痛的患者通常采用一个小电池做电源的注射器驱动器连续皮下输注二醋吗啡治疗。下述方法已有记述[1]。盐酸二醋吗啡1g能在1.6ml水中溶解，产生的溶液量是2.4ml（415mg/ml），但是最大建议浓度是250mg/ml。如果不知道镇痛药的需要量，推荐下述方案：

- 开始每4h注射2.5mg或5mg二醋吗啡，或者，如果患者已经使用阿片类药物，剂量与最后的剂量相当。
- 如果不能令人满意，增大50%剂量，直到患者报告甚至少许疼痛缓解。
- 乘以6计算24h的需要量，并以这种水平开始输注。
- 在泵中以50%的增量来增加24h的剂量直到疼痛被控制。注意每24h的需要量可能从少于20mg变化到多于5g。

当开始输注时，不允许任何突发性疼痛是重要的。可通过前期口服剂量逐渐减弱前2h以上开始输注或注射4h需要量的负荷剂量来实现。尽管通常没有并发症，但在2名连续皮下输注二醋吗啡的晚期癌症患者中报道有无菌脓肿的形成[2]。

脊柱内[3]和心室内[4]给药途径也已经成功用于顽固性疼痛患者。还尝试将二醋吗啡局部应用于一小部分姑息治疗患者中以控制压迫性溃疡痛[5,6]。

1. Dover SB. Syringe driver in terminal care. *BMJ* 1987; **294:** 553–5.
2. Hoskin PJ, *et al.* Sterile abscess formation by continuous subcutaneous infusion of diamorphine. *BMJ* 1988; **296:** 1605.
3. Baker L, *et al.* Evolving spinal analgesia practice in palliative care. *Palliat Med* 2004; **18:** 507–15.
4. Reeve WG, Todd JG. Intraventricular diamorphine via an Ommaya shunt for intractable cancer pain. *Br J Anaesth* 1990; **65:** 544–7.
5. Flock P. Pilot study to determine the effectiveness of diamorphine gel to control pressure ulcer pain. *J Pain Symptom Manage* 2003; **25:** 547–54.
6. Abbas SQ. Diamorphine-Intrasite dressings for painful pressure ulcers. *J Pain Symptom Manage* 2004; **28:** 532–4.

制剂

BP 2010: Diamorphine Injection;
BPC 1973: Diamorphine Linctus.

专利制剂

Switz.: Diaphin.

Diclofenac (*BAN, rINN*) 双氯芬酸

Diclofénac; Diclofenaco; Diclofenacum; Diklofenaakki; Diklofenak. [2-(2,6-Dichloroanilino)phenyl]acetic acid.

Диклофенак

$C_{14}H_{11}Cl_2NO_2$ = 296.1.

CAS — 15307-86-5.

ATC — D11AX18; M01AB05; M02AA15; S01BC03.

ATC Vet — QD11AX18; QM01AB05; QM02AA15; QS01BC03.

UNII — 144O8QL0L1.

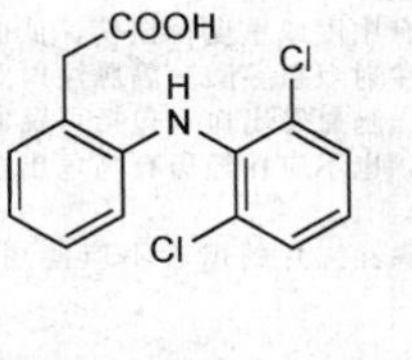

Diclofenac Diethylamine (*BANM*) 双氯芬酸二乙胺

Diclofenac Diethylammonium; Diclofenaco dietilamina; Diklofenak Dietilamonyum.

Диклофенак Диэтиламин

$C_{18}H_{22}Cl_2N_2O_2$ = 369.3.

CAS — 78213-16-8.

ATC — D11AX18.

ATC Vet — QD11AX18.

UNII — 6TGQ35Z71K.

Pharmacopoeias. In *Br.*

BP 2010（Diclofenac Diethylamine） 白色或近白色结晶性粉末。略溶于水和丙酮；易溶于乙醇和甲醇；几乎不溶于1mol/L氢氧化钠。溶于乙醇（10%）中的1%溶液的pH值为6.4～8.4。贮藏于密闭容器中。避光。

Diclofenac Epolamine 双氯芬酸依泊胺

DHEP; Diclofenac Hydroxyethylpyrrolidine.

Диклофенак Эполамин

$C_{14}H_{11}Cl_2NO_2,C_6H_{13}NO$ = 411.3.

CAS — 119623-66-4.

ATC — D11AX18.

ATC Vet — QD11AX18.

UNII — X5F8EKL9ZG.

Diclfenac Potassium (*BANM, USAN, rINNM*) 双氯芬酸钾

CGP-45840B; Diclofénac potassique; Diclofenaco potásico; Diclofenacum kalicum; Diklofenaakkikalium; Diklofenak draselná sůl; Diklofenak Potasyum; Diklofenakkalium; Diklofenák-kálium; Diklofenako kalio druska; Kalii Diclofenacum. Potassium [o-(2,6-dichloroanilino)phenyl]acetate.

Калия Диклофенак

$C_{14}H_{10}Cl_2KNO_2$ = 334.2.

CAS — 15307-81-0.

ATC — D11AX18.

ATC Vet — QD11AX18.

UNII — L4D5UA6CB4.

Pharmacopoeias. In *Eur.* (see p.vii) and *US.*

Ph. Eur. 6.8（Diclfenac Potassium） 白色或微黄色、轻度吸湿性的结晶性粉末。略溶于水；溶于乙醇；微溶于丙酮；易溶于甲醇。贮藏于密闭容器中。避光。

USP 33（Diclofenac Potassium） 1%水溶液的pH值为7.0～8.5。贮藏温度为20～25℃。避光。

Diclofenac Sodium (*BANM, USAN, rINNM*) 双氯芬酸钠

Diclofénac sodique; Diclofenaco sódico; Diclofenacum natricum; Diclophenac Sodium; Diklofenaakkinatrium; Diklofenak sodná sůl; Diklofenak Sodyum; Diklofenaknatrium; Diklofenák-nátrium; Diklofenako natrio druska; GP-45840; Natrii Diclofenacum. Sodium [2-(2,6-dichloroanilino)phenyl]acetate.

Натрий Диклофенак

$C_{14}H_{10}Cl_2NNaO_2$ = 318.1.

CAS — 15307-79-6.

ATC — D11AX18.

ATC Vet — QD11AX18.

UNII — QTG126297Q.

注：DICL是BP 2010批准的用于含有双氯芬酸钠的滴眼剂的单个单名剂量的代码，个别容器可能太小而不能容纳所有适当的标签信息。

Pharmacopoeias. In *Chin., Eur.* (see p.vii), *Jpn, US,* and *Viet.*

Ph. Eur. 6.8（Diclofenac Sodium） 白色至微黄色、轻度吸湿结晶性粉末。略溶于水；溶于乙醇；微溶于丙酮；易溶于甲醇。贮藏于密闭容器中。避光。

USP 33（Diclofenac Sodium） 白色至近白色、吸湿性结晶性粉末。略溶于水；溶于乙醇；几乎不溶于氯仿和乙醚；易溶于甲醇。1%水溶液的pH值为7.5～8.5。贮藏于密闭容器中。避光。

不良反应和处置

参见第92页 **NSAIDs**。

当肌内给药时，在注射部位可能会有疼痛，偶有组织损伤。双氯芬酸栓剂可能引起局部刺激。双氯芬酸眼用溶液可能出现瞬时的灼痛和刺痛，更严重的角膜不良反应也曾出现（见下文对眼的影响）。含有双氯芬酸的局部制剂，如膏剂和凝胶剂可引起用药部位的反应。

不良反应发生率 双氯芬酸的世界临床研究的综述[1]已报道药物相关的不良反应发生率约为12%，约16%有不良反应的患者停止治疗（相应的数值约为整体患者样本的2%）。最频繁报道的不良反应是胃肠道反应，据报道占患者的7.6%。CNS相关的不良反应在0.7%的患者中有报道，过敏或局部反应在0.4%的患者中有报道。这篇和其他的综述[2]已经表明，与双氯芬酸相关的不良反应通常是轻微和短暂的，并与给药剂量不相关。

儿童不良反应的发生率与成人相似[3]。

1. Willkens RF. Worldwide clinical safety experience with diclofenac. *Semin Arthritis Rheum* 1985; **15** (suppl 1): 105–10.
2. Small RE. Diclofenac sodium. *Clin Pharm* 1989; **8:** 545–8.
3. Standing JF, *et al.* Prospective observational study of adverse drug reactions to diclofenac in children. *Br J Clin Pharmacol* 2009; **68:** 243–51.

对血液的影响 一项大规模评价粒细胞缺乏症、再生障碍性贫血和药物暴露之间的关系的调查结果表明，双氯芬酸与再生障碍性贫血显著相关，估计危险性增加了10倍[1]。其他血液学异常情况的报道包括给予双氯芬酸的患者中出现的溶血性贫血[2,3]、血小板减少症[4,5]、中性粒细胞减少症[5]和粒细胞缺乏症[6]。

局部自发性出血[7]、擦伤[8]、血小板聚集抑制[7]和出血时间延长[8]已有报道。

1. The International Agranulocytosis and Aplastic Anemia Study. Risks of agranulocytosis and aplastic anemia: a first report of their relation to drug use with special reference to analgesics. *JAMA* 1986; **256:** 1749–57.
2. López A, *et al.* Autoimmune hemolytic anemia induced by diclofenac. *Ann Pharmacother* 1995; **29:** 787.
3. Ahrens N, *et al.* Misdiagnosis in patients with diclofenac-induced hemolysis: new cases and a concise review. *Am J Hematol* 2006; **81:** 128–31.
4. George S, Rahi AHS. Thrombocytopenia associated with diclofenac therapy. *Am J Health-Syst Pharm* 1995; **52:** 420–1.
5. Kim HL, Kovacs MJ. Diclofenac-associated thrombocytopenia and neutropenia. *Ann Pharmacother* 1995; **29:** 713–15.
6. Colomina P, Garcia S. Agranulocytosis caused by diclofenac. *DICP Ann Pharmacother* 1989; **23:** 507.
7. Price AJ, Obeid D. Spontaneous non-gastrointestinal bleeding associated with diclofenac. *Lancet* 1989; **ii:** 1520.
8. Khazan U, *et al.* Diclofenac sodium and bruising. *Ann Intern Med* 1990; **112:** 472–3.

对心血管系统的影响 NSAIDs包括双氯芬酸心血管作用的讨论见第92页。

对电解质的影响 双氯芬酸的使用与老年妇女的抗利尿

激素分泌综合征相似的综合征相关[1,2]。英国 CSM 也收到 1 份另一名老年妇女致死性低钠血症的报告[2]。

1. Petersson I, *et al.* Water intoxication associated with non-steroidal anti-inflammatory drug therapy. *Acta Med Scand* 1987; **221:** 221–3.
2. Cheung NT, *et al.* Syndrome of inappropriate secretion of antidiuretic hormone induced by diclofenac. *BMJ* 1993; **306:** 186.

对眼的影响 1 名使用口服双氯芬酸数年的患者干眼和沙眼的主诉增加，并留意到由于胃肠道反应停止使用双氯芬酸 3 天内眼刺激消失[1]。

在角膜毒性的报道中，已经涉及眼部双氯芬酸和相关药物。结膜或角膜溃疡、角膜或巩膜融解和穿孔在使用双氯芬酸滴眼液的患者中有报道，尤其是白内障手术后[2~5]。角膜炎和穿孔在使用酮咯酸滴眼液[4]中也有报道，虽然出现频率较少。溴芬酸的角膜溶解作用见第28页。

1. Reid ALA, Henderson R. Diclofenac and dry, irritable eyes. *Med J Aust* 1994; **160:** 308.
2. Lin JC, *et al.* Corneal melting associated with use of topical nonsteroidal anti-inflammatory drugs after ocular surgery. *Arch Ophthalmol* 2000; **118:** 1129–32.
3. Congdon NG, *et al.* Corneal complications associated with topical ophthalmic use of nonsteroidal antiinflammatory drugs. *J Cataract Refract Surg* 2001; **27:** 622–31.
4. Guidera AC, *et al.* Keratitis, ulceration, and perforation associated with topical nonsteroidal anti-inflammatory drugs. *Ophthalmology* 2001; **108:** 936–44.
5. Flach AJ. Corneal melts associated with topically applied nonsteroidal anti-inflammatory drugs. *Trans Am Ophthalmol Soc* 2001; **99:** 205–10.

对胃肠道的影响 在全身性给予双氯芬酸患者中报道的最常见的不良反应在本质上是胃肠道反应。典型的反应包括上腹部疼痛、恶心、呕吐和腹泻。少见的消化性溃疡和胃肠道出血也有发生。双氯芬酸也已经被作为结肠溃疡[1]、小肠穿孔[2]和假膜性结肠炎[3]的致病因素。双氯芬酸栓剂的直肠给药可引起局部反应如瘙痒、灼痛或出血的加剧。

1. Carson J, *et al.* Colonic ulceration and bleeding during diclofenac therapy. *N Engl J Med* 1990; **323:** 135.
2. Deakin M, *et al.* Small bowel perforation associated with an excessive dose of slow release diclofenac sodium. *BMJ* 1988; **297:** 488–9.
3. Gentric A, Pennec YL. Diclofenac-induced pseudomembranous colitis. *Lancet* 1992; **340:** 126–7.

对肾脏的影响 肾乳头状坏死[1]和肾病综合征[2~4]在使用双氯芬酸的患者中已有报道。也见上文**对电解质的影响**项下。

1. Scott SJ, *et al.* Renal papillary necrosis associated with diclofenac sodium. *BMJ* 1986; **292:** 1050.
2. Beun GDM, *et al.* Isolated minimal change nephropathy associated with diclofenac. *BMJ* 1987; **295:** 182–3.
3. Yinnon AM, *et al.* Nephrotic syndrome associated with diclofenac sodium. *BMJ* 1987; **295:** 556.
4. Tattersall J, *et al.* Membranous nephropathy associated with diclofenac. *Postgrad Med J* 1992; **68:** 392–3.

对肝脏的影响 在使用双氯芬酸的患者中出现血清转氨酶活性的增强和临床的肝炎[1~8]，包括致命的暴发性肝炎[2,5]。还有一例归因于双氯芬酸的肝肾损伤的报道[9]。对 FDA 在 1988 年 11 月至 1991 年 6 月收到的与双氯芬酸相关的肝损伤的 180 个病例进行的分析[10]认为，女性患者和那些因为骨关节炎使用双氯芬酸的患者肝毒性的危险性增加。85%的患者在开始使用双氯芬酸 6 个月内检测到肝毒性。在 66%的患者中损伤的生化模式是肝细胞或混杂的肝细胞性的，在 8%的患者中发现是胆汁淤积性损伤。超敏反应体征不普遍，认为肝损伤的机制可能是一种代谢的特异性反应，而不是由于双氯芬酸本身的毒性。

1. Dunk AA, *et al.* Diclofenac hepatitis. *BMJ* 1982; **284:** 1605–6.
2. Breen EG, *et al.* Fatal hepatitis associated with diclofenac. *Gut* 1986; **27:** 1390–3.
3. Schapira D, *et al.* Diclofenac-induced hepatotoxicity. *Postgrad Med J* 1986; **62:** 63–5.
4. Ryley NG, *et al.* Diclofenac associated hepatitis. *Gut* 1989; **30:** A708.
5. Helfgott SM, *et al.* Diclofenac-associated hepatotoxicity. *JAMA* 1990; **264:** 2660–2.
6. Purcell P, *et al.* Diclofenac hepatitis. *Gut* 1991; **32:** 1381–5.
7. Bhogaraju A, *et al.* Diclofenac-associated hepatitis. *South Med J* 1999; **92:** 711–13.
8. Greaves RRSH, *et al.* Inadvertent diclofenac rechallenge from generic and non-generic prescribing, leading to liver transplantation for fulminant liver failure. *Eur J Gastroenterol Hepatol* 2001; **13:** 71–3.
9. Diggory P, *et al.* Renal and hepatic impairment in association with diclofenac administration. *Postgrad Med J* 1989; **64:** 507–8.
10. Banks AT, *et al.* Diclofenac-associated hepatotoxicity: analysis of 180 cases reported to the Food and Drug Administration as adverse reactions. *Hepatology* 1995; **22:** 820–7.

对皮肤的影响 自限性皮肤反应（如疹或瘙痒）可在给予双氯芬酸的患者中出现。归因于双氯芬酸的更严重的皮肤反应包括大疱性皮炎[1]和多形性红斑[2,3]。局部刺激和坏死在肌内注射双氯芬酸时出现[4~7]。

1. Gabrielsen TØ, *et al.* Drug-induced bullous dermatosis with linear IgA deposits along the basement membrane. *Acta Derm Venereol (Stockh)* 1981; **61:** 439–41.
2. Morris BAP, Remtulla SS. Erythema multiforme major following use of diclofenac. *Can Med Assoc J* 1985; **133:** 665.
3. Young J. Erythema multiforme-like eruption as a result of 'Solaraze' treatment. *J Dermatol Treat* 2003; **14:** 189.
4. Stricker BHC, van Kasteren BJ. Diclofenac-induced isolated myonecrosis and the Nicolau syndrome. *Ann Intern Med* 1992; **117:** 1058.
5. Pillans PI, O'Connor N. Tissue necrosis and necrotising fasciitis after intramuscular administration of diclofenac. *Ann Pharmacother* 1995; **29:** 264–6.
6. Ezzedine K, *et al.* Nicolau syndrome following diclofenac administration. *Br J Dermatol* 2004; **150:** 385–7.
7. Mutalik S, Belgaumkar V. Nicolau syndrome: a report of 2 cases. *J Drugs Dermatol* 2006; **5:** 377–8.

超敏反应 当使用 10～25mg 剂量双氯芬酸攻击时，阿司匹林敏感的哮喘患者发生反应（鼻溢、胸部紧缩感、哮鸣、呼吸困难）[1]。英国 CSM 已经收到 1 名阿司匹林敏感患者在使用单次 25mg 剂量的双氯芬酸后 4h 死于急性哮喘的报告[2]。

已经有过敏性休克的报道[3]。

1. Szczeklik A, *et al.* Asthmatic attacks induced in aspirin-sensitive patients by diclofenac and naproxen. *BMJ* 1977; **2:** 231–2.
2. CSM/MCA. Avoid all NSAIDs in aspirin-sensitive patients. *Current Problems* 1993; **19:** 8.
3. Dux S, *et al.* Anaphylactic shock induced by diclofenac. *BMJ* 1983; **286:** 1861.

注意事项

参见第94页 **NSAIDs**。严重肝或肾损伤患者禁止全身用双氯芬酸。

另外，有中度或重度肾损伤、低血容量症或脱水患者禁止静脉注射双氯芬酸。静脉注射双氯芬酸不应在有出血性素质、脑血管出血（包括可疑的）或哮喘病史的患者中使用，也不应在经历有高危出血的手术的患者中使用。

戴软性隐性镜片的患者不应使用含双氯芬酸的眼制剂。

哺乳 双氯芬酸分布入乳汁，虽然 *BNF 59* 和一些制造商认为量太小以至于不会对哺乳婴儿有害。

卟啉病 双氯芬酸钠与急性卟啉病发作有关，对卟啉病患者是不安全的。

兽医学中的应用 在南亚，双氯芬酸在家畜中的使用与秃鹫数量的严重下降相关，对于秃鹫来说，如果它们食用动物尸体，残留物是高毒性的[1,2]。已经建议以美洛昔康（第78页）作为替代药物。

1. Shultz S, *et al.* Diclofenac poisoning is widespread in declining vulture populations across the Indian subcontinent. *Proc Biol Sci* 2004; **271** (suppl 6): S458–S460.
2. Sharp D. Meloxicam to prevent rabies? *Lancet* 2006; **367:** 887–8.

药物相互作用

与 NSAIDs 相关的药物相互作用见第94页。

对于已经使用其他 NSAIDs 或包括低剂量肝素在内的抗凝血药的患者，不应当静脉给予双氯芬酸。

环孢素 肾功能的恶化归因于双氯芬酸和环孢素联合使用[1]。也注意到环孢素显著增加双氯芬酸浓度[2]，环孢素的注册药品信息建议，当两种药物一起使用时，双氯芬酸的剂量应当减少大约一半。

1. Branthwaite JP, Nicholls A. Cyclosporin and diclofenac interaction in rheumatoid arthritis. *Lancet* 1991; **337:** 252.
2. Kovarik JM, *et al.* Cyclosporine and nonsteroidal antiinflammatory drugs: exploring potential drug interactions and their implications for the treatment of rheumatoid arthritis. *J Clin Pharmacol* 1997; **37:** 336–43.

皮质激素 在明显已存在角膜炎症的患者中，使用含有皮质激素的药物的同时使用含有双氯芬酸的眼用制剂可增加角膜并发症发生的风险。

利尿药 肾功能的恶化归因于双氯芬酸和氨苯蝶啶的联合使用[1]。

1. Härkönen M, Ekblom-Kullberg S. Reversible deterioration of renal function after diclofenac in patient receiving triamterene. *BMJ* 1986; **293:** 698–9.

胃肠药 硫糖铝使用后双氯芬酸血浆浓度下降已有报道[1]。

1. Pedrazzoli J, *et al.* Short-term sucralfate administration alters potassium diclofenac absorption in healthy male volunteers. *Br J Clin Pharmacol* 1997; **43:** 104–8.

脂质调节药 当两种药物一起使用时，考来烯胺实质上表现出可降低双氯芬酸的生物利用度[1]，考来替泊产生相似但较小的影响。

1. al-Balla SR, *et al.* The effects of cholestyramine and colestipol on the absorption of diclofenac in man. *Int J Clin Pharmacol Ther* 1994; **32:** 441–5.

米索前列醇 当以缓释制剂的形式每日 100mg 的剂量给予每日使用 800μg 米索前列醇的受试者时，双氯芬酸的血浆浓度减少[1]。一起使用也与胃肠道效应的发生率和严重性的增加相关。当给予含有 50mg 双氯芬酸和 200μg 米索前列醇的处方时，制造商的研究[2]没有发现双氯芬酸和米索前列醇之间的任何药动学相互作用。

1. Dammann HG, *et al.* Differential effects of misoprostol and ranitidine on the pharmacokinetics of diclofenac and gastrointestinal symptoms. *Br J Clin Pharmacol* 1993; **36:** 345–9.
2. Karim A. Pharmacokinetics of diclofenac and misoprostol when administered alone or as a combination product. *Drugs* 1993; **45** (suppl 1): 7–14.

拟副交感神经药 氯乙酰胆碱眼制剂的注册药品信息已经声明，当在使用局部（眼科的）NSAIDs 治疗的患者中使用时，有报告称乙酰胆碱和卡巴胆碱是无效的。

药动学

以口服溶液、糖衣片、直肠栓剂或肌内注射给药时，双氯芬酸可快速吸收。当以肠溶片给药，尤其是这种制剂形式与食物同服时吸收更缓慢。虽然口服双氯芬酸几乎可完全吸收，但它易受首关代谢的影响，因此约50%的药物以原形到达体循环中。双氯芬酸也可经皮吸收。在治疗浓度下，超过 99%的药物与血浆蛋白结合。双氯芬酸可穿透滑膜液，在那里即使血浆浓度下降它的浓度仍可维持。少量药物可分布入乳汁。终末血浆半衰期为 1～2h。双氯芬酸代谢为 4′-羟基双氯芬酸、5-羟基双氯芬酸、3′-羟基双氯芬酸和 4′，5-二羟基双氯芬酸。随后以葡糖苷酸和硫酸盐结合物的形式主要在尿中排泄（约 60%），但也在胆汁中排泄（约 35%），少于 1%以原形双氯芬酸排泄。

1. Fowler PD, *et al.* Plasma and synovial fluid concentrations of diclofenac sodium and its major hydroxylated metabolites during long-term treatment of rheumatoid arthritis. *Eur J Clin Pharmacol* 1983; **25:** 389–94.
2. Maggi CA, *et al.* Comparative bioavailability of diclofenac hydroxyethylpyrrolidine vs diclofenac sodium in man. *Eur J Clin Pharmacol* 1990; **38:** 207–8.
3. Davies NM, Anderson KE. Clinical pharmacokinetics of diclofenac: therapeutic insights and pitfalls. *Clin Pharmacokinet* 1997; **33:** 184–213.
4. Brenner SS, *et al.* Influence of age and cytochrome P450 2C9 genotype on the steady-state disposition of diclofenac and celecoxib. *Clin Pharmacokinet* 2003; **42:** 283–92.
5. Hinz B, *et al.* Bioavailability of diclofenac potassium at low doses. *Br J Clin Pharmacol* 2005; **59:** 80–4.
6. Standing JF, *et al.* Population pharmacokinetics of oral diclofenac for acute pain in children. *Br J Clin Pharmacol* 2008; **66:** 846–53.
7. Miyatake S, *et al.* Randomized clinical comparisons of diclofenac concentration in the soft tissues and blood plasma between topical and oral applications. *Br J Clin Pharmacol* 2009; **67:** 125–9.

用途和用法

双氯芬酸为苯乙酸衍生物，是一种 NSAID（第94页）。它主要以钠盐形式用于缓解各种情况下的疼痛和炎症：肌肉骨骼和关节疾病如类风湿关节炎、骨关节炎和强直性脊柱炎，关节周围疾病如滑囊炎和腱炎，软组织疾病如扭伤和拉伤，其他疼痛情况如肾绞痛、急性痛风、痛经、偏头痛和一些手术操作后的疼痛。在一些国家，它也用于治疗光化性角化病和发热。双氯芬酸钠滴眼液在白内障摘除术中用于预防操作中的瞳孔缩小、治疗眼部手术或激光治疗后的炎症、手术或意外损伤后角膜上皮缺损的疼痛、缓解季节性变应性结膜炎的眼部体征和症状。

双氯芬酸钠口服或直肠给药的常用剂量是 75～150mg，每日分次给予。在英国，不论给药途径或适应证，最大剂量是每日 150mg，然而，在美国，类风湿关节炎的治疗中允许最大每日 200mg 的口服剂量。双氯芬酸钠的缓释制剂适于口服。已以其等效剂量的游离酸分散制剂口服用于短期至 3 个月的治疗。双氯芬酸还以钾盐形式口服给药。钾盐的剂量与双氯芬酸钠相似。双氯芬酸钾也用于偏头痛的治疗，以 50mg 的起始剂量在发作呈现最初体征时服用，如果症状持续，2h 后可另外给予 50mg。如果需要，每 4～6h 可给予 50mg 增加的剂量，直至每日最大剂量 200mg。

双氯芬酸钠也可以每日 1 次 75mg 的剂量通过深部肌内注射入臀肌，或者在严重情况下，如果需要，以75mg剂量每日给药2次。双氯芬酸钠也可在5%葡萄糖或0.9%氯化钠中（都预先用碳酸氢钠缓冲）连续或间断静脉输注给药或快速静脉注射。对于术后疼痛的治疗，可在超过30～120min的时间内给予75mg的剂量或1次性快速静脉注射。4～6h后，如果需要可重复给药。为防止术后疼痛，可在术后超过15～60min的时间内给予25～50mg双氯芬酸钠起始剂量，随后以5mg/h给药直至每日最大150mg。或者，在50～60s内静脉注射给予起始剂量，随后追加注射直到每日的最大剂量；如果需要静注可在4～6h后重复进行，尽管总剂量不应超过最大的日剂量150mg。推荐胃肠道外使用的最大周期是2天。双氯芬酸钠也以75mg的剂量肌内注射用于肾绞痛，如果需要每30min重复1次。

儿童用药详见下文。

双氯芬酸钠在大多数情况下以0.1%的**滴眼液**使用：

- 在白内障手术中用于防止手术中瞳孔缩小，在手术前2h期间滴入相应的眼，共4次。
- 白内障手术后用于治疗术后炎症，手术后24h开始每日滴4次，最多28天。
- 用于屈光性角膜切除术后疼痛的控制，手术前1h滴2次，手术后在5min间期内立刻滴两次，每次一滴，醒后每2～5h滴1次，最多24h。
- 对于意外伤后疼痛的控制每日4次，每次输注一滴，最多2天。
- 斜视手术后的炎症和不适的治疗中，第一周每日4次，每次一滴，第二周降为每日3次，第三周降为每日2次，第四周按需给药。
- 对于氩激光小梁成形术后炎症的控制，手术前2h期间滴4次，每次一滴，随后每日4次，每次一滴，直至手术后7天。
- 对于放射性角膜切开术后疼痛和不适的治疗，手术前给药一滴，手术后立即给药一滴，随后每日4次，每次一滴，直至2天。
- 如果需要每日4次，每次一滴用于缓解季节变应性结膜炎的症状。

双氯芬酸二乙胺以含有相当于1%双氯芬酸钠的凝胶形式**局部**应用，以缓解疼痛和炎症的局部症状，每日3次或4次施用于受影响的部位。如果用于骨关节炎，14天或28天后应当回顾治疗情况。含4%双氯芬酸钠的局部喷雾也有效。每日3次，每次4喷或5喷（32mg或40mg双氯芬酸钠），直至最多每日15喷（12mg双氯芬酸钠），7天或8天后回顾治疗情况。1.6%双氯芬酸钠局部溶液适用于腕或膝等浅关节处的骨关节炎的治疗，先以小量应用直至总量达到20～40滴，根据关节的尺寸使用，每日重复4次。双氯芬酸也用在光化性角化病的治疗中，以3%双氯芬酸钠凝胶剂每日2次，使用60～90天，但是直到治疗结束以后30天可能也见不到理想的治疗效果。双氯芬酸依泊胺也以含相当于1%双氯芬酸钠的膏剂局部用于足踝扭伤和上髁炎局部症状性疼痛的缓解。在足踝扭伤的治疗中，每日1次，每次敷用一剂膏剂，最多3天。治疗上髁炎时，每日2次，每次敷用一剂，最多14天。

双氯芬酸与米索前列醇（第1912页）联合用于有NSAID诱导的消化性溃疡危险的患者。

用法 *儿童用法* 在1～12岁儿童中，英国批准用于青少年特发性关节炎的口服或直肠双氯芬酸钠剂量为1～3mg/kg，分次给药。在6～12岁儿童中，双氯芬酸钠也可直肠给药用于治疗急性术后疼痛，单独或作为阿片制剂治疗的辅助用药，常用剂量是每日1～2mg/kg，分次给药，最多4天。尽管已经被使用，但是儿童用法中没有批准胃肠道给药途径（见下文）。

BNFC 2009 建议稍许不同的双氯芬酸剂量：在风湿性疾病的治疗中，包括青少年特发性关节炎，对于6个月至18岁的儿童和青少年，推荐每日口服3～5mg/kg的剂量，分2次或3次给药。为缓解如在软组织疾病中的疼痛和炎症，对于6个月至18岁儿童和青少年，推荐口服或直肠剂量为0.3～1mg/kg，每日3次；2～18岁儿童可静脉输注或深部肌内（臀肌）注射相似剂量用于术后疼痛，每日1次或2次，最多2天。

不论何种途径或者适应证，不应当超过150mg的每日最大剂量。

双氯芬酸钾也在年龄超过14岁的儿童中使用，用以治疗风湿病、肌骨骼疾病和术后疼痛；每日口服75～100mg，分2～3次给药。

局部用法 参见持续局部释放双氯芬酸依泊胺的膏剂的使用的参考文献[1～6]和治疗骨关节炎的双氯芬酸联合二甲基亚砜的局部溶液使用的综述[7,8]。后者发现局部用药比口服更有效，并且更易耐受。

1. Galeazzi M, Marcolongo R. A placebo-controlled study of the efficacy and tolerability of a nonsteroidal anti-inflammatory drug, DHEP plaster, in inflammatory peri- and extra-articular rheumatological diseases. *Drugs Exp Clin Res* 1993; **19:** 107–15.
2. Dreiser RL, Tisne-Camus M. DHEP plasters as a topical treatment of knee osteoarthritis—a double-blind placebo-controlled study. *Drugs Exp Clin Res* 1993; **19:** 117–23.
3. Affaitati G, *et al.* Effects of topical diclofenac (DHEP plaster) on skin, subcutis and muscle pain thresholds in subjects without spontaneous pain. *Drugs Exp Clin Res* 2001; **27:** 69–76.
4. Jenoure P-J. Évaluation d'un anti-inflammatoire non stéroïdien topique dans le traitement de la douleur et de l'inflammation: exemple de Flector Tissugel® 1% dispositif local bioadhésif de diclofénac épolamine. *Presse Med* 2004; **33:** 10–13.
5. Brühlmann P, *et al.* Short-term treatment with topical diclofenac epolamine plaster in patients with symptomatic knee osteoarthritis: pooled analysis of two randomised clinical studies. *Curr Med Res Opin* 2006; **22:** 2429–38.
6. Alessandri F, *et al.* Topical diclofenac patch for postoperative wound pain in laparoscopic gynecologic surgery: a randomized study. *J Minim Invasive Gynecol* 2006; **13:** 195–200.
7. Towheed TE. Pennsaid therapy for osteoarthritis of the knee: a systematic review and metaanalysis of randomized controlled trials. *J Rheumatol* 2006; **33:** 567–73.
8. Moen MD. Topical diclofenac solution. *Drugs* 2009; **69:** 2621–32.

光化性角化病 含3%双氯芬酸钠的透明质酸凝胶用在光化性角化病（见**基底细胞癌和鳞状细胞癌**，第639页）的治疗中[1～3]。荟萃分析[4]发现它是有益的，尽管以前认为该制剂可能不比单独使用透明质酸凝胶有更显著的效果[5]。一项对30名多发性光化性角化病患者的开放标签的比较提示，3%双氯芬酸钠凝胶治疗90天（用于脸和头皮一侧的损伤）耐受较好，但是比5%氟尿嘧啶乳剂治疗28天（用于另一侧损伤）的效果稍弱[6]。

1. Rivers JK, McLean DI. An open study to assess the efficacy and safety of topical 3% diclofenac in a 2.5% hyaluronic acid gel for the treatment of actinic keratoses. *Arch Dermatol* 1997; **133:** 1239–42.
2. Rivers JK, *et al.* Topical treatment of actinic keratoses with 3.0% diclofenac in 2.5% hyaluronan gel. *Br J Dermatol* 2002; **146:** 94–100.
3. Ulrich C, *et al.* Treatment of multiple actinic keratoses with topical diclofenac 3% gel in organ transplant recipients: a series of six cases. *Br J Dermatol* 2007; **156** (suppl 3): 40–2.
4. Pirard D, *et al.* Three percent diclofenac in 2.5% hyaluronan gel in the treatment of actinic keratoses: a meta-analysis of the recent studies. *Arch Dermatol Res* 2005; **297:** 185–9.
5. McEwan LE, Smith JG. Topical diclofenac/hyaluronic acid gel in the treatment of solar keratoses. *Australas J Dermatol* 1997; **38:** 187–9.
6. Smith SR, *et al.* Bilateral comparison of the efficacy and tolerability of 3% diclofenac sodium gel and 5% 5-fluorouracil cream in the treatment of actinic keratoses of the face and scalp. *J Drugs Dermatol* 2006; **5:** 156–9.

疼痛 综述如下。

1. McCormack PL, Scott LJ. Diclofenac sodium injection (Dyloject®): in postoperative pain. *Drugs* 2008; **68:** 123–30. Correction. *ibid.*; 801.
2. Derry P, *et al.* Single dose oral diclofenac for acute postoperative pain in adults. Available in The Cochrane Database of Systematic Reviews; Issue 2. Chichester: John Wiley; 2009 (accessed 09/09/09).
3. Standing JF, *et al.* Diclofenac for acute pain in children. Available in The Cochrane Database of Systematic Reviews; Issue 4. Chichester: John Wiley; 2009 (accessed 18/03/10).

制剂

BP 2010: Diclofenac Gel; Gastro-resistant Diclofenac Tablets; Prolonged-release Diclofenac Capsules; Prolonged-release Diclofenac Tablets;
USP 33: Diclofenac Potassium Tablets; Diclofenac Sodium Delayed-release Tablets; Diclofenac Sodium Extended-Release Tablets.

专利制剂

Arg.: Ainedif; Aktiosan†; Aldoron NF; Algicler; Algioxib; Anaflex; ATM 101; Atomo Desinflamante Geldic; Banoclus; Befol; Blokium; Blokium Prost; Calmoflex; Curinflam; Curinflam VL; Damixa†; DFN; Diastone; Diclac; Diclogesic; Diclogrand; Diclolam; Diclomar; Diclonex; Difenac; Difenac Forte; Dilam†; Dioxaflex; Dioxaflex Protect; Disipan; Distec; Dolo Tomanil; Dolofenac; Doloneitor; Dolvan; Doxtran; Excelentia Analgesico; Faboflem†; Flexin; Flexiplen; Flogenac†; Flogolisin; Fluxpiren; Gentisalyl; Iglodine; Imanol; Ingeclof†; Kamox; Kinalgin; Klonafenac; Levedad; Lorbifenac; Metaflex NF; Miocalm†; Nalgiflex; Natura Fenac; Norviken; Oxa; Oxaprost; Pronix; Quer-Out; Rati Salil D; Rodinac; Salicrem Forte; Silfox; Tomanil; Vesalion; Viartril NF; Vimultisa; Virobron Gel; Virobron NF; Volforte; Voltaren; Voltaren Colirio; Voltaren Migra†; Xedenol; Xina†; ***Austral.:*** Arthrotec; Clonac†; Dencorub Anti-Inflammatory; Diclac†; Diclohexal; Dinac; Fenac; Imflac; Solaraze; Viclofen; Voltaren; Voltaren Ophtha; Voltfast; ***Austria:*** Agilomed†; Algefit; Arthrotec; Dedolor; Deflamat; Deflamm†; DiclacHexal; Diclaxol†; Diclo-B†; Diclobene; Diclomelan; Diclostad; Diclosyl; Difene†; Dolo-Voltaren†; Dolpasse; Fenaren†; Flector; Solaraze; Tratul; Voltaren; Zymamed†; ***Belg.:*** Arthrotec; Cataflam; Dicloabak; Diclofast; Diclofemed; Diclotop; Docdiclofe; Flector; Motifene; Polyflam; Voltapatch; Voltaren; ***Braz.:*** Ana-Flex; Artren; Augelit†; Bel-Gel†; Benevran; Biofenac; Cataflam; Cataflex; Cataflexym; Catalgem†; Cinaflan†; Clofaren†; Clofen†; Clofenak; Clofenid; Deltaflogin; Deltaren; Desinflex†; Diclac†; Diclo P; Diclof†; Diclofenax†; Diclogenom; Diclokalium†; Diclonaco; Diclonatrium†; Diclonax; Diclonil; Diclosod†; Diclosodico; Difenan†; Dioxaflex; Dnaren; Dorflan†; Dorgen†; Doriflan†; Fenaflan; Fenaren; Fenburil; Fisioren; Fladon; Flamalgen†; Flamatrat P; Flanakin; Flanaren; Flexamina†; Flodin Duo; Flogan; Flogesic†; Flogiren; Flogonac†; Flotac; Infladoren†; Inflamax; Kindaren; Lifaren†; Luparen†; Maxilerg; Neocoflan; Neotaflan; Neotaren; Olfen; Optamax†; Ortoflan; Poltax; Probenxil; Prodofenaco; Profenac†; Sodix; Still; Tonaflan†; Tricin†; Vendrex; Voltaflan; Voltaflex; Voltaren; Voltaren Colirio; Voltrix; Zotac; ***Canad.:*** Apo-Diclo; Arthrotec; Novo-Difenac; Nu-Diclo; Pennsaid; Voltaren; Voltaren Ophtha; ***Chile:*** 3A Ofteno; Amofen; Artren; Autdol; Cataflam; Deflamat; Diclotaren; Dicogel; Elitiran; Exflam†; Flamesan; Flector; Flotac; Klafenac; Lertus; Merpal; Noxiflex†; Oftic; Pirexyl; Piroflam; Pro Lertus; Sipirac; Turbogesic; Voltaren; ***Cz.:*** Almiral; Apo-Diclo; Arthrotec†; Diclofen; Dicloreum; DIKY; Dolmina; Dorosan; Feloran†; Flector; Inflamac†; Monoflam; Myogit; Nacloft†; Naklofen; Olfen; Rewodina; Uniclophen; Uno; Veral; Voltaren; ***Denm.:*** Arthrotec; Diclodan; Diclon; Difenet; Eeze; Fenacop; Flector; Modifenac; Solaraze; Voltaren; Vostar†; ***Fin.:*** Arthrotec; Diclometin†; Diclomex; Eeze; Flector†; Motifene; Pennsaid†; Solaraze; Trabona†; Voltaren; ***Fr.:*** Artotec; Dicloced; Flector; Solaraze; Voldal†; Voltarenactigo; Voltarendolo; Voltarene; Xenid; ***Ger.:*** Allvoran; Arthotec; Arthrex; Diclabeta; Diclac; Diclo; Diclo-Divido; Diclo-Gel†; Diclo-Puren; Diclo-saar; Diclodoc; Diclofenbeta; Difen; Dolgit-Diclo; duravolten†; Effekton; Jenafenac†; Jutafenac; Lexobene†; Monoflam; Myogit†; Optalidon Zahnschmerz mit Diclofenac; Rewodina; Sandoz Schmerzgel; Solaraze; Voltaren; Voltaren Ophtha; ***Gr.:*** Actisuny; Anthraxiton; Arthrotec; Batafil; Cataflam; Clonac; Contralg; Declofon; Delimon; Denaclof; Diclofast; Diclojet; Diclophlogont; Dicloplast; Difend; Dinaclon; Evinopon; Eyeclof; Fenoclof; Figrel; Flefarmin; Inflaforte; Javipren; Linobol; Miniflam; Optobet; Pengon; Pennsaid; Relipain; Rheumavek; Ruvominox; Sfinac; Topalgon; Urigon; Vilacril; Vilonit; Voltaren; Vurdon; ***Hong Kong:*** Almiral; Analpan†; Apo-Diclo; Artharen; Arthrotec; Aston; Cataflam; Clofec; Clofenac; Curinflam; Diclo-Denk; Diclofen†; Diclogesic†; Difenac; Difenol†; Erdon; Eurofenac; Fenadium; Flector; Flogofenac†; Grofenac†; Inflanac; Lesflam; Olfen; Painoff; Remafen; Remethan; Ren; Rhemofenax†; Ruvominox; Synfenac; Taks; Uniren; Vartelon; Viclofenac; Voltaren; Voltaren Ophtha; Volton; Votalen; Zolterol; ***Hung.:*** Cataflam; Diclac; Diclomel; Flameril; Flector; Fortedol; Huma-Difenac†; Olfen†; Veral†; Voltaren; Voltaren Ophta; ***India:*** Cofenac; Diclomol; Diclonac; Dicloran; Doflex; Dolocide K; Dolocide Plus; Emflam; Esgipyrin DS; Fenlodac†; Fensaide; I-Gesic; Jonac; K-Fenac; Nac; Nac Gel; Oxalgin; Oxalgin-D; Oxalgin-SR; Profenac; Reactine; Relaxyl; Solunac†; Tromagesic; Tromax; Voveran; ***Indon.:*** Abdiflam†; Aclonac; Alflam; Atranac; Berifen†; Cataflam; Catanac; Deflamat; Dicloflam; Diclomec†; Diflam; Divoltar; Eflagen; Elithris; Exaflam; Fenaren; Fenavel; Flamar; Flamenac†; Inflam; Kadiflam; Kaditic; Kaflam; Kamaflam; Klotaren; Laflanac; Linac; Matsunaflam; Merflam; Nacoflar; Nadifen; Neurofenac; Nichoflam; Nilaren; Potazen†; Prostanac†; Provoltar; Reclofen; Renadinac; Renvol; Scanaflam; Scantaren; Tirmaclo; Valto; Volmatik; Voltadex; Voltaren; Voltaren Ophtha; Voren; X-Flam; Xepathritis; Yariflam; Zegren; ***Irl.:*** Arthrotec; Cataflam; Diclac; Diclo; Diclomax†; Diclomel†; Difene; Flector; Kyflam; Solaraze; Vologen†; Voltarol; Voltarol Ophtha; Voltfast; ***Israel:*** Abitren; Arthrotec; Betaren; Cataflam; Dicloplast; Diclorengel; Olfen; Physicare Gel; Voltaren; Voltaren Ophtha; ***Ital.:*** Algosenac; Artrotec; Dealgic; Deflamat; Diclocular; Diclofan; Dicloftil; Dicloral; Dicloreum; Diclotears; Dolaut; Doroxan; Dropflam; Fenadol; Fender; Flector; Flogofenac; Forgenac†; Itami; Leviogel; Lisiflen†; Misofenac; Molfenac†; Novapirina; Pennsaid; Solaraze; Topfans; Voltadol; Voltadvance; Voltaren; Voltfast; Zeroflog; ***Jpn:*** Anavan; ***Malaysia:*** Almiral; Apo-Diclo†; Cataflam; Clofec; Clofenac†; Difnal; Doroxan; Fenac; Fenadium†; Inflanac; Lesflam; Neo-Pyrazon†; Olfen; Remafen; Remethan; Taks†; Uniren; Vokam; Voltaren; Voren; Zolterol; ***Mex.:*** 3A Ofteno; Alsidexten†; Ariflam; Artrenac; Artrenac Pro; Artrene; Artrotec; Atalak; Calaffler; Catafast; Cataflam; Clo-Far; Clofenix; Clonodifen; Coral; Deflox; Dicfafena; Diclac; Dicloran; Diclosol; Dioxaflex; Diqfanol; Dirret; Docril; Dofen; Doflatem; Dolaren; Dolflam; Dolofenac; Doltarac; Evadol; Fenagel; Fenalgin; Fervex; Flamydol; Flamygel; Flankol; Flogoken; Flotac; Fortical; Fustaren; Galedol; Hipo Sport; Lertus; Lifenac; Liroken; Lodyfen; Lonatec; Lufac-Z; Mafena; Manacon; Merxil; Metracin†; Musol; Nediclon; Neo-Dolaren; Pharmaflam; Practiser; Precifenac; Selectofen; Solof; Still; Uni-Fenil†; Vicmafen; Volfenac; Voltaren; ***Neth.:*** Arthrotec; Artrotec; Cataflam; Dicloabak; Itami; Misofenac; Naclof; Normulen; Otriflu; Voltaren; ***Norw.:*** Arthrotec; Cataflam; Modifenac; Otriflu; Solaraze; Voltaren; Voltaren Ophtha; ***NZ:*** Apo-Diclo; Cataflam; Diclax; Diclohexal†; Flameril; Voltaren; Voltaren Ophtha; Voltfast; ***Philipp.:*** Acuflam; Canefol; Cataflam; Cataflin; Clofenix; Clofil; Clonaren†; Curafen; Diclogen; Difenamin; Difenax; Diflapane; Doloflam; Dycon; Dynapar; Eslofen†; Fenaspec; Fendil; Klaxon; Lobafen; Lofenax; Maxi; Medclof; Neo-Pyrazon; Nepenthe†; Parafortan; Rheuflam; Uniclonax; Volfenn; Voltaren; Voren; Zobid†; ***Pol.:*** Apo-Diclo†; Arthrotec; Cataflam; Diclac; Dicloberl; Diclobion; DicloDuo; Dicloratio; Dicloreum; Dicloziaja; Difadol; Diklonat P; Dikloziaja†; Diky; Felogel; Majamil; Naclof; Naklofen; Olfen; Ratiogel†; Rewodina; Veral; Voltaren; Voltenac; ***Port.:*** Arthrotec; Cataflam; Clofen; Dagesil; Dicloabak; Diclodent; Diclofar; Dicloftal†; Diclospray; Diclotec; Difnan†; Dofene; Dolacen; Dorcalor; Fenac; Fenil-V; Flameril; Flector; Frenalgil; Olfen; Otriflu; Painex; Pennsaid; Solaraze; Voltadol; Voltaren; ***Rus.:*** Almiral (Алмирал)†; Apo-Diclo (Апо-дикло)†; Arthrotec (Артротек)†; Diclac (Диклак); Diclo-F (Дикло-ф); Diclobene (Диклобене); Dicloberl (Диклоберл)†; Diclonat (Диклонат); Dicloran (Диклоран); Diclovit (Дикловит); Feloran (Фелоран)†; Flameril (Фламерил); Naclof (Наклоф)†; Naklofen (Наклофен); Naklofen Duo (Наклофен Дуо); Ortofer (Ортофер); Ortoflex (Ортофлекс); Rapten Rapid (Раптен Рапид); Voltaren (Вольтарен); ***S.Afr.:*** Adco-Clofelam; Arcanafenac†; Arthrotec; Arthru-Derm; Cataflam; Dicloflam; Diclohexal; Dynak; Fenisun; Flexagen†; Fortfen; Infla-Ban†; K-Fenak; Panamor; Pharmaflam†; Veltex; Voltaren; Voltaren Ophtha; ***Singapore:*** Almiral; Cataflam; Clofec; Clofenac†; Diclo; Dicloran; Difenac; Difnal; Inac; Inflanac; Lesflam; Olfen; Pritaren; Remafen; Rhewlin; Ultrafen; Uniren; Voltaren; Voltaren Ophtha; Voren; Zolterol; ***Spain:*** Artrotec; Di Retard; Dicloabak; Dolo Nervobion; Dolo-Voltaren; Dolotren; Luase†; Normulen; Sulexon†; Voltaren; ***Swed.:*** Arthrotec; Eeze; Flector; Modifenac†; Solaraze; Voltaren; Voltaren Ophtha; Voltaren T; ***Switz.:*** Agofenac†; Arthrotec; Athrofen†; Deflamat†; Diclac; diclo-basan†; Diclosifar; Difen-Stulln; Ecofenac; Effigel; Fenisole; Flam-X; Flector; Fortenac; Grofenac†; Inflamac; Olfen; Primofenac; Relova; Tonopan; Vifenac; Voltaren Dolo; Voltaren Emulgel; Voltaren Ophta; Voltarene; Voltfast; ***Thai.:*** Ammi-Votara; Amminac; Antenac; Arclonac; Arthrotec†; Cataflam; Catanac; Cencenac; Chinclona; Chinclonac; Clofec; Clofon; Covonac; D-Fiam; Demac; Diclogel; Diclogesic; Diclolan; Diclomol; Diclosian; Difaren; Difelene; Difen†; Difenac; Difengesic; Difeno; Difensic; Dinac; Dinefec†; Dolonil; Dosanac; Fenac; Fenacaine; Fenacil; Fenagel; Flexy; Infenac; Inflamma; Inflanac; Klyzen; Lesflam; Lofenac; Manfenac; Masaren; Myfenax; Myonac; N-Zen; Naclof†; Olfen†; Ostaren; Pai-Noren; Painelief; Posnac†; Remethan; Rhumanol; Rumatab†; Sefnac; Sinclonac; Subsyde; Taks; Tarjen; Tarjena; Uniren; V-Therlen; Vasalen; Veenac; Ventarone; Vesconac; Volfen; Volfenac; Volnac; Volta; Voltanac; Voltaren; Voltex Kool; Volverac; Voren; Votamed; ***Turk.:*** Actinoma; Arthrotec; Cataflam; Deflamat; Dicloflam; Diclomec; Difenak; Diklo-S; Diklopain; Dikloron; Dikloteva; Dolorex; Flector; Inflased; Kalidren; Miyadren; Volfenaks; Voltaren; Voltaren Ophta; ***UAE:*** Clofen; ***UK:*** Arthrotec; Defanac; Defenac; Dexomon; Dicloflex; Diclomax; Diclovol; Diclozip; Dyloject; Econac; Fenactol; Flamatak; Flamrase; Lofensaid†; Mobigel; Motifene; Pennsaid; Rheumatac; Rhumalgan; Slofenac; Solaraze; Volraman; Volsaid; Voltarol; Voltarol Ophtha; ***Ukr.:*** Diclac (Диклак); Diclo-F (Дикло-Ф); Dicloberl (Диклоберл); Diclobru (Диклобрю); Diclocain (Диклокаин); Diclopherol (Диклоферол)†; Naclof (Наклоф); Naklofen (Наклофен); Olfen (Олфен); Rapten Rapid (Раптен Рапид); Voltaren (Вольтарен); ***USA:*** Arthrotec; Cambia; Cataflam; Flector; Pennsaid; Solaraze; Voltaren; Zipsor; ***Venez.:*** 3A Ofteno; Arthrotec; Artren; Campal; Cataflam; Clofen; Clofenac; Diagesic; Diclofen P; Diclosal; Diclostan†; Difenac; Diklason; Diralon; Dival; Doltren†; Flogaren; Flotac; Klafenac; Viavox; Voltaren; Volten; Votaxil.

多组分制剂 ***Arg.:*** Albesine Biotic; Algicler; Algio Nervomax; Algio Nervomax Fuerte; Amixen Plus; Befol Plus; Belmalen; Blokium B12; Blokium Flex; Blokium Gesic; Corteroid Gesic; Curinflam Plus; Delta Tomanil B12; Diclogesic Forte; Diclogesic Plus B12; Diclogesic Relax; Diclomar Flex; Diclonex Relax; Dioxaflex B12; Dioxaflex Forte; Dioxaflex Gesic; Dioxaflex Plus; Dolo Nervobion; Dolo Nervobion 10000; Dolvan Flex; Doxtran B12; Doxtran Flex; Doxtran Gesic; Flaval; Glifapen; Iglodine Flex; Ingebrax†; Lertus Biotic†; Metaflex Gesic; Metaflex Plus NF; Meticil; Mio Aldoron NF; Mio-Virobron NF†; Nalgiflex Relax; Oxa B12; Oxa Forte; Oxa Sport; Oxadisten; Oxafem; Oxagesic; Panclo B12; Pancloflex; Panclogesic; Prifec; Rodinac B12†; Rodinac Biotic; Rodinac Flex; Rodinac Gesic; Silfox Flex; Tafirol Artro; Tobradiclo†; Tobratlas; Tomanil Flex; Vesalion B12; Vesalion Flex; Vesalion Gesic; Viartril Flex; Virobron B12 NF; Voltaren Flex; Voltaren Forte; Xedenol B12; Xedenol Flex; Xedenol Gesic; ***Austria:*** Diclovit; Dolo-Neurobion; Neodolpasse; Neurofenac; Voltamicin; ***Belg.:*** Ocubrax; ***Braz.:*** Algi-Butazolon†; Algi-Tanderil†; Beserol; Cedrilax†; Codaten; Diclofetamol; Flexalgin; Mioflex A; Sedilax; Tandene; Tanderalgin; Tandriflan; Tandrilax; Torsilax; Trilax†; ***Chile:*** Dolo-Neurobionta; ***Cz.:*** Neodolpasse; Voltamicin†; ***Ger.:*** Combaren; Voltaren Plus; ***Gr.:*** Tobrafen; ***Hong Kong:*** Vartelon-B; Vidaclofen-Plus†; ***Hung.:*** Neodolpasse; Ocubrax†; Voltamicin†; ***India:*** Actimol; Buta-Proxyvon†; Butaproxyvon; Cipzen D; Cipzox; Cofenac; Diclogenta; Diclomol; Dicloran-A; Dicloran-MS; Diclospa; Diser; Doflex Plus; Dolocide KP; Dolocide MR; DP Gesic; Duoflam Gel; Esgipyrin; Fenaplus-MR†; Fenaplus†; Fensaide-P; Flanzen-D; Inflazone; Myospaz Forte; Nicip D; Omnigel; Osteoflam-MR; Oxalgin-DP; Pacizox; Paracip Plus; Reactine Forte; Reactine Plus; Reducin-A; Relaxyl Plus; Spasmo-Proxyvon Forte; Systaflam; ***Indon.:*** Dolofenac; ***Ital.:*** Voltamicin†; ***Malaysia:*** Voren Plus; ***Mex.:*** Ariflam Forte; Diclovith-B; Dolaren; Dolnefort; Dolo-Neurobion; Dolo-Pangavit; Dolvifen; Duciclon; Duoflex; Empatil; Lertus CD; Ortocol; Tafirol AC; Trazinac; Tribedoce Compuesto; Uni-Dox; Voltaren Forte; ***Philipp.:*** Neurofenac; ***Pol.:*** Venozel; ***Rus.:*** Diclofenacol (Диклофенакол); Dicloran Plus (Диклоран Плюс); Neurodiclovit (Нейродикловит); ***Singapore:*** Dinopen; Voren Plus; ***Spain:*** Ocubrax; ***Switz.:*** Flectoparin; Tobrafen; Voltamicin; ***Thai.:*** Bufenac; ***Turk.:*** Aftogel; Ocubrax; ***Ukr.:*** Bol-Ran (Бол-Ран); Diclofen-Gel (Диклофен); Dicloran Plus (Диклоран Плюс); Dipren (Дипрен)†; Dolaren (Доларен); Ocubrax (Окубракс); ***Venez.:*** Combaren; Painfort; Todenac; Trazinac.

Diethylamine Salicylate 水杨酸二乙胺

Diaethylamini Salicylas; Dietylaminsalicylat; Dietyyliamiinisalisylaatti; Salicilato de dietilamina; Salisilat Dietilamin.

Диэтиламин Салицилат; Салицилат Диэтиламина

$C_{11}H_{17}NO_3 = 211.3$.

CAS — 4419-92-5.

Pharmacopoeias. In *Br.* and *Chin.*

BP 2010 (Diethylamine Salicylate) 白色或几乎白色、无臭或几乎无臭的结晶。极易溶于水；易溶于乙醇和氯仿。避光。避免与铁或铁盐接触。

简介

水杨酸二乙胺是水杨酸衍生物，与水杨酸甲酯（第82页）类似，在发赤药制剂中局部用于风湿痛和肌痛。

制剂

BP 2010: Diethylamine Salicylate Cream.

专利制剂

Belg.: Algesal; ***Canad.:*** Physiogesic; ***Fin.:*** Algesal; ***Fr.:*** Algesal; ***Gr.:*** Algesal; ***Hung.:*** Aciphen; ***India:*** Multigesic; ***Neth.:*** Algesal; ***Norw.:*** Algesal; ***Pol.:*** Saldiam; ***Port.:*** Algicum; Algiderma; Massagim; ***Swed.:*** Algesal; ***Turk.:*** Algesal; Reparil; ***UK:*** Algesal; Lloyd's Cream; ***Venez.:*** Alesal.

多组分制剂 ***Arg.:*** Algesal; Cartiflex; Crema Antiinflamatoria; Rati Salil Flex; Salicrem; ***Austral.:*** Rubesal; ***Austria:*** Algesal; Derivon; Dolo-Menthoneurin; Igitur-antirheumatische†; Igitur-Rheumafluid†; Latesyl; Pasta rubra salicylata†; Reparil; Rheugesal; Thermal†; ***Belg.:*** Reparil; ***Braz.:*** Reparil; ***Chile:*** Repariven; ***Cz.:*** Algesal; Reparil-Gel N; ***Fr.:*** Algesal Suractive; Reparil; Traumalgyl†; ***Ger.:*** Algesal; Dolo-Menthoneurin†; Doloneuro†; Reparil-Gel N; ***Gr.:*** Algesal Suractive; Ponostop; ***Hong Kong:*** Reparil; Rubesal†; ***Hung.:*** Algesal; Reparil N; ***Indon.:*** Algesal Superactive; ***Ital.:*** Edeven; Liotontrauma; Reparil CM; Reparil†; Sedalpan; Viamal Trauma; ***Malaysia:*** Reparil-Gel N; ***Neth.:*** Algesal Forte; ***Philipp.:*** Reparil N; ***Pol.:*** Reparil N; ***Port.:*** Algesal; Latesil; Medalginan; Venoparil; ***S.Afr.:*** Reparil; ***Spain:*** Algesal; Contusin; Dolmitin; Feparil; Radio Salil; ***Switz.:*** Algesal†; Algesalona†; Mavena Proctal-Gen; Reparil N; Reparil†; ***Thai.:*** Reparil; Veno-gel; ***Turk.:*** Algesal Suractive; Prepagel; ***UAE:*** Rubicalm; ***UK:*** Fiery Jack; Transvasin Heat Spray; ***Ukr.:*** Reparil-Gel N (Репарил-Гель Н); ***Venez.:*** Lemazol.

Diflunisal (*BAN*, *USAN*, *rINN*) 二氟尼柳

Diflunisaali; Diflunisalis; Diflunisalum; Diflunizal; MK-647. 5-(2,4-Difluorophenyl)salicylic acid.

Дифлунисал

$C_{13}H_8F_2O_3 = 250.2$.

CAS — 22494-42-4.

ATC — N02BA11.

ATC Vet — QN02BA11.

UNII — 7C546U4DEN.

Pharmacopoeias. In *Chin.*, *Eur.* (see p.vii), and *US.*

Ph. Eur. 6.8 (Diflunisal) 白色或几乎白色结晶性粉末。具有多态性。几乎不溶于水；可溶于乙醇、稀碱溶液。避光。

USP 33 (Diflunisal) 白色或米色粉末，几乎无臭。不溶于水和己烷；易溶于乙醇和甲醇；溶于丙酮和乙酸乙酯；微溶于四氯化碳、氯仿和二氯甲烷。

不良反应和处置

参见第92页 **NSAIDs** 二氟尼柳最常见的不良反应是胃肠功能紊乱、头痛和药疹。消化性溃疡和胃肠出血也有报道。头晕、困倦、失眠、耳鸣也可发生。

对血液的影响 与二氟尼柳相关的血液不良反应并不多见，有1例关于二氟尼柳诱发风湿性关节炎患者发生外周血小板破坏而造成的血小板减少症的报道[1]。Heinz小体溶血性贫血也有报道，参见下文**超敏反应**项下。

1. Bobrove AM. Diflunisal-associated thrombocytopenia in a patient with rheumatoid arthritis. *Arthritis Rheum* 1988; **31:** 148–9.

对肾脏的影响 有报道服用二氟尼柳后引起以急性少尿型肾功能衰竭为临床表现的急性间质性肾炎、红皮病和嗜酸性粒细胞增多[1]。

1. Chan LK, *et al.* Acute interstitial nephritis and erythroderma associated with diflunisal. *BMJ* 1980; **280:** 84–5.

对肺的影响 二氟尼柳治疗引发的肺炎参见下文**超敏反应**项下。

对皮肤的影响 与二氟尼柳相关的 Stevens-Johnson 综合征的报道[1,2]。也可见下文**超敏反应**项下。

1. Hunter JA, *et al.* Diflunisal and Stevens-Johnson syndrome. *BMJ* 1978; **2:** 1088.
2. Grom JA, *et al.* Diflunisal-induced erythema multiforme major. *Hosp Formul* 1986; **21:** 353–4.

超敏反应 报道称，3例患者发生二氟尼柳超敏反应，主要临床特征为：发热、肝转氨酶升高、红皮病、嗜酸性粒细胞增多[1]。其中，一例患者发生 Heinz 小体溶血性贫血，其他与二氟尼柳治疗相关的超敏反应包括肺炎[2]、急性坏死性筋膜炎[3]。

1. Cook DJ, *et al.* Three cases of diflunisal hypersensitivity. *Can Med Assoc J* 1988; **138:** 1029–30.
2. Rich MW, Thomas RA. A case of eosinophilic pneumonia and vasculitis induced by diflunisal. *Chest* 1997; **111:** 1767–9.
3. Krige JEJ, *et al.* Necrotising fasciitis after diflunisal for minor injury. *Lancet* 1985; **ii:** 1432–3.

过量 二氟尼柳中毒有时是致命的[1,2]，据报道不涉及其他药物时，15g的剂量可引起死亡，而与其他药物合用时，7.5g剂量可致死。

1. Court H, Volans GN. Poisoning after overdose with non-steroidal anti-inflammatory drugs. *Adverse Drug React Acute Poisoning Rev* 1984; **3:** 1–21.
2. Levine B, *et al.* Diflunisal related fatality: a case report. *Forensic Sci Int* 1987; **35:** 45–50.

注意事项

参见第94页 **NSAIDs**。对于有明显肾损伤患者，二氟尼柳需减量，禁用于严重肾损伤者。因为 Reye 综合征的危险，除非有特殊的适应证，不推荐将阿司匹林和其他水杨酸盐用于儿童，虽然此注意事项还没有明确扩大到二氟尼柳，但是通常不允许将二氟尼柳用于儿童。

药物相互作用

与 NSAIDs 相关的药物相互作用见第94页。

阿司匹林可轻微降低二氟尼柳的血浆药物浓度。据报道，二氟尼柳可增加吲哚美辛和对乙酰氨基酚的血浆药物浓度，二氟尼柳和吲哚美辛合用可发生致命的胃肠出血，因此禁止两药合用。常规使用抗酸药可降低二氟尼柳的吸收。

苯二氮䓬类 二氟尼柳对奥沙西泮血药浓度的影响见第960页。

丙磺舒 与丙磺舒合用时，二氟尼柳的平均稳态血药浓度增加65%[1]，这主要是由于酚基和酰基葡糖苷酸形成减少。然而这些葡糖苷酸和硫酸结合物的血药浓度也升高，因为丙磺舒减少了它们的肾清除率。

1. Macdonald JI, *et al.* Effect of probenecid on the formation and elimination kinetics of the sulphate and glucuronide conjugates of diflunisal. *Eur J Clin Pharmacol* 1995; **47:** 519–23.

药动学

二氟尼柳从胃肠道吸收良好，血药浓度在单剂量摄入2～3h后达到峰值。与血浆蛋白结合率大于99%，血浆半衰期为8～12h。二氟尼柳呈非线性药动学特征，即剂量加倍时，药物的累积并不加倍。由于长半衰期和非线性消除，多次给药后，达到稳态血药浓度需要几天时间。给予初始负荷剂量可缩短达稳态血药的时间。关节滑液中二氟尼柳的浓度可达到血药浓度的70%。主要以葡糖苷酸结合物的形式由尿液排泄。胆汁循环也可发生。二氟尼柳分布到乳汁中，据报道浓度为血药浓度的2%～7%。

1. Loewen GR, *et al.* Effect of dose on the glucuronidation and sulphation kinetics of diflunisal in man: single dose studies. *Br J Clin Pharmacol* 1988; **26:** 31–9.
2. Eriksson L-O, *et al.* Influence of renal failure, rheumatoid arthritis and old age on the pharmacokinetics of diflunisal. *Eur J Clin Pharmacol* 1989; **36:** 165–74.
3. Verbeeck RK, *et al.* The effect of multiple dosage on the kinetics of glucuronidation and sulphation of diflunisal in man. *Br J Clin Pharmacol* 1990; **29:** 381–9.
4. Macdonald JI, *et al.* Sex-difference and the effects of smoking and oral contraceptive steroids on the kinetics of diflunisal. *Eur J Clin Pharmacol* 1990; **38:** 175–9.
5. Nuernberg B, *et al.* Pharmacokinetics of diflunisal in patients. *Clin Pharmacokinet* 1991; **20:** 81–9.

用途和用法

二氟尼柳是水杨酸衍生物（见第23页**阿司匹林**），但是并不水解产生水杨酸，其临床效应更类似于丙酸衍生物 NSAIDs 如布洛芬（第63页）。用于轻中度疼痛的紧急或长期治疗，缓解骨关节炎、类风湿关节炎的疼痛和炎症，缓解原发痛经的症状。用于疼痛缓解，初次剂量1g，之后维持量每12h 500mg。尽管有些患者可能需要每8h 500mg。在另一些患者中使用500mg较低的起始剂量，随后每8～12h 250mg可能就足够。治疗关节炎的常用口服剂量是每日500mg～1g，分2次给药，根据反应调整剂量。无论何种适应证，不推荐维持剂量大于1.5g。在肾损伤患者中可能需要降低剂量，见下文。

二氟尼柳精氨酸的给药方式相似，可口服、肌内注射或静脉注射。

在肾损伤中的用法 对于明显肾损伤患者，二氟尼柳需减量，不用于严重肾损伤患者。

制剂

BP 2010: Diflunisal Tablets;
USP 33: Diflunisal Tablets.

专利制剂

Austral.: Dolobid†; ***Austria:*** Flunigett†; ***Belg.:*** Diflusal†; ***Denm.:*** Donobid†; ***Gr.:*** Analeric; Di-Flu; ***Ital.:*** Artrodol†; ***Neth.:*** Dolobid†; Dolocid†; ***Norw.:*** Donobid†; ***Port.:*** Dolobid†; Flunidor†; ***Spain:*** Dolobid†; ***Swed.:*** Donobid†; ***Thai.:*** Dolobid; ***Turk.:*** Dolphin; ***UK:*** Dolobid†; ***USA:*** Dolobid†; ***Venez.:*** Dolobid†.

Dihydrocodeine Phosphate (*BANM*, *rINNM*) 磷酸双氢可待因

Dihydrocodéine, Phosphate de; Dihydrocodeini Phosphas; Fosfato de dihidrocodeína; Hydrocodeine Phosphate.

Дигидрокодеина Фосфат

$C_{18}H_{23}NO_3,H_3PO_4 = 399.4$.

CAS — 24204-13-5.

ATC — N02AA08.

ATC Vet — QN02AA08.

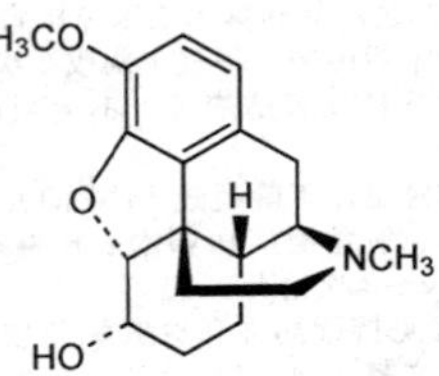

(dihydrocodeine)

Pharmacopoeias. In *Jpn.*

Dihydrocodeine Tartrate（*BANM*，*rINNM*）**酒石酸双氢可待因**

Dihidrokodein-hidrogén-tartrát; Dihidrokodeino-vandenilio tartratas; Dihydrocodeine Acid Tartrate; Dihydrocodeine Bitartrate; Dihydrocodeine Hydrogen Tartrate; Dihydrocodéine, hydrogénotartrate de; Dihydrocodéine, Tartrate de; Dihydrocodeini Bitartras; Dihydrocodeini hydrogenotartras; Dihydrocodeini Tartras; Dihydrokodeiinivetytartratti; Dihydrokodein-tartarát; Dihydrokodeinvätetartrat; Dihydrokodeiny wodorowinian; Drocode Bitartrate; Hydrocodeine Bitartrate; Tartrato de dihidrocodeína. 4,5-Epoxy-3-methoxy-17-methylmorphinan-6-ol hydrogen tartrate.

Дигидрокодеина Тартрат

$C_{18}H_{23}NO_3,C_4H_6O_6$ = 451.5.

CAS — 125-28-0 (dihydrocodeine); 5965-13-9 (dihydrocodeine tartrate).

UNII — 8LXS95BSA9.

注：酒石酸双氢可待因复方制剂可以用以下名称表示。

- co-dydramol（*BAN*）——1 份酒石酸双氢可待因和 50 份对乙酰氨基酚（质量分数）。

俗名 下列术语已被用作各种形式的酒石酸双氢可待因的“俗名”（第ⅶ页）或俚语：DFs；Diffs；Duncan Flockharts。

Pharmacopoeias. In *Eur.* (see p.vii) and *US.*

Ph. Eur. 6. 8（Dihydrocodeine Hydrogen Tartrate；Dihydrocodeine Tartrate BP 2010） 白色或类白色结晶性粉末。易溶于水；略溶于乙醇；几乎不溶于环己烷。10%水溶液的 pH 值为 3.2～4.2。避光。

USP 33（Dihydrocodeine Bitartrate） 10%水溶液的 pH 值为 3.2～4.2，贮藏于密闭容器中。

依赖性和戒断症状

参见**阿片类镇痛药**，第96页。双氢可待因已经被滥用（见下文**注意事项**项下）。

不良反应和处置

参见第97页**阿片类镇痛药**，双氢可待因的副作用小于吗啡。

过量 文献报道，1 名 29 岁男性过量服用双氢可待因 2.1g，13h 后出现肝肾损伤[1]。过量用药后 36h 发生危及生命的呼吸抑制，只对大剂量（纳洛酮总量 46.6mg）长疗程（106h）的纳洛酮有反应。关于这则报道的评论，有人对肝损伤的证据提出质疑，认为肝转氨酶数值升高是横纹肌溶解的结果[2～4]，而横纹肌溶解也可能导致肾损伤。

过量服用数量未明确的双氢可待因片剂[5]后发生的过敏样反应似乎对静脉给予纳洛酮有反应。

1. Redfern N. Dihydrocodeine overdose treated with naloxone infusion. *BMJ* 1983; **287:** 751–2.
2. Buckley BM, Vale JA. Dihydrocodeine overdose treated with naloxone infusion. *BMJ* 1983; **287:** 1547.
3. Blain PG, Lane RJM. Dihydrocodeine overdose treated with naloxone infusion. *BMJ* 1983; **287:** 1547.
4. Wen P. Dihydrocodeine overdose treated with naloxone infusion. *BMJ* 1983; **287:** 1548.
5. Panos MZ, *et al.* Use of naloxone in opioid-induced anaphylactoid reaction. *Br J Anaesth* 1988; **61:** 371.

疼痛 有关双氢可待因增加术后疼痛的内容见下文**用途和用法**项下。

注意事项

参见第97页**阿片类镇痛药**。

滥用 据报道在阿片成瘾者中双氢可待因被广泛滥用[1～4]。

1. Swadi H, *et al.* Misuse of dihydrocodeine tartrate (DF 118) among opiate addicts. *BMJ* 1990; **300:** 1313.
2. Robertson JR, *et al.* Misuse of dihydrocodeine tartrate (DF 118) among opiate addicts. *BMJ* 1990; **301:** 119.
3. Strang J, *et al.* Misuse of dihydrocodeine tartrate (DF 118) among opiate addicts. *BMJ* 1990; **301:** 119.
4. Seymour A, *et al.* The role of dihydrocodeine in causing death among drug users in the west of Scotland. *Scott Med J* 2001; **46:** 143–6.

老年人 尽管有些肾损伤，但一组老年患者[1]对双氢可待因的处置与健康年轻受试者相似。因为在所有评价指标方面存在显著的可变性，而且根据这项研究结果，人们未能得到对老年患者用药剂量的明确指导原则。然而，推荐初次给予小剂量，以后根据反应调整剂量。

1. Davies KN, *et al.* The effect of ageing on the pharmacokinetics of dihydrocodeine. *Eur J Clin Pharmacol* 1989; **37:** 375–9.

肾损伤 双氢可待因给予严重肾损伤的患者需谨慎。1 名无尿依靠透析的女性患者口服双氢可待因 4 天后发生严重昏迷[1]。用纳洛酮救治有效。

也可见下文**药动学**项下。

1. Barnes JN, Goodwin FJ. Dihydrocodeine narcosis in renal failure. *BMJ* 1983; **286:** 438–9.

药物相互作用

与阿片类镇痛药有关的药物相互作用见第98页。

奎尼丁 双氢可待因被细胞色素 P450 同工酶 CYP2D6 代谢为活性产物，在强代谢者中此代谢产物发挥镇痛作用。奎尼丁可抑制此代谢反应，但是对 11 例同时服用奎尼丁的健康受试者研究显示，虽然代谢产物双氢吗啡的血浆药物浓度降低了 3～4 倍，但是双氢可待因的镇痛活性并没有降低[1]。

1. Wilder-Smith CH, *et al.* The visceral and somatic antinociceptive effects of dihydrocodeine and its metabolite, dihydromorphine: a cross-over study with extensive and quinidine-induced poor metabolizers. *Br J Clin Pharmacol* 1998; **45:** 575–81.

药动学

双氢可待因口服给药 1.2～1.8h 后浓度达峰值，可能由于在肠壁或肝发生的首关代谢，口服生物利用度仅 20%。虽然双氢可待因的镇痛作用似乎源自母体化合物，但是被肝细胞色素 P450 同工酶 CYP2D6 代谢产生的双氢吗啡亦具有强镇痛活性。另有部分药物被 CYP3A4 代谢为非双氢可待因。以原形和代谢产物形式（包括葡糖苷酸结合物）由尿液排泄。据报道消除半衰期为 3.5～5h。

1. Rowell FJ, *et al.* Pharmacokinetics of intravenous and oral dihydrocodeine and its acid metabolites. *Eur J Clin Pharmacol* 1983; **25:** 419–24.
2. Fromm MF, *et al.* Dihydrocodeine: a new opioid substrate for the polymorphic CYP2D6 in humans. *Clin Pharmacol Ther* 1995; **58:** 374–82.
3. Ammon S, *et al.* Pharmacokinetics of dihydrocodeine and its active metabolite after single and multiple dosing. *Br J Clin Pharmacol* 1999; **48:** 317–22.
4. Webb JA, *et al.* Contribution of dihydrocodeine and dihydromorphine to analgesia following dihydrocodeine administration in man: a PK-PD modelling analysis. *Br J Clin Pharmacol* 2001; **52:** 35–43.

肾损伤 与 9 例健康受试者相比，单次口服给药 60mg，酒石酸双氢可待因的药动学在 9 例接受透析治疗的慢性肾衰竭患者中受影响[1]。肾衰竭患者血药浓度达峰时间为 3h，而健康受试者为 1h。肾衰竭患者血药浓度-时间曲线下面积更大，24h 后，所有肾衰竭患者血浆中仍能检测到双氢可待因，而这种情况只在 3 例健康受试者中出现。

1. Barnes JN, *et al.* Dihydrocodeine in renal failure: further evidence for an important role of the kidney in the handling of opioid drugs. *BMJ* 1985; **290:** 740–2.

用途和用法

双氢可待因属阿片类镇痛药（第96页）。与可待因（第37页）相关且有相似的镇痛活性，常与对乙酰氨基酚合用，缓解中度至重度疼痛。也作为镇咳药应用。

用于**镇痛**，酒石酸双氢可待因的常规剂量为每 4～6h 饭后口服 30mg，重度疼痛每日剂量可达 240mg。有慢性重度疼痛的成人可服用缓控释制剂，每日 2 次。

酒石酸双氢可待因也可深部皮下注射或肌内注射，每 4～6h 最多给予 50mg。

儿童用药剂量详见下文。

作为**镇咳药**，酒石酸双氢可待因可口服 10～30mg，每日最多 3 次。

磷酸双氢可待因也可应用，双氢可待因的其他盐，如盐酸盐、硫氰酸盐也可用于镇咳。其磺化二乙烯苯共聚物（polistirex）用于缓控释制剂。

儿童用法 在英国，在 4～12 岁儿童中可口服、深皮下或肌内注射酒石酸双氢可待因用于镇痛，常用剂量为每 4～6h 0.5～1mg/kg（最大 30mg）；更大一些的儿童可给予常用成人剂量（见上文）。尽管没有批准在年龄小于 4 岁的儿童中使用，*BNFC 2009* 建议 1～4 岁儿童每 4～6h 给药 500μg/kg。

呼吸困难 有报道[1]双氢可待因对血液二氧化碳含量正常而因慢性气道阻塞发生喘息的患者有益。运动前 30min 服用双氢可待因 15mg，每日最多 3 次。

1. Johnson MA, *et al.* Dihydrocodeine for breathlessness in 'pink puffers'. *BMJ* 1983; **286:** 675–7.

疼痛 双氢可待因用于治疗中度至重度疼痛。然而，据报道，在牙科手术后静脉给予 25mg 或 50mg 酒石酸双氢可待因的患者中，术后疼痛的加重与剂量相关[1]。人们推测，当急性疼痛伴随高阿片活性时，双氢可待因呈拮抗作用[2]。关于双氢可待因单次口服给药应用的系统性综述显示，该药不能充分缓解术后疼痛，双氢可待因的效应弱于布洛芬[3]。

1. Seymour RA, *et al.* Dihydrocodeine-induced hyperalgesia in postoperative dental pain. *Lancet* 1982; **i:** 1425–6.
2. Henry JA. Dihydrocodeine increases dental pain. *Lancet* 1982; **ii:** 223.
3. Moore RA, *et al.* Single dose dihydrocodeine for acute postoperative pain. Available in The Cochrane Database of Systematic Reviews; Issue 2. Chichester: John Wiley; 2000 (accessed 26/06/08).

制剂

BP 2010: Co-dydramol Tablets; Dihydrocodeine Injection; Dihydrocodeine Oral Solution; Dihydrocodeine Tablets.

专利制剂

Austral.: Paracodin†; Rikodeine; ***Austria:*** Codidol; Dehace; Paracodin; ***Belg.:*** Codicontin; Paracodine; ***Cz.:*** DHC Continus; ***Fr.:*** Dicodin; ***Ger.:*** DHC; Paracodin; Paracodin N; Remedacen†; Tiamon Mono; ***Gr.:*** Dolcontin; ***Hong Kong:*** DF 118; ***Hung.:*** DHC; Hydrocodin; ***Irl.:*** DF 118; DHC Continus†; Paracodin; ***Ital.:*** Paracodina; ***Malaysia:*** DF 118; Suncodin; ***NZ:*** DHC Continus; ***Pol.:*** DHC Continus; ***Port.:*** Didor†; ***S.Afr.:*** DF 118; Paracodin; ***Spain:*** Paracodina; Tosidrin; ***Switz.:*** Codicontin; Paracodin; ***UK:*** DF 118; DHC Continus; ***USA:*** J-Max DHC.

多组分制剂 ***Arg.:*** Lentusin; ***Austral.:*** Codox†; ***Austria:*** Paracodin†; ***Ger.:*** Antitussivum Burger N†; Makatussin Tropfen forte†; ***Hong Kong:*** Codaewon; ***Irl.:*** Paramol; ***Ital.:*** Cardiazol-Paracodina; Paracodina; ***Jpn:*** Colgen Kowa IB Toumei; Lightgen; ***Malaysia:*** Dihydrocodeine P; ***Switz.:*** Escotussin; Makatussin Comp; Paracodin retard†; ***UK:*** Paramol; Remedeine; ***USA:*** Alahist DHC; Despec-EXP; DHC Plus; DiHydro-CP; DiHydro-GP; DiHydro-PE; Donatuss DC; Duohist DH; EndaCof-DH; J-COF DHC; Novahistine DH; Pancof PD†; Pancof-EXP†; Pancof†; Panlor; Poly-Tussin DHC; Synalgos-DC; Trezix.

Dipipanone Hydrochloride（*BANM*，*rINNM*）**盐酸地匹哌酮**

Dipipanone, Chlorhydrate de; Dipipanoni Hydrochloridum; Hidrocloruro de dipipanona; Phenylpiperone Hydrochloride; Piperidyl Methadone Hydrochloride; Piperidylamidone Hydrochloride. (±)-4,4-Diphenyl-6-piperidinoheptan-3-one hydrochloride monohydrate.

Дипипанона Гидрохлорид

$C_{24}H_{31}NO,HCl,H_2O$ = 404.0.

CAS — 467-83-4 (dipipanone); 856-87-1 (dipipanone hydrochloride).

UNII — 8VY00AJ0RL.

(dipipanone)

Pharmacopoeias. In *Br.*

BP 2010（Dipipanone Hydrochloride） 无臭或几乎无臭的白色结晶性粉末。略溶于水；易溶于乙醇、丙酮，几乎不溶于乙醚。2.5%水溶液的 pH 值为 4.0～6.0。

简介

盐酸地匹哌酮属阿片类镇痛药（第96页），结构与美沙酮（第79页）相关。据报道单用镇静作用弱于吗啡。用于中度至重度疼痛。

盐酸地匹哌酮多与抗呕吐药盐酸赛克力嗪作为联合制剂使用以减少恶心、呕吐的发生。但是此制剂不推荐用于慢性疼痛，如果需要，止吐药只用于最初几天的治疗。盐酸地匹哌酮的常用口服剂量为 10mg，每 6h 1 次。必要时，可按 5mg 的剂量增加，一次给药剂量很少有必要超过 30mg。口服后镇痛作用 1h 内起效，维持 4～6h。

盐酸地匹哌酮与盐酸赛克力嗪的制剂受到滥用。

制剂

BP 2010: Dipipanone and Cyclizine Tablets.

多组分制剂 ***Hong Kong:*** Wellconal†; ***S.Afr.:*** Wellconal; ***UK:*** Diconal.

Dipyrone (*BAN, USAN*) **安乃近**

Metamizole Sodium (*pINN*); Aminopyrine-sulphonate Sodium; Analginum; Dipiron; Dipirona; Dipyron; Dipyroni; Dipyronum; Metamitsolinatrium; Metamizol; Metamizol sódico; Metamizol sodná sůl monohydrát; Metamizol sodowy; Metamizol Sodyum; Métamizole sodique; Metamizolnatrium; Metamizol-nátrium; Metamizolo natrio druska; Metamizolum natricum; Metamizolum Natricum Monohydricum; Methampyrone; Methylmelubrin; Natrium Novaminsulfonicum; Noramidazophenum; Novamidazofen; Novaminsulfone Sodium; NSC-73205; Sodium Noramidopyrine Methanesulphonate; Sulpyrine. Sodium *N*-(2,3-dimethyl-5-oxo-1-phenyl-3-pyrazolin-4-yl)-*N*-methylaminomethanesulphonate monohydrate.

Метамизол Натрий

$C_{13}H_{16}N_3NaO_4S,H_2O$ = 351.4.

CAS — 68-89-3 (anhydrous dipyrone); 5907-38-0 (dipyrone monohydrate).

ATC — N02BB02.

ATC Vet — QN02BB02.

UNII — 6429L0L52Y (dipyrone); VSU62Z74ON (anhydrous dipyrone).

注：混淆的是安乃近钠盐似乎与安乃近本身被同义使用。在一些国家，安乃近的通俗名称为 "Mexican aspirin"，而名词 noraminophenazonum 和 novaminsulfon 似乎也指的是安乃近，但是不清楚是否指其钠盐。

Pharmacopoeias. In *Chin., Eur.* (see p.vii), and *Jpn.*

Ph. Eur. 6. 8 (Metamizole Sodium; Dipyrone BP 2010) 白色或类白色结晶性粉末。极易溶于水；溶于乙醇。避光。

不良反应和注意事项

应用安乃近与粒细胞缺乏和休克发生的危险性增加有关。

1. Levy M. Hypersensitivity to pyrazolones. *Thorax* 2000; **55** (suppl 2): S72–S74.

对血液的影响 International Agranulocytosis and Aplastic Anemia Study[1]从欧洲和以色列 8 个不同种族收集的资料显示，粒细胞缺乏与使用安乃近的比例具有明显的地区差异（布达佩斯 0.9，巴塞罗那 33.3）。虽然发现粒细胞缺乏与使用安乃近之间危险性上相对有很大的增加，但是发生率要低于以前报道中的推测。

在安乃近仍在使用的地方不断报道有血恶液质，如粒细胞缺乏症和粒细胞减少症[2~7]。

1. The International Agranulocytosis and Aplastic Anemia Study. Risks of agranulocytosis and aplastic anemia: a first report of their relation to drug use with special reference to analgesics. *JAMA* 1986; **256:** 1749–57.
2. Hedenmalm K, Spigset O. Agranulocytosis and other blood dyscrasias associated with dipyrone (metamizole). *Eur J Clin Pharmacol* 2002; **58:** 265–74.
3. Maj S, Lis Y. The incidence of metamizole sodium-induced agranulocytosis in Poland. *J Int Med Res* 2002; **30:** 488–95.
4. Maj S, Centkowski P. A prospective study of the incidence of agranulocytosis and aplastic anemia associated with the oral use of metamizole sodium in Poland. *Med Sci Monit* 2004; **10:** PI93–PI95.
5. Ibanez L, *et al.* Agranulocytosis associated with dipyrone (metamizol). *Eur J Clin Pharmacol* 2005; **60:** 821–9.
6. Hamerschlak N, Cavalcanti AB. Neutropenia, agranulocytosis and dipyrone. *Sao Paulo Med J* 2005; **123:** 247–9.
7. Garcia S, *et al.* Dipyrone-induced granulocytopenia: a case for awareness. *Pharmacotherapy* 2006; **26:** 440–2.

对皮肤的影响 据报道安乃近引起一例药源性中毒性表皮坏死松解症[1]。

1. Roujeau J-C, *et al.* Sjögren-like syndrome after drug-induced toxic epidermal necrolysis. *Lancet* 1985; **i:** 609–11.

超敏反应 一例患者发生安乃近与阿司匹林交叉过敏反应[1]，安乃近可加重呼吸困难、发绀，甚至引起呼吸停止。

1. Bartoli E, *et al.* Drug-induced asthma. *Lancet* 1976; **i:** 1357.

卟啉病 安乃近可引发急性卟啉病发作，卟啉病患者应用不安全。

药动学

安乃近口服后在胃肠道中很快水解为活性代谢产物 4-甲基-氨基-安替比林，后者被吸收后代谢为 4-甲酰基-氨基-安替比林和其他代谢产物。静脉给药，血浆中同样很快检测不到安乃近。没有一种安乃近的代谢产物与血浆蛋白广泛结合。大部分药物以代谢产物形式由尿液排泄，代谢产物也经乳汁分泌。

1. Heinemeyer G, *et al.* The kinetics of metamizol and its metabolites in critical-care patients with acute renal dysfunction. *Eur J Clin Pharmacol* 1993; **45:** 445–50.
2. Levy M, *et al.* Clinical pharmacokinetics of dipyrone and its metabolites. *Clin Pharmacokinet* 1995; **28:** 216–34.
3. Zylber-Katz E, *et al.* Dipyrone metabolism in liver disease. *Clin Pharmacol Ther* 1995; **58:** 198–209.

用途和用法

本品是氨基比林（第19页）的磺酸钠盐，且与氨基比林性质相近。由于严重的不良反应，在很多国家安乃近只限用于其他药无效的重度疼痛或发热。安乃近口服每日 0.5~4g，分次服用，也可肌内或静脉注射，或栓剂直肠给药。

安乃近的同源物安乃近镁、安乃近钙的应用与安乃近钠盐相似。

制剂

专利制剂

Arg.: Analgina; Dioxadol; Dipigrand; Ditral; Fiebrol; Integrobe; Lisalgil; Novacler; Novalgina; Novemina; Unibios Simple; ***Austria:*** Inalgon Neu†; Novalgin; Spasmo Inalgon Neu†; ***Belg.:*** Analgine; Novalgine; ***Braz.:*** Algirona; Anador; Analgesil; Analgex†; Apiron; Baralgin; Conmel; Difebril; Dipimax; Dipirex†; Dipiron; Dipix; Diprin; Doralex†; Dorfebril†; Dorilan†; Dornal; Dorona; Dorpinon; DS500†; Findor†; Magnodor†; Magnopyrol; Maxiliv; Multiralgim†; Nofebrin; Novagreen; Novalgex†; Novalgina; Pirofebran†; Pirogina; Prodopirona; Sifpirona†; Termonal; Termopirona; Termoprins†; Zitalgin†; ***Chile:*** Baralgina M; Conmel; ***Cz.:*** Novalgin; ***Ger.:*** Analgin; Berlosin; Nopain; Novalgin; Novaminsulfon; ***Gr.:*** Natralgin; Telalgin; ***Hung.:*** Algopyrin; Algozone; Novalgin†; Panalgorin; ***India:*** Novalgin; ***Indon.:*** Antalgin; Antrain; Cornalgin; Foragin; Lexagin; Licogin; Norages; Novalgin; Panstop; Pragesol; Pyronal; Ronalgin; Scanalgin; Unagen; ***Israel:*** Novalgin†; Optalgin; Phanalgin; V-Talgin; ***Ital.:*** Novalgina; ***Mex.:*** Alnex; Anaprol; Anapyrol†; Avafontan; Carofril†; Conmel; Dalmasin; Dalsin; Defin; Dimetirol; Dipydol; Dofisan; Dolgan; Dolizol; Dolofur; Domenal; Exalgin†; Exodalina; Fandall; Fardolpin; Farlin; Indigon; Infatem; Lozima; Mach-2; Macodin; Magnil; Magnol; Magnolonas; Magnopyrol; Magsons; Mayoprina; Medipirol†; Mermid†; Messelfenil; Metapirona; Midelin; Minoral; Mizoltec; Modimet†; Neo-Melubrina; Neomelin; Neosedal; Paleodina†; Pifrol†; Piramagno†; Pirandall; Pirasod; Pirinovag; Piromebrina; Precidona; Prodolina; Prolubrin; Pyranol; Pyron; Suprin; Termonil†; Utidol; Vegal; ***Neth.:*** Novalgin; ***Pol.:*** Pyrahexal; Pyralgin; Pyralginum; ***Port.:*** Conmel†; Dolocalma; Nolotil; Novalgina†; ***Rus.:*** Analgin (Анальгин); Baralgin M (Баралгин М); ***Spain:*** Algi; Citdolal†; Dolemicin; Lasain; Neo Melubrina; Nolotil; ***Switz.:*** Minalgine; Novalgine; ***Thai.:*** Centagin†; Deparon†; Genergin; Invoigin†; Kno-Paine†; Mezabox†; Nivagin; Novalgin†; Olan-Gin†; Pyronpac; V Day Pyrin; ***Turk.:*** Adepiron; Andolor; Baralgin M; Devaljin; Feninox†; Geralgine-M; Kafalgin; Nogesic; Novakom-S; Novalgin; Novo-Plan; Novopyrine; Sebon; Seskaljin; Veraljin; ***Urug.:*** Dolanet; ***Venez.:*** Bral; Buscadol†; Combanal†; Combaron†; Conmel; Delsal; Dipamona; Dipidol; Klinomel†; Nimel†; Noval†; Novalcina; Piradro†; Piradrops Simple†; Promel; Rosadol†.

多组分制剂 ***Arg.:*** Antispasmina; Apasmo; Apasmo Compuesto; Artifene; Bellatotal; Buscapina Compositum; Calmopirin†; Cifespasmo Compuesto; Colobolina D; Cronopen Balsamico; D-P†; Dentolina Plus†; Dextro + Dipirona; Dextrodip†; Dioxadol; Dorixina Forte; Espasmo Biotenk; Espasmo Dioxadol; Fadagrip; Flexicamin A; Gastrolina Compuesta; Gobbicalm; Integrobe Plus; Klosidol; Klosidol B1 B6 B12; Lisalgil Compuesto; Luar-G Compositum; Migra Dioxadol; Migral; Migral Compositum; Multin; Novopasmil Compuesto; Paratropina Compuesta; Pasmodina Compuesta; Profium Plus; Rupe-N Compuesto; Solacil; Sumal; Tetralgin; Tetralgin Novo; Vicefeno; ***Austria:*** Buscopan Compositum; Spasmium comp†; ***Belg.:*** Buscopan Compositum; ***Braz.:*** Algexin; Algice†; Aminocid†; Analgin C-R; Analgosedan†; Analverin Composto†; Analverin†; Anapirol†; Baldin-CE†; Banidor†; Bicavine†; Binospan†; Bioscina Composta†; Bromalgina†; Buscopan Composto; Buscoveran Composto; Butilamin; Cafalena†; Cefaldina; Cefaliv; Codeverin†; Dalgex; Dexalgen; Disbuspan; Doralgex; Doralgina; Dorciflex; Dorflex; Doricin; Doridina; Dorilen; Doriless; Dorscopena†; Dorsedin; Dorspan Composto; Dorzone; Ductopan†; Enxak; Espasmocron; Espasmodid Composto; Eucaliptan†; Flexalgex; Flexdor; Gripanil†; Gripion†; Gripomatine†; Griponia†; Gripsay; Hioariston; Hiospan Composto; Inib-Dor†; Itaiflex†; Killgrip†; Kindpasm; Lisador; Melpaz†; Migraliv; Migranette; Mionevrix; Miorrelax; Neocopan; Neomigran†; Neosaldina; Neuralgina; Nevralgex; Par; Pasmalgin†; Plenocedan†; Pulmorien†; Relaflex; Rielex; Sedalene; Sedalex; Sedalgina; Sedalin; Sedol†; Spasmotropin; Tensaldin; Tetrapulmo; Theopirina†; Tropinal; Uzara†; Veratropan Composto; ***Chile:*** Bramedil Compuesto; Buscapina Compositum; Cefalmin; Cinabel; Crotalgina; Dolcopin; Dolnix; Dolonase; Esamigran; Fredol; Migragesic; Migranol; Migratam; Neo Butartrol; Nospasmin Compuesto; Piretanyl; Precenid; Scopanil; Silartrin†; Silrelax†; Sistalgina†; Ultrimin; Viadil Compuesto; Viplan Compuesto; Viproxil Compuesto; ***Cz.:*** Algifen; Algifen Neo; Analgin; Quarelin†; ***Fin.:*** Litalgin; ***Fr.:*** Avafortan†; Salgydal a la noramidopyrine†; ***Gr.:*** Dispalgine; ***Hung.:*** Algopyrin Complex; Quarelin; Ridol†; ***Indon.:*** Analsik; Arsinal; Biomega†; Cetalgin; Cetalgin-T; Corsanural; Dactron†; Danalgin; Deparon†; Dolo Scanneuron; Dolo-Licobion; Dormi Comp; Foraneural; Goralgin; Hedix; Hexalgin; Ikaneuron Plus; Metaneuron; Neuralgin RX; Neurindo; Neuro Panstop; Neurobat A; Neurodial; Neurogen†; Neurosanbe Plus; Neurotropic Plus; Neuroval; Opineuron; Penagon; Pritagesic; Procolic; Proneuron; Spaslic; Spasmal; Spasminal†; Stileran; Supranal; Tropineuron; Unthecol; Viron; ***Ital.:*** Soma Complex†; ***Mex.:*** Algosfar; Alivin Plus; Anadil; Benfol†; Biomesina Compuesta; Bipasmin Compuesto; Buscapina Compositum; Busconet; Busepan; Busprina; Colepren; Dolo-Tiamidal; Espasmogress; Hiosultrina-F; Korifen; Mebuxina; Neo-Brontyl; Neo-Pasmonal; Pasmodil; Pirobutil; Respicil; Retodol Compositum; Selpiran; Serralpina Compuesta; Singril; Viladol-Met; ***Pol.:*** Gardan P†; Scopolan Compositum; Spasmalgon; Tolargin; ***Rus.:*** Analgin-Chinin (Анальгин-Хинин); Antigrippin-ANVI (Антигриппин-АНВИ); Baralgetas (Баралгетас)†; Benalgin (Бенальгин); Maxigan (Максиган); Nebalgan (Небалган); Pentabufen (Пентабуфен); Pentalgin-N (Пенталгин-Н); Plenalgin (Пленалгин); Revalgin (Ревалгин); Sedal-M (Седал-М); Sedalgin-Neo (Седальгин-Нео); Spasgan (Спазган); Spasmalgon (Спазмалгон); Spasmalin (Спазмалин); Tempalgin (Темпалгин); Tempanginol (Темпангинол); Tetralgin (Тетралгин); ***S.Afr.:*** Baralgan†; Buscopan Compositum; Norifortan†; Scopex Co; ***Spain:*** Buscapina Compositum; ***Thai.:*** Butarion†; Nalgin-P; Novapam†; ***Turk.:*** Buscopan Compositum†; Peraljin; Skopolin†; ***Ukr.:*** Bellalgin (Беллалгин); Spasgan (Спазган); Spasmadol (Спазмадол); Tempalgin (Темпалгин); ***Venez.:*** Bort†; Buscapina Compositum; Butilamina Compuesta; Cotar†; Diezol Compuesto†; Flemibar; Hioscinol Compuesto†; Praxona; Sarifan Compuesto†; Sistalcin Compositum.

Eltenac (*rINN*) **依尔替酸**

Elténac; Eltenaco; Eltenacum. 4-(2,6-Dichloroanilino)-3-thiopheneacetic acid.

Эльтенак

$C_{12}H_9Cl_2NO_2S$ = 302.2.

CAS — 72895-88-6.

UNII — A153L3JA99.

简介

依尔替酸是一种 NSAIDs（第92页），用在兽医学中。

Embutramide (*BAN, USAN, rINN*) **乙甲丁酰胺**

Embutramida; Embutramidum; Hoe-18-680. *N*-(β,β-Diethyl-*m*-methoxyphenethyl)-4-hydroxybutyramide.

Эмбутрамид

$C_{17}H_{27}NO_3$ = 293.4.

CAS — 15687-14-6.

UNII — 3P4TQG94T1.

简介

乙甲丁酰胺属于阿片类镇痛药，在兽医学中用于安乐死。

Enoxolone (*BAN, rINN*) **甘草次酸**

Ácido glicirrético; Ácido glicirretínico; Enoksolonas; Enoksoloni; Enoxolon; Enoxolona; Enoxolone; Enoxolonum; Glycyrrhetic Acid; Glycyrrhetinic Acid; Kwas glicyryzynowy. 3β-Hydroxy-11-oxo-olean-12-en-30-oic acid.

Эноксолон

$C_{30}H_{46}O_4$ = 470.7.

CAS — 471-53-4.

ATC — D03AX10.

ATC Vet — QD03AX10.

UNII — P540XA09DR.

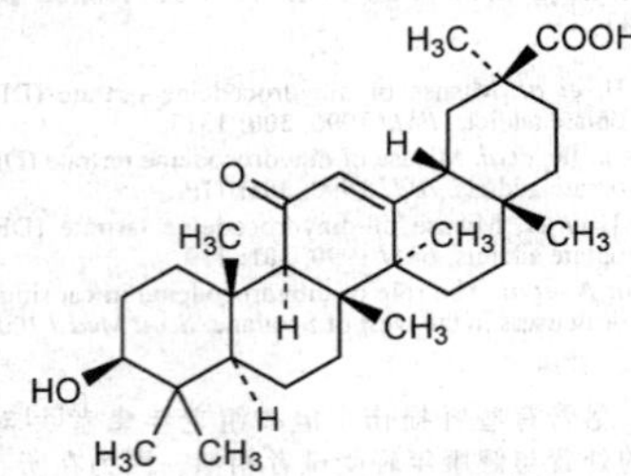

注：不要与甘草酸混淆（第2248页）。

Pharmacopoeias. In *Eur.* (see p.vii).

Ph. Eur. 6. 8 (Enoxolone) 白色或类白色结晶性粉末。具多晶型。几乎不溶于水；溶于无水乙醇；略溶于二氯甲烷。避光。

简介

甘草次酸是从甘草（第1661页）的成分之一甘草酸（第2248页）中制备的三萜烯酸的复合物，以局部给药剂型用于皮肤、口、咽喉和直肠的非感染性炎症。甘草次酸钾（甘草皂苷钾）的用法相似。

甘草次酸的衍生物，包括甘草次酸铝（第1650页）、甘珀酸钠（第1635页），用于良性消化性溃疡和其他胃肠疾病的治疗。

甘草次酸是 11β-羟类固醇脱氢酶的强抑制剂，该酶可灭活氢化可的松。动物实验显示，当甘草次酸与氢化可的松合用时，甘草次酸可以增加氢化可的松在皮肤的活性[1]，但是尚不清楚是否也增加氢化可的松的全身吸收和毒性[2]。然而，不良反应归因于在摄入的甘草代谢期间产生的甘草次酸对氢化可的松的全身抑制作用，可参考**盐皮质激素的作用**项下，见第1661页。

经研究，含有甘草次酸和透明质酸、替美斯丁和葡萄提取物的乳剂在治疗轻度至中度湿疹中具有显著益处[3,4]。然而，局部使用甘草次酸与接触性皮炎相关[5]。

1. Teelucksingh S, *et al.* Potentiation of hydrocortisone activity in skin by glycyrrhetinic acid. *Lancet* 1990; **335:** 1060–3.
2. Greaves MW. Potentiation of hydrocortisone activity in skin by glycyrrhetinic acid. *Lancet* 1990; **336:** 876.
3. Belloni G, *et al.* A randomised, double-blind, vehicle-controlled study to evaluate the efficacy and safety of MAS063D (Atopiclair®) in the treatment of mild to moderate atopic dermatitis. *Eur J Dermatol* 2005; **15:** 31–6.
4. Abramovits W, Boguniewicz M. Adult Atopiclair Study Group. A multicenter, randomized, vehicle-controlled clinical study to examine the efficacy and safety of MAS063DP (Atopiclair) in the management of mild to moderate atopic dermatitis in adults. *J Drugs Dermatol* 2006; **5:** 236–44.
5. Tanaka S, *et al.* Allergic contact dermatitis from enoxolone. *Contact Dermatitis* 2001; **44:** 192.

制剂

专利制剂

Belg.: Dermanox; **Fr.:** Arthrodont; Moustidose†; PO 12; **Hung.:** Arthrodont; **S.Afr.:** Arthrodont†.

多组分制剂 **Arg.:** Anastim; Empecid Pie; **Austral.:** Atopiclair; **Chile:** Gelclair; Gingilacer†; Ruboril; Sebium AKN; Suavigel; **Fr.:** Apaisance; Dermeol; Erygine; Hexalyse; Hyseke; Hyseke Solaire; Mousticologne; Moustidose Bebe-Nourrisson†; Night Peel; Novophane S†; Novophane†; Phlebocreme; Phlebosup; Photoderm Flush†; Photoderm Laser†; Pyreflor†; Sebium AKN; Sedorrhoide; Tiq'Aouta†; Vocadys; **Hong Kong:** Alox; Hexalyse; **Indon.:** Aloclair; Atopiclair; Polik†; **Israel:** Aphta-X; Aphtagone; Atopiclair; Gelclair†; Xclair; **Ital.:** Acnesan†; Bactilene; Biolastic T5; Biothymus DS; Flogofort Cremagel; Fluocaril; Lenipasta†; Lenirose†; Lisomucil Gola; Neo-Stomygen; Pastiglie Valda†; Perfluxi Cremagel; Prurex; Skab 2; Vaginol; **Mex.:** Angenovag; Periodentyl; **Port.:** Despigmentante; **Rus.:** Hexalyse (Гексализ); **Spain:** Angileptol; Anginovag; Roberfarin; **UK:** Atopiclair; Gelclair; Xclair; **Ukr.:** Hexalyse (Гексализ); **USA:** Atopiclair; Gelclair; **Venez.:** Sebium AKN; Sensibio DS.

Epirizole (*USAN*, *pINN*) 依匹唑

DA-398; Epirizol; Épirizole; Epirizolum; Mepirizole. 4-Methoxy-2-(5-methoxy-3-methylpyrazol-1-yl)-6-methylpyrimidine.

Эпиризол

$C_{11}H_{14}N_4O_2$ = 234.3.
CAS — 18694-40-1.
UNII — 3B46O2FH8I.

Pharmacopoeias. In *Jpn.*

简介

依匹唑是一种 NSAID（第92页），口服常用剂量每日 150～450mg，分次服用。类风湿关节炎患者用量可达每日 600mg。

制剂

专利制剂

Braz.: Mebron†; **Jpn:** Mebron; **Venez.:** Dalex.

Etanercept (*BAN*, *USAN*, *rINN*) 依那西普

Étanercept; Etanerceptum; Etanersept; Etanersepti; rhu-TNFR:Fc; TNR-001. A dimer of 1-235 tumour necrosis factor receptor (human) fusion protein with 236-467-immunoglobulin G1 (human γ1-chain Fc fragment).

Этанерцепт
CAS — 185243-69-0.
ATC — L04AB01.
ATC Vet — QL04AB01.
UNII — OP401G7OJC.

不良反应、处置和注意事项

参见**英夫利昔单抗**，第67页。

应用依那西普时，注射部位常发生的轻中度反应包括：红斑、瘙痒、疼痛或水肿。其他常见反应包括头痛、头晕、无力、恶心、呕吐、上腹部不适、消化不良及过敏反应。体内可产生依那西普的抗体。

依那西普应慎用于心衰患者。

1. Sánchez Carazo JL, *et al.* Safety of etanercept in psoriasis: a critical review. *Drug Safety* 2006; **29:** 675–85.

Wegener 肉芽肿 依那西普作为标准治疗（包括环磷酰胺、甲氨蝶呤、皮质激素）的辅助用药用于 Wegener 肉芽肿时，没有显示出治疗效应，反而增加了各种非皮肤恶性肿瘤的发生率[1]。依那西普不应当用于 Wegener 肉芽肿的附加治疗。

1. Wegener's Granulomatosis Etanercept Trial (WGET) Research Group. Etanercept plus standard therapy for Wegener's granulomatosis. *N Engl J Med* 2005; **352:** 351–61.

药物相互作用

参见**英夫利昔单抗**，第68页。依那西普与柳氮磺吡啶合用导致白细胞数量降低，其临床意义未知。对于 Wegener 肉芽肿患者，依那西普与标准免疫抑制剂合用，使恶性肿瘤发生率增加，见上文。

药动学

英国注册药品信息说明，单次皮下给药，依那西普平均半衰期为 70h，血药浓度达峰时间为 48h，而美国注册药品信息则显示半衰期为 102h，达峰时间为 70h，二者有一定的差异。重复给药，有些患者血药浓度增加 2～7 倍。

1. Korth-Bradley JM, *et al.* The pharmacokinetics of etanercept in healthy volunteers. *Ann Pharmacother* 2000; **34:** 161–4.
2. Zhou H. Clinical pharmacokinetics of etanercept: a fully humanized soluble recombinant tumor necrosis factor receptor fusion protein. *J Clin Pharmacol* 2005; **45:** 490–7.
3. Yim D-S, *et al.* Population pharmacokinetic analysis and simulation of the time-concentration profile of etanercept in pediatric patients with juvenile rheumatoid arthritis. *J Clin Pharmacol* 2005; **45:** 246–56.
4. Don BR, *et al.* The pharmacokinetics of etanercept in patients with end-stage renal disease on haemodialysis. *J Pharm Pharmacol* 2005; **57:** 1407–13.
5. Nestorov I. Clinical pharmacokinetics of tumor necrosis factor antagonists. *J Rheumatol* 2005; **74** (suppl): 13–18.
6. Sullivan JT, *et al.* Bioequivalence of liquid and reconstituted lyophilized etanercept subcutaneous injections. *J Clin Pharmacol* 2006; **46:** 654–61.
7. Nestorov I, *et al.* Pharmacokinetics of subcutaneously administered etanercept in subjects with psoriasis. *Br J Clin Pharmacol* 2006; **62:** 435–45.
8. Elewski B, *et al.* Comparison of clinical and pharmacokinetic profiles of etanercept 25 mg twice weekly and 50 mg once weekly in patients with psoriasis. *Br J Dermatol* 2007; **156:** 138–42.

用途和用法

依那西普是重组可溶性人肿瘤坏死因子（tumour necrosis factor，TNF）受体，特异性与 TNF（第755页）结合，阻断 TNF 与内源性细胞表面受体的相互作用，这种作用抑制了 TNF 在关节炎症进展过程中的重要作用。在银屑斑、银屑病关节炎患者滑膜内、强直性脊柱炎患者的血清和滑膜中均发现 TNF 水平升高。依那西普被定义为生物性缓解病情抗风湿药。

依那西普用于治疗中度至重度活动性**类风湿关节炎**（见下文）、活动性及进展性**银屑病关节炎**（见下文）。在英国，它被批准用于常规抗风湿药物效不佳的患者，而对严重类风湿关节炎，可用于以往未使用过甲氨蝶呤的患者。在美国，可被用于早期类风湿关节炎和银屑病关节炎，以减轻体征和症状并延缓结构性损伤的发生。对于上述两种适应证，均采用皮下注射，每次 25mg，每周 2 次，隔 3 天或 4 天。周剂量 50mg 也可单次注射或分两次，每次 25mg 在相同时间注射。在英国，NICE 建议如果没有足够的反应，应在 6 个月或 12 周以后分别停止依那西普在风湿性关节炎或银屑病关节炎中的使用。依那西普也适用于治疗重度活动性**强直性脊柱炎**（见下文**脊椎关节病**项下）；在英国，再次限制依那西普用于对常规抗治疗没有充分反应的患者。与在风湿性关节炎中使用的剂量相似。在英国，NICE 建议 12 周后，如果没有充分的反应应当停止治疗。

依那西普还可用于 18 岁以上患者慢性中度至重度斑块状**银屑病**（见下文）的治疗。在英国，限用于不适于其他全身治疗的患者。推荐初次剂量 25mg，每周 2 次。或者初次剂量 50mg，每周 2 次，隔 3 天或 4 天 1 次，连续应用 12 周，随后减量至 25mg，每周 2 次或 50mg，每周 1 次。初次剂量 25mg 或 50mg 每周 1 次，也可显效。治疗需持续至症状消除，最多 24 周。如果连续应用 12 周未见效，应停止治疗。

儿童用法和用量详见下文。

儿童用法 依那西普用于治疗中度至重度活动性多关节**青少年特发性关节炎**；英国注册药品信息限制其用于对缓解病情抗风湿药甲氨蝶呤反应不充分或不能耐受的患者。

在英国，4 岁及以上儿童皮下注射 400μg/kg（最大剂量为 25mg），每周 2 次，隔 3 天或 4 天。在美国，依那西普批准用于年龄小至 2 岁的儿童。尽管给药剂量表示为每周 800μg/kg（最大剂量为 50mg），依那西普的使用剂量与英国相似；分 2 次注射给药，在同一天给或隔 3～4 天再给 1 次。

在英国，NICE 建议如果 6 个月后没有反应，或者没能维持起始效应，应当停止依那西普在儿童中的治疗。

依那西普也用于治疗 8 岁及以上儿童的慢性重度斑块状**银屑病**；其应用限于那些对全身治疗不适用的患者。英国批准剂量是皮下注射 800μg/kg（最大剂量为 50mg），每周 1 次，最长至 24 周；对于 12 周后没有反应的患者应当停药。

哮喘 如依那西普等 TNF 抑制剂已被研究用于治疗顽固性哮喘（第1072页）[1～3]。有一些证据显示只有少数患者会对这种治疗有反应，因此其益处和风险必须谨慎评估[4]。

1. Howarth PH, *et al.* Tumour necrosis factor (TNFα) as a novel therapeutic target in symptomatic corticosteroid dependent asthma. *Thorax* 2005; **60:** 1012–18.
2. Berry MA, *et al.* Evidence of a role of tumor necrosis factor α in refractory asthma. *N Engl J Med* 2006; **354:** 697–708.
3. Morjaria JB, *et al.* The role of a soluble TNFα receptor fusion protein (etanercept) in corticosteroid refractory asthma: a double blind, randomised, placebo controlled trial. *Thorax* 2008; **63:** 584–91.
4. Brightling C, *et al.* Targeting TNF-α: a novel therapeutic approach for asthma. *J Allergy Clin Immunol* 2008; **121:** 5–10.

痴呆 一项小型试点研究[1]和个别病例报告[2]建议髓周注射依那西普，每周 25～50mg，可能改善阿尔茨海默病患者的痴呆体征。但需要进行随机对照研究来确证其益处。

1. Tobinick E, *et al.* TNF-alpha modulation for treatment of Alzheimer's disease: a 6-month pilot study. *MedGenMed* 2006; **8:** 25. Available at: http://www.ncbi.nlm.nih.gov/pmc/articles/PMC1785182/?tool=pubmed (accessed 28/07/10)
2. Tobinick EL, Gross H. Rapid cognitive improvement in Alzheimer's disease following perispinal etanercept administration. *J Neuroinflammation* 2008; **5:** 2. Available at: http://www.jneuroinflammation.com/content/pdf/1742-2094-5-2.pdf (accessed 13/06/08)

银屑病 依那西普对中度至重度斑块性银屑病有效（第1510页）[1～12]。已经成功试用于治疗儿童和青少年红皮性银屑病[13]和斑块性银屑病[14]。疗效呈剂量相关性，在一项研究中[1]，经过 24 周依那西普的治疗，25%低剂量组（25mg，每周 1 次）患者显示至少得到 75%的改善，相比较，44%中剂量组（25mg，每周 2 次）的患者和 59%高剂量组（50mg，每周 2 次）的患者得到同样改善。然而，随后的多中心研究显示[2]，对于慢性斑块性银屑病，当治疗 12 周后剂量从 50mg 每周 2 次降到 25mg 每周 2 次时，依那西普的治疗效应仍能维持。针对这两项研究的开放标签扩展研究[8]发现使用 25mg 每周 2 次依那西普至少 24 周的患者剂量变更为使用 50mg 每周 1 次后，疗效可保持。

1. Leonardi CL, *et al.* Etanercept as monotherapy in patients with psoriasis. *N Engl J Med* 2003; **349:** 2014–22.
2. Papp KA, *et al.* A global phase III randomized controlled trial of etanercept in psoriasis: safety, efficacy, and effect of dose reduction. *Br J Dermatol* 2005; **152:** 1304–12.
3. NICE. Etanercept and efalizumab for the treatment of adults with psoriasis: Technology Appraisal Guidance 103 (issued July 2006). Available at: http://www.nice.org.uk/nicemedia/pdf/TA103guidance.pdf (accessed 13/06/08)
4. Boehncke W-H, *et al.* European Dermatology Expert Group. Recommendations for the use of etanercept in psoriasis: a European dermatology expert group consensus. *J Eur Acad Dermatol Venereol* 2006; **20:** 988–98.

5. Woolacott N, *et al.* NHS Health Technology Assessment Programme. Etanercept and efalizumab for the treatment of psoriasis: a systematic review (issued November 2006). Available at: http://www.hta.ac.uk/fullmono/mon1046.pdf (accessed 13/06/08)
6. Tyring S, *et al.* Long-term safety and efficacy of 50 mg of etanercept twice weekly in patients with psoriasis. *Arch Dermatol* 2007; **143:** 719–26.
7. Romero-Maté A, *et al.* Efficacy and safety of etanercept in psoriasis/psoriatic arthritis: an updated review. *Am J Clin Dermatol* 2007; **8:** 143–55.
8. Elewski B, *et al.* Comparison of clinical and pharmacokinetic profiles of etanercept 25 mg twice weekly and 50 mg once weekly in patients with psoriasis. *Br J Dermatol* 2007; **156:** 138–42.
9. Ahmad K, Rogers S. Two years of experience with etanercept in recalcitrant psoriasis. *Br J Dermatol* 2007; **156:** 1010–14.
10. van de Kerkhof PCM, *et al.* Once weekly administration of etanercept 50 mg is efficacious and well tolerated in patients with moderate-to-severe plaque psoriasis: a randomized controlled trial with open-label extension. *Br J Dermatol* 2008; **159:** 1177–85.
11. Ortonne J-P, *et al.* Patients with moderate-to-severe psoriasis recapture clinical response during re-treatment with etanercept. *Br J Dermatol* 2009; **161:** 1190–5.
12. Sterry W, *et al.* Comparison of two etanercept regimens for treatment of psoriasis and psoriatic arthritis: PRESTA randomised double blind multicentre trial. Abridged version: *BMJ* 2010; **340:** 300. Full version: http://www.bmj.com/cgi/reprint/340/feb02_2/c147 (accessed 06/05/10)
13. Esposito M, *et al.* Treatment of erythrodermic psoriasis with etanercept. *Br J Dermatol* 2006; **155:** 156–9.
14. Paller AS, *et al.* Etanercept Pediatric Psoriasis Study Group. Etanercept treatment for children and adolescents with plaque psoriasis. *N Engl J Med* 2008; **358:** 241–51.

类风湿关节炎 依那西普治疗类风湿关节炎（第12页）和青少年特发性关节炎（第11页）的参考文献如下[1~16]。

1. NICE. Guidance on the use of etanercept for the treatment of juvenile idiopathic arthritis: Technology Appraisal Guidance 35 (issued March 2002). Available at: http://www.nice.org.uk/nicemedia/pdf/JIA-PDF.pdf (accessed 13/06/08)
2. Klareskog L, *et al.* Therapeutic effect of the combination of etanercept and methotrexate compared with each treatment alone in patients with rheumatoid arthritis: double-blind randomised controlled trial. *Lancet* 2004; **363:** 675–81.
3. Genovese MC, *et al.* Longterm safety, efficacy, and radiographic outcome with etanercept treatment in patients with early rheumatoid arthritis. *J Rheumatol* 2005; **32:** 1232–42.
4. Bathon JM, *et al.* Safety and efficacy of etanercept treatment in elderly subjects with rheumatoid arthritis. *J Rheumatol* 2006; **33:** 234–43.
5. van Riel PLCM, *et al.* ADORE (Add Enbrel or Replace Methotrexate) Study Investigators. Efficacy and safety of combination etanercept and methotrexate versus etanercept alone in patients with rheumatoid arthritis with an inadequate response to methotrexate: the ADORE study. *Ann Rheum Dis* 2006; **65:** 1478–83.
6. Moreland LW, *et al.* Etanercept treatment in adults with established rheumatoid arthritis: 7 years of clinical experience. *J Rheumatol* 2006; **33:** 854–61.
7. van der Heijde D, *et al.* Comparison of etanercept and methotrexate, alone and combined, in the treatment of rheumatoid arthritis: two-year clinical and radiographic results from the TEMPO study, a double-blind, randomized trial. *Arthritis Rheum* 2006; **54:** 1063–74.
8. Chen Y-F, *et al.* NHS Health Technology Assessment Programme. A systematic review of the effectiveness of adalimumab, etanercept and infliximab for the treatment of rheumatoid arthritis in adults and an economic evaluation of their cost-effectiveness (issued November 2006). Available at: http://www.hta.ac.uk/fullmono/mon1042.pdf (accessed 13/06/08)
9. Weisman MH, *et al.* A placebo-controlled, randomized, double-blinded study evaluating the safety of etanercept in patients with rheumatoid arthritis and concomitant comorbid diseases. *Rheumatology (Oxford)* 2007; **46:** 1122–5.
10. Dhillon S, *et al.* Etanercept: a review of its use in the management of rheumatoid arthritis. *Drugs* 2007; **67:** 1211–41. Correction. *ibid.*; 1849.
11. van der Heijde D, *et al.* Etanercept Study 400 Investigators. The safety and efficacy of adding etanercept to methotrexate or methotrexate to etanercept in moderately active rheumatoid arthritis patients previously treated with monotherapy. *Ann Rheum Dis* 2008; **67:** 182–8.
12. van der Heijde D, *et al.* Disease remission and sustained halting of radiographic progression with combination etanercept and methotrexate in patients with rheumatoid arthritis. *Arthritis Rheum* 2007; **56:** 3928–39.
13. NICE. Adalimumab, etanercept and infliximab for the treatment of rheumatoid arthritis: Technology Appraisal Guidance 130 (issued October 2007). Available at: http://www.nice.org.uk/nicemedia/pdf/TA130guidance.pdf (accessed 13/06/08)
14. Gartlehner G, *et al.* Biologics for the treatment of juvenile idiopathic arthritis: a systematic review and critical analysis of the evidence. *Clin Rheumatol* 2008; **27:** 67–76.
15. Lovell DJ, *et al.* Pediatric Rheumatology Collaborative Study Group. Safety and efficacy of up to eight years of continuous etanercept therapy in patients with juvenile rheumatoid arthritis. *Arthritis Rheum* 2008; **58:** 1496–1504.
16. Emery P, *et al.* Comparison of methotrexate monotherapy with a combination of methotrexate and etanercept in active, early, moderate to severe rheumatoid arthritis (COMET): a randomised, double-blind, parallel treatment trial. *Lancet* 2008; **372:** 375–82.

脊椎关节病 依那西普在强直性脊柱炎和银屑病关节炎（第13页）治疗中的用法见参考文献[1~17]。

1. Davis JC, *et al.* Enbrel Ankylosing Spondylitis Study Group. Recombinant human tumor necrosis factor receptor (etanercept) for treating ankylosing spondylitis: a randomized, controlled trial. *Arthritis Rheum* 2003; **48:** 3230–6.
2. Mease PJ, *et al.* Etanercept treatment of psoriatic arthritis: safety, efficacy, and effect on disease progression. *Arthritis Rheum* 2004; **50:** 2264–72.
3. Baraliakos X, *et al.* Outcome of patients with active ankylosing spondylitis after two years of therapy with etanercept: clinical and magnetic resonance imaging data. *Arthritis Rheum* 2005; **53:** 856–63.
4. Mease PJ, *et al.* Continued inhibition of radiographic progression in patients with psoriatic arthritis following 2 years of treatment with etanercept. *J Rheumatol* 2006; **33:** 712–21.
5. NICE. Etanercept and infliximab for the treatment of adults with psoriatic arthritis: Technology Appraisal Guidance 104 (issued July 2006). Available at: http://www.nice.org.uk/nicemedia/pdf/TA104guidance.pdf (accessed 03/11/08)
6. Woolacott N, *et al.* NHS Health Technology Assessment Programme. Etanercept and infliximab for the treatment of psoriatic arthritis: a systematic review and economic evaluation (issued September 2006). Available at: http://www.hta.ac.uk/fullmono/mon1031.pdf (accessed 13/06/08)
7. van der Heijde D, *et al.* Etanercept Study 314 Investigators. Etanercept 50 mg once weekly is as effective as 25 mg twice weekly in patients with ankylosing spondylitis. *Ann Rheum Dis* 2006; **65:** 1572–7.
8. Cantini F, *et al.* Switching from infliximab to once-weekly administration of 50 mg etanercept in resistant or intolerant patients with ankylosing spondylitis: results of a fifty-four-week study. *Arthritis Rheum* 2006; **55:** 812–6.
9. Woolacott NF, *et al.* Etanercept and infliximab for the treatment of psoriatic arthritis: a systematic review. *Clin Exp Rheumatol* 2006; **24:** 587–93.
10. Gottlieb AB, *et al.* Use of etanercept for psoriatic arthritis in the dermatology clinic: the Experience Diagnosing, Understanding Care, and Treatment with Etanercept (EDUCATE) study. *J Dermatolog Treat* 2006; **17:** 343–52.
11. Braun J, *et al.* Improvement in patient-reported outcomes for patients with ankylosing spondylitis treated with etanercept 50 mg once-weekly and 25 mg twice-weekly. *Rheumatology (Oxford)* 2007; **46:** 999–1004.
12. Romero-Maté A, *et al.* Efficacy and safety of etanercept in psoriasis/psoriatic arthritis: an updated review. *Am J Clin Dermatol* 2007; **8:** 143–55.
13. Frankel EH, *et al.* Etanercept improves psoriatic arthritis patient-reported outcomes: results from EDUCATE. *Cutis* 2007; **79:** 322–6.
14. McLeod C, *et al.* NHS Health Technology Assessment Programme. Adalimumab, etanercept and infliximab for the treatment of ankylosing spondylitis: a systematic review and economic evaluation (issued August 2007). Available at: http://www.hta.ac.uk/fullmono/mon1128.pdf (accessed 31/10/08)
15. Hoy SM, Scott LJ. Etanercept: a review of its use in the management of ankylosing spondylitis and psoriatic arthritis. *Drugs* 2007; **67:** 2609–33.
16. NICE. Adalimumab, etanercept and infliximab for ankylosing spondylitis: Technology Appraisal Guidance 143 (issued May 2008). Available at: http://www.nice.org.uk/nicemedia/pdf/TA143Guidance.pdf (accessed 31/10/08)
17. Sterry W, *et al.* Comparison of two etanercept regimens for treatment of psoriasis and psoriatic arthritis: PRESTA randomised double blind multicentre trial. Abridged version: *BMJ* 2010; **340:** 300. Full version: http://www.bmj.com/cgi/reprint/340/feb02_2/c147 (accessed 06/05/10)

血管炎综合征 依那西普用于 Takayasu 大动脉炎的预试报告见第1445页。

制剂

专利制剂

Arg.: Enbrel; ***Austral.:*** Enbrel; ***Austria:*** Enbrel; ***Belg.:*** Enbrel; ***Braz.:*** Enbrel; ***Canad.:*** Enbrel; ***Chile:*** Enbrel; ***Cz.:*** Enbrel; ***Denm.:*** Enbrel; ***Fin.:*** Enbrel; ***Fr.:*** Enbrel; ***Ger.:*** Enbrel; ***Gr.:*** Enbrel; ***Hong Kong:*** Enbrel; ***Hung.:*** Enbrel; ***India:*** Enbrel; ***Indon.:*** Enbrel; ***Irl.:*** Enbrel; ***Israel:*** Enbrel; ***Ital.:*** Enbrel; ***Malaysia:*** Enbrel; ***Mex.:*** Enbrel; ***Neth.:*** Enbrel; ***Norw.:*** Enbrel; ***NZ:*** Enbrel; ***Philipp.:*** Enbrel; ***Pol.:*** Enbrel; ***Port.:*** Enbrel; ***S.Afr.:*** Enbrel; ***Singapore:*** Enbrel; ***Spain:*** Enbrel; ***Swed.:*** Enbrel; ***Switz.:*** Enbrel; ***Thai.:*** Enbrel; ***Turk.:*** Enbrel; ***UK:*** Enbrel; ***USA:*** Enbrel; ***Venez.:*** Enbrel.

Ethenzamide（*BAN, rINN*）乙水杨胺

Aethoxybenzamidum; Etentsamidi; Etenzamid; Etenzamida; Etenzamide; Éthenzamide; Ethenzamidum; Ethoxybenzamide; Ethylsalicylamide; HP-209. 2-Ethoxybenzamide.

Этензамид

$C_9H_{11}NO_2$ = 165.2.

CAS — 938-73-8.

ATC — N02BA07.

ATC Vet — QN02BA07.

UNII — L929ZCK4BF.

Pharmacopoeias. In *Jpn.*

简介

乙水杨胺水杨酸盐的衍生物（见阿司匹林，第20页），口服给药用于疼痛、炎症及减少发热。

制剂

多组分制剂 ***Austria:*** Coldadolin†; Dolmix†; Helopyrin; Nisicur†; Seltoc; ***Cz.:*** Cephyl†; ***Indon.:*** Farapon; Neo Novapon Plus; ***Jpn:*** Sin Colgen Kowa Kaze†; ***Pol.:*** Erka; Etomar; Etopiryna; ***Port.:*** Cephyl; ***Rus.:*** Nextrim Aktiv (Некстрим Актив).

Ethoheptazine Citrate（*BANM, rINNM*）枸橼酸依索庚嗪

Citrato de etoheptacina; Éthoheptazine, Citrate d'; Ethoheptazini Citras; Wy-401. Ethyl 1-methyl-4-phenylperhydroazepine-4-carboxylate dihydrogen citrate.

Этогептазина Цитрат

$C_{16}H_{23}NO_2,C_6H_8O_7$ = 453.5.

CAS — 77-15-6 (ethoheptazine); 6700-56-7 (ethoheptazine citrate); 2085-42-9 ((±)-ethoheptazine citrate).

UNII — LXK8EE245D.

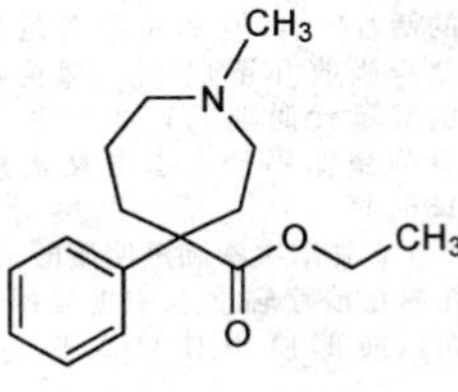

(ethoheptazine)

简介

枸橼酸依索庚嗪属于阿片类镇痛药（第96页），结构与哌替啶（第107页）相关。短期用于缓解轻度至中度疼痛，常与其他药物（如阿司匹林、甲丙氨酯）合用。

制剂

多组分制剂 ***India:*** Equagesic; ***S.Afr.:*** Equagesic†.

Ethyl Nicotinate 烟酸乙酯

Nicotinato de etilo.

Этилникотинат

$C_8H_9NO_2$ = 151.2.

CAS — 614-18-6.

UNII — NIJ3H353YH.

简介

烟酸乙酯用在局部发赤药制剂中，以最高浓度 2% 用于缓解肌肉骨骼、关节及软组织疾病疼痛。也以栓剂形式用于肛门直肠疾病。

制剂

专利制剂

Austria: Mucotherm.

多组分制剂 ***Austria:*** Thermal†; ***Belg.:*** Transvane; ***Hung.:*** Nicoflex; ***Irl.:*** Transvasin; ***Switz.:*** Baume Esco Forte; Frixo-Dragon Vert†; Knobel Huile N; Thermocutan†; Ziegella; ***UK:*** PR Heat Spray; Transvasin Heat Rub.

Ethyl Salicylate 水杨酸乙酯

Salicilato de etilo. Ethyl 2-hydroxybenzoate.

Этилсалицилат

$C_9H_{10}O_3$ = 166.2.

CAS — 118-61-6.

UNII — 555U6TZ2MV.

简介

水杨酸乙酯为水杨酸衍生物，应用与水杨酸甲酯（第82页）相似，用在局部皮肤发赤药制剂中，以最高浓度 5% 用于缓解肌肉骨骼、关节及软组织疾病疼痛。

制剂

多组分制剂 ***Austral.:*** Deep Heat; Radian-B†; ***Belg.:*** Rado-Salil; ***Chile:*** Calorub Sport; ***Hung.:*** Deep Heat Spray; ***Irl.:*** Deep Heat; Ralgex; ***Israel:*** Deep Heat Spray; ***Ital.:*** Remy; ***Pol.:*** Deep Heat; ***S.Afr.:*** Deep Heat Spray†; ***Singapore:*** Deep Heating Spray†; ***Switz.:*** Alginex†; ***UK:*** Deep Heat Spray; Dubam; Numark Muscle Spray; Ralgex.

Ethylmorphine Hydrochloride (*BANM*) 盐酸乙基吗啡

Aethylmorphinae Hydrochloridum; Aethylmorphini Hydrochloridum; Chlorhydrate de Codéthyline; Ethylmorfin-hydrochlorid dihydrát; Éthylmorphine, chlorhydrate d'; Ethylmorphini hydrochloridum; Ethylmorphini Hydrochloridum Dihydricum; Ethylmorphinium Chloride; Etilmorfina, hidrocloruro de; Etilmorfinhidrokloridi; Etilmorfino hidrochloridas; Etylmorfinhydroklorid; Etylomorfiny chlorowodorek; Etyylimorfiinihydrokloridi. 3-*O*-Ethylmorphine hydrochloride dihydrate; 7,8-Didehydro-4,5-epoxy-3-ethoxy-17-methylmorphinan-6-ol hydrochloride dihydrate.

Этилморфина Гидрохлорид

$C_{19}H_{23}NO_3,HCl,2H_2O = 385.9.$

CAS — 76-58-4 (ethylmorphine); 125-30-4 (ethylmorphine hydrochloride).

ATC — R05DA01; S01XA06.

ATC Vet — QR05DA01; QS01XA06.

UNII — MFM5450P3T (ethylmorphine hydrochloride); 407X3NQV4N (ethylmorphine hydrochloride dihydrate).

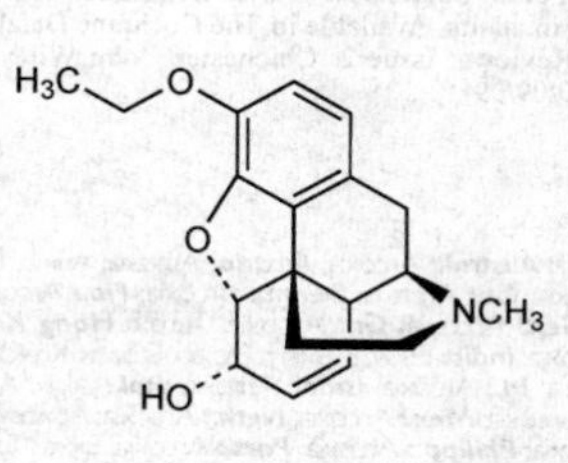

(ethylmorphine)

Pharmacopoeias. In *Chin.*, *Eur.* (see p.vii), and *Jpn.*

Ph. Eur. 6.8 (Ethylmorphine Hydrochloride) 白色或类白色结晶性粉末。可溶于水和乙醇。2%水溶液的pH值为4.3～5.7。避光。

简介

盐酸乙基吗啡属阿片类镇痛药（第96页），与可待因（第36页）性质相似。主要用作镇咳药。也因其镇痛作用和抗腹泻作用而被使用。以前以滴眼剂形式用作催淋巴药。

乙基吗啡的游离碱基及其樟脑酸盐和樟脑磺酸盐也可应用。

1. Aasmundstad TA, *et al.* Biotransformation and pharmacokinetics of ethylmorphine after a single oral dose. *Br J Clin Pharmacol* 1995; **39:** 611–20.
2. Jonasson B, *et al.* Fatal poisonings where ethylmorphine from antitussive medications contributed to death. *Int J Legal Med* 1999; **112:** 299–302.
3. Helland A, *et al.* Death of a 10-month-old boy after exposure to ethylmorphine. *J Forensic Sci* 2010; **55:** 551–3.

制剂

专利制剂

Arg.: Dionina; ***Belg.:*** Codethyline; ***Cz.:*** Diolan†; ***Fin.:*** Cocillana; ***Fr.:*** Pectosan Toux Seche; Peter's Sirop; ***UK:*** Collins Elixir.

多组分制剂 ***Austria:*** Modiscop†; ***Belg.:*** Baume Pulmonaire; Longbalsem†; Saintbois; Tux†; ***Chile:*** Codelasa; ***Fin.:*** Indalgin; ***Fr.:*** Ephydion†; Humex†; Tussipax; Vegetoserum; ***Hong Kong:*** Fritussin; ***Hung.:*** Dolor; ***India:*** Bell Diono Resolvent†; Bell Resolvent†; ***Norw.:*** Cosylan; Solvipect comp; ***Spain:*** Demusin; Sedalmerck†; ***Swed.:*** Cocillana-Etyfin; Lepheton; ***Switz.:*** Ipeca†; Phol-Tux; Saintbois†; Sano Tuss; ***Turk.:*** Fenokodin; Neocodin; ***Venez.:*** Novacodin.

Etodolac (*BAN*, *USAN*, *rINN*) 依托度酸

AY-24236; Etodolaakki; Étodolac; Etodolaco; Etodolacum; Etodolák; Etodolak; Etodolakas; Etodolic Acid. 1,8-Diethyl-1,3,4,9-tetrahydropyrano[3,4-*b*]indol-1-ylacetic acid.

Этодолак

$C_{17}H_{21}NO_3 = 287.4.$

CAS — 41340-25-4.

ATC — M01AB08.

ATC Vet — QM01AB08.

UNII — 2M36281008.

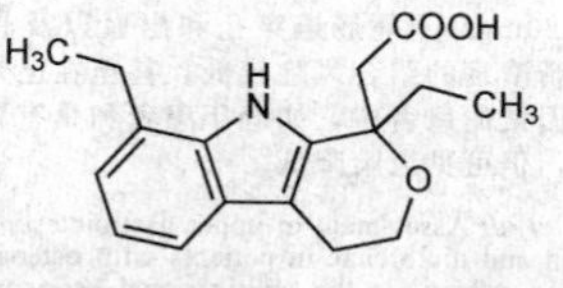

Pharmacopoeias. In *Eur.* (see p.vii), *Jpn*, and *US*.

Ph. Eur. 6.8 (Etodolac) 白色或类白色结晶性粉末。几乎不溶于水；易溶于无水乙醇和丙酮。

USP 33 (Etodolac) 贮藏于密闭容器中。

不良反应、处置和注意事项

参见第92页 **NSAIDs**。

尿液中依托度酸的酚基代谢产物的存在可增加胆红素的假阳性反应。

对血液的影响 一例接受依托度酸治疗的患者发生粒细胞减少[1]，另有因对依托度酸代谢产物敏感引起Coombs阳性溶血性贫血的报道[2]。

1. Cramer RL, *et al.* Agranulocytosis associated with etodolac. *Ann Pharmacother* 1994; **28:** 458–60.
2. Cunha PD, *et al.* Immune hemolytic anemia caused by sensitivity to a metabolite of etodolac, a nonsteroidal anti-inflammatory drug. *Transfusion* 2000; **40:** 663–8.

对胃肠道的影响 据报道，依托度酸是优选的选择性环氧合酶2（COX-2）抑制药，因此其对胃肠道的毒性小于非选择性NSAIDs，如萘普生[1～3]。

1. Taha AS, *et al.* Effect of repeated therapeutic doses of naproxen and etodolac on gastric and duodenal mucosal prostaglandins (PGs) in rheumatoid arthritis (RA). *Gut* 1989; **30:** A751.
2. Bianchi Porro G, *et al.* A double-blind gastroscopic evaluation of the effects of etodolac and naproxen on the gastrointestinal mucosa of rheumatic patients. *J Intern Med* 1991; **229:** 5–8.
3. Weideman RA, *et al.* Risks of clinically significant upper gastrointestinal events with etodolac and naproxen: a historical cohort analysis. *Gastroenterology* 2004; **127:** 1322–8.

药物相互作用

与NSAIDs相关的药物相互作用见第94页。

药动学

依托度酸为一手性化合物，应用的是其外消旋体。单次口服给药，活性型*S*型对映体和非活性型*R*型对映体的血浆药物浓度均在约2h内达峰值，但是据报道，*R*型对映体的血药浓度远高于*S*型对映体。两种对映体均与血浆蛋白高度结合。均分布于滑膜液，但是滑膜液中两种对映体浓度的差异不如血药浓度显著。据报道，总依托度酸血浆半衰期约7h，主要以羟基代谢产物和葡糖苷酸结合物的形式由尿液排出，部分经胆汁排泄。

1. Brocks DR, *et al.* Stereoselective disposition of etodolac enantiomers in synovial fluid. *J Clin Pharmacol* 1991; **31:** 741–6.
2. Brocks DR, *et al.* The stereoselective pharmacokinetics of etodolac in young and elderly subjects, and after cholecystectomy. *J Clin Pharmacol* 1992; **32:** 982–9.
3. Brocks DR, Jamali F. Etodolac clinical pharmacokinetics. *Clin Pharmacokinet* 1994; **26:** 259–74.
4. Boni J, *et al.* Pharmacokinetic and pharmacodynamic action of etodolac in patients after oral surgery. *J Clin Pharmacol* 1999; **39:** 729–37.
5. Boni JP, *et al.* Pharmacokinetics of etodolac in patients with stable juvenile rheumatoid arthritis. *Clin Ther* 1999; **21:** 1715–24.

用途和用法

依托度酸是吡喃吲哚酸的衍生物，是一种NSAID（第94页），据报道是优选的选择性COX-2抑制药。用于类风湿关节炎（包括青少年特发性关节炎）和骨关节炎，也用于治疗急性痛。

用于类风湿关节炎和骨关节炎时，口服推荐剂量为初次每日0.6～1g，分次服用，根据疗效调整给药剂量，单次日剂量最大可给予600mg。缓控释制剂用于这些情况时，每日给药1次。儿童剂量见下文。

用于急性痛时，推荐剂量为每6～8h 200～400mg，通常每日最多1g。

1. Tirunagari SK, *et al.* Single dose oral etodolac for acute postoperative pain in adults. Available in The Cochrane Database of Systematic Reviews; Issue 3. Chichester: John Wiley; 2009 (accessed 09/09/09).

儿童用法 在美国，依托度酸缓释制剂口服用于治疗6～16岁儿童的青少年特发性关节炎。根据体重每日给药1次，剂量如下：

- 20～30kg：400mg。
- 31～45kg：600mg。
- 46～60kg：800mg。
- 超过60kg：1g。

制剂

BP 2010: Etodolac Capsules; Etodolac Tablets;
USP 33: Etodolac Capsules; Etodolac Extended-Release Tablets; Etodolac Tablets.

专利制剂

Braz.: Flancox; ***Denm.:*** Todolac; ***Fin.:*** Lodine; ***Fr.:*** Lodine; ***Gr.:*** Ecridoxan; Etolac; Impovituss; Lonine; Lubetyl; Ofniskel; Silgonitran; ***Hong Kong:*** Etonox; Lodine†; ***Indon.:*** Lonene†; ***Israel:*** Etopan; ***Jpn:*** Hypen; ***Philipp.:*** Etoflam; ***Port.:*** Acudor; Articulan†; Dualgan; Exodolan; Lodine†; Lodot†; Metazin†; Sodolac; ***Switz.:*** Lodine; ***Thai.:*** Etonox; ***Turk.:*** Edolar; Etodin; Etol; Lodine; Tadolak; Tilac; ***UK:*** Eccoxolac; Etopan; Lodine; ***Ukr.:*** Etol (Этол Форт); ***USA:*** Lodine†; ***Venez.:*** Lodine†.

Etofenamate (*BAN*, *USAN*, *rINN*) 依托芬那酯

B-577; Bay-d-1107; Etofenamaatti; Etofenamát; Etofenamat; Etofenamatas; Étofénamate; Etofenamato; Etofenamatum; TV-485; TVX-485; WHR-5020. 2-(2-Hydroxyethoxy)ethyl *N*-(ααα-trifluoro-*m*-tolyl)anthranilate.

Этофенамат

$C_{18}H_{18}F_3NO_4 = 369.3.$

CAS — 30544-47-9.

ATC — M02AA06.

ATC Vet — QM02AA06.

UNII — KZF0XM66JC.

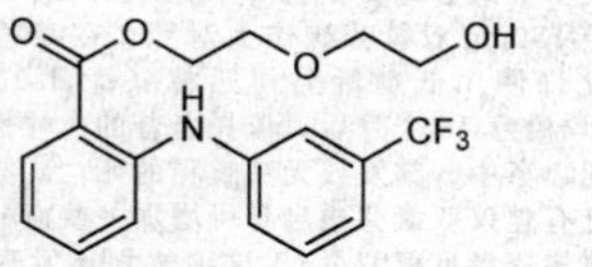

Pharmacopoeias. In *Eur.* (see p.vii).

Ph. Eur. 6.8 (Etofenamate) 黄色黏稠性液体。几乎不溶于水；易与乙醇、乙酸乙酯混合。

简介

依托芬那酯是一种NSAID（第92页），以浓度5%～10%局部给药，用于缓解肌肉骨骼、关节、软组织疾病引发的疼痛及炎症反应。也可以单剂量1g深部肌内注射。

制剂

专利制剂

Arg.: Contour†; Flogol; ***Austria:*** Rheumon; Traumon; ***Belg.:*** Flexium; ***Braz.:*** Bayro; ***Chile:*** Bayagel; Flogojet; Master-Gel†; Valorel; ***Cz.:*** Etogel†; Rheuma Denk†; Rheumon; Traumon; ***Ger.:*** Rheuma-Gel; Rheumon; Traumon; ***Gr.:*** Celanat; Cimal; Etofenol; Etogel; Fenam; Ferepat; Herponil; Irifone; Kovotherm; Melferut; Pazergicel; Radermin; Reumina; Roiplon; Vellodrying; ***Hong Kong:*** Flogoprofen; Rheuma-Denk; ***Hung.:*** Activon; Rheumon; Traumon†; ***Ital.:*** Bayro†; Gemadol; ***Mex.:*** Bayro; ***Pol.:*** Rheumon; Traumon; ***Port.:*** Fenogel†; Inalgex; Reumon; Traumon; ***Spain:*** Aspitopic; Flogoprofen; Zenavan; ***Switz.:*** Rheumon; Traumalix; ***Turk.:*** Doline; Flexo; Painex; Rheumon; ***Venez.:*** Traflan.

多组分制剂 ***Arg.:*** Bayagel; ***Austria:*** Thermo-Rheumon; ***Cz.:*** Thermo-Rheumon†; ***Gr.:*** Thermo-Roiplon; ***Hung.:*** Thermo-Rheumon†; ***Mex.:*** Bayro Termo; ***Pol.:*** Thermo-Rheumon; ***Turk.:*** Thermo-Doline; Thermo-Rheumon; Thermoflex; ***Venez.:*** Reugel.

Etoricoxib (*BAN*, *USAN*, *rINN*) 依托考昔

Étoricoxib; Etoricoxibum; Etorikoksib; Etorikoksibi; Etorikoxib; L-791456; MK-663; MK-0663. 5-Chloro-6′-methyl-3-[*p*-(methylsulfonyl)phenyl]-2,3′-bipyridine.

Эторикоксиб

$C_{18}H_{15}ClN_2O_2S = 358.8.$

CAS — 202409-33-4.

ATC — M01AH05.

ATC Vet — QM01AH05.

UNII — WRX4NFY03R.

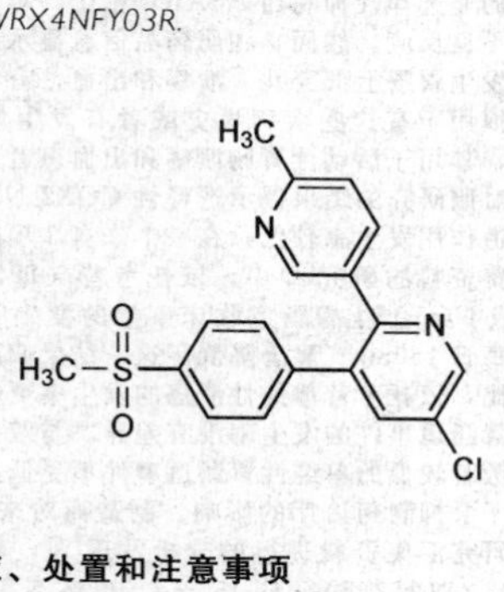

不良反应、处置和注意事项

参见 **NSAIDs**（第92页）。

接受依托考昔治疗的患者发生的超敏反应包括过敏反应和血管性水肿。在出现超敏反应先兆时，需立即停药。

依托考昔不应用于有缺血性心脏病、外周动脉疾病或脑血管疾病的患者。慎用于心血管疾病风险因素显著的患者，如高血压、高脂血症和糖尿病。与其他NSAIDs和选择性COX-2抑制药相比，尤其是在高剂量时，依托考昔会引起更频繁和更严重的高血压。应用依托考昔治疗期间，建议进行血压监测。依托考昔不应当在血压未被控制的高血压患者中使用（也见下文**对心血管系统的影响**）。

依托考昔还禁用于有炎性肠病、中度至重度心衰（NYHA分级为Ⅱ～Ⅳ级）、肌酐清除率小于30ml/min的肾损伤患者。也应当避免用于重度肝损伤患者（Child-Pugh评分为10或更高）。如果发现持续肝酶值异常，应当停止治疗。建议慎用于脱水患者，在应用依托考昔之前建议补充水分。

对心血管系统的影响 自从罗非考昔（见第114页）在世界范围内撤市后，人们格外关注选择性COX-2对心血管的不良反应。依托考昔的心血管安全性已经在MEDAL规划[1]中进行了评估，该规划收集了3个研究的资料，包括超过30000名骨关节炎和类风湿关节炎患者。骨关节炎患者每日给予60mg或90mg依托考昔，类风湿关节炎患者每日给药90mg。在所有研究中，以每日给予150mg双氯芬酸作为对照，在某些注明的情况下还允许使用低剂量阿司匹林（每日100mg或更少）。平均治疗18个月后，依托考昔的血栓性事件（如心肌梗死、卒中、突发或无法解释的死亡）与双氯芬酸相似（已有建议双氯芬酸自身可增加一些血栓性事件的风险，更多资料见第92页）。这项规划还发现使用依托考昔后，一些其他非血栓性心血管事件的发生也是增加的：3项研究之一显示每日使用90mg依托考昔的心衰发生率与双氯芬酸相比没有显著增加。由于使用高剂量依托考昔发生水肿而撤药比使用双氯芬酸或每日使用60mg依托考昔更频繁。另外，使用两种剂量依托考昔后由于高血压而停止治疗的患者数量比使用双氯芬酸更多。其他两项研究中可见相似结果。

在另一项汇集注册前资料的研究[2]中，以每日至少60mg剂量给药后，依托考昔血栓性事件的风险与安慰剂治疗、布洛芬（每日2.4g）、双氯芬酸（每日150mg）和萘普生（每日1g）相似，尽管有趋势显示依托考昔比萘普生的事件发生更多。与非选择性NSAIDs相关的血栓性事件的相对风险的细节，见第92页。

在EMEA Committee for Medicinal Products for Human Use（CHMP）[3]建议后，依托考昔注册药品信息声明依托考昔一定不能用于血压持续高于140/90 mmHg并且控制不当的患者，另外，开始治疗前应当控制在高血压，并监测2周，然后再行常规治疗。

在有心血管或脑血管疾病的患者中使用选择性COX-2抑制药的讨论和建议见**塞来考昔**项下，第33页。

1. Cannon CP, *et al.* Cardiovascular outcomes with etoricoxib and diclofenac in patients with osteoarthritis and rheumatoid arthritis in the Multinational Etoricoxib and Diclofenac Arthritis Long-term (MEDAL) programme: a randomised comparison. *Lancet* 2006; **368:** 1771–81.
2. Curtis SP, *et al.* Pooled analysis of thrombotic cardiovascular events in clinical trials of the COX-2 selective inhibitor etoricoxib. *Curr Med Res Opin* 2006; **22:** 2365–74.
3. EMEA. EMEA recommends strengthening warnings and contraindications for etoricoxib-containing medicines used in the treatment of rheumatoid arthritis and ankylosing spondylitis (issued 26th June, 2008). Available at: http://www.emea.europa.eu/pdfs/human/press/pr/33363608en.pdf (accessed 16/07/08)

对胃肠道的影响 人们普遍认为COX-1的抑制作用对胃肠道产生不良反应，选择性COX-2抑制药如依托考昔与传统的非选择性抑制药NSAIDs相比，对胃肠道产生更少的不良反应。然而，注册药品信息显示，应用依托考昔可发生胃肠上部穿孔、溃疡和出血，有些病例死亡；因此慎用于有这些疾病病史或者有发生风险的患者。另外，禁用于活动性胃肠溃疡和出血患者。

来自对照研究的结果提示选择性COX2 NSAIDs的严重胃肠道作用发生率较低。在一个来自3项随机临床研究的汇集资料的研究[1]中，依托考昔（每日用药剂量60mg或90mg）上胃肠道临床事件的发生频率比双氯芬酸（每日150mg）显著降低。这一结果归因于与双氯芬酸相比，依托考昔单纯性溃疡的发生率更低。两药之间复杂胃肠道事件的发生率没有差异。与双氯芬酸相比，依托考昔较低的单纯性胃肠道事件不受低剂量阿司匹林或质子泵抑制剂治疗的影响。制造商对来自10个随机临床研究汇集资料进行的分析发现[2]，与非选择性NSAIDs（双氯芬酸每日150mg，布洛芬每日2.4g或萘普生每日1g）相比，依托考昔（每日剂量60mg、90mg或120mg）上胃肠道穿孔和出血以及具有症状的胃十二指肠溃疡的组合风险较低。甚至在已知有上述并发症风险因素的患者中，如老年患者和具有胃肠道反应史的患者，仍可见风险降低。

1. Laine L, *et al.* Assessment of upper gastrointestinal safety of etoricoxib and diclofenac in patients with osteoarthritis and rheumatoid arthritis in the Multinational Etoricoxib and Diclofenac Arthritis Long-term (MEDAL) programme: a randomised comparison. *Lancet* 2007; **369:** 465–73.
2. Ramey DR, *et al.* The incidence of upper gastrointestinal adverse events in clinical trials of etoricoxib vs. non-selective NSAIDs: an updated combined analysis. *Curr Med Res Opin* 2005; **21:** 715–22.

对肾脏的影响 选择性COX-2抑制药（如依托考昔）产生肾毒性的有限证据提示，该类NSAIDs对肾功能的影响与非选择性NSAIDs相似（第93页）。

药物相互作用

依托考昔经细胞色素P450同工酶CYP3A4代谢。与该酶的抑制剂或诱导剂合用可改变依托考昔的血药浓度。另外，体外试验显示，几个其他的同工酶也参与了依托考昔的主要代谢途径。利福平是一种CYP同工酶的强诱导剂，可使依托考昔的血药浓度降低。

依托考昔是人硫酸转移酶活性的抑制剂，可增加血浆炔雌醇的浓度。与其他经该酶代谢的药物的相互作用也是可能的，如口服沙丁胺醇、米诺地尔，因此注册药品信息建议与这些药物合用时需引起注意。

与NSAIDs相关的药物相互作用见第94页。

药动学

口服给药后依托考昔从胃肠道吸收良好。禁食成人约1h出现血药浓度峰值，食物会延缓吸收约2h，尽管其对吸收强度没有影响。与血浆蛋白结合率为92%。稳态时半衰期约为22h。绝大部分药物被代谢，只有少于2%的前体药物在尿液中被发现。主要代谢途径是经细胞色素P450同工酶（包括CYP3A4）代谢为依托考昔6′-羟甲基衍生物，继续被氧化为主要的代谢产物6′-羧酸衍生物。这两种代谢产物不具有或仅有微弱的COX-2抑制活性。主要（70%）由尿液排泄，只有20%由粪便排泄。动物研究提示依托考昔可通过胎盘并有部分可分布至乳汁。

1. Agrawal NGB, *et al.* Single- and multiple-dose pharmacokinetics of etoricoxib, a selective inhibitor of cyclooxygenase-2, in man. *J Clin Pharmacol* 2003; **43:** 268–76.
2. Agrawal NGB, *et al.* Pharmacokinetics of etoricoxib in patients with hepatic impairment. *J Clin Pharmacol* 2003; **43:** 1136–48.
3. Agrawal NGB, *et al.* Pharmacokinetics of etoricoxib in patients with renal impairment. *J Clin Pharmacol* 2004; **44:** 48–58.
4. Takemoto JK, *et al.* Clinical pharmacokinetic and pharmacodynamic profile of etoricoxib. *Clin Pharmacokinet* 2008; **47:** 703–20.

用途和用法

依托考昔属于选择性抑制COX-2的NSAIDs（第94页）。用于缓解类风湿关节炎、骨关节炎、强直性脊柱炎、急性痛风性关节炎的症状。

对于骨关节炎，依托考昔常用口服剂量为30mg，每日1次，如果需要可增加至60mg，每日1次。治疗类风湿关节炎和强直性脊柱炎的推荐剂量为90mg，每日1次；对于痛风性关节炎，使用较高剂量120mg，每日1次，此剂量只用于急性症状期，最多使用8天。肝损伤患者的推荐使用剂量见下文。

1. Patrignani P, *et al.* Clinical pharmacology of etoricoxib: a novel selective COX2 inhibitor. *Expert Opin Pharmacother* 2003; **4:** 265–84.
2. Dallob A, *et al.* Characterization of etoricoxib, a novel, selective COX-2 inhibitor. *J Clin Pharmacol* 2003 **43:** 573–85.
3. Martina SD, *et al.* Etoricoxib: a highly selective COX-2 inhibitor. *Ann Pharmacother* 2005; **39:** 854–62.

在肝损伤中的用法 在轻度肝损伤（Child-Pugh评分为5～6）的患者中，无论适应证如何，依托考昔最大口服剂量是每日1次，每次60mg；中度肝损伤（Child-Pugh评分为7～9）的患者最大给药剂量为每隔1天给药60mg，或者每日1次，每次30mg。重度肝损伤（Child-Pugh评分为10或更高）的患者不应给予依托考昔。

肌肉骨骼关节病 作为选择性COX-2抑制药，依托考昔用于强直性脊柱炎（见**脊椎关节病**项下，第13页）、骨关节炎（第11页）和类风湿关节炎（第12页），它还用于痛风性关节炎（第535页）。然而在英国，选择性COX-2抑制药被推荐限用于心血管健康状况良好，并且使用非选择性NSAID（第93页）易引起严重胃肠损伤的患者。

1. Cochrane DJ, *et al.* Etoricoxib. *Drugs* 2002; **62:** 2637–51.
2. Schumacher HR, *et al.* Randomised double blind trial of etoricoxib and indometacin in treatment of acute gouty arthritis. *BMJ* 2002; **324:** 1488–92.
3. Gottesdiener K, *et al.* Results of a randomized, dose-ranging trial of etoricoxib in patients with osteoarthritis. *Rheumatology (Oxford)* 2002; **41:** 1052–61.
4. Wiesenhutter CW, *et al.* Evaluation of the comparative efficacy of etoricoxib and ibuprofen for treatment of patients with osteoarthritis: a randomized, double-blind, placebo-controlled trial. *Mayo Clin Proc* 2005; **80:** 470–9.
5. van der Heijde D, *et al.* Evaluation of the efficacy of etoricoxib in ankylosing spondylitis: results of a fifty-two-week, randomized, controlled study. *Arthritis Rheum* 2005; **52:** 1205–15.
6. Curtis SP, *et al.* Etoricoxib in the treatment of osteoarthritis over 52-weeks: a double-blind, active-comparator controlled trial [NCT00242489]. *BMC Musculoskelet Disord* 2005; **6:** 58. Available at: http://www.biomedcentral.com/content/pdf/1471-2474-6-58.pdf (accessed 01/11/07)
7. Bingham CO, *et al.* Efficacy and safety of etoricoxib 30 mg and celecoxib 200 mg in the treatment of osteoarthritis in two identically designed, randomized, placebo-controlled, non-inferiority studies. *Rheumatology (Oxford)* 2007; **46:** 496–507.
8. Croom KF, Siddiqui MAA. Etoricoxib: a review of its use in the symptomatic treatment of osteoarthritis, rheumatoid arthritis, ankylosing spondylitis and acute gouty arthritis. *Drugs* 2009; **69:** 1513–32.

疼痛 一项系统性综述[1]发现手术后，单次120mg剂量依托考昔口服给药可对术后疼痛提供有效的缓解。间接比较时，可认为依托考昔至少与其他常用镇痛药一样有效。

1. Clarke R, *et al.* Single dose oral etoricoxib for acute postoperative pain in adults. Available in The Cochrane Database of Systematic Reviews; Issue 2. Chichester: John Wiley; 2009 (accessed 09/09/09).

制剂

专利制剂

Arg.: Arcoxia; ***Austral.:*** Arcoxia; ***Austria:*** Arcoxia; Auxib; ***Belg.:*** Arcoxia; ***Braz.:*** Arcoxia; ***Cz.:*** Arcoxia; ***Denm.:*** Arcoxia; ***Fin.:*** Arcoxia; Turox; ***Fr.:*** Arcoxia†; ***Ger.:*** Arcoxia; ***Gr.:*** Arcoxia; Turox; ***Hong Kong:*** Arcoxia; ***Hung.:*** Arcoxia; ***India:*** Ebov; Ecoxib†; Etoxib; Etozox; Kretos; Nucoxia; ***Indon.:*** Arcoxia; ***Irl.:*** Arcoxia; ***Israel:*** Arcoxia; ***Ital.:*** Algix; Arcoxia; Tauxib; ***Malaysia:*** Arcoxia; ***Mex.:*** Arcoxia; ***Neth.:*** Arcoxia; Auxib; ***Norw.:*** Arcoxia; ***NZ:*** Arcoxia; ***Philipp.:*** Arcoxia; ***Port.:*** Arcoxia; Exxiv; Turox; ***Rus.:*** Arcoxia (Аркоксиа); ***S.Afr.:*** Arcoxia; ***Singapore:*** Arcoxia; ***Spain:*** Arcoxia; ***Swed.:*** Arcoxia; ***Thai.:*** Arcoxia; ***UK:*** Arcoxia; ***Venez.:*** Arcoxia.

Etorphine Hydrochloride (*BANM*, *rINNM*) 盐酸埃托啡

Étorphine, Chlorhydrate d'; Etorphini Hydrochloridum; Hidrocloruro de etorfina; M-99; 19-Propylorvinol Hydrochloride. (6*R*,7*R*,14*R*)-7,8-Dihydro-7-[(1*R*)-1-hydroxy-1-methylbutyl]-6-*O*-methyl-6,14α-ethenomorphine hydrochloride; (2*R*)-2-[(−)-(5*R*,6*R*,7*R*,14*R*)-4,5-Epoxy-3-hydroxy-6-methoxy-9a-methyl-6,14-ethenomorphinan-7-yl]pentan-2-ol hydrochloride.

Эторфина Гидрохлорид

$C_{25}H_{33}NO_4$,HCl = 448.0.

CAS — 14521-96-1 (etorphine); 13764-49-3 (etorphine hydrochloride).

UNII — 8CBE01N748.

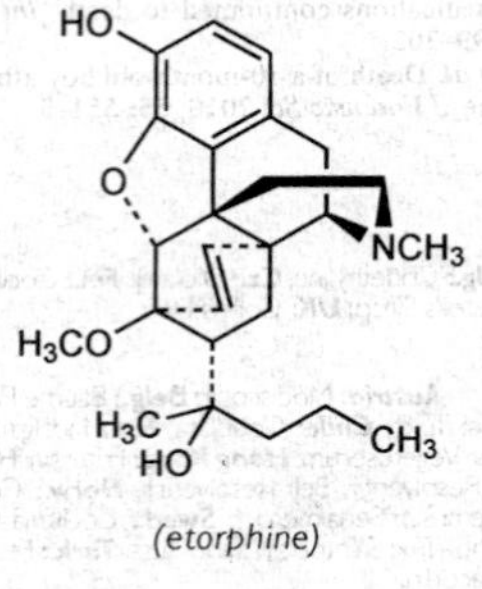

(etorphine)

Pharmacopoeias. In *BP(Vet)*.

BP（Vet）2010（Etorphine Hydrochloride） 白色或几乎白色微晶粉末。略溶于水和乙醇；极微溶于氯仿，几乎不溶于乙醚。2%水溶液的pH值为4.0～5.0。避光。

依赖性和戒断症状

参见第96页阿片类镇痛药。

不良反应和处置

参见第97页阿片类镇痛药。埃托啡不用于人类疾病的治疗。

盐酸埃托啡为一种强效、速效药物。微量即产生严重反应以致昏迷。可通过皮肤和黏膜吸收。因此，当皮肤和黏膜被含有盐酸埃托啡的制剂污染时，需要立即注射拮抗药，并彻底清洗污染部位。意外注射或针尖划痕损伤时，也要立即注射拮抗药。纳洛酮是内科治疗优选的拮抗药。然而，埃托啡的兽药制剂是含有盐酸二丙诺啡（第1387页）的制剂（*Revivon*），无纳洛酮时，此药作为紧急时刻首选的辅助拮抗药。

用途和用法

盐酸埃托啡作为强效阿片类镇痛药（第98页），在兽医学中用于可逆性安定镇痛术（见第1701页**麻醉技术**项下）。与马来酸乙酰丙嗪或左美丙嗪（*Immobilon*）合用于兽医小手术前，以抑制动物。埃托啡作用持续时间依种属而异，一般为45～90min，但在人类时间可能更长，特别是使用大型动物用制剂时。

Felbinac（*BAN*，*USAN*，*rINN*）联苯乙酸

CL-83544; Felbinaakki; Felbinaco; Felbinacum; Felbinak; LJC-10141. Biphenyl-4-ylacetic acid.

Фелбинак

$C_{14}H_{12}O_2$ = 212.2.

CAS — 5728-52-9.

ATC — M02AA08.

ATC Vet — QM02AA08.

Pharmacopoeias. In *Eur.* (see p.vii) and *Jpn.*

Ph. Eur. 6. 8（Felbinac） 白色细微结晶性粉末。几乎不溶于水，略溶于乙醇；溶于甲醇。

不良反应和注意事项

局部给药时患者出现轻度局部反应，如红斑、皮炎和瘙痒。更加严重的不良反应包括大疱性皮肤病，如表皮坏死松解、多形性红斑、光敏反应和过敏反应，支气管痉挛或气喘也有报道。胃肠功能紊乱也可发生。

联苯乙酸制剂禁用于对阿司匹林或其他 NSAIDs 有过敏史的患者。

不良反应发生率 自从联苯乙酸在英国上市至1989年10月，大约11个月的时间内，英国 CSM 共接到49例有关的不良反应报道[1]。8例使用联苯乙酸凝胶的患者发生支气管痉挛或气喘，其中4例患者有哮喘史，这些有哮喘史的患者中有3例曾发生过对阿司匹林或其他 NSAIDs 的相似反应。其他报道的不良反应包括皮疹（17例）、用药部位反应（7例）和消化不良（6例）。

1. CSM. Felbinac (Traxam) and bronchospasm. *Current Problems 27* 1989.

用途和用法

联苯乙酸是芬布芬（见下文）的活性代谢产物，属于 NSAID（第94页），局部给药用于缓解肌肉骨骼疼痛，包括软组织损伤导致的疼痛。3%凝胶或3.17%泡沫剂用于未破裂皮肤相应区域，每日2～4次。不管用药区域的面积大小或数目多少，凝胶或泡沫剂的每日总用量不能超过25g。治疗14天后复诊。

二异丙醇胺联苯乙酸应用相似。

1. Hosie GAC. The topical NSAID, felbinac, versus oral ibuprofen: a comparison of efficacy in the treatment of acute lower back injury. *Br J Clin Res* 1993; **4:** 5–17.

制剂

BP 2010: Felbinac Cutaneous Foam; Felbinac Gel.

专利制剂

Belg.: Flexfree; ***Ger.:*** Spalt Schmerz-Gel†; ***Gr.:*** Dolinac; ***Irl.:*** Traxam; ***Ital.:*** Dolinac; Traxam†; ***Jpn:*** Seltouch; ***Switz.:*** Dolo Target†; ***UK:*** Traxam.

Fenbufen（*BAN*，*USAN*，*rINN*）芬布芬

CL-82204; Fenbufeeni; Fenbufén; Fenbufenas; Fenbufène; Fenbufenum. 4-(Biphenyl-4-yl)-4-oxobutyric acid.

Фенбуфен

$C_{16}H_{14}O_3$ = 254.3.

CAS — 36330-85-5.

ATC — M01AE05.

ATC Vet — QM01AE05.

UNII — 9815R1WR9B.

Pharmacopoeias. In *Chin., Eur.* (see p.vii), and *Jpn.*

Ph. Eur. 6. 8（Fenbufen） 白色或类白色细微结晶性粉末。极微溶于水；略溶于乙醇、丙酮和二氯甲烷。

不良反应、处置和注意事项

参见第92页 **NSAIDs**。芬布芬最常见的不良反应为皮疹，常发生于治疗开始后2周内，尤其是女性及血清反应阴性类风湿关节炎或银屑病关节炎患者。疾病如多形性红斑和 Stevens-Johnson 综合征也有报道。少数发生皮疹的患者也可发展为以肺嗜酸性粒细胞增多或过敏性肺泡炎为特征的严重病变。皮疹发生后需立即停药。

哺乳 英国注册药品信息建议，芬布芬应避免用于哺乳期妇女，因为其代谢产物经乳汁分泌。

对血液的影响 有报道接受芬布芬治疗的患者发生溶血性贫血[1]和再生障碍性贫血[2]。

1. Martland T, Stone WD. Haemolytic anaemia associated with fenbufen. *BMJ* 1988; **297:** 921.
2. Andrews R, Russell N. Aplastic anaemia associated with a non-steroidal anti-inflammatory drug: relapse after exposure to another such drug. *BMJ* 1990; **301:** 38.

对肺的影响 1989年1月，英国 CSM 宣布已收到7例因使用芬布芬发生皮疹和怀疑与之相关的过敏性肺间质病变的报告[1]，5例患者的肺病变诊断为肺嗜酸性粒细胞增多，另2例患者发生的是过敏性肺泡炎。一些此类不良反应亦见于文献[2~3]。

1. CSM. Fenbufen, rash and pulmonary eosinophilia. *Current Problems 24* 1989.
2. Swinburn CR. Alveolitis and haemolytic anaemia induced by azapropazone. *BMJ* 1987; **294:** 375.
3. Burton GH. Rash and pulmonary eosinophilia associated with fenbufen. *BMJ* 1990; **300:** 82–3.

对皮肤的影响 1988年9月，英国 CSM 宣布仍收到大量有关芬布芬不良反应的报道[1]，而这些不良反应当时被预期是已经减少的。芬布芬是1986～1987年间经常被报道的受质疑的药物。那段时期，收到超过6000例的报告，80%与皮肤黏膜反应有关，涉及较多的是全身红疹，通常伴瘙痒。有178例多形性红斑的报道，Stevens-Johnson 综合征30例，致死2例。

1. CSM. Fenbufen and mucocutaneous reactions. *Current Problems 23* 1988.

超敏反应 见上文对肺的影响项下。

药物相互作用

与 NSAIDs 有关的药物相互作用见第94页。

与阿司匹林合用导致芬布芬及其代谢产物的血浆药物浓度降低。

药动学

口服给药后，芬布芬从胃肠道吸收，血药浓度达峰时间约为70min。与血浆蛋白结合率高于99%。在肝代谢为活性代谢产物联苯乙酸和4-羟基联苯丁酸。据报道，芬布芬及其代谢产物的血浆半衰期为10～17h，大部分以结合物形式由尿液排出。在乳汁中可检测到少量代谢产物。

用途和用法

芬布芬属于丙酸衍生物类 NSAIDs（第94页）。用于缓解与肌肉骨骼、关节病变相关的疼痛和炎症反应，如类风湿关节炎、骨关节炎和强直性脊柱炎，口服给药，每日900mg，早晚各服450mg，或晨服300mg，晚服600mg。

制剂

BP 2010: Fenbufen Capsules; Fenbufen Tablets.

专利制剂

Indon.: Cybufen†; ***Irl.:*** Lederfen†; ***Port.:*** Basifen; Reugast†; ***Thai.:*** Cepal; Forbufen; ***Turk.:*** Cinopal†; ***UK:*** Lederfen†.

Fenoprofen Calcium（*BANM*，*USAN*，*rINNM*）非诺洛芬钙

Calcii Fenoprofenum; Fénoprofène Calcique; Fenoprofeno cálcico; Lilly-69323; Lilly-53858 (fenoprofen); Lilly-61169 (fenoprofen sodium). Calcium (±)-2-(3-phenoxyphenyl)propionate dihydrate.

Кальций Фенопрофен

$(C_{15}H_{13}O_3)_2Ca,2H_2O$ = 558.6.

CAS — 31879-05-7 (fenoprofen); 34597-40-5 (anhydrous fenoprofen calcium); 53746-45-5 (fenoprofen calcium dihydrate).

ATC — M01AE04.

ATC Vet — QM01AE04.

UNII — 0X2CW1QABJ.

(fenoprofen)

Pharmacopoeias. In *Br., Chin.,* and *US.*

BP 2010（Fenoprofen Calcium） 白色或几乎白色，无臭或几乎无臭结晶性粉末。微溶于水和氯仿；可溶于乙醇。

USP 33（Fenoprofen Calcium） 白色结晶性粉末。微溶于水、甲醇和正己烷；几乎不溶于氯仿。贮藏于密闭容器中。

不良反应、处置和注意事项

参见第92页 **NSAIDs**，据报道引起的不良反应有排尿困难、膀胱炎、血尿、间质性肾炎和急性肾功能不全，以发热、药疹、关节痛、少尿、无尿和氮质血症为先兆的肾病综合征也有发生，上呼吸道感染和鼻咽炎也有报道。有严重的肝反应如黄疸、致死性肝炎的报道。

哺乳 非诺洛芬钙可经乳汁分泌，*BNF 59* 认为乳汁中含量极低不会对婴幼儿产生有害反应。相反，英国注册药品信息不推荐非诺洛芬钙用于哺乳妇女，因为其安全性没有被证实。

对血液的影响 据报道，服用非诺洛芬引起的血液方面的不良反应有粒细胞缺乏症[1]、再生障碍性贫血[2]和血小板减少症[3,4]，注册药品信息也报道了溶血性贫血。

1. Simon SD, Kosmin M. Fenoprofen and agranulocytosis. *N Engl J Med* 1978; **299:** 490.
2. Ashraf M, *et al.* Aplastic anaemia associated with fenoprofen. *BMJ* 1982; 284: 1301–2.
3. Simpson RE, *et al.* Acute thrombocytopenia associated with fenoprofen. *N Engl J Med* 1978; **298:** 629–30.
4. Katz ME, Wang P. Fenoprofen-associated thrombocytopenia. *Ann Intern Med* 1980; **92:** 262.

对肝脏的影响 一名68岁女性患者服用非诺洛芬600mg，每日4次，连用7周后发生阻塞性黄疸和肝炎。后来改用萘普生和吲哚美辛，没有发生肝毒性[1]。然而，也有关于非诺洛芬与萘普生有交叉肝毒性的报道[2]。

1. Stennett DJ, *et al.* Fenoprofen-induced hepatotoxicity. *Am J Hosp Pharm* 1978; **35:** 901.
2. Andrejak M, *et al.* Cross hepatotoxicity between non-steroidal anti-inflammatory drugs. *BMJ* 1987; **295:** 180–1.

对皮肤的影响 两例患者发生中毒性表皮坏死松解症[1]。

1. Stotts JS, *et al.* Fenoprofen-induced toxic epidermal necrolysis. *J Am Acad Dermatol* 1988; **18:** 755–7.

过量 一名患者服用过量非诺洛芬24～36g发生昏迷、呼吸抑制、低血压和代谢性酸中毒[1]。采用灌胃、活性炭和强化支持疗法抢救有效。

1. Kolodzik JM, *et al.* Nonsteroidal anti-inflammatory drugs and coma: a case report of fenoprofen overdose. *Ann Emerg Med* 1990; **19:** 378–81.

药物相互作用

与 **NSAIDs** 有关的药物相互作用见第94页。

有报道阿司匹林降低非诺洛芬的血药浓度。

抗癫痫药 苯巴比妥可能加快非诺洛芬的代谢速率[1]。美国注册药品信息建议当与苯巴比妥合用时，需调整非诺洛芬的剂量。

1. Helleberg L, *et al.* A pharmacokinetic interaction in man between phenobarbitone and fenoprofen, a new anti-inflammatory agent. *Br J Clin Pharmacol* 1974; **1:** 371–4.

药动学

非诺洛芬钙在胃肠道易吸收，生物利用度约为85%，食物和牛奶会降低吸收速度和程度。单次给药后，1～2h 血药浓度达峰值。血浆半衰期约 3h。与血浆蛋白结合率 99%。24h 内单次给药剂量的 90%经尿液排泄，主要以葡糖苷酸结合物或羟基非诺洛芬葡糖苷酸结合物的形式。也通过乳汁分泌。

用途和用法

非诺洛芬为丙酸衍生物，是一种 NSAID（第94页），用于缓解轻度至中度疼痛和由骨关节炎、类风湿关节炎、强直性脊柱炎引起的炎症反应。制剂形式是其钙盐，剂量以碱基表示。1.2g 非诺洛芬钙（二水合物）相当于 1g 非诺洛芬。常用口服剂量为每次相当于 300～600mg 非诺洛芬，每日 3～4 次，此后根据疗效调整给药剂量。在美国，推荐使用较低剂量 200mg，每 4～6h 1 次，用于轻中度疼痛。推荐日总剂量不能超过 3g（英国）或 3.2g（美国）。

制剂

BP 2010: Fenoprofen Tablets;
USP 33: Fenoprofen Calcium Capsules; Fenoprofen Calcium Tablets.

专利制剂

Fr.: Nalgesic; ***Gr.:*** Expron; Nazipons; ***Mex.:*** Nalfon†; ***UK:*** Fenopron; ***USA:*** Nalfon; ***Venez.:*** Fenopron†.

Fentanyl (*BAN, rINN*) ⊗芬太尼

Fentanil; Fentanilis; Fentanilo; Fentanylum; Fentanyyli. *N*-(1-Phenethyl-4-piperidyl) propionanilide.

Фентанил

$C_{22}H_{28}N_2O$ = 336.5.

CAS — 437-38-7.

ATC — N01AH01; N02AB03.

ATC Vet — QN01AH01; QN02AB03.

UNII — UF599785JZ.

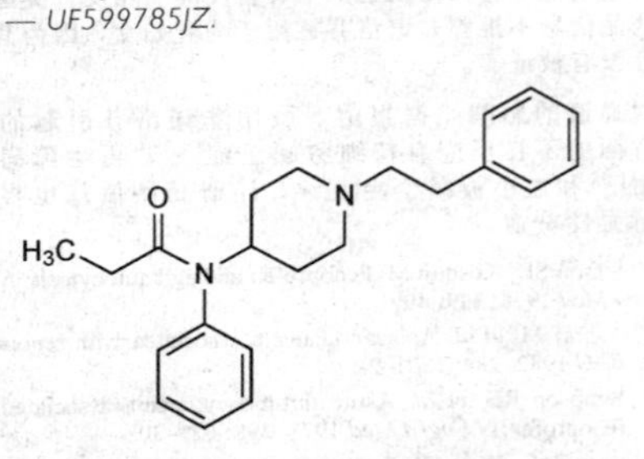

俗名 以下术语已被用作各种形式芬太尼的“俗名”（第vii页）或俚语：

Apache; China girl; China town; China white; Dance fever; Fentanest; Friend; Goodfellas; Great bear; He-man; Jackpot; King ivory; Murder 8; Poison; Tango & Cash; TNT; T. N. T.

Pharmacopoeias. In *Eur.* (see p.vii).

Ph. Eur. 6. 8（Fentanyl） 白色或几乎白色多晶型粉末。几乎不溶于水；易溶于乙醇、甲醇。避光。

Fentanyl Citrate (*BANM, USAN, rINNM*) ⊗枸橼酸芬太尼

Citrato de fentanilo; Fentanil-citrát; Fentanilio citratas; Fentanyl, citrate de; Fentanylcitrat; Fentanyl-citrát; Fentanyli citras; Fentanylu cytrynian; Fentanyylisitraatti; McN-JR-4263-49; Phentanyl Citrate; R-4263. *N*-(1-Phenethyl-4-piperidyl)propionanilide dihydrogen citrate.

Фентанила Цитрат

$C_{22}H_{28}N_2O,C_6H_8O_7$ = 528.6.

CAS — 990-73-8.

UNII — MUN5LYG46H.

Pharmacopoeias. In *Chin., Eur.* (see p.vii), *Jpn,* and *US.*

Ph. Eur. 6. 8（Fentanyl Citrate） 白色或几乎白色粉末。可溶于水；略溶于乙醇；易溶于甲醇。避光。

USP 33（Fentanyl Citrate） 白色结晶性粉末或白色发光结晶。略溶于水；微溶于氯仿；可溶于甲醇。贮藏温度为 25℃，允许的波动范围为 15～30℃。避光。

Fentanyl Hydrochloride (*BANM, rINNM*) ⊗盐酸芬太尼

Fentanyl, Chlorhydrate de; Fentanyli Hydrochloridum; Hidrocloruro de fentanilo.

Фентанила Гидрохлорид

$C_{22}H_{28}N_2O,HCl$ = 372.9.

CAS — 1443-54-5.

UNII — 59H156XY46.

配伍禁忌 枸橼酸芬太尼不能与硫喷妥钠和美索比妥钠配伍。

使用萘夫西林钠后，接着给予枸橼酸芬太尼和氟哌利多时，静脉输液管内出现粗的白色沉淀。而枸橼酸芬太尼单独与萘夫西林钠混合时，没有沉淀产生[1]。

当枸橼酸芬太尼在 PVC 容器内与氟尿嘧啶混合时[2]，枸橼酸芬太尼会迅速、显著减少。这是由于在碱性混合液中，芬太尼被 PVC 吸附的缘故，因此推测，枸橼酸芬太尼和任何碱性足够强的药物混合均会发生丢失。

也可参见下文**稳定性**项下。

1. Jeglum EL, *et al.* Nafcillin sodium incompatibility with acidic solutions. *Am J Hosp Pharm* 1981; **38:** 462, 464.
2. Xu QA, *et al.* Rapid loss of fentanyl citrate admixed with fluorouracil in polyvinyl chloride containers. *Ann Pharmacother* 1997; **31:** 297–302.

稳定性 一项为期 48h 的试验显示，在玻璃或 PVC 容器内，枸橼酸芬太尼在 5%葡萄糖或 0.9%氯化钠溶液中，于室温和正常光照强度下，可稳定存在[1]。由患者控制的释药装置，30h 释放的枸橼酸芬太尼浓度保持相对恒定。枸橼酸芬太尼注射液用氯化钠稀释至 20μg/ml后，在用于便携式输注泵的 PVC 贮存器内，在 3℃或 23℃可稳定贮存 30 天[2]。在另一项试验[3]中，枸橼酸芬太尼用 0.9%氯化钠稀释至 50μg/ml，在便携式患者自控系统的 PVC 容器内，室温可稳定贮存至少 14 天。

在便携式输注泵内，枸橼酸芬太尼与布比卡因的混合物在 0.9%氯化钠溶液中于 3℃或 23℃下贮存 30 天时，是相容和稳定的[4]。另一项为期 56 天的试验[5]考察了在 PVC 包装袋中，枸橼酸芬太尼、布比卡因和肾上腺素的单一及混合溶液在不同温度和光照或黑暗条件下的稳定性。试验前 3 天，枸橼酸芬太尼与布比卡因均被吸附至 PVC 上，但是后来的浓度保持相对恒定。低温冷冻可减少布比卡因的浓度变化，但是对枸橼酸芬太尼无影响。由于肾上腺素分解增加，含肾上腺素的溶液酸性增大，低温冷冻可明显减少这一变化。高压灭菌使所有药物的浓度进一步降低。研究的所有溶液中都没有沉淀现象出现。

在玻璃瓶中，枸橼酸芬太尼、盐酸氯胺酮和氟哌利多的混合物在 0.9%氯化钠溶液中，于 25℃可稳定贮存至少 30 天[6]，3 种药物浓度的微小降低是由于水解反应或吸附作用。在 PVC 袋中贮存时，混合物在 4℃和 25℃均显示相容性，30 天后，药物浓度的轻微增加可能是水分由包装袋渗出或蒸发的结果。

在 PVC 容器中，当与碱性药物混合时，枸橼酸芬太尼极不稳定（见上文**配伍禁忌**项下）

1. Kowalski SR, Gourlay GK. Stability of fentanyl citrate in glass and plastic containers and in a patient-controlled delivery system. *Am J Hosp Pharm* 1990; **47:** 1584–7.
2. Allen LV, *et al.* Stability of fentanyl citrate in 0.9% sodium chloride solution in portable infusion pumps. *Am J Hosp Pharm* 1990; **47:** 1572–4.
3. Chapalain-Pargade S, *et al.* Microbiological and physicochemical stability of fentanyl and sufentanil solutions for patient-controlled delivery systems. *J Pain Symptom Manage* 2006; **32:** 90–7.
4. Tu Y-H, *et al.* Stability of fentanyl citrate and bupivacaine hydrochloride in portable pump reservoirs. *Am J Hosp Pharm* 1990; **47:** 2037–40.
5. Dawson PJ, *et al.* Stability of fentanyl, bupivacaine and adrenaline solutions for extradural infusion. *Br J Anaesth* 1992; **68:** 414–17.
6. Lee DKT, *et al.* Compatibility of fentanyl citrate, ketamine hydrochloride, and droperidol in 0.9% sodium chloride injection stored in polyvinyl chloride bags. *Am J Health-Syst Pharm* 2005; **62:** 1190–2.

依赖性和戒断症状

参见第96页**阿片类镇痛药**。芬太尼及非法生产的类似物易被滥用（见下文**注意事项**项下）

接受芬太尼持续输注的婴儿，达到良好镇静作用需要的芬太尼血药浓度据报道不断增加，提示对芬太尼镇静效应耐受性的发展[1]。

据报道持续芬太尼输注结束后，儿童患者出现运动失调、极易怒及阿片类戒断综合征的表现[2,3]。当停用芬太尼透皮贴剂时，成人患者也出现了戒断综合征，其中一例发生肌阵挛[4,5]。对于癌症患者，当由口服缓释吗啡改为芬太尼透皮贴剂时，虽然足够的镇痛作用仍存在，但急性阿片类戒断症状也有发生[6]。

1. Arnold JH, *et al.* Changes in the pharmacodynamic response to fentanyl in neonates during continuous infusion. *J Pediatr* 1991; **119:** 639–43.
2. Lane JC, *et al.* Movement disorder after withdrawal of fentanyl infusion. *J Pediatr* 1991; **119:** 649–51.
3. Dominguez KD, *et al.* Opioid withdrawal in critically ill neonates. *Ann Pharmacother* 2003 **37:** 473–7.
4. Han PKJ, *et al.* Myoclonus secondary to withdrawal from transdermal fentanyl: case report and literature review. *J Pain Symptom Manage* 2002; **23:** 66–72.
5. Ishihara C, *et al.* Withdrawal symptom after discontinuation of transdermal fentanyl at a daily dose of 0.6 mg. *Pharm World Sci* 2005; **27:** 13–15.
6. Anonymous. Opiate withdrawal with transdermal fentanyl. *Pharm J* 1995; **255:** 680.

不良反应和处置

参见第97页**阿片类镇痛药**。

呼吸抑制特别在芬太尼剂量高时更易发生，纳洛酮救治有效（也见下文**对呼吸系统的影响**项下）。阿托品可对抗芬太尼产生的迷走神经效应，如心动过缓。与吗啡不同，据报道芬太尼不引起明显的组胺释放。静脉给药时发生短暂低血压。肌肉强直也会发生，需使用神经肌肉阻滞药。

使用芬太尼透皮贴剂时，有用药局部反应如疹、红斑、瘙痒的报道。透黏膜给药时，有发生牙龈出血和刺激及味觉改变的报道。鼻腔给药可引起咽喉刺激、鼻出血、鼻腔溃疡和流涕。

对心血管系统的影响 关于芬太尼对组胺释放的作用与其他阿片类药物的比较见第107页**哌替啶**项下。

对心理功能的影响 芬太尼对于健康受试者心理功能和运动活动的影响具有一定的剂量依赖性[1]，短期和长期记忆不受影响。见第17页**阿芬太尼**项下。

有报道称，使用芬太尼透皮剂剂发生急性中毒性谵妄[2]。

1. Scamman FL, *et al.* Ventilatory and mental effects of alfentanil and fentanyl. *Acta Anaesthesiol Scand* 1984; **28:** 63–7.
2. Kuzma PJ, *et al.* Acute toxic delirium: a uncommon reaction to transdermal fentanyl. *Anesthesiology* 1995; **83:** 869–71.

对神经系统的影响 有报道使用低、高剂量芬太尼或舒芬太尼引起癫痫发作[1]。但是，一名患者应用芬太尼输注治疗过程中发生癫痫样肌肉活动时，其 EEG 并未出现癫痫波形[2]，这种肌肉活动可能是由于 CNS 高级抑制中心受抑制而产生的肌阵挛或者是阿片引发肌肉强直的一种极端表现形式。

有一名在重症监护的婴儿中发生因延长使用芬太尼和咪达唑仑引发脑病的报道，详见第958页**地西泮**的**不良反应**项下**脑病**。

1. Zaccara G, *et al.* Clinical features, pathogenesis and management of drug-induced seizures. *Drug Safety* 1990; **5:** 109–51.
2. Scott JC, Sarnquist FH. Seizure-like movements during a fentanyl infusion with absence of seizure activity in a simultaneous EEG recording. *Anesthesiology* 1985; **62:** 812–14.

对呼吸系统的影响 与其他阿片类激动药相同，芬太尼可产生剂量依赖性的呼吸抑制。尤其在静脉给药，剂量高于 200μg 时，呼吸抑制作用较镇痛作用持续时间长。麻醉时合用芬太尼，会产生延长或延时的术后呼吸抑制[1]。因此，手术后需要继续监测患者，直到自主呼吸重新形成。严重的呼吸抑制发生在一名 14 个月的婴儿静脉给予芬太尼和咪达唑仑镇静之后，因此突出了芬太尼与呼吸抑制药同时应用时密切监测的必要性[2]。阿片拮抗药纳洛酮可逆转手术结束时出现的呼吸抑制，另外也可选择呼吸兴奋药，如多沙普仑，该药不逆转镇痛药的作用。

芬太尼麻醉时可引起呼吸肌强直（胸壁强直）。缓慢静脉注射可减轻此类反应，但是需要使用神经肌肉阻滞药以便进行人工通气。术后可用纳洛酮逆转强直现象。当小剂量神经肌肉阻滞药无效时，预先给予苯二氮䓬类可以减轻阿芬太尼引发的类似的肌肉强直现象[3]。

静脉给予芬太尼可引起咳嗽[4]；延长注射时间[4]、轻度吸烟患者[5,6]和老年患者[6]咳嗽的发生率可降低。应用倍氯米松和利多卡因预防静脉注射芬太尼麻醉引起的咳嗽反应，分别见第1448页和第1767页。

芬太尼是一种高脂溶性的阿片类药物，50μg 用于硬膜外给药时，呼吸抑制的危险较小，只产生轻微的通气障碍[7]。然而，有报道称剖宫产时，硬膜外给予芬太尼 100μg，两例患者分别在术后 100min[8] 和 80min[9] 发生深度延时呼吸抑制。产妇分娩时硬膜外输

注布比卡因和芬太尼，未在初生婴儿中发现呼吸和神经行为方面的不良反应[10]。然而，后来有报道[11]2例新生儿发生呼吸抑制，其母亲在分娩时，硬膜外给予了芬太尼，肌内注射纳洛酮400μg可逆转呼吸抑制，作者指出，本次应用的芬太尼剂量高于以前研究中的用量。

*局部*使用芬太尼制剂时，呼吸抑制也是一个危险因素。当给予芬太尼的透皮贴剂用于缓解轻度疼痛时，患者发生严重通气不足以致死亡[12]。最近，Health Canada收到两例青少年使用芬太尼透皮贴剂治疗轻度疼痛（慢性头痛和咽喉痛）引起致死性呼吸抑制的报告[13]，两个病例都是在初次单独使用芬太尼贴剂24h内发生呼吸抑制。也见下文**注意事项**中**用法**中*透皮途径*项下。

1. Bennett MRD, Adams AP. Postoperative respiratory complications of opiates. *Clin Anaesthesiol* 1983; **1:** 41–56.
2. Yaster M, *et al.* Midazolam-fentanyl intravenous sedation in children: case report of respiratory arrest. *Pediatrics* 1990; **86:** 463–7.
3. Sanford TJ, *et al.* Pretreatment with sedative-hypnotics, but not with nondepolarizing muscle relaxants, attenuates alfentanil-induced muscle rigidity. *J Clin Anesth* 1994; **6:** 473–80.
4. Tweed WA, Dakin D. Explosive coughing after bolus fentanyl injection. *Anesth Analg* 2001; **92:** 1442–3.
5. Lin J-A, *et al.* Prolonged injection time and light smoking decrease the incidence of fentanyl-induced cough. *Anesth Analg* 2005; **101:** 670–4.
6. Oshima T, *et al.* Identification of independent risk factors for fentanyl-induced cough. *Can J Anesth* 2006; **53:** 753–8.
7. Morisot P, *et al.* Ventilatory response to carbon dioxide during extradural anaesthesia with lignocaine and fentanyl. *Br J Anaesth* 1989; **63:** 97–102.
8. Brockway MS, *et al.* Profound respiratory depression after extradural fentanyl. *Br J Anaesth* 1990; **64:** 243–5.
9. Wang CY. Respiratory depression after extradural fentanyl. *Br J Anaesth* 1992; **69:** 544.
10. Porter J, *et al.* Effect of epidural fentanyl on neonatal respiration. *Anesthesiology* 1998; **89:** 79–85.
11. Kumar M, Paes B. Epidural opioid analgesia and neonatal respiratory depression. *J Perinatol* 2003; **23:** 425–7.
12. *FDC Reports Pink Sheet* 1994; January 24: 12.
13. Health Canada. Transdermal fentanyl (Duragesic): respiratory arrest in adolescents. *Can Adverse React News* 2004; **14** (4): 1–2. Also available at: http://www.hc-sc.gc.ca/dhp-mps/alt_formats/hpfb-dgpsa/pdf/medeff/carn-bcei_v14n4-eng.pdf (accessed 26/06/08)

对皮肤的影响 一名患者使用芬太尼贴剂时，除面部和头皮外，身体其他部位发生斑疹[1]。

1. Stoukides CA, Stegman M. Diffuse rash associated with transdermal fentanyl. *Clin Pharm* 1992; **11:** 222.

对泌尿系统的影响 两例早产儿使用芬太尼每小时3μg/kg输注，出现镇静作用后，发生尿潴留[1]。插入导尿管均可缓解两例患儿的症状。

1. Das UG, Sasidharan P. Bladder retention of urine as a result of continuous intravenous infusion of fentanyl: 2 case reports. *Pediatrics* 2001; **108:** 1012–1015.

注意事项

参见第97页**阿片类镇痛药**。

重症肌无力患者慎用，肌强直效应对呼吸的影响在这些患者中更明显。

美国注册药品信息显示，芬太尼贴剂的禁忌证为未使用过阿片类药物的患者，因为存在发生致命的呼吸抑制的危险（见上文**对呼吸系统的影响**项下及下文**用法**中*透皮途径*项下）。芬太尼透黏膜给药制剂也有相似的禁忌证（见下文**用法**中*透黏膜途径*），芬太尼鼻腔喷雾禁用于未使用过阿片类药物及曾接受过面部放射治疗或有周期性鼻出血发作的患者。

温度升高使芬太尼从标准透皮贴剂中吸收增加，因此贴剂不能暴露于外部热源，发热患者需控制体温以防吸收增加。去除贴剂后17h或更长时间芬太尼的血药浓度降低50%。曾经发生不良反应的患者需要监测至24h，需要替代阿片治疗的患者，最初使用小剂量，以后逐渐增加剂量。相似的建议也适用于使用离子导入释药系统接受芬太尼治疗的患者，在这种给药系统中，芬太尼的平均半衰期是11h。

不同芬太尼透黏膜给药制剂的生物利用度并不相同，因此不能根据剂量而相互替换。

滥用 特别是在美国，一些芬太尼的类似物被非法合成，称为"策划药物"，用于娱乐。这些物质比芬太尼作用更强，呼吸抑制和死亡的发生更迅速[1]。这些芬太尼类似物除由静脉注射外，也经口或鼻吸入。

WHO鉴定的易在社会上滥用或可能被滥用的芬太尼类似物[2~3]α-甲基芬太尼（也称为"中国白"或"合成海洛因"）、3-甲基芬太尼、乙酰-α-甲基芬太尼、α-甲基硫代芬太尼、*p*-对氟芬太尼、β-羟基芬太尼、β-羟基-3-甲基芬太尼、硫代芬太尼和3-甲基硫代芬太尼。

芬太尼本身也容易非法使用。芬太尼与吗啡在结构上无相关性，所以对吗啡结构相关的阿片类药物的检测试验无反应。因此，推荐对于怀疑滥用阿片类药物者，需做针对芬太尼的特异试验[4]。

已使用过的芬太尼透皮贴剂中仍含有大量药物，也容易滥用。曾发生贴剂中的药物被静脉注射的事情，这种滥用导致了死亡[5,6]。注册药品信息中建议将用过的贴剂紧密对折，黏附层向内，以掩藏释放膜，并作安全处理。

1. Buchanan JF, Brown CR. 'Designer drugs': a problem in clinical toxicology. *Med Toxicol* 1988; **3:** 1–17.
2. WHO. WHO expert committee on drug dependence: twenty-fourth report. *WHO Tech Rep Ser 761* 1988.
3. WHO. WHO expert committee on drug dependence: twenty-sixth report. *WHO Tech Rep Ser 787* 1989.
4. Berens AIL, *et al.* Illicit fentanyl in Europe. *Lancet* 1996; **347:** 1334–5.
5. Reeves MD, Ginifer CJ. Fatal intravenous misuse of transdermal fentanyl. *Med J Aust* 2002; **177:** 552–3.
6. Tharp AM, *et al.* Fatal intravenous fentanyl abuse: four cases involving extraction of fentanyl from transdermal patches. *Am J Forensic Med Pathol* 2004; **25:** 178–81.

用法 *静脉给药* 芬太尼的脂溶性高于吗啡，单次静脉注射后，快速起效，作用维持时间短。但是在体内很快重新分布，消除半衰期较吗啡长（见下文**药动学**项下）。因此当高剂量或重复给药时，芬太尼成为相对长效的药物，为避免药物蓄积，需要监测患者并相应调整剂量。

术中重复给予芬太尼时需谨慎，因为呼吸抑制不仅持续到术后期，而且当患者脱离直接的护理时的第一次术后也会明显发生。

透皮途径 应用标准芬太尼透皮贴剂可引发死亡（详见上文对**呼吸系统的影响**项下内容），不正确或不适当地应用会导致严重的不良反应和死亡，这促使监管当局发布警告，并建议更改产品标签：芬太尼透皮贴剂不适于治疗急性或术后疼痛。然而还是不断有死亡和威胁生命的不良反应的报道[1~4]，在2007年12月，FDA[1]重申：

- 芬太尼贴剂适于治疗阿片耐受患者中持续性、中度至重度的慢性疼痛。
- 患者由另一种阿片类镇痛药改为使用芬太尼贴剂时，可由于首次剂量而发生致死性过量，当怀疑初始剂量可能过高时，应查询注册药品信息。
- 与细胞色素P450同工酶CYP3A4抑制剂合用，可导致血浆中芬太尼浓度升高，这可引起致死性呼吸抑制。患者在较长时期内应用CYP3A4抑制剂和芬太尼贴剂时，需要监测，必要时调整芬太尼的剂量。

1. FDA. Information for healthcare professionals: fentanyl transdermal system (marketed as Duragesic and generics) (issued 21st December, 2007). Available at: http://www.fda.gov/Drugs/DrugSafety/PostmarketDrugSafetyInformationforPatientsandProviders/ucm084307 (accessed 02/08/10)
2. Health Canada. Fentanyl transdermal patch and fatal adverse reactions. *Can Adverse React News* 2008; **18** (3): 1–2. Also available at: http://www.hc-sc.gc.ca/dhp-mps/alt_formats/hpfb-dgpsa/pdf/medeff/carn-bcei_v18n3-eng.pdf (accessed 23/07/08)
3. MHRA/CHM. Fentanyl patches: serious and fatal overdose from dosing errors, accidental exposure, and inappropriate use. *Drug Safety Update* 2008; **2** (2): 2–3. Available at: http://www.mhra.gov.uk/Publications/Safetyguidance/DrugSafetyUpdate/CON025631 (accessed 03/11/09)
4. Health Canada. Fentanyl transdermal patches and accidental child exposure. *Can Adverse React News* 2009; **19** (3): 3. Also available at: http://www.hc-sc.gc.ca/dhp-mps/alt_formats/hpfb-dgpsa/pdf/medeff/carn-bcei_v19n3-eng.pdf (accessed 03/11/09)

透黏膜途径 FDA[1]接到过患者应用芬太尼口腔片剂*Fentora*（*Cephalon*，*USA*）引起包括死亡的严重不良反应的报告，源于不适当地用于非阿片耐受者；对给药剂量建议的误解；不适当地替代其他含芬太尼的制剂。关于*Fentora*，FDA重申：

- 只应用于阿片耐受的癌症患者的暴发性疼痛。
- 不能用于仅需要间断或按需应用一种阿片药物的患者，不用于那些不需要持续应用阿片类药物的患者。
- 不能用于控制急性或术后疼痛，包括头痛、偏头痛和创伤性疼痛。
- 不能直接替代其他含芬太尼的制剂。

在注册药品信息中，关于其他芬太尼透黏膜制剂，也有相似的限制。

1. FDA. Information for healthcare professionals: fentanyl buccal tablets (marketed as Fentora) (issued 26th September, 2007). Available at: http://www.fda.gov/Drugs/DrugSafety/PostmarketDrugSafetyInformationforPatientsandProviders/ucm126082 (accessed 02/08/10)

哺乳 American Academy of Pediatrics[1]宣称，哺乳妇女使用芬太尼后，没有对婴幼儿产生任何临床效应，所以认为芬太尼可用于哺乳妇女。*BNF 59*也认为，乳汁中芬太尼的量很少，不会对乳儿造成危害，然而注册药品信息则认为，由于芬太尼可分布进入乳汁，因此哺乳妇女应避免使用，以防止对乳儿产生镇静或呼吸抑制。

在一项研究[2]中，静脉给芬太尼100μg对5名母亲进行诱导麻醉，24h内分泌入乳汁的芬太尼的量低于母体内药量的0.1%，因此不可能对一个足月健康乳儿产生影响。

1. American Academy of Pediatrics. The transfer of drugs and other chemicals into human milk. *Pediatrics* 2001; **108:** 776–89. [Retired May 2010] Correction. *ibid.*; 1029. Also available at: http://aappolicy.aappublications.org/cgi/content/full/pediatrics%3b108/3/776 (accessed 26/06/08)
2. Nitsun M, *et al.* Pharmacokinetics of midazolam, propofol, and fentanyl transfer to human breast milk. *Clin Pharmacol Ther* 2006; **79:** 549–57.

儿童 *BNFC 2010/11*认为芬太尼在婴儿体内半衰期延长，延时应用会导致药物的蓄积。肌强直也可发生，需使用肌松药对抗。也见下文**药动学**项下。

运动 有报道一名使用芬太尼贴剂的患者进行剧烈户外运动时[1]，发生阿片类毒性作用，使用纳洛酮救治。内科医师需要注意，发热、外部热源和运动都可使芬太尼透皮吸收增加。

1. Carter KA. Heat-associated increase in transdermal fentanyl absorption. *Am J Health-Syst Pharm* 2003; **60:** 191–2.

处理 避免皮肤接触或吸入枸橼酸芬太尼微粒。

药物相互作用

与阿片类镇痛药有关的药物相互作用见第98页。芬太尼与非抗胆碱的神经肌肉阻滞药合用可引起心动过缓和心脏停搏。

芬太尼经细胞色素P450同工酶CYP3A4代谢，因此该酶的有效抑制剂如利托那韦和其他HIV-蛋白酶抑制药均可增加芬太尼的血浆药物浓度。

抗抑郁药 关于芬太尼与*SSRIs*合用产生的5-羟色胺综合征见**氟西汀**的**药物相互作用**项下的**阿片类镇痛药**，第374页。

抗病毒药 *利托那韦*，一种细胞色素P450同工酶CYP3A4抑制药，可延长芬太尼导致的呼吸抑制持续时间。当同时给予健康受试者芬太尼和利托那韦后，芬太尼的血浆清除降低，消除半衰期和血浆浓度-时间曲线下面积增加[1]。

1. Olkkola KT, *et al.* Ritonavir's role in reducing fentanyl clearance and prolonging its half-life. *Anesthesiology* 1999; **91:** 681–5.

苯二氮䓬类 关于阿片类药物（如芬太尼）与苯二氮䓬类药物的相互作用见第960页**地西泮**的**药物相互作用**项下的**镇痛药**及上文**对呼吸系统的影响**项下。

丙泊酚 关于芬太尼对丙泊酚血药浓度的影响见第1712页。

药动学

胃肠外给药，枸橼酸芬太尼起效迅速，维持时间短。透黏膜给药时，50%的药量迅速经口腔颊膜吸收，其余经口腔吞咽后在胃肠道缓慢吸收。此吸收途径可发生首关代谢。透黏膜给药的绝对生物利用度为静脉注射芬太尼的50%。但是不同制剂间有差异。经鼻腔给药的绝对生物利用度约为89%，芬太尼从鼻腔黏膜吸收非常迅速。透皮给药的吸收速度较慢。芬太尼在肝中经细胞色素P450同工酶CYP3A4代谢，发生*N*-脱烷基及羟化反应。代谢物及部分原形药物主要由尿液排泄。短暂的作用持续时间可能是由于在组织中迅速重新分布，而不是由于代谢和排泄。相对较长的消除半衰期反映了药物从组织贮库中的缓慢释放。据报道与血浆蛋白结合率约为80%。芬太尼可进入CSF。可透过胎盘，也可在乳汁中检测到。

芬太尼药动学研究中数据的显著差异归因于检测方法的不同[1]。因芬太尼为一种强效药物，应用剂量很小，所以需要极为灵敏的检测方法。然而，对于像芬太尼这样亲脂性高的药物，应用静脉推注的给药方式和持续输注方式，在药动学方面存在显著差异[2]。据报道，健康受试者和接受手术患者终末半衰期为2～7h。但由于快速重新分布到组织中的原因，单次静脉给药100μg，作用持续时间仅为30～60min。美国注册药品信息提供了三室模型的药动学数据，分布时间为1.7min，再分布时间为13min，末端消除半衰期为219min。重复给药或给予大剂量或采用连续输注给药，药物在体内蓄积且作用时间延长。

芬太尼血药浓度的二次峰值和可能的肠道-全身再循环[3]的临床意义尚有争论，有人[4]认为，不规则的衰减曲线不适用于亲脂化合物，如芬太尼，尤其是对于处于手术过程或血流可能发生大量改变的患者。硬膜外给药出现的芬太尼血药浓度意外增高是由于大动脉夹闭的缘故，并且可能反映血流改变的情况[5]。

芬太尼的主要代谢产物经尿液排泄，被鉴定为4-*N*-(*N*-丙酰苯胺)哌啶和4-*N*-(*N*-羟基丙酰苯胺)哌啶，而 1-(2-苯乙基)-4-N-(N-羟基丙酰苯胺) 哌啶是次要代谢产物[6]，芬太尼无活性或毒性代谢产物[4]。

1. Mather LE. Clinical pharmacokinetics of fentanyl and its newer derivatives. *Clin Pharmacokinet* 1983; **8:** 422–46.
2. Scholz J, *et al.* Clinical pharmacokinetics of alfentanil, fentanyl and sufentanil: an update. *Clin Pharmacokinet* 1996; **31:** 275–92.
3. Bennett MRD, Adams AP. Postoperative respiratory complications of opiates. *Clin Anaesthesiol* 1983; **1:** 41–56.
4. Moore RA, *et al.* Opiate metabolism and excretion. *Baillieres Clin Anaesthesiol* 1987; **1:** 829–58.
5. Bullingham RES, *et al.* Unexpectedly high plasma fentanyl levels after epidural use. *Lancet* 1980; **i:** 1361–2.
6. Goromaru T, *et al.* Identification and quantitative determination of fentanyl metabolites in patients by gas chromatography-mass spectrometry. *Anesthesiology* 1984; **61:** 73–7.

用法 下面是芬太尼各种给药途径的药动学文献，给药途径包括恒定速率静脉输注[1]、透皮给药[2～5]、舌下含化[6]、透黏膜途径[7～11]、经鼻吸入[12,13]、皮下输注[14]以及硬膜外给药[15～17]。

1. Duthie DJR, *et al.* Pharmacokinetics of fentanyl during constant rate iv infusion for the relief of pain after surgery. *Br J Anaesth* 1986; **58:** 950–6.
2. Grond S, *et al.* Clinical pharmacokinetics of transdermal opioids: focus on transdermal fentanyl. *Clin Pharmacokinet* 2000; **38:** 59–89.
3. Solassol I, *et al.* Inter- and intraindividual variabilities in pharmacokinetics of fentanyl after repeated 72-hour transdermal applications in cancer pain patients. *Ther Drug Monit* 2005; **27:** 491–8.
4. Marier J-F, *et al.* Pharmacokinetics, tolerability, and performance of a novel matrix transdermal delivery system of fentanyl relative to the commercially available reservoir formulation in healthy subjects. *J Clin Pharmacol* 2006; **46:** 642–53.
5. Marier J-F, *et al.* Comparative bioequivalence study between a novel matrix transdermal delivery system of fentanyl and a commercially available reservoir formulation. *Br J Clin Pharmacol* 2007; **63:** 121–4.
6. Lennernäs B, *et al.* Pharmacokinetics and tolerability of different doses of fentanyl following sublingual administration of a rapidly dissolving tablet to cancer patients: a new approach to treatment of incident pain. *Br J Clin Pharmacol* 2005; **59:** 249–53.
7. Streisand JB, *et al.* Absorption and bioavailability of oral transmucosal fentanyl citrate. *Anesthesiology* 1991; **75:** 223–9.
8. Darwish M, *et al.* Pharmacokinetics and dose proportionality of fentanyl effervescent buccal tablets in healthy volunteers. *Clin Pharmacokinet* 2005; **44:** 1279–86.
9. Darwish M, *et al.* Comparison of equivalent doses of fentanyl buccal tablets and arteriovenous differences in fentanyl pharmacokinetics. *Clin Pharmacokinet* 2006; **45:** 843–50.
10. Darwish M, *et al.* Single-dose and steady-state pharmacokinetics of fentanyl buccal tablet in healthy volunteers. *J Clin Pharmacol* 2007; **47:** 56–63.
11. Darwish M, *et al.* Absolute and relative bioavailability of fentanyl buccal tablet and oral transmucosal fentanyl citrate. *J Clin Pharmacol* 2007; **47:** 343–50.
12. Walter SH, *et al.* Pharmacokinetics of intranasal fentanyl. *Br J Anaesth* 1993; **70** (suppl 1): 108.
13. Foster D, *et al.* Pharmacokinetics and pharmacodynamics of intranasal versus intravenous fentanyl in patients with pain after oral surgery. *Ann Pharmacother* 2008; **42:** 1380–7.
14. Miller RS, *et al.* Plasma concentrations of fentanyl with subcutaneous infusion in palliative care patients. *Br J Clin Pharmacol* 1995; **40:** 553–6.
15. Gourlay GK, *et al.* Pharmacokinetics of fentanyl in lumbar and cervical CSF following lumbar epidural and intravenous administration. *Pain* 1989; **38:** 253–9.
16. Bader AM, *et al.* Maternal and neonatal fentanyl and bupivacaine concentrations after epidural infusion during labor. *Anesth Analg* 1995; **81:** 829–32.
17. Moises EC, *et al.* Pharmacokinetics and transplacental distribution of fentanyl in epidural anesthesia for normal pregnant women. *Eur J Clin Pharmacol* 2005; **61:** 517–22.

心肺分流术 一般而言，研究[1,2]显示，芬太尼在心肺分流术中开始时血清药物浓度降低，随后保持恒定。浓度的降低是由于血液稀释以及药物在分流术设备内的吸收。

1. Buylaert WA, *et al.* Cardiopulmonary bypass and the pharmacokinetics of drugs: an update. *Clin Pharmacokinet* 1989; **17:** 10–26.
2. Gedney JA, Ghosh S. Pharmacokinetics of analgesics, sedatives and anaesthetic agents during cardiopulmonary bypass. *Br J Anaesth* 1995; **75:** 344–51.

儿童 14 例接受各种大手术的新生儿对静脉给予芬太尼 10～50μg/kg 的处置有很大差异[1]。平均消除半衰期为 317min，其他药动学参数包括分布容积、总清除率均比成人高。药效学和药动学的机制可以解释接受芬太尼麻醉后在新生儿中发生的呼吸抑制延长的现象。9 例早产儿静脉给予芬太尼 30μg/kg 作为诱导麻醉时消除半衰期为 6～32h[2]，但需要注意计算方法的干扰。

1. Koehntop DE, *et al.* Pharmacokinetics of fentanyl in neonates. *Anesth Analg* 1986; **65:** 227–32.
2. Collins C, *et al.* Fentanyl pharmacokinetics and hemodynamic effects in preterm infants during ligation of patent ductus arteriosus. *Anesth Analg* 1985; **64:** 1078–80.

老年人 一项研究显示，在平均年龄 36 岁的患者中，芬太尼消除半衰期为 265min，而平均年龄 67 岁的患者中，半衰期则为 945min[1]。另一项研究的作者短期试验显示相反的结论，发现芬太尼主要药动学特征与年龄并不相关[2]。然而 EGG 的改变[2]显示老年患者脑对静脉给予芬太尼更敏感，老年患者适于使用低剂量芬太尼，主要是基于药效学的原因，而非药动学方面的原因。

1. Bentley JB, *et al.* Age and fentanyl pharmacokinetics. *Anesth Analg* 1982; **61:** 968–71.
2. Scott JC, Stanski DR. Decreased fentanyl and alfentanil dose requirements with age: a simultaneous pharmacokinetic and pharmacodynamic evaluation. *J Pharmacol Exp Ther* 1987; **240:** 159–66.

肝损伤 在肝硬化手术患者中，芬太尼的药动学特征没有受到明显影响[1]。一份 1987 年的综述显示，肝功能不全患者应用芬太尼后，未发生临床问题[2]。

1. Haberer JP, *et al.* Fentanyl pharmacokinetics in anaesthetized patients with cirrhosis. *Br J Anaesth* 1982; **54:** 1267–70.
2. Moore RA, *et al.* Opiate metabolism and excretion. *Baillieres Clin Anaesthesiol* 1987; **1:** 829–58.

肾损伤 虽然因肾衰竭进行肾移植的患者[2]芬太尼的血浆清除率下降，消除半衰期延长，但是在肾病变末期的手术患者中[1]，芬太尼从血浆清除增加，这可能是由于尿毒症对肝代谢的影响。然而一份 1987 年的综述显示，芬太尼无活性或毒性代谢产物，肾功能不全患者应用芬太尼后，未发生临床问题[2]。

1. Corall IM, *et al.* Plasma concentrations of fentanyl in normal surgical patients and those with severe renal and hepatic disease. *Br J Anaesth* 1980; **52:** 101P.
2. Moore RA, *et al.* Opiate metabolism and excretion. *Baillieres Clin Anaesthesiol* 1987; **1:** 829–58.

用途和用法

芬太尼是苯基哌啶的衍生物，属于强效阿片类镇痛药（第98页），化学结构与哌替啶（第108页）相关，主要激动 μ 阿片受体。

芬太尼用作镇痛药、全身麻醉的辅助用药以及作为麻醉药用于麻醉的诱导及维持。也作为呼吸抑制药在重症监护下用于机械性通气的患者，与安定药如氟哌利多合用诱导产生神经安定镇痛状态，此状态下患者安静，对周围环境淡漠，能够与医生配合。

芬太尼通常以枸橼酸盐形式胃肠外给药、经鼻腔或透黏膜途径给药，或以碱基形式以透皮贴剂给药。盐酸盐可用于离子渗透透皮制剂，但是因为释药系统的缺陷已退出市场。157μg 枸橼酸芬太尼和 111μg 盐酸芬太尼与 100μg 芬太尼相当。剂量以碱基表示。

芬太尼的脂溶性高于吗啡，静脉给予 100μg 后几乎立即起效，最大镇痛效应和呼吸抑制在几分钟后才会发生，芬太尼作用维持时间取决于给药剂量和疼痛程度，变动范围为 10min 至若干小时。

对于**术前给药**，麻醉诱导前 30～60min，*肌内注射*相当于 50～100μg 芬太尼的剂量。

作为全身麻醉**辅助**用药，芬太尼通常*静脉注射*给药。推荐的剂量范围根据不同情况而异：

- *有自主呼吸的患者*，给药初次剂量 50～200μg，补充剂量 50μg。在美国，剂量高于 2μg/kg 时，推荐配合使用辅助通气装置。高于 200μg 时，将出现明显的呼吸抑制。
- *需要辅助通气的患者*，初次给药剂量可为 300μg～3.5mg（直到 50μg/kg），根据患者的反应给予补充剂量 100～200μg。据报道，高剂量可缓解或减弱患者对手术压力的反应（见下文**麻醉**项下）。

芬太尼也可静脉滴注给药，对于需辅助通气的患者，最初 10min 按每分钟约 1μg/kg 给予负荷剂量，随后以每分钟 100ng/kg 滴注。负荷剂量也可以一次静脉推注（as a bolus）给予。滴注速度应根据反应滴定，在心脏手术中，滴注速度曾达到每分钟 3μg/kg。除非手术后继续采取辅助呼吸措施，否则手术结束前 40min 需停止滴注。对于自主呼吸的患者，应用每分钟 50～80ng/kg 的较低速度滴注。

老年患者或虚弱患者需减量。

用于术前给药的剂量也同样适用于**术后***肌内注射*或作为**局部麻醉**辅助用药时*肌内注射或缓慢静脉注射*。

对于成人患者**顽固性慢性疼痛**且具备阿片类适应证的治疗，可使用芬太尼*透皮贴剂*，释药速度为 12～100μg/h。在英国，芬太尼透皮贴剂用于未使用过阿片类药物的患者，而在美国，则限用于已对阿片类治疗耐受的患者。

- 需要依据每例患者以前使用的阿片剂量，制定个体化的给药方案。*对于未使用过阿片类药物的患者*，初次给药剂量不能超过 25μg/h。另外，建议这些患者在改用芬太尼贴剂前，先使用低剂量的短效阿片类药物。
- *对曾经使用强效阿片类药物治疗的患者*，芬太尼贴剂初次给药剂量需要根据前 24h 内机体对阿片类药物的需要量。释药速度为 25μg/h 的芬太尼贴剂相当于每日口服硫酸吗啡 60～90mg。当改用透皮贴剂治疗时，先前使用的阿片类药物需逐步停用，以适应芬太尼逐渐增加的血药浓度。
- 当对药物的需要量高于 100μg/h 时，可使用多个芬太尼透皮贴剂（同时给药，避免混淆），当对药物的需要量高于 300μg/h 时，需增加或改换其他镇痛治疗措施。芬太尼贴剂每 72h 更换一次，用药部位也需更换。避免连续几天贴于皮肤同一部位。
- *年老或体弱患者需密切注意中毒先兆，必要时减少剂量。*

芬太尼透皮贴剂不适于急性或术后疼痛。不同品牌的芬太尼贴剂的生物利用度可能并不相同，患者在没有得到进一步建议时，不要改变品牌。

枸橼酸芬太尼的棒棒糖样锭剂经*透黏膜*给药方式用于已接受或对阿片类耐受的**暴发性癌症疼痛**。锭剂中含有相当于 200μg ～1.6mg 芬太尼碱基的药量。初次给药单位剂量为 200μg，给药时间超过 15min，用于突发疼痛的缓解，必要时 15min 以后重复。根据患者反应调整剂量，最大剂量单位 1.6mg，必要时使用。当患者对有效剂量反应稳定后，每日给药不能超过 4 个剂量单位。

含枸橼酸芬太尼的口腔和舌下含片也可使用，许可的适应证与锭剂相同，含有相当于 100～800μg 芬太尼的片剂可以应用。对于暴发性疼痛的发作，初始剂量可给予 100μg，需要时 30min 后重复 1 次，其后，在处置另一次发作前，患者必须至少等待 4h。在美国，可以使用含枸橼酸芬太尼的口腔膜剂，以透黏膜途径给药。膜中含相当于 200μg～1.2mg 的芬太尼，对于暴发性疼痛的发作，初始剂量可给予 200μg，其后，在处置另一次发作前，患者必须至少等待 2h。根据反应调整剂量。如果患者每日发生 4 次以上的暴发性疼痛，则需要重新评估用于持续性疼痛的阿片类药物的剂量。

因为存在吸收量的差异，所以在应用不同的透黏膜制剂时，需加以小心。

含枸橼酸芬太尼的*鼻腔喷雾剂*，每剂含相当于50～200μg，用于透黏膜剂同样的适应证。对于暴发性疼痛，起始剂量 50μg 喷入一个鼻孔，需要时 10min 后重复一次；其后，在处置另一次发作前，患者必须至少等待 4h，根据反应调整剂量。每日最多可处置 4 次发作，如果患者每日发生 4 次以上的暴发性疼痛，则需要重新评估用于持续性疼痛的阿片类药物的剂量。

关于在儿童中的用量，参见下文。

用法 *吸入途径* 研究[1]显示，芬太尼吸入给药可产生与静脉给药相似的血药浓度，可用于患者自控镇痛。用于治疗暴发性癌症疼痛和急性疼痛的芬太尼吸入制剂已在研究中。

1. Mather LE, *et al.* Pulmonary administration of aerosolised fentanyl: pharmacokinetic analysis of systemic delivery. *Br J Clin Pharmacol* 1998; **46:** 37–43.

鼻腔给药 研究[1～3]显示，用于术后镇痛，芬太尼鼻腔给药可产生与静脉给药相同的效应，可用于患者自控镇痛释药系统。用于儿童急性疼痛的芬太尼鼻腔给药已在研究中[4～6]。

已经有一种芬太尼鼻腔喷雾制剂用于控制暴发性癌症疼痛[7]。

1. Striebel HW, *et al.* Intranasal fentanyl titration for postoperative pain management in an unselected population. *Anaesthesia* 1993; **48:** 753–7.
2. Striebel HW, *et al.* Patient-controlled intranasal analgesia: a method for noninvasive postoperative pain management. *Anesth Analg* 1996; **83:** 548–51.
3. Toussaint S, *et al.* Patient-controlled intranasal analgesia: effective alternative to intravenous PCA for postoperative pain relief. *Can J Anesth* 2000; **47:** 299–302.
4. Manjushree R, *et al.* Intranasal fentanyl provides adequate postoperative analgesia in pediatric patients. *Can J Anesth* 2002; **49:** 190–3.
5. Borland ML, *et al.* Intranasal fentanyl is an equivalent analgesic to oral morphine in paediatric burns patients for dressing changes: a randomised double blind crossover study. *Burns* 2005; **31:** 831–7.
6. Borland M, *et al.* A randomized controlled trial comparing intranasal fentanyl to intravenous morphine for managing acute pain in children in the emergency department. *Ann Emerg Med* 2007; **49:** 335–40.
7. Kress HG, *et al.* Efficacy and tolerability of intranasal fentanyl spray 50 to 200 microg for breakthrough pain in patients with cancer: a phase III, multinational, randomized, double-blind, placebo-controlled, crossover trial with a 10-month, open-label extension treatment period. *Clin Ther* 2009; **31:** 1177–91.

椎管内给药 关于芬太尼椎管内给药的讨论，详见下文**术后疼痛**项下内容。

透皮给药 芬太尼透皮给药用于成人及儿童慢性顽固性癌症疼痛[1～7]。也可用于慢性非癌症疼痛[4,5,8]，而生产商指出应禁用于急性和术后疼痛，因为短期内剂量

的增加将增加严重呼吸抑制的发生[4]（见上文**对呼吸系统的影响**项下及**注意事项**中*透皮途径*项下）。

虽然芬太尼透皮贴剂的批准给药间隔为72h，然而研究表明，25%的癌症患者需要更频繁地用药，有些患者需要每48h换用新鲜贴剂[9,10]。同样，为补充比现存透皮剂型药物更低的剂量，贴剂往往被切割、折叠甚至局部覆盖上不渗透的物质。生产厂商不推荐此类做法，认为补充剂量不可靠，且容易产生过量用药的危险。

一种离子导入释药系统在有些国家被允许在医院用于术后中度至重度的急性疼痛（见下文*术后疼痛*项下），但是由于释药系统的缺陷，已退出市场。

1. Jeal W, Benfield P. Transdermal fentanyl: a review of its pharmacological properties and therapeutic efficacy in pain control. *Drugs* 1997; **53:** 109–38.
2. Muijsers RBR, Wagstaff AJ. Transdermal fentanyl: an updated review of its pharmacological properties and therapeutic efficacy in chronic cancer pain control. *Drugs* 2001; **61:** 2289–2307.
3. Gourlay GK. Treatment of cancer pain with transdermal fentanyl. *Lancet Oncol* 2001; **2:** 165–72.
4. Kornick CA, *et al.* Benefit-risk assessment of transdermal fentanyl for the treatment of chronic pain. *Drug Safety* 2003; **26:** 951–73.
5. Zernikow B, *et al.* Transdermal fentanyl in childhood and adolescence: a comprehensive literature review. *J Pain* 2007; **8:** 187–207.
6. Hoy SM, Keating GM. Fentanyl transdermal matrix patch (Durotep® MT patch; Durogesic® DTrans®; Durogesic® SMAT): in adults with cancer-related pain. *Drugs* 2008; **68:** 1711–21.
7. Hair PI, *et al.* Transdermal matrix fentanyl membrane patch (Matrifen®): in severe cancer-related chronic pain. *Drugs* 2008; **68:** 2001–9.
8. Allan L, *et al.* Randomised crossover trial of transdermal fentanyl and sustained release oral morphine for treating chronic non-cancer pain. *BMJ* 2001; **322:** 1154–8.
9. Donner B, *et al.* Long-term treatment of cancer pain with transdermal fentanyl. *J Pain Symptom Manage* 1998; **15:** 168–75.
10. Radbruch L, *et al.* Transdermal fentanyl for the management of cancer pain: a survey of 1005 patients. *Palliat Med* 2001; **15:** 309–21.

透黏膜给药 参考芬太尼透黏膜给药方式用于成人[1]及儿童[2,3]麻醉前或疼痛时的镇静和止痛以及阿片耐受的癌症患者突发性疼痛[4~6]。已经注意到[7]，这种给药方式可产生胃肠外给予阿片类药物引发的所有不良反应，恶心、呕吐较常见，潜在的致死性呼吸抑制也可发生（见上文**注意事项**项下）。使用剂量的指导原则已制订[8]。

1. Macaluso AD, *et al.* Oral transmucosal fentanyl citrate for premedication in adults. *Anesth Analg* 1996; **82:** 158–61.
2. Nelson PS, *et al.* Comparison of oral transmucosal fentanyl citrate and an oral solution of meperidine, diazepam, and atropine for premedication in children. *Anesthesiology* 1989; **70:** 616–21.
3. Schechter NL, *et al.* The use of oral transmucosal fentanyl citrate for painful procedures in children. *Pediatrics* 1995; **95:** 335–9.
4. Blick SKA, Wagstaff AJ. Fentanyl buccal tablet: in breakthrough pain in opioid-tolerant patients with cancer. *Drugs* 2006; **66:** 2387–93.
5. Zeppetella G, Ribeiro MDC. Opioids for the management of breakthrough (episodic) pain in cancer patients. Available in the Cochrane Database of Systematic Reviews; Issue 1. Chichester: John Wiley; 2006 (accessed 26/06/08).
6. Rauck R, *et al.* Fentanyl buccal soluble film (FBSF) for breakthrough pain in patients with cancer: a randomized, double-blind, placebo-controlled study. *Ann Oncol* 2010; **21:** 1308–14.
7. Anonymous. Oral transmucosal fentanyl citrate. *Med Lett Drugs Ther* 1994; **36:** 24–5.
8. Aronoff GM, *et al.* Evidence-based oral transmucosal fentanyl citrate (OTFC) dosing guidelines. *Pain Med* 2005; **6:** 305–14.

儿童用法 芬太尼在儿童中的适应证与成人相似（见上文**用途与用法**）。

芬太尼通常作为全身麻醉的**辅助用药**，静脉注射。在英国，对于2～12岁自主呼吸的儿童，推荐的初始剂量范围是2～3μg/kg，可补充给予1μg/kg（*BNFC 2010/11* 建议对于1个月至12岁的儿童，初始剂量为1～3μg/kg）。当需要*辅助呼吸*时，初始剂量范围是2～3μg/kg，可补充给予1μg/kg（*BNFC 2010/11* 建议对于新生儿及至12岁的儿童，初始剂量为1～5μg/kg，可补充给予1～3μg/kg）。在美国，给药剂量与英国批准的相似。

芬太尼也可静脉滴注给药用于儿童，注册药品信息显示，给药剂量与成人相似（见上文）。

芬太尼12～100μg/kg的*透皮贴剂*可用于治疗2岁及以上儿童的**顽固性慢性疼痛**，他们已对阿片类治疗产生了相当程度的耐受。初始剂量应根据前24h对阿片类需要量。一剂贴剂每小时可提供12μg芬太尼，相当于每日口服30～44mg硫酸吗啡。详见上文**用法与用量**项下内容。将贴剂贴于幼儿的后背上部，防止脱落。

虽然棒棒糖锭剂*透黏膜*给药不允许用于儿童，而 *BNFC 2010/11* 建议单剂量15～20μg/kg（最大400μg）可用于体重超过10kg的2岁及以上儿童的**暴发性疼痛**或**术前给药**。

麻醉 芬太尼及其同类物阿芬太尼、瑞芬太尼和舒芬太尼比吗啡作用时间短，对循环功能影响小，被优先选用于吸入和静脉麻醉的辅助用药。芬太尼是广泛用于平衡麻醉中的镇痛成分。可减轻插管时心血管的压力反应（见第1810页**麻醉**项下），也可高剂量用于减轻外科手术时心血管、内分泌及代谢的变化。例如在心外科手术时，缓解手术压力是非常重要的，芬太尼与氧、神经肌肉阻滞药合用，静脉给药剂量为50～100μg/kg，有时至150μg/kg，用于全身麻醉。所有使用芬太尼和丙泊酚的静脉麻醉均获成功[1]。

有报道[2]，高剂量枸橼酸芬太尼（30～50μg/kg），作为单一麻醉用药用于早产儿，与双嘧雄双酯合用，用于结扎动脉导管未闭，取得了满意的麻醉效果。手术过程中，心血管功能保持稳定。然而，另有发现[3]，当早产儿应用芬太尼20μg/kg、异泊芬、氟烷或氯胺酮时，发生显著低血压，使用氯胺酮技术，收缩压可维持恒定。在氧化亚氮和筒箭毒碱麻醉方案中增加芬太尼[4]，静脉给予10μg/kg，消除了早产儿的手术应激反应。有文献讨论了芬太尼用于*新生儿麻醉*时的剂量和效应[5]。

关于芬太尼用于新生儿及儿童麻醉见上文**儿童用法**项下。

安定镇痛 短效镇痛药芬太尼50μg/ml与长效镇定药氟哌利多2.5mg/ml联合注射用于安定镇痛、术前给药及麻醉辅助用药。然而并不推荐这种固定比例的联合用药。

1. Jenstrup M, *et al.* Total iv anaesthesia with propofol-alfentanil or propofol-fentanyl. *Br J Anaesth* 1990; **64:** 717–22.
2. Robinson S, Gregory GA. Fentanyl-air-oxygen anesthesia for ligation of patent ductus arteriosus in preterm infants. *Anesth Analg* 1981; **60:** 331–4.
3. Friesen RH, Henry DB. Cardiovascular changes in preterm neonates receiving isoflurane, halothane, fentanyl, and ketamine. *Anesthesiology* 1986; **64:** 238–42.
4. Anand KJS, *et al.* Randomised trial of fentanyl anaesthesia in preterm babies undergoing surgery: effects on the stress response. *Lancet* 1987; **i:** 243–8.
5. Yaster M. The dose response of fentanyl in neonatal anesthesia. *Anesthesiology* 1987; **66:** 433–5.

嗜铬细胞瘤 与吗啡及其他阿片类药物不同，芬太尼和阿芬太尼不释放组胺，可安全用于嗜铬细胞瘤患者的麻醉处理[1]。

1. Hull CJ. Phaeochromocytoma: diagnosis, preoperative preparation and anaesthetic management. *Br J Anaesth* 1986; **58:** 1453–68.

术后震颤 鉴于哌替啶对术后震颤显示出作用，包括芬太尼在内的其他阿片类药物也被试用于术后震颤。并非所有阿片类药物都必定显示有效，但芬太尼显示有作用[1]，虽然这方面的信息还很缺乏[2]。

1. Alfonsi P, *et al.* Fentanyl, as pethidine, inhibits post anaesthesia shivering. *Br J Anaesth* 1993; **70** (suppl 1): 38.
2. Kranke P, *et al.* Pharmacological treatment of postoperative shivering: a quantitative systematic review of randomized controlled trials. *Anesth Analg* 2002; **94:** 453–60.

重症监护 虽然芬太尼单次给药作用维持时间短，但是由于迅速重新分布，使其消除半衰期长于吗啡。因此在重症监护时，芬太尼用于镇痛时，并不是一短效药物，可能比吗啡的优势略多[1]。

1. Aitkenhead AR. Analgesia and sedation in intensive care. *Br J Anaesth* 1989; **63:** 196–206.

疼痛 *癌症疼痛* 芬太尼透皮给药用于治疗慢性顽固性癌症疼痛，相关文献见上文**用法**下的*透皮给药*。鼻腔给药和透黏膜给药用于治疗突发癌症疼痛的相关文献见上文**用法**下的*鼻腔给药*、*透黏膜给药*。

分娩镇痛 据报道，芬太尼是有效的分娩时静脉镇痛药。虽然芬太尼确实可以增加局麻药布比卡因的硬膜外镇痛作用，但硬膜外单独给予芬太尼，作用并不可靠[1,2]。随着布比卡因中加入的芬太尼剂量增加，用于分娩疼痛的硬膜外布比卡因最低局部镇痛浓度也降低[3]。然而，当给予4μg/ml芬太尼时，瘙痒的发生率明显增加，因此当布比卡因不足时，可硬膜外给药用于分娩镇痛时，芬太尼的最适用量为3μg/ml。此联合应用有引起呼吸抑制的报道[4]。

1. Reynolds F. Extradural opioids in labour. *Br J Anaesth* 1989; **63:** 251–3.
2. Lindow SW, *et al.* A randomised double-blind comparison of epidural fentanyl versus fentanyl and bupivicaine [sic] for pain relief in the second stage of labour. *Br J Obstet Gynaecol* 2004; **111:** 1075–80.
3. Lyons G, *et al.* Extradural pain relief in labour: bupivacaine sparing by extradural fentanyl is dose dependent. *Br J Anaesth* 1997; **78:** 493–7.
4. McClure JH, Jones G. Comparison of bupivacaine and bupivacaine with fentanyl in continuous extradural analgesia during labour. *Br J Anaesth* 1989; **63:** 637–40.

术后疼痛 手术后立即静脉推注阿片类药物用于术后疼痛，起效更快的阿片类药物如芬太尼，比吗啡更为适用[1]。芬太尼也以100μg或200μg用于硬膜外注射或以20～80μg/h用于硬膜外连续输注，也可用于患者自控的释药系统[2]。

剖宫产术后，硬膜外给予芬太尼或舒芬太尼均可产生有效的术后镇痛作用及相当的不良反应[3]。建议芬太尼最适剂量为100μg。芬太尼与阿芬太尼的对比参见第18页**阿芬太尼**的**用途和用法**中**术后镇痛**项下。一篇综述[4]显示，用于术后镇痛，硬膜外阿片类的药物浓度低于人工合成的阿片类药物。芬太尼也可通过术后立即置入腰椎硬膜外导管给药。初次芬太尼负荷剂量为1～1.5μg/kg，随后以每小时0.7～2μg/kg的速度输注，平均持续48h。也可间断注射给药。在一项小型研究[5]中，对比了2名使用患者自控给药方法应用芬太尼的效果，发现颈椎硬膜外给予芬太尼比静脉给药能更好地缓解术后休息时的疼痛，但是对药物的总需要量没有减少，作者认为，硬膜外给药的益处并不高于其带来潜在并发症的危险。

阿片类药物与局麻药联合用于硬膜外输注给药也可发挥效应，如芬太尼1μg/ml与布比卡因0.1%合用，输注速度都可以比单独用药时慢。尽管有研究[6]比较了剖宫产术后硬膜外镇痛时，布比卡因与芬太尼合用及单独应用每种药的结果证实联合应用可增强镇痛作用，但是与渴望尽早活动的单独使用芬太尼组患者对比，没有经论证的临床益处。但是对于不需早期行走的患者而言，联合应用更有益处。

芬太尼硬膜外注射也可用儿童术后镇痛[7]。

芬太尼也试用以鞘内注射用于术后疼痛[8]。

如上文**用法**下的*透皮给药*中所述，一种用于术后疼痛的离子导入透皮释药系统已经可以使用[9～11]。

1. Mitchell RWD, Smith G. The control of acute postoperative pain. *Br J Anaesth* 1989; **63:** 147–58.
2. Morgan M. The rational use of intrathecal and extradural opioids. *Br J Anaesth* 1989; **63:** 165–88.
3. Grass JA, *et al.* A randomized, double-blind, dose-response comparison of epidural fentanyl versus sufentanil analgesia after cesarean section. *Anesth Analg* 1997; **85:** 365–71.
4. Swarm RA, *et al.* Pain treatment in the perioperative period. *Curr Probl Surg* 2001; **38:** 835–920.
5. Roussier M, *et al.* Patient-controlled cervical epidural fentanyl compared with patient-controlled i.v. fentanyl for pain after pharyngolaryngeal surgery. *Br J Anaesth* 2006; **96:** 492–6.
6. Cooper DW, *et al.* Patient-controlled extradural analgesia with bupivacaine, fentanyl, or a mixture of both, after caesarean section. *Br J Anaesth* 1996; **76:** 611–15.
7. Lejus C, *et al.* Postoperative extradural analgesia in children: comparison of morphine with fentanyl. *Br J Anaesth* 1994; **72:** 156–9.
8. Sudarshan G, *et al.* Intrathecal fentanyl for post-thoracotomy pain. *Br J Anaesth* 1995; **75:** 19–22.
9. Chelly JE. An iontophoretic, fentanyl HCl patient-controlled transdermal system for acute postoperative pain management. *Expert Opin Pharmacother* 2005; **6:** 1205–14.
10. Koo PJ. Postoperative pain management with a patient-controlled transdermal delivery system for fentanyl. *Am J Health-Syst Pharm* 2005; **62:** 1171–6.
11. Mayes S, Ferrone M. Fentanyl HCl patient-controlled iontophoretic transdermal system for the management of acute postoperative pain. *Ann Pharmacother* 2006; **40:** 2178–86.

制剂

BP 2010: Bupivacaine and Fentanyl Injection; Fentanyl Injection;
USP 33: Fentanyl Citrate Injection.

专利制剂

Arg.: Durogesic; Fentax; Gray-F†; Nafluvent; Sublimaze; Talnur; ***Austral.:*** Actiq; Durogesic; Sublimaze; ***Austria:*** Actiq; Durogesic; Fentamed; Fentoron; Matrifen; ***Belg.:*** Durogesic; Ionsys†; Matrifen; ***Braz.:*** Durogesic; Fentabbott; Fentanest; Fentatil; Unifental; ***Canad.:*** Duragesic; ***Chile:*** Durogesic; ***Cz.:*** Dolforin; Durogesic; Effentora; Fentagesic; Fentahexal; Fentalis; Instanyl; Ionsys†; Matrifen; Tocril; Wintanyl†; ***Denm.:*** Actiq; Durogesic; Haldid; Matrifen; ***Fin.:*** Actiq; Durogesic; Fentanylisan†; Matrifen; ***Fr.:*** Abstral; Actiq; Durogesic; Effentora; Instanyl; Ionsys†; Matrifen; ***Ger.:*** Actiq; Durogesic; Fentadolon; Matrifen; Ribofentanyl; ***Gr.:*** Actiq; Durogesic; Fentadur; Ionsys†; Matrifen; Meganyl; ***Hong Kong:*** Durogesic; ***Hung.:*** Dolforin; Durogesic; Matrifen; Sedaton; ***India:*** Durogesic; Trofentyl; ***Indon.:*** Durogesic; ***Irl.:*** Abstral; Actiq; Durogesic; Effentora; Fental; Fetanex; Instanyl; Matrifen; Mytanyl; Sublimaze; ***Israel:*** Actiq; Durogesic; Fenta; Tanyl; ***Ital.:*** Actiq; Durogesic; Fentanest; Matrifen; Quatrofen; ***Jpn:*** Durotep; ***Malaysia:*** Durogesic; Talgesil; ***Mex.:*** Durogesic; Fenodid; Fentanest; Filtaten; ***Neth.:*** Actiq; Durogesic; Ionsys†; ***Norw.:*** Actiq; Durogesic; Leptanal; Matrifen; ***NZ:*** Durogesic; Sublimaze; ***Philipp.:*** Durogesic; Sublimax; Sublimaze; ***Pol.:*** Dolforin; Durogesic; Fenta MX; Fentagesic; Fentahexal†; Matrifen; ***Port.:*** Actiq; Ardicat; Durogesic; Effentora; Fentanest; Ionsys†; Nilfene; ***Rus.:*** Durogesic (Дюрогезик); ***S.Afr.:*** Durogesic; Sublimaze; Tanyl†; ***Singapore:*** Durogesic; ***Spain:*** Actiq; Durogesic; Fentanest; Matrifen; Quidorfen; ***Swed.:*** Actiq; Durogesic; Leptanal; Matrifen; ***Switz.:*** Actiq; Durogesic; Sintenyl; ***Thai.:*** Durogesic; ***Turk.:*** Actiq; Durogesic; ***UK:*** Abstral; Actiq; Durogesic; Effentora; Fentalis; Instanyl; Ionsys†; Matrifen; Osmach; Osmanil; Sublimaze; Tilofyl; ***Ukr.:*** Matrifen (Матрифен); ***USA:*** Actiq; Duragesic; Fentora; Ionsys†; Onsolis; Sublimaze; ***Venez.:*** Durogesic.

多组分制剂

Arg.: Disifelit; ***Austral.:*** Marcain with Fentanyl; Naropin with Fentanyl; ***Braz.:*** Nilperidol; ***Gr.:*** Thalamonal; ***Ital.:*** Leptofen†; ***NZ:*** Bupafen; Marcain with Fentanyl; Naropin with Fentanyl.

Fentiazac (*BAN*, *USAN*, *rINN*) 芬替酸

BR-700; Fentiazaco; Fentiazacum; Wy-21894. [4-(4-Chlorophenyl)-2-phenylthiazol-5-yl]acetic acid.

Фентиазак

$C_{17}H_{12}ClNO_2S$ = 329.8.
CAS — 18046-21-4.
ATC — M01AB10; M02AA14.
ATC Vet — QM01AB10; QM02AA14.
UNII — 0YHF6E6NLS.

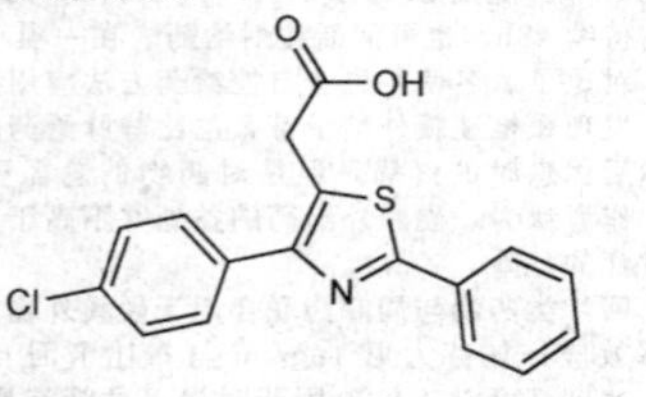

简介

芬替酸是一种 NSAID（第92页），用于缓解肌肉骨骼病、关节、关节周围及软组织疾病引起的疼痛和炎症反应。也用于治疗发热。口服给药，常用剂量 100～200mg，每日 1～2 次。也以钙盐形式外用及直肠给药。

制剂

专利制剂

Ital.: O-Flam†; **Port.:** Donorest†; IDR†; Norvedan†.

Fepradinol (*rINN*) 非普地醇

Fépradinol; Fepradinolum. (±)-α-{[(2-Hydroxy-1,1-dimethylethyl)amino]methyl}benzyl alcohol.

Фепрадинол

$C_{12}H_{19}NO_2$ = 209.3.
CAS — 63075-47-8.
UNII — 860MHI4WBA.

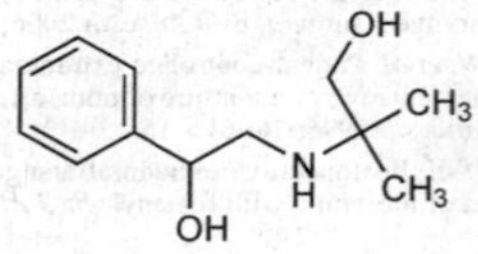

简介

非普地醇是一种 NSAID（第92页），以 6%浓度局部给药用于缓解疼痛和炎症反应。其盐酸盐的应用类似。

制剂

专利制剂

Mex.: Sinalgia; **Spain:** Dalgen.

Feprazone (*BAN*, *rINN*) 非普拉宗

DA-2370; Feprazona; Féprazone; Feprazonum; Phenylprenazone; Prenazone. 4-(3-Methylbut-2-enyl)-1,2-diphenylpyrazolidine-3,5-dione.

Фепразон

$C_{20}H_{20}N_2O_2$ = 320.4.
CAS — 30748-29-9 (feprazone); 57148-60-4 (feprazone piperazine salt 1:1).
ATC — M01AX18; M02AA16.
ATC Vet — QM01AX18; QM02AA16.
UNII — 7BVX6J0CGR.

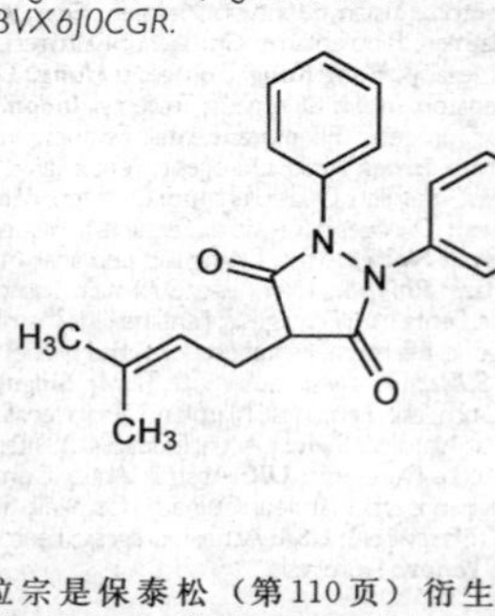

简介

非普拉宗是保泰松（第110页）衍生物，是一种 NSAID（第92页）。口服给药用于治疗轻中度疼痛、发热和与肌肉骨骼和关节疾病有关的炎症反应。也以 5%膏剂局部直肠给药。

Pinazone 是非普拉宗的哌嗪盐，应用与非普拉宗相似。

制剂

专利制剂

Ital.: Zepelin; **Spain:** Brotazona; **Venez.:** Vapesin.

Firocoxib (*USAN*, *rINN*) 非罗考昔

Firocoxibum; ML-1785713. 3-(Cyclopropylmethoxy)-5,5-dimethyl-4-[4-(methylsulfonyl)phenyl]furan-2(5*H*)-one.

Фирококсиб

$C_{17}H_{20}O_5S$ = 336.4.
CAS — 189954-96-9.
ATC Vet — QM01AH90.
UNII — Y6V2W4S4WT.

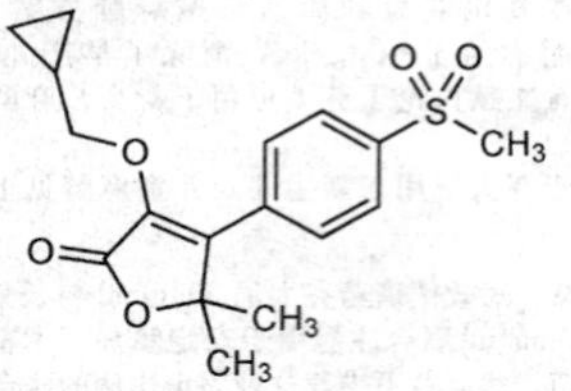

简介

非罗考昔是一种选择性环氧酶-2 抑制药，属于 NSAID（第92页），作为兽药，用于治疗犬骨关节炎引起的炎症和疼痛反应。

Floctafenine (*BAN*, *USAN*, *rINN*) 夫洛非宁

Floctafenina; Floctafénine; Floctafeninum; R-4318; RU-15750. 2,3-Dihydroxypropyl *N*-(8-trifluoromethyl-4-quinolyl)anthranilate.

Флоктафенин

$C_{20}H_{17}F_3N_2O_4$ = 406.4.
CAS — 23779-99-9.
ATC — N02BG04.
ATC Vet — QN02BG04.
UNII — O04HVX6A9Q.

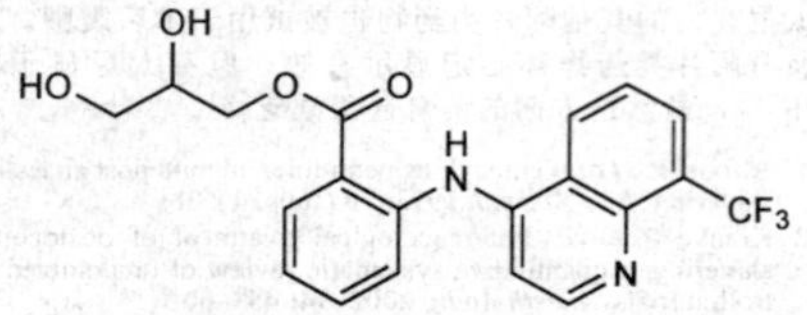

不良反应、处置和注意事项

参见第92页 **NSAIDs**，有报道患者服用夫洛非宁后发生过敏性休克；休克发生前，会有轻微的过敏先兆，因此当患者出现过敏先兆（如瘙痒、荨麻疹）时，应及时停用夫洛非宁。过敏反应也可涉及肝脏。

卟啉病 对于卟啉病患者，夫洛非宁的应用不安全，因为体外试验显示，夫洛非宁有生卟啉作用。

药物相互作用

与 NSAIDs 有关的药物相互作用见第94页。

药动学

夫洛非宁由胃肠道吸收，摄入后血药浓度达峰时间 1～2h。血浆半衰期约 8h。经肝代谢为夫洛非宁酸。主要以葡糖苷酸结合物形式经尿液及胆汁排泄。

用途和用法

夫洛非宁是邻氨基苯甲酸的衍生物，是一种 NSAID（第94页），每日最高剂量 800mg，分次给药，口服用于疼痛的短期缓解。

制剂

专利制剂

Fr.: Idarac; **Irl.:** Idarac†; **Thai.:** Idarac.

Flufenamic Acid (*BAN*, *USAN*, *rINN*) 氟芬那酸

Acide Fluféname; Ácido flufenámico; Acidum Flufenamicum; CI-440; CN-27554; Flufenaamihappo; Flufenamsyra; INF-1837; Kwas flufenamowy; NSC-82699. *N*-(ααα-Trifluoro-*m*-tolyl)anthranilic acid.

Флуфенамовая Кислота

$C_{14}H_{10}F_3NO_2$ = 281.2.
CAS — 530-78-9 (flufenamic acid); 61891-34-7 (flufenamate aluminium); 16449-54-0 (flufenamate aluminium).
ATC — M01AG03.
ATC Vet — QM01AG03.
UNII — 60GCX7Y6BH.

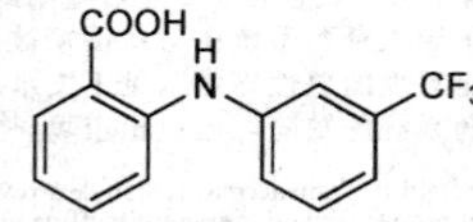

不良反应、处置和注意事项

参见第92页 **NSAIDs**。

哺乳 哺乳妇女服用氟芬那酸后，乳儿中未发现任何不良反应，因此 American Academy of Pediatrics 认为氟芬那酸通常可以用于哺乳妇女[1]。

一项早期研究发现[2]，口服给药后只有极少量氟芬那酸分泌进入乳汁。

1. American Academy of Pediatrics. The transfer of drugs and other chemicals into human milk. *Pediatrics* 2001; **108**: 776–89. [Retired May 2010] Correction. *ibid.*, 1029. Also available at: http://aappolicy.aappublications.org/cgi/content/full/pediatrics%3b108/3/776 (accessed 01/11/07)
2. Buchanan RA, *et al.* The breast milk excretion of flufenamic acid. *Curr Ther Res* 1969; **11**: 533–8.

对胃肠道的影响 一例患者口服氟芬那酸后发生急性直肠结肠炎[1]。

1. Ravi S, *et al.* Colitis caused by non-steroidal anti-inflammatory drugs. *Postgrad Med J* 1986; **62**: 773–6.

卟啉病 氟芬那酸可引起急性卟啉病，对于卟啉病患者，氟芬那酸使用不安全。

用途和用法

氟芬那酸是邻氨基苯甲酸衍生物，与甲芬那酸（第77页）相关，是一种 NSAID（第94页）。氟芬那酸主要以 3%或 3.5%浓度局部给药用于缓解肌肉骨骼、关节、软组织疾病引起的疼痛和炎症反应。氟芬那酸及其铝盐也可口服给药。

制剂

专利制剂

Ger.: Mobilat Intens; **Jpn:** Opyrin.

多组分制剂 **Austria:** Mobilisin; Mobilisin plus; Rheugesal; **Belg.:** Mobilisin; **Braz.:** Mobilisin Composto; **Gr.:** Movilisin; **Hung.:** Mobilisin†; **Ital.:** Mobilisin; **Port.:** Latesil; Mobilisin; **Spain:** Movilisin; **Switz.:** Algesalona†; Assan; Assan thermo; Mobilisin.

Flunixin Meglumine (*BANM*, *USAN*, *rINNM*) 氟尼辛葡甲胺

Fluniksiinimeglumiini; Flunixin megluminová sůl; Flunixine méglumine; Flunixini megluminum; Flunixinmeglumin; Flunixino meglumina; Flunixinum Megluminicum; Meglumini Flunixinum; Sch-14714 (flunixin). 2-{[2-Methyl-3-(trifluoromethyl)phenyl]amino}-3-pyridinecarboxylic acid compounded with 1-deoxy-1-(methylamino)-D-glucitol (1:1); 2-(α³,α³,α³-Trifluoro-2,3,-xylidino)nicotinic acid compounded with 1-deoxy-1-(methylamino)-D-glucitol (1:1).

Меглумина Флуниксин

$C_{14}H_{11}F_3N_2O_2,C_7H_{17}NO_5$ = 491.5.
CAS — 38677-85-9 (flunixin); 42461-84-7 (flunixin meglumine).
UNII — 8Y3JK0JW3U.

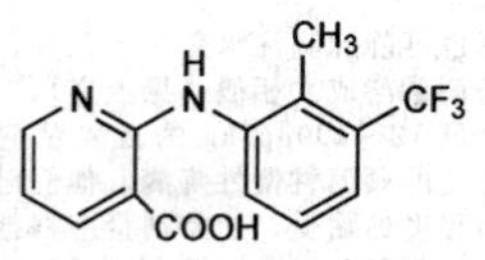

(flunixin)

Pharmacopoeias. In *Eur.* (see p.vii) and *US* for veterinary use only.

Ph. Eur. 6.8 (Flunixin Meglumine for Veterinary Use Flunixin Meglumine BP (Vet) 2010) 白色至几乎白色结晶性粉末。易溶于水和甲醇；几乎不溶于丙酮。5%水溶液的 pH 值为 7.0～9.0。

USP 33 (Flunixin Meglumine) 白色至米色结晶性粉末。可溶于水、乙醇和甲醇；几乎不溶于乙酸乙酯。

5%水溶液的 pH 值为 7.0～9.0。25℃贮藏，允许的温度波动范围为 15～30℃。

简介

氟尼辛葡甲胺是一种 NSAID（第92页），在兽医学中用于缓解急慢性疼痛和炎症反应，也作为辅助治疗措施用于内毒素或败血症性休克及乳腺炎。

Flupirtine Maleate (*BANM*, *USAN*, *rINNM*) 马来酸氟吡啶

D-9998; Flupirtine, Maléate de; Flupirtini Maleas; Maleato de flupirtina; W-2964M. Ethyl 2-amino-6-(4-fluorobenzylamino)-3-pyridylcarbamate maleate.

Флупиртина Малеат

$C_{15}H_{17}FN_4O_2,C_4H_4O_4$ = 420.4.

CAS — 56995-20-1 (flupirtine); 75507-68-5 (flupirtine maleate).

ATC — N02BG07.

ATC Vet — QN02BG07.

UNII — 0VCI53PK4A.

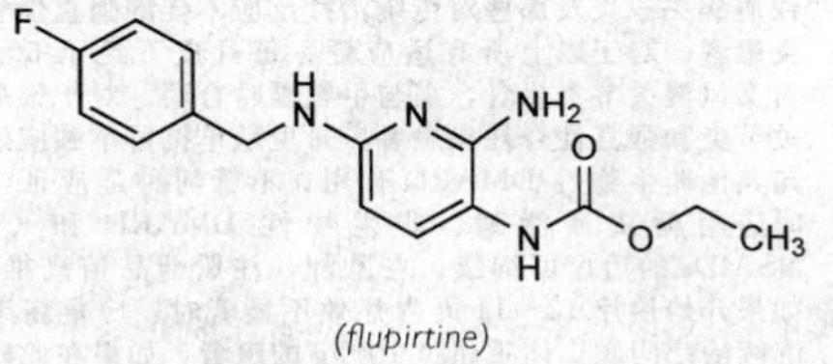

(flupirtine)

简介

马来酸氟吡啶作为镇痛药用于缓解疼痛（见第4页**镇痛药的选择**），常用剂量为口服 100mg，每日 3～4 次，必要时最大剂量 600mg，或直肠栓剂给药 150mg，每日 3～4 次，必要时最大剂量 900mg。控制急性疼痛时，氟吡啶也可以葡糖酸盐形式肌内注射给药。也在研究氟吡啶用于纤维肌痛的治疗。

氟吡啶在治疗朊病毒疾病，如 Creutzfeldt-Jakob 病方面的应用受到关注。（见下文）

1. Friedel HA, Fitton A. Flupirtine: a review of its pharmacological properties, and therapeutic efficacy in pain states. *Drugs* 1993; **45:** 548–69.
2. Klawe C, Maschke M. Flupirtine: pharmacology and clinical applications of a nonopioid analgesic and potentially neuroprotective compound. *Expert Opin Pharmacother* 2009; **10:** 1495–1500.

Creutzfeldt-Jakob 病 一项从 2004 年开始的以安慰剂为对照的双盲试验[1]发现，氟吡啶可改善 28 例 Creutzfeldt-Jakob 病（CJD）患者的认知能力。

1. Otto M, *et al.* Efficacy of flupirtine on cognitive function in patients with CJD: a double-blind study. *Neurology* 2004; **62:** 714–18.

过量 一名 17 岁女性，出现头痛、幻觉、寒战、嗜睡、言语不清、共济失调和昏厥，尿液呈亮绿色，血中氟吡啶浓度高[1]。另一名服用过量氟吡啶的患者出现嗜睡，在神经系统检查中，发现皮质兴奋性增高，伴有间断肌阵挛、四肢震颤、眼球震颤和显著的小脑综合征[2]。服用 9h 后，血液中氟吡啶的药物浓度为 10.9μg/ml，相比之下治疗范围为 0.5～1.5μg/ml。没有采取任何处置措施，服药 3 天后，血液中即检测不到氟吡啶。

1. Hufschmidt A, *et al.* A girl with headache, confusion and green urine. *J Neurol* 2009; **256:** 1169–70.
2. Hoffmann O, *et al.* Paradoxical cerebral cortical hyperexcitability following flupirtine overdose. *J Toxicol Clin Toxicol* 2004; **42:** 913–16.

制剂

专利制剂

Braz.: Katadolon; ***Ger.:*** Katadolon; Trancolong; Trancopal Dolo; ***Pol.:*** Katadolon; ***Port.:*** Metanor; Novocebrin; ***Rus.:*** Katadolon (Катадолон).

Flurbiprofen (*BAN*, *USAN*, *rINN*) 氟吡洛芬

BTS-18322; Flurbiprofeeni; Flurbiprofén; Flurbiprofenas; Flurbiprofène; Flurbiprofeno; Flurbiprofenum; U-27182. 2-(2-Fluorobiphenyl-4-yl)propionic acid.

Флурбипрофен

$C_{15}H_{13}FO_2$ = 244.3.

CAS — 5104-49-4.

ATC — M01AE09; M02AA19; R02AX01; S01BC04.

ATC Vet — QM01AE09; QM02AA19; QR02AX01; QS01BC04.

UNII — 5GRO578KLP.

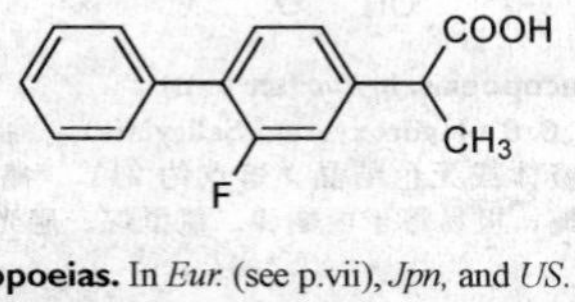

Pharmacopoeias. In *Eur.* (see p.vii), *Jpn*, and *US*.

Ph. Eur. 6. 8（Flurbiprofen） 白色或几乎白色结晶性粉末。几乎不溶于水；易溶于乙醇和二氯甲烷；溶于碱性和碳酸溶液。

USP 33（Flurbiprofen） 白色结晶性粉末。几乎不溶于水；易溶于无水乙醇、丙酮、乙醚和甲醇；可溶于乙腈。贮藏于密闭容器中。

Flurbiprofen Sodium (*BANM*, *rINNM*) 氟吡洛芬钠

Flurbiprofène Sodique; Flurbiprofeno sódico; Natrii Flurbiprofenum. Sodium (±)-2-(2-fluoro-4-biphenylyl)propionate dihydrate.

Натрий Флурбипрофен

$C_{15}H_{12}FNaO_2,2H_2O$ = 302.3.

CAS — 56767-76-1.

ATC — R02AX01.

ATC Vet — QR02AX01.

UNII — Z5B97MU9K4.

Pharmacopoeias. In *Br.* and *US*.

BP 2010（Flurbiprofen Sodium） 白色结晶性粉末。略溶于水；可溶于乙醇；几乎不溶于二氯甲烷。

不良反应和处置

参见第92页 **NSAIDs**。

据报道，氟吡洛芬钠滴眼剂滴眼时发生轻微的眼部刺激症状，包括一过性灼痛和刺痛。可能增加眼部手术时的出血，延缓伤口愈合。直肠给药产生局部刺激，口服锭剂后口部产生温热感或烧灼感。

不良反应发生率 生产商有关于氟吡洛芬钠不良反应发生率和发生范围的报道[1,2]。

1. Sheldrake FE, *et al.* A long-term assessment of flurbiprofen. *Curr Med Res Opin* 1977; **5:** 106–16.
2. Brooks CD, *et al.* Clinical safety of flurbiprofen. *J Clin Pharmacol* 1990; **30:** 342–51.

对 CNS 的影响 一名 52 岁男性患者服用氟吡洛芬钠 7 天后发生严重的帕金森综合征[1]。

1. Enevoldson TP, *et al.* Acute parkinsonism associated with flurbibrofen [sic]. *BMJ* 1990; **300:** 540–1.

对肾脏的影响 一例多年服用氟吡洛芬钠的患者出现肾乳头坏死[1]。两例使用氟吡洛芬钠治疗的患者发生剧烈腰痛和可逆性肾功能不全[2～3]。一例服用氟吡洛芬钠 12～18 个月的患者也发生膜性肾病[4]。

1. Nafria EC, *et al.* Renal papillary necrosis induced by flurbiprofen. *DICP Ann Pharmacother* 1991; **25:** 870–1.
2. Kaufhold J, *et al.* Flurbiprofen-associated tubulointerstitial nephritis. *Am J Nephrol* 1991; **11:** 144–6.
3. McIntire SC, *et al.* Acute flank pain and reversible renal dysfunction associated with nonsteroidal anti-inflammatory drug use. *Pediatrics* 1993; **92:** 459–60.
4. MacKay K. Membranous nephropathy associated with the use of flurbiprofen. *Clin Nephrol* 1997; **47:** 279–80.

对肝脏的影响 有一例可能与氟吡洛芬钠有关的阻塞性黄疸的报道[1]。

1. Kotowski KE, Grayson MF. Side effects of non-steroidal anti-inflammatory drugs. *BMJ* 1982; **285:** 377.

对皮肤的影响 一例长期患有类风湿关节炎的 59 岁女性患者发生明显与氟吡洛芬钠有关皮肤脉管炎[1]。一名 22 岁女性将含氟吡洛芬的膏药用于腕关节时，发生接触性皮炎[2]。

1. Wei N. Flurbiprofen and cutaneous vasculitis. *Ann Intern Med* 1990; **112:** 550–1.
2. Kawada A, *et al.* Contact dermatitis due to flurbiprofen. *Contact Dermatitis* 2000; **42:** 167–8.

超敏反应 1 例患者第 2 次服用氟吡洛芬[1]48h 后，出现弥散性、瘙痒的多形性红斑，2 天后，红斑变为荨麻疹，也发生了血管性水肿和低血压，氟吡洛芬颗粒的斑贴试验呈阳性。

亦参见上文对皮肤的影响项下内容。

1. Romano A, Pietrantonio F. Delayed hypersensitivity to flurbiprofen. *J Intern Med* 1997; **241:** 81–3.

注意事项

参见第94页 **NSAIDs**。

哺乳 少量氟吡洛芬可经乳汁分泌，注册药品信息建议哺乳妇女避免用此药。

单纯疱疹性角膜炎 动物试验未能证实氟吡洛芬是否加剧单纯疱疹性角膜炎[1,2]。注册药品信息建议氟吡洛芬钠滴眼液不用于活动性上皮单纯疱疹性角膜炎。有单纯疱疹性角膜炎病史者使用氟吡洛芬钠滴眼液时应密切监护。

1. Trousdale MD, *et al.* Effect of flurbiprofen on herpes simplex keratitis in rabbits. *Invest Ophthalmol Vis Sci* 1980; **19:** 267–70.
2. Hendricks RL, *et al.* The effect of flurbiprofen on herpes simplex virus type 1 stromal keratitis in mice. *Invest Ophthalmol Vis Sci* 1990; **31:** 1503–11.

药物相互作用

与 NSAIDs 有关的药物相互作用见第94页。

拟副交感神经药 注册药品信息中关于氯乙酰胆碱的眼科制剂和氟吡洛芬钠滴眼液的信息显示，有报道乙酰胆碱和氨甲酰胆碱对使用 NSAIDs 局部滴眼剂的患者无效。

药动学

氟吡洛芬钠口服从胃肠道易吸收，摄入后血药浓度达峰时间为 1～2h，直肠给药吸收速度则更快。与血浆蛋白结合率大约为 99%，血浆半衰期为 3～6h。主要代谢途径是在肝中发生羟化（经细胞色素 P450 同工酶 CYP2C9）和结合反应，经尿液排泄。可经乳汁分泌。

氟吡洛芬钠为手性化合物，应用的是其外消旋体，上文药动学特征指的是其外消旋体。需要进一步研究对映体有哪些不同性质。

1. Aarons L, *et al.* Plasma and synovial fluid kinetics of flurbiprofen in rheumatoid arthritis. *Br J Clin Pharmacol* 1986; **21:** 155–63.
2. Smith IJ, *et al.* Flurbiprofen in post-partum women: plasma and breast milk disposition. *J Clin Pharmacol* 1989; **29:** 174–84.
3. Kean WF, *et al.* The pharmacokinetics of flurbiprofen in younger and elderly patients with rheumatoid arthritis. *J Clin Pharmacol* 1992; **32:** 41–8.
4. Davies NM. Clinical pharmacokinetics of flurbiprofen and its enantiomers. *Clin Pharmacokinet* 1995; **28:** 100–14.

用途和用法

氟吡洛芬钠是丙酸衍生物，是一种 NSAID（第94页）。用于缓解肌肉骨骼、关节病变，如强直性脊柱炎、骨关节炎、类风湿关节炎；软组织疾病，如扭伤、拉伤；术后疼痛；轻度至中度疼痛，包括痛经、偏头痛。氟吡洛芬也以锭剂剂型用于缓解咽喉疼痛症状。氟吡洛芬钠滴眼液用于抑制手术中瞳孔缩小，控制术后眼前房炎症。

对于**疼痛和炎症**，氟吡洛芬口服每日 150～200mg，分次给药，急性或严重情况必要时增至每日 300mg。也可使用调释制剂每日给药 1 次。对于痛经患者，初次给药剂量 100mg，以后每 4～6h 给予50～100mg，每日最大剂量 300mg。氟吡洛芬钠也可以栓剂形式直肠给药，剂量与口服给药相似。

对于缓解**咽喉疼痛**，含 8.75mg 氟吡洛芬的锭剂可吸吮或在口腔缓慢溶解，每 3～6h 给药 1 次，每日最多 5 剂。推荐持续使用不超过 3 天。

为避免**眼科手术**中瞳孔缩小，可使用 0.03%氟吡洛芬钠滴眼液，术前 2h 开始滴眼，每 30min 1 次，直到术前至少 30min。对于术后控制炎症，眼科术前给药方案同上，术后 24h，每日滴眼 4 次，每次 1 滴，连续 1～3 周。氟吡洛芬钠滴眼液也用于囊样斑点水肿局部治疗。

在有些国家，氟吡洛芬酯注射液静脉给药用于严重疼痛。

氟吡洛芬的 *R* 型对映体 tarenflurbil 被研究用于阿尔茨海默病的治疗，但是Ⅲ期临床试验的结果令人失望。

制剂

BP 2010: Flurbiprofen Eye Drops; Flurbiprofen Suppositories; Flurbiprofen Tablets;

USP 33: Flurbiprofen Sodium Ophthalmic Solution; Flurbiprofen Tablets.

专利制剂

Arg.: Clinadol; Flurbic; Luarprofeno†; Tolerane; ***Austral.:*** Ocufen; Strepfen; ***Austria:*** Froben†; Strepfen; ***Belg.:*** Froben; Ocuflur†; ***Braz.:*** Ocufen; Targus; ***Canad.:*** Ansaid; Froben†; Novo-Flurprofen; Ocufen; ***Chile:*** Ansaid; Distex; Ocufen; ***Cz.:*** Ansaid†; Flugalin†; Ocuflur†; Strepfen; TransActLAT†;

Denm.: Flurofen; ***Fr.:*** Cebutid; Ocufen; Strefen; ***Ger.:*** Dobendan Direkt; Dobrofen†; Ocuflur; ***Gr.:*** Bedice; Bonatol-R; Demoval; Eyeflur; Fievrinol; Fladolef-B; Flodisona; Flurofen; Fluroptic; Inflaflur; Iovic; Kirik; Neliacan; Ocuflur; Pizar; Rograpon; ***Hung.:*** Flugalin; Ocuflur†; Strepfen; ***India:*** Arflur; Cadiflur; Froben; Ocuflur; ***Irl.:*** Froben; Strepsils Intensive; ***Ital.:*** Benactiv; Flubifix; Froben; Ocufen; Tantum Activ Gola; Transact Lat; ***Jpn:*** Ropion; ***Malaysia:*** Acustop Cataplasma; ***Mex.:*** Ansaid; Ocufen; ***Mon.:*** Antadys; ***Neth.:*** Froben; ***NZ:*** Froben†; Ocufen; Strepfen; ***Pol.:*** Flugalin; Strepsils Intensive; ***Port.:*** Edolfene; Froben; Ocuflur†; Reupax†; Strepfen; Transact Lat; ***Rus.:*** Strepfen (Стрепфен); ***S.Afr.:*** Froben†; Ocufen†; Strepsils Intensive; TransAct; ***Singapore:*** Acustop Cataplasma†; Ocufen; ***Spain:*** Froben; Neo Artrol†; Ocuflur†; ***Switz.:*** Froben; Ocuflur†; ***Thai.:*** Flurozin; ***Turk.:*** Ansaid; Fortine; Frolix; Majezik; Maxaljin; Maximus; Ocufen; Zero-P; ***UK:*** Froben; Ocufen; Strefen; ***Ukr.:*** Strepsils Intensiv (Стрепсилс Интенсив); ***USA:*** Ansaid; Ocufen; ***Venez.:*** Flurben†; Ocufen†.

Fosfosal (*rINN*) 磷柳酸

Fosfosalum; UR-1521. 2-Phosphono-oxybenzoic acid.

Фосфосал

$C_7H_7O_6P$ = 218.1.

CAS — 6064-83-1.

UNII — 124X2V25W4.

简介

磷柳酸为水杨酸衍生物（见第20页阿司匹林）。口服给药，用于治疗疼痛。

制剂

专利制剂

Spain: Aydolid†; Disdolen†; Protalgia†.

多组分制剂 ***Spain:*** Aydolid Codeina†; Disdolen Codeina†.

Glucametacin (*rINN*) 葡美辛

Glucametacina; Glucamétacine; Glucametacinum. 2-{2-[1-(4-Chlorobenzoyl)-5-methoxy-2-methylindol-3-yl]acetamido}-2-deoxy-D-glucose.

Глюкаметацин

$C_{25}H_{27}ClN_2O_8$ = 518.9.

CAS — 52443-21-7.

UNII — N1EXE5EHAN.

简介

葡美辛是吲哚美辛（第64页）的衍生物，是一种NSAID（第92页），口服用于肌肉骨骼、关节、关节周围及软组织疾病。

制剂

专利制剂

Braz.: Teoremin; ***Mex.:*** Teoremac.

多组分制剂 ***Chile:*** Fibrorelax.

Glycol Salicylate 水杨酸羟乙酯

Ethylene Glycol Monosalicylate; Glycoli Salicylas; Glykolisalisylaatti; Glykolsalicylat; Hidroksietilo salicilatas; Hidroxietil-szalicilát; Hydroksietyylisalisylaatti; Hydroxietylsalicylat; Hydroxyaethyli Salicylas; Hydroxyéthyle, salicylate d'; Hydroxyethylis salicylas; Hydroxyethyl-salicylát; Salicilato de glicol. 2-Hydroxyethyl salicylate.

Гликоль Салицилат

$C_9H_{10}O_4$ = 182.2.

CAS — 87-28-5.

Pharmacopoeias. In *Eur.* (see p.vii).

Ph. Eur. 6.8（Hydroxyethyl Salicylate） 油状无色或几乎无色液体或无色结晶。熔点约 21℃。略溶于水；易溶于乙醇；极易溶于丙酮和二氯甲烷。避光。

简介

水杨酸羟乙酯是水杨酸衍生物，应用与水杨酸甲酯（第82页）相似，以 5%～15% 浓度的发赤药局部给药用于缓解肌肉和类风湿疼痛。二丙二醇水杨酸酯以相似制剂使用。

制剂

专利制剂

Cz.: Lumbinon†; ***Ger.:*** Dolo-Arthrosenex M; Dolo-Arthrosenex N; Dolo-Arthrosenex NH†; Etrat Sportgel HES; Kytta†; Mobilat Akut HES†; Phardol mono†; Salhumin Gel; Traumasenex†; zuk Schmerzgel, zuk Schmerzsalbe†.

多组分制剂 ***Arg.:*** Venostasin; ***Austral.:*** Deep Heat; ***Austria:*** Ambenat; Etrat; Igitur-Rheumafluid†; Menthoneurin†; Mobilisin; Moviflex; Rheumex; Rubizon-Rheumagel†; Rubriment; Venostasin compositum†; ***Belg.:*** Algipan; Emerxil; Mobilisin; Percutalgine; Rado-Salil; Rado-Spray†; Stilene; ***Braz.:*** Etrat†; Mobilisin Composto; Salonpas; Venostasin†; ***Canad.:*** Salonpas; ***Chile:*** Calorub Sport; Salonpas; ***Cz.:*** Amidol; Dolo-Rubriment†; Rheuma-Salbe†; Rubriment-N†; ***Fin.:*** Moviflex†; ***Fr.:*** Algipan†; Cortisal; Le Thermogene†; Lumbalgine; Percutalgine; ***Ger.:*** ABC Warme-Salbe†; Ambene N†; Auroanalin Thermo†; Caye Rheuma-Balsam†; Doloneuro†; DoloVisano Salbe†; Hot Thermo†; Lumbinon Thermo†; Menthoneurin-Salbe†; mikanil†; Phardol Warme-Balsam†; Phlogont-Thermal†; Rheuma Bad; Rheuma-Salbe N†; Rheuma-Salbe†; Sportino Akut; Tetesept Badekonzentrat Rheuma Bad†; Thermo-Rheumon N†; Thermosenex†; Trauma-Puren†; zuk thermo†; ***Gr.:*** Air Salonpas; Bayolin; Export Salonpas; Movilisin; ***Hong Kong:*** Air Salonpas; New Patecs A†; Panadal Pain Relief Patch; Salomethyl†; Salonpas Medicated Plaster; Salonsip Hot Patch; Salonsip Plaster; ***Hung.:*** Air Salonpas; Bayolin†; Deep Heat Spray; Mobilisin†; Nicoflex; ***India:*** Algipan; ***Irl.:*** Algipan†; Deep Heat; Ralgex; Ralgex Heat Spray; ***Israel:*** Deep Heat Spray; ***Ital.:*** Balsamo Sifcamina; Disalgil†; Mobilisin; Salonpas; Sloan; ***Malaysia:*** Salonpas; ***Neth.:*** Cremor capsici comp; Cremor Capsici compositus; Kruidvat Spierbalsem; ***Pol.:*** Deep Heat; Lumbolin; ***Port.:*** DM Creme; DM Gel; Midalgan†; ***S.Afr.:*** Deep Heat Spray†; Infrarub†; ***Singapore:*** Deep Heating Spray†; ***Spain:*** Movilisin; ***Switz.:*** Assan; Assan rem; Assan thermo; Demotherm Pommade contre le rhumatisme†; Dolo Demotherm; Dolo-Arthrosenex; Dolo-Veniten†; Histalgane; Histalgane mite; Midalgan Nouvelle Formule; Midalgan†; Mobilisin; Prelloran†; Radalgin; Remexal†; Sportusal; Sportusal Spray sine heparino; Venoplant comp†; Venucreme; Venugel; ***UK:*** Cremalgin; Deep Heat Spray; Dubam; Fiery Jack; Ralgex; Ralgex Freeze Spray; Ralgex Heat Spray (low-odour); Salonair; Salonpas; Transvasin Heat Spray.

Gold Keratinate 角蛋白金

Aurothiopolypeptide; Queratinato de oro.

CAS — 9078-78-8.

简介

角蛋白金为含金化合物，含金量 13%，作用和用途与金硫丁二钠（第116页）相似。以钙盐形式肌内注射用于类风湿关节炎。

制剂

专利制剂

Arg.: Aurochobet.

Golimumab (*USAN*, *rINN*) 哥里默单抗

CNTO-148; Golimumabum. Immunoglobulin G1, anti-(human tumor necrosis factor α) (human monoclonal CNTO 148 γ1-chain), disulfide with human monoclonal CNTO 148 κ-chain, dimer.

Голимумаб

CAS — 476181-74-5.

ATC — L04AB06.

ATC Vet — QL04AB06.

UNII — 91X1KLU43E.

不良反应和注意事项

参见英夫利昔单抗，见第67页。

多数哥里默单抗的注射部位反应轻微，最常见的特征是红肿。

药物相互作用

参见英夫利昔单抗，见第68页。

与甲氨蝶呤合用时，哥里默单抗的平均稳态谷浓度升高 52%，但是注册药品信息认为不需要调整任一药物的剂量。

药动学

哥里默单抗呈线性动力学特征，皮下注射后，2～6 天血药浓度达峰值，绝对生物利用度约为 53%，平均血浆半衰期为 2 周。

1. Zhou H, *et al.* Pharmacokinetics and safety of golimumab, a fully human anti-TNF-α monoclonal antibody, in subjects with rheumatoid arthritis. *J Clin Pharmacol* 2007; **47:** 383–96.
2. Xu Z, *et al.* Population pharmacokinetics of golimumab, an anti-tumor necrosis factor-α human monoclonal antibody, in patients with psoriatic arthritis. *J Clin Pharmacol* 2009; **49:** 1056–70.
3. Xu Z, *et al.* Subcutaneous bioavailability of golimumab at 3 different injection sites in healthy subjects. *J Clin Pharmacol* 2010; **50:** 276–84.

用途和用法

哥里默单抗是前炎症介质 TNF-α 的人源性单克隆抗体，作用与其他 TNF 抑制药相似（见**英夫利昔单抗**，第 68 页），是一种生物性缓解病情抗风湿药（DMARD）。用于中重度活动性类风湿关节炎（第12页）、活动性及进展性银屑病关节炎、严重的活动性脊柱炎（见**脊椎关节病**，第13页）。在欧洲，哥里默单抗被批准用于对标准 DMARD（包括治疗类风湿关节炎的非生物性 DMARD，如甲氨蝶呤）反应不佳的类风湿和银屑病关节炎及那些对传统治疗反应不佳的强直性脊柱炎患者。对于以上所有适应证，每月皮下给予 50mg。对类风湿关节炎患者，需与甲氨蝶呤合用。对于银屑病关节炎和强直性脊柱炎患者，哥里默单抗可单独应用或与其他非生物性 DMARD 合用。不管何种适应证，同时应用糖皮质激素、非生物性 DMARD 和（或）NSAIDs 的治疗可继续。在欧洲，注册药品信息推荐，如果开始治疗 12～14 周内疗效不显著时，应重新考虑继续治疗问题。体重超过 100kg 的患者，如果在此阶段疗效不显著，改为更高剂量每月 100mg 可获得益处。如果以此剂量治疗 12～14 周内疗效不显著时，应重新考虑继续治疗问题。

正在研究哥里默单抗用于慢性肉状瘤病、溃疡性结肠炎和银屑病。

1. Kay J, *et al.* Golimumab in patients with active rheumatoid arthritis despite treatment with methotrexate: a randomized, double-blind, placebo-controlled, dose-ranging study. *Arthritis Rheum* 2008; **58:** 964–75.
2. Inman RD, *et al.* Efficacy and safety of golimumab in patients with ankylosing spondylitis: results of a randomized, double-blind, placebo-controlled, phase III trial. *Arthritis Rheum* 2008; **58:** 3402–12.
3. Keystone EC, *et al.* Golimumab, a human antibody to tumour necrosis factor α given by monthly subcutaneous injections, in active rheumatoid arthritis despite methotrexate therapy: the GO-FORWARD study. *Ann Rheum Dis* 2009; **68:** 789–96.
4. Kavanaugh A, *et al.* Golimumab, a new human tumor necrosis factor alpha antibody, administered every four weeks as a subcutaneous injection in psoriatic arthritis: twenty-four-week efficacy and safety results of a randomized, placebo-controlled study. *Arthritis Rheum* 2009; **60:** 976–86.
5. Smolen JS, *et al.* Golimumab in patients with active rheumatoid arthritis after treatment with tumour necrosis factor alpha inhibitors (GO-AFTER study): a multicentre, randomised, double-blind, placebo-controlled, phase III trial. *Lancet* 2009; **374:** 210–21. Correction. *ibid.*; 1422.

制剂

专利制剂

Cz.: Simponi; ***Fr.:*** Simponi; ***USA:*** Simponi.

Hexyl Nicotinate 烟酸己酯

Heksyylinikotinaatti; Hexylnicotinatum; Hexylnikotinat; Nicotinato de hexilo. *n*-Hexyl nicotinate.

Гексилникотинат

$C_{12}H_{17}NO_2$ = 207.3.

CAS — 23597-82-2.

UNII — BN07PB44IV.

简介

烟酸己酯以发赤药用于局部制剂中，常用浓度可至 2%。

制剂

多组分制剂 ***Belg.:*** Transvane; ***Irl.:*** Transvasin; ***Port.:*** Hipodor†; ***UK:*** Transvasin Heat Rub.

Hydrocodone Hydrochloride（*BANM, rINNM*）**盐酸氢可酮**

Hidrocloruro de hidrocodona; Hydrocodone, Chlorhydrate d'; Hydrocodoni Hydrochloridum.

Гидрокодона Гидрохлорид

$C_{18}H_{21}NO_3,HCl,2\frac{1}{2}H_2O$ = 380.9.

CAS — 25968-91-6 (anhydrous hydrocodone hydrochloride).

ATC — R05DA03.

ATC Vet — QR05DA03.

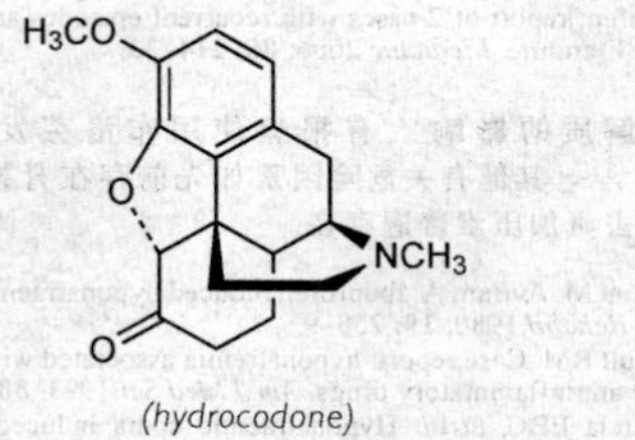

(hydrocodone)

Hydrocodone Tartrate（*BANM, rINNM*）**酒石酸氢可酮**

Dihydrocodeinone Acid Tartrate; Hydrocodone Acid Tartrate; Hydrocodone Bitartrate *(USAN)*; Hydrocodone, Tartrate d'; Hydrocodoni Bitartras; Hydrocodoni Tartras; Hydrocone Bitartrate; Tartrato de dihidrocodeinona; Tartrato de hidrocodona. 6-Deoxy-3-O-methyl-6-oxomorphine hydrogen tartrate hemipentahydrate; (−)-(5R)-4,5-Epoxy-3-methoxy-9a-methylmorphinan-6-one hydrogen tartrate hemipentahydrate.

Гидрокодона Тартрат

$C_{18}H_{21}NO_3,C_4H_6O_6,2\frac{1}{2}H_2O$ = 494.5.

CAS — 125-29-1 (hydrocodone); 143-71-5 (anhydrous hydrocodone tartrate); 34195-34-1 (hydrocodone tartrate hemipentahydrate).

ATC — R05DA03.

ATC Vet — QR05DA03.

UNII — NO70W886KK.

注：酒石酸氢可酮的复方制剂可用以下名称表示。

• Co-hycodAPAP（*PEN*）——酒石酸氢可酮和对乙酰氨基酚。

俗名 以下是各种形式酒石酸氢可酮的"俗名"（第vii页）或俚语：

Cough Syrup；Vikes。

Pharmacopoeias. In *Eur.* (see p.vii) and *US.*

Ph. Eur. 6. 8（Hydrocodone Hydrogen Tartrate 2.5-Hydrate） 白色或类白色吸湿性结晶粉末。易溶于或可溶于水；略溶于乙醇；几乎不溶于环己烷。2%水溶液的pH值为3.2～3.8。贮藏于密闭容器中。避光。

USP 33（Hydrocodone Bitartrate） 白色细微结晶或结晶性粉末。可溶于水；微溶于乙醇；不溶于氯仿和乙醚。2%水溶液的pH值为3.2～3.8。贮藏于密闭容器中，避光。

简介

氢可酮是非类衍生物，属于阿片类镇痛药（第96页），与可待因相关（第36页），作用与可待因相似，但同等剂量时作用更强。氢吗啡酮（见下文）是氢可酮的代谢产物之一。

氢可酮主要以酒石酸盐形式用于复方制剂，用以缓解刺激性咳嗽，但是与可待因相比，无特殊优点。鞣酸氢可酮也有相似的应用。酒石酸氢可酮也常与对乙酰氨基酚合用用于缓解中度和较严重的疼痛，在此复合制剂中，酒石酸氢可酮的常用口服剂量为每次5～10mg，每4～6h 1次。

儿童的用药剂量，见下文。

盐酸氢可酮可口服也可肌内注射。polistirex 衍生物（一种氢可酮和磺化的二乙烯基苯-乙烯基苯共聚体复合物）用于缓释制剂。

氢可酮也用于治疗呼吸困难。

滥用 听神经损伤与过量或滥用氢可酮和对乙酰氨基酚的复方制剂有关[1,2]。部分患者植入耳蜗后听力损伤改善。

也有鼻腔内滥用氢可酮和对乙酰氨基酚复方制剂的报道[3,4]。

1. Friedman RA, *et al.* Profound hearing loss associated with hydrocodone/acetaminophen abuse. *Am J Otol* 2000; **21:** 188–91.
2. Ho T, *et al.* Hydrocodone use and sensorineural hearing loss. *Pain Physician* 2007; **10:** 467–72.
3. Jewers WM, *et al.* Palatal perforation associated with intranasal prescription narcotic abuse. *Oral Surg Oral Med Oral Pathol Oral Radiol Endod* 2005; **99:** 594–7.
4. Sloan PA, Klimkina O. Intranasal abuse of prescription hydrocodone/acetaminophen results in oronasal fistula: a case report. *J Opioid Manag* 2009; **5:** 383–5.

儿童用法 酒石酸氢可酮作为复方制剂之一用于缓解6～12岁儿童的刺激性咳嗽，常用口服剂量为2.5mg，每4～6h 1次。年龄较大的儿童可按成人剂量服用（见上文）。

药动学 参考文献如下。

1. Hutchinson MR, *et al.* CYP2D6 and CYP3A4 involvement in the primary oxidative metabolism of hydrocodone by human liver microsomes. *Br J Clin Pharmacol* 2004; **57:** 287–97.

制剂

USP 33: Hydrocodone Bitartrate and Acetaminophen Tablets; Hydrocodone Bitartrate and Homatropine Methylbromide Tablets; Hydrocodone Bitartrate Tablets.

专利制剂

Belg.: Biocodone†; ***Canad.:*** Hycodan; ***Ger.:*** Dicodid; ***Switz.:*** Hydrocodeinon.

多组分制剂 ***Arg.:*** Hidronovag Complex; ***Canad.:*** Dalmacol; Dimetane Expectorant DC; Hycomine; Novahistex DH; Novahistine DH; ratio-Calmydone; ratio-Coristex-DH; Tussionex; Vasofrinic DH; ***India:*** Cardiazol-Dicodid†; ***USA:*** Alor†; Anaplex HD†; Anexsia; Atuss G†; Atuss HC†; Atuss HD†; Atuss HS†; Atuss HX; Bancap HC†; Ceta Plus†; Co-Gesic; Co-Tuss V; Codal-DH†; Codiclear DH; Codimal DH†; Cophene XP; Cordron-HC†; Cyndal HD†; Cytuss HC†; Cytuss-HC NR†; Damason-P; De-Chlor G†; De-Chlor HC†; De-Chlor HD†; De-Chlor MR†; De-Chlor NX; Deconamine CX; Dolacet; Donatussin DC; Drocon-CS; Duocet; Duratuss HD; Dytan-HC; ED Tuss HC†; ED-TLC†; Endagen-HD; Endal-HD; Endal-HD Plus†; Entex HC; Entuss Expectorant; Entuss-D; Entuss-D Jr; H-Tuss-D†; Histex HC†; Histinex D; Histinex HC; Histinex PV†; Histussin D†; Histussin HC; Hy-KXP; Hy-Phen†; Hycet; HycoClear Tuss; Hycodan†; Hycomine Compound; Hycotuss; Hydex PD†; Hydro DP†; Hydro PC†; Hydro-GP; Hydro-Tussin HD†; Hydro-Tussin HG; Hydrocet†; Hydrocodone CP; Hydrocodone GF; Hydrocodone HD; Hydrogesic; Hydromet; Hydron CP†; Hydron EX; Hydron KGS; Hydron PSC†; Hydropane; Hyphed†; HyTan†; Ibudone; Iodal; Iotussin HC; J-Tan D HC†; Kwelcof; Levall 5.0; Liquicet; Lorcet 10/650; Lorcet Plus; Lorcet-HD†; Lortab; Lortab ASA†; Lortuss HC†; Marcof; Margesic H; Maxi-Tuss HCG; Maxi-Tuss HCX†; Maxidone; Nalex DH; Nalex Expectorant; Narcof; Nariz HC; Neo HC; Norco; Notuss PD; Notuss-Forte; Novasus; Oncet; P-V-Tussin†; Pancof XP†; Pancof-HC†; Pancof-XL†; Para-Hist HD; Pneumotussin; Poly-Tussin; Pro-Red†; Relacon-HC†; Relasin-HCX; Reprexain; S-T Forte 2; SRC Expectorant; Stagesic; Su-Tuss HD; T-Gesic; Tusana-D†; Tusdec-HC†; Tusnel-HC†; Tussafed-HCG; Tussafin Expectorant; Tussanil DH; Tussend; TussiCaps; Tussigon; Tussionex Pennkinetic; Tusso-DF; Tusso-HC; Tussplex; Tyrodone; Unituss HC; Vanex Expectorant; Vanex-HD; Vazotuss HC†; Vicodin; Vicodin Tuss; Vicoprofen; Vitussin; Xodol; Z-Cof HC; Zamicet; Zydone; Zymine HC†.

Hydromorphone Hydrochloride（*BANM, rINNM*）⊗**盐酸氢吗啡酮**

Dihydromorphinone Hydrochloride; Hidrocloruro de dihidromorfinona; Hidrocloruro de hidromorfona; Hidromorfono hidrochloridas; Hydromorfon-hydrochlorid; Hydromorfonhydroklorid; Hydromorfonihydrokloridi; Hydromorphone, chlorhydrate d'; Hydromorphoni hydrochloridum. 6-Deoxy-7,8-dihydro-6-oxomorphine hydrochloride; (−)-(5R)-4,5-Epoxy-3-hydroxy-9a-methylmorphinan-6-one hydrochloride.

Гидроморфона Гидрохлорид

$C_{17}H_{19}NO_3,HCl$ = 321.8.

CAS — 466-99-9 (hydromorphone); 71-68-1 (hydromorphone hydrochloride).

ATC — N02AA03.

ATC Vet — QN02AA03.

UNII — L960UP2KRW.

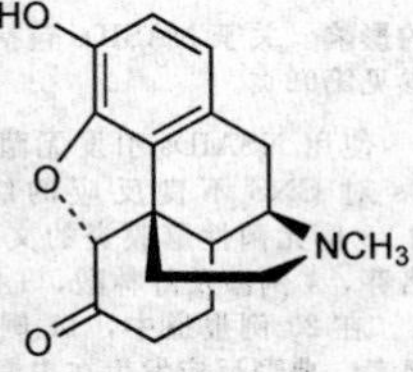

(hydromorphone)

俗名 以下术语已被用作各种形式氢吗啡酮的"俗名"（第vii页）或俚语：Dillies；HillBilly Heroin；Hospital heroin.

Pharmacopoeias. In *Eur.* (see p.vii) and *US.*

Ph. Eur. 6. 8（Hydromorphone Hydrochloride） 白色或几乎白色结晶性粉末。易溶于水；极微溶于乙醇；几乎不溶于二氯甲烷。避光。

USP 33（Hydromorphone Hydrochloride） 白色或几乎白色细微结晶性粉末，无臭。可溶于水（1：3）；略溶于乙醇；几乎不溶于乙醚。贮藏于25℃密闭容器中，允许的温度波动范围为15～30℃。避光。

配伍禁忌 当将盐酸二甲胺四环素或盐酸四环素于5%葡萄糖注射液中与盐酸氢吗啡酮混合时，溶液颜色由微黄变为淡绿[1]。盐酸氢吗啡酮与地塞米松磷酸钠混合物呈现浓度依赖性的配伍禁忌[2]。硫喷妥钠与盐酸氢吗啡酮混合4h后出现白色云雾状浑浊或沉淀[3]。

氟尿嘧啶与盐酸氢吗啡酮在0.9%氯化钠或5%葡萄糖溶液中混合后，混合物的稳定性与氟尿嘧啶浓度有关[4]。500μg/ml盐酸氢吗啡酮与1mg/ml氟尿嘧啶的混合溶液在32℃时至少稳定存在7天，在23℃、4℃或−20℃时至少稳定存在35天。当氟尿嘧啶的浓度增加至16 mg/ml时，氢吗啡酮在32℃条件下3天后或23℃下7天后发生显著降解，而在4℃或−20℃时至少稳定存在35天。

1. Nieves-Cordero AL, *et al.* Compatibility of narcotic analgesic solutions with various antibiotics during simulated Y-site injection. *Am J Hosp Pharm* 1985; **42:** 1108–9.
2. Walker SE, *et al.* Compatibility of dexamethasone sodium phosphate with hydromorphone hydrochloride or diphenhydramine hydrochloride. *Am J Hosp Pharm* 1991; **48:** 2161–6.
3. Chiu MF, Schwartz ML. Visual compatibility of injectable drugs used in the intensive care unit. *Am J Health-Syst Pharm* 1997; **54:** 64–5.
4. Xu QA, *et al.* Stability and compatibility of fluorouracil with morphine sulfate and hydromorphone hydrochloride. *Ann Pharmacother* 1996; **30:** 756–61.

依赖性和戒断症状

参见第96页阿片类镇痛药。

不良反应、处置和注意事项

参见第97页阿片类镇痛药。

英国注册药品信息中，盐酸氢吗啡酮禁用于肝损伤患者。然而，美国药品信息中，盐酸氢吗啡酮可慎用，需减少剂量。也可慎用于肾损伤患者，剂量需减少。

对神经系统的影响 有报道[1]，一例55岁男性患者，静脉给予相对低剂量的氢吗啡酮，第1天给4mg，第二天给6mg，出现肌阵挛。第3天停药后症状消失。一篇综述[2]总结了48例晚期病症应用氢吗啡酮出现神经兴奋症状的情况，13例患者出现激动，9例发生肌阵挛，4例突然发作癫痫，大剂量和长疗程增加了发生神经毒性的危险。

1. Patel S, *et al.* A myoclonic reaction with low-dose hydromorphone. *Ann Pharmacother* 2006; **40:** 2068–70.
2. Thwaites D, *et al.* Hydromorphone neuroexcitation. *J Palliat Med* 2004; **7:** 545–50.

药物相互作用

与阿片类镇痛药有关的药物相互作用见第98页。

乙醇 美国FDA接到的来自健康受试者的药动学数据显示，当乙醇与氢吗啡酮的每日服用1次的延释胶囊合用后，氢吗啡酮的血药峰浓度明显升高，即使对于阿片耐受的患者而言[1]，这种升高作用也被认为是致命性的。随后美国生产商在2005年7月主动将这种制剂撤出市场。

1. FDA. Information for healthcare professionals: hydromorphone hydrochloride extended-release capsules (marketed as Palladone) (issued July 2005). Available at: http://www.fda.gov/Drugs/DrugSafety/PostmarketDrugSafetyInformationforPatientsandProviders/ucm129288 (accessed 02/08/10)

药动学

口服给药，盐酸氢吗啡酮从胃肠道吸收迅速但不完全。0.5～1h内，血药浓度达峰值。由于存在显著的首过效应，口服生物利用度约50%。氢吗啡酮与血浆蛋白结合率为8%～19%。据报道，口服或静脉给药血浆消除半衰期约2.5h。氢吗啡酮广泛分布到组织中，可透过胎盘，并可分布到乳汁。在肝脏经葡萄糖醛酸化而广泛代谢，主要以氢吗啡酮、双氢异吗啡、双氢吗啡结合物形式经尿液排泄。

1. Vallner JJ, *et al.* Pharmacokinetics and bioavailability of hydromorphone following intravenous and oral administration to human subjects. *J Clin Pharmacol* 1981; **21:** 152–6.
2. Parab PV, *et al.* Pharmacokinetics of hydromorphone after intravenous, peroral and rectal administration to human subjects. *Biopharm Drug Dispos* 1988; **9:** 187–99.
3. Vashi V, *et al.* Clinical pharmacology and pharmacokinetics of once-daily hydromorphone hydrochloride extended-release capsules. *J Clin Pharmacol* 2005; **45:** 547–54.

用途和用法

盐酸氢吗啡酮是菲衍生物，属于阿片类镇痛药（第

98页）。与吗啡（第85页）相关，镇痛作用强于吗啡。盐酸氢吗啡酮用于缓解中度至严重的疼痛，也用于治疗干咳。

治疗疼痛时，因其较高的水溶性，可减少给药体积，常代替吗啡用于皮下注射。注射后，通常15min内起效，据报道镇痛作用可维持5h以上，口服给药，通常在30min内镇痛作用起效。盐酸氢吗啡酮用于缓解中度至重度疼痛。可皮下注射或肌内注射，初次剂量1～2mg，根据需要每4～6h 1次。也可缓慢静注或缓慢静脉或皮下输注，根据个体需要调整剂量。对阿片耐药的患者，可使用更高的剂量经胃肠外给药，可使用10mg/ml的浓缩溶液，以减少给药体积。在英国，口服初次给药剂量每4h 1.3mg，此后根据需要增加剂量。在美国，口服初次给药剂量每4～6h 2mg，严重疼痛时可增加至4mg或更多。盐酸氢吗啡酮的缓释制剂可减少给药次数，但是参见上文**药物相互作用**项下**乙醇**。直肠给药，常用剂量为每6～8h 3mg。

1. Bruera E, *et al.* A randomized, double-blind, double-dummy, crossover trial comparing the safety and efficacy of oral sustained-release hydromorphone with immediate-release hydromorphone in patients with cancer pain. *J Clin Oncol* 1996; **14:** 1713–17.
2. Miller MG, *et al.* Continuous subcutaneous infusion of morphine vs. hydromorphone: a controlled trial. *J Pain Symptom Manage* 1999; **18:** 9–16.
3. Quigley C. Hydromorphone for acute and chronic pain. Available in The Cochrane Database of Systematic Reviews; Issue 1. Chichester: John Wiley; 2002 (accessed 26/06/08).
4. Murray A, Hagen NA. Hydromorphone. *J Pain Symptom Manage* 2005; **29** (suppl): S57–S66.
5. Grosset AB, *et al.* Comparative efficacy of oral extended-release hydromorphone and immediate-release hydromorphone in patients with persistent moderate to severe pain: two randomized controlled trials. *J Pain Symptom Manage* 2005; **29:** 584–94.
6. Du Pen S, *et al.* Intrathecal hydromorphone for intractable nonmalignant pain: a retrospective study. *Pain Med* 2006; **7:** 10–15.
7. Chang AK, *et al.* Safety and efficacy of hydromorphone as an analgesic alternative to morphine in acute pain: a randomized clinical trial. *Ann Emerg Med* 2006; **48:** 164–72.

制剂

USP 33: Hydromorphone Hydrochloride Injection; Hydromorphone Hydrochloride Tablets.

专利制剂

Arg.: Dolonovag; ***Austral.:*** Dilaudid; Jurnista; ***Austria:*** Dilaudid†; Hydal; Jurnista; ***Belg.:*** Palladone; ***Canad.:*** Dilaudid; Hydromorph; ***Cz.:*** Jurnista; Palladone; ***Denm.:*** Jurnista; Opidol†; Palladon; ***Fin.:*** Palladon; ***Fr.:*** Sophidone; ***Ger.:*** Dilaudid†; Jurnista; Palladon; ***Gr.:*** Palladone; ***Hung.:*** Jurnista; Palladone; ***Irl.:*** Palladone; ***Israel:*** Palladone; ***Ital.:*** Jurnista; ***Mex.:*** Liberaxim; ***Neth.:*** Palladon; ***Norw.:*** Palladon; ***NZ:*** Dilaudid†; ***Philipp.:*** Jurnista; ***Port.:*** Jurnista; Palladone; ***Spain:*** Jurnista; ***Swed.:*** Opidol†; Palladon; ***Switz.:*** Palladon; ***Turk.:*** Jurnista; ***UK:*** Palladone; ***USA:*** Dilaudid; Exalgo.

多组分制剂 ***Swed.:*** Dilaudid-Atropin†; Palladon Comp; ***USA:*** Dilaudid Cough†.

Ibuprofen (*BAN, USAN, rINN*) 布洛芬

Ibuprofeeni; Ibuprofén; Ibuprofenas; Ibuprofène; Ibuprofeno; Ibuprofenum; RD-13621; U-18573. 2-(4-Isobutylphenyl)propionic acid.

Ибупрофен

$C_{13}H_{18}O_2$ = 206.3.

CAS — 15687-27-1.

ATC — C01EB16; G02CC01; M01AE01; M02AA13.

ATC Vet — QC01EB16; QG02CC01; QM01AE01; QM02AA13.

UNII — WK2XYI10QM.

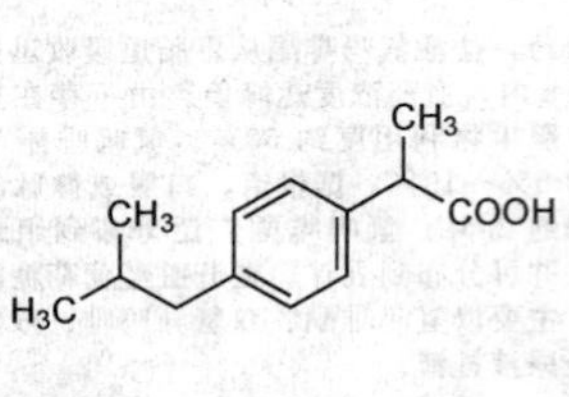

Pharmacopoeias. In *Chin., Eur.* (see p.vii), *Int., Jpn, US,* and *Viet.*

Ph. Eur. 6. 8 (Ibuprofen) 白色或类白色结晶性粉末或无色结晶。熔点为75～78℃。几乎不溶于水；易溶于丙酮、二氯甲烷和甲醇；溶于稀碱和碳酸溶液。

USP 33 (Ibuprofen) 白色至米色结晶性粉末，微臭。几乎不溶于水；极易溶于乙醇、丙酮、氯仿和甲醇；微溶于乙酸乙酯。贮藏于密闭容器中。

Ibuprofen Lysine (*USAN*) 布洛芬赖氨酸

Ibuprofen Lysinate; Soluphene. Lysine 2-(4-isobutylphenyl)propionate.

Ибупрофен Лизин

$C_{19}H_{32}N_2O_4$ = 352.5.

CAS — 57469-77-9.

ATC — C01EB16; G02CC01; M01AE01; M02AA13.

ATC Vet — QC01EB16; QG02CC01; QM01AE01; QM02AA13.

UNII — N01ORX9D65.

稳定性 注射用布洛芬赖氨酸水溶液在室温贮藏比避光更稳定[1]。

1. Volonté MG, *et al.* Stability of ibuprofen in injection solutions. *Am J Health-Syst Pharm* 2005; **62:** 630–3.

不良反应、处置和注意事项

参见第92页 **NSAIDs**。布洛芬可能比其他NSAIDs耐受性好。

布洛芬注射液用于**新生儿**时产生的不良反应包括心室内出血、脑室周围白质软化、支气管肺发育异常、肺出血、坏死性小肠结肠炎、肠穿孔、少尿、液体潴留和血尿。低氧血症和胃肠出血也有报道。另外，布洛芬注射液不能用于有威胁生命感染、严重肾损伤、患有或疑似患有小肠结肠炎的婴儿。有出血（特别是胃肠出血或颅内出血）或血小板减少、凝血障碍的婴儿也不能胃肠外给予布洛芬，使用布洛芬治疗期间，需要监测出血征兆。还要注意监测肾功能，当给予第二或第三剂量时出现无尿或明显少尿征兆时，需延缓给药直到肾功能恢复正常。

有报道布洛芬过量服用时出现恶心、呕吐、上腹部疼痛和耳鸣。更严重的不良反应并不常见，但如果前1h内摄入剂量超过400mg/kg时，需要给予活性炭并给予支持疗法。

哺乳 当母亲服用布洛芬时，未在乳儿中发现严重不良反应，American Academy of Pediatrics因此认为布洛芬与哺乳是相容的[1]。*BNF 59* 同样认为布洛芬分布入乳汁的量很低不足以对乳儿产生不良反应。一项研究[2]估计，乳儿摄入布洛芬量为母亲使用剂量的0.0008%。然而注册药品信息建议应用布洛芬的某些制剂（包括局部给药制剂）期间，应避免哺乳。

1. American Academy of Pediatrics. The transfer of drugs and other chemicals into human milk. *Pediatrics* 2001; **108:** 776–89. [Retired May 2010] Correction. *ibid.*; 1029. Also available at: http://aappolicy.aappublications.org/cgi/content/full/pediatrics%3b108/3/776 (accessed 07/11/07)
2. Walter K, Dilger C. Ibuprofen in human milk. *Br J Clin Pharmacol* 1997; **44:** 211–12.

儿童 一项[1]对83915名儿童的治疗结果分析发现，使用布洛芬引起胃肠道出血、肾衰竭、过敏反应而需住院治疗的危险性不高于对乙酰氨基酚。

1. Lesko SM, Mitchell AA. An assessment of the safety of pediatric ibuprofen. *JAMA* 1995; **273:** 929–33.

对血液的影响 服用布洛芬的患者发生血液疾病的报道包括粒细胞减少症、再生障碍性贫血[1]、单纯白细胞发育不全[2]和血小板减少症[3]。一例同服布洛芬和奥沙西泮男性患者发生致命的溶血性贫血[4]。

1. Gryfe CI, Rubenzahl S. Agranulocytosis and aplastic anemia possibly due to ibuprofen. *Can Med Assoc J* 1976; **114:** 877.
2. Mamus SW, *et al.* Ibuprofen-associated pure white-cell aplasia. *N Engl J Med* 1986; **314:** 624–5.
3. Jain S. Ibuprofen-induced thrombocytopenia. *Br J Clin Pract* 1994; **48:** 51.
4. Guidry JB, *et al.* Fatal autoimmune hemolytic anemia associated with ibuprofen. *JAMA* 1979; **242:** 68–9.

对心血管系统的影响 关于NASIDs包括布洛芬对心血管系统的作用参见第92页。

对CNS的影响 使用NSAIDs引发无菌性脑膜炎。一篇关于NSAIDs对CNS不良反应的综述总结了与NSAIDs相关的23例无菌性脑膜炎的文献报道[1]，17例报道涉及布洛芬，4例涉及舒林酸，1例涉及萘普生，1例涉及托美丁。在23例报道中，11例涉及患有系统性红斑狼疮的患者。典型反应发生在中断NSAIDs治疗后重新开始应用时。重新使用NSAIDs几小时内，患者出现发热、头痛、颈强直，腹痛也可出现。患者表现嗜睡最终昏睡。停用NSAIDs后，症状解除。此现象被认为是超敏反应，但是不同NSAIDs之间不存在交叉反应。

最近，也有相似结论的报道[2]。一篇综述报道了2例布洛芬诱发的脑膜炎事件，并对文献分析，确证在36例患者中，布洛芬诱发了71次无菌性脑膜炎的事件：22例患者重复应用布洛芬后，发生复发性脑膜炎。22例患者发生自身免疫性结缔组织损伤，其中14例患有系统性红斑狼疮（SLE），6例患有未明确的或混合的功能紊乱，1例患有类风湿关节炎，1例患有干燥综合征（Sjögren's syndrome）。大多数病例的症状发生于开始应用布洛芬24h内，1例患者出现症状时已应用布洛芬2年。有报道1例患者发生了交叉过敏反应，这名患者发生了无菌性脑膜炎，同时应用了萘普生和罗非考昔。

1. Hoppmann RA, *et al.* Central nervous system side effects of nonsteroidal anti-inflammatory drugs: aseptic meningitis, psychosis, and cognitive dysfunction. *Arch Intern Med* 1991; **151:** 1309–13.
2. Rodríguez SC, *et al.* Characteristics of meningitis caused by ibuprofen: report of 2 cases with recurrent episodes and review of the literature. *Medicine* 2006; **85:** 214–20.

对电解质的影响 有报道使用布洛芬发生低钠血症[1～3]，其他有关危险因素如先前存在肾损伤或同时使用去氨加压素普遍存在。

1. Blum M, Aviram A. Ibuprofen induced hyponatraemia. *Rheumatol Rehabil* 1980; **19:** 258–9.
2. Rault RM. Case report: hyponatremia associated with nonsteroidal antiinflammatory drugs. *Am J Med Sci* 1993; **305:** 318–20.
3. García EBG, *et al.* Hyponatraemic coma induced by desmopressin and ibuprofen in a woman with von Willebrand's disease. *Haemophilia* 2003; **9:** 232–4.

对眼的影响 有报道使用布洛芬发生可逆性弱视[1,2]，有关布洛芬对视神经的影响见第92页。

1. Collum LMT, Bowen DI. Ocular side-effects of ibuprofen. *Br J Ophthalmol* 1971; **55:** 472–7.
2. Palmer CAL. Toxic amblyopia from ibuprofen. *BMJ* 1972; **3:** 765.

对胃肠道的影响 与其他NSAIDs相比，布洛芬对胃肠道上部的影响较轻，但是也可引起消化不良、恶心、呕吐、胃肠出血、消化性溃疡和穿孔。可诱发及加重结肠炎[1,2]。

1. Ravi S, *et al.* Colitis caused by non-steroidal anti-inflammatory drugs. *Postgrad Med J* 1986; **62:** 773–6.
2. Clements D, *et al.* Colitis associated with ibuprofen. *BMJ* 1990; **301:** 987.

对肾脏的影响 布洛芬对肾脏的不良作用包括血清肌酐浓度增加[1]、急性肾衰竭[2～6]和肾病综合征[7]。膀胱炎、血尿和间质性肾炎也可发生。也有报道用布洛芬治疗出现急性腰痛、可逆性肾功能不全[8,9]。也可参见上文**对电解质的影响**项下。

1. Whelton A, *et al.* Renal effects of ibuprofen, piroxicam, and sulindac in patients with asymptomatic renal failure: a prospective, randomized, crossover comparison. *Ann Intern Med* 1990; **112:** 568–76.
2. Brandstetter RD, Mar DD. Reversible oliguric renal failure associated with ibuprofen treatment. *BMJ* 1978; **2:** 1194–5.
3. Kimberly RP, *et al.* Apparent acute renal failure associated with therapeutic aspirin and ibuprofen administration. *Arthritis Rheum* 1979; **22:** 281–5.
4. Spierto RJ, *et al.* Acute renal failure associated with the use of over-the-counter ibuprofen. *Ann Pharmacother* 1992; **26:** 714.
5. Fernando AHN, *et al.* Renal failure after topical use of NSAIDs. *BMJ* 1994; **308:** 533.
6. Moghal NE, *et al.* Ibuprofen and acute renal failure in a toddler. *Arch Dis Child* 2004; **89:** 276–7.
7. Justiniani FR. Over-the-counter ibuprofen and nephrotic syndrome. *Ann Intern Med* 1986; **105:** 303.
8. McIntire SC, *et al.* Acute flank pain and reversible renal dysfunction associated with nonsteroidal anti-inflammatory drug use. *Pediatrics* 1993; **92:** 459–60.
9. Wattad A, *et al.* A unique complication of nonsteroidal anti-inflammatory drug use. *Pediatrics* 1994; **93:** 693.

对肝脏的影响 3例患有慢性丙型肝炎的患者服用布洛芬后，发生肝转氨酶升高[1]。停药后，转氨酶恢复正常，1例患者重新使用布洛芬时，转氨酶再次升高。据报道，布洛芬引起的其他肝脏不良反应包括肝炎[2]和肝功能衰竭[3]。

也见下文**对皮肤的影响**。

1. Riley TR, Smith JP. Ibuprofen-induced hepatotoxicity in patients with chronic hepatitis C: a case series. *Am J Gastroenterol* 1998; **93:** 1563–5.
2. Borel I, *et al.* Hépatite aiguë sévère après prise d'ibuprofène. *Gastroenterol Clin Biol* 2001; **25:** 430–2.
3. Rodríguez-González FJ, *et al.* Orthotopic liver transplantation after subacute liver failure induced by therapeutic doses of ibuprofen. *Am J Gastroenterol* 2002; **97:** 2476–7.

对皮肤的影响 虽然与布洛芬有关的严重皮肤病变非常罕见，但在超敏反应时，可发生皮疹。较严重的皮肤病变的报道包括Stevens-Johnson综合征（常与肝毒性有关）[1～4]、光敏反应[5]和大疱白细胞破裂性脉管炎[6]。

1. Sternlieb P, Robinson RM. Stevens-Johnson syndrome plus toxic hepatitis due to ibuprofen. *N Y State J Med* 1978; **78:** 1239–43.
2. Srivastava M, *et al.* Drug-associated acute-onset vanishing bile duct and Stevens-Johnson syndromes in a child. *Gastroenterology* 1998; **115:** 743–6.
3. Taghian M, *et al.* Acute vanishing bile duct syndrome after ibuprofen therapy in a child. *J Pediatr* 2004; **145:** 273–6.
4. Health Canada. Ibuprofen: Stevens-Johnson syndrome. *Can Adverse React News* 2005; **15** (3): 3. Also available at: http://www.hc-sc.gc.ca/dhp-mps/alt_formats/hpfb-dgpsa/pdf/medeff/carn-bcei_v15n3-eng.pdf (accessed 29/08/08)
5. Bergner T, Przybilla B. Photosensitization caused by ibuprofen. *J Am Acad Dermatol* 1992; **26:** 114–16.
6. Davidson KA, *et al.* Ibuprofen-induced bullous leukocytoclastic vasculitis. *Cutis* 2001; **67:** 303–7.

超敏反应 一名 65 岁患有成人发作性哮喘的女性患者服用布洛芬 800mg，30min 后发生致死性哮喘[1]。

其他超敏反应或可能发生的反应见上文**对 CNS 的影响和对皮肤的影响**项下。

1. Ayres JG, *et al.* Asthma death due to ibuprofen. *Lancet* 1987; **i:** 1082.

脑膜炎 有关使用布洛芬后引发无菌性脑膜炎的报道见上文**对 CNS 的影响**项下。

过量 布洛芬成为非处方药 2 年内[1]，英国 National Poisons Information Service 收到布洛芬过量服用的报告增多。但是没有同时发生毒性作用增加的情况，在 203 例反应中只有 1 例是由布洛芬引起的严重反应。因此推断，急性过量时，布洛芬发生的毒性作用低于阿司匹林和对乙酰氨基酚。目前认为，儿童使用布洛芬剂量低于 100mg/kg 时，不太可能发生中毒，而服用剂量高于 400mg/kg 的儿童，将出现临床症状。成人中布洛芬的量效关系尚不明确，但是服用剂量低于 100mg/kg 时，不太可能需要处置。

然而，也有报道指出布洛芬作为主要过量药物的复杂性。一名 17 岁男性患者服用主要过量药物布洛芬和次要过量药物多塞平后[2]，发生昏迷、伴高钾血症的心律失常、代谢性酸中毒、发热、呼吸衰竭和肾衰竭症状。直到入院后 14h 高钾血症才明显，认为是由于对于初期低血钾、酸中毒、肌肉损伤和布洛芬诱发的肾衰竭采取补钾替代治疗造成的。一名 6 岁儿童服用布洛芬 300mg/kg 后发生休克、昏迷和代谢性酸中毒[3]。经插管、机械辅助通气、补液、洗胃和活性炭吸附等措施后成功抢救。另一个报道中，21 个月的婴儿应用布洛芬 500mg/kg 后[4]，中毒症状表现为急性肾衰竭伴随严重代谢性酸中毒。46h 后发生强直-阵挛性癫痫，伴有明显低血钙和低血镁，给予聚苯乙烯磺酸钠和呋塞米后，病情加重。癫痫症状使用地西泮、苯妥英和苯巴比妥治疗无效，恢复电解质平衡后，癫痫停止发作。

1. Perry SJ, *et al.* Ibuprofen overdose: the first two years of over-the-counter sales. *Hum Toxicol* 1987; **6:** 173–8.
2. Menzies DG, *et al.* Fulminant hyperkalaemia and multiple complications following ibuprofen overdose. *Med Toxicol Adverse Drug Exp* 1989; **4:** 468–71.
3. Zuckerman GB, Uy CC. Shock, metabolic acidosis, and coma following ibuprofen overdose in a child. *Ann Pharmacother* 1995; **29:** 869–71.
4. Al-Harbi NN, *et al.* Hypocalcemia and hypomagnesemia after ibuprofen overdose. *Ann Pharmacother* 1997; **31:** 432–4.

药物相互作用

与 NSAIDs 有关的药物相互作用见第94页。

抗肿瘤药 布洛芬对培美曲塞代谢的影响见第731页。

阿司匹林 有报道提示布洛芬可降低阿司匹林的心脏保护作用，见第 23 页**阿司匹林的药物相互作用**项下 **NSAIDs**。

调脂药物 有一例报道，布洛芬与苯扎贝特合用发生横纹肌溶解和肾衰竭，见第1188页。

肌松药 应用布洛芬后，巴氯芬的毒性产生，见第1799页。

药动学

布洛芬摄入后从胃肠道吸收，血药浓度 1～2h 达峰值，布洛芬也可直肠给药吸收，也可经皮肤部分吸收。例如一些注册药品信息报告，布洛芬从局部凝胶制剂中经皮肤吸收量约是口服吸收量的 5%。布洛芬与血浆蛋白结合率为 90%～99%，血浆半衰期约 2h。主要以代谢产物及其结合物形式经尿液迅速排泄。约 1%以原形在尿液中排泄，约 14%以布洛芬结合物形式排泄。经乳汁分泌的量极少。

上文中数据指的是布洛芬的外消旋体。然而，布洛芬具有立体选择性，有从非活性形式的 *R*-(－) 对映体向活性形式 *S*-(＋) 型右布洛芬的代谢转化（见第38页）。

1. Davies NM. Clinical pharmacokinetics of ibuprofen: the first 30 years. *Clin Pharmacokinet* 1998; **34:** 101–54.
2. Sharma PK, *et al.* Pharmacokinetics of oral ibuprofen in premature infants. *J Clin Pharmacol* 2003; **43:** 968–73.
3. Gregoire N, *et al.* Population pharmacokinetics of ibuprofen enantiomers in very premature neonates. *J Clin Pharmacol* 2004; **44:** 1114–24.
4. Han EE, *et al.* Pharmacokinetics of ibuprofen in children with cystic fibrosis. *Clin Pharmacokinet* 2004; **43:** 145–56.
5. Hao H, *et al.* Enantioselective pharmacokinetics of ibuprofen and involved mechanisms. *Drug Metab Rev* 2005; **37:** 215–34.
6. Kyllonen M, *et al.* Perioperative pharmacokinetics of ibuprofen enantiomers after rectal administration. *Paediatr Anaesth* 2005; **15:** 566–73.
7. Kokki H, *et al.* Cerebrospinal fluid distribution of ibuprofen after intravenous administration in children. Abstract: *Pediatrics* 2007; **120:** 882.
Full version: http://pediatrics.aappublications.org/cgi/reprint/120/4/e1002 (accessed 15/09/09)
8. Gregoire N, *et al.* Population pharmacokinetic analysis of ibuprofen enantiomers in preterm newborn infants. *J Clin Pharmacol* 2008; **48:** 1460–8.

用途和用法

布洛芬是丙酸衍生物，是一种 NSAID（第94页）。抗炎作用弱于部分其他 NSAIDs。

布洛芬用于治疗轻度至中度疼痛和炎症反应，例如痛经、头痛（包括偏头痛）、术后疼痛、牙痛、肌肉骨骼和关节病变，如强直性脊柱炎、骨关节炎、类风湿关节炎（包括青少年特发性关节炎）；关节周围病变，如滑囊炎、腱鞘炎；软组织疾病，如扭伤、拉伤。布洛芬也用于退热。

布洛芬可替代吲哚美辛用于动脉导管未闭。

用于镇痛，**口服**常用剂量为每日 1.2～1.8g，分次给药，但有些患者每日维持剂量 600mg～1.2g 即可产生疗效。需要时可增加剂量。在英国，最大推荐剂量为每日 2.4g，而在美国则为每日 3.2g。布洛芬的缓释制剂可每日给药 1 次或 2 次，实际给药剂量因不同制剂而异。类风湿关节炎患者所需布洛芬剂量普遍高于骨关节炎患者。用于退热的推荐剂量，成人每 4～6h 200～400mg，最大剂量每日 1.2g。关于儿童口服剂量，参见下文**儿童用法**项下。

布洛芬可以静脉输注方式**胃肠外**给药，用于控制轻中度疼痛及辅助阿片类镇痛药用于中重度疼痛，也可用于退热。镇痛时，需要时每 6h 给 400～800mg。退热时，初始剂量为 400mg，需要时每 4～6h 给 400mg，或每 4h 给 100～200mg。不论哪种适应证，输注时间不能低于 30min，每日总量不能超过 3. 2g。布洛芬也可胃肠外给药用于治疗早产儿动脉导管未闭，关于详细用药剂量，参见下文。

布洛芬也可以 5%膏剂、泡沫剂、凝胶剂或喷雾溶液**局部**应用。10%凝胶也可使用。也可使用含布洛芬 500μg/mm² 的敷料治疗溃疡和表面伤口。

布洛芬通常以碱基形式应用，但也应用**衍生物**，包括各种盐、酯及其他复合物，包括赖氨酸（见下文**动脉导管未闭**）及其钠盐，愈创木酚及吡哆醇酯、马布洛芬（布洛芬氨基乙醇）、异丁醇氨及葡甲胺的衍生物。

布洛芬常以外消旋混合物形式给药，但在有些国家，使用只含 *S*-(＋) 型异构体的布洛芬制剂，见第38页。

儿童用法 在英国，*BNFC 2010/11* 推荐下述根据年龄制订的口服剂量用于儿童**疼痛、软组织损伤所致炎症、或发热**：

- 1～3 个月：5mg/kg，每日 3 次或 4 次；
- 3～6 个月：50mg，每日 3 次；
- 6～12 个月：50mg，每日 3 次或 4 次；
- 1～4 岁：100mg，每日 3 次；
- 4～7 岁：150mg，每日 3 次；
- 7～10 岁：200mg，每日 3 次；
- 10～12 岁：300mg，每日 3 次；
- 12～18 岁：初始剂量 300～400mg，每日 3 次或 4 次，需要时增量，最大剂量每日 2.4g。维持量 200～400mg，每日 3 次。
- 对于 3 个月～12 岁儿童的严重症状，可每日给予 30mg/kg（最大剂量每日 2.4g），分 3 次或 4 次服用。

在美国，用于 6 个月及以上儿童的推荐剂量为：发热，5～10mg/kg（依据发热程度）；疼痛，10mg/kg；每 6～8h 给药 1 次，每日最大剂量 40mg/kg。

治疗**风湿性疾病**时（包括青少年特发性关节炎），*BNFC 2010/11* 推荐对于 3 个月及以上患儿，每次给予 10mg/kg，每日 3 次或 4 次（最大剂量每日 2.4g）。对于全身性青少年特发性关节炎，可根据需要增加至每日 60mg/kg，分 4～6 次服用（最大剂量每日 2.4g）。在美国，用于青少年特发性关节炎的常用量为 30～40mg/kg，分次服用。

对于上述所有的适应证，英国注册药品信息也推荐了相似的给药方案。但是布洛芬不被推荐用于体重低于 5kg 或 3 个月以下幼儿。

用于**免疫后发热**时，推荐第 1 次服用 50mg，6h 后服用第 2 次，如果第 2 次给药后，发热仍存在，需要咨询医生。对于 2～3 个月的婴儿，根据医生建议可以给予 50mg 布洛芬用于免疫后发热。

布洛芬或其赖氨酸盐也用于治疗**早产儿动脉导管未闭**，应用剂量见下文。

恶病质 布洛芬与甲地孕酮合用用于治疗癌症恶病质，见第2046页。

囊性纤维化 在囊性纤维化（第157页）患者中，针对于假单胞菌慢性肺部感染的炎症反应，导致肺损伤。已在研究 NSAIDs 替代皮质激素用于缓解肺的炎症反应一些文献[1,2]发现证据支持应用高剂量 NASIDs，特别是布洛芬可以延缓囊性纤维化患者肺损伤的进展，然而，关于应用高剂量的长期安全性数据很少[1]，有人[3]认为这限制了 NSAIDs 在这方面的应用。另有人仍确信应用 NSAIDs 显示出益处[4]。有充分的数据支持建议当静脉给予氨基糖苷类或其他肾毒性药物时，应暂时停用 NASIDs[1]。

1. Lands LC, Stanojevic S. Oral non-steroidal anti-inflammatory drug therapy for cystic fibrosis. Available in The Cochrane Database of Systematic Reviews; Issue 4. Chichester: John Wiley; 2007 (accessed 07/11/07).
2. Konstan MW. Ibuprofen therapy for cystic fibrosis lung disease: revisited. *Curr Opin Pulm Med* 2008; **14:** 567–73.
3. Fennel PB, *et al.* Use of high-dose ibuprofen in a pediatric cystic fibrosis center. *J Cyst Fibros* 2007; **6:** 153–8.
4. Bush A, Davies J. Non! to non-steroidal anti-inflammatory therapy for inflammatory lung disease in cystic fibrosis (at least at the moment). *J Pediatr* 2007; **151:** 228–30.

疼痛 一项对于 585 例（平均年龄 64 岁）关节痛患者的长期研究[1]发现，布洛芬口服和局部给药发挥的镇痛效果相当，只是前者的不良反应更轻微。主要不良反应的发生率没有差别。

口服单剂量布洛芬是治疗术后疼痛的有效镇痛药[2]。

1. Underwood M, *et al.* Topical or oral ibuprofen for chronic knee pain in older people: the TOIB study. *Health Technol Assess* 2008; **12:** 1–176.
2. Derry C, *et al.* Single dose oral ibuprofen for acute postoperative pain in adults. Available in The Cochrane Database of Systematic Reviews; Issue 3. Chichester: John Wiley; 2009 (accessed 15/09/09).

动脉导管未闭 布洛芬或其赖氨酸盐胃肠外给药可用于 34 周以下的早产儿动脉导管未闭的治疗（第66页），给药剂量以含布洛芬量表示。3 次静脉给药（输注时间超过 15min），给药间隔 24h。初始剂量相当于 10mg/kg 布洛芬，以后 2 次为 5mg/kg。如果这一疗程 48h 后，导管仍开放，可进行第 2 疗程的治疗，如果仍未产生作用，则需要手术治疗。如果给予碱基形式时，布洛芬注射液不需要稀释，必要时，可以用 0.9%氯化钠注射液或 5%葡萄糖注射液稀释。如果使用的是赖氨酸盐，则需要用 0.9%氯化钠注射液或 5%葡萄糖注射液稀释。

有建议称，在治疗动脉导管未闭时，与吲哚美辛相比，布洛芬是一种更好的治疗药物，见第66页。

制剂

BP 2010: Ibuprofen Cream; Ibuprofen Gel; Ibuprofen Oral Suspension; Ibuprofen Tablets; Prolonged-release Ibuprofen Capsules; Prolonged-release Ibuprofen Tablets;
USP 33: Ibuprofen and Pseudoephedrine Hydrochloride Tablets; Ibuprofen Oral Suspension; Ibuprofen Tablets.

专利制剂

Arg.: Actron; Acuilfem; Afebril; Algioprofen†; Atomo Desinflamante Ibu; Bistryl†; Butidiona; Causalon Ibu; Copiron; Dolocox†; Dolorsyn; Druisel; Fabogesic; Febratic; Fontol; Ibu; Ibu Evanol; Ibu-Lady†; Ibu-Novalgina; Ibubenitol; Ibucalmin; Ibucler; Ibufabra; Ibufix; Ibufull; Ibulam; Ibumar; Ibumultin; Ibup†; Ibupirac; Ibupiretas; Ibuprofenix; Ibuprofex; Ibusi; Ibusol; Ibusumal†; Ibutenk; Ibuxim; Ibuzidine; Kesan†; Matrix; Novo Geniol; Oxibut; Pakurat; Ponstil Mujer; Ponstin; Ponstinetas; Salivia; Sindol; Teprix; Tonal; Vefren; ***Austral.:*** ACT-3†; Actiprofen†; Advil; Brufen; Dimetapp Pain & Fever Relief; Nurofen; Proven; Rafen; Tri-Profen; ***Austria:*** Advil†; Aktren; Avallone†; Brufen; Dismenol Neu; Dolgit; Dolibu†; Dolofort; Duafen; Ibu†; Ibudol†; Ibufem†; Ibugel†; Ibumetin; Ibupron†; Ibutop; Imbun†; Kratalgin; Momento; Nureflex; Nurofen; Pedea; ratioDolor; Tabcin†; ***Belg.:*** Adulfen Lysine; Advil Mono; Brufen; Buprophar; Dolofin; Epsilon; Extrapan; Ibu-Slow†; Ibumed; Ibutop; Junifen†; Malafene; Nurofebryl†; Nurofen; Optalidon Nieuwe Formule; Pedea; Perdofemina; Perdophen; Perviam; Provenol†; Siprofen†; Spidifen; ***Braz.:*** Actiprofen; Advil; Algiflex; Algy-Flanderil†; Alivium; Artril; Dalsy; Doraplax†; Doretrim†; Dorigren; Frenador†; Ib-Profeno†; Ibufran; Ibupril; Ibuprofan; Lombalgina; Maxifen; Motrin; Parartrin†; Spidufen; Uniprofen; ***Canad.:*** Advil; Infants Motrin; Motrin; Novo-Profen; Pamprin Ibuprofen; ***Chile:*** Actron; Advil†; Bediatil; Deucodol; Dolorub; Esanterm; Fortapal†; Ibu; Ibu-4†; Ibu-6†; Ibupirac; Ipson; Kin; Motrin; Niofen; Pediaprofen; Pironal; Pyriped; Tifen†; ***Cz.:*** Advil; Baroc; Brufen; Dolgit; Ibalgin; Ibuberl; Ibudolor;

Ibumax; Irfen†; Nurofen; Nurofen Advance; Nurofen Stopgrip; Pabiprofen†; Panafen; Pedea; Solpaflex†; Tomaflex†; Urgo†; ***Denm.:*** Apain†; Brufen; Ibumetin; Ibureumin†; Ibutop; Ipren; Pedea; Solpaflex†; ***Fin.:*** Brufen†; Burana; Ibumax; Ibumetin; Ibusal; Ibutabs; Ibuxin; ***Fr.:*** Advil; Anadvil; Antarene; Biatain-Ibu; Brufen; Dolgit; Doltaque†; Ergix; Expanfen; Gelufene; Hemagene Tailleur; Ibutop; Intralgis; Nureflex; Nurofen; Nurofenflash; Nurofenpro; Nurofentabs; Pedea; Solufen; Spedifen; Spifen; Tiburon; Upfen; ***Ger.:*** Advel; Aktren; Anco; Biatain-Ibu; Contraneural†; Dismenol N; Dolgit; Dolo Sanol; Dolo-Puren; Dolobene Ibu; Dolodoc; Dolormin; Esprenit; Eudorlin Extra; Eudorlin Migrane; Gyno-Neuralgin; Ib-u-ron; Ibu; Ibu Benuron†; ibu-Attritin; Ibu-ratiopharm; Ibu†; Ibubeta; Ibudolor; Ibuflam; Ibuhexal; Ibumerck†; Ibuprof†; Ibutad; Ibutop; Imbun; Jenaprofen†; Kontagripp; Mensoton; Migranin Ibuprofen; Neuralgin extra mit Ibuprofen; Nurofen; Optalidon Ibu; Opturem; Parsal†; Pedea; Pfeil†; Schmerz-Dolgit; Spalt†; Tabalon; Tispol Ibu-DD; Togal Akut Ibuprofen†; Trauma-Dolgit; Tussamag Fieber- und Schmerztabletten; Urem; ***Gr.:*** Advil; Algofren; Brufen; Buscofem; Chrobifen; Drin; Focus; Forbiphen; Ibodezil; Ibugel; Ibuspel; Londodact; Nurofen; Pinafor; Rozovin; ***Hong Kong:*** Advil†; Bifen; Bupogesic†; Cortal Ibuprofen; Dolo-Spedifen†; Ibufac; Ibupen†; Infacalm; Maprofen; Neutropain; Nurofen†; Perofen; Profen; Rafen; Schufen; Spedifen; Synprofen; Zofen; ***Hung.:*** Advil; Algoflex; Dolgit; Huma-Profen†; Ibulos†; Ibumax; Ibutop; Melfen; Nurofen; Solpaflex†; Spedifen; ***India:*** Brufen; Butafen†; Cipgesic; Ibugesic; Ibupal; ***Indon.:*** Anafen; Arthrifen; Bufect; Dofen; Dolofen-F; Ethifen; Farsifen; Febryn†; Fenris; Iprox; Lexaprofen; Mofen; Nofena†; Ostarin; Prifen†; Profen; Proris; Prosinal; Rhelafen; Ribunal; Shelrofen†; Spedifen; Yariven; ***Irl.:*** Advil; Brufen; Bufigen†; Buplex; Easofen; Fenopine; Ibugel; Melfen; Nurofen; Nurofen Advance; Pedea; Phorpain; Proflex; Provin; Solfen†; ***Israel:*** Adex; Advil; Artofen; Ibufen; Ibuleve; Nurofen; ***Ital.:*** Algofen; Antalfebal; Antalfort; Antalgil; Antalisin; Arfen; Benflogin†; Brufen; Buscofen; Calmine; Cibalgina Dol; Cibalgina Due Fast; Dolocyl†; Dolofast; Edenil; Faspic†; Ganaprofene†; Gineflor; Ginenorm; Moment; Momentact; Nureflex; Nurofast; Nurofen; Nurosolv; Pedea; Sinifev; Spidifen; Subitene; ***Malaysia:*** Bifen; Brufen; Ibufac; Ibufen†; Nurofen; Perofen; Rupan†; Spedifen; ***Mex.:*** ABKI; Actron; Adivon†; Advil; Aflusil; Ainex†; Aldofen; Algidol; Bestafen; Carone; Citalgan; Dadicil; Days; Dibufen†; Dipofen; Diprodol; Dolprin; Dolprofen; Dolval; Dolver; Eufenil; Febratic†; Fidoin-Q; Flexafen; Gelidol; Gobrosan; Ibuflam; Ibuflex; Ifentil; Inpained; Maxifen; Medifen; Mejorultra†; Motrin; Nafendol; Natiken†; Pro-XB; Proartinal; Probuxil; Quadrax; Realdrax; Ribufen†; Tabalon; ***Neth.:*** Advil; Brufen; Femapirin; Ibosure; Ibulgan†; Nurofen; Pedea; Roco; Sarixell; Spidifen; Zafen; ***Norw.:*** Brufen; Ibumetin; Ibuprox; Ibux; Pedea; ***NZ:*** ACT-3; Brufen; Fenpaed; Ibucare†; Nurofen; Nurofen Migraine; Nurofen Tension Headache; Panafen; ***Philipp.:*** Advil; Brufen†; Dolafen; Dolan; Faspic; Genselax; Idyl; Medicol; Midol; Rheuxan; ***Pol.:*** Aprofen; Bolinet†; Deep Relief†; Dolgit; Ibalgin; Ibufen; Ibum; Ibupar; Ibuprom; Nurofen; Nurofen Migrenol; Pedea; ***Port.:*** Anadvil; Arfen; Baroc; Brufen; Calbrun; Dolocyl; Dolomate; Dolormin†; Faspic; Fenibu; Fenpic; Frenidor; Ibupax†; Junifen†; Kifen; Liderfen; Moment; Motrin†; Nolofene; Norvectan; Nuprilan†; Nurofen; Ozonol; Pedea; Perdofen; Plusofen†; Seclodin; Solufen; Solvium; Spidifen; Sporfen; Tricalma; Trifene; Zafen; Zip-A-Dol; ***Rus.:*** Aldospray (Альдоспрей); Burana (Бурана); Dolgit (Долгит); Faspic (Фаспик); Ibalgin (Ибалгин); Ibufen (Ибуфен); Mig (Миг); Nurofen (Нурофен); Pedea (Педеа); Solpaflex (Солпафлекс); ***S.Afr.:*** Adfen; Advil; Betagesic; Betaprofen; Brufen; Iboflam; Ibugesic; Ibuleve†; Ibumax†; Ibumed†; Inza; Norflam T†; Nurofen; Pedea; Ranfen; ***Singapore:*** Bifen; Ibufen; Nurofen; Zofen; ***Spain:*** Advil; Aldospray Analgesico; Algiasdin; Algidrin; Alogesia; Altior†; Apirofeno; Articalm; Babypiril†; Bexistar; Calmafher†; Dadosel; Dalsy; Diltix; Doctril; Dolbufen†; Dolorac; Dorival; Espidifen; Factopan; Feminalin; Fenomas; Fiedosin; Frenatermin; Gelobufen; Gelofeno; Gelopiril; Ibubex; Ibufarmalid; Ibufen; Ibukey; Ibumac; Ibuprox; Isdibudol†; Isdol†; Junifen; Narfen; Neobrufen; Nodolfen; Norvectan; Nurofen; Oberdol; Oltyl†; Optajun; Paidofebril; Pedea; Pirexin; Ratiodol; Saetil; Solvium; Tedifebrin†; Termalfeno; ***Swed.:*** Alindrin; Brufen; Ibumetin; Ipren; ***Switz.:*** Alges-X; Algifor; Artofen; Brufen; Dismenol; Dolo-Dismenol†; Dolo-Spedifen; Dolocyl; Ecoprofen; Grefen; Ibu eco; Ibufen-L; Ibusifar; Iproben; Iprogel†; Irfen; Melabon†; Nurofen; Optifen; Perskindol Ibuprofen acute; Saridon N; Sinedol Ibuprofen†; Spedifen; Treupel Dolo Ibuprofen; ***Thai.:*** Ambufen; Anbifen; Aprofen; Babefen Sus†; Borafen; Borakid; Brufen; Brufenin; Brugin; Bruprin; Brusil; Buflex; Bumed; Bunofen; Cefen; Cenbufen; Coprofen; Duran; Eufen; Fafen; Faspic†; G-Fen; Gesica; Gofen; Greatofen; Heidi; I Fen F; I-Profen; Ibrofen; Ibu†; Ibufac; Ibufex; Ibugan; Ibukids; Ibulan; Ibuman; Ibumax; Ibupac; Iburen†; Junifen†; Junimol; Mano-Bruzone; Nurofen; Ostofen†; P-Fen; Pippen; Probue†; Probufen; Profen; Profeno; Rabufen; Rheumanox; Rumasian†; Rumatifen†; Rupan†; Schufen; Sinprofen; Skelan IB; Spedifen; Suphen; Tofen; Trofen; Umafen†; ***Turk.:*** Advil; Artril; Balafen; Bebol†; Berkofen; Biophen; Brufen; Dolgit; Dolven; Gerofen; Ibu-600; Ibufen; Kiddyfen; Nurofen; Pedifen; Profen; Repozal; Rofen; Siyafen; Suprafen; Temsofen; Ultrafen; Upren; ***UAE:*** Profinal; ***UK:*** Advil; Anadin Ibuprofen; Anadin Joint Pain; Anadin Ultra; Arthrofen; Biatain-Ibu; Brufen; Calprofen; Cuprofen; Ebufac; Fenbid; Fenpaed; Feverfen; Galprofen; Hedex Ibuprofen; Ibrufhalal; Ibufem; Ibugel; Ibuleve; Ibumousse; Ibuspray; Ibutop Cuprofen; Ibutop Ralgex; Librofem; Mandafen; Manorfen; Mentholatum Ibuprofen; Migrafen; Novaprin; Nurofen; Nurofen Migraine; Obifen; Orbifen; Pacifene; Pedea; Phor Pain; Proflex†; Radian-B Ibuprofen; Relcofen; Rimafen; ***Ukr.:*** Dolgit (Долгит); Ibuprom (Ибупром); Ibutard (Ибутард); Imet (Имет); Irfen (Ирфен); Nurofen (Нурофен); Pedea (Педеа); ***USA:*** Advil; Anadar; Caldolor; Genpril†; Ibu; Ibu-Tab; Ibu-4, -6, -8; Ibutab; Menadol; Midol Cramp & Body Aches; Motrin; NeoProfen; Nuprin†; Saleto-200; ***Venez.:*** Advil; Brugesic; Buprifen†; Buprodol; Butilene†; Dologesic; Femicaps; Femmex Plus; Ibucaps; Ibufen; Ibufenac†; Ibuprin; Iboprox†; Ibutan; Lumbax; Max; Maydol; Mestral; Motrin; Pedibu.

多组分制剂 ***Arg.:*** Aliviagrip; Buscapina Fem; Butidiona†; Causalon Gesic†; Dexprofeno; Espasmofin; Feminity; Ibu Evanol Plus; Ibu-Buscapina†; Ibu-Tetralgin; Ibudolofrix; Ibudristan; Ibufem; Ibumar Migra†; Ibunastizol; Ibupirac Fem; Ibupirac Flex; Ibupirac Migra; Ibuxim Fem; Mensalgin; Migral II; Roveril; Supragesic; Teprix Fem; Vefren Flex; ***Austral.:*** Dimetapp Headcold & Flu†; Nurofen Cold & Flu; Nurofen Plus; Panafen Plus; Proven Plus; Sudafed Sinus & Anti-inflammatory Pain Relief; ***Austria:*** Advil Cold†; Ardinex†; ***Belg.:*** Adulfen Codeine†; ***Braz.:*** Algi-Itamanil†; Algi-Reumatril; Fymnal†; Reuplex; ***Canad.:*** Advil Cold & Sinus; Advil Cold & Sinus Nighttime; Advil Cold & Sinus Plus; Childrens Advil Cold; Cold + Sinus; Robax Platinum; Sudafed Sinus Advance; Vicks DayQuil Sinus & Pain Relief; ***Chile:*** Adona†; Artritapsin; Butartrol; Deucodol Plus; Dolnix; Dolo Winasorb; Dolo-Niofen; Dolo-Octirona; Dolonase; Ibupirac Compuesto; Ibupirac Flu; Ipson-D; Neo Butartrol; Niofen Flu; Pironal Flu; Precenid; Predual; Silartrin†; Termo-Niofen; ***Cz.:*** Advil Cold†; Ardinex†; Ibu-Hepa; Ibufein†; Modafen; ***Fin.:*** Ardinex; Burana-C; ***Fr.:*** Anadvil Rhume; Cliptol; Nurofen Rhume; Rhinadvil; Rhinureflex; Vicks Rhume†; ***Gr.:*** Nurofen Cold & Flu; Vicks†; ***Hong Kong:*** Neuroquick; ***Hung.:*** Advil Cold†; Algoflex-M; Deep Relief; Nurofen Cold & Flu; Rhinathiol Cold; ***India:*** Acks†; Anaflam; Answell; Bruace; Cipgesic Plus; Combiflam; Duoflam; Duoflam Plus; Emflam Plus; Flexon; Flexon-MR; Ibu-Proxyvon; Ibuflamar-P; Ibugesic Plus; Ibugesic-M; Parvon Forte; Reactine Forte; Robiflam; Somaflam; ***Indon.:*** Aknil†; Arthrifen Plus; Axalan†; Bodrex Extra; Iremax; Limasip†; Neo Rheumacyl; Neo Rheumacyl Neuro; Neuralgin; Oskadon SP; Profenal; Shelrod-Plus†; ***Irl.:*** Advil Cold & Flu; Codafen Continus†; Nurofen Cold & Flu; Nurofen Plus; Vicks Action; ***Israel:*** Advil Cold & Sinus; Nurofen Cold & Flu; Nurofen Plus; ***Ital.:*** Nurofen Influenza e Raffreddore; Solviflu†; Vicks Flu-Action; ***Jpn:*** Colgen Kowa IB Toumei; ***Mex.:*** Actron Plus; Algitrin; Buscapina Fem; Carbager-Plus; Dualgos; Eufenil M28; Gelidol-X-Press; Sinutab Advance; ***NZ:*** Nurofen Cold & Flu; Nurofen Plus; ***Philipp.:*** Alaxan; Anoflam; Brustan†; Fladexon; Flexan; Flexigesic; I-Laxx; Muskelax; Proflex; Relievo; Restolax; Selxan; ***Pol.:*** Ardinex†; Dip Rilif; Ibalgin Sport; Ibuprom Zatoki; Metafen; Modafen; Nurofen Antigrip; Nurofen Plus; ***Rus.:*** Brustan (Брустан); Deep Relief (Дип Рилиф); Ibuclin (Ибуклин); Novigan (Новиган); Nurofen Plus (Нурофен Плюс); Pentabufen (Пентабуфен); Theraflex Advance (Терафлекс Адванс); ***S.Afr.:*** Advil CS; Benylin For Colds; Dentopain; Dentopain Forte; Gen-Payne; Ibucod; Ibumol; Ibupain; Ibupain Forte; Lotem; Mybucod; Mybulen; Mypaid; Myprodol; Nurofen Cold & Flu; Nurofen Plus; Sinumax Cold & Flu; Sinutab 3-Way; ***Spain:*** Astefor; Nurofen Complex; Salvarina; ***Swed.:*** Ardinex; ***Switz.:*** Ibufen-L; ***Thai.:*** Alaxan Pl; Bruno; Brustan; Cetan†; Dologen; Kintal†; Panofen; Rumatifen-Plus†; Skelan; ***Turk.:*** Dolorin Cold; Nurofen Cold & Flu; ***UAE:*** Profinal Cold & Sinus; Profinal FM; Profinal XP; ***UK:*** Cuprofen Plus; Deep Relief; Lemsip Flu 12Hr; Lemsip Max All Night Cold & Flu; Lemsip Pharmacy Powercaps; Non-Drowsy Sudafed Dual Relief Max; Nurofen Cold & Flu; Nurofen Plus; Nurofen Sinus†; Orbifen Cold & Flu; Solpadeine Migraine; Solpaflex; ***Ukr.:*** Ibuprom Sinus (Ибупром Синус); Theraflex Advance (Терафлекс Адванс); ***USA:*** Advil Allergy Sinus; Advil Cold & Sinus; Advil PM; Anadar Cold & Flu; Childrens Advil Cold; Childrens Ibuprofen Cold; Childrens Motrin Cold; Combunox; Dimetapp Childrens Cold & Fever; Dimetapp Sinus; Dristan Sinus; Ibudone; Motrin IB Sinus; Reprexain; Sine-Aid IB; Vicoprofen; ***Venez.:*** Brudol; Brugesic Plus; Brugesina; Colfene; Femmexultra; Ibucoden.

Ibuproxam (*rINN*) 异丁普生

Ibuproxamum. 4-Isobutylhydratropohydroxamic acid.

Ибупроксам

$C_{13}H_{19}NO_2 = 221.3.$

CAS — 53648-05-8.

ATC — M01AE13.

ATC Vet — QM01AE13.

UNII — O3LD16O96Z.

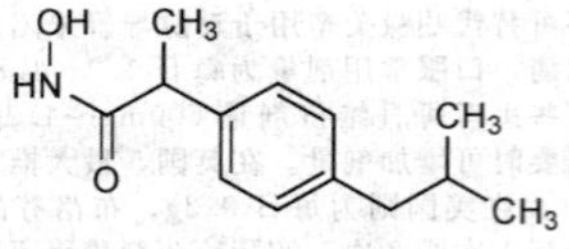

简介

异丁普生是一种 NSAID（第92页），用于肌肉骨骼、关节、软组织疾病。

制剂

专利制剂

Spain: Nialen†.

Imidazole Salicylate (*rINN*) 水杨酸咪唑

Imidazole, Salicylate d'; Imidazoli Salicylas; Salicilato de imidazol. Imidazole compounded with salicylic acid.

Имидазола Салицилат

$C_{10}H_{10}N_2O_3 = 206.2.$

CAS — 36364-49-5.

ATC — N02BA16.

ATC Vet — QN02BA16.

UNII — 4JVD4X01MJ.

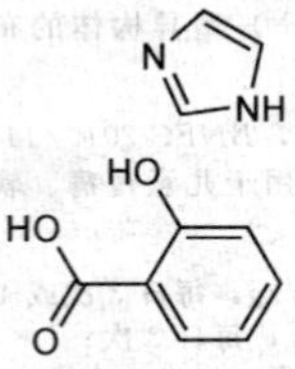

简介

水杨酸咪唑属于水杨酸衍生物（见第20页阿司匹林），用于治疗发热、呼吸道炎症和耳鼻咽喉疾病。口服剂量每日 2.25g，分次给药。也可直肠栓剂给药，或 5%凝胶局部用于缓解肌肉疼痛及风湿性疼痛。

制剂

专利制剂

Ital.: Selezen.

Indometacin (*BAN*, *rINN*) 吲哚美辛

Indometacina; Indometacinas; Indométacine; Indometacinum; Indometacyna; Indometasiini; Indometasin; Indomethacin (*USAN*). [1-(4-Chlorobenzoyl)-5-methoxy-2-methylindol-3-yl]acetic acid.

Индометацин

$C_{19}H_{16}ClNO_4 = 357.8.$

CAS — 53-86-1.

ATC — C01EB03; M01AB01; M02AA23; S01BC01.

ATC Vet — QC01EB03; QM01AB01; QM02AA23; QS01BC01.

UNII — XXE1CET956.

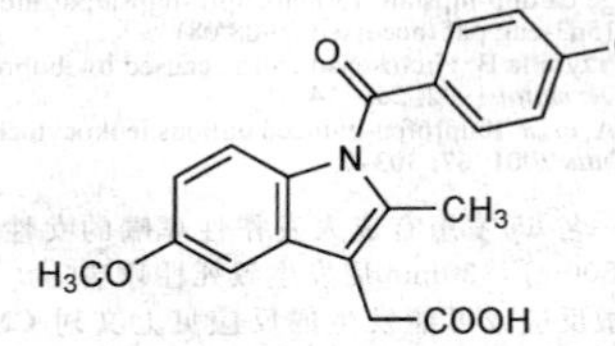

Pharmacopoeias. In *Chin., Eur.* (see p.vii), *Int., Jpn, US,* and *Viet.*

Ph. Eur. 6.8 (Indometacin) 白色或黄色结晶性粉末。几乎不溶于水；略溶于乙醇。避光。

USP 33 (Indomethacin) 微黄至棕黄色结晶性粉末，几乎无臭。具有多晶型。几乎不溶于水；溶于乙醇（1∶50）、氯仿（1∶30）和乙醚（1∶40）。避光。

稳定性 吲哚美辛在碱性溶液中不稳定。

Indometacin Sodium (*BANM*, *rINNM*) 吲哚美辛钠

Indometacina sódica; Indométacine Sodique; Indomethacin Sodium (*USAN*); Indomethacin Sodium Trihydrate; Natrii Indometacinum. Sodium 1-(4-chlorobenzoyl)-5-methoxy-2-methylindole-3-acetate, trihydrate.

Натрий Индометацин

$C_{19}H_{15}ClNNaO_4,3H_2O = 433.8.$

CAS — 74252-25-8.

UNII — 0IMX38M2GG.

Pharmacopoeias. In *US.*

USP 33 (Indomethacin Sodium) 避光。

配伍禁忌 吲哚美辛钠注射剂可用无防腐剂的 0.9%注射用氯化钠或注射用水复溶。不能使用含有葡萄糖的制剂。在 pH 值小于 6 时复溶，会产生吲哚美辛沉淀。据报道，可见的配伍禁忌发生在吲哚美辛钠注射液与盐酸妥拉唑林[1]、7.5%和 10%葡萄糖溶液、葡萄糖酸钙、多巴酚丁胺、多巴胺、西咪替丁[2]、硫酸庆大霉素、左氧氟沙星[3]和硫酸妥布霉素[4]之间。pH 值小于 6 可能是造成吲哚美辛与这些药物发生配伍禁忌的原因。

1. Marquardt ED. Visual compatibility of tolazoline hydrochloride with various medications during simulated Y-site injection. *Am J Hosp Pharm* 1990; **47:** 1802–3.
2. Ishisaka DY, *et al.* Visual compatibility of indomethacin sodium trihydrate with drugs given to neonates by continuous infusion. *Am J Hosp Pharm* 1991; **48:** 2442–3.
3. Saltsman CL, *et al.* Compatibility of levofloxacin with 34 medications during simulated Y-site administration. *Am J Health-Syst Pharm* 1999; **56:** 1458–90.
4. Thompson DF, Heflin NR. Incompatibility of injectable indomethacin with gentamicin sulfate or tobramycin sulfate. *Am J Hosp Pharm* 1992; **49:** 836–8.

稳定性 复溶后的吲哚美辛钠溶液 500μg/ml 在生产商提供的原玻璃小瓶内或聚丙烯注射器内[1]，于 2～6℃可稳定贮藏 14 天。

1. Walker SE, *et al.* Stability of reconstituted indomethacin sodium trihydrate in original vials and polypropylene syringes. *Am J Health-Syst Pharm* 1998; **55:** 154–8.

不良反应和处置

参见第92页 **NSAIDs**。

与其他多数 NSAIDs 相比，吲哚美辛的不良反应更多。最常见的不良反应包括胃肠功能紊乱、头痛、眩晕、头晕眼花。胃肠穿孔、溃疡、出血也会发生。罕见的肠狭窄已有报道。其他不良反应还包括抑郁、嗜睡、耳鸣、精神错乱、失眠、精神异常、晕厥、抽搐、昏迷、外周神经病变、视物模糊、角膜沉积物及其他眼科反应、水肿、体重增加、高血压、血尿、皮疹、瘙痒、风疹、口腔炎、脱发和超敏反应。白细胞减少、紫癜、血小板减少、再生障碍性贫血、溶血性贫血、粒细胞减少、鼻出血、高血糖、醛固酮降低、高血钾和阴道出血也有报道。肝炎、黄疸和肾衰竭也有报道。超敏反应也发生于对阿司匹林过敏的患者。使用吲哚美辛栓剂的患者偶尔有报道发生直肠刺激和出血。

吲哚美辛注射剂用于早产新生儿时，发生的不良反应也包括出血、肾、胃肠、代谢紊乱和凝血障碍，肺动脉高压、颅内出血、液体潴留及感染恶化也有发生。

对血液的影响 从1964年6月至1973年1月，英国CSM共收到1261例吲哚美辛不良反应的报告。其中157例与血液系统不良反应有关（25例死亡），包括血小板减少（35例，5例死亡）、再生障碍性贫血（17例，无死亡）和粒细胞或白细胞减少（21例，3例死亡）[1]。随后，First Report from the International Agranulocytosis and Aplastic Anemia Study证实，使用吲哚美辛与粒细胞减少和再生障碍性贫血之间存在重要联系[2]。一例动脉导管未闭的早产儿使用吲哚美辛后发生中性粒细胞减少[3]。

虽然20例女性因早产而使用吲哚美辛治疗，母体的凝血酶原或活化的部分促凝血酶原激酶时间没有受到影响，但是，治疗期间母体出血时间延长[4]。没有发生新生儿室内出血和母亲产后出血的报道。

1. Cuthbert MF. Adverse reactions to non-steroidal antirheumatic drugs. *Curr Med Res Opin* 1974; **2:** 600–10.
2. The International Agranulocytosis and Aplastic Anemia Study. Risks of agranulocytosis and aplastic anemia: a first report of their relation to drug use with special reference to analgesics. *JAMA* 1986; **256:** 1749–57.
3. Bengtsson B-OS, *et al.* Indomethacin-associated neutropenia with subsequent Gram-negative sepsis in a preterm infant: cause or coincidence? *J Perinatol* 2006; **26:** 381–3.
4. Lunt CC, *et al.* The effect of indomethacin tocolysis on maternal coagulation status. *Obstet Gynecol* 1994; **84:** 820–2.

对脑血流量的影响 见下文**用途和用法**中**动脉导管未闭**项下。

对眼的影响 一例33岁男性患者长期高剂量使用吲哚美辛后发生严重且不可逆的视网膜病变[1]。对吲哚美辛引起眼科病变的所有文献总结后显示，吲哚美辛可产生视网膜毒性，但是损伤程度还不能确定。关于吲哚美辛对于视神经的作用参见第92页。

1. Graham CM, Blach RK. Indomethacin retinopathy: case report and review. *Br J Ophthalmol* 1988; **72:** 434–8.

对胃肠道的影响 接受吲哚美辛治疗的患者出现恶心、呕吐、消化不良及胃肠损伤症状，严重不良反应包括胃肠出血、溃疡和穿孔。已经确认NSAIDs可对胃肠道上部产生不良反应，吲哚美辛和有些NSAIDs对大肠也会产生不良反应[1]。早产儿使用吲哚美辛后，发生小肠穿孔、坏死性小肠结肠炎的危险增加[2~4]。出生时体重极低的婴儿或早产儿发生不良反应的危险性增加。

1. Oren R, Ligumsky M. Indomethacin-induced colonic ulceration and bleeding. *Ann Pharmacother* 1994; **28:** 883–5.
2. Grosfeld JL, *et al.* Increased risk of necrotizing enterocolitis in premature infants with patent ductus arteriosus treated with indomethacin. *Ann Surg* 1996; **224:** 350–7.
3. Shorter NA, *et al.* Indomethacin-associated bowel perforations: a study of possible risk factors. *J Pediatr Surg* 1999; **34:** 442–4.
4. Fujii AM. Neonatal necrotizing enterocolitis with intestinal perforation in extremely premature infants receiving early indomethacin treatment for patent ductus arteriosus. *J Perinatol* 2002; **22:** 535–40.

对关节的影响 关于NSAIDs如吲哚美辛加速骨关节炎患者软骨损伤速度见第92页**NSAIDs**下的**对骨的影响**项下。

对肾脏的影响 服用吲哚美辛后，患者发生急性肾衰竭[1]、肾病综合征[2]和肾乳头坏死[3]。研究显示米索前列醇可减轻吲哚美辛导致的肾毒性[4,5]。

肾损伤也发生在静脉使用吲哚美辛治疗动脉导管未闭的**新生儿**中，损伤虽然罕见且通常是可逆的，但是对于原本有肾病的患儿[6]，产生的肾损伤是严重的。严重或致命的肾毒性发生于因母亲服用吲哚美辛而接触该药物的新生儿[7]。吲哚美辛对胎儿肾功能的影响可延续至出生以后[8]。

1. Chan X. Fatal renal failure due to indomethacin. *Lancet* 1987; **ii:** 340.
2. Boiskin I, *et al.* Indomethacin and the nephrotic syndrome. *Ann Intern Med* 1987; **106:** 776–7.
3. Mitchell H, *et al.* Indomethacin-induced renal papillary necrosis in juvenile chronic arthritis. *Lancet* 1982; **ii:** 558–9.
4. Weir MR, *et al.* Minimization of indomethacin-induced reduction in renal function by misoprostol. *J Clin Pharmacol* 1991; **31:** 729–35.
5. Wong F, *et al.* The effect of misoprostol on indomethacin-induced renal dysfunction in well-compensated cirrhosis. *J Hepatol* 1995; **23:** 1–7.
6. Cuzzolin L, *et al.* NSAID-induced nephrotoxicity from the fetus to the child. *Drug Safety* 2001; **24:** 9–18.
7. van der Heijden BJ, *et al.* Persistent anuria, neonatal death, and renal microcystic lesions after prenatal exposure to indomethacin. *Am J Obstet Gynecol* 1994; **171:** 617–23.
8. Butler-O'Hara M, D'Angio CT. Risk of persistent renal insufficiency in premature infants following the prenatal use of indomethacin for suppression of preterm labor. *J Perinatol* 2002; **22:** 541–6.

对肝脏的影响 一名52岁女性患者服用吲哚美辛几天后出现胆汁淤积[1]，停用吲哚美辛后，肝功能指标恢复正常。

1. Cappell MS, *et al.* Indomethacin-associated cholestasis. *J Clin Gastroenterol* 1988; **10:** 445–7.

超敏反应 对阿司匹林过敏或有哮喘史的患者，使用吲哚美辛栓剂[1]、滴眼剂[2]和胶囊[3]后，发生包括急性哮喘的超敏反应。

1. Timperman J. A fatal asthmatic attack following administration of an indomethacin suppository. *J Forensic Med* 1971; **18:** 30–2.
2. Sheehan GJ, *et al.* Acute asthma attack due to ophthalmic indomethacin. *Ann Intern Med* 1989; **111:** 337–8.
3. Johnson NM, *et al.* Indomethacin-induced asthma in aspirin-sensitive patients. *BMJ* 1977; **2:** 1291.

注意事项

参见第94页**NSAIDs**。

吲哚美辛慎用于癫痫、帕金森综合征或精神失常的患者。头晕会影响技巧性工作，如驾驶。长期应用吲哚美辛时，需要定期检查不良反应，*BNF 59*特别提醒定期进行血液和眼科检查。患有直肠炎和痔疮的患者避免直肠给药。

吲哚美辛禁用于患有未治疗的感染、严重肾损伤或坏死性小肠结肠炎的**新生儿**。有出血症状（特别是胃肠出血或颅内出血）、血小板减少或凝血缺陷的婴幼儿避免使用吲哚美辛，正在使用者需及时监测出血症状。治疗期间还要注意监测电解质水平和肾功能，当按预定方案第二次或第三次给药时，如果出现无尿或严重少尿，需延缓给药直到肾功能恢复正常。

使用吲哚美辛的患者中地塞米松抑制试验会出现假阴性结果。

哺乳 一名出生仅1周母乳喂养的患儿发生抽搐反应，可能与其母亲服用吲哚美辛有关[1]，患儿1岁时动作和精神发育正常，没有再次发作抽搐。

乳汁中可检测到吲哚美辛，但是一些研究者和*BNF 59*认为乳汁中吲哚美辛含量极低[2,3]，不会对乳儿产生危害。尽管承认上述抽搐病例的报道，American Academy of Pediatrics[4]也认为吲哚美辛通常可用于哺乳妇女。然而注册药品信息建议哺乳妇女避免用吲哚美辛。

1. Eeg-Olofsson O, *et al.* Convulsions in a breast-fed infant after maternal indomethacin. *Lancet* 1978; **ii:** 215.
2. Beaulac-Baillargeon L, Allard G. Distribution of indomethacin in human milk and estimation of its milk to plasma ratio in vitro. *Br J Clin Pharmacol* 1993; **36:** 413–16.
3. Lebedevs TH, *et al.* Excretion of indomethacin in breast milk. *Br J Clin Pharmacol* 1991; **32:** 751–4.
4. American Academy of Pediatrics. The transfer of drugs and other chemicals into human milk. *Pediatrics* 2001; **108:** 776–89. [Retired May 2010] Correction. *ibid.*; 1029. Also available at: http://aappolicy.aappublications.org/cgi/content/full/pediatrics%3b108/3/776 (accessed 07/11/07)

老年人 根据一项在老年人中进行的吲哚美辛药动学试验研究[1]，认为老年患者使用吲哚美辛的维持剂量需要减少25%。吲哚美辛在老年受试者中的总清除率低于青年受试者，这是由于药物在老年人中肝代谢减少的缘故。

1. Oberbauer R, *et al.* Pharmacokinetics of indomethacin in the elderly. *Clin Pharmacokinet* 1993; **24:** 428–34.

妊娠 见下文**用途和用法**中**早产**项下。

药物相互作用

与NSAIDs相关的药物相互作用见第94页。

阿司匹林抗炎剂量可降低吲哚美辛血浆药物浓度约20%。二氟尼柳减少吲哚美辛从肾清除，增加吲哚美辛的血药浓度。二氟尼柳与吲哚美辛合用可引起致命的胃肠出血，二药避免合用。服用丙磺舒的患者吲哚美辛血药浓度有可能增加。

抗菌药 有报道，吲哚美辛可增加氨基糖苷类的血药浓度。

抗精神病药 有报道[1]吲哚美辛与氟哌啶醇合用时，引起严重嗜睡和精神错乱。

1. Bird HA, *et al.* Drowsiness due to haloperidol/indomethacin in combination. *Lancet* 1983; **i:** 830–1.

骨调节药 吲哚美辛可增加替鲁膦酸的生物利用度，见第1070页。

去氨加压素 吲哚美辛加强去氨加压素的作用。

地高辛 地高辛与吲哚美辛合用，不仅使地高辛的血药浓度增加（见第1218页），而且已有报道早产儿体内吲哚美辛的半衰期缩短（详见下文**药动学**中的**半衰期**项下内容）。

拟副交感神经药 氯乙酰胆碱眼科制剂的注册药品信息指出，有报道对于已使用NSAIDs眼科制剂的患者，乙酰胆碱和卡巴胆碱不起作用。

药动学

成年人吲哚美辛易从胃肠道吸收，单次给药，约2h后血药浓度达峰值。食物、含铝或镁的抗酸药可减缓吸收速度。对于早产新生儿，口服吲哚美辛的吸收很差且不完全。成人栓剂直肠给药生物利用度与口服给药相当或稍低。

吲哚美辛与血浆蛋白结合率约99%。可分布进入关节滑膜液、CNS和胎盘。少量经乳汁分泌。成人中终末血浆半衰期为2.6～11.2h。新生儿中终末血浆半衰期为12～28h（也见下文）。吲哚美辛在肝中代谢并与葡糖苷酸结合，代谢产物为去甲吲哚美辛、去苯甲酰吲哚美辛、去甲基去苯甲酰吲哚美辛及它们的结合物。部分吲哚美辛进行*N*-脱乙酰反应。吲哚美辛及其结合物存在肝肠循环。吲哚美辛及其代谢产物主要经尿液排泄，少量随粪便排泄。

1. Moise KJ, *et al.* Placental transfer of indomethacin in the human pregnancy. *Am J Obstet Gynecol* 1990; **162:** 549–54.
2. Mannila A, *et al.* Plasma and cerebrospinal fluid concentrations of indomethacin in children after intravenous administration. *J Clin Pharmacol* 2007; **47:** 94–100.

半衰期 早产儿中，吲哚美辛的血浆半衰期发生改变，与出生日期和体重成反比[1,2]。根据一种群体药动学模型计算，对于一个体重1.7kg的婴儿，出生8天后半衰期为22.3h，25天后16.1h（如果同时应用地高辛，则为11.2h）[2]。

1. Wiest DB, *et al.* Population pharmacokinetics of intravenous indomethacin in neonates with symptomatic patent ductus arteriosus. *Clin Pharmacol Ther* 1991; **49:** 550–7.
2. Smyth JM, *et al.* Intravenous indometacin in preterm infants with symptomatic patent ductus arteriosus: a population pharmacokinetic study. *Br J Clin Pharmacol* 2004; **58:** 249–58.

用途和用法

吲哚美辛是吲哚乙酸衍生物，是一种NSAID（第94页）。用于治疗肌肉骨骼和关节病，包括强直性脊柱炎、骨关节炎、类风湿关节炎、急性痛风和关节周围病变（如滑囊炎、腱鞘炎）。也用于整形外科过程中炎症、疼痛和水肿，缓解轻中度疼痛如痛经，以及作为阿片类药物的辅助用药用于术后疼痛及用于退热，吲哚美辛也以钠盐形式用于早产儿动脉导管未闭（见下文）。

用于**慢性肌肉骨骼和关节病**，初次口服剂量25mg，每日2～3次，必要时每日增加25～50mg，一周后增至每日150～200mg。为减轻夜晚疼痛和晨僵，可每日口服总剂量100mg，或栓剂直肠给药。或者每日直肠给药总量100mg，早晚各给予1次。口服和直肠给药联合使用时，每日总剂量不能超过200mg。用于急性痛风时，每日总剂量150～200mg，分次服用直到所有症状和体征减轻。治疗痛经时，推荐每日给予75mg。吲哚美辛的缓释制剂可每日给予1次或2次。关于儿童用药剂量，见下文。

吲哚美辛以0.1%的滴眼剂用于**预防白内障手术过程中瞳孔缩小**；常用量为手术前一天给予2滴，2h重复1次。手术前3h给予2滴，术前1h给予2滴。为预防**囊性斑点水肿**，术后每次1滴，每日4次，连续15日。以后减为每日3次，直到炎症症状消失。0.5%的滴眼液也用于预防白内障手术引发的瞳孔缩小和炎症。吲哚美辛滴眼液也用于**其他炎症性眼科疾病**，常用量为0.1%的浓度，每次1滴，每日4～6次，直到症状消退。

葡甲胺吲哚美辛和吲哚美辛吉法酯（$C_{34}H_{40}ClNO_4$=562.1）是脂溶性的吲哚美辛酯，也用于疼痛和炎症反应。吲哚美辛和L-精氨酸复合物，称为indoarginine，也可应用。

儿童用法 在英国，虽然吲哚美辛未被批准用于治疗**风湿性疾病**，如儿童中青少年特发性关节炎，但*BNFC 2009*建议对于1个月至18岁的儿童，口服剂量0.5～1mg/kg，每日2次，密切监测下可使用更高剂量。

吲哚美辛也可用于治疗新生儿**动脉导管未闭**，包括剂量的详细信息参见下文。

Bartter综合征 Bartter综合征的治疗有一定难度（见第1592页）。儿童患者使用环氧合酶抑制药如吲哚美辛阻断激肽-前列腺素系统，可改善低血钾和其他临床症状（包括生长迟缓）[1~5]。

1. Littlewood JM, *et al.* Treatment of childhood Bartter's syndrome with indomethacin. *Lancet* 1976; **ii:** 795.
2. Seidel C, *et al.* Pre-pubertal growth in the hyperprostaglandin E syndrome. *Pediatr Nephrol* 1995; **9:** 723–8.
3. Craig JC, Falk MC. Indomethacin for renal impairment in neonatal Bartter's syndrome. *Lancet* 1996; **347:** 550.
4. Mourani CC, *et al.* Bartter syndrome in a neonate: early treatment with indomethacin. *Pediatr Nephrol* 2000; **14:** 143–5.
5. Vaisbich MH, *et al.* Bartter syndrome: benefits and side effects of long-term treatment. *Pediatr Nephrol* 2004; **19:** 858–63.

尿崩症 吲哚美辛和其他前列腺素合成酶抑制药可减少所有类型肾性尿崩症患者的尿量（第2099页）。

1. Rosen GH, *et al.* Indomethacin for nephrogenic diabetes insipidus in a four-week-old infant. *Clin Pharm* 1986; **5:** 254–6.
2. Libber S, *et al.* Treatment of nephrogenic diabetes insipidus with prostaglandin synthesis inhibitors. *J Pediatr* 1986; **108:** 305–11.
3. Allen HM, *et al.* Indomethacin in the treatment of lithium-induced nephrogenic diabetes insipidus. *Arch Intern Med* 1989; **149:** 1123–6.
4. Martinez EJ, *et al.* Lithium-induced nephrogenic diabetes insipidus treated with indomethacin. *South Med J* 1993; **86:** 971–3.
5. Hohler T, *et al.* Indomethacin treatment in amphotericin B induced nephrogenic diabetes insipidus. *Clin Investig* 1994; **72:** 769–71.
6. Lam SS, Kjellstrand C. Emergency treatment of lithium-induced diabetes insipidus with nonsteroidal anti-inflammatory drugs. *Ren Fail* 1997; **19:** 183–8.

恶性肿瘤 与其他 NSAIDs（第95页）相同，吲哚美辛也被认为具有一定的抗肿瘤活性[1]，一些 NSAIDs 如吲哚美辛在诊断和治疗癌性发热方面有一定价值，对癌性发热的退热作用强于对乙酰氨基酚[2]。吲哚美辛还试用于白介素-2 治疗引起的发热和流感样症状，但是这种治疗手段会使肾毒性恶化（见第703页**药物相互作用**项下 **NSAIDs**）。

1. Mertens WC, *et al.* Effect of indomethacin plus ranitidine in advanced melanoma patients on high-dose interleukin-2. *Lancet* 1992; **340:** 397–8.
2. Engervall P, *et al.* Antipyretic effect of indomethacin in malignant lymphoma. *Acta Med Scand* 1986; **219:** 501–5.

新生儿室内出血 吲哚美辛试用于预防新生儿室内出血（第1017页）的发生。几种可能的作用机制包括：收缩血管，减少脑血流量；降低氧自由基的损伤作用；加速心室周围血管的形成。使用吲哚美辛防止室内出血的早期研究得出相互矛盾的结果[1～3]。后来大规模的多中心临床试验（吲哚美辛预防室内出血试验，IIHP）研究显示，吲哚美辛可以减少室内出血的发生并可减轻其严重程度[4]，尤其是对于一些更严重的类型。出生时体重 600～1250g 的婴儿出生后 6～12h 静脉给予吲哚美辛 100μg/kg，随后每隔 24h，再给予后 2 次剂量。然而对照组中患有严重室内出血的病例数过多可能使统计结果发生偏差[5]。

关于使用吲哚美辛的一种可能性是：由于有收缩血管作用，使用吲哚美辛可能发生脑缺血，因而增加了儿童发育障碍的危险。然而，对多中心试验包括 IIHP 中的婴儿在 3 岁[6]、4 岁半[7]和 8 岁[8]时的随访调查结果显示，患儿的认知和运动能力的发育没有受到影响。然而另一项在极低体重婴儿（低于 1kg）中进行的大规模多中心临床研究[9]（吲哚美辛在早产儿中的预防应用，TIPP）发现，对于年龄为 18 个月、感觉神经无损伤的患儿，虽然吲哚美辛降低严重室内出血的发生率，但是不能提高生存率。后来的一篇系统性综述[10]得出结论：虽然吲哚美辛预防性应用可以减少室内出血的发生率，但是并不能提高感觉神经未受损患者的生存率。

对 IIHP 的进一步分析显示，吲哚美辛可减少男婴室内出血，但对女婴作用弱[11]，与对照组中应用盐的男婴相比，应用吲哚美辛的男婴在 3～8 岁时语言得分较高。应用吲哚美辛的女婴组与对照组相比，未显示出差别。对在极低体重新生儿中进行的 TIPP 研究的再次分析显示[12]，当考虑到所有基本的后果，如死亡、脑瘫、认知延迟及严重室内出血时，应用吲哚美辛治疗显示出较弱的性别差异。当考虑个体化后果时，男婴室内出血显著低于女婴。作者认为，由研究结果可推论，吲哚美辛的治疗对女婴没有产生有利作用，而对男婴产生正性作用。而是否真正存在性别间差异，还需要进一步证实。

吲哚美辛不能抑制已发生的出血[13]。

1. Ment LR, *et al.* Randomized indomethacin trial for prevention of intraventricular hemorrhage in very low birth weight infants. *J Pediatr* 1985; **107:** 937–43.
2. Rennie JM, *et al.* Early administration of indomethacin to preterm infants. *Arch Dis Child* 1986; **61:** 233–8.
3. Bada HS, *et al.* Indomethacin reduces the risks of severe intraventricular hemorrhage. *J Pediatr* 1989; **115:** 631–7.
4. Ment LR, *et al.* Low-dose indomethacin and prevention of intraventricular hemorrhage: a multicenter randomized trial. *Pediatrics* 1994; **93:** 543–50.
5. Volpe JJ. Brain injury caused by intraventricular hemorrhage: is indomethacin the silver bullet for prevention? *Pediatrics* 1994; **93:** 673–7.
6. Ment LR, *et al.* Neurodevelopmental outcome at 36 months' corrected age of preterm infants in the multicenter indomethacin intraventricular hemorrhage prevention trial. *Pediatrics* 1996; **98:** 714–18.
7. Ment LR, *et al.* Outcome of children in the indomethacin intraventricular hemorrhage prevention trial. *Pediatrics* 2000; **105:** 485–91.
8. Vohr BR, *et al.* School-age outcomes of very low birth weight infants in the indomethacin intraventricular hemorrhage prevention trial. Abstract: *Pediatrics* 2003; **111:** 874. Full version: http://pediatrics.aappublications.org/cgi/content/full/111/4/e340 (accessed 07/11/07)
9. Schmidt B, *et al.* Long-term effects of indomethacin prophylaxis in extremely-low-birth-weight infants. *N Engl J Med* 2001; **344:** 1966–72.
10. Fowlie PW, Davis PG. Prophylactic indomethacin for preterm infants: a systematic review and meta-analysis. *Arch Dis Child Fetal Neonatal Ed* 2003; **88:** F464–F466.
11. Ment LR, *et al.* Prevention of intraventricular hemorrhage by indomethacin in male preterm infants. *J Pediatr* 2004; **145:** 832–4.
12. Ohlsson A, *et al.* Male/female differences in indomethacin effects in preterm infants. *J Pediatr* 2005; **147:** 860–2.
13. Ment LR, *et al.* Low-dose indomethacin therapy and extension of intraventricular hemorrhage: a multicenter randomized trial. *J Pediatr* 1994; **124:** 951–5.

动脉导管未闭 在胎儿血液循环中，动脉导管连接肺动脉与降主动脉。出生后，通过多种机制，包括前列腺素浓度降低，可使动脉导管关闭，但是有些婴幼儿体内导管未能关闭，因此出现了动脉导管未闭的情况。这种情况发生在有先天性心脏病的婴幼儿，更多发生在早产儿，特别是存在呼吸窘迫综合征的患者。

- 一些婴幼儿没有表现出临床症状或只有轻微临床症状，不需要治疗。很多病例中，出生几个月后，导管可自发关闭，如果临床症状持续存在，则需要手术结扎。
- 一些婴幼儿中，未关闭的动脉导管对于维持血液中的氧含量是必需的，如肺动脉闭锁或主动脉移位的患者。这些婴幼儿需要使用前列腺素如前列地尔、地诺前列酮以保持动脉导管开放直到手术纠正畸形。
- 那些具有明显的血液动力学症状或心衰症状并需要机械辅助通气的婴幼儿需要进行关闭导管的治疗。

初期的**治疗措施**包括控制液体摄入、利尿、纠正贫血和呼吸支持。氯噻嗪和呋塞米是常用的利尿药。有观点认为，对于存在呼吸窘迫综合征的婴幼儿，呋塞米可延迟导管的闭合[1,2]。然而一篇系统性综述[3]得出结论认为事实并非如此，利尿药可降低吲哚美辛对肾的不良影响，此结论的证据有限，目前缺乏足够的证据支持呋塞米用于吲哚美辛治疗的患者。

如果最初治疗 24～48h 后未能控制症状，可使用吲哚美辛以促进导管的闭合[1,4～6]。在症状刚明显时尽快给予吲哚美辛治疗，而不是拖延到充血性衰竭症状出现时才给予，此种治疗方式的益处已被讨论[7,8]。早期治疗可减少动脉导管未闭导致的不良反应[7]。而延期治疗，直到出生第一周的最后才开始治疗，可以等待自发性闭合，并减少吲哚美辛对婴幼儿的毒性[8]。

吲哚美辛通过抑制前列腺素合成而促进导管闭合，以钠盐形式静脉 3 次给药，给药间隔为 12～24h，每次静脉输注的时间超过 20～30min。吲哚美辛钠注射剂可用无防腐剂的 0．9％氯化钠溶液或注射用水溶解，不能使用葡萄糖溶液（详见上文**配伍禁忌**项下内容）。根据新生儿年龄确定吲哚美辛钠（以吲哚美辛表示）的剂量，下面是根据年龄制订的初次给药剂量：

- 出生 48h 内，初次给予 200μg/kg，以后 2 次分别给予 100μg/kg；
- 2～7 天的新生儿，3 次均给予 200μg/kg；
- 7 天以上的新生儿，初次给予 200μg/kg，以后 2 次分别给予 250μg/kg。

如果这一疗程 48h 后，导管仍开放或重新开放，需进行第二疗程的治疗，如果仍失败（发生率25％[4,9]），则需要手术治疗。

当不能注射给药时，吲哚美辛可口服给药，但是早产儿，口服给药吸收少且不完全。

采用标准治疗方案的新生儿：静脉给予吲哚美辛后进行维持治疗（以后 5 日，每日静脉给予吲哚美辛 200μg/kg）[10]，需要手术闭合的情况减少，再开放的发生率也减低。对标准给药方案无反应的少数患儿，延长治疗时间，每 12h 给予 1mg/kg 的高剂量，也取得了一定疗效[11]。有报道称相似的有益效果也发生在长时间使用低剂量吲哚美辛治疗的婴幼儿中[12]（每日 100μg/kg，连续 6 天）。另外的益处是减少不良反应的发生，很少发生血清肌酐或尿素浓度升高，然而一篇系统性综述[13]认为与短期治疗方案相比，这种治疗方案没有显示出更多疗效并且不良反应发生率增加（包括发生坏死性小肠结肠炎的危险[1,6]）。不推荐长时间应用吲哚美辛治疗[13]。试用吲哚美辛预防用药或治疗无症状的早产儿，有证据显示这些给药方式可有效降低患儿发生导管未闭的症状和室内出血的危险[7,14,15]。然而，预防给药并未显著降低发生短期肺并发症如支气管发育异常的危险。系统性综述[14,15]也显示未发现吲哚美辛预防给药对于神经发育的任何有益或有害的影响或其他长期的作用后果。

另外一些 NSAIDs 也试用于动脉导管未闭的治疗，一篇最近的综述[16]显示布洛芬与吲哚美辛同样有效，也可减少发生坏死性小肠结肠炎和短暂性肾损伤的危险，鉴于布洛芬的不良反应危险性较低，作者建议布洛芬可作为选择药物。然而，在制订吲哚美辛或布洛芬的治疗建议前，还需要长期作用后果的数据。预防给药，布洛芬也有效，但是有引起肺动脉高压的报道，因此不推荐使用布洛芬[17]。

布洛芬口服给药也已试用[18,19]。

1. Bhatt V, Nahata MC. Pharmacologic management of patent ductus arteriosus. *Clin Pharm* 1989; **8:** 17–33.
2. Anonymous. Delayed closure of the ductus. *Lancet* 1983; **ii:** 436.
3. Brion LP, Campbell DE. Furosemide for prevention of morbidity in indomethacin-treated infants with patent ductus arteriosus. Available in The Cochrane Database of Systematic Reviews; Issue 3. Chichester: John Wiley; 2001 (accessed 07/11/07).
4. Silove ED. Pharmacological manipulation of the ductus arteriosus. *Arch Dis Child* 1986; **61:** 827–9.
5. Barst RJ, Gersony WM. The pharmacological treatment of patent ductus arteriosus: a review of the evidence. *Drugs* 1989; **38:** 249–66.
6. Archer N. Patent ductus arteriosus in the newborn. *Arch Dis Child* 1993; **69:** 529–32.
7. Clyman RI. Recommendations for the postnatal use of indomethacin: an analysis of four separate treatment strategies. *J Pediatr* 1996; **128:** 601–7.
8. Van Overmeire B, *et al.* Early versus late indomethacin treatment for patent ductus arteriosus in premature infants with respiratory distress syndrome. *J Pediatr* 2001; **138:** 205–11.
9. Gersony WM, *et al.* Effects of indomethacin in premature infants with patent ductus arteriosus: results of a national collaborative study. *J Pediatr* 1983; **102:** 895–906.
10. Hammerman C, Aramburo MJ. Prolonged indomethacin therapy for the prevention of recurrences of patent ductus arteriosus. *J Pediatr* 1990; **117:** 771–6.
11. Sperandio M, *et al.* Effectiveness and side effects of an escalating, stepwise approach to indomethacin treatment for symptomatic patent ductus arteriosus in premature infants below 33 weeks of gestation. *Pediatrics* 2005; **116:** 1361–6.
12. Rennie JM, Cooke RWI. Prolonged low dose indomethacin for persistent ductus arteriosus of prematurity. *Arch Dis Child* 1991; **66:** 55–8.
13. Herrera C, *et al.* Prolonged versus short course of indomethacin for the treatment of patent ductus arteriosus in preterm infants. Available in The Cochrane Database of Systematic Reviews; Issue 2. Chichester: John Wiley; 2007 (accessed 07/11/07).
14. Fowlie PW, Davis PG. Prophylactic intravenous indomethacin for preventing mortality and morbidity in preterm infants. Available in The Cochrane Database of Systematic Reviews; Issue 3. Chichester: John Wiley; 2002 (accessed 07/11/07).
15. Cooke L, *et al.* Indomethacin for asymptomatic patent ductus arteriosus in preterm infants. Available in The Cochrane Database of Systematic Reviews; Issue 1. Chichester: John Wiley; 2003 (accessed 07/11/07).
16. Ohlsson A, *et al.* Ibuprofen for the treatment of patent ductus arteriosus in preterm and/or low birth weight infants. Available in The Cochrane Database of Systematic Reviews; Issue 4. Chichester: John Wiley; 2010 (accessed 16/08/10).
17. Shah SS, Ohlsson A. Ibuprofen for the prevention of patent ductus arteriosus in preterm and/or low birth weight infants. Available in The Cochrane Database of Systematic Reviews; Issue 1. Chichester: John Wiley; 2006 (accessed 07/11/07).
18. Heyman E, *et al.* Closure of patent ductus arteriosus with oral ibuprofen suspension in premature newborns: a pilot study. Abstract: *Pediatrics* 2003; **112:** 1170. Full version: http://pediatrics.aappublications.org/cgi/reprint/112/5/e354.pdf (accessed 07/11/07)
19. Cherif A, *et al.* Randomized pilot study comparing oral ibuprofen with intravenous ibuprofen in very low birth weight infants with patent ductus arteriosus. Abstract: *Pediatrics* 2008; **122:** 1361–2. Full version: http://pediatrics.aappublications.org/cgi/reprint/122/6/e1256 (accessed 16/09/09)

羊水过多 吲哚美辛在控制羊水过多（羊水的过量积聚）方面的有益作用的文献报道[1～3]。羊水过多是新生儿变异型 Bartter 综合征的特征（见上文）。

1. Cabrol D, *et al.* Treatment of symptomatic polyhydramnios with indomethacin. *Eur J Obstet Gynecol Reprod Biol* 1996; **66:** 11–15.
2. Abhyankar S, Salvi VS. Indomethacin therapy in hydramnios. *J Postgrad Med* 2000; **46:** 176–8.
3. Kriplani A, *et al.* Indomethacin therapy in the treatment of polyhydramnios due to placental chorioangioma. *J Obstet Gynaecol Res* 2001; **27:** 245–8.

早产 用于延缓早产（第1903页）的最常用的药物是选择性 β_2 受体激动药。然而，因为前列腺素对子宫的收缩作用及促进宫颈成熟和扩张的作用，前列腺素合成酶抑制药如吲哚美辛也可用于延缓早产。比较研究[1,2]显示，对于子宫内膜完好妊娠期小于等于 34 周的早产患者，吲哚美辛在抑制子宫收缩延缓产程方面与利妥君作用相当。在一研究[2]中，给予吲哚美辛初始口服负荷剂量 50mg，随后每 4h 口服给予 25～50mg，直到宫缩停止，然后每 4～6h 给予维持剂量。在另一比较研究[1]中，吲哚美辛给予 100mg 直肠栓剂，以后每 4h 口服 25mg，直到 48h，如果第一次栓剂给药后 1～2h，仍存在规律的子宫收缩，口服给药前再次给予 100mg 栓剂。利妥君作为维持用药。

然而，吲哚美辛可收缩动脉导管[3～5]，引起肺动脉高压[2]，也可能导致肺支气管发育异常[6]。吲哚美辛还可减少羊水量（羊水过少）[2,4]，对胎儿产生肾损伤（见上文**对肾脏的影响**项下），另一并发症为胎儿在母亲体内接触吲哚美辛可能增加早产儿动脉导管未闭发生率和严重程度[7,8]，出生后使用吲哚美辛治疗或手术结扎的需要增加。然而，有证据显示，接受吲哚美辛治疗的婴儿，新生儿并发症的发生没有显著升高，对照组婴儿或者没有接受任何治疗，或使用其他子宫收缩抑制药而未使用吲哚美辛[9,10]。

吲哚美辛延缓分娩的总体益处并不明确[11～13]，吲哚美辛通常被作为二线用药，或需要时与静脉抗分娩药合用。

1. Morales WJ, *et al.* Efficacy and safety of indomethacin versus ritodrine in the management of preterm labor: a randomized study. *Obstet Gynecol* 1989; **74:** 567–72.
2. Besinger RE, *et al.* Randomized comparative trial of indomethacin and ritodrine for the long-term treatment of preterm labor. *Am J Obstet Gynecol* 1991; **164:** 981–8.
3. Moise KJ, *et al.* Indomethacin in the treatment of premature labor: effects on the fetal ductus arteriosus. *N Engl J Med* 1988; **319:** 327–31.
4. Hallak M, *et al.* Indomethacin for preterm labor: fetal toxicity in a dizygotic twin gestation. *Obstet Gynecol* 1991; **78:** 911–13.
5. Vermillion ST, *et al.* The effect of indomethacin tocolysis on fetal ductus arteriosus constriction with advancing gestational age. *Am J Obstet Gynecol* 1997; **177:** 256–61.
6. Eronen M, *et al.* Increased incidence of bronchopulmonary dysplasia after antenatal administration of indomethacin to prevent preterm labor. *J Pediatr* 1994; **124:** 782–8.
7. Norton ME, *et al.* Neonatal complications after the administration of indomethacin for preterm labor. *N Engl J Med* 1993; **329:** 1602–7.
8. Hammerman C, *et al.* Indomethacin tocolysis increases post-natal patent ductus arteriosus severity. Abstract: *Pediatrics* 1998; **102:** 1202–3.
   Full version: http://pediatrics.aappublications.org/cgi/content/full/102/5/e56 (accessed 07/11/07)
9. Vermillion ST, Newman RB. Recent indomethacin tocolysis is not associated with neonatal complications in preterm infants. *Am J Obstet Gynecol* 1999; **181:** 1083–6.
10. Loe SM, *et al.* Assessing the neonatal safety of indomethacin tocolysis: a systematic review with meta-analysis. *Obstet Gynecol* 2005; **106:** 173–9.
11. Macones GA, Robinson CA. Is there justification for using indomethacin in preterm labor? An analysis of neonatal risks and benefits. *Am J Obstet Gynecol* 1997; **177:** 819–24.
12. Panter KR, *et al.* The effect of indomethacin tocolysis in preterm labour on perinatal outcome: a randomised placebo-controlled trial. *Br J Obstet Gynaecol* 1999; **106:** 467–73.
13. Macones GA, *et al.* The controversy surrounding indomethacin for tocolysis. *Am J Obstet Gynecol* 2001; **184:** 264–72.

制剂

BP 2010: Indometacin Capsules; Indometacin Suppositories;
USP 33: Indomethacin Capsules; Indomethacin Extended-release Capsules; Indomethacin for Injection; Indomethacin Oral Suspension; Indomethacin Suppositories; Indomethacin Topical Gel.

专利制剂

Arg.: Agilex; IM 75; Indogesic; Indotex; Klonametacina; ***Austral.:*** Arthrexin; Indocid; Indocid PDA; ***Austria:*** Flexidin†; Indo†; Indobene; Indocid; Indocollyre; Indohexal†; Indomelan; Indoptol†; Liometacen†; Luiflex; Ralicid†; ***Belg.:*** Dolcidium; Indocid; Indocollyre; Luiflex†; Sportflex; ***Braz.:*** Agilisin; Indocid; Metacidil†; ***Canad.:*** Indocid PDA; Novo-Methacin; Nu-Indo; Rhodacine; ***Chile:*** Flexono; Moviflex†; ***Cz.:*** Bonidon†; Elmetacin; Indobene; Indocollyre; Vonum Cutan; ***Denm.:*** Confortid; Indocid†; ***Fin.:*** Confortid†; Indocid†; Indometin; ***Fr.:*** Chrono-Indocid; Indocid; Indocollyre; ***Ger.:*** Confortid†; Elmetacin†; Indo; Indo EDO; Indo Top; Indo-paed; Indocolir; Indocontin†; Indomet-ratiopharm; Inflam†; Mobilat Akut Indo†; Mobilat Schmerzspray; Rheubalmin Indo; ***Gr.:*** Afardin; Algibron; Bavilon; Begincalm; Bonatol; Cindol; Dolcispray; Dolopas; Fortathrin; Frangerton; Hastel; Indocid; Indocontin; Indomethol; Intobutaz; Intomin; Itapredin; Labestran; Nuricon; Reumacid; Reumadolor; Reumastop; Rheumafar; ***Hong Kong:*** Arthrexin; Indocap; Indocid; Indocin PDA; Indocollyre; Indoxen; Methacin; ***Hung.:*** Elmetacin; Indobene; Indocollyre; ***India:*** Idicin; Indocap; Indocid; ***Indon.:*** Dialon; ***Irl.:*** Cidomel†; Flexin Continus†; Indocid PDA; Indocid†; ***Israel:*** Indocin; Indocollyre; Indomed; Indotard; Indovis; ***Ital.:*** Indocid; Indocollirio; Indom; Indoxen; Liometacen; Metacen; ***Jpn:*** Catlep; Idomethine; Infree; ***Malaysia:*** Indo; Indomen; ***Mex.:*** Antalgin; Artaxol; Biometacin; Draxil; Indaflex; Indocarsil; Indocid; Indoman; Indotrin; Italon; Labymetacyn†; Malival; Mefazil; Soltacina; Stratasin; ***Neth.:*** Dometin†; Indocid; Indocid PDA; Indocollyre; ***Norw.:*** Confortid; Indocid; ***NZ:*** Arthrexin; Indocid PDA; Rheumacin; ***Philipp.:*** Infree; Vi-Gel; ***Pol.:*** Elmetacin; Indocollyre; Metindol; ***Port.:*** Autritis; Dolovin; Elmetacin; Indocid; Indocollyre; Indogel†; Indospray†; Reumacide; ***Rus.:*** Indocollyre (Индоколлир); Indomin (Индомин)†; Indotard (Индотард)†; Indovis (Индовис); Metindol (Метиндол); ***S.Afr.:*** Acuflex†; Adco-Indogel; Aflamin†; Arthrexin; Betacin; Elmetacin; Flamaret†; Flamecid; Indocid†; Mediflex†; Methocaps; Nisaid†; Restameth-SR†; ***Singapore:*** Indo; Indocap; Indocin; Indocollyre; Indomen; ***Spain:*** Aliviosin; Artrinovo; Flogoter; Inacid; Indocaf†; Indolgina; Indonilo; Mederreumol†; Neo Decabutin†; Reusin; ***Swed.:*** Confortid; Indomee; ***Switz.:*** Bonidon; Elmetacin; Indocid; Indophtal; ***Thai.:*** Ammi-Indocin; Bucin†; Docin; Elmego; Elmetacin; IDC; Incosit; Indo; Indo-Mathacin; Indo-Trustman; Indocid†; Indocin; Indocollyre†; Indoman; Indomed; Indometh; Indometin; Indono; Inflamate; Inthacine; Liometacen; M-CIN; Metindo†; S-Docid; Satogesic; Zonema; ***Turk.:*** Endol; Endosetin; Indocid; Indocolir; Inomet; ***UAE:*** Rothacin; ***UK:*** Indocid PDA; Indolar SR; Indomax†; Pardelprin; Rimacid; Slo-Indo; ***Ukr.:*** Indocollyre (Индоколлир); Metindol (Метиндол); ***USA:*** Indocin; ***Venez.:*** Cevimin; Elmetacin; Indocid; Melior†; Romazulan†.

多组分制剂 ***Austria:*** Vonum; ***Fin.:*** Indalgin; ***Fr.:*** Indobiotic; ***Hong Kong:*** Artrolin-F; ***Ital.:*** Difmetre; ***Jpn:*** Vantelin; ***Mex.:*** Artridol; Deximet; Indarzona; Malival Compuesto; Morlan; Reupat; ***Port.:*** Indobiotic; ***Rus.:*** Indovasin (Индовазин); ***Spain:*** Artri; Fiacin; ***Switz.:*** Indobiotic†; Ralur†; ***Thai.:*** Dometa; Sancago; ***Turk.:*** Indobiotic; ***Ukr.:*** Indovenol (Индовенол).

Infliximab (*BAN*, *rINN*) 英夫利昔单抗

cA2; CenTNF; Infliksimab; Infliksimabi; Infliximabum. Immunoglobulin G (human-mouse monoclonal cA2 heavy chain anti-human tumor necrosis factor), disulfide with human-mouse monoclonal cA2 light chain, dimer.

Инфликсимаб

CAS — 170277-31-3.

ATC — L04AB02.

ATC Vet — QL04AB02.

UNII — B72HH48FLU.

不良反应、处置和注意事项

在静脉输注给药期间或静脉输注 1～2h 内，英夫利昔单抗和其他 TNF 抑制剂引起急性输液反应，特别在初次或第二次给药时发生。症状包括发热、寒战、瘙痒、风疹、呼吸困难、胸痛、高血压或低血压。减慢输注速度或暂时终止治疗可使症状减轻。如果症状仍很严重，需要停止治疗。可以考虑预先给予对乙酰氨基酚、皮质激素和抗组胺药。只能在有复苏设备的情况下才能使用 TNF 抑制剂。迟发型反应发生在治疗后 3～12 天，症状包括肌痛、关节痛、发热和疹。当停止治疗一段时间后，重新使用英夫利昔单抗时，也会发生相似的迟发性反应（见下文）。

其他常见不良反应有恶心、呕吐、腹部疼痛、腹泻、疲乏、头晕、头痛和背痛。机体可产生抗英夫利昔单抗的抗体并伴随高发的超敏反应。抗核抗体、抗双链 DNA 抗体也在使用 TNF 抑制剂治疗时产生。狼疮样综合征较罕见，一旦发生，需停止治疗。

使用英夫利昔单抗或其他 TNF 抑制剂时，机体常发生感染，最常见的是上呼吸道和泌尿道感染。TNF 抑制剂还可引起较罕见的感染，如严重的机会性感染、败血症、肺炎、结核病发作或复发（见下文**感染**），常发生在身体功能低下的易感染人群，有死亡病例发生。TNF 抑制剂不能用于有严重感染的患者，包括活动性结核、脓肿和机会性感染，这些感染发生时，需停止使用 TNF 抑制剂。使用英夫利昔单抗治疗前，需要检测患者是否存在潜在或活动性结核病，如果发现有潜在结核病灶，需要慎重考虑治疗的风险和利益，在使用 TNF 抑制剂前，应给予化学预防药。对于存在慢性感染、有复发性感染病史或存在容易引起感染的潜在条件的患者，应慎用 TNF 抑制剂。患有化脓性瘘管形成的克罗恩病的患者，需除去潜在感染源如脓肿后，才可使用英夫利昔单抗。当出现肺结核的征兆（如持续性咳嗽、体重减轻或低热）时，患者需及时向医生咨询。停止治疗后，需要监测是否有感染先兆，因为阿达木单抗、哥里默单抗和英夫利昔单抗的半衰期较长，需要持续监测 5 个月（阿达木单抗、哥里默单抗）或 6 个月（英夫利昔单抗），因为依那西普的半衰期相对较短，其消除较快。

使用英夫利昔单抗引起严重肝不良反应如急性肝衰竭、黄疸、肝炎和胆汁淤积的报道非常罕见，但是有些反应是致命性的或需要肝移植。患者有肝毒性体征或症状时，需要评价治疗价值，英夫利昔单抗不能用于有黄疸或肝转氨酶显著升高的患者。英夫利昔单抗和其他 TNF 抑制剂还可引起慢性乙肝病毒携带者肝炎复发，有些病例可导致死亡。对存在乙肝病毒感染危险因素的患者，开始治疗前，需要进行筛查。乙肝病毒携带者应用 TNF 抑制剂时需密切监测，停止治疗后，也要继续监测几个月。

TNF 抑制剂引起的血液学病变，如白细胞减少、血小板减少、全血细胞减少和再生障碍性贫血的报道罕见，有些病例是致命性的。TNF 抑制剂应慎用于有血液病病史的患者。有报道，应用 TNF 抑制剂可引起罕见的、但有时可致死的间质性肺病，包括肺纤维化和肺炎。

英夫利昔单抗和其他 TNF 抑制剂也与恶性肿瘤的发生率增加有关，如淋巴瘤和白血病（见下文**致癌性**），尽管很罕见。有些试验组内应用 TNF 抑制剂治疗的患者，已经存在发生恶性肿瘤的危险性，与药物治疗无关。具有肿瘤病史的患者应用时需慎重。

与 TNF 抑制剂有关的过敏反应的报道也较罕见，英夫利昔单抗避免用于对该药物或其他鼠蛋白有超敏反应史的患者。

TNF 抑制剂可引起罕见的癫痫发作和临床症状或放射影像学指标恶化的神经脱髓鞘反应，如多发性硬化症、视神经炎，因此慎用于有这些病变或发作先兆的患者。

有报道，TNF 抑制剂可加重或在某些病例可引起新的心力衰竭（见下文**对心脏的影响**）。在英国，英夫利昔单抗禁用于中度至重度的心功能衰竭（NYHA Ⅲ或Ⅳ）。然而美国注册药品信息中建议对于这些患者可使用 5mg/kg 的剂量。慎用于轻度心力衰竭（NYHA Ⅰ或Ⅱ）的患者。所有心力衰竭患者使用时需密切监护，当出现新的心力衰竭症状或原有症状加重时，应停止给予英夫利昔单抗。对于其他 TNF 抑制剂，如阿达木单抗、依那西普和哥里默单抗，也给出了相似的建议。而英国注册药品信息中对依那西普的建议仅是慎用于心力衰竭患者。

1. Hansen RA, *et al.* Serious adverse events with infliximab: analysis of spontaneously reported adverse events. *Clin Gastroenterol Hepatol* 2007; **5:** 729–35.
2. Lecluse LLA, *et al.* Review and expert opinion on prevention and treatment of infliximab-related infusion reactions. *Br J Dermatol* 2008; **159:** 527–36.
3. Zabana Y, *et al.* Infliximab safety profile and long-term applicability in inflammatory bowel disease: 9-year experience in clinical practice. *Aliment Pharmacol Ther* 2010; **31:** 553–60.

致癌性 使用 TNF 抑制剂治疗类风湿关节炎或克罗恩病的患者中发生了恶性肿瘤，特别是淋巴瘤[1]，但是其中的因果联系尚存在争议。在 2006 年，一项荟萃分析[2]显示：在 3493 例至少使用过一次 TNF 抑制剂（阿达木单抗或英夫利昔单抗）的类风湿关节炎患者中，有 24 例发生恶性肿瘤的报道，而对照组中，1512 例患者中只有 2 例发生。另外，尚未出版的 FDA 数据显示，治疗组发生 29 例恶性肿瘤，对照组中只发生 3 例。基于这些数据分析得出，接受 TNF 抑制剂治疗的患者组发生恶性肿瘤的危险比对照组增加 3.3 倍。然而这些结果在以下几点受到质疑[3]：因为依那西普未列入分析范围，因此将此结论应用到临床实际存在困难，特别是对照组中恶性肿瘤的发生率出乎意料的低。其他对类风湿关节炎[4～6]或克罗恩病[7]患者的研究通常认为使用 TNF 抑制剂的患者发生恶性肿瘤的总体危险性并不显著高于没有使用这些药物的对照组。然而，一些对类风湿关节炎患者的研究[4,8]显示，应用 TNF 抑制剂治疗可能增加发生淋巴瘤的危险，因这些项研究涉及的病例数较少，在解释结果时需谨慎。另外，不管是否接受治疗，类风湿关节炎患者发生淋巴瘤的背景风险升高。

应用英夫利昔单抗治疗克罗恩病的青少年和年轻人中发现了罕见的肝脾的 T－细胞性淋巴瘤。在 2006 年 7 月，生产厂商得知在 5 例 12～19 岁青少年和 1 例 31 岁的成人[9]中发生 6 例这种淋巴瘤。其中 4 例为男性。疗程范围为 1 次或 2 次输注至超过 4 年的治疗。在所有病例中，患者同时或曾应用硫唑嘌呤或 6-巯基嘌呤。这种类型的淋巴瘤是进展性的，5 例患者已死亡。虽然不能排除淋巴瘤的原因，但其中的因果关系并未明晰。此后亦有病例报道[10]。肝脾的 T-细胞性淋巴瘤也与应用阿达木单抗有关。在 2008 年 7 月，生产厂商获知 3 例[11]，其中 2 例为年轻人，同时使用硫唑嘌呤或 6-巯基嘌呤治疗炎性肠病（未提供第 3 例患者详细信息）。

对儿童和青少年应用 TNF 抑制剂发生癌症危险的关注促使 FDA[12]回顾儿童中使用阿达木单抗、依那西普或英夫利昔单抗发生的所有癌症病例（综述中未包括舍托珠单抗和哥里默单抗，因为这两个药物没有被批准用于儿童，而且在综述形成时期，两药的应用很少）。在 2009 年 8 月，公布了发现。在儿童和青少年中鉴别了 48 种恶性肿瘤：其中，约一半是淋巴瘤，包括霍奇金淋巴瘤和非霍奇金淋巴瘤，其他报道的肿瘤包括白血病、黑色素瘤及固体瘤。儿童中罕见的肿瘤包括平滑肌肉瘤、肝癌和肾细胞癌也有报道。48 例患者中约 88% 同时应用其他免疫抑制药，如硫唑嘌呤和甲氨蝶呤。有 11 例死亡的报道，包含 9 例肝脾的 T－细胞性淋巴瘤，1 例 T 细胞淋巴瘤，1 例淋巴瘤缓解后发生的脓血症。FDA 认为应用 TNF 抑制剂可增加发生恶性肿瘤的危险，但是并不能确定关联的强度，原因包括：这些癌症的发生相对罕见，应用 TNF 抑制剂治疗的儿科患者数量有限，同时应用的免疫抑制药可能起作用。

在二次分析时，FDA[12]研究了包括成人的所有患者中与应用 TNF 抑制剂有关的 147 例白血病报告，报告最多的是急性骨髓性白血病（44 例）、慢性淋巴细胞性白血病（31 例）及慢性骨髓性白血病（23 例）。约 61% 的患者同时应用其他免疫抑制药。有 30 例死亡的报道，其中 26 例死于白血病。发生白血病的平均时间为应用 TNF 抑制剂治疗的前 2 年内。根据可获得的数据，FDA 认为应用 TNF 抑制剂治疗与白血病之间存在可能的联系。

1. Brown SL, *et al.* Tumor necrosis factor antagonist therapy and lymphoma development: twenty-six cases reported to the Food and Drug Administration. *Arthritis Rheum* 2002; **46:** 3151–8.
2. Bongartz T, *et al.* Anti-TNF antibody therapy in rheumatoid arthritis and the risk of serious infections and malignancies: systematic review and meta-analysis of rare harmful effects in randomized controlled trials. *JAMA* 2006; **295:** 2275–85. Correction. *ibid.*; 2482.
3. Dixon W, Silman A. Is there an association between anti-TNF monoclonal antibody therapy in rheumatoid arthritis and risk of malignancy and serious infection? Commentary on the meta-analysis by Bongartz et al. *Arthritis Res Ther* 2006; **8:** 111.
4. Geborek P, *et al.* Tumour necrosis factor blockers do not increase overall tumour risk in patients with rheumatoid arthritis, but may be associated with an increased risk of lymphomas. *Ann Rheum Dis* 2005; **64:** 699–703.
5. Setoguchi S, *et al.* Tumor necrosis factor α antagonist use and cancer in patients with rheumatoid arthritis. *Arthritis Rheum* 2006; **54:** 2757–64. Correction. *ibid.*; 3134.
6. Askling J, *et al.* Cancer risk in patients with rheumatoid arthritis treated with anti-tumor necrosis factor α therapies: does the risk change with the time since start of treatment? *Arthritis Rheum* 2009; **60:** 3180–9.
7. Biancone L, *et al.* Infliximab and newly diagnosed neoplasia in Crohn's disease: a multicentre matched pair study. *Gut* 2006; **55:** 228–33.
8. Wolfe F, Michaud K. Lymphoma in rheumatoid arthritis: the effect of methotrexate and anti-tumor necrosis factor therapy in 18,572 patients. *Arthritis Rheum* 2004; **50:** 1740–51.
9. Schering, Canada. Health Canada endorsed important safety information on Remicade (infliximab) (issued 24th July, 2006). Available at: http://www.hc-sc.gc.ca/dhp-mps/alt_formats/hpfb-dgpsa/pdf/medeff/remicade_3_hpc-cps-eng.pdf (accessed 29/08/08)
10. Mackey AC, *et al.* Hepatosplenic T cell lymphoma associated

with infliximab use in young patients treated for inflammatory bowel disease. *J Pediatr Gastroenterol Nutr* 2007; **44:** 265–7.
11. Abbott, UK. Direct healthcare professional communication on reports of hepatosplenic T-cell lymphoma in patients treated with Humira® (adalimumab) (issued 16th July, 2008). Available at: http://www.mhra.gov.uk/Safetyinformation/Safetywarningsalertsandrecalls/Safetywarningsandmessagesformedicines/Monthlylistsofinformationforhealthcareprofessionalsonthesafetyofmedicines/CON023075 (accessed 03/11/08)
12. FDA. Information for healthcare professionals: tumor necrosis factor (TNF) blockers (marketed as Remicade, Enbrel, Humira, Cimzia, and Simponi) (issued 4th August, 2009). Available at: http://www.fda.gov/Drugs/DrugSafety/PostmarketDrugSafetyInformationforPatientsandProviders/DrugSafetyInformationforHeathcareProfessionals/ucm174474.htm (accessed 26/10/09)

迟发型反应 37 例 Crohn 病患者停用英夫利昔单抗 2～4 年后，重新使用时，有 10 例患者发生迟发型超敏反应，其中 6 例反应严重。没有一例患者初次静脉输注英夫利昔单抗时发生过不良反应。23 例患者初次使用非连续性液体制剂时，9 例患者发生不良反应，14 例患者中有一例曾经使用过市场上销售的制剂，考虑可能是此制剂引起不良反应。

对血脂的影响 一名 35 岁患有银屑病关节炎及银屑病的男性患者，输注一次英夫利昔单抗[1]后，甘油三酯明显升高，总胆固醇轻微升高，该患者以往检查甘油三酯轻微升高，但是没有接受治疗，没有继续给予英夫利昔单抗，该患者的甘油三酯水平得到改善。

1. Antoniou C, *et al.* Elevated triglyceride and cholesterol levels after intravenous antitumour necrosis factor-α therapy in a patient with psoriatic arthritis and psoriasis vulgaris. *Br J Dermatol* 2007; **156:** 1090–1.

对 CNS 的影响 1 例接受英夫利昔单抗治疗类风湿关节炎的患者[1]在第五次给药后，发生无菌性脑膜炎。相似的症状也发生在第六次给药后。

2 例肠炎患者使用英夫利昔单抗治疗后发生急性运动神经元病变，伴随多灶传导阻滞，停用英夫利昔单抗后，症状改善[2]。有报道，另 2 例患者也发生了相似的不良反应[3]。1 例患者应用依那西普治疗风湿性关节炎，另 1 例患者应用英夫利昔单抗治疗强直性脊柱炎。另外，也有报道[4]3 例患者应用英夫利昔单抗发生双侧视神经损伤。应用 TNF 抑制剂也可引起其他的神经病变，包括吉兰-巴雷综合征[5]。

1. Marotte H, *et al.* Infliximab-induced aseptic meningitis. *Lancet* 2001; **358:** 1784.
2. Singer OC, *et al.* Acute neuropathy with multiple conduction blocks after TNFα monoclonal antibody therapy. *Neurology* 2004; **63:** 1754.
3. Richez C, *et al.* Neuropathy resembling CIDP in patients receiving tumor necrosis factor-α blockers. *Neurology* 2005; **64:** 1468–70.
4. ten Tusscher MPM, *et al.* Bilateral anterior toxic optic neuropathy and the use of infliximab. *BMJ* 2003; **326:** 579.
5. Stübgen J-P. Tumor necrosis factor-α antagonists and neuropathy. *Muscle Nerve* 2008; **37:** 281–92.

对心脏的影响 美国 FDA 报道[1]，47 例患者接受 TNF 抗体（依那西普和英夫利昔单抗）长期治疗关节炎或克罗恩病时，发生心力衰竭，这些患者中，38 例初次发作，19 例存在引起心力衰竭的危险因素，9 例患者原有症状加重。引发新的心力衰竭发作的平均时间为 3.5 个月。然而，有关 TNF 抑制剂与发生心力衰竭之间可能联系的研究[2～4]结果并不明确，还需要更进一步的调研。

对于使用英夫利昔单抗 5mg/kg 或 10mg/kg 治疗中重度心力衰竭的初步调查显示，与安慰剂组相比，英夫利昔单抗没有产生临床改善[5]。另外，给予更高剂量的患者，死亡率或因病情加重而住院的概率增加。

1. Kwon HJ, *et al.* Case reports of heart failure after therapy with a tumor necrosis factor antagonist. *Ann Intern Med* 2003; **138:** 807–11.
2. Jacobsson LTH, *et al.* Treatment with tumor necrosis factor blockers is associated with a lower incidence of first cardiovascular events in patients with rheumatoid arthritis. *J Rheumatol* 2005; **32:** 1213–18.
3. Curtis JR, *et al.* Heart failure among younger rheumatoid arthritis and Crohn's patients exposed to TNF-α antagonists. *Rheumatology (Oxford)* 2007; **46:** 1688–93.
4. Listing J, *et al.* Does tumor necrosis factor α inhibition promote or prevent heart failure in patients with rheumatoid arthritis? *Arthritis Rheum* 2008; **58:** 667–77.
5. Chung ES, *et al.* Randomized, double-blind, placebo-controlled, pilot trial of infliximab, a chimeric monoclonal antibody to tumor necrosis factor-α, in patients with moderate-to-severe heart failure: results of the Anti-TNF Therapy Against Congestive Heart failure (ATTACH) trial. *Circulation* 2003; **107:** 3133–40.

对肺的影响 3 例慢性风湿性关节炎患者接受英夫利昔单抗后[1]，先前无症状性肺囊纤维化发生致命性恶化。3 例患者也同时服用硫唑嘌呤和泼尼松龙。没有感染或其他导致呼吸功能减退的潜在因素的证据。

1. Ostor AJK, *et al.* Fatal exacerbation of rheumatoid arthritis associated fibrosing alveolitis in patients given infliximab. *BMJ* 2004; **329:** 1266.

对皮肤的影响 接受 TNF 抑制剂治疗类风湿关节炎的患者发生皮肤不良反应的概率高于未使用 TNF 抑制剂者[1]。在 289 例使用 TNF 抑制剂（如英夫利昔单抗、依那西普、阿达木单抗和来那西普）的患者中，72 例（25%）发生 128 起皮肤反应，包括皮肤感染、湿疹、药疹和恶变反应，如光化性角化病。289 例未使用 TNF 抑制剂组，37 例（13%）发生皮肤病变。

另一篇综述显示[2]，在 150 例接受 TNF 抑制剂（阿达木单抗、依那西普或和英夫利昔单抗）治疗风湿性疾病的患者中，35 例发生皮肤不良反应，包括疱疹样皮炎、白细胞性破碎性血管炎，虽然湿疹和皮肤感染更常见或更易传染，但可能出乎意料的是，8 例出现银屑病样损伤，其中 6 例无银屑病病史。在其他患类风湿关节炎[3]或克罗恩病[4,5]的患者中也出现了相似的现象。

罕见的严重的皮肤反应与应用 TNF 抑制剂[6]有关，英夫利昔单抗自 1998 年被批准后，FDA 收到 15 例多形性红斑，5 例 Stevens-Johnson 综合征，1 例中毒性表皮坏死松解症。依那西普同年被批准，不良反应报告包括 13 例多形性红斑，4 例 Stevens-Johnson 综合征和中毒性表皮坏死松解症。阿达木单抗于 2002 年进入市场，已有 4 例多形性红斑和 2 例 Stevens-Johnson 综合征的报告。

在 2009 年 8 月，FDA[7]对 69 例新发生的银屑病分析显示：包含小脓疱型银屑病（17 例），掌跖脓疱型银屑病（15 例），所有患者均接受 TNF 抑制剂治疗自身免疫性疾病和风湿性疾病，而不是银屑病和银屑病型关节炎。这些患者中，2 例是儿童，12 例已住院治疗，银屑病发生的时间从 TNF 抑制剂治疗开始后数星期至数年。停药后，多数患者的症状改善。无一病例先前存在银屑病史。

与 TNF 抑制剂有关的药源性狼疮或狼疮样综合征的报道见下文**狼疮**项下。

1. Flendrie M, *et al.* Dermatological conditions during TNF-α-blocking therapy in patients with rheumatoid arthritis: a prospective study. *Arthritis Res Ther* 2005; **7:** R666–R676.
2. Lee H-H, *et al.* Cutaneous side-effects in patients with rheumatic diseases during application of tumour necrosis factor-α antagonists. *Br J Dermatol* 2007; **156:** 486–91.
3. Dereure O, *et al.* Psoriatic lesions induced by antitumour necrosis factor-α treatment: two cases. *Br J Dermatol* 2004; **151:** 506–7.
4. Verea MM, *et al.* Psoriasiform eruption induced by infliximab. *Ann Pharmacother* 2004; **38:** 54–7.
5. Conklin LS, *et al.* Rash induced by anti-tumor necrosis factor agents in an adolescent with Crohn's disease. *Nat Rev Gastroenterol Hepatol* 2010; **7:** 174–7.
6. FDA. Tumor necrosis factor alpha (TNF-α) antagonists. Infliximab (marketed as Remicade), etanercept (marketed as Enbrel), and adalimumab (marketed as Humira). Serious skin reactions. *FDA Drug Safety Newsletter* 2007; **1:** 18–20. Available at: http://www.fda.gov/downloads/Drugs/DrugSafety/DrugSafetyNewsletter/ucm109169 (accessed 28/07/10)
7. FDA. Information for healthcare professionals: tumor necrosis factor (TNF) blockers (marketed as Remicade, Enbrel, Humira, Cimzia, and Simponi) (issued 4th August, 2009). Available at: http://www.fda.gov/Drugs/DrugSafety/PostmarketDrugSafetyInformationforPatientsandProviders/DrugSafetyInformationforHeathcareProfessionals/ucm174474.htm (accessed 27/10/09)

感染 有一些因使用英夫利昔单抗引起结核发作或复发的自发报道，包括粟粒性结核及不常见的肺外结核[1]。2001 年 2 月，英国 CSM 指出，世界范围内，已有 28 例这样的报道。美国的生产商[2]后来（2001 年 10 月）报道，其他的条件性致病菌的严重感染，包括组织胞浆菌、李斯特菌和肺孢子菌，并导致一些患者死亡。结核感染的数量已上升到 84 例。条件性致病菌的感染继续被报道：至 2002 年 8 月，FDA 收到的报告中包含念珠菌、球孢子菌、放线菌、曲霉菌及非结核分支杆菌的感染[3]。2004 年 10 月，Health Canada 报道[4]，从 2000 年 1 月至 2004 年 5 月，已收到有关英夫利昔单抗和依那西普引发感染的报告分别为 188 例和 109 例。在这些报告中，英夫利昔单抗和依那西普引起的结核感染分别是 10 例和 2 例。美国 FDA 在 1998 年 11 月至 2002 年 3 月[5]，也收到 25 例依那西普引起的结核感染的报告。最近，一篇对至 2007 年 1 月出版的文献的综述[6]报道了 281 例 TNF 抑制剂有关的侵袭性真菌感染，其中，226 例与使用英夫利昔单抗有关，44 例应用依那西普，11 例应用阿达木单抗。最常见的感染有：组织胞浆菌病（84 例），念珠菌病（64 例），曲霉菌病（64 例）。虽然大部分患者也曾经接受过免疫抑制药（如皮质激素）治疗，但 TNF 的抑制也可影响正常免疫反应，使患者易发生条件致病菌的感染。对侵袭性真菌感染诊断和治疗的延误导致了死亡，在应用 TNF 抑制剂治疗期间及治疗后，要密切监测全身性真菌感染的先兆和症状。对那些被认为有地方流行性真菌感染的患者可以考虑采用经验性抗真菌治疗[7,8]。

British Thoracic Society 发布了评价 TNF 抑制剂引起的结核复发危险性的量化指导原则[9]和治疗这类感染的建议。基于文献综述和当前全国的建议制订的其他指导原则[10]也已发布。

与英夫利昔单抗治疗有关的麻风病的论述详见下文**用途和用法**项下内容。

1. CSM/MCA. Infliximab (Remicade) and tuberculosis. *Current Problems* 2001; **27:** 7.
2. Schaible TF [Centocor, Inc.]. Important drug warning (issued 5th October, 2001). Available at: http://www.fda.gov/downloads/Safety/MedWatch/SafetyInformation/SafetyAlertsforHumanMedicalProducts/ucm174242 (accessed 28/07/10)
3. Wallis RS, *et al.* Granulomatous infectious diseases associated with tumor necrosis factor antagonists. *Clin Infect Dis* 2004; **38:** 1261–5. Correction. *ibid.*; **39:** 1254–5.
4. Health Canada. Infliximab (Remicade) and etanercept (Enbrel): serious infections and tuberculosis. *Can Adverse React News* 2004; **14** (4): 2–3. Also available at: http://www.hc-sc.gc.ca/dhp-mps/alt_formats/hpfb-dgpsa/pdf/medeff/carn-bcei_v14n4-eng.pdf (accessed 29/08/08)
5. Mohan AK, *et al.* Tuberculosis following the use of etanercept, a tumor necrosis factor inhibitor. *Clin Infect Dis* 2004; **39:** 295–9.
6. Tsiodras S, *et al.* Fungal infections complicating tumor necrosis factor α blockade therapy. *Mayo Clin Proc* 2008; **83:** 181–94.
7. FDA. Information for healthcare professionals: Cimzia (certolizumab pegol), Enbrel (etanercept), Humira (adalimumab), and Remicade (infliximab) (issued 4th September, 2008). Available at: http://www.fda.gov/Drugs/DrugSafety/PostmarketDrugSafetyInformationforPatientsandProviders/ucm124185.htm (accessed 27/10/09)
8. Smith JA, Kauffman CA. Endemic fungal infections in patients receiving tumour necrosis factor-α inhibitor therapy. *Drugs* 2009; **69:** 1403–15.
9. British Thoracic Society Standards of Care Committee. BTS recommendations for assessing risk and for managing Mycobacterium tuberculosis infection and disease in patients due to start anti-TNF-α treatment. *Thorax* 2005; **60:** 800–5. Also available at: http://www.brit-thoracic.org.uk/Portals/0/Clinical%20Information/Anti%20TNF%20Treatment/Guidelines/antitnf_treatment.pdf (accessed 13/06/08)
10. Perlmutter A, *et al.* Tuberculosis and tumour necrosis factor-α inhibitor therapy: a report of three cases in patients with psoriasis—comprehensive screening and therapeutic guidelines for clinicians. *Br J Dermatol* 2009; **160:** 8–15.

狼疮 2009 年 6 月，澳大利亚 Adverse Drug Reactions Advisory Committee（ADRAC）[1]指出，自 2003 年起收到的 87 例药源性红斑狼疮或狼疮样综合征报告中，36 例与应用 TNF 抑制剂治疗有关，其中 21 例与使用英夫利昔单抗有关，10 例应用阿达木单抗，5 例应用依那西普。

1. Adverse Drug Reactions Advisory Committee (ADRAC). Drug-induced lupus erythematosus: an emerging association with TNF inhibitors. *Aust Adverse Drug React Bull* 2009; **28:** 10–11. Also available at: http://www.tga.gov.au/adr/aadrb/aadr0906.pdf (accessed 27/10/09)

药物相互作用

使用英夫利昔单抗或其他 TNF 抑制剂时，不能同时给予活疫苗，因为这些药物对于疫苗效能的影响及是否会发生感染的转移这些问题都还没有明确。TNF 抑制剂与白介素-1 受体拮抗剂阿那白滞素（Anakinra）合用时会增加严重感染和中性粒细胞减少发生的危险性，因此不建议联合应用。TNF 抑制剂与共刺激阻断剂阿巴他塞合用时，发生相似的相互作用。

阿巴西普 TNF 抑制剂依那西普与阿巴西普合用导致严重不良反应的发生率增加，包括严重感染，另外两药合用的临床效应并未增加[1]。英国注册药品信息不推荐阿巴西普与 TNF 抑制剂合用。

1. Weinblatt M, *et al.* Selective costimulation modulation using abatacept in patients with active rheumatoid arthritis while receiving etanercept: a randomised clinical trial. *Ann Rheum Dis* 2007; **66:** 228–34.

阿那白滞素 当阿那白滞素与 TNF 抑制剂依那西普合用时[1]，严重感染、注射部位反应和中性粒细胞减少等不良反应的发生率增加。另外，与依那西普单独应用相比，联合用药没有产生更有效的临床效应。如果阿那白滞素与其他 TNF 抑制剂合用，也可能出现相似的结果。

1. Genovese MC, *et al.* Combination therapy with etanercept and anakinra in the treatment of patients with rheumatoid arthritis who have been treated unsuccessfully with methotrexate. *Arthritis Rheum* 2004; **50:** 1412–19.

药动学

英夫利昔单抗的药动学呈线性特征。主要分布于血管腔隙，单剂量给药终末消除半衰期为 8～9.5 天。给予重复剂量后至少 8 周内，仍可在血清中检测到英夫利昔单抗。

1. Nestorov I. Clinical pharmacokinetics of tumor necrosis factor antagonists. *J Rheumatol* 2005; **74** (suppl): 13–18.
2. Klotz U, *et al.* Clinical pharmacokinetics and use of infliximab. *Clin Pharmacokinet* 2007; **46:** 645–60.

用途和用法

英夫利昔单抗是针对 TNF-α 的嵌合单克隆抗体，TNF-α 是一种促炎介质。在类风湿关节炎、强直性脊柱炎、银屑病关节炎、克罗恩病和溃疡性结肠炎患者的受损组织和体液中发现 TNF 水平上升。在银屑斑中也发现 TNF 水平升高英夫利昔单抗被描述为生物性缓解病情抗风湿药（DMARD）。

英夫利昔单抗以静脉输注方式给药，通常输注时间不能少于 2h。对于有些类风湿关节炎患者，也采用过较短的输注时间（详见下文）。

英夫利昔单抗与甲氨蝶呤合用用于治疗中度至重度、活动性**类风湿关节炎**（见下文）。在英国，通常限用于对标准缓解病情抗风湿药（DMARDs）反应不佳的患者，而对严重进展性类风湿关节炎，可用于以往未使用过甲氨蝶呤或其他 DMARDs 的患者。在美国，可被用于早期类风湿关节炎。英夫利昔单抗的使用剂量为每次 3mg/kg，2 周和 6 周以后重复给药，以后每 8 周给药 1 次，对于前 3 次剂量，英夫利昔单抗输注时间不能短于 2h。然而英国注册药品信息建议对于能够耐受初次输注的患者，后续剂量的输注时间可以缩短至最少 1h。通常在开始治疗 12 周内产生临床效应。在此治疗阶段未取得满意疗效或以后复发的患者，增加剂量可能受益：在英国，推荐每 8 周给 1 次最大剂量 7.5mg/kg（以 1.5mg/kg 递增）；在美国，允许的最大剂量为 10mg/kg。对这样的患者，也可每 4 周给予 3mg/kg。开始治疗 12 周内或调整剂量后无反应的患者，是否继续治疗需要慎重重新考虑。在英国，NICE 建议如果开始治疗 6 个月内没有满意的效应，可停用英夫利昔单抗。

对于中重度活动性**克罗恩病**（见下文**炎性肠病**），如果对传统的治疗药物无反应，可以给予英夫利昔单抗单次剂量 5mg/kg。初次输注给药，2 周和 6 周以后给予维持剂量 5mg/kg，以后每 8 周给药 1 次或者病症复发时，可再次给药（见下文）。英国注册药品信息的建议是：当第一次给药患者对药物无反应时，不推荐再次给药。而在美国，直到第三次给药后，才能判断患者对药物有无反应。同样的给药方案适用于造瘘形成的克罗恩病的患者，必须是第三次给予英夫利昔单抗后，才能判断药物是否有效。英国注册药品信息建议，对于初次治疗后复发的成人克罗恩病患者，剂量可增加至 10mg/kg。英夫利昔单抗还可用于对于传统治疗无效的中重度活动性**溃疡性结肠炎**（见下文**炎性肠病**），推荐剂量 5mg/kg，给药方案与克罗恩病相似（见上文）。第三次给予英夫利昔单抗后，才能判断是否有疗效。

对于**强直性脊柱炎**的治疗，注册药品信息推荐英夫利昔单抗只能用于传统治疗药物疗效不佳的严重病例。然而在美国可被用于疾病的早期治疗，以减轻体征和症状。初次给药剂量 5mg/kg，2 周和 6 周以后重复给药，以后每 8 周给药 1 次。如果两次给药后没有疗效，不再进行进一步治疗。

英夫利昔单抗还可用于治疗活动性进展性**银屑病关节炎**（见下文**脊椎关节病**），在英国，限用于对常规 DMARD 反应不佳的患者，但是美国注册药品信息在过去也允许早期使用。在美国，英夫利昔单抗可以单用或与甲氨蝶呤合用，然而英国注册药品信息建议对这种治疗不耐受或禁忌的患者不与甲氨蝶呤合用。给药剂量为每次 5mg/kg，2 周和 6 周以后重复给药，以后每 8 周给药 1 次。在英国，NICE 发布的指南推荐应用英夫利昔单抗治疗 12 周后，如果疗效不明显，可停止治疗。

在包括英国在内的一些国家，英夫利昔单抗还可用于治疗中重度斑块状**银屑病**（见下文），限用于不适于其他治疗的患者。给药剂量初次 5mg/kg，2 周和 6 周以后重复给药，以后每 8 周给药 1 次。14 周后（4 次剂量），如果没有疗效，应停止治疗。

如果末次输注 16 周内，类风湿关节炎或克罗恩病体征和症状复发，可再次给予英夫利昔单抗。停药超过 16 周后**再次用药**，有增加迟发型超敏反应的危险（见上文**迟发型反应**），因而不推荐再次给药。关于英夫利昔单抗再次给药用于其他适应证（上文未提及的）的建议尚未明确。英夫利昔单抗用于银屑病治疗时，中断给药 20 周后，再次单剂量给药的有限数据显示，与初次给药相比，疗效显著降低，轻中度输注反应的发生率增加。

关于英夫利昔单抗在儿童中的应用细节，见下文。

儿童用法 英夫利昔单抗被批准用于 6 岁及以上中度至重度活动性克罗恩病儿童患者，他们对传统治疗方法无反应或存在禁忌或不能耐受。剂量与成人相同（见上文）。英国注册药品信息建议可调整给药间隔以保持疗效。如果治疗开始后 10 周内无效，不再进行进一步的治疗。

虽然在英国未被批准，英夫利昔单抗仍被用于有瘘管形成克罗恩病的儿童，*BNFC 2010/11* 推荐对于 6～18 岁的儿童可使用成人中该适应证的给药方案（见上文）。也在试用英夫利昔单抗治疗严重的顽固性溃疡性结肠炎。

哮喘 已在研究应用 TNF 抑制剂如英夫利昔单抗治疗顽固性哮喘（见第1072页）[1,2]，有一些证据表明只有少部分患者对这种治疗有反应，必须谨慎评价治疗的益处和风险[2]。

1. Erin EM, *et al.* The effects of a monoclonal antibody directed against tumor necrosis factor-α in asthma. *Am J Respir Crit Care Med* 2006; **174:** 753–62.
2. Brightling C, *et al.* Targeting TNF-alpha: a novel therapeutic approach for asthma. *J Allergy Clin Immunol* 2008; **121:** 5–10.

炎性肠病 英夫利昔单抗用于成人治疗克罗恩病[1～12]和溃疡性结肠炎[8,13～17]（见第1620页）。也用于儿童治疗炎性肠病[18～21]，特别是克罗恩病。

治疗克罗恩病时，英国 NICE 发布的指导原则推荐英夫利昔单抗用于免疫调节剂或皮质激素类药物治疗失败或不能耐受而且不适宜手术的病情严重的患者[22]。

治疗溃疡性结肠炎时，NICE 发布的指导原则指出英夫利昔单抗不能用于具有亚急性特征的中重度活动性结肠炎（这种疾病可在门诊正常处理，不需要住院治疗或紧急手术干预）[23]。对于急性恶化的严重活动性溃疡性结肠炎，NICE 的指导原则推荐英夫利昔单抗只用于那些对环孢素禁忌或临床不适宜的患者。否则，只能用于这种治疗的临床研究[24]。

1. Present DH, *et al.* Infliximab for the treatment of fistulas in patients with Crohn's disease. *N Engl J Med* 1999; **340:** 1398–1405.
2. Rutgeerts P, *et al.* Efficacy and safety of retreatment with anti-tumor necrosis factor antibody (infliximab) to maintain remission in Crohn's disease. *Gastroenterology* 1999; **117:** 761–9.
3. Hanauer SB, *et al.* ACCENT I Study Group. Maintenance infliximab for Crohn's disease: the ACCENT I randomised trial. *Lancet* 2002; **359:** 1541–9.
4. Rutgeerts P, *et al.* Comparison of scheduled and episodic treatment strategies of infliximab in Crohn's disease. *Gastroenterology* 2004; **126:** 402–13.
5. Sands BE, *et al.* Infliximab maintenance therapy for fistulizing Crohn's disease. *N Engl J Med* 2004; **350:** 876–85.
6. Panaccione R, *et al.* Canadian Association of Gastroenterology Clinical Practice Guidelines: the use of infliximab in Crohn's disease. *Can J Gastroenterol* 2004; **18:** 503–8.
Also available at: http://www.cag-acg.org/uploads/guidelines/Infliximab%20guidelines%202004.pdf (accessed 13/06/08)
7. Siddiqui MAA, Scott LJ. Infliximab: a review of its use in Crohn's disease and rheumatoid arthritis. *Drugs* 2005; **65:** 2179–2208. Correction. *ibid.* 2006; **66:** 1359.
8. Rutgeerts P, *et al.* Review article: infliximab therapy for inflammatory bowel disease—seven years on. *Aliment Pharmacol Ther* 2006; **23:** 451–63.
9. Rutgeerts P, *et al.* Scheduled maintenance treatment with infliximab is superior to episodic treatment for the healing of mucosal ulceration associated with Crohn's disease. *Gastrointest Endosc* 2006; **63:** 433–42.
10. Lémann M, *et al.* Groupe d'Etude Therapeutique des Affections Inflammatoires du Tube Digestif (GETAID). Infliximab plus azathioprine for steroid-dependent Crohn's disease patients: a randomized placebo-controlled trial. *Gastroenterology* 2006; **130:** 1054–61.
11. Osterman MT, Lichtenstein GR. Infliximab in fistulizing Crohn's disease. *Gastroenterol Clin North Am* 2006; **35:** 795–820.
12. Etchevers MJ, *et al.* Optimizing the use of tumour necrosis factor inhibitors in Crohn's disease: a practical approach. *Drugs* 2010; **70:** 109–20.
13. Probert CS, *et al.* Infliximab in moderately severe glucocorticoid resistant ulcerative colitis: a randomised controlled trial. *Gut* 2003; **52:** 998–1002.
14. Rutgeerts P, *et al.* Infliximab for induction and maintenance therapy for ulcerative colitis. *N Engl J Med* 2005; **353:** 2462–76. Correction. *ibid.* 2006; **354:** 2200.
15. Lawson MM, *et al.* Tumour necrosis factor alpha blocking agents for induction of remission in ulcerative colitis. Available in The Cochrane Database of Systematic Reviews; Issue 3. Chichester: John Wiley; 2006 (accessed 13/06/08).
16. Aberra FN, Lichtenstein GR. Infliximab in ulcerative colitis. *Gastroenterol Clin North Am* 2006; **35:** 821–36.
17. Gisbert JP, *et al.* Systematic review: Infliximab therapy in ulcerative colitis. *Aliment Pharmacol Ther* 2007; **25:** 19–37.
18. Baldassano R, *et al.* Infliximab (REMICADE) therapy in the treatment of pediatric Crohn's disease. *Am J Gastroenterol* 2003; **98:** 833–8.
19. Hyams J, *et al.* REACH Study Group. Induction and maintenance infliximab therapy for the treatment of moderate-to-severe Crohn's disease in children. *Gastroenterology* 2007; **132:** 863–73.
20. de Ridder L, *et al.* Infliximab use in children and adolescents with inflammatory bowel disease. *J Pediatr Gastroenterol Nutr* 2007; **45:** 3–14.
21. Veres G, *et al.* Infliximab therapy in children and adolescents with inflammatory bowel disease. *Drugs* 2007; **67:** 1703–23.
22. NICE. Guidance on the use of infliximab for Crohn's disease: Technology Appraisal Guidance 40 (issued April 2002). Available at: http://www.nice.org.uk/nicemedia/pdf/NiceCROHNS40GUIDANCE.pdf (accessed 13/06/08)
23. NICE. Infliximab for subacute manifestations of ulcerative colitis: Technology Appraisal Guidance 140 (issued April 2008). Available at: http://www.nice.org.uk/nicemedia/pdf/TA140Guidance.pdf (accessed 28/07/08)
24. NICE. Infliximab for acute exacerbations of ulcerative colitis: Technology Appraisal Guidance 163 (issued December 2008). Available at: http://www.nice.org.uk/nicemedia/pdf/TA163Guidance.pdf (accessed 27/10/09)

麻风 英夫利昔单抗用于[1]治疗复发的 2 型（麻风结节性红斑）麻风反应（见第168页）。然而有报道在应用英 f 夫利昔单抗治疗类风湿关节炎时，有 2 例患者发生了进展快速的麻风反应[2]，停用英夫利昔单抗后，2 例患者都发生了逆转反应（1 型）。

1. Faber WR, *et al.* Treatment of recurrent erythema nodosum leprosum with infliximab. *N Engl J Med* 2006; **355:** 739.
2. Scollard DM, *et al.* Development of leprosy and type 1 leprosy reactions after treatment with infliximab: a report of 2 cases. *Clin Infect Dis* 2006; **43:** e19–e22.

银屑病 英夫利昔单抗可用于治疗中重度斑块型银屑病（见第1510页）[1～8]，然而，TNF 抑制剂可引起各种皮肤不良反应（详见上文**对皮肤的影响**项下内容）。

1. Benoit S, *et al.* Treatment of recalcitrant pustular psoriasis with infliximab: effective reduction of chemokine expression. *Br J Dermatol* 2004; **150:** 1009–12.
2. Gottlieb AB, *et al.* Infliximab induction therapy for patients with severe plaque-type psoriasis: a randomized, double-blind, placebo-controlled trial. *J Am Acad Dermatol* 2004; **51:** 534–42.
3. Reich K, *et al.* EXPRESS study investigators. Infliximab induction and maintenance therapy for moderate-to-severe psoriasis: a phase III, multicentre, double-blind trial. *Lancet* 2005; **366:** 1367–74.
4. Reich K, *et al.* Improvement in quality of life with infliximab induction and maintenance therapy in patients with moderate-to-severe psoriasis: a randomized controlled trial. *Br J Dermatol* 2006; **154:** 1161–8.
5. Smith CH, *et al.* Infliximab for severe, treatment-resistant psoriasis: a prospective, open-label study. *Br J Dermatol* 2006; **155:** 160–9.
6. Menter A, *et al.* A randomized comparison of continuous vs. intermittent infliximab maintenance regimens over 1 year in the treatment of moderate-to-severe plaque psoriasis. *J Am Acad Dermatol* 2006; **56:** 31.e1–15.
7. Poulalhon N, *et al.* A follow-up study in 28 patients treated with infliximab for severe recalcitrant psoriasis: evidence for efficacy and high incidence of biological autoimmunity. *Br J Dermatol* 2007; **156:** 329–36.
8. NICE. Infliximab for the treatment of adults with psoriasis: Technology Appraisal Guidance 134 (issued January 2008). Available at: http://www.nice.org.uk/nicemedia/pdf/TA134Guidance.pdf (accessed 22/08/08)

类风湿关节炎 TNF 抑制剂在治疗类风湿关节炎中的作用在不断增加，尽管有人主张早期应用，但还是倾向限制用于对传统的缓解病情抗风湿药（DMARDs）没有反应的患者。以下是英夫利昔单抗用于类风湿关节炎（见第12页）和青少年特发性关节炎（见第11页）的参考文献[1～8]。

1. Maini R, *et al.* ATTRACT Study Group. Infliximab (chimeric anti-tumour necrosis factor alpha monoclonal antibody) versus placebo in rheumatoid arthritis patients receiving concomitant methotrexate: a randomised phase III trial. *Lancet* 1999; **354:** 1932–9.
2. Lipsky PE, *et al.* Anti-Tumor Necrosis Factor Trial in Rheumatoid Arthritis with Concomitant Therapy Study Group. Infliximab and methotrexate in the treatment of rheumatoid arthritis. *N Engl J Med* 2000; **343:** 1594–1602.
3. Maini RN, *et al.* Anti-Tumor Necrosis Factor Trial in Rheumatoid Arthritis with Concomitant Therapy Study Group. Sustained improvement over two years in physical function, structural damage, and signs and symptoms among patients with rheumatoid arthritis treated with infliximab and methotrexate. *Arthritis Rheum* 2004; **50:** 1051–65.
4. Quinn MA, *et al.* Very early treatment with infliximab in addition to methotrexate in early, poor-prognosis rheumatoid arthritis reduces magnetic resonance imaging evidence of synovitis and damage, with sustained benefit after infliximab withdrawal: results from a twelve-month randomized, double-blind, placebo-controlled trial. *Arthritis Rheum* 2005; **52:** 27–35.
5. Voulgari PV, *et al.* Infliximab therapy in established rheumatoid arthritis: an observational study. *Am J Med* 2005; **118:** 515–20.
6. Chen Y-F, *et al.* NHS Health Technology Assessment Programme. A systematic review of the effectiveness of adalimumab, etanercept and infliximab for the treatment of rheumatoid arthritis in adults and an economic evaluation of their cost-effectiveness (issued November 2006). Available at: http://www.hta.ac.uk/fullmono/mon1042.pdf (accessed 31/10/08)
7. Ruperto N, *et al.* Paediatric Rheumatology International Trials Organisation. Pediatric Rheumatology Collaborative Study Group. A randomized, placebo-controlled trial of infliximab plus methotrexate for the treatment of polyarticular-course juvenile rheumatoid arthritis. *Arthritis Rheum* 2007; **56:** 3096–3106.
8. NICE. Adalimumab, etanercept and infliximab for the treatment of rheumatoid arthritis: Technology Appraisal Guidance 130 (issued October 2007). Available at: http://www.nice.org.uk/nicemedia/pdf/TA130guidance.pdf (accessed 03/11/08)

结节病 关于英夫利昔单抗对于结节病的可能有益作用的论述见第1443页。

脊椎关节病 以下是应用英夫利昔单抗治疗强直性脊柱炎和银屑病型关节炎（见第13页）的文献[1～9]。在英国，NICE 认为 TNF 抑制剂作为治疗严重活动性疾病并对至少 2 种标准治疗药物无反应的备用药物。对于以上两种适应证，相对于英夫利昔单抗，更推荐选择依那西普或阿达木西普[5,8]。

1. Brandt J, *et al.* Infliximab in the treatment of active and severe ankylosing spondylitis. *Clin Exp Rheumatol* 2002; **20** (suppl 28): S106–S110.
2. Brandt J, *et al.* Successful short term treatment of severe undifferentiated spondyloarthropathy with the anti-tumor necrosis factor-alpha monoclonal antibody infliximab. *J Rheumatol* 2002; **29:** 118–22.
3. Collantes-Estévez E, *et al.* Infliximab in refractory spondyloarthropathies: a multicentre 38 week open study. *Ann Rheum Dis* 2003; **62:** 1239–40.
4. Robinson DM, Keating GM. Infliximab: in ankylosing spondylitis. *Drugs* 2005; **65:** 1283–91.
5. NICE. Etanercept and infliximab for the treatment of adults with psoriatic arthritis: Technology Appraisal Guidance 104 (issued July 2006). Available at: http://www.nice.org.uk/nicemedia/pdf/TA104guidance.pdf (accessed 03/11/08)
6. Rott S, *et al.* Successful treatment of severe psoriatic arthritis with infliximab in an 11-year-old child suffering from linear psoriasis along lines of Blaschko. *Br J Dermatol* 2007; **157:** 191–2.

7. McLeod C, *et al.* NHS Health Technology Assessment Programme. Adalimumab, etanercept and infliximab for the treatment of ankylosing spondylitis: a systematic review and economic evaluation (issued August 2007). Available at: http://www.hta.ac.uk/fullmono/mon1128.pdf (accessed 31/10/08)
8. NICE. Adalimumab, etanercept and infliximab for ankylosing spondylitis: Technology Appraisal Guidance 143 (issued May 2008). Available at: http://www.nice.org.uk/nicemedia/pdf/TA143Guidance.pdf (accessed 31/10/08)
9. Baraliakos X, Braun J. Anti-TNF-α therapy with infliximab in spondyloarthritides. *Expert Rev Clin Immunol* 2010; **6:** 9–19.

眼葡萄膜炎 试用[1～12]英夫利昔单抗治疗包括与 Behcet 综合征（见第1433页）有关眼葡萄膜炎方面取得了一些成功（见第1446页），眼葡萄膜炎可发展为其他炎症疾病如类风湿关节炎的并发症。英夫利昔单抗不仅对前期的病变有作用，还可改善眼部症状。

1. Murphy CC, *et al.* Tumor necrosis factor alpha blockade with infliximab for refractory uveitis and scleritis. *Ophthalmology* 2004; **111:** 352–6.
2. Bodaghi B, *et al.* Therapeutic use of infliximab in sight threatening uveitis: retrospective analysis of efficacy, safety, and limiting factors. *Ann Rheum Dis* 2005; **64:** 962–4.
3. Braun J, *et al.* Decreased incidence of anterior uveitis in patients with ankylosing spondylitis treated with the anti-tumor necrosis factor agents infliximab and etanercept. *Arthritis Rheum* 2005; **52:** 2447–51.
4. Richards JC, *et al.* Infliximab for juvenile idiopathic arthritis-associated uveitis. *Clin Experiment Ophthalmol* 2005; **33:** 461–8.
5. Lindstedt EW, *et al.* Anti-TNF-α therapy for sight threatening uveitis. *Br J Ophthalmol* 2005; **89:** 533–6.
6. Saurenmann RK, *et al.* Tumour necrosis factor alpha inhibitors in the treatment of childhood uveitis. *Rheumatology (Oxford)* 2006; **45:** 982–9.
7. Kahn P, *et al.* Favorable response to high-dose infliximab for refractory childhood uveitis. *Ophthalmology* 2006; **113:** 860–4.
8. Guignard S, *et al.* Efficacy of tumour necrosis factor blockers in reducing uveitis flares in patients with spondylarthropathy: a retrospective study. *Ann Rheum Dis* 2006; **65:** 1631–4.
9. Tynjälä P, *et al.* Infliximab and etanercept in the treatment of chronic uveitis associated with refractory juvenile idiopathic arthritis. *Ann Rheum Dis* 2007; **66:** 548–50.
10. Ardoin SP, *et al.* Infliximab to treat chronic noninfectious uveitis in children: retrospective case series with long-term follow-up. *Am J Ophthalmol* 2007; **144:** 844–9.
11. Pipitone N, *et al.* Infliximab for the treatment of Neuro-Behçet's disease: a case series and review of the literature. *Arthritis Rheum* 2008; **59:** 285–90.
12. Yamada Y, *et al.* Comparison of infliximab versus ciclosporin during the initial 6-month treatment period in Behçet disease. *Br J Ophthalmol* 2010; **94:** 284–8.

血管炎综合征 关于英夫利昔单抗用于治疗大动脉炎（Takayasus'arteritis）的初步报道见第1445页，也在研究英夫利昔单抗用于治疗那些对标准治疗方法无反应的川崎病（第2148页）患者[1～4]。

1. Burns JC, *et al.* Infliximab treatment for refractory Kawasaki syndrome. *J Pediatr* 2005; **146:** 662–7.
2. Saji T, Kemmotsu Y. Infliximab for Kawasaki syndrome. *J Pediatr* 2006; **149:** 426.
3. O'Connor MJ, Saulsbury FT. Incomplete and atypical Kawasaki disease in a young infant: severe, recalcitrant disease responsive to infliximab. *Clin Pediatr (Phila)* 2007; **46:** 345–8.
4. Burns JC, *et al.* Infliximab treatment of intravenous immunoglobulin-resistant Kawasaki disease. *J Pediatr* 2008; **153:** 833–8.

制剂

专利制剂

Arg.: Remicade; ***Austral.:*** Remicade; ***Austria:*** Remicade; ***Belg.:*** Remicade; ***Braz.:*** Remicade; ***Canad.:*** Remicade; ***Chile:*** Remicade; ***Cz.:*** Remicade; ***Denm.:*** Remicade; ***Fin.:*** Remicade; ***Fr.:*** Remicade; ***Ger.:*** Remicade; ***Gr.:*** Remicade; ***Hong Kong:*** Remicade; ***Hung.:*** Remicade; ***Indon.:*** Remicade; ***Irl.:*** Remicade; ***Israel:*** Remicade; ***Ital.:*** Remicade; ***Jpn:*** Remicade; ***Malaysia:*** Remicade; ***Mex.:*** Remicade; ***Neth.:*** Remicade; ***Norw.:*** Remicade; ***NZ:*** Remicade; ***Philipp.:*** Remicade; ***Pol.:*** Remicade; ***Port.:*** Remicade; ***Rus.:*** Remicade (Ремикейд); ***S.Afr.:*** Revellex; ***Singapore:*** Remicade; ***Spain:*** Remicade; ***Swed.:*** Remicade; ***Switz.:*** Remicade; ***Thai.:*** Remicade; ***Turk.:*** Remicade; ***UK:*** Remicade; ***USA:*** Remicade; ***Venez.:*** Remicade.

Isonixin (*rINN*) 异尼辛

Isonixine; Isonixino; Isonixinum. 2-Hydroxy-*N*-(2,6-dimethylphenyl)nicotinamide.

Изониксин

$C_{14}H_{14}N_2O_2$ = 242.3.

CAS — 57021-61-1.

UNII — BYX6E7M5QE.

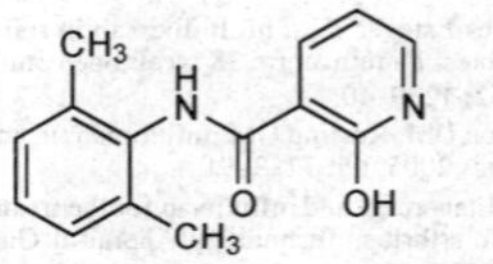

简介

异尼辛是一种 NSAID（第92页），用于与肌肉骨骼和关节病有关的疼痛和炎症反应。口服每次 400mg，每日 2～4 次，或直肠栓剂给药。也以 2.5% 膏剂局部应用。

制剂

专利制剂

Spain: Nixyn.

多组分制剂 ***Spain:*** Nixyn.

Kebuzone (*rINN*) 凯布宗

Kebuzona; Kébuzone; Kebuzonum; Ketophenylbutazone. 4-(3-Oxobutyl)-1,2-diphenylpyrazolidine-3,5-dione.

Кебузон

$C_{19}H_{18}N_2O_3$ = 322.4.

CAS — 853-34-9.

ATC — M01AA06.

ATC Vet — QM01AA06.

UNII — 4VD83UL6Y6.

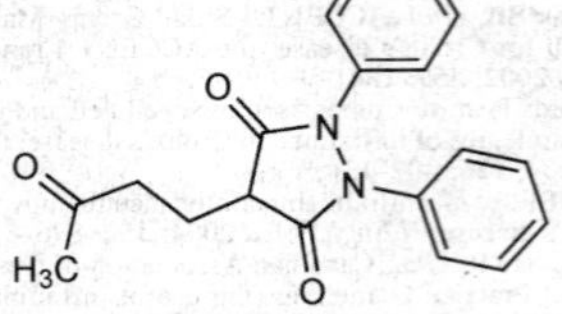

简介

凯布宗是保泰松的衍生物，是一种 NSAID（第92页）。用于肌肉骨骼、关节和软组织疾病，口服每日 1.5g，分次给予。凯布宗也以钠盐形式肌内注射，剂量相当于 1g 碱基，每日 1～2 次。

卟啉病 凯布宗用于卟啉病并不安全，因为动物实验和体外试验均显示凯布宗具有生卟啉作用。

制剂

专利制剂

Austria: Ketazon†; ***Cz.:*** Ketazon†.

多组分制剂 ***Austria:*** Rheumesser; ***Cz.:*** Ketazon Compositum†.

Ketobemidone Hydrochloride (*BANM*, *rINNM*) 盐酸凯托米酮

Cétobémidone, chlorhydrate de; Cetobemidone Hydrochloride; Cetobemidoni hydrochloridum; Hidrocloruro de cetobemidona; Ketobemidon-hydrochlorid; Ketobemidonhydroklorid; Ketobemidoni Hydrochloridum; Ketobemidonihydrokloridi; Ketobemidono hidrochloridas. 1-(4-*m*-Hydroxyphenyl-1-methyl-4-piperidyl)propan-1-one hydrochloride.

Кетобемидона Гидрохлорид

$C_{15}H_{21}NO_2,HCl$ = 283.8.

CAS — 469-79-4 (ketobemidone); 5965-49-1 (ketobemidone hydrochloride).

ATC — N02AB01.

ATC Vet — QN02AB01.

UNII — U9U6LTV80K.

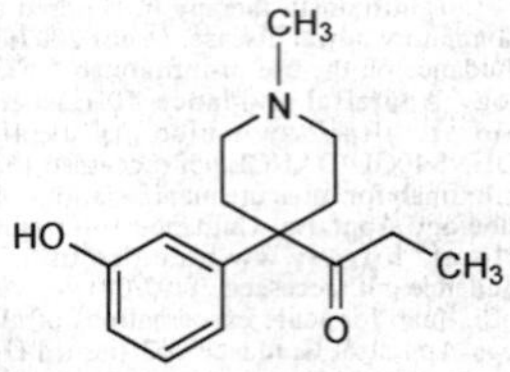

(ketobemidone)

Pharmacopoeias. In *Eur.* (see p.vii).

Ph. Eur. 6. 8 (Ketobemidone Hydrochloride) 白色或类白色结晶性粉末。易溶于水；可溶于乙醇；极微溶于二氯甲烷。1%水溶液的 pH 值为 4.5～5.5。

简介

凯托米酮是一种阿片类镇痛药（第96页）。以盐酸盐形式口服、注射或直肠给药。有时与解痉药合用。

1. Al-Shurbaji A, Tokics L. The pharmacokinetics of ketobemidone in critically ill patients. *Br J Clin Pharmacol* 2002 **54:** 583–6.
2. Jylli L, *et al.* Comparison of the analgesic efficacy of ketobemidone and morphine for management of postoperative pain in children: a randomized, controlled study. *Acta Anaesthesiol Scand* 2004; **48:** 1256–9.

制剂

专利制剂

Denm.: Ketodur†; ***Norw.:*** Ketodur†; Ketorax; ***Swed.:*** Ketodur†; Ketogan Novum.

多组分制剂 ***Denm.:*** Ketogan; ***Norw.:*** Ketogan; ***Swed.:*** Ketogan.

Ketoprofen (*BAN*, *USAN*, *rINN*) 酮洛芬

Ketoprofeeni; Ketoprofén; Ketoprofenas; Kétoprofène; Ketoprofeno; Ketoprofenum; RP-19583. (*RS*)-2-(3-Benzoylphenyl)propionic acid.

Кетопрофен

$C_{16}H_{14}O_3$ = 254.3.

CAS — 22071-15-4 (ketoprofen); 57469-78-0 (ketoprofen lysine); 57495-14-4 (ketoprofen sodium).

ATC — M01AE03; M02AA10.

ATC Vet — QM01AE03; QM02AA10.

UNII — 90Y4QC304K.

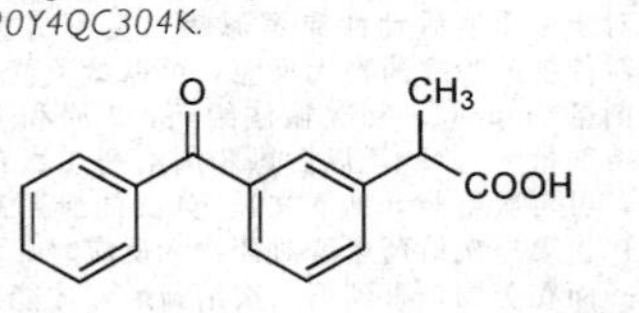

Pharmacopoeias. In *Chin.*, *Eur.* (see p.vii), *Jpn*, and *US.*

Ph. Eur. 6. 8 (Ketoprofen) 白色或类白色结晶性粉末。熔点 94～97℃。几乎不溶于水；易溶于乙醇、丙酮和二氯甲烷。

USP 33 (Ketoprofen) 贮藏于密闭容器中。

Dexketoprofen Trometamol (*BANM*, *rINNM*) 右酮洛芬氨丁三醇

(S)-(+)-Dexketoprofen Trometamol; Dexkétoprofène Trométamol; Dexketoprofeno trometamol; Dexketoprofenum Trometamolum.

Декскетопрофен Трометамол

CAS — 22161-81-5 (dexketoprofen).

ATC — M01AE17.

ATC Vet — QM01AE17.

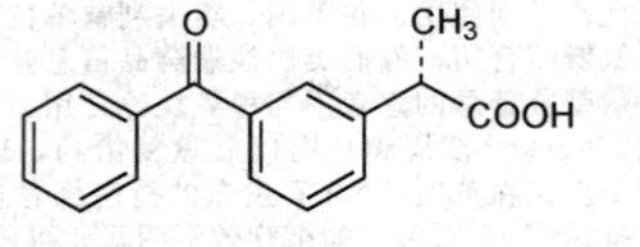

(dexketoprofen)

不良反应、处置和注意事项

参见第92页 NSAIDs。

酮洛芬肌内注射时，会引起注射部位疼痛，偶尔会产生组织损伤。含酮洛芬的局部给药制剂可引起给药部位的反应。酮洛芬栓剂会产生局部刺激；有直肠炎或痔病史的患者应避免直肠给药。慎用于肝肾损伤的患者。禁用于严重肾损伤的患者。

右酮洛芬避免用于中重度肾损伤或严重肝损伤或严重心力衰竭患者。

对皮肤的影响 曾有局部应用酮洛芬后发生接触性和光敏性皮炎[1,2]，一项回顾性研究[3]发现 1996～2001 年间，Spanish Pharmacovigilance System 收到的 139 例局部应用 NSAIDs 引起的接触反应的报告中，84 例涉及酮洛芬（16 例过敏反应；68 例光敏反应）。其他 NSAIDs 包括吡罗昔康（21），依托芬那酯（10），吡酮洛芬（5），水杨酸盐（4），非普地醇（3），双氯芬酸（3），吲哚美辛（2），保泰松（2），苄达明（2），醋氯芬酸（1），萘普生（1）及马布洛芬（1）。

分析显示，局部应用酮洛芬的不良反应报告数量之多与其应用之间的关系极其不成比例。

1. Matthieu L, *et al.* Contact and photocontact allergy to ketoprofen: the Belgian experience. *Contact Dermatitis* 2004; **50:** 238–41.
2. Hindsén M, *et al.* Photoallergic contact dermatitis from ketoprofen in southern Sweden. *Contact Dermatitis* 2006; **54:** 150–7.
3. Diaz RL, *et al.* Greater allergenicity of topical ketoprofen in contact dermatitis confirmed by use. *Contact Dermatitis* 2006; **54:** 239–43.

超敏反应 2例对阿司匹林过敏的患者口服酮洛芬50mg后发生威胁生命的哮喘、风疹和血管性水肿[1]。1例哮喘患者服用酮洛芬后不久发生心脏和呼吸骤停[2]。使用酮洛芬局部制剂后发生过威及生命的哮喘[3]。

曾有1例患者使用含酮洛芬的局部凝胶剂后发生迟发型皮肤超敏反应[4]，再次接触酮洛芬凝胶时，重新出现超敏反应，而对含双氯芬酸的相似凝胶未发生反应。该文作者指出，英国CSM已收到15例酮洛芬凝胶引起皮肤反应的报道，包括皮炎和风疹各1例。

也可见上文**对皮肤的影响**项下。

1. Frith P, *et al.* Life-threatening asthma, urticaria, and angiœdema after ketoprofen. *Lancet* 1978; **ii:** 847–8.
2. Schreuder G. Ketoprofen: possible idiosyncratic acute bronchospasm. *Med J Aust* 1990; **152:** 332–3.
3. Kashiwabara K, Nakamura H. Analgesic-induced asthma caused by 2.0% ketoprofen adhesive agents, but not by 0.3% agents. *Intern Med* 2001; **40:** 124–6.
4. Oh VMS. Ketoprofen gel and delayed hypersensitivity dermatitis. *BMJ* 1994; **309:** 512.

重症肌无力 有一则简要报道[1]，1例已得到良好控制的重症肌无力患者单次口服酮洛芬50mg后，发生胆碱能危象。患者先前对阿司匹林发生相似但是轻微的反应，但是对对乙酰氨基酚未发生过反应。

1. McDowell IFW, McConnell JB. Cholinergic crisis in myasthenia gravis precipitated by ketoprofen. *BMJ* 1985; **291:** 1094.

胰腺炎 有酮洛芬的应用与胰腺炎有关的报道[1,2]。

1. Cobb TK, Pierce JR. Acute pancreatitis associated with ketoprofen. *South Med J* 1992; **85:** 430–1.
2. Mété D, *et al.* Pancréatite aiguë et kétoprofène. *Gastroenterol Clin Biol* 2001; **25:** 721–2.

光敏反应 酮洛芬可发生光敏反应[1,2]，也有报道与其他药物有交叉过敏，特别是贝特类苯扎贝特、环丙贝特和非诺贝特。这些药物都含有的苯甲酰酮的结构，是造成光敏反应的原因。

也见**对皮肤的影响**项下（见上文）。

1. Bagheri H, *et al.* Photosensitivity to ketoprofen: mechanisms and pharmacoepidemiological data. *Drug Safety* 2000; **22:** 339–49.
2. Veyrac G, *et al.* Bilan de l'enquête nationale sur les effets indésirables cutanés du kétoprofène gel enregistrés entre le 01/09/1996 et le 31/08/2000. *Therapie* 2002; **57:** 55–64.

肾损伤 给予肾损伤患者外消旋体酮洛芬后[1,2]，消除半衰期延长，未与血浆蛋白结合的右酮洛芬的游离型药物浓度增加，这主要是由于损伤的肾对酰基-葡糖苷酸结合物的消除具有结构选择性，不稳定的结合物被水解重新生成葡糖苷配基，而使酮洛芬血浆药物浓度增加[2,3]。一项试验的作者建议[3]只对于中重度肾衰竭的患者（肌酐清除率小于20ml/min者）调整外消旋酮洛芬的剂量。

关于右酮洛芬用于肾损伤时的给药剂量的建议参见下文**用途和用法**项下或上文**不良反应和注意事项**项下。

1. Hayball PJ, *et al.* The influence of renal function on the enantioselective pharmacokinetics and pharmacodynamics of ketoprofen in patients with rheumatoid arthritis. *Br J Clin Pharmacol* 1993; **36:** 185–93.
2. Grubb NG, *et al.* Stereoselective pharmacokinetics of ketoprofen and ketoprofen glucuronide in end-stage renal disease: evidence for a 'futile cycle' of elimination. *Br J Clin Pharmacol* 1999; **48:** 494–500.
3. Skeith KJ, *et al.* The influence of renal function on the pharmacokinetics of unchanged and acyl-glucuroconjugated ketoprofen enantiomers after 50 and 100 mg racemic ketoprofen. *Br J Clin Pharmacol* 1996; **42:** 163–9.

药物相互作用

与NSAIDs有关的药物相互作用参见第94页。

丙磺舒可延迟酮洛芬的排泄，降低其血浆蛋白结合率，从而增加血浆药物浓度。不出意料，右旋酮洛芬和丙磺舒间可能发生相似的相互作用。

药动学

酮洛芬易从胃肠道吸收，单次口服给药血药浓度达峰时间为0.5～2h。与食物同服时，生物利用度不受影响，但吸收速度减慢。酮洛芬肌内注射和直肠给药吸收良好，局部给药，只有一小部分经皮吸收。与血浆蛋白结合率99%，在滑膜液中可检测到药物。消除半衰期为1.5～4h。主要代谢方式是与葡糖苷酸结合，主要由尿液排泄。

酮洛芬具有一个手性中心。以外消旋体给药，但是药理作用主要是由于*S*-对映体右酮洛芬。酮洛芬药动学的立体选择性较小（但参见上文**肾损伤**项下）。

1. Debruyne D, *et al.* Clinical pharmacokinetics of ketoprofen after single intravenous administration as a bolus or infusion. *Clin Pharmacokinet* 1987; **12:** 214–21.
2. Flouvat B, *et al.* Pharmacokinetics of ketoprofen in man after repeated percutaneous administration. *Arzneimittelforschung* 1989; **39:** 812–15.
3. Jamali F, Brocks DR. Clinical pharmacokinetics of ketoprofen and its enantiomers. *Clin Pharmacokinet* 1990; **19:** 197–217.
4. Geisslinger G, *et al.* Pharmacokinetics of ketoprofen enantiomers after different doses of the racemate. *Br J Clin Pharmacol* 1995; **40:** 73–5.
5. Barbanoj MJ, *et al.* Pharmacokinetics of dexketoprofen trometamol in healthy volunteers after single and repeated oral doses. *J Clin Pharmacol* 1998; **38:** 33S–40S.
6. Kokki H, *et al.* Pharmacokinetics of ketoprofen syrup in small children. *J Clin Pharmacol* 2000; **40:** 354–9.
7. Barbanoj M-J, *et al.* Clinical pharmacokinetics of dexketoprofen. *Clin Pharmacokinet* 2001; **40:** 245–62.
8. Kokki H, *et al.* Pharmacokinetics of intravenous and rectal ketoprofen in young children. *Clin Pharmacokinet* 2003; **42:** 373–9.
9. Valles J, *et al.* Clinical pharmacokinetics of parenteral dexketoprofen trometamol in healthy subjects. *Methods Find Exp Clin Pharmacol* 2006; **28** (suppl A): 7–12.
10. Valles J, *et al.* Single and repeated dose pharmacokinetics of dexketoprofen trometamol in young and elderly subjects. *Methods Find Exp Clin Pharmacol* 2006; **28** (suppl A): 13–19.

用途和用法

酮洛芬是丙酸衍生物，是一种NSAID（第94页）。抗炎作用弱于NSAIDs中其他部分药物。酮洛芬是外消旋混合物，动物实验证实活性形式是*S*-(+)型对映体右酮洛芬，相同剂量时，镇痛作用是酮洛芬的两倍。

酮洛芬用于肌肉骨骼关节病，如强直性脊柱炎、骨关节炎和类风湿关节炎；关节周围病变，如滑囊炎、腱炎。也用于痛经、术后疼痛以及其他疼痛和炎症情况，如急性痛风、软组织疾病。还用于退热。右酮洛芬用于治疗轻中度疼痛，如肌肉骨骼疼痛、痛经和牙痛。

治疗风湿性疾病时，**酮洛芬**常用给药剂量为口服，每日100～200mg，分2～4次给予，也可使用每日1次的缓释制剂。一些注册药品信息建议口服初次剂量75mg，每日3次；或50mg，每日4次，需要时增加至每日最多300mg，分次给予。酮洛芬也以栓剂形式直肠给药，通常剂量为100mg，夜晚给药；或100mg，每日2次。在英国，推荐的给药剂量为口服与栓剂每日总剂量不能超过200mg。用于治疗包括痛经在内的其他疼痛性疾病时，每6～8h口服25～50mg。酮洛芬用于肝肾损伤患者的用药细节参见下文。

酮洛芬也可臀肌深部肌内注射，用于肌肉骨骼、关节、关节周围、软组织病变的恶化及控制整形外科术后疼痛。每4h给予50～100mg，24h内最多给予200mg，连续给药3天。在一些国家，酮洛芬也以相似剂量静脉给药。

酮洛芬还以2.5%凝胶剂型用于缓解局部疼痛。不同制剂中药物含量相差很小，典型的给药方案为每日2～4次，连续使用10天。

右酮洛芬以氨丁三醇盐的形式口服给药。剂量以碱基表示，36.9mg右酮洛芬氨丁三醇相当于约25mg右酮洛芬。常用剂量为每4～6h 12.5mg，或每8h 25mg，每日总剂量不能超过75mg。老年患者开始给药时，每日不能超过50mg。肝肾损伤时需减量，见下文。通常建议NSAIDs与食物同服或饭后服用，以减少对胃肠道的不良反应，然而注册药品信息认为，与食物同服会延缓右酮洛芬的吸收，因此建议在治疗急性疼痛时，至少饭前30min服用。

酮洛芬也以赖氨酸及钠盐形式应用。

1. Mauleón D, *et al.* Preclinical and clinical development of dexketoprofen. *Drugs* 1996; **52:** 24–46.
2. Moore RA, Barden J. Systematic review of dexketoprofen in acute and chronic pain. *BMC Clin Pharmacol* 2008; **8:** 11. Available at: http://www.biomedcentral.com/content/pdf/1472-6904-8-11.pdf (accessed 17/09/09)

在肝损伤或肾损伤中的用法 关于外消旋酮洛芬用于肝肾损伤患者的剂量，注册药品信息没有给出特殊的建议，但该药物的禁忌证是严重肾损伤。对于中度肾损伤患者，给药剂量尽可能降低，并注意监测肾功能（见上文**肾损伤**项下）。然而，在美国，对于肝损伤及血清蛋白浓度低于3.5g/dL的患者，应给予的最大口服初始剂量为100mg。轻度肾损伤患者，每日最大剂量应为150mg，更严重的肾损伤（GFR低于25mL/(min·1.73m²)或肾损伤的终末阶段）患者，每日最大剂量不能超过100mg。

英国注册药品信息的建议是右酮洛芬用于轻度至中度肝肾损伤患者时，初次剂量减少到每日50mg。右酮洛芬不能用于严重肝损伤或中重度肾损伤的患者。

制剂

BP 2010: Ketoprofen Capsules; Ketoprofen Gel;
USP 33: Ketoprofen Extended-Release Capsules.

专利制剂

Arg.: Enantyum; Helenil; Orudis†; Salicrem K; ***Austral.:*** Orudis; Oruvail; ***Austria:*** Ketospray; Profenid; Prontoket†; ***Belg.:*** Bi-Rofenid; Fastum; Rofenid; ***Braz.:*** Artrifenil; Artrinid; Artrosil; Bi-Profenid; Ceprofen; Flamador; Ketop†; Profenid; ***Canad.:*** Apo-Keto; Novo-Keto†; Rhodis†; ***Chile:*** Bonil; Cirus; Desketo; Dolo-Ketazon; Dolofar; Fastum†; Flogofin; Profenid; Relatene; Talflex; ***Cz.:*** Bi-Profenid†; Dexoket; Fastum; Keplat; Ketesse; Ketobene†; Ketonal; Profenid; Prontoflex; Prontoket†; Toprec†; ***Denm.:*** Orofen; Orudis; ***Fin.:*** Enantyum; Ketesse; Keto; Ketomex; Ketorin; Orudis; Zon; ***Fr.:*** Bi-Profenid; Ketum; Profenid; Topfena; Toprec; ***Ger.:*** Alrheumun; Dolormin mit Ketoprofen; Effekton mit Ketoprofen; Gabrilen; Orudis†; Phardol Schmerz; Spondylon; Sympal; Togal Mobil-Gel mit ketoprofen†; ***Gr.:*** Drastirel; Farbovil; Ketodur; Menaril; Nosatel; Oruvail; Profinject; Solu-Ket; Totifen; Viaxal; Vofen; ***Hong Kong:*** Apo-Keto-E; Fastum; Mohrus; Orudis; Oruvail†; ***Hung.:*** Algoflex; Fastum; Keplat; Ketodex; Ketospray; Profenid; Prontoket†; ***India:*** Rofenid†; ***Indon.:*** Altofen; Fetik; Kaltrofen; Ketesse; Ketros; Lantiflam; Molaflam; Nasaflam; Nazovell; Ovurila; Profecom; Profenid; Profika; Pronalges; Protofen; Remapro; Rematof; Rhetoflam; Suprafenid; ***Irl.:*** Fastum; Keral; Orudis†; Orugesic; Oruvail; ***Israel:*** Oruvail†; Profenid; ***Ital.:*** Alket; Artrosilene; Desketo; Dolgosin; Enantyum; Euketos; Fastum; Flexen; Ibifen; Isofenal; Keplat; Ketartrium; Ketesse; Ketodol; Ketofarm; Ketoplus; Ketoselect; Lasoartro; Lasonil CM; Liotondol; Meprofen†; Oki; Orudis; Reuprofen†; Toprek†; ***Jpn:*** Mohrus; ***Malaysia:*** Apo-Keto; Fastum; KefenTech; Kenhancer; Kenofen; Ketofen; Ketotop†; Orudis; ***Mex.:*** Arket†; Arthril; Bi-Profenid; Bibix†; Efiken†; K-Profen; Ketoflex; Oki 3A; Orudis; Painsik; Profenid; Stadium; ***Neth.:*** Enantyum; Orudis; Oruvail; Oscorel; Rilies; Stadium; ***Norw.:*** Orudis; Zon; ***NZ:*** Orudis†; Oruvail; ***Philipp.:*** Fastum; Ketofen; Ketotop; Orudis; Udzapen†; ***Pol.:*** Bi-Profenid; Dexak; Fastum; Febrofen; Ketonal; Ketoprom; Ketopronil; Ketores; Ketospray; Profenid; Refastin; Ultrafastin; ***Port.:*** Artrofene†; Deflogix†; Enantyum; Fastum; Keplat; Ketesse; Ketofene†; Profenid; Quetral†; ***Rus.:*** Artrosilen (Артрозилен); Bystrumgel (Быструмгель); Dexalgin (Дексалгин); Fastum (Фастум); Febrofid (Феброфид); Flamax (Фламакс); Flexen (Флексен); Ketonal (Кетонал); Oki (Оки); ***S.Afr.:*** Fastum; Ketoflam; Myproflam†; Oruvail†; ***Singapore:*** Apo-Keto; Fastum; KefenTech; Kenhancer; Ketotop†; Oruvail; Provail†; ***Spain:*** Adolquir; Arcental; Enangel; Enantyum; Extraplus; Fastum; Ketesgel; Ketesse; Ketosolan†; Orudis; Pyrsal†; Quiralam; Quirgel; ***Swed.:*** Ketoflex; Orudis; Prodon†; Siduro; Zon; ***Switz.:*** Fastum; Ketesse; ***Thai.:*** Fastum; Kaprofen; Lolita; Oruvail†; Profenid; Rhumafen; Rofepain; Vestam; ***Turk.:*** Arveles; Bi-Profenid; Fastjel; Ketesse; Keto; Ketofen†; Profenid; ***UK:*** Axorid; Keral; Ketocid; Ketovail; Larafen; Orudis; Oruvail; Powergel; Tiloket; ***Ukr.:*** Dexalgin (Дексалгин); F-Gel (Ф-Гель); Fastum (Фастум); Ketonal (Кетонал); ***USA:*** Oruvail†; ***Venez.:*** Dolomax; Kelfen; Keto; Keydol; Lindilan; Orofeno; Peindol; Profenid; Profenol†.

多组分制剂 ***Gr.:*** Profenil Complex; ***Mex.:*** Bifebral; Dolo Bedoyecta; Reumophan Alka.

Ketorolac Trometamol (*BANM*, *rINNM*) 酮咯酸氨丁三醇

Ketorolaakkitrometamoli; Kétorolac trométamol; Ketorolac Tromethamine (*USAN*); Ketorolaco trometamol; Ketorolacum Trometamoli; Ketorolacum trometamolum; Ketorolak Trometamol; Ketorolak z trometamolem; Ketorolaktrometamol; Ketorolak-trometamol; RS-37619-00-31-3; RS-37619 (Ketorolac). (±)-5-Benzoyl-2,3-dihydro-1*H*-pyrrolizine-1-carboxylic acid compound with 2-amino-2-(hydroxymethyl)-1,3-propanediol (1∶1).

Кеторолак Трометамол

$C_{19}H_{24}N_2O_6$ = 376.4.

CAS — 74103-06-3 (ketorolac); 74103-07-4 (ketorolac trometamol).

ATC — M01AB15; S01BC05.

ATC Vet — QM01AB15; QS01BC05.

UNII — 4EVE5946BQ.

(*ketorolac*)

Pharmacopoeias. In *Eur.* (see p.vii) and *US.*

Ph. Eur. 6.8（Ketorolac Trometamol） 白色或类白色结晶性粉末。易溶于水和甲醇；微溶于乙醇；几乎不溶于二氯甲烷。1%水溶液的pH值为5.7～6.7。避光。

USP 33（Ketorolac Tromethamine） 白色至米色结晶性粉末。易溶于水和甲醇；微溶于乙醇、无水乙醇和四氢呋喃；几乎不溶于丙酮、乙腈、丁醇、二氯甲烷、二噁烷、乙酸乙酯、己烷和甲苯。1%水溶液的pH值为5.7～6.7。贮藏于密闭容器中，温度为25℃，温度允许波动范围为15～30℃。避光。

不良反应和处置

参见第92页**NSAIDs**。

由于不良反应发生率高，酮咯酸氨丁三醇已从一些国家市场退市，另一些国家允许的给药剂量减少，最长治疗时间也已缩短。

不良反应包括胃肠道紊乱，如胃肠出血（特别是老年人）、穿孔和消化性溃疡；超敏反应如过敏反应、药疹、支气管痉挛、喉头水肿；低血压也曾发生。其他不

良反应还有嗜睡、眩晕、头痛、精神和感觉异常、精神病反应、出汗、口干、口渴、发热、抽搐、肌痛、无菌性脑膜炎、高血压、心动过缓、胸痛、心悸、液体潴留、血尿素和肌酸酐水平升高、急性肾衰竭、水肿、低血钠、高血钾、尿频或尿潴留、肾病综合征、伴随或不伴随血尿的腰痛、紫癜、血小板减少、鼻出血、抑制血小板聚集、出血时间延长、术后伤口出血、血肿、面红或苍白和胰腺炎。严重的皮肤反应包括 Stevens-Johnson 综合征和 Lyell 综合征。肝功能改变也有发生，肝炎和肝衰竭已有报道。注射部位疼痛也有发生。

报道最多的酮咯酸鼻腔喷雾剂的不良反应为轻微短暂的局部反应，如鼻腔不适或刺激。

酮咯酸滴眼液产生短暂刺激及其他轻微的眼部刺激症状。和其他用于眼科的 NSAIDs 相同，有报道显示酮咯酸可产生角膜毒性（见**对眼的影响**，第44页）。

不良反应发生率 与所有 NSAIDs 相同，最常见的不良反应是胃肠道反应，其次是血液、肾、超敏反应和神经反应。从 1990 年至 1993 年，世界范围内共发生 97 例致死反应[1]。造成死亡的原因有胃肠道出血或穿孔（47 例）、肾损伤或肾功能不全（20 例）、过敏反应或哮喘（7 例）、出血反应（4 例）以及无法解释的或多方面原因（19 例）。鉴于酮咯酸的安全性问题，使用时需要密切监测不良反应，在使用剂量和疗程方面应严格限制（见下文**用途和用法**项下）。

一项药品上市后监察研究[2]调查了 9900 例胃肠外给予酮咯酸的患者，包括 10272 种使用疗程，结果显示，酮咯酸的平均日用量与胃肠出血和手术部位出血的发生呈剂量-效应关系，治疗时间超过 5 天，发生胃肠出血的危险性增加。老年人发生胃肠出血和手术部位出血的概率更高（注册药品信息推荐老年人胃肠外给予剂量每日不能超过 60mg）。虽然总体而言，酮咯酸给药与胃肠出血和手术部位出血的联系很小，但是对于老年人，剂量增加后，会显示出危险性，连续使用超过 5 天，胃肠出血的发生率增加。

美国药品信息因此强调酮咯酸是一种强效 NSAIDs，限用于中重度疼痛的短期治疗，不适用于轻度或慢性疼痛，应用时有一定危险性，不适当使用会产生严重不良反应。EU Committee for Proprietary Medicinal Products 对上述资料调查研究后采纳以下建议：酮咯酸治疗范围窄，适应证为中重度术后疼痛的短期控制。

更多关于酮咯酸不良反应的文献见下[3～12]。

1. CSM/MCA. Ketorolac: new restrictions on dose and duration of treatment. *Current Problems* 1993; **19:** 5–6.
2. Strom BL, *et al.* Parenteral ketorolac and risk of gastrointestinal and operative site bleeding: a postmarketing surveillance study. *JAMA* 1996; **275:** 376–82.
3. Rotenberg FA, Giannini VS. Hyperkalemia associated with ketorolac. *Ann Pharmacother* 1992; **26:** 778–9.
4. Boras-Uber LA, Brackett NC. Ketorolac-induced acute renal failure. *Am J Med* 1992; **92:** 450–2. Correction *ibid.*; **93:** 117.
5. Schoch PH, *et al.* Acute renal failure in an elderly woman following intramuscular ketorolac administration. *Ann Pharmacother* 1992; **26:** 1233–6.
6. Goetz CM, *et al.* Anaphylactoid reaction following ketorolac tromethamine administration. *Ann Pharmacother* 1992; **26:** 1237–8.
7. Randi ML, *et al.* Haemolytic uraemic syndrome during treatment with ketorolac trometamol. *BMJ* 1993; **306:** 186.
8. Fong J, Gora ML. Reversible renal insufficiency following ketorolac therapy. *Ann Pharmacother* 1993; **27:** 510–12.
9. Corelli RL, Gericke KR. Renal insufficiency associated with intramuscular administration of ketorolac tromethamine. *Ann Pharmacother* 1993; **27:** 1055–7.
10. Buck ML, Norwood VF. Ketorolac-induced acute renal failure in a previously healthy adolescent. *Pediatrics* 1996; **98:** 294–6.
11. Feldman HI, *et al.* Parenteral ketorolac: the risk for acute renal failure. *Ann Intern Med* 1997; **126:** 193–9.
12. Reinhart DJ, *et al.* Minimising the adverse effects of ketorolac. *Drug Safety* 2000; **22:** 487–97.

注意事项

参见第94页 **NSAIDs**。

考虑到酮咯酸的毒性，注册药品信息不推荐其用于孕妇、产妇及哺乳妇女（见下文）。

酮咯酸禁用于对阿司匹林及其他 NSAIDs 有超敏反应史的患者，有哮喘、鼻息肉、支气管痉挛或血管性水肿病史者，有消化性溃疡或胃肠出血史者，中重度肾损伤患者以及低血容量或脱水患者。酮咯酸不应给予有凝血或出血性疾病的患者或者有确认或疑似脑血管出血的患者。因为对血小板的抑制，不能用于术前预防性镇痛或术中镇痛，也不能用于经高度出血危险手术的患者术后镇痛。

老年人和体重低于 50kg 的患者日总剂量需减量。有轻度肾损伤的患者需减量，并密切监测肾功能。慎用于心力衰竭、肝损伤及可能导致血容量和肾血流量降低的患者。出现肝毒性临床症状时，需停药。

困倦和眩晕会影响技巧性工作，如驾驶。

哺乳 一项研究推断[1]，由于酮咯酸分布至乳汁中浓度极低，婴儿摄取量很低，不会产生伤害。American Academy of Pediatrics[2]认为，哺乳妇女服用酮咯酸后，没有出现乳儿不良反应报道，因此认为它通常可与哺乳相容。*BNF 59* 也认为分布至乳汁中的药物浓度很低，不会对乳儿产生伤害。而英国和美国的注册药品信息建议，酮咯酸不能用于哺乳妇女。

1. Wischnik A, *et al.* The excretion of ketorolac tromethamine into breast milk after multiple oral dosing. *Eur J Clin Pharmacol* 1989; **36:** 521–4.
2. American Academy of Pediatrics. The transfer of drugs and other chemicals into human milk. *Pediatrics* 2001; **108:** 776–89. [Retired May 2010] Correction. *ibid.*; 1029. Also available at: http://aappolicy.aappublications.org/cgi/content/full/pediatrics%3b108/3/776 (accessed 07/11/07)

药物相互作用

与 NSAIDs 有关的药物相互作用见第94页。

酮咯酸不能用于已接受抗凝治疗或将要接受预防性抗凝治疗（如小剂量肝素）的患者。其他 NSAIDs 或阿司匹林，或己酮可可碱可增加酮咯酸引发出血反应的危险，因此禁止这些药物与酮咯酸合用。

丙磺舒可延长酮咯酸血浆半衰期，升高血药浓度，因此两药避免合用。

拟副交感神经药 氯乙酰胆碱眼科制剂的注册药品信息宣称，*乙酰胆碱和卡巴胆碱*对于已使用 NSAIDs 局部（眼科）制剂的患者无效。

药动学

酮咯酸氨丁三醇肌内注射或口服后吸收。在生理 pH 下水解为带阴离子的酮咯酸，亲水性低于其氨丁三醇盐。血药浓度达峰时间为 30～60min，部分患者肌内注射的吸收速度较口服稍慢。99%以上与血浆蛋白结合。不易穿透血脑屏障，可通过胎盘屏障，少量药物经乳汁分泌。终末血浆半衰期 4～6h，老年人 6～7h，肾功能不全患者 9～10h，主要代谢途径为与葡糖苷酸结合，部分发生对位羟化反应，约 90%的药物以原形、结合物或羟化代谢产物的形式由尿液排泄，其余经粪便排泄。

1. Kauffman RE, *et al.* Enantiomer-selective pharmacokinetics and metabolism of ketorolac in children. *Clin Pharmacol Ther* 1999; **65:** 382–8.
2. Hamunen K, *et al.* Stereoselective pharmacokinetics of ketorolac in children, adolescents and adults. *Acta Anaesthesiol Scand* 1999; **43:** 1041–6.
3. Dsida RM, *et al.* Age-stratified pharmacokinetics of ketorolac tromethamine in pediatric surgical patients. *Anesth Analg* 2002; **94:** 266–70.
4. McAleer SD, *et al.* Pharmacokinetics and safety of ketorolac following single intranasal and intramuscular administration in healthy volunteers. *J Clin Pharmacol* 2007; **47:** 13–18.

用途和用法

酮咯酸是羧酸吡咯利秦（pyrrolizine carboxylic acid）的衍生物，结构与吲哚美辛（第65页）相似，是一种 NSAID（第94页）。主要用于镇痛。

酮咯酸以氨丁三醇盐的形式通过肌内注射、静脉注射或口服给药，用于中重度*术后疼痛*的短期控制。然而，必须注意由于不良反应发生率高，其使用剂量和疗程受到限制。在英国，胃肠外给药最长疗程为 2 天，患者应尽快改为口服用药；口服给药限于 7 天。在美国，推荐胃肠外给药和口服给药总共给药时间不能超过 5 天。

- 在英国，酮咯酸氨丁三醇*胃肠外给药*，推荐的初次剂量为 10mg，以后需要时每 4～6h 给予 10～30mg，术后疼痛的初期，可根据需要，每 2h 给药 1 次。每日最大剂量 90mg（老年人、轻度肾损伤者及体重低于 50kg 的患者每日最大剂量 60mg）。静脉给药时间至少要超过 15s。由胃肠外改为口服给药时，各种剂型酮咯酸氨丁三醇总量不能超过 90mg（老年人、轻度肾损伤者及体重低于 50kg 的患者每日最大剂量 60mg），其中口服剂量不能超过 40mg。
- 在美国，给药方案包括单次给药肌内注射 60mg 或静脉给药 30mg，多次给药每 6h 肌内或静脉给药 30mg，每日最大剂量 120mg。老年人、轻度肾损伤者及体重低于 50kg 的患者需减半。
- 在英国，推荐*口服*给药每 4～6h 10mg（老年人每 6～8h），每日最大剂量 40mg，最长疗程 7 天。
- 在美国，推荐口服剂量 20mg（老年人、轻度肾损伤者及体重低于 50kg 者为 10mg），以后每 4～6h 服用 10mg，每日最大剂量 40mg。

儿童用量详见下文**儿童用法**项下内容。

在美国，酮咯酸氨丁三醇也被批准以*鼻腔喷雾剂*形式短期应用以缓解中重度**急性疼痛**。无论单用或与其他酮咯酸制剂合用，建议最长疗程不应超过 5 日，不能与其他酮咯酸制剂同时使用。推荐剂量为每鼻孔 15.75mg，6～8h 给 1 次，每日最大剂量 126mg。65 岁及以上患者及体重低于 50kg 的患者，推荐剂量为单鼻孔给予 15.75mg，每 6～8h 1 次，每日最大剂量 63mg。

酮咯酸氨丁三醇也以 0.5%滴眼液剂型用于缓解季节性过敏性结膜炎引起的**眼部刺激**。0.5%酮咯酸氨丁三醇滴眼液也用于局部治疗**囊状斑点水肿**（cystoid matcular oedema）和防止或减少眼科手术有关的**炎症反应**。在美国，0.4%或 0.45%的酮咯酸氨丁三醇滴眼液用于眼科术后炎症。

1. Gillis JC, Brogden RN. Ketorolac: a reappraisal of its pharmacodynamic and pharmacokinetic properties and therapeutic use in pain management. *Drugs* 1997; **53:** 139–88.
2. Di Massa A, *et al.* Ketorolac for paediatric postoperative pain: a review. *Minerva Anestesiol* 2000; **66:** 749–56.
3. Arora S, *et al.* Myth: parenteral ketorolac provides more effective analgesia than oral ibuprofen. *CJEM* 2007; **9:** 30–2.
4. Schechter BA. Ketorolac tromethamine 0.4% as a treatment for allergic conjuctivitis [sic]. *Expert Opin Drug Metab Toxicol* 2008; **4:** 507–11.
5. Sinha VR, *et al.* Ketorolac tromethamine formulations: an overview. *Expert Opin Drug Deliv* 2009; **6:** 961–75.

儿童用法 酮咯酸氨丁三醇可短期应用以缓解儿童中重度术后疼痛。在美国，2～16 岁儿童，酮咯酸氨丁三醇单次肌内注射的剂量为 1mg/kg，最大剂量 30mg，单次静脉给予 500μg/kg，最大剂量 15mg。在英国，胃肠外给予酮咯酸只被批准用于 16 岁及以上儿童，剂量与成人相同（见上文）。然而，*BNFC 2009* 建议，6 个月至 16 岁儿童，可静脉注射的初始剂量为 0.5～1mg/kg（最多 15mg），以后按需要，每 6h 给 0.5mg/kg（最多 15mg），每日最大剂量为 60mg。

酮咯酸口服给药不允许用于儿童。

在肾损伤中的用法 酮咯酸禁用于中重度肾损伤患者，轻度肾损伤患者的使用剂量参见上文**用途和用法**项下。

制剂

USP 33: Ketorolac Tromethamine Injection; Ketorolac Tromethamine Tablets.

专利制剂

Arg.: Acular; Blocadol; Dolten; Kelac; Kemanat; Kerarer; Ketopharm; Klenac; Poenkerat; Sinalgico; Teledol; Tenkdol; Unicalm; ***Austral.:*** Acular; Toradol; ***Austria:*** Acular; ***Belg.:*** Aculare; Taradyl; ***Braz.:*** Acular; Cetrolac; Deocil†; Toradol; Toragesic; ***Canad.:*** Acular; Toradol; ***Chile:*** Acular; Brodifac; Burten; Dilox; Dolgenal; Findedol†; Netaf; Poenkerat; Syndol; ***Denm.:*** Acular; Toradol; ***Fin.:*** Acular; Toradol; ***Fr.:*** Acular; ***Ger.:*** Acular; ***Gr.:*** Acular; Toradol; ***Hong Kong:*** Acular; Keto; Toradol; ***India:*** Cadolac; Ketanov; Ketlur; Ketodrops; Ketonic; Torolac; ***Indon.:*** Dolac; Farpain; Ketopain; Lactor; Lantipain; Matolac; Remopain; Rolac; Scelto; Teranol; Toradol; Toramine; Torasic; Torpain; Trolac; Xevolac; ***Irl.:*** Acular; ***Israel:*** Topadol†; ***Ital.:*** Acular; Lixidol; Tora-Dol; ***Malaysia:*** Acular†; Ketanov†; Keto; Toradol; ***Mex.:*** Acularen; Ainelac†; Aitomet; Alidol†; Apotoke; Brunacol; Celfax; Doket; Dolac; Dolcoplaz; Dolikan; Dolotor†; Drometak; Efimerol; Estopein; Exorol; Findol†; Finlac; Geldako; Gesilac; Glicima; Godek; Italker†; Katamisine; Kendol; Kendolit; Koprak; Lacdol; Lacomin; Landaco; Lenaken; Lokefar; Lorotec; Mavidol; Onemer; Plusindol; Ranketo; Rapix; Rolesen; Rolodiquim; Rometran-K; Sebapain; Supradol; Toloran; Toral; Torkol; Trodorol; Tromedal; Ultilap; Zafidol; ***Neth.:*** Acular; ***Norw.:*** Toradol; ***NZ:*** Acular; ***Philipp.:*** Acular; Eurolac; Ketanov; Keto; Ketodol; Ketomed; Kortezor; Remopain; Teromac; Togesic; Toradol; Tral; ***Port.:*** Acular; Elipa; Toradol; ***Rus.:*** Adolor (Адолор); Dolac (Долак); Ketalgin (Кеталгин); Ketanov (Кетанов); Ketofreel (Кетофрил); Ketolac (Кетолак); Ketorol (Кеторол); ***S.Afr.:*** Acular; Bedoral; Tora-Dol; ***Singapore:*** Acular; Toradol; ***Spain:*** Acular; Algikey; Droal; Tonum†; Toradol; ***Swed.:*** Toradol; ***Switz.:*** Acular; Tora-Dol; ***Thai.:*** Acular; ***Turk.:*** Acular; ***UK:*** Acular; Toradol; ***Ukr.:*** Ketanov (Кетанов); Ketolong (Кетолонг); Novalket (Новалькет); ***USA:*** Acular; Acuvail; Sprix; Toradol†; ***Venez.:*** Acular†; Dolak; Kelac; Ketorel†; Ketorol†; Notolac; Ocudol; Poenkerat.

多组分制剂 ***Mex.:*** Gammadol; Sinergix; Supradol-F.

Leflunomide (*BAN*, *USAN*, *rINN*) 来氟米特

HWA-486; Leflunomid; Leflunomida; Léflunomide; Leflunomidi; Leflunomidum; RS-34821; SU-101. α,α,α-Trifluoro-5-methyl-4-isoxazolecarboxy-*p*-toluidide.

Лефлуномид

$C_{12}H_9F_3N_2O_2$ = 270.2.

CAS — 75706-12-6.

ATC — L04AA13.

ATC Vet — QL04AA13.

UNII — G162GK9U4W.

Pharmacopoeias. In *Eur.* (see p.vii) and *US.*

Ph. Eur. 6.8（Leflunomide） 白色或类白色粉末。呈多形性。几乎不溶于水；易溶于甲醇；略溶于二氯甲烷。避光。

USP 33（Leflunomide） 白色或类白色粉末。几乎不溶于水；易溶于丙酮、乙腈、乙醇、氯仿、乙酸乙酯、异丙醇和甲醇，贮藏温度不超过30℃。

不良反应、处置和注意事项

来氟米特的常见不良反应包括高血压、胃肠功能紊乱（特别是腹泻）、体重减轻、头痛、眩晕、白细胞减少、衰弱、感觉异常、关节病变、滑膜炎、上呼吸道感染、脱发、湿疹和皮肤干燥。报道的几例超敏反应包括Stevens-Johnson综合征、多形性红斑或中毒性表皮坏死松解症或脉管炎。肝毒性也可发生，多数为轻微、可逆的，极少数为严重甚至致死性的肝病，包括急性肝坏死，常发生于治疗初期6个月内。其他报道的不良反应有焦虑、外周神经病、低钾血症和轻微高血脂。罕见的报道包括全血细胞减少症、粒细胞缺乏症和血小板减少症。当来氟米特与其他骨髓抑制药（详见下文**药物相互作用**项下内容）合用时，这些反应更常发生。有关的报道偶尔还有：胰腺炎、肺间质病、严重感染如致死性败血症。也有肾功能衰竭的报道。

来氟米特活性代谢产物A771726的半衰期约为2周。因此，甚至治疗结束后，来氟米特的不良反应仍可能持续。当发生严重不良反应后，需要洗脱药物（见下文）。

来氟米特不能用于有免疫妥协、严重感染、肝损伤、中重度肾损伤、严重低蛋白血症或骨髓发育异常的患者。有结核病史的患者应用时需密切监测，防止疾病复发。免疫抑制治疗期间慎用宫内节育器，因可能发生感染。同样原因，避免使用活疫苗。治疗期间，需要定时监测血压。

在英国，注册药品信息建议开始治疗前，需要测定肝转氨酶水平，在治疗开始后6个月内，每2周测定1次。美国注册药品信息建议，治疗开始后的6个月内，每月测定1次。以后每6～8周测定1次。如果转氨酶数值中度升高，需要及时减量（见下文**在肝损伤中的用法**）。如果发生持续或严重的转氨酶升高，需要停用来氟米特，并洗脱药物。停止治疗后，仍需监测转氨酶水平，直到恢复至正常范围，测定转氨酶时需同时进行血细胞计数检测。

1. Alcorn N, *et al.* Benefit-risk assessment of leflunomide: an appraisal of leflunomide in rheumatoid arthritis 10 years after licensing. *Drug Safety* 2009; **32:** 1123–34.

对肺的影响 截止到2006年12月，Australian Adverse Drug Reactions Advisory Committee（ADRAC）共收到自2000年[1]来氟米特应用以来，引起142例的呼吸系统症状的报告，其中，22例报告中提到至少一项下面的严重不良反应：肺炎（8），间质性肺病（9），肺浸润（4），或肺纤维化（3）。这些都被认为可能代表间质性肺病。4例患者死亡。但是难以判定其中的因果联系，因为有几例患者长期服用甲氨蝶呤，并没有出现任何问题。推荐在使用来氟米特治疗前应评价肺功能状态，治疗过程中应监测肺功能。如果咳嗽、呼吸困难等症状发生或恶化，需停止应用来氟米特。ADRAC后来报道[2]2009年6月，应用来氟米特引起的呼吸系统症状的报告已增加到196例。其中，153例报告中提到使用了甲氨蝶呤，其中39例间质性肺病的报告中有23例。

采用大规模对列研究数据[3]评价了来氟米特引起间质性肺病的危险，这项研究发现，总体而言，与没有使用来氟米特的对照组相比，应用来氟米特的患者发生间质性肺病的危险增加了2倍，然而，亚组分析显示，对那些曾经应用甲氨蝶呤或有间质性肺病史的患者而言，这种增加是有限的。对那些没有应用过甲氨蝶呤或无间质性肺病史的患者，应用来氟米特没有增加危险性。也见下文**药物相互作用**项下内容。

1. Adverse Drug Reactions Advisory Committee (ADRAC). Leflunomide and interstitial lung disease. *Aust Adverse Drug React Bull* 2006; **25:** 22–3. Also available at: http://www.tga.gov.au/adr/aadrb/aadr0612.pdf (accessed 13/06/08)
2. Adverse Drug Reactions Advisory Committee (ADRAC). Is it leflunomide lung? *Aust Adverse Drug React Bull* 2009; **28:** 15. Also available at: http://www.tga.gov.au/adr/aadrb/aadr0908.pdf (accessed 23/10/09)
3. Suissa S, *et al.* Leflunomide use and the risk of interstitial lung disease in rheumatoid arthritis. *Arthritis Rheum* 2006; **54:** 1435–9.

对神经系统的影响 使用来氟米特可引起外周神经病变[1～5]。截止到2006年10月，ADRAC共收到659例有关来氟米特不良反应的报告，其中30例提到神经病变或外周神经病变[4]。在这些病例中，有24例事件来氟米特是唯一引起怀疑的药物。6例患者停药后，神经功能恢复，其中3例进行了药物洗脱。截至报告时，15例患者还没有恢复，没有其他病例的信息。新近，2009年10月，Health Canada[5]收到26例与来氟米特有关的外周神经病变的报告，其中，9例发生特殊的外周神经病变，来氟米特的应用疗程为2个月至2年，停药后反应得到缓解。

1. Bonnel RA, Graham DJ. Peripheral neuropathy in patients treated with leflunomide. *Clin Pharmacol Ther* 2004; **75:** 580–5.
2. Martin K, *et al.* Neuropathy associated with leflunomide: a case series. *Ann Rheum Dis* 2005; **64:** 649–50.
3. Metzler C, *et al.* Peripheral neuropathy in patients with systemic rheumatic diseases treated with leflunomide. *Ann Rheum Dis* 2005; **64:** 1798–1800.
4. Adverse Drug Reactions Advisory Committee (ADRAC). Leflunomide and peripheral neuropathy. *Aust Adverse Drug React Bull* 2006; **25:** 18–19. Also available at: http://www.tga.gov.au/adr/aadrb/aadr0610.pdf (accessed 13/06/08)
5. Health Canada. Leflunomide and peripheral neuropathy. *Can Adverse React News* 2010; **20** (2): 1–2. Also available at: http://www.hc-sc.gc.ca/dhp-mps/alt_formats/pdf/medeff/bulletin/carn-bcei_v20n2-eng.pdf (accessed 07/05/10)

对皮肤的影响 1名58岁女性每日应用来氟米特20mg治疗Sjögren综合征[1]，应用1个月后，出现红斑狼疮。停用来氟米特4周内，红斑消失，但是当患者重新用药后，红斑两次复发。

1. Gensburger D, *et al.* Lupus erythematosus with leflunomide: induction or reactivation? *Ann Rheum Dis* 2005; **64:** 153–5.

过量 有报道，2例患者无意中应用了过量的来氟米特，1例为40岁女性，每日误服100mg和20mg两种片剂，连用28天[1]，未观察到不良反应。另1例为70岁男性，每周服用100mg，每日服20mg，服用时间超过2年，发现出现了间质性肾炎，停用来氟米特后[2]，症状改善。这2例病例中，100mg剂量指的是作为负荷剂量服用2天或3天。

1. Kamali S, *et al.* An unusual overdose of leflunomide in a patient with rheumatoid arthritis. *Ann Pharmacother* 2004; **38:** 1320–1.
2. Haydar AA, *et al.* Chronic overdose of leflunomide inducing interstitial nephritis. *Nephrol Dial Transplant* 2004; **19:** 1334–5.

妊娠 来氟米特禁用于孕妇，因为动物实验显示其活性代谢产物有致畸性。开始治疗前应排除妊娠。注册药品信息指出，育龄女性应使用可靠的避孕方式（英国注册药品信息也推荐服用来氟米特的男性应用可靠的避孕方式）。欲怀孕妇女需在中断治疗后2年方可怀孕。否则，需要进行药物洗脱（见下文），从代谢物的血浆药物浓度下降到20ng/ml以下开始等待6周，方可准备怀孕。对于欲做父亲的男性，药物洗脱后至少等待3个月。治疗期间怀孕，也可做药物洗脱。

洗脱过程 如果来氟米特治疗期间发生严重不良反应，注册药品信息建议进行药物洗脱。当患者服用来氟米特期间怀孕，或必须换用其他改善风湿性疾病症状的药物如甲氨蝶呤时，也可考虑进行药物洗脱。

对于洗脱过程，或者口服考来烯胺8g，每日3次，或者口服或通过胃管给活性炭50g，每日4次。正常疗程为11天，也可重复直到血浆中来氟米特的初级代谢产物A771726的浓度降至20ng/ml以下，由2次单独的实验证实，2次之间至少相隔14天。

药物相互作用

来氟米特与其他具有肝毒性或骨髓抑制的药物合用可使不良反应增加，这种情况也见于应用来氟米特后，未经过药物洗脱期（见上文）而直接应用上述药物。还没有研究来氟米特与其他缓解病情抗风湿药合用，特别是长期应用时的风险。在英国，不建议此用法。然而，美国注册药品信息推荐如果需要长期合用，治疗开始后6个月内应每月监测肝转氨酶水平和血细胞数量，而不是每6～8周（详见上文**不良反应、处置和注意事项**项下内容）。

与活疫苗合用时的注意事项见上文。

抗凝血药 有关来氟米特对于抗凝血药华法林活性的影响，参见第1374页**免疫抑制药**项下。

甲氨蝶呤 与来氟米特治疗有关的全血细胞减少极为罕见。18例报道中（患者平均年龄65.5岁），14例同时使用甲氨蝶呤治疗[1]，典型的全血细胞减少非常严重，需要住院治疗，5例患者已经死亡，其中4例同时使用甲氨蝶呤。开始发生全血细胞减少的时间从11天至4年不等。作者得出结论，来氟米特治疗期间合用甲氨蝶呤，全血细胞减少发生的概率增加，作者同时强调进行血细胞计数监测的重要性。

与来氟米特单用或与甲氨蝶呤合用有关的包括间质性肺炎的间质性肺病罕见（见上文）。截止到2006年3月，新西兰Centre for Adverse Reactions Monitoring[2]收到7例与来氟米特有关的肺炎的报告，患者同时服用甲氨蝶呤，其中，4例服用甲氨蝶呤（也与肺炎有关）时间超过1年，应用来氟米特12～36周出现呼吸系统症状，5例患者恢复，1例死亡，另1例好转但是存在持续的呼吸功能损伤。

关于药物洗脱过程的建议见上文。

1. Chan J, *et al.* Leflunomide-associated pancytopenia with or without methotrexate. *Ann Pharmacother* 2004; **38:** 1206–11.
2. Savage R. Leflunomide and pneumonitis. *Prescriber Update* 2006; **27:** 7–9.

药动学

来氟米特口服后，在肝和肠壁经首关代谢成为A771726（特立氟胺），后者是来氟米特主要体内活性形式。口服给药，生物利用度变化范围为82%～95%，单次给药，活性代谢产物的血药浓度达峰时间为1～24h。

超过99%的A771726与血浆蛋白（主要是白蛋白）结合。A771726进一步代谢，一次给药剂量的43%主要以葡糖苷酸结合物的形式由尿液排泄，48%经胆汁分泌由粪便排泄。

A771726的消除半衰期约为2周，认为主要是肝肠循环的影响。考来烯胺和活性炭可干扰肝肠循环过程，从而加快药物的消除。

1. Rozman B. Clinical pharmacokinetics of leflunomide. *Clin Pharmacokinet* 2002; **41:** 421–30.
2. Shi J, *et al.* Population pharmacokinetics of the active metabolite of leflunomide in pediatric subjects with polyarticular course juvenile rheumatoid arthritis. *J Pharmacokinet Pharmacodyn* 2005; **32:** 419–39.
3. Chan V, *et al.* Population pharmacokinetics and association between A77 1726 plasma concentrations and disease activity measures following administration of leflunomide to people with rheumatoid arthritis. *Br J Clin Pharmacol* 2005; **60:** 257–64.

用途和用法

来氟米特具有免疫抑制作用和抗增殖作用，作为缓解病情抗风湿药（DMARD），用于活动性类风湿关节炎（见下文）也用于治疗活动性银屑病关节炎（见下文**脊椎关节病**），也试用于各种类型实体瘤的治疗研究。

由于初级代谢产物具有较长的半衰期，需要给予来氟米特负荷剂量以较快达到稳态血药浓度。治疗开始时，口服负荷剂量100mg，每日1次，连续3天；然而，在临床实际中，对于那些更易发生不良反应，特别是血液或肝脏反应的患者，常不使用负荷剂量。对于类风湿关节炎，维持剂量为10～20mg，每日1次；对于银屑病关节炎，维持剂量为20mg，每日1次。肝转氨酶异常的患者需要调整剂量，见下文。一般服用4～6周以后开始产生治疗效应，6个月以后，产生进一步治疗效果。

在肝损伤中的用法 来氟米特禁用于肝损伤的患者。接受来氟米特治疗患者发生中度转氨酶升高时（数值为正常上限的2～3倍），剂量需减至每日10mg，必要时，每周监测转氨酶水平。如果中度升高持续存在或发生严重转氨酶升高，需停药并进行药物洗脱（见上文）。

炎性肠病 来氟米特试用于治疗克罗恩病[1]（第1620页），并取得部分疗效。

1. Prajapati DN, *et al.* Leflunomide treatment of Crohn's disease patients intolerant to standard immunomodulator therapy. *J Clin Gastroenterol* 2003; **37:** 125–8.

类风湿关节炎 以下是来氟米特用于类风湿关节炎（第12页）的文献[1～8]。

1. Strand V, *et al.* Treatment of active rheumatoid arthritis with leflunomide compared with placebo and methotrexate. *Arch Intern Med* 1999; **159:** 2542–50.
2. Prakash A, Jarvis B. Leflunomide: a review of its use in active rheumatoid arthritis. *Drugs* 1999; **58:** 1137–64.
3. Emery P, *et al.* A comparison of the efficacy and safety of leflunomide and methotrexate for the treatment of rheumatoid arthritis. *Rheumatology (Oxford)* 2000; **39:** 655–65.
4. McCarey DW, *et al.* Leflunomide in treatment of rheumatoid arthritis. *Lancet* 2002; **359:** 1158.
5. Miceli-Richard C, Dougados M. Leflunomide for the treatment of rheumatoid arthritis. *Expert Opin Pharmacother* 2003; **4:** 987–97.
6. Maddison P, *et al.* Leflunomide in rheumatoid arthritis: recommendations through a process of consensus. *Rheumatology (Oxford)* 2005; **44:** 280–6. Correction. *ibid.*; 569.
7. Silverman E, *et al.* Long-term open-label preliminary study of the safety and efficacy of leflunomide in patients with polyarticular-course juvenile rheumatoid arthritis. *Arthritis Rheum* 2005; **52:** 554–62.
8. Silverman E, *et al.* Leflunomide in Juvenile Rheumatoid Arthritis (JRA) Investigator Group. Leflunomide or methotrexate for juvenile rheumatoid arthritis. *N Engl J Med* 2005; **352:** 1655–66.

脊椎关节病 以下是应用来氟米特治疗强直性脊柱炎和银屑病关节炎（见第13页）的文献[1～6]。

1. Cuchacovich M, Soto L. Leflunomide decreases joint erosions and induces reparative changes in a patient with psoriatic arthritis. *Ann Rheum Dis* 2002; **61:** 942–3.
2. Kaltwasser JP, *et al.* Treatment of Psoriatic Arthritis Study Group. Efficacy and safety of leflunomide in the treatment of psoriatic arthritis and psoriasis: a multinational, double-blind, randomized, placebo-controlled clinical trial. *Arthritis Rheum*

2004; **50:** 1939–50.
3. Haibel H, *et al.* Six months open label trial of leflunomide in active ankylosing spondylitis. *Ann Rheum Dis* 2005; **64:** 124–6.
4. van Denderen JC, *et al.* Double blind, randomised, placebo controlled study of leflunomide in the treatment of active ankylosing spondylitis. *Ann Rheum Dis* 2005; **64:** 1761–4.
5. Schmitt J, Wozel G. Psoriasis-arthritis—Langzeit-therapie zweier Patienten mit Leflunomid. *J Dtsch Dermatol Ges* 2005; **2:** 763–6.
6. Nash P, *et al.* Leflunomide improves psoriasis in patients with psoriatic arthritis: an in-depth analysis of data from the TOPAS study. *Dermatology* 2006; **212:** 238–49.

制剂

USP 33: Leflunomide Tablets.

专利制剂

Arg.: Afiancen; Arava; Filartros; Inmunoartro; Lefluar; Molagar†; ***Austral.:*** Arabloc; Arava; ***Austria:*** Arava; ***Belg.:*** Arava; ***Braz.:*** Arava; ***Canad.:*** Arava; ***Chile:*** Arava; Artrimod; Leflucross; ***Cz.:*** Arava; ***Denm.:*** Arava; ***Fin.:*** Arava; ***Fr.:*** Arava; ***Ger.:*** Arava; ***Gr.:*** Arava; ***Hong Kong:*** Arava; ***Hung.:*** Arava; ***India:*** Arava; Lara†; Lefumide; Rumalef; ***Indon.:*** Arava; ***Irl.:*** Arava; ***Israel:*** Arava; ***Ital.:*** Arava; ***Malaysia:*** Arava; ***Mex.:*** Arava; ***Neth.:*** Arava; ***Norw.:*** Arava; ***NZ:*** Arava; ***Philipp.:*** Arava; ***Pol.:*** Arava; ***Port.:*** Arava; ***Rus.:*** Arava (Арава); ***S.Afr.:*** Arava; ***Singapore:*** Arava; ***Spain:*** Arava; ***Swed.:*** Arava; ***Switz.:*** Arava; ***Thai.:*** Arava; ***Turk.:*** Arava; ***UK:*** Arava; ***Ukr.:*** Arava (Арава); ***USA:*** Arava; ***Venez.:*** Arava.

Levacetylmethadol (*rINN*) 左醋美沙朵

l-α-Acetylmethadol; LAAM (levacetylmethadol or levacetylmethadol hydrochloride); LAM; Levacetilmetadol; Levacetylmetadol; Lévacétylméthadol; Levacetylmethadolum; Levasetyylimetadoli; Levomethadyl Acetate *(USAN)*; *l*-Methadyl Acetate. (−)-4-Dimethylamino-1-ethyl-2,2-diphenylpentyl acetate.

Левацетилметадол

$C_{23}H_{31}NO_2$ = 353.5.
CAS — 1477-40-3 (levomethadyl); 34433-66-4 (levacetylmethadol).
ATC — N07BC03.
ATC Vet — QN07BC03.
UNII — R3B637Y991.

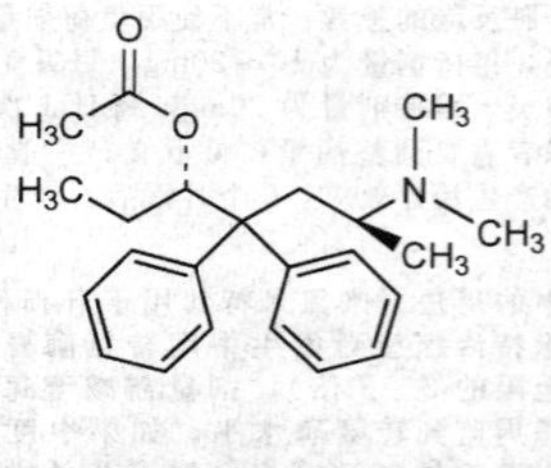

Levacetylmethadol Hydrochloride (*rINNM*) 盐酸左醋美沙朵

Hidrocloruro de levacetilmetadol; LAAM (levacetylmethadol or levacetylmethadol hydrochloride); Lévacétylméthadol, Chlorhydrate de; Levacetylmethadoli Hydrochloridum; Levomethadyl Acetate Hydrochloride *(USAN)*; MK-790. (−)-(3*S*,6*S*)-6-(Dimethylamino)-4,4-diphenyl-3-heptanol acetate hydrochloride.

Левацетилметадола Гидрохлорид

$C_{23}H_{31}NO_2,HCl$ = 390.0.
CAS — 43033-72-3.
ATC — N07BC03.
ATC Vet — QN07BC03.
UNII — B54CW5KG52.

简介

左醋美沙朵是二苯基庚烷衍生物，属于长效阿片类镇痛药（第96页），是美沙酮（第81页）的衍生物，以盐酸盐形式用于阿片类依赖性的治疗。然而，由于具有致心律失常效应，已从欧盟和美国撤市。

Levomethadone Hydrochloride (*rINNM*) ⊗盐酸左美沙酮

Hidrocloruro de levometadona; Levometadonhidroklorid; Levometadonhydroklorid; Levometadonihydrokloridi; Levometadono hidrochloridas; Lévométhadone, chlorhydrate de; Levomethadon-hydrochlorid; Levomethadoni hydrochloridum; (−)-Methadone Hydrochloride. (−)-6-Dimethylamino-4,4-diphenylheptan-3-one hydrochloride.

Левометадона Гидрохлорид

$C_{21}H_{27}NO,HCl$ = 345.9.
CAS — 125-58-6 (levomethadone); 5967-73-7 (levomethadone hydrochloride).

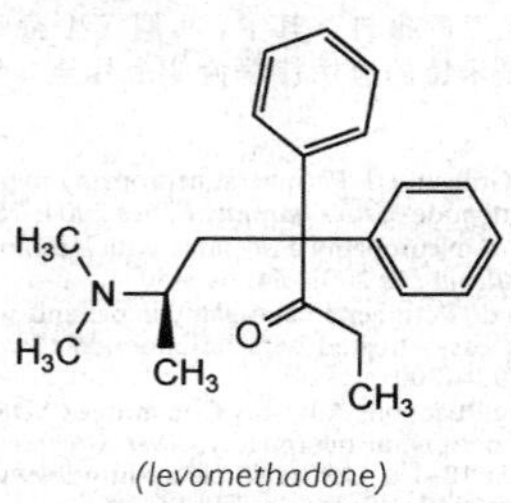

(levomethadone)

Pharmacopoeias. In *Eur.* (see p.vii).

Ph. Eur. 6. 8 (Levomethadone Hydrochloride) 白色或类白色结晶性粉末。可溶于水；易溶于乙醇。避光。

简介

左美沙酮是阿片类镇痛药（第96页），是外消旋体美沙酮（第79页）的活性异构体，同样以盐酸盐形式用于重度疼痛和阿片依赖性的治疗。

制剂

专利制剂

Ger.: L-Polamidon.

Levorphanol Tartrate (*BANM, rINNM*) 酒石酸左啡诺

Levorphan Tartrate; Levorphanol Bitartrate; Lévorphanol, Tartrate de; Levorphanoli Tartras; Methorphinan Tartrate; Tartrato de levorfanol. (−)-9a-Methylmorphinan-3-ol hydrogen tartrate dihydrate.

Леворфанола Тартрат

$C_{17}H_{23}NO,C_4H_6O_6,2H_2O$ = 443.5.
CAS — 77-07-6 (levorphanol); 125-72-4 (anhydrous levorphanol tartrate); 5985-38-6 (levorphanol tartrate dihydrate).
UNII — 04WQU6T9QI.

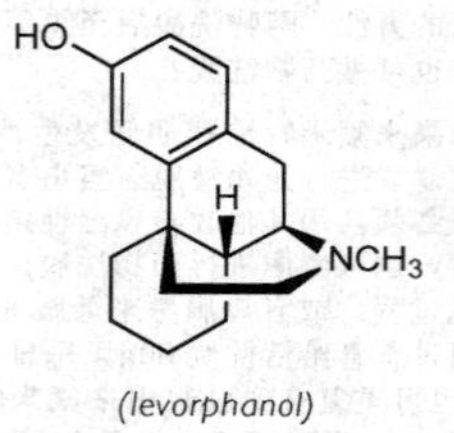

(levorphanol)

Pharmacopoeias. In *US.*

USP 33 (Levorphanol Tartrate) 几乎白色无臭结晶性粉末。可溶于水（1∶50）和乙醇（1∶120）；不溶于氯仿、乙醚。25℃贮藏，允许的温度波动范围为15～30℃。

简介

酒石酸左啡诺是菲类衍生物，属于强效阿片类镇痛药（第96页），用于中重度疼痛的治疗。镇痛作用一般口服后10～60min起效，维持8h。酒石酸左啡诺的口服常用初次剂量为2mg，必要时6～8h重复给药，根据反应，调整剂量，可增加到每6～8h给予3mg。对于非阿片类耐受的患者，初次最大剂量每日不能超过12mg。年老体弱者需适当减量，初次剂量可减少50%或更多。酒石酸左啡诺也可肌内、皮下或缓慢静脉注射，用于缓解疼痛和术前给药。

1. Prommer E. Levorphanol: the forgotten opioid. *Support Care Cancer* 2007; **15:** 259–64.

制剂

USP 33: Levorphanol Tartrate Injection; Levorphanol Tartrate Tablets.

专利制剂

USA: Levo-Dromoran†.

Licofelone (*rINN*) 利克飞龙

Licofelona; Licofélone; Licofelonum; ML-3000. [6-(4-Chlorophenyl)-2,2-dimethyl-7-phenyl-2,3-dihydro-1*H*-pyrrolizin-5-yl]acetic acid.

Ликофельон

$C_{23}H_{22}ClNO_2$ = 379.9.
CAS — 156897-06-2.
UNII — P5T6BYS22Y.

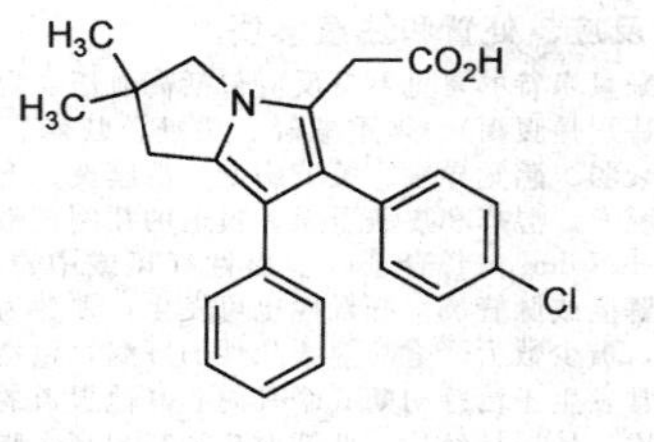

简介

利克飞龙是一种NSAIDs（第92页），对环氧酶和脂氧酶具有双重抑制作用，用于治疗骨关节炎。

1. Kulkarni SK, Singh VP. Licofelone—a novel analgesic and anti-inflammatory agent. *Curr Top Med Chem* 2007; **7:** 251–63.
2. Fischer L, *et al.* The molecular mechanism of the inhibition by licofelone of the biosynthesis of 5-lipoxygenase products. *Br J Pharmacol* 2007; **152:** 471–80.
3. Raynauld JP, *et al.* Canadian Licofelone Study Group. Protective effects of licofelone, a 5-lipoxygenase and cyclo-oxygenase inhibitor, versus naproxen on cartilage loss in knee osteoarthritis: a first multicentre clinical trial using quantitative MRI. *Ann Rheum Dis* 2009; **68:** 938–47.

Lithium Salicylate 水杨酸锂

Lithium Salicylicum; Salicilato de litio.

Лития Салицилат

$C_7H_5LiO_3$ = 144.1.
CAS — 552-38-5.
UNII — 93F1SP6QIN.

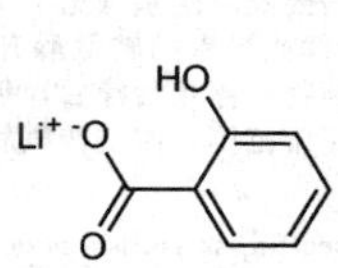

简介

水杨酸锂属于水杨酸衍生物（见第20页阿司匹林），用于治疗类风湿性疾病，但是因为锂离子的药理作用，不推荐使用。

顺势疗法 水杨酸锂也用在顺势疗法中。

制剂

顺势疗法制剂 ***Fr.:*** Granules Boripharm no 24†.

Lonazolac Calcium (*rINNM*) 氯那唑酸钙

Calcii Lonazolacum; Lonatsolaakkikalsium; Lonazolac Calcique; Lonazolaco cálcico; Lonazolacum Calcicum; Lonazolakkalcium. Calcium 3-(4-chlorophenyl)-1-phenylpyrazol-4-ylacetate.

Кальций Лоназолак

$C_{34}H_{24}CaCl_2N_4O_4$ = 663.6.
CAS — 53808-88-1 (lonazolac); 75821-71-5 (lonazolac calcium).
ATC — M01AB09.
ATC Vet — QM01AB09.

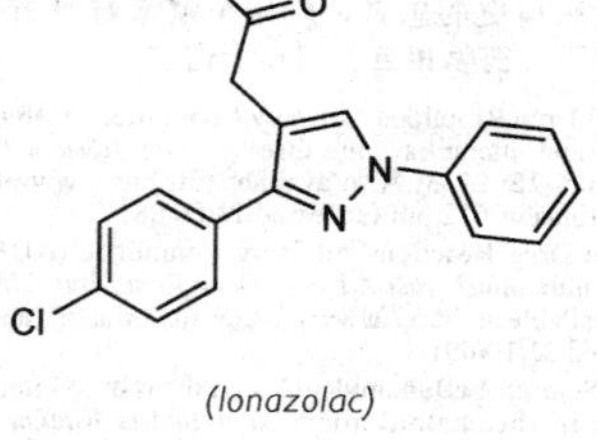

(lonazolac)

简介

氯那唑酸钙是一种NSAID（第92页），口服或直肠给药用于疼痛、炎症、肌肉骨骼和关节病变。

制剂

专利制剂

Austria: Irritren†; ***Ger.:*** Argun†; ***Port.:*** Atrilon†.

Lornoxicam (*BAN*, *USAN*, *rINN*) 氯诺昔康

Chlorotenoxicam; Chlortenoxicam; CTX; Lornoksikaami; Lornoksikam; Lornoxicamum; Lornoxicanum; Lornoxikam; Ro-13-9297; TS-110. 6-Chloro-4-hydroxy-2-methyl-*N*-2-pyridyl-2*H*-thieno[2,3-e][1,2]-thiazine-3-carboxamide 1,1-dioxide.

Лорноксикам

$C_{13}H_{10}ClN_3O_4S_2$ = 371.8.

CAS — 70374-39-9.

ATC — M01AC05.

ATC Vet — QM01AC05.

UNII — ER09126G7A.

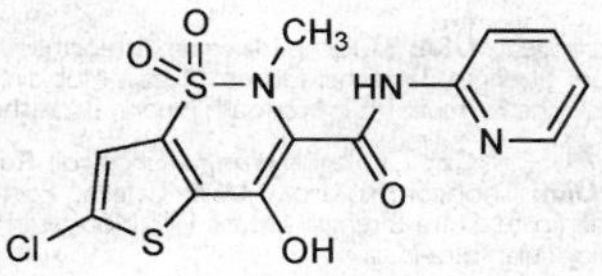

简介

氯诺昔康是昔康类衍生物，是一种 NSAID（第92页），用于治疗肌肉骨骼和关节病变，如骨关节炎和类风湿关节炎。也用于治疗其他疼痛状况，如术后疼痛。

用于治疗骨关节炎和类风湿关节炎时，口服初始剂量每日 12mg，分 2～3 次给药。需要时，每日剂量最多增至 16mg。

镇痛时，每日口服 8～16mg。静脉或肌内注射可使用相似的剂量。

1. Balfour JA, *et al.* Lornoxicam: a review of its pharmacology and therapeutic potential in the management of painful and inflammatory conditions. *Drugs* 1996; **51:** 639–57.
2. Skjodt NM, Davies NM. Clinical pharmacokinetics of lornoxicam: a short half-life oxicam. *Clin Pharmacokinet* 1998; **34:** 421–8.
3. Frizziero L, *et al.* Studio a lungo termine su efficacia e sicurezza terapeutica di lornoxicam nell'artrite reumatoide. *Minerva Med* 2002; **93:** 315–20.
4. Thienthong S, *et al.* Treatment of pain after spinal surgery in the recovery room by single dose lornoxicam: a randomized, double blind, placebo-controlled trial. *J Med Assoc Thai* 2004; **87:** 650–5.
5. Zhao H, *et al.* Application of lornoxicam to patient-controlled analgesia in patients undergoing abdominal surgeries. *Chin Med Sci J* 2005; **20:** 59–62.

制剂

专利制剂

Arg.: Hypodol; Xefo; ***Austria:*** Artok†; Lornox†; Xefo; ***Chile:*** Acabel†; ***Cz.:*** Xefo; ***Denm.:*** Xefo; ***Ger.:*** Telos; ***Gr.:*** Xefo; ***Hung.:*** Xefo; ***Irl.:*** Xefo; ***Israel:*** Xefo; ***Ital.:*** Noxon; Taigalor; ***Jpn:*** Lorcam; ***Pol.:*** Xefo; ***Port.:*** Acabel; Bosporon; ***Rus.:*** Xefocam (Ксефокам); ***S.Afr.:*** Xefo; ***Spain:*** Acabel; Bosporon; ***Swed.:*** Xefo; ***Switz.:*** Xefo; ***Thai.:*** Xefo†; ***Turk.:*** Xefo; ***Ukr.:*** Xefocam (Ксефокам); ***Venez.:*** Acabel.

Loxoprofen Sodium (*rINNM*) 洛索洛芬钠

CS-600 (loxoprofen); Loxoprofène Sodique; Loxoprofeno sódico; Natrii Loxoprofenum. Sodium (±)-*p*-[(2-oxocyclopentyl)methyl]hydratropate dihydrate.

Натрий Локсопрофен

$C_{15}H_{17}O_3Na,2H_2O$ = 304.3.

CAS — 68767-14-6 (loxoprofen); 80382-23-6 (loxoprofen sodium dihydrate).

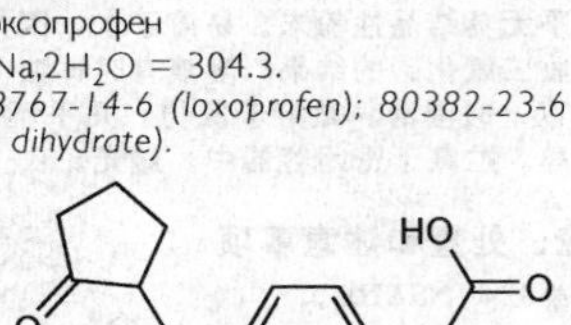

(loxoprofen)

Pharmacopoeias. In *Jpn.*

简介

洛索洛芬钠是一种 NSAID（第92页），用于疼痛和炎症反应。以二水合物形式给药，剂量以无水盐含量表示。10mg 无水洛索洛芬钠相当于 11.3mg 二水洛索洛芬钠。

对与肌肉骨骼和关节病变或手术过程有关的疼痛和炎症反应，每次口服常用量相当于无水洛索洛芬钠 60mg，每日 3 次。也以含相当于 100mg 无水洛索洛芬钠的膏剂或 1%凝胶局部应用。

制剂

专利制剂

Arg.: Oxeno; ***Braz.:*** Loxonin; ***Jpn:*** Lobu; Loxonin; ***Mex.:*** Loxonin; ***Philipp.:*** Loxonin†; ***Thai.:*** Loxonin; ***Venez.:*** Loxonin.

Lumiracoxib (*BAN*, *USAN*, *rINN*) 鲁米考昔

Cox-189; Lumiracoxibum. 2-{[(2-Chloro-6-fluorophenyl)amino]-5-methylphenyl}acetic acid.

Лумиракоксиб

$C_{15}H_{13}ClFNO_2$ = 293.7.

CAS — 220991-20-8.

ATC — M01AH06.

ATC Vet — QM01AH06.

UNII — V91T9204HU.

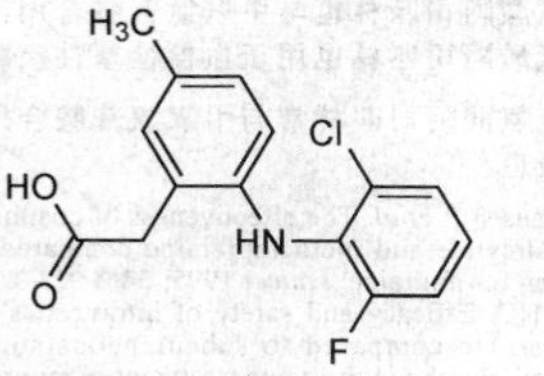

不良反应、处置和注意事项

参见第92页 **NSAIDs**。

使用鲁米考昔的患者发生了高敏反应，如过敏反应和血管性水肿，当出现高敏反应先兆时，应停药。

鲁米考昔特别是在高剂量应用时可产生严重的肝毒性（见下文**对肝脏的影响**），禁用于肝病患者，也不能用于有药源性转氨酶升高病史，且转氨酶数值高于正常值上限（ULN）3 倍的患者，或同时应用其他已知可产生明显临床肝毒性药物的患者。所有患者在应用鲁米考昔前，应检查肝功能。转氨酶数值高于正常值上限 1.5 倍以上的患者不能应用。每月都需进行肝功能检查，当转氨酶数值高于正常值上限 3 倍以上时应停药。当转氨酶数值高于正常值上限 2 倍时，7 日内重复肝功能检查。建议患者及时报告可能是肝毒性的症状，如食欲减退、恶心、呕吐、上腹部疼痛、疲劳、黑尿和黄疸。

鲁米考昔不能用于患有缺血性心脏病、脑血管疾病或外周动脉血管疾病的患者。慎用于存在心血管疾病高危因素（如高血压、高血脂和糖尿病）的患者。

鲁米考昔禁用于患有炎性肠道疾病、中重度心力衰竭（NYHA 分级 Ⅱ～Ⅳ）、肌酐清除率低于 50ml/min 的中重度肾功能损伤患者。慎用于脱水患者，在使用鲁米考昔前，建议补水。

对心血管系统的影响 自从罗非考昔（第114页）在世界范围内撤市后，人们开始关注选择性 COX-2 抑制药的心血管不良反应问题。Therapeutic Arthritis Research and Gastrointestinal Event Trial（TARGET）[1]试验对鲁米考昔的心血管安全性进行了评价，该试验包含 18000 例骨关节炎患者，鲁米考昔每日 400mg（推荐剂量的 2～4 倍），对照组或服用萘普生每日 1g，或布洛芬每日 2.4g，对具适应证的患者也给予低剂量阿司匹林（每日 100mg 或更低）。治疗 1 年后，鲁米考昔组心肌梗死、休克、因心血管病死亡的发生率与布洛芬或萘普生组相似。而与萘普生组相比，不良事件的数量多于与布洛芬组相比，然而其统计学差异并不显著，作者认为在萘普生组与鲁米考昔对比组中心血管危险病史的患者数量较多可解释这一现象。另外指出，鲁米考昔组心力衰竭发生率更低，但是也无显著性差异。与布洛芬或萘普生组相比，鲁米考昔组患者的血压改变显著减少。

最近，生产厂商进行的一项荟萃分析（包括上述试验及其他已出版和未出版的鲁米考昔治疗骨关节炎和类风湿关节炎的临床研究）显示，未发现证据支持鲁米考昔组发生血栓不良事件的危险性明显高于安慰剂、萘普生（每日 1g）、双氯芬酸（每日 150mg）、布洛芬（每日 2.4g）、塞来考昔（最大每日 400mg）及罗非考昔（每日 25mg）各组。

关于 NSAIDs 发生心血管血栓事件相对危险的更详细信息参见第92页。

有关心血管或脑血管疾病患者应用选择性 COX-2 抑制药的讨论和建议参见第33页**塞来考昔**项下内容。

1. Farkouh ME, *et al.* Comparison of lumiracoxib with naproxen and ibuprofen in the Therapeutic Arthritis Research and Gastrointestinal Event Trial (TARGET), cardiovascular outcomes: randomised controlled trial. *Lancet* 2004; **364:** 675–84.
2. Matchaba P, *et al.* Cardiovascular safety of lumiracoxib: a meta-analysis of all randomized controlled trials ≥1 week and up to 1 year in duration of patients with osteoarthritis and rheumatoid arthritis. *Clin Ther* 2005; **27:** 1196–1214.

对胃肠道的影响 一般认为：对 COX-1 的抑制在 NSAIDs 引起的胃肠道不良反应中起重要作用，而用 NSAIDs 如鲁米考昔选择性抑制另一个同工酶 COX-2，与传统的非选择性 NSAIDs 相比，产生的胃肠道毒性较低。然而注册药品信息指出应用鲁米考昔治疗中发生过上消化道溃疡和出血，有时是致命的，因此应用时需注意这些事件的危险性。

设立对照的研究中得出的结果证实，选择性 COX-2 抑制药与严重胃肠道不良反应事件发生率较低相关。一项研究中，骨关节炎患者服用高治疗剂量（每日 400mg）的鲁米考昔，治疗 12 个月后，与非选择性 NSAIDs（布洛芬每日 2.4g 或萘普生每日 1g）相比，确定的或可能的上消化道并发症（如出血、穿孔、梗阻）的发生率较低，内窥镜检测到鲁米考昔比非选择性 NSAIDs 的溃疡发生率也较低。然而，低剂量阿司匹林的应用抵消了鲁米考昔的所有胃肠道保护作用。

对 15 个预先批准的试验（病例为类风湿关节炎或骨关节炎患者）汇集的数据进行分析[2]认为，鲁米考昔发生上消化道溃疡或溃疡并发症的危险低于非选择性 NSAIDs（如双氯芬酸、萘普生和布洛芬）。

1. Schnitzer TJ, *et al.* Comparison of lumiracoxib with naproxen and ibuprofen in the Therapeutic Arthritis Research and Gastrointestinal Event Trial (TARGET), reduction in ulcer complications: randomised controlled trial. *Lancet* 2004; **364:** 665–74.
2. Hawkey CJ, *et al.* Gastrointestinal tolerability of lumiracoxib in patients with osteoarthritis and rheumatoid arthritis. *Clin Gastroenterol Hepatol* 2006; **4:** 57–66.

对肾脏的影响 选择性 COX-2 抑制药如鲁米考昔的肾毒性资料有限，提示选择性 NSAIDs 对肾功能的作用与非选择性 NSAIDs（见第93页）相似。

对肝脏的影响 2007 年 8 月，澳大利亚监管当局因为肝毒性[1,2]而将鲁米考昔撤出市场，该药上市后 6 个月内，有 8 例严重肝脏反应的报告，导致 2 例死亡，2 例进行肝移植。有人认为在预先批准的临床试验数据显示，在应用鲁米考昔治疗期间发生肝功能转氨酶升高的患者，停药后，将恢复正常。然而，澳大利亚的 8 例患者，有的患者因为肝损伤十分严重，肝功能并未改善。

响应澳大利亚的数据，在英国 MHRA 收到 16 例疑为鲁米考昔[3]不良反应的报道，其中，1 例患者停用鲁米考昔后恢复。在世界范围内，MHR 收到 11 例严重肝损伤的报道，其中 9 例为肝衰竭，2 例死亡，3 例肝移植，怀疑至少与应用鲁米考昔有关。在大多数病例中使用的剂量高于英国及其他欧洲国家推荐的每日最大剂量 100mg（在有些国家，允许的每日最大剂量更高，如澳大利亚批准用于某些疾病时，每日可使用的最大剂量为 400mg）。当时，英国已发布鲁米考昔用于骨关节炎时的处方限制（见上文**不良反应、处置和注意事项**），其安全性一直被欧洲监管当局注意。2007 年 10 月，在一项回顾性分析后，MHRA 重申其早期对鲁米考昔的处方限制，并提出继续监测肝毒性。同时指出，至那时，世界范围内共有严重肝不良反应的报道 19 例，13 例肝衰竭，2 例死亡，3 例肝移植[4]，怀疑至少与应用鲁米考昔有关。同时，因 Health Canada 指出 4 例严重肝毒性的报告，其中 2 例发生在加拿大，与应用 100mg 鲁米考昔有关[5]，鲁米考昔从加拿大撤市。随后，2007 年 11 月，MHRA 回顾世界范围内的安全性数据后发现，患者应用[6] 100mg 的剂量，有些只是短时应用，发生严重肝脏反应的数量增加，因而暂停鲁米考昔的注册药品信息，另外，EMEA[7]建议将鲁米考昔撤出欧洲。

1. Australian Therapeutic Goods Administration. Urgent advice regarding management of patients taking lumiracoxib (Prexige) (issued 13th August, 2007). Available at: http://www.tga.gov.au/alerts/prexige.htm (accessed 08/11/07)
2. Adverse Drug Reactions Advisory Committee (ADRAC). Withdrawal of lumiracoxib in Australia. *Aust Adverse Drug React Bull* 2008; **27:** 6–7. Also available at: http://www.tga.health.gov.au/adr/aadrb/aadr0804.pdf (accessed 17/07/08)
3. MHRA. New (interim) restrictions on prescription of lumiracoxib, following concerns over liver safety (issued 24th August, 2007). Available at: http://www.mhra.gov.uk/Safetyinformation/Safetywarningsalertsandrecalls/Safetywarningsandmessagesformedicines/CON2032098 (accessed 29/08/08)
4. MHRA. Lumiracoxib and liver adverse reactions (issued 16th October, 2007). Available at: http://www.mhra.gov.uk/Safetyinformation/Safetywarningsalertsandrecalls/Safetywarningsandmessagesformedicines/CON2032831 (accessed 29/08/08)
5. Health Canada. Withdrawal of market authorisation for Prexige. (issued 4th October, 2007). Available at: http://www.hc-sc.gc.ca/ahc-asc/media/advisories-avis/2007/2007_141_e.html (accessed 30/10/07)
6. MHRA. Lumiracoxib (Prexige): suspension of marketing authorisations (issued 19th November, 2007). Available at: http://www.mhra.gov.uk/Safetyinformation/Safetywarningsalertsandrecalls/Safetywarningsandmessagesformedicines/CON2033073 (accessed 29/08/08)
7. EMEA. European Medicines Agency recommends withdrawal of the marketing authorisations for lumiracoxib-containing medicines (issued 13th December, 2007). Available at: http://www.emea.europa.eu/pdfs/human/press/pr/PR_Lumiracoxib_57930107en.pdf (accessed 17/07/08)

药物相互作用

与 NSAIDs 有关的药物相互作用参见第94页。

鲁米考昔可引起肝毒性，因此不应与其他具有肝毒性的药物合用。

鲁米考昔可降低作为细胞色素 P450 同工酶 CYP2C9 底物的药物的清除率，因此当鲁米考昔与治疗窗窄的 CYP2C9 底物如苯妥英钠、华法林合用时，要慎重。

药动学

口服给药，鲁米考昔经胃肠道吸收，血药浓度约 2h 达峰值，蛋白结合率至少为 98%。鲁米考昔在肝脏代谢广泛，涉及的代谢酶包括葡萄糖醛酸转移酶、细胞色素 P450 同工酶。主要氧化途径由 CYP2C9 催化，但此途径非主要代谢途径。已鉴别出 3 种主要代谢物：4'-羟基鲁米考昔、5-羧基鲁米考昔和 4'-羟基-5-羧基-鲁米考昔。4'-羟基鲁米考昔具有抑制 COX-2 的活性，但强度低于鲁米考昔。鲁米考昔的血浆半衰期约 4h，单次给药后，经尿液排泄量（54%）稍多于经粪排泄量（约 43%），只有 5%以原形排出。

1. Scott G, *et al.* Pharmacokinetics of lumiracoxib in plasma and synovial fluid. *Clin Pharmacokinet* 2004; **43:** 467–78.

用途和用法

鲁米考昔属于 NSAIDs（第94页），据报道为选择性 COX-2 抑制药，因肝毒性的报道已从多个国家撤市。鲁米考昔用于治疗膝关节和髋部的骨关节炎，每日口服 100mg。更高剂量每日 400mg 也被应用，但是可能增加发生肝毒性的危险（见上文**对肝脏的影响**）。

1. Lyseng-Williamson KA, Curran MP. Lumiracoxib. *Drugs* 2004; **64:** 2237–46.
2. Bannwarth B, Berenbaum F. Clinical pharmacology of lumiracoxib, a second-generation cyclooxygenase 2 selective inhibitor. *Expert Opin Invest Drugs* 2005; **14:** 521–33.
3. Rordorf CM, *et al.* Clinical pharmacology of lumiracoxib: a selective cyclo-oxygenase-2 inhibitor. *Clin Pharmacokinet* 2005; **44:** 1247–66.
4. Schnitzer TJ, *et al.* Lumiracoxib in the treatment of osteoarthritis, rheumatoid arthritis and acute postoperative dental pain: results of three dose-response studies. *Curr Med Res Opin* 2005; **21:** 151–61.
5. Berenbaum F, *et al.* Efficacy of lumiracoxib in osteoarthritis: a review of nine studies. *J Int Med Res* 2005; **33:** 21–41.
6. Sheldon E, *et al.* Efficacy and tolerability of lumiracoxib in the treatment of osteoarthritis of the knee: a 13-week, randomized, double-blind comparison with celecoxib and placebo. *Clin Ther* 2005; **27:** 64–77.
7. Fleischmann R, *et al.* Lumiracoxib is effective in the treatment of osteoarthritis of the knee: a prospective randomized 13-week study versus placebo and celecoxib. *Clin Rheumatol* 2006; **25:** 42–53.

制剂

专利制剂

Arg.: Prexige; **Austral.:** Prexige†; **Austria:** Prexige†; **Braz.:** Prexige; **Chile:** Prexige; **Fin.:** Prexige†; **Gr.:** Frexocel; Prexige; **Hung.:** Prexige†; **Indon.:** Prexige†; **NZ:** Prexige; **Port.:** Frexocel†; Hirzia†; **Swed.:** Prexige†; **Turk.:** Prexige; **UK:** Prexige†.

Lysine Aspirin 赖氨酸阿司匹林

Acetilsalicilato de lisina; Aspirin DL-Lysine; Lysiiniasetyylisalisylaatti; Lysinacetylsalicylat; Lysine Acetylsalicylate; DL-Lysine Acetylsalicylate; Lysinum Acetylsalicylicum.

Лизин-Аспирин

$C_{15}H_{22}N_2O_6$ = 326.3.

CAS — 62952-06-1.

UNII — 2JJ274J145.

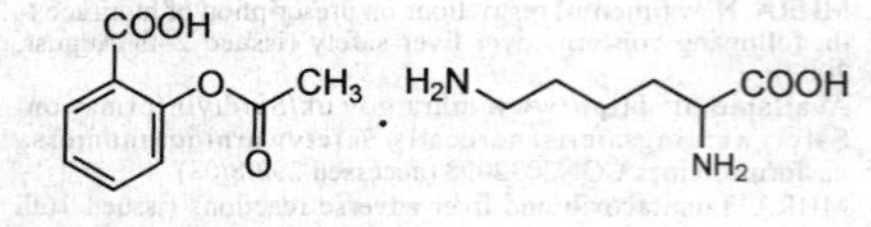

Pharmacopoeias. In *Fr.*

不良反应、处置和注意事项

参见阿司匹林，第20页。有报道赖氨酸阿司匹林注射给药可引起过敏性休克。

与阿司匹林相同，因为 Reye 综合征的危险，赖氨酸阿司匹林一般不能用于儿童。

超敏反应 有观点认为，吸入或鼻腔给予赖氨酸阿司匹林比阿司匹林更适用于对 NSAIDs 敏感性的诊断，见第21页**超敏反应**项下。

药物相互作用

与阿司匹林有关的药物相互作用见第23页。

用途和用法

赖氨酸阿司匹林具有与阿司匹林（第23页）相似的镇痛、抗炎和退热作用。给药后赖氨酸阿司匹林水解为赖氨酸和阿司匹林，阿司匹林进一步水解生成水杨酸。900mg 赖氨酸阿司匹林相当于约 500mg 阿司匹林。

赖氨酸阿司匹林用于治疗疼痛、发热和风湿性疾病。用于疼痛和发热时，口服相当于 0.5～1g 阿司匹林的剂量，根据需要每 4～8h 重复 1 次，每日最大剂量 3g 阿司匹林（老年人为每日 2g）。用于风湿性疾病时，每日相当于阿司匹林 3～6g，分 3～4 次给予。赖氨酸阿司匹林也可以相似剂量肌内或静脉注射。对于非常严重的疼痛，可胃肠外给药，每日最大剂量相当于阿司匹林 4g，对于风湿性疾病，每日最大剂量相当于阿司匹林 6g。

赖氨酸阿司匹林也与甲氧氯普胺合用治疗偏头痛。

赖氨酸阿司匹林也用于血栓栓塞性疾病。

头痛 赖氨酸阿司匹林常与甲氧氯普胺合用治疗偏头痛的一些报道。

1. Tfelt-Hansen P, *et al.* The effectiveness of combined oral lysine acetylsalicylate and metoclopramide compared with oral sumatriptan for migraine. *Lancet* 1995; **346:** 923–6.
2. Diener HC. Efficacy and safety of intravenous acetylsalicylic acid lysinate compared to subcutaneous sumatriptan and parenteral placebo in the acute treatment of migraine. A double-blind, double-dummy, randomized, multicenter, parallel group study. *Cephalalgia* 1999; **19:** 581–8.
3. Tfelt-Hansen P. The effectiveness of combined oral lysine acetylsalicylate and metoclopramide (Migpriv®) in the treatment of migraine attacks: comparison with placebo and oral sumatriptan. *Funct Neurol* 2000; **15** (suppl 3): 196–201.

鼻息肉 两项长期的对照研究[1]显示，对阿司匹林耐受和过敏的患者，局部应用（鼻内）赖氨酸阿司匹林可预防手术切除后鼻息肉的复发（第1440页），这种作用可归功于赖氨酸阿司匹林的非特异性抗炎性质。在此项研究中虽然没有不良反应的报道，但是在鼻息肉存在时，应用水杨酸盐后，看到过敏反应（详见第21页，**阿司匹林的不良反应项下的超敏反应**）。

另一项研究[2]中，与安慰剂对照组相比，鼻腔给予赖氨酸阿司匹林在预防鼻息肉复发方面没有显示出显著的临床效应。但是在显微水平显示出明显的改善。

1. Nucera E, *et al.* Effects of lysine-acetylsalicylate (LAS) treatment in nasal polyposis: two controlled long term prospective follow up studies. *Thorax* 2000; **55** (suppl 2): S75–78.
2. Parikh AA, Scadding GK. Intranasal lysine-aspirin in aspirin-sensitive nasal polyposis: a controlled trial. *Laryngoscope* 2005; **115:** 1385–90.

制剂

专利制剂

Arg.: Aspirina; Decitriol; Yectaspirin; **Belg.:** Aspegic; Cardegic; **Cz.:** Aspegic†; Dolorosan†; Kardegic; **Fr.:** Aspegic; Cardiosolupsan†; Kardegic; **Ger.:** Aspisol†; **Gr.:** Aspicalm; Draspir; Egicalm; Egicalm Cardio†; Ogiflegon; **Hung.:** Aspegic; Kardegic; Kardiren†; **Ital.:** Aspegic; Aspidol†; Cardirene; Flectadol; **Mex.:** Coraspir; Kardegic; **Neth.:** Aspegic; Cardegic†; **Pol.:** Laspal†; **Port.:** Aspegic; Inesprin; Intraspir; Kardegic; Lisaspin; Tiplac†; **Spain:** ASL†; Inyesprin; **Switz.:** Alcacyl instantanee; Aspegic; Kardegic; **Turk.:** Aspegic; **Venez.:** Asalis†.

多组分制剂

Belg.: Migpriv; **Chile:** Dolotol 12; **Cz.:** Migpriv†; **Fin.:** Migpriv; **Fr.:** Aspegic Codeine†; Migpriv; **Gr.:** Egityl; Premig; **Hung.:** Migpriv; **Ital.:** Migpriv; Migraprim; **Mex.:** Antigram; **Neth.:** Migrafin; **Norw.:** Migpriv†; **Pol.:** Migpriv; **Swed.:** Migpriv; **Switz.:** Migpriv; **UK:** Migramax.

Magnesium Salicylate 水杨酸镁

Salicilato magnésico.

Магния Салицилат

$C_{14}H_{10}MgO_6,4H_2O$ = 370.6.

CAS — 18917-89-0 (anhydrous magnesium salicylate); 18917-95-8 (magnesium salicylate tetrahydrate).

UNII — 41728CY7UX (magnesium salicylate); JQ69D454N1 (anhydrous magnesium salicylate).

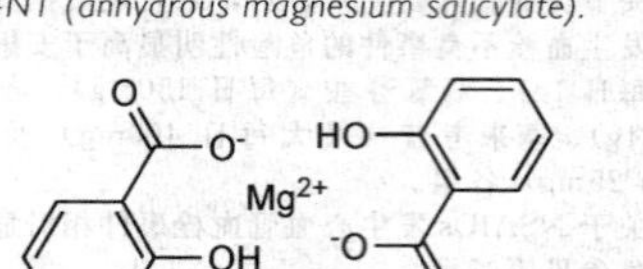

Pharmacopoeias. In *Chin.* and *US.*

USP 33（Magnesium Salicylate） 白色无臭风化的结晶性粉末。可溶于水和乙醇；微溶于乙醚；易溶于甲醇。贮藏于密闭容器中。

不良反应、处置和注意事项

参见阿司匹林（第20页）。因为高镁血症的危险，水杨酸镁也慎用于肾损伤的患者。

因为 Reye 综合征的危险，不推荐阿司匹林和其他乙酰水杨酸盐用于儿童，除非存在特殊的适应证。一些国家的注册药品信息将这一建议延伸到水杨酸镁。

药物相互作用

与水杨酸盐有关的药物相互作用见阿司匹林（第23页）。

用途和用法

水杨酸镁具有与阿司匹林（第23页）相似的镇痛、抗炎和退热作用。1g 无水水杨酸镁相当于约 1.2g 阿司匹林。用于治疗疼痛、发热和炎症反应，如骨关节炎、类风湿关节炎和其他关节炎。水杨酸镁的剂量以无水水杨酸镁的含量表示，用于疼痛或发热，口服每 4h 300～600mg。

制剂

USP 33: Magnesium Salicylate Tablets.

专利制剂

Canad.: Herbogesic; **USA:** Backache Maximum Strength Relief; Bayer Select Maximum Strength Backache; Doans; Magan; Mobidin; Momentum Muscular Backache Formula; MST; Novasal†; Nuprin Backache†.

多组分制剂

Cz.: Cholagol; **Hung.:** Cholagol; **Rus.:** Cholagol (Холагол); **Ukr.:** Cholagol (Холагол); **USA:** Cafgesic Forte; Combiflex ES†; Durabac Forte; Extra Strength Doans PM; Mobigesic†; Painaid BRF Back Relief Formula; Tetra-Mag.

Meclofenamic Acid (*BAN, USAN, rINN*) 甲氯芬那酸

Acide Méclofénamique; Ácido meclofenámico; Acidum Meclofenamicum; CI-583; INF-4668. *N*-(2,6-Dichloro-*m*-tolyl)anthranilic acid.

Меклофенамовая Кислота

$C_{14}H_{11}Cl_2NO_2$ = 296.1.

CAS — 644-62-2.

ATC — M01AG04; M02AA18.

ATC Vet — QM01AG04; QM02AA18.

UNII — 48I5LU4ZWD.

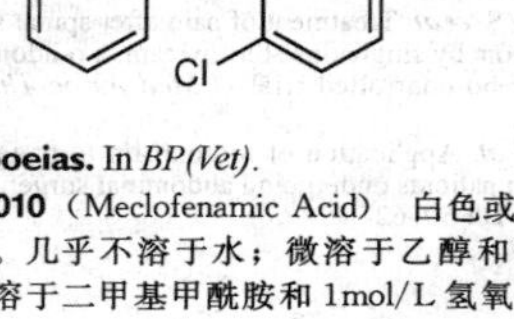

Pharmacopoeias. In *BP(Vet).*

BP（Vet）2010（Meclofenamic Acid） 白色或几乎白色的结晶性粉末。几乎不溶于水；微溶于乙醇和氯仿；略溶于乙醚；可溶于二甲基甲酰胺和 1mol/L 氢氧化钠。

Meclofenamate Sodium (*BANM, USAN, rINNM*) 甲氯芬那酸钠

Méclofénamate de Sodium; Meclofenamato sódico; Natrii Meclofenamas.

Натрий Меклофенамат

$C_{14}H_{10}Cl_2NNaO_2,H_2O$ = 336.1.

CAS — 6385-02-0.

UNII — 94NJ818U2W.

Pharmacopoeias. In *US.*

USP 33（Meclofenamate Sodium） 白色至乳白色，无臭或几乎无臭结晶性粉末。易溶于水，因为部分水解反应和吸收二氧化碳的结果，溶液有时浑浊。水溶液在 pH 为 15 以上时澄清。微溶于氯仿；几乎不溶于乙醚；可溶于甲醇。贮藏于密闭容器中。避光。

不良反应、处置和注意事项

参见第92页 **NSAIDs**。

不良反应发生率 使用甲氯芬那酸钠的 2500 例患者中，最常见的不良反应是胃肠道功能紊乱[1]。双盲试验中，腹泻发生率 11.2%；长期试验中（最长 3 年），腹泻发生率 32.8%。治疗过程中，22 例患者发生溃疡，皮疹发生率为 4%。一些患者中，发生血清转氨酶和 BUN 短暂升高现象。

1. Preston SN. Safety of sodium meclofenamate (Meclomen™). *Curr Ther Res* 1978; **23** (suppl 4S): S107–S112.

对血液的影响 有报道应用甲氯芬那酸钠可引起粒细胞缺乏[1]和血小板减少[2]。

1. Wishner AJ, Milburn PB. Meclofenamate sodium-induced agranulocytosis and suppression of erythropoiesis. *J Am Acad Dermatol* 1985; **13:** 1052–3.
2. Rodriguez J. Thrombocytopenia associated with meclofenamate. *Drug Intell Clin Pharm* 1981; **15:** 999.

药物相互作用

与 NSAIDs 有关的药物相互作用见第94页。

药动学

甲氯芬那酸钠口服易吸收。血药浓度达峰时间为

0.5～2h。99%以上与血浆蛋白结合。甲氯芬那酸钠血浆消除半衰期 2～4h，代谢方式包括氧化、羟化、脱卤及与葡糖苷酸结合，主要以代谢产物与葡糖苷酸结合物形式由尿液排泄。20%～30%从粪便回收，代谢产物之一 3-羟甲基化合物具有活性。但弱于母体药物。

1. Koup JR, *et al.* A single and multiple dose pharmacokinetic and metabolism study of meclofenamate sodium. *Biopharm Drug Dispos* 1990; **11:** 1–15.

用途和用法

甲氯芬那酸钠是一种邻氨基苯甲酸衍生物，与下文甲芬那酸类似，是一种 NSAID（第94页）。以钠盐形式口服用于治疗肌肉骨骼和关节病变（如骨关节炎和类风湿关节炎）、轻中度疼痛、痛经及月经过多。

甲氯芬那酸钠的剂量以甲氯芬那酸含量表示。100mg 甲氯芬那酸相当于约 113.5mg 甲氯芬那酸钠。治疗关节炎疾病时，每日给药剂量相当于 200～400mg 甲氯芬那酸，通常分 3～4 次服用。缓解轻中度疼痛时，每 4～6h 给予 50～100mg，每日总剂量不能超过 400mg。治疗痛经和月经过多时，每次 100mg，每日 3 次，月经期间最长疗程 6 天。

甲氯芬那酸钠也以直肠栓剂形式给药，也用于兽医学。

制剂

USP 33: Meclofenamate Sodium Capsules.

专利制剂

Chile: Meclomen; ***Gr.:*** Meclomen; ***Ital.:*** Lenidolor; Movens.

Mefenamic Acid（*BAN*，*USAN*，*rINN*）甲芬那酸

Acide méfénamique; Ácido mefenámico; Acidum mefenamicum; CI-473; CN-35355; INF-3355; Kwas mefenamowy; Kyselina mefenamová; Mefenaamihappo; Mefenamik Asit; Mefenaminsav; Mefenamo rūgštis; Mefenamsyra. *N*-(2,3-Xylyl)anthranilic acid.

Мефенамовая Кислота

$C_{15}H_{15}NO_2$ = 241.3.

CAS — 61-68-7.

ATC — M01AG01.

ATC Vet — QM01AG01.

UNII — 367589PJ2C.

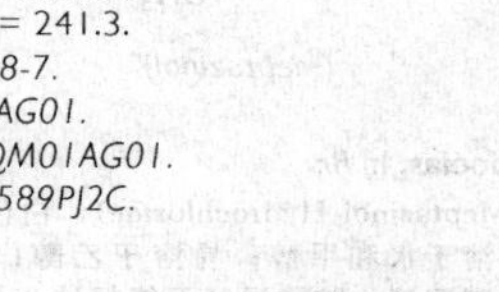

Pharmacopoeias. In *Chin., Eur.* (see p.vii), *Jpn*, and *US.*

Ph. Eur. 6.8（Mefenamic Acid） 白色至几乎白色的微晶粉末。呈多形性。几乎不溶于水；微溶于乙醇和二氯甲烷；可溶于稀碱溶液。

USP 33（Mefenamic Acid） 白色至米色结晶性粉末。几乎不溶于水；微溶于乙醇和甲醇；略溶于氯仿；可溶于碱性溶液。贮藏于密闭容器中。避光。

不良反应、处置和注意事项

参见第92页 **NSAIDs**。

如果发生腹泻和疹，需中断治疗。其他报道的不良反应有嗜睡，对血液的影响包括血小板减少、偶尔发生的溶血性贫血及罕见的再生障碍性贫血。过量服用时可发生抽搐。

甲芬那酸的禁忌证为肠炎。注册药品信息建议长期治疗期间注意监测血细胞数目和肝功能。嗜睡会影响技巧性工作。

甲芬那酸可使尿胆汁试验出现假阳性。

哺乳 哺乳妇女服用甲芬那酸后，在乳儿中没有观察到不良反应，American Academy of Pediatrics 因此认为甲芬那酸可用于哺乳妇女[1]。*BNF 59* 也认为甲芬那酸分布至乳汁的浓度极低，对乳儿不会产生危害。早期研究证实甲芬那酸在乳汁中含量极低[2]。然而注册药品信息对此很慎重，认为甲芬那酸不能用于哺乳妇女。

1. American Academy of Pediatrics. The transfer of drugs and other chemicals into human milk. *Pediatrics* 2001; **108:** 776–89. [Retired May 2010] Correction. *ibid.*; 1029. Also available at: http://aappolicy.aappublications.org/cgi/content/full/pediatrics%3b108/3/776 (accessed 08/11/07)
2. Buchanan RA, *et al.* The breast milk excretion of mefenamic acid. *Curr Ther Res* 1968; **10:** 592–6.

对血液的影响 服用后发生的血液反应包括溶血性贫血[1]、白细胞减少[2]、中性粒细胞减少[3]和粒细胞减少[4]。

1. Scott GL, *et al.* Autoimmune haemolytic anaemia and mefenamic acid therapy. *BMJ* 1968; **3:** 534–5.
2. Burns A, Young RE. Mefenamic acid induced leucopenia in the elderly. *Lancet* 1984; **ii:** 46.
3. Handa SI, Freestone S. Mefenamic acid-induced neutropenia and renal failure in elderly females with hypothyroidism. *Postgrad Med J* 1990; **66:** 557–9.
4. Muroi K, *et al.* Treatment of drug-induced agranulocytosis with granulocyte-colony stimulating factor. *Lancet* 1989; **ii:** 55.

对胃肠道的影响 可引起可逆性脂肪痢[1]，对无大肠炎病史的患者，甲芬那酸可引发大肠炎[2]。

1. Marks JS, Gleeson MH. Steatorrhoea complicating therapy with mefenamic acid. *BMJ* 1975; **4:** 442.
2. Ravi S, *et al.* Colitis caused by non-steroidal anti-inflammatory drugs. *Postgrad Med J* 1986; **62:** 773–6.

对肾脏的影响 服用甲芬那酸发生过腹泻呕吐的老年人继续用药，可发生无少尿特征的肾衰竭。因此，建议当患者发生腹泻时需停药，认为胃肠道毒性会造成体液和电解质的耗竭，从而使这些患者更易发生甲芬那酸的肾毒性[1]，后来另有报道，老年患者使用甲芬那酸治疗肌肉骨骼疼痛时发生无少尿特征的肾衰竭[2]。

1. Taha A, *et al.* Non-oliguric renal failure during treatment with mefenamic acid in elderly patients: a continuing problem. *BMJ* 1985; **291:** 661–2.
2. Grant DJ, MacConnachie AM. Mefenamic acid is more dangerous than most. *BMJ* 1995; **311:** 392.

对皮肤的影响 使用甲芬那酸会引起伴有溶血性贫血和腹泻[1]的大疱性类天疱疮和固定性药疹[2～4]。另外一例患者[5]接受甲芬那酸治疗期间，发生合并胆汁淤积性肝炎和溶血性贫血的 Stevens-Johnson 综合征。通常建议发生皮肤反应时需停药。

1. Shepherd AN, *et al.* Mefenamic acid-induced bullous pemphigoid. *Postgrad Med J* 1986; **62:** 67–8.
2. Wilson CL, Otter A. Fixed drug eruption associated with mefenamic acid. *BMJ* 1986; **293:** 1243.
3. Long CC, *et al.* Fixed drug eruption to mefenamic acid: a report of three cases. *Br J Dermatol* 1992; **126:** 409–11.
4. Rallis E. 'Dalmatian dog'-like skin eruption (two cases of multifocal fixed drug eruption induced by mefenamic acid). *J Eur Acad Dermatol Venereol* 2005; **19:** 753–5.
5. Chan JCN, *et al.* A case of Stevens-Johnson syndrome, cholestatic hepatitis and haemolytic anaemia associated with use of mefenamic acid. *Drug Safety* 1991; **6:** 230–4.

过量 甲芬那酸过量可导致 CNS 毒性，特别是发生抽搐[1]。昏迷[2,3]也有报道。

1. Court H, Volans GN. Poisoning after overdose with non-steroidal anti-inflammatory drugs. *Adverse Drug React Acute Poisoning Rev* 1984; **3:** 1–21.
2. Gössinger H, *et al.* Coma in mefenamic acid poisoning. *Lancet* 1982; **ii:** 384.
3. Hendrickse MT. Mefenamic acid overdose mimicking brainstem stroke. *Lancet* 1988; **ii:** 1019.

胰腺炎 有一例甲芬那酸引起胰腺炎的报道[1]。

1. van Walraven AA, *et al.* Pancreatitis caused by mefenamic acid. *Can Med Assoc J* 1982; **126:** 894.

卟啉病 卟啉病患者使用甲芬那酸不安全，虽然目前关于甲芬那酸是否为卟啉原的试验结果相互矛盾。

药物相互作用

与 NSAIDs 有关的药物相互作用见第94页。

药动学

甲芬那酸从胃肠道吸收。摄入后血药浓度达峰时间为 2～4h。血浆消除半衰期为 2～4h，90%以上的甲芬那酸与血浆蛋白结合，可分布进入乳汁。被细胞色素 P450 同工酶 CYP2C9 代谢为 3-羟甲基甲芬那酸，后者继续被氧化为 3-羧基甲芬那酸。单次剂量的 50%以上以原形或主要以甲芬那酸及其代谢产物的结合物形式由尿液排泄。

用途和用法

甲芬那酸是邻氨基苯甲酸的衍生物，是一种 NSAID（第94页），但抗炎作用较弱。

甲芬那酸可用于缓解轻中度疼痛（包括头痛、牙痛、术后和产后疼痛和痛经）、肌肉骨骼关节病变（如骨关节炎、类风湿关节炎）和月经过多。

在英国，常用口服剂量为 500mg，每日 3 次。美国注册药品信息推荐初次给予 500mg，需要时每 6h 给予 250mg，另外，在美国，甲芬那酸用于治疗成人和 14 岁及以上青少年的轻中度疼痛时，一次用药时间不能超过 7 天。

甲芬那酸在儿童中的用量，见下文。

甲芬那酸钠也在使用。

儿童用法 在英国，注册药品信息指出甲芬那酸可用于儿童治疗 Still 病（见第 11页，**青少年特发性关节炎**）和发热及年长儿童的痛经。建议 6 个月以上儿童每日口服 25mg/kg，分次给予。除了治疗 Still 病，甲芬那酸在儿童中的用药时间不能超过 7 日。然而，*BNFC 2009* 推荐甲芬那酸只用于 12 岁及以上儿童的急性疼痛，包括痛经和月经过多，可给予成人的常用量（见上文）。

制剂

BP 2010: Mefenamic Acid Capsules; Mefenamic Acid Tablets;
USP 33: Mefenamic Acid Capsules.

专利制剂

Arg.: Ponstil; ***Austral.:*** Mefic†; Ponstan; ***Austria:*** Parkemed; ***Braz.:*** Ponsdril; Ponstan; ***Chile:*** Adesna; Algex; Algifemin; Dolcin†; Flipal; Sicadol; Tanston; Templadol; ***Fin.:*** Ponstan; ***Fr.:*** Ponstyl; ***Ger.:*** Parkemed†; Ponalar†; ***Gr.:*** Acinic; Aidol; Algopress; Calmin; Demostan; Padomil; Penta; Ponstan; Vidan; ***Hong Kong:*** Gynogesic; Hamitan†; Hostan†; Medicap; Mefa†; Mefamic†; Mefen; Mefenac; Mefencid; Mefic; Metsyn; Namic; Napan; Painnox; Pekaso†; Pongesic; Ponsis; Ponstan; Pontacid†; Sefmic; Uni-Fenamic; ***Hung.:*** Ponmel; ***India:*** Dysmen 500; Ponstan; ***Indon.:*** Analspec; Asam; Asimat; Benostan; Cetalmic; Corstanal; Datan; Dogesic; Dolfenal†; Dolos; Dystan†; Femisic; Fensik; Gitaramin; Lapistan; Licostan; Mectan†; Mefast; Mefinal; Mefinter; Mefix; Menin; Molasic; Nichostan; Opistan; Pehastan; Ponalar; Poncofen; Pondex; Ponsamic; Ponstan; Ponstelax; Stanalin; Stanza†; Stelpon†; Teamic; Topgesic; Tropistan; ***Irl.:*** Mefac; Ponalgic; Ponmel; Ponstan; ***Ital.:*** Lysalgo; ***Malaysia:*** Beafemic; Mefic; Namic; Napan; Ponstan; Pontalon; Sefmic; ***Mex.:*** Artriden; Namifen; Ponstan; ***NZ:*** Ponstan; ***Philipp.:*** Acidan; Afligec; Algifort; Analcid; Analmin; Aprostal†; Arthran; Atmose; Belfedane; Calibral; Dolfenal; Dolmetine†; Dolsten; Escandar†; Eurostan; Finox; Fromefen; Gardan; Gisfen; Hispen; Inflasic; Isagesic; Istan; Kramon; Laffed; Marfen; Mecid A; Medianon; Mefan; Mefenax; Mefril; Metaflam; MFE; Neostan; Penomor; Ponser; Ponstan; Pontaser; Ralgec; Remifein; Revalan; Selmac; Senflam†; Spegic; Stangesic; Suprazen; Totagesic; Tynostan; Vamgesic†; Vandifen; Zanovic; ZapAn; Zestan; ***Pol.:*** Mefacit; ***Port.:*** Ponstan; ***S.Afr.:*** Fenamin; Ponac; Ponstan; Ponstel; ***Singapore:*** Beafemic; Medicap; Mefenix; Napan; Ponstan†; Pontalon; Pontyl†; ***Spain:*** Coslan; ***Switz.:*** mefebasan†; Mefenacide; Mefenamin; Mefenaminacid; Melur†; Mephadolor; Ponstan; Spiralgine; ***Thai.:*** Anagan; Anagic; Coly; Conamic; Dismen; Dolfen; Dolfenal†; Fastan; Femen; Femic; Fenamic; Fennic; Gandin; Gynogesic; Locpan; Manic; Manomic; Masafen; Meditan; Mednil; Mefa; Mefamed; Mefamic; Mefen; Mefenac; Mefenan; Mefnasic; Menamic; Nalgesin; Namic; Nufemic; Pacamic; Painnox; Panamic; Pefamic; Ponatap; Pondnadysmen; Pongesics; Ponnesia; Ponstan; Pontalon; Pronamic; Prostan; Pynamic; Sefmic; Vestan†; ***Turk.:*** Ponstan; Roladol; Rolan; ***UK:*** Ponstan; ***USA:*** Ponstel; ***Venez.:*** Ponstan.

多组分制剂 ***India:*** Cyclomeff; Dysmen; Dysmen Forte; Meftal Forte; Spasmonil Forte; Spasmonil Plus; Tranfib MF; Ze-Spas; ***Thai.:*** Anpuzz; Difemic; Mainnox; ***Ukr.:*** Mephenatum (Мефенат)†; No-Spasma (Но-Спазма).

Meloxicam（*BAN*，*USAN*，*rINN*）美洛昔康

Meloksikaami; Meloksikam; Méloxicam; Meloxicamum; Meloxikam; UH-AC-62; UH-AC-62XX. 4-Hydroxy-2-methyl-*N*-(5-methyl-2-thiazolyl)-2*H*-1,2-benzothiazine-3-carboxamide 1,1-dioxide.

Мелоксикам

$C_{14}H_{13}N_3O_4S_2$ = 351.4.

CAS — 71125-38-7.

ATC — M01AC06.

ATC Vet — QM01AC06.

UNII — VG2QF83CGL.

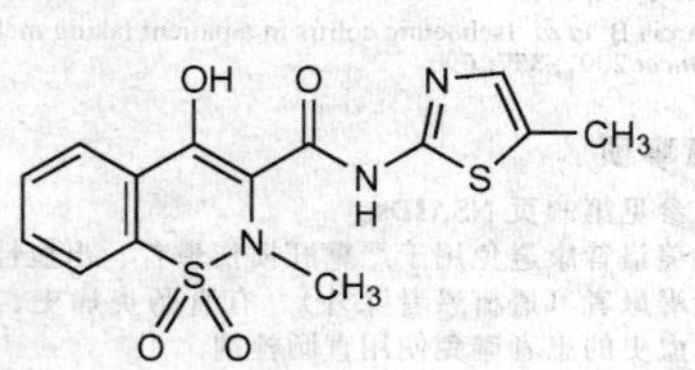

Pharmacopoeias. In *Chin., Eur.* (see p.vii), and *US.*

Ph. Eur. 6.8（Meloxicam） 浅黄色粉末。呈多形性。几乎不溶于水；极微溶于乙醇；溶于二甲基甲酰胺。避光。浅黄色粉末。几乎不溶于水；极微溶于乙醇和甲醇；微溶于丙酮；溶于二甲基乙酰胺。

USP 33（Meloxicam） 浅黄色粉末，几乎不溶于水；极微溶于乙醇和甲醇；微溶于丙酮；溶于二甲基甲酰胺。

不良反应和处置

参见第92页 **NSAIDs**。

不良反应发生率 从 1996 年 9 月，美洛昔康首次进入英国市场，至 1998 年 6 月中旬，英国 CSM 共收到 773 例报告，涉及 1339 例美洛昔康的可疑不良反应[1]。所有不良反应中，41%与胃肠道有关，其中 18%涉及胃肠道穿孔、溃疡和（或）出血，患者平均年龄 64 岁。停用美洛昔康后，多数患者恢复正常，但是仍有 5 例死亡。共有 193 例皮肤反应，最常见的是瘙痒、疹和风疹。另有报道出现血管性水肿（25 例）、光敏反应（12 例）和大疱样皮肤病变，包括多形性红斑和 Stevens-Johnson 综合征（5 例）。没有患者死于皮肤病变，停药后，多数患者恢复正常。另外，经常报道的不良反应有神经系统反应（多数为头痛）、心血管反应（水肿、心悸）、头晕、面红和疲乏。一项对于处方药的监测研究

(prescription event monitoring study) 也分析了美洛昔康使用过程中出现的不良反应[2]。19087例使用美洛昔康的患者从1996年12月到1997年3月间，203名患者共发生252例不良反应事件。大多数反应并不严重或被认为是美洛昔康的副作用。罕见的严重的可疑不良反应包括两例血小板减少及间质性肾炎和特异体质性肝异常各1例。最常见的胃肠道不良反应是消化不良，其他更严重的不良反应有上消化道出血（33例）和消化性溃疡（19例）。在无胃肠危险因素时，胃肠功能紊乱的发生率低。美洛昔康进入市场第一年内，Swedish Medical Products Agency报道显示该药的安全性与其他NSAIDs相似[3]。15例不良反应报道中，6例为胃肠道功能紊乱，5例为皮肤反应。

1. CSM/MCA. Meloxicam (Mobic): gastrointestinal and skin reactions. *Current Problems* 1998; **24:** 13.
2. Martin RM, *et al.* The incidence of adverse events and risk factors for upper gastrointestinal disorders associated with meloxicam use amongst 19 087 patients in general practice in England: cohort study. *Br J Clin Pharmacol* 2000; **50:** 35–42.
3. Anonymous. Meloxicam safety similar to other NSAIDs. *WHO Drug Information* 1998; **12:** 147.

对胃肠道的影响 一般认为，对COX-1的抑制在NSAIDs引起的胃肠道不良反应中起重要作用，而用美洛昔康选择性抑制另一个同工酶COX-2与传统的非选择性NSAIDs相比，产生的胃肠道毒性较低。但是目前缺少有利的证据证实等效剂量时美洛昔康引起严重胃肠道不良反应的危险性低于其他NSAIDs[1]。两项大规模多中心试验[2,3]显示美洛昔康引发的胃肠道反应的危险性低于非选择性NSAIDs（如双氯芬酸[2]或吡罗昔康[3]），但是在其中一项试验中，美洛昔康的效应弱于对照药物。新近的综述[4]显示，与双氯芬酸（每日100mg或150mg）、萘普生（500mg，每日2次）、吡罗昔康（每日20mg）相比，美洛昔康（每日7.5mg）引起严重胃肠道毒性反应的危险较低。然而，当给予每日15mg时，发生胃肠毒性的危险性只显著低于吡罗昔康。

有1个美洛昔康胃肠道毒性的单独病例报道，称高剂量（15mg，每日1次）美洛昔康治疗可引起缺血性结肠炎[5]。

1. Anonymous. Meloxicam—a safer NSAID? *Drug Ther Bull* 1998; **36:** 62–4.
2. Hawkey C, *et al.* Gastrointestinal tolerability of meloxicam compared to diclofenac in osteoarthritis patients. *Br J Rheumatol* 1998; **37:** 937–45.
3. Dequeker J, *et al.* Improvement in gastrointestinal tolerability of the selective cyclooxygenase (COX)-2 inhibitor, meloxicam, compared with piroxicam: results of the safety and efficacy large-scale evaluation of COX-inhibiting therapies (SELECT) trial in osteoarthritis. *Br J Rheumatol* 1998; **37:** 946–51.
4. Singh G, *et al.* Risk of serious upper gastrointestinal and cardiovascular thromboembolic complications with meloxicam. *Am J Med* 2004; **117:** 100–106.
5. Garcia B, *et al.* Ischaemic colitis in a patient taking meloxicam. *Lancet* 2001; **357:** 690.

注意事项

参见第94页**NSAIDs**。

美洛昔康避免用于严重肝损伤患者、出血性疾病和肾衰竭患者（透析患者除外）。有直肠炎病史、痔或直肠出血史的患者避免使用直肠栓剂。

肾损伤 与肾功能正常患者相比，美洛昔康的药动学特征在肌酐清除率为41～60ml/min的肾损伤患者中，没有发生明显改变[1]。在肌酐清除率为20～40ml/min的患者中，美洛昔康的总血浆药物浓度降低，但是游离型美洛昔康浓度升高。这种游离型美洛昔康的浓度与其他组相似。据此推测，对于肌酐清除率高于20ml/min的患者，没有必要减少美洛昔康剂量。

1. Boulton-Jones JM, *et al.* Meloxicam pharmacokinetics in renal impairment. *Br J Clin Pharmacol* 1997; **43:** 35–40.

药物相互作用

与NSAIDs有关的药物相互作用见第94页。

考来烯胺增加美洛昔康的清除，缩短其半衰期。

药动学

口服或直肠给药后，美洛昔康吸收良好，6h内血浆药物浓度达峰值，99%与血浆蛋白结合，血浆消除半衰期大约20h，广泛代谢，主要经氧化途径，主要代谢产物为5-羧基美洛昔康。体外试验显示，细胞色素P450同工酶CYP2C9在美洛昔康代谢过程中发挥重要作用，CYP3A4的作用较弱。美洛昔康以代谢产物形式排泄，由尿液排泄量与经粪便排泄量相似。低于5%的剂量以原形排泄。肾功能衰竭患者中，药物的分布容积增加。

1. Narjes H, *et al.* Pharmacokinetics and tolerability of meloxicam after i.m. administration. *Br J Clin Pharmacol* 1996; **41:** 135–9.
2. Türck D, *et al.* Clinical pharmacokinetics of meloxicam. *Arzneimittelforschung* 1997; **47:** 253–8.
3. Davies NM, Skjodt NM. Clinical pharmacokinetics of meloxicam: a cyclooxygenase-2 preferential nonsteroidal anti-inflammatory drug. *Clin Pharmacokinet* 1999; **36:** 115–26.
4. Meineke I, Türck D. Population pharmacokinetic analysis of meloxicam in rheumatoid arthritis patients. *Br J Clin Pharmacol* 2003; **55:** 32–8.
5. Burgos-Vargas R, *et al.* Pharmacokinetics of meloxicam in patients with juvenile rheumatoid arthritis. *J Clin Pharmacol* 2004; **44:** 866–72.

肾损伤 肾损伤时美洛昔康的药动学特征参见上文**注意事项**项下。

用途和用法

美洛昔康是昔康类衍生物，是一种NSAID（第94页），为选择性COX-2抑制药。用于治疗类风湿关节炎、骨关节炎恶化时的短期对症治疗以及强直性脊柱炎的对症治疗及青少年特发性关节炎。

用于治疗类风湿关节炎和强直性脊柱炎，口服常用剂量15mg，每日1次。易发生不良反应的患者，从每日7.5mg开始。需长期服药的老年患者，推荐每日7.5mg。对于骨关节炎急性恶化，口服常用剂量7.5mg，每日1次，必要时增加至每日最多15mg。

在儿童中的用量，见下文。

美洛昔康也可以栓剂直肠给药，剂量与口服相似。

肾损伤时美洛昔康的给药剂量参见下文。

儿童用法 在美国，美洛昔康用于治疗2岁及以上儿童青少年特发性关节炎，推荐口服剂量每日125μg/kg，每日1次，最大剂量每日7.5mg。在英国，注册药品信息不推荐美洛昔康用于16岁以下儿童，然而*BNFC 2009*建议对于不能耐受其他NSAIDs的12～18岁青少年，为缓解青少年特发性关节炎和其他肌骨骼病变引起的疼痛和炎症反应，可根据体重采用以下口服用药方案：

- 体重低于50kg，7.5mg，每日1次；
- 体重超过50kg，15mg，每日1次。

在肾损伤中的用法 美洛昔康的禁忌证为重度肾损伤。然而对于接受透析的患者，可每日口服或直肠栓剂给予7.5mg。轻中度肾损伤患者（肌酐清除率高于25ml/min），不需减量。

肌骨骼和关节病变 美洛昔康用于治疗骨关节炎（第11页）、类风湿关节炎（第12页）包括青少年特发性关节炎（第11页）以及强直性脊柱炎（见第13页，**脊椎关节病**）。然而在英国，美洛昔康和其他选择性COX-2抑制药推荐限用于给予非选择性NSAIDs（第92页）存在严重胃肠道危险性而心血管功能良好的患者。

1. Lemmel EM, *et al.* Efficacy and safety of meloxicam in patients with rheumatoid arthritis. *J Rheumatol* 1997; **24:** 282–90.
2. Yocum D, *et al.* Safety and efficacy of meloxicam in the treatment of osteoarthritis: a 12-week, double-blind, multiple-dose, placebo-controlled trial. The Meloxicam Osteoarthritis Investigators. *Arch Intern Med* 2000; **160:** 2947–54.
3. Combe B, *et al.* Comparison of intramuscular and oral meloxicam in rheumatoid arthritis patients. *Inflamm Res* 2001; **50** (suppl 1): S10–S16.
4. Fleischmann R, *et al.* Meloxicam. *Expert Opin Pharmacother* 2002; **3:** 1501–12.

兽医学中的应用 美洛昔康可作为双氯芬酸的替代物用于南亚的家畜（以减少对食用牲畜尸体的秃鹰的毒性），参见第44页**双氯芬酸的注意事项**。

制剂

BP 2010: Meloxicam Tablets;
USP 33: Meloxicam Oral Suspension; Meloxicam Tablets.

专利制剂

Arg.: Bronax; Dominadol; Flexidol; Flexium; Loxitenk; Melorac; Meloxid†; Merapiran†; Mextran; Miogesil†; Miolox; Mobic; Telaroid†; Tenaron; ***Austral.:*** Mobic; Movalis; Moxicam; ***Austria:*** Melodyn†; Meloxistad†; Metosan; Movalis; ***Belg.:*** Docmeloxi; Mobic; ***Braz.:*** Alivian†; Artritec†; Bioflac; Diatec†; Dormelox; Flamatec; Inicox; Leutrol; Lonaflam†; Loxam; Loxiflan; Melocox†; Melonan†; Melonax†; Melotec; Meloxigran; Meloxil; Mevamox; Movacox†; Movatec; Movoxicam; ***Canad.:*** Mobicox; ***Chile:*** Anposel; Ecax; Hyflex; Isox; Melic; Melodol; Mexan; Mexilal; Mibloc FT; Mioflam; Mobex; Sition; Tenaron; Zix†; ***Cz.:*** Antrend; Artrilom; Duplicam; Enaros; Galoxiway†; Melobax; Melocox; Melovis; Meloxistad; Movalis; Movmaks; Noflamen; Recoxa; ***Denm.:*** Mobic†; ***Fin.:*** Latonid†; Mobic; ***Fr.:*** Mobic; ***Ger.:*** Melox; Mobec; ***Gr.:*** Arsitec; Arthrox; Auroxicam; Brosiral; Doctinon; Examel; Farmelox; Flelox; Flumidon; Iamaxicam; Iaten; Iconal; Infomel; Loxitan; Mecalox; Medoxicam; Melice; Melocalm; Melock; Melocox; Melodim; Meloprol; Melorem; Melorilif; Melotec; Melotop; Melox; Meloxeron; Meloxil; Meloxitor; Melus; Meomel; Movatec; Movaxin; Moxalid; Notpel; Partial; Philipon-S; Rentilox; Reumotec; Reumotherm; Sanetron; Saniflam; Starmelox; Supercad; Transantor; Tropofin; Valoxin; Vexicam; Zametrixal; Zerelin; ***Hong Kong:*** Arrox; Melcam; Melflam; Melox; Mobic; ***Hung.:*** Borbin; Camelox; Melodyn; Melogen; Melox; Meloxan; Movalis; Moxicam; Noflamen; ***India:*** Mel-OD; Melflam; Melstar†; ***Indon.:*** Artrilox; Cameloc; Flamoxi; Flasicox; Loxil; Loxinic; Mecox; Meloxin; Mevilox; Mexpharm; Mobiflex; Movi-Cox; Movix; Moxam; Moxic; Nulox; Ostelox; Relox; Remacam; Rhemacox; Velcox; X-Cam; ***Irl.:*** Areloger; Melcam; Mobic; Mobicam; Mobiglan; Movox; ***Ital.:*** Leutrol; Mobic; ***Jpn:*** Mobic; ***Malaysia:*** Arrox; Mel-OD; Melartin; Melocam; Melox; Mobic; Rafree; ***Mex.:*** Aflamid; Anflatox†; Anpre; Auricam; Coxylan; Dolocam; Exel; Flexiver; Flexol; Lexpram; Loxam†; Loxibach; Loxibest; Mavicam; Maxoflam; Meflen; Melarthryl; Melican; Melosteral; Menflixil; Mobicox; Promotion; Reosan; Retoflam; ***Neth.:*** Movalis; Movicox; ***Norw.:*** Mobic; ***NZ:*** Mobic; ***Philipp.:*** Bexxam; Caxlem; Meflam; Melart; Melcom; Meloflam; Melora; Meloxin; Mobic; Moxen; Neoxicam; Newsicam; Rafree; ***Pol.:*** Aglan; Aspicam; Lormed; Melobax; Meloksam; Meloksia†; Melotev; Meloxic; MeloxiLek; Meloxistad; Movalis; ***Port.:*** Dortex; Lador; Marlex; Melpor; Movalis; Ziloxican†; ***Rus.:*** Amelotex (Амелотекс); Artrozan (Артрозан); Lem (Лем); Mataren (Матарен); Meloflam (Мелофлам); Melokan (Мелокан)†; Melox (Мелокс); Mesipol (Месипол); Mirlox (Мирлокс); Movalis (Мовалис); Movasin (Мовасин); Movix (Мовикс); ***S.Afr.:*** Arthrocox; Coxflam; Flexocam; Loxiflam; M-Cam; Melflam; Mobic; ***Singapore:*** Melox; Mobic; ***Spain:*** Aliviodol; Movalis; Parocin; Uticox; ***Swed.:*** Mobic; ***Switz.:*** Mobicox; ***Thai.:*** Melcam; Melobic; Melox; Mobic; ***Turk.:*** Exen; Meksun; Melox; Melurjin; Meskun; Mobic; Mone; Romacox; Runomex; Zeloxim; ***UK:*** Mobic; ***Ukr.:*** Melbec (Мелбек); Meloksam (Мелоксам); Meloxic (Мелоксик); Reumoxicam (Ревмоксикам); ***USA:*** Mobic; ***Venez.:*** Biomelox; Calmox†; Mecox†; Melonax; Melovax; Mobic; Mowin†; Taucaron.

多组分制剂 ***Arg.:*** Bronax Flex; Flexidol Relax; Mextran Flex; Tenaron Flex; ***India:*** Melodol; ***Mex.:*** Dolocam Plus; Dolocartigen; Dorsal; Flexamol†; Nuro-B; Retoflam F.

Meptazinol Hydrochloride (*BANM*, *USAN*, *rINNM*) 盐酸美普他酚

Hidrocloruro de meptazinol; IL-22811 (meptazinol); Meptazinol, Chlorhydrate de; Meptazinoli Hydrochloridum; Wy-22811 (meptazinol). 3-(3-Ethyl-1-methylperhydroazepin-3-yl)phenol hydrochloride.

Мептазинола Гидрохлорид

$C_{15}H_{23}NO,HCl = 269.8.$

CAS — 54340-58-8 (meptazinol); 59263-76-2 (meptazinol hydrochloride); 34154-59-1 (±-meptazinol hydrochloride).

ATC — N02AX05.

ATC Vet — QN02AX05.

UNII — T62FQ4ZCPA.

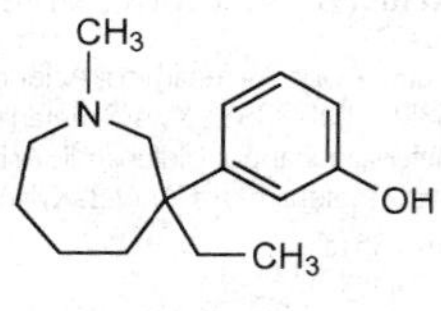

(meptazinol)

Pharmacopoeias. In *Br.*

BP 2010 (Meptazinol Hydrochloride) 白色或几乎白色粉末。极易溶于水和甲醇；易溶于乙醇；极微溶于丙酮；溶于稀碱溶液。贮藏温度不能超过25℃。

依赖性和戒断症状

参见第96页**阿片类镇痛药**。

1989年，在评价美普他酚潜在的依赖性时，WHO专家委员会[1]注意到，动物实验显示慢性疾病治疗时突然中断美普他酚，仅产生较轻微的戒断症状。对于依赖吗啡的患者，美普他酚不掩盖吗啡成瘾的体征和症状。目前尚无滥用的报道。WHO认为滥用的可能性是中等程度的，现今还没有受到国际控制。

1. WHO. WHO expert committee on drug dependence: twenty-fifth report. *WHO Tech Rep Ser 775* 1989. Also available at: http://libdoc.who.int/trs/WHO_TRS_775.pdf (accessed 26/06/08)

不良反应、处置和注意事项

参见第97页**阿片类镇痛药**。

经常报道的美普他酚的不良反应是胃肠道反应，包括上腹部疼痛、便秘、消化不良、腹泻、恶心和呕吐。美普他酚引发呼吸抑制的可能性较低。英国注册药品信息指出，美普他酚不能用于急性呼吸抑制的患者。偶尔有一些精神疾病的报道，如幻觉、精神错乱和抑郁。因为美普他酚有激动剂性质，也有拮抗剂性质，所以其效应只被纳洛酮部分翻转，但过量时仍推荐使用纳洛酮救治。

对于对吗啡产生躯体依赖性的患者，美普他酚可产生突发性戒断症状。

滥用 见上文**依赖性和戒断症状**。

对呼吸系统的影响 美普他酚引起的呼吸抑制作用较弱，在常用镇痛剂量下[1]，美普他酚对于健康受试者的呼吸抑制显著弱于吗啡或喷他佐辛。然而对于麻醉患者[2]，美普他酚确实可引起呼吸抑制，抑制强度与吗啡[3,4]或哌替啶相似[5,6]。多次给予美普他酚，机体可产生代偿机制，然而与其他阿片类药物相似[6]，麻醉时静脉给予美普他酚时需谨慎[6]。

过量服用50片200mg的美普他酚片剂合并饮用四分之一瓶威士忌后[7]，发生呼吸骤停。虽然静脉给予纳洛酮累计总剂量达10mg仍不能使自主呼吸重新建立，但是通过支持疗法可使患者完全恢复。

1. Jordan C, *et al.* A comparison of the respiratory effects of meptazinol, pentazocine and morphine. *Br J Anaesth* 1979; **51:** 497–502.
2. Hardy PAJ. Meptazinol and respiratory depression. *Lancet* 1983; **ii:** 576.
3. Frater RAS, *et al.* Analgesia-induced respiratory depression: comparison of meptazinol and morphine in the postoperative period. *Br J Anaesth* 1989; **63:** 260–5.
4. Verborgh C, Camu F. Post-surgical pain relief with zero-order intravenous infusions of meptazinol and morphine: a double-blind placebo-controlled evaluation of their effects on ventilation. *Eur J Clin Pharmacol* 1990; **38:** 437–42.
5. Wilkinson DJ, *et al.* Meptazinol—a cause of respiratory depression in general anaesthesia. *Br J Anaesth* 1985; **57:** 1077–84.
6. Lee A, Drummond GB. Ventilatory effects of meptazinol and pethidine in anaesthetised patients. *Br J Anaesth* 1987; **59:** 1127–33.
7. Davison AG, *et al.* Meptazinol overdose producing near fatal respiratory depression. *Hum Toxicol* 1987; **6:** 331.

药物相互作用

与阿片类镇痛药有关的药物相互作用参见第98页。

利托那韦可使美普他酚的血浆药物浓度升高，两药避免合用（见第 98 页）。

药动学

美普他酚口服后，血药浓度在 0.5～2h 达峰值，但因为显著的首关代谢，其生物利用度降低。直肠给药使机体对药物的利用率提高。直肠给药或肌内注射后30min，血药浓度达峰值。与血浆蛋白结合率平均值仅约为 27%。消除半衰期约 2h。美普他酚大部分在肝中代谢，主要以葡糖苷酸结合物形式经尿液排泄。少于单次剂量 10%的药物经粪便排泄。美普他酚可通过胎盘屏障。

1. Franklin RA, *et al.* Studies on the metabolism of meptazinol, a new analgesic drug. *Br J Clin Pharmacol* 1976; **3:** 497–502.
2. Franklin RA, *et al.* Studies on the absorption and disposition of meptazinol following rectal administration. *Br J Clin Pharmacol* 1977; **4:** 163–7.
3. Davies G, *et al.* Pharmacokinetics of meptazinol in man following repeated intramuscular administration. *Eur J Clin Pharmacol* 1982; **23:** 535–8.
4. Norbury HM, *et al.* Pharmacokinetics of the new analgesic, meptazinol, after oral and intravenous administration to volunteers. *Eur J Clin Pharmacol* 1983; **25:** 77–80.
5. Murray GR, *et al.* The systemic availability of meptazinol in man after oral and rectal doses. *Eur J Clin Pharmacol* 1989; **36:** 279–82.

老年人 在老年患者中，美普他酚清除率较低，消除半衰期较长，但是依据药动学的数据，不需要降低给药剂量。老年和青年受试者单次口服给药后[1]平均血浆半衰期分别是 3.39h 和 1.94h，静脉给药后[2]平均血浆半衰期分别是 2.93h 和 2.06h。

1. Norbury HM, *et al.* Pharmacokinetics of meptazinol after single and multiple oral administration to elderly patients. *Eur J Clin Pharmacol* 1984; **27:** 223–6.
2. Murray GR, *et al.* Pharmacokinetics of meptazinol after parenteral administration in the elderly. *Eur J Clin Pharmacol* 1987; **31:** 733–6.

肝损伤 肝病患者中，美普他酚的口服生物利用度增加。单次口服给药后，肝硬化患者、非肝硬化肝病患者和肝功能正常者中美普他酚的血药浓度平均峰值分别为 184ng/ml、131 ng/ml 和 53 ng/ml，但是没有证据显示长期给药会使药物蓄积[1]。单次静脉给药后，血浆清除率方面没有显著区别。对于肝硬化患者建议减少口服剂量。

1. Birnie GG, *et al.* Enhanced oral bioavailability of meptazinol in cirrhosis. *Gut* 1987; **28:** 248–54.

妊娠 分娩时肌内注射美普他酚 100～150mg，发现美普他酚易通过胎盘屏障，但是很快在新生儿体内清除[1]。哌替啶与之相反，从新生儿体内清除缓慢。与在成人中相同，美普他酚在新生儿体内也主要以葡糖苷酸结合物形式清除[2]。新生儿中美普他酚的血浆半衰期为 3.4h[3]，与成人相似，而哌替啶在新生儿体内的半衰期为 22.7h。

机体对美普他酚的处置没有受到妊娠的明显影响。怀孕和未怀孕妇女的平均血浆半衰期分别为 1.36h 和 1.68h[4]。男性的血浆半衰期为 2.06h。

1. Franklin RA, *et al.* Preliminary studies on the disposition of meptazinol in the neonate. *Br J Clin Pharmacol* 1981; **12:** 88–90.
2. Dowell PS, *et al.* Routes of meptazinol conjugation in the neonate. *Br J Clin Pharmacol* 1982; **14:** 748–9.
3. Jackson MBA, Robson PJ. Preliminary clinical and pharmacokinetic experiences in the newborn when meptazinol is compared with pethidine as an obstetric analgesic. *Postgrad Med J* 1983; **59** (suppl 1): 47–51.
4. Murray GR, *et al.* The disposition of meptazinol after single and multiple intravenous administration to pregnant and non-pregnant women. *Eur J Clin Pharmacol* 1989; **36:** 273–7.

用途和用法

美普他酚是阿片受体的混合激动药和拮抗药，对阿片 μ_1 受体（第98页）有部分激动作用，也具有拟胆碱活性。美普他酚用于治疗中重度疼痛，作用持续时间短于吗啡。

盐酸美普他酚可口服给药、肌内注射或静脉注射给药。剂量以碱基表示，115.6mg 盐酸美普他酚相当于 100mg 美普他酚。用于短期治疗中度疼痛，口服每 3～6h 200mg。肌内注射剂量每 2～4h 75～100mg，用于产科疼痛，可使用 2mg/kg（100～150mg）。美普他酚也可缓慢静脉注射，每 2～4h 50～100mg。

用法 *硬膜外给药* 有报道，硬膜外给予 90mg 美普他酚用于术后镇痛，作用强于肌内注射 90mg[1]。然而，另有研究报道[2]，30mg 的剂量无效，并可引起不能接受的不良反应。因为作用持续时间短暂[3]，60mg 的剂量也无效。

英国注册药品信息指出，注射剂型不适合硬膜外和鞘内注射。

1. Verborgh C, *et al.* Meptazinol for postoperative pain relief in man: comparison of extradural and im administration. *Br J Anaesth* 1987; **59:** 1134–9.
2. Francis RI, Lockhart AS. Epidural meptazinol. *Anaesthesia* 1986; **41:** 88–9.
3. Birks RJS, Marsh DRG. Epidural meptazinol. *Anaesthesia* 1986; **41:** 883.

在肝损伤中的用法 参见上文药动学项下，建议用于肝硬化患者时，需减少剂量。

制剂

BP 2010: Meptazinol Injection; Meptazinol Tablets.

专利制剂

Ger.: Meptid; ***Gr.:*** Nestan; ***Irl.:*** Meptid; ***UK:*** Meptid.

Methadone Hydrochloride（*BANM*，*pINNM*）⊗ 盐酸美沙酮

Amidine Hydrochloride; Amidone Hydrochloride; Hidrocloruro de amidina; Hidrocloruro de metadona; Metadon Hidroklorür; Metadon-hidroklorid; Metadonhydroklorid; Metadonihydrokloridi; Metadono hidrochloridas; Metadonu chlorowodorek; Methadon hydrochlorid; Méthadone, chlorhydrate de; (±)-Methadone Hydrochloride; Methadoni hydrochloridum; Phenadone. (±)-6-Dimethylamino-4,4-diphenylheptan-3-one hydrochloride.

Метадона Гидрохлорид

$C_{21}H_{27}NO,HCl = 345.9.$

CAS — 76-99-3 (methadone); 297-88-1 (±methadone); 1095-90-5 (methadone hydrochloride); 125-56-4 (±methadone hydrochloride).

ATC — N07BC02.

ATC Vet — QN07BC02.

UNII — 229809935B.

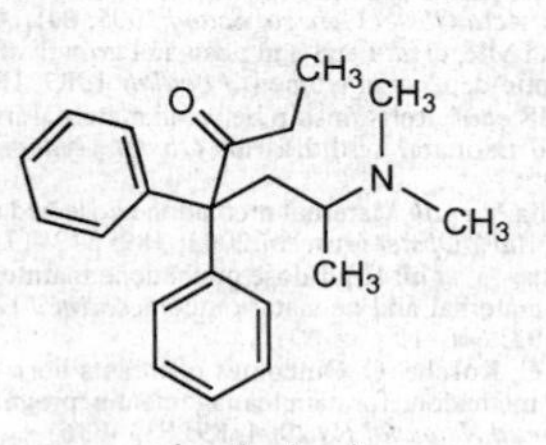

(methadone)

俗名 以下术语已用作各种形式美沙酮的“俗名”（第vii页）或俚语：

Amidone; Balloons; Breeze; Burdock; Buzz bomb; Dollies; Dolls; Done; Doses; Fizzies; Juice; Jungle juice; Junk; Meta; Mud; Phy; Phyamps; Tootsie roll.

Pharmacopoeias. In *Chin.*, *Eur.* (see p.vii), and *US.*

Ph. Eur. 6.8（Methadone Hydrochloride） 白色或几乎白色结晶性粉末。可溶于水；易溶于乙醇；避光。

USP 33（Methadone Hydrochloride） 无臭无色结晶或白色结晶性粉末。可溶于水；易溶于乙醇和氯仿；几乎不溶于乙醚和甘油；1%水溶液的 pH 值为 4.5～6.5。密闭容器内 25℃贮藏，温度允许波动范围为 15～30℃。避光。

配伍禁忌 有充分证据显示，含有盐酸美沙酮和羟基苯甲酸酯的溶液可稳定存在，但是当按照 DTF 的配方[1]将含有羟基苯甲酸酯的糖浆与美沙酮临时混合，制备含美沙酮 1mg/ml 的糖浆时，存在出现沉淀的危险性。以 0.1%羟基苯甲酸甲酯而不是氯仿为防腐剂的盐酸美沙酮糖浆（含美沙酮 5mg/ml），在室温可稳定存放至少 4 个月[2]。

1. *PSGB Lab Report P/80/1* 1980.
2. Ching MS, *et al.* Stability of methadone mixture with methyl hydroxybenzoate as a preservative. *Aust J Hosp Pharm* 1989; **19:** 159–61.

依赖性和戒断症状

参见第96页**阿片类镇痛药**。

美沙酮的戒断症状与吗啡或二醋吗啡相似，而持续时间更长。美沙酮的戒断症状形成较慢，通常在末次给药 3～4 天后才出现。

美沙酮用于阿片依赖性的替代治疗（见下文**用途和用法**项下）。包括新生儿戒断综合征（见下文**儿童用法**项下）。

不良反应和处置

参见第97页**阿片类镇痛药**。

美沙酮作用持续时间较吗啡长，重复给药易造成药物在体内蓄积。呼吸抑制作用较吗啡相对更强，镇静作用较弱，但是重复给药可产生显著的镇静作用。使用美沙酮 QT 间期延长和尖端扭转型室速罕见报道，特别在每日剂量超过 100mg 时。过量产生的中毒症状与吗啡相似。过量导致肺水肿是成瘾者死亡的主要原因。

美沙酮可引起注射部位疼痛，皮下注射引起局部组织刺激和硬化。

对心血管系统的影响 美沙酮延长 QT 间期，极少引起尖端扭转型室速（TDP）。在一系列追溯性试验[1]中，应用高剂量美沙酮（平均每日 397mg）的 17 例患者发生 TDP，其中，14 例有发生心律失常的危险因素，6 例在治疗的最后 1 个月增加了剂量。在另一项研究中[2]，5 例应用美沙酮的患者（平均每日 268mg）发生了 TDP，这 5 例患者都有其他的危险因素。其他的研究[3,4]未发现具有临床显著性的 TDP 及 QT 间期延长。在其中一项研究[4]中，美沙酮平均每日剂量为 110mg，部分患者也具有发生心律失常的危险因素。

有报道，一名婴儿发生 QT 间期延长，其母亲因阿片成瘾应用美沙酮维持疗法。详见下文**妊娠**项下内容。

在一项发生突发性心血管死亡的小型病例对照研究中[5]，22 例有美沙酮治疗证据的病例心脏疾病或结构异常的发病率低于 106 例无美沙酮使用证据的对照组，作者认为，鉴于美沙酮治疗组心脏危险因素比率低，提示美沙酮在本组突发死亡发病机制中具有一定作用。

1. Krantz MJ, *et al.* Torsade de pointes associated with very-high-dose methadone. *Ann Intern Med* 2002; **137:** 501–4.
2. Sticherling C, *et al.* Methadone-induced torsade de pointes tachycardias. *Swiss Med Wkly* 2005; **135:** 282–5.
3. Martell BA, *et al.* The impact of methadone induction on cardiac conduction in opiate users. *Ann Intern Med* 2003; **139:** 154–5.
4. Cruciani RA, *et al.* Measurement of QTc in patients receiving chronic methadone therapy. *J Pain Symptom Manage* 2005; **29:** 385–91.
5. Chugh SS, *et al.* A community-based evaluation of sudden death associated with therapeutic levels of methadone. *Am J Med* 2008; **121:** 66–71.

对内分泌系统的影响 已证明慢性美沙酮成瘾者可发生肾上腺功能衰退。有报道因为 ACTH 缺乏，引起继发性肾上腺功能衰退[1]，但另有报道美沙酮可直接造成肾上腺皮质功能减退[2]。

也有高泌乳素血症、乳溢的报道[3]，见下文**对性功能的影响**。

1. Dackis CA, *et al.* Methadone induced hypoadrenalism. *Lancet* 1982; **ii:** 1167.
2. Pullan PT, *et al.* Methadone-induced hypoadrenalism. *Lancet* 1983; **i:** 714.
3. Bennett J, Whale R. Galactorrhoea may be associated with methadone use. *BMJ* 2006; **332:** 1071.

对神经系统的影响 1 例 25 岁男性二醋吗啡成瘾者长期使用美沙酮每日 45～60mg 作为维持治疗时，出现舞蹈病样运动[1]。一名 41 岁女性，服用 5mg 美沙酮，每日 4 次，治疗复杂的局部疼痛综合征[2]时，也发生相似的不良反应。停用美沙酮后，2 例患者的不良反应症状消失。

1. Wasserman S, Yahr MD. Choreic movements induced by the use of methadone. *Arch Neurol* 1980; **37:** 727–8.
2. Clark JD, Elliott J. A case of a methadone-induced movement disorder. *Clin J Pain* 2001; **17:** 375–7.

对呼吸系统的影响 有报道[1,2]，应用美沙酮进行维持治疗的患者中发生睡眠呼吸暂停。

1. Teichtahl H, *et al.* Sleep-disordered breathing in stable methadone programme patients: a pilot study. *Addiction* 2001; **96:** 395–403.
2. Wang D, *et al.* Central sleep apnea in stable methadone maintenance treatment patients. *Chest* 2005; **128:** 1348–56.

对性功能的影响 29 例男性二醋吗啡成瘾者接受美沙酮维持治疗后[1]，发生性功能障碍。与未接受美沙酮

治疗的患者或对照组相比，第二性征器官功能显著降低，血清睾酮浓度降低43%。然而，在一项更近的研究中[2]，92例阿片成瘾患者接受美沙酮维持治疗，性功能障碍（如勃起、性欲及器官障碍）的发生率与普通人群相似。开始应用美沙酮的患者与应用美沙酮治疗至少60天的患者之间，性功能障碍的发生率差异不显著，虽然新患者中的总体发生率较低。睾酮和催乳素的平均血药浓度在正常范围内，8例患者的睾酮浓度较低，该组中只有1例发生性功能障碍。

1. Cicero TJ, *et al.* Function of the male sex organs in heroin and methadone users. *N Engl J Med* 1975; **292:** 882–7.
2. Brown R, *et al.* Methadone maintenance and male sexual dysfunction. *J Addict Dis* 2005; **24:** 91–106.

过量 已经认识到[1~4]，美沙酮毒性作用多发生在儿童或接受维持治疗患者的家庭成员中，而不是发生在接受维持治疗的患者本人[2]。美沙酮对于对阿片不耐受的任何人都具有高度毒性，50～100mg的剂量对不耐受阿片的成年人产生威胁生命的毒性，而10mg的剂量即可致儿童死亡[2]。而且，据报道，口服5mg的低剂量，也能对儿童产生威胁生命的毒性[1,4]。

多个研究组织[5,6]发现，在维持治疗开始后2周内，因美沙酮毒性而发生死亡的危险性更高。原因是美沙酮初次应用的安全有效剂量很难确定，而且患者近期的用药量也不可靠。

1. Aronow R, *et al.* Childhood poisoning: an unfortunate consequence of methadone availability. *JAMA* 1972; **219:** 321–4.
2. Harding-Pink D. Opioid toxicity: methadone: one person's maintenance dose is another's poison. *Lancet* 1993; **341:** 665–6.
3. Zador DA, Sunjic SD. Methadone-related deaths and mortality rate during induction into methadone maintenance, New South Wales, 1996. *Drug Alcohol Rev* 2002; **21:** 131–6.
4. Sachdeva DK, Stadnyk JM. Are one or two dangerous? Opioid exposure in toddlers. *J Emerg Med* 2005; **29:** 77–84.
5. Caplehorn JRM, Drummer OH. Mortality associated with New South Wales methadone programs in 1994: lives lost and saved. *Med J Aust* 1999; **170:** 104–9.
6. Buster MCA, *et al.* An increase in overdose mortality during the first 2 weeks after entering or re-entering methadone treatment in Amsterdam. *Addiction* 2002; **97:** 993–1001.

注意事项

参见第97页**阿片类镇痛药**。

美沙酮慎用于存在发生QT间期延长危险的患者，包括有心或肝疾病、低钾血症或其他电解质失衡或有家族突然死亡史的患者。也慎用于正在服用其他抗心律失常药或引起电解质失衡的药物，或服用抑制细胞色素P450同工酶CYP3A4药物的患者（见下文**药物相互作用**项下）。这些患者使用美沙酮治疗前，建议作ECG监测，剂量稳定后，需进一步监测ECG。对于不存在危险因素的患者，当服用剂量高于每日100mg时，在服用前及服药后第七天也建议做ECG监测。

用法 美沙酮半衰期较长，重复给药易引起药物蓄积，年老体弱患者更易发生。一名81岁女性患者，口服美沙酮每次5mg，每日3次，连续服用2天后发生重度意识丧失，但是静脉给予纳洛酮400μg后[1]，很快苏醒。

10例二醋吗啡成瘾患者开始美沙酮维持治疗方案后2～6天内，突然死亡[2]。死亡发生时，美沙酮的处方剂量平均约为60mg。证据显示，所有死亡患者都患有慢性持续性肝炎，而肝病使美沙酮清除率降低，使血药浓度高于预期值。开始美沙酮维持治疗方案前进行肝功能检测和尿试验以及降低初次给药剂量都可能减少死亡发生的可能性。与右丙氧酚相似，美沙酮也可增强细胞膜稳定性，阻断神经传导，因此，推测突然死亡可能与美沙酮连续使用后在体内蓄积[3]引起如心律失常、心血管虚脱的并发症有关（见上文对**心血管系统的影响**项下），见上文**过量**项下。

有关肝肾损伤对于美沙酮处置的影响参见下文**药动学**项下。

1. Symonds P. Methadone and the elderly. *BMJ* 1977; **i:** 512.
2. Drummer OH, *et al.* Deaths of heroin addicts starting on a methadone maintenance programme. *Lancet* 1990; **335:** 108.
3. Wu C, Henry JA. Deaths of heroin addicts starting on methadone maintenance. *Lancet* 1990; **335:** 424.

哺乳 American Academy of Pediatrics认为美沙酮可用于哺乳妇女[1]。*BNF 59*也允许使用美沙酮进行维持治疗的母亲哺乳，剂量需尽可能低，并注意监测婴儿，避免镇静作用发生。另有研究显示，分布进入乳汁的美沙酮量极低，不可能对乳儿产生药理作用[2~8]。然而过去曾有一例报道，一名母乳喂养的5周婴儿因母亲使用美沙酮维持治疗而死亡[9]。

1. American Academy of Pediatrics. The transfer of drugs and other chemicals into human milk. *Pediatrics* 2001; **108:** 776–89. [Retired May 2010] Correction. *ibid.*; 1029. Also available at: http://aappolicy.aappublications.org/cgi/content/full/pediatrics%3b108/3/776 (accessed 26/06/08)
2. Blinick G, *et al.* Methadone assays in pregnant women and progeny. *Am J Obstet Gynecol* 1975; **121:** 617–21.
3. Wojnar-Horton RE, *et al.* Methadone distribution and excretion into breast milk of clients in a methadone maintenance programme. *Br J Clin Pharmacol* 1997; **44:** 543–7.
4. Geraghty B, *et al.* Methadone levels in breast milk. *J Hum Lact* 1997; **13:** 227–30.
5. McCarthy JJ, Posey BL. Methadone levels in human milk. *J Hum Lact* 2000; **16:** 115–20.
6. Begg EJ, *et al.* Distribution of R- and S-methadone into human milk during multiple, medium to high oral dosing. *Br J Clin Pharmacol* 2001; **52:** 681–5.
7. Jansson LM, *et al.* Methadone maintenance and breastfeeding in the neonatal period. *Pediatrics* 2008; **121:** 106–14.
8. Jansson LM, *et al.* Methadone maintenance and long-term lactation. *Breastfeed Med* 2008; **3:** 34–7.
9. Smialek JE, *et al.* Methadone deaths in children. *JAMA* 1977; **238:** 2516–17.

妊娠 不推荐美沙酮用于分娩，因为其较长的作用时间可增加新生儿发生呼吸抑制的危险。

孕妇因阿片类成瘾接受美沙酮维持治疗后，会发生新生儿戒断症状和低体重儿的问题，死胎发生率增加的现象也已注意到[1~3]。一项研究显示[2]，与未使用药物组相比，母亲使用美沙酮组的婴幼儿，在新生儿期，75%的婴儿发生阿片中重度戒断综合征，同时出现头围减少和收缩压升高，对于这些婴儿18个月后随访，发现中耳炎发生率增加、头围减少及视力异常。神经行为的异常和智力、运动指标的低数值可能会使以后的学习和行为发生问题。然而目前尚未注意到美沙酮或二醋吗啡对胎儿或出生后婴幼儿发育的特定影响。后来的一项研究[4]中，妊娠期间作为维持治疗计划的一部分，单独应用美沙酮，发生早产的危险比正常人群增加2倍，子宫内发育迟缓增加4倍，发生小头畸形的危险性增加3倍。另外，那些滥用包括美沙酮在内的其他药物的孕妇，上述事件的危险性进一步增加。然而，一项早期研究[5]报道，应用美沙酮或二醋吗啡对胎儿或出生后婴儿的发育无特殊影响。

孕妇使用美沙酮的剂量与新生儿戒断症状的发生率和严重程度之间的关系尚不清楚。尽管一项回顾性研究[6]发现，在某些孕妇中有一定联系。其他研究[7,8]中，当孕妇每日服用100mg甚至更多剂量[8]的美沙酮时，也没有证据显示新生儿戒断症状的增加。

一项小型的回顾性研究[9]对孕期应用美沙酮缓解慢性疼痛与应用维持疗法治疗阿片成瘾进行了对比，发现前者的新生儿戒断症状发生率低，生长指标更好，但是轻度早产的发生率较高。作者认为，孕妇应用低剂量，短疗程更有利，另外也与孕妇良好的健康状况、营养及社会经济状况有关。

有报道[10]，一名母亲每日服用50mg美沙酮用于维持疗法，新生婴儿发生有临床显著指征的QT间期延长，婴儿的戒断症状轻微，2个月时，恢复正常。

1. Blinick G, *et al.* Methadone maintenance, pregnancy, and progeny. *JAMA* 1973; **225:** 477–9.
2. Rosen TS, Johnson HL. Children of methadone-maintained mothers: follow-up to 18 months of age. *J Pediatr* 1982; **101:** 192–6.
3. Kalter H, Warkany J. Congenital malformations. *N Engl J Med* 1983; **308:** 491–7.
4. Arlettaz R, *et al.* Methadone maintenance program in pregnancy in a Swiss perinatal center (II): neonatal outcome and social resources. *Acta Obstet Gynecol Scand* 2005; **84:** 145–50.
5. Lifschitz MH, *et al.* Fetal and postnatal growth of children born to narcotic-dependent women. *J Pediatr* 1983; **102:** 686–91.
6. Dashe JS *et al.* Relationship between maternal methadone dosage and neonatal withdrawal. *Obstet Gynecol* 2002; **100:** 1244–9.
7. Berghella V, *et al.* Maternal methadone dose and neonatal withdrawal. *Am J Obstet Gynecol* 2003; **189:** 312–17.
8. McCarthy JJ, *et al.* High-dose methadone maintenance in pregnancy: maternal and neonatal outcomes. *Am J Obstet Gynecol* 2005; **193:** 606–10.
9. Sharpe C, Kuschel C. Outcomes of infants born to mothers receiving methadone for pain management in pregnancy. *Arch Dis Child Fetal Neonatal Ed* 2004; **89:** F33–F36.
10. Hussain T, Ewer AK. Maternal methadone may cause arrhythmias in neonates. *Acta Paediatr* 2007; **96:** 768–9.

药物相互作用

与阿片类镇痛药有关的药物相互作用见第98页。

美沙酮在肝中主要经细胞色素P450同工酶CYP3A4代谢，CYP2D6、CYP2C9、CYP2C19和CYP1A2起次要作用。因此，使用这些酶的抑制剂或诱导剂将改变美沙酮的血药浓度，可能导致不良反应的发生。应用美沙酮时同时服用影响心脏传导或电解质平衡的药物会增加心脏病发生的危险。

使尿液酸化或碱化的药物会影响美沙酮的药动学，因为在酸性pH时机体清除率增加，在碱性pH时机体清除率降低[1]。

1. Nilsson M-I, *et al.* Effect of urinary pH on the disposition of methadone in man. *Eur J Clin Pharmacol* 1982; **22:** 337–42.

抗菌药 接受美沙酮维持治疗的患者使用肝药酶诱导药利福平后出现戒断症状[1~3]。相反，使用抑制CYP1A2和CYP3A4的环丙沙星导致美沙酮中毒症状的出现[4]。

1. Kreek MJ, *et al.* Rifampin-induced methadone withdrawal. *N Engl J Med* 1976; **294:** 1104–6.
2. Bending MR, Skacel PO. Rifampicin and methadone withdrawal. *Lancet* 1977; **i:** 1211.
3. Raistrick D, *et al.* Methadone maintenance and tuberculosis treatment. *BMJ* 1996; **313:** 925–6.
4. Herrlin K, *et al.* Methadone, ciprofloxacin, and adverse drug reactions. *Lancet* 2000; **356:** 2069–70.

抗抑郁药 *SSRIs*如氟西汀[1]和氟伏沙明[1,2]可增加某些阿片类镇痛药的活性。这种相互作用可导致美沙酮的毒性。4例患者因阿片成瘾采用美沙酮维持治疗过程中，圣约翰草降低美沙酮的血药浓度47%，2例患者出现了戒断症状[3]。

1. Eap CB, *et al.* Fluvoxamine and fluoxetine do not interact in the same way with the metabolism of the enantiomers of methadone. *J Clin Psychopharmacol* 1997; **17:** 113–17.
2. Bertschy G, *et al.* Probable metabolic interaction between methadone and fluvoxamine in addict patients. *Ther Drug Monit* 1994; **16:** 42–5.
3. Eich-Höchli D, *et al.* Methadone maintenance treatment and St. John's Wort: a case report. *Pharmacopsychiatry* 2003; **36:** 35–7.

抗癫痫药 接受美沙酮维持治疗的患者使用卡马西平[1,2]、苯巴比妥[3]或苯妥英[4,5]后出现戒断症状。相反，1例患者在使用卡马西平、加巴喷丁、美沙酮治疗神经痛，停用卡马西平后，出现美沙酮诱发的呼吸抑制[6]。

1. Bell J, *et al.* The use of serum methadone levels in patients receiving methadone maintenance. *Clin Pharmacol Ther* 1988; **43:** 623–9.
2. Saxon AJ, *et al.* Valproic acid, unlike other anticonvulsants, has no effects on methadone metabolism: two cases. *J Clin Psychiatry* 1989; **50:** 228–9.
3. Liu S-J, Wang RIH. Case report of barbiturate-induced enhancement of methadone metabolism and withdrawal syndrome. *Am J Psychiatry* 1984; **141:** 1287–8.
4. Finelli PF. Phenytoin and methadone tolerance. *N Engl J Med* 1976; **294:** 227.
5. Tong TG, *et al.* Phenytoin-induced methadone withdrawal. *Ann Intern Med* 1981; **94:** 349–51.
6. Benítez-Rosario MA, *et al.* Methadone-induced respiratory depression after discontinuing carbamazepine administration. *J Pain Symptom Manage* 2006; **32:** 99–100.

抗真菌药 有报道[1]合用氟康唑后，美沙酮血药浓度增加，文献作者认为，对于接受阿片依赖性治疗的患者，这种相互作用不需要调整美沙酮剂量。然而，有报道，一名60岁男性患者口服美沙酮缓解晚期胃癌疼痛时，当静脉给予氟康唑后，出现了呼吸抑制[2]。虽然，一项随机的以安慰剂为对照的研究[3]发现，对因阿片成瘾采用美沙酮维持治疗的患者，给予伏立康唑，总体安全并可以良好耐受，但是作者建议两药合用时，需进行监测并尽可能减少美沙酮的剂量。伏立康唑的注册药品信息也给出了相似的建议。

1. Cobb MN, *et al.* The effect of fluconazole on the clinical pharmacokinetics of methadone. *Clin Pharmacol Ther* 1998; **63:** 655–62.
2. Tarumi Y, *et al.* Methadone and fluconazole: respiratory depression by drug interaction. *J Pain Symptom Manage* 2002; **23:** 148–53.
3. Liu P, *et al.* Pharmacokinetic interaction between voriconazole and methadone at steady state in patients on methadone therapy. *Antimicrob Agents Chemother* 2007; **51:** 110–18.

抗病毒药 一篇综述分析了抗逆转录病毒药与美沙酮之间的相互作用[1]。有证据显示，HIV-蛋白酶抑制药如阿扎那韦、茚地那韦、沙奎那韦对美沙酮的血药浓度无影响。安泼那韦、那非那韦、利托那韦和利托那韦增效的沙奎那韦可减少美沙酮的血药浓度，但是不太可能具有临床显著性。洛匹那韦-利托那韦也可减少美沙酮的血药浓度，但是多数研究发现相互作用并不显著。有一项研究报道，在部分患者中，出现阿片戒断症状。未出版的数据（也参考注册药品信息）显示，对于未使用过阿片的健康受试者，替拉那韦（用利托那韦增效）可减少美沙酮的血药浓度；替拉那韦的注册药品信息指出，需要监测患者的阿片戒断症状。

NNRTIs如奈韦拉平和依法韦仑都被报道可减少美沙酮的血药浓度，给予使用美沙酮的患者后，出现戒断症状。相反，地拉夫定可增加美沙酮的血药浓度，但是临床效应并不显著。美沙酮可增加NRTI齐多夫定（见第880页）的血药浓度。

1. Bruce RD, *et al.* Pharmacokinetic drug interactions between opioid agonist therapy and antiretroviral medications: implications and management for clinical practice. *J Acquir Immune Defic Syndr* 2006; **41:** 563–72.

胃肠药 组胺H_2受体拮抗药如西咪替丁（第98页）可增加某些阿片类镇痛药的效应，这种相互作用可导致美沙酮的毒性。

葡萄柚汁 葡萄柚汁是细胞色素P450同工酶CYP3A4的抑制药，可适度增加美沙酮的生物利用度[1]，但是在受试患者中，未发现美沙酮的毒性症状。作者解释，这种作用可发生在对阿片耐受性减低的患者，特别是开始应用美沙酮治疗时。

1. Benmebarek M, *et al.* Effects of grapefruit juice on the pharmacokinetics of the enantiomers of methadone. *Clin Pharmacol Ther* 2004; **76:** 55–63.

药动学

盐酸美沙酮易从胃肠道吸收，皮下注射或肌内注射吸收良好，广泛分布于全身组织，可透过胎盘屏障，并可分布进入乳汁。与血浆蛋白广泛结合。经肝代谢，主要代谢方式为*N*-脱甲基及环化反应，代谢物由胆汁和尿液排泄。代谢反应主要经CYP3A4催化，其他细胞色素P450同工酶也发挥作用（见上文**药物相互作用**）。半衰期较长，容易造成药物蓄积。

有关美沙酮药动学的综述[1~5]特别提到，美沙酮消除半衰期长，重复给药易发生药物蓄积，且个体差异大。

美沙酮口服给药后吸收迅速，生物利用度高。口服单片药物后，血药浓度达峰时间为1～5h。组织中分布广泛，与血浆蛋白结合率为60%～90%，主要与血浆α_1酸性糖蛋白结合。肝中主要代谢产物为2-次乙基-1，5-二甲基-3，3-二苯基吡咯烷，次要代谢产物为2-乙基-3，3-二苯基-5-甲基吡咯烷，两者均无活性。代谢产物及美沙酮原形经粪便和尿排泄。也发现其他代谢产物，包括地美庚醇和去甲美沙酮。肝也是美沙酮原形的贮存场所，美沙酮被肝摄取、非特异性结合，并主要以原形被释放。美沙酮在尿液的排泄具有pH依赖性，pH越低，清除越多。

除了显著的个体差异外，单次或重复多次给药，美沙酮的药动学特征也有很大不同，消除半衰期变化很大（据报道变动范围为15～60h），单次给药半衰期可超过18h，重复给药时，需要谨慎调整剂量。

对于成瘾者的研究很多，发现使用美沙酮维持治疗期间，不同患者间血药浓度差异显著，同一患者的血药浓度波动也很明显。美沙酮的药动学特征在癌症患者中也存在个体差异。

1. Säwe J. High-dose morphine and methadone in cancer patients: clinical pharmacokinetic considerations of oral treatment. *Clin Pharmacokinet* 1986; **11:** 87–106.
2. Moore RA, *et al.* Opiate metabolism and excretion. *Baillieres Clin Anaesthesiol* 1987; **1:** 829–58.
3. Eap CB, *et al.* Interindividual variability of the clinical pharmacokinetics of methadone: implications for the treatment of opioid dependence. *Clin Pharmacokinet* 2002; **41:** 1153–93.
4. Ferrari A, *et al.* Methadone—metabolism, pharmacokinetics and interactions. *Pharmacol Res* 2004; **50:** 551–9.
5. Lugo RA, *et al.* Pharmacokinetics of methadone. *J Pain Palliat Care Pharmacother* 2005; **19:** 13–24.

用法 美沙酮的脂溶性高于吗啡。一项关于肌内注射后血药浓度和镇痛活性的研究显示，脂溶性阿片类镇痛药三角肌注射比臀肌注射药物起效更快，镇痛作用更强。然而分别在这两个部位注射吗啡后[1]，吸收方面没有发现显著区别。

人们也研究了其他给药途径如持续静脉输注[2]和持续硬膜外输注[3]时美沙酮的药动学特征。人们也研究了直肠给药的特征[4]。

1. Grabinski PY, *et al.* Plasma levels and analgesia following deltoid and gluteal injections of methadone and morphine. *J Clin Pharmacol* 1983; **23:** 48–55.
2. Denson DD, *et al.* Pharmacokinetics of continuous intravenous infusion of methadone in the early post-burn period. *J Clin Pharmacol* 1990; **30:** 70–5.
3. Shir Y, *et al.* Plasma concentrations of methadone during postoperative patient-controlled extradural analgesia. *Br J Anaesth* 1990; **65:** 204–9.
4. Dale O, *et al.* Bioavailabilities of rectal and oral methadone in healthy subjects. *Br J Clin Pharmacol* 2004; **58:** 156–62.

肝损伤 广泛的肝功能不全未明显影响美沙酮的代谢[1]，因此有建议[2]，对于稳定的慢性肝病患者不需要改变美沙酮的维持剂量。但是肝功能显著的改变将使机体对美沙酮的处置发生明显变化，此时，需要调整剂量。

对于使用美沙酮作为维持治疗的患者的研究[2]显示，美沙酮的终末半衰期从18.8h（肝功能正常者）延长至35.5h（严重慢性肝病患者），然而严重慢性肝病患者的血浆药物浓度没有明显增加。

1. Moore RA, *et al.* Opiate metabolism and excretion. *Baillieres Clin Anaesthesiol* 1987; **1:** 829–58.
2. Novick DM, *et al.* Methadone disposition in patients with chronic liver disease. *Clin Pharmacol Ther* 1981; **30:** 353–62.

妊娠 使用美沙酮作为维持治疗的孕妇中，美沙酮的血药浓度降低，可能是代谢增强的原因[1,2]。因此，建议用于此类患者时，适当增加美沙酮的剂量。

1. Pond SM, *et al.* Altered methadone pharmacokinetics in methadone-maintained pregnant women. *J Pharmacol Exp Ther* 1985; **233:** 1–6.
2. Wolff K, *et al.* Changes to methadone clearance during pregnancy. *Eur J Clin Pharmacol* 2005; **61:** 763–8.

肾损伤 肾衰竭患者美沙酮经尿液排泄减少[1]，而血药浓度保持在正常范围，由粪便排泄大部分的药物。极少量的美沙酮经腹膜透析或血液透析清除。

1. Kreek MJ, *et al.* Methadone use in patients with chronic renal disease. *Drug Alcohol Depend* 1980; **5:** 197–205.

用途和用法

盐酸美沙酮是二苯基庚烷的衍生物，属于阿片类镇痛药（第98页），主要激动μ受体。单次给药，美沙酮的镇静作用弱于吗啡。美沙酮是外消旋混合物，左美沙酮（第74页）为活性形式。

盐酸美沙酮用于缓解中度至重度疼痛，可用于使用吗啡引起疼痛刺激或恶化的患者。美沙酮也用于阿片依赖性的治疗。因可抑制咳嗽中枢，美沙酮也可用作晚期疾病的镇咳，但是*BNF 59*不推荐这种应用，因为存在药物蓄积的危险。

用于**缓解疼痛**，盐酸美沙酮初始口服剂量2.5～10mg，每6～8h或更长时间给药1次，以后根据需要调整剂量。美沙酮也可胃肠外给药，在英国，允许皮下和肌内给药途径，长期应用时推荐肌内途径。美国注册药品信息指出可应用静脉、肌内和皮下给药途径，但是只给出了静脉给药途径的剂量。胃肠外给药的初始剂量范围与口服给药相似。然而，美国注册药品信息也指出，当给药方式在口服和胃肠外给药之间转变时，初始转换剂量的确定应基于口服10mg美沙酮相当于胃肠外给予5mg美沙酮。胃肠外注射给药，美沙酮的镇痛作用10～20min起效；口服给药，30～60min起效。单次给药，药效大约持续4h；重复给药，由于药物蓄积，作用持续时间延长。因此，为避免药物过量，建议用于长期治疗时，美沙酮每日不超过2次。

虽然长期使用美沙酮本身也可产生依赖性，但是盐酸美沙酮仍是治疗**阿片依赖**的部分措施。初次给药剂量要足够，以抑制戒断症状并避免毒性反应发生。*BNF 59*和美国注册药品信息推荐开始剂量为每日10～40mg。因存在药物蓄积的危险，需谨慎调整后续的剂量。*BNF 59*建议按步骤调整剂量，逐步增加10mg，每周最多增加30mg。剂量稳定后，可依据患者个体情况谨慎选择的美沙酮剂量，进行长期治疗。多数患者的维持疗法稳定在每日60～120mg。另外，可逐渐减少美沙酮剂量来解毒，直到完全停药。用于阿片依赖时，美沙酮通常口服给药，也可胃肠外给药，特别是不能口服时。上述剂量可口服或胃肠外给予。在英国，口服治疗通常使用含有1mg/ml美沙酮的混合物。

有关儿童用量，见下文。

治疗肺癌晚期难治性**咳嗽**时，盐酸美沙酮以糖浆剂型给药，每4～6h给予1～2mg，长期使用时，每日给药次数减少至2次。

用法 虽然单次给药美沙酮的作用持续时间与吗啡相似，但是由于消除半衰期长，重复多次给药后，作用持续时间明显延长（见上文**药动学**项下）。对于具体患者，美沙酮的最低有效剂量很难确定。用于慢性癌症疼痛时[1]推荐的给药方案为口服10mg的固定剂量，由患者掌握给药间隔，治疗开始3～5天内，给药次数不多于每4h 1次，以后根据患者的需要，固定在每8～12h 1次。

当患者因疼痛未被很好控制，由口服吗啡改为美沙酮时，推荐服用剂量为吗啡总日剂量的十分之一，最多不能超过100mg，由患者决定给药间隔，通常每8h 1次[2]。

当从口服给药改为胃肠外给药时，建议[3]美沙酮的剂量减半，此后根据需要调整剂量。

当单次静脉推注给予美沙酮20mg后，其术后镇痛作用可维持25h[4]，证实了美沙酮的长效作用。对于烧伤患者[5]，开始2h内，静脉输注的负荷剂量为每小时100～200μg/kg，以迅速产生镇痛效应，以后以每小时10～20μg/kg的较低剂量维持镇痛作用。美沙酮也可持续皮下滴注用于严重癌症疼痛[6,7]，但是这种给药途径可引起局部组织刺激反应和硬结。美沙酮最大剂量5mg与布比卡因[8,9]联合使用，成功用于硬膜外给药以缓解疼痛。间断和持续硬膜外输注美沙酮也已试用[10]于术后疼痛。

一项小型病例系列研究[11]发现局部应用美沙酮粉末可有效缓解开放性和渗出性伤口疼痛。

1. Säwe J, *et al.* Patient-controlled dose regimen of methadone for chronic cancer pain. *BMJ* 1981; **282:** 771–3.
2. Morley JS, *et al.* Methadone in pain uncontrolled by morphine. *Lancet* 1993; **342:** 1243.
3. Säwe J. High-dose morphine and methadone in cancer patients: clinical pharmacokinetic considerations of oral treatment. *Clin Pharmacokinet* 1986; **11:** 87–106.
4. Gourlay GK, *et al.* Methadone produces prolonged postoperative analgesia. *BMJ* 1982; **284:** 630–1.
5. Denson DD, *et al.* Pharmacokinetics of continuous intravenous infusion of methadone in the early post-burn period. *J Clin Pharmacol* 1990; **30:** 70–5.
6. Mathew P, Storey P. Subcutaneous methadone in terminally ill patients: manageable local toxicity. *J Pain Symptom Manage* 1999; **18:** 49–52.
7. Makin MK, Morley JS. Subcutaneous methadone in terminally-ill patients. *J Pain Symptom Manage* 2000; **19:** 237–8.
8. Drenger B, *et al.* Extradural bupivacaine and methadone for extracorporeal shock-wave lithotripsy. *Br J Anaesth* 1989; **62:** 82–6.
9. Martin CS, *et al.* Extradural methadone and bupivacaine in labour. *Br J Anaesth* 1990; **65:** 330–2.
10. Prieto-Alvarez P, *et al.* Continuous epidural infusion of racemic methadone results in effective postoperative analgesia and low plasma concentrations. *Can J Anaesth* 2002; **49:** 25–31.
11. Gallagher RE, *et al.* Analgesic effects of topical methadone: a report of four cases. *Clin J Pain* 2005; **21:** 190–2.

儿童用法 美沙酮未被批准用于儿童。然而，已试用[1]美沙酮静脉给药用于3～7岁儿童的术后**疼痛**。术前给予200μg/kg，术后每10min给予50μg/kg，直到患儿舒适并完全平静。美沙酮也被试用[2]口服给药用于缓解住院儿童的严重疼痛，每日剂量范围为200～600μg/kg，用至6周。

美沙酮用于治疗**新生儿戒断综合征**（第97页），*BNFC 2009*建议初始口服剂量为100μg /kg，以后每6h增加50μg /kg，直到症状全部被控制。对于维持治疗，每日总剂量分2次给予。当停用美沙酮时，需逐渐减量，减量时间需超过7～10天。

1. Berde CB, *et al.* Comparison of morphine and methadone for prevention of postoperative pain in 3- to 7-year-old children. *J Pediatr* 1991; **119:** 136–41.
2. Shir Y, *et al.* Oral methadone for the treatment of severe pain in hospitalized children: a report of five cases. *Clin J Pain* 1998; **14:** 350–3.

癌症疼痛 美沙酮可替代吗啡用于严重癌症疼痛（第6页），对美沙酮药动学特征和等效镇痛剂量的更深入理解可以尽早关注长期使用时药物蓄积的危险。然而，美沙酮较长的终末半衰期使其不适用于突发性疼痛。

可采用口服、直肠和胃肠外给药途径应用美沙酮。

1. Ayonrinde OT, Bridge DT. The rediscovery of methadone for cancer pain management. *Med J Aust* 2000; **173:** 536–40.
2. Bruera E, Sweeney C. Methadone use in cancer patients with pain: a review. *J Palliat Med* 2002; **5:** 127–38.
3. Bruera E, *et al.* Methadone versus morphine as a first-line strong opioid for cancer pain: a randomized, double-blind study. *J Clin Oncol* 2004; **22:** 185–92.
4. Moryl N, *et al.* Methadone in the treatment of pain and terminal delirum [sic] in advanced cancer patients. *Palliat Support Care* 2005; **3:** 311–17.
5. Mannino R, *et al.* Methadone for cancer-related neuropathic pain: a review of the literature. *J Opioid Manag* 2006; **2:** 269–76.
6. Nicholson AB. Methadone for cancer pain. Available in The Cochrane Database of Systematic Reviews; Issue 4. Chichester: John Wiley; 2007 (accessed 26/06/08).

阿片依赖性 关于阿片依赖性处置的讨论见第96页。在英国，1mg/ml的盐酸美沙酮口服液体制剂广泛用于治疗阿片依赖性，需要指出的是这些制剂的作用比美沙酮糖浆剂（BP 2010）强2.5倍。虽然其中某些制剂允许用于严重疼痛，但是多数制剂只允许用于阿片依赖性的治疗。美沙酮口服溶液（1mg/ml）（BP 2010）可为现用溶液或由盐酸美沙酮口服浓缩液制备。然而在英国，多数用于商业的制剂仍然依据药品处方集（Drug Tariff Formulary，DTF）中以前的配方制备而得。

美沙酮混合液 1mg/ml
盐酸美沙酮 10mg
绿S和柠檬黄溶液（BP 1980） 0.02ml
复合柠檬黄溶液（BP 1980） 0.08ml
无防腐剂的糖浆 5ml
氯仿水 加倍至10ml

DTF中某些商用美沙酮混合物（1mg/ml）的处方使用对羟基苯甲酸酯作为防腐剂，而不是使用氯仿。然而使用对羟基苯甲酸酯作防腐剂的糖浆不适合临时调剂（见上文**配伍禁忌**项下）。

1. Ghodse AH, *et al.* Comparison of oral preparations of heroin and methadone to stabilise opiate misusers as inpatients. *BMJ* 1990; **300:** 719–20.
2. Wolff K, *et al.* Measuring compliance in methadone maintenance patients: use of a pharmacologic indicator to "estimate" methadone plasma levels. *Clin Pharmacol Ther* 1991; **50:** 199–207.
3. Wilson P, *et al.* Methadone maintenance in general practice: patients, workload, and outcomes. *BMJ* 1994; **309:** 641–4.
4. Farrell M, *et al.* Methadone maintenance treatment in opiate dependence: a review. *BMJ* 1994; **309:** 997–1001.
5. Henry JA. Methadone: where are we now? *Hosp Med* 1999; **60:** 161–4.
6. Faggiano F, *et al.* Methadone maintenance at different dosages for opioid dependence. Available in The Cochrane Database of Systematic Reviews; Issue 3. Chichester: John Wiley; 2003 (accessed 28/08/08).
7. Amato L, *et al.* Methadone at tapered doses for the management of opioid withdrawal. Available in The Cochrane Database of Systematic Reviews; Issue 3. Chichester: John Wiley; 2005 (accessed 26/06/08).
8. NICE. Methadone and buprenorphine for the management of opioid dependence: Technology Appraisal Guidance 114 (issued January 2007). Available at: http://www.nice.org.uk/nicemedia/pdf/TA114Niceguidance.pdf (accessed 26/06/08)
9. Mattick RP, *et al.* Methadone maintenance therapy versus no opioid replacement therapy for opioid dependence. Available in The Cochrane Database of Systematic Reviews; Issue 3. Chichester: John Wiley; 2009 (accessed 11/11/09).

制剂

BP 2010: Methadone Injection; Methadone Linctus; Methadone Oral Solution (1 mg per mL); Methadone Tablets;
USP 33: Methadone Hydrochloride Injection; Methadone Hydrochloride Oral Concentrate; Methadone Hydrochloride Oral Solution; Methadone Hydrochloride Tablets; Methadone Hydrochloride Tablets for Oral Suspension.

专利制剂

Arg.: Gobbidona; **Austral.:** Biodone; Physeptone; **Austria:** Heptadon; **Belg.:** Mephenon; **Braz.:** Metadon; Mytedom†; **Canad.:** Metadol; **Fin.:** Dolmed; **Hung.:** Depridol; Metadon; **Irl.:** Phymet DTF; Pinadone DTF; **Israel:** Adolan; **Ital.:** Eptadone; **Malaysia:** Aseptone; **Mex.:** Rubidexol; **Neth.:** Eptadone; Symoron; **NZ:** Biodone; Methatabs; Pallidone; **S.Afr.:** Physeptone; **Spain:** Metasedin; **Switz.:** Ketalgine; **UK:** Eptadone; Martindale Methadone Mixture DTF; Methadose; Physeptone; Synastone; **USA:** Diskets; Dolophine; Methadose.

Methyl Butetisalicylate 二醋水杨酸甲酯

Butetisalicilato de metilo; Methyl Diethylacetylsalicylate. Methyl *O*-(2-ethylbutyryl)salicylate.
$C_{14}H_{18}O_4$ = 250.3.

简介

二醋水杨酸甲酯为水杨酸衍生物，与水杨酸甲酯（第82页）用途相似，以发赤药用于缓解肌肉骨骼、关节、软组织疼痛。

制剂

专利制剂

Ital.: Doloderm.

Methyl Gentisate 龙胆酸甲酯

Gentisato de metilo. 2,5-Dihydroxybenzoic acid methyl ester.
Метилгентисат
$C_8H_8O_4$ = 168.1.
CAS — 2150-46-1.

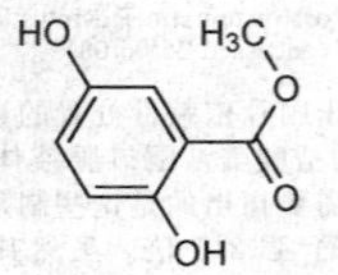

简介

龙胆酸甲酯局部给药用于缓解肌肉骨骼和关节疼痛。也用作皮肤增白剂。

1. Gallo R, Baldari M. Allergic contact dermatitis from methyl gentisate in a bleaching cream. *Contact Dermatitis* 2006; **54:** 220–1.
2. Serra-Baldrich E, *et al.* Allergic contact dermatitis to methyl gentisate. *Contact Dermatitis* 2009; **60:** 225–6.

制剂

多组分制剂 **Ital.:** Reumacort.

Methyl Nicotinate (*USAN*) 烟酸甲酯

Méthyle, nicotinate de; Methyli Nicotinas; Methylis nicotinas; Methyl-nikotinát; Metilo nikotinatas; Metylnikotinat; Metyylinikotinaatti; Nicotinato de metilo. Methyl pyridine-3-carboxylate.
Метилникотинат
$C_7H_7NO_2$ = 137.1.
CAS — 93-60-7.
UNII — 7B1AVU9DJN.

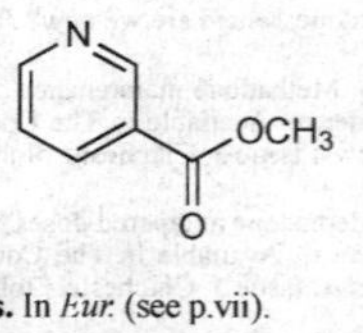

Pharmacopoeias. In *Eur.* (see p.vii).

Ph. Eur. 6. 8（Methyl Nicotinate） 白色或几乎白色粉末。熔点 40～42℃。极易溶于水、乙醇和二氯甲烷。避光。

简介

烟酸甲酯以发赤药局部应用。

制剂

专利制剂

UK: Pickles Chilblain Cream.

多组分制剂 **Arg.:** Medex Rub; **Austral.:** Deep Heat; **Austria:** Berggeist; **Belg.:** Algipan; Emerxil; Percutalgine; Rado-Spray†; **Chile:** Calorub Sport; Frixio†; Konirub†; Mentobalsam†; **Fr.:** Algipan†; Capsic; Cliptol Sport†; Decontractyl; Gel Rubefiant; Percutalgine; Sedartryl†; **Ger.:** Doloneuro†; Kytta-Balsam f; Rheuma Bad; Spondylon†; Tetesept Badekonzentrat Rheuma Bad†; **Gr.:** Faragel-Forte; Heet; **Hung.:** Deep Heat Spray; **India:** Algipan; Flamar†; Medicreme; Relaxyl; **Indon.:** Remakrim†; **Irl.:** Algipan†; Deep Heat; Ralgex; Ralgex Heat Spray; **Israel:** Deep Heat Spray; **Ital.:** Balsamo Sifcamina; Relaxar; Sedalpan; **Neth.:** Cremor capsici comp; Cremor Capsici compositus; Kruidvat Spierbalsem; **Pol.:** Deep Heat; **Port.:** Midalgan†; **S.Afr.:** Deep Heat Spray†; Infrarub†; Sloan's Heat Rub†; **Singapore:** Deep Heating Spray†; **Spain:** Doctofril Antiinflamat; Radio Salil; **Switz.:** Kytta Baume; Midalgan Nouvelle Formule; Midalgan†; Radalgin; **UK:** Cremalgin; Deep Heat Spray; Dubam; Fiery Jack; Radian-B Red Oils; Ralgex; Ralgex Heat Spray (low-odour); Red Oil; Transvasin Heat Spray; **USA:** Arthricare Odor Free†; Arthricare Triple Medicated†; Musterole.

Methyl Salicylate 水杨酸甲酯

Methyl Sal.; Méthyle, salicylate de; Methyli Salicylas; Methylis salicylas; Methyl-salicylát; Metilsalicilatas; Metilsalisilat; Metil-szalicilát; Metylsalicylat; Metylu salicylan; Metyylisalisylaatti; Salicilato de metilo. Methyl 2-hydroxybenzoate.
Метилсалицилат
$C_8H_8O_3$ = 152.1.
CAS — 119-36-8.
ATC Herb — HM02AW5005 (Gaultheria procumbens: essential oil); HM02AW5001 (Betula lenta: essential oil).
UNII — LAV5U5022Y.

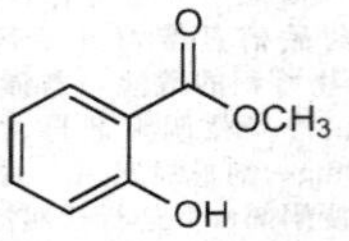

注：水杨酸甲酯及其软膏过去被认为是冬青及冬青油，冬青油也曾被认为是冬绿油（Sweet birch oil）

Pharmacopoeias. In *Eur.* (see p.vii), *Jpn*, and *Viet.* Also in *USNF.*

Ph. Eur. 6. 8（Methyl Salicylate） 无色或浅黄色液体。极微溶于水；易与乙醇、脂肪及精油混合。避光。

USNF 28（Methyl Salicylate） 化学合成或从 *Gaultheria procumbens*（杜鹃花科）（鹿蹄草）叶中或从 *Betula lenta*（桦木科）（新鲜的或黑色的桦木）的树皮中提取得到，标签上需注明来源。

无色、微黄色或微红色液体，具有鹿蹄草臭。微溶于水；溶于乙醇和冰醋酸；贮藏于密闭容器中。

贮藏 某些如来源于聚苯乙烯的塑料容器不适于贮藏含有水杨酸甲酯的搽剂或膏剂。

不良反应、处置和注意事项

水杨酸甲酯经摄入或局部应用后可发生水杨酸中毒（见下文过量项下）。

过量 因为浓缩液及脂溶性，摄入水杨酸甲酯可发生严重速发的水杨酸毒性作用[1]。水杨酸甲酯易从胃肠道吸收，并迅速水解为游离的水杨酸，摄入 2h 以内出现中毒症状，虽然由于其脂溶性而被认为毒性大于水杨酸，但是发现与水杨酸全身给药毒性相似（见第20页，**阿司匹林的不良反应**项下）。有报道儿童服用 4ml，成人服用 6ml 发生死亡，而成人致死量估计为 30ml[1]。局部使用的中草药油中可能含有不定量的水杨酸甲酯，据报道，一名 40 岁男性全身应用这种制剂后，出现水杨酸毒性反应[2]。另有报道一名试图自杀的女性服用这种制剂（红花油[3]）发生水杨酸中毒。作者同时指出，有些患者为了增加镇痛效应而口服少量的制剂。

1. Chan TYK. Potential dangers from topical preparations containing methyl salicylate. *Hum Exp Toxicol* 1996; **15:** 747–50.
2. Bell AJ, Duggin G. Acute methyl salicylate toxicity complicating herbal skin treatment for psoriasis. *Emerg Med (Fremantle)* 2002; **14:** 188–90.
3. Chan TH, *et al.* Severe salicylate poisoning associated with the intake of Chinese medicinal oil ('Red Flower Oil'). *Aust N Z J Med* 1995; **25:** 57.

透皮吸收 与其他水杨酸类药物相同，水杨酸甲酯可通过完整的皮肤吸收[1]，运动、温度升高、封闭或皮肤破损均可促进透皮吸收。药物与皮肤接触面积增加，可使吸收相应增加。

一项健康受试者的研究显示，局部给予含水杨酸甲酯的制剂时[2]，有相当量的水杨酸被吸收，重复应用时，吸收速度和程度均增加。膏剂的生物利用度第 2 次使用后为 15%，第 3 次至第 8 次后增加到 22%。作者建议含水杨酸甲酯或其他水杨酸盐的局部镇痛制剂慎用于易发生水杨酸不良反应的患者（见第22页，**阿司匹林的注意事项**项下）。

另一项研究显示，当应用局部水杨酸甲酯制剂时[3]，药物在组织中的浓度高于血浆药物浓度，这是由于水杨酸甲酯的直接渗透作用而不是血液再循环的结果，研究结果同样显示，当局部应用后，水杨酸甲酯在真皮和皮下组织大量代谢为水杨酸。

然而，另有研究显示含有樟脑、薄荷醇和水杨酸甲酯的贴剂吸收有限，见第2277页**薄荷脑**。

1. Chan TYK. Potential dangers from topical preparations containing methyl salicylate. *Hum Exp Toxicol* 1996; **15:** 747–50.
2. Morra P, *et al.* Serum concentrations of salicylic acid following topical applied salicylate derivatives. *Ann Pharmacother* 1996; **30:** 935–40.
3. Cross SE, *et al.* Is there tissue penetration after application of topical salicylate formulations? *Lancet* 1997; **350:** 636.

药物相互作用

大量局部给药可促进水杨酸甲酯的透皮吸收（见上文**透皮吸收**），药物相互作用被认为与其他水杨酸酯相似（见第23页**阿司匹林的药物相互作用**项下）。

抗凝血药 有报道当使用水杨酸甲酯的局部制剂后，华法林的抗凝作用增强[1~3]。

1. Littleton F. Warfarin and topical salicylates. *JAMA* 1990; **263:** 2888.
2. Tam LS, *et al.* Warfarin interactions with Chinese traditional medicines: danshen and methyl salicylate medicated oil. *Aust N Z J Med* 1995; **25:** 258.
3. Joss JD, LeBlond RF. Potentiation of warfarin anticoagulation associated with topical methyl salicylate. *Ann Pharmacother* 2000; **34:** 729–33.

用途和用法

水杨酸甲酯属于水杨酸衍生物，对皮肤有刺激性，以发赤药局部用于缓解与肌肉骨骼、关节及软组织疾病有关的疼痛，也用于治疗轻微的外周血管病变，如冻疮，也作为吸入剂的成分之一，用于缓解上呼吸道病变症状。

鹿蹄草油也用于芳香疗法。

制剂

BP 2010: Kaolin Poultice; Methyl Salicylate Liniment; Methyl Salicylate Ointment; Surgical Spirit.

专利制剂

Arg.: Rati Salil Gel; **Austral.:** Linsal†; **Canad.:** Deep Heating; **Chile:** Calorub Parche; **Ger.:** Hewedolor N†; **India:** Dolocide Plus; **Mex.:** Balsamo Nordin; Friccion Don Juan†; Tolan; **S.Afr.:** Thermo-Rub; **Thai.:** Filup; Mygesal; **UK:** Numark Muscle Rub; **USA:** Exocaine†; Gordogesic; **Venez.:** Novofric†; Ultrafil†.

顺势疗法制剂 **Canad.:** Stress L72†; **Fr.:** L 72.

Mofebutazone (*rINN*) 莫非布宗

Mofebutatsoni; Mofebutazon; Mofebutazona; Mofébutazone; Mofebutazonum; Monobutazone; Monophenylbutazone. 4-Butyl-1-phenylpyrazolidine-3,5-dione.
Мофебутазон
$C_{13}H_{16}N_2O_2$ = 232.3.
CAS — 2210-63-1.
ATC — M01AA02; M02AA02.
ATC Vet — QM01AA02; QM02AA02.
UNII — SPW36WUI5Z.

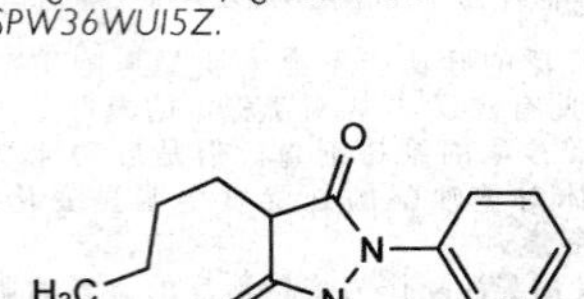

简介

莫非布宗是保泰松（第110页）的衍生物，是一种 NSAIDs（第92页）。用于肌肉骨骼和关节疾病的治疗。其钠盐可肌内注射。

制剂

专利制剂

Ger.: Mofesal N†.

Mofezolac (*rINN*) 莫苯唑酸

Mofézolac; Mofezolaco; Mofezolacum; N-22. 3,4-Bis(*p*-methoxyphenyl)-5-isoxazoleacetic acid.
Мофезолак
$C_{19}H_{17}NO_5$ = 339.3.
CAS — 78967-07-4.
UNII — RVJ0BV3H3Y.

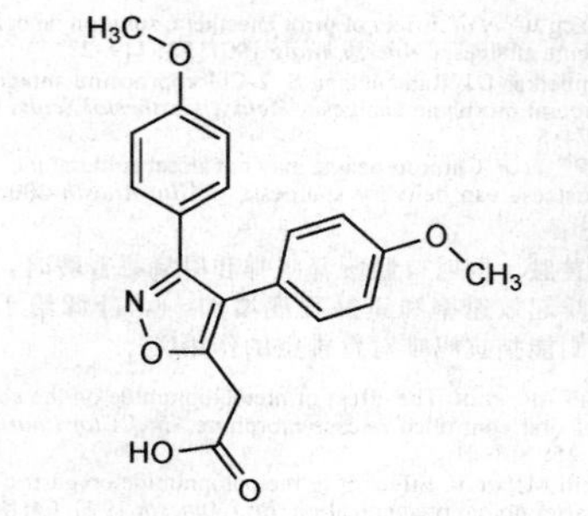

简介

莫苯唑酸是一种 NSAID（第92页）。口服给药，用于镇痛及肌肉骨骼和关节疾病的治疗，常用量 75mg，每日 3 次。

制剂

专利制剂

Jpn: Disopain.

Morniflumate（*USAN*，*rINN*）吗尼氟酯

Morniflumato; Morniflumatum; UP-164. 2-Morpholinoethyl 2-(α,α,α-trifluoro-*m*-toluidino)nicotinate.

Морнифлумат

$C_{19}H_{20}F_3N_3O_3$ = 395.4.

CAS — 65847-85-0.

ATC — M01AX22.

ATC Vet — QM01AX22.

UNII — R133MWH7X1.

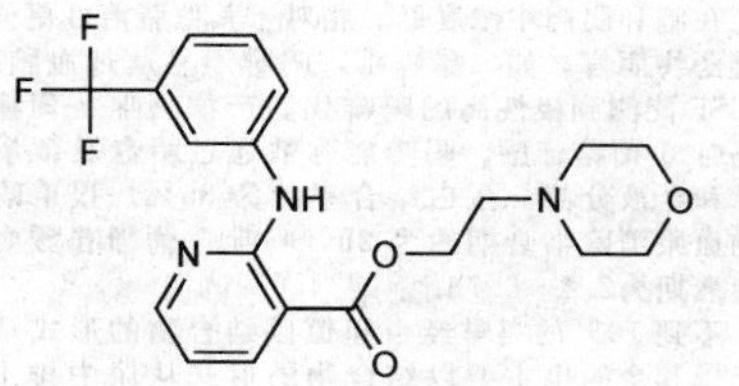

简介

吗尼氟酯是尼氟酸（第91页）的吗啉代乙基酯，是一种 NSAID（第 92 页）。用于炎症治疗的剂量是 700mg，每日 2 次口服或作为栓剂直肠给药。

制剂

专利制剂

Fr.: Nifluril; ***Gr.:*** Niflamol; ***Ital.:*** Flomax; Flumarin; Morniflu; Niflam; ***Spain:*** Niflactol.

Morphine（*BAN*）⊗吗啡

Morfiini; Morfin; Morfina; Morphinum. 7,8-Didehydro-4,5-epoxy-17-methylmorphinan-3,6-diol.

Морфин

$C_{17}H_{19}NO_3$ = 285.3.

CAS — 57-27-2 (anhydrous morphine); 6009-81-0 (morphine monohydrate).

ATC — N02AA01.

ATC Vet — QN02AA01.

UNII — 76I7G6D29C (morphine); 41TQ665R1X (morphine monohydrate).

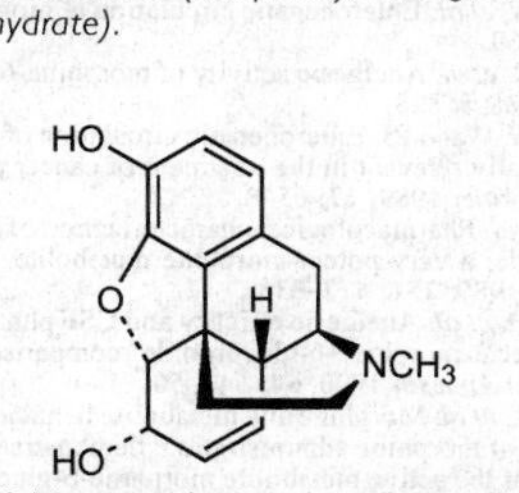

俗名 下列术语已用于各种形式吗啡的“俗名”（第vii页）或俚语：

Adolf; Block; China White; Cube; Dreamer; Drug store dope; Drugstore dope; Emsel; First line; German boy; God' drug; Goma; Hard stuff; Hospital Heroin; Hows; Hydrogen Bomb; M; Miss Emma; Mister blue; Mojo; Monf; Monkey; Morf; Morfs; Morfa; Morphia; Morphina; Morpho; Morphy; Mr. Blue; M. S.; MS; Mud; Murphy; Nasty; Nazi; Sweet Jesus; Sweet Morpheus; Tar; Unkie; White Stuff.

Morphine Hydrochloride（*BANM*）⊗盐酸吗啡

Morfiinihydrokloridi; Morfin Hidroklorür; Morfina, hidrocloruro de; Morfin-hidroklorid; Morfin-hydrochlorid trihydrát; Morfinhydroklorid; Morfino hidrochloridas; Morfiny chlorowodorek; Morphine, chlorhydrate de; Morphini hydrochloridum; Morphini Hydrochloridum Trihydricum; Morphinii Chloridum; Morphinum Chloratum.

Морфина Гидрохлорид

$C_{17}H_{19}NO_3$,HCl,$3H_2O$ = 375.8.

CAS — 52-26-6 (anhydrous morphine hydrochloride); 6055-06-7 (morphine hydrochloride trihydrate).

UNII — J28GE0ROVX.

Pharmacopoeias. In *Chin., Eur.* (see p.vii), *Int., Jpn,* and *Viet.*

Ph. Eur. 6.8（Morphine Hydrochloride） 无色，柔软针状的立方体，或白色或几乎白色的结晶性粉末。在干燥的空气中会风化。溶于水，微溶于乙醇；几乎不溶于甲苯。避光。

配伍禁忌 见下文硫酸吗啡项下。

Morphine Sulfate ⊗硫酸吗啡

Morfiinisulfaatti; Morfin Sülfat; Morfina, sulfato de; Morfino sulfatas; Morfinsulfat; Morfin-sulfát pentahydrát; Morfin-szulfát; Morfiny siarczan; Morphine, sulfate de; Morphine Sulphate (*BANM*); Morphini sulfas; Morphini Sulfas Pentahydricus.

Морфина Сульфат

$(C_{17}H_{19}NO_3)_2$,H_2SO_4,$5H_2O$ = 758.8.

CAS — 64-31-3 (anhydrous morphine sulfate); 6211-15-0 (morphine sulfate pentahydrate).

UNII — X3P646A2J0.

Pharmacopoeias. In *Chin., Eur.* (see p.vii), *Int.,* and *US.*

Ph. Eur. 6.8（Morphine Sulfate） 白色或几乎白色的结晶性粉末。溶于水；极微溶于乙醇；几乎不溶于甲苯。避光。

USP 33（Morphine Sulfate） 白色、羽毛状、柔软结晶，立方体结晶或白色的结晶性粉末。无臭，暴露于空气中会逐渐失去结晶水。长期暴露于光线下会变黑。可溶于水（1：16）和 80℃水（1：1）；溶于乙醇（1：570）和 60℃乙醇（1：240）；不溶于氯仿和乙醚。贮藏于密闭容器中，厂家允许的最高贮藏温度为 40℃。避光。

配伍禁忌 有关吗啡配伍禁忌的问题已有广泛地研究[1,2]，吗啡的配伍禁忌依赖于多种因素，如使用的处方及混合的次序和比例。然而，多数研究通常只是短期的，且在不同条件下与同种药物混合的详细数据很少。吗啡的盐类对 pH 值的变化敏感，在碱性环境中易于析出沉淀。与吗啡的盐类有配伍禁忌的包括氨茶碱、巴比妥钠和苯妥英。其他的配伍禁忌（有时适用于特别处方）包括：

- 阿昔洛韦钠——与硫酸吗啡溶液混合后 2h 沉淀[3]；
- 盐酸氯丙嗪注射液——由于硫酸吗啡注射液中含有氯甲酚而沉淀[4]；
- 多柔比星——硫酸吗啡 1mg/ml 加入到含有400μg/ml 盐酸多柔比星脂质体注射液的 5%右旋糖中会导致浊度变化[5]；
- 氟尿嘧啶——1mg/ml 或 16mg/ml 的氟尿嘧啶与 1mg/ml 的硫酸吗啡在 5%的右旋糖或 0.9%氯化钠中混合后，立即形成沉淀[6]；
- 呋塞米——与硫酸吗啡溶液混合后 1h 沉淀[3]；
- 氟哌啶醇——氟哌啶醇与硫酸吗啡溶液混合后立即出现沉淀[7]；
- 肝素钠——直接相加研究的结果报道有配伍禁忌[1]；另一项研究[8]表明，只有硫酸吗啡的浓度大于 5mg/ml 时，才与肝素钠有配伍禁忌，且用 0.9%的氯化钠溶液来稀释混合物，而不是用水，可预防两者配伍禁忌的出现；
- 盐酸哌替啶——与硫酸吗啡混合时出现配伍禁忌[1,9]；
- 丙氯拉嗪乙二磺酸盐——硫酸吗啡注射液配制中有苯酚成分，会立即出现沉淀[10,11]；
- 盐酸异丙嗪——当 12.5mg 盐酸异丙嗪被吸入到含 8mg 硫酸吗啡的注射器中会出现浑浊[12]。其他人注意到没有配伍禁忌[9]；
- 盐酸雷尼替丁——以不同比例混合的盐酸雷尼替丁与盐酸吗啡，在不同温度下储存时可见针状结晶和（或）黏性斑点[13]；
- 四环素类——当盐酸米诺环素和盐酸四环素溶液与硫酸吗啡在 5%的葡萄糖注射液中混合时，会从浅黄变为浅绿[14]。

1. Patel JA, Phillips GL. A guide to physical compatibility of intravenous drug admixtures. *Am J Hosp Pharm* 1966; **23:** 409–11.
2. Vermeire A, Remon JP. Stability and compatibility of morphine. *Int J Pharm* 1999; **187:** 17–51.
3. Pugh CB, *et al.* Visual compatibility of morphine sulphate and meperidine hydrochloride with other injectable drugs during simulated Y-site injection. *Am J Hosp Pharm* 1991; **48:** 123–5.
4. Crapper JB. Mixing chlorpromazine and morphine. *BMJ* 1975; **i:** 33.
5. Trissel LA, *et al.* Compatibility of doxorubicin hydrochloride liposome injection with selected other drugs during simulated Y-site administration. *Am J Health-Syst Pharm* 1997; **54:** 2708–13.
6. Xu QA, *et al.* Stability and compatibility of fluorouracil with morphine sulfate and hydromorphone hydrochloride. *Ann Pharmacother* 1996; **30:** 756–61.
7. LeBelle MJ, *et al.* Compatibility of morphine and midazolam or haloperidol in parenteral admixtures. *Can J Hosp Pharm* 1995; **48:** 155–60.
8. Baker DE, *et al.* Compatibility of heparin sodium and morphine sulfate. *Am J Hosp Pharm* 1985; **42:** 1352–5.
9. Parker WA. Physical compatibilities of preanesthetic medications. *Can J Hosp Pharm* 1976; **29:** 91–2.
10. Stevenson JG, Patriarca C. Incompatibility of morphine sulfate and prochlorperazine edisylate in syringes. *Am J Hosp Pharm* 1985; **42:** 2651.
11. Zuber DEL. Compatibility of morphine sulfate injection and prochlorperazine edisylate injection. *Am J Hosp Pharm* 1987; **44:** 67.
12. Fleischer NM. Promethazine hydrochloride—morphine sulfate incompatibility. *Am J Hosp Pharm* 1973; **30:** 665.
13. Vermeire A, *et al.* A new method to obtain and present complete information on the compatibility: study of its validity for eight binary mixtures of morphine with drugs frequently used in palliative care. *Palliat Med* 2002; **16:** 417–24.
14. Nieves-Cordero AL, *et al.* Compatibility of narcotic analgesic solutions with various antibiotics during simulated Y-site injection. *Am J Hosp Pharm* 1985; **42:** 1108–9.

稳定性 *静脉制剂* 静脉注射用的硫酸吗啡溶液相对稳定。在一项研究[1]中发现，含有 40μg/ml 和 400μg/ml 硫酸吗啡的溶液在 4℃或 23℃下贮藏 7 天后，含量仍能达到起始浓度的 90%以上，不管是否避光。用现成的注射液商品或将粉末溶于 0.9%氯化钠或 5%葡萄糖制备的硫酸吗啡溶液贮藏在 PVC 袋或玻璃瓶中，其稳定性相互无差别。进一步的研究[2]发现，氯化钠或葡萄糖的 10mg/ml 或 5mg/ml 硫酸吗啡溶液贮藏在便携式输液泵的药盒中，在 23℃下 30 天还能保留起始浓度的 95%以上。溶于 0.9%氯化钠的 2mg/ml 硫酸吗啡溶液在聚丙烯注射器中室温放置，不论是否避光，都可稳定 6 周，然而相同浓度的溶液中若含有 0.1%偏亚硫酸氢钠，则在相同时间内会丧失其 15%的效能[3]。在暗处的玻璃注射器中贮藏这样的溶液，不管其中含不含偏亚硫酸氢钠，其稳定性都是不能令人满意的[4]。

一项更近的综述[5]（包含上文的部分研究）报道，在正常贮藏条件下，吗啡溶液的降解不受氧、光照、稀释剂类型、盐形式或吗啡浓度的影响。因此认为吗啡溶液可贮藏至少 3 个月，而无稳定性问题。

1. Vecchio M, *et al.* The stability of morphine intravenous infusion solutions. *Can J Hosp Pharm* 1988; **41:** 5–9, 43.
2. Walker SE, *et al.* Hydromorphone and morphine stability in portable infusion pump cassettes and minibags. *Can J Hosp Pharm* 1988; **41:** 177–82.
3. Grassby PF. The stability of morphine sulphate in 0.9 per cent sodium chloride stored in plastic syringes. *Pharm J* 1991; **248:** HS24–HS25.
4. Grassby PF, Hutchings L. Factors affecting the physical and chemical stability of morphine sulphate solutions stored in syringes. *Int J Pharm Pract* 1993; **2:** 39–43.
5. Vermeire A, Remon JP. Stability and compatibility of morphine. *Int J Pharm* 1999; **187:** 17–51.

口服制剂 研究[1,2]已经给出了吗啡含量的最佳稳定性，高岭土与吗啡的混合物（BP）需要贮藏在装满的玻璃容器中。

1. Helliwell K, Game P. Stability of morphine in kaolin and morphine mixture BP. *Pharm J* 1981; **227:** 128–9.
2. Helliwell K, Jennings P. Kaolin and morphine mixture BP: effects of containers on the stability of morphine. *Pharm J* 1984; **232:** 682.

局部制剂 当浓度为 1.25mg/ml 的硫酸吗啡与大约 8 克 *Intrasite* 凝胶（*Smith & Nephew Healthcare*，*UK*）混合，贮藏于 4℃或室温，化学性质保持稳定可超过 28 天，且不受光照影响[1]。然而，除非在无菌条件下制备，混合物需在 7 天内使用，因为当凝胶打开后，会存在微生物污染的危险。

1. Zeppetella G, *et al.* Stability of morphine sulphate and diamorphine hydrochloride in Intrasite gel™. *Palliat Med* 2005; **19:** 131–6.

Morphine Tartrate（*BANM*）⊗酒石酸吗啡

Morfina, tartrato de.

Морфина Тартрат

$(C_{17}H_{19}NO_3)_2$,$C_4H_6O_6$,$3H_2O$ = 774.8.

CAS — 302-31-8 (anhydrous morphine tartrate); 6032-59-3 (morphine tartrate trihydrate).

配伍禁忌 见上文**硫酸吗啡**项下。

依赖性和戒断症状

参见阿片类镇痛药，第96页。

依赖性与吗啡有关，且μ受体激动剂的戒断症状比κ受体激动剂更严重。对吗啡而言，戒断症状出现在数小时之内，在36～72h达高峰，然后慢慢减退。

吗啡可作为替代治疗用于控制新生儿戒断综合征（详见下文**儿童用法**项下内容）。

不良反应和处置

参见阿片类镇痛药，第97页。

1. Cherny N, *et al.* Strategies to manage the adverse effects of oral morphine: an evidence-based report. *J Clin Oncol* 2001; **19:** 2542–54.

对心血管系统的影响 与一些其他的阿片类药物相比，吗啡可影响组胺的释放，见**哌替啶**项下（第107页）。

对肌肉的影响 曾有报道一名鞘内注射吗啡的患者出现了严重的直肠阴道痉挛[1]。给予咪达唑仑后，痉挛得到完全缓解。

1. Littrell RA, *et al.* Muscle spasms associated with intrathecal morphine therapy: treatment with midazolam. *Clin Pharm* 1992; **11:** 57–9.

对神经系统的影响 有报道称，给予晚期恶性疾病患者吗啡后，会出现肌阵挛，常伴随痛觉过敏[1～5]。局部口服给药时并不常见，而高剂量静脉和椎管内给药时多可发生。吗啡的神经兴奋性代谢产物可能与肌阵挛的发生有关[2,4,5]，然而不能排除其他的可能机制，如药物的相互作用[4～6]。

据报道，吗啡引起的肌阵挛可使用一种苯二氮䓬类药物如咪达唑仑成功地控制[7]。的确，一些研究者[8]认为苯二氮䓬类药物可作为选择药物，如氯硝西泮、地西泮、劳拉西泮是最常使用的药物，也试用丹曲林[5,8]和加巴喷丁[9]。

1. Potter JM, *et al.* Myoclonus associated with treatment with high doses of morphine: the role of supplemental drugs. *BMJ* 1989; **299:** 150–3.
2. Glare PA, *et al.* Normorphine, a neurotoxic metabolite? *Lancet* 1990; **335:** 725–6.
3. De Conno F, *et al.* Hyperalgesia and myoclonus with intrathecal infusion of high-dose morphine. *Pain* 1992; **47:** 337–9.
4. Sjøgren P, *et al.* Hyperalgesia and myoclonus in terminal cancer patients treated with continuous intravenous morphine. *Pain* 1993; **55:** 93–7.
5. Mercadante S. Pathophysiology and treatment of opioid-related myoclonus in cancer patients. *Pain* 1998; **74:** 5–9.
6. Quinn N. Myoclonus associated with high doses of morphine. *BMJ* 1989; **299:** 683–4.
7. Holdsworth MT, *et al.* Continuous midazolam infusion for the management of morphine-induced myoclonus. *Ann Pharmacother* 1995; **29:** 25–9.
8. Ferris DJ. Controlling myoclonus after high-dosage morphine infusions. *Am J Health-Syst Pharm* 1999; **56:** 1009–10.
9. Mercadante S, *et al.* Gabapentin for opioid-related myoclonus in cancer patients. *Support Care Cancer* 2001; **9:** 205–6.

注意事项

参见阿片类镇痛药，第97页。

胆管疾病 见阿片类镇痛药的注意事项项下，第97页。

哺乳 在2名母乳喂养婴儿血液内可检测到吗啡，其母亲在孕期和产后接受口服或鞘内给予吗啡。然而并没有发生不良反应的报道[1,2]。7名女性在剖宫产后使用患者控制的镇痛方法静脉给予吗啡，初乳中吗啡及其代谢产物吗啡-6-葡糖苷酸的含量极少[3]，虽然在此项研究中没有依赖母乳喂养的婴儿，然而推测，母体内的吗啡对乳儿的影响可以忽略[3]。American Academy of Pediatrics[4]也声明吗啡可适用于哺乳期。

1. Robieux I, *et al.* Morphine excretion in breast milk and resultant exposure of a nursing infant. *J Toxicol Clin Toxicol* 1990; **28:** 365–70.
2. Oberlander TF, *et al.* Prenatal and breast milk morphine exposure following maternal intrathecal morphine treatment. *J Hum Lact* 2000; **16:** 137–42.
3. Baka N-E, *et al.* Colostrum morphine concentrations during postcesarean intravenous patient-controlled analgesia. *Anesth Analg* 2002; **94:** 184–7.
4. American Academy of Pediatrics. The transfer of drugs and other chemicals into human milk. *Pediatrics* 2001; **108:** 776–89. [Retired May 2010] Correction. *ibid.*; 1029. Also available at: http://aappolicy.aappublications.org/cgi/content/full/pediatrics%3b108/3/776 (accessed 26/06/08)

肝损伤 鉴于吗啡是在肝中代谢的，当给肝损伤的患者使用吗啡时，通常建议比较慎重（但见下文的**药动学**项下）。尽管许多肝损伤的患者都能很好地耐受吗啡，但*BNF 59*仍建议尽量避免使用或减少剂量，以防出现昏迷的危险。有人认为严重的肝损伤可能影响吗啡的代谢，而较轻的损伤不会影响[1]。

在口服缓释吗啡（*MST-Continus*；*Napp*，*UK*）后，12名肝硬化患者的平均消除半衰期几乎是10名健康受试者的2倍，且血清峰浓度几乎为3倍[2]。肝硬化患者使用吗啡后表现得更镇静，但没有人发展为肝性脑病。患者有肝硬化时，建议缓释制剂剂量要减少，并要减少给药次数。

在一项更近的研究中[3]，给予15名肝癌患者相同的吗啡口服制剂，并与前期研究中的10例健康受试者做比较，肝癌患者中吗啡的血清药时曲线下面积增加3～4倍。与健康受试者和继发性转移患者相比，初发性癌症患者体内吗啡的消除半衰期延长。在初发性肝癌患者组，不良反应发生率也较高，其中2名患者发生呼吸抑制。作者认为这种现象可能部分与药物的血-脑转运改变有关。

1. Twycross R, Wilcock A. *Palliative Care Formulary*, 3rd ed. Nottingham, Palliativedrugs.com Ltd, 2007: 274.
2. Kotb HIM, *et al.* Pharmacokinetics of controlled release morphine (MST) in patients with liver cirrhosis. *Br J Anaesth* 1997; **79:** 804–6.
3. Kotb HIM, *et al.* Pharmacokinetics of controlled release morphine (MST) in patients with liver carcinoma. *Br J Anaesth* 2005; **94:** 95–9.

嗜铬细胞瘤 吗啡及一些其他的阿片类药物可引起内源性组胺的释放，从而导致随后的儿茶酚胺的释放，因此不适合用于嗜铬细胞瘤患者，见第98页。

肾损伤 伴有肾损伤的患者使用吗啡后会出现严重和长期的呼吸抑制。3名出现这种毒性作用的患者是由于活性代谢产物吗啡-6-葡糖苷酸的蓄积[1]。给1名溶血性尿毒综合征的7岁女孩静脉注射吗啡后，虽然半衰期也延长了，但血浆中这种代谢产物的浓度比正常人也高了10倍[2]。有报道在1名肾功能正常的17岁女孩停止静脉输注吗啡后的19天后，其血浆中吗啡-6-葡糖苷酸的浓度还持续地增加[3]。该报道的作者推测其原因可能为使用抗生素后引起的肠道菌群失调或使用劳拉西泮后抑制了吗啡-3-葡糖苷酸的葡糖苷酸化结合反应。也有报道称肾衰竭时会出现吗啡的蓄积，但程度上不如代谢产物的蓄积（见下文**药动学**项下）[4]。

1. Osborne RJ, *et al.* Morphine intoxication in renal failure: the role of morphine-6-glucuronide. *BMJ* 1986; **292:** 1548–9.
2. Hasselström J, *et al.* Long lasting respiratory depression induced by morphine-6-glucuronide? *Br J Clin Pharmacol* 1989; **27:** 515–18.
3. Calleja MA, *et al.* Persistently increased morphine-6-glucuronide concentrations. *Br J Anaesth* 1990; **64:** 649.
4. Osborne R, *et al.* The pharmacokinetics of morphine and morphine glucuronides in kidney failure. *Clin Pharmacol Ther* 1993; **54:** 158–67.

药物相互作用

与阿片类镇痛药有关的药物相互作用，见第98页。

美国注册药品信息声明，每日1次服用硫酸吗啡某些缓释制剂的患者要禁止饮酒，包括含酒精的药物，因为体外研究表明，酒精能加速缓释制剂释放吗啡，若两者同时使用，有导致致死剂量吗啡迅速释放和吸收的潜在危险。

吗啡和同时使用其他药物相关的肌阵挛，见上文**不良反应**中**对神经系统的影响**。

抗菌药 有证据[1]表明，强效的药酶诱导剂利福平可减少血中吗啡的浓度，使其镇痛作用减弱，诱导的药酶似乎不会将吗啡转变为有活性的葡糖苷酸代谢产物。

1. Fromm MF, *et al.* Loss of analgesic effect of morphine due to coadministration of rifampin. *Pain* 1997; **72:** 261–7.

苯二氮䓬类 阿片类镇痛药与苯二氮䓬类药物理论上有叠加的镇静作用，有报道吗啡和咪达唑仑合用确有此作用[1]。

关于劳拉西泮可能抑制吗啡-3-葡糖苷酸的葡糖苷酸化，见上文**注意事项**项下的**肾损伤**。

1. Tverskoy M, *et al.* Midazolam-morphine sedative interaction in patients. *Anesth Analg* 1989; **68:** 282–5.

西沙必利 口服西沙必利会增加血中吗啡的浓度[1]。

1. Rowbotham DJ, *et al.* Effect of cisapride on morphine absorption after oral administration of sustained-release morphine. *Br J Anaesth* 1991; **67:** 421–5.

组胺 H_2 拮抗药 见阿片类镇痛药项下，第98页。

局部麻醉药 有报道，预先硬膜外应用氯普鲁卡因，与应用利多卡因相比，会缩短硬膜外给予吗啡镇痛的作用时间[1]，并降低疗效[2]。然而，一项后来的研究[3]发现无此作用。研究者们推测，前两种试验的结果是由于氯普鲁卡因局麻作用的消失而引起的暴发痛（breakthrough pain），而这种暴发痛发生在吗啡产生最大镇痛效应之前。

1. Eisenach JC, *et al.* Effect of prior anesthetic solution on epidural morphine analgesia. *Anesth Analg* 1991; **73:** 119–23.
2. Karambelkar DJ, Ramanathan S. 2-Chloroprocaine antagonism of epidural morphine analgesia. *Acta Anaesthesiol Scand* 1997; **41:** 774–8.
3. Hess PE, *et al.* Chloroprocaine may not affect epidural morphine for postcesarean delivery analgesia. *J Clin Anesth* 2006; **18:** 29–33.

甲氧氯普胺 同时口服缓释吗啡和甲氧氯普胺时，后者会使吗啡起效速率和镇静程度增加[1]，静脉给予甲氧氯普胺则能拮抗吗啡对胃排空的作用[2]。

1. Manara AR, *et al.* The effect of metoclopramide on the absorption of oral controlled release morphine. *Br J Clin Pharmacol* 1988; **25:** 518–21.
2. McNeill MJ, *et al.* Effect of iv metoclopramide on gastric emptying after opioid premedication. *Br J Anaesth* 1990; **64:** 450–2.

三环类抗抑郁药 当癌症患者口服吗啡溶液时，氯米帕明和阿米替林能显著地增加血中吗啡的利用度[1]。然而，应注意到这些药物增强吗啡的镇痛作用不是局限在增加吗啡的生物利用度，与吗啡合用治疗癌症疼痛时，三环类抗抑郁药的浓度应由临床疗效的评价来决定，而不是药动学的数据。

1. Ventafridda V, *et al.* Antidepressants increase bioavailability of morphine in cancer patients. *Lancet* 1987; **i:** 1204.

药动学

吗啡的盐类能很好地从胃肠道吸收，但由于在肝和肠经历广泛的首关代谢，导致其生物利用度很低。皮下和肌内注射吗啡能很好地吸收入血。绝大部分吗啡在肝和肠中与葡糖苷酸结合，形成吗啡-3-葡糖苷酸和吗啡-6-葡糖苷酸，后者被认为产生了吗啡的镇痛作用，尤其是在反复多次口服后。另一方面，吗啡-3-葡糖苷酸能拮抗吗啡的镇痛作用，因此在一些使用吗啡的患者中会出现自相矛盾的疼痛。其他的活性代谢物包括去甲吗啡、可待因和吗啡硫酸乙酯。吗啡的代谢还可能存在肠肝循环。吗啡能分布到全身，但主要在肾、肝、肺和脾，在脑和肌肉中浓度低。相对于其他脂溶性更强的阿片类药物而言，如二醋吗啡，吗啡不易通过血脑屏障，但CSF能测到极性高的吗啡代谢产物吗啡-3-葡糖苷酸和吗啡-6-葡糖苷酸。吗啡能弥散通过胎盘及微量通过乳汁和汗液分泌。蛋白结合率约为35%。报道吗啡的平均血浆消除半衰期约为2h，吗啡-3-葡糖苷酸血浆消除半衰期为2.4～6.7h。

不到10%的吗啡经由胆道以结合物的形式从粪便排出。其余的也主要以结合物的形式从尿中排出。约90%的吗啡在24h内排泄，尿中微量吗啡可持续到48h或更长。

关于吗啡的代谢、处置以及与吗啡临床用途相关的报道很多，尤其侧重于反复口服给药对镇痛作用的影响和口服与胃肠外给药效能的比较。其中人肝和肠道对吗啡的首关代谢的作用[1～4]、肾对药物代谢的可能作用[2,4～6]、代谢物吗啡-6-葡糖苷酸的镇痛活性及对临床的重要性[2,7～21]以及吗啡的肝肠循环[2,9]都还未完全明了。同样，代谢物吗啡-3-葡糖苷酸的作用也备受关注[19,22～24]。

1. Hanks GW, Aherne GW. Morphine metabolism: does the renal hypothesis hold water? *Lancet* 1985; **i:** 221–2.
2. Hanks GW, *et al.* Explanation for potency of repeated oral doses of morphine? *Lancet* 1987; **ii:** 723–5.
3. Moore RA, *et al.* Opiate metabolism and excretion. *Baillieres Clin Anaesthesiol* 1987; **1:** 829–58.
4. Bodenham A, *et al.* Extrahepatic morphine metabolism in man during the anhepatic phase of orthotopic liver transplantation. *Br J Anaesth* 1989; **63:** 380–4.
5. McQuay H, Moore A. Metabolism of narcotics. *BMJ* 1984; **288:** 237.
6. Moore A, *et al.* Morphine kinetics during and after renal transplantation. *Clin Pharmacol Ther* 1984; **35:** 641–5.
7. McQuay HJ, *et al.* Potency of oral morphine. *Lancet* 1987; **ii:** 1458–9.
8. Hanks GW, *et al.* Enterohepatic circulation of morphine. *Lancet* 1988; **i:** 469.
9. Osborne R, *et al.* Analgesic activity of morphine-6-glucuronide. *Lancet* 1988; **i:** 828.
10. Hanks GW, Wand PJ. Enterohepatic circulation of opioid drugs: is it clinically relevant in the treatment of cancer patients? *Clin Pharmacokinet* 1989; **17:** 65–8.
11. Paul D, *et al.* Pharmacological characterization of morphine-6β-glucuronide, a very potent morphine metabolite. *J Pharmacol Exp Ther* 1989; **251:** 477–83.
12. Hanna MH, *et al.* Analgesic efficacy and CSF pharmacokinetics of intrathecal morphine-6-glucuronide: comparison with morphine. *Br J Anaesth* 1990; **64:** 547–50.
13. Osborne R, *et al.* Morphine and metabolite behavior after different routes of morphine administration: demonstration of the importance of the active metabolite morphine-6-glucuronide. *Clin Pharmacol Ther* 1990; **47:** 12–19.
14. McQuay HJ, *et al.* Oral morphine in cancer pain: influences on morphine and metabolite concentration. *Clin Pharmacol Ther* 1990; **48:** 236–44.
15. Hanna MH, *et al.* Disposition of morphine-6-glucuronide and morphine in healthy volunteers. *Br J Anaesth* 1991; **66:** 103–7.
16. Portenoy RK, *et al.* The metabolite morphine-6-glucuronide contributes to the analgesia produced by morphine infusion in

patients with pain and normal renal function. *Clin Pharmacol Ther* 1992; **51:** 422–31.
17. Thompson PI, *et al.* Respiratory depression following morphine and morphine-6-glucuronide in normal subjects. *Br J Clin Pharmacol* 1995; **40:** 145–52.
18. Lötsch J, Geisslinger G. Morphine-6-glucuronide: an analgesic of the future? *Clin Pharmacokinet* 2001; **40:** 485–99.
19. Lugo RA, Kern SE. Clinical pharmacokinetics of morphine. *J Pain Palliat Care Pharmacother* 2003; **16** (4): 5–18.
20. Wittwer E, Kern SE. Role of morphine's metabolites in analgesia: concepts and controversies. *AAPS J* 2006; **8:** E348–E352.
21. van Dorp ELA, *et al.* Morphine-6-glucuronide: morphine's successor for postoperative pain relief? *Anesth Analg* 2006; **102:** 1789–97.
22. Smith MT, *et al.* Morphine-3-glucuronide—a potent antagonist of morphine analgesia. *Life Sci* 1990; **47:** 579–85.
23. Morley JS, *et al.* Paradoxical pain. *Lancet* 1992; **340:** 1045.
24. Morley JS, *et al.* Methadone in pain uncontrolled by morphine. *Lancet* 1993; **342:** 1243.

用法 关于不同途径和方法给予吗啡后药动学的研究很多，包括口腔途径（见下文）、缓释口服制剂[1,2]、直肠途径[3,4]、局部给药[5]、肺部途径[6,7]、连续皮下给药与静脉输注[8]的比较及椎管内途径[9~13]。

硬膜外及鞘内给予吗啡后起效慢和作用延长好像与硬膜缓慢的转运和在 CSF 中长时间的存在相关[14]。缓释制剂进一步延长了吗啡的作用时间[15]。脂溶性更强的阿片类药物，如二醋吗啡和哌替啶比吗啡更快地进入和离开 CSF。

吗啡的 5 种不同给药方式（静脉推注、口服、舌下、口腔及口腔缓释片）的药动学已经被研究[16]，尤其涉及活性代谢产物吗啡-6-葡糖苷酸。静脉给药后代谢产物大量出现在血中，并迅速超过吗啡的浓度。口服吗啡后，吗啡-6-葡糖苷酸和吗啡-3-葡糖苷酸大量出现在血中，与静脉给药后的情况类似，血中吗啡的含量很低，吗啡-6-葡糖苷酸与吗啡的曲线下面积的平均比值为 9.7∶1。舌下或口腔给药吸收由于减弱而延迟，且吗啡及代谢物的血浆浓度峰值延迟出现。

当直肠给药时，与口服制剂相比，血中吗啡的浓度较高，葡糖苷酸代谢物的浓度较低[17]，提示可以避开首关代谢。

当局部用于溃疡时，吗啡不被吸收入体循环，但是当用药面积较大时，可有部分吸收[5]。

1. Pinnock CA, *et al.* Absorption of controlled release morphine sulphate in the immediate postoperative period. *Br J Anaesth* 1986; **58:** 868–71.
2. Savarese JJ, *et al.* Steady-state pharmacokinetics of controlled release oral morphine sulphate in healthy subjects. *Clin Pharmacokinet* 1986; **11:** 505–10.
3. Moolenaar F, *et al.* Drastic improvement in the rectal absorption profile of morphine in man. *Eur J Clin Pharmacol* 1985; **29:** 119–21.
4. Cole L, *et al.* Further development of a morphine hydrogel suppository. *Br J Clin Pharmacol* 1990; **30:** 781–6.
5. Ribeiro MDC, *et al.* The bioavailability of morphine applied topically to cutaneous ulcers. *J Pain Symptom Manage* 2004; **27:** 434–9.
6. Masood AR, Thomas SHL. Systemic absorption of nebulized morphine compared with oral morphine in healthy subjects. *Br J Clin Pharmacol* 1996; **41:** 250–2.
7. Ward ME, *et al.* Morphine pharmacokinetics after pulmonary administration from a novel aerosol delivery system. *Clin Pharmacol Ther* 1997; **62:** 596–609.
8. Waldmann CS, *et al.* Serum morphine levels: a comparison between continuous subcutaneous infusion and continuous intravenous infusion in postoperative patients. *Anaesthesia* 1984; **39:** 768–71.
9. Gustafsson LL, *et al.* Disposition of morphine in cerebrospinal fluid after epidural administration. *Lancet* 1982; **i:** 796.
10. Moore A, *et al.* Spinal fluid kinetics of morphine and heroin. *Clin Pharmacol Ther* 1984; **35:** 40–5.
11. Max MB, *et al.* Epidural and intrathecal opiates: cerebrospinal fluid and plasma profiles in patients with chronic cancer pain. *Clin Pharmacol Ther* 1985; **38:** 631–41.
12. Nordberg G, *et al.* Extradural morphine: influence of adrenaline admixture. *Br J Anaesth* 1986; **58:** 598–604.
13. Ionescu TI, *et al.* The pharmacokinetics of intradural morphine in major abdominal surgery. *Clin Pharmacokinet* 1988; **14:** 178–86.
14. Morgan M. The rational use of intrathecal and extradural opioids. *Br J Anaesth* 1989; **63:** 165–88.
15. Viscusi ER, *et al.* Pharmacokinetics of extended-release epidural morphine sulfate: pooled analysis of six clinical studies. *Am J Health-Syst Pharm* 2009; **66:** 1020–30.
16. Osborne R, *et al.* Morphine and metabolite behavior after different routes of morphine administration: demonstration of the importance of the active metabolite morphine-6-glucuronide. *Clin Pharmacol Ther* 1990; **47:** 12–19.
17. Babul N, Darke AC. Disposition of morphine and its glucuronide metabolites after oral and rectal administration: evidence of route specificity. *Clin Pharmacol Ther* 1993; **54:** 286–92.

口腔途径 吗啡口腔给药的矛盾结果反映出形式的不同以及引起的吸收的不同[1]。一些研究称，口腔给药与肌内注射的镇痛作用相当[2]，尽管其他研究[3]表明，吗啡的平均血药峰值存在明显的个体差异，口腔片给药比肌内注射低约 8 倍，并平均有 4h 的延迟。水溶液中的硫酸吗啡能从颊黏膜吸收[4]。据估算，口服溶液后吗啡的绝对生物利用度为 23.8%，缓释口服片剂为 22.4%（*MST Continus*；*Napp*，*UK*），缓释口腔片剂为 20.2%，最大血浆浓度分别出现在 45min、2.5h 和 6h。口腔和口服给药后，吗啡-6-葡糖苷酸与吗啡的曲线下面积的平均比值为 11∶1；而静脉给药的为 2∶1[5]。口腔给予缓释吗啡后，血中的代谢物吗啡-3-葡糖苷酸和吗啡-6-葡糖苷酸的浓度个体差异很大[6]，随后还有口腔给药无镇痛作用的报道[7]。也有报道，与肌内注射相比，口腔缓释制剂的吸收率很低[8]，此片剂很苦，导致早期即被排除，溶解度差也是原因。

1. Calvey TN, Williams NE. Pharmacokinetics of buccal morphine. *Br J Anaesth* 1990; **64:** 256.
2. Bell MDD, *et al.* Buccal morphine—a new route for analgesia? *Lancet* 1985; **i:** 71–3.
3. Fisher AP, *et al.* Serum morphine concentrations after buccal and intramuscular morphine administration. *Br J Clin Pharmacol* 1987; **24:** 685–7.
4. Al-Sayed-Omar O, *et al.* Influence of pH on the buccal absorption of morphine sulphate and its major metabolite, morphine-3-glucuronide. *J Pharm Pharmacol* 1987; **39:** 934–5.
5. Hoskin PJ, *et al.* The bioavailability and pharmacokinetics of morphine after intravenous, oral and buccal administration in healthy volunteers. *Br J Clin Pharmacol* 1989; **27:** 499–505.
6. Manara AR, *et al.* Pharmacokinetics of morphine following administration by the buccal route. *Br J Anaesth* 1989; **62:** 498–502.
7. Manara AR, *et al.* Analgesic efficacy of perioperative buccal morphine. *Br J Anaesth* 1990; **64:** 551–5.
8. Simpson KH, *et al.* An investigation of premedication with morphine given by the buccal or intramuscular route. *Br J Clin Pharmacol* 1989; **27:** 377–80.

儿童 一般认为儿童体内吗啡的药动学与成人相似[1~3]，二者在静脉注射吗啡后的消除半衰期约为 2h。然而新生儿对吗啡的清除率通常会减少[4~7]，药动学的变异更大[8~10]。多项研究[7,11]发现，与较大的婴儿和儿童相比，新生儿体内吗啡的血浆药物浓度明显升高，而吗啡-6-葡糖苷酸与吗啡的比例显著降低。然而，吗啡-6-葡糖苷酸与吗啡-3-葡糖苷酸的比例保持不变，与年龄无关[7]。据报道，静脉给予吗啡后，在足月儿和早产儿的消除半衰期分别为 6.7h 和 10h，且近 80% 的药物是以未结合形式存在[8]。清除率的减少与胎龄和出生体重相关[12,13]，可能是新生儿未发育好的肾功能导致了代谢减少，在早产儿体内葡糖苷酸结合吗啡的能力减弱[6,9,10]，甚至有些早产儿的此能力完全缺失[9]。

1. Stanski DR, *et al.* Kinetics of high-dose intravenous morphine in cardiac surgery patients. *Clin Pharmacol Ther* 1976; **19:** 752–6.
2. Dahlström B, *et al.* Morphine kinetics in children. *Clin Pharmacol Ther* 1979; **26:** 354–65.
3. Olkkola KT, *et al.* Clinical pharmacokinetics and pharmacodynamics of opioid analgesics in infants and children. *Clin Pharmacokinet* 1995; **5:** 385–404.
4. Koren G, *et al.* Postoperative morphine infusion in newborn infants: assessment of disposition characteristics and safety. *J Pediatr* 1985; **107:** 963–7.
5. Lynn AM, Slattery JT. Morphine pharmacokinetics in early infancy. *Anesthesiology* 1987; **66:** 136–9.
6. Choonara IA, *et al.* Morphine metabolism in children. *Br J Clin Pharmacol* 1989; **28:** 599–604.
7. Bouwmeester NJ, *et al.* Age- and therapy-related effects on morphine requirements and plasma concentrations of morphine and its metabolites in postoperative infants. *Br J Anaesth* 2003; **90:** 642–52.
8. Bhat R, *et al.* Pharmacokinetics of a single dose of morphine in preterm infants during the first week of life. *J Pediatr* 1990; **117:** 477–81.
9. Bhat R, *et al.* Morphine metabolism in acutely ill preterm newborn infants. *J Pediatr* 1992; **120:** 795–9.
10. Hartley R, *et al.* Pharmacokinetics of morphine infusion in premature neonates. *Arch Dis Child* 1993; **69:** 55–8.
11. Bouwmeester NJ, *et al.* Postoperative pain in the neonate: age-related differences in morphine requirements and metabolism. *Intensive Care Med* 2003; **29:** 2009–15.
12. Scott CS, *et al.* Morphine pharmacokinetics and pain assessment in premature newborns. *J Pediatr* 1999; **135:** 423–9.
13. Saarenmaa E, *et al.* Morphine clearance and effects in newborn infants in relation to gestational age. *Clin Pharmacol Ther* 2000; **68:** 160–6.

老年人 将 7 名老年（60～69 岁）和 13 名青年（24～28 岁）健康受试者一次静脉注射硫酸吗啡（10mg/70kg）后的药动学进行比较，尽管在老年组的最终药物消除率快些，但在稳态时表观分布容积约为青年组的一半，并且血浆清除率减少[1]。

1. Owen JA, *et al.* Age-related morphine kinetics. *Clin Pharmacol Ther* 1983; **34:** 364–8.

肝损伤 肝是吗啡代谢的主要部位，因此肝损伤会影响其消除（见上文**注意事项**项下）。有证据表明，与其他代谢进程相比，肝硬化患者的葡糖苷酸化相对缺乏，结果一些肝外的代谢可能发生。如下的实验阐明了这些观点：

- 肝硬化患者肝对吗啡的摄取受损，但比预想的要轻[1]。
- 吗啡的代谢在肝移植的无肝期最小，一旦新的肝重新灌流则明显增加[2]。
- 肝移植后吗啡的代谢能完全进行，应用 24h 后只有 4.5% 的吗啡以原形经尿液排泄[3]。
- 当肝的血流量受损时，吗啡的清除率也随之降低[4]。

1. Crotty B, *et al.* Hepatic extraction of morphine is impaired in cirrhosis. *Eur J Clin Pharmacol* 1989; **36:** 501–6.
2. Bodenham A, *et al.* Extrahepatic morphine metabolism in man during the anhepatic phase of orthotopic liver transplantation. *Br J Anaesth* 1989; **63:** 380–4.
3. Shelly MP, *et al.* Pharmacokinetics of morphine in patients following orthotopic liver transplantation. *Br J Anaesth* 1989; **63:** 375–9.
4. Manara AR, *et al.* Morphine elimination and liver blood flow: a study in patients undergoing distal splenorenal shunt. *Br J Hosp Med* 1989; **42:** 148 (abstract).

肾损伤 只有很少量的吗啡以原形排出到尿中。存在一些有争议的报道，有人称肾损伤的患者有吗啡的蓄积[1,2]，而其他人反对[3~5]。好像很清楚，尽管在这些患者体内会有吗啡代谢物的蓄积[5~9]，包括腹膜透析的患者[10]，活性代谢物吗啡-6-葡糖苷酸的半衰期延长，且在肾损伤患者，吗啡-6-葡糖苷酸的清除率降低[11]。在肾衰竭的患者中发生的阿片类物质引起的中毒[12]和阿片效应延长[13]与吗啡-6-葡糖苷酸有关（见上文**注意事项**项下）。

1. Ball M, *et al.* Renal failure and the use of morphine in intensive care. *Lancet* 1985; **i:** 784–6.
2. Osborne R, *et al.* The pharmacokinetics of morphine and morphine glucuronides in kidney failure. *Clin Pharmacol Ther* 1993; **54:** 158–67.
3. Säwe J, *et al.* Kinetics of morphine in patients with renal failure. *Lancet* 1985; **ii:** 211.
4. Woolner DF, *et al.* Renal failure does not impair the metabolism of morphine. *Br J Clin Pharmacol* 1986; **22:** 55–9.
5. Chauvin M, *et al.* Morphine pharmacokinetics in renal failure. *Anesthesiology* 1987; **66:** 327–31.
6. Säwe J, Odar-Cederlöf I. Kinetics of morphine in patients with renal failure. *Eur J Clin Pharmacol* 1987; **32:** 377–82.
7. Wolff J, *et al.* Influence of renal function on the elimination of morphine and morphine glucuronides. *Eur J Clin Pharmacol* 1988; **34:** 353–7.
8. Sear JW, *et al.* Studies on morphine disposition: influence of renal failure on the kinetics of morphine and its metabolites. *Br J Anaesth* 1989; **62:** 28–32.
9. Peterson GM, *et al.* Plasma levels of morphine and morphine glucuronides in the treatment of cancer pain: relationship to renal function and route of administration. *Eur J Clin Pharmacol* 1990; **38:** 121–4.
10. Pauli-Magnus C, *et al.* Pharmacokinetics of morphine and its glucuronides following intravenous administration of morphine in patients undergoing continuous ambulatory peritoneal dialysis. *Nephrol Dial Transplant* 1999; **14:** 903–9.
11. Hanna MH, *et al.* Morphine-6-glucuronide disposition in renal impairment. *Br J Anaesth* 1993; **70:** 511–14.
12. Osborne RJ, *et al.* Morphine intoxication in renal failure: the role of morphine-6-glucuronide. *BMJ* 1986; **292:** 1548–9.
13. Bodd E, *et al.* Morphine-6-glucuronide might mediate the prolonged opioid effect of morphine in acute renal failure. *Hum Exp Toxicol* 1990; **9:** 317–21.

用途和用法

吗啡是菲衍生物，是阿片（第99页）的主要生物碱。目前通常是从罂粟（*Papaver somniferum*）中得到的，罂粟又是从收获罂粟秆采集到的，罂粟秆浓缩物称为 CPS。

吗啡是主要激动 μ 阿片受体的阿片类镇痛药（第98页），可能对 κ 受体和 δ 受体也有作用。吗啡主要作用于 CNS 和平滑肌。尽管吗啡对 CNS 的作用主要是抑制，但也会有某些刺激作用，导致恶心、呕吐和瞳孔缩小。通常吗啡增加平滑肌，尤其是胃肠道和胆道括约肌的张力。

吗啡能产生躯体和精神依赖（第96页），因此要慎用，还可能出现耐药。

吗啡能缓解中度至重度疼痛，尤其是与癌症、心肌梗死和手术相关的疼痛。除此以外，还能减轻重度疼痛带来的焦虑，疼痛引起失眠时，吗啡还能作为催眠药。吗啡也能控制新生儿戒断综合征（见下文**儿童用法**项下）。

吗啡能降低肠动力，但它用于腹泻的治疗却很少见。吗啡能缓解包括肺水肿导致左室衰竭在内的各种原因引起的呼吸困难。吗啡能有效地镇咳，但一般会推荐使用依赖性更低地可待因，然而在肺癌晚期出现难治性咳嗽时，也有使用吗啡的必要。吗啡也用作术前麻醉的辅助用药，来缓解疼痛及减轻焦虑。在某些专门的操作中如心脏直视手术，吗啡常大剂量用作全身麻醉药物。

虽然盐酸吗啡和酒石酸盐也在使用，但常见的形式还是以硫酸盐给药。剂量以盐的形式表示。给药途径包括口服、皮下、肌内、静脉、椎管内和直肠给药。皮下注射不适用于水肿患者。胃肠外给药形式可根据具体镇痛的需要，采取间歇注射、持续或间歇的输注。

年老、虚弱或肝肾损伤患者的用量要减少（见上文**注意事项**项下）。

对于**疼痛**而言：

- 经口给药的剂量通常为 5～20mg/4h，可以盐酸盐或硫酸盐的水溶液形式、以缓释的颗粒剂或片剂、或以速释的片剂的形式给予。用缓释制剂时，24h 的剂量可以 1 次或分 2 次给予；在美国，一种缓释制剂（*MS Contin*，*Purdue*）可每 8h 或 12h 给药。对于所有的缓释制剂，如果发生暴发性疼痛，有必要额外给予一种传统的剂型。与其他给药途径相似，口服大剂量在姑息治疗中有时能起到有效的镇痛作用。

- 吗啡有时也能以直肠栓剂给药，剂量为10～30mg/4h。口服缓释制剂也可直肠给药，但是这种用法在英国未列入注册范围，一般不推荐此用法，除非在某些紧急状态时，可使用。
- 皮下或肌内注射的常用剂量为10mg/4h，可以在5～20mg之间波动。
- 对于术前用药，*BNF 59* 建议手术前60～90min可皮下或肌内注射最多10mg。
- 最多15mg的剂量可以用缓慢静脉注射的方式给予，有时负荷剂量也可持续输注或患者自控输注。持续静脉输注的维持剂量在0.8～80mg/h之间波动，有些患者也需要使用更高的剂量。持续皮下输注的剂量与静脉给药相同。
- 对于心肌梗死患者，*BNF 59* 建议可以1～2mg/min的速率静脉注射5～10mg，必要时还可再给5～10mg，如果是老年患者或虚弱的患者，则剂量减半。
- 椎管内给药的剂量是开始硬膜外注射5mg，如果疼痛缓解不令人满意，则在1h后再给1～2mg，24h的总量可达10mg。持续硬膜外输注的推荐起始剂量为2～4mg/24h，必要时，可以每日增加1～2mg。在大手术后，还可在腰硬膜外使用缓释的硫酸吗啡的脂质体，根据手术的类型，剂量范围10～20mg，应该在手术前给予或在剖宫产过程中夹住脐带后。而且要确保在接下来的48h不会在硬膜外再给其他药物。
- 通常鞘内使用吗啡及其盐类时，剂量不会比硬膜外大。鞘内使用的剂量为0.2～1mg。

关于儿童用量，参见下文。

治疗**急性肺水肿**时，以2mg/min的速率静脉注射5～10mg。年老体弱者减半。

治疗肺癌晚期伴有的顽固性**咳嗽**时，盐酸吗啡溶液口服的起始剂量为5mg/4h。

为防止滥用，在有些国家，可使用硫酸吗啡和盐酸纳曲酮的联合口服制剂。

用法 *持续输注* 持续静脉或皮下输注硫酸吗啡能很好地控制急性和慢性疼痛[1～3]，但盐酸二醋吗啡或氢化吗啡酮更倾向于皮下输注，因为它们在水中的溶解度很好，因此体积小。持续皮下输注要比持续静脉输注常用[4]。对于缓解术后疼痛，持续皮下输注吗啡没有硬膜外给药有效[5]，但是仍然被认为是不良反应小，而又简单还能产生相对较好镇痛作用的用法。

见下文*患者自控镇痛*项下。

1. Waldmann CS, *et al.* Serum morphine levels: a comparison between continuous subcutaneous infusion and continuous intravenous infusion in postoperative patients. *Anaesthesia* 1984; **39:** 768–71.
2. Goudie TA, *et al.* Continuous subcutaneous infusion of morphine for postoperative pain relief. *Anaesthesia* 1985; **40:** 1086–92.
3. Stuart GJ, *et al.* Continuous intravenous morphine infusions for terminal pain control: a retrospective review. *Drug Intell Clin Pharm* 1986; **20:** 968–72.
4. Drexel H. Long-term continuous subcutaneous and intravenous opioid infusions. *Lancet* 1991; **337:** 979.
5. Hindsholm KB, *et al.* Continuous subcutaneous infusion of morphine—an alternative to extradural morphine for postoperative pain relief. *Br J Anaesth* 1993; **71:** 580–2.

关节内途径 有报道称，在关节内镜检查后，膝关节内注射吗啡能在一定程度上缓解术后疼痛[1,2]，比静脉给药[1]或肌内注射[2]更有效，这似乎与吗啡作用于外周的阿片受体有关[2]。但是并不完全排除全身作用[1]。

关节内布比卡因加上吗啡是否有镇痛作用还有矛盾的结果[3,4]，最近一篇系统性综述归纳了为数很少的很好地控制的研究后，结论认为吗啡并不比生理盐水有更强的镇痛作用[5]。

报道的关节内注射吗啡的剂量是1～10mg。

1. Gupta A, *et al.* A systematic review of the peripheral analgesic effects of intraarticular morphine. *Anesth Analg* 2001; **93:** 761–70.
2. Raj N, *et al.* Comparison of the analgesic efficacy and plasma concentrations of high-dose intra-articular and intramuscular morphine for knee arthroscopy. *Eur J Anaesthesiol* 2004; **21:** 932–7.
3. Laurent SC, *et al.* Addition of morphine to intra-articular bupivacaine does not improve analgesia after day-case arthroscopy. *Br J Anaesth* 1994; **72:** 170–3.
4. Heine MF, *et al.* Intra-articular morphine after arthroscopic knee operation. *Br J Anaesth* 1994; **73:** 413–15.
5. Rosseland LA. No evidence for analgesic effect of intra-articular morphine after knee arthroscopy: a qualitative systematic review. *Reg Anesth Pain Med* 2005; **30:** 83–98.

经鼻给药途径 用于缓解急性疼痛的吗啡经鼻给药制剂正在研制中。

椎管内途径 硬膜外和鞘内给予吗啡可缓解急性和慢性疼痛。但是有关椎管内阿片类药物作用的综述称，应在其他传统的给药方式效果不理想时才使用[1～3]，当从传统方式转向椎管内给药时，建议将每日总量的1%进行鞘内给药预试，将每日总量的10%进行硬膜外给药预试[3]，从鞘内给药转到口服给药也已被研究[4]。

鞘内给药的吗啡可通过植入的可编程的输注泵持续给药来长期治疗慢性的非恶性和癌症疼痛。

见下文*患者自控镇痛*项下。

1. Anonymous. Spinal opiates revisited. *Lancet* 1986; **i:** 655–6.
2. Gustafsson LL, Wiesenfeld-Hallin Z. Spinal opioid analgesia: a critical update. *Drugs* 1988; **35:** 597–603.
3. McQuay HJ. Opioids in chronic pain. *Br J Anaesth* 1989; **63:** 213–26.
4. Sylvester RK, *et al.* The conversion challenge: from intrathecal to oral morphine. *Am J Hosp Palliat Care* 2004; **21:** 143–7.

患者自控镇痛 患者自控镇痛（第5页）时最常用的阿片类镇痛药之一是吗啡。多数经验是静脉给药，但肌内、皮下、口服、肺和硬膜外的途径也用过[1]。静脉使用时，推荐合理的起始剂量是1mg硫酸吗啡（或其等效物）并且锁定时间间隔为5～10min[2]。

1. Sjöström S, *et al.* Patient-controlled analgesia with extradural morphine or pethidine. *Br J Anaesth* 1988; **60:** 358–66.
2. Grass JA. Patient-controlled analgesia. *Anesth Analg* 2005; **101** (suppl): S44–S61.

肺部给药 关于雾化吗啡的使用见下文**呼吸困难**项下。

局部途径 吗啡也可局部应用，以缓解局部疼痛，如用于口腔黏膜炎[1,2]和皮肤溃疡[3～6]（包括大疱性表皮松解症）[7]。

1. Cerchietti LC, *et al.* Effect of topical morphine for mucositis-associated pain following concomitant chemoradiotherapy for head and neck carcinoma. *Cancer* 2000; **95:** 2230–6. Correction. *ibid.* 2003; **97:** 1137.
2. Cerchietti L. Morphine mouthwashes for painful mucositis. *Support Care Cancer* 2007; **15:** 115–16.
3. Twillman RK, *et al.* Treatment of painful skin ulcers with topical opioids. *J Pain Symptom Manage* 1999; **17:** 288–92.
4. Krajnik M, *et al.* Potential uses of topical opioids in palliative care–report of 6 cases. *Pain* 1999; **80:** 121–5.
5. Zeppetella G, *et al.* Analgesic efficacy of morphine applied topically to painful ulcers. *J Pain Symptom Manage* 2003; **25:** 555–8.
6. Zeppetella G, Ribeiro MDC. Morphine in Intrasite gel applied topically to painful ulcers. *J Pain Symptom Manage* 2005; **29:** 118–19.
7. Watterson G, *et al.* Peripheral opioids in inflammatory pain. *Arch Dis Child* 2004; **89:** 679–81.

儿童用法 阿片类镇痛药可用控制儿童中度至重度**疼痛**（见第5页），吗啡是应用最广泛的治疗儿童重度疼痛的阿片类药物，也是其他阿片类药物参照的标准。吗啡可用于手术或侵入性操作急需镇痛的儿童，也可用于控制慢性非恶病变疼痛，是姑息监护中口服治疗严重疼痛选择的阿片类镇痛药。吗啡的镇痛和镇静作用有利于重症监护患儿的治疗（见第929页）。对于长期输注，吗啡是比芬太尼更合理的选择。对所有儿童而言，吗啡引起的呼吸抑制是一个危险因素，新生儿（特别是那些自主呼吸的患儿）对吗啡更敏感，是因为吗啡在此年龄组药动学的特征所致（见上文）。

以下是 *BNFC 2010* 根据年龄推荐的初始剂量，需依据反应进行调整。

皮下注射：
- 新生儿：每6h给予100μg/kg；
- 1～6个月婴儿：每6h给予100～200μg/kg；
- 6个月至2岁儿童：每4h给予100～200μg/kg；
- 2～12岁儿童：每4h给予200μg/kg；
- 12～18岁儿童：每4h给予2.5～10mg。

静脉注射，至少5min以上：
- 新生儿：每6h给予50μg/kg；
- 1～6个月婴儿：每6h给予100μg/kg；
- 6个月至12岁儿童：每4h给予100μg/kg；
- 12～18岁儿童：每4h给予2.5mg。

持续静脉输注时，需缓慢静注的负荷剂量：
- 新生儿：50μg/kg；
- 1个月至12岁儿童：100μg/kg；
- 12～18岁儿童：2.5～10mg。

给予负荷剂量后，静脉输注的剂量：
- 新生儿：每小时5～20μg/kg；
- 1～6个月：每小时10～30μg/kg；
- 6个月至18岁儿童：每小时20～30μg/kg。

口服或直肠给药：
- 1～3个月：每4h给予50～100μg/kg；
- 3～6个月：每4h给予100～150μg/kg；
- 6～12个月：每4h给予200μg/kg；
- 1～12岁：每4h给予200～300μg/kg；
- 12～18岁：每4h给予5～20mg。

姑息护理，给予口服缓释制剂，每日1次或分2次给予。

持续皮下输注：
- 1～3个月：每小时10μg/kg；
- 3个月至18岁儿童：每小时20μg/kg。

椎管内给予吗啡的剂量[1]：
- 骶管硬膜外阻滞，100μg/kg；
- 胸段或腰段硬膜外阻滞，50μg/kg；
- 鞘内给予20μg或30μg/kg能满意地缓解术后疼痛，但呼吸抑制的发生率分别为10%和25%。

在英国，急诊室儿童镇痛药的使用指南[2]推荐，作为一种选择的方法静脉给予吗啡或在开始处置之后鼻内给予二醋吗啡，可用于*重度疼痛*，如大面积烧伤、长骨骨折或错位、阑尾炎或镰状细胞危象，但由于存在其对气道、呼吸或循环抑制的危险，故要慎用。

在英国，吗啡也可在密切监护下用于控制**新生儿戒断综合征**（第97页），*BNFC 2010/11* 推荐初始口服剂量为每4h 40μg/kg（必要时增量），直到症状得到控制，给药频率需在6～10天内缓慢减少，直至每日1次，剂量为40μg/kg，减到此剂量后方可停药。

1. Lloyd-Thomas AR. Pain management in paediatric patients. *Br J Anaesth* 1990; **64:** 85–104.
2. The College of Emergency Medicine. Clinical Effectiveness Committee guideline for the management of pain in children (May 2010). Available at: http://secure.collemergencymed.ac.uk/asp/document.asp?ID=4682 (accessed 30/06/10)

癌症疼痛 对于中度至重度癌症疼痛（第6页），吗啡是阿片类中合适的选择，European Association for Palliative Care公布的使用指南[1]包括如下内容。

- 最佳给药途径是经口给予。理想的情况是速释的（剂量逐步调整）和缓释的（用来维持）剂型都需要。
- 最简单的剂量调整方法是每4h给予速释吗啡剂型，对于突发性疼痛的剂量相同。如有必要也常用单次“援救”剂量，频率加大到每小时。每天吗啡使用的总剂量都应统计，依据镇痛需要进行剂量的调整。
- 如果在给予下次药物前，疼痛始终如一地出现，那么常规剂量还要加大。速释剂型通常不需要比4h给药间隔更频繁地给药，缓释制剂要根据预期的持续时间（通常每12h或24h）给药。对常规口服吗啡反应稳定的患者为了解决突发性疼痛，需要继续给予单次援救剂量。
- 如果在开始时，没有速释的吗啡剂型而使用了缓释吗啡，转变到常规剂量每次不应短于48h，这意味着剂量的逐步调整要延长。
- 每4h给予速释吗啡的患者在睡前可剂量加倍以防止疼痛影响睡眠。
- 如果患者不能口服吗啡，则可考虑皮下给药。对于癌症疼痛一般很少用肌内注射，因为皮下给药更简单，疼痛更轻。
- 转变剂量时，口服与皮下给予吗啡的相对效能在1∶2与1∶3之间，因此，20～30mg的吗啡口服与10mg吗啡皮下注射的镇痛作用相当。
- 对有必要持续胃肠外给予吗啡的患者，推荐采用皮下输注。然而，在如下患者中也可用静脉输注：

  已经留置了静脉通道的患者；
  全身性水肿的患者；
  皮下给药期间出现红斑、疼痛或无菌性脓肿者；
  凝血异常者；
  外周循环差的患者。
- 转变剂量时，口服与静脉给予吗啡的相对效能也在1∶2与1∶3之间。
- 在没有临床证据表明其比常规方法有优势时，不推荐使用口腔、舌下和雾化给药。
- 只有少量口服吗啡的患者（正确地联合辅助的非阿片类镇痛药）在达到疼痛适当的缓解前，发生不能耐受的不良反应。对于这些患者要考虑换用其他的阿片类药物或改变给药途径。阿片类药物之间的转换可能使疼痛的处置复杂，对于一些患者来说，要很好地缓解疼痛，还要依靠使用其他的备选药物、脊柱内给药或非药物的镇痛方式。

美国，National Comprehensive Cancer Network[2]发布的指南中也给出了相似的建议。

1. Hanks GW, *et al.* Expert Working Group of the Research Network of the European Association for Palliative Care. Morphine and alternative opioids in cancer pain: the EAPC recommendations. *Br J Cancer* 2001; **84:** 587–93.
2. National Comprehensive Cancer Network. Clinical practice guidelines in oncology: adult cancer pain (version 1.2010). Available at: http://www.nccn.org/professionals/physician_gls/PDF/pain.pdf (accessed 02/08/10)

呼吸困难 吗啡用于治疗呼吸困难（第99页）的剂量要比缓解疼痛使用的剂量少。盐酸吗啡或硫酸吗啡口服溶液的剂量要仔细调整，开始每4h可给予5mg，对于未使用过吗啡的患者用2.5mg/4h可能也有效[1]。治疗急性肺水肿时，可缓慢静脉注射5～10mg。对于已经应用吗啡镇痛的患者，建议采用下面的方案[2]：

- 轻度呼吸困难：常规镇痛剂量的25%～50%；
- 中度呼吸困难：常规镇痛剂量的50%～100%；
- 重度呼吸困难：常规镇痛剂量或更多。

皮下给药也有效[3]。

尽管有文献报道，给予晚期慢性肺病的患者小剂量的雾化吗啡（平均剂量为 1.7mg）能改善运动耐力[4]，但接下来的几项研究表明剂量用到 40mg 也没有得到明显改善[5~7]。没有证据支持雾化吗啡能治疗气喘[8~10]。此外，吗啡用于支气管痉挛的治疗还是个问题，尤其是大剂量，目前对其最佳使用剂量、程序或剂量调整的方案没有达成共识。

1. Davis C, Percy G. Breathlessness, cough, and other respiratory problems. In: Fallon M, Hanks G, eds. *ABC of palliative care*. 2nd ed. London: BMJ Publishing Group, 2006: 13–16.
2. Twycross R, Wilcock A. *Palliative Care Formulary*. 3rd ed. Nottingham, Palliativedrugs.com Ltd, 2007: 280.
3. Bruera E, *et al.* Subcutaneous morphine for dyspnea in cancer patients. *Ann Intern Med* 1993; **119:** 906–7.
4. Young IH, *et al.* Effect of low dose nebulised morphine on exercise endurance in patients with chronic lung disease. *Thorax* 1989; **44:** 387–90.
5. Beauford W, *et al.* Effects of nebulized morphine sulfate on the exercise tolerance of the ventilatory limited COPD patients. *Chest* 1993; **104:** 175–8.
6. Noseda A, *et al.* Disabling dyspnoea in patients with advanced disease: lack of effect of nebulized morphine. *Eur Respir J* 1997; **10:** 1079–83.
7. Jankelson D, *et al.* Lack of effect of high doses of inhaled morphine on exercise endurance in chronic obstructive pulmonary disease. *Eur Respir J* 1997; **10:** 2270–4.
8. Polosa R, *et al.* Nebulised morphine for severe interstitial lung disease. Available in The Cochrane Database of Systematic Reviews; Issue 3. Chichester: John Wiley; 2002 (accessed 26/06/08).
9. Foral PA, *et al.* Nebulized opioids use in COPD. *Chest* 2004; **125:** 691–4.
10. Brown SJ, *et al.* Nebulized morphine for relief of dyspnea due to chronic lung disease. *Ann Pharmacother* 2005; **39:** 1088–92.

制剂

BP 2010: Chloroform and Morphine Tincture; Morphine and Atropine Injection; Morphine Sulphate Injection; Morphine Suppositories; Morphine Tablets; Prolonged-release Morphine Tablets;
USP 33: Morphine Sulfate Extended-Release Capsules; Morphine Sulfate Injection; Morphine Sulfate Suppositories.

专利制剂

Arg.: Algedol; Amidiaz; Analmorph; Duramorph†; GNO; MST Continus; Neocalmans; ***Austral.:*** Anamorph; DepoDur; Kapanol; Momex; MS Contin; MS Mono; Ordine; Sevredol; ***Austria:*** Compensan; Kapabloc†; Kapanol; M-Dolor; Morapid; Mundidol; Oramorph; Substitol; Vendal; ***Belg.:*** Docmorfine; Kapanol; MS Contin; MS Direct; Oramorph; Stellorphinad†; Stellorphine; ***Braz.:*** Dimorf; Dolo Moff; ***Canad.:*** Doloral; Kadian; M-Eslon; MOS; MS Contin; MSIR; Statex; ***Chile:*** M-Eslon; ***Cz.:*** Doltard†; M-Eslon†; MSI; MST Continus; MST Uno†; Oramorph†; Sevredol; Skenan†; Slovalgin†; Vendal; ***Denm.:*** Contalgin; Depolan; Doltard; Malfin; ***Fin.:*** Depolan; Dolcontin; Duralgin†; ***Fr.:*** Actiskenan; Kapanol†; Moscontin; Oramorph; Sevredol; Skenan; ***Ger.:*** Capros; Kapanol; M-beta; M-Dolor†; M-long; M-Stada; Morph; Morphanton; MSI; MSR; MST; Oramorph; Painbreak; Sevredol; ***Gr.:*** Mongol; Morficontin; Oramorph; ***Hong Kong:*** M-Eslon†; MST Continus; ***Hung.:*** M-Eslon; Moretal†; MST Continus; Sevredol; ***India:*** Morcontin; ***Indon.:*** MST Continus; ***Irl.:*** Ethirfin; MST Continus; MXL†; Oramorph; Sevredol; ***Israel:*** MCR; MIR; Morphex†; MSP; ***Ital.:*** MS Contin; Oramorph; Skenan†; Ticinan; Twice; ***Jpn:*** MS Contin; ***Malaysia:*** MST Continus; ***Mex.:*** Analfin; Duralmor†; Graten; ***Neth.:*** Kapanol; MS Contin; Noceptin†; Oramorph; Sevredol; Skenan; ***Norw.:*** Dolcontin; ***NZ:*** Kapanol; LA Morph; M-Eslon; MST Continus†; MST Mono†; RA Morph; Sevredol; ***Philipp.:*** M-Dolor†; Morin; MST Continus; Relimal; ***Pol.:*** Doltard; MST Continus; Oramorph; Sevredol; Vendal†; ***Port.:*** Ethirfin†; Grumorph; MST; MXL†; Oramorph; Sevredol; Skenan; ***S.Afr.:*** MST Continus; SRM-Rhotard; ***Singapore:*** MST Continus; SRM-Rhotard†; Statex; ***Spain:*** Dolq; MST Continus; MST Unicontinus†; Oglos†; Oramorph; Sevredol; Skenan; ***Swed.:*** Depolan; Dolcontin; ***Switz.:*** Kapanol; M-retard; MST Continus; Sevre-Long; Sevredol; ***Turk.:*** M-Eslon; Vendal; ***UK:*** DepoDur; Filnarine; Morcap†; Morphgesic; MST Continus; MXL; Oramorph; Rhotard; Sevredol; Zomorph; ***USA:*** Astramorph; Avinza; DepoDur; Duramorph; Embeda; Infumorph; Kadian; MS Contin; MSIR; Oramorph; RMS; Roxanol; ***Venez.:*** MS Contin.

多组分制剂 ***Austral.:*** Morphalgin†; ***Austria:*** Modiscop†; ***Irl.:*** Cyclimorph; ***Ital.:*** Cardiostenol; ***S.Afr.:*** Chloropect; Cyclimorph; Enterodyne; Pectrolyte; ***Swed.:*** Spasmofen; ***Switz.:*** Spasmosol; ***UK:*** Collis Browne's; Cyclimorph; Diocalm Dual Action; Opazimes.

Morpholine Salicylate 水杨酸吗啉

Morfoliinisalisylaatti; Morfolinsalicylat; Morpholini Salicylas; Salicilato de morfolinio. 2-Hydroxybenzoic acid compounded with morpholine (1 : 1).

Морфолин Салицилат

$C_{11}H_{15}NO_4$ = 225.2.
CAS — 147-90-0.
ATC — N02BA08.
ATC Vet — QN02BA08.

简介

水杨酸吗啉是用于治疗肌肉骨骼疾病的水杨酸衍生物（见阿司匹林，第20页）

制剂

专利制剂

Fr.: Pyradol†; ***Israel:*** Dolical.

Nabumetone (*BAN, USAN, rINN*) 萘丁美酮

BRL-14777; Nabumeton; Nabumetona; Nabumetonas; Nabumétone; Nabumetoni; Nabumetonum. 4-(6-Methoxy-2-naphthyl)butan-2-one.

Набуметон

$C_{15}H_{16}O_2$ = 228.3.
CAS — 42924-53-8.
ATC — M01AX01.
ATC Vet — QM01AX01.
UNII — LW0TIW155Z.

Pharmacopoeias. In *Eur.* (see p.vii), *Jpn*, and *US*.

Ph. Eur. 6.8（Nabumetone） 白色或几乎白色结晶性粉末。几乎不溶于水；易溶于丙酮；微溶于甲醇。避光。

USP 33（Nabumetone） 白色或几乎白色结晶性粉末。几乎不溶于水；略溶于乙醇和甲醇；易溶于丙酮。贮藏于密闭容器中。避光。

不良反应、处置和注意事项

参见 **NSAIDs**，第92页。萘丁美酮禁用于严重肝损伤患者。

对胃肠道的影响 尽管一些研究对萘丁美酮与布洛芬[1]或萘普生[2]的不良反应进行了比较，提出萘丁美酮的不良反应相对少，但萘丁美酮和其他的 NSAIDs 一样在胃肠道有不良反应。一篇近期的综述[3]指出比较有限的数据显示萘丁美酮的胃肠道不良反应特点与其他选择性环氧酶-2 抑制药相似。有人认为[4]，萘丁美酮可能是优选的环氧酶-2 的选择性抑制药，但是在不良反应方面的意义还不明确。

1. Roth SH, *et al.* A controlled study comparing the effects of nabumetone, ibuprofen, and ibuprofen plus misoprostol on the upper gastrointestinal tract mucosa. *Arch Intern Med* 1993; **153:** 2565–71.
2. Roth SH, *et al.* A longterm endoscopic evaluation of patients with arthritis treated with nabumetone vs naproxen. *J Rheumatol* 1994; **21:** 1118–23.
3. Bannwarth B. Safety of the nonselective NSAID nabumetone: focus on gastrointestinal tolerability. *Drug Safety* 2008; **31:** 485–503.
4. Davies NM. Clinical pharmacokinetics of nabumetone: the dawn of selective cyclo-oxygenase-2 inhibition? *Clin Pharmacokinet* 1997; **33:** 403–16.

对肺的影响 一名 68 岁的妇女服用萘丁美酮 1.5g 后出现了肺纤维化，在治疗后的 2 周出现症状，并在接下来的 6 周内恶化[1]。停药及口服皮质激素后症状迅速得到缓解。

1. Morice A, *et al.* Pulmonary fibrosis associated with nabumetone. *Postgrad Med J* 1991; **67:** 1021–2.

对皮肤的影响 一名 36 岁的妇女服用萘丁美酮和金诺芬治疗风湿关节炎时出现以颈部和手起泡为特征的假卟啉病[1]。停用金诺芬后对起泡无改善，只有在停用萘丁美酮后才缓解。该报道的作者称，英国 CSM 还收到另外 3 例疑是使用萘丁美酮后出现假卟啉病的报告。

1. Varma S, Lanigan SW. Pseudoporphyria caused by nabumetone. *Br J Dermatol* 1998; **138:** 549–50. Correction. *ibid.* **139:** 759. [dose]

药物相互作用

与 NSAIDs 有关的药物相互作用见第94页。

药动学

尽管萘丁美酮在胃肠道中吸收很好，但口服以后血药浓度却很低以至于测不出来，这是因为它在肝中会有快速且广泛的首关代谢，生成主要的活性化合物 6-甲氧基-2-萘乙酸（6-methoxy-2-naphthylacetic acid，6-MNA）及其他无活性的代谢物。超过 99% 的 6-MNA 与血浆蛋白结合。6-MNA 能扩散进入滑膜液，能穿过胎盘和分布进入乳汁中。6-MNA 在血浆中的消除半衰期个体差异很大，尤其在老年人。年轻人体内达稳态的平均时间为 22～27h，老年人为 25～34h。6-MNA 最终发生 *O*-甲基化和结合而进一步代谢。约 80% 的萘丁美酮以无活性的或结合的代谢物形式从尿中排出，少于 1% 为原形 6-MNA。

1. Brier ME, *et al.* Population pharmacokinetics of the active metabolite of nabumetone in renal dysfunction. *Clin Pharmacol Ther* 1995; **57:** 622–7.
2. Davies NM. Clinical pharmacokinetics of nabumetone: the dawn of selective cyclo-oxygenase-2 inhibition? *Clin Pharmacokinet* 1997; **33:** 403–16.

用途和用法

萘丁美酮是无活性的前药，其在体内的主要代谢产物是 NSAID（第94页），结构与萘普生（第95页）相似。用来缓解骨关节炎和类风湿关节炎相关的疼痛和炎症，通常晚上口服一次，每次 1g。必要时可在早晨再多给 0.5～1g。推荐老年患者每日用量不超过 1g，对于某些病例每日 500mg 可产生满意的疗效。

1. Friedel HA, *et al.* Nabumetone: a reappraisal of its pharmacology and therapeutic use in rheumatic diseases. *Drugs* 1993; **45:** 131–56.
2. Proceedings of a symposium: continuing developments with nabumetone: an investigators' update. *Am J Med* 1993; 95 (suppl 2A): 1S–45S.
3. Dahl SL. Nabumetone: a "nonacidic" nonsteroidal antiinflammatory drug. *Ann Pharmacother* 1993; **27:** 456–63.
4. Hedner T, *et al.* Nabumetone: therapeutic use and safety profile in the management of osteoarthritis and rheumatoid arthritis. *Drugs* 2004; **64:** 2315–43.

制剂

BP 2010: Nabumetone Oral Suspension; Nabumetone Tablets;
USP 33: Nabumetone Tablets.

专利制剂

Belg.: Gambaran; ***Canad.:*** Relafen†; ***Cz.:*** Relifex; Rodanol S†; ***Denm.:*** Relifex; ***Fin.:*** Relifex; ***Fr.:*** Nabucox; ***Ger.:*** Relifex; ***Gr.:*** Akratol; Ameinon; Anfer; Ethyfen; Flogmed; Mevedal; Nabuton; Naditone; Relifex; ***Hung.:*** Relifex; Rodanol S†; ***India:*** Nabuflam; ***Indon.:*** Goflex; ***Irl.:*** Relifex; Religer; ***Israel:*** Nabuco; Relifex; ***Ital.:*** Artaxan; Nabuser; Relifex; ***Jpn:*** Relifen; ***Mex.:*** Naflam; Relifex; ***Neth.:*** Mebutan; ***Norw.:*** Relifex; ***Philipp.:*** Relifex; ***Pol.:*** Coxalgan; Coxeton†; Nabuton; Relifex; Rodanol S; ***Port.:*** Balmox; Elitar; ***Rus.:*** Rodanol (Роданол)†; ***S.Afr.:*** Relifen†; Relisan†; Relitone†; ***Spain:*** Listran; Relif; ***Swed.:*** Relifex; ***Switz.:*** Balmox; ***Thai.:*** Aflex; Anfer†; Bumetone; Ensaid; Fafex; Nabone; Nabonet†; Naflex; Nametone; No-Ton†; Relifex; ***Turk.:*** Relifex; ***UK:*** Relifex; ***USA:*** Relafen†.

Nalbuphine Hydrochloride (*BANM, USAN, rINNM*) 盐酸纳布啡

EN-2234A; Hidrocloruro de nalbufina; Nalbufine Hydrochloride; Nalbuphine, Chlorhydrate de; Nalbuphini Hydrochloridum. 17-Cyclobutylmethyl-7,8-dihydro-14-hydroxy-17-normorphine hydrochloride; (−)-(5R,6S,14S)-9a-Cyclobutylmethyl-4,5-epoxymorphinan-3,6,14-triol hydrochloride.

Налбуфина Гидрохлорид

$C_{21}H_{27}NO_4$,HCl = 393.9.
CAS — 20594-83-6 (nalbuphine); 23277-43-2 (nalbuphine hydrochloride).
ATC — N02AF02.
ATC Vet — QN02AF02.
UNII — ZU4275277R.

(nalbuphine)

俗名 下列术语已用于各种形式盐酸纳布啡的“俗名”（第vii页）或俚语：Nubian。

配伍禁忌 有报道注射盐酸纳布啡和萘夫西林钠[1]、地西泮[2]、戊巴比妥钠[2]或马来酸硫乙拉嗪[2]会出现配伍禁忌。

1. Jeglum EL, *et al.* Nafcillin sodium incompatibility with acidic solutions. *Am J Hosp Pharm* 1981; **38:** 462–4.
2. Jump WG, *et al.* Compatibility of nalbuphine hydrochloride with other preoperative medications. *Am J Hosp Pharm* 1982; **39:** 841–3.

依赖性和戒断症状

参见阿片类镇痛药，第96页。

1989 年，WHO 专家委员会认为，纳布啡的滥用可能性为低至中度，还不至于需要全球监控[1]。有关其滥用的报道很少，在持续给予纳布啡后再使用纳洛酮会出现戒断综合征，但比吗啡依赖性要轻。后来偶尔有滥用的报道[2,3]，包括运动员的误用[4,5]。

1. WHO. WHO expert committee on drug dependence: twenty-fifth report. *WHO Tech Rep Ser 775* 1989. Also available at: http://libdoc.who.int/trs/WHO_TRS_775.pdf(accessed 26/06/08)
2. Spadari M, *et al.* Pharmacodépendance à la nalbuphine (Nubain): à propos de 2 cas. *Therapie* 2002; **57:** 504–5.
3. Klinzig F, *et al.* Hair analysis by LC-MS as evidence of nalbuphine abuse by a nurse. *J Anal Toxicol* 2007; **31:** 62–5.
4. McBride AJ, *et al.* Three cases of nalbuphine hydrochloride dependence associated with anabolic steroid use. *Br J Sports Med* 1996; **30:** 69–70.
5. Wines JD, *et al.*. Nalbuphine hydrochloride dependence in anabolic steroid users. *Am J Addict* 1999; **8:** 161–4.

不良反应和处置

参见**阿片类镇痛药**，第97页。

可能会发生头痛。恶心和呕吐比其他的阿片类药物发生率低。幻觉和其他的拟精神病效应很罕见，且比喷他佐辛发生率低。纳布啡具有拮抗和激动的双重活性，因此它的作用只部分被纳洛酮翻转，但在纳布啡过量使用时，还是推荐使用纳洛酮。

对呼吸系统的影响 纳布啡在与吗啡相当镇痛剂量时的呼吸抑制作用与吗啡也类似，但会有天花板效应（ceiling effect），不像吗啡，使用再高剂量也不会使呼吸抑制作用更强[1]。在累积剂量研究[2]中，静脉给予纳布啡的总剂量超过 30mg/70kg 以上时，会有平台效应（plateau effect）。单次静脉给予 15mg/70kg、30mg/70kg 或 60mg/70kg 纳布啡的通气抑制作用相同[3]；纳洛酮不能逆转最高剂量纳布啡产生的呼吸抑制。

1. Klepper ID, *et al.* Respiratory function following nalbuphine and morphine in anaesthetized man. *Br J Anaesth* 1986; **58:** 625–9.
2. Romagnoli A, Keats AS. Ceiling effect for respiratory depression by nalbuphine. *Clin Pharmacol Ther* 1980; **27:** 478–85.
3. Pugh GC, *et al.* Effect of nalbuphine hydrochloride on the ventilatory and occlusion pressure responses to carbon dioxide in volunteers. *Br J Anaesth* 1989; **62:** 601–9.

注意事项

参见**阿片类镇痛药**，第97页。

如果给予躯体依赖阿片类药物的患者纳布啡，可能会使其陷入戒断症状。对肝损伤或肾损伤的患者纳布啡应减量。

滥用 见上文**依赖性和戒断症状**项下。

妊娠 在分娩时使用纳布啡来镇痛，与哌替啶相比，有更多的胎盘转运和对母亲和婴儿的镇静作用[1]。母亲在分娩时使用纳布啡会引起新生儿出现心动过缓和呼吸抑制[2,3]。故在分娩期间慎用纳布啡，尤其是静脉给药途径。一些人推荐使用皮下给药[2]，并建议在临近预产期时不使用。

有关纳布啡透过胎盘的转运见下文**药动学**项下。

1. Wilson CM, *et al.* Transplacental gradient of pethidine and nalbuphine in labour. *Br J Clin Pharmacol* 1986; **21:** 571P–572P.
2. Guillonneau M, *et al.* Perinatal adverse effects of nalbuphine given during parturition. *Lancet* 1990; **335:** 1588.
3. Sgro C, *et al.* Perinatal adverse effects of nalbuphine given during labour. *Lancet* 1990; **336:** 1070.

药物相互作用

与阿片类镇痛药有关的药物相互作用见第98页。

药动学

纳布啡口服后有明显的首关代谢。肌内注射纳布啡 30min 后血浆浓度达峰值。纳布啡在肝中代谢，从尿和粪中以原形和结合物的形式排出。纳布啡能穿过胎盘，少量分布至乳汁中。

1. Sear JW, *et al.* Disposition of nalbuphine in patients undergoing general anaesthesia. *Br J Anaesth* 1987; **59:** 572–5.
2. Kay B, *et al.* Pharmacokinetics of oral nalbuphine in postoperative patients. *Br J Anaesth* 1987; **59:** 1327P.
3. Aitkenhead AR, *et al.* The pharmacokinetics of oral and intravenous nalbuphine in healthy volunteers. *Br J Clin Pharmacol* 1988; **25:** 264–8.
4. Jaillon P, *et al.* Pharmacokinetics of nalbuphine in infants, young healthy volunteers, and elderly patients. *Clin Pharmacol Ther* 1989; **46:** 226–33.

妊娠 参考文献如下。

1. Wilson CM, *et al.* Transplacental gradient of pethidine and nalbuphine in labour. *Br J Clin Pharmacol* 1986; **21:** 571P–572P.
2. Dadabhoy ZP, *et al.* Transplacental transfer of nalbuphine in patients undergoing cesarean section: a pilot study. *Acta Anaesthesiol Ital* 1988; **39:** 227–32.
3. Nicolle E, *et al.* Therapeutic monitoring of nalbuphine: transplacental transfer and estimated pharmacokinetics in the neonate. *Eur J Clin Pharmacol* 1996; **49:** 485–9.

用途和用法

盐酸纳布啡是菲衍生物，属于阿片类镇痛药（第98页）。有混合阿片受体拮抗和激动活性。用于缓解中度和重度疼痛及用作麻醉的辅助用药。皮下或肌内给予盐酸纳布啡后 15min 内起效，静脉给药后 2～3min 内起效，能在 3～6h 内发挥镇痛作用。可以皮下、肌内或静脉给药，患者自控镇痛系统中也允许使用静脉输注。

用于缓解**疼痛**的盐酸纳布啡剂量是根据需要每 3～6h 给予 10～20mg。

作为**麻醉**辅助药，在麻醉诱导期的 10～15min 内静脉给予 0.3～3mg/kg。维持剂量为需要时，静脉给 250～500μg/kg。

作用 纳布啡有拮抗和激动的双重活性，主要是对 κ 阿片受体激动，对 μ 阿片受体有拮抗或部分激动作用。也能看到类似纳洛酮对阿片类药物依赖患者的拮抗作用[1]。纳布啡结构上与纳洛酮和羟吗啡酮相关。纳布啡的药理学作用与喷他佐辛相当，但前者对 μ 阿片受体的拮抗作用更强，似乎不会产生如幻觉这样的拟精神病作用，有报道称，纳布啡对缺血性心脏病的患者无明显的心血管作用。纳布啡与吗啡这样纯粹的 μ 阿片受体激动剂相比，其镇痛、镇静和呼吸抑制会有天花板效应，不会随剂量增加而相应增加。

1. Preston KL, *et al.* Antagonist effects of nalbuphine in opioid-dependent human volunteers. *J Pharmacol Exp Ther* 1989; **248:** 929–37.

用法 可选途径或剂量方案的参考文献如下。

1. Krenn H, *et al.* Nalbuphine by PCA-pump for analgesia following hysterectomy: bolus application versus continuous infusion with bolus application. *Eur J Pain* 2001; **5:** 219–26.
2. Woollard M, *et al.* Hitting them where it hurts? Low dose nalbuphine therapy. *Emerg Med J* 2002; **19:** 565–70.
3. Sung KC, *et al.* Transdermal delivery of nalbuphine and its prodrugs by electroporation. *Eur J Pharm Sci* 2003; **18:** 63–70.
4. Gear RW, *et al.* Dose ratio is important in maximizing naloxone enhancement of nalbuphine analgesia in humans. *Neurosci Lett* 2003; **351:** 5–8.
5. Liu KS, *et al.* Antinociceptive effect of a novel long-acting nalbuphine preparation. *Br J Anaesth* 2004; **92:** 712–15.
6. Woollard M, *et al.* Less IS less: a randomised controlled trial comparing cautious and rapid nalbuphine dosing regimens. *Emerg Med J* 2004; **21:** 362–4.
7. Gordon AT, *et al.* Open-label exploration of an intravenous nalbuphine and naloxone mixture as an analgesic agent following gynecologic surgery. *Pain Med* 2007; **8:** 525–30.

制剂

专利制剂

Arg.: Gobbinal; Naltrox; Nubaina; Onfor; ***Austria:*** Nubain†; ***Braz.:*** Nubain; ***Canad.:*** Nubain; ***Cz.:*** Nubain; ***Ger.:*** Nubain†; ***Gr.:*** Mexifen; Nubain; ***Hong Kong:*** Intapan†; ***Hung.:*** Bufimorf; Nubain†; ***Irl.:*** Lapainol; ***Mex.:*** Bufigen; Bufilem†; Fabitec; Nalcryn; ***NZ:*** Nubain†; ***Philipp.:*** Nubain; Nukaine; ***Port.:*** Nalpain; ***Singapore:*** Nubain; ***Switz.:*** Nubain†; ***Thai.:*** Nubain†; ***USA:*** Nubain†; ***Venez.:*** Bufidol; Nubain†.

Naproxen (*BAN, USAN, rINN*) 萘普生

Naprokseeni; Naproksen; Naproksenas; Naproxén; Naproxène; Naproxeno; Naproxenum; RS-3540. (+)-2-(6-Methoxy-2-naphthyl)propionic acid.

Напроксен

$C_{14}H_{14}O_3$ = 230.3.

CAS — 22204-53-1.

ATC — G02CC02; M01AE02; M02AA12.

ATC Vet — QG02CC02; QM01AE02; QM02AA12.

UNII — 57Y76R9ATQ.

CH3 | COOH | H3CO

Pharmacopoeias. In *Chin., Eur.* (see p.vii), *Jpn,* and *US.*

Ph. Eur. 6.8 (Naproxen) 白色或几乎白色的结晶性粉末。几乎不溶于水；溶于乙醇和甲醇。避光。

USP 33 (Naproxen) 白色至米色、几乎无臭的结晶性粉末。几乎不溶于水；溶于乙醇、无水乙醇和氯仿；略溶于乙醚。贮藏于密闭容器中。

Naproxen Sodium (*BANM, USAN, rINNM*) 萘普生钠

Naproksen Sodyum; Naproxène sodique; Naproxeno sódico; Naproxenum natricum; Natrii Naproxenum; RS-3650.

Натрий Напроксен

$C_{14}H_{13}NaO_3$ = 252.2.

CAS — 26159-34-2.

UNII — 9TN87S3A3C.

Pharmacopoeias. In *Chin., Eur.* (see p.vii), and *US.*

Ph. Eur. 6.8 (Naproxen Sodium) 白色或几乎白色吸湿性结晶粉末。易溶于水；略溶于乙醇；易溶于或溶于甲醇。2%水溶液的 pH 值为 7.0～9.8。贮藏于密闭容器中。避光。

USP 33 (Naproxen Sodium) 白色至奶油色结晶性粉末。溶于水和甲醇；略溶于乙醇；极微溶于丙酮；几乎不溶于氯仿和甲苯。贮藏于密闭容器中。

不良反应和注意事项

参见 **NSAIDs**，第92页。

含萘普生的栓剂可引起直肠刺激和偶发出血。

萘普生慎用于直肠受损的患者，不推荐用于肌酐清除率低于 20ml/min 的患者。

1. Bansal V, *et al.* A look at the safety profile of over-the-counter naproxen sodium: a meta-analysis. *J Clin Pharmacol* 2001; **41:** 127–38.

哺乳 American Academy of Pediatrics[1]声明，没有任何报道称使用萘普生的哺乳母亲的婴儿出现临床效应，因此认为它能用于哺乳妇女。*BNF 59* 也认为分布在乳汁中的萘普生的量很少，不会对乳儿有害。但有些注册药品信息还是推荐在萘普生治疗期间避免哺乳。

一项研究[2]表明，一名母乳喂养的婴儿体内只发现母亲使用萘普生剂量的 0.26%。

1. American Academy of Pediatrics. The transfer of drugs and other chemicals into human milk. *Pediatrics* 2001; **108:** 776–89. [Retired May 2010] Correction. *ibid.*; 1029. Also available at: http://aappolicy.aappublications.org/cgi/content/full/pediatrics%3b108/3/776 (accessed 08/11/07)
2. Jamali F, Stevens DRS. Naproxen excretion in milk and its uptake by the infant. *Drug Intell Clin Pharm* 1983; **17:** 910–11.

对血液的影响 萘普生对血液的不良反应包括溶血性贫血[1,2]、再生障碍性贫血[3]、粒细胞缺乏症[4]和免疫性血小板减少症[5]。

1. Hughes JA, Sudell W. Hemolytic anemia associated with naproxen. *Arthritis Rheum* 1983; **26:** 1054.
2. Lo TCN, Martin MA. Autoimmune haemolytic anaemia associated with naproxen suppositories. *BMJ* 1986; **292:** 1430.
3. McNeil P, *et al.* Naproxen-associated aplastic anaemia. *Med J Aust* 1986; **145:** 53–4.
4. Nygard N, Starkebaum G. Naproxen and agranulocytosis. *JAMA* 1987; **257:** 1732.
5. Bougie D, Aster R. Immune thrombocytopenia resulting from sensitivity to metabolites of naproxen and acetaminophen. *Blood* 2001; **97:** 3846–50.

对心血管系统的影响 对萘普生可能对心血管系统影响的讨论见第92页。

对 CNS 的影响 萘普生治疗时会出现无菌性脑膜炎[1,2]，攻击可能复发，与其他 NSAIDs 有交叉敏感[2]。

有报道，一名症状已控制得很好的帕金森病患者在使用萘普生后出现了病情恶化[3]。这名女性患者在停用萘普生后症状好转，这种作用被再次刺激所证实。英国 CSM 记录了 1 例应用米索前列醇与萘普生复方制剂的患者出现了帕金森综合征，还有 12 例萘普生引起震颤或共济失调的报道。

1. Weksler BB, Lehany AM. Naproxen-induced recurrent aseptic meningitis. *DICP Ann Pharmacother* 1991; **25:** 1183–4.
2. Seaton RA, France AJ. Recurrent aseptic meningitis following non-steroidal anti-inflammatory drugs – a reminder. *Postgrad Med J* 1999; **75:** 771–2.
3. Shaunak S, *et al.* Exacerbation of idiopathic Parkinson's disease by naproxen. *BMJ* 1995; **311:** 422.

对眼的影响 一名使用萘普生的妇女出现了以螺旋样角膜浑浊为典型症状的角膜病，停药后完全缓解[1]。还有报道一名 65 岁患青光眼的妇女使用萘普生后，病情恶化[2]。

关于萘普生对视神经的作用见第92页。

1. Szmyd L, Perry HD. Keratopathy associated with the use of naproxen. *Am J Ophthalmol* 1985; **99:** 598.
2. Fincham JE. Exacerbation of glaucoma in an elderly female taking naproxen sodium: a case report. *J Geriatr Drug Ther* 1989; **3:** 139–43.

对胃肠道的影响 短期和长期使用萘普生最常见的不良反应就是胃肠道不良反应。还报道在 1 例患者中有急性大肠炎[1]。有 7 例发生食管溃疡的报道[2]，可能是由于不正确的服用方法（如没有用水服用或服药后就平躺），但其他的原因不能被排除。

1. Ravi S, *et al.* Colitis caused by non-steroidal anti-inflammatory drugs. *Postgrad Med J* 1986; **62:** 773–6.
2. Kahn LH, *et al.* Over-the-counter naproxen sodium and esophageal injury. *Ann Intern Med* 1997; **126:** 1006.

对肾脏的影响 使用萘普生后发生急性肾衰竭[1]、肾乳头坏死[2,2.3]、间质性肾炎[4]及高钾血症[1]。与其他 NSAIDs 一样，在有某种危险因素如血容不足、利尿药治疗、心衰和既往有肾功能不全的患者中，出现肾不良反应的概率会更大[1]。

1. Todd PA, Clissold SP. Naproxen: a reappraisal of its pharmacology, and therapeutic use in rheumatic diseases and pain states. *Drugs* 1990; **40:** 91–137.
2. Caruana RJ, Semble EL. Renal papillary necrosis due to naproxen. *J Rheumatol* 1984; **11:** 90–1.
3. Kovacevic L, *et al.* Renal papillary necrosis induced by naproxen. *Pediatr Nephrol* 2003; **18:** 826–9.
4. Quigley MR, *et al.* Concurrent naproxen- and penicillamine-induced renal disease in rheumatoid arthritis. *Arthritis Rheum* 1982; **25:** 1016–19.

对肝脏的影响 很少的几例报道称萘普生能导致中度至重度黄疸[1,2]，其中 1 例还与非诺洛芬有类似的反应[2]。

1. Victorino RMM, *et al.* Jaundice associated with naproxen. *Postgrad Med J* 1980; **56:** 368–70.
2. Andrejak M, *et al.* Cross hepatotoxicity between non-steroidal anti-inflammatory drugs. *BMJ* 1987; **295:** 180–1.

对肺的影响 见下文**超敏反应**项下。

对唾液腺的影响 关于萘普生治疗伴有的唾液腺肿大见下文**超敏反应**项下。

对皮肤的影响 萘普生使皮肤出现的反应包括结节性红斑[1]、扁平苔藓[2]、毒性发疹性脓疱病[3]、大疱性皮肤病[4]和固定性药疹[5]。在成人[6~8]和儿童[9,10]中有报道出现以暴露于阳光下的皮肤起泡或脆性增加为特征的光照性皮炎。

萘普生有可能与亚急性皮肤型红斑狼疮的复发相关[11]。

关于使用 NSAIDs 的儿童出现未知原因的面部瘢痕，尤其在使用萘普生后，见 **NSAIDs** 项下，第94页。

1. Grattan CEH, Kennedy CTC. Naproxen induced erythema nodosum. *BMJ* 1984; **288:** 114.
2. Heymann WR, *et al.* Naproxen-induced lichen planus. *J Am Acad Dermatol* 1984; **10:** 299–301.
3. Page SR, Grattan CEH. Pustular reaction to naproxen with cholestatic jaundice. *BMJ* 1986; **293:** 510.
4. Bouldin MB, *et al.* Naproxen-associated linear IgA bullous dermatosis: case report and review. *Mayo Clin Proc* 2000; **75:** 967–70.
5. Leivo T, Heikkila H. Naproxen-induced generalized bullous fixed drug eruption. *Br J Dermatol* 2004; **151:** 232.
6. Howard AM, *et al.* Pseudoporphyria due to naproxen. *Lancet* 1985; **i:** 819–20.
7. Rivers JK, Barnetson RS. Naproxen-induced bullous photodermatitis. *Med J Aust* 1989; **151:** 167–8.
8. Levy ML, *et al.* Naproxen-induced pseudoporphyria: a distinctive photodermatitis. *J Pediatr* 1990; **117:** 660–4.
9. Parodi A, *et al.* Possible naproxen-induced relapse of subacute cutaneous lupus erythematosus. *JAMA* 1992; **268:** 51–2.
10. Lang BA, Finlayson LA. Naproxen-induced pseudoporphyria in patients with juvenile rheumatoid arthritis. *J Pediatr* 1994; **124:** 639–42.
11. Cox NH, Wilkinson DS. Dermatitis artefacta as the presenting feature of auto-erythrocyte sensitization syndrome and naproxen-induced pseudoporphyria in a single patient. *Br J Dermatol* 1992; **126:** 86–9.

超敏反应 早期报道 11 例阿司匹林敏感型哮喘患者在使用 80mg 或更低剂量萘普生后会出现反应（流涕、胸闷、喘息、呼吸困难）[1]。最近，一名对阿司匹林过敏的患者服用单一剂量萘普生后，发生血管性水肿[2]。个别的 NSAIDs 出现超敏反应被认为与这些药物抑制了前列腺素的合成有关（见**阿司匹林**项下，第21页）。超敏反应的发生可能有剂量阈值，低于这个阈值时，没有任何症状。有报道，一名对萘普生稳定耐受 1 年的患者在加大剂量后出现超敏反应[3]。

有报道一种特征是肺嗜酸性细胞浸润的超敏反应在服用萘普生的患者中出现[4,5]。在一名 57 岁的女性患者使用萘普生治疗骨关节炎时出现了急性嗜酸性细胞性肠炎的超敏反应[6]。另一名患者使用萘普生后出现了主要唾液腺双侧肿胀、全身性皮疹及嗜酸性细胞增多，提示可能有超敏反应[7]。一名 62 岁女性患者使用萘普生后出现白细胞破碎性血管炎，伴有外周神经病变和肾炎[8]。

1. Szczeklik A, *et al.* Asthmatic attacks induced in aspirin-sensitive patients by diclofenac and naproxen. *BMJ* 1977; **2:** 231–2.
2. Ghislain P-D, Ghislain E. Oedème de Quincke de la nuque induit par l'acide acétylsalicylique, avec réaction croisée pour le naproxène sodique. *Ann Med Interne (Paris)* 2000; **151:** 227–9.
3. Briscoe-Dwyer L, Etzel JV. Dyspnea and periorbital edema following an increase in naproxen dose. *Ann Pharmacother* 1994; **28:** 1110.
4. Nader DA, Schillaci RF. Pulmonary infiltrates with eosinophilia due to naproxen. *Chest* 1983; **83:** 280–2.
5. Buscaglia AJ, *et al.* Pulmonary infiltrates associated with naproxen. *JAMA* 1984; **251:** 65–6.
6. Bridges AJ, *et al.* Acute eosinophilic colitis and hypersensitivity reaction associated with naproxen therapy. *Am J Med* 1990; **89:** 526–7.
7. Knulst AC, *et al.* Salivary gland swelling following naproxen therapy. *Br J Dermatol* 1995; **133:** 647–9.
8. Schapira D, *et al.* Naproxen-induced leukocytoclastic vasculitis. *Clin Rheumatol* 2000; **19:** 242–4.

帕金森综合征 有 1 例报道，一名有帕金森病的患者在使用萘普生后症状恶化，见上文**对 CNS 的影响**项下。

药物相互作用

与 NSAIDs 有关的药物相互作用，见第94页。

丙磺舒能延缓萘普生的排出，导致其血浆浓度升高。

抗癫痫药 关于萘普生对丙戊酸蛋白结合率的影响，见第487页。

药动学

萘普生和萘普生钠易从胃肠道吸收。服用萘普生钠和萘普生后分别在 1～2h 和 2～4h 达血浆浓度峰值。食物能减少吸收率但不会影响总量。萘普生和萘普生钠也易从直肠吸收。治疗剂量的萘普生超过 99％与血浆蛋白结合。每日剂量低于 500mg 时，血中药物浓度随剂量增加而成比例地升高，剂量再大时，由于血浆蛋白饱和而出现清除率的增加。萘普生能扩散入滑膜液，能穿过胎盘及少量分布到乳汁中。萘普生血浆消除半衰期为 12～17h。约 95％的药物以萘普生原形、6-*O*-去甲萘普生及它们的结合物形式从尿中排出。少于 5％的药物从粪中排出。

1. Bruno R, *et al.* Naproxen kinetics in synovial fluid of patients with osteoarthritis. *Br J Clin Pharmacol* 1988; **26:** 41–4.
2. Bertin P, *et al.* Sodium naproxen: concentration and effect on inflammatory response mediators in human rheumatoid synovial fluid. *Eur J Clin Pharmacol* 1994; **46:** 3–7.
3. Davies NM, Anderson KE. Clinical pharmacokinetics of naproxen. *Clin Pharmacokinet* 1997; **32:** 268–93.
4. Bowalgaha K, *et al.* S-Naproxen and desmethylnaproxen glucuronidation by human liver microsomes and recombinant human UDP-glucuronosyltransferases (UGT): role of UGT2B7 in the elimination of naproxen. *Br J Clin Pharmacol* 2005; **60:** 423–33.

用途和用法

萘普生是丙酸的衍生物，是一种 NSAID（第94页）。

萘普生用于肌肉骨骼和关节的疾病，如强直性脊柱炎、骨关节炎和类风湿关节炎包括青少年特发性关节炎。也可用于痛经及包括偏头痛在内的头痛、术后疼痛、软组织疾病、急性痛风，并能退热。萘普生通常以游离酸或钠盐的形式口服给药。注册药品信息中的剂量在各自制剂中是以游离酸或钠盐的形式表示的，然而下面所给的剂量只是以相当于游离酸的量表示。每 550mg 萘普生钠相当于约 500mg 萘普生。

治疗**风湿病**时，萘普生或萘普生钠的常用剂量相当于每日 500mg～1g 萘普生，1 次给予或分 2 次给予。美国注册药品信息称，若有必要，能耐受低剂量萘普生的患者可在 6 个月内将剂量增加到每日 1.5g。关于儿童用量，见下文。

在如痛经和急性肌肉骨骼疾病的**其他疼痛**的处置中，通常的起始剂量等量于 500mg 萘普生，然后每 6～8h 给予 250mg，直到首日后的最大剂量达 1.25g，以后每日 1g。

在治疗**急性痛风**时，最初的剂量等量于 750mg 的萘普生，随后每 8h 给予 250mg。

在治疗**偏头痛**时，当出现预示着即将发作的首次症状时，给予等量于 750mg 的萘普生，如有必要，可在至少半小时后再给予 250～500mg，每日的最高剂量为 1250mg。见下文预防**头痛**的推荐剂量。

萘普生也能直肠给药，剂量与口服给药相似。

萘普生也以哌嗪、氨基丁醇、赖氨酸盐、西曲铵萘普生的形式给药。为防止出现 NSAIDs 引起的消化性溃疡，萘普生可与米索前列醇（第1912页）或兰索拉唑（第1660页）合用，或与埃索美拉唑（第 1650 页）共同组成缓释制剂使用。

1. Todd PA, Clissold SP. Naproxen: a reappraisal of its pharmacology, and therapeutic use in rheumatic diseases and pain states. *Drugs* 1990; **40:** 91–137.
2. Curran MP, Wellington K. Delayed-release lansoprazole plus naproxen. *Drugs* 2004; **64:** 1915–19.
3. Derry C, *et al.* Single dose oral naproxen and naproxen sodium for acute postoperative pain in adults. Available in The Cochrane Database of Systematic Reviews; Issue 9. Chichester: John Wiley; 2009 (accessed 18/09/09).

儿童用法 治疗青少年特发性关节炎时，美国注册药品信息推荐 2 岁及以上儿童，每日口服萘普生约 10mg/kg，分 2 次服用。在英国，此剂量被允许用于 5 岁以上儿童。另外，更高剂量也可使用：*BNFC 2009* 建议 2～18 岁的儿童，每日剂量可用到 15mg/kg（每日最大剂量 1g）。

用于肌骨骼关节疾病和痛经引起的疼痛和炎症时，*BNFC 2009* 建议 1 月龄至 18 岁的儿童，口服 5mg/kg，每日 2 次（最大量为每日 1g）。

头痛 各种类型的头痛包括偏头痛（第587页）及紧张性头痛（第588页）在出现症状时，首先考虑使用的药物是如萘普生这样的 NSAIDs。在开始出现症状时就使用 NSAIDs 能有效地缓解偏头痛的急性发作[1,7]。与一种曲坦类药物合用，可产生额外的益处，含琥珀酸舒马曲坦和萘普生钠的制剂（*Treximet*；*GlaxoSmithKline*，*USA*）已可应用[2,3]。NSAIDs 似乎对于预防偏头痛有效，尽管一般倾向于用普萘洛尔。研究表明萘普生钠 550mg（相当于 500mg 萘普生），每日 2 次能减少偏头痛发作的次数[4~6]。

1. Treves TA, *et al.* Naproxen sodium versus ergotamine tartrate in the treatment of acute migraine attacks. *Headache* 1992; **32:** 280–2.
2. Winner P, *et al.* Twelve-month tolerability and safety of sumatriptan-naproxen sodium for the treatment of acute migraine. *Mayo Clin Proc* 2007; **82:** 61–8.
3. Brandes JL, *et al.* Sumatriptan-naproxen for acute treatment of migraine: a randomized trial. *JAMA* 2007; **297:** 1443–54.
4. Sargent J, *et al.* A comparison of naproxen sodium to propranolol hydrochloride and a placebo control for the prophylaxis of migraine headache. *Headache* 1985; **25:** 320–4.
5. Welch KMA, *et al.* Successful migraine prophylaxis with naproxen sodium. *Neurology* 1985; **35:** 1304–10.
6. Sances G, *et al.* Naproxen sodium in menstrual migraine prophylaxis: a double-blind placebo controlled study. *Headache* 1990; **30:** 705–9.
7. Suthisisang CC, *et al.* Meta-analysis of the efficacy and safety of naproxen sodium in the acute treatment of migraine. *Headache* 2010; **50:** 808–18.

恶性肿瘤 一些 NSAIDs 如萘普生可能对鉴别诊断肿瘤发热有效[1~4]，因为它们减少肿瘤发热比对抗感染引起的发热更有效。然而，萘普生用于诊断肿瘤发热的可靠性受到质疑[5]。在一组含 72 名患者的研究中，萘普生可使 55％肿瘤发热患者的体温下降，而对其他情况引起的发热，则降低 38％。计算得出试验的敏感性为 55％，特异性为 62％，作者认为数值太低而不可靠。

1. Chang JC, Gross HM. Neoplastic fever responds to the treatment of an adequate dose of naproxen. *J Clin Oncol* 1985; **3:** 552–8.
2. Azeemuddin SK, *et al.* The effect of naproxen on fever in children with malignancies. *Cancer* 1987; **59:** 1966–8.
3. Economos K, *et al.* The effect of naproxen on fever in patients with advanced gynecologic malignancies. *Gynecol Oncol* 1995; **56:** 250–4.
4. Cunha BA, *et al.* Fever of unknown origin (FUO) caused by multiple myeloma: the diagnostic value of the Naprosyn test. *Heart Lung* 2006; **35:** 358–62.
5. Vanderschueren S, *et al.* Lack of value of the naproxen test in the differential diagnosis of prolonged febrile illnesses. *Am J Med* 2003; **115:** 572–5.

制剂

BP 2010: Gastro-resistant Naproxen Tablets; Naproxen Oral Suspension; Naproxen Suppositories; Naproxen Tablets;
USP 33: Naproxen Delayed-Release Tablets; Naproxen Oral Suspension; Naproxen Sodium Tablets; Naproxen Tablets.

专利制剂

Arg.: Aleve; Alidase; Bumaflex N; Congex; Debril; Fabralgina; Fadalivio; Flaxvan; Flogocefal†; Keldor; Melgar; Monarit; Mox; Naprofidex; Naprogen; Naprontag; Naprux; Neuralprona†; Sicadentol Plus†; Tundra; Veradol†; ***Austral.:*** Anaprox; Chemists Own Period Pain; Crysanal; Femme Free†; Inza; Naprogesic; Naprosyn; Proxen; ***Austria:*** Aleve; Miranax; Naprobene; Nycopren†; Proxen; ***Belg.:*** Aleve; Apranax; Naproflam; Naprosyne; ***Braz.:*** Flanax; Napronax; Naprosyn; Naprox; ***Canad.:*** Anaprox; Apo-Napro-Na; Naprelan; Naprosyn; Novo-Naprox; Nu-Naprox; ***Chile:*** Atac; Deucoval; Eurogesic; Flogotone; Inveoxel†; Naprogesic; Triox NF; ***Cz.:*** Aleve; Emoxen; Nalgesin; Naprobene†; Naprosyn†; Napsyn†; ***Denm.:*** Bonyl; Miranax†; Naprosyn†; ***Fin.:*** Alpoxen; Eox; Miranax; Naprometin; Napromex; Naprosyn†; Naxopren†; Pronaxen; ***Fr.:*** Aleve; Apranax; Naprosyne; ***Ger.:*** Alacetan NNA; Aleve; Dolormin mit Naproxen; Dysmenalgit; Mobilat Schmerztabletten mit Naproxen; prodolor†; Proxen; ***Gr.:*** Anaprox; Anexopen; Momendol; Naprosyn; Nopron; Nycopren-E; ***Hong Kong:*** Apo-Napro-Na†; Inza; Naprorex; Naprosyn†; Napxen†; Noflam-N; Soden; ***Hung.:*** Aleve; Apranax; Napmel; Naprosyn; ***India:*** Artagen; Easy Dayz; Naprosyn; Xenobid; ***Indon.:*** Naxen†; Synflex†; Xenifar; ***Irl.:*** Gerinap; Naprosyn; Synflex†; ***Israel:*** Naproxi; Narocin; Naxyn; Point; ***Ital.:*** Aleve; Algonapril†; Aperdan†; Floginax; Floxalin†; Gibixen†; Gynestrel; Laser; Momendol; Naprius; Naprocet; Naprorex†; Naprosyn; Neo Eblimon; Nitens; Prexan; Proxagol; Synalgo; Synflex; Ticoflex†; Uninapro; Xenar†; ***Malaysia:*** Apo-Napro-Na; Inza†; Safrosyn S; Seladin; Sunprox; Synflex; ***Mex.:*** Actiquim; Analgen; Anapsyl†; Arsenal; Arxen; Atiflan†; Bioxan; Bixen; Dafloxen; Deflamox; Diferbest; Dolxen; Donaprox; Edem; Fagofen; Faraxen; Flanax; Flavoxen; Flaxendol; Flogen; Fuxen; Inflanox; Iqfasol; Kenaprox†; Lixogan†; Luzapren; Messelxen; Naflapen; Napoxol; Naprodil†; Nasocan†; Navixen†; Naxen; Naxopaar; Neonaxil; Novaxen; Pactens; Praxedol; Profaxen; Pronat; Pronax-P†; Pronaxil; Pronoxen; Propional; Proxalin; Proxem†; Saluprant†; Sertrixen; Sodixen; Tandax; Tanizona; Unirelaxed†; Vantin; Velsay; ***Neth.:*** Aleve; Momendol; Naprelan; Naprocoat†; Naprovite; Nycopren†; ***Norw.:*** Alpoxen†; Ledox; Napren; Naprosyn; ***NZ:*** Naprogesic; Naprosyn; Naxen; Noflam; Sonaflam; Synflex; ***Philipp.:*** Alpron; Flacidon; Flanax; Naflax; Napoxen; Naprelan†; Naprosyn; Sanomed; Skelan; ***Pol.:*** Aleve; Anapran; Apo-Napro; Boloxen; Emochol†; Natrax; Tarproxen; ***Port.:*** Momendol; Naprocet; Naprosyn; Reuxen; ***Rus.:*** Nalgesin (Налгезин); ***S.Afr.:*** Acusprain†; Aleve; Fibroxyn†; Nafasol; Napflam; Naprosyn†; Synflex; Traumox†; ***Singapore:*** Aleve; Apo-Napro-Na; Inza; Naprosyn; Noflam-N†; Nuprafen; Seladin; Soden; Soproxen; Synflex; Zynal†; ***Spain:*** Aleve†; Aliviomas; Antalgin; Denaxpren; Lundiran; Momen; Naprosyn; Naproval†; Tacron; ***Swed.:*** Alpoxen; Eox; Naprosyn; Pronaxen; ***Switz.:*** Aleve; Apranax; Nycopren†; Proxen; ***Thai.:*** Annoxen; Buproxen; Naproflex; Naprosian; Naprosyn; Napsen; Narzen†; Nasin; Naxene; Polyxen; Proxen; Serviproxan†; Sonap; Soproxen; Synflex; Synogin; U-Proxyn; Vinsen; ***Turk.:*** A-Nox; Aleve; Anaprotab; Apraljin†; Apranax; Aprol; Apromed; Aprowell; Armanaks; Atren; Bonmin; Exvile; Femidolor; Floneks; Inaprol; Kapnax; Karoksen; Mednap; Naponal; Napradol; Napren; Naprodev; Naprodex; Naprosyn; Naprotab; Opraks; Relokap; Romaksen; Romatim; Rumazolidin; Seroksen; Synax; Syndol; ***UK:*** Arthroxen; Feminax Ultra; Napratec; Naprosyn; Synflex; ***Ukr.:*** Cefecon N (Цефекон Н); Nalgesin (Налгезин); Promax (Промакс); ***USA:*** Aleve; Anaprox; Naprelan; Naprosyn; Prevacid NapraPAC; Vimovo; ***Venez.:*** Apranax†; Synaprosyn†.

多组分制剂

Arg.: Naprontag Flex; Naprux Disten; Papasine; ***Ital.:*** Momendol; ***Mex.:*** Analgen Forte; Arsenal Compuesto; Arxen Compositum; Bifardol; Blocacid; Brax; Bremol; Caridoxen; Caxidol; Contraxen; Dafloxen-F; Decosil; Deflamox Plus; Dolotandax; Drunen; Farxen; Febrax; Fiverdol; Flaxenol; Flucol†; Grifed; Kensedal; Movex; Naprodil Plus†; Naxodol; Nedoxal; Neorpan Plus; Onexmol; Pensodil; Polet; Profenlax; Proxalin Plus; Raxenol; Reucortil; Somalgesic; Taxenan†; Ulpafie-N; Velsay-S Compuesto; Viplus; Xenorac's; ***Rus.:*** Cefecon N (Цефекон Н); Pentalgin-N (Пенталгин-Н); ***USA:*** Treximet.

Nefopam Hydrochloride (*BANM*, *USAN*, *rINNM*) 盐酸奈福泮

Benzoxazocine; Fenazoxine; Hidrocloruro de nefopam; Néfopam, Chlorhydrate de; Nefopami Hydrochloridum; R-738. 3,4,5,6-Tetrahydro-5-methyl-1-phenyl-1*H*-2,5-benzoxazocine hydrochloride.

Нефопама Гидрохлорид

$C_{17}H_{19}NO,HCl = 289.8$.

CAS — 13669-70-0 (nefopam); 23327-57-3 (nefopam hydrochloride).

ATC — N02BG06.

ATC Vet — QN02BG06.

UNII — 685J48E13W.

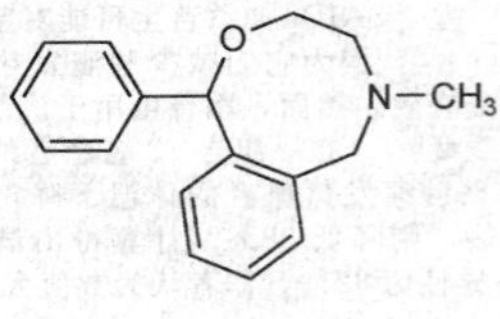

(nefopam)

Pharmacopoeias. In *Chin.*

不良反应和处置

奈福泮的不良反应包括胃肠道紊乱（如恶心和呕吐）、出汗、嗜睡、失眠、尿潴留、眩晕、低血压、震颤、感觉异常、心悸、头晕、神经过敏、意识错乱、视物模糊、头痛、口干、昏厥、血管性水肿、过敏反应及心动过速。欣快、幻觉和抽搐也偶有报道，尿液会短暂变粉红。过量使用的症状包括 CNS 和心血管毒性。

不良反应发生率 French Pharmacovigilance System 报道[1]称，从 1995 年 1 月至 2004 年 12 月共收到 324 例有关应用奈福泮引起的不良反应报道。报道最多的反应有：出汗（15）、恶心（10）、心动过速（8）、不适（6）及呕吐（5）。意外的反应包括：幻觉（11）、意识错乱（11）、皮肤反应如红斑（7）、瘙痒（4）和荨麻疹（3）以及过敏反应［包括过敏性休克（4）和血管性水肿（2）］。过敏反应发生在术后给予奈福泮不久。有 1 例致死性抽搐的病例，无过量应用的报道（但见下文）。

1. Durrieu G, *et al.* French Network of Pharmacovigilance Centers. Overview of adverse reactions to nefopam: an analysis of the French Pharmacovigilance database. *Fundam Clin Pharmacol* 2007; **21:** 555–8.

对泌尿系统的影响 1989 年 1 月，英国 CSM[1] 报道，53 例使用奈福泮的病例出现尿潴留或排尿延迟、尿流小或尿滴漏的症状，有 1 例病例有前列腺炎病史。

1. CSM. Nefopam hydrochloride (Acupan). *Current Problems 24* 1989.

过量 曾有过量使用奈福泮致死的报道[1~4]，一篇报道[1]也提供 9 例其他患者在常规支持疗法后能抢救过来的详情。

1. Piercy DM, *et al.* Death due to overdose of nefopam. *BMJ* 1981; **283:** 1508–9.
2. Urwin SC, Smith HS. Fatal nefopam overdose. *Br J Anaesth* 1999; **83:** 501–2.
3. Tracqui A, *et al.* Fatal overdosage with nefopam (Acupan®). *J Anal Toxicol* 2002; **26:** 239–43.
4. Kerr DE, Fletcher AK. Fatal nefopam overdose. *Emerg Med J* 2010; **27:** 407–8.

注意事项

奈福泮禁用于有惊厥性疾病史的患者。慎用于老年人和青光眼、尿潴留或肝肾功能损伤的患者。

滥用 有报道 3 例有慢性疼痛史的患者滥用肠道外奈福泮，其中 2 例患者出现精神兴奋样症状，如激动、急躁和暴力行为。也观察到抗胆碱效应。3 例患者均出现精神依赖，2 例试图停用奈福泮的患者出现了戒断症状。

1. Villier C, Mallaret MP. Nefopam abuse. *Ann Pharmacother* 2002; **36:** 1564–6.

哺乳 哺乳妇女使用奈福泮没有发现对乳儿产生不良反应，American Academy of Pediatrics 因此认为母乳喂养时可使用奈福泮[1]。

5 名哺乳母亲侧切术后使用奈福泮镇痛的研究表明，母乳中奈福泮的浓度与血中浓度相等[2]，按体重计算，母乳喂养的婴儿只接受母体剂量的不足 3%。

1. American Academy of Pediatrics. The transfer of drugs and other chemicals into human milk. *Pediatrics* 2001; **108:** 776–89. [Retired May 2010] Correction. *ibid.*; 1029. Also available at: http://aappolicy.aappublications.org/cgi/content/full/pediatrics%3b108/3/776 (accessed 10/10/06)
2. Liu DTY, *et al.* Nefopam excretion in human milk. *Br J Clin Pharmacol* 1987; **23:** 99–101.

药物相互作用

不建议使用 MAOIs 的患者使用奈福泮，也慎用于使用三环类抗抑郁药的患者。奈福泮的不良反应可能加重了这些药物的抗毒蕈碱作用或拟交感神经活性。

药动学

奈福泮从胃肠道吸收。口服后 1～3h 和肌注后约 1h 达血浆浓度峰值。约 73% 与血浆蛋白结合。奈福泮可分布进入乳汁。消除半衰期约为 4h。主要经尿液广泛代谢和排泄，少于 5% 的药物以原形排出。约 8% 经粪便排出。

用途和用法

盐酸奈福泮是非阿片类镇痛药，尽管其作用机制未明，但推测作用部位在中枢。它也有一定的抗毒蕈碱和拟交感神经作用。盐酸奈福泮用于缓解中度的急性和慢性疼痛。口服的常用剂量为 30～90mg，每日 3 次，推荐的起始剂量为 60mg（或老年患者 30mg），每日 3 次。盐酸奈福泮也可以 20mg 肌内注射，如有必要每 6h 重复一次。注射时建议患者平躺且注射后保持平躺 15～20min。奈福泮也可以每 4h 20mg、每日最大剂量 120mg 缓慢静脉注射。

呃逆 两个病例系列[1,2]共包含 10 名患者的分析表明，对标准处理无效的呃逆在静脉给予奈福泮后停止。治疗难治性呃逆见氯丙嗪项下，第947页。

1. Bilotta F, Rosa G. Nefopam for severe hiccups. *N Engl J Med* 2000; **343:** 1973–4.
2. Bilotta F, *et al.* Nefopam for refractory postoperative hiccups. *Anesth Analg* 2001; **93:** 1358–60.

疼痛 系统性综述认为很少或无证据证实奈福泮作为镇痛药在控制术后疼痛方面的应用是恰当的[1,2]。

1. Evans MS, *et al.* Nefopam for the prevention of postoperative pain: quantitative systematic review. *Br J Anaesth* 2008; **101:** 610–17.
2. Kakkar M, *et al.* Single dose oral nefopam for acute postoperative pain in adults. Available in The Cochrane Database of Systematic Reviews; Issue 3. Chichester: John Wiley; 2009 (accessed 28/07/10).

寒战 奈福泮是预防术后寒战（第1700页）的药物之一。

1. Bilotta F, *et al.* Nefopam and tramadol for the prevention of shivering during neuraxial anesthesia. *Reg Anesth Pain Med* 2002; **27:** 380–4.
2. Piper SN, *et al.* A comparison of nefopam and clonidine for the prevention of postanaesthetic shivering: a comparative, double-blind and placebo-controlled dose-ranging study. *Anaesthesia* 2004; **59:** 559–64.
3. Bilotta F, *et al.* Nefopam or clonidine in the pharmacologic prevention of shivering in patients undergoing conscious sedation for interventional neuroradiology. *Anaesthesia* 2005; **60:** 124–8.

制剂

专利制剂

Belg.: Acupan; **Fr.:** Acupan; **Ger.:** Silentan†; **Gr.:** Leoplexamin; Pallopikeron; **Irl.:** Acupan; **Ital.:** Oxadol†; **NZ:** Acupan; **Rus.:** Oxadol (Оксадол); **UK:** Acupan.

Nepafenac (*USAN*, *rINN*) 奈帕芬胺

AHR-9434; AL-6515; Népafénac; Nepafenaco; Nepafenacum. 2-(2-Amino-3-benzoylphenyl)acetamide.

Непафенак

$C_{15}H_{14}N_2O_2 = 254.3$.

CAS — 78281-72-8.

ATC — S01BC10.

ATC Vet — QS01BC10.

UNII — 0J9L7J6V8C.

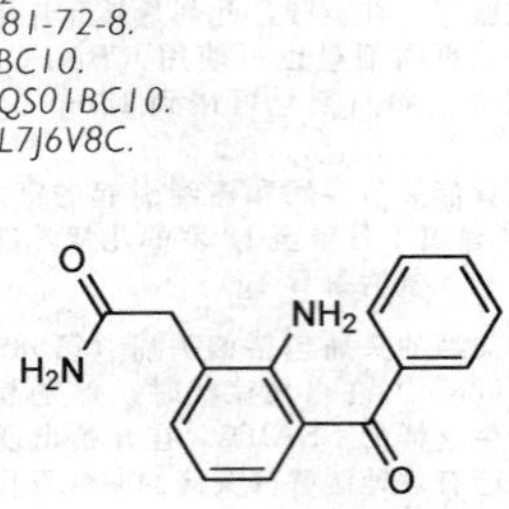

简介

奈帕芬胺是氨芬酸的前药，是一种 NSAID（第92页）。用于治疗白内障术后的疼痛和炎症。含 0.1% 奈帕芬胺的混悬型滴眼剂在术前一天和术后 2 周滴眼，每日 3 次。如有必要，可最多用 3 周。术前 30～120min 需额外滴眼。

1. Colin J, Paquette B. Comparison of the analgesic efficacy and safety of nepafenac ophthalmic suspension compared with diclofenac ophthalmic solution for ocular pain and photophobia after excimer laser surgery: a phase II, randomized, double-masked trial. *Clin Ther* 2006; **28:** 527–36.
2. Lane SS. Nepafenac: a unique nonsteroidal prodrug. *Int Ophthalmol Clin* 2006; **46:** 13–20.
3. Lane SS, *et al.* Nepafenac ophthalmic suspension 0.1% for the prevention and treatment of ocular inflammation associated with cataract surgery. *J Cataract Refract Surg* 2007; **33:** 53–8. Correction. *ibid.*; 564.

制剂

专利制剂

Arg.: Nevanac; **Chile:** Nevanac; **Cz.:** Nevanac; **Gr.:** Nevanac; **Irl.:** Nevanac; **Malaysia:** Nevanac; **Mex.:** Nevanac; **Philipp.:** Nevanac; **Port.:** Nevanac; **Thai.:** Nevanac; **UK:** Nevanac; **USA:** Nevanac.

Nicoboxil (*rINN*) 烟波克昔

Butoxyethyl Nicotinate; Nicoboxilo; Nicoboxilum. 2-Butoxyethyl nicotinate.

Никобоксил

$C_{12}H_{17}NO_3 = 223.3$.

CAS — 13912-80-6.

UNII — GSD5B9US0W.

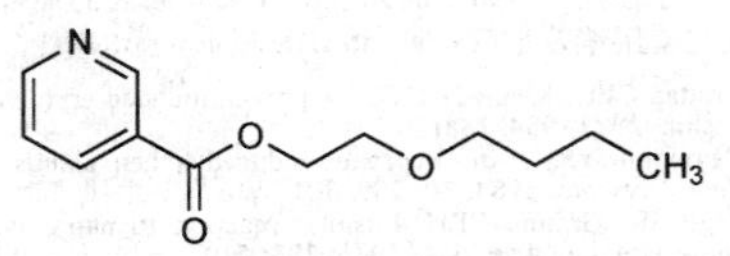

简介

烟波克昔是局部用作发赤药的一种烟酸制剂，在治疗寻常性痤疮的某些局部制剂中也用到。

制剂

多组分制剂 **Austral.:** Finalgon; **Austria:** Finalgon; **Ger.:** Finalgon; **Gr.:** Finalgon; **Ital.:** Anti-Acne; **Port.:** Finalgon; **Rus.:** Betalgon (Беталгон); Betanicomylon (Бетаникомилон); Finalgon (Финалгон); **Spain:** Finalgon†; **UK:** Actinac†; **Ukr.:** Finalgon (Финалгон).

Nicomorphine Hydrochloride (*BANM*, *rINNM*) 盐酸尼可吗啡

Hidrocloruro de nicomorfina; Nicomorphine, Chlorhydrate de; Nicomorphini Hydrochloridum. 3,6-Di-*O*-nicotinoylmorphine hydrochloride; (−)-(5*R*,6*S*)-4,5-Epoxy-9a-methylmorphin-7-en-3,6-diyl dinicotinate hydrochloride.

Никоморфина Гидрохлорид

$C_{29}H_{25}N_3O_5,HCl = 532.0$.

CAS — 639-48-5 (nicomorphine); 12040-41-4 (nicomorphine hydrochloride); 35055-78-8 (nicomorphine xHCl).

ATC — N02AA04.

ATC Vet — QN02AA04.

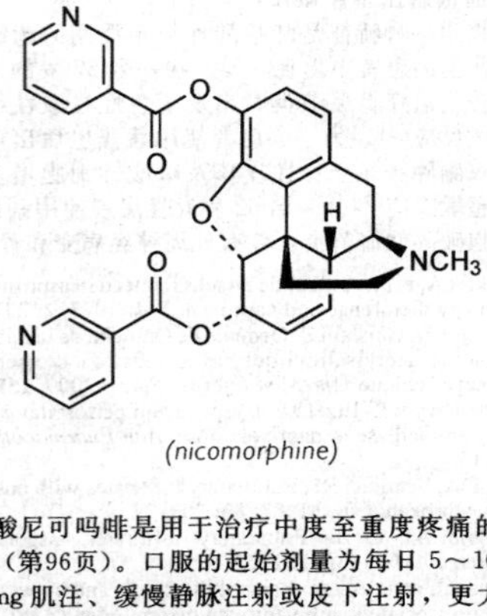

(nicomorphine)

简介

盐酸尼可吗啡是用于治疗中度至重度疼痛的阿片类镇痛药（第96页）。口服的起始剂量为每日 5～10mg，或 10～20mg 肌注、缓慢静脉注射或皮下注射，更大剂量也可使用。也可直肠给药，常用剂量为每日 10～20mg。

1. Koopman-Kimenai PM, *et al.* Pharmacokinetics of intravenously administered nicomorphine and its metabolites in man. *Eur J Anaesthesiol* 1993; **10:** 125–32.
2. Koopman-Kimenai PM, *et al.* Rectal administration of nicomorphine in patients improves biological availability of morphine and its glucuronide conjugates. *Pharm World Sci* 1994; **16:** 248–53.
3. Koopman-Kimenai PM, *et al.* The bioavailability of intramuscularly administered nicomorphine (Vilan) with its metabolites and their glucuronide conjugates in surgical patients. *Int J Clin Pharmacol Ther* 1995; **33:** 442–8.

制剂

专利制剂

Austria: Vilan; **Denm.:** Vilan; **Neth.:** MorZet; Vilan†; **Switz.:** Vilan.

Niflumic Acid (*rINN*) 尼氟酸

Acide niflumique; Ácido niflúmico; Acidum niflumicum; UP-83. 2-(ααα-Trifluoro-*m*-toluidino)nicotinic acid.

Нифлумовая Кислота

$C_{13}H_9F_3N_2O_2$ = 282.2.

CAS — 4394-00-7.

ATC — M01AX02; M02AA17.

ATC Vet — QM01AX02; QM02AA17.

UNII — 4U5MP5IUD8.

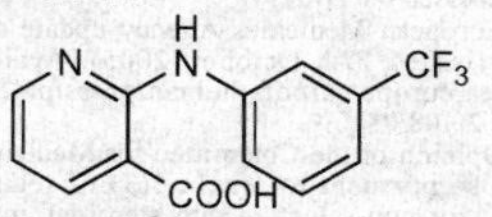

Pharmacopoeias. In *Eur.* (see p.vii).

Ph. Eur. 6. 8 (Niflumic Acid) 灰白色结晶性粉末。几乎不溶于水；溶于乙醇和甲醇；易溶于甲苯。

不良反应、处置和注意事项

参见 **NSAIDs**，第92页。

长期使用有报道发生氟化物相关骨病。当出现皮肤超敏反应时，应停用尼氟酸。

对皮肤的影响 意大利的一项有关儿童急诊的病例-对照研究[1]表明，使用尼氟酸或它的衍生物吗尼氟酯后出现严重的皮肤反应的比值比为 4.9。考虑到这个数值及有更安全的药物，作者认为尼氟酸没有在儿童使用的适应证。然而，在一项 193727 名年龄在 0～14 岁的儿童的大型定群研究[2]中，发现与其他 NSAIDs 或对乙酰氨基酚相比，尼氟酸并不会引起更高的黏膜皮肤反应。后一项研究的作者认为由于在年龄或适应证方面没有调整，之前研究的结论可能是混乱的。

1. Menniti-Ippolito F, *et al.* Niflumic acid and cutaneous reactions in children. *Arch Dis Child* 2001; **84:** 430–1.
2. Sturkenboom M, *et al.* Incidence of mucocutaneous reactions in children treated with niflumic acid, other nonsteroidal antiinflammatory drugs, or nonopioid analgesics. Abstract: *Pediatrics* 2005; **116:** 212.
   Full version: http://pediatrics.aappublications.org/cgi/content/full/116/1/e26 (accessed 08/11/07)

用途和用法

尼氟酸是烟酸的衍生物，是一种 NSAID（第 94 页），用于治疗炎症和肌肉骨骼和关节疾病，常用剂量约为 250mg，每日 3 次或 4 次口服，对于严重疾病每日可用的最高剂量为 1500mg，也可以 3% 的膏剂或软膏剂或 2.5% 的凝胶形式局部使用。吗尼氟酯（第 83页）有相似用途。

甘氨酰氨尼氟酸在炎性口腔疾病中局部使用。

制剂

专利制剂

Arg.: Flogovital; **Belg.:** Niflugel; Nifluril†; **Cz.:** Niflugel; Nifluril†; **Fr.:** Flunir†; Niflugel; Nifluril; **Gr.:** Livomex; Myoskelet; Niflamol; Novopone; Radiogen; Sariu; **Hung.:** Donalgin; **Ital.:** Niflam; **Port.:** Nifluril; **Rus.:** Donalgin (Доналгин); **Spain:** Niflactol.

多组分制剂 **Arg.:** Flogodisten.

Nimesulide (*BAN, rINN*) 尼美舒利

Nimesulid; Nimesulida; Nimesulidas; Nimésulide; Nimesulidi; Nimesulidinum; Nimesulidum; Nimeszulid; R-805. 4′-Nitro-2′-phenoxymethanesulphonanilide.

Нимесулид

$C_{13}H_{12}N_2O_5S$ = 308.3.

CAS — 51803-78-2.

ATC — M01AX17; M02AA26.

ATC Vet — QM01AX17.

UNII — V4TKW1454M.

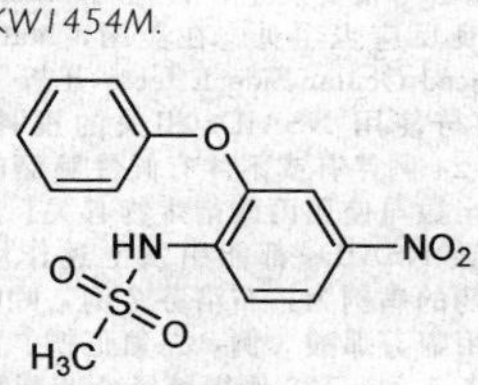

Pharmacopoeias. In *Eur.* (see p.vii).

Ph. Eur. 6. 8 (Nimesulide) 浅黄色结晶性粉末。呈多晶型。几乎不溶于水；微溶于无水乙醇；易溶于甲苯。

简介

尼美舒利是一种选择性抑制 COX-2 的 NSAID（第 92 页）。解热、抗炎镇痛的口服最大剂量为 100mg，每日 2 次；治疗急性疼痛、骨关节炎和痛经时，口服剂量可增至 100mg，每日 2 次；由于有肝毒性的报道，此药在欧盟使用的最长时限为 15 天（见下文**不良反应**项下）。直肠给药的剂量为 200mg，每日 2 次；或在扭伤和肌腱炎的对症处理时以 3% 凝胶局部用药。

尼美舒利倍他环糊精（尼美舒利倍他环糊精混合物）用法相似。

1. Bennett A, *et al.* Nimesulide: a multifactorial therapeutic approach to the inflammatory process? A 7-year clinical experience. *Drugs* 1993; **46:** (suppl 1): 1–283.
2. Senna GE, *et al.* Nimesulide in the treatment of patients intolerant of aspirin and other NSAIDs. *Drug Safety* 1996; **14:** 94–103.
3. Vizzardi M, *et al.* Nimesulide beta cyclodextrin (nimesulide-betadex) versus nimesulide in the treatment of pain after arthroscopic surgery. *Curr Ther Res* 1998; **59:** 162–71.
4. Bernareggi A. Clinical pharmacokinetics of nimesulide. *Clin Pharmacokinet* 1998; **35:** 247–74.
5. Shah AA, *et al.* Selective inhibition of COX-2 in humans is associated with less gastrointestinal injury: a comparison of nimesulide and naproxen. *Gut* 2001; **48:** 339–46.
6. Nüing RM, *et al.* Pathogenetic role of cyclooxygenase-2 in hyperprostaglandin E syndrome/antenatal Bartter syndrome: therapeutic use of the cyclooxygenase-2 inhibitor nimesulide. *Clin Pharmacol Ther* 2001; **70:** 384–90.

不良反应 尽管*血小板减少症*是 HIV 患者常见的症状，但一组研究者仍认为他们的 1 名 HIV 患者出现血小板减少症是由于使用尼美舒利造成的[1]。

也有报道尼美舒利会导致*肝中毒*[2～4]，自发报道称，尼美舒利比其他 NSAIDs 发生肝中毒的危险性更大[4]。1997～2001 年在意大利进行了一项队列研究，该研究包括 400000 名使用 NSAIDs 的患者，发现尼美舒利发生的肝中毒是其他 NSAIDs 的 1.3 倍，发生严重肝损伤是其他 NSAIDs 的 1.9 倍[5]。严重的肝毒性的报道导致了 2002 年在芬兰和西班牙中止了尼美舒利的上市批准。EMEA 也对这个问题进行了综述[6]，并在 2004 年报道称，尼美舒利的风险受益比率仍是有利的；然而他们建议将尼美舒利的适应证限定在用全身给药的方式治疗急性疼痛、痛经和骨关节炎；用局部给药的方式治疗扭伤和肌腱炎。EMEA 也建议口服剂量的最大值减到 100mg，每日 2 次。随后，在 2007 年 5 月，爱尔兰监管当局认识到尼美舒利肝毒性的问题，将其撤市[7]。从 1995 年批准上市以来，尼美舒利共发生了 53 例涉及肝毒性不良反应的报道，其中 9 例肝衰竭，这 9 例中，3 例死亡，6 例接受肝移植；并且还有 1 例其他的与肝有关的死亡发生。撤市事件也促使 EMEA 进行了另一项综述[8]，结果表明全身给药的尼美舒利的风险受益比率仍是有利的；然而，因为多数的肝脏反应出现在用药的 2 周后，因此建议使用尼美舒利的最长时限为 15 天。

有报道，口服尼美舒利后出现*脓疱性皮肤病*（急性泛发性脓疱性皮炎）[9,10]。也可见*固定性药疹*[11]。

1 名婴儿在*误食* 8 倍每日推荐剂量的过量尼美舒利后出现低血压和低体温[12]，该患儿在用活性炭洗胃和支持治疗后恢复。

1. Pasticci MB, *et al.* Nimesulide, thrombocytopenic purpura, and human immunodeficiency virus (HIV) infection. *Ann Intern Med* 1990; **112:** 233–4.
2. McCormick PA, *et al.* COX 2 inhibitor and fulminant hepatic failure. *Lancet* 1999; **353:** 40–1.
3. Sbeit W, *et al.* Nimesulide-induced acute hepatitis. *Ann Pharmacother* 2001; **35:** 1049–52.
4. Maciá MA, *et al.* Hepatotoxicity associated with nimesulide: data from the Spanish pharmacovigilance system. *Clin Pharmacol Ther* 2002; **72:** 596–7.
5. Traversa G, *et al.* Cohort study of hepatotoxicity associated with nimesulide and other non-steroidal anti-inflammatory drugs. *BMJ* 2003; **327:** 18–22.
6. EMEA. CPMP opinion following an article 31 referral: nimesulide containing medicinal products (issued 7th May, 2004). Available at: http://www.ema.europa.eu/pdfs/human/referral/nimesulide/172404en.pdf (accessed 08/04/10)
7. Irish Medicines Board. Immediate suspension of the marketing of medicines containing nimesulide (issued 15th May, 2007). Available at: http://www.imb.ie/EN/Safety--Quality/Advisory-Warning--Recall-Notices/Human-Medicines/Nimesulide-Suspension.aspx?page=1¬icetypeid=-1&year=2007 (accessed 08/11/07)
8. EMEA. Questions and answers on the CHMP recommendation on nimesulide-containing medicines (issued 21st September, 2007). Available at: http://www.emea.europa.eu/pdfs/human/opinion/43098807en.pdf (accessed 08/11/07)
9. Lateo S, Boffa MJ. Localized toxic pustuloderma associated with nimesulide therapy confirmed by patch testing. *Br J Dermatol* 2002; **147:** 624–5.
10. Teixeira M, *et al.* Acute generalized exanthematous pustulosis induced by nimesulide. *Dermatol Online J* 2006; **12:** 20. Available at: http://dermatology.cdlib.org/126/case_presentations/agep/teixeira.html (accessed 08/11/07)
11. Malheiro D, *et al.* Nimesulide-induced fixed drug eruption. *Allergol Immunopathol (Madr)* 2005; **33:** 285–7.
12. Yapakci E, *et al.* Hypoglycaemia and hypothermia due to nimesulide overdose. *Arch Dis Child* 2001; **85:** 510.

妊娠 1 名在妊娠 26～32 周服用尼美舒利作为抗分娩药的母亲生出的新生儿出现了不可逆性的*晚期肾衰竭*[1]。其他也有报道称尼美舒利与新生儿肾衰竭有关[2]。在一些病例中发现，10 名其母亲在妊娠前 3 个月自行使用过尼美舒利的新生儿中出现*动脉导管早闭*，而导致*持续的肺动脉高压*[3]。

1. Peruzzi L, *et al.* Neonatal end-stage renal failure associated with maternal ingestion of cyclo-oxygenase-type-2 selective inhibitor nimesulide as tocolytic. *Lancet* 1999; **354:** 1615. Correction. *ibid.* 2000; **355:** 238.
2. Balasubramaniam J. Nimesulide and neonatal renal failure. *Lancet* 1999; **355:** 575.
3. Paladini D, *et al.* Severe ductal constriction in the third-trimester fetus following maternal self-medication with nimesulide. *Ultrasound Obstet Gynecol* 2005; **25:** 357–61.

早产 有早产史的孕妇使用尼美舒利替代吲哚美辛来延迟分娩（第1903页），在妊娠 16～34 周给药，停药 6 天后成功分娩[1]，对胎儿的肾功能或动脉导管没有不良反应。作者认为，胎儿的前列腺素主要是由 COX-1 合成的，因此选择性 COX-2 抑制药尼美舒利比其他的非选择性 NSAIDs 对胎儿的不良反应要小。然而，在一项小规模研究中，尼美舒利、吲哚美辛和舒林酸三者对胎儿的短期作用是相同的[2]。

有关孕期使用尼美舒利的孕妇生出的新生儿的不良反应见上文。

1. Sawdy R, *et al.* Use of a cyclo-oxygenase type-2-selective non-steroidal anti-inflammatory agent to prevent preterm delivery. *Lancet* 1997; **350:** 265–6.
2. Sawdy RJ, *et al.* A double-blind randomized study of fetal side effects during and after the short-term maternal administration of indomethacin, sulindac, and nimesulide for the treatment of preterm labor. *Am J Obstet Gynecol* 2003; **188:** 1046–51.

制剂

专利制剂

Arg.: Aldoron; Flogovital NF; Virobron; **Austria:** Aulin; Mesulid†; **Belg.:** Mesulid; **Braz.:** Antiflogil†; Arflex; Cimelide; Deflogen; Deltaflan; Fasulide; Flogilid†; Inflalid; Maxsulid; Neosulida; Nimalgex†; Nimedalin†; Nimeflan†; Nimesilam; Nimesubal; Nimesulin; Nimesulix; Nimesulon; Nisalgen†; Nisoflan; Nisuflex†; Nisulid; Optaflan†; Scaflam; Scalid; Sintalgin; **Chile:** Ainex†; Doloc; Nimepast; Nimesyl; Nimex†; Nisulid; Nisural; **Cz.:** Aulin; Coxtral; Mesulid; Nimed; Nimesil; **Fin.:** Nimed†; **Fr.:** Nexen; **Gr.:** Aflogen; Alencast; Algosulid; Algover; Amocetin; Aulin; Auromelid; Bioxidol; Chemisulide; Cliovyl; Discorid; Dolostop; Edrigyl; Elinap; Erlecit; Fladalgin; Flogostop; G-Revm; Kartal; Lalide; Lasazin; Lemesil†; Lizepat; Londopon; Lovirem; Melicate; Melimont; Mesilex; Mesulid; Mesupon; Min-A-Pon; Mosuolit; Multiformil; Myxina; Naofid; Neo-Lemesil; Niberan; Nimegel; Nimelide; Nimesul; Omnibus; Rhemid; Ristolzit; Ritamine; Rolaket; Scaflam; Specilid; Sudinet; Tranzicalm; Ventor; Volonten; **Hong Kong:** Mesulid; Nidol; Nimm; **Hung.:** Mesulid; Nidol; Nimelid; Xilox; **India:** Beta Nicip; Mesulid; Nicip; Nilide; Nimcet; Nimfast; Nimica; Nimodol; Nimulid; Nimusyp; Nimutab; Nimvista; Nise; Nizer; Willgo; **Indon.:** Amid†; Aulin†; Nicox†; Nimed; Nimost†; Sohoflam†; Ximede; **Irl.:** Aulin; Mesine†; Mesulid; **Israel:** Mesulid; **Ital.:** Algimesil; Algolider; Antalgo†; Areuma; Aulin; Delfos; Dimesul; Doloxtren†; Domes; Edemax†; Efridol; Erreflog; Eudolene; Fansidol†; Fansulide; Flolid; Idealid†; Isodol; Ledolid†; Ledoren; Mesulid; Migraless†; Nerelid; Nide†; Nimedex; Nimenol; Nimesil†; Nimesulene; Nims; Noalgos†; Noxalide†; Oronime; Pantames; Remov; Resulin†; Solving; Sulidamor; Sulide; **Malaysia:** Nidol†; **Mex.:** Apolide; Cargesprol; Defam; Degorflan; Dexlin; Eskaflam; Fenoxil; Flamide; Flamozin; Igrexa; Inim; Lesiden; Lusemin; Medani; Meliden; Mesulid†; Minus; Nidolin; Nilden; Nimepis; Nizurin; Quidofril; Redaflam; Severin; Sidel; Sindel; Sulidek; Sulidol-GB; Sundir; Ul-Flam; **Philipp.:** Aulin†; Flamesul†; Mesulid†; Nidolid†; Sorinit†; Sulidin; **Pol.:** Aulin; Coxtral; Minesulin; Nimesil; **Port.:** Aulin; Donulide; Genlide; Jabasulide; Nilmide; Nimalge; Nimartin; Nimed; Nimesulene; Reumolide; Sulidor; Sulimed; Vitolide; **Rus.:** Actasulid (Актасулид); Aponil (Апонил); Coxtral (Кокстрал); Nimesil (Нимесил); Nimica (Нимика); Nimulid (Нимулид); Nise (Найз); **Singapore:** Nidol†; Nise†; **Switz.:** Aulin; Nisulid; **Thai.:** Emdon; Nemil-Os; Neptide; Nidol; Nilide; Nimes†; Nimill; Nimind; Nimlide; Nimo; Nimulid; Veedol; **Turk.:** Coxulid; Mesulid†; Motival; Nimelid; Nimes; Sulidin; **Ukr.:** Mesulid (Месулид)†; Nimesil (Нимесил); Nise (Найз); Remesulid (Ремесулид); Remisid (Ремисид); **Venez.:** Ainex; Aulin; Drexel; Nimecox; Nimelid; Nimepirex†; Niprolide†; Nise†; Normosilen†; Reduben; Scaflan.

多组分制剂 **Arg.:** Mio Aldoron; Mio-Virobron; **India:** Cipzen N; Niciflex-T; Nicip Cold; Nicip D; Nicip MR; Nicip Plus; Nicip Supergel; Nicip T; Nicispas; Nimica Plus; Nimulid MR; Nimulid Nugel; Nimulid SP; Nimvista Plus; **Mex.:** Amoxiclide; Zitroflam; **Ukr.:** Nizer (Найзер).

Nonivamide (*rINN*) 诺香草胺

Nonivamida; Nonivamidum; Noniwamid; Nonylvanillamide; PAVA; Pelargonyl Vanillylamide; Pseudocapsaicin. *N*-Vanillylnonamide; *N*-[(4-Hydroxy-3-methoxyphenyl)methyl]nonanamide.

Нонивамид

$C_{17}H_{27}NO_3$ = 293.4.

CAS — 2444-46-4.

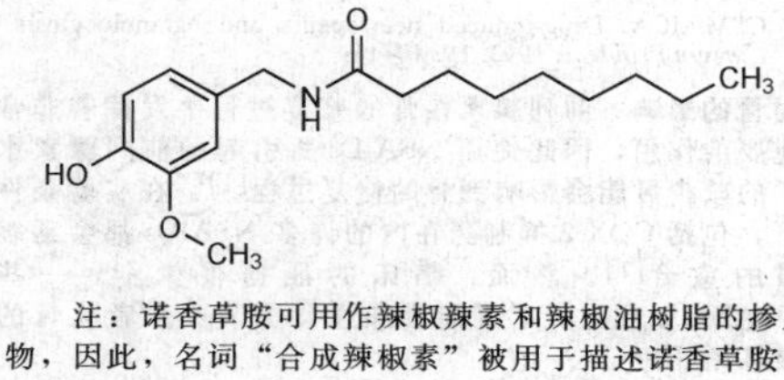

注：诺香草胺可用作辣椒辣素和辣椒油树脂的掺入物，因此，名词“合成辣椒素”被用于描述诺香草胺。

简介

诺香草胺是辣椒辣素（第31页）的合成类似物，用在缓解肌肉和风湿痛的局部制剂中。

诺香草胺还用作食物调味剂和执法及自卫使用的胡椒喷剂。

制剂

专利制剂

Austria: ABC Hydrogel-Warmepflaster; ***Ger.:*** Gothaplast Capsicum-Warmepflaster; Hansaplast ABC Warme-Pflaster Sensitive†.

多组分制剂 ***Austral.:*** Finalgon; ***Austria:*** Finalgon; Rubriment; ***Cz.:*** Capsicolle; Pain Expeller†; ***Ger.:*** Finalgon; Rheumasalbe†; Rubriment; ***Gr.:*** Finalgon; ***Port.:*** Finalgon; ***Rus.:*** Betalgon (Беталгон); Betanicomylon (Бетаникомилон); Capsicam (Капсикам); Finalgon (Финалгон); ***Spain:*** Finalgon†; ***Switz.:*** Histalgane; Radalgin; Thermocutan†; ***Thai.:*** Ammeltz; ***Ukr.:*** Finalgon (Финалгон).

Nonsteroidal Anti-inflammatory Drugs 非甾体抗炎药

AINE; AINS; Fármacos antiinflamatorios no esteroideos; NSAIDs; NSAI'ler.

НПВП; НПВС; НСПВП; Нестероидные Противовоспалительные Препараты

不良反应和处置

NSAIDs最常见的不良反应是胃肠道紊乱，如胃肠道不适、恶心和腹泻，通常这种反应是轻微和可逆的，也有一些患者出现消化性溃疡和严重的胃肠出血。通常认为 COX-1 抑制药与 NSAIDs 的胃肠不良反应关系密切，选择性 COX-2 抑制药能改善胃肠道的耐受。

CNS的不良反应包括头痛、眩晕、头晕、神经质、耳鸣、抑郁、嗜睡和失眠。超敏反应偶发，包括发热、血管性水肿、支气管痉挛和疹。肝中毒和无菌性脑膜炎虽然罕见，但也属于超敏反应。一些患者还会出现视觉障碍。

NSAIDs对血液系统的不良反应包括贫血、血小板减少、嗜中性白细胞减少症、嗜酸性红细胞增多和粒细胞缺乏症。不像阿司匹林那样，其他 NSAIDs 抑制血小板聚集是可逆的。

一些 NSAIDs 还引起肾毒性，如间质性肾炎和肾病综合征。NSAIDs 可加重肾衰竭，尤其是有肾损伤病史的患者。还可引起血尿。在老年人中可引起体液潴留，极个别的加重心衰。长期或滥用包括 NSAIDs 在内的镇痛药，与肾病的发生有关。

在易感患者中，可能发生液体潴留，但很少引起心衰。NSAIDs 其他的心血管不良反应，包括选择性地抑制 COX-2，将在下文详细讨论。

其他不良反应包括光过敏。齿槽炎、肺嗜酸性细胞增多、胰腺炎、Stevens-Johnson 综合征和中毒性表皮坏死松解症是其他罕见的不良反应。还曾有引起和加重肠炎的报道。

关于具体 NSAIDs 不良反应的细节见各自的专题。

不良反应发生率 关于 NSAIDs 的相对毒性一直存在分歧[1]。曾试图根据在不同系统的毒性将其分类[2]。选择性 COX-2 抑制药的毒性也被综述[3]。更多细节详见专题。

1. Skeith KJ, *et al.* Differences in NSAID tolerability profiles: fact or fiction? *Drug Safety* 1994; **10:** 183–95.
2. CSM/MCA. Relative safety of oral non-aspirin NSAIDs. *Current Problems* 1994; **20:** 9–11.
3. Chaiamnuay S, *et al.* Risks versus benefits of cyclooxygenase-2-selective nonsteroidal antiinflammatory drugs. *Am J Health-Syst Pharm* 2006; **63:** 1837–51.

对血液的影响 英国 CSM 提供了 1963 年 7 月到 1993 年 1 月间接收的发生粒细胞缺乏和中性粒细胞减少的报道资料[1]，研究了几种药物，其中 NSAIDs 发生粒细胞缺乏 133 例（45 例死亡），发生中性粒细胞减少 187 例（15 例死亡）。保泰松发生的概率最大，有粒细胞缺乏 74 例（39 例死亡）及中性粒细胞减少 40 例（4 例死亡）。

1. CSM/MCA. Drug-induced neutropenia and agranulocytosis. *Current Problems* 1993; **19:** 10–11.

对骨的影响 前列腺素在骨的修复过程中发挥着非常重要的作用，因此使用 NSAIDs 所引起的前列腺素水平的减少可能会影响到骨的修复过程[1]。在实验条件下，包括 COX-2 抑制药在内的许多 NSAIDs 都会延缓骨的愈合[1]。然而，临床的证据很少[2]。一些 NSAIDs 如吲哚美辛可能会加速骨关节炎患者软骨的破坏率[3,4]。

1. Harder AT, An YH. The mechanisms of the inhibitory effects of nonsteroidal anti-inflammatory drugs on bone healing: a concise review. *J Clin Pharmacol* 2003; **43:** 807–15.
2. Glassman SD, *et al.* The effect of postoperative nonsteroidal anti-inflammatory drug administration on spinal fusion. *Spine* 1998; **23:** 834–8.
3. Rashad S, *et al.* Effect of non-steroidal anti-inflammatory drugs on the course of osteoarthritis. *Lancet* 1989; **ii:** 519–22.
4. Huskisson EC, *et al.* Effects of antiinflammatory drugs on the progression of osteoarthritis of the knee. *J Rheumatol* 1995; **22:** 1941–6.

对心血管系统的影响 *血压* 一项包括 771 名患者的 50 个关于 NSAIDs 对血压影响的随机试验研究的荟萃分析表明，NSAIDs 会升高平均卧位血压 5mmHg[1]。吡罗昔康、吲哚美辛和布洛芬升血压的作用最强，但只有吡罗昔康的变化有统计学差异。阿司匹林、舒林酸和氟比洛芬对血压的作用最小，噻洛芬酸、双氯芬酸和萘普生的作用居中。对血压的升高在接受过抗高血压治疗的患者中更明显。NSAIDs对抗 β 受体阻滞药和血管扩张药的作用强于对抗利尿药。更早的一项荟萃分析也有类似结果[2]。1324 名使用 NSAIDs 的患者平均动脉血压升高在使用吲哚美辛、萘普生或吡罗昔康的高血压患者中更明显，尽管只有吲哚美辛和萘普生的结果有显著性差异。阿司匹林和舒林酸对平均动脉压的作用最小。

在老年患者中使用 NSAIDs 时，可能有必要进行抗高血压治疗[3]。一项研究[3]表明，在 9411 名 65 岁或以上的刚开始抗高血压治疗的老年患者中，41% 在 1 年前使用过 NSAIDs，而 9629 名未进行抗高血压治疗的对照患者中此比例只有 26%。

1. Johnson AG, *et al.* Do nonsteroidal anti-inflammatory drugs affect blood pressure? *Ann Intern Med* 1994; **121:** 289–300.
2. Pope JE, *et al.* A meta-analysis of the effects of nonsteroidal anti-inflammatory drugs on blood pressure. *Arch Intern Med* 1993; **153:** 477–84.
3. Gurwitz JH, *et al.* Initiation of antihypertensive treatment during nonsteroidal anti-inflammatory drug therapy. *JAMA* 1994; **272:** 781–6.

心衰 最近还有报道，在老年患者中使用 NSAIDs 能增加发生心衰的危险[1]。一项病例对照研究[2]发现，1 周前使用过 NSAIDs 者发生心衰入院的概率增加 1 倍，在有心脏病史者中此危险增加 10 倍。研究也表明药物的剂量大和血中半衰期长与发生心衰的危险增加相关。

1. Bleumink GS, *et al.* Nonsteroidal anti-inflammatory drugs and heart failure. *Drugs* 2003; **63:** 525–34.
2. Page J, Henry D. Consumption of NSAIDs and the development of congestive heart failure in elderly patients: an underrecognised public health problem. *Arch Intern Med* 2000; **160:** 777–84.

血栓事件 在选择性 COX-2 抑制药问世以来，人们越来越关注，因为在使用这些选择性 COX-2 抑制药的患者会有发生诸如心肌梗死和卒中等血栓事件的危险，许多管理机构在持续地对此危险性进行综述。随后的临床研究数据表明，COX-2 抑制药会轻度增加血栓事件的危险性，因此，导致了全球范围内的罗非考昔（第114页）和伐地考昔（第126页）的撤市。对于仍在使用的选择性 NSAIDs 而言，限制性规则也有所加强（详见**塞来考昔**，第33页）。

对使用这些选择性 COX-2 抑制药的患者会增加发生血栓事件的关注可能也适用于非选择性 NSAIDs。在对当时已有的数据进行综述后，FDA[1]在 2005 年 4 月报道非选择性 NSAIDs 也有潜在增加心血管事件的危险。2005 年 8 月，英国 CSM 建议，任何非选择性 NSAIDs 的心血管事件危险性都很低，且与长期和大剂量使用有关[2]，因此建议不修改当前的适应证。几个月后，欧盟的 EMEA 对该建议表示赞同[3]。然而，新的信息不断地获得，EMEA 在 2006 年 10 月更新了它的建议[4]。基于包括 MEDAL 计划[5]及其他几项重要的流行病学综述的数据[6~8]，有如下几点：

- 从 MEDAL 计划得到的结果建议*双氯芬酸*（150mg，每日 1 次）血栓事件的危险类似于艾托考昔（60mg 或 90mg，每日 1 次）；但是此前，更多问题需要考虑。
- 基于研究和流行病学证据，双氯芬酸，特别是高剂量（150mg，每日 1 次），可能与血栓事件危险性增加有关。
- 临床研究数据建议高剂量*布洛芬*（2.4g，每日 1 次）与血栓事件危险增加有关；然而，总体上，流行病学研究不支持危险增加与低剂量布洛芬（1.2g，每日 1 次，或更低）有关。
- *萘普生*（1g，每日 1 次）可能比 COX-2 抑制药的血栓事件危险性更低，但小的危险性不能排除；总体上，没有心脏保护作用的证据。
- 对于所有*其他非选择性* NSAIDs，没有足够数据评价血栓危险，进而危险增加不能排除；当采用高剂量和长时间治疗时，小的绝对危险增加似乎是很可能的。

2009 年 2 月，英国 CHM 报道[9]称，最近的 2 项流行病学研究[10,11]的结果支持所有的 NSAIDs 均增加心血管事件的危险，且与患者的原有的心血管危险因子或使用 NSAIDs 的时间无关；然而，健康人使用 NSAIDs 而出现心血管事件的危险性很低。American Heart Association [12]也发布了有关 NSAIDs 的心血管作用的声明，建议 NSAIDs 可减少阿司匹林的心脏保护作用，见**阿司匹林**的**药物相互作用**项下，第23页。

1. FDA. FDA announces series of changes to the class of marketed non-steroidal anti-inflammatory drugs (NSAIDs) (issued 7th April, 2005). Available at: http://www.fda.gov/bbs/topics/news/2005/NEW01171.html (accessed 08/11/07)
2. CSM. Cardiovascular safety of NSAIDs: review of evidence. Message from Professor G Duff, Chairman of CSM (issued August 2005). Available at: http://www.mhra.gov.uk/home/idcplg?IdcService=GET_FILE&dDocName=con1004303&RevisionSelectionMethod=Latest (accessed 08/11/07)
3. EMEA. European Medicines Agency update on non-selective NSAIDs (issued 17th October, 2005). Available at: http://www.emea.europa.eu/pdfs/human/press/pr/29896405en.pdf (accessed 29/08/08)
4. EMEA. Opinion of the Committee for Medicinal Products for Human Use pursuant to article 5(3) of regulation (EC) no 726/2004, for non-selective non steroidal anti-inflammatory drugs (NSAIDs) (issued 18th October, 2006). Available at: http://www.emea.europa.eu/pdfs/human/opinionGen/nsaids.pdf (accessed 08/11/07)
5. Cannon CP, *et al.* Cardiovascular outcomes with etoricoxib and diclofenac in patients with osteoarthritis and rheumatoid arthritis in the Multinational Etoricoxib and Diclofenac Arthritis Long-term (MEDAL) programme: a randomised comparison. *Lancet* 2006; **368:** 1771–81.
6. Kearney PM, *et al.* Do selective cyclo-oxygenase-2 inhibitors and traditional non-steroidal anti-inflammatory drugs increase the risk of atherothrombosis? Meta-analysis of randomised trials. *BMJ* 2006; **332:** 1302–8.
7. Hernández-Díaz S, *et al.* Non-steroidal antiinflammatory drugs and the risk of acute myocardial infarction. *Basic Clin Pharmacol Toxicol* 2006; **98:** 266–74.
8. McGettigan P, Henry D. Cardiovascular risk and inhibition of cyclooxygenase: a systematic review of the observational studies of selective and nonselective inhibitors of cyclooxygenase 2. *JAMA* 2006; **296:** 1633–44.
9. MHRA/CHM. Non-steroidal anti-inflammatory drugs: cardiovascular risk. *Drug Safety Update* 2009; **2** (7): 3–4. Available at: http://www.mhra.gov.uk/Publications/Safetyguidance/DrugSafetyUpdate/CON038625 (accessed 24/09/09)
10. García Rodríguez LA, *et al.* Role of dose potency in the prediction of risk of myocardial infarction associated with nonsteroidal anti-inflammatory drugs in the general population. *J Am Coll Cardiol* 2008; **52:** 1628–36.
11. Fosbøl EL, *et al.* Risk of myocardial infarction and death associated with the use of nonsteroidal anti-inflammatory drugs (NSAIDs) among healthy individuals: a nationwide cohort study. *Clin Pharmacol Ther* 2009; **85:** 190–7.
12. Antman EM, *et al.* Use of nonsteroidal antiinflammatory drugs: an update for clinicians—a scientific statement from the American Heart Association. *Circulation* 2007; **115:** 1634–42.

对 CNS 的影响 一篇综述[1]中提到，在使用 NSAIDs 的患者中，头痛、听力丧失和耳鸣是最常见的 CNS 的不良反应。使用 NSAIDs 如萘普生、舒林酸或托美丁的患者还偶有发生无菌性脑膜炎的报道，但这种情况在系统性红斑狼疮的患者使用布洛芬后最常出现（第62页）。

有关精神病的报道很罕见[1,2]，多见于吲哚美辛或舒林酸，但有人认为这种情况的出现被低估了，在使用吲哚美辛的老年人中更典型[1]。

选择性 COX-2 抑制药也有 CNS 不良反应的报道[2]。

NSAIDs 对老年人认知力下降的影响尚不清楚。NSAIDs 与老年患者记忆的减退和注意力的缺失有关[1,3]，尤其在使用大剂量时[4]。然而，一些作者也报道了长期使用 NSAIDs 也许能减缓认知力减退的速度或发展为阿尔茨海默病的危险（也见下文**用途和用法**项下**痴呆**）。

1. Hoppmann RA, *et al.* Central nervous system side effects of nonsteroidal anti-inflammatory drugs: aseptic meningitis, psychosis, and cognitive dysfunction. *Arch Intern Med* 1991; **151:** 1309–13.
2. Onder G, *et al.* NSAID-related psychiatric adverse events: who is at risk? *Drugs* 2004; **64:** 2619–27.
3. Saag KG, *et al.* Nonsteroidal antiinflammatory drugs and cognitive decline in the elderly. *J Rheumatol* 1995; **22:** 2142–7.
4. Karplus TM, Saag KG. Nonsteroidal anti-inflammatory drugs and cognitive function—do they have a beneficial or deleterious effect? *Drug Safety* 1998; **19:** 427–33.

对电解质的影响 见下文**对肾脏的影响**项下。

对眼的影响 如视物模糊这样的视觉不良反应在使用 NSAIDs 的患者中很少发生，其他与 NSAIDs 有关的眼部的严重不良反应也罕见。在美国，National Registry of Drug-Induced Ocular Side Effects 分析了 144 例他们收到的可能与使用 NSAIDs 相关的视神经反应的报道[1]，其中 24 例伴有或不伴有假性脑瘤的视盘水肿病例中，超过半数与使用丙酸衍生物有关，对这些数据的分析表明多数 NSAIDs 都能引发上述作用，但概率很低，具体个药的病例为：布洛芬 7 例，吲哚美辛和萘普生各 5 例，甲氯芬那酸 3 例，二氟尼柳、酮洛芬、舒林酸和托美丁各 1 例。120 例视神经炎或球后神经炎的病例中约三分之二也与丙酸衍生物有关，具体个药的病例为：布洛芬 43 例，萘普生 17 例，吲哚美辛 9 例，苯噁洛芬 8 例，保泰松 8 例，吡罗昔康 8 例，佐美酸 7 例，舒林酸6例，非诺洛芬5例，羟布宗3例，甲氯芬那酸2例，托美丁2例，二氟尼柳1例，酮洛芬1例。

选择性COX-2抑制药也有眼部不良反应的报道[2]。

某些NSAIDs如双氯芬酸和酮咯酸在眼局部使用有发生严重角膜毒性的报道（第44页）。

1. Fraunfelder FT, *et al.* Possible optic nerve side effects associated with nonsteroidal anti-inflammatory drugs. *J Toxicol Cutan Ocul Toxicol* 1994; **13:** 311–16.
2. Coulter DM, *et al.* Celecoxib, rofecoxib, and acute temporary visual impairment. *BMJ* 2003; **327:** 1214–15.

对生育的影响 长期使用NSAIDs的妇女有出现可逆性不孕的报道[1~3]。由于前列腺素参与排卵，因此认为NSAIDs可能通过抑制COX-2来损害排卵。有妊娠打算的妇女应避免使用NSAIDs。

1. Mendonça LLF, *et al.* Non-steroidal anti-inflammatory drugs as a possible cause for reversible infertility. *Rheumatology (Oxford)* 2000; **39:** 880–2.
2. Norman RJ. Reproductive consequences of COX-2 inhibition. *Lancet* 2001; **358:** 1287–8.
3. Stone S, *et al.* Nonsteroidal anti-inflammatory drugs and reversible female infertility: is there a link? *Drug Safety* 2002; **25:** 545–51.

对胃肠道的影响 NSAIDs能导致出现临床症状的胃肠道损伤，增加发生上消化道出血和穿孔的危险，尽管这种严重并发症及死亡出现的概率不大。NSAIDs还能损伤远端小肠和结肠[1~3]。

其中复杂的**机制**还未完全被阐明，通常认为COX-1抑制药导致出现了胃肠毒性，选择性COX-2的抑制药比传统的NSAIDs发生的胃肠毒性低（见下文）[4~8]。局部和全身使用NSAIDs都能损伤胃黏膜[5]。局部用药的影响是pH依赖的，且各药的差异很大。全身用药的影响是不依赖pH的，任何给药途径均可发生，且个体差异小，一般认为是与COX-1抑制相关。

发生上消化道毒性的**危险因素**中最主要的是老年人、消化道溃疡或胃肠出血史及同时使用皮质激素[9]。初步研究的结果表明儿童的危险性也会增加[10]。幽门螺杆菌感染能加重发生溃疡的危险，但感染根除后，患者的危险性仍然很高[11]。治疗时间的长短不会影响发生严重事件的危险性。一项队列研究[12]发现，在使用NSAIDs治疗的全程中发生胃肠出血或穿孔的危险性恒定，一旦停药则危险性迅速下降[13]。

几项研究[14~17]中讨论了口服NSAIDs对上消化道的**相对毒性**及这些药物的分级[18~22]。英国CSM[20]检查了7种口服非阿司匹林NSAIDs的10项流行病学研究，也检查了他们收到的关于NSAIDs对胃肠作用的自发报道。CSM总结如下：

- 阿扎丙宗发生胃肠反应的危险最高；
- 布洛芬最低（但这可能与剂量有关，见下文）；
- 吡罗昔康、酮洛芬、吲哚美辛、萘普生和双氯芬酸居中，这其中吡罗昔康又比其他中度毒性的NSAIDs相对高些。

CSM后来的最新资料也证实了这些发现[23]。

EMEA也通过流行病学研究及药品不良反应自愿报告的数据，综述了NSAIDs相关的胃肠毒性[22]。已有的证据表明，相比双氯芬酸、依托度酸、布洛芬、吲哚美辛、美洛昔康、萘丁美酮、萘普生、尼美舒利而言，吡罗昔康与酮洛芬出现胃肠毒性的危险更大，尤其在大剂量使用时。尽管有少许的证据表明吲哚美辛及萘普生比双氯芬酸和布洛芬的胃肠毒性稍大些，但其他的NSAIDs没有定论。作为这个综述的结果，EMEA进行了有关吡罗昔康的风险受益比率的评价，并随后对其全身使用做出了限制（第112页）。

一篇系统性综述对照流行病学研究后发现，NSAIDs的使用与胃出血或穿孔的入院治疗相关[24]，布洛芬对胃的低毒性似乎主要与其临床用量低有关，若将其剂量增加，那么与吲哚美辛和萘普生的危险性相当。阿司匹林与其他NSAIDs在严重胃损伤方面的比较见第21页。

对照试验的结果证实**选择性**COX-2**抑制药**比传统的NSAIDs发生严重胃肠反应（如出血、穿孔和梗阻）的概率低[25]（也可详见第34页**塞来考昔**项下）。但是，由于在无消化道溃疡病史的患者中，这些反应的发病危险较低，因此对所有需要NSAIDs的患者开出选择性COX-2抑制药的处方受到质疑，特别受到关注的是其心血管反应（见上文*血栓事件*）。在英国，选择性COX-2抑制药只限制于心血管状况良好的患者以及给予非选择性COX-2抑制药后出现严重胃肠问题风险极高的患者。高危人群包括老年患者、已经接受胃毒性药物的患者以及有胃肠病的患者。

局部应用NSAIDs可能会引起胃肠毒性，这一点已引起关注。但是一项病例对照研究[26]推断，局部应用不会引起明显的上消化道出血及穿孔。

除了选择使用胃肠毒性危险较低的NSAIDs，其他用于**预防或治疗**NSAIDs相关性溃疡的方法在对消化性溃疡病的治疗部分进行讨论（第1624页）。

1. Kwo PY, Tremaine WJ. Nonsteroidal anti-inflammatory drug-induced enteropathy: case discussion and review of the literature. *Mayo Clin Proc* 1995; **70:** 55–61.
2. Gleeson MH, *et al.* Non-steroidal anti-inflammatory drugs, salicylates, and colitis. *Lancet* 1996; **347:** 904–5.
3. Evans JMM, *et al.* Non-steroidal anti-inflammatory drugs are associated with emergency admission to hospital for colitis due to inflammatory bowel disease. *Gut* 1997; **40:** 619–22.
4. Hayllar J, Bjarnason I. NSAIDs, Cox-2 inhibitors, and the gut. *Lancet* 1995; **346:** 521–2.
5. Bjorkman DJ. Nonsteroidal anti-inflammatory drug-induced gastrointestinal injury. *Am J Med* 1996; **101** (suppl 1A): 25S–32S.
6. Soll A. Pathogenesis of nonsteroidal anti-inflammatory drug-related upper gastrointestinal toxicity. *Am J Med* 1998; **105** (suppl 5A): 10S–16S.
7. Hawkey CJ. COX-2 inhibitors. *Lancet* 1999; **353:** 307–14. Correction. *ibid.*; 1440. [dose]
8. Wolfe MM, *et al.* Gastrointestinal toxicity of nonsteroidal anti-inflammatory drugs. *N Engl J Med* 1999; **340:** 1888–99.
9. Seager JM, Hawkey CJ. ABC of the upper gastrointestinal tract: indigestion and non-steroidal anti-inflammatory drugs. *BMJ* 2001; **323:** 1236–9.
10. Mulberg AE, *et al.* Identification of nonsteroidal antiinflammatory drug-induced gastroduodenal injury in children with juvenile rheumatoid arthritis. *J Pediatr* 1993; **122:** 647–9.
11. Pounder RE. Helicobacter pylori and NSAIDs—the end of the debate? *Lancet* 2002; **358:** 3–4.
12. MacDonald TM, *et al.* Association of upper gastrointestinal toxicity of non-steroidal anti-inflammatory drugs with continued exposure: cohort study. *BMJ* 1997; **315:** 1333–7.
13. Mellemkjaer L, *et al.* Upper gastrointestinal bleeding among users of NSAIDs: a population-based cohort study in Denmark. *Br J Clin Pharmacol* 2002; **53:** 173–81.
14. Kaufman DW, *et al.* Nonsteroidal anti-inflammatory drug use in relation to major upper gastrointestinal bleeding. *Clin Pharmacol Ther* 1993; **53:** 485–94.
15. García Rodríguez LA, Jick H. Risk of upper gastrointestinal bleeding and perforation associated with individual non-steroidal anti-inflammatory drugs. *Lancet* 1994; **343:** 769–72.
16. Langman MJS, *et al.* Risks of bleeding peptic ulcer associated with individual non-steroidal anti-inflammatory drugs. *Lancet* 1994; **343:** 1075–8.
17. Lewis SC, *et al.* Dose–response relationships between individual nonaspirin nonsteroidal anti-inflammatory drugs (NANSAIDs) and serious upper gastrointestinal bleeding: a meta-analysis based on individual patient data. *Br J Clin Pharmacol* 2002; **54:** 320–6.
18. Bateman DN. NSAIDs: time to re-evaluate gut toxicity. *Lancet* 1994; **343:** 1051–2.
19. Smith CC, *et al.* NSAIDs and gut toxicity. *Lancet* 1994; **344:** 56–7.
20. CSM/MCA. Relative safety of oral non-aspirin NSAIDs. *Current Problems* 1994; **20:** 9–11.
21. Laporte J-R, *et al.* Upper gastrointestinal bleeding associated with the use of NSAIDs: newer versus older agents. *Drug Safety* 2004; **27:** 411–20.
22. EMEA. Public CHMP assessment report of medicinal products containing non-selective non steroidal anti-inflammatory drugs (NSAIDs) (issued 7th November, 2006). Available at: http://www.emea.europa.eu/pdfs/human/opiniongen/44213006en.pdf (accessed 08/11/07)
23. CSM/MCA. Non-Steroidal Anti-Inflammatory Drugs (NSAIDs) and gastrointestinal (GI) safety. *Current Problems* 2002; **28:** 5.
24. Henry D, *et al.* Variability in risk of gastrointestinal complications with individual non-steroidal anti-inflammatory drugs: results of a collaborative meta-analysis. *BMJ* 1996; **312:** 1563–6.
25. Fitzgerald GA, Patrono C. The coxibs, selective inhibitors of cyclooxygenase-2. *N Engl J Med* 2001; **345:** 433–42.
26. Evans JMM, *et al.* Topical non-steroidal anti-inflammatory drugs and admission to hospital for upper gastrointestinal bleeding and perforation: a record linkage case-control study. *BMJ* 1995; **311:** 22–6.

对肾脏的影响 NSAIDs全身或局部使用可引起肾病[1]，其中部分源于对前列腺素合成的抑制[2,3]。当肾血管收缩时，前列腺素可通过扩张血管、增加肾血流来维持肾功能[4,5]，因此，肾功能靠前列腺素来维持的患者在使用NSAIDs后受到影响，这些患者包括循环受损者、老年患者、使用利尿药者及有心衰或肾血管疾病者[2,4]。NSAIDs引起肾损伤的其他危险因素包括脱水、硬化、手术、败血症[6]、痛风或高尿酸血症史[6,7]。NSAID的半衰期比剂量更能决定发生功能性肾损伤的危险性[7]。尽管选择性COX-2抑制药发生肾毒性的报道少些，但在对肾功能方面的影响与非选择性的NSAIDs相似[8,9]。对使用非选择性NSAIDs或选择性COX-2抑制药的老年患者进行流行病学的分析[10]，结果发现200名65岁以上老年患者在开始治疗的45天内有1名出现了急性肾衰。与塞来考昔比，许多的NSAIDs会有同样的危险；然而罗非考昔、布洛芬及吲哚美辛的危险性更高（危险性依次增加）。

ACEI和血管紧张素受体拮抗药也能引起肾损伤，在与NSAIDs合用时更要引起注意[11,12]。2003年8月，Australian Adverse Drug Reactions Advisory Committee[11]声称，收到的肾衰竭报告中50%以上与使用NSAIDs、ACE抑制药或利尿药（单用或合用）有关，所有这些合用导致的肾衰竭死亡率占报告病例的10%。前列腺素的抑制也可引起盐和水的潴留，尤其以前发生过高血压或钠丢失时[4]。因此，NSAIDs有抵消利尿药和抗高血压药作用的倾向[2,4]。曾有过服用NSAIDs患者发生严重低钠血症和其他类似抗利尿激素不适当分泌症状的孤立报道[13,14]。

钾内环境平衡对前列腺素的依赖性低，因此NSAIDs发生高钾血症的可能性低些[3]，更可能发生于有特殊危险因素的患者，如补钾或使用保钾利尿药者[3]。吲哚美辛似乎是主要涉及的NSAIDs。

NSAIDs可导致急性间质性肾炎，可能与过敏反应有关[2,3,15]，甚至进展到间质纤维化或肾乳头坏死[3,16]。

镇痛药的滥用或长期大量使用能引起肾病，多出现肾乳头坏死、慢性间质性肾炎，最后导致肾衰竭[17]。非那西丁是一种对氨基苯酚的衍生物，是引起镇痛药性肾病最主要的药物之一[18,19]，但肾病也与没有非那西丁而长期使用NSAIDs和对乙酰氨基酚有关[20]。

1. O'Callaghan CA, *et al.* Renal disease and use of topical non-steroidal anti-inflammatory drugs. *BMJ* 1994; **308:** 110–11.
2. Kendall MJ, Horton RC. Clinical pharmacology and therapeutics. *Postgrad Med J* 1990; **66:** 166–85.
3. Whelton A, Hamilton CW. Nonsteroidal anti-inflammatory drugs: effects on kidney function. *J Clin Pharmacol* 1991; **31:** 588–98.
4. Harris K. The role of prostaglandins in the control of renal function. *Br J Anaesth* 1992; **69;** 233–5.
5. Kenny GNC. Potential renal, haematological and allergic adverse effects associated with nonsteroidal anti-inflammatory drugs. *Drugs* 1992; **44** (suppl 5): 31–7.
6. MacDonald TM. Selected side-effects: 14. non-steroidal anti-inflammatory drugs and renal damage. *Prescribers' J* 1994; **34:** 77–80.
7. Henry D, *et al.* Consumption of non-steroidal anti-inflammatory drugs and the development of functional renal impairment in elderly subjects: results of a case-control study. *Br J Clin Pharmacol* 1997; **44:** 85–90.
8. Perazella MA, Tray K. Selective cyclooxygenase-2 inhibitors: a pattern of nephrotoxicity similar to traditional nonsteroidal anti-inflammatory drugs. *Am J Med* 2001; **111:** 64–7.
9. Noroian G, Clive D. Cyclo-oxygenase-2 inhibitors and the kidney: a case for caution. *Drug Safety* 2002; **25:** 165–72.
10. Winkelmayer WC, *et al.* Nonselective and cyclooxygenase-2-selective NSAIDs and acute kidney injury. *Am J Med* 2008; **121:** 1092–8.
11. Adverse Drug Reactions Advisory Committee (ADRAC). ACE inhibitor, diuretic and NSAID: a dangerous combination. *Aust Adverse Drug React Bull* 2003; **22:** 14–15. Also available at: http://www.tga.health.gov.au/adr/aadrb/aadr0308.htm (accessed 08/11/07)
12. Loboz KK, Shenfield GM. Drug combinations and impaired renal function—the 'triple whammy'. *Br J Clin Pharmacol* 2005; **59:** 239–43.
13. Petersson I, *et al.* Water intoxication associated with non-steroidal anti-inflammatory drug therapy. *Acta Med Scand* 1987; **221:** 221–3.
14. Cheung NT, *et al.* Syndrome of inappropriate secretion of antidiuretic hormone induced by diclofenac. *BMJ* 1993; **306:** 186.
15. Ravnskov U. Glomerular, tubular and interstitial nephritis associated with non-steroidal antiinflammatory drugs. Evidence of a common mechanism. *Br J Clin Pharmacol* 1999; **47:** 203–10.
16. Sandler DP, *et al.* Nonsteroidal anti-inflammatory drugs and the risk for chronic renal disease. *Ann Intern Med* 1991; **115:** 165–72.
17. De Broe ME, Elseviers MM. Analgesic nephropathy. *N Engl J Med* 1998; **338:** 446–52.
18. Sandler DP, *et al.* Analgesic use and chronic renal disease. *N Engl J Med* 1989; **320:** 1238–43.
19. Dubach UC, *et al.* An epidemiologic study of abuse of analgesic drugs: effects of phenacetin and salicylate on mortality and cardiovascular morbidity (1968 to 1987). *N Engl J Med* 1991; **324:** 155–60.
20. Perneger TV, *et al.* Risk of kidney failure associated with the use of acetaminophen, aspirin, and nonsteroidal antiinflammatory drugs. *N Engl J Med* 1994; **331:** 1675–9.

对肝脏的影响 一项包括220000名正在使用或使用过NSAIDs的成年人的回顾性研究表明，出现严重、急性非感染性肝损伤的危险性增加两倍，其中以胆汁淤积性肝损伤为主，然而肝损伤导致的入院少见[1]。一篇描述NSAIDs和肝病的队列和病例对照研究的综述表明，舒林酸与肝病的联系最强[2]。有明显数量的报道称再次使用双氯芬酸后出现肝毒性，其他NSAIDs导致肝毒性的证据很少，尽管与其他肝毒性药物合用时，危险性似乎较高。然而，NSAIDs整体引发肝病的概率很低。

一篇最近的综述结论认为，NSAIDs导致的肝毒性是偶然事件[3]。不过，选择性COX-2抑制药鲁米考昔可增加发生肝毒性的危险，因此导致了此药在许多国家下市（第75页）。由于同样的原因，尼美舒利在一些国家也撤出市场，在其他国家的使用受限（第91页）。

1. García Rodríguez LA, *et al.* The role of non-steroidal anti-inflammatory drugs in acute liver injury. *BMJ* 1992; **305:** 865–8. Correction. *ibid.*; 920.
2. Manoukian AV, Carson JL. Nonsteroidal anti-inflammatory drug-induced hepatic disorders. *Drug Safety* 1996; **15:** 64–71.
3. O'Connor N, *et al.* Hepatocellular damage from non-steroidal anti-inflammatory drugs. *Q J Med* 2003; **96:** 787–91.

对肺的影响 如肺炎、肺泡炎、肺浸润和肺纤维化这样通常提示过敏或免疫反应的肺部不良反应，在大量使用几种NSAIDs时已有报道，参考文献见各药物专论。

对胰腺的影响 一项有关药源性胰腺炎的综述认为，舒林酸与胰腺炎已建立了确定的关系[1]。也有酮洛芬、甲芬那酸和吡罗昔康发生胰腺炎的单独报道，但之间的联系值得怀疑。一项更近的基于人群的病例对照研究发现，NSAIDs导致出现胰腺炎的危险性存在着各药间的实质变差[2]。其中，危险性增加最高的是双氯芬酸和酮洛芬（调整后的差异比值比分别为 5.0 和 4.8），吲哚美辛和布洛芬的危险性虽然低些，但也有明显增加（差异比值比分别为 3.6 和 1.5）。有关其他 NSAIDs 的研究（塞来考昔、依托度酸、萘普生和罗非考昔）也表明使用这些 NSAIDs 的患者出现胰腺炎的危险性有轻度的增加，但无显著差异。参考文献见各药物专论。

1. Underwood TW, Frye CB. Drug-induced pancreatitis. *Clin Pharm* 1993; **12:** 440–8.
2. Sørensen HT, *et al.* Newer cyclo-oxygenase-2 selective inhibitors, other non-steroidal anti-inflammatory drugs and the risk of acute pancreatitis. *Aliment Pharmacol Ther* 2006; **24:** 111–16.

对皮肤的影响 关于包括那些 COX-2 选择性抑制药在内的 NSAIDs 产生的多种皮肤反应已有综述[1~3]。

250 名有风湿临床症状的儿童中有 34 例（13.6%）出现 4 个或以上不明原因的面部瘢痕[4]。在使用萘普生的 116 名儿童中出现瘢痕的概率为 22.2%，在使用其他 NSAIDs 的 87 名儿童中出现瘢痕的概率为 9.2%。受影响的儿童多有浅色皮肤和蓝色或绿色眼，还不清楚这是否是一种光毒性作用，但 NSAIDs 与假卟啉病样暴发有关系，尤其以萘普生多见（第89页）[5,6]。

由于 EMEA 关注到吡罗昔康可引起严重皮肤反应的事实，因此在欧盟，对其全身使用做出了限制（第111页）。

也可见下文**超敏反应**项下。

1. Bigby M, Stern R. Cutaneous reactions to nonsteroidal anti-inflammatory drugs. *J Am Acad Dermatol* 1985; **12:** 866–76.
2. La Grenade L, *et al.* Comparison of reporting of Stevens-Johnson syndrome and toxic epidermal necrolysis in association with selective COX-2 inhibitors. *Drug Safety* 2005; **28:** 917–24.
3. Layton D, *et al.* Serious skin reactions and selective COX-2 inhibitors: a case series from prescription-event monitoring in England. *Drug Safety* 2006; **29:** 687–96.
4. Wallace CA, *et al.* Increased risk of facial scars in children taking nonsteroidal antiinflammatory drugs. *J Pediatr* 1994; **125:** 819–22.
5. Checketts SR, *et al.* Nonsteroidal anti-inflammatory-induced pseudoporphyria: is there an alternative drug? *Cutis* 1999; **63:** 223–5.
6. Al-Khenaizan S, *et al.* Pseudoporphyria induced by propionic acid derivatives. *J Cutan Med Surg* 1999; **3:** 162–6.

超敏反应 NSAIDs 在易感个体中能出现多种超敏反应，最常见的包括皮疹、风疹、鼻炎、血管性水肿、支气管收缩和过敏性休克。超敏反应在哮喘或过敏性疾病的患者中发生频繁，但还应鉴别出其他的危险因素（见**阿司匹林**项下，第21页）。在哮喘和鼻息肉患者中发生阿司匹林敏感性称为"阿司匹林三联症"。阿司匹林与其他 NSAIDs 存在交叉反应，建议对阿司匹林或其他对 NSAIDs 超敏的患者避免使用所有的 NSAIDs。NSAIDs 的超敏反应见各药物专论。一篇报道称酮洛芬比其他局部使用的 NSAIDs 更易引进过敏，见**对皮肤的影响**（第70页）。

过量 通常，NSAIDs 中毒的表现较轻，包括恶心和呕吐、上腹部痛、头痛、嗜睡、视物模糊和眩晕。胃肠出血也可发生。也有个别在基础剂量下发生更严重毒性的报道，包括癫痫发作、低血压、呼吸暂停、昏迷和肾衰竭。哮喘患者可发生哮喘恶化。癫痫发作尤其出现在甲芬那酸过量时。

NSAIDs 过量的处置完全依赖支持疗法。尽管洗胃的作用还不确定，服用可能引起中毒药量后的 1h 内用洗胃和活性炭有效。加倍的活性炭对清除有长半衰期的 NSAIDs 如吡罗昔康和舒林酸很有效。强效利尿药、透析或血液灌注似乎对 NSAIDs 的过量无效，尽管在少尿型肾衰竭时也需要使用透析。

注意事项

所有的 NSAIDs 都禁用于活动期的消化道溃疡患者，此外，在有这些病史的患者中要慎用非选择性 NSAIDs。为减少胃肠道的作用，NSAIDs 与食物或牛奶同服或之后服。在高危患者中使用非选择的 NSAIDs 时，可合用组胺 H_2 受体拮抗药、质子泵抑制药如奥美拉唑或米索前列醇（见**消化性溃疡**项下，第1624页）。然而，食物、牛奶和这些措施会减少药物吸收的速率和程度。在英国，CSM 建议与最低胃肠毒性相关的 NSAIDs（见上文**不良反应**项下的**对胃肠道的影响**）首先应使用最小推荐剂量，且同时只能使用一种口服 NSAIDs。选择性 COX-2 抑制药保留用于有溃疡、穿孔或出血高危的患者在评价完心血管危险性后。没有证据证实胃保护药物与 COX-2 选择性抑制药一起使用可进一步降低胃肠的危险性。

所有的 NSAIDs 都禁用于严重心衰的患者；此外，选择性 COX-2 抑制药不应用于中度心衰、缺血性心脏病、外周动脉疾病及脑血管疾病的患者。NSAIDs 应慎用于高血压病患者；选择性 COX-2 抑制药慎用于左心衰竭、水肿、有心衰史及有发展为心脏病危险因素的患者。

NSAIDs 应慎用于感染患者，因为发热和炎症的症状会被掩盖（建议有水痘的儿童不使用，见下文）。有哮喘或过敏性疾病的患者慎用。NSAIDs（包括局部用药）禁用于对这样的药物有超敏反应史的患者，包括哮喘发作、血管性水肿、风疹或鼻炎，在使用阿司匹林或其他 NSAIDs 后，症状会加重。

在出血性疾病及肝、肾、心功能受损的患者中使用时要注意。正在使用一些 NSAIDs 的患者可能需要监测血液、肾、肝或眼部疾病的发生。对老年人要慎用，可能需要减量应用。

一些 NSAIDs 能降低血清甲状腺激素水平，从而干扰甲状腺功能测试。

关于各 NSAIDs 注意事项的细节见各自专论。

妊娠 许多注册药品信息建议在妊娠期间应避免使用 NSAIDs，除非获益大于危险，但由于目前在妊娠期使用此类药物发表的数据太少或没有，因此很难下结论。妊娠期间使用 NSAIDs 可能会延缓分娩的启动和延长产程。

在妊娠的头 3 个月使用 NSAIDs 可能会引起胎儿动脉导管早闭。最近的一项荟萃分析表明[1]，与安慰剂组或非 NSAIDs 药物组相比较，短期使用 NSAIDs 的患者，其胎儿出现动脉导管早闭的危险会增加 15 倍。还缺乏证据来预言在妊娠晚期长期使用 NSAIDs 的后果；然而，使用 NSAIDs 者似乎引起胎儿动脉导管早闭的危险性会更大些。

一项病例对照研究表明，出生前摄入阿司匹林或其他 NSAIDs 可导致新生儿持续的肺动脉高压[2]。作者认为，是因为这些药引起胎儿肺部脉管系统出现结构和功能的改变。但是主要病因也可能是摄入 NSAIDs 或阿司匹林所要治疗的潜在疾病。还不能确切找出在妊娠的哪 3 个月服用这些药会导致其定向的作用，因此还有必要进一步研究。最近的研究发现，新生儿持续的肺动脉高压明显与子宫内接触 NSAIDs 有关[3]，尤其是阿司匹林、布洛芬和萘普生。胎儿是否接触 NSAIDs 可通过胎粪化验来判断。

NSAIDs 还增加流产的危险[4,5]，然而这种现象还要进一步确认。一项研究也发现，NSAIDs 与先天畸形、低出生体重或早产无关[4]。

1. Koren G, *et al.* Nonsteroidal antiinflammatory drugs during third trimester and the risk of premature closure of the ductus arteriosus: a meta-analysis. *Ann Pharmacother* 2006; **40:** 824–9.
2. Van Marter LJ, *et al.* Persistent pulmonary hypertension of the newborn and smoking and aspirin and nonsteroidal antiinflammatory drug consumption during pregnancy. *Pediatrics* 1996; **97:** 658–63.
3. Alano MA, *et al.* Analysis of nonsteroidal antiinflammatory drugs in meconium and its relation to persistent pulmonary hypertension of the newborn. *Pediatrics* 2001; **107:** 519–23.
4. Nielsen GL, *et al.* Risk of adverse birth outcome and miscarriage in pregnant users of non-steroidal anti-inflammatory drugs: population based observational study and case-control study. *BMJ* 2001; **322:** 266–70.
5. Li D-K, *et al.* Exposure to non-steroidal anti-inflammatory drugs during pregnancy and risk of miscarriage: population based cohort study. *BMJ* 2003; **327:** 368–71.

肾损伤 *BNF 59* 建议，通常在轻度肾损伤的患者中给予最低有效剂量且用药时间尽可能短，要小心监测肾功能及水钠潴留。

也见各药物专论专题。

甲状腺功能测试 有关一些 NSAIDs 干扰甲状腺功能测试的参考文献如下[1,2]。

1. Bishnoi A, *et al.* Effect of commonly prescribed nonsteroidal anti-inflammatory drugs on thyroid hormone measurements. *Am J Med* 1994; **96:** 235–8.
2. Samuels MH, *et al.* Variable effects of nonsteroidal antiinflammatory agents on thyroid test results. *J Clin Endocrinol Metab* 2003; **88:** 5710–16.

水痘 French regulatory authorities 在 2004 年 7 月注意到，儿童使用 NSAIDs 退热和镇痛时出现 3 例败血症休克、1 例死亡的报告，药物警戒性研究发现，许多使用 NSAIDs 的儿童出现水痘继发皮肤感染导致严重并发症的其他病例[1]。尽管这样，少数几篇文章还不能确定其因果关系[2,3]，谨慎地认为水痘患儿应避免使用 NSAIDs，相关注册药品信息要进行适当修改[1]。最近，对英国 General Practice Research Database 中约 250000 名出现水痘或带状疱疹患者的一项巢式病例对照研究[4]，发现使用 NSAIDs 使发生严重皮肤和软组织并发症的危险性增加，尤其是在水痘患儿中。

1. Agence Française de Sécurité Sanitaire des Produits de Santé. L'utilisation d'anti-inflammatoires nonstéroïdiens (AINS), dans le traitement de la fièvre et/ou de la douleur, n'est pas recommandée chez l'enfant atteint de varicelle (issued 15th July, 2004). Available at: http://www.agmed.sante.gouv.fr/htm/10/filltrpsc/lp040701.htm (accessed 08/11/07)
2. Zerr DM, *et al.* A case-control study of necrotizing fasciitis during primary varicella. *Pediatrics* 1999; **103:** 783–90.
3. Lesko SM, *et al.* Invasive group A streptococcal infection and nonsteroidal antiinflammatory drug use among children with primary varicella. *Pediatrics* 2001; **107:** 1108–15.
4. Mikaeloff Y, *et al.* Nonsteroidal anti-inflammatory drug use and the risk of severe skin and soft tissue complications in patients with varicella or zoster disease. *Br J Clin Pharmacol* 2008; **65:** 203–9.

药物相互作用

NSAIDs 的药物相互作用包括增强口服抗凝血药的作用（尤其是阿扎丙宗和保泰松），增加血中锂、甲氨蝶呤和强心苷的浓度。与 ACEI、环孢素、他克莫司或利尿药合用增加肾毒性的危险性。对肾功能的影响可引起其他药物排出的减少，还增加 ACEI 和包括保钾利尿药的一些利尿药出现高钾血症的危险。包括 ACEI、β 受体阻滞药和利尿药在内的一些抗高血压药的作用会减低。与喹诺酮类药物合用可引起抽搐。苯妥英和磺酰脲类抗糖尿病药的作用能被 NSAIDs 增强。

应避免多种 NSAIDs（包括阿司匹林）合用，因为能增加发生不良反应的危险。皮质激素、SSRIs、SNRI 文拉法辛、抗血小板药氯吡格雷和噻氯匹定、依洛前列素、埃罗替尼、西布曲明能增加 NSAIDs 发生胃肠出血和溃疡的危险性，乙醇、二膦酸盐或己酮可可碱也可能有此作用。齐多夫定若与 NSAIDs 合用可增加血液毒性。利托那韦可增加血中 NSAIDs 的浓度。米非司酮的注册药品信息陈述了一个理论上的危险，即前列腺素合成酶被 NSAIDs 或阿司匹林抑制改变了米非司酮的效能。尽管有时已经合用米索前列醇减少 NSAIDs 胃肠毒性，但偶有增加不良反应的报道。

NSAIDs 个药的药物相互作用的细节见各自专论。

1. Brouwers JRBJ, de Smet PAGM. Pharmacokinetic-pharmacodynamic drug interactions with nonsteroidal anti-inflammatory drugs. *Clin Pharmacokinet* 1994; **27:** 462–85.

抗高血压药 NSAIDs 在对抗不同类型抗高血压药中相对效应的参考文献见上文**不良反应**中**对心血管系统的影响**和**对肾脏的影响**。

阿司匹林 NSAIDs 如布洛芬能减少阿司匹林对心脏的保护作用，见**阿司匹林**的**药物相互作用**项下，第23页。

药动学

NSAIDs 个药药动学的细节见各自专论。

1. Woodhouse KW, Wynne H. The pharmacokinetics of non-steroidal anti-inflammatory drugs in the elderly. *Clin Pharmacokinet* 1987; **12:** 111–22.
2. Walson PD, Mortensen ME. Pharmacokinetics of common analgesics, anti-inflammatories and antipyretics in children. *Clin Pharmacokinet* 1989; **17** (suppl 1): 116–37.
3. Simkin PA, *et al.* Articular pharmacokinetics of protein-bound antirheumatic agents. *Clin Pharmacokinet* 1993; **25:** 342–50.
4. Lapicque F, *et al.* Protein binding and stereoselectivity of nonsteroidal anti-inflammatory drugs. *Clin Pharmacokinet* 1993; **25:** 115–25.
5. Day RO, *et al.* Pharmacokinetics of nonsteroidal anti-inflammatory drugs in synovial fluid. *Clin Pharmacokinet* 1999; **36:** 191–210.

用途和用法

单次或短期内间歇使用 NSAIDs 能缓解轻度到中度疼痛，然而使用 3 周后，抗炎作用才明显。兼有镇痛和抗炎作用使得 NSAIDs 尤其适用于风湿疾病，包括类风湿关节炎、骨关节炎、脊椎关节病和关节周围疾病、软组织风湿。一些 NSAIDs 也用来处理牙痛、术后疼痛。一些 NSAIDs 还用于急性痛风性关节炎，阿司匹林和其他水杨酸类药物除外。

通常感觉，NSAIDs 在抗炎作用方面的差别不大，选用何种药物完全凭经验。患者对药物反应的个体差异很大。因此患者对一种药物无反应，可能对其他 NSAIDs 有反应。但是，通常推荐使用胃肠反应小的药物，且只使用最低有效剂量。在英国，选择性 COX-2 抑制药如塞来考昔只用于有严重胃肠疾病史或使用非选择性 NSAIDs 后发生胃肠疾病危险高的患者（见上文**对胃肠道的影响**项下）。

NSAIDs 通常在进食或饭后口服给药，双氯芬酸、酮洛芬、酮咯酸、吡罗昔康、帕瑞考昔和替诺昔康可肌内注射，双氯芬酸、酮咯酸、帕瑞考昔和替诺昔康也可静脉给药。一些 NSAIDs 可局部使用或以栓剂直肠给药。

几种 NSAIDs 可眼部使用以抑制术间瞳孔缩小、控制术后眼部发炎及预防囊样斑点水肿。

作用 COX 在前列腺素（第2315页）的生物合成中起重要作用。非选择性 NSAIDs 抑制 COX-1 和 COX-2，抑制 COX-1 与胃肠不良反应有关，而抑制 COX-2 与抗炎作用有关[1~6]，因此，更多开发优先的或选择性的 COX-2 抑制药[7]。美洛昔康和尼美舒利是对 COX-2 优先的抑制药（也即它们对 COX-2 的选择性高于 COX-1，但不是专一的 COX-2 抑制药），依托度酸和萘丁美酮也被声称对 COX-2 优先抑制，尽管对此证据还较少。已有了对 COX-2 有高度选择性的药物，塞来考昔和帕瑞考昔是两个实例。尽管对 COX-2 的选择抑制会减少胃肠的不良反应，但已经注意到在其他系统中与这种抑制相关的不良反应，见上文**对心血管系统的影响**项下的**血栓事件**和**对肾脏的影响**项下。

有证据表明，NSAIDs 有增强外周作用的中枢机制[6]。

许多 NSAIDs 的分子结构中都存在手性中心，不同的手性形式（对映体）有不同的药理活性[8,9]，例如，吲哚美辛和其类似物以及一些芳香取代基丙酸是手性药物，*S*（+）-对映体起大部分的药理活性。然而，药物及动物种属的 *S/R* 比值变化很大。临床通常使用的NSAIDs是消旋的，仅最近少数的才是*S*-对映体（如右布洛芬和右酮洛芬）。药物的手性对其毒性和相互作用影响很小，因此能使用其活性的对映体是最理想的[9]。

1. Hayllar J, Bjarnason I. NSAIDs, Cox-2 inhibitors, and the gut. *Lancet* 1995; **346:** 521–2.
2. Bennett A, Tavares IA. NSAIDs, Cox-2 inhibitors, and the gut. *Lancet* 1995; **346:** 1105.
3. Vane JR. NSAIDs, Cox-2 inhibitors, and the gut. *Lancet* 1995; **346:** 1105–6.
4. Jouzeau J-Y, *et al.* Cyclo-oxygenase isoenzymes: how recent findings affect thinking about nonsteroidal anti-inflammatory drugs. *Drugs* 1997; **53:** 563–82.
5. Richardson C, Emery P. The clinical implications of inhibition of the inducible form of cyclo-oxygenase. *Drug Safety* 1996; **15:** 249–60.
6. Cashman JN. The mechanisms of action of NSAIDs in analgesia. *Drugs* 1996; **52** (suppl 5): 13–23.
7. Hawkey CJ. COX-2 inhibitors. *Lancet* 1999; **353:** 307–14. Correction. *ibid.*; 1440. [dose]
8. Kean WF, *et al.* Chirality in antirheumatic drugs. *Lancet* 1991; **338:** 1565–8.
9. Hayball PJ. Chirality and nonsteroidal anti-inflammatory drugs. *Drugs* 1996; **52** (suppl 5): 47–58.

绞痛 前列腺素可能是引起胆绞痛（第6页）的病因，一些 NSAIDs 如双氯芬酸、吲哚美辛和酮洛芬可用于缓解这种绞痛。

痴呆 尽管年老者使用 NSAIDs 可引起记忆受损和注意力缺失（见上文的**对 CNS 的影响**），但一些研究也表明，长期使用 NSAIDs 可减少认知力减退[1,2]或发展为阿尔茨海默病的危险性[3~5]（见第342页**痴呆**）。一项包含这些研究中一些的系统性观察研究[6]也表明使用NSAIDs后发展为痴呆的危险性会低。然而随机试验表明，萘普生或罗非考昔对轻度至中度阿尔茨海默病的患者无作用[7]。另一篇系统性综述[8]表明，在一些研究中，NSAIDs 对痴呆有保护作用，可能是研究设计所引入的召回偏差所导致的；在用已发病（预存在）的痴呆病例的研究中，NSAIDs 预防痴呆或认知力减退的利益是50%；在用附带（研究过程中发病）的病例的研究中，此利益降至 20%；而在那些用认知力减退作为终点的病例的研究中，此利益就没有。而且，在最近的一项随机初步预防研究[9]中，发现萘普生和塞来考昔均无保护作用；还有证据表明与安慰剂比，萘普生反而有不利的作用。一项大型的基于人群的定群研究[10]表明，在使用 NSAIDs 的老年人中未发现患痴呆或阿尔茨海默病的危险下降。相反，在先前持续使用 NSAIDs 的患者，患痴呆或阿尔茨海默病的危险还有增加；笔者建议 NSAIDs 可能只延缓痴呆的发病。NSAIDs 在痴呆中的作用还需进一步的研究[10]。

1. Karplus TM, Saag KG. Nonsteroidal anti-inflammatory drugs and cognitive function—do they have a beneficial or deleterious effect? *Drug Safety* 1998; **19:** 427–33.
2. Rozzini R, *et al.* Protective effect of chronic NSAID use on cognitive decline in older persons. *J Am Geriatr Soc* 1996; **44:** 1025–9.
3. Stewart WF, *et al.* Risk of Alzheimer's disease and duration of NSAID use. *Neurology* 1997; **48:** 626–32.
4. in 't Veld BA, *et al.* Nonsteroidal antiinflammatory drugs and the risk of Alzheimer's disease. *N Engl J Med* 2001; **345:** 1515–21.
5. Vlad SC, *et al.* Protective effects of NSAIDs on the development of Alzheimer disease. *Neurology* 2008; **70:** 1672–7.
6. Etminan M, *et al.* Effect of non-steroidal anti-inflammatory drugs on risk of Alzheimer's disease: systematic review and meta-analysis of observational studies. *BMJ* 2003; **327:** 128–31.
7. Aisen PS, *et al.* Effects of rofecoxib or naproxen vs placebo on Alzheimer disease progression: a randomized controlled trial. *JAMA* 2003; **289:** 2819–26.
8. de Craen AJM, *et al.* Meta-analysis of nonsteroidal antiinflammatory drug use and risk of dementia. *Am J Epidemiol* 2005; **161:** 114–20.
9. ADAPT Research Group. Cognitive function over time in the Alzheimer's Disease Anti-inflammatory Prevention Trial (ADAPT): results of a randomized, controlled trial of naproxen and celecoxib. *Arch Neurol* 2008; **65:** 896–905.
10. Breitner JCS, *et al.* Risk of dementia and AD with prior exposure to NSAIDs in an elderly community-based cohort. *Neurology* 2009; **72:** 1899–1905.

尿崩症 NSAIDs 如吲哚美辛曾用于治疗尿崩症；参考文献见第66页。

异位性骨化 异位性骨化（异位骨化）指在非骨组织（通常是肌肉的结缔组织）形成成熟骨组织，通常在局部外伤后出现，如关节错位或髋关节置换术后、或严重头部或脊髓损伤后引起的神经损害[1,2]。通常异位性骨化在损伤后 2 周开始，虽然局部疼痛、发热、肿胀、红斑和运动受限等症状在 8~12 周内不出现[1,3]。神经性的异位性骨化甚至在脊髓损伤后几年仍可发生[3]。一种先天的异位性骨化——进行性骨化性肌炎（进行性骨化性纤维发育不良）也能发生，但很罕见。异位性骨化的主要并发症是关节运动和功能的丧失[1,2]。

异位性骨化应与软组织钙化相区别，在血中钙和磷酸盐浓度高时可发生结缔组织疾病或甲状旁腺及软组织钙化，这些钙化不会形成骨组织。

异位性骨化患者能通过手术切除来改善关节的运动[1,3]，但可能有严重的并发症，预后很差，术后还会复发[3]。尽管早期手术能预防纤维性强直和肌肉挛缩[2]，但尽可能将手术推迟到骨形成开始减少时，能减少并发症发生的可能性[3]。虽然手术治疗的观点没有统一，但一致推荐通过早期、经常和谨慎的物理治疗来活动关节[1~3]，粗暴的推拿可能引起进一步的骨化。

预防措施包括放射治疗或药物治疗，虽然预防措施不能总预防异位性骨化的发生，但能减少其发生率和严重程度。预防措施应尽可能早地开始，在处置前进行整形手术。如果为了使复发率降到最低而要手术切除异化骨，也需要采取预防措施。低剂量放射性照射和高剂量一样有效，术前照射和术后照射也一样有用[4]。研究表明 NSAIDs 的预防与放射治疗作用相当[4]。NSAIDs 能明显减少异位性骨化的发生[2~5]，可能与抑制炎症和抑制间质细胞增殖有关[3]。然而对其使用的时程和剂量还有争论，一些人认为吲哚美辛最佳，萘普生、替诺昔康和双氯芬酸可能也有效[4]。以前曾试用过布洛芬；然而，一项研究[6]发现，尽管它能明显降低异位骨化率，但在术后的 6~12 个月内无临床益处。二膦酸盐如依替膦酸钠能抑制沉积骨的矿化，也曾用作骨样基质形成，但无预防作用。当停用依替膦酸钠时，可能发生矿化作用，会导致延迟的异位或反弹性骨化，尽管通常不严重。可能需要延长疗程[2,3]。然而，系统性综述发现，没有充足的证据推荐使用二膦酸盐来治疗急性异位性骨化[7]。

1. Shehab D, *et al.* Heterotopic ossification. *J Nucl Med* 2002; **43:** 346–53.
2. Vanden Bossche L, Vanderstraeten G. Heterotopic ossification: a review. *J Rehabil Med* 2005; **37:** 129–36.
3. van Kuijk AA, *et al.* Neurogenic heterotopic ossification in spinal cord injury. *Spinal Cord* 2002; **40:** 313–26.
4. Fijn R, *et al.* Prevention of heterotopic ossification after total hip replacement with NSAIDs. *Pharm World Sci* 2003; **25:** 138–45.
5. Fransen M, Neal B. Non-steroidal anti-inflammatory drugs for preventing heterotopic bone formation after hip arthroplasty. Available in The Cochrane Database of Systematic Reviews; Issue 3. Chichester: John Wiley; 2004 (accessed 08/11/07).
6. Fransen M, *et al.* Safety and efficacy of routine postoperative ibuprofen for pain and disability related to ectopic bone formation after hip replacement surgery (HIPAID): randomised controlled trial. *BMJ* 2006; **333:** 519–21.
7. Haran M, *et al.* Pharmacological interventions for treating acute heterotopic ossification. Available in The Cochrane Database of Systematic Reviews; Issue 4. Chichester: John Wiley; 2004 (accessed 08/11/07).

眼病 在眼部手术时常发生对抗传统扩瞳药的瞳孔缩小，可能是由于前列腺素和与创伤相关的其他物质的释放。因此抑制前列腺素合成的 NSAIDs 在手术前滴眼来改善术中缩瞳，但对其作用的临床有效性还有怀疑。双氯芬酸、吲哚美辛和氟比洛芬常用来扩瞳，但它们都没有本质的扩瞳作用。

一些 NSAIDs 局部或全身使用以治疗炎性眼病，包括眼部手术后的炎症和囊样黄斑水肿（见下文）。局部NSAIDs 也能有效缓解角膜擦伤后的疼痛。然而在眼葡萄膜炎（第1146页）相关的黄斑水肿中的作用还未完全清楚。NSAIDs 也被用于治疗巩膜炎（第1444页）。双氯芬酸和酮咯酸也被用于治疗季节性过敏性结膜炎（第536页）。

1. Flach AJ. Cyclo-oxygenase inhibitors in ophthalmology. *Surv Ophthalmol* 1992; **36:** 259–84.
2. Koay P. The emerging roles of topical non-steroidal anti-inflammatory agents in ophthalmology. *Br J Ophthalmol* 1996; **80:** 480–5.
3. Schalnus R. Topical nonsteroidal anti-inflammatory therapy in ophthalmology. *Ophthalmologica* 2003; **217:** 89–98.
4. Calder LA, *et al.* Topical nonsteroidal anti-inflammatory drugs for corneal abrasions: meta-analysis of randomized trials. *Acad Emerg Med* 2005; **12:** 467–73.

术后炎性眼病 皮质激素局部使用控制**术后炎性眼病**，但因为其能延迟损伤愈合和掩盖术后感染，所以要谨慎使用。由于在易感个体中能引起青光眼，因此也要短期使用。也已经局部试用 NSAIDs。尽管几项研究表明，含双氯芬酸钠的滴眼剂与皮质激素一样对眼部术后炎症的控制有效[1]，但其中一些也报道了会有角膜毒性（第44页）。

白内障或视网膜剥离术后可能出现的**囊样黄斑水肿**是源于血-视网膜屏障的紊乱。许多 NSAIDs 包括双氯芬酸、氟比洛芬、吲哚美辛和酮咯酸可局部与皮质激素合用或单用以预防或缓解囊样黄斑水肿[1~6]。NSAIDs包括吲哚美辛也能全身给药来治疗该病。然而，一项系统性综述[6]发现，尽管在慢性疾病中局部使用酮咯酸是有效的，但仍缺乏NSAIDs（局部及口服）对白内障术后的急性或慢性囊样黄斑水肿有作用的证据。

1. Colin J. The role of NSAIDs in the management of postoperative ophthalmic inflammation. *Drugs* 2007; **67:** 1291–1308.
2. Jampol LM. Pharmacologic therapy of aphakic and pseudophakic cystoid macular edema. *Ophthalmology* 1985; **92:** 807–10.
3. Flach AJ, *et al.* Effectiveness of ketorolac tromethamine 0.5% ophthalmic solution for chronic aphakic and pseudophakic cystoid macular edema. *Am J Ophthalmol* 1987; **103:** 479–86.
4. Jampol LM, *et al.* Nonsteroidal anti-inflammatory drugs and cataract surgery. *Arch Ophthalmol* 1994; **112:** 891–4.
5. Italian Diclofenac Study Group. Efficacy of diclofenac eyedrops in preventing postoperative inflammation and long-term cystoid macular edema. *J Cataract Refract Surg* 1997; **23:** 1183–9.
6. Sivaprasad S, *et al.* Non-steroidal anti-inflammatory agents for treating cystoid macular oedema following cataract surgery. Available in The Cochrane Database of Systematic Reviews; Issue 3. Chichester: John Wiley; 2004 (accessed 25/09/09).

发热 对乙酰氨基酚、水杨酸类和一些其他 NSAIDs 是用于控制发热（第10页）的最主要的解热药。对乙酰氨基酚通常为婴儿和儿童发热的选择，布洛芬为有效的替代品。二者交替使用可能好于单独使用任何一个，尽管这个观点还存在争议。这些患者应避免使用水杨酸类，因为可能引起 Reye 综合征（见**阿司匹林**的**不良反应**项下，第20页）。

痛风 NSAIDs 是急性痛风（第535页）的首选。由于慢性痛风的药物治疗会引起尿酸结晶从形成的结节上脱离引起急性发作，所以在降低尿酸治疗的前几月也可使用 NSAIDs 来预防发生急性痛风。

头痛 对于包括偏头痛（第587页）和紧张性头痛（第588页）在内的不同类型头痛，NSAIDs 是首选。尽管通常普萘洛尔是偏头痛的首选，NSAIDs 也是有效的预防用药。吲哚美辛对发作性偏头痛（一种罕见的丛集性头痛，第587页）也有效。

肾病 尽管 NSAIDs 对肾有不良反应（见上文），但它们在治疗某些类型的肾小球疾病（第1436页）中起作用，可用于控制肾病综合征引起的蛋白尿，除非有明显肾衰竭发生时。

恶性肿瘤 American Cancer Society[1]的一项早期研究结果表明，常规使用阿司匹林能减少发生致死性食管癌、胃癌、结肠癌和直肠癌的风险。其他胃肠道癌症的死亡率不受其影响。一些研究[2~12]支持常规使用阿司匹林或其他 NSAIDs 减少发生大肠癌的危险性（见**胃肠道恶性肿瘤**项下**预防**，第633页），尤其在高危患者中，一项系统性综述[13]谨慎地支持该结论。此外，对两项随机研究数据进行汇集分析[14]后，发现至少 5 年内每日服用阿司匹林 300mg 或更大剂量，会在 10 年内减少结直肠癌发病的危险性。然而，其他的研究[15,16]表明，服用阿司匹林或 NSAIDs 与结直肠癌发病之间缺乏联系；作者认为治疗时间短及剂量低导致了这些结果。最近的一篇为美国 Preventive Services Task Force（USPSTF）准备的综述[17,18]表明，阿司匹林及包括选择性 COX-2 抑制药在内的 NSAIDs 可减少结肠腺瘤的发生率，也降低结直肠癌的发病；然而 USPSTF 同时发表声明[19]，称由于这些药物心血管及胃肠道的不良反应，因此对于一般有直肠癌危险性的人群不建议使用这些药物来预防结直肠癌的发病。

COX-2 抑制药对癌症的控制作用还存在争议[20,21]，一项研究[22]表明常规使用阿司匹林可减少高表达 COX-2 的结直肠癌的发病，但对弱表达或不表达 COX-2 的结直肠癌无预防作用。

一项大型的基于英国 General Practice Research Databse 的病例对照研究[23]，检查了 NSAIDs 使用与一般癌症发病之间的信息。研究也发现使用 NSAIDs（包括阿司匹林）可预防食管、胃、结肠和直肠肿瘤的发生，而研究未能显示可降低非胃肠道肿瘤的危险。随后的两项荟萃分析[24,25]表明，使用阿司匹林及NSAIDs 可减少其他胃肠肿瘤的危险，如食管癌或胃癌。此外的一项[24]对阿司匹林及 NSAIDs 用于非胃肠道肿瘤的作用进行分析，表明阿司匹林对胰腺癌有化学保护作用，尽管统计学上不显著；阿司匹林及 NSAIDs 的使用轻度减少乳腺癌的发病危险，但统计学上有显著差异。对于其他部位，如卵巢、肺、膀胱及前列腺的肿瘤，阿司匹林及 NSAIDs 无作用或降低危险的作用很轻微。作者认为不清楚是否是在非胃肠道癌症上潜在的益处被长期使用这些药物已知的不良反应抵消了，特别是对那些发病率低的癌症。

舒林酸能减少家族性腺瘤性息肉病患者息肉的数量（见**胃肠道疾病**，第120页），家族性腺瘤性息肉病是大肠癌的前期状态。塞来考昔也有类似作用（见第35页），目前用于这些患者的治疗。

1. Thun MJ, *et al.* Aspirin use and the risk of fatal cancer. *Cancer Res* 1993; **53:** 1322–7.
2. Rosenberg L, *et al.* A hypothesis: nonsteroidal anti-inflammatory drugs reduce the incidence of large-bowel cancer. *J Natl Cancer Inst* 1991; **83:** 355–8.
3. Logan RFA, *et al.* Effect of aspirin and non-steroidal anti-inflammatory drugs on colorectal adenomas: case-control study of subjects participating in the Nottingham faecal occult blood screening programme. *BMJ* 1993; **307:** 285–9.
4. Giovannucci E, *et al.* Aspirin use and the risk for colorectal cancer and adenoma in male health professionals. *Ann Intern Med* 1994; **121:** 241–6.
5. Giovannucci E, *et al.* Aspirin and the risk of colorectal cancer in women. *N Engl J Med* 1995; **333:** 609–14.
6. Sandler RS, *et al.* Aspirin and nonsteroidal anti-inflammatory agents and risk for colorectal adenomas. *Gastroenterology* 1998; **114:** 441–7.

7. Smalley W, *et al.* Use of nonsteroidal anti-inflammatory drugs and incidence of colorectal cancer: a population-based study. *Arch Intern Med* 1999; **159:** 161–6.
8. Jolly K, *et al.* NSAIDs and gastrointestinal cancer prevention. *Drugs* 2002; **62:** 945–56.
9. Sandler RS, *et al.* A randomized trial of aspirin to prevent colorectal adenomas in patients with previous colorectal cancer. *N Engl J Med* 2003; **348:** 883–90.
10. Baron JA, *et al.* A randomized trial of aspirin to prevent colorectal adenomas. *N Engl J Med* 2003; **348:** 891–9.
11. Chan AT, *et al.* Long-term use of aspirin and nonsteroidal anti-inflammatory drugs and risk of colorectal cancer. *JAMA* 2005; **294:** 914–23.
12. Chan AT, *et al.* Aspirin dose and duration of use and risk of colorectal cancer in men. *Gastroenterology* 2008; **134:** 21–8.
13. Asano TK, McLeod RS. Non steroidal anti-inflammatory drugs (NSAID) and aspirin for preventing colorectal adenomas and carcinomas. Available in The Cochrane Database of Systematic Reviews; Issue 1. Chichester: John Wiley; 2004 (accessed 08/11/07).
14. Flossmann E, Rothwell PM. British Doctors Aspirin Trial and the UK-TIA Aspirin Trial. Effect of aspirin on long-term risk of colorectal cancer: consistent evidence from randomised and observational studies. *Lancet* 2007; **369:** 1603–13.
15. Stürmer T, *et al.* Aspirin use and colorectal cancer: post-trial follow-up data from the Physicians' Health Study. *Ann Intern Med* 1998; **128:** 713–20.
16. Stürmer T, *et al.* Colorectal cancer after start of nonsteroidal anti-inflammatory drug use. *Am J Med* 2006; **119:** 494–502.
17. Rostom A, *et al.* U.S. Preventive Services Task Force. Nonsteroidal anti-inflammatory drugs and cyclooxygenase-2 inhibitors for primary prevention of colorectal cancer: a systematic review prepared for the U.S. Preventive Services Task Force. *Ann Intern Med* 2007; **146:** 376–89.
18. Dubé C, *et al.* U.S. Preventive Services Task Force. The use of aspirin for primary prevention of colorectal cancer: a systematic review prepared for the U.S. Preventive Services Task Force. *Ann Intern Med* 2007; **146:** 365–75.
19. U.S. Preventive Services Task Force. Routine aspirin or nonsteroidal anti-inflammatory drugs for the primary prevention of colorectal cancer: U.S. Preventive Services Task Force recommendation statement. *Ann Intern Med* 2007; **146:** 361–4.
20. Liao Z, *et al.* Cyclo-oxygenase-2 and its inhibition in cancer: is there a role? *Drugs* 2007; **67:** 821–45.
21. Markowitz SD. Aspirin and colon cancer—targeting prevention? *N Engl J Med* 2007; **356:** 2195–8.
22. Chan AT, *et al.* Aspirin and the risk of colorectal cancer in relation to the expression of COX-2. *N Engl J Med* 2007; **356:** 2131–42.
23. Langman MJS, *et al.* Effect of anti-inflammatory drugs on overall risk of common cancer: case-control study in general practice research database. *BMJ* 2000; **320:** 1642–6.
24. González-Pérez A, *et al.* Effects of non-steroidal anti-inflammatory drugs on cancer sites other than the colon and rectum: a meta-analysis. *BMC Cancer* 2003; **3:** 28. Available at: http://www.biomedcentral.com/1471-2407/3/28 (accessed 08/11/07).
25. Wang WH, *et al.* Non-steroidal anti-inflammatory drug use and the risk of gastric cancer: a systematic review and meta-analysis. *J Natl Cancer Inst* 2003; **95:** 1784–91.

月经紊乱 月经过多（第2057页）被认为与前列腺素生成的异常有关。月经期间使用布洛芬、甲芬那酸或萘普生能使月经过多妇女经血量减少 30%，所有 NSAIDs 在这方面作用差别不大。

NSAIDs 通常也是痛经（第8页）的首选药。甲芬那酸由于抑制前列腺素的合成和外周作用，而理论上比其他 NSAIDs 作用强，但临床研究没有证实芬那酸类会更有效，系统性综述表明，布洛芬的风险/受益可能最好。

偏头痛 见上文**头痛**项下。

体位性低血压 当非药物治疗无效后，氟氢可的松通常是体位性低血压（第1460页）的首选药。当效果不佳时，可改为单用氟比洛芬、布洛芬或吲哚美辛，或与之合用。

疼痛 NSAIDs 在单次给药时与阿司匹林和对乙酰氨基酚的镇痛作用相当，但在常规足量下，后两者的镇痛和抗炎作用更持久。阿司匹林和对乙酰氨基酚用来处置轻度至中度的疼痛（见**镇痛药的选择**，第4页），尤其对于炎症引起的疼痛。对于婴儿和儿童的炎性疼痛（第5页），NSAIDs 都有作用，对乙酰氨基酚是这个年龄组首选的非阿片类镇痛药。若对乙酰氨基酚不能很好地缓解疼痛，NSAIDs 也可用于缓解急性腰背痛（第8页）。NSAIDs 也可作为阿片类的辅助用药来治疗重度疼痛，如癌症疼痛（第6页），尤其对恶性肿瘤引起的骨痛有效。NSAIDs 也能用于术后镇痛（第5页），因为不会有镇静作用，尤其适用于门诊手术后。由于此类药物的作用不够强，故不单用于大手术后的镇痛，但可与更强效的镇痛药合用及减少阿片类的用量。NSAIDs 或弱效的阿片类药物，如可待因或双氢可待因，可用于轻度镰刀细胞危象（第10页）引发的疼痛，严重的危象时，NSAIDs 可与更强效的阿片类药物如吗啡合用。

如 NSAIDs 这样的非阿片类镇痛药的依赖性和耐受性不大，但有"天花板"效应，超出后，增加剂量治疗效果也不会再强。

风湿病 NSAIDs 能缓解风湿病，如关节风湿性关节炎（第12页）和脊椎关节病（第13页），但不会改变进程，因此要与额外的抗风湿药合用来预防出现不可逆性的关节损伤。NSAIDs 也用作对乙酰氨基酚治疗骨关节炎（第11页）的替代药物。短期口服 NSAIDs 有助于缓解软组织风湿病（第13页）的疼痛和减少炎症，局部的 NSAIDs 制剂也被使用，但治疗作用不明确。

硬皮病 NSAIDs 应该慎用于硬皮病（第1734页），因为存在使肾和其他问题恶化的危险。

Opioid Analgesics 阿片类镇痛药

Analgésicos opioides u opiáceos; Analgésiques Opioïdes; Opioid-analgetika.

Опиоидные Анальгетики

依赖性和戒断症状

反复使用阿片类药物会出现精神和躯体依赖。虽然在合理使用时，问题不大，但由于其产生欣快感而定时滥用时很快出现依赖性。阿片类依赖性的特征是急切地需要用药、为了避免戒断症状对药物的躯体依赖以及由于耐受性的出现而倾向增加剂量。

给有躯体依赖的患者快速撤药会加速戒断症状的出现，其严重性依个体、所使用的药物、剂量的大小和频率以及使用的时间而定。在阿片依赖的患者中使用阿片受体拮抗药如纳洛酮或混合的激动药和拮抗药如喷他佐辛后，也会出现戒断症状。阿片依赖的母亲所生的后代可能出现新生儿戒断综合征，这些新生儿在出生时就会出现戒断症状。

阿片类镇痛药可根据其作用的受体来分类（见下文**用途和用法**项下），且有各自的戒断症状，作用于相同受体的阿片类药物有交叉耐受和交叉依赖发生。吗啡和其他 μ 受体激动药的戒断症状比 κ 受体激动药严重。戒断症状出现和持续时间也随特定药物作用的时间而定。吗啡和二醋吗啡的戒断症状通常在几小时内出现，在36～72h 内达峰，之后逐渐下降，美沙酮的戒断出现晚一些。戒断症状包括呵欠、散瞳、流泪、流涕、喷嚏、肌颤、虚弱、出汗、焦虑、易怒、睡眠紊乱或失眠、烦躁、厌食、恶心、呕吐、体重减轻、腹泻、脱水、白细胞增多、骨痛、腹部和肌肉绞痛、起鸡皮疙瘩、血管舒缩紊乱以及心率、呼吸频率、血压和体温的增加。一些生理指标在出现急性戒断综合征后几月内不能恢复正常。

戒断症状可在给予合适剂量的原药或相关的阿片类药物后中止。戒断后耐药现象迅速消失以至于以前耐药时用的剂量可能致死。

关于阿片依赖性和新生儿戒断综合征治疗的讨论见下文。

1. Van Ree JM, *et al.* Opioids, reward and addiction: an encounter of biology, psychology, and medicine. *Pharmacol Rev* 1999; **51:** 341–96.

诊断 纳洛酮（第1396页）和其他阿片类拮抗药用来诊断阿片依赖性。

阿片依赖性的处置 阿片依赖性的处置已经成为许多综述和讨论的主题[1～10]。

有计划的撤药（**戒毒**）可能缓慢或快速起效。在许多国家通用的方法是用美沙酮（一种阿片类激动药）的液体口服制剂来替代，然后有可能再逐渐停用美沙酮。美沙酮能用于戒毒是因为其可口服且半衰期长，每日给药1次。口服二醋吗啡也有类似作用，在一些戒断中心也使用含二醋吗啡的香烟。双氢可待因片剂也已成功使用。部分阿片激动药丁丙诺啡舌下给药是除美沙酮外治疗阿片依赖的选择，缓解戒断症状可能比美沙酮更快[11]。然而，它只能给予中度依赖的患者，高剂量阿片依赖的患者在使用丁丙诺啡时会出现戒断症状。美沙酮的衍生物左醋美沙朵是最近推荐使用的，但由于致心律失常的作用而停用。

使用吗啡、芬太尼或哌替啶这样的 μ 受体激动药来治疗急性疼痛或在重症监护中超过 5～10 天使用，会发生医源性阿片依赖。美沙酮能很好地处置成年重症监护患者出现的阿片撤药[12]。但一些人因为美沙酮用来戒毒的名声而不愿使用其来处置儿童的撤药[13]。躯体依赖的非成瘾患者倾向于逐渐减少治疗所用的阿片类药物，尽管在一些情况下，会因为易于使用、作用的时间和可减少剂量而需要换成其他的阿片类药物，实际上任何阿片类都可以应用[13]。

其他药物也可治疗阿片类的戒断，包括 α_2-肾上腺素受体激动药如可乐定和阿片类受体拮抗药如纳曲酮和纳洛酮。可乐定有助于抑制阿片类戒断的症状，如焦虑、失眠和肌肉痛。似乎控制急性撤药后症状的作用比处理美沙酮的逐步撤药更有效。由于会造成低血压，因此在一些患者中限制使用。可乐定的类似物洛非西定与可乐定的作用类似，但镇静和低血压的作用弱些[14]。

尽管由于有不能被接受的阿片戒断作用，纳曲酮和纳洛酮单独用于解毒受到限制，但它们能阻断阿片类药物的欣快感。纳曲酮可与 α_2-肾上腺素受体激动药如可乐定或洛非西定合用来改善症状，但没有足够的证据来判断是否这种联合用药可缩短戒断治疗的时间或增加转为用阿片类受体拮抗药持续治疗的比率[15]。另外，纳曲酮和纳洛酮是目前相对较新的快速或超快速阿片戒毒的手段[16～18]，这种作用是在患者高度镇静或全身麻醉，对戒断症状的不快感没有察觉时达到的。虽然在24h 内能达到解毒的作用并有较高的最初成功率，但是手段本身不是无风险的，也没有消除维持治疗的需要（见下文）。

伴随的咨询和社会心理服务已经显示出对于戒断治疗的结果也很重要[19,20]。单靠解毒不能确保长期戒除。

几种其他药物用来**辅助**治疗戒断综合征。地芬诺酯与阿托品或洛哌丁胺合用能控制腹泻。异丙嗪用于止吐和镇静。β 受体阻滞药如普萘洛尔可用于有明显躯体性焦虑的患者。苯二氮䓬类或氯美噻唑能用来缓解焦虑和相关的失眠，但为了避免出现依赖和滥用只可短期使用。

阿片类药物的长期**维持**治疗（稳定治疗）有时也使用，如可能在计划戒除之前，在社会心理支持下使患者获得某种社会稳定性。美沙酮最常用，二醋吗啡虽然很易得到[21,22]，但其作用有争议[23]，只被很少几个中心推崇。丁丙诺啡是另一个可以选用的药物[24]。也有关于美沙酮用于维持治疗的综述[25～27]。纳曲酮对解毒后阿片类成瘾者的维持戒毒有效，尤其在快速或超快速戒除后。纳曲酮被认为是对严重成瘾患者最有用的药物，在好的社会和心理支持下，劝阻患者冲动地使用阿片[1,28,29]。

对阿片依赖的**妊娠**患者如何处理也被讨论过[30]。目的应是首先用美沙酮来稳定患者，因为快速撤药能引起胎儿死亡。撤药最好是在妊娠中期的 3 个月。如果患者处在妊娠末期 3 个月而不能戒除，那么用二醋吗啡来维持要好于用美沙酮，因为它能使新生儿产生更小的戒断症状[31]。新生儿戒断综合征的处置在下文讨论。

1. Herridge P, Gold MS. Pharmacological adjuncts in the treatment of opioid and cocaine addicts. *J Psychoactive Drugs* 1988; **20:** 233–42.
2. Guthrie SK. Pharmacologic interventions for the treatment of opioid dependence and withdrawal. *DICP Ann Pharmacother* 1990; **24:** 721–34.
3. Wodak A. Managing illicit drug use: a practical guide. *Drugs* 1994; **47:** 446–57.
4. Mattick RP, Hall W. Are detoxification programmes effective? *Lancet* 1996; **347:** 97–100.
5. Seivewright NA, Greenwood J. What is important in drug misuse treatment? *Lancet* 1996; **347:** 373–6.
6. National Concensus Development Panel on Effective Medical Treatment of Opiate Addiction. Effective medical treatment of opiate addition. *JAMA* 1998; **280:** 1936–43.
7. O'Connor PG, Fiellin DA. Pharmacological treatment of heroin-dependent patients. *Ann Intern Med* 2000; **133:** 40–54.
8. Gonzalez G, *et al.* Treatment of heroin (diamorphine) addiction: current approaches and future prospects. *Drugs* 2002; **62:** 1331–43.
9. Raisch DW, *et al.* Opioid dependence treatment, including buprenorphine/naloxone. *Ann Pharmacother* 2002; **36:** 312–21.
10. DoH (England) and the devolved administrations (2007). *Drug misuse and dependence: UK guidelines on clinical management* (updated September 2007). London: Department of Health (England), the Scottish Government, Welsh Assembly Government and Northern Ireland Executive. Also available at: http://www.nta.nhs.uk/uploads/clinical_guidelines_2007.pdf (accessed 02/08/10)
11. Gowing L, *et al.* Buprenorphine for the management of opioid withdrawal. Available in The Cochrane Database of Systematic Reviews; Issue 3. Chichester: John Wiley; 2009 (accessed 02/08/10).
12. Böhrer H, *et al.* Methadone treatment of opioid withdrawal in intensive care patients. *Lancet* 1993; **341:** 636–7.
13. Yaster M, *et al.* The management of opioid and benzodiazepine dependence in infants, children, and adolescents. *Pediatrics* 1996; **98:** 135–40.
14. Gowing L, *et al.* Alpha$_2$-adrenergic agonists for the management of opioid withdrawal. Available in The Cochrane Database of Systematic Reviews; Issue 2. Chichester: John Wiley; 2009 (accessed 02/08/10).
15. Gowing L, *et al.* Opioid antagonists with minimal sedation for opioid withdrawal. Available in The Cochrane Database of Systematic Reviews; Issue 4. Chichester: John Wiley; 2009 (accessed 02/08/10).
16. Justins D. Rapid opioid detoxification under anaesthesia. *Hosp Med* 1998; **59:** 180.
17. Cook TM, Collins PD. Rapid opioid detoxification under anaesthesia. *Hosp Med* 1998; **59:** 245–7.
18. Gowing L, *et al.* Opioid antagonists under heavy sedation or anaesthesia for opioid withdrawal. Available in The Cochrane Database of Systematic Reviews; Issue 1. Chichester: John Wiley; 2010 (accessed 02/08/10).
19. McLellan AT, *et al.* The effects of psychosocial services in substance abuse treatment. *JAMA* 1993; **269:** 1953–9.
20. Amato L, *et al.* Psychosocial and pharmacological treatments versus pharmacological treatments for opioid detoxification. Available in The Cochrane Database of Systematic Reviews; Issue 4. Chichester: John Wiley; 2008 (accessed 02/08/10).
21. Perneger TV, *et al.* Randomised trial of heroin maintenance programme for addicts who fail in conventional drug treatments. *BMJ* 1998; **317:** 13–18.
22. Rehm J, *et al.* Feasibility, safety, and efficacy of injectable heroin prescription for refractory opioid addicts: a follow-up study. *Lancet* 2001; **358:** 1417–20.
23. Farrell M, Hall W. The Swiss heroin trials: testing alternative approaches. *BMJ* 1998; **316:** 639.

24. Kakko J, *et al.* 1-year retention and social function after buprenorphine-assisted relapse prevention treatment for heroin dependence in Sweden: a randomised, placebo-controlled trial. *Lancet* 2003; **361:** 662–8.
25. Farrell M, *et al.* Methadone maintenance treatment in opiate dependence: a review. *BMJ* 1994; **309:** 997–1001.
26. Ward J, *et al.* Role of maintenance treatment in opioid dependence. *Lancet* 1999; **353:** 221–6.
27. Bell J, Zador D. A risk-benefit analysis of methadone maintenance treatment. *Drug Safety* 2000; **22:** 179–90.
28. Ginzburg HM, MacDonald MG. The role of naltrexone in the management of drug abuse. *Med Toxicol* 1987; **2:** 83–92.
29. Gonzalez JP, Brogden RN. Naltrexone: a review of its pharmacodynamic and pharmacokinetic properties and therapeutic efficacy in the management of opioid dependence. *Drugs* 1988; **35:** 192–213.
30. Gerada C, *et al.* Management of the pregnant opiate user. *Br J Hosp Med* 1990; **43:** 138–41.
31. Thomas CS, Osborn M. Inhaling heroin during pregnancy. *BMJ* 1988; **296:** 1672.

新生儿戒断综合征 阿片依赖的母亲所生的婴儿由于撤药而出现症状，包括 CNS 高度过敏、胃肠功能紊乱、呼吸抑制、呵欠、喷嚏、色斑和发热。症状的出现时间部分因所用药物而定，从出生后马上出现到 2 周龄出现，多数情况是在出生后 72h。一些症状可维持 3 个月或更长。记住许多婴儿可能也暴露于其他合法和违禁的物质之下，包括酒精，这点很重要。

American Academy of Pediatrics（APP）[1] 建议，新生儿戒断症状的处置应主要采用支持疗法，这样许多婴儿的症状都可得到控制。他们建议根据戒断的评分来决定是否给予药物治疗，尽管这种评分系统并没有有效的证明。可用于阿片撤药的药物包括镇痛药（包括阿片的 USP33 制剂）、稀释的阿片酊、吗啡、美沙酮、地西泮、氯丙嗪、苯巴比妥和可乐定。纳洛酮常规不用于阿片依赖母亲所生的婴儿，因为突然撤药可增加癫痫发作的危险性。APP[1] 尽管没有明确建议，但认为在合适的时候，特异的药物疗法应该用于戒断综合征的治疗。对于阿片的撤药，阿片酊是首选药，其次是吗啡的口服溶液[2,3]。*BNFC 2009* 注意到，尽管吗啡被广泛使用且剂量容易调节，但美沙酮能更平稳地控制症状。

临床实践变化广泛，且有关各药对新生儿戒断综合征有效性的证据很少，因此很难比较[4,5]。有人认为地西泮不如苯巴比妥和镇痛药有效，但镇痛药（含樟脑和乙醇）的使用还受到质疑。在英国，氯丙嗪被广泛使用[6]，尽管一篇系统性综述发现没有充分的证据支持这个观点[7]。作者[7] 还发现，苯巴比妥可减少使用阿片者戒断症状的严重程度；没有充分的证据支持使用可乐定。

1. American Academy of Pediatrics, Committee on Drugs. Neonatal drug withdrawal. *Pediatrics* 1998; **101:** 1079–88. Correction. *ibid.*; **102:** 660 [dosage error].
2. Gregg JEM, *et al.* Maternal narcotic abuse and the newborn. *Arch Dis Child* 1988; **63:** 684.
3. Jansson LM, *et al.* The opioid-exposed newborn: assessment and pharmacologic management. *J Opioid Manag* 2009; **5:** 47–55.
4. Theis JGW, *et al.* Current management of the neonatal abstinence syndrome: a critical analysis of the evidence. *Biol Neonate* 1997; **71:** 345–56.
5. Johnson K, *et al.* Treatment of neonatal abstinence syndrome. *Arch Dis Child Fetal Neonatal Ed* 2003; **88:** F2–F5.
6. Morrison CL, Siney C. A survey of the management of neonatal opiate withdrawal in England and Wales. *Eur J Pediatr* 1996; **155:** 323–6.
7. Osborn DA, *et al.* Sedatives for opiate withdrawal in newborn infants. Available in The Cochrane Database of Systematic Reviews; Issue 3. Chichester: John Wiley; 2005 (accessed 26/06/08).

不良反应

通常剂量阿片类镇痛药最常见的不良反应是恶心、呕吐、便秘、嗜睡和精神错乱，通常长期使用后机体对这些症状（除了便秘外）耐受。可能有排尿困难及尿道或胆道的痉挛，后者可能与肝酶水平的改变有关。阿片类镇痛药也有抗利尿作用。口干、头晕、出汗、面部潮红、头痛、眩晕、心动过缓、心动过速、心悸、体位性低血压、体温降低、烦躁、情绪变化、性欲或性功能下降、幻觉和缩瞳也会出现。这些作用在活动的患者比卧床及无严重疼痛的患者更易发生。在一些患者中还会出现颅内压的升高。大剂量时还有肌强直的报道。阿片类的欣快感导致了滥用。关于阿片依赖性的讨论见上文。

大剂量阿片类药物引起呼吸抑制和低血压，进而出现循环衰竭和深度昏迷。在婴儿和儿童中还会出现抽搐。过量中毒时有报道出现横纹肌溶解进而肾衰竭。呼吸衰竭会致死。各药的中毒剂量因人而异，因为常用药的患者能耐受较大剂量。昏迷、针状瞳孔和呼吸抑制是阿片类过量中毒的典型三联症，当缺氧时瞳孔会散开。阿片成瘾者过量中毒时的肺水肿常导致死亡。

吗啡和其他阿片类药物可引起剂量依赖性的组胺释放，这种效应是导致荨麻疹和瘙痒、低血压和面红的部分原因。有报道会出现接触性皮炎、注射部位疼痛和刺激。静脉注射的过敏反应罕见。

阿片类镇痛药各药的不良反应可能反映了对特异阿片受体作用的强弱（见下文**用途和用法**项下）或直接来自毒性作用[1,2]。单纯的阿片受体激动药的一些不良反应，例如吗啡的呼吸抑制作用，是剂量相关的，而丁丙诺啡、布托啡诺和纳布啡这样的激动-拮抗药则随剂量的增加出现"天花板效应"。

实际中感受的不良反应的类型和程度可能取决于是否存在对阿片敏感的疼痛、是否使用阿片类镇痛药来控制慢性严重疼痛或急性疼痛及给药途径。一篇有关*慢性疼痛*使用阿片类药物的综述[3] 注意到，尽管担心相反的方面，但当使用合适剂量来处置对阿片敏感的疼痛时，呼吸抑制和依赖性都不是问题。实际上，对阿片敏感的疼痛存在时能保护机体不出现呼吸抑制效应，尽管在这种对阿片敏感的疼痛的病因（如手术）被去除后阿片类药物的剂量没有适当减少时，呼吸抑制可能发生。晚期癌症患者使用阿片类镇痛药的不良反应也被讨论过[4]。便秘是最棘手的不良反应，采用推荐的方法很少见到呼吸抑制，因为疼痛能对抗吗啡的中枢抑制作用。

在*术后急性疼痛*中阿片介导的呼吸抑制受到关注，但短期术后使用似乎不会导致依赖性（见**阿片依赖性的处置**项下，也可参考上文医源性躯体依赖）[5]。曾希望通过*脊柱给药途径*减少不良反应，尤其是呼吸抑制。在脊柱给药后缓解术后疼痛中，据说当很好地监控患者时不良反应发生率是较低的[6]。然而一些报道[7] 称，脊柱给药后瘙痒、恶心和呕吐、尿潴留的发生率正常，呼吸抑制仍然会发生，但能使更严重的呼吸抑制出现延迟。这些作用在吗啡中更常见，但所有的阿片类镇痛药脊柱给药时，都有出现呼吸抑制的倾向[7]。吗啡延迟的呼吸抑制是因为其脂溶性低，但在应用其他阿片类药物之后确实也发生了。一些观点认为，尽管早期担心，但脊柱给药导致的潜在的致死性晚期呼吸抑制与常规给药途径引起的术后呼吸抑制一样，都很罕见[8,9]。有关常规使用阿片类镇痛药后出现呼吸抑制的频率的争论可能是因为测定呼吸抑制的方法不同[10]。有报道称吗啡鞘内给药出现通气抑制比硬膜外给药多见[11]。

1. Duthie DJR, Nimmo WS. Adverse effects of opioid analgesic drugs. *Br J Anaesth* 1987; **59:** 61–77.
2. Schug SA, *et al.* Adverse effects of systemic opioid analgesics. *Drug Safety* 1992; **7:** 200–13.
3. McQuay HJ. Opioids in chronic pain. *Br J Anaesth* 1989; **63:** 213–26.
4. Twycross RG, Lack SA. *Oral morphine in advanced cancer.* 2nd ed. Beaconsfield: Beaconsfield Publishers, 1989.
5. Mitchell RWD, Smith G. The control of acute postoperative pain. *Br J Anaesth* 1989; **63:** 147–58.
6. Lutz LJ, Lamer TJ. Management of postoperative pain: review of current techniques and methods. *Mayo Clin Proc* 1990; **65:** 584–96.
7. Morgan M. The rational use of intrathecal and extradural opioids. *Br J Anaesth* 1989; **63:** 165–88.
8. Anonymous. Spinal opiates revisited. *Lancet* 1986; **i:** 655–6.
9. McQuay HJ. Spinal opiates. *Br J Hosp Med* 1987; **37:** 354–5.
10. Wheatley RG, *et al.* Postoperative hypoxaemia: comparison of extradural, i.m. and patient-controlled opioid analgesia. *Br J Anaesth* 1990; **64:** 267–75.
11. Gustafsson LL, *et al.* Adverse effects of extradural and intrathecal opiates: report of a nationwide survey in Sweden. *Br J Anaesth* 1982; **54:** 479–85.

对心血管系统的影响 静脉给予一些阿片类药物后组胺的释放和心血管作用见**哌替啶**项下，第107页。

对内分泌系统的影响 内源性阿片肽具有调节内分泌功能的作用。像内啡肽和脑啡肽一样，吗啡能刺激催乳素的释放[1]，合成吗啡类似物也有类似性质，有报道称，长期鞘内给予阿片类药物（吗啡或氢吗啡酮）可产生促性腺激素分泌不足的性腺功能减退、肾上腺功能不全和生长激素缺乏，尽管长期使用对催乳素产生可发生耐受[2]。像吗啡这样的阿片类药物也是引起高血糖的药物之一[3]。

1. Hell K, Wernze H. Drug-induced changes in prolactin secretion: clinical implications. *Med Toxicol* 1988; **3:** 463–98.
2. Abs R, *et al.* Endocrine consequences of long-term intrathecal administration of opioids. *J Clin Endocrinol Metab* 2000; **85:** 2215–22.
3. O'Byrne S, Feely J. Effects of drugs on glucose tolerance in non-insulin-dependent diabetics (part II). *Drugs* 1990; **40:** 203–19.

不良反应的处置

在过量用药约 1h 内，若患者还清醒，在气道有保护的条件下，可以口服活性炭，在所有服用了大量缓释制剂的患者也可使用此方法。

纠正呼吸衰竭和休克需要加强支持治疗。此外，过量阿片类镇痛药引起的严重呼吸抑制和昏迷可使用特异的拮抗药纳洛酮来快速逆转（第1395页）。由于纳洛酮比许多阿片类的作用时间都短，因此应密切观察复发的体征，并根据呼吸速率和昏迷的程度来反复注射。另一种需要反复给药的情况是，当一种作用时间更长的阿片类镇痛药已知或被怀疑是出现中毒症状的原因时，可根据反应调整持续静脉输注纳洛酮。在纳洛酮给予最后一个剂量之后，患者应观察至少 6h。

在躯体依赖阿片类的患者中使用如纳洛酮这样的阿片类拮抗药可引起戒断综合征。

活性炭 英国 National Poisons Information Service 认为用清除胃内药物的方法处置阿片类镇痛药过量的好处是不确定的。然而，当摄入是在 1h 以内，或阿片类镇痛药的药量很大时，或这些特殊药物超过以下剂量时，建议考虑口服活性炭：

- 丁丙诺啡：100mg/kg（成人和儿童）；
- 可待因：3mg/kg（成人和儿童）；
- 双氢可待因：3mg/kg（成人和儿童）；
- 美沙酮：在不使用阿片类药物的患者采用的任何剂量或美沙酮治疗时超过每日的规定量；
- 曲马多：500mg（成人）；10mg/kg（儿童）。

也可见药物各论。

便秘 关于纳洛酮用来缓解长期使用阿片类患者出现的不包含镇痛控制的便秘，见**纳洛酮的用途和用法**项下**逆转阿片类效应**，第1398页。

1. Kurz A, Sessler DI. Opioid-induced bowel dysfunction: pathophysiology and potential new therapies. *Drugs* 2003; **63:** 649–71.

注意事项

急性呼吸抑制和阻塞性气道疾病的患者通常禁用阿片类镇痛药，尽管像吗啡这样的阿片类用于某些类型的呼吸困难（见下文）。这些药物还禁用或慎用于急性酒精中毒、惊厥性疾病、颅脑损伤和颅内压升高的情况。阿片类镇痛药不应用于昏迷患者。这些药物对胃肠蠕动有抑制作用，故应避免用于有麻痹性肠梗阻危险发生的患者。

对于甲状腺功能减退症、肾上腺皮质不全、哮喘或呼吸储备减少、肾损伤或肝损伤、前列腺增生、低血压、休克、炎症或梗阻性肠疾病或重症肌无力的患者应慎用阿片类镇痛药或降低剂量。对于老年或虚弱患者也应减量。

在婴儿尤其新生儿中使用阿片类镇痛药应非常小心。分娩时使用能导致新生儿出现呼吸抑制。阿片依赖的母亲所生新生儿可出现戒断症状（见上文*新生儿戒断综合征*项下）。

躯体依赖的患者应逐渐停用阿片类镇痛药的治疗，以避免加速戒断症状（见上文**依赖性**）。有一定拮抗活性的阿片类镇痛药如丁丙诺啡、布托啡诺、纳布啡或喷他佐辛，可促进最近使用过纯激动剂如吗啡的躯体依赖患者产生戒断症状。

嗜睡可影响进行熟练操作的能力，因此受影响者不应驾驶或操作机器。

哮喘 在已控制哮喘中的使用是安全的，但要避免在急性恶化期使用[1]。

1. Barnes PJ, Chung KF. Difficult asthma. *BMJ* 1989; **299:** 1031–2.

胆道疾病 通常推荐如吗啡这样的阿片类镇痛药应避免使用于胆管疾病患者或应与解痉药合用。吗啡能作用于 Oddi 括约肌而增加胆管内压力[1]，因此对胆绞痛（第6页）或其他胆道疾病的患者不是减轻而是加重疼痛。胆囊切除术后给予可待因[2] 和吗啡[3] 会引起胆管类型疼痛。

在健康受试者中的研究表明，吗啡比哌替啶或布托啡诺更能延长胆囊排空[4]，这也更验证了吗啡不应用于有胆道疾病的患者。另一项研究发现，芬太尼和舒芬太尼不像吗啡那样收缩总胆管[5]，因此更适合于手术期间疼痛的控制，因为这时即使总胆管的痉挛也是不利的。哌替啶比吗啡更适合用于急性胰腺炎的患者（第9页），因为其对胆管的作用更弱，但这一观点受到质疑[6]。

1. Helm JF, *et al.* Effects of morphine on the human sphincter of Oddi. *Gut* 1988; **29:** 1402–7.
2. Druart-Blazy A, *et al.* The underestimated role of opiates in patients with suspected sphincter of Oddi dysfunction after cholecystectomy. *Gastroenterol Clin Biol* 2005; **29:** 1220–3.
3. Roberts-Thomson IC, *et al.* Sympathetic activation: a mechanism for morphine induced pain and rises in liver enzymes after cholecystectomy? *Gut* 1990; **31:** 217–21.
4. Hahn M, *et al.* The effect of four narcotics on cholecystokinin octapeptide stimulated gall bladder contraction. *Aliment Pharmacol Ther* 1988; **2:** 129–34.
5. Vieira ZEG, *et al.* Evaluation of fentanyl and sufentanil on the diameter of the common bile duct by ultrasonography in man: a double blind, placebo controlled study. *Int J Clin Pharmacol Ther* 1994; **32:** 274–7.
6. Thompson DR. Narcotic analgesic effects on the sphincter of Oddi: a review of the data and therapeutic implications in treating pancreatitis. *Am J Gastroenterol* 2001; **96:** 1266–72.

儿童 6个月以下的儿童可能对阿片类更敏感，尤其新生儿对吗啡引起的呼吸抑制比成人更敏感。敏感性高可能是因为药动学的不同。尽管如此，新生儿在呼吸支持下也可使用吗啡这样的阿片类药物（第85页）。

吗啡或其他阿片类镇痛药对更大的婴儿和儿童有效，从5个月或6个月龄开始，吗啡的代谢就类似成人的过程。

有关儿童镇痛药的选择的讨论见第5页。

在重症监护新生儿中，阿片类的镇静和镇痛作用见第929页。

1. Choonara IA. Pain relief. *Arch Dis Child* 1989; **64:** 1101–2.
2. Lloyd-Thomas AR. Pain management in paediatric patients. *Br J Anaesth* 1990; **64:** 85–104.
3. Bhatt-Mehta V. Current guidelines for the treatment of acute pain in children. *Drugs* 1996; **51:** 760–76.
4. Marsh DF, *et al.* Opioid systems and the newborn. *Br J Anaesth* 1997; **79:** 787–95.

老年人 年龄会影响阿片类镇痛药在老年人体内的药动学和药效学，但这些变化会有哪些纯粹的效应还不明[1]。实际的建议包括：在用药初期和常规间隔期，仔细回顾适应证；然后是谨慎开始用较低剂量和较长给药间隔；常规考虑药物减量、药物替代或停药。如果可能，为了控制阿片类发生不良反应，不应与更多的药物同时使用。

1. Wilder-Smith OHG. Opioid use in the elderly. *Eur J Pain* 2005; **9:** 137–40.

肝损伤 阿片类药物的药动学在肝功能异常的患者会出现变化。一篇在这些患者使用阿片类药物的综述[1]，认为如吗啡和氢吗啡酮这样的阿片类药物是通过葡萄苷酸化代谢的，比那些通过细胞色素P450同工酶代谢的药物要安全；葡萄苷酸化的阿片类药物的半衰期可保持稳定，除非到了疾病的晚期，而细胞色素P450同工酶代谢的阿片类药物延长的半衰期却不能通过疾病的严重程度来预测。因此也建议速释或胃肠外、速效的阿片类制剂要优于长效制剂（如经皮给药或控释制剂）。

1. Davis M. Cholestasis and endogenous opioids: liver disease and exogenous opioid pharmacokinetics. *Clin Pharmacokinet* 2007; **46:** 825–50.

嗜铬细胞瘤 吗啡和一些其他阿片类能介导内源性组胺的释放，从而刺激儿茶酚胺的释放。据报道二醋吗啡[1]和哌替啶[2]都在嗜铬细胞瘤患者中引起高血压，因此促组胺释放的阿片类应避免在这些患者中使用。阿芬太尼与芬太尼一样，不促组胺释放，是嗜铬细胞瘤患者麻醉时可选用的阿片类[3]药物。

1. Chaturvedi NC, *et al.* Diamorphine-induced attack of paroxysmal hypertension in phaeochromocytoma. *BMJ* 1974; **2:** 538.
2. Lawrence CA. Pethidine-induced hypertension in phaeochromocytoma. *BMJ* 1978; **1:** 149–50.
3. Hull CJ. Phaeochromocytoma: diagnosis, preoperative preparation and anaesthetic management. *Br J Anaesth* 1986; **58:** 1453–68.

肾损伤 一篇文献综述[1]推断可待因和吗啡最好避免用于肾衰和（或）透析的患者；氢吗啡酮应慎用并进行监控，芬太尼和美沙酮是安全的。此建议也适用于晚期肾病但还未透析的患者[2]。

也见药物各论。

1. Dean M. Opioids in renal failure and dialysis patients. *J Pain Symptom Manage* 2004; **28:** 497–504.
2. Murtagh FE, *et al.* The use of opioid analgesia in end-stage renal disease patients managed without dialysis: recommendations for practice. *J Pain Palliat Care Pharmacother* 2007; **21:** 5–16.

药物相互作用

因为哌替啶使得使用MAOIs（包括吗氯贝胺）的患者出现严重、有时甚至致死的反应，故哌替啶和相关药物禁用于使用MAOIs或停用该药14天内的患者，其他阿片类镇痛药也应避免使用或慎用（更多的细节见第393页）。曾有报道，司来吉兰（一种选择性B型单胺氧化酶抑制药）与哌替啶合用可引起威胁生命的反应。阿片类镇痛药的抑制作用能被其他的中枢抑制剂增强，如乙醇、麻醉药、抗焦虑药、安眠药、三环类抗抑郁药和抗精神病药。赛克力嗪可干扰阿片类对血流动力学的作用。西咪替丁抑制一些阿片类的代谢，尤其是哌替啶。

阿片类的作用依次影响其他药物的活性。例如，阿片类的胃肠道作用可延缓美西律的吸收或对抗西沙必利、甲氧氯普胺或多潘立酮的作用。有报道阿片全碱这样的前药减少环丙沙星的血药浓度。

乙醇 氢吗啡酮从缓释制剂中快速释放或剂量倾卸与摄入乙醇有关（更多细节见**氢吗啡酮的药物相互作用**项下，第61页）。Health Canada[1]警告称，这种相互作用可以发生于所有的阿片类镇痛药缓释制剂。一些硫酸吗啡缓释制剂（*Avinza*；*Ligand*，*USA*）的注册药品信息也警示反对这种用法（见**吗啡的药物相互作用**项下，第84页）。

1. Health Canada. Potentially fatal interaction between slow-release opioid painkillers and alcohol (issued 3rd August, 2005). Available at: http://www.hc-sc.gc.ca/ahc-asc/media/advisories-avis/_2005/2005_84-eng.php (accessed 26/06/08)

抗病毒药 阿片类镇痛药与利托那韦、其他的HIV-蛋白酶抑制药或逆转录酶抑制药的相互作用是复杂的，有关这些在体研究和报道的结果很有限，还不能对潜在相互作用的本质进行预测。

- 合用利托那韦能使哌替啶浓度-时间曲线下面积（AUC）和血药浓度明显**下降**。然而，血中毒性代谢物去甲哌替啶的浓度明显**增加**，利托那韦的注册药品建议不这样合用。预计利托那韦可降低血中吗啡的浓度。HIV-蛋白酶抑制药可降低血中美沙酮的浓度，尽管此作用没有临床的显著性。也有报道称NNRTIs奈韦拉平和依法韦仑减少血浆美沙酮的浓度，因此在给接受美沙酮治疗的患者使用时，会出现戒断症状（美沙酮与抗病毒药合用的更多细节详见第80页）。此外，有依法韦仑减少丁丙诺啡AUC的报道（第29页）。
- 相反，也有报道称在合用利托那韦的个体会出现芬太尼的AUC和清除半衰期的增加（第55页）。利托那韦的注册药品信息也认为在用利托那韦治疗期间，丁丙诺啡（第29页）、右美沙芬和曲马多的血浆浓度会增加，阿片类的毒性也相应会增加。美普他酚的注册信息也注意到利托那韦会增加美普他酚的血浆浓度。也有NNRTI地拉韦啶增加了丁丙诺啡和美沙酮血浆浓度的报道，分别见第29页和第80页。

组胺 阿片类镇痛药对外源性组胺的影响，见第2252页。

组胺H_2-拮抗药 组胺H_2-拮抗药可增加某些阿片类镇痛药的作用。有报道，西咪替丁改变哌替啶的清除率和分布容积[1]，而雷尼替丁不会[2]。吗啡被认为与西咪替丁的相互作用小于哌替啶，因为两药代谢不同。然而，在一项研究[3]中，发现在健康个体，西咪替丁不会影响吗啡的分布。后续的研究[4]发现在接受大手术的患者，在术前或术后静脉给予西咪替丁与给予安慰剂比较，对吗啡的消耗量和不良反应的发生率无明显的影响。但仍有吗啡与组胺H_2-拮抗药存在可能相互作用的个别报道。西咪替丁与吗啡合用会出现呼吸暂停、意识错乱和肌肉颤搐[5]，雷尼替丁与吗啡合用会出现意识错乱[6]。也有报道[7]口服美沙酮和皮下给予吗啡进行常规镇痛的患者当用西咪替丁来预防消化性溃疡后，6天无反应，需要用纳洛酮来处置。

1. Guay DRP, *et al.* Cimetidine alters pethidine disposition in man. *Br J Clin Pharmacol* 1984; **18:** 907–14.
2. Guay DRP, *et al.* Ranitidine does not alter pethidine disposition in man. *Br J Clin Pharmacol* 1985; **20:** 55–9.
3. Mojaverian P, *et al.* Cimetidine does not alter morphine disposition in man. *Br J Clin Pharmacol* 1982; **14:** 809–13.
4. Chia Y-Y, *et al.* Randomized, double-blind study comparing postoperative effects of treatment timing with histamine H_2-receptor antagonist cimetidine. *Acta Anaesthesiol Scand* 2005; **49:** 865–9.
5. Fine A, Churchill DN. Potentially lethal interaction of cimetidine and morphine. *Can Med Assoc J* 1981; **124:** 1434, 1436.
6. Martinez-Abad M, *et al.* Ranitidine-induced confusion with concomitant morphine. *Drug Intell Clin Pharm* 1988; **22:** 914–15.
7. Sorkin EM, Ogawa GS. Cimetidine potentiation of narcotic action. *Drug Intell Clin Pharm* 1983; **17:** 60–1.

用途和用法

阿片类镇痛药具有一些天然或**内源性阿片肽**的性质。内源性阿片肽在CNS中广泛存在，在机体的其他部分也存在，它们起着神经递质、神经传递调节剂或神经激素的作用。内源性阿片肽在下丘脑的存在表明在调节内分泌功能中起作用。阿片类刺激一些包括催乳素和生长激素在内的垂体激素的释放，抑制其他激素的释放，包括促肾上腺皮质激素。内源性阿片肽包括脑啡肽、内啡肽及强啡肽，它们可以与其他的非阿片肽共用一个前体。脑啡肽原是甲硫氨酸-脑啡肽和亮氨酸-脑啡肽的前体，阿片黑皮质素前体是β-内啡肽、β-脂肪释放激素、促黑素细胞激素及促肾上腺皮质激素的前体；强啡肽原是强啡肽和新内啡肽的前体。

阿片类镇痛药的药理作用大体上相似，量及质的差别可能是由于各自对**阿片受体**的作用不同。目前已知几种类型的阿片受体，在中枢和外周神经系统中以不同的模式存在。CNS中最主要的3种受体最初被命名为μ（mu）、κ（kappa）和δ（delta），最近被再次分别定类为OP_3、OP_2和OP_1。激动这些受体的活性如下：

- μ——镇痛作用（主要在脊椎处）、呼吸抑制、缩瞳、胃肠蠕动减弱和欣快；又被细分为$\mu1$（脊椎镇痛）和$\mu2$（呼吸抑制和胃肠动力）亚型；
- κ——镇痛作用（主要在脊髓），次强的缩瞳和呼吸抑制、烦躁和拟精神病作用；
- δ——在人类还不确定，但可能与镇痛作用有关，对脑啡肽选择性地起作用；
- 其他的受体包括σ（sigma）和ϵ（epsilon）受体。例如喷他佐辛这样的激动-拮抗剂的拟精神病作用被认为是通过σ受体介导的，纳洛酮对这种作用的拮抗很弱。

阿片类可作用于一种或几种受体，可作为完全或部分激动剂，或作为拮抗剂。吗啡和类似的阿片受体激动剂（有时称μ激动剂）被认为主要作用于μ受体，可能对κ和δ受体也有作用。喷他佐辛这样的阿片受体的激动-拮抗剂可能激动κ受体，对μ受体拮抗，然而丁丙诺啡对μ受体部分激动，对κ受体有一定拮抗作用。阿片受体拮抗剂纳洛酮对μ、κ和δ受体都有作用。

此外，除了对特定受体亲和力的不同外，作用活性的大小也有所不同。完全激动剂吗啡对μ受体能产生最大的活性，它的效应随剂量的增加而增加，而部分激动剂和激动-拮抗剂可能出现"天花板效应"，即达到一定程度后，它们的效应不再随剂量增加而增加。

阿片类镇痛药的其他区别在于它们的脂溶性和药动学，起效的快慢和作用的时间影响了药物的选择。

阿片类镇痛药又被传统地分为弱阿片类和强阿片类，但使用这些词有误导或导致管理欠佳的可能性，这种分类已基本上被WHO三步镇痛阶梯分级所取代（见**癌症疼痛**项下，第6页）。在这个体系中，阿片类被分为用于**轻度至中度疼痛**的药物和用于**中度至重度疼痛**的药物。前一组的代表包括可待因、右丙氧芬和双氢可待因，这些药物有"天花板效应"，通常与非阿片类镇痛药合用。用于中度至重度疼痛的首选药物是吗啡。其他的包括二醋吗啡、芬太尼、美沙酮和哌替啶。

此外，在手术的前期、诱导期或维持期都可使用阿片类来**麻醉**。然而，术前应用一般限于需要控制已存在疼痛的患者。在平衡麻醉中，阿片类用来起麻醉和神经肌肉阻滞作用。当与安定药合用时能产生痛觉消失的轻度的镇静状态，称之为神经安定镇痛术。

在处置**重症监护**（第929页）的机械通气患者时，也可使用一些阿片类来镇痛、镇静和抑制呼吸。

阿片类如可待因、氢可酮及氢吗啡酮可用于**镇咳**，在晚期疾病中出现的顽固性咳嗽也可使用吗啡。

阿片类可缓解某些类型的**呼吸困难**，吗啡和二醋吗啡可能在英国最常用，但双氢可待因、氢可酮和氢吗啡酮也使用过。

美沙酮和丁丙诺啡用于治疗阿片类的**依赖**（见上文）。

1. Cherny NI. Opioid analgesics: comparative features and prescribing guidelines. *Drugs* 1996; **51:** 713–37.
2. Upton RN, *et al.* Pharmacokinetic optimisation of opioid treatment in acute pain therapy. *Clin Pharmacokinet* 1997; **33:** 225–44.
3. Walsh D. Advances in opioid therapy and formulations. *Support Care Cancer* 2005; **13:** 138–44.
4. Hanks GW, Reid C. Contribution to variability in response to opioids. *Support Care Cancer* 2005; **13:** 145–52.
5. Smith HS. Opioid metabolism. *Mayo Clin Proc* 2009; **84:** 613–24.

作用 一些阿片受体的参考文献[1～6]如下。

1. Pleuvry BJ. Opioid receptors and their ligands: natural and unnatural. *Br J Anaesth* 1991; **66:** 370–80.
2. Pleuvry BJ. Opioid receptors and awareness of the Greek alphabet. *Br J Hosp Med* 1992; **48:** 678–81.
3. Atcheson R, Lambert DG. Update on opioid receptors. *Br J Anaesth* 1994; **73:** 132–4.
4. Dhawan BN, *et al.* International Union of Pharmacology. XII. Classification of opioid receptors. *Pharmacol Rev* 1996; **48:** 567–86.
5. Inturrisi CE. Clinical pharmacology of opioids for pain. *Clin J Pain* 2002; **18** (4 suppl): S3–S13.
6. Gourlay GK. Advances in opioid pharmacology. *Support Care Cancer* 2005; **13:** 153–9.

儿童用法 见上文**注意事项**项下。

老年人用法 见上文**注意事项**项下。

麻醉 在吸入麻醉或静脉麻醉时可静脉辅助给予阿片类镇痛药。在手术前期也广泛使用来减少焦虑，平稳进入麻醉的诱导期，使总体的麻醉需求量减少并能缓解术后疼痛。阿片类已很少这样使用了，被限用于已有疼痛或在麻醉的诱导前将要经历疼痛的患者。心脏手术中可静脉输注非常大剂量的吗啡来进行麻醉，但现在短效药物如芬太尼和相关的阿片类也常用，一些人更倾向于使用激动-拮抗的阿片类。镇静和呼吸抑制可能被延长，迫使采用辅助通气，阿片类的拮抗剂如纳洛酮能逆转这些作用。有关使用何种药物来达到和维持适合手术的条件，包括如何在麻醉的诱导期和维持期使用阿片类的讨论，见第1700页。与抗精神病药最通常合用的阿片类镇痛药是芬太尼，与神经安定镇痛术合用使患者平静，对周围淡漠但对指令有反应。有关神经安定镇痛术和类似的麻醉技术的简短讨论，见第1701页。

术后寒战 哌替啶在处置术后寒战（第1700页）中有效，但不是所有的阿片类都有效。

咳嗽 阿片类可用来镇咳（第1476页）。缺乏传统镇痛活性及更少不良反应的福尔可定（第1498页）和右美沙芬（第1485页）在镇咳中最常用。镇痛性阿片类中可待因最常用来镇咳。然而，对于严重的咳嗽而言，这些阿片类很少是强效的。吗啡和二醋吗啡都用来治疗晚期疾病的顽固性咳嗽，现在吗啡更常用些。由于美沙酮的作用时间长、易蓄积，因此应避免使用。

对于儿童不推荐使用含福尔可定或类似的阿片类如可待因的镇咳药，也应避免用于 1 岁以下的婴儿。

腹泻 口服体液补充疗法可用来治疗急性腹泻（第1617页），以预防脱水，但不会缩短腹泻的时程。含可待因、吗啡或其他阿片类的制剂由于抗胃肠动力的作用，可辅助用于急性腹泻的治疗。然而，WHO 认为，这样的抗腹泻药价值有限，不应用于儿童。此外，在应避免出现胃肠动力抑制、引起胃部拉伸的情况下，或例如严重溃疡性结肠炎或抗生素相关的结肠炎而出现腹泻的情况下，均不能使用阿片类。

呼吸困难 呼吸困难（一种主观上异常不适、困难或吃力呼吸的感觉）与影响血液的氧合作用的疾病有关。呼吸困难的过程应该被确定，因为经常是潜在的疾病得到治疗则呼吸困难能够更好地缓解（哮喘和慢性阻塞性肺疾病相关呼吸困难的治疗分别在第1072页和第1075页讨论）。当对因治疗不可能或无效时，需要对症治疗。

吸氧在某些患者中能缓解呼吸困难，即使这种呼吸困难与低氧无关。风扇制造的迎面的气流都能起作用。尽管在有任何形式呼吸抑制或肺功能不全（见**地西泮的注意事项**，第959页）的患者中使用苯二氮䓬类药存在风险，但如地西泮、劳拉西泮或咪达唑仑等药物对晚期癌症患者出现浅快呼吸，尤其浅快呼吸与焦虑相关时可能是有帮助的[1]。左美丙嗪偶尔也替代使用。

阿片类可缓解一些类型的呼吸困难[2~4]，如急性左室衰竭、肺水肿和恶性胸腔疾病引起的呼吸困难。在姑息治疗中对于呼吸困难的处置所发布的指南[5,6]（一些基于系统性综述[7]的发现）和专家一致的声明[8]都建议对于严重和不可缓解的呼吸困难患者应考虑使用阿片类。倾向于剂量比缓解疼痛剂量较低和增量较小[2]。阻滞性呼吸道疾病患者通常不建议使用阿片类药物或非常谨慎应用，他们的呼吸困难可采用别的方法缓解。然而，对那些早期的 COPD 患者，他们的呼吸困难对常规的治疗有抗药性，阿片类可能有用[9]。吗啡和二醋吗啡是最常用于呼吸困难的阿片类，双氢可待因、氢可酮和羟吗啡酮也曾用过。还不清楚是否所有的阿片类都同样有效[4]。

曾有报道雾化吗啡、氢吗啡酮或芬太尼也用于呼吸困难，无对照的报道称有效，尤其在姑息治疗中，但对照研究的数据不支持此观点[2,3,5,10~13]。也见**吗啡**项下，第86页。

当晚期癌症和顽固性呼吸困难患者对以上处理无反应时，氯丙嗪可能对缓解呼吸困难和镇静不能缓解痛苦的濒死患者有用[1]，咪达唑仑也是备选药物。也曾用过异丙嗪。大剂量的糖皮质激素如地塞米松能缓解由肿瘤引起的气道阻塞患者出现的呼吸困难，因为其使肿瘤周围的水肿减轻。

1. Walsh D. Dyspnoea in advanced cancer. *Lancet* 1993; **342:** 450–1.
2. Davis C, Percy G. Breathlessness, cough, and other respiratory problems. In: Fallon M, Hanks G, eds. *ABC of palliative care*. 2nd ed. London: BMJ Publishing Group, 2006: 13–16.
3. Jennings AL, *et al.* Opioids for the palliation of breathlessness in terminal illness. Available in The Cochrane Database of Systematic Reviews; Issue 3. Chichester: John Wiley; 2001 (accessed 26/06/08).
4. Kvale PA, *et al.* American College of Chest Physicians. Lung cancer: palliative care. *Chest* 2003; **123** (suppl): 284S–311S. Also available at: http://www.chestjournal.org/cgi/reprint/123/1_suppl/284S.pdf (accessed 26/06/08)
5. Lanken PN, *et al.* ATS End-of-Life Care Task Force. An official American Thoracic Society clinical policy statement: palliative care for patients with respiratory diseases and critical illnesses. *Am J Respir Crit Care Med* 2008; **177:** 912–27. Also available at: http://ajrccm.atsjournals.org/cgi/reprint/177/8/912.pdf (accessed 02/08/10)
6. Qaseem A, *et al.* Clinical Efficacy Assessment Subcommittee of the American College of Physicians. Evidence-based interventions to improve the palliative care of pain, dyspnea, and depression at the end of life: a clinical practice guideline from the American College of Physicians. *Ann Intern Med* 2008; **148:** 141–6. Also available at: http://www.annals.org/content/148/2/141.full (accessed 02/08/10)
7. Lorenz KA, *et al.* Evidence for improving palliative care at the end of life: a systematic review. *Ann Intern Med* 2008; **148:** 147–59. Correction. *ibid.* 2009; **151:** 674.
8. Mahler DA, *et al.* American College of Chest Physicians consensus statement on the management of dyspnea in patients with advanced lung or heart disease. *Chest* 2010; **137:** 674–91.
9. Rocker G, *et al.* Palliation of dyspnoea in advanced COPD: revisiting a role for opioids. *Thorax* 2009; **64:** 910–15.
10. Chandler S. Nebulized opioids to treat dyspnea. *Am J Hosp Palliat Care* 1999; **16:** 418–22.
11. Foral PA, *et al.* Nebulized opioids use in COPD. *Chest* 2004; **125:** 691–4.
12. Brown SJ, *et al.* Nebulized morphine for relief of dyspnea due to chronic lung disease. *Ann Pharmacother* 2005; **39:** 1088–92.
13. Kallet RH. The role of inhaled opioids and furosemide for the treatment of dyspnea. *Respir Care* 2007; **52:** 900–10.

疼痛 阿片类镇痛药用来缓解急性和慢性疼痛（见**镇痛药的选择**，第4页）。不是每种类型的疼痛都有反应，例如阿片类镇痛药不能缓解神经痛。关于特定的疼痛状态和阿片类镇痛药在其中作用的更进一步的讨论见第5页。

阿片类本身局部的镇痛作用也备受关注[1,2]。

在阿片类依赖的患者中维持治疗时使用阿片类镇痛药，备受争议，然而，一些人认为，在这些患者中使用阿片类来缓解急性疼痛是合适的，值得推荐[3]。

1. Thompson DF, Pierce DR. Local analgesia with opioid drugs. *Ann Pharmacother* 1995; **29:** 189–90.
2. Stein C. The control of pain in peripheral tissue by opioids. *N Engl J Med* 1995; **332:** 1685–90.
3. Alford DP, *et al.* Acute pain management for patients receiving maintenance methadone or buprenorphine therapy. *Ann Intern Med* 2006; **144:** 127–34.

头痛 如可待因这样的阿片类镇痛药有时也用在最初治疗偏头痛（第587页）或紧张性头痛（第588页）的口服镇痛制剂复方中，但频繁发作的患者要避免使用。

下肢不宁综合征 虽然证据不足，但某些阿片类可对下肢不宁综合征有益（见**睡眠相关运动障碍**项下，第930页）。

镇静 阿片类除镇痛作用外，也可利用其镇静作用。在麻醉（第1700页）、内镜检查术（第929页）和重症监护（第929页）的讨论中提到阿片类的这种作用。

破伤风 阿片类镇痛药能用于进行破伤风治疗的患者，起镇痛和附带的镇静作用（第186页和第1811页）。阿片类如芬太尼、吗啡和舒芬太尼能控制这些患者的交感神经系统过度活化[1~3]。

1. Rocke DA, *et al.* Morphine in tetanus—the management of sympathetic nervous system overactivity. *S Afr Med J* 1986; **70:** 666–8.
2. Moughabghab AV, *et al.* Management of autonomic dysfunction in severe tetanus: the use of fentanyl. *Can J Anaesth* 1995; **42:** 955.
3. Bhagwanjee S, *et al.* Management of sympathetic overactivity in tetanus with epidural bupivacaine and sufentanil: experience with 11 patients. *Crit Care Med* 1999; **27:** 1721–5.

Opium 阿片

Gum Opium; Nyers ópium; Opijus, žaliavinis; Opio; Opium brut; Opium crudum; Opium surové; Raakaoopiumi; Råopium; Raw Opium.

Опиум

ATC — A07DA02; N02AA02.
ATC Vet — QA07DA02; QN02AA02.
ATC Herb — HN02AA5001 (Papaver somniferum: dry latex); HR05DA5001 (Papaver somniferum: dry latex); HN05CW5004 (Papaver somniferum: dry latex); HA03AD5001 (Papaver somniferum: dry latex); HA07DA5001 (Papaver somniferum: dry latex).

俗名 以下术语已用作各种形式阿片的“俗名”（第vii页）或俚语：

Ahpenyen; Ah-pen-yen; Aunti; Aunti Emma; Big O; Black; Black pill; Black shit; Black stuff; Black tar opium; Block; Boulette; Chandoo; Chandu; China; Chinese molasses; Chinese tobacco; Chocolate; Cruz; Dopium; Dover's deck; Dover's powder; Dream gum; Dream gun; Dream stick; Dreams; Dutch courage; Easing powder; Fidonie; Fi-do-nie; Fun-foon-fong; Gee; God's medicine; Goma; Gondola; Gong; Goric; Great tobacco; Gum; Guma; Hard stuff; Hocus; Hop; Hops; Incense; Indonesian bud; Joy plant; Mash allah; Material negro; Midnight oil; Mira; Mud; O; Oj; Op; O.P.; Ope; O-Rock DC; Pen yan; Pen yen; Pin gon; Pin yen; Pox; Skee; Tar; Tin; Toxy; Toye; Toys; When-shee; Ze; Zero.

Pharmacopoeias. In *Chin., Eur.* (see p.vii), and *US.*

Chin., Eur., and *US* include a monograph for prepared or powdered opium. *Eur.* also contains monographs for standardised opium dry extract or standardised opium tincture. *Jpn* includes prepared opium and a diluted opium powder containing 1% of anhydrous morphine.

Ph. Eur. 6. 8（Opium，Raw；Opium BP 2010） 切割未成熟 *Papaver somniferum* L. 蒴果得到的风干的乳胶。有特殊臭，呈黑褐色。应含有不少于 10%的无水吗啡，不少于 2%的无水可待因及不少于 3%的无水二甲氧吗啡。避光。

Ph. Eur. 6. 8（Opium，Prepared；Opii Pulvis Normatus） 生阿片在不高于 70℃的温度下制成粉末并干燥。黄棕色或深褐色的粉末，以干燥药计算，含 9.8%～10.2%的吗啡及不少于 1.0%的可待因。加合适的赋形剂或生阿片粉末来调整含量。

USP 33（Opium） 切割 *Papaver somniferum*（罂粟科）未成熟蒴果后留出乳液风干而得。外表呈浅橄榄棕或橄榄灰色，内部呈赤褐色。有特殊臭，味微苦。含不少于 9.5%的无水吗啡。

USP 33（Powered Opium） 阿片在不高于 70℃的温度下干燥后还原成淡褐色或黄棕色的粉末，含不少于 10%～10.5%的无水吗啡。可以加入除了淀粉以外的任何允许的稀释剂。

简介

阿片是切割 *Papaver somniferum*（罂粟科）未成熟蒴果得到的风干的乳胶。它含有吗啡、可待因、二甲氧吗啡及包括那可丁和罂粟碱在内的其他多种生物碱的混合物。留出乳液干燥后制成统一组分的块状，不同形状代表不同的国家来源，市场上常见土耳其、印度或欧洲阿片。

阿片有阿片类镇痛药（第96页）的性质。其镇痛和镇静作用主要是因为含有吗啡（第85页）。因为它的吸收比吗啡慢些，故起效也不如吗啡迅速，阿片中罂粟碱和那可丁对肠道肌肉的松弛作用使得其便秘作用比吗啡强。

阿片只是草药制剂生产的原料。口服制剂可用的形式有 Prepared Opium（Ph. Eur. 6. 8）、Powdered Opium（USP 33）、Opium Tincture（BP 2010 或 USP 33）、Camphorated Opium Tincture（BP 2010）或 Paregoric（USP 33）。还包括止咳的 Opiate Squill Linctus（BP 2010）（Gee's linctus）糖浆。

在美国推荐使用 Paregoric（USP 33）来处置新生儿戒断综合征。

滥用 有报道滥用 Opiate Squill Linctus（Gee's linctus）会引起角鲨烷相关的强心毒性[1,2]。

1. Thurston D, Taylor K. Gee's linctus. *Pharm J* 1984; **233:** 63.
2. Smith W, *et al.* Wenckebach's phenomenon induced by cough linctus. *BMJ* 1986; **292:** 868.

制剂

BP 2010: Camphorated Opium Tincture; Concentrated Camphorated Opium Tincture; Opium Tincture;
Ph. Eur.: Opium Dry Extract, Standardised; Opium Tincture, Standardised;
USP 33: Opium Tincture; Paregoric.

专利制剂

Braz.: Elixir Paregorico; ***Israel:*** Opii Simplex.

多组分制剂 ***Braz.:*** Camomila; Elixir de Marinheiro†; ***Denm.:*** Pectyl; ***Fin.:*** Tannopon†; ***Fr.:*** Colchimax; Lamaline; Paregorique; ***Hong Kong:*** Brown Mixture; ***Israel:*** Davilla†; Doveri; ***S.Afr.:*** Paragoriese-Elikser†; Tandpyndruppels†; ***Spain:*** Digestovital†; Tanagel; ***Switz.:*** Bromocod N; Pectocalmine; ***USA:*** B & O Supprettes No. 15A; B & O Supprettes No. 16A; ***Venez.:*** Atrobel.

顺势疗法制剂 ***Fr.:*** Formule de l'Abbe Chaupitre no 19; Formule de l'Abbe Chaupitre no 7.

Hydrochlorides of Mixed Opium Alkaloids 混合阿片碱的盐酸盐

Alkaloidosum Opii Hydrochloridum; Extractum Concentratum Opii; Mezclas de hidrocloruros de alcaloides del opio; Omnoponum; Opialum; Opium Concentratum.

Гидрохлориды Смешанных Алкалоидов Опия

Pharmacopoeias. Preparations of the hydrochlorides of mixed opium alkaloids are included in *Jpn.*

Papaveretum (*BAN*) 阿片全碱

A mixture of 253 parts of morphine hydrochloride, 23 parts of papaverine hydrochloride, and 20 parts of codeine hydrochloride.

Папаверетум

CAS — 8002-76-4.
ATC — N02AA10.
ATC Vet — QN02AA10.

注：不要将阿片全碱与罂粟碱（第2111页）混淆。

Pharmacopoeias. In *Br.*

BP 2010（Papaveretum） 含 80.0%～88.4%的无水盐酸吗啡，8.3%～9.2%的盐酸罂粟碱和 6.6%～7.4%的无水盐酸可待因。白色或几乎白色的结晶性粉末。溶于水，略溶于乙醇。1.5%水溶液的 pH 值为3.7～4.7。避光。

简介

阿片生物碱是原形的阿片类镇痛药（第96页）。如阿片全碱这样的阿片生物碱混合物有吗啡（第85页）镇痛和镇静的功效，用来治疗中度至重度的疼痛包括术后及严重慢性疼痛。也用于术前镇静并作为麻醉的辅助用药。15.4mg 阿片全碱（BP 2010）约含 10mg 的无水吗啡。

- 在英国，以前的阿片全碱含无水吗啡、可待因、那可丁及盐酸罂粟碱。然而，由于担心那可丁（见**妊娠**项下，第1495页）潜在的遗传毒性，阿片全碱的组分在英国排除了那可丁，并在 BP 1993 中对阿片全碱进行了重定义以反映处方的这种改变。可能在其他国家，阿片全碱的术语还是含有那可丁的混合物。

剂量 成人使用阿片全碱的剂量为 7.7～15.4mg，皮下或肌内注射，若有必要，每 4h 重复给药。在老年患者或虚弱患者中，初始剂量不应超过 7.7mg。

在治疗疼痛及作为麻醉的辅助用药时，阿片全碱也可以 1/4～1/2 皮下或肌内对应的剂量静脉给药。阿片全碱有时与氢溴东莨菪碱共同肌内或皮下注射用于术前给药。

儿童用量的细节，见下文。

口服阿片全碱也与阿司匹林一起治疗中度至重度疼痛。

曾有将阿片全碱与罂粟碱（第2111页）混淆的病例，其中一名患者误将阿片全碱当作罂粟碱自我注射后，出现意识丧失[1]。

1. Robinson LQ, Stephenson TP. Self injection treatment for impotence. *BMJ* 1989; **299:** 1568.

儿童用法 阿片全碱可用于儿童治疗包括术后和严重慢性疼痛在内的中度至重度疼痛。也可用于术前的镇静和作为麻醉的辅助用药。阿片全碱通常可以皮下或肌内给药，必要时可每 4h 1 次，根据年龄可采取如下剂量：

- 新生儿：115μg/kg；
- 1～12 个月：154μg/kg；
- 1～6 岁：1. 96～3. 85mg；
- 6～12 岁：3. 85～7. 7 mg。

更年长的儿童可采用通常成人的用量（见上文）。

阿片全碱在用于镇痛和作为麻醉辅助用药时，也可静脉给予 1/4～1/2 皮下或肌内对应剂量。

制剂

BP 2010: Papaveretum Injection.

专利制剂

S.Afr.: Omnopon.

多组分制剂 ***UK:*** Aspav†.

Oxaprozin (*BAN, USAN, rINN*) 奥沙普秦

Oksaprotsiini; Oxaprozina; Oxaprozine; Oxaprozinum; Wy-21743. 3-(4,5-Diphenyloxazol-2-yl)propionic acid.

Оксапрозин

$C_{18}H_{15}NO_3$ = 293.3.

CAS — 21256-18-8.

ATC — M01AE12.

ATC Vet — QM01AE12.

UNII — MHJ80W9LRB.

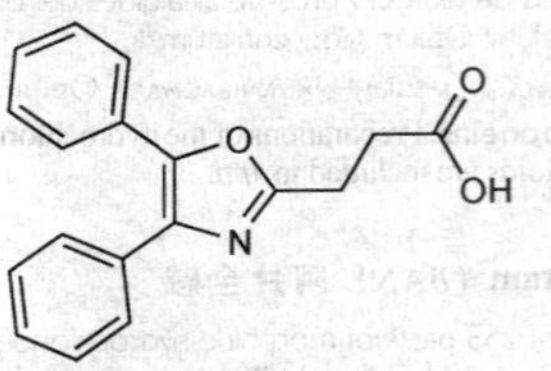

Pharmacopoeias. In *Chin., Jpn.,* and *US.*

USP 33（Oxaprozin） 白色至淡黄白色的结晶性粉末。室温 20～25℃下，贮藏于密闭容器中。避光。

Oxaprozin Potassium (*BANM, rINNM*) 奥沙普秦钾

Kalii Oxaprozinum; Oxaprozina potásico; Oxaprozine Potassique.

Калия Оксапрозин

$C_{18}H_{14}NO_3,K$ = 331.4.

CAS — 174064-08-5.

ATC — M01AE12.

ATC Vet — QM01AE12.

UNII — ML5602Z92I.

不良反应、处置和注意事项

参见 **NSAIDs**，第92页。

诊断和测试 有报道服用奥沙普秦的患者尿中检出苯二氮䓬类药的假阳性结果[1]。厂商认为该药可与一些免疫测定发生相互作用，薄层层析能很好地区分苯二氮䓬类药和奥沙普秦[2]。在接受奥沙普秦的患者中进行荧光偏振免疫测定时也会出现苯妥英的假阳性[3]。

1. Pulini M. False-positive benzodiazepine urine test due to oxaprozin. *JAMA* 1995; **273:** 1905.
2. Raphan H, Adams MH. False-positive benzodiazepine urine test due to oxaprozin. *JAMA* 1995; **273:** 1905–6.
3. Patel T, *et al.* Assay interaction between oxaprozin and phenytoin. *Ann Pharmacother* 1997; **31:** 254.

对肝脏的影响 有报道一名 56 岁的妇女每日使用600～1200mg 奥沙普秦 6 周后出现致命的暴发性肝炎[1]。另一名患者在使用奥沙普秦后出现有症状的肝炎而决定停药[2]。

1. Purdum PP, *et al.* Oxaprozin-induced fulminant hepatitis. *Ann Pharmacother* 1994; **28:** 1159–61.
2. Kethu SR, *et al.* Oxaprozin-induced symptomatic hepatotoxicity. *Ann Pharmacother* 1999; **33:** 942–4.

药物相互作用

与 NSAIDs 有关的药物相互作用见第94页。

药动学

奥沙普秦在胃肠道吸收慢，99%与血浆蛋白结合，其中主要是与白蛋白结合。使用后 2～3h 达血浆浓度峰值。达稳态后，生物半衰期约为 44h。奥沙普秦主要在肝中经肝微粒体氧化代谢，并与葡糖苷酸结合形成无活性的代谢产物，从尿（65%）和粪（35%）中排出。

1. Karim A. Inverse nonlinear pharmacokinetics of total and protein unbound drug (oxaprozin): clinical and pharmacokinetic implications. *J Clin Pharmacol* 1996; **36:** 985–97.
2. Karim A, *et al.* Oxaprozin and piroxicam, nonsteroidal antiinflammatory drugs with long half-lives: effect of protein-binding differences on steady-state pharmacokinetics. *J Clin Pharmacol* 1997; **37:** 267–78.
3. Davies NM. Clinical pharmacokinetics of oxaprozin. *Clin Pharmacokinet* 1998; **35:** 425–36.

用途和用法

奥沙普秦是丙酸衍生物，是一种 NSAID（第94页）。奥沙普秦可以碱基或钾盐的形式口服，尽管剂量是以碱基的形式表示；678mg 钾盐约等于 600mg 的奥沙普秦。用于骨关节炎和类风湿关节炎的治疗，口服常用剂量为每日 1. 2g，尽管在骨关节炎治疗时，低体重或病情轻的患者初始剂量为每日 600mg。推荐的每日最大剂量为 1. 8g 或 26mg/kg。

肾损伤患者及儿童的用量，见下文。

1. Miller LG. Oxaprozin: a once-daily nonsteroidal anti-inflammatory drug. *Clin Pharm* 1992; **11:** 591–603.
2. Anonymous. Oxaprozin for arthritis. *Med Lett Drugs Ther* 1993; **35:** 15–16.
3. Dallegri F, *et al.* A review of the emerging profile of the anti-inflammatory drug oxaprozin. *Expert Opin Pharmacother* 2005; **6:** 777–85.

儿童用法 奥沙普秦口服给药可用于治疗 6 岁及以上儿童的青少年特发性关节炎。每日 1 次，根据体重计算的剂量如下：

- 22～31kg：600mg；
- 32～54 kg：900mg；
- 55kg 和以上：1200mg。

在肾损伤中的用法 在美国，奥沙普秦的注册药品信息建议在严重肾损伤或透析的患者，其初始口服剂量为 600mg，每日 1 次。必要时剂量可增加至 1. 2g，每日 1 次。

制剂

USP 33: Oxaprozin Tablets.

专利制剂

Austria: Zakoprosin†; ***Belg.:*** Duraprox; ***Canad.:*** Daypro; ***Chile:*** Duraprox; Walix; ***Cz.:*** Dayrun; ***Ger.:*** Danoprox†; Dayrun†; ***Gr.:*** Duraprox; Misaf; Nisaid; Oxapron; Trimelot; ***Ital.:*** Walix; ***Jpn:*** Alvo; ***S.Afr.:*** Deflam†; ***Turk.:*** Duraprox; ***USA:*** Daypro.

Oxycodone (*BAN, USAN, rINN*) ⊗羟考酮

Dihydrone; 14-Hydroxydihydrocodeinone; NSC-19043; Oksikodoni; Oxicodona; Oxikodon; Oxycodonum. 6-Deoxy-7,8-dihydro-14-hydroxy-3-*O*-methyl-6-oxomorphine; (−)-(5*R*,6*S*,14*S*)-4,5-Epoxy-14-hydroxy-3-methoxy-9a-methylmorphinan-6-one.

Оксикодон

$C_{18}H_{21}NO_4$ = 315.4.

CAS — 76-42-6.

ATC — N02AA05.

ATC Vet — QN02AA05.

UNII — CD35PMG570.

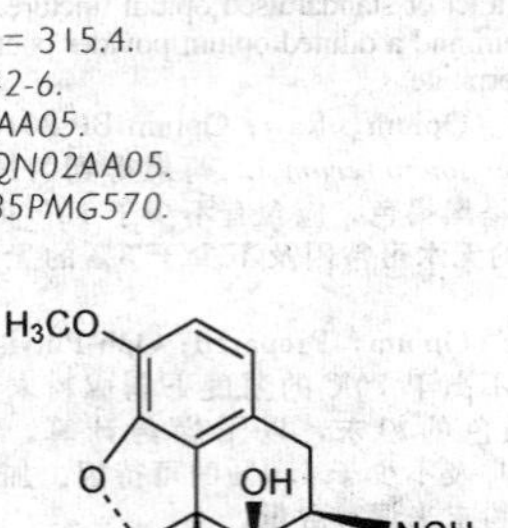

注：羟考酮的复方制剂可能用以下名称表示。

- Co-oxycodAPAP (*PEN*)—oxycodone and paracetamol.

俗名 下述名称已被作为各种形式的羟考酮的“俗名”见（第vii页）或俚语：

40; 40-bar; 80; Blue; Cotton; Hillbilly heroin; Kicker; OC; Os; Ox; Oxy; Oxy Cotton; Oxycotton; Percs; Perks; Pills; Pink spoons; Rushbo.

Oxycodone Hydrochloride (*BANM, USAN, rINNM*) ⊗盐酸羟考酮

7,8-Dihydro-14-hydroxycodeinone hydrochloride; Dihydrone Hydrochloride; Hidrocloruro de oxicodona; Oksikodonihydrokloridi; Oksikodono hidrochloridas; Oxikodonhydroklorid; Oxycodone, chlorhydrate d'; Oxycodoni hydrochloridum; Oxycone Hydrochloride; Oxykodon-hydrochlorid; Thecodine.

Оксикодона Гидрохлорид

$C_{18}H_{21}NO_4,HCl$ = 351.8.

CAS — 124-90-3.

ATC — N02AA05.

ATC Vet — QN02AA05.

UNII — C1ENJ2TE6C.

Pharmacopoeias. In *Eur.* (see p.vii) and *US. Jpn* includes the trihydrate.

Ph. Eur. 6. 8（Oxycodone Hydrochloride） 白色或几乎白色，易吸潮的粉末。易溶于水；略溶于无水乙醇；几乎不溶于甲苯。贮藏于密闭容器中。避光。

USP 33（Oxycodone Hydrochloride） 白色至米色、无臭、易吸潮的晶体或粉末。溶于水；微溶于乙醇。贮藏于密闭容器中。

Oxycodone Terephthalate ⊗对苯二甲酸羟考酮

Oxicodona, tereftalato de. 4,5α-Epoxy-14-hydroxy-3-methoxy-17-methylmorphinan-6-one 1,4-benzenedicarboxylate (2:1) salt.

Оксикодона Терефталат

$(C_{18}H_{21}NO_4)_2,C_8H_6O_4$ = 796.9.

CAS — 64336-55-6.

UNII — M04XWV43UF.

Pharmacopoeias. In *US.*

USP 33（Oxycodone Terephthalate） 贮藏于密闭容器中。

依赖性和戒断症状

参见阿片类镇痛药，第96页。

羟考酮易引起滥用（见下文的不良反应、处置和注意事项）。

一名 61 岁的妇女在退行性骨关节炎术后 7 天内不经意大量降低羟考酮的剂量，结果出现了心尖球囊样综合征（Takotsubo）样心肌症[1]。这名患者在术前有慢性阿片类依赖史，用羟考酮（每日 80mg）和氢吗啡酮（必要时每 3h 4mg）治疗了数月；术后她的羟考酮的剂量增加至每日 120mg，增加的剂量用来镇痛。

1. Rivera JM, *et al.* "Broken heart syndrome" after separation (from OxyContin). *Mayo Clin Proc* 2006; **81:** 825–8.

不良反应、处置和注意事项

参见阿片类镇痛药，第97页。

英国注册药品信息禁止将羟考酮用于中度至重度肝损伤或严重肾损伤的患者，但美国注册药品信息允许其慎用于重度肝损伤或肾损伤的患者，剂量要减少。

滥用 盐酸羟考酮的缓释片剂已遭到滥用[1～3]，压碎的药片被成瘾者吸入或注射，其中一些病例已致死。

1. Wolf BC, *et al.* One hundred seventy two deaths involving the use of oxycodone in Palm Beach County. *J Forensic Sci* 2005; **50:** 192–5.
2. Cicero TJ, *et al.* Trends in abuse of OxyContin® and other opioid analgesics in the United States: 2002-2004. *J Pain* 2005; **6:** 662–72.
3. Adlaf EM, *et al.* Use of OxyContin by adolescent students. *Can Med Assoc J* 2006; **174:** 1303.

对呼吸系统的影响 有关使用羟考酮的儿童出现呼吸抑制的参考文献[1,2]如下。

1. Olkkola KT, *et al.* Pharmacokinetics and ventilatory effects of intravenous oxycodone in postoperative children. *Br J Clin Pharmacol* 1994; **38:** 71–6.
2. Kalso E. Pharmacokinetics and ventilatory effects of intravenous oxycodone in postoperative children. *Br J Clin Pharmacol* 1995; **39:** 214.

肝损伤 在 6 名末期肝硬化等待肝移植的妇女中，使用羟考酮的清除率和消除延长[1]。也出现明显的通气抑制。成功肝移植后该药的药动学指标与健康成人相似。因此，建议使用羟考酮的末期肝病患者用药的频率要降低，剂量要减少。

1. Tallgren M, *et al.* Pharmacokinetics and ventilatory effects of oxycodone before and after liver transplantation. *Clin Pharmacol Ther* 1997; **61:** 655–61.

卟啉病 卟啉病患者使用羟考酮被认为是不安全的，因为在动物实验中发现此药有生卟啉作用。

药物相互作用

与阿片类镇痛药有关的药物相互作用，见第98页。

抗菌药 有报道称一名每日口服60mg羟考酮的患者在同时合用强力的酶诱导剂利福平时，其尿液的羟考酮监测实验是阴性的[1]。尿液中检出有羟考酮的代谢产物让笔者相信利福平增加了羟考酮的代谢，因此必须要增加后者的用量。后期的药动学研究[2]表明，利福平降低静脉和口服羟考酮的AUC，分别为53%和86%，将羟考酮的生物利用度从69%降至21%。

相反，酶抑制剂泰利霉素增加口服羟考酮的AUC的80%，减少其清除率43%；因此建议与泰利霉素合用时，羟考酮的剂量应减少25%～50%[3]。

1. Lee H-K, *et al.* Negative urine opioid screening caused by rifampin-mediated induction of oxycodone hepatic metabolism. *Clin Chim Acta* 2006; **367:** 196–200.
2. Nieminen TH, *et al.* Rifampin greatly reduces the plasma concentrations of intravenous and oral oxycodone. *Anesthesiology* 2009; **110:** 1371–8.
3. Grönlund J, *et al.* Effect of telithromycin on the pharmacokinetics and pharmacodynamics of oral oxycodone. *J Clin Pharmacol* 2010; **50:** 101–8.

抗抑郁药 关于*SSRIs*与羟考酮合用时可出现5-羟色胺综合征，见**氟西汀的药物相互作用项下阿片类镇痛药**，第374页。

抗真菌药 一项研究[1]发现，酶抑制药伏立康唑增加口服羟考酮的平均AUC、血浆峰浓度和清除半衰期，分别为3.6、1.7和2倍；当两药合用时，羟考酮应减量。

1. Hagelberg NM, *et al.* Voriconazole drastically increases exposure to oral oxycodone. *Eur J Clin Pharmacol* 2009; **65:** 263–71.

药动学

羟考酮从胃肠道吸收。与其他的阿片类药物相比，由于更低的系统前和(或)首过代谢，羟考酮的口服生物利用度为60%～87%。血浆蛋白结合率约为45%。大部分经P450同工酶CYP3A家族中的细胞色素P450同工酶代谢成去甲羟考酮，小部分经CYP2D6代谢为羟吗啡酮（第101页）。两种代谢产物再与葡糖苷酸结合后，与原形药一起从尿中排出。羟考酮的消除半衰期为2～4h。羟考酮可透过胎盘并可分布至乳汁。

1. Pöyhiä R, *et al.* The pharmacokinetics of oxycodone after intravenous injection in adults. *Br J Clin Pharmacol* 1991; **32:** 516–18.
2. Leow KP, *et al.* Single-dose and steady-state pharmacokinetics and pharmacodynamics of oxycodone in patients with cancer. *Clin Pharmacol Ther* 1992; **52:** 487–95.
3. Mandema JW, *et al.* Characterization and validation of a pharmacokinetic model for controlled-release oxycodone. *Br J Clin Pharmacol* 1996; **42:** 747–56.
4. Kaiko RF, *et al.* Pharmacokinetic-pharmacodynamic relationships of controlled-release oxycodone. *Clin Pharmacol Ther* 1996; **59:** 52–61.
5. Gammaitoni AR, Davis MW. Comparison of the pharmacokinetics of oxycodone administered in three Percocet™ formulations. *J Clin Pharmacol* 2002; **42:** 192–7.
6. Lalovic B, *et al.* Pharmacokinetics and pharmacodynamics of oral oxycodone in healthy human subjects: role of circulating active metabolites. *Clin Pharmacol Ther* 2006; **79:** 461–79.
7. Liukas A, *et al.* Plasma concentrations of oral oxycodone are greatly increased in the elderly. *Clin Pharmacol Ther* 2008; **84:** 462–7.

儿童 羟考酮在儿童的药动学也被研究[1～4]，发现大致与成人相似[2,4]。然而，0～6个月龄的婴儿的药动学有一定变化，尤其是在2个月龄或更小的婴儿[5]。

1. Olkkola KT, *et al.* Pharmacokinetics and ventilatory effects of intravenous oxycodone in postoperative children. *Br J Clin Pharmacol* 1994; **38:** 71–6.
2. Kokki H, *et al.* Pharmacokinetics of oxycodone after intravenous, buccal, intramuscular and gastric administration in children. *Clin Pharmacokinet* 2004; **43:** 613–22.
3. El-Tahtawy A, *et al.* Population pharmacokinetics of oxycodone in children 6 months to 7 years old. *J Clin Pharmacol* 2006; **46:** 433–42.
4. Kokki H, *et al.* Comparison of oxycodone pharmacokinetics after buccal and sublingual administration in children. *Clin Pharmacokinet* 2006; **45:** 745–54.
5. Pokela ML, *et al.* Marked variation in oxycodone pharmacokinetics in infants. *Paediatr Anaesth* 2005; **15:** 560–565.

用途和用法

羟考酮是菲衍生物，是一种阿片类镇痛药（第98页）。盐酸羟考酮口服、皮下或静脉注射来缓解中度至重度疼痛。

初次使用阿片类药物的患者在使用羟考酮来缓解严重疼痛时的常用口服起始剂量为每4～6h 5mg，然后根据反应决定是否增加剂量。使用强效阿片类镇痛药的患者在使用羟考酮时，其起始剂量应根据每日阿片类药物的需求量，英国注册药品信息认为，10mg口服的羟考酮相当于20mg口服的吗啡。大部分患者的每日需求量不超过400mg。含有羟考酮和阿司匹林、布洛芬或对乙酰氨基酚的制剂也已用于临床。盐酸羟考酮也可以缓释制剂的形式每12h口服。在一些国家，为抵消阿片类介导的便秘发生，可使用盐酸羟考酮与盐酸纳洛酮联合的口服控释制剂。

对初次使用阿片类药物的患者，盐酸羟考酮静脉给药的初始剂量为1～10mg，1～2min内给完，每隔4h以上再重复，静脉输注的推荐起始剂量为2mg/h。静脉途径也可用于患者自控镇痛。对初次使用阿片类药物的患者，皮下给药的起始剂量为5mg/4h，皮下输注的剂量为每日7.5mg。当口服和胃肠外给药进行转换时，英国注册药品信息认为2mg的口服羟考酮相当于1mg的胃肠外羟考酮。

含30mg羟考酮或者10mg或20mg盐酸羟考酮的栓剂可直肠给药，每6～8h重复1次。

肝损伤或肾损伤患者使用羟考酮的剂量见下文。

对苯二甲酸羟考酮也可口服。

儿童用法 尽管在英国禁止18岁以下儿童使用盐酸羟考酮，但*BNFC 2009*建议在姑息治疗时，可用来治疗中度到重度的疼痛。1个月至12岁的儿童初始剂量为每4～6h 200μg/kg（最大可至5mg），其后如需要根据反应可增加；更大的儿童可以给通常成人的用量（见上文）。8岁及以上的患儿可每12h给予盐酸羟考酮的口服控释制剂。

在肝损伤或肾损伤中的用法 肝损伤或肾损伤患者血中羟考酮的浓度可能增加，因此剂量需要调整。在英国，注册药品信息建议，轻度肝损伤或轻度至中度肾损伤的成年患者口服起始剂量为2.5mg/6h，中度至重度肝损伤或重度肾损伤的患者禁用羟考酮。在美国，注册药品信息允许在重度肝损伤或肾损伤的成年患者中慎用羟考酮。

疼痛 参考文献如下。

1. Curtis GB, *et al.* Relative potency of controlled-release oxycodone and controlled-release morphine in a postoperative pain model. *Eur J Clin Pharmacol* 1999; **55:** 425–9.
2. Gimbel JS, *et al.* Controlled-release oxycodone for pain in diabetic neuropathy: a randomized controlled trial. *Neurology* 2003; **60:** 927–34.
3. Oldfield V, Perry CM. Oxycodone/ibuprofen combination tablet: a review of its use in the management of acute pain. *Drugs* 2005; **65:** 2337–54.
4. Kalso E. Oxycodone. *J Pain Symptom Manage* 2005; **29** (suppl): S47–S56.
5. Bercovitch M, Adunsky A. High dose controlled-release oxycodone in hospice care. *J Pain Palliat Care Pharmacother* 2006; **20:** 33–9.
6. Reid CM, *et al.* Oxycodone for cancer-related pain: meta-analysis of randomized controlled trials. *Arch Intern Med* 2006; **166:** 837–43. Correction. *ibid.*; 2387.
7. Portenoy RK, *et al.* Long-term use of controlled-release oxycodone for noncancer pain: results of a 3-year registry study. *Clin J Pain* 2007; **23:** 287–99.
8. Pan H, *et al.* Efficacy and tolerability of oxycodone hydrochloride controlled-release tablets in moderate to severe cancer pain. *Clin Drug Invest* 2007; **27:** 259–67.
9. Gaskell H, *et al.* Single dose oral oxycodone and oxycodone plus paracetamol (acetaminophen) for acute postoperative pain in adults. Available in The Cochrane Database of Systematic Reviews; Issue 3. Chichester: John Wiley; 2009 (accessed 18/11/09).

制剂

USP 33: Oxycodone and Acetaminophen Capsules; Oxycodone and Acetaminophen Tablets; Oxycodone and Aspirin Tablets; Oxycodone Hydrochloride Extended-Release Tablets; Oxycodone Hydrochloride Oral Solution; Oxycodone Hydrochloride Tablets.

专利制剂

Arg.: Oxicalmans; Oxinovag; Oxycontin; ***Austral.:*** Endone; Oxycontin; Oxynorm; Proladone; ***Austria:*** Oxycontin; Oxynorm; ***Belg.:*** Oxycontin; ***Braz.:*** Oxycontin; ***Canad.:*** Oxy IR; Oxycontin; Supeudol; ***Chile:*** Oxycontin; ***Cz.:*** Oxycontin; Targin; ***Denm.:*** Oxycontin; Oxynorm; ***Fin.:*** Oxanest; Oxycontin; Oxynorm; ***Fr.:*** Oxycontin; Oxynorm; ***Ger.:*** Oxygesic; Targin; ***Hung.:*** Oxycontin; ***Irl.:*** Dancex; Oxycontin; Oxydon; Oxynorm; Targin; ***Israel:*** Oxycod; Oxycontin; ***Ital.:*** Oxycontin; ***Jpn:*** Oxycontin; ***Malaysia:*** Oxycontin; ***Neth.:*** Oxycontin; Oxynorm; ***Norw.:*** Oxycontin; Oxynorm; ***NZ:*** Oxycontin; Oxynorm; ***Philipp.:*** Oxycontin; Oxynorm; ***Pol.:*** Oxycontin; ***Port.:*** Oxycontin; Oxynormoro; ***Singapore:*** Oxycontin; Oxynorm; ***Spain:*** Oxycontin; Oxynorm; ***Swed.:*** Oxycontin; Oxynorm; ***Switz.:*** Oxycontin; Oxynorm; ***UK:*** Oxycontin; Oxynorm; Targinact; ***USA:*** ETH-Oxydose†; Oxycontin; Oxyfast; OxyIR; Roxicodone; ***Venez.:*** Oxycontin.

多组分制剂 ***Arg.:*** Oxinovag Complex; ***Canad.:*** Endocet; Endodan†; Percocet; Percodan; ratio-Oxycocet; ratio-Oxycodan; Rivacocet; ***Israel:*** Percocet; Percodan; ***Ital.:*** Depalgos; ***Mex.:*** Plexicodim; ***USA:*** Combunox; Endocet; Magnacet; Narvox; Percocet; Percodan; Perloxx; Primalev; Primlev; Roxicet; Roxilox; Roxiprin†; Tylox; Xolox.

Oxymorphone Hydrochloride (*BANM, rINNM*)⊗
盐酸羟吗啡酮

7,8-Dihydro-14-hydroxymorphinone hydrochloride; Hidrocloruro de oximorfona; Oximorphone Hydrochloride; Oxymorphone, Chlorhydrate d'; Oxymorphoni Hydrochloridum. 6-Deoxy-7,8-dihydro-14-hydroxy-6-oxomorphine hydrochloride; (−)-(5R,6S,14S)-4,5-Epoxy-3,14-dihydroxy-9a-methylmorphinan-6-one hydrochloride.

Оксиморфона Гидрохлорид

$C_{17}H_{19}NO_4,HCl = 337.8.$

CAS — 76-41-5 (oxymorphone); 357-07-3 (oxymorphone hydrochloride).

UNII — 5Y2EI94NBC.

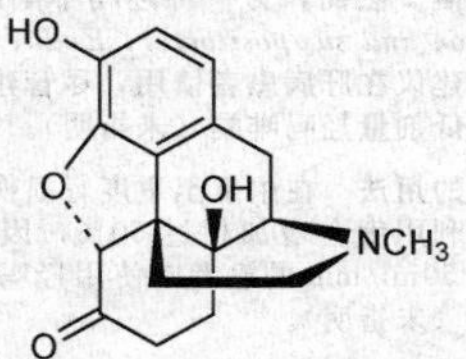

(oxymorphone)

Pharmacopoeias. In *US.*

USP 33 (Oxymorphone Hydrochloride) 白色或微灰白色的无臭粉末，暴露于光线后变黑。水溶液呈微酸性。溶于水（1：4），溶于乙醇（1：100），溶于甲醇（1：25）；极微溶于氯仿和醚。贮藏于25℃密闭容器中，温度允许在15～30℃波动。避光。

依赖性和戒断症状

参见阿片类镇痛药，第96页。

不良反应、处置和注意事项

参见阿片类镇痛药，第97页。

详情见下文羟吗啡酮在肝或肾损伤患者中的应用。

药物相互作用

与阿片类镇痛药的相互作用，见第98页。

盐酸羟吗啡酮控释制剂（*Opama ER*；*Endo*，*USA*）的注册药品信息声明服用羟吗啡酮时，患者不应饮酒包括含酒精的药物，因为有增加血浆羟吗啡酮浓度的危险性和潜在的可致死的过量中毒。

药动学

盐酸羟吗啡酮口服后从胃肠道吸收，但由于首过代谢的原因，其生物利用度只有10%。高脂饮食后会增加该药的吸收。蛋白结合率约为10%。绝大多数羟吗啡酮在肝脏中经葡萄苷酸化代谢，只有不足1%的药物以原形的形式从尿和粪排出。33%～38%剂量的药物以主要代谢物羟吗啡酮-3-葡萄糖苷酸的形式和少于1%的药物以6-羟基-羟吗啡酮的形式从尿中排泄。羟吗啡酮可透过胎盘。

1. Adams MP, Ahdieh H. Pharmacokinetics and dose-proportionality of oxymorphone extended release and its metabolites: results of a randomized crossover study. *Pharmacotherapy* 2004; **24:** 468–76.
2. Adams MP, Ahdieh H. Single- and multiple-dose pharmacokinetic and dose-proportionality study of oxymorphone immediate-release tablets. *Drugs R D* 2005; **6:** 91–9.

用途和用法

盐酸羟吗啡酮，一种菲的衍生物，属于阿片类镇痛药的一种（第98页），其作用和用途类似于吗啡（第84页），除了没有抑制咳嗽的作用。羟吗啡酮可口服、胃肠外或直肠给药，来缓解中度至重度的疼痛，包括产科疼痛，有报道称可维持3～6h的镇痛作用。也可胃肠外给药用于术前给药，作为麻醉的辅助用药，也可缓解由左心衰竭所致肺水肿的呼吸困难。

在初次使用阿片类药物的患者，盐酸羟吗啡酮的口服起始剂量为每4～6h 10～20mg，此后可根据需要进行调整；一些患者的起始剂量可以用更低的5mg。对于正接受强阿片类镇痛药治疗的患者而言，羟吗啡酮口服的初始用量应根据每日的阿片类需求量而定；注册药品信息建议口服10mg羟吗啡酮约等于口服30mg吗啡，推荐使用所计算羟吗啡酮用量的一半作为初始剂量。盐酸羟吗啡酮的口服控释制剂也可每12h给予。羟吗啡酮的口服制剂应空腹服用。

盐酸羟吗啡酮以肌内或皮下注射给药的初始剂量为1～1.5mg，如需要每4～6h可重复给药；静脉注射给药500μg。生产期间镇痛的常规剂量是肌内注射0.5～1mg。当将口服羟吗啡酮转换成胃肠外途径时，注册药品信息建议，作为指导，口服10mg羟吗啡酮相当于大约 1mg 胃肠外途径羟吗啡酮。

盐酸羟吗啡酮也可作为栓剂直肠给药，剂量为每 4～6h 5mg。

1. Prommer E. Oxymorphone: a review. *Support Care Cancer* 2006; **14:** 109–15.
2. Chamberlin KW, *et al.* Oral oxymorphone for pain management. *Ann Pharmacother* 2007; **41:** 1144–52.
3. Mayyas F, *et al.* A systematic review of oxymorphone in the management of chronic pain. *J Pain Symptom Manage* 2010; **39:** 296–308.

在肝损伤中的用法 对于肝损伤患者使用羟吗啡酮的建议是存在矛盾的。一个范围内制剂（*Opana and Opana ER tablets*；*Endo*，*USA*）的注册药品信息建议在轻度的肝损伤患者慎用；这些患者开始应使用最低的口服剂量，然后慢慢调整。此外，中度至重度的肝损伤患者应禁用羟吗啡酮。然而，另一种羟吗啡酮制剂（*Numorphan injection and suppositories*；*Endo*，*USA*）的注册药品信息只建议在肝病患者慎用，尽管建议严重肝损伤患者使用更低剂量羟吗啡酮（未指明）。

在肾损伤中的用法 在中度至重度肾损伤的患者，羟吗啡酮的生物利用度会增加超过 50%，因此建议在肌酐清除率低于 50ml/min 的患者中使用羟吗啡酮时应谨慎和降低剂量（未指明）。

制剂

USP 33: Oxymorphone Hydrochloride Injection; Oxymorphone Hydrochloride Suppositories.

专利制剂

USA: Numorphan; Opana.

Oxyphenbutazone（*BAN*，*rINN*）羟布宗

G-27202; Hydroxyphenylbutazone; Oksifenbutatsoni; Oxifenbutazon; Oxifenbutazona; Oxyphenbutazonum. 4-Butyl-1-(4-hydroxyphenyl)-2-phenylpyrazolidine-3,5-dione monohydrate.

Оксифенбутазон

$C_{19}H_{20}N_2O_3,H_2O$ = 342.4.

CAS — 129-20-4 (anhydrous oxyphenbutazone); 7081-38-1 (oxyphenbutazone monohydrate).

ATC — M01AA03; M02AA04; S01BC02.

ATC Vet — QM01AA03; QM02AA04; QS01BC02.

UNII — H806S4B3NS (oxyphenbutazone); A7D84513GV (anhydrous oxyphenbutazone).

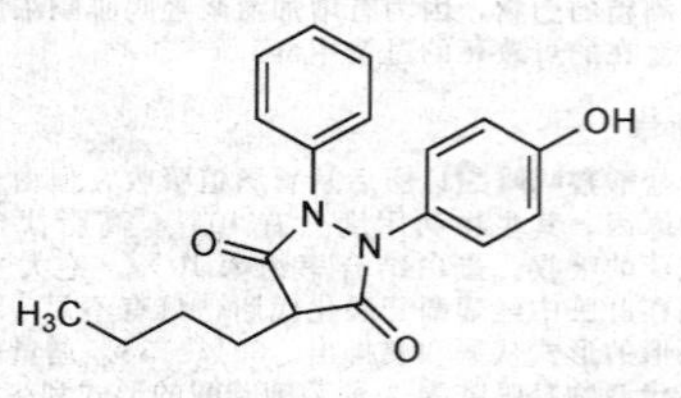

简介

羟布宗，一种保泰松的代谢物（第110页），属于 NSAIDs（第92页）。它可作为抗炎的膏剂局部使用于眼部的巩膜外层炎。羟布宗曾全身用药来治疗强直性脊柱炎、骨关节炎和类风湿关节炎，但由于其出现严重的血液系统不良反应的危险，使此药不再使用（见**保泰松**的**对血液的影响**项下，第110页）。

哌嗪盐也被使用。

卟啉病 羟布宗与急性卟啉病发作有关，因此认为在卟啉病患者中使用羟布宗是不安全的。

制剂

专利制剂

India: Sioril; ***Mex.:*** Edefen†; Redolet†.

多组分制剂 ***Braz.:*** Algi Peralgin†; Algiflamanil; Analtrix†; Febupen; Flamanan; Reumazine†; ***Mex.:*** Dartrizon.

Paracetamol（*BAN*，*rINN*）对乙酰氨基酚

Acetaminofeno; Acetaminophen; *N*-Acetyl-*p*-aminophenol; Asetaminofen; Paracétamol; Paracetamolis; Paracetamolum; Parasetamol; Parasetamoli. 4′-Hydroxyacetanilide; *N*-(4-Hydroxyphenyl)acetamide.

Парацетамол

$C_8H_9NO_2$ = 151.2.

CAS — 103-90-2.

ATC — N02BE01.

ATC Vet — QN02BE01.

UNII — 362O9ITL9D.

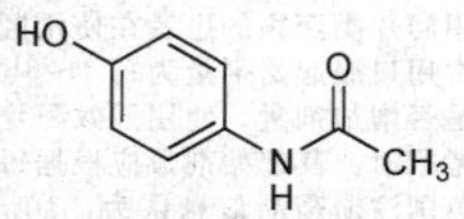

注：对乙酰氨基酚的复方制剂可用以下名称表示。

- Co-bucafAPAP (*PEN*)—butalbital, paracetamol, and caffeine
- Co-codamol *x/y* (*BAN*)—where *x* and *y* are the strengths in milligrams of codeine phosphate and paracetamol respectively
- Co-codAPAP (*PEN*)—paracetamol and codeine phosphate
- Co-dydramol (*BAN*)—dihydrocodeine tartrate 1 part and paracetamol 50 parts (w/w)
- Co-hycodAPAP (*PEN*)—hydrocodone tartrate and paracetamol
- Co-methiamol *x/y* (*BAN*)—where *x* and *y* are the strengths in milligrams of DL-methionine and paracetamol, respectively
- Co-oxycodAPAP (*PEN*)—oxycodone and paracetamol
- Co-proxamol (*BAN*)—dextropropoxyphene hydrochloride 1 part and paracetamol 10 parts (w/w)
- Co-proxAPAP (*PEN*)—dextropropoxyphene napsilate and paracetamol

Pharmacopoeias. In *Chin.*, *Eur.* (see p.vii), *Int.*, *Jpn*, *US*, and *Viet.*

Ph. Eur. 6.8（Paracetamol） 白色结晶性粉末。略溶于水；易溶于乙醇；极微溶于二氯甲烷。避光。

USP 33（Acetaminophen） 白色无臭结晶性粉末。溶于沸水（1∶20），溶于乙醇（1∶10），溶于 1mol/L 氢氧化钠（1∶15）。贮藏于密闭容器中。避光。防潮和防热。

不良反应和处置

对乙酰氨基酚的不良反应罕见，且通常较轻，虽然有报道如血小板减少、白细胞减少、全血细胞减少、中性粒细胞减少和粒细胞缺乏这样的血液系统反应。皮疹和其他超敏反应偶有发生。胃肠外应用很少引起低血压。

对乙酰氨基酚过量能引起严重的肝损伤及有时引起急性肾小管坏死。应迅速用乙酰半胱氨酸或甲硫氨酸处置，有关讨论见下文过量项下。

1. Graham GG, *et al.* Tolerability of paracetamol. *Drug Safety* 2005; **28:** 227–40.

对肾脏的影响 包括对乙酰氨基酚在内的镇痛药的滥用或使用时间过长会引起肾病，见 **NSAIDs** 项下，第93页。

也见下文过量项下。

对代谢的影响 单独或与其他药物合用对乙酰氨基酚（见第263页的**氟氯西林**）会引起焦谷氨酸在体内的蓄积，最终导致焦谷氨酸尿（5-羟脯氨酸尿）和高阴子间隙型代谢性酸中毒[1~3]。

1. Humphreys BD, *et al.* Acetaminophen-induced anion gap metabolic acidosis and 5-oxoprolinuria (pyroglutamic aciduria) acquired in hospital. *Am J Kidney Dis* 2005; **46:** 143–6.
2. Fenves AZ, *et al.* Increased anion gap metabolic acidosis as a result of 5-oxoproline (pyroglutamic acid): a role for acetaminophen. *Clin J Am Soc Nephrol* 2006; **1:** 441–7.
3. Alados Arboledas FJ, *et al.* Acidosis piroglutámica asociada a paracetamol. *An Pediatr (Barc)* 2007; **67:** 582–4.

对呼吸道的影响 一项病例对照研究[1]结果表明，频繁使用对乙酰氨基酚（每日或每周）与哮喘的发生有关。然而英国 CSM 评论认为，此研究的结果不能改变有关对乙酰氨基酚使用的任何建议，对于很多患者包括哮喘患者，此药仍是一个安全且有效的镇痛药。

接下来，进一步的研究和一篇综述发现，频繁使用（每日或每周 1 次）对乙酰氨基酚可引起哮喘[2,3]和 COPD[2]的患病率增加。且认为妊娠期使用对乙酰氨基酚与儿童的哮喘有联系（见下文**注意事项**下的**妊娠**）。然而，另一篇综述[4]表明，只有很少的报道称对乙酰氨基酚引起哮喘；而且支气管痉挛不是对乙酰氨基酚过量公认的特征。这篇综述推断使用对乙酰氨基酚与哮喘有很强的联系是不可能的。

最近，对涉及 31 个国家 6～7 岁的 205487 名儿童的问卷调查数据[5]分析表明，在出生后的第一年使用对乙酰氨基酚，其在儿童期的后期发生哮喘和鼻结膜炎及湿疹综合征的危险会增加。然而，在分析完这项研究后，英国的 CHM[6]表示关注对数据的解释，认为研究没有提供婴儿期间使用对乙酰氨基酚引起哮喘的有力证据；CHM 重申对乙酰氨基酚对于儿童是安全和适当的镇痛药。

1. Shaheen SO, *et al.* Frequent paracetamol use and asthma in adults. *Thorax* 2000; **55:** 266–70.
2. McKeever TM, *et al.* The association of acetaminophen, aspirin, and ibuprofen with respiratory disease and lung function. *Am J Respir Crit Care Med* 2005; **171:** 966–71.
3. Eneli I, *et al.* Acetaminophen and the risk of asthma: the epidemiologic and pathophysiologic evidence. *Chest* 2005; **127:** 604–12.
4. Nuttall SL, *et al.* Does paracetamol cause asthma? *J Clin Pharm Ther* 2003; **28:** 251–7.
5. Beasley R, *et al.* ISAAC Phase Three Study Group. Association between paracetamol use in infancy and childhood, and risk of asthma, rhinoconjunctivitis, and eczema in children aged 6-7 years: analysis from Phase Three of the ISAAC programme. *Lancet* 2008; **372:** 1039–48.
6. MHRA/CHM. Paracetamol use in infancy: no strong evidence for asthma link. *Drug Safety Update* 2008; **2** (4): 9. Available at: http://www.mhra.gov.uk/Publications/Safetyguidance/DrugSafetyUpdate/CON030923 (accessed 13/10/09)

超敏反应 成人[1~4]和儿童[5,6]使用对乙酰氨基酚后会出现以荨麻疹、呼吸困难和低血压为特征的反应。血管性水肿也有报道[7]。再次给予后有固定性药疹的报道[8~11]，也曾出现中毒性表皮坏死松解症[12]。

1. Stricker BHC, *et al.* Acute hypersensitivity reactions to paracetamol. *BMJ* 1985; **291:** 938–9.
2. Van Diem L, Grilliat JP. Anaphylactic shock induced by paracetamol. *Eur J Clin Pharmacol* 1990; **38:** 389–90.
3. Kumar RK, Byard I. Paracetamol as a cause of anaphylaxis. *Hosp Med* 1999; **60:** 66–7.
4. Bachmeyer C, *et al.* Acetaminophen (paracetamol)-induced anaphylactic shock. *South Med J* 2002; **95:** 759–60.
5. Ellis M, *et al.* Immediate adverse reactions to acetaminophen in children: evaluation of histamine release and spirometry. *J Pediatr* 1989; **114:** 654–6.
6. Bousetta K, *et al.* Hypersensitivity reactions to paracetamol in children: a study of 25 cases. *Allergy* 2005; **60:** 1174–7.
7. Idoko JA, *et al.* Angioneurotic oedema following ingestion of paracetamol. *Trans R Soc Trop Med Hyg* 1986; **80:** 175.
8. Thomas RHM, Munro DD. Fixed drug eruption due to paracetamol. *Br J Dermatol* 1986; **115:** 357–9.
9. Cohen HA, *et al.* Fixed drug eruption caused by acetaminophen. *Ann Pharmacother* 1992; **26:** 1596–7.
10. Harris A, Burge SM. Vasculitis in a fixed drug eruption due to paracetamol. *Br J Dermatol* 1995; **133:** 790–1.
11. Hern S, *et al.* Bullous fixed drug eruption due to paracetamol with an unusual immunofluorescence pattern. *Br J Dermatol* 1998; **139:** 1129–31.
12. Halevi A, *et al.* Toxic epidermal necrolysis associated with acetaminophen ingestion. *Ann Pharmacother* 2000; **34:** 32–4.

过量 不管有意还是无意，对乙酰氨基酚的急性口服过量相当常见，并且因为有效剂量与**毒性剂量**之间的距离很窄，因而症状很严重。成人 24h 内摄入 10～15g 对乙酰氨基酚，可引起严重的肝细胞坏死及相对少些的肾小管坏死。如果患者摄入 150mg/kg 或总量超过 12g 的对乙酰氨基酚，不管哪个更少一些，都会被认为有严重肝坏死的危险。使用可比剂量时对乙酰氨基酚急性过量后，儿童发生严重毒性的危险性似乎比成人低，然而，儿童在治疗前慢性使用该药会导致无意的过量和严重的肝毒性[1,2]。

正在使用酶诱导剂或有酒精滥用史的患者有发生肝损伤的高危险性，由于厌食症、AIDS 或囊性纤维变性而出现营养不良的患者同样有这样的危险。那些几天未进食的患者也易出现肝毒性。这些高危险的患者即使 24h 内服用 75mg/kg 那样少（等于 70kg 的患者使用约 5g）的对乙酰氨基酚，也可能发生肝毒性。

过量的早期**症状**（恶心、呕吐常见，也会有嗜睡和出汗）通常在 24h 内消失。腹痛可能是肝损伤的最初表现，通常在服药后的 24～48h 不明显，有时还延迟到 4～6天。肝损伤通常在服药后的 72～96h 达高峰，可引起肝衰竭、脑病、昏迷和死亡。肝衰竭的并发症包括酸中毒、脑水肿、出血、低血糖、低血压、感染和肾衰竭。肝功能的恶化使凝血时间延长，因此有人建议应定期检查。然而，在没有肝损伤的情况下，对乙酰氨基酚[3]和乙酰半胱氨酸[4]都能独立地影响凝血酶原时间，因此使用凝血酶原时间作为肝毒性的标志是存在质疑的，故推荐应在全肝生化评估的基础上做出治疗决定[5]。

甚至在没有严重肝损伤的情况下，急性肾小管坏死也可发展为急性肾衰竭。有报道对乙酰氨基酚过量会出现包括心肌异常和胰腺炎在内的非肝症状。

对乙酰氨基酚过量的毒性**机制**被认为是在肝和肾中通过细胞色素 P450 同工酶（主要是 CYP2E1 和 CYP3A4）[2]产生了量少但作用强的代谢物 *N*-乙酰-对苯醌亚胺（*N*-acetyl-p-benzoquinoneimine，NABQI）。正常剂量对乙酰氨基酚产生的 NABQI 完全通过与谷胱甘肽结合而减毒，后以巯嘌呤和半胱氨酸结合物排泄。对乙酰氨基酚过量时，组织储存的谷胱甘肽耗竭，使肝细胞内的 NABQI 蓄积并与巯基结合而引起细胞损伤。乙酰半胱氨酸或蛋氨酸这样的药物能使耗竭的谷胱甘肽逆转，因此作为对乙酰氨基酚过量的解毒药。乙酰半胱氨酸也可用于损伤组织的修复。

口服对乙酰氨基酚过量的处置 在英国和美国，许多综述涉及对乙酰氨基酚过量的处置[5~13]。英国 Paracetamol Information Centre 也公布了其使用指南[14]。澳大利亚和新西兰的临床毒理学家也分别发布了意见一致的指南[15]。

即使没有明显的症状，也需要立即处理，所有的患

者都应入院并建立完全的支持疗法。

- 如果在过量对乙酰氨基酚使用 1h 内及使用剂量大于 150mg/kg 或 12g（无论哪个更低），则要用活性炭来减少胃肠道的吸收。但是如果乙酰半胱氨酸或甲硫氨酸要口服来解毒，则要将活性炭从胃中清除以免减少解毒药的吸收。
- 几乎没有证据表明单用对乙酰氨基酚过量的患者洗胃有效。
- 应尽快测定血中对乙酰氨基酚的浓度以保证记录到峰浓度，但 4h 内无必要。可以通过比较服用对乙酰氨基酚后时间-血药浓度图中的基线来判断发生肝损伤的危险性。可用半对数图或线性图，见图 1 和图 2。通常，如果患者对乙酰氨基酚的浓度高于相应的药-时曲线时，就需给予解毒药处理（见下文）。
- 使用如卡马西平、苯妥英、苯巴比妥、利福平和圣约翰草这样的酶诱导剂的患者、营养不良者或有酒精滥用史者或几天未进食者，出现肝损伤的危险性高，如果他们血浆对乙酰氨基酚的浓度达到标准基线下 50%时，就应使用解毒药。
- 摄入对乙酰氨基酚后 15h 以上再测定血浆对乙酰氨基酚的浓度对评价肝毒性已不是可靠的指标。而且，服用对乙酰氨基酚缓释制剂的患者不适用列线图[16～18]。一些人建议，对乙酰氨基酚调释制剂的过量适用 Rumack-Matthew 列线图[19～21]。
- 对于短期内重复摄入超治疗量或几次过量摄入对乙酰氨基酚的患者，测定血中对乙酰氨基酚的浓度及 Rumack-Mathew 列线图也意义不大：这样的患者相当危险，应给予解毒药。
- 也有血中对乙酰氨基酚浓度低于治疗线以下就出现肝衰竭而致死的报道，表明可能有不正确的病史及有必要将治疗阈值降低[22]。
- 如果对治疗的时机或必要性有疑问时，应给予解毒药处理。在某些中心，摄入 150mg/kg 或更多的对乙酰氨基酚的患者不需考虑血中对乙酰氨基酚的浓度，即给予解毒[23]。
- 当怀疑有过量摄入时，应尽可能早地开始解毒治疗，而不应等血液分析的结果。一旦血液分析的结果表明最初浓度低于列线图的基线，就可停用解毒药。然而，如果最初浓度高于列线图的基线，就应给予解毒药的全程治疗，即使随后血中药物浓度下降到低于基线，也不应停药。

解毒药的选择 乙酰半胱氨酸（第1477页）是常用的解毒药，但用法可变，最佳的给药方案未定[5,24]。静脉给药可引起过敏反应，但在一些国家还是首选方式，包括澳大利亚、新西兰和英国，因为害怕口服会因恶心或活性炭而减少吸收。然而，在美国常用的是口服给药，且很有效。口服蛋氨酸（第1392页）在英国也是允许的，尽管也同样存在着因呕吐或活性炭而影响吸收的风险。它比静脉给予对乙酰半胱氨酸更便宜和容易，因此适用于不能入院的患者，前提是过量的10～12h内给予，且患者不呕吐。

在过量后第一个 8h 内给予乙酰半胱氨酸最有效，之后的作用越来越弱。一般认为，超过 15h 再处理不但无效还可能加重肝性脑病。然而，随后又发现晚期的治疗是安全的[25]，在对摄入后治疗时间达 36h 患者的研究表明，可在 24h 或更长时间获得益处[26,27]。此外，静脉给予已发生暴发性肝衰竭的患者乙酰半胱氨酸可减少发病率和死亡率[28]。

- 在英国，起始剂量为 150mg/kg（最大剂量为 16.5g）的乙酰半胱氨酸在 200ml 5%葡萄糖中，15min 内静脉给予，在美国是 60min 以内。然后在接下来的 4h 内在 500ml 5%葡萄糖中输注 50mg/kg（最大剂量为 5.5g），之后的 16h 在 1L 中输注 100mg/kg（最大剂量为 11g）。当 5%葡萄糖不适合时，可改用 0.9%的氯化钠。儿童的静脉液体体积要相应调整。如果出现过敏现象则要停止输注，并给予抗组胺药，如果有可能耐受，则以更慢的速度输注乙酰半胱氨酸。
- 在美国，口服乙酰半胱氨酸是胃肠外给药的一种选择。起始剂量为以 5%溶液给予 140mg/kg，然后每 4h 给 70mg/kg，重复 17 次。一些人[29]建议，如果给予了活性炭，则口服乙酰半胱氨酸的起始剂量要增加，而有些人[30]认为，预先给予活性炭不会降低乙酰半胱氨酸的效应，因此给更大剂量的乙酰半胱氨酸是不必要的。

与乙酰半胱氨酸一样，甲硫氨酸在对乙酰氨基酚过量后尽可能早地使用是最有效的。然而，如果治疗被延迟则没有效果[31～33]，在过量后 10h 才给予解毒，则肝损伤更多见并严重，也可能加重肝性脑病。

- 成人和 6 岁以上儿童使用甲硫氨酸的常用剂量为每 4h 口服 2.5g，共 4 次，过量的 10～12h 内开始，前提是患者不呕吐。6 岁以下儿童每 4h 口服 1g，共 4 次。也可以静脉给药。

由于使用的甲硫氨酸形式不同，有关甲硫氨酸在对乙酰氨基酚中毒中使用的文献是不准确的。在英国，将上面引用的剂量折合为 DL-甲硫氨酸。在可能发生过量的情况下，已经采用含有甲硫氨酸和对乙酰氨基酚的复方制剂。然而，由于医学和伦理的原因，有关是否在对乙酰氨基酚的制剂中常规加入甲硫氨酸还有争议。

组胺 H_2 受体拮抗药 由于西咪替丁阻断肝细胞色素 P450 混合功能氧化酶系统，因此有人建议，其可辅助乙酰半胱氨酸治疗那些由于酶诱导而引起对乙酰氨基酚活性代谢物增多的患者。然而只有少数几个报道称西咪替丁有利于对乙酰氨基酚的解毒，没有最近的证据支持这个观点[5,9,11,34]。

对某些患者而言，最后的选择是进行肝移植。

母亲在**妊娠期过量使用**对乙酰氨基酚后，通过胎盘的对乙酰氨基酚在胎儿的代谢可产生足够的肝毒性代谢产物，从而引起胎儿的肝毒性。从病例报道和病例系列有限的数据分析，表明在这些病例中早期口服或静脉给予乙酰半胱氨酸是安全和有效的[35]；英国的 *National Teratology Information Service* 建议如果有临床指征，可使用乙酰半胱氨酸。

静脉输注对乙酰氨基酚过量后，使用从血浆-对乙酰氨基酚浓度得来的标准列线图来决定如何处置是不合适的，因为此标准列线图的数据是通过急性口服对乙酰氨基酚，而不是静脉给予对乙酰氨基酚得来的。静脉注射对乙酰氨基酚超过 4h 后的血浆-对乙酰氨基酚浓度通常比从等量对乙酰氨基酚口服后相同时间点所推测的血药浓度要低。而且，正接受静脉给予对乙酰氨基酚的患者若由于急性禁食而出现营养不良，则出现肝毒性的危险性要增加。英国的 *National Poisons Information*

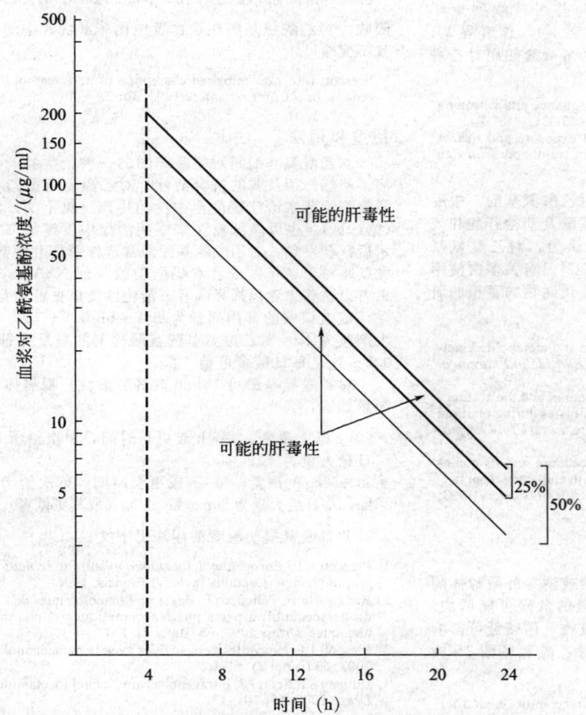

图 1 摄入对乙酰氨基酚后血浆药物浓度-时间的半对数图

1. 时间坐标轴表示摄入药物后的时间。
2. 在 4h 前的血浆对乙酰氨基酚浓度可能不代表峰浓度。
3. 此图只用于单次紧急服用药物的情况。
4. 标准线下的 25%实线用来允许在血浆检测和用药过量后的估算时间。
5. 标准线下方的 50%实线用于对接受酶诱导的药物或营养不良或有酒精滥用史或几天未进食的患者。
6. 当患者摄入药物后已达 15h 或更长时间，或患者服用的是对乙酰氨基酚控释制剂，则此图的价值未定。

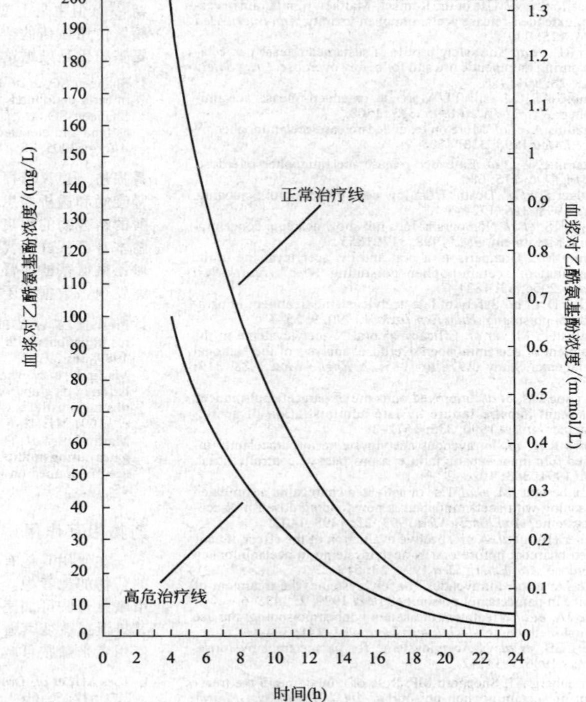

图 2 摄入对乙酰氨基酚后血浆药物浓度-时间的线性图

1. 时间坐标轴表示摄入药物后的时间。
2. 在 4h 前的血浆对乙酰氨基酚浓度可能不代表峰浓度。
3. 此图只用于表示单次急性用药的情况。
4. 患者的血浆对乙酰氨基酚浓度若高于正常治疗线，则应给予治疗。
5. 服用酶诱导性药物或营养不良或有酒精滥用史或几天未进食的患者，若其血浆对乙酰氨基酚浓度高于高危治疗线时，则应开始治疗。
6. 当患者摄入药物后已达 15h 或更长时间，或患者服用的是对乙酰氨基酚控释制剂，则此图的价值未定。

Service 建议当 24h 内静脉给予成人和儿童总量为 60mg/kg 或更多的对乙酰氨基酚，要采用静脉注射乙酰半胱氨酸解毒（见上文剂量）。如果不确定急性给予对乙酰氨基酚的量，标准列线图可用来判断肝损伤的危险性。在给药至少 4h 后测定的血浆-对乙酰氨基酚浓度，如果高至高危患者的参考线下 50%，则要采取解毒剂治疗（例如，如果 4h 大于 50mg/L，则治疗）（见第103页**图 1** 和第103页**图 2**）。

1. Miles FK, *et al.* Accidental paracetamol overdosing and fulminant hepatic failure in children. *Med J Aust* 1999; **171:** 472–5.
2. American Academy of Pediatrics Committee on Drugs. Acetaminophen toxicity in children. *Pediatrics* 2001; **108:** 1020–4.
3. Whyte IM, *et al.* Acetaminophen causes an increased International Normalized Ratio by reducing functional factor VII. *Ther Drug Monit* 2000; **22:** 742–8.
4. Schmidt LE, *et al.* Effect of acetylcysteine on prothrombin index in paracetamol poisoning without hepatocellular injury. *Lancet* 2002; **360:** 1151–2.
5. Brok J *et al.* Interventions for paracetamol (acetaminophen) overdoses. Available in The Cochrane Database of Systematic Reviews; Issue 2. Chichester: John Wiley; 2006 (accessed 23/10/06).
6. Whitcomb DC, *et al.* Association of acetaminophen hepatotoxicity with fasting and ethanol use. *JAMA* 1994; **272:** 1845–50.
7. Makin AJ, *et al.* Management of severe cases of paracetamol overdosage. *Br J Hosp Med* 1994; **52:** 210–13.
8. Vale JA, Proudfoot AT. Paracetamol (acetaminophen) poisoning. *Lancet* 1995; **346:** 547–52.
9. Prescott LF. Paracetamol overdose. In: *Paracetamol (acetaminophen): a critical bibliographic review.* London: Taylor & Francis, 1996: 401–73.
10. Routledge P, *et al.* Paracetamol (acetaminophen) poisoning. *BMJ* 1998; **317:** 1609–10.
11. Zed PJ, Krenzelok EP. Treatment of acetaminophen overdose. *Am J Health-Syst Pharm* 1999; **56:** 1081–91.
12. Kozer E, Koren G. Management of paracetamol overdose: current controversies. *Drug Safety* 2001; **24:** 503–12.
13. Dart RC, *et al.* Acetaminophen poisoning: an evidence-based consensus guideline for out-of-hospital management. *Clin Toxicol* 2006; **44:** 1–18.
14. Paracetamol Information Centre. *Guidelines for the management of acute paracetamol overdosage (revised 2007).* Also available at: http://www.pharmweb.net/pwmirror/pwy/paracetamol/chart.html (accessed 23/07/08)
15. Daly FFS, *et al.* Panel of Australian and New Zealand clinical toxicologists. Guidelines for the management of paracetamol poisoning in Australia and New Zealand—explanation and elaboration: a consensus statement from clinical toxicologists consulting to the Australasian poisons information centres. *Med J Aust* 2008; **188:** 296–301. Also available at: http://www.mja.com.au/public/issues/188_05_030308/dal10916_fm.html (accessed 13/08/08)
16. Graudins A, *et al.* Overdose of extended-release acetaminophen. *N Engl J Med* 1995; **333:** 196.
17. Vassallo S, *et al.* Use of the Rumack-Matthew nomogram in cases of extended-release acetaminophen toxicity. *Ann Intern Med* 1996; **125:** 940.
18. Dart RC, *et al.* The safety profile of sustained release paracetamol during therapeutic use and following overdose. *Drug Safety* 2005; **28:** 1045–56.
19. Temple AR, Mrazik TJ. More on extended-release acetaminophen. *N Engl J Med* 1995; **333:** 1508.
20. Graudins A, *et al.* More on extended-release acetaminophen. *N Engl J Med* 1995; **333:** 1508–9.
21. Cetaruk EW, *et al.* Extended-release acetaminophen overdose. *JAMA* 1996; **275:** 686.
22. Bridger S, *et al.* Deaths from low dose paracetamol poisoning. *BMJ* 1998; **316:** 1724–5.
23. Aujla KS, *et al.* Nomogram does not show absolute concentration for treatment. *BMJ* 1998; **317:** 1655.
24. Kanter MZ. Comparison of oral and i.v. acetylcysteine in the treatment of acetaminophen poisoning. *Am J Health-Syst Pharm* 2006; **63:** 1821–7.
25. Parker D, *et al.* Safety of late acetylcysteine treatment in paracetamol poisoning. *Hum Exp Toxicol* 1990; **9:** 25–7.
26. Smilkstein MJ, *et al.* Efficacy of oral N-acetylcysteine in the treatment of acetaminophen overdose: analysis of the National Multicenter Study (1976 to 1985). *N Engl J Med* 1988; **319:** 1557–62.
27. Harrison PM, *et al.* Improved outcome of paracetamol-induced fulminant hepatic failure by late administration of acetylcysteine. *Lancet* 1990; **335:** 1572–3.
28. Keays R, *et al.* Intravenous acetylcysteine in paracetamol induced fulminant hepatic failure: a prospective controlled trial. *BMJ* 1991; **303:** 1026–9.
29. Chamberlain JM, *et al.* Use of activated charcoal in a simulated poisoning with acetaminophen: a new loading dose for N-acetylcysteine? *Ann Emerg Med* 1993; **22:** 1398–1402.
30. Spiller HA, *et al.* A prospective evaluation of the effect of activated charcoal before oral N-acetylcysteine in acetaminophen overdose. *Ann Emerg Med* 1994; **23:** 519–23.
31. Vale JA, *et al.* Intravenous N-acetylcysteine: the treatment of choice in paracetamol poisoning? *BMJ* 1979; **2:** 1435–6.
32. Vale JA, *et al.* Treatment of acetaminophen poisoning: the use of oral methionine. *Arch Intern Med* 1981; **141:** 394–6.
33. Tee LGB, *et al.* N-Acetylcysteine for paracetamol overdose. *Lancet* 1986; **i:** 331–2.
34. Kaufenberg AJ, Shepherd MF. Role of cimetidine in the treatment of acetaminophen poisoning. *Am J Health-Syst Pharm* 1998; **55:** 1516–19.
35. Wilkes JM, *et al.* Acetaminophen overdose in pregnancy. *South Med J* 2005; **98:** 1118–22.

胰腺炎 有报道[1]称药物诱导的胰腺炎与对乙酰氨基酚有关，只在过量使用的患者中引起胰腺炎，且是很少见的情况[1]。一项对 814 名过量使用对乙酰氨基酚患者资料的回顾性研究发现，其中 246 名出现高淀粉酶血症，且在那些由于更严重中毒而转到专科医师治疗的患者中，高淀粉酶血症也更常见且严重[2]。然而只有 33 例被诊断为急性胰腺炎。

1. Underwood TW, Frye CB. Drug-induced pancreatitis. *Clin Pharm* 1993; **12:** 440–8.
2. Schmidt LE, Dalhoff K. Hyperamylasaemia and acute pancreatitis in paracetamol poisoning. *Aliment Pharmacol Ther* 2004; **20:** 173–9.

注意事项

对乙酰氨基酚在肾损伤或肝功能受损的患者中应慎用。*BNF 59* 建议肝损伤患者应避免使用大剂量对乙酰氨基酚，酒精依赖的患者也要慎用。

哺乳 使用对乙酰氨基酚的母亲母乳喂养的婴儿没有发现有不良反应，American Academy of Pediatrics 因此认为哺乳的妇女可使用对乙酰氨基酚[1]。*BNF 59* 也认为从乳汁中分泌的对乙酰氨基酚太少，对婴儿无害。12 名哺乳的母亲的药动学研究表明，一次给予对乙酰氨基酚后 1～2h 在乳汁中对乙酰氨基酚的峰浓度为 10～15μg/ml。其中 2 名母亲的乳汁与血浆药物浓度之比约为 1[2]。在其他研究中也有类似发现[3,4]。

1. American Academy of Pediatrics. The transfer of drugs and other chemicals into human milk. *Pediatrics* 2001; **108:** 776–89. [Retired May 2010] Correction. *ibid.*; 1029. Also available at: http://aappolicy.aappublications.org/cgi/content/full/pediatrics%3b108/3/776 (accessed 19/10/06)
2. Berlin CM, *et al.* Disposition of acetaminophen in milk, saliva, and plasma of lactating women. *Pediatr Pharmacol* 1980; **1:** 135–41.
3. Hurden EL, *et al.* Excretion of paracetamol in human breast milk. *Arch Dis Child* 1980; **55:** 969–72.
4. Bitzén P-O, *et al.* Excretion of paracetamol in human breast milk. *Eur J Clin Pharmacol* 1981; **20:** 123–5.

肝损伤 一些综述[1,2]得出结论，有证据表明有肝病的患者中使用对乙酰氨基酚是安全的。研究也表明，尽管在这些患者中对乙酰氨基酚的半衰期延长，在那些正使用推荐剂量的患者体内的谷胱甘肽浓度也不会耗竭到危险的水平，进而导致对乙酰氨基酚肝毒性的代谢物堆积。

1. Benson GD, *et al.* The therapeutic use of acetaminophen in patients with liver disease. *Am J Ther* 2005; **12:** 133–41.
2. Chandok N, Watt KDS. Pain management in the cirrhotic patient: the clinical challenge. *Mayo Clin Proc* 2010; **85:** 451–8.

妊娠 对乙酰氨基酚通常可作为妊娠患者镇痛的药物。然而，在妊娠末期频繁使用（多日或每日使用）该药可能增加婴儿发生持续喘鸣的危险[1]并可持续到少年期[2]（但也见上文**对呼吸道的影响**项下）。作者强调，频繁使用该药的孕妇很少，他们认为不频繁使用对乙酰氨基酚仍是妊娠镇痛的选择。

1. Shaheen SO, *et al.* Paracetamol use in pregnancy and wheezing in early childhood. *Thorax* 2002; **57:** 958–63.
2. Shaheen SO, *et al.* Prenatal paracetamol exposure and risk of asthma and elevated immunoglobulin E in childhood. *Clin Exp Allergy* 2005; **35:** 18–25.

肾损伤 建议肾损伤的患者应慎用对乙酰氨基酚。中度肾衰竭和透析的患者血中对乙酰氨基酚及葡糖苷酸和硫酸的结合物的浓度增加[1~3]。有人认为，对乙酰氨基酚本身可从这些代谢物再转变而来[1,2]。有关多次使用对乙酰氨基酚的肾损伤患者是否有其代谢物的蓄积的研究发现，数据是矛盾的[2,3]。

1. Prescott LF, *et al.* Paracetamol disposition and metabolite kinetics in patients with chronic renal failure. *Eur J Clin Pharmacol* 1989; **36:** 291–7.
2. Martin U, *et al.* The disposition of paracetamol and the accumulation of its glucuronide and sulphate conjugates during multiple dosing in patients with chronic renal failure. *Eur J Clin Pharmacol* 1991; **41:** 43–6.
3. Martin U, *et al.* The disposition of paracetamol and its conjugates during multiple dosing in patients with end-stage renal failure maintained on haemodialysis. *Eur J Clin Pharmacol* 1993; **45:** 141–5.

药物相互作用

在使用其他有潜在肝毒性的药物或诱导肝微粒体酶的药物的患者中，对乙酰氨基酚中毒的危险可能增加。甲氧氯普胺可加速对乙酰氨基酚的吸收。丙磺舒可影响其排泄或改变其血药浓度。在服用对乙酰氨基酚 1h 内使用考来烯胺可减少其吸收。

1. Toes MJ, *et al.* Drug interactions with paracetamol. *Am J Ther* 2005; **12:** 56–66.

抗菌药 在使用诸如利福平这样的药酶诱导剂的患者中，作为解毒药处理指标的乙酰氨基酚血药浓度（见上文**过量**项下）应减半。有报道称，在单用**异烟肼**[1~3]或与其他抗结核药[4]合用的患者中，治疗剂量或中度过量的对乙酰氨基酚出现严重的肝毒性。

关于对乙酰氨基酚对氯霉素的影响，见第229页。

有关对乙酰氨基酚与氟氯西林合用时对代谢影响的报道，见**氟氯西林**的**不良反应**和**注意事项**项下，第263页。

1. Murphy R, *et al.* Severe acetaminophen toxicity in a patient receiving isoniazid. *Ann Intern Med* 1990; **113:** 799–800.
2. Moulding TS, *et al.* Acetaminophen, isoniazid, and hepatic toxicity. *Ann Intern Med* 1991; **114:** 431.
3. Crippin JS. Acetaminophen hepatotoxicity: potentiation by isoniazid. *Am J Gastroenterol* 1993; **88:** 590–2.
4. Nolan CM, *et al.* Hepatotoxicity associated with acetaminophen usage in patients receiving multiple drug therapy for tuberculosis. *Chest* 1994; **105:** 408–11.

抗凝血药 关于对乙酰氨基酚对口服抗凝血药的影响，见**华法林**项下，第1370页。

抗癫痫药 在使用如卡马西平、苯巴比妥、苯妥英或扑米酮这样的药酶诱导剂的患者中，作为解毒药处理指标的对乙酰氨基酚血药浓度（见上文**过量**项下）应减半。

关于对乙酰氨基酚对拉莫三嗪的影响，见第465页。

抗病毒药 有关对乙酰氨基酚与抗病毒药合用对肝的不良反应的报道，见**干扰素-α**（第854页）和**齐多夫定**（第880页）。

丙磺舒 用丙磺舒预处理能减少对乙酰氨基酚的清除率并增加血浆半衰期[1]。对乙酰氨基酚的硫酸和葡糖苷酸的结合物从尿中的排出减少，但对乙酰氨基酚本身的排出无变化。

1. Kamali F. The effect of probenecid on paracetamol metabolism and pharmacokinetics. *Eur J Clin Pharmacol* 1993; **45:** 551–3.

药动学

对乙酰氨基酚易从胃肠道吸收，口服后 10～60min 达血浆浓度峰值。对乙酰氨基酚在许多组织中分布。能透过胎盘，存在于乳汁中。在治疗剂量时的蛋白结合率很低，但随剂量增加而增加。对乙酰氨基酚的消除半衰期在 1～3h 间变化。

对乙酰氨基酚主要在肝代谢，以葡糖苷酸和硫酸的结合物的形式从尿中排出。以原形排出的量在 5% 以下。有少量在肝和肾的细胞色素 P450 同工酶（主要是 CYP2E1 和 CYP3A4）作用下产生少量的羟基化代谢物（*N*-acetyl-*p*-benzoquinoneimine，*N*-乙酰-对-苯醌亚胺）。它通常与谷胱甘肽结合而解毒，但在对乙酰氨基酚过量时可蓄积而引起组织损伤。

1. van der Marel CD, *et al.* Paracetamol and metabolite pharmacokinetics in infants. *Eur J Clin Pharmacol* 2003; **59:** 243–51.
2. Palmer GM, *et al.* I.V. acetaminophen pharmacokinetics in neonates after multiple doses. *Br J Anaesth* 2008; **101:** 523–30.

吸收 对乙酰氨基酚在素食者中比非素食者中的吸收慢且不完全[1]。

1. Prescott LF, *et al.* Impaired absorption of paracetamol in vegetarians. *Br J Clin Pharmacol* 1993; **36:** 237–40.

用途和用法

对乙酰氨基酚是对氨基苯酚的一种衍生物，具有镇痛、解热作用及弱的抗炎活性。对乙酰氨基酚口服或直肠栓剂给药来治疗轻度至中度的疼痛（见下文）和发热（第10页）。也可静脉输注来短期治疗中度疼痛（尤其是术后）和发热。对乙酰氨基酚经常选作镇痛和解热药物，尤其是对于老年人或者水杨酸类或其他 NSAIDs 禁用的患者。这些患者包括哮喘者、消化性溃疡史者和儿童。

成人**口服**的常用剂量为每 4～6h 0.5～1g，每日最大剂量为 4g。对乙酰氨基酚**直肠**栓剂的剂量为每 4～6h 0.5～1g，每日最多可给 4 次。

对乙酰氨基酚可 15min 内**静脉**输注；根据体重计算剂量如下：

- 50kg 以上患者，每 4h 或更长时间，单次给予 1g，每日最大剂量为 4g；
- 33～50kg 的患者，每 4h 或更长时间，单次给予 15mg/kg，每日最大剂量为 60mg/kg 或 3g（取其更低者）。

儿童或肾损伤患者的用法见下文。

1. Prescott LF. *Paracetamol (acetaminophen): a critical bibliographic review.* London: Taylor & Francis, 1996.
2. Bannwarth B, Péhourcq F. Bases pharmacologiques de l'emploi du paracétamol: aspects pharmacocinétiques et pharmacodynamiques. *Drugs* 2003; **63** (suppl 2): 5–13.
3. Prescott LF. Nouvelles perspectives avec le paracétamol. *Drugs* 2003; **63** (suppl 2): 51–6.
4. Duggan ST, Scott LJ. Intravenous paracetamol (acetaminophen). *Drugs* 2009; **69:** 101–13.

儿童用法 在英国，批准对儿童的疼痛和发热使用对乙酰氨基酚，根据年龄的**口服**剂量如下：

- 3 个月至 1 岁：60～120mg；
- 1～5 岁：120～250mg；
- 6～12 岁：250～500mg。

如有必要每 4～6h 给予 1 次，24h 内的最大用量为 4 次。

BNFC 2010/2011 建议更小的患儿使用如下的剂量：

- 28～32 周月经后龄（出生时的怀孕年龄加上实足年

龄）的新生儿：单次给 20mg/kg，然后每 8～12h 给 10～15mg/kg，如有必要，每日最大量为 30mg/kg；

- 32 周以上月经后龄的新生儿：单次给 20mg/kg，然后每 6～8h 给 10～15mg/kg，如有必要，每日最大量为 60mg/kg；
- 1～3 个月龄：如有必要，每 8h 给 30～60mg/kg。

BNFC 2010/2011 也建议有严重症状的患儿使用更大的口服剂量：

- 1～3 个月龄：单次给 20～30mg/kg，然后每 6～8h 给 15～20mg/kg，如有必要，每日最大量为 60mg/kg；
- 更年长的儿童：单次给 20～30mg/kg，然后每 6～8h 给 15～20mg/kg，如有必要，每日最大量为 90mg/kg。通常不超过成人的单次和每日最高用量（见上文）。

英国注册的**直肠**给药量，儿童使用每 4～6h 1 次，如有必要，每日最多 4 次：

- 3 个月至 1 岁：60～125mg；
- 1～5 岁：125～250mg；
- 6～12 岁：250～500mg。

BNFC 2010/2011 建议在更小的患儿使用如下的直肠给药剂量：

- 28～32 周月经后龄的新生儿：单次给 20mg/kg，然后每 12h 给 15mg/kg，如有必要，每日最大量为 30mg/kg；
- 32 周以上月经后龄的新生儿：单次给 30mg/kg，然后每 8h 给为 20mg/kg，如有必要，每日最大量为 60mg/kg；
- 1～3 个月龄：如有必要，每 8h 给 30～60mg/kg。

BNFC 2010/2011 还建议有严重症状的患儿使用更大的直肠给药剂量：

- 1～3 个月龄：单次给 30mg/kg，然后每 6～8h 给 15～20mg/kg，如有必要，每日最大量为 60mg/kg；
- 更年长的儿童：单次给 30～40mg/kg，然后每 6～8h 给 15～20mg/kg，如有必要，每日最大量为 90mg/kg。通常不超过成人的单次和每日最高用量（见上文）；

15min 内根据体重**静脉**输注的儿童用量如下：

- 足月和其他体重低于 10kg 的儿童：每 4h 或更长时间给 1 次，单次剂量 7. 5mg/kg，每日最大量为 30mg/kg；早产儿静脉给予对乙酰氨基酚的剂量还未研究；
- 10～33kg：每 4h 或更长时间给单次剂量 15mg/kg，每日最大量为 60mg/kg 或 2g（较少的那个）；
- 33～50kg：每 4h 或更长时间给单次剂量 15mg/kg，每日最大量为 60mg/kg 或 3g（较少的那个）；
- 50kg 以上：通常的成人剂量（见上文）。

可用 0.9% 的氯化钠或 5% 的葡萄糖溶液将药物稀释得到静脉注射液，最低可稀释到原浓度的 1/10；稀释的溶液应在 1h 内使用。

对于免疫后的发热，2～3 个月龄的儿童推荐的口服或直肠给药剂量为 60mg。如有必要，6h 后可再给 1 次；如果发热还持续，则要就医。

建议儿童使用可导致亚治疗血药浓度的对乙酰氨基酚的量，先给予最初的负荷剂量，随后由常规剂量直到推荐的每日最大量。然而，合适的每日最大量还存在争议，因为有明显带来过量的危险。

1. Zacharias M, Watts D. Pain relief in children. *BMJ* 1998; **316:** 1552.

在肾损伤中的用法 在肌酐清除率为 30ml/min 或更少的患者中，推荐静脉给予对乙酰氨基酚的间隔时间延长到 6h。

头痛 非阿片类镇痛药如对乙酰氨基酚、阿司匹林和其他的 NSAIDs 常首选用于各种类型头痛的对症治疗，包括偏头痛（第587页）和紧张性头痛（第588页）。在开始出现症状时使用这些药物能有效地治疗偏头痛的急性发作。然而，由于偏头痛时常有胃潴留，故会吸收差。由于这个原因，提倡使用咀嚼片、泡腾剂和含有缓解胃潴留药物，如甲氧氯普胺的复方制剂。

疼痛 对乙酰氨基酚用来治疗轻度至中度的疼痛（见**镇痛药的选择**，第4页）。其效能与阿司匹林相似，但抗炎活性弱。在治疗如癌症疼痛（第6页）这样的严重疼痛时，对乙酰氨基酚可作为阿片类的辅助用药。由于阿司匹林在儿童（第5页）中会引起 Reye 综合征（第22页），因此对乙酰氨基酚常作为这个年龄组的镇痛首选。在风湿病治疗时，由于对乙酰氨基酚抗炎活性弱而限制了其使用。然而，对类风湿关节炎（第12页）和强直性脊柱炎（见**脊椎关节病**项下，第13页）的单纯疼痛而言，对乙酰氨基酚是有效的，尽管这些患者通常需要另外的 NSAIDs 提供的抗炎作用。滑膜炎症通常是骨关节炎（第11页）次要的表现，在试用 NSAIDs之前推荐对乙酰氨基酚为首选。对乙酰氨基酚也可缓解急性腰背痛（第8页）。

非阿片类镇痛药如对乙酰氨基酚的依赖性和耐受性的问题不大，但是有“天花板效应”，在此剂量基础上增加剂量不会有更强的治疗作用。

制剂

BP 2010: Co-codamol Capsules; Co-codamol Tablets; Co-dydramol Tablets; Co-proxamol Tablets; Dispersible Paracetamol Tablets; Effervescent Co-codamol Tablets; Paediatric Paracetamol Oral Solution; Paediatric Paracetamol Oral Suspension; Paracetamol Capsules; Paracetamol Oral Suspension; Paracetamol Suppositories; Paracetamol Tablets; Paracetamol, Codeine Phosphate and Caffeine Capsules; Paracetamol, Codeine Phosphate and Caffeine Tablets; Soluble Paracetamol Tablets;

USP 33: Acetaminophen and Aspirin Tablets; Acetaminophen and Caffeine Tablets; Acetaminophen and Codeine Phosphate Capsules; Acetaminophen and Codeine Phosphate Oral Solution; Acetaminophen and Codeine Phosphate Oral Suspension; Acetaminophen and Codeine Phosphate Tablets; Acetaminophen and Diphenhydramine Citrate Tablets; Acetaminophen and Pseudoephedrine Hydrochloride Tablets; Acetaminophen and Tramadol Hydrochloride Tablets; Acetaminophen Capsules; Acetaminophen Extended-Release Tablets; Acetaminophen for Effervescent Oral Solution; Acetaminophen Oral Solution; Acetaminophen Oral Suspension; Acetaminophen Suppositories; Acetaminophen Tablets; Acetaminophen, Aspirin, and Caffeine Tablets; Acetaminophen, Chlorpheniramine Maleate, and Dextromethorphan Hydrobromide Tablets; Acetaminophen, Dextromethorphan Hydrobromide, Doxylamine Succinate, and Pseudoephedrine Hydrochloride Oral Solution; Acetaminophen, Diphenhydramine Hydrochloride, and Pseudoephedrine Hydrochloride Tablets; Butalbital, Acetaminophen, and Caffeine Capsules; Butalbital, Acetaminophen, and Caffeine Tablets; Hydrocodone Bitartrate and Acetaminophen Tablets; Isometheptene Mucate, Dichloralphenazone, and Acetaminophen Capsules; Oxycodone and Acetaminophen Capsules; Oxycodone and Acetaminophen Tablets; Propoxyphene Hydrochloride and Acetaminophen Tablets; Propoxyphene Napsylate and Acetaminophen Tablets.

专利制剂

Arg.: Acetolit; Alikal Dolor; Apracur Antifebril†; Apracur Te Antifebril; Bio Grip-T; Causalon; Dirox; Doxidol†; Fiebrolex; Fiebrolito†; Flash; Inmunogrip T Caliente; Invernosan†; Itedal; Mejoral; Nodipir; Nodolex†; Novo Asat; Para Z Mol†; Parageniol; Paratral; Parclen; Plovacal; Predualito†; Qura Plus; Tafirol; Tafirol T Caliente; Termofren; Tetradox; Vick Vitapyrena; Viclor; ***Austral.:*** Chemists Own Pain & Fever; Childrens Panadol; Dymadon; Febridol†; Lemsip; Ordov Febrigesic†; Panadol; Panamax; Parahexal†; Paralgin; Perfalgan; Setamol†; Tylenol†; ***Austria:*** Becetamol†; Ben-u-ron; Duaneo†; Enelfa†; Gewamol†; Grippostad; Kratofin simplex†; Mexalen; Momentum; OSA†; Parakapton; Paraspeed; Peinfort†; Perfalgan; Trimedil; ***Belg.:*** Algostase Mono; Croix Blanche Mono; Curpol; Dafalgan; Dolol-Instant; Dolprone; Lemsip; Panadol; Pe-Tam; Perdolan; Perfusalgan; Sanicopyrine; ***Braz.:*** Acetamil; Acetofen; Anador PRT; Anatyl; Cefabrina; Cetafrin†; Cetynol†; Contradol†; Cyfenol; Dorfen†; Dorfenol; Dorib†; Dorico; Dorsanol; Dorvan†; Emsgrip; Febralgin†; Fervex; Gripeonil†; Gripotermon; Pacemol†; Paracemil†; Paracen; Paralgen; Paratermol†; Piramin; Pyrimel; Sonridor; Termol; Tilekin; Trifen; Tyflen†; Tylalgin†; Tylecetamol; Tyleflan†; Tylenol; Tylephen; Tylidol; Unigrip; ***Canad.:*** Abenol; Acet; Alsiphene†; Apap; Arthritis Pain; Artritol; Atasol; Benylin DM-D-E-A Cold and Sinus; Cephanol†; Childrens Feverhalt; Cold and Flu-in-One; Fortolin; Infant Tempra; Infants Tylenol; Multi-gesic†; Novo-Gesic; Pain Aid Free; Panadol; Pediaphen; Pediatrix; Relief; Robigesic†; Taminol; Tantaphen; Tempra; Tylenol; ***Chile:*** Acamol; Cotibin Analgesico Antipiretico; Cotibin Compuesto; Daimeton†; Dolo-Esan; Fibrimol†; Geniol-P; Kitadol; Panadol; Panagesic; Parox Meltab; Rapidol; Sinflu; Supracalm; Tapsin Infantil; Tapsin Puro; Tapsin Puro sin Cafeina; Tapsin SC; Winasorb; Xumadol; Zolben; ***Cz.:*** Ben-u-ron; Calpol; Daleron; Effect Comfort†; Efferalgan; Gelocatil†; Medipyrin; Mexalen; Panadol; Paralen; Paramax Rapid; Perfalgan; ***Denm.:*** Pamol; Panam; Panodil; Paratabs; Perfalgan; Pinex; ***Fin.:*** Pamol; Pamol F; Panadol; Para-Hot; Para-Suppo; Para-Tabs; Paraceon; Paramax; Perfalgan; ***Fr.:*** Claradol; Dafalgan; Doliprane; Doliprane Vitamine C; Dolipraneoro; Dolko; Dolotec; Efferalgan; Efferalganodis; Expandox; Febrectol†; Geluprane; Panadol; Paralyoc; Perfalgan; Sedarene†; ***Ger.:*** Ben-u-ron; Captin; Contac Erkaltungs-Trunk; Enelfa; Fensum†; Grippex; Grippostad Heissgetrank†; Mono Praecimed†; Paedialgon; Parapaed; PCM†; Perfalgan; Sinpro N; Togal†; Vivimed N; ***Gr.:*** Anadin; Apotel; Biocetamol; Calmodor; Cetinject; Dalminette; Depon; Depon Maximum; Depon Odis; Dolal; Efferalgan; Genspir; Lonarid Aplo; Neo-Kalmol; Panadol; Par; Paramin; Perfalgan; protAlgon; Tempra; Tunelzin; Tylenol; Zenol; ***Hong Kong:*** Acetamol; Angenol†; Arfen†; Ben-u-ron; BF-Paradac; Biogesic; Calpol†; Childrens Fortolin; Christamol; Cortal for Children; Dhamol; Europain; Panadol; Paracet; Paracetal; Paragram; Parcemol†; Parmol; Pharmadol; Progesic; Serimol; Setamol; Tiffy†; Uni-Febrin; Uni-Pamol; ***Hung.:*** Ben-u-ron; Efferalgan; Febrilin; Grippostad; Mexalen; Panadol; Paramax Rapid; Perfalgan; Rubophen; ***India:*** Calpol; Crocin; Disprin Paracetamol†; Doliprane; Febridol; Febrinil; Jagcin†; Malidens; Pacimol; Paracin; Paracip; Parafizz; Pyrexon; Pyrigesic; Ultragin; ***Indon.:*** Afebrin†; Alphamol; Biogesic; Bodrex Forte†; Bodrexin Demam; Calapol; Contratemp; Cupanol; Dapyrin†; Dumin; Erphamol; Farmadol; Fevrin; Grafadon†; Gunaceta†; Itamol; Lanamol; Maganol; Naprex; Nasamol; Nufadol; Ottopan; Pamol; Panadol; Paracetol†; Praxion; Progesic; Propyretic; Pyrex; Pyrexin; Pyridol†; Sanmol; Sumagesic†; Tempra; Termorex†; Turpan; Xepamol; ***Irl.:*** Anadin Paracetamol†; Calpol; Disprol†; Dolflash; Hedex; Lemsip Children's Cold Relief†; Medinol; Panadol; Panagram Max; Paralief; Paralink; Parapaed; Paratabs; Perfalgan; Rimadol; ***Israel:*** Abrol; Abrolet; Acamol; Acamoli; Aldolor; Dexamol; Dexamol Kid; Efferalgan†; Maccabimol; Novimol; Panadol; Paramol; Paramolan†; Rokamol; Sensamol; Supramol; Vimoli; ***Ital.:*** Acetamol; Adolef; Efferalgan; Levadol†; Minofen; Normaflu†; Panadol; Perfalgan; Piros; Puernol†; Sanipirina; Tachipirina; ***Malaysia:*** Acet†; Arfen; Avadol; Biogesic†; Dhamol; Hoemal; Naprex†; Panadol; Parafizz; Partamol; Poro; Rapidol; Uphamol; ***Mex.:*** Abatem; Ac-Fast†; Acetafen; Acetif; Alpirex; Amolgen; Analphen; Andox; Antidol; Biofer; Bremotel†; Calinofen†; Coriver; Datril; Dismifen; Dolgan Flash†; Doluvital; Dolviran; Facetol; Farpik; Ferridal; Filanc; Frilen; Ginol†; Icetazol; Ifutemp†; Infalgina; Magnidol; Magnidol-Plus; Mejoral; Mejoral Acti-Rapido; Mejoralito; Minofen; Neodol; Neodolito†; Nordinet Infantil; Notem; Panofen; Pharmacen; Piralgina; Piralgina 650†; Piralyn; Piremol; Precifen; Prosedal; Quitadol; Resfin†; Sedalito; Sinedol†; Soltadol; Sons Piral; Tafirol; Temperal; Tempire; Tempofin; Tempra; Tempre†; Temprin; Temzzard; Tylenol; Tylex; Ulpafie; Winasorb†; ***Neth.:*** Daro; Democyl; Finimal Junior†; Hedex; Kinder Finimal†; Lagalgin†; Momentum; Panadol; Perfalgan; Sinaspril-Paracetamol; Tylenol; Vicks Paracetamol; ***Norw.:*** Pamol; Panodil; Paracet; Perfalgan; Pinex; ***NZ:*** Disprol†; Lemsip Cold & Flu Original, Cold & Flu Max; Pacimol†; Pamol; Panadol; Paracare; Parapaed; Perfalgan; ***Philipp.:*** Acet; Acetadol; Aeknil; Alvedon; Anaseran; Baropyrine; Biogesic; Biopain; Calpol; Clocephen; Cloxina; Corgic; Crocin†; Detramol; Dolexpel; Dolonil; Febrinil; Gendol; Geran; Gifaril P; Lexalgin; Medgenol; Myremol; Napalgin; Napran; Naprex; Nektol†; Neo-Kiddielets; Nordex; Opigesic; Para-4-Kids; Paracef; Parvid; Poro; PRC; Rapidol; Rexidol; Riber; Rongesic; Saridon; Selegesic; Sinomol; Tempain; Tempcaire; Tempra; Teramol; Tylenol; Ultragesic; Zestagesic; Zydinol†; ***Pol.:*** Acenol; Apap; Calpol; Codipar; Efferalgan; Grippostad; Novo-Gesic; Panadol; Perfalgan; Tazamol†; ***Port.:*** Anadin Paracetamol†; Anti-Gripe Asclepius; Atralidon; Beluron; Ben-u-ron; Bisolgrip; Calpol†; Cetol; Cofedron; Dafalgan; Efferalgan; Febridol; Fludeten†; Gelocatil; Huber; Katagrip; Kelin; Lisopan; Molpireos; Neogrip; Olpira; Panadol; Panasorbe; Pantadolor; Paracetol; Paramolan; Parsel; Perdolan Mono†; Perfalgan; Singrips; Supofen; Takipirina; Tylenol; Xumadol; Zaramol†; ***Rus.:*** Calpol (Калпол); Cefecon D (Цефекон Д); Daleron (Далерон); Dolomol (Доломол)†; Efferalgan (Эффералган); Flutabs (Флютабс); Panadol (Панадол); Perfalgan (Перфалган); Strimol (Стримол); ***S.Afr.:*** Anadin-3†; Antalgic; Brunomol†; Calpol; Dolorol†; Empaped; Fevamol†; Go-Pain P; Medpramol†; Micro-Gesic†; Napamol; Pacimol†; Painamol; Panado; Paracet; Paradco†; Paramed†; Perfalgan; Prolief; Pyradol†; Pyralen; Tylenol; Varipan; Winpain†; ***Singapore:*** Acet; Biogesic†; Calpol; Childrens Panadol; Dhamol; Fibrexin†; Napa; Naprex†; Pacemol†; Panadol; Panamol; Paximol; Poro; Progesic; Rapidol; Remedol; Tylenol; ***Spain:*** Acecat; Acertol; Antidol; Apiretal; Bandol†; Bolidol†; Cupanol; Dafalgan; Dolgesic; Dolostop; Duorol; Efetamol; Efferalgan; Febrectal; Frenagial; Gelocatil; Melabon Infantil†; Panadol; Parafludeten; Perfalgan; Resakal†; Resolvebohm; Sinmol; Talgo; Termalgin; Termocatil; Tylenol; Xumadol; ***Swed.:*** Alvedon; Curadon†; Pamol; Panodil; Perfalgan; Reliv; ***Switz.:*** Acetalgine; Becetamol; Ben-u-ron; Contre-Douleurs P; Dafalgan; DoloStop nouvelle formule†; Dolprone; Influbene N; Kafa; Malex†; Nina†; Osa Suppositoires contre douleurs et fievre†; Panadol; Panadol Extend; Para-schmerz; Perfalgan; Pharmacard Family Douleurs & Fievre†; Seranex N†; Siniphen Nouvelle formule†; Treupel Dolo Paracetamol; Treuphadol; Tylenol; Zolben; ***Thai.:*** A-Mol; Aceta; Aceta-P; Acetasil†; Algogen; Asumol; Bakamol; Biogesic†; Calpol; Cemol; Cetamol; Cetapol; Cetta; Codamol; Cotemp; Daga; Denamol; Depyret; Diamol; Faron; Fenn†; Foramol; Icolid Plus; KB Gin; Kit; Lotemp; M-Aceta; Mymol; Mypara; Nasa; New-um; Newtol; Nutamol†; Pamol; Panadol; Para; Para-G; Paracap; Paracet; Paragin; Paraman; Paramed; Paramol; Paramol TP; Paranal-L†; Parano; Paranol; Parat; Paratol†; Parcet; Pardon; Partamol; Pat; Patum; Pemol; Poro; Pyracon; Pyretal†; Pyrimed; Ramol; Saebegin; Sara; Somagin; Tempra; Thoho; TM Gin; Totamol; Tumdi; Tylenol; Tymol; Umeda Para-J; Unicap†; Unimol; Uracet; Vemol; Vetamol; Vikool; Xebramol; ***Turk.:*** A-Per; Asomal; Babinoks; Berko-Setamol; Calpol; Derman; Durapan; Efferalgan; Efpa; Ekosetol; Geralgine-P; Gripin; Kataprin; Medaset; Minafen; Minoset; Noral; Panadol; Para-Nox; Paracet; Paradine; Parasedol; Parcetol; Parol; Paroma; Perfalgan; Pharmadol; Pirofen; Polmofen; Sedalon; Seskamol; Setamol; Sifenol; Tamol; Tempo; Termacet; Termalgine; Tylol; Vermidon; Volpan; Zaldaks; ***UAE:*** Adol; ***UK:*** Abdine Cold Relief; Alvedon; Anadin Paracetamol; Boots Pain Relief Suspension 6 Years Plus; Calpol; Disprol; Fennings Childrens Cooling Powders; Galpamol; Hedex; Infadrops; Mandanol; Medinol; Miradol; Obimol; Paldesic; Panadol; Panaleve; Paracets; Paraclear; Parapaed; Perfalgan; Salzone; ***Ukr.:*** Cefecon D (Цефекон Д); Daleron Cold 3 (Далерон Колд 3); Glycodin (Глікодин)†; Milistan For Children (Мілистан Дитячий)†; Panadol (Панадол); Rapidol (Рапидол); ***USA:*** Acephen; Aceta; Apacet; Apap; Apra; Arthritis Pain Formula Aspirin Free; Aspirin Free Anacin; Aspirin Free Pain Relief; Bromo Seltzer; Childrens Dynafed Jr†; Childrens Mapap; Comtrex Maximum Strength Sore Throat; Dolono; Dynafed EX†; Feverall; Genapap; Genebs†; Halenol; Infantaire; Liquiprin; Mapap; Maranox; Meda†; Oraphen-PD; Panadol; Panitone; Redutemp; Ridenol; Silapap; Tapanol†; Tempra; Tylenol; Tylenol Sore Throat Daytime; UN-Aspirin; Uni-Ace; ***Venez.:*** Acetafen; Acetalis; Aceval; Agurin; Alivax; Amifen; Ananty; Apiret; Apyrene; Atamel; Brexin; Cadafen†; Colprin†; Menpirin†; Paracor; Parstelin†; Tachipirin; Tempra; Tylenol; Tylex; Vestax; Winadol†.

Parecoxib Sodium (*BANM*, *USAN*, *rINNM*) 帕瑞考昔钠

Natrii Parecoxibum; Parecoxib sódico; Parécoxib Sodique; SC-69124A. *N*-{[*p*-(5-Methyl-3-phenyl-4-isoxazolyl)phenyl]sulfonyl}-propionamide sodium.

Натрий Парекоксиб

$C_{19}H_{17}N_2NaO_4S$ = 392.4.

CAS — 198470-84-7 (parecoxib); 197502-82-2 (parecoxib sodium).

ATC — M01AH04.

ATC Vet — QM01AH04.

UNII — EB87433V6F.

(parecoxib)

配伍禁忌 除了注册药品信息推荐的以外，帕瑞考昔钠不应与别的产品混合（见下文**用法和用途**项下）。尤其与 5% 葡萄糖的乳酸林格液混合会出现沉淀。帕瑞考昔也不应与阿片类药物在同一针管里给药。不推荐溶于无菌水中，因为这样的溶液不是等渗的。

不良反应、处置和注意事项

参见 **NSAIDs**，第92页。

有报道伐地考昔（可能因此也发生在伐地考昔的前药帕瑞考昔）出现超敏反应，包括过敏反应、血管性水肿及严重的皮肤反应（第126页）。当开始出现超敏反应的症状时，应停用帕瑞考昔。一些这样的反应出现在有磺胺药物过敏史的患者中，故帕瑞考昔禁用于这些患者。

严重肝损伤（Child-Pugh 评分为 10 或更多）、炎性肠病和中度至重度的心衰 NYHAⅡ级～Ⅳ级的患者应避免使用帕瑞考昔。有缺血性心脏病、外周动脉疾病或脑血管病史的患者应禁用。冠状动脉旁路移植术后的患者也要禁用，因为会增加发生不良反应的危险性，如心肌梗死、深静脉血栓形成、肺栓塞、卒中、肾损伤、深

部手术感染和胸部创伤并发症，尤其是肥胖或有脑血管病史的患者更要注意。有心血管疾病（如高血压、高血脂及糖尿病）高危险因素的患者要慎用帕瑞考昔。建议脱水患者慎用帕瑞考昔，给药前要补水。严重肾损伤（肌酐清除率小于30ml/min）或有液体潴留的患者开始应使用最低的推荐剂量，且要密切监视肾功能。

对心血管系统的影响 罗非考昔在世界范围内撤出市场，使选择性COX-2抑制药的心血管不良反应受到关注（第114页）。冠状动脉旁路移植术后短期使用帕瑞考昔与增加不良反应的危险性有关，如心肌梗死、深静脉血栓形成、肺栓塞和卒中[1]。静脉给予帕瑞考昔3天后再口服伐地考昔7天的患者与对照组患者相比，这些不良反应的危险性增加几乎4倍。

关于心血管或脑血管疾病患者使用选择性COX-2抑制药的讨论和建议见**塞来考昔**项下，第33页。

1. Nussmeier NA, *et al.* Complications of the COX-2 inhibitors parecoxib and valdecoxib after cardiac surgery. *N Engl J Med* 2005; **352:** 1081–91.

对胃肠道的影响 通常认为NSAIDs对COX-1的抑制在其胃肠道不良反应中起到一定的作用，而如帕瑞考昔这样对COX-2选择性抑制的NSAIDs，会比传统的非选择性抑制剂对胃肠的毒性小些。然而，有报道称，帕瑞考昔也会引起上消化道穿孔、溃疡和出血，因此有这些病史的患者要慎用。

对肾脏的影响 越来越多证据表明，像帕瑞考昔这样的选择性COX-2抑制药有肾毒性，提示这些NSAIDs与非选择性的NSAIDs相似，对肾功能有影响（第93页）。

截止到2004年6月，Australian Adverse Drug Reactions Advisory Committee收到20例有关帕瑞考昔不良反应的报告[1]，其中13例有肾损伤、肌酐水平升高和（或）少尿，这其中也有4例出现急性肾衰竭，6例给予了多次剂量（在澳大利亚，由于多次给药涉及安全性，帕瑞考昔只允许单次给药）。

1. Adverse Drug Reactions Advisory Committee (ADRAC). Parecoxib—one shot only. *Aust Adverse Drug React Bull* 2004; **23:** 10–11. Also available at: http://www.tga.gov.au/adr/aadrb/aadr0406.pdf (accessed 08/11/07)

药物相互作用

与NSAIDs有关的药物相互作用见第94页。

帕瑞考昔快速被水解成其活性代谢物伐地考昔，伐地考昔的代谢主要通过细胞色素P450的同工酶CYP3A4和CYP2C9。因此，建议帕瑞考昔与这些同工酶的抑制剂合用时要谨慎。注册药品信息建议帕瑞考昔与氟康唑（一种CYP2C9的抑制剂）合用时，剂量要减少，然而与酮康唑（一种CYP3A4抑制剂）合用时，尽管使血中伐地考昔的浓度增加，通常剂量也不需要调整。卡马西平、地塞米松、苯妥英和利福平这些酶的诱导剂对帕瑞考昔的影响还没有研究，理论上讲，这些药物可增加伐地考昔的代谢。

曾注意到伐地考昔可增加血中右美沙芬（一种CYP2D6的底物）的浓度，因此帕瑞考昔在与那些通过CYP2D6代谢的和治疗指数很窄的药物合用时要谨慎。这些药物包括氟卡尼、美托洛尔和普罗帕酮。伐地考昔可能也影响那些通过CYP2C19代谢的药物的血浆水平：在使用伐地考昔的患者中发现血中奥美拉唑的水平增加。

药动学

帕瑞考昔静脉或肌内注射后，快速在肝中水解成其活性代谢产物：伐地考昔和丙酸，帕瑞考昔的血浆半衰期约为22min。血浆蛋白结合率约为98%。伐地考昔在肝中广泛代谢，主要通过细胞色素P450同工酶CYP3A4、CYP2C9和葡糖苷酸化。另一种活性代谢物也被确定了，但认为没有明显的临床效应。约70%以无活性的代谢物形式从尿中排出，只有少于5%的以原形的伐地考昔从尿中排出。尿中无原形帕瑞考昔，粪中只有痕量。伐地考昔的消除半衰期约为8h。

1. Karim A, *et al.* A pharmacokinetic study of intramuscular (IM) parecoxib sodium in normal subjects. *J Clin Pharmacol* 2001; **41:** 1111–19.

用途和用法

据报道帕瑞考昔是选择性COX-2抑制药，是一种NSAIDs（第94页）。帕瑞考昔是伐地考昔（第126页）的前药，用于18岁及以上患者短期治疗术后疼痛。帕瑞考昔以钠盐的形式给予，剂量以碱基的形式表达，42.4mg帕瑞考昔钠相当于约40mg帕瑞考昔。静脉或缓慢肌内注射的推荐剂量为40mg，如有必要可接着给予每6～12h 20mg或40mg。每日最高剂量为80mg。体重低于50kg的老年人应减半，每日最高剂量为40mg。肝损伤患者也要减量，见下文。

帕瑞考昔应溶于0.9%氯化钠、5%葡萄糖或0.45%氯化钠加5%葡萄糖中，注册药品信息不建议将其溶于任何其他溶剂中。溶好的帕瑞考昔只可加入输注0.9%氯化钠、5%葡萄糖、0.45%氯化钠加5%葡萄糖或乳酸林格液的静脉给药通道中（见上文**配伍禁忌**项下）。

1. Cheer SM, Goa KL. Parecoxib (parecoxib sodium). *Drugs* 2001; **61:** 1133–41.
2. Amabile CM, Spencer AP. Parecoxib for parenteral analgesia in postsurgical patients. *Ann Pharmacother* 2004; **38:** 882–6.
3. Mehlisch DR, *et al.* The analgesic efficacy of intramuscular parecoxib sodium in postoperative dental pain. *J Am Dent Assoc* 2004; **135:** 1578–90.
4. Malan TP, *et al.* The cyclooxygenase-2-specific inhibitor parecoxib sodium is as effective as 12 mg of morphine administered intramuscularly for treating pain after gynecologic laparotomy surgery. *Anesth Analg* 2005; **100:** 454–60.
5. Beaussier M, *et al.* A randomized, double-blind comparison between parecoxib sodium and propacetamol for parenteral postoperative analgesia after inguinal hernia repair in adult patients. *Anesth Analg* 2005; **100:** 1309–15.
6. Sindhvananda W, *et al.* Parecoxib versus tramadol for post-appendectomy pain. *J Med Assoc Thai* 2005; **88:** 1557–62.
7. Gajraj NM. COX-2 inhibitors celecoxib and parecoxib: valuable options for postoperative pain management. *Curr Top Med Chem* 2007; **7:** 235–49.
8. Lloyd R, *et al.* Intravenous or intramuscular parecoxib for acute postoperative pain in adults. Available in The Cochrane Database of Systematic Reviews; Issue 2. Chichester: John Wiley; 2009 (accessed 21/09/09).

在肝损伤中的用法 英国注册药品信息称，轻度肝损伤（Child-Pugh评分为5或6）的患者使用帕瑞考昔时，通常不必调整剂量。中度损伤（Child-Pugh评分为7～9）时，帕瑞考昔应给半量（见上文），每日最高剂量为40mg。重度肝损伤（Child-Pugh评分为10及以上）的患者不建议使用帕瑞考昔，因为这种情况没有任何临床经验。

制剂

专利制剂

Austral.: Dynastat; ***Austria:*** Dynastat; ***Belg.:*** Dynastat; ***Chile:*** Pro-Bextra; ***Cz.:*** Dynastat; ***Denm.:*** Dynastat; ***Fin.:*** Dynastat; ***Fr.:*** Dynastat; ***Ger.:*** Dynastat; ***Gr.:*** Dynastat; ***Hong Kong:*** Dynastat; ***Hung.:*** Dynastat; ***India:*** Bioval-P; Valcox; Valdixx; Valdone-P; Valus-P; Vorth-P; ***Indon.:*** Dynastat; ***Irl.:*** Dynastat; ***Ital.:*** Dynastat; ***Malaysia:*** Dynastat; ***Mex.:*** Dynastat; ***Neth.:*** Dynastat; ***Norw.:*** Dynastat; ***NZ:*** Dynastat; ***Philipp.:*** Dynastat; ***Port.:*** Dynastat; ***Rus.:*** Dynastat (Династат); ***S.Afr.:*** Rayzon; ***Spain:*** Dynastat; ***Swed.:*** Dynastat; ***Switz.:*** Bextra†; ***Thai.:*** Dynastat; ***UK:*** Dynastat; ***Ukr.:*** Dynastat (Династат); ***Venez.:*** Dynastat†.

Pentazocine (*BAN, USAN, rINN*) ⊗喷他佐辛

NIH-7958; NSC-107430; Pentatsosiini; Pentazocin; Pentazocina; Pentazocinas; Pentazocinum; Win-20228. (2R*,6R*,11R*)-1,2,3,4,5,6-Hexahydro-6,11-dimethyl-3-(3-methylbut-2-enyl)-2,6-methano-3-benzazocin-8-ol.

Пентазоцин

$C_{19}H_{27}NO$ = 285.4.

CAS — 359-83-1.

ATC — N02AD01.

ATC Vet — QN02AD01.

UNII — RP4A60D26L.

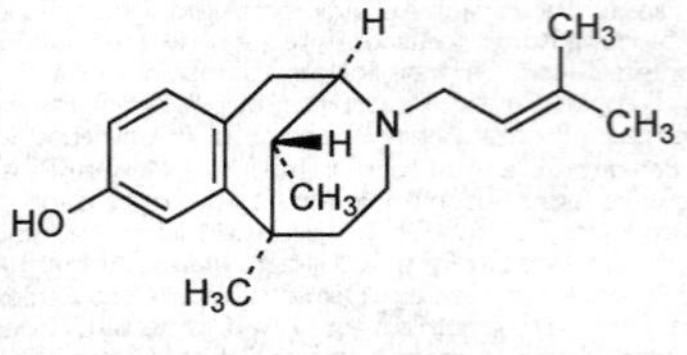

Pharmacopoeias. In *Eur.* (see p.vii), *Jpn*, and *US*.

Ph. Eur. 6.8（Pentazocine） 白色或几乎白色的粉末。呈多晶型。几乎不溶于水；溶于乙醇；易溶于二氯甲烷。避光。

USP 33（Pentazocine） 白色或非常浅棕色粉末。几乎不溶于水；溶于乙醇（1：11），溶于氯仿（1：2），溶于乙醚（1：42）；溶于丙酮；略溶于乙酸乙酯和苯。贮藏于密闭容器中。避光。

Pentazocine Hydrochloride（*BANM, USAN, rINNM*）⊗盐酸喷他佐辛

Hidrocloruro de pentazocina; Pentatsosiinihydrokloridi; Pentazocine, chlorhydrate de; Pentazocin-hidroklorid; Pentazocin-hydrochlorid; Pentazocinhydroklorid; Pentazocini hydrochloridum; Pentazocino hidrochloridas.

Пентазоцина Гидрохлорид

$C_{19}H_{27}NO,HCl$ = 321.9.

CAS — 2276-52-0; 64024-15-3.

UNII — A36BXO4PPX.

Pharmacopoeias. In *Eur.* (see p.vii) and *US*.

Ph. Eur. 6.8（Pentazocine Hydrochloride） 白色或几乎白色的粉末。呈多晶型。略溶于水和二氯甲烷；溶于乙醇。1%水溶液的pH值为4.0～6.0。避光。

USP 33（Pentazocine Hydrochloride） 白色晶状粉末。呈多晶型，一种熔点约为254℃，另一种约为218℃。溶于水（1：30），溶于乙醇（1：20），溶于氯仿（1：4），极微溶于丙酮和乙醚；几乎不溶于苯。贮藏于密闭容器中。避光。

Pentazocine Lactate（*BANM, USAN, rINNM*）⊗乳酸喷他佐辛

Lactato de pentazocina; Pentatsosiinilaktaatti; Pentazocine, lactate de; Pentazocini lactas; Pentazocinlaktat; Pentazocin-laktát; Pentazocino laktatas.

Пентазоцина Лактат

$C_{19}H_{27}NO,C_3H_6O_3$ = 375.5.

CAS — 17146-95-1.

UNII — 1P2XIB5100.

Pharmacopoeias. In *Eur.* (see p.vii). *US* includes only Pentazocine Lactate Injection.

Ph. Eur. 6.8（Pentazocine Lactate） 白色或几乎白色的粉末。略溶于水；微溶于二氯甲烷；易溶于甲醇。1%水溶液的pH值为5.5～6.5。避光。

USP 2010（Pentazocine Lactate） 白色至淡黄色的粉末。略溶于水、乙醇和氯仿；易溶于甲醇。1%水溶液的pH值为5.5～6.5。

配伍禁忌 有报道，商品乳酸喷他佐辛注射液与可溶性巴比妥酸盐和包括碳酸氢钠在内的其他碱性物质有配伍禁忌。地西泮、氯氮䓬、格隆溴铵[1]和萘夫西林钠[2]也有报道与乳酸喷他佐辛有配伍禁忌。

1. Ingallinera TS, *et al.* Compatibility of glycopyrrolate injection with commonly used infusion solutions and additives. *Am J Hosp Pharm* 1979; **36:** 508–10.
2. Jeglum EL, *et al.* Nafcillin sodium incompatibility with acidic solutions. *Am J Hosp Pharm* 1981; **38:** 462, 464.

依赖性和戒断症状

参见**阿片类镇痛药**，第96页。

喷他佐辛属于易滥用药物。

喷他佐辛能产生躯体依赖，但戒断症状不如吗啡严重。不会产生吗啡或其他μ阿片受体激动药相同程度或强度的寻药行为，也不能在依赖患者中替代吗啡[1]。喷他佐辛注射剂曾滥用过[2]，但更常见的滥用（尤其是在美国）是将喷他佐辛和曲吡那敏压碎的药品静脉使用[3～5]。在美国，当出现了口服的喷他佐辛与纳洛酮合剂时，喷他佐辛的滥用才减少[1]，其基本原理是非法静脉注射喷他佐辛的作用被纳洛酮阻断，但口服时无效。一些人仍滥用喷他佐辛与纳洛酮合剂[6]，一名妇女不知情时静脉滥用，结果导致阿片类的戒断症状和严重的高血压[7]。1989年，WHO委员会[1]根据药理学概况、依赖的潜能和实际的滥用程度，将喷他佐辛的滥用归于中度。该委员会认为喷他佐辛应继续归属精神药物而不是麻醉药品。

1. WHO. WHO expert committee on drug dependence: twenty-fifth report. *WHO Tech Rep Ser 775* 1989. Also available at: http://libdoc.who.int/trs/WHO_TRS_775.pdf (accessed 27/06/08)
2. Hunter R, Ingram IM. Intravenous pentazocine abuse by a nurse. *Lancet* 1983; **ii:** 227.
3. Poklis A, Whyatt PL. Current trends in the abuse of pentazocine and tripelennamine: the metropolitan St. Louis experience. *J Forensic Sci* 1980; **25:** 72–8.
4. Senay EC. Clinical experience with T's and B's. *Drug Alcohol Depend* 1985; **14:** 305–11.
5. Jackson C, *et al.* Fatal intracranial hemorrhage associated with phenylpropanolamine, pentazocine, and tripelennamine overdose. *J Emerg Med* 1985; **3:** 127–32.
6. Reed DA, Schnoll SH. Abuse of pentazocine-naloxone combination. *JAMA* 1986; **256:** 2562–4.
7. Reinhart S, Barrett SM. An acute hypertensive response after intravenous use of a new pentazocine formulation. *Ann Emerg Med* 1985; **14:** 591–3.

不良反应

参见**阿片类镇痛药**，第97页。

喷他佐辛可引起幻觉和其他的拟精神病作用，如梦魇和思维障碍。大剂量可引起高血压和心动过速，静脉使用还可使心肌梗死患者大动脉和肺动脉的压力增加，而增加其心输出量。和吗啡一样能引起呼吸抑制，但此作用有"天花板效应"，呼吸抑制的深度不随剂量增加而成比例增加。

喷他佐辛罕见不良反应包括粒细胞缺乏症、严重的皮肤反应如多形性红斑和中毒性表皮坏死松解症。

喷他佐辛注射剂可引起疼痛。尤其皮下或多次注射时，在注射部位可出现局部组织损伤，还曾有报道肌内注射出现肌肉纤维化。

对血液的影响 有报道喷他佐辛可引起粒细胞

缺乏[1~3]。

1. Marks A, Abramson N. Pentazocine and agranulocytosis. *Ann Intern Med* 1980; **92:** 433.
2. Haibach H, *et al.* Pentazocine-induced agranulocytosis. *Can Med Assoc J* 1984; **130:** 1165–6.
3. Sheehan M, *et al.* Pentazocine-induced agranulocytosis. *Can Med Assoc J* 1985; **132:** 1401.

对 CNS 的影响 喷他佐辛还可引起眼动危象[1]。

1. Burstein AH, Fullerton T. Oculogyric crisis possibly related to pentazocine. *Ann Pharmacother* 1993; **27:** 874–6.

对皮肤的影响 一名 62 岁老年男性因为使用了喷他佐辛而出现中毒性表皮坏死松解症[1]，他在 8 天内每 4h 摄入 50～75mg 喷他佐辛。由于大量皮肤渗液而出现严重的尿毒症。

1. Hunter JAA, Davison AM. Toxic epidermal necrolysis associated with pentazocine therapy and severe reversible renal failure. *Br J Dermatol* 1973; **88:** 287–90.

不良反应的处置

参见阿片类镇痛药，第97页。

由于喷他佐辛对阿片受体有激动和拮抗双重活性，因此它的作用不能被纳洛酮完全逆转，但在喷他佐辛过量时，仍推荐使用纳洛酮。

注意事项

参见阿片类镇痛药，第97页。

喷他佐辛有弱的阿片受体拮抗作用，因此当给予对阿片类药物有躯体依赖的患者时，会加速戒断症状。有心衰或大动脉或肺部高压的患者和心肌梗死后的患者应避免使用。

如有必要频繁注射，喷他佐辛应肌内给药，而不是皮下给药，且注射的部位应变换。

滥用 见上文**依赖性和戒断症状**项下。

卟啉病 喷他佐辛可引起卟啉病急性发作，故在卟啉病患者中使用该药是不安全的。

药物相互作用

与阿片类镇痛药有关的药物相互作用见第98页。

吸烟 吸烟者比非吸烟者代谢的喷他佐辛多 40%，尽管个体差异很大[1]，吸烟能介导参与药物氧化的肝酶产生。

1. Vaughan DP, *et al.* The influence of smoking on the inter-subject variation in pentazocine elimination. *Br J Clin Pharmacol* 1976; **3:** 279–83.

药动学

喷他佐辛能很好地从胃肠道吸收，口服后 1～3h 血药浓度达峰值，有报道半衰期为 2～3h。肌内注射后 15min～1h 内达峰，半衰期为 2～5h。血浆蛋白结合率约为 50%～75%。喷他佐辛在肝中进行广泛的首关代谢，生物利用度低，只有约一半的药物能到达体循环。代谢物和少量的原形药从尿中排出。能透过胎盘，在乳汁中分布。

肝损伤 肝硬化的患者与健康受试者相比，喷他佐辛的清除率明显减少，终末半衰期和口服生物利用度增加[1]。

1. Neal EA, *et al.* Enhanced bioavailability and decreased clearance of analgesics in patients with cirrhosis. *Gastroenterology* 1979; **77:** 96–102.

用途和用法

喷他佐辛是苯并吗啡烷的衍生物，属于阿片类镇痛药（第98页），对阿片受体有激动和拮抗作用的双重作用。激动作用主要针对 κ 阿片受体（可能还有部分 σ 受体活性），对 μ 受体有弱的拮抗作用或部分激动作用。喷他佐辛用来缓解中度至重度疼痛，包括分娩痛。喷他佐辛与对乙酰氨基酚或阿司匹林的复方也可用来治疗中度疼痛。也可用作术前镇痛和麻醉的辅助用药。它的镇痛作用比吗啡消失得快。

喷他佐辛口服用其盐酸盐，剂量以碱基或盐的形式表达。喷他佐辛的乳酸盐也可以胃肠外的形式给药，剂量以碱基表达。100mg 喷他佐辛相当于约 112.8mg 盐酸喷他佐辛或 131.6mg 乳酸喷他佐辛。

常用口服剂量为进食后每 3～4h 给相当于 50～100mg 的喷他佐辛或盐酸喷他佐辛，每日最大量是 600mg。

皮下、肌内和静脉注射常用初始剂量是一次给相当于 30mg 的喷他佐辛，因此，可根据药效调整剂量；注册药品信息建议单次静脉的给药剂量通常不超过 30mg (500mg/kg)，肌注或皮下给药不超过 60mg（1mg/kg)。每 3～4h 可重复给药；每日不需要超过 360mg。如果需要多次注射，应采用肌注而不要皮下注射，注射部位要变换。

产科镇痛使用时，可在分娩期间单次肌注 30mg，也可在规律宫缩开始时，静脉注射 20mg，如有必要，重复 2～3 次，间隔 2～3h。

儿童用法的细节，见下文。

乳酸喷他佐辛也可以栓剂直肠给药。

在一些国家，口服的盐酸喷他佐辛与盐酸纳洛酮合剂用作抑制滥用。

儿童用法 在英国，喷他佐辛可用于缓解儿童的中度至重度疼痛，且如有必要，可间隔 3～4h 重复给药。6～12 岁儿童的常用剂量为 25mg。1～12 岁儿童静脉给药量最高可到 1mg/kg。

制剂

BP 2010: Pentazocine Capsules; Pentazocine Injection; Pentazocine Suppositories; Pentazocine Tablets;
USP 33: Pentazocine and Aspirin Tablets; Pentazocine and Naloxone Tablets; Pentazocine Injection.

专利制剂

Austral.: Fortral†; ***Austria:*** Fortral†; ***Belg.:*** Fortal; ***Canad.:*** Talwin; ***Cz.:*** Fortral; ***Denm.:*** Fortral†; ***Ger.:*** Fortral†; ***Gr.:*** Fortal; ***India:*** Fortwin; Pentawin; ***Israel:*** Talwin NX†; Talwin†; ***Ital.:*** Talwin; ***Jpn:*** Peltazon; Pentagin; Sosegon; ***Neth.:*** Fortral; ***Norw.:*** Fortralin†; ***NZ:*** Fortral†; ***Port.:*** Sosegon†; ***S.Afr.:*** Ospronim†; Sosenol; ***Singapore:*** Talwin; ***Spain:*** Sosegon; ***Switz.:*** Fortalgesic†; ***Thai.:*** Pangon; ***UK:*** Fortral; ***USA:*** Talwin; Talwin NX†.

多组分制剂 ***India:*** Expergesic; Foracet; ***USA:*** Emergent-Ez; Talacen†; Talwin Compound†.

Pethidine Hydrochloride (*BANM, rINNM*) ⊗ 盐酸哌替啶

Hidrocloruro de petidina; Meperidine Hydrochloride; Péthidine, chlorhydrate de; Pethidin-hydrochlorid; Pethidini hydrochloridum; Petidiinihydrokloridi; Petidin Hidroklorür; Petidin-hidroklorid; Petidinhydroklorid; Petidino hidrochloridas; Petydyny chlorowodorek. Ethyl 1-methyl-4-phenylpiperidine-4-carboxylate hydrochloride.

Петидина Гидрохлорид

$C_{15}H_{21}NO_2,HCl$ = 283.8.

CAS — 57-42-1 (pethidine); 50-13-5 (pethidine hydrochloride).

ATC — N02AB02.

ATC Vet — QN02AB02.

UNII — N8E7F7Q170.

(pethidine)

俗名 以下术语已被用作各种形式哌替啶的“俗名”（第ⅶ页）或俚语：Bam；Peth。

Pharmacopoeias. In *Chin., Eur.* (see p.vii), *Int., Jpn, US,* and *Viet.*

Ph. Eur. 6.8（Pethidine Hydrochloride） 一种白色结晶性粉末。极易溶于水；易溶于乙醇。贮藏于密闭容器中。避光。

USP 33（Meperidine Hydrochloride） 一种精细的白色无臭结晶性粉末。极易溶于水；溶于乙醇；略溶于乙醚。5%水溶液的 pH 值约为 5。避光。

配伍禁忌 盐酸哌替啶水溶液是酸性的。它们与巴比妥酸盐类有配伍禁忌，早期附加性研究[1]发现，与其他药物，包括氨茶碱、肝素、甲氧西林、硫酸吗啡、呋喃妥因钠、苯妥英钠、碘化钠、磺胺嘧啶钠和磺胺异噁唑二乙醇胺等一起使用时变浑浊。当盐酸二甲胺四环素或者盐酸四环素与盐酸哌替啶的 5%葡萄糖注射液[2]混合时，它们的颜色会从浅黄色变为浅绿色。在同样的研究中发现，当它与头孢哌酮钠或美洛西林混合时，会立即出现沉淀，与萘夫西林钠混合后，先出现浑浊，经过搅拌溶液立即澄清。还发现盐酸哌替啶与阿昔洛韦钠、亚胺培南、呋塞米[3]、盐酸多柔比星脂质体[4]以及伊达比星[5]有配伍禁忌。头孢唑林钠[6]溶液和盐酸哌替啶溶液在 5%葡萄糖注射液中混合后在 25℃贮藏 5 天之后变为浅黄色，该混合液在 4℃至少保存 20 天后仍然稳定。

1. Patel JA, Phillips GL. A guide to physical compatibility of intravenous drug admixtures. *Am J Hosp Pharm* 1966; **23:** 409–11.
2. Nieves-Cordero AL, *et al.* Compatibility of narcotic analgesic solutions with various antibiotics during simulated Y-site injection. *Am J Hosp Pharm* 1985; **42:** 1108–9.
3. Pugh CB, *et al.* Visual compatibility of morphine sulfate and meperidine hydrochloride with other injectable drugs during simulated Y-site injection. *Am J Hosp Pharm* 1991; **48:** 123–5.
4. Trissel LA, *et al.* Compatibility of doxorubicin hydrochloride liposome injection with selected other drugs during simulated Y-site administration. *Am J Health-Syst Pharm* 1997; **54:** 2708–13.
5. Turowski RC, Durthaler JM. Visual compatibility of idarubicin hydrochloride with selected drugs during simulated Y-site injection. *Am J Hosp Pharm* 1991; **48:** 2181–4.
6. Lee DKT, *et al.* Stability of cefazolin sodium and meperidine hydrochloride. *Am J Health-Syst Pharm* 1996; **53:** 1608–10.

稳定性 100mg/ml 的盐酸哌替啶注射液使用 5%和 4%的葡萄糖、生理盐水注射液（0.9%）以及 1∶5 的氯化钠注射液（0.9%）稀释至 300mg/L 之后，在室温下至少可以稳定保存 24h[1]。

通过提高温度和湿度模拟炎热条件进行加速稳定性试验之后，把盐酸哌替啶划分为“较不稳定的药物”[2]。提示在保证含盐酸哌替啶制剂质量的同时要特别关注它的稳定性变化。

1. Rudd L, Simpson P. Pethidine stability in intravenous solutions. *Med J Aust* 1978; **2:** 34.
2. WHO. WHO expert committee on specifications for pharmaceutical preparations: thirty-first report. *WHO Tech Rep Ser 790* 1990. Also available at: http://libdoc.who.int/trs/WHO_TRS_790.pdf (accessed 26/06/08)

依赖性和戒断症状

参见阿片类镇痛药，第96页。

成瘾者每天服用哌替啶的剂量高达 3g 或 4g。在这种极大剂量下，由于不能完全耐受 CNS 刺激和抗毒蕈碱的效应，因此可能会发生肌肉抽搐、震颤、精神紊乱、瞳孔散大，并且有时会出现惊厥。

戒断症状比吗啡出现的快，但是持续时间较短。

有关哌替啶类似物的滥用，见下文**注意事项**项下。

不良反应和处置

参见阿片类镇痛药，第97页。

与吗啡相比，它对平滑肌的作用相对较不强烈并且较少导致便秘。注射哌替啶之后经常发生局部反应，很少发生全身的超敏反应，包括过敏反应。静脉注射哌替啶之后可能加快心率。使用剂量过大时，出现的症状通常与吗啡中毒症状相似。尽管如此，仍然可能发生 CNS 刺激和惊厥，尤其是在耐受个体或者口服毒性剂量之后，这主要归因于代谢产物去甲哌替啶。

不良反应发生率 在 Boston Collaborative Drug Surveillance Program[1]中监控了已接受哌替啶治疗的住院患者中不良反应的发生率。报道说明，口服哌替啶之后，366 名患者中有 16 名出现了不良反应，主要是胃肠道反应。注射哌替啶之后 3268 名患者中有 102 名出现了不良反应，其中 38 名还出现了 CNS 症状。

最近，在一篇 141 名使用哌替啶患者的图表回顾中，鉴定出 20 种不良反应，被认为发生毒性反应的风险很高[2]；高危的患者被确定为肾损伤的患者（肌酐清除率 50ml/min 或更小），他们正采用哌替啶进行患者自控镇痛，每日静脉给予哌替啶量超过 200mg，连用数日。最常见的不良反应是焦虑和不安；其他有报道的不良反应包括神经紧张、癫痫发作和幻觉。与没有不良反应的患者相比，发生不良反应的患者年龄明显更大，更可能服用苯二氮䓬类药物以及住院时间更长。除了这 20 种不良反应外，在 123 名通过 PCA 泵使用哌替啶的患者中，还发现有另外 16 种不良反应；发现使用 PCA 患者的累计药物剂量是发生不良反应明显的危险因素。

1. Miller RR, Jick H. Clinical effects of meperidine in hospitalized medical patients. *J Clin Pharmacol* 1978; **18:** 180–9.
2. Seifert CF, Kennedy S. Meperidine is alive and well in the new millennium: evaluation of meperidine usage patterns and frequency of adverse drug reactions. *Pharmacotherapy* 2004; **24:** 776–83.

对心血管系统的影响 使用哌替啶之后组胺释放量比静脉注射吗啡、芬太尼或者舒芬太尼诱导麻醉时产生的组胺还要多[1]。使用哌替啶（平均剂量为 4.3mg/kg）之后 16 名患者中有 5 名的血浆组胺浓度升高，并且通常伴有低血压、心动过速、红斑以及血浆肾上腺素浓度升高。给予吗啡的 10 名患者中只有 1 名显示释放组胺，给予芬太尼或者舒芬太尼的患者中没有人显示释放组胺。所有释放组胺的患者都是年轻的妇女。

1. Flacke JW, *et al.* Histamine release by four narcotics: a double-blind study in humans. *Anesth Analg* 1987; **66:** 723–30.

对神经系统的影响 哌替啶造成的 CNS 刺激效应，如震颤、肌肉抽搐以及惊厥，与毒性剂量有关，并且已经归因于代谢产物去甲哌替啶。如果在短时间间隔内重复使用大剂量哌替啶（包括患者自控镇痛），那么可能会造成去甲哌替啶蓄积，尤其在肾功能受损时可能性更大[1~13]。

1. Kaiko RF, *et al.* Central nervous system excitatory effects of meperidine in cancer patients. *Ann Neurol* 1983; **13:** 180–5.
2. Lieberman AN, Goldstein M. Reversible parkinsonism related to meperidine. *N Engl J Med* 1985; **312:** 509.
3. Mauro VF, *et al.* Meperidine-induced seizure in a patient with-

out renal dysfunction or sickle cell anemia. *Clin Pharm* 1986; **5:** 837–9.
4. Morisy L, Platt D. Hazards of high-dose meperidine. *JAMA* 1986; **255:** 467–8.
5. Armstrong PJ, Bersten A. Normeperidine toxicity. *Anesth Analg* 1986; **65:** 536–8.
6. Eisendrath SJ, *et al.* Meperidine-induced delirium. *Am J Psychiatry* 1987; **144:** 1062–5.
7. Kyff JV, Rice TL. Meperidine-associated seizures in a child. *Clin Pharm* 1990; **9:** 337–8.
8. Pryle BJ, *et al.* Toxicity of norpethidine in sickle cell crisis. *BMJ* 1992; **304:** 1478–9.
9. Hagmeyer KO, *et al.* Meperidine-related seizures associated with patient-controlled analgesia pumps. *Ann Pharmacother* 1993; **27:** 29–32.
10. Stone PA, *et al.* Norpethidine toxicity and patient controlled analgesia. *Br J Anaesth* 1993; **71:** 738–40.
11. Marinella MA. Meperidine-induced generalized seizures with normal renal function. *South Med J* 1997; **90:** 556–8.
12. McHugh GJ. Norpethidine accumulation and generalized seizure during pethidine patient-controlled analgesia. *Anaesth Intensive Care* 1999; **27:** 289–91.
13. Hubbard GP, Wolfe KR. Meperidine misuse in a patient with sphincter of Oddi dysfunction. *Ann Pharmacother* 2003; **37:** 534–7.

注意事项

参见**阿片类镇痛药**，第97页。

给予惊厥病史或室上性心动过速的患者哌替啶时也应该慎重。

滥用 作为娱乐用途而违法生产的一种合成的哌替啶类似物 MPPP（1-methyl-4-phenyl-4-propionoxypiperidine，1-甲基-4-苯基-4-丙酰氧哌啶）偶然被 MPTP（1-methyl-4-phenyl-1,2,3,6-tetrahydropyridine，1-甲基-4-苯基-1,2,3,6-四氢吡啶）污染会在静脉注射滥用者中造成帕金森综合征，所以 MPPP 变得臭名昭著[1]。WHO 还鉴别出另外一种类似物 PEPAP（1-苯乙基-4-苯基-4-醋氧哌替啶），也可能被滥用[2]。

1. Buchanan JF, Brown CR. 'Designer drugs': a problem in clinical toxicology. *Med Toxicol* 1988; **3:** 1–17.
2. WHO. WHO expert committee on drug dependence: twenty-fourth report. *WHO Tech Rep Ser 761* 1988. Also available at: http://libdoc.who.int/trs/WHO_TRS_761.pdf (accessed 26/06/08)

哺乳 正在服用哌替啶的母亲用母乳喂养的婴儿中没有发现不良反应，American Academy of Pediatrics 因此认为它通常与哺乳相容[1]。

1. American Academy of Pediatrics. The transfer of drugs and other chemicals into human milk. *Pediatrics* 2001; **108:** 776–89. [Retired May 2010] Correction. *ibid.*; 1029. Also available at: http://aappolicy.aappublications.org/cgi/content/full/pediatrics%3b108/3/776 (accessed 26/06/08)

老年人 与年轻人相比，哌替啶在老年人中的消除速率比较慢，在重复服用哌替啶的老年患者中可能需要减少每日服用的总剂量[1]。另外一项研究得出的结论说明，年龄相关的药物处置变化还不足以修改哌替啶的给药方案[2]。

1. Holmberg L, *et al.* Comparative disposition of pethidine and norpethidine in old and young patients. *Eur J Clin Pharmacol* 1982; **22:** 175–9.
2. Herman RJ, *et al.* Effects of age on meperidine disposition. *Clin Pharmacol Ther* 1985; **37:** 19–24.

嗜铬细胞瘤 哌替啶在具有嗜铬细胞瘤的患者中会引起高血压发作，可以使用拉贝洛尔抑制这种作用[1]。与其他导致组胺释放的阿片类药物一样，将哌替啶用于此类患者时应该慎重。

1. Lawrence CA. Pethidine-induced hypertension in phaeochromocytoma. *BMJ* 1978; **1:** 149–50.

妊娠和新生儿 哌替啶是一种广泛用于分娩的麻醉剂。它能快速地穿过胎盘并且像其他阿片类镇痛药一样可能会对新生儿造成呼吸抑制，尽管可能不如吗啡严重。呼吸抑制根据母体使用剂量的周期和大小而有所变化。

如果在给予哌替啶 1h 内分娩，胎儿不会受到抑制，但是注射 1～3h 之后，被观察的 24 名婴儿中有 6 名出现了抑制，注射 3～6h 之后，被观察的 5 名婴儿都出现了抑制[1]。尽管如此，肌内注射哌替啶 1h 之内分娩的新生儿的血浆药物浓度要比注射 1～4h 之后分娩的血浆药物浓度大。哌替啶代谢产物的作用还没有确定。还有报道指出[2]，这种新生儿的抑制效应在出生后 2 天一直存在，抑制效应是剂量相关的，使用最高剂量的哌替啶时（4h 内服用 75～120mg），产生的抑制效应也最大。新生儿似乎具有代谢哌替啶的能力，但是代谢速率比成人慢[3]。新生儿排出的哌替啶和去甲哌替啶随着母体服药剂量-间隔的增加而显著增加，最大间隔为 5h，同时多数通过胎盘转运的哌替啶在第三天排出体外。另一项研究显示，新生儿消除哌替啶的时间为 6 天[4]。

有关哌替啶的胎盘转运可见下文**药动学**中**妊娠**项下。

对于母亲在分娩时服用哌替啶的 5 周岁婴儿都没有发现心理或者生理效应[5]。新生儿的活动似乎没有明显受到哌替啶的影响，尽管已经确认母体分娩时痛觉缺失与以后婴儿活动之间的关系一定不简单[6]。早期那些显示由于母体分娩时使用哌替啶而造成婴儿发生癌症的研究已经被一项更新更大规模的研究所反驳[7]。

1. Morrison JC, *et al.* Metabolites of meperidine related to fetal depression. *Am J Obstet Gynecol* 1973; **115:** 1132–7.
2. Hodgkinson R, *et al.* Double-blind comparison of the neurobehaviour of neonates following the administration of different doses of meperidine to the mother. *Can Anaesth Soc J* 1978; **25:** 405–11.
3. Hogg MIJ, *et al.* Urinary excretion and metabolism of pethidine and norpethidine in the newborn. *Br J Anaesth* 1977; **49:** 891–9.
4. Cooper LV, *et al.* Elimination of pethidine and bupivacaine in the newborn. *Arch Dis Child* 1977; **52:** 638–41.
5. Buck C. Drugs in pregnancy. *Can Med Assoc J* 1975; **112:** 1285.
6. Anonymous. To measure life. *Lancet* 1981; **ii:** 291–2.
7. Golding J, *et al.* Childhood cancer, intramuscular vitamin K, and pethidine given during labour. *BMJ* 1992; **305:** 341–6.

肾损伤 对肾损伤患者使用哌替啶时需要注意，一些英国注册药品信息建议，如果损伤严重，应该避免使用哌替啶，而美国的注册药品信息则建议减量使用。两名有肾功能不全而多次服用哌替啶的患者发生 CNS 刺激（包括癫痫和抽搐）的原因主要是代谢产物去甲哌替啶的蓄积，2 名患者的去甲哌替啶和哌替啶血浆浓度比值都很高[1]。

也可以参考下文**药动学**项下。

1. Szeto HH, *et al.* Accumulation of normeperidine, an active metabolite of meperidine, in patients with renal failure or cancer. *Ann Intern Med* 1977; **86:** 738–41.

药物相互作用

与阿片类镇痛药有关的药物相互作用，见第98页。

对正在服用 MAOIs（包括吗氯贝胺和司来吉兰）的患者给予哌替啶后发生了非常严重的相互作用，包括昏迷、严重的呼吸抑制、发绀和低血压。还有报道出现超兴奋性、抽搐、心动过速、高热和高血压的事例。不应该对正在服用 MAOIs 或者停止服用 14 天内的患者给予哌替啶。哌替啶与酚噻嗪类药物合用会产生严重的低血压事件并且可能因为哌替啶而延长呼吸抑制作用。

与利托那韦合用时去甲哌替啶的血浆药物浓度会升高，这可能导致其产生毒性，因此应该禁止它们合用（第98页）。

抗菌药 哌替啶与异烟肼及利奈唑胺的相互作用见下文的 **MAOIs** 项下。

抗抑郁药 与使用哌替啶及 *SSRIs* 相关而出现 5-羟色胺综合征的可能病例的参考文献见**氟西汀的药物相互作用**项下的**阿片类镇痛药**，第 374 页。也可见下文的 **MAOIs** 项下。

抗癫痫药 阿片类镇痛药与巴比妥类药物都有额外的中枢神经系统抑制作用。在有*苯巴比妥*存在时，哌替啶的镇静作用会延长，也是由于介导了哌替啶的 *N*-去甲基化，引起了有潜在神经毒性的代谢产物去甲哌替啶的形成增加[1,2]。*苯妥英*会使哌替啶的肝脏代谢增强；两者合用，会使健康受试者的半衰期和生物利用度减少；血中去甲哌替啶的浓度增加[3]。

1. Stambaugh JE, *et al.* A potentially toxic drug interaction between pethidine (meperidine) and phenobarbitone. *Lancet* 1977; **i:** 398–9.
2. Stambaugh JE, *et al.* The effect of phenobarbital on the metabolism of meperidine in normal volunteers. *J Clin Pharmacol* 1978; **18:** 482–90.
3. Pond SM, Kretschzmar KM. Effect of phenytoin on meperidine clearance and normeperidine formation. *Clin Pharmacol Ther* 1981; **30:** 680–6.

组胺 H_2 受体拮抗药 见**阿片类镇痛药**，第98页。

MAOIs 与哌替啶相互作用最强的一些药物中包括非选择性的 MAIOIs，已经证实它们会增强哌替啶的抑制作用或者造成超兴奋性（见上文**药物相互作用**）。然而，还报道了一种可以与哌替啶产生致命的相互作用的药物*司来吉兰*，它是一种选择性的单胺氧化酶 B 型抑制药[1]。还有在一名静脉注射哌替啶之后又服用了*吗氯贝胺*（一种可逆性单胺氧化酶 A 型抑制药）、去甲替林和锂的 73 岁妇女中出现了提示有轻度 5-羟色胺综合征的症状[2]。

抗菌药*异烟肼*与哌替啶合用使得一名 54 岁男性出现了血压下降和嗜睡[3]。一名 27 岁男性在使用哌替啶和*利奈唑胺*后发生了 5 羟色胺综合征[4]；哌替啶停用后症状缓解。两项研究的作者都认为这与异烟肼和利奈唑胺对单胺氧化酶的抑制作用有关。

1. Zornberg GL, *et al.* Severe adverse interaction between pethidine and selegiline. *Lancet* 1991; **337:** 246. Correction. *ibid.*; 440.
2. Gillman PK. Possible serotonin syndrome with moclobemide and pethidine. *Med J Aust* 1995; **162:** 554.
3. Gannon R, *et al.* Isoniazid, meperidine, and hypotension. *Ann Intern Med* 1983; **99:** 415. Correction. *ibid.*; 740.
4. Das PK, *et al.* Serotonin syndrome after concomitant treatment with linezolid and meperidine. *Clin Infect Dis* 2008; **46:** 264–5.

吩噻嗪类 丙氯拉嗪可以延长健康受试者中哌替啶的呼吸抑制作用[1]。有报道说明，同时给健康受试者哌替啶和氯丙嗪后增加中枢神经抑制和低血压，有证据证实产生了 *N*-去甲哌替啶[2]。

1. Steen SN, Yates M. Effects of benzquinamide and prochlorperazine, separately and combined with meperidine, on the human respiratory center. *Clin Pharmacol Ther* 1972; **13:** 153.
2. Stambaugh JE, Wainer IW. Drug interaction: meperidine and chlorpromazine, a toxic combination. *J Clin Pharmacol* 1981; **21:** 140–6.

药动学

盐酸哌替啶可以从胃肠道吸收，但是由于首关代谢，只有约 50% 的药物可以进入全身循环。肌内注射之后的吸收情况变化较大。有报道指出口服之后 1～2h 血浆药物浓度达峰。有 60%～80% 与血浆蛋白结合。

哌替啶在肝中被水解酶水解为哌替啶酸或者去甲基代谢为去甲哌替啶，然后再被水解为去甲哌替啶酸，接着部分与葡糖苷酸结合。去甲哌替啶具有药理活性并且在体内蓄积之后会产生毒性。有报道说明哌替啶在健康人体中的消除半衰期为 3～6h，代谢产物去甲哌替啶消除的速率更慢，半衰期可以达到约 20h。哌替啶和去甲哌替啶都存在于 CSF 中。当尿液 pH 值正常或者显碱性时，只有少量的哌替啶以原形排出体外，尿液酸化之后会增加哌替啶和去甲哌替啶的经尿排泄。哌替啶可以穿过胎盘，在母乳中有分布。

1. Edwards DJ, *et al.* Clinical pharmacokinetics of pethidine: 1982. *Clin Pharmacokinet* 1982; **7:** 421–33.
2. Moore RA, *et al.* Opiate metabolism and excretion. *Baillieres Clin Anaesthesiol* 1987; **1:** 829–58.

用法 与手术后给哌替啶相比，手术前给哌替啶时，它的消除半衰期延长而血浆清除率会降低[1]。

分娩时哌替啶的药动学性质主要取决于其给药方式。比较不同位点的肌内注射效果，发现臀肌注射哌替啶时会破坏吸收，三角肌注射对于吸收比较好[2]。

在手术后的老年患者中没有发现三角肌和臀肌注射时的药动学参数存在显著的统计学差异[3]。尽管如此，患者之间在两个位点的实际差异还是显著的，并且作者提示，更快更可预测的给药方式，如静脉注射可能更适用于老年人手术后用药。

1. Tamsen A, *et al.* Patient-controlled analgesic therapy, part 1: pharmacokinetics of pethidine in the per- and postoperative periods. *Clin Pharmacokinet* 1982; **7:** 149–63.
2. Lazebnik N, *et al.* Intravenous, deltoid, or gluteus administration of meperidine during labor? *Am J Obstet Gynecol* 1989; **160:** 1184–9.
3. Erstad BL, *et al.* Site-specific pharmacokinetics and pharmacodynamics of intramuscular meperidine in elderly postoperative patients. *Ann Pharmacother* 1997; **31:** 23–8.

肝损伤 肝硬化患者中哌替啶的终末半衰期被延长为约 7h，而健康人的只有 3h，这主要是由于肝的药物代谢能力受损造成的[1]。另一项研究显示，尽管肝代谢能力受损后可能会减少肝硬化患者中去甲哌替啶造成的毒性，但是会由于消除代谢物的速率降低而增加毒性积累的风险[2]。

1. Klotz U, *et al.* The effect of cirrhosis on the disposition and elimination of meperidine in man. *Clin Pharmacol Ther* 1974; **16:** 667–75.
2. Pond SM, *et al.* Presystemic metabolism of meperidine to normeperidine in normal and cirrhotic subjects. *Clin Pharmacol Ther* 1981; **30:** 183–8.

妊娠 以下给出了一些有关分娩时哌替啶药动学特征的参考文献[1～3]。

1. Tomson G, *et al.* Maternal kinetics and transplacental passage of pethidine during labour. *Br J Clin Pharmacol* 1982; **13:** 653–9.
2. Kuhnert BR, *et al.* Disposition of meperidine and normeperidine following multiple doses during labor: I mother. *Am J Obstet Gynecol* 1985; **151:** 406–9.
3. Kuhnert BR, *et al.* Disposition of meperidine and normeperidine following multiple doses during labor: II fetus and neonate. *Am J Obstet Gynecol* 1985; **151:** 410–15.

肾损伤 有报道指出，存在肾病时哌替啶的血浆蛋白结合会降低，并且从健康受试者的 58.2% 降低到无尿患者的 31.8%[1]。同样的研究人员还报道，肾功能紊乱时哌替啶的消除会延长[2]。

见上文**注意事项**项下。

1. Chan K, *et al.* Plasma protein binding of pethidine in patients with renal disease. *J Pharm Pharmacol* 1983; **35:** 94P.
2. Chan K, *et al.* Pharmacokinetics of low-dose intravenous pethidine in patients with renal dysfunction. *J Clin Pharmacol* 1987; **27:** 516–22.

用途和用法

哌替啶是苯基哌啶的衍生物，是一种人工合成的阿片类镇痛药（第98页），主要作为一种阿片 μ 受体激动剂发挥作用。哌替啶可以用于缓解多种中度至重度疼痛，包括分娩疼痛。它的脂溶性比吗啡强，与吗啡相比麻醉强度较低、麻醉持续时间较短，麻醉效果经常持续2～4h。由于作用时间短并且重复用药时潜在的神经毒性代谢产物去甲哌替啶的积聚使它不适合用于缓解慢性疼痛。与吗啡相比，哌替啶对平滑肌的作用较弱并且增加胆囊压力的作用较小，因此它可能更适合作为缓解胆绞痛和胰腺炎（但见**胆道疾病**，第97页）的阿片类镇痛药。它也可以被用于手术前给药以及麻醉的辅助用药。已经把它与吩噻嗪类药物（如异丙嗪）合用，发挥基础麻醉作用。哌替啶对咳嗽或者腹泻基本没有作用。

用于缓解**疼痛**时，如有必要，每4h口服50～150mg的盐酸哌替啶。也可以肌内注射或者皮下注射25～100mg以及缓慢静脉注射25～50mg（4h后重复）。用于**术后**疼痛时，如果需要，*BNF 59* 建议可以把皮下注射或者肌内注射的间隔变为2～3h。

在产科镇痛中，一旦按照正常间隔发生宫缩时就要肌内或者皮下注射50～100mg。如果需要的话，1～3h之后重复该剂量并且在24h内达到最大剂量400mg。

用于**术前**给药时，可以在手术前约1h肌内注射25～100mg。也可以皮下注射相似的剂量。作为**麻醉辅助用药**时可以缓慢静脉注射10～25mg。

儿童用法见下文。

用法 除了常规的给药方式，哌替啶还可以用于硬膜外给药[1～4]、腹腔给药[5,6]和鞘内给药[7～9]。也可以各种方式给药作为一种患者自控系统[10～13]。尽管如此，一些人考虑到使用哌替啶时应该避免用于患者自控镇痛，因为会增加去甲哌替啶诱导的癫痫发作[14]（也可见上文**不良反应发生率和对神经系统的影响**项下）。

1. Perriss BW. Epidural pethidine in labour: a study of dose requirements. *Anaesthesia* 1980; **35:** 380–2.
2. Husemeyer RP, *et al.* A study of pethidine kinetics and analgesia in women in labour following intravenous, intramuscular and epidural administration. *Br J Clin Pharmacol* 1982; **13:** 171–6.
3. Perriss BW, *et al.* Analgesia following extradural and im pethidine in post-caesarean section patients. *Br J Anaesth* 1990; **64:** 355–7.
4. Blythe JG, *et al.* Continuous postoperative epidural analgesia for gynecologic oncology patients. *Gynecol Oncol* 1990; **37:** 307–10.
5. Colbert ST, *et al.* An assessment of the value of intraperitoneal meperidine for analgesia postlaparoscopic tubal ligation. *Anesth Analg* 2000; **91:** 667–70.
6. O'Hanlon DM, *et al.* Intraperitoneal pethidine versus intramuscular pethidine for the relief of pain after laparoscopic cholecystectomy: randomized trial. *World J Surg* 2002; **26:** 1432–6.
7. Acalovschi I, *et al.* Saddle block with pethidine for perineal operations. *Br J Anaesth* 1986; **58:** 1012–16.
8. Yu SC, *et al.* Addition of meperidine to bupivacaine for spinal anaesthesia for caesarean section. *Br J Anaesth* 2002; **88:** 379–83.
9. Vranken JH, *et al.* Plasma concentrations of meperidine and normeperidine following continuous intrathecal meperidine in patients with neuropathic cancer pain. *Acta Anaesthesiol Scand* 2005; **49:** 665–70.
10. Striebel HW, *et al.* Patient-controlled intranasal analgesia (PCINA) for the management of postoperative pain: a pilot study. *J Clin Anesth* 1996; **8:** 4–8.
11. Kee N, *et al.* Comparison of patient-controlled epidural analgesia with patient-controlled intravenous analgesia using pethidine or fentanyl. *Anaesth Intensive Care* 1997; **25:** 126–32.
12. Sharma SK, *et al.* Cesarean delivery: a randomized trial of epidural versus patient-controlled meperidine analgesia during labor. *Anesthesiology* 1997; **87:** 487–94.
13. Chen PP, *et al.* Patient-controlled pethidine after major upper abdominal surgery: comparison of the epidural and intravenous routes. *Anaesthesia* 2001; **56:** 1106–12.
14. Hagmeyer KO, *et al.* Meperidine-related seizures associated with patient-controlled analgesia pumps. *Ann Pharmacother* 1993; **27:** 29–32.

儿童用法 哌替啶可用于缓解儿童的中度至重度急性疼痛及术前给药。然而 *BNFC 2010/11* 不建议这些患儿使用哌替啶。

用于缓解**疼痛**时，盐酸哌替啶可口服或肌注，剂量为0.5～2mg/kg，如有必要，4h后重复给药。对于缓解术后疼痛，*BNF 59* 建议肌注上述剂量，如有必要，可每2～3h重复给药。

对于**术前给药**，*BNF 59* 建议术前约1h肌注0.5～2mg/kg。

也可见下文的冬眠合剂。

子痫和先兆子痫 见下文镇静项下的冬眠合剂。

疼痛 哌替啶可以立即产生镇痛作用，但是作用持续时间短，需要快速控制急性疼痛时比吗啡更好。它被广泛用于产科来控制分娩疼痛（尽管 *BNF 59* 注意到吗啡或者其他阿片类镇痛药也经常用于控制产科疼痛），并且可以在剖宫产或者其他外科手术后缓解疼痛。

一项针对具有顽固性疼痛患者的研究发现，16名患者中有15名患者所用麻醉药的最小有效血药浓度为100～820ng/ml（平均值为250ng/ml），其余患者使用哌替啶没有达到麻醉效果。如果最小有效浓度超过400ng/ml，那么可以考虑附加的措施[1]。

传统上可以通过间断性地肌内注射哌替啶用于治疗急性疼痛，但是由于血浆哌替啶浓度有波动，所以不能连续缓解疼痛[2]，连续静脉输注可能对于控制急性疼痛更加有效。有关其他给药途径见上文用法。

1. Mather LE, Glynn CJ. The minimum effective analgesic blood concentration of pethidine in patients with intractable pain. *Br J Clin Pharmacol* 1982; **14:** 385–90.
2. Edwards DJ, *et al.* Clinical pharmacokinetics of pethidine: 1982. *Clin Pharmacokinet* 1982; **7:** 421–33.

镰状细胞危象 将哌替啶连续用于镰状细胞疾病疼痛危象镇痛已引起关注。对疼痛的控制可能不充分，通常用于控制危象的剂量可能导致哌替啶神经兴奋性代谢产物去甲哌替啶的蓄积和加速癫痫发作[1,2]。见上文**对神经系统的影响**项下。

1. Pryle BJ, *et al.* Toxicity of norpethidine in sickle cell crisis. *BMJ* 1992; **304:** 1478–9.
2. Harrison JFM, *et al.* Pethidine in sickle cell crisis. *BMJ* 1992; **305:** 182.

镇静 下面给出了将哌替啶用于内镜检查的参考文献[1～3]。

1. Bahal-O'Mara N, *et al.* Sedation with meperidine and midazolam in pediatric patients undergoing endoscopy. *Eur J Clin Pharmacol* 1994; **47:** 319–23.
2. Diab FH, *et al.* Efficacy and safety of combined meperidine and midazolam for EGD sedation compared with midazolam alone. *Am J Gastroenterol* 1996; **91:** 1120–5.
3. Laluna L, *et al.* The comparison of midazolam and topical lidocaine spray versus the combination of midazolam, meperidine, and topical lidocaine spray to sedate patients for upper endoscopy. *Gastrointest Endosc* 2001; **53:** 289–93.

冬眠合剂 冬眠合剂由氯丙嗪、哌替啶和（或）异丙嗪组成，在一些国家已经通过静脉注射用于治疗先兆子痫和间歇性子痫（imminent eclampsia）。尽管如此，后来通常不推荐在妊娠中使用酚噻嗪类药物，其他方法对治疗高血压是首选的（见**高血压**项下**高血压与妊娠**，第1133页），有关处于惊厥阶段的子痫的治疗，见第450页。

肌内注射或者偶尔静脉注射冬眠合剂用于儿童镇静和麻醉。然而这样的组合存在较高比例的治疗失败和严重的不良作用，并且 American Academy of Pediatrics[1] 还推荐应该考虑其他替代的镇静药和麻醉药。冬眠合剂对于短的过程不是最合适的镇静方法，因为在药物发挥药效之前必须对患者监控大约1h，药物起效后，恢复阶段的监控时间更长[2]。

1. American Academy of Pediatrics Committee on Drugs. Reappraisal of Lytic cocktail/Demerol, Phenergan, and Thorazine (DPT) for the sedation of children. *Pediatrics* 1995; **95:** 598–602.
2. Barst SM, *et al.* A comparison of propofol and Demerol-Phenergan-Thorazine for brief, minor, painful procedures in a pediatric hematology-oncology clinic. *Int J Pediatr Hematol/Oncol* 1995; **1:** 587–91.

震颤 有关使用哌替啶治疗麻醉相关的震颤见**全身麻醉药物的不良反应**项下，第1700页。哌替啶也用于治疗两性霉素B诱导的恶寒寒战[1]。

1. Burks LC, *et al.* Meperidine for the treatment of shaking chills and fever. *Arch Intern Med* 1980; **140:** 483–4.

制剂

BP 2010: Pethidine Injection; Pethidine Tablets;
USP 33: Meperidine Hydrochloride Injection; Meperidine Hydrochloride Syrup; Meperidine Hydrochloride Tablets.

专利制剂

Arg.: Cluyer; Meperol; ***Austria:*** Alodan; ***Belg.:*** Dolantine; ***Braz.:*** Dolantina; Dolosal; Dornot; ***Canad.:*** Demerol; ***Chile:*** Demerol†; ***Cz.:*** Dolsin; ***Ger.:*** Dolantin; ***Hung.:*** Dolargan; ***Israel:*** Dolestine; ***Philipp.:*** Deme; Demerol; ***Pol.:*** Dolargan; Dolcontral; ***Spain:*** Dolantina; ***Turk.:*** Aldolan; ***USA:*** Demerol; ***Venez.:*** Demerol†; Dispadol†.

多组分制剂 ***UK:*** Pamergan P100; ***USA:*** Meprozine.

Phenacetin (*rINN*) 非那西丁

Aceto-*p*-phenetidide; Acetophenetidin; Acetylphenetidin; Fenacetin; Fenacetina; Fenasetiini; Paracetophenetidin; Phénacétine; Phenacetinum. *p*-Acetophenetidide; 4'-Ethoxyacetanilide; *N*-(4-Ethoxyphenyl)acetamide.

Фенацетин

$C_{10}H_{13}NO_2$ = 179.2.
CAS — 62-44-2.
ATC — N02BE03.
ATC Vet — QN02BE03.
UNII — ER0CTH01H9.

Pharmacopoeias. In *Jpn.*

不良反应和注意事项

非那西丁可能会造成正铁血红蛋白血症、硫血红蛋白血症和溶血性贫血。

长时间大剂量应用含有非那西丁的镇痛药会造成肾乳头坏死（见**对肾的影响**，第93页）和肾盂移行细胞癌。

卟啉病 通常认为有卟啉病的患者使用非那西丁是不安全的，因为动物实验证实其具有生卟啉作用。

用途和用法

非那西丁是对氨基苯酚的衍生物，具有镇痛和解热作用。它通常与阿司匹林、咖啡因或者可待因合用，但是现在已经少用，因为它具有肾毒性并且对血液也有不良影响。

制剂

多组分制剂 ***Cz.:*** Dinyl†; Mironal†; ***Hung.:*** Antineuralgica; Dolor.

Phenazone (*BAN*, *rINN*) 安替比林

Analgésine; Antipyrin; Antipyrine; Azophenum; Fenatsoni; Fenazon; Fenazona; Fenazonas; Phénazone; Phenazonum; Phenyldimethylpyrazolone. 1,5-Dimethyl-2-phenyl-4-pyrazolin-3-one.

Феназон

$C_{11}H_{12}N_2O$ = 188.2.
CAS — 60-80-0.
ATC — N02BB01; S02DA03.
ATC Vet — QN02BB01; QS02DA03.
UNII — T3CHA1B51H.

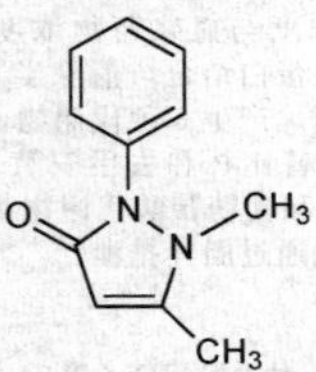

Pharmacopoeias. In *Eur.* (see p.vii), *Jpn*, and *US.*

Ph. Eur. 6.8（Phenazone） 白色或几乎白色结晶性粉末，或无色晶体。极易溶于水、乙醇和二氯甲烷。避光。

USP 33（Antipyrine） 无色晶体或白色结晶性粉末。无臭。极易溶于水；易溶于乙醇和氯仿；略溶于乙醚。溶液对石蕊显中性。贮藏于密闭容器中。

Phenazone and Caffeine Citrate 安替比林和枸橼酸咖啡因

Antipyrino-Coffeinum Citricum; Fenazona y citrato de cafeína; Migrenin.

Феназон и Кофеина Цитрат

UNII — 3Z4LOI7NPG.

性状 安替比林和枸橼酸咖啡因是一种粉末，通常含有90%的安替比林、9%的咖啡因和1%的枸橼酸一水合物。

Pharmacopoeias. In *Jpn.*

Phenazone Salicylate 水杨酸安替比林

Antipyrin Salicylate; Fenatsonisalisylaatti; Fenazona salicilato; Fenazonsalicylat; Phenazoni Salicylas; Salipyrin.

Феназона Салицилат

$C_{11}H_{12}N_2O,C_7H_6O_3$ = 326.3.
CAS — 520-07-0.
ATC — N02BB01; S02DA03.
ATC Vet — QS02DA03.

Pharmacopoeias. In *Fr.*

不良反应、处置和注意事项

安替比林容易引起皮疹，在过敏个体中很小的剂量都可以造成这种症状。已有报道会引起超敏反应和肾毒性。口服剂量过大时会引起恶心、困倦、昏迷和抽搐。尽管洗胃的效果不确定，成人或儿童1h内服用超过20mg/kg可给予活性炭。此后，适当给予全身治疗和支持治疗。

对血液的影响 安替比林在缺乏G6PD的个体中会引起溶血性贫血[1]。有报道称，6名使用含有安替比林的乳

膏的妇女偶发了粒细胞缺乏症[2]，所有症状在停药后立即消失。

1. Prankerd TAJ. Hemolytic effects of drugs and chemical agents. *Clin Pharmacol Ther* 1963; **4:** 334–50.
2. Delannoy A, Schmit J-C. Agranulocytosis after cutaneous contact with phenazone. *Eur J Haematol* 1993; **50:** 124.

对肾脏的影响 认为安替比林具有肾毒性，但是临床信息有限，因为它主要与非那西丁合用[1]。

1. Prescott LF. Analgesic nephropathy: a reassessment of the role of phenacetin and other analgesics. *Drugs* 1982; **23:** 75–149.

对皮肤的影响 针对77例固定性药疹的总结[1]发现，14例严重全身性反应中有9例是由安替比林衍生物引起的。

1. Stubb S, *et al.* Fixed drug eruptions: 77 cases from 1981 to 1985. *Br J Dermatol* 1989; **120:** 583.

超敏反应 有报道称，安替比林会引起过敏反应[1,2]。1名患者在服用8周后出现了白细胞减少症[1]。

1. Kadar D, Kalow W. Acute and latent leukopenic reaction to antipyrine. *Clin Pharmacol Ther* 1980; **28:** 820–22.
2. McCrea JB, *et al.* Allergic reaction to antipyrine, a marker of hepatic enzyme activity. *DICP Ann Pharmacother* 1989; **23:** 38–40.

卟啉病 通常认为有卟啉病的患者使用非那西丁是不安全的，因为动物实验证实其具有生卟啉作用。

药物相互作用

安替比林会影响其他药物的代谢并且其自身的代谢也容易受其他一些能够增加或降低肝酶活性的药物的影响。

药动学

安替比林可以从胃肠道吸收，并且摄入1～2h内血浆药物浓度即达到峰值。它可以分布到全身体液，唾液和母乳中的药物浓度与血浆药物浓度大约相等。少于10%的药物与血浆蛋白结合，消除半衰期约为12h。安替比林在肝中代谢，产生3种代谢物，即3-羟甲基安替比林、4-羟甲基安替比林和去甲安替比林。安替比林、3-羟甲基安替比林和葡糖苷酸代谢物都通过尿液排出体外。一小部分可能通过胆汁排泄。

用途和用法

安替比林是一种NSAID（第94页），可以口服给药，安替比林和枸橼酸咖啡因和水杨酸安替比林一样可以口服用作镇痛药。

5%的安替比林溶液局部用作滴耳剂治疗疾病如急性中耳炎（见下文）。

安替比林被用于测试肝药物代谢酶的活性。

诊断和测试 一篇有关存在肝硬化、脂肪肝、肝炎和胆汁淤积时正常血浆安替比林药动学、尿代谢物蓄积和机体总清除率的综述如下[1]。

1. St Peter JV, Awni WM. Quantifying hepatic function in the presence of liver disease with phenazone (antipyrine) and its metabolites. *Clin Pharmacokinet* 1991; **20:** 50–65.

中耳炎 似乎没有含安替比林局部用制剂可以用于治疗急性中耳炎（第173页）的理由[1]。安替比林可能被做成这种制剂，因为已经确信其具有局部抗炎和镇痛作用。尽管如此，它似乎不可能对完整鼓膜的皮肤发挥任何作用，因为这种疼痛主要由膜的拉伸和膨胀而造成。

1. Carlin WV. Is there any justification for using phenazone in a local application prescribed for the treatment of acute otitis media? *BMJ* 1987; **294:** 1333.

制剂

USP 33: Antipyrine and Benzocaine Otic Solution; Antipyrine, Benzocaine, and Phenylephrine Hydrochloride Otic Solution.

专利制剂

Austral.: Erasol†; ***Ger.:*** Eu-Med; Migrane-Kranit; Migranin Phenazon; Mono Migranin†; ***Hong Kong:*** Tropex; ***Irl.:*** Tropex; ***Pol.:*** Antotalgin; ***S.Afr.:*** Aurone; Oto-Phen†; ***Venez.:*** Otamina.

多组分制剂 ***Arg.:*** Aqua Lent Colirio; Bajumol†; Bideon; Bideon Free; Cerosporin; Cerosporin GS†; Clarisoft; Colina; Cristalomicina; Irix; Kalopsis; Leroid†; Otalex G; Otocalmia Biotic; Otocerol; Otocunil; Otonorthia; Sincerum; Usualix; Vislus; ***Austral.:*** Auralgan; ***Austria:*** Asthma Efeum†; Coffo Selt; Otalgan; ***Belg.:*** Hemorhinol; Otocalmine; Ouate Hemostatique†; Tympalgine†; ***Braz.:*** Anestesiol†; Espasmalgon†; Osmotil†; Otovix†; ***Canad.:*** Auralgan; ***Cz.:*** Otipax; ***Denm.:*** Koffisal; ***Fr.:*** Brulex; HEC; Otipax; ***Ger.:*** Coffeemed N†; Otalgan; ***Gr.:*** Otil; ***Hong Kong:*** Neo-Active Antirheumatic; ***Hung.:*** Otipax; ***India:*** Tytin; ***Israel:*** Anaesthetic Ear Drops; Otidin; ***Ital.:*** Otalgan; Otomidone; Otopax; ***Neth.:*** Spalt N†; ***Norw.:*** Antineuralgica; Fanalgin; ***NZ:*** Auralgan; ***Philipp.:*** Auralgan; ***Port.:*** Profrin-A†; ***Rus.:*** Folicap (Фоликап); Otipax (Отипакс); Otirelax (Отирелакс); ***S.Afr.:*** Adco-Otised; Auralyt†; Aurasept†; Aurone Forte; Covancaine; Ilvico†; Oto-Phen Forte†; Universal Earache Drops†; ***Singapore:*** HEC†; Tropex; ***Spain:*** Epistaxol; Otalgan†; Otosedol; Pomada Heridas†; Quimpedor; Tabletas Quimpe; ***Swed.:*** Doleron†; Koffazon; ***Switz.:*** Otalgan; Otipax; Otosan; Otothricinol; ***Ukr.:*** Otipax (Отипакс); Otisol (Отизол); ***USA:*** AABP; Allergen; Auralgan; Auroguard Otic; Cy-Gesic; Ear-Gesic; Neotic; Otic Edge; Otocalm†; Tympagesic†; ***Venez.:*** Audocaina†; Otan; Otanol†; Otirilin; Otodon†; Otofrin†.

Phenazopyridine Hydrochloride (*BANM*, *USAN*, *rINNM*) 盐酸非那吡啶

Chloridrato de Fenazopiridina; Fenazopiridin Hidroklorür; Fenazopirydyny chlorowodorek; Hidrocloruro de fenazopiridina; NC-150; NSC-1879; Phénazopyridine, Chlorhydrate de; Phenazopyridini Hydrochloridum; W-1655. 3-Phenylazopyridine-2,6-diyldiamine hydrochloride.

Феназопиридина Гидрохлорид

$C_{11}H_{11}N_5,HCl = 249.7.$

CAS — 94-78-0 (phenazopyridine); 136-40-3 (phenazopyridine hydrochloride).

ATC — G04BX06.

ATC Vet — QG04BX06.

UNII — 0EWG668W17.

(phenazopyridine)

Pharmacopoeias. In *Pol.* and *US.*

USP 33 (Phenazopyridine Hydrochloride) 一种浅红色或者暗红色到暗紫色的结晶性粉末。无臭或有微臭。溶于冷水（1∶300），溶于沸水（1∶2），溶于乙醇（1∶59），溶于氯仿（1∶331），溶于丙三醇（1∶100）；极微溶于乙醚。贮藏于密闭容器中。

清除色素 可以通过浸泡在0.25%的低亚硫酸钠溶液中除去非那吡啶色素。

不良反应

盐酸非那吡啶会引起胃肠道不良反应、头痛和疹。肝毒性、溶血性贫血、正铁血红蛋白血症和急性肾衰竭也有报道，通常是由于使用剂量过大或者有肾损伤的患者使用治疗剂量而造成的。非那吡啶会在尿道形成结晶性沉淀。

可能会造成机体组织或者体液颜色异常。尿液为浅橙色或者浅红色并且贴身内衣易被染色。

对中枢神经系统的影响 伴有明显发热和意识错乱的无菌性脑膜炎与使用非那吡啶相关[1]。

1. Herlihy TE. Phenazopyridine and aseptic meningitis. *Ann Intern Med* 1987; **106:** 172–3.

过量 一名2岁大的儿童在服用了3片200mg的盐酸非那吡啶后，出现发绀和高铁血红蛋白血症[1]；在使用亚甲蓝治疗后康复。一名无肾病史的17岁大的HIV阳性女孩，在服用1.2g非那吡啶试图自杀后，出现急性肾衰[2]。

1. Gold NA, Bithoney WG. Methemoglobinemia due to ingestion of at most three pills of pyridium in a 2-year-old: case report and review. *J Emerg Med* 2003; **25:** 143–8.
2. Onder AM, *et al.* Acute renal failure due to phenazopyridine (Pyridium®) overdose: case report and review of the literature. *Pediatr Nephrol* 2006; **21:** 1760–4.

注意事项

盐酸非那吡啶禁用于肾损伤或者重度肝炎患者，并且用于G6PD缺乏者时应慎重。如果皮肤和巩膜变色，应停止治疗，这表示肾排泄受损造成了药物蓄积。非那吡啶可能会干扰基于颜色反应和光谱特征的尿液分析。

可能会使隐形眼镜着色。

药动学

盐酸非那吡啶通过胃肠道吸收。主要通过尿液排泄，大约有65%以原形排泄，18%以对乙酰氨基酚排泄。

用途和用法

非那吡啶是一种偶氮染料，对尿道黏膜具有镇痛作用，因此，可以对症缓解疼痛和膀胱炎（第2098页）、前列腺炎（第2100页）和尿道炎（第189页）中的刺激。盐酸非那吡啶通常饭后口服，每日3次，每次约200mg。它可能与抗菌药一起给药用于治疗泌尿道感染（见下文），通常不超过2天，尽管已经作为复方制剂的一部分以较低剂量给药至少1周。

泌尿道感染 目前还没有很好地证明非那吡啶在治疗泌尿道感染（第189页）中作用，且它的不良反应可能是很严重的[1]。

1. Zelenitsky SA, Zhanel GG. Phenazopyridine in urinary tract infections. *Ann Pharmacother* 1996; **30:** 866–8.

制剂

USP 33: Phenazopyridine Hydrochloride Tablets.

专利制剂

Arg.: Cistalgina; ***Belg.:*** Uropyrine; ***Braz.:*** Pyridium; Pyrisept; Urologin; ***Canad.:*** Phenazo; ***Chile:*** Nazamit†; Nordox; Pyridium†; ***Hong Kong:*** CP-Pyridine; Phenadine; Phenazo; Pyridin; Pyridium; ***India:*** Pyridium; ***Indon.:*** Pyridium†; Urogetix; ***Israel:*** Sedural; ***Mex.:*** Alvena; Azofur†; Bioferina; Pirimir; Urezol; ***Philipp.:*** Azomir†; ***Pol.:*** Nefrecil; ***S.Afr.:*** Pyridium; ***Singapore:*** Urogesic; ***Thai.:*** Ammilazo; Anazo; Phendinidine; Sumedium; Uzone-T; ***USA:*** Azo-Standard; Baridium; Prodium; Pyridiate†; Pyridium; Re-Azo; Urogesic; ***Venez.:*** Pyridium†.

多组分制剂 ***Arg.:*** Bacti-Uril; Medaflox Dol; Nor 2; Priper Plus; Urotem Dol; ***Braz.:*** Minazol; Uro-Baxapril†; Uroctrim; Urofen†; Uropac; Uropielon; ***Chile:*** Uro-Micinovo; ***Hong Kong:*** Urobilin; ***India:*** Nephrogesic; ***Mex.:*** Azo-Uronalin; Azo-Wintomylon; Azogen; Azuron; Mictasol; Nalixone; Naxilan-Plus; Norflen; Pirifur; Urovec; Vodelan; ***Spain:*** Micturol Sedante; ***Thai.:*** Pyrizole; ***Turk.:*** Azo Gantrisin; Azosilin; Uriseptin; ***USA:*** PhenazoForte Plus; Phenazopyridine Plus; Pyrelle HB; Pyridium Plus; Trellium Plus†; Urelief Plus; Urobiotic-250; ***Venez.:*** Azo-Mandelamine; Bacteval.

Phenylbutazone (*BAN*, *rINN*) 保泰松

Butadione; Fenilbutazon; Fenilbutazona; Fenilbutazonas; Fenylbutazon; Fenylobutazon; Fenyylibutatsoni; Phénylbutazone; Phenylbutazonum. 4-Butyl-1,2-diphenylpyrazolidine-3,5-dione.

Фенилбутазон

$C_{19}H_{20}N_2O_2 = 308.4.$

CAS — 50-33-9 (phenylbutazone); 129-18-0 (phenylbutazone sodium); 4985-25-5 (phenylbutazone piperazine).

ATC — M01AA01; M02AA01.

ATC Vet — QM01AA01; QM02AA01.

UNII — GN5P7K3T8S.

Pharmacopoeias. In *Eur.* (see p.vii), *Jpn*, and *US.*

Ph. Eur. 6.8 (Phenylbutazone) 一种白色或几乎白色的结晶性粉末。几乎不溶于水；略溶于乙醇；溶于碱性溶液。避光。

USP 33 (Phenylbutazone) 一种白色至米色无臭结晶性粉末。极微溶于水；溶于乙醇；易溶于丙酮和乙醚。贮藏于密闭容器中。

简介

保泰松是一种吡唑啉酮的衍生物，属于NSAIDs（第92页）。然而，由于其毒性，尤其是血液系统方面的不良反应（见下文**对血液的影响**），不作为一般镇痛药或退热药使用。虽然保泰松对包括强直性脊柱炎、急性痛风、骨关节炎和类风湿关节炎在内的大多数肌肉骨骼及关节疾病都有效，但也只是在毒性更小的药物使用无效时，才考虑应急使用。在英国，保泰松只用于对其他药物无效的强直性脊柱炎的住院治疗。最初每日的剂量可大至600mg，分次使用治疗类风湿疾病。1～3天后，应减到最小有效剂量，通常每日100～300mg；尽可能使用最短的时间，最长不超过1周。如果治疗超过1周，则在治疗过程中计数血细胞，并建议监测肝肾功能。建议老年患者减量。

在一些国家，保泰松也可以直肠栓剂和局部给药用于治疗肌肉骨骼疼痛和软组织损伤。也可使用其钠盐肌注。可用于肌肉骨骼、关节和软组织疾病的保泰松的其他盐类包括钙盐、镁盐和哌嗪盐。

哺乳 在母亲服用保泰松的过程中没有在用母乳喂养的婴儿体内发现不良反应，并且American Academy of Pediatrics认为[1]它与母乳喂养是相容的。尽管如此，英国的注册药品信息建议避免其在哺乳期使用，因为少量的保泰松会分布到母乳中。

1. American Academy of Pediatrics. The transfer of drugs and other chemicals into human milk. *Pediatrics* 2001; **108:** 776–89. [Retired May 2010] Correction. *ibid.*; 1029. Also available at: http://aappolicy.aappublications.org/cgi/content/full/pediatrics%3b108/3/776 (accessed 08/11/07)

对血液的影响 保泰松[1~3]和羟布宗[2,3]对血液都会产生不良影响，尤其是致命的粒细胞缺乏症和再生障碍性贫血。白细胞减少症、全血细胞减少症、溶血性贫血及血小板减少症也可发生。英国的CSM[4]在1963年7月到1993年1月已经收到74例保泰松致粒细胞缺乏症（39例是致命的）和40例致嗜中性白细胞减少症（4例是致命的）的报告。直到最近，没有有关羟布宗的数据，但是认为与保泰松相比，它对骨髓的毒性更大[2]。

1. Böttiger LE, Westerholm B. Drug-induced blood dyscrasias in Sweden. *BMJ* 1973; **3:** 339–43.
2. Anonymous. Phenylbutazone and oxyphenbutazone: time to call a halt. *Drug Ther Bull* 1984; **22:** 5–6.
3. The International Agranulocytosis and Aplastic Anemia Study. Risks of agranulocytosis and aplastic anemia: a first report of their relation to drug use with special reference to analgesics. *JAMA* 1986; **256:** 1749–57.
4. CSM/MCA. Drug-induced neutropenia and agranulocytosis. *Current Problems* 1993; **19:** 10–11.

卟啉病　已经发现保泰松会引起卟啉病急性发作，因此对于卟啉病患者是不安全的。

制剂

专利制剂

Belg.: Butazolidin†; ***Braz.:*** Butazolidina; Butazolon†; Butazona; Butazonil†; Neo Butazol; Peralgin†; ***Fr.:*** Butazolidine; ***Ger.:*** Ambene; exrheudon OPT; ***Indon.:*** Akrofen; Berlison; Irgapan; ***Ital.:*** Kadol; ***Mex.:*** Astrofen; Bloken; Bresal; Butalen; Butazolidina; Delbulasa†; Fezona†; Meprosona-F; Rudesol†; ***Neth.:*** Butazolidin; ***Pol.:*** Butapirazol; ***Port.:*** Basireuma†; ***Rus.:*** Butadion (Бутадион); ***S.Afr.:*** Inflazone; ***Spain:*** Butazolidina†; ***Switz.:*** Butadion; ***Thai.:*** Butarzol; Butazone; KB Tazone; Leophen; Neo-Pyrazol†; Pantazone; Pyrazolone; Rhumacap; Rhumatab; Sugrarine; ***Ukr.:*** Butadion (Бутадион); ***Venez.:*** Promifen†; Ticinil.

多组分制剂　***Austria:*** Ambene N; Ambene†; ***Braz.:*** Butazil†; Dorend†; Mioflex; Reumat†; Reumix†; ***Chile:*** Balsamo Analgesico con Fenilbutazona; Esanfrix; ***Fr.:*** Dextrarine Phenylbutazone; ***Hung.:*** Rheosolon; ***Indon.:*** Butamidon; Cetapyrin†; Enkapyrin; New Skelan; ***Mex.:*** Butayonacol; Butisel; Dexadutil; Dibutasona; Vengesic†; Zolidime†; ***Rus.:*** Ambene (Амбене); ***Spain:*** Artrodesmol Extra; Doctofril Antiinflamat; ***Switz.:*** Butaparin; Hepabuzone†; ***Thai.:*** Alaxan†; Asialax†; Butarion†; Myophen†; Trabit†; ***Ukr.:*** Rheopyrin (Реопірин)†.

Piketoprofen (*rINN*) 吡酮洛芬

Pikétoprofène; Piketoprofeno; Piketoprofenum. *m*-Benzoyl-*N*-(4-methyl-2-pyridyl)hydratropamide.

Пикетопрофен

$C_{22}H_{20}N_2O_2 = 344.4.$

CAS — 60576-13-8.

UNII — 362QBC4NL0.

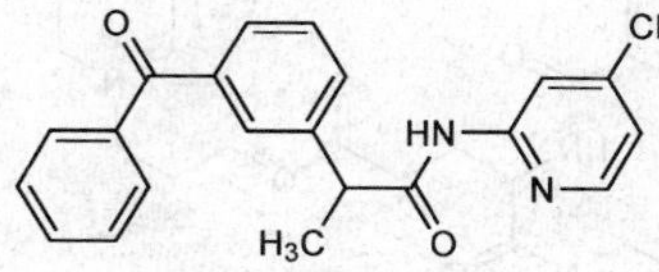

简介

吡酮洛芬是一种 NSAID（第92页），已经以大约2%的碱溶液或者盐酸溶液局部用于肌肉骨骼病、关节病、关节周围病和软组织疾病。

制剂

专利制剂

Port.: Picalm; Zemalex; ***Spain:*** Calmatel; Triparsean.

Piritramide (*BAN*, *rINN*) 哌腈米特

Pirinitramide; Piritramid; Piritramida; Piritramidi; Piritramidum; R-3365. 1-(3-Cyano-3,3-diphenylpropyl)-4-piperidinopiperidine-4-carboxamide.

Пиритрамид

$C_{27}H_{34}N_4O = 430.6.$

CAS — 302-41-0.

ATC — N02AC03.

ATC Vet — QN02AC03.

UNII — 4RP92LYZ2F.

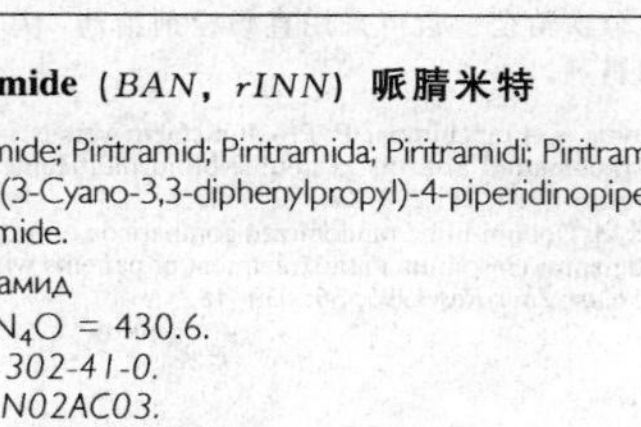

简介

哌腈米特是一种阿片类镇痛药（第96页）。

它用于治疗包括手术后疼痛在内的重度疼痛、麻醉前用药和在麻醉过程中发挥镇痛作用。通常可以以酒石酸盐肌内、皮下或者缓慢静脉注射，剂量应该与30mg的碱基等效。

1. Kumar N, Rowbotham DJ. Piritramide. *Br J Anaesth* 1999; **82:** 3–5.
2. Bouillon T, *et al.* The pharmacokinetics of piritramide after prolonged administration to intensive care patients. *Eur J Anaesthesiol* 2004; **21:** 673–8.
3. Müller C, *et al.* Pharmacokinetics of piritramide in newborns, infants and young children in intensive care units. *Eur J Pediatr* 2006; **165:** 229–39.
4. Huenseler C, *et al.* Prospective evaluation of the pharmacodynamics of piritramide in neonates and infants. *Eur J Pediatr* 2008; **167:** 867–72.
5. Remane D, *et al.* Stability of piritramide in patient-controlled analgesia (PCA) solutions. *Pharmazie* 2009; **64:** 380–1.

卟啉病　哌腈米特对于有卟啉病的患者是不安全的，因为动物实验或体外试验显示它具有生卟啉作用。

制剂

专利制剂

Austria: Dipidolor; ***Belg.:*** Dipidolor; ***Cz.:*** Dipidolor; ***Ger.:*** Dipidolor; ***Neth.:*** Dipidolor.

Piroxicam (*BAN*, *USAN*, *rINN*) 吡罗昔康

CP-16171; Piroksikaami; Piroksikam; Piroksikamas; Piroxicamum; Piroxikám; Piroxikam. 4-Hydroxy-2-methyl-*N*-(2-pyridyl)-2*H*-1,2-benzothiazine-3-carboxamide 1,1-dioxide.

Пироксикам

$C_{15}H_{13}N_3O_4S = 331.3.$

CAS — 36322-90-4.

ATC — M01AC01; M02AA07; S01BC06.

ATC Vet — QM01AC01; QM02AA07; QS01BC06.

UNII — 13T4O6VMAM.

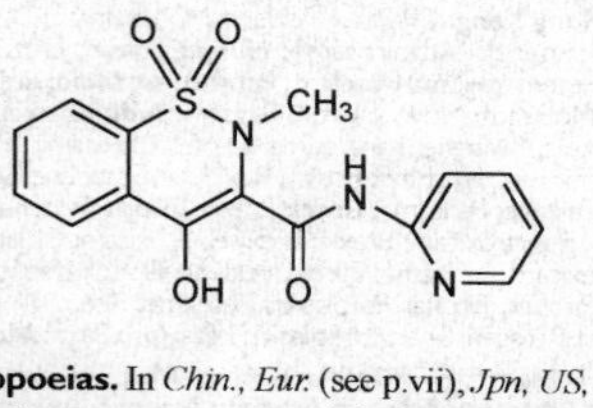

Pharmacopoeias. In *Chin.*, *Eur.* (see p.vii), *Jpn*, *US*, and *Viet.*

Ph. Eur. 6. 8（Piroxicam）　一种白色或微黄色结晶性粉末。具有多晶型性。几乎不溶于水；微溶于无水乙醇；溶于二氯甲烷。贮藏于密闭容器中。避光。

USP 33（Piroxicam）　一种米色至浅褐色或者浅黄色的无臭粉末。形成黄色的一水化合物。极微溶于水、稀酸和大多数有机溶剂；微溶于乙醇和碱性溶液。贮藏于密闭容器中。避光。

Piroxicam Betadex (*USAN*, *rINNM*) 吡罗昔康β-环糊精复合物

CHF-1194; Piroxicam Beta Cyclodextrin; Piroxicam Beta Cyclodextrin Complex; Piroxicam Bétadex; Piroxicamum Betadexum.

Пироксикам Бетадекс

$(C_{15}H_{13}N_3O_4S)_2,(C_{42}H_{70}O_{35})_5 = 6337.6.$

CAS — 96684-40-1.

不良反应和处置

参见 **NSAIDs**，第92页。

吡罗昔康栓剂可能会引起局部刺激和偶尔出血，肌内注射的部位可能会有疼痛以及偶尔造成组织损伤。吡罗昔康局部使用也会引起局部的反应。

认为吡罗昔康具有中度胃肠道不良反应，尽管有一些证据提示，它的不良作用要高于其他中度危险的NSAIDs（第93页）。

一则报道[1]提到1981～1986年发生在南非的与吡罗昔康有关的不良反应，包括两种反应，即感觉异常和脱发，以前文献中没有记载。

1. Gerber D. Adverse reactions of piroxicam. *Drug Intell Clin Pharm* 1987; **21:** 707–10.

对血液的影响　在服用吡罗昔康的患者中发现了血红蛋白减少和血细胞比容降低，没有并发明显的胃肠出血。在服用吡罗昔康的患者中还出现了血小板减少、血小板减少性紫癜[1]和再生障碍性贫血[2]等。

1. Bjørnstad H, Vik Ø. Thrombocytopenic purpura associated with piroxicam. *Br J Clin Pract* 1986; **40:** 42.
2. Lee SH, *et al.* Aplastic anaemia associated with piroxicam. *Lancet* 1982; **i:** 1186.

对电解质的影响　已经报道在服用吡罗昔康的患者中出现了可逆性高钾高氯酸性中毒[1,2]。吡罗昔康还能引起严重的低钠血症和类似异常的抗利尿激素分泌综合征的症状[3]。也可见下文对肾脏的影响项下。

1. Grossman LA, Moss S. Piroxicam and hyperkalemic acidosis. *Ann Intern Med* 1983; **99:** 282.
2. Miller KP, *et al.* Severe hyperkalemia during piroxicam therapy. *Arch Intern Med* 1984; **144:** 2414–15.
3. Petersson I, *et al.* Water intoxication associated with non-steroidal anti-inflammatory drug therapy. *Acta Med Scand* 1987; **221:** 221–3.

对肾脏的影响　吡罗昔康的全身性应用会引起以Henoch-Schönlein 紫癜[1]为典型特征的急性肾病、急性肾衰竭[2]、高钾血症尿毒症和急性间质性肾炎[3]。局部使用吡罗昔康凝胶剂之后会引起肾病综合征和间质性肾炎[4]。

1. Goebel KM, Mueller-Brodmann W. Reversible overt nephropathy with Henoch-Schönlein purpura due to piroxicam. *BMJ* 1982; **284:** 311–12.
2. Frais MA, *et al.* Piroxicam-induced renal failure and hyperkalemia. *Ann Intern Med* 1983; **99:** 129–30.
3. Mitnick PD, Klein WJ. Piroxicam-induced renal disease. *Arch Intern Med* 1984; **144:** 63–4.
4. O'Callaghan CA, *et al.* Renal disease and use of topical non-steroidal anti-inflammatory drugs. *BMJ* 1994; **308:** 110–11.

对肝脏的影响　吡罗昔康会引起肝坏死，其中一些患者死亡[1,2]。

1. Lee SM, *et al.* Subacute hepatic necrosis induced by piroxicam. *BMJ* 1986; **293:** 540–1.
2. Paterson D, *et al.* Piroxicam induced submassive necrosis of the liver. *Gut* 1992; **33;** 1436–8.

对皮肤的影响　与其他 NSAIDs 一样，服用吡罗昔康之后会出现疹。已经有关于吡罗昔康光毒作用的报道[1]。由吡罗昔康治疗引起的严重皮肤反应包括中毒性表皮坏死松解症[2]、寻常型天疱疮[3]、多形性红斑[4]和Stevens-Johnson 综合征[5]。固定性药疹已有报道[6]。

EMEA 对与吡罗昔康相关的严重皮肤反应的关注导致在欧洲限制吡罗昔康的全身应用（见下文**用途和用法**）。

1. Stern RS. Phototoxic reactions to piroxicam and other nonsteroidal antiinflammatory agents. *N Engl J Med* 1983; **309:** 186–7.
2. Chosidow O, *et al.* Intestinal involvement in drug-induced toxic epidermal necrolysis. *Lancet* 1991; **337:** 928.
3. Martin RL, *et al.* Fatal pemphigus vulgaris in a patient taking piroxicam. *N Engl J Med* 1983; **309:** 795–6.
4. Prieto A, *et al.* Piroxicam-induced erythema multiforme. *Contact Dermatitis* 2004; **50:** 263.
5. Katoh N, *et al.* Piroxicam induced Stevens-Johnson syndrome. *J Dermatol* 1995; **22:** 677–80.
6. Cuerda Galindo E, *et al.* Fixed drug eruption from piroxicam. *J Eur Acad Dermatol Venereol* 2004; **18:** 586–7.

过量　有关16名患者单独服用大剂量吡罗昔康的信息被报告给 National Poisons Information Service of the UK[1]。13名患者（包括5名儿童）在服用300～400mg之后没有出现任何症状，2名患者服用200～300mg之后出现头晕和视物模糊，最后1名称已经服用了600mg的患者出现昏迷，1h内恢复意识并且在24h内完全恢复。报道1名2岁儿童服用100mg吡罗昔康之后出现了严重的多系统毒性[2]。

1. Court H, Volans GN. Poisoning after overdose with non-steroidal anti-inflammatory drugs. *Adverse Drug React Acute Poisoning Rev* 1984; **3:** 1–21.
2. MacDougall LG, *et al.* Piroxicam poisoning in a 2-year-old child: a case report. *S Afr Med J* 1984; **66:** 31–3.

胰腺炎　胰腺炎与使用吡罗昔康有关[1,2]。

1. Haye OL. Piroxicam and pancreatitis. *Ann Intern Med* 1986; **104:** 895.
2. Heluwaert F, *et al.* Pancréatite aiguë au piroxicam. *Gastroenterol Clin Biol* 2006; **30:** 635–6.

注意事项

参见 **NSAIDs**，第94页。

哺乳　正在服用吡罗昔康的母亲用母乳喂养的婴儿中没有发现不良反应，American Academy of Pediatrics 因此认为[1]它与哺乳是相容的。*BNF 59* 也认为分布到母乳中的药量很少，不足以对婴儿产生不良反应。

吡罗昔康在母乳中的浓度大约只有母体血浆浓度的1%[2]。相同的数据也包括在注册药品信息中，尽管还没有推荐吡罗昔康用于妊娠期，因为还没有确认其临床安全性。

1. American Academy of Pediatrics. The transfer of drugs and other chemicals into human milk. *Pediatrics* 2001; **108:** 776–89. [Retired May 2010] Correction. *ibid.*; 1029. Also available at: http://aappolicy.aappublications.org/cgi/content/full/pediatrics%3b108/3/776 (accessed 08/11/07)
2. Østensen M. Piroxicam in human breast milk. *Eur J Clin Pharmacol* 1983; **25:** 829–30.

卟啉病　吡罗昔康会引起患者卟啉病急性发作，因此认为用于卟啉病患者是不安全的。

药物相互作用

与 NSAIDs 有关的药物相互作用见第94页。

阿司匹林与吡罗昔康合用会使吡罗昔康的血浆浓度降低为正常浓度的 80%。英国利托那韦的注册药品信息提示，将吡罗昔康与利托那韦合用可能会导致吡罗昔康的血浆药物浓度升高，增加产生毒性的危险，建议应该避免合用。

药动学

吡罗昔康在胃肠道吸收很好，口服后 3～5h 血浆药物浓度即达到峰值。肌内注射的吸收较快。局部用药之后吡罗昔康也有一定程度的吸收。99%的吡罗昔康与血浆蛋白结合。在母乳中也能检测到吡罗昔康。吡罗昔康的血浆半衰期较长，约为 50h。因此，7～12 天之后血浆药物浓度还没有达到稳态。它在肝中通过羟基化或者与葡糖苷酸结合而代谢，主要通过尿液排泄，小部分通过粪便排泄。存在肝肠循环。少于 5% 以原形通过尿液和粪便排出体外。

吡罗昔康 β-环糊精复合物在胃肠道中分解为吡罗昔康和 β-环糊精（第1950页）。与 β-环糊精结合的吡罗昔康的吸收速度比未结合的快，口服之后 30～60min 吡罗昔康血浆药物浓度达到峰值。β-环糊精不被吸收，但是在结肠中被代谢为各种糖类。

1. Richardson CJ, *et al.* Piroxicam and 5′-hydroxypiroxicam kinetics following multiple dose administration of piroxicam. *Eur J Clin Pharmacol* 1987; **32:** 89–91.
2. Mäkelä A-L, *et al.* Steady state pharmacokinetics of piroxicam in children with rheumatic diseases. *Eur J Clin Pharmacol* 1991; **41:** 79–81 (higher clearance and shorter half-life in children).
3. Rudy AC, *et al.* The pharmacokinetics of piroxicam in elderly persons with and without renal impairment. *Br J Clin Pharmacol* 1994; **37:** 1–5.
4. Deroubaix X, *et al.* Oral bioavailability of CHF1194, an inclusion complex of piroxicam and β-cyclodextrin, in healthy subjects under single dose and steady-state conditions. *Eur J Clin Pharmacol* 1995; **47:** 531–6.
5. Karim A, *et al.* Oxaprozin and piroxicam, nonsteroidal antiinflammatory drugs with long half-lives: effect of protein-binding differences on steady-state pharmacokinetics. *J Clin Pharmacol* 1997; **37:** 267–78.
6. Wang D, *et al.* Comparative population pharmacokinetic-pharmacodynamic analysis for piroxicam-β-cyclodextrin and piroxicam. *J Clin Pharmacol* 2000; **40:** 1257–66.

用途和用法

吡罗昔康是昔康衍生物，吡罗昔康 β-环糊精复合物属于 NSAIDs（第94页）。吡罗昔康 β-环糊精复合物可能更快地发挥治疗效果，因为溶解度提高了（见上文**药动学**）。它们都可以用于肌肉骨骼和关节疾病，例如强直性脊柱炎、骨关节炎、包括青少年特发性关节炎在内的类风湿关节炎、软组织疾病、急性痛风和手术后疼痛。但在欧盟，其全身使用现在只限于慢性疼痛及炎症状况。

风湿性疾病中，吡罗昔康的常用最大剂量为每日口服 20mg，单剂量给药。如有必要，也可分次给药。

吡罗昔康也可以用相同的剂量以直肠栓剂给药或者在短期的基础上肌内注射给药。

儿童用量见下文。

吡罗昔康也可以局部凝胶剂用于治疗各种疼痛性或炎性疾病，浓度为 0.5%，每日使用 3 次或 4 次，4 周之后回顾治疗。也可以使用浓度为 1%的凝胶剂。吡罗昔康在一些国家也被做成 0.5%或者 1%的乳膏和 0.5%的滴眼剂。

吡罗昔康 β-环糊精复合物的剂量以所含吡罗昔康的量计算，使其与单用吡罗昔康的剂量等效。191.3mg 吡罗昔康 β-环糊精复合物大约与 20mg 吡罗昔康等效。在风湿性疾病中，吡罗昔康 β-环糊精复合物每日以与 20mg 吡罗昔康等效的剂量单次给药。老年患者用药时，该剂量可能要降低到每日 10mg。

也可以使用吡罗昔康的其他盐或化合物，包括肉桂酸吡罗昔康（新诺昔康）、胆碱吡罗昔康和吡罗昔康新戊酸盐。

对吡罗昔康的利弊权衡进行综述后[1]，EMEA 对其全身使用进行了限制，陈述如下：

- 对于急性疼痛和炎症状态，应禁用；
- 只用于骨关节炎、类风湿关节炎和强直性脊柱炎的症状缓解；
- 不作为一线用药；
- 剂量应限制在每日 20mg；
- 在开始的 14 天内应对治疗进行回顾；
- 在治疗慢性疼痛和炎症状态时，应在有经验的医生指导下开始；
- 要考虑与胃保护药的合用；
- 不用于伴有出血的胃肠疾病危险或对其他药物有皮肤反应的患者；
- 不应与其他的 NSAIDs 或抗凝血药合用。

1. EMEA. Questions and answers on the review of piroxicam (issued 21st June, 2007). Available at: http://www.emea.europa.eu/pdfs/human/press/pr/piroxicam_26457807en.pdf (accessed 08/11/07)

儿童用法 吡罗昔康用于青少年特发性关节炎。*BNFC 2009* 建议 6 岁或以上的儿童，根据体重来使用如下剂量：

- 15kg 以下：5mg，每日 1 次；
- 16～25kg：10mg，每日 1 次；
- 26～45kg：15mg，每日 1 次；
- 46kg 或更重：20mg，每日 1 次。

制剂

BP 2010: Piroxicam Capsules; Piroxicam Gel;
USP 33: Piroxicam Capsules; Piroxicam Cream.

专利制剂

Arg.: Benisan; Brionot; Fabopxicam†; Feldene†; Flogosine; Homocalmefyba; Ketazon†; Maxtol; Micar; Nac; Nalgesic; Osteocalmine; Piroalgin†; Samaruc; Solocalm; Tirovel; Trixicam; Truxa R†; Truxa†; Vefren†; ***Austral.:*** Feldene; Mobilis; Pirohexal-D†; ***Austria:*** Brexidol†; Brexin; Felden; Pirocal†; Pirocam; Pirorheum; Pirox†; Piroxistad; Tonimed†; ***Belg.:*** Brexine; Docpiroxi; Feldene; Piromed; Piroxitop; Piroxymed†; Polydene; Solicam; ***Braz.:*** Anartrit†; Anflene; Brexin; Cicladol; Farmoxicam†; Feldanax; Feldene; Feldox†; Feldran†; Flamostat; Flogene; Floxicam; Inflamene; Inflanan; Inflax; Lisedema†; Pirogreen; Piroxam†; Piroxene; Piroxifar; Piroxifen†; Piroxil; Piroxin; Piroxinid; Piroxiplus†; Prodoxidil; ***Canad.:*** Novo-Pirocam; Nu-Pirox; ***Chile:*** Fabudol; Feldene; Foldox†; Pemar; Pricam; ***Cz.:*** Arthremin†; Feldene†; Flamexin; Hotemin; Piroflam†; Pirox†; Pro-Roxikam†; Reumador†; ***Denm.:*** Felden; Pirom; ***Fin.:*** Brexidol†; Felden; Piroxal†; Piroxin; ***Fr.:*** Brexin; Cycladol; Feldene; Geldene; Inflaced; Proxalyoc; Zofora; ***Ger.:*** Brexidol; clinit†; durapirox†; Felden†; Flexase; Jenapirox†; Mobilat Akut Piroxicam†; Piro KD†; Piro†; Pirobeta; Piroflam; Pirorheum†; PirorheumA†; Pirox; Rheumitin†; ***Gr.:*** Bleduran; Brexin; Calmopyrol; Conzila; Feldene; Fidinor; Flodeneu; Grecotens; Inflamase-N; Neo Axedil; Nilvo; Oximezin; Painrelipt-D; Pedifan; Proponol; Pyrcost; Reumaplus; Ruvamed; Sinartrol; Valopon; Zerospasm; Zitumex; ***Hong Kong:*** CP-Pirox; Feldene; Mobilis; Piram-D; Piroxica†; Sefdene; Synoxicam†; Vidapirocam†; ***Hung.:*** Brexin; Erazon†; Feldene; Flamexin; Hotemin; Huma-Pirocam†; Pirorheum†; ***India:*** Brexic; Dolokam; Dolonex; Mobicam; Movon; Pirox; Suganril; ***Indon.:*** Faxiden†; Felcam; Feldene; Infeld; Kifadene; Lanareuma; Licofel; Maxicam†; Pirocam; Pirodene†; Pirofel; Rexicam; Rexil; Rosic†; Roxidene; Scandene; Sofden†; Tropidene; ***Irl.:*** Feldene; Pericam†; ***Israel:*** Brexin; Exipan; Feldene; ***Ital.:*** Algoxam†; Antiflog; Artroxicam; Brexin; Brexivel; Bruxicam; Cicladol; Ciclafast†; Clevian; Dexicam; Errekam†; Euroxi; Feldene; Flodol; Ipsoflog; Lampoflex; Oxicam†; Pirobec; Piroftal; Polipirox†; Reucam†; Reumagil; Riacen†; Roxene; Roxenil; Roxiden; Sinartrol; Spirox†; Zelis; ***Jpn:*** Baxo; ***Malaysia:*** Brexin; Feldene; Felxicam†; Rhumagel; Uphaxicam; ***Mex.:*** Ainek†; Androxicam†; Apopiran†; Arlexicam; Artinor†; Artyflam; Asabon†; Axtrim; Bapixied; Bioximil; Brexicam; Brexodin; Brucam; Campirex; Citoken T; Dixonal; Dolzycam; Edecam†; Facicam; Feldene; Flogosan†; Glandicin; Osteral; Oxi-Reul; Oxicanol; Pirodax; Pirox; Piroxan†; R-Tyflam†; Reucam; Reutricam; Ripox; Serpicam; Tripirol; Vatrem; ***Neth.:*** Brexine; ***Norw.:*** Brexidol; Felden†; Pirox†; ***NZ:*** Candyl; Piram-D; Pirohexal-D†; ***Philipp.:*** Feldene; Flamastat; Flaxine; Macroxam; Neperlan†; Palpasin; Parixam; Pirostad†; Proximax; Raxicam; ***Pol.:*** Feldene; Flamexin; Hotemin†; ***Port.:*** Brexin; Feldene; Flexar; Flogocan; Remisil; Reumoxican; Roxazin; ***Rus.:*** Erazon (Эразон); Finalgel (Финалгель); ***S.Afr.:*** Brexecam; Feldene†; Pixicam; Pyrocaps; Rheugesic; Xycam; ***Singapore:*** Feldene; Rosiden; Sefdene; Vitaxicam; ***Spain:*** Brexinil; Cycladol; Doblexan†; Feldegel; Feldene; Improntal; Salvacam; Sasulen; Vitaxicam; ***Swed.:*** Brexidol; ***Switz.:*** Felden; Pirocam; Pirosol; ***Thai.:*** Ammidene; Brexin; Butacinon; Cyclodex; Dexalin; Felcam; Feldene; Felicam; Felnox; Felpac; Felrox; Felxicam; Flamic; Heropedd; Ifemed; Kobixam; Manoxicam; Maswin; Moxicam†; Neogel; Neotica; Nutarzol; PC-20; Pherazone; Pi-rock; Pidoxam; Piram; Pirax; Piraxil; Pircam; Pirox; Piroxal; Piroxam; Piroxcin; Piroxen; Piroxidon; Piroxone; Piroxsil; Polyxicam; Posedene†; Pyroxy†; Roccaxin†; Rocki; Roxicam; Roxifen; Roxium; Roxycam; Roxycan; Rumadene; Rumaxicam; Setarox; Sotilen†; Spamic; Xicam; ***Turk.:*** Cycladol; Felden; Inflamex; Oksikam; ***UK:*** Brexidol; Feldene; ***Ukr.:*** Finalgel (Финалгель); ***USA:*** Feldene; ***Venez.:*** Biopirox†; Ciclofast†; Feldene; Feldenedi; Flamalit; Lepexal†; Maxipiro; Pirocam†; Piromax†; Piroval†; Pixorid.

多组分制剂 ***Arg.:*** Algio-Truxa†; Buta Rut B12; Flexicamin; Flexicamin A; Flexicamin B12; Flexicamin Crema†; Flogiatrin; Flogiatrin B12; Peganix; Rumisedan; Rumisedan Fuerte†; Solocalm Plus; Solocalm-B; Solocalm-Flex; ***Indon.:*** Counterpain-PXM; ***Thai.:*** Counterpain Plus.

Pranoprofen (*rINN*) 普拉洛芬

Pranoprofène; Pranoprofeno; Pranoprofenum. α-Methyl-5*H*-[1]-benzopyrano[2,3-*b*]pyridine-7-acetic acid.

Пранопрофен

$C_{15}H_{13}NO_3$ = 255.3.
CAS — 52549-17-4.
ATC — S01BC09.
ATC Vet — QS01BC09.
UNII — 2R7O1ET613.

Pharmacopoeias. In *Jpn.*

简介

普拉洛芬是丙酸衍生物，是一种 NSAIDs（第92页）。它被用作滴眼剂，浓度为 0.1%，用于治疗眼炎症。普拉洛芬也可以口服给药，用于治疗疼痛、炎症和发热。

1. Notivol R, *et al.* Treatment of chronic nonbacterial conjunctivitis with a cyclo-oxygenase inhibitor or a corticosteroid. *Am J Ophthalmol* 1994; **117:** 651–6.

制剂

专利制剂

Belg.: Pranox; ***Braz.:*** Difen; ***Gr.:*** Pranofen; ***Ital.:*** Oftalar; Pranoflog; ***Jpn:*** Niflan; ***Mex.:*** Niflan; ***Port.:*** Oftalar; ***Spain:*** Oftalar; ***Turk.:*** Oftalar.

Proglumetacin Maleate (*BANM*, *rINNM*) 马来酸丙谷美辛

CR-604; Maleato de proglumetacina; Proglumétacine, Maléate de; Proglumetacinum Maleas; Protacine Maleate. 3-{4-[2-(1-p-Chlorobenzoyl-5-methoxy-2-methylindol-3-ylacetoxy)ethyl]piperazin-1-yl}propyl 4-benzamido-*N*,*N*-dipropylglutaramate dimaleate.

Проглуметацина Малеат

$C_{46}H_{58}ClN_5O_8,2C_4H_4O_4$ = 1076.6.
CAS — 57132-53-3 (proglumetacin); 59209-40-4 (proglumetacin maleate).
ATC — M01AB14.
ATC Vet — QM01AB14.

(proglumetacin)

简介

马来酸丙谷美辛是一种与吲哚美辛（第64页）相关的吲哚乙酸的衍生物，是一种 NSAIDs（第92页）。它已经被用于治疗肌肉骨骼和关节疾病，口服每日 600mg，分次给药。也可采用直肠栓剂给药，局部可使用 5%的霜剂。

1. Appelboom T, Franchimont P. Proglumetacin versus indometacin in rheumatoid arthritis: a double-blind multicenter study. *Adv Therapy* 1994; **11:** 228–34.
2. Martens M. Double-blind randomized comparison of proglumetacin and naproxen sodium in the treatment of patients with ankle sprains. *Curr Ther Res* 1995; **56:** 639–48.

制剂

专利制剂

Arg.: Bruxel; ***Belg.:*** Tolindol; ***Ger.:*** Protaxon; ***Hong Kong:*** Afloxan; ***Ital.:*** Afloxan†; Proxil; ***Jpn:*** Miridacin; ***Philipp.:*** Afloxan; ***Port.:*** Protaxil; ***Spain:*** Prodamox; ***Thai.:*** Afloxan.

Propacetamol Hydrochloride (*BANM*, *rINNM*) 盐酸丙帕他莫

Hidrocloruro de propacetamol; Propacétamol, chlorhydrate de; Propacetamol-hidroklorid; Propacetamol-hydrochlorid; Propacetamolhydroklorid; Propacetamoli hydrochloridum; Propacetamolio hidrochloridas; Propasetamolihydrokloridi. The hydrochloride of *N*,*N*-diethylglycine ester with paracetamol; 4-Acetamidophenyl diethylaminoacetate hydrochloride.

Пропацетамола Гидрохлорид

$C_{14}H_{20}N_2O_3$,HCl = 300.8.
CAS — 66532-85-2 (propacetamol).
ATC — N02BE05.
ATC Vet — QN02BE05.

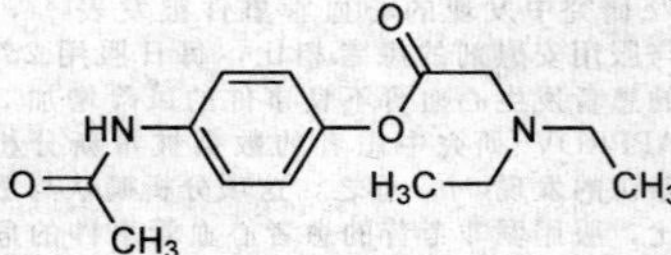

(propacetamol)

Pharmacopoeias. In *Eur.* (see p.vii).

Ph. Eur. 6. 8 (Propacetamol Hydrochloride) 一种白色或几乎白色的结晶性粉末。易溶于水；微溶于无水乙醇；几乎不溶于丙酮。避潮保存。

简介

盐酸丙帕他莫是对氨基苯酚衍生物，在血浆中被水解为对乙酰氨基酚（第102页）。1g 盐酸丙帕他莫水解可释放约 500mg 对乙酰氨基酚。治疗疼痛和发热时，常用给药方式和剂量为肌内注射或者静脉注射。

1. Allegaert K, *et al.* Pharmacokinetics of single dose intravenous propacetamol in neonates: effect of gestational age. *Arch Dis Child Fetal Neonatal Ed* 2004; **89:** F25–F28.
2. Walson PD, *et al.* Antipyretic efficacy and tolerability of a single intravenous dose of the acetaminophen prodrug propacetamol in children: a randomized, double-blind, placebo-controlled trial. *Clin Ther* 2006; **28:** 762–9.
3. Prins SA, *et al.* Pharmacokinetics and analgesic effects of intravenous propacetamol vs rectal paracetamol in children after major craniofacial surgery. *Paediatr Anaesth* 2008; **18:** 582–92.

不良反应 据报道，医疗保健的专业人士由于制备丙帕他莫注射液而出现了职业性接触性皮炎[1~3]。

丙帕他莫是对乙酰氨基酚与 *N*，*N*-二乙基谷氨酸酯的盐酸盐，一项研究[4]的结果表明丙帕他莫的过敏反应与对活化的酯敏感有关，而不是由于对乙酰氨基酚本身。

1. Barbaud A, *et al.* Occupational allergy to propacetamol. *Lancet* 1995; **346:** 902.
2. Szczurko C, *et al.* Occupational contact dermatitis from propacetamol. *Contact Dermatitis* 1996; **35:** 299–301.
3. Gielen K, *et al.* Occupational allergic contact dermatitis from drugs in healthcare workers. *Contact Dermatitis* 2001; **45:** 273–9.
4. Berl V, *et al.* Mechanism of allergic contact dermatitis from propacetamol: sensitization to activated *N,N*-diethylglycine. *Contact Dermatitis* 1998; **38:** 185–8.

制剂

专利制剂

Belg.: Pro-Dafalgan†; ***Denm.:*** Pro-Dafalgan†; ***Fin.:*** Pro-Dafalgan†; ***Gr.:*** Pro-Dafalgan; ***Israel:*** Pro-Dafalgan†; ***Ital.:*** Pro-Efferalgan†; ***Mex.:*** Tempra; ***Norw.:*** Pro-Dafalgan†; ***Swed.:*** Pro-Dafalgan†.

Propyl Nicotinate 丙基烟酸酯

Nicotinato de propilo.

Пропилникотинат

$C_9H_{11}NO_2$ = 165.2.

CAS — *7681-15-4.*

简介

丙基烟酸酯以发赤药用于局部制剂中。

制剂

专利制剂

Ger.: Elacur; Nicodan†; ***Ukr.:*** Analgos (Аналгос)†.

Propyphenazone (*BAN*, *rINN*) 异丙安替比林

Isopropylantipyrine; Isopropylantipyrinum; Isopropylphenazone; Propifenazon; Propifenazona; Propifenazonas; Propyfenatsoni; Propyfenazon; Propyphénazone; Propyphenazonum. 4-Isopropyl-2,3-dimethyl-1-phenyl-3-pyrazolin-5-one.

Пропифеназон

$C_{14}H_{18}N_2O$ = 230.3.

CAS — *479-92-5.*

ATC — *N02BB04.*

ATC Vet — *QN02BB04.*

UNII — *OED8FV75PY.*

Pharmacopoeias. In *Eur.* (see p.vii) and *Jpn.*

Ph. Eur. 6. 8 (Propyphenazone) 一种白色或浅黄色结晶性粉末。微溶于水；易溶于乙醇和二氯甲烷。避光。

简介

异丙安替比林是与安替比林（第109页）相关的保泰松衍生物，具有镇痛和解热作用。可以口服给药和直肠栓剂给药，用于治疗疼痛和发热。成人口服常用剂量为 0.5～1g，每日最多 4 次。有儿例报道称，服用异丙安替比林的患者出现了严重的超敏反应。

卟啉病 异丙安替比林与卟啉病急性发作有关，认为用于卟啉病患者是不安全的。

制剂

专利制剂

Austria: Dim-Antos†; ***Ger.:*** Demex.

多组分制剂 ***Arg.:*** Algio-Bladuril; Espasmo Cibalena; Saridon; ***Austria:*** Adolorin; APA†; Avamigran; Coldagrippin†; Eu-Med†; Gewadal; Melabon; Migradon; Montamed; Nervan; Rapidol; Saridon; Spasmoplus; Tonopan; Toximer†; Vivimed; Waldheim Influvidon†; Waldheim Schmerztabletten†; ***Belg.:*** Kranit Nova†; Optalidon†; ***Braz.:*** Saridon; Tonopan; ***Chile:*** Abalgin; Droxel; Espasmo Cibalgina; Espasmo Cibalgina Compuesta†; Gripasan Compuesto; Gripasan Compuesto DN; SAE; ***Cz.:*** Saridon; Spasmoveralgin Neo†; Valetol; ***Denm.:*** Kodamid; ***Ger.:*** Cibalgin Compositum N†; Migratan S†; Optalidon N; Saridon; Schworalgan†; Spasmo-Cibalgin S†; Titretta S†; ***Hong Kong:*** Saridon†; ***Hung.:*** Saridon; Trinell Pro; ***Indon.:*** Bodrex Migra; Butamidon; Cetapyrin†; Enkapyrin; Migran†; Oskadon Migra; Paramex†; Saridon; ***Ital.:*** Cistalgan; Influvit; Neo-Optalidon; Odontalgico Dr. Knapp con Vit. B1; Optalidon; Saridon; Sedol; Spasmoplus; Uniplus; Veramon; ***Mex.:*** Espasmo Cibalgina; Tonopan; ***Neth.:*** Daro Hoofdpijnpoeders; Kruidvat; Kruidvat PPC; Para-don; Sanalgin; Saridon; ***Pol.:*** Analget; Cefalgin; Gardan P†; Krople Zoladkowe; Pabialgin P†; Saridon; ***Port.:*** Avamigran†; Optalidon; Saridon N; ***Rus.:*** Caffetin (Каффетин); Coffedon (Коффедон)†; Gewadal (Гевадал); Kofan (Кофан); Saridon (Саридон); ***S.Afr.:*** Ilvico†; ***Spain:*** Abdominol; Calmoplex; Dolodens; Melabon; Meloka; Optalidon; Quimpedor; Saridon; Sedalmerck†; Sulmetin Papaver; Tabletas Quimpe; Tonopan; ***Switz.:*** Dialgine forte†; Escogripp sans codeine†; Spasmo-Cibalgin comp†; Spasmo-Cibalgin†; Tonopan†; ***Turk.:*** Aljil; Bioptan†; Minoset Plus; Optalidon; Panalgine; ***Ukr.:*** Kofan (Кофан); Nomigren (Номигрен); Novalgin (Новалгин); Trinell (Тринелл).

Proquazone (*BAN*, *USAN*, *rINN*) 普罗喹宗

43-715; Procuazona; Prokuazon; Prokvatsoni; Prokvazon; Proquazonum; RU-43-715-n. 1-Isopropyl-7-methyl-4-phenylquinazolin-2(1*H*)-one.

Проквазон

$C_{18}H_{18}N_2O$ = 278.3.

CAS — *22760-18-5.*

ATC — *M01AX13.*

ATC Vet — *QM01AX13.*

UNII — *42VPJ2980S.*

简介

普罗喹宗是一种 NSAID（第92页），口服及直肠给药。已经用于治疗肌肉骨骼和关节疾病。

制剂

专利制剂

Hung.: Biarison†; ***Turk.:*** Biarison.

Ramifenazone (*rINN*) 雷米那酮

Isopropylaminophenazone; Isopyrin; Ramifenazona; Ramifénazone; Ramifenazonum. 4-Isopropylamino-2,3-dimethyl-1-phenyl-3-pyrazolin-5-one.

Рамифеназон

$C_{14}H_{19}N_3O$ = 245.3.

CAS — *3615-24-5.*

UNII — *GKH2KOV2RF.*

注：Isopyrin 这个名称也已经被用于异烟肼。

简介

雷米那酮是一种 NSAID（第92页），已经被用于治疗疼痛和炎症，也可用作兽药。也可以使用盐酸盐和水杨酸盐。

Remifentanil Hydrochloride (*BANM*, *USAN*, *rINNM*) ⊗盐酸瑞芬太尼

GI-87084B; Hidrocloruro de remifentanilo; Rémifentanil, Chlorhydrate de; Remifentanili Hydrochloridum. 4-Carboxyl-4-(*N*-phenylpropionamido)-1-piperidine propionic acid dimethyl ester monohydrate.

Ремифентанила Гидрохлорид

$C_{20}H_{28}N_2O_5$,HCl = 412.9.

CAS — *132539-07-2.*

ATC — *N01AH06.*

ATC Vet — *QN01AH06.*

UNII — *5V444H5WIC.*

(remifentanil)

配伍禁忌 盐酸瑞芬太尼不应该在相同的静脉溶液如血液制品中混合。英国注册药品信息注明，它不应该与含有 5%葡萄糖或不含 5%葡萄糖的乳酸林格注射液混合，然而，美国产品文献说明，盐酸瑞芬太尼经改造和使用乳酸林格注射液稀释到 20～250μg/ml 之后可以于室温稳定保存 4h，如果使用含有 5%葡萄糖的乳酸林格注射液，就可以保存 24h。已有报道说明，2mg/ml 的盐酸氯丙嗪与 25μg/ml 瑞芬太尼（盐酸盐）在 5%葡萄糖溶液中不能配伍，40mg/ml 的头孢哌酮钠或 600μg/ml 的两性霉素 B 与 250μg/ml 瑞芬太尼（盐酸盐）在 5%葡萄糖溶液中不能配伍[1]。

1. Trissel LA, *et al.* Compatibility of remifentanil hydrochloride with selected drugs during simulated Y-site administration. *Am J Health-Syst Pharm* 1997; **54:** 2192–6.

依赖性和戒断症状

参见阿片类镇痛药，第96页。

不良反应和处置

参见阿片类镇痛药（第97页）和芬太尼（第54页）。

注意事项

参见阿片类镇痛药，第97页。

用法 含有甘氨酸的盐酸瑞芬太尼注射液不能通过硬脑膜外或者脑膜内给药。

肝损伤 尽管瑞芬太尼的药动学性质在具有严重肝损伤的患者体内没有变化，但是这类患者可能更容易产生呼吸抑制效应，因此应该监控使用剂量，满足个体用药要求。

肾损伤 瑞芬太尼的药动学性质在具有严重肾损伤的患者体内（肌酐清除率小于 10ml/min）没有变化，并且注册药品信息声明，此类患者输注 3 天以上，羧酸代谢物不可能在体内蓄积达到临床效应浓度。认为没有必要调整剂量。药动学的研究[1,2]也支持这一观点，在肾损伤的重症监护患者，也可以每分钟 100～150μg/kg 的速度输注瑞芬太尼 3 天以上。

1. Breen D, *et al.* Offset of pharmacodynamic effects and safety of remifentanil in intensive care unit patients with various degrees of renal impairment. *Crit Care* 2004; **8:** R21–R30.
2. Pitsiu M, *et al.* Pharmacokinetics of remifentanil and its major metabolite, remifentanil acid, in ICU patients with renal impairment. *Br J Anaesth* 2004; **92:** 493–503.

药物相互作用

与阿片类镇痛药有关的药物相互作用见第98页。

药动学

盐酸瑞芬太尼胃肠外给药后起效迅速，持续时间短。它的有效生物半衰期为3～10min，并且是非剂量依赖性的。约70%的瑞芬太尼与血浆蛋白结合，其中主要是α_1-酸性糖蛋白。在血液和组织中被非特异性酯酶水解为基本无活性的羧酸代谢物。大约95%的瑞芬太尼以代谢物形式从尿液排出体外。动物实验表明，瑞芬太尼可透过胎盘并可分布至乳汁。

注册药品信息给出了一项瑞芬太尼药动学三室模型的参数值，快速分布相半衰期为1min，缓慢分布相半衰期为6min，终末消除半衰期为10～20min。

1. Egan TD. Remifentanil pharmacokinetics and pharmacodynamics: a preliminary appraisal. *Clin Pharmacokinet* 1995; **29:** 80–94.
2. Egan TD. Pharmacokinetics and pharmacodynamics of remifentanil: an update in the year 2000. *Curr Opin Anaesthesiol* 2000; **13:** 449–55.
3. Ross AK, *et al.* Pharmacokinetics of remifentanil in anesthetized pediatric patients undergoing elective surgery or diagnostic procedures. *Anesth Analg* 2001; **93:** 1393–1401.

用途和用法

瑞芬太尼是苯胺哌啶（anilidopiperidine）衍生物，是一种与芬太尼（第56页）相关的阿片类镇痛药（第98页）。它是一种短期作用的μ阿片受体激动药，在诱导和（或）维持全身麻醉过程中发挥镇痛作用。手术后短期内立即使用也可以发挥镇痛作用，并且也可能与苯二氮䓬类一起或者单独作为局部麻醉药的成分。瑞芬太尼也可以用于重症监护下机械换气的患者中，发挥镇痛和镇静作用。瑞芬太尼也曾用于分娩疼痛的处理。

瑞芬太尼可以以盐酸盐形式静脉给药，通常采用输注。1min内开始起效，作用可以维持5～10min。剂量以瑞芬太尼碱基表达。1.1mg瑞芬太尼盐酸盐大约与1mg瑞芬太尼等效。用于老年患者麻醉的初始剂量应该是所推荐成人剂量的一半并且根据个体需要调整。肥胖的患者应该根据他们的理想（瘦）体重选择剂量。儿童用量详见下文。

用于在麻醉诱导中发挥镇痛作用时，应该静脉输注给药，每分钟0.5～1μg/kg。尤其是如果患者在开始输注后不到8min就需要插管，那么还需要给予一次1μg/kg在30～60s内完成的附加初始静脉推注。

需要使其在换气患者维持麻醉的过程中发挥镇痛作用时，通常输注剂量为每分钟50ng/kg～2μg/kg，根据所用的麻醉药和患者反应来调整剂量。如果麻醉强度浅或者剧烈的外科应激，那么需要每2～5min附加静脉推注500ng/kg～1μg/kg。自发呼吸中的初始输注剂量为每分钟40ng/kg，根据反应调整，每分钟25～100ng/kg。没有推荐自发换气的推注剂量。

持续镇痛到手术后期静脉输注的标准剂量范围是每分钟100～200ng/kg，没有推荐手术后的附加静脉推注剂量。

需要用于重症监护下换气的成人患者发挥麻醉和镇静作用时，瑞芬太尼静脉输注的初始速率为每分钟100～150ng/kg。然后应调整剂量使其充分发挥麻醉和镇静作用，剂量调整之间的时间应该允许在5min。对于那些每分钟输注瑞芬太尼200ng/kg仍然没有完全镇静的患者，应该给予其他镇静药。如果需要附加镇痛来掩盖刺激或者疼痛过程（如伤口包扎），可能需要增加瑞芬太尼的输注速率。一些患者输注剂量已经达到每分钟750ng/kg。没有推荐重症监护下瑞芬太尼的推注剂量。

瑞芬太尼也用于接受麻醉性监护患者的镇痛。在美国，在局部麻醉药使用前90s可以一次静脉给予瑞芬太尼1μg/kg；或局部麻醉药使用前5min每分钟静脉输注100ng/kg瑞芬太尼，局部麻醉药使用后，剂量应减到每分钟静脉输注50ng/kg。为维持较好的镇痛，接下来的剂量可在5min间隔内调整为每分钟静脉输注25ng/kg。

瑞芬太尼能够很快地发挥药效，并且停止输注之后5～10min体内就没有阿片样作用残留。适当时，应该在停止瑞芬太尼之前给予其他镇痛药，从而发挥连续的、更长时间的疼痛缓解作用。

1. Davis PJ, Cladis FP. The use of ultra-short-acting opioids in paediatric anaesthesia: the role of remifentanil. *Clin Pharmacokinet* 2005; **44:** 787–96.
2. Scott LJ, Perry CM. Remifentanil: a review of its use during the induction and maintenance of general anaesthesia. *Drugs* 2005; **65:** 1793–1823. Correction. *ibid.*; 2286.
3. Battershill AJ, Keating GM. Remifentanil: a review of its analgesic and sedative use in the intensive care unit. *Drugs* 2006; **66:** 365–85.
4. Welzing L, Roth B. Experience with remifentanil in neonates and infants. *Drugs* 2006; **66:** 1339–50.
5. Komatsu R, *et al.* Remifentanil for general anaesthesia: a systematic review. *Anaesthesia* 2007; **62:** 1266–80.
6. Hill D. Remifentanil in obstetrics. *Curr Opin Anaesthesiol* 2008; **21:** 270–4.
7. Wilhelm W, Kreuer S. The place for short-acting opioids: special emphasis on remifentanil. *Crit Care* 2008; **12** (suppl 3): S5. Available at: http://www.ncbi.nlm.nih.gov/pmc/articles/PMC2391266/pdf/cc6152.pdf (accessed 25/01/10)
8. Marsh DF, Hodkinson B. Remifentanil in paediatric anaesthetic practice. *Anaesthesia* 2009; **64:** 301–8.
9. Hinova A, Fernando R. Systemic remifentanil for labor analgesia. *Anesth Analg* 2009; **109:** 1925–9.

儿童用法 持续静脉输注盐酸瑞芬太尼可用于维持儿童一般麻醉期间的镇痛。1～12岁儿童常用的输注剂量（以碱基的形式表示）范围为每分钟静脉输注50ng/kg～1.3μg/kg，依据使用的麻醉药和药效进行调整；追加的静脉推注1μg/kg至少在30s内完成。美国的注册药品信息也表示在新生儿和2个月的儿童的剂量为每分钟静脉输注400ng/kg～1μg/kg；静脉补充推注量为1μg/kg。*BNFC 2009* 也建议在新生儿使用相似的剂量，但是英国未批准瑞芬太尼用于1岁以下的儿童。

制剂

专利制剂

Arg.: Remicit; Ultiva; ***Austral.:*** Ultiva; ***Austria:*** Ultiva; ***Belg.:*** Ultiva; ***Braz.:*** Ultiva; ***Canad.:*** Ultiva; ***Chile:*** Ultiva; ***Cz.:*** Ultiva; ***Denm.:*** Ultiva; ***Fin.:*** Ultiva; ***Fr.:*** Ultiva; ***Ger.:*** Ultiva; ***Gr.:*** Ultiva; ***Hong Kong:*** Ultiva; ***Hung.:*** Ultiva†; ***Irl.:*** Ultiva; ***Israel:*** Ultiva; ***Ital.:*** Ultiva; ***Mex.:*** Ultiva; ***Neth.:*** Ultiva; ***Norw.:*** Ultiva; ***NZ:*** Ultiva; ***Pol.:*** Ultiva; ***Port.:*** Ultiva; ***Rus.:*** Ultiva (Ултива); ***S.Afr.:*** Ultiva; ***Singapore:*** Ultiva; ***Spain:*** Ultiva; ***Swed.:*** Ultiva; ***Switz.:*** Ultiva; ***Turk.:*** Ultiva; ***UK:*** Ultiva; ***USA:*** Ultiva; ***Venez.:*** Ultiva.

Rofecoxib (*BAN, USAN, rINN*) 罗非考昔

MK-966; MK-0966; Rofécoxib; Rofecoxibum; Rofekoksibi; Rofekoxib. 4-[*p*-(Methylsulfonyl)phenyl]-3-phenyl-2(5*H*)-furanone.

Рофекоксиб

$C_{17}H_{14}O_4S$ = 314.4.
CAS — 162011-90-7.
ATC — M01AH02.
ATC Vet — QM01AH02.
UNII — 0QTW8Z7MCR.

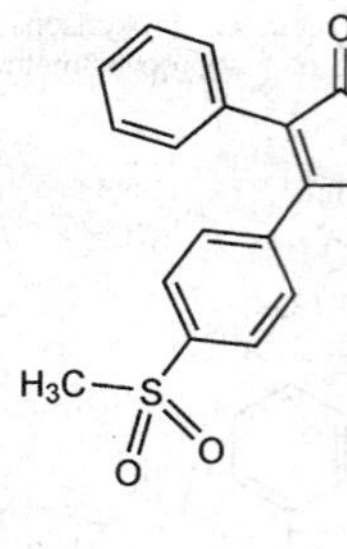

简介

罗非考昔是一种NSAID（见92页），有报道其为选择性COX-2抑制药。口服罗非考昔可缓解骨关节炎和类风湿关节炎症状，也用来治疗急性疼痛、痛经和偏头痛，但后来由于心血管系统的不良反应（见下文）而在全世界范围内撤市。

罗非考昔现只在一些国家局部供应。

对心血管系统的影响 2001年2月，英国CSM已接收了一些有关环氧合酶-2（COX-2）选择性抑制药引起心肌梗死或者心肌缺血的报告[1]。当时注意到COX-2抑制药，如罗非考昔，不具有与阿司匹林（和其他可能的非选择性NSAIDs）相关的内在的抗血小板活性，因此不提供对抗缺血性心脏的保护作用。一项大规模、随机研究也显示，服用罗非考昔的患者发生心肌梗死的概率比那些服用萘普生的患者大[2]。罗非考昔的售后监察继续提供出现心血管不良反应事件的报告。除此之外，当时未发表的有关罗非考昔预防腺瘤息肉病的APPROVe研究结果显示，与那些服用安慰剂的患者相比，服用药物的患者发生心肌梗死和卒中的概率显著增加，然而，这种差别只在治疗后18个月出现。结果，研究早期停止了，厂商在2004年9月在世界范围内将罗非考昔撤出市场。2005年，APPROVe研究中发现的心血管事件被发表[3]，结果显示，与服用安慰剂的患者相比，每日服用25mg罗非考昔的患者发生心血管不良事件的风险增加2倍。最近，APPROVe研究中患者的数据被重新分析，包括长期随访的发现[4]。总之，这项分析确认与服用安慰剂相比，服用罗非考昔的患者心血管事件的危险性增加，如心肌梗死和卒中；并且在停用罗非考昔的一年内，心血管事件的危险性有非特异性的增加。由于患者例数小，故不能对危险的增加何时开始或结束给出更详尽的分析；然而，数据提示了一个早期出现的危险性增加，并在3年的治疗之后持续了约1年。相似的数据报道，出现在一项罗非考昔用作结直肠癌辅助治疗的研究中，罗非考昔使血栓事件发生的危险性增加1.5倍[5]。一项累积荟萃分析结果也显示，服用罗非考昔的患者发生心肌梗死的概率增加[6]。

接着，美国和欧洲权威当局进行了调查，证实其他种类的COX-2抑制药也与心血管风险增加有关（见**塞来考昔**项下，第33页），与一些非选择性的NSAIDs一样（见**血栓事件**项下，第92页）。

一篇有关评价选择性COX-2抑制药对血压影响的前瞻性研究的综述[7]还不能确定使用这些药物与血压升高是否有关。在被考虑的研究中，一项对伴有骨关节炎的老年高血压患者所进行的随机研究结果显示，服用罗非考昔的患者的收缩压比服用塞来考昔的患者更容易升高[8]。然而，生产罗非考昔的厂商指出，研究所用罗非考昔的剂量高于推荐用于老年人或高血压患者的剂量。

1. CSM/MCA. COX-2 selective NSAIDs lack antiplatelet activity. *Current Problems* 2001; **27:** 7.
2. Bombardier C, *et al.* Comparison of upper gastrointestinal toxicity of rofecoxib and naproxen in patients with rheumatoid arthritis. *N Engl J Med* 2000; **343:** 1520–8.
3. Bresalier RS, *et al.* Cardiovascular events associated with rofecoxib in a colorectal adenoma chemoprevention trial. *N Engl J Med* 2005; **352:** 1092–1102. Correction. *ibid.* 2006; **355:** 221.
4. Baron JA, *et al.* Cardiovascular events associated with rofecoxib: final analysis of the APPROVe trial. *Lancet* 2008; **372:** 1756–64. Correction. *ibid.*; 1732.
5. Kerr DJ, *et al.* Rofecoxib and cardiovascular adverse events in adjuvant treatment of colorectal cancer. *N Engl J Med* 2007; **357:** 360–9.
6. Jüni P, *et al.* Risk of cardiovascular events and rofecoxib: cumulative meta-analysis. *Lancet* 2004; **364:** 2021–9.
7. Johnson DL, *et al.* Effect of cyclooxygenase-2 inhibitors on blood pressure. *Ann Pharmacother* 2003; **37:** 442–6.
8. Whelton A, *et al.* Cyclooxygenase-2-specific inhibitors and cardiorenal function: a randomized, controlled trial of celecoxib and rofecoxib in older hypertensive osteoarthritis patients. *Am J Ther* 2001; **8:** 85–95.

制剂

专利制剂

India: Rofetab†; Rofib†; Rofixx†; Rofiz†; Versatil†; ***Turk.:*** Ecrox; Raxtane; Reox; Rofemax; Romaryd; Vioref; ***Ukr.:*** Denebol (Денебол); Rofica (Рофіка).

多组分制剂 ***India:*** Rofecip Plus†; ***Ukr.:*** Denebol Gel (Денебол Гель)†.

Salamidacetic Acid 水杨酰胺乙酸

Carbamoylphenoxyacetic acid; Salamidacético, ácido; Salicylamide *O*-acetic acid. (2-Carbamoylphenoxy)acetic acid.

Натрия Салициламидацетат (sodium salamidacetate)

$C_9H_9NO_4$ = 195.2.
CAS — 25395-22-6 (salamidacetic acid); 3785-32-8 (sodium salamidacetate).

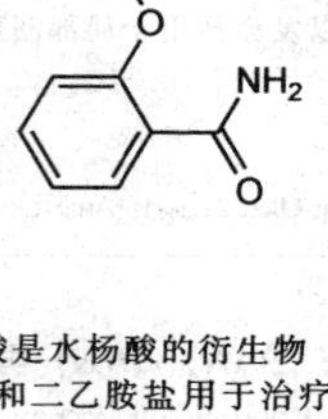

简介

水杨酰胺乙酸是水杨酸的衍生物（见第20页**阿司匹林**），也已以钠盐和二乙胺盐用于治疗肌肉骨骼和关节疾病。

制剂

专利制剂

Austria: Akistin.

多组分制剂 ***Austria:*** Ambene†; Rheumesser; ***Ger.:*** Caye Rheuma-Balsam†; ***Rus.:*** Ambene (Амбене); ***Thai.:*** Trabit†.

Salicylamide (*BAN*, *rINN*) 水杨酰胺

Salicilamida; Salicylamid; Salicylamidum; Salisyyliamidi. 2-Hydroxybenzamide.

Салициламид

$C_7H_7NO_2$ = 137.1.
CAS — 65-45-2.
ATC — N02BA05.
ATC Vet — QN02BA05.
UNII — EM8BM710ZC.

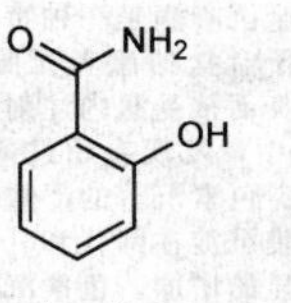

Pharmacopoeias. In *Pol.* and *US.*

USP 33 (Salicylamide) 一种白色、几乎无臭的结晶性粉末。微溶于水和氯仿；溶于乙醇和丙二醇；易溶于乙醚和碱液。

简介

水杨酰胺是水杨酸的衍生物（见第20页**阿司匹林**），但不水解为水杨酸盐，在吸收期间和首次通过肝时它几乎完全代谢为非活性的代谢物。常用剂量为口服 325～650mg 或更高，通常与其他镇痛药一起服用，每日 3 次或 4 次，用于疼痛和发热；更低的剂量可用于其他镇痛药制成复合制剂。水杨酰胺还以最大浓度为 8.5%的各种制剂局部用于减轻肌肉和风湿疼痛。

制剂

专利制剂

Austria: Waldheim Rheuma-Creme; ***Ukr.:*** Cefecon N (Цефекон H).

多组分制剂 ***Arg.:*** Finagrip†; Funciogrip†; Venter; ***Austria:*** Rilfit†; Rubriment; Sigmalin B_6 forte†; Sigmalin B_6 ohne Coffein†; Sigmalin B_6†; Waldheim Influvidon†; Waldheim Sport- und Rheuma-Fluid†; ***Belg.:*** Percutalgine; ***Braz.:*** Coristina R; Nogripe; Resprax; Vita Grip†; ***Denm.:*** Kodamid; Koffisal; ***Fr.:*** Percutalgine; ***Gr.:*** Myalgesic; ***Hong Kong:*** Antamin; Anticol; Antiflu Forte†; Antiflu-N-Forte†; Co-Fluenza; DF Multi-Symptom†; Flu-Zep; Flucap; Neozep; Qualizep; ***Indon.:*** Cold Cap; Corexin†; Neozep; ***Ital.:*** Anticorizza†; ***Mex.:*** Artrilan; Butayonacol; ***NZ:*** Calm-U; ***Pol.:*** Reumosol; Scorbolamid; ***Rus.:*** Cefecon N (Цефекон H); Percutalgine (Перкуталжин)†; ***S.Afr.:*** Colcaps†; Flutex Cold and Flu; Histamed Compound; Ilvico†; Specific Nerve Pain Remedy†; ***Spain:*** Coricidin†; Pridio; Rinomicine; Rinomicine Activada; Yendol; ***Switz.:*** Escogripp sans codeine†; Grippalgine N†; Osa Gel de dentition; ***Thai.:*** Apracur; Fecol; Painol; ***UAE:*** Flukit; ***Ukr.:*** Percutalgine (Перкуталжин); ***USA:*** Anabar; Be-Flex Plus; By-Ache; Combiflex; Duraxin; Levacet; Lobac†; Painaid; Saleto; Trim-Elim†; ***Venez.:*** Cotar†; Praxona.

Salix 柳属

Corteza de sauce; Écorce de Saule; Fűzfakéreg; Gluosnių žievė; Kora wierzby; Pajunkuori; Sälgbark; Salicis cortex; Saule, écorce de; Vrbová kůra; Weidenbaumrinde; White Willow Bark; Willow Bark.

Ива

UNII — S883J9JDYX.

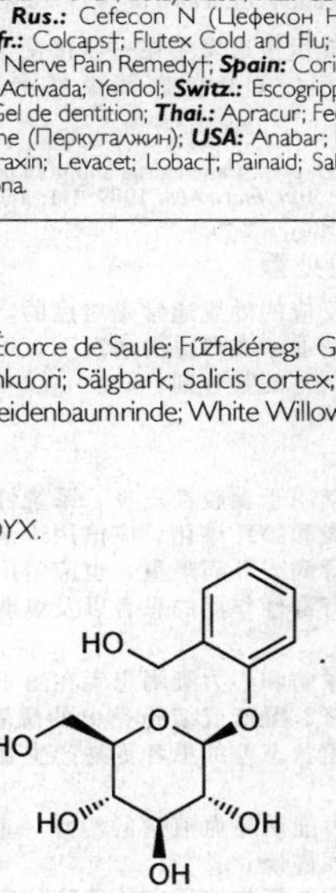

(salicin)

Pharmacopoeias. In *Eur.* (see p.vii).

Ph. Eur. 6. 8 (Willow Bark) 各种不同种类柳属（包括 *Salix purpurea*、*S. daphnoides* 和 *S. fragilis*），新鲜分支的整个或部分干皮，或当年末梢嫩枝的干燥部分。按干燥药物计算，它含有不少于 1.5%全部水杨酸衍生物，表示为水杨苷（$C_{13}H_{18}O_7$=286.3）。避光。

简介

柳属含有不等量的鞣酸以及水杨苷，与阿司匹林（第20页）类似，具有解热和镇痛作用。柳属以草药品种用于疼痛、炎症状况和发热。它曾作为苦味药应用。

不良反应 一名 25 岁哮喘妇女和一名对阿司匹林过敏者，在服用了含柳树树皮提取物的食品添加剂后 75min 内，出现了过敏反应[1]。水杨酸盐与柳树树皮过敏之间的联系在一名木匠出现大面积皮疹的事件中也有报道，类似于他从事柳木工作时，服用了阿司匹林[2]。

1. Boullata JI, *et al.* Anaphylactic reaction to a dietary supplement containing willow bark. *Ann Pharmacother* 2003; **37:** 832–5.
2. Jennings A. Link between salicylate and willow bark. *Pharm J* 2006; **276:** 417.

疼痛 含柳树树皮提取物的制剂曾成功用于治疗肌肉骨骼疼痛，如下腰痛[1～3]和骨关节炎[4]。英国的 Arthritis Research Campaign 的一项报道[5]的结论是，柳树树皮对骨关节炎和类风湿关节炎所引起的疼痛有中度的作用；然而，它不能像 NSAIDs 那样，完全有效缓解骨关节炎所致的疼痛。当使用推荐剂量时，柳树皮提取物是相对安全的。

1. Chrubasik S, *et al.* Treatment of low back pain exacerbations with willow bark extract: a randomized double-blind study. *Am J Med* 2000; **109:** 9–14.
2. Chrubasik S, *et al.* Treatment of low back pain with a herbal or synthetic anti-rheumatic: a randomized controlled study. Willow bark extract for low back pain. *Rheumatology (Oxford)* 2001; **40:** 1388–93.
3. Gagnier JJ, *et al.* Herbal medicine for low back pain. Available in The Cochrane Database of Systematic Reviews; Issue 2. Chichester: John Wiley; 2006 (accessed 05/10/06).
4. Biegert C, *et al.* Efficacy and safety of willow bark extract in the treatment of osteoarthritis and rheumatoid arthritis: results of 2 randomized double-blind controlled trials. *J Rheumatol* 2004; **31:** 2121–30.
5. Arthritis Research Campaign. Complementary and alternative medicines for the treatment of rheumatoid arthritis, osteoarthritis and fibromyalgia (issued February 2009). Available at: http://www.arthritisresearchuk.org/pdf/Complementary%20and%20alternative%20medicines_11012010154331.pdf (accessed 28/07/10)

制剂

专利制剂

Braz.: Zortrix; ***Ger.:*** Assalix; Assplant†; Optovit actiflex; Proaktiv; Rheumakaps†; Rheumatab Salicis†; ***Pol.:*** Salicortex; ***Switz.:*** Assalix; ***Ukr.:*** Assalix (Ассаликс).

多组分制剂 ***Austral.:*** Arthri Plus†; Extralife Migrai-Care†; Extralife PMS-Care†; Guaiacum Complex†; Lifesystem Herbal Formula 1 Arthritic Aid†; Nyal Cold & Flu Fighter Day; Nyal Cold & Flu Fighter Day & Night; Nyal Cough, Cold & Flu Day & Night; Nyal Head Cold Fighter Day & Night; Nyal Sinus Relief; Nyal Sinus Relief Day & Night; Prost-1†; ***Austria:*** Digestodoron; ***Braz.:*** Calman; Calmiplan; Floriny; Pasalix; Pasic; Passi Catha†; ***Canad.:*** Rheuma Heilkrauter Tee; ***Cz.:*** Antirevmaticky Caj†; Calmonal†; Erkaltungstee†; Valofyt Neo†; ***Fr.:*** Arkophytum; Arthritisane; Arthroflorine; Gripponyl†; Phytheol Force; Santane A_4; ***Ger.:*** Digestodoron; Dr Wiemanns Rheumatonikum; ***Gr.:*** Passiflorine; ***Hung.:*** Uroherb; ***Indon.:*** Ositin; ***Ital.:*** Biothymus DS; Bodyguard; Donalg; Influ-Zinc; Influpiol C; Nevril; Reumafort; ***Malaysia:*** Celery Plus†; ***Mex.:*** Ifupasil; ***Pol.:*** Enterosol; Infektoten; Pyrosal; Reumacor; Reumosol; Rutinosal C; Termasil; ***Port.:*** Neurocardol†; ***S.Afr.:*** Digestodoron†; ***Spain:*** Dolosul†; Jaquesor†; Mesatil†; Natusor Harpagosinol†; Natusor Jaquesan†; ***Switz.:*** Dragees antirhumatismales†; Strath Gouttes Rhumatisme†; Tisane antirhumatismale; ***UK:*** Bio-Strath Willow Formula; Gerard House Reumalex; Herbal Pain Relief; St Johnswort Compound; ***Ukr.:*** Insti (Інсті)†; ***Venez.:*** Passiflorum.

顺势疗法制剂 ***Canad.:*** Homeodel 15; ***Ger.:*** Chelidonium comp; ***UK:*** Digestodoron.

Salol 水杨酸苯酯

Benzofenolsalicylaat; Benzophénol Salicylate; Fenylsalicylat; Fenylu salicylan; Fenyylisalisylaatti; Phenyli Salicylas; Phenylis Salicylas; Salicilato de fenilo. Phenyl salicylate.

Салол

$C_{13}H_{10}O_3$ = 214.2.
CAS — 118-55-8.
ATC — G04BX12.
ATC Vet — QG04BX12.
UNII — 28A37T47QO.

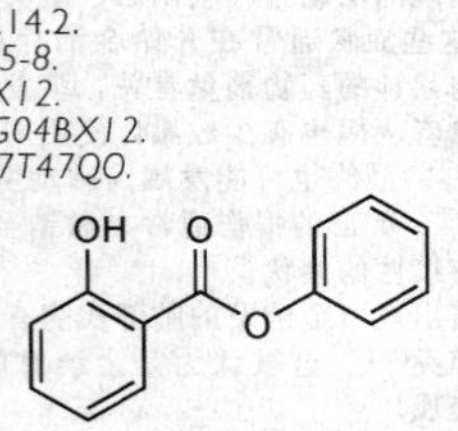

Pharmacopoeias. In *Pol.*

简介

水杨酸苯酯是水杨酸的衍生物（见第20页**阿司匹林**）。它曾用作肠内杀菌药，但有效剂量因释放苯酚而有毒性。以含有乌洛托品的口服制剂用于治疗下尿路感染。

水杨酸苯酯已局部用作防晒遮光剂。

制剂

专利制剂

Austral.: Aussie Tan Sunstick†.

多组分制剂 ***Arg.:*** Dermithan; ***Austria:*** Carl Baders Divinal; ***Belg.:*** Borostyrol; ***Braz.:*** Talco Alivio†; ***Canad.:*** Franzbranns†; Watkins Settelz; ***Chile:*** Polisep†; ***Cz.:*** Parodontal F5†; ***Fr.:*** Borostyrol; Dermophil Indien; Nisacalm†; ***Pol.:*** Salotannal; Urosal; ***Rus.:*** Parodontocide (Пародонтоцид); ***Switz.:*** Borostyrol N†; Dermophil Indien; GU Eau†; Penta; ***Turk.:*** Sandolin†; ***USA:*** Atrosept; Darpaz†; Dolsed†; MHP-A; MSP-Blu; Prosed/DS; Trac Tabs 2X†; UAA; Urelle; Uretron; Uridon Modified†; Urimar-T; Urimax; Urised†; Uriseptic; UriSym†; Uritact; Uro Blue; Urogesic Blue; Uticap; Utira; Utrona-C.

Salsalate (*BAN*, *USAN*, *rINN*) 双水杨酯

NSC-49171; Salicyl Salicylate; Salicylosalicylic Acid; Salicylsalicylic Acid; Salsalato; Salsalatum; Salysal; Sasapyrine. *O*-(2-Hydroxybenzoyl)salicylic acid.

Сальсалат

$C_{14}H_{10}O_5$ = 258.2.
CAS — 552-94-3.
ATC — N02BA06.
ATC Vet — QN02BA06.
UNII — V9MO595C9I.

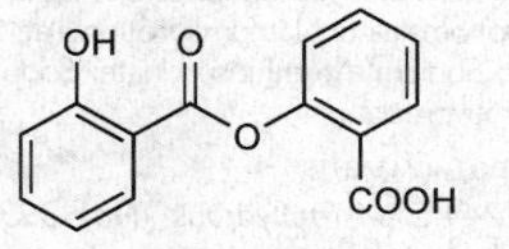

Pharmacopoeias. In *Chin.* and *US.*

USP 33 (Salsalate) 贮藏于密闭容器中。

不良反应、处置和注意事项

参见第20页**阿司匹林**。

一般不推荐儿童使用阿司匹林和其他乙酰水杨酸盐，因为存在 Reye 综合征的危险，除非有特殊适应证。一些注册药品信息将此注意事项扩大到双水杨酯。

对胃肠道的影响 双水杨酯比阿司匹林更少引起便血，同时报道比吡罗昔康更少对胃产生损伤[1]。然而，曾报道当将双水杨酯加入到治疗十二指肠溃疡的处方雷尼替丁和甲氧氯普胺中时，该患者发生了小肠溃疡[2]。

1. Porro GB, *et al.* Salsalate in the treatment of rheumatoid arthritis: a double-blind clinical and gastroscopic trial versus piroxicam: II—endoscopic evaluation. *J Int Med Res* 1989; **17:** 320–3.
2. Souza Lima MA. Ulcers of the small bowel associated with stomach-bypassing salicylates. *Arch Intern Med* 1985; **145:** 1139.

对肾脏的影响 有一则与使用双水杨酯有关的微小变化肾病综合征的病例[1]。

1. Vallès M, Tovar JL. Salsalate and minimal-change nephrotic syndrome. *Ann Intern Med* 1987; **107:** 116.

对口腔的影响 发现一名 77 岁的男性因不正确使用双水杨酯片而导致舌溃疡性损伤[1]。该患者把药片放在舌下，而不是整个吞咽，致使长时间直接与舌接触。

1. Ruscin JM, Astroth JD. Lingual lesions secondary to prolonged contact with salsalate tablets. *Ann Pharmacother* 1998; **32:** 1248.

药物相互作用

与水杨酸盐有关的药物相互作用见第23页**阿司匹林**。

药动学

双水杨酯不溶于酸性胃液内，但溶于小肠中。一分子的双水杨酯水解为两分子的水杨酸，水解同时发生在小肠内和母体化合物被吸收之后。关于水杨酸药动学附加的详细资料见阿司匹林（第23页）。并非所有吸收的双水杨酯被水解，大约 13%的双水杨酯以葡糖苷酸结合物在尿中排泄，因此，当双水杨酯和阿司匹林以等摩尔当量的水杨酸给药时，从双水杨酯中可利用的水杨酸量少于从阿司匹林中得到的。

用途和用法

双水杨酯是一种水杨酸衍生物，与阿司匹林（第23页）类似，具有镇痛、抗炎和解热作用。它常用于疼痛和发热，也用于如骨关节炎和类风湿关节炎等发炎病症。用于炎症的常用初始口服剂量为每日 3g，分成 2～3 次与食物同服；常用的维持剂量为每日 2～4g，并根据药效调整。

制剂

USP 33: Salsalate Capsules; Salsalate Tablets.

专利制剂

USA: Amigesic; Argesic-SA; Artha-G; Disalcid; Marthritic; Salflex; Salsitab.

Sarracenia Purpurea 紫花瓶子草

Pitcher Plant.

Саррацения Пурпурная

UNII — FOP08H143P.

简介

紫花瓶子草（瓶子草科）的根和叶已经以水蒸馏的形式被应用，局部注射给药，治疗神经肌肉或神经

疼痛。

制剂

专利制剂

Canad.: Sarapin; ***USA:*** Sarapin.

顺势疗法制剂 ***Fr.:*** Formule de l'Abbe Chaupitre no 8†.

Sodium Aurothiomalate (*rINN*) 金硫丁二钠

Aurothiomalate de Sodium; Aurotiomalato de sodio; Gold Sodium Thiomalate; Natrii aurothiomalas; Natrium-aurothiomalát; Natriumaurotiomalaatti; Natriumaurotiomalat; Sodium, aurothiomalate de; Sodium Aurothiosuccinate; Sodu aurotiojabłczan; Sodyum Orotiyomalat.

Натрия Ауротиомалат

CAS — 12244-57-4 (anhydrous xNa); 39377-38-3 (disodium monohydrate).

ATC — M01CB01.

ATC Vet — QM01CB01.

UNII — E4768ZY6GM.

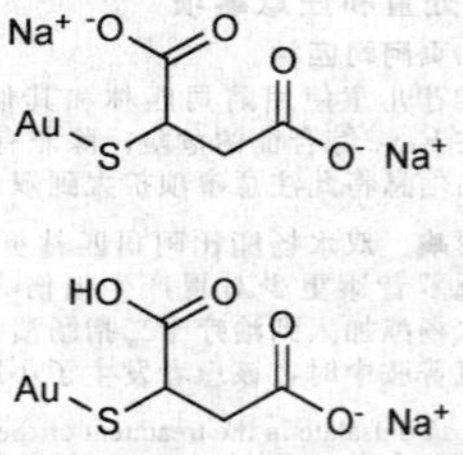

Pharmacopoeias. In *Eur.* (see p.vii), *Jpn*, and *US.*

Ph. Eur. 6. 8（Sodium Aurothiomalate） 一种（2*RS*）-2-(aurosulphanyl）丁二酸单钠和二钠的混合物。以干燥物质计算，它含有 44.5%～46.0%的金和 10.8%～11.8%的钠。一种细微、淡黄色、吸湿性的粉末。极易溶于水；几乎不溶于乙醇和二氯甲烷。10%水溶液的 pH 值为 6.0～7.0。贮藏于密闭容器中。

USP 33（Gold Sodium Thiomalate） 一种金硫代苹果酸［（硫代硫酸金钠）丁二酸］单钠和二钠的混合物（$C_4H_4AuNaO_4S$=368.1 和 $C_4H_3AuNa_2O_4S$=390.1），以干燥的无乙醇和无甘油物质计算，分别含有44.8%～49.6%和 49.0%～52.5%的金。10%水溶液的 pH 值为 5.8～6.5。贮藏于密闭容器中，温度 25℃，允许偏差为 15～30℃。避光。

不良反应

一些报道反映了金硫丁二钠广泛的不良反应发生率。但是，一些报道认为，只要谨慎处置，大约只有三分之一的患者会有不良反应。还认为，约 5%的患者会有严重的不良反应，而且某些反应是致命的。最常见的反应涉及皮肤与黏膜瘙痒（一种不耐受的早期体征）和最明显的口腔炎（常常有金属味）。瘙痒性疹常常发生在肌内注射 2～6 个月后，并需要停止治疗。其他影响皮肤和黏膜的反应包括红斑、斑丘疹、多形性红斑、风疹、湿疹、脂溢性皮炎、苔藓样皮疹、脱发、剥脱性皮炎、舌炎、咽炎、阴道炎、光敏反应和永久色素沉淀（金质沉着病）。

对血液的毒性作用包括嗜酸性红细胞增多症、血小板减少症、白细胞减少症、粒性白细胞缺乏症和再生障碍性贫血。

对肾的影响包括轻微短暂的蛋白尿，可能导致严重的蛋白尿、血尿和肾病。

报道的其他反应包括肺纤维化、呼吸困难、病毒性肝炎、胆汁淤积性黄疸、末梢神经炎、脑炎、精神病、发热以及包括小肠结肠炎的胃肠道疾病。金沉淀可能发生在眼。血管收缩或亚硝酸盐样反应，伴随虚弱、面红、心悸和昏厥，可能在注射金硫丁二钠后发生。注射后还可能引起局部刺激。

有时候，关节炎症状在最初加重。

某些金不良反应有免疫原成分。

1. Tozman ECS, Gottlieb NL. Adverse reactions with oral and parenteral gold preparations. *Med Toxicol* 1987; **2:** 177–89.
2. van Roon EN, *et al.* Parenteral gold preparations. Efficacy and safety of therapy after switching from aurothioglucose to aurothiomalate. *J Rheumatol* 2005; **32:** 1026–30.

对血液的影响 血液病，如嗜酸性红细胞增多症、白细胞减少症、粒细胞减少症和血小板减少症，已在接受金治疗的患者中发生。已经报道嗜酸性红细胞增多症为最常发生的血液病变[1]。估计血小板减少症出现于 1%～3%接受金盐的患者[2]。4 个儿童在第二次注射硫代葡萄糖金钠或金硫丁二钠后发生致命的消耗性凝血病[3]。

1. Foster RT. Eosinophilia—a marker of gold toxicity. *Can J Hosp Pharm* 1985; **85:** 150–1.
2. Coblyn JS, *et al.* Gold-induced thrombocytopenia: a clinical and immunogenetic study of twenty-three patients. *Ann Intern Med* 1981; **95:** 178–81.
3. Jacobs JC, *et al.* Consumption coagulopathy after gold therapy for JRA. *J Pediatr* 1984; **105:** 674–5.

对心血管系统的影响 与金化合物有关的血管收缩或亚硝酸盐样反应通常是短暂的和自限性的，虽然它们可能是轻微的，但已有一些与如心肌梗死、卒中、瞬间缺血发作和瞬间单眼视力丧失等并发症有关的单独报道[1]。大多数反应与金硫丁二钠有关（报道发病率为 4.7%），但是，也有因金诺芬和硫代葡萄糖金钠而发生的。对反应常常发生快速耐受，大多数患者能够继续治疗，但是，矛盾的是某些患者反复给药时严重性增加，接受金硫丁二钠的患者中 2.8%可能因再发性反应需要改变治疗。重要的是要区分这些反应与真正因金而导致的过敏性反应[1]。使用 ACEI 的患者可能亚硝酸盐样反应的危险会增加[2,3]。对反应后的几次注射，建议患者转换硫代葡萄糖金钠或减少 50%剂量，斜卧注射并观察 20min[2]。

1. Ho M, Pullar T. Vasomotor reactions with gold. *Br J Rheumatol* 1997; **36:** 154–6.
2. Arthur AB, *et al.* Nitritoid reactions: case reports, review, and recommendations for management. *J Rheumatol* 2001; **28:** 2209–12.
3. Nixon J, Pande I. Gold, nitritoid reactions and angiotensin-converting enzyme inhibitors. *Rheumatology (Oxford)* 2006; **45:** 118–19.

对胃肠道的影响 已经发表一例因金硫丁二钠引起小肠结肠炎的报道[1]和与金治疗有关的 27 个病例回顾。与口服金有关的大肠炎，也见**金诺芬**项下，第25页。

1. Jackson CW, *et al.* Gold induced enterocolitis. *Gut* 1986; **27:** 452–56.

对免疫系统的影响 一名归因于金硫丁二钠的金治疗而发生免疫缺陷综合征患者的详细资料[1]如下。

1. Haskard DO, Macfarlane D. Adult acquired combined immune deficiency in a patient with rheumatoid arthritis on gold. *J R Soc Med* 1988; **81:** 548–9.

对肾脏的影响 在接受金硫丁二钠标准用法的 21 名患者中发现蛋白尿[1]。他们的蛋白尿严重程度差别很大，其中 11 名患者在治疗停止后增加了 4 个月。8 名患者被认为出现肾综合征。蛋白尿的平均延续期为 11 个月，当治疗撤销时所有 21 名患者的症状都消退，在 24 个月时，3 名患者仍然有蛋白尿，直至 39 个月没有这些状况时才不再有蛋白尿。肾活组织检查显示各种类型的肾损伤。

接受金硫丁二钠或金诺芬患者中蛋白尿发病率的比较见**金诺芬**项下（第25页）。

1. Hall CL, *et al.* The natural course of gold nephropathy: long term study of 21 patients. *BMJ* 1987; **295:** 745–8.

对肺的影响 "金肺"一词常用于描述在开始金治疗后数周或数月出现的活动时呼吸困难、虚弱、干咳和不适等症状[1]。这些症状通常在开始金治疗后的几周或几月内发生，与累计的药物剂量有关，多发生于累计使用数百毫克的患者，但也有少数累计使用剂量小于 100mg 的患者发生[2]。最终也可能发展为肺动脉瓣闭锁不全，偶尔会致死[3]。肺部的损伤通常在撤销金治疗后消退，虽然报道有持续性的症状。

也有报道出现与金诱发的肺部疾病有关的非细菌性栓塞性心内膜炎[4]。这被认为是金诱发的免疫复合物沉积的一种表现。

1. Sinha A, *et al.* Gold-induced pneumonitis: computed tomography findings in a patient with rheumatoid arthritis. *Rheumatology (Oxford)* 2001; **40:** 712–14.
2. Hafejee A, Burke MJ. Acute pneumonitis starting 2 hours after intramuscular gold administration in a patient with rheumatoid arthritis. *Ann Rheum Dis* 2004; **63:** 1525–6.
3. Soler MJ, *et al.* Fatal, gold-induced pneumonitis. *Rheumatol Int* 2003; **23:** 207–10.
4. Kollef MH, *et al.* Nonbacterial thrombotic endocarditis associated with gold induced pulmonary disease. *Ann Intern Med* 1988; **108:** 903–4.

对甲的影响 一名接受金肌内注射的患有严重类风湿关节炎的 34 岁妇女在治疗 2 年后发现黄色变厚的趾甲和指甲[1]。虽然在停止治疗后指甲的生长有些改善，但一些淡黄色斑点在所有 20 个甲中依然存在。

1. Roest MAB, Ratnavel R. Yellow nails associated with gold therapy for rheumatoid arthritis. *Br J Dermatol* 2001; **145:** 855–6.

对神经系统的影响 与金盐有关的神经性并发症不经常发生，但可能包括周围神经病变、吉兰-巴雷综合征、肌纤维抽搐（肌肉纤维无意识地反复收缩）和脑病。以下为一些报道[1～6]。

1. Dick DJ, Raman D. The Guillain-Barre syndrome following gold therapy. *Scand J Rheumatol* 1982; **11:** 119–20.
2. Schlumpf U, *et al.* Neurologic complications induced by gold treatment. *Arthritis Rheum* 1983; **26:** 825–31.
3. Cerinic MM, *et al.* Gold polyneuropathy in juvenile rheumatoid arthritis. *BMJ* 1985; **290:** 1042.
4. Cohen M, *et al.* Acute disseminated encephalomyelitis as a complication of treatment with gold. *BMJ* 1985; **290:** 1179–80.
5. Dubowitz MN, *et al.* Gold-induced neuroencephalopathy responding to dimercaprol. *Lancet* 1991; **337:** 850–1.
6. Garrido JA, *et al.* Mioquimias inducidas por sales de oro. *Neurologia* 1995; **10:** 235–7.

对皮肤的影响 金沉着病是一种特殊的色素沉着，发生在接受胃肠外给予金盐的患者光照的皮肤中。在对 31 名因类风湿关节炎而接受肌内注射金硫丁二钠有金沉着病患者的研究[1]中，发现有超过阈当量 20mg/kg 的金含量的明显变化。色素沉着的严重程度取决于累积的剂量。金的病灶聚集沉淀在网状和乳突状的真皮中，在黑色素方面没有明显的增加。色素沉着是永久性的，但为良性，尽管化妆的作用可能引起某些患者不适。预防金沉着病是困难的，但避免日光照射可能有帮助。

1. Smith RW, *et al.* Chrysiasis revisited: a clinical and pathological study. *Br J Dermatol* 1995; **133:** 671–8.

超敏反应 许多与金治疗有关的不良反应有免疫学基础。对金接触过敏的患者在肌内注射金硫丁二钠时可能显示与细胞因子释放有关的潮红[1]。在金硫丁二钠注射液[2]和硫代葡萄糖金钠注射液中可检测到少量的镍，已经提示金治疗也可能加剧或诱发对镍的超敏反应[2～4]。

过敏反应可能偶尔[5]发生，但血管收缩或"亚硝酸盐样的"反应（见上文**对心血管系统的影响**项下）或许会产生类似的症状。

1. Möller H, *et al.* The flare-up reactions after systemic provocation in contact allergy to nickel and gold. *Contact Dermatitis* 1999; **40:** 200–4.
2. Choy EHS, *et al.* Nickel contamination of gold salts: link with gold-induced skin rash. *Br J Rheumatol* 1997; **36:** 1054–8.
3. Wijnands MJH, *et al.* Chrysotherapy provoking exacerbation of contact hypersensitivity to nickel. *Lancet* 1990; **335:** 867–8.
4. Fulton RA, *et al.* Another hazard of gold therapy? *Ann Rheum Dis* 1982; **41:** 100–1.
5. Neustadt DH. Another anaphylactic reaction after gold (aurothiomalate) injection. *J Rheumatol* 1995; **22:** 190.

胰腺炎 曾提示报道发生在一名接受金注射的妇女和一名口服金治疗的妇女的胰腺炎可能是因过敏反应引起的[1]。

1. Eisemann AD, *et al.* Pancreatitis and gold treatment of rheumatoid arthritis. *Ann Intern Med* 1989; **111:** 860–1.

不良反应的处置

金不良反应的处置通常是对症的，当金治疗撤销时大多数反应消退。在严重的情况下，可以使用如二巯丙醇（第1386页）的螯合剂。

注意事项

金治疗禁用于剥脱性皮炎、系统性红斑狼疮、坏死性小肠结肠炎和肺纤维化。应慎用于老年和肾或肝有损伤患者，若肾病或肝病严重，也应禁用。有血液病史或曾对重金属有毒性作用的患者以及虚弱的患者，都不应该给予金盐。

建议糖尿病和心力衰竭患者在给予金药前必须严格控制。有风疹、湿疹或结肠炎史的患者治疗应当谨慎。磺化氧化作用状态差的患者更易产生金硫丁二钠的不良反应。

与其他可能诱导血液病的治疗一起使用金化合物，无论如何必须谨慎。

由于存在血管收缩反应的危险，患者在每次注射后应保持斜卧状态约 10min。

每次注射前应测定尿白蛋白和进行全血细胞记数。接受金化合物的患者，无论是口服还是胃肠外，都应被提醒要汇报出现的咽喉痛、舌痛、金属味、瘙痒症、疹、口腔溃疡、易碰伤、紫癜、鼻血、牙龈出血、无法解释的出血、月经过多、发热、消化不良、腹泻或莫名其妙的不适。也应汇报发生的呼吸急促或咳嗽。金治疗期间诸如嗜酸性红细胞增多、蛋白尿、瘙痒症和疹等反应必须在继续治疗前加以解决。

注册药品信息建议应当每年进行 X 线胸透。

哺乳 American Academy of Pediatrics 认为金化合物通常与哺乳相容[1]。

金已在乳汁中被检测到[2～4]，并发现结合到母乳喂养婴儿的红细胞中[2,3]。在一份母乳喂养婴儿的报道[4]中，计算出婴儿接受按体重调节的金剂量超出了由母亲接受的，虽然婴儿在哺乳的 100 天中并未显示任何疾病，且在其后发育正常。尽管如此，由于接触量相对较高，建议对母乳喂养婴儿应当严格监护。

1. American Academy of Pediatrics. The transfer of drugs and other chemicals into human milk. *Pediatrics* 2001; **108:** 776–89. [Retired May 2010] Correction. *ibid*; 1029. Also available at: http://aappolicy.aappublications.org/cgi/content/full/pediatrics%3b108/3/776 (accessed 13/11/06)
2. Blau SP. Metabolism of gold during lactation. *Arthritis Rheum* 1973; **16:** 777–8.
3. Needs CJ, Brooks PM. Antirheumatic medication during lactation. *Br J Rheumatol* 1985; **24:** 291–7.
4. Bennett PN, *et al.* Use of sodium aurothiomalate during lactation. *Br J Clin Pharmacol* 1990; **29:** 777–9.

卟啉病 金硫丁二钠与卟啉病的急性发作有关，认为对有卟啉病的患者是不安全的。

妊娠 虽然有一些在子宫内接触金化合物后出生的健康新生儿[1,2]，但动物研究和一名接受金硫丁二钠治疗的妇女生产出畸形婴儿的报道[1]，使人们认为金可能有致畸作用。注册药品信息建议，在妊娠期应当避免使用金硫丁二钠。

1. Rogers JG, *et al.* Possible teratogenic effects of gold. *Aust Paediatr J* 1980; **16:** 194–5.
2. Bennett PN, *et al.* Use of sodium aurothiomalate during lactation. *Br J Clin Pharmacol* 1990; **29:** 777–9.

药物相互作用

当金化合物与其他有肾毒性、肝毒性或骨髓抑制的药物一起给药时，存在增加毒性的危险。金化合物与青霉胺一起使用可能增加血液病或肾不良反应的危险。

关于用金盐引起青霉胺毒性以往的治疗效果的讨论，见第1399页。当使用 ACE 抑制剂的患者给予金化合物时，可能增加亚硝酸盐样反应的危险，见上文**对心血管系统的影响**。

ACEI 正服用 ACEI 的患者使用金化合物时，可能会增加亚硝酸盐样反应的危险性，见上文**对心血管系统的影响**。

青霉胺 金盐影响青霉胺毒性作用的讨论，见第1399页。

药动学

金硫丁二钠在肌内注射后被迅速吸收，85%～95%与血浆蛋白质结合。以每周 50mg 的剂量给药，在 5～8 周内达到 3～5μg/ml 的稳态金血清浓度。它广泛分布到身体的组织和体液，包括滑膜液，并在体内蓄积。

金血清的半衰期为 5～6 天，但在连续剂量后其半衰期增加，一个疗程后，由于金存在于身体的深层房室，1 年或更长的时间内可能在尿中发现。金硫丁二钠主要通过尿排泄，少部分经粪便排泄。

当金硫丁二钠给予母亲时，在胎儿中已经检测到金。金可分布到乳汁中。

1. Blocka KLN, *et al.* Clinical pharmacokinetics of oral and injectable gold compounds. *Clin Pharmacokinet* 1986; **11:** 133–43.
2. Tett SE. Clinical pharmacokinetics of slow-acting antirheumatic drugs. *Clin Pharmacokinet* 1993; **25:** 392–407.

用途和用法

金硫丁二钠和其他金化合物因抗炎作用，主要用于活动性和进行性的类风湿关节炎和进行性的青少年特发性关节炎，它们也有益于银屑病关节炎（见下文**风湿病**）。通常作为患者缓解病情抗风湿药（DMARDs），这些患者的症状单用 NSAID 没有反应或不足以控制。

金硫丁二钠治疗只应该在试验设施可进行上文**注意事项**规定的检测的地方进行。

金硫丁二钠可深层肌内注射给药，注射区域应当轻轻地按摩，由于可能有血管收缩反应，患者必须在每次注射后保持斜卧状态 10min，并密切观察 30min。在英国，为试验患者的耐受性，第一个星期给药 10mg。如果满意，随后的剂量可以为间隔 1 周 50mg，直至病情有减轻的迹象，然后剂量的间隔增加到 2 周，直至病情充分得到缓解，而后间隔逐步增加到每 4～6 周。在缓解后，治疗可以一直延续到 5 年。

只有给药总量达到 300～500mg，才能看到改善。假如在给药总量（不包括试验剂量）已经达到 1g 仍然没有明显的改善，治疗应该停止，若无毒性，可在下一个 6 周中每周给药 100mg，若按此剂量无反应，则应当尝试其他形式的治疗。在接受维持量治疗旧病复发的患者中，剂量的间隔应该减少到 1 周，并在得到控制之前不应该再增加，但是，若 2 个月内没有反应，应该采用交替的治疗。重要的是避免完全复发，因为第二次金治疗通常是无效的。

青少年特发性关节炎的用量，见下文**儿童用法**。

当开始用金硫丁二钠治疗时，NSAIDs 可以继续使用。

已经使用的其他金化合物包括金诺芬（第25页）、金硫葡糖（第26页）、金硫丙醇（第26页）、角蛋白金（第60页）和硫代硫酸金钠（见下文）。

儿童用法 对于进展期的青少年特发性关节炎的患儿，金硫丁二钠的推荐最初剂量为每周 1mg/kg，深部肌注；最大可至每周 50mg（可用最初计算每周剂量的 1/10～1/5 给予 2～3 周来测试患者的耐受）。每周的剂量可持续到症状缓解的迹象出现之时，从那时起，给药间隔可调整为每 2 周。当症状完全缓解时，给予间隔可逐渐调整为每 4 周。如果 20 周后，症状还未改善，剂量可以轻微增加或试用另一种抗风湿药。

在英国，金化合物不再用于青少年特发性关节炎的治疗，见下文的**风湿病**项下。

哮喘 关于胃肠外给予金化合物治疗哮喘的评论，见第25页**金诺芬**项下。

天疱疮和类天疱疮 皮质激素对于天疱疮和类天疱疮的发疱（第1441页）是主要的治疗方法。已经同时使用金肌内注射治疗以减少皮质激素的用量，虽然使用皮质激素用量缺乏证据[1,2]。已建议对那些不能耐受皮质激素或禁用的患者应该保留金治疗[1]。

1. Bystryn J-C, Steinman NM. The adjuvant therapy of pemphigus: an update. *Arch Dermatol* 1996; **132:** 203–12.
2. Pandya AG, Dyke C. Treatment of pemphigus with gold. *Arch Dermatol* 1998; **134:** 1104–7.

风湿病 金化合物属于缓解病情抗风湿药（DMARDs），可用于治疗类风湿关节炎（第12页）。尽管有毒性，但金肌内注射已经长期用于治疗类风湿关节炎[1~4]，并且常常在测定其他治疗功效时作为标准。口服金的毒性较小，但效力也较小。还不清楚在可用的肌内注射各种形式之间是否存在差别，但在由硫代葡萄糖金钠改为金硫丁二钠的 120 名患者的研究[5]中发现，29 名在 12 个月内撤销了后面的药，大多数因缺乏效果或产生了前面的药没有看到的不良反应。

金化合物曾用于青少年特发性关节炎的治疗（第11页）；然而，*BNFC 2009* 建议金不再用于此适应证（青少年特发性关节炎的推荐用量见上文**儿童用法**项下）。

金化合物可能还有益于银屑病关节炎（见第13页**脊椎关节病**项下）。

1. Epstein WV, *et al.* Effect of parenterally administered gold therapy on the course of adult rheumatoid arthritis. *Ann Intern Med* 1991; **114:** 437–44.
2. Anonymous. Gold therapy in rheumatoid arthritis. *Lancet* 1991; **338:** 19–20.
3. Klinkhoff AV, Teufel A. How low can you go? Use of very low dosage of gold in patients with mucocutaneous reactions. *J Rheumatol* 1995; **22:** 1657–9.
4. Clark P, *et al.* Injectable gold for rheumatoid arthritis. Available in The Cochrane Database of Systematic Reviews; Issue 4. Chichester: John Wiley; 1997 (accessed 13/11/06).
5. van Roon, EN, *et al.* Parenteral gold preparations: efficacy and safety of therapy after switching from aurothioglucose to aurothiomalate. *J Rheumatol* 2005; **32:** 1026–30.

制剂

BP 2010: Sodium Aurothiomalate Injection;
USP 33: Gold Sodium Thiomalate Injection.

专利制剂

Austral.: Myocrisin; ***Austria:*** Tauredon†; ***Canad.:*** Myochrysine; ***Cz.:*** Tauredon; ***Denm.:*** Myocrisin; ***Fin.:*** Myocrisin; ***Ger.:*** Tauredon; ***Gr.:*** Miocrin; Tauredon; Tauredon†; ***Hung.:*** Tauredon†; ***Irl.:*** Myocrisin†; ***Neth.:*** Tauredon; ***Norw.:*** Myocrisin†; ***NZ:*** Myocrisin; ***Port.:*** Tauredon; ***Singapore:*** Miocrin; ***Spain:*** Miocrin; ***Swed.:*** Myocrisin; ***Switz.:*** Tauredon; ***Thai.:*** Myocrisin; ***UK:*** Myocrisin; ***Ukr.:*** Tauredon (Тауредон); ***USA:*** Aurolate; Myochrysine.

Sodium Aurotiosulfate (*rINN*) 硫代硫酸金钠

Aurotiosulfate de Sodium; Aurotiosulfato de sodio; Gold Sodium Thiosulphate; Natrii Aurotiosulfas; Natrii Aurotiosulphas; Natriumaurotiosulfaatti; Natriumaurotiosulfat; Sodium Aurothiosulphate; Sodium Dithiosulfatoaurate.

Натрия Ауротиосульфат

$Na_3Au(S_2O_3)_2,2H_2O = 526.2$.

CAS — 10233-88-2 (anhydrous sodium aurotiosulfate); 10210-36-3 (sodium aurotiosulfate dihydrate).

ATC — M01CB02.

ATC Vet — QM01CB02.

UNII — CKS1YQ9W1J (sodium aurotiosulfate dihydrate); 6GKU52ZCI0 (anhydrous sodium aurotiosulfate).

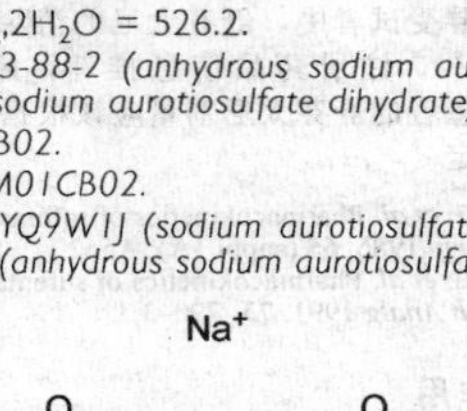

简介

硫代硫酸金钠含金成分约 37%。它的作用和用途与金硫丁二钠（第117页）类似。已用于肌内注射治疗类风湿关节炎（第 12 页），常用剂量为每 5～7 天 56.1mg。

制剂

专利制剂

Arg.: Crytion; ***Chile:*** Crytioro; ***Ital.:*** Fosfocrisolo.

Sodium Gentisate (*rINN*) 龙胆酸钠

Gentisate de Sodium; Gentisato de sodio; Gentisato Sodico; Natrii Gentisas. Sodium 2,5-dihydroxybenzoate dihydrate.

Натрия Гентизат

$C_7H_5NaO_4,2H_2O = 212.1$.

CAS — 490-79-9 (gentisic acid); 4955-90-2 (anhydrous sodium gentisate).

UNII — DX2PUD5H82 (anhydrous sodium gentisate); Y75S7S5FI3 (sodium gentisate hydrate).

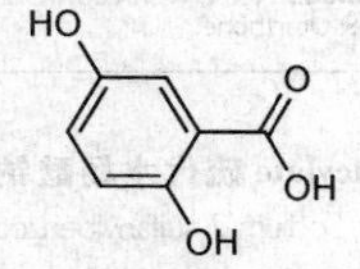

(gentisic acid)

Pharmacopoeias. In *Fr.*

简介

龙胆酸钠已用作治疗肌肉骨骼和关节疾病的镇痛药。它也用作防腐剂。

Sodium Salicylate 水杨酸钠

Natrii salicylas; Natrio salicilatas; Natriumsalicylat; Natriumsalisylaatti; Nátrium-szalicilát; Salicilato sódico; Salicylan sodný; Sodium, salicylate de; Sodu salicylan; Sodyum Salisilat. Sodium 2-hydroxybenzoate.

Салицилат Натрия

$C_7H_5NaO_3 = 160.1$.

CAS — 54-21-7.

ATC — N02BA04.

ATC Vet — QN02BA04.

UNII — WIQ1H85SYP.

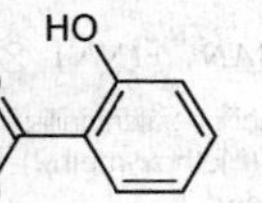

Pharmacopoeias. In *Eur.* (see p.vii), *Int.*, *Jpn*, *US*, and *Viet.*

Ph. Eur. 6.8（Sodium Salicylate） 无色细微结晶状或发亮薄片，或白色或类白色结晶性粉末。易溶于水；略溶于乙醇。贮藏于密闭容器中。避光。

USP 33（Sodium Salicylate） 无定形或微晶状粉末或鳞片。无色或淡粉色，无臭或有微臭。新配制的 10% 水溶液用石蕊测试为中性或酸性。易溶于水（缓慢地）和甘油；极易溶于沸水和沸乙醇；缓慢地溶于乙醇。避光。

不良反应、处置和注意事项

参见第20页**阿司匹林**。

虽然水杨酸钠已经用于治疗风湿性发热，但是它的高钠含量可使有心脏并发症的患者产生问题。

由于存在 Reye 综合征的危险，一般不推荐儿童使用阿司匹林和其他乙酰水杨酸盐，除非有特殊适应证。某些注册药品信息将此注意事项扩大到水杨酸钠。

对眼的影响 有报道称，一名在 2 个月内每日口服 6g 水杨酸钠的 60 岁妇女和一名 40 天内每日口服 4g 水杨酸钠的 10 岁女孩发生视网膜出血[1]。在这两个病例中，治疗停止后，出血逐渐消退。

1. Mortada A, Abboud I. Retinal haemorrhages after prolonged use of salicylates. *Br J Ophthalmol* 1973; **57:** 199–200.

药物相互作用

与水杨酸盐有关的药物相互作用见第23页**阿司匹林**。

用途和用法

水杨酸钠是水杨酸的衍生物，与阿司匹林（第23

页）类似，具有镇痛、抗炎和解热作用。1g 水杨酸钠相当于约 1.1g 阿司匹林。用于疼痛、发热和如骨关节炎与类风湿关节炎等风湿性疾病的治疗。用于疼痛或发热的水杨酸钠的口服常用剂量为按需要每 4h 325～650mg。用于风湿性疾病的口服剂量为每日 3.6～5.4g，分次服用。水杨酸钠也已用于风湿性发热的对症治疗，但其高钠含量可能使有心脏并发症的患者产生问题。

水杨酸钠也已用静脉输注和局部给药。

制剂

USP 33: Sodium Salicylate Tablets.

专利制剂

Canad.: Dodds; Saliject; **NZ:** Hairscience Shampoo†; **Turk.:** Enter-Sal; **UK:** Jackson's Pain & Fever; **USA:** Avosil.

多组分制剂 **Braz.:** A Saude da Mulher; Abacateirol†; Pilulas De Witt's†; **Canad.:** Plax; **Chile:** Eucerin Shampoo Anticaspa†; Eucerin Shampoo para el Tratamiento de la Caspa; **Fr.:** Brulex; **Hong Kong:** Gly Thymol; Glycerine Thymol Co; **Irl.:** TCP; **Mon.:** Glyco-Thymoline; **S.Afr.:** Colphen†; Doans Backache Pills†; Ilvico†; TCP†; **UK:** Antiseptic Mouthwash; Doans Backache Pills; TCP; **USA:** Cystex; Scot-Tussin Original 5-Action; Tussirex; **Venez.:** Boncilin†; Inquilim†.

顺势疗法制剂 **Canad.:** Nettle Rash L88†; Urarthone†; **Fr.:** Euphorbium Complexe No 88; Urarthone.

Sodium Thiosalicylate 硫代水杨酸钠

Tiosalicilato sódico. Sodium 2-sulfanylbenzoate.

Тиосалицилат Натрия

$C_7H_5O_2NaS$ = 176.2.

CAS — 134-23-6.

UNII — C2D9ITW04B.

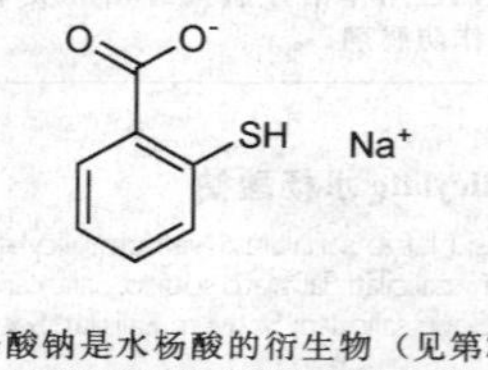

简介

硫代水杨酸钠是水杨酸的衍生物（见第20页**阿司匹林**），常用于胃肠外给药治疗肌肉骨骼疾病、骨关节炎、风湿性发热和急性痛风。

制剂

专利制剂

USA: Rexolate†.

Sufentanil (*BAN*, *rINN*) ⊗舒芬太尼

R-30730; Sufentaniili; Sufentanilis; Sufentanilo; Sufentanilum; Szufentanil. *N*-{4-(Methoxymethyl)-1-[2-(2-thienyl)ethyl]-4-piperidyl}propionanilide.

Суфентанил

$C_{22}H_{30}N_2O_2S$ = 386.6.

CAS — 56030-54-7.

ATC — N01AH03.

ATC Vet — QN01AH03.

UNII — AFE2YW0IIZ.

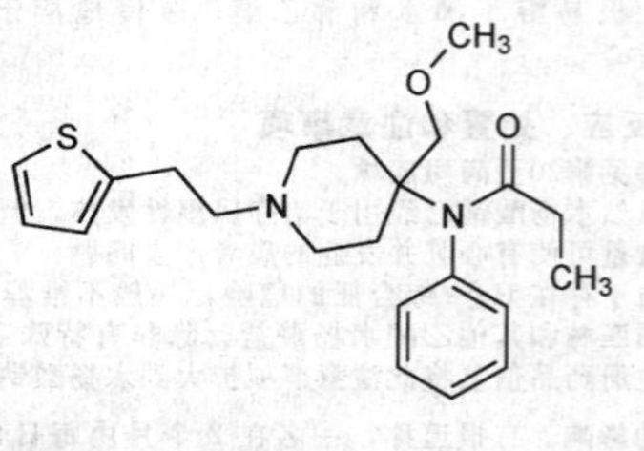

Pharmacopoeias. In *Eur.* (see p.vii).

Ph. Eur. 6. 8（Sufentanil） 白色或几乎白色粉末。几乎不溶于水；易溶于乙醇和甲醇。避光。

Sufentanil Citrate (*BANM*, *USAN*, *rINNM*) ⊗枸橼酸舒芬太尼

Citrato de sufentanilo; R-33800; Sufentaniilisitraatti; Sufentanil citrát; Sufentanil, citrate de; Sufentanil Sitrat; Sufentanilcitrat; Sufentanili citras; Sufentanilio citratas; Szufentanil-citrát. *N*-{4-(Methoxymethyl)-1-[2-(2-thienyl)ethyl]-4-piperidyl}propionanilide citrate.

Суфентанила Цитрат

$C_{22}H_{30}N_2O_2S,C_6H_8O_7$ = 578.7.

CAS — 60561-17-3.

ATC — N01AH03.

ATC Vet — QN01AH03.

UNII — S9ZFX8403R.

Pharmacopoeias. In *Eur.* (see p.vii) and *US.*

Ph. Eur. 6. 8（Sufentanil Citrate） 白色或几乎白色粉末。溶于水和乙醇；易溶于甲醇。避光。

USP 33（Sufentanil Citrate） 白色粉末。溶于水；略溶于乙醇、丙酮和氯仿；易溶于甲醇。贮藏温度 25℃，允许偏差为 15～30℃。

稳定性 舒芬太尼（枸橼酸盐）用 0.9%氯化钠溶解成 50μg/ml 的溶液，室温下贮藏于患者自控系统的 PVC 容器中至少可稳定 14 天[1]。

1. Chapalain-Pargarde S, *et al.* Microbiological and physicochemical stability of fentanyl and sufentanil solutions for patient-controlled delivery systems. *J Pain Symptom Manage* 2006; **32:** 90–7.

依赖性和戒断症状

参见第96页**阿片类镇痛药**。

不良反应、处置和注意事项

参见第97页**阿片类镇痛药**和第54页**芬太尼**。

哺乳 在剖宫产术后第一天连续硬膜外注入舒芬太尼的 7 名妇女中，她们的初乳和血清中的舒芬太尼浓度类似。鉴于口服有效性差，这个数量不至于危害母乳喂养的婴儿，母体使用硬膜外 5μg/h 的剂量被认为对婴儿是安全的[1]。

1. Ausseur A, *et al.* Continuous epidural infusion of sufentanil after caesarean section: concentration in breast milk. *Br J Anaesth* 1994; **72** (suppl 1): 106.

对心血管系统的影响 关于舒芬太尼与某些其他阿片类比较对组胺释放的影响，见第107页**哌替啶**项下。

对神经系统的影响 已有报道，少数接受舒芬太尼的患者发生强直阵挛性发作或癫痫[1]。在一名 EEG 记录[2]的患者中没有大脑皮质癫痫发作活动的证据，提示肌阵挛并非为惊厥或癫痫。

1. Zaccara G, *et al.* Clinical features, pathogenesis and management of drug-induced seizures. *Drug Safety* 1990; **5:** 109–51.
2. Bowdle TA. Myoclonus following sufentanil without EEG seizure activity. *Anesthesiology* 1987; **67:** 593–5.

对呼吸系统的影响 舒芬太尼像其他阿片类镇痛药一样，引起与剂量相关的呼吸抑制。已有一些报道称，术后早期用舒芬太尼麻醉后，存在与胸壁强直关联的明显的呼吸抑制[1,2]。有报道称术后镇痛[3]和控制分娩痛[4]时鞘内注射舒芬太尼，可引起呼吸抑制。一项为期 6 年的回顾性图表综述[3]，发现在使用鞘内注射舒芬太尼来控制分娩痛的 4870 名患者中，只有一例发生呼吸停止的报道。

1. Goldberg M, *et al.* Postoperative rigidity following sufentanil administration. *Anesthesiology* 1985; **63:** 199–201.
2. Chang J, Fish KJ. Acute respiratory arrest and rigidity after anesthesia with sufentanil: a case report. *Anesthesiology* 1985; **63:** 710–11.
3. Fournier R, *et al.* Respiratory depression after 5 μgrams of intrathecal sufentanil. *Anesth Analg* 1998; **87:** 1377–8.
4. Ferouz F, *et al.* Risk of respiratory arrest after intrathecal sufentanil. *Anesth Analg* 1997; **85:** 1088–90.

老年人 在老年患者中，舒芬太尼的药动学在不同的研究中是不相同的，但一份评论[1]认为，没有全面的证据表明在老年人与比较年轻的人之间有什么不同。尽管如此，像使用芬太尼一样，还是建议老年人要减少起始剂量。

1. Monk JP, *et al.* Sufentanil: a review of its pharmacological properties and therapeutic use. *Drugs* 1988; **36:** 286–313.

管理 避免接触皮肤和吸入枸橼酸舒芬太尼微粒。

肥胖 在肥胖受试者中，舒芬太尼的消除半衰期和分布容积增加[1,2]。注册药品信息推荐，超过理想体重 20%的肥胖患者的舒芬太尼剂量应该根据患者的瘦体重的基础来决定。

1. Schwartz AE, *et al.* Pharmacokinetics of sufentanil in the obese. *Anesthesiology* 1986; **65** (suppl 3A): A562.
2. Schwartz AE, *et al.* Pharmacokinetics of sufentanil in obese patients. *Anesth Analg* 1991; **73:** 790–3.

药物相互作用

与阿片类镇痛药有关的药物相互作用，见第98页。

苯二氮䓬类 有关合用阿片类药物如舒芬太尼和苯二氮䓬类的作用，见第960页**地西泮**的**药物相互作用**项下的**镇痛药**。

药动学

胃肠外给予的枸橼酸舒芬太尼起效迅速，作用持续时间短。舒芬太尼的终末消除半衰期约为 2.5h。它与血浆蛋白广泛结合（约 90%）。在肝和小肠内通过 *N*-脱羟作用和 *O*-脱甲基作用代谢，代谢物从尿和粪中排出。24h 内约 80%给药剂量的药物排出，其中 2%以原形的形式消除。舒芬太尼可透过胎盘，并可分布到乳汁。

舒芬太尼的药动学已有综述[1,2]。舒芬太尼脂溶性强。像阿芬太尼一样，它与血浆蛋白结合程度高，主要是 α1-酸性糖蛋白。消除半衰期介于阿芬太尼和芬太尼之间。舒芬太尼制药商给出了三房室药动学模型的值，包括 1.4min 分布半衰期、17.1min 再分布半衰期和 164min 消除半衰期。与芬太尼相比，其蓄积相当有限。实际上，舒芬太尼的药动学可能依据年龄、患者的状况和执行的程序各不相同。例如，已报道舒芬太尼的消除半衰期在进行心脏手术的患者（595min）[3]、过度通气的患者（232min）[4]、进行腹部大动脉手术（大于 12h）[5]的患者及镇静状态下的重症监护通气的患者（25.5h）[6]中会更长些。

1. Monk JP, *et al.* Sufentanil: a review of its pharmacological properties and therapeutic use. *Drugs* 1988; **36:** 286–313.
2. Scholz J, *et al.* Clinical pharmacokinetics of alfentanil, fentanyl and sufentanil: an update. *Clin Pharmacokinet* 1996; **31:** 275–92.
3. Howie MB, *et al.* Serum concentrations of sufentanil and fentanyl in the post-operative course in cardiac surgery patients. *Anesthesiology* 1984; **61:** A131.
4. Schwartz AE, *et al.* Pharmacokinetics of sufentanil in neurosurgical patients undergoing hyperventilation. *Br J Anaesth* 1989; **63:** 385–8.
5. Hudson RJ, *et al.* Pharmacokinetics of sufentanil in patients undergoing abdominal aortic surgery. *Anesthesiology* 1989; **70:** 426–31.
6. Ethuin F, *et al.* Pharmacokinetics of long-term sufentanil infusion for sedation in ICU patients. *Intensive Care Med* 2003; **29:** 1916–20.

用法 舒芬太尼以硬膜外[1,2]、鞘内[1]和经皮[3]给药的药动学参考文献如下。

1. Ionescu TI, *et al.* Pharmacokinetic study of extradural and intrathecal sufentanil anaesthesia for major surgery. *Br J Anaesth* 1991; **66:** 458–64.
2. Hansdottir V, *et al.* The cerebrospinal fluid and plasma pharmacokinetics of sufentanil after thoracic or lumbar epidural administration. *Anesth Analg* 1995; **80:** 724–9.
3. Sebel PS, *et al.* Transdermal absorption of fentanyl and sufentanil in man. *Eur J Clin Pharmacol* 1987; **32:** 529–31.

儿童 新生儿（1 个月以下）比婴儿（1 个月～2 岁）、儿童和青少年具有明显较低的血浆清除率和更长的消除半衰期[1]。另外，发现患有心脏病的婴儿和较小的儿童（1 个月～3 岁）比成人具有更高的清除率和更短的消除半衰期[2]。已注意到无心、肾、或肝病史的更大的（2～8 岁）儿童比成人有更短的半衰期和更高的清除率[3]。

1. Greeley WJ, *et al.* Sufentanil pharmacokinetics in pediatric cardiovascular patients. *Anesth Analg* 1987; **66:** 1067–72.
2. Davis PJ, *et al.* Pharmacodynamics and pharmacokinetics of high-dose sufentanil in infants and children undergoing cardiac surgery. *Anesth Analg* 1987; **66:** 203–8.
3. Guay J, *et al.* Pharmacokinetics of sufentanil in normal children. *Can J Anaesth* 1992; **39:** 14–20.

肝损伤 由于舒芬太尼有效的肝提取和清除率[1]，预期肝功能不全可能会影响其药动学。但是，发现肝硬化和非肝硬化患者在使用舒芬太尼单次剂量后，消除动力学和血浆蛋白结合相似[2]。

1. Schedewie H, *et al.* Sufentanil and fentanyl hepatic extraction rate and clearance in obese patients undergoing gastroplasty. *Clin Pharmacol Ther* 1988; **43:** 132.
2. Chauvin M, *et al.* Sufentanil pharmacokinetics in patients with cirrhosis. *Anesth Analg* 1989; **68:** 1–4.

肾损伤 已报道慢性肾衰竭患者舒芬太尼的药动学不受影响[1]，虽然已发现此患者的舒芬太尼血浆浓度升高[2]。

1. Sear JW. Sufentanil disposition in patients undergoing renal transplantation: influence of choice of kinetic model. *Br J Anaesth* 1989; **63:** 60–7.
2. Wiggum DC, *et al.* Postoperative respiratory depression and elevated sufentanil levels in a patient with chronic renal failure. *Anesthesiology* 1985; **63:** 708–10.

用途和用法

舒芬太尼是苯基哌啶衍生物，是一种与芬太尼（第56页）相关的阿片类镇痛药（第98页）。它是高脂溶性的，比芬太尼更有效。舒芬太尼作为镇痛辅助药用于麻醉以及在需要辅助通气的过程中作为基础麻醉药。它起效迅速，并比芬太尼恢复得更快。也作为镇痛药用于术后疼痛及分娩疼痛的处置。

舒芬太尼以枸橼酸盐静脉给药，或缓慢注射，或输注，或硬膜外给药。剂量以碱基表达，15μg 枸橼酸舒

芬太尼约相当于 10μg 舒芬太尼。对于老年和虚弱的患者建议采用较小的起始剂量。对于超过理想体重 20% 的肥胖患者，舒芬太尼剂量应该按照患者的瘦体重为基础来确定。儿童用量详见下文。

在所有的患者中，追加的维持剂量应该基于个体的反应和过程的长短。剂量达到相当于 8μg/kg 的舒芬太尼产生较深的镇痛作用。更高剂量产生深度麻醉，但与延长呼吸抑制有关，术后期可能需要辅助通气。

在作为氧化亚氮和氧气麻醉时的**镇痛辅助药**使用、手术过程长达 8h 的情况下，其总*静脉给药*剂量不应该超过每小时 1μg/kg。习惯上插管之前给药达到 75% 剂量，随后在手术期间必要时附加注射 10～50μg，或者用适当的连续或间断输注给药，以使每小时总的剂量不被超过。因此，对于一次长达 1～2h 的手术，总剂量会在 1～2μg/kg，而插管前给药 0.75～1.5μg/kg。

当大手术中用作**初始麻醉**药时，以 8～30μg/kg 的*静脉给药*剂量与 100% 氧气一起给予，25～30μg/kg 的剂量阻断包括儿茶酚胺释放的交感神经反应，适合于如心血管或神经外科手术过程。麻醉可以用附加注射 0.5～10μg/kg 或者适当的连续或间断输注给药来维持，以至过程中的总剂量不超过 30μg/kg。

对于术后的**疼痛**处置，舒芬太尼以 30～60μg 的起始剂量*硬膜外给药*，可镇痛 4～6h。如果需要，可以在间隔不少于 1h 的情况下追加最多 25μg 的推注给药。

对于生产和分娩，舒芬太尼也可以*硬膜外给药*来缓解疼痛（见下文）。推荐剂量为 10～15μg，与含或不含肾上腺素的 10ml 0.125% 布比卡因（或等量）一起给药，该剂量可以在间隔不少于 1h 重复给药 2 次，直至分娩。舒芬太尼的总剂量不应该超过 30μg。

1. Monk JP, *et al.* Sufentanil: a review of its pharmacological properties and therapeutic use. *Drugs* 1988; **36:** 286–313.
2. Clotz MA, Nahata MC. Clinical uses of fentanyl, sufentanil, and alfentanil. *Clin Pharm* 1991; **10:** 581–93.
3. Savoia G, *et al.* Sufentanil: an overview of its use for acute pain management. *Minerva Anestesiol* 2001; **67** (suppl 1): 206–16.

用法 舒芬太尼通常由静脉给药，但硬膜外途径也使用（见下文）。鼻内（见下文**麻醉**、**疼痛**和**镇静**项下）或鞘内（见下文）和舌下（见下文**疼痛**项下）用法也已试过。

硬膜外 在一份健康受试者[1]的硬膜外舒芬太尼实验室评价中，50μg 的剂量镇痛 2～3h，加入肾上腺素可增强和延长镇痛，减少呼吸和其他不良反应，特别是嗜睡。用硬膜外舒芬太尼或芬太尼在剖宫产后提供了有效的术后镇痛作用并产生相应的不良反应[2]。20～30μg 的舒芬太尼剂量显示了相等的效应，比 10μg 剂量在更长的时间内提供了更强的镇痛作用。在分娩期间，舒芬太尼加入局部麻醉药如布比卡因减少了局部麻醉药的用量[3]并提高了硬膜外镇痛法的质量[4]。舒芬太尼与局部麻醉药（罗哌卡因或布比卡因）结合已用于患者自控的硬膜外镇痛（PCEA）[5～9]，虽然以前的研究曾提示，单独使用舒芬太尼的 PCEA 与用静脉注射吗啡对患者自控镇痛相比没有优势[10]。

儿童用硬膜外舒芬太尼已达到有效的镇痛[11]。

1. Klepper ID, *et al.* Analgesic and respiratory effects of extradural sufentanil in volunteers and the influence of adrenaline as an adjuvant. *Br J Anaesth* 1987; **59:** 1147–56.
2. Grass JA, *et al.* A randomized, double-blind, dose-response comparison of epidural fentanyl versus sufentanil analgesia after cesarean section. *Anesth Analg* 1997; **85:** 365–71.
3. Buyse I, *et al.* Effect of sufentanil on minimum local analgesic concentrations of epidural bupivacaine, ropivacaine and levobupivacaine in nullipara in early labour. *Int J Obstet Anesth* 2007; **16:** 22–8.
4. Reynolds F. Extradural opioids in labour. *Br J Anaesth* 1989; **63:** 251–3.
5. Gogarten W, *et al.* A multicentre trial comparing different concentrations of ropivacaine plus sufentanil with bupivacaine plus sufentanil for patient-controlled epidural analgesia in labour. *Eur J Anaesthesiol* 2004; **21:** 38–45.
6. Boselli E, *et al.* Background infusion is not beneficial during labor patient-controlled analgesia with 0.1% ropivacaine plus 0.5 microg/ml sufentanil. *Anesthesiology* 2004; **100:** 968–72.
7. Bremerich DH, *et al.* Comparison of continuous background infusion plus demand dose and demand-only parturient-controlled epidural analgesia (PCEA) using ropivacaine combined with sufentanil for labor and delivery. *Int J Obstet Anesth* 2005; **14:** 114–20.
8. Missant C, *et al.* Patient-controlled epidural analgesia following combined spinal-epidural analgesia in labour: the effects of adding a continuous epidural infusion. *Anaesth Intensive Care* 2005; **33:** 452–6.
9. Schenk MR, *et al.* Postoperative analgesia after major spine surgery: patient-controlled epidural analgesia versus patient-controlled intravenous analgesia. *Anesth Analg* 2006; **103:** 1311–17.
10. Grass JA, *et al.* Patient-controlled analgesia after cesarean delivery: epidural sufentanil versus intravenous morphine. *Reg Anesth* 1994; **19:** 90–7.
11. Benlabed M, *et al.* Analgesia and ventilatory response to CO_2 following epidural sufentanil in children. *Anesthesiology* 1987; **67:** 948–51.

鞘内 舒芬太尼单用或与其他药物合用，可以鞘内给药来控制分娩痛；舒芬太尼与布比卡因、肾上腺素在分娩期间的联合使用能提供很好的镇痛作用。与硬脑膜外给药比，鞘内给药的起效快、作用时间长，并能减少局部麻醉药的用量[1]。舒芬太尼与布比卡因在分娩进展期的鞘内联合给药，比在分娩早期使用更能使镇痛的时程更短[2]。但应注意，鞘内使用会影响胎儿的心率。一项早先的研究[3]发现，鞘内使用舒芬太尼与硬脑膜外使用布比卡因比，两者对心率的影响无明显差异；然而，更近的研究[4]报道鞘内给予高剂量的舒芬太尼（7.5μg）与鞘内给予低剂量的舒芬太尼（1.5μg）加上布比卡因和肾上腺素相比，增加了胎儿心率异常的危险性。尽管如此，也无证据表明两组间新生儿出现不良后果的差别。

一项对髋关节置换的患者的小规模研究发现，鞘内 7.5μg 比静脉内同样剂量的舒芬太尼产生更好和持续时间更长的镇痛[5]。

鞘内使用舒芬太尼也曾用于治疗慢性疼痛[6]。

1. Kartawiadi SL, *et al.* Spinal analgesia during labor with low-dose bupivacaine, sufentanil, and epinephrine: a comparison with epidural analgesia. *Reg Anesth* 1996; **21:** 191–6.
2. Viscomi CM, *et al.* Duration of intrathecal labor analgesia: early versus advanced labor. *Anesth Analg* 1997; **84:** 1108–12.
3. Nielsen PE, *et al.* Fetal heart rate changes after intrathecal sufentanil or epidural bupivacaine for labor analgesia: incidence and clinical significance. *Anesth Analg* 1996; **83:** 742–6.
4. Van de Velde M, *et al.* Intrathecal sufentanil and fetal heart rate abnormalities: a double-blind, double placebo-controlled trial comparing two forms of combined spinal epidural analgesia with epidural analgesia in labor. *Anesth Analg* 2004; **98:** 1153–9.
5. Fournier R, *et al.* Intrathecal sufentanil is more potent than intravenous for postoperative analgesia after total-hip replacement. *Reg Anesth Pain Med* 2005; **30:** 249–54.
6. Waara-Wolleat KL, *et al.* A review of intrathecal fentanyl and sufentanil for the treatment of chronic pain. *Pain Med* 2006; **7:** 251–9.

儿童用法 尽管在儿科中使用的经验有限，对于 12 岁以下进行心血管手术的儿童，允许枸橼酸舒芬太尼用于麻醉的诱导和维持。静脉给药的剂量是 10～25μg/kg，并给予 100% 的氧气，维持剂量可增加到 25～50μg。

麻醉 舒芬太尼与芬太尼（第57页）一样，产生的循环变化比吗啡要小些，以致在心血管手术中可有某些益处。

在儿童[1～3]和成人[4]中已经试用舒芬太尼鼻内给药的*术前用药法*。

舒芬太尼是与安定药一起用于产生*安定镇痛*的阿片类药物之一。

1. Henderson JM, *et al.* Pre-induction of sufentanil. *Anesthesiology* 1988; **68:** 671–5.
2. Zedie N, *et al.* Comparison of intranasal midazolam and sufentanil premedication in pediatric outpatients. *Clin Pharmacol Ther* 1996; **59:** 341–8.
3. Bayrak F, *et al.* A comparison of oral midazolam, oral tramadol, and intranasal sufentanil premedication in pediatric patients. *J Opioid Manag* 2007; **3:** 74–8.
4. Helmers JHJH, *et al.* Comparison of intravenous and intranasal sufentanil absorption and sedation. *Can J Anaesth* 1989; **36:** 494–7.

疼痛 关于硬膜外或鞘内用舒芬太尼治疗疼痛，见上文。舒芬太尼鼻内给药曾用于治疗癌症痛疼[1]和术后镇痛[2]。也曾采取舌下给药方式来治疗癌症痛疼[3]。

1. Jackson K, *et al.* Pilot dose finding study of intranasal sufentanil for breakthrough and incident cancer-associated pain. *J Pain Symptom Manage* 2002; **23:** 450–2.
2. Mathieu N, *et al.* Intranasal sufentanil is effective for postoperative analgesia in adults. *Can J Anesth* 2006; **53:** 60–6.
3. Gardner-Nix J. Oral transmucosal fentanyl and sufentanil for incident pain. *J Pain Symptom Manage* 2001; **22:** 627–30.

镇静 下面列出舒芬太尼用于镇静的一些参考文献[1～3]。也可见上文**麻醉**项下。

1. Bates BA, *et al.* A comparison of intranasal sufentanil and midazolam to intramuscular meperidine, promethazine, and chlorpromazine for conscious sedation in children. *Ann Emerg Med* 1994; **24:** 646–51.
2. Lefrant JY, *et al.* Sufentanil short duration infusion for postoperative sedation in critically ill patients. *Br J Anaesth* 1995; **74** (suppl 1): 114.
3. Kinirons BP, *et al.* Sedation with sufentanil and midazolam decreases pain in patients undergoing upper limb surgery under multiple nerve block. *Anesth Analg* 2000; **90:** 1118–21.

制剂

USP 33: Sufentanil Citrate Injection.

专利制剂

Arg.: Sufenta; ***Austria:*** Sufenta; ***Belg.:*** Sufenta; ***Braz.:*** Fastfen; Sufenta; ***Canad.:*** Sufenta†; ***Chile:*** Sufenta; ***Cz.:*** Sufenta; ***Denm.:*** Sufenta; ***Fin.:*** Sufenta; ***Fr.:*** Sufenta; ***Ger.:*** Sufenta; ***Gr.:*** Fentamorf; ***Indon.:*** Sufenta; ***Ital.:*** Disufen; Fentatienil; ***Malaysia:*** Sufenta†; ***Neth.:*** Sufenta; ***Norw.:*** Sufenta; ***Port.:*** Sufenta; ***S.Afr.:*** Sufenta; ***Swed.:*** Sufenta; ***Switz.:*** Sufenta; ***Turk.:*** Sufenta; ***USA:*** Sufenta.

Sulindac (*BAN, USAN, rINN*) 舒林酸

MK-231; Sulindaakki; Sulindaco; Sulindacum; Sulindak; Szulindak.
(Z)-[5-Fluoro-2-methyl-1-(4-methylsulphinylbenzylidene)inden-3-yl]acetic acid.
Сулиндак
$C_{20}H_{17}FO_3S$ = 356.4.
CAS — 38194-50-2.
ATC — M01AB02.
ATC Vet — QM01AB02.
UNII — 184SNS8VUH.

O
S
H_3C
CH_3
F
COOH

Pharmacopoeias. In *Chin., Eur.* (see p.vii), and *US.*

Ph. Eur. 6.8（Sulindac） 黄色、多晶型、结晶性粉末。极微溶于水和乙醚；略溶于乙醇；溶于二氯甲烷；溶于碱性的氢氧化物稀溶液。避光。

USP 33（Sulindac） 黄色、无臭或几乎无臭、结晶性粉末。几乎不溶于水和己烷；微溶于乙醇、丙酮、氯仿和甲醇；极微溶于醋酸乙酯和异丙醇。

不良反应、处置和注意事项

参见第92页 **NSAIDs**。已有报道使用舒林酸偶尔使尿变色。

已有报道舒林酸的代谢物成为肾结石的主要或次要的组分。因此，有肾结石史的患者应慎用，这些患者在接受舒林酸时应该保持水分。

英国的注册药品信息建议肝损伤患者不应使用舒林酸；然而在美国，注册信息表明对于肝功能差的患者可在严密监控下减量使用舒林酸。对肾损伤的患者要减量使用舒林酸，注册信息建议对于进展性肾病的患者不使用舒林酸，但似乎来自这些患者的数据不充分。

对血液的影响 已有报道在摄取舒林酸的患者中有粒细胞缺乏症[1]、血小板减少症[2]、溶血性贫血[3]和再生障碍性贫血[4]。

1. Romeril KR, *et al.* Sulindac induced agranulocytosis and bone marrow culture. *Lancet* 1981; **ii:** 523.
2. Karachalios GN, Parigorakis JG. Thrombocytopenia and sulindac. *Ann Intern Med* 1986; **104:** 128.
3. Johnson FP, *et al.* Immune hemolytic anemia associated with sulindac. *Arch Intern Med* 1985; **145:** 1515–16.
4. Andrews R, Russell N. Aplastic anaemia associated with a non-steroidal anti-inflammatory drug: relapse after exposure to another such drug. *BMJ* 1990; **301:** 38.

对中枢神经系统的影响 在开始使用舒林酸后的一名患者中发生帕金森综合征急性恶化[1]。

也可见下文**超敏反应**项下。

1. Sandyk R, Gillman MA. Acute exacerbation of Parkinson's disease with sulindac. *Ann Neurol* 1985; **17:** 104–5.

对内分泌系统的影响 已有报道一则与使用舒林酸治疗有关的可逆性男性乳房发育的病例[1]。还有一则关于一名老年患者使用舒林酸后发生可逆的甲状腺功能减退的报道[2]。

1. Kapoor A. Reversible gynecomastia associated with sulindac therapy. *JAMA* 1983; **250:** 2284–5.
2. Iyer RP, Duckett GK. Reversible secondary hypothyroidism induced by sulindac. *BMJ* 1985; **290:** 1788.

对胆囊的影响 在一些使用舒林酸的患者进行胆阻塞手术时，发现胆总管中有一种舒林酸结晶性代谢物组成的"淤渣"[1]。

1. Anonymous. Rare complication with sulindac. *FDA Drug Bull* 1989; **19:** 4.

对肾脏的影响 已有报道舒林酸诱导肾损伤、间质性肾炎和肾病综合征[1]。已经提示，作为前药的舒林酸在治疗剂量下可能并不抑制肾的前列腺素合成。可是，这种潜在的重要优点在一些肾功能异常的患者的短期研究中并没有一律地观察到[2～4]。

已有一些报道，在用舒林酸治疗的一些患者中产生的舒林酸代谢物的 10%～90% 组成肾结石[5]。

1. Whelton A, *et al.* Sulindac and renal impairment. *JAMA* 1983; **249:** 2892.
2. Klassen DK, *et al.* Sulindac kinetics and effects on renal function and prostaglandin excretion in renal insufficiency. *J Clin Pharmacol* 1989; **29:** 1037–42.
3. Eriksson L-O, *et al.* Effects of sulindac and naproxen on prostaglandin excretion in patients with impaired renal function and rheumatoid arthritis. *Am J Med* 1990; **89:** 313–21.
4. Whelton A, *et al.* Renal effects of ibuprofen, piroxicam, and sulindac in patients with asymptomatic renal failure. *Ann Intern Med* 1990; **112:** 568–76.
5. Anonymous. Rare complication with sulindac. *FDA Drug Bull* 1989; **19:** 4.

对肝脏的影响 接受舒林酸的一些患者被报道的肝毒性包括肝细胞损伤和胆汁淤积性黄疸[1,2]。在舒林酸诱导肝损伤患者的35%～55%中报道有包括疹、发热或嗜酸性红细胞增多等超敏反应症状[2]，在这些患者中，肝损伤常常发生在开始用舒林酸治疗的4～8周。有关舒林酸与肝病之间关系与其他NSAIDs相比较所引用的有力证据的报道，见第93页**NSAIDs**项下。

也可见下文**对皮肤的影响**项下。

1. Gallanosa AG, Spyker DA. Sulindac hepatotoxicity: a case report and review. *Clin Toxicol* 1985; **23:** 205–38.
2. Tarazi EM, *et al.* Sulindac-associated hepatic injury: analysis of 91 cases reported to the Food and Drug Administration. *Gastroenterology* 1993; **104:** 569–74.

对肺的影响 关于与舒林酸治疗有关的肺炎，见下文**超敏反应**项下。

对皮肤的影响 在一些使用舒林酸的患者中，已经发现有中毒性表皮坏死松解症[1]。在一名患者中，因中毒性肝炎和Stevens-Johnson或中毒性表皮坏死松解症导致了死亡[2]。

还有报道，一种罕见的冻疮样反应影响到脚趾，再次用药也得到证实[3]。

还有报道，舒林酸引起光敏性反应[4]。

1. Small RE, Garnett WR. Sulindac-induced toxic epidermal necrolysis. *Clin Pharm* 1988; **7:** 766–71.
2. Klein SM, Khan MA. Hepatitis, toxic epidermal necrolysis and pancreatitis in association with sulindac therapy. *J Rheumatol* 1983; **10:** 512–13.
3. Reinertsen JL. Unusual pernio-like reaction to sulindac. *Arthritis Rheum* 1981; **24:** 1215.
4. Anonymous. Drugs that cause photosensitivity. *Med Lett Drugs Ther* 1986; **28:** 51–2.

超敏反应 舒林酸引起的超敏反应包括肺炎[1,2]、扩散的淋巴结病[3]、无菌性脑膜炎[4]和过敏反应[5]。

也见上文**对肝脏的影响**和**对皮肤的影响**项下。

1. Smith FE, Lindberg PJ. Life-threatening hypersensitivity to sulindac. *JAMA* 1980; **244:** 269–70.
2. Fein M. Sulindac and pneumonitis. *Ann Intern Med* 1981; **95:** 245.
3. Sprung DJ. Sulindac causing a hypersensitivity reaction with peripheral and mediastinal lymphadenopathy. *Ann Intern Med* 1982; **97:** 564.
4. Fordham von Reyn C. Recurrent aseptic meningitis due to sulindac. *Ann Intern Med* 1983; **99:** 343–4.
5. Hyson CP, Kazakoff MA. A severe multisystem reaction to sulindac. *Arch Intern Med* 1991; **151:** 387–8.

胰腺炎 一些与舒林酸治疗有关的胰腺炎报道[1～4]如下。

1. Goldstein J, *et al.* Sulindac associated with pancreatitis. *Ann Intern Med* 1980; **93:** 151.
2. Siefkin AD. Sulindac and pancreatitis. *Ann Intern Med* 1980; **93:** 932–3.
3. Lilly EL. Pancreatitis after administration of sulindac. *JAMA* 1981; **246:** 2680.
4. Memon AN. Pancreatitis and sulindac. *Ann Intern Med* 1982; **97:** 139.

药物相互作用

与NSAIDs有关的药物相互作用见第94页。

二甲基亚砜减少舒林酸活性代谢物的血浆浓度，两种药物一起使用也导致外周神经疾病。据报道二氟尼柳和阿司匹林减少舒林酸活性代谢物的血浆浓度。不同于其他NSAIDs，报道舒林酸并不降低如噻嗪类利尿药的抗高血压效果，但尽管如此，注册药品信息还是提醒密切监视同时使用舒林酸和抗高血压药患者的血压。

药动学

舒林酸由胃肠道吸收。它通过可逆的还原代谢为硫化代谢物，可能为生物活性形式，并通过不可逆的氧化成为砜代谢物。在约2h内硫化代谢物的血浆浓度达到峰值。舒林酸的平均消除半衰期约为7.8h，而硫化代谢物的平均消除半衰期约为16.4h。舒林酸及其代谢物90%以上与血浆蛋白质结合。约50%主要以砜代谢物及其葡糖苷酸结合物在尿中排泄，少量的舒林酸及其葡糖苷酸结合物在尿中排出，约25%主要以砜和硫化代谢物出现在粪便中。舒林酸及其代谢物也排泄到胆汁中，并广泛地经历肠肝循环。

1. Davies NM, Watson MS. Clinical pharmacokinetics of sulindac: a dynamic old drug. *Clin Pharmacokinet* 1997; **32:** 437–59.

用途和用法

舒林酸是一种结构上与吲哚美辛（第65页）相关的NSAID（第94页），它的生物活性似乎是由于其硫化代谢物的作用。舒林酸用于强直性脊柱炎、骨关节炎和类风湿关节炎等肌肉骨骼和关节疾病，也用于急性痛风和如黏液囊炎与腱炎等关节周围疾病的短期治疗。也用于解热。

舒林酸的口服起始常用剂量为150mg或200mg，每日2次，根据反应减量。推荐的日最大剂量为400mg，肾损伤者的剂量可能需要减少。英国注册药品信息推荐，关节周围疾病的治疗应该限制在7～14天，对于急性痛风，7天的治疗通常足够。

舒林酸钠已以直肠栓剂给药。

在肾损伤或肝损伤中的用法 有肾损伤或肝损伤的患者，舒林酸的剂量可能需要减少。见上文**不良反应和注意事项**项下。

胃肠道疾病 在安慰剂对照研究[1,2]中，每日2次150～200mg的舒林酸使用6～9个月对有家族腺瘤息肉病史的患者可减少息肉的数量和大小，但效果并不完全，而且，在研究中[2]发现，仅使小于2mm的息肉消退。另外，有报道[1]在停止治疗时息肉的数量和大小增加了，因此长期治疗的益处被研究。已经看到长期使用后的药效下降[3]，但其他的研究[4]报道可通过调节维持的剂量来控制复发；从预防息肉复发来看，对舒林酸的敏感性存在个体差异，但平均每日200mg的维持剂量是必须的[4]。

有证据表明[5]，舒林酸改变了相对于直肠黏膜隐窝较深的细胞来说是表面细胞的凋亡的比例，从而改变了上皮细胞的稳态。是否舒林酸阻止恶性变化还不知道，但有报道[6～8]称，有家族腺瘤息肉病史的患者在长期治疗中发生直肠癌。更近期的安慰剂对照试验[9]也报道，舒林酸并不减少有家族腺瘤息肉病史患者的腺瘤发生。某些人[1,9]认为，对有家族腺瘤息肉病史的患者，舒林酸不太可能作为主要治疗方法替代手术。

依昔舒林是舒林酸的一种代谢物，也曾用作家族腺瘤息肉的治疗（第688页）。

也有报道舒林酸对一名与Gardner综合征[10]有关的十二指肠息肉患者起到有益的作用，但是，一项安慰剂对照研究提示，它可能对散在的结肠息肉无效[11]。

对提示使用NSAIDs可以防御胃肠道各种类型恶性肿瘤证据的讨论，见第95页**NSAIDs中恶性肿瘤**项下。

1. Giardiello FM, *et al.* Treatment of colonic and rectal adenomas with sulindac in familial adenomatous polyposis. *N Engl J Med* 1993; **328:** 1313–16.
2. Debinski HS, *et al.* Effect of sulindac on small polyps in familial adenomatous polyposis. *Lancet* 1995; **345:** 855–6.
3. Tonelli F, Valanzano R. Sulindac in familial adenomatous polyposis. *Lancet* 1993; **342:** 1120.
4. Labayle D, *et al.* Sulindac in familial adenomatous polyposis. *Lancet* 1994; **343:** 417–18.
5. Keller JJ, *et al.* Rectal epithelial apoptosis in familial adenomatous polyposis patients treated with sulindac. *Gut* 1999; **45:** 822–8.
6. Thorson AG, *et al.* Rectal cancer in FAP patient after sulindac. *Lancet* 1994; **343:** 180.
7. Matsuhashi N, *et al.* Rectal cancer after sulindac therapy for a sporadic adenomatous colonic polyp. *Am J Gastroenterol* 1998; **93:** 2261–6.
8. Cruz-Correa M, *et al.* Long-term treatment with sulindac in familial adenomatous polyposis: a prospective cohort study. *Gastroenterology* 2002; **122:** 641–5.
9. Giardiello FM, *et al.* Primary chemoprevention of familial adenomatous polyposis with sulindac. *N Engl J Med* 2002; **346:** 1054–9.
10. Parker AL, *et al.* Disappearance of duodenal polyps in Gardner's syndrome with sulindac therapy. *Am J Gastroenterol* 1993; **88:** 93–4.
11. Ladenheim J, *et al.* Effect of sulindac on sporadic colonic polyps. *Gastroenterology* 1995; **108:** 1083–7.

早产 用药物推迟早产（第1903页）最普通的方法历史上是采用选择性β_2受体激动药。然而，因前列腺素有使子宫收缩和使宫颈成熟与扩张的作用，也使用前列腺素合成酶抑制药如吲哚美辛。舒林酸也作为吲哚美辛的替代性药物试用过[1,2]，因为它似乎没有胎盘转运，故可能具有较小的胎儿副作用[1]。但是，后来的研究的作者认为，舒林酸有许多与吲哚美辛相同的胎儿不良反应，它的使用只能作为研究来描述[3]。有研究[4]发现，使用相对低剂量的舒林酸（100mg，每日2次）未发现对胎儿或母体明显的不良反应，同时发现药物对延长孕期或改善结果也无作用。

1. Carlan SJ, *et al.* Randomized comparative trial of indomethacin and sulindac for the treatment of refractory preterm labor. *Obstet Gynecol* 1992; **79:** 223–8.
2. Carlan SJ, *et al.* Outpatient oral sulindac to prevent recurrence of preterm labor. *Obstet Gynecol* 1995; **85:** 769–74.
3. Kramer WB, *et al.* A randomized double-blind study comparing the fetal effects of sulindac to terbutaline during the management of preterm labor. *Am J Obstet Gynecol* 1999; **180:** 396–401.
4. Humphrey RG, *et al.* Sulindac to prevent recurrent preterm labor: a randomized controlled trial. *Obstet Gynecol* 2001; **98:** 555–62.

制剂

BP 2010: Sulindac Tablets;
USP 33: Sulindac Tablets.

专利制剂

Austral.: Aclin; Clinoril†; ***Austria:*** Clinoril†; ***Belg.:*** Clinoril; ***Canad.:*** Apo-Sulin; Novo-Sundac; ***Cz.:*** Clinoril†; ***Denm.:*** Clinoril†; ***Fr.:*** Arthrocine; ***Gr.:*** Norilafin; Sulen; Udolac; Zirofalen; ***Hong Kong:*** Aclin; Clinoril†; ***Irl.:*** Clinoril†; ***Ital.:*** Algocetil†; Clinoril; ***Malaysia:*** Apo-Sulin†; ***Mex.:*** Atriser; Bio-Dac; Clinoril; Clison; Copal†; Kenalin†; Renidac; Sulifur; Vindacin; Zulsol; ***Norw.:*** Clinoril†; ***NZ:*** Clinoril; Daclin; ***Port.:*** Artribid†; ***Singapore:*** Apo-Sulin; ***Spain:*** Sulindal; ***Swed.:*** Clinoril; ***Thai.:*** Cenlidac; Clinoril; ***UK:*** Clinoril†; ***USA:*** Clinoril; ***Venez.:*** Clinoril†.

Superoxide Dismutase 超氧化物歧化酶

SOD; Superóxido dismutasa.

Супероксиддисмутаза

性状 超氧化物歧化酶代表一组广泛分布在自然界的水溶蛋白同源物，它们将超氧自由基催化转变成过氧化物。以金属成分各异的几种不同形式存在，含有铜或铜与锌的形式较为普遍。

Orgotein (*BAN, USAN, rINN*) 奥古蛋白

Bovine Superoxide Dismutase; Orgoteiini; Orgoteína; Orgotéine; Orgoteinum; Ormetein.

Орготеин

CAS — 9016-01-7.
ATC — M01AX14.
ATC Vet — QM01AX14.
UNII — PKE82W49VI.

性状 奥古蛋白是从牛肝中提取的超氧化物歧化酶，作为铜锌混合的螯合物。分子质量约为33000，由螯合两价金属的约4个克原子保持其紧凑的结构。

Pegorgotein (*USAN, rINN*) 培戈汀

Pegorgoteína; Pégorgotéine; Pegorgoteinum; PEG-SOD; Win-22118.

Пэгорготеин

CAS — 155773-57-2.

性状 培戈汀是一种与聚乙二醇结合以延长其作用持续时间的超氧化物歧化酶。

Sudismase (*rINN*) 超氧歧化酶

Sudismasa; Sudismasum.

Судизмаза

CAS — 110294-55-8.

性状 超氧歧化酶是一种由重组DNA技术生产的人*N*-乙酰超氧化物歧化酶，含一种铜和锌的辅基。

不良反应

报道使用奥古蛋白有过敏反应和其他超敏反应，有时致命。在奥古蛋白注射部位会发生局部反应和疼痛。

药动学

参考文献如下。

1. Tsao C, *et al.* Pharmacokinetics of recombinant human superoxide dismutase in healthy volunteers. *Clin Pharmacol Ther* 1991; **50:** 713–20.
2. Uematsu T, *et al.* Pharmacokinetics and safety of intravenous recombinant human superoxide dismutase (NK341) in healthy subjects. *Int J Clin Pharmacol Ther* 1994; **32:** 638–41.
3. Jadot G, *et al.* Clinical pharmacokinetics and delivery of bovine superoxide dismutase. *Clin Pharmacokinet* 1995; **28:** 17–25.
4. Rosenfeld WN, *et al.* Safety and pharmacokinetics of recombinant human superoxide dismutase administered intrathecally to premature neonates with respiratory distress syndrome. *Pediatrics* 1996; **97:** 811–17.
5. Davis JM, *et al.* Safety and pharmacokinetics of multiple doses of recombinant human CuZn superoxide dismutase administered intrathecally to premature neonates with respiratory distress syndrome. *Pediatrics* 1997; **100:** 24–30.
6. Schwedhelm E, *et al.* Clinical pharmacokinetics of antioxidants and their impact on systemic oxidative stress. *Clin Pharmacokinet* 2003; **42:** 437–59.

用途和用法

超氧化物歧化酶具有抗炎性质。奥古蛋白是一种牛源的超氧化物歧化酶，通过局部注射给药到退行性关节疾病的关节，但因超敏反应限制了其应用。它也已试用于改善放射线疗法的不良反应。已经开发由重组DNA技术获得的人超氧化物歧化酶形式。

对于超氧化物歧化酶在不同情况下清除自由基的性质，包括对婴儿支气管肺发育不良的预防作用，也在研究之中。

支气管肺发育不良 使用超氧歧化酶治疗早产婴儿呼吸窘迫综合征，第一个月中并未阻止支气管肺发育不良

(第1433页) 的发展[1]。但是，被治疗的婴儿随后显示在第一年内严重呼吸疾病的发病率和入院率较低，提示减轻了慢性肺损伤。在需要插管和换气时，抗氧化剂可以按每 48h 5mg/kg 的剂量由气管内给药。一篇系统性综述[2]没能作出超氧化物歧化酶对防止慢性肺病功效的肯定结论。

1. Davis JM, *et al.* Pulmonary outcome at 1 year corrected age in premature infants treated at birth with recombinant human CuZn superoxide dismutase. *Pediatrics* 2003; **111:** 469–76.
2. Suresh GK, *et al.* Superoxide dismutase for preventing chronic lung disease in mechanically ventilated preterm infants. Available in The Cochrane Database of Systematic Reviews; Issue 1. Chichester: John Wiley; 2001 (accessed 09/05/05).

颅脑损伤 发现培戈叮对严重颅脑损伤的患者在改善神经效果或减少死亡率方面比安慰剂的功效略好[1]。

1. Young B, *et al.* Effects of pegorgotein on neurologic outcome of patients with severe head injury: a multicenter, randomized controlled trial. *JAMA* 1996; **276:** 538–43.

运动神经元疾病 一小部分有家族肌萎缩侧索硬化（见第2321页**运动神经元疾病**项下）的患者已显示出铜-锌超氧化物歧化酶编码基因的突变，但突变的患者是否应给予超氧化物歧化酶补充尚无一致意见[1]。

1. Orrell RW, deBelleroche JS. Superoxide dismutase and ALS. *Lancet* 1994; **344:** 1651–2.

放射线疗法 虽然某些研究[1,2]指出，奥古蛋白能够改善膀胱肿瘤放射线治疗的不良反应，另一项研究[3]却因难以接受的超敏反应和明显无效而提前终止了。

1. Sanchiz F, *et al.* Prevention of radioinduced cystitis by orgotein: a randomized study. *Anticancer Res* 1996; **16:** 2025–8.
2. Valencia J, *et al.* The efficacy of orgotein in the treatment of acute toxicity due to radiotherapy on head and neck tumors. *Tumori* 2002; **88:** 385–9.
3. Nielsen OS, *et al.* Orgotein in radiation treatment of bladder cancer: a report on allergic reactions and lack of radioprotective effect. *Acta Oncol* 1987; **26:** 101–4.

制剂

专利制剂

Spain: Ontosein†.

多组分制剂 ***Arg.:*** Vitix; ***Indon.:*** Glisodin; nutrivision; ***Ital.:*** LegalonPlus; ***Mex.:*** Avitil; Sodimel.

Suprofen (*BAN*, *USAN*, *rINN*) 舒洛芬

R-25061; Suprofeeni; Suproféne; Suprofeno; Suprofenum; Sutoprofen. 2-[4-(2-Thenoyl)phenyl]propionic acid.

Супрофен

$C_{14}H_{12}O_3S = 260.3.$

CAS — 40828-46-4.

ATC — M01AE07.

ATC Vet — QM01AE07.

UNII — 988GU2F9PE.

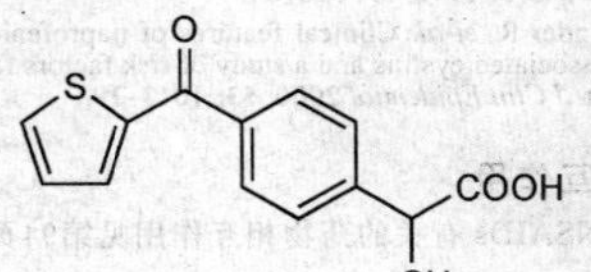

Pharmacopoeias. In *US.*

USP 33 (Suprofen) 白色至米色粉末、无臭或有微臭。略溶于水。

简介

舒洛芬是一种 NSAID（第92页）。1%舒洛芬可作为滴眼液用于抑制眼部手术时可能发生的瞳孔缩小。

它曾经口服用于轻中度疼痛、骨关节炎和类风湿关节炎，但在不良肾反应的报道后，其口服剂型的销售在世界范围内被停止。

制剂

USP 33: Suprofen Ophthalmic Solution.

专利制剂

USA: Profenal†.

Suxibuzone (*BAN*, *rINN*) 琥布宗

Suksibutsoni; Suksibuzonas; Suxibuzon; Suxibuzona; Suxibuzonum; Szuxibuzon. 4-Butyl-4-hydroxymethyl-1,2-diphenylpyrazolidine-3,5-dione hydrogen succinate (ester).

Суксибузон

$C_{24}H_{26}N_2O_6 = 438.5.$

CAS — 27470-51-5.

ATC — M02AA22.

ATC Vet — QM01AA90; QM02AA22.

UNII — 86TDZ5WP2B.

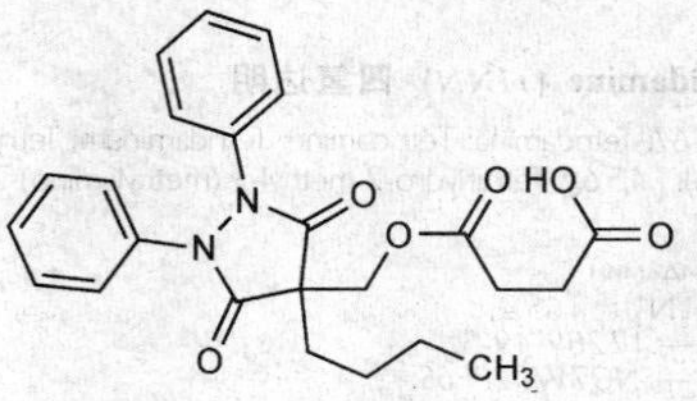

Pharmacopoeias. In *Eur.* (see p.vii).

Ph. Eur. 6. 8 (Suxibuzone) 白色或类白色结晶性粉末。几乎不溶于水；溶于乙醇；易溶于丙酮；几乎不溶于环己烷。

简介

琥布宗是保泰松（第110页）的衍生物，是一种 NSAID（第92页），已经以约 7%的浓度局部用于肌肉骨骼和关节疾病。对口服后的安全性和毒性的关注已导致琥布宗从许多国家市场撤回。

制剂

专利制剂

Spain: Danilon.

Tapentadol (*USAN*, *rINN*) 他戊哚

BN-200; CG-5503; Tapentadolum. 3-[(1*R*,2*R*)-3-(Dimethylamino)-1-ethyl-2-methylpropyl]phenol.

Тапентадол

$C_{14}H_{23}NO = 221.3.$

CAS — 175591-23-8.

ATC — N02AX06.

ATC Vet — QN02AX06.

UNII — H8A007M585.

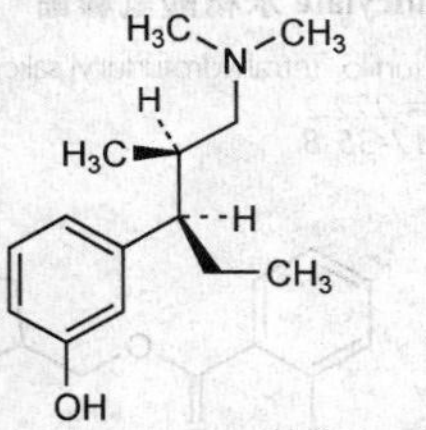

Tapentadol Hydrochloride (*rINNM*) 盐酸他戊哚

Hidrocloruro de tapentadol; Tapentadol, Chlorhydrate de; Tapentadoli Hydrochloridum.

Тапентадола Гидрохлорид

$C_{14}H_{23}NO,HCl = 257.8.$

CAS — 175591-09-0.

ATC — N02AX06.

ATC Vet — QN02AX06.

UNII — 71204KII53.

依赖性和戒断症状

参见阿片类镇痛药，第96页。

不良反应、处置和注意事项

参见阿片类镇痛药，第97页。

药物相互作用

与阿片类镇痛药有关的药物相互作用见第98页。

药动学

他戊哚的首过代谢较强，平均绝对生物利用度约为 32%。在体内广泛分布，血浆蛋白结合率约为 20%。他戊哚主要通过葡萄苷酸化代谢，也有少部分在结合前经细胞色素 P450 同工酶 CYP2C9、CYP2C19 和 CYP2D6 代谢。其代谢产物无镇痛作用。口服后有 70%的药物以结合形式从尿液排出，3%以原形排出。口服的末端半衰期约为 4h。

用途和用法

他戊哚作为一种阿片类镇痛药（第98页），是阿片 μ 受体激动药，同时也是一种去甲肾上腺素再摄取的抑制药。用于治疗中度至重度的急性疼痛，以盐酸盐的形式口服，用碱基的形式表示其剂量：58.2mg 的盐酸他戊哚约等于 50mg 他戊哚。根据疼痛的强度每 4～6h 给 50mg、75mg 或 100mg。首日，如果疼痛的缓解不明显，则可在首次给药后的 1h 后再给第二个剂量；接下去的剂量根据药效调整，每 4～6h 给药 1 次，首日的最大总量为 700mg，以后每日为 600mg。

肝损伤患者的用法见下文。

1. Hale M, *et al.* Tolerability of tapentadol immediate release in patients with lower back pain or osteoarthritis of the hip or knee over 90 days: a randomized, double-blind study. *Curr Med Res Opin* 2009; **25:** 1095–1104.
2. Hartrick C, *et al.* Efficacy and tolerability of tapentadol immediate release and oxycodone HCl immediate release in patients awaiting primary joint replacement surgery for end-stage joint disease: a 10-day, phase III, randomized, double-blind, active- and placebo-controlled study. *Clin Ther* 2009; **31:** 260–71.
3. Daniels S, *et al.* A randomized, double-blind, placebo-controlled phase 3 study of the relative efficacy and tolerability of tapentadol IR and oxycodone IR for acute pain. *Curr Med Res Opin* 2009; **25:** 1551–61.
4. Wade WE, Spruill WJ. Tapentadol hydrochloride: a centrally acting oral analgesic. *Clin Ther* 2009; **31:** 2804–18.

在肝损伤中的用法 盐酸他戊哚应慎用于中度肝损伤的患者；口服他戊哚的首次剂量为 50mg，间隔不应小于 8h（24h 内最多给 3 次）。因此，应根据耐受性来调整给药间隔以维持镇痛效果。

严重肝损伤的患者使用他戊哚还未研究。

制剂

专利制剂

USA: Nucynta.

Tenoxicam (*BAN*, *USAN*, *rINN*) 替诺昔康

Ro-12-0068; Ro-12-0068/000; Tenoksikaami; Tenoksikam; Tenoksikamas; Ténoxicam; Tenoxicamum; Tenoxikám; Tenoxikam. 4-Hydroxy-2-methyl-*N*-(2-pyridyl)-2*H*-thieno[2,3-e][1,2]thiazine-3-carboxamide 1,1-dioxide.

Теноксикам

$C_{13}H_{11}N_3O_4S_2 = 337.4.$

CAS — 59804-37-4.

ATC — M01AC02.

ATC Vet — QM01AC02.

UNII — Z1R9N0A399.

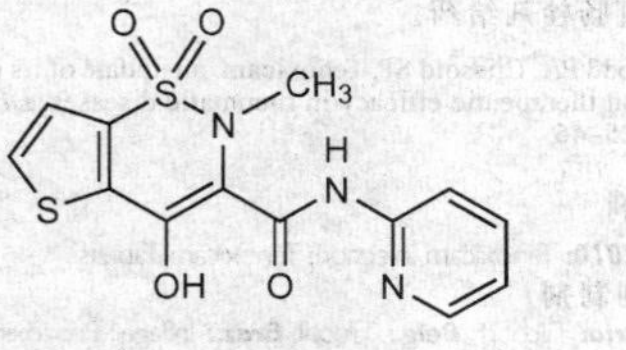

Pharmacopoeias. In *Eur.* (see p.vii).

Ph. Eur. 6. 8 (Tenoxicam) 一种黄色、多晶型、结晶性粉末。几乎不溶于水；极微溶于无水乙醇；略溶于二氯甲烷；溶于酸性和碱性溶液。避光。

稳定性 在 5%葡萄糖注射液中，0.02%替诺昔康和 0.5%头孢他啶（钠盐形式）的混合物在玻璃容器中 25℃下储存 120h 都是稳定的[1]；在 PVC 袋中，25℃下可储存至 72h，4℃下可储存至 144h。

1. Wang D-P, *et al.* Compatibility and stability of ceftazidime sodium and tenoxicam in 5% dextrose injection. *Am J Health-Syst Pharm* 2004; **61:** 1924–7.

不良反应、处置和注意事项

参见第92页 **NSAIDs** 项下。

不良反应发生率 与替诺昔康有关的不良反应已有综述[1]。多数的不良反应与胃肠道（11.4%）、神经系统（2.8%）或皮肤（2.5%）有关。

包括恶心、呕吐（14.7%）及厌食（2.3%）的胃肠道紊乱、手术部位出血（4.3%）、伤口感染（2.7%）、眩晕（5.7%）和头痛（10.7%），是一项围手术期口服和静脉给予替诺昔康的 1001 名患者的安慰剂-对照研究中所报道的最常见的不良反应[2]。然而，值得注意的是，在安慰剂组中，眩晕、恶心和呕吐的发生率更高，两组的厌食发生率无明显差异。

1. Todd PA, Clissold SP. Tenoxicam: an update of its pharmacology and therapeutic efficacy in rheumatic diseases. *Drugs* 1991; **41:** 625–46.
2. Merry AF, *et al.* Clinical tolerability of perioperative tenoxicam in 1001 patients—a prospective, controlled, double-blind, multicentre study. *Pain* 2004; **111:** 313–22.

对肾脏的影响 替诺昔康对肾功能影响的综述[1]结论为，替诺昔康可以以正常推荐剂量给予老年人或者那些尚未处于肾衰竭高危情况的或正在接受潜在危害肾的治疗的轻中度肾损伤患者。接受替诺昔康的 67063 名患者

（包括 17005 名超过 65 岁的患者）的制药商的数据库[1]资料表明，有 45 例与泌尿系统功能有关的不良事项，在 7 个事项中有严重描述。不良事项在老年和非老年患者中的流行相似，最普通的反应为排尿困难和肾疼痛。

1. Heintz RCA. Tenoxicam and renal function. *Drug Safety* 1995; **12:** 110–19.

对肝脏的影响 一份与使用替诺昔康有关的急性肝炎报道[1]。

1. Sungur C, *et al.* Acute hepatitis caused by tenoxicam. *Ann Pharmacother* 1994; **28:** 1309.

对皮肤的影响 一份与替诺昔康有关的 3 例中毒性表皮坏死松解症（Lyell 综合征）病例的报道[1]。

皮肤病学效应的总的发生率见上文。

1. Chosidow O, *et al.* Toxidermies sévères au ténoxicam (Tilcotil®). *Ann Dermatol Venereol* 1991; **118:** 903–4.

药物相互作用

与 NSAIDs 有关的药物相互作用见第94页。

药动学

替诺昔康口服后容易吸收，血浆浓度在禁食受试者中约 2h 内达到峰值，当替诺昔康在进食者中给药时，可延长至约 6h，但吸收程度不受影响。肌内注射后吸收迅速。替诺昔康超过 99%与蛋白结合，并渗透到滑液中。血浆消除半衰期为 42～81h，每天给药，在 10～15 天内达到稳态血药浓度。替诺昔康完全代谢为非活性代谢物，主要在尿中排出，胆汁排泄一些代谢物的葡糖苷酸结合物。

1. Nilsen OG. Clinical pharmacokinetics of tenoxicam. *Clin Pharmacokinet* 1994; **26:** 16–43.
2. Guentert TW, *et al.* Relative bioavailability of oral dosage forms of tenoxicam. *Arzneimittelforschung* 1994; **44:** 1051–4.
3. Nilsen OG, *et al.* Single- and multiple-dose pharmacokinetics, kidney tolerability and plasma protein binding of tenoxicam in renally impaired patients and healthy volunteers. *Pharmacol Toxicol* 2001; **89:** 265–72.

用途和用法

替诺昔康是吡罗昔康（第112页）的类似物，是一种 NSAID（第94页）。它用于如骨关节炎和类风湿关节炎等肌肉骨骼和关节疾病症状的处置，也用于软组织损伤的短期治疗。替诺昔康口服每日单剂量通常为 20mg。急性肌肉骨骼疾病通常治疗达到 7 天有效，但在严重的情况下，给药极限可达 14 天。由肌内注射或静脉注射的剂量与口服相似，开始治疗 1～2 天。替诺昔康也已以直肠栓剂给药。

1. Todd PA, Clissold SP. Tenoxicam: an update of its pharmacology and therapeutic efficacy in rheumatic diseases. *Drugs* 1991; **41:** 625–46.

制剂

BP 2010: Tenoxicam Injection; Tenoxicam Tablets.

专利制剂

Austria: Tilcotil†; ***Belg.:*** Tilcotil; ***Braz.:*** Inflagel; Prodoxican; Teflan; Tenobio†; Tenocam†; Tenotec; Tenoxen†; Tilatil; Tilonax; Tiloxican†; Titenil†; ***Chile:*** Bioflam; Mitrotil; Recaflex; Tilcotil; ***Denm.:*** Tilcotil; ***Fin.:*** Tilcotil†; ***Fr.:*** Tilcotil; ***Gr.:*** Admiral; Algin-Vek; Amcinafal; Ampirovix; Artroxicam; Aspagin; Biodruff; Docticam; Dranat; Hobaticam; Indo-bros; Istotosal; Liaderyl; Neo-adlibamin; Neo-antiperstam; Neo-endusix; Octiveran; Oxytel; Palitenox; Ponsolit; Portonal; Redac; Soral; Tenox; Tentepanil; Tilcitin; Toscacalm; Velasor; Voir; Zibelant; ***Hong Kong:*** Seftil†; Tenox; Tilcotil†; ***Hung.:*** Tilcotil; ***India:*** Tobitil; ***Indon.:*** Artricom; Meditil†; Notritis; Oxaflam; Pilopil; Thenil; Tilarco; Tilcotil; Tilflam; Xotilon; ***Irl.:*** Mobiflex†; ***Ital.:*** Bart; Dolmen; Rexalgan; Tilcotil; ***Jpn:*** Tilcotil; ***Malaysia:*** Nadamen†; Seftil; Sinoral†; Tilcotil; ***Mex.:*** Tilcotil†; ***Neth.:*** Tilcotil†; ***NZ:*** Tilcotil; ***Philipp.:*** Rheuflex; Tilcotil; ***Port.:*** Bioreucam†; Calibral†; Doxican; Tenalgin; Tilcotil; ***S.Afr.:*** Tilcotil†; Tobitil†; ***Singapore:*** Nadamen; ***Spain:*** Artriunic†; Reutenox; ***Swed.:*** Alganex; ***Switz.:*** Tilcotil; ***Thai.:*** Memzotil; Seftil; Sinoral; Teconam; Tenax; Tenocam; Tenogesic; Tenox; Tenoxil; Tenxil; Tilcotil; Tilnoxcam; Tonox; ***Turk.:*** Nobateks; Oksamen; Tenoksan; Tenoktil; Tenox; Tilcotil; Tilko; VienOks; Zikaral; ***UK:*** Mobiflex; ***Venez.:*** Rodix; Tecam†; Tenoxin; Tilcotil†.

Tepoxalin (*USAN*, *rINN*) 替泊沙林

ORF-20485; RWJ-20485; Tepoksaliini; Tepoxalina; Tépoxaline; Tepoxalinum. 5-(*p*-Chlorophenyl)-1-(*p*-methoxyphenyl)-*N*-methylpyrazole-3-propionohydroxamic acid.

Тепоксалин

$C_{20}H_{20}ClN_3O_3$ = 385.8.

CAS — 103475-41-8.

ATC Vet — QM01AE92.

UNII — TZ4OX61974.

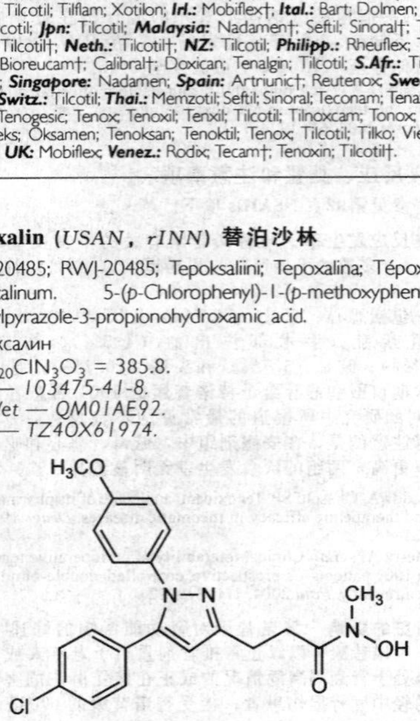

简介

替泊沙林是一种丙酸的衍生物，属于 NSAID（第92页），作为兽药治疗犬类的炎症和疼痛。

Tetridamine (*rINN*) 四氢达明

POLI-67; Tetridamina; Tétridamine; Tetridaminum; Tetrydamine (*USAN*). 4,5,6,7-Tetrahydro-2-methyl-3-(methylamino)-2*H*-indazole.

Тетридамин

$C_9H_{15}N_3$ = 165.2.

CAS — 17289-49-5.

UNII — NQ7W02PF6S.

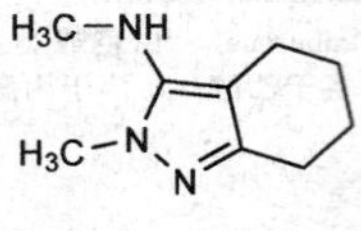

简介

四氢达明是一种 NSAID（第92页），已以马来酸盐形式作为灌洗液治疗阴道炎。

在 1991 年 1 月至 2003 年 12 月期间，Spanish Poison Control Center 共收到 77 例有关含四氢达明的阴道栓剂被吞服的报道，主要是由于误服[1]。这其中，60 名患者无症状，其余的出现的常见症状为呕吐（5）、上腹痛（4）、烧心或食管刺激（4）、眩晕（4）及恶心（3）。临床程度多为良性，但也有 1 名患者服用 4g 试图自杀后而出现昏迷。无死亡发生。

1. Ballesteros S, *et al.* Oral tetridamine exposures. *Clin Toxicol* 2009; **47:** 150–2.

制剂

专利制剂

Ital.: Deb; ***Spain:*** Fomene.

Thurfyl Salicylate 水杨酸氢糠酯

Salicilato de turfilo. Tetrahydrofurfuryl salicylate.

$C_{12}H_{14}O_4$ = 222.2.

CAS — 2217-35-8.

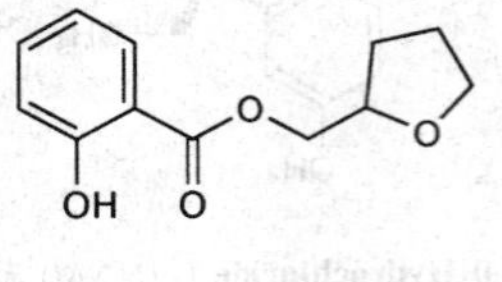

简介

水杨酸氢糠酯是一种水杨酸衍生物，与水杨酸甲酯（第82页）类似，以达到 14%浓度的局部发赤药制剂用于治疗肌肉骨骼、关节、关节周围和软组织疾病。

制剂

多组分制剂 ***Austral.:*** Biosal Arthritis†; ***Belg.:*** Transvane; ***Irl.:*** Transvasin; ***UK:*** Transvasin Heat Rub.

Tiaprofenic Acid (*BAN*, *rINN*) 噻洛芬酸

Acide tiaprofénique; Ácido tiaprofénico; Acidum tiaprofenicum; FC-3001; Kyselina tiaprofenová; RU-15060; Tiaprofeenihappo; Tiaprofenik Asit; Tiaprofeno rūgštis; Tiaprofensyra. 2-(5-Benzoyl-2-thienyl)propionic acid.

Тиапрофеновая Кислота

$C_{14}H_{12}O_3S$ = 260.3.

CAS — 33005-95-7.

ATC — M01AE11.

ATC Vet — QM01AE11.

UNII — ILS1T6R34C.

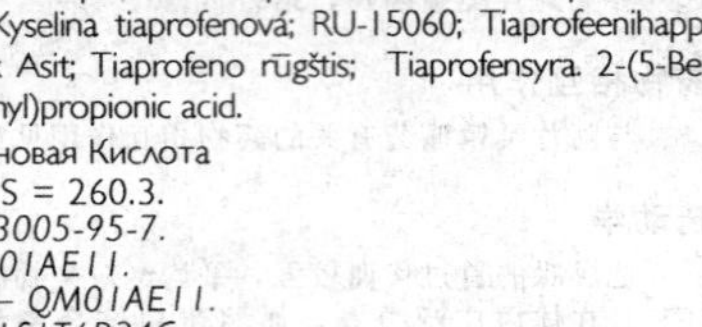

Pharmacopoeias. In *Eur.* (see p.vii).

Ph. Eur. 6.8（Tiaprofenic Acid） 一种白色或几乎白色、结晶性粉末。几乎不溶于水；易溶于乙醇、丙酮和二氯甲烷。避光。

不良反应、处置和注意事项

参见第92页 **NSAIDs**。

噻洛芬酸可能导致膀胱炎、膀胱刺激和其他泌尿道症状（见下文）。它不应该给予有活动性泌尿道疾病或前列腺疾病或复发性泌尿道病史的患者。如果发生泌尿道症状给药应该立即停止并进行验尿与尿培养。

噻洛芬酸禁用于严重肝或肾损伤的患者。

哺乳 虽然噻洛芬酸分布于母乳中，但 *BNF 59* 认为其总量太少不足以危害母乳喂养的婴儿。注册药品信息也说明通过乳汁而暴露于噻洛芬酸不可能有明显的药理作用；然而，它也建议如果有必要，应停止治疗或停止哺乳。

对泌尿道的影响 膀胱炎和膀胱刺激与使用噻洛芬酸有关[1～6]。1994 年 8 月，英国 CSM 声明[4]，自从噻洛芬酸于 1982 年在英国初次投入使用以来，他们收到了与噻洛芬酸有关的 69 份膀胱炎和其他 32 份包括尿频、排尿困难和尿血等尿路病症的报告，而其他 NSAIDs 联合使用仅有 8 份膀胱炎病例报告。WHO[7]收到的自发分析报告进一步证实，膀胱炎通常与噻洛芬酸比与其他 NSAIDs 更相关。Australian Adverse Drug Reactions Advisory Committee 收到类似的报告[3]。自 1994 年发出警告以来，CSM[8]收到了另外 74 份膀胱炎病例，但其中大多数是在发出警告之前发生的。患者的治疗持续时间差别甚大。大多数患者在撤销噻洛芬酸后得到恢复。

CSM 推荐，有泌尿道疾病的患者不应给予噻洛芬酸，而且产生了泌尿道症状的患者应该停药。应该劝告患者，倘若出现如尿频、夜尿症、尿急和排尿疼痛等症状，或者尿中有血，则应该停用噻洛芬酸并咨询医生。老年患者或许危险会增加[9]。

1. Ahmed M, Davison OW. Severe cystitis associated with tiaprofenic acid. *BMJ* 1991; **303:** 1376.
2. O'Neill GFA. Tiaprofenic acid as a cause of non-bacterial cystitis. *Med J Aust* 1994; **160:** 123–5.
3. Australian Adverse Drug Reactions Advisory Committee (ADRAC). Update on tiaprofenic acid and urinary symptoms. *Aust Adverse Drug React Bull* 1994; **13:** 6.
4. CSM/MCA. Severe cystitis with tiaprofenic acid (Surgam). *Current Problems* 1994; **20:** 11.
5. Harrison WJ, *et al.* Adverse reactions to tiaprofenic acid mimicking interstitial cystitis. *BMJ* 1994; **309:** 574.
6. Mayall FG, *et al.* Cystitis and ureteric obstruction in patients taking tiaprofenic acid. *BMJ* 1994: **309:** 599.
7. The ADR Signals Analysis Project (ASAP) Team. How does cystitis affect a comparative risk profile of tiaprofenic acid with other non-steroidal antiinflammatory drugs? An international study based on spontaneous reports and drug usage data. *Pharmacol Toxicol* 1997; **80:** 211–17.
8. Crawford MLA, *et al.* Severe cystitis associated with tiaprofenic acid. *Br J Urol* 1997; **79:** 578–84.
9. Buchbinder R, *et al.* Clinical features of tiaprofenic acid (surgam) associated cystitis and a study of risk factors for its development. *J Clin Epidemiol* 2000; **53:** 1013–19.

药物相互作用

与 NSAIDs 有关的药物相互作用见第94页。

药动学

噻洛芬酸口服后由胃肠道吸收，约在 1.5h 内血浆浓度达到峰值。它具有约 2h 的短消除半衰期，与血浆蛋白高度结合（约 98%）。噻洛芬酸及其代谢物的排泄主要是以酰基葡糖苷酸形式从尿中排出，某些排泄在胆汁中。噻洛芬酸可透过胎盘，并可分布到乳汁中。

1. Davies NM. Clinical pharmacokinetics of tiaprofenic acid and its enantiomers. *Clin Pharmacokinet* 1996; **31:** 331–47.

用途和用法

噻洛芬酸为丙酸衍生物，是一种 NSAID（第94页）。它用于肌肉骨骼和关节疾病（如强直性脊柱炎、骨关节炎与类风湿关节炎）、关节周围疾病（如纤维组织炎与囊炎）以及软组织疾病（如扭伤与拉伤）中，缓解疼痛和炎症。口服常用剂量为每日 600mg，分 2 次或 3 次。在心、肝、肾损伤的患者中，注册药品信息建议药物剂量应减至 200mg，每日 2 次。或者给予缓释制剂每日 1 次。噻洛芬酸也已采用直肠给药。在紧急情况时，以氨丁三醇盐进行肌内注射给药。

1. Plosker GL, Wagstaff AJ. Tiaprofenic acid: a reappraisal of its pharmacological properties and use in the management of rheumatic diseases. *Drugs* 1995; **50:** 1050–75.

在肝损伤或肾损伤中的用法 噻洛芬酸禁用于严重的肝或肾损伤患者；对于较中度损伤患者使用的剂量的详情，见上文的**用途和用法**项下。

制剂

专利制剂

Austral.: Surgam; ***Canad.:*** Surgam†; ***Cz.:*** Surgam; Thialgin; ***Denm.:*** Surgamyl; ***Fin.:*** Surgamyl; ***Fr.:*** Flanid; Surgam; ***Ger.:*** Surgam; ***Gr.:*** Surgam; ***Hung.:*** Surgam; ***Irl.:*** Surgam†; ***Ital.:*** Surgamyl; Tiaprofen†; ***Mex.:*** Surgam; ***Neth.:*** Surgam; ***NZ:*** Surgam; ***Pol.:*** Surgam; ***Port.:*** Surgam; ***S.Afr.:*** Surgam†; ***Thai.:*** Fengam†; ***Turk.:*** Surgam; ***UK:*** Surgam; ***Venez.:*** Torpas.

Tiaramide Hydrochloride (*BANM*, *USAN*, *rINNM*) 盐酸噻拉米特

Hidrocloruro de tiaramida; NTA-194; Tiaperamide Hydrochloride; Tiaramide, Chlorhydrate de; Tiaramidi Hydrochloridum. 5-Chloro-3-{2-[4-(2-hydroxyethyl)piperazin-1-yl]-2-oxoethyl}benzothiazolin-2-one hydrochloride.

Тиарамида Гидрохлорид

$C_{15}H_{18}ClN_3O_3S,HCl = 392.3.$

CAS — 32527-55-2 (tiaramide); 35941-71-0 (tiaramide hydrochloride).

UNII — ITY1616X9T.

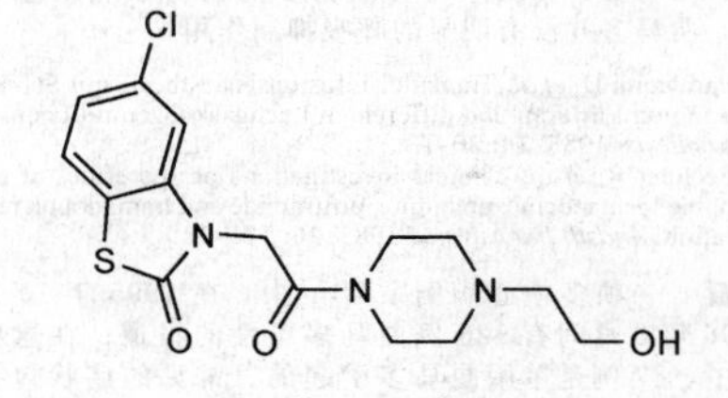

(tiaramide)

Pharmacopoeias. In *Jpn.*

简介

盐酸噻拉米特是一种 NSAID（第92页），以口服用于减轻疼痛和炎症。与100mg碱基等量的药量可每日3次给予。

制剂

专利制剂

Jpn: Solantal.

Tilidine Hydrochloride (*USAN*, *pINNM*) 盐酸替立定

Gö 1261-C; Hidrocloruro de tilidina; Tilidate Hydrochloride (*BANM*); Tilidiinihydrokloridihemihydraatti; Tilidine, Chlorhydrate de; Tilidine (chlorhydrate de) hémihydraté; Tilidin-hydrochlorid hemihydrát; Tilidinhydroklorid hemihydrat; Tilidini Hydrochloridum; Tilidini hydrochloridum hemihydricum; Tilidino hidrochloridas hemihidratas; W-5759A. (±)-Ethyl *trans*-2-dimethylamino-1-phenylcyclohex-3-ene-1-carboxylate hydrochloride hemihydrate.

Тилидина Гидрохлорид

$C_{17}H_{23}NO_2,HCl,½H_2O = 318.8.$

CAS — 20380-58-9 (tilidine); 27107-79-5 (anhydrous tilidine hydrochloride); 24357-97-9 (anhydrous +-trans-tilidine hydrochloride).

ATC — N02AX01.

ATC Vet — QN02AX01.

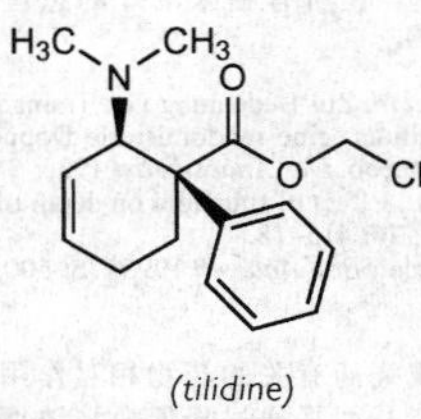

(tilidine)

Pharmacopoeias. In *Eur.* (see p.vii).

Ph. Eur. 6.8 (Tilidine Hydrochloride Hemihydrate) 一种白色或几乎白色结晶性粉末。可加入适当的抗氧化剂。易溶于水和乙醇；极易溶于二氯甲烷。避光。

依赖性和戒断症状

参见第96页**阿片类镇痛药**。

不良反应、处置和注意事项

参见第97页**阿片类镇痛药**。

过量 一名28岁妇女在过量服用替立定和纳洛酮复方制剂后出现发绀、呼吸抑制和癫痫[1]。作者评论，制剂中为防止滥用的纳洛酮的量在严重过量后不足以防止呼吸抑制。

1. Regenthal R, *et al.* Poisoning with tilidine and naloxone: toxicokinetic and clinical observations. *Hum Exp Toxicol* 1998; **17:** 593–7.

卟啉病 替立定与卟啉病的急性发作有关，认为对卟啉病患者是不安全的。

药物相互作用

与阿片类镇痛药有关的药物相互作用见第98页。

药动学

替立定由胃肠道吸收。它主要以降替立定（nortilidate）和双降替立定（bisnortilidate）代谢物在尿中代谢和排泄。降替立定起到替立定的镇痛作用。

1. Vollmer K-O, *et al.* Pharmacokinetics of tilidine and metabolites in man. *Arzneimittelforschung* 1989; **39:** 1283–8.
2. Seiler K-U, *et al.* Pharmacokinetics of tilidine in terminal renal failure. *J Clin Pharmacol* 2001; **41:** 79–84.
3. Hajda JP, *et al.* Sequential first-pass metabolism of nortilidine: the active metabolite of the synthetic opioid drug tilidine. *J Clin Pharmacol* 2002; **42:** 1257–61.
4. Brennscheidt U, *et al.* Pharmacokinetics of tilidine and naloxone in patients with severe hepatic impairment. *Arzneimittelforschung* 2007; **57:** 106–11.

用途和用法

盐酸替立定是一种阿片类镇痛药（第98页）。它用于控制中度至重度疼痛。

盐酸替立定的常用口服剂量可大至50mg，每日4次。替立定也可以栓剂给药或静脉、肌内或皮下注射给药。替立定也已以磷酸盐用于缓释片剂。在某些国家中，为制止药物滥用，采用与盐酸纳洛酮一起的盐酸替立定复方口服制剂。

制剂

专利制剂

Belg.: Tinalox; Valtran; ***Cz.:*** Valoron†; ***Ger.:*** Andolor; Celldolor; Findol N†; Nalidin; Tili Comp; Tili-Puren; Tili†; Tilicomp; Tilidalor†; Tilidin comp; Tilidin N; Tilidin plus; Tilidin-saar; Tilidura†; Tilimerck†; Tilnalox; Valoron N; ***S.Afr.:*** Valoron; ***Switz.:*** Valoron.

Tolfenamic Acid (*BAN*, *rINN*) 托芬那酸

Acide Tolfénamique; Ácido tolfenámico; Acidum tolfenamicum; Kyselina tolfenamová; Tolfenaamihappo; Tolfenaminsav; Tolfenamo rūgštis; Tolfenamsyra. *N*-(3-Chloro-*o*-tolyl)anthranilic acid.

Толфенамовая Кислота

$C_{14}H_{12}ClNO_2 = 261.7.$

CAS — 13710-19-5.

ATC — M01AG02.

ATC Vet — QM01AG02.

UNII — 3G943U18KM.

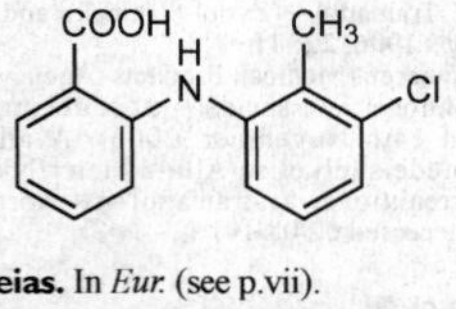

Pharmacopoeias. In *Eur.* (see p.vii).

Ph. Eur. 6.8 (Tolfenamic Acid) 一种白色或浅黄色结晶性粉末。几乎不溶于水；略溶于无水乙醇和二氯甲烷；溶于二甲基甲酰胺；溶于碱性稀溶液中。避光。

不良反应、处置和注意事项

参见第92页 **NSAIDs**。已报道，排尿困难通常大多数在男性中，可能是由于代谢物引起尿道的局部刺激。也可发生震颤、欣快和疲劳。托芬那酸禁用于有明显的肝或肾损伤的患者。

哺乳 尽管托芬那酸可分布到乳汁，但 *BNF 59* 和注册药品信息认为乳汁中托芬那酸的量很少，对母乳喂养的婴儿几乎无损害。

对肺的影响 肺部浸润与6名用托芬那酸治疗的患者有关[1]。

1. Strömberg C, *et al.* Pulmonary infiltrations induced by tolfenamic acid. *Lancet* 1987; **ii:** 685.

药物相互作用

与 NSAIDs 有关的药物相互作用见第94页。

药动学

托芬那酸易从胃肠道吸收。口服后60～90min血浆浓度达到峰值。托芬那酸约99%与血浆蛋白结合。血浆半衰期约为2h。托芬那酸在肝中代谢，代谢物和原形药物与葡糖苷酸结合。约90%的摄入剂量在尿中排泄，其余的在粪便中排泄。托芬那酸分布在乳汁中。

用途和用法

托芬那酸是与甲芬那酸（第77页）相关的邻氨基苯甲酸衍生物，是一种 NSAID（第94页）。在偏头痛急性发作的治疗中，首次症状出现时，托芬那酸以口服200mg的常用剂量给药，若未达到满意的效应，则该剂量可在1～2h后重复一次。托芬那酸也已以100～200mg每日3次的剂量，用于减轻如痛经、类风湿关节炎或骨关节炎等疾病的轻中度疼痛。

制剂

专利制剂

Arg.: Flocur; ***Austria:*** Migea†; ***Cz.:*** Migea†; ***Denm.:*** Clotam†; Migea; ***Fin.:*** Clotam†; Migea†; ***Gr.:*** Clotam; Gantil; Migea; Polmonin; Primactam; Purfalox; Tolfamic; Turbaund; ***Neth.:*** Clotam†; Rociclyn†; ***Norw.:*** Migea; ***Pol.:*** Migea; ***UK:*** Clotam; ***Venez.:*** Clotan†.

Tolmetin Sodium (*BANM*, *USAN*, *rINNM*) 托美丁钠

McN-2559-21-98; McN-2559 (tolmetin); Natrii Tolmetinum; Tolmetina sódica; Tolmétine Sodique. Sodium (1-methyl-5-*p*-toluoylpyrrol-2-yl)acetate dihydrate.

Натрий Тольметин

$C_{15}H_{14}NNaO_3,2H_2O = 315.3.$

CAS — 26171-23-3 (tolmetin); 35711-34-3 (anhydrous tolmetin sodium); 64490-92-2 (tolmetin sodium dihydrate).

ATC — M01AB03; M02AA21.

ATC Vet — QM01AB03; QM02AA21.

UNII — 02N1TZF99F.

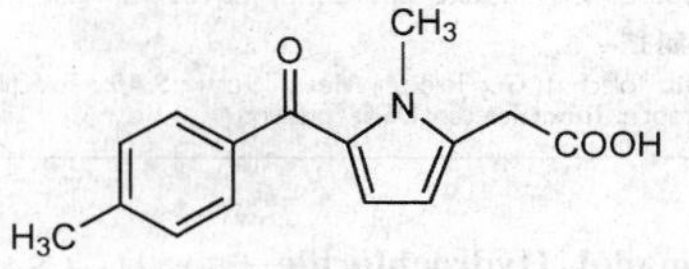

(tolmetin)

Pharmacopoeias. In *US.*

USP 33 (Tolmetin Sodium) 一种浅黄色至浅橙色结晶性粉末。易溶于水和甲醇；微溶于乙醇；极微溶于氯仿。

不良反应、处置和注意事项

参见第92页 **NSAIDs**。

哺乳 在母亲接受托美丁的母乳喂养婴儿中没有观察到不良反应，American Academy of Pediatrics 因此认为[1]，该药通常与母乳喂养相容。但是，注册药品信息建议，托美丁应当避免在哺乳母亲中使用。

1. American Academy of Pediatrics. The transfer of drugs and other chemicals into human milk. *Pediatrics* 2001; **108:** 776–89. [Retired May 2010] Correction. *ibid.*; 1029. Also available at: http://aappolicy.aappublications.org/cgi/content/full/pediatrics%3b108/3/776 (accessed 08/11/07)

对血液的影响 与托美丁有关的粒白细胞缺乏症[1]和血小板减少症[2]的病例报道。

1. Sakai J, Joseph MW. Tolmetin and agranulocytosis. *N Engl J Med* 1978; **298:** 1203.
2. Lockhart JM. Tolmetin-induced thrombocytopenia. *Arthritis Rheum* 1982; **25:** 1144–5.

对中枢神经系统的影响 见下文**超敏反应**项下。

对胃肠道的影响 据报道[1]，一名11岁儿童在躺着并未饮水时摄取托美丁之后食管受到腐蚀。

1. Palop V, *et al.* Tolmetin-induced esophageal ulceration. *Ann Pharmacother* 1997; **31:** 929.

对肾脏的影响 已报道在使用托美丁的患者中发生间质性肾炎[1]和肾病综合征[2,3]。

1. Katz SM, *et al.* Tolmetin: association with reversible renal failure and acute interstitial nephritis. *JAMA* 1981; **246:** 243–5.
2. Chatterjee GP. Nephrotic syndrome induced by tolmetin. *JAMA* 1981; **246:** 1589.
3. Tietjen DP. Recurrence and specificity of nephrotic syndrome due to tolmetin. *Am J Med* 1989; **87:** 354–5.

超敏反应 报道在摄取托美丁的患者中有过敏性休克[1]、风疹与血管性水肿[2]和无菌脑膜炎[3]等超敏反应。

1. Rossi AC, Knapp DE. Tolmetin-induced anaphylactoid reactions. *N Engl J Med* 1982; **307**: 499–500.
2. Ponte CD, Wisman R. Tolmetin-induced urticaria/angioedema. *Drug Intell Clin Pharm* 1985; **19**: 479–80.
3. Ruppert GB, Barth WF. Tolmetin-induced aseptic meningitis. *JAMA* 1981; **245**: 67–8.

药物相互作用

与 NSAIDs 有关的药物相互作用见第94页。

药动学

托美丁几乎完全被胃肠道吸收，在摄取后 60～90min 血浆浓度达到峰值。它与血浆蛋白质广泛结合（超过 99%），并有分别为 1～2h 和 5h 的两相血浆半衰期。托美丁渗透到滑液，极少量分布在乳汁中。它以一种非活性二羧酸代谢物及其葡萄糖苷酸和以含有少量原形的托美丁葡萄糖苷酸在尿中排出。

用途和用法

托美丁钠是一种 NSAID（第94页）。它用于肌肉骨骼和关节疾病，如骨关节炎和包括青少年特发性关节炎的类风湿关节炎。虽然它以钠盐形式口服，但剂量以碱基形式表达，122.5mg 托美丁钠二水合物相当于约 100mg 托美丁碱基。

治疗类风湿关节炎和骨关节炎，成人的常用起始剂量为相当于 400mg 托美丁，口服每日 3 次。1～2 周后应根据药效来调整用量。维持剂量为每日 600mg 至最大剂量 1800mg，分次服用。儿童剂量详见下文。

托美丁以游离酸形式以局部凝胶使用。

儿童用法 2 岁及以上儿童的青少年特发性关节炎的治疗，初始口服托美丁钠的量等于 20mg/kg 的托美丁，每日分 3 次或 4 次给药；维持剂量为每日 15mg/kg，最大可至 30mg/kg。

制剂

USP 33: Tolmetin Sodium Capsules; Tolmetin Sodium Tablets.

专利制剂

Austria: Tolectin†; ***Gr.:*** Tolectin; ***Mex.:*** Tolectin; ***S.Afr.:*** Tolectin†; ***Spain:*** Artrocaptin; ***Turk.:*** Tolectin; ***USA:*** Tolectin.

Tramadol Hydrochloride (*BANM, USAN, rINNM*) 盐酸曲马多

CG-315; CG-315E; Hidrocloruro de tramadol; Tramadol, chlorhydrate de; Tramadol Hidroklorür; Tramadol-hidroklorid; Tramadol-hydrochlorid; Tramadolhydroklorid; Tramadoli hydrochloridum; Tramadolihydrokloridi; Tramadolio hidrochloridas; U-26225A. (±)-*trans*-2-Dimethylaminomethyl-1-(3-methoxyphenyl)cyclohexanol hydrochloride.

Трамадола Гидрохлорид

$C_{16}H_{25}NO_2$,HCl = 299.8.

CAS — 27203-92-5 (tramadol); 22204-88-2 (tramadol hydrochloride); 36282-47-0 (tramadol hydrochloride).

ATC — N02AX02.

ATC Vet — QN02AX02.

UNII — 9N7R477WCK.

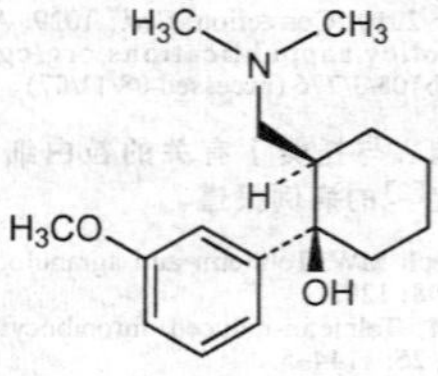

(tramadol)

Pharmacopoeias. In *Chin., Eur.* (see p.vii), and *US.*

Ph. Eur. 6. 8（Tramadol Hydrochloride） 一种白色或类白色结晶性粉末。易溶于水和甲醇；极微溶于丙酮。避光。

USP 33（Tramadol Hydrochloride） 一种白色结晶性粉末；易溶于水和甲醇；微溶于丙酮。室温 25℃下贮藏于密闭容器中，允许的温度范围为 15～30℃。

配伍禁忌 一些英国制药商声称，50mg/ml 的盐酸曲马多注射液如果与地西泮、双氯芬酸钠、氟硝西泮、硝酸甘油、吲哚美辛、咪达唑仑、吡罗昔康、保泰松和赖氨酸阿司匹林注射液混合在同一注射器内，是不相容的。一份研究[1]还发现，盐酸曲马多注射液（稀释至 400μg/ml）与阿昔洛韦和克林霉素混合在一起也是不相容的。

1. Abanmy NO, *et al.* Compatibility of tramadol hydrochloride injection with selected drugs and solutions. *Am J Health-Syst Pharm* 2005; **62**: 1299–1302.

稳定性 盐酸曲马多的口服混悬液浓度是 5mg/ml，是将混合粉碎片与草莓糖浆及 *Ora-Plus*（1：1）或 *Ora-Sweet* 及 *Ora-Plus*（1：1）混合制成，在冰箱或室温下保存至少可稳定 90 天[1]。含盐酸曲马多 7.5mg/ml 及对乙酰氨基酚 65mg/ml 口服混悬液是将复合制剂的粉碎片与上述溶剂混合制成，在类似的条件下保存至少可稳定 90 天[2]。

1. Wagner DS, *et al.* Stability of oral liquid preparations of tramadol in strawberry syrup and a sugar-free vehicle. *Am J Health-Syst Pharm* 2003; **60**: 1268–70.
2. Johnson CE, *et al.* Stability of tramadol hydrochloride–acetaminophen (Ultracet) in strawberry syrup and in a sugar-free vehicle. *Am J Health-Syst Pharm* 2004; **61**: 54–7.

依赖性和戒断症状

参见第96页**阿片类镇痛药**。

曲马多产生依赖性的潜在性可能低于吗啡。

在 2003 年，WHO 的一个专家委员会[1]认为曲马多已有的信息不能保证其在国际的监控下。动物实验表明曲马多耐受性低，有轻度的戒断症状，比可待因和喷他佐辛滥用的潜在性要低。随后，在 2006 年的综述中，该委员会[2]认为尽管曲马多的使用在增加，但持续显示其滥用的水平较低，因此没有充足的证据表明曲马多还需要进一步的回顾。

不过仍有依赖和滥用（特别是在阿片依赖的人群）以及戒断症状的报道[3~8]。英国 CSM 于 1996 年 10 月发表评论[9]，自 1994 年 6 月以来，他们收到了 5 名患者药物依赖性和 28 名患者与曲马多有关的戒断症状的报告，相当于报告比例的约六千分之一。5 名患者摄取的剂量超过了推荐的每日 400mg 的最大剂量。在这些反应发作之前治疗持续时间是 10～409 天（平均 3 个月）。报道的戒断症状一般是典型的阿片类戒断症状。瑞典 Medical Products Agency[10]最新的报告表明，在 1996～2005 年间，他们共收到 71 件与曲马多戒断症状有关的报告；治疗时间从 1 周至 3 年以上，每日剂量为 50mg～2g。

1. WHO. WHO expert committee on drug dependence: thirty-third report. *WHO Tech Rep Ser 915* 2003. Also available at: http://libdoc.who.int/trs/WHO_TRS_915.pdf (accessed 26/06/08)
2. WHO. WHO expert committee on drug dependence: thirty-fourth report. *WHO Tech Rep Ser 942* 2006. Also available at: http://libdoc.who.int/trs/WHO_TRS_942_eng.pdf (accessed 26/06/08)
3. Rodriguez Villamañan JC, *et al.* Withdrawal syndrome after long-term treatment with tramadol. *Br J Gen Pract* 2000; **50**: 406.
4. Yates WR, *et al.* Tramadol dependence with no history of substance abuse. *Am J Psychiatry* 2001; **158**: 964.
5. Brinker A, *et al.* Abuse, dependence, or withdrawal associated with tramadol. *Am J Psychiatry* 2002; **159**: 881.
6. Skipper GE, *et al.* Tramadol abuse and dependence among physicians. *JAMA* 2004; **292**: 1818–19.
7. Soyka M, *et al.* Tramadol use and dependence in chronic noncancer pain patients. *Pharmacopsychiatry* 2004; **37**: 191–2.
8. Ripamonti C, *et al.* Withdrawal syndrome after delayed tramadol intake. *Am J Psychiatry* 2004; **161**: 2326–7.
9. CSM/MCA. Tramadol—(Zydol, Tramake and Zamadol). *Current Problems* 1996; **22**: 11.
10. Läkemedelsverket (Medical Products Agency—Sweden). Utsättningsreaktioner av tramadol—ett större problem än förväntat? (issued 14th November, 2006). Available at: http://www.lakemedelsverket.se/Alla-nyheter/NYHETER-2006/Utsattningsreaktioner-av-tramadol--ett-storre-problem-an-forvantat-/ (accessed 02/08/10)

不良反应和处置

参见第97页**阿片类镇痛药**。

曲马多可能比典型的阿片产生更少的不良反应，如呼吸抑制和便秘。除了低血压之外，偶尔发生高血压。

在以往有情感障碍、自杀念头、试图自杀或滥用中枢神经系统抑制药（如酒精）和抗焦虑药的患者中，有与使用曲马多有关的死亡的报道。

对 CNS 的影响 英国 CSM 于 1995 年 2 月发表评论[1]，自 1994 年 6 月以来，他们收到了 15 名患者在摄取曲马多时有精神错乱和幻觉经历的报告。主要的反应在开始治疗后 1～7 天发生，大多数患者的反应停药即消失。评论指出，报道与曲马多有关的神经方面的反应约占所有反应的 10%。

后来于 1996 年 10 月的一个评论[2]中，CSM 指出，他们收到了 27 份惊厥和一例癫痫症恶化的报告，约相当于报告比例的七千分之一。在 5 名接受静脉注入曲马多的患者中，2 名使用的剂量大大地超过了推荐值（相当于每日 1.45g 和 4g）（也见下文的过量）。在接受口服曲马多的患者中，多数正接受其他已知会引起惊厥，包括三环类抗抑郁药和 SSRIs（选择性 5-羟色胺再摄取抑制药）的药物。在美国[3]和澳大利亚[4~6]有相似类型的报道。

已有描述在 1 名患者中因曲马多起始剂量而引起的衰弱的 CNS 介导的反应[7]。持续了近 4h 的症状，包括运动失调、瞳孔放大、四肢麻木、发抖和烦躁不安。虽然尚不知道反应的确切机制，但是认为，由于患者是一个快速代谢者，具有极高活性细胞色素 P450 同工酶 CYP2D6，高浓度的活性 *O*-脱甲基代谢物就成为原因。患者恢复后无后遗症。这可能代表 5-羟色胺综合征的一个病例，因为已知曲马多与此症状有关，特别在大剂量或与其他升高 5-羟色胺浓度的药物一起给药时[4]。

1. CSM/MCA. Tramadol (Zydol)—psychiatric reactions. *Current Problems* 1995; **21**: 2.
2. CSM/MCA. Tramadol—(Zydol, Tramake and Zamadol). *Current Problems* 1996; **22**: 11.
3. Kahn LH, *et al.* Seizures reported with tramadol. *JAMA* 1997; **278**: 1661.
4. Adverse Drug Reactions Advisory Committee (ADRAC). Tramadol—four years experience. *Aust Adverse Drug React Bull* 2003; 22: 1–2. Also available at: http://www.tga.health.gov.au/adr/aadrb/aadr0302.pdf (accessed 26/06/08)
5. Labate A, *et al.* Tramadol and new-onset seizures. *Med J Aust* 2005; **182**: 42–3.
6. Boyd IW. Tramadol and seizures. *Med J Aust* 2005; **182**: 595–6.
7. Gleason PP, *et al.* Debilitating reaction following the initial dose of tramadol. *Ann Pharmacother* 1997; **31**: 1150–2.

对呼吸系统的影响 已有报道曲马多输注麻醉后的呼吸抑制[1]，虽然在一份术后研究[2]中，当吗啡、喷他佐辛、哌替啶、哌腈米特和曲马多的同等镇痛剂量比较时，曲马多并没有明显的呼吸抑制作用。

1. Paravicini D, *et al.* Tramadol-infusionsanaesthesie mit Substitution von Enfluran und differenten Lachgaskonzentrationen. *Anaesthesist* 1985; **34**: 20–7.
2. Fechner R, *et al.* Clinical investigations on the effect of morphine, pentazocine, pethidine, piritramide and tramadol on respiration. *Anasth Intensivmed* 1985; **26**: 126–32.

过量 一项多中心病例系列[1]中，在 1995 年 10 月至 1996 年 8 月间有 126 例曲马多毒性的报道；在这些病例中，87 例是单用曲马多引起的。常见的症状包括嗜睡、恶心、心跳过速及焦虑，也可见癫痫。只在 2 名患者出现呼吸抑制。曲马多对单胺再摄取的抑制作用而不是阿片类作用导致了它大多数的毒性反应。最近也有相似类型毒性反应的报道[2]。在 1999 年 1 月至 2001 年 7 月间单用曲马多的 190 例报道中，过量的主要症状是中枢神经系统抑制、恶心、呕吐、心跳过速及癫痫。再次呼吸抑制的发生率很低，只有 1 例。

1. Spiller HA, *et al.* Prospective multicenter evaluation of tramadol exposure. *J Toxicol Clin Toxicol* 1997; **35**: 361–4.
2. Marquardt KA, *et al.* Tramadol exposures reported to statewide poison control system. *Ann Pharmacother* 2005; **39**: 1039–44.

注意事项

参见第97页**阿片类镇痛药**。

有自杀念头或成瘾倾向的患者不应使用曲马多。对那些过量饮酒或曾有过情感障碍或抑郁的患者，慎用曲马多。有癫痫史或容易癫痫发作的患者使用曲马多应谨慎。也可见上文**不良反应**项下**对 CNS 的影响**。

肝肾功能受损的患者慎用曲马多，若肾功能严重受损，则要避免使用此药。有报道，被血液透析清除的药量最低为 7%。

滥用 见上文的**依赖性和戒断症状**项下。

麻醉 因为可能在手术中存在知觉，注册药品信息对轻度全身麻醉中使用曲马多提出警告，尽管在手术中采用曲马多时，麻醉用强效挥发性的或静脉内麻醉药来维持。据报道，用氧化亚氮和间歇的安氟醚进行轻度全身麻醉期间用曲马多提供镇痛，一组 20 名患者手术中有知觉的占 65%[1]。然而，在一份研究[2]中，51 名患者在稳定轻度连续的异氟烷-氧化亚氮麻醉中接受曲马多，没有明显的临床麻醉减弱，其他人评论，曲马多在手术中广泛使用的许多年里，在所有临床治疗的患者中没有任何重新麻醉的病例[3]。

1. Lehmann KA, *et al.* Zur Bedeutung von Tramadol als intraoperativem Analgetikum: eine randomisierte Doppelblindstudie im Vergleich zu Placebo. *Der Anaesthetist* 1985; **34**: 11–19.
2. Coetzee JF, *et al.* Effect of tramadol on depth of anaesthesia. *Br J Anaesth* 1996; **76**: 415–18.
3. Budd K. Tramadol. *Br J Anaesth* 1995; **75**: 500.

药物相互作用

与阿片类镇痛药有关的药物相互作用见第98页。

据报道，卡马西平通过降低血清浓度而减小曲马多的镇痛作用。假如曲马多与可能降低癫痫阈值的其他药物一起使用会增加癫痫发作的危险。也可见上文**不良反应**项下**对 CNS 的影响**。

曲马多抑制去甲肾上腺素和 5-羟色胺的再摄取，促进 5-羟色胺的释放，存在这种可能性，即它可能与其他增强单胺能的神经传递的药物，包括锂、三环类抗抑郁药、曲坦类药物和 SSRIs 相互作用，因此增加 5-羟色胺综合征的危险性。不应该对接受 MAOI（单胺氧化酶抑制药）或停药 14 天内的患者给药。

曲马多的代谢由细胞色素 P450 同工酶 CYP2D6 和 CYP3A4 介导。使用这种酶的特殊抑制剂，如奎尼丁，可以增加曲马多的浓度，降低其活性代谢物的浓度。尽

管癫痫或5-羟色胺综合征的危险性增加，但这种功效的临床结果尚不清楚。

抗凝血药 关于曲马多对口服抗凝血药影响的报道见第1370页**华法林的药物相互作用项下镇痛药**。

抗抑郁药 关于与使用曲马多和*SSRIs*（选择性5-羟色胺再摄取抑制药）有关的5-羟色胺综合征病例，见第374页**氟西汀的药物相互作用项下阿片类镇痛药**。

5-HT_3受体拮抗药 已经记述术前使用昂丹司琼会降低曲马多术后的镇痛功效[1,2]。在一项研究[1]中发现也接受昂丹司琼的患者与没有接受止吐药的患者比较中，曲马多的累积剂量上升到35%以上。另外，在这两组之间，术后恶心和呕吐的发生率没有差别。

1. De Witte JL, *et al.* The analgesic efficacy of tramadol is impaired by concurrent administration of ondansetron. *Anesth Analg* 2001; **92:** 1319–21.
2. Arcioni R, *et al.* Ondansetron inhibits the analgesic effects of tramadol: a possible 5-HT_3 spinal receptor involvement in acute pain in humans. *Anesth Analg* 2002; **94:** 1553–7.

药动学

曲马多口服后容易吸收，但部分受到首关代谢的影响。口服后的平均绝对生物利用度为70%～75%，肌内注射后的生物利用度为100%。血浆蛋白结合率约为20%。曲马多由细胞色素P450同工酶CYP3A4和CYP2D6通过*N*-脱甲基和*O*-脱甲基以及在肝中通过葡萄糖苷酸化或硫酸化代谢。代谢物*O*-去甲基曲马多有药理活性。曲马多主要在尿中大部分以代谢物排泄。曲马多分布广泛，穿过胎盘，少量出现在乳汁中。口服后的消除半衰期约为6h。

1. Karhu D, *et al.* Comparative pharmacokinetics of a once-daily tramadol extended-release tablet and an immediate-release reference product following single-dose and multiple-dose administration. *J Clin Pharmacol* 2010; **50:** 544–53.

儿童 参考文献如下。

1. Murthy BVS, *et al.* Pharmacokinetics of tramadol in children after i.v. or caudal epidural administration. *Br J Anaesth* 2000; **84:** 346–9.
2. Payne KA, *et al.* Pharmacokinetics of oral tramadol drops for postoperative pain relief in children aged 4 to 7 years—a pilot study. *Anesth Prog* 2003; **49:** 109–12.
3. Zwaveling J, *et al.* Pharmacokinetics of rectal tramadol in postoperative paediatric patients. *Br J Anaesth* 2004; **93:** 224–7.
4. Garrido MJ, *et al.* Population pharmacokinetic/pharmacodynamic modelling of the analgesic effects of tramadol in pediatrics. *Pharm Res* 2006; **23:** 2014–23.
5. Saudan S, Habre W. Particularités pharmacologiques du tramadol chez l'enfant. *Ann Fr Anesth Reanim* 2007; **26:** 560–3.

老年人 老年人的药动学参数与年轻患者的相似[1]。

1. Likar R, *et al.* Pharmacokinetic and pharmacodynamic properties of tramadol IR and SR in elderly patients: a prospective, age-group—controlled study. *Clin Ther* 2006; **28:** 2022–39.

代谢 活性代谢物*O*-去甲基曲马多的产生依赖于细胞色素P450同工酶CYP2D6，该酶显示遗传多态性[1,2]。关于一名高CYP2D6活性的快速代谢的患者发生衰弱的CNS介导的反应，见上文**不良反应中对CNS的影响**项下。

1. Poulsen L, *et al.* The hypoalgesic effect of tramadol in relation to CYP2D6. *Clin Pharmacol Ther* 1996; **60:** 636–44.
2. Pedersen RS, *et al.* Enantioselective pharmacokinetics of tramadol in CYP2D6 extensive and poor metabolizers. *Eur J Clin Pharmacol* 2006; **62:** 513–21.

用途和用法

盐酸曲马多是一种阿片类镇痛药（第98页）。它也具有去甲肾上腺素能和5-羟色胺能的性质，这种性质有助于其镇痛作用。曲马多用于中重度疼痛。

盐酸曲马多通过口服、静脉或以栓剂直肠给药。也已用于肌内途径。也可通过输注给药或作为患者自控镇痛体系的一部分。

常用口服剂量为每4～6h 50～100mg。盐酸曲马多也可以缓释制剂口服每日1次或2次。每日口服的总量不应超过400mg。年长的患者可使用通常的剂量，尽管年龄大于75岁后，由于消除半衰期增加，需要减少用量；一种美国制剂（*Ultram*，*PriCara*）的注册药品信息建议这些患者每日的最大用量为300mg，而英国的药品信息经常建议增长给药间隔。含盐酸曲马多与其他镇痛药（如对乙酰氨基酚）的制剂也被采用。

胃肠外给药时，50～100mg的剂量可按每4～6h由肌内注射或在2～3min内静脉注射，或者静脉输注给药。用于术后疼痛的治疗，起始剂量为给药100mg，如有必要，每10～20min给药50mg直到第一个小时内达到250mg总的最大剂量（包括起始剂量）。此后，剂量为每4～6h 50～100mg，直到达到每日600mg的总量。

用栓剂的直肠常用剂量为100mg，每日4次。

关于儿童和肝损伤或肾损伤患者的剂量，见下文。

1. Scott LJ, Perry CM. Tramadol: a review of its use in perioperative pain. *Drugs* 2000; **60:** 139–76.
2. McClellan K, Scott LJ. Tramadol/paracetamol. *Drugs* 2003; **63:** 1079–86. Correction. *ibid.*; 1636.
3. Grond S, Sablotzki A. Clinical pharmacology of tramadol. *Clin Pharmacokinet* 2004; **43:** 879–923.
4. Leppert W, Luczak J. The role of tramadol in cancer pain treatment—a review. *Support Care Cancer* 2005; **13:** 5–17.
5. Close BR. Tramadol: does it have a role in emergency medicine? *Emerg Med Australas* 2005; **17:** 73–83.
6. Cepeda MS, *et al.* Tramadol for osteoarthritis. Available in The Cochrane Database of Systematic Reviews; Issue 3. Chichester: John Wiley; 2006 (accessed 26/06/08).
7. Duehmke RM, *et al.* Tramadol for neuropathic pain. Available in The Cochrane Database of Systematic Reviews; Issue 3. Chichester: John Wiley; 2006 (accessed 26/06/08).
8. Keating GM. Tramadol sustained-release capsules. *Drugs* 2006; **66:** 223–30.
9. Hair PI, *et al.* Tramadol extended-release tablets. *Drugs* 2006; **66:** 2017–27.
10. Freeman R, *et al.* Randomized study of tramadol/acetaminophen versus placebo in painful diabetic peripheral neuropathy. *Curr Med Res Opin* 2007; **23:** 147–61.

儿童用法 在英国，盐酸曲马多可用于12岁及以上儿童的中度至重度疼痛治疗；可给予常用的成人剂量（见上文）。然而，在一些其他的欧洲国家，更小的儿童也可使用盐酸曲马多，但允许的年龄范围不同；例如，在法国，3岁及以上的儿童用量是口服1～2mg/kg，每日可重复3次或4次，而在德国，同样的剂量可用于1岁的儿童。曲马多也可通过胃肠外给药的方式给予儿童，剂量与口服相同。一些有关儿童用法的参考文献[1～4]如下。

1. Finkel JC, *et al.* An evaluation of the efficacy and tolerability of oral tramadol hydrochloride tablets for the treatment of postsurgical pain in children. *Anesth Analg* 2002; **94:** 1469–73.
2. Demiraran Y, *et al.* A comparison of the postoperative analgesic efficacy of single-dose epidural tramadol versus morphine in children. *Br J Anaesth* 2005; **95:** 510–13.
3. Bozkurt P. Use of tramadol in children. *Paediatr Anaesth* 2005; **15:** 1041–7.
4. Chu Y-C, *et al.* Intraoperative administration of tramadol for postoperative nurse-controlled analgesia resulted in earlier awakening and less sedation than morphine in children after cardiac surgery. *Anesth Analg* 2006; **102:** 1668–73.

在肝损伤或肾损伤中的用法 严重肝损伤患者使用曲马多的间隔时间推荐是12h；美国的注册药品信息建议肝硬化患者的剂量为每12h口服50mg。肌酐清除率低于30ml/min的患者的给药间隔也应增加到12h；美国的注册药品信息建议在这些患者中最大口服剂量不应超过每日200mg。更严重肾损伤（肌酐清除率低于10ml/min）的患者不应使用曲马多。

制剂

BP 2010: Tramadol Capsules;
USP 33: Acetaminophen and Tramadol Hydrochloride Tablets; Tramadol Hydrochloride Tablets.

专利制剂

Arg.: Calmador; Nobligan; Trama-Klosidol; Tramal; Tramanovag; ***Austral.:*** Durotram; Tramahexal; Tramal; Tramedo; Zydol; ***Austria:*** Adamon; Contramal†; Cromatodol; Dolol†; Lanalget†; Noax Uno; Nycodol†; Tradolan; Tramabene; Tramadolor; Tramal; Tramamed†; Tramastad; Tramundal; Tramundin†; ***Belg.:*** Contramal; Doctramado; Dolzam; Tradonal; Tramium; ***Braz.:*** Anangor; Dorless; Sensitram; Sylador; Timasen†; Trabilin; Tramaden; Tramadon; Tramal; Tramaliv; Zamadol; ***Canad.:*** Ralivia; Tridural; Zytram; ***Chile:*** Manol; Minidol; Naxodol; Timarol; Tramal; Zaledor; Zodol; ***Cz.:*** Mabron; Noax Uno; Protradon; Trabar†; Tradef; Tradonal†; Tralgit; Tramabene; Tramagit; Tramal; Tramundin; ***Denm.:*** Dolol; Mandolgin; Nobligan; Tadol; Tradolan; ***Fin.:*** Tradolan; Tramadin; Tramagetic; Tramal; Trambo; Tramium; Zamadol†; ***Fr.:*** Biodalgic; Contramal; Monoalgic; Monocrixo; Monotramal; Orozamudol; Takadol; Topalgic; Trasedal; Zamudol; Zumalgic; ***Ger.:*** Amadol; Dolevar; Jutadol; T-long; Tial†; Tradol†; Trama; Tramabeta; Tramadoc; Tramadolor; Tramadura†; Tramagit; Tramal; Tramundin; Travex One; ***Gr.:*** Oxxalgan; Tradol; Tramal; ***Hong Kong:*** Acugesic†; Mabron†; Sefmal; Tramal; Tramo†; ***Hung.:*** Adamon; Contramal; Ralgen; Tramadolor; Tramalgic; ***India:*** Contramal; Tramacip; Tramazac; TRD-Contin; Urgendol; ***Indon.:*** Andalpha†; Bellatram†; Camigesik; Centrasic; Contram; Corsadol; Dolana; Dolgesik; Dolocap; Dolsic; Forgesic; Kamadol; Katrasic; Nonalges; Nufapotram; Orasic; Pinorec; Radol; Seminac; Simatral; Tlusic; Tradosik; Tradyl; Tragesik; Tramal; Trasik; Traumasik†; Trunal; Tugesal; Zephanal; Zumatram; ***Irl.:*** Biodol; By-Madol; Tradol; Tramake; Tramapine; Tramex†; Troxidol; Xymel; Zamadol; Zydol; ***Israel:*** Trabar; Tramadex; Tramal; ***Ital.:*** Adamon; Contramal; Fortradol; Fraxidol†; Prontalgin; Tradonal; Traflash; Tralodie; Tramalin; Unitrama; ***Malaysia:*** Acugesic; Analab; Domadol; Mabron; Pengesic; Sefmal; Tracidol; Tramada; Tramal†; Tramox; Tramundin; ***Mex.:*** Durodor; Nobligan; Prontofort; Tradol; Tralic; Tramed; Trexol; Veldrol; ***Neth.:*** Doltard; Theradol; Tradonal; Tramagetic; Tramal; Tramelene; ***Norw.:*** Nobligan; Tradolan†; Tramagetic; ***NZ:*** Durotram; Tramal; Tramedo; Zytram†; ***Philipp.:*** Amaryll; Clomadol; Dolmal; Dolotral; Dolpaz; Doltrahex; Gesidol; Mardol; Microdol; Milador; Mosepan; Pengesic; Peptrad; Plazadol; Siverol; TDL; Tolma†; Tracaine; Tradonal; Tramadin; Tramal; Tramid; Tramkor; Tramundin; Unitral; ***Pol.:*** Adamon; Noax Uno; Oratram; Poltram; Tramahexal; Tramal; Tramcod†; Tramundin; Travictol; ***Port.:*** Dolpar†; Gelotralib; Nobligan; Paxilfar; Tramal; Tramy†; Travex; Tridural; Zydol; Zytram; ***Rus.:*** Mabron (Маброн); Plazadol (Плазадол); Sintradon (Синтрадон)†; Tradol (Традол); Tramaklosidol (Трамаклосидол); Tramal (Трамал); Tramolin (Трамолин); ***S.Afr.:*** Dolotram; Domadol; Nobligan; Tramahexal; Tramal; Tramaspen; Tramazac; Tramgesic; ***Singapore:*** Mabron; Pengesic; Sefmal; Tradol; Tramal; Tramium; ***Spain:*** Adolonta; Ceparidin; Dolodol; Dolpar; Gelotradol; Nobligan; Sofrodol†; Tioner; Tradonal; Tralgiol†; Zytram; ***Swed.:*** Nobligan; Tiparol; Tradolan; Zamadol; ***Switz.:*** Dolotramine; Ecodolor; Tradonal; Tramal; Tramundin; ***Thai.:*** Amanda; Ammitram; Anadol; Analab; Mabron†; Madol; Madola; Matradol; Millidol; Modsenal; Pacmadol; Paindol; Pharmadol; Ramadol; Rofy; Sefmal; Tamolan; Tracine; Tradolgesic; Tradonal†; Tramada; Tramadil; Tramadon; Tramal; Tramamed; Tramax; Tramazac; Tramoda; Trasic; Traumed; Trosic; Volcidol; ***Turk.:*** Contramal; Tramadolor; Ultramex; ***UK:*** Dromadol†; Larapam; Mabron; Maxitram; Nobligan; Oldaram; Tradorec; Tramake; Tramquel; Tramulief; Zamadol; Zeridame; Zydol; ***Ukr.:*** Tramalgin (Трамалгин)†; ***USA:*** Rybix; Ryzolt; Ultram; ***Venez.:*** Tramal.

多组分制剂 ***Arg.:*** Calmador Plus; Trama-Klosidol Plus; Tramacet; ***Austria:*** Zaldiar; ***Belg.:*** Zaldiar; ***Braz.:*** Ultracet; ***Canad.:*** Tramacet; ***Chile:*** Analgex Sap; Cronus; Doloten; Minidol Plus; Naxodol Plus; Pramol; Zafin; Zaldiar; Zaledor-P; ***Cz.:*** Doreta; Zaldiar; ***Fr.:*** Ixprim; Zaldiar; ***Ger.:*** Zaldiar; ***Hong Kong:*** Ultracet; ***Hung.:*** Zaldiar; ***India:*** Tolydol; Tramacip Plus; Ultrazac; ***Indon.:*** Ultracet; Zaldiar; ***Irl.:*** Ixprim; ***Israel:*** Zaldiar; ***Malaysia:*** Ultracet; ***Mex.:*** Gammadol; Sinergix; Tramacet; Tremepen; Zaldiar; ***Neth.:*** Tilalgin; Zaldiar; ***Philipp.:*** Cetodol; Cetra; Dolcet; ***Pol.:*** Zaldiar; ***Port.:*** Tilalgin; Zaldiar; ***Rus.:*** Forsodol (Форсодол); Zaldiar (Залдиар); ***S.Afr.:*** Tramacet; ***Singapore:*** Ultracet; ***Spain:*** Pazital; Pontalsic; Zaldiar; ***Switz.:*** Zaldiar; ***Thai.:*** Ultracet; ***UK:*** Tramacet; ***Ukr.:*** Zaldiar (Залдіар)†; ***USA:*** Ultracet; ***Venez.:*** Ultracet; Zaldiar.

Trimeperidine Hydrochloride（*BANM*，*rINNM*）盐酸三甲利定

Hidrocloruro de trimeperidina; Promedol (trimeperidine); Promedolum (trimeperidine); Triméperidine, Chlorhydrate de; Trimeperidini Hydrochloridum. 1,2,5-Trimethyl-4-phenyl-4-piperidyl propionate hydrochloride.

Тримеперидина Гидрохлорид

$C_{17}H_{25}NO_2,HCl = 311.8.$

CAS — 64-39-1 (trimeperidine); 125-80-4 (trimeperidine hydrochloride).

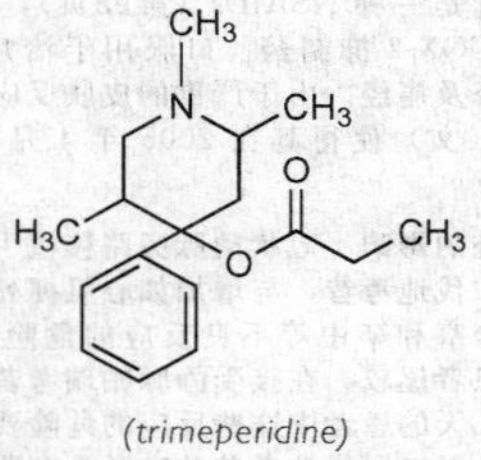

(trimeperidine)

简介

盐酸三甲利定是一种阿片类镇痛药（第96页），其作用和用途与哌替啶（第108页）相似。

Trolamine Salicylate（*pINNM*）水杨酸三乙醇胺

Salicilato de trietanolamina; Salicilato de trolamina; Triethanolamine Salicylate; Trolamine, Salicylate de; Trolamini Salicylas.

Троламина Салисилат

$C_{13}H_{21}NO_6 = 287.3.$

CAS — 2174-16-5.

UNII — H8O4040BHD.

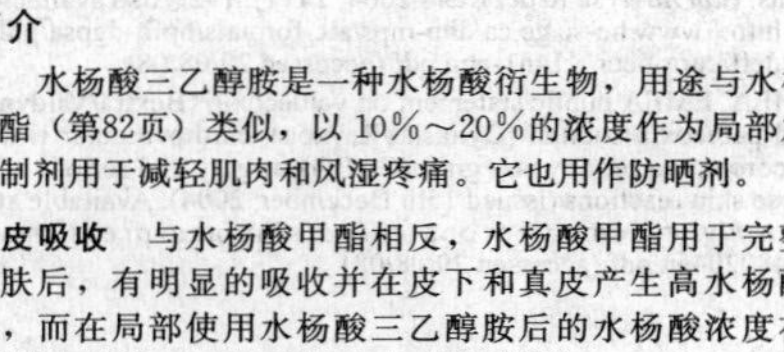

Pharmacopoeias. In *US.*

USP 33（Trolamine Salicylate） 一种在丙二醇中三乙醇胺和水杨酸的混合物。5%水溶液的pH值为6.5～7.5。贮藏于阴凉处密闭容器内。

简介

水杨酸三乙醇胺是一种水杨酸衍生物，用途与水杨酸甲酯（第82页）类似，以10%～20%的浓度作为局部发赤药制剂用于减轻肌肉和风湿疼痛。它也用作防晒剂。

经皮吸收 与水杨酸甲酯相反，水杨酸甲酯用于完整的皮肤后，有明显的吸收并在皮下和真皮产生高水杨酸浓度，而在局部使用水杨酸三乙醇胺后的水杨酸浓度在组织[1]中相当低，在血清中未检测到[2]。

1. Cross SE, *et al.* Is there tissue penetration after application of topical salicylate formulations? *Lancet* 1997; **350:** 636.
2. Morra P, *et al.* Serum concentrations of salicylic acid following topically applied salicylate derivatives. *Ann Pharmacother* 1996; **30:** 935–40.

制剂

专利制剂

Austral.: Dencorub Arthritis; Goanna Arthritis Cream; Metsal AR Analgesic; ***Canad.:*** Actiflex; Antiphlogistine Rub A-535 No Odour; Aspercreme; Bengay Muscle Pain No Odor; Creme Analgesique; Myoflex; ***Mex.:*** Myoflex; ***Singapore:*** Metsal AR Analgesic; ***Spain:*** Bexidermil; ***USA:*** Analgesia Creme; Analgesic Creme; Aspercreme; Coppertone Tan Magnifier; Flex-Power Performance Sports; Mobisyl; Myoflex; Sportscreme; Tropical Blend Tan Magnifier.

多组分制剂 ***Arg.:*** Duo Minoxi†; ***Canad.:*** Myoflex Extra Strength Ice†; Rub A535 Arthritis.

Valdecoxib (*BAN*, *USAN*, *rINN*) **伐地考昔**

SC-65872; Valdécoxib; Valdecoxibum; Valdekoksib. *p*-(5-Methyl-3-phenyl-4-isoxazolyl)benzenesulfonamide.

Вальдекоксиб

$C_{16}H_{14}N_2O_3S = 314.4.$

CAS — 181695-72-7.

ATC — M01AH03.

ATC Vet — QM01AH03.

UNII — 2919279Q3W.

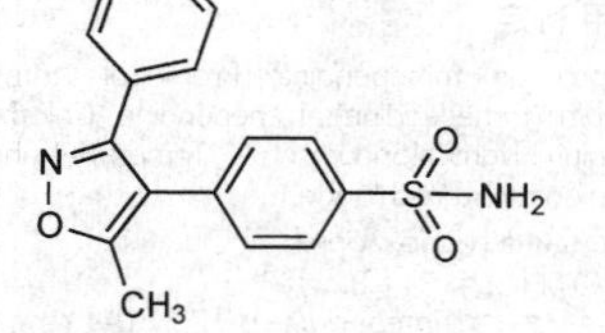

简介

伐地考昔是一种 NSAIDs（第92页），报道称其是一种选择性 COX-2 抑制药。口服用于治疗骨关节炎、风湿性关节炎及痛经。由于严重的皮肤反应及心血管不良反应（见下文）使得其在 2005 年 4 月世界范围内撤市。

对心血管系统的影响 冠状动脉旁路移植手术后短期使用帕瑞考昔和伐地考昔，与增加如心肌梗死、深静脉血栓、肺动脉栓塞和卒中等不良反应的危险相关[1]。与安慰剂组的患者比较，在接受静脉帕瑞考昔 3 天随后口服伐地考昔 7 天的患者中这些反应的危险要高 4 倍。仅在术后接受 7 天口服伐地考昔的患者没有明显增加不良心血管反应的危险。

与伐地考昔治疗有关的心血管不良反应是该药于 2005 年 4 月普遍撤回的原因之一。

1. Nussmeier NA, *et al.* Complications of the COX-2 inhibitors parecoxib and valdecoxib after cardiac surgery. *N Engl J Med* 2005; **352:** 1081–91.

对皮肤的影响 一名患者服用伐地考昔 8 天发生了中毒性表皮坏死松解症，尽管他在首次出现皮疹体征时即停药[1]，并开始用泼尼松龙治疗。该患者有对磺胺类药物超敏反应史。2004 年 1 月，Health Canada[2] 指出，2002 年 12 月药品销售不到一年，已收到 5 份与伐地考昔有关的严重皮肤不良反应的报告。但是，这些不良反应中没有多形性红斑、Stevens-Johnson 综合征或中毒性表皮坏死松解症，虽然以上反应已报告其他管理当局。2004 年 12 月，EMEA[3] 声称，已收到所有上述 3 种反应以及剥脱性皮炎的报告，大多数反应是在开始治疗的前 2 周内发生，用伐地考昔的发病率高于其他选择性 COX-2 抑制药。EMEA 也已指出，使用帕瑞考昔（伐地考昔的前药，见第105页）与严重的皮肤反应有关。

伐地考昔治疗引起严重皮肤反应增加的危险是 2005 年 4 月该药物普遍撤回的原因之一。

1. Glasser DL, Burroughs SH. Valdecoxib-induced toxic epidermal necrolysis in a patient allergic to sulfa drugs. *Pharmacotherapy* 2003; **23:** 551–3.
2. Health Canada. Valdecoxib (Bextra®): severe cutaneous reactions. *Can Adverse React News* 2004; **14** (1): 1–2. Also available at: http://www.hc-sc.gc.ca/dhp-mps/alt_formats/hpfb-dgpsa/pdf/medeff/carn-bcei_v14n1-eng.pdf (accessed 29/08/08)
3. EMEA. EMEA public statement on valdecoxib (Bextra/Valdyn) and parecoxib sodium (Dynastat/Rayzon): cardiovascular risks in coronary artery bypass graft (CABG) surgery and serious adverse skin reactions (issued 15th December, 2004). Available at: http://www.emea.europa.eu/pdfs/human/press/pus/20480204en.pdf (accessed 29/08/08)

制剂

专利制剂

Braz.: Bextra†; ***India:*** Bioval; Valdiff; Valdixx; Valdone; Valus; Vorth†; ***Norw.:*** Bextra†; ***Switz.:*** Bextra†; ***Thai.:*** Bextra†; ***Venez.:*** Bextra†.

多组分制剂 ***India:*** Valus Insta†; Valus-XT†; Vectra-P; Vorth Insta†; Vorth-XT†.

Vedaprofen (*BAN*, *USAN*, *rINN*) **维达洛芬**

CERM-10202; PM-150; Vedaprofeeni; Védaprofène; Vedaprofeno; Vedaprofenum. (±)-4-Cyclohexyl-α-methyl-1-naphthaleneacetic acid.

Ведапрофен

$C_{19}H_{22}O_2 = 282.4.$

CAS — 71109-09-6.

ATC Vet — QM01AE90.

UNII — 0KX88EO70I.

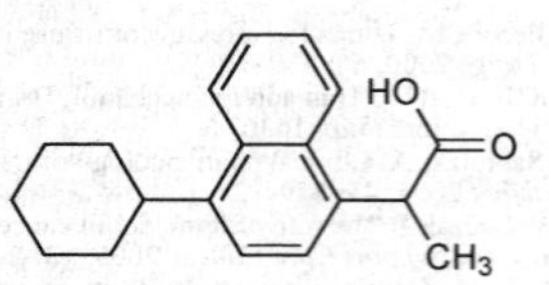

Pharmacopoeias. In *Eur.* (see p.vii) for veterinary use only.

Ph. Eur. 6.8（Vedaprofen for Veterinary Use；Vedaprofen BP（Vet）2010） 白色或类白色的粉末；几乎不溶于水；溶于甲醇；易用于丙酮；溶于碱性氢氧化物的稀溶液。

简介

维达洛芬是丙酸衍生物，属于 NSAID（第92页）是一种用于兽医治疗发炎和疼痛的 NSAID。

Viminol Hydroxybenzoate (*rINNM*) **维米醇羟苯酸盐**

Diviminol Hydroxybenzoate; Hidroxibenzoato de viminol; Viminol, Hydroxybenzoate de; Viminoli Hydroxybenzoas; Z-424 (viminol). 1-[1-(2-Chlorobenzyl)pyrrol-2-yl]-2-(di-sec-butyl)aminoethanol 4-hydroxybenzoate.

Виминола Гидроксибензоат

$C_{21}H_{31}ClN_2O,C_7H_6O_3 = 501.1.$

CAS — 21363-18-8 (viminol); 21466-60-4 (viminol hydroxybenzoate); 23784-10-3 (viminol hydroxybenzoate).

ATC — N02BG05.

ATC Vet — QN02BG05.

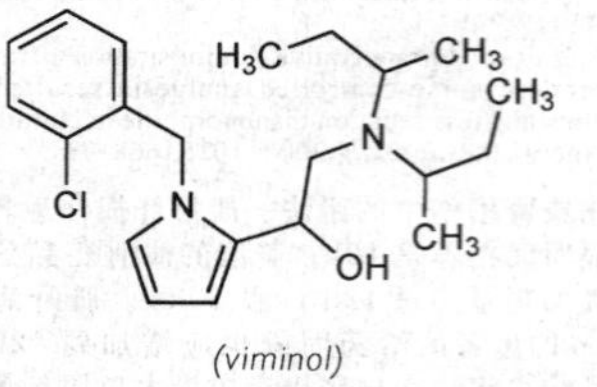

(viminol)

简介

维米醇羟苯酸盐具有镇痛和解热性质。每日分次口服相当于 400mg 的维米醇。

制剂

专利制剂

Braz.: Dividol; ***Ital.:*** Dividol.

Zaltoprofen (*rINN*) **扎托洛芬**

CN-100; Zaltoprofène; Zaltoprofeno; Zaltoprofenum; ZC-102. (±)-10,11-Dihydro-α-methyl-10-oxodibenzo[*b*,*f*]thiepin-2-acetic acid.

Зальтопрофен

$C_{17}H_{14}O_3S = 298.4.$

CAS — 89482-00-8.

UNII — H8635NG3PY.

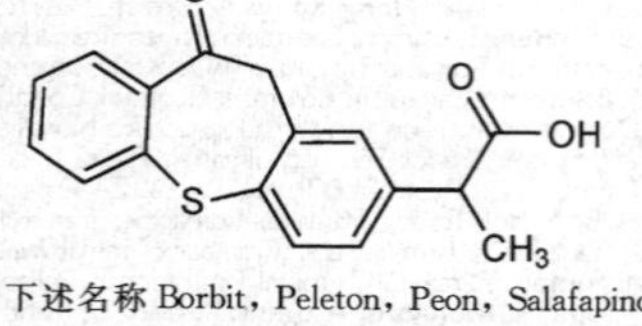

注：下述名称 Borbit，Peleton，Peon，Salafapinon，Soleng，Soluirubin 和 Zatferon 已经作为扎托洛芬的商标。

Pharmacopoeias. In *Jpn.*

简介

扎托洛芬是一种 NSAID（第92页），口服给药，80mg，每日 3 次，用于疼痛以及肌肉骨骼和关节疾病。

1. Ishizaki T, *et al.* Pharmacokinetic profile of a new nonsteroidal anti-inflammatory agent, CN-100, in humans. *Drug Invest* 1991; **3:** 1–7.
2. Hatori M, Kokubun S. The long-term efficacy and tolerability of the new anti-inflammatory agent zaltoprofen in rheumatoid arthritis. *Curr Med Res Opin* 1998; **14:** 79–87.
3. Hase K, *et al.* The effect of zaltoprofen on physiotherapy for limited shoulder movement in breast cancer patients: a single-blinded before-after trial. *Arch Phys Med Rehabil* 2006; **87:** 1618–22.

制剂

专利制剂

Mex.: Soleton.

Ziconotide (*USAN*, *rINN*) **齐考诺肽**

CI-1009; ω-Conotoxin M VIIA; SNX-111; Ziconotida; Ziconotidum. L-Cysteinyl-L-lysylglycyl-L-lysylglycl-L-alanyl-L-lysyl-L-cysteinyl-L-seryl-L-arginyl-L-leucyl-L-methionyl-L-tyrosyl-L-α-aspartyl-L-cysteinyl-L-cysteinyl-L-threonylglycyl-L-seryl-L-cysteinyl-L-arginyl-L-serylglycyl-L-lysyl-L-cysteinamide cyclic(1→16),(8→20),(15→25)-tris(disulfide).

Зиконотид

$C_{102}H_{172}N_{36}O_{32}S_7 = 2639.1.$

CAS — 107452-89-1.

ATC — N02BG08.

ATC Vet — QN02BG08.

UNII — 7I64C51O16.

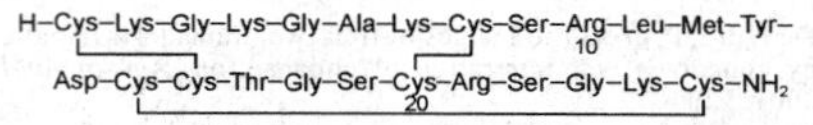

H–Cys–Lys–Gly–Lys–Gly–Ala–Lys–Cys–Ser–Arg–Leu–Met–Tyr–

Asp–Cys–Cys–Thr–Gly–Ser–Cys–Arg–Ser–Gly–Lys–Cys–NH_2

Ziconotide Acetate (*rINNM*) **醋酸齐考诺肽**

Acetato de ziconotida; Ziconotide, Acétate de; Ziconotidi Acetas.

Зиконотида Ацетат

$C_{102}H_{172}N_{36}O_{32}S_7, C_2H_4O_2 = 2699.2.$

ATC — N02BG08.

ATC Vet — QN02BG08.

UNII — T2I226K69M.

不良反应和注意事项

报道的齐考诺肽最常见的不良反应包括头晕、恶心和呕吐、眼球震颤、异常步态、视物模糊、头痛、肌酸激酶水平升高和虚弱。认知减退，特别是错乱和记忆受损很常见，用药几周后有典型症状发生。也会发生严重的 CNS 症状，如幻觉、狂想反应、语言障碍、失语症和机敏性下降。但报道惊厥、卒中、谵妄、脑病和昏迷不常见。肌酸激酶会升高，因此建议监控血中此酶的水平，但临床上肌病或横纹肌溶解不常见。齐考诺肽会引起或加重抑郁。有精神病史的患者不应该用齐考诺肽治疗。

1. Penn RD, Paice JA. Adverse effects associated with the intrathecal administration of ziconotide. *Pain* 2000; **85:** 291–6.

用途和用法

齐考诺肽是从锥形壳 *Comus magus*（一种小海螺）的毒液中得到的一种肽的合成形式。据报道，它是一种神经元特有的钙拮抗药。齐考诺肽连续鞘内输注给药治疗患者严重慢性疼痛，这些患者对比较常规的处置（见第4页**镇痛药的选择**）不耐受或难于治疗。齐考诺肽以醋酸盐鞘内给药，剂量可以碱基或醋酸盐的形式表达。在欧盟，起始剂量（以碱基形式表达）为每日 2.4μg，根据反应调整，以直到 2.4μg 的增量，至每日的最大剂量 21.6μg。注册药品信息推荐，剂量增加之间的间隔至少为 2 天。在美国，起始剂量（以醋酸盐的形式表达）应该为每日不超过 2.4μg，根据反应调整。允许每次 2.4μg 的剂量增加，每周 2～3 次，至少要经过 3 周，直到达到每日 19.2μg 的最大剂量。

齐考诺肽已试用于其他情况，如头部创伤。

1. Wermeling D, *et al.* Pharmacokinetics and pharmacodynamics of intrathecal ziconotide in chronic pain patients. *J Clin Pharmacol* 2003; **43:** 624–36.
2. Staats PS, *et al.* Intrathecal ziconotide in the treatment of refractory pain in patients with cancer or AIDS: a randomized controlled trial. *JAMA* 2004; **291:** 63–70.
3. Rauck RL, *et al.* A randomized, double-blind, placebo-controlled study of intrathecal ziconotide in adults with severe chronic pain. *J Pain Symptom Manage* 2006; **31:** 393–406.
4. Lynch SS, *et al.* Intrathecal ziconotide for refractory chronic pain. *Ann Pharmacother* 2006; **40:** 1293–1300.
5. Lyseng-Williamson KA, Perry C. Ziconotide. *CNS Drugs* 2006; **20:** 331–8.
6. Wallace MS, *et al.* Ziconotide 98-022 Study Group. Intrathecal ziconotide for severe chronic pain: safety and tolerability results of an open-label, long-term trial. *Anesth Analg* 2008; **106:** 628–37.
7. Williams JA, *et al.* Ziconotide: an update and review. *Expert Opin Pharmacother* 2008; **9:** 1575–83.
8. Vitale V, *et al.* Intrathecal therapy with ziconotide: clinical experience and considerations on its use. *Minerva Anestesiol* 2008; **74:** 727–33.
9. Kapural L, *et al.* Intrathecal ziconotide for complex regional pain syndrome: seven case reports. *Pain Pract* 2009; **9:** 296–303.
10. Rauck RL, *et al.* Intrathecal ziconotide for neuropathic pain: a review. *Pain Pract* 2009; **9:** 327–37.
11. Kress HG, *et al.* Intrathecal therapy: what has changed with the introduction of ziconotide. *Pain Pract* 2009; **9:** 338–47.
12. Schmidtko A, *et al.* Ziconotide for treatment of severe chronic pain. *Lancet* 2010; **375:** 1569–77.

制剂

专利制剂

Austria: Prialt; ***Cz.:*** Prialt; ***Denm.:*** Prialt; ***Fr.:*** Prialt; ***Ger.:*** Prialt; ***Gr.:*** Prialt; ***Irl.:*** Prialt; ***Ital.:*** Prialt; ***Neth.:*** Prialt; ***Norw.:*** Prialt; ***Port.:*** Prialt; ***Spain:*** Prialt; ***Switz.:*** Prialt; ***UK:*** Prialt; ***USA:*** Prialt.

抗蠕虫药

本章描述重要的蠕虫或人体蠕虫感染（见表1，第127页）及用于治疗的抗蠕虫药。

抗蠕虫药的选择

蠕虫感染是人类最常见的感染之一，感染世界大量人口。蠕虫感染主要发生在热带地区。在发展中国家，蠕虫感染成为对公众健康的重大威胁，造成营养不良、贫血、嗜酸性粒细胞增多及肺炎的流行。引起严重的疾病包括淋巴丝虫病（象皮肿的原因之一）、盘尾丝虫病（河盲症）及血吸虫病。这些感染可影响流行地区的大多数人口，具有重大的经济与社会影响。WHO正尽全力在流行地区控制许多蠕虫感染。在个体与人群中控制这些感染不仅取决于化疗药物的使用，而且取决于对食品制备、卫生、环境卫生与污物处理（特别是使用污物作为肥料的地区）条例，安全饮用水供应条例及有效的媒介控制提出劝告或意见以防止感染的传播。

引起人类感染的蠕虫大体上可分为包括线虫的线虫门及包括绦虫和吸虫的扁形动物门。

线虫是一大类蠕虫，一些线虫能够引起人类感染。在许多情况下，人类是终末宿主，但寄生虫引起的人类感染由动物作为终末宿主的情况也存在。线虫一般在人体并不增殖，但粪类圆线虫例外，因粪类圆线虫的再感染可在没有外界感染的情况下发生。线虫感染在温暖、潮湿的气候条件下最常见，但某些线虫虫种可耐受寒冷干燥的条件，其感染期可在外界环境中存在相当长的时间。对感染虫种生活史的了解对于适时地进行诊断试验（通常与生活史中的感染阶段相一致）和选择适宜的控制措施是必要的。

线虫感染可被分为丝虫感染、肠道感染和组织感染。

丝虫在热带的许多地区呈地方性流行并引起相当多的发病。成虫在人体内可生存数年，排出大量活动的称之为微丝蚴的幼虫。依虫种不同，排出的微丝蚴可进入血液或皮肤。丝虫病通过中间宿主吸血昆虫传播。在一些流行地区，丝虫的多重感染是常见的。

丝虫感染包括罗阿丝虫病、淋巴丝虫病、曼森线虫感染和盘尾丝虫病。

肠道线虫感染很常见，特别是在热带与亚热带的发展中国家。儿童尤其易于发生感染且这些感染通过营养不良、维生素缺乏、腹泻、贫血及肺炎对疾病的发生起一定作用。糟糕的卫生条件与污水及污物处理使得土源性线虫感染长久存在。时常是在同一地区几种不同的蠕虫感染同时流行而导致混合感染。当这种情况出现时，可使用广谱抗蠕虫药减少人群总的感染虫荷（见下文**蛔虫病**）。

肠道线虫感染包括管圆线虫病、蛔虫病、肠毛细线虫病、蛲虫病、钩虫感染、粪类圆线虫病、毛圆线虫病及鞭虫病。

组织线虫代表引起人类各种病理改变的混杂的一组线虫。在皮肤幼虫移行症和弓首线虫病中，线虫具有动物终末宿主，人类疾病是由感染期幼虫感染所致，而这些幼虫感染人体后在人体并不能发育成熟。旋毛虫病与颚口线虫病感染一些食肉动物，人只是偶然宿主。尽管在人类已罕有报道，但比翼线虫病主要是家禽和野鸟的感染。在麦地那龙线虫病中，人是终末宿主，尽管这些疾病一般而言并不致命，但却可引起相当程度的病态，且由于缺乏有效，无毒的全身抗蠕虫药，治疗也较困难。

组织线虫感染包括：管圆线虫病、皮肤幼虫移行症、麦地那龙线虫病、颚口线虫病、比翼线虫病、弓首线虫病及旋毛虫病。

绦虫在世界大部分地区引起人类感染。人可以是终末宿主，成虫在人体肠道寄生，也可由于幼虫寄生而作为中间宿主。除微小膜壳绦虫外，成虫一般不在同一宿主增殖。然而，幼虫可被产生，当感染或食人这些幼虫时，可发展为全身感染。

绦虫感染包括：猪囊尾蚴病、阔节裂头绦虫病、棘球蚴病、微小膜壳绦虫病及绦虫病。

吸虫感染是由吸虫纲的寄生虫引起的。有4类吸虫对人类致病，即裂体吸虫属虫种，肠道吸虫姜片虫属、异形吸虫属、后殖吸虫属及隐孔吸虫属虫种，肝脏吸虫华支睾吸虫、肝片吸虫及后睾吸虫属虫种，以及肺吸虫并殖吸虫属虫种。吸虫感染症状常包括发热、疼痛和嗜酸性粒细胞增多，但通常仅见于重度感染患者。

吸虫感染包括肠道吸虫感染、肝脏吸虫感染、肺吸虫感染及血吸虫病。

表1 蠕虫：分类与疾病

组别	蠕虫	常用名	临床感染
线虫（丝虫）	马来布鲁线虫（马来丝虫）		淋巴丝虫病（马来丝虫病，布鲁丝虫病）
	帝汶布鲁线虫（帝汶丝虫）		淋巴丝虫病（帝汶丝虫病，布鲁丝虫病）
	罗阿罗阿线虫（罗阿丝虫）	眼虫	罗阿丝虫病
	曼森线虫属虫种		曼森线虫感染
	旋盘尾线虫		盘尾丝虫病（河盲症）
	班氏吴策线虫（班氏丝虫）		淋巴丝虫病（班氏丝虫病）
线虫（肠道）	十二指肠钩口线虫	十二指肠钩虫	钩口线虫病
	哥斯达黎加管圆线虫		管圆线虫病
	似蚓蛔线虫①	蛔虫	蛔虫病
	菲律宾毛细线虫		肠毛细线虫病
	蠕形住肠线虫①	蛲虫	蛲虫病
	美洲板口线虫	美洲钩虫	板口线虫病
	粪类圆线虫	线虫（美国）	粪类圆线虫病
	毛圆线虫属虫种		毛圆线虫病
	毛首鞭形线虫①	鞭虫	鞭虫病
线虫（组织）	钩口（线虫）属虫种	犬/猫钩虫	皮肤幼虫移行症（匐行疹）
	广州管圆线虫		管圆线虫病
	麦地那龙线虫	几内亚虫	麦地那龙线虫病
	棘颚口线虫		颚口线虫病
	比翼线虫属虫种	张口病线虫	比翼线虫病
	弓首线虫属虫种①		弓首线虫病（内脏幼虫移行症，眼幼虫移行症）
	旋毛形线虫①		旋毛虫病
绦虫	阔节裂头绦虫	鱼绦虫	阔节裂头绦虫病
	棘球属虫种		棘球蚴病（包虫病）
	微小膜壳绦虫	短绦虫	微小膜壳绦虫病
	牛带绦虫①	牛肉绦虫	绦虫病
	猪带绦虫①	猪肉绦虫	猪囊尾蚴病（幼虫），绦虫病（成虫）
吸虫	华支睾吸虫	肝吸虫	华支睾吸虫病（肝吸虫病）
	肝片吸虫	肝脏吸虫	肝片吸虫病
	布氏姜片吸虫	肠道吸虫	布氏姜片吸虫病（姜片虫病）
	异形异形吸虫	肠道吸虫	异形吸虫病
	横川后殖吸虫	肠道吸虫	后殖吸虫病
	鲑隐孔吸虫	肠道吸虫	隐孔吸虫病
	后睾吸虫属虫种	肝脏吸虫	后睾吸虫病
	并殖吸虫属虫种	肺吸虫	并殖吸虫病
	裂体吸虫属虫种	血吸虫	血吸虫病

① 此蠕虫感染可在温带发生。其他蠕虫的感染一般限于热带或局部地区，但可在访问那些地区的旅游者中出现。

钩口线虫病

见下文**钩虫感染**项下。钩虫属虫种的幼虫也是引起皮肤幼虫移行症的病原之一（见下文）。

管圆线虫病

管圆线虫病是由于偶然感染动物吸虫管圆线虫属虫种所致。

感染大鼠的肺蠕虫广州管圆线虫引起嗜酸性粒细胞脑膜脑炎。由食入生或半生的螺或甲壳纲动物或食人被污染的蔬菜而感染。该病一般是自限性的，但少数患者可发展为严重的脑炎、昏迷和死亡。

感染哥斯达黎加管圆线虫可引起嗜酸性粒细胞胃肠炎。该病在食入被感染螺污染的蔬菜的儿童中最常见。被感染肠段的手术切除可能是必要的。

甲苯达唑，特别是阿苯达唑已被尝试单独或与皮质激素联合使用治疗这两种感染，可缩短脑（脊）膜炎患者头痛的持续时间。然而，在广州管圆线虫感染，可导致宿主对濒死幼虫的严重反应。镇痛药、皮质激素及抽取脑脊液的对症治疗可在广州管圆线虫脑（脊）膜炎降低颅压[1~4]。

1. Abramowicz M, ed. *Drugs for parasitic infections*. 2nd ed. New Rochelle NY: The Medical Letter, 2010.
2. Sawanyawisuth K, Sawanyawisuth K. Treatment of angiostrongyliasis. *Trans R Soc Trop Med Hyg* 2008; **102:** 990–6.
3. Wang QP, *et al.* Human angiostrongyliasis. *Lancet Infect Dis* 2008; **8:** 621–30.
4. Ramirez-Avila L, *et al.* Eosinophilic meningitis due to Angiostrongylus and Gnathostoma species. *Clin Infect Dis* 2009; **48:** 322–7.

蛔虫病

蛔虫病是由常见的粗大线虫似蚓蛔线虫引起。蛔虫病通常是小肠的感染，但也罕见严重的异位感染。该病常见于热带，特别是在农村地区。随粪便排出体外的蛔虫卵可在潮湿的土壤中存活数年。成熟的虫卵被食入后，幼虫即孵出并穿过肠壁。幼虫在血液中移行，经肝到肺进入肺泡，后沿支气管树上行被吞咽。最后在小肠发育为成虫。据估计，自感染至发育至受孕雌虫约需2个月左右。成虫自然寿命为1~2年。蛔虫病可无症状。如肠道感染，症状确实出现，可包括食欲缺乏、腹痛和腹泻，也可导致营养不良。幼虫的肺移行阶段可引起肺炎和支气管痉挛并常伴有嗜酸性粒细胞增多。重度感染可引起肠梗阻或胆道梗阻。虫体从小肠的移行还可引起泌尿生殖道、肺、肝或心脏的异位感染。异位感染虽罕见但很严重。

治疗使用苯并咪唑氨甲酸酯类药物的衍生物如阿苯达唑或甲苯达唑[1~3]。这两种药物同样高度有效。噻嘧啶[3]和左旋咪唑可作为治疗的替代药物，而硝唑尼特治疗蛔虫病的可能性现正在调查中[1]。伊维菌素也已被用于治疗[2]。这样的广谱疗法在患者存在混合肠道线虫感染时是有益的。应避免在混合感染的初始治疗中应用对蛔虫几乎无作用的药物如噻苯达唑，因其可能刺激虫体移行至身体其他部位。

为减少疾病的总负荷，在流行地区的群体治疗规划可能是必要的[1]。WHO推荐[4]使用阿苯达唑或甲苯达唑，替代药物为左旋咪唑或噻嘧啶。目标人群为学龄前与学龄儿童、育龄妇女（包括妊娠4个月以上的妇女及哺乳期妇女）以及从事土壤传播蠕虫病高危职业者（如采茶者与矿工）。1岁以下的儿童和妊娠头3个月的妇女不包括在此群体治疗规划中。干预的频率应视感染在学龄儿童的流行率与感染强度而定。

1. Bethony J, *et al.* Soil-transmitted helminth infections: ascariasis, trichuriasis, and hookworm. *Lancet* 2006; **367:** 1521–32.
2. Abramowicz M, ed. *Drugs for parasitic infections*. 2nd ed. New Rochelle NY: The Medical Letter, 2010.
3. Keiser J, Utzinger J. Efficacy of current drugs against soil-transmitted helminth infections: systematic review and meta-analysis. *JAMA* 2008; **299:** 1937–48.
4. WHO. *Preventive chemotherapy in human helminthiasis: coordinated use of antihelminthic drugs in control interventions: a manual for health professionals and programme managers*. Geneva: WHO, 2006. Also available at: http://whqlibdoc.who.int/publications/2006/9241547103_eng.pdf (accessed 27/08/09)

肠毛细线虫病

肠毛细线虫病为菲律宾毛细线虫感染引起的疾病。菲律宾毛细线虫是一种在菲律宾和泰国南部流行的线虫。人类感染被认为是由于吃生或半生的含感染幼虫的淡水鱼所致。幼虫在小肠发育为成虫。成虫既产卵，又产感染性幼虫，因而可发生自身感染和重度感染。患者以胃肠道症状为主，如腹痛、呕吐、严重的持续腹泻可导致恶病质和肌肉萎缩，如患者不经治疗，死亡率可达20%~30%。较长时间的治疗即甲苯达唑治疗新病例20天[1]，复发病例30天，或阿苯达唑治疗10天是必要的。

1. Abramowicz M, ed. *Drugs for parasitic infections*. 2nd ed. New Rochelle NY: The Medical Letter, 2010.

华支睾吸虫病

见下文**肝脏吸虫感染**项下。

皮肤幼虫移行症

人感染动物钩虫幼虫可出现皮肤幼虫移行症（匍行疹）。常见感染人的动物钩虫有猫的钩虫巴西钩口线虫和犬的钩虫犬钩口线虫。其他钩虫也可被涉及或导致其他感染（见下文**钩虫感染**）。幼虫侵入皮肤后移行，导致皮肤出现特征性痕迹。移行可持续数月，可成为强烈瘙痒的来源。幼虫也偶可移行至肺引起嗜酸性粒细胞增多和肺部症状。可给予阿苯达唑或伊维菌素口服，这两种药物要较口服噻苯达唑更易耐受。阿苯达唑或噻苯达唑也可外用，但对复杂损伤效果有限。

感染棘颚口线虫或粪类圆线虫也可引起皮肤幼虫移行症（见下文**颚口线虫病**及**粪类圆线虫病**）。眼部和内脏幼虫移行症是弓首线虫病的特点（见下文）。

1. Caumes E. Treatment of cutaneous larva migrans. *Clin Infect Dis* 2000; **30:** 811–14.
2. Abramowicz M, ed. *Drugs for parasitic infections*. 2nd ed. New Rochelle NY: The Medical Letter, 2010.
3. Hochedez P, Caumes E. Hookworm-related cutaneous larva migrans. *J Travel Med* 2007; **14:** 326–33.
4. Bowman DD, *et al.* Hookworms of dogs and cats as agents of cutaneous larva migrans. *Trends Parasitol* 2010; **26:** 162–7.

猪囊尾蚴病

感染猪带绦虫可导致绦虫病（见下文成虫的小肠感染）或猪囊尾蚴病（幼虫的组织感染）。猪囊尾蚴病可因食入了被感染者粪便污染的食物或水中的猪带绦虫卵或因患者小肠有绦虫成虫寄生引起自身感染所致。食入的虫卵在体内释出幼虫，幼虫钻入肠壁并被血流携带至骨骼肌、心脏、眼、脑和脊髓，并在这些部位发育为囊尾蚴。人的猪囊尾蚴病与贫穷有关，并在个人与环境卫生都较差的地区流行。

患者一般无明显临床症状，但当囊尾蚴死亡引起炎症反应时可出现症状。临床表现取决于囊尾蚴的数目、大小、位置、发育阶段以及宿主的免疫反应。囊尾蚴位于中枢神经系统（**中枢神经系统囊虫病**）可导致癫痫与头痛，也是流行地区癫痫的常见原因。其他症状包括精神错乱、反应迟钝和共济失调。脑积水与高颅压可因脑脊液阻塞引起。囊尾蚴位于脊髓、眼或心脏也可引起严重的病态。

中枢神经系统囊虫病的**治疗**包括抗癫痫，抗癫痫药物在患者无癫痫发作两年以上通常可停用[1]。

对抗蠕虫药在治疗中枢神经系统囊虫病中的使用目前仍有争议[1~3]。活的囊尾蚴通常并不诱发癫痫，而已死亡的和濒死的囊尾蚴可引起炎症反应、癫痫和一过性的神经效应，因而抗蠕虫药治疗未必能减少癫痫发作的频率。抗蠕虫药的治疗可能对在脑实质及实质外（如蛛网膜下囊尾蚴，包括巨大型和葡萄状型）有活的或退化的囊尾蚴的患者有益[1,3,4]。抗蠕虫药对患者的陈旧性钙化损伤没有或几乎没有作用，抗蠕虫药禁用于囊虫病脑炎患者，因其可加重颅内高压[1,2]。一项对脑实质内活囊尾蚴所致癫痫患者的双盲、安慰剂对照的研究结果证实阿苯达唑疗法（同时使用地塞米松）是安全的，可减少虫体的负荷和全身性癫痫发作的次数[5]。目前认为阿苯达唑是治疗的首选药物[6,7]，但也可使用吡喹酮[1,4,7]。

对有许多囊尾蚴的脑实质感染，或在开始治疗后神经系统症状或高颅压加重的患者，推荐皮质激素辅助治疗。蛛网膜下囊虫病患者也应给予皮质激素辅助治疗。然而，皮质激素与吡喹酮的同时使用可因药动学的相互影响而复杂化，见**吡喹酮药物相互作用**项下**皮质激素**（第146页）。如患者有脑水肿存在，则表明可能需要外科切除囊尾蚴或脑室分流术[1]。目前已形成了治疗中枢神经系统囊虫病的详尽的指导意见[2]。

预防猪带绦虫感染可通过避免食入未熟透的猪肉及被人粪污染的食物和饮水，还应包括充分的环境卫生、污水处理及屠宰监督措施。已经感染猪带绦虫的人及其密切接触者应用抗蠕虫药治疗以阻断或减少人-人传播。应用吡喹酮对人猪带绦虫病的普治与针对性治疗已经显著地减少了猪带绦虫感染流行地区的流行率[3,8]。

1. Takayanagui OM. Therapy for neurocysticercosis. *Expert Rev Neurother* 2004; **4:** 129–39.
2. Garcia HH, *et al.* Current consensus guidelines for treatment of neurocysticercosis. *Clin Microbiol Rev* 2002; **15:** 747–56. Also available at: http://cmr.asm.org/cgi/reprint/15/4/747.pdf (accessed 09/08/07)
3. Garcia HH, *et al.* Taenia solium cysticercosis. *Lancet* 2003; **362:** 547–56.
4. Del Brutto OH, *et al.* Meta-analysis: cysticidal drugs for neurocysticercosis— albendazole and praziquantel. *Ann Intern Med* 2006; **145:** 43–51.
5. Garcia HH, *et al.* A trial of antiparasitic treatment to reduce the rate of seizures due to cerebral cysticercosis. *N Engl J Med* 2004; **350:** 249–58.
6. Abba K, *et al.* Anthelmintics for people with neurocysticercosis. Available in The Cochrane Database of Systematic Reviews; Issue 3. Chichester: John Wiley; 2010 (accessed 22/07/10).
7. Abramowicz M, ed. *Drugs for parasitic infections*. 2nd ed. New Rochelle NY: The Medical Letter, 2010.
8. WHO. *Control of neurocysticercosis*. Geneva: WHO, 2003. Also available at: http://apps.who.int/gb/archive/pdf_files/WHA56/ea5610.pdf (accessed 29/07/10)

裂头绦虫病

裂头绦虫病是鱼绦虫阔节裂头绦虫和其他裂头属虫种寄生于人的小肠所致的疾病。人通过生食感染的淡水鱼而感染。感染罕有症状。然而，由于成虫与人体竞争获得维生素 B_{12}，一些患者可能发展为巨红细胞性贫血伴巨红细胞性贫血相关的神经病学症状。其他维生素的浓度也可能降低。治疗是应用单剂吡喹酮。氯硝柳胺是替代药物[1]。还应补充维生素以纠正其缺乏。

1. Abramowicz M, ed. *Drugs for parasitic infections*. 2nd ed. New Rochelle NY: The Medical Letter, 2010.

麦地那龙线虫病

麦地那龙线虫病（龙线虫病，几内亚虫感染）[1~3]系麦地那龙线虫感染所致。该病在部分非洲和亚洲地区流行，但正在努力根除。在2009年，报告的病例仅3190例，大多数来自苏丹，其余的来自埃塞俄比亚、加纳、马里和尼日尔。该病通过饮用含有已吞食麦地那龙线虫幼虫的剑水蚤的水而感染。幼虫侵入小肠黏膜并在结缔组织发育为成虫。

雌虫缓慢移行到皮下组织引起强烈的疼痛，有时伴有非特异症状（如发热、皮疹），10~14个月后雌虫钻出皮肤（常见于脚部），产生水肿、水疱并最终形成溃疡；继发感染是常见的并发症。一旦水疱破裂，疼痛与其他症状减轻。当患部接触水，雌虫在水中释出幼虫，启动新一轮生活周期。

控制麦地那龙线虫病最有效的方法是安全饮用水的供应。WHO根除麦地那龙线虫病行动以健康教育及安全用水供应为基础，安全用水供应措施包括用杀虫剂如替美磷处理水及鼓励应用家用滤器。

目前尚无有效抗麦地那龙线虫在人体的任何发育阶段的药物直接疗法。传统治疗是通过轻轻牵拉拉出虫体，有时需数周以上时间。虽然甲硝唑或噻苯达唑没有直接的抗蠕虫作用，但可改善患者症状。甲硝唑与噻苯达唑的作用被认为系通过削弱皮下组织内虫体的附着而使虫体更快地被清除。

1. WHO. Eradicating guinea-worm disease. Available at: http://whqlibdoc.who.int/hq/2008/WHO_HTM_NTD_PCT_2008.1_eng.pdf (accessed 16/07/09)
2. Greenaway C. Dracunculiasis (guinea worm disease). *CMAJ* 2004; **170:** 495–500.
3. WHO. Dracunculiasis eradication—global surveillance summary, 2009. *Wkly Epidem Rec* 2010; **85:** 166–76.

棘球蚴病

棘球蚴病又称包虫病，是人体感染棘球绦虫细粒棘球绦虫或多房棘球绦虫幼虫所致的疾病。这两个虫种引起不同的棘球蚴病，分别称为囊型棘球蚴病和泡型棘球蚴病。多种动物与该病的传播有关。人体由于食入来自污染粪便中的虫卵而被感染。虫卵在小肠孵化，六钩蚴穿入小肠壁并侵入身体器官，常见侵犯肝脏。六钩蚴发育为囊肿，囊肿体积缓慢增大，并可多年保持完整状态。感染后症状通常仅在囊肿压迫周围脏器或囊肿破裂时才出现。如可能，治疗的首选是完整囊肿的外科手术切除。

在**囊型棘球蚴病**中，在手术之前可局部或全身给药以杀死囊肿内的感染性幼虫，减少复发或继发感染的危险。如术中囊肿破裂，术后也需给药。局部注射杀幼虫剂如乙醇、溴化十六烷基三甲铵或高张盐水的方法已被使用。化疗被用为辅助治疗或当无法手术时使用。全身治疗首选阿苯达唑，也可使用甲苯达唑，尽管有人认为甲苯达唑不如阿苯达唑有效。也已有报道认为吡喹酮有效，吡喹酮可与阿苯达唑联合使用。阿苯达唑可替代手术作为无并发症患者的初始治疗，同时使用西咪替丁（抑制阿苯达唑的代谢）可增强阿苯达唑的效果。

无法手术时的其他选择是穿刺/抽吸/注射/再抽吸（puncture/aspiration/injection/re-aspiration，PAIR），该操作包括超声导向的囊肿穿刺、囊肿液抽吸、囊肿内注射乙醇或高张盐水及再抽吸囊肿内容物。推荐同时使用化疗。

多房棘球绦虫感染（**泡型棘球蚴病**）更具侵袭性和肿瘤样浸润生长的特点，该病的治疗常需外科手术和长期苯并咪唑类如阿苯达唑的治疗，尽管一些病变在诊断时已不能通过手术治疗，一些患者单独应用阿苯达唑也有改善，但治疗时间的延长已在一些患者表明可杀死幼虫。

1. Kumar A, Chattopadhyay TK. Management of hydatid disease of the liver. *Postgrad Med J* 1992; **68:** 853–6.
2. Wen H, *et al.* Diagnosis and treatment of human hydatidosis. *Br J Clin Pharmacol* 1993; **35:** 565–74.
3. WHO Informal Working Group on Echinococcosis. Guidelines for treatment of cystic and alveolar echinococcosis in humans. *Bull WHO* 1996; **74:** 231–42. Also available at: http://whqlibdoc.who.int/bulletin/1996/Vol74-No3/bulletin_1996_74(3)_231-242.pdf (accessed 27/08/09)
4. Reuter S, *et al.* Benzimidazoles in the treatment of alveolar echinococcosis: a comparative study and review of the literature. *J Antimicrob Chemother* 2000; **46:** 451–6.
5. Mcmanus DP, *et al.* Echinococcosis. *Lancet* 2003; **362:** 1295–1304.
6. Smego RA, *et al.* Percutaneous aspiration-injection-reaspiration drainage plus albendazole or mebendazole for hepatic cystic echinococcosis: a meta-analysis. *Clin Infect Dis* 2003; **37:** 1073–83.
7. Smego RA, Sebanego P. Treatment options for hepatic cystic echinococcosis. *Int J Infect Dis* 2005; **9:** 69–76.
8. Abramowicz M, ed. *Drugs for parasitic infections*. 2nd ed. New Rochelle NY: The Medical Letter, 2010.

9. Junghanss T, *et al.* Clinical management of cystic echinococcosis: state of the art, problems, and perspectives. *Am J Trop Med Hyg* 2008; **79:** 301–11.
10. Moro P, Schantz PM. Echinococcosis: a review. *Int J Infect Dis* 2009; **13:** 125–33.

蛲虫病

蛲虫病是感染蠕形住肠线虫（蛲虫）引起的疾病。该病是少数几个在温带地区常见的肠道线虫病之一，在幼儿中特别常见。与鞭虫病（见下文）相同，蛲虫病也是由于食入或吸入成熟虫卵而导致的大肠的感染。幼虫在感染后约两个月在肠道发育成熟。成熟雌虫并不将卵排入肠腔，而是在夜间移行至肛门，在肛门与会阴周围的皮肤产卵。排出的卵在6h内发育为感染性虫卵。蛲虫病的诊断是依据在肛周检测到蛲虫虫卵。最常见的症状是肛周瘙痒，但许多患者并无明显症状。异位寄生虫病如阑尾炎或输卵管炎可发生，但罕见。成虫自然寿命约6周，因而如能防止重复感染，蛲虫感染是自限性的。虽然采取卫生措施即可预防再感染，但对患者的所有家庭成员都应进行一个疗程以上的抗蠕虫治疗。

治疗使用苯并咪唑氨甲酸酯类药物衍生物，如阿苯达唑或甲苯达唑，或使用噻嘧啶[1]。该广谱疗法对存在混合肠道线虫感染的患者是有益的。使用的其他抗蠕虫药包括哌嗪或恩波吡维铵。

1. Abramowicz M, ed. *Drugs for parasitic infections.* 2nd ed. New Rochelle NY: The Medical Letter, 2010.

肝片吸虫病

见下文**肝脏吸虫感染**项下。

布氏姜片吸虫病

见下文**肠道吸虫感染**项下。

颚口线虫病

在大多数病例中颚口线虫病是棘颚口线虫幼虫的感染所致，尽管已鉴定出其他颚口属虫种也可引起颚口线虫病。棘颚口线虫寄生在犬和猫的胃部，粪便中排出的虫卵被淡水甲壳纲动物食入并孵化为幼虫，幼虫被鱼或其他动物吞食，人通过生食或半生食这些第二中间宿主的肉而感染。幼虫被食入后即穿透肠壁并经肝移行到其他组织包括皮肤、眼及CNS。罕见情况下皮肤的浸润可导致皮肤幼虫移行症（见上文）。

外科手术取出虫体是颚口线虫病的首选治疗方法，但这几乎不可能。药物治疗可使用阿苯达唑，也可用伊维菌素替代[1,2]—些患者可能需要多个疗程治疗[2]。

1. Abramowicz M, ed. *Drugs for parasitic infections.* 2nd ed. New Rochelle NY: The Medical Letter, 2010.
2. Ramirez-Avila L, *et al.* Eosinophilic meningitis due to Angiostrongylus and Gnathostoma species. *Clin Infect Dis* 2009; **48:** 322–7.

异形吸虫病

见下文**肠道吸虫感染**项下。

钩虫感染

十二指肠钩口线虫感染（钩口线虫病）与美洲钩口线虫感染（板口线虫病）在热带与亚热带的大部分地区，特别在农村是缺铁性贫血的主要原因。随粪便排出的虫卵在温暖湿润的土壤中孵化为幼虫并进一步发育为感染形式。幼虫一般经皮钻入，也可经口食入感染。幼虫移行至肺被吞咽并在小肠发育为成虫。感染后约6～8周粪便中出现虫卵。成虫可存活数年。十二指肠钩虫幼虫能够在组织内保持休眠状态，只有在条件适宜时才发育为成虫。患者表现与感染阶段相应的症状。流行地区的外来人口在幼虫侵入部位可有强烈的瘙痒、红斑和丘疹水疱性疹，称之为钩虫痒病（着地痒）。初次感染者幼虫经肺的移行可引起肺炎和支气管痉挛伴嗜酸性粒细胞增多。肠道感染的主要症状是缺铁性贫血和严重的血白蛋白减少。此外，还可出现腹痛、腹泻和体重减轻。

治疗常使用苯并咪唑氨甲酸酯类药物衍生物如甲苯达唑或阿苯达唑[1~3]，这种广谱疗法在患者有混合肠道线虫感染时是有益的。阿苯达唑可能较甲苯达唑更有效[4]。其他用于钩虫感染的抗蠕虫药包括左旋咪唑和噻嘧啶[2~4]，但左旋咪唑和噻嘧啶抗美洲钩虫的效用较十二指肠钩虫为差。钩虫感染引起的缺铁性贫血对口服铁剂治疗反应迅速，对一些患者需补充叶酸制剂。

为减少疾病的总负荷，在流行地区的群体治疗规划可能是必要的[2~5]。WHO推荐[6]使用阿苯达唑或甲苯达唑，替代药物为左旋咪唑或噻嘧啶，目标人群为学龄前与学龄儿童、育龄妇女（包括妊娠4个月以上的妇女和哺乳期妇女）以及从事土壤传播蠕虫病高危职业的成人（如采茶工和矿工）。1岁以下的儿童和妊娠头3个月的妇女不包括在此群体治疗规划中。干预的频率应视感染在学龄儿童的流行率与感染强度而定。

1. Hotez PJ, *et al.* Hookworm infection. *N Engl J Med* 2004; **351:** 799–807.
2. Bethony J, *et al.* Soil-transmitted helminth infections: ascariasis, trichuriasis, and hookworm. *Lancet* 2006; **367:** 1521–32.
3. Abramowicz M, ed. *Drugs for parasitic infections.* 2nd ed. New Rochelle NY: The Medical Letter, 2010.
4. Keiser J, Utzinger J. Efficacy of current drugs against soil-transmitted helminth infections: systematic review and meta-analysis. *JAMA* 2008; **299:** 1937–48.
5. Idris MA, *et al.* Effective control of hookworm infection in school children from Dhofar, Sultanate of Oman: a four-year experience with albendazole mass chemotherapy. *Acta Trop* 2001; **80:** 139–43.
6. WHO. *Preventive chemotherapy in human helminthiasis: coordinated use of antihelminthic drugs in control interventions: a manual for health professionals and programme managers.* Geneva: WHO, 2006. Also available at: http://whqlibdoc.who.int/publications/2006/9241547103_eng.pdf (accessed 27/08/09)

微小膜壳绦虫病

微小膜壳绦虫病是通过微小膜壳绦虫（短绦虫）虫卵污染的食物、水或手接触虫卵引起的感染。可经直接人-人传播。本病在儿童更常见。重度感染可出现临床症状，包括腹泻和腹痛。治疗使用单剂吡喹酮[1,2]。硝唑尼特[1]和氯硝柳胺[1,2]可作为替代药物。

1. Abramowicz M, ed. *Drugs for parasitic infections.* 2nd ed. New Rochelle NY: The Medical Letter, 2010.
2. WHO. *WHO model formulary.* Geneva: WHO, 2008. Also available at: http://www.who.int/selection_medicines/list/WMF2008.pdf (accessed 27/08/09)

肠道吸虫感染

肠道吸虫感染**姜片虫病**、**异形吸虫病**、**后殖吸虫病**和**隐孔吸虫病**是分别由布氏姜片吸虫、异形异形吸虫与其他异形吸虫属虫种、横川后殖吸虫和鲑隐孔吸虫引起的。姜片虫病、异形吸虫病、后殖吸虫病在远东与东南亚地区流行，异形吸虫病在中东也常见。隐孔吸虫病在美国的西北部太平洋沿岸地区日益增多。姜片虫病的感染途径系由于食入感染的水生植物，而食入生或半生的感染的鱼类是异形异形吸虫、横川后殖吸虫及鲑隐孔吸虫感染的来源。

姜片虫病通常无明显症状，但重度感染可引起腹泻、腹痛、罕见肠梗阻和变态性反应性水肿。后殖吸虫病一般也无明显症状，但可引起轻度腹泻。异形吸虫病腹痛和黏液性腹泻常见。隐孔吸虫病表现相似的胃肠道症状伴嗜酸性粒细胞增多。罕见情况下，横川后殖吸虫和异形异形吸虫虫卵可侵入肠壁，经血流进入体内各种器官，导致严重的并发症如心力衰竭或心脏或脑致命性栓塞。

肠道吸虫感染的治疗使用吡喹酮[1,2]。

1. WHO. Control of foodborne trematode infections. *WHO Tech Rep Ser 849* 1995. Available at: http://libdoc.who.int/trs/WHO_TRS_849_(part1).pdf and http://libdoc.who.int/trs/WHO_TRS_849_(part2).pdf (accessed 16/07/08)
2. Abramowicz M, ed. *Drugs for parasitic infections.* 2nd ed. New Rochelle NY: The Medical Letter, 2010.

肝脏吸虫感染

人感染肝脏吸虫肝片吸虫、大片吸虫、麝猫后睾吸虫、猫后睾吸虫和华支睾吸虫是由于食入感染的水生植物、草或水（肝片吸虫和大片吸虫）或生或半生的鱼（后睾吸虫属虫种，华支睾吸虫）。**肝片吸虫病**主要是牛和羊的疾病，在世界任何地区人饲养此类动物皆可能患本病，而**华支睾吸虫病**和**后睾吸虫病**则主要见于东南亚和东欧。

肝片吸虫病急性期通常以发热、胃肠道症状、肝大引起的疼痛及嗜酸性粒细胞明显增多为特点，但这些症状在虫体到达最终寄生地胆道时减轻。华支睾吸虫病及后睾吸虫病急性期很少出现症状，且感染持续多年也常无明显症状。由于成虫寄生在胆道，在重复感染或重度感染时患者可出现胆道梗阻症状。尽管确切的致病机制尚不清楚，但肝脏吸虫感染与胆管细胞癌的发生有关的观点目前已被广泛接受。

吡喹酮被用于大多数肝脏吸虫感染的治疗[1,2]。但三氯苯达唑被认为是治疗片吸虫属感染的首选。硫氯酚较吡喹酮治疗片吸虫病更有效，是三氯苯达唑的替代药物。盐酸去氢依米丁也已被使用，硝唑尼特[2]可能也有效。

吡喹酮仍是华支睾吸虫病和后睾吸虫病的治疗选择[1,2]。阿苯达唑被建议作为治疗华支睾吸虫病的替代药物[2]。

1. WHO. Control of foodborne trematode infections. *WHO Tech Rep Ser 849* 1995. Available at: http://libdoc.who.int/trs/WHO_TRS_849_(part1).pdf and http://libdoc.who.int/trs/WHO_TRS_849_(part2).pdf (accessed 16/07/08)
2. Abramowicz M, ed. *Drugs for parasitic infections.* 2nd ed. New Rochelle NY: The Medical Letter, 2010.

罗阿丝虫病

罗阿丝虫病是感染罗阿罗阿线虫（简称罗阿丝虫）所致的一种寄生虫病。本病出现在中非和西非，传播媒介是吸血的斑虻。感染期幼虫在人体发育为成虫，成虫在皮下组织内移动，偶尔也可在眼结膜下移行。症状包括瘙痒、肿胀和疼痛，伴游走性皮下肿块。游走性皮下肿块常见于臂部与腿部。游走性皮下肿块为本病特征。虫体在眼结膜下的移行引起重度结膜炎。患者嗜酸性粒细胞显著增多，特别在来自非流行地区的来访者尤为明显。其他合并症包括肾病、心肌心内膜纤维变性、脑病及周围神经病变。

乙胺嗪被用于罗阿丝虫病的治疗[1,2]，该药对罗阿丝虫的幼虫微丝蚴有效，对成虫部分有效。在一些病例中，特别是在有重度微丝蚴血症的患者，治疗与急性脑炎相关联。已有设想认为急性脑炎与脑和脑膜毛细血管的阻塞有关。基于此点考虑，治疗以小剂量乙胺嗪开始，同时给予皮质激素和抗组胺药，乙胺嗪逐渐增量，数日后至全量。然而，上述疗法并不能完全消除脑炎的危险，因而，微丝蚴在该综合征中的作用已被质疑。在不能使用乙胺嗪的情况下，可使用阿苯达唑，但重复的阿苯达唑治疗可能是必要的[1]。一些人考虑伊维菌素可能有效[1,2]，但如同乙胺嗪，担心对重度微丝蚴血症患者的神经毒性作用；这也是在罗阿丝虫病与盘尾丝虫病共流行地区伊维菌素用于盘尾丝虫病（第130页）群体治疗的潜在问题。

乙胺嗪也被用于预防[1]，但已有提示应只限于高危暴露人群。媒介昆虫的控制被认为是不实际的，推荐的方法是旨在减少与昆虫接触的方法如纱窗与保护性着装等。

1. Abramowicz M, ed. *Drugs for parasitic infections.* 2nd ed. New Rochelle NY: The Medical Letter, 2010.
2. Padgett JJ, Jacobsen KH. Loiasis: African eye worm. *Trans R Soc Trop Med Hyg* 2008; **102:** 983–9.

肺吸虫感染

肺吸虫感染**并殖吸虫病**是并殖吸虫属虫种（常为卫氏并殖吸虫）寄生于人体引起的疾病，发生在亚洲、非洲和中、南美洲。该病通过生食淡水蟹或喇蛄，或饮用感染的水而感染。

虫体在肺发育成熟并引起局部坏死、出血、炎症反应和纤维化。并殖吸虫病的症状包括发热、疼痛及胸部不适，但大多数轻度至中度感染并无症状。虫体还可在其他部位特别是在脑部发育，引起脑肿瘤或脑栓塞的症状癫痫。肺吸虫侵犯脑部可致命。

治疗使用吡喹酮或硫氯酚[1]。三氯苯达唑也被认为有效且可被很好地耐受[1,2]。

1. Abramowicz M, ed. *Drugs for parasitic infections.* 2nd ed. New Rochelle NY: The Medical Letter, 2010.
2. WHO. *WHO model formulary.* Geneva: WHO, 2008. Also available at: http://www.who.int/selection_medicines/list/WMF2008.pdf (accessed 27/08/09)

淋巴丝虫病

淋巴丝虫病是由丝虫引起的寄生虫病，引起淋巴丝虫病的三种丝虫是班氏吴策线虫（班氏丝虫病）、马来布鲁线虫和帝汶布鲁线虫（布鲁丝虫病，也被分别称为马来丝虫病和帝汶丝虫病）。成虫产出的幼虫（微丝蚴）进入外周血，通过媒介蚊虫幼虫可在人-人间传播。幼虫从皮肤移行至淋巴系统并在淋巴系统发育成熟为成虫，成虫可存活数年。淋巴丝虫病的发生需要感染蚊虫在相当长时间内（数月至数年）的多次叮咬；因而生活在流行区的人们患病的风险最大。

丝虫感染通常感染于儿童期，尽管几乎所有感染者都有某种程度的亚临床的淋巴管/结和肾脏的损害，但绝大多数感染最初无症状。感染可停留在潜隐状态或依虫种和寄生部位不同而出现不同的症状。

- 淋巴系统对未成熟及死亡或濒死的成虫的急性炎症反应被称为淋巴结炎，特点为发热，身体不适，腹股沟淋巴结、睾丸和精索的炎症及局部淋巴液肿。这些急性发作在约1周后自行消退，但可一年反复发作数次。
- 慢性丝虫病可在初始症状10～15年后显现，反复发作的炎症及随后的淋巴系统的损害导致了淋巴流受阻及淋巴液肿。临床表现包括轻度或重度的腿、手臂、乳房或生殖器（睾丸鞘膜积液或女阴肿胀）肿大，乳糜尿和象皮肿（肢体显著肿胀伴皮肤增厚、坚硬、粗糙与龟裂）。淋巴管炎可由继发性细菌感染引起。
- 潜隐型丝虫病指的是在外周血不能检测到但可在其他体液和组织发现微丝蚴的丝虫感染。潜隐型丝虫病罕见，但被认为是机体对丝虫抗原的超敏反应所致。临床表现包括热带肺嗜酸性粒细胞增多症、肾小球病、心内膜心肌纤维变性、丝虫关节炎和乳房丝虫肉芽肿。

目前对淋巴丝虫病患者尚缺乏十分满意的**治疗**方法。现有的治疗方法对微丝蚴是有效的，从而可防止疾病的传播，但对成虫的效果甚微或无效，且疾病一旦出现，并不能制止症状的进展。乙胺嗪可清除循环的微丝蚴，对成虫也有部分效果，是治疗的首选[1]。治疗可引发急性淋巴管炎，在急性发作期不应给予乙胺嗪，因其可引起更多的虫体死亡而加重炎症反应。伊维菌素仅对微丝蚴有效，主要应用于也有盘尾丝虫病或罗阿丝虫病流行的地区。阿苯达唑与上述两种药物中的任一种联合使用可增加疗效，这种联合用药被推荐用于群体治疗[2]。然而，对随机性研究的系统性综述[3,4]发现肯定或否定阿苯达唑与乙胺嗪或伊维菌素联合应用较任何一种药物单独使用都更有效的证据并不充分。细菌和真菌的继发感染在供血不良的组织出现，因此，应注意受染部位的彻底清洁与皮肤护理，并采取理疗及其他措施以促进淋巴循环。在一些病例，需要使用抗菌药。大的鞘膜积液和阴囊象皮肿用药物治疗一般是不可逆的，通常在用乙胺嗪治疗1个疗程后再行外科干预。

丝虫已被证明含有沃尔巴克体内生菌，该菌对幼虫的发育和成虫的生殖与存活十分重要。丝虫与该菌之间的共生依存已提供了治疗丝虫病的新途径。在感染班氏吴策线虫的患者，口服多西环素8周可导致成虫的减少及血中微丝蚴持续的减少[5]，而先口服多西环素3周，然后在治疗开始4个月时再顿服伊维菌素和阿苯达唑，在诱发对微丝蚴的长期清除方面要较伊维菌素和阿苯达唑联合用药的标准治疗方法更为有效，但不足以杀死成虫[6]。在感染马来布鲁线虫的患者，仅口服多西环素6周，或在多西环素开始治疗后4个月再顿服乙胺嗪和阿苯达唑都明显降低沃尔巴克体水平并导致在治疗后至少持续一年的血中微丝蚴的减少[7]。多西环素也可预防或减轻对标准抗丝虫治疗的严重的不良反应[6,7]。

热带肺嗜酸性粒细胞增多症患者对乙胺嗪3周疗法有反应，但病情可复发而需要再治疗。丝虫性关节炎对乙胺嗪的治疗反应迅速。

在淋巴丝虫病流行的社区，整个社区的**群体治疗**是消灭淋巴丝虫病全球规划的基础[2]。主要目标是从感染个体的血液中清除微丝蚴以阻断传播。该规划推荐两种药物（阿苯达唑与乙胺嗪或伊维菌素联合用药）顿服，每年1次，持续4～6年[2,3]。阿苯达唑联用伊维菌素用于盘尾丝虫病或罗阿丝虫病也流行的地区。在使用阿苯达唑和伊维菌素地区的群体治疗规划应除外妊娠妇女、产后第一周的哺乳妇女、身高<90cm（或体重<15kg）的儿童以及重病者。在使用乙胺嗪和阿苯达唑的地区，要除外妊娠妇女、<2岁的儿童和重病者[8]。替代方法是在整个高危社区使用含乙胺嗪的盐6～12个月。

传播高峰到来之前及传播高峰期间应实行不间断的**媒介昆虫控制**以巩固群体化学治疗的效果。应劝告在流行地区生活及访问流行地区的人们在蚊帐内睡觉并在傍晚后至黎明前期间在皮肤裸露部位使用驱蚊剂。

1. Cox FEG, *et al.* (eds). *Topley and Wilson's microbiology and microbial infections: parasitology.* 10th ed. London: Hodder Arnold, 2005.
2. WHO. *Eliminate filariasis: attack poverty—a green light from the Global Alliance.* Geneva: WHO, 2000. Also available at: http://whqlibdoc.who.int/hq/2000/WHO_CDS_CPE_CEE_2000.5.pdf (accessed 03/08/07)
3. Tisch DJ, *et al.* Mass chemotherapy options to control lymphatic filariasis: a systematic review. *Lancet Infect Dis* 2005; **5:** 514–23.
4. Addiss D, *et al.* International Filariasis Review Group. Albendazole for lymphatic filariasis. Available in The Cochrane Database of Systematic Reviews; Issue 4. Chichester: John Wiley; 2005 (accessed 02/10/06).
5. Taylor MJ, *et al.* Macrofilaricidal activity after doxycycline treatment of Wuchereria bancrofti: a double-blind, randomised placebo-controlled trial. *Lancet* 2005; **365:** 2116–21.
6. Turner JD, *et al.* A randomized, double-blind clinical trial of a 3-week course of doxycycline plus albendazole and ivermectin for the treatment of Wuchereria bancrofti infection. *Clin Infect Dis* 2006; **42:** 1081–9.
7. Supali T, *et al.* Doxycycline treatment of Brugia malayi-infected persons reduces microfilaremia and adverse reactions after diethylcarbamazine and albendazole treatment. *Clin Infect Dis* 2008; **46:** 1385–93.
8. WHO. *Preventive chemotherapy in human helminthiasis: coordinated use of antihelminthic drugs in control interventions: a manual for health professionals and programme managers.* Geneva: WHO, 2006. Also available at: http://whqlibdoc.who.int/publications/2006/9241547103_eng.pdf (accessed 11/09/09)

曼森线虫属感染

常现曼森线虫、奥氏曼森线虫和链尾曼森线虫感染一般是无症状的。但也可出现不适、发热、关节痛及脑（脊）膜等症状。感染通过蠓与蝇类的叮咬传播。取决于感染的虫种乙胺嗪治疗可有效（对奥氏曼森线虫感染无效）[1]。尽管一般认为常现曼森线虫对常规的抗蠕虫药治疗不起反应，甲苯达唑单用[1]或与左旋咪唑或乙胺嗪[2]联用可能对常现曼森线虫感染有效；阿苯达唑是治疗常现曼森线虫感染的首选[1]。伊维菌素已被建议用于奥氏曼森线虫感染[1]，也是治疗链尾曼森线虫感染的首选药物。

丝虫已被证明含有沃尔巴克体内生菌，该菌对幼虫的发育和成虫的生殖与存活十分重要。丝虫与该菌之间的共生依存已提供了治疗丝虫病的新途径。在感染常现曼森线虫的患者，连续6周每日口服多西环素导致治疗后12个月血中微丝蚴的明显减少和治疗后36个月微丝蚴血症的持续抑制[3]。

1. Abramowicz M, ed. *Drugs for parasitic infections.* 2nd ed. New Rochelle NY: The Medical Letter, 2010.
2. Bregani ER, *et al.* Comparison of different anthelmintic drug regimens against Mansonella perstans filariasis. *Trans R Soc Trop Med Hyg* 2006; **100:** 458–63.
3. Coulibaly YI, *et al.* A randomized trial of doxycycline for *Mansonella perstans* infection. *N Engl J Med* 2009; **361:** 1448–58.

后殖吸虫病

见上文**肠道吸虫感染**项下。

隐孔吸虫病

见上文**肠道吸虫感染**项下。

板口线虫病

见上文**钩虫感染**项下。

盘尾丝虫病

盘尾丝虫病（河盲症）是旋盘尾线虫感染引起的疾病。该病在西非和中非的广大地区及拉丁美洲的一些地区和也门呈地方性流行，特别是在水流湍急的河流周围传播媒介蚋的滋生地流行。感染后，幼虫通常在皮下组织的纤维结节内发育为成虫。雌性成虫释出大量微丝蚴，微丝蚴从结节移行到其他组织，主要在皮肤和眼部。微丝蚴在眼部的死亡可引起严重的炎症和瘢痕形成，造成眼损伤和视力损害。一些证据表明从微丝蚴内共生的沃尔巴克体释放的抗原在此过程也发挥了作用[1～3]。数年的反复感染可导致不可逆的失明。皮肤中濒死的微丝蚴可引发皮下炎症反应而引起严重的瘙痒。皮肤逐渐变得肿胀和增厚（蜥蜴皮）并可能失去一些弹性和色素（豹皮）。

通过治疗感染者从而减少感染从人到媒介昆虫的传播，或通过阻断媒介昆虫到人的传播，都可控制盘尾丝虫病。**治疗**盘尾丝虫病的首选药物是伊维菌素[2～5]。伊维菌素顿服可迅速地清除皮肤中的微丝蚴并逐渐地清除角膜和眼前房的微丝蚴[4]。尽管伊维菌素抑制微丝蚴的释放，但其对成虫无效。因而，伊维菌素仅可控制疾病，而不能治愈或根除疾病。在流行地区控制盘尾丝虫病在非洲依赖于每12个月服用一次伊维菌素（在中美洲和南美洲每6个月服用一次）结合媒介昆虫的控制（见下文）。因为成虫的寿命约15年，治疗将需持续许多年。伊维菌素是 *Merck* 通过伊维菌素专家委员会（Mectizan Expert Committee，MEC）捐赠用于盘尾丝虫病流行的所有国家社区群体治疗规划，除妊娠妇女、近期生产的哺乳妇女、体重少于15kg（相当于身高90cm）以及那些不能行走和重病患者外的所有人都应服用[6,7]。有关伊维菌素的更详尽的资料，见**伊维菌素**（第138页）。与每年治疗一次比较，标准剂量的伊维菌素的服药频率增加至每3个月一次似可增强疗效[8]。来自加纳的研究证据提示耐伊维菌素的寄生虫种群正在出现，伊维菌素抑制皮肤微丝蚴再增殖的能力在一些社区随时间而减退[9]。

在盘尾丝虫病与罗阿丝虫病同时流行的地区，应注意伊维菌素在血中有大量罗阿丝虫微丝蚴的患者可能引起的严重不良反应，包括脑病（见**伊维菌素**下的**不良反应发生率**，第138页）。伊维菌素专家委员会和技术咨询委员会[10]已就罗阿丝虫共流行地区盘尾丝虫病的伊维菌素的群体治疗规划提出了建议。

在1988年引入伊维菌素之前，乙胺嗪曾是治疗盘尾丝虫病常用的药物，但现已不再被WHO推荐[4]。其使用的主要局限是伴随杀微丝蚴作用的严重变态反应麦氏反应（Mazzotti reaction），加重了已存在的眼部损害或促使新的损害以及需要给予重复疗程以持续抑制该病[4]。舒拉明（Suramin）也被用于盘尾丝虫病的治疗并对成虫有效[4]。然而，由于其毒性，使用受到限制。莫昔克丁是兽医使用的抗蠕虫药，在人类的使用目前尚在评估中[11]。阿莫卡嗪治疗盘尾丝虫病的作用也已被评估[4]。

近期已表明成虫含有沃尔巴克体内生菌，该菌对幼虫的发育和成虫的生殖与存活十分重要。丝虫与该菌之间的共生依存已为治疗盘尾丝虫病提供了新途径。连续6周每日口服多西环素的治疗已显示可在4个月的研究期间使成虫不育[12]。顿服伊维菌素可中断胚胎发生至少18个月[13]。多西环素治疗的长期用药法不适合群体治疗规划，但其可与伊维菌素联用治疗永久离开流行区的患者。

在非流行区，视症状再现或微丝蚴存在情况，可每3～6个月服用伊维菌素。

在引入伊维菌素之前，控制盘尾丝虫病的主要对策是在成虫的平均生命期限内都使用杀虫剂**控制媒介昆虫**以阻断感染的传播。然而，尽管最初是成功的，但因媒介昆虫的飞行范围较预想的要长，媒介昆虫的再侵袭尚难以对付[14]。

1. Saint André A, *et al.* The role of endosymbiotic Wolbachia bacteria in the pathogenesis of river blindness. *Science* 2002; **295:** 1892–5.
2. Hoerauf A, *et al.* Onchocerciasis. *BMJ* 2003; **326:** 207–10.
3. Udall DN. Recent updates on onchocerciasis: diagnosis and treatment. *Clin Infect Dis* 2007; **44:** 53–60.
4. WHO. Onchocerciasis and its control: report of a WHO expert committee on onchocerciasis control. *WHO Tech Rep Ser 852* 1995. Also available at: http://libdoc.who.int/trs/WHO_TRS_852.pdf (accessed 03/10/07)
5. WHO. Onchocerciasis (river blindness). Available at: http://www.who.int/blindness/partnerships/onchocerciasis_home/en/index.html (accessed 15/06/06)
6. Pond B. Distribution of ivermectin by health workers. *Lancet* 1990; **335:** 1539.
7. WHO. *Preventive chemotherapy in human helminthiasis: coordinated use of antihelminthic drugs in control interventions: a manual for health professionals and programme managers.* Geneva: WHO, 2006. Also available at: http://whqlibdoc.who.int/publications/2006/9241547103_eng.pdf (accessed 09/09/09)
8. Gardon J, *et al.* Effects of standard and high doses of ivermectin on adult worms of Onchocerca volvulus: a randomised controlled trial. *Lancet* 2002; **360:** 203–10.
9. Osei-Atweneboana MY, *et al.* Prevalence and intensity of Onchocerca volvulus infection and efficacy of ivermectin in endemic communities in Ghana: a two-phase epidemiological study. *Lancet* 2007; **369:** 2021–9.
10. The Mectizan® Expert Committee and Technical Consultative Committee. Recommendations for the treatment of onchocerciasis with Mectizan® in areas co-endemic for onchocerciasis and loiasis. 2004. Available at: http://www.mectizan.org/sites/default/files/EnglishMECTCCLoaRecs-June04_1.pdf (accessed 29/07/10)
11. Cotreau MM, *et al.* The antiparasitic moxidectin: safety, tolerability, and pharmacokinetics in humans. *J Clin Pharmacol* 2003; **43:** 1108–15.
12. Hoerauf A, *et al.* Endosymbiotic bacteria in worms as targets for a novel chemotherapy in filariasis. *Lancet* 2000; **355:** 1242–3.
13. Hoerauf A, *et al.* Depletion of wolbachia endobacteria in Onchocerca volvulus by doxycycline and microfilaridermia after ivermectin treatment. *Lancet* 2001; **357:** 1415–6.
14. Thylefors B, Alleman M. Towards the elimination of onchocerciasis. *Ann Trop Med Parasitol* 2006; **100:** 733–46.

后睾吸虫病

见上文**肝脏吸虫感染**项下。

并殖吸虫病

见上文**肺吸虫感染**项下。

血吸虫病

血吸虫病是裂体吸虫属虫种感染导致的寄生虫病，主要由曼氏血吸虫、日本血吸虫和埃及血吸虫，也可由间插血吸虫和湄公血吸虫引起。该病主要见于非洲、亚洲、南美洲和加勒比海。在这些地区，血吸虫病对接触有中间宿主感染的淡水的人们危害严重。

自由游动的尾蚴从螺体释出，穿入人体皮肤，在过敏体质个体可引起瘙痒的丘疹（尾蚴性皮炎）。在约6周内，虫体在肺部和肝脏内成熟，然后移行至血管、膀胱或肠。成熟的雌虫产卵，卵随尿或粪便排出体外，或沉积在组织内。机体对这些沉积虫卵的免疫反应导致了疾病。对沉积虫卵的急性反应被称为片山钉螺热（Katayama fever），一种自限性但有时是致命的疾病，类似血清病的表现。急性反应常见于日本血吸虫感染。感染的慢性期常持续多年无症状，但常导致虫卵沉积组织如肝、肺、小肠或泌尿道肉芽肿和纤维化的形成，具体部位取决于感染的血吸虫虫种。

吡喹酮用于慢性血吸虫病的治疗[1～5]，并对所有裂体吸虫属虫种有效。美曲磷酯与奥沙尼喹是替代药物，可分别用于抗埃及血吸虫[1,2]和曼氏血吸虫[1,3,4]。实验研究已经发现青蒿素对未发育成熟的血吸虫有效[2]，青蒿素衍生物单独或与吡喹酮联合使用对曼氏血吸虫[6,7]、埃及血吸虫[8]和日本血吸虫[9]的作用也正在调查中。然而，这些研究的结果不尽相同，有关药物治疗埃及血吸虫的系统性综述[2]发现研究结果还不能确定青蒿素治疗埃及血吸虫病有效。研究发现，甲氟喹与青蒿琥酯联合用药，口服每日1次，连服3日对儿童的埃及血吸虫感染有效，对合并感染曼氏血吸虫的患者也有高治愈率和高减卵率[10]。

为减少疾病的总负荷，在流行地区的群体治疗规划可能是必要的。WHO推荐[11]使用吡喹酮的目标人群为学龄儿童、危险成人人群［包括妊娠和哺乳妇女或那些从事高危职业的人（包括接触疫水者）］和生活在流行区的除4岁以下或低于94cm的儿童外的社区全体人员。干预的频率应视感染在学龄儿童的流行率及肉眼可见的血尿（仅针对埃及血吸虫）的情况而定。

在血吸虫病控制规划中，氯硝柳胺被用作杀螺药以进行水处理。硫酸铜和五氯酚酸钠也被使用，但使用范围较小。

血吸虫的疫苗正在研制。

1. WHO. The control of schistosomiasis: second report of the WHO expert committee. *WHO Tech Rep Ser 830* 1993. Available at: http://libdoc.who.int/trs/WHO_TRS_830.pdf (accessed 16/07/08)
2. Danso-Appiah A, *et al.* Drugs for treating urinary schistosomiasis. Available in The Cochrane Database of Systematic Reviews; Issue 3. Chichester: John Wiley; 2008 (accessed 09/09/09).
3. Saconato H, Atallah A. Interventions for treating schistosomiasis mansoni. Available in The Cochrane Database of Systematic Reviews; Issue 3. Chichester: John Wiley; 1999 (accessed 16/05/05).
4. Ross AGP, *et al.* Schistosomiasis. *N Engl J Med* 2002; **346:** 1212–20.
5. Gryseels B, *et al.* Human schistosomiasis. *Lancet* 2006; **368:** 1106–18.
6. De Clercq D, *et al.* Efficacy of artesunate against Schistosoma mansoni infections in Richard Toll, Senegal. *Trans R Soc Trop Med Hyg* 2000; **94:** 90–1.
7. Utzinger J, *et al.* Oral artemether for prevention of Schistosoma mansoni infection: randomised controlled trial. *Lancet* 2000; **355:** 1320–5.
8. Borrmann S, *et al.* Artesunate and praziquantel for the treatment of Schistosoma haematobium infections: a double-blind, randomized, placebo-controlled study. *J Infect Dis* 2001; **184:** 1363–6.
9. Hou XY, *et al.* A randomized, double-blind, placebo-controlled trial of safety and efficacy of combined praziquantel and artemether treatment for acute schistosomiasis japonica in China. *Bull WHO* 2008; **86:** 788–95.
10. Keiser J, *et al.* Efficacy and safety of mefloquine, artesunate, mefloquine-artesunate, and praziquantel against *Schistosoma haematobium*: randomized, exploratory open-label trial. *Clin Infect Dis* 2010; **50:** 1205–13.
11. WHO. *Preventive chemotherapy in human helminthiasis: coordinated use of antihelminthic drugs in control interventions: a manual for health professionals and programme managers.* Geneva: WHO, 2006. Also available at: http://whqlibdoc.who.int/publications/2006/9241547103_eng.pdf (accessed 09/09/09)

粪类圆线虫病

粪类圆线虫病[1]是粪类圆线虫寄生于小肠所致的疾病，粪类圆线虫在美国又被称为线虫。粪类圆线虫病一般发生在热带和亚热带，也出现在南欧和东欧的一些地区、日本和美国。与其他肠道线虫相反，粪类圆线虫的虫卵在离开人体胃肠道之前可孵化，因而可引起自身感染，特别是在免疫功能低下患者中。幼虫在土壤中或可发育成熟为自由世代的成虫或以感染性幼虫阶段存在。感染性幼虫通过侵入皮肤引起感染。幼虫移行至肺，上行至支气管树，吞咽后，最后侵入小肠黏膜内发育成熟。初始感染后约 28 天产卵。

粪类圆线虫病可无症状，但通常患者常有与感染阶段相关的症状。幼虫侵入皮肤引起瘙痒和红斑。红斑可伴随虫体移行的过程，是皮肤幼虫移行症的原因之一（见上文）。虫体移行至肺可见炎症反应，包括肺炎和支气管痉挛。在重度感染（作为自身感染的结果，在免疫功能低下患者最常见）患者中，可出现大面积的肺部侵入病变，导致致命的肺泡出血。腹部症状包括绞痛、腹泻和呕吐，导致营养ever吸收不良。嗜酸性粒细胞增多也可存在。在免疫功能低下患者（包括移植患者）[2]可出现播散性病变，产生严重的肺部和腹部症状、休克、脑病、脑膜炎和革兰阴性败血病。由于粪类圆线虫病在这些患者中常是致命的，流行地区的易感患者应定期筛查此病并在感染的初始症状出现后立即给予治疗。

伊维菌素被认为是治疗的选择[1,3]。噻苯达唑曾被广泛使用，且目前仍在一些国家使用，但阿苯达唑更有效且可被更好地耐受。甲苯达唑也已被建议使用，但由于其对移行幼虫的作用有限，因此用药时间必须较阿苯达唑长。对播散性粪类圆线虫病，建议联合使用伊维菌素和阿苯达唑。如患者有混合的肠道线虫感染，使用这些广谱抗蠕虫药（噻苯达唑除外）也是有益的。

1. Segarra-Newnham M. Manifestations, diagnosis, and treatment of Strongyloides stercoralis infection. *Ann Pharmacother* 2007; **41:** 1992–2001.
2. Roxby AC, *et al.* Strongyloidiasis in transplant patients. *Clin Infect Dis* 2009; **49:** 1411–23.
3. Abramowicz M, ed. *Drugs for parasitic infections.* 2nd ed. New Rochelle NY: The Medical Letter, 2010.

比翼线虫病

比翼线虫病或张口病线虫感染，是由比翼线虫属及兽比翼线虫属虫种感染引起的。虽然人的感染已罕有报道，但该病主要是家禽、野鸟和哺乳动物的感染[1~6]。人通过食入污染有感染性幼虫的食物而被感染，幼虫被食入后侵入肠壁，后移行至肺，并在肺部发育为成虫。比翼线虫病主要症状是由于支气管的刺激和黏液分泌增多导致的咳嗽。感染可与哮喘混淆。噻苯达唑与甲苯达唑已被成功用于人比翼线虫病的治疗。

1. Timmons RF, *et al.* Infection of the respiratory tract with Mammomanogamus (Syngamus) laryngeus: a new case in Largo, Florida, and a summary of previously reported cases. *Am Rev Respir Dis* 1983; **128:** 566–9.
2. Gardiner CH, Schantz PM. Mammomonogamus infection in a human: report of a case. *Am J Trop Med Hyg* 1983; **32:** 995–7.
3. Leers WD, *et al.* Syngamosis, an unusual cause of asthma: the first reported case in Canada. *Can Med Assoc J* 1985; **132:** 269–70.
4. Nosanchuk JS, *et al.* Case report of and description of parasite in Mammomonogamus laryngeus (human syngamosis) infection. *J Clin Microbiol* 1995; **33:** 998–1000.
5. Turner P, *et al.* A case of human syngamosis. *Travel Med Infect Dis* 2003; **1:** 231–3.
6. Castaño JC, *et al.* Reporte del primer caso humano de infección parasitaria por Mammomonogamus laryngeus en Colombia. *Biomedica* 2006; **26:** 337–41.

绦虫病

绦虫病是牛带绦虫（又名牛肉绦虫）或猪带绦虫（又名猪肉绦虫）寄生于肠道所致的疾病。本病系通过食入污染的生或未熟的肉类所致。猪带绦虫的幼虫可引起全身感染即猪囊尾蚴病（见上文）

成虫的感染通常在虫体的体积足以引起阻塞或相关问题时才产生症状。成虫含虫卵的节片从粪便排出而维持生活史。治疗使用单剂吡喹酮[1]，该药在高剂量下具有抗猪带绦虫幼虫的优势。氯硝柳胺仅对成虫有效[1]。

1. Abramowicz M, ed. *Drugs for parasitic infections.* 2nd ed. New Rochelle NY: The Medical Letter, 2010.

弓首线虫病

弓首线虫病[1]是感染犬弓首线虫或较少见的感染猫弓首线虫的幼虫引起的疾病。成虫分别寄生在犬和猫的肠道，虫卵随粪便排出。人食入动物粪便中的虫卵而被感染。虫卵一被吞食即孵化，幼虫从肠道移行到其他器官，最常见是在肝、肺及眼部。大多数感染是无症状的，但可出现眼幼虫移行症和内脏幼虫移行症。幼虫移行症多见于儿童。

当幼虫侵入眼引起肉芽肿时出现眼幼虫移行症，肉芽肿的形成可损害视力，甚至引起失明。目前尚无特异治疗[2]。抗蠕虫药如阿苯达唑或噻苯达唑、皮质激素、眼手术及激光凝固法已被使用，但因疾病的自然过程的差异，尚难于评价这些方法的效果。

内脏幼虫移行症的临床症状取决于受累器官，但常包括咳嗽、喘鸣、发热和肝大。可出现脑炎与癫痫发作，常见嗜酸性粒细胞增多。急性感染一般不经治疗可消退[3]。然而，严重的或持续时间久的感染可使用阿苯达唑[4]，乙胺嗪[5]、甲苯达唑和噻苯达唑也已被使用。

1. Despommier D. Toxocariasis: clinical aspects, epidemiology, medical ecology, and molecular aspects. *Clin Microbiol Rev* 2003; **16:** 265–72.
2. Shields JA. Ocular toxocariasis: a review. *Surv Ophthalmol* 1984; **28:** 361–81.
3. Gillespie SH. Human toxocariasis. *Commun Dis Rep* 1993; **3:** R140–R143.
4. Abramowicz M, ed. *Drugs for parasitic infections.* 2nd ed. New Rochelle NY: The Medical Letter, 2010.
5. WHO. *WHO model formulary.* Geneva: WHO, 2008. Available at: http://www.who.int/selection_medicines/list/WMF2008.pdf (accessed 19/11/09)

旋毛虫病

旋毛虫病[1]是由旋毛虫属线虫，最常见的是旋毛形线虫感染引起的疾病。人通过食入生或半生的含感染性幼虫的肉类，通常是猪肉而被感染。幼虫在小肠发育成熟为成虫。成熟的雌虫产下幼虫。幼虫在血液移行至骨骼肌，有时可到达心肌。症状只有在重度感染时才出现。成虫侵入小肠可引起腹泻、腹痛和呕吐，约一周后，出现对移行的幼虫的过敏反应。还可见嗜酸性粒细胞增多、发热、肌痛、眼眶周围水肿，罕见致命的脑膜炎、心肌炎或肺炎。

所有确诊或疑似病例都应被治疗以防止幼虫的持续产生。阿苯达唑或甲苯达唑是抗旋毛虫治疗的首选药物[2]，噻苯达唑也被使用[3]。对严重的过敏反应患者应给予皮质激素[2,4]。

1. Gottstein B, *et al.* Epidemiology, diagnosis, treatment, and control of trichinellosis. *Clin Microbiol Rev* 2009; **22:** 127–45.
2. Abramowicz M, ed. *Drugs for parasitic infections.* 2nd ed. New Rochelle NY: The Medical Letter, 2010.
3. Watt G, *et al.* Blinded, placebo-controlled trial of antiparasitic drugs for trichinosis myositis. *J Infect Dis* 2000; **182:** 371–4.
4. Shimoni Z, *et al.* The use of prednisone in the treatment of trichinellosis. *Isr Med Assoc J* 2007; **9:** 537–9.

毛圆线虫病

毛圆线虫病是毛圆线虫属虫种包括蛇形毛圆线虫感染小肠所致疾病。毛圆线虫属虫种主要是食草动物的寄生虫，但人的感染现已被发现。毛圆线虫与十二指肠钩虫有类似的生活史（见上文钩虫感染）。推荐治疗毛圆线虫的药物有噻嘧啶、阿苯达唑和甲苯达唑[1]。在食草动物广泛使用苯并咪唑氨基甲酸酯类药物的衍生物产生了对该药耐药的地区有使用伊维菌素成功治疗的报告[2]。

1. Abramowicz M, ed. *Drugs for parasitic infections.* 2nd ed. New Rochelle NY: The Medical Letter, 2010.
2. Ralph A, *et al.* Abdominal pain and eosinophilia in suburban goat keepers. *Med J Aust* 2006; **184:** 467–9. Correction. *ibid.*; **185:** 49. [title]

鞭虫病

鞭虫病是毛首鞭形线虫（有时又称鞭虫）寄生于大肠引起的疾病。鞭虫病在世界范围分布，但绝大多数感染发生在热带和亚热带地区。虫卵随粪便排出后较长时间在土壤中仍保持存活状态。在适宜的条件下，2～4 周后发育为感染性虫卵。感染性虫卵被人食入后，虫卵内的幼虫孵出。幼虫在小肠壁内发育 3～10 天后移行至大肠肠腔并吸附到黏膜。感染后 1～3 个月在粪便中可查到虫卵。鞭虫病患者常无症状，但重度感染可导致贫血、腹泻和直肠脱垂。

治疗是使用苯并咪唑氨甲酸酯类药物的衍生物如阿苯达唑或甲苯达唑[1~3]。这些广谱药物治疗在患者存在混合肠道线虫感染时是有益的。伊维菌素[2]和硝唑尼特[4]是替代药物。然而，有系统性综述[3]认为现有药物对鞭虫病的治疗效果并不令人满意。

为减少疾病的总负荷，在流行地区的群体治疗规划可能是必要的。WHO 推荐[5]使用阿苯达唑或甲苯达唑，替代药物为左旋咪唑或噻嘧啶，目标人群为学龄儿童、育龄妇女（包括妊娠 4 个月以上的妇女和哺乳期妇女）以及从事土壤传播蠕虫病高危职业的成人（如采茶工和矿工）。1 岁以下的儿童和妊娠头 3 个月的妇女不包括在此群体治疗规划中。干预的频率应视感染在学龄儿童的流行率与感染强度而定。

1. Bethony J, *et al.* Soil-transmitted helminth infections: ascariasis, trichuriasis, and hookworm. *Lancet* 2006; **367:** 1521–32.
2. Abramowicz M, ed. *Drugs for parasitic infections.* 2nd ed. New Rochelle NY: The Medical Letter, 2010.
3. Keiser J, Utzinger J. Efficacy of current drugs against soil-transmitted helminth infections: systematic review and meta-analysis. *JAMA* 2008; **299:** 1937–48.
4. Juan JO, *et al.* Comparative clinical studies of nitazoxanide, albendazole and praziquantel in the treatment of ascariasis, trichuriasis and hymenolepiasis in children from Peru. *Trans R Soc Trop Med Hyg* 2002; **96:** 193–6.
5. WHO. *Preventive chemotherapy in human helminthiasis: coordinated use of antihelminthic drugs in control interventions: a manual for health professionals and programme managers.* Geneva: WHO, 2006. Also available at: http://whqlibdoc.who.int/publications/2006/9241547103_eng.pdf (accessed 09/09/09)

Abamectin (*USAN*, *rINN*) 阿巴美丁

Abamectina; Abamectine; Abamectinum; MK-0936. A mixture of abamectin component B_{1a} and abamectin component B_{1b}.

Абамектин

CAS — 65195-55-3 (component B_{1a}); 65195-56-4 (component B_{1b}).

ATC Vet — QP54AA02.

UNII — 5U8924T11H.

abamectin component B_{1a}

abamectin component B_{1b}

简介

阿巴美丁是阿弗菌素（avermectin）类抗蠕虫药，兽医用于抗线虫感染及系统给药作为杀体表寄生虫用药。

Albendazole (*BAN*, *USAN*, *rINN*) 阿苯达唑

Albendatsoli; Albendazol; Albendazolas; Albendazolum; SKF-62979. Methyl 5-propylthio-1*H*-benzimidazol-2-ylcarbamate.

Альбендазол
$C_{12}H_{15}N_3O_2S$ = 265.3.
CAS — 54965-21-8.
ATC — P02CA03.
ATC Vet — QP52AC11.
UNII — F4216019LN.

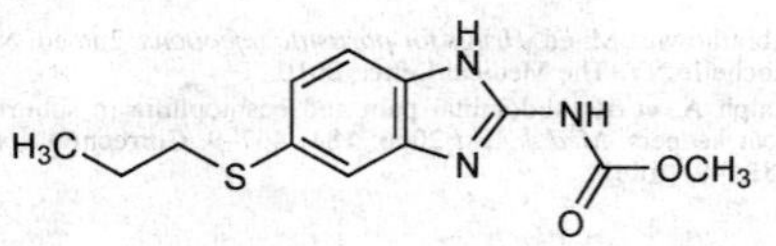

Pharmacopoeias. In *Chin., Eur.* (see p.vii), *Int., US,* and *Viet.*

Ph. Eur. 6. 8 (Albendazole) 白色至淡黄色粉末。不溶于水和乙醇；极微溶于二氯甲烷；易溶于无水甲酸。避光。

USP 33 (Albendazole) 白色至淡黄色粉末。不溶于水和乙醇；微溶于乙醚和二氯甲烷；易溶于无水甲酸。贮藏于密闭容器中。

不良反应和注意事项

参见**甲苯达唑**（第141页）。

不良反应通常轻微且无需处理而自行消退。然而，阿苯达唑在约16%的正在治疗的棘球蚴病（包虫病）患者引起了肝酶水平的轻至中度增高；肝炎和急性肝衰竭也已有报告。少于1%的患者出现白细胞减少；而粒细胞缺乏症、再生障碍性贫血、中性白细胞减少症与血小板减少罕见，已有报道因粒细胞缺乏症和各类血细胞减少而死亡的患者。肝病患者（包括肝包虫病患者），骨髓抑制的风险似可增加，应密切监测这些患者血细胞计数和肝功能。

正在接受脑囊虫病治疗的患者应给予皮质激素以预防在治疗的第一周颅内高压发作，抗惊厥药的使用可能也是必要的。当用于治疗眼或脊髓的囊尾蚴时，即使在给予皮质激素的情况下，阿苯达唑也可引起不可逆的损伤。因此，在治疗前应做眼科检查排除眼内囊尾蚴的存在。

不良反应发生率 尽管一般可被很好地耐受，但在WHO以高剂量阿苯达唑治疗30名囊型棘球蚴病（包虫病）患者的第一期合作研究中[1]报告了下列不良反应：血清转氨酶水平升高（2例）、白细胞计数减少（1例）、胃肠道症状（1例）、变态反应（1例）和脱发（1例）。另一名泡型棘球蚴病患者因骨髓活动抑制而终止治疗。在二期研究中[2]，109名服用阿苯达唑的囊型棘球蚴病患者中，20名有不良反应，甲苯达唑也有类似的不良反应报告。阿苯达唑的不良反应包括：转氨酶升高（5例）、腹部疼痛和其他胃肠道症状（7例）、严重头痛（4例）、脱发（2例）、白细胞减少、发热与乏力（1例）、血小板减少（1例）及荨麻疹和瘙痒（1例）。由于不良反应，不得不对5名患者停用阿苯达唑，尽管对其中3名患者，停用只是暂时的。

1. Davis A, *et al.* Multicentre clinical trials of benzimidazolecarbamates in human echinococcosis. *Bull WHO* 1986; **64:** 383–8.
2. Davis A, *et al.* Multicentre clinical trials of benzimidazolecarbamates in human cystic echinococcosis (phase 2). *Bull WHO* 1989; **67:** 503–8.

哺乳 一项在33名妇女顿服400mg阿苯达唑的研究[1]结果提示阿苯达唑及其活性代谢产物在乳汁浓度低。作者认为阿苯达唑不可能对母乳喂养的婴儿有害。

1. Abdel-tawab AM, *et al.* Albendazole and its metabolites in the breast milk of lactating women following a single oral dose of albendazole. *Br J Clin Pharmacol* 2009; **68:** 737–42.

对生长的影响 有报道指出，阿苯达唑多次用药法治疗儿童无症状鞭虫病与低水平鞭虫感染和儿童生长的损害有关[1]。然而，另有报道认为这不应阻止群体治疗中阿苯达唑单剂的使用[2]。

1. Forrester JE, *et al.* Randomised trial of albendazole and pyrantel in symptomless trichuriasis in children. *Lancet* 1998; **352:** 1103–8.
2. Winstanley P. Albendazole for mass treatment of asymptomatic trichuris infections. *Lancet* 1998; **352:** 1080–1.

对肝脏的影响 在一项阿苯达唑治疗40名棘球蚴病患者的系列研究中，7名患者在治疗过程中发生了肝功能异常[1]。其中6名有归因于阿苯达唑的肝细胞异常，第7名患者的阻塞性黄疸可能并不是由阿苯达唑引起的。此外，尚有上文**不良反应发生率**项下血清转氨酶水平升高的报告。

阿苯达唑仅应在对血清转氨酶浓度及白细胞和血小板计数进行持续的定期医学监测的情况下才可用于治疗棘球蚴病。即使用药，对肝损伤的患者治疗时，苯并咪唑氨基甲酸酯类药物应减量使用[2]。

1. Morris DL, Smith PG. Albendazole in hydatid disease—hepatocellular toxicity. *Trans R Soc Trop Med Hyg* 1987; **81:** 343–4.
2. Davis A, *et al.* Multicentre clinical trials of benzimidazolecarbamates in human cystic echinococcosis (phase 2). *Bull WHO* 1989; **67:** 503–8.

妊娠 阿苯达唑对一些动物致畸，对人类妊娠尚未进行足够的和很好控制的研究，因此阿苯达唑常为妊娠禁忌。美国注册药品信息警告正在服用阿苯达唑或在完成治疗1个月之内应避免妊娠。

药物相互作用

抗蠕虫药 吡喹酮可增加阿苯达唑亚砜的血浆浓度[1]，其实际影响尚未确定。

1. Homeida M, *et al.* Pharmacokinetic interaction between praziquantel and albendazole in Sudanese men. *Ann Trop Med Parasitol* 1994; **88:** 551–9.

抗癫痫药 苯妥英、卡马西平、甲苯比妥似可通过细胞色素P450同工酶在同等程度上诱发阿苯达唑的氧化代谢，导致阿苯达唑亚砜浓度的显著降低。该相互作用在阿苯达唑用于治疗需要增加阿苯达唑剂量[1]的全身感染时可能具有临床意义。用于治疗肠道蠕虫感染时，该相互作用可能不具有临床意义。

1. Lanchote VL, *et al.* Pharmacokinetic interaction between albendazole sulfoxide enantiomers and antiepileptic drugs in patients with neurocysticercosis. *Ther Drug Monit* 2002; **24:** 338–45.

皮质激素 研究指出，接受地塞米松的8名患者的阿苯达唑活性代谢产物（阿苯达唑亚砜）的血浆浓度提高约50%[1]。

1. Jung H, *et al.* Dexamethasone increases plasma levels of albendazole. *J Neurol* 1990; **237:** 279–80.

胃肠药 已发现阿苯达唑和西咪替丁联合使用时，胆汁和包虫囊囊液中阿苯达唑亚砜的浓度增高，治疗棘球蚴病的疗效增强[1]。

1. Wen H, *et al.* Initial observation on albendazole in combination with cimetidine for the treatment of human cystic echinococcosis. *Ann Trop Med Parasitol* 1994; **88:** 49–52.

药动学

阿苯达唑从胃肠道吸收差，但可通过脂肪餐提高。阿苯达唑经迅速、广泛的首关代谢。主要的代谢产物为阿苯达唑亚砜。阿苯达唑亚砜有抗蠕虫活性，其血浆半衰期约8.5h。阿苯达唑亚砜在体内包括在胆汁和CSF中广泛分布。约70%的阿苯达唑亚砜与血浆蛋白结合。阿苯达唑亚砜在胆汁清除，只有少量从尿排泄。

1. Marriner SE, *et al.* Pharmacokinetics of albendazole in man. *Eur J Clin Pharmacol* 1986; **30:** 705–8.
2. Morris DL, *et al.* Penetration of albendazole sulphoxide into hydatid cysts. *Gut* 1987; **28:** 75–80.
3. Steiger U, *et al.* Albendazole treatment of echinococcosis in humans: effects on microsomal metabolism and drug tolerance. *Clin Pharmacol Ther* 1990; **47:** 347–53.
4. Jung H, *et al.* Clinical pharmacokinetics of albendazole in patients with brain cysticercosis. *J Clin Pharmacol* 1992; **32:** 28–31.
5. Jung H, *et al.* Clinical pharmacokinetics of albendazole in children with neurocysticercosis. *Am J Ther* 1997; **4:** 23–6.
6. Dayan AD. Albendazole, mebendazole and praziquantel: review of non-clinical toxicity and pharmacokinetics. *Acta Trop* 2003; **86:** 141–59.

用途和用法

阿苯达唑是苯并咪唑氨甲酸酯类抗蠕虫药，结构与甲苯达唑（第141页）相关并有类似的活性。在治疗绦虫感染、猪囊尾蚴病和棘球蚴病（包虫病）时使用相对高的剂量。阿苯达唑在一些国家被用于治疗单一或混合肠道线虫感染，包括蛔虫病、蛲虫病、钩虫病、类圆线虫病和鞭虫病。阿苯达唑也可用于管圆线虫病、毛细线虫病、颚口线虫病和毛圆线虫病的治疗。阿苯达唑可能对治疗组织线虫感染如皮肤幼虫移行症、弓首线虫病和旋毛虫病有效，已试用于罗阿丝虫病的治疗，并与其他抗蠕虫药联合应用于淋巴丝虫病流行地区的群体治疗。对这些感染和治疗的讨论，见**抗蠕虫药的选择**（第127页）项下及下文各标题下专论。

对于**棘球蚴病**的治疗，阿苯达唑随餐同服，体重60kg以上者，400mg，每日2次，连服28天。体重低于60kg者，15mg/kg，分2次服用（最大日总剂量为800mg）。对于囊型棘球蚴病，停药14天后可重复给药28天，共3个疗程。对于泡型棘球蚴病，28天治疗及其后的14天停药期的循环可能需要持续数月或数年。

对于**中枢神经系统囊虫病**的治疗，美国注册药品信息建议对脑实质内囊尾蚴使用与棘球蚴病相似的剂量（见上文），治疗时间为8～30天。专家的意见也倾向于使用相同的剂量（15mg/kg），但对脑实质内囊尾蚴治疗时间仅为8天而对脑实质外的中枢神经系统囊虫病（如蛛网膜下、脑室和脊髓囊尾蚴病）则约为一个月。关于用药剂量的更多资料，见下文**猪囊尾蚴病**项下。

治疗单一或混合**肠道线虫感染**，阿苯达唑通常顿服。蛔虫病、蛲虫病、钩虫感染或鞭虫病的常用剂量是400mg，顿服；鞭虫病重度感染者需治疗3天。对蛲虫病，该剂量可在2～4周后重复。对类圆线虫病，口服400mg，每日1～2次，连服3天，如有必要，可在3周后重复。

阿苯达唑也用于治疗**蓝氏贾第鞭毛虫病**（第793页），建议剂量为每日服用400mg，连服5天。

儿童用药剂量详见下文。

儿童用法 儿童可口服阿苯达唑以治疗单一或混合肠道线虫感染以及绦虫感染（如中枢神经系统囊虫病及棘球蚴病）。

对线虫感染，推荐使用下述剂量：

- **蛔虫病、蛲虫病、钩虫感染和毛圆线虫病**：12个月～2岁的儿童可顿服200 mg，2岁以上顿服400 mg。蛲虫病患儿14～28天后应重复服药。
- **毛细线虫病**：2岁及以上儿童可每日给400mg，连服10天。
- **类圆线虫病**：2岁及以上儿童可给400mg，每日1～2次，连服3天；如有必要，3周后可重复。
- **鞭虫病**：中度感染的12个月～2岁的儿童可顿服200mg；严重感染的患儿首次剂量为200mg，之后为100mg，每日2次，连服3天。2岁以上的中度感染者顿服400mg，严重感染的患儿常用剂量为每日400mg，连服3天。

对绦虫感染，推荐使用下述剂量：

- **棘球蚴病**：2岁及以上儿童可给7.5mg/kg，每日2次（最大日剂量为800mg），连服28天为一疗程；停药14天后，再重复28天疗程，疗程总数为2～3个。
- **中枢神经系统囊虫病**：可给15mg/kg，分2次服用（最大日剂量为800mg），连服8～30天。

蛔虫病 阿苯达唑作为甲苯达唑的替代药用于蛔虫病（第128页）的治疗。这两种药物都同样高度有效，一项研究报道阿苯达唑治愈率高于98%[1]。

1. Albonico M, *et al.* A randomized controlled trial comparing mebendazole and albendazole against Ascaris, Trichuris and hookworm infections. *Trans R Soc Trop Med Hyg* 1994; **88:** 585–9.

毛细线虫病 治疗毛细线虫病（第128页），有建议阿苯达唑作为甲苯达唑的替代药，每日口服400mg，连服10天[1]。

1. Abramowicz M, ed. *Drugs for parasitic infections.* 2nd ed. New Rochelle NY: The Medical Letter, 2010.

皮肤幼虫移行症 已有报道[1～4]，阿苯达唑治疗皮肤幼虫移行症（第128页）有效，可作为噻苯达唑或伊维菌素的替代药。一般每日口服400mg，连服3天[1]或5天[2]可减轻皮肤幼虫移行症的不适，治疗7天可更有效且不增加不良反应发生率[4]。400mg顿服也有效[3]。据报道，含10%阿苯达唑的软膏，每日敷3次，连用10天在治疗2名皮肤幼虫移行症的幼童有效[5]。

1. Jones SK, *et al.* Oral albendazole for the treatment of cutaneous larva migrans. *Br J Dermatol* 1990; **122:** 99–101.
2. Sanguigni S, *et al.* Albendazole in the therapy of cutaneous larva migrans. *Trans R Soc Trop Med Hyg* 1990; **84:** 831.
3. Orihuela AR, Torres JR. Single dose of albendazole in the treatment of cutaneous larva migrans. *Arch Dermatol* 1990; **126:** 398–9.
4. Veraldi S, Rizzitelli G. Effectiveness of a new therapeutic regimen with albendazole in cutaneous larva migrans. *Eur J Dermatol* 1999; **9:** 352–3.
5. Caumes E. Efficacy of albendazole ointment on cutaneous larva migrans in 2 young children. *Clin Infect Dis* 2004; **38:** 1647–8.

猪囊尾蚴病 对使用抗蠕虫药治疗中枢神经系统囊尾蚴病（见**囊尾蚴病**，第128页）目前仍存有争议，但如需用抗蠕虫药治疗，阿苯达唑被认为是首选药物[1～3]。原来的阿苯达唑的剂量与治疗棘球蚴病相同，一般约为每日口服15mg/kg，连服1个月。目前有一些证据表明某些类型的中枢神经系统囊尾蚴病可能适合阿苯达唑短期治疗。一项研究[4]证实阿苯达唑400mg，每日2次的10天疗程与地塞米松联用治疗脑实质活囊尾蚴安全且减少了囊尾蚴的负荷和全身性癫痫的发作。阿苯达唑也对脑实质外（如蛛网膜下腔和脑室[2,5,6]及脊髓[2]）的囊尾蚴有效，但通常需要更长时间的治疗，即每日口服15mg/kg，连服1个月。也可考虑大剂量短疗程治疗。一项对36例蛛网膜下腔和脑室内囊尾蚴病的研究[5]发现，每日30mg/kg连服8天安全，且较15mg/kg连服8天要更有效，两种用药法都使用了皮质激素。

1. Sotelo J, Jung H. Pharmacokinetic optimisation of the treatment of neurocysticercosis. *Clin Pharmacokinet* 1998; **34:** 503–15.
2. Takayanagui OM. Therapy for neurocysticercosis. *Expert Rev Neurother* 2004; **4:** 129–39.
3. Del Brutto OH, *et al.* Meta-analysis: cysticidal drugs for neurocysticercosis: albendazole and praziquantel. *Ann Intern Med* 2006; **145:** 43–51.
4. Garcia HH, *et al.* A trial of antiparasitic treatment to reduce the rate of seizures due to cerebral cysticercosis. *N Engl J Med* 2004; **350:** 249–58.
5. Góngora-Rivera F, *et al.* Albendazole trial at 15 or 30 mg/kg/day for subarachnoid and intraventricular cysticercosis. *Neurology* 2006; **66:** 436–8.
6. Proaño JV, *et al.* Medical treatment for neurocysticercosis characterized by giant subarachnoid cysts. *N Engl J Med* 2001; **345:** 879–85.

棘球蚴病 阿苯达唑用于棘球蚴病（第128页）手术的辅助治疗或替代手术治疗。一般要较甲苯达唑更可取。

1. Teggi A, *et al.* Therapy of human hydatid disease with mebendazole and albendazole. *Antimicrob Agents Chemother* 1993; **37:** 1679–84.
2. Gil-Grande LA, *et al.* Randomised controlled trial of efficacy of albendazole in intra-abdominal hydatid disease. *Lancet* 1993; **342:** 1269–72.
3. Wen H, *et al.* Initial observation on albendazole in combination with cimetidine for the treatment of human cystic echinococcosis. *Ann Trop Med Parasitol* 1994; **88:** 49–52.
4. Wen H, *et al.* Albendazole chemotherapy for human cystic and alveolar echinococcosis in north-western China. *Trans R Soc Trop Med Hyg* 1994; **88:** 340–3.
5. Liu Y, *et al.* Continuous long-term albendazole therapy in intraabdominal cystic echinococcosis. *Chin Med J (Engl)* 2000; **113:** 827–32.
6. Keshmiri M, *et al.* Albendazole versus placebo in treatment of echinococcosis. *Trans R Soc Trop Med Hyg* 2001; **95:** 190–4.
7. Falagas ME, Bliziotis IA. Albendazole for the treatment of human echinococcosis: a review of comparative clinical trials. *Am J Med Sci* 2007; **334:** 171–9.

蓝氏贾第鞭毛虫病 阿苯达唑已被试用于蓝氏贾第鞭毛虫病（第793页）的治疗，结果不尽相同。然而，8项研究的荟萃分析[1]提示，阿苯达唑口服400mg，每日1次，连服5天，与甲硝唑的标准治疗同样有效，且耐受性更好。

1. Solaymani-Mohammadi S, *et al.* A meta-analysis of the effectiveness of albendazole compared with metronidazole as treatments for infections with *Giardia duodenalis*. *PLoS Negl Trop Dis* 2010; **4:** e682.

颚口线虫病 已有报道阿苯达唑治疗颚口线虫病（第129页）有效。用法为口服400mg，每日1～2次，服用2周或3周[1~4]。

1. Kraivichian P, *et al.* Albendazole for the treatment of human gnathostomiasis. *Trans R Soc Trop Med Hyg* 1992; **86:** 418–21.
2. Suntharasamai P, *et al.* Albendazole stimulates outward migration of Gnathostoma spinigerum to the dermis in man. *Southeast Asian J Trop Med Public Health* 1992; **23:** 716–22.
3. Nontasut P, *et al.* Comparison of ivermectin and albendazole treatment for gnathostomiasis. *Southeast Asian J Trop Med Public Health* 2000; **31:** 374–7.
4. Abramowicz M, ed. *Drugs for parasitic infections*. 2nd ed. New Rochelle NY: The Medical Letter, 2010.

钩虫感染 钩虫感染（第129页）通常用苯并咪唑氨甲酸酯类如阿苯达唑治疗。对77名轻度板口线虫病（美洲钩虫感染）患者的治疗，阿苯达唑单剂400mg的治愈率为84%，在未治愈患者中虫卵数减少82%[1]。另一研究中[2]，尽管阿苯达唑单剂400mg的治愈率为56.8%，但优于甲苯达唑的治疗效果，而甲苯达唑的治愈率仅为22.4%。更进一步的研究[3]对阿苯达唑、甲苯达唑和噻嘧啶治疗板口线虫病进行比较发现，阿苯达唑最为有效。

阿苯达唑还用于群体治疗以减少感染的整体虫荷[1,4]。

1. Nahmias J, *et al.* Evaluation of albendazole, pyrantel, bephenium, pyrantel-praziquantel and pyrantel-bephenium for single-dose mass treatment of necatoriasis. *Ann Trop Med Parasitol* 1989; **83:** 625–9.
2. Albonico M, *et al.* A randomized controlled trial comparing mebendazole and albendazole against Ascaris, Trichuris and hookworm infections. *Trans R Soc Trop Med Hyg* 1994; **88:** 585–9.
3. Sacko M, *et al.* Comparison of the efficacy of mebendazole, albendazole and pyrantel in treatment of human hookworm infections in the southern region of Mali, West Africa. *Trans R Soc Trop Med Hyg* 1999; **93:** 195–203.
4. Idris MA, *et al.* Effective control of hookworm infection in school children from Dhofar, Sultanate of Oman: a four-year experience with albendazole mass chemotherapy. *Acta Trop* 2001; **80:** 139–43.

罗阿丝虫病 调查表明[1,2]，阿苯达唑对减少感染罗阿丝虫患者的微丝蚴血症（见罗阿丝虫病，第129页）有一定的效果。

1. Klion AD, *et al.* Albendazole in human loiasis: results of a double-blind, placebo-controlled trial. *J Infect Dis* 1993; **168:** 202–6.
2. Tabi TE, *et al.* Human loiasis in a Cameroonian village: a double-blind, placebo-controlled, crossover clinical trial of a three-day albendazole regimen. *Am J Trop Med Hyg* 2004; **71:** 211–15.

淋巴丝虫病 尽管用于治疗淋巴丝虫病的依据相对缺乏说服力[1]，阿苯达唑已被用于淋巴丝虫病（第129页）的管理。在流行地区以适宜药物对全部人群（新生儿、妊娠妇女及虚弱的个体除外）的群体治疗可减小传播的强度和疾病的发生率。由WHO和其他国际机构一起发起的消除淋巴丝虫病全球规划，提倡单剂阿苯达唑400mg与单剂伊维菌素150～200μg/kg（如有罗阿丝虫病或盘尾丝虫病共同流行）或与单剂乙胺嗪6mg/kg（如无罗阿丝虫病或盘尾丝虫病共同流行）服用，每年1次，服用至少5年。

1. Addiss D, *et al.* International Filariasis Review Group. Albendazole for lymphatic filariasis. Available in The Cochrane Database of Systematic Reviews; Issue 4. Chichester: John Wiley; 2005 (accessed 16/10/09).

微孢子虫病 阿苯达唑已试用于AIDS患者微孢子虫病（第795页）的治疗[1~6]，还用于HIV相关感染和并发症（第825页）的经验性治疗。

1. Blanshard C, *et al.* Treatment of intestinal microsporidiosis with albendazole in patients with AIDS. *AIDS* 1992; **6:** 311–13.
2. Dieterich DT, *et al.* Treatment with albendazole for intestinal disease due to Enterocytozoon bieneusi in patients with AIDS. *J Infect Dis* 1994; **169:** 178–82.
3. Franzen C, *et al.* Intestinal microsporidiosis with Septata intestinalis in a patient with AIDS—response to albendazole. *J Infect* 1995; **31:** 237–9.
4. Dore GJ, *et al.* Disseminated microsporidiosis due to Septata intestinalis in nine patients infected with the human immunodeficiency virus: response to therapy with albendazole. *Clin Infect Dis* 1995; **21:** 70–6.
5. Molina J-M, *et al.* Albendazole for treatment and prophylaxis of microsporidiosis due Encephalitozoon intestinalis in patients with AIDS: a randomized double-blind controlled trial. *J Infect Dis* 1998; **177:** 1373–7.
6. Tremoulet AH, *et al.* Albendazole therapy for Microsporidium diarrhea in immunocompetent Costa Rican children. *Pediatr Infect Dis J* 2004; **23:** 915–18.

类圆线虫病 对类圆线虫病（第131页）的治疗，阿苯达唑一般要较噻苯达唑或甲苯达唑更可取，尽管目前普遍认为伊维菌素为首选。二者联合用药已用于播散性类圆线虫病的治疗。

1. Rossignol JF, Maisonneuve H. Albendazole: placebo-controlled study in 870 patients with intestinal helminthiasis. *Trans R Soc Trop Med Hyg* 1983; **77:** 707–11.
2. Chanthavanich P, *et al.* Repeated doses of albendazole against strongyloidiasis in Thai children. *Southeast Asian J Trop Med Public Health* 1989; **20:** 221–6.
3. Mojon M, Nielsen PB. Treatment of Strongyloides stercoralis with albendazole: a cure rate of 86 per cent. *Zentralbl Bakteriol Mikrobiol Hyg [A]* 1987; **263:** 619–24.
4. Archibald LK, *et al.* Albendazole is effective treatment for chronic strongyloidiasis. *Q J Med* 1993; **86:** 191–5.
5. Pornsuriyasak P, *et al.* Disseminated strongyloidiasis successfully treated with extended duration ivermectin combined with albendazole: a case report of intractable strongyloidiasis. *Southeast Asian J Trop Med Public Health* 2004; **35:** 531–4.
6. Singthong S, *et al.* Randomized comparative trial of two high-dose albendazole regimens for uncomplicated human strongyloidiasis. *Southeast Asian J Trop Med Public Health* 2006; **37** (suppl 3): 32–4.

弓首线虫病 阿苯达唑是可用于治疗弓首线虫病（第131页）的药物之一，但发表的研究资料多缺乏对照。一项小规模研究[1]表明阿苯达唑引起的改善类似于噻苯达唑，但仍存在一些问题。

1. Stürchler D, *et al.* Thiabendazole vs albendazole in treatment of toxocariasis: a clinical trial. *Ann Trop Med Parasitol* 1989; **83:** 473–8.

旋毛虫病 阿苯达唑对旋毛虫病（第131页）治疗可有效。对44名旋毛虫病患者比较阿苯达唑与噻苯达唑治疗的回顾性研究发现，尽管这两种药物疗效相似，但阿苯达唑更易耐受[1]。阿苯达唑已被用于治疗一名与旋毛形线虫（旋毛虫病常见的病原体）相关的生物体伪旋毛虫感染的患者[2]。

1. Cabié A, *et al.* Albendazole versus thiabendazole as therapy for trichinosis: a retrospective study. *Clin Infect Dis* 1996; **22:** 1033–5.
2. Andrews JRH, *et al.* Trichinella pseudospiralis in humans: description of a case and its treatment. *Trans R Soc Trop Med Hyg* 1994; **88:** 200–3.

毛圆线虫病 作为噻嘧啶或甲苯达唑的替代药，阿苯达唑400mg单剂服用被建议用于治疗毛圆线虫病（第131页）[1]。

1. Abramowicz M, ed. *Drugs for parasitic infections*. 2nd ed. New Rochelle NY: The Medical Letter, 2010.

鞭虫病 阿苯达唑口服用于鞭虫病（第131页）的治疗。正规给予单剂，并时常用于混合肠道线虫感染[1]。然而，已有报道[1~3]指出，单剂阿苯达唑对混合肠道感染的儿童清除鞭虫无效，认为需要多次用药以产生相宜的虫卵数的减少。对重度感染已使用3天疗法[4]，但该用药法在感染较轻的儿童中可能伴有对生长的影响，见上文**不良反应**下的**对生长的影响**。阿苯达唑与伊维菌素联合使用对鞭虫病可能提高疗效[5]。然而一项系统性综述[6]认为当前所有治疗鞭虫病的用药法都不令人满意。

1. Hall A, Anwar KS. Albendazole and infections with Trichuris trichiura and Giardia intestinalis. *Southeast Asian J Trop Med Public Health* 1991; **22:** 84–7.
2. Hall A, Nahar Q. Albendazole and infections with Ascaris lumbricoides and Trichuris trichiura in children in Bangladesh. *Trans R Soc Trop Med Hyg* 1994; **88:** 110–12.
3. Albonico M, *et al.* A randomized controlled trial comparing mebendazole and albendazole against Ascaris, Trichuris and hookworm infections. *Trans R Soc Trop Med Hyg* 1994; **88:** 585–9.
4. Abramowicz M, ed. *Drugs for parasitic infections*. 2nd ed. New Rochelle NY: The Medical Letter, 2010.
5. Ismail MM, Jayakody RL. Efficacy of albendazole and its combinations with ivermectin or diethylcarbamazine (DEC) in the treatment of Trichuris trichiura infections in Sri Lanka. *Ann Trop Med Parasitol* 1999; **93:** 501–4.
6. Keiser J, Utzinger J. Efficacy of current drugs against soil-transmitted helminth infections: systematic review and meta-analysis. *JAMA* 2008; **299:** 1937–48.

制剂

USP 33: Albendazole Tablets.

专利制剂

Arg.: Vastus; Vermizole; ***Austral.:*** Eskazole; Zentel; ***Austria:*** Eskazole; ***Braz.:*** Alba-3; Albel; Alben†; Albendrox†; Albendy; Albenix†; Albentel; Albenzonil; Albezin†; Alib†; Alin; Alzoben†; Bentiamin†; Benzol; Imavermil; Mebenix; Monozol; Neo Bendazol; Parasin; Parazol†; Totelmin†; Verdazol†; Vermiclase; Vermital; Zentel; Zolben; Zoldan†; ***Chile:*** Ceprazol; Vermoil; Zentel; ***Cz.:*** Zentel†; ***Fr.:*** Eskazole; Zentel; ***Ger.:*** Eskazole; ***Gr.:*** Eskazole; Zentel; ***India:*** Albezole; Bendex; Combantrin-A; Emanthal†; Nemozole; Olworm; Zentel; ***Israel:*** Eskazole; ***Ital.:*** Zentel; ***Malaysia:*** Albendol†; Almex; Champs D-Worms; Mesin-C; Thelban; Vemizol; Zentel; Zoben; ***Mex.:*** Albensil†; Aldamin; Alfazol; Bendapar†; Bradelmin; Dazocan; Dazolin; Dezabil; Digezanol; Entoplus†; Eskazole; Euralben; Flatezol†; Gascop; Helmisons†; Ilides; Kolexan; Loveral; Lumbrifar; Lurdex; Olbendital†; Rivazol; Serbendazol; Synparyn; Tenibex; Veranzol; Vermin Plus; Vermisen; Zelfin; Zenaxin; Zentel; ***Neth.:*** Eskazole; ***Philipp.:*** Adazol; Benzol; Zentel; ***Pol.:*** Zentel; ***Port.:*** Zentel; ***Rus.:*** Nemozole (Немозол); ***S.Afr.:*** Bendex; Wormadole; Zentel; ***Singapore:*** Alzental; Zentel; ***Spain:*** Eskazole; ***Switz.:*** Zentel; ***Thai.:*** Abentel; Albatel; Alben; Alben-Hero; Albenda; Albenz; Albezol; Alda; Aldazole; Alfuca; Alzol; Antheda; Anthel†; Benyad; Falben; Fatel; Gendazel; Labenda; Leo-400; Manozide; Mesin; Mycotel†; Prodazole; Sanzan; Vermixide; Vetoben; Zeben; Zela; Zentel; Zenzera; ***Turk.:*** Andazol; ***UAE:*** Albenda; ***Ukr.:*** Vormil (Вормил); ***USA:*** Albenza; ***Venez.:*** Albezol; Albicar; Bevindazol; Helal; Sostril; Taron; Vendazol; Zentel.

多组分制剂 ***Mex.:*** C Cobistal; Farmiver; Oxal; ***Thai.:*** Albemed.

Amocarzine (*rINN*) 阿莫卡嗪

Amocarzina; Amocarzinum; CGP-6140; Phenthiourezine; S-80016. 4-Methyl-4′-(*p*-nitroanilino)thio-1-piperazinecarboxanilide.

Амокарзин

$C_{18}H_{21}N_5O_2S$ = 371.5.
CAS — 36590-19-9.
UNII — 99807U412Y.

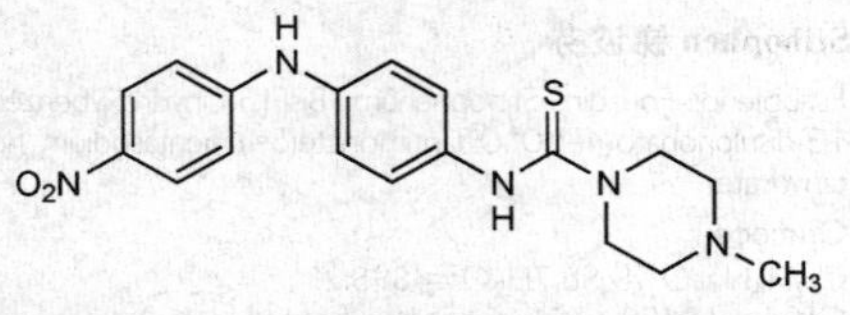

注：阿莫卡嗪（Amocarzine）有时指硫卡巴嗪（Thiocarbamazine）。

简介

阿莫卡嗪是一种抗丝虫的抗蠕虫药，其对旋盘尾线虫成虫有效。对口服阿莫卡嗪治疗盘尾丝虫病（第130页）已进行了研究。

1. Poltera AA, *et al.* Onchocercacidal effects of amocarzine (CGP 6140) in Latin America. *Lancet* 1991; **337:** 583–4.
2. Cooper PJ, *et al.* Onchocerciasis in Ecuador: evolution of chorioretinopathy after amocarzine treatment. *Br J Ophthalmol* 1996; **80:** 337–42.
3. Awadzi K, *et al.* The safety and efficacy of amocarzine in African onchocerciasis and the influence of ivermectin on the clinical and parasitological response to treatment. *Ann Trop Med Parasitol* 1997; **91:** 281–96.

Trivalent Antimony Compounds 三价锑化合物

Compuestos de antimonio trivalente.
Трехвалентные Соединения Сурьмы

Antimony Potassium Tartrate 酒石酸锑钾

Antim. Pot. Tart.; Antimónico potásico, tartrato; Antymonu potasu winian; Brechweinstein; Kalii Stibyli Tartras; Potassium Antimonyltartrate; Stibii et Kalii Tartras; Tartar Emetic; Tartarus Stibiatus. Dipotassium bis{μ-[2,3-dihydroxybutanedioato(4-)-$O^1,O^2:O^3,O^4$]}-diantimonate(2-) trihydrate; Dipotassium bis[μ-tartrato(4-)]diantimonate(2-) trihydrate.

Антимонил-тартрат Калия

$C_8H_4K_2O_{12}Sb_2,3H_2O$ = 667.9.

CAS — 11071-15-1 (anhydrous antimony potassium tartrate); 28300-74-5 (antimony potassium tartrate trihydrate).

UNII — DL6OZ476V3.

Pharmacopoeias. In *US.*

USP 33 (Antimony Potassium Tartrate) 无臭、无色、透明结晶或白色粉末。暴露于空气即形成结晶，即使暴露于高湿度条件也不易再水化。可溶于水（1∶12），溶于沸水（1∶3），溶于甘油（1∶15）；不溶于乙醇。其溶液对石蕊呈酸性。

Antimony Sodium Tartrate 酒石酸锑钠

Antim. Sod. Tart.; Antimónico sódico, tartrato; Sodium Antimonyltartrate; Stibium Natrium Tartaricum. Disodium bis{μ-[2,3-dihydroxybutanedioato(4-)-$O^1,O^2:O^3,O^4$]}diantimonate(2-); Disodium bis{μ-[L-(+)-tartrato(4-)]}diantimonate(2-).

Антимонил-тартрат Натрия

$C_8H_4Na_2O_{12}Sb_2$ = 581.6.

CAS — 34521-09-0.

Pharmacopoeias. In *Int.* (as $C_4H_4NaO_7Sb$ = 308.8) and *US.*

USP 33 (Antimony Sodium Tartrate) 无臭、无色、透明结晶或白色粉末。暴露于空气即形成结晶。易溶于水；不溶于乙醇。

Sodium Stibocaptate (*BAN, rINN*) 锑卡酸钠

Antimony Sodium Dimercaptosuccinate; Estibocaptato de sodio; Natrii Stibocaptas; Ro-4-1544/6; Sb-58; Stibocaptate; Stibocaptate de Sodium; TWSb/6. Antimony sodium *meso*-2,3-dimercaptosuccinate.

The formula varies from $C_{12}H_{11}NaO_{12}S_6Sb_2$ = 806.1 to $C_{12}H_6Na_6O_{12}S_6Sb_2$ = 916.0.

Натрия Стибокаптат

CAS — 3064-61-7 ($C_{12}H_6Na_6O_{12}S_6Sb_2$).

Stibophen 锑波芬

Estibofeno; Fouadin; Stibophenum. Bis[4,5-dihydroxybenzene-1,3-disulphonato(4−)-O^4,O^5]antimonate(5−) pentasodium heptahydrate.

Стибофен

$C_{12}H_4Na_5O_{16}S_4Sb,7H_2O$ = 895.2.

CAS — 15489-16-4 (stibophen heptahydrate).

ATC — P02BX03.

不良反应和处置

可能由于排泄更慢，三价锑化合物要较五价锑剂如葡萄糖酸锑钠毒性大。最严重的是心和肝的不良反应。治疗过程中有恒定的 ECG 改变，但低血压、心动过缓和心律失常是更严重的不良反应。猝死或心血管性虚脱可在任何时候发生。肝酶值升高常见。既往有肝病的患者更可能出现肝损伤伴肝衰竭和死亡。

静脉注射三价锑剂特别是使用酒石酸锑钾后立即出现的不良反应，尤其是在快速注射之后，包括咳嗽、胸部疼痛、手臂疼痛、呕吐、腹部疼痛、晕厥和虚脱。由于引起组织损伤，药物外渗非常疼痛。在治疗过程中第六次或第七次静脉内注射后以荨麻疹、声音沙哑和虚脱为特征的过敏样反应已被报道。

许多非即刻的不良反应已出现，包括胃肠道不适、肌肉和关节疼痛、关节炎、肺炎、呼吸困难、头痛、头晕、无力、瘙痒、皮疹、面部水肿、发热、溶血性贫血和肾损伤。

大剂量口服锑化合物有催吐作用。持续的小剂量锑治疗可引起与慢性含砷化合物中毒相似的亚急性中毒症状。

严重中毒的治疗与砷中毒（第2184页）的治疗相似，二巯丙醇可能有益。

1. Stemmer KL. Pharmacology and toxicology of heavy metals: antimony. *Pharmacol Ther* 1976; **1:** 157–60.

注意事项

三价锑化合物疗法一般已被较少毒性的治疗所取代。有肺、心、肝或肾疾病时禁忌使用。静脉注射应非常缓慢，如有咳嗽、呕吐或胸骨下疼痛发生，应停药。应避免药物外渗。

一些锑化合物如酒石酸锑钾引起严重疼痛和组织坏死，不应肌内或皮下注射。

哺乳 American Academy of Pediatrics[1]称，至今还没有哺乳母亲使用锑化合物对婴儿有临床影响的报告，因而可认为其通常可用于哺乳期。

1. American Academy of Pediatrics. The transfer of drugs and other chemicals into human milk. *Pediatrics* 2001; **108:** 776–89. [Retired May 2010] Correction. *ibid.*; 1029. Also available at: http://aappolicy.aappublications.org/cgi/content/full/pediatrics%3b108/3/776 (accessed 02/06/04)

葡萄糖-6-磷酸脱氢酶缺乏症 如使用三价锑化合物，葡萄糖-6-磷酸脱氢酶缺乏症患者应被除外。WHO 将抗蠕虫药中的锑波芬[1]列为葡萄糖-6-磷酸脱氢酶缺乏症患者避免使用的药物。

1. WHO. Glucose-6-phosphate dehydrogenase deficiency. *Bull WHO* 1989; **67:** 601–11.

药动学

锑化合物从胃肠道很少吸收。胃肠外用药排泄缓慢，主要从尿排泄。治疗过程中锑在体内蓄积，并可在治疗后持续存在数个月。三价锑化合物对细胞蛋白要较血浆蛋白有更大的亲和力。

用途和用法

三价锑化合物用于原虫感染利什曼病的治疗直至较少毒性的五价锑化合物出现。三价锑化合物还用于血吸虫病的治疗，但目前已被较少毒性和更易于给药的药物如吡喹酮取代。

酒石酸锑钠以前用作催吐剂。酒石酸钠和酒石酸钾液仍用作祛痰药。

制剂

多组分制剂 ***Port.:*** Stodal; ***Thai.:*** Brown Mixture.

顺势疗法制剂 ***Austral.:*** Allergy Relief; Cold & Flu Respatona Cough Relief†; Diarrhoea Relief Tablets†; Nausea Relief†; Respatona Chesty Cough & Nasal Congestion; Stodal†; ***Austria:*** Atma†; Bronchalis-Heel; Pneumodoron Nr 2; Tartephedreel; Tonsan chronisch; ***Braz.:*** Tiralcol†; ***Canad.:*** Acne†; Brocosin; Bronkeel; Calnor; Cou Complex; Cough Syrup with Honey; Hylands Cough; Hylands Formula CS; Stodal; ***Cz.:*** Bronchalis-Heel; ***Fr.:*** Boripharm No 12; Cetraria Complexe No 61; Homeogene 14; Homeogrippe; Ipeca Compose; Pulmo-Drainol; Stodal; ***Ger.:*** Agnesin†; Bomarthros Harpagophytum Complex; Bronchiselect; Colchicum comp†; Eupatorium N Oligoplex; JuBronchan C†; Pneumodoron 2; Respirogutt†; Rheuma-Hevert; Roth's RKT Tropfen†; Rufebran broncho; Vomistop; ***Neth.:*** Stodal; ***Rus.:*** Atma (Атма); Stodal (Стодаль); ***S.Afr.:*** Pneumodoron 2†; ***Switz.:*** Stodal.

Ascaridole 土荆芥油素

Ascaridol. 1-Isopropyl-4-methyl-2,3-dioxabicyclo [2.2.2] oct-5-ene.

Аскаридол

$C_{10}H_{16}O_2$ = 168.2.

CAS — 512-85-6.

简介

土荆芥油素是土荆芥油（第135页）的有效成分，并有同样作用。

管理 土荆芥油素是不稳定的液体，当遇热或用有机酸处理时易爆炸。

Betanaphthol β-萘酚

β-Naftol; 2-Naftol; Naphthol. Naphth-2-ol.

Бета-нафтол

$C_{10}H_8O$ = 144.2.

CAS — 135-19-3.

UNII — P2Z71CIK5H.

Pharmacopoeias. In *Pol.* and *Swiss.*

简介

β-萘酚以前在钩虫和绦虫感染中用作抗蠕虫药，但现已被较少毒性和更有效的药物取代。

β-萘酚具有有效的杀寄生虫作用并一直被用于疥疮、癣和其他皮肤疾病的局部用药。

苯甲酸 β-萘酯已用在治疗胃肠道疾病的制剂中。

制剂

多组分制剂 ***Arg.:*** Hekabetol; ***Austria:*** Salvyl†.

Bithionol (*BAN, rINN*) 硫氯酚

Bithionololum; Bithionolum; Bitionol; Bitionololi. 2,2′-Thiobis(4,6-dichlorophenol).

Битионол

$C_{12}H_6Cl_4O_2S$ = 356.1.

CAS — 97-18-7.

ATC — D10AB01; P02BX01.

ATC Vet — QD10AB01; QP52AG07.

UNII — AMT77LS62O.

Pharmacopoeias. *Fr.* includes bithionol oxide for veterinary use.

不良反应

口服硫氯酚患者的不良反应包括食欲缺乏、恶心、呕吐、腹部不适、腹泻、流涎、头痛和皮疹。

光敏反应已在使用含硫氯酚肥皂的人中出现。与其他卤化消毒剂的交叉致敏作用也已发生。

用途和用法

硫氯酚是有杀菌和抗蠕虫效能的氯化双酚。对大多数吸虫有效。可作为三氯苯达唑的替代药（见**肝吸虫感染**，第129页），治疗肝片吸虫病使用硫氯酚优于吡喹酮。也作为吡喹酮的替代药用于并殖吸虫病（见**肺吸虫感染**，第129页）。可以 30～50mg/kg 的剂量隔日给药，口服 10～15 次。短期用药法也已被使用。

硫氯酚以前作为杀菌剂局部使用，由于光敏反应，现该方面使用已减少。

制剂

多组分制剂 ***Arg.:*** Fonergine.

Bromofenofos (*rINN*) 溴酚磷

Bromfenofos; Bromofénofos; Bromofenofós; Bromofenofosum; Bromophenophos; Bromphenphos. 3,3′,5,5′-Tetrabromo-2,2′-biphenyldiolmono(dihydrogen phosphate).

Бромофенофос

$C_{12}H_7Br_4O_5P$ = 581.8.

CAS — 21466-07-9.

ATC Vet — QP52AB02.

UNII — XTH861Q3CR.

简介

溴酚磷是双酚的衍生物，兽医用作抗蠕虫药治疗吸虫感染。

Cambendazole (*BAN*, *USAN*, *rINN*) 坎苯达唑

Cambendazol; Cambendazolum; MK-905. Isopropyl 2-(thiazol-4-yl)-1*H*-benzimidazol-5-ylcarbamate.

Камбендазол

$C_{14}H_{14}N_4O_2S$ = 302.4.

CAS — 26097-80-3.

ATC Vet — QP52AC08.

UNII — 079X63S3DU.

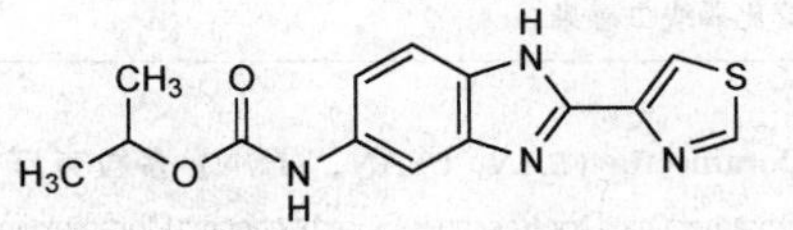

简介

坎苯达唑是苯并咪唑氨甲酸酯类抗蠕虫药，结构与噻苯达唑（第148页）相关。用于治疗类圆线虫病。

制剂

专利制剂

Braz.: Cambem†.

多组分制剂 ***Braz.:*** Exelmin†.

Chenopodium Oil 土荆芥油

Aceite de quenopodio; Aetheroleum Chenopodii; Esencia de Quenopodio Vermifuga; Oil of American Wormseed; Wurmsamenöl.

Амброзиевое Масло; Маревое Масло

CAS — 8006-99-3.

UNII — 3009681U6R.

简介

土荆芥油是用新鲜的开花和结果的植物 *Chenopodium ambrosioides* var. *anthelminticum*. 去根蒸馏而来。土荆芥油含土荆芥油素（第134页）。曾用作抗蠕虫药用于驱蛔虫（*Ascaris*）和钩虫。土荆芥油有毒，已引起许多死亡事故。

管理 土荆芥油遇热可爆炸。

制剂

顺势疗法制剂 ***Fr.:*** Cina Complexe No 55.

Clorsulon (*BAN*, *USAN*, *rINN*) 氯舒隆

Clorsulón; Clorsulone; Clorsulonum; MK-401. 4-Amino-6-(trichlorovinyl)benzene-1,3-disulphonamide.

Клорсулон

$C_8H_8Cl_3N_3O_4S_2$ = 380.7.

CAS — 60200-06-8.

UNII — EG1ZDO6LRD.

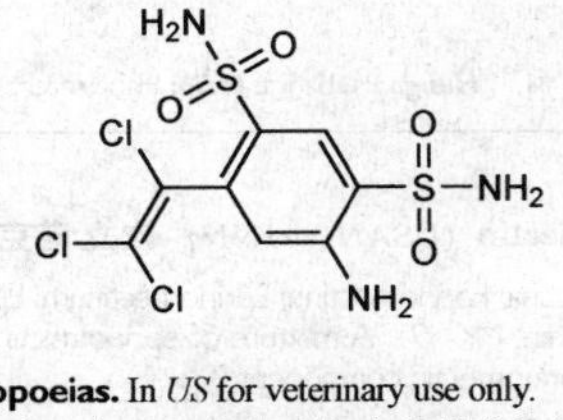

Pharmacopoeias. In *US* for veterinary use only.

USP 33（Clorsulon） 白色至灰白色粉末。微溶于水；易溶于乙腈和甲醇；极微溶于二氯甲烷。

简介

氯舒隆是磺胺类抗蠕虫药，兽医用于治疗肝脏吸虫感染。

Closantel (*BAN*, *USAN*, *rINN*) 氯生太尔

Closantelum; R-31520. 5′-Chloro-4′-(4-chloro-α-cyanobenzyl)-3,5-di-iodosalicyl-o-toluidide.

Клозантел

$C_{22}H_{14}Cl_2I_2N_2O_2$ = 663.1.

CAS — 57808-65-8.

ATC Vet — QP52AG09.

UNII — EUL532EI54.

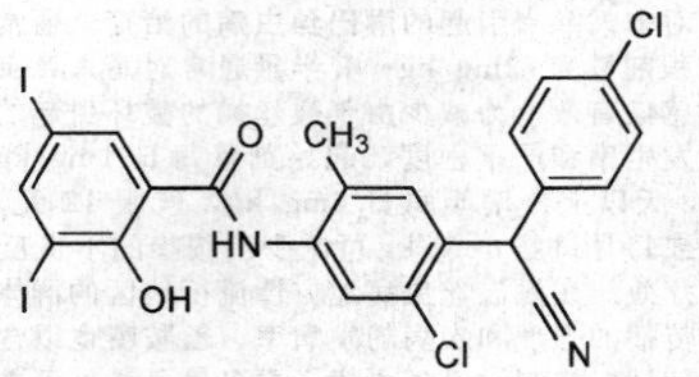

Closantel Sodium (*BANM*, *rINNM*) 氯生太尔钠

Closantel sódico; Closantel sodique; Closantelum natricum; Klosanteelinatrium; Klosantel sodná sůl; Klosantelnatrium; Natrii Closantelum; R-34828.

Натрий Клозантел

$C_{22}H_{14}Cl_2I_2N_2O_2Na$ = 686.1.

Pharmacopoeias. In *Eur.* (see p.vii) as the dihydrate for veterinary use.

Ph. Eur. 6. 8［Closantel Sodium Dihydrate forVeterinary Use；Closantel Sodium Dihydrate BP（Vet）2010］ 黄色、轻度吸湿性粉末。具多晶型。极微溶于水；易溶于乙醇；溶于甲醇。贮藏于密闭容器中。避光。

简介

氯生太尔是兽医使用的抗蠕虫药，用于治疗吸虫和线虫感染。

对眼的影响 据报道 11 名将氯生太尔（Flukiver）当作妇科药误服的妇女出现视力减退[1]。停用氯生太尔后，视力恢复，但仍有眼疼痛。

1. 't Hoen E, *et al.* Harmful human use of donated veterinary drug. *Lancet* 1993; **342:** 308–9.

Diamfenetide (*BAN*, *rINN*) 地芬尼泰

Diamfenetida; Diamfénétide; Diamfenetidum; Diamphenethide. β,β′-Oxybis(aceto-*p*-phenetidide).

Диамфенетид

$C_{20}H_{24}N_2O_5$ = 372.4.

CAS — 36141-82-9.

UNII — U4TFJ7GB6T.

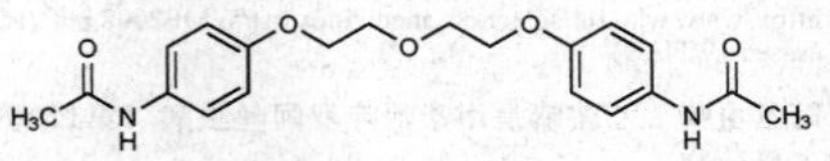

简介

地芬尼泰是抗蠕虫药，兽医已用于控制羊的肝片吸虫病。

Dichlorophen (*BAN*, *rINN*) 双氯酚

Dichlorophène; Dichlorophenum; Diclorofeno; Di-phenthane-70; G-4. 2,2′-Methylenebis(4-chlorophenol).

Дихлорофен

$C_{13}H_{10}Cl_2O_2$ = 269.1.

CAS — 97-23-4.

ATC — P02DX02.

ATC Vet — QP52AG01.

UNII — T1J0JOU64O.

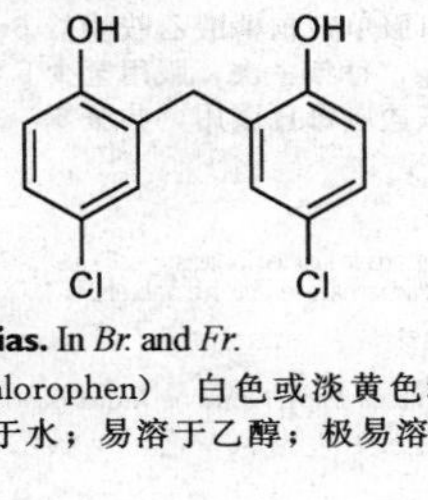

Pharmacopoeias. In *Br.* and *Fr.*

BP 2010（Dichlorophen） 白色或淡黄色粉末，略有酚臭。几乎不溶于水；易溶于乙醇；极易溶于乙醚。

简介

双氯酚是抗蠕虫药，用于治疗绦虫感染，但已被吡喹酮或氯硝柳胺取代。

双氯酚也有抗真菌和抗细菌活性，已被局部使用治疗真菌感染及在肥皂和化妆品中作为杀菌剂。

超敏反应 因抗细菌及真菌，双氯酚被用于各种产品中。有报道[1]一位患者手和面部的湿疹以及足部的水疱-大疱损伤与其所穿鞋的皮革中存在双氯酚有关。已注意到皮肤斑贴试验对双氯酚的反应延迟至 10 天出现。

1. Barbuzza O, *et al.* Late patch test reaction to dichlorophene. *J Investig Allergol Clin Immunol* 2008; **18:** 317–8.

制剂

BP 2010: Dichlorophen Tablets.

多组分制剂 ***S.Afr.:*** Mycota†; ***UK:*** Mycota.

Diethylcarbamazine Citrate (*BANM*, *rINNM*) 枸橼酸乙胺嗪

Citrato de dietilcarbamazina; Diethylcarbam. Cit.; Diethylcarbamazine Acid Citrate; Diéthylcarbamazine, citrate de; Diethylcarbamazini citras; Diethylkarbamazin-citrát; Dietilkarbamazin-citrát; Dietilkarbamazino citratas; Dietylkarbamazincitrat; Dietyylikarbamatsiinisitraatti; Ditrazini Citras; RP-3799. *NN*-Diethyl-4-methylpiperazine-1-carboxamide dihydrogen citrate.

Диэтилкарбамазина Цитрат

$C_{10}H_{21}N_3O,C_6H_8O_7$ = 391.4.

CAS — 90-89-1 (diethylcarbamazine); 1642-54-2 (diethylcarbamazine citrate).

ATC — P02CB02.

UNII — OS1Z389K8S.

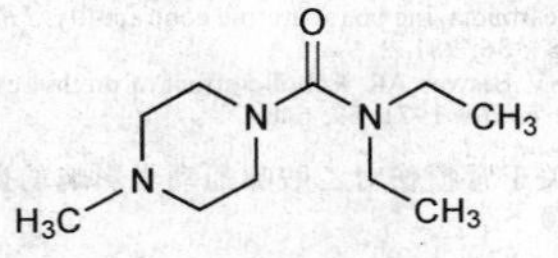

(diethylcarbamazine)

Pharmacopoeias. In *Chin.*, *Eur.* (see p.vii), *Int.*, *Jpn*, and *US.*

Ph. Eur. 6. 8（Diethylcarbamazine Citrate） 白色或近白色结晶，微引湿性粉末。极易溶于水；溶于乙醇；几乎不溶于丙酮。贮藏于密闭容器中。

USP 33（Diethylcarbamazine Citrate） 白色结晶，微引湿性粉末，无臭或有微臭。极易溶于水；略溶于乙醇；几乎不溶于丙酮、氯仿和乙醚。贮藏于密闭容器中。

不良反应

直接归因于乙胺嗪的不良反应包括恶心和呕吐。头痛、头晕和困倦也可发生。

超敏反应由微丝蚴的死亡引起。超敏反应可能严重，特别是在盘尾丝虫病中还可能有威胁视力的眼毒性，已有死亡报道。在罗阿丝虫病患者中，脑炎可加重并发生死亡。

在乙胺嗪治疗**淋巴丝虫病**过程中，基本有两种类型的反应出现：药理学的剂量依赖反应和感染宿主对虫体的破坏和死亡的反应[1]。

- 第一种类型的反应包括无力、头晕、嗜睡、食欲缺乏和恶心。反应开始于服用乙胺嗪 1～2h 内，并持续数小时。
- 第二种类型的反应在班氏丝虫病中要较在马来丝虫病中发生少，严重程度也较轻。反应可以是全身或局部的，发热可有或无。

*全身反应*可出现在第一次口服乙胺嗪数小时之后，一般持续不超过 3 天。反应包括头痛、身体其他部位疼痛、关节疼痛、头晕、食欲缺乏、不适、短暂血尿、变态反应、呕吐和气喘患者的支气管哮喘发作。发热和全身反应与微丝蚴血症正相关。如乙胺嗪间断给药或重复小剂量用药，全身反应减少。全身反应最终将自行停止，罕见必须中止治疗的情况。解热药或镇痛药的对症治疗可有益。

*局部反应*在治疗过程中较晚出现并持续较长时间，它们也将自行消失，不必中止治疗。局部反应包括淋巴结炎、脓肿、溃疡和短暂的淋巴管性水肿，精索炎和附睾炎在班氏丝虫病中也可出现。

已有提示，IL-6 的释放可能与淋巴丝虫病患者的乙胺嗪的不良反应有关[2]。

在大多数盘尾丝虫病患者中，乙胺嗪使用数分钟至数小时内的杀微丝蚴活性导致了累及皮肤、眼和全身的

Mazzotti 反应[3]。

- 临床表现可严重、危险及使人虚弱。全身反应包括瘙痒加重、疹、头痛、肌肉与关节疼痛、淋巴结肿大、压痛、发热、心动过速、低血压和眩晕。大多数患者在乙胺嗪治疗后的最初数小时有眼部不适。正如可发生视神经炎和视野减小一样，点状角膜炎也可出现。

由于有了安全的替代药，WHO 不再推荐在盘尾丝虫病中使用乙胺嗪。

1. WHO. Lymphatic filariasis: the disease and its control: fifth report of the WHO expert committee on filariasis. *WHO Tech Rep Ser 821* 1992. Also available at: http://libdoc.who.int/trs/WHO_TRS_821.pdf (accessed 19/11/09)
2. Yazdanbakhsh M, *et al.* Serum interleukin-6 levels and adverse reactions to diethylcarbamazine in lymphatic filariasis. *J Infect Dis* 1992; **166:** 453–4.
3. WHO. WHO expert committee on onchocerciasis: third report. *WHO Tech Rep Ser 752* 1987. Also available at: http://libdoc.who.int/trs/WHO_TRS_752_(part1).pdf (accessed 19/11/09)

注意事项

由于超敏反应常见且可能严重，应密切监测使用乙胺嗪治疗的患者，特别是盘尾丝虫病或罗阿丝虫病患者。盘尾丝虫病患者应监测眼的改变（已不再推荐用乙胺嗪治疗盘尾丝虫病）。重度罗阿丝虫感染患者用药后有致脑病的轻度危险，出现累及大脑的第一征象时，即应停用乙胺嗪。

乙胺嗪用于群体治疗时，通常应将婴儿、妊娠妇女、老年人和虚弱者，特别是那些有心肾疾病者排除在外。

妊娠 当乙胺嗪被用于群体治疗时，妊娠妇女通常被排除在外。

动物研究[1]提示，乙胺嗪引起的子宫运动过度通过前列腺素合成介导，这可能解释以前报道的堕胎作用的机制[2]。

1. Joseph CA, Dixon PAF. Possible prostaglandin-mediated effect of diethylcarbamazine on rat uterine contractility. *J Pharm Pharmacol* 1984; **36:** 281–2.
2. Subbu VSV, Biswas AR. Ecbolic effect of diethyl carbamazine. *Indian J Med Res* 1971; **59:** 646–7.

肾损伤 关于肾损伤对乙胺嗪药动学影响的研究，见下文药动学项下。

药动学

乙胺嗪易从胃肠道以及通过皮肤和结膜吸收。其广泛分布于组织，主要经尿液以原药和 *N*-氧化物代谢产物排泄。尿的排泄和由此的血浆半衰期取决于尿的 pH。约 5%剂量从粪便中清除。

分布 对 6 名盘尾丝虫病[1]患者的药动学研究指出，乙胺嗪吸收迅速并几乎完全从胃肠道吸收，大部分以原形从尿清除，相对少量以 *N*-氧化物代谢产物排泄。对口服放射性标记的单剂枸橼酸乙胺嗪 0.5mg/kg 水溶液后的追踪观察表明，血浆浓度峰值在服药后 1～2h 出现，为 100～150ng/ml，之后急剧下降，在服药后 3～6h 第二次明显升高，随后稳定下降。半衰期为 9～13h。乙胺嗪和乙胺嗪 *N*-氧化物尿的排泄在 96h 内完成，服用量的 4%～5%在粪便中发现。在 5 名给予单剂 50mg 枸橼酸乙胺嗪片剂的健康受试者中分布类似。血浆浓度峰值最初为 80～200ng/ml，口服 3～9h 后再次上升，终末半衰期 5～13h，原形乙胺嗪和 N-氧化物的尿排泄在 48h 内完成。

当维持尿 pH 碱性时，与维持尿 pH 酸性相比，乙胺嗪的消除半衰期延长且药时曲线下面积明显增加[2]。

1. Edwards G, *et al.* Diethylcarbamazine disposition in patients with onchocerciasis. *Clin Pharmacol Ther* 1981; **30:** 551–7.
2. Edwards G, *et al.* The effect of variations in urinary pH on the pharmacokinetics of diethylcarbamazine. *Br J Clin Pharmacol* 1981; **12:** 807–12.

肾损伤 慢性肾损伤患者和健康受试者口服 50mg 单剂枸橼酸乙胺嗪的结果表明，有中度和严重程度肾损伤[1]的患者乙胺嗪的血浆半衰期延长且 24h 尿排泄明显减少。7 名严重肾损伤（肌酐清除率小于 25ml/min）、5 名中度肾损伤（肌酐清除率为 25～60ml/min）和 4 名健康受试者平均血浆半衰期分别是 15.1h、7.7h 和 2.7h。有 32h 最长半衰期的患者肾功能并不是最差的，但考虑乙胺嗪的异常缓慢清除很可能是由于碳酸氢钠疗法导致的尿 pH 较高（7）。另一名半衰期较预期为长的患者也有较轻程度的酸性尿。

1. Adjepon-Yamoah KK, *et al.* The effect of renal disease on the pharmacokinetics of diethylcarbamazine in man. *Br J Clin Pharmacol* 1982; **13:** 829–34.

用途和用法

乙胺嗪是抗蠕虫药，用于由班氏丝虫（班氏丝虫病）、马来丝虫或帝汶丝虫（二者皆为布鲁丝虫病，又分别称为马来丝虫病和帝汶丝虫病）感染所致的淋巴丝虫病。该药也用于罗阿丝虫感染所致的罗阿丝虫病和弓首线虫病（内脏幼虫移行症）的治疗。乙胺嗪对班氏丝虫、马来丝虫和罗阿丝虫的微丝蚴和成虫都有效，但仅对旋盘尾线虫的微丝蚴有效。在伊维菌素问世之前，也用于旋盘尾线虫所致盘尾丝线病的治疗。该药已试用于曼森线虫属感染，可能对链尾曼森线虫最有效。对这些感染和其治疗的讨论，见**抗蠕虫药的选择**项下（第127页），以及下文各标题专论下。

乙胺嗪通常以其枸橼酸盐口服给药。

对班氏丝虫引起的**淋巴丝虫病**的治疗，通常推荐的总累积剂量为 72mg/kg；其半量通常对马来丝虫和帝汶丝虫感染有效。为减少由于微丝蚴的破坏引起的超敏反应的发生率和严重程度，起始剂量每日 1mg/kg，逐渐（2～3 天以上）增至每日 6mg/kg，连服 12 天。然而，每周或每月口服 6mg/kg 可减少乙胺嗪的不良反应而不影响疗效。在淋巴丝虫病地方性流行地区的群体治疗可减少传播的强度和疾病的发病率。乙胺嗪也以含药盐的形式使用以控制淋巴丝虫病。更多信息详见下文。

对**罗阿丝虫病**的治疗，可每日给乙胺嗪 6～9mg/kg，3 次分服，连服 12～21 天。在重度感染，迅速杀死微丝蚴可引起包括脑炎的严重不良反应，因而治疗应以非常小的剂量开始，然后逐渐（3 天以上）增加，同时给予皮质激素。对罗阿丝虫病的预防，WHO 推荐每周 300mg 的剂量。

对**弓首线虫病**的治疗，可每日给乙胺嗪 6mg/kg，2 次分服，连服 21 天。一些人认为乙胺嗪是治疗弓首线虫病的首选，而其他人由于濒死幼虫引起的变态反应发生率较高并不推荐其用于弓首线虫病的治疗。为减小变态反应的强度，WHO 建议开始治疗剂量为 1mg/kg，每日 2 次，逐渐增加剂量至 3mg/kg，每日 2 次。

儿童用药剂量详见下文。

用法 乙胺嗪最初用作氯化物，但之后生产的枸橼酸二氢盐含基质仅为其质量的一半。因此，在报道的剂量中，指出所指是盐还是基质是重要的，除非另外指出，一般可认为剂量是指的枸橼酸盐[1]。

1. WHO. Lymphatic filariasis: fourth report of the WHO expert committee on filariasis. *WHO Tech Rep Ser 702* 1984. Available at: http://libdoc.who.int/trs/WHO_TRS_702.pdf (accessed 16/07/08)

儿童用法 乙胺嗪枸橼酸盐可口服治疗淋巴丝虫病、罗阿丝虫病和弓首线虫病（内脏幼虫移行症）。

淋巴丝虫病的治疗，美国专家[1]认为可给儿童与成人同样的剂量（见上文），而 WHO 推荐 10 岁以下的儿童给成人常用剂量的半量[2]。

罗阿丝虫病的治疗，美国专家认为可每日 9mg/kg，3 次分服，连服 12 天；治疗应以很小的剂量开始，3 天后逐渐增加[1]。WHO 对使用的剂量未给予建议[2]。

弓首线虫病的治疗，WHO 认为可给儿童与成人同样的剂量[2]（见上文）。

1. Abramowicz M, ed. *Drugs for parasitic infections.* 2nd ed. New Rochelle NY: The Medical Letter, 2010.
2. WHO. *WHO model formulary.* Geneva: WHO, 2008. Available at: http://www.who.int/selection_medicines/list/WMF2008.pdf (accessed 19/11/09)

罗阿丝虫病 乙胺嗪是用于治疗罗阿丝虫病（第129页）的主要药物。

1. Nutman TB, *et al.* Loa loa infection in temporary residents of endemic regions: recognition of a hyperresponsive syndrome with characteristic clinical manifestations. *J Infect Dis* 1986; **154:** 10–18.
2. Nutman TB, *et al.* Diethylcarbamazine prophylaxis for human loiasis: results of a double-blind study. *N Engl J Med* 1988; **319:** 752–6.
3. Nutman TB, Ottesen EA. Diethylcarbamazine and human loiasis. *N Engl J Med* 1989; **320:** 320.
4. Klion AD, *et al.* Effectiveness of diethylcarbamazine in treating loiasis acquired by expatriate visitors to endemic regions: long-term follow-up. *J Infect Dis* 1994; **169:** 604–10.

淋巴丝虫病 乙胺嗪用于治疗淋巴丝虫病（第129页）。在流行地区，全部人口的群体治疗（婴儿、妊娠妇女和虚弱者除外）可减少传播的强度和疾病的发病率。在没有罗阿丝虫病或盘尾丝虫病共流行的国家，由 WHO 发起的，与其他国际机构共同开展的消除淋巴丝虫病全球规划，主张口服单剂枸橼酸乙胺嗪盐 6mg/kg 与单剂阿苯达唑 400mg，每年一次，服用至少 5 年。如使用乙胺嗪含药盐，该盐应每日服用，共服 6～12 个月。

制剂

BP 2010: Diethylcarbamazine Tablets;
USP 33: Diethylcarbamazine Citrate Tablets.

专利制剂

Fr.: Notezine; ***Gr.:*** Hetrazan†; Notezine; ***India:*** Banocide; Hetrazan; ***Thai.:*** Diethizine.

多组分制剂 ***India:*** Helmazan†; Unicarbazan.

Disophenol 二碘硝酚

Disofenol. 2,6-Diiodo-4-nitrophenol.

$C_6H_3I_2NO_3$ = 390.9.

CAS — 305-85-1.

UNII — 39S5ZJ6SYN.

简介

二碘硝酚是抗蠕虫药，兽医用于治疗钩虫感染和气管比翼线虫感染。

Doramectin (*BAN, USAN, rINN*) 多拉克丁

Doramectina; Doramectine; Doramectinum; Doramektiini; Doramektin; UK-67994.

Дорамектин

CAS — 117704-25-3.

ATC Vet — QP54AA03.

UNII — KGD7A54H5P.

简介

多拉克丁是阿弗菌素抗蠕虫药，兽医用于治疗线虫感染及全身杀体表寄生虫药。

Embelia 信筒子

Vidang.

Виданга

CAS — 550-24-3 (embelic acid).

(embelic acid)

简介

信筒子由 *Embelia ribes* 和 *E. robusta*（= "*E. tsjeriamcottam*"）（Myrsinaceae）的干果组成，含约 2.5%信筒子酸。该药已在印度和其他亚洲国家用于驱绦虫。

制剂

多组分制剂 ***Hung.:*** Herbadict; ***India:*** Happy'tizer†.

Eprinomectin (*USAN, rINN*) 依立诺克丁

Eprinomectina; Éprinomectine; Eprinomectinum; Eprinomektiini; Eprinomektin; MK-397. A mixture of eprinomectin component B_{1a} and eprinomectin component B_{1b}.

Эприномектин

CAS — 159628-36-1 (eprinomectin); 123997-26-2 (eprinomectin); 133305-88-1 (component B_{1a}); 133305-89-2 (component B_{1b}).

ATC Vet — QP54AA04.

UNII — 75KP30FD8O (eprinomectin); 00OY54D31C (eprinomectin component B_{1a}); 31OML2QZ0Q (eprinomectin component B_{1b}).

eprinomectin B_{1a} R= C_2H_5
eprinomectin B_{1b} R= CH_3

Pharmacopoeias. In *US.*

USP 33（Eprinomectin） 依立诺克丁是 B_{1a}（$C_{50}H_{75}NO_{14}$＝914.1）和 B_{1b}（$C_{49}H_{73}NO_{14}$＝900.1）的混合物。依无水、无溶剂与无氧化剂计算，其含不低于90%的 B_{1a} 及不低于95%的 B_{1a} 和 B_{1b} 混合物。可加抗氧化剂。白色至黄白色，不溶于冷水。贮藏于密闭容器中，2～8℃。

简介

依立诺克丁是阿弗菌素抗蠕虫药，兽医用于线虫感染。它也用作全身杀体表寄生虫用药。

Epsiprantel (*BAN, rINN*) 依西太尔

BRL-38705; Epsipranteeli; Epsiprantelum. 2-Cyclohexylcarbonyl-1,2,3,4,6,7,8,12b-octahydropyrazino[2,1-*a*][2]benzazepin-4-one.
Эпсипрантел
$C_{20}H_{26}N_2O_2$ = 326.4.
CAS — 98123-83-2.
ATC Vet — QP52AA04.
UNII — 0C1SPQ0FSR.

简介

依西太尔是与吡喹酮密切相关的抗蠕虫药。用于兽医学。

Febantel (*BAN, USAN, rINN*) 非班太尔

Bay-h-5757; Bay-Vh-5757; Febanteeli; Fébantel; Febantelum. 2′-[2,3-Bis(methoxycarbonyl)guanidino]-5′-phenylthio-2-methoxyacetanilide; Dimethyl {2-[2-(2-methoxyacetamido)-4-(phenylthio)phenyl]imidocarbonyl}dicarbamate.
Фебантел
$C_{20}H_{22}N_4O_6S$ = 446.5.
CAS — 58306-30-2.
ATC Vet — QP52AC05.
UNII — S75C4O1OS1.

Pharmacopoeias. In *Eur.* (see p.vii) for veterinary use only.

Ph. Eur. 6.8［Febantel for Veterinary Use；Febantel BP（Vet）2010］ 白色或近白色结晶性粉末。呈多晶型。几乎不溶于水；微溶于无水乙醇；溶于丙酮。

简介

非班太尔是转化为芬苯达唑的前体药物（见下文），为抗蠕虫药。用于兽医学中治疗胃肠道和肺的线虫感染以及绦虫感染。

Fenbendazole (*BAN, USAN, rINN*) 芬苯达唑

Fenbendatsoli; Fenbendazol; Fenbendazolum; Hoe-881V. Methyl 5-phenylthio-1*H*-benzimidazol-2-ylcarbamate.
Фенбендазол
$C_{15}H_{13}N_3O_2S$ = 299.3.
CAS — 43210-67-9.
ATC — P02CA06.
ATC Vet — QP52AC13.
UNII — 621BVT9M36.

Pharmacopoeias. In *Eur.* (see p.vii) and *US* for veterinary use only.

Ph. Eur. 6.8［Fenbendazole for Veterinary Use；Fenbendazole BP（Vet）2010］ 白色或近白色粉末。几乎不溶于水；略溶于二甲基甲酰胺；极微溶于甲醇。避光。

USP 33（Fenbendazole）白色至米色粉末。几乎不溶于水；略溶于二甲基甲酰胺；极微溶于甲醇。贮藏于25℃，允许偏差15～30℃。避光。

简介

芬苯达唑是苯并咪唑氨甲酸甲酯类抗蠕虫药，结构与甲苯达唑（第141页）相关。用于兽医学中治疗胃肠道及肺的线虫感染和绦虫感染。

Flubendazole (*BAN, USAN, rINN*) 氟苯达唑

Flubendatsoli; Flubendazol; Flubendazolas; Flubendazolum; Fluoromebendazole; R-17889. Methyl 5-(4-fluorobenzoyl)-1*H*-benzimidazol-2-ylcarbamate.
Флубендазол
$C_{16}H_{12}FN_3O_3$ = 313.3.
CAS — 31430-15-6.
ATC — P02CA05.
ATC Vet — QP52AC12.
UNII — R8M46911LR.

Pharmacopoeias. In *Eur.* (see p.vii).

Ph. Eur. 6.8（Flubendazole） 白色或近白色粉末。呈多晶型。几乎不溶于水、乙醇和二氯甲烷。避光。

简介

氟苯达唑是苯并咪唑氨甲酸甲酯类抗蠕虫药，是甲苯达唑（第141页）类似物，有相似的作用和用途。

对成人和儿童蛲虫病的治疗，口服单剂氟苯达唑100mg，2～3周后重复。对蛔虫病、钩虫感染和鞭虫，给予100mg，每日2次，连服3天。关于这些感染及其治疗的讨论，见**抗蠕虫药的选择**项下（第127页）。

氟苯达唑也被用于兽医学中治疗线虫感染和绦虫感染。

制剂

专利制剂

Arg.: Flumoxal; ***Fr.:*** Fluvermal; ***Port.:*** Fluvermal; Teniverme; ***Spain:*** Flicum; ***Venez.:*** Fluvermox.

Haloxon (*BAN, rINN*) 哈洛克酮

Haloxón; Haloxone; Haloxonum. Bis(2-chloroethyl) 3-chloro-4-methylcoumarin-7-yl phosphate.
Галоксон
$C_{14}H_{14}Cl_3O_6P$ = 415.6.
CAS — 321-55-1.
ATC Vet — QP52AB04.
UNII — T8KXA37068.

简介

哈洛克酮是有机磷类化合物（见**有机磷类杀昆虫药**，第1930页），在兽医学中用作抗蠕虫药。

Hygromycin B 潮霉素 B

Higromicina B. *O*-6-Amino-6-deoxy-L-glycero-D-galacto-heptopyranosylidene-(1→2-3)-*O*-β-D-talopyranosyl-(1→5)-2-deoxy-N^3-methyl-D-streptamine.
Гигромицин Б
$C_{20}H_{37}N_3O_{13}$ = 527.5.

简介

潮霉素B在兽医学中被用作饲料添加剂；在猪和家禽使用数周以上对控制胃肠道线虫有一定效果。

Ivermectin (*BAN, USAN, rINN*) 伊维菌素

Ivermectina; Ivermectine; Ivermectinum; Ivermektiini; Ivermektin; Ivermektinas.
Ивермектин
CAS — 70288-86-7 (ivermectin); 70161-11-4 (component B_{1a}); 70209-81-3 (component B_{1b}).
ATC — P02CF01.
ATC Vet — QP54AA01; QS02QA03.
UNII — 8883YP2R6D (ivermectin); 91Y2202OUW (ivermectin component H_2B_{1a}); 0W28CYI3TU (ivermectin component H_2B_{1b}).

ivermectin B_{1a} R= C_2H_5
ivermectin B_{1b} R= CH_3

Pharmacopoeias. In *Eur.* (see p.vii) and *US.*

Ph. Eur. 6.8（Ivermectin） 伊维菌素成分 H_2B_{1a}（5-*O*-去甲基-22,23-二羟阿弗菌素 A_{1a}；$C_{48}H_{74}O_{14}$＝875.1）和伊维菌素成分 H_2B_{1b}（5-*O*-去甲基-25-de（1-甲基丙基）-25-（1-甲基乙基）-22,23-di-hydroaver mectin A_{1a}；$C_{47}H_{72}O_{14}$＝861.1）的混合物。

白色或淡黄白色，略有引湿性，结晶性粉末。几乎不溶于水；溶于乙醇；易溶于二氯甲烷。贮藏于密闭容器中。

USP 33（Ivermectin） 成分 H_2B_{1a}（5-*O*-demethyl-22,23-dihydro-avermectin A_{1a}；$C_{48}H_{74}O_{14}$＝875.1）和成分 H_2B_{1b}（5-*O*-demethyl-25-de（1-methyl-propyl）-22,23-dihydro-25-（1-methylethyl）-avermectin A_{1a}；$C_{47}H_{72}O_{14}$＝861.1）的混合物。可含有少量的适宜的抗氧化剂和螯合剂。

白色至淡黄白色，略有引湿性，结晶性粉末。几乎不溶于水和石油醚；溶于丙酮和乙腈；易溶于二氯甲烷和甲醇。贮藏于2～8℃密闭容器中。贮藏于25℃时，使用抗氧化剂，允许偏差为15～30℃。

不良反应和注意事项

在丝虫病患者报道的伊维菌素的不良反应一般与轻微的由于其对微丝蚴作用引起的 Mazzotti 反应一致。包括发热、瘙痒、皮疹、关节痛、肌痛、无力、体位性低血压、心动过速、水肿、淋巴结病、胃肠道症状、咽喉痛、咳嗽和头痛。不良反应一般短暂，如需治疗，这

些反应可用镇痛药和抗组胺药。

伊维菌素可引起轻度的眼刺激。嗜眠、短暂的嗜酸细胞增多和肝酶值增高也已被报道。

妊娠时建议不使用伊维菌素。一般也不给妊娠妇女（见下文**妊娠**）、体重15kg以下儿童和重病患者群体治疗。

不良反应发生率 一些研究已显示伊维菌素有相当高的不良反应发生率且不良反应与感染严重程度相关[1~3]。但这些研究中的不良反应并不危及生命，仅需对症治疗。不良反应的严重程度、发生率和持续时间在每年重复用药后减轻或减少[4]。当观察西非盘尾丝虫病控制规划中更多的伊维菌素治疗的患者时，在首次使用伊维菌素的患者中观察到了更低的不良反应发生率[5]，且一年后重复治疗时不良反应发生率进一步降低。该规划的数个试验的[6]结果显示，在50929名患者中有93名有严重反应（1.83%），大多数严重反应是体位性低血压或头晕（53例）。在一项伊维菌素控制盘尾丝虫病的572名患者的3年随机双盲对照研究中[7]，以标准剂量150μg/kg每3个月一次与同等剂量每年治疗一次比较，不良反应特别是水肿、瘙痒和背部疼痛减少。较高的剂量400μg/kg，之后800μg/kg，每3个月或每年给药一次，则伴有主观上（自觉的）眼的问题。另一项在同时有罗阿丝虫感染流行地区的研究[8]发现，治疗的17877名盘尾丝虫病患者中有22例严重反应，并表明严重反应与重度罗阿丝虫微丝蚴血症有关。Mectizan® Expert Committee和Technical Consultative Committee报告，在罗阿丝虫流行地区伊维菌素治疗盘尾丝虫病脑病的发生率是10000个治疗中少于1例[9]，并就盘尾丝虫病与罗阿丝虫病共同流行地区盘尾丝虫病的伊维菌素群体治疗提供了建议以减少严重的不良反应事件的危险，特别是在人们从未使用伊维菌素的地区。

使用伊维菌素后的一些监测被认为是必要的[2,6]，OCP建议[6]，无论流行程度如何，护士都应在治疗后对患者监测36h。然而，报道的重复用药后不良反应发生率似较首次用药的不良反应发生率低，对再次治疗患者进行监测的必要性已有质疑[10]。

在一些犬种中见到的神经毒性尚未在牛或马中发现[11]，也未在上述人体研究中报道。另一潜在的担忧是在28名接受伊维菌素的患者中观察到的凝血酶原时间的延长[12]，但其他研究尚未证实该作用[13]或未观察到任何出血障碍[14]。

在一组对47名患者的研究提示可能增加死亡率的报道之后[15]，对在老年患者中使用伊维菌素治疗疥疮已有顾忌。然而，已有争论认为在其他老年患者中并未发现类似情况，且原作者使用的统计学方法有缺陷[16~18]。在巴布亚新几内亚进行的以社区为基础应用乙胺嗪（与或不与伊维菌素合用）治疗淋巴丝虫病的试验也未发现死亡率的增加与伊维菌素使用相关的证据[19]。

1. Kumaraswami V, *et al.* Ivermectin for the treatment of Wuchereria bancrofti filariasis: efficacy and adverse reactions. *JAMA* 1988; **259:** 3150–3.
2. Rothova A, *et al.* Side-effects of ivermectin in treatment of onchocerciasis. *Lancet* 1989; **i:** 1439–41.
3. Zea-Flores R, *et al.* Adverse reactions after community treatment of onchocerciasis with ivermectin in Guatemala. *Trans R Soc Trop Med Hyg* 1992; **86:** 663–6.
4. Burnham GM. Adverse reactions to ivermectin treatment for onchocerciasis: results of a placebo-controlled, double-blind trial in Malawi. *Trans R Soc Trop Med Hyg* 1993; **87:** 313–17.
5. De Sole G, *et al.* Lack of adverse reactions in ivermectin treatment of onchocerciasis. *Lancet* 1990; **335:** 1106–7.
6. De Sole G, *et al.* Adverse reactions after large-scale treatment of onchocerciasis with ivermectin: combined results from eight community trials. *Bull WHO* 1989; **67:** 707–19.
7. Kamgno J,*et al.* Adverse systemic reactions to treatment of onchocerciasis with ivermectin at normal and high doses given annually or three-monthly. *Trans R Soc Trop Med Hyg* 2004; **98:** 496–504.
8. Gardon J, *et al.* Serious reactions after mass treatment of onchocerciasis with ivermectin in an area endemic for Loa loa infection. *Lancet* 1997; **350:** 18–22.
9. The Mectizan® Expert Committee and The Technical Consultative Committee. Recommendations for the treatment of onchocerciasis with Mectizan® in areas co-endemic for onchocerciasis and loiasis. 2004. Available at: http://www.mectizan.org/sites/default/files/EnglishMECTCCLoaRecs-June04_1.pdf (accessed 29/07/10)
10. Whitworth JAG, *et al.* A community trial of ivermectin for onchocerciasis in Sierra Leone: adverse reactions after the first five treatment rounds. *Trans R Soc Trop Med Hyg* 1991; **85:** 501–5.
11. WHO. WHO expert committee on onchocerciasis: third report. *WHO Tech Rep Ser 752* 1987. Available at: http://libdoc.who.int/trs/WHO_TRS_752_(part1).pdf and http://libdoc.who.int/trs/WHO_TRS_752_(part2).pdf (accessed 16/07/08)
12. Homeida MMA, *et al.* Prolongation of prothrombin time with ivermectin. *Lancet* 1988; **i:** 1346–7.
13. Richards FO, *et al.* Ivermectin and prothrombin time. *Lancet* 1989; **i:** 1139–40.
14. Pacque MC, *et al.* Ivermectin and prothrombin time. *Lancet* 1989; **i:** 1140.
15. Barkwell R, Shields S. Deaths associated with ivermectin treatment of scabies. *Lancet* 1997; **349:** 1144–5.
16. Diazgranados JA, Costa JL. Deaths after ivermectin treatment. *Lancet* 1997; **349:** 1698.
17. Reintjes R, Hoek C. Deaths associated with ivermectin for scabies. *Lancet* 1997; **350:** 215.
18. Coyne PE, Addiss DG. Deaths associated with ivermectin for scabies. *Lancet* 1997; **350:** 215–16.
19. Alexander NDE, *et al.* Absence of ivermectin-associated excess deaths. *Trans R Soc Trop Med Hyg* 1998; **92:** 342.

哺乳 已给予标准剂量的伊维菌素的4名健康妇女的乳汁伊维菌素平均浓度为14.13ng/ml[1]。鉴于乳汁中伊维菌素浓度低，认为应重新考虑将哺乳妇女排除在伊维菌素群体治疗之外的谨慎措施。一些权威已建议，直至婴儿至少1周龄，才可给予哺乳的母亲伊维菌素。American Academy of Pediatrics表明，由于在其母亲接受伊维菌素的母乳喂养的婴儿中未见到不良反应，认为伊维菌素通常是适合哺乳的[2]。

1. Ogbuokiri JE, *et al.* Ivermectin levels in human breast milk. *Eur J Clin Pharmacol* 1994; **46:** 89–90.
2. American Academy of Pediatrics. The transfer of drugs and other chemicals into human milk. *Pediatrics* 2001; **108:** 776–89. [Retired May 2010] Correction. *ibid.*; 1029. Also available at: http://aappolicy.aappublications.org/cgi/content/full/pediatrics%3b108/3/776 (accessed 02/06/04)

脑病 关于在罗阿丝虫流行地区使用伊维菌素治疗盘尾丝虫病后脑病的资料，见上文**不良反应发生率**。

妊娠 伊维菌素对动物致畸，还没有足够的和很好对照的对人妊娠的研究。伊维菌素治疗因此通常对妊娠是禁忌，且妊娠妇女应被排除在伊维菌素的群体治疗之外。然而，尚未诊断为妊娠的或不愿承认妊娠的妇女已被治疗。一项对203名在妊娠过程中服用伊维菌素（大部分在妊娠12周以内）妇女的妊娠结果的评估[1]发现，服用伊维菌素妇女的主要先天畸形率、流产率和死胎率与那些未治疗的母亲相似。在另外一项研究中，110名妇女由于疏忽在妊娠过程被给予伊维菌素后也同样缺乏对妊娠后果的不良反应[2]，认为妇女一旦知道怀孕即避免使用伊维菌素的谨慎措施应已足够。

1. Pacqué M, *et al.* Pregnancy outcome after inadvertent ivermectin treatment during community-based distribution. *Lancet* 1990; **336:** 1486–9.
2. Chippaux J-P, *et al.* Absence of any adverse effect of inadvertent ivermectin treatment during pregnancy. *Trans R Soc Trop Med Hyg* 1993; **87:** 318.

药动学

口服后伊维菌素被吸收，约4h后达血浆浓度峰值。约93%伊维菌素与血浆蛋白结合，血浆清除半衰期约12h。伊维菌素在肝脏代谢，主要经由细胞色素P450同工酶CYP3A4。代谢后大部分约2周内以代谢产物排泄，主要从粪排泄，少于1%从尿，少于2%从乳汁排泄（见上文**哺乳**）。

1. González Canga A, *et al.* The pharmacokinetics and interactions of ivermectin in humans—a mini-review. *AAPS J* 2008; **10:** 42–6.

用途和用法

伊维菌素是*Streptomyces avermitilis*产生的一组大环内酯类（macrocyclic lactones❶）阿弗菌素的一种半合成衍生物。

伊维菌素对盘尾丝虫病有杀微丝蚴作用和减少微丝蚴虫荷而没有乙胺嗪的毒性。伊维菌素在淋巴丝虫病中也有杀微丝蚴作用，是流行地区群体治疗用药的组成成分。伊维菌素对一些其他蠕虫的感染也有效。用于类圆线虫病的治疗和试用于一些曼森线虫属虫种感染。关于这些感染及治疗，详见**抗蠕虫药的选择**项下（第127页）和下文各标题专论项下。

对盘尾丝虫病的治疗，可给伊维菌素单剂口服，对体重超过15kg的患者，剂量按约150μg/kg计算，患者常需再次治疗，两次治疗的间隔至少应在3个月以上。在感染地区（见下文）的群体治疗，每年1次或每6个月1次。服药之前与之后2h应禁食。在**淋巴丝虫病**的群体治疗（详见下文），WHO主张使用近似或稍大剂量的伊维菌素，并联用阿苯达唑。

类圆线虫病的治疗，体重超过15kg者，200μg/kg顿服或每日1次，连服2日。

1. Ottesen EA, Campbell WC. Ivermectin in human medicine. *J Antimicrob Chemother* 1994; **34:** 195–203.
2. Ōmura S. Ivermectin: 25 years and still going strong. *Int J Antimicrob Agents* 2008; **31:** 91–8.

儿童用法 体重超过15kg或5岁以上的儿童可口服伊维菌素治疗盘尾丝虫病、淋巴丝虫病及类圆线虫病，单位体重的剂量与成人相同（见上文）。

皮肤幼虫移行症 有一些伊维菌素治疗皮肤幼虫移行症（第128页）有效的报道[1~5]。推荐每日口服200μg/kg，服用1～2天[6]。

1. Caumes E, *et al.* Efficacy of ivermectin in the therapy of cutaneous larva migrans. *Arch Dermatol* 1992; **128:** 994–5.
2. Caumes E, *et al.* A randomized trial of ivermectin versus albendazole for the treatment of cutaneous larva migrans. *Am J Trop Med Hyg* 1993; **49:** 641–4.
3. Bouchaud O, *et al.* Cutaneous larva migrans in travelers: a prospective study, with assessment of therapy with ivermectin. *Clin Infect Dis* 2000; **31:** 493–8. Correction. *ibid.* 2001; **32:** 523.
4. del Mar Sáez-De-Ocariz M, *et al.* Treatment of 18 children with scabies or cutaneous larva migrans using ivermectin. *Clin Exp Dermatol* 2002; **27:** 264–7.
5. Senba Y, *et al.* Case of creeping disease treated with ivermectin. *J Dermatol* 2009; **36:** 86–9.
6. Abramowicz M, ed. *Drugs for parasitic infections.* 2nd ed. New Rochelle NY: The Medical Letter, 2010.

肠道线虫感染 伊维菌素对人蛔虫、类圆线虫和鞭虫有效[1]，但有些报道未能发现其抗鞭虫的效用[2]，伊维菌素与阿苯达唑合用且使用淋巴丝虫病群体治疗（见下文）推荐的近似剂量已被研究用于鞭虫病（第131页）的治疗，并证明在土源性传播蠕虫感染及淋巴丝虫病是公共卫生问题的地区可能有效[3]。在以社区为基础的伊维菌素治疗盘尾丝虫病时驱蛔虫已被报道为伊维菌素治疗的"副作用"[4]。在一项可控研究中[5]，伊维菌素150μg/kg或200μg/kg顿服对类圆线虫病治愈率为94%（见下文），对蛔虫病、鞭虫病和蛲虫病治愈率为67%以上。尽管已观察到其抗美洲钩虫的一些效用[1]，但伊维菌素对钩虫的治愈率被认为是不令人满意的[5]。

1. Freedman DO, *et al.* The efficacy of ivermectin in the chemotherapy of gastrointestinal helminthiasis in humans. *J Infect Dis* 1989; **159:** 1151–3.
2. Whitworth JAG, *et al.* A field study of the effect of ivermectin on intestinal helminths in man. *Trans R Soc Trop Med Hyg* 1991; **85:** 232–4.
3. Belizario VY, *et al.* A comparison of the efficacy of single doses of albendazole, ivermectin, and diethylcarbamazine alone or in combinations against Ascaris and Trichuris spp. *Bull WHO* 2003; **81:** 35–42.
4. Whitworth JAG, *et al.* Community-based treatment with ivermectin. *Lancet* 1988; **ii:** 97–8.
5. Naquira C, *et al.* Ivermectin for human strongyloidiasis and other intestinal helminths. *Am J Trop Med Hyg* 1989; **40:** 304–9.

罗阿丝虫病 有证据表明，罗阿丝虫病（第129页）患者经伊维菌素治疗可减少微丝蚴血症[1~5]，但有报道其对高微丝蚴虫荷患者有潜在的神经毒性[6,7]。已调查了小剂量给药法（约25μg/kg）的效果[8]，但在减少神经毒性方面似乎并未提供更多的益处。

1. Martin-Prevel Y, *et al.* Reduction of microfilaraemia with single high-dose of ivermectin in loiasis. *Lancet* 1993; 342: 442.
2. Ranque S, *et al.* Decreased prevalence and intensity of Loa loa infection in a community treated with ivermectin every three months for two years. *Trans R Soc Trop Med Hyg* 1996; **90:** 429–30.
3. Duong TH, *et al.* Reduced Loa loa microfilaria count ten to twelve months after a single dose of ivermectin. *Trans R Soc Trop Med Hyg* 1997; **91:** 592–3.
4. Gardon J, *et al.* Marked decrease in Loa loa microfilaraemia six and twelve months after a single dose of ivermectin. *Trans R Soc Trop Med Hyg* 1997; **91:** 593–4.
5. Chippaux J-P, *et al.* Impact of repeated large scale ivermectin treatments on the transmission of Loa loa. *Trans R Soc Trop Med Hyg* 1998; **92:** 454–8.
6. Anonymous. Encephalitis following treatment of loiasis. *WHO Drug Inf* 1991; **5:** 113–14.
7. Gardon J, *et al.* Serious reactions after mass treatment of onchocerciasis with ivermectin in an area endemic for Loa loa infection. *Lancet* 1997; **350:** 18–22.
8. Kamgno J, *et al.* Randomized, controlled, double-blind trial with ivermectin on Loa loa microfilaraemia: efficacy of a low dose (~25 μg/kg) versus current standard dose (150 μg/kg). *Trans R Soc Trop Med Hyg* 2007; **101:** 777–85.

淋巴丝虫病 伊维菌素用于对淋巴丝虫病（第129页）的治疗。在流行地区，全部人口的群体治疗（排除新生儿、妊娠妇女和虚弱者）可减少传播的强度和发病率。对班氏丝虫病与罗阿丝虫病或盘尾丝虫病共流行的国家，由WHO发起的其他国际机构参与的消除淋巴丝虫病全球规划，主张每年口服1次单剂伊维菌素150～200μg/kg与单剂阿苯达唑400μg/kg，至少服药5年。

曼森线虫属感染 曼森线虫属感染（第130页）对伊维菌素的反应取决于虫种。伊维菌素可能对奥氏曼森线虫有效，但对常现曼森线虫感染的研究尚未显示伊维菌素对微丝蚴血症产生实质性的减少[1,2]，即使与阿苯达唑合用[3,4]。链尾曼森线虫感染对伊维菌素有良好反应[5,6]。

1. Van den Enden E, *et al.* Treatment failure of a single high dose of ivermectin for Mansonella perstans filariasis. *Trans R Soc Trop Med Hyg* 1993; **87:** 90.
2. Schulz-Key H, *et al.* Efficacy of ivermectin in the treatment of concomitant Mansonella perstans infections in onchocerciasis patients. *Trans R Soc Trop Med Hyg* 1993; **87:** 227–9.

❶伊维菌素类具大环内酯（macrocyclic lactone）环，红霉素属大环内酯类（macrolide），两者中文相同，但外文不同，不是同一类物质——译者注。

3. Asio SM, *et al.* Mansonella perstans: safety and efficacy of ivermectin alone, albendazole alone and the two drugs in combination. *Ann Trop Med Parasitol* 2009; **103:** 31–7.
4. Asio SM, *et al.* A randomised, double-blind field trial of ivermectin alone and in combination with albendazole for the treatment of Mansonella perstans infections in Uganda. *Trans R Soc Trop Med Hyg* 2009; **103:** 274–9.
5. Fischer P, *et al.* Treatment of human Mansonella streptocerca infection with ivermectin. *Trop Med Int Health* 1997; **2:** 191–9.
6. Fischer P, *et al.* Long-term suppression of Mansonella streptocerca microfilariae after treatment with ivermectin. *J Infect Dis* 1999; **180:** 1403–5.

盘尾丝虫病 伊维菌素有杀旋盘尾线虫微丝蚴作用，是控制盘尾丝虫病（第130页）的主要药物。单剂口服可迅速从皮肤清除微丝蚴，1～2个月后[1]达最大效应，并逐渐从角膜和眼前房清除微丝蚴[2]。伊维菌素对成虫作用很小，但确实可抑制微丝蚴从成虫的释放达数个微丝蚴释放期，这解释了伊维菌素的较长的效用。因此，伊维菌素仅仅控制但并不治愈或根除疾病。其对旋盘尾线虫的作用已被归因于γ-氨基丁酸促效药作用。研究还指出，伊维菌素可通过减少媒介昆虫从人体摄入微丝蚴而抑制微丝蚴的传播[3～6]。

Merck 通过 Mectizan Expert Committee (MEC) 向所有盘尾丝虫病流行的国家社区群体治疗规划捐赠伊维菌素供人体使用，伊维菌素按 150μg/kg 的标准剂量给药，每年1～2次，除妊娠妇女、近期生小孩的哺乳母亲、体重少于15kg的儿童和那些不能行走或其他严重疾病的人外全部服用[7]。成虫存活约15年，因此，治疗需持续多年。几项研究已证实该规划的长期安全性和有效性[8～12]。研究报道指出，增加标准剂量的次数，每3～6个月一次与每年一次比较效果更好[13,14]且每3个月的用药法还可减少不良反应的危险[14,15]。但增加伊维菌素的剂量至 400μg/kg 或 800μg/kg，每3个月或每年服用未见增效。

在非流行地区，重复用药可能是必要的以减少复发，英国的一项研究发现，给药3次，每月一次的患者在6个月时较接受一次治疗的患者复发少，然而，50%的患者在12个月时可见复发[16]。

伊维菌素可安全地减少眼微丝蚴的虫荷[2,17]、改善眼前部的早期损伤[17]。已有报道可减少眼神经损伤的发生率[18]和减缓眼神经损伤的病程进展[19]，但对眼后部疾病的效果还不确切[20]。对5项以安慰剂作对照、3810人的资料的系统性综述发现，伊维菌素组和安慰剂组之间在预防视敏度下降方面并不存在统计学差异[21]。已有报道伊维菌素可改善盘尾丝虫病所致皮肤损害[22]。

1. Basáñez MG, *et al.* Effect of single-dose ivermectin on Onchocerca volvulus: a systematic review and meta-analysis. *Lancet Infect Dis* 2008; **8:** 310–22.
2. Newland HS, *et al.* Effect of single-dose ivermectin therapy on human Onchocerca volvulus infection with onchocercal ocular involvement. *Br J Ophthalmol* 1988; **72:** 561–9.
3. Taylor HR, *et al.* Impact of mass treatment of onchocerciasis with ivermectin on the transmission of infection. *Science* 1990; **250:** 116–18.
4. Trpis M, *et al.* Effect of mass treatment of a human population with ivermectin on transmission of Onchocerca volvulus by Simulium yahense in Liberia, West Africa. *Am J Trop Med Hyg* 1990; **42:** 148–56.
5. Chavasse DC, *et al.* Low level ivermectin coverage and the transmission of onchocerciasis. *Trans R Soc Trop Med Hyg* 1995; **89:** 534–7.
6. Boussinesq M, *et al.* Onchocerca volvulus: striking decrease in transmission in the Vina valley (Cameroon) after eight annual large scale ivermectin treatments. *Trans R Soc Trop Med Hyg* 1997; **91:** 82–6.
7. Pond B. Distribution of ivermectin by health workers. *Lancet* 1990; **335:** 1539.
8. De Sole G, *et al.* Adverse reactions after large-scale treatment of onchocerciasis with ivermectin: combined results from eight community trials. *Bull WHO* 1989; **67:** 707–19.
9. Pacqué M, *et al.* Safety of and compliance with community-based ivermectin therapy. *Lancet* 1990; **335:** 1377–80.
10. Pacqué M, *et al.* Community-based treatment of onchocerciasis with ivermectin: safety, efficacy, and acceptability of yearly treatment. *J Infect Dis* 1991; **163:** 381–5.
11. Steel C, *et al.* Immunologic responses to repeated ivermectin treatment in patients with onchocerciasis. *J Infect Dis* 1991; **164:** 581–7.
12. Whitworth JAG, *et al.* A community trial of ivermectin for onchocerciasis in Sierra Leone: clinical and parasitological responses to four doses given at six-monthly interval. *Trans R Soc Trop Med Hyg* 1992; **86:** 277–80.
13. Greene BM, *et al.* A comparison of 6-, 12-, and 24-monthly dosing with ivermectin for treatment of onchocerciasis. *J Infect Dis* 1991; **163:** 376–80.
14. Gardon J,*et al.* Effects of standard and high doses of ivermectin on adult worms of Onchocerca volvulus: a randomised controlled trial. *Lancet* 2002; **360:** 203–10.
15. Kamgno J, *et al.* Adverse systemic reactions to treatment of onchocerciasis with ivermectin at normal and high doses given annually or three-monthly. *Trans R Soc Trop Med Hyg* 2004; **98:** 496–504.
16. Churchill DR, *et al.* A trial of a three-dose regimen of ivermectin for the treatment of patients with onchocerciasis in the UK. *Trans R Soc Trop Med Hyg* 1994; **88:** 242.
17. Dadzie KY, *et al.* Changes in ocular onchocerciasis after two rounds of community-based ivermectin treatment in a holo-endemic onchocerciasis focus. *Trans R Soc Trop Med Hyg* 1991; **85:** 267–71.
18. Abiose A, *et al.* Reduction in incidence of optic nerve disease with annual ivermectin to control onchocerciasis. *Lancet* 1993; **341:** 130–4.
19. Cousens SN, *et al.* Impact of annual dosing with ivermectin on progression of onchocercal visual field loss. *Bull WHO* 1997; **75:** 229–36.
20. Whitworth JAG, *et al.* Effects of repeated doses of ivermectin on ocular onchocerciasis: community-based trial in Sierra Lione. *Lancet* 1991; **338:** 1100–1103.
21. Ejere H, *et al.* Ivermectin for onchocercal eye disease (river blindness). Available in The Cochrane Database of Systematic Reviews; Issue 2. Chichester: John Wiley; 2001 (accessed 29/07/07).
22. Pacqué M, *et al.* Improvements in severe onchocercal skin disease after a single dose of ivermectin. *Am J Med* 1991; **90:** 590–4.

疥疮和虱病 疥疮（第1917页）通常局部用杀疥螨剂治疗。但已有报道伊维菌素顿服有效[1～3]。在对11名无并发症的疥疮患者的研究中，伊维菌素 200μg/kg 顿服，4周后有效地治愈了感染。在一组11名同时感染HIV的患者中，两周后8名患者治愈[1]。其余3名中的两名患者接受第二剂伊维菌素，疥疮也到第4周治愈。伊维菌素并不能杀死疥螨的卵，为了杀死新孵出的螨，建议在首次用药至少7天后，再给第二剂伊维菌素[4]。伊维菌素 150μg/kg 顿服在1153名坦桑尼亚患者疥疮的爆发流行中部分有效[5]。一项对疥疮治疗的系统性综述[3]发现口服伊维菌素的效果不如局部应用扑灭司林，但似乎与局部外用苯甲酸苄酯的效果相同，较局部外用林旦更有效。然而，一项随机、开放性研究[6]发现搽用12.5%的苯甲酸苄酯1～2次，每次药物在患处作用24h，较伊维菌素 150～200μg/kg 顿服更有效；细菌的二重感染在伊维菌素治疗者也较苯甲酸苄酯治疗者多见。

也有报道称，12mg 伊维菌素顿服加局部外用3%水杨酸软膏有效地治疗了两名患者的结痂性疥疮，治疗在1周内即显效[2]。伊维菌素 200μg/kg 顿服也对一名2岁婴儿的结痂性疥疮有效，该患儿因长期使用皮质激素而染病[7]。伊维菌素也已被成功地用于少数难治性疥疮[8]。

尽管局部外用杀虫剂是常用的控制方法，但伊维菌素也被调查作为对虱病（第1917页）的可能治疗[9]。体外和动物研究显示，伊维菌素杀死若虫和雌性人体虱（体虱）。伊维菌素也对感染一些动物的其他虱种有效[10]。伊维菌素对头虱也有效；对顽固疥疮患者的对照双盲研究显示口服伊维菌素 400μg/kg，2次，间隔7天，较外用0.5%马拉硫磷更有效[11]。

1. Meinking TL, *et al.* The treatment of scabies with ivermectin. *N Engl J Med* 1995; **333:** 26–30.
2. Aubin F, Humbert P. Ivermectin for crusted (Norwegian) scabies. *N Engl J Med* 1995; **332:** 612.
3. Strong M, Johnstone PW. Interventions for treating scabies. Available in The Cochrane Database of Systematic Reviews; Issue 3. Chichester: John Wiley; 2007 (accessed 21/08/09).
4. Currie BJ, McCarthy JS. Permethrin and ivermectin for scabies. *N Engl J Med* 2010; **362:** 717–25.
5. Leppard B, Naburi AE. The use of ivermectin in controlling an outbreak of scabies in a prison. *Br J Dermatol* 2000; **143:** 520–3.
6. Ly F, *et al.* Ivermectin versus benzyl benzoate applied once or twice to treat human scabies in Dakar, Senegal: a randomized controlled trial. *Bull WHO* 2009; **87:** 424–30.
7. Marlière V, *et al.* Crusted (Norwegian) scabies induced by use of topical corticosteroids and treated successfully with ivermectin. *J Pediatr* 1999; **135:** 122–4.
8. Cook AM, Romanelli F. Ivermectin for the treatment of resistant scabies. *Ann Pharmacother* 2003; **37:** 279–81.
9. Foucault C, *et al.* Oral ivermectin in the treatment of body lice. *J Infect Dis* 2006; **193:** 474–6.
10. Mumcuoglu KY, *et al.* Systemic activity of ivermectin on the human body louse (Anoplura: Pediculidae). *J Med Entomol* 1990; **27:** 72–5.
11. Chosidow O, *et al.* Oral ivermectin versus malathion lotion for difficult-to-treat head lice. *N Engl J Med* 2010; **362:** 896–905. Correction. *ibid.*; 1647.

类圆线虫病 伊维菌素对类圆线虫病（第131页）的治疗有效，一些权威认为其是首选药。已在重度播散性感染患者调查了伊维菌素的皮下应用。

1. Naquira C, *et al.* Ivermectin for human strongyloidiasis and other intestinal helminths. *Am J Trop Med Hyg* 1989; **40:** 304–9.
2. Wijesundera M de S, Sanmuganathan PS. Ivermectin therapy in chronic strongyloidiasis. *Trans R Soc Trop Med Hyg* 1992; **86:** 291.
3. Lyagoubi M, *et al.* Chronic persistent strongyloidiasis cured by ivermectin. *Trans R Soc Trop Med Hyg* 1992; **86:** 541.
4. Datry A, *et al.* Treatment of Strongyloides stercoralis infection with ivermectin compared with albendazole: results of an open study of 60 cases. *Trans R Soc Trop Med Hyg* 1994; **88:** 344–5.
5. Gann PH, *et al.* A randomized trial of single- and two-dose ivermectin versus thiabendazole for treatment of strongyloidiasis. *J Infect Dis* 1994; **169:** 1076–9.
6. Marti H, *et al.* A comparative trial of a single-dose ivermectin versus three days of albendazole for treatment of Strongyloides stercoralis and other soil-transmitted helminth infections in children. *Am J Trop Med Hyg* 1996; **55:** 477–81.
7. Igual-Adell R, *et al.* Efficacy and safety of ivermectin and thiabendazole in the treatment of strongyloidiasis. *Expert Opin Pharmacother* 2004; **5:** 2615–9.
8. Marty FM, *et al.* Treatment of human disseminated strongyloidiasis with a parenteral veterinary formulation of ivermectin. *Clin Infect Dis* 2005; **41:** e5–e8.
9. Pacanowski J, *et al.* Subcutaneous ivermectin as a safe salvage therapy in Strongyloides stercoralis hyperinfection syndrome: a case report. *Am J Trop Med Hyg* 2005; **73:** 122–4.
10. Salluh JI, *et al.* Successful use of parenteral ivermectin in an immunosuppressed patient with disseminated strongyloidiasis and septic shock. *Intensive Care Med* 2005; **31:** 1292.
11. Hauber HP, *et al.* Fatal outcome of a hyperinfection syndrome despite successful eradication of Strongyloides with subcutaneous ivermectin. *Infection* 2005; **33:** 383–6.
12. Turner SA, *et al.* Parenteral administration of ivermectin in a patient with disseminated strongyloidiasis. *Am J Trop Med Hyg* 2005; **73:** 911–4.
13. Leung V, *et al.* Case report: failure of subcutaneous ivermectin in treating Strongyloides hyperinfection. *Am J Trop Med Hyg* 2008; **79:** 853–5.
14. Lichtenberger P, *et al.* Hyperinfection strongyloidiasis in a liver transplant recipient treated with parenteral ivermectin. *Transpl Infect Dis* 2009; **11:** 137–42.

毛圆线虫病 伊维菌素在毛圆线虫属虫种感染的应用，见第131页。

制剂

USP 33: Ivermectin and Pyrantel Pamoate Tablets; Ivermectin Tablets.

专利制剂

Arg.: Dermoper IV; Dermopero; Detebencil; Ivertal; Securo; **Austral.:** Stromectol; **Braz.:** Ivermec†; Leverctin; Revectina; Vermectil; **Chile:** Kaonol; Medermo; **Fr.:** Mectizan; Stromectol; **Gr.:** Stromectol; **Jpn:** Stromectol; **Mex.:** Ivexterm; **Neth.:** Stromectol; **NZ:** Stromectol; **Thai.:** Vermectin; **USA:** Mectizan; Stromectol.

Levamisole (*BAN*, *rINN*) 左旋咪唑

Levamisol; Lévamisole; Levamisoli; Levamisolum; Levamizol. (*S*)-2,3,5,6-Tetrahydro-6-phenylimidazo[2,1-*b*][1,3]thiazole.

Левамизол

$C_{11}H_{12}N_2S$ = 204.3.

CAS — 14769-73-4.

ATC — P02CE01.

ATC Vet — QP52AE01.

UNII — 2880D3468G.

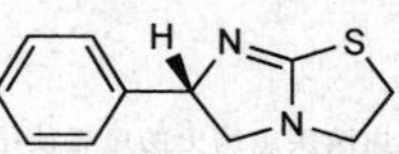

Pharmacopoeias. In *Eur.* (see p.vii) for veterinary use only.

Ph. Eur. 6. 8 [Levamisole for Veterinary Use; Levamisole BP (Vet) 2010] 白色或近白色粉末。呈多晶型。微溶于水；易溶于乙醇和甲醇。贮藏于密闭容器中。避光。

Levamisole Hydrochloride (*BANM*, *USAN*, *rINNM*) 盐酸左旋咪唑

Cloridrato de Levamizol; Hidrocloruro de levamisol; ICI-59623; Lévamisole, chlorhydrate de; Levamisol-hydrochlorid; Levamisolhydroklorid; Levamisoli hydrochloridum; Levamisolihydrokloridi; Levamizol-hidroklorid; Levamizolio hidrochloridas; Lewamizolu chlorowodorek; NSC-177023; R-12564; RP-20605; *l*-Tetramisole Hydrochloride.

Левамизола Гидрохлорид

$C_{11}H_{12}N_2S,HCl$ = 240.8.

CAS — 16595-80-5.

ATC — P02CE01.

UNII — DL9055K809.

Pharmacopoeias. In *Chin.*, *Eur.* (see p.vii), *Int.*, *US*, and *Viet.*

Ph. Eur. 6. 8 (Levamisole Hydrochloride) 白色至近白色结晶性粉末。易溶于水；溶于乙醇；微溶于二氯甲烷。5%水溶液的 pH 值为 3.0～4.5。避光。

USP 33 (Levamisole Hydrochloride) 白色或近白色结晶性粉末。易溶于水；溶于乙醇；微溶于二氯甲烷；几乎不溶于乙醚。5%水溶液的 pH 值为 3.0～4.5。避光。

不良反应

给予单剂治疗蛔虫病或其他蠕虫感染，左旋咪唑一般耐受好，不良反应通常限于恶心、呕吐、腹泻、腹部疼痛、头晕和头痛。

当左旋咪唑作为免疫刺激剂使用较长时间时，不良反应常见且表现多样，左旋咪唑常与其他免疫调节剂合用，有时不良反应也可能由原有疾病的加重引起。与左旋咪唑长期使用相关的不良反应包括超敏反应如发热、流感样症状、关节痛、肌痛、皮疹和皮肤脉管炎，对CNS的影响包括头痛、失眠、头晕和惊厥，血液学异常如粒细胞缺乏症、白细胞减少和血小板减少以及胃肠道不适，包括口腔异味。

不良反应发生率 厂商总结了46项受控研究[1]，接受辅药左旋咪唑治疗的2635名癌症患者中，1102名患者每两周连用3天，每日150mg，1156名患者每周连用2天，

使用同样剂量。左旋咪唑引起数种不良反应，如皮疹、恶心、呕吐和口腔金属味或苦味，这些症状尽管令人烦恼，但相对不重要，并且这些不良反应常在治疗过程中或停止治疗时消失。共有38名患者出现粒细胞缺乏症，其中36名接受的是每周2天治疗。数名患者获有可能危及生命的感染，2名死于败血症性休克。

1. Amery WK, Butterworth BS. Review/commentary: the dosage regimen of levamisole in cancer: is it related to efficacy and safety? *Int J Immunopharmacol* 1983; **5:** 1–9.

对内分泌系统的影响 对一名接受左旋咪唑和氟尿嘧啶的患者[1]，再次使用证实了左旋咪唑引起了抗利尿激素综合征。

1. Tweedy CR, *et al.* Levamisole-induced syndrome of inappropriate antidiuretic hormone. *N Engl J Med* 1992; **326:** 1164.

对肝脏的影响 因脓皮病复发使用左旋咪唑的11名患者中，2名患者天冬氨酸氨基转移酶浓度升高提示肝毒性，这是一种非常罕见出现的不良反应[1]。之后，报道了一例因微小病变肾病综合征而用左旋咪唑治疗的14岁男孩肝酶浓度升高[2]。

1. Papageorgiou P, *et al.* Levamisole in chronic pyoderma. *J Clin Lab Immunol* 1982; **8:** 121–7.
2. Bulugahapitiya DTD. Liver toxicity in a nephrotic patient treated with levamisole. *Arch Dis Child* 1997; **76:** 289.

对神经系统的影响 报道了4名因结肠腺癌而治疗的患者，炎性脑白质病与使用氟尿嘧啶和左旋咪唑有关[1,2]。在2名患者发现有活跃的脱髓鞘作用[1]。停止化疗后出现了临床改善，其中3名患者用皮质激素治疗[1]。类似的综合征已在一名仅接受左旋咪唑的有丙型肝炎病史的患者报道[3]。

1. Hook CC, *et al.* Multifocal inflammatory leukoencephalopathy with 5-fluorouracil and levamisole. *Ann Neurol* 1992; **31:** 262–7.
2. Kimmel DW, Schutt AJ. Multifocal leukoencephalopathy: occurrence during 5-fluorouracil and levamisole therapy and resolution after discontinuation of chemotherapy. *Mayo Clin Proc* 1993; **68:** 363–5.
3. Lucia P, *et al.* Multifocal leucoencephalopathy induced by levamisole. *Lancet* 1996; **348:** 1450.

注意事项

应避免对有血液疾患病史的患者使用左旋咪唑。接受左旋咪唑与氟尿嘧啶的患者应进行适宜的血液学和肝功能的监测。

滥用 与沾染有左旋咪唑的可卡因滥用相关的严重中性粒细胞减少症和粒细胞缺乏症[1,2]已有报道。坏死性血管炎已知与该混合药物的滥用相关[3]。已报道有死亡病例发生[4]。

1. Knowles L, *et al.* Levamisole tainted cocaine causing severe neutropenia in Alberta and British Columbia. *Harm Reduct J* 2009; **6:** 30.
2. CDC. Agranulocytosis associated with cocaine use — four states, March 2008–November 2009. *MMWR* 2009; **58:** 1381–5. Also available at: http://www.cdc.gov/mmwr/PDF/wk/mm5849.pdf (accessed 18/05/10)
3. Bradford M, *et al.* Bilateral necrosis of earlobes and cheeks: another complication of cocaine contaminated with levamisole. *Ann Intern Med* 2010; **152:** 758–9.
4. Duflou JA, *et al.* Levamisole as an adulterant in a cocaine overdose fatality. *Med J Aust* 2010; **192:** 724.

类风湿关节炎 在血清反应阳性的类风湿关节炎中，HLA B27的存在是使用左旋咪唑易出现粒细胞缺乏症的重要因素，建议该组人群应避免使用左旋咪唑[1]。

1. Mielants H, Veys EM. A study of the hematological side effects of levamisole in rheumatoid arthritis with recommendations. *J Rheumatol* 1978; **5** (suppl 4): 77–83.

Sjögren综合征 应用左旋咪唑治疗时，10名类风湿关节炎和Sjögren综合征患者中9名出现了不良反应后研究终止[1]。对有Sjögren综合征的患者，纵然使用左旋咪唑，也应谨慎。

1. Balint G, *et al.* Sjögren's syndrome: a contraindication to levamisole treatment? *BMJ* 1977; **2:** 1386–7.

药物相互作用

乙醇 美国注册药品信息提到左旋咪唑可与乙醇产生双硫仑样反应。

抗凝血药 当给予左旋咪唑和氟尿嘧啶时，华法林活性增加，见**华法林**的药物相互作用项下的**左旋咪唑**（第1374页）。

抗癫痫药 当给予左旋咪唑和氟尿嘧啶时，苯妥英浓度增加，见**苯妥英**的药物相互作用项下的**抗肿瘤药**（第477页）。

药动学

左旋咪唑迅速从胃肠道吸收。血浆峰浓度在1.5～2h内出现。在肝中广泛代谢。左旋咪唑血浆半衰期为3～4h，代谢产物血浆半衰期为16h。左旋咪唑主要以代谢产物经尿排泄，小部分经粪便排泄。约70%剂量3天从尿排出，其中约5%为原形左旋咪唑。

1. Luyckx M, *et al.* Pharmacokinetics of levamisole in healthy subjects and cancer patients. *Eur J Drug Metab Pharmacokinet* 1982; **7:** 247–54.
2. Kouassi E, *et al.* Novel assay and pharmacokinetics of levamisole and p-hydroxylevamisole in human plasma and urine. *Biopharm Drug Dispos* 1986; **7:** 71–89.

用途和用法

盐酸左旋咪唑是盐酸噻咪唑的活性左旋异构体，被用作抗蠕虫药并在恶性病中作为辅药使用，在对抑制的免疫反应的刺激作用可能有益的几种情况中也已被试用。

左旋咪唑对肠道线虫有效，并可能通过麻痹易感虫体起作用，被麻痹的易感虫体随后被从肠道清除。左旋咪唑尤其对治疗蛔虫病（第128页）有效，也用于治疗钩虫感染（第129页）。

盐酸左旋咪唑的剂量依据相应左旋咪唑的量表达。1.18g盐酸左旋咪唑相当于约1g左旋咪唑。对蛔虫病的治疗，成人和儿童常用剂量为2.5mg/kg，顿服。对**钩虫感染**或**蛔虫-钩虫混合感染**，成人和儿童可2.5mg/kg，顿服，如为严重钩虫感染，7天后重复给药。

左旋咪唑通过调节细胞介导的免疫反应影响宿主的防卫；虽然并未出现高于正常水平的刺激，但其恢复被抑制的T细胞功能，并被描述为免疫刺激剂。左旋咪唑还已被试用于许多疾病，包括细菌和病毒感染及风湿病，但在这些情况下，结果尚不理想。

尽管还不清楚哪些反应是由于其对免疫系统作用的结果，但左旋咪唑已在恶性病患者中用作辅药。已使用左旋咪唑和氟尿嘧啶的辅药治疗以减少结肠腺癌受累的区域淋巴结切除术后癌的复发（见下文**恶性肿瘤**）。

1. Amery WKP, Bruynseels JPJM. Levamisole, the story and the lessons. *Int J Immunopharmacol* 1992; **14:** 481–6.
2. Scheinfeld N, *et al.* Levamisole in dermatology : a review. *Am J Clin Dermatol* 2004; **5:** 97–104.

儿童用法 儿童可口服左旋咪唑治疗蛔虫病、钩虫感染及蛔虫与钩虫混合感染。单位体重的剂量与成人相同（见上文）。

恶性肿瘤 左旋咪唑已被试用于各种恶性肿瘤的辅药治疗[1,2]，但结果矛盾。依据早期辅药研究的结果[3～5]，特别是在美国，左旋咪唑曾与氟尿嘧啶合用于结直肠癌患者。然而，在一项研究中[6]，单独使用辅药左旋咪唑并不比安慰剂有更好的效果。更多的近年研究已指出，当左旋咪唑联合氟尿嘧啶[7]，或联合氟尿嘧啶与亚叶酸时[8]，左旋咪唑并不比安慰剂有更好的效果。目前对结直肠癌的处置方法，见第632页。

1. Spreafico F. Use of levamisole in cancer patients. *Drugs* 1980; **20:** 105–16.
2. Amery WK, Butterworth BS. Review/commentary: the dosage regimen of levamisole in cancer: is it related to efficacy and safety? *Int J Immunopharmacol* 1983; **5:** 1–9.
3. Laurie JA, *et al.* Surgical adjuvant therapy of large-bowel carcinoma: an evaluation of levamisole and the combination of levamisole and fluorouracil: the North Central Cancer Treatment Group and the Mayo Clinic. *J Clin Oncol* 1989; **7:** 1447–56.
4. Moertel CG, *et al.* Levamisole and fluorouracil for adjuvant therapy of resected colon carcinoma. *N Engl J Med* 1990; **322:** 352–8.
5. Moertel CG, *et al.* Fluorouracil plus levamisole as effective adjuvant therapy after resection of stage III colon carcinoma: a final report. *Ann Intern Med* 1995; **122:** 321–6.
6. Chlebowski RT, *et al.* Long-term survival following levamisole or placebo adjuvant treatment of colorectal cancer: a Western Cancer Study Group trial. *Oncology* 1988; **45:** 141–3.
7. QUASAR Collaborative Group. Comparison of fluorouracil with additional levamisole, higher-dose folinic acid, or both, as adjuvant chemotherapy for colorectal cancer: a randomised trial. *Lancet* 2000; **355:** 1588–96.
8. Wolmark N, *et al.* Clinical trial to assess the relative efficacy of fluorouracil and leucovorin, fluorouracil and levamisole, and fluorouracil, leucovorin, and levamisole in patients with Dukes' B and C carcinoma of the colon: results from National Surgical Adjuvant Breast and Bowel Project C-04. *J Clin Oncol* 1999; **17:** 3553–9.

曼森线虫属感染 左旋咪唑是已被建议用于曼森线虫属感染（第130页）治疗的药物之一。已有报道左旋咪唑与甲苯达唑同时给药有效[1,2]。

1. Maertens K, Wery M. Effect of mebendazole and levamisole on Onchocerca volvulus and Dipetalonema perstans. *Trans R Soc Trop Med Hyg* 1975; **69:** 359–60.
2. Bernberg HC, *et al.* The combined treatment with levamisole and mebendazole for a perstans-like filarial infection in Rhodesia. *Trans R Soc Trop Med Hyg* 1979; **73:** 233–4.

口腔溃疡 左旋咪唑可能对严重口腔溃疡（第1622页）有益，但其使用受到不良反应的限制。左旋咪唑在复发溃疡性口炎中使用的综述[1]指出，开放研究已报道了有益的结果，但双盲研究的结果一直是矛盾的。虽然如此，已经有对所有其他治疗方式都无效的严重复发溃疡性口炎患者对左旋咪唑有效应。用法为在溃疡征象刚出现时给药，剂量为每日150mg，分次服用，服用3日，之后停药11日，如有必要可重复给药。小规模的对照研究[2]指出左旋咪唑对预防复发溃疡性口炎无效。

1. Miller MF. Use of levamisole in recurrent aphthous stomatitis. *Drugs* 1980; **20:** 131–6.
2. Weckx LLM, *et al.* Levamisol não previne lesões de estomatite aftosa recorrente: um ensaio clínico randomizado, duplo-cego e controlado por placebo. *Rev Assoc Med Bras* 2009; **55:** 132–8.

肾病 在一项随机双盲研究中，对有频繁复发的皮质激素敏感的及皮质激素依赖的肾病综合征儿童隔日给予安慰剂或左旋咪唑2.5mg/kg，并逐渐撤掉皮质激素治疗[1]。在31名左旋咪唑治疗的儿童中，研究开始后的第112天，14名儿童仍处于疾病缓解状态，而接受安慰剂的30名儿童中仅有4名处于缓解状态。对包括这项研究的3项随机对照研究[2]的评价发现左旋咪唑减少治疗过程中复发的危险，但对其减少皮质激素用量的效果还不能得出结论。在儿童肾病综合征有类似作为辅药应用的报道[3～7]，但其在疗程中的作用仍有待确定。关于对肾小球疾病包括肾病综合征治疗的讨论，见第1436页。

1. British Association for Paediatric Nephrology. Levamisole for corticosteroid-dependent nephrotic syndrome in childhood. *Lancet* 1991; **337:** 1555–7.
2. Davin JC, Merkus MP. Levamisole in steroid-sensitive nephrotic syndrome of childhood: the lost paradise? *Pediatr Nephrol* 2005; **20:** 10–4.
3. Donia AF, *et al.* Levamisole: adjunctive therapy in steroid dependent minimal change nephrotic children. *Pediatr Nephrol* 2002; **17:** 355–8.
4. Fu LS, *et al.* Levamisole in steroid-sensitive nephrotic syndrome children with frequent relapses and/or steroid dependency: comparison of daily and every-other-day usage. *Nephron Clin Pract* 2004; **97:** c137–c141.
5. Sümegi V, *et al.* Long-term effects of levamisole treatment in childhood nephrotic syndrome. *Pediatr Nephrol* 2004; **19:** 1354–60.
6. Al-Saran K, *et al.* Experience with levamisole in frequently relapsing, steroid-dependent nephrotic syndrome. *Pediatr Nephrol* 2006; **21:** 201–5.
7. Boyer O, *et al.* Short- and long-term efficacy of levamisole as adjunctive therapy in childhood nephrotic syndrome. *Pediatr Nephrol* 2008; **23:** 575–80.

白斑 在一项对36名局限性缓慢播散的白斑患者的研究中[1]，34名患者在2～4个月内出现对左旋咪唑的治疗反应。用法为患者口服左旋咪唑，每日150mg，每周连服2天。局部加用氟轻松或氯倍他索治疗的患者有更高的色素再沉着率。之后报道的包括43名患者的对照研究[2]效果不尽理想。

白斑的通常治疗在**色素性皮肤病**（第1509页）讨论。

1. Pasricha JS, Khera V. Effect of prolonged treatment with levamisole on vitiligo with limited and slow-spreading disease. *Int J Dermatol* 1994; **33:** 584–7.
2. Agarwal S, *et al.* A randomized placebo-controlled double-blind study of levamisole in the treatment of limited and slowly spreading vitiligo. *Br J Dermatol* 2005; **153:** 163–6.

制剂

USP 33: Levamisole Hydrochloride Tablets.

专利制剂

Arg.: Levam; Meglum; ***Austral.:*** Ergamisol†; ***Belg.:*** Ergamisol†; ***Braz.:*** Ascaridil; ***Cz.:*** Decaris†; ***Gr.:*** Ergamisol†; ***Hong Kong:*** Decaris; ***Hung.:*** Decaris; ***India:*** Levomol; Vermisol; Vizole†; ***Indon.:*** Askamex†; ***Israel:*** Ergamisol; ***Mex.:*** Decaris; ***Rus.:*** Decaris (Декарис); ***S.Afr.:*** Ergamisol†; ***Turk.:*** Paraks; Sitraks; ***Ukr.:*** Decaris (Декарис); ***USA:*** Ergamisol†; ***Venez.:*** Decaris†.

Male Fern 绵马

Aspidium; Farnwurzel; Felce Maschio; Feto Macho; Filix Mas; Fougère Mâle; Helecho macho; Rhizoma Filicis Maris.

Щитовник Мужской

CAS — 114-42-1 (flavaspidic acid).

ATC Herb — HP02DW5002 (Dryopteris filix-mas: rhizome).

UNII — C0ZK0RRF5X.

(flavaspidic acid)

Pharmacopoeias. In *Chin.*

简介

绵马由 *Dryopteris filix-mas* agg.（Polypodiaceae）的根茎、叶茎和顶芽组成，晚秋时采集，剥除根和死的部分，小心使其干燥，保留固有的绿色。绵马含有不少于1.5%的绵马酸。在贮藏过程中，时常在6个月之后，内部的绿色逐渐消失，这样的原料不适宜医用。

绵马酸是从绵马中获得的溶于乙醚物质的混合物。其活性主要是由于黄绵马酸（一种间苯三酚的衍生物）。

绵马具有抗绦虫性，以前作为绵马提取物（绵马油树脂）给药驱绦虫。然而，绵马毒性大，已被其他药物取代。

不良反应包括头痛、恶心呕吐、严重的腹部痉挛、腹泻、呼吸困难、蛋白尿、高胆红素血症、头晕、震颤、惊厥、包括失明（可能永久性的）的视觉障碍、子宫肌肉刺激、昏迷、呼吸衰竭、心动过缓和心力衰竭。已有死亡发生。

制剂

多组分制剂 ***Austria:*** Digestodoron; ***Ger.:*** Digestodoron; ***S.Afr.:*** Digestodoron†.

顺势疗法制剂 ***Fr.:*** Digestodoron; ***Ger.:*** Agaricus comp; Chelidonium comp; Phonix Thuja-Lachesis spag; Phonix Urtica-Arsenicum spag; ***UK:*** Digestodoron.

Mebendazole（*BAN*，*USAN*，*rINN*）甲苯达唑

Mebendatsoli; Mebendazol; Mebendazolas; Mébendazole; Mebendazolum; R-17635. Methyl 5-benzoyl-1*H*-benzimidazol-2-ylcarbamate.

Мебендазол

$C_{16}H_{13}N_3O_3 = 295.3$.

CAS — 31431-39-7.

ATC — P02CA01.

ATC Vet — QP52AC09.

UNII — 81G6I5V05I.

Pharmacopoeias. In *Chin.*, *Eur.* (see p.vii), *Int.*, *US*, and *Viet.*

Ph. Eur. 6.8（Mebendazole） 白色或近白色粉末。具多晶型。几乎不溶于水、乙醇和二氯甲烷。避光。

USP 33（Mebendazole） 白色至淡黄色几乎无臭粉末。几乎不溶于水、乙醇、氯仿、乙醚和稀释的无机酸；易溶于甲酸。

不良反应

由于常用治疗剂量的甲苯达唑在胃肠道很少吸收，不良反应一般限于胃肠道紊乱，如短暂的腹痛和腹泻，较倾向发生于由于重度肠道感染而治疗的患者。也已报道有头痛和头晕。以高剂量试治棘球蚴病更常见不良反应的报道，包括变态反应、肝酶值升高、脱发和骨髓抑制。

不良反应发生率 在WHO协调的包括囊型棘球蚴病和泡型棘球蚴病治疗的第一期多中心研究中[1]，给予高剂量的甲苯达唑（一般持续3个月）的139名患者中，最常见的不良反应是白细胞计数减少（25例）、胃肠道症状（22例）和血清转氨酶升高（22例）。其他不良反应是变态反应如发热和皮肤反应（4例），CNS症状包括头痛（6例）和脱发（7例）。由于不良反应，7名患者中止了治疗。

在第二期研究中[2]，以更长时间的高剂量治疗方案治疗囊型棘球蚴病并将阿苯达唑与甲苯达唑两药进行了比较。与第一期报道的相似。然而，第一期发生的甲苯达唑治疗后14例肺囊肿破裂和4例肝囊肿破裂的变态反应后果未被报道。在第二期，作为1例肺囊肿和1例腹腔囊肿破裂的结果，2名患者有过敏性休克。这2名患者被停止甲苯达唑治疗。另外4名患者也由于不良反应的结果停止了治疗，尽管其中3名患者停药仅是暂时的。

尽管对棘球蚴病的治疗，阿苯达唑优于甲苯达唑，但使用两种药中的任一种，都要对血清转氨酶浓度和白细胞与血小板计数进行持续的规律的医学监测。假如使用，对有肝损伤的患者也应减少苯并咪唑氨甲酸酯的剂量[2]。

1. Davis A, *et al.* Multicentre clinical trials of benzimidazolecarbamates in human echinococcosis. *Bull WHO* 1986; **64:** 383–8.
2. Davis A, *et al.* Multicentre clinical trials of benzimidazolecarbamates in human cystic echinococcosis (phase 2). *Bull WHO* 1989; **67:** 503–8.

过量 一名8周大婴儿意外给予甲苯达唑中毒表现为呼吸停止及心动过快型心律失常伴持续的痉挛[1]。对该患儿交换输血和抗惊厥药的治疗是成功的。

1. el Kalla S, Menon NS. Mebendazole poisoning in infancy. *Ann Trop Paediatr* 1990; **10:** 313–14.

注意事项

接受高剂量甲苯达唑的患者，如棘球蚴病患者，应密切监测血液计数和肝功能，有肝损伤的患者可能不适宜这种高剂量治疗（见上文**不良反应发生率**）。

监测药物浓度 一项对高剂量甲苯达唑治疗棘球蚴病患者的回顾性分析[1]未发现服用剂量与甲苯达唑血浆浓度间有关联，观察到在血浆浓度方面相当的个体内和个体间差异，强调了重复监测的必要。数名患者血浆浓度被认为低于治疗剂量范围。

1. Luder PJ, *et al.* Treatment of hydatid disease with high oral doses of mebendazole: long-term follow-up of plasma mebendazole levels and drug interactions. *Eur J Clin Pharmacol* 1986; **31:** 443–8.

妊娠 甲苯达唑对大鼠致畸，对人的妊娠尚未进行足够的和很好控制的研究。甲苯达唑因此通常是妊娠的禁忌。然而，对一有限数目的在妊娠前三个月无意中服用了甲苯达唑的妊娠妇女的调查显示，其畸形和自发流产的发生率并不较一般人群高。

药物相互作用

抗癫痫药 已报道苯妥英或卡马西平可使接受高剂量甲苯达唑治疗棘球蚴病患者血浆甲苯达唑浓度降低，推测是酶诱导的结果，丙戊酸盐无此作用[1]。

1. Luder PJ, *et al.* Treatment of hydatid disease with high oral doses of mebendazole: long-term follow-up of plasma mebendazole levels and drug interactions. *Eur J Clin Pharmacol* 1986; **31:** 443–8.

组胺 H_2 拮抗剂 当给予酶抑制剂西咪替丁时，血浆甲苯达唑浓度升高，这已导致以前无反应的肝棘球蚴囊消退[1]。

1. Bekhti A, Pirotte J. Cimetidine increases serum mebendazole concentrations: implications for treatment of hepatic hydatid cysts. *Br J Clin Pharmacol* 1987; **24:** 390–2.

药动学

甲苯达唑在胃肠道很少吸收，在肝脏经广泛的首关代谢。在胆汁中以原形和代谢产物清除，在粪中排泄。仅剂量的约2%以原形或代谢产物在尿中排泄。

甲苯达唑是高度蛋白结合的。

用途和用法

甲苯达唑为苯并咪唑氨甲酸酯的衍生物，是具有抗大多数线虫和其他蠕虫成虫活性的抗蠕虫药，其对一些幼虫和虫卵的活性也已被证明。该药抑制或破坏虫体小肠吸收细胞的胞质的微管。葡萄糖摄入的抑制和糖原储存的耗竭及其他抑制效应导致虫体在数日内死亡。

甲苯达唑很少从胃肠道吸收，主要被用于肠道线虫感染蛔虫病（蛔虫感染）、蛲虫病（蛲虫或线虫感染）、钩虫病（钩口线虫病和板口线虫病）和**鞭虫病**（鞭虫感染）的治疗；该药对混合感染有效。用甲苯达唑治疗过程中，在一些重度蛔虫感染患者中，已出现虫体移行并经口和鼻排虫的情况。甲苯达唑还用于毛细线虫病、毛圆线虫病及类圆线虫病的治疗。其他可对甲苯达唑反应的线虫感染是常现曼森线虫感染和组织感染弓首线虫病和旋毛虫病。甲苯达唑也已被试用于以高剂量治疗棘球蚴病（包虫病）。关于对这些感染及其治疗的讨论见**抗蠕虫药的选择**项下（第127页），以及下文各标题专论项下。

甲苯达唑口服给药。成人和2岁以上儿童常用剂量对**蛲虫病**是100mg，顿服，必要时2～3周后重复；对**蛔虫病、钩虫感染和鞭虫病**，成人和1岁以上儿童的常用剂量是100mg，每日两次，连服3天，尽管500mg顿服可能有效且该剂量也被用于钩虫感染和鞭虫病的群体治疗。治疗成人和2岁以上儿童**毛细线虫病**剂量为200mg，每日2次，连服20天；群体治疗时，一次口服500mg，一年服4次。

儿童用法 儿童可口服甲苯达唑治疗肠道线虫感染，包括蛔虫病、毛细线虫病、蛲虫病、钩虫感染、毛圆线虫病和鞭虫病。使用剂量与成人相同（见上文）。

尽管注册药品信息指出2岁以下儿童不应服用甲苯达唑，但当用于这些儿童时，尚未见毒性反应和不良反应的报道[1]。在回顾了人和动物的毒理学资料后，WHO决定没有理由将12个月大的儿童排除于苯并咪唑（如甲苯达唑和阿苯达唑）的治疗以外，并推荐1岁以上的儿童应被包括在系统的驱虫规划中[2]。

1. Montresor A, *et al.* Is the exclusion of children under 24 months from anthelmintic treatment justifiable? *Trans R Soc Trop Med Hyg* 2002; **96:** 197–9.
2. Anonymous. Benzimidazoles: use in children. *WHO Drug Inf* 2003; **17:** 29–30.

管圆线虫病 甲苯达唑以前用于管圆线虫病（第127页）的治疗，但目前观点是没有令人信服的证据支持其在该病中的使用。

棘球蚴病 甲苯达唑已用于棘球蚴病（第128页）[1～9]，但一般首选阿苯达唑。甲苯达唑治疗囊型棘球蚴病的常用口服剂量是每日40～50mg/kg，服用至少3～6个月[8]。类似的剂量被用作外科治疗的辅助药。对泡型棘球蚴病，虽然成人每日剂量不应多于6g，但剂量在4周后应调整到可产生至少250nmol/L（74ng/ml）的血浆浓度。根治外科手术后，治疗至少持续两年，对不宜动手术的病例则无限期服药。

1. Ammann RW, *et al.* Recurrence rate after discontinuation of long-term mebendazole therapy in alveolar echinococcosis (preliminary results). *Am J Trop Med Hyg* 1990; **43:** 506–15.
2. Messaritakis J, *et al.* High mebendazole doses in pulmonary and hepatic hydatid disease. *Arch Dis Child* 1991; **66:** 532–3.
3. Teggi A, *et al.* Therapy of human hydatid disease with mebendazole and albendazole. *Antimicrob Agents Chemother* 1993; **37:** 1679–84.
4. Göçmen A, *et al.* Treatment of hydatid disease in childhood with mebendazole. *Eur Respir J* 1993; **6:** 253–7.
5. Ammann RW, *et al.* Effect of chemotherapy on the larval mass and the long-term course of alveolar echinococcosis. *Hepatology* 1994; **19:** 735–42.
6. Erdinçler P, *et al.* The role of mebendazole in the surgical treatment of central nervous system hydatid disease. *Br J Neurosurg* 1997; **11:** 116–20.
7. Vutova K, *et al.* Effect of mebendazole on human cystic echinococcosis: the role of dosage and treatment duration. *Ann Trop Med Parasitol* 1999; **93:** 357–65.
8. WHO Informal Working Group on Echinococcosis. Guidelines for treatment of cystic and alveolar echinococcosis in humans. *Bull WHO* 1996; **74:** 231–42.
9. Smego RA, *et al.* Percutaneous aspiration-injection-reaspiration drainage plus albendazole or mebendazole for hepatic cystic echinococcosis: a meta-analysis. *Clin Infect Dis* 2003; **37:** 1073–83.

蓝氏贾第鞭毛虫病 关于甲苯达唑在蓝氏贾第鞭毛虫病治疗中的使用，见第793页。

曼森线虫属感染 甲苯达唑是已被建议用于治疗常现曼森线虫属（第130页）感染的药物之一。一些患者已对甲苯达唑与左旋咪唑[1,2]及甲苯达唑与乙胺嗪[3]合用或对甲苯达唑单独使用有反应[3,4]。

1. Maertens K, Wery M. Effect of mebendazole and levamisole on Onchocerca volvulus and Dipetalonema perstans. *Trans R Soc Trop Med Hyg* 1975; **69:** 359–60.
2. Bernberg HC, *et al.* The combined treatment with levamisole and mebendazole for a perstans-like filarial infection in Rhodesia. *Trans R Soc Trop Med Hyg* 1979; **73:** 233–4.
3. Bregani ER, *et al.* Comparison of different anthelmintic drug regimens against Mansonella perstans filariasis. *Trans R Soc Trop Med Hyg* 2006; **100:** 458–63.
4. Wahlgren M, Frolov I. Treatment of Dipetalonema perstans infections with mebendazole. *Trans R Soc Trop Med Hyg* 1983; **77:** 422–3.

类圆线虫病 甲苯达唑已用于类圆线虫病（第131页）的治疗，但需给予较阿苯达唑更长的时间以控制自身感染，因此，二者之中阿苯达唑更可取[1～3]。

1. Wilson KH, Kauffman CA. Persistent Strongyloides stercoralis in a blind loop of the bowel: successful treatment with mebendazole. *Arch Intern Med* 1983; **143:** 357–8.
2. Mravak S, *et al.* Treatment of strongyloidiasis with mebendazole. *Acta Trop (Basel)* 1983; **40:** 93–4.
3. Pelletier LL, Baker CB. Treatment failures following mebendazole therapy for chronic strongyloidiasis. *J Infect Dis* 1987; **156:** 532–3.

比翼线虫病 甲苯达唑已成功地[1]用于治疗比翼线虫病（第131页）。

1. Timmons RF, *et al.* Infection of the respiratory tract with Mammomanogamus (Syngamus) laryngeus: a new case in Largo, Florida, and a summary of previously reported cases. *Am Rev Respir Dis* 1983; **128:** 566–9.

弓首线虫病 甲苯达唑已用于治疗弓首线虫病（第131页）。在比较研究中，甲苯达唑产生了与噻苯达唑[1]及乙胺嗪[2]相似的改善作用，且每种药物的不良反应发生率都低。

1. Magnaval JF, Charlet JP. Efficacité comparée du thiabendazole et du mébendazole dans le traitement de la toxocarose. *Therapie* 1987; **42:** 541–4.
2. Magnaval J-F. Comparative efficacy of diethylcarbamazine and mebendazole for the treatment of human toxocariasis. *Parasitology* 1995; **110:** 529–33.

旋毛虫病 甲苯达唑在一些国家用于治疗旋毛虫病（第131页）。

1. Levin ML. Treatment of trichinosis with mebendazole. *Am J Trop Med Hyg* 1983; **32:** 980–3.

制剂

USP 33: Mebendazole Tablets.

专利制剂

Arg.: Dazomet; Helmint; Mebutar; Nemasole; Tesical; ***Austral.:*** Chemists Own De Worm; Combantrin-1 with Mebendazole; Vermox; ***Austria:*** Pantelmin; ***Belg.:*** Docmebenda; Vermox; ***Braz.:*** Ascariobel†; Averpan†; Bendrax†; Crisdazol†; Ductelmin; Eraverm†; Feller†; Geophagol; Gran-Verm†; Ibdazol†; Kindelmin; Mebental†; Mebiozol†; Medazol; Menbel; Moben; Multielmin†; Multizol; Necamin; Neo Mebend; Novelmin; Panfugan; Pantelmin; Panverm†; Paraverm†; Pentazole†; Pluriverm; Plurivermil†; Polidazol†; Probendazol; Sifbem†; Sirben†; Tetrahelmin†; Trotil†; Vermiben; Verminon†; Vermoplex; Vermoral; Verzol; Zoldaben†; ***Canad.:*** Vermox; ***Chile:*** Diacor; ***Cz.:*** Vermox; ***Denm.:*** Vermox; ***Ger.:*** Surfont; Vermox; ***Gr.:*** Cecurin; Septinalis; Vermox; ***Hong Kong:*** Mebenzole; Vermox; ***Hung.:*** Vermox; ***India:*** Mebex; Wormin; ***Indon.:*** Gavox†; Vermox; ***Irl.:*** Vermox; ***Israel:*** Vermox; ***Ital.:*** Vermox; ***Malaysia:*** Quemox; Thelmox; Vermox; ***Mex.:*** Amatol; Bensolmin; Bestelar; Daben; Diazolen; Edivertin; Exaverm†; Exbenzol; Exteny; Fanciadazol; Hedazol; Helminzole†; L-Ombrix; Lumbicid; Meb-Overoid; Mebelmin; Mebendicin; Mebensole; Mebentiasis; Mebentral; Nemapres; Panvermin†; Paranzol†; Prodazol†; Profenzol; Revapol; Soltric†; Vermicol; Vermidil†; Vermin-Dazol; Vermox; Vertizole; ***Neth.:*** Anti-Worm; Kruidvat Anti-worm; Madicure; Trekpleister Anti-Worm; Vermox; ***Norw.:*** Vermox; ***NZ:*** Combantrin-1; Vermox; ***Philipp.:*** Antiox; Helmacon; Wormex; ***Pol.:*** Vermox; ***Port.:*** Pantelmin; Toloxim; ***Rus.:*** Vermox (Вермокс); Wormin (Вормин); ***S.Afr.:*** Adco-Wormex; Cipex; D-Worm; Rioworm†; Rolab-Anthex†; Vermox; Wormgo; Wormstop; ***Spain:*** Lomper; Mebendan†; Sufil; ***Swed.:*** Vermox; ***Switz.:*** Vermox; ***Thai.:*** Alworm; Anti-Worm; Benda; Bendazole; Benfu; Big-Ben; Drivermide; Fuben; Fugacar; Hero-Benson; KB Bendazole; Masaworm-1; Meba†; Meben; Mebenda-P; Medazole; Rid-O-Worm; Warca; Wormob; ***Turk.:*** Vermazol; Versid; ***UAE:*** Mebzol; ***UK:*** Boots Threadworm Tablets 2 Years Plus; Ovex; Pripsen; Vermox; ***USA:*** Vermox; ***Venez.:*** Bendacor; Bendamen; Eprofil; Flemdazole†; Pantelmin†; Pival†; Tamixan†; Vermalon.

多组分制剂 ***Arg.:*** Aduar; Helmint Compuesto; Mebutar Compuesto; Tru Compuesto; ***Braz.:*** Eraverm-T†; Exelmin†; Forverm; Helmib†; Helmiben; Helmidrax†; Josverm†; Metiaben†; Neovermin; Octelmin†; Poliben†; Profium; Prohelmin†; Vermol†; Zoles†; ***India:*** Mebex Plus; ***Mex.:*** Amibriz†; Amoebriz; Bensolmin Complex; Mebeciclol; Vermox-Plus; ***Ukr.:*** Vermox (Вермокс).

Melarsomine (*rINN*) 美拉索明

Melaminylthioarsenite; Melarsomina; Mélarsomine; Melarsominum; RM-110. Bis(2-aminoethyl) *p*-[(4,6-diamino-s-triazin-2-yl) amino]dithiobenzenearsonite.

Меларсомин

$C_{13}H_{21}AsN_8S_2$ = 428.4.

CAS — 128470-15-5.

ATC Vet — QP51AD06.

UNII — 374GJ0541A.

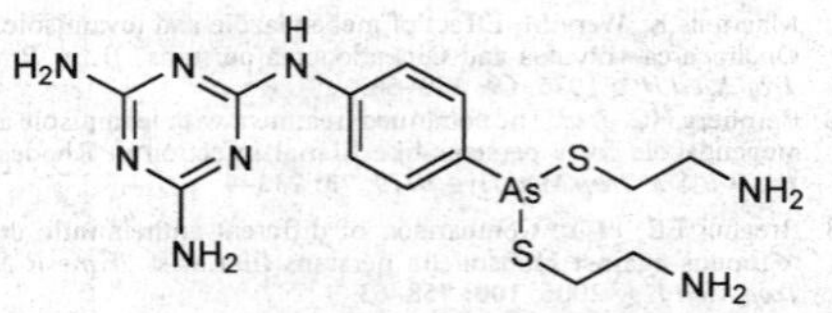

注：Cymelarsan 和 Immiticide 已被用作美拉索明的商标。

简介

美拉索明是三价砷剂衍生物，用于兽医控制犬恶丝虫（恶丝虫病）。

Metrifonate (*BAN, rINN*) 美曲磷酯

Bayer-L-1359; DETF; Metrifonaatti; Metrifonát; Metrifonat; Metrifonatas; Métrifonate; Metrifonato; Metrifonatum; Metriphonate; Trichlorfon *(USAN)*; Trichlorphon. Dimethyl 2,2,2-trichloro-1-hydroxyethylphosphonate.

Метрифонат

$C_4H_8Cl_3O_4P$ = 257.4.

CAS — 52-68-6.

ATC — P02BB01.

ATC Vet — QP52AB01; QP53AF02.

UNII — DBF2DG4G2K.

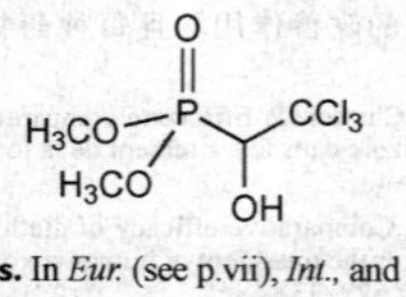

Pharmacopoeias. In *Eur.* (see p.vii), *Int.*, and *US.*

Ph. Eur. 6. 8（Metrifonate） 白色或近白色结晶性粉末。熔点76～81℃。易溶于水、乙醇和丙酮；极易溶于二氯甲烷。避光。

USP 33（Metrifonate） 白色结晶性粉末。熔点约78℃并分解。易溶于水、乙醇、丙酮、氯仿、乙醚和苯；极易溶于二氯甲烷；极微溶于乙烷和戊烷。被碱分解。不超过25℃贮藏。

不良反应、处置和注意事项

美曲磷酯一般可被很好耐受，但可引起恶心、呕吐、腹痛、腹泻、头痛、头晕和无力。

美曲磷酯是有机磷类化合物，其抗胆碱酯酶活性可降低血浆胆碱酯酶浓度。关于有机磷类化合物的毒性作用和急性中毒的治疗方面的内容，见**有机磷类杀昆虫药**（第1930页）。阿托品已被用于减轻胆碱能不良反应而不影响美曲磷酯的抗埃及血吸虫效能。

抗胆碱酯酶作用 美曲磷酯抑制胆碱酯酶活性，已偶见严重的胆碱能的不良反应[1]。然而，即使暂时可有几乎完全的血浆胆碱酯酶的抑制和红细胞胆碱酯酶的相当程度的抑制[2]，正常使用的剂量通常并不引起这些问题（但也见下文阿尔茨海默病项下）。

使用美曲磷酯对环境的影响已被 WHO 关注[3]。

1. Jamnadas VP, Thomas JEP. Metriphonate and organophosphate poisoning. *Cent Afr J Med* 1979; **25:** 130.
2. Pleština R, *et al.* Effect of metrifonate on blood cholinesterases in children during the treatment of schistosomiasis. *Bull WHO* 1972; **46:** 747–59.
3. WHO. Trichlorfon. *Environmental Health Criteria 132.* Geneva: WHO, 1992. Available at: http://www.inchem.org/documents/ehc/ehc/ehc132.htm (accessed 16/07/08)

管理 吸入、吞咽或撒到皮肤上大量的美曲磷酯毒性很大。可通过用肥皂和水洗将其从皮肤除去。污染物质应在2%氢氧化钠水溶液中浸泡数小时。

妊娠 WHO 报告[1]未表明美曲磷酯有胚胎毒性或致畸性，除非立即干预是必要的，建议在妊娠患者中不要使用美曲磷酯。已有报道一名婴儿出生时有大量脑积水和脊髓脊膜膨出，而该婴儿的母亲在妊娠的第二个月曾用美曲磷酯治疗两次[2]。也有假设认为，先天性异常与使用美曲磷酯杀灭鱼寄生虫可能有关[3]。

1. WHO. The control of schistosomiasis: second report of the WHO expert committee. *WHO Tech Rep Ser 830* 1993. Available at: http://libdoc.who.int/trs/WHO_TRS_830.pdf (accessed 16/07/08)
2. Monson MH, Alexander K. Metrifonate in pregnancy. *Trans R Soc Trop Med Hyg* 1984; **78:** 565.
3. Czeizel AE, *et al.* Environmental trichlorfon and cluster of congenital abnormalities. *Lancet* 1993; **341:** 539–42.

药物相互作用

用美曲磷酯治疗的患者至少48h不应给予去极化神经肌肉阻滞药如氯琥珀胆碱。近期接触杀虫剂或其他有抗胆碱酯酶活性的农药的人应避免使用美曲磷酯。

药动学

美曲磷酯口服后吸收，部分转化为被认为是活性部分的敌敌畏。敌敌畏的血浆浓度约是美曲磷酯浓度的1%。该两种物质的浓度峰值出现在2h内。主要以葡糖苷酸经肾排泄。

1. Nordgren I, *et al.* Plasma levels of metrifonate and dichlorvos during treatment of schistosomiasis with Bilarcil. *Am J Trop Med Hyg* 1980; **29:** 426–30.
2. Nordgren I, *et al.* Levels of metrifonate and dichlorvos in plasma and erythrocytes during treatment of schistosomiasis with Bilarcil. *Acta Pharmacol Toxicol (Copenh)* 1981; **49** (suppl V): 79–86.
3. Pettigrew LC, *et al.* Pharmacokinetics, pharmacodynamics, and safety of metrifonate in patients with Alzheimer's disease. *J Clin Pharmacol* 1998; **38:** 236–45.

用途和用法

美曲磷酯是有机磷类化合物，其在体内转化为活性代谢产物敌敌畏（第1923页），一种抗胆碱酯酶药。

美曲磷酯有抗埃及血吸虫的抗蠕虫活性，在埃及血吸虫引起的埃及血吸虫病的治疗中口服给药作为吡喹酮的替代。常用7.5～10mg/kg，服用3次，每次之间间隔两周。

美曲磷酯还用作杀虫剂，在兽医作为杀体表寄生虫药和用于胃肠道线虫的治疗。

阿尔茨海默病 美曲磷酯像某些其他胆碱酯酶抑制剂一样，已试用于阿尔茨海默病的治疗（见**痴呆**，第342页）。临床研究产生了适度的作用，但研究在报道发生肌无力（有时需呼吸支持）后停止。

1. López-Arrieta JM, Schneider L. Metrifonate for Alzheimer's disease. Available in The Cochrane Database of Systematic Reviews; Issue 2. Chichester: John Wiley; 2006 (accessed 23/07/10).

血吸虫病 虽然吡喹酮是目前治疗血吸虫病（第130页）的主要药物，但美曲磷酯是治疗埃及血吸虫感染的替代药。在血吸虫病控制规划中，标准剂量的治愈率从40%至高于80%，在未治愈的人群中，虫卵计数减少达80%以上。尽管吡喹酮和美曲磷酯似乎具有相似的有效性，但系统性综述未能发现使用标准剂量时这两种药物的比较研究[1]。然而美曲磷酯给药3次、间隔2周的给药方案已引起患者的依从性问题[2]，5mg/kg，每日3次的用药法已产生与标准用药方案相似的结果[3]。

1. Danso-Appiah A, *et al.* Drugs for treating urinary schistosomiasis. Available in The Cochrane Database of Systematic Reviews; Issue 3. Chichester: John Wiley; 2008 (accessed 29/07/10).
2. Aden Abdi Y, Gustafsson LL. Poor patient compliance reduces the efficacy of metrifonate treatment of Schistosoma haematobium in Somalia. *Eur J Clin Pharmacol* 1989; **36:** 161–4.
3. Aden Abdi Y, Gustafsson LL. Field trial of the efficacy of a simplified and standard metrifonate treatments of Schistosoma haematobium. *Eur J Clin Pharmacol* 1989; **37:** 371–4.

Milbemycin Oxime 米尔倍霉素肟

CGA-179246; Milbemicina oxima. A mixture of milbemycin A_4 5-oxime and milbemycin A_3 5-oxime.

Мильбемицин Оксим

CAS — 129496-10-2.

ATC Vet — QP54AB01.

UNII — 0502PUN0GT (milbemycin oxime); 053YPP119C (milbemycin A_3 5-oxime); 6ZWJ394628 (milbemycin A_4 5-oxime).

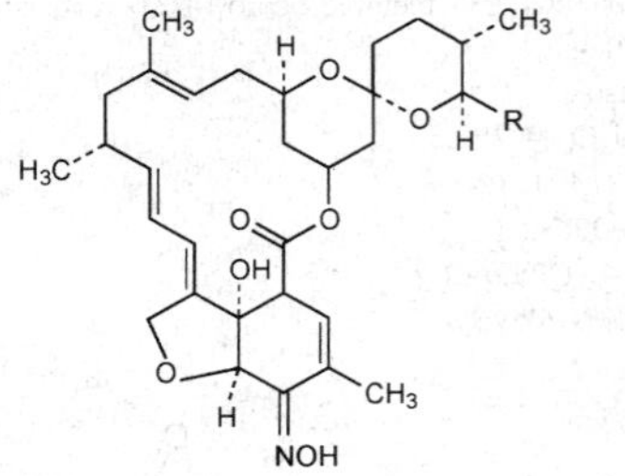

milbemycin A_3 R=CH_3

milbemycin A_4 R=CH_2CH_3

简介

米尔倍霉素肟是抗蠕虫药，用于兽医学。

Morantel (*BAN, pINN*) 莫仑太尔

Moranteli; Morantelum. (*E*)-1,4,5,6-Tetrahydro-1-methyl-2-[2-(3-methyl-2-thienyl)vinyl]pyrimidine.

Морантел

$C_{12}H_{16}N_2S$ = 220.3.

CAS — 20574-50-9.

ATC Vet — QP52AF01.

UNII — 7NJ031HAX5.

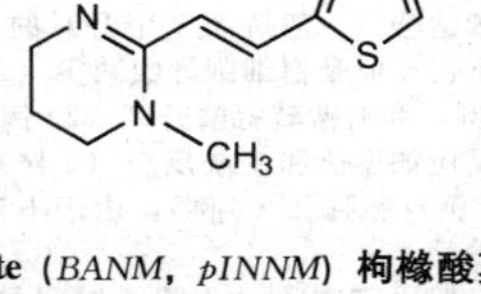

Morantel Citrate (*BANM, pINNM*) 枸橼酸莫仑太尔

Citrato de morantel; Morantel, Citrate de; Moranteli Citras.

Морантела Цитрат

$C_{12}H_{16}N_2S,C_6H_8O_7,H_2O$ = 430.5.

CAS — 69525-81-1.

ATC Vet — QP52AF01.

Morantel Tartrate (*BANM, USAN, pINNM*) 酒石酸莫仑太尔

CP-12009-18; Moranteelivetytartraatti; Morantel, hydrogénotartrate de; Morantel, Tartrate de; Morantel-hidrogén-tartarát; Morantel-hydrogen-tartarát; Moranteli hydrogenotartras; Moranteli Tartras; Morantelvätetartrat; Tartrato de morantel; UK-2964-18.

Морантела Тартрат

$C_{12}H_{16}N_2S,C_4H_6O_6$ = 370.4.

CAS — 26155-31-7.

ATC Vet — QP52AF01.

UNII — 5WF7E9QC3F.

Pharmacopoeias. In *Eur.* (see p.vii) and *US* for veterinary use only.

Ph. Eur. 6. 8 [Morantel Hydrogen Tartrate for Veterinary Use; Morantel Tartrate BP (Vet) 2010] 白色或淡黄色结晶性粉末。极易溶于水和乙醇；几乎不溶于乙酸乙酯。1%水溶液的 pH 为 3.3～3.9。避光。

USP 33 (Morantel Tartrate) 白色或淡黄色结晶性粉末。极易溶于水和乙醇；几乎不溶于乙酸乙酯。1%水溶液的 pH 为 2.8～3.9。25℃贮藏，允许偏差可在15～30℃。

简介

莫仑太尔是噻嘧啶的类似物。其枸橼酸盐和酒石酸盐在兽医学中用作抗蠕虫药，用于胃肠道线虫的治疗。

Moxidectin (*BAN*, *USAN*, *rINN*) 莫昔克丁

CL-301423; Moksidektiini; Moxidectina; Moxidectine; Moxidectinum; Moxidektin. (6*R*,15*S*)-5-*O*-Demethyl-28-deoxy-25-[(*E*)-1,3-dimethylbut-1-enyl]-6,28-epoxy-23-oxomilbemycin B (*E*)-23-*O*-methyloxime.

Моксидектин

$C_{37}H_{53}NO_8$ = 639.8.

CAS — 113507-06-5.

ATC Vet — QP54AB02.

UNII — NGU5H31YO9.

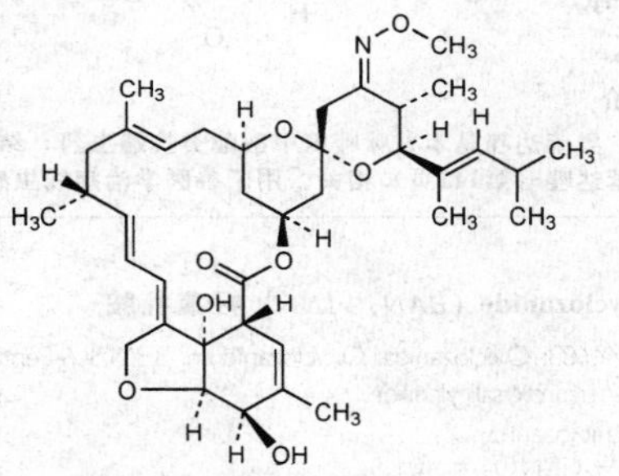

Pharmacopoeias. In *Eur.* (see p.vii) for veterinary use.

Ph. Eur. 6. 8 (Moxidectin for Veterinary Use) 白色或淡黄色的非结晶粉末。几乎不溶于水；极易溶于乙醇；微溶于己烷。

简介

莫昔克丁是抗蠕虫药，兽医还用于除杀体表寄生虫、胃肠道线虫和肺蠕虫的治疗。对人盘尾丝虫病的治疗正在调查中。

1. Cotreau MM, *et al.* The antiparasitic moxidectin: safety, tolerability, and pharmacokinetics in humans. *J Clin Pharmacol* 2003; **43:** 1108–15.

Naftalofos (*BAN*, *USAN*, *rINN*) 萘肽磷

Bay-9002; E-9002; ENT-25567; Naftalofós; Naftalofosum; Naphthalophos; Phthalophos; S-940. Diethyl naphthalimido-oxyphosphonate.

Нафталофос

$C_{16}H_{16}NO_6P$ = 349.3.

CAS — 1491-41-4.

ATC Vet — QP52AB06.

UNII — H5IT2P8H5I.

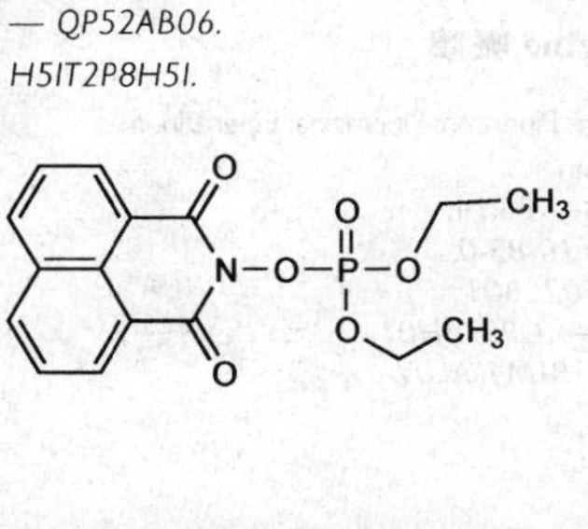

简介

萘肽磷是一种有机磷类化合物（见有机磷类杀昆虫药，第1930页），在兽医学中用作抗蠕虫药。

Netobimin (*BAN*, *USAN*, *rINN*) 奈托比胺

Netobimina; Nétobimine; Netobiminum; Sch-32481. 2-{3-Methoxycarbonyl-2-[2-nitro-5-(propylthio)phenyl]guanidino}ethanesulphonic acid.

Нетобимин

$C_{14}H_{20}N_4O_7S_2$ = 420.5.

CAS — 88255-01-0.

ATC Vet — QP52AC06.

UNII — U30C54N3MU.

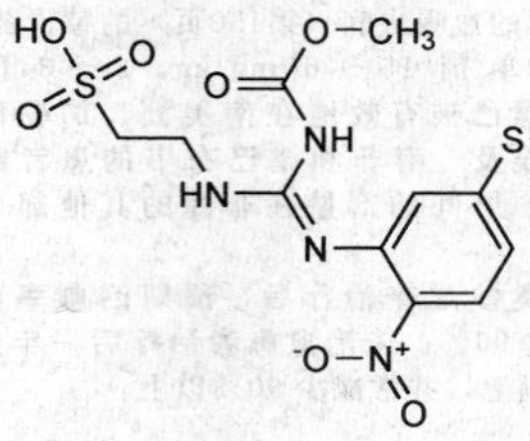

简介

奈托比胺是可转化为阿苯达唑的前体药物（第131页）。兽医用于治疗线虫、绦虫和吸虫感染。

Niclosamide (*BAN*, *USAN*, *rINN*) 氯硝柳胺

Anhydrous Niclosamide; Bay-2353; Niclosamida; Niclosamida Anidra; Niclosamide anhydre; Niclosamidum; Niclosamidum anhydricum; Niklosamid; Niklosamid, vattenfri; Niklosamidi; Niklosamidi, vedetön; Niklozamid; Niklozamid bezwodny; Niklozamidas, bevandenis; Phenasale; Vízmentes niklozamid. 2′,5-Dichloro-4′-nitrosalicylanilide; 5-Chloro-*N*-(2-chloro-4-nitrophenyl)-2-hydroxybenzamide.

Никлозамид

$C_{13}H_8Cl_2N_2O_4$ = 327.1.

CAS — 50-65-7.

ATC — P02DA01.

ATC Vet — QP52AG03.

UNII — 8KK8CQ2K8G.

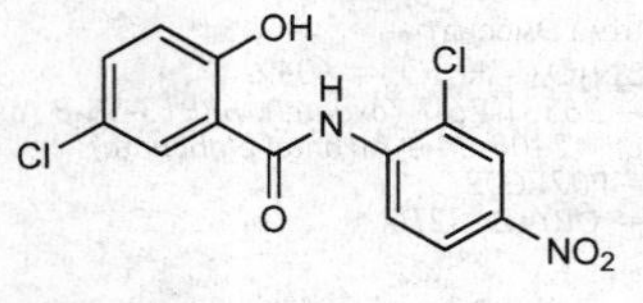

Pharmacopoeias. In *Chin.* and *Eur.* (see p.vii).

Int. pennits the anhydrous substance or the monohydrate under the title Niclosamide.

Ph. Eur. 6. 8 (Niclosamide, Anhydrous) 淡黄白色至淡黄色的微细结晶。几乎不溶于水，微溶于无水乙醇；略溶于丙酮。贮藏于密闭容器中。避光。

Niclosamide Monohydrate (*BANM*, *rINNM*) 水合氯硝柳胺

Niclosamida Mono-hidratada; Niclosamida monohidrato; Niclosamide monohydraté; Niclosamidum monohydricum; Niklosamid monohydrát; Niklosamidimonohydraatti; Niklosamidmonohydrat; Niklozamidas monohidratas; Niklozamid-monohidrát.

Никлозамид Моногидрат

$C_{13}H_8Cl_2N_2O_4,H_2O$ = 345.1.

ATC — P02DA01.

UNII — 20Z25R1145.

Pharmacopoeias. In *Eur.* (see p.vii).

Int. permits the monohydrate or the anhydrous substance under the title Niclosamide.

Ph. Eur. 6. 8 (Niclosamide Monohydrate) 淡黄色微细结晶。几乎不溶于水；微溶于无水乙醇；略溶于丙酮。避光。

不良反应

使用氯硝柳胺后，偶可出现胃肠道紊乱。也有头晕和瘙痒的报道，但不常见。

药动学

氯硝柳胺不能从胃肠道有效吸收。

用途和用法

氯硝柳胺是一种抗蠕虫药，对大多数绦虫有效，包括牛肉绦虫（牛带绦虫）、猪肉绦虫（猪带绦虫）、鱼绦虫（阔节裂头绦虫）和犬绦虫（犬复孔绦虫）；也用于短绦虫（微小膜壳绦虫）感染的治疗。对绦虫感染治疗的讨论，见**裂头绦虫病**（第128页），**微小膜壳绦虫病**（第129页）和**绦虫病**（第131页）。氯硝柳胺抗这些绦虫的活性可能是由于其对虫体线粒体氧化磷酸化的抑制和影响厌氧 ATP 的产生。

氯硝柳胺以片剂给药，吞咽前应充分嚼碎，然后用水冲下。

对于猪带绦虫感染，用法为 2g，顿服。清淡早餐后服用。氯硝柳胺对绦虫幼虫（囊尾蚴）无效，尽管引起囊尾蚴病的危险似乎是理论性的，但服药后约 2h 仍给予缓泻药以逐出杀死的虫体并使猪带绦虫虫卵移行到胃的可能性减至最小，治疗前还可给予止吐药。

对于牛带绦虫或阔节裂头绦虫感染，2g 氯硝柳胺分次服用，早餐后服 1g，之后 1h 再服 1g。

对于微小膜壳绦虫感染，首日剂量为 2g，之后每日 1g，服 6 天。

除非用缓泻药辅助驱虫，氯硝柳胺治疗后排泄的是局部消化的部分虫体，头节罕见。

有关儿童用药方法，见下文。

在血吸虫病（第130页），氯硝柳胺在水处理控制规划中用作杀螺药。

儿童用法 儿童可口服氯硝柳胺治疗大多数绦虫感染。2～6 岁儿童服成人常用量的半量，2 岁以下儿童服成人常用量的 1/4 量。6 岁以上儿童服成人常用剂量（见上文）。

制剂

BP 2010: Niclosamide Tablets.

专利制剂

Belg.: Yomesan; ***Braz.:*** Atenase†; ***Cz.:*** Yomesan†; ***Denm.:*** Yomesan†; ***Fin.:*** Kontal; ***Fr.:*** Tredemine; ***Ger.:*** Yomesan; ***Gr.:*** Tredemine; Yomesan; ***Hong Kong:*** Leo-99; ***India:*** Niclosan; ***Israel:*** Yomesan; ***Ital.:*** Yomesan; ***Mex.:*** Overoid; ***Neth.:*** Yomesan; ***S.Afr.:*** Yomesan; ***Swed.:*** Yomesan; ***Thai.:*** Leo-99; Manoverm; Niclosan†; Shors Mesan; Sinchoni; Sinper-Tabs; Telmitin; Topida; Unicide†; Utosamide; Yomesan; ***Turk.:*** Yomesan; ***UK:*** Yomesan.

多组分制剂 ***Thai.:*** Anson; Heroanson; Taeniacide; Zenda.

Nitroscanate (*BAN*, *USAN*, *rINN*) 硝硫氰酯

CGA-23654; Nitroscanato; Nitroscanatum; Nitroskanaatti; Nitroskanat. 4-(4-Nitrophenoxy)phenyl isothiocyanate.

Нитросканат

$C_{13}H_8N_2O_3S$ = 272.3.

CAS — 19881-18-6.

ATC Vet — QP52AX01.

UNII — P4IE5B6D6U.

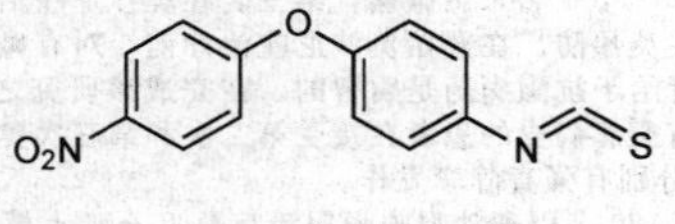

简介

硝硫氰酯是异硫氰酸酯抗蠕虫药，兽医用于胃肠道线虫和绦虫感染的治疗。

Nitroxinil (*BAN*, *rINN*) 硝碘酚腈

Nitroxinilo; Nitroxinilum; Nitroxynil. 4-Hydroxy-3-iodo-5-nitrobenzonitrile.

Нитроксинил

$C_7H_3IN_2O_3$ = 290.0.

CAS — 1689-89-0 (nitroxinil); 27917-82-4 (nitroxinil eglumine).

ATC Vet — QP52AG08.

UNII — 9L0EXQ7125.

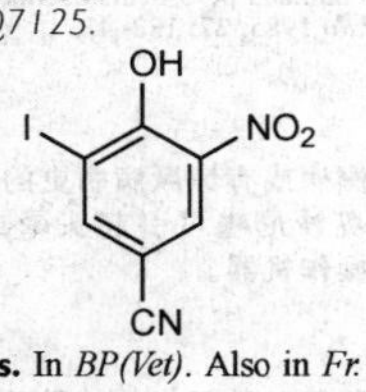

Pharmacopoeias. In *BP(Vet)*. Also in *Fr.* for veterinary use only.

BP (Vet) 2010 (Nitroxynil) 黄色至淡黄褐色粉末。几乎不溶于水；微溶于乙醇；略溶于乙醚；溶于碱性氢氧化物溶液。避光。

简介

硝碘酚腈是抗蠕虫药，兽医用于治疗牛和羊的肝片吸虫病和一些胃肠道线虫。

Oxamniquine (*BAN*, *USAN*, *rINN*) 奥沙尼喹

Oxamniquina; Oxamniquinum; UK-4271. 1,2,3,4-Tetrahydro-2-isopropylaminomethyl-7-nitro-6-quinolylmethanol.

Оксамнихин

$C_{14}H_{21}N_3O_3$ = 279.3.

CAS — *21738-42-1.*

ATC — *P02BA02.*

ATC Vet — *QP52AA02.*

UNII — *0O977R722D.*

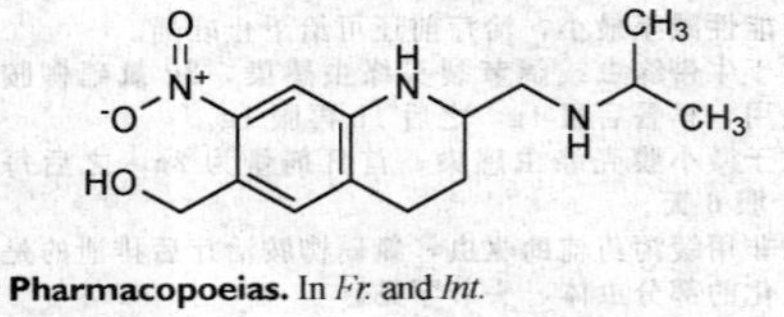

Pharmacopoeias. In *Fr.* and *Int.*

不良反应

当肌内给药时，奥沙尼喹在注射部位引起严重的疼痛，现已不再以此种途径给药。

口服用药一般很好耐受。在至少三分之一患者中出现伴或不伴有困倦的头晕，头晕于服药后最多 3h 出现，并常持续 6h。头痛和对胃肠道的影响如恶心、呕吐和腹泻也常见。

可出现超敏反应，包括荨麻疹、瘙痒的皮疹以及发热。在一些患者中肝酶值短暂升高。已有癫痫样惊厥的报道，特别是在有惊厥病史患者中。幻觉和兴奋罕有出现。

已有尿淡红色变色的报道，变色可能由奥沙尼喹的代谢产物引起。

对体温的影响 1987 年的综述[1]注意到，虽然偶有报道奥沙尼喹治疗后体温适度升高，但除了在埃及发热似乎是显著特征外，发热并不是奥沙尼喹常见的不良反应。发热的原因目前尚不清楚。仅在半数病例中出现免疫复合物和抗原分泌的增加，也没有埃及患者药物代谢不同而产生致热代谢产物的证据，且在使用相似高剂量用药法的其他地区未见对体温的影响[1]。

1. Foster R. A review of clinical experience with oxamniquine. *Trans R Soc Trop Med Hyg* 1987; **81:** 55–9.

对神经系统的影响 在 37 名以奥沙尼喹成功治疗的曼氏血吸虫感染患者中[1]，头晕和困倦最常见，但最重要的不良反应是在 34 名患者中 6 名发生 EEG 异常，而这 6 名患者的 EEG 在治疗前是正常的。在 3 名以前存在 EEG 异常的患者中，1 名在治疗过程中有强直阵挛发作[2]，1 名未患癫痫，第三名在奥沙尼喹治疗时接受苯妥英预防。在开始奥沙尼喹治疗前，对有癫痫病史的患者给予抗癫痫药是明智的。在完成该研究之后，1 名没有癫痫病史的患者在接受第二次和第三次奥沙尼喹后 2h 分别有强直阵挛发作。

180 名以奥沙尼喹顿服治疗曼氏血吸虫感染的巴西患者的神经精神病学主要的不良反应是困倦（50.6%）、头晕（41.1%）、头痛（16.1%）、短暂的记忆缺失（2.2%）、行为障碍（1.7%）、寒战（1.1%）和癫痫（1.1%）[3]。治疗前后对 20 名患者进行了 EEG 检查，3 名有改变，但并没有伴随神经精神病学改变。

1. Krajden S, *et al.* Safety and toxicity of oxamniquine in the treatment of Schistosoma mansoni infections, with particular reference to electroencephalographic abnormalities. *Am J Trop Med Hyg* 1983; **32:** 1344–6.
2. Keystone JS. Seizures and electroencephalograph changes associated with oxamniquine therapy. *Am J Trop Med Hyg* 1978; **27:** 360–2.
3. de Carvalho SA, *et al.* Neurotoxicidade do oxamniquine no tratamento da infeção humana pelo Schistosoma mansoni. *Rev Inst Med Trop Sao Paulo* 1985; **27:** 132–42.

注意事项

奥沙尼喹在癫痫或有惊厥病史的患者中应谨慎使用。应告知患者奥沙尼喹可引起头晕或困倦，如受影响，不应驾驶或操作机器。

药动学

奥沙尼喹口服后容易吸收。口服后 1～3h 出现血浆浓度峰值，血浆半衰期是 1～2.5h。

奥沙尼喹广泛地代谢为无活性的代谢产物，主要是在尿中排泄的 6-羧基衍生物。约 70%服用量的奥沙尼喹在用药后 12h 内以 6-羧基代谢产物排泄，也已在尿中检测到微量的 2-羧基代谢产物。

用途和用法

奥沙尼喹是用于曼氏血吸虫引起的血吸虫病治疗的抗蠕虫药，但对其他血吸虫虫种无效。该药引起虫体从肠系膜静脉向肝转移，雄虫滞留在肝中，雌虫则返回肠系膜，但不再产卵。可出现对奥沙尼喹的抗药性。

奥沙尼喹口服给药，餐后服用较好。药量取决于感染的地理来源，总剂量从 15mg/kg 顿服，到 60mg/kg 2～3 日分服。一次剂量不应超过 20mg/kg。

血吸虫病 尽管效果逊于吡喹酮[2]，对其也已出现抗药性，特别是在南美洲[1]，但奥沙尼喹仍是吡喹酮治疗曼氏血吸虫引起的血吸虫病（第130页）的替代药。

剂量范围为单剂 15～60mg/kg，2～3 日分服[1,3]。低用药量已被有效地在南美洲、加勒比海和西非应用，而埃及、南非和津巴布韦的患者需要该范围高端用量，居间的剂量在非洲的其他部分可能有效[3]。

以适宜剂量奥沙尼喹治疗后，预期治愈率至少 60%，并时常超过 90%。未治愈患者治疗后一年虫卵排泄将减少 80%以上，并常减少 90%以上[3]。

1. WHO. The control of schistosomiasis: second report of the WHO expert committee. *WHO Tech Rep Ser 830* 1993. Available at: http://libdoc.who.int/trs/WHO_TRS_830.pdf (accessed 16/07/08)
2. Ferrari ML, *et al.* Efficacy of oxamniquine and praziquantel in the treatment of Schistosoma mansoni infection: a controlled trial. *Bull WHO* 2003; **81:** 190–6.
3. WHO. The control of schistosomiasis: report of a WHO expert committee. *WHO Tech Rep Ser 728* 1985. Available at: http://libdoc.who.int/trs/WHO_TRS_728.pdf (accessed 16/07/08)

制剂

专利制剂

Braz.: Mansil; ***Gr.:*** Vansil†.

Oxantel Embonate (*BANM*, *rINNM*) 双羟萘酸甲嘧烯酚

CP-14445-16; Embonato de oxantel; Oxantel, Embonate d'; Oxantel Pamoate *(USAN)*; Oxanteli Embonas. (*E*)-3-[2-(1,4,5,6-Tetrahydro-1-methylpyrimidin-2-yl)vinyl]phenol 4,4′-methylenebis(3-hydroxy-2-naphthoate).

Оксантела Эмбонат

$C_{13}H_{16}N_2O,C_{23}H_{16}O_6$ = 604.6.

CAS — *36531-26-7 (oxantel); 68813-55-8 (oxantel embonate); 42408-84-4 (oxantel embonate).*

ATC — *P02CC02.*

UNII — *UPY1D732T0.*

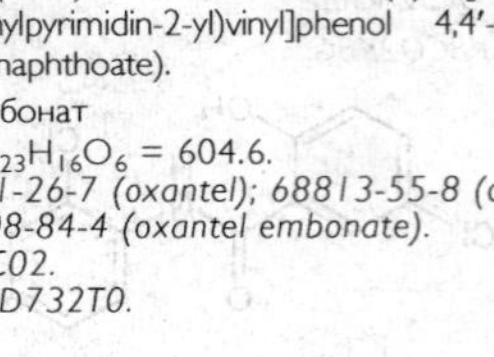

(oxantel)

简介

奥克太尔是噻嘧啶的类似物，已被用作双羟萘酸盐治疗鞭虫病。与噻嘧啶合用治疗各种肠道线虫感染。

制剂

多组分制剂 ***Indon.:*** Quantrel†; ***Philipp.:*** Quantrel; ***Venez.:*** Dual-id; Quantrel.

Oxfendazole (*BAN*, *USAN*, *rINN*) 奥芬达唑

Oksfendatsoli; Oxfendazol; Oxfendazolum; RS-8858. Methyl 5-phenylsulphinyl-1*H*-benzimidazol-2-ylcarbamate.

Оксфендазол

$C_{15}H_{13}N_3O_3S$ = 315.3.

CAS — *53716-50-0.*

ATC Vet — *QP52AC02.*

UNII — *OMP2H17F9E.*

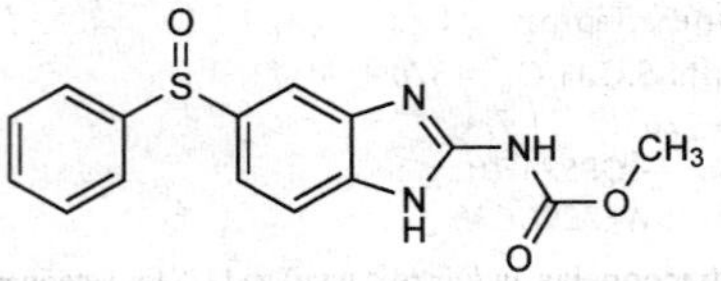

Pharmacopoeias. In *Eur.* (see p.vii) and *US* for veterinary use only.

Ph. Eur. 6.8 (Oxfendazole for Veterinary Use) 白色或近白色粉末。具多晶型。几乎不溶于水；微溶于乙醇和二氯甲烷。避光。

USP 33 (Oxfendazole) 白色或近白色粉末。几乎不溶于水；微溶于乙醇和二氯甲烷。避光。

简介

奥芬达唑是苯并咪唑氨甲酸酯类抗蠕虫药，结构与甲苯达唑（第141页）相关。用于兽医学治疗线虫和绦虫感染。

Oxibendazole (*BAN*, *USAN*, *rINN*) 奥苯达唑

Oxibendazol; Oxibendazolum; SKF-30310. Methyl 5-propoxy-1*H*-benzimidazol-2-ylcarbamate.

Оксибендазол

$C_{12}H_{15}N_3O_3$ = 249.3.

CAS — *20559-55-1.*

ATC Vet — *QP52AC07.*

UNII — *022N12KJ0X.*

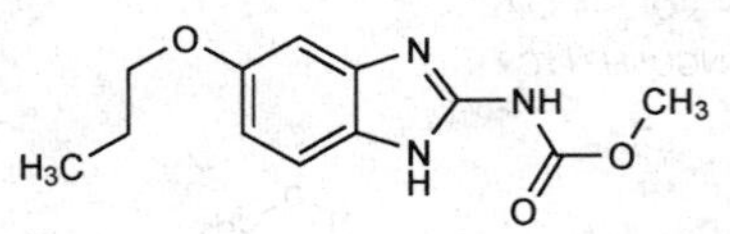

简介

奥苯达唑是苯并咪唑氨甲酸酯类抗蠕虫药，结构与甲苯达唑（第141页）相关。用于兽医学治疗线虫感染。

Oxyclozanide (*BAN*, *rINN*) 羟氯扎胺

ICI-46683; Oxiclozanida; Oxyclozanidum. 3,3′,5,5′,6-Pentachloro-2′-hydroxysalicylanilide.

Оксиклозанид

$C_{13}H_6Cl_5NO_3$ = 401.5.

CAS — *2277-92-1.*

ATC Vet — *QP52AG06.*

UNII — *1QS9G4876X.*

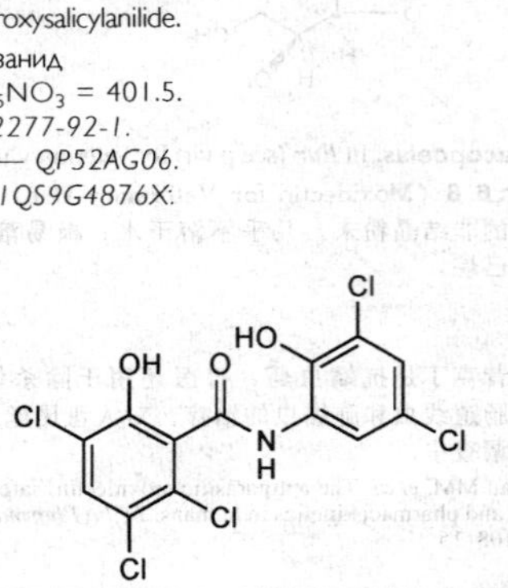

Pharmacopoeias. In *BP(Vet).*

BP (Vet) 2010 (Oxyclozanide) 浅灰黄色或浅黄色粉末。极微溶于水；溶于乙醇；易溶于丙酮；微溶于氯仿。

简介

羟氯扎胺是抗蠕虫药，兽医用于控制牛和羊的肝片吸虫病。

Piperazine 哌嗪

Piperatsiini; Piperazin; Piperazina; Piperazinum.

Пиперазин

$C_4H_{10}N_2$ = 86.14.

CAS — *110-85-0.*

ATC — *P02CB01.*

ATC Vet — *QP52AH01.*

UNII — *1RTM4PAL0V.*

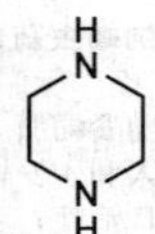

Pharmacopoeias. In *US.*

USP 33 (Piperazine) 白色至米色块状或片状，有氨臭。溶于水和乙醇；不溶于乙醚。贮藏于密闭容器中。避光。

Piperazine Adipate 己二酸哌嗪

Piperatsiiniadipaatti; Piperaz. Adip.; Piperazina, adipato de; Piperazinadipat; Piperazin-adipát; Pipérazine, adipate de; Piperazini adipas; Piperazino adipatas; Piperazinum Adipicum.

Пиперазина Адипат

$C_4H_{10}N_2,C_6H_{10}O_4$ = 232.3.

CAS — 142-88-1.

ATC — P02CB01.

UNII — V7P5P122LB.

Pharmacopoeias. In *Eur.* (see p.vii), *Int.*, *Jpn*, and *Viet.*
In *US* for veterinary use only.

Ph. Eur. 6.8 (Piperazine Adipate) 白色或近白色结晶性粉末。溶于水，几乎不溶于乙醇。

USP 33 (Piperazine Adipate) 白色结晶性粉末。溶于水；几乎不溶于乙醇。

Piperazine Citrate 枸橼酸哌嗪

Hydrous Tripiperazine Dicitrate; Piperatsiinisitraatti; Piperazina, citrato de; Piperazincitrat; Piperazin-citrát; Piperazin-citrát hydrát; Pipérazine, citrate de; Piperazini citras; Piperazini Citras Hydricus; Piperazino citratas.

Пиперазина Цитрат

$(C_4H_{10}N_2)_3,2C_6H_8O_7,xH_2O$ = 642.7 (anhydrous substance).

CAS — 144-29-6 (anhydrous piperazine citrate); 41372-10-5 (piperazine citrate hydrate).

ATC — P02CB01.

UNII — 63KP7FXF2I.

Pharmacopoeias. In *Chin.*, *Eur.* (see p.vii), *Int.*, *US*, and *Viet.*

Ph. Eur. 6.8 (Piperazine Citrate) 白色或近白色颗粒状粉末。含可变量的水。易溶于水；几乎不溶于乙醇。

USP 33 (Piperazine Citrate) 白色结晶性粉末，有微臭。溶于水；不溶于乙醇和乙醚。10%水溶液的 pH 约为 5。

稳定性 贮藏的糖浆剂哌嗪（枸橼酸盐）含量减少归因于其与蔗糖水解形成的果糖和葡萄糖的相互作用[1]。以山梨醇制备的糖浆剂贮藏在 25℃ 14 个月失效。

1. Nielsen A, Reimer P. The stability of piperazine in syrup. *Arch Pharm Chemi (Sci)* 1975; **3:** 73–8.

Piperazine Dihydrochloride 盐酸哌嗪

Пиперазина Дигидрохлорид

$C_4H_{10}N_2,2HCl,xH_2O$ = 159.1 (anhydrous substance).

CAS — 142-64-3.

ATC — P02CB01.

UNII — 17VU4Z4W88.

Pharmacopoeias.
In *US* for veterinary use only.

USP 33 (Piperazine Dihydrochloride) 白色结晶性粉末。溶于水。5%水溶液的 pH 为 3.0～3.4。

Piperazine Hydrate 六水哌嗪

Piperatsiinihydraatti; Piperazin Heksahidrat; Piperazin hexahydrát; Piperazina hexahidrato; Piperazinas hidratas; Pipérazine, hydrate de; Piperazin-hidrát; Piperazinhydrat; Piperazini Hydras; Piperazinium Hexahydricum; Piperazinum hydricum; Piperazyna uwodniona. Piperazine hexahydrate.

Пиперазина Гидрат

$C_4H_{10}N_2,6H_2O$ = 194.2.

CAS — 142-63-2.

ATC — P02CB01.

Pharmacopoeias. In *Eur.* (see p.vii) and *Viet.*

Ph. Eur. 6.8 (Piperazine Hydrate) 无色易吸湿的结晶。熔点约 43℃。易溶于水和乙醇。5%水溶液的 pH 为 10.5～12.0。贮藏于密闭容器中。避光。

Piperazine Phosphate 磷酸哌嗪

Piperazina, fosfato de; Piperazini Phosphas.

Пиперазина Фосфат

$C_4H_{10}N_2,H_3PO_4,H_2O$ = 202.1.

CAS — 14538-56-8 (anhydrous piperazine phosphate); 18534-18-4 (piperazine phosphate monohydrate).

ATC — P02CB01.

UNII — 8TIF7T48FP.

Pharmacopoeias. In *Br.*, *Chin.*, *Jpn*, and *Viet.*
In *US* for veterinary use only.

BP 2010 (Piperazine Phosphate) 白色无臭或几乎无臭的结晶性粉末。略溶于水；几乎不溶于乙醇。1%水溶液的 pH 为 6.0～6.5。

USP 33 (Piperazine Phosphate) 白色结晶性粉末。略溶于水；几乎不溶于乙醇。1%水溶液的 pH 为 6.0～6.5。贮藏于密闭容器中。

不良反应

哌嗪的严重不良反应罕见，不良反应一般表明过量或排泄受损。偶尔出现恶心、呕吐、腹泻、腹痛、头痛、皮疹和荨麻疹。严重的神经毒性及 EEG 异常已被报道，伴有症状包括嗜眠、头晕、眼球震颤、肌共济失调、无力、共济失调、感觉异常、肌阵挛性收缩、舞蹈症样运动、震颤、惊厥和反射丧失。

短暂的视觉障碍如视物模糊已偶有发生，有报道哌嗪治疗后白内障形成，尽管并未证实。

超敏反应如支气管痉挛、Stevens-Johnson 综合征和血管性水肿已在一些个体中出现。

由于对其安全性的担忧，哌嗪在一些欧洲国家已撤离市场[1]。在瑞典进行的对 2 名健康人的一项研究指出哌嗪可在胃中出现单亚硝基化，产生潜在的致癌物 *N*-单亚硝基哌嗪，更强的 *N*, *N*-二亚硝基哌嗪未被发现[2]。然而，这种 *N*-亚硝基化合物对人致病的危险已被质疑[3]，哌嗪的使用与癌发生相关的报道的确实性也尚未被追踪调查。在英国，CSM 的结论是与哌嗪相关的严重不良反应的发生率低，以适宜的包装上的告诫事项，哌嗪制品可保留作为药物使人们经药房可获得[1]。

1. Anonymous. Data sheet changes for piperazine in pregnancy. *Pharm J* 1988; **240:** 367.
2. Bellander BTD, *et al.* Nitrosation of piperazine in the stomach. *Lancet* 1981; **ii:** 372.
3. Tannenbaum SR. N-nitroso compounds: a perspective on human exposure. *Lancet* 1983; **i:** 629–32.

滥用 哌嗪的衍生物已被制成并滥用为"策划药"，见苯甲哌嗪项下，第2073页。

对血液的影响 一名 4 岁有葡萄糖-6-磷酸脱氢酶缺乏症的非洲男孩发生了溶血性贫血，该男孩除两天前曾服哌嗪外，没有发现溶血的原因[1]。一名 61 岁的男子在自行服用哌嗪后发生了严重的血小板减少伴鼻出血和咯血，其反应可能是 15 年前对哌嗪致敏的结果[2]。

1. Buchanan N, *et al.* G-6-PD deficiency and piperazine. *BMJ* 1971; **2:** 110.
2. Cork MJ, *et al.* Pruritus ani, piperazine, and thrombocytopenia. *BMJ* 1990; **301:** 1398.

对肝脏的影响 类似病毒性肝炎的反应在一名 25 岁的妇女服用哌嗪后两次出现，该反应可能是超敏反应[1]。

1. Hamlyn AN, *et al.* Piperazine hepatitis. *Gastroenterology* 1976; **70:** 1144–7.

超敏反应 一位患者患有与哌嗪有关的血清病样疾病[1]，之后发生了迟发性过敏性脉管炎。与暴露于哌嗪有关的职业性哮喘也已被报道[2]。

也可见上文对血液的影响和对肝脏的影响。

1. Balzan M, Cacciottolo JM. Hypersensitivity vasculitis associated with piperazine therapy. *Br J Dermatol* 1994; **131:** 133–4.
2. Quirce S, *et al.* Occupational asthma due to piperazine citrate. *J Investig Allergol Clin Immunol* 2006; **16:** 138–9.

注意事项

哌嗪对有癫痫或严重肾损伤患者禁用，对有神经疾患或轻度至中度肾损伤患者应慎用，对肝损伤患者也应避免用药或用药时特别注意。

哺乳 英国注册药品信息称哌嗪分布于乳汁。应劝告哺乳妇女在哺乳后服药，然后停止哺乳 8h。停止哺乳期间，应在规律的哺乳时间挤出奶汁并弃用。

妊娠 已有报道哌嗪对兔致畸，也已有临床使用哌嗪后胎儿畸形的零散报道，尽管在这些报道中因果关系尚未被证实。描述的两名畸形婴儿，一名有两侧唇裂、腭裂和无眼，另一名有一侧足异常[1]。两名母亲都服用了哌嗪。英国注册药品信息建议妊娠期间，特别是在妊娠的头三个月不得使用本药，除非必须立即使用哌嗪治疗。

1. Leach FN. Management of threadworm infestation during pregnancy. *Arch Dis Child* 1990; **65:** 399–400.

药物相互作用

当哌嗪与噻嘧啶合用时，两者的抗蠕虫作用可拮抗。哌嗪可提高酚噻嗪如氯丙嗪不良反应可能性的讨论见第946页。

药动学

哌嗪易从胃肠道吸收。24h 内经尿排出，其中部分是以代谢产物形式排出。已报道不同个体间哌嗪排泄率差异大。哌嗪也分布于乳汁。

用途和用法

哌嗪是抗蠕虫药，对肠道线虫蛔虫和蛲虫有效，尽管通常首选其他抗蠕虫药（见蛔虫病（第128页）和蛲虫病（第129页）治疗的讨论）。

对于蛔虫，哌嗪使易感虫产生神经肌肉阻滞，导致虫体肌肉松弛性麻痹，之后通过肠道运动，虫体易被随粪排出。

哌嗪通常以枸橼酸盐或磷酸盐给药，但也可用己二酸盐。哌嗪二盐酸盐用于兽医学。哌嗪盐的用量通常以六水哌嗪表达，100mg 六水哌嗪相当于约 44.4mg 哌嗪、120mg 己二酸哌嗪、125mg 枸橼酸哌嗪（110mg 无水枸橼酸哌嗪）及 104mg 磷酸哌嗪。

治疗**蛔虫病**，使用单剂，14 日后重复一次。对于成人和 12 岁以上儿童，给予相当于 4.5g 六水哌嗪，口服。

治疗**蛲虫病**，成人给药 7 日。间隔 7 日后，可能需要第二个疗程治疗。对于成人和 12 岁以上儿童给予 2.25g 六水哌嗪相当量，每日 1 次。

关于儿童用药的详细情况，见下文。

哌嗪与番泻叶的制剂也供使用，成人和 6 岁以上儿童，一次剂量 4g 磷酸盐，14 日后重复给病治疗蛲虫病，或如有必要，每月重复一次，可直至 3 个月以治疗和预防蛔虫病。

儿童用法 尽管通常选择其他抗蠕虫药，儿童可口服哌嗪治疗肠道线虫感染，如蛔虫和蛲虫。

治疗**蛔虫病**，给予相当于下列剂量的六水哌嗪单剂，14 天后重复一次：

- 9～12 岁：3.75g；
- 6～8 岁：3g；
- 4～5 岁：2.25g；
- 1～3 岁：1.5g；
- 1 岁以下（仅遵医嘱情况下）：已建议 120mg/kg。

治疗**蛲虫病**，给予相当于下列剂量的六水哌嗪，连用 7 天

- 7～12 岁：每日 1.5g；
- 4～6 岁：每日 1.125g；
- 1～3 岁：每日 750mg；
- 1 岁以下（仅遵医嘱情况下）：已建议每日 45～75mg/kg。

间隔 7 天后，可能需要第二次治疗。

制剂

BP 2010: Piperazine Citrate Elixir; Piperazine Phosphate Tablets;
USP 33: Piperazine Citrate Syrup; Piperazine Citrate Tablets.

专利制剂

Braz.: Ascarinase†; Ortovermim†; Vermifran†; Vermilen†; ***Fr.:*** Vermifuge; ***Gr.:*** Oxyuran; ***Indon.:*** Combicitrine; Piperacyl; Upixon; ***Ital.:*** Citropiperazina; ***Mex.:*** Helmifar†; Lu-Peracina; Overpon; Piperazil; Pipergress; Pirzinol; Verfid†; Vermin; ***Port.:*** Pipermel; Pipertox; ***S.Afr.:*** Padax; Pipralen†; Piprine; SB Tox Worm†; ***Spain:*** Mimedran; Vermi; ***Thai.:*** Bompar; Sinpermine; Vermex†; ***Turk.:*** Asepar†; Askaripar; Helmicide; Helmipar; Oksiaskaril; Siropar; ***Venez.:*** Ciperina; Inquiper†; Jetsan†; Oxine†; Piperato; Piperazil; Piperdin; Piperzan; Verpirol.

多组分制剂 ***Braz.:*** Vermilen Composto†; ***India:*** Helmazan†; ***Irl.:*** Pripsen†; ***Port.:*** Biureol; ***UK:*** Pripsen.

Pomegranate Bark 石榴皮

Granado; Granati Cortex; Granatrinde; Granatum; Grenadier; Melograno; Pomegranate; Pomegranate Root Bark; Romeira.

Кора Гранатового Дерева

UNII — 56687D1Z4D (pomegranate); 335JQ2VHXV (grenadier).

简介

石榴皮是 *Punica granatum* (Punicaceae) 的干的皮

和根，含约 0.4%～0.9%生物碱，用于驱绦虫。

制剂

专利制剂

Fr.: Hexaporine.

多组分制剂　***Chile:*** Cellenergy.

顺势疗法制剂　***Fr.:*** Poconeol no 34; ***Ger.:*** Myogeloticum N†.

Praziquantel (*BAN, USAN, rINN*) 吡喹酮

EMBAY-8440; Pratsikvanteli; Prazicuantel; Prazikvantel; Prazikvantelis; Praziquantelum. 2-Cyclohexylcarbonyl-1,2,3,6,7,11b-hexahydropyrazino[2,1-*a*]isoquinolin-4-one.

Празиквантел

$C_{19}H_{24}N_2O_2$ = 312.4.

CAS — 55268-74-1.

ATC — P02BA01.

ATC Vet — QP52AA01.

UNII — 6490C9U457.

Pharmacopoeias. In *Chin., Eur.* (see p.vii), *Int.*, and *US.*

Ph. Eur. 6. 8 (Praziquantel)　白色或近白色结晶性粉末。具多晶型。极微溶于水；易溶于乙醇和二氯甲烷。避光。

USP 33 (Praziquantel)　白色或近白色结晶性粉末；无臭或有微弱的特臭。极微溶于水；易溶于乙醇和氯仿。避光。

不良反应

吡喹酮的不良反应可能常见，但通常轻微且短暂。报道最多的不良反应有头痛、腹泻、头晕、困倦、不适、腹部不适、恶心和呕吐。超敏反应如发热、荨麻疹、瘙痒的皮疹和嗜酸细胞增多可出现，超敏反应可能由于感染寄生虫的死亡所致。罕见报道肝酶值升高。

大多数服用吡喹酮的脑囊虫病患者有 CNS 症状，包括头痛、体温升高、癫痫发作和颅内高压，CNS 症状被认为是对已死亡的和正在死亡虫体的炎症反应的结果。建议在这些患者中使用皮质激素。

对胃肠道的影响　在扎伊尔的一个小型社区，口服吡喹酮 40mg/kg 单剂治疗曼氏血吸虫感染后不久出现了腹部绞痛和血性腹泻[1]。类似的综合征已在因日本血吸虫感染服用吡喹酮的一些患者报道[2]。出现在这些患者中的腹痛与更常见的吡喹酮治疗时出现的轻微腹部不适十分不同。

1. Polderman AM, *et al.* Side effects of praziquantel in the treatment of Schistosoma mansoni in Maniema, Zaire. *Trans R Soc Trop Med Hyg* 1984; **78:** 752–4.
2. Watt G, *et al.* Bloody diarrhoea after praziquantel therapy. *Trans R Soc Trop Med Hyg* 1986; **80:** 345–6.

对神经系统的影响　神经系统的不良反应在服用吡喹酮的脑囊虫病患者中常见。神经系统症状也已报道于一名以更小剂量吡喹酮治疗的绦虫病患者，而该患者的脑囊虫病未被诊断[1]。

1. Flisser A, *et al.* Neurological symptoms in occult neurocysticercosis after single taenicidal dose of praziquantel. *Lancet* 1993; **342:** 748.

注意事项

由于寄生虫破坏引起严重眼损伤，吡喹酮不应用于眼猪囊尾蚴病患者。

应告知患者吡喹酮可引起头晕或困倦，如有影响，在治疗过程中或治疗后 24h，患者不应驾驶或操作机器。

哺乳　吡喹酮分布于乳汁，哺乳妇女治疗中或其后的 72h 不应哺乳。关于哺乳时使用吡喹酮的更多信息，见下文。

妊娠　在对一群体给药规划中接受吡喹酮的 637 名妇女的综述中，88 名在妊娠过程中接受了一次口服剂量，包括妊娠头三个月的 37 名。所有妊娠为足月妊娠，没有临床异常的证据。与对照组比较，未发现早产率或流产率方面的差异[1]。WHO 认为吡喹酮是所有抗蠕虫药中最安全的，其对妊娠妇女、胎儿及受乳儿童的危险是很小的[2]。吡喹酮是治疗血吸虫病的首选药物，事实上延误治疗可导致更严重的后果。因而，WHO 建议妊娠和哺乳妇女可使用吡喹酮，这些妇女应被包括在国家的驱虫规划内[2]。

1. Adam I,*et al.* Is praziquantel therapy safe during pregnancy? *Trans R Soc Trop Med Hyg* 2004; **98:** 540–3.
2. Anonymous. Use of praziquantel in pregnant and lactating women. *WHO Drug Inf* 2003; **17:** 29.

药物相互作用

抗蠕虫药　关于吡喹酮增加阿苯达唑活性代谢产物的血浆浓度的参考文献，见第132页。

抗菌药　对健康人的一项研究[1]发现，在一次或多次口服吡喹酮后，口服利福平可减少吡喹酮的血浆浓度至亚治疗水平。

1. Ridtitid W, *et al.* Rifampin markedly decreases plasma concentrations of praziquantel in healthy volunteers. *Clin Pharmacol Ther* 2002; **72:** 505–13.

抗癫痫药　已报道卡马西平和苯妥英减少吡喹酮的生物利用度[1]。

1. Quinn DI, Day RO. Drug interactions of clinical importance: an updated guide. *Drug Safety* 1995; **12:** 393–452.

抗真菌药　对 10 名健康人的一项交叉研究[1]提示 CYP3A4 和 PgP 的抑制物酮康唑和吡喹酮一起使用，吡喹酮的平均血浆浓度峰值几乎成倍增加。当同时给这两种药物时，应给吡喹酮标准剂量的半量。

1. Ridtitid W, *et al.* Pharmacokinetic interaction between ketoconazole and praziquantel in healthy volunteers. *J Clin Pharm Ther* 2007; **32:** 585–93.

抗疟药　已报道氯喹减少吡喹酮的生物利用度[1]。

1. Masimirembwa CM, *et al.* The effect of chloroquine on the pharmacokinetics and metabolism of praziquantel in rats and in humans. *Biopharm Drug Dispos* 1994; **15:** 33–43.

皮质激素　皮质激素可用于减少开始杀囊尾蚴治疗后 2～3 天内时常发生的炎症反应。然而，由于地塞米松使吡喹酮的血浆浓度减少约一半而使得皮质激素的使用复杂化。因而，已有建议当吡喹酮用于两周给药法时，仅在发生炎症反应后使用皮质激素，不应预防性给药。用法为每日给地塞米松，连续 2～3 天，这样大部分治疗期将没有吡喹酮与皮质激素的药动学相互作用。当吡喹酮用于短期给药法时（3 剂，间隔 2h），可预防性给皮质激素，即在最后一剂吡喹酮后 4h 吡喹酮浓度开始降低，其药理学作用已经完成时给首剂地塞米松。之后每日给地塞米松，连续 2～3 天。此时，不会有药动学相互作用[1]。

1. Sotelo J, Jung H. Pharmacokinetic optimisation of the treatment of neurocysticercosis. *Clin Pharmacokinet* 1998; **34:** 503–15.

组胺 H_2 拮抗剂　已报道西咪替丁增加吡喹酮的生物利用度[1,2]。

1. Metwally A, *et al.* Effect of cimetidine, bicarbonate and glucose on the bioavailability of different formulations of praziquantel. *Arzneimittelforschung* 1995; **45:** 516–18.
2. Jung H, *et al.* Pharmacokinetic study of praziquantel administered alone and in combination with cimetidine in a single-day therapeutic regimen. *Antimicrob Agents Chemother* 1997; **41:** 1256–9.

药动学

吡喹酮口服后迅速吸收，据报道服用剂量的 80% 以上可吸收。1～3h 后出现血浆浓度峰值，但有显著的首关效应。吡喹酮在肝中迅速、广泛代谢，主要经由细胞色素 P450 同工酶 CYP2B1 和 CYP3A4 羟基化为灭活的代谢产物。可进入 CSF。吡喹酮的血浆清除半衰期为 1～1.5h，其代谢产物的血浆清除半衰期约 4h。

吡喹酮主要以代谢产物形式从尿排出，服用量约 80% 在 4 天内排出，其中 90% 在 24h 内。

吡喹酮可分布于乳汁。

1. Leopold G, *et al.* Clinical pharmacology in normal volunteers of praziquantel, a new drug against schistosomes and cestodes: an example of a complex study covering both tolerance and pharmacokinetics. *Eur J Clin Pharmacol* 1978; **14:** 281–91.
2. Bühring KU, *et al.* Metabolism of praziquantel in man. *Eur J Drug Metab Pharmacokinet* 1978; **3:** 179–90.
3. Patzschke K, *et al.* Serum concentrations and renal excretion in humans after oral administration of praziquantel—results of three determination methods. *Eur J Drug Metab Pharmacokinet* 1979; **3:** 149–56.
4. Mandour M El M, *et al.* Pharmacokinetics of praziquantel in healthy volunteers and patients with schistosomiasis. *Trans R Soc Trop Med Hyg* 1990; **84:** 389–93.
5. Godawska-Matysik A, Kieć-Kononowicz K. Biotransformation of praziquantel by human cytochrome p450 3A4 (CYP 3A4). *Acta Pol Pharm* 2006; **63:** 381–5.

用途和用法

吡喹酮为抗蠕虫药，具有包括对所有对人致病的血吸虫种的广谱抗吸虫以及抗绦虫活性。本药用于猪囊尾蚴病、阔节裂头绦虫病、微小膜壳绦虫病、血吸虫病、绦虫病和肠道、肝和肺吸虫感染的治疗。对这些感染及其治疗的讨论，见**抗蠕虫药的选择**（第127页）和下文各标题项下。

吡喹酮口服给药，随餐同服。

治疗**血吸虫病**，成人和 4 岁以上患者 20mg/kg，给药 3 次，间隔 4～6h 一日治疗；或 40～60mg/kg，顿服（见下文）。

治疗成人和 4 岁以上儿童的**肝吸虫**和**肺吸虫**感染，25mg/kg，每日 3 次，服 2 日；或 40mg/kg，顿服。相近的剂量可用于肠道吸虫感染（见下文）。

吡喹酮顿服可用于治疗成人和 4 岁以上儿童的**绦虫**感染。建议 5～10mg/kg 治疗牛带绦虫和猪带绦虫感染，15～25mg/kg 治疗微小膜壳绦虫感染，5～25mg/kg 治疗阔节裂头绦虫感染。

治疗成人和 4 岁以上儿童**脑囊虫病**，每日 50mg/kg，分 3 次服用，连服 14 日。已提出 25mg/kg，给药 3 次，每次间隔 2h 的替代给药法。

1. Pearson RD, Guerrant RL. Praziquantel: a major advance in anthelmintic therapy. *Ann Intern Med* 1983; **99:** 195–8. Correction. *ibid.*; 574.
2. King CH, Mahmoud AAF. Drugs five years later: praziquantel. *Ann Intern Med* 1989; **110:** 290–6.
3. Cioli D, Pica-Mattocia L. Praziquantel. *Parasitol Res* 2003; **90** (suppl 1): S3–S9.
4. Ali BH. A short review of some pharmacological, therapeutic and toxicological properties of praziquantel in man and animals. *Pak J Pharm Sci* 2006; **19:** 170–5.

儿童用法　4 岁以上儿童可口服吡喹酮治疗吸虫感染（包括血吸虫病）和绦虫感染，如囊尾蚴病、裂头绦虫病、膜壳绦虫病和绦虫病。单位体重的剂量与成人相同（见上文）。

猪囊尾蚴病　吡喹酮用于脑囊虫病（第128页）的治疗，尽管阿苯达唑也被认为是首选药物。

1. Sotelo J, Jung H. Pharmacokinetic optimisation of the treatment of neurocysticercosis. *Clin Pharmacokinet* 1998; **34:** 503–15.
2. Del Brutto OH, *et al.* Single-day praziquantel versus 1-week albendazole for neurocysticercosis. *Neurology* 1999; **52:** 1079–81.
3. Del Brutto OH, *et al.* Meta-analysis: cysticidal drugs for neurocysticercosis: albendazole and praziquantel. *Ann Intern Med* 2006; **145:** 43–51.

棘球蚴病　吡喹酮可用于棘球蚴病（第128页）手术的辅助治疗。尽管不能很好地透入成熟的棘球虫幼囊，已报道吡喹酮具有体外杀头节和体内抗细粒棘球绦虫的作用[1]。也有报道吡喹酮和外科手术成功治疗播散性的腹腔包虫病[2]。在该病例中，吡喹酮对小棘球蚴囊有效，两个大囊被手术摘除，其中一个在开始用吡喹酮之前摘除。然而，9 名其他服用吡喹酮患者的效果是令人失望的[3]。联合使用吡喹酮和阿苯达唑可能更有效[1,4]，但仍需要更确切的证据进一步证实[1]。

1. Bygott JM, Chiodini PL. Praziquantel: neglected drug? Ineffective treatment? Or therapeutic choice in cystic hydatid disease? *Acta Trop* 2009; **111:** 95–101.
2. Henriksen T-H, *et al.* Treatment of disseminated peritoneal hydatid disease with praziquantel. *Lancet* 1989; **i:** 272.
3. Piens MA, *et al.* Praziquantel dans l'hydatidose humaine: évaluation par traitement médical pré-opératoire. *Bull Soc Pathol Exot Filiales* 1989; **82:** 503–12.
4. Ayles HM, *et al.* A combined medical and surgical approach to hydatid disease: 12 years' experience at the Hospital for Tropical Diseases, London. *Ann R Coll Surg Engl* 2002; **84:** 100–105.

肠道吸虫感染　吡喹酮口服用于治疗肠道吸虫感染（第129页）。治疗布氏姜片吸虫病、异形吸虫病和后殖吸虫病，常用的推荐剂量为 25mg/kg，每日 3 次，一日疗法[1]。然而，25mg/kg 顿服也被推荐[2]。15mg/kg、25mg/kg 或 40mg/kg 顿服在泰国 72 名小学儿童布氏姜片吸虫病患者的研究中都产生了 100% 的治愈率，提示可尝试睡前 15mg/kg 顿服[3]。在另一项研究中，以吡喹酮 20mg/kg，每日 3 次，一日服用法治疗 9 名鲑隐孔吸虫病患者，2～12 周后，患者粪便虫卵阴性[4]，这已成为常用的推荐剂量[1]。

1. Abramowicz M, ed. *Drugs for parasitic infections*. 2nd ed. New Rochelle NY: The Medical Letter, 2010.
2. WHO. *WHO model formulary*. Geneva: WHO, 2008. Available at: http://www.who.int/selection_medicines/list/WMF2008.pdf (accessed 25/11/09)
3. Harinasuta T, *et al.* Efficacy of praziquantel on fasciolopsiasis. *Arzneimittelforschung* 1984; **34:** 1214–15.
4. Fritsche TR, *et al.* Praziquantel for treatment of human Nanophyetus salmincola (Troglotrema salmincola) infection. *J Infect Dis* 1989; **160:** 896–9.

肝脏吸虫感染　吡喹酮口服用于治疗华支睾吸虫病和后睾吸虫病，也已用于治疗肝片吸虫病（第129页），尽管硫氯酚或三氯苯达唑治疗肝片吸虫感染更可取。

不同研究已表明吡喹酮对华支睾吸虫病[1～4]和后睾吸虫病[5,6]有效，虽然一项关于后睾吸虫病的研究[7]显示，经吡喹酮治疗，再感染常见，特别是在那些有重度初次感染的患者中。在泰国的一项研究[8]证实了单剂吡喹酮群体治疗后睾吸虫病是有益的，虽然该

研究建议完美的治疗应一年给药两次。

虽然吡喹酮不是治疗肝片吸虫病选择的药物，但已有成功治疗严重感染患者的报道[9]。然而，其后的研究[10～12]显示吡喹酮几乎没有作用。

1. Soh C-J. Clonorchis sinensis: experimental and clinical studies with praziquantel in Korea. *Arzneimittelforschung* 1984; **34:** 1156–9.
2. Chen C-Y, Hsieh W-C. Clonorchis sinensis: epidemiology in Taiwan and clinical experience with praziquantel. *Arzneimittelforschung* 1984; **34:** 1160–2.
3. Kuang Q-H, *et al.* Clonorchiasis: treatment with praziquantel in 50 cases. *Arzneimittelforschung* 1984; **34:** 1162–3.
4. Lee S-H. Large scale treatment of clonorchis sinensis infections with praziquantel under field conditions. *Arzneimittelforschung* 1984; **34:** 1227–8.
5. Bunnag D, *et al.* Opisthorchis viverrini: clinical experience with praziquantel in hospital for tropical diseases. *Arzneimittelforschung* 1984; **34:** 1173–4.
6. Ambroise-Thomas P, *et al.* Therapeutic results in opisthorchiasis with praziquantel in a reinfection-free environment in France. *Arzneimittelforschung* 1984; **34:** 1177–9.
7. Upatham ES, *et al.* Rate of re-infection by Opisthorchis viverrini in an endemic northeast Thai community after chemotherapy. *Int J Parasitol* 1988; **18:** 643–9.
8. Pungpak S, *et al.* Opisthorchis viverrini infection in Thailand: studies on the morbidity of the infection and resolution following praziquantel treatment. *Am J Trop Med Hyg* 1997; **56:** 311–14.
9. Schiappacasse RH, *et al.* Successful treatment of severe infection with Fasciola hepatica with praziquantel. *J Infect Dis* 1985; **152:** 1339–40.
10. Farag HF, *et al.* A short note on praziquantel in human fascioliasis. *J Trop Med Hyg* 1986; **89:** 79–80.
11. Farid Z, *et al.* Unsuccessful use of praziquantel to treat acute fascioliasis in children. *J Infect Dis* 1986; **154:** 920–1.
12. Farid Z, *et al.* Treatment of acute toxaemic fascioliasis. *Trans R Soc Trop Med Hyg* 1988; **82:** 299.

肺吸虫感染 吡喹酮口服用于治疗肺吸虫感染并殖吸虫病（第129页）。

1. Vanijanonta S, *et al.* Paragonimus heterotremus and other Paragonimus spp. in Thailand: pathogenesis clinic and treatment. *Arzneimittelforschung* 1984; **34:** 1186–8.
2. Pachucki CT, *et al.* American paragonimiasis treated with praziquantel. *N Engl J Med* 1984; **311:** 582–3.
3. De NV, *et al.* Epidemiology, symptoms and treatment of paragonimiasis in Sin Ho district, Lai Chau province, Vietnam. *Southeast Asian J Trop Med Public Health* 2000; **31** (suppl 1): 26–30.

血吸虫病 虽然仍需关注抗药的可能性[3,4]，吡喹酮仍是治疗血吸虫病（第130页）的主要药物[1,2]，其对所有血吸虫虫种有效[1]。口服剂量为 20mg/kg，每日 3 次或 40～60mg/kg，顿服。WHO 认为[1]，该剂量顿服治疗在现场将产生 60%～90%的治愈率，未治愈者虫卵计数也减少 90%～95%。虽然治疗结果是好的，但不应认为顿服或一天治疗法是达到永久治愈或预防再感染的全部，且任何治疗计划应在 6 个月或 12 个月后进行再评价[5,6]。上述方法与每年的筛查和靶向化疗至少在一些流行地区可对儿童抗重度感染和感染导致的肝病的发生提供成功的保护[6]。

数项研究指出，低于上述推荐的剂量也可有效，一些控制规划表明，对埃及血吸虫感染，20mg/kg[7～9]，或对曼氏血吸虫感染 30mg/kg 可能是足够的[7]。低剂量对抗药性的影响程度，如奥沙尼喹已提示的[10]，尚不清楚，但已报道有难治性感染。一名用标准的一日治疗用药法治疗后复发两次的患者需要用 4 日疗程达到完全治愈[11]。肝损伤（特别是肝纤维化）是一些血吸虫感染的特点，有此类肝累及的患者已从吡喹酮治疗中受益[6,12]。

1. WHO. The control of schistosomiasis: second report of the WHO expert committee. *WHO Tech Rep Ser 830* 1993. Also available at: http://libdoc.who.int/trs/WHO_TRS_830.pdf (accessed 25/11/09)
2. Doenhoff MJ, Pica-Mattocia L. Praziquantel for the treatment of schistosomiasis: its use for control in areas with endemic disease and prospects for drug resistance. *Expert Rev Anti Infect Ther* 2006; **4:** 199–210.
3. Doenhoff MJ, *et al.* Resistance of Schistosoma mansoni to praziquantel: is there a problem? *Trans R Soc Trop Med Hyg* 2002; **96:** 465–9.
4. Doenhoff MJ, *et al.* Praziquantel: mechanisms of action, resistance and new derivatives for schistosomiasis. *Curr Opin Infect Dis* 2008; **21:** 659–67.
5. Anonymous. The chemotherapy of schistosomiasis control. *Bull WHO* 1986; **64:** 23–5.
6. Anonymous. Mass treatment of schistosomiasis with praziquantel. *WHO Drug Inf* 1988; **2:** 184–5.
7. Taylor P, *et al.* Efficacy of low doses of praziquantel for Schistosoma mansoni and S. haematobium. *J Trop Med Hyg* 1988; **91:** 13–17.
8. King CH, *et al.* Dose-finding study for praziquantel therapy of Schistosoma haematobium in Coast Province, Kenya. *Am J Trop Med Hyg* 1989; **40:** 507–13.
9. Hatz C, *et al.* Ultrasound scanning for detecting morbidity due to Schistosoma haematobium and its resolution following treatment with different doses of praziquantel. *Trans R Soc Trop Med Hyg* 1990; **84:** 84–8.
10. Coles GC, *et al.* Tolerance of Kenyan Schistosoma mansoni to oxamniquine. *Trans R Soc Trop Med Hyg* 1987; **81:** 782–5.
11. Murray-Smith SQ, *et al.* A case of refractory schistosomiasis. *Med J Aust* 1996; **165:** 458.
12. Zwingenberger K, *et al.* Praziquantel in the treatment of hepatosplenic schistosomiasis: biochemical disease markers indicate deceleration of fibrogenesis and diminution of portal flow obstruction. *Trans R Soc Trop Med Hyg* 1990; **84:** 252–6.

绦虫病 吡喹酮用于绦虫病（第131页）的治疗。已有使用 5mg/kg 顿服群体控制绦虫病的研究[1]。

吡喹酮也对猪带绦虫幼虫有效并用于治疗脑囊虫病（见上文）。

1. Cruz M, *et al.* Operational studies on the control of Taenia solium taeniasis/cysticercosis in Ecuador. *Bull WHO* 1989; **67:** 401–7.

制剂

USP 33: Praziquantel Tablets.

专利制剂

Arg.: Prazitral; ***Austral.:*** Biltricide; ***Braz.:*** Cestox; Cisticid; ***Canad.:*** Biltricide; ***Chile:*** Cesol; Cisticid; ***Fr.:*** Biltricide; ***Ger.:*** Biltricide; Cesol; Cysticide; ***Gr.:*** Biltricide; ***Hong Kong:*** Biltricide; ***Israel:*** Biltricide; ***Mex.:*** Cesol; Cisticid; Extiser-Q†; Tecprazin; Teniken; Zifartel†; ***Neth.:*** Biltricide; ***Rus.:*** Biltricid (Бильтрицид); ***S.Afr.:*** Biltricide; Cysticide; ***Singapore:*** Distocide; ***Thai.:*** Mycotricide†; Opticide; Praquantel; Prasikon; Prazite; V Day Prazide; Wormicide; ***Ukr.:*** Biltricid (Бильтрицид); ***USA:*** Biltricide; ***Venez.:*** Cestox; Cisticid†.

Pyrantel Embonate (*BANM*, *rINNM*) 噻嘧啶

CP-10423-16; Embonato de pirantel; Pirantel Pamoat; Pirantel Pamoate; Pirantelio embonatas; Pyranteeliembonaatti; Pyrantel, embonate de; Pyrantel Pamoate (*USAN*); Pyrantelembonat; Pyrantel-embonát; Pyranteli embonas; Pyrantelu embonian. 1,4,5,6-Tetrahydro-1-methyl-2-[(*E*)-2-(2-thienyl)vinyl]pyrimidine 4,4′-methylenebis(3-hydroxy-2-naphthoate).

Пирантела Эмбонат

$C_{11}H_{14}N_2S, C_{23}H_{16}O_6$ = 594.7.

CAS — 15686-83-6 (pyrantel); 22204-24-6 (pyrantel embonate); 33401-94-4 (pyrantel tartrate).

ATC — P02CC01.

UNII — 81BK194Z5M.

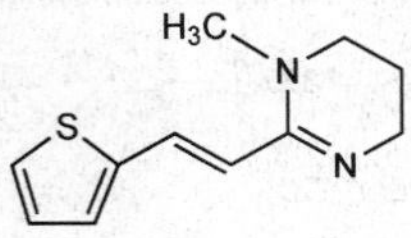

(pyrantel)

Pharmacopoeias. In *Chin.*, *Eur.* (see p.vii), *Int.*, *Jpn*, and *US*.

Ph. Eur. 6. 8（Pyrantel Embonate） 灰黄色或黄色粉末。几乎不溶于水和甲醇；溶于二甲亚砜。避光。

USP 33（Pyrantel Pamoate） 黄色至黄褐色固体。几乎不溶于水和甲醇；溶于二甲亚砜；微溶于二甲基甲酰胺。避光。

不良反应和注意事项

噻嘧啶的不良反应一般轻微且短暂。最常见的是胃肠道反应如恶心、呕吐、食欲缺乏、腹痛和腹泻。报道的其他不良反应包括头痛、头晕、困倦、失眠、皮疹和肝酶值升高。

肝损伤患者应慎用噻嘧啶。

药物相互作用

当噻嘧啶和哌嗪两药合用时，二者的抗蠕虫效应可拮抗。

药动学

仅小部分噻嘧啶从胃肠道吸收。可达约 7%以原形和代谢产物形式从尿排出，但 50%以上以原形从粪便排出。

用途和用法

噻嘧啶是抗蠕虫药，对肠道线虫包括蛔虫、蛲虫和毛圆线虫属虫种、组织线虫旋毛形线虫以及钩虫有效，尽管对美洲钩虫的作用可能逊于十二指肠钩虫。噻嘧啶是抗蠕虫药之一，可用于治疗这些蠕虫引起的感染，有关讨论见**抗蠕虫药的选择**项下，第127页。噻嘧啶似通过麻痹易感虫体而起作用，麻痹的虫体随后经肠蠕动被逐出。

噻嘧啶以恩波酸盐形式口服给药，但剂量以基质的形式表达。恩波酸噻嘧啶 2.9g 相当于约 1g 噻嘧啶。

成人和儿童易感蠕虫的单一或混合感染可用相当于噻嘧啶 10mg/kg 顿服。单纯蛔虫病可仅需 5mg/kg，单剂 2.5mg/kg 每年 3～4 次已被用于群体治疗规划。对板口线虫病，每日 10mg/kg 连服 3 日或 4 日或每日 20mg/kg 连服两日可能是必要的。对蛲虫病，2～4 周后重复给药 10mg/kg 可提高疗效。对旋毛虫病，已使用每日 10mg/kg，连服 5 日。

酒石酸噻嘧啶已被兽医用作抗蠕虫药。

儿童用法 可治疗儿童易感的单一或混合蠕虫感染，单位体重剂量与成人相同，见上文**用途和用法**。

制剂

USP 33: Ivermectin and Pyrantel Pamoate Tablets; Pyrantel Pamoate Oral Suspension.

专利制剂

Austral.: Anthel; Combantrin; Early Bird†; ***Austria:*** Combantrin; ***Braz.:*** Ascarical; ***Canad.:*** Combantrin; Jaa Pyral; ***Chile:*** Combantrin†; ***Fr.:*** Combantrin; Helmintox; ***Ger.:*** Helmex; ***Gr.:*** Combantrin; ***Hong Kong:*** Combantrin†; Pyrantin†; ***India:*** Nemocid; ***Indon.:*** Combantrin†; Konvermex†; Medicomtrin†; Piraska†; Proworm†; ***Ital.:*** Combantrin; ***Mex.:*** Combantrin; Pirantrim; ***NZ:*** Combantrin; ***Philipp.:*** Combantrin; Gelminthic; ***Port.:*** Combantrin; ***Rus.:*** Helmintox (Гельминтокс); Nemocid (Немоцид); ***S.Afr.:*** Combantrin†; ***Singapore:*** Bearantel; ***Spain:*** Lombriareu; Trilombrin; ***Switz.:*** Cobantril; ***Thai.:*** Bantel; Pyrapam; Pyteldon; ***Turk.:*** Kontil; Pirantrin; ***USA:*** Pin-Rid; Pin-X; Reese's Pinworm; ***Venez.:*** Combantrin; Etimex†; Pamoval†; Pleosan†; Tamoa; Tenecha†.

多组分制剂 ***India:*** Mebex Plus; ***Indon.:*** Quantrel†; ***Philipp.:*** Quantrel; ***Venez.:*** Dualid; Quantrel.

Pyrvinium Embonate (*rINNM*) 恩波吡维铵

Embonato de pirvinio; Pirvinyum Pamoat; Pyrvinii Embonas; Pyrvinium, Embonate de; Pyrvinium Pamoate (*BAN*); Viprynium Embonate; Viprynium Pamoate. Bis{6-dimethylamino-2-[2-(2,5-dimethyl-1-phenylpyrrol-3-yl)vinyl]-1-methylquinolinium} 4,4′-methylenebis(3-hydroxy-2-naphthoate).

Пирвиния Эмбонат

$C_{52}H_{56}N_6, C_{23}H_{14}O_6$ = 1151.4.

CAS — 3546-41-6.

ATC — P02CX01.

UNII — 310X6S84LW.

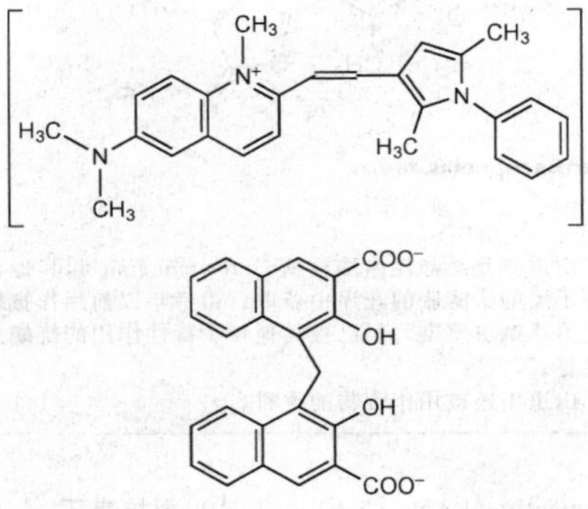

Pharmacopoeias. In *US*.

USP 33（Pyrvinium Pamoate） 亮橙色或橙红色至几乎黑色结晶性粉末。几乎不溶于水和乙醚；微溶于氯仿和甲氧乙醇；易溶于乙酸；极微溶于甲醇。贮藏于密闭容器中。避光。

不良反应

恩波吡维铵偶可引起恶心、呕吐、腹痛和腹泻。超敏反应和光过敏已被报道。头痛可出现。

恩波吡维铵使粪着鲜红色，如发生呕吐，可染污衣物。

药动学

恩波吡维铵在胃肠道不能有效吸收。

用途和用法

恩波吡维铵是有效的抗蠕虫药，用于治疗蛲虫病（第129页），但已普遍被其他药物代替。

吡维铵以恩波酸盐形式给药，但剂量以碱基的形式表达。恩波吡维铵 7.5mg 相当于约 5mg 吡维铵。

恩波吡维铵为口服给药，一次剂量相当于吡维铵 5mg/kg，2～3 周后重复。

制剂

USP 33: Pyrvinium Pamoate Oral Suspension; Pyrvinium Pamoate Tablets.

专利制剂

Arg.: Tru; ***Austria:*** Molevac†; ***Braz.:*** Enterocid†; Pyr-Pam†; Pyverm; ***Denm.:*** Vanquin; ***Fin.:*** Pyrvin; ***Fr.:*** Povanyl; ***Ger.:*** Molevac; Pyrcon; ***Norw.:*** Vanquin; ***Spain:*** Pamoxan; ***Swed.:*** Vanquin; ***Turk.:*** Pirok.

Rafoxanide (*BAN*, *USAN*, *rINN*) 雷复尼特

MK-990; Rafoxanida; Rafoxanidum. 3′-Chloro-4′-(4-chlorophenoxy)-3,5-di-iodosalicylanilide.

Рафоксанид
$C_{19}H_{11}Cl_2I_2NO_3$ = 626.0.
CAS — 22662-39-1.
ATC Vet — QP52AG05.

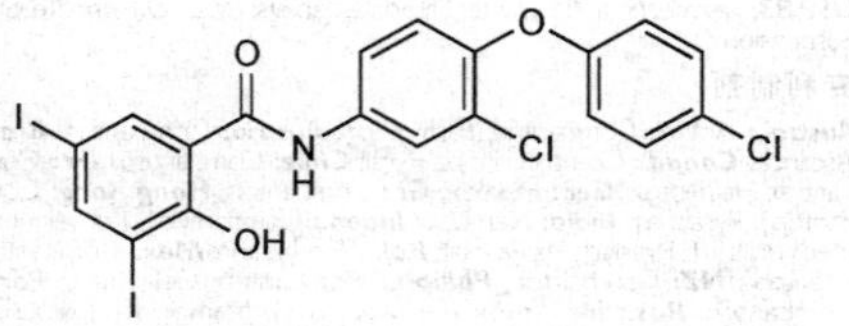

简介

雷复尼特是抗蠕虫药，用于兽医治疗牛和羊的肝片吸虫病。

Santonin 山道年

Santoniini; Santonina; Santoninum. (3S,3aS,5aS,9bS)-3a,5,5a,9b-Tetrahydro-3,5a,9-trimethylnaphtho[1,2-*b*]furan-2,8(3*H*,4*H*)-dione.
Сантонин
$C_{15}H_{18}O_3$ = 246.3.
CAS — 481-06-1.
UNII — 1VL8J38ERO.

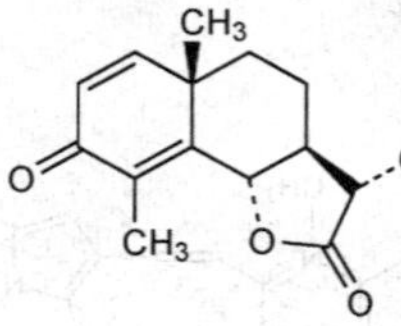

Pharmacopoeias. In *Jpn.*

简介

山道年是结晶性内酯，从 *Artemisia cina* 和其他蒿属种干燥的未膨胀的花序中获取。山道年以前用作抗蠕虫药治疗蛔虫感染，但已被其他较少毒性作用的抗蠕虫药代替。

山道年还被用作食物的香料。

Selamectin (*BAN, USAN, rINN*) 司拉克丁

Selamectina; Sélamectine; Selamectinum; Selamektiini; Selamektin; UK-124114. (2aE,4E,5′S,6S,6′S,7S,8E,11R,13R,15S,17aR,20aR,20bS)-6′-Cyclohexyl-7-[(2,6-dideoxy-3-*O*-methyl-α-L-*arabino*-hexopyranosyl)oxy]-3′,4′,5′,6,6′,7,10,11,14,15,20a,20b-dodecahydro-20b-hydroxy-5′,6,8,19-tetramethylspiro(11,15-methano-2*H*,13*H*,17*H*-furo[4,3,2-*p*,*q*][2,6]benzodioxacyclooctadecin-13,2′-[2*H*]pyran)-17,20(17a*H*)-dione 20-oxime.
Селамектин
$C_{43}H_{63}NO_{11}$ = 770.0.
CAS — 165108-07-6.
ATC Vet — QP54AA05.
UNII — A2669OWX9N.

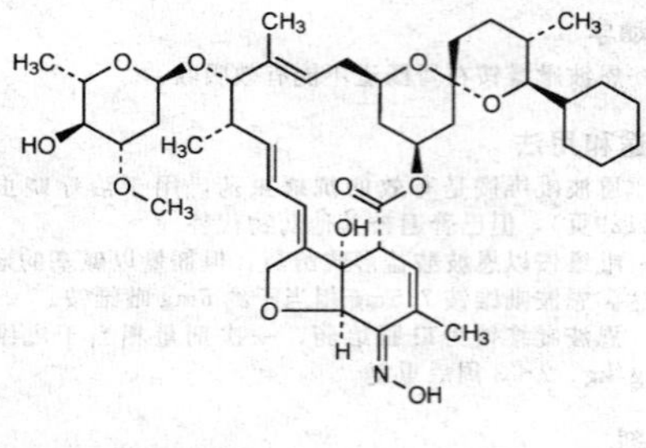

Pharmacopoeias. In *Eur.* (see p.vii) for veterinary use only.

Ph. Eur. 6. 8 (Selamectin for Veterinary Use) 由发酵产物得到的半合成产物。白色或近白色，吸湿性粉末。几乎不溶于水；溶于丙酮和二氯甲烷；易溶于异丙醇，略溶于甲醇。贮藏于密闭容器中。

简介

司拉克丁是阿弗菌素抗蠕虫药，兽医用于杀体表寄生虫和预防胃肠道线虫和犬恶丝虫感染。

Tetramisole Hydrochloride (*BANM, USAN, rINNM*) 盐酸四咪唑

Hidrocloruro de tetramisol; ICI-50627; McN-JR-8299-11; R-8299; Tétramisole, Chlorhydrate de; Tetramisoli Hydrochloridum. (±)-2,3,5,6-Tetrahydro-6-phenylimidazo[2,1-*b*]thiazole hydrochloride.
Тетрамизола Гидрохлорид
$C_{11}H_{12}N_2S,HCl$ = 240.8.
CAS — 5036-02-2 (tetramisole); 5086-74-8 (tetramisole hydrochloride).

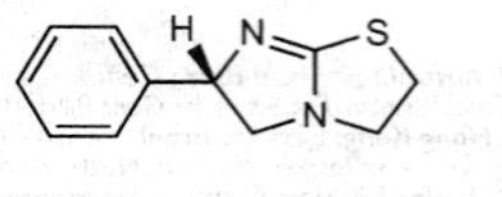

(tetramisole)

Pharmacopoeias. In *Fr.* for veterinary use only.

简介

盐酸四咪唑是抗蠕虫药，用于兽医控制线虫感染。盐酸四咪唑是消旋混合物，其左旋异构体盐酸左旋咪唑（第139页）包含了其大部分活性。

制剂

专利制剂

Braz.: Ascarizole†.

多组分制剂 ***India:*** Jetomisol-P.

Thiacetarsamide (*rINNM*) 硫乙胂胺

Arsenamide; Thiacétarsamide; Thiacetarsamidum; Thioarsenite; Tiacetarsamida. *p*-[Bis(carboxymethylmercapto)arsino]benzamide; 4-Carbamylphenyl bis[carboxymethylthio]arsenite.
Тиацетарсамид
$C_{11}H_{12}AsNO_5S_2$ = 377.3.
CAS — 531-72-6.
ATC Vet — QP52AX08.
UNII — VMF4ELY9TZ.

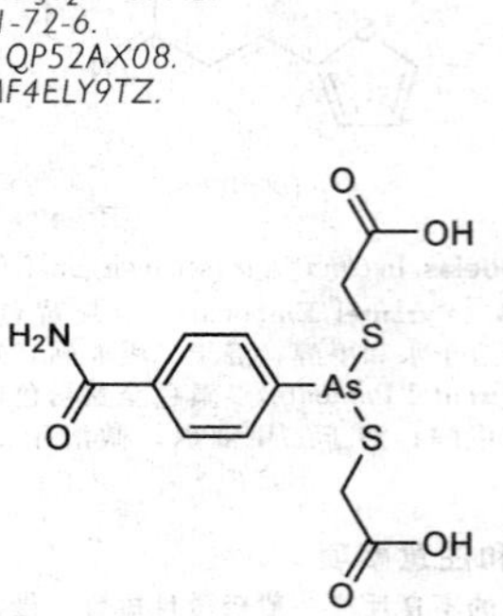

简介

硫乙胂胺是砷剂衍生物，兽医用于治疗犬恶丝虫感染。

Thiophanate (*BAN*) 苯硫脲酯

Tiofanato. 4,4′-*o*-Phenylenebis(ethyl 3-thioallophanate).
Тиофанат
$C_{14}H_{18}N_4O_4S_2$ = 370.4.
CAS — 23564-06-9.
ATC Vet — QP52AC04.
UNII — 5Q0Y96D5I8.

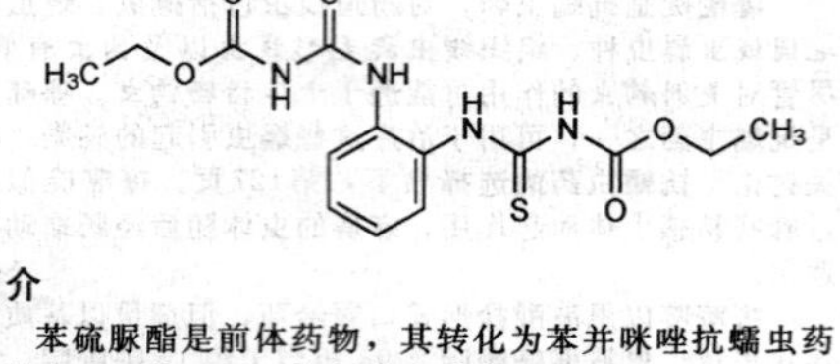

简介

苯硫脲酯是前体药物，其转化为苯并咪唑抗蠕虫药洛苯达唑。兽医用于控制线虫感染。

Tiabendazole (*BAN, rINN*) 噻苯达唑

E233; MK-360; Thiabendazole *(USAN)*; Tiabendatsoli; Tiabendazol; Tiabendazolas; Tiabendazolum. 2-(Thiazol-4-yl)-1*H*-benzimidazole.
Тиабендазол
$C_{10}H_7N_3S$ = 201.2.
CAS — 148-79-8.
ATC — D01AC06; P02CA02.
ATC Vet — QD01AC06; QP52AC10.
UNII — N1Q45E87DT.

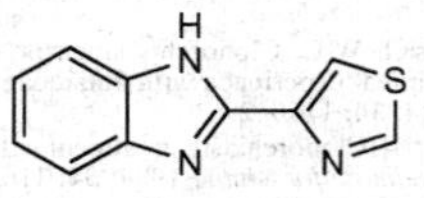

Pharmacopoeias. In *Chin., Eur.* (see p.vii), *Int.*, and *US.*

Ph. Eur. 6. 8 (Tiabendazole) 白色或近白色结晶性粉末。几乎不溶于水；微溶于乙醇和二氯甲烷；溶解于稀释的无机酸。避光。

USP 33 (Thiabendazole) 白色至几乎白色、无臭或几乎无臭粉末。几乎不溶于水；微溶于乙醇和丙酮；极微溶于氯仿和乙醚。

不良反应

在噻苯达唑治疗过程中，头晕和胃肠道紊乱，特别是食欲缺乏、恶心和呕吐、腹泻和腹痛常见。其他不良反应偶尔出现，包括瘙痒、皮疹、头痛、疲劳、困倦、黏膜干燥、高血糖、视力障碍（包括色视症）、白细胞减少、耳鸣，对肝的影响包括胆汁淤积和肝实质损伤（在一些病例中严重且不可逆）、遗尿、结晶尿症及心动过缓和低血压。也已有多形性红斑、致命的 Stevens-Johnson 综合征、中毒性表皮坏死松解症、惊厥及对精神状态的影响的报道。

发热、寒战、血管性水肿及淋巴结病已被报道，但可能表明由于死亡的寄生虫而不是对噻苯达唑的变态反应所致。

一些服用噻苯达唑患者的尿可有特征性的气味，与食入芦笋后气味相似，这归因于噻苯达唑代谢产物的存在。

对唾液腺的影响 在一名使用噻苯达唑的 17 岁的男孩，有腮腺和唾液腺肿大的口干，先于阻塞性黄疸发生[1]。

1. Davidson RN, *et al.* Intrahepatic cholestasis after thiabendazole. *Trans R Soc Trop Med Hyg* 1988; **82:** 620.

超敏反应 一名患者在噻苯达唑治疗 16 天后，发生了严重的多形性红斑[1]。许多损害环绕先已存在的黑素细胞痣。

1. Humphreys F, Cox NH. Thiabendazole-induced erythema multiforme with lesions around melanocytic naevi. *Br J Dermatol* 1988; **118:** 855–6.

注意事项

噻苯达唑对有肝损伤或肾损伤的患者应慎用。噻苯达唑在一些患者中引起困倦，受影响的人不应驾驶或操作机器。

噻苯达唑不应用于涉及蛔虫的混合感染，因其可引起蛔虫移行，活蛔虫可通过口或鼻钻出。

妊娠 噻苯达唑对小鼠致畸，然而对人的妊娠尚未进行足够的和很好控制的研究。

肾损伤 噻苯达唑及其 5-羟基代谢产物在一名治疗严重类圆线虫病的进行血液透析和血液灌注的无肾患者体内不蓄积[1]。然而，潜在有毒的结合的葡糖苷酸和硫酸盐代谢产物确实蓄积。血液透析对所有这 3 种代谢产物的清除都很差，而血液灌注则更有效，尽管迅速清除需要每小时更换一次血液灌注柱。

1. Bauer L, *et al.* The pharmacokinetics of thiabendazole and its metabolites in an anephric patient undergoing hemodialysis and hemoperfusion. *J Clin Pharmacol* 1982; **22:** 276–80.

药物相互作用

黄嘌呤 关于噻苯达唑对血清茶碱浓度的作用，见第1107页。

药动学

噻苯达唑容易从胃肠道吸收，服用后 1～2h 出现血浆浓度峰值。噻苯达唑代谢为 5-羟噻苯达唑，主要从尿以葡糖苷酸或硫酸结合物形式排出，口服 48h 内，约 90%在尿中发现，但仅 5%在粪便中发现。施用到皮肤或眼的制剂可能有吸收。

1. Tocco DJ, *et al.* Absorption, metabolism, and excretion of thiabendazole in man and laboratory animals. *Toxicol Appl Pharmacol* 1966; **9:** 31–9.

用途和用法

噻苯达唑为苯并咪唑的衍生物，是具有抗大多数线虫活性的抗蠕虫药。其抗一些幼虫阶段和虫卵的活性已

被证实。作用方式还不确定，但噻苯达唑可抑制虫体的延胡索酸还原酶系统，因而干扰其能量来源。

噻苯达唑用于治疗皮肤幼虫移行症、麦地那龙线虫病和弓首线虫病。也可用于治疗类圆线虫病，并可在旋毛虫病幼虫侵入阶段缓解症状。噻苯达唑对一些肠道线虫也有效，但不应作为主要疗法，混合感染包括蛔虫病的治疗不推荐使用，因为噻苯达唑可引起虫体移行到身体其他器官引起严重的并发症。关于上述感染治疗的讨论，见**抗蠕虫药的选择**项下（第127页）和下文各标题项下。

噻苯达唑口服给药，随餐同服，常用25mg/kg，每日2次，服用2天或2天以上。服药时间取决于感染的类型，每日剂量不应超过3g。对不能耐受每日2次用量的患者，第一日饱餐后，给予25mg/kg，24h后同样饱餐后重复给药一次。对群体治疗，建议晚餐后给予50mg/kg，顿服，尽管不良反应发生率可较25mg/kg，每日2次服用要高。

对于**皮肤幼虫移行症**，可给予25mg/kg，每日2次，连服2天，如有必要，2天后重复，应用于口腔的10%～15%混悬液局部治疗已主张作为口服治疗的替代药或辅助药。

对于**麦地那龙线虫病**，可给予25～50mg/kg，每日2次，服用1天，对于大量感染，5～8天后可再给予50mg/kg。

对于**类圆线虫病**，可给予25mg/kg，每日2次，连服2～3天；或50mg/kg顿服，当感染播散时，至少治疗5天可能是必要的。

对于**旋毛虫病**，可给予25mg/kg，每日2次，连服2～4天。

对于**弓首线虫病**，可给予25mg/kg，每日2次，连服5～7天。

噻苯达唑还有抗真菌活性。用于一些食物作为杀真菌的防腐剂。

麦地那龙线虫病 尽管没有直接的抗麦地那龙线虫作用，但噻苯达唑[1,2]可用于麦地那龙线虫病（第131页）的对症治疗。使用噻苯达唑可使虫体易于从皮下组织被取出。

1. Muller R. Guinea worm disease: epidemiology, control, and treatment. *Bull WHO* 1979; **57:** 683–9.
2. Kale OO, *et al.* Controlled comparative trial of thiabendazole and metronidazole in the treatment of dracontiasis. *Ann Trop Med Parasitol* 1983; **77:** 151–7.

类圆线虫病 噻苯达唑可用于类圆线虫病（第131页）的治疗，但阿苯达唑或伊维菌素一般更可取。

1. Grove DI. Treatment of strongyloidiasis with thiabendazole: an analysis of toxicity and effectiveness. *Trans R Soc Trop Med Hyg* 1982; **76:** 114–18.
2. Barnish G, Barker J. An intervention study using thiabendazole suspension against strongyloides fuelleborni-like infections in Papua New Guinea. *Trans R Soc Trop Med Hyg* 1987; **81:** 60–3.
3. Boken DJ, *et al.* Treatment of Strongyloides stercoralis hyperinfection syndrome with thiabendazole administered per rectum. *Clin Infect Dis* 1993; **16:** 123–6.
4. Gann PH, *et al.* A randomized trial of single- and two-dose ivermectin versus thiabendazole for treatment of strongyloidiasis. *J Infect Dis* 1994; **169:** 1076–9.
5. Pitisuttithum P, *et al.* A randomized comparative study of albendazole and thiabendazole in chronic strongyloidiasis. *Southeast Asian J Trop Med Public Health* 1995; **26:** 735–8.
6. Schaffel R, *et al.* Thiabendazole for the treatment of strongyloidiasis in patients with hematologic malignancies. *Clin Infect Dis* 2000; **31:** 821–2.

比翼线虫病 噻苯达唑已成功地[1,2]用于治疗人的比翼线虫病（第131页）。

1. Grell GAC, *et al.* Syngamus in a West Indian. *BMJ* 1978; **2:** 1464.
2. Leers W-D, *et al.* Syngamosis, an unusual case of asthma: the first reported case in Canada. *Can Med Assoc J* 1985; **132:** 269–70.

制剂

BP 2010: Tiabendazole Tablets;
USP 33: Thiabendazole Oral Suspension; Thiabendazole Tablets.

专利制剂

Arg.: Foldan; ***Austral.:*** Mintezol†; ***Braz.:*** Benzol†; Foldan; Thiaben†; Thiabose; Thianax†; Tiabenzol†; Tiadol; Tiaplex; ***Chile:*** Soldrin; ***Gr.:*** Mintezol; ***Mex.:*** Eprofil†; ***Spain:*** Triasox†; ***USA:*** Mintezol†; ***Venez.:*** Drofen†.

多组分制剂 ***Braz.:*** Derms; Eraverm-T†; Folderm Pomada; Forverm; Helmib†; Helmiben; Helmidrax†; Josverm†; Metiaben†; Micoplex†; Neovermin; Octelmin†; Poliben†; Profium; Prohelmin†; Thiabena†; Vermilen Composto†; Vermol†; Zoles†.

Triclabendazole (*BAN, rINN*) 三氯苯达唑

Triclabendazol; Triclabendazolum. 5-Chloro-6-(2,3-dichlorophenoxy)-2-(methylthio)benzimidazole.

Триклабендазол

$C_{14}H_9Cl_3N_2OS$ = 359.7.
CAS — 68786-66-3.
ATC — P02BX04.
ATC Vet — QP52AC01.
UNII — 4784C8E03O.

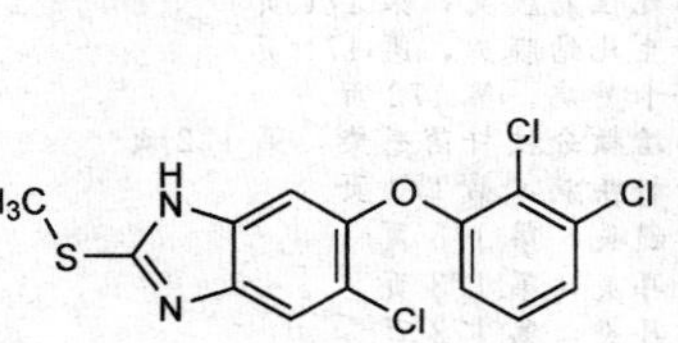

简介

三氯苯达唑是苯并咪唑抗蠕虫药，用于治疗肝片吸虫病。成人和6岁及以上儿童可餐后顿服10mg/kg；15岁及以上的严重感染者12～24h后可再次口服。对人并殖吸虫病的治疗在研究中。

肝脏吸虫感染 尽管硫氯酚或吡喹酮用于治疗肝片吸虫病（第129页），但一些人认为三氯苯达唑是首选药[1]。几项研究[2～7]已证实了三氯苯达唑治疗肝片吸虫病的有效性。

1. Abramowicz M, ed. *Drugs for parasitic infections.* 2nd ed. New Rochelle NY: The Medical Letter, 2010.
2. Apt W, *et al.* Treatment of human chronic fascioliasis with triclabendazole: drug efficacy and serologic response. *Am J Trop Med Hyg* 1995; **52:** 532–5.
3. El-Karaksy H, *et al.* Human fascioliasis in Egyptian children: successful treatment with triclabendazole. *J Trop Pediatr* 1999; **45:** 135–8.
4. Millán JC, *et al.* The efficacy and tolerability of triclabendazole in Cuban patients with latent and chronic Fasciola hepatica infection. *Am J Trop Med Hyg* 2000; **63:** 264–9.
5. Graham CS, *et al.* Imported Fasciola hepatica infection in the United States and treatment with triclabendazole. *Clin Infect Dis* 2001; **33:** 1–5.
6. Talaie H, *et al.* Randomized trial of a single, double and triple dose of 10 mg/kg of a human formulation of triclabendazole in patients with fascioliasis. *Clin Exp Pharmacol Physiol* 2004; **31:** 777–82.
7. Marcos LA, *et al.* Natural history, clinicoradiologic correlates, and response to triclabendazole in acute massive fascioliasis. *Am J Trop Med Hyg* 2008; **78:** 222–7.

肺吸虫感染 以三氯苯达唑治疗并殖吸虫病（第130页）的试点研究报道了有望的结果[1]。在一项对62名患者的开放比较研究中[2]，三氯苯达唑5mg/kg，每日1次，口服3天；或10mg/kg，每日2次，口服1天或10mg/kg顿服较吡喹酮获得了更迅速的寄生虫学反应。所有组患者的临床症状都以比较快的速度消退。之后的研究在154名患者中比较了两种一日给药法[3]。给药后3个月，顿服10mg/kg患者的治愈率（依痰中无虫卵评定）为84.4%，每次10mg/kg但一日口服2次的患者的治愈率为90.9%。给药后3个月仍然感染的患者，再次10mg/kg一日口服2次治疗导致治疗后一年寄生虫的完全清除。

1. Ripert C, *et al.* Therapeutic effect of triclabendazole in patients with paragonimiasis in Cameroon: a pilot study. *Trans R Soc Trop Med Hyg* 1992; **86:** 417.
2. Calvopiña M, *et al.* Treatment of human pulmonary paragonimiasis with triclabendazole: clinical tolerance and drug efficacy. *Trans R Soc Trop Med Hyg* 1998; **92:** 566–9.
3. Calvopiña M, *et al.* Comparison of two single-day regimens of triclabendazole for the treatment of human pulmonary paragonimiasis. *Trans R Soc Trop Med Hyg* 2003; **97:** 451–4.

制剂

专利制剂

Fr.: Egaten.

抗菌药

本章包括主要用于治疗和预防细菌感染的抗菌药。实际上，这些药物经常被错误地称为“抗生素”。在马丁代尔中“抗菌药”主要指本章中的药物。这些不同类别的药物将在下面进行说明。在马丁代尔中其他地方介绍的抗菌药如抗原虫的甲硝唑（第807页）、硝唑尼特（第812页）和替硝唑（第819页），用于治疗厌氧菌的感染。

关于治疗和预防细菌性感染的免疫疗法在**疫苗免疫球蛋白和抗血清**（第2121页）中讨论。

此外，**消毒药和防腐剂**（第1548页）用于杀灭和抑制微生物的生长。

药物分类

虽然抗菌药包括很多种的化合物，但经常分类讨论。它们可按照作用方式或抗菌谱分类，但经常将那些具有类似化学结构的分为一类。

氨基糖苷类

氨基糖苷类是一类杀菌剂，主要来自属于放线菌属的链霉菌和小单孢菌，链霉菌属产生的品种有：新霉素B、卡那霉素、新霉素、巴龙霉素、链霉素和妥布霉素；小单孢菌属产生的品种有：庆大霉素和西索霉素。它们结构中含有氨基环醇的聚阳离子化合物，在链霉素或相关药物中通常为2-脱氧链霉胺或链霉胍通过糖苷键与环状氨基糖连接。因此，这些药物也被命名为aminoglycosidic aminocyclitols。通常应用的是其硫酸盐。

氨基糖苷类具有相似的毒性。耳毒性是限制其使用的最大原因。链霉素和庆大霉素通常被认为对第八对脑神经前庭神经毒性最大，而新霉素和卡那霉素对听神经的毒性最大。其他本类药物的副作用包括肾毒性、神经肌肉阻滞和过敏（包括交叉过敏）。

氨基糖苷类的药动学特性非常相似。消化道几乎不吸收，通过胃肠外用药后在体内分布很好，但脑脊液中浓度很低。通过肾小球滤过由尿中原形排出。

氨基糖苷类可能通过与细菌核糖体的30S和50S亚基不可逆的结合而干扰细菌的蛋白合成，具有相似的抗菌谱。它们造成细菌死亡的方式尚不完全清楚。它们通常对革兰阴性菌有效。金黄色葡萄球菌对氨基糖苷类敏感，但多数革兰阳性菌以及厌氧菌对氨基糖苷类通常天然耐药。氨基糖苷类可增加青霉素对肠球菌和链球菌的抗菌活性。细菌通常通过突变对链霉素产生耐药，但对其他氨基糖苷类的耐药主要是通过质粒介导的能灭活氨基糖苷类的磷酸转移酶、乙酰转移酶和核苷转移酶。氨基糖苷类具有抗菌药后效应，即在药物浓度降至最低抑菌浓度以下后仍持续具有杀菌效果。

*链霉素*是最早广泛使用的氨基糖苷类药物，于1944年由灰链霉菌中分离得到。由于该药在使用中很快就产生耐药性，因此该药目前主要与其他抗结核药联合用于治疗结核病。由链霉素改造而成的*双氢链霉素*由于其毒性大目前很少使用。其次发现的是*新霉素*，新霉素包括B和C异构体，新霉素B被认为就是*氟拉霉素*。由于毒性大不全身使用。相关的巴龙霉素（第813页）同样具有抗原生动物和抗蠕虫的特性，可用于治疗肠道阿米巴、绦虫感染、隐孢子虫病核和黑热病。*卡那霉素*比新霉素毒性低，可全身使用。尽管其可用于治疗青霉素耐药的淋病，但对铜绿假单胞菌无效，通常用庆大霉素或其他新的氨基糖苷类替代。

*庆大霉素*于1963年从小单孢菌中分离出来，对铜绿假单胞菌和黏质沙雷菌有抗菌效果，广泛用于威胁生命的感染。*妥布霉素*是链霉菌产生的一系列尼拉霉素中的一种，抗菌谱与庆大霉素相似，据报道对铜绿假单胞菌的抗菌效果较庆大霉素强。*阿米卡星*为卡那霉素的半合成产物，它所具有的一个侧链使其对灭活酶敏感性降低，其抗菌谱与庆大霉素相似，但对庆大霉素、妥布霉素和卡那霉素耐药的革兰阴性菌通常敏感。*西索米星*在结构上与庆大霉素相似。*奈替米星*为西索米星的*N*-乙基化产物，对一些庆大霉素耐药的细菌可能具有抗菌活性，但抗菌谱不如阿米卡星。其他氨基糖苷类包括*安普霉素*、*阿贝卡星*、*阿司米星*、*卡那霉素B*、*地贝卡星*、*异帕米星*和*小诺米星*。

由于氨基糖苷类的抗菌谱和潜在毒性，通常这类药物只用于治疗严重感染。尤其对于肾功能受损患者，必须仔细调整剂量而使血浆药物浓度保持在治疗范围并避免蓄积。新霉素和氟拉霉素非肠道用药毒性太大，口服用于抑制肠道菌群。新霉素和庆大霉素的局部使用造成了过敏反应和耐药菌的出现。庆大霉素和妥布霉素通常跟其他药物联合应用治疗威胁生命的氨基糖苷类敏感菌的感染。当耐药菌持续发生时，可使用阿米卡星和奈替米星治疗对庆大霉素或其他氨基糖苷类耐药的严重感染。

本章介绍的药物：

阿米卡星	第190页	安普霉素	第195页
阿贝卡星	第195页	阿司米星	第196页
卡那霉素 B	第201页	地贝卡星	第251页
双氢链霉素	第252页	依替米星	第262页
新霉素 B	第267页	庆大霉素	第267页
异帕米星	第276页	卡那霉素	第273页
小诺霉素	第289页	新霉素	第284页
奈替米星	第314页	西索米星	第291页
链霉素	第335页	妥布霉素	第316页

抗分枝杆菌药

抗分枝杆菌药是一类抗菌谱包括分枝杆菌属的多族抗菌药，用于治疗结核、麻风和其他分枝杆菌感染，它们包括利福霉素类如安莎霉素和由地中海拟无枝菌酸菌（地中海诺卡菌、地中海链霉菌）分离得到的利福霉素。该类药物中的主要抗菌药利福平是治疗结核和麻风的主要药物，并且越来越多地用于治疗其他感染。利福布汀也用于抗分枝杆菌治疗，特别是机会性鸟分枝杆菌（MAC）的感染。本章介绍的其他利福霉素类药物还有利福喷汀、由于吸收差只用于胃肠道局部的利福昔明，以及利福霉素钠（已经被越来越有效的药物所替代而很少使用）。

另一个广泛用于结核病治疗的药物是异烟肼，是异烟酸的衍化物。通常与其他药物联合应用避免或延迟耐药的出现。吡嗪酰胺为烟酰胺的衍化物，也是治疗结核病的方案中的一个重要药物，当可能出现对一线抗结核药耐药时通常加用乙胺丁醇和氨基糖苷类的链霉素。缩氨基酰脲衍生物氨硫脲由于药物毒性和更多有效药物的出现，目前已经很少用于抗结核治疗，但在发展中国家有些时候仍然使用。当出现对一线抗结核药物耐药时，其他一些药物如氨基水杨酸及其盐、卷曲霉素、环丝氨酸、乙硫异烟肼、丙硫异烟胺和卡那霉素可作为二线药物使用。

砜类自 20 世纪 40 年代起就用于治疗麻风，目前在联合用药方案中使用最广泛的是氨苯砜。该药作用机制与磺胺类相似，通过抑制叶酸代谢产生抗菌效果，该药还用于预防疟疾和预防、治疗肺孢子菌性肺炎。另一个用于治疗麻风的重要方法是奋乃静联用氯法齐明，此外，该药还用于治疗二型麻风反应和其他分枝杆菌的感染。硫胺类乙硫异烟胺和丙硫异烟胺用于治疗麻风和结核病，但已经被一些毒性低的药物所代替用来治疗麻风，如克拉霉素、氧氟沙星、米诺环素和倍氟沙星。

本章介绍的药物：

对氨水杨酸	第191页	卷曲霉素	第205页
氯法齐明	第241页	环丝氨酸	第247页
氨苯砜	第248页	乙胺丁醇	第260页
乙硫异烟胺	第261页	异烟腙	第265页
异烟肼	第273页	甲磺烟肼	第283页
吗啉米特	第286页	丙硫异烟胺	第303页
吡嗪酰胺	第304页	利福布汀	第307页
利福平	第309页	利福霉素	第312页
利福喷汀	第312页	利福昔明	第313页
氨硫脲	第332页		

头孢菌素和相关的β-内酰胺类

头孢菌素类为半合成抗菌药物，由土壤中冠头孢菌产生的头孢菌素 C 衍化而成。其活性分子 7-氨基头孢霉烷酸与青霉素分子 6-氨基青霉烷酸非常相似，具有二羟噻嗪六元环的 β-内酰胺环的 3 位有一个乙酰甲氧基。头孢菌素 C 在 7 位具有一个 d-α-氨基己二酸侧链。在 3 和 7 位的化学修饰产生具有不同特点的药物。7 位被氨基替代影响抗菌效果，而 3 位的改变可能更多的影响药动学特点。

头孢菌素为杀菌药，主要作用机制与青霉素类似，均为抑制细菌细胞壁的合成。头孢菌素最常用的分类方式是根据代数及抗菌作用特点分，但可能也需要根据使用范围进行分类。新一代的头孢菌素对革兰阴性菌的抗菌效果有所增强。头孢噻吩是最早上市的头孢菌素之一，并且是**一代**头孢菌素的代表品种。该药对除甲氧西林耐药金黄色葡萄球菌和肠球菌以外的包括产青霉素酶的革兰阳性菌有广谱的抗菌活性。对革兰阴性菌抗菌力中等。头孢噻吩不能通过胃肠道吸收，必须肌内注射并且很痛。头孢噻吩已经普遍被头孢唑啉或头孢拉定所替代。因为头孢噻啶的肾毒性，该药目前已很少使用。头孢拉定可被胃肠道吸收因此可以口服或注射给药。头孢羟氨苄、头孢曲秦和头孢氨苄均可以口服给药。所有这些药物的抗菌谱与头孢噻吩相似。头孢克洛也可以口服给药。该药对革兰阳性菌的抗菌效果与头孢噻吩相似，但由于该药对革兰阴性菌也有很强的抗菌效果，尤其是嗜血流感杆菌，通常被划分为二代头孢菌素。头孢丙烯为口服头孢菌素，半衰期比头孢克洛长。

头孢孟多是最早出现的**二代**头孢菌素。该药对革兰阳性菌的抗菌效果与头孢噻吩相似或稍弱，但对革兰阴性菌产生的头孢菌素酶稳定性强，增强了对肠杆菌和嗜血流感杆菌的抗菌活性。该药为胃肠道外给药。头孢呋辛与头孢孟多的抗菌谱相似，但对 β-内酰胺酶的稳定性更强。该药为胃肠道外给药，但头孢呋辛醋氧乙酯（头孢呋辛的乙酰氧基乙基酯）可口服给药。其他胃肠道外给药的二代头孢菌素包括头孢尼西、头孢雷特和头孢替安，这些药物的抗菌谱与头孢孟多相似。头霉素（见下文）也被划分为二代头孢菌素。

三代头孢菌素，有时亦称为**广谱**头孢菌素，对 β-内酰胺酶的稳定性比头孢孟多和头孢呋辛更强。与早期的头孢菌素相比抗菌谱更广，对包括临床重要的肠杆菌在内的革兰阴性菌的抗菌效果更强。对革兰阳性菌的抗菌效果据说比一代头孢菌素弱，但对链球菌有很强的抗菌效果。头孢噻肟是最早的三代头孢菌素，对铜绿假单胞菌的抗菌效果相对较弱。头孢甲肟、头孢地秦、头孢唑肟和头孢曲松与头孢噻肟的抗菌效果相似。这些药物均为胃肠道外给药，主要是药动学参数不同。口服的三代头孢菌素包括头孢克肟、头孢地尼、头孢他美酯、头孢泊肟酯和头孢丙烯。头孢他定是胃肠道外给药增强了对铜绿假单胞菌抗菌活性的三代头孢菌素的代表。头孢哌酮与头孢他定的抗菌效果相似。头孢匹胺与头孢哌酮的结构相似且抗菌效果相似。虽然头孢磺啶被划分为三代头孢菌素，但其对革兰阴性菌的抗菌活性仅限于铜绿假单胞菌。拉氧头孢属于**氧头孢菌素**类，与真正的头孢菌素的不同在于 7-氨基头孢烷酸硫原子被氧原子所替代。与头孢噻肟最主要的区别是其抗脆弱拟杆菌效果增强。

新的头孢菌素头孢吡肟和头孢匹罗通常被认为是**四代**头孢菌素，其抗菌谱更广。头孢托罗对耐药葡萄球菌有抗菌活性。

半合成的**头霉素**是头霉素 C 化学修饰的结果，头霉素 C 为链霉素属天然产生的 β-内酰胺类抗菌药。与头孢菌素的不同之处在于在 7-氨基头孢烷酸增加了一个 7-α-甲氧基。该甲氧基的空间位阻被认为是对 β-内酰胺酶稳定的原因。临床上通常被划分为二代头孢菌素，但对厌氧菌，尤其是脆弱拟杆菌的抗菌活性增强。头孢西丁是最早的头霉素之一，近来出现了头孢美唑、头孢替坦和头孢米诺。所有这些头霉素均为胃肠道外给药。

亚胺培南是最早的**碳青霉烯类**抗菌药，为牡蛎链霉菌产生的硫霉素的亚胺硫霉素产物。该药同头孢菌素相似通过抑制细胞壁的形成产生杀菌作用，对包括革兰阳性和革兰阴性的需氧菌及厌氧菌均有抗菌活性，对铜绿假单胞菌和脆弱拟杆菌有良好的抗菌效果。亚胺培南与西司他丁配伍经胃肠道外给药，西司他丁为脱氢肽酶 I 的抑制药，抑制肾对亚胺培南的水解。类似的是，碳青霉烯类的帕尼培南也与肾保护剂倍他米隆同时使用。另外两个碳青霉烯类药物厄他培南和美罗培南对肾脱氢肽酶相对稳定，可单独使用。厄他培南与其他碳青霉烯类相比抗菌谱较窄，对铜绿假单胞菌无效。多利培南被认为对铜绿假单胞菌有特殊抗菌效果的碳青霉烯类抗菌药。

单酰胺环类是第一个从细菌中分离出的单环 β-内酰胺类，目前为半合成药物。氨曲南为首个上市的单酰胺环类药物。该药与头孢菌素相似通过抑制细胞壁的合成产生杀菌作用。与亚胺培南及新头孢菌素不同，该药仅对革兰阴性需氧菌有效。对铜绿假单胞菌有良好的抗菌效果，为胃肠道外给药。同类单酰胺环类药物还有卡芦莫南。

碳头孢烯类与头孢菌素结构相似，但 7-氨基头孢烷酸硫原子被甲氧基所取代。氯碳头孢是口服碳头孢烯类抗菌药。

本章介绍的药物：

氨曲南	第199页	倍他米隆	第205页
比阿培南	第205页	卡芦莫南	第206页
头孢克洛	第206页	头孢羟氨苄	第207页
头孢氨苄	第207页	头孢洛宁	第208页
头孢噻吩	第208页	头孢孟多	第209页
头孢匹林	第210页	头孢曲秦	第210页
头孢唑林	第211页	头孢拉宗	第211页
头孢卡品	第212页	头孢地尼	第212页
头孢托仑	第212页	头孢吡肟	第212页
头孢他美	第213页	头孢克肟	第213页
头孢甲肟	第214页	头孢美唑	第214页
头孢米诺	第215页	头孢地秦	第215页
头孢尼西	第215页	头孢哌酮	第216页
头孢雷特	第216页	头孢噻利	第216页
头孢噻肟	第216页	头孢替坦	第218页
头孢替安	第218页	头孢维星	第218页
头孢西丁	第219页	头孢唑兰	第219页
头孢匹胺	第219页	头孢匹罗	第220页
头孢泊肟	第220页	头孢丙烯	第221页
头孢喹肟	第221页	头孢拉定	第221页
头孢磺啶	第222页	头孢他啶	第222页
头孢特仑	第224页	头孢替唑	第224页
头孢布烯	第224页	头孢噻呋	第224页
头孢唑肟	第225页	头孢托罗	第225页
头孢曲松	第225页	头孢呋辛	第227页
西司他丁	第231页	多利培南	第253页
厄他培南	第255页	法罗培南	第262页
氟氧头孢	第262页	亚胺培南	第271页
拉氧头孢	第277页	氯碳头孢	第280页
美罗培南	第282页	帕尼培南	第297页

氯霉素类

氯霉素是最早于 1947 年从委内瑞拉链霉菌培养液中分离出的抗菌药，目前已经能人工合成。该药结构相对简单，为硝基苯二氯乙酸的衍生物。氯霉素是第一个被发现的广谱抗菌药。作用机制为干扰蛋白的合成，为抑菌药。抗菌谱与四环素相似，包括革兰阳性、革兰阴性菌、立克次体和衣原体。由于伤寒沙门菌、流感嗜血杆菌和脆弱拟杆菌对氯霉素敏感，可用氯霉素治疗其相关病症。

氯霉素使用后很短时间就发现具有严重的、有时是致命的骨髓抑制的不良反应。后来又发现在新生儿可以出现另一个严重的不良反应：灰婴综合征。由于该药严重的不良反应，在很多国家限制氯霉素的使用，其仅用于没有其他药物可选择时，且不用于轻微感染。

氯霉素可口服吸收，不像其他药物，该药即使在没有脑膜炎时仍可进入脑脊液。大部分在肝脏代谢，只有一小部分原形由尿中排出。

虽然在一些国家其耐药性是一个问题，但氯霉素仍广泛用于治疗伤寒。对于流感嗜血杆菌感染，尤其是脑膜炎患者，氨苄西林耐药菌株的感染是氯霉素的使用指征，在病原菌对抗菌药的敏感程度不知道前，通常同时使用氨苄西林和氯霉素，但由于耐药的出现，越来越多的选择新的三代头孢菌素用来治疗脑膜炎。对于已经证实的流感嗜血杆菌脑膜炎，氯霉素可做为三代头孢菌素的备选药物，目前被认为是一种治疗方案。虽然可能更趋向于使用甲硝唑，但氯霉素对很多厌氧菌有效，并且对于厌氧菌通常为脆弱拟杆菌造成的脑脓肿有治疗价值。

氯霉素琥珀酸钠可胃肠道外给药，其棕榈酸盐可口服给药。在一些国家氯霉素广泛用于眼科及局部预防用药。

甲砜霉素是氯霉素衍生的半合成抗菌药，苯环上的硝基被甲磺基所取代，通常造成体外失活。甲砜霉素被认为比氯霉素毒性较低且再生障碍性贫血报道较少，但可逆性骨髓抑制的发生更频繁。可能较少引起"灰婴综合征"。与氯霉素不同，甲砜霉素不在肝脏代谢，大部分以原形从尿中排出。在一些国家与氯霉素使用相似。

叠氮氯霉素是另一个氯霉素的相似物，主要局部应用治疗眼部感染。

本章介绍的药物：

叠氮氯霉素	第196页	氯霉素	第228页
氟苯尼考	第262页	甲砜霉素	第332页

糖肽类

万古霉素具有糖肽类结构；该药影响细菌细胞壁的合成，对革兰阳性球菌具有很强的抗菌活性。静脉应用万古霉素用于治疗严重葡萄球菌感染，治疗和预防患者过敏或细菌耐药而不能使用其他抗菌药时的心内膜炎。该药可用于治疗甲氧西林耐药葡萄球菌感染。盐酸万古霉素口服几乎不吸收，用于治疗伪膜性肠炎。替考拉宁是与万古霉素相似的糖肽类抗菌药，作用时间较长。既可静脉给药又可肌内注射。特拉万星也与万古霉素有相似特性，可静脉给药用于治疗复杂的皮肤感染或皮肤组织感染。雷莫拉宁正在研究中，特别是用于治疗难辨梭状芽孢杆菌相关腹泻。该药用于预防万古霉素耐药肠球菌感染的研究正在进行中。同时仍在研究中的药物还有达巴万星和奥利万星。

本章介绍的药物：

阿伏帕星	第196页	达巴万星	第247页
去甲万古霉素	第294页	奥利万星	第295页
雷莫拉宁	第306页	替考拉宁	第326页
特拉万星	第327页	万古霉素	第338页

林可胺类

林可霉素最早发现于 1962 年，由林肯链霉菌产生。

克林霉素是林可霉素 7-氯-7-脱氧衍生物。

虽然与红霉素和其他大环内酯类抗菌药结构上无相关性，但林可霉素类与大环内酯类具有相似的抗菌效果并作用在细菌核糖体的同一位点抑制蛋白质的合成。

林可胺类根据浓度不同分为抑菌药和杀菌药，主要对革兰阳性菌有效，并且对类杆菌有效。对一些原生动物也有效。克林霉素和林可霉素性质相似，但体外克林霉素比林可霉素抗菌力较强。林可胺类、大环内酯类和链阳霉素类有交叉耐药。

林可胺类与红霉素相似一直作为青霉素的代替物，但由于有报道可造成严重的，有时是致命的伪膜性肠炎，因此林可霉素和克林霉素推荐只有在没有合适药物时才能使用。

林可霉素和克林霉素即可口服给药又可胃肠道外给药，但克林霉素可以通过胃肠道很好地吸收且受胃中食物的影响较小。二者均可渗透入骨组织，并用于骨髓炎的治疗。这些药物也局部应用用于治疗寻常痤疮。

虽然甲硝唑（第　　页）和一些β-内酰胺类可能更适合，但林可霉素类目前的主要适应证是治疗严重的厌氧菌感染。克林霉素也用于预防青霉素过敏者的心内膜炎，和其他抗原虫药物一起治疗巴贝西虫病、氯喹耐药的疟疾、弓浆虫病、肺孢子菌性肺炎。

本章介绍的药物有：

克林霉素	第238页	林可霉素	第278页
吡利霉素	第299页		

大环内酯类

大环内酯类是一大类主要来源于链霉菌属的抗菌药。含有一个连接有一个或多个糖的大环内酯环。均为弱碱且仅微于水。特性相似，通常毒性低，抗菌谱相似，同类间有交叉耐药性。根据药物浓度及微生物种类的不同，大环内酯类通过干扰蛋白的合成表现为抑菌药和杀菌药。抗菌谱与苯唑西林相似，但对肺炎军团菌、肺炎支原体和一些立克次体、衣原体、嗜衣原体（chlamydophilas）也有抗菌活性。大环内酯类和相关药物具有抗菌药后效应，也就是说药物浓度低于最低抑菌浓度后仍保持抗菌效果。

红霉素发现于 1952 年，是最广泛使用的大环内酯类药物。该药可被胃酸破坏，因此必须包被肠衣或者制成更稳定的盐及酯，如硬脂酸盐或乙基琥珀酸盐。红霉素使用后可出现肝毒性，最常见的是其丙酸酯十二烷基硫酸盐。乳糖酸红霉素或者葡庚糖酸红霉素可静脉使用。静脉给予红霉素后有报道出现心律失常。红霉素可代替青霉素治疗很多感染，特别是对那些对青霉素过敏的患者。与四环素相似可用于治疗肺炎支原体、沙眼衣原体和寻常痤疮。还可用于治疗肺炎军团菌引起的感染。

近来开发的大环内酯类包括阿奇霉素、克拉霉素、地红霉素和罗红霉素，这些药物虽然有不同的药动学特点，但与红霉素有相似的特点。与红霉素相比，对鸟分枝杆菌等条件分枝杆菌，克拉霉素的抗菌活性较弱，阿奇霉素有很强的抗菌活性。克拉霉素还用于治疗麻风及消化性溃疡时根除幽门螺杆菌。阿奇霉素和克拉霉素还具有抗包括弓形虫在内的原生动物的活性。

氟红霉素是另一个新的使用中的大环内酯类药物。

其他大环内酯类包括在欧洲广泛用于治疗和预防弓浆虫病的螺旋霉素。可能有效治疗隐孢子虫病。

竹桃霉素的磷酸盐可口服和胃肠外给药。它的醋竹桃霉素酯在胃肠道可以很好的吸收，但与依托红霉素相似，证实具有肝毒性，故一般更愿意选择更有效的抗菌药。交沙霉素、吉他霉素、麦迪霉素和罗他霉素已经在欧洲和（或）日本使用。麦白霉素已经在中国使用。

替米考星、泰拉霉素和泰洛星用于兽药。

链阳霉素类抗菌药也来源于链霉菌属，包括普那霉素和维吉霉素，它们由两个成分组成，可互相协同，因此称为"synergistins"。其中一个成分在结构上与大环内酯类相似，与红霉素的抗菌谱相似。半合成的衍化物奎奴普丁/达福普汀可用于治疗包括甲氧西林耐药金黄色葡萄球菌和万古霉素耐药肠球菌等多重耐药菌所致感染。

大环内酯类、林可霉素类和链阳霉素类之间经常出现交叉耐药。已经开发出的酮内酯类抗菌药泰利霉素和西红霉素是红霉素 A 衍化的半合成抗菌药，对大环内酯类耐药的呼吸道病原体有效。

本章介绍的药物：

阿奇霉素	第196页	西红霉素	第228页
克拉霉素	第236页	地红霉素	第252页
红霉素	第256页	氟红霉素	第263页
交沙霉素	第275页	吉他霉素	第276页
麦白霉素	第282页	麦迪霉素	第285页
竹桃霉素	第295页	普那霉素	第303页
奎奴普丁/达福普汀	第305页	罗他霉素	第313页
罗红霉素	第313页	螺旋霉素	第316页
泰利霉素	第327页	替米考星	第334页
醋竹桃霉素	第337页	泰拉霉素	第338页
泰洛星	第338页	维吉霉素	第341页

青霉素类

青霉素是首个用于治疗的抗菌药，来源于点青霉的发酵产物，由青霉素 F、G、X 和 K 混合而成。使用产黄青霉菌后产量增加，通过在发酵物中增加苯乙酸前体可选择性的产生青霉素（青霉素 G）。"青霉素"一词现在用来指全部天然及半合成的青霉素。青霉素类仍在广泛使用，除了高度过敏反应外，这类药耐受性好，通过抑制细菌细胞壁的合成产生杀菌效果。

青霉素族均具有同样的环状结构和容易形成盐和酯的一元酸；青霉素的母核 6-氨基青霉烷酸，具有饱和的噻唑环和一个在 6 位有氨基的β-内酰胺环。

早些时候或人们所称的"天然"青霉素类是通过将青霉菌发酵物中添加不同侧链的前体而产生；青霉素是在 6 位具有一个苯乙酰氨基侧链，苯氧甲基青霉素（青霉素 V）具有一个苯乙酰氨基侧链，是 2 个最早用于临床并且目前仍广泛使用的同类药物。青霉素可认为是青霉素类的母本，主要对革兰阳性菌和奈瑟菌有效。细菌产生的青霉素酶可灭活该药，在胃肠道中不稳定，故通常注射给药。长效制剂包括普鲁卡因青霉素和苄星青霉素，在注射后可缓慢释放青霉素。苯氧甲基青霉素对酸稳定故可口服给药，但对青霉素酶不耐受。通常用于治疗相对轻度的感染。

如果不向发酵物中添加侧链前体物质，即可得到 6-氨基青霉烷酸。通过在 6-氨基青霉烷酸的 6 位的改造以改善对胃酸和青霉素酶的稳定性已经合成一系列青霉素，扩大抗菌谱，减慢肾脏清除速率。苯氧青霉素中有α-苯氧乙胺基（非奈西林）和α-苯氧丁胺基（丙匹西林）侧链对酸稳定性比青霉素强但与苯氧甲基青霉素相比无优势。

甲氧西林在 6 位有 2,6-甲氧苯基，是第一个耐受葡萄球菌青霉素酶破坏的青霉素族药物。但该药对酸不稳定必须注射给药。异噁唑青霉素，氯唑西林、双氯西林、氟氯西林和苯唑西林对青霉素酶和胃酸均耐受。它们具有相似的化学结构，主要在吸收特性上不同。萘夫西林是一个类似的耐青霉素酶抗菌药但口服时吸收不好。

氨苄西林有一个 D（-）-α-氨基苯基乙酰基侧链，虽然通常对革兰阳性菌抗菌效果不如青霉素，但抗菌谱比青霉素广。尽管一些革兰阴性菌大肠埃希菌、流感嗜血杆菌和沙门菌均对氨苄西林敏感，耐药菌近年有增多的报道。假单胞菌属对氨苄西林不敏感。氨苄西林对酸稳定可口服但可被青霉素酶破坏。据说一些前体包括巴氨西林和匹氨西林口服吸收好于氨苄西林并且可在体内水解为氨苄西林。阿莫西林有一个 D（-）-α-氨基-对羟基苯乙酰胺基侧链，与氨苄西林的不同只在于多了一个羟基，但在胃肠道可更好地吸收。

羧苄西林具有一个α-羧苯基-乙基侧链，对铜绿假单胞菌和一些变形杆菌具有显著的抗菌效果。但通常弱于氨苄西林。该药必须注射给药且需要大剂量。卡茚西林是羧苄西林的茚满基酯，口服后在体内可水解为羧苄西林。磺苄西林有一个α-苯磺基乙酰氨基侧链，替卡西林有一个α-羧基噻吩基乙酰基侧链，均与羧苄西林抗菌效果相似；替卡西林对铜绿假单胞菌抗菌效果更强。酰脲类青霉素阿洛西林、美洛西林和相近的药物哌拉西林对铜绿假单胞菌的抗菌效果强于羧苄西林且抗革兰阴性菌范围更广。

替莫西林是替卡西林的 6-α-甲氧基衍生物，可耐受很多β-内酰胺酶，对除铜绿假单胞菌外的大多数革兰阴性需氧菌均具有抗菌活性。

美西林是青霉烷酸的衍生物，在 6 位具有一个脒基的取代物。与 6-氨基青霉烷酸替代物不同，该药主要对革兰阴性菌有效，但对铜绿假单胞菌和类杆菌属无效。美西林口服无效，通常给予匹美西林，该药口服吸收后可水解为美西林。

β-内酰胺酶抑制药克拉维酸、舒巴坦和三唑巴坦用于扩大某些β-内酰胺类的抗菌范围。

本章介绍的药物：

阿莫西林	第192页	氨苄西林	第194页
阿扑西林	第196页	阿度西林	第196页
阿洛西林	第198页	巴氨西林	第200页
苄明青霉素	第201页	苄星青霉素	第201页
苄星青霉素 V	第202页	青霉素	第202页
羧苄西林	第206页	卡茚西林	第206页
环己西林	第231页	克拉维酸	第237页
克咪西林霉素	第238页	氯甲西林	第242页
氯唑西林	第242页	双氯西林	第252页
氟氯西林	第262页	美西林	第281页
甲氧西林	第284页	美洛西林	第284页
萘夫西林	第288页	苯唑西林	第295页
喷沙西林	第297页	非奈西林	第298页
青霉素 V	第298页	哌拉西林	第299页
匹氨西林	第301页	匹美西林	第301页
匹舒巴坦	第317页	普鲁卡因青霉素	第303页
丙匹西林	第303页	舒巴坦	第317页
磺苄西林	第317页	舒他西林	第325页
三唑巴坦	第326页	替莫西林	第328页
替卡西林	第333页		

喹诺酮类

喹诺酮羟酸、羟喹诺酮或 4-喹诺酮是一组人工合成的与萘啶酸结构相关的抗菌药。4-喹诺酮已经作为含有 4-氧-1,4-二氢喹啉骨架的一类物质的名称。同一类中的萘啶酸为萘啶衍生物，是 8-氮-4-喹诺酮；西诺沙星为西诺啉（cinnoline）衍生物，是 2-氮-4-喹诺酮；以及吡哌酸和吡咯米酸为吡啶-嘧啶衍生物，是 6，8-叠氮-4-喹诺酮。

萘啶酸对革兰阴性菌有效，但对假单胞菌和革兰阳性菌几乎无效。因为只有在尿中才能达到杀菌浓度，因此该药通常仅用于治疗尿路感染。

对萘啶酸的结构加以改造产生相关的抗菌药物如奥索利酸、西诺沙星和罗索沙星。虽然其中一些在体外表现出对革兰阴性菌和一些革兰阳性菌的抗菌效果强于萘啶酸，但没有一个被认为可以比萘啶酸有临床优势。罗索沙星只用于治疗淋病。在 7 位加入哌嗪基就形成了吡哌酸，表现出对假单胞菌有一定的抗菌活性。氟甲喹是第一个人工合成的氟 4-喹诺酮，但无哌嗪基。在 6 位和 7 位分别加入哌嗪基和氟原子即产生一系列氟化哌嗪喹诺酮或**氟喹诺酮类**，比萘啶酸的抗菌谱广，药动学特性更适于治疗尿路系统感染。这一类药物包括环丙沙星、依诺沙星、氟罗沙星、加替沙星、吉米沙星、左氧氟沙星、洛美沙星、莫西沙星、那氟沙星、诺氟沙星、氧氟沙星、帕珠沙星、培氟沙星、芦氟沙星和司帕沙星。贝西沙星局部使用。一些氟喹诺酮类由于毒性已撤市，包括阿拉曲沙星、克林沙星、格帕沙星、替马沙星和曲伐沙星。达氟沙星、恩氟沙星、依巴沙星、马波沙星、奥比沙星和沙氟沙星已经用于兽药。由于不良反应发生率高，二氟沙星已停止在人体使用，但仍用于兽药。

氟喹诺酮类对需氧革兰阴性杆菌和球菌包括肠杆菌科、流感嗜血杆菌、卡他莫拉菌（卡他布兰汉菌）、淋球菌和铜绿假单胞菌活性很高。虽然近来开发的氟喹诺酮类增加了对革兰阳性菌的抗菌效果，但通常情况下对阳性菌如葡萄球菌，尤其是链球菌如肺炎链球菌效果较差。这类药还对分枝杆菌、支原体、立克次体有效。一些药物（如氧氟沙星）对沙眼衣原体有效。本类药物抗厌氧菌效果较差。令人关注的是耐药菌的出现限制了氟喹诺酮类的应用。

喹诺酮类抗菌药的劣势之一是由于这类药对通常不推荐用于儿童、青少年、孕妇及哺乳期妇女，原因是这类药物有可能造成未成年动物关节的侵蚀。

本章介绍的药物：

巴洛沙星	第201页	贝西沙星	第204页
西诺沙星	第231页	环丙沙星	第231页
达氟沙星	第248页	二氟沙星	第252页
依诺沙星	第255页	恩氟沙星	第255页
氟罗沙星	第262页	氟甲喹	第263页
加雷沙星	第266页	加替沙星	第266页
吉米沙星	第267页	依巴沙星	第271页
左氧氟沙星	第277页	洛美沙星	第280页
马波沙星	第281页	莫西沙星	第286页
那氟沙星	第288页	萘啶酸	第288页
诺氟沙星	第293页	氧氟沙星	第294页
奥比沙星	第295页	奥索利酸	第296页
帕珠沙星	第297页	培氟沙星	第297页
吡哌酸	第299页	吡咯米酸	第300页
普卢利沙星	第304页	罗索沙星	第313页
芦氟沙星	第314页	沙氟沙星	第314页
司帕沙星	第315页	托氟沙星	第336页

磺胺类和二氨基嘧啶类

磺胺类是对氨基苯甲酸的相似物。第一个有临床价值的磺胺类药物是一种在体内可代谢为磺胺的含氮染料偶氮磺胺。该药于 1932 年在德国人工合成。很多磺胺类药物在抗菌效果上差别很小，主要是药动学特性不同。磺胺类按照排泄速度分为短效、中效、长效和超长效。短效磺胺类在尿中有很高药物浓度，因此主要用于治疗尿路感染。短效磺胺类如磺胺吡啶和乙酰化代谢产物在尿中的溶解率低，因此经常有结晶尿的报道。短效磺胺类中最常使用的磺胺嘧啶在尿中的溶解率也很低，但磺胺二甲嘧啶和磺胺异噁唑和它们的乙酰化产物的极易溶。为了减少结晶尿有人将三种短效磺胺类药物同时应用，因为这些磺胺类药物可在尿中共存而不会彼此影响其他磺胺类药物的溶解性。这些磺胺类药物的混合品已经被更易溶解的磺胺类药物替代。中效磺胺类药物如磺胺甲噁唑，长效磺胺类药物如磺胺地索辛、磺胺甲氧嗪和磺胺对甲氧嘧啶，超长效磺胺类药物如磺胺多辛和磺胺林在尿中浓度不高因此很少引起结晶尿。从体内很慢排泄的磺胺类药物通常易导致 Stevens-Johnson 综合征等反应的出现。

磺胺类药物通常为抑菌药，可干扰敏感菌的叶酸合成；耐药性的出现限制了磺胺类药物的广谱抗菌效果。因此磺胺类药物的临床使用明显减少，通常情况下，仅用于治疗尿路感染和一些其他非常如奴卡菌病。磺胺类如磺胺胍、琥珀磺胺噻唑、酞磺胺醋酰和酞磺胺噻唑在胃肠道吸收不好，虽然目前已经很少使用，但曾经用于治疗肠道感染。磺胺嘧啶银、磺胺噻唑银和磺胺米隆因为它们的抗菌效果用作烧伤患者的局部用药。柳氮磺吡啶（第1694页）是5氨基水杨酸（美沙拉秦）和磺胺吡啶的结合体，用于治疗炎性肠病和风湿性关节炎。

甲氧苄啶是一种同样抑制叶酸生成的二氨基嘧啶，但抑制代谢途径的不同于磺胺类的阶段。具有同磺胺类相似的抗菌谱并且在体外显示与磺胺类有协同作用。甲氧苄啶开始时只是与磺胺甲噁唑同时以复方磺胺甲噁唑的形式出现。目前特别是在治疗尿路感染和呼吸道感染时单独使用。甲氧苄啶的类似物包括巴喹普林、溴莫普林、艾拉普林、奥美普林和四氧普林。

虽然仅在一些国家限制使用并且首选甲氧苄啶，但复方磺胺甲噁唑通常代替磺胺类药物单独用于治疗全身感染。复方磺胺甲噁唑适用于治疗肺孢子菌性肺炎和奴卡菌病及可用于治疗原虫感染如弓形体病。其他曾经与甲氧苄啶联合应用的磺胺类药物包括磺胺嘧啶（见 co-trimazin）、磺胺甲氧嗪、磺胺林、磺胺美曲和磺胺噁唑（见 co-trifamole）。磺胺嘧啶与四氧普林联合使用（见 co-tetroxazine）。

磺胺类曾经与乙胺嘧啶（第581页）联合用于治疗或预防一些原虫感染。通常联合使用磺胺多辛和乙胺嘧啶用于治疗疟疾，联合应用磺胺嘧啶和乙胺嘧啶用于治疗弓形体病。

本章介绍的药物：

巴喹普林	第201页	溴莫普林	第205页
复方四噁嗪	第244页	复方磺胺噁唑	第244页
复方磺胺甲噁唑	第244页	甲醛磺胺噻唑	第264页
艾拉普林	第271页	磺胺米隆	第281页
奥美普林	第295页	酞磺醋胺	第299页
酞磺胺噻唑	第299页	琥珀磺胺噻唑	第317页
磺胺苯酰	第318页	磺胺脲	第318页
磺胺醋酰	第318页	磺胺氯达嗪	第318页
磺胺柯定	第318页	磺胺氯吡嗪	第319页
磺胺嘧啶	第319页	磺胺嘧啶银	第319页
磺胺戊烯	第320页	磺胺地索辛	第320页
磺胺二甲嘧啶	第320页	磺胺多辛	第320页
磺胺异噁唑	第321页	磺胺胍	第321页
磺胺甲嘧啶	第321页	磺胺甲二唑	第322页
磺胺甲噁唑	第322页	磺胺甲氧嗪	第323页
磺胺甲噻唑	第324页	磺胺林	第324页
磺胺美曲	第324页	磺胺间甲氧嘧啶	第324页
磺胺噁唑	第324页	磺胺	第324页
磺胺吡啶	第324页	磺胺喹沙啉	第325页
磺胺噻唑	第325页	磺胺噻唑银	第325页
磺胺曲沙唑	第325页	磺胺索嘧啶	第325页
四氧普林	第331页	甲氧苄啶	第336页

四环素类

四环素类是来源于链霉素属的抗菌药，具有同样的四环核、萘烷和相似的特性。与青霉素类和氨基糖苷类不同，四环素类在体内达到有效浓度下为抑菌药，但与氨基糖苷类相似的是通过干扰敏感菌的蛋白合成达到抑菌作用。

四环素类均有广谱抗菌作用，包括革兰阳性菌、革兰阴性菌、衣原体、嗜衣原体（chlamydophilas）、立克次体、支原体、螺旋菌、一些分枝杆菌和一些原虫，但由于耐药菌的出现和其他抗菌药的发展通常降低了四环素类的价值。不良反应也限制了四环素类药物的使用。胃肠道反应最常见，其他毒性作用包括在骨和牙齿的沉积，限制了这类药物在孕妇和儿童的应用；尤其是肾功能不全患者的抗同化效应；肝脏的脂肪改变以及光过敏反应，特别是地美环素。过敏反应少见。由于这些不良反应，四环素类应避免用于孕妇、儿童，除多西环素和米诺环素外避免用于肾功能不全患者。

1948 年金霉素作为最早的四环素问世，与氯霉素发现的时间几乎相同。该药发现具有抗菌谱广并且与当时仅有的苯唑西林和链霉素不同，该药可口服用药。紧接金霉素发现后不久，土霉素和四环素通过半合成相继问世。这三种药具有非常相似的特性，只是吸收较差，土霉素可在牙齿有少量沉积。金霉素的去甲基产物地美环素比四环素的半衰期长，但光毒性反应最常发生于地美环素。该药曾成功的用于治疗抗利尿激素异常分泌综合征的患者。

这四种四环素类药物均可从链霉菌属中分离得到天然产品。最新的四环素类美他环素、多西环素、米诺环素、赖甲环素、甲氯环素和罗利环素为半合成衍生物。美他环素与地美环素相同，具有比四环素长的半衰期，每日 2 次给药。多西环素和米诺环素在体外对很多种类的病原体比四环素强。更重要的是，米诺环素对一些四环素耐药的细菌有效，包括葡萄球菌。与其他四环素类不同，这两种药物的吸收不受进食的影响。这些药物的剂量可以比老的四环素类小，由于半衰期长，多西环素每日给药 1 次，米诺环素每日 2 次给药。并且这些药物在肾功能不全患者体内不蓄积，因此可用于这类患者；但米诺环素的常用剂量可致高血清浓度，可能有肝毒性。多西环素和米诺环素脂溶性比其他四环素更好，能很好地进入组织中。然而，米诺环素可能因为其前庭的不良反应，使用受到限制。

由于四环素类耐药菌的出现和其抗菌谱窄，通常不用于治疗革兰阳性菌和革兰阴性菌的感染。但可治疗衣原体感染、立克次体感染（如斑疹伤寒和斑疹热）、支原体感染（如非典型肺炎）、盆腔炎、Lyme 病、布氏杆菌病、兔热病、鼠疫、霍乱、牙周病和痤疮。四环素类还可治疗青霉素过敏的性传播疾病、炭疽、放射菌病、支气管炎和细螺旋体病患者。米诺环素有些时候可用于治疗多重耐药的麻风病。多西环素可用于疟疾的治疗和预防，也可用于炭疽。

本章介绍的药物：

金霉素	第231页	地美环素	第251页
多西环素	第253页	赖甲环素	第280页
甲氯环素	第282页	美他环素	第283页
米诺环素	第285页	土霉素	第296页
罗利环素	第313页	四环素	第329页

杂类抗菌药

大观霉素与链霉素有些相似，但不属于氨基糖苷类药物，是一种氨基环多醇抗菌药物。大观霉素抗菌谱广，但临床仅用于治疗软下疳和淋病。丙大观霉素是一种水溶性的衍生物，正在研究中。

莫匹罗星是由荧光假单胞菌产生的一种抗菌药，对大多数葡萄球菌、链球菌和一些革兰阴性菌有效。该药局部使用。

磷霉素是磷酸的衍生物，对革兰阳性菌和革兰阴性菌有效，可口服或胃肠外给药。

夫西地酸类抗菌药夫西地酸由绯红梭链孢（fusidium coccineum）的产生，为窄谱抗菌药物，对链球菌具有很强的抗菌效果，可口服和全身用药治疗链球菌感染。由于容易出现耐药性，因此通常与其他抗菌药物联合使用。

多黏菌素是一种碱性抗菌药，由多种多黏杆菌（圆孢多黏杆菌）产生。多黏菌素 B 和多黏菌素 E 已用于临床，但它们的全身应用因为它们自身的毒性而受到一些限制，主要是肾毒性和神经毒性。这些药物口服不吸收，由于它们对革兰阴性菌的抗菌作用，因此用于治疗胃肠道感染。它们作为局部用药的组成仍然广泛使用。

杆菌肽、短杆菌肽、短杆菌肽 S 和短杆菌素是某些杆菌属细菌产生的多肽类抗菌药，对革兰阳性菌有效。与多黏菌素相似，它们全身使用时有毒性，因此主要局部使用。

卤化羟基喹啉药物氯碘羟喹对细菌、真菌和原虫均有作用。以前用于治疗包括阿米巴病在内的胃肠道感染，但由于可造成严重的神经毒性已基本没有使用价值。现在主要局部使用，用于治疗皮肤和外耳的浅表感染。氯喹那多和哈喹诺使用相似。

尿道抗菌药如呋喃妥因和乌洛托品通常以马尿酸盐和扁桃酸盐的形式给药，可用于治疗和预防下尿路感染。它们在尿中聚集，但在血中通常无法达到抗菌浓度。

噁唑烷酮类的利奈唑胺对包括万古霉素耐药肠球菌和甲氧西林耐药链球菌在内的革兰阳性菌有抗菌作用。可用于这些菌造成的皮肤和呼吸道感染。

甘氨酰环素类的替加环素对包括甲氧西林耐药金黄色葡萄球菌在内的革兰阳性菌和一些革兰阴性菌和厌氧菌有抗菌作用。用于治疗复杂皮肤和皮肤结构感染、复杂腹腔内感染和社区获得性肺炎。

截短侧耳素抗菌药瑞他帕林来自真菌 *Clitopilus passeckerianus*；它对链球菌和酿脓链球菌有抗菌作用。瑞他帕林局部使用。

本章介绍的药物：

醋地砜	第190页	氨苯胂酸	第196页
阿维霉素	第196页	杆菌肽	第200页
班贝霉素	第201页	溴羟喹啉	第205页
卡巴多司	第205页	氯喹那多	第230页
氯碘羟喹	第241页	氯福克酚	第242页
多黏菌素 E	第243页	达托霉素	第250页
磷霉素	第264页	呋喃他酮	第265页
呋喃烯定	第265页	夫沙芬净	第265页
夫西地酸	第265页	短杆菌肽	第271页
短杆菌肽 S	第271页	哈喹诺	第271页
利奈唑胺	第278页	马加宁	第281页
扁桃酸	第281页	乌洛托品	第283页
莫匹罗星	第287页	硝呋齐特	第291页
硝呋吡醇	第291页	硝呋妥因醇	第291页
硝呋肼	第292页	乳酸链球菌肽	第292页
呋喃妥因	第292页	呋喃西林	第293页
硝羟喹啉	第293页	新生霉素	第294页
多黏菌素 B	第301页	瑞他帕林	第306页
大观霉素	第315页	牛磺罗定	第326页
特立齐酮	第328页	噻吩甲酸	第331页
硫链丝菌素	第333页	硫姆林	第333页
替加环素	第334页	短杆菌素	第338页
伐奈莫林	第338页	希波酚	第341页

抗菌药的选择

理想情况下，应该在感染病原体确诊及药敏结果知道后进行抗菌治疗。实际上，在对局部感染类型和耐药性了解的情况下开始时经验治疗通常是必须的。其他因素如感染部位和组织渗透性对决定抗菌药的选择同样重要。

抗菌药的预防应用主要限于需要进行一些类型手术的患者。其他需要预防感染的包括患者具有发展为心内膜炎的特殊危险因素和患有风湿热、脾切除术患者和免疫受损患者。

腹脓肿

见下文肝脓肿和腹膜炎（第175页）。

脑脓肿

脑脓肿起因可为中耳炎、窦炎、外伤和牙脓毒病，或可能为二次转移所致，如肺脓肿等。免疫受损者的条件性感染也可表现为脑脓肿。

治疗脑脓肿必须对脓肿进行切除或引流，并使用大剂量抗菌药。抗菌药的理想选择依赖于病原菌和抗菌药对脑组织和脓液的渗透力。在致病菌培养出来前应给予经验治疗。

关于治疗脑脓肿发表的高质量资料非常有限。多年来，青霉素和氯霉素联合应用是经验治疗的主要方案，但 British Society for Antimicrobial Chemothereaphy 根据已发表的资料和作者的经验发表的一篇报道建议根据脓肿部位和感染的起源[1]，下列方案作为一线经验治疗：

- 由于鼻窦或牙齿感染造成的前叶脓肿，可使用甲硝唑联合头孢呋辛、头孢噻肟或头孢曲松中的一种。
- 由中耳或蝶窦感染造成的颞叶或小脑脓肿，可使用氨苄西林和甲硝唑并联合使用头孢他啶或庆大霉素的一种。
- 对于贯通伤相关的脓肿可使用氟氯西林、头孢呋辛、头孢噻肟或头孢曲松。
- 对于转移性脓肿，通常位于中脑动脉供血区域，头孢呋辛、头孢他定或头孢曲松中的一种药物，或者联合甲硝唑，如果伴有心内膜炎或紫绀性先天性心脏病，可以联合应用青霉素。

近期的文献综述也给出了相似的建议[2]，对于贯通伤相关的脑脓肿经验性治疗可以使用青霉素联合甲硝唑及三代头孢菌素；对于术后脓肿可以使用万古霉素联合三代头孢菌素。另一综述[3]建议对于在神经外科手术和外伤后所致脑脓肿均可使用万古霉素联合三代头孢菌素这一方案。

1. Infection in Neurosurgery Working Party of the British Society for Antimicrobial Chemotherapy. The rational use of antibiotics in the treatment of brain abscess. *Br J Neurosurg* 2000; **14:** 525–30.
2. Lu C-H, *et al.* Strategies for the management of bacterial brain abscess. *J Clin Neurosci* 2006; **13:** 979–85.
3. Hakan T. Management of bacterial brain abscesses. *Neurosurg Focus* 2008; **24:** E4. Available at: http://thejns.org/doi/pdf/10.3171/FOC/2008/24/6/E4 (accessed 31/03/10)

肝脓肿

肝脓肿的常见原因为细菌，包括肠杆菌，主要为大肠埃希菌，一些国家[1]为肺炎克雷伯杆菌；厌氧菌，主要是脆弱拟杆菌；以及米勒链球菌（可能为微需氧菌）。腹部的其他部位（见**腹膜炎**，第175页），通常为混合感染。治疗包括经皮抽吸、脓液引流和使用大剂量抗菌药[2,3]。应立刻开始广谱抗菌药经验治疗；在诊断性穿刺抽取脓液得知细菌学培养结果后可采用个体化治疗。常用药物为庆大霉素和克林霉素[4,5]，还可选用其他抗菌药物的不同组合，包括头孢西丁、氯霉素、碳青霉烯类、三代头孢菌素和甲硝唑[5]。在一些中心，氨苄西林、庆大霉素和甲硝唑已作为标准治疗方案，但对于克雷伯杆菌相关肝脓肿患者可能是危险的，首选氨基糖苷类与广谱β-内酰胺类如哌拉西林或二、三代头孢菌素联合应用[1]。不进行外科处理而单采用抗菌治疗也可有效，但是由于抗菌治疗未能覆盖肠道厌氧菌，特别是脆弱拟杆菌[5]，而使得单独使用抗菌药治疗失败[6]。

有关阿米巴肝脓肿的治疗见**抗原虫药**项下**阿米巴病**（第791页）。

1. Lederman ER, Crum NF. Pyogenic liver abscess with a focus on Klebsiella pneumoniae as a primary pathogen: an emerging disease with unique clinical characteristics. *Am J Gastroenterol* 2005; **100:** 322–31.
2. Barakate MS, *et al.* Pyogenic liver abscess: a review of 10 years' experience in management. *Aust N Z J Surg* 1999; **69:** 205–9.
3. Alvarez Pérez JA, *et al.* Clinical course, treatment, and multivariate analysis of risk factors for pyogenic liver abscess. *Am J Surg* 2001; **181:** 177–86.
4. Herbert DA, *et al.* Pyogenic liver abscesses: successful non-surgical therapy. *Lancet* 1982; **i:** 134–6.
5. Herbert DA, *et al.* Medical management of pyogenic liver abscesses. *Lancet* 1985; **i:** 1384.
6. McCorkell SJ, Niles NL. Pyogenic liver abscesses: another look at medical management. *Lancet* 1985; **i:** 803–6.

肺脓肿

肺脓肿通常继发于吸入性肺炎，在肺炎部分讨论（第177页）。病原菌通常为厌氧菌。

放线菌病

放线菌病是一种少见的慢性病，常常由多种病原菌感染导致，主要常见菌为革兰阳性厌氧菌或微需氧的放线菌属菌（通常是衣氏放线菌），有时为丙酸杆菌或双歧杆菌感染。这些病原体是口腔、胃肠道、女性生殖道或皮肤正常菌群的一部分，致病力很低，只在黏膜屏障被破坏时才导致感染。外来植入物可以促进感染。放线菌病发生见于世界各地，任何年龄都可罹患。最常见于中年男性。身体的任何部位都可感染，最常见部位为口腔-颈颜面部，通常与口腔卫生不良或牙科操作有关。其他较常见部位感染如胸腔、腹腔或盆腔（盆腔感染通常与使用宫内节育器相关）。少见部位如中枢神经系统、表皮部位，或感染播散。

放线菌病感染的特点是单个或多个可扩散至周围组织的硬结。可发展为局部肿胀、炎症反应、脓肿、硬质的纤维化组织以及排液的窦道［排泌特征性的黄色颗粒聚集物（硫磺颗粒）］。诊断比较困难，皮损可能被误诊为肿瘤。

放线菌病对抗菌药的反应比较慢，需要长时间的治疗以避免复发[1~3]。治疗可选择高剂量的青霉素静脉给药 2～6 周，然后口服青霉素类（青霉素 V 或阿莫西林）6～12 个月[1,2]，复杂的病例可能需要 18 个月的疗程[2]。一些患者（如症状较轻、非复杂的口腔-颈颜面部感染）短期治疗有效，可能不需要延长青霉素疗程就能治愈。在损伤重和（或）腹腔感染而没有接受清创手术的患者中不推荐使用短期疗程方案。

青霉素的替代药物包括：四环素、红霉素、氯霉素和克林霉素[2,3]。有个例报道，对常规治疗放线菌病药物耐药的患者使用环丙沙星的长程治疗治愈[4]。另有报道显示，使用 4 个月的左氧氟沙星治愈放线菌病[5]。也有一些病例报道显示使用亚胺培南、一代头孢菌素、头孢曲松和哌拉西林/三唑巴坦治愈放线菌病有效[1,2,6]。放线菌病对于甲硝唑、氨基糖苷类抗菌药、复方磺胺甲噁唑、耐青霉素酶青霉素类抗菌药或头孢氨苄不敏感[2]。

大多数患者可以仅通过药物治疗治愈，但是一些措施（例如引流或吸取脓液，或是去除瘘管）可在必要的时候配合药物治疗。偶尔，特别是在药物治疗失败或关键部位感染时，有外科手术指征。

1. Sudhakar SS, Ross JJ. Short-term treatment of actinomycosis: two cases and a review. *Clin Infect Dis* 2004; **38:** 444–7.
2. Brook I. Actinomycosis: diagnosis and management. *South Med J* 2008; **101:** 1019–23.
3. Chaudhry SI, Greenspan JS. Actinomycosis in HIV infection: a review of a rare complication. *Int J STD AIDS* 2000; **11:** 349–55.
4. Macfarlane DJ, *et al.* Treatment of recalcitrant actinomycosis with ciprofloxacin. *J Infect* 1993; **27:** 177–80.
5. Ferreira D de FG, *et al.* Treatment of pulmonary actinomycosis with levofloxacin. *J Bras Pneumol* 2008; **34:** 245–8.
6. Yi F, *et al.* Actinomycotic infection of the abdominal wall mimicking a malignant neoplasm. *Surg Infect (Larchmt)* 2008; **9:** 85–9.

厌氧菌感染

厌氧菌是人皮肤、口腔、胃肠道和阴道正常菌群的一部分。如果在手术、外伤、免疫抑制、血供差或组织坏死的情况下，共生的环境被破坏，一些厌氧菌可能导致严重的感染。常见感染部位有胸腔和肺、上呼吸道、胃肠道、中枢神经系统、皮肤和阴道。有血源性播散可能。常见的厌氧菌病原体包括：类杆菌属、普氏菌（以前被称为非脆弱拟杆菌）、梭形杆菌属、波费杆菌、梭菌属、消化链球菌和放线菌属。除了单一菌属感染如破伤风、气性坏疽、伪膜性肠炎和放线菌病，大多数厌氧菌感染为混合感染。脓肿通常具有特征性。感染包括：脑脓肿、急性坏死性齿龈炎和其他牙周感染；慢性中耳炎和慢性鼻窦炎；吸入性肺炎和肺脓肿；腹膜炎和腹腔脓肿；细菌性阴道炎和盆腔感染性疾病；蜂窝织炎、溃疡、咬伤和其他伤口感染[1]。

厌氧菌感染的治疗通常包括外科手术和抗菌治疗。体外敏感试验通常不可行，并且即使做了结果也需要几天后获得。因此通常初始治疗是经验性治疗[1~5]，治疗方案应覆盖需氧菌和厌氧菌，并考虑到当地的细菌耐药情况和感染的部位。抗菌治疗通常静脉用药，大剂量、长疗程（数周或数月）[3,5]。

抗菌药可以使用甲硝唑、碳青霉烯类、β-内酰胺类和β-内酰胺酶抑制药的复合制药、氯霉素，这些药物对专性厌氧菌的敏感率都在 95% 以上。替加环素对厌氧菌和多药耐药的混合感染菌都有良好的抗菌活性。头孢西丁和克林霉素对除拟杆菌外的其他厌氧菌有效。由于青霉素对革兰阴性的厌氧菌耐药率增加，因此不推荐单独应用青霉素治疗混合感染，但是青霉素仍然可以用来治疗气性坏疽和放线菌病。其他抗菌药物如莫西沙星和加雷沙星，厌氧菌对药物呈低到中度的耐药；另外，对厌氧菌存在可能抗菌活性的药物包括：口服剂型的硝唑尼特、雷莫拉宁、利福昔明，静脉剂型的达巴万星和局部用药剂型的瑞他帕林[5]。

临床分离厌氧菌的敏感性调查显示脆弱拟杆菌（包括吉氏拟杆菌，脆弱拟杆菌，卵形拟杆菌，多形拟杆菌和普通拟杆菌）对克林霉素的耐药性增加，非脆弱拟杆菌对青霉素仍然耐药（并且包括典型菌产黑普菌），β-内酰胺酶介导的梭形杆菌属对青霉素耐药少见[5]。英国报道[6]一株临床分离脆弱拟杆菌，同时对甲硝唑、阿莫西林/克拉维酸和亚胺培南耐药，使用克林霉素治疗成功。一些梭菌属对青霉素和克林霉素的耐药性在下降，但产气荚膜梭菌的耐药性没有变化。多药耐药厌氧菌的出现已经引起关注。

1. Styrt B, Gorbach SL. Recent developments in the understanding of the pathogenesis and treatment of anaerobic infections (first of two parts). *N Engl J Med* 1989; **321:** 240–6.
2. Styrt B, Gorbach SL. Recent developments in the understanding of the pathogenesis and treatment of anaerobic infections (second of two parts). *N Engl J Med* 1989; **321:** 298–302.
3. Finegold SM, Wexler HM. Present status of therapy for anaerobic infections. *Clin Infect Dis* 1996; **23** (suppl 1): S9–S14.
4. Brook I. Anaerobic infections. *Rev Med Microbiol* 1999; **10:** 137–53.
5. Boyanova L, *et al.* Antimicrobial resistance and the management of anaerobic infections. *Expert Rev Anti Infect Ther* 2007; **5:** 685–701.
6. Turner P, *et al.* Simultaneous resistance to metronidazole, co-amoxiclav, and imipenem in clinical isolate of Bacteroides fragilis. *Lancet* 1995; **345:** 1275–7.

炭疽

炭疽是由革兰阳性需氧炭疽杆菌所致，芽孢型炭疽杆菌可发现于土壤中。最常见感染食草的哺乳动物。人类通过接触感染的动物或者感染或污染的动物制品而感染，或者通过吸入炭疽芽孢而感染。人传人的传染方式还没有报道。炭疽在西方国家很少见，而在其他很多地区仍是问题，如非洲、亚洲、一些南欧国家、美国和澳大利亚部分地区。炭疽也被用作战争中的生物武器。

人炭疽最常见的为皮肤型炭疽。胃肠型炭疽和肺型炭疽也可见，但是如果没有及时治疗预后极差。皮肤型炭疽潜伏期几小时到 12 天。从最初接触处为无痛、痒的丘疹，可扩大为溃疡。随后（2～6 天）进展为水疱伴黑色焦痂。肺型炭疽的潜伏期通常 10 天。最初症状是非特异的，类似流感样症状伴发热、干咳、呼吸困难、乏力、头痛、不适感、出汗、虚弱、腹痛和呕吐。初始症状是可能持续几小时到几天，其后一些病患有短期的康复，另一些病患直接出现呼吸衰竭。胃肠型炭疽潜伏期 1 周（通常 2～5 天），初始症状是发热、腹痛、恶心、呕吐、胃溃疡、呕血和腹泻（通常血便）。全身表现进展迅速，在最初症状出现 2～5 天后出现低血压、休克以及死亡。

自然发生的炭疽病传统**治疗**方案为：青霉素联合环丙沙星或多西环素（或其他四环素）。其他在体外证实有抗菌活性的药物有：氨基糖苷类、阿莫西林、氯霉素、克林霉素、亚胺培南、利奈唑胺、大环内酯类、美洛培南、利福平和万古霉素[1~4]。目前还没有关于炭疽最优治疗方案的临床资料。推荐的治疗方案和指南[1,2,4]很多是基于 1979 年 Sverdlovsk 事故（生物武器意外泄漏）和 2001 年攻击美国（蓄意释放）、治疗患者时获得的经验以及自然罹患本病的个例报道和体外药敏实验。由于存在菌株被人为诱导产β-内酰胺酶，从而产生体外耐氧氟沙星的耐药炭疽菌株风险，指南[1,2,4]推荐起始治疗就尽可能的使用两种或更多的抗菌药。糖皮质激素作为补充治疗。对于肺型炭疽和胃肠型炭疽，在体外药敏结果获得之前，推荐静脉使用环丙沙星或口服多西环素联合一种或两种其他抗菌药物。疗程 60 天。对于皮肤型炭疽，普遍推荐口服环丙沙星或多西环素。如果病原菌对阿莫西林敏感或一线药物不能够被使用，特别是孕妇和儿童，可以考虑使用阿莫西林治疗。一般来说，皮肤型炭疽治疗疗程 7～10 天，但如果炭疽为蓄意释放或可疑同时存在吸入，那么治疗应当持续至 60 天。如果皮肤型炭疽患者有全身症状、广泛水肿，或损伤在头颈部，应给予静脉多种药物联合治疗。

炭疽可通过控制和减少患病动物以及给家畜接种疫苗来**预防**。人在可疑暴露后，可通过药物预防。美国[5]和英国[4]指南推荐给予环丙沙星或多西环素口服 60 天。英国指南建议，如果阿莫西林敏感，可以使用阿莫西林。可以使用炭疽疫苗进行主动免疫，推荐人群为工作中接触有潜在感染危险的动物或动物制品者（包括实验室工作人员）。疫苗联合服用抗菌药也被用于暴露后的预防[2~4,6]。在这种情况，抗菌药的使用可缩短至 4～6 周[4~6]。在美国，有关于使用炭疽疫苗的专门指南[6,7]，其中包括在应对恐怖袭击时的使用。

1. CDC. Update: investigation of bioterrorism-related anthrax and interim guidelines for exposure management and antimicrobial therapy, October 2001. *MMWR* 2001; **50:** 909–19. Correction. *ibid.*; 962. Also available at: http://www.cdc.gov/mmwr/preview/mmwrhtml/mm5042a1.htm (accessed 22/05/07)
2. Inglesby TV, *et al.* Anthrax as a biological weapon, 2002: updated recommendations for management. *JAMA* 2002; **287:** 2236–52.
3. Baillie LWJ. Past, imminent and future human medical countermeasures for anthrax. *J Appl Microbiol* 2006; **101:** 594–606.
4. Health Protection Agency. *Anthrax: guidelines for action in the event of a deliberate release.* Version 5.9; issued 16/04/07. Available at: http://www.hpa.org.uk/webc/HPAwebFile/HPAweb_C/1194947401128 (accessed 15/08/08)
5. CDC. Update: investigation of anthrax associated with intentional exposure and interim public health guidelines, October 2001. *MMWR* 2001; **50:** 889–93. Also available at: http://www.cdc.gov/mmwr/preview/mmwrhtml/mm5041a1.htm (accessed 11/05/07)
6. CDC. Use of anthrax vaccine in response to terrorism: supplemental recommendations of the Advisory Committee on Immunization Practices. *MMWR* 2002; **51:** 1024–6. Also available at: http://www.cdc.gov/mmwr/preview/mmwrhtml/mm5145a4.htm (accessed 11/05/07)
7. CDC. Use of anthrax vaccine in the United States: recommendations of the Advisory Committee on Immunization Practices (ACIP). *MMWR* 2000; **49** (RR-15): 1–20. Also available at: http://www.cdc.gov/mmwr/preview/mmwrhtml/rr4915a1.htm (accessed 11/05/07)

抗菌药性结肠炎

见胃肠炎（第162页）。

细菌性关节炎

见骨与关节感染（第155页）。

杆菌性血管瘤病

见猫抓病（第157页）。

细菌性阴道病

细菌性阴道病（厌氧菌阴道病；非特异性阴道病）是由于阴道的正常菌群（乳酸杆菌）减少，而厌氧菌（包括加德纳菌、人支原体、动弯杆菌或普氏菌属）过度生长所致。阴道炎是一种常见病，且令患者感觉痛苦不适。虽然阴道炎不是性传播疾病，但是通常与性活动相关。感染后也可能无症状或仅伴随有鱼腥味的阴道分泌物。

英国[1]、美国[2]以及 WHO[3]都制订了**治疗**细菌性阴道病的相关指南。但是不论使用哪种方案治疗，复发都比较常见。

- **WHO**
  - 甲硝唑 400mg 或 500mg，每日 2 次，口服 7 天。

  备选方案：
  - 甲硝唑 2g，一次口服。
  - 0.75%甲硝唑凝胶 5g，每日 2 次，阴道内用，5 天。
  - 克林霉素 300mg，每日 2 次，口服 7 天。
  - 2%克林霉素软膏 5 克，睡前阴道内用，7 天。

- **英国**
  - 甲硝唑 400mg 或 500mg，每日 2 次，口服 5～7 天。或单剂量一次口服 2 克。

  备选方案：
  - 0.75%甲硝唑凝胶，每日 1 次，阴道内涂布 5 天。
  - 克林霉素 300mg，每日 2 次，口服 7 天。
  - 2%克林霉素软膏 5 克，每日 1 次，阴道内用，7 天。
  - 替硝唑 2g，一次口服。
- **美国**
  - 甲硝唑 500mg，每日 2 次，口服 7 天，或
  - 0.75%甲硝唑凝胶 5g，每日 1 次，阴道内用，5 天，或
  - 2%克林霉素软膏 5 克，睡前阴道内用，7 天。

  备选方案：
  - 克林霉素 300mg，每日 2 次，口服 7 天。
  - 克林霉素 100mg，睡前阴道内用，3 天。

一项包括 24 个临床研究的综述[4]显示，在非妊娠妇女使用克拉霉素（软膏、阴道栓剂和片剂），口服甲硝唑，以及口服或阴道使用乳酸杆菌治疗阴道炎有效。使用益生菌治疗细菌性阴道病的更详细内容见**泌尿道感染**，见第2315页。

细菌性阴道病对**妊娠**的影响包括流产、低体重早产儿，有研究建议在妊娠中期进行早治疗[5,6]。一项对临床研究的系统性综述[7]得出结论，虽然缺乏对所有妊娠期细菌性阴道病妇女监测及治疗对预防早产影响的证据，但是有一些证据表明对妊娠 20 周之前细菌性阴道病的治疗能够减少早产的风险。在有早产史的妊娠妇女中治疗细菌性阴道病可减少早产的风险[2]。有症状的妊娠妇女可按如下推荐方案治疗：

- **WHO**
  - 妊娠头 3 个月后，甲硝唑 200mg 或 250mg，每日 3 次，口服 7 天，或
  - 如果治疗需要，在妊娠头 3 个月后给予甲硝唑 2g，一次口服。

  备选方案：
  - 克林霉素 300mg，每日 2 次，口服 7 天，或
  - 0.75%甲硝唑凝胶 5g，每日 2 次，阴道内用，5 天。
- **美国**
  - 甲硝唑 500mg，每日 2 次；或 250mg，每日 3 次，口服 7 天，或
  - 克林霉素 300mg，每日 2 次，口服 7 天。

对性伴侣的治疗不能预防细菌性阴道病的复发[1～3]。

合并 HIV 感染患者的治疗方案同没有 HIV 感染患者[2]。

1. Clinical Effectiveness Group (British Association for Sexual Health and HIV). National guideline for the management of bacterial vaginosis (2006). Available at: http://www.bashh.org/documents/62/62.pdf (accessed 15/08/08)
2. CDC. Sexually transmitted diseases treatment guidelines 2006. *MMWR* 2006; **55**(RR-11): 1–94. Also available at: http://www.cdc.gov/mmwr/PDF/rr/rr5511.pdf (accessed 22/03/07)
3. WHO. Guidelines for the management of sexually transmitted infections. Geneva: WHO, 2003. Also available at: http://whqlibdoc.who.int/publications/2003/9241546263.pdf (accessed 22/03/07)
4. Oduyebo OO, *et al.* The effects of antimicrobial therapy on bacterial vaginosis in non-pregnant women. Available in The Cochrane Database of Systematic Reviews; Issue 3. Chichester: John Wiley; 2009 (accessed 24/02/10).
5. Hay PE. Therapy of bacterial vaginosis. *J Antimicrob Chemother* 1998; **41:** 6–9.
6. Anonymous. Management of bacterial vaginosis. *Drug Ther Bull* 1998; **36:** 33–5.
7. McDonald HM, *et al.* Antibiotics for treating bacterial vaginosis in pregnancy. Available in The Cochrane Database of Systematic Reviews; Issue 1. Chichester: John Wiley; 2007 (accessed 17/03/07).

胆道感染

胆道正常情况下是无菌部位，当胆道局部部分或完全梗阻时，可以继发感染。梗阻情况决定患者临床情况。

急性胆囊炎是由胆囊管梗阻导致的，大多数情况由胆石引起（无结石性胆囊炎是指胆囊炎不合并胆石症）。胆道梗阻后胆汁淤滞导致胆囊的炎症反应并且可能继发细菌感染，多数情况下为多种病原菌感染。胆汁的排泄不畅导致胆道内的压力增高，使得细菌逆行进入血液和淋巴系统（菌血症）。并发症包括坏疽、肝或腹腔内脓肿、腹膜炎和败血症。胆管炎是梗阻的胆道系统发生了细菌感染，通常为胆总管梗阻。化脓性胆管炎患者死亡率较高。

最常见的病原菌为大肠埃希菌和肺炎克雷伯菌；肠球菌较少见。厌氧菌占培养阳性的 15%，最常见的梭状芽孢杆菌和拟杆菌属。厌氧菌感染通常合并其他病原菌，为混合感染，并且常见于胆肠吻合术或瘘以及年老或危重的患者[1～4]。

对于多数梗阻的病患，关键的治疗是要通过外科或内科药物治疗胆结石（第2354页），已达到恢复胆汁引流的目的。抗菌药治疗胆囊炎和胆管炎方案相似，目的是控制菌血症。由于胆道梗阻使得抗菌药的浓度在胆汁中不能达到有效浓度，因此治疗起来比较复杂。抗菌药的选择应根据疾病的严重程度、可疑的病原菌、抗菌药的活性以及当地的细菌耐药监测数据[3～5]。

如果病情比较轻，可给予口服抗菌药如氟喹诺酮类（左氧氟沙星和环丙沙星），一代头孢菌素（头孢替安、头孢卡品和头孢唑啉），或者广谱青霉素加上β-内酰胺酶抑制药（如氨苄西林-舒巴坦）[5]。静脉用广谱抗菌药在胆汁和血液中都能达到较高的血药浓度，因此更适用于中度至重度患者[3～5]。对于中、重度患者，可考虑使用头孢菌素类、氟喹诺酮类和酰脲类青霉素（最好用美唑西林和哌拉西林）[1,3,4]。二代头孢菌素可用于中度感染患者，三代、四代头孢菌素和氨曲南用于重度感染患者[5]。对于考虑合并厌氧菌感染的病例，可以加用甲硝唑[1,3,5]。在青霉素耐药的病例（特别是大肠埃希菌和肺炎克雷伯菌感染），可考虑使用哌拉西林-三唑巴坦。如果患者近期接受了非外科胆道操作或广谱抗菌药治疗，应加用氨基糖苷类以覆盖铜绿假单胞菌或肠球菌属细菌[1,3]。对于更严重的病例，应考虑[5]有抗铜绿假单胞菌或肠球菌属细菌活性的抗菌药（如亚胺培南、美罗培南，或哌拉西林-三唑巴坦）[4,5]和氟喹诺酮类。疗程通常 5～14 天[1,3,4]。

胆道外科（见**外科感染**，第185页）中使用抗菌药预防的主要目的是预防急性胆管炎和伤口感染。预防给药方法常用单剂量静脉头孢菌素（头孢唑啉、头孢西丁、头孢呋辛或头孢噻肟）、哌拉西林或环丙沙星[1,3]。

对于复发的胆管炎患者，维持抗菌药的治疗可以减少复发次数。口服复方磺胺甲噁唑是一种选择，另外也有报道可以使用口服环丙沙星[1,3]。阿莫西林（或氨苄西林）加β-内酰胺酶抑制药（克拉维酸、舒巴坦或三唑巴坦）[1]也可做进一步的替代。通常在本次治疗 3～4 个月后再尝试[1,3]。

1. van den Hazel SJ, *et al.* Role of antibiotics in the treatment and prevention of acute and recurrent cholangitis. *Clin Infect Dis* 1994; **19:** 279–86.
2. Peña C, Gudiol F. Cholecystitis and cholangitis: spectrum of bacteria and role of antibiotics. *Dig Surg* 1996; **13:** 317–20.
3. Westphal J-F, Brogard J-M. Biliary tract infections: a guide to drug treatment. *Drugs* 1999; **57:** 81–91.
4. Jain MK, Jain R. Acute bacterial cholangitis. *Curr Treat Options Gastroenterol* 2006; **9:** 113–21.
5. Yoshida M, *et al.* Antimicrobial therapy for acute cholecystitis: Tokyo Guidelines. *J Hepatobiliary Pancreat Surg* 2007; **14:** 83–90.

叮咬

被狗、猫或人咬伤是最常见的咬伤口。损伤的程度取决于动物的物种、牙列情况、进攻的凶猛程度和咬伤的解剖部位。狗咬后最常见导致挤压伤、撕裂伤和擦伤。猫的锋利尖牙咬后通常导致骨折伤口和撕裂伤。所有的咬伤口都存在感染的风险。病原菌几乎包括所有病原体（细菌、病毒、立克次体、螺旋体或真菌）。被咬伤 8h 后，经常会发生伤口感染。猫咬伤较狗咬伤的病情进展快。人咬伤较动物咬伤有更高的并发症和感染发生率。

动物咬伤伤口感染通常是需氧菌和厌氧菌的混合感染。虽然特殊的动物可能同某种病原菌相关联，一般感染的病原菌为人皮肤和动物口腔中的病原菌。猫咬伤最常见为多杀巴斯德菌，以及叶啉单胞菌属和莫拉菌属。汉赛巴尔**汉氏巴尔通体**可通过被感染的猫或猫跳蚤抓或咬传播。见**猫抓病**（第157页）。犬类病原体常见的为 P. canis，其他同猫和狗咬相关的常见病原体有链球菌、葡萄球菌、拟杆菌和梭菌属[1,2]。少见的病原体有嗜二氧化碳噬纤维菌（以前被称为生长不良发酵类型 2 或 DF2），通常见于狗咬伤[3～5]。该病原体是条件致病菌，易感于长期嗜酒者和免疫抑制患者（包括脾切除患者）[1,2]。在狗咬伤后感染嗜二氧化碳噬纤维菌可导致致死性的败血症、弥散性血管内凝血、脑膜炎或心内膜炎[3]。

人咬伤口感染的病原菌通常为多种病原体混合。手穿透伤常见啮蚀艾肯菌，可合并脓毒性关节炎，并有合并心内膜炎感染的可能。乙型肝炎病毒和丙型肝炎病毒可通过人咬伤传播，并偶有 HIV 传播的报道[2]。

治疗猫和狗咬伤的处理应当包括处理伤口以减少急性感染的风险。使用流水或生理盐水迅速和彻底地伤口清洗，目的是减少外来物或细菌在伤口定植，降低狂犬病病毒的传染。已感染伤口通常需要住院，外科手术清创和引流。一项综述显示[6]，对于狗咬伤给予抗菌药预防的有效性证据是不充分的。有证据表明在手部咬伤后使用抗菌药预防是有效的，有较弱的证据支持人咬伤给予抗菌药可以减少感染的发生。因此抗菌药预防在浅表伤口和单纯清洁伤口不推荐使用[1,5]。预防用抗菌药应当保留用于那些有感染风险的伤口（人或猫咬伤）、不能彻底进行清创的伤口以及患者有免疫缺陷存在高感染风险的情况[5]。如果进行抗菌药的预防，疗程 3～5 天[2,5]。在病原学结果获得之前，经验性用药应当覆盖通常口腔内的正常菌群。获得病原菌结果后针对性治疗[1]。

巴斯德菌属细菌可以迅速进展致皮肤和软组织感染，并且通常对双氯西林、氟氯西林、一代头孢菌素、克林霉素和红霉素耐药[1,2]。青霉素对金黄色葡萄球菌、厌氧菌或艾肯菌无效。口服阿莫西林-克拉维酸对巴斯德菌属、二氧化碳噬纤维菌属、厌氧菌和敏感的金黄色葡萄球菌有很好的疗效，可以作为预防用药的选择[1,2,5]。对于青霉素过敏的患者，可以使用四环素和多西环素联合甲硝唑替代治疗[1,2,5,7]。其他替代方案包括甲硝唑联合复方磺胺甲噁唑或氟喹诺酮，克林霉素联合氟喹诺酮，或者克林霉素联合复方磺胺甲噁唑（儿童）[1]。妊娠妇女可使用静脉头孢曲松[1,5]，口服头孢呋辛和头孢泊肟也可使用[1]。如果一些地区的社区获得性 MRSA 发生率高，应调整药物使用。多西环素和复方磺胺甲噁唑是口服能够有效覆盖 MRSA 的药物。克林霉素可以作为替代[1]。当蜂窝织炎进展迅速或者败血症症状进展时，或感染可能累及骨或关节时，抗菌药应当静脉给予。对于较严重的感染（需住院治疗的），抗菌药应当选用β-内酰胺类和β-内酰胺酶抑制药（如氨苄西林-舒巴坦、哌拉西林-三唑巴坦，或替卡西林-克拉维酸）。备选方案：碳青霉烯类抗菌药（如厄他培南、美罗培南、多利培南或亚胺培南），头孢曲松、氨曲南或氟喹诺酮联合甲硝唑[1]。对于严重感染，经验使用亚胺培南加克林霉素[5]。对于蜂窝织炎，疗程通常为 10～14 天；腱鞘炎 3 周，骨髓炎 6 周[5]。

如果有必要，应当预防和治疗狂犬病（第2154页）。对于破伤风初始免疫不充分或不详，以及免疫接种没有更新的，应当给予破伤风及白喉联合疫苗（见第2129页）。在人咬伤时，如果患者没有对乙型肝炎病毒的免疫，应该给予乙型肝炎的预防治疗（见**乙型肝炎病毒疫苗**，第2129页）。虽然关于 HIV 暴露后预防治疗的证据有限，但是对于高危人群咬伤应当考虑给予（见 **HIV 感染预防**，第827页）[2]。

海豹状指是更少见的动物引起的感染，病原体目前尚未明确，可用四环素治疗[8]。革兰阴性杆菌鼠咬热螺旋体和念珠状链杆菌是鼠咬热的病原菌。可以使用青霉素治疗[7]，备选药物为四环素或链霉素。

蛇、蝎子、蜘蛛和一些海洋动物叮咬后的毒性作用通常可对症治疗和使用特异的抗蛇毒素和抗毒血清［见**水母叮咬**（第2140页），**蝎叮咬**（第2157页），**蛇咬伤**（第2158页），**蜘蛛咬伤**（第2159页）和**石鱼抗血清**（第2159页）］。

1. Oehler RL, *et al.* Bite-related and septic syndromes caused by cats and dogs. *Lancet Infect Dis* 2009; **9:** 439–47.
2. Dendle C, Looke D. Management of mammalian bites. *Aust Fam Physician* 2009; **38:** 868–74.
3. Pers C, *et al.* Capnocytophaga canimorsus septicemia in Denmark, 1982-1995: review of 39 cases. *Clin Infect Dis* 1996; **23:** 71–5.
4. Le Moal G, *et al.* Meningitis due to Capnocytophaga canimorsus after receipt of a dog bite: case report and review of the literature. *Clin Infect Dis* 2003; **36:** e42–e46.
5. Morgan M, Palmer J. Dog bites. *BMJ* 2007; **334:** 413–7.
6. Medeiros I, Saconato H. Antibiotic prophylaxis for mammalian bites. Available in The Cochrane Database of Systematic Reviews; Issue 2. Chichester: John Wiley; 2001 (accessed 16/05/05).
7. Abramowicz M, ed. The choice of antibacterial drugs. In: *Handbook of antimicrobial therapy.* 18th ed. New Rochelle NY: The Medical Letter, 2008: 70.
8. Hartley JW, Pitcher D. Seal finger—tetracycline is first line. *J Infect* 2002; **45:** 71–5.

骨与关节感染

感染性关节炎（脓毒性关节炎或化脓性关节炎）是关节的感染，表现为疼痛、发热、炎症反应和肿胀。细菌是感染性关节炎最常见的病原体，也可见真菌和病毒感染。急性**细菌性关节炎**，关节感染通常为临近感染灶通过血液或外科手术过程中直接定植，以及注射、咬伤或创伤所致。急性细菌性关节炎的病原体最常见为金黄色葡萄球菌，还包括其他葡萄球菌、链球菌、肠球菌、肠杆菌科细菌、铜绿假单胞菌和厌氧菌。人工关节感染最常见的病原体为凝固酶阴性葡萄球菌。流感嗜血杆菌是少儿常见的病原菌，淋球菌在性生活活跃的年轻人中可见。除了淋球菌性关节炎外，其他特殊细菌性关节炎包括莱姆病以及脑膜炎球菌关节炎、沙门菌关节炎和结核菌性关节炎（详细描述见下相应疾病）。

反应性关节炎（无菌性关节炎）为身体其他部位感染后，继发的关节炎症反应。通常继发于性传播疾病，特别是衣原体感染，或者肠道感染，如沙门菌、志贺菌、耶尔森菌、弯曲菌和难辨梭状芽孢杆菌感染。Reiter 综合征就是反应性关节炎伴关节外表现尿道炎和结膜炎。

急性**骨髓炎**是骨的感染，伴有疼痛、发热和炎症反应。感染潜伏期长，易复发并伴有骨的死亡。骨髓炎最常见的原因是临近部位感染，如穿透伤、软组织感染或

外科手术，也可见于血液播散，或继发于血管功能不良（如糖尿病足感染）。除**淋球菌**感染，其他病原体感染同细菌性关节炎相似。

关于骨和关节感染的抗菌药**治疗**，系统性综述和荟萃分析[1]显示几乎没有高质量的证据支持使用单一药物治疗。实践中，初始治疗通常使用静脉制剂，如果骨内能够达到较高的药物浓度，可以转换为口服治疗。

治疗细菌性关节炎通常初始使用静脉给药方式治疗，但是不需要全疗程都使用静脉方式给药[2,14]。对于大多数抗菌药物，其关节腔内的血药浓度可以达到治疗浓度，但是要低于血清药物峰浓度，并且达峰时间慢。一般的推荐疗程为几周[2~4]。一项约 10 天的短疗程大剂量抗菌治疗研究已经在细菌性关节炎的儿童病患中评估[5]。

- 细菌性关节炎的经验性治疗（包括骨髓炎）应包括具有抗葡萄球菌及链球菌活性的抗菌药。常用药物有氟氯西林、奈氟西林、氧氟沙星或头孢菌素类[3,4,6,7]。对于青霉素过敏的患者可以使用克林霉素替代[3,4]。青霉素和头孢曲松对链球菌也有抗菌活性[6]。另外，庆大霉素对于葡萄球菌有抗菌活性[3,4]。如果怀疑甲氧西林耐药葡萄球菌感染，可以使用万古霉素[3,4]或替考拉宁[4]；二代头孢菌素或三代头孢菌素[3]、利福平、夫西地酸或多西环素[4]也可以加用。对于万古霉素不耐受的患者，可以使用利奈唑胺代替[6]。凝固酶阴性葡萄球菌的治疗同金黄色葡萄球菌[6]。
- 对于革兰阴性菌的经验治疗药物包括三代头孢菌素或环丙沙星[6]。头孢曲松可用于淋病奈瑟球菌[3,6]或脑膜炎奈瑟球菌[3]感染所致的细菌性关节炎。幼儿易患流感嗜血杆菌感染[4]，因此可给予头孢菌素，如头孢噻肟。
- 厌氧菌感染可以给予克林霉素治疗；替代药物可选氨苄西林-舒巴坦或甲硝唑[7]。

治疗骨髓炎的药物与上述治疗关节炎的药物相似。由于抗菌药可能在骨组织中能达到的治疗浓度不稳定并且缓慢，特别是有坏死或血供差的情况，因此至少对于成年患者疗程通常需要延长[2,6,7]。治疗通常为静脉给药方式，但是一些药物，如氟喹诺酮或克林霉素，如果可能的话，可以早期转换为口服方式[6,7]。由于儿童骨组织中血供比较丰富，因此抗炎治疗效果明显，疗程可以缩短。如果可能，初始治疗即可给予口服药物治疗[2]，或早期由静脉方式转换为口服方式给药[8]。

对于人工关节感染的治疗，药物需要包括对细菌表面黏附和形成生物膜有抑制作用的药物。常用利福平联合一种氟喹诺酮类药物[9]。一项研究[10]显示，使用利福平联合环丙沙星治疗人工关节或骨折内固定装置葡萄球感染的疗效优于单用环丙沙星。另外，利福平也同静脉用耐青霉素酶青霉素、万古霉素或替考拉宁[9]合用于人工关节感染的初始治疗。同夫西地酸[7,9]、复方磺胺甲噁唑或米诺环素[9]合用于后继的口服治疗。对于骨髓炎，静脉方式给药的疗程应延长[2,7]，清创和移除人工植入物很重要[2,6]。关于整形患者感染的预防推荐，见**外科感染**项下（第185页）。

反应性关节炎的抗菌药治疗疗效不明确[11]。衣原体感染相关的关节炎比肠道感染相关关节炎效果肯定[12]。长程给予四环素联合非甾体类抗炎药能够缩短沙眼衣原体感染相关反应性关节炎的病程[13]。对反应性关节炎症状治疗推荐见**脊椎关节病**（第13页）。

关于使用四环素治疗风湿性关节炎（较常用米诺环素）的推荐见**肌肉骨骼和关节疾病**项下（第331页）。

1. Stengel D, *et al.* Systematic review and meta-analysis of antibiotic therapy for bone and joint infections. *Lancet Infect Dis* 2001; **1:** 175–88. Correction. *ibid.* 2002; **2:** 125.
2. Darley ESR, MacGowan AP. Antibiotic treatment of gram-positive bone and joint infections. *J Antimicrob Chemother* 2004; **53:** 928–35.
3. Coakley G, *et al.* British Society for Rheumatology Standards, Guidelines and Audit Working Group. BSR & BHPR, BOA, RCGP and BSAC guidelines for management of the hot swollen joint in adults. *Rheumatology (Oxford)* 2006; **45:** 1039–41. Also available at: http://www.rheumatology.org.uk/includes/documents/cm_docs/2009/m/management_of_hot_swollen_joints_in_adults.pdf (accessed 26/02/10)
4. Anonymous. The management of septic arthritis. *Drug Ther Bull* 2003; **41:** 65–8.
5. Peltola H, *et al.* Prospective, randomized trial of 10 days versus 30 days of antimicrobial treatment, including a short-term course of parenteral therapy, for childhood septic arthritis. *Clin Infect Dis* 2009; **48:** 1201–10.
6. Abramowicz M, ed. The choice of antibacterial drugs. In: *Handbook of antimicrobial therapy.* 18th ed. New Rochelle NY: The Medical Letter; 2008: 39.
7. Lew DP, Waldvogel FA. Osteomyelitis. *Lancet* 2004; **364:** 369–79.
8. Zaoutis T, *et al.* Prolonged intravenous therapy versus early transition to oral antimicrobial therapy for acute osteomyelitis in children. *Pediatrics* 2009; **123:** 636–42.
9. Trampuz A, Zimmerli W. Antimicrobial agents in orthopaedic surgery: Prophylaxis and treatment. *Drugs* 2006; **66:** 1089–1105.
10. Zimmerli W, *et al.* Role of rifampin for treatment of orthopedic implant-related staphylococcal infections: a randomized controlled trial. *JAMA* 1998; **279:** 1537–41.
11. Toivanen A. Bacteria-triggered reactive arthritis: implications for antibacterial treatment. *Drugs* 2001; **61:** 343–51.
12. Svenungsson B. Reactive arthritis. *BMJ* 1994; **308:** 671–2.
13. Lauhio A. Reactive arthritis: consider combination treatment. *BMJ* 1994; **308:** 1302–3.
14. Mathews CJ, *et al.* Bacterial septic arthritis in adults. *Lancet* 2010; **375:** 846–55.

肉毒杆菌中毒

有关肉毒杆菌中毒的讨论及处理，见第2127页。

支气管炎

支气管炎可定义为支气管的炎症，伴有痰量增多和咳嗽。支气管炎可为急性或慢性，也可以为被刺激物（如香烟、污染物、化学品或灰尘）激发。

急性支气管炎是一种常见的、自限性疾病，临床主要表现为咳嗽伴或不伴痰，可持续多达 3 周。如果咳嗽多于 3 周，则需要考虑其他诊断。呼吸道病毒，如导致普通感冒和流感的病毒，是最常见导致急性支气管炎的病原体；只有不到 10% 是由细菌引起的；导致急性支气管炎的细菌包括肺炎支原体、百日咳杆菌和肺炎衣原体。急性细支气管炎累及小支气管和细支气管，在婴儿主要是呼吸道合胞病毒感染（见**呼吸道合胞体病毒感染**，第829页）。

慢性支气管炎为咳嗽、咳痰症状常年出现，每年持续 3 个月以上，连续 2 年，同时除外其他诊断。慢性支气管炎常常为慢性阻塞性肺疾病（**COPD**，第1075页）的特征。慢性支气管炎和 COPD 患者在急性感染后症状加重，表现为呼吸困难加重、痰量增加以及脓痰。感染可能最初为病毒感染，但是通常合并细菌感染。脓痰中分离的细菌最常见为肺炎链球菌、卡他莫拉菌和流感嗜血杆菌。

治疗

急性支气管炎

对于大多数急性支气管炎不推荐使用抗菌药[1,2]。一项系统性临床研究综述[3]和荟萃分析[4]显示，尽管使用抗菌药可以缩短急性支气管炎患者症状持续时间，但是患者的获益有限。一项对 HIV 感染高流行社区进行的研究表明，使用阿莫西林治疗支气管炎同上综述结果相似[5]。急性支气管炎患者如怀疑或确诊为百日咳杆菌感染应当给予大环内酯类或复方磺胺甲噁唑治疗[2]。详细内容见百日咳治疗，第176页。

β受体激动类支气管舒张药也可用于没有支气管哮喘的患者中，用于缓解咳嗽。一项综述[6]显示，口服或吸入β受体激动药不能用于治疗非复杂性急性支气管炎。而在患者气道阻塞和喘鸣发作时应用有些益处，但是证据没有支持。American College of Chest Physicians（ACCP）建议在有选择的喘鸣和咳嗽成年患者中使用β受体激动药可能有效[2]。吸入胆碱受体阻断类支气管舒张药在急性支气管炎患者中没有研究，因此没有推荐[2]。含可待因或美沙芬成分的镇咳药有时有效，可以短期使用以缓解咳嗽症状。但不推荐使用化痰药[2]。

慢性支气管炎急性发作（AECB）

治疗慢性支气管炎急性发作用药包括支气管舒张药、全身使用糖皮质激素、抗菌药以及必要时用氧。使用的抗菌药将在下面讨论，其他药物见 **COPD**（第1075页）。抗菌药在治疗 AECB 时的价值存在争议，早期的研究很难评估[7~9]。一项研究显示[10]，在 AECB 患者中（诊断依据为患者喘憋加重、痰量增加及脓痰）使用广谱抗菌药（阿莫西林、复方磺胺甲噁唑或多西环素）相比使用安慰剂，能够使患者获益。这一结论被稍后的一项系统性综述所证实[11]。在一项较早对随机研究所进行的荟萃分析显示[12]，在 ACEB 患者中使用抗菌药可以对患者症状有轻微改善。阿莫西林、氨苄西林、四环素类（如多西环素）、广谱大环内酯类、二代或三代头孢菌素类或复方磺胺甲噁唑，均是比较传统用于治疗 AECB 的抗菌药[13,14]，但是最近来自美国和加拿大的报道显示青霉素、大环内酯类和复方磺胺甲噁唑的有效性下降，而新的氟喹诺酮类以及β-内酰胺类及β-内酰胺酶抑制药复方制药的抗菌活性保持很好[13]。此外，一项用以评价一线用抗菌药（阿莫西林、氨苄西林、匹氨西林、复方磺胺甲噁唑和多西环素）与二线用抗菌药（阿莫西林-克拉维酸、大环内酯类、二代或三代头孢菌素类以及氟喹诺酮类）治疗 AECB 患者安全性和有效性的荟萃分析显示[14]，二线用抗菌药更为有效，并且安全性相当。

加拿大 Chronic Bronchitis Working Group 对 AECB 治疗指南进行了修订[9]，相关内容包含于 COPD 治疗总指南中，已被许多国家应用（第1075页），并且在国际上获得了 Global Initiative for Chronic Obstructive Lung Disease（GOLD）的认可[15]。指南将患者根据危险程度进行分层，以明确哪些患者需要抗菌药治疗或更积极的治疗。总的来说，治疗根据感染的病原体、当地的细菌耐药监测情况以及症状的严重程度。推荐给予口服药方式，疗程 3～10 天[15,16]。大体上，对于轻度 AECB 不需要给予抗菌治疗。如果确需治疗，考虑给予氨苄西林、阿莫西林、多西环素或复方磺胺甲噁唑。备选方案包括β-内酰胺类及β-内酰胺酶抑制药复方制剂，如阿莫西林-克拉维酸、二代或三代头孢菌素类、二代大环内酯类，或酮内酯类（如泰利霉素）。中度至极重度的患者需要住院治疗，对于没有铜绿假单胞菌感染危险因素的患者可给予氟喹诺酮类或阿莫西林-克拉维酸；有铜绿假单胞菌感染风险的患者应给予氟喹诺酮治疗。

对于频繁发作的支气管炎，是否应长期使用抗菌药预防尚存争议。一项关于抗菌药预防对慢性支气管炎治疗价值的综述显示[17]，抗菌药在减少疾病天数方面存在轻微却有意义的益处。但是考虑到药物不良反应以及增加细菌耐药性，不推荐常规使用。COPD 治疗指南不提倡预防性使用抗菌药。

1. Wenzel RP, Fowler AA. Acute bronchitis. *N Engl J Med* 2006; **355:** 2125–30.
2. Braman SS. Chronic cough due to acute bronchitis: ACCP evidence-based clinical practice guidelines. *Chest* 2006; **129** (1 suppl): 95S–103S.
3. Smith SM, *et al.* Antibiotics for acute bronchitis. Available in The Cochrane Database of Systematic Reviews; Issue 4. Chichester: John Wiley; 2004 (accessed 05/02/10).
4. Bent S, *et al.* Antibiotics in acute bronchitis: a meta-analysis. *Am J Med* 1999; **107:** 62–7.
5. Nduba VN, *et al.* Placebo found equivalent to amoxicillin for treatment of acute bronchitis in Nairobi, Kenya: a triple blind, randomised, equivalence trial. *Thorax* 2008; **63:** 999–1005.
6. Smucny J, *et al.* Beta-2-agonists for acute bronchitis. Available in The Cochrane Database of Systematic Reviews; Issue 4. Chichester: John Wiley; 2006 (accessed 26/02/10).
7. Anonymous. Antibiotics for exacerbations of chronic bronchitis? *Lancet* 1987; **ii:** 23–4.
8. Staley H, *et al.* Is an objective assessment of antibiotic therapy in exacerbations of chronic bronchitis possible? *J Antimicrob Chemother* 1993; **31:** 193–7.
9. Balter MS, *et al.* Chronic Bronchitis Working Group. Canadian Thoracic Society. Canadian Infectious Disease Society. Canadian guidelines for the management of acute exacerbations of chronic bronchitis: executive summary. *Can Respir J* 2003; **10:** 248–58.
10. Anthonisen NR, *et al.* Antibiotic therapy in exacerbations of chronic obstructive pulmonary disease. *Ann Intern Med* 1987; **106:** 196–204.
11. Ram FSF, *et al.* Antibiotics for exacerbations of chronic obstructive pulmonary disease. Available in The Cochrane Database of Systematic Reviews; Issue 2. Chichester: John Wiley; 2006 (accessed 26/04/10).
12. Saint S, *et al.* Antibiotics in chronic obstructive pulmonary disease exacerbations: a meta-analysis. *JAMA* 1995; **273:** 957–60.
13. Balter M, Weiss K. Treating acute exacerbations of chronic bronchitis and community-acquired pneumonia: how effective are respiratory fluoroquinolones? *Can Fam Physician* 2006; **52:** 1236–42.
14. Dimopoulos G, *et al.* Comparison of first-line with second-line antibiotics for acute exacerbations of chronic bronchitis: a metaanalysis of randomized controlled trials. *Chest* 2007; **132:** 447–55.
15. Global initiative for chronic obstructive lung disease (GOLD). Global strategy for the diagnosis, management, and prevention of chronic obstructive pulmonary disease. Updated 2009. Available at: http://www.goldcopd.com/download.asp?intId=554 (accessed 05/08/10)
16. Rodriguez-Roisin R. COPD exacerbations.5: management. *Thorax* 2006; **61:** 535–44.
17. Staykova T, *et al.* Prophylactic antibiotic therapy for chronic bronchitis. Available in The Cochrane Database of Systematic Reviews; Issue 2. Chichester: John Wiley; 2001 (accessed 05/02/10).

布氏杆菌病

布氏杆菌病（也被称作波状热或地中海式热），是由布氏杆菌属（一种需氧革兰阴性菌）引起的感染，主要在家畜和家养动物中被发现。人被感染主要通过直接接触感染的动物或动物材料（如胎盘），间接通过使用感染和未经灭菌的奶制品感染，或者通过吸入被污染的灰尘或飞沫感染。罕见报道人因为暴露于一些动物活疫苗而感染[1,2]。主要感染人的菌种是马耳他布杆菌，源于绵羊、山羊、骆驼，有时为牛；流产布杆菌，源于牛、水牛、骆驼以及牦牛；猪布杆菌，源于猪；少见的犬布杆菌，源于犬。尽管少见并且在很多国家（如英国）已加以控制，但是在很多地区布氏杆菌病仍是问题，包括东欧、地中海地区、美国中南部、墨西哥、加勒比海地区、印度次大陆、非洲和亚洲部分地区和中东地区。

通常在感染后 2～8 周出现症状，表现为流感样症状，如食欲缺乏、发热、头痛、疲倦、身体不适、沮丧、肌肉痛、后背痛、出汗和虚弱。实验室检查发现包括贫血、白细胞减少、淋巴细胞增多、全血细胞减少和血小板减少。布氏杆菌病分为急性、复发性、慢性（病程超过 1 年）。感染可以累及身体各部位，包括关节（周围关节炎、强直性脊柱炎、脊柱炎），心脏（心内膜炎），肝脏（肝炎），中枢神经系统（脑膜炎、脑炎、脑膜脑炎、脑膜血管病、脑脓肿和脱髓鞘综合征）以及生殖系统（睾丸附睾炎）。10%患者会复发，通常发生在感染后第一年，一般症状比较轻[3]。

布氏杆菌病的**治疗**可缩短病程，减少并发症和降低复发率。四环素类对于布氏杆菌有较高的抗菌活性，但是单一治疗复发率较高，因此目前推荐联合治疗。

常用方案：

- 多西环素和利福平联合口服至少6周[4,5]。
- 多西环素口服6周，初始1～2周联合静脉使用氨基糖苷类（链霉素[6,7]、庆大霉素[5,8,9]或奈替米星[10]）。

多西环素联合链霉素治疗较多西环素联合利福平治疗复发率低，这可能同利福平减低多西环素的血清浓度有关[11]。多西环素联合奈替米星较联合庆大霉素治疗复发率高[10]。有研究[12,13]显示，尽管氟喹诺酮单独治疗无效，但是氟喹诺酮联合多西环素或利福平治疗有效。一篇文献综述[13]显示，以氟喹诺酮为基础的联合治疗不能作为一线用药，但是可以考虑在复发或使用常规一线用药出现不良反应时使用。复方磺胺甲噁唑通常在三种药物联合方案中使用[3]。

一项包括30个临床随机对照研究的综述和荟萃分析[14]显示，使用多西环素、庆大霉素和利福平的三联方案治疗效果优于多西环素联合一种氨基糖苷类。6周疗程方案较30天疗程方案复发率低。

四环素应该避免在儿童中使用（美国规定8岁以下，英国规定12岁以下）。对于这些儿童推荐的治疗方案为复方磺胺甲噁唑联合利福平口服6周以上或复方磺胺甲噁唑口服并在治疗初始2周联合庆大霉素静脉输注[5,6]。备选方案为利福平口服6周以上，在最初5天联合使用庆大霉素或奈替米星[6]。

对于妊娠布氏杆菌病的治疗，WHO推荐使用利福平单独口服6周，在利福平不能使用的情况下才可选择复方磺胺甲噁唑或四环素。链霉素禁忌使用[4]。复方磺胺甲噁唑联合利福平治疗4周也可以试用[6]。

尽管口服多西环素联合利福平的3个月疗程被推荐用于治疗布氏杆菌所致脊柱炎，但是没有资料显示哪种抗菌药的联合治疗疗效更优[15]。在神经系统布氏杆菌病的治疗中，疗程是至关重要的：复发的病例常发生在疗程仅2～3周的患者。推荐使用多西环素联合2～3种抗菌药（利福平、一种氨基糖苷类、复方磺胺甲噁唑或头孢曲松），疗程根据治疗反应给予数月。皮质激素在临床常常使用，但是其有效性没有被证实。儿科的神经系统布氏杆菌病用药方案与成人相似，使用三联治疗（多西环素、利福平和一种氨基糖苷类），疗程3个月，疗效比较肯定。在幼儿，使用复方磺胺甲噁唑替代多西环素[16]。对于布氏杆菌所致心内膜炎的治疗，通常需要使用三联或四联的治疗方案［一种四环素类、一种氨基糖苷类、利福平和（或）复方磺胺甲噁唑］，并且通常需要进行瓣膜置换手术[17,18]。疗程通常需要3个月或以上，有的推荐加用头孢曲松和（或）一种氟喹诺酮类，可以尽量避免手术。儿童的心脏并发症较成人轻。使用四环素3周联合链霉素2周的治疗方案被证明有效[18]。

布氏杆菌病可以通过控制和减少感染动物、巴氏灭菌奶制品、免疫接种牛及其他家畜而**预防**。尽管有很多疫苗被研制和试验并且在一些国家偶尔被使用于人，但是目前尚无用于人的有效预防布氏杆菌病的疫苗[3]。

1. Blasco JM, Díaz R. Brucella melitensis Rev-1 vaccine as a cause of human brucellosis. *Lancet* 1993; **342:** 805.
2. Ashford DA, *et al.* Adverse events in humans associated with accidental exposure to the livestock brucellosis vaccine RB51. *Vaccine* 2004; **22:** 3435–9.
3. Pappas G, *et al.* Brucellosis. *N Engl J Med* 2005; **352:** 2325–36.
4. FAO/WHO. Joint FAO/WHO expert committee on brucellosis: sixth report. *WHO Tech Rep Ser 740* 1986. Also available at: http://libdoc.who.int/trs/WHO_TRS_740.pdf (accessed 21/05/07)
5. Health Protection Agency. Guidelines for action in the event of a deliberate release: brucellosis. Version 1.5, 18 June 2007. Available at: http://www.hpa.org.uk/webc/HPAwebFile/HPAweb_C/1194947355003 (accessed 15/08/08)
6. Solera J, *et al.* Recognition and optimum treatment of brucellosis. *Drugs* 1997; **53:** 245–56.
7. Solera J, *et al.* Doxycycline-rifampin versus doxycycline-streptomycin in treatment of human brucellosis due to Brucella melitensis. *Antimicrob Agents Chemother* 1995; **39:** 2061–7.
8. Solera J, *et al.* Treatment of human brucellosis with doxycycline and gentamicin. *Antimicrob Agents Chemother* 1997; **41:** 80–84.
9. Solera J, *et al.* A randomized, double-blind study to assess the optimal duration of doxycycline treatment for human brucellosis. *Clin Infect Dis* 2004; **39:** 1776–82.
10. Solera J, *et al.* Treatment of human brucellosis with netilmicin and doxycycline. *Clin Infect Dis* 1996; **22:** 441–5.
11. Colmenero JD, *et al.* Possible implications of doxycycline-rifampin interaction for treatment of brucellosis. *Antimicrob Agents Chemother* 1994; **38:** 2798–2802.
12. Karabay O, *et al.* Ofloxacin plus rifampicin versus doxycycline plus rifampicin in the treatment of brucellosis: a randomized clinical trial [ISRCTN11871179]. *BMC Infect Dis* 2004; **4:** 18. Available at: http://www.biomedcentral.com/1471-2334/4/18 (accessed 22/05/07)
13. Falagas ME, Bliziotis IA. Quinolones for treatment of human brucellosis: critical review of the evidence from microbiological and clinical studies. *Antimicrob Agents Chemother* 2006; **50:** 22–33.
14. Skalsky K, *et al.* Treatment of human brucellosis: systematic review and meta-analysis of randomised controlled trials. *BMJ* 2008; **336:** 701–4.
15. Pappas G, *et al.* Treatment of brucella spondylitis: lessons from an impossible meta-analysis and initial report of efficacy of a fluoroquinolone-containing regimen. *Int J Antimicrob Agents* 2004; **24:** 502–7.
16. Habeeb YKR, *et al.* Paediatric neurobrucellosis: case report and literature review. *J Infect* 1998; **37:** 59–62.
17. Reguera JM, *et al.* Brucella endocarditis: clinical, diagnostic, and therapeutic approach. *Eur J Clin Microbiol Infect Dis* 2003; **22:** 647–50.
18. Al Dahouk S, *et al.* Brucella endocarditis in prosthetic valves. *Can J Cardiol* 2006; **22:** 971–4.

弯曲菌肠炎

见胃肠炎（第162页）。

猫抓病

猫抓病通常发生在人被猫抓咬后。以局部淋巴结肿大为特征，并且常常是自限性的，但可以在免疫受损人群中播散。播散可累及神经系统（包括视网膜）、内脏器官或骨。

20世纪80年代，一种革兰阴性菌被分离出来，并认为与猫抓病相关，后被命名为阿菲波亚猫。但是随后汉氏巴尔通体（过去称为汉氏罗卡利马体）被认为是猫抓病的主要致病体[1～3]。此病没有特异的抗菌药治疗，并且对于轻到中度感染的患者不推荐使用抗菌药治疗[1,2]。但是有使用庆大霉素、复方磺胺甲噁唑和环丙沙星治疗有效的报道[2]。在成人[4]，使用阿奇霉素被证明是有效的，成人和儿童的广泛淋巴结炎可以使用口服阿奇霉素5天疗程。口服多西环素联合口服利福平可作为替代方案，疗程4～6周，推荐用来治疗复杂性猫抓病[1]。

杆菌性血管瘤病的病原体包括汉氏巴尔通体和昆氏巴尔通体（战壕热的致病体），**杆菌性紫癜性肝炎**（由汉氏巴尔通体所致）主要见于免疫抑制的患者，特别是HIV感染的患者。杆菌性血管炎表现为表皮或皮下的血管损伤。杆菌性紫癜如果损伤只限于肝脏，临床表现不特异，伴或不伴有表皮受累[1～3]。免疫抑制患者的播散性病变可以使用多西环素、红霉素或阿奇霉素[2]治疗。治疗杆菌性血管瘤病可以口服红霉素3个月，严重的使用静脉给药方式。口服或静脉使用多西环素可作为替代方案。免疫抑制患者合并急性致命性感染应当使用利福平联合红霉素或利福平联合多西环素，中枢神经系统感染推荐使用后一种治疗方案[1,3]。对于艾滋病患者，杆菌性血管瘤病同卡波西肉瘤症状十分相似，诊断必须格外小心，如果误诊，将导致不能及时给予挽救生命的抗菌药治疗[5]。

1. Rolain JM, *et al.* Recommendations for treatment of human infections caused by Bartonella species. *Antimicrob Agents Chemother* 2004; **48:** 1921–33.
2. Florin TA, *et al.* Beyond cat scratch disease: widening spectrum of Bartonella henselae infection. *Pediatrics* 2008; **121:** e1413–25.
3. English R. Cat-scratch disease. *Pediatr Rev* 2006; **27:** 123–8.
4. Bass JW, *et al.* Prospective randomized double blind placebo-controlled evaluation of azithromycin for treatment of cat-scratch disease. *Pediatr Infect Dis J* 1998; **17:** 447–52.
5. Taylor AG, *et al.* Cat-scratch, Kaposi's sarcoma, and bacillary angiomatosis. *Lancet* 1993; **342:** 686.

蜂窝组织炎

见**皮肤感染**，第184页。

宫颈炎

淋病在女性主要表现为宫颈炎，但是黏液脓性宫颈炎常常通过性交传播沙眼衣原体引起。这两种感染常常同时发生，应该一起治疗。治疗指南已在**淋病**（第181页）的治疗及下文的**衣原体感染**中给出。

软下疳

见**性传播疾病**，第181页。

衣原体感染

衣原体病原菌属于衣原体科家族。对人类致病的种主要有沙眼衣原体、肺炎衣原体和鹦鹉热衣原体，它们都对四环素或红霉素敏感。

肺炎衣原体（曾被分类为鹦鹉热衣原体的TWAR株）是一种呼吸道病原体，最初被描述为社区获得性肺炎（见**肺炎**，第177页）的致病原，但是由于合并其他临床表现如合并咽炎（见第176页），还被认为参与缺血性心脏病的致病机制（见**动脉粥样硬化**，第1120页）。

鹦鹉热衣原体从鸟类传播至人类，引起鹦鹉热，常常累及到肺（见**鹦鹉热**，第179页）。

沙眼衣原体可以引起广泛的疾病。很多是性传播疾病，疾病谱类似于淋病奈瑟菌（见**淋病**，第181页）；两种病原体引起的感染常常同时发生。在妇女，沙眼衣原体可以引起子宫内膜炎、盆腔炎症性疾病、异位妊娠以及不孕。美国[1,2]推荐，对所有25岁以下有性生活的女性，不论是否怀孕，以及25岁以上考虑有感染的危险因素的女性，均应常规进行沙眼衣原体的筛查。

WHO[3]、英国专家组[4,5]以及美国CDC[2]均制订了沙眼衣原体感染引起的非复杂性肛门生殖器感染**治疗**指南。

- **WHO**
  - 口服多西环素100mg，每日2次，治疗7天，或
  - 一次口服阿奇霉素1g。

  备选方案，疗程均为7天：
  - 口服阿莫西林500mg，每日3次。
  - 口服红霉素500mg，每日4次。
  - 口服氧氟沙星300mg，每日2次。
  - 口服四环素500mg，每日4次。
- **英国**
  - 一线治疗方案同WHO推荐。

  备选方案：
  - 口服红霉素500mg，每日2次，疗程10～14天。
  - 口服氧氟沙星200mg，每日2次；或400mg，每日1次，疗程7天。
- **美国**
  - 一线治疗方案同WHO推荐。

  备选方案，疗程均为7天：
  - 口服红霉素500mg，每日4次。
  - 口服红霉素酯800mg，每日4次。
  - 口服氧氟沙星300mg，每日2次。
  - 口服左氧氟沙星500mg，每日1次。

妊娠妇女感染沙眼衣原体可能存在胎膜早破或早产的风险（见**早产**，第178页）。还可能导致下一代感染引起新生儿眼炎（见**新生儿结膜炎**，第171页）或肺炎（见第177页）。感染的妊娠妇女可以按如下推荐治疗：

- **WHO** 疗程7天，使用：
  - 口服红霉素500mg，每日4次，或
  - 口服阿莫西林500mg，每日3次。
- **英国**
  - 同WHO方案，或
  - 口服红霉素500mg，每日2次，疗程14天，或
  - 一次口服阿奇霉素1g。
- **美国**
  - 一次口服阿奇霉素1g，或
  - 口服阿莫西林500mg，每日3次，疗程7天。

  备选方案：
  - 包括红霉素在内的方案。

沙眼衣原体感染的病患，其性伴侣应当进行相关检查及治疗[2～4]。

沙眼衣原体感染性传播疾病相关详细内容参考**附睾炎**（第161页），**盆腔炎症性疾病**（第174页）和**尿道炎**（第189页）。

沙眼衣原体特殊血清型可以导致另一种性传播疾病——性病淋巴肉芽肿（第182页）。

反应性关节炎（见**骨和关节感染**，第155页）可继发于衣原体感染。

其他沙眼衣原体感染为非性传播疾病，在成人包括沙眼和包涵体性结膜炎（见**沙眼**，第186页）。

1. US Preventive Services Task Force. Screening for chlamydial infection (June 2007). Available at: http://www.ahcpr.gov/clinic/uspstf/uspschlm.htm (accessed 03/08/07)
2. CDC. Sexually transmitted diseases treatment guidelines 2006. *MMWR* 2006; **55**(RR-11): 1–94. Also available at: http://www.cdc.gov/mmwr/PDF/rr/rr5511.pdf (accessed 23/03/07)
3. WHO. Guidelines for the management of sexually transmitted infections. Geneva: WHO, 2003. Also available at: http://whqlibdoc.who.int/publications/2003/9241546263.pdf (accessed 22/03/07)
4. Clinical Effectiveness Group (British Association for Sexual Health and HIV). 2006 UK national guideline for the management of genital tract infection with Chlamydia trachomatis. Available at: http://www.bashh.org/documents/61/61.pdf (accessed 18/08/08)
5. Scottish Intercollegiate Guidelines Network. Management of genital *Chlamydia trachomatis* infection (issued March 2009). Available at: http://www.sign.ac.uk/pdf/sign109.pdf (accessed 25/02/10)

霍乱及其他弧菌感染

见**胃肠炎**，第162页。

囊性纤维化

囊性纤维化是一种伴随有黏液分泌异常的遗传性疾患。它的基础缺陷是编码囊性纤维化跨膜传导调节子

(CFTR，一种功能为氯通道的蛋白）的突变。突变导致离子转运缺陷、氯离子分泌减少、钠离子吸收增加以及一系列相应的黏蛋白分泌成分和性质的变化。现在囊性纤维化患者常常可以存活至成年，这看起来更可能是一种多系统疾病。但是主要的临床表现仍然是肺部疾病，伴有反复发作的细菌感染和大量黏痰以及由于胰腺功能障碍导致的吸收不良。其他合并症包括男性不育以及肝胆疾病。汗液中盐丢失大量增加。

肺部疾病是主要的死亡原因。囊性纤维化是支气管扩张（慢性的支气管扩张）的基础病变，是大量黏液分泌和反复感染的结果。咳嗽和大量咳痰是囊性纤维化的特征性表现，细菌病原体通常定植于肺部，特别是黏液型铜绿假单胞菌。假单胞菌属的肺部感染是囊性纤维化发病和死亡的主要原因。监测痰液中的细菌病原体，包括它们对药物的敏感性对于合理治疗是十分必需的。除了铜绿假单胞菌，金黄色葡萄球菌也经常出现，并且可能是婴幼儿感染的主要病原体。洋葱伯克霍尔德菌（洋葱假单胞菌）被认为是囊性纤维化患者严重肺部感染的原因之一并可通过社会接触传播。洋葱伯克霍尔德菌感染的这部分患者的病情会急剧恶化继而死亡。其他致病菌还包括流感嗜血杆菌和非典型分支杆菌属。

多种诊断方法得到应用[1~3]，汗液中氯离子浓度的升高可使囊性纤维化的临床诊断得到确认。这可以通过应用毛果芸香碱汗液试验明确（见**毛果芸香碱**，第1796页）。确认基因突变是有可能的，可应用于诊断的进一步明确和携带者的筛查。在一些地区，检测免疫反应胰蛋白酶原浓度这一全新的检查项目已经建立，使得早期预防成为可能[2,3]。

囊性纤维化患者的发病率下降和生存期的改善很大程度上归功于应用抗菌药和物理治疗对肺部疾病的控制以及营养支持治疗。一些综述讨论了一些已经明确的和正在试验阶段的治疗方法[1~5]。尽管取得了一定的成功，但一些步骤方法所获得的证据支持并不充分[2]，而且不同中心的治疗方法也有一定的差异。当前治疗方法的基础是[1~3]：

- 机械呼吸道清洁，同时应用诸如阿法链道酶和高渗盐水等加以辅助；
- 在疾病的早期阶段根除或预防呼吸道感染；
- 在疾病的晚期给予抗菌药治疗慢性感染以降低细菌负荷；
- 应用布洛芬或阿奇霉素控制肺部炎症；
- 强效抗菌药治疗肺部恶化症状；
- 给予营养支持以确保盐和热量的足够摄入，同时补充胰酶和脂溶性维生素A、维生素D、维生素E和维生素K；
- 保持日常体育锻炼。

婴幼儿囊性纤维化患者的治疗指南已由美国囊性纤维化基金会发布[54]。

呼吸道清洁（通过人工胸部叩击和包括胸壁或呼吸道振动在内的机械技术的应用）可以帮助分泌物的移出[6]。阿法链道酶[7]气溶胶吸入可以通过分解由变性的炎症细胞释放的大量DNA而降低痰液的黏度。阿法链道酶的应用还可以部分改善肺功能，而且对支气管引流有所帮助，虽然现在并不清楚它是否可以阻止进行性肺损伤。然而一项在儿童中进行的随机多中心、安慰剂对照研究显示阿法链道酶在96周内可以保持肺功能，并且降低进一步恶化的危险性[8]。美国的指南也同样推荐阿法链道酶的长期使用以改善肺功能和降低恶化的危险性[9]。诸如乙酰半胱氨酸、羧甲半胱氨酸、氨溴索、巯乙磺酸钠等雾化或口服黏液溶解药被普遍认为对囊性纤维化治疗无效[10]。而高渗盐水吸入被认为对治疗有一定的益处[11]（第1608页）并成为了许多中心管理方法的一部分[1~3]。吸入甘露醇的疗效同样在研究之中[12]。这些治疗方法和相关监测需要时间去证明，对于患者和他们的家庭具有一定挑战性[1]。

在年轻患者疾病的早期阶段，为了维持较好的肺功能尽可能地**预防或根除感染**是非常合理的[2]。葡萄球菌的感染通常在生命的最初十年发生发展，当一些临床医生在囊性纤维化诊断之初即开始抗葡萄球菌抗菌药治疗时，其他的一些医生则等到当第一次临床感染发生时再开始应用。在一些治疗中心，抗葡萄球菌治疗一旦开始，就需要持续不间断地进行下去；而一些其他的治疗中心则当症状恶化时或痰培养阳性时再给予治疗。系统性综述证实了抗葡萄球菌治疗是有效的，并得出在年轻儿童囊性纤维化患者中，预防性用药很可能有益的结论[13,14]。在英国，通常使用氟氯西林或复方磺胺甲噁唑[2]。现在还不明确是间断治疗还是持续治疗会产生最好的结果。预防性治疗潜在的劣势是可能早期出现铜绿假单胞菌感染[15]（如果使用广谱头孢菌素，这似乎会成为一种主要的风险），以及持续治疗导致的葡萄球菌耐药菌株出现概率的增加[16]。考虑到可能更早期或更频繁出现铜绿假单胞菌感染这样的风险，美国囊性纤维化基金会给出的指南不支持预防性应用口服抗葡萄球菌抗菌药[9]。

慢性感染的治疗目标是控制细菌负荷[2]（因为不可能永久性根除），改善肺功能，并减少恶化情况的出现[9]。抗菌药的选择必须个体化，并依据感染的组织器官[2]和地区的处方政策以及抗菌药的可获取情况而定。推荐用吸入性抗菌药长期间断治疗，特别推荐托普霉素[1~3]，其他气雾剂型抗菌药包括氨曲南和黏菌素也有一定的益处[1,17]。一项系统性综述证实了吸入型抗铜绿假单胞菌抗菌药改善肺功能和减少并发症发生的机会[18]。尽管用这种方法有一些耐药增加的迹象[18]，但据称要比所担心的概率低一些[1]。然而，美国的指南认为并没有充分的证据去推荐或不推荐除了妥布霉素以外的包括黏菌素、庆大霉素和头孢他啶在内的气雾型抗菌药的长期应用[9]。口服抗假单胞菌药物治疗并不能得出对慢性感染有益的结论[19]，并且由于害怕出现耐药通常避免这样做[1]。

大环内酯类阿奇霉素在慢性感染时被口服使用，但通常被用作免疫调节药以**降低炎症反应**而不是特定的作为一种抗菌药[1~3,9,20]。一项在囊性纤维化患者中应用大环内酯类药物的系统性综述[21]发现，与安慰剂相比，在给予6个月阿奇霉素后，呼吸功能出现了虽然不大但很重要的改善；其他大环内酯类药物的作用并不清楚。也有报道表明给予高剂量口服布洛芬治疗可产生不大的抗炎症方面的益处[22]，而这在一些治疗中心，特别是美国的治疗中心中被应用，以减缓肺功能的丧失[2,9]。然而，对于不良反应的潜在可能性则有一些担心；现在推荐在那些静脉给予氨基糖苷类药物的患者中，这项治疗如果被使用，则应停止，并应避免胃肠方面的危险因素[22]。系统性综述[23,24]和美国指南[9]得出的结论表明，并没有充足的证据支持无论是吸入的还是口服皮质激素治疗会起到作用，在那些发展为过敏性支气管肺曲霉病的患者管理方案中则除外[2]。然而，一项观察数据的回顾性分析（这项回顾性分析收集了6～17岁，被给予吸入皮质激素治疗的2978名儿童）报道了以FEV_1为衡量指标的肺功能下降变得缓慢[25]。

对于不合理应用抗菌药物应**严加管理**[1,2,26,27]。治疗应以最近的培养结果为依据，但与抗菌药敏感性测定联合起来似乎并没有额外的价值意义[28]。在铜绿假单胞菌感染的患者中，推荐使用与以妥布霉素为代表的氨基糖苷类和以头孢他啶为代表的有抗假单胞菌活性的β-内酰胺类静脉抗菌药联合治疗方案[3,26,27,29,30]。氨基糖苷类每日1次全剂量给予与分次分剂量给予相比同样有效，而且在儿童可能引起更少的肾毒性[31]。由于这些抗假单胞菌抗菌药穿透感染靶位的能力较弱且可增加囊性纤维化患者的肾脏清除率，所以大剂量使用是必要的[32,33]。通常给予2～3周的治疗，尽管没有足够的证据支持维持治疗的某个特定时间[30,34]。由于使患者在家自主治疗方法的发展，间歇选择性静脉治疗变得越来越切实可行[29,35]。美国指南[30]推荐应该增加呼吸道清洁作为治疗急性恶化症状和长期慢性维持治疗的一部分；并没有明确的证据支持或反对在给予静脉抗菌药的患者中长期使用吸入性抗菌药。

由于大多数抗假单胞菌抗菌药对洋葱伯克霍尔德菌感染无效，因此治疗困难。复方磺胺甲噁唑被推荐[36]用于治疗并可口服给药[27]，美罗培南和头孢他啶在体外有一些活性，替莫西林也被尝试应用[27]。其他问题可能包括耐甲氧西林金黄色葡萄球菌感染；可静脉注射替考拉宁或口服敏感的多西环素和利奈唑胺[27]。真菌或病毒感染的可能性同样也应给予考虑[27]。

囊性纤维化患者的**营养治疗**应保证患者在平衡膳食中获得足够的热量摄入以消除由于胰腺功能不良导致的吸收障碍，以及由于囊性纤维化导致的代谢需要增加[37,38]。脂溶性维生素A、维生素D和维生素E（有时是维生素K）的补充是必须的。骨矿物质密度的检查[39]和维生素状态的直接评估[40]提示常规补充可能不足。胰酶（如胰液素和胰脂肪酶）需要在饭前或随餐服用[41]。

许多**其他干预措施**也被尝试应用[42,34]。

虽然临床研究中很少有有意义的试验结果，扩张支气管药包括β受体激动药和抗毒蕈碱制剂在一部分患者中有效[44]。治疗试验通常在个体患者中证明有效，因为很难预测哪个患者会有反应[42]。虽然应用气溶胶被认为大多数是有效的，但是当其他气溶胶药物患者依从性成为问题时，吸入剂可能更为实用[43]。α_1蛋白酶抑制药（肺部中性粒细胞弹性蛋白酶的主要抑制药）也有一些研究[45]，如己酮可可碱[46]，一种抗细胞因子活性的药物。尽管发现囊性纤维化患者呼吸道分泌物中半胱氨酰白三烯浓度增加，并被认为导致肺疾病，但并没有足够的证据去推荐常规应用白三烯抑制药和激动药（比如孟鲁司特）去改善肺功能和减少恶化症状[9]。

主要针对改善肺部疾病进程的试验性治疗包括离子转运治疗。这包括雾化吸入药物抑制钠离子通过气道上皮的吸收（如钠离子通道阻断药阿米洛利）或诱导氯离子分泌。喷雾阿米洛利在患者最佳治疗上并没有发挥有用的辅助作用[47]。

在肺部疾病严重的患者中，氧疗可能缓解症状，但是对发病率和死亡率的影响尚不肯定[48]。现在对于终末期肺病的患者唯一可行的治疗是肺移植。尽管囊性纤维化患者和患有其他肺部疾病的患者一样进行肺移植，但移植后5年生存期率据报道只有50%[1]。

体细胞**基因治疗**代表了囊性纤维化的最新治疗方法[49]。其目的在于引入正常的CFTR基因序列进入受感染组织的细胞。大多数工作主要集中在应用腺病毒载体或脂质体介导基因转移进入肺部，但是结果仍不统一[50~53]。目前面临的困难包括基因转移效率低、针对病毒载体免疫、质粒DNA激发的全身炎症反应。对基因治疗总原则的讨论见第2241页。

1. Boyle MP. Adult cystic fibrosis. *JAMA* 2007; **298:** 1787–93.
2. Davies JC, *et al.* Cystic fibrosis. *BMJ* 2007; **335:** 1255–9.
3. O'Sullivan BP, Freedman SD. Cystic fibrosis. *Lancet* 2009; **373:** 1891–904.
4. Doull IJM. Recent advances in cystic fibrosis. *Arch Dis Child* 2001; **85:** 62–6.
5. Tonelli MR, Aitken ML. New and emerging therapies for pulmonary complications of cystic fibrosis. *Drugs* 2001; **61:** 1379–85.
6. Flume PA, *et al.* Clinical Practice Guidelines for Pulmonary Therapies Committee. Cystic fibrosis pulmonary guidelines: airway clearance therapies. *Respir Care* 2009; **54:** 522–37. Also available at: http://www.rcjournal.com/contents/04.09/04.09.0522.pdf (accessed 28/04/10)
7. Jones AP, Wallis C. Dornase alfa for cystic fibrosis. Available in The Cochrane Database of Systematic Reviews; Issue 3. Chichester: John Wiley; 2010 (accessed 25/08/10).
8. Quan JM, *et al.* A two-year randomized, placebo-controlled trial of dornase alfa in young patients with cystic fibrosis with mild lung function abnormalities. *J Pediatr* 2001; **139:** 813–20.
9. Flume PA, *et al.* Cystic Fibrosis Foundation, Pulmonary Therapies Committee. Cystic fibrosis pulmonary guidelines: chronic medications for maintenance of lung health. *Am J Respir Crit Care Med* 2007; **176:** 957–69.
Also available at: http://ajrccm.atsjournals.org/cgi/reprint/176/10/957.pdf (accessed 28/04/10)
10. Nash EF, *et al.* Nebulized and oral thiol derivatives for pulmonary disease in cystic fibrosis. Available in The Cochrane Database of Systematic Reviews; Issue 1. Chichester: John Wiley; 2009 (accessed 02/03/10).
11. Wark P, McDonald VM. Nebulised hypertonic saline for cystic fibrosis. Available in The Cochrane Database of Systematic Reviews; Issue 2. Chichester: John Wiley; 2009 (accessed 02/03/10).
12. Jaques A, *et al.* Inhaled mannitol improves lung function in cystic fibrosis. *Chest* 2008; **133:** 1388–96.
13. McCaffery K, *et al.* Systematic review of antistaphylococcal antibiotic therapy in cystic fibrosis. *Thorax* 1999; **54:** 380–3.
14. Smyth A, Walters S. Prophylactic antibiotics for cystic fibrosis. Available in The Cochrane Database of Systematic Reviews; Issue 3. Chichester: John Wiley; 2003 (accessed 16/05/05).
15. Stutman HR, *et al.* Antibiotic prophylaxis in infants and young children with cystic fibrosis: a randomized controlled trial. *J Pediatr* 2002; **140:** 299–305.
16. Elborn JS. Treatment of Staphylococcus aureus in cystic fibrosis. *Thorax* 1999; **54:** 377–8.
17. Beringer P. The clinical use of colistin in patients with cystic fibrosis. *Curr Opin Pulm Med* 2001; **7:** 434–40.
18. Ryan G, *et al.* Nebulised anti-pseudomonal antibiotics for cystic fibrosis. Available in The Cochrane Database of Systematic Reviews; Issue 3. Chichester: John Wiley; 2003 (accessed 25/06/08).
19. Remmington T, *et al.* Oral anti-pseudomonal antibiotics for cystic fibrosis. Available in The Cochrane Database of Systematic Reviews; Issue 3. Chichester: John Wiley; 2007 (accessed 25/06/08).
20. Giamarellos-Bourboulis EJ. Macrolides beyond the conventional antimicrobials: a class of potent immunomodulators. *Int J Antimicrob Agents* 2008; **31:** 12–20.
21. Southern KW, *et al.* Macrolide antibiotics for cystic fibrosis. Available in the Cochrane Database of Systematic Reviews; Issue 2. Chichester: John Wiley; 2004 (accessed 02/03/07).
22. Lands LC, Stanojevic S. Oral non-steroidal anti-inflammatory drug therapy for cystic fibrosis. Available in The Cochrane Database of Systematic Reviews; Issue 4. Chichester: John Wiley; 2007 (accessed 25/06/08).
23. Cheng K, *et al.* Oral steroids for cystic fibrosis. Available in The Cochrane Database of Systematic Reviews; Issue 4. Chichester: John Wiley; 1999 (accessed 16/05/05).
24. Balfour-Lynn IM, Welch K. Inhaled corticosteroids for cystic fibrosis. Available in The Cochrane Database of Systematic Reviews; Issue 1. Chichester: John Wiley; 2009 (accessed 25/02/10).
25. Ren CL, *et al.* Relationship between inhaled corticosteroid therapy and rate of lung function decline in children with cystic fibrosis. *J Pediatr* 2008; **153:** 746–51.
26. Ferkol T, *et al.* Cystic fibrosis pulmonary exacerbations. *J Pediatr* 2006; **148:** 259–64.
27. Smyth A, Elborn JS. Exacerbations in cystic fibrosis: 3. Management. *Thorax* 2008; **63:** 180–4.
28. Aaron SD, *et al.* Combination antibiotic susceptibility testing to treat exacerbations of cystic fibrosis associated with multiresistant bacteria: a randomised, double-blind, controlled clinical trial. *Lancet* 2005; **366:** 463–71.
29. Banerjee D, Stableforth D. The treatment of respiratory Pseudomonas infection in cystic fibrosis: what drug and which way? *Drugs* 2000; **60:** 1053–64.

30. Flume PA, *et al.* Clinical Practice Guidelines for Pulmonary Therapies Committee. Cystic fibrosis pulmonary guidelines: treatment of pulmonary exacerbations. *Am J Respir Crit Care Med* 2009; **180:** 802–8.
31. Smyth AR, Bhatt J. Once-daily versus multiple-daily dosing with intravenous aminoglycosides for cystic fibrosis. Available in The Cochrane Database of Systematic Reviews; Issue 1. Chichester: John Wiley; 2010 (accessed 25/02/10).
32. Rey E, *et al.* Drug disposition in cystic fibrosis. *Clin Pharmacokinet* 1998; **35:** 313–29.
33. Touw DJ, *et al.* Pharmacokinetic optimisation of antibacterial treatment in patients with cystic fibrosis: current practice and suggestions for future directions. *Clin Pharmacokinet* 1998; **35:** 437–59.
34. Fernandes B, *et al.* Duration of intravenous antibiotic therapy in people with cystic fibrosis. Available in The Cochrane Database of Systematic Reviews; Issue 2. Chichester: John Wiley; 2008 (accessed 25/06/08).
35. Wolter JM, *et al.* Home intravenous therapy in cystic fibrosis: a prospective randomized trial examining clinical, quality of life and cost aspects. *Eur Respir J* 1997; **10:** 896–900.
36. Abramowicz M, ed. The choice of antibacterial drugs. In: *Handbook of antimicrobial therapy.* 18th ed. New Rochelle NY: The Medical Letter, 2008: 67.
37. Bowler IM, *et al.* Resting energy expenditure and substrate oxidation rates in cystic fibrosis. *Arch Dis Child* 1993; **68:** 754–9.
38. Green MR, *et al.* Nutritional management of the infant with cystic fibrosis. *Arch Dis Child* 1995; **72:** 452–6.
39. Haworth CS, *et al.* Low bone mineral density in adults with cystic fibrosis. *Thorax* 1999; **54:** 961–7.
40. Feranchak AP, *et al.* Prospective, long-term study of fat-soluble vitamin status in children with cystic fibrosis identified by newborn screen. *J Pediatr* 1999; **135:** 601–10.
41. Stallings VA, *et al.* Clinical Practice Guidelines on Growth and Nutrition Subcommittee. Ad Hoc Working Group. Evidence-based practice recommendations for nutrition-related management of children and adults with cystic fibrosis and pancreatic insufficiency: results of a systematic review. *J Am Diet Assoc* 2008; **108:** 832–9.
42. Conway SP, Watson A. Nebulised bronchodilators, corticosteroids, and rhDNase in adult patients with cystic fibrosis. *Thorax* 1997; **52** (suppl 2): S64–8.
43. Spencer DA. Nebulised bronchodilators, antibiotics and rhDNase for children with cystic fibrosis. *Thorax* 1997; **52** (suppl 2): S89–S91.
44. Halfhide C, *et al.* Inhaled bronchodilators for cystic fibrosis. Available in The Cochrane Database of Systematic Reviews; Issue 4. Chichester: John Wiley; 2005 (accessed 25/06/08).
45. McElvaney NG, *et al.* Aerosol α-1-antitrypsin treatment for cystic fibrosis. *Lancet* 1991; **337:** 392–4.
46. Aronoff SC, *et al.* Effects of pentoxifylline on sputum neutrophil elastase and pulmonary function in patients with cystic fibrosis: preliminary observations. *J Pediatr* 1994; **125:** 992–7.
47. Burrows E, *et al.* Sodium channel blockers for cystic fibrosis. Available in The Cochrane Database of Systematic Reviews; Issue 3. Chichester: John Wiley; 2006 (accessed 25/06/08).
48. Elphick HE, Mallory G. Oxygen therapy for cystic fibrosis. Available in The Cochrane Database of Systematic Reviews; Issue 1. Chichester: John Wiley; 2009 (accessed 25/02/10).
49. Jaffé A, *et al.* Prospects for gene therapy in cystic fibrosis. *Arch Dis Child* 1999; **80:** 286–9.
50. Colledge WH, Evans MJ. Cystic fibrosis gene therapy. *Br Med Bull* 1995; **51:** 82–90.
51. Coutelle C. Gene therapy approaches for cystic fibrosis. *Biologicals* 1995; **23:** 21–5.
52. Southern KW. Gene therapy for cystic fibrosis: current issues. *Br J Hosp Med* 1996; **55:** 495–9.
53. Flotte TR, Laube BL. Gene therapy in cystic fibrosis. *Chest* 2001; **120:** 124S–131S.
54. Borowitz D, *et al.* Cystic Fibrosis Foundation evidence-based guidelines for management of infants with cystic fibrosis. *J Pediatr* 2009; **155** (6 suppl): S73–S93.

感染性腹泻

见**胃肠炎**，第162页。

白喉

白喉是由革兰需氧的白喉棒状杆菌急性感染引起的，它的一些菌株产生外毒素。它在世界范围内发生并在许多国家流行。免疫防御（见**白喉菌苗**，第2129页）的有效性使得疾病在发达国家很少见，但是感染在免疫率低的地区仍然常见。尽管对于旅行者来说感染的风险据说较低，但那些从流行地区返回并有嗓子痛的患者则应考虑白喉；多数病例发生在那些没有进行免疫防御或免疫防御不充足的人们。

白喉的潜伏期是1～5天[1～3]；症状的开始是渐进的。从中度的嗓子痛、低热、肿胀的腺体到更为严重的表现都是由产生外毒素的菌株所产生的外毒素导致的。外毒素导致黏膜和上皮的破坏，导致被覆在扁桃体咽喉区域的特征性黏附假膜的形成并可能阻塞上呼吸道。严重的病例会出现颈部的肿胀。毒素可被全身吸收，导致心脏、肾脏、肝脏和肾组织的破坏[2,3]。呼吸系统的白喉在给予治疗后甚至仍有5%～10%的死亡率。皮肤的白喉以长期的感染皮肤损伤为特征，通常由非产毒素的菌株引起，并少有并发症。

白喉具有高度传染性，因此患者需要隔离[1]。呼吸系统感染主要给予抗毒素治疗（第2129页）[1,4]。非肠道的青霉素G或红霉素也同样被给予以消除白喉棒状杆菌、终止毒素的产生并预防接触感染的传播[1,4]。当患者可以舒适吞咽时，青霉素或红霉素可以口服。抗菌药应总共14天的疗程；那些持续带菌者则应延长10天的治疗时间。白喉的感染不总会产生免疫力，因此痊愈的患者同样需要接受主动免疫[3]。皮肤感染的治疗方法类似，尽管只有当非常大的溃疡存在时抗毒素才会有益处。白喉初发病例的密切接触者以及在社区被确定为无症状的携带者，除了给予白喉疫苗的加强和初级免疫外，还应给予7天的口服红霉素或单剂肌内注射青霉素G预防治疗[1]。细菌培养应该在完成治疗后的24～48h进行以证实细菌被根除[1]。表皮是整个群体大规模免疫最为有效的部位[2,3]。

1. Bonnet JM, Begg NT. Control of diphtheria: guidance for consultants in communicable disease control. *Commun Dis Public Health* 1999; **2:** 242–9.
2. Vitek CR. Diphtheria. *Curr Top Microbiol Immunol* 2006; **304:** 71–94.
3. WHO. Diptheria vaccine. *Wkly Epidem Rec* 2006; **81:** 24–32.
4. Abramowicz M, ed. The choice of antibacterial drugs. In: *Handbook of antimicrobial therapy.* 18th ed. New Rochelle NY: The Medical Letter, 2008: 61.

耳部感染

见**外耳炎**和**中耳炎**，第173页。

埃利希病

埃利希病是由无形体科的立克次体样细菌感染引起的一组疾病，无形体科包括无形体属、埃利希氏体属、新立克次氏体属和沃尔巴克氏体属。这些微生物曾一度被认为只是动物病原体，但如今认为人类同样也可以被感染[1～8]。腺热被确认为人类埃利希病最早的病症之一，这种疾病在日本和马来西亚被发现，是由腺热埃利希氏体引起的。随后，嗜噬胞埃利希氏体、查菲埃利希氏体、尤氏埃利希氏体以及有可能的犬埃利希氏体作为蜱传播的人类病原体开始出现。

查菲埃利希氏体主要感染单核细胞，在人类所致疾病通常称为人单核细胞埃利希氏病（HME），而嗜噬胞埃利希氏体主要感染粒细胞，在人类所致疾病为人粒细胞埃利希氏病（HGE），也被称为人粒细胞无形体病（HGA）。尤氏埃利希氏体和犬埃利希氏体分别感染粒细胞和单核细胞。

一些人粒细胞无形体病患者也可同时感染伯氏疏螺旋体（它导致莱姆病的发生）和（或）田鼠巴贝虫（它导致巴贝虫病的发生），因为它们都属于同样的硬蜱属并由蜱叮咬传播。人粒细胞无形体病合并莱姆病患者治疗的细节见第169页。

人类埃利希病以发热、头痛、肌痛、萎靡不振为症状。实验室检查发现包括白细胞减少、血小板减少以及肝酶升高[1,2]。人单核细胞埃利希氏病的患者以胃肠功能紊乱、咳嗽、精神错乱、皮疹等症状更为常见。人单核细胞埃利希氏病是相对较为严重的感染，患者可能因为诸如急性呼吸窘迫、凝血功能障碍、肝炎、肝衰竭、脑膜脑炎、急性肾衰竭和休克等并发症而住院治疗。暴发性的感染可能导致其他机会性感染，特别是在免疫力低下的患者。据报道人单核细胞埃利希氏病患者的死亡率在2%～3%。感染嗜噬胞埃利希氏体或尤氏埃利希氏体的临床症状与感染查菲埃利希氏体的症状大体相似[3,4]，但通常症状较轻。尤氏埃利希氏体引起的感染并不见咳嗽、精神错乱和皮疹，被诊断的患者大多数是免疫力低下的患者；并没有死亡的报道出现。人粒细胞无形体病通常是一种温和的、自限性疾病，但可能有5%～7%的患者较为严重，所报道的死亡率低于1%。大多数严重病例出现在免疫力低下的患者当中。人粒细胞无形体病皮疹、胃肠和呼吸紊乱、中枢神经系统受累的发生概率较低[1]。

由于可导致潜在的严重并发症，所以应给予迅速治疗[9]。对于所有感染给予四环素或更好的多西环素进行治疗，用药7～10天或到患者无发热至少3天以后。氯霉素可用作人单核细胞埃利希氏病的替代药物，尽管不被作为一线药物并且其疗效也饱受争议[1,5]。氯霉素同样在体外对于嗜噬胞埃利希氏体没有效果。尽管已知的多西环素对儿童的不良反应，American Academy of Pediatrics[10]和Infectious Disease Society of America（IDSA）[11]认为对那些虽然严重但并没有合并莱姆病的小于8岁的儿童可给予短期疗程；剂量是每日4mg/kg，分2次给予（最大剂量是100mg），并且应该用药到无发热至少3天以后。据报道，利福平已成功治疗了人粒细胞无形体病的妊娠患者（妊娠期在10～36周）[12]和2例无威胁生命感染发生的儿童[13]。IDSA[11]推荐那些不能被给予多西环素患有温和疾病的患者可给予利福平300mg，每日2次，应用7～10天；儿童可给予10mg/kg，每日2次。抗菌药敏感性试验认为利福平和氟喹诺酮类是治疗人粒细胞无形体病很有前途的替代药物[14]。

1. Paddock CD, Childs JE. Ehrlichia chaffeensis: a prototypical emerging pathogen. *Clin Microbiol Rev* 2003; **16:** 37–64.
2. Dumler JS, *et al.* Human granulocytic anaplasmosis and Anaplasma phagocytophilum. *Emerg Infect Dis* 2005; **11:** 1828–34.
3. Blanco JR, Oteo JA. Human granulocytic ehrlichiosis in Europe. *Clin Microbiol Infect* 2002; **8:** 763–72.
4. Buller RS, *et al.* Ehrlichia ewingii, a newly recognized agent of human ehrlichiosis. *N Engl J Med* 1999; **341:** 148–55.
5. Schaffner W, Standaert SM. Ehrlichiosis—in pursuit of an emerging infection. *N Engl J Med* 1996; **334:** 262–3.
6. Dumler JS, *et al.* Ehrlichioses in humans: epidemiology, clinical presentation, diagnosis, and treatment. *Clin Infect Dis* 2007; **45** (suppl 1): S45–S51.
7. Bakken JS, Dumler S. Human granulocytic anaplasmosis. *Infect Dis Clin North Am* 2008; **22:** 433–48.
8. Thomas RJ, *et al.* Current management of human granulocytic anaplasmosis, human monocytic ehrlichiosis and Ehrlichia ewingii ehrlichiosis. *Expert Rev Anti Infect Ther* 2009; **7:** 709–22.
9. Hamburg BJ, *et al.* The importance of early treatment with doxycycline in human ehrlichiosis. *Medicine (Baltimore)* 2008; **87:** 53–60.
10. American Academy of Pediatrics. *2009 Red Book: Report of the Committee on Infectious Diseases,* 28th ed. Elk Grove Village, Illinois, USA: American Academy of Pediatrics, 2009.
11. Wormser GP, *et al.* The clinical assessment, treatment, and prevention of Lyme disease, human granulocytic anaplasmosis, and babesiosis: clinical practice guidelines by the Infectious Diseases Society of America. *Clin Infect Dis* 2006; **43:** 1089–1134. Also available at: http://www.journals.uchicago.edu/doi/pdf/10.1086/508667 (accessed 18/08/08)
12. Dhand A, *et al.* Human granulocytic anaplasmosis during pregnancy: case series and literature review. *Clin Infect Dis* 2007; **45:** 589–93.
13. Krause PJ, *et al.* Successful treatment of human granulocytic ehrlichiosis in children using rifampin. Abstract: *Pediatrics* 2003; **112:** 667. Full version: http://www.pediatrics.org/cgi/content/full/112/3/e252 (accessed 09/10/06)
14. Klein MB, *et al.* Antibiotic susceptibility of the newly cultivated agent of human granulocytic ehrlichiosis: promising activity of quinolones and rifamycins. *Antimicrob Agents Chemother* 1997; **41:** 76–9.

心内膜炎

感染性心内膜炎[1～3]是细菌或真菌入侵血液后引起的心内膜感染，特别是侵犯心脏瓣膜的感染。传统上常常把心内膜炎分为急性或亚急性；但是由于感染的临床疾病谱的变化，现在更倾向于按以下方法分类[1,4]：

- 自然瓣膜心内膜炎（常常涉及先天性心脏病或慢性风湿性心脏病，通常为链球菌感染，目前葡萄球菌感染日益增多）；
- 人工瓣膜心内膜炎（在外科手术60天内，早期发生的常常由葡萄球菌引起，发生较晚的则常常由链球菌感染或更少见的生物体（如HACEK族病原体）引起；
- 静脉药应用者的心内膜炎（常常与皮肤病原体，特别是金黄色葡萄球菌感染相关）；
- 医源性心内膜炎（与导管置入或其他侵袭性医疗措施或外科操作有关；常由葡萄球菌或肠球菌引起，死亡率高）。血液透析患者中的发生率也在逐渐升高。

因为感染可导致心衰、重要器官的栓塞和梗死以及死亡，感染性心内膜炎的治疗非常重要。许多症状（包括发热、不适、头痛、皮肤瘀点和甲床裂隙样出血）都是非特异的，因此诊断常常很困难。Duke诊断标准已经提出，并且逐步提出一些完善意见[4,5]。Duke标准对心内膜炎的诊断主要依靠微生物学资料（感染生物体的血培养）和心瓣膜的解剖损伤（超声心动图明确或发现新的瓣膜反流）；次要标准如发热的进行性加重，出现易患因素如心脏缺陷或静脉内用药，都应考虑心内膜炎的诊断[4,5]。

实际上，任何生物体都可以引起心内膜炎，但是最主要的仍然是链球菌、肠球菌和葡萄球菌。

- 最常见的致病原是源于口腔和咽部的甲型溶血性链球菌；草绿色链球菌或甚至"草绿色链球菌种"（虽然这不是真正的种），还包括缓症链球菌、变异链球菌、口腔链球菌、唾液链球菌和血链球菌。其他链球菌源于肠道，包括牛链球菌。
- 由葡萄球菌引起的心内膜炎也日益普遍，如金黄色葡萄球菌是静脉内药物成瘾者的常见致病原，心内膜炎还可由凝固酶阴性的葡萄球菌引起，特别是路邓葡萄球菌。人工瓣膜感染常常由表皮葡萄球菌或其他葡萄球菌引起。
- 肠球菌（粪肠球菌）源于肠道，包括粪肠球菌和较少见的屎肠球菌。这些病原体引起的心内膜炎是亚急性或隐性的。

引起心内膜炎的较少见的病原体还包括[3,4,6]：

- 革兰阴性细菌，如肠杆菌；
- 假单胞菌属；
- 苛养菌的HACEK族（嗜血杆菌属，不动杆菌属，心杆菌属，艾肯菌属和金氏菌属）；
- 立克次体伯氏考克斯体（**Q热**的致病原，见第179页）；
- 巴尔通体（过去也曾归于立克次体）；
- 真菌如念珠菌和曲霉菌（第493页）。

心内膜炎的治疗和预防指南已经被许多国家的学会发表。虽然有一些确定的共同原则，但是建议必须结合当地情况，因为感染的表现和药物的耐药情况有所不同，抗菌药的利用情况和抗菌药的地方使用政策有所差异。各个国家还在对指南的实行程度上有所区别。

心内膜炎的治疗

心内膜炎的治疗有赖于对感染病原体和其对抗菌药敏感性的快速诊断。在开始应用抗菌药治疗之前应取三次血培养，每次从不同静脉部位取血；病原体做MIC

检测。正如刚才提到的，虽然各指南有差异[7~10]，但大体相同：

- 应用杀菌性抗菌药或联合应用抗菌药进行治疗；许多治疗方案的基础是β-内酰胺类或糖肽类抗菌药加氨基糖苷类。
- 治疗应用大剂量，静脉用药。
- 除了最敏感的致病菌感染，通常抗菌药治疗疗程至少4周（如果患者心脏有人工瓣膜或其他器械植入心脏，应至少使用6周）。
- 理想情况下，在开始治疗前应等待血培养的结果，但是对于急性或重症患者则应给予经验治疗。
- 相关的并发症如心力衰竭应给予合适有效的治疗；包括早期给予外科干预治疗。

如果在获得实验室检查结果之前给予经验治疗，大多给予庆大霉素加青霉素、氨苄西林或阿莫西林[8]。也可加用一种异噁唑类青霉素（氯唑西林、双氯西林、氟氯西林或苯唑西林）[7]，或在急危重患者中用作替代治疗[8]。氨苄西林/舒巴坦或阿莫西林/克拉维酸同样被推荐[9]。万古霉素加[9]或不加环丙沙星[7,8]可用于青霉素过敏患者的经验治疗。也可经验性地将万古霉素与氨基糖苷类及利福平应用于有人工瓣膜[3,9]的患者中或怀疑青霉素耐药的患者中[8]。

一旦确定致病生物体及抗菌药物敏感性，就应开始针对病原体进行合适的治疗。

• **链球菌心内膜炎** 链球菌对青霉素的敏感性差异较大，指南通常依据致病菌对青霉素耐药性的低、中、高来划分治疗方案，虽然分类所依据的MIC水平在各指南之间尚有差异。

对病原体为青霉素敏感的链球菌感染的非复杂病例，可以应用青霉素加或不加庆大霉素[7~10]或奈替米星[9]。在天然瓣膜感染的患者单独应用，则疗程通常应为4周，如果联合用药，疗程为2周[7~10]。推荐剂量为青霉素每4h或6h 1.2～2.4g，庆大霉素每8h 1mg/kg或单独每天应用3mg/kg。头孢曲松[8~10]或万古霉素[7~10]可作为二线药物，虽然这两种药物经常用于敏感性较差的菌株或那些不能耐受青霉素的患者。

对青霉素敏感性较差的链球菌，青霉素剂量同上，但疗程延长为4～6周[7~9]，通常在治疗开始的至少最初2周加用庆大霉素。头孢曲松和万古霉素的4周治疗方案可考虑作为替换[8~10]。头孢曲松的标准剂量为每日1次，注射2g；或万古霉素每日30mg/kg（常规最大剂量为每日2g），分2次给予。

对青霉素耐药的链球菌的治疗与肠球菌心内膜炎的治疗相似[7~9]。万古霉素和庆大霉素联合应用疗程为4～6周。链霉素可作为庆大霉素耐药菌株感染的替代二线用药[8]。

链球菌感染的患者如果青霉素过敏，可给予4～6周的万古霉素[9,10]，英国的指南建议万古霉素治疗4周，并在治疗的最初2周合用庆大霉素[8]。替考拉宁常用剂量为每日6～10mg/kg（治疗开始之初给予更高的负荷剂量以获得合适的谷浓度），可作为万古霉素的替代药物[8]。

对于有人工瓣膜心内膜炎的患者，推荐的治疗方案与上述敏感性较差的链球菌感染的治疗方案相似，疗程至少6周[8~10]。

• **葡萄球菌心内膜炎** 葡萄球菌心内膜炎的治疗药物为异噁唑类青霉素或糖肽类抗菌药。与链球菌和肠球菌引起的心内膜炎不同，加用氨基糖苷类抗菌药是否有益尚不肯定，各国的指南在是否推荐用药上也有不同。联合治疗推荐用于人工瓣膜或其他心内人工器械存在时。

对甲氧西林敏感的葡萄球菌，通常给予异噁唑类青霉素（如氟氯西林）以每4～6h 2g的剂量至少持续用药4周[7~10]。一些指南仍然推荐在治疗开始的3～5天加用庆大霉素[9,10]。那些由于药物静脉药物滥用导致的右心心内膜炎的患者对异噁唑类青霉素加用庆大霉素的短期2周疗程有一定的效果[8,10]。

对甲氧西林耐药的葡萄球菌，万古霉素可单独应用6周[7,10]，或加用利福平或庆大霉素或夫西地酸钠（依据药敏结果）至少4周[8,9]。这种组合方案也适用于青霉素过敏的患者。替考拉宁不推荐使用，因为报道显示其治疗的失败率非常高[8]。

对于有人工植入物的葡萄球菌心内膜炎患者，异噁唑类青霉素或万古霉素可与利福平或庆大霉素或与两者同时合用；推荐的治疗方案为每4～6h静脉注射青霉素2g或每12h万古霉素1g，加用口服利福平300mg，每8h给药，所有的用药至少持续6周，加用庆大霉素每8h静脉注射1mg/kg（或每日3mg/kg的单一剂量），于治疗的最初2周应用[8~10]。如果感染是由更为难治的耐甲氧西林金黄色葡萄球菌或凝固酶阴性的葡萄球菌引起的，则庆大霉素可在治疗的全程应用[8]。

• **肠球菌心内膜炎** 肠球菌心内膜炎治疗的首先方案是氨基糖苷类与其他抗菌药的联合应用，通常为β-内酰胺类或糖肽类抗菌药，依据分离病原体的药敏试验结果。

对庆大霉素、青霉素敏感的肠球菌，静脉注射氨苄西林或阿莫西林2g（或青霉素2.4g），每4h给药，以及庆大霉素1mg/kg，每8h或12h给药（或每日单一剂量3mg/kg），两种药物的疗程均至少4周[7,8,10]。

如果患者对青霉素过敏，或分离的菌株对青霉素耐药而对庆大霉素敏感，则需要万古霉素或替考拉宁联合庆大霉素治疗，疗程至少4周[7~10]。

对高水平庆大霉素耐药的肠球菌，可应用上述一种青霉素类药物加用链霉素7.5mg/kg，每日2次（肌内或静脉注射），疗程至少4周[8,10]。如果对青霉素耐药或患者对青霉素过敏，可将链霉素按上述方法使用，并联合万古霉素或替考拉宁[8]。如果不使用链霉素，则疗程延长至至少8周[8,9]。

对青霉素、庆大霉素或万古霉素都不敏感的多重耐药肠球菌引起的心内膜炎仍然不常见，而且还没有合适的治疗方案；可供选择的药物包括利奈唑胺、达托霉素、替加环素或奎奴普丁/达福普汀[7~10]。对多重耐药的粪肠球菌感染应用氨苄西林与头孢曲松[9,10]或亚胺培南[10]联合治疗，疗程至少持续8周。

• **HACEK心内膜炎** HACEK病原体一般生长缓慢，很难培养，因此通常是经验治疗。传统的针对这组病原体的治疗主要是基于氨苄西林和庆大霉素。然而由于产β-内酰胺酶菌株的出现，现在经验治疗主要应用对β-内酰胺酶稳定的头孢菌素类。

对HACEK族病原体引起的天然瓣膜心内膜炎的治疗主要应用肌内或静脉注射头孢曲松（常用剂量为每日2g），疗程为4周[7~10]。虽然头孢噻肟[7]或其他三代头孢菌素类[9,10]也可用作替代。英国的指南推荐在治疗的最初2周加用庆大霉素[8]。另外，如果分离的病原体对青霉素敏感，推荐应用氨苄西林加用2～4周的庆大霉素[8,9]或应用氨苄西林/舒巴坦[10]。一些指南认为诸如环丙沙星的氟喹诺酮类口服或静脉治疗4周也是有效的[9,10]。

• **其他病原体引起的心内膜炎** 其他病原体引起的心内膜炎的治疗主要依据分离出的病原体及抗菌药物敏感试验结果；早期外科治疗常常是必要的。假单胞菌属引起的心内膜炎建议应用抗假单胞菌属的β-内酰胺类联合妥布霉素治疗[9]。细胞内病原体如伯氏考克斯体引起的心内膜炎需要很长疗程的口服药物治疗（见**Q热**，第179页），用多西环素[8,9]联合应用羟氯喹[9]或氟喹诺酮类（如环丙沙星或氧氟沙星）[8,9]。巴尔通体心内膜炎的推荐治疗方法包括青霉素类（或氨苄西林联合舒巴坦）或头孢曲松联合应用庆大霉素或奈替米星，或多西环素加庆大霉素[8~10]。对于其他培养阴性的心内膜炎的可能病原体，推荐经验治疗选用青霉素类或万古霉素加用庆大霉素，有时还需要联合应用第三种抗菌药，如利福平或环丙沙星[10]。

心内膜炎的预防

由于心内膜炎可引起的严重后果，因此当高危人群由于可能暴露于会产生菌血症的操作而被认为患病风险增加时，应广泛应用抗菌药进行预防。许多支持预防的证据并不能被证实，利益和风险也因此难以估计。近些年关于预防的修正导致了重点的很大转变，即推荐只对高风险的患者进行抗菌药预防，改变了过去的对所有处于风险之中的患者进行抗菌药预防。指南[9,11~15]周期性地发布去指导那些处于心内膜炎发生高风险的患者对抗菌药的选择，高风险的操作需要预防，抗菌药需要被应用；不同国家之间推荐的方案可能相差很大。

有可能出现感染性心内膜炎的高危患者包括：

- 获得性瓣膜性心脏病，包括接受心脏移植的患者所患的瓣膜病；
- 先天性心脏病的一些类型；
- 肥厚性心肌病；
- 人工瓣膜或肺分流；
- 有心内膜炎的病史。

那些可能会产生细菌的医疗操作需要进行预防性的治疗，包括可能会出血的任何牙科介入，其他诸如扁桃体切除等口腔或上呼吸道的手术，一些胃肠手术如食管静脉曲张的硬化疗法或胆道手术，以及一些泌尿道手术。在牙科医疗操作之前是否真正需要进行预防还是个争论的话题。一项系统性综述[16]认为没有证据表明抗菌药预防细菌性心内膜炎对那些接受了侵入性牙科操作的高危人群是有效或无效的。美国的指南[12,14]推荐只有当牙科医疗操作涉及到齿龈组织、牙齿的根尖周或口腔黏膜，而患者又有很高风险发展成为心内膜炎的不好结局（如患者有感染性心内膜炎的病史、进行过心脏瓣膜置换手术或有先天性心脏疾病），则应给予抗菌药进行预防。美国指南同样推荐抗菌药预防应用于那些对受感染皮肤、皮肤结构或肌肉与骨骼组织进行医疗操作的高风险患者，但并没有将标准预防推荐到涉及呼吸、泌尿生殖道或胃肠道的医疗操作[14]。英国也给出了相似的推荐，British Society for Antimicrobial Chemotherapy (BSAC) 在2006年[11]给出的建议是在那些处于高风险的患者中进行侵入性牙科操作时，应给予抗菌药进行预防，但BSAC对于修改有关呼吸、胃肠或泌尿生殖医疗操作的预防时显得更加谨慎。随后由NICE发布的指南[13]和由*BNF*所采纳的指南根本上废除了在任何医疗操作中需要进行标准抗菌药预防的需要。2009年，Task Force on Infective Endocarditis of the European Society of Cardiology[9]，也减少了需要进行预防的指征。它们关于在牙科医疗操作之前进行抗菌药预防的指南与上述美国和英国相似，标准预防同样在呼吸、泌尿生殖和胃肠道的医疗操作中不被推荐。大多数指南仍推荐对于高风险人群，如果他们接受了侵入性的呼吸道、胃肠道或泌尿生殖道的医疗操作，则应给予适合的抗菌药进行预防，去治疗已经确认的感染或怀疑先前存在的感染[9,12~14]。

抗菌药预防治疗主要是在牙齿、口腔、呼吸道和食管操作之前针对草绿色链球菌和HACEK族病原体以及在胃肠道和泌尿生殖道操作之前针对肠球菌牛链球菌和肠杆菌科细菌进行预防。在整个医疗操作过程中，方案中的预防给药应确保可以达到足够的血药浓度。通常在进行操作之前给予单剂量；如果可能尽量口服给药。

- 青霉素类如阿莫西林是预防治疗的基础药物，通常单次给予2～3g口服或1～2g静脉或肌内注射[9,11,14,15]。在进行牙科操作时，如果患者对青霉素过敏或先前几个月曾多次应用过青霉素类药物，则可以应用克林霉素600mg口服或300～600mg静脉注射，或阿奇霉素500mg口服替代青霉素类进行预防。所有预防用药应该在操作之前30～60min给予[9,11,14]。
- 对胃肠道和生殖泌尿道操作的预防通常选用青霉素类联合单剂量的庆大霉素1.5mg/kg或2mg/kg静脉或肌内注射，在操作进行前给药；6h后给予第二次的阿莫西林（剂量通常为首剂的一半）。对青霉素过敏或过去几个月曾多次应用过青霉素类药物的患者可以用万古霉素1g在操作进行前1～2h静脉注射或在操作进行前即刻注射替考拉宁400mg来替代阿莫西林[7,9,11]。
- 对鼻腔填塞和插管患者，给予氟氯西林1g静脉注射；对青霉素过敏者则给予静脉注射克林霉素600mg[11]。
- 对感染的皮肤、皮肤结构或肌肉和骨骼组织的医疗操作，如阿莫西林的青霉素类药物通常以单剂量口服或静脉注射2g，或如头孢氨苄等头孢菌素类单剂量口服2g。那些对青霉素类药物过敏的患者以及已经被证实或怀疑感染了耐甲氧西林葡萄球菌的患者可给予万古霉素或克林霉素[12,14]。

1. Moreillon P, Que Y-A. Infective endocarditis. *Lancet* 2004; **363:** 139–49.
2. Beynon RP, *et al.* Infective endocarditis. *BMJ* 2006; **333:** 334–9.
3. Prendergast BD. The changing face of infective endocarditis. *Heart* 2006; **92:** 879–85.
4. Hill EE, *et al.* Evolving trends in infective endocarditis. *Clin Microbiol Infect* 2006; **12:** 5–12.
5. Li JS, *et al.* Proposed modifications to the Duke criteria for the diagnosis of infective endocarditis. *Clin Infect Dis* 2000; **30:** 633–8.
6. Brouqui P, Raoult D. Endocarditis due to rare and fastidious bacteria. *Clin Microbiol Rev* 2001; **14:** 177–207.
7. Antibiotic Expert Group. Therapeutic Guidelines: Antibiotic (version 13) Melbourne: Therapeutic Guidelines Ltd.; 2006.
8. Elliott TSJ, *et al.* Guidelines for the antibiotic treatment of endocarditis in adults: report of the Working Party of the British Society for Antimicrobial Chemotherapy. *J Antimicrob Chemother* 2004; **54:** 971–81.
Also available at: http://jac.oxfordjournals.org/cgi/reprint/54/6/971.pdf (accessed 16/03/06)
9. Habib G, *et al.* Guidelines on the prevention, diagnosis, and treatment of infective endocarditis (new version 2009): the Task Force on the Prevention, Diagnosis, and Treatment of Infective Endocarditis of the European Society of Cardiology (ESC). *Eur Heart J* 2009; **30:** 2369–413.
Full version: http://eurheartj.oxfordjournals.org/content/30/19/2369.full.pdf+html (accessed 21/04/10)
10. Baddour LM, *et al.* American Heart Association. Infective endocarditis: diagnosis, antimicrobial therapy, and management of complications: a statement for healthcare professionals from the Committee on Rheumatic Fever, Endocarditis, and Kawasaki Disease, Council on Cardiovascular Disease in the Young, and the Councils on Clinical Cardiology, Stroke, and Cardiovascular Surgery and Anesthesia, American Heart Association (endorsed by the Infectious Diseases Society of America). Executive summary. *Circulation* 2005; **111:** 3167–84. Correction. *ibid.*; **112:** 2373. Full version: http://circ.ahajournals.org/cgi/reprint/111/23/e394.pdf (accessed 07/03/06)
11. Gould FK, *et al.* Guidelines for the prevention of endocarditis: report of the Working Party of the British Society for Antimicrobial Chemotherapy. *J Antimicrob Chemother* 2006; **57:** 1035–42. Also available at: http://jac.oxfordjournals.org/cgi/reprint/dkl121v1.pdf (accessed 06/07/06)
12. Wilson W, *et al.* Prevention of infective endocarditis: guidelines

from the American Heart Association: a guideline from the American Heart Association Rheumatic Fever, Endocarditis, and Kawasaki Disease Committee, Council on Cardiovascular Disease in the Young, and the Council on Clinical Cardiology, Council on Cardiovascular Surgery and Anesthesia, and the Quality of Care and Outcomes Research Interdisciplinary Working Group. *Circulation* 2007; **116:** 1736–54. Also available at: http://circ.ahajournals.org/cgi/reprint/116/15/1736.pdf (accessed 24/08/10)

13. NICE. Prophylaxis against infective endocarditis: antimicrobial prophylaxis against infective endocarditis in adults and children undergoing interventional procedures (issued March 2008). Available at: http://www.nice.org.uk/nicemedia/pdf/CG64NICEguidance.pdf (accessed 16/06/08)
14. Nishimura RA, *et al.* ACC/AHA 2008 guideline update on valvular heart disease: focused update on infective endocarditis: a report of the American College of Cardiology/American Heart Association Task Force on Practice Guidelines: endorsed by the Society of Cardiovascular Anesthesiologists, Society for Cardiovascular Angiography and Interventions, and Society of Thoracic Surgeons. *Circulation* 2008; **118:** 887–96. Also available at: http://circ.ahajournals.org/cgi/reprint/118/8/887.pdf (accessed 05/05/10)
15. Infective Endocarditis Prophylaxis Expert Group. Prevention of endocarditis. 2008 update from Therapeutic guidelines: antibiotic (version 13) and Therapeutic guidelines: oral and dental (version 1). Melbourne: Therapeutic Guidelines Ltd.; 2008.
16. Oliver R, *et al.* Antibiotics for the prophylaxis of bacterial endocarditis in dentistry. Available in The Cochrane Database of Systematic Reviews; Issue 4. Chichester: John Wiley; 2008 (accessed 20/04/10).

子宫内膜炎

子宫内膜炎（或子宫肌内膜炎）是子宫内膜感染，可分为产科和非产科子宫内膜炎，急性和慢性子宫内膜炎。子宫内膜炎被认为是下生殖道的感染向上蔓延所导致的。感染可从子宫内膜向输卵管或卵巢播散。在非产科的患者，子宫内膜炎被认为是骨盆炎性疾病的一部分（第174页）或是由于侵入性的妇科操作引起；在产科的患者，子宫内膜炎被认为是剖宫产手术后的并发症。症状包括子宫无力、腹部或骨盆疼痛、性交困难、排尿困难、发热、精神萎靡以及不正常阴道出血或流血（包括产科患者中难闻的恶露）。

子宫内膜炎是一种多微生物的疾病，通常涉及正常阴道菌群中的2～3种生物体。通常的致病菌包括革兰阳性球菌（如葡萄球菌属和链球菌属），革兰阴性细菌（如大肠埃希菌、克雷伯菌属、变形杆菌属、肠杆菌属、阴道加德纳菌、奈瑟菌属），厌氧菌（如类杆菌属、消化链球菌属），其他的病原体有支原体属、脲原体属和结核分枝杆菌。

据报道，经剖宫产生育的妇女与经阴道自然分娩的妇女相比，感染发生的概率要大5～20倍，而且经剖宫产生育的妇女子宫内膜炎发生率从20%～85%。在剖宫产的妇女，抗菌药应**预防性**使用以防止产后子宫内膜炎的发生和伤口与泌尿道的感染。系统性综述[1]表明预防性用药对选择剖宫产术式和不选择剖宫产术式两种方式都有益处；子宫内膜炎由3/4减少到2/3，而与在钳夹脐带前后是否应用抗菌药预防无关。传统的对剖宫产接生应用预防性抗菌药时应将脐带钳夹，但Meta分析提供的证据表明在皮肤大部分切开之前给予预防性用药可降低产后子宫内膜炎以及其他感染性疾病发生的概率，不会对新生儿产生影响[2]。

许多不同的用药方案已经被报道对降低产前感染很有效果，但是否有一种药物可被选择还不清楚。再者，在预防性用药应该如何给予也有很大分歧。一项对剖宫产术式预防性应用抗菌药方案评估的系统性的综述[3]发现氨苄西林和一代头孢菌素类是合适的选择。广谱青霉素和二代或三代头孢菌素类以及联合用药方案并没有更好的效果；同样也没有证据表明大剂量的治疗方案比单剂量的治疗方案更有效果。对青霉素过敏的妇女，克林霉素可作为合适的二线替代药物。

对有子宫内膜炎的患者，应给予广谱抗菌药进行**治疗**。对于产后的子宫内膜炎（也称为产褥热），静脉给予庆大霉素和克林霉素是比较适合的[4]，二代或三代头孢菌素类加甲硝唑；或阿莫西林（或氨苄西林）联合庆大霉素和甲硝唑可作为替换；氨苄西林和舒巴坦联合使用可用作单一治疗。如果怀疑衣原体为可能的致病菌时应使用多西环素。大多数病例在48～72h内可以看到改善。非肠道治疗应持续到患者无发热至少24h后；给予成功的静脉注射治疗后，口服药物治疗就变得不是很必要了[4]。

1. Smaill FM, Gyte GML. Antibiotic prophylaxis versus no prophylaxis for preventing infection after cesarean section. Available in The Cochrane Database of Systematic Reviews; Issue 1. Chichester: John Wiley; 2010 (accessed 21/04/10).
2. Costantine MM, *et al.* Timing of perioperative antibiotics for cesarean delivery: a metaanalysis. *Am J Obstet Gynecol* 2008; **199:** 301.e1–6.
3. Hopkins L, Smaill FM. Antibiotic prophylaxis regimens and drugs for cesarean section. Available in The Cochrane Database of Systematic Reviews; Issue 2. Chichester: John Wiley; 1999 (accessed 21/04/10).
4. French LM, Smaill FM. Antibiotic regimens for endometritis after delivery. Available in The Cochrane Database of Systematic Reviews; Issue 4. Chichester: John Wiley; 2004 (accessed 18/08/05).

肠球菌感染

尽管肠球菌是正常肠道菌群的一部分，但也可导致非常严重的感染。肠球菌属中包括粪肠球菌（以前称粪链球菌）和屎肠球菌在内的至少12种可造成人类感染。由肠球菌引起的感染通常包括泌尿道感染、心内膜炎、菌血症、导管相关感染、外科伤口感染以及腹内和骨盆感染；而引起的骨骼、关节和脑膜的感染则不常见。

尽管在人类不会引起特定的疾病，但由于耐药使得由肠球菌引起的感染越来越受到关注[1～7]。肠球菌中最为重要的耐药类型为：

- 对氨基糖苷类高水平耐药；
- 由于产β-内酰胺酶导致的对氨苄西林耐药；
- 包括万古霉素耐药在内的糖肽类耐药；
- 对氨苄西林、氨基糖苷类（高水平耐药）和糖肽类的多重耐药。

肠球菌对抗菌药既有固有耐药，也有获得性耐药；肠球菌属的一些种（如屎肠球菌）与其他的相比更多数为固有耐药[3,6]。肠球菌对β-内酰胺类（特别是头孢菌素类和耐青霉素酶青霉素）、低浓度氨基糖苷类、克林霉素、复方磺胺甲噁唑和氟喹诺酮类固有耐药[1,3]。对高浓度的β-内酰胺类和氨基糖苷类、糖肽类（万古霉素和替考拉宁）、氯霉素、红霉素、氟喹诺酮类、夫西地酸、呋喃妥因、利福平和四环素类获得性耐药[3]，万古霉素获得性耐药的6种类型已经被描述[6]（见第340页）；因为对万古霉素高度耐药以及对替考拉宁同时耐药，VanA型肠球菌倍受关注；而VanB肠球菌受到关注是因为它对各种浓度的万古霉素耐药，但对替考拉宁仍敏感[3,5,6]。耐万古霉素肠球菌（VRE）的流行病学[3～5]以及治疗实践中所使用的抗菌药在北美和欧洲有一些不同[3]。美国耐万古霉素肠球菌的发生率比欧洲的任何地区都要高很多[3,5～7]。

非同寻常的敏感性情况、药物以及多重耐药导致了对感染的治疗很困难。抗菌药的选择必须依据当地的耐药情况以及药物敏感试验来确定[2,3]。总的说来，非复杂的肠球菌感染（如尿路感染），倾向于应用氨苄西林、青霉素或万古霉素给予治疗[1,5]。对于更为严重的肠球菌感染（包括菌血症、脑膜炎和心内膜炎）除非出现高水平的耐药，通常联合应用氨基糖苷类（如庆大霉素或链霉素）[5]。将万古霉素和氨基糖苷类联合应用可治疗对青霉素过敏的患者以及对青霉素耐药的菌株[1,3,5,6]。

如果患者感染的耐万古霉素肠球菌仍对青霉素和氨苄西林敏感，则可予以应用[2]。然而，多数耐万古霉素肠球菌对青霉素和氨苄西林是耐药的，因此抗菌药的选择也就局限在新近开始应用于临床的药物，如奎奴普丁/达福普汀或利奈唑胺。这几种药对耐万古霉素屎肠球菌都具有活性，利奈唑胺对非屎肠球菌的菌株也有活性，但大多数粪肠球菌和非屎肠球菌菌株对奎奴普丁/达福普汀固有耐药[1～3,6]。对奎奴普丁/达福普汀的获得性耐药已有报道[1]，耐利奈唑胺肠球菌已经出现[2,8,9]并在医院传播[2]。达托霉素和替加环素对耐万古霉素肠球菌在体外有一定的活性，但关于耐万古霉素肠球菌感染治疗的临床数据仍然缺乏[2]，已出现对达托霉素耐药的报道[10～12]。第二代糖肽类，奥利万星和特拉万星，对于肠球菌也有杀菌作用，尽管这些新药的耐药很少见[6]。已有报道许多耐万古霉素肠球菌对呋喃妥因敏感，呋喃妥因已经被用来治疗下尿路感染，但并不适合治疗耐万古霉素肠球菌引起的其他感染[1,2]。达巴万星对表型为VanB的糖肽类耐药的肠球菌有一定的活性，但对于更为常见的表型VanA却几乎没有活性[2]。氯霉素对耐万古霉素肠球菌可能有一定的效果（见**肠球菌感染**，第230页）。雷莫拉宁、酮内酯和孟配霉素（一种新型的糖肽类抗菌药）[2]作为新的治疗选择正在被研究。目前还未获得有效的抗菌药来根除定植机体的耐万古霉素肠球菌[1,2]。

一些病例发生了vanA基因从耐万古霉素粪肠球菌到MRSA的水平转移，使得MRSA对万古霉素高耐药，这在美国的住院患者中已有报道[4,7]。有效抗菌药的缺乏使重心落在了采取措施以防止耐万古霉素肠球菌的传播[13]，如果不采取有效的控制措施，大规模的耐万古霉素金黄色葡萄球菌（VRSA）将会出现[4]。

1. Murray BE. Vancomycin-resistant enterococcal infections. *N Engl J Med* 2000; **342:** 710–21.
2. Zirakzadeh A, Patel R. Vancomycin-resistant enterococci: colonization, infection, detection, and treatment. *Mayo Clin Proc* 2006; **81:** 529–36.
3. Gold HS. Vancomycin-resistant enterococci: mechanisms and clinical observations. *Clin Infect Dis* 2001; **33:** 210–9.
4. Willems RJ, *et al.* Global spread of vancomycin-resistant Enterococcus faecium from distinct nosocomial genetic complex. *Emerg Infect Dis* 2005; **11:** 821–8.
5. Sood S, *et al.* Enterococcal infections and antimicrobial resistance. *Indian J Med Res* 2008; **128:** 111–21.
6. Woodford N, Livermore DM. Infections caused by Gram-positive bacteria: a review of the global challenge. *J Infect* 2009; **59** (suppl 1): S4–S16.
7. Leclercq R. Epidemiological and resistance issues in multidrug-resistant staphylococci and enterococci. *Clin Microbiol Infect* 2009; **15:** 224–31.
8. Auckland C, *et al.* Linezolid-resistant enterococci: report of the first isolates in the United Kingdom. *J Antimicrob Chemother* 2002; **50:** 743–6.
9. Kainer MA, *et al.* Response to emerging infection leading to outbreak of linezolid-resistant enterococci. *Emerg Infect Dis* 2007; **13:** 1024–30.
10. Long JK, *et al.* Daptomycin-resistant Enterococcus faecium in a patient with acute myeloid leukemia. *Mayo Clin Proc* 2005; **80:** 1215–6.
11. Hayden MK, *et al.* Development of Daptomycin resistance in vivo in methicillin-resistant Staphylococcus aureus. *J Clin Microbiol* 2005; **43:** 5285–7.
12. Munoz-Price LS, *et al.* Emergence of resistance to daptomycin during treatment of vancomycin-resistant Enterococcus faecalis infection. *Clin Infect Dis* 2005; **41:** 565–6.
13. Siegel JD, *et al.* Healthcare Infection Control Practices Advisory Committee (HICPAC). Management of multidrug-resistant organisms in healthcare settings, 2006. Available at: http://www.cdc.gov/ncidod/dhqp/pdf/ar/MDROGuideline2006.pdf (accessed 05/08/08)

附睾炎

附睾炎经常与尿道炎伴随发生，在年轻男性（年龄小于35岁）最常见是作为经性传播的淋病奈瑟菌和沙眼衣原体感染的并发症，但也可发生在同性恋的男性当中，病原菌通常是肠道病原体，特别是大肠埃希菌。

在35岁以上的男性和儿童中，附睾炎经性传播并不是很常见，通常继发于铜绿假单胞菌和其他革兰阴性杆菌的尿路感染、泌尿道器械操作或手术、全身性疾病或免疫力低下时出现的菌尿。

尽管由于各地区存在感染与药物耐药性方面的差异使得推荐方案需因地而异，但由WHO[1]、英国的专家组[2]和美国CDC[3]制订的指南推荐对于附睾炎的**治疗**应遵循以下原则：

- **WHO**

  衣原体附睾炎：

  - 口服多西环素100mg，每日2次，疗程为7天，或
  - 口服单一剂量阿奇霉素1g。

  疗程为7天，可供替代的方案为：

  - 口服阿莫西林500mg，每日3次。
  - 口服红霉素500mg，每日4次。
  - 口服氧氟沙星300mg，每日2次。
  - 口服四环素500mg，每日4次。

  除非排除淋菌，否则患者需要同时治疗淋病（第181页）。

- **英国**

  可能的衣原体感染或其他非淋球菌、非肠道病原体感染：

  - 口服多西环素100mg，每日2次，推荐10～14天的疗程。

  对肠道病原体感染：

  - 口服氧氟沙星200mg，每日2次，疗程为14天，或
  - 口服环丙沙星500mg，每日2次，疗程为10天。

  对可能由淋球菌感染引起的疾病：

  - 单一剂量肌内注射头孢曲松250mg，或
  - 单一口服剂量环丙沙星500mg加口服多西环素100mg，每日2次，疗程为10～14天。

  在对头孢菌素和（或）四环素过敏的患者，各种病原体所致感染以给予以下治疗：

  - 口服氧氟沙星200mg，每日2次，疗程为14天。

- **美国：推荐经验治疗**

  可能导致淋球菌或衣原体感染：

  - 单一剂量肌内注射头孢曲松250mg加口服多西环素100mg，每日2次，疗程为10天。

  病原菌可能为肠道病原体或对头孢菌素和（或）四环素类过敏的患者：

  - 口服氧氟沙星300mg，每日2次，疗程为10天，或
  - 口服左氧氟沙星500mg，每日1次，疗程为10天。

如果附睾炎是由经性传播病原体引起的，性接触者同样需要治疗[2,3]。

同时感染HIV的患者需要接受与HIV阴性患者相同的治疗[3]。

1. WHO. Guidelines for the management of sexually transmitted infections. Geneva: WHO, 2003. Also available at: http://whqlibdoc.who.int/publications/2003/9241546263.pdf (accessed 22/03/07)
2. Clinical Effectiveness Group (Association for Genitourinary Medicine and the Medical Society for the Study of Venereal Diseases – now British Association for Sexual Health and HIV). 2001 National guideline for the management of epididymo-orchitis. Available at: http://www.bashh.org/documents/31/31.pdf (accessed 18/08/08)
3. CDC. Sexually transmitted diseases treatment guidelines 2006. *MMWR* 2006; **55**(RR-11): 1–94. Also available at: http://www.cdc.gov/mmwr/PDF/rr/rr5511.pdf (accessed 22/03/07) Updated recommended treatment regimens for gonococcal infections and associated conditions—United States, April 2007. Available at: http://www.cdc.gov/std/treatment/2006/GonUpdateApril2007.pdf (accessed 12/04/07)

会厌炎

会厌炎（或声门上炎）是会厌及邻近结构的炎症，可发生在任何年龄。它是一种潜在威胁生命的疾病，它可使以前很健康的人在数小时之内突然发生上呼吸道阻塞。症状包括严重的喉头疼痛、发热、吞咽困难、流涎、窘迫和吸气性喘鸣。会厌炎是由于B型流感嗜血杆菌感染引起菌血症所致（见第166页）；所涉及的其他细菌包括副流感嗜血杆菌、肺炎链球菌、巴斯德杆菌、金黄色葡萄球菌、β-溶血性链球菌、卡他布兰汗氏菌和肺炎克雷伯菌。会厌炎也可由病毒、真菌以及机械损伤引起。传统的会厌炎主要发生在幼儿，尽管由于疫苗的应用使得这个年龄段的发病率下降[1]，由流感嗜血杆菌引起的病例仍发生在年幼的未注射疫苗的儿童，特别是资源缺乏的国家。急性会厌炎正在成年人中增加[1~4]。

会厌炎的治疗和预防与流感嗜血杆菌引起脑膜炎的治疗和预防相似（见**脑膜炎**，第169页）。紧急处理包括保持气道通畅，静脉应用对流感嗜血杆菌B型和其他可能的致病菌有效的抗菌药。可以选用氯霉素，但二代或三代头孢菌素类（如头孢呋辛、头孢噻肟和头孢曲松）的使用量在日益增多，无论是否联合应用甲硝唑[1,2,4~7]。其他已使用的静脉抗菌药包括阿莫西林/克拉维酸、氨苄西林/舒巴坦、氨基糖苷类和红霉素[2,4,6]，口服阿莫西林/克拉维酸已被用作维持治疗[4]。尽管没有数据可以证明有任何的益处，皮质激素仍被用于降低黏膜水肿[6,7]。对特定病例或接触者可以预防应用利福平（见**利福平项下的脑膜炎的预防**，第312页）。

1. Frantz TD, *et al.* Acute epiglottitis in adults: analysis of 129 cases. *JAMA* 1994; **272:** 1358–60.
2. Pino Rivero V, *et al.* Epiglotitis aguda en adultos: nuestra experiencia clínica en 30 casos. *Acta Otorrinolaringol Esp* 2007; **58:** 263–5.
3. Ames WA, *et al.* Adult epiglottitis: an under-recognized, life-threatening condition. *Br J Anaesth* 2000; **85:** 795–7.
4. Ng HL, *et al.* Acute epiglottitis in adults: a retrospective review of 106 patients in Hong Kong. *Emerg Med J* 2008; **25:** 253–5.
5. Sawyer SM, *et al.* Successful treatment of epiglottitis with two doses of ceftriaxone. *Arch Dis Child* 1994; **70:** 129–32.
6. Alcaide ML, Bisno AL. Pharyngitis and epiglottitis. *Infect Dis Clin North Am* 2007; **21:** 449–69. Correction. *ibid.*; 847–8.
7. Sobol SE, Zapata S. Epiglottitis and croup. *Otolaryngol Clin North Am* 2008; **41:** 551–66.

大肠埃希菌肠炎

见第164页。

眼感染

结膜炎是一种常见的眼表浅部位的异常，可以由多种细菌、病毒和很少见的真菌感染引起。急性细菌性结膜炎在成人主要由链球菌和葡萄球菌引起，儿童的主要致病菌为流感嗜血杆菌和卡他莫拉菌（卡他布兰汉菌）。细菌性结膜炎的其他致病菌包括淋球菌（见**淋病**，第181页）和**沙眼衣原体**（见**沙眼**，第186页）。新生儿衣原体和淋球菌结膜炎将在新生儿结膜炎（第171页）中讨论。非复杂细菌性结膜炎是自限性的，但经常还是应用局部抗菌药经验治疗。在英国，局部用氯霉素还是作为治疗用药的选择，虽然它有引起再生障碍性贫血的危险（见**氯霉素的注意事项下眼部用药**，第229页）。替代药物包括庆大霉素、妥布霉素、红霉素（特别是怀疑革兰阳性球菌感染时）、氟喹诺酮类（包括氧氟沙星和环丙沙星）、新霉素B、夫西地酸（特别是葡萄球菌感染时）和多黏菌素B与杆菌肽合用、甲氧苄啶或新霉素。

睑缘炎是眼睑边缘的感染。常常表现为慢性，需要长期治疗，通常需要局部清洁去除分泌物，并局部应用广谱抗菌眼膏。

角膜炎通常是在眼睛表面损伤后由细菌、真菌、病毒或原虫引起的眼角膜感染，包括由于配戴隐形眼镜导致的感染（见**隐形眼镜的护理**，第1548页）。常见的细菌病原体包括葡萄球菌、链球菌、假单胞菌属及肠杆菌科。细菌性角膜炎对视力有严重影响，需要紧急应用广谱抗菌药治疗。过去常常要获得材料进行药敏试验，但现在更主张早期进行经验治疗，以免贻误病情。多次或连续在局部应用药物滴入或应用局部药物的导入装置可以保证较长时间的高血药浓度。有时还需应用结膜下给药或全身治疗。传统上在不考虑有假单胞菌属感染时局部应用头孢唑啉和或庆大霉素或妥布霉素。最近氟喹诺酮类或头孢他啶也有用到，半合成青霉素类或万古霉素作为替代治疗。至于棘阿米巴角膜炎的治疗，见第791页。

眼内炎是一种凶险的眼科疾病，通常在穿通伤或外科手术后出现的框内感染。依据感染的途径，病原体通常包括葡萄球菌、链球菌、流感嗜血杆菌、蜡质芽孢杆菌和丙酸杆菌属。真菌感染发生率较低。细菌性眼内炎需要立即应用抗菌药治疗，通常需要玻璃体内给药。同时应用胃肠外给药的价值尚不清楚。玻璃体内注射抗菌药的种类主要依据感染的病原体。可以应用第三代头孢菌素或万古霉素，但是氨基糖苷类抗菌药可能有视网膜毒性。如果考虑为蜡质芽孢杆菌感染，则可以应用克林霉素。辅助治疗包括玻璃体切除术，外科清除感染的晶状体结构以及应用皮质激素控制炎症和免疫反应。

眼部的真菌感染，见第495页；巨细胞病毒视网膜炎和眼部单纯疱疹病毒感染，见**巨细胞病毒感染**（第823页）和**单纯疱疹病毒感染**（第824页）。

一些共同的文献如下。

1. Baum J. Infections of the eye. *Clin Infect Dis* 1995; **21:** 479–88.
2. Leeming JP. Treatment of ocular infections with topical antibacterials. *Clin Pharmacokinet* 1999; **37:** 351–60.
3. Robert P-Y, Adenis J-P. Comparative review of topical ophthalmic antibacterial preparations. *Drugs* 2001; **61:** 175–85.
4. Sheikh A, Hurwitz B. Antibiotics versus placebo for acute bacterial conjunctivitis. Available in The Cochrane Database of Systematic Reviews; Issue 2. Chichester: John Wiley; 2006 (accessed 12/06/08).
5. Suwan-apichon O, *et al.* Topical corticosteroids as adjunctive therapy for bacterial keratitis. Available in The Cochrane Database of Systematic Reviews; Issue 4. Chichester: John Wiley; 2007 (accessed 13/06/08).

气性坏疽

气性坏疽是由产外毒素的梭菌属所致的一种威胁生命的细菌感染。这种细菌侵入肌组织并导致肌肉坏死、产气以及全身中毒。它们是一种革兰阳性厌氧菌，通常存在土壤及人类和动物的胃肠道中。感染通常是由深部创伤或手术引起，超过80%的病例是由产气荚膜梭菌感染引起。自发性或非创伤性气性坏疽非常少见，几乎可以排除由败血梭状芽孢杆菌引起感染。典型的增殖周期在24h之内，但也可以从6h到6周不等。然而，一旦临床症状的恶化开始出现，在数小时内，则以迅速增加的疼痛、发热和肌肉肿胀为特征。全身性中毒症状可导致精神状态发生改变、败血症、休克，死亡的进程会来得很快。产气荚膜梭菌的α毒素降低心肌细胞的收缩能力，导致严重的难治性的低血压。而θ毒素的释放通过外周血管的扩张导致休克，由于肌坏死导致肾抑制。创伤性气性坏疽的死亡率是25%，而自发性气性坏疽的死亡率为67%～100%。

通过快速诊断和早期治疗可以将死亡率降低，这需要积极的外科探查及清创，以及静脉抗菌药治疗。15%～20%的患者需要截肢。青霉素是可供选择的药物，添加克林霉素被认为是有益的。然而，将气性坏疽与其他软组织感染区分开来是很困难的，所以经验性抗菌药治疗通常覆盖革兰阳性菌、革兰阴性菌及厌氧菌。使用的治疗方法包括：

- 青霉素加庆大霉素和甲硝唑；
- 二代头孢菌素（如头孢呋辛）加甲硝唑；
- 在青霉素过敏的患者中用克林霉素加氟喹诺酮类；
- 对于有MRSA风险的应考虑万古霉素或利奈唑胺。

其他应用的抗菌药包括β-内酰胺类与β-内酰胺酶抑制药的组合（如替卡西林和克拉维酸、氨苄西林和舒巴坦、哌拉西林和三唑巴坦）、三代头孢菌素、氯霉素和四环素。高压氧可用作外科清创的辅助疗法，尽管它的疗效还未明确。气性坏疽抗毒素现在很少使用。

1. Wang C, *et al.* Hyperbaric oxygen for treating wounds: a systematic review of the literature. *Arch Surg* 2003; **138:** 272–9.
2. Rekha A, Gopalan TR. Civilian gas gangrene: a clinical challenge. *Int J Low Extrem Wounds* 2007; **6:** 98–101.
3. Dylewski J, *et al.* A case of Clostridium septicum spontaneous gas gangrene. *CJEM* 2007; **9:** 133–5.

胃肠炎

腹泻是单纯性胃肠炎以及大多数肠道感染的症状。这在发展中国家是个主要的问题，但通常也是世界性的。虽然常常是由病毒引起，但最严重的感染性腹泻通常是由细菌引起。常见的细菌病原体包括空肠弯曲菌、大肠埃希菌、肠炎沙门菌、志贺菌属、霍乱弧菌和小肠结肠炎耶尔森菌。小肠原虫也可引起腹泻，并在艾滋病相关腹泻中有重要地位。对于病毒和原虫引起的胃肠炎及其治疗的讨论，见第820页和第793页。这些病原体中的许多种很容易通过水或食物传播，或在人与人之间传播，并且有一些在免疫抑制或胃肠道器质性异常的患者中表现得特别严重。

任何病原体引起的急性腹泻的治疗包括补液，使用抗腹泻药物，益生菌、维生素和矿物质的补充以及抗菌药的应用。抗菌药的治疗将在下面进行讨论，而腹泻的分类方法和其他治疗措施将在**腹泻**一节进行讨论（见第1617页）。WHO[1]推荐对于腹泻应给予口服补液治疗并持续进食，而由于很难明确腹泻是否由对抗菌药敏感的致病菌引起，所以抗菌药不应常规应用。此外，致病菌对药的敏感性并不总是被熟知，而且抗菌药的应用可促使耐药细菌的产生[1]。然而，在发达世界中，诊断方法可被更为广泛的获得，发达国家的一些临床医生认为对于急性严重成年腹泻患者，这种策略过于保守[2]，给予氟喹诺酮类的经验治疗就可缓解症状，可在没有严重并发症的情况下缩短疾病时间而不会出现严重不良反应。在美国，对于有中度到重度发热的社区获得性腹泻，尤其怀疑侵入性疾病的任何患者都可给予经验治疗；为明确病原体应收集粪便标本[3,4]。经验治疗同样应给予那些在等待难辨梭状芽孢杆菌毒素化验结果（见下文**抗菌药性结肠炎**）的患有严重院内腹泻的患者以及中度到重度旅行者腹泻的患者（见下文）[4]。

对于**婴儿和儿童患者**，口服补液治疗通常被认为是急性腹泻适合的起初疗法[5]，但在发达国家和发展中国家，都未被充分利用[6]。在美国，偏好使用静脉补液治疗，如用乳酸林格液或生理盐水[7]。营养支持以及包括全身感染在内的继发并发症的治疗在这个年龄段也尤为重要。在大多数病例中，抗菌药在治疗中几乎起不到什么作用[1,5]。WHO[1]规定只有在出现可能由志贺菌属感染（见下文）引起血性腹泻或疑似有严重脱水的霍乱（见下文）或严重非肠道感染相关腹泻（如肺炎或泌尿道感染）[1]的儿童患者中才应用抗菌药。对于原虫感染的治疗（如贾第虫病或阿米巴病），很少有明确的指导[1]。

持续或长期的腹泻可能没有明确的感染原因，除非确定病原体，抗菌药治疗没有必要在一开始就进行。**热带性口炎性腹泻**以急性或慢性腹泻、体重下降、营养吸收不良为特征。它发生在热带或亚热带地区的居住者或到往该地区的旅游者当中。准确的发病顺序还不得而知，但细菌过度生长、肠道运动紊乱、激素以及组织病理学的异常导致了它在易感人群中的发生[8]。尽管治疗后的复发很常见，四环素以及叶酸的治疗在一些患者中有效[8]。

HIV-相关腹泻在艾滋病患者或HIV感染者中很常见（见第825页），可能的病原体包括细菌、原虫或病毒。最常见的细菌是鸟分支杆菌复合菌组（见**非结核分支杆菌感染**，第172页）；其他细菌包括弯曲菌属、沙门菌属和志贺菌属。支持护理和适当常规抗菌药治疗是合理的，就像下文要讨论的特异感染。

"食物中毒"这一术语是指食物中已产生的毒素被吸收，导致中毒而不是肠道感染。它通常是一种自限性的胃肠炎，大多数患者在1～2天之内就可以从中毒状态中恢复[9]，尽管食源性疾病的严重暴发与细菌（如肠道沙门菌）有关。金黄色葡萄球菌可以产生耐热肠毒素导致呕吐，其原因是在2～7h之内食用了包含它的储存或烹调不当的食物，而产气荚膜梭菌毒素导致水性腹泻，不伴有呕吐，其原因是在8～14h之内食用了受污染的肉类、蔬菜和家禽。蜡样芽孢杆菌可能导致呕吐或腹泻，依产生的毒素而定，是在食用了受污染的炒饭、炒菜芽以及其他食物后发生的[9]。

旅游者腹泻[10~14]是在食用了受污染的水或食物后发生的。尽管在世界范围内发生，从高收入、发达国家到低收入、发展中国家的旅游者中发生比例最高（20%～60%）[13,14]。旅游者腹泻最常由肠道病原体引起，其中最常见的是产肠毒素大肠埃希菌，尽管肠黏附大肠埃希菌有时也包括。其他细菌还包括空肠弯曲菌、沙门菌属和志贺菌属，霍乱弧菌和如副溶血弧菌的非霍乱弧菌在旅游者中非常罕见。病毒和肠贾地鞭毛虫、溶组织内阿米巴、隐孢子虫也可致病。旅行者腹泻处理的推荐方案已经由一些国家和国际组织发表，包括WHO[15]、英国DOH[16]以及美国CDC[17]。腹泻的临床特征依据感染病原体的不同而不同，治疗也由于病情的严重性和腹泻的时间而有所不同。由于潜伏期较长，腹泻的出现在贾第鞭毛病和阿米巴病较晚。

腹泻通常较轻，并且是自限性的，通常只需要增加液体摄入（在成人）或口服补液治疗（婴儿、年龄较小的儿童、老人或有霍乱样腹泻的人）。还可应用如洛哌丁胺的抗动力药物对症治疗，这对轻中度腹泻是有益的。然而，抗动力药物可使由侵入性细菌引起的腹泻性疾病恶化，在高热、寒战或伴有血性腹泻的患者中，同样需小心谨慎使用[10]，水杨酸铋盐可被用于降低腹泻的发生频率。益生菌对治疗旅游者腹泻价值的信息并不充分[13]。

研究表明抗菌药是有效的，合适抗菌药的单一剂量（或最长3天的治疗）在20～36h内会改善症状并将腹泻的持续时间缩短1～2天[13]。在世界的大部分地区，除了那些潜在耐药弯曲菌常见的地区（如南亚或东南亚），氟喹诺酮类是有效的。在一些地区，阿奇霉素可作为替代的二线药物，也可用来治疗那些有旅游者腹泻的妊娠妇女和幼儿。复方磺胺甲噁唑作为可选择药物已经有很多年，但广泛传播的细菌耐药限制了它的应用[10,12]。在怀疑有圆孢子虫的地区，它仍可被应用于对氟喹诺酮类以及抗原虫药（如甲硝唑）无效的病例[10]。利福昔明被发现对墨西哥和牙买加的大多数大肠埃希菌相关旅游者腹泻是有效的，但是对于如弯曲菌属和志贺菌属等侵入性病原菌则不那么有效，并不被推荐[13,18]。系统性综述和 Meta 分析[19]发现抗菌药和洛哌丁胺在疾病的早期联合应用治疗比任意一种单一药物疗效要好；对于需要迅速缓解症状的患者，可考虑联合治疗[13]。当感染菌已知时，下面描述的针对性治疗就十分必要了。

降低发生旅游者腹泻的风险可以通过避免食用污染食物来实现。具体建议就是**"烹饪，煮沸，削皮或忘掉它"**。还建议使用预防药物，包括各种抗菌药，添加水杨酸铋以及益生菌。但是，因为药物反应、二重感染和越来越高的细菌耐药率的风险，并不推荐常规预防应用抗菌药[10,11,13]。药物预防应该是用于有特殊危险时[10,11,20]。许多权威推荐早期治疗，包括当寻求医疗帮助时，则可以获得明确帮助的自我用药（抗菌药）。如果给予预防治疗，则在风险期的开始就应给予，并在风险期结束后持续 2 天；预防治疗应该限制在 3 周以内[10]。到世界上大部分地区旅游时，氟喹诺酮类是一种选择；阿奇霉素可作为二线替代药物，利福昔明可被考虑为大肠埃希菌流行地区的选择，如拉丁美洲和非洲。磺胺类药物，复方磺胺甲噁唑和四环素类由于存在广泛耐药性不应列为考虑[10,13]。

1. WHO. *The treatment of diarrhoea: a manual for physicians and other senior health workers*. 4th ed. Geneva: WHO, 2005. Available at: http://whqlibdoc.who.int/publications/2005/9241593180.pdf (accessed 13/04/10)
2. Gorbach SL. Treating diarrhoea. *BMJ* 1997; **314**: 1776–7.
3. Guerrant RL, *et al.* Infectious Diseases Society of America. Practice guidelines for the management of infectious diarrhea. *Clin Infect Dis* 2001; **32**: 331–50. Also available at: http://www.journals.uchicago.edu/doi/pdf/10.1086/318514 (accessed 18/08/08)
4. Thielman NM, Guerrant RL. Clinical practice. Acute infectious diarrhea. *N Engl J Med* 2004; **350**: 38–47.
5. Koletzko S, Osterrieder S. Acute infectious diarrhea in children. *Dtsch Arztebl Int* 2009; **106**: 539–47.
6. The United Nations Childrens Fund (UNICEF)/WHO. Diarrhoea: why children are still dying and what can be done. Geneva; WHO, 2009. Available at: http://whqlibdoc.who.int/publications/2009/9789241598415_eng.pdf (accessed 13/04/10)
7. Hartling L, *et al.* Oral versus intravenous rehydration for treating dehydration due to gastroenteritis in children. Available in The Cochrane Database of Systematic Reviews; Issue 3. Chichester: John Wiley; 2006 (accessed 29/04/10).
8. Nath SK. Tropical sprue. *Curr Gastroenterol Rep* 2005; **7**: 343–9.
9. DuPont HL. Clinical practice. Bacterial diarrhea. *N Engl J Med* 2009; **361**: 1560–9.
10. Al-Abri SS, *et al.* Traveller's diarrhoea. *Lancet Infect Dis* 2005; **5**: 349–60.
11. DuPont HL. Travellers' diarrhoea: contemporary approaches to therapy and prevention. *Drugs* 2006; **66**: 303–14.
12. DuPont HL. Therapy for and prevention of traveler's diarrhea. *Clin Infect Dis* 2007; **45** (suppl 1): S78–S84.
13. Hill DR, Ryan ET. Management of travellers' diarrhoea. *BMJ* 2008; **337**: a1746. Full version: http://www.bmj.com/cgi/section_pdf/337/oct06_2/a1746.pdf (accessed 29/04/10)
14. Baldi F, *et al.* Focus on acute diarrhoeal disease. *World J Gastroenterol* 2009; **15**: 3341–8.
15. WHO. *International travel and health*. 2010 ed. Available at: http://www.who.int/ith/ITH2010chapter3.pdf (accessed 12/04/10)
16. DoH. *Health information for overseas travel*. 2001 ed. Available at: http://www.archive.official-documents.co.uk/document/doh/hinfo/travel19.htm (accessed 12/04/10)
17. CDC. Travelers Diarrhea. In: *The Yellow Book: CDC Health Information for International Travel; 2010*. Available at: http://wwwnc.cdc.gov/travel/yellowbook/2010/chapter-2/travelers-diarrhea.aspx (accessed 12/04/10)
18. Sanders JW, *et al.* Azithromycin and loperamide are comparable to levofloxacin and loperamide for the treatment of traveler's diarrhea in United States military personnel in Turkey. *Clin Infect Dis* 2007; **45**: 294–301.
19. Riddle MS, *et al.* Effect of adjunctive loperamide in combination with antibiotics on treatment outcomes in traveler's diarrhea: a systematic review and meta-analysis. *Clin Infect Dis* 2008; **47**: 1007–14.
20. Rendi-Wagner P, Kollaritsch H. Drug prophylaxis for travelers' diarrhea. *Clin Infect Dis* 2002; **34**: 628–33.

抗菌药性结肠炎 难辨梭状芽孢杆菌是厌氧革兰阴性细菌；由病原菌形成的引起感染性结肠炎的 2 种毒素（A 和 B）使大约 20%服用抗菌药的住院患者发生感染。以下同义词可用来替换由难辨梭状芽孢杆菌引起的疾病谱：

- 抗菌药性结肠炎（AAC）
- 难辨梭状芽孢杆菌相关腹泻（CDAD）
- 难辨梭状芽孢杆菌结肠炎，和
- 假膜结肠炎（特定描述结肠膜渗出的形成，在大约 50%的病例发生 AAC）。

抗菌药性腹泻这个术语通常是指不是由难辨梭状芽孢杆菌或其毒素引起的比较轻微的疾病。

对抗菌药的暴露是疾病发展最为重要的风险。抗菌药的使用改变了正常的肠道菌群，诱发难辨梭状芽孢杆菌的过度生长以及毒素的产生。AAC 的发生率相差很大，但由于广谱抗菌药的使用使得其在世界范围内增加[1,2]。AAC 与多数抗菌药的使用有关，特别是克林霉素、林可霉素、氨苄西林、阿莫西林以及头孢菌素（特别是二代和三代）；与氟喹诺酮类、四环素类、碳青霉烯类、甲氧苄啶、大环内酯类（红霉素、克拉霉素、阿奇霉素）以及其他青霉素关系不大。包括氨基糖苷类、复方磺胺甲噁唑以及氯霉素的抗菌药偶尔报道导致该疾病。氟喹诺酮类有较低的风险导致 AAC，这种感觉是站不住脚的[3]，研究表明[4~6]环丙沙星的使用与长期治疗导致 AAC 风险增加之间有着重要的关联[6]。同样指出较新的氟喹诺酮类药物（莫西沙星和加替沙星）对肠道菌群可能有不同的效果，因此更容易导致 AAC；三项研究的初步数据似乎支持这个假说[2]。用于治疗 AAC 的抗菌药如万古霉素和甲硝唑同样被指出可导致疾病。AAC 中抑酸的作用还不清楚[7]。

症状通常在开始抗菌治疗后 5～10 天出现，但也可在使用一天之后出现，或在停止治疗后出现长达 10 周后出现。定植通常发生在耐酸孢子的摄入之后，耐酸孢子是难辨梭状芽孢杆菌感染者常见的污染物。尽管定植发生在院外设施，住院患者以及长期使用护理措施的居住者有较高的风险感染难辨梭状芽孢杆菌。AAC 的临床表现可从轻度的自限性腹泻到有假膜形成，并伴有巨结肠形成或结肠穿孔并发症的严重结肠炎。通常的临床表现是痉挛、腹痛，并伴有丰富黏液的恶臭绿色水样便。

停止使用抗菌药后并给予液体及电解质补充后，20%～25%的患者在 48～72h 之内腹泻会缓解[1]。如果停止抗菌药治疗不太现实，可给予不易产生 AAC 的药物[1,3]。在过去，早期特异抗菌药治疗只用于以高热、明显腹部疼痛、显著白细胞增多为特征的严重疾病患者和老年、中毒、衰弱患者以及对支持治疗没有反应的患者[8]。然而，暴发性 AAC 出现频率的增加以及一些患者临床症状的快速恶化，延迟使用特异抗菌药治疗已不再被建议[1,3]。抗菌药在轻微疾病中可能是非必需的[9]，对于无症状携带者的化学预防是不推荐的[3,7]，应该避免使用抗腹泻药和抗动力药，因为这些药可使病情加重并偶尔增加中毒性巨结肠的可能性[1]。然而，文献综述指出[10]抗动力药与积极的抗菌药合用可产生安全有效的症状缓解，并降低医院环境中感染性粪便的传播。

抗菌药初始治疗的选择依疾病的严重程度而定，不同的方案用于治疗 AAC 的第一或第二阶段、复发的阶段以及非常严重的或暴发的疾病[1]。必须使用抗菌药治疗时，万古霉素或甲硝唑被广泛应用[1,3,7,8]。甲硝唑口服或静脉给药。万古霉素通过口服或保留灌肠的方式给药；万古霉素不能经静脉给药，因为不能在肠道形成合适的药物浓度[1]。甲硝唑倾向于作为用药的第一选择，万古霉素则作为那些对甲硝唑无反应或不能耐受之时的替代保留药物，或用于严重免疫抑制，或伴有严重疾病的患者[1,7,8]。这个观点得到美国致力于制订防止万古霉素耐药蔓延指南的权威机构的支持[11]。腹泻的严重性经常在 48～72h 内降低，但也可能在 1 周或更长时间之后也没有停止[1]。其他被列入治疗 AAC 的药物包括替考拉宁[12~14]、夫西地酸[14,15]、杆菌肽[16]，但这些药物目前的使用经验仍然有限。一项系统性综述[9]发现，甲硝唑、杆菌肽、利福昔明、硝唑尼特或夫西地酸似乎在症状治疗方面效果与万古霉素相似，替考拉宁好像更为有效。杆菌肽和夫西地酸在细菌学疗效和症状缓解方面与万古霉素相比效果稍差[9]。有关雷莫拉宁和替可米星 B（或称为 OPT-80、闰年霉素、非达霉素、PAR-101）的研究在进行中[1,3]。

阴离子交换树脂考来烯胺和盐酸考来替泊被证实在体外可以与难辨梭状芽孢杆菌毒素结合，考来烯胺已被用来治疗假膜性结肠炎[17]以及复发性 AAC[1]。推荐万古霉素与考来烯胺联合使用[18]，但联合使用的价值尚不肯定。考来烯胺与万古霉素联合，导致粪便中生物活性的下降，总的说来，万古霉素与考来烯胺联合使用并不被推荐[1,19]。一种试验性毒素结合多聚体，托来万姆（或 GT 160-2461）同样在研究之中[1,3]。

复发性 AAC 的患者不能产生对难辨梭状芽孢杆菌及其毒素的保护性免疫反应[3,7,19]。包括 IgG 在内的免疫球蛋白产物可中和毒素 A 和毒素 B[3]，并对没有其他治疗方案可选择的有严重或复发性 AAC 的患者有益[1,19]。口服免疫球蛋白 A 与万古霉素合用，在控制对其他治疗方案无反应的儿童严重腹泻是有效的[20]。静脉给予免疫球蛋白与万古霉素和甲硝唑联合治疗 2 例对单独使用抗菌药无效的老年患者时，同样有较好效果[21]。有研究采用疫苗治疗难辨梭状芽孢杆菌[1]。当与甲硝唑或万古霉素合用时，单独注射 2U 针对难辨梭状芽孢杆菌毒素 A 和 B 的单克隆抗体被报道可显著降低感染的复发[22]。

采用非致病菌用于肠道定植非致病病原体的预防和治疗策略包括使用产乳酸微生物（益生菌）如乳酸杆菌属[3,23]、布拉酵母[8]和酿酒酵母[24]。系统性综述研究表明使用益生菌联合抗菌药（万古霉素或甲硝唑）用于成人难辨梭状芽孢杆菌结肠炎初期或复发感染的治疗并没有得到充分证据的支持[25]。然而，另一项关于在儿童使用益生菌的系统性综述[26]认为对于预防 AAC 可能是有效的。包括乳酸杆菌微生物或布拉酵母治疗复发 AAC 的研究数据缺乏且有争议[1,3]。然而，一些专家认为益生菌对于预防开始时的感染和复发感染的治疗是安全合理的选择[7]。

对于有功能性胃肠道严重或暴发性感染的患者，口服万古霉素是较好的治疗选择[1]。然而，对于复杂性胃肠道患者是困难的，因为到达感染靶位的口服给予的药物浓度不能被确定[1]。万古霉素经非肠道途径或保留灌肠联合静脉甲硝唑途径给予的方法正被尝试[1,3,7]。静脉给予替加环素已成功治疗 4 例严重难治性 AAC 患者[27]。

15%～30%的患者在首次发病控制后出现复发；建议使用与首次发病相同的药物[1,3,7,19]。在经历了 2 个或更多先前治疗阶段患者中有高达 65%的**复发率**[3,7]。因为使用甲硝唑的长期或重复治疗方案有潜在导致外周神经病变的风险[1,7,19]，万古霉素通常被推荐用于复发感染的治疗[1,3,7,19]。治疗方案包括锥形剂量或脉冲剂量万古霉素，然后给予利福昔明[1,7,19]、硝唑尼特[7]和利福平[19]。如果复发 AAC 症状一直持续，可尝试选择替换抗菌药（硝唑尼特或利福昔明）、益生菌、免疫球蛋白治疗、便灌肠和毒素结合产物[7,19]。

1. Gerding DN, *et al.* Treatment of Clostridium difficile infection. *Clin Infect Dis* 2008; **46** (suppl 1): S32–42.
2. Blondeau JM. What have we learned about antimicrobial use and the risks for *Clostridium difficile*-associated diarrhoea? *J Antimicrob Chemother* 2009; **63**: 238–42.
3. Williams OM, Spencer RC. The management of *Clostridium difficile* infection. *Br Med Bull* 2009; **91**: 87–110.
4. McCusker ME, *et al.* Fluoroquinolone use and *Clostridium difficile*-associated diarrhea. *Emerg Infect Dis* 2003; **9**: 730–3.
5. Loo VG, *et al.* A predominantly clonal multi-institutional outbreak of *Clostridium difficile*-associated diarrhea with high morbidity and mortality. *N Engl J Med* 2005; **353**: 2442–9.
6. Pépin J, *et al.* Emergence of fluoroquinolones as the predominant risk factor for *Clostridium difficile*-associated diarrhea: a cohort study during an epidemic in Quebec. *Clin Infect Dis* 2005; **41**: 1254–60.
7. Leffler DA, Lamont JT. Treatment of *Clostridium difficile*-associated disease. *Gastroenterology* 2009; **136**: 1899–912.
8. Malnick SDH, Zimhony O. Treatment of Clostridium difficile-associated diarrhea. *Ann Pharmacother* 2002; **36**: 1767–75.
9. Nelson R. Antibiotic treatment for Clostridium difficile-associated diarrhea in adults. Available in The Cochrane Database of Systematic Reviews; Issue 3. Chichester: John Wiley; 2007 (accessed 05/08/08).
10. Koo HL, *et al.* Antimotility agents for the treatment of *Clostridium difficile* diarrhea and colitis. *Clin Infect Dis* 2009; **48**: 598–605.
11. Hospital Infection Control Practices Advisory Committee (HICPAC). Recommendations for preventing the spread of vancomycin resistance. *MMWR* 1995; **44** (RR-12): 1–13. Also available at: http://www.cdc.gov/mmwr/PDF/rr/rr4412.pdf (accessed 18/05/04)
12. de Lalla F, *et al.* Treatment of Clostridium difficile-associated disease with teicoplanin. *Antimicrob Agents Chemother* 1989; **33**: 1125–7.
13. de Lalla F, *et al.* Prospective study of oral teicoplanin versus oral vancomycin for therapy of pseudomembranous colitis and Clostridium difficile-associated diarrhea. *Antimicrob Agents Chemother* 1992; **36**: 2192–6.
14. Wenisch C, *et al.* Comparison of vancomycin, teicoplanin, metronidazole, and fusidic acid for the treatment of Clostridium difficile-associated diarrhea. *Clin Infect Dis* 1996; **22**: 813–18.
15. Cronberg S, *et al.* Fusidic acid for the treatment of antibiotic-associated colitis induced by Clostridium difficile. *Infection* 1984; **12**: 276–9.
16. Dudley MN, *et al.* Oral bacitracin vs vancomycin therapy for Clostridium difficile-induced diarrhea: a randomized double-blind trial. *Arch Intern Med* 1986; **146**: 1101–4.
17. Pruksananonda P, Powell KR. Multiple relapses of Clostridium difficile-associated diarrhea responding to an extended course of cholestyramine. *Pediatr Infect Dis J* 1989; **8**: 175–8.
18. Shwed JA, Rodvold KA. Anion-exchange resins and oral vancomycin in pseudomembranous colitis. *DICP Ann Pharmacother* 1989; **23**: 70–1.
19. Johnson S. Recurrent *Clostridium difficile* infection: a review of risk factors, treatments, and outcomes. *J Infect* 2009; **58**: 403–10.
20. Tjellström B, *et al.* Oral immunoglobulin A supplement in treatment of Clostridium difficile enteritis. *Lancet* 1993; **341**: 701–2.
21. Salcedo J, *et al.* Intravenous immunoglobulin therapy for severe Clostridium difficile colitis. *Gut* 1997; **41**: 366–70.
22. Lowy I, *et al.* Treatment with monoclonal antibodies against *Clostridium difficile* toxins. *N Engl J Med* 2010; **362**: 197–205.
23. Vanderhoof JA, *et al.* Lactobacillus GG in the prevention of antibiotic-associated diarrhea in children. *J Pediatr* 1999; **135**: 564–8.
24. Schellenberg D, *et al.* Treatment of Clostridium difficile diarrhoea with brewer's yeast. *Lancet* 1994; **343**: 171–2.
25. Pillai A, Nelson R. Probiotics for treatment of *Clostridium difficile*-associated colitis in adults. Available in The Cochrane Database of Systematic Reviews; Issue 1. Chichester: John Wiley; 2008 (accessed 03/05/10).
26. Johnston BC, *et al.* Probiotics for the prevention of pediatric antibiotic-associated diarrhea. Available in The Cochrane Database of Systematic Reviews; Issue 2. Chichester: John Wiley; 2007 (accessed 03/05/10).
27. Herpers BL, *et al.* Intravenous tigecycline as adjunctive or alternative therapy for severe refractory *Clostridium difficile* infection. *Clin Infect Dis* 2009; **48**: 1732–5.

弯曲菌肠炎 空肠弯曲菌[1~4]在发达国家和发展中国家都是细菌性胃肠炎最为常见的病因。在发展中国家，疾病主要发生在儿童，而在发达国家，小于 5 岁的儿童和年轻的成年人，特别是在20～29岁的年轻人有着最高的发病率。它同样也是到发展中国家旅行者腹泻的常见原因。尽管已经确定了空肠弯曲菌的16个种，90%以上的病例都是由空肠弯曲菌引起的，而大部分的其他感染则是由结肠弯曲菌引起[5,6]。弯曲菌肠炎是一种动物传染病，主要的传播方式被认为是经食物传播、经生肉及肉制品传播。其他的传播方式包括食用未煮过或受污染的牛奶、污染的水源、与宠物或家禽接触以及从瓶装牛奶的箔瓶盖滴到台阶上后被鸟类啄食的牛奶。

症状潜伏期从1到11天不等，通常为2～5天。一些患者可能没有症状，而其他的患者可能有腹泻（有时为血性）、腹痛、发热、头痛、恶心、呕吐。疾病通常持续2～6天，但最长也可持续数周。重要的感染后并发症包括肠易激综合征（15%）、反应性关节炎（1%）、Guillain-Barré综合征（0.1%）以及中毒性巨结肠。由于脱水导致的病死病例很少，通常发生在非常年轻或年长的患者中，或患有诸如AIDS等其他严重疾病的患者。

感染通常是自限性的，在大多数病例，只需补充足够的液体及电解质（见**腹泻**第1617页）[1,2]，抗菌药治疗通常并不需要，但可考虑应用于严重、存在持续症状或有免疫抑制的患者[2,3]。使用的抗菌药包括红霉素、阿奇霉素、四环素、环丙沙星。然而，由于这些抗菌药被兽医广泛使用，以及作为动物喂养饲料中的添加剂（特别是家禽），弯曲肠杆菌的选择性耐药已经出现[4,6]。世界范围内报道的耐环丙沙星病例正在增加[2,6~8]。美国和加拿大的耐药率据报道为19%～47%，而欧洲的17%～99%的弯曲菌属菌株对氟喹诺酮类耐药[8]。这促使美国禁止氟喹诺酮类在商业家禽喂养中的使用[9]。大环内酯类的耐药率保持在稳定的状态，在很多国家耐药率都较低，但在一些国家[5,6]，特别是发展中国家[5]。人类菌株中耐药率正在增加，空肠弯曲菌中出现红霉素耐药率较低（低于12%），更高的耐药情况出现在结肠弯曲菌中（高达70%）。从全球来看，弯曲菌属的临床分离株中已出现多重抗菌药耐药（对3种或3种以上不同类别的抗菌药耐药）[6]。

红霉素被认为是治疗弯曲菌属感染的药物选择；较新的大环内酯类阿奇霉素和克拉霉素可作为二线替换药物[2,10]。弯曲菌属通常对氨基糖苷类、氯霉素、克林霉素、硝基呋喃以及亚胺培南敏感[2,6]，高耐药率使得四环素、阿莫西林、氨苄西林、甲硝唑或头孢菌素类不作为选择[2]。

1. Skirrow MB. Foodborne illness: Campylobacter. *Lancet* 1990; **336:** 921–3.
2. Allos BM. Campylobacter jejuni infections: update on emerging issues and trends. *Clin Infect Dis* 2001; **32:** 1201–6.
3. Galanis E. Campylobacter and bacterial gastroenteritis. *CMAJ* 2007; **177:** 570–1.
4. Senok AC, Botta GA. Campylobacter enteritis in the Arabian Gulf. *J Infect Dev Ctries* 2009; **3:** 74–82.
5. Gibreel A, Taylor DE. Macrolide resistance in Campylobacter jejuni and Campylobacter coli. *J Antimicrob Chemother* 2006; **58:** 243–55.
6. Quinn T, *et al.* Antibiotic-resistant Campylobacter: could efflux pump inhibitors control infection? *J Antimicrob Chemother* 2007; **59:** 1230–6.
7. Campylobacter Sentinel Surveillance Scheme Collaborators. Ciprofloxacin resistance in Campylobacter jejuni: case-case analysis as a tool for elucidating risks at home and abroad. *J Antimicrob Chemother* 2002; **50:** 561–8.
8. Luangtongkum T, *et al.* Antibiotic resistance in Campylobacter: emergence, transmission and persistence. *Future Microbiol* 2009; **4:** 189–200.
9. Nelson JM, *et al.* Fluoroquinolone-resistant Campylobacter species and the withdrawal of fluoroquinolones from use in poultry: a public health success story. *Clin Infect Dis* 2007; **44:** 977–80.
10. Abramowicz M, ed. The choice of antibacterial drugs. In: *Handbook of antimicrobial therapy.* 18th ed. New York: The Medical Letter, 2008: 62.

霍乱及其他弧菌感染 霍乱是由革兰阴性杆菌霍乱弧菌感染产生的肠毒素引起的急性分泌性腹泻。它的暴发与霍乱弧菌的两种血清型O1和O139有关。血清型O1还可以分成两个生物型（经典型和El Tor型），每一生物型有三个血清型（Inaba，Ogawa和Hikojima）。霍乱弧菌的其他菌株可导致轻微的腹泻，但这些感染不会造成流行。霍乱被认为在许多国家流行，而导致它的病原体并不能当时马上从环境中清除。

感染主要通过摄入受污染的水及食物发生传播，也可通过粪口途径传播。这种严重疾病以突然开始的急性水性腹泻为特征，因严重脱水，使得原本健康的成年人可在数小时内死亡。如果不给予治疗，多达50%的患者可死亡，但如果给予合适的治疗，死亡率大概在1%。免疫功能较差的个体，如营养不良的儿童或HIV感染者，死亡的风险较高。潜伏期通常是24～72h，也可从2h到5天不等。这样短的潜伏期可导致潜在的大暴发，病例数可上升得非常快。大约75%的患者没有症状。然而，病原体可在粪便中存活7～14天，并在环境中隐蔽下来，潜在感染其他人。在那些有症状的患者当中，80%患者的症状是轻到中度的，剩下的可发展为以脱水为标志的严重水性腹泻。

WHO已经发布了预防和控制霍乱暴发的指南[2]，个人可通过养成好的个人卫生习惯、避免接触可能受到污染的食物、煮沸或消毒饮用水来降低感染霍乱的风险。预防或控制霍乱流行的方法包括确保安全的水源供应，提供较好的卫生条件，确保食物准备和加工过程的安全。社区大范围的化学预防、非肠道疫苗、旅行及贸易限制等常规治疗方法并不奏效。在一些国家是可获得口服霍乱疫苗包括减毒活菌株或灭活菌株。大规模的接种预防应用口服型灭活全细胞霍乱弧菌O1与纯化的霍乱类毒素B亚单位的联合疫苗（WC/rBS），可在紧急情况下保护处于感染风险的人群避免潜在的霍乱暴发[3]。口服霍乱疫苗的使用不能替代诸如改善水源供应、良好的卫生条件以及健康教育[2,3]。当霍乱暴发开始之后，疫苗预防不再被推荐，因为此时需要2倍的剂量，且产生免疫保护需要时间[2]。口服霍乱疫苗适合于旅游者应用。更多关于**霍乱疫苗**的信息见第2127页。

大多数弧菌引起的胃肠炎病例是轻到中度的，除了给予适当的口服补液以及补充液体和纠正电解质紊乱（见**腹泻**，第1617页）外，不需要特殊治疗。严重胃肠炎，出现脱水、休克的患者应给予大量液体，推荐静脉给予诸如乳酸林格溶液的等渗溶液[1,2,4]。在大于5岁的儿童，补充微量元素锌被证明在减少腹泻持续时间以及减缓后续腹泻进程上是有效的[2,5,6]。对于严重腹泻的患者，可给予抗菌药以缩短腹泻的持续时间，以及减少腹泻量，减少补液所需液体量，缩短弧菌分泌的时间[1]。WHO推荐对于成人给予单一剂量的多西环素（300mg），或3天疗程（12剂量）的四环素，对于成人或儿童可给予3天疗程（6剂量）的复方磺胺甲噁唑；呋喃唑酮或红霉素被认为是合适的替换选择[4]。对于成人，美国的推荐方案指定四环素为一线用药，复方磺胺甲噁唑或如环丙沙星的氟喹诺酮类可作为替换选择[7]。在英国，通常使用四环素类或环丙沙星。一项研究表明，单一剂量的环丙沙星可能优于多西环素，特别是在四环素耐药的地区[8]，在孟加拉国，氨苄西林被发现与红霉素或四环素同样有效[9]，在儿童中，可作为一种有效的替换选择。在孟加拉和印度的研究[10~12]发现单剂量的阿奇霉素在儿童和成人有效。在儿童，单剂量的环丙沙星同样被报道了临床治愈的有效性，但与3天疗程的（12剂量）红霉素相比，在清除粪便中霍乱弧菌的有效性上就有所不及[13]。

在1977年以前，霍乱弧菌的大范围抗菌药耐药并不常见，但对一些抗菌药耐药（包括四环素类、氨苄西林、卡那霉素、链霉素、磺胺类、甲氧苄啶和庆大霉素）的报道在一些霍乱流行国家已经出现[1]。在印度同样报道了氟喹诺酮类耐药菌株，在孟加拉国报道了多重耐药霍乱弧菌O1型（对复方磺胺甲噁唑、四环素、呋喃唑酮和红霉素耐药）[14]。霍乱弧菌O139型菌株同样对复方磺胺甲噁唑、氯霉素、低水平的链霉素耐药[1]。霍乱弧菌O1型和O139型在敏感和耐药之间表现出空间和时间的波动[1]。

海生或嗜盐弧菌属都可以引起胃肠炎，在日本常常发生食用生的或未煮熟的海产品引起的包括副溶血性弧菌造成的食物中毒[15,16]。另外一种嗜盐弧菌属——创伤弧菌越来越多引起伤口感染和脓毒血症[15]。在体外药敏试验[17]和临床经验的基础上，应用氨基糖苷类、头孢他啶、亚胺培南或环丙沙星治疗应该是有效的[18]。

1. Sack DA, *et al.* Cholera. *Lancet* 2004; **363:** 223–33.
2. WHO. Prevention and control of cholera outbreaks: WHO policy and recommendations (issued 25th November 2008). Available at: http://www.who.int/cholera/technical/WHOPolicyNovember2008.pdf (accessed 07/04/10)
3. WHO. Cholera: global surveillance summary, 2008. *Wkly Epidem Rec* 2009; **84:** 309–24. Also available at: http://www.who.int/wer/2006/wer8131.pdf (accessed 07/04/10)
4. WHO. *The treatment of diarrhoea: a manual for physicians and other senior health workers.* 4th ed. Geneva: WHO, 2005. Available at: http://whqlibdoc.who.int/publications/2005/9241593180.pdf (accessed 07/04/10)
5. Roy SK, *et al.* Zinc supplementation in children with cholera in Bangladesh: randomised controlled trial. *BMJ* 2008; **336:** 266–8.
6. Larson CP, *et al.* Zinc treatment to under-five children: applications to improve child survival and reduce burden of disease. *J Health Popul Nutr* 2008; **26:** 356–65.
7. Abramowicz M, ed. The choice of antibacterial drugs. In: *Handbook of antimicrobial therapy.* 18th ed. New Rochelle NY: The Medical Letter, 2008: 71.
8. Khan WA, *et al.* Randomised controlled comparison of single-dose ciprofloxacin and doxycycline for cholera caused by Vibrio cholerae O1 or O139. *Lancet* 1996; **348:** 296–300.
9. Roy SK, *et al.* A randomized clinical trial to compare the efficacy of erythromycin, ampicillin and tetracycline for the treatment of cholera in children. *Trans R Soc Trop Med Hyg* 1998; **92:** 460–2.
10. Khan WA, *et al.* Comparison of single-dose azithromycin and 12-dose, 3-day erythromycin for childhood cholera: a randomised, double-blind trial. *Lancet* 2002; **360:** 1722–7.
11. Bhattacharya MK, *et al.* Azithromycin in the treatment of cholera in children. *Acta Paediatr* 2003; **92:** 676–8.
12. Saha D, *et al.* Single-dose azithromycin for the treatment of cholera in adults. *N Engl J Med* 2006; **354:** 2452–62.
13. Saha D, *et al.* Single-dose ciprofloxacin versus 12-dose erythromycin for childhood cholera: a randomised controlled trial. *Lancet* 2005; **366:** 1085–93.
14. Anonymous. Emergence of a unique, multi-drug resistant strain of Vibrio cholerae 01 in Bangladesh. *Health and Science Bulletin* 2005; **3:** ICDDR,B. Available at: http://centre.icddrb.org/images/hsb32_Eng-emergence.pdf (accessed 07/04/10)
15. Anonymous. Shuck your oysters with care. *Lancet* 1990; **336:** 215–16.
16. Doyle MP. Foodborne illness: pathogenic Escherichia coli, Yersinia enterocolitica, and Vibrio parahaemolyticus. *Lancet* 1990; **336:** 1111–15.
17. French GL, *et al.* Antimicrobial susceptibilities of halophilic vibrios. *J Antimicrob Chemother* 1989; **24:** 183–94.
18. French GL. Antibiotics for marine vibrios. *Lancet* 1990; **336:** 568–9.

大肠埃希菌肠炎 大肠埃希菌是一种正常的肠道共生体，是厌氧革兰阴性肠杆菌科中的成员。然而，一些菌株获得了能够导致肠道感染的基因。当吞入下列菌株时，可导致腹泻：

- 肠道致病性大肠埃希菌（EPEC）：可导致医院育婴室暴发，但大多发现于发展中国家，主要导致婴儿和儿童水样腹泻。
- 肠侵袭型大肠埃希菌（EIEC）：产生类似于痢疾志贺菌的侵袭型。
- 肠产毒性大肠埃希菌（ETEC）：它是旅行者腹泻以及婴幼儿腹泻的一种重要病原体（见上文的**胃肠炎**）。在卫生条件较差的地区广泛流行，是食物和水源常见的污染物。它的增殖周期是1～3天；感染通常是自限性，病程不超过5天。
- 肠出血型大肠埃希菌（EHEC）：也称产志贺毒素大肠埃希菌或STEC，与出血性结肠炎、溶血性尿毒综合征和血栓形成的血小板减少性紫癜有关。大多数暴发流行与O157：H17血清型有关；增殖周期为1～5天，病程通常持续4～10天。儿童和老年人患严重疾病的风险比较高[1]，但通常是自限性的[2]。病例通常和食用与牛相关的食物有关，特别是未做熟的牛肉和未消毒的牛奶，尽管有的暴发流行与食用新鲜蔬菜和未消毒的果汁有关，可能是排泄物污染的结果。人与人之间的传播也很常见，从受感染动物的直接传播也有发生。O157血清型大肠埃希菌也被报道为非洲出血性结肠炎流行的病原体，而在非洲很难将它与志贺细菌性痢疾相区分[3,4]。
- 肠集聚型大肠埃希菌（EAEC）：是年轻儿童慢性腹泻的病原体。

对于任何形式的腹泻（第1617页），补液和补充电解质都是治疗的关键。对于抗菌药的使用有争议。那些有轻微症状的患者或症状正在改善的患者并不需要抗菌药的治疗。抗菌药被推荐给予那些有长期症状、症状恶化或处于高风险的患者；抗菌药同样可用于婴儿肠致病型大肠埃希菌（EPEC）腹泻[5]。严重的肠侵袭型大肠埃希菌（EIEC）感染并出现全身症状的可给予推荐用于志贺细菌性痢疾的抗菌药来治疗（见下文）[5,6]。肠出血型大肠埃希菌（EHEC）通常给予积极治疗，包括纠正和维持体液和电解质平衡[2]。但抗菌药是否会影响肠出血型大肠埃希菌（EHEC）的感染进程以及溶血性尿毒综合征[7]和血栓形成的血小板减少性紫癜的发展并不确定[1,2,8]，后两种并发症的非抗菌药治疗将会在**血浆**的**血栓性微血管病**项下讨论（第1042页）。在没有令人信服证据的情况下，大部分专家并不推荐经验性应用抗菌药治疗[5,6]。Vero细胞毒素结合树脂的口服制剂正在研究中。

1. Mead PS, Griffin PM. Escherichia coli O157:H7. *Lancet* 1998; **352:** 1207–12.
2. Subcommittee of the PHLS Advisory Committee on Gastrointestinal Infections. Guidelines for the control of infection with Vero cytotoxin producing Escherichia coli (VTEC). *Commun Dis Public Health* 2000; **3:** 14–23. Also available at: http://www.hpa.org.uk/cdph/issues/CDPHvol3/No1/vtec.pdf (accessed 18/08/08)
3. Isaäcson M, *et al.* Haemorrhagic colitis epidemic in Africa. *Lancet* 1993; **341:** 961.
4. Paquet C, *et al.* Aetiology of haemorrhagic colitis epidemic in Africa. *Lancet* 1993; **342:** 175.
5. Casburn-Jones AC, Farthing MJ. Management of infectious diarrhoea. *Gut* 2004; **53:** 296–305.
6. DuPont HL. Clinical practice. Bacterial diarrhea. *N Engl J Med* 2009; **361:** 1560–9.
7. Safdar N, *et al.* Risk of hemolytic uremic syndrome after antibiotic treatment of Escherichia coli O157:H7 enteritis: a meta-analysis. *JAMA* 2002; **288:** 996–1001.
8. Farthing M, *et al.* The management of infective gastroenteritis in adults: a consensus statement by an expert panel convened by the British Society for the Study of Infection. *J Infect* 1996; **33:** 143–52.

坏死性肠炎 坏死性肠炎以回肠或结肠（或两者）的弥漫性或局灶性坏死为特征，是新生儿中最为常见的胃肠急症。它主要影响小于36周妊娠期的婴儿，大部分病例发生在低出生体重的婴儿（低于1500g）。尽管坏死性肠炎的发病机制并不清楚，但有证据表明存在多重、相互交叉的机制，包括胃肠道的不成熟、肠缺血、伴有促炎症细胞运动激活的再灌注损伤、肠道营养和肠道病原菌群的出现。疾病所涉及的细菌包括假单胞菌、大肠埃希菌、克雷伯杆菌、沙门菌属和梭菌属。

疾病通常发生于出生后的3～10天（也可从1至90天不等）。坏死性肠炎可以轻微的肠道壁炎症和主要的胃肠症状为疾病的开始，或表现为伴有穿孔、呼吸和心血管功能减弱、代谢性酸中毒、弥散性血管内凝血、严重的血便、多系统器官衰竭，且在一些病例导致死亡的以全层肠坏死为特征的灾难性疾病。早期的症状特征是非特异性的，起初被怀疑为败血病而不是坏死性肠炎。

疾病的严重程度通常根据修改的贝尔准则划分阶段，坏死性肠炎推荐的**治疗方法**是基于这些原则的[1～3]。根据疾病所处的阶段，坏死性肠炎可采用内科和（或）外科治疗[1]。当怀疑坏死性肠炎时，治疗方案包括停止进食（肠道休息），完全给予肠外营养，并给予肠外抗菌药限制细菌入侵和移位[3]。抗菌药应该覆盖需氧和厌氧肠道细菌。氨苄西林（或类似青霉素衍生物）或万古霉素可用于革兰阳性需氧菌，氨基糖苷类（如庆大霉素）或三代头孢菌素类（如头孢噻肟）可用于革兰阴性需氧菌。甲硝唑或克林霉素可用于治疗厌氧菌[3]。如果坏死性肠炎的诊断成立（贝尔阶段Ⅱ或以上），抗菌药需要使用7～14天[2,3]。

一项系统性综述表明预防性口服抗菌药对于处于高风险环境中的低出生体重或产前婴儿可很好地降低坏死性肠炎的发生率[4]，但是对于不利的后果也有一些担心，由于存在导致耐药的风险，预防性应用（特别是万古霉素）并不通常被推荐。建议[5]在低出生体重的婴儿口服免疫球蛋白以预防坏死性肠炎；然而，一项系统性综述[6]表明并没有可获得的证据支持这一观点。然而，有证据表明补充肠道生态制剂可降低严重坏死性肠炎和出生体重低于1500g早产儿死亡的风险[8～10]，但并没有充分的数据表明这项措施在出生体重低于1000g婴儿中的价值[8]。补充精氨酸的方法也在研究当中[9]，但并没有足够的证据明确它的价值。

1. Hall N, Pierro A. Necrotizing enterocolitis. *Hosp Med* 2004; **65:** 220–5.
2. Lin PW, Stoll BJ. Necrotising enterocolitis. *Lancet* 2006; **368:** 1271–83.
3. Thompson AM, Bizzarro MJ. Necrotizing enterocolitis in newborns: pathogenesis, prevention and management. *Drugs* 2008; **68:** 1227–38.
4. Bury RG, Tudehope D. Enteral antibiotics for preventing necrotizing enterocolitis in low birthweight or preterm infants. Available in The Cochrane Database of Systematic Reviews; Issue 1. Chichester: John Wiley; 2001 (accessed 16/05/05).
5. Eibl MM, *et al.* Prevention of necrotizing enterocolitis in low-birth-weight infants by IgA-IgG feeding. *N Engl J Med* 1988; **319:** 1–7.
6. Foster J, Cole M. Oral immunoglobulin for preventing necrotizing enterocolitis in preterm and low birth-weight neonates. Available in The Cochrane Database of Systematic Reviews; Issue 1. Chichester: John Wiley; 2004 (accessed 16/05/05).
8. Alfaleh K, Bassler D. Probiotics for prevention of necrotizing enterocolitis in preterm infants. Available in The Cochrane Database of Systematic Reviews; Issue 1. Chichester: John Wiley; 2008 (accessed 22/04/10).
9. Shah P, Shah V. Arginine supplementation for prevention of necrotising enterocolitis in preterm infants. Available in The Cochrane Database of Systematic Reviews; Issue 3. Chichester: John Wiley; 2007 (accessed 05/08/08).
10. Deshpande G, *et al.* Updated meta-analysis of probiotics for preventing necrotizing enterocolitis in preterm neonates. *Pediatrics* 2010; **125:** 921–30.

沙门菌肠炎 沙门菌为革兰阴性菌，属于肠杆菌科。它们可被分为：

- 那些导致肠发热的是伤寒沙门菌和副伤寒沙门菌，虽然细菌作用于胃肠道，但所导致的感染却是全身性的（见下文**伤寒和副伤寒热**，第188页）。
- 非伤寒沙门菌（NTS），包括肠炎沙门菌和鼠伤寒沙门菌，导致伴有菌血症的急性胃肠炎侵入感染，以及局部感染，这里将进行讨论。

非伤寒沙门菌（NTS）的感染通常是通过摄入受污染的动物来源食物而传播的，如牛肉、禽类、蛋类以及奶制品。从动物到人的传播特别是在处理两栖动物及爬行动物时发生，医院获得性非伤寒沙门菌（NTS）同样也被报道。非伤寒沙门菌（NTS）在世界范围内发生；在发达国家，它通常是一种轻微的自限性腹泻疾病，不需积极治疗数天后就可恢复。在不太发达的地区，非伤寒沙门菌（NTS）可导致严重的侵入性疾病。撒哈拉以南非洲一些国家的数据表明这是成人和儿童菌血症最为常见的原因。在老年人、婴儿、患有如糖尿病的慢性疾病以及免疫抑制的人群，侵入性疾病更为常见，症状也更为严重。

沙门菌属导致的胃肠炎与其他病原菌导致的胃肠炎在临床上通常很相似。许多患者无症状或病症较轻微。症状通常在感染后24～48h后开始（从8～72h），伴有发热、头痛、腹部痉挛以及腹泻。也可能伴有恶心、食欲缺乏、呕吐等症状，通常持续3～7天。少于5%的病例伴有沙门菌菌血症的并发症；它所引起的并发症包括心内膜炎、脑膜炎、由真菌引起的动脉瘤、脓毒性的关节炎以及骨髓炎。

非复杂非伤寒沙门菌（NTS）通常给予补液和补充电解质的治疗（见**腹泻**，第1617页）[1,2]。抗菌药的作用有限并不被推荐用于非复杂的病例[1]。对沙门菌肠炎抗菌药治疗的Meta分析[3]发现在非复杂疾病中抗菌药治疗并没有临床益处，并可能延长粪便中沙门菌的检测。抗菌药可以被给予那些患有严重胃肠炎、有较高风险患有侵入性疾病或已经被证实有菌血症的患者[1,2]。

耐药性限制了传统一线经验性使用的抗菌药，如青霉素、氨苄西林、复方磺胺甲噁唑、氯霉素、四环素类、磺胺类药物、链霉素以及庆大霉素[2,4～6]。多重耐药R型鼠伤寒沙门菌，包括DT104，更大程度上限制了治疗的选择[7～11]。口服环丙沙星、口服阿奇霉素或静脉头孢曲松的经验性治疗被推荐，尽管对这些抗菌药的耐药在不断增加（特别是环丙沙星）[1,4]。萘啶酸的耐药同样也有报道，并显示出可用于预测缺乏对氟喹诺酮类的有效反应[2]。对头孢菌素的耐药同样也有报道[4,11～13]。对于有近期外出旅游的患者，阿奇霉素可用做第一选择[1]。碳青霉烯类（如亚胺培南、美罗培南和厄他培南）对多重耐药感染可能有效[4]。

疗程通常为3～7天[1,2,4]，对于免疫抑制的患者通常延长为14天[4]。在HIV感染的成年人，CDC推荐对于那些有轻微胃肠炎（有或无菌血症），CD4＋T淋巴细胞计数在200个/毫升或以上的患者，给予环丙沙星7～14天；对于CD4＋T淋巴细胞计数在200个/毫升以下的患者，推荐治疗时间为2～6周[14]。在HIV感染的患者，感染的复发应该很好地记录，沙门菌的复发可能需要长期的的抑菌治疗[14]。

对于菌血症的经验治疗应该同时包括氟喹诺酮类和三代头孢菌素类以覆盖多重耐药病原体[2]。如果药物敏感性已知，则可给予单一治疗[2]，三代头孢菌素类可以被使用，头孢他啶被认为适合脑膜炎的治疗[5,6]。菌血症通常需要7～14天的抗菌药治疗[2,6]，对于免疫抑制的患者，疗程则应更长[6]。脑膜炎的患者需要4周的治疗[6]，6周的治疗方案则被推荐用于血管内感染的治疗[2]。

长期携带者可给予阿莫西林（1g，每日3次，疗程3个月），复方磺胺甲噁唑（960mg，每日2次，疗程3个月），或环丙沙星（750mg，每日2次，疗程1个月）。[2]

1. Darby J, Sheorey H. Searching for Salmonella. *Aust Fam Physician* 2008; **37:** 806–10.
2. Crum-Cianflone NF. Salmonellosis and the gastrointestinal tract: more than just peanut butter. *Curr Gastroenterol Rep* 2008; **10:** 424–31.
3. Sirinavin S, Garner P. Antibiotics for treating salmonella gut infections. Available in The Cochrane Database of Systematic Reviews; Issue 1. Chichester: John Wiley; 1999 (accessed 16/05/05).
4. Parry CM, Threlfall EJ. Antimicrobial resistance in typhoidal and nontyphoidal salmonellae. *Curr Opin Infect Dis* 2008; **21:** 531–8.
5. Morpeth SC, *et al.* Invasive non-typhi *Salmonella* disease in Africa. *Clin Infect Dis* 2009; **49:** 606–11.
6. Chimalizeni Y, *et al.* The epidemiology and management of non typhoidal salmonella infections. *Adv Exp Med Biol* 2010; **659:** 33–46.
7. Threlfall EJ, *et al.* Increasing spectrum of resistance in multiresistant Salmonella typhimurium. *Lancet* 1996; **347:** 1053–4.
8. Anonymous. Multidrug-resistant Salmonella serotype typhimurium—United States, 1996. *JAMA* 1996; **277:** 1513.
9. Anonymous. Emergence of multidrug-resistant salmonella. *WHO Drug Inf* 1997; **11:** 21.
10. Threlfall EJ, *et al.* Multiresistant *Salmonella typhimurium* DT 104 and salmonella bacteraemia. *Lancet* 1998; **352:** 287–8.
11. Fey PD, *et al.* Ceftriaxone-resistant salmonella infection acquired by a child from cattle. *N Engl J Med* 2000; **342:** 1242–9.
12. Tzouvelekis LS, *et al.* Emergence of resistance to third-generation cephalosporins amongst Salmonella typhimurium isolates in Greece: report of the first three cases. *J Antimicrob Chemother* 1998; **42:** 273–5.
13. Dunne EF, *et al.* Emergence of domestically acquired ceftriaxone-resistant *Salmonella* infections associated with AmpC β-lactamase. *JAMA* 2000; **284:** 3151–6.
14. CDC. Guidelines for prevention and treatment of opportunistic infections in HIV-infected adults and adolescents: recommendations from the CDC, the National Institutes of Health, and the HIV Medicine Association of the Infectious Diseases Society of America. *MMWR* 2009; **58** (RR-4): 1–207. Also available at: http://www.cdc.gov/mmwr/PDF/rr/rr5804.pdf (accessed 25/04/10)

志贺细菌性痢疾 志贺细菌性痢疾（细菌性痢疾）是由痢疾志贺菌、福氏志贺菌、鲍氏志贺菌或宋内氏志贺菌（也分别称作A群、B群、C群、D群）引起的肠道感染。志贺细菌属于肠杆菌科革兰阴性细菌。它在大部分的发展中国家流行，是世界范围内血性腹泻的最重要原因，导致每年至少8000万的病例，以及大约70万患者的死亡，主要是5岁以下儿童[1]。宋内氏志贺菌和鲍氏志贺菌所致疾病通常相对较轻微，而痢疾志贺菌的特定血清型Sd1或志贺氏杆菌，是导致志贺氏菌流行的微生物，并引起最为严重的、长期存在的、潜在的致命性疾病。不同种属的分布因地理区域差别而相异。

志贺氏菌通过粪口途径扩散传播，疾病在过度拥挤和较差卫生条件的地方最为常见。典型情况下，疾病在暴露后12～96h发生，疾病的严重程度可从轻微、自限、水性腹泻到严重肠炎和伴有黏血便的痢疾。严重程度与受感染的组织器官及包括年龄和营养不良状况的患者特定因素有关。

无论伴有哪种形式的腹泻（第1617页），补液是治疗的关键[2]。尽管大部分是较为轻微的感染，特别是宋内氏志贺菌引起的，在无需治疗的情况下，4～7天就可以恢复，大部分血性腹泻的病例应该立即给予对志贺氏菌有效的抗菌药。抗菌药治疗的目的是加快恢复，降低疾病的严重程度，以及减少患者受感染的时间。由于出现了对多种抗菌药的耐药，抗菌药的选择也随着时间的推移发生了变化；世界范围内出现了不同形式耐药的报道。由于出现了对包括氨苄西林、复方磺胺甲噁唑、萘啶酸在内的传统一线药物的广泛耐药，WHO[1]现今将环丙沙星作为对各个年龄组患者经验治疗药物的选择；在青少年和儿童，由于不能常规推荐使用喹诺酮类（见**环丙沙星的注意事项**项下，第233页），但认为益处大于风险。在世界的一些地区已经报道了氟喹诺酮类的耐药（特别是印度次大陆）[2～5]，而当某地出现志贺氏菌耐药时，WHO推荐的二线抗菌药物包括口服匹美西林和肠外头孢曲松。口服阿奇霉素同样被WHO推荐作为二线用药应用于成人，也是American Academy of Pediatrics推荐的应用于儿童的替换药物[6]，尽管有对于耐药迅速出现的担忧；志贺菌属对阿奇霉素的耐药在欧洲已有报道[7]，在印度次大陆也出现了志贺菌属对阿奇霉素和头孢曲松的耐药[8]。16项研究（1748位研究对象）的系统性综述[9]评价了抗菌药治疗痢疾志贺菌的安全性和有效性，发现较为有限的证据表明通常所使用的大部分抗菌药（氨苄西林、复方磺胺甲噁唑、萘啶酸、氟喹诺酮类、匹美西林、头孢曲松和阿奇霉素）与不使用抗菌药相比，缓解腹泻和缩短发热时间，但也没有充分的证据去推荐一种特定的抗菌药。考虑到时间和空间的转移以及世界范围内对抗菌药耐药的志贺菌菌株，推荐认为经验性治疗应基于地区抗菌药的敏感性[9]。有效的抗菌药治疗应使症状在第一个48h内有所改善；如果症状没有得到改善，应考虑抗菌药耐药的可能性[1]。

维生素A可作为治疗的辅助用药，特别是有营养不良危险的发展中国家儿童（见**维生素A**下的**腹泻**，第1874页）[6]。补充锌元素可降低腹泻急性期和未来2～3个月的发生概率和严重程度，对大于5岁的儿童，同样也推荐补充锌元素（见**硫酸锌**下的**腹泻**，第1900页）[1]。口服志贺氏菌疫苗用于预防正在研究中。

1. WHO. *Guidelines for the control of shigellosis, including epidemics due to shigella dysenteriae type 1.* Geneva: WHO, 2005. Available at http://whqlibdoc.who.int/publications/2005/9241592330.pdf (accessed 02/09/09)
2. Niyogi SK. Shigellosis. *J Microbiol* 2005; **43:** 133–43.
3. Mensa L, *et al.* Quinolone resistance among Shigella spp. isolated from travellers returning from India. *Clin Microbiol Infect* 2008; **14:** 279–81.
4. Sarkar K, *et al.* Shigella dysenteriae type 1 with reduced susceptibility to fluoroquinolones. *Lancet* 2003; **361:** 785.
5. Sur D, *et al.* Multidrug-resistant Shigella dysenteriae type 1: forerunners of a new epidemic strain in eastern India? *Emerg Infect Dis* 2003; **9:** 404–5.
6. American Academy of Pediatrics. *2009 Red Book: Report of the Committee on Infectious Diseases,* 28th ed. Elk Grove Village, Illinois, USA: American Academy of Pediatrics, 2009.
7. Boumghar-Bourtchai L, *et al.* Macrolide-resistant Shigella sonnei. *Emerg Infect Dis* 2008; **14:** 1297–9.
8. Rahman M, *et al.* Increasing spectrum in antimicrobial resistance of Shigella isolates in Bangladesh: resistance to azithromycin and ceftriaxone and decreased susceptibility to ciprofloxacin. *J Health Popul Nutr* 2007; **25:** 158–67.
9. David KV, *et al.* Antibiotic therapy for Shigella dysentery. Available in The Cochrane Database of Systematic Reviews; Issue 1. Chichester: John Wiley; 2010 (accessed 27/04/10).

耶尔森菌肠炎 小肠结肠炎耶尔森菌是一种革兰阴性菌，属于肠杆菌科，为导致耶尔森病的最常见菌种。该菌已经在世界各地的患者中被分离出来，但是感染似乎主要发生在气候凉爽的地区，并且在这些地区的国家引起急性细菌性胃肠炎的原因中小肠结肠炎耶尔森菌感染已经与沙门菌和弯曲菌相当，并超过了志贺菌。猪是感染人类的小肠结肠炎耶尔森菌菌株的主要宿主。感染传播常通过食用污染的食物（特别是腐烂的或未煮熟的猪肉产品）、饮用受污染的未经消毒的牛奶或水。通过输血传播很罕见。

小肠结肠炎耶尔森菌感染主要发生在幼童。感染后症状通常持续3～7天，主要取决于患者的年龄。小儿常见的症状包括腹泻（血样便）、发热和腹痛，可持续达3周或更长的时间。大龄儿童和成人可出现右侧腹痛和发热，可能会与阑尾炎相混淆。在某些患者可能会并发反应性多关节炎、结节性红斑甚至危及生命的菌血症。在使用去铁胺治疗的铁负荷过重的患者中，对耶尔森菌的易感性增加（见第1383页）。

对于任何形式的腹泻（第1617页），补充液体**治疗**都是治疗的关键，对于大多数不复杂的轻症肠炎不需要使用抗菌药治疗。然而，全身性感染和菌血症需要抗菌治疗[1]。来自世界不同地区的抗菌药敏报告显示小肠结肠炎耶尔森菌对许多抗菌药敏感[1]。具有良好细胞内活性的药物，如甲氧苄啶、复方磺胺甲噁唑、四环素、氯霉素、氟喹诺酮类抗菌药均可使用[2]。在合并有胃肠道及肠道外局灶感染的患者中，推荐使用多西环素或复方磺胺甲噁唑[3]；对于菌血症患者可以使用多西环素联合氨基糖苷类抗菌药经验型治疗。尚有建议首选复方磺胺甲噁唑或使用氟喹诺酮类、氨基糖苷类、头孢噻肟中任意一种替代[4]。在美国的一家儿科医院进行的以确定小肠结肠炎耶尔森菌抗菌药药敏模式的一项研究[1]表明，12年的研究显示细菌的敏感性并没有改变。在体外，最具活性的抗菌药有头孢噻肟、头孢曲松、头孢吡肟、复方磺胺甲噁唑、庆大霉素、妥布霉素、亚胺培南和环丙沙星；所有这些在临床上也适用。全身性应用头孢噻肟和头孢曲松可有效治疗菌血症。大多数菌株对氨苄西林和一代头孢菌素耐药。类似的易感性特征在中国进行的一项研究中也有报道[5]。一名对四环素或复方磺胺甲噁唑的效果均良好但停药后即复发的慢性耶尔森菌感染患者，使用环丙沙星后成功治愈[6]。

1. Abdel-Haq NM, *et al.* Antibiotic susceptibilities of Yersinia enterocolitica recovered from children over a 12-year period. *Int J Antimicrob Agents* 2006; **27:** 449–52.
2. Hoogkamp-Korstanje JAA. Antibiotics in *Yersinia enterocolitica* infections. *J Antimicrob Chemother* 1987; **20:** 123–31.
3. Cover TL, Aber RC. *Yersinia enterocolitica. N Engl J Med* 1989; **321:** 16–24.
4. Abramowicz M, ed. The choice of antibacterial drugs. In: *Handbook of antimicrobial therapy.* 18th ed. New Rochelle NY: The Medical Letter, 2008: 65.
5. Zheng H, *et al. Yersinia enterocolitica* infection in diarrheal patients. *Eur J Clin Microbiol Infect Dis* 2008; **27:** 741–52.
6. Read RC, Barry RE. Relapsing yersinia infection. *BMJ* 1990; **300:** 1694.

淋病

见**性传播疾病**，第181页。

性病肉芽肿

见**性传播疾病**，第181页。

流感嗜血杆菌感染

流感嗜血杆菌是一类革兰阴性菌，在大多数健康人的上呼吸道定植。多数带菌者所携带的菌株为无包膜型（或不可分型的）。而小部分人则携带流感嗜血杆菌b型（Hib），此型为6种有包膜菌株中毒性最强者。通过与感染者密切接触或吸入飞沫传播。在许多发达国家，自从Hib结合疫苗的引进和广泛应用，Hib感染和在鼻咽部定植的概率有所下降。然而，Hib感染仍然出现在未接种疫苗的儿童或那些没有完成儿童期免疫接种计划的人；在6岁以上的儿童中少见。Hib可造成全身性疾病，最严重的为主要影响2岁以下儿童的脑膜炎。其他侵袭性疾病包括菌血症、蜂窝织炎、会厌炎、化脓性关节炎、肺炎和脓胸。在发展中国家中肺炎造成的死亡人数比脑膜炎更多。无包膜菌株侵入黏膜表面可致中耳炎、鼻窦炎、结膜炎，并可感染慢性支气管炎的患者。这些菌株是一些成人，尤其是患慢性阻塞性气道病或艾滋病者，感染社区获得性肺炎的常见原因。

治疗 关于这些感染的详情以及治疗，见下文相应疾病副标题。治疗流感嗜血杆菌的药物可选用氨苄西林和氯霉素，但是由于细菌耐药性的增加，特别是对氨苄西林，这一点应当充分考虑到；已有一些多重耐药菌株的报道[1~4]。注射用头孢菌素如头孢曲松或头孢噻肟被证实有效[5]，是目前治疗严重Hib感染的首选[6]。但是因为有关于使用头孢呋辛治疗流感嗜血杆菌性脑膜炎失败的报道，故其有效性尚存在争议[5]。美罗培南是进一步的替代治疗药物[6]。

对于不可分型菌株造成的上呼吸道感染及支气管炎可用口服抗菌药。20%～35%的菌株对氨苄西林耐药，因此有专家建议复方磺胺甲噁唑（在英国为甲氧苄啶）为首选抗菌药。氨苄西林、阿莫西林（联合或不联合克拉维酸）、口服二代或三代头孢菌素、四环素类、喹诺酮类或大环内酯类阿奇霉素或克拉维酸均可用作治疗药物[6]。

预防 免疫接种是防止婴儿和儿童感染Hib的最有效途径，且在一些发展中国家和许多发达国家包括英国和美国，已经纳入婴儿的免疫接种计划。然而，还没有疫苗来预防由未分型流感嗜血杆菌造成的疾病。更多关于流感嗜血杆菌疫苗的信息请见第2132页。

患侵袭性Hib感染疾病的幼儿有一个低的但很具危险性的二次感染的机会，更有可能成为无症状携带者而把病原菌传播给他人。与首发病例接触的家人，特别是幼儿和（或）有基础疾病（如免疫抑制和脾切除）者，患侵袭性Hib病的风险性增加。已有关于预防Hib再次传播的建议[7,8]，包括对首发病例和与首发病例密切接触的人用利福平进行药物预防治疗。有关药物预防的更多信息，见**利福平**的**用途和用法**下的**脑膜炎**的**预防**，第312页。

1. Sturm AW, *et al.* Outbreak of multiresistant non-encapsulated Haemophilus influenzae infections in a pulmonary rehabilitation centre. *Lancet* 1990; **335:** 214–16.
2. Brightman CAJ, *et al.* Family outbreak of chloramphenicol-ampicillin resistant Haemophilus influenzae type b disease. *Lancet* 1990; **335:** 351–2.
3. Barclay K, *et al.* Multiresistant Haemophilus influenzae. *Lancet* 1990; **335:** 549.
4. Scott GM, *et al.* Outbreaks of multiresistant Haemophilus influenzae infection. *Lancet* 1990; **335:** 925.
5. Powell M. Chemotherapy for infections caused by Haemophilus influenzae: current problems and future prospects. *J Antimicrob Chemother* 1991; **27:** 3–7.
6. Abramowicz M, ed. The choice of antibacterial drugs. In: *Handbook of antimicrobial therapy.* 18th ed. New Rochelle NY: The Medical Letter, 2008: 69.
7. Ladhani S, *et al.* Recommendations for the prevention of secondary Haemophilus influenzae type b (Hib) disease. *J Infect* 2009; **58:** 3–14.
8. American Academy of Pediatrics. *2009 Red Book: Report of the Committee on Infectious Diseases,* 28th ed. Elk Grove Village, Illinois, USA: American Academy of Pediatrics, 2009.

幽门螺杆菌感染

对于消化性溃疡（第1624页）和MALT淋巴瘤的患者（第625页），使用抗菌药治疗通常用来根除幽门螺杆菌。在消化不良（第1618页）和胃食管反流（第1618页）的患者中，幽门螺杆菌的作用以及根除它的意义尚不明确。

免疫受损患者的感染

免疫系统缺陷的患者被感染的风险增加。原发性的免疫缺陷十分罕见，而继发性的免疫缺陷则较常见：免疫抑制治疗、癌症及治疗、HIV感染或脾切除都可能导致中性粒细胞减少以及不同程度的体液免疫和细胞免疫缺陷。罹患感染的风险及严重程度取决于免疫抑制持续的时间，免疫功能受抑制的程度以及是否影响到细胞免疫或体液免疫，是否存在机体的物理屏障缺陷（如严重的黏膜炎或长期的血管通路。由此可见，如果患者有严重的中性粒细胞减少症或脾切除的病史，则易罹患快速进展并且潜在威胁生命的感染；那些由于使用细胞毒药物进行化疗或准备器官移植所致中性粒细胞减少的患者反而比那些由于病毒感染或先天性免疫功能缺陷所致免疫抑制的患者更易于罹患急性感染[1]。如果患者的中性粒细胞减少持续超过10天，则其不仅感染机会性致病菌的风险增加，而且对病毒、真菌和寄生虫感染更敏感。

对于AIDS（见HIV**相关感染**，第826页）的患者，感染性疾病是致病和死亡的主要原因。一些是由于常见病原体引起的感染，而另一些则是由条件致病菌（正常情况下无毒力的共生菌）引起。HIV感染的儿童处于患由常见有包膜细菌所致的严重感染风险中。关于AIDS患者细菌感染的更多相关资料，见**胃肠炎**（第162页）、**非结核分枝杆菌感染**（第172页）和**结核**（第187页）。美国已经制订了对于感染HIV的成人、青少年及儿童预防和治疗其机会性感染（包括一些细菌感染）的详细指南[2,3]。能够影响免疫受损患者的真菌、原虫和病毒感染，分别见以下相关章节，第495页，第793页和第828页。

来自欧洲和美国的报道显示在过去的几十年中，导致发热性中性粒细胞减少症患者菌血症的病原菌出现了由革兰阴性到革兰阳性的转变[4]。导致这一变化的原因包括临床实践的变化，例如中心静脉置管抗菌药使用的改变和抗菌药的耐药。当预防性使用抗菌药时，当地的耐药模式成为影响感染的因素[4]。

治疗 一旦中性粒细胞减少的患者出现发热，则预示着潜在的严重感染，可能导致败血症和死亡。感染的严重程度取决于多种因素（见上文），因此很难提出一个标准的用药方案；而且经验性治疗的选择必须遵循当地细菌对抗菌药的敏感情况。许多国家已经制订了指南，其中由Infectious Diseases Society of Ameria[5]制订的针对中性粒细胞减少的发热患者初始及后续治疗方案相当典型：

- 对于所有中性粒细胞减少患者，在其发热伊始就应当给予经验性抗菌治疗；而对于非发热性中性粒细胞减少症患者，出现感染的症状和体征也应当接受经验性抗菌治疗。
- 应当评估患者是否需要使用万古霉素治疗。如果需要，则应当开始给予万古霉素联合头孢吡肟、头孢他啶或一种碳青霉烯类抗菌药，联合或不联合氨基糖苷类。
- 如果没有使用万古霉素的指征可给予单一静脉治疗：
  - 对于非复杂性病例使用任意一种头孢菌素类［头孢吡肟（尽管对其安全性存在质疑）[6]或者头孢他啶］或一种碳青霉烯类抗菌药（亚胺培南/西司他丁或美罗培南）。
  - 对于复杂病例，或者耐药性较为严重的地区，应当联合用药。可使用氨基糖苷类抗菌药联合头孢吡肟、头孢他啶或一种碳青霉烯类抗菌药、或有抗铜绿假单胞菌活性的青霉素族抗菌药（如替卡西林/克拉维酸或哌拉西林/三唑巴坦）中的一种。
- 低危患者可经验性给予口服环丙沙星和阿莫西林/克拉维酸，或依照上述无合并症患者的静脉给药方案。对于儿童，不推荐起始治疗仅给予口服抗菌药[5]。

起始的治疗方案通常需要给予3～5天以确定方案的有效性。对于发热消退的患者和已经明确了致病病原体的患者，抗菌治疗应当调整为针对特殊病原体感染的治疗，并继续使用广谱抗菌药至少7天或直至病原学培养结果阴性、患者的临床症状改善为止[5]。但是对于在治疗之初即被认为是处于高危状态的患者，即使无发热并且也没找到致病病原体，仍应该静脉给予先前的抗菌药治疗；而对于在治疗之初被认为是低危的患者，可以转换为口服环丙沙星加阿莫西林/克拉维酸（成人）或头孢克肟（儿童）治疗[5]。

对于在最初3～5天持续发热却未发现致病病原体的患者，可能原因有：非细菌感染、对治疗用抗菌药耐药、出现了二重感染或药物热[5]。这类患者应当再进行评估，使用下述三种方案之一经行处理：如果患者的临床情况稳定，则继续使用先前抗菌药治疗；如果患者的情况仍无变化，且患者已使用万古霉素应停用。如果患者的临床情况恶化，或出现药物毒性，则应当换用其他抗菌药治疗；如果没有使用万古霉素，应加用。第三种方案是如果患者在治疗后5～7天仍发热，且中性粒细胞减少不能立即缓解，则加用抗真菌药（两性霉素B）联合使用或不使用改变的抗菌药治疗方案[5]。

最佳的治疗疗程根据患者的临床情况决定，成功停用抗菌药最重要决定因素是中性粒细胞的记数[5]。

- 如果患者第3天后仍无感染表现，中性粒细胞记数连续2天大于500个/mm³且至少48h无发热，则抗菌药可停用。
- 如果中性粒细胞减少患者持续无发热，那么对于治疗初始认为是低危且临床情况较好的患者，在抗菌药治疗5～7天后可停药，但是这类患者需要严密监测，一旦出现发热或感染的证据，静脉抗菌药应立即再使用[5]。对于无发热严重粒细胞缺乏的患者（小于100个/mm³），或合并有黏膜炎或出于其他危险因素的患者应给予持续的抗菌药治疗直至粒细胞缺乏缓解。
- 对于持续发热并且患者血液系统疾病预期内不能缓解、粒细胞缺乏持续存在的患者，如果2周后没有感染的证据，可以考虑停止使用抗菌药，但应仔细观察病情变化[5]。
- 对于临床情况较好的患者存在持续发热，如果患者中性粒细胞计数不少于500个/mm³，并且没有感染表现以及对治疗无反应，则抗菌药在使用4～5天后可停用；这类患者通常比较容易治疗，在停用抗菌药后应密切监测有无后继感染。如果患者尽管停用了抗菌药，但在初始治疗5～7天仍持续发热，应给予经验性两性霉素B治疗[5]。
- 对于粒细胞缺乏缓解后仍持续发热的患者，此不明原因的发热可能为真菌、分支杆菌或病毒感染，广谱抗菌药的使用应当再做评价。

不推荐常规使用集落刺激因子作为对抗菌药治疗的辅助[5]。但在处于严重感染或感染相关并发症的高危粒细胞缺乏患者中是有使用适应证的，例如伴恶性肿瘤的患者[7,8]，以及持续严重粒细胞缺乏并对单独抗菌药治疗无应答的患者[5]。一篇系统性综述[9]报道，由于癌症化疗而出现粒细胞缺乏的患者伴发热，使用集落刺激因子对患者整体的死亡率没有影响，但可缩短住院时间以及粒细胞缺乏的康复时间。

预防 对于免疫抑制的患者，大多数感染病原体来自患者的消化道，例如在癌症患者中，感染可能来自化疗导致的消化道黏膜损伤之后。一些预防性治疗措施已经被用于减少患者严重粒细胞缺乏，如隔离患者感染的风险，粒细胞输血，主动或被动免疫，加速粒细胞恢复以及预防性抗菌治疗。可能的预防措施包括使用口服不吸收的抗菌药作为选择性的消化道净化剂（见下文**重症监护**）或者可吸收的抗菌药（最常见的为氟喹诺酮类或复方磺胺甲噁唑）。一篇综述描述在12599名非发热型中性粒细胞缺乏患者中进行的101项随机对照研究发现，与没有任何干预措施相比，预防性使用抗菌药可显著减少由各种原因导致的死亡风险达34%；降低死亡率最有效的为氟喹诺酮类[10]。

虽然抗菌药的预防性应用可能对粒细胞缺乏的无发热患者有效，但有效的经验性治疗使得预防性治疗很少被广泛应用[11]。Infectious Diseases Society of America[5]并不推荐常规使用：其理由包括抗菌药的毒性，潜在的真菌过度生长以及细菌的耐药问题。

免疫抑制的患者可能会从适当的免疫接种中获益，但是在这类患者中使用活疫苗应当警惕并注意观察（第2122页）。

通过使用粒细胞或粒-巨噬细胞集落刺激因子可以缩短粒细胞缺乏的时间和减轻严重程度。对于适当的患者，这一辅助治疗对于感染控制是有效的[7]。骨髓保护因子如氨磷汀也正在研究中。

1. Pizzo PA. Fever in immunocompromised patients. *N Engl J Med* 1999; **341:** 893–900.
2. CDC. Guidelines for the prevention and treatment of Opportunistic infections among HIV-exposed and HIV-infected children: recommendations from CDC, the National Institutes of Health, the HIV Medicine Association of the Infectious Diseases Society of America, the Pediatric Infectious Diseases Society, and the American Academy of Pediatrics. *MMWR* 2009; **58** (RR-11): 1–166. Also available at: http://www.cdc.gov/mmwr/PDF/rr/rr5811.pdf (accessed 10/05/10)
3. CDC. Guidelines for prevention and treatment of opportunistic infections in HIV-infected adults and adolescents: recommendations from CDC, the National Institutes of Health, and the HIV Medicine Association of the Infectious Diseases Society of America. *MMWR* 2009; **58:** (RR-4): 1–207. Also available at http://www.cdc.gov/mmwr/pdf/rr/rr5804.pdf (accessed 10/05/10)
4. Ramphal R. Changes in the etiology of bacteremia in febrile neutropenic patients and the susceptibilities of the currently isolated pathogens. *Clin Infect Dis* 2004; **39** (suppl 1): S25–S31.
5. Hughes WT, *et al.* Infectious Diseases Society of America. 2002 Guidelines for the use of antimicrobial agents in neutropenic patients with cancer. *Clin Infect Dis* 2002; **34:** 730–51. Also available at: http://www.journals.uchicago.edu/doi/pdf/10.1086/339215 (accessed 18/08/08)
6. Paul M, *et al.* Empirical antibiotic monotherapy for febrile neutropenia: systematic review and meta-analysis of randomized controlled trials. *J Antimicrob Chemother* 2006; **57:** 176–89.
7. Smith TJ, *et al.* American Society of Clinical Oncology. 2006 update of recommendations for the use of white blood cell growth factors: an evidence-based clinical practice guideline. *J Clin Oncol* 2006; **24:** 3187–3205. Also available at: http://www.jco.org/cgi/reprint/JCO.2006.06.4451v2.pdf (accessed 18/08/08)
8. Aapro MS, *et al.* European Organisation for Research and Treatment of Cancer (EORTC) Granulocyte Colony-Stimulating Factor (G-CSF) Guidelines Working Party. EORTC guidelines for the use of granulocyte-colony stimulating factor to reduce the incidence of chemotherapy-induced febrile neutropenia in adult patients with lymphomas and solid tumours. *Eur J Cancer* 2006; **42:** 2433–53.
9. Clark OAC, *et al.* Colony stimulating factors for chemotherapy induced febrile neutropenia. Available in The Cochrane Database of Systematic Reviews; Issue 4. Chichester: John Wiley; 2000 (accessed 16/05/05).
10. Gafter-Gvili A, *et al.* Antibiotic prophylaxis for bacterial infections in afebrile neutropenic patients following chemotherapy. Available in The Cochrane Database of Systematic Reviews; Issue 4. Chichester: John Wiley; 2005 (accessed 10/05/10).
11. Kerr KG. The prophylaxis of bacterial infections in neutropenic patients. *J Antimicrob Chemother* 1999; **44:** 587–91.

重症监护

如同免疫抑制的患者（见上文），在重症监护病房的患者对内源性感染十分易感，特别是呼吸道和泌尿系统的感染，常由院内获得的胃肠道定植的革兰阴性需氧菌引起。ICU患者肺炎的发病率介于7%至40%以上[1]，呼吸机相关肺炎的死亡率可能超过30%～50%[2,3]。呼吸机相关肺炎的更多信息见**肺炎**，第177页。

选择性净化疗法通过消除潜在的咽喉和肠道的病原微生物同时保留人体固有菌群（大多数为厌氧菌）[4]，能够减少上述风险。

- 选择性消化道净化疗法（SDD）通过口服和鼻胃管导入不可吸收性抗菌药；在一些研究中，为了预防早期感染，全身性抗菌药（通常为头孢菌素）被用于在ICU治疗的头4天中。
- 选择性口咽净化疗法（SOD）通过口腔表面应用抗菌药或防腐剂，如葡萄糖酸氯己定或聚维酮碘。

1984年一个最初的报道[5]显示，在一组多发伤的患者中SDD减少院内感染的发生率从81%到16%。自从那时起，评估SDD在ICU患者中疗效的进一步研究已经完成。尽管结果显示SDD可减少与感染相关的发病率，但其对死亡率的影响尚不清楚。此外的其他成果，关于对通气时间、ICU或普通病房治疗和成本疗效的有利影响也无法确定[6]。耐药的选择作用被认为是一个严重的不利影响[6]，在有高水平抗菌药耐药的ICU，SDD的预防性作用大大降低[7]。SOD因此可能成为一个有吸引力的选择，因为消毒剂和抗菌药的使用对耐药性的诱导和选择的概率较小[8]。一篇对11项随机对照研究的系统性综述和荟萃分析[3]表明（直到2006年5月），在机械通气患者，消毒性SOD预防可减少呼吸及相关肺炎的发病率；但是抗菌性SOD的影响还没有确切的结论。两种口腔净化方案似乎对死亡率、机械通气的时间或在ICU待的时间都不产生影响。稍后的36项随机对照研究（直到2009年3月才发表，涉及6914名患者）的荟萃分析[1]评估了预防性抗菌疗法对防止呼吸道感染和在接受重症监护的成年人的总死亡率的影响。发现局部和全身预防性抗菌药相结合可减少呼吸道感染和总死亡率。仅以局部预防为基础的治疗可减少呼吸道感染但不减少死亡率。使用集群随机方法的在13个ICU进行的一项大型、多中心性研究[9]表明，SOD或SDD的运用与改善危重成人死亡率相关。

只有一项研究[1,10]对抗菌药耐药性的风险进行了评估。这项对被一个外科和内科ICU收治的934名患者的前瞻性、随机对照研究把SDD方案与对照组的标准治疗方案做了比较[10]。革兰阴性定植菌对头孢他啶、环丙沙星、亚胺培南、多黏菌素、妥布霉素的耐药性在SDD患者为16%，而对照组为26%。两组患者都没有感染耐甲氧西林金黄色葡萄球菌，而1%的患者感染了万古霉素耐药的肠球菌。

尽管SDD可减少医院获得性肺炎，但美国的指南并不鼓励常规抗菌预防[7,11]，特别是医院这种有高水平耐药性的地方[7]，尤其是与院内获得性肺炎的预防相关的方面[11]。然而，CDC的指南推荐仅对成人心脏手术围手术期使用0．12%的口腔表面葡萄糖酸氯己定[7]。

在监护室另一潜在感染源来自血管内导管。导管相关血流感染出现在3%～10%有插入导管的患者[12,13]，并成为ICU院内血液感染的一个主要原因[13]。许多严重的导管相关感染与中心静脉导管有关[14]。受损的宿主防御（包括严重烧伤和营养不良）、严重的败血症、严重且持续的多器官功能衰竭与高风险导管相关血流感染相关[15]。导管尖端的定植菌来自插入部位的皮肤病原菌向皮肤到管道的迁移，成为短期中心静脉导管感染的最常见原因[13,15]。对于长期导管（在一个地方超过10天），定植菌主要来自对带有从导管内腔迁移来的病原菌的静脉回流通道的操作[13,15]。病原菌与宿主蛋白，如广泛粘连在导管尖端的纤维连结蛋白的黏附使得其定植更加容易[13,15]。最常见的微生物为凝固酶阴性葡萄球菌[13,14]；一般涉及的其他病原菌包括金黄色葡萄球菌、念珠菌、肠球菌和革兰阴性杆菌[13]。

与周围血管与中心静脉导管导管相关感染的**预防**指南已经制订[14,16～18]。感染的预防与控制涉及若干干预措施，这些措施应该联合应用[13～15,19]，包括：

- 插入导管时做好预防措施；
- 在插入部位用氯己定或聚维酮碘消毒皮肤；
- 使用抗菌药（通常为利福平或米诺环素）或消毒剂（通常为氯己定或磺胺嘧啶银）；
- 在插入或维护导管系统时，注意良好的无菌技术操作和手卫生（第1549页）。

并未证明抗菌药预防可以减少在插入导管时的感染率[13,15]，但被用在中心静脉插管时，导管定植和血液感染的风险性大大降低[13]。因为现在对耐药微生物出现的关注，并不鼓励预防性抗菌药的使用[18,19]。应用抗菌软膏（如杆菌肽、莫匹罗星、新霉素、多黏菌素B）或杀菌软膏于导管插入部位增加了真菌的导管定植率，促进了耐药细菌的出现且并没有被证明可以减少感染率[13]。研究表明抗凝血药如肝素和低分子肝素，能够减少导管周围纤维鞘和血栓形成并可减少导管相关感染[15,20]。以定期更换短期导管的方法减少感染率并不被推荐[13,18]。

美国专家已经制订出血管内导管相关感染的诊断与**管理**指南[21]。导管相关感染往往凭经验性抗菌治疗，药物选择应考虑到当地的抗菌药药敏数据和疾病的严重程度，凝固酶阴性葡萄球菌也应在考虑范围内。在MRSA高感染率的地方，一般建议用万古霉素的经验性治疗。如果分离菌的万古霉素MIC值大于2μl/ml，达托霉素可作为一种替代。经验性治疗不建议用利奈唑胺[21]。对于认为是革兰阴性杆菌感染的经验性治疗推荐用第四代头孢菌素、碳青霉烯类或者β-内酰胺类/β-内酰胺酶抑制药，联合或不联合氨基糖苷类；当怀疑多重耐药革兰阴性杆菌（如铜绿假单胞菌）感染了患粒细胞减少或严重疾病的败血症患者，或那些被这种病原菌感染者，应该给予联合抗菌治疗[21]。

如果2～3天内有疗效，10～14天后抗菌治疗应停止。对于导管拔出后持续性真菌血症或菌血症患者、感染性心内膜炎或血栓性静脉炎患者、儿童骨髓炎患者，建议4～6周的长程治疗；成人骨髓炎推荐6～8周的治疗[21]。

1. Liberati A, *et al.* Antibiotic prophylaxis to reduce respiratory tract infections and mortality in adults receiving intensive care. Available in The Cochrane Database of Systematic Reviews; Issue 4. Chichester: John Wiley; 2009 (accessed 04/05/10).
2. Kollef MH. The prevention of ventilator-associated pneumonia. *N Engl J Med* 1999; **340:** 627–34. Correction. *ibid.*; **341:** 294.
3. Chan EY, *et al.* Oral decontamination for prevention of pneumonia in mechanically ventilated adults: systematic review and meta-analysis. *BMJ* 2007; **334:** 889.
4. Krueger WA, Unertl KE. Selective decontamination of the digestive tract. *Curr Opin Crit Care* 2002; **8:** 139–44.
5. Stoutenbeek CP, *et al.* The effect of selective decontamination of the digestive tract on colonisation and infection rate in multiple trauma patients. *Intensive Care Med* 1984; **10:** 185–92.
6. Bonten MJM, *et al.* Selective decontamination of the digestive tract: all questions answered? *Crit Care* 2003; **7:** 203–5.
7. American Thoracic Society; Infectious Diseases Society of America. Guidelines for the management of adults with hospital-acquired, ventilator-associated, and healthcare-associated pneumonia. *Am J Respir Crit Care Med* 2005; **171:** 388–416. Also available at: http://www.thoracic.org/sections/publications/statements/pages/mtpi/guide1-29.html (accessed 25/05/06)
8. Koeman M, *et al.* Oral decontamination with chlorhexidine reduces the incidence of ventilator-associated pneumonia. *Am J Respir Crit Care Med* 2006; **173:** 1348–55.
9. de Smet AMGA, *et al.* Decontamination of the digestive tract and oropharynx in ICU patients. *N Engl J Med* 2009; **360:** 20–31.
10. de Jonge E, *et al.* Effects of selective decontamination of digestive tract on mortality and acquisition of resistant bacteria in intensive care: a randomised controlled trial. *Lancet* 2003; **362:** 1011–6.
11. CDC. Guidelines for preventing health-care–associated pneumonia, 2003: recommendations of CDC and the Healthcare Infection Control Practices Advisory Committee. *MMWR* 2004; **53** (RR-3): 1–36. Also available at: http://www.cdc.gov/mmwr/PDF/rr/rr5303.pdf (accessed 07/05/10)
12. Bhutta A, *et al.* Reduction of bloodstream infections associated with catheters in paediatric intensive care unit: stepwise approach. *BMJ* 2007; **334:** 362–5.
13. Frasca D, *et al.* Prevention of central venous catheter-related infection in the intensive care unit. *Crit Care* 2010; **14:** 212.
14. O'Grady NP, *et al.* Guidelines for the prevention of intravascular catheter-related infections. *MMWR* 2002; **51**(RR-10): 1–29. Correction. *ibid.*; **51:** 711. Also available at: http://www.cdc.gov/mmwr/PDF/rr/rr5110.pdf (accessed 12/07/04)
15. Timsit JF. Diagnosis and prevention of catheter-related infections. *Curr Opin Crit Care* 2007; **13:** 563–71.
16. DoH. Guidelines for preventing infections associated with the insertion and maintenance of central venous catheters. *J Hosp Infect* 2001; **47**(suppl): S47–S67. Also available at: http://www.dh.gov.uk/en/Publicationsandstatistics/Publications/PublicationsPolicyAndGuidance/DH_4005481?IdcService=GET_FILE&dID=14080&Rendition=Web (accessed 07/05/10)
17. NICE. Infection control: prevention of healthcare-associated infections in primary and community care (June 2003). Section 5: central venous catheterisation.
Available at: http://www.nice.org.uk/nicemedia/pdf/Infection_control_fullguideline.pdf (accessed 07/05/10)
18. Bishop L, *et al.* Guidelines on the insertion and management of central venous access devices in adults. *Int J Lab Hematol* 2007; **29:** 261–78.
19. McGee DC, Gould MK. Preventing complications of central venous catheterization. *N Engl J Med* 2003; **348:** 1123–33.
20. Abdelkefi A, *et al.* Randomized trial of prevention of catheter-related bloodstream infection by continuous infusion of low-dose unfractionated heparin in patients with hematologic and oncologic disease. *J Clin Oncol* 2005; **23:** 7864–70.
21. Mermel LA, *et al.* Clinical practice guidelines for the diagnosis and management of intravascular catheter-related infection: 2009 Update by the Infectious Diseases Society of America. *Clin Infect Dis* 2009; **49:** 1–45. Correction. *ibid.* 2010; **50** 457.

军团菌病

嗜肺军团菌是一种需氧革兰阴性菌，其最初被鉴定是在1977年，因为在美国退伍军人大会期间暴发的一次严重肺炎。军团菌病是一种肺炎型感染，并且是社区获得性肺炎的一种相对常见病因；非肺炎型感染（称为庞蒂亚克热）是一种温和的、通常是自限性的、类流感样疾病。军团菌病作为一个广义的术语，描述由任何军团菌属，包括博氏军团菌、麦氏军团菌（匹兹堡肺炎病原体）和华特沃斯军团菌，引起的肺炎和非肺炎综合征。这些细菌被发现于全球范围内的环境中，特别是在温水和温暖潮湿的地方。感染通常由气溶胶或吸入传播。严重的暴发流行与空调系统或水供系统污染有关。老年人、吸烟者和免疫功能低下者对军团菌病特别易感。症状通常在感染细菌后的2～14天开始出现，类似其他形式的肺炎。疾病的严重程度从轻微的咳嗽到快速进展性肺炎伴呼吸衰竭、休克和多器官功能衰竭。

军团菌病的死亡率取决于疾病的严重程度、初始抗菌治疗的合理性、感染的地点和宿主因素。未经治疗的免疫功能低下者的死亡率可能是40%～80%；如果治疗得当，可下降到5%～30%。免疫功能正常的患者死亡率为10%～15%。轻度至重度军团菌感染的常规**治疗**为口服大环内酯类红霉素，现在越来越多的为阿奇霉素所取代[1,2]；克拉霉素、罗红霉素或泰利霉素可能成为进一步的大环内酯类替代物[1,2]。口服喹诺酮类（如环丙沙星、左氧氟沙星、莫西沙星）也越来越多地被推荐作为大环内酯类的替代品[1～3]。多西环素或复方磺胺甲噁唑可为进一步的替代品[1,2,4]。对于严重感染或免疫功能低下的患者建议给予阿奇霉素、克拉霉素、氟喹诺酮类的肠外治疗（如果适用）[1,2]。红霉素与利福平联合静脉治疗也已经被用于严重感染[2]。利福平也已经与氟喹诺酮类或多西环素联用，特别是在严重或恶化的疾病或免疫功能低下的患者，尽管可能进一步的受益不大[2]。较轻度到中度的感染，一般给予7～10天的治疗，而更严重的感染、多系统疾病或免疫功能低下者应给予达21天的治疗[1,2]。然而，由于其较长的半衰期和组织保留时间，口服阿奇霉素的患者可能只需要3～5天的治疗[1,2]。

1. Roig J, Rello J. Legionnaires' disease: a rational approach to therapy. *J Antimicrob Chemother* 2003; **51:** 1119–29.
2. Amsden GW. Treatment of Legionnaires' disease. *Drugs* 2005; **65:** 605–14.

3. Diederen BMW. Legionella spp. and Legionnaires' disease. *J Infect* 2008; **56:** 1–12.
4. Abramowicz M, ed. The choice of antibacterial drugs. In: *Handbook of antimicrobial therapy*. 18th ed. New Rochelle NY: The Medical Letter, 2008: 69.

麻风

麻风（Hansen 病）是由麻风分枝杆菌所致的一种慢性疾病；发病缓慢，潜伏期长。疾病由细菌侵犯周围神经、皮肤、眼睛、呼吸道黏膜、骨骼和睾丸所致。它不具备高传染性，疾病传播需要与感染患者长时间接触和暴露以及对该疾病的固有免疫易感性。临床的麻风患者被认为是易感个体细胞免疫缺陷的结果；大多数人对其有天然免疫力，症状被抑制。临床表现取决于细菌的负荷量和宿主对其的免疫反应。麻风患者可归类为：

- **多杆菌型**（或瘤型）麻风，发生于存在严重细胞免疫缺陷的患者，包括以下亚型：瘤型（LL）、界线类偏瘤型（BL）、中间界线类（BB）以及皮肤涂片耐酸杆菌试验阳性的其他类型。一般来说，麻风菌素试验（第2268页）阴性。
- **寡杆菌型**（或结核样型）麻风，发生于仅有部分细胞免疫缺陷的患者，包括以下亚型：界线类偏结核样型（BT）、结核样型（TT）和皮肤涂片阴性的未定型（Ⅰ）。一般来说，麻风菌素试验阳性。

出于治疗目的，WHO 将多于 5 处皮损的麻风患者定义为多杆菌型，1～5 处皮损为寡杆菌型。使用此临床分型可不必使用皮肤涂片细菌学试验的相关设备。

宿主对分支杆菌免疫反应的变化可能会导致**麻风反应**，如果不予治疗，可能会导致严重的神经和组织损伤[1]。大多数反应可归纳为下述两个主要类型中的一型：

- **Ⅰ型**麻风反应，或逆转反应，由 T 细胞反应中对分支杆菌抗原的自发性增加引起（Ⅳ型超敏反应），出现在界线型麻风患者。反应以皮肤红斑、水肿和末梢神经压痛为特点。立即给予皮质激素治疗对于预防永久性神经损害是必要的[2～5]。治疗通常持续 3～6 个月。添加硫唑嘌呤可能允许使用低剂量的皮质激素[6]。甲氨蝶呤被认为可有效治疗对皮质激素不耐受的患者[7]，而环孢素被认为对慢性神经炎有效[2,8]。已经对在麻风头 4 个月预防性低剂量使用皮质激素的标准多药治疗进行了调查，发现可减少 75% 的发病次数；但是在第 12 个月时保护效应就消失了[9]。
- **Ⅱ型**麻风反应，也被称为麻风结节性红斑（ENL），为对死菌体的全身炎症反应（Ⅲ型超敏反应）并伴有高水平的循环肿瘤坏死因子-α（TNF-α）。这种反应只发生在界线类偏瘤型和瘤型麻风患者。轻度Ⅱ型反应可以使用抗炎治疗，但中、重度反应则要使用皮质激素或沙利度胺治疗（在男性和绝经后妇女）[2～4]。由于氯法齐明在多种药物治疗方案中的应用，使得 ENL 的发生率和严重性下降，这可能归功于该药的抗炎效果[2]。氯法齐明起效没有皮质激素或沙利度胺快，药效也不如上述两种药强[2,3]。曾经尝试过其他 TNF-α 抑制药，包括己酮可可碱[5,10]和英夫利昔单抗[11]。氯喹也被使用，但疗效有限[1]。一般来说，在出现麻风反应时，抗麻风药仍要继续使用。

尽管对神经损伤和麻风反应后果的处理措施是麻风治疗的重要环节，但治疗性抗菌疗法是**治疗**的关键。20 世纪 80 年代以来，为克服耐药性的发展，长期的氨苯砜单药治疗已被多药口服治疗方案取代。氨苯砜、利福平和氯法齐明成为标准组合的要素[5,12]。新的抗菌药包括克拉霉素、米诺环素和氟喹诺酮类药物（如氧氟沙星、莫西沙星和培氟沙星）。这些可作为无法忍受氨苯砜或氯法齐明患者的二线治疗。为避免氯法齐明使皮肤色素沉着的倾向，乙硫异烟胺或丙硫异烟胺曾被用于浅肤色的患者，但是由于它们的肝毒性已不再推荐使用。

最广泛被使用的多药联合治疗方案是由 WHO[3] 推荐的，药物的选择和疗程根据上述临床分型。

- **多杆菌型麻风**

WHO 推荐的多杆菌型麻风标准治疗方案[3,4]为利福平 600mg 联合氯法齐明 300mg，每月给药 1 次，氯法齐明 50mg 及氨苯砜 100mg 每日 1 次。疗程为 12 个月[4]。

一个 2 年治疗方案被选用，最初是因为其在大多数患者中的高效性以及能够避免使用皮肤涂片评估治疗反应。然而，如此长疗程的治疗方案在一些没有医疗保健或医疗保健差的地区难以完成。正在进行的临床试验以及患者不依从治疗的经验使得 WHO 目前推荐同样有效的 12 个月治疗方案[4]。缩短疗程至 1 个月的早期设想未被一项每天使用利福平和氧氟沙星的临床试验所支持[13]。

对利福平耐药或不耐受的患者，WHO 推荐[3]在最初的 6 个月每日使用氯法齐明 50mg、氧氟沙星 400mg 以及米诺环素 100mg。此后持续使用氯法齐明联合氧氟沙星或米诺环素至少 18 个月。如果不能使用氯法齐明，可以使用氧氟沙星每日 400mg 或米诺环素每日 100mg 来替代标准治疗方案[14]。

利福平 600mg、氧氟沙星 400mg 和米诺环素 100mg（ROM）每月 1 次，治疗 24 个月，被发现同 WHO 标准方案治疗 24 个月[15]一样有效，并已经建议作为替代方案[3]。

- **寡杆菌型麻风**

WHO 推荐治疗寡杆菌型麻风方案为利福平 600mg 每月 1 次联合氨苯砜 100mg 每日 1 次，疗程 6 个月[3,4]。如果出现严重的氨苯砜毒性反应则使用氯法齐明替代[14]。

临床试验表明[16]，单剂量的利福平 600mg、氧氟沙星 400mg 和米诺环素 100mg，仅稍逊于标准治疗方案。WHO 建议可作为单一皮损的寡杆菌型麻风患者的治疗[3]。然而，该研究随访时间短[17]，并且相关微生物学原理薄弱[18]，因此对于其结论尚存保留意见。

- **复发**

多杆菌型麻风或寡杆菌型麻风患者在接受多药治疗方案后都可能复发，WHO 推荐使用最初的方案重新治疗[3,4]。尽管使用标准多药方案治疗多杆菌型麻风后，总的来说复发率低[3,19]。短期治疗方案在长期疗效方面的信息还不充分[13]。

- **妊娠**

在妊娠期间，标准多药治疗方案是安全的[4,5]。妊娠和哺乳会使得麻风患者的临床症状加重，因此，总的来说，对于这类患者，抗麻风治疗应当继续。

- **预防**

麻风病通过呼吸道飞沫在人与人之间传播，因此家属与患者接触可能被感染。一项系统性综述和荟萃分析[20]表明在这部分高危人群中预防性给予氨苯砜可使得一些家属免于患病。一项大型随机安慰剂对照研究[21]表明在头 2 年给予与新麻风患者接触者单剂量利福平可显著减少其麻风患病率，但超过 2 年则无显著差异。WHO[3]建议对于新诊断为麻风病例的接触者应当行有关麻风的检查，并且告知如何监测该病的早期表现；在麻风控制机构，不推荐预防性使用利福平或其他抗麻风药。卡介苗显示出具有保护性作用。针对麻风的疫苗尚在研制中。

- **消除**

近些年来，由 WHO 推荐的联合治疗方案已被广泛应用，使得提高消除麻风的可能性成为一个公共卫生问题：即，减少疫区患病率，每 10000 人中麻风病患者少于 1 个。朝此目标已经有了很大的进步，据称在 2001 年，全球的麻风患者减少超过 90%。然而，在一些地区，对麻风的充分控制还没达到，仍需继续努力。WHO 已经制订出全球性的战略，以进一步减少麻风的负担和维持麻风的控制[22]。

1. Walker SL, Lockwood DNJ. The clinical and immunological features of leprosy. *Br Med Bull* 2006; **77–78:** 103–21.
2. Britton WJ, Lockwood DNJ. Leprosy reactions: current and future approaches to management. *Baillieres Clin Infect Dis* 1997; **4:** 1–23.
3. WHO. WHO expert committee on leprosy. *WHO Tech Rep Ser 874* 1998. Also available at: http://libdoc.who.int/trs/WHO_TRS_874.pdf (accessed 13/07/07)
4. WHO. *Guide to eliminate leprosy as a public health problem*. 1st ed. Geneva: WHO, 2000. Also available at: http://www.who.int/lep/resources/Guide_Int_E.pdf (accessed 28/06/07)
5. Britton WJ, Lockwood DNJ. Leprosy. *Lancet* 2004; **363:** 1209–19.
6. Marlowe SNS, *et al.* Clinical outcomes in a randomized controlled study comparing azathioprine and prednisolone versus prednisolone alone in the treatment of severe leprosy type 1 reactions in Nepal. *Trans R Soc Trop Med Hyg* 2004; **98:** 602–9.
7. Biosca G, *et al.* Methotrexate treatment for type 1 (reversal) leprosy reactions. *Clin Infect Dis* 2007; **45:** e7–e9.
8. De Sena CBC, *et al.* Cyclosporine A treatment of leprosy patients with chronic neuritis is associated with pain control and reduction in antibodies against nerve growth factor. *Lepr Rev* 2006; **77:** 121–9.
9. Smith WCS, *et al.* Steroid prophylaxis for prevention of nerve function impairment in leprosy: randomised placebo controlled trial (TRIPOD 1). *BMJ* 2004; **328:** 1459–62.
10. Moreira AL, *et al.* Comparison of pentoxifylline, thalidomide and prednisone in the treatment of ENL. *Int J Lepr Other Mycobact Dis* 1998; **66:** 61–5.
11. Faber WR, *et al.* Treatment of recurrent erythema nodosum leprosum with infliximab. *N Engl J Med* 2006; **355:** 739.
12. Sansarricq H, ed. Multidrug therapy against leprosy: development and implementation over the past 25 years. Geneva: WHO, 2004. Available at: http://www.who.int/lep/resources/MDT_Full.pdf (accessed 28/06/07)
13. Ji B, *et al.* High relapse rate among lepromatous leprosy patients treated with rifampin plus ofloxacin daily for 4 weeks. *Antimicrob Agents Chemother* 1997; **41:** 1953–6.
14. WHO. Chemotherapy of leprosy. *WHO Tech Rep Ser 847* 1994. Also available at: http://libdoc.who.int/trs/WHO_TRS_847.pdf (accessed 13/07/07)
15. Villahermosa LG, *et al.* Parallel assessment of 24 monthly doses of rifampin, ofloxacin, and minocycline versus two years of World Health Organization multi-drug therapy for multi-bacillary leprosy. *Am J Trop Med Hyg* 2004; **70:** 197–200.
16. Single-lesion Multicentre Trial Group. Efficacy of single-dose multidrug therapy for the treatment of single-lesion paucibacillary leprosy. *Lepr Rev* 1997; **68:** 341–9.
17. Lockwood DNJ. Rifampicin/minocycline and ofloxacin (ROM) for single lesions—what is the evidence? *Lepr Rev.* 1997; **68:** 299–300.
18. Katoch VM. Is there a microbiological rationale for single-dose treatment of leprosy? *Lepr Rev* 1998; **69:** 2–5.
19. WHO Leprosy Unit. Risk of relapse in leprosy. *Indian J Lepr* 1995; **67:** 13–26.
20. Smith CM, Smith WCS. Chemoprophylaxis is effective in the prevention of leprosy in endemic countries: a systematic review and meta-analysis. *J Infect* 2000; **41:** 137–42.
21. Moet FJ, *et al.* COLEP Study Group. Effectiveness of single dose rifampicin in preventing leprosy in close contacts of patients with newly diagnosed leprosy: cluster randomised controlled trial. *BMJ* 2008; **336:** 761–4.
22. WHO. *Global strategy for further reducing the leprosy burden and sustaining leprosy control activities (plan period: 2006–2010)*. Geneva: WHO, 2005. Available at: http://www.who.int/lep/resources/GlobalStrategy.pdf (accessed 13/12/06)

钩端螺旋体病

钩端螺旋体病是一类由钩端螺旋体属（如问号状钩端螺旋体）的螺旋体血清型引起的一类人畜共患性的感染性疾病。野生、家养和农场的动物为病菌的携带者，人类通过接触感染动物的尿液、血液或组织和污染的环境感染。钩端螺旋体病多见于热带和亚热带地区，那里的气候和与污染环境更多的接触增加了感染的可能性。尽管有在水上运动参与者中的暴发，但感染的高危人群为农夫和农业工作者。病原菌通过破损的皮肤和黏膜进入人体，能感染任何内脏，并对小血管造成损害。许多感染患者无症状，大多数有症状患者的感染过程相对轻微，表现为以发热、肌痛、头痛和结膜充血为特点的流感样症状。但也有一部分患者进展为严重的钩端螺旋体病（Weil 病），表现为出血并发症、黄疸和肾功能损害。

常规应用抗菌药**治疗**存在争议，因为大多数情况下疾病为自限性[1]，并且没有足够的证据为治疗提供明确的指导方针。然而，通常建议对怀疑诊断为钩端螺旋体病者给予治疗[1,2]，最好在症状出现的 5 天以内[2]。对严重患者建议给予静脉注射青霉素[2]。静脉用头孢曲松[3]、头孢噻肟或多西环素[4]可作为替代。氨基糖苷类如链霉素在一些国家被使用[5]。口服抗菌药如阿莫西林、氨苄西林、多西环素或红霉素可用于较轻的感染[2]。青霉素治疗后可能会出现郝氏反应（见**青霉素的不良反应**项下，第203页）[1]。最初的数据表明阿奇霉素对轻到中度患者有效，氟喹诺酮类和碳青霉烯类也表现出体外活性[5]。

在整个暴露期，每周给予口服多西环素的**预防**后，巴拿马的美国士兵感染钩端螺旋体病的发病率下降[6]。对有高危感染风险的旅客，建议在去疫源地前的 1～2 天给予预防性治疗，并持续至整个暴露期间[7]。钩端螺旋体疫苗可在一些国家买到（见第2140页）。

1. Bharti AR, *et al.* Peru-United States Leptospirosis Consortium. Leptospirosis: a zoonotic disease of global importance. *Lancet Infect Dis* 2003; **3:** 757–71.
2. WHO, International Leptospirosis Society. *Human leptospirosis: guidance for diagnosis, surveillance and control*. Geneva: WHO, 2003. Available at: http://www.who.int/csr/don/en/WHO_CDS_CSR_EPH_2002.23.pdf (accessed 15/12/08)
3. Panaphut T, *et al.* Ceftriaxone compared with sodium penicillin G for treatment of severe leptospirosis. *Clin Infect Dis* 2003; **36:** 1507–13.
4. Suputtamongkol Y, *et al.* An open, randomized, controlled trial of penicillin, doxycycline, and cefotaxime for patients with severe leptospirosis. *Clin Infect Dis* 2004; **39:** 1417–24.
5. Griffith ME, *et al.* Antimicrobial therapy of leptospirosis. *Curr Opin Infect Dis* 2006; **19:** 533–7.
6. Takafuji ET, *et al.* An efficacy trial of doxycycline chemoprophylaxis against leptospirosis. *N Engl J Med* 1984; **310:** 497–500.
7. Abramowicz M, ed. The choice of antibacterial drugs. In: *Handbook of antimicrobial therapy*. 18th ed. New Rochelle NY: The Medical Letter; 2008, 359.

李斯特菌病

李斯特菌病是由经食物传播的厌氧的革兰阳性的单核细胞增多性李斯特菌引起的，该菌无处在不，在土壤、水、和蔬菜中被发现。它能够生长的温度范围很广，包括冷藏条件下。

尽管会不可避免地暴露于单核细胞增多性李斯特菌，但人类感染相对少见[1～3]。感染发生于摄入高浓度细菌污染的食物；高风险污染食品包括加工和未加工的奶制品（特别是未经消毒的牛奶）、冷肉、香肠和沙拉。潜伏期可能从 1～2 天到 3 个月。免疫功能正常者在食入后可能有自限性的胃炎[1,2]，在直接接触感染的食品和动物后会出现轻微的皮肤感染[1,2]。偶尔会发生侵袭性的疾病（李斯特菌病），尤其是在免疫功能低下者、孕妇及其胎儿和新生儿。主要表现为脑膜炎和败血症，后者可能导致心内膜炎[1,3]。单核细胞增多性李斯特菌也可引起脑膜炎、局部中枢神经系统感染和内脏、眼睛、骨骼、关节、胸腔、腹腔、心包的感染[1,2]。在最多三分之一的患者中，此病是致命的[1,2,4]。

李斯特菌感染对胎儿和新生儿是特别危险的。孕妇更易患李斯特菌血症（尽管中枢神经系统受累很罕见）。细菌可穿过胎盘感染胎儿，之后可能出现胎儿窘迫、自发性流产、死胎或早产。产妇死亡罕见，但胎儿的死亡率高达 50%。感染可能出现在分娩过程中，且围生期败血症和脑膜炎很常见。在分娩后 1 个月可出现迟发型疾病[1,2]。

尽管青霉素也很有活性，但治疗选择为高剂量静脉注射氨苄西林[1~4]。氨基糖苷类，通常为庆大霉素，往往作为协同用药[1~5]。对青霉素过敏者可以给予复方磺胺甲噁唑[1,3,5]、万古霉素[1,3]、替考拉宁[1]或红霉素[5]。关于其他抗菌药成功运用的报道有，左氧氟沙星及美罗培南治疗李斯特菌脑膜炎[6]；口服利奈唑胺可用于治疗不能耐受标准治疗方案的心内膜炎患者[3]；静脉利奈唑胺和美罗培南用于治疗标准治疗方案难以治愈的脑膜炎和脑脓肿[4]；利奈唑胺已成功治疗脑干脑炎[7]。利福平也已经被使用，但有单药治疗产生耐药性的报道[5]。头孢菌素[1,5]、磷霉素[5]和萘啶酸[5]是无效的。细菌对一些氟喹诺酮类（如环丙沙星）的易感性下降，但新的氟喹诺酮类药物如左氧氟沙星和莫西沙星对*单核细胞增多性李斯特菌*有较强的杀菌作用[5]。对伴菌血症的患者治疗应持续2周，伴脑膜炎者持续3周，伴心内膜炎者持续4～6周，伴脑脓肿或脑炎者持续6～8周。

1. Swaminathan B, Gerner-Smidt P. The epidemiology of human listeriosis. *Microbes Infect* 2007; **9:** 1236–43.
2. Ramaswamy V, *et al. Listeria*—review of epidemiology and pathogenesis. *J Microbiol Immunol Infect* 2007; **40:** 4–13.
3. Muñoz P, *et al.* First report of *Listeria monocytogenes* endocarditis treated with linezolid. *Int J Antimicrob Agents* 2006; **28:** 480–1.
4. Manfredi R, *et al. Listeria monocytogenes* meningitis and multiple brain abscesses in an immunocompetent host. Favorable response to combination linezolid-meropenem treatment. *J Chemother* 2006; **18:** 331–3.
5. Allerberger F, Wagner M. Listeriosis: a resurgent foodborne infection. *Clin Microbiol Infect* 2010; **16:** 16–23.
6. Viale P, *et al.* Major role of levofloxacin in the treatment of a case of *Listeria monocytogenes* meningitis. *Diagn Microbiol Infect Dis* 2007; **58:** 137–9.
7. Morosi S, *et al.* A case of rhombencephalitis caused by Listeria monocytogenes successfully treated with linezolid. *J Infect* 2006; **52:** e73–e75.

莱姆病

莱姆病是一种由*伯氏疏螺旋体*引起，主要由*硬蜱*传播的季节性传染病。*肩突硬蜱*（可能导致莱姆病的蜱的种类之一），也可能被传染并传播*嗜噬细胞无形体*和（或）*田鼠巴贝虫*，因此这种蜱叮咬可能会导致莱姆病、人粒细胞无形体病（见**埃利希病**，第159页）或巴贝西虫病（第792页），可以为单一感染或联合感染[1]。莱姆病是1977年在美国康涅狄格州莱姆镇首次发现，但当螺旋体被鉴定为该病的病原菌时，它已经出现在世界各地并有区域性的变异。莱姆病是一种主要影响皮肤、神经系统、心脏和关节，以炎症反应为特点的多系统损伤疾病，病程可分为3期。早期在蜱叮咬的部位会出现特征性皮损（游走性红斑），并可伴随流感样或脑膜炎样症状。几周或几月之后可能会出现播散性感染的症状，包括神经系统、心血管系统的异常，且几年之后会出现慢性关节炎和后期皮肤表现的肢端慢性萎缩，两者均为持续感染的征象。

在莱姆病的*早期*还没有神经系统症状或房室传导阻滞时，适当的**治疗**是颇为有效的。推荐治疗药物有[1~4]口服四环素类（多西环素或四环素）和β-内酰胺类抗菌药（阿莫西林、青霉素V或头孢呋辛）。疗程通常为14天（多西环素为10～21天，阿莫西林或头孢呋辛为14～21天）。大环内酯类（阿奇霉素、克拉霉素、红霉素和罗红霉素）疗效较差，只有在患者对一线药过敏或不能给予时才被使用[2,3]。幼童（通常定义为在美国小于8岁，英国小于12岁）可给予阿莫西林或头孢呋辛[1,3]。*孕妇*应避免给予四环素，但可使用其他口服疗法[1,3]。

*伴神经系统症状的*成人和儿童，无论早期或晚期，应给予静脉注射头孢曲松、头孢噻肟或青霉素治疗14～28天。对头孢菌素或青霉素过敏的患者，可给予多西环素每日200～400mg，分2次口服[1,3]。早期伴心脏并发症的莱姆病，可给予口服或静脉抗菌治疗14～21天。给予任意一种口服方案28天，一般可有效治疗*莱姆病关节炎*。初始治疗后关节疼痛持续或复发的患者可重新给予口服抗菌药4周或静脉注射头孢曲松2～4周。*肢端慢性萎缩*可口服抗菌药治疗21天[3]。

一小部分莱姆病患者在适当的治疗后仍然持续表现出一些非特异的临床症状，对此目前有一些是否延长治疗时间能够提高疗效的争议且有研究对此持不同观点[5~8]。伴慢性（超过6个月）主观症状的患者在标准治疗之后是否使用抗菌药治疗存在激烈争论，Infectious Diseases Society of America（IDSA）不支持这样的治疗[3]。

*成人和大龄儿童共同感染人嗜噬细胞无形体*应给予多西环素治疗10天。在美国，对于小于8岁的重症儿童的推荐治疗方案为多西环素治疗4～5天，之后使用阿莫西林或头孢呋辛完成14天的疗程。对于轻症且不能给予四环素的患者，可使用利福平300mg，每日2次，持续7～10天，并加用阿莫西林或头孢呋辛[3]。

莱姆病的**预防**措施包括蜱的驱虫剂、物理防护[3,11,12]和迅速清除附着的蜱[3]。蜱叮咬后大多数指南不支持经验性抗菌治疗或血清学检测，因为一般感染的风险很低[13]，特别是蜱被及时清除之后。如果等蜱被喂饱之后，感染的风险可能增加[14]。一项研究[15]表明，在高感染率的流行地区蜱叮咬之后的72h内经验性给予单剂量的多西环素可预防感染。虽然ISDA不推荐常规抗菌药预防[3]，如果蜱已经吸附36h或更长的时间，ISDA建议可给予单剂量多西环素，预防措施可在蜱清除之后的72h内给予，而且能确定为*肩突硬蜱*。一些国家有莱姆病疫苗。

1. Steere AC. Lyme disease. *N Engl J Med* 2001; **345:** 115–25.
2. Loewen PS, *et al.* Systematic review of the treatment of early Lyme disease. *Drugs* 1999; **57:** 157–73.
3. Wormser GP, *et al.* The clinical assessment, treatment, and prevention of Lyme disease, human granulocytic anaplasmosis, and babesiosis: clinical practice guidelines by the Infectious Diseases Society of America. *Clin Infect Dis* 2006; **43:** 1089–1134. Also available at: http://www.journals.uchicago.edu/doi/pdf/10.1086/508667 (accessed 18/08/08)
4. Wormser GP. Early Lyme disease. *N Engl J Med* 2006; **354:** 2794–2801.
5. Klempner MS, *et al.* Two controlled trials of antibiotic treatment in patients with persistent symptoms and a history of Lyme disease. *N Engl J Med* 2001; **345:** 85–92.
6. Kaplan RF, *et al.* Cognitive function in post-treatment Lyme disease: do additional antibiotics help? *Neurology* 2003; **60:** 1916–22.
7. Krupp LB, *et al.* Study and treatment of post Lyme disease (STOP-LD): a randomized double masked clinical trial. *Neurology* 2003; **60:** 1923–30.
8. Baker PJ. Perspectives on "chronic Lyme disease". *Am J Med* 2008; **121:** 562–4.
9. Auwaerter PG. Point: antibiotic therapy is not the answer for patients with persisting symptoms attributable to lyme disease. *Clin Infect Dis* 2007; **45:** 143–8.
10. Stricker RB. Counterpoint: long-term antibiotic therapy improves persistent symptoms associated with lyme disease. *Clin Infect Dis* 2007; **45:** 149–57.
11. American Academy of Pediatrics Committee on Infectious Diseases. Prevention of Lyme disease. *Pediatrics* 2000; **105:** 142–7. [Retired October 2003]
Also available at: http://aappolicy.aappublications.org/cgi/content/full/pediatrics;105/1/142 (accessed 01/09/10)
12. Hayes EB, Piesman J. How can we prevent Lyme disease? *N Engl J Med* 2003; **348:** 2424–30.
13. Shapiro ED, *et al.* A controlled trial of antimicrobial prophylaxis for Lyme disease after deer-tick bites. *N Engl J Med* 1992; **327:** 1769–73.
14. Matuschka F-R, Spielman A. Risk of infection from and treatment of tick bite. *Lancet* 1993; **342:** 529–30.
15. Nadelman RB, *et al.* Prophylaxis with single-dose doxycycline for the prevention of Lyme disease after an Ixodes scapularis tick bite. *N Engl J Med* 2001; **345:** 79–84.

性病性淋巴肉芽肿

见**性传播疾病**，第181页。

类鼻疽

类鼻疽（或Whitmore病）是一种由需氧的革兰阴性菌*类鼻疽伯克霍尔德菌*（*类鼻疽假单胞菌*）所引起的疾病，自然感染一般发生在热带和亚热带地区的土壤、泥土和水里；流行于东南亚和澳大利亚的北部地区[1]。但其真正的发病率和分布比原先以为的更加广泛，*类鼻疽伯克霍尔德菌*具有一些特性，使其可作为生化武器的候选。

自然获得性感染通常由接种或有时是吸入所致。大多数病历发生在有基础疾病的患者，如糖尿病、慢性肾脏和肝脏疾病或那些免疫功能低下者（但HIV感染不是主要危险因素）；人与人间的传播很罕见。潜伏期从1天至21天不等，主要取决于接种量的大小和方式；已有潜伏期长达62年的报道。故意释放气溶胶式生化武器后预期潜伏期为10～14天。由于临床表现的多样性，其诊断颇为困难。从局部感染到急性肺炎和化脓感染；任何器官或身体的一部分都可成为慢性感染。大多数病历表现为伴严重肺炎及败血症的发热性疾病。患者可能被感染压倒，并在感染出现的48h内死于感染性休克。若不予治疗，类鼻疽败血症的死亡率接近100%，最好的治疗可减少死亡率：在泰国，与类鼻疽有关的死亡率为50%[1,2]，而在澳大利亚约为20%[2]。类鼻疽的预后在儿童比成人好得多，复发很罕见[1]。类鼻疽很难治疗，尽管被给予高剂量肠外抗菌药，治疗反应往往很慢。

类鼻疽很难治疗，其对**治疗**的反应通常很慢，即使给予高剂量胃肠外抗菌药。*类鼻疽假单胞菌*具有对许多抗菌药天然耐药性，包括一些三代头孢菌素、青霉素类、利福霉素类和氨基糖苷类：对氟喹诺酮类和大环内酯类相对耐药[2]。治疗一直依据传统方案直到来自泰国的一项研究发现[4]，静脉注射头孢他啶相对于常规高剂量的氯霉素静脉注射、多西环素、复方磺胺甲噁唑治疗等，能够减低重症类鼻疽感染一半的死亡率。因此认为头孢他啶对强化治疗是一种较好的治疗选择[1,2,5]。碳青霉烯类，如亚胺培南和美罗培南[1,2,5]可作为替代头孢哌酮-舒巴坦以及阿莫西林-克拉维酸也证明有效，并在类鼻疽流行地区作为败血症的经验性治疗[1,2]。关于头孢他啶和阿莫西林-克拉维酸耐药也有报道[6]，并强调在治疗中如出现耐药，密切监测的重要性。在一些重症类鼻疽，尤其是患者有败血症时，提倡用头孢他啶加复方磺胺甲噁唑（均经静脉注射）[7]。

对于全身性感染，高剂量肠外抗菌药至少应持续10～14天，之后消除期给予口服抗菌药（或维持治疗）。延长的重症期肠外治疗一般用于深层次的感染，如骨髓炎、多发性脓肿或中枢神经系统感染。粒细胞集落刺激因子（G-CSF）已被添加到强化期的治疗（通常为美罗培南），以减少严重脓毒症患者早期死亡率[2,3]。据报道，一家澳大利亚医院引进G-CSF治疗后，死亡率从95%降至10%[8]。然而，一项泰国的研究表明，严重败血症患者给予G-CSF后，对死亡率并没有重大影响[9]。

当有临床症状改善的明显证据时，口服治疗才能开始[1]。在泰国，前8周口服氯霉素的常规治疗方案，加多西环素和复方磺胺甲噁唑20周，一直有约10%的复发率[1,2]；如果抗菌治疗给予8周或更短，复发率会提高到近30%[1]。在澳大利亚，使用复方磺胺甲噁唑3～6个月有更低复发率的报道[2]。多西环素联合复方磺胺甲噁唑的方案被认为与常规疗法相当[10]，一些专家建议至少12～20周的治疗[3]。儿童和孕妇可给予高剂量的阿莫西林/克拉维酸[1,2,11]。一些轻度感染，包括皮肤及软组织病变和腮腺脓肿的患者已经成功地用单独口服疗法得到治疗[12]。

尽管没有明确证据表明抗菌**预防**的有效性，但*动物*实验表明可以给予暴露于重污染的患者口服7天多西环素或复方磺胺甲噁唑[13]。

1. White NJ. Melioidosis. *Lancet* 2003; **361:** 1715–22.
2. Cheng AC, Currie BJ. Melioidosis: epidemiology, pathophysiology, and management. *Clin Microbiol Rev* 2005; **18:** 383–416.
3. Peacock SJ. Melioidosis. *Curr Opin Infect Dis* 2006; **19:** 421–8.
4. White NJ, *et al.* Halving of mortality of severe melioidosis by ceftazidime. *Lancet* 1989; **ii:** 697–701.
5. Samuel M, Ti TY. Interventions for treating melioidosis. Available in The Cochrane Database of Systematic Reviews; Issue 4. Chichester: John Wiley; 2002 (accessed 16/05/05).
6. Dance DAB, *et al.* Development of resistance to ceftazidime and co-amoxiclav in Pseudomonas pseudomallei. *J Antimicrob Chemother* 1991; **28:** 321–4.
7. Sookpranee M, *et al.* Multicenter prospective randomized trial comparing ceftazidime plus co-trimoxazole with chloramphenicol plus doxycycline and co-trimoxazole for treatment of severe melioidosis. *Antimicrob Agents Chemother* 1992; **36:** 158–62.
8. Cheng AC, *et al.* Adjunctive granulocyte colony-stimulating factor for treatment of septic shock due to melioidosis. *Clin Infect Dis* 2004; **38:** 32–7.
9. Cheng AC, *et al.* A randomized controlled trial of granulocyte colony-stimulating factor for the treatment of severe sepsis due to melioidosis in Thailand. *Clin Infect Dis* 2007; **45:** 308–14.
10. Chaowagul W, *et al.* Open-label randomized trial of oral trimethoprim-sulfamethoxazole, doxycycline, and chloramphenicol compared with trimethoprim-sulfamethoxazole and doxycycline for maintenance therapy of melioidosis. *Antimicrob Agents Chemother* 2005; **49:** 4020–5.
11. Rajchanuvong A, *et al.* A prospective comparison of co-amoxiclav and the combination of chloramphenicol, doxycycline, and co-trimoxazole for the oral maintenance treatment of melioidosis. *Trans R Soc Trop Med Hyg* 1995; **89:** 546–9.
12. Gibney KB, *et al.* Cutaneous melioidosis in the tropical top end of Australia: a prospective study and review of the literature. *Clin Infect Dis* 2008; **47:** 603–9.
13. Health Protection Agency. Glanders and melioidosis: guidelines for action in the event of a deliberate release (issued October 2008). Available at: http://www.hpa.org.uk/web/HPAwebFile/HPAweb_C/1194947412449 (accessed 22/03/10)

脑膜炎

脑膜炎[1~3]是指蛛网膜下腔和脑膜的感染性炎症，可由病毒、细菌、原虫或真菌引起。宿主在感染后产生相应的症状和体征。由病毒导致的病例大多较轻，而细菌性脑膜炎多较重。非感染性疾病（自身免疫性和肿瘤）偶可引起该病。本章讨论细菌性脑膜炎及其治疗。真菌性脑膜炎详见第496页。

成人和儿童（3个月大开始）脑膜炎常见的致病菌是*脑膜炎奈瑟菌*（脑膜炎球菌）和*肺炎链球菌*（肺炎球菌）。*脑膜炎奈瑟菌*中A、C、W135是非洲脑膜炎流行区域的主要致病菌亚型，B型和C型是欧洲和北美暴发流行的主要致病菌。在Hib疫苗问世之前，Hib脑膜炎是引起婴儿和低龄儿童脑膜炎的一个常见原因，特别是在缺乏这种疫苗的国家，这种病原体仍可在没有接种疫苗的幼童体内找到。*单核细胞增多性李斯特菌*和革兰阴性菌也可引起新生儿、婴儿、孕妇、免疫功能低下者及老人的脑膜炎，*链球菌*可感染新生儿和婴儿而引起该病。颅脑外伤及神经外科手术后，脑脊液分流后发生由*葡萄球菌*（包括*金黄色葡萄球菌*和凝固酶阴性葡萄球菌）或革兰阴性菌引起的脑膜炎并不少见。

致病菌可在人与人之间通过呼吸道或者咽喉部分泌物产生的飞沫传播，密切接触（如接吻、喷嚏、咳嗽、同室居住、共用餐具等）可传染该病。潜伏期为2～10天不等，平均为4天。急性细菌性脑膜炎的临床表现主要与患者的年龄有关。少儿和成人的典型临床表现包括：发热、头痛、颈强直、畏光、意思障碍和呕吐，这些临床症状在婴儿中少见。通常患者年龄越小，症状和体征就越轻微和不典型。死亡率与致病菌和患者的年龄有关，在婴儿和儿童中约为2%，可在新生儿和成人中高达20%～30%。1/3的存活者遗留有脑损害、暂时或永久性失聪、丧失学习能力。一种更为少见但更严重的

（通常是致命的）脑膜炎是脑膜炎球菌性败血症，其特点是广泛的出血点、急性肾上腺功能不全和急性循环衰竭（详细内容见下文**脑膜炎球菌感染**）。

治疗选择 细菌性脑膜炎通常是急症，一般需要住院治疗。未经治疗的患者可在数小时内死亡。治疗不及时的患者预后差，因此英国医生建议在入院前对所有疑诊该病的患者急诊应用青霉素[4,5]。可替代的抗菌药包括三代头孢或氯霉素[4,6]。疑诊或确诊的细菌性脑膜炎患者都应做血或脑脊液的培养，并行经验性的抗菌药治疗直到确定病原菌或获得药敏结果[5,7,8]。经验性应用抗菌药物时应采用相对大剂量的静脉给药，在血培养或脑脊液培养鉴定出致病菌后应立即使用敏感抗菌药。根据最可能导致该病的病原菌以及它们的抗菌药药敏谱选择经验用药时，应注意患者的年龄及其他影响因素（如外伤或神经外科疾病）。英国[5,7,9,22]和美国[8]已有该病的指南，存在该病的国家应协商讨论各国特异性指南。

- 建议大多数国家使用三代头孢菌素（大剂量头孢曲松或头孢噻肟）作为成人和儿童细菌性脑膜炎的经验治疗，这些药物对脑膜炎奈瑟菌、大部分的肺炎链球菌和流感嗜血杆菌有效，并能很好地通过血脑屏障。
- 如没有这些药物或经济原因不能使用时，也可用氨苄西林和氯霉素联合或单一氯霉素用药替代[10]。对青霉素和头孢菌素过敏者可联用万古霉素和氯霉素[5]。
- 对于超过 55 岁的老龄患者需加用氨苄西林以覆盖李斯特菌[7]。
- 对新生儿的经验性治疗也应包括氨苄西林覆盖李斯特菌和氨基糖苷类覆盖革兰阴性菌[8,11]。
- 在美国和其他有对青霉素和头孢菌素耐药的肺炎链球菌或耐甲氧西林葡萄球菌的地区，应使用万古霉素（联用或不联用利福平）和三代头孢菌素治疗儿童或成人的细菌性脑膜炎[5,7~9]。
- 万古霉素联合头孢他啶（或头孢吡肟/或美罗培南）用以治疗并发神经外科疾病、脑外伤、脑脊液分流的患者。由于万古霉素不能很好地透过血脑屏障，故不能单独用于耐药的肺炎链球菌或葡萄球菌的患者，特殊情况下应同时应用地塞米松。

抗菌药疗程取决于分离的病菌，建议肺炎链球菌 10～14 天，流感嗜血杆菌 7～14 天，脑膜炎奈瑟菌 7 天已足够。李斯特菌和 B 族脑膜炎链球菌抗菌疗程至少为 14～21 天。革兰阴性菌的疗程至少为 3 周[8,12]。

氯霉素对治疗流行性脑膜炎球菌性脑膜炎有效，头孢曲松和氯霉素是医药匮乏之地区大于 2 岁患者的首选药[1,13]。单次肌内注射头孢曲松（100mg/kg，最大剂量 4g）与单次肌内注射氯霉素（100mg/kg，最大剂量 3g）治疗脑膜炎球菌性脑膜炎在医药匮乏的流行地区同样有效[14]。小于 3 个月的幼儿，建议静脉用氨苄西林加头孢噻肟或庆大霉素以覆盖这个年龄组的致病菌；3 个月～5 岁的患儿，建议静脉用头孢曲松。大于 5 岁的患儿可以静脉给予头孢曲松或氨苄西林[13]。

预防 免疫接种是预防儿童细菌性脑膜炎最有效的方法，自从引进对抗一般性脑膜炎病原体的有效联合疫苗后，细菌性脑膜炎的流行状况改变了。在发达国家，这些疫苗作为儿童免疫接种计划的常规部分，使得细菌性脑膜炎成为一种成人疾病，而不是婴儿和儿童的[3]。建议到过暴发流行脑膜炎地区者接种疫苗，对前往沙特阿拉伯国家的朝圣者应强制执行。现已有多种预防细菌性脑膜炎的疫苗，能对抗脑膜炎奈瑟菌 A、C、Y 和（或）W135 未结合多糖疫苗，以及各种不同的疫苗组合。建议大于 2 岁的具有高危感染因素的儿童应用，如脾缺失和补体缺乏者、住在宿舍的学生等。一种新型的未结合四价 ACWY 脑膜炎球菌疫苗可对抗 A、C、W153 和 Y 脑膜炎奈瑟菌亚型，是现在前往沙特阿拉伯朝圣者签证时必需的。能够对抗脑膜炎奈瑟菌 C 亚型的单价结合疫苗已在发达国家注册，主要用于儿童和青少年。这种结合疫苗与未结合多糖疫苗相比对小于 2 岁的儿童具有更好的保护[1,4]。关于脑膜炎球菌疫苗的信息详见第2144页。一种新型的结合嗜血杆菌疫苗（见第2132页）比多糖疫苗具有更好的免疫原性，发达国家中使用这种疫苗的婴儿通常可减少 99% 的侵袭性 Hib 感染[2]。2000 年，美国批准一种能够对抗 7 种最流行的致病性肺炎球菌的复合疫苗作为儿童免疫接种的常规疫苗，且自从 2009 年在一些国家已经出现 13 价的结合疫苗。分别在 2、4 和 6 个月龄时注射 3 次 7 价疫苗，可减少 90% 的致病性肺炎球菌的感染，包括败血症和脑膜炎[2]。更多肺炎球菌疫苗的内容详见第2151页。

- 与感染脑膜炎球菌 A、C、Y 或 W135 型的患者密切接触且年龄大于 2 岁者，应给予 4 价脑膜炎球菌疫苗[2,4,5,12]。
- 对于大于 3 个月且暴露于 A 群菌感染者应给予 4 价脑膜炎球菌疫苗，而大于 2 个月暴露于 C 群菌感染的未免疫或未完全免疫者应给予脑膜炎球菌 C 型疫苗。对一年多前已完成一个疗程者，应该进行加强[4]。
- 对于 25 岁以下未接受免疫的首例患者应给予脑膜炎球菌 C 型疫苗。以前接种过脑膜炎球菌 C 型或 4 价疫苗的 C 群菌感染病例在出院前应给予脑膜炎球菌 C 型疫苗[4]。

抗菌治疗并不能清除鼻咽部携带的脑膜炎奈瑟菌，对于与首位病例密切接触者应给予**化学预防**以减少患侵袭性疾病的风险[4]。一篇系统综述[15]表明，尽管预防性治疗后可能会出现对利福平耐药，头孢曲松、环丙沙星和利福平都可有效清除携带状态长达 2 周；青霉素效果较差。

- 在与首发病例接触的 24h 内或在被诊断为首发病例时，应给予口服利福平 2 天，每日 2 次（或单剂量口服环丙沙星或单剂量肌内注射头孢曲松）[4]。
- 若更多病例出现在一组与接受利福平预防者密切接触的 4 周内，则应给予环丙沙星或头孢曲松重复预防[4]。
- 首发病例（除用头孢曲松治疗者）在出院前应给予抗菌预防[4]。医护人员的口或鼻子直接暴露于患脑膜炎球菌感染急性期疑似或确诊病例的呼吸道飞沫或分泌物，建议给予化学预防并直到完成 24h 全身抗菌治疗[4]。

同样，流感嗜血杆菌脑膜炎的治疗并不能清除鼻咽部携带的该菌，因此对于首位患者出院前应给予 4 天的利福平治疗。任何直接接触或长期密切接触感染者的人都应使用 4 天的利福平。未免疫接种的儿童应给予免疫接种。

通常不主张对密切接触肺炎球菌性和其他类型细菌性脑膜炎的人使用化学药物预防[5,12]。

WHO 建议控制暴发流行的主要措施是，对处于急性期传播地区及其周边地区的居民进行全面的免疫接种，估计这种大范围的迅速实施的免疫接种能够减少大约 70% 的病例[1]。

辅助治疗 尽管经过有效的抗菌治疗，但脑膜炎的发病率和死亡率，包括儿童的失聪率依然很高。抗菌治疗后，细菌释放的内毒素和其他微生物产物可引起严重的炎症反应，提示抗炎药的使用是有益的。一篇有关辅助性皮质激素治疗的综述[16]认为此种疗法可减少死亡率、神经后遗症，特别是成人和儿童的失聪率。这篇综述表明，在成人，皮质激素应与首剂抗菌药一起或在这之前使用；同样适用于高收入国家的儿童。然而，一项来自撒哈拉以南非洲[17]的研究结果不支持对贫困国家细菌性脑膜炎的成人使用辅助性皮质激素治疗，在那里，肺炎链球菌为主要的病原菌，且大部分患者可能已经处于艾滋病晚期。关于在越南超过 14 岁疑似细菌性脑膜炎患者的另一项有关地塞米松的研究报道[18]显示地塞米松并没有改善所有患者的生存率；显著的效果只在确证为细菌性脑膜炎患者中见到，包括之前已使用抗菌药治疗者。这一发现被认为是由于治疗组中的结核性脑膜炎患者。一项后来的包含这 2 项研究的系统性综述和荟萃分析[19]表明，在与之前的高收入国家患者相当和人口艾滋病感染率较低的情况下，辅助性激素治疗可改善成人和青少年的生存状况和神经功能恢复。

在脑膜炎治疗时精确地维持体液和电解质的平衡是非常重要的，在儿童患者中要限制过多的液体摄入以防止脑水肿[20,21]。这一做法基于抗利尿激素浓度失衡性增高引起低钠血症的报道。随后的研究却指出，增多的抗利尿激素可能是机体对低血容量的一种反应，并且大量的肠外补液可能是有益的[2]。一篇综述[20]指出，有证据支持静脉补液，其效果优于液体摄入，特别是在死亡率较高的 48h 之内。然而，对儿童发病较早和死亡率较低的地区，这种做法没有多大益处，没有足够的证据支持这种疗法；在儿童不应该限制液体摄入[12]。British Infection Society 工作组[5,7]建议成人脑膜炎患者不应限制液体摄入以减少脑膜炎的发病率。

1. WHO. Meningococcal meningitis. *Fact sheet No. 141* 2010. Available at: http://www.who.int/mediacentre/factsheets/fs141/en (accessed 24/03/10)
2. Sáez-Llorens X, McCracken GH. Bacterial meningitis in children. *Lancet* 2003; **361:** 2139–48.
3. Nudelman Y, Tunkel AR. Bacterial meningitis: epidemiology, pathogenesis and management update. *Drugs* 2009; **69:** 2577–96.
4. Health Protection Agency. Guidance for public health management of meningococcal disease in the UK (issued August 2006). Available at: http://www.hpa.org.uk/web/HPAwebFile/HPAweb_C/1194947389261 (accessed 28/07/08)
5. Begg N, *et al.* British Infection Society Working Party. Consensus statement on diagnosis, investigation, treatment and prevention of acute bacterial meningitis in immunocompetent adults. *J Infect* 1999; **39:** 1–15.
6. Sudarsanam T, *et al.* Pre-admission antibiotics for suspected cases of meningococcal disease. Available in The Cochrane Database of Systematic Reviews; Issue 1. Chichester: John Wiley; 2008 (accessed 29/07/08).
7. British Infection Society. Early management of suspected bacterial meningitis and meningococcal septicaemia in immunocompetent adults—second edition (12/04). Available at: http://www.britishinfectionsociety.org/documents/MeningitisAlgorithm03.pdf (accessed 18/08/08)
8. Tunkel AR, *et al.* Infectious Diseases Society of America. Practice guidelines for the management of bacterial meningitis. *Clin Infect Dis* 2004; **39:** 1267–84. Also available at: http://www.journals.uchicago.edu/doi/pdf/10.1086/425368 (accessed 18/08/08)
9. Heyderman RS; British Infection Society. Early management of suspected bacterial meningitis and meningococcal septicaemia in immunocompetent adults—second edition. *J Infect* 2005; **50:** 373–4.
10. Prasad K, *et al.* Third generation cephalosporins versus conventional antibiotics for treating acute bacterial meningitis. Available in The Cochrane Database of Systematic Reviews; Issue 4. Chichester: John Wiley; 2007 (accessed 20/06/08).
11. Heath PT, *et al.* Neonatal meningitis. *Arch Dis Child Fetal Neonatal Ed* 2003; **88:** F173–F178.
12. El Bashir H, *et al.* Diagnosis and treatment of bacterial meningitis. *Arch Dis Child* 2003; **88:** 615–20.
13. Médecins Sans Frontières. *Clinical guidelines: diagnosis and treatment manual for curative programmes in hospitals and dispensaries: guidance for prescribing— 2010 edition.* Paris: MSF, 2010.
14. Nathan N, *et al.* Ceftriaxone as effective as long-acting chloramphenicol in short-course treatment of meningococcal meningitis during epidemics: a randomised non-inferiority study. *Lancet* 2005; **366:** 308–13.
15. Fraser A, *et al.* Antibiotics for preventing meningococcal infections. Available in The Cochrane Database of Systematic Reviews; Issue 4. Chichester: John Wiley; 2006 (accessed 29/07/08).
16. van de Beek D, *et al.* Corticosteroids for acute bacterial meningitis. Available in The Cochrane Database of Systematic Reviews; Issue 1. Chichester: John Wiley; 2007 (accessed 20/08/07).
17. Scarborough M, *et al.* Corticosteroids for bacterial meningitis in adults in sub-Saharan Africa. *N Engl J Med* 2007; **357:** 2441–50.
18. Nguyen THM, *et al.* Dexamethasone in Vietnamese adolescents and adults with bacterial meningitis. *N Engl J Med* 2007; **357:** 2431–40.
19. Assiri AM, *et al.* Corticosteroid administration and outcome of adolescents and adults with acute bacterial meningitis: a meta-analysis. *Mayo Clin Proc* 2009; **84:** 403–9.
20. Maconochie IK, *et al.* Fluid therapy for acute bacterial meningitis. Available in The Cochrane Database of Systematic Reviews; Issue 1. Chichester: John Wiley; 2008 (accessed 24/03/10).
21. Yogev R, Guzman-Cottrill J. Bacterial meningitis in children: critical review of current concepts. *Drugs* 2005; **65:** 1097–112.
22. NICE. Bacterial meningitis and meningococcal septicaemia: management of bacterial meningitis and meningococcal septicaemia in children and young people younger than 16 years in primary and secondary care (issued June 2010). Available at: http://www.nice.org.uk/nicemedia/live/13027/49339/49339.pdf (accessed 252/08/10)

脑膜炎球菌感染

脑膜炎球菌感染性疾病[1~3]涉及全身性的脑膜炎奈瑟菌感染，临床表现可能为脑膜炎或败血症，或两者兼有之。少见的恶性脑膜炎球菌感染包括：多关节炎、心包炎、肺炎和泌尿生殖道感染。脑膜炎奈瑟菌是一种在全球范围出现的革兰阴性菌，可分为多种血清型。A、C 和 W135 型是北非流行性脑膜炎的致病菌，B 和 C 型是欧洲和北美暴发流行的致病菌。在发达国家由于使用了疫苗，由 C 型导致的脑膜炎球菌性疾病显著下降。

脑膜炎奈瑟菌只感染人类，10%～25% 的人可能携带该菌，小于 5 岁的幼儿和青少年人群中该菌常见。这种细菌主要存在于咽部，有时会穿过黏膜扩散到血液中引起全身性疾病，并可迅速导致休克和死亡。脑膜炎球菌感染者和没有症状的鼻咽部携带者可通过呼吸道飞沫和咽部分泌物传播该菌，密切和长期的接触（如接吻、喷嚏、咳嗽、同居一室、共同餐饮等）都是肯定的危险因素[1,2,4]。脑膜炎球菌感染的早期症状和体征都不典型，包括发热、呕吐、不适和嗜睡。大多数脑膜炎球菌感染败血症患者可有出血性皮疹（瘀点或紫癜），脑膜炎的患者则少见或没有。紫癜、嗜睡或意思模糊、休克是晚期的临床表现，与较高的死亡率密切相关，重症患者的死亡率可达 50%。脑膜炎球菌性脑膜炎常表现为头痛、颈强直、畏光和嗜睡。经积极治疗，脑膜炎球菌性脑膜炎的死亡率较脑膜炎球菌败血症低，其死亡率低于 5%[1,2,5]。

英国[6,7,13]和美国[8,9]已有脑膜炎球菌感染性疾病预防和治疗的指南。

治疗选择 早期诊断和迅速的抗菌治疗可减低死亡率。在英国，入院前一旦疑诊为脑膜炎球菌感染性疾病，建议肠外应用青霉素，最好是静脉应用[1,5~7]。可替代的抗菌药包括三代头孢菌素或氯霉素[5,6]。开始的经验性治疗和后期的治疗都应包括青霉素、氨苄西林、氯霉素或三代头孢菌素（如头孢噻肟或头孢曲松）[4,5,7,10,11]。然而，有报道当头孢曲松与肠外含钙产品一起使用时，会出现钙螯合，因此一些专家建议头孢噻肟作为首选药物[7,12]。对于小于 3 个月的婴儿应加用氨苄西林（或阿莫西林）以覆盖李斯特菌感染[7]。氯霉素或头孢曲松一般在医疗条件较差的地区和非洲流行区使用[4]。没有并发症的脑膜炎球菌性疾病的抗菌疗程通常为 7 天。更多关于脑膜炎球菌性脑膜炎治疗的详细内容，包括密切接触者的治疗，见上文的**脑膜炎**。免疫接种是预防脑膜炎球菌性脑膜炎最有效的方法，已有多种疫苗可供选用（见**脑膜炎球菌疫苗**，第2144页）。

1. Welch SB, Nadel S. Treatment of meningococcal infection. *Arch Dis Child* 2003; **88:** 608–14.
2. Singh J, Arrieta AC. Management of meningococcemia. *Indian J Pediatr* 2004; **71:** 909–13.
3. Stephens DS, *et al.* Epidemic meningitis, meningococcaemia, and Neisseria meningitidis. *Lancet* 2007; **369:** 2196–2210.
4. WHO. Meningococcal meningitis. *Fact sheet No. 141* 2010. Available at: http://www.who.int/mediacentre/factsheets/fs141/en (accessed 24/03/10)
5. Meningitis Research Foundation. Meningococcal meningitis and septicaemia: guidance notes, diagnosis and treatment in general practice—2008 edition. Available at: http://www.meningitis.org/assets/x/50631 (accessed 24/03/10)
6. Health Protection Agency. Guidance for public health management of meningococcal disease in the UK (issued August 2006). Available at: http://www.hpa.org.uk/web/HPAwebFile/HPAweb_C/1194947389261 (accessed 28/07/08)
7. Scottish Intercollegiate Guidelines Network. Management of invasive meningococcal disease in children and young people: a national clinical guideline (issued May 2008). Available at: http://www.sign.ac.uk/pdf/sign102.pdf (accessed 24/03/10)
8. CDC. Recommendations of the Advisory Committee on Immunization Practices (ACIP): prevention and control of meningococcal disease. *MMWR* 2005; **54** (RR-7): 1–21. Also available at: http://www.cdc.gov/mmwr/PDF/rr/rr5407.pdf (accessed 20/03/06)
9. American Academy of Pediatrics Committee on Infectious Diseases. Prevention and control of meningococcal disease: recommendations for use of meningococcal vaccines in pediatric patients. *Pediatrics* 2005; **116:** 496–505. Full version: http://pediatrics.aappublications.org/cgi/reprint/116/2/496.pdf (accessed 20/03/06)
10. Meningitis Research Foundation. Early management of meningococcal disease in children—sixth edition 08/06. Available at: http://www.meningitis.org/assets/x/50150 (accessed 18/08/08)
11. British Infection Society. Early management of suspected bacterial meningitis and meningococcal septicaemia in immunocompetent adults—second edition 12/04. Available at: http://www.britishinfectionsociety.org/documents/MeningitisAlgorithm03.pdf (accessed 18/08/08)
12. Cathie K, *et al.* Drug use in acute meningococcal disease. *Arch Dis Child Educ Pract Ed* 2008; **93:** 151–8.
13. NICE. Bacterial meningitis and meningococcal septicaemia: management of bacterial meningitis and meningococcal septicaemia in children and young people younger than 16 years in primary and secondary care (issued June 2010). Available at: http://www.nice.org.uk/nicemedia/live/13027/49339/49339.pdf (accessed 252/08/10)

口腔感染

口腔感染包括牙源性和非牙源性，牙源性因素包括龋齿、脓肿、牙龈炎和牙周感染。非牙源性因素包括在鼻腔、中耳、口咽、鼻旁窦部的感染。口腔疾病的重点已经从治疗转向预防[1]。本节主要讨论牙源性因素引起的口腔感染。

在口腔感染中最常见的是草绿色链球菌，它是一种种类很多的兼性厌氧球菌。

龋齿[2]是一种慢性疾病，由细菌（通常为变异链球菌）斑产生的酸侵蚀了牙釉质所致。这一过程可受唾液流量和成分、暴露于氟、饮食糖分含量、预防措施（如刷牙和使用牙线）的影响。不同类型的氟化物可用来预防龋齿，因为它不仅能补充矿物质，还能减少由细菌斑产生的酸性物质[1,2]。关于氟化物预防龋齿的更多信息见**氟化钠**下的**用途和用法**，第1865页。咀嚼无糖口香糖能通过刺激唾液分泌，从而预防龋齿[3,4]。更多参考文献见**木糖醇**下的**龋齿**，第1987页。龋齿疫苗已经研制出来。

牙周疾病[5]是指影响牙齿周围的支撑结构（牙周），包括牙龈、牙周韧带、牙骨质、牙槽骨的情况。菌斑中的致病菌、遗传因素、烟草和酒精、糖尿病、免疫抑制以及一些药物的使用可影响该病。**牙龈炎**是牙齿周围牙龈的炎症，由于牙齿和牙龈间积累了细菌生物膜或牙菌斑，菌斑的刺激导致牙龈与牙齿分离出小洞。牙龈炎并不一定发展为牙周炎，而牙周炎大多有牙龈炎发展而来。**牙周炎**是牙周膜、牙龈、牙骨质和牙槽骨的感染。持续的炎症导致牙周结缔组织的分解和局部牙槽骨的破坏。牙周感染通常为混合性感染[6,7]，与革兰阴性厌氧菌的增多有关[5,6]。

许多牙龈炎和牙周炎能通过适当的口腔卫生和使用机械性手段（如牙刷）清除牙菌斑而达到预防和治疗。机械清除牙垢是必要的。防腐剂也有助于减少牙垢的积累，许多杀菌剂，其中最重要为氯己定，已应用于临床[6,8]。对于患难治性疾病、免疫抑制或有全身性疾病迹象的患者，口服抗菌药可作为辅助用于缩小炎症、根部平整或引流[5,7]。常用的抗菌药包括四环素、甲硝唑、阿莫西林（联合或不联合克拉维酸）、环丙沙星和克林霉素[6]。通常联合使用甲硝唑和阿莫西林或环丙沙星、或阿莫西林/克拉维酸，然后服用多西环素[6]。起源于牙周组织的牙槽脓肿（通常由厌氧菌引起）可用甲硝唑治疗；克林霉素可作为替代[7]。起源于根尖组织的（通常由混合感染引起），可用阿莫西林、甲硝唑或克林霉素治疗[7]。一旦全身性感染的征象消失（一般为治疗后2～3天），抗菌治疗即可停止[7]。在英国，*BNF 59* 反对在口腔感染中常规应用克林霉素，但可用于对青霉素或甲硝唑没有效果的牙槽脓肿的治疗。

中间普氏菌、梭形菌和螺旋杆菌也与**急性坏死溃疡性牙龈炎**（ANUG；也叫 Vencent 感染或沟槽口）有关。ANUG 可导致感染组织的加速破坏，以及局部或全身性感染的蔓延。治疗包括清创和口服青霉素联合甲硝唑；克林霉素单药治疗可作为替代。抗菌药以及杀菌剂对于牙周袋局部的治疗也是有价值的[6]。

1. WHO. Recent advances in oral health: report of a WHO expert committee. *WHO Tech Rep Ser 826* 1992. Available at: http://libdoc.who.int/trs/WHO_TRS_826.pdf (accessed 18/08/08)
2. Selwitz RH, *et al.* Dental caries. *Lancet* 2007; **369:** 51–9.
3. Edgar WM. Sugar substitutes, chewing gum and dental caries—a review. *Br Dent J* 1998; **184:** 29–32.
4. Van Loveren C. Sugar alcohols: what is the evidence for caries-preventive and caries-therapeutic effects? *Caries Res* 2004; **38:** 286–93.
5. Pihlstrom BL, *et al.* Periodontal diseases. *Lancet* 2005; **366:** 1809–20.
6. Greenwell H, Bissada NF. Emerging concepts in periodontal therapy. *Drugs* 2002; **62:** 2581–7.
7. Ellison SJ. The role of phenoxymethylpenicillin, amoxicillin, metronidazole and clindamycin in the management of acute dentoalveolar abscesses–a review. *Br Dent J* 2009; **206:** 357–62.
8. Eley BM. Antibacterial agents in the control of supragingival plaque—a review. *Br Dent J* 1999; **186:** 286–96.

足分枝菌病

足分枝菌病[1,2]是一种全球范围内出现的局限性感染，多见于热带和亚热带地区。感染主要导致皮肤损伤，并可能通过淋巴系统局部蔓延至周围组织，逐步破坏结缔组织（筋膜）和骨。其特点为无痛性软组织肿胀、窦道流脓和排出由丝状物（真菌或放线菌）聚合成的颗粒。感染以足部最常见（70%～80%的病例），其次为手部（12%）、腿和膝关节。感染足分枝菌病的足部被称为马杜拉足。足分枝菌病可由各种致病菌引起；由真菌引起的如马杜拉足分枝菌被称为真菌性足分枝菌病，见第496页。由丝状菌、放射菌引起的则称为**放射菌足分枝菌病**：巴西土壤丝菌为最常见的放射菌类；其他包括马杜拉放线菌、白乐杰马杜拉放线菌以及索马里链霉菌。全身性感染常由土壤丝菌引起，见**诺卡菌病**，第172页。

为避免耐药性的产生和清除残余感染，应首选联合用药治疗放线菌足分枝菌病；通常在治疗4～24个月后取得治愈[1,2]。最常见的治疗方案为链霉素加氨苯砜；对初始治疗几个月后没有疗效和不能耐受氨苯砜的患者，可用复方磺胺甲噁唑替代氨苯砜。有成功利用阿米卡星单一疗法或与复方磺胺甲噁唑联用治疗的报道[1]。利福平、磺胺或乙胺嘧啶联合磺胺多辛已经被用于耐药感染的病例，可作为二线治疗药[1]；阿莫西林/克拉维酸也被有效利用[3]。两步治疗方案[4]：青霉素、庆大霉素和复方磺胺甲噁唑强化治疗5～7周临床症状缓解后，阿莫西林加复方磺胺甲噁唑维持治疗2～5个月。近期，改良的两步治疗方案[5]被试用，不使用青霉素，给予庆大霉素加复方磺胺甲噁唑4周，待临床症状缓解后，用多西环素加复方磺胺甲噁唑维持治疗5～6个月。

手术指征为药物治疗耐药、深部或广泛的感染，长期常规治疗无效的累及到骨的感染；可能在某些情况下需要截肢[1,2]。

1. Fahal AH. Mycetoma: a thorn in the flesh. *Trans R Soc Trop Med Hyg* 2004; **98:** 3–11.
2. Lichon V, Khachemoune A. Mycetoma: a review. *Am J Clin Dermatol* 2006; **7:** 315–21.
3. Bonifaz A, *et al.* Treatment of actinomycetoma due to Nocardia spp. with amoxicillin-clavulanate. *Br J Dermatol* 2007; **156:** 308–11.
4. Ramam M, *et al.* A two-step schedule for the treatment of actinomycotic mycetomas. *Acta Derm Venereol* 2000; **80:** 378–80.
5. Ramam M, *et al.* A modified two-step treatment for actinomycetoma. *Indian J Dermatol Venereol Leprol* 2007; **73:** 235–9.

小肠结肠炎

见第171页。

坏死性筋膜炎

坏死性筋膜炎[1～5]是一种罕见但严重的软组织感染，可导致皮下组织和相邻筋膜坏死，是一种严重的全身性疾病，有高发病率和死亡率。Ⅰ型感染由厌氧菌和需氧菌共同引起，而Ⅱ型感染由A群链球菌或葡萄球菌单独作用产生，并且可能会导致中毒性休克综合征（第186页）。一些定义认为Ⅲ型感染由创伤弧菌引起，主要出现在肝病患者，往往进展迅速且致命。坏死性筋膜炎可影响身体的任何部分，但最常见的是四肢、会阴和躯干（Fournier 坏疽被用来形容迅速进展的会阴及生殖器坏死性筋膜炎）。坏死性筋膜炎往往发生于创伤之后，多数患者先前存在易感条件，如糖尿病、慢性肾功能衰竭、外周血管疾病或注射药物滥用。

感染组织的彻底清创是必不可少的；需要重复清创直到感染得到控制。静脉抗菌治疗作为辅助，应持续到不再需要进一步清创[1～5]。抗菌治疗方案应覆盖革兰阳性菌、革兰阴性菌和厌氧菌。A组链球菌或梭状芽孢杆菌感染的可能性也应被考虑到。混合感染的可能治疗方案包括厄他培南、亚胺培南、美罗培南、哌拉西林/三唑巴坦或替加环素单药治疗[4]。混合感染的多药方案包括：

- 青霉素和克林霉素加氟喹诺酮类或氨基糖苷类[4]；
- 青霉素和庆大霉素加甲硝唑或克林霉素[1]；
- 氨苄西林-舒巴坦和克拉霉素加环丙沙星[2]；
- 已知对青霉素过敏的患者，可给予克林霉素或甲硝唑与氨基糖苷类或氟喹诺酮类[2]。

如果A组链球菌或梭状芽孢杆菌是可能的致病菌，则应联合使用克林霉素和青霉素[2]。

如果不能除外耐甲氧西林金黄色葡萄球菌感染，治疗方案应包括万古霉素、达托霉素、利奈唑胺或奎奴普丁/达福普丁[4,5]。

虽然缺乏前瞻性对照研究，但高压氧治疗也是有益的[1,3～6]。静脉注射免疫球蛋白被用于金黄色葡萄球菌或链球菌性坏死性筋膜炎的患者，但尚需进一步的研究证实[2～5]。

1. Hasham S, *et al.* Necrotising fasciitis. *BMJ* 2005; **330:** 830–3. Correction. *ibid.*; 1143.
2. Stevens DL, *et al.* Infectious Diseases Society of America. Practice guidelines for the diagnosis and management of skin and soft-tissue infections. *Clin Infect Dis* 2005; **41:** 1373–1406. Corrections. *ibid.*; 1830 and *ibid.* 2006; **42:** 1219. [dose error] Also available at: http://www.journals.uchicago.edu/doi/pdf/10.1086/497143 (accessed 15/12/08)
3. Kihiczak GG, *et al.* Necrotizing fasciitis: a deadly infection. *J Eur Acad Dermatol Venereol* 2006; **20:** 365–9.
4. Anaya DA, Dellinger EP. Necrotizing soft-tissue infection: diagnosis and management. *Clin Infect Dis* 2007; **44:** 705–10.
5. Sarani B, *et al.* Necrotizing fasciitis: current concepts and review of the literature. *J Am Coll Surg* 2009; **208:** 279–88.
6. Jallali N, *et al.* Hyperbaric oxygen as adjuvant therapy in the management of necrotizing fasciitis. *Am J Surg* 2005; **189:** 462–6.

新生儿结膜炎

新生儿结膜炎也叫新生儿眼炎，好发于新生儿出生后28天内[1]。由于淋病奈瑟菌非常凶险，新生儿出生后三天内它可迅速导致新生儿失明、全身性感染，乃至严重的败血症发生。沙眼衣原体是另一种能导致新生儿结膜炎的病原体，新生儿沙眼衣原体结膜炎一般出现于生后5～14天，对视力的威胁比淋球菌感染小，但可感染鼻咽部而导致肺炎。在发达国家，衣原体结膜炎比淋菌性结膜炎更常见。这两种微生物均通过性交传播，并通过生殖道感染胎儿。一些少见的细菌如金黄色葡萄球菌、肺炎链球菌、嗜血杆菌、假单胞菌属均可导致新生儿结膜炎；新生儿经常在院内受到这些细菌的感染[1]。

对衣原体性及淋球菌性结膜炎的管理各个国家有所不同，这有赖于淋病与沙眼衣原体感染的流行程度及细菌的耐药性。

- **预防**

最理想的预防方法就是治疗怀孕的母亲，但这种方法不大可行。在淋球菌感染风险很高时，对新生儿出生时眼睛的预防就显得尤为重要，因为此时新生儿具有潜在的危险性，结膜炎会随时发作，最好的治疗方法就是早期诊断、早期治疗[2]。婴儿出生后，眼睛要立即清洗，然后使用含有1%的四环素眼膏[3,4]、0.5%的红霉素眼膏[3]或1%的硝酸银眼液[4]，有时候药物的使用需要一定的规则[3]。硝酸银[1]对于任何类型的淋病奈瑟菌都非常有效，由于硝酸银价格低廉，目前已被广泛运用，但硝酸银本身可导致药物性结膜炎，并且对于预防衣原体性结膜炎没有作用（见下文）。据报道，四环素类药物在预防多重耐药淋球菌引起的结膜炎上与硝酸银具有一样的功效[5]，WHO已把这两种药物作为基本药物之一[4]。

对新生儿衣原体性结膜炎预防的效果尚不肯定。据报道，四环素软膏治疗淋球菌感染要比衣原体感染效果更好[5]，红霉素软膏疗效可靠性欠佳[6]。尽管在某些研究中[5]显示硝酸银能意外降低衣原体性结膜炎的发生率，但硝酸银对新生儿衣原体性结膜炎治疗已被认为无效[1]。美国CDC[3]不建议对沙眼衣原体感染未得到治疗的母亲所生的婴儿进行预防性抗菌治疗。筛查和治疗沙眼衣原体感染的孕妇可能是一种比眼睛预防更有效的控制方法[5,7]。这一途径也可能解决比较严重的肺炎问题[8]。

新生儿结膜炎在继续导致失明，尤其是在发展中国家。聚维碘酮比较便宜，或许在这些国家要比硝酸银或红霉素更容易得到。在肯尼亚，在一项超过3000例婴儿的治疗研究中发现[9]，一种含有2.5%聚维碘酮的眼液在治疗新生儿结膜炎上效果似乎要比含1%硝酸银或含0.5%红霉素眼膏更好。遗憾的是，该项研究缺乏用聚维碘酮来治疗衣原体性结膜炎的病例。

- **治疗**

因为可能会发生混合型感染，所以患有新生儿结膜炎的患儿都应该治疗淋病奈瑟菌和沙眼衣原体感染[4]。淋菌性新生儿结膜炎必须系统治疗。WHO[4]建议单剂量肌内注射头孢曲松钠，剂量为50mg/kg（最大剂量不超过125mg/kg）。如果头孢曲松钠无效，则可以选用肌内注射大观霉素（剂量为25mg/kg，最大剂量为75mg/kg）或卡那霉素（剂量为25mg/kg，最大剂量不超过75mg/kg）。

美国CDC[3]建议，当没有证据显示患者有播散性感染时，可以静脉注射或肌内注射头孢曲松钠（剂量为25～50mg/kg，最大不超过125mg）。

对于在出生时感染淋病，或在出生后任何地点感染淋球菌时的治疗方案见**淋病**（第181页）。

对于非淋球菌感染的新生儿结膜炎，WHO[4]和CDC[3]建议口服红霉素，剂量为每日50mg/kg，分4次，持续14天。WHO[4]还建议使用复方磺胺甲噁唑作为替代药，剂量为240mg，每日2次。没有结果证实局部治疗有额外的效果[3,4]。

1. WHO. *Conjunctivitis of the newborn: prevention and treatment at the primary health care level*. Geneva: WHO, 1986.
2. Laga M, *et al*. Epidemiology and control of gonococcal ophthalmia neonatorum. *Bull WHO* 1989; **67**: 471–8.
3. CDC. Sexually transmitted diseases treatment guidelines 2006. *MMWR* 2006; **55** (RR-11): 1–94. Also available at: http://www.cdc.gov/mmwr/PDF/rr/rr5511.pdf (accessed 23/06/08)
4. WHO. Guidelines for the management of sexually transmitted infections. Geneva: WHO, 2003. Also available at: http://whqlibdoc.who.int/publications/2003/9241546263.pdf (accessed 22/06/04)
5. Laga M, *et al*. Prophylaxis of gonococcal and chlamydial ophthalmia neonatorum: a comparison of silver nitrate and tetracycline. *N Engl J Med* 1988; **318**: 653–7.
6. Black-Payne C, *et al*. Failure of erythromycin ointment for post natal ocular prophylaxis of chlamydial conjunctivitis. *Pediatr Infect Dis J* 1989; **8**: 491–5.
7. Hammerschlag MR, *et al*. Efficacy of neonatal ocular prophylaxis for the prevention of chlamydial and gonococcal conjunctivitis. *N Engl J Med* 1989; **320**: 769–72.
8. Schachter J. Why we need a program for the control of Chlamydia trachomatis. *N Engl J Med* 1989; **320**: 802–4.
9. Isenberg SJ, *et al*. A controlled trial of povidone-iodine as prophylaxis against ophthalmia neonatorum. *N Engl J Med* 1995; **332**: 562–6.

诺卡菌病

诺卡菌是革兰阳性菌，属于需氧分枝菌属，可导致全身性或局部感染。星形诺卡菌是其中最常见的人类致病菌，其他的致病菌包括巴西诺卡菌、伪巴西诺卡菌和豚鼠诺卡菌。关于局限性慢性感染或足菌肿的叙述见**足分枝菌病**（第171页）。全身性诺卡菌病主要引起肺部感染且有脓肿生成，该病好发于免疫受损的患者，其形成的脓肿可转移到脑及皮下组织。

诺卡菌病的治疗可用磺胺药物，如磺胺嘧啶或复方甲异噁唑[1～5]，但有一项体外研究显示主要成分为甲氧苄啶的混合药物（复方甲异噁唑中所含的磺胺甲噁唑）由于含较少的甲氧苄啶而难以达到最佳疗效[6]。磺胺甲噁唑[7]已经被成功地用来治疗诺卡菌病，另有多项研究报道，用阿米卡星[8,9]、利奈唑胺[10,11]、米诺环素[12,13]、环丙沙星及多西环素[14]等抗菌药治疗诺卡菌病都取得了良好的疗效。也可以用亚胺培南[15]，其与阿米卡星联合应用时活性最高，此组合被认为是初始肠外抗菌治疗的最佳选择[16,17]。其他建议的替代药物包括美罗培南[15,16]、头孢呋辛[16]、头孢噻肟[16]和头孢曲松[15,16]；由于其相对较低的毒性和很高的脑脊液浓度，这些抗菌药在脑部诺卡菌病中可能会特别有效[16]。诺卡菌病的疗程要长，尽可能持续至少6～12个月，根据感染的部位和患者的免疫状况而定[5,16]。

1. Abdi EA, *et al*. Nocardia infection in splenectomized patients: case reports and a review of the literature. *Postgrad Med J* 1987; **63**: 455–8.
2. Smego RA, *et al*. Treatment of systemic nocardiosis. *Lancet* 1987; **i**: 456.
3. Filice GA. Treatment of nocardiosis. *Lancet* 1987; **i**: 1261–2.
4. Varghese GK, *et al*. Nocardia brasiliensis meningitis. *Postgrad Med J* 1992; **68**: 986.
5. Agterof MJ, *et al*. Nocardiosis: a case series and a mini review of clinical and microbiological features. *Neth J Med* 2007; **65**: 199–202.
6. Bennett JE, Jennings AE. Factors influencing susceptibility of Nocardia species to trimethoprim-sulfamethoxazole. *Antimicrob Agents Chemother* 1978; **13**: 624–7.
7. Poland GA, *et al*. Nocardia asteroides pericarditis: report of a case and review of the literature. *Mayo Clin Proc* 1990; **65**: 819–24.
8. Goldstein FW, *et al*. Amikacin-containing regimens for treatment of nocardiosis in immunocompromized patients. *Eur J Clin Microbiol* 1987; **6**: 198–200.
9. Meier B, *et al*. Successful treatment of a pancreatic Nocardia asteroides abscess with amikacin and surgical drainage. *Antimicrob Agents Chemother* 1986; **29**: 150–1.
10. Moylett EH, *et al*. Clinical experience with linezolid for the treatment of Nocardia infection. *Clin Infect Dis* 2003; **36**: 313–18.
11. Jodlowski TZ, *et al*. Linezolid for the treatment of Nocardia spp. infections. *Ann Pharmacother* 2007; **41**: 1694–9.
12. Petersen EA, *et al*. Minocycline treatment of pulmonary nocardiosis. *JAMA* 1983; **250**: 930–2.
13. Naka W, *et al*. Unusually located lymphocutaneous nocardiosis caused by Nocardia brasiliensis. *Br J Dermatol* 1995; **132**: 609–13.
14. Bath PMW, *et al*. Treatment of multiple subcutaneous Nocardia asteroides abscesses with ciprofloxacin and doxycycline. *Postgrad Med J* 1989; **65**: 190–1.
15. Abramowicz M, ed. The choice of antibacterial drugs. In: *Handbook of antimicrobial therapy*. 18th ed. New Rochelle NY: The Medical Letter, 2008: 72.
16. Corti ME, Villafañe Fioti MF. Nocardiosis: a review. *Int J Infect Dis* 2003; **7**: 243–50.
17. Ameen M, *et al*. Efficacy of imipenem therapy for Nocardia actinomycetomas refractory to sulfonamides. *J Am Acad Dermatol* 2010; **62**: 239–46.

非结核分枝杆菌感染

环境中的分枝杆菌广泛分布，除了能导致麻风（第168页）和结核（第187页）的菌种外，许多兼性寄生菌也能导致人类疾病。这些非典型、非结核性（NTM）、类结核、机会性的致病菌，或者称为非结核性分枝杆菌，从环境中进入人体，很少通过人与人传播。有症状的感染通常与寄主免疫系统的局部或全身缺陷有关系。造成的疾病包括局部皮肤和软组织损伤，肺部感染，淋巴结炎和播散性感染。

皮肤疾病可能由外伤进入的海分枝杆菌（游泳池肉芽肿或鱼缸肉芽肿）、溃疡分枝杆菌（布鲁里溃疡）、龟分枝杆菌、脓肿分枝杆菌（龟分枝杆菌亚种）或偶发分枝杆菌引起的。由嗜血分枝杆菌引起的溃疡性损伤主要发生在免疫功能不全的患者。

肺疾病在临床上区别于肺结核，最常导致肺疾病的是鸟分枝杆菌复合体（MAC），包括鸟分支杆菌和鸟-胞内分支杆菌，或堪萨斯分支杆菌，并有小部分的蟾蜍分支杆菌；较少见的原因包括脓肿分枝杆菌、亚洲分支杆菌、隐藏分支杆菌、龟分支杆菌、偶发分支杆菌、摩尔分支杆菌、瘰疬分支杆菌、猿分支杆菌和苏加分支杆菌。

淋巴结炎通常具有自限性并且多发生在5岁以下儿童，可由很多菌种导致，但是大多数情况是由鸟分枝杆菌复合体、日内瓦分枝杆菌、玛尔摩分枝杆菌和瘰疬分支杆菌（有时候统称为MAIS复合体）所致。

机会性分枝杆菌感染的播散可能会在免疫功能不全的患者迅速发生。大多数情况都由鸟分枝杆菌复合体所致，其他有关的菌种包括脓肿分支杆菌、隐藏分支杆菌、龟分支杆菌、戈登分支杆菌、嗜血分支杆菌、堪萨斯分支杆菌、摩尔分支杆菌、瘰疬分支杆菌和猿分支杆菌。

治疗取决于感染的部位和性质，以及是否存在免疫缺陷。HIV阴性和阳性患者都会受到影响，并且应注意患者在接受抗逆转录病毒治疗时药物相互作用的可能性。关于抗逆转录病毒药物相互作用的更多信息见抗病毒药一章中的表1（第883页）和表2（第914页）。

• 鸟分支杆菌复合体（MAC）

由美国CDC、National Institutes of Health、HIV Medicine Association和Infectious Diseases Society of America制作的指南[1,2]建议，感染MAC的HIV阳性患者的治疗至少应包含两种抗分枝杆菌药。克拉霉素是首选药物（阿奇霉素可作为替代药）并联合乙胺丁醇。考虑对于免疫抑制晚期（CD4+T淋巴细胞少于50个/μl）、高分枝杆菌负荷或没有有效的HAART的患者用第三种药，如果可能的话用第四种药。利福布汀通常作为第三种药物，而氟喹诺酮类（环丙沙星、左氧氟沙星或莫西沙星）或氨基糖苷类（阿米卡星或链霉素）如果需要或者利福布汀不能应用的时候可以考虑作为第四种药物。在传播性疾病中，患者如果没有进行高效抗逆转录病毒治疗，通常应该延迟抗逆转录病毒治疗，至少经过2周的MAC治疗后，因为这样可以明显减少药物对免疫重建系统的交互作用和并发症。已经进行高效抗逆转录病毒治疗的患者应尽可能延长治疗。

早些时候British Thoracic Society（1999，之后没有更新）[3]制订的关于HIV阳性的MAC患者的治疗指南大体与美国的一致。利福平或利福布汀、乙胺丁醇、克拉霉素或阿奇霉素作为被推荐药物。如果患者对一线药物不能耐受或者无效，可给予氟喹诺酮类药如环丙沙星甚至阿米卡星。英国的指南建议终身服药治疗，而美国认为可在选定的患者停药（见下文的**药物预防**）。播散性疾病，应该给予同样的治疗并继续下去。

一项前瞻性随机研究[4]比较3种治疗方案（克拉霉素和乙胺丁醇、克拉霉素和利福布汀、所有这三种药）对感染播散性MAC的艾滋病患者的治疗发现，所有的方案都提供了有效的治疗，治疗方案之间的统计学差别不大。然而三药治疗的患者总体上临床疗效更好，复发率更低，死亡的风险更小。

1999年British Thoracic Society指南[3]认为对于**HIV阴性**的MAC肺疾病患者应该用利福平和乙胺丁醇治疗24个月，联合或不联合异烟肼。肺外疾病感染淋巴结的要手术切除，如果病情复发或切除不完整或者无法切除，应用药物利福平、乙胺丁醇、克拉霉素至少2年。在淋巴结以外的部位应给予化疗18～24个月。American Thoracic Society和Infectious Diseases Society of America制订的指南[5]建议对于轻度结节性或支气管性肺部疾病，克拉霉素或阿奇霉素、利福平和乙胺丁醇每周3次的间歇性治疗就足够了；治疗持续到痰培养阴性12个月。对于严重的肺疾病或以前治疗过的患者，常规治疗或可以考虑前几个月添加间歇性阿米卡星或链霉素治疗。

预防性治疗用于减少HIV患者感染播散性MAC的概率。似乎病程中拖延预防治疗的这种趋势直到最近才得以改变，美国指南[2,5]建议成人和青少年在CD4+T淋巴细胞少于50个/μl的时候用阿奇霉素或克拉霉素开始预防。如果不能耐受这些药物可以用利福布汀替代。不推荐使用大环内酯类药物和利福布汀的组合疗法。美国指南强调对高效抗逆转录病毒治疗有效的患者不必终身治疗；具体而言，一级预防可以在成人或青少年的CD4+T淋巴细胞增至100个/μl持续3个月或以上的时候停药，但是如果CD4+T淋巴细胞数量降至50～100个/μl就要重新启动治疗。根据这些指南，从美国患者的大型队列观测数据中发现没有证据显示在患者停止一级预防会增加感染MAC的风险[6]。

美国指南[2,5]还强调，可以对HIV感染的已经完成至少12个月MAC治疗的成人和青少年、或者这些没有症状的MAC患者以及对抗逆转录病毒治疗有稳定疗效（CD4+T细胞>100个/μl持续6个月以上）的患者停止二级预防（慢性维持疗法）。如果CD4+T细胞数量低于100个/μl，二级预防应该被重新启动。儿童中，CD4+T细胞数量阈值对于启动、停止或者重新开始预防取决于其年龄[1]。

然而，在英国，British Thoracic Society曾公布的指南中对于何时实施预防治疗尚未达成共识。如果对于CD4+T淋巴细胞低于50个/μl的患者给予预防治疗，首选药物是阿奇霉素，克拉霉素是替代药物，阿奇霉素联合利福布汀是第三种选择[3]。这些指南，部分基于在HAART广泛使用之前的研究，建议持续预防治疗[3]。

• 堪萨斯分支杆菌感染

英国指南指出堪萨斯分支杆菌感染可以用利福平（或利福布汀）和乙胺丁醇治疗[3]。HIV阴性的肺部感染患者通常接受9个月的治疗，而HIV阳性患者应该接受治疗2年或者直到痰检阴性至少12个月。对于HIV阳性的播散性感染，应同时给予克拉霉素，如果可能应联合异烟肼。大环内酯类和氟喹诺酮类在肺或播散性堪萨斯杆菌感染中的地位仍未明确。HIV阴性的肺外疾病患者，可以在切除被感染的淋巴结前应用利福平和乙胺丁醇。对于有些肺外疾病指南指出指导治疗的数据不够充分，但是认为应用利福平和乙胺丁醇9个月是合理的，如果没有疗效可加上丙硫异烟胺和链霉素或一种大环内酯类[3]。美国指南[5]建议应用利福平、乙胺丁醇和异烟肼治疗堪萨斯分支杆菌肺部感染至少持续到痰培养阴性12个月后。对于免疫功能不全的播散性疾病患者，治疗至少要求到免疫系统完全恢复。

• 其他机会性致病分支杆菌

对于玛尔摩分枝杆菌和蟾蜍分枝杆菌引起的**肺部感染**，英国指南建议给予HIV阴性患者利福平和乙胺丁醇治疗2年。肺外玛尔摩分枝杆菌感染应该用和肺外MAC和堪萨斯分支杆菌感染同样的治疗方法。玛尔摩分枝杆菌感染很少发生在艾滋病患者，如果需要可用利福平、乙胺丁醇和克拉霉素或是异烟肼。对于感染蟾蜍分枝杆菌的HIV阳性患者，指南指出没有证据表明哪种治疗可以作为基础，但是一般建议使用对播散性肺疾病或MAC感染的治疗方法[3]。

由快速增长的细菌（脓肿分支杆菌、龟分支杆菌、偶发分支杆菌和戈登分支杆菌）和其他菌种（日内瓦分支杆菌、嗜血分支杆菌、猿分支杆菌、苏加分支杆菌和溃疡分支杆菌）所致肺疾病，如果必要，可用手术治疗。药物治疗应该包括利福平、乙胺丁醇和克拉霉素。阿米卡星、头孢西丁、亚胺培南、喹诺酮类和磺胺类也有一定疗效。由这些致病菌导致的肺外疾病治疗方案有很多版本但目前尚无临床对照的研究[3]。据报道，可用克拉霉素、乙胺丁醇、环丙沙星成功治疗艾滋病合并猿分支杆菌感染[7]。外科治疗和彻底地抗菌药疗法已经应用于瘰疬分支杆菌感染[8]。使用异烟肼、利福平和乙胺丁醇方案治疗艾滋病合并隐藏分支杆菌感染可明显改善症状[9]。

由海分支杆菌（游泳池肉芽肿或鱼缸肉芽肿）引起的皮肤感染可用很多抗菌药疗法治疗[10]，包括利福平/乙胺丁醇[11]或异烟肼，利福布汀/环丙沙星[12]，米诺环素/复方磺胺甲噁唑[13]，克拉霉素/利福布汀[14]或环丙沙星[12]或乙胺丁醇[12]。克拉霉素、米诺环素、多西环素或复方磺胺甲噁唑作为单一疗法都已经被尝试过，但只是在小部分患者有效。美国指南[5]建议，对海分支杆菌感染的治疗，应用2种抗分枝杆菌药物直到1～2个月后感染症状消失，为一种比较合理的方法。

由溃疡分枝杆菌引起的布鲁里溃疡很难治疗通常需要手术，单一抗分枝杆菌治疗疗效很令人失望。而最近的证据显示抗菌药的联合应用可减少溃疡的愈合时间和复发率，减少或避免手术的必要性[15]。用利福平和链霉素治疗早期布鲁里溃疡的结节和斑块至少12周，治疗4周后抑制了溃疡的生长[16]。而且，在治疗期间损伤没有扩大。因此WHO建议应用利福平和链霉素或阿米卡星8周[17]。维多利亚的临床工作者[18]一致推荐手术是治疗布鲁里溃疡的最佳选择，外加应用抗菌药治疗。使用抗菌药可能达到更加保守的切除，并减少复发的危险。推荐的口服方案是：至少3个月利福平、克拉霉素、环丙沙星、莫西沙星。对于更严重的或广泛的疾病患者可能除了口服治疗还需要 4～8 周静脉滴注阿米卡星。关于其他治疗方案的报道，包括有较好的疗效在一个项规模试点研究中对 37 例布鲁里溃疡局部应用氮氧化合物[19]，在局部应用苯妥英后溃疡愈合[20]。

由嗜血分枝杆菌感染引起的皮肤疾病可用利福布汀、环丙沙星和克拉霉素作为起始阶段的治疗，随后用克拉霉素维持 2 年[21]。龟分支杆菌用克拉霉素和利奈唑胺治疗 1 个月后加改用克拉霉素 5 个月的方案有成功病例报道[22]。

1. CDC. Guidelines for the prevention and treatment of opportunistic infections among HIV-exposed and HIV-infected children: recommendations from CDC, the National Institutes of Health, the HIV Medicine Association of the Infectious Diseases Society of America, the Pediatric Infectious Diseases Society, and the American Academy of Pediatrics. *MMWR* 2009; **58** (RR-11): 1 166. Also available at: http://www.cdc.gov/mmwr/PDF/rr/rr5811.pdf (accessed 05/02/10)
2. CDC. Guidelines for prevention and treatment of opportunistic infections in HIV-infected adults and adolescents: recommendations from CDC, the National Institutes of Health, and the HIV Medicine Association of the Infectious Diseases Society of America. *MMWR* 2009; **58:** (RR-4): 1–207. Also available at: http://www.cdc.gov/mmwr/pdf/rr/rr5804.pdf (accessed 05/02/10)
3. Subcommittee of the Joint Tuberculosis Committee of the British Thoracic Society. Management of opportunist mycobacterial infections: Joint Tuberculosis Committee guidelines 1999. *Thorax* 2000; **55:** 210–18.
Also available at: http://www.brit-thoracic.org.uk/Portals/0/Clinical%20Information/Opportunist%20Mycobacteria/Guidelines/OppMyco.pdf (accessed 18/08/08)
4. Benson CA, *et al.* A prospective, randomized trial examining the efficacy and safety of clarithromycin in combination with ethambutol, rifabutin, or both for the treatment of disseminated Mycobacterium avium complex disease in persons with acquired immunodeficiency syndrome. *Clin Infect Dis* 2003; **37:** 1234–43.
5. American Thoracic Society. An official ATS/IDSA statement: diagnosis, treatment, and prevention of nontuberculous mycobacterial diseases. *Am J Respir Crit Care Med* 2007; **175:** 367–416. Correction. *ibid.*; 744–5. [dose] Also available at: http://ajrccm.atsjournals.org/cgi/reprint/175/4/367 (accessed 05/02/10)
6. Brooks JT, *et al.* Discontinuation of primary prophylaxis against Mycobacterium avium complex infection in HIV-infected persons receiving antiretroviral therapy: observations from a large national cohort in the United States, 1992—2002. *Clin Infect Dis* 2005; **41:** 549–53.
7. Barzilai A, *et al.* Successful treatment of disseminated Mycobacterium simiae infection in AIDS patients. *Scand J Infect Dis* 1998; **30:** 143–6.
8. Bailey WC. Treatment of atypical mycobacterial disease. *Chest* 1983; **84:** 625–8.
9. Piersimoni C, *et al.* Disseminated infection due to Mycobacterium celatum in patient with AIDS. *Lancet* 1994; **344:** 332.
10. Aubry A, *et al.* Sixty-three cases of Mycobacterium marinum infection: clinical features, treatment, and antibiotic susceptibility of causative isolates. *Arch Intern Med* 2002; **162:** 1746–52.
11. Donta ST, *et al.* Therapy of Mycobacterium marinum infections: use of tetracyclines vs rifampin. *Arch Intern Med* 1986; **146:** 902–4.
12. Laing RBS, *et al.* Antimicrobial treatment of fish tank granuloma. *J Hand Surg (Br)* 1997; **22B:** 135–7.
13. Gray SF, *et al.* Fish tank granuloma. *BMJ* 1990; **300:** 1069–70.
14. Laing RBS, *et al.* New antimicrobials against Mycobacterium marinum infection. *Br J Dermatol* 1994; **131:** 914.
15. Sizaire V, *et al.* Mycobacterium ulcerans infection: control, diagnosis, and treatment. *Lancet Infect Dis* 2006; **6:** 288–96.
16. Etuaful S, *et al.* Efficacy of the combination rifampin-streptomycin in preventing growth of Mycobacterium ulcerans in early lesions of Buruli ulcer in humans. *Antimicrob Agents Chemother* 2005; **49:** 3182–6.
17. WHO. *Provisional guidance on the role of specific antibiotics in the management of Mycobacterium ulcerans disease (Buruli ulcer).* Geneva: WHO, 2004.
Available at: http://whqlibdoc.who.int/hq/2004/WHO_CDS_CPE_GBUI_2004.10.pdf (accessed 13/12/06)
18. Johnson PD, *et al.* Consensus recommendations for the diagnosis, treatment and control of Mycobacterium ulcerans infection (Bairnsdale or Buruli ulcer) in Victoria, Australia. *Med J Aust* 2007; **186:** 64–8.
19. Phillips R, *et al.* Pilot randomized double-blind trial of treatment of Mycobacterium ulcerans disease (Buruli ulcer) with topical nitrogen oxides. *Antimicrob Agents Chemother* 2004; **48:** 2866–70.
20. Adjei O, *et al.* Phenytoin in the treatment of Buruli ulcer. *Trans R Soc Trop Med Hyg* 1998; **92:** 108–9.
21. Elsayed S, Read R. Mycobacterium haemophilum osteomyelitis: case report and review of the literature. *BMC Infect Dis* 2006; **6:** 70. Available at: http://www.biomedcentral.com/content/pdf/1471-2334-6-70.pdf (accessed 13/12/06)
22. Kyle SD, Porter WM. Mycobacterium chelonae infection successfully treated with oral clarithromycin and linezolid. *Br J Dermatol* 2004; **151:** 1101.

产科疾病

见子宫内膜炎（产后子宫内膜炎的预防及治疗），第161页；**早产**，第178页；**孕妇泌尿道感染**，第189页；**新生儿结膜炎**，第 171 页；**围生期链球菌感染**，第175页。

骨髓炎

见**骨与关节感染**，第155页。

外耳炎

外耳炎是外耳道皮肤炎症性疾病的总称，可由细菌、病毒、真菌或皮肤疾病如湿疹引起。外耳炎与湿度过大、温度升高、游泳、局部外伤或耳道阻塞有关。类型包括急性局限性外耳炎、急性弥漫性外耳炎（游泳耳）、慢性外耳炎和坏死性（恶性）外耳炎。急性弥漫性疾病以红斑、瘙痒、疼痛、溢脓、水肿、发胀和耳聋为特征。如果不予处理或处理不充分，可发展为慢性外耳炎。慢性外耳炎也可由变应性接触性皮炎或其他潜在的皮肤问题（如湿疹）引起。恶性外耳炎罕见，主要发生在免疫减弱者和糖尿病患者，如发生颞骨感染会威胁生命。

急性和慢性外耳炎的**治疗**包括彻底的清洗以及合适的酸化剂滴耳剂和（或）抗菌药滴耳剂，联用或不联用皮质激素类，尽管有人质疑局部使用抗菌药的价值。一项系统性综述[1]调查了耳部清洗、局部治疗（乙酸、抗菌药、皮质激素或联合使用）以及口服抗菌药对无并发症的急性外耳炎的治疗情况，发现局部治疗有效，但在短期治疗中，一种治疗优于另一种治疗的证据很少。由于含氨基糖苷类（如庆大霉素、新霉素、新霉素 B）或多黏菌素类的滴耳剂具有耳毒性，所以当耳膜穿孔时应避免使用这些滴耳剂。

不同类型外耳炎的处理方法已有描述[2～5]。

*急性局限性外耳炎*是毛囊的一种感染（疖病），一般由金黄色葡萄球菌引起。急性局限性外耳炎可引起剧烈疼痛，可用镇痛药如对乙酰氨基酚或布洛芬治疗。如果疖没有脓头（可让其自行溃破），可局部热疗，或全身治疗，即使用抗青霉素酶的青霉素如氟氯西林或一代头孢菌素如头孢氨苄[2]。也有建议局部使用抗菌药（通过留置在耳道的纱条）3～5 天[4]。有脓头的疖需要切开引流，然后局部使用抗菌药和（或）口服抗菌药 1 个疗程[2,4]。

*急性弥漫性外耳炎*常由金黄色葡萄球菌、表皮葡萄球菌和假单胞菌属引起。治疗包括彻底的耳道清洗，滴注含酸化剂（2%乙酸）的滴耳剂和含抗菌药（氨基糖苷类、氟喹诺酮类如环丙沙星和氧氟沙星、氯霉素或两性霉素 B）的滴耳剂（可联用或不联用皮质激素如地塞米松[2,4]）。某些情况下，可能需要使用抗真菌药。如果滴注较困难，可能需要用纱条[2]。对外耳道炎的严重病例，有必要行全身抗菌治疗[2,4]。

*慢性外耳道炎*的处理方法类似，尽管使用的局部抗菌药和皮质激素与急性疾病使用的可能不同[2]。

由暴发感染（尤其是假单胞菌）引起的*坏死性（恶性）外耳炎*比较罕见，但可发生于易感患者。局部抗菌治疗没有效果，应全身性应用抗假单胞菌的药物（如庆大霉素、头孢他啶、碳青霉烯类或氟喹诺酮类）4～8 周[2,4]。但环丙沙星耐药的现象已有报道[6]。也可用一种氨基糖苷类药物与另一种抗假单胞菌药物或青霉素类（如阿洛西林、哌拉西林或替卡西林）的联合治疗[2,4]。

1. Kaushik V, *et al.* Interventions for acute otitis externa. Available in The Cochrane Database of Systematic Reviews; Issue 1. Chichester: John Wiley; 2010 (accessed 17/03/10).
2. Brook I. Treatment of otitis externa in children. *Paediatr Drugs* 1999; **1:** 283–9.
3. Hughes E, Lee JH. Otitis externa. *Pediatr Rev* 2001; **22:** 191–7.
4. Ong YK, Chee G. Infections of the external ear. *Ann Acad Med Singapore* 2005; **34:** 330–34.
5. Osguthorpe JD, Nielsen DR. Otitis externa: review and clinical update. *Am Fam Physician* 2006; **74:** 1510–16.
6. Cooper MA, *et al.* Ciprofloxacin resistance developing during treatment of malignant otitis externa. *J Antimicrob Chemother* 1993; **32:** 163–4.

中耳炎

中耳炎是中耳炎症性疾病的总称，通常因为鼻咽部病毒感染而导致咽鼓管功能不全。中耳炎是儿童时期最常见的疾病之一。中耳炎的分类见下：

- *急性中耳炎*（AOM）可见于儿童，特别是幼儿，经常与细菌和（或）病毒感染相关，有时与上呼吸道感染相关。表现为快速起病、耳不适和疼痛。常见细菌病原体包括*肺炎链球菌*、*流感嗜血杆菌*和*卡他莫拉菌*（*卡他布兰汉菌*）。
- *复发性急性中耳炎*是指急性中耳炎频繁复发（半年之内复发 3 次或以上或者 1 年之内复发 4 次），可能由于复发或再感染。
- *伴渗液型中耳炎*（OME）或浆液性中耳炎，通常被称为“胶耳”，被定义为渗液在中耳内聚集不伴有局部或系统疾病。此病可能与反复发作的上呼吸道感染相关，特征为耳聋，而无一些其他症状。
- *慢性化脓性中耳炎*（CSOM）常为一次或多次急性中耳炎所致，与耳膜穿孔、持续感染以及中耳内炎症状态导致的持续或复发性排脓和耳聋相关。疾病分为非活动性和活动性的。非活动性病（咽鼓管-鼓室病）典型表现为耳膜穿孔、耳聋以及与上呼吸道感染相关的较多黏性分泌物。活动性病（上鼓室-骨窦病）可能会伴有骨受累的胆脂瘤。最常见感染的病原菌为*铜绿假单胞菌*以及厌氧菌。其他常见的需氧菌有类白喉杆菌、*金黄色葡萄球菌*和*克雷伯菌*[1]。

治疗

急性中耳炎（AOM）的治疗目的是缓解症状、避免并发症以及避免复发和进展为慢性病程。有时在密切的观察下，仅仅需要镇痛药（如对乙酰氨基酚）即可。尽管使用抗菌药目前还存在争议[3～5]，但是常用的给药方案包括一种全身用抗菌药联合镇痛药[2]。全身使用抗菌药的目的是快速缓解症状以及防止并发症。尽管荟萃分析和综述显示常规使用抗菌药获益不大[6～8]，但是从临床研究经验上来看，在未使用抗菌药的患者中并发症没有得到改善[4,8,9]。另一项荟萃分析[10]评估了 AOM 的自然病程，发现没有起始给予抗菌药治疗的儿童中，60%在 24h 之内症状改善，80%在 3 天之内症状改善。在没有立即给予抗菌药治疗的患者中，0.12%的儿童发生化脓性并发症；使用抗菌药治疗的患者中，0.24%的儿童发生化脓性并发症。一项系统性综述显示[9]，在没有使用抗菌药治疗的患者中，78%的儿童在 4～7 天内症状及体征缓解。但是一些临床医生质疑，尽管给予抗菌药治疗收益甚微，但还是有意义的，因此临床应当常规给予[6]。稍后的一篇综述显示使用抗菌药对于较小的幼儿有小收益[11]。一项荟萃分析[12]报道，在小于 2 岁双侧 AOM 的幼儿，以及在双侧 AOM 伴渗液的幼儿中使用抗菌药是获益最大的。另外的临床治疗建议推迟抗菌药使用至 72h 后，只在那些症状没有改善的患者中使用[8,13,14]。对于 AOM 的治疗，没有一个抗菌药品种优于其他[9]。其他局部或全身的辅助治疗如鼻黏膜血管收缩剂和抗组胺药是无效的[15]，对于使用镇痛药（包括皮质激素、局部麻醉药和 NSAIDs）的益处目前证据尚不充分[16]。

American Academy of Pediatrics 制订了对于 2 个月到 12 岁儿童的诊断和治疗非复杂性 AOM 的指南[17]。他们建议根据患儿的年龄、诊断确实性以及疾病的严重程度，对不同组的患儿进行不同时间的观察。这些患儿应该被给予全身性治疗，并观察 48～72h。如果患儿的病情恶化或者没有改善，应当给予全身抗菌药治疗。对于疼痛的治疗是很重要的，应当给予适当的镇痛药。如果需要给予抗菌药治疗，对于大多数儿童，推荐给予高剂量的阿莫西林（每日 80～90mg/kg）。对于病情严重或者对于阿莫西林治疗没有反应的患儿以及可能感染的病原体为*流感嗜血杆菌*或*卡他莫拉菌*的，应当给予高剂量阿莫西林/克拉维酸。对于青霉素过敏的患儿可以使用头孢菌素类、阿奇霉素或克拉霉素。英国对于 AOM 的治疗指南与美国相似[18]。

AMO 的疗程为 5～10 天或以上。临床研究综述显示[19]，对于非复杂性 AOM 的患儿，可给予 5 天疗程。American Academy of Pediatrics 推荐对于幼儿（6 岁以下）或病情严重患儿应给予 10 天的抗菌药疗程。对于 6 岁或以上病情轻到中度的患儿给予 5～7 天疗程[17]。

在中耳炎患儿中分离到的青霉素耐药*肺炎链球菌*时有报道，并有增加的趋势[20]。大约有 1/4 的*肺炎链球菌*、1/3 的*流感嗜血杆菌*和几乎所有*卡他莫拉菌*对青霉素和阿莫西林耐药[2]。但耐药率在不同的国家有所不同[21]，很多青霉素耐药菌株在体内对于高浓度的阿莫西林仍然敏感[20,22,23]。

对于*伴渗液型中耳炎*（OME）的最佳治疗方案是有争议的，大多数病例在 3 个月之内能够自行缓解。在美国[24]，已有对 2 个月到 12 岁儿童非复杂性疾病诊断和治疗的指南。指南推荐应当在手术之前仔细评估和观察患儿至少 3 个月。对腭裂和唐氏综合征患儿病情有可能发展恶化，应当转诊给专科医生。在英国，对 OME 治疗的指南同美国相似[25]。抗组胺药、黏膜去充血药和祛痰药是无效的[24～26]。口服或鼻黏膜局部使用皮质激素联合或不联合抗菌药仅有短期收益[27]，不作为常规治疗推荐[24,25]。一项荟萃分析[28]显示，使用抗菌药治疗 OME 没有益处，不推荐使用[24,25]。

*慢性化脓性中耳炎*的治疗目的是减少排液、清除感染、治愈鼓膜以及预防严重并发症。治疗方案包括洗耳（彻底清洗和擦拭耳）、全身给予抗菌药治疗以及局部使用杀菌剂或抗菌药治疗，有时也合并使用皮质激素。如果并发症进展，可能需要外科手术[1,29]。在鼓膜穿孔的患者使用氨基糖苷类或多黏菌素类滴耳剂存在争议，因为它们有耳毒性。但耳聋更似为未治疗的后果而不是短期使用滴耳剂的后果。一项系统性综述显示[29]，与没有给予药物治疗或局部给予杀菌剂治疗的结果相比，局部给予氟喹诺酮类滴耳剂的治疗效果更优。局部给予非喹诺酮类抗菌药滴耳剂的疗效与没有给予药物治疗或局部给予杀菌剂治疗的疗效比较，目前尚不明确。另一项系统性综述显示[30]，含氟喹诺酮类药物的滴耳剂对干耳患者疗效比全身给予抗菌药更有效。局部使用含非氟喹诺酮类或杀菌剂滴耳剂治疗的疗效尚不清楚，联合全身抗菌药治疗较单独使用局部抗菌药治疗相比，没有

额外收益。

预防

对于存在复发急性中耳炎高风险的患者可试用长期给予抗菌药预防[31,32]，但是其益处存在争议。一项荟萃分析[33]显示，使用抗菌药预防 AOM 复发的疗效有限，在 9 例使用的患儿中，只有 1 例患儿获益。稍后的另一项荟萃分析[34]显示，在治疗期间，抗菌药的使用可能能够减少复发，但是治疗的长期效果不明确。在 5 例使用的患儿中，只有 1 例患儿受益。

木糖醇可抑制肺炎链球菌的生长，有报道使用含木糖醇口嚼胶[35,36]或糖浆可减少小幼儿中 AOM 的发作次数[36,37]。随机研究[35,36]显示，含木糖醇口嚼胶在儿童中可减少 40% 的复发率。但是在急性呼吸道感染[38]时单独使用木糖醇是无效的，并且每天需要使用 5 次，这使得治疗方案不切实际[35,36]。

使用肺炎球菌疫苗来预防 AOM 已经被尝试使用，但是非结合多价多聚糖疫苗不能预防 2 岁以下患儿 AOM[23,39]，疫苗在年长的儿童中疗效也有限[39]。一项荟萃分析[39]发现，在婴儿期使用 7 价肺炎链球菌结合疫苗在减少 AOM 复发次数方面有微弱的益处。给予 7 价肺炎链球菌结合疫苗并继以 23 价肺炎链球菌多聚糖疫苗，对感染复发的年长儿童预防再发没有益处。

免疫接种在减少发作次数上有一定的作用同时也能够防止抗菌药耐药性的发展[23]。但是使用结合肺炎链球菌疫苗导致 AOM 相关病原体从疫苗型肺炎链球菌向非疫苗型肺炎链球菌以及流感嗜血杆菌转变[23]。

1. Wintermeyer SM, Nahata MC. Chronic suppurative otitis media. *Ann Pharmacother* 1994; **28:** 1089–99.
2. Hendley JO. Otitis media. *N Engl J Med* 2002; **347:** 1169–74.
3. Browning GG. Childhood otalgia: acute otitis media 1. *BMJ* 1990; **300:** 1005–6.
4. Majeed A, Harris T. Acute otitis media in children. *BMJ* 1997; **315:** 321–2.
5. Damoiseaux RAMJ, *et al.* Primary care based randomised, double blind trial of amoxicillin versus placebo for acute otitis media in children aged under 2 years. *BMJ* 2000; **320:** 350–4.
6. Rosenfeld RM, *et al.* Clinical efficacy of antimicrobial drugs for acute otitis media: metaanalysis of 5400 children from thirty-three randomized trials. *J Pediatr* 1994; **124:** 355–67.
7. Del Mar C, *et al.* Are antibiotics indicated as initial treatment for children with acute otitis media? A meta-analysis. *BMJ* 1997; **314:** 1526–9.
8. Froom J, *et al.* Antimicrobials for acute otitis media? A review from the International Primary Care Network. *BMJ* 1997; **315:** 98–102.
9. Takata GS, *et al.* Evidence assessment of management of acute otitis media: I— The role of antibiotics in treatment of uncomplicated acute otitis media. *Pediatrics* 2001; **108:** 239–47.
10. Rosenfeld RM, Kay D. Natural history of untreated otitis media. *Laryngoscope* 2003; **113:** 1645–57.
11. Glasziou PP, *et al.* Antibiotics for acute otitis media in children. Available in The Cochrane Database of Systematic Reviews; Issue 1. Chichester: John Wiley; 2004 (accessed 22/05/07).
12. Rovers MM, *et al.* Antibiotics for acute otitis media: a meta-analysis with individual patient data. *Lancet* 2006; **368:** 1429–35.
13. Little P, *et al.* Pragmatic randomised controlled trial of two prescribing strategies for childhood acute otitis media. *BMJ* 2001; **322:** 336–42.
14. McCormick DP, *et al.* Nonsevere acute otitis media: a clinical trial comparing outcomes of watchful waiting versus immediate antibiotic treatment. *Pediatrics* 2005; **115:** 1455–65.
15. Chonmaitree T, *et al.* A randomized, placebo-controlled trial of the effect of antihistamine or corticosteroid treatment in acute otitis media. *J Pediatr* 2003; **143:** 377–85.
16. Foxlee R, *et al.* Topical analgesia for acute otitis media. Available in The Cochrane Database of Systematic Reviews; Issue 3. Chichester: John Wiley; 2006 (accessed 22/05/07).
17. American Academy of Pediatrics. Clinical practice guideline: diagnosis and management of acute otitis media. *Pediatrics* 2004; **113:** 1451–65.
Also available at: http://aappolicy.aappublications.org/cgi/reprint/pediatrics;113/5/1451.pdf (accessed 22/05/07)
18. UK National Library for Health. Clinical Knowledge Summaries. Otitis media—acute (issued Jan 2007; updated 2009). Available at: http://cks.library.nhs.uk/otitis_media_acute/view_whole_topic (accessed 30/04/10)
19. Kozyrskyj AL, *et al.* Short course antibiotics for acute otitis media. Available in The Cochrane Database of Systematic Reviews; Issue 2. Chichester: John Wiley; 2000 (accessed 22/05/07).
20. Klugman KP. Epidemiology, control and treatment of multiresistant pneumococci. *Drugs* 1996; **52** (suppl 2): 42–6.
21. Rovers MM, *et al.* Otitis media. *Lancet* 2004; **363:** 465–73. Correction. *ibid.*; 1080.
22. Pelton SI. New concepts in the pathophysiology and management of middle ear disease in childhood. *Drugs* 1996; **52** (suppl 2): 62–7.
23. Jacobs MR. Prevention of otitis media: role of pneumococcal conjugate vaccines in reducing incidence and antibiotic resistance. *J Pediatr* 2002; **141:** 287–93.
24. American Academy of Family Physicians, American Academy of Otolaryngology-Head and Neck Surgery, American Academy of Pediatrics Subcommittee on Otitis Media With Effusion. Otitis media with effusion. *Pediatrics* 2004; **113:** 1412–29. Also available at: http://pediatrics.aappublications.org/cgi/reprint/113/5/1412 (accessed 26/01/07)
25. UK National Library for Health. Clinical Knowledge Summaries. Otitis media with effusion (issued March 2007). Available at: http://cks.library.nhs.uk/otitis_media_with_effusion/view_whole_topic (accessed 18/08/08)
26. Griffin GH, *et al.* Antihistamines and/or decongestants for otitis media with effusion (OME) in children. Available in The Cochrane Database of Systematic Reviews; Issue 4. Chichester: John Wiley; 2006 (accessed 18/01/07).
27. Thomas CL, *et al.* Oral or topical nasal steroids for hearing loss associated with otitis media with effusion in children. Available in The Cochrane Database of Systematic Reviews; Issue 3. Chichester: John Wiley; 2006 (accessed 18/01/07).
28. Cantekin EI, McGuire TW. Antibiotics are not effective for otitis media with effusion: reanalysis of meta-analyses. *Otorhinolaryngol Nova* 1998; **8:** 214–22.
29. Macfadyen CA, *et al.* Topical antibiotics without steroids for chronically discharging ears with underlying eardrum perforations. Available in The Cochrane Database of Systematic Reviews; Issue 4. Chichester: John Wiley; 2005 (accessed 18/01/07).
30. Macfadyen CA, *et al.* Systemic antibiotics versus topical treatments for chronically discharging ears with underlying eardrum perforations. Available in The Cochrane Database of Systematic Reviews; Issue 1. Chichester: John Wiley; 2006 (accessed 18/01/07).
31. Roark R, Berman S. Continuous twice daily or once daily amoxicillin prophylaxis compared with placebo for children with recurrent acute otitis media. *Pediatr Infect Dis J* 1997; **16:** 376–81.
32. Teele DW, *et al.* Antimicrobial prophylaxis for infants at risk for recurrent acute otitis media. *Vaccine* 2001; **19** (suppl 1): S140–S143.
33. Williams RL, *et al.* Use of antibiotics in preventing recurrent acute otitis media and in treating otitis media with effusion: a meta-analytic attempt to resolve the brouhaha. *JAMA* 1993; **270:** 1344–51. Correction. *ibid.* 1994; **271:** 430.
34. Leach AJ, Morris PS. Antibiotics for the prevention of acute and chronic suppurative otitis media in children. Available in The Cochrane Database of Systematic Reviews; Issue 4. Chichester: John Wiley; 2006 (accessed 18/01/07).
35. Uhari M, *et al.* Xylitol chewing gum in prevention of acute otitis media: double blind randomised trial. *BMJ* 1996; **313:** 1180–4.
36. Uhari M, *et al.* A novel use of xylitol sugar in preventing acute otitis media. *Pediatrics* 1998; **102:** 879–84.
37. Uhari M, *et al.* Xylitol in preventing acute otitis media. *Vaccine* 2001; **19:** S144–S147.
38. Tapiainen T, *et al.* Xylitol administered only during respiratory infections failed to prevent acute otitis media. Abstract: *Pediatrics* 2002; **109:** 302.
Full version: http://pediatrics.aappublications.org/cgi/content/full/109/2/e19 (accessed 22/05/07)
39. Jansen AGSC, *et al.* Pneumococcal conjugate vaccines for preventing otitis media. Available in The Cochrane Database of Systematic Reviews; Issue 2. Chichester: John Wiley; 2009 (accessed 30/04/10).

胰腺炎

胰腺炎的全面治疗将在第2301页讨论。**胰腺坏死**是急性胰腺炎最严重的局部并发症。无菌性坏死的死亡率低，可以保守治疗[1]。如果原始的无菌性胰腺坏死合并了从肠道来的细菌感染，则致病率和死亡率增加[1,2]。如果感染明确存在并且培养提示为革兰阴性菌，抗菌药治疗可以选择一种碳青霉烯类、氟喹诺酮类联合甲硝唑，或者三代头孢菌素联合甲硝唑；万古霉素可作为治疗革兰阳性菌的选择[3]。

目前认为，使用抗菌药有益于在早期预防坏死合并感染。头孢菌素、碳青霉烯类和氟喹诺酮类由于在胰腺组织有很好的穿透性，因此研究较多[4]。但是考虑到细菌对抗菌药耐药性的增加和机会性真菌感染的可能性，因此在急性胰腺炎中使用抗菌药的价值尚不确定[5]，相关试验的结果有矛盾。一项系统性综述[6]显示，在 5 个研究中发现，尽管确诊胰腺坏死的患者使用的抗菌药品种不同（头孢呋辛、亚胺培南或甲硝唑联合环丙沙星或氧氟沙星）、剂量不同以及试验的实施方法不同，试验结果显示静脉抗菌药预防使用能够降低胰腺坏死患者的死亡风险，并且与降低胰腺坏死感染率唯一相关。随后一项包括了 7 个临床研究（其中 5 个临床研究为上一综述中提到的）的荟萃分析[4]显示，预防使用抗菌药没有降低胰腺坏死的感染率以及患者的死亡风险，提示常规使用预防性抗菌药无效。因此相关指南内容进行了修改。美国的指南[3]对于胰腺坏死的患者不推荐使用抗菌药预防。但是患者如果有败血症的征象，而且发现感染的来源，抗菌药应当被使用。如果没有明确感染来源，应当停止使用抗菌药。由于关于此内容尚没有达成共识，英国指南[2]对此没有推荐建议。但是如果预防性使用了抗菌药，疗程不能超过 14 天。

1. Frossard J-L, *et al.* Acute pancreatitis. *Lancet* 2008; **371:** 143–52.
2. Working Party of the British Society of Gastroenterology. Association of Surgeons of Great Britain and Ireland. Pancreatic Society of Great Britain and Ireland. UK guidelines for the management of acute pancreatitis. *Gut* 2005; **54** (suppl III): iii1–iii9. Also available at: http://www.bsg.org.uk/pdf_word_docs/pancreatic.pdf (accessed 23/12/08)
3. Banks PA, Freeman ML. Practice Parameters Committee of the American College of Gastroenterology. Practice guidelines in acute pancreatitis. *Am J Gastroenterol* 2006; **101:** 2379–2400. Also available at: http://www.acg.gi.org/physicians/guidelines/AcutePancreatitis.pdf (accessed 23/12/08)
4. Bai Y, *et al.* Prophylactic antibiotics cannot reduce infected pancreatic necrosis and mortality in acute necrotizing pancreatitis: evidence from a meta-analysis of randomized controlled trials. *Am J Gastroenterol* 2008; **103:** 104–10.
5. Kingsnorth A, O'Reilly D. Acute pancreatitis. *BMJ* 2006; **332:** 1072–6.
6. Villatoro E, *et al.* Antibiotic therapy for prophylaxis against infection of pancreatic necrosis in acute pancreatitis. Available in The Cochrane Database of Systematic Reviews; Issue 4. Chichester: John Wiley; 2006 (accessed 23/12/08).

盆腔炎性疾病

盆腔炎性疾病（PID）是一组女性上生殖道感染性疾病的统称，包括子宫内膜炎、输卵管炎、输卵管-卵巢脓肿和盆腔腹膜炎。一般经宫颈和子宫上行感染至输卵管，导致了输卵管炎，进而累及卵巢和腹膜，远期并发症包括不育和异位妊娠。宫内避孕工具的使用可能增加盆腔炎性疾病发病的概率，尽管这种概率可能被夸大[1]，但这种概率在植入避孕工具的前 20 天内最大[2]。

大部分盆腔炎性疾病是通过性交传播，淋病奈瑟菌曾是主要致病菌，但是沙眼衣原体的增多使其成为某些地区盆腔炎性疾病最常见的原因。其他微生物包括人型支原体，尿素分解脲原体；厌氧菌包括类杆菌属，消化球菌和消化链球菌属；革兰阴性肠道需氧菌如大肠杆菌；革兰阳性需氧菌如 B 组链球菌，其中一些微生物存在于引起细菌性阴道病（第154页）的异常菌丛中。因而，盆腔炎性疾病看来是由多种微生物引起的，有人认为淋病奈瑟菌和（或）沙眼衣原体的基础感染可以导致机会致病菌包括需氧菌和厌氧菌的感染[1]。

治疗时需广谱和经验给药，应包含具有对抗主要病原微生物的活性的药物，多数学者认为初始治疗应住院以便于胃肠外给药。

WHO[3]，英国专家组[4]以及美国 CDC[5]都制订了治疗指南，见下文。但是考虑到不同地区感染病原体分布以及细菌耐药性不同，治疗方案需要区域化。

- **WHO**
  - 住院患者：
    - 肌内注射头孢曲松 250mg，每日 1 次，加
      口服或静脉用多西环素 100mg，每日 2 次（或口服四环素 500mg，每日 4 次），加
      口服或静脉用甲硝唑 400～500mg，每日 2 次；或氯霉素 500mg，每日 4 次。
    - 静脉用克林霉素 900mg，每 8h 1 次，加
      静脉用庆大霉素 1.5mg/kg，每 8h 1 次。
    - 口服环丙沙星 500mg，每日 2 次；或肌内注射壮观霉素 1g，每日 4 次，加
      口服或静脉用多西环素 100mg，每日 2 次（或口服四环素 500mg，每日 4 次），加
      口服或静脉用甲硝唑 400～500mg，每日 2 次；或氯霉素 500mg，每日 4 次。

      在临床症状改善后，治疗还应继续给予 48h，然后继以多西环素或四环素口服 14 天。
  - 门诊患者：
    - 对于非复杂性淋球菌感染给予单剂肌内注射头孢曲松 125mg（见**淋病**，第181页）加
      口服甲硝唑 400～500mg，每日 2 次，联合口服多西环素 100mg，每日 2 次（或口服四环素 500mg，每日 4 次），疗程 14 天。
- **英国**
- 住院患者：

使用如下方案进行治疗直到症状改善后 24h，然后继以口服药物治疗，至少 14 天。

- 静脉用头孢西丁 2g，每日 3 次，加静脉用（或如果能够耐受可给予口服）多西环素 100mg，每日 2 次，直到临床症状改善，然后
  口服多西环素 100mg，每日 2 次，加口服甲硝唑 400mg，每日 2 次。
- 静脉用克林霉素 900mg，每日 3 次，加静脉用庆大霉素（2mg/kg 作为负荷量，然后 1.5mg/kg，每日 3 次，或每日 1 次单剂量给予 7mg/kg）直到临床症状改善，然后
  口服克林霉素 450mg，每日 4 次；或口服多西环素 100mg，每日 2 次加口服甲硝唑 400mg，每日 2 次。

备选方案如下，疗程 14 天：

- 静脉用氧氟沙星 400mg，每日 2 次，加
  静脉用甲硝唑 500mg，每日 3 次。
  - 静脉用环丙沙星 200mg，每日 2 次，加
    静脉用甲硝唑 500mg，每日 3 次，加
    静脉用或口服多西环素 100mg，每日 2 次。

对于耐受性差的轻中度病情妇女，可停用甲硝唑。但是使用甲硝唑可提高对厌氧菌感染的覆盖，已证实这对于病情严重的妇女是十分重要的。

- 门诊患者：
  - 单剂肌内注射头孢曲松 250mg 或头孢西丁 2g，联合口服丙磺舒 1g，然后
    口服多西环素 100mg，每日 2 次加口服甲硝唑 400mg，每日 2 次，疗程 14 天，或

- 口服氧氟沙星 400mg 加口服甲硝唑 400mg，均为每日 2 次，疗程 14 天。

- 美国
- 胃肠道外给药治疗方案：
  - 方案 A：静脉用头孢西丁 2g，每 6h 1 次或头孢替坦 2g，每 12h 1 次，加
    口服或静脉用多西环素 100mg，每 12h 1 次。
  - 方案 B：静脉用克林霉素 900mg，每 8h 1 次，加
    胃肠道外给予庆大霉素，负荷量 2mg/kg；然后 1.5mg/kg，每 8h 1 次。

对于每种治疗方案都应该持续至基本临床症状改善后 24h，然后继续给予口服治疗，总疗程 14 天。

- 对于方案 A，通常继以口服多西环素 100mg，每日 2 次；对于输卵管-卵巢脓肿的患者，在口服多西环素的基础上，可能再给予口服克林霉素或甲硝唑。
  - 对于方案 B，通常继以口服克林霉素 450mg，每日 4 次，或多西环素。对于输卵管-卵巢脓肿的患者，推荐给予口服克林霉素。

其他胃肠道外给药方案：

- 氨苄西林/舒巴坦 3g，每 6h 1 次加
  口服或静脉用多西环素 100mg，每 12h 1 次。
- 口服治疗方案：
  - 肌内注射单剂量头孢西丁 2g 加口服丙磺舒 1g，或肌内注射单剂量头孢曲松 250mg（或等量的三代头孢菌素），加
    口服多西环素 100mg，每日 2 次，联合或不联合口服甲硝唑 500mg，每日 2 次，疗程 14 天。

妊娠妇女疑有盆腔炎性疾病应当住院治疗，胃肠道外给予抗菌药[5]。

盆腔炎性疾病患者的性伴侣应当做相应的检查以及治疗[5]。

HIV 感染的盆腔炎性疾病妇女病情更容易进展为输卵管-卵巢脓肿，但是对于治疗的反应与没有 HIV 感染的患者相似[5]。

1. Pearce JM. Pelvic inflammatory disease. *BMJ* 1990; **300:** 1090–1.
2. Farley TMM, *et al.* Intrauterine devices and pelvic inflammatory disease: an international perspective. *Lancet* 1992; **339:** 785–8.
3. WHO. Guidelines for the management of sexually transmitted infections. Geneva: WHO, 2003. Also available at: http://whqlibdoc.who.int/publications/2003/9241546263.pdf (accessed 23/03/07)
4. Clinical Effectiveness Group (British Association for Sexual Health and HIV). United Kingdom National Guideline for the management of pelvic inflammatory disease (issued 14th February, 2005). Available at: http://www.bashh.org/documents/118/118.pdf (accessed 18/08/08)
5. CDC. Sexually transmitted diseases treatment guidelines 2006. *MMWR* 2006; **55** (RR-11): 1–94. Also available at: http://www.cdc.gov/mmwr/PDF/rr/rr5511.pdf (accessed 23/03/07) Updated recommended treatment regimens for gonococcal infections and associated conditions—United States, April 2007. Available at: http://www.cdc.gov/std/treatment/2006/GonUpdateApril2007.pdf (accessed 12/04/07)

消化性溃疡

革兰阴性菌幽门螺杆菌与慢性胃炎和消化性溃疡的发病有关，消化性溃疡治疗中推荐使用清除幽门螺杆菌的治疗方案（第1624页）。

围生期链球菌感染

B 组链球菌是围生期感染的主要原因，世界各地的发病率不同，常导致新生儿肺炎或败血症，有时引起脑膜炎。通过怀孕母亲的上生殖道感染。有建议在母亲怀孕期间给予合适的抗菌药治疗，可以防止新生儿 B 组链球菌感染[1]。但是系统性综述发现缺乏高质量的临床试验证据支持此措施[2]。最好能在怀孕时诊断出携带 B 组链球菌的母亲，但是这一点很难实施。能够增加新生儿感染的因素包括早产、破膜时间延迟、母亲发热、既往有新生儿感染 B 组链球菌、多次怀孕等，这些都将影响到是否给母亲分娩时预防性使用抗菌药。青霉素是首选药物。

美国指南[1]建议预防性治疗要基于完整的产前检查，如有需要，他们建议产时静脉使用青霉素，或者氨卡西林。对青霉素过敏但不属高危的，建议静脉使用头孢菌素作为替代；对青霉素严重过敏的可使用克林霉素和红霉素（静脉用）；或者在不清楚是否对克林霉素和红霉素耐药或敏感时，静脉用万古霉素。

在世界其他地区，包括欧洲，新生儿链球菌感染的发病率非常低，因此美国预防性治疗的标准可能并不适用[3,4]。

对于新生儿中 B 组链球菌疾病高发（超过 1.5/1000 存活婴儿）地区建议可使用另外一个措施，即出生时每个新生儿肌内给予单次剂量的青霉素[5]。尽管在一些非对照和随机的回顾性研究中显示了阳性的结果，但是一项综述[6]结果显示，在新生儿中常规使用肌内注射青霉素不能减少早期 B 组链球菌疾病的发生率或死亡率。

如**早产**（第178页）中所提到的，在孕妇中清除像 B 组链球菌这样的细菌感染可能降低早产的发病率。

目前防止新生儿感染的孕妇使用的 B 组链球菌疫苗正在研制之中。

1. CDC. Prevention of perinatal group B streptococcal disease: revised guidelines from CDC. *MMWR* 2002; **51** (RR-11): 1–22. Also available at: http://www.cdc.gov/mmwr/PDF/rr/rr5111.pdf (accessed 20/05/04)
2. Ohlsson A, Shah VS. Intrapartum antibiotics for known maternal Group B streptococcal colonization. Available in The Cochrane Database of Systematic Reviews; Issue 3. Chichester: John Wiley; 2009 (accessed 18/02/10).
3. Simpson AJA, Heard SR. Group B Streptococcus. *Lancet* 1995; **346:** 700.
4. Jakobi P, *et al.* New CDC guidelines for prevention of perinatal group B streptococcal disease. *Lancet* 2003; **361:** 351.
5. Siegel JD, Cushion NB. Prevention of early-onset group B streptococcal disease: another look at single-dose penicillin at birth. *Obstet Gynecol* 1996; **87:** 692–8.
6. Woodgate PG, *et al.* Intramuscular penicillin for the prevention of early onset group B streptococcal infection in newborn infants. Available in The Cochrane Database of Systematic Reviews; Issue 2. Chichester: John Wiley; 2004 (accessed 18/02/10).

腹膜炎

感染性腹膜炎是腹腔内感染的一种类型，是由被细菌或真菌（关于真菌性腹膜炎，见**抗真菌药的选择**项下，第496页）污染的腹腔而导致的腹膜炎症。腹膜炎可以分为原发性腹膜炎、继发性腹膜炎以及腹膜透析（PD）相关并发症。腹膜炎可伴有腹腔内脓肿和腹腔内脏器的脓肿，如肝，（见**肝脓肿**，第154页）、胰腺以及脾。

原发性腹膜炎 原发性腹膜炎或自发性细菌性腹膜炎没有特定的感染灶，常作为腹水的并发症出现，特别是在晚期肝脏疾病。感染的细菌包括大肠杆菌，其他肠道需氧菌和链球菌或肠球菌。厌氧菌感染非常少见。感染大多由单一的病原体引起。

在原发性腹膜炎中，由于腹水培养常常为阴性，因此初始抗菌**治疗**通常为经验性治疗，主要针对常见的病原体。既往，多种抗菌药联用，如氨苄西林联合氨基糖苷类。近期出现一些包括广谱青霉素、碳青霉烯类、氟喹诺酮类及青霉素类和β-内酰胺酶抑制药复合制剂的替代方案[1~4]。三代头孢菌素如头孢噻肟也被一些人认为是治疗的选择[1,2,5]。目前现有的证据没有显示使用头孢菌素在治疗感染和改善患者生存率方面较其他抗菌药存在优势[4]。

通常推荐静脉使用抗菌药，但是一些口服的抗菌药如阿莫西林－克拉酸、头孢克肟以及一些氟喹诺酮类抗菌药[4]也被试用，对于一些非复杂性感染可能有效。最优的疗程尚不清楚，通常 10～14 天，但是一项研究[6]显示，5 天疗程的治疗方案同 10 天疗程疗效相同。在大多数的临床研究中，抗菌药的使用天数根据症状和体征的缓解情况来决定，而不是事先规定疗程为几天[4]。

考虑到在第一次患原发性腹膜炎的患者有比较高的再发率，提倡长期**预防**治疗。一些研究显示，每日口服诺氟沙星与低复发率相关；其中一项研究显示，预防治疗后，1 年内的感染再发率从 68%降低至 20%[7]。有研究认为环丙沙星[8]和复方磺胺甲噁唑[9]有效。

另外，对于一些高危患者，可以给予长期预防治疗避免第一次发生原发性腹膜炎。极高危的患者包括：低血清钠或低腹水蛋白浓度，急性胃肠道出血，或肝病晚期[4,10]。一项荟萃分析[8]检验了在晚期肝功能不全或低腹水蛋白浓度的肝硬化患者中使用预防治疗的有效性，发现减少第一次发生原发性腹膜炎的相对危险下降了 28%，但是生存获益趋势没有达到统计学分析的显著性。短期给予抗菌药对于肝硬化伴低腹水蛋白浓度不伴胃肠道出血的患者可能有益处，但是支持这一观点的主要依据存在争议[11]。在这样的患者中预防原发性腹膜炎初次发作尚存争议，因此目前没有常规推荐[2,3,10]。相反的，短期使用抗菌药能够有效地降低感染的再次发作，包括腹膜炎，以及降低整体死亡率[12,13]。因此，对于所有的肝硬化伴急性胃肠道出血的患者，推荐常规给予疗程最少 7 天的抗菌药治疗[2]。虽然大多数研究中使用的是氟喹诺酮类抗菌药，其他的药物包括三代头孢菌素、碳青霉烯类和阿莫西林/克拉维酸也都曾尝试使用[13]。

继发性腹膜炎 继发性腹膜炎与胃肠道穿孔、某些炎症（如阑尾炎和憩室病）以及手术污染有关，通常是起始于消化道的混合感染。病原菌包括大肠杆菌和其他肠道需氧菌、厌氧菌（特别是脆弱拟杆菌）、肠球菌，有时还有铜绿假单胞菌。如果可能，及时控制感染的来源对于成功治疗是至关重要的，同时抗菌治疗也是重要的辅助措施。通常给予广谱抗菌药治疗，应该至少应能够覆盖肠道革兰阴性需氧菌和兼性菌，以及肠道革兰阳性链球菌。专性厌氧菌可从小肠远端、阑尾和结肠分离到，同时在机械性或麻痹性肠梗阻近端肠穿孔时可合并感染，也应予以覆盖[14]。另外，应该考虑到患者是否有耐药菌感染的特殊危险因素。对于有抗菌药暴露史或长期住院的患者，应该考虑覆盖铜绿假单胞菌[15]。同样的，对于医疗机构相关感染已知有 MRSA 定植，或者之前抗菌药治疗失败的患者，应该考虑对 MRSA 的覆盖[14]。对于病情严重患者伴头孢菌素用药史、免疫抑制以及有人工心脏瓣膜的患者，应该考虑对肠球菌的覆盖[16]。对于胃肠穿孔、吻合口瘘或严重的坏死性胰腺炎患者，还应该考虑给予经验性抗真菌治疗[15]。对于医疗机构相关感染，该医疗机构的细菌耐药监测结果是选择抗菌药的重要依据。

经验性治疗的抗菌药选择方案没有哪一种是最优或耐受性最好的[17]，Infectious Diseases Society of America（IDSA）根据患者感染的严重程度、社区获得或医疗机构获得的不同，推荐不同的单一或多药联合治疗方案[14]。

对轻到中度社区获得性感染，IDSA 推荐治疗方案如下：

- 单一治疗：使用替卡西林-克拉维酸、头孢西丁、厄他培南、莫西沙星或替加环素。
- 联合治疗：甲硝唑联合头孢唑啉、头孢呋辛、头孢曲松、头孢噻肟、左氧氟沙星或环丙沙星中一种。

对严重的社区获得性感染，IDSA 推荐给予广谱抗革兰阴性菌活性抗菌药[14]，方案包括：

- 单一治疗：使用美罗培南、亚胺培南-西司他丁、多利培南或哌拉西林-三唑巴坦。
- 联合治疗：甲硝唑联合环丙沙星、左氧氟沙星、头孢他啶或头孢吡肟中一种（见下文关于大肠埃希菌对喹诺酮耐药内容）。
- 联合治疗：甲硝唑、氨曲南联合一种对革兰阳性球菌有效的抗菌药。
- 对医疗机构相关感染，经验性抗菌药治疗应该参照该医疗机构自己的微生物和耐药监测数据，并且要求药物应该能够覆盖多数革兰阴性菌。推荐使用多药联合治疗，IDSA 推荐使用甲硝唑联合美罗培南、亚胺培南-西司他丁、多利培南、哌拉西林-三唑巴坦、头孢他啶或头孢吡肟中一种；多黏菌素或氨基糖苷类有可能需要使用[14]。

因为大多数脆弱拟杆菌对克林霉素、头孢替坦、头孢西丁和氟喹诺酮类显示了获得性耐药，因此上述这些药物不能单独用作初始治疗[14]。一些地区大肠埃希菌对氟喹诺酮类抗菌药显示高耐药性，因此除非该医院的微生物耐药监测显示氟喹诺酮类的敏感性超过 90%，否则氟喹诺酮类抗菌药不能用于经验性治疗[14]。

对于轻度到中度的社区获得性感染，使用超广谱覆盖革兰阳性菌和革兰阴性菌的抗菌药（如厄他培南和替加环素）没有益处，并且还有诱导病原体更为耐药的风险。同样的，考虑到氨基糖苷类抗菌药的潜在毒性，不应该推荐为常规用药，但是对于医疗机构相关感染或者患者对β-内酰胺类抗菌药或氟喹诺酮类不耐受的情况下，作用经验性用药的选择是合理的[14]。

静脉途径给药是常规给药方式，治疗在获得细菌培养结果后应该做相应的调整。抗菌药应使用到感染的临床症状好转及胃肠道功能正常后，感染源被充分控制，一般 5～7 天[15]。

预防术后感染相关内容见**外科感染**，第185页。

PD 腹膜炎 腹膜炎是腹膜透析（PD）的主要并发症。PD 腹膜炎与原发性腹膜炎相似而不同于继发性腹膜炎，通常是由单一的病原体感染引起。最常见的致病菌是革兰阳性细菌，尤其是葡萄球菌，但是目前革兰阴性菌（以肠杆菌科为代表）的感染愈加普遍，另外真菌现在也成为 PD 腹膜炎的重要致病因素[1]。感染源常常来自透析管或者外口的污染。

International Society for Peritoneal Dialysis 建议[18]，在选择抗菌药经验**治疗**时应基于所在医院或医疗中心既往引起腹膜炎的致菌谱；药物应该同时具有抗革兰阳性菌及革兰阴性菌的活性。多数情况下，使用一代头孢菌素如头孢唑啉或头孢噻吩就可以对革兰阳性球菌充分治疗，但是在一些中心甲氧西林耐药菌感染率较高，则经验性抗菌治疗可能需要使用万古霉素。药物对革兰阴性菌的覆盖应该包括铜绿假单胞菌，药物可选择氨基糖苷类、头孢他啶、头孢吡肟、碳青霉烯类或氨曲南。只有当地的耐药监测数据显示氟喹诺酮类敏感，才

可以用来对革兰阴性菌的治疗。

通过将抗菌药混于腹透液的方式腹腔内给药疗效优于静脉内给药。对于很多抗菌药，适合每日1次（在一次腹透交换液中给药）间隔给药，这同连续给药的效果相同[19]。万古霉素的给药间隔通常为每5～7天1次[18]。一旦明确了感染病原体，抗菌药应该调整为相应的窄谱抗菌药。对于治疗有效的病例，疗程通常为14天。如果为严重感染（如金黄色葡萄球菌、革兰阴性菌或肠球菌腹膜炎），疗程应延长至21天。

腹膜外口感染可应用口服耐青霉素酶的青霉素、一代头孢菌素如头孢氨苄或复方磺胺甲噁唑等来治疗革兰阳性菌感染，应予以避免常规使用万古霉素，但在出现甲氧西林耐药时可使用。利福平在出现严重金黄色葡萄球菌感染时加用，口服的氟喹诺酮类如环丙沙星可用于治疗革兰阴性菌感染[18]。腹腔内给头孢他啶可用于假单胞细菌属的感染，此炎症消散较慢且易复发。

通常长期**预防性**应用抗菌药没有效果，但是提倡对存在高危感染风险的患者间隔使用。推荐在腹透置管术围手术期给予抗菌药预防感染[18]，可以有效地减少术后1个月内腹膜炎的发生率[20]。鼻腔内携带金黄色葡萄球菌与增加外口感染发生率相关，鼻腔或外口处给予莫比罗星（给予乳剂，软膏可能会损伤腹透管）或外口处给予庆大霉素乳剂[18]。一项系统性综述提示鼻腔内金黄色葡萄球菌携带者使用莫比罗星，可以显著地降低整体外口感染率，但是没有显示可以降低腹膜炎的发病风险[20]。严格的无菌伤口护理以及尽可能减少腹透系统与家庭用水的接触可显著地降低腹膜炎发生率[21]。

1. Johnson CC, *et al.* Peritonitis: update on pathophysiology, clinical manifestations, and management. *Clin Infect Dis* 1997; **24:** 1035–47.
2. Rimola A, *et al.* Diagnosis, treatment and prophylaxis of spontaneous bacterial peritonitis: a consensus document. *J Hepatol* 2000; **32:** 142–53.
3. Koulaouzidis A, *et al.* Spontaneous bacterial peritonitis. *World J Gastroenterol* 2009; **15:** 1042–9.
4. Chavez-Tapia NC, *et al.* Antibiotics for spontaneous bacterial peritonitis in cirrhotic patients. Available in The Cochrane Database of Systematic Reviews; Issue 1. Chichester: John Wiley; 2009 (accessed 15/04/09).
5. Gilbert JA, Kamath PS. Spontaneous bacterial peritonitis: an update. *Mayo Clin Proc* 1995; **70:** 365–70.
6. Runyon BA, *et al.* Short-course versus long-course antibiotic treatment of spontaneous bacterial peritonitis: a randomized controlled study of 100 patients. *Gastroenterology* 1991; **100:** 1737–42.
7. Ginés P, *et al.* Norfloxacin prevents spontaneous bacterial peritonitis recurrence in cirrhosis: results of a double-blind, placebo-controlled trial. *Hepatology* 1990; **12:** 716–24.
8. Saab S, *et al.* Oral antibiotic prophylaxis reduces spontaneous bacterial peritonitis occurrence and improves short-term survival in cirrhosis: a meta-analysis. *Am J Gastroenterol* 2009; **104:** 993–1001.
9. Singh N, *et al.* Trimethoprim–sulfamethoxazole for the prevention of spontaneous bacterial peritonitis in cirrhosis: a randomized trial. *Ann Intern Med* 1995; **122:** 595–8.
10. Frazee LA, *et al.* Long-term prophylaxis of spontaneous bacterial peritonitis in patients with cirrhosis. *Ann Pharmacother* 2005; **39:** 908–12.
11. Cohen MJ, *et al.* Antibiotic prophylaxis for spontaneous bacterial peritonitis in cirrhotic patients with ascites, without gastrointestinal bleeding. Available in The Cochrane Database of Systematic Reviews; Issue 2. Chichester: John Wiley; 2009 (accessed 13/04/10).
12. Bernard B, *et al.* Antibiotic prophylaxis for the prevention of bacterial infections in cirrhotic patients with gastrointestinal bleeding: a meta-analysis. *Hepatology* 1999; **29:** 1655–61.
13. Soares-Weiser K, *et al.* Antibiotic prophylaxis for cirrhotic patients with gastrointestinal bleeding. Available in The Cochrane Database of Systematic Reviews; Issue 2. Chichester: John Wiley; 2002 (accessed 15/04/09).
14. Solomkin JS, *et al.* Diagnosis and management of complicated intra-abdominal infection in adults and children: guidelines by the Surgical Infection Society and the Infectious Diseases Society of America. *Clin Infect Dis* 2010; **50:** 133–64. Also published in *Surg Infect (Larchmt)* 2010; **11:** 79–109.
Also available at: http://www.idsociety.org/WorkArea/linkit.aspx?LinkIdentifier=id&ItemID=15966 (accessed 04/05/10)
15. Blot S, De Waele JJ. Critical issues in the clinical management of complicated intra-abdominal infections. *Drugs* 2005; **65:** 1611–20.
16. Harbarth S, Uckay I. Are there patients with peritonitis who require empiric therapy for enterococcus? *Eur J Clin Microbiol Infect Dis* 2004; **23:** 73–7.
17. Wong PF, *et al.* Antibiotic regimens for secondary peritonitis of gastrointestinal origin in adults. Available in The Cochrane Database of Systematic Reviews; Issue 2. Chichester: John Wiley; 2005 (accessed 15/04/09).
18. Piraino B, *et al.* Peritoneal dialysis-related infections recommendations: 2005 update. *Perit Dial Int* 2005; **25:** 107–31. Also available at: http://www.ispd.org/guidelines/03Piraino4237ISPD%20with%20watermark.pdf (accessed 27/06/06)
19. Wiggins KJ, *et al.* Treatment for peritoneal dialysis-associated peritonitis. Available in The Cochrane Database of Systematic Reviews; Issue 1. Chichester: John Wiley; 2008 (accessed 15/04/09).
20. Strippoli GF, *et al.* Antimicrobial agents for preventing peritonitis in peritoneal dialysis patients. Available in The Cochrane Database of Systematic Reviews; Issue 4. Chichester: John Wiley; 2004 (accessed 15/04/09).
21. Ludlam H, *et al.* Prevention of peritonitis in continuous ambulatory peritoneal dialysis. *Lancet* 1990; **335:** 1161.

百日咳

百日咳[1]是由一种呼吸道革兰阴性需氧菌百日咳杆菌所导致的感染性疾病，与之类似的副百日咳杆菌可引起相似但更轻的疾病。百日咳传染性很强，在儿童中发病率最高，在成年人当中的发病率要比既往认为的要高。通过对婴儿进行免疫接种，百日咳的发病率已经显著降低（见**百日咳疫苗**，第2150页），因此通过使用足量的疫苗进行有效的预防仍是最终目标。

红霉素可用于百日咳的治疗，其他新型的大环内酯类抗菌药克拉霉素和阿奇霉素也可用于百日咳的**治疗**，疗效相当[1～3]。一旦发生感染，抗菌药治疗可用来清除患者鼻咽部携带的百日咳杆菌，以消除患者的传染性。但是治疗并不改变百日咳的临床过程，因为直到该病发病前其诊断都是非常困难的。发病时细菌已经破坏了呼吸道并且释放出毒素。有效的治疗方案包括[2,3]：

- 第一天口服阿奇霉素500mg；随后4天每日250mg顿服。婴儿或儿童可给予每日口服阿奇霉素10mg/kg，3～5天；或第一天10mg/kg，随后4天每日5mg/kg顿服。
- 口服克拉霉素500mg，每日2次，7天。婴儿和儿童可给予口服克拉霉素7.5mg/kg，每日2次，7天。
- 口服红霉素500mg，每日4次，14天。婴儿和儿童可给予口服红霉素每日40～50mg/kg，分3～4次口服，7～14天；或者每日60mg/kg，分3次口服，14天。

对于不能耐受大环内酯类药物的患者可以使用复方磺胺甲噁唑替代治疗7～14天。土霉素和氯霉素因为潜在的不良反应，不推荐使用。

对于密切接触者也可给予大环内酯类抗菌药**预防**，可以给予相同的剂量，疗程从先证者咳嗽开始后3周[2]。但是保护性有限，一项系统性综述分析[3]显示，对于健康的接触者给予预防治疗的益处目前尚无有效的证据支持。

1. Crowcroft NS, Pebody RG. Recent developments in pertussis. *Lancet* 2006; **367:** 1926–36.
2. CDC. Recommended antimicrobial agents for the treatment and postexposure prophylaxis of pertussis: 2005 CDC Guidelines. *MMWR* 2005; **54** (RR-14): 1–16. Also available at: http://www.cdc.gov/mmwr/PDF/rr/rr5414.pdf (accessed 18/08/08)
3. Altunaiji S, *et al.* Antibiotics for whooping cough (pertussis). Available in The Cochrane Database of Systematic Reviews; Issue 3. Chichester: John Wiley; 2007 (accessed 27/06/08).

咽炎

咽炎和扁桃体炎是由相同病因引起的上呼吸道炎症，儿童多见。急性咽炎是一组口咽部的炎症综合征，包括扁桃体炎，实际上扁桃体炎是一种定位更准确的炎症。最常见的致病因素是病毒。咽痛是感冒、流行性感冒、传染性单核细胞增多症的常见症状。有关这些病毒感染的详细信息见**抗病毒药的选择**，第820页。

引起急性咽炎和扁桃体炎细菌因素中最重要的是A组β溶血性链球菌、化脓性链球菌。猩红热的致病菌可产生红疹毒素，引起咽炎和扁桃体炎。

考虑到病毒是主要的致病因素，因此，对于是否以及何时应用抗菌药治疗咽炎存在不同的观点。有人认为应在明确化脓性链球菌感染的诊断之后，也有人认为一旦怀疑有链球菌咽炎的可能性时应立即治疗，以减少晚期并发症如风湿热，并且对于清除咽喉部的化脓性链球菌也是十分必要的[1～3]。长期以来发达国家的风湿热的发病率都保持在很低的水平，但也有证据表明20世纪80年代中期在美国的部分地区曾复发过。因此，除了要缩短病程和避免传播以外，对链球菌咽炎进行抗菌药治疗也是预防风湿热的基本措施（见下文）。但是，对于那些风湿热发病率依然很低的国家，并不建议治疗咽喉部疼痛时常规使用抗菌药[4,5]。

青霉素是**治疗**咽炎或扁桃体炎的标准用药[6～8]，通常使用青霉素V口服10天，或单次肌注苄星青霉素作为备选治疗。这两种治疗方案也被WHO[7]和American Heart Association[8]推荐作为风湿热的初级预防（见**风湿热**，第179页），后者特别作为在患者不能耐受口服10天青霉素时的替代方案。口服阿莫西林也是有效的[7,9]，是确诊链球菌感染咽炎的进一步治疗选择[8]，但是一些医生建议在确诊为传染性单核细胞增多症的患者应避免经验性应用氨基青霉素（包括阿莫西林和氨苄西林），因其有引起斑丘疹的可能[10]。青霉素过敏的患者可以应用红霉素或其他大环内酯类药物，除非有对这类药物显著耐药的证据[7,8]，如在欧洲的一些地区[7]、美国[11]、日本[12]和芬兰[13]；如果有溶血隐秘杆菌（溶血棒状杆菌）感染的可能，大环内酯类也是比青霉素更好的选择，但如果有坏死梭形杆菌感染（见下文）的风险，则应避免使用大环内酯类药物。克拉霉素也可以使用[8]。口服头孢菌素类是另一类替代治疗药物，一项荟萃分析[14]显示口服头孢菌素治疗失败率是青霉素治疗失败的一半；一代头孢菌素的疗效并不比后期的头孢菌素差[14]，而由于其是窄谱抗菌药，所以更经常用到[8,14]。

尽管青霉素在大多数情况下都是有效的，但是逐渐增多的复发感染趋势已经引起人们的注意[15]。有些治疗失败可能是由于不能依从口服青霉素10天的疗程造成的，他们可能每日少服药或缩短治疗的时间。多项研究的荟萃分析支持每日2次青霉素V的用法与每日用3次或4次的效果相似[16]，但是每日1次的用法疗效较差，青霉素V的疗程短于10天时不能取得疗效[17,18]。也有证据表明可使用其他抗菌素来缩短疗程，研究证明使用5天或更短时间的红霉素[20]、阿莫西林/克拉维酸[21]、阿奇霉素[22,23]、克拉霉素[24]、交沙霉素[25]、泰利霉素[26]或头孢菌素[27]均可取得与青霉素V10天疗程同样的效果。但是，目前还没有结论性的研究，并且这些药都是广谱的并且价格昂贵[6]。

化脓性链球菌对青霉素的耐药少见。青霉素治疗失败导致感染复发的原因除依从性差外，还有可能是由于口咽部存在的产β-内酰胺酶的细菌保护了化脓性链球菌来对抗青霉素[28]，但这一理论被另一项针对462名儿童的研究所否定[29]。与青霉素V相比，对β-内酰胺酶更为稳定的抗菌药也是颇为有效的，包括口服的头孢克洛[30]、头孢呋辛酯[31]、头孢克肟[32]、头孢丙烯[33]、头孢羟氨苄[34]和阿莫西林与克拉维酸的复合制剂等[35,36]（但是有关氨基青霉素引起皮疹的风险见上文）。在12岁及以下儿童，克林霉素可用来清除引起反复发作扁桃体炎的化脓性链球菌和产β-内酰胺酶的细菌感染，但对于年龄更大的患者效果可能要差[37]。对于青霉素和红霉素治疗失败的暴发型链球菌性咽炎同样有效[38]。

咽部携带化脓性链球菌是常见的，尤其是学龄儿童。因此，存在这种细菌并不意味着就是急性感染。**清除**细菌通常不是必须的[7,8]，但有选择的清除可能是有益的。可单次肌注苄星青霉素，并口服4天的利福平[39]，另外口服10天的克林霉素同样有效[40]。为了彻底预防化脓性链球菌感染在密切接触人群的暴发流行，有人建议对这些人群全部预防性使用抗菌药[41]。

引起咽炎的其他微生物包括溶血隐秘杆菌（溶血棒状杆菌）、肺炎衣原体、白喉棒状杆菌（见**白喉**，第159页）、坏死梭形杆菌、淋病奈瑟菌（见**淋病**，第181页）、C组和G组β溶血性链球菌和厌氧菌。

A组溶血性隐秘杆菌是青壮年咽炎的重要病因，通常伴有猩红热样的皮疹，有报道称单次肌注苄星青霉素或口服10天的红霉素有效，但青霉素V无效[6]。

坏死梭形杆菌感染常见于青少年和成人，所引起的感染占这一年龄段急性咽炎病例的10%[42]。特别需要关注的是它与Lemierre综合征的相关性，危及生命的情况是以菌血症、感染迁移和颈内静脉化脓性血小板血栓形成为特征。坏死梭形杆菌对青霉素和头孢菌素敏感，但大环内酯类药物无效。因此应该避免在青少年和青年成人的急性咽炎患者中经验性应用大环内酯类药物治疗[42]。

对肺炎衣原体感染引起的咽炎，四环素或红霉素都是有效的抗菌药[43]。

全身应用皮质激素可用于急性咽炎缓解症状的治疗，一项荟萃分析显示[44]，有严重咽部溃疡和渗出的患者在抗菌药治疗的同时合并使用皮质激素24h，疼痛的完全缓解率是不用皮质激素治疗组的3倍。但是现在还不清楚皮质激素在镇痛作用以外是否还可以有其他益处，以及在不需要应用抗菌药的咽炎患者中使用皮质激素是否安全。

1. Anonymous. Bacterial pharyngitis. *Lancet* 1987; **i:** 1241–2.
2. Marcovitch H. Sore throats. *Arch Dis Child* 1990; **65:** 249–50.
3. Lang SDR, Singh K. The sore throat: when to investigate and when to prescribe. *Drugs* 1990; **40:** 854–62.
4. Little P, *et al.* Reattendance and complications in a randomised trial of prescribing strategies for sore throat: the medicalising effect of prescribing antibiotics. *BMJ* 1997; **315:** 350–2.
5. Del Mar CB, *et al.* Antibiotics for sore throat. Available in The Cochrane Database of Systematic Reviews; Issue 4. Chichester: John Wiley; 2006 (accessed 18/08/08).
6. Bisno AL. Acute pharyngitis. *N Engl J Med* 2001; **344:** 205–11.
7. WHO. Rheumatic fever and rheumatic heart disease. *WHO Tech Rep Ser 923* 2004. Also available at: http://www.who.int/cardiovascular_diseases/resources/en/cvd_trs923.pdf (accessed 02/03/10)
8. Gerber MA, *et al.* Prevention of rheumatic fever and diagnosis and treatment of acute streptococcal pharyngitis: a scientific statement from the American Heart Association Rheumatic Fever, Endocarditis, and Kawasaki Disease Committee of the Council on Cardiovascular Disease in the Young, the Interdisciplinary Council on Functional Genomics and Translational Biology, and the Interdisciplinary Council on Quality of Care and Outcomes Research: endorsed by the American Academy of Pediatrics. *Circulation* 2009; **119:** 1541–51. Also available at: http://circ.ahajournals.org/cgi/reprint/119/11/1541 (accessed 02/03/10)
9. Lennon DR, *et al.* Once-daily amoxicillin versus twice-daily penicillin V in group A β-haemolytic streptococcal pharyngitis. *Arch Dis Child* 2008; **93:** 474–8.
10. Scottish Intercollegiate Guidelines Network. Management of sore throat and indications for tonsillectomy: a national clinical guideline (issued January 1999). Available at: http://

www.sign.ac.uk/pdf/sign34.pdf (accessed 02/03/10)
11. Martin JM, *et al.* Erythromycin-resistant group A streptococci in schoolchildren in Pittsburgh. *N Engl J Med* 2002; **346:** 1200–6.
12. Maruyama S, *et al.* Sensitivity of group A streptococci to antibiotics: prevalence of resistance to erythromycin in Japan. *Am J Dis Child* 1979; **133:** 1143–5.
13. Seppälä H, *et al.* Resistance to erythromycin in group A streptococci. *N Engl J Med* 1992; **326:** 292–7.
14. Casey JR, Pichichero ME. Meta-analysis of cephalosporins versus penicillin for treatment of group A streptococcal tonsillopharyngitis in adults. *Clin Infect Dis* 2004; **38:** 1526–34.
15. Dillon HC. Streptococcal pharyngitis in the 1980s. *Pediatr Infect Dis J* 1987; **6:** 123–30.
16. Lan AJ, *et al.* The impact of dosing frequency on the efficacy of 10-day penicillin or amoxicillin therapy for streptococcal tonsillopharyngitis: a meta-analysis. Abstract: *Pediatrics* 2000; **105:** 414. Full version: http://pediatrics.aappublications.org/cgi/content/full/105/2/e19 (accessed 20/05/04)
17. Gerber MA, *et al.* Five vs ten days of penicillin V therapy for streptococcal pharyngitis. *Am J Dis Child* 1987; **141:** 224–7.
18. Strömberg A, *et al.* Five versus ten days treatment of group A streptococcal pharyngotonsillitis: a randomized controlled clinical trial with phenoxymethylpenicillin and cefadroxil. *Scand J Infect Dis* 1988; **20:** 37–46.
19. Altamimi S, *et al.* Short versus standard duration antibiotic therapy for acute streptococcal pharyngitis in children. Available in The Cochrane Database of Systematic Reviews; Issue 1. Chichester: John Wiley; 2009 (accessed 03/03/10).
20. Adam D, *et al.* Five days of erythromycin estolate versus ten days of penicillin V in the treatment of group A streptococcal tonsillopharyngitis in children. *Eur J Clin Microbiol Infect Dis* 1996; **15:** 712–17.
21. Syrogiannopoulos GA, *et al.* Two dosages of clarithromycin for five days, amoxicillin/clavulanate for five days or penicillin V for ten days in acute group A streptococcal tonsillopharyngitis. *Pediatr Infect Dis J* 2004; **23:** 857–65.
22. O'Doherty B, *et al.* Azithromycin versus penicillin V in the treatment of paediatric patients with acute streptococcal pharyngitis/tonsillitis. *Eur J Clin Microbiol Infect Dis* 1996; **15:** 718–24.
23. Hooton TM. A comparison of azithromycin and penicillin V for the treatment of streptococcal pharyngitis. *Am J Med* 1991; **91** (suppl 3A): 23S–26S.
24. Portier H, *et al.* Five day clarithromycin modified release versus 10 day penicillin V for group A streptococcal pharyngitis: a multi-centre, open-label, randomized study. *J Antimicrob Chemother* 2002; **49:** 337–44.
25. Portier H, *et al.* Groupe d'étude de pathologie infectieuse pédiatrique. Traitement des angines aiguës à streptocoque beta-hémolytique du groupe A chez l'enfant par la josamycine pendant cinq jours. *Arch Pediatr* 2001; **8:** 700–6.
26. Norrby SR, *et al.* Evaluation of 5-day therapy with telithromycin, a novel ketolide antibacterial, for the treatment of tonsillopharyngitis. *Clin Microbiol Infect* 2004; **10:** 615–23.
27. Pichichero M, Casey J. Comparison of European and U.S. results for cephalosporin versus penicillin treatment of group A streptococcal tonsillopharyngitis. *Eur J Clin Microbiol Infect Dis* 2006; **25:** 354–64.
28. Brook I. The role of β-lactamase-producing bacteria in the persistence of streptococcal tonsillar infection. *Rev Infect Dis* 1984; **6:** 601–7.
29. Gerber MA, *et al.* Potential mechanisms for failure to eradicate group A streptococci from the pharynx. *Pediatrics* 1999; **104:** 911–17.
30. Stillerman M. Comparison of oral cephalosporins with penicillin therapy for group A streptococcal pharyngitis. *Pediatr Infect Dis* 1986; **5:** 649–54.
31. Gooch WM, *et al.* Efficacy of cefuroxime axetil suspension compared with that of penicillin V suspension in children with group A streptococcal pharyngitis. *Antimicrob Agents Chemother* 1993; **37:** 159–63.
32. Kiani R, *et al.* Comparative, multicenter studies of cefixime and amoxicillin in the treatment of respiratory tract infections. *Am J Med* 1988; **85** (suppl 3A): 6–13.
33. Milatovic D, *et al.* Cefprozil versus penicillin V in treatment of streptococcal tonsillopharyngitis. *Antimicrob Agents Chemother* 1993; **37:** 1620–3.
34. Milatovic D, Knauer J. Cefadroxil versus penicillin in the treatment of streptococcal tonsillopharyngitis. *Eur J Clin Microbiol Infect Dis* 1989; **8:** 282–8.
35. Brook I. Treatment of patients with acute recurrent tonsillitis due to group A β-haemolytic streptococci: a prospective randomized study comparing penicillin and amoxycillin/clavulanate potassium. *J Antimicrob Chemother* 1989; **24:** 227–33.
36. Dykhuizen RS, *et al.* Phenoxymethyl penicillin versus co-amoxiclav in the treatment of acute streptococcal pharyngitis, and the role of β-lactamase activity in saliva. *J Antimicrob Chemother* 1996; **37:** 133–8.
37. Foote PA, Brook I. Penicillin and clindamycin therapy in recurrent tonsillitis: effect of microbial flora. *Arch Otolaryngol Head Neck Surg* 1989; **115:** 856–9.
38. Raz R, *et al.* Clindamycin in the treatment of an outbreak of streptococcal pharyngitis in a kibbutz due to beta-lactamase producing organisms. *J Chemother* 1990; **2:** 182–4.
39. Tanz RR, *et al.* Penicillin plus rifampin eradicates pharyngeal carriage of group A streptococci. *J Pediatr* 1985; **106:** 876–80.
40. Tanz RR, *et al.* Clindamycin treatment of chronic pharyngeal carriage of group A streptococci. *J Pediatr* 1991; **119:** 123–8.
41. Gray GC, *et al.* Hyperendemic Streptococcus pyogenes infection despite prophylaxis with penicillin G benzathine. *N Engl J Med* 1991; **325:** 92–7.
42. Centor RM. Expand the pharyngitis paradigm for adolescents and young adults. *Ann Intern Med* 2009; **151:** 812–15.
43. Grayston JT, *et al.* A new respiratory tract pathogen: Chlamydia pneumoniae strain TWAR. *J Infect Dis* 1990; **161:** 618–25.
44. Hayward G, *et al.* Corticosteroids for pain relief in sore throat: systematic review and meta-analysis. Abridged version: *BMJ* 2009; **339:** 488–90. Full version: http://www.bmj.com/cgi/reprint/339/aug06_2/b2976 (accessed 02/03/10)

Pinta 病

见**梅毒**，第182页。

鼠疫

鼠疫[1,2]病因是革兰阴性鼠疫耶尔森菌（假结核耶尔森菌鼠疫亚种），通过啮齿类动物和它们所携带的受感染的跳蚤传给人，曾在全世界广泛流行，如在中世纪欧洲的黑死病。20 世纪 80 年代报道的发病率最高的地区有坦桑尼亚、越南、巴西、秘鲁，最近在马达加斯加又有出现。鼠疫有多种类型，其中腺鼠疫是最常见的，其他类型包括：肺炎型鼠疫、败血病型鼠疫和脑膜炎型鼠疫。链霉素、四环素和氯霉素是治疗鼠疫[3]的传统用药，而链霉素则是选择治疗药。由于链霉素在杀菌时可能引起 Jarisch-Herxheimer 反应，这一点应牢记。并且孕妇禁用。也有报道称氨基糖苷类如庆大霉素和卡那霉素有效。尽管体外实验和动物实验提示氟喹诺酮类药物也有效[3]，但目前没有使用氟喹诺酮类药物治疗该病的临床经验。

英国推荐庆大霉素（妊娠期首选）为成人患者的治疗药物，当患者不适于用氨基糖苷类抗菌药时可用环丙沙星或多西环素，也作为儿童患者治疗的一线用药，但多西环素只能用于 8 岁以上儿童。如果怀疑有鼠疫脑膜炎，可使用能通过血脑屏障的氯霉素[3]。WHO 也提供了相似的信息[4]，磺胺类作为备选药物。欧洲指南[5]把链霉素或庆大霉素作为成人和儿童鼠疫一线治疗药物，并且建议将氧氟沙星和左氧氟沙星替代环丙沙星作为成人患者的二线治疗药物。

英国的指南[3]中推荐环丙沙星作为与鼠疫肺炎患者密切接触或鼠疫耶尔森菌播散后的高危成人或儿童的预防治疗；多西环素可作为 12 岁以上儿童的替代药物治疗。欧洲指南[5]中提供了相似的建议，但建议把氧氟沙星和左氧氟沙星作为成人的二线预防药物。其他建议使用的抗菌药包括复方磺胺甲噁唑[3,5]、氯霉素[3,5]和磺胺嘧啶[5]。

通过对 1994 年印度的鼠疫流行的评论，美国 CDC[6]的工作人员也注意到链霉素仍然是治疗鼠疫的首选药物，四环素和庆大霉素可作为备选，氯霉素是鼠疫脑膜炎的首选。他们认为面对面接触或与肺炎型鼠疫同处一室的密切接触者应预防性给药，此时成人和大龄儿童可使用四环素，小于 8 岁的儿童应使用磺胺类药物，氯霉素也有效[6]。

对通常治疗有效药物所耐药的一种耶尔森菌菌株已在马达加斯加的一位患者身上发现，使用复方磺胺甲噁唑和链霉素对此有效[7]。

1. Prentice MB, Rahalison L. Plague. *Lancet* 2007; **369:** 1196–1207.
2. Butler T. Plague into the 21st century. *Clin Infect Dis* 2009; **49:** 736–42.
3. Health Protection Agency. Guidelines for action in the event of a deliberate release: plague (issued April 2007). Available at: http://www.hpa.org.uk/web/HPAwebFile/HPAweb_C/1194947396073 (accessed 18/08/08)
4. WHO. *Plague manual: epidemiology, distribution, surveillance and control.* Available at: http://www.who.int/csr/resources/publications/plague/WHO_CDS_CSR_EDC_99_2_EN/en/ (accessed 27/06/06)
5. Bossi P, *et al.* Task Force on Biological and Chemical Agent Threats of the European Commission. BICHAT guidelines for the clinical management of plague and bioterrorism-related plague. *Eur Surveill* 2004; **9:** 1–6. Also available at: http://www.eurosurveillance.org/images/dynamic/em/v09n12/0912-230.pdf (accessed 04/02/10)
6. Campbell GL, Hughes JM. Plague in India: a new warning from an old nemesis. *Ann Intern Med* 1995; **122:** 151–3.
7. Galimand M, *et al.* Multidrug resistance in Yersinia pestis mediated by a transferable plasmid. *N Engl J Med* 1997; **337:** 677–80.

肺炎

肺炎[1]是一种以肺实质炎症伴出血的呼吸系统疾病。多因细菌或病毒感染所致，但在免疫受损患者，也可由真菌引起，还可因吸入化学性刺激物导致。肺炎是发生于世界各地、各年龄段的常见病，是老年人和慢性病和（或）终末期患者的主要死亡原因。肺炎的症状和体征主要包括寒战、咳嗽、呼吸困难、发热、头痛、乏力、胸膜性胸痛和咳痰。肺炎的治疗依赖于抗菌药的及时使用和病原体对抗菌药敏感性的确定。肺炎病例通常分为社区获得性肺炎和医院内获得性肺炎。社区获得性肺炎病例又可以进一步分为可以院外治疗的病例和需要住院治疗的病例。需要住院治疗的患者通常是因为感染了少见病原体和（或）有较重的基础病。发生于长期护理院的肺炎患者既可以按照社区获得性肺炎，也可以按照医院内获得性肺炎进行治疗。医院内获得性肺炎病例通常依据住院后发生肺炎的时间分类。这些分类方法也提供了对可能病原体和疾病严重程度的粗略判断。

其他类型的肺炎包括吸入性肺炎和各种类型的间质性肺炎［见**吸入综合征**（第1616页）和**间质性肺病**（第1438页）］。间质性肺炎是肿瘤患者的常见并发症，并且与一些药物（如胺碘酮、博来霉素和呋喃妥因）有关。

社区获得性肺炎 既往健康人群的社区获得性肺炎[2~7]（CAP）的主要病原体是肺炎链球菌。其他常见病原体包括流感嗜血杆菌和非典型病原体，如肺炎衣原体、肺炎支原体和嗜肺军团菌（见**军团菌病**，第167页）[2,5]。少见病原体包括金黄色葡萄球菌，常见于流感继发细菌感染，死亡率较高；卡他莫拉氏菌，常见于有慢性肺部疾病的患者；革兰阴性肠杆菌；铜绿假单胞菌、鹦鹉衣原体（见**鹦鹉热**，第179页）和伯纳特立克次体（见 **Q 热**，第179页）。革兰阴性杆菌在社区获得性肺炎，特别是既往健康的人群中很少见，虽然该病原体的比例在上升[8]，厌氧菌感染常见于吸入性肺炎。病毒是儿童肺炎的最常见病原体。

肺炎球菌性肺炎常常延续数日，在老年患者中发病隐秘。肺炎链球菌常常被认为对青霉素类（青霉素、阿莫西林或氨苄西林）、头孢菌素、红霉素或复方磺胺甲噁唑敏感，但是目前全球的耐药性正在上升，虽然还有一些地域性差异[9,10]。临床实践中，肺炎球菌性肺炎通常对大剂量的青霉素和头孢菌素反应较好，因此在一些国家仍然用青霉素作为 CAP 的常规治疗被认为是合理的。

CAP 的治疗常常由于病原体谱的增加以及对抗菌药的耐药性而复杂化。由于可能的病原体常常未知，初始治疗通常是经验性治疗。许多国家的机构发布了肺炎治疗指南[8,11~18]，虽然主要原则相似，但由于各地区感染谱以及耐药趋势，使用抗菌药种类和抗菌药使用的管理策略不同，使临床实践中的治疗必须地区化。各个国家的指南在临床实践中的执行情况也有差异。因此这些指南通常针对不同年龄患者、疾病的不同严重程度以及是否存在基础或伴随性疾病提供不同的治疗建议。

在英国，由 British Thoracic Society（BTS）制订了 CAP 治疗指南[8]。社区的初始经验性治疗推荐应用口服阿莫西林。青霉素过敏患者的替代治疗包括多西环素和大环内酯类（如克拉霉素和红霉素）。由于克拉霉素较红霉素有更好的耐受性和方便的剂量，因此更被推荐用于治疗。需要住院治疗的低危 CAP 的治疗原则是相似的，这些患者常常是由于一些非临床原因（如高龄、家庭偏好、不适当的家庭护理或不良的社会环境等）而入院。如果这些患者不能应用口服药物治疗，可以选用静脉注射阿莫西林、青霉素或克拉霉素作为替代治疗。

需要住院治疗的中重度 CAP 患者由非典型病原体感染（如军团菌）的可能性增加；因此经验性治疗需要在口服阿莫西林的同时合并使用克拉霉素或红霉素[8]。当口服药物不适用时，推荐静脉用阿莫西林或苄星青霉素，合并使用静脉克拉霉素。对于那些不能耐受 β-内酰胺类和大环内酯类药物者，可口服多西环素、左氧氟沙星或联合应用二代或三代头孢菌素（如头孢呋辛、头孢噻肟或头孢曲松）加克拉霉素[8]。

需要住院的高危 CAP 患者应该接受胃肠外药物作为经验性治疗，不论他们是否能口服药物。因为军团菌肺炎常常会引起严重后果，初始的经验性治疗应该包括适宜治疗。目前推荐的治疗方案[8]为联合广谱的对 β-内酰胺酶稳定的抗菌药，如阿莫西林-克拉维酸钾或二代、三代头孢菌素（如头孢呋辛、头孢噻肟或头孢曲松）加大环内酯类药物（特别推荐克拉霉素）。如果怀疑有危及生命的军团菌感染，应该考虑加用左氧氟沙星。青霉素联合应用左氧氟沙星或环丙沙星可作为上述治疗方案的替代治疗[8]。

对于少数其致病菌已经明确的社区获得性肺炎患者，参考当地微生物学建议，英国推荐的通常在医院中的治疗方案如下[8]。

- 肺炎链球菌：首选治疗为口服阿莫西林或静脉青霉素；备选治疗是口服克拉霉素或静脉头孢呋辛、头孢噻肟或头孢曲松。
- 肺炎支原体或肺炎衣原体：首选治疗为口服或静脉克拉霉素；备选治疗是口服多西环素，或口服或静脉氟喹诺酮类。
- 鹦鹉热衣原体或伯氏柯克斯体：首选治疗是口服多西环素；备选治疗是口服或静脉克拉霉素。
- 军团菌：首选治疗是口服或静脉一种氟喹诺酮类。备选治疗是口服或静脉克拉霉素（或必要时给阿奇霉素）。
- 流感嗜血杆菌（非 β-内酰胺酶产生菌）：首选治疗是口服或静脉阿莫西林；备选治疗是静脉头孢呋辛、头孢噻肟或头孢曲松，或口服或静脉一种氟喹诺酮类。
- 流感嗜血杆菌（β-内酰胺酶产生菌）：首选治疗是口服或静脉阿莫西林/克拉维酸制剂；备选治疗是静脉头孢呋辛、头孢噻肟或头孢曲松，或口服或静脉一种氟喹诺酮类。
- 革兰阴性肠杆菌：首选治疗是静脉头孢呋辛、头孢噻肟或头孢曲松；备选治疗是静脉氟喹诺酮类、亚胺培南或美罗培南。
- 铜绿假单胞菌：首选治疗是静脉头孢他定加用庆大霉素或妥布霉素；备选治疗是静脉环丙沙星或哌拉西林加用庆大霉素或妥布霉素。
- 金葡球菌（非甲氧西林耐药菌）：首选治疗是静脉氟氯西林加用或不加用口服或静脉利福平；备选治疗是

静脉万古霉素、利奈唑胺或替考拉宁加用或不加用口服或静脉利福平。

- 金葡球菌（甲氧西林耐药菌）：首选治疗是静脉万古霉素利奈唑胺或替考拉宁加用或不加用口服或静脉利福平。

在美国，对 CAP 的治疗指南由 Infectious Diseases Society of America（IDSA）和 American Thoracic Society（ATS）联合制订[12]。对于既往健康、没有耐药肺炎链球菌（DRSP）感染危险因素的门诊患者，推荐大环内酯类药物治疗（如红霉素、阿奇霉素或克拉霉素），多西环素为替代治疗。对于那些合并心肺疾病或其他合并症（如肾脏疾病、糖尿病、酒精依赖、恶性肿瘤或无脾）、服用免疫抑制药、在 3 个月内接受过抗菌药治疗或那些有 DRSP 感染的其他危险因素的患者，推荐应用"呼吸喹诺酮"（吉米沙星、左氧沙星或莫西沙星）。替代治疗包括 β-内酰胺类（高剂量阿莫西林加用或不加用阿莫西林/克拉维酸，或头孢曲松、头孢泊肟或头孢呋辛）加大环内酯类（或多西环素）。

住院的非 ICU 患者推荐治疗为 β-内酰胺类（头孢噻肟、头孢曲松、氨苄西林或厄他培南）加大环内酯类（或多西环素）。呼吸喹诺酮推荐用于青霉素过敏的患者。住院的 ICU 患者推荐治疗为 β-内酰胺类（头孢噻肟、头孢曲松、氨苄西林/舒巴坦）加大环内酯类或呼吸喹诺酮。β-内酰胺类过敏患者推荐用呼吸喹诺酮和氨曲南治疗。对于铜绿假单胞菌感染患者，推荐应用抗肺炎链球菌和抗假单胞菌 β-内酰胺类抗菌药（如哌拉西林/三唑巴坦、头孢吡肟、亚胺培南或美罗培南）加环丙沙星或左氧沙星治疗。替代治疗方案包括抗肺炎链球菌和抗假单胞菌 β-内酰胺类抗菌药加氨基糖苷类和大环内酯类药物，或抗肺炎链球菌和抗假单胞菌 β-内酰胺类抗菌药加氨基糖苷类和抗肺炎链球菌喹诺酮类药物。对于 β-内酰胺类过敏患者推荐应用氨曲南。社区获得 MRSA 感染患者，应加用万古霉素或利奈唑胺。

引起**儿童**肺炎的致病菌种类远多于成人。病毒，特别是呼吸道的合胞体病毒，是婴儿中常见的致病源。和成人一样，肺炎球菌是 4 岁以上儿童的常见致病菌。BTS 制订了儿童社区获得性肺炎治疗的指导原则[11]。由于阿莫西林对多绝大多数致病菌都是有效的，因此，阿莫西林被首选为 5 岁以下儿童经验性口服治疗的抗菌药。备用治疗是阿莫西林联合克拉维酸、头孢克洛、红霉素、克拉霉素或阿奇霉素。由于在年长儿童，肺炎支原体肺炎较常见，因此，对于 5 岁以上儿童，可将大环内酯类作为经验性治疗的一线用药。如疑为肺炎支原体或肺炎衣原体感染，无论年龄大小，也应选用大环内酯类药物治疗。如怀疑致病菌可能为肺炎链球菌，则任何年龄的患儿都应将阿莫西林作为一线治疗用药。如怀疑为金黄色葡萄球菌感染，选用一种大环内酯类，或阿莫西林与一种氟喹诺酮类药物联合治疗是适宜的。至于严重感染或当儿童不能口服抗菌药时，如呕吐，则应静脉用药治疗。严重肺炎的适宜静脉用药包括阿莫西林联合克拉维酸、头孢呋辛或头孢噻肟。如已知致病菌是肺炎链球菌，则可以单独使用青霉素治疗。沙眼衣原体是 3 个月内婴儿的又一个常见致病菌，可使用红霉素治疗，备选治疗药物为磺胺异噁唑。

新生儿肺炎通常是由母体阴道细菌，特别是 B 组链球菌、大肠杆菌和肺炎克雷伯菌所致。庆大霉素和青霉素或氨苄西林是一直被推荐的初治药物。至于新生儿 B 组链球菌感染的预防，请见第175页的**围生期链球菌感染**。

南非也有针对儿童 CAP 经验性治疗的指南[15]。推荐的治疗方案考虑了 HIV 感染的高发生率。推荐药物为阿莫西林，虽然标准剂量的阿莫西林已经能够治疗大多数肺炎链球菌肺炎病例，仍推荐应用大剂量阿莫西林（30mg/kg，每日给药 3 次）以克服并且限制肺炎链球菌耐药的产生，为了能够成功治疗高水平耐药的肺炎链球菌感染的儿童病例，需要考虑以下因素：

- 2 个月以下的婴儿更多有革兰阴性菌感染的可能，因此需要静脉应用氨基糖苷类或静脉应用头孢菌素。而 5 岁以上的儿童，更多有肺炎衣原体和肺炎支原体引起感染的可能，需要大环内酯类治疗（红霉素、克拉霉素或阿奇霉素）。
- HIV 感染儿童需要住院和那些有 HIV 感染高危因素或有症状 HIV 感染或严重营养不良的病例需要应用氨基糖苷类加经验性抗菌药治疗，或应用针对革兰阴性菌的有效药物治疗。
- 如果怀疑有肺孢子菌性肺炎，应加用复方磺胺甲噁唑。所有住院的小于 6 个月的 HIV 暴露婴儿应用复方磺胺甲噁唑作为经验性治疗，除非 HIV 感染状态为阴性，并且婴儿并非母乳喂养。对于年龄大一些的有 AIDS 特征的 HIV 感染儿童如果没有接受复方磺胺甲噁唑预防治疗，应用复方磺胺甲噁唑加阿莫西林和氨基糖苷类药物治疗。
- 如果怀疑金黄色葡萄球菌肺炎，应选择氯唑西林作为治疗药物。而 HIV 感染儿童中，60% 的社区获得 MRSA 感染病例对氯唑西林耐药，应选用万古霉素治疗。

肺炎链球菌疫苗（第2151页）和流感疫苗（第2138页）被广泛推荐用于有肺炎相关并发症高危因素的个体的主动免疫作为 CAP 的**预防**[8,12]。但是对成人接种肺炎链球菌疫苗（非联合疫苗）的荟萃分析[19]显示，接种疫苗并不能有效预防肺炎，即使在高危人群中也是如此。流感疫苗对降低老年人和免疫抑制患者 CAP 危险性的作用也有疑问[20]。

医院获得性肺炎和护理相关肺炎 肺炎发生于住院后至少 48h 后称为医院内或医院获得性肺炎（HAP），呼吸机相关性肺炎（VAP）是 HAP 中的一个特别亚型，在气管内插管和（或）机械通气至少 48h 后发生的肺炎定义为 VAP，通常是由于吸入定植于口咽部的致病源引起。虽然早发的 HAP（发生于住院后 4 天内）通常是由典型的社区获得性病原体感染引起，晚发的 HAP 则可能是由多种可能的病原体感染引起，其中很多对多种抗菌药耐药，包括机会致病革兰阴性杆菌如铜绿假单胞菌、不动杆菌属、嗜麦芽窄食单胞菌、洋葱博克霍尔德菌、肠杆菌和金黄色葡萄球菌。最近这些高度耐药菌在早发的 HAP 患者中的分离率逐渐升高，这可能与患者曾经的住院史和应用抗菌药有关，这导致了护理相关肺炎（HCAP）这一概念的产生。这类肺炎可以发生于以下情况的任何患者：在过去 3 个月内住院超过 2 天、居住于长期护理机构、接受静脉抗菌药治疗、化疗或在过去 1 个月接受伤口护理、住院或门诊血液透析[21,22]。HCAP 的病原体谱与晚发的 HAP 近似，这些患者也被认为是多重耐药细菌感染的高危人群。多重耐药细菌肺炎的其他危险因素包括免疫抑制疾病或免疫抑制药治疗以及患者所处社区或医疗单元的细菌对抗菌药耐药的高发生率。

广谱抗菌药治疗对 HAP 和 HCAP 是必需的，大部分初始化治疗都是经验性治疗。和 CAP 治疗一样，抗菌药的选择必须区域化。

对于早期发生的 HAP 或 VAP，或已知没有多重耐药菌感染和任何严重疾患危险因素存在的、与通气功能有关的肺炎患者，ATS[21]推荐的最初的经验性治疗用药如下：头孢曲松；左氧氟沙星、莫西沙星或环丙沙星；氨苄西林/舒巴坦；或厄他培南。至于晚期发作的感染，或存在有多重耐药菌感染的危险因素（包括可能的 HCAP），推荐的治疗如下：一种抗假单胞菌头孢菌素（头孢吡肟或头孢他定）；或一种抗假单胞菌碳青霉烯类（亚胺培南或美罗培南）或哌拉西林-三唑巴坦联合一种抗假单胞菌氟喹诺酮类药物（环丙沙星或左氧氟沙星）；或一种氨基糖苷类抗菌药（阿米卡星、庆大霉素或妥布霉素）。如可能为 MRSA，则应使用利奈唑胺或万古霉素。开始治疗时，所有患者都应静脉给药，然后尽可能改为口服用药。除铜绿假单胞菌感染外，应尽可能将传统的 14～21 天疗程缩短至 7 天，患者仍可显示较好的临床反应。英国也已经发布了 HAP、HCAP 和 VAP 的治疗指南[22]，并强调基于患者的个体情况（如抗菌药应用史、住院时间和合并疾病）以及本地区的病原体分布和药物耐药情况选择初始抗菌药治疗。对于 ICU 中需要接受机械通气 48h 或更长时间的患者，应选择性清洗消化道（见**重症监护**，第167页）以降低 VAP 的危险性。

免疫功能受损患者 免疫功能受损患者具有患肺炎的危险。除了前面提及的致病菌外，他们也易患结核分枝杆菌所致的条件感染（见**结核**，第187页）。像巨细胞病毒这样的病毒和真菌，特别是耶氏肺孢子菌（见第496页），也可引起这些患者的肺炎。

吸入性肺炎 将存在于上呼吸道的细菌吸入到肺中，通常是意识丧失或吞咽困难的结果，可以引起吸入性肺炎[23]。社区获得性肺炎主要是由厌氧菌引起，而在医院内获得的吸入性肺炎中发现还有革兰阴性菌和金黄色葡萄球菌。"吸入性肺炎"这一术语现有些混乱，因为它也指更为广泛的吸入，例如，与细菌性感染无关的胃酸吸入（Mendelson 综合征）所导致的化学性肺炎。肺脓肿通常是与厌氧菌有关的吸入性肺炎的后期特点。尽管明确病原学诊断的肺脓肿很少，但与之有关的特殊厌氧菌包括消化链球菌属、产黑素普雷沃菌（产黑素拟杆菌）和具核梭杆菌。几乎所有厌氧菌性肺部感染患者都接受的是经验性治疗。其中有些[23]工作结果表明了这样一个观点，即单纯青霉素和克林霉素治疗是不够的。即使是社区获得性肺炎，也需要用像三代头孢菌素、氟喹诺酮类和哌拉西林这样的对革兰阴性菌具有活性的抗菌药治疗。多数患有肺脓肿的患者治疗初期都应接受肠道外给药，直至他们退热，且临床表现改善。如必要，可改口服治疗数周或数月。

1. Hoare Z, Lim WS. Pneumonia: update on diagnosis and management. *BMJ* 2006; **332:** 1077–9.
2. File TM. Community-acquired pneumonia. *Lancet* 2003; **362:** 1991–2001.
3. Ostapchuk M, *et al.* Community-acquired pneumonia in infants and children. *Am Fam Physician* 2004; **70:** 899–908.
4. Epstein BJ, Gums JG. Optimal pharmacological therapy for community-acquired pneumonia: the role of dual antibacterial therapy. *Drugs* 2005; **65:** 1949–71.
5. Lutfiyya MN, *et al.* Diagnosis and treatment of community-acquired pneumonia. *Am Fam Physician* 2006; **73:** 442–50.
6. Niederman MS. Recent advances in community-acquired pneumonia: inpatient and outpatient. *Chest* 2007; **131:** 1205–15.
7. Garau J, Calbo E. Community-acquired pneumonia. *Lancet* 2008; **371:** 455–8.
8. Lim WS, *et al.* Pneumonia Guidelines Committee of the British Thoracic Society Standards of Care Committee. BTS guidelines for the management of community acquired pneumonia in adults: update 2009. *Thorax* 2009; **64** (suppl 3): iii1–iii55. Also available at: http://www.brit-thoracic.org.uk/Portals/0/Clinical%20Information/Pneumonia/Guidelines/CAPGuideline-full.pdf (accessed 24/02/10)
9. Garau J. Treatment of drug-resistant pneumococcal pneumonia. *Lancet Infect Dis* 2002; **2:** 404–15.
10. Felmingham D, *et al.* Increasing prevalence of antimicrobial resistance among isolates of Streptococcus pneumoniae from the PROTEKT surveillance study, and comparative in vitro activity of the ketolide, telithromycin. *J Antimicrob Chemother* 2002; **50** (suppl S1): 25–37.
11. British Thoracic Society. BTS Guidelines for the management of community acquired pneumonia in childhood. *Thorax* 2002; **57** (suppl 1): i1–i24. Also available at: http://www.brit-thoracic.org.uk/portals/0/Clinical%20Information/Pneumonia/Guidelines/paediatriccap.pdf (accessed 18/08/08)
12. Mandell LA, *et al.* Infectious Diseases Society of America/American Thoracic Society consensus guidelines on the management of community-acquired pneumonia in adults. *Clin Infect Dis* 2007; **44** (suppl 2): S27–S72. Also available at: http://www.journals.uchicago.edu/doi/pdf/10.1086/511159 (accessed 22/01/08)
13. Woodhead M, *et al.* European Respiratory Society, European Society of Clinical Microbiology and Infectious Diseases. Guidelines for the management of adult lower respiratory tract infections. *Eur Respir J* 2005; **26:** 1138–80. Also available at: http://erj.ersjournals.com/cgi/reprint/26/6/1138.pdf (accessed 18/08/08)
14. Brink A, *et al.* South African Thoracic Society (SATS). Guideline for the management of nosocomial infections in South Africa. *S Afr Med J* 2006; **96:** 642–52. Also available at: http://www.pulmonology.co.za/guidelines/nosocomial%20infections%20guideline.pdf (accessed 26/02/08)
15. Zar HJ, *et al.* Working Groups of the Paediatric Assembly of the South African Thoracic Society. Diagnosis and management of community-acquired pneumonia in childhood—South African Thoracic Society Guidelines. *S Afr Med J* 2005; **95:** 977–81, 984–90. Also available at: http://blues.sabinet.co.za/WebZ/Authorize?sessionid=0:autho=pubmed:password=pubmed2004&/AdvancedQuery?&format=F&next=images/ejour/m_samj/m_samj_v95_n12_a21.pdf (accessed 05/05/08)
16. Infectious Diseases Society of Taiwan, Taiwan Society of Pulmonary and Critical Medicine, and Medical Foundation in Memory of Dr. Deh-Lin Cheng. Guidelines on antimicrobial therapy of pneumonia in adults in Taiwan, revised 2006. *J Microbiol Immunol Infect* 2007; **40:** 279–83. Also available at: http://www.jmii.org/content/pdf/v40n3p279.pdf (accessed 05/03/08)
17. Miyashita N, *et al.* Japanese Respiratory Society. The JRS guidelines for the management of community-acquired pneumonia in adults: an update and new recommendations. *Intern Med* 2006; **45:** 419–28. Also available at: http://www.jstage.jst.go.jp/article/internalmedicine/45/7/419/_pdf (accessed 05/03/08)
18. Maxwell DJ, *et al.* Empiric management of community-acquired pneumonia in Australian emergency departments. *Med J Aust* 2005; **183:** 520–4.
19. Huss A, *et al.* Efficacy of pneumococcal vaccination in adults: a meta-analysis. *CMAJ* 2009; **180:** 48–58.
20. Jackson ML, *et al.* Influenza vaccination and risk of community-acquired pneumonia in immunocompetent elderly people: a population-based, nested case-control study. *Lancet* 2008; **372:** 398–405.
21. American Thoracic Society; Infectious Diseases Society of America. Guidelines for the management of adults with hospital-acquired, ventilator-associated, and healthcare-associated pneumonia. *Am J Respir Crit Care Med* 2005; **171:** 388–416. Also available at: http://www.thoracic.org/sections/publications/statements/pages/mtpi/guide1-29.html (accessed 25/05/06)
22. Masterton RG, *et al.* Guidelines for the management of hospital-acquired pneumonia in the UK: report of the working party on hospital-acquired pneumonia of the British Society for Antimicrobial Chemotherapy. *J Antimicrob Chemother* 2008; **62:** 5–34. Also available at: http://jac.oxfordjournals.org/cgi/reprint/62/1/5 (accessed 24/02/10)
23. Marik PE. Aspiration pneumonitis and aspiration pneumonia. *N Engl J Med* 2001; **344:** 665–71.

妊娠和新生儿

关于与妊娠有关的感染，请见**子宫内膜炎**（第161页）、**围生期链球菌感染**（第175页）和**早产**（见下文）部分。

早产

早产，无论有无胎膜早破，都可引起围生期发病率和死亡率的显著升高。有证据表明感染对胎膜早破的发生有重要作用，并且可能是其后果之一[1,2]。50%自发早产的发生由感染引起，支原体是最常见的从羊膜腔分离的病原体[3]。其他细菌包括 B 族链球菌、沙眼衣原体和其他与细菌性阴道病相关的病原体。对抗菌药的治疗作用也进行了评估。母亲应用抗菌药治疗可能会抑制宫缩，而对胎儿感染无治疗作用[2]，并对在亚临床感染时分娩延迟可能对新生儿评分不能达到最好表示了关注[4]。

对处理胎膜完整女性早产时，作为辅助治疗的常规抗菌药使用研究的一项荟萃分析[5]和系统性综述[1]结果表明，在新生儿发病率方面，没显示出有总体改善；而且发现新生儿死亡率实际上有所增加[5]。进一步的长期追踪研究[6]显示，母亲由于自发流产而接受过红霉素治疗的7岁年龄段儿童功能受损的发生率上升；而母亲接受过红霉素或阿莫西林/克拉维酸治疗的儿童脑瘫发生率也有上升趋势。

在胎膜早破女性中，一项荟萃分析[7,8]和系统性综述结果[2]都显示，抗菌药可能延迟分娩，并可减少母体发病率（胎膜炎症和产后感染）和一些方面的新生儿发病率（败血症、肺炎、心室内出血）。没有发现对新生儿的死亡率或与孕龄有关的发病率有影响[2,8]。长期追踪研究发现没有对儿童健康不利的证据[9]。但是发现母亲特别应用阿莫西林/克拉维酸后新生儿坏死性肠炎的发生率增加，因此最好避免在有早产风险的妇女中使用；红霉素可作为抗菌药的选择[2]。一项系统性综述和荟萃分析[3]评估了在妊娠期的第二个三个月有早产风险的妇女给予抗菌药治疗对早产发生率的影响。给予大环内酯类和克林霉素可降低早产的发生率，而单独给甲硝唑治疗则使高危人群中发生早产的风险增加。

在妊娠期间，生殖-泌尿道感染是新生儿发病率明显升高的一个原因。因此，分娩时给予抗微生物治疗是必要的（见**细菌性阴道病**，第154页；**衣原体感染**，第157页和**围生期链球菌感染**，第175页）。

1. King J, Flenady V. Prophylactic antibiotics for inhibiting preterm labour with intact membranes. Available in The Cochrane Database of Systematic Reviews; Issue 4. Chichester: John Wiley; 2002 (accessed 16/05/05).
2. Kenyon S, *et al.* Antibiotics for preterm rupture of membranes. Available in The Cochrane Database of Systematic Reviews; Issue 2. Chichester: John Wiley; 2003 (accessed 16/05/05).
3. Morency AM, Bujold E. The effect of second-trimester antibiotic therapy on the rate of preterm birth. *J Obstet Gynaecol Can* 2007; **29:** 35–44.
4. Brocklehurst P. Infection and preterm delivery. *BMJ* 1999; **318:** 548–9.
5. Egarter C, *et al.* Adjunctive antibiotic treatment in preterm labor and neonatal morbidity: a meta-analysis. *Obstet Gynecol* 1996; **88:** 303–9.
6. Kenyon S, *et al.* Childhood outcomes after prescription of antibiotics to pregnant women with spontaneous preterm labour: 7-year follow-up of the ORACLE II trial. *Lancet* 2008; **372:** 1319–27.
7. Mercer BM, Arheart KL. Antimicrobial therapy in expectant management of preterm premature rupture of the membranes. *Lancet* 1995; **346:** 1271–9. Correction. *ibid.* 1996; **347:** 410.
8. Egarter C, *et al.* Antibiotic treatment in preterm premature rupture of membranes and neonatal morbidity: a metaanalysis. *Am J Obstet Gynecol* 1996; **174:** 589–97.
9. Kenyon S, *et al.* Childhood outcomes after prescription of antibiotics to pregnant women with preterm rupture of the membranes: 7-year follow-up of the ORACLE I trial. *Lancet* 2008; **372:** 1310–18.

直肠炎

直肠炎是发生于直肠的炎症，可能由性传播病原体感染引起，最常见的病原体是淋病奈瑟菌、沙眼衣原体、苍白密螺旋体或单纯疱疹病毒。

美国CDC[1]推荐针对性传播直肠炎的经验性治疗方案为头孢曲松肌内注射125mg，每日1次，加口服多西环素100mg，每日2次，疗程7天。

对沙眼衣原体和淋病奈瑟菌引起的直肠炎的特异治疗将在**衣原体感染**（第157页）和淋病（第181页）中讨论。疱疹性直肠炎患者的治疗和生殖道疱疹（第824页）的治疗一样。

1. CDC. Sexually transmitted diseases treatment guidelines 2006. *MMWR* 2006; **55** (RR-11): 1–94. Also available at: http://www.cdc.gov/mmwr/PDF/rr/rr5511.pdf (accessed 23/03/07)

前列腺炎

参见**泌尿道感染**，第189页。

鹦鹉热

鹦鹉热（鸟疫）的致病菌是鹦鹉热衣原体[1,2]。通常是直接或间接接触感染的鸟类传播给人的。主要感染部位是肺部[1]。鹦鹉热的临床表现差别很大，从轻度的"流感样"症状到涉及多脏器的突发性中毒症状[1]。尽管并不是都很明显，但多数患者有咳嗽[1,3]。类似于脑膜炎的严重头痛是典型症状[2]。选择治疗的药物是四环素类[1,3]，尽早治疗可以拯救生命；由于短程治疗容易复发，所以推荐的疗程是21天[1]，尽管14天疗程也被广泛推荐[2]。备选用药是氯霉素[3]。红霉素或一个与之类似的大环内酯类药物也已被成功使用[4,5]。

1. Macfarlane JT, Macrae AD. Psittacosis. *Br Med Bull* 1983; **39:** 163–7.
2. Stewardson AJ, Grayson ML. Psittacosis. *Infect Dis Clin North Am* 2010; **24:** 7–25.
3. Abramowicz M, ed. The choice of antibacterial drugs. In: *Handbook of antimicrobial therapy.* 18th ed. New Rochelle NY: The Medical Letter, 2008; 73.
4. Morrison WM, *et al.* An outbreak of psittacosis. *J Infect* 1991; **22:** 71–5.
5. Chang KP, Veitch PC. Fever, haematuria, proteinuria, and a parrot. *Lancet* 1997; **350:** 1674.

Q热

Q热（query热）[1,2]是一种由伯氏柯克斯体引起的立克次体感染（第180页）。是在世界范围内发生的人兽互通病。经驯养的像牛和羊这样的动物传播给人。主要是通过吸入感染粉尘致病。50%～60%的Q热感染患者没有症状。有症状的急性感染通常表现为流感样发热，许多患者可以有肝炎或肺炎，并且进展为急性呼吸窘迫综合征。心内膜炎是慢性感染最常见的临床表现，也是最严重的Q热形式。这种感染难于治愈，通常需要延长治疗周期。在没有累及心脏的患者中，可出现长期无力和疲倦等后遗症。

亚临床的**急性感染**如果被发现后应该立即开始治疗，如果可能，治疗应该在症状发生后3天内开始。四环素类如多西环素治疗14天是治疗急性Q热的首选。大环内酯类对急性Q热感染的治疗作用尚不清楚，应用喹诺酮类药物治疗的临床资料也有限[1,2]。复方磺胺甲噁唑被推荐用于小于8岁的儿童[1]。**Q热心内膜炎**治疗困难得多，抗菌药治疗之外可能还需要外科治疗[2]。四环素单药治疗可以缓解症状，但不能清除伯氏科克斯体，抗菌药联合治疗的疗效已评估。多西环素联合利福平或单独应用环丙沙星[3]的长程治疗已经成功用于心内膜炎患者的个体治疗，而单独应用培氟沙星治疗[4]并不成功。一项回顾性研究中比较了单独应用多西环素或联合利福平、氟喹诺酮类（氧氟沙星或培氟沙星）或复方磺胺甲噁唑的疗效，推荐多西环素联合氟喹诺酮类[5]治疗至少3年；多西环素联合利福平治疗也是有效的，但大多数病例中，利福平常常在应用几个月后由于与同时服用的抗凝血药发生药物相互作用而停用。多西环素联合羟氯喹需要的疗程较短，并且复发率较应用多西环素联合氧氟沙星的患者低；两组的死亡率均为5%[6]。多西环素联合氯喹用于人工生物主动脉瓣和主动脉移植患者治疗2年成功的病例已经报道[7]。多西环素100mg，每日2次，联合羟氯喹200mg，每日3次，口服18个月，也被认为可以作为Q热心内膜炎的治疗选择[1,2]。不能耐受羟氯喹的患者的替代治疗为多西环素加氟喹诺酮类，疗程至少3～4年[2]。

妊娠期Q热会引起产科并发症，如自发流产、宫内发育迟缓、胎死宫内和早产[8]。有报道显示妊娠期应用复方磺胺甲噁唑治疗5周，可有效防止母亲慢性Q热的胎盘感染和产科并发症（特别是胎死宫内）[8]。

在某些国家，对那些日常接触受感染动物组织的职业人群，已使用了一种疫苗进行**预防**。

1. Parker NR, *et al.* Q fever. *Lancet* 2006; **367:** 679–88.
2. Hartzell JD, *et al.* Q fever: epidemiology, diagnosis, and treatment. *Mayo Clin Proc* 2008; **83:** 574–9.
3. Yebra M, *et al.* Ciprofloxacin in a case of Q fever endocarditis. *N Engl J Med* 1990; **323:** 614.
4. Cacoub P, *et al.* Q-fever endocarditis and treatment with the fluoroquinolones. *Arch Intern Med* 1991; **151:** 816, 818.
5. Levy PY, *et al.* Comparison of different antibiotic regimens for therapy of 32 cases of Q fever endocarditis. *Antimicrob Agents Chemother* 1991; **35:** 533–7.
6. Raoult D, *et al.* Treatment of Q fever endocarditis: comparison of 2 regimens containing doxycycline and ofloxacin or hydroxychloroquine. *Arch Intern Med* 1999; **159:** 167–73.
7. Calza L, *et al.* Doxycycline and chloroquine as treatment for chronic Q fever endocarditis. *J Infect* 2002; **45:** 127–9.
8. Carcopino X, *et al.* Managing Q fever during pregnancy: the benefits of long-term cotrimoxazole therapy. *Clin Infect Dis* 2007; **45:** 548–55.

回归热

回归热是由体虱或钝缘蜱属传播给人的疏螺旋体属螺旋体引起。回归热螺旋体引起虱传播回归热（LBRF）。LBRF的全球分布和发生率由于卫生条件的改善而明显下降；但是还有局部区域的流行，如非洲东北部或在受到战争和自然灾害影响的人群中。疏螺旋体属的许多种可以引起全球范围内分布的蜱传播回归热（TBRF），尤其在撒哈拉以南的非洲地区高度流行。

LBRF和TBRF的临床表现相似。起病很突然，常表现为高热（有时有瞻妄）、头痛、寒战、大汗、肌痛、关节痛和胃肠道功能紊乱。合并症包括鼻衄、胃肠道和中枢神经系统出血。如果没有进行治疗，症状会逐渐加重，最终导致危象。这包括两个阶段：寒战期的典型表现为强直、体温升高、高代谢；灌注期表现为体温下降、出汗、低血压，甚至死亡。TBRF病例死亡率极低。而未经治疗的LBRF死亡率很高，特别是在营养不良人群中。

回归热的治疗主要是四环素类如多西环素；青霉素或红霉素为次选治疗。如果可能应用口服药物治疗[1,2]。四环素、红霉素或氯霉素单次口服治疗对LBRF有效，蜱传播疾病由于治疗失败率和复发率较高，因此疗程需要7～10天[2]。抗菌药治疗在第一次口服药物后4h内常常引起Jarisch-Herxheimer反应，这与细胞杀伤因子的释放有关，症状与没有治疗患者危象期表现相似[2]，该反应在LBRF患者中更重。用对乙酰氨基酚、NSAIDs和皮质激素阻止该反应的尝试没有明显效果[2]。肿瘤坏死因子抗体也被尝试用于阻断该反应[3]。

1. Abramowicz M, ed. The choice of antibacterial drugs. In: *Handbook of antimicrobial therapy.* 18th ed. New Rochelle NY: The Medical Letter, 2008: 75.
2. Roscoe C, Epperly T. Tick-borne relapsing fever. *Am Fam Physician* 2005; **72:** 2039–44.
3. Fekade D, *et al.* Prevention of Jarisch-Herxheimer reactions by treatment with antibodies against tumor necrosis factor α. *N Engl J Med* 1996; **335:** 311–15.

呼吸道感染

虽在一些地区，黏膜炎莫拉菌（卡他布兰汉菌）致病的重要性正在增加，但主要的呼吸道社区获得性感染的致病菌还是肺炎链球菌和嗜血流感杆菌[1]。其他呼吸道致病菌包括肺炎衣原体、嗜肺军团菌和肺炎支原体。化脓性链球菌是肺炎的主要致病菌。金黄色葡萄球菌和像铜绿假单胞菌和克雷伯肺炎杆菌这样的革兰阴性菌可引起医院获得性感染。

非特异性的社区获得性呼吸道感染很常见，大多是病毒感染引起。由于其具有自限性，美国[1]和英国[2]指南都建议不应常规使用抗菌药，只在一些病情较重或有严重合并症危险因素的患者中可以使用抗菌药[2,3]。

关于上呼吸道感染的详细内容，请参见**会厌炎**（第162页）、**咽炎**（第171页）和**鼻窦炎**（第183页）；也见**中耳炎**（第173页）。关于下呼吸道感染，请见**支气管炎**（第156页）、**囊性纤维化**（第157页）和**肺炎**（第177页）；包括**军团菌病**（第167页）、**诺卡菌病**（第172页）、**百日咳**（第176页）和**结核**（第187页）在内的特殊原因引起的感染。关于鼻黏膜携带的葡萄球菌的清除，见**葡萄球菌感染**（第185页）。

对呼吸道感染症状的处理见**咳嗽**（第1476页）以及**发热和高热**（第10页）。

1. Snow V, *et al.* American College of Physicians, American Society of Internal Medicine, American Academy of Family Physicians, Centers for Disease Control. Principles of appropriate antibiotic use for treatment of nonspecific upper respiratory tract infections in adults. *Ann Intern Med* 2001; **134:** 487–9. Also available at: http://www.annals.org/cgi/reprint/134/6/487 (accessed 05/08/08)
2. NICE. Respiratory-tract infections—antibiotic prescribing: prescribing of antibiotics for self-limiting respiratory tract infections in adults and children in primary care (issued July 2008). Available at: http://www.nice.org.uk/nicemedia/pdf/CG69FullGuideline.pdf (accessed 03/03/10)
3. Petersen I, *et al.* Protective effect of antibiotics against serious complications of common respiratory tract infections: retrospective cohort study with the UK General Practice Research Database. Abridged version: *BMJ* 2007; **335:** 982–4. Full version: http://www.bmj.com/cgi/reprint/335/7627/982 (accessed 03/03/10)

风湿热

急性风湿热[1]主要发生在6～15岁的儿童，是具有致风湿病的A组β-溶血性链球菌、化脓性链球菌引起的诸如咽炎或扁桃体炎这样的上呼吸道感染的结果。虽然风湿热的发病机制不详，但可能与免疫机制有关。在最初感染后，出现风湿热的临床表现前，有1～5周的潜伏期。主要表现有关节炎、心肌炎、舞蹈症、边缘性红斑和皮下小结。对心脏的影响最为严重，而且是发展中国家儿童和青年主要的心血管死亡原因。风湿热与贫穷和居住条件拥挤有关。虽然在发达国家，风湿热的发病率呈戏剧性的下降，但在发展中国家，风湿热仍是一个主要问题。然而，有报道称在20世纪80年代美国中产阶级儿童[2]和招募的军人[3]中风湿热暴发。化脓性链球菌血清型的致病性增加可能与这次暴发有关[4]。在新西兰和澳大利亚的土著人中发病率也较高[5]。

American Heart Association（AHA）[6]、WHO[7]、澳大利亚和新西兰专家组[8]以及印度[9]都颁布了风湿热治疗和预防指南。通过一级预防，即及时治疗链球菌引起的上呼吸道感染，同时清除喉部的A组链球菌（GAS），通常可以预防风湿热的发生。青霉素类是一个选择用药，既可以单次肌内注射苄星青霉素，也可以连续 10 天口服青霉素 V 或阿莫西林[6,7]。注射剂包括苄星青霉素和普鲁卡因青霉素，后者由于注射时疼痛较苄星青霉素轻，适于作为儿童的替代治疗[6]。对于不能耐受青霉素的患者，窄谱的口服头孢菌素（如头孢羟氨苄或头孢氨苄）可以考虑用于没有Ⅰ型青霉素高敏反应的患者。进一步的治疗选择包括口服克林霉素和大环内酯类红霉素、克拉霉素和阿奇霉素。但是由于大环内酯类耐药的 GAS 在世界各地很多地区很常见，因此治疗失败的危险性很高[6]。对治疗咽喉部 GAS 的详细方案见**咽炎**（第176页）。清除 GAS 失败的病例多见于用过口服抗菌药的患者，在美国这类患者多是没有症状的慢性链球菌携带者[6]；通常不需要对该类患者进行再治疗[6,7]，而只有对有风湿热家族史的患者才需要再治疗[6]。有症状的患者再治疗可以选用相同的抗菌药或替代方案抗菌药治疗。应用青霉素初始治疗失败的患者，可以选用窄谱头孢菌素、克拉霉素、阿莫西林/克拉维酸或青霉素联合利福平作为替代治疗[6]。已经尝试采取在社区进行广泛的而不是限于对个体的初级预防[10,11]，但是对招募军人的研究显示，除非这一群体中每个人都接受了预防，否则在严格限定的社区内不能防止化脓性链球菌感染的发生[11]。

如果患有了急性风湿热，最初应该进行足疗程的青霉素治疗，作为清除 A 组链球菌的一级预防措施[6,8]。为防止瓣膜瘢痕形成，治疗还应包括卧床休息和抗炎药物治疗，通常使用的是皮质激素或水杨酸盐。然而，是否抗炎药物对这些长期后遗症有效尚不清楚[12]。对严重的舞蹈病可以给卡马西平和丙戊酸。由于在以后的链球菌性上呼吸道感染后，风湿热复发的风险很大，所以二级预防就是继续延长抗菌药的预防性应用时间。同样，青霉素是首选药物。尽管在复发可能性很大时，每 3 周肌注一次青霉素可保证疗效，而推荐的治疗方法通常是每 4 周肌注一次青霉素[6~8]。但该治疗方案目前已受到了在这种情形下每月一次给药治疗方案较高复发率报道的影响[13]。在中国台湾地区[14]进行的一项为期 12 年的研究结果证明，每 3 周 1 次较每 4 周 1 次苄星青霉素注射预防感染更有效。因此，对患有风湿热的成人和儿童，推荐使用每 3 周 1 次的治疗方案，尤其是在仍明显暴露于链球菌中的发展中国家。另外，尽管每月 1 次治疗多数患者都获得了成功，但药动学研究结果也已显示，肌注青霉素第 4 周，青霉素的血清浓度相对较低[15,16]。但是澳大利亚和新西兰的指南认为 4 周的方案适于大多数患者。至于青霉素以外的其他预防性治疗有口服青霉素 V 或磺胺嘧啶。但是长程治疗中患者的耐受性可能是一个问题[5,7,8]，大环内酯类被推荐用于少见的同时对青霉素和磺胺类过敏的患者[6]。磺胺类药物因为不能清除链球菌，因此不能用于一级预防[6,7]。二级预防的疗程取决于患者个体情况，但在那些有风湿性心脏炎的患者，用药应该至少持续至最后一次发作后 5 年，或持续至成年早期（18～20 岁）[6,7]，二者取时间更长者。那些有风湿性心脏炎但没有遗留瓣膜疾病的患者，应该接受预防治疗到至少 21 岁[6]或 25 岁[7]，或到最后一次发作后 10 年[6]，二者取时间更长者。至于那些不仅患有风湿性心脏炎，而且持续有瓣膜病的患者，应持续预防至少到 40 岁，有时甚至需要终生预防[6,7]。似乎是没有发现长期苄星青霉素应用可引起可怕的严重过敏反应情况[17]。

与链球菌培养阳性的风湿热患者有接触的家人也应接受治疗[6]。

由于风湿热导致的心脏风湿性瓣膜病患者在进行口腔或一些外科手术时，有发展为感染性心内膜炎的风险，因此应适当接受其他抗菌药的短期预防性治疗（见**心内膜炎**，第159页）。

1. Carapetis JR, *et al.* Acute rheumatic fever. *Lancet* 2005; **366:** 155–68.
2. Veasy LG, *et al.* Resurgence of acute rheumatic fever in the intermountain area of the United States. *N Engl J Med* 1987; **316:** 421–7.
3. Wallace MR, *et al.* The return of acute rheumatic fever in young adults. *JAMA* 1989; **262:** 2557–61.
4. Schwartz B, *et al.* Changing epidemiology of group A streptococcal infection in the USA. *Lancet* 1990; **336:** 1167–71.
5. Cilliers AM. Rheumatic fever and its management. *BMJ* 2006; **333:** 1153–6.
6. Gerber MA, *et al.* Prevention of rheumatic fever and diagnosis and treatment of acute streptococcal pharyngitis: a scientific statement from the American Heart Association Rheumatic Fever, Endocarditis, and Kawasaki Disease Committee of the Council on Cardiovascular Disease in the Young, the Interdisciplinary Council on Functional Genomics and Translational Biology, and the Interdisciplinary Council on Quality of Care and Outcomes Research: endorsed by the American Academy of Pediatrics. *Circulation* 2009; **119:** 1541–51. Also available at: http://circ.ahajournals.org/cgi/reprint/119/11/1541 (accessed 26/02/10)
7. WHO. Rheumatic fever and rheumatic heart disease. *WHO Tech Rep Ser 923* 2004. Also available at: http://www.who.int/cardiovascular_diseases/resources/en/cvd_trs923.pdf (accessed 05/08/08)
8. Heart Foundation of Australia, Cardiac Society of Australia and New Zealand. Diagnosis and management of acute rheumatic fever and rheumatic heart disease in Australia - an evidence-based review (issued June 2006). Available at: http://www.heartfoundation.org.au/document/NHF/PP-590_Diagnosis-Management_ARF-RHD_Evidence-Based%20Review_Sep06Update_FINAL.pdf (accessed 05/08/08)
9. Saxena A, *et al.* Working Group on Pediatric Acute Rheumatic Fever and Cardiology Chapter of Indian Academy of Pediatrics. Consensus guidelines on pediatric acute rheumatic fever and rheumatic heart disease. *Indian Pediatr* 2008; **45:** 565–73.
10. Colling A, *et al.* Minimum amount of penicillin prophylaxis required to control Streptococcus pyogenes epidemic in closed community. *BMJ* 1982; **285:** 95–6.
11. Gray GC, *et al.* Hyperendemic Streptococcus pyogenes infection despite prophylaxis with penicillin G benzathine. *N Engl J Med* 1991; **325:** 92–7.
12. Cilliers AM, *et al.* Anti-inflammatory treatment for carditis in acute rheumatic fever. Available in The Cochrane Database of Systematic Reviews; Issue 2. Chichester: John Wiley; 2003 (accessed 06/08/08).
13. Ayoub EM. Prophylaxis in patients with rheumatic fever: every three or every four weeks? *J Pediatr* 1989; **115:** 89–91.
14. Lue H-C, *et al.* Long-term outcome of patients with rheumatic fever receiving benzathine penicillin G prophylaxis every three weeks versus every four weeks. *J Pediatr* 1994; **125:** 812–16.
15. Kaplan EL, *et al.* Pharmacokinetics of benzathine penicillin G: serum levels during the 28 days after intramuscular injection of 1,200,000 units. *J Pediatr* 1989; **115:** 146–50.
16. Meira ZMA, *et al.* Evaluation of secondary prophylactic schemes, based on benzathine penicillin G, for rheumatic fever in children. *J Pediatr* 1993; **123:** 156–8.
17. International Rheumatic Fever Study Group. Allergic reactions to long-term benzathine penicillin prophylaxis for rheumatic fever. *Lancet* 1991; **337:** 1308–10.

立克次体感染

感染人类的立克次体科家族的细菌包括立克次体［见**斑疹热**，（第184页）和**斑疹伤寒**（第188页）］和伯氏柯克斯体（见 **Q 热**，第179页）。埃希菌（见**埃利希病**，第159页）是立克次体样细菌。五日热巴尔通体（五日热立克次体）（见**战壕热**，第187页）已不再被分类于立克次体。立克次体感染的选择性治疗通常是多西环素。氯霉素或氟喹诺酮类为次选药物。

1. Abramowicz M, ed. The choice of antibacterial drugs. In: *Handbook of antimicrobial therapy.* 18th ed. New Rochelle NY: The Medical Letter, 2008: 74.

沙门菌肠炎

见第165页。

输卵管炎

见**盆腔炎性疾病**，第174页。

败血症

一般而言，瞬时菌血症（指血液中存在细菌）一直都被认为是一个通常不引起合并症的、相当常见的情况。然而，没能控制的菌血症可导致出现像发热和休克这样严重症状的败血症。在发表的文章中，并没有都坚持这种区别，而且有时这个术语被替换使用。通过对涉及炎性介质反应的鉴别和对即使缺乏感染也一直被称为"脓毒病"情况的认识，促使了英国和美国对所使用术语进行再次评价[1]。在英国，一些权威机构[2]认为，由于"败血症"一词并不能区别疾病的严重程度，因此不应再使用。推荐将"脓毒病综合征"一词用于具有明显脏器功能不全的一般性全身反应。将"感染性休克"一词用于非低血容量或心脏原因所致的低血压患者。对于因这些炎性反应导致的各种综合征，American college of Chest Physicians and Society of Critical Care Medicine 提出了以下一系列定义[1,3]。

- **系统炎性反应综合征**（SIRS） 对感染或包括胰腺炎、缺血、创伤和出血性休克在内的其他各种严重的系统炎性反应。
- **脓毒病** 感染造成的 SIRS。
- **重度脓毒病** 与脏器功能不全、灌注异常（如乳酸酸中毒、少尿或精神状态的突然改变）或低血压有关的脓毒病。
- **感染性休克** 尽管有足够的体液，仍低血压伴灌注异常。
- **多脏器功能不全综合征**（MODS） 患有脏器功能改变的急性疾病患者，如不加以干涉将不能维持其内稳态。这可能是 SIRS 的原因，也可能是它的一个结果。

许多细菌都可以引起败血症[4]。**社区获得性**原发性败血症通常与某种特定的感染性疾病有关。例如脑膜炎双球菌性脑膜炎（第169页）伴有脑膜炎双球菌性败血症或肺炎（第177页）伴有链球菌性败血症。其中，肺炎链球菌和嗜血流感杆菌是儿童原发性败血症最常见的原因（尽管在一些对 b 型嗜血流感杆菌常规进行免疫的国家这种类型有改变）。革兰阴性杆菌和 B 组链球菌在新生儿最常见。**医院获得性**败血症通常是医源性的。可以作为手术或留置导管[5]的合并症发生，也可能与免疫功能低下患者的中性粒细胞减少有关（见**免疫受损患者的感染**，第166页）。医院获得性败血症通常与急性呼吸窘迫综合征有关（第1431页）。

无论什么原因引起的败血症都需要及时的经验性治疗[6~8]，而无需等待实验室结果报告。抗菌药的选择取决于感染的可能来源。例如，由大肠杆菌引起的泌尿系感染可能与革兰阴性杆菌败血症有关；伴有革兰阴性杆菌败血症的腹部脓毒病可以为大肠杆菌、肠球菌和厌氧菌混合感染所致。再有，金黄色葡萄球菌可以引起皮肤脓毒病、细菌性关节炎、急性骨髓炎和心肺分流术所致的革兰阳性菌败血症。抗菌药的使用可以反映社区或医院目前细菌耐药的类型。国际指南[9]推荐尽早开始静脉抗菌药治疗，在感染中毒性休克确诊的第一个小时内开始治疗；初始治疗药物应选择广谱抗菌药，覆盖所有可能的病原体，并且每天都应该重新评估以获得最优的疗效和防止耐药的发生。一旦得到感染病原体的药敏结果，应该立即开始由多药联合治疗到最适当的单药治疗的降阶梯治疗，经典的治疗疗程为 7～10 天。经验性治疗最初通常是选用青霉素和一种氨基糖苷类抗菌药。如怀疑有厌氧菌感染，则加用甲硝唑。在英国，*BNF 59* 推荐的社区获得性败血症的最初经验性治疗是，选择一种抗假单胞菌的广谱青霉素（如哌拉西林-三唑巴坦）或头孢菌素（如头孢呋辛）。对于医院获得性败血症，推荐使用一种抗假单胞菌的广谱 β-内酰胺类抗菌药（如头孢他定、哌拉西林-三唑巴坦、亚胺培南或美罗培南）。在上述两种情况下，如怀疑有假单胞菌感染，就应加用氨基糖苷类抗菌药。如怀疑有厌氧菌感染，则加用甲硝唑。如怀疑 MRSA，则应加用万古霉素。对于威胁生命的成人脓毒症，美国的指导原则[10]推荐一开始就使用一种三代或四代头孢菌素（头孢噻肟、头孢曲松、头孢他啶或头孢吡肟）；或哌拉西林-三唑巴坦；或亚胺培南；或美罗培南，联合万古霉素和一种氨基糖苷类抗菌药（庆大霉素、妥布霉素或阿米卡星）治疗。在感染致病菌没有被鉴定出来以前，而有一些信息可以作为治疗选择的依据时，建议选用下列治疗：

- 怀疑细菌性心内膜炎——头孢曲松联合万古霉素，也可联合庆大霉素；
- 怀疑为甲氧西林耐药葡萄球菌感染——万古霉素，单独或联合庆大霉素和（或）利福平。

一旦感染致病菌被鉴定出来，就应按照它们的敏感性和目前社区或医院感染的耐药类型来选择抗菌药。关于出现的肠球菌和葡萄球菌多重耐药株的治疗，请见**肠球菌感染**（第161页）和**葡萄球菌感染**（第185页）。

除抗菌药治疗外，脓毒病或感染性休克患者还需要严格的支持治疗（第1143页）。抑制脓毒症体内释放产生的内源性介导因子的特异性支持治疗临床疗效有限，其他辅助治疗包括内毒素抗体、抗细胞杀伤因子（如阿那白滞素和肿瘤坏死因子抗体）、可溶性肿瘤坏死因子受体、杀菌通透性增加蛋白、一氧化氮合成酶抑制剂、鸟苷酸环化酶抑制剂（如亚甲蓝）和血小板活化因子拮抗剂[11~13]。一项静脉应用多克隆免疫球蛋白的系统性综述[14]显示了其有望作为脓毒症和感染中毒性休克的辅助治疗发挥作用。特异性单克隆免疫球蛋白治疗无效[14]。有报道显示应用有抗血栓、抗炎和纤维蛋白原溶解作用的重组 C 反应蛋白（屈曲可净 α）治疗严重脓毒症患者可降低死亡率[15]。但这一益处仅限于有死亡高危因素的患者，一项系统性综述[16]发现支持在严重脓毒血症的成人和儿童患者中应用 C 反应蛋白的证据不足，而且常伴随有内出血的危险性增加。虽然认为严重脓毒血症患者的肾上腺皮质激素缺乏，大剂量的皮质激素治疗却发现并无益处，但应用小剂量皮质激素可以改善预后[6]。Surviving Sepsis Campaign[9]提出的国际指南认为小剂量静脉氢化可的松可以应用于治疗在补充足够血容量和应用血管活性药物后仍然持续低血压的成人感染中毒性休克患者。还可以应用口服氟氢可的松，但不推荐应用地塞米松。如果替代皮质激素治疗后有显著盐皮质激素活性缺乏的证据，则建议每日加用口服氟氢可的松[9]。这些指南发表的一项 499 例感染中毒性休克患者的多中心、随机、双盲、安慰剂对照研究结果[17]显示，小剂量氢化可的松在治疗 28 天时对无论全体患者还是对肾上腺皮质激素无反应患者的生存率或休克纠正率都没有显著影响，但是可以看到休克纠正的时间缩短。其他一些关于生理性抗凝血药如抗凝血酶Ⅲ[18]和组织因子通路抑制剂（替法可近）[19]的研究没有成功的报道。

新生儿败血症可以被分为**早发**和**迟发**两种。其中**早发**来自母亲生殖道，在出生后前几天就有表现。而**迟发**可能为医院获得的。引起早期脓毒症的常见致病菌包括肠球菌、大肠杆菌、嗜血流感杆菌、单核细胞增多性李斯特菌和链球菌。这些致病菌中的部分菌在新生儿也可引起脑膜炎（第169页）。对于早发和迟发脓毒病的经验性治疗主要是根据与其他患者类似的治疗原则进行，要考虑局部的感染类型和细菌耐药性，以及这一年龄组各种抗菌药的敏感性。然而，早期发生的脓毒病，通过母体或围产期非肠道治疗，通常可以被很好地控制。在**围生期链球菌感染**（第175页）中讨论了有关B组链球菌感染的预防问题。尽管已证明万古霉素可预防凝固酶阴性葡萄球菌感染，但并不推荐预防性使用这一药物[20]。已试用免疫球蛋白（见**新生儿感染**，第2149页）和非格司亭（见**中性粒细胞减少症**，第1038页）预防各种早产儿脓毒病。

1. Bone RC. Why new definitions of sepsis and organ failure are needed. *Am J Med* 1993; **95:** 348–50.
2. Lynn WA, Cohen J. Management of septic shock. *J Infect* 1995; **30:** 207–12.
3. American College of Chest Physicians/Society of Critical Care Medicine Consensus Conference Committee. Definitions for sepsis and organ failure and guidelines for the use of innovative therapies in sepsis. *Crit Care Med* 1992; **20:** 864–74.
4. Eykyn SJ, *et al.* The causative organisms of septicaemia and their epidemiology. *J Antimicrob Chemother* 1990; **25** (suppl C): 41–58.
5. Mermel LA, *et al.* Clinical practice guidelines for the diagnosis and management of intravascular catheter-related infection: 2009 Update by the Infectious Diseases Society of America. *Clin Infect Dis* 2009; **49:** 1–45. Also available at: http://www.journals.uchicago.edu/doi/pdf/10.1086/599376 (accessed 11/05/10) Correction. *ibid.* 2010; **50:** 457.
6. Mackenzie I, Lever A. Management of sepsis. *BMJ* 2007; **335:** 929–32.
7. Lever A, Mackenzie I. Sepsis: definition, epidemiology, and diagnosis. *BMJ* 2007; **335:** 879–83.
8. O'Brien JM, *et al.* Sepsis. *Am J Med* 2007; **120:** 1012–22.
9. Dellinger RP, *et al.* Surviving Sepsis Campaign: international guidelines for management of severe sepsis and septic shock: 2008. *Crit Care Med* 2008; **36:** 296–327.
10. Anonymous. The choice of antibacterial drugs. In: *Handbook of antimicrobial therapy.* 18th ed. New York: The Medical Letter, 2008: 48–57.
11. Baumgartner J-D, Calandra T. Treatment of sepsis: past and future avenues. *Drugs* 1999; **57:** 127–32.
12. Verhoef J, *et al.* Issues in the adjunct therapy of severe sepsis. *J Antimicrob Chemother* 1996; **38:** 167–82.
13. Opal SM, Yu RL. Antiendotoxin strategies for the prevention and treatment of septic shock: new approaches and future directions. *Drugs* 1998; **55:** 497–508.
14. Alejandria MM, *et al.* Intravenous immunoglobulin for treating sepsis and septic shock. Available in The Cochrane Database of Systematic Reviews; Issue 1. Chichester: John Wiley; 2002 (accessed 16/05/05).
15. Bernard GR, *et al.* Efficacy and safety of recombinant human activated protein C for severe sepsis. *N Engl J Med* 2001; **344:** 699–709.
16. Martí-Carvajal AJ, *et al.* Human recombinant activated protein C for severe sepsis. Available in The Cochrane Database of Systematic Reviews; Issue 1. Chichester: John Wiley; 2008 (accessed 14/05/10).
17. Sprung CL, *et al.* Hydrocortisone therapy for patients with septic shock. *N Engl J Med* 2008; **358:** 111–24.
18. Warren BL, *et al.* High-dose antithrombin III in severe sepsis: a randomized controlled trial. *JAMA* 2001; **286:** 1869–78. Correction. *ibid.* 2002; **287:** 192.
19. Abraham E, *et al.* Efficacy and safety of tifacogin (recombinant tissue factor pathway inhibitor) in severe sepsis: a randomized controlled trial. *JAMA* 2003; **290:** 238–47.
20. Craft AP, *et al.* Vancomycin for prophylaxis against sepsis in preterm neonates. Available in The Cochrane Database of Systematic Reviews; Issue 1. Chichester: John Wiley; 2000 (accessed 16/05/05).

性传播疾病

性传播疾病，以前的术语为性病，被定义为是一组主要通过性接触传播的传染性疾病。许多病原体已知可以引起性传播疾病：

- **细菌**
  - 沙眼衣原体［见**性病性淋巴肉芽肿**（第182页）和**衣原体感染**（第157页）］
  - 杜克雷嗜血杆菌（见**软下疳**，第181页）
  - 肉芽肿杆菌（见**腹股沟肉芽肿**，第182页）
  - 淋病奈瑟菌（见**淋病**，第181页）
  - 梅毒螺旋体（见**梅毒**，第182页）
  - 解脲支原体
- **原虫**
  - 阴道毛滴虫（见**毛滴虫病**，第796页）
- **病毒**
  - 人免疫缺陷病毒（见 **HIV 感染和 AIDS**，第825页）
  - 肝炎病毒（见**肝炎**，第821页）
  - 疱疹病毒（**疱疹病毒感染**，第822页）

本节中讨论的性传播疾病的临床表现包括男性尿道炎（第189页）和附睾炎（第161页）；女性宫颈炎（第157页）、盆腔炎性疾病（第174页）和细菌性阴道病（第154页）；以及直肠炎（第179页）。母体性传播致病菌的围生期传播可导致新生儿结膜炎（第171页）或肺炎（第177页）。

性传播疾病治疗的指南[1~3]已经发表，但是由于感染谱和耐药性的地域差异，推荐的治疗也需要地域化。需要早期诊断和治疗以防止长期并发症，包括不孕不育、死胎和新生儿感染、生殖系统肿瘤以及HIV感染和传播的风险增加。

关于杀精子避孕药对性传播疾病可提供一定的保护作用观点的讨论见**壬苯醇醚类**（第型967页）。

1. CDC. Sexually transmitted diseases treatment guidelines 2006. *MMWR* 2006; **55** (RR-11): 1–94. Also available at: http://www.cdc.gov/mmwr/PDF/rr/rr5511.pdf (accessed 23/03/07)
2. WHO. Guidelines for the management of sexually transmitted infections. Geneva: WHO, 2003. Also available at: http://whqlibdoc.who.int/publications/2003/9241546263.pdf (accessed 23/03/07)
3. Clinical Effectiveness Group (British Association for Sexual Health and HIV). United Kingdom national guideline on the management of sexually transmitted infections and related conditions in children and young people (2009). Available at: http://www.bashh.org/documents/2275 (accessed 05/03/10)

软下疳 软下疳是一种性传播疾病，由革兰阴性杆菌、杜克雷嗜血杆菌感染引起。它在世界范围内发生，但在非洲和东南亚部分地区局部流行，它是痛性生殖器溃疡的常见致病原因和HIV传播的危险因素。

WHO[1]、英国专家组[2]和美国CDC[3]都已经提出了特殊的**治疗**指南。治疗失败的患者更多伴随有HIV感染[1]（见下文），对于其他患者，当存在依从性问题时，则更推崇单剂治疗方案。指南推荐方案如下：

- **WHO**
  - 口服环丙沙星500mg，每日2次，治疗3天，或
  - 口服红霉素500mg，每日4次，治疗7天，或
  - 单次口服阿奇霉素1g。

  替代治疗方案：
  - 单次肌内注射头孢曲松250mg。
- **英国**
  - 单次口服阿奇霉素1g，或
  - 单次肌内注射头孢曲松250mg，或
  - 口服环丙沙星500mg，每日2次，治疗3天，或作为单次剂量口服，或
  - 口服红霉素500mg，每日4次，治疗7天。

  进一步的替代治疗包括：
  - 单次口服其他氟喹诺酮类如氟罗沙星400mg或诺氟沙星800mg；
  - 单次肌内注射大观霉素2g。
- **美国**
  - 单次口服阿奇霉素1g，或
  - 单次肌内注射头孢曲松250mg，或
  - 口服环丙沙星500mg，每日2次，治疗3天。

  进一步替代治疗包括：
  - 口服红霉素500mg，每日3次，治疗7天。

软下疳患者的性伴侣也需要治疗[2,3]。

合并感染HIV的患者溃疡愈合会较慢，可能需要治疗更长时间以防止治疗失败[3]；接受单剂量药物治疗的患者失败的可能性更大[1]。

1. WHO. Guidelines for the management of sexually transmitted infections. Geneva: WHO, 2003. Also available at: http://whqlibdoc.who.int/publications/2003/9241546263.pdf (accessed 23/03/07)
2. Clinical Effectiveness Group (British Association for Sexual Health and HIV). 2007 National guideline for the management of chancroid. Available at: http://www.bashh.org/documents/85/85.pdf (accessed 05/03/10)
3. CDC. Sexually transmitted diseases treatment guidelines 2006. *MMWR* 2006; **55** (RR-11): 1–94. Also available at: http://www.cdc.gov/mmwr/PDF/rr/rr5511.pdf (accessed 23/03/07)

淋病 淋病是由一种革兰阴性细菌淋病奈瑟菌（淋球菌）感染黏膜引起的性传播疾病。主要发生于下生殖道，如男性尿道炎（见第189页）和女性宫颈炎（见第157页），但也可以表现为咽炎、直肠炎（第179页）或结膜炎。感染也可上延至上生殖道引起并发症，如女性盆腔炎性疾病（第174页）和男性附睾炎（第161页）。在美国[1]，推荐对所有具有高感染风险的性活跃妇女进行常规筛查。淋球菌菌血症导致的播散性淋球菌感染很少见，可能引起化脓性关节炎和关节炎-皮炎综合征（不要与Reiter病混淆，后者是非淋球菌感染或非特异性关节炎），更少见的情况可能有心内膜炎或脑膜炎。孕妇的淋病可能会导致新生儿淋球菌结膜炎（新生儿眼炎）。

抗菌药耐药是治疗淋球菌感染需要面对的问题。青霉素曾经是治疗淋病奈瑟菌的选择药物，但现在已不再推荐。高水平质粒转导和染色体介导的耐药性已经报道出现于对四环素的耐药机制，而染色体介导的对其他抗菌药的耐药也会发生。英格兰和威尔士通过淋球菌对抗菌药耐药监测计划（GRASP）[2]，美国通过淋球菌分离监测项目（GISP）[3]监测淋球菌的耐药性。值得关注的是，越来越多的报道显示世界范围内淋球菌对氟喹诺酮类药物的耐药性增加，导致指南的修改。在英国氟喹诺酮类不再推荐作为一线药物，而美国不再推荐氟喹诺酮类作为淋球菌感染的治疗药物。

沙眼衣原体感染（见**衣原体感染**，第157页），常常和淋病伴随发生，应该筛查或提前治疗。

WHO[4]、英国专家组[5]和美国CDC[1]制订、发布的淋病治疗指南如下，但由于感染谱和细菌耐药的差异，推荐的治疗方案还需要地域化：

- **成人非复杂生殖器淋球菌感染**
  - **WHO**
    - 单次口服环丙沙星500mg，或
    - 单次口服头孢克肟400mg，或
    - 单次肌内注射头孢曲松125mg，或
    - 单次肌内注射大观霉素2g。
  - **英国**
    - 单次肌内注射头孢曲松250mg，或
    - 单次肌内注射大观霉素2g，或
    - 单次口服头孢克肟400mg。

    次选方案：
    - 单次口服环丙沙星500mg；
    - 单次口服氧氟沙星400mg；
    - 单次口服氨苄西林2g或3g加丙磺舒1g；
    - 单次肌内注射头孢噻肟500mg；
    - 单次肌内注射头孢西丁2g加口服丙磺舒1g。
  - **美国**
    - 单次口服头孢克肟400mg，或
    - 单次肌内注射头孢曲松125mg。

  其他单剂量头孢菌素也可以代替。单次肌内注射大观霉素2g可作为不能耐受头孢菌素患者的替代方案。
- **咽部感染**
  - **英国**
    - 单次口服环丙沙星500mg，或
    - 单次口服氧氟沙星400mg，或
    - 单次肌内注射头孢曲松250mg。
  - **美国**
    - 单次肌内注射头孢曲松125mg。
- **孕妇淋球菌感染**
  - **WHO**
    - 单次口服头孢克肟400mg，或
    - 单次肌内注射头孢曲松125mg，或
    - 单次肌内注射大观霉素2g。
  - **英国**
    - 单次肌内注射头孢曲松250mg，或
    - 单次肌内注射大观霉素2g，或
    - 单次口服头孢克肟400mg，或
    - 单次口服阿莫西林3g（或氨苄西林2g或3g）加丙磺舒1g。
  - **美国**
    - 头孢菌素或大观霉素。
- **成人淋球菌眼部感染**
  - **WHO** 常常用盐水冲洗患眼，合并使用抗菌药：
    - 单次肌内注射头孢曲松125mg，或
    - 单次肌内注射大观霉素2g，或
    - 单次口服环丙沙星500mg。

    进一步替代治疗：
    - 单次肌内注射卡那霉素2g。
  - **美国** 盐水冲洗患眼，合并使用：
    - 单次肌内注射头孢曲松1g。
- **成人播散性淋球菌感染**
  - **WHO**
    - 胃肠外给予头孢曲松1g，每日1次，治疗7天，或
    - 肌内注射大观霉素2g，每日2次，治疗7天。

    如果上述药物均不能得到，可以用其他三代头孢菌素代替。心内膜炎治疗需持续28天。
  - **美国**
    - 胃肠外给予头孢曲松，每24h 1g。

    替代治疗：
    - 静脉用头孢唑肟，每8h 1g；

• 头孢噻肟，每 8h 1g；
• 肌内注射大观霉素，每 12h 2g。

一旦病情缓解持续 24～48h，即改用口服头孢克肟 400mg，每日 2 次；或头孢泊肟 400mg，每日 2 次，治疗至少 1 周。获得药敏结果后，可以用氟喹诺酮类作为替代治疗。

淋球菌脑膜炎和淋球菌心内膜炎推荐使用静脉注射头孢曲松，每 12h 1～2g，脑膜炎治疗疗程为 10～14 天，心内膜炎治疗至少 4 周。

• **新生儿和儿童淋球菌感染**

母亲患有淋病是新生儿感染的高危因素，需要预防治疗：

• **WHO**
  • 单次肌内注射头孢曲松 50mg/kg（最大剂量 125mg）。
  替代治疗：
  • 单次肌内注射大观霉素 25mg/kg（最大剂量 75mg）；
  • 单次肌内注射卡那霉素 25mg/kg（最大剂量 75mg）。

• **美国**
  • 单次胃肠外应用头孢曲松 25～50mg/kg（最大剂量 125mg）。

对于患有播散性淋球菌感染（脓毒症、关节炎、脑膜炎）的新生儿，美国推荐：
  • 胃肠外应用头孢曲松 25～50mg/kg，每日 1 次，治疗 7 天，或
  • 胃肠外应用头孢噻肟，每 12h 25mg/kg，治疗 7 天；如果有脑膜炎，疗程延长至 10～14 天。

儿童非复杂淋球菌感染（大多数是由于对学龄前儿童性虐待引起）的治疗与体重 45kg 或以上的成人相似。体重低于 45kg 的患儿推荐应用单次肌内注射头孢曲松 125mg 或大观霉素 40mg/kg（最大剂量 2g）。所有儿童的播散感染推荐应用肌内或静脉注射头孢曲松 50mg/kg，每日 1 次，治疗 7 天，体重低于 45kg 的最大剂量为 1g。

新生儿淋球菌结膜炎的预防和治疗在**新生儿结膜炎**（第171页）中讨论。

淋球菌感染患者的性伴侣也应该检查和治疗[1]。

合并感染 HIV 的患者的治疗与 HIV 阴性的患者一样[1]。

1. CDC. Sexually transmitted diseases treatment guidelines 2006. *MMWR* 2006; **55** (RR-11): 1–94. Also available at: http://www.cdc.gov/mmwr/PDF/rr/rr5511.pdf (accessed 23/03/07) Updated recommended treatment regimens for gonococcal infections and associated conditions—United States, April 2007. Available at: http://www.cdc.gov/std/treatment/2006/GonUpdateApril2007.pdf (accessed 12/04/07)
2. Health Protection Agency. GRASP The Gonococcal Resistance to Antimicrobials Surveillance Programme: annual report, year 2006. Available at: http://www.hpa.org.uk/webc/HPAwebFile/HPAweb_C/1194947393147 (accessed 18/08/08)
3. CDC. Sexually transmitted disease surveillance 2007 supplement: Gonococcal Isolate Surveillance Project (GISP) annual report—2007. Available at: http://www.cdc.gov/std/GISP2007/GISPSurvSupp2007short.pdf (accessed 05/03/10)
4. WHO. Guidelines for the management of sexually transmitted infections. Geneva: WHO, 2003. Also available at: http://whqlibdoc.who.int/publications/2003/9241546263.pdf (accessed 20/06/07)
5. Clinical Effectiveness Group (British Association for Sexual Health and HIV). National guideline on the diagnosis and treatment of gonorrhoea in adults 2005. Available at: http://www.bashh.org/documents/116/116.pdf (accessed 18/08/08)

腹股沟肉芽肿 腹股沟肉芽肿是由革兰阴性细菌肉芽肿杆菌（过去称为肉芽肿荚膜杆菌）感染引起，多发于热带和亚热带地区，特别是巴布亚新几内亚和印度。主要特征为生殖器溃疡，通常被认为是性传播疾病。

由 WHO[1]、英国专家组[2]和美国 CDC[3]制订、发布的腹股沟肉芽肿**治疗**指南如下：

• **WHO**
  • 口服阿奇霉素，第一天 1g，随后 500mg，每日 1 次，或
  • 口服多西环素 100mg，每日 2 次。
  替代治疗包括：
  • 口服红霉素 500mg，每日 4 次；
  • 口服四环素 500mg，每日 4 次；
  • 口服复方磺胺甲噁唑 960mg，每日 2 次。

治疗需延续至所有病灶完全愈合。合并 HIV 感染的患者应考虑加用胃肠外庆大霉素。由于药物毒性作用和留着作用于治疗结核，不再推荐使用链霉素。

• **英国**
  • 口服阿奇霉素 1g，每周 1 次或 500mg，每日 1 次，或
  • 胃肠外使用头孢曲松 1g，每日 1 次，或
  • 口服复方磺胺甲噁唑 960mg，每日 2 次，或
  • 口服多西环素 100mg，每日 2 次，或
  • 口服红霉素 500mg，每日 4 次，或
  • 口服诺氟沙星 400mg，每日 2 次。

治疗需延续至所有病灶完全愈合。如果治疗开始后几天内病灶无好转，应加用胃肠外庆大霉素 1mg/kg，每 8h 1 次。

• **美国**
  • 口服多西环素 100mg，每日 2 次，至少 3 周。
  替代治疗：
  • 口服环丙沙星 750mg，每日 2 次，或
  • 口服红霉素 500mg，每日 4 次，或
  • 口服阿奇霉素 1g，每周 1 次，或
  • 口服复方磺胺甲噁唑 960mg，每日 2 次。

治疗至少 3 周直到所有病灶完全愈合，孕妇、合并 HIV 感染或治疗开始后几天内病灶无好转的病例，应考虑加用氨基糖苷类。

腹股沟肉芽肿患者的性伴侣应该接受检查和治疗[2,3]。

合并感染 HIV 的患者的治疗与 HIV 阴性的患者一样[3]。

1. WHO. Guidelines for the management of sexually transmitted infections. Geneva: WHO, 2003. Also available at: http://whqlibdoc.who.int/publications/2003/9241546263.pdf (accessed 23/03/07)
2. Clinical Effectiveness Group (Association for Genitourinary Medicine and the Medical Society for the Study of Venereal Diseases – now British Association for Sexual Health and HIV). 2001 National guideline for the management of donovanosis (granuloma inguinale). Available at: http://www.bashh.org/documents/39/39.pdf (accessed 18/08/08)
3. CDC. Sexually transmitted diseases treatment guidelines 2006. *MMWR* 2006; **55** (RR-11): 1–94. Also available at: http://www.cdc.gov/mmwr/PDF/rr/rr5511.pdf (accessed 23/03/07)

性病性淋巴肉芽肿 性病性淋巴肉芽肿或衣原体性淋巴肉芽肿是一种由沙眼衣原体某种血清型感染引起的侵入性系统感染，主要在热带和亚热带地区流行，但也在发达国家出现。性病性淋巴肉芽肿是性传播疾病，早期可以引起生殖器溃疡，最常见的临床表现是双侧腹股沟和（或）股淋巴结肿大，可以有多系统损害，晚期并发症包括纤维化相关症状和异常淋巴引流，需要手术治疗。

由 WHO[1]、英国专家组[2]和美国 CDC[3]制订，发布的性病性淋巴肉芽肿治疗指南如下：

• **WHO** 以下方案疗程 2 周：
  • 口服多西环素 100mg，每日 2 次，或
  • 口服红霉素 500mg，每日 4 次。
  替代治疗：
  • 口服四环素 500mg，每日 4 次。

• **英国和美国** 以下方案疗程 3 周：
  • 口服多西环素 100mg，每日 2 次，或
  • 口服四环素，每日 2g，或
  • 口服米诺环素 300mg（为负荷剂量），随后 200mg，每日 2 次，或
  • 口服红霉素 500mg，每日 4 次。
  性病性淋巴肉芽肿患者的性伴侣应该接受治疗：
  • 单次口服阿奇霉素 1g，或
  • 口服多西环素 100mg，每日 2 次，治疗 7 天。

合并感染 HIV 的患者的治疗与 HIV 阴性的患者一样，但需要疗程更长[3]。

1. WHO. Guidelines for the management of sexually transmitted infections. Geneva: WHO, 2003. Also available at: http://whqlibdoc.who.int/publications/2003/9241546263.pdf (accessed 23/03/07)
2. Clinical Effectiveness Group (British Association for Sexual Health and HIV). 2006 National guideline for the management of lymphogranuloma venereum (LGV). Available at: http://www.bashh.org/documents/92/92.pdf (accessed 18/08/08)
3. CDC. Sexually transmitted diseases treatment guidelines 2006. *MMWR* 2006; **55** (RR-11): 1–94. Also available at: http://www.cdc.gov/mmwr/PDF/rr/rr5511.pdf (accessed 23/03/07)

梅毒 梅毒是由梅毒螺旋体感染引起的性传播疾病，分布于世界各地。非性病性密螺旋体病包括局部流行的梅毒或非性病性梅毒，也是由**梅毒螺旋体**引起；Pinta 病是由品他病密螺旋体感染引起；雅司病是由雅司螺旋体感染引起。

梅毒可以分为获得性或先天性，每个病例都有早期和晚期阶段。梅毒可有潜伏期，患者表现为血清学试验阳性而没有症状。

• 获得性性传播疾病的早期阶段包括原发梅毒和继发梅毒以及早期隐性感染；早期隐性感染在英国[1]和 WHO[2]定义为病程不超过 2 年，美国 CDC[3]定义为病程不超过 1 年。
• 晚期疾病包括晚期隐性感染和所有临床阶段。晚期临床阶段大致可分为三种类型：神经梅毒，主要表现为神经系统症状，主要包括脊柱缺失（脊髓痨）、痴呆或脑血管受损；心血管梅毒，以主动脉炎为主要特点，表现为主动脉反流、主动脉瘤或胸痛；梅毒瘤，主要表现为有局部破坏作用的炎性纤维结节或斑块，常常累及骨骼和皮肤，也可累及内脏。一些人把这三种晚期临床阶段通称为三期梅毒，而另外一些人将良性梅毒瘤称为三期，将心血管梅毒和神经梅毒更严重的并发症称为四期。神经梅毒通常指晚期有症状的神经系统疾病，虽然梅毒螺旋体早期侵犯中枢神经系统很常见，而中枢神经系统受累在各个阶段都可能发生。
• 先天性梅毒是母亲梅毒的任何阶段在妊娠期的任何时期通过胎盘传染获得。

在应用青霉素治疗后，梅毒的发生率显著下降，而梅毒螺旋体仍然对青霉素保持敏感。然而，伴随着 HIV 感染，梅毒发生率有反弹趋势。HIV 感染患者的梅毒表现为毒力更强，更快出现神经系统受累。像其他生殖道溃疡一样，梅毒是 HIV 感染的危险因素。

早期和晚期梅毒的**治疗**仍然都首选青霉素，并且通常选择长效针剂注射。晚期梅毒的治疗不如早期梅毒完善，常常需要更长时间。Jarisch-Herxheimer 反应常在第一次用抗菌药后发生，特别是在早期梅毒患者中，应用皮质激素是有益的，特别是对心血管系统和神经系统受累的患者。

由 WHO[2]、英国专家组[1]和美国 CDC[3]制订、发布的获得性和先天性梅毒治疗指南如下：

• **早期梅毒**

• **WHO**
  • 肌内注射苄星青霉素 1.8g（240 万单位），每次剂量通常分两个部位注射，或
  • 肌内注射普鲁卡因青霉素 1.2g（120 万单位），每日 1 次，治疗 10 天。
  非妊娠期青霉素过敏患者的替代治疗：
  • 口服多西环素 100mg，每日 2 次，治疗 14 天，或
  • 口服四环素 500mg，每日 4 次，治疗 14 天。
  妊娠期青霉素过敏患者的替代治疗：
  • 口服红霉素 500mg，每日 4 次，治疗 14 天（见下文的**妊娠期梅毒**）

• **英国**
  • 单次肌内注射苄星青霉素 1.8g（240 万单位），或
  • 肌内注射普鲁卡因青霉素 600mg（60 万单位），每日 1 次，治疗 10 天。
  如果拒绝胃肠外治疗，可以替代的治疗：
  • 口服阿莫西林 500mg 加口服丙磺舒 500mg，每日 4 次，治疗 14 天。
  青霉素过敏患者的替代治疗：
  • 口服多西环素 100mg，每日 2 次，治疗 14 天；
  • 口服红霉素 500mg，每日 4 次，治疗 14 天；
  • 单次口服阿奇霉素 2g；
  • 口服阿奇霉素 500mg，每日 1 次，治疗 10 天；
  • 肌内注射头孢曲松 500mg，每日 1 次，治疗 10 天（青霉素不过敏时）。

• **美国**
  • 单次肌内注射苄星青霉素 1.8g（240 万单位）。
  青霉素过敏患者的替代治疗：
  • 口服多西环素 100mg，每日 2 次，治疗 14 天，或
  • 口服四环素 500mg，每日 4 次，治疗 14 天。

过去的资料显示单次口服阿奇霉素 2g 也是有效的，或可以考虑胃肠外给予头孢曲松 1g，每日 1 次，治疗 8～10 天。

• **晚期梅毒**

• **WHO**
  • 肌内注射苄星青霉素 1.8g（240 万单位），每周 1 次，连续 3 周，或
  • 肌内注射普鲁卡因青霉素 1.2g（120 万单位），每日 1 次，连续 20 天。
  非妊娠期青霉素过敏患者的替代治疗：
  • 口服多西环素 100mg，每日 2 次，治疗 30 天，或
  • 口服四环素 500mg，每日 4 次，治疗 30 天。
  妊娠期青霉素过敏患者的替代治疗：
  • 口服红霉素 500mg，每日 4 次，治疗 30 天。
  神经梅毒患者治疗：
  • 静脉注射青霉素 1.2～2.4g（120 万～240 万单位），每 4h 1 次，治疗 14 天，或

- 如果门诊患者的依从性能够保证，肌内注射普鲁卡因青霉素 1.2g（120 万单位），每日 1 次，同时加口服丙磺舒 500mg，每日 4 次，治疗 10～14 天。

非妊娠期青霉素过敏患者的替代治疗：

- 口服多西环素 200mg，每日 2 次，治疗 30 天；
- 口服四环素 500mg，每日 4 次，治疗 30 天。

• **英国**

- 肌内注射苄星青霉素 1.8g（240 万单位），每周 1 次，连续 3 周，或
- 肌内注射普鲁卡因青霉素 600mg（60 万单位），每日 1 次，连续 17 天。

青霉素过敏或拒绝胃肠外治疗患者的替代治疗：

- 口服多西环素 100mg，每日 2 次，治疗 28 天，或
- 如果可以耐受青霉素，口服阿莫西林 2g，每日 3 次，加口服丙磺舒 500mg，每日 4 次，治疗 28 天。

神经梅毒患者治疗：

- 肌内注射普鲁卡因青霉素 1.8～2.4g（180 万～240 万单位），每日 1 次，加口服丙磺舒 500mg，每日 4 次，治疗 17 天，或
- 静脉注射青霉素 1.8～2.4g（300 万～400 万单位），每 4h 1 次，治疗 17 天。

替代治疗：

- 口服多西环素 200mg，每日 2 次，治疗 28 天；
- 口服阿莫西林 2g，每日 3 次，加口服丙磺舒 500mg，每日 4 次，治疗 28 天；
- 肌内或静脉注射头孢曲松每日 2g，治疗 10～14 天（青霉素不过敏时）。

• **美国**

- 肌内注射苄星青霉素 1.8g（240 万单位），每周 1 次，连续 3 周。

青霉素过敏患者的替代治疗：

- 口服多西环素 100mg，每日 2 次，治疗 28 天，或
- 口服四环素 500mg，每日 4 次，治疗 28 天。

神经梅毒患者治疗：

- 静脉注射青霉素 1.8～2.4g（300 万～400 万单位），每 4h 1 次，治疗 10～14 天（或每日的总剂量通过连续输注给予），或
- 如果门诊患者的依从性能够保证，可肌内注射普鲁卡因青霉素 2.4g（240 万单位），每日 1 次，加口服丙磺舒 500mg，每日 4 次，治疗 10～14 天。

由于神经梅毒的治疗疗程短于没有神经梅毒的晚期梅毒，一些临床医生在神经梅毒治疗完成后再给予肌内注射苄星青霉素 1.8g（240 万单位），每周 1 次，治疗 3 周，以达到相应的总疗程。

• **妊娠期梅毒**

所有指南都推荐青霉素作为早期和晚期梅毒的治疗，并与密切监测相结合。在美国，CDC[3] 注意到一些指南推荐在早期梅毒患者给予初始剂量后 1 周给予第二次剂量的苄星青霉素。英国[1] 推荐在妊娠第三个三个月给予第一次剂量后一周给予第二次剂量。依据 CDC[3] 意见，由于替代治疗方案中的四环素是妊娠期禁忌，而红霉素不能对治疗感染胎儿有可靠效果，故对青霉素过敏的妊娠妇女必要时应该在脱敏后给予青霉素。另外，WHO[2] 建议不要在初级医疗机构进行脱敏，并建议在这种情况下给予红霉素（尽管疗效略差），当患者没有过敏反应时，还可以选用三代头孢菌素。治疗完成后，母亲如果血清学检查有再感染或复发的证据应该再次接受治疗和对婴儿治疗[2]。英国的指南[1] 列举了可以用做替代治疗的药物：阿莫西林、头孢曲松、红霉素或阿奇霉素，指南也说明对青霉素过敏的患者应考虑脱敏治疗。

• **先天性梅毒**

• **WHO**

早期先天性梅毒，2 岁以内婴儿以及中枢神经系统受累者应给予治疗：

- 出生后 7 天内静脉注射青霉素 30mg/kg（50000U/kg），每日 2 次，随后每日 3 次，共治疗 10 天，或
- 肌内注射普鲁卡因青霉素 50mg/kg（50000U/kg），每日 1 次，治疗 10 天。

中枢神经系统没有受累的婴儿（虽然一些人按照中枢神经系统受累治疗所有婴儿）：

- 单次肌内注射苄星青霉素 37.5mg/kg（50000U/kg）。

大于 2 岁儿童的治疗：

- 胃肠外每 4～6h 给予青霉素 30mg/kg（50000U/kg），治疗 10～14 天。

年龄超过 1 个月、青霉素过敏婴儿的治疗：

- 口服红霉素 7.5～12.5mg/kg，每日 4 次，治疗 30 天。

• **英国** 推荐的有中枢神经系统受累、年龄超过 2 岁婴儿的治疗剂量见上述 WHO 指南。

• **美国**

新生儿（年龄 4 周以下）已确诊或可能患病者的治疗：

- 静脉注射青霉素 30mg/kg（50000U/kg），在出生后 7 天内每日 2 次，随后每日 3 次，共治疗 10 天，或
- 肌内注射普鲁卡因青霉素 50mg/kg（50000U/kg），每日 1 次，治疗 10 天。

新生儿体格检查正常，非螺旋体血清滴度等于或低于母亲滴度 4 倍时的治疗取决于母亲在妊娠期治疗是否成功：

- 以上治疗方案之一，或
- 单次肌内注射苄星青霉素 37.5mg/kg（50000U/kg）。

婴儿和儿童治疗：

- 静脉注射青霉素 30mg/kg（50000U/kg），每 4～6h 1 次，治疗 10 天。

对青霉素过敏者必要时给予脱敏治疗。

任何阶段梅毒患者的性伴侣都需要检查和治疗[2,3]。

英国[1] 建议所有合并 HIV 感染的梅毒患者在各阶段接受的治疗与 HIV 阴性者相同；一些专家建议治疗与神经梅毒相同，但是英国的指南发现这项政策的证据不足。CDC[3] 和 WHO[2] 认为单次肌内注射苄星青霉素 1.8g（240 万单位）的标准治疗是足够的，但也承认一些作者推荐的更强化治疗。

1. Clinical Effectiveness Group (British Association for Sexual Health and HIV). 2008 UK national guidelines on the management of syphilis. http://www.bashh.org/documents/1771 (accessed 18/08/08)
2. WHO. Guidelines for the management of sexually transmitted infections. Geneva: WHO, 2003. Also available at: http://whqlibdoc.who.int/publications/2003/9241546263.pdf (accessed 23/03/07)
3. CDC. Sexually transmitted diseases treatment guidelines 2006. *MMWR* 2006; **55** (RR-11): 1–94. Also available at: http://www.cdc.gov/mmwr/PDF/rr/rr5511.pdf (accessed 23/03/07)

志贺细菌性痢疾

见第165页。

镰刀细胞病

关于预防镰刀细胞患者的肺炎双球菌感染见**脾疾病**，第184页。

鼻窦炎

鼻窦炎或鼻旁窦炎症可由病毒、细菌或真菌感染引起，也可以继发于像过敏这样的其他病症。如无鼻炎（鼻鼻窦炎），一般不会发生鼻窦炎。

急性鼻窦炎通常是由上呼吸道病毒感染引起。大约 2% 的病例并发细菌感染[1]，最常见的致病菌是肺炎链球菌和无荚膜的流感嗜血杆菌，在儿童，黏膜炎莫拉菌（卡他布兰汉菌）的重要性正在增加。其他致病菌（特别是成人致病菌）包括：厌氧菌混合感染（通常与牙病有关，而且多见于慢性鼻窦炎）、金黄色葡萄球菌、化脓性链球菌和包括肠杆菌属细菌和铜绿假单胞菌（医院内获得性鼻窦炎）在内的革兰阴性杆菌。大约 5% 青年人的原发性鼻窦炎都与肺炎衣原体有关。

急性鼻窦炎通常可自发缓解，用单纯的镇痛药缓解症状被认为是**治疗**的核心[1]。虽然抗菌药广泛应用于急性鼻窦炎的治疗，但由于鼻窦炎的自限性特点和发现存在细菌感染证据的病例数相对较少，故对抗菌药的应用还存在争议。一篇有 57 项研究的系统性综述显示，抗菌药对急性鼻窦炎的疗效很小[2]。由英国 NICE 发表的指南[3] 建议应避免或延迟使用抗菌药，除非患者全身情况较差或病情有恶化、出现严重并发症的危险。美国指南[4] 建议应用抗菌药的指征包括鼻窦炎症状持续 10～14 天或症状较重（包括发热、脓性鼻涕、颜面部疼痛或有压痛和眶周肿胀）。然而一项荟萃分析显示免疫功能正常的成人急性鼻窦炎患者不应使用抗菌药，即使是症状已经持续超过 7～10 天，唯一可以使用抗菌药的指征是患者出现严重并发症的征象[5]。American Academy of Pediatrics 关于儿童鼻窦炎的指导原则[6] 也推荐将抗菌药用于临床诊断为持续的、严重的急性细菌性鼻窦炎儿童，以达到更快临床治愈。

如考虑有应用抗菌药的必要，就应给予足够的治疗时间，通常是 10～14 天[4,6,7]。然而一项含 12 项研究的荟萃分析[8] 显示，短程治疗（在一些研究中定义为 3～7 天）和长程治疗（6～10 天）在急性非复杂细菌性鼻窦炎的治疗疗效中没有显著差异。应用抗菌药时，应选择针对最可能病原体的窄谱药物，尽量减少耐药的发生[9]。美国指南[4] 推荐阿莫西林为成人和儿童的一线治疗药物；复方磺胺甲噁唑可以用于成人的替代治疗。近来已经发现致病菌的耐药性逐渐增加。但是还应考虑局部区域的耐药谱。对阿莫西林治疗无反应的患者，推荐应用大剂量阿莫西林加克拉维酸（阿莫西林成分 90mg/kg，每日最大剂量不超过 4g）。不能耐受阿莫西林患者的替代治疗包括口服头孢菌素（如头孢泊肟、头孢地尼和头孢呋辛）、大环内酯类或氟喹诺酮类。如果合并牙齿疾病，则需要覆盖厌氧菌和革兰阴性菌[9]。四环素或红霉素是肺炎衣原体感染最有效的抗菌药[10]。

鼻内给予皮质激素可减少鼻黏膜炎症。一项系统性综述[11] 支持鼻内给予皮质激素治疗急性无并发症且经 X 线或鼻内镜检查证实的鼻窦炎，可单药治疗或作为抗菌治疗的辅助；尽管作者们强调资料有限且观察到的作用柔和。

急性鼻窦炎不能自发缓解又治疗失败的病例可能转变为慢性鼻窦炎或出现少见的并发症，如眼眶蜂窝织炎、眶内脓肿（可能导致失明）、海绵窦血栓形成、额骨骨髓炎、硬膜外或硬膜下积脓、脑脓肿或脑膜炎[1]。

慢性鼻窦炎**治疗**的基础是减轻鼻塞，应用药物有抗组胺药、减轻局部充血药物、抗炎药物（包括皮质激素）以及适当的盐水冲洗[1,7]。一项系统性综述[12] 显示无论作为单药治疗还是辅助治疗，鼻内盐水冲洗对控制慢性鼻窦炎的症状是有益的，虽然其疗效较鼻腔内给予皮质激素差。虽然一些临床医生宣传在初始治疗时延长疗程[7]，但抗菌药在慢性鼻窦炎的应用更有争议[13]。至于抗菌药的作用，大环内酯类还具有免疫调节作用，可用于包括慢性鼻窦炎在内的呼吸道系统疾病的治疗，但是还需要大型安慰剂对照研究。如果内科治疗失败，还需要外科介入治疗。

慢性鼻窦炎急性发作时治疗同急性鼻窦炎。

1. Ah-See KW, Evans AS. Sinusitis and its management. *BMJ* 2007; **334:** 358–61.
2. Ahovuo-Saloranta A, *et al.* Antibiotics for acute maxillary sinusitis. Available in The Cochrane Database of Systematic Reviews; Issue 2. Chichester: John Wiley; 2008 (accessed 19/08/08).
3. NICE. Respiratory tract infections—antibiotic prescribing: prescribing of antibiotics for self-limiting respiratory tract infections in adults and children in primary care (issued July 2008). Available at: http://www.nice.org.uk/nicemedia/live/12015/41323/41323.pdf (accessed 26/04/10)
4. Slavin RG, *et al.* American College of Allergy, Asthma and Immunology. Joint Council of Allergy, Asthma and Immunology. The diagnosis and management of sinusitis: a practice parameter update. *J Allergy Clin Immunol* 2005; **116** (suppl): S13–S47. Also available at: http://www.aaaai.org/professionals/resources/pdf/sinusitis2005.pdf (accessed 05/05/10)
5. Young J, *et al.* Antibiotics for adults with clinically diagnosed acute rhinosinusitis: a meta-analysis of individual patient data. *Lancet* 2008; **371:** 908–14.
6. American Academy of Pediatrics: Subcommittee on Management of Sinusitis and Committee on Quality Improvement. Clinical practice guideline: management of sinusitis. *Pediatrics* 2001; **108:** 798–808. Corrections. *ibid.* **108** (5): A24 and *ibid.* 2002; **109** (5): A40.
Also available at: http://pediatrics.aappublications.org/cgi/reprint/108/3/798 (accessed 19/08/08)
7. Scadding GK, *et al.* British Society for Allergy and Clinical Immunology. BSACI guidelines for the management of rhinosinusitis and nasal polyposis. *Clin Exp Allergy* 2008; **38:** 260–75. Also available at: http://www3.interscience.wiley.com/cgi-bin/fulltext/119410083/PDFSTART (accessed 05/05/10)
8. Falagas ME, *et al.* Effectiveness and safety of short vs. long duration of antibiotic therapy for acute bacterial sinusitis: a meta-analysis of randomized trials. *Br J Clin Pharmacol* 2009; **67:** 161–71.
9. Hwang PH. A 51-year-old woman with acute onset of facial pressure, rhinorrhea, and tooth pain: review of acute rhinosinusitis. *JAMA* 2009; **301:** 1798–1807.
10. Grayston JT, *et al.* A new respiratory tract pathogen: Chlamydia pneumoniae strain TWAR. *J Infect Dis* 1990; **161:** 618–25.
11. Zalmanovici A, Yaphe J. Intranasal steroids for acute sinusitis. Available in The Cochrane Database of Systematic Reviews; Issue 4. Chichester: John Wiley; 2009 (accessed 28/04/10).
12. Harvey R, *et al.* Nasal saline irrigations for the symptoms of chronic rhinosinusitis. Available in The Cochrane Database of Systematic Reviews; Issue 3. Chichester: John Wiley; 2007 (accessed 28/04/10).
13. Cherry WB, Li JT. Chronic rhinosinusitis in adults. *Am J Med* 2008; **121:** 185–9.

皮肤感染

皮肤和软组织（皮肤结构）细菌感染是由于内源性皮肤寄居菌群和外源性病原体侵入皮肤结构引起。它们可以累及皮肤各层、筋膜和肌肉，还可以蔓延引起心内膜炎、革兰阴性菌脓毒症或链球菌肾小球肾炎等合并症。

感染的临床表现对治疗是非常重要的，现已有多种分类方法。原发的细菌性皮肤感染通常累及既往健康的皮肤区域，一般由单一的病原体感染引起。继发感染常常发生于既往有损伤的皮肤，常常有多种病原体感染。皮肤感染也可以按照非复杂感染和复杂感染（当感染累及深层皮肤结构，需要外科手术治疗或发生于免疫抑制患者）分类。另外一种分类系统是把皮肤和软组织感染按照局部和全身症状、体征的严重程度和是否有合并症及其稳定性分为 4 级[1]。

- 一级患者：无发热，其他均健康，通常可以在门诊局部用药或口服抗菌药治疗。
- 二级患者：有发热，有疾病表现，但没有不稳定的合并症。部分患者口服抗菌药有效，但大多数需要胃肠外抗菌药治疗。
- 三级患者：有中毒表现，至少有一项不稳定的合并症，或有威胁肢体的感染，需要胃肠外抗菌药治疗。
- 四级患者：有脓毒综合征或严重的威胁生命的感染，如坏死性筋膜炎（见第171页），需要胃肠外抗菌药治疗，一些患者还需要外科治疗。

皮肤感染的治疗是基于对可能的感染病原体的认识及其耐药情况[1,2]。大多数皮肤和软组织感染由需氧革兰阳性球菌，如金黄色葡萄球菌和链球菌感染引起。革兰阳性菌的耐药性和院内感染发生率以及近来社区获得性 MRSA 感染病例的逐渐增加已经引起关注，并且使治疗的选择复杂化。由上述病原体引起的感染的治疗在**葡萄球菌感染**（第185页）中讨论。皮肤和软组织感染的指南和推荐治疗意见已经在美国完成[1,3]。

脓疱疮是一种表浅的皮肤感染，包括发生于皮肤暴露部位的散在脓性病灶，通常在颜面部和四肢，最常发生在 2～5 岁的儿童。它是由于 β-溶血性链球菌和（或）金黄色葡萄球菌感染引起，是高度传染的。感染可以表现为非大疱性和大疱性；大疱性脓疱疮是由金黄色葡萄球菌感染引起。葡萄球菌烫伤皮肤综合征是一种大疱性脓疱疮的严重临床表现，是由产剥脱性外毒素的金黄色葡萄球菌感染引起的。中毒性表皮坏死溶解症这一名词是用于概括该综合征和病因更多样的形态学相同的综合征。类似猩红热的综合征也会发生。

对于病灶数量相对较少的患者，可以考虑局部用莫匹罗星治疗[3,4]，其他局部用抗菌药，如杆菌肽和新霉素疗效略差[3]。局部用瑞他帕林已被批准用于治疗金黄色葡萄球菌或化脓性链球菌引起的脓疱疮[5]。

有多发病灶的患者或那些对局部治疗无效的患者应该给口服抗菌药治疗。推荐应用耐青霉素酶的青霉素类药物（双氯西林、氟氯西林或氯唑西林）或一代头孢菌素（头孢氨苄）[3,4]，替代治疗包括大环内酯类、克林霉素和阿莫西林/克拉维酸[1,3]。当考虑感染可能由链球菌引起时，可以给予静脉注射青霉素，肌内注射苄星青霉素或口服青霉素 V[1,6]。

皮肤脓肿是脓液聚集在表皮和深层皮肤组织，常常由多种病原体引起（包括正常皮肤细菌和临近的黏膜层病原体）。25%的病例中发现金黄色葡萄球菌为唯一致病菌。治疗包括清创和引流，很少需要全身用抗菌药，但有多发病灶、皮肤坏疽、宿主防御功能严重受损、广泛的周围蜂窝织炎或有严重全身症状的患者则需要抗菌药治疗[3]。

毛囊炎是由毛囊炎症引起的表浅感染，脓液只限于表皮。**疖**（脓肿或痂）是毛囊感染化脓由表皮延伸至皮下组织，形成的小脓肿[3]。当感染蔓延至多个相邻毛囊时形成的联合炎性包块称为**痈**，脓液可以从多个滤泡孔渗出[3]。这些皮肤感染通常由金黄色葡萄球菌感染引起。毛囊炎和小的疖可以应用局部湿热敷促进感染局限，并使脓液引流。局部用抗菌药，如莫匹罗星、克林霉素、红霉素或过氧苯甲酰也可用于治疗毛囊炎。大的疖和所有痈都需要切开和引流[3]。有发热和周围蜂窝织炎的脓疱疮患者需要全身用抗菌药治疗[3,4]。患者毛囊炎有复发危险时，局部或全身用抗菌药可用于清除鼻部或鼻外携带的金黄色葡萄球菌（见**葡萄球菌感染**，第185页）。

丹毒（也叫做圣安东尼热）是更表浅的皮肤和皮肤淋巴结感染，其特点为突然发生的颜面部或肢体的红肿热痛。大多是由 β 溶血性链球菌（通常为 A 组）感染引起的。治疗可选药物为青霉素，依据病情严重程度可选择如静脉注射青霉素、肌内注射普鲁卡因青霉素或口服青霉素 V[3,6]。青霉素过敏患者的替代治疗可用克林霉素或红霉素[6]。如果为金黄色葡萄球菌感染，应使用耐青霉素酶的青霉素类或一代头孢菌素治疗[3]。

蜂窝织炎是一种累及表皮和真皮的急性感染，但只在表浅筋膜内蔓延。还可通过淋巴组织分布，并蔓延至血液。蜂窝织炎大多由 β-溶血性链球菌和金黄色葡萄球菌感染引起，虽然其他很多菌种也可以引起感染。静脉药瘾者通常由金黄色葡萄球菌感染引起，而糖尿病患者可以有厌氧和需氧菌的混合感染。由单一革兰阳性菌或葡萄球菌引起的轻度感染可用口服耐青霉素酶的青霉素类药物或一代头孢菌素治疗，中重度感染可选用静脉注射萘夫西林、甲氧西林或头孢唑林治疗[3,4]。有致命性青霉素过敏的患者应用克林霉素和万古霉素作为替代治疗[3]。明确的轻度链球菌感染可用口服青霉素 V 或阿莫西林或肌内注射普鲁卡因青霉素治疗，中重度感染可用静脉注射青霉素治疗。革兰阴性杆菌引起的感染可口服二代头孢菌素（头孢克洛或头孢呋辛）或静脉注射一代或二代头孢菌素，或依据感染严重性给予氨基糖苷类治疗。多种细菌感染的患者（没有厌氧菌）可应用氨基糖苷类加静脉注射青霉素（培养为链球菌时）或耐青霉素酶的青霉素类（培养为葡萄球菌）。头孢他啶和氟喹诺酮类药物对革兰阳性菌和阴性菌都有效[6]。轻度的多种细菌感染（有厌氧菌）病例可应用口服阿莫西林/克拉维酸或氟喹诺酮类（环丙沙星或左氧沙星）加克林霉素或口服甲硝唑治疗。中重度感染可应用静脉注射氨基糖苷类加克林霉素或甲硝唑，或用二代或三代头孢菌素（头孢西丁或头孢唑肟）、一种碳青霉烯类（亚胺培南、美罗培南或厄他培南）、β-内酰胺类加 β-内酰胺酶抑制药（哌拉西林/三唑巴坦）或替加环素单药治疗[6]。抗菌药治疗疗程通常为 10～14 天或到炎症缓解，但非复杂蜂窝织炎的疗程为 5 天[3,7]。

金黄色葡萄球菌（甲氧西林耐药）和化脓性链球菌（红霉素耐药）的耐药性已经成为越来越严重的问题，由于这两个菌种可引起多种皮肤和软组织感染[3]。甲氧西林敏感的金黄色葡萄球菌（MSSA）可口服抗菌药（如氯唑西林、氟氯西林、双氯西林或头孢氨苄）治疗。青霉素过敏的患者可予克林霉素或大环内酯类（红霉素、克拉霉素或阿奇霉素）治疗[4]。如果需要胃肠外抗菌药治疗，可予耐青霉素酶的青霉素类（萘夫西林或苯唑西林）或头孢菌素（头孢唑林、头孢呋辛或头孢曲松）治疗。克林霉素可用于青霉素过敏患者的治疗。MRSA 感染可用口服抗菌药（如复方磺胺甲噁唑、多西环素、米诺环素、克林霉素或利奈唑胺）治疗[4,5]。还可以应用口服利福平加多西环素或复方磺胺甲噁唑治疗[5]。氟喹诺酮类（左氧沙星、莫西沙星）可用于不能耐受其他药物的患者治疗[4]，但是一些学者认为由于金黄色葡萄球菌对氟喹诺酮类耐药性的迅速增加而不推荐应用该类药物[5]。胃肠外应用万古霉素可用于中重度感染病例的治疗；依据感染是社区获得性还是院内获得性，可选用的适当的胃肠外应用替代药物治疗包括克林霉素、达托霉素、替加环素、利奈唑胺和奎奴普丁/达福普汀[4,5]。

其他皮肤和软组织感染见**痤疮**（第1505页），**叮咬**（第155页），**酒渣鼻**（第1510页），**外科感染**（第185页）；全身感染皮肤受累包括**炭疽**（第154页），**白喉**（第159页）和**足分枝菌病**（第171页）。

1. Eron LJ, *et al.* Managing skin and soft tissue infections: expert panel recommendations on key decision points. *J Antimicrob Chemother* 2003; **52** (suppl 1): i3–i17.
2. Breen JO. Skin and soft tissue infections in immunocompetent patients. *Am Fam Physician* 2010; **81:** 893–9.
3. Stevens DL, *et al.* Infectious Diseases Society of America. Practice guidelines for the diagnosis and management of skin and soft-tissue infections. *Clin Infect Dis* 2005; **41:** 1373–1406. Corrections. *ibid.*; 1830 and *ibid.* 2006; **42:** 1219. [dose error] Also available at: http://www.journals.uchicago.edu/doi/pdf/10.1086/497143 (accessed 06/08/08)
4. Eron LJ, *et al.* Cellulitis and soft-tissue infections. *Ann Intern Med* 2009; **150:** ITC1-1–ITC1-15.
5. Daum RS. Skin and soft-tissue infections caused by methicillin-resistant *Staphylococcus aureus*. *N Engl J Med* 2007; **357:** 380–90. Correction. *ibid.*; 1357. [dose error]
6. Fish DN, *et al.* Skin and soft-tissue infections. In: DiPiro JT, *et al.* eds. *Pharmacotherapy: a pathophysiologic approach.* 7th ed. New York: McGraw-Hill, 2008: 1801–17.
7. Hepburn MJ, *et al.* Comparison of short-course (5 days) and standard (10 days) treatment for uncomplicated cellulitis. *Arch Intern Med* 2004; **164:** 1669–74.

脾疾病

无脾（脾脏切除或先天性缺失）或脾功能低下患者（伴随有诸如腹腔疾病、造血干细胞移植，或重型地中海贫血或镰刀细胞病等血红蛋白病）免疫功能受损，以及其他一些免疫缺陷患者（见第166页）是感染的高危人群[1]。儿童也是危险人群。感染通常是由荚膜细菌如流感嗜血杆菌、脑膜炎奈瑟氏菌，最常见的是肺炎链球菌引起[1～4]，可以导致非常严重凶险的感染，起病后发展迅速，可致命。沙门菌属是儿童镰刀细胞病的重要感染病原体[4]。比较少见的病原体包括 *Capnocytophaga Canimorsus*（过去称为 DF-2，可以导致脾切除患者在动物咬伤时的机会感染[2]），*Bordetella holmesii*，蜱媒埃里克体属[3]。发生恶性疟疾和犬焦虫症的危险性也增加[2,4]。

无脾和脾功能低下患者的感染很大程度上是可以预防的，常用的方法是疫苗和预防性使用抗菌药。目前基于已发表的证据提出指南以及发表专家意见的国家包括澳大利亚和新西兰[3]以及英国[2,5]。

免疫预防 免疫接种多价肺炎球菌疫苗推荐用于所有无脾和脾功能低下的患者。流感嗜血杆菌（Hib）疫苗也推荐可用于所有没有接种过该种疫苗的患者，还应该每年接种流感疫苗[3,5]。脑膜炎疫苗也被推荐；但是在一些国家（包括英国）常规应用的 C 组联合疫苗不能针对脑膜炎奈瑟氏菌血清型 A、W135 或 Y。因此，到国外或这些血清型流行地区旅行的患者应该接种额外的多价脑膜炎球菌疫苗[1,5]。

抗菌药预防 对无脾和脾功能低下的患者应该提供适当的抗菌药预防。但对用药疗程上存在不同意见，英国指南[2,5]认为该预防应该是终生的。抗菌药预防对免疫缺陷患者、16 岁以下的儿童以及脾切除后 2 年内的患者尤其重要[2]。通常可给予青霉素 V，也可以用阿莫西林（联用或不联用克拉维酸）[2,3]，特别是成年人，因为阿莫西林口服后吸收较好，并且抗菌谱较广。红霉素可以作为不能耐受青霉素患者的替代治疗[2,5]；也可以依据本地区细菌耐药情况选择罗红霉素、莫西沙星、头孢呋辛和复方磺胺甲噁唑。在实践中，终生预防的依从性很困难，澳大利亚和新西兰[3]的指南建议患者没有免疫功能受损时，在应用抗菌药预防治疗 2 年后应该对其必要性重新评估。有证据表明 5 岁以上的患者如果已经接种过肺炎链球菌疫苗，持续应用青霉素预防是无益的[6]，但对过去有肺炎链球菌脓毒症病史的患者预防用抗菌药是明确的[7]。虽然 β-内酰胺类耐药的肺炎链球菌逐渐增加，但对延长预防时间可能会导致对肺炎链球菌的耐药出现的忧虑并没有得到证实[8]。没有接受抗菌药预防治疗的患者，应该建议其出国旅行期间接受按照前往旅行的目的地的细菌耐药情况进行针对性的抗菌药预防治疗[2]，如果去疟疾流行地区旅行，针对疟疾的预防也是必需的[2,3]。

抗菌药预防治疗能够降低但不能完全去除感染的危险性，进展至凶险的脓毒症的速度也会很快。应该建议患者备有适当的抗菌药，在出现感染症状时立即服用，并指导患者迅速到医疗机构就诊[3,5]。所建议的药物通常与预防时的用药近似。

1. Melles DC, de Marie S. Prevention of infections in hyposplenic and asplenic patients: an update. *Neth J Med* 2004; **62:** 45–52.
2. Working Party of the British Committee for Standards in Haematology Clinical Haematology Task Force. Guidelines for the prevention and treatment of infection in patients with an absent or dysfunctional spleen. *BMJ* 1996; **312:** 430–4.
3. Spelman D, *et al.* Australasian Society for Infectious Diseases. Guidelines for the prevention of sepsis in asplenic and hyposplenic patients. *Intern Med J* 2008; **38:** 349–56.
4. William BM, *et al.* Hyposplenism: a comprehensive review. Part II: clinical manifestations, diagnosis, and management. *Hematology* 2007; **12:** 89–98.
5. British Committee for Standards in Haematology Working Party of the Haemato-Oncology Task Force. Update of guidelines for the prevention and treatment of infection in patients with an absent or dysfunctional spleen. *Clin Med* 2002; **2:** 440–3. Also available at: http://www.bcshguidelines.com/pdf/SPLEEN21.pdf (accessed 21/05/04)
6. Falletta JM, *et al.* Discontinuing penicillin prophylaxis in children with sickle cell anemia. *J Pediatr* 1995; **127:** 685–90.
7. Hongeng S, *et al.* Recurrent Streptococcus pneumoniae sepsis in children with sickle cell disease. *J Pediatr* 1997; **130:** 814–16. Correction. *ibid.*; **131:** 232.
8. Norris CF, *et al.* Pneumococcal colonization in children with sickle cell disease. *J Pediatr* 1996; **129:** 821–7.

斑疹热

立克次体感染斑疹热是通过蜱传播给人的，因此也被称为蜱传斑疹伤寒。其中包括特别发生在美国的（也可见于加拿大、墨西哥和中南美洲）、由立氏立克次体引起的落基山斑疹热；发生在包括中东在内的地中海国家、非洲和印度的、由康氏立克次体引起的南欧斑疹热或地中海斑疹热；发生于撒哈拉以南非洲和加勒比岛国的、由非洲立克次体引起的非洲蜱咬热；发生在澳大利亚的、由奥氏立克次体引起的昆士兰蜱媒斑疹伤寒或澳大利亚斑疹热；发生在西伯利亚和蒙古的、由西氏立克次体（*R. sibirica*）引起的北亚或西伯利亚蜱斑疹伤寒，以及发生在日本和韩国的、由日本立克次体引起的东方斑疹热。发生在美国、俄罗斯和非洲的立克次体痘，是由经小鼠身上的螨类传播的螨立克次体引起的。蚤传斑疹热是由猫立克次体（R. felis）感染引起。由猫蚤传播，可能在世界范围内出现。

感染通常在暴露于蜱出没环境或动物后发生。立克次体聚集于中小血管的血管壁，引起血管炎。通常在蜱咬后 4～10 天出现症状，并且与立克次体的种属相关。

典型表现为发热和头痛。随着感染的进展，蜱咬部位的焦痂和（或）皮疹逐渐加重。还可以出现肌痛、乏力、恶心、呕吐以及淋巴结肿大等。后遗症包括血小板减少、脑病、呼吸衰竭、肾功能衰竭和心肌炎。落基山斑疹热是这些热病中的最严重疾病，其他热病也可能威胁生命。

所有成人和儿童的蜱媒立克次体病的治疗选择是口服或静脉注射多西环素[1]。四环素对幼童是禁忌。而短期单剂量应用多西环素对牙齿的染色作用是可以忽略的[1~3]。利福平的敏感性在不同种间有差异[3]。

- 当不能得到多西环素或有用药禁忌时[1~3]，氯霉素可以作为落基山斑疹热的替代治疗，但疗效略差，氟喹诺酮类也被推荐使用[4]，但经验尚有限[1]。
- 地中海斑疹热的替代多西环素的治疗药物包括氯霉素[3]（虽然有治疗后复发的报道[5]）和环丙沙星[1]。大环内酯类（如阿奇霉素和克拉霉素）可作为儿童的替代治疗药物[1,3,6]；交沙霉素可用于孕妇的治疗[1]。用环丙沙星或多西环素2天的短疗程治疗可治愈不太重的成人地中海斑疹热，而对多西环素治疗的反应更快[7]。
- 澳大利亚立克次体可用环丙沙星成功治疗[8]。

立克次体痘可能会被误诊为水痘。尽管一般而言没有治疗也可康复，但四环素类对它治疗是有效的[9]。

1. Parola P, *et al.* Tick-borne rickettsioses around the world: emerging diseases challenging old concepts. *Clin Microbiol Rev* 2005; **18:** 719–56.
2. Chapman AS, *et al.* Tickborne Rickettsial Diseases Working Group. CDC. Diagnosis and management of tickborne rickettsial diseases: Rocky Mountain spotted fever, ehrlichioses, and anaplasmosis—United States. A practical guide for physicians and other health-care and public health professionals. *MMWR* 2006; **55:** 1–27. Also available at: http://www.cdc.gov/mmwr/PDF/rr/rr5504.pdf (accessed 28/01/09)
3. Buckingham SC. Tick-borne infections in children: epidemiology, clinical manifestations, and optimal management strategies. *Pediatr Drugs* 2005; **7:** 163–76.
4. Abramowicz M, ed. The choice of antibacterial drugs. In: *Handbook of antimicrobial therapy.* 18th ed. New Rochelle NY: The Medical Letter; 2008, 74.
5. Shaked Y, *et al.* Relapse of rickettsial Mediterranean spotted fever and murine typhus after treatment with chloramphenicol. *J Infect* 1989; **18:** 35–7.
6. Cascio A, *et al.* Clarithromycin versus azithromycin in the treatment of Mediterranean spotted fever in children: a randomized controlled trial. *Clin Infect Dis* 2002; **34:** 154–8.
7. Gudiol F, *et al.* Randomized double-blind evaluation of ciprofloxacin and doxycycline for Mediterranean spotted fever. *Antimicrob Agents Chemother* 1989; **33:** 987–8.
8. Hudson BJ, *et al.* Ciprofloxacin treatment for Australian spotted fever. *Med J Aust* 1996; **165:** 588.
9. Kass EM, *et al.* Rickettsialpox in a New York City hospital, 1980 to 1989. *N Engl J Med* 1994; **331:** 1612–17.

葡萄球菌感染

葡萄球菌为人类的革兰阳性致病菌。根据包括凝固酶检测在内的不同测定方法，葡萄球菌被分为若干种。具有临床重要性的那些菌种是通常凝固酶检测呈阳性的金黄色葡萄球菌和凝固酶检测呈阴性的表皮葡萄球菌和腐生葡萄球菌。

金黄色葡萄球菌天然寄生于皮肤和黏膜。包括新生儿在内的许多人都可能是葡萄球菌的携带者。手术后或创伤后可以发生局部金黄色葡萄球菌感染，而且通常都会形成脓肿。葡萄球菌皮肤感染包括脓疱病、痈和疖病。与葡萄球菌外毒素产生有关的情况包括葡萄球菌性烧伤皮肤综合征、中毒性休克综合征和葡萄球菌食物中毒。葡萄球菌败血症通常是局部感染的结果，有时可能与血管内或腹腔内插管有关，或与静脉药物滥用有关。败血症经常可以引起葡萄球菌心内膜炎。败血症的其他可能合并症是肺炎和骨与关节感染，尽管在这些病例中，吸入和局部创伤可能是分别的原因。

表皮葡萄球菌也是一种皮肤和黏膜的自然寄生菌。作为医院内感染致病菌，它的重要性正在增加。许多感染都是医院内获得的。而且经常与留置导管有关。表皮葡萄球菌引起的新生儿菌血症发生率正在增加。

腐生葡萄球菌是一种年轻女性尿路感染的常见致病菌。

当第一次接触青霉素时，葡萄球菌对之是敏感的。但由于青霉素酶的产生，现在多数菌株都为耐药菌株。甲氧西林和其他耐青霉素酶的青霉素如氟氯西林，由于他们对这些耐药葡萄球菌具有活性，故被开发出来。然而，耐甲氧西林葡萄球菌很快产生了。一般而言，无论是凝固酶阴性葡萄球菌还是对甲氧西林耐药的金黄色葡萄球菌，对所有β-内酰胺类抗菌药都耐药，而且还经常表现出对其他抗菌药的多重耐药性（见**甲氧西林的抗菌作用**，第284页）。虽然已发表的关于甲氧西林耐药金黄色葡萄球菌（MRSA）的研究多于关于甲氧西林耐药凝固酶阴性葡萄球菌研究，但在世界范围内，这两种葡萄球菌感染都是医院中的严重问题。耐药菌株可以在一个医院内部传播，也可以在多个医院之间传播。甲氧西林耐药葡萄球菌在医院工作人员和患者中寄生是这种感染传播的一个重要原因。因此，目前倾向于在家中而不是在医院进行用药。但有报道说MRSA在社区中的传播越来越多[1~4]。社区相关性MRSA（社区获得性或社区起病，CA-MRSA）有与医院相关性（医院获得性）HA-MRSA不同的临床、流行病学和细菌学特点[5]。CA-MRSA指患者是在社区起病，并且没有已知的HA-MRSA感染的危险因素，如近期住院史、外科手术、在护理机构长期居住、透析或有侵入性医疗器械等[3,5]。CA-MRSA感染引起的疾病谱与其他金黄色葡萄球菌的相似，虽然有一些表现（如皮肤软组织感染）更常见[4,5]。

许多国家已经发布了控制MRSA的指南[6]。2006年，British Society for Antimicrobial Chemotherapy、Hospital Infection Society、Infection Control Nurses Association联合工作组修订了控制HA-MRSA的指导原则[7]。他们告诫要迅速隔离已感染或细菌寄生的患者、筛查与这些患者有过接触的患者和工作人员、穿隔离衣、用防腐清洁剂洗手，以及所有患者都使用防腐清洁剂洗手和沐浴。

许多环丙沙星可用于治疗感染，但由于广泛的甲氧西林敏感和甲氧西林耐药金黄色葡萄球菌的耐药性，它的疗效有限（见第234页）。联合治疗可能有效。利福平对MRSA相当有活性，但为预防细菌耐药性的发生，它必须与其他药物联合应用。已试将利福平与庆大霉素、万古霉素、复方磺胺甲噁唑、夫西地酸、喹诺酮类或新生霉素联合应用。

美国[5]和英国[8]都已经发布了CA-MRSA治疗指南。CA-MRSA引起的皮肤软组织感染通常可通过切开和引流治疗，可用或不用局部抗菌药治疗。在一些全身感染的病例则需要抗菌药治疗[3]。CA-MRSA感染较HA-MRSA耐药的抗菌药较少；分离的CA-MRSA菌株通常对β-内酰胺类的青霉素、头孢菌素以及大环内酯类（红霉素、克拉霉素、阿奇霉素）耐药。对氟喹诺酮类和四环素耐药也已经出现，并且逐渐增加[3,5]。大多数分离的CA-MRSA菌株对复方磺胺甲噁唑、庆大霉素、四环素和克林霉素敏感[3,5]。病情严重的病例可用万古霉素治疗[2,4]。

为控制医疗机构MRSA，英国指南推荐应用莫匹罗星鼻软膏清除鼻黏膜携带的MRSA。清除其他部位定植的MRSA更困难：可以在皮肤和头发清洁时使用杀菌清洁剂[7]。一项系统性综述[9]认为现在没有足够的证据支持局部或全身应用抗菌药治疗可以清除鼻黏膜或鼻外定植的MRSA。最近的一项系统性综述[10]为确定局部或口服抗菌药或二者都用对清除所携带的MRSA的作用，发现短期鼻部使用莫匹罗星是最有效的，治疗1周后的成功率大约90%，长期随访有效率为60%。接受莫匹罗星和口服抗菌药治疗的患者治疗期间出现耐药的比例为1%和9%。另一项系统性综述[11]发现在那些鼻黏膜携带金黄色葡萄球菌的患者中使用莫匹罗星软膏可有效降低葡萄球菌感染的发生。一项随机、双盲、安慰剂对照研究[12]显示快速鉴定金黄色葡萄球菌鼻黏膜携带者和随后分别用莫匹罗星软膏和氯己定肥皂水治疗鼻部和鼻外定植，可有效降低HA-MRSA感染的风险，特别是在外科患者中。虽然还没有数据支持应用莫匹罗星加或不加氯己定清洗全身可以清除CA-MRSA的定植[2,4,5]，但在那些反复感染或高危人群中可以应用去定植治疗[2,5]。

世界范围内关于MRSA对万古霉素中介耐药或敏感性下降的报道在1990年代后期开始出现[13~15]，CDC的反应是制订了预防万古霉素中介金黄色葡萄球菌（VISA）和万古霉素耐药金黄色葡萄球菌（VRSA）播散的中期[16]和后期[17]指南，新的抗菌药如达托霉素、利奈唑胺、奎奴普丁/达福普汀或替加环素可能有效，并且其重要性逐渐增加[4,18]。其他抗菌药，无论是近期通过应用或正在研发的，可能代替万古霉素并且治疗有效的药物是糖肽类（达巴万星、奥利万星或特拉万星）、头孢妥普和依克普林[18]。

已将葡萄球菌疫苗用于预防和治疗葡萄球菌感染。

对于葡萄球菌感染的一般治疗请参见特殊感染标题下的内容。

1. Salgado CD, *et al.* Community-acquired methicillin-resistant Staphylococcus aureus: a meta-analysis of prevalence and risk factors. *Clin Infect Dis* 2003; **36:** 131–9.
2. Zetola N, *et al.* Community-acquired meticillin-resistant *Staphylococcus aureus*: an emerging threat. *Lancet Infect Dis* 2005; **5:** 275–86.
3. Herman RA, *et al.* Etiology and treatment of community-associated methicillin-resistant *Staphylococcus aureus*. *Am J Health-Syst Pharm* 2008; **65:** 219–25.
4. Patel M. Community-associated meticillin-resistant *Staphylococcus aureus* infections: epidemiology, recognition and management. *Drugs* 2009; **69:** 693–716.
5. Gorwitz RJ, *et al.* Strategies for clinical management of MRSA in the community: summary of an experts' meeting convened by the Centers for Disease Control and Prevention (March 2006). Available at: http://www.cdc.gov/ncidod/dhqp/pdf/ar/CAMRSA_ExpMtgStrategies.pdf (accessed 24/05/10)
6. Humphreys H. National guidelines for the control and prevention of meticillin-resistant Staphylococcus aureus—what do they tell us? *Clin Microbiol Infect* 2007; **13:** 846–53.
7. Joint Working Party of the British Society for Antimicrobial Chemotherapy, the Hospital Infection Society and the Infection Control Nurses Association. Guidelines for the control and prevention of meticillin-resistant Staphylococcus aureus infection in healthcare facilities. *J Hosp Infect* 2006; **63S:** S1–S44. Correction. *ibid.*; **64:** 97–8.
8. Nathwani D, *et al.* British Society for Antimicrobial Chemotherapy Working Party on Community-onset MRSA Infections. Guidelines for UK practice for the diagnosis and management of methicillin-resistant Staphylococcus aureus (MRSA) infections presenting in the community. *J Antimicrob Chemother* 2008; **61:** 976–94.
9. Loeb M, *et al.* Antimicrobial drugs for treating methicillin-resistant Staphylococcus aureus colonization. Available in The Cochrane Database of Systematic Reviews; Issue 4. Chichester: John Wiley; 2003 (accessed 16/05/05).
10. Ammerlaan HS, *et al.* Eradication of methicillin-resistant *Staphylococcus aureus* carriage: a systematic review. *Clin Infect Dis* 2009; **48:** 922–30.
11. van Rijen M, *et al.* Mupirocin ointment for preventing Staphylococcus aureus infections in nasal carriers. Available in The Cochrane Database of Systematic Reviews; Issue 4. Chichester: John Wiley; 2008 (accessed 24/05/10).
12. Bode LGM, *et al.* Preventing surgical-site infections in nasal carriers of *Staphylococcus aureus*. *N Engl J Med* 2010; **362:** 9–17.
13. CDC. Update: Staphylococcus aureus with reduced susceptibility to vancomycin—United States, 1997. *MMWR* 1997; **46:** 813–15.
14. Smith TL, *et al.* Emergence of vancomycin resistance in Staphylococcus aureus. *N Engl J Med* 1999; **340:** 493–501.
15. Rybak MJ, Akins RL. Emergence of methicillin-resistant Staphylococcus aureus with intermediate glycopeptide resistance: clinical significance and treatment options. *Drugs* 2001; **61:** 1–7.
16. CDC. Interim guidelines for prevention and control of staphylococcal infection associated with reduced susceptibility to vancomycin. *MMWR* 1997; **46:** 626–8, 635. Also available at: http://www.cdc.gov/mmwr//preview/mmwrhtml/00048384.htm (accessed 21/05/04)
17. CDC. Investigation and control of vancomycin-intermediate and resistant *Staphylococcus aureus* (VISA/VRSA): a guide for health departments and infection control personnel (updated September 2006). Available at: http://www.cdc.gov/ncidod/dhqp/pdf/ar/visa_vrsa_guide.pdf (accessed 20/05/10)
18. Micek ST. Alternatives to vancomycin for the treatment of methicillin-resistant *Staphylococcus aureus* infections. *Clin Infect Dis* 2007; **45** (suppl 3): S184–S190.

外科感染

感染是导致手术后外科发病率和死亡率升高的重要原因。预防性抗菌治疗是降低感染风险的策略之一。对于某些类型的手术如腹部手术和假体植入术，预防感染非常重要，尽管不同手术可能选择不同的抗菌药，并且给药方式、给药时间和疗程可能不同。外科切口分为清洁切口、清洁-污染切口（潜在污染切口）、污染切口和污秽（dirty operation）切口。清洁手术是除外涉及胃肠道、生殖器、泌尿器和呼吸道的手术；清洁-污染手术是没有特异的污染但需要打开胃肠道、生殖器、泌尿器或呼吸道的手术；污染手术指切口处有急性炎症或空腔脏器溢出物的手术；污秽手术是指手术部位有脓液、坏疽或内脏穿孔的手术。另外，复合性骨折的修复手术和被动物或人咬伤伤口的修复术也是污秽手术。通常认为，在污染手术和污秽手术时应用抗菌药物是治疗措施而非预防手段[1,2]，并且需要在术后继续用药数天[3]。

美国[1~3]和英国[4,5]已经制订了外科感染控制指南。美国Surgical Infection Society和Infectious Disease Society of America[6]也制订了关于复杂腹腔感染的诊断和控制指南。

预防性抗菌治疗 严格地讲，手术时如果没有败血症指征，那么“预防”是被限制的选择措施。如果手术前存在任何感染的可能，必须在外科手术前对感染进行治疗。因为按照惯例，预防仅仅是在手术前全身给一次剂量的抗菌药，而治疗则需要给患者治疗上更长期的用药。预防性抗菌治疗应用于清洁-污染手术和清洁手术，其中包括假体材料的植入手术以及尽管感染概率低但一旦感染后果严重的手术[1]。

污染的病原菌 一个特定手术操作的可能污染物影响着预防性抗菌药的选择。金黄色葡萄球菌、凝固酶阴性葡萄球菌、肠球菌属和大肠埃希菌是最经常分离出的病原菌。在有些医院中，由白色念珠菌和甲氧西林耐药金黄色葡萄球菌（MRSA）等耐药性病原体引起的感染正在不断增加[1]。最常见的感染源是定植于患者的皮肤、黏膜或肠道的内源性细菌。当感染源自皮肤和黏膜时，革兰阳性需氧菌（如葡萄球菌）是常见感染致病菌；而由肠球菌、革兰阴性需氧菌（如大肠埃希菌）和革兰阴性厌氧菌（如脆弱拟杆菌）引起的感染多源自胃肠道。

给药途径 一般来说，首选通过静脉内途径全身性给药。通常是在诱导麻醉时静脉内给予单剂量的抗菌药，并且要求所选择的抗菌药的药动学特性是要在手术操作的全过程中维持足够的血药浓度[1]。当手术时间延长、大量失血或抗菌药的半衰期很短时，可追加另一剂量的抗菌药。局部用药或切口内用药以及腹腔灌洗都是有争议的给药途径。外科下消化道手术前，口服非吸收性的抗菌药是传统的抑制肠道菌群的方法，在美国仍在给予新霉素和红霉素用于这种目的。关于选择性的消化道净化（SDD）见**重症监护**章节（第167页）。其他的剂型包括植入性的骨水泥和串珠链，它们都含有庆大霉素，并且用于整形手术的预防性治疗中[7,8]。眼部手术可结膜下局部给予抗菌药[3]。

抗菌药的选择 头孢菌素类、氨基糖苷类和甲硝唑是最常用的抗菌药。英国 *BNF 59* 推荐在胃和食管手术后给予庆大霉素、头孢呋辛或阿莫西林/克拉维酸；开放性胆道手术之前给予甲硝唑联合庆大霉素或头孢呋辛。结直肠手术或子宫切除术前给予甲硝唑联合庆大霉素或头孢呋辛，或单独给阿莫西林/克拉维酸。如果进行胃肠道操作时有 MRSA 感染的高危因素，可以预防用万古霉素或替考拉宁治疗。经内镜逆行胰胆管造影术前给予庆大霉素或环丙沙星；经直肠前列腺活检时给予环丙沙星或庆大霉素联合甲硝唑，而经尿道活检可以单独用环丙沙星、庆大霉素或头孢呋辛。关节置换术前，包括髋关节和膝关节，推荐应用头孢呋辛或氟氯西林。在美国，除了涉及较低部位的肠道手术外，术前通常给头孢唑林，低部位的肠道手术则给具有抗厌氧菌活性的头孢西丁或头孢替坦[1,2,9]。结肠直肠手术时，需要同时给头孢唑林和甲硝唑[3]。不能耐受头孢菌素类药物的患者如何选择抗菌药还不是很明确。氨曲南可作为头孢唑林的替代药物，如果需要抗厌氧菌，可联用克林霉素或甲硝唑[1]。但是，氨曲南和甲硝唑联用时抗革兰阳性球菌的活性较弱[9]。万古霉素也可作为头孢唑林的替代药物[3]，但是，因为万古霉素有诱导耐药的危险，所以应该避免常规应用万古霉素[10]。若 MRSA 感染流行，则提示选用万古霉素[10]；如果需要抗革兰阴性菌，则需要联用氨曲南或一种氨基糖苷类药物[9]。如果万古霉素用于预防性感染，则最多给两次剂量的药物[10]。结肠直肠手术预防感染的备选方案是一种氨基糖苷类药物联用克林霉素或甲硝唑[9]。

对于最低限度的侵入性操作如腹腔镜检查和内窥镜检查，是否需要预防性抗菌治疗还不是很明确[11]。美国的治疗指南建议：在更深入的证据获得之前，要给予标准的预防性治疗[1,9]。

有些患者在术后很长时期内依然有被感染的危险，其中包括脾切除患者，这类患者的免疫力受损，容易患肺炎球菌感染和其他感染（见**脾疾病**，第184页）。关于有心内膜炎危险因素的患者是否需要在口腔操作和外科手术前接受抗菌药预防治疗，目前意见已经有了变化（见**心内膜炎**，第159页）。

1. Mangram AJ, *et al.* Guideline for prevention of surgical site infection, 1999. *Infect Control Hosp Epidemiol* 1999; **20:** 250–78. Also available at: http://www.journals.uchicago.edu/doi/pdf/10.1086/501620 (accessed 10/06/10)
2. American Society of Health-System Pharmacists. ASHP therapeutic guidelines on antimicrobial prophylaxis in surgery. *Am J Health-Syst Pharm* 1999; **56:** 1839–88.
3. Abramowicz M, ed. Antimicrobial prophylaxis for surgery. In: *Handbook of antimicrobial therapy.* 18th ed. New Rochelle NY: The Medical Letter, 2008: 125–139.
4. Scottish Intercollegiate Guidelines Network. Antibiotic prophylaxis in surgery: a national clinical guideline (issued July 2008). Available at: http://www.sign.ac.uk/pdf/sign104.pdf (accessed 25/05/10)
5. NICE. Surgical site infection: prevention and treatment of surgical site infection (issued October 2008). Available at: http://www.nice.org.uk/nicemedia/live/11743/42379/42379.pdf (accessed 25/05/10)
6. Solomkin JS, *et al.* Diagnosis and management of complicated intra-abdominal infection in adults and children: guidelines by the Surgical Infection Society and the Infectious Diseases Society of America. *Clin Infect Dis* 2010; **50:** 133–64. Also published in *Surg Infect (Larchmt)* 2010; **11:** 79–109. Also available at: http://www.idsociety.org/WorkArea/linkit.aspx?LinkIdentifier=id&ItemID=15966 (accessed 28/05/10)
7. Henry SL, Galloway KP. Local antibacterial therapy for the management of orthopaedic infections: pharmacokinetic considerations. *Clin Pharmacokinet* 1995; **29:** 36–45.
8. Wininger DA, Fass RJ. Antibiotic-impregnated cement and beads for orthopedic infections. *Antimicrob Agents Chemother* 1996; **40:** 2675–9.
9. Dellinger EP, *et al.* Quality standard for antimicrobial prophylaxis in surgical procedures. *Clin Infect Dis* 1994; **18:** 422–7.
10. CDC. Recommendations for preventing the spread of vancomycin resistance: recommendations of the Hospital Infection Control Practices Advisory Committee (HICPAC). *MMWR* 1995; **44** (RR-12): 1–13. Also available at: http://www.cdc.gov/mmwr/PDF/rr/rr4412.pdf (accessed 21/05/04)
11. Wilson APR. Antibiotic prophylaxis and infection control measures in minimally invasive surgery. *J Antimicrob Chemother* 1995; **36:** 1–5.

梅毒

见**性传播疾病**，第181页。

破伤风

破伤风（或牙关紧闭症）[1~3]是由破伤风杆菌，一种生存于土壤和排泄物中的革兰阳性厌氧芽孢杆菌所产生的神经毒素——破伤风痉挛毒素引起的。其芽孢可以耐热、干燥和消毒剂，可存活很多年。破伤风可通过注射破伤风疫苗的主动免疫或用破伤风免疫球蛋白的被动免疫预防。现在该病主要发生于没有接受免疫或部分接受免疫的地区。也可以在接受了完全免疫但没有接受进一步增强免疫的地区发生。破伤风通常是在创伤后发病，特别是较深的贯穿伤；烧伤、有外科伤口、身体穿孔或有注射药物滥用病史的患者发生破伤风的危险性增加。感染可以蔓延至腹膜后的子宫（母亲破伤风）和新生儿（新生儿破伤风）。轻中度破伤风的死亡率大约6%，而重度病例死亡率达到60%；新生儿即使接受了治疗，死亡率也会达到80%～90%。

治疗的目的是解除肌肉痉挛，防止呼吸和代谢并发症，中和没有结合或游离的毒素和去除毒素源。治疗还包括应用破伤风免疫球蛋白中和游离毒素（第2160页），应用抗菌药阻止毒素的产生和释放。传统上应用静脉注射或肌内注射青霉素 7～10 天，但很多人认为应选择甲硝唑为治疗药物[1,2]；直肠给药可能引起的痉挛少于胃肠外给药[1]。红霉素、四环素类如多西环素、克林霉素、万古霉素或氯霉素是二线替代治疗药物[1,2]。

伤口应该清洗和清创。治疗肌肉痉挛、强直和癫痫发作的药物包括镇静催眠药、全身麻醉药、中枢性肌松药和神经肌肉阻断药。关于治疗肌强直和痉挛的更多信息见第1811页。

1. Farrar JJ, *et al.* Tetanus. *J Neurol Neurosurg Psychiatry* 2000; **69:** 292–301.
2. Cook TM, *et al.* Tetanus: a review of the literature. *Br J Anaesth* 2001; **87:** 477–87.
3. Brook I. Current concepts in the management of Clostridium tetani infection. *Expert Rev Anti Infect Ther* 2008; **6:** 327–36.

扁桃体炎

见**咽炎**，第176页。

中毒性休克综合征

中毒性休克综合征（TSS）是由一种毒素引起的导致多器官功能衰竭的急性全身性疾病[1]；主要特点为休克、发热、皮疹和胃肠道或中枢神经系统异常[2]，但并不是所有病例都有菌血症[1]。TSS 大多由金黄色葡萄球菌及其外毒素——中毒性休克毒素-1（TSS-1）或伴有 A 组链球菌（产链球菌化脓性外毒素 A、B、C）感染引起[2]。最近还有提到涉及脆弱拟杆菌属[3]、假单胞菌属和克雷伯菌属的感染，TSS 现在被认为是一种由多种不同的应激机制引起的全身免疫反应[2]。在 20 世纪 80 年代早期，TSS 主要发生于使用高吸收性棉球的月经期妇女，但是现在其他病灶的感染（如外科伤口、烧伤、脓肿和鼻窦炎）也是导致 TSS 的原因[4,5]。非月经期病例比月经期病例更常见[2]，死亡率更高[6]。

和感染中毒性休克病例一样，急性 TSS 患者的首要处理是**复苏和维持稳定**。休克治疗的一般原则见第1143页。仔细检查寻找感染病灶，继而有效地**控制感染源**是必须的，包括局部措施（如去除月经棉或填塞物、伤口清创或脓肿的引流）。

适当及时的抗菌药治疗是**清除产毒素细菌**的必须措施。当感染病原体未知时，初始治疗应覆盖金黄色葡萄球菌和化脓性链球菌，通常可以考虑应用一种 β-内酰胺类加一种林可胺类抗菌药。当确定病原体后，根据不同病原体推荐以下治疗方案[1]：

- A 组链球菌：青霉素加克林霉素；

  不能耐受 β-内酰胺类者：大环内酯类或氟喹诺酮类加克林霉素。
- 耐大环内酯-林可胺-链阳菌素-B（MLS_B 表型）A 组链球菌：青霉素加万古霉素或替考拉宁；

  不能耐受 β-内酰胺类者：万古霉素或替考拉宁。
- 甲氧西林敏感的金黄色葡萄球菌：氯唑西林、萘夫西林或头孢唑林加克林霉素；不能耐受 β-内酰胺类者：克拉霉素加克林霉素。
- MRSA：克林霉素或利奈唑胺加万古霉素或替考拉宁。
- 糖肽类耐药或中介的金黄色葡萄球菌：利奈唑胺加克林霉素（如果敏感）。

新的对革兰阳性菌有效的抗菌药如利奈唑胺、达托霉素和替加环素，可以考虑作为三线药物治疗[1]。

在恢复期推荐连续应用抗菌药治疗 10 天可以降低复发的危险性[4]。在烧伤患者建议预防性使用抗菌药[7]，但尚有争议。

通过应用新鲜冰冻血浆或静脉注射免疫球蛋白**提供被动免疫**被一些学者认为是阻止炎症反应升级导致 TSS 和阻止损伤的重要措施[2]。一项对照观察研究显示，在链球菌 TSS 的患者中静脉给予免疫球蛋白使 30 天生存率提高[8]。建议在积极支持治疗最初 6h 内没有临床反应的病例考虑应用该治疗[1]。

中毒性休克综合征常伴有坏死性筋膜炎（见第171页）。

1. Lappin E, Ferguson AJ. Gram-positive toxic shock syndromes. *Lancet Infect Dis* 2009; **9:** 281–90.
2. Young AE, Thornton KL. Toxic shock syndrome in burns: diagnosis and management. *Arch Dis Child Educ Pract Ed* 2007; **92:** ep97–ep100.
3. Cohen AL, *et al.* Toxic shock associated with Clostridium sordellii and Clostridium perfringens after medical and spontaneous abortion. *Obstet Gynecol* 2007; **110:** 1027–33.
4. Todd JK. Therapy of toxic shock syndrome. *Drugs* 1990; **39:** 856–61.
5. Williams GR. The toxic shock syndrome. *BMJ* 1990; **300:** 960.
6. Descloux E, *et al.* One in five mortality in non-menstrual toxic shock syndrome versus no mortality in menstrual cases in a balanced French series of 55 cases. *Eur J Clin Microbiol Infect Dis* 2008; **27:** 37–43.
7. Rashid A, *et al.* On the use of prophylactic antibiotics in prevention of toxic shock syndrome. *Burns* 2005; **31:** 981–5.
8. Kaul R, *et al.* Intravenous immunoglobulin therapy for streptococcal toxic shock syndrome—a comparative observational study. *Clin Infect Dis* 1999; **28:** 800–7.

沙眼

沙眼[1,2]是由某一血清型的沙眼衣原体引起的慢性眼部感染，是可预防的失明的重要原因。主要流行于非洲、中东、亚洲部分地区、拉丁美洲和西太平洋地区。感染源头是慢性眼部感染者，主要通过污染的手指、个人物品和苍蝇接触了病眼或鼻子后传播。感染常常聚集于家庭或社区，特别是水源短缺、卫生条件差和过于拥挤的地区。虽然沙眼不是性传播疾病，但是包括婴儿结膜炎（见**新生儿结膜炎**，第171页）和成人有持续或反复发生的眼部感染时，都可以伴随有性传播的生殖道沙眼衣原体感染。

第一次感染一般发生于生命早期，导致通常是自限性的结膜炎。再次感染很常见，许多年后可疑形成结膜瘢痕，导致睫毛倒置和角膜的刮伤（倒睫），更有不可逆性的角膜损伤和视力受损。

有许多措施可以防止失明，1998 年，在 WHO 领导下成立了以在 2020 年根除致盲性沙眼为目的的全球根除沙眼联盟（GET2020）。国际沙眼行动组织也进行了遵循 WHO 推荐的 SAFE 策略：即对倒睫的眼睑手术、抗感染治疗和抑制传播、面部清洁、改善生活环境等[3,4]。在流行地区，1～9 岁儿童的活动沙眼流行率在 10% 或更高时，推荐社区范围内进行抗菌药治疗[3,4]；活动沙眼流行率在 5%～10%时，可考虑目标治疗[3]。对活动感染，口服阿奇霉素（通常为单次口服或每周口服 3 次）被证明至少与局部使用四环素同样有效[5,6]，而一些研究[7,8]显示在社区范围内大规模进行口服阿奇霉素每周 1 次，连续 3 周，追踪 1 年后发现沙眼的发病率较每日局部使用四环素、连续 6 周的方案发病率低。其原因可能部分是由于局部使用四环素不能治疗眼外病灶，并且因治疗周期长而导致依从性降低所致。

因此 WHO 推荐应用阿奇霉素每年口服 1 次，剂量为 20mg/kg（最大剂量 1g），至少 3 年。而后在活动性疾病流行地区再评估是否可以停止治疗。不能服用阿奇霉素者（包括小于 6 个月的婴儿）或不能得到药物的地区，可应用 1% 的四环素眼膏，每日 2 次，连续 6 周[1~4]。孕妇和哺乳期妇女不是口服阿奇霉素的禁忌证[4]。1.5%阿奇霉素滴眼液，每日 2 次，连续 2～3 天，也被成功用于沙眼的治疗[9,10]，并且可以作为 WHO 推荐治疗的替代方案。

目前还不能确定在局部流行地区进行几次和多长时间的集中治疗可以控制疾病的蔓延[1]。虽然很多研究已经显示在单次口服阿奇霉素集中治疗后疾病的流行和感染有显著下降[11,12]，但感染在 12～24 个月内复发也有报道[13,14]。在 2 轮间隔 24 个月的阿奇霉素集中治疗完成后的 3 年，坦桑尼亚社区的感染已经消除[15]；作者认为一次或两次高覆盖率的集中治疗足以在中度疾病负荷的地区消除感染。每年 2 次给予口服阿奇霉素的集中治疗比每年 1 次给药显著降低感染的流行[16]。

1. Burton MJ. Trachoma: an overview. *Br Med Bull* 2007; **84:** 99–116.
2. Wright HR, *et al.* Trachoma. *Lancet* 2008; **371:** 1945–54.
3. WHO. Report of the 2nd global scientific meeting on trachoma (WHO/PBD/GET 03.1). Geneva: WHO, 2003. Available at: http://www.who.int/blindness/2nd%20GLOBAL%20SCIENTIFIC%20MEETING.pdf (accessed 06/04/09)
4. WHO. Trachoma control: a guide for programme managers. Geneva: WHO, 2006. Available at: http://whqlibdoc.who.int/publications/2006/9241546905_eng.pdf (accessed 06/04/09)

5. Bailey RL, *et al.* Randomised controlled trial of single-dose azithromycin in treatment of trachoma. *Lancet* 1993; **342:** 453–6.
6. Mabey D, *et al.* Antibiotics for trachoma. Available in The Cochrane Database of Systematic Reviews; Issue 2. Chichester: John Wiley; 2005 (accessed 06/04/09).
7. Schachter J, *et al.* Azithromycin in control of trachoma. *Lancet* 1999; **354:** 630–5.
8. Fraser-Hurt N, *et al.* Efficacy of oral azithromycin versus topical tetracycline in mass treatment of endemic trachoma. *Bull WHO* 2001; **79:** 632–40.
9. Cochereau I, *et al.* Efficacy and safety of short duration azithromycin eye drops versus azithromycin single oral dose for the treatment of trachoma in children: a randomised, controlled, double-masked clinical trial. *Br J Ophthalmol* 2007; **91:** 667–72.
10. Huguet P, *et al.* Mass treatment of trachoma with azithromycin 1.5% eye drops in the Republic of Cameroon: feasibility, tolerance and effectiveness. *Br J Ophthalmol* 2010; **94:** 157–60.
11. Solomon AW, *et al.* Mass treatment with single-dose azithromycin for trachoma. *N Engl J Med* 2004; **351:** 1962–71.
12. Burton MJ, *et al.* Re-emergence of Chlamydia trachomatis infection after mass antibiotic treatment of a trachoma-endemic Gambian community: a longitudinal study. *Lancet* 2005; **365:** 1321–8.
13. Chidambaram JD, *et al.* Effect of a single mass antibiotic distribution on the prevalence of infectious trachoma. *JAMA* 2006; **295:** 1142–6.
14. West SK, *et al.* Infection with Chlamydia trachomatis after mass treatment of a trachoma hyperendemic community in Tanzania: a longitudinal study. *Lancet* 2005; **366:** 1296–300.
15. Solomon AW, *et al.* Two doses of azithromycin to eliminate trachoma in a Tanzanian community. *N Engl J Med* 2008; **358:** 1870–1.
16. Melese M, *et al.* Comparison of annual and biannual mass antibiotic administration for elimination of infectious trachoma. *JAMA* 2008; **299:** 778–84.

战壕热

战壕热是一种虱传播的革兰阴性菌感染，之所以叫战壕热是因为在第一次世界大战期间在士兵中流行。战壕热是由五日热巴尔通体（过去称为罗卡利马体），过去曾被归于立克次体感染引起。五日热巴尔通体和汉赛巴尔通体还可引起细菌性血管瘤，特别是在免疫缺陷患者，汉赛巴尔通体还是猫抓的病因（第157页）。当代五日热巴尔通体感染（也称作城市战壕热）在全球流行，主要在贫穷、酗酒、无家可归或流浪者以及体虱携带者发生。

疾病可以无症状，也可以很严重。临床表现包括发热、头痛、消瘦和腿痛。许多患者有慢性菌血症，一些患者诊断为巴尔通体心内膜炎。

轻度或非复杂感染可应用口服四环素类如多西环素、口服红霉素或阿奇霉素治疗 4～6 周[1]。慢性菌血症患者应接受口服多西环素连续 4 周加静脉注射庆大霉素 2 周治疗[2,3]，主要预防心内膜炎的发生。确诊巴尔通体心内膜炎后的治疗推荐方案是口服多西环素 6 周加静脉注射庆大霉素 2 周[2,3]。如果不能用庆大霉素，可以用利福平替代治疗。怀疑巴尔通体心内膜炎时，给予静脉注射庆大霉素 2 周加肌内或静脉注射头孢曲松 6 周治疗；这一方案可以加或不加口服多西环素 6 周[2]。

1. Ohl ME, Spach DH. Bartonella quintana and urban trench fever. *Clin Infect Dis* 2000; **31:** 131–5.
2. Rolain JM, *et al.* Recommendations for treatment of human infections caused by Bartonella species. *Antimicrob Agents Chemother* 2004; **48:** 1921–33.
3. Foucault C, *et al.* Bartonella quintana characteristics and clinical management. *Emerg Infect Dis* 2006; **12:** 217–23.

结核

结核分枝杆菌是结核病[1]的主要致病菌，牛分枝杆菌和非洲分枝杆菌偶尔也引起结核病。因吸入受染的带菌飞沫而感染。原发性感染通常没有症状，同时 95%以上的免疫能力正常个体可以通过获得性免疫应答（细胞介导）控制原发性感染，但免疫应答不可能根除分枝杆菌，这些杆菌可引起原发性感染（如果在初始感染 2 年内发病）或继发性（复发性）结核（如果在初始感染数月至数年以后发病）。幼儿和免疫受损患者进展为活动性结核的危险增加。最常见的结核病是肺结核，但几乎所有的器官都有可能被侵及。患者通常表现为咳嗽、发热、盗汗和体重下降。

近年，随着 HIV 感染的增加，许多国家的结核发病率不断升高。为提高治愈率，减少耐药性结核病的出现，WHO 推荐了以利福平为基础的监督治疗（短程）化学治疗方案即服用固定剂量的复合制剂[2]。WHO 提出了称为 **DOTS**（Directly Observed Therapy — Short Course，直接观察治疗—短程）控制结核的策略，其中包括诊断标准、监督方法、确保用药的安全性以及结核病控制措施的评价。同时植入性剂型的可行性正处于研究过程中。

- **一线治疗方案**：治愈结核病，降低复发危险以及防止耐药菌的出现需要多种药物联用 6～8 个月。治疗方案包括 2～3 个月的强化阶段和 4～6 个月的巩固阶段，前者的目的是使痰菌快速转阴，后者的目的是消除残余结核杆菌，防止复发。服药方案是由当地结核菌耐药情况和药物的有效性决定的。许多国家包括欧洲[3]、英国[4,5]和美国[6]都制订了全国性和地区性的具体治疗指南。

  WHO 推荐：服药方案应该根据疾病的严重程度和治疗史来确定[7]。

- 肺或肺外结核的**新发病例**一般给予由利福平（R）、异烟肼（H）、吡嗪酰胺（Z）和乙胺丁醇（E）组成的初始方案治疗 2 个月；接下来是巩固期 4 个月，给予利福平和异烟肼。这种服药方案以 RHZE2/RH4 表示。虽然在巩固治疗阶段用乙胺丁醇代替利福平（2HRZE/6HE）可以降低治疗费用，但由于其复发和死亡的危险性日益增加，WHO 已经不再推荐该方案。直视治疗下，所有一线治疗药物可以间断给药（每周给药 3 次），但 WHO 仍然推荐每日用药较好。结核性脑膜炎的治疗应该用链霉素替代乙胺丁醇，并且常常推荐应用利福平和异烟肼，巩固疗程延长至 10 个月。感染敏感病原体的患者如果坚持治疗，治愈率均可以达到 90%以上。

  既往接受过结核治疗的患者是耐药菌感染的高危人群，治疗应该依据药物敏感试验（DST）。在不能进行 DST 或结果延迟时，初始经验性治疗应该依据多重耐药的可能危险因素，包括患者因素和当地社区耐药情况来选择药物。感染多重耐药菌危险性低或中度的患者可以经验性应用一线药物再次治疗。初始治疗阶段用药包括利福平、异烟肼、吡嗪酰胺和乙胺丁醇治疗 3 个月，并且在最初 2 个月加用链霉素，巩固治疗阶段用 3 联药物（利福平、异烟肼和乙胺丁醇）疗程 5 个月（2HRZES/1HRZE/5HRE）。有多重耐药菌感染的高危患者，推荐合并应用二线药物的治疗方案（见下文）。

  一线药物如异烟肼、利福平，尤其吡嗪酰胺可能导致严重的和可能危及生命的肝炎。在每种药物的专题论述中给出了肝功能不全患者用药时的肝毒性和注意事项——见：**异烟肼**（第273页）；**利福平**（第309页）；**吡嗪酰胺**（第304页）。英国[4]和美国[6]治疗指南中指出，如果血清转氨酶升高至正常值上限的 5 倍以上时，同时存在肝炎症状或胆红素升高患者血清转氨酶升高至正常值上限的 3 倍以上时，要停用所有具有潜在肝毒性的药物。只有在生化指标正常后，才可以谨慎的序惯性重新使用这些药物（包括或不包括吡嗪酰胺）[4,6,7]。药物治疗中断的这些患者可使用链霉素、乙胺丁醇和一种氟喹诺酮，直到肝损伤消失为止[7]。

耐药结核病的治疗 近几年，结核分枝杆菌耐药的发生率不断增加，尤其在结核病控制措施薄弱的国家[8,9]。耐药结核杆菌普遍对异烟肼和链霉素耐药。由同时对链霉素和异烟肼耐药菌株引起的）**多药耐药的结核病**（MDR-TB）需要一线和二线药物联合用药最少 18～24 个月（见下文）[4,6~8]。治疗控制不规范以及提供的药物不可靠导致了耐药结核病的发生；耐药结核病治疗困难，常常可致命，感染 HIV 的患者尤其如此。而 WHO 的 DOTS 方案可以控制多药耐药结核病的产生。如果已经产生多药耐药菌，则需要不同的治疗策略，在针对结核病控制较好地区制订的 DOTS-**附加**治疗策略（DOTS-plus strategy）中有详细的论述[10]。

怀疑或已经确认有多药耐药结核病的患者应该给予 DOTS 附加治疗方案，包括二线抗结核药。这类药物比标准治疗药物疗效差，毒性大，并且需要每天服药。包括注射用药物如氨基糖苷类（阿米卡星和卡那霉素）和多肽卷曲霉素，以及口服药物如氟喹诺酮类（左氧沙星、莫西沙星和氧氟沙星）和抑菌药（氨基水杨酸、环丝氨酸、乙硫异烟胺、丙硫异烟胺和苯环丝氨酸）。WHO 推荐方案应包括至少 4 种根据以往的抗结核治疗、DST（可以提供时）和社区耐药谱情况确认或几乎确认有效的药物。药物应该依据药物特点和可能疗效进行分层选择。适当的一线口服药物应该作为首选，然后加用一种注射用药物，一种氟喹诺酮类，如果需要，可以加用一种或多种抑菌药。有可能产生交叉耐药性的药物不应同时使用[7,8]。利福平和利福布汀的交叉耐药很常见，因此不推荐应用利福布汀作为二线药物。阿米卡星和卡那霉素之间的交叉耐药也很常见，而氟喹诺酮类药物之间的交叉耐药性差异较大。乙硫异烟胺和丙硫异烟胺，环丝氨酸和苯环丝氨酸之间完全交叉耐药。

泛耐药结核（XDR-TB）是指对异烟肼和利福平耐药，同时对氟喹诺酮类和至少三种注射用二线药物（阿米卡星、卷曲霉素或卡那霉素）中的一种耐药的结核[11,12]。当二线药物滥用或使用不当时，会导致 XDR-TB 的产生，至 2006 年年初，世界各地均已有 XDR-TB 的病例报道[13]。来自南非的夸祖鲁-纳塔尔省的报道强调 XDR-TB 感染是 HIV 感染患者迅速死亡的危险因素[14]。在这一病例报道中，53 例患者除 1 例外全部死亡，在死亡时间可以确认的地方统计的存活时间中位数为确诊后 16 天。可以提供用于指导 XDR-TB 治疗的临床资料十分有限，治疗常常需要专家意见参与。虽然 WHO[8]指南对治疗用药的选择原则与 MDR—TB 相似，但仍然不太可能在常用的一线和二线药物中选择制订合适的治疗方案。其他一些药物如氯法齐明、利奈唑胺、阿莫西林/克拉维酸、氨硫脲、亚胺培南/西司他丁或克拉霉素可能有一些抗结核活性，可以考虑用于泛耐药结核病例的治疗，但是疗效尚不清楚。

- **儿童和婴儿**的治疗方案和成人相似，但要按照年龄或体重调整剂量[4,6,15]。儿童一般不用乙胺丁醇，因为很难及时检出其眼毒性（见第260页），一篇关于儿童应用乙胺丁醇的文献综述[16]发现每日剂量为 15～30mg/kg 时几乎没有眼毒性，并在各年龄段儿童都是安全的。
- **妊娠、哺乳妇女和新生儿**，妊娠期结核病，尤其耐药性结核病如果未及时发现或治疗不当，那么母亲、胎儿和新生儿都有严重的危险[17]。WHO 推荐，妊娠妇女结核病的治疗方案与非妊娠妇女结核病的治疗方案相同[7]。最好避免使用氟喹诺酮类、氨基糖苷类药物和乙硫异烟胺。同时需要密切监测肝酶的变化和观察药物诱导性肝炎症状的出现[4,16,17]。多数抗结核药都可以在哺乳期使用。母乳中的药物浓度很低，因此不能预防或治疗婴儿结核病。WHO 推荐一旦发现新生儿的活动结核，其患有结核病的母亲应接受异烟肼 6 个月的预防治疗[7,15]。另外，如果认为还需要进一步治疗时，可再给异烟肼 3 个月，停用异烟肼后推荐接种卡介苗[7,15]。
- **感染 HIV 的患者**患肺和肺外结核病的风险增加，与不接受抗逆转录病毒治疗的 HIV 阴性结核患者相比，其病死率高。HIV 阳性的活动肺结核患者（包括儿童）对短程化疗的敏感性与 HIV 阴性结核患者相似，大多数患者可给予标准的 6 月用药方案[4,18~21]。对大多数肺外感染的患者，推荐疗程为 6～9 个月；累及骨和关节或中枢神经系统的感染建议 9～12 个月疗程治疗[20]。虽然一些专家推崇在 HIV 感染的患者可以每日或间断给药[19,20]，但由于间断给药的治疗失败率和复发率较高，因此 WHO[7]并不推荐间断给药。在巩固治疗阶段直视治疗下，每周 3 次给药是可以接受的。HIV 感染的患者治疗失败常常是由于抗分枝杆菌药的吸收障碍导致血药浓度降低[22]。

  HIV 感染的结核患者，给予复方磺胺甲噁唑作为辅助预防治疗可降低死亡率；WHO 因此推荐在结核诊断明确后，尽早开始给予复方磺胺甲噁唑治疗，并且在整个治疗期间持续应用[7]。氨硫脲由于其严重的皮肤毒性而不能应用于 HIV 阳性的患者。

  对于抗逆转录病毒治疗的初治患者，何时开始抗逆转录病毒治疗还有争议[7,9~21]。虽然 WHO 认为应该在结核治疗开始的最初 8 周内尽早给予抗逆转录病毒的治疗[7]，但还应关注合并用药的毒性、药物相互作用、药物负荷和免疫重建综合征的风险；一些临床医生可能会根据患者的免疫状态决定何时开始抗逆转录病毒治疗[19,20]。在一项开放的随机对照研究[23]中，642 例 CD4+ T 淋巴细胞数小于 500 个/mm^3 的 HIV 感染患者，在抗结核治疗（治疗期间或强化治疗阶段完成后 4 周）期间开始抗逆转录病毒治疗，使存活率显著改善。以利福霉素为基础的治疗方案被认为比以非利福霉素为基础的治疗方案获得反应疗效要好。但是利福霉素与抗逆转录病毒药物的相互作用使 HIV 和结核的共同治疗复杂化[20,21,24]，一些联合治疗方案可能需要调整剂量或有适应证一禁忌证（利福平与抗逆转录病毒药物相互作用的详细描述见第310页，与利福布汀的相互作用见第308页）。必须注意到指南推荐的治疗方案基于的药动学研究通常是在健康人中进行，而没有对患者治疗效果的结果。HIV 感染患者开始抗逆转录病毒治疗后常常使结核症状恶化[25]，已经注意到其发生率达到 35%[24]。

- **辅助治疗** 机体对结核病的炎症性免疫应答导致大量组织损伤，可以用皮质激素进行辅助治疗，但皮质激素对非复杂性肺结核病没有作用。一项系统性综述[26]发现皮质激素辅助治疗可以降低 HIV 阴性患者结核性脑膜炎的死亡风险和神经系统受损遗留的残疾。结核性胸膜炎[27]和心包炎[28]的系统性综述显示，这种情况下支持使用皮质激素的证据还不充分。WHO[18]指出，在下述情况下使用皮质激素进行辅助治疗可能有效：结核性脑膜炎、心包炎、胸膜渗出、喉炎、肾结核病、肾上腺结核引起的肾上腺皮质功能减退症和大量淋巴结肿大。皮质激素还用于对抗结核药过敏的患者。皮质激素辅助治疗结核病的更多详细内容，见第1445页。

  研究表明，注射灭活的牝牛分枝杆菌悬液可以提高肺结核患者的免疫反应，但一项系统性综述表明[29]，这种免疫疗法是无益的。

- **预防** 研究发现，卡介苗可以预防儿童患严重结核如粟粒性结核和脑膜结核，但是预防成人肺结核的效果不定。在结核病高发区，建议儿童出生时就接种卡介苗，但感染 HIV 的儿童除外。关于卡介苗的更多信息见第2125页。

  结核菌素皮肤试验可以检出潜伏期结核菌感染。对结核菌素阳性的个体给予预防性治疗（也指预防治疗或化学药物预防）可以降低其发展为结核病的风险。以下人群有必要进行预防性治疗：感染 HIV 的患者、接触过活动期结核患者的个体、最近结核菌素试验阳性的个体和有患结核病危险的个体。不推荐发展中国家常规进行化学药物预防，其重心应该放在活动性结核病的检查和治疗上[18,30]。治疗潜伏期结核选用单用异烟肼或利福平，或利福平联合异烟肼或吡嗪酰胺治疗。每日服用异烟肼 6～12 个月，其患活动性结核的危险可降低 60%～90%[1,31]。感染 HIV 且结核菌素试验阳性的个体服用异烟肼 6 个月可以在短时期内预防结核病[32]。但是，利福平和吡嗪酰胺联用可能导致严重的甚至致命的肝脏损伤，因此不建议用于结核病的预防[31,33,34]。American Thoracic Society、CDC[31,33]和 NICE[5]已经出版发行了关于潜伏期结核预防性治疗指南。英国的推荐方案是：HIV 阴性的成人和 2 岁以上的儿童单独服用异烟肼 6 个月或异烟肼与利福平联用 3 个月；所有 HIV 阳性患者也可以单独口服异烟肼 6 个月。美国的推荐方案是：单独服用异烟肼 9 个月（HIV 阴性患者口服 6 个月）或单独服用利福平 4 个月。

1. Frieden TR, *et al.* Tuberculosis. *Lancet* 2003; **362:** 887–99.
2. Blomberg B, Fourie B. Fixed-dose combination drugs for tuberculosis: application in standardised treatment regimens. *Drugs* 2003; **63:** 535–553.
3. Broekmans JF, *et al.* European framework for tuberculosis control and elimination in countries with a low incidence. Recommendations of the World Health Organization (WHO), International Union Against Tuberculosis and Lung Disease (IUATLD) and Royal Netherlands Tuberculosis Association (KNCV) Working Group. *Eur Respir J* 2002; **19:** 765–75. Also available at: http://erj.ersjournals.com/cgi/reprint/19/4/765.pdf (accessed 02/03/06)
4. Joint Tuberculosis Committee of the British Thoracic Society. Chemotherapy and management of tuberculosis in the United Kingdom: recommendations 1998. *Thorax* 1998; **53:** 536–48. [Although these guidelines were replaced by ones issued by NICE in 2006 the latter do not *"explain tuberculosis or its treatment in detail"* and therefore reference to the earlier guidelines has been retained] Also available at: http://www.brit-thoracic.org.uk/Portals/0/Clinical%20Information/Tuberculosis/Guidelines/Chemotherapy.pdf (accessed 29/07/08)
5. National Collaborating Centre for Chronic Conditions/NICE. Tuberculosis: clinical diagnosis and management of tuberculosis, and measures for its prevention and control (issued March 2006). Available at: http://www.nice.org.uk/nicemedia/pdf/cg033guideline.pdf (accessed 19/08/08)
6. American Thoracic Society, CDC, and the Infectious Diseases Society of America. Treatment of tuberculosis. *MMWR* 2003; **52** (RR-11): 1–77. Also available at: http://www.cdc.gov/mmwr/PDF/rr/rr5211.pdf (accessed 24/05/04) Correction. *ibid.* 2005; **53:** 1203. [dose]
7. WHO. *Treatment of tuberculosis: guidelines 4th edition.* Geneva: WHO, 2010. Available at: http://whqlibdoc.who.int/publications/2010/9789241547833_eng.pdf (accessed 08/02/10)
8. WHO. *Guidelines for the programmatic management of drug-resistant tuberculosis: emergency update 2008.* Geneva: WHO, 2008. Available at: http://whqlibdoc.who.int/publications/2008/9789241547581_eng.pdf (accessed 08/02/10)
9. WHO. *Anti-tuberculosis drug resistance in the world: 4th global report.* Geneva: WHO, 2008. Available at: http://whqlibdoc.who.int/hq/2008/WHO_HTM_TB_2008.394_eng.pdf (accessed 08/02/10)
10. Sterling TR, *et al.* Impact of DOTS compared with DOTS-plus on multidrug resistant tuberculosis and tuberculosis deaths: decision analysis. *BMJ* 2003; **326:** 574–9.
11. CDC. Notice to readers: revised definition of extensively drug-resistant tuberculosis. *MMWR* 2006; **55:** 1176. Also available at: http://www.cdc.gov/mmwr/PDF/wk/mm5543.pdf (accessed 07/12/06)
12. Madariaga MG, *et al.* Extensively drug-resistant tuberculosis. *Am J Med* 2008; **121:** 835–44.
13. CDC. Emergence of Mycobacterium tuberculosis with extensive resistance to second-line drugs—worldwide, 2000–2004. *MMWR* 2006; **55:** 301–5. Also available at: http://www.cdc.gov/mmwr/PDF/wk/mm5511.pdf (accessed 07/12/06)
14. Gandhi NR, *et al.* Extensively drug-resistant tuberculosis as a cause of death in patients co-infected with tuberculosis and HIV in a rural area of South Africa. *Lancet* 2006; **368:** 1575–80.
15. WHO. *Guidance for national tuberculosis programmes on the management of tuberculosis in children.* Geneva: WHO, 2006. Available at: http://whqlibdoc.who.int/hq/2006/WHO_HTM_TB_2006.371_eng.pdf (accessed 19/08/08)
16. WHO. *Ethambutol efficacy and toxicity: literature review and recommendations for daily and intermittent dosage in children.* Geneva: WHO, 2006. Available at: http://whqlibdoc.who.int/hq/2006/WHO_HTM_TB_2006.365_eng.pdf (accessed 08/12/06)
17. Bothamley G. Drug treatment for tuberculosis during pregnancy: safety considerations. *Drug Safety* 2001; **24:** 553–65.
18. WHO. *TB/HIV. A clinical manual.* 2nd ed. Geneva: WHO, 2004. Available at: http://whqlibdoc.who.int/publications/2004/9241546344.pdf (accessed 02/03/06)
19. CDC. Guidelines for the prevention and treatment of opportunistic infections among HIV-exposed and HIV-infected children: recommendations from CDC, the National Institutes of Health, the HIV Medicine Association of the Infectious Diseases Society of America, the Pediatric Infectious Diseases Society, and the American Academy of Pediatrics. *MMWR* 2009; **58** (RR-11): 1–166. Also available at: http://www.cdc.gov/mmwr/PDF/rr/rr5811.pdf (accessed 08/02/10)
20. CDC. Guidelines for prevention and treatment of opportunistic infections in HIV-infected adults and adolescents: recommendations from CDC, the National Institutes of Health, and the HIV Medicine Association of the Infectious Diseases Society of America. *MMWR* 2009; **58:** (RR-4): 1–207. Also available at: http://www.cdc.gov/mmwr/pdf/rr/rr5804.pdf (accessed 08/02/10)
21. CDC. Managing Drug Interactions in the Treatment of HIV-Related Tuberculosis (issued December 2007). Available at: http://www.cdc.gov/tb/TB_HIV_Drugs/PDF/tbhiv.pdf (accessed 29/07/08)
22. Gurumurthy P, *et al.* Decreased bioavailability of rifampin and other antituberculosis drugs in patients with advanced human immunodeficiency virus disease. *Antimicrob Agents Chemother* 2004; **48:** 4473–5.
23. Abdool Karim SS, *et al.* Timing of initiation of antiretroviral drugs during tuberculosis therapy. *N Engl J Med* 2010; **362:** 697–706.
24. Pozniak AL, *et al.* British HIV Association. BHIVA treatment guidelines for TB/HIV infection, February 2005. Available at: http://www.bhiva.org/files/file1001577.pdf (accessed 05/10/07)
25. Breen RAM, *et al.* Paradoxical reactions during tuberculosis treatment in patients with and without HIV co-infection. *Thorax* 2004; **59:** 704–7.
26. Prasad K, Singh MB. Corticosteroids for managing tuberculous meningitis. Available in The Cochrane Database of Systematic Reviews; Issue 1. Chichester: John Wiley; 2008 (accessed 11/02/10).
27. Engel ME, *et al.* Corticosteroids for tuberculous pleurisy. Available in The Cochrane Database of Systematic Reviews; Issue 4. Chichester: John Wiley; 2007 (accessed 19/08/08).
28. Mayosi BM, *et al.* Interventions for treating tuberculous pericarditis. Available in The Cochrane Database of Systematic Reviews; Issue 4. Chichester: John Wiley; 2002 (accessed 02/03/06).
29. de Bruyn G, Garner P. Mycobacterium vaccae immunotherapy for treating tuberculosis. Available in The Cochrane Database of Systematic Reviews; Issue 1. Chichester: John Wiley; 2003 (accessed 02/03/06).
30. Akolo C, *et al.* Treatment of latent tuberculosis infection in HIV infected persons. Available in The Cochrane Database of Systematic Reviews; Issue 1. Chichester: John Wiley; 2010 (accessed 11/02/10).
31. American Thoracic Society. Targeted tuberculin testing and treatment of latent tuberculosis infection. *MMWR* 2000; **49:** 1–51. Also published in *Am J Respir Crit Care Med* 2000; **111:** S221–S247. Also available at: http://www.cdc.gov/mmwr/preview/mmwrhtml/rr4906a1.htm (accessed 07/06/10)
32. Johnson JL, *et al.* Duration of efficacy of treatment of latent tuberculosis infection in HIV-infected adults. *AIDS* 2001; **15:** 2137–47.
33. CDC. Update: adverse event data and revised American Thoracic Society/CDC recommendations against the use of rifampin and pyrazinamide for treatment of latent tuberculosis infection—United States, 2003. *MMWR* 2003; **52:** 735–9. Also available at: http://www.cdc.gov/mmwr/PDF/wk/mm5231.pdf (accessed 05/10/07)
34. Jasmer RM, *et al.* Short-course rifampin and pyrazinamide compared with isoniazid for latent tuberculosis infection: a multicenter clinical trial. *Ann Intern Med* 2002; **137:** 640–7.

兔热病

兔热病[1~4]是由革兰阴性杆菌土拉弗朗西丝菌感染引起的。土拉弗朗西丝菌主要感染啮齿类动物和野兔，但能传染给人，常见的感染途径是：处理感染动物或动物尸体过程中，或被媒介昆虫叮咬，或进食了污染的食物和水。兔热病还可以由于吸入携带细菌的空气引起。兔热病气溶胶作为生物武器已经引起关注。

症状常常出现在暴露后 2～6 天，但也可能延长至 3 周。这依赖于暴露的途径，并且可以各种形式出现，最常见的是溃疡腺。以皮疹、接种部位溃疡、突发的发热、寒战、头痛、肌肉和关节疼痛和淋巴结肿大为特征。也可见没有皮肤溃疡的腺体型和伤寒型（菌血症），还有眼腺体型、口咽型和肺炎型。感染可能的并发症包括心内膜炎、肝炎、骨髓炎、脓毒症和感染中毒性休克。

胃肠外使用链霉素或庆大霉素是抗菌治疗的首选；疗程通常为 10 天[1~4]。不推荐用妥布霉素。四环素类（如多西环素）或氯霉素可以作为替代药物，但临床复发率要比氨基糖苷类高[1~3]；一般不推荐用氯霉素，除非用于兔热病脑膜炎[3]。氟喹诺酮类对治疗兔热病有肯定疗效，环丙沙星口服 10 天可以作为另一替代治疗方案[1~4]，特别是对那些对其他治疗过敏或不能耐受的患者。

口服多西环素或环丙沙星 14 天被推荐用于暴露后预防[1]。

有些国家可通过注射疫苗主动免疫的方式预防疾病的发生。

1. Dennis DT, *et al.* Tularemia as a biological weapon: medical and public health management. *JAMA* 2001; **285:** 2763–73.
2. Ellis J, *et al.* Tularemia. *Clin Microbiol Rev* 2002; **15:** 631–46.
3. Eliasson H, *et al.* Tularemia: current epidemiology and disease management. *Infect Dis Clin North Am* 2006; **20:** 289–311.
4. Hepburn MJ, Simpson AJH. Tularemia: current diagnosis and treatment options. *Expert Rev Anti Infect Ther* 2008; **6:** 231–40.

伤寒和副伤寒热

伤寒和副伤寒热是分别由伤寒沙门菌和副伤寒沙门菌甲、乙、丙引起的全身性感染。这些病原体是肠杆菌科革兰阴性菌。伤寒和副伤寒热有时通称为伤寒肠热病，尽管最初的感染部位是肠道，但能通过血液播散到全身。伤寒和副伤寒在亚洲（特别是南部）、非洲、加勒比海和中南美洲的许多发展中国家流行，主要是由于这些地区的水资源匮乏和卫生条件恶劣。发达国家的大多数病例是由国外输入的。被感染患者粪便污染的水源和食物造成了感染的传播，感染后的潜伏期是 7～14 天。非特异性的症状包括发热，肠功能紊乱，出现于胸部、腹部和背部皮肤的玫瑰疹，还可以有神经精神症状。据报道有 10%～15%的患者可以进展为重度伤寒[1,2]，出现消化道出血、肠穿孔和伤寒脑病等严重并发症[1~3]。

氯霉素是传统治疗伤寒的首选药物，其他可选择的药物有阿莫西林、氨苄西林和复方磺胺甲噁唑[1]。但是现在已经出现对上述所有药物同时耐药的伤寒杆菌（称之为 MDR 菌株）[4,5]在伤寒流行地区的流行[2]。随着氟喹诺酮类广泛用于伤寒的治疗，细菌对该类药物的耐药问题也日趋严重，特别是在亚洲地区。耐药性可以是完全的或部分的；近期的病例显示奈啶酸耐药（NAR）的病原菌通常对氟喹诺酮类敏感，但是临床治疗常常失败。因此，一些专家推荐奈啶酸耐药试验是预测氟喹诺酮类敏感性下降的方法[2]。有趣的是，由于一些证据表明氟喹诺酮类耐药性上升，而对一些老药（如氯霉素）则敏感，使临床反而选择老药治疗[6,7]。

治疗推荐强调应用氟喹诺酮类（如环丙沙星或氧氟沙星）治疗全部敏感的和 MDR 伤寒杆菌感染。氯霉素、阿莫西林和复方磺胺甲噁唑目前是全敏感菌株治疗的二线药物，虽然目前关于氟喹诺酮类药物对这些菌株疗效更好的证据还很少[8,9]。

阿奇霉素或三代头孢菌素（如头孢克肟、头孢噻肟和头孢曲松）可能是 MDR 和氟喹诺酮类耐药菌株治疗的替代药物[10]。一项系统性综述发现阿奇霉素治疗组与氟喹诺酮类药物治疗组比较，临床失败率较低，而住院时间较短，复发率也比头孢曲松治疗组低[11]。对于由 NAR 菌株引起的感染，仍然把氟喹诺酮类药物作为二线用药，但提倡用药剂量更大和疗程更长。对联合治疗方案也进行了评估[8]，但是一项研究显示，多药耐药菌株和对氟喹诺酮类药物敏感性降低的菌株感染的患者用阿奇霉素单药治疗的疗效优于阿奇霉素加氧氟沙星联合治疗[12]。

用于无并发症沙寒的大多数治疗选择也认为适合用于严重病例，但仍推荐更大剂量和更长疗程，且建议退热后仍继续初始的肠胃外治疗至少 5 天[2]。

虽然氟喹诺酮类由于其药物毒性，不是儿童用药的指征，但 WHO 认为药物在治疗伤寒热所获得的益处超过了药物本身的风险[5]。也可以用阿奇霉素治疗[5]。妊娠期推荐 β-内酰胺类如氨苄西林或一种头孢菌素治疗[5]，虽然也有应用氟喹诺酮类治疗成功的报道。WHO 也建议虽然没有证据证实阿奇霉素在妊娠期应用的危害，但如果有其他替代药物，仍然不推荐阿奇霉素用于妊娠期或哺乳期妇女[5]。

患者出现精神症状时，应进行评估是否有脑膜炎；如果怀疑有伤寒脑膜炎，则应在抗菌药治疗的基础上静脉应用大剂量地塞米松[5]。

恢复期伤寒患者在数周时间内仍可能通过粪便或尿液继续排泄伤寒菌。与这些恢复期带菌者不同，1%～5%的患者成为慢性带菌者[5]，慢性带菌者没有症状但排泄伤寒菌可达数年之久；很难根除，因此有必要延长其治疗时间，但是报道显示应用环丙沙星或诺氟沙星治疗 4 周，或复方磺胺甲噁唑或丙磺舒与阿莫西林或氨苄西林联合治疗 6～12 周，都是有效的[1~3,5]。

伤寒菌苗可用于**预防**伤寒病，具体见第2161页。没有疫苗可以提供完全的预防，但是对患者、食物和水卫生的严格监测对预防感染是非常重要的[3]。

副伤寒热不是很常见，而且病情较伤寒轻微，治疗方法相似。目前没有用于预防的疫苗。

1. Parry CM, *et al.* Typhoid fever. *N Engl J Med* 2002; **347:** 1770–82.
2. Bhan MK, *et al.* Typhoid and paratyphoid fever. *Lancet* 2005; **366:** 749–62.
3. Basnyat B, *et al.* Enteric (typhoid) fever in travelers. *Clin Infect Dis* 2005; **41:** 1467–72.
4. Rowe B, *et al.* Multidrug-resistant Salmonella typhi: a worldwide epidemic. *Clin Infect Dis* 1997; **24** (suppl 1): S106–S109.
5. WHO. Background document: the diagnosis, treatment and prevention of typhoid fever (issued May 2003). Available at: http://www.who.int/vaccine_research/documents/en/typhoid_diagnosis.pdf (accessed 20/04/09)
6. Gogia A, *et al.* Quinolone-resistant typhoid fever. *Indian J Med Sci* 2006; **60:** 389–90.
7. Chitnis S, *et al.* Ciprofloxacin therapy for typhoid fever needs reconsideration. *J Infect Chemother* 2006; **12:** 402–4.
8. Bhutta ZA. Current concepts in the diagnosis and treatment of typhoid fever. *BMJ* 2006; **333:** 78–82.
9. Thaver D, *et al.* Fluoroquinolones for treating typhoid and paratyphoid fever (enteric fever). Available in The Cochrane Database of Systematic Reviews; Issue 4. Chichester: John Wiley; 2008 (accessed 20/04/09).
10. Threlfall EJ, *et al.* Alternatives to ciprofloxacin use for enteric fever, United Kingdom. *Emerg Infect Dis* 2008; **14:** 860–1.
11. Effa EE, Bukirwa H. Azithromycin for treating uncomplicated typhoid and paratyphoid fever (enteric fever). Available in The Cochrane Database of Systematic Reviews; Issue 4. Chichester: John Wiley; 2008 (accessed 20/04/09).
12. Parry CM, *et al.* Randomized controlled comparison of ofloxacin, azithromycin, and an ofloxacin-azithromycin combination for treatment of multidrug-resistant and nalidixic acid-resistant typhoid fever. *Antimicrob Agents Chemother* 2007; **51:** 819–25.

斑疹伤寒

立克次体感染或斑疹伤寒类发热症是通过多种媒介昆虫传播给人类的。普氏立克次体引起的虱传播的或流行性斑疹伤寒分布于世界各地，蚤传播的或地方性斑疹伤寒和摩塞立克次体感染密切相关，其分布也是世界性的。恙虫病是由恙虫病东方体（恙虫病立克次体）引起的，通过螨虫传播，主要存在于亚洲、澳大利亚和太平洋岛屿。

四环素类药物，常选择多西环素或氯霉素作为治疗这些感染的首选药物，但是，在泰国已有恙虫病立克次体对多西环素和氯霉素耐药的报道[1,2]。环丙沙星是有效的替代药物[3]。利福平治疗恙虫病的疗效优于多西环素[4]。有报道显示阿奇霉素[5,6]和泰利霉素[7]也是有效的。在可能被感染前可选用多西环素预防恙虫病[8]。

1. Watt G, *et al.* Scrub typhus infections poorly responsive to antibiotics in northern Thailand. *Lancet* 1996; **348:** 86–9.
2. Panpanich R, Garner P. Antibiotics for treating scrub typhus. Available in The Cochrane Database of Systematic Reviews; Issue 3. Chichester: John Wiley; 2002 (accessed 16/05/05).
3. Eaton M, *et al.* Ciprofloxacin treatment of typhus. *JAMA* 1989; **262:** 772–3.
4. Watt G, *et al.* Doxycycline and rifampicin for mild scrub-typhus infections in northern Thailand: a randomised trial. *Lancet* 2000; **356:** 1057–61.
5. Kim Y-S, *et al.* A comparative trial of a single dose of azithromycin versus doxycycline for the treatment of mild scrub typhus. *Clin Infect Dis* 2004; **39:** 1329–35.
6. Phimda K, *et al.* Doxycycline versus azithromycin for treatment of leptospirosis and scrub typhus. *Antimicrob Agents Chemother* 2007; **51:** 3259–63.
7. Kim D-M, *et al.* Controlled trial of a 5-day course of telithromycin versus doxycycline for treatment of mild to moderate scrub typhus. *Antimicrob Agents Chemother* 2007; **51:** 2011–15.
8. Twartz JC, *et al.* Doxycycline prophylaxis for human scrub typhus. *J Infect Dis* 1982; **146:** 811–18.

尿道炎

尿道炎或尿道的炎症可以是感染和非感染因素引起。感染性尿道炎是一种性传播疾病，常见于男性。最常见的原因是淋病奈瑟菌和沙眼衣原体感染（称为非淋球菌尿道炎或非特异性尿道炎）。其他病原体包括生殖支原体和解脲支原体。淋球菌和衣原体感染常常同时发生，如果不能获得特异的临床诊断，可以同时治疗，否则由沙眼衣原体引起的非淋球菌后尿道炎有可能随着淋球菌的治愈而出现。有关淋球菌尿道炎的治疗见**淋病**，(第181页)。全身衣原体感染的处理见第157页。

WHO[1]、英国专家组[2]和美国 CDC[3]发布的尿道炎治疗指南如下：

- **WHO** 衣原体尿道炎：
  - 口服多西环素，100mg，每日 2 次，治疗 7 天，或
  - 单次口服阿奇霉素 1g。

  7 天疗程的替代方案：
  - 口服阿莫西林 500mg，每日 3 次；
  - 口服红霉素 500mg，每日 4 次；
  - 口服氧氟沙星 300mg，每日 2 次；
  - 口服四环素 500mg，每日 4 次。

  除非可以明确排除淋球菌感染，患者必须同时接受抗淋球菌治疗（第181页）
- **英国** 非淋球菌尿道炎：
  - 单次口服阿奇霉素 1g，或
  - 口服多西环素 100mg，每日 2 次，治疗 7 天。

  替代方案：
  - 口服红霉素 500mg，每日 2 次，治疗 14 天；
  - 口服氧氟沙星 400mg，每日 1 次，或分为 2 次，治疗 7 天。

  慢性或复发的非淋球菌尿道炎治疗：
  - 口服阿奇霉素，第一天 500mg，然后每日 250mg，治疗 4 天，同时加用甲硝唑 400mg，每日 2 次，治疗 5 天。
  - 口服红霉素 500mg，每日 4 次，治疗 21 天，同时加用口服甲硝唑 400mg，每日 2 次，治疗 5 天。

  二线替代药物：
  - 口服莫西沙星 400mg，每日 1 次，连续 10 天，加用甲硝唑 400mg，每日 2 次，治疗 5 天。
- **美国** 非淋球菌尿道炎：
  - 同英国。

  7 天疗程的替代方案：
  - 口服红霉素 500mg，每日 4 次；
  - 口服琥乙红霉素 800 mg，每日 4 次；
  - 口服氧氟沙星 300 mg，每日 2 次；
  - 口服左氧沙星 500mg，每日 1 次。

  慢性或复发的非淋球菌尿道炎治疗：
  - 单次口服甲硝唑 2g 或替硝唑 2g 加口服阿奇霉素 1g（如果阿奇霉素没有用于初始治疗方案中）。

尿道炎患者的性伴侣也应该接受检查和治疗[2,3]。

1. WHO. Guidelines for the management of sexually transmitted infections. Geneva: WHO, 2003. Also available at: http://whqlibdoc.who.int/publications/2003/9241546263.pdf (accessed 23/03/07)
2. Clinical Effectiveness Group (British Association for Sexual Health and HIV). 2007 UK national guideline on the management of non-gonococcal urethritis—updated December 2008. Available at: http://www.bashh.org/documents/1955 (accessed 05/03/10)
3. CDC. Sexually transmitted diseases treatment guidelines 2006. *MMWR* 2006; **55** (RR-11): 1–94. Also available at: http://www.cdc.gov/mmwr/PDF/rr/rr5511.pdf (accessed 23/03/07)

泌尿道感染

泌尿道感染是女性常见感染。通常由肠道细菌尤其大肠埃希菌引起，但腐生葡萄球菌也是年轻女性尿路感染的常见病原菌。其他尿路感染的病原菌包括表皮葡萄球菌、肠道球菌和假单胞菌属。中段尿标本中含 10^5CFU/ml 或更多细菌菌落是简要判断尿路感染的有意义的指标；有些人认为，即使少于上述菌落也提示是尿路感染。大多数泌尿道感染是下尿道的非复杂性感染。复发性感染是感染复发，更多情况下是再次感染，通常病情较严重。复杂性尿路感染同时伴有泌尿道异常或全身性疾病（如糖尿病）的患者肾损伤的风险增加。

女性下尿路感染通常表现为膀胱炎（膀胱炎症），其症状有排尿困难、尿频、尿急，还伴有脓尿和细菌尿；与尿道综合征的症状相似，但后者没有明显的细菌尿。上尿路感染主要表现为急性肾盂肾炎，多数情况下是膀胱炎的并发症；也可能是由败血病引起的，但很少见。孕妇无症状性细菌尿可能进展为急性肾盂肾炎，因此应给予相应的治疗。

男性泌尿道感染比较少见，通常伴有泌尿生殖道异常如前列腺增生。引起急性细菌性前列腺炎的病原体与引起女性膀胱炎的病原体类似。慢性细菌性前列腺炎治疗困难；所使用的抗菌药必须透入前列腺液。其他男性泌尿生殖道感染见**附睾炎**（第161页）和**尿道炎**（见上文）。

学龄前儿童尤其是女孩，无症状性细菌尿伴膀胱输尿管反流可能导致肾瘢痕形成，所以要给予相应的治疗；预防性用药很复杂，而且有争议。长期随访患无症状性细菌尿的女孩发现，4 岁以上的女孩不会有新的肾脏损害，但应该重视 4 岁以内儿童无症状性细菌尿的诊断和治疗。

老年人无症状性细菌尿的意义是有争议的，但大部分人不主张给予治疗。留置导尿管可能引起男性和女性尿路感染，同时是医院获得性尿路感染的主要原因。

治疗 治疗尿路感染的抗菌药应在尿液中有足够的抗菌浓度。治疗急性非复杂性感染可口服阿莫西林、氨苄西林、复方磺胺甲噁唑、萘啶酸、呋喃妥因或甲氧苄啶（英国首选复方磺胺甲噁唑），但要根据当地的细菌耐药情况选择合适的抗菌药。对氨苄西林和阿莫西林耐药的大肠埃希菌很普遍，这时可选择替代药物阿莫西林和克拉维酸、头孢菌素类、氟喹诺酮类或磷霉素。孕妇可选用呋喃妥因或 β-内酰胺类药物。标准疗程是 5～7 天；3 天或一次性给药的方案也有效，常是女性首选。一次性给药较三天给药的疗效差。由下尿道感染引起的膀胱炎患者口服尿液碱化药物枸橼酸钾和枸橼酸钠可缓解疼痛。复发性感染需要长期服用小剂量的抗菌药预防感染。

急性肾盂肾炎初始需要广谱抗菌药物如氨曲南、头孢他啶、头孢呋辛、环丙沙星或庆大霉素治疗。

慢性细菌性前列腺炎治疗选用甲氧苄啶、红霉素或氟喹诺酮类药物，需要用药数周。

与导管相关的膀胱感染有时对局部治疗敏感，可使用含氯己定的膀胱冲洗液。

1. Nicolle LE. Urinary tract infection: traditional pharmacologic therapies. *Am J Med* 2002; **113** (suppl 1A): 35S–44S.
2. Nicolle L. Best pharmacological practice: urinary tract infections. *Expert Opin Pharmacother* 2003; **4:** 693–704.
3. Miller LG, Tang AW. Treatment of uncomplicated urinary tract infections in an era of increasing antimicrobial resistance. *Mayo Clin Proc* 2004; **79:** 1048–53.
4. Carson C, Naber KG. Role of fluoroquinolones in the treatment of serious bacterial urinary tract infections. *Drugs* 2004; **64:** 1359–73.
5. Blondeau JM. Current issues in the management of urinary tract infections: extended-release ciprofloxacin as a novel treatment option. *Drugs* 2004; **64:** 611–28.
6. Hooton TM, *et al.* Acute uncomplicated cystitis in an era of increasing antibiotic resistance: a proposed approach to empirical therapy. *Clin Infect Dis* 2004; **39:** 75–80.
7. Nicolle LE, *et al.* Infectious Diseases Society of America guidelines for the diagnosis and treatment of asymptomatic bacteriuria in adults. *Clin Infect Dis* 2005; **40:** 643–54. Correction. *ibid.*; 1556. Also available at: http://www.journals.uchicago.edu/doi/pdf/10.1086/427507 (accessed 03/06/10)
8. Geerlings SE, *et al.* Optimaliseren van het antibioticabeleid in Nederland X: SWAB-richtlijn voor antimicrobiële therapie bij gecompliceerde urineweginfecties. *Ned Tijdschr Geneeskd* 2006; **150:** 2370–6.
9. Pohl A. Modes of administration of antibiotics for symptomatic severe urinary tract infections. Available in The Cochrane Database of Systematic Reviews; Issue 4. Chichester: John Wiley; 2007 (accessed 07/08/08).
10. Nicolle LE. Short-term therapy for urinary tract infection: success and failure. *Int J Antimicrob Agents* 2008; **31** (suppl 1): S40–S45.
11. Nicolle LE. Uncomplicated urinary tract infection in adults including uncomplicated pyelonephritis. *Urol Clin North Am* 2008; **35:** 1–12.
12. Norris DL, Young JD. Urinary tract infections: diagnosis and management in the emergency department. *Emerg Med Clin North Am* 2008; **26:** 413–30.
13. Masson P, *et al.* Meta-analyses in prevention and treatment of urinary tract infections. *Infect Dis Clin North Am* 2009; **23:** 355–85.

导管相关的 与导管有关的泌尿道感染及其治疗的参考文献如下。

1. Tambyah PA, Maki DG. The relationship between pyuria and infection in patients with indwelling urinary catheters: a prospective study of 761 patients. *Arch Intern Med* 2000; **160:** 673–7.
2. Tambyah PA, Maki DG. Catheter-associated urinary tract infection is rarely symptomatic: a prospective study of 1497 catheterized patients. *Arch Intern Med* 2000; **160:** 678–82.
3. Hooton TM, *et al.* Diagnosis, prevention, and treatment of catheter-associated urinary tract infection in adults: 2009 international clinical practice guidelines from the Infectious Diseases Society of America. *Clin Infect Dis* 2010; **50:** 625–63. Also available at: http://www.journals.uchicago.edu/doi/pdf/10.1086/650482 (accessed 03/06/10)

老人 老人泌尿道感染及其治疗的参考文献如下。

1. Abrutyn E, *et al.* Does asymptomatic bacteriuria predict mortality and does antimicrobial treatment reduce mortality in elderly ambulatory women? *Ann Intern Med* 1994; **120:** 827–33. Correction. *ibid.*; **121:** 901.
2. Nicolle LE. Urinary tract infection in the elderly. *J Antimicrob Chemother* 1994; **33** (suppl A): 99–109.
3. Ouslander JG, *et al.* Does eradicating bacteriuria affect the severity of chronic urinary incontinence in nursing home residents? *Ann Intern Med* 1995; **122:** 749–54.
4. Abrutyn E, *et al.* Does treatment of asymptomatic bacteriuria in older ambulatory women reduce subsequent symptoms of urinary tract infection? *J Am Geriatr Soc* 1996; **44:** 293–5.
5. Shortliffe LMD, McCue JD. Urinary tract infection at the age extremes: pediatrics and geriatrics. *Am J Med* 2002; **113** (suppl 1A): 55S–66S.
6. Lutters M, Vogt-Ferrier NB. Antibiotic duration for treating uncomplicated, symptomatic lower urinary tract infections in elderly women. Available in The Cochrane Database of Systematic Reviews; Issue 3. Chichester: John Wiley; 2008 (accessed 19/08/08).

婴儿和儿童 婴儿和儿童泌尿道感染及其治疗的参考文献如下。

1. Williams G, *et al.* Antibiotics for the prevention of urinary tract infection in children: a systematic review of randomized controlled trials. *J Pediatr* 2001; **138:** 868–74.
2. Tran D, *et al.* Short-course versus conventional length antimicrobial therapy for uncomplicated lower urinary tract infections in children: a meta-analysis of 1279 patients. *J Pediatr* 2001; **139:** 93–9.
3. Shortliffe LMD, McCue JD. Urinary tract infection at the age extremes: pediatrics and geriatrics. *Am J Med* 2002; **113** (suppl 1A): 55S–66S.
4. Michael M, *et al.* Short versus standard duration oral antibiotic therapy for acute urinary tract infection in children. Available in The Cochrane Database of Systematic Reviews; Issue 1. Chichester: John Wiley; 2003 (accessed 16/05/05).
5. Williams GJ, *et al.* Long-term antibiotics for preventing recurrent urinary tract infection in children. Available in The Cochrane Database of Systematic Reviews; Issue 3. Chichester: John Wiley; 2006 (accessed 07/08/08).
6. Hodson EM, *et al.* Antibiotics for acute pyelonephritis in children. Available in The Cochrane Database of Systematic Reviews; Issue 4. Chichester: John Wiley; 2007 (accessed 19/08/08).
7. Beetz R, *et al.* Harnwegsinfektionen im Säuglings- und Kindesalter: Konsensusempfehlungen zu Diagnostik, Therapie und Prophylaxe. *Urologe A* 2007; **46:** 112–23.
8. Wolff O, Maclennan C. Evidence behind the WHO guidelines: hospital care for children: what is the appropriate empiric antibiotic therapy in uncomplicated urinary tract infections in children in developing countries? *J Trop Pediatr* 2007; **53:** 150–2.
9. Agence française de sécurité sanitaire des produits de santé. Diagnostic et antibiothérapie des infections urinaires bactériennes communautaires du nourrisson et de l'enfant. *Med Mal Infect* 2007; **37:** 645–63.
10. Ochoa Sangrador C, Málaga Guerrero S. Recomendaciones de la Conferencia de Consenso "Manejo Diagnóstico y Terapéutico de las Infecciones del Tracto Urinario en la Infancia". *An Pediatr (Barc)* 2007; **67:** 517–25.
11. National Collaborating Centre for Womens and Childrens Health/NICE. Urinary tract infection in children: diagnosis, treatment and long-term management (issued August 2007). Available at: http://www.nice.org.uk/nicemedia/pdf/CG54fullguideline.pdf (accessed 20/05/10)
12. Conway PH, *et al.* Recurrent urinary tract infections in children: risk factors and association with prophylactic antimicrobials. *JAMA* 2007; **298:** 179–86.
13. Sedberry-Ross S, Pohl HG. Urinary tract infections in children. *Curr Urol Rep* 2008; **9:** 165–71.
14. Montini G, *et al.* Prophylaxis after first febrile urinary tract infection in children? A multicenter, randomized, controlled, non-inferiority trial. *Pediatrics* 2008; **122:** 1064–71.
15. Merguerian PA, *et al.* Urinary tract infections in children: recommendations for antibiotic prophylaxis and evaluation; an evidence-based approach. *Curr Urol Rep* 2010; **11:** 98–108.
16. Dai B, *et al.* Long-term antibiotics for the prevention of recurrent urinary tract infection in children: a systematic review and meta-analysis. *Arch Dis Child* 2010; **95:** 499–508.

男性 男性泌尿道感染及其治疗的参考文献如下。

1. Joly-Guillou M-L, Lasry S. Practical recommendations for the drug treatment of bacterial infections of the male genital tract including urethritis, epididymitis and prostatitis. *Drugs* 1999; **57:** 743–50.
2. Ulleryd P. Febrile urinary tract infection in men. *Int J Antimicrob Agents* 2003; **22** (suppl 2): 89–93.
3. Lipsky BA, *et al.* Treatment of bacterial prostatitis. *Clin Infect Dis* 2010; **50:** 1641–52.

孕妇 孕妇泌尿道感染及其治疗的参考文献如下。

1. Maclean AB. Urinary tract infection in pregnancy. *Int J Antimicrob Agents* 2001; **17:** 273–6.
2. Krcmery S, *et al.* Treatment of lower urinary tract infection in pregnancy. *Int J Antimicrob Agents* 2001; **17:** 279–82.
3. Wing DA. Pyelonephritis in pregnancy: treatment options for optimal outcomes. *Drugs* 2001; **61:** 2087–96.
4. Vazquez JC, Villar J. Treatments for symptomatic urinary tract infections during pregnancy. Available in The Cochrane Database of Systematic Reviews; Issue 4. Chichester: John Wiley; 2003 (accessed 20/05/10).
5. Mittal P, Wing DA. Urinary tract infections in pregnancy. *Clin Perinatol* 2005; **32:** 749–64.
6. Macejko AM, Schaeffer AJ. Asymptomatic bacteriuria and symptomatic urinary tract infections during pregnancy. *Urol Clin North Am* 2007; **34:** 35–42.
7. Smaill F, Vazquez JC. Antibiotics for asymptomatic bacteriuria in pregnancy. Available in The Cochrane Database of Systematic Reviews; Issue 2. Chichester: John Wiley; 2007 (accessed 07/08/08).

女性 女性泌尿道感染及其治疗的参考文献如下。

1. Warren JW, *et al.* Infectious Diseases Society of America. Guidelines for antimicrobial treatment of uncomplicated acute bacterial cystitis and acute pyelonephritis in women. *Clin Infect Dis* 1999; **29:** 745–58.
2. Hooton TM. Recurrent urinary tract infection in women. *Int J Antimicrob Agents* 2001; **17:** 259–68.
3. Fihn SD. Acute uncomplicated urinary tract infection in women. *N Engl J Med* 2003; **349:** 259–66.
4. Albert X, *et al.* Antibiotics for preventing recurrent urinary tract infection in non-pregnant women. Available in The Cochrane Database of Systematic Reviews; Issue 3. Chichester: John Wiley; 2004 (accessed 20/05/10).
5. Milo G, *et al.* Duration of antibacterial treatment for uncomplicated urinary tract infection in women. Available in The Cochrane Database of Systematic Reviews; Issue 2. Chichester: John Wiley; 2005 (accessed 07/08/08).
6. Katchman EA, *et al.* Three-day vs longer duration of antibiotic treatment for cystitis in women: systematic review and meta-analysis. *Am J Med* 2005; **118:** 1196–207.
7. Nicolle L, *et al.* Uncomplicated urinary tract infection in women: current practice and the effect of antibiotic resistance on empiric treatment. *Can Fam Physician* 2006; **52:** 612–8.
8. Falagas ME, *et al.* Probiotics for prevention of recurrent urinary tract infections in women: a review of the evidence from microbiological and clinical studies. *Drugs* 2006; **66:** 1253–61.
9. Car J. Urinary tract infections in women: diagnosis and management in primary care. *BMJ* 2006; **332:** 94–7.
10. Foster RT. Uncomplicated urinary tract infections in women. *Obstet Gynecol Clin North Am* 2008; **35:** 235–48.
11. André M, Mölstad S. Nya riktlinjer för urinvägsinfektion hos kvinnor. *Lakartidningen* 2008; **105:** 1107–9.
12. Perrotta C, *et al.* Oestrogens for preventing recurrent urinary tract infection in postmenopausal women. Available in The Cochrane Database of Systematic Reviews; Issue 2. Chichester: John Wiley; 2008 (accessed 20/05/10).
13. Guay DRP. Contemporary management of uncomplicated urinary tract infections. *Drugs* 2008; **68:** 1169–205.
14. Falagas ME, *et al.* Antibiotics versus placebo in the treatment of women with uncomplicated cystitis: a meta-analysis of randomized controlled trials. *J Infect* 2009; **58:** 91–102.

Whipple 病

Whipple 病[1~3]（也叫肠源性脂肪代谢障碍）是一种罕见的慢性全身感染，是由革兰阳性杆菌 *Tropheryma whipplei*（过去称为 *T. whippelii*）感染引起。常常累及胃肠道，但其他器官（包括中枢神经系统、心脏、关节和眼睛）也会累及。

Whipple 病主要在白人中年男性中多发，临床症状和体征随累及器官的不同而非常多样化。症状包括腹泻、脂肪痢、腹痛、食欲缺乏、体重下降、吸收障碍、发热和虚弱乏力。常常在胃肠道症状出现前几年有关节炎、关节痛和肌痛。10%～40%的患者有神经系统症状，如思维混乱、痴呆、头痛、记忆力下降或定向力下降。

疾病如果没有及时诊断和治疗可以迅速进展，并且是致死性的。但是适当应用抗菌药长期治疗可以使症状迅速改善和延缓复发。四环素曾经被认为是治疗首选，但由于治疗后复发率高，特别是中枢神经系统的高复发率（35%），建议选用可以通过血脑屏障的药物[1~3]。诱导治疗包括 2 周的静脉用三代头孢菌素，如头孢曲松或青霉素类（静脉注射青霉素或肌内注射普鲁卡因青霉素）加或不加肌内注射链霉素[1~3]。静脉注射美罗培南也已经成功应用[4]。对头孢曲松或青霉素过敏的患者可以应用口服复方磺胺甲噁唑加肌内注射链霉素治疗 2 周[3]。诱导治疗后给予口服复方磺胺甲噁唑 1～2 年的长程治疗[1~3]。对磺胺类过敏的患者可以应用多西环素和羟氯喹作为替代的口服支持治疗，疗程 1 年[3]。其他已经可以用做替代的口服治疗药物包括米诺环素、四环素、青霉素 V[1] 或氯霉素。口服多西环素加羟氯喹治疗 1 年的治疗方案已经被用于没有中枢神经系统受累患者的治疗。对于有中枢神经系统受累的患者，建议应用大剂量的磺胺甲噁唑（可以给复方磺胺甲噁唑）或治疗方案中加入磺胺嘧啶[2,3]。

对于由于不恰当的治疗而病情复发的患者，复治的治疗方案可选择静脉注射头孢曲松或青霉素 4 周后再给口服药物持维持治疗 1 年[3]。有中枢神经系统受累且对抗菌药耐药的慢性 Whipple 病患者，可以应用头孢曲松和氯霉素诱导治疗后，继以口服复方磺胺甲噁唑加注射 γ 干扰素维持治疗[5]。γ 干扰素辅助治疗推荐用于没有接受适当治疗而复发的以及没有大脑炎性病灶的患者[3]。有大脑病灶和开始抗菌药治疗后仍持续高热的患者可应用皮质激素治疗[3]。

1. Marth T, Raoult D. Whipple's disease. *Lancet* 2003; **361:** 239–46.
2. Fenollar F, *et al.* Whipple's disease. *N Engl J Med* 2007; **356:** 55–66.
3. Schneider T, *et al.* Whipple's disease: new aspects of pathogenesis and treatment. *Lancet Infect Dis* 2008; **8:** 179–90.
4. Feurle GE, *et al.* Efficacy of ceftriaxone or meropenem as initial therapies in Whipple's disease. *Gastroenterology* 2010; **138:** 478–86.
5. Schneider T, *et al.* Treatment of refractory Whipple disease with interferon-γ. *Ann Intern Med* 1998; **129:** 875–7.

雅司病

见**梅毒**，第182页。

耶尔森菌肠炎

见第165页。

Acediasulfone Sodium (*rINN*) 醋地砜钠

Acediasulfona sódica; Acédiasulfone Sodique; Acediasulfonnatrium; Acediasulfonum Natricum; Asediasulfoninatrium; Sodium Diaphenylsulphonacetate; *N*-*p*-Sulphanilylphenylglycine sodium.

Ацедиасульфон Натрий

$C_{14}H_{13}N_2NaO_4S$ = 328.3.

CAS — 127-60-6.

UNII — M45G7BJL52.

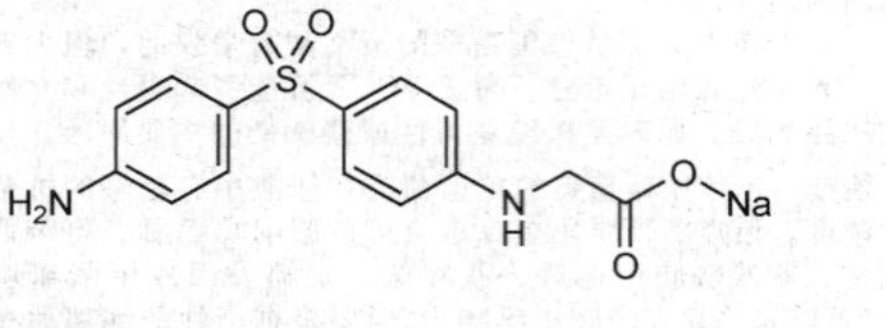

简介

醋地砜钠具有抗菌特性，常作为治疗耳的局部感染的药品成分之一。

制剂

多组分制剂 ***Austria:*** Ciloprin cum Anaesthetico†; ***Fin.:*** Ciloprin cum Anaesthetico†; ***Switz.:*** Ciloprin ca†.

Amikacin (*BAN*, *rINN*) 阿米卡星

Amicacina; Amikacina; Amikacinas; Amikacine; Amikacinum; Amikacyna; Amikasiini. 6-*O*-(3-Amino-3-deoxy-α-D-glucopyranosyl)-4-*O*-(6-amino-6-deoxy-α-D-glucopyranosyl)-*N*[1]-[(2*S*)-4-amino-2-hydroxybutyryl]-2-deoxystreptamine.

Амикацин

$C_{22}H_{43}N_5O_{13}$ = 585.6.

CAS — 37517-28-5.

ATC — D06AX12; J01GB06; S01AA21.

ATC Vet — QD06AX12; QJ01GB06; QS01AA21.

UNII — 84319SGC3C.

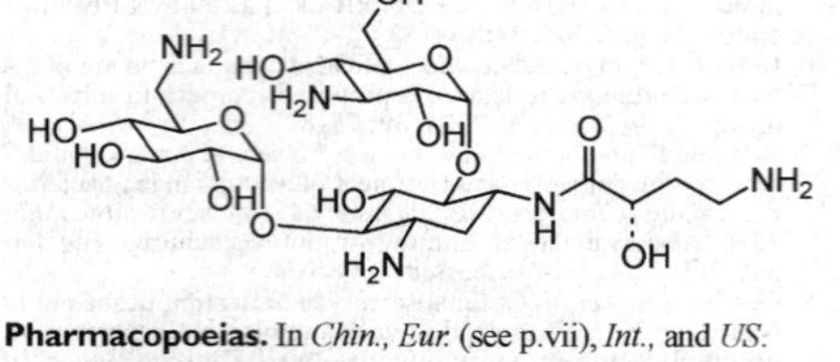

Pharmacopoeias. In *Chin.*, *Eur.* (see p.vii), *Int.*, and *US.*

Ph. Eur. 6.8 (Amikacin) 由卡那霉素 A 获得的抗菌物质。白色或类白色的粉末。微溶于水；不溶于乙醇和丙酮；略溶于甲醇。1%水溶液的 pH 值为9.5～11.5。

USP 33 (Amikacin) 白色结晶性粉末。微溶于水。1%水溶液的 pH 值为 9.5～11.5。贮藏于密闭容器中。

Amikacin Sulfate (*USAN*, *rINNM*) 硫酸阿米卡星

Amikacin Sulphate *(BANM)*; Amikacin-disulfát; Amikacine, sulfate d'; Amikacini Disulfas; Amikacini sulfas; Amikacino sulfatas; Amikacinsulfat; Amikacin-szulfát; Amikacyny siarczan; Amikasiinisulfaatti; Amikasin Sülfat; BB-K8; Sulfato de amikacina.

Амикацина Сульфат

$C_{22}H_{43}N_5O_{13}.2H_2SO_4$ = 781.8.

CAS — 39831-55-5.

ATC — D06AX12; J01GB06; S01AA21.

ATC Vet — QD06AX12; QJ01GB06; QS01AA21.

UNII — N6M33094FD.

Pharmacopoeias. In *Chin.*, *Eur.* (see p.vii), *Int.*, *Jpn*, and *US.*

Ph. Eur. 6.8 (Amikacin Sulfate) 白色或类白色的粉末。干燥后可最多减少其重量的 13%。易溶于水；不溶于乙醇和丙酮。1%水溶液的 pH 值为 2.0～4.0。贮藏于密闭容器中。

USP 33 (Amikacin Sulfate) 硫酸阿米卡星（阿米卡星和硫酸的摩尔比例为 1：2）每毫克含阿米卡星 674～786μg。硫酸阿米卡星（阿米卡星和硫酸的摩尔比例为 1：1.8）每毫克含阿米卡星 691～806μg。

白色结晶性粉末。易溶于水。1%水溶液（1：2 盐）的 pH 值为 2.0～4.0。1%水溶液（1：1.8 盐）的 pH 值为 6.0～7.3。贮藏于密闭容器中。

配伍禁忌 有关氨基糖苷（包括阿米卡星）与 β-内酰胺不相容性的讨论见**硫酸庆大霉素**（第267页）。文献报道阿米卡星与其他多种药物不相容。然而，在很多情况下报道是相对立的，此外一些外因，如药物强度和所用赋形剂的成分等因素都可能会影响其相容性。

稳定性 溶液可能会从无色变为浅黄，但不会降低药效。

不良反应、处置和注意事项

同**硫酸庆大霉素**，见第268页。阿米卡星的最大血药浓度应低于 30～35μg/ml，最小血药浓度应低于 5～10μg/ml。阿米卡星对听力（耳蜗）的影响程度与庆大霉素相似。

对眼的影响 有 1 例报道阿米卡星玻璃体内注射后引起了视网膜损害[1]。

1. Jackson TL, Williamson TH. Amikacin retinal toxicity. *Br J Ophthalmol* 1999; **83:** 1199–1200.

药物相互作用

同**硫酸庆大霉素**，见第268页。

抗菌作用

同**硫酸庆大霉素**，见第268页。阿米卡星对相似种类的微生物有活性，尽管有报道称它对星形诺卡菌、结核分枝杆菌和一些非典型分枝杆菌也有活性。阿米卡星对很多种引起氨基糖苷后天耐药的酶稳定性好。因此，阿米卡星很少与庆大霉素和其他氨基糖苷类发生交叉耐药。并且，阿米卡星可能对氨基糖苷类耐药的某些细菌仍有效。尽管在广泛使用阿米卡星的地方调研发现其耐药性的速度和程度都不尽相同，但是，已经有关于耐药革兰阴性菌和葡萄球菌的报道，该药通常作为对其他氨基糖苷类药物耐药的感染的保留药物。

1. Ho YII, *et al.* In-vitro activities of aminoglycoside-aminocyclitols against mycobacteria. *J Antimicrob Chemother* 1997; **40:** 27–32.

药动学

同**硫酸庆大霉素**，见第269页。

阿米卡星单次肌内注射 500mg，1h 后达到血药峰浓度（约 20μg/ml），10 个小时后降至约 2μg/ml。研究表明，静脉滴注 500mg 阿米卡星，给药时间为 30min，血药浓度可达 38μg/ml，1h 后降至 18μg/ml。注射给药后可在器官组织和体液内检测到阿米卡星，它可通过胎盘，但不易进入脑脊液，但儿童患脑膜炎时药物可以是量穿透血脑屏障。

肾功正常的患者其血浆半衰期为 2～3h。多数药物经肾小球滤过后 24h 内经尿排出。

1. Vanhaeverbeek M, *et al.* Pharmacokinetics of once-daily amikacin in elderly patients. *J Antimicrob Chemother* 1993; **31:** 185–7.
2. Gaillard J-L, *et al.* Cerebrospinal fluid penetration of amikacin in children with community-acquired bacterial meningitis. *Antimicrob Agents Chemother* 1995; **39:** 253–5.
3. Bressolle F, *et al.* Population pharmacokinetics of amikacin in critically ill patients. *Antimicrob Agents Chemother* 1996; **40:** 1682–9.
4. Canis F, *et al.* Pharmacokinetics and bronchial diffusion of single daily dose amikacin in cystic fibrosis patients. *J Antimicrob Chemother* 1997; **39:** 431–3.
5. Tod M, *et al.* Population pharmacokinetic study of amikacin administered once or twice daily to febrile, severely neutropenic adults. *Antimicrob Agents Chemother* 1998; **42:** 849–56.
6. Tréluyer JM, *et al.* Nonparametric population pharmacokinetic analysis of amikacin in neonates, infants, and children. *Antimicrob Agents Chemother* 2002; **46:** 1381–7.
7. Okusanya OO, *et al.* Pharmacokinetic and pharmacodynamic evaluation of liposomal amikacin for inhalation in cystic fibrosis patients with chronic pseudomonal infection. *Antimicrob Agents Chemother* 2009; **53:** 3847–54.

用途和用法

阿米卡星是由卡那霉素衍生的半合成氨基糖苷类抗菌药。与庆大霉素（见第269页）的应用范围相似，阿米卡星也用于治疗严重革兰阴性菌和其他细菌的感染。该药以硫酸盐的形式用于对庆大霉素和妥布霉素耐药的敏感菌感染的治疗。阿米卡星也同抗分枝杆菌药物合用以治疗非结核分枝杆菌感染（见第172页）和多药耐药结核病（第187页）。和庆大霉素一样，阿米卡星也与青霉素和头孢菌素联合使用，合用时需在不同部位注射。

硫酸阿米卡星的剂量以阿米卡星的量计算。1.3g的硫酸阿米卡星相当于1g阿米卡星。成人的剂量为每日15mg/kg，分次进行肌内注射，每8～12h注射1次。对于致命性感染，成人药物剂量可最高达到每8h 500mg。阿米卡星每日7.5mg/kg，分成2次给药（相当于250mg，每日2次）用于治疗单纯性尿路感染。相同剂量的药物可以静脉缓慢注射2～3min，或静脉滴注。

儿童剂量详见下文。

治疗时间最好不要超过7～10天，成人给药总量不要超过15g。阿米卡星的最大血药浓度应低于30～35μg/ml，最小血药浓度应低于5～10μg/ml。应根据阿米卡星血药浓度调整个体剂量，尤其是存在一些因素，如老年、肾功不良或疗程过长可能导致药物产生毒性或剂量在治疗阈下剂量的情况下。有关氨基糖苷剂量的计算，见**庆大霉素的用法和剂量**项下内容（第269页）。与一些其他氨基糖苷类药物一样，阿米卡星每日1次给药或延长给药间隔可以达到相同的药效而不增加不良反应，但具体的治疗方法需要咨询（见**每日1次给药方案和延长给药间隔方案**，第269页）。

0.25%的溶液可滴注进入成人体腔内。

阿米卡星的脂质体配方正在研究中。

用法 阿米卡星在重度脓毒血症以及感染性休克患者中的表观分布容积会大大增加，标准剂量15mg/kg已经无法达到治疗峰浓度，因此对于这类患者阿米卡星的初始静脉负荷剂量应为25mg/kg。然而，一项前瞻性研究[1]的证据表明，在ICU患者中，即使给予更高的治疗剂量，仍有三分之一患者的阿米卡星血药浓度过低。维持剂量调整需建立在治疗药物监测的基础上。

1. Taccone FS, *et al.* Revisiting the loading dose of amikacin for patients with severe sepsis and septic shock. *Crit Care* 2010; **14:** R53.

儿童用法 阿米卡星的注册药品信息中表明，本品可以通过肌内注射、静脉推注或静脉滴注的给药方法应用于新生儿、婴幼儿及学龄前儿童。对于敏感菌所致的严重感染，American Academy of Pediatrics（AAP）[1]建议阿米卡星可以用于新生儿期以上的儿童，可通过肌内注射或静脉给药，每日15～22.5 mg/kg，分3次给药。

对于治疗庆大霉素耐药的革兰阴性菌重度感染，*BNFC 2010/11* 推荐：

- 采取阿米卡星**每日多次给药方案**，缓慢静脉推注3～5min；
- 1个月龄～12岁的患儿：每次7.5mg/kg，每12h给药1次；
- 12岁以上的患儿：每次7.5mg/kg，每12h给药1次；对于严重的感染，给药剂量可增加为每次7.5 mg/kg（最大剂量500mg），每8h给药1次，疗程10天。

或

- **每日1次给药方案**（不可用于心内膜炎和脑膜炎患儿）：可静脉滴注或静脉推注给药，1个月龄以上患儿15mg/kg，同时需要检测阿米卡星的血药浓度来调整剂量。

治疗囊性纤维化患儿的铜绿假单胞菌肺炎，*BNFC 2010/11* 推荐：阿米卡星每日多次给药方案，1个月龄以上患儿每次10mg/kg（最大剂量500mg），每8h 1次。

治疗新生儿脓毒血症，*BNFC 2010/11* 推荐：

- 采取**延长给药间隔方案**，缓慢静脉推注或静脉滴注给药阿米卡星15mg/kg，每24h给药1次；

或

- **每日多次给药方案**：肌内注射或缓慢静脉推注，首次给予10mg/kg的负荷剂量，随后按每次7.5 mg/kg，每12h给药1次。

AAP根据患儿的年龄和体重推荐了替代治疗方案：

- 体重不足1.2kg的新生儿：每次7.5mg/kg，间隔18～24h给药1次；
- 体重1.2～2kg且小于1周龄的新生儿：每次7.5mg/kg，每12h给药1次；
- 体重大于2kg且小于1周龄的新生儿：每次7.5～10mg/kg，每12h给药1次；
- 体重1.2～2kg且大于1周龄的新生儿：每次7.5～10mg/kg，每8h或12h给药1次；
- 体重大于2kg且大于1周龄的新生儿：每次10mg/kg，每8h给药1次。

1. American Academy of Pediatrics. *2009 Red Book: Report of the Committee on Infectious Diseases*, 28th ed. Elk Grove Village, Illinois, USA: American Academy of Pediatrics, 2009.

制剂

BP 2010: Amikacin Injection;
USP 33: Amikacin Sulfate Injection.

专利制剂

Arg.: Biklin†; Greini; Riklinak; ***Austral.:*** Amikin†; ***Austria:*** Biklin; ***Belg.:*** Amukin; ***Braz.:*** Amicacil†; Amicalin†; Amicilon; Aminocina†; Klebicil; Novamin; ***Canad.:*** Amikin†; ***Cz.:*** Amikin; Amikozit†; Miacin†; ***Fin.:*** Biklin; ***Fr.:*** Amiklin; ***Ger.:*** Biklin; ***Gr.:*** Amicagel; Amicasil; Amikan; Biorisan; Briklin; Brucelin; Cinegel; Consumonit; Durocin; Farcyclin; Flexelite; Fromentyl; Kancin-Gap; Lanomycin; Lifermycin; Likacin; Medilen; Micalpha; Orlobin; Remikin; Rovericlin; Selaxa; Uzix; Xylanal; ***Hong Kong:*** Amikin; Apalin†; ***Hung.:*** Amikin; Likacin; ***India:*** Amcin; Amicin; Amicip; Mikacin; ***Indon.:*** Alostil†; Amikin; Glybotic; Mikasin; ***Irl.:*** Amikin; ***Israel:*** Amikin†; ***Ital.:*** Amicasil; Amik; Amikan; BB-K8; Chemacin; Dramigel; Likacin; Lukadin; Mediamik; Migracin; Mikan; Mikavir; Nekacin; Pieramir†; ***Malaysia:*** Amikin†; Selemycin†; ***Mex.:*** Agnicin; Akacin; Amicina; Amikafur; Amikalem†; Amikasons; Amikavi; Amikayect; Amikin; Amiyec; AMK; Beramikin; Biclin; Biokacin; Gamikal; Kafran; Kana; Karmikin; Libamic; Lisobac; Mikazul†; Oprad; Plokim†; Sermicina; Tetralin; Yectamid; ***Neth.:*** Amukin†; ***NZ:*** Amikin; ***Philipp.:*** Amikacide; Amikin; Cidacid; Cinmik; Kamin; Kormakin; Mikasul; Nica; Panmikin; ***Pol.:*** Amikin; Biodacyna; ***Port.:*** Amic; Biclin; Kamina; ***Rus.:*** Amikozit (Амикозит)†; Selemycin (Селемицин); ***S.Afr.:*** Amikin†; Kacinth-A†; ***Singapore:*** Amikin†; ***Spain:*** Biclin; Kanbine†; ***Swed.:*** Biklin; ***Switz.:*** Amikin; ***Thai.:*** Akacin; Akicin; Amikin; Anbikin; Siamik; Tipkin; Tybikin; ***Turk.:*** Amijeksin; Amiketem†; Amiklin; Amikozit; Mikasin; ***UAE:*** Mikacin; ***UK:*** Amikin; ***Ukr.:*** Amicil (Амицил); ***USA:*** Amikin; ***Venez.:*** Amikavax; Amikayect†; Behkacin; Biklin; Likacin.

Aminosalicylic Acid 对氨水杨酸

Acidum Aminosalicylicum; Aminosalicílico, ácido; 4-Aminosalicylic Acid; Aminosalicylsyra; Aminosalisyylihappo; Aminosalylum; Para-aminosalicylic Acid; PAS; Pasalicylum. 4-Amino-2-hydroxybenzoic acid.

Аминосалициловая Кислота

$C_7H_7NO_3$ = 153.1.
CAS — 65-49-6.
ATC — J04AA01.
ATC Vet — QJ04AA01.
UNII — 5B2658E0N2.

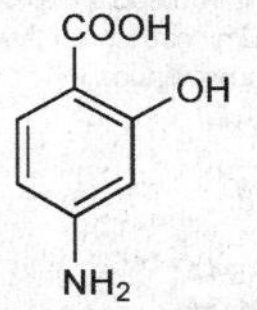

注：该物质不同于5-氨基水杨酸（**美沙拉秦**，第1666页）。

Pharmacopoeias. In *US.*

USP 33（Aminosalicydic Acid）白色或类白色、结块粉末，见光或接触空气后颜色变深。没有气味或有轻微的醋酸气味。略溶于水或乙醚；可溶于乙醇；不溶于苯酚。如溶液的颜色比新鲜配制的溶液深，则不能使用。饱和水溶液的pH值为3.0～3.7。贮藏于密闭容器中，温度不超过30℃。避光。

Calcium Aminosalicylate 对氨水杨酸钙

Aminosalicilato cálcico; Aminosalicylate calcium; Aminosalylcalcium; Aminosalylkalcium; Aminosalyylikalsium; Calcii Aminosalicylas; Calcii Para-aminosalicylas; Calcium Paraaminosalicylate; Calcium PAS; Kalciumaminosalicylat; Kalsiumaminosalisylaatti. Calcium 4-amino-2-hydroxybenzoate trihydrate.

Аминосалицилат Кальция

$(C_7H_6NO_3)_2Ca,3H_2O$ = 398.4.
CAS — 133-15-3 (anhydrous calcium aminosalicylate).
ATC — J04AA03.
ATC Vet — QJ04AA03.
UNII — 9VF16M7FWU.

Pharmacopoeias. *Jpn* includes the heptahydrate.

Sodium Aminosalicylate 对氨水杨酸钠

Aminosalicilato sódico; Aminosalicylan sodný dihydrát; Aminosalicylate Sodium; Aminosalylnatrium; Monosodium 4-Aminosalicylate Dihydrate; Natrii Aminosalicylas; Natrii aminosalicylas dihydricus; Natrii Paraaminosalicylas; Natrii Para-aminosalicylas; Natrio aminosalicilatas dihidratas; Natriumaminosalicylat; Natriumaminosalicylatdihydrat; Natriumaminosalisylaatti; Natriumaminosalisylaattidihydraatti; Pasalicylum Solubile; Sodium (aminosalicylate de) dihydraté; Sodium Para-aminosalicylate; Sodium PAS; Sodu aminosalicylan. Sodium 4-amino-2-hydroxybenzoate dihydrate.

Аминосалицилат Натрия

$C_7H_6NNaO_3,2H_2O$ = 211.1.
CAS — 133-10-8 (anhydrous sodium aminosalicylate); 6018-19-5 (sodium aminosalicylate dihydrate).
ATC — J04AA02.
ATC Vet — QJ04AA02.
UNII — S38B9W6AXW.

Pharmacopoeias. In *Chin., Eur.* (see p.vii), and *US.*

Ph. Eur. 6.8（Sodium Aminosalicylate Dihydrabe）。有轻度吸湿性，白色或类白色结晶性粉末，白色或类白色的晶体。易溶于水；微溶于乙醇；不溶于二氯甲烷。2%水溶液的pH值为6.5～8.5。贮藏于密闭容器中。避光。

USP 33（Aminosalicylate Sodium）一种白色，无味结晶性粉末。可溶于水（1：2）；微溶于乙醇，难溶于氯仿和乙醚。药品的溶液缓慢分解，颜色逐渐变深。使用前24h内配制。如溶液的颜色较新鲜配制的液体深，则需弃用。2%水溶液的pH值为6.5～8.5。贮藏于密闭容器中，温度不超过40℃。避光。

稳定性 水杨酸的水溶液不稳定，所以需新鲜配制。

对氨水杨酸钠的山梨糖醇或糖溶液比其丙三醇或丙二醇溶液更易分解为间氨基苯酚[1]。所有的溶液都有颜色，但不能作为评判对氨水杨酸钠是否分解的确切标志，因为它只反映了间氨基苯酚的氧化。

1. Blake MI, *et al.* Effect of vehicle on the stability of sodium aminosalicylate in liquid dosage forms. *Am J Hosp Pharm* 1973; **30:** 441–3.

不良反应和处置

对氨水杨酸及其钠盐可引起与水杨酸类似的反应（见**阿司匹林**项下内容，第20页）。

胃肠道反应常见，包括恶心、呕吐和腹泻，吃饭时服药或与抗酸药同服可减轻症状。但偶尔会发生严重不良反应须中止治疗。胃肠道功能的改变可导致维生素B_{12}、叶酸和脂类吸收不良。

有报道称5%～10%的成人出现过超敏反应，通常出现在治疗初期的几周内，如发热、皮疹。关节痛、淋巴结病和肝脾肿大亦可见。偶见类似于传染性单核细胞增多症的症状。其他与超敏反应相关的不良反应包括黄疸和脑炎。血液改变方面，有报道发生包括溶血性贫血（G6PD缺乏的患者）、粒细胞缺乏症、嗜酸性粒细胞增多症、白细胞减少症和血小板减少症。偶发精神病。长期治疗还可导致甲状腺肿和甲状腺功能减退症。亦可见结晶尿。

对肝脏的影响 接受抗结核药治疗的7492个患者中，有0.32%的患者发生药物性肝炎，对氨水杨酸是最常见的病因[1]。

1. Rossouw JE, Saunders SJ. Hepatic complications of antituberculous therapy. *Q J Med* 1975; **44:** 1–16.

注意事项

对于已有肝肾损害或有胃溃疡的患者，使用对氨水杨酸及其盐类要格外小心。G6PD缺乏的患者应用对氨水杨酸也要慎重。对于心衰的患者慎用钠盐。

对氨水杨酸对copper试剂检验糖尿和Ehrlich试剂检验尿胆原都有干扰。

哺乳 乳汁中可含有少量的对氨水杨酸。研究表明，泌乳妇女服用4g对氨水杨酸后3h乳汁中药物浓度最高，可达1.1μg/ml[1]。

1. Holdiness MR. Antituberculosis drugs and breast feeding. *Arch Intern Med* 1984; **144:** 1888.

妊娠 由于胃肠道不耐受对氨水杨酸或其盐类，故对妊娠的患者不推荐使用该类药物[1]。此外，1964年的一项研究表明，妊娠的头3个月内应用这类药物可能与儿童先天性缺陷有关，尽管没有其他类似的报道[2]。

1. Snider D. Pregnancy and tuberculosis. *Chest* 1984; **86:** 10S–13S.
2. Briggs GG, *et al. Drugs in pregnancy and lactation*, 8th ed. Philadelphia, USA: Lippincott Williams and Wilkins, 2008.

药物相互作用

对氨水杨酸和水杨酸的不良反应可能会有叠加。丙磺舒也可以通过延缓对氨水杨酸的肾排泄从而提高其血浆浓度以致增加药物的毒性。酯类局麻药如普鲁卡因可以拮抗对氨水杨酸的作用。

抗菌作用

对氨水杨酸是抑菌药，对结核分枝杆菌有抑制作用。通常它对其他的分枝杆菌没有作用。与其他抗结核药物相比，对氨水杨酸的作用相对较弱。如果单用对氨水杨酸，则很容易产生耐药性。

1. Rengarajan J, *et al.* The folate pathway is a target for resistance to the drug para-aminosalicylic acid (PAS) in mycobacteria. *Mol Microbiol* 2004; **53:** 275–82.

药动学

口服给药时，对氨水杨酸或其盐类很快被吸收，血药浓度在服药后1～4h达峰值。

对氨水杨酸广泛分布于全身组织和体液，但只有在脑膜发生感染时药物才可以扩散入脑脊液。大约有15%的钠盐和50%～70%的对氨水杨酸与血浆蛋白相结合。

对氨水杨酸主要经乙酰化在小肠内和肝进行代谢。药物很快经尿液排出，24h内80%或以上的药物排出。50%或以上的药物以乙酰化的形式排出体外。对氨水杨酸的半衰期为大约1h。

对氨水杨酸可分布于乳汁（见上文**注意事项**项下内容）。

用途和用法

对氨水杨酸或其盐类是治疗多药耐药**结核病**（见第187页）的二线口服抗分枝杆菌药，在其他更强效的药物不能使用时可用该类药物进行治疗。应用时要与其他药物联合使用。

对氨水杨酸以酸或盐的形式使用。对氨水杨酸钠1.38g相当于1g对氨水杨酸。然而，无论是含酸或含盐的产品，一般推荐口服使用剂量都为每日8～12g，分2次或3次服用。

儿童剂量见下文。

对氨水杨酸钠也可以通过直肠给药治疗**溃疡性结肠炎**（见下文**炎性肠病**），通常每日给药1次，剂量为2g。

人们也在尝试调整配方，以克服药物结块和味道难以接受等缺点。盐类制剂的味道要好于酸制剂。使用前冰水配制也会使味道更容易被接受。

1. Anonymous. Para-aminosalicylic acid. *Tuberculosis (Edinb)* 2008; **88:** 137–8.

用法 一项小规模研究[1]表明，给予每日2次、每次4g对氨水杨酸后，单次给药后的有效血药浓度（大于1μg/ml，为抗结核分枝杆菌的标准最低抑菌浓度）可以持续约12h[1]。药物可以与果汁等酸性饮料同服，以防止在胃内过早的释放。单次给予4g剂量后，有效血药浓度不足以维持24h的给药时间间隔。作者后来改变了治疗方案，在治疗多药耐药结核病时，每日服用2次对氨水杨酸。

1. Peloquin CA, *et al.* Once-daily and twice-daily dosing of p-aminosalicylic acid granules. *Am J Respir Crit Care Med* 1999; **159:** 932–4.

儿童用法 治疗婴幼儿及青少年的耐药结核病，American Academy of Pediatrics[1]及WHO[2]推荐治疗方案：每日口服200～300mg/kg对氨水杨酸，分2～4次服用，每日最大给药剂量为10g。

1. American Academy of Pediatrics. *2009 Red Book: Report of the Committee on Infectious Diseases,* 28th ed. Elk Grove Village, Illinois, USA: American Academy of Pediatrics, 2009.
2. WHO. *Guidelines for the programmatic management of drug-resistant tuberculosis: emergency update 2008.* Geneva: WHO, 2008. Available at: http://whqlibdoc.who.int/publications/2008/9789241547581_eng.pdf (accessed 08/06/10)

在肾损伤中的用法 前面已经提过，对于有肾损伤的患者，尽量避免使用对氨水杨酸类药物[1]。这类患者其对氨水杨酸的血浆清除率往往增加（由于肝代谢的加强）。因此减少对氨水杨酸的剂量可能会导致血浆药物浓度低于治疗浓度阈值[2]。

1. Appel GB, Neu HC. The nephrotoxicity of antimicrobial agents (first of three parts). *N Engl J Med* 1977; **296:** 663–70.
2. Holdiness MR. Clinical pharmacokinetics of the antituberculosis drugs. *Clin Pharmacokinet* 1984; **9:** 511–44.

炎性肠病 与皮质激素一样，5-氨基水杨酸的衍生物也是治疗炎性肠病的主要药物（见第1620页）。然而，对氨水杨酸（4-氨基水杨酸）已经在进行试验以治疗这种疾病。目前发现，该药的好处在于既可以灌肠[1～4]，也可以口服使用[5]。三位患者在服用美沙拉秦（5-氨基水杨酸）治疗炎性肠病时患上了急性胰腺炎，而对4-氨基水杨酸灌肠剂表现出了很好的耐受性[6]。

1. Campieri M, *et al.* 4-Aminosalicylic acid (4-ASA) and 5-aminosalicylic acid (5-ASA) in topical treatment of ulcerative colitis patients. *Gastroenterology* 1984; **86:** 1039.
2. Ginsberg AL, *et al.* Treatment of left-sided ulcerative colitis with 4-aminosalicylic acid enemas: a double-blind, placebo-controlled trial. *Ann Intern Med* 1988; **108:** 195–9.
3. Sharma MP, Duphare HV. 4-Aminosalicylic acid enemas for ulcerative colitis. *Lancet* 1989; **i:** 450.
4. O'Donnell LJD, *et al.* Double blind, controlled trial of 4-aminosalicylic acid and prednisolone enemas in distal ulcerative colitis. *Gut* 1992; **33:** 947–9.
5. Beeken W, *et al.* Controlled trial of 4-ASA in ulcerative colitis. *Dig Dis Sci* 1997; **42:** 354–8.
6. Daniel F, *et al.* Tolerance of 4-aminosalicylic acid enemas in patients with inflammatory bowel disease and 5-aminosalicylic-induced acute pancreatitis. *Inflamm Bowel Dis* 2004; **10:** 258–60.

锰的毒性 静脉给予对氨水杨酸钠，以每日6g每周给药4天为一个疗程，治疗15个疗程后，对职业相关的慢性锰暴露[1]所致帕金森病患者有显著疗效，患者持续长期治疗仍有良好的效果。在中文文献中也有其他治疗获益的病例报道。

1. Jiang Y-M, *et al.* Effective treatment of manganese-induced occupational Parkinsonism with p-aminosalicylic acid: a case of 17-year follow-up study. *J Occup Environ Med* 2006; **48:** 644–9.

制剂

USP 33: Aminosalicylate Sodium Tablets; Aminosalicylic Acid Tablets.

专利制剂

Chile: Aflogol; ***Cz.:*** Quadrasa†; ***Fr.:*** Quadrasa; ***Ger.:*** Pas-Fatol N; ***Ital.:*** Quadrasa†; Salf-Pas; ***Port.:*** Paramino-Corazida; ***Rus.:*** Pas-Fatol N (Пас-Фатол Н); Pasconat (Паскoнат); Pask (ПАСК); Pask-Akri (Паск-Акри); ***Thai.:*** PAS Sodium; ***Turk.:*** PAS; ***Ukr.:*** Pasconat (Паскoнат); ***USA:*** Paser.

多组分制剂 ***India:*** Inapas.

Amoxicillin (*BAN, rINN*) 阿莫西林

Amoksisilin; Amoksisilliini; Amoxicilina; Amoxicilline; Amoxicillinum; Amoxycillin. (6*R*)-6-[α-D-(4-Hydroxyphenyl)glycylamino]penicillanic acid.

Амоксициллин

$C_{16}H_{19}N_3O_5S$ = 365.4.

CAS — 26787-78-0.

ATC — J01CA04.

ATC Vet — QG51AX01; QJ01CA04.

UNII — 9EM05410Q9.

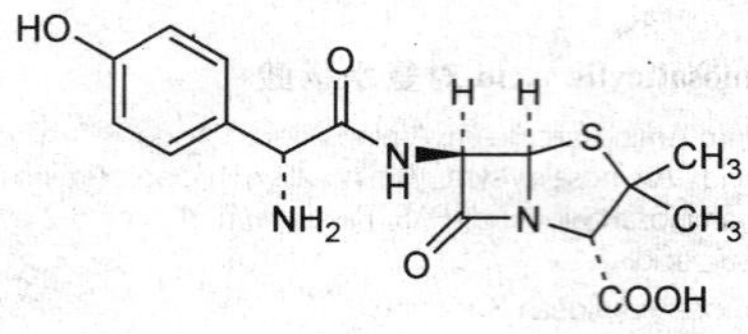

Amoxicillin Sodium (*BANM, USAN, rINNM*) 阿莫西林钠

Amoksicilino natrio druska; Amoksisilin Sodyum; Amoksisilliininatrium; Amoksycylina sodowa; Amoxicilin sodná sůl; Amoxicilina sódica; Amoxicilline sodique; Amoxicillinnatrium; Amoxicillin-nátrium; Amoxicillinum natricum; Amoxycillin Sodium; BRL-2333AB-B; Natrii Amoxicillinum.

Натрий Амоксициллин

$C_{16}H_{18}N_3NaO_5S$ = 387.4.

CAS — 34642-77-8.

ATC — J01CA04.

ATC Vet — QJ01CA04.

UNII — 544Y3D6MYH.

Pharmacopoeias. In *Chin.* and *Eur.* (see p.vii).

Ph. Eur. 6.8（Amoxicillin Sodium）白色或类白色吸湿性粉末。易溶于水；微溶于无水乙醇；难溶于丙酮。10%水溶液的pH值为8.0～10.0。贮藏于密闭容器中。

Amoxicillin Trihydrate (*BANM, rINNM*) 阿莫西林三水化物

Amoksicilinas trihidratas; Amoksisilin Trihidrat; Amoksisilliinitrihydraatti; Amoksycylina trójwodna; Amoxicilin trihydrát; Amoxicilina trihidrato; Amoxicillin *(USAN)*; Amoxicilline trihydratée; Amoxicillin-trihidrát; Amoxicillintrihydrat; Amoxicillinum trihydricum; Amoxycillin Trihydrate; BRL-2333.

Амоксициллин Тригидрат

$C_{16}H_{19}N_3O_5S,3H_2O$ = 419.4.

CAS — 61336-70-7.

ATC — J01CA04.

ATC Vet — QJ01CA04.

UNII — 804826J2HU.

注：阿莫西林复合制剂的名称如下。

- 复方阿莫西林克拉维酸 *x/y*（*BAN*）—阿莫西林（以三水酸或钠盐的形式）和克拉维酸钾；*x*和*y*分别代表阿莫西林和克拉维酸的浓度，单位为mg。
- 复方阿莫西林克拉维酸（*PEN*）-阿莫西林和克拉维酸钾。

Pharmacopoeias. In *Chin., Eur.* (see p.vii), *Int., Jpn, US,* and *Viet.*

Ph. Eur. 6.8（Amoxicillin Trihydrate）白色或类白色结晶性粉末。略溶于水；难溶于乙醇；不溶于脂肪油。可溶解于稀酸和氢氧化碱稀释液。0.2%水溶液的pH值为3.5～5.5。贮藏于密闭容器中。

USP 33（Amoxioillin）白色、无味结晶性粉末。略溶于水和甲醇；不溶于四氯化碳、氯仿和苯酚。0.2%水溶液的pH值为3.5～6.0。贮藏于密闭容器中。

不良反应和注意事项

同氨苄西林，见第194页。

阿莫西林的腹泻的发生率低于氨苄西林。

文献报道，阿莫西林与克拉维酸联合使用时（见下文）可发生肝炎和胆汁淤积性黄疸，推测可能是克拉维酸引起了这些不良反应。这两种药合用可能会偶发多形性红斑、Stevens-Johson综合征和中毒性表皮坏死松解症。

妊娠期联合使用阿莫西林与克拉维酸用于胎膜早破与新生儿坏死性小肠结肠炎危险性增加有关。更多信息见早产项下，第178页。

哺乳 尽管阿莫西林可以通过乳汁少量排出[1]，American Academy of Pediatrics认为通常情况下母乳喂养时母亲可以使用阿莫西林[2]。

1. Kafetzis DA, *et al.* Passage of cephalosporins and amoxicillin into the breast milk. *Acta Paediatr Scand* 1981; **70:** 285–8.
2. American Academy of Pediatrics. The transfer of drugs and other chemicals into human milk. *Pediatrics* 2001; **108:** 776–89. [Retired May 2010] Correction. *ibid.*; 1029. Also available at: http://aappolicy.aappublications.org/cgi/content/full/pediatrics%3b108/3/776 (accessed 24/05/04)

对肝脏的影响 曾有报道，联合使用阿莫西林与克拉维酸（复方阿莫西林克拉维酸）时出现肝炎和胆汁淤积性黄疸[1～4]。截止到1993年，英国CSM已经收到138份肝胆失调的报告，其中有3例死亡[5]。需要警惕的是，这些反应常常在治疗中止后6周内出现，虽然是可逆的。克拉维酸似乎是发生这些反应的原因。澳大利亚病例的回顾性分析[6]和一项英国的群体调查[7]发现，年龄的增加和长期用药是应用复方阿莫西林克拉维酸出现黄疸的危险因素，另外男性比女性更容易发生黄疸。到1997年CSM认为，应用复方阿莫西林克拉维酸的胆汁淤积性黄疸发生率（为每6000个人中有1人出现）和急性肝损害的发生率比单用阿莫西林多6倍。因此，建议仅对那些阿莫西林耐药的菌种使用复方阿莫西林克拉维酸，即使应用，也不要超过14天[8]。如患者有与复方阿莫西林克拉维酸或其他青霉素有关的黄疸或肝功能异常病史，也应禁止使用。

1. Stricker BHC, *et al.* Cholestatic hepatitis due to antibacterial combination of amoxicillin and clavulanic acid (Augmentin). *Dig Dis Sci* 1989; **34:** 1576–80.
2. Wong FS, *et al.* Augmentin-induced jaundice. *Med J Aust* 1991; **154:** 698–701.
3. Larrey D, *et al.* Hepatitis associated with amoxycillin-clavulanic acid combination report of 15 cases. *Gut* 1992; **33:** 368–71.
4. Hebbard GS, *et al.* Augmentin-induced jaundice with a fatal outcome. *Med J Aust* 1992; **156:** 285–6.
5. CSM/MCA. Cholestatic jaundice with co-amoxiclav. *Current Problems* 1993; **19:** 2.
6. Thomson JA, *et al.* Risk factors for the development of amoxycillin-clavulanic acid associated jaundice. *Med J Aust* 1995; **162:** 638–40.
7. Rodriguez LAG, *et al.* Risk of acute liver injury associated with the combination of amoxicillin and clavulanic acid. *Arch Intern Med* 1996; **156:** 1327–32.
8. CSM/MCA. Revised indications for co-amoxiclav (Augmentin). *Current Problems* 1997; **23:** 8.

对牙的影响 一项研究表明，3名儿童的牙齿变色可能与联用阿莫西林与克拉维酸有关[1]。

1. Garcia-López M, *et al.* Amoxycillin-clavulanic acid-related tooth discoloration in children. *Pediatrics* 2001; **108:** 819–20.

钠的含量 每克阿莫西林钠约含2.6mmol钠。

药物相互作用

同氨苄西林，见第194页。

抗菌作用

同氨苄西林，见第194页。

研究表明，阿莫西林在体外对粪肠球菌、幽门螺杆菌和沙门菌比氨苄西林更敏感，对志贺菌的活性弱于氨苄西林。

有文献报道称阿莫西林可以被β-内酰胺酶所钝化，并且阿莫西林和氨苄西林之间可能有完全交叉耐药性。与β-内酰胺酶抑制剂如克拉维酸联合使用可以扩大阿莫西林的抗菌谱（见第237页）。克拉维酸不但可以逆转产β-内酰胺酶菌株的耐药性，还可以增加一些通常被认为是不敏感的菌株对该药的敏感性。这些菌株包括类杆菌、军团菌、诺卡菌、流感嗜血杆菌、卡他莫拉菌（即卡他布兰汉菌）和类鼻疽杆菌。然而，铜绿假单胞菌、黏质沙雷菌以及很多其他革兰阴性菌仍然耐药。有文献报道发现幽门螺杆菌对阿莫西林有可传递的耐药性。

药动学

阿莫西林不受胃酸作用而失活。该药口服吸收比氨苄西林更为迅速而完全。一次给250mg阿莫西林后1～2h血药浓度达到峰值，为5μg/ml。8h内血浆中可检测到药物残留。给药剂量加倍可以使血药浓度加倍。胃内食物不会减少药物的吸收总量。

阿莫西林肌内注射后的药物浓度与口服给药相似。

大约20%药物与血浆蛋白结合，据报道其血浆半衰期为1～1.5h。新生儿、老年人和肾功不良的患者的药物血浆半衰期延长。严重肾功损害的患者药物血浆半衰期可达7～20h。阿莫西林以不同浓度分布在全身的体液和

组织中。阿莫西林可通过胎盘，少量可经乳汁排泄。药物不能穿透血脑屏障，除非在有脑膜炎的情况下。

阿莫西林一部分代谢为青霉噻酸，随尿液排出。大约60%的口服阿莫西林在6h内通过肾小球滤过和肾小管排泌后以原形排出。文献报道，口服250mg阿莫西林后尿中的药物浓度超过300μg/ml。丙磺舒可以减少药物的排泄。阿莫西林可经血液透析清除。有报道称胆汁中的药物浓度很高。一部分药物可能经粪便排出。

阿莫西林与克拉维酸： 阿莫西林与克拉维酸的药动学大体相同，二者互不影响。

1. Sánchez Navarro A. New formulations of amoxicillin/clavulanic acid: a pharmacokinetic and pharmacodynamic review. *Clin Pharmacokinet* 2005; **44:** 1097–115.

用途和用法

阿莫西林是氨苄西林的4-羟基拟似物（见第195页），同样也用于敏感菌感染。这些感染包括放线菌病、炭疽、胆道感染、支气管炎、心内膜炎（尤其是预防治疗）、胃肠炎（包括沙门菌肠病，不包括志贺菌病）、淋病、莱姆病、口腔感染、中耳炎、肺炎、脾脏失调（肺炎球菌感染预防）、伤寒及副伤寒热以及尿路感染。β-内酰胺酶抑制药克拉维酸（见第237页）扩大了阿莫西林的抗菌谱。当出现阿莫西林广泛耐药时，比如流感嗜血杆菌、卡他莫拉菌（即卡他布兰汉菌）引起的呼吸道感染、动物咬伤的实验性治疗以及类鼻疽病，可以使用一种联合制剂（复方阿莫西林克拉维酸）。有关这些感染和治疗的细节，见**抗菌药的选择**项下内容，第153页。

阿莫西林也可以入选消化性溃疡中幽门螺杆菌感染的治疗方案（第1624页）。阿莫西林口服制剂是三水化物，注射制剂为钠盐。药物以与阿莫西林的等效剂量换算：1.06g的阿莫西林钠和1.15g的阿莫西林三水化物相当于大约1g的阿莫西林。

常用的口服剂量是每8h 250～500mg，或每12h 500～875mg。有时也采用口服较高剂量的阿莫西林的给药方法，在这种情况下可以单次给药或者短期用药。例如，口服3g阿莫西林，然后8h后重复一次给药，来治疗牙齿脓肿。1次口服3g阿莫西林可以治疗急性单纯性尿路感染，10～12h后可重复给药1次。

大剂量的阿莫西林（3g，每日2次）可以用来治疗严重或复发性呼吸道感染。另外，可以采用阿莫西林1次3g与丙磺舒1g同服，来治疗单纯性淋病。

在拔牙前1h也可以应用阿莫西林2～3g预防心内膜炎的发生。但*BNF 59*以及NICE指南现在均认为这种预防用药是没有必要的。

为了杀灭幽门螺杆菌，可将阿莫西林和甲硝唑/克拉霉素以及一种质子泵抑制药合用。阿莫西林的常用剂量是0.75～1g，每日2次，或者500mg，每日3次。

美国上市制剂中有一种包含阿莫西林三水化物775mg的缓释制剂，可用于治疗12岁以上患儿因化脓性链球菌所致的扁桃体炎和咽炎，每日口服775mg，疗程10天。

阿莫西林以肌内注射或缓慢静脉滴注给药，剂量为500mg，每8h 1次。对于严重感染，阿莫西林1g每6h静脉缓慢注射1次，每次持续3～4min，或者静脉滴注，持续30～60min。

对于有中到重度肾损害的患者要减少用药剂量（见下文）。

阿莫西林和克拉维酸： 阿莫西林和克拉维酸（复方阿莫西林克拉维酸）口服制剂中，二者比例为：2份、4份或7份阿莫西林（以三水酸的形式）和1份克拉维酸（以钾盐的形式存在）。注射剂中，二者比例为：5份阿莫西林（以钠盐的形式）和1份克拉维酸（以钾盐的形式存在）。按阿莫西林的含量计算，合剂药物剂量与单用阿莫西林的剂量接近。

1. Speller DCE, *et al.*, eds. Clavulanate/β-lactam antibiotics: further experience. *J Antimicrob Chemother* 1989; **24** (suppl B): 1–226.
2. Todd PA, Benfield P. Amoxicillin/clavulanic acid: an update of its antibacterial activity, pharmacokinetic properties and therapeutic use. *Drugs* 1990; **39**: 264–307.
3. Malik ZA, Litman N. Ampicillin and amoxicillin. *Pediatr Rev* 2006; **27:** 434–6.
4. Geddes AM, *et al.* Introduction: historical perspective and development of amoxicillin/clavulanate. *Int J Antimicrob Agents* 2007; **30** (suppl 2): S109–S112.
5. Ball P. The clinical development and launch of amoxicillin/clavulanate for the treatment of a range of community-acquired infections. *Int J Antimicrob Agents* 2007; **30** (suppl 2): S113–S117.
6. Thanaviratananich S, *et al.* Once or twice daily versus three times daily amoxicillin with or without clavulanate for the treatment of acute otitis media. Available in The Cochrane Database of Systematic Reviews; Issue 4. Chichester: John Wiley; 2008 (accessed 06/08/09).
7. Salvo F, *et al.* Amoxicillin and amoxicillin plus clavulanate: a safety review. *Expert Opin Drug Safety* 2009; **8:** 111–8.

儿童用法 阿莫西林可治疗敏感菌所致的感染以及预防心内膜炎。本品可以口服，肌内注射，缓慢静脉推注3～4min，或间断30～60min静脉滴注。

在英国，注册的**口服**剂量为10岁以下患儿每次125～250mg（剂量根据感染的类型及严重程度决定），每8h给药1次。*BNFC 2009*建议：5岁以上患儿的严重感染，包括单纯的社区获得性肺炎、沙门菌感染、囊性纤维化急性加重期（7岁以上），每次500mg，每8h 1次。

另外，*BNFC 2009*给出了1岁以下的新生儿和婴儿的给药剂量范围：

- 新生儿：7天以下新生儿，每次30～60 mg/kg，每12h 1次；7～28天的新生儿，每次30～60mg/kg，每8h 1次；
- 1个月龄～1岁的婴儿：每次62.5～125mg，每日3次。

在英国，10岁以下患儿的注册胃肠外给药剂量为每日50～100 mg/kg，分次给药。*BNFC 2009*推荐的儿童**静脉**给药剂量如下：

- 新生儿：7天以下新生儿，每次30～60mg/kg，每12h 1次；7～28天的新生儿，每次30～60mg/kg，每8h 1次。治疗脑膜炎，则需要每剂给予100mg/kg；
- 1个月龄以上患儿：每次20～60 mg/kg，每8h 1次（每日最大剂量为4g）。治疗脑膜炎、溶血性B链球菌感染以及心内膜炎，要求每剂50 mg/kg，每4～6h 1次（每4h最多给予2g）。

在美国，注册的阿莫西林**口服**剂量需根据感染的严重程度给药：

- 12周以下的新生儿及婴儿：每日最高剂量30 mg/kg，间隔12h分2次给药；
- 患儿满3个月龄且体重不足40kg：每日25～45 mg/kg，间隔12h分2次给药；或者每日20～40mg/kg，间隔8h分3次给药；
- 患儿满3个月龄且体重大于40kg：可按成人剂量给药（见上文**用途和用法**）。

此外，American Academy of Pediatrics（AAP）[1]推荐的口服剂量：1个月龄以上患儿，治疗大多数感染，每日25～50mg/kg，分3次给药。

治疗**中耳炎**，*BNFC 2009*推荐：1个月龄以上患儿每日口服阿莫西林40mg/kg（最大剂量3g），分3次服用。此外，AAP推荐每日口服90mg/kg，分2次服用。对于顺应性不佳的患儿，英国注册药品信息建议替代方案：3～10岁患儿可每日给药2次，每次750mg，连续给药2天。

预防心内膜炎（存在感染风险的患儿），美国专家[2]建议在高风险的操作30～60min之前，单剂量口服50mg/kg。

肾功能受损患儿的用药剂量参见下文。

1. American Academy of Pediatrics. *2009 Red Book: Report of the Committee on Infectious Diseases,* 28th ed. Elk Grove Village, Illinois, USA: American Academy of Pediatrics, 2009.
2. Wilson W, *et al.* Prevention of infective endocarditis: guidelines from the American Heart Association: a guideline from the American Heart Association Rheumatic Fever, Endocarditis, and Kawasaki Disease Committee, Council on Cardiovascular Disease in the Young, and the Council on Clinical Cardiology, Council on Cardiovascular Surgery and Anesthesia, and the Quality of Care and Outcomes Research Interdisciplinary Working Group. *Circulation* 2007; **116**: 1736–54. Correction. *ibid.*; e376–7. Also available at: http://circ.ahajournals.org/cgi/reprint/116/15/1736 (accessed 13/08/09)

在肾损伤中的用法 对于中到重度肾损伤的患者，阿莫西林的口服剂量应根据肌酐清除率（CC）酌情减少：

- CC 10～30ml/min：最多500mg，每12h 1次；
- CC <10ml/min：最多500mg，每24h 1次；
- 透析患者：250～500mg每24h 1次，透析期间和透析后再各用药1次。

对于10岁以上且体重不足40kg的肾功能损伤患儿，英国注册药品信息的推荐剂量如下：

- CC 10～30ml/min：每次15mg/kg（最大剂量500mg），每12h给药1次。
- CC <10ml/min：每次15mg/kg（最大剂量500mg），每日给药1次。

静脉给予阿莫西林时也需注意减量。

制剂

BP 2010: Amoxicillin Capsules; Amoxicillin Injection; Amoxicillin Oral Suspension; Co-amoxiclav Injection; Co-amoxiclav Oral Suspension; Co-amoxiclav Tablets; Dispersible Co-amoxiclav Tablets;

USP 33: Amoxicillin and Clavulanate Potassium for Oral Suspension; Amoxicillin and Clavulanate Potassium Tablets; Amoxicillin Capsules; Amoxicillin for Oral Suspension; Amoxicillin Tablets; Amoxicillin Tablets for Oral Suspension.

专利制剂

Arg.: Abiotyl†; Abramox; Almorsan; Amixen; Amox-G; Amoxi; Amoxibiot†; Amoxicilina Duo†; Amoxicina; Amoxicler; Amoxidal; Amoxidal Duo; Amoxigrand; Amoxipenil; Amoxipoten†; Amoxitenk; Amoxol; Antiamox†; Atrival†; Biotamoxal†; Bioxilina; Clofamox; Darzitil; Dunox; Fabamox; Flemoxon; Fullcilina Duo†; Fullcilina†; Grinsil; Grinsil Duo; Mixcilin†; Moxitral; Nobactam; Optamox; Oximar†; Plamox; Telmox; Trifamox; Trifamox Duo; Xalotina†; ***Austral.:*** Alphamox; Amohexal†; Amoxil; Bgramin; Cilamox; Fisamox; Ibiamox; Maxamox; Moxacin; Moxiclav; Ranmoxy; ***Austria:*** Amoxal†; Amoxihexal; Amoxilan; Amoxistad; Antibiostad†; Clamoxyl; Ospamox; Supramox†; ***Belg.:*** Amoxypen; Bactimed; Clamoxyl; Docamoxici; Flemoxin; Hiconcil†; Moxaline†; Moxitop; Novabritine†; ***Braz.:*** Amoflux; Amox; Amoxadene; Amoxi-Ped; Amoxibron; Amoxicap†; Amoxicom†; Amoxidil; Amoxifar; Amoxil; Amoximed; Amoxina†; Amoxipen†; Amoxitan; Amplal†; Ariproxina†; Bimoxin†; Camoxin†; Ductocilina; Duzimicin†; Farmoxil; Flemoxon†; Hiconcil; Hincomox; Ibamoxil†; Licilon; Lifamox†; Moxiplus; Nemoxil†; Neo Moxicilin; Novacil†; Novocilin; Novoxil†; Ocylin; Penvicilin†; Pharmox; Polibac†; Polimoxil; Probenil; Prodoxil; Respicilin†; Trimox; Ultramox†; Uni Amox; Velamox; ***Canad.:*** Amox; Apo-Amoxi; Lin-Amox†; Novamoxin; Nu-Amoxi; ***Chile:*** Abiolex; Amobiotic; Amoval; Amoval Duo; Amoxipenil; Moxilanic; Optamox; ***Cz.:*** Amoclen; Amogal†; Amoxihexal; Apo-Amoxi†; Duomox; Gonoform†; Grunamox†; InfectoMox†; Ospamox; ***Denm.:*** Flemoxin; Imacillin; Imadrax; ***Fin.:*** Amorion; Amoxin; Flemoxin†; ***Fr.:*** A-Gram; Amodex; Bactox; Bristamox†; Clamoxyl; Flemoxine†; Hiconcil†; ***Ger.:*** Amagesan; Amc-Puren†; Amoxi; Amoxi-Diolan; Amoxi-Hefa; Amoxi-Puren†; Amoxi-Tablinen; Amoxi-Wolff; Amoxibeta; Amoxidoc; Amoxihexal; Amoximerck†; Amoxypen; Flui-Amoxicillin; InfectoMox; Jutamox; Sigamopen†; ***Gr.:*** Amospes; Amoxil; Amoximycin; Aproxal; Bimoxal; Chromoxyl; Daminopen; Dipenocin; Drinus; Flemoxin; Geymocillina; Izoltil; Lamberin; Matasedrin; Ospamox; Paradroxil; Prevasal; Princimox; Selevistine; Stevencillin; Surmagal; Triodanin; Wesfem; ***Hong Kong:*** Amolin†; Amon; Amox; Amoxa†; Amoxapen; Amoxon; Amoxy; Apo-Amoxi†; Aroxin; Betamox†; Edamox; Hamoxillin†; Hiconcil; Moxcillin; Moxcin; Moxen; Moxilen; Moxipen; Moxlin; Ospamox; Promox; Ranoxyl†; Reichamox†; Setmoxil; Unimox; ***Hung.:*** Clonamox; Duomox; Humamoxin†; Ospamox; ***India:*** Amoxil; Amoxivan; Aristomox; Biomoxil; Damoxy; Flemoxin; Genmox; Hipen; Imox; Loxyn; Mokcan; Mox; Moxycarb; Novamox; Ronemox; Symoxyl; ***Indon.:*** Abdimox†; Aclam; Amobiotic; Amosine; Amoxil; Amoxillin; Amoxsan; Arcamox; Bellacid; Bintamox†; Bioxyllin†; Bufamoxy; Corsamox; Danoxilin; Dexymox; Erphamoxy; Ethimox; Farmoxyl; Ikamoxyl; Intermoxil; Kalmoxillin; Kimoxil; Lactamox; Lapimox; Leomoxyl; Medimox†; Medocyl†; Mestamox; Mexylin†; Mokbios; Moxlin†; Moxtid†; Novax; Nufamox; Opimox; Ospamox; Pehamoxil; Penmox; Primoxil†; Pritamox; Robamox; Scannoxyl; Silamox†; Solpenox; Supramox; Topcillin; Vibramox; Wiamox; Widecillin; Xiltrop; ***Irl.:*** Amoxil; Clonamox; Geramox; Oramox; Pinamox; Rimoxallin; ***Israel:*** Amoxi; Hiconcil†; Moxypen; Moxyvit; ***Ital.:*** Alfamox; Amocrin†; Amoflux; Amosol; Amox; Amoxillin; Amoxina; Bradimox; Hydramox; Ibiamox†; Isimoxin†; Mopen; Moxiren; Neo-Ampiplus†; Neotetranase; Oralmox; Pamocil; Sievert; Simplamox†; Sintopen; Velamox; Zimox; ***Jpn:*** Pasetocin; ***Malaysia:*** Beamoxy; Moxilen; Moxipen†; Ospamox; ***Mex.:*** Acimox; Acroxil; Ameclina; Amicil; Amobay; Amoxifur; Amoxil; Amoxinovag†; Amoxisol; Amoxivet; Ampliron; Amsaxilina; Ardine†; Armoxin; Betabiot; Bimoxan†; Biotaxil; Biovicam; Brenoxil; Dimopen; Doxamil; Examolin; Flemoxon; Gimalxina; Grunicina†; Hidramox; Limoxin; Lorexil M; Lumox; Micro Mox; Mocimed; Moxiclina; Moxlin; Penamox; Penticlox; Polymox; Prodomix; Servamox; Servamox-F; Solciclina; Vandix†; Xalyn-Or; Xiprocan†; ***Neth.:*** Amoxi; Amoxilag†; Clamoxyl†; Flemoxin; ***Norw.:*** Amoxillin; Imacillin; ***NZ:*** Alpha-Amoxi; Amoxil; Apo-Amoxi; Flemoxin; Ibiamox; Ospamox; ***Philipp.:*** Agpen; Amelox; Amoxico; Amoxil; Amusa; AMX; Ardent; Axmel; Bactigent; Benemox; Bradoxil; Cartrimox; Cilamox; Cilfam; Clearamox; Daisamox; Eleomox; Eppitrexil; Essenmox†; Gexcil; Globamox; Globapen; Harbimox; Himox; Koact; Kramollex; Lewixin; Littmox; Maelenoxyl; Maroxil; Medimoxil; Medvox; Megamox; Moks; Montramox†; Moxillin; Moxiped†; Neomox; Novamox; Pediamox; Pediaxil; Penbiosyn; Pharmamox; Promox; Roddexil; Sterimox; Sumoxil; Syncloxil; Taimox; Telsimox; Teramoxyl; Termox; Trexil; Valmox†; Valzimox; Vastamox; Vaxman†; Vhellox; Westfimox; Xazexy; Xybatron; Yugoxil; Zedroxyn; Zerrsox; Zymoxyl; ***Pol.:*** Amotaks; Apo-Amoxi†; Duomox; Grunamox†; Hiconcil; Novamox; Ospamox; ***Port.:*** Amoxil; Amplamox; Bodisan†; Cipamox; Clamoxyl; Flemoxin; Moxadent; Moxipen†; Oraminax; Ospamox; Penamox†; ***Rus.:*** Amosin (Амосин); Flemoxin (Флемоксин); Gramox (Грамокс); Hiconcil (Хиконцил); Ospamox (Оспамокс); Ranoxyl (Ранокcил); ***S.Afr.:*** A-Lennon†; Acucil†; Amocillin; Amoxil; Amoxyfizz†; Betamox; C-Mox†; Ipcamox†; Maxcil†; Moxan; Moxymax; Moxypen; Mymox; Promoxil; Ranmoxy; Spectramox†; Xeracil†; Zoxil; ***Singapore:*** Amoxapen; Amoxicap; Amoxigran; Amoxil; Apo-Amoxi; Aroxin; Moxilen; Moxipen; Ospamox; Unimox; ***Spain:*** Actimoxi†; Agerpen†; Amitron; Amoflamisan†; Amoxaren; Amoxi Gobens; Amoxibacter†; Apamox; Ardine†; Blenox†; Borbalan; Britamox; Brondix; Clamoxyl; Co Amoxin; Dobriciclin; Eupen†; Flubiotic NF; Hosboral; Reloxyl†; Remisan; Salvapen; Tolodina†; ***Swed.:*** Amimox; Imacillin; ***Switz.:*** amoxi-basan†; Amoxi-Mepha; Amoximex†; Antiotic†; Azilline; Clamoxyl; Escamox†; Flemoxin†; Spectroxyl; Supramox; ***Thai.:*** Acticillin†; Amacin; Amox; Amoxa; Amoxcillin†; Amoxi; Amoxidon; Amoxil; Amoxin; Amoxy; Amoxylin†; Amoxypac; Asiamox; Bomox; Camox; Clanoxy; Coamox; Dymoxin; Ibiamox; Kamoxin†; Manmox; Meixil; Milamox; Mox; Moxapen; Moxcil; Moxcillin; Moxcin; Moxilcap†; Moxilin; Moximed; Moxipan†; Moxitab; Moxno; Moxodyl; Moxxo; Moxycillin; Moxyno; Moxypac; Pondnoxcill; Promoxy; Pulmoxyl†; Rancil; Ranoxyl; Samox†; Samoxil; Samoxin; Servamox; Sia-Mox; Sil-A-Mox†; Sumoxcin; TO Cillin; TV Mox; U-Amox; Unimox; ***Turk.:*** Alfoxil; Amoksilav; Amoksilin; Amoksina; Amosin; Atoksilin; Demoksil; Largopen; Moksilin; Neoamox; Remoxil; Topramoxin; Trimosin; Xibac; ***UAE:*** Julphamox; ***UK:*** Amix; Amoram; Amoxident; Amoxil; Galenamox; Rimoxallin; ***Ukr.:*** Amoxil (Амоксил-КМП); Flemoxin (Флемоксин); Gramox (Грамокс); Hiconcil (Хиконцил); Ospamox (Оспамокс); ***USA:*** Amoxil; DisperMox; Moxatag; Trimox; ***Venez.:*** Amitrexyl; Amofar; Amoxal; Amoxiduo; Amoxiga; Amoxilan; Amoxipen†; Amoxival; Amylin; Bactamox†; Fibramox†; Flemoxon†; Ofamix†; Ospamox; Sentapen; Strimox; Sumopen; Trimoxal.

多组分制剂 ***Arg.:*** Acemuk Biotic; Aclav†; Albesine Biotic; Amixen Clavulanico; Amixen Plus; Amoclav; Amox-G Bronquial; Amoxi Plus; Amoxidal Respiratorio; Amoxidal Respiratorio Duo; Amoxigrand Bronquial; Amoxigrand Compuesto; Amoxipenil Bronquial; Amoxitenk Plus; Aseptobron Respiratorio; Bi Moxal; Bi Moxal Duo; Bioclavid; Bioxilina Plus; Clamoxol Duo; Clavulox; Clavulox Duo; Cloximar Duo†; Darzitil Plus; Darzitil SB; Dibional; Fabamox Duo; Glifapen; Grinsil Clavulanico; Grinsil Respiratorio; Klonalmox; Lertus Biotic†; Muco Dosodos Biotic; No-Tos Biotic; Nobactam Bronquial; Nobactam Clavulanico; Oximar Respiratorio†; Rodinac Biotic; Trifamox Bronquial; Trifamox Bronquial Duo; Trifamox IBL; ***Austral.:*** Augmentin; Ausclav†; Clamohexal†; Clamoxyl; Clavulin; Curam; GA-Amclav; Klacid HP 7; Losec Hp 7†; Nexium Hp; Pylorid-KA†; Somac-MA†; ***Austria:*** AmoclanHexal; Amoxicillin comp†; AmoxiClavulan; Amoxicomp; Amoxiplus; Amoxistad plus; Augmentin; Benclav†; Benomox†; Betamoclav†; Clavamox; Clavex†; Clavolek†; Clavoplus†; Clavulanex†; CombAmox†; Curam†; Helicocin†; Helipac†; Lanoclav†; Lekamoxiclav†; Oxyclav†; Xiclav; ***Belg.:*** Amoclane; Amoxiclav; Augmentin; Clavucid; Co-Amoxi; Co-Amoxilan†; Docamoclaf; ***Braz.:*** Anzopac†; Augmentin; Betaclav; Bronco-Polimoxil; Clav-Air†; Clavoxil†; Clavulin; Erradic; H Bacter; Helicocid Triplice†; Helicopac; Heliklar; Novamox; Omepramix; Policlavumoxil; Pylorikit; Pyloripac; Pyloritrat; Sigma Clav; Sulbamox†; Trifamox; ***Canad.:*** Apo-Amoxi Clav; Clavulin; Hp-Pac; Losec 1-2-3 A†; Novo-Clavamoxin; ratio-Aclavulanate; ***Chile:*** Ambilan; Ambilan Bid; Amolex; Augmentin; Augmentin Bid; Clavinex; Clavinex Duo; Clavoxilina Bid; Pylopac; Sulbamox; ***Cz.:*** Amoksiklav; Augmentin; Augmentin-Duo; Betaklav†; Clamox; Curam; Enhancin†; Forcid; Klamoxin†; Megamox; ***Denm.:*** Bioclavid; Spektramox; ***Fin.:*** Amoxi-Clavulan†; Amoxin Comp; Atmoform†; Augmentin; Bioclavid; Clapharin Comp; Clavamoxin Comp†; Clavurion; Clavuxal†; Forcid; Helipak A; Helipak K; Yamoxiclav; ***Fr.:*** Augmentin; Ciblor†; ***Ger.:*** Abiclav†; Amoclav; Amoxclav; Amoxi-Clavulan; Amoxi-saar plus; Amoxicillin comp; Amoxiclav; Amoxidura Plus†; Augmentan; Flanamox; InfectoSupramox; ZacPac; ***Gr.:*** Augmentin; Bioclavid; Forcid; Frolicin; Fugentin; Moxiclav; Tenervan; ***Hong Kong:*** Amoksiklav; Augmentin; Clamovid; Curam; Fleming; Moxiclav; Quali-Mentin; ***Hung.:*** Aktil; Amoclan†; Amoclav; Augmentin; Augmentin-Duo; Augmentin-Extra; Clavumox†; Co-Amoxi; Curam; Enhancin; Forcid; ***India:*** ABClox; Amclo; Augmentin; Bicidal Plus; Biomoxil-LB; Boostim; Bromolin; Carbomox; Helipac; Hipenox; Imox-Clo; Imox-Clo LB†; LMX; Moxycarb; Novaclav; Novaclox; Novaclox LB; Novamox AX; Novamox LB; Nuclav; Rapiclav†; Respimox; Suprimox; Symbiotik; Symoxyl-LB; ***Indon.:*** Amocomb; Ancla; Augmentin; Auspilic; Bellamox; Betaclav; Biditin†; Capsinat; Clabat; Claneksi; Clavamox; Claxy; Comsikla; Danoclav; Daxet; Dexyclav; Ikamoxyl Plus; Improvox; Lansiclav; Nufaclav; Nuvoclav; Palentin; Prafamoc†; Protamox; Surpas; Syneclav; Viaclav; Vulamox; Zumafen†; ***Irl.:*** Amoclav; Augmentin; Bellmentin; Clavamel; Germentin; Pinaclav; ***Israel:*** Amoxiclav; Augmentin; Clavamox; Clavenir; Claventin; ***Ital.:*** Abba; Acadimox; Aklav; Anival; Augmentin; Aveggio; Clavulin; Euticlavir; Homer; Klavux; Kruxade; Levantes; Mondex; Moxivul; Neoduplamox; Servamox; Xinamod; ***Malaysia:*** Augmentin; Cavumox; Clamentin; Clamovid; Clavam; Curam; Enhancin; Klacid HP 7; Moxiclav; ***Mex.:*** Acarbixin; Acimox AC; Acimox-Ex; Acroxil-C; Alvi-Tec; Ambrexin; Amobay CL; Amoxibron; Amoxiclav; Amoxiclide; Ampliron Duo; Apoclavox; Augmentin; Avuxilan; Biovicam Ex; Bolbamox†; Bremoxiral; Bromel; Bromixen; Bromoxil; Broxolim-AM†; Brumax; Cibronal; Clambusil; Clamoxin; Clavant; Clavucyd; Clavulin; Clavuser; Crizmat; Enhancin; Esteclin Bac; Ferlex; Gimabrol; Gramaxin; Hidramox-M; Loexom FC; Loexom FS; Lumoxbron S; Maxint†; Megamox; Moxlin CLV; Mucovibrol Amoxi; Mucoxina; Penamox M; Pentibroxil; Pylopac; Rapiclav; Ravotaf; Riclasip; Sekretovit Amoxi; Septacin Amoxi; Sermoxol; Servamox CLV; Sinufin; Solcibrol; Toxol; Trifamox IBL; Valclan†; Vanmoxol†; ***Neth.:*** Amoclan; Amuclan; Augmentin; Bioclavid; Forcid; PantoPAC; ***NZ:*** Alpha-Amoxyclav; Augmentin; Klacid HP 7†; Losec Hp7; Synermox; ***Philipp.:*** Agcomen; Amoclav; Anbicyn; Atadar; Augmentin; Augmex; Augurcin; Bactiv; Bactoclav; Bioclav; Bioclavid; Cax; Clamovid; Claneksi; Clavasul; Claventin; Clavimox; Clavmex; Clavomax; Clavox; Clavoxel; Clavoxin; Clovimax; Enhamox; Enhancin; Exten; Globantin; Gloclav; Klavic; Natravox; Nexilav; OAC Hp7†; Penhance; Proxiclav; Rafonex; Sanmox; Sovlan; Sullivan; Suplentin†; Ultramox; Valmocel†; Vamox; Xilanic; ***Pol.:*** Amoclan; Amoksiklav; Augmentin; Curam; Forcid; Ramoclav; Taromentin; ***Port.:*** Amoclavam; Amplamox Plus; Augmentin; Betamox; Clavamox; Clavepen; Forcid; Noprilam; Penilan; ***Rus.:*** Amoclan (Амоклан); Amoksiklav (Амоксиклав); Arlet (Арлет); Augmentin (Аугментин); Flemoclav (Флемоклав); Liclav (Диклав); Medoclav (Медоклав); Panklav (Панклав); Ranclav (Ранклав); Rapiclav (Рапиклав); Trifamox IBL (Трифамокс ИБЛ); ***S.Afr.:*** Adco-Amoclav; Amoclan; Augmaxcil; Augmentin; Bio-Amoksiclav; Clamentin; Clavumox†; Co-Amoxyclav; Curam; Forcid; Hiconcil-NS†; Macropen; Megapen; Moxyclav†; Ranclav; Rolab-Amoclav†; Suprapen; ***Singapore:*** Amocla; Augmentin; Augmex†; Clamonex; Clamovid; Curam; Enhancin; Fugentin; Moxiclav; ***Spain:*** Amoclave; Amoxi Gobens Mucolitico†; Amoxyplus†; Ardine Bronquial†; Ardineclav†; Augmentine; Bronco Tonic; Burmicin†; Clamoxyl Mucolitico; Clavepen†; Clavucid†; Clavumox†; Duonasa; Eupeclanic†; Eupen Bronquial†; Kelsopen; Odontobiotic; Pulmo Borbalan; Remisan Mucolitico; Salvapen Mucolitico; ***Swed.:*** Bioclavid; Nexium Hp; Spektramox; ***Switz.:*** Amicosol†; Augmentin; Aziclav; Clavamox; clavu-basan†; Co-Amoxi; Co-Amoxicilline; ***Thai.:*** AMK; Amocla†; Amoksiklav; Anbicyn; Augclav; Augmentin; Augpen; Cavumox; Clavmoxy; Clavomid; Curam; Klamoks; Manclamine; Moxiclav; Moxicle; Pencla; Ranclav; Verclav; ***Turk.:*** Amoklavin; Augmentin; Bioment; Croxilex; Helipak; Klamoks; Klavunat; Klavupen; Trio; ***UAE:*** Julmentin; ***UK:*** Amiclav†; Augmentin; Augmentin-Duo; Heliclear†; ***Ukr.:*** Amoksiklav (Амоксиклав); Augmentin (Аугментин); Betaklav (Бетаклав); Flemoclav (Флемоклав); Klamox (Кламокс); Pylobact Neo (Пилобакт Нео); ***USA:*** Amoclan; Augmentin; Prevpac; ***Venez.:*** Augmentin; Augmentin Bid†; Clavumox; Curam; Fulgram.

Ampicillin (*BAN*, *USAN*, *rINN*) 氨苄西林

Aminobenzylpenicillin; Ampicilin; Ampicilina; Ampicilinas, bevandenis; Ampicillin, vattenfritt; Ampicilline; Ampicilline anhydre; Ampicillinum; Ampicillinum anhydricum; Ampicylina bezwodna; Ampisilin; Ampisilliini; Ampisillini, vedetön; Anhydrous Ampicillin; AY-6108; BRL-1341; NSC-528986; P-50; Vízmentes ampicillin. (6*R*)-6-(α-D-Phenylglycylamino)penicillanic acid.

Ампициллин

$C_{16}H_{19}N_3O_4S$ = 349.4.

CAS — 69-53-4.

ATC — J01CA01; S01AA19.

ATC Vet — QJ01CA01; QJ51CA01; QS01AA19.

UNII — 7C782967RD.

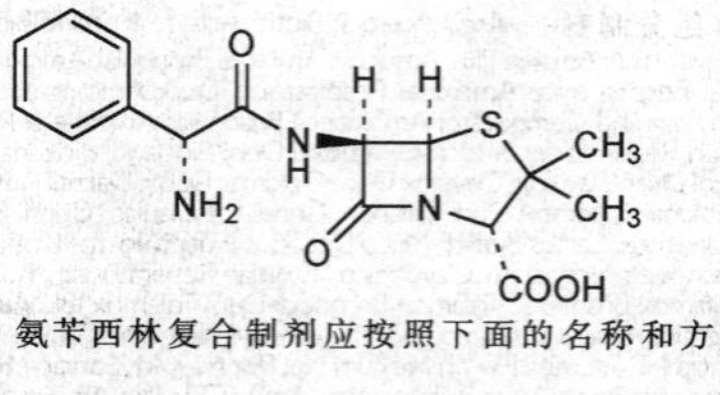

注：氨苄西林复合制剂应按照下面的名称和方案执行。

- Co-fluampicil（*BAN*）——氟氯西林 1 份，氨苄西林 1 份（质量分数）。

Pharmacopoeias. In *Eur.* (see p.vii), *Jpn*, and *Viet*. *Int.* and *US* permit anhydrous or the trihydrate.

Ph. Eur. 6. 8（Ampicilin, Anhydrous; Ampicilin BP 2010）白色或类白色结晶性粉末，呈现出多态现象。微溶于水；不溶于乙醇、丙酮和脂肪油。可溶解于稀酸和氢氧化碱稀释液。0.25%水溶液的 pH 值为 3.5～5.5。贮藏于密闭容器中，温度不超过 30℃。

USP 33（Ampicillin）无水或带有三分子水。一种白色、无味结晶性粉末。略溶于水和甲醇；不溶于四氯化碳、氯仿和苯酚。1%水溶液的 pH 值为 3.5～6.0。贮藏于密闭容器中。

Ampicillin Sodium (*BANM*, *USAN*, *rINNM*) 氨苄西林钠

Aminobenzylpenicillin Sodium; Ampicilin sodná sůl; Ampicilina sódica; Ampicilino natrio druska; Ampicilline sodique; Ampicillinnatrium; Ampicillin-nátrium; Ampicillinum natricum; Ampicylina sodowa; Ampisilliininatrium; Natrii Ampicillinum; Sodyum Ampisilin.

Натрий Ампициллин

$C_{16}H_{18}N_3NaO_4S$ = 371.4.

CAS — 69-52-3.

ATC — J01CA01; S01AA19.

ATC Vet — QJ01CA01; QS01AA19.

UNII — JFN36L5S8K.

Pharmacopoeias. In *Chin.*, *Eur.* (see p.vii), *Int.*, *Jpn*, and *US*.

Ph. Eur. 6. 8（Ampicillin Sodium）白色或类白色的吸湿性粉末。易溶于水；微溶于丙酮；不溶于液体石蜡和脂肪油。10%水溶液的 pH 值为 8.0～10.0。贮藏于密闭容器中。

USP 33（Ampicillin Sodium）一种白色或略发黄、无味、吸湿性结晶性粉末。易溶于水、等渗氯化钠和葡萄糖溶液。1%水溶液的 pH 值为 8.0～10.0。贮藏于密闭容器中。

配伍禁忌 氨苄西林钠和氨基糖苷之间是不相容的。也有文献报道氨苄西林钠与多种药物包括其他抗菌药也不相容。这种情况在药物浓度较高时或其溶液含葡萄糖时更为明显。

稳定性 氨苄西林钠的稳定性取决于多种因素，如浓度、pH 值、温度和赋形剂特性。溶液含葡萄糖、果糖、蔗糖、右旋糖酐、羟乙基淀粉、碳酸氢钠和乳糖时稳定性下降。推荐在氨苄西林钠注射液配好后 24h 内使用，并贮藏于 2～8℃，但不能冷冻贮藏。注射液的有效期详见注册药品信息。

1. Lynn B. The stability and administration of intravenous penicillins. *Br J Intraven Ther* 1981; **2**(Mar): 22–39.

Ampicillin Trihydrate (*BANM*, *rINNM*) 氨苄西林三水化物

Ampicilin trihydrát; Ampicilina trihidrato; Ampicilinas trihidratas; Ampicillin; Ampicilline trihydratée; Ampicillin-trihidrát; Ampicillintrihydrat; Ampicillinum trihydricum; Ampicylina trójwodna; Ampisilliinitrihydraatti.

Ампициллин Тригидрат

$C_{16}H_{19}N_3O_4S,3H_2O$ = 403.5.

CAS — 7177-48-2.

ATC — J01CA01; S01AA19.

ATC Vet — QJ01CA01; QS01AA19.

UNII — HXQ6A1N7R6.

Pharmacopoeias. In *Eur.* (see p.vii), *Jpn*, and *Viet*. In *Chin.* under the title Ampicillin. *Int.* and *US* permit anhydrous or the trihydrate under the title Ampicillin.

Ph. Eur. 6. 8（Ampicillin Trihydrate）白色或类白色结晶性粉末。略溶于水；不溶于乙醇和脂肪油。可溶解于稀酸和氢氧化碱稀释液。0.25%的水溶液 pH 值为 3.5～5.5。贮藏于密闭容器中，温度不超过 30℃。

USP 33（Ampicillin）无水或带有三分子水。白色、无味结晶性粉末。略溶于水和甲醇；不溶于四氯化碳、氯仿和苯酚。1%的水溶液 pH 值为 3.5～6.0。贮藏于密闭容器中。

不良反应

同青霉素，见第203页。

皮疹是最为常见的不良反应，通常为荨麻疹或斑丘疹。荨麻疹反应与青霉素过敏反应一致，红斑性、斑丘疹样皮疹是氨苄西林和阿莫西林的特征性反应，一般出现在开始治疗一周以后。这些皮疹的发生是由于机体对 β-内酰胺部分或侧链氨基的过敏反应，或者是由于毒性反应所致。氨苄西林使用过程中出现斑丘疹并不意味着需要停药。但是，实践中很难区分过敏反应和毒性反应，因此在对已出现氨苄西林过敏性皮疹的患者，使用另一种青霉素前应进行皮肤过敏试验。大多数传染性单核细胞增多症患者使用氨苄西林时都会发生斑丘疹，其他淋巴性失调如淋巴细胞性白血病和可疑 HIV 感染的患者也容易发生斑丘疹。用药也可能发生更为严重的皮肤反应，多形性红斑偶有报道。

胃肠道不良反应，尤其是腹泻、恶心和呕吐，常常在口服给药后发生。有报道服用氨苄西林后发生假膜性肠炎。

对肝脏的影响 氨苄西林与肝损伤有关。据报道[1]，一名 23 岁的男子口服氨苄西林后出现了自限性的胆汁淤积，随后两次服药后均出现了相同的症状。也有报道服用氨苄西林后出现慢性胆汁淤积的病例[2]。

另外，也有使用氨苄西林联合舒巴坦治疗后，出现严重和长时间的胆汁淤积的病例报道，上述症状在 7 个月后才逐渐缓解[3]。

1. Köklü S, *et al.* Recurrent cholestasis due to ampicillin. *Ann Pharmacother* 2003; **37:** 395–7.
2. Cavanzo FJ, *et al.* Chronic cholestasis, paucity of bile ducts, red cell aplasia, and the Stevens-Johnson syndrome: an ampicillin-associated case. *Gastroenterology* 1990; **99:** 854–6.
3. Köklü S, *et al.* Probable sulbactam/ampicillin-associated prolonged cholestasis. *Ann Pharmacother* 2004; **38:** 2055–8.

注意事项

同青霉素，见第203页。

一旦发生皮疹，则应停用氨苄西林。传染性单核细胞增多症患者慎用氨苄西林，因为这些患者容易发生氨苄西林过敏，导致皮疹出现。淋巴细胞性白血病或可疑 HIV 感染也容易发生皮疹。

重症肌无力 患有重症肌无力的妇女使用氨苄西林后会加重其病症[1]。

1. Argov Z, *et al.* Ampicillin may aggravate clinical and experimental myasthenia gravis. *Arch Neurol* 1986; **43:** 255–6.

钠的含量 每克氨苄西林钠含有 2.7mmol 钠。

药物相互作用

同青霉素，见第203页。

抗痛风药 与单用抗菌药的患者相比，接受氨苄西林或阿莫西林治疗的患者如果同时使用别嘌醇，会使皮疹的发生概率提高[1]。但随后进行的一项研究并未证实这一结果[2]。

1. Jick H, Porter JB. Potentiation of ampicillin skin reactions by allopurinol or hyperuricemia. *J Clin Pharmacol* 1981; **21:** 456–8.
2. Hoigné R, *et al.* Occurrence of exanthems in relation to aminopenicillin preparations and allopurinol. *N Engl J Med* 1987; **316**: 1217.

抗疟药 氯喹可以减少健康受试者对氨苄西林的吸收[1]。

1. Ali HM. Reduced ampicillin bioavailability following oral coadministration with chloroquine. *J Antimicrob Chemother* 1985; **15:** 781–4.

抗菌作用

氨苄西林是 β-内酰胺类抗菌药。它是杀菌药，作用方式与青霉素（见第203页）相似。氨苄西林是氨基青霉素，有一个与青霉素的基本结构相连的氨基侧链。氨苄西林更容易穿过一些革兰阴性菌的外膜，所以抗菌谱更广。

- 氨苄西林对革兰阳性菌包括肺炎链球菌和其他链球菌的作用与青霉素相似。然而，氨苄西林对粪肠球菌的抗菌作用可能不如青霉素。

  对单核细胞增多性李斯特菌作用较强。
- 革兰阴性球菌卡他莫拉菌（即卡他布兰汉菌）、淋球菌和脑膜炎奈瑟菌都对氨苄西林敏感。
- 氨苄西林对一些革兰阴性杆菌包括流感嗜血杆菌和肠杆菌如大肠埃希菌、奇异变形杆菌、沙门菌和志贺菌的作用强于青霉素。铜绿假单胞菌对氨苄西林不敏感。
- 氨苄西林对其他一些微生物包括很多厌氧菌和纽氏放线菌属的活性与青霉素相近。

其他抗菌药对氨苄西林活性的影响 在对抗产 β-内酰胺酶菌株上，氨苄西林与 β-内酰胺酶抑制剂如克拉维酸或舒巴坦以及对青霉素酶稳定的药物如氯唑西林和氟氯西林有协同作用。氨苄西林与氨基糖苷对一些微生物包括肠球菌的作用也有协同性。对于氨苄西林与其他β-内酰胺类、抑菌药如利福平和氯霉素之间的关系，协同和拮抗作用均有报道。

耐药性 与青霉素相似，氨苄西林可被 β-内酰胺酶钝化，虽然某些细菌的耐药性也有其他机制发挥作用。耐药性的发生率有地域差别，但大多数葡萄球菌和多种大肠埃希菌、流感嗜血杆菌、卡他莫拉菌、淋球菌、沙门菌和志贺菌都是耐药的。

药动学

氨苄西林不被胃酸作用而失活，口服后吸收良好。食物可以影响氨苄西林的吸收，因此建议在至少饭前 30min 服药。一次口服 500mg 后 1～2h 达血药峰浓度，为 3～6μg/ml。

氨苄西林钠 500mg 一次肌内注射后约 1h 达到血药峰浓度，为 7～14μg/ml。

氨苄西林在体内分布广泛，可以在腹水、胸水和关节液内达到治疗浓度。它可以通过胎盘，乳汁中也有少量分泌。氨苄西林很难进入脑脊液，除非在脑膜发生感染的情况下。大约 20%药物与血浆蛋白结合，血浆半衰期为 1～1.5h，新生儿、老年人和有肾功损害的患者的药物半衰期延长。据报道严重肾功不良的患者其半衰期可达 7～20h。

一部分氨苄西林代谢为青霉菌酸，随尿液排出体外。

肾脏清除氨苄西林一部分是通过肾小球滤过，另一部分是经肾小管排泌。丙磺舒可减少氨苄西林的清除。口服药物后有20%～40%的药物在6h内以原形随尿液排出，口服500mg氨苄西林后尿中的药物浓度为0.25～1mg/ml。胃肠外给药后6h内60%～80%的药物随尿液排出。氨苄西林可以通过血液透析清除。药物在胆汁内浓度很高，口服后经肠肝循环，一部分药物随粪便排出。

氨苄西林与舒巴坦　氨苄西林与舒巴坦的药动学大体相同，互不影响。

用途和用法

氨苄西林被用来治疗多种敏感微生物的感染（见上文的**抗菌作用**项下内容）。这些感染包括胆道感染、支气管炎、心内膜炎、胃肠炎（包括沙门菌肠炎和志贺菌病）、淋病、李斯特菌病、脑膜炎、围生期链球菌感染（对B族链球菌的产时预防）、腹膜炎、肺炎、败血症、伤寒和副伤寒以及尿路感染。一些感染如淋病、肺炎球菌感染、流感嗜血杆菌或卡他莫拉菌（即卡他布兰汉菌）引起的呼吸道感染、沙门菌感染、志贺菌病以及大肠埃希菌引起的感染，它们对氨苄西林的耐药性成为越来越严重的问题。关于这些感染和相应的治疗，详见第153页**抗菌药的选择**项下内容。

如存在产β-内酰胺酶菌类，则可合用β-内酰胺酶抑制剂如舒巴坦（见下文）或耐青霉素酶的药物如氯唑西林、双氯西林或氟氯西林（即复方氨苄西林-氟氯西林）。氨苄西林也与氨基糖苷联合使用以扩大抗菌谱，建议两药分别进行注射。

氨苄西林的用药剂量取决于疾病的严重程度、患者的年龄和肾功能情况。氨苄西林口服制剂是三水酸，注射制剂为钠盐。药物以与氨苄西林的等效剂量换算：1.06g的氨苄西林钠和1.15g的氨苄西林三水化物相当于大约1g的氨苄西林。

常用口服剂量是每6h 0.25～1g，饭前30min或饭后2h服用。对于尿路感染，口服剂量为每8h 0.5g。常用注射剂量是每4～6h 500mg，肌内注射或缓慢静推3～5min，或者静脉滴注。但对严重感染，常使用更高剂量。

对伤寒沙门菌引起的伤寒和副伤寒热，如细菌对氨苄西林仍敏感，可以口服1～2g氨苄西林，每6h一次，急性感染患者持续2周，携带者持续4～12周。

氨苄西林2g和丙磺舒1g单次口服，可以治疗单纯性淋病，对于女性则推荐以该剂量重复用药。

对于脑膜炎患者，可以使用更高的注射剂量；对于李斯特菌所致的脑膜炎，建议每日12g，分次静脉给药，每4～6h 1次。

对于新生儿的B族链球菌的产时预防，推荐母亲先静脉注射2g氨苄西林，然后每4h给药1次，每次1g，直到婴儿出生。

儿童给药剂量可详见下文。

氨苄西林也可以通过其他途径给药，通常作为系统性治疗的补充。500mg氨苄西林溶于5～10ml水中，腹腔或胸腔注射。对于关节内感染，每日给予氨苄西林500mg，溶于5ml水或0.5%盐酸普鲁卡因。

苄星氨苄西林也可通过肌内注射给药。

氨苄西林与舒巴坦　氨苄西林钠和舒巴坦（见第317页）可通过肌内注射或静脉给药来治疗产β-内酰胺酶菌类引起的感染。药物剂量以氨苄西林和舒巴坦的等效剂量来表示，注射液氨苄西林和舒巴坦的比例为2∶1。常用剂量为氨苄西林1g，舒巴坦500mg每6h 1次，严重感染时剂量可加倍。

舒他西林（见第325页），氨苄西林和舒巴坦的前体药物，也可以口服给药。

1. Malik ZA, Litman N. Ampicillin and amoxicillin. *Pediatr Rev* 2006; **27:** 434–6.
2. Rafailidis PI, *et al.* Ampicillin/sulbactam: current status in severe bacterial infections. *Drugs* 2007; **67:** 1829–49.
3. Lode HM. Rational antibiotic therapy and the position of ampicillin/sulbactam. *Int J Antimicrob Agents* 2008; **32:** 10–28.

儿童用法　氨苄西林可以治疗敏感菌所致的婴幼儿和儿童感染。它的给药方式包括口服、肌内注射、缓慢静推3～5min或间断静脉滴注30min以上。

在英国，根据感染的类型和严重程度，10岁以下患儿的口服剂量为125～500mg，每6h 1次。此外，*BNFC 2009*推荐1岁以下的新生儿采用如下的口服剂量：

- 新生儿：剂量为30～60mg/kg，7天以下的新生儿每12h 1次，7～21天的新生儿每8h 1次，21～28天的新生儿每6h 1次；
- 1个月～1岁的婴儿：62.5～125mg，每日4次。

婴幼儿和儿童可采用如下的静脉剂量：

- 婴幼儿：剂量为30～60mg/kg，7天以下的新生儿每12h 1次，7～21天的新生儿每8h 1次，21～28天的新生儿每6h 1次。治疗脑膜炎时，推荐剂量为100mg/kg；
- 1个月以上的婴儿：25～50mg/kg，每6h 1次。对于李斯特菌属脑膜炎、B族链球菌感染和肠球菌性心内膜炎，推荐剂量为50mg/kg，每4～6h 1次（每4h的最大剂量为2g）。

在美国，American Academy of Pediatrics[1]建议肌内注射或静脉注射的剂量如下：

- 出生体重小于1.2kg及出生体重1.2～2kg小于1周龄的新生儿：25～50mg/kg，每12h 1次；
- 出生体重大于2kg小于1周龄及出生体重1.2～2kg大于1周龄（含1周龄）的新生儿：25～50mg/kg，每8h一次；
- 出生体重大于2kg大于1周龄（含1周龄）的新生儿：25～50mg/kg，每6h 1次；
- 1个月龄及以上的患儿：每日100～150mg/kg，分4次给药，每日最大剂量不超过4g。严重感染时，推荐每日的总剂量为200～400mg/kg（最大剂量不超过12g）。

或者，对1个月龄及以上患儿，当轻度到中度感染时，可口服50～100mg/kg，分4次给药。

在一些国家，氨苄西林可用于清除患儿伤寒杆菌和副伤寒杆菌的携带状态；推荐肌内注射的剂量为10mg/kg（最大剂量不超过250mg），每6h 1次，连续应用4～6周。

1. American Academy of Pediatrics. *2009 Red Book: Report of the Committee on Infectious Diseases*, 28th ed. Elk Grove Village, Illinois, USA: American Academy of Pediatrics, 2009.

在肾损伤中的用法　对严重肾功损害（肌酐清除率＜10ml/min）的患者，氨苄西林的剂量可相应减少，或将用药间期延长。正在透析的患者停止透析后给药次数增加一次。

制剂

BP 2010: Ampicillin Capsules; Ampicillin Injection; Ampicillin Oral Suspension; Co-fluampicil Capsules; Co-fluampicil Oral Suspension;
USP 33: Ampicillin and Probenecid for Oral Suspension; Ampicillin and Sulbactam for Injection; Ampicillin Capsules; Ampicillin for Injectable Suspension; Ampicillin for Injection; Ampicillin for Oral Suspension; Ampicillin Tablets.

专利制剂

Arg.: Alpovex; Ampi-Bis; Ampicler†; Ampigen; Ampigrand†; Ampinox; Ampitenk; Ampixen; Atecilina†; Bactilina; Decilina†; Fabopcilina; Grampenil†; Histopen; Trifacilina; Trimicro†; Welticilina†; ***Austral.:*** Alphacin†; Ampicyn; Austrapen; Ibimicyn; ***Austria:*** Standacillin; ***Belg.:*** Pentrexyl; ***Braz.:*** Ampi; Ampiciflan; Ampiciklyna†; Ampicil; Ampicilab; Ampicilase; Ampicilib†; Ampicilil; Ampicilon; Ampicimax†; Ampicinal†; Ampigran; Ampilozin; Ampitrat†; Ampival†; Ampixin†; Amplacilina; Amplacin; Amplibac; Bacterinil†; Binotal; Bipencil†; Cilinon; Cilipen; Emicilin; Expectocilin; Gonol; Gramcilina; Lifacilina†; Notacilin†; Praticilin†; ***Canad.:*** Apo-Ampi; Nu-Ampi; ***Cz.:*** Apo-Ampi†; Penstabil†; Standacillin†; ***Denm.:*** Doktacillin†; Pentrexyl; ***Fin.:*** A-Pen; ***Fr.:*** Totapen†; ***Ger.:*** Binotal; ***Gr.:*** Abetathen; Adelcopen; Allomycin; Ampicipen; Competor; Comrarilin; Copercilex; Extrapen; Frateline; Fraxicilline; Isticilline; Pentrexyl; Picilin; Spiracillin; Stopan; Toscapen; Xanline; ***Hong Kong:*** Ampisul; Amprexyl; Apo-Ampi; Pamecil; Penodil†; Pentrexyl†; Uni-Ampicin; ***Hung.:*** Penstabil†; Semicillin; Standacillin; ***India:*** Ampilin; Ampipen; Ampisyn; Aristocillin; Biocilin; Campicillin; Ipacillin†; Roscillin; Synthocilin; ***Indon.:*** Ambiopi; Amcillin†; Ampi; Arcocillin†; Binotal; Biopensyn†; Cetacillin†; Corsacillin; Kalpicilin; Opicillin; Parpicillin†; Penbiotic†; Penbritin†; Phapin; Polypen; Primacillin†; Sanpicillin; Standacillin; Ultrapen†; Viccillin; Xepacillin; ***Irl.:*** Clonamp; Novapen†; Penbritin†; Rimacillin; ***Israel:*** Penibrin; ***Ital.:*** Ampilux; Ampiplus Simplex; Amplital; Amplizer; Ibimicyn†; Pentrexyl; ***Malaysia:*** Ampilin; Pamecil; Standacillin; ***Mex.:*** Acilmed; Alphapen; Alvedrin; Am-An; Ambidrin; Ambiosol; Ampex; Ampi-Quim; Ampi-Tecno; Ampigrin; Ampimex; Amprexyn; Amsapen; Anglopen†; Azpencil†; Bestcilina-A; Binotal; Bremecina; Brupen; Deamcilina†; Dibacilina; Diferin; Expicin; Flamicina; Gramipen-F; Iqfacilina; Lampicin†; Luzampil; Marovilina; Meprizina; Mexapin†; Mibiot; Omnipen; Pebiot; Penbritin; Pentiver; Pentrexyl; Procilina; Prodifer; Promecilina; Rayepen†; Sinaplin; Tronex; Yapamicin†; Zumorin; ***Neth.:*** Pentrexyl†; ***Norw.:*** Pentrexyl; ***Philipp.:*** Aldribid; Ampicin; Ampico; Ampinex; Ampisan; Ampitrex; Ampizef; Bactimed; Cilisod; Clovillin; Dincil; Eurocin; Excillin; Famacin; Gramcil; Mapciril; Microcilin; Obocil; Panacta; Penbritin; Pentrexyl; Picaplin; Polypen; Rotocin; Shinapen; Sodampen; Trumepen; Vatacil; ***Port.:*** Amplifar; Cilin†; Estreptobroncol; Hiperbiotico; Hiperbiotico Retard; ***Rus.:*** Standacillin (Стандациллин); ***S.Afr.:*** Acupillin†; Ampimax†; Ampipen; Ampisalt; Be-Ampicil; Penbritin; Penrite†; Petercillin; Ranamp; Spectracil†; ***Singapore:*** Ampilin; Dhacillin; Pamecil; Standacillin; ***Spain:*** Ampiplus†; Antibiopen†; Britapen; Gobemicina; Nuvapen; ***Swed.:*** Doktacillin; ***Thai.:*** Amcillin†; Amicilin; Amilin†; Ampac; Ampi; Ampi Frx; Ampi-Oral; Ampicin; Ampicyn; Ampihof; Ampilin; Ampillin; Ampimycin; Ampipac; Ampra; Amprexyl; Ampro†; Eracillin†; Medicillin; Penbritin†; Pencotrex†; Pentrexyl; Siampicil†; Sumapen†; Utocillin; Vacillin; Viccillin; ***Turk.:*** Alfasilin; Ampisid; Ampisina; Neosilin; Penbisin; Seskasilin; Silina; ***UAE:*** Julphapen; ***UK:*** Magnapen; Penbritin; Rimacillin; ***USA:*** Principen; ***Venez.:*** Alampen; Ampen†; Ampenina; Ampiga†; Ampilan; Arcocilin; Fibrapen†; Intrapen†; Neoampicil†.

多组分制剂　***Arg.:*** Aminoxidin Sulbactam; Ampi-Bis Plus; Ampigen SB; Amplibenzatin Bronquial; Cronopen Balsamico; Meticil; Prixin; Unasyna†; ***Austria:*** Unasyn; ***Braz.:*** Ambezetal; Amplotal; Benzotal; Combactan; Durapen; Optacilin; Parenzyme Ampicilina; Sulbacter†; Unasyn; Uropielon; ***Chile:*** Unasyn; ***Cz.:*** Ampiclox†; Unasyn; ***Fr.:*** Unacim; ***Ger.:*** Unacid; ***Gr.:*** Begalin-P; ***Hong Kong:*** APT-Ampicloxa†; Cloxamp; Cloxampi; Cloxampilin; Co-Amclox; Lampicin; Pamedox†; Rosciloxt†; Unasyn; ***Hung.:*** Unasyn; ***India:*** Adilox; Ampilox; Ampilox-LB; Amplus; Ampoxin; Ampoxin-LB; Campicillin Plus; Campilox; Clax; Megaclox; Megaclox LB; Megapen; Sulbacin; ***Israel:*** Unasyn; ***Ital.:*** Ampiplus†; Amplium; Bethacil; Diamplicil†; Loricin; Unasyn; ***Malaysia:*** Easyn; Sulbacin; Sulbamp; Unasyn; ***Mex.:*** Ampiclox-D; Anglotex†; Bisolvon A; Brucilina; Brupen Compuesto; Diamprex; Doxapen; Mucolin A; Panac; Panac K†; Penbritin Ex; Pentibrom; Pentidix; Pentrexyl Expec; Unasyna; ***Philipp.:*** Ampisul; Silgram; Sulbacin; Unasan; Unasyn; ***Pol.:*** Unasyn; ***Rus.:*** Oxamp (Оксамп); Sulbacin (Сульбацин); Sultasin (Сультасин); Unasyn (Уназин)†; ***S.Afr.:*** Ampiclox†; Apen; Cloxam; Megamox; ***Singapore:*** Unasyn; ***Spain:*** Ampilevel; Espectrosira†; Gobemicina Retard; Maxicilina†; Pulmosterin Retard; Retarpen; Ultrapenil†; Unasyn†; ***Thai.:*** Ampcoxin; Ampiclox†; Sulam; Sulbaccin; Sulbacilline; Unasyn; Viccillin-S; ***Turk.:*** Azosilin; Combicid; Devasid; Duobak; Duobaktam; Duocid; Nobecid; Probicid; Sulbaksit; Sulcid; Sultasid; Sultibac; ***UK:*** Magnapen; ***Ukr.:*** Unasyn (Уназин); ***USA:*** Unasyn; ***Venez.:*** Ampibactan; Ampitren†; Fipexiam; Sinif; Unasyn.

Apramycin (*BAN*, *USAN*, *rINN*) 安普霉素

47657; Apramicina; Apramycine; Apramycinum; EL-857; EL-857/820; Nebramycin Factor 2. 4-*O*-[(2*R*,3*R*,4a*S*,6*R*,7*S*,8*R*,8a*R*)-3-Amino-6-(4-amino-4-deoxy-α-D-glucopyranosyloxy)-8-hydroxy-7-methylaminoperhydropyrano[3,2-*b*]pyran-2-yl]-2-deoxystreptamine.

Апрамицин

$C_{21}H_{41}N_5O_{11}$ = 539.6.

CAS — 37321-09-8.

ATC Vet — QA07AA92; QJ01GB90; QJ51GB90.

UNII — 388K3TR36Z.

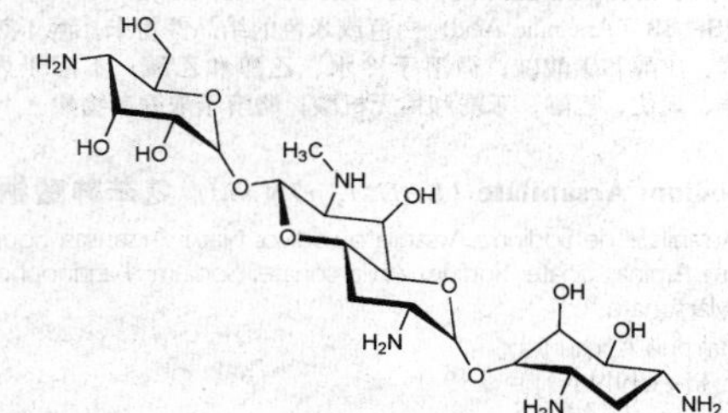

Apramycin Sulfate (*rINNM*) 硫酸安普霉素

Apramycin Sulphate (*BANM*); Apramycine, Sulfate d'; Apramycini Sulfas; Apramycinsulfat; Apramysiinisulfaatti; Sulfato de apramicina.

Апрамицина Сульфат

$C_{21}H_{41}N_5O_{11},2½H_2SO_4$ = 784.8.

CAS — 41194-16-5.

UNII — 8UYL6NAZ3Q.

Pharmacopoeias. In *BP(Vet)*.

BP (Vet) 2010 (Apramycin Sulfate) 抗生素的硫酸盐来自链霉菌或其他途径。按干燥品计算，效价不低于每毫克430U。是一种浅棕色的吸湿性粉末或颗粒。易溶于水；不溶于乙醇、丙酮、乙醚和甲醇。

简介

安普霉素是一种氨基糖苷类抗菌药，以硫酸盐的形式存在，用于兽医学上的感染的治疗。

Arbekacin Sulfate (*rINNM*) 硫酸阿贝卡星

ABK (arbekacin); AHB-DBK (arbekacin); Arbekacin Sulphate; Arbékacine, Sulfate d'; Arbekacini Sulfas; HABA-Dibekacin (arbekacin); Sulfato de arbekacina. *O*-3-Amino-3-deoxy-α-D-glucopyranosyl-(1→4)-*O*-[2,6-diamino-2,3,4,6-tetradeoxy-α-D-*erythro*-hexopyranosyl-(1→6)]-*N*′-[(2*S*)-4-amino-2-hydroxybutyryl]-2-deoxy-L-streptamine sulphate.

Арбекацина Сульфат

$C_{22}H_{44}N_6O_{10},xH_2SO_4$.

CAS — 51025-85-5 (arbekacin).

ATC — J01GB12.

ATC Vet — QJ01GB12.

(arbekacin)

Pharmacopoeias. In *Jpn*.

简介

阿贝卡星是由地贝卡星衍生的一种氨基糖苷类抗菌药，其一般特性与庆大霉素（见第267页）相似。该药以硫酸盐的形式用于治疗由耐甲氧西林的金黄色葡萄球菌引起的严重感染。

Arsanilic Acid (*BAN*, *rINN*) **氨苯胂酸**

Acide Arsanilique; Ácido arsanílico; Acidum Arsanilicum; Aminarsonic Acid; AS-101. *p*-Aminobenzenearsonic acid; 4-Aminophenylarsonic acid.
Арсаниловая Кислота
$C_6H_8AsNO_3$ = 217.1.
CAS — 98-50-0.
UNII — UDX9AKS7GM.

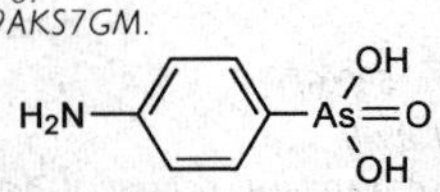

注：代码 AS-101 也被用于表示一种免疫调节药，该药正作为一种抗肿瘤药和抗病毒药而处于研究阶段。

Pharmacopoeias. In *US* for veterinary use only.

USP 33 (Arsanilic Acid) 白色或米色的结晶性粉末。溶于热水、戊醇和碳酸碱；微溶于冷水、乙醇和乙酸；不溶于丙酮、氯仿、乙醚、苯酚和稀无机酸；略溶于浓缩矿物酸。

Sodium Arsanilate (*BANM*, *rINNM*) **氨苯砷酸钠**

Arsanilate de Sodium; Arsanilato sódico; Natrii Arsanilas; Sodium Aminarsonate; Sodium Anilarsonate. Sodium 4-aminophenylarsonate.
Натрий Арсанилат
$C_6H_7AsNNaO_3$ = 239.0.
CAS — 127-85-5.

Pharmacopoeias. *Fr.* includes the anhydrous substance and the trihydrate.

简介

氨苯胂酸和氨苯胂酸钠作为兽医用药物用于猪肠道感染，也作为促生长剂使用。

Aspoxicillin (*rINN*) **阿扑西林**

Aspoxicilina; Aspoxicilline; Aspoxicillinum; TA-058. (2*S*,5*R*,6*R*)-6-{(2*R*)-2-[(2*R*)-2-Amino-3-(methylcarbamoyl)propionamido]-2-(*p*-hydroxyphenyl)acetamido}-3,3-dimethyl-7-oxo-4-thia-1-azabicyclo[3.2.0]-heptane-2-carboxylic acid.
Аспоксициллин
$C_{21}H_{27}N_5O_7S$ = 493.5.
CAS — 63358-49-6.
UNII — 0745KNO26J.

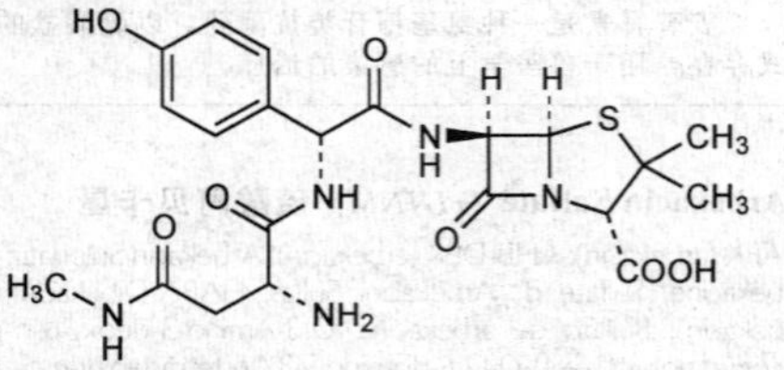

Pharmacopoeias. *Jpn* includes the trihydrate.

简介

阿扑西林是一种 ureidopenicillin，通过静脉给药治疗易感性感染。

Astromicin Sulfate (*USAN*, *pINNM*) **硫酸阿司米星**

Abbott-44747; Astromicin Sulphate; Astromicine, Sulfate d'; Astromicini Sulfas; Fortimicin A Sulphate; KW-1070; Sulfato de astromicina. 4-Amino-1-(2-amino-*N*-methylacetamido)-1,4-dideoxy-3-*O*-(2,6-diamino-2,3,4,6,7-pentadeoxy-β-L-*lyxo*-heptopyranosyl)-6-*O*-methyl-L-*chiro*-inositol sulphate.
Астромицина Сульфат
$C_{17}H_{35}N_5O_6,2H_2SO_4$ = 601.6.
CAS — 55779-06-1 (astromicin); 72275-67-3 (astromicin sulfate); 66768-12-5 (xH₂SO₄).
UNII — POY3S0T3BD.

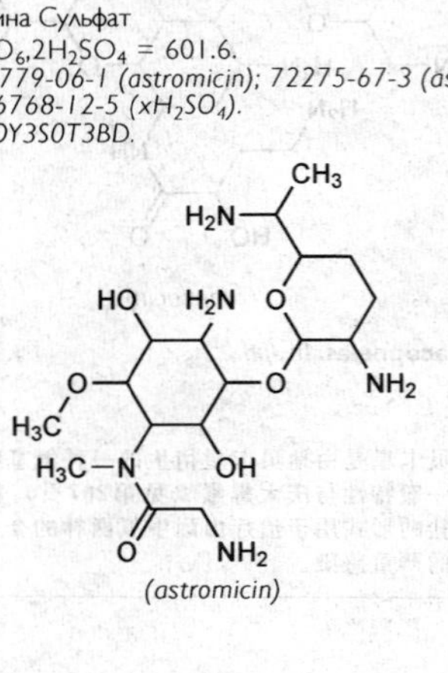

(astromicin)

Pharmacopoeias. In *Jpn.*

简介

阿司米星是一种来源于小单孢菌的氨基糖苷类抗菌药，其作用和用途与庆大霉素（见第267页）相似。硫酸阿司米星可以经肌内注射或静脉滴注给药。应根据监测的阿司米星血浆浓度调整药物剂量。

制剂

专利制剂

Jpn: Fortimicin.

Avilamycin (*BAN*, *USAN*, *rINN*) **阿维霉素**

Avilamicina; Avilamycine; Avilamycinum; LY-048740 (avilamycin or avilamycin A).
Авиламицин
$C_{61}H_{88}Cl_2O_{32}$ (avilamycin A) = 1404.2.
CAS — 11051-71-1 (avilamycin); 69787-79-7 (avilamycin A); 69787-80-0 (avilamycin C).

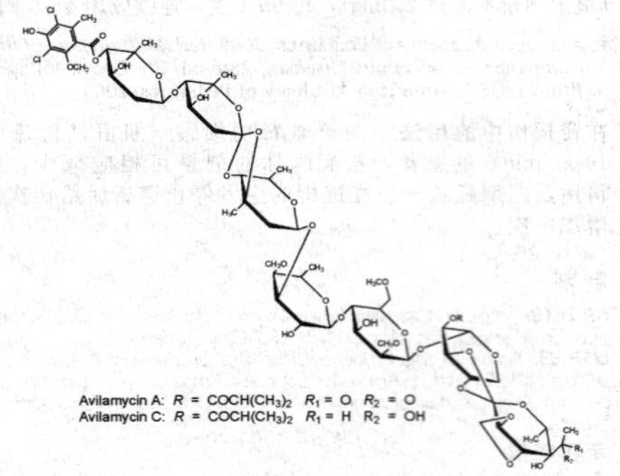

Avilamycin A: R = COCH(CH₃)₂ R₁ = O R₂ = O
Avilamycin C: R = COCH(CH₃)₂ R₁ = H R₂ = OH

简介

阿维霉素是兽医学上被作为促生长剂使用的抗菌药。

Avoparcin (*BAN*, *USAN*, *rINN*) **阿伏帕星**

Avoparcina; Avoparcine; Avoparcinum; Compound 254.
Авопарцин
CAS — 37332-99-3.

简介

阿伏帕星是一种糖肽类抗菌药，通常产自放线菌。将阿伏帕星加入动物食物中可促进动物生长。

有证据表明，阿伏帕星和万古霉素之间有交叉耐药性[1]。由于阿伏帕星作为动物生长剂的使用，对万古霉素耐药的细菌可由食物链进入人群[2,3]的观点被阿伏帕星生产商所质疑[4,5]，但许多国家现已禁止阿伏帕星作为动物生长剂来使用。自从欧盟禁止将阿伏帕星作为动物生长剂使用后，有证据表明家禽和人类正常菌群中耐万古霉素的肠球菌有所减少[6,7]。然而，许多国家的研究表明该类微生物有相当多的残留[8~10]。

1. Klare I, *et al.* vanA-mediated high-level glycopeptide resistance in Enterococcus faecium from animal husbandry. *FEMS Microbiol Lett* 1995; **125:** 165–72.
2. Howarth F, Poulter D. Vancomycin resistance: time to ban avoparcin? *Lancet* 1996; **347:** 1047.
3. Wise R. Avoparcin and animal feedstuff. *Lancet* 1996; **347:** 1835.
4. Mudd A. Vancomycin resistance and avoparcin. *Lancet* 1996; **347:** 1412.
5. Mudd AJ. Is it time to ban all antibiotics as animal growth-promoting agents? *Lancet* 1996; **348:** 1454–5.
6. Pantosti A, *et al.* Decrease of vancomycin-resistant enterococci in poultry meat after avoparcin ban. *Lancet* 1999; **354:** 741–2.
7. van den Bogaard AE, *et al.* The effect of banning avoparcin on VRE carriage in The Netherlands. *J Antimicrob Chemother* 2000; **46:** 146–7.
8. Manson JM, *et al.* Persistence of vancomycin-resistant enterococci in New Zealand broilers after discontinuation of avoparcin use. *Appl Environ Microbiol* 2004; **70:** 5764–8.
9. Sørum M, *et al.* Prevalence, persistence, and molecular characterization of glycopeptide-resistant enterococci in Norwegian poultry and poultry farmers 3 to 8 years after the ban on avoparcin. *Appl Environ Microbiol* 2006; **72:** 516–21.
10. Lim SK, *et al.* Persistence of vanA-type Enterococcus faecium in Korean livestock after ban on avoparcin. *Microb Drug Resist* 2006; **12:** 136–9.

Azidamfenicol (*BAN*, *rINN*) **叠氮氯霉素**

Azidamfénicol; Azidamfenicolum; Azidamphenicol; Azidanfenicol; Azidoamphenicol; Bayer-52910. 2-Azido-*N*-[(α*R*,β*R*)-β-hydroxy-α-hydroxymethyl-4-nitrophenethyl]acetamide.
Азидамфеникол
$C_{11}H_{13}N_5O_5$ = 295.3.
CAS — 13838-08-9.
ATC — S01AA25.
ATC Vet — QS01AA25.
UNII — 40257685LM.

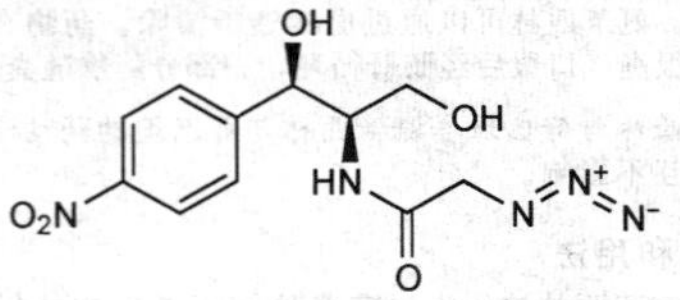

简介

叠氮氯霉素是一种结构上与氯霉素（见第228页）相关的抗菌药。该药可制成 1% 滴眼液治疗眼部感染。

制剂

专利制剂

Cz.: Ophthalmo-Azaphenicol†; ***Ger.:*** Berlicetin†; Posifenicol†; Thilocanfol†; ***Gr.:*** Thilocof.

Azidocillin Sodium (*BANM*, *rINNM*) **阿度西林钠**

Azidobenzylpenicillin Sodium; Azidocilina sódica; Azidocilline Sodique; Natrii Azidocillinum. Sodium (6*R*)-6-(D-2-azido-2-phenylacetamido)penicillanate.
Натрий Азидоциллин
$C_{16}H_{16}N_5NaO_4S$ = 397.4.
CAS — 17243-38-8 (azidocillin); 35334-12-4 (azidocillin sodium).
ATC — J01CE04.
ATC Vet — QJ01CE04.
UNII — 0XPT6W6670.

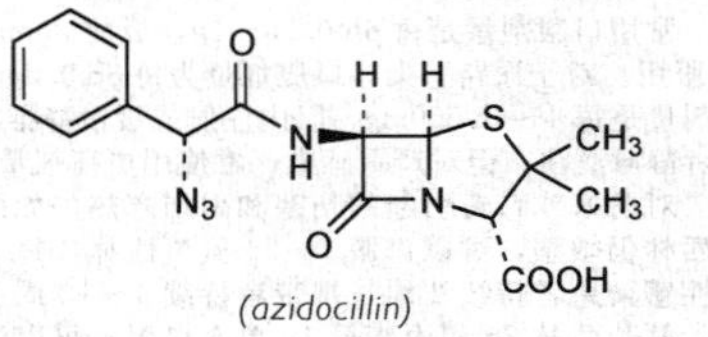

(azidocillin)

简介

阿度西林是一种半合成青霉素，作用和用途与青霉素 V（见第298页）相似。其钠盐制剂可口服给药治疗感染。也可使用钾盐制剂。

制剂

专利制剂

Ger.: InfectoBicillin H†.

Azithromycin (*BAN*, *USAN*, *rINN*) **阿奇霉素**

Atsitromysiini; Azithromycine; Azithromycinum; Azitromicina; Azitromicinas; Azitromisin; Azitromycin; Azytromycyna; CP-62993; XZ-450. (2*R*,3*S*,4*R*,5*R*,8*R*,10*R*,11*R*,12*S*,13*S*,14*R*)-13-(2,6-Dideoxy-3-*C*-3-*O*-dimethyl-α-L-*ribo*-hexopyranosyloxy)-2-ethyl-3,4,10-trihydroxy-3,5,6,8,10,12,14-heptamethyl-11-(3,4,6-trideoxy-3-dimethylamino-β-D-*xylo*-hexopyranosyloxy)-1-oxa-6-azacyclopentadecan-15-one dihydrate; 9-Deoxo-9a-aza-9a-methyl-9a-homoerythromycin A dihydrate.
Азитромицин
$C_{38}H_{72}N_2O_{12},2H_2O$ = 785.0.
CAS — 83905-01-5 (anhydrous azithromycin); 117772-70-0 (azithromycin dihydrate).
ATC — J01FA10; S01AA26.
ATC Vet — QJ01FA10; QS01AA26.
UNII — F94OW58Y8V (azithromycin); J2KLZ20U1M (anhydrous azithromycin); JTE4MNN1MD (azithromycin monohydrate); 5FD1131I7S (azithromycin dihydrate).

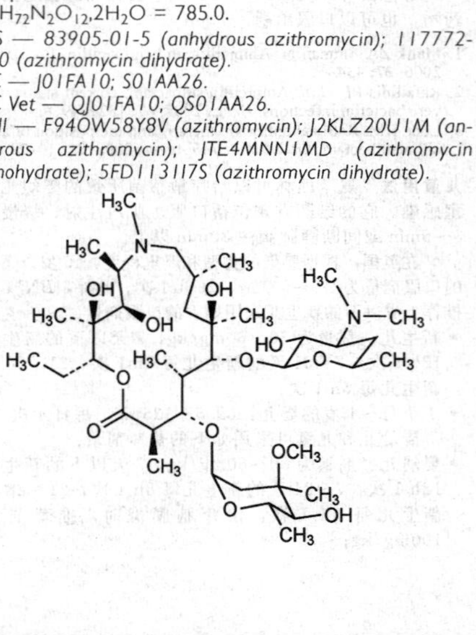

Pharmacopoeias. In *Chin.* and *Jpn.*
Eur. (see p.vii) includes the anhydrous form.
US includes the monohydrate and the dihydrate.

Ph. Eur. 6.8 (Azithromycin) 白色或类白色的粉末。不溶于水；易溶于无水乙醇和二氯甲烷。0.2%溶液（溶剂为甲醇和水1∶1混合液）的pH值为9.0～11.0。贮藏于密闭容器中。

USP 33 (Azithromycin) 白色或类白色粉末。不溶于水；易溶于无水乙醇和二氯甲烷。药物有无水、一水和二水三种形式。0.2%溶液（溶剂为甲醇和水1∶1混合液）的pH值为9.0～11.0。贮藏于密闭容器中。

不良反应和注意事项

同**红霉素**，见第256页。

胃肠道反应最为常见，但程度较轻，发生次数比红霉素少。头痛、嗜睡、味觉异常也可能会发生。严重超敏反应少见，但超敏反应持续时间可能会延长。血小板减少症和中性粒细胞数量一过性减少也有少量报道。注射部位可发生疼痛和感染，尤其是高浓度部位。阿奇霉素可能会恶化重症肌无力患者的病情，并能导致重症肌无力综合征的发作。

注册药品信息声明，肝肾功能异常者需慎用阿奇霉素。由于安全性得不到保障，严重肝功能异常者需禁用。虽然肾功能异常者血药浓度会升高，但通常不需调整剂量。

不良反应发生率 长期每日都接受阿奇霉素治疗的分枝杆菌感染的39个患者中[1]，32人（占82%）发生胃肠道反应，有10人（占26%）出现听力损害，18人（占46%）出现耳鸣，11人（占28%）发生平衡失调或眩晕[1]。一般来说，不良反应的发生与阿奇霉素的血浆浓度偏高有关。

1. Brown BA, *et al.* Relationship of adverse events to serum drug levels in patients receiving high-dose azithromycin for mycobacterial lung disease. *Clin Infect Dis* 1997; **24:** 958–64.

对耳的影响 3名每日口服阿奇霉素500mg（同时服用氨苯吩嗪和乙胺丁醇）治疗弥散性鸟型分枝杆菌复合物感染的患者发生了可逆性感音性聋[1]。有报道表明，口服较低剂量阿奇霉素的患者出现了不可逆的听力减退[2,3]。1名肺炎患者每日应用阿奇霉素500mg静脉给药，连续8天后，出现了完全性耳聋，停药20天后症状消退[4]。

也见上文的**不良反应发生率**。

1. Wallace MR, *et al.* Ototoxicity with azithromycin. *Lancet* 1994; **343:** 241.
2. Ress BD, Gross EM. Irreversible sensorineural hearing loss as a result of azithromycin ototoxicity: a case report. *Ann Otol Rhinol Laryngol* 2000; **109:** 435–7.
3. Mick P, Westerberg BD. Sensorineural hearing loss as a probable serious adverse drug reaction associated with low-dose oral azithromycin. *J Otolaryngol* 2007; **36:** 257–63.
4. Bizjak ED, *et al.* Intravenous azithromycin-induced ototoxicity. *Pharmacotherapy* 1999; **19:** 245–8.

对体液和电解质平衡的影响 一名患者在接受阿奇霉素治疗的过程中出现抗利尿激素分泌异常[1,2]。

1. Cadle RM, *et al.* Symptomatic syndrome of inappropriate antidiuretic hormone secretion associated with azithromycin. *Ann Pharmacother* 1997; **31:** 1308–10.
2. Kintzel PE. Correction: symptomatic syndrome of inappropriate antidiuretic hormone secretion associated with azithromycin. *Ann Pharmacother* 1998; **32:** 388.

对肾脏的影响 一名急性间质性肾炎患者在接受阿奇霉素治疗9天后，出现不可逆的肾功能衰竭[1]。随后有报道显示[2]，一名患者在服用了几个疗程的阿奇霉素后，导致了急性间质性肾炎的复发。重复使用阿奇霉素会导致长期的肾损害，甚至是1年后，白细胞增多和嗜酸性粒细胞增多的现象仍然存在。

1. Mansoor GA, *et al.* Azithromycin-induced acute interstitial nephritis. *Ann Intern Med* 1993; **119:** 636–7.
2. Soni N, *et al.* Recurrent acute interstitial nephritis induced by azithromycin. *Pediatr Infect Dis J* 2004; **23:** 965–6.

超敏反应 一名患者间或出现一种以嗜酸性粒细胞增多、关节疼痛、发热和皮疹为特征的综合征，该综合征与阿奇霉素或罗红霉素的使用有关[1]。该报道作者相信这种病症是血管炎综合征，尽管有人质疑并认为这属于嗜酸细胞增多性肌痛综合征[2]。

有报道患者使用阿奇霉素后出现了致命性的DRESS综合征（嗜酸性粒细胞增多导致的药疹和全身症状）和过敏性心肌炎[3]。也有报道患者使用阿奇霉素后出现了胆管消失综合征[4]，并于1个月后发展成为了Stevens-Johnson综合征；患者最后需要移植肝脏。

1. Hübner C, *et al.* Macrolide-induced Churg-Strauss syndrome in a patient with atopy. *Lancet* 1997; **350:** 563.
2. Kränke B, Aberer W. Macrolide-induced Churg-Strauss syndrome in patient with atopy. *Lancet* 1997; **350:** 1551–2.
3. Pursnani A, *et al.* Hypersensitivity myocarditis associated with azithromycin exposure. *Ann Intern Med* 2009; **150:** 225–6.
4. Danica J, *et al.* Vanishing bile duct syndrome associated with azithromycin in a 62-year-old man. *Basic Clin Pharmacol Toxicol* 2010; **106:** 62–5.

过量 9个月龄的婴儿被意外静脉注射了50mg/kg的阿奇霉素后，结果出现心动过缓并伴有完全性心脏传导阻滞[1]。

1. Tilelli JA, *et al.* Life-threatening bradyarrhythmia after massive azithromycin overdose. *Pharmacotherapy* 2006; **26:** 147–50.

药物相互作用

有关大环内酯类抗菌药的药物相互作用，见第257页**红霉素**项下内容。

口服阿奇霉素时同服含铝或镁的抗酸药可以降低药物的吸收速度，但不能减少药物的吸收程度。阿奇霉素应在抗酸药服用前至少1h或服后2h使用。

抗病毒药 与奈非那韦合用可以使阿奇霉素的血药浓度明显升高，但这种现象的临床意义并不明确[1]。美国注册药品信息中提到，虽然需密切注意患者的不良反应，但并不需调整剂量。

1. Amsden GW, *et al.* A study of the pharmacokinetics of azithromycin and nelfinavir when coadministered in healthy volunteers. *J Clin Pharmacol* 2000; **40:** 1522–7.

抗菌作用

同**红霉素**，见第258页。阿奇霉素对链球菌和葡萄球菌的作用弱于红霉素，但对一些革兰阴性菌如流感嗜血杆菌和卡他莫拉菌（即卡他布兰汉菌）的体外活性要好于红霉素。另外，阿奇霉素对肠杆菌如大肠埃希菌、沙门菌和志贺菌也有作用。与红霉素相比，阿奇霉素对沙眼衣原体、解脲支原体和一些机会性分枝杆菌包括鸟型分枝杆菌复合体的作用更强。对原生动物门弓形虫和疟原虫，阿奇霉素也有活性。

耐药性 阿奇霉素的耐药性与克拉霉素（见第237页）相似。

药动学

阿奇霉素口服给药后被迅速吸收，生物利用度大约为40%。食物能够减少胶囊制剂的吸收，片剂或混悬剂吸收则不受影响。口服给药后2～3h或静脉给药后1～2h血药浓度达峰值。阿奇霉素在全身分布广泛，并且在组织中的药物浓度要高于血浆药物浓度。因此，与大多数抗菌药不同，血药浓度对药效指导意义很小。白细胞中药物的浓度较高。除非脑膜发生炎症，否则药物很难进入脑脊液。动物研究表明，阿奇霉素能够进入胎盘。少量阿奇霉素在肝中脱甲基，以原形型形式排入胆汁，发现了一些无活性代谢产物。大约6%的口服药物（相当于系统循环中药量的20%）经尿排出。阿奇霉素消除半衰期为68h。

1. Lalak NJ, Morris DL. Azithromycin clinical pharmacokinetics. *Clin Pharmacokinet* 1993; **25:** 370–4.
2. Luke DR, *et al.* Safety, toleration, and pharmacokinetics of intravenous azithromycin. *Antimicrob Agents Chemother* 1996; **40:** 2577–81.
3. Rapp RP. Pharmacokinetics and pharmacodynamics of intravenous and oral azithromycin: enhanced tissue activity and minimal drug interactions. *Ann Pharmacother* 1998; **32:** 785–93.
4. Chandra R, *et al.* Clinical pharmacokinetics and gastrointestinal tolerability of a novel extended-release microsphere formulation of azithromycin. *Clin Pharmacokinet* 2007; **46:** 247–59.

用途和用法

阿奇霉素是一种含氮大环内酯类药物，作用和用途与红霉素（见第258页）相似。阿奇霉素可用于治疗呼吸道感染（包括中耳炎）、皮肤和软组织感染及生殖器感染。阿奇霉素也可以作为治疗MAC感染的药物之一，或用于感染的预防。在一些国家，阿奇霉素用于无法使用青霉素的高危患者的心内膜炎预防。该药还用于沙眼和伤寒的治疗。

对于所有这些感染及相应的治疗方案，参见**抗菌药的选择**（第153页）。

阿奇霉素已尝试用于治疗原生动物感染如巴贝西虫病（见下文）、隐孢子虫病（第793页）、弓形虫病（第795页）。

通常以二水形式进行口服或静脉滴注，药物剂量以无水药物的量表示，524mg二水阿奇霉素相当于大约500mg无水阿奇霉素。胶囊制剂要在饭前至少1h或饭后2h给药。

阿奇霉素的口服常用剂量为500mg，一次给药，连用3天。或者，初始剂量给500mg，以后每日250mg，连续4天。

对于沙眼衣原体引起的单纯性生殖道感染和软下疳，可用阿奇霉素1g，一次给药。阿奇霉素2g单次给药用于治疗单纯性淋病。对于腹股沟肉芽肿，可首次给药1g，以后每日500mg；或者1g，每周1次，至少治疗3周，直到治愈。

在美国，一种口服的悬液形式的缓释剂已经面世，这种制剂可以一次释放2g阿奇霉素，需空腹服用。目前已被获准用于成人急性细菌性鼻窦炎或社区获得性肺炎的治疗。

为了预防弥散性MAC感染，可给予阿奇霉素1.2g，每周1次。对于治疗或二级预防，应当给予500～600mg（取决于所用制剂），每日1次，同时与其他抗菌药联合治疗。

对于耐多药菌株引起的轻度或中度伤寒，剂量为500mg，每日1次，连续给药7天。

儿童给药剂量详见下文。

二水阿奇霉素也可以经静脉滴注给药，剂量相当于500mg阿奇霉素，一次给药，以治疗社区获得性肺炎和盆腔炎。在静脉滴注治疗肺炎至少2天或治疗盆腔炎至少1～2天后，可改为口服给药。给药方法可用含1mg/ml阿奇霉素的溶液，滴注3h，或以浓度为2mg/ml阿奇霉素的溶液，滴注1h。

在美国，可用浓度为1%的阿奇霉素滴眼液来治疗易受感染菌株所致的结膜炎。

1. Peters DH, *et al.* Azithromycin: a review of its antimicrobial activity, pharmacokinetic properties and clinical efficacy. *Drugs* 1992; **44:** 750–99.
2. Langtry HD, Balfour JA. Azithromycin: a review of its use in paediatric infectious disease. *Drugs* 1998; **56:** 273–97.
3. Garey KW, Amsden GW. Intravenous azithromycin. *Ann Pharmacother* 1999; **33:** 218–28.
4. Ioannidis JPA, *et al.* Meta-analysis of randomized controlled trials on the comparative efficacy and safety of azithromycin against other antibiotics for upper respiratory tract infections. *J Antimicrob Chemother* 2001; **48:** 677–89.
5. Contopoulos-Ioannidis DG, *et al.* Meta-analysis of randomized controlled trials on the comparative efficacy and safety of azithromycin against other antibiotics for lower respiratory tract infections. *J Antimicrob Chemother* 2001; **48:** 691–703.
6. Law C, Amsden GW. Single-dose azithromycin for respiratory tract infections. *Ann Pharmacother* 2004; **38:** 433–9.
7. Blumer JL. Evolution of a new drug formulation: the rationale for high-dose, short-course therapy with azithromycin. *Int J Antimicrob Agents* 2005; **26** (suppl 3): S143–S147.
8. Swainston Harrison T, Keam SJ. Azithromycin extended release: a review of its use in the treatment of acute bacterial sinusitis and community-acquired pneumonia in the US. *Drugs* 2007; **67:** 773–92.
9. Panpanich R, *et al.* Azithromycin for acute lower respiratory tract infections. Available in The Cochrane Database of Systematic Reviews; Issue 1. Chichester: John Wiley; 2008 (accessed 18/06/08).
10. Effa EE, Bukirwa H. Azithromycin for treating uncomplicated typhoid and paratyphoid fever (enteric fever). Available in The Cochrane Database of Systematic Reviews; Issue 4. Chichester: John Wiley; 2008 (accessed 26/08/09).
11. Zuckerman JM, *et al.* Macrolides, ketolides, and glycylcyclines: azithromycin, clarithromycin, telithromycin, tigecycline. *Infect Dis Clin North Am* 2009; **23:** 997–1026.

儿童用法 阿奇霉素已被批准用于治疗敏感微生物所致的婴幼儿和儿童感染。对于6个月以上患儿，通常口服剂量为10mg/kg，每日1次，连续用药3天；或者首日剂量10mg/kg，然后5mg/kg连续用药4天；对于体重超过45kg的患儿，应当给予成人剂量（可参见上文的**用途和用法**）。给予单剂量30mg/kg，可以治疗急性中耳炎。对2岁以上患咽炎或扁桃体炎的患儿，可给予12mg/kg，每日1次，连续用药5天。在美国，一种口服的阿奇霉素混悬液缓释制剂已经面世；对于6个月及以上患社区获得性肺炎的患儿，可采用单剂量60mg/kg（最大剂量不超过2g）。

在英国，*BNFC 2009* 建议阿奇霉素可用于对青霉素过敏的儿童，预防甲类链球菌所致的继发感染；对于6个月及以上儿童，口服剂量为12mg/kg（最大剂量不超过500mg），每日1次，连续用药5天。

对于铜绿假单胞菌慢性感染的囊性纤维化患者，*BNFC 2009* 建议：对于6岁及以上患儿，阿奇霉素应口服给药，每周3次。体重在25～40kg的儿童，剂量为250mg；体重超过40kg的儿童，剂量为500mg。

同时，*BNFC 2009* 还建议：对于6个月及以上儿童，患有多药耐药菌株引起的轻度或中度伤寒时，阿奇霉素的给药剂量为10mg/kg（最大剂量不超过500mg），每日1次，连续用药7天。

美国预防和治疗HIV暴露和HIV感染儿童机会性感染的指南建议：为了预防弥散性MAC感染，阿奇霉素的给药剂量为20mg/kg（最大剂量不超过1.2g），每周1次；或给药剂量为5mg/kg（最大剂量不超过250mg），每日1次。对于治疗弥散性MAC感染，阿奇霉素的给药剂量为10～12mg/kg（最大剂量不超过500mg），每日1次，同时应给予其他抗菌药联合治疗[1]。

1. CDC. Guidelines for the prevention and treatment of opportunistic infections among HIV-exposed and HIV-infected children: recommendations from CDC, the National Institutes of Health, the HIV Medicine Association of the Infectious Diseases Society of America, the Pediatric Infectious Diseases Society, and the American Academy of Pediatrics. *MMWR* 2009; **58** (RR-11): 1–166. Available at http://aidsinfo.nih.gov/contentfiles/Pediatric_OI.pdf (accessed 04/06/10)

巴贝西虫病 在一项对58名患有巴贝西虫病（第792页）患者的随机回顾性研究[1]中发现，阿奇霉素联合阿托伐醌可与采用奎宁联合克林霉素的标准治疗方案产生同样的治疗效果，同时还可减少不良反应。美国的一些治疗巴贝西虫病的专家[1]推荐阿奇霉素第一天剂量为500～1000mg，随后每日剂量为250mg，每日1次；阿托伐醌剂量为750mg，每日2次，连续口服7～10天。免疫功能不全的患者应该将阿奇霉素的剂量提高至每日600～1000mg。对于儿童，阿奇霉素第一天剂量为10mg/kg（最大剂量不超过500mg），随后每日剂量为5mg/kg（最大剂量不超过250mg），每日1次；阿托伐醌剂量为20mg/kg（最大剂量不超过750mg），每日2次，连续口服7～10天[2,3]。有报道表明，应用奎宁联合克林霉素治疗效果不佳的2名患者，改用阿奇霉素联合奎宁治疗后，取得明显疗效[4,5]。

1. Krause PJ, *et al.* Atovaquone and azithromycin for the treatment of babesiosis. *N Engl J Med* 2000; **343:** 1454–8.
2. Abramowicz M, ed. *Drugs for parasitic infections.* 2nd ed. New Rochelle NY: The Medical Letter, 2010.
3. Wormser GP, *et al.* The clinical assessment, treatment, and prevention of Lyme disease, human granulocytic anaplasmosis, and babesiosis: clinical practice guidelines by the Infectious Diseases Society of America. *Clin Infect Dis* 2006; **43:** 1089–1134. Also available at: http://www.journals.uchicago.edu/doi/pdf/10.1086/508667 (accessed 12/08/08)
4. Shaio MF, Yang KD. Response of babesiosis to a combined regimen of quinine and azithromycin. *Trans R Soc Trop Med Hyg* 1997; **91:** 214–15.
5. Shih C-M, Wang C-C. Ability of azithromycin in combination with quinine for the elimination of babesial infection in humans. *Am J Trop Med Hyg* 1998; **59:** 509–12.

霍乱 阿奇霉素已尝试[1~3]用于治疗霍乱（见第164页）。单剂量10～20mg/kg即对儿童有疗效[1,2]，成人的剂量为1g[3]。

1. Khan WA, *et al.* Comparison of single-dose azithromycin and 12-dose, 3-day erythromycin for childhood cholera: a randomised, double-blind trial. *Lancet* 2002; **360:** 1722–7.
2. Bhattacharya MK, *et al.* Azithromycin in the treatment of cholera in children. *Acta Paediatr* 2003; **92:** 676–8.
3. Saha D, *et al.* Single-dose azithromycin for the treatment of cholera in adults. *N Engl J Med* 2006; **354:** 2452–62.

增生 阿奇霉素可用于控制环孢素诱导的牙龈增生（第1741页）。

缺血性心脏病 大环内酯类抗菌药（包括阿奇霉素[1~4]、克拉霉素[5~9]、罗红霉素[10~14]等）已被用于缺血性心脏病的预防研究，研究的依据是动脉粥样硬化与肺炎衣原体之间有相关性（见第157页）。虽然前期预实验的结果令人欣喜，然而，对大量患者进行长期试验的结果却令人失望，三种抗菌药均没有减少缺血性事件的发生率或临床获益；相反，在一项研究中表明[9]，服用克拉霉素的患者其心血管疾病死亡率反而上升。

1. Anderson JL, *et al.* Randomized secondary prevention trial of azithromycin in patients with coronary artery disease and serological evidence for Chlamydia pneumoniae infection: the Azithromycin in Coronary Artery Disease: Elimination of Myocardial Infection with Chlamydia (ACADEMIC) study. *Circulation* 1999; **99:** 1540–7.
2. Cercek B, *et al.* Effect of short-term treatment with azithromycin on recurrent ischaemic events in patients with acute coronary syndrome in the Azithromycin in Acute Coronary Syndrome (AZACS) trial: a randomised controlled trial. *Lancet* 2003; **361:** 809–13.
3. O'Connor CM, *et al.* Azithromycin for the secondary prevention of coronary heart disease events: the WIZARD study: a randomized controlled trial. *JAMA* 2003; **290:** 1459–66.
4. Grayston JT, *et al.* Azithromycin for the secondary prevention of coronary events. *N Engl J Med* 2005; **352:** 1637–45.
5. Sinisalo J, *et al.* Effect of 3 months of antimicrobial treatment with clarithromycin in acute non-Q-wave coronary syndrome. *Circulation* 2002; **105:** 1555–60.
6. Berg HF, *et al.* Effect of clarithromycin on inflammatory markers in patients with atherosclerosis. *Clin Diagn Lab Immunol* 2003; **10:** 525–8.
7. Berg HF, *et al.* Treatment with clarithromycin prior to coronary artery bypass graft surgery does not prevent subsequent cardiac events. *Clin Infect Dis* 2005; **40:** 358–65.
8. Berg HF, *et al.* Effect of clarithromycin treatment on Chlamydia pneumoniae in vascular tissue of patients with coronary artery disease: a randomized, double-blind, placebo-controlled trial. *J Clin Microbiol* 2005; **43:** 1325–9.
9. Jespersen CM, *et al.* Randomised placebo controlled multicentre trial to assess short term clarithromycin for patients with stable coronary heart disease: CLARICOR trial. *BMJ* 2006; **332:** 22–7. Correction. *ibid.*; 151.
10. Gurfinkel E, *et al.* Treatment with the antibiotic roxithromycin in patients with acute non-Q-wave coronary syndromes: the final report of the ROXIS Study. *Eur Heart J* 1999; **20:** 121–7.
11. Wiesli P, *et al.* Roxithromycin treatment prevents progression of peripheral arterial occlusive disease in Chlamydia pneumoniae seropositive men: a randomized, double-blind, placebo-controlled trial. *Circulation* 2002; **105:** 2646–52.
12. Zahn R, *et al.* Antibiotic therapy after acute myocardial infarction: a prospective randomized study. *Circulation* 2003; **107:** 1253–9.
13. Sander D, *et al.* Progression of early carotid atherosclerosis is only temporarily reduced after antibiotic treatment of Chlamydia pneumoniae seropositivity. *Circulation* 2004; **109:** 1010–15.
14. Kaehler J, *et al.* A randomized trial in patients undergoing percutaneous coronary angioplasty: roxithromycin does not reduce clinical restenosis but angioplasty increases antibody concentrations against Chlamydia pneumoniae. *Am Heart J* 2005; **150:** 987–93.

疟疾 阿奇霉素已研究用于治疗疟疾[1~7]。研究表明[1,4]，阿奇霉素用于预防间日疟，首日剂量为750mg，随后每日剂量为250mg，连续用药20周；药物耐受性良好，报道最多的不良反应是胃灼热、触觉异常和瘙痒[3]。一项关于治疗间日疟的研究[5]表明，阿奇霉素给药剂量为每日1g，连续用药3天，到第7天时能够产生88%的临床效应；但其治疗作用仍然弱于氯喹，氯喹的剂量为每日600mg，连续用药2天后，第3天改为300mg，该给药方案能够产生99%的临床效应。

为了治疗东南亚地区无并发症多药耐药恶性疟，多种剂量的阿奇霉素（最典型的是500mg，每日1～3次）和其他抗疟药如青蒿琥酯（每日200mg）[2,7]或奎宁（剂量为10mg/kg，每日3次）[6,7]连续用药3天后，疗效明显。然而，随后一项在坦桑尼亚儿童中的研究提示[8]：不支持在非洲抗疟药高耐药地区使用阿奇霉素联合青蒿琥酯用于儿童疟疾或急性发热的治疗。

在儿童和孕妇中的进一步研究已被批准。

1. Taylor WR, *et al.* Malaria prophylaxis using azithromycin: a double-blind, placebo-controlled trial in Irian Jaya, Indonesia. *Clin Infect Dis* 1999; **28:** 74–81.
2. Krudsood S, *et al.* A randomized clinical trial of combinations of artesunate and azithromycin for treatment of uncomplicated Plasmodium falciparum malaria in Thailand. *Southeast Asian J Trop Med Public Health* 2000; **31:** 801–7.
3. Taylor WR, *et al.* Tolerability of azithromycin as malaria prophylaxis in adults in Northeast Papua, Indonesia. *Antimicrob Agents Chemother* 2003; **47:** 2199–2203.
4. Heppner DG, *et al.* Randomized, controlled, double-blind trial of daily oral azithromycin in adults for the prophylaxis of Plasmodium vivax malaria in Western Thailand. *Am J Trop Med Hyg* 2005; **73:** 842–9.
5. Dunne MW, *et al.* A double-blind, randomized study of azithromycin compared to chloroquine for the treatment of Plasmodium vivax malaria in India. *Am J Trop Med Hyg* 2005; **73:** 1108–11.
6. Miller RS, *et al.* Effective treatment of uncomplicated Plasmodium falciparum malaria with azithromycin-quinine combinations: a randomized, dose-ranging study. *Am J Trop Med Hyg* 2006; **74:** 401–6.
7. Noedl H, *et al.* Azithromycin combination therapy with artesunate or quinine for the treatment of uncomplicated Plasmodium falciparum malaria in adults: a randomized, phase 2 clinical trial in Thailand. *Clin Infect Dis* 2006; **43:** 1264–71.
8. Sykes A, *et al.* Azithromycin plus artesunate versus artemether-lumefantrine for treatment of uncomplicated malaria in Tanzanian children: a randomized, controlled trial. *Clin Infect Dis* 2009; **49:** 1195–1201.

呼吸系统疾病 采用阿奇霉素治疗呼吸系统疾病参见红霉素（第259页）。

制剂

USP 33: Azithromycin Capsules; Azithromycin for Injection; Azithromycin Tablets.

专利制剂

Arg.: Arzomicin; Azibiotic; Azitral; Azitrogal†; Azitrolan; Azitrona; Azitrox; Cetaxim; Clearsing; Cronopen; Doyle; Fabramicina; Finatres†; Macromax; Misultina; Naxocina; Neblic; Nifostin; Novozitron; Orobiotic; Sitrox; Talcilina; Tanezox; Triamid; Tritab; Vectocilina; Visag; Zitromax; ***Austral.:*** Zithromax; ***Austria:*** Zithromax; ***Belg.:*** Zitromax; ***Braz.:*** Astro; Atromicin; Azalide; Azatill; Azi; Azidromic†; Azimed; Azimix; Azinostil; Azitrin; Azitrogran; Azitrolab; Azitromicil; Azitromin†; Azitron; Azitronax†; Azitrophar; Azitroxil; Biozitrom†; Clindal; Ems-Max; Mac Azi; Mazitrom; Novatrex; Selimax; Selimax Pulso; Siftromin†; Triazi†; Tromix; Trozyman; Zidimax; Zimicina†; Zitril†; Zitromax; Zitromil; Zitroneo; ***Canad.:*** Z-Pak†; Zithromax; ***Chile:*** Abacten; Atizor; Azimit; Azitrom; Ricilina; Trex; Zithromax; ***Cz.:*** Azibiot; Azitrox; Sumamed; Zetamac; Zitrocin; ***Denm.:*** Zitromax; ***Fin.:*** Zithromax; ***Fr.:*** Azadose; Azyter; Zithromax; ***Ger.:*** Azithro; Azithrobeta; Azyter; Ultreon; Zithromax; ***Gr.:*** Azibactron; Azifarm; Azirox; Azirutec; Azithral; Azithrin; Azitrolid; Azivirus; Azytan†; Bezanin; Binozyt; Disithrom; Figothrom; Goldamycin; Gramokil; Novozithron; Razimax; Throzimax; Zinfect; Zithro-Due; Zithrobest; Zithromax; Zithroned; Zithropan; Zithroplus; Zithrotel; Zithroxyn; Zitrax; Zyramycin; ***Hong Kong:*** Zithromax; Zotax; ***Hung.:*** Azi; Azibiot; Azicid†; Sumamed; Zitrocin; Zmax; ***India:*** Azee; Azibact; Azifast; Azithral; Aziwok; Zithrocin; Zycin; ***Indon.:*** Aztrin; Binozyt; Mezatrin; Zarom; Zibramax; Zicho; Zifin; Zistic; Zithromax; Zycin; ***Irl.:*** Azromax†; Zithromax; ***Israel:*** Azenil; Zeto; Zithromax; ***Ital.:*** Azitrocin; Ribotrex; Trozocina; Zitromax; ***Malaysia:*** Zithromax; Zmax; ***Mex.:*** Amsati†; Atoxitom; Azibiot; Azidral; Aziphar; Aziteva; Azitrocin; Azitrohexal†; Azo-Max; Charyn; Koptin; Macrozit; Marzivag; Medatz; Sicalan; Texis; Tromicina; Truxa; Zertalin; Zithran; Zitroken; ***Neth.:*** Azacleus; Azitro†; Azyter; Merckazitro†; Nucaza; Zithromax; ***Norw.:*** Azitromax; ***NZ:*** Zithromax; ***Philipp.:*** Azyth; Geozit; Macromax; Zithromax; Zmax; ***Pol.:*** Azibiot; Azimycin; AziTeva; Azitrin; AzitroLEK; Azitrox; Azycyna; Azyter; Macromax; Nobaxin; Oranex†; Sumamed; ***Port.:*** 3Z; Azimax; Azimed; Aziton; Azitrix; Azixratio; Azyter; Biozitra; Gigatrom; Lazitrom; Neofarmiz; Unizitro; Vascin†; Zithromax; Zitrina; Zitrozina; ***Rus.:*** Azicid (Азицид); Azithrox (Азитрокс); Azithrus (Азитрус); Azitral (Азитрал); Aziwok (Азивок); Hemomycin (Хемомицин); Sumamecin (Сумамецин); Sumamed (Сумамед); Sumamox (Сумамокс); Sumazid (Сумазид); Zetamax (Зетамакс); ZI-Factor (ЗИ-фактор); Zithrocin (Зитроцин); Zitrolid (Зитролид); ***S.Afr.:*** Azimax; Clamelle; Ultreon; Zithrogen; Zithromax; ***Singapore:*** Zithromax; Zmax; ***Spain:*** Altezym; Goxil; Pefloden†; Toraseptol; Vinzam; Zentavion; Zitromax; ***Swed.:*** Azitromax; ***Switz.:*** Zithromax; ***Thai.:*** Azithro; Binozyt; Floctil; Zithromax; Zmax; ***Turk.:*** Azacid†; Azax; Azeltin; Azitro; Azomax; Azro; Tremac; Zitromax; Zitrotek; ***UAE:*** Azomycin; ***UK:*** Clamelle; Zithromax; ***Ukr.:*** Azax (Азакс); Azicin (Азицин); Azimed (Азимед); Azithrohexal (Азитрогексал); Aziwok (Азивок); Azo (Азо); Azro (Азро); Hemomycin (Хемомицин); Sumamed (Сумамед); Zetamaks (Зетамакс); Zomax (Зомакс); ***USA:*** AzaSite; Zithromax; Zmax; ***Venez.:*** Amizin; Amovin; Aruzilina; Arzomidol; Atromizin; Azigram; Azimakrol; Azitrom; Azitromin; Binozyt; Saver; Zitromax; Zival.

多组分制剂 ***India:*** Orflaz Kit; Saf Kit; ***Mex.:*** Zitroflam; ***Rus.:*** Safocid (Сафоцид).

Azlocillin (*BAN*, *USAN*, *rINN*) 阿洛西林

Atslosilliini; Azlocilina; Azlocilline; Azlocillinum. 6-[*N*-(2-Oxoimidazolidin-1-ylcarbonyl)-D-phenylglycylamino]penicillanic acid.

Азлоциллин

$C_{20}H_{23}N_5O_6S$ = 461.5.

CAS — 37091-66-0.

ATC — J01CA09.

ATC Vet — QJ01CA09.

UNII — HUM6H389W0.

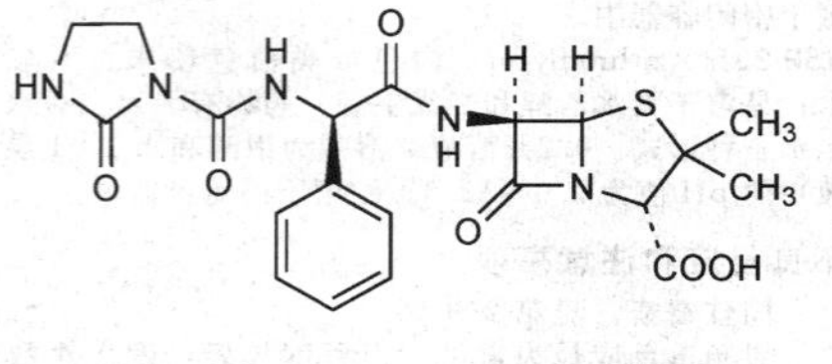

Azlocillin Sodium (*BANM*, *rINNM*) 阿洛西林钠

Azlocilina sódica; Azlocilline Sodique; Azlocillinum Natricum; Azlocylina sodowa; Bay-e-6905; Natrii Azlocillinum. Sodium (6R)-6-[D-2-(2-oxoimidazolidine-1-carboxamido)-2-phenylacetamido]penicillanate.

Натрий Азлоциллин

$C_{20}H_{22}N_5NaO_6S$ = 483.5.

CAS — 37091-65-9.

ATC — J01CA09.

ATC Vet — QJ01CA09.

UNII — DWV1EFW947.

Pharmacopoeias. In *Pol.*

配伍禁忌 文献报道阿洛西林钠与氨基糖苷类药物、环丙沙星、甲硝唑和四环素不相容。

不良反应和注意事项

同羧苄西林钠，见第206页。

与羧苄西林相比，应用阿洛西林较少发生出血时间延长，严重程度也比前者轻。

低尿酸血症 文献报道，应用阿洛西林可出现短暂、无症状的血尿酸浓度降低[1,2]。

1. Faris HM, Potts DW. Azlocillin and serum uric acid. *Ann Intern Med* 1983; **98:** 414.
2. Ernst JA, Sy ER. Effect of azlocillin on uric acid levels in serum. *Antimicrob Agents Chemother* 1983; **24:** 609–10.

钠的含量 每克阿洛西林钠含有2.1mmol钠。由于阿洛西林钠所含的钠盐比羧苄西林钠少，所以低钠血症和低钾血症更少见。

药物相互作用

同青霉素，见第203页。

抗菌药 阿洛西林对头孢噻肟清除的影响，以及一份有关其神经毒性的报告，见第217页。有关阿洛西林对环丙沙星分布的影响，见第234页。

神经肌肉阻滞药 阿洛西林和其他脲基青霉素能够延长肌肉松弛药如维库溴铵的作用（见阿曲库铵，第1813页）。

抗菌作用

阿洛西林的抗菌作用与哌拉西林（见第299页）相似。一般来说，阿洛西林对肠杆菌的体外活性弱于美洛西林和哌拉西林，但对铜绿假单胞菌的活性与后两者相当。

药动学

阿洛西林不能经胃肠道大量吸收，呈现非线性剂量依赖性的药动学。静脉给药时剂量加倍会导致其血浆浓度增加一倍多。血循环中的阿洛西林有20%～46%与血浆蛋白结合。血浆半衰期通常为1h，新生儿的半衰期延长。据报道肾功损伤的患者可延长到2～6h。

阿洛西林广泛分布于全身组织和体液。它可以经胎盘进入胎循环，乳汁中也有少量分泌。除非脑膜发生炎症，否则药物很难进入脑脊液。

阿洛西林仅一部分代谢。一次给药后24h内有50%～70%的药物以原形经肾小球滤过和肾小管分泌随尿排出，所以尿中的药物浓度较高。阿洛西林部分排泌于胆汁，胆汁中药物浓度也较高。

如果同时使用丙磺舒，阿洛西林的血药浓度会增加。

阿洛西林可经血液透析清除。

用途和用法

阿洛西林与哌拉西林（见第300页）相似，主要用于治疗铜绿假单胞菌引起的感染。尤其可以用于败血症、呼吸道以及泌尿道感染和腹膜炎。有关这些感染的详细信息，见第153页抗菌药的选择项下内容。

阿洛西林常与氨基糖苷药物联合使用。但这两种药物不相容，因此使用时要分别给药（见上文配伍禁忌项

下内容）。

阿洛西林以钠盐的形式静脉给药。药物剂量以阿洛西林的等效剂量表示：1.05g 阿洛西林钠相当于大约 1g 阿洛西林。以 10% 的药物溶液（溶解于合适的溶剂）缓慢注射，剂量为 2g 或更少；更高剂量则要以静脉滴注给药，时间要达到 20～30min。

对于致命性感染，常用剂量为每 8h 5g，较轻的感染或泌尿道感染可每 8h 给予 2g。

儿童使用剂量详见下文。

如患者有肝损伤或肾损伤，则需调整阿洛西林的剂量（见下文）。

儿童用法 阿洛西林可用于治疗敏感菌所致的新生儿及婴幼儿感染，静脉给药，剂量参考如下：

- 早产儿：50mg/kg，每日 2 次；
- 小于 7 天的新生儿：100mg/kg，每日 2 次；
- 大于 7 天小于 1 岁的新生儿：100mg/kg，每日 3 次；
- 14 岁以下的患儿：75mg/kg，每日 3 次。

在肝损伤或肾损伤中的用法 对中度或重度肾损伤（肌酐清除率小于 30ml/min）的患者，阿洛西林的给药间隔时间需增加，每 12h 给药 1 次。同时有肝肾损伤的患者其给药剂量要更少。

制剂

专利制剂

Gr.: Abrodil.

Aztreonam (*BAN*, *USAN*, *rINN*) 氨曲南

Atstreonaami; Azthreonam; Aztréonam; Aztreonamum; SQ-26776. (*Z*)-2-{2-Aminothiazol-4-yl-[(2*S*,3*S*)-2-methyl-4-oxo-1-sulphoazetidin-3-ylcarbamoyl]methyleneamino-oxy}-2-methylpropionic acid.

Азтреонам

$C_{13}H_{17}N_5O_8S_2$ = 435.4.

CAS — 78110-38-0.

ATC — J01DF01.

ATC Vet — QJ01DF01.

UNII — G2B4VE5GH8.

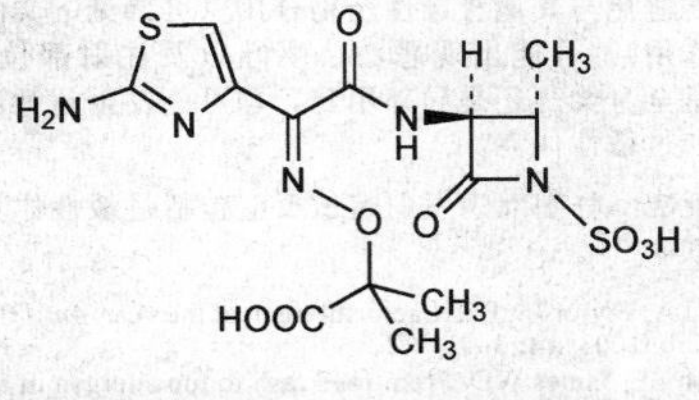

Pharmacopoeias. In *Jpn* and *US*, which allows the anhydrous or hydrated forms.

USP 33 (Aztreonam) 白色、无味结晶性粉末。难溶于无水乙醇；不溶于氯仿、乙酸乙酯和甲苯；可溶于二甲基甲酰胺和二甲亚砜；略溶于甲醇。贮藏于密闭容器中。

Aztreonam Lysine (*BANM*, *USAN*, *rINNM*) 氨曲南赖氨酸

Aztreonam lisina; Aztréonam Lysine; Aztreonamum Lysinum; Corus-1020. (*Z*)-2-{2-Aminothiazol-4-yl-[(2*S*,3*S*)-2-methyl-4-oxo-1-sulfoazetidin-3-ylcarbamoyl]methyleneamino-oxy}-2-methylpropionic acid L-lysine.

Азтреонамк Лизин

$C_{13}H_{17}N_5O_8S_2,C_6H_{14}N_2O_2$ = 581.6.

CAS — 827611-49-4.

ATC — J01DF01.

ATC Vet — QJ01DF01.

UNII — XNM7LT65NP.

配伍禁忌和稳定性 据报道氨曲南与头孢拉定、甲硝唑、萘夫西林和万古霉素不相容。

1. Bell RG, *et al.* Stability of intravenous admixtures of aztreonam and cefoxitin, gentamicin, metronidazole, or tobramycin. *Am J Hosp Pharm* 1986; **43:** 1444–53.
2. Riley CM, Lipford LC. Interaction of aztreonam with nafcillin in intravenous admixtures. *Am J Hosp Pharm* 1986; **43:** 2221–4.
3. Belliveau PP, *et al.* Stability of aztreonam and ampicillin sodium-sulbactam sodium in 0.9% sodium chloride injection. *Am J Hosp Pharm* 1994; **51:** 901–4.
4. Trissel LA, Martinez JF. Compatibility of aztreonam with selected drugs during simulated Y-site administration. *Am J Health-Syst Pharm* 1995; **52:** 1086–90.
5. Trissel LA, *et al.* Compatibility and stability of aztreonam and vancomycin hydrochloride. *Am J Health-Syst Pharm* 1995; **52:** 2560–4.

不良反应

氨曲南的不良反应与其他 β-内酰胺类药物相似（见第203页**青霉素**和第209页**头孢噻吩**）。尽管文献报道氨曲南的致免疫性较弱，实际上仍可发生过敏反应，包括皮疹、荨麻疹、血管性水肿、剥脱性皮炎、嗜酸性粒细胞增多、支气管痉挛，过敏性休克和中毒性表皮坏死松解症少见。胃肠道反应包括腹泻、恶心、呕吐、口腔溃疡和味觉异常。

氨曲南可能导致静脉炎和血栓性静脉炎，另外肌内注射时可发生疼痛或肿胀。

氨曲南的使用可能引起不敏感菌的过度生长，包括革兰阳性球菌。假膜性肠炎或胃肠道出血亦可见。

其他不良反应包括黄疸和肝炎，肝代谢酶升高、凝血酶原和部分凝血酶时间延长。

咳嗽、哮喘、鼻塞、发热和偶发支气管痉挛则与氨曲南赖氨酸的吸入有关。

对皮肤的影响 参考文献如下。

1. McDonald BJ, *et al.* Toxic epidermal necrolysis possibly linked to aztreonam in bone marrow transplant patients. *Ann Pharmacother* 1992; **26:** 34–5.
2. Gonzalo-Garijo MA, de Argila D. Erythroderma due to aztreonam and clindamycin. *J Investig Allergol Clin Immunol* 2006; **16:** 210–1.

注意事项

氨曲南禁用于对其过敏的患者。虽然氨曲南和其他 β-内酰胺类药物很少出现交叉过敏，但对于 β-内酰胺类药物过敏的患者，也要慎用（见下文）。

氨曲南慎用于有肝肾损伤的患者。

哺乳 在一项研究中，12 名健康妇女服用氨曲南后，乳汁中的药物峰浓度不到血药峰浓度的 1%。研究者认为这一现象可能表明母乳喂养的婴儿出现不良反应的概率低[1]。American Academy of Pediatrics 声称，没有观察到接受氨曲南治疗的母亲以母乳喂养的婴儿出现不良反应[2]，所以认为氨曲南适用于哺乳妇女，而在英国注册药品信息中，建议哺乳妇女在接受氨曲南治疗时应停止母乳喂养。

1. Fleiss PM, *et al.* Aztreonam in human serum and breast milk. *Br J Clin Pharmacol* 1985; **19:** 509–11.
2. American Academy of Pediatrics. The transfer of drugs and other chemicals into human milk. *Pediatrics* 2001; **108:** 776–89. [Retired May 2010] Correction. *ibid.*; 1029. Also available at: http://aappolicy.aappublications.org/cgi/content/full/pediatrics%3b108/3/776 (accessed 25/05/04)

超敏反应 目前认为氨曲南与其他 β-内酰胺类药物较少出现交叉过敏[1~3]，但仍有个别对青霉素有超敏反应史的患者在应用氨曲南后出现速发超敏反应[4,5]。

1. Saxon A, *et al.* Lack of cross-reactivity between aztreonam, a monobactam antibiotic, and penicillin in penicillin-allergic subjects. *J Infect Dis* 1984; **149:** 16–22.
2. Adkinson NF. Immunogenicity and cross-allergenicity of aztreonam. *Am J Med* 1990; **88** (suppl 3C): 12S–15S.
3. Patriarca G, *et al.* Tolerability of aztreonam in patients with IgE-mediated hypersensitivity to beta-lactams. *Int J Immunopathol Pharmacol* 2008; **21:** 375–9.
4. Alvarez JS, *et al.* Immediate hypersensitivity to aztreonam. *Lancet* 1990; **335:** 1094.
5. Hantson P, *et al.* Immediate hypersensitivity to aztreonam and imipenem. *BMJ* 1991; **302:** 294–5.

药物相互作用

氨曲南与口服抗凝血药合用要慎重，因为可能会增加凝血酶原时间。

抗菌作用

氨曲南是一种杀菌药，同青霉素一样，也是通过抑制细菌细胞壁合成来发挥作用的。它对革兰阴性菌的青霉素结合蛋白 3（PBP-3）亲和力强。氨曲南的活性仅限于革兰阴性需氧菌，包括产 β-内酰胺酶的菌属，对革兰阳性需氧菌或厌氧菌活性很弱或没有活性。氨曲南对大多数肠杆菌包括大肠埃希菌、克雷伯菌、变形杆菌、普罗威登斯菌、黏质沙雷菌、志贺菌和耶尔森菌都有活性。另外一些肠杆菌和柠檬酸菌对氨曲南不敏感。氨曲南对一些铜绿假单胞菌有一定的活性，尽管大多数铜绿假单胞菌对该药不敏感。氨曲南对流感嗜血杆菌和奈瑟菌有效。

文献报道，体外环境下氨曲南和氨基糖苷类药物对铜绿假单胞菌和一些肠杆菌的作用有协同性。

氨曲南对很多种 β-内酰胺酶稳定，并且似乎很少诱导 β-内酰胺酶的产生。后天耐药偶有发生。

药动学

氨曲南经胃肠道吸收很少，因此需注射给药。肌内注射药物吸收良好，给予 1g 药物后 1h 内达血药峰浓度，为 46μg/ml。氨曲南的血浆半衰期大约为 1.7h。新生儿、老年人和有肾损伤的患者的药物血浆半衰期延长。有肝损伤的患者其药物血浆半衰期也延长。大约 56% 的药物与血浆蛋白结合。氨曲南广泛分布于全身组织和体液，包括胆汁。除非脑膜发生炎症，否则药物很难进入脑脊液。药物可以经胎盘进入胎循环，乳汁中也有少量分泌。

氨曲南仅一部分代谢。其主要代谢产物 SQ-26992 没有活性，是 β-内酰胺环开环后形成的。它比氨曲南的半衰期长得多。氨曲南主要经肾小球滤过和肾小管分泌后随尿排出。阿洛西林部分排泌于胆汁，胆汁中药物浓度也较高。一次给药后 8h 内有 60%～70% 的药物以原形排出，少量药物以其代谢产物的形式排出。只有很少一部分药物以原形和代谢产物的形式随粪便排出。

氨曲南可以经血液透析清除，腹膜透析的清除能力弱些。

吸入氨曲南赖氨酸喷雾剂后，少量（数量不稳定）药物被吸收；约 10% 药物主要以原形药物的形式经尿液排出体外。

1. Mattie H. Clinical pharmacokinetics of aztreonam: an update. *Clin Pharmacokinet* 1994; **26:** 99–106.
2. Vinks AA, *et al.* Pharmacokinetics of aztreonam in healthy subjects and patients with cystic fibrosis and evaluation of dose-exposure relationships using Monte Carlo simulation. *Antimicrob Agents Chemother* 2007; **51:** 3049–55.

用途和用法

氨曲南是一种单酰胺菌素或单环 β-内酰胺类抗菌药，主要用来治疗敏感的革兰阴性需氧菌引起的感染。这些感染包括骨和关节感染、淋病、腹腔或盆腔感染、下呼吸道感染（如囊性纤维性变病患者的假单胞菌感染）、脑膜炎、败血症、皮肤和软组织感染以及尿路感染。有关这些感染和治疗，详见**抗菌药的选择**（第153页）。为了扩大抗菌谱，氨曲南应与其他抗菌药合用。与氨基糖苷药物联用有助于增加对严重铜绿假单胞菌感染的疗效。

氨曲南通常以深部肌内注射、缓慢静推 3～5min 或静脉滴注 20～60min 的方式给药。超过 1g 的药物需静脉给药。根据感染的严重程度，成人剂量采用每日 1～8g（通常每日 3～4g），每 6～12h 1 次进行分次给药。对于铜绿假单胞菌感染，初期治疗剂量为 2g，每 6～8h 1 次。

对淋病或膀胱炎，推荐一次肌内注射 1g 氨曲南。

对于肾损伤患者，剂量调整参见下文。

儿童使用剂量详见下文。

氨曲南赖氨酸吸入剂可用于治疗由铜绿假单胞菌所致的囊性纤维化患者的慢性呼吸道感染。常用剂量（换算成氨曲南）是 75mg，每日给药 3 次，连续用药 28 天；给药间隔需大于 4h。每次给药前，患者需要使用支气管扩张药。如患者需要再治疗更多疗程，则两个疗程之间至少间隔 28 天。

1. Brogden RN, Heel RC. Aztreonam: a review of its antibacterial activity, pharmacokinetic properties and therapeutic use. *Drugs* 1986; **31:** 96–130.
2. Neu HC. ed. Aztreonam's role in the treatment of Gram-negative infections. *Am J Med* 1990; **88** (suppl 3C): 1S–43S.
3. Hellinger WC, Brewer NS. Carbapenems and monobactams: imipenem, meropenem, and aztreonam. *Mayo Clin Proc* 1999; **74:** 420–34.

用法 使用氨曲南（以氨曲南赖氨酸的形式）吸入剂治疗囊性纤维化患者的呼吸道感染请参考文献[1~6]。

1. Gibson RL, *et al.* Microbiology, safety, and pharmacokinetics of aztreonam lysinate for inhalation in patients with cystic fibrosis. *Pediatr Pulmonol* 2006; **41:** 656–65.
2. Retsch-Bogart GZ, *et al.* A phase 2 study of aztreonam lysine for inhalation to treat patients with cystic fibrosis and Pseudomonas aeruginosa infection. *Pediatr Pulmonol* 2008; **43:** 47–58.
3. McCoy KS, *et al.* Inhaled aztreonam lysine for chronic airway Pseudomonas aeruginosa in cystic fibrosis. *Am J Respir Crit Care Med* 2008; **178:** 921–8.
4. Retsch-Bogart GZ, *et al.* Efficacy and safety of inhaled aztreonam lysine for airway pseudomonas in cystic fibrosis. *Chest* 2009; **135:** 1223–32.
5. Elborn JS, Henig NR. Optimal airway antimicrobial therapy for cystic fibrosis: the role of inhaled aztreonam lysine. *Expert Opin Pharmacother* 2010; **11:** 1373–85.
6. O'Sullivan BP, *et al.* Inhaled aztreonam. *Nat Rev Drug Discov* 2010; **9:** 357–8.

儿童用法 氨曲南可用于婴幼儿和儿童，以治疗敏感的革兰阴性需氧菌（包括铜绿假单胞菌、流感嗜血杆菌和脑膜炎双球菌）所致感染。氨曲南通常以深部肌内注射、缓慢静推 3～5min 或静脉滴注 20～60min 的方式给药。超过 1g 的药物需静脉给药。

英国注册药品信息推荐氨曲南的给药剂量如下：

- 大于 1 周的新生儿和小于 2 岁的幼儿：30mg/kg，每 6～8h 1 次；
- 2～12 岁的患儿：30mg/kg，每 6～8h 1 次；当严重感染时，可将剂量增加至 50mg/kg，每 6～8h 1 次（每日最大剂量不超过 8g）；

尽管在英国没有获准，*BNFC 2010/11* 对出生1周以内的新生儿的推荐剂量为30mg/kg，每12h 1次。

在美国，American Academy of Pediatrics 推荐氨曲南的给药剂量如下：

- 体重小于1.2kg或年龄小于1周且体重为1.2～2kg的新生儿：30mg/kg，每12h 1次；
- 年龄小于1周且体重大于2kg或年龄在1周及以上且体重为1.2～2kg的新生儿：30mg/kg，每8h 1次；
- 年龄在1周及以上且体重大于2kg的新生儿：30mg/kg，每6h 1次；
- 1个月以上的婴儿：轻度或中度感染，剂量为90mg/kg，分3次给药（每日最大剂量不超过3g）；严重感染时，剂量为90～120mg/kg，分3～4次给药（每日最大剂量不超过8g）。

在美国，对于患有囊性纤维化且年龄在7岁或以上的患儿，当铜绿假单胞菌感染所致慢性呼吸道疾病时，可采用氨曲南赖氨酸吸入剂进行治疗。剂量同成人（参见上文）。

1. American Academy of Pediatrics. *2009 Red Book: Report of the Committee on Infectious Diseases*, 28th ed. Elk Grove Village, Illinois, USA: American Academy of Pediatrics, 2009.

在肾损伤中的用法 对中到重度肾损伤的患者，需减少氨曲南的静脉用药剂量。这些患者可以采用先给起始剂量，然后根据肌酐清除率（CC）调整维持剂量：

- CC 10～30ml/min：维持量给起始剂量的1/2；
- CC<10ml/min：维持量给起始剂量的1/4；
- 血液透析患者：每次透析后额外给一次药，剂量为起始剂量的1/8。

对于血清肌酐超过正常上限2倍的患者，氨曲南赖氨酸吸入剂需慎用。

制剂

USP 33: Aztreonam for Injection; Aztreonam Injection.

专利制剂

Austral.: Azactam†; ***Austria:*** Azactam; ***Belg.:*** Azactam; ***Braz.:*** Azactam; ***Chile:*** Azactam; ***Cz.:*** Azactam†; Cayston; ***Denm.:*** Azactam; ***Fin.:*** Azactam; ***Fr.:*** Azactam; ***Ger.:*** Azactam; ***Gr.:*** Azactam; Azenam; Aztreotic; ***Hong Kong:*** Azactam†; ***India:*** Azenam; Trezam; ***Indon.:*** Vebac; ***Irl.:*** Azactam; ***Ital.:*** Azactam; Primbactam; ***Jpn:*** Azactam; ***Mex.:*** Monobac; ***Norw.:*** Azactam; ***NZ:*** Azactam; ***Philipp.:*** Azactam; Aztram; ***Pol.:*** Azactam†; ***Port.:*** Azactam; ***S.Afr.:*** Azactam; ***Singapore:*** Azactam; ***Spain:*** Azactam; ***Swed.:*** Azactam; ***Switz.:*** Azactam; ***UK:*** Azactam; Cayston; ***USA:*** Azactam; Cayston; ***Venez.:*** Azactam.

Bacampicillin Hydrochloride (*BANM, USAN, rINNM*) 盐酸巴氨西林

Ampicillin Ethoxycarbonyloxyethyl Hydrochloride; Bacampicilline, chlorhydrate de; Bacampicillini hydrochloridum; Bakampicilin-hydrochlorid; Bakampicilino hidrochloridas; Bakampicillin-hidroklorid; Bakampicillinhydroklorid; Bakampisilin Hidroklorür; Bakampisilliinihydrokloridi; Carampicillin; EPC-272; Hidrocloruro de bacampicilina. 1-(Ethoxycarbonyloxy)ethyl (6R)-6-(α-D-phenylglycylamino)penicillanate hydrochloride.

Бакампициллина Гидрохлорид

$C_{21}H_{27}N_3O_7S,HCl = 502.0.$

CAS — 50972-17-3 (bacampicillin); 37661-08-8 (bacampicillin hydrochloride).

ATC — J01CA06.

ATC Vet — QJ01CA06.

UNII — PM034U953T.

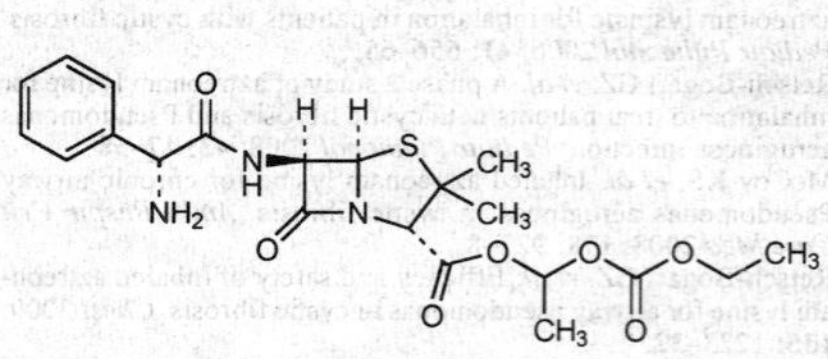

(bacampicillin)

Pharmacopoeias. In *Eur.* (see p.vii), *Jpn*, and *US*.

Ph. Eur. 6.8 (Bacampicillin Hydrochloride) 白色或类白色吸湿性粉末或颗粒。溶于水和二氯甲烷；易溶于乙醇。2%水溶液的pH值为3.0～4.5。贮藏于密闭容器中。

USP 33 (Bacampicillin Hydrochloride) 白色或类白色吸湿性粉末。溶于水和二氯甲烷；易溶于乙醇和氯仿；难溶于乙醚。2%水溶液的pH值为3.0～4.5。贮藏于密闭容器中。

不良反应和注意事项

同氨苄西林，见第194页。巴氨西林应用过程中腹泻出现的次数更少。

药物相互作用

同青霉素，见第203页。

抗菌作用

巴氨西林的体内抗菌作用同氨苄西林（见第194页）。它没有内在活性，需水解为氨苄西林后才能发挥作用。

药动学

巴氨西林在胃肠道吸收的速度和程度都大于氨苄西林，在小肠壁和血浆内分解为氨苄西林。口服药物后30～60min血药浓度达峰值，是应用等剂量氨苄西林后血药浓度的2～3倍。巴氨西林片剂的吸收似乎并不受胃内食物的影响。口服药物后大约有75%的药物以氨苄西林的形式在8h内随尿排出。

用途和用法

巴氨西林在体内水解为氨苄西林，作用与氨苄西林相似（见第195页）。用于治疗敏感细菌引起的感染，可口服盐酸制剂，剂量为每日0.8～2.4g，分为2次给药。儿童使用剂量，详见下文。

对单纯性淋病，可一次给盐酸巴氨西林1.6g，同时使用1g丙磺舒。

儿童用法 巴氨西林与氨苄西林类似，可通过口服给药治疗被敏感细菌侵袭的儿童。5岁以上的患儿每日给25～50mg/kg，分2次服用。

制剂

USP 33: Bacampicillin Hydrochloride for Oral Suspension; Bacampicillin Hydrochloride Tablets.

专利制剂

Austria: Penglobe†; ***Cz.:*** Penglobe†; ***Hung.:*** Penglobe†; ***India:*** Penglobe; ***Ital.:*** Bacacil; Bacagen; Bacasint; Bacattiv†; Bacillin; Bakam†; Campixen†; Penglobe†; Polibiotic†; Rebacil†; Winnipeg; ***Malaysia:*** Penglobe†; ***Philipp.:*** Penglobe†; ***Port.:*** Bacampicin†; ***Spain:*** Penglobe†; ***Swed.:*** Penglobe†; ***Thai.:*** Penglobe†; ***Turk.:*** Bakamsilin; Penbak.

Bacitracin (*BAN, rINN*) 杆菌肽

Bacitracina; Bacitracinas; Bacitracine; Bacitracinum; Bacytracyna; Basitrasiini; Basitrasin.

Бацитрацин

CAS — 1405-87-4.

ATC — D06AX05; J01XX10; R02AB04.

ATC Vet — QA07AA93; QD06AX05; QJ01XX10; QR02AB04.

UNII — 58H6RWO52I (bacitracin); DDA3RRX0P7 (bacitracin A); 3968434C0D (bacitracin B1); AM2V8LQG5X (bacitracin B2); 1RE2J07DT4 (bacitracin B3).

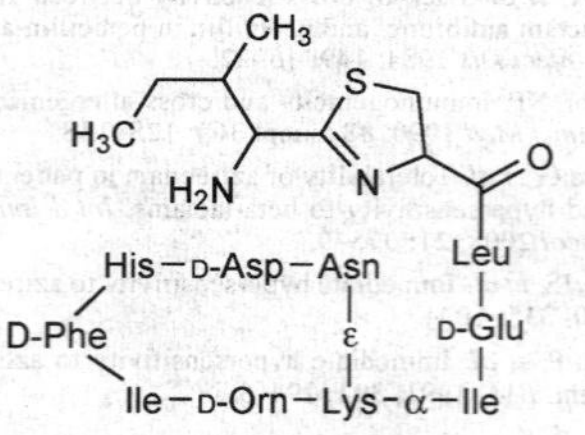

(bacitracin A)

Pharmacopoeias. In *Chin.*, *Eur.* (see p.vii), *Int.*, *Jpn*, and *US*.

Ph. Eur. 6.8 (Bacitracin) 抗菌多肽混合物产自地衣芽孢杆菌或枯草杆菌的某些菌种。所测定干燥杆菌肽的效价不低于60U/mg。该物质是一种白色或类白色吸湿性粉末。易溶于水和乙醇。1%水溶液的pH值为6.0～7.0。贮藏于密闭容器中，温度在8～15℃。

USP 33 (Bacitracin) 是一种枯草杆菌（芽孢杆菌科）的地衣群微生物的生长中分泌的混合多肽。主要成分是杆菌肽A、B_1、B_2、B_3。干燥杆菌肽的效价不低于65U/mg。该物质是一种白色或灰白色吸湿性粉末，无臭或有微臭。易溶于水；可溶于乙醇、甲醇或冰醋酸。杆菌肽溶于有机溶剂时，溶液内常常出现不可溶杂质。不溶于丙酮、氯仿和乙醚。室温下杆菌肽很容易变质。杆菌肽可以在溶液中沉淀下来，还可以被重金属盐所失活。其水溶液（10000U/ml）的pH值是5.5～7.5。贮藏于密闭容器中，温度在8～15℃。

Bacitracin Zinc (*BANM, rINNM*) 杆菌肽锌

Bacitracin zinečnatý komplex; Bacitracina zinc; Bacitracin-cink; Bacitracine Zincique; Bacitracine-zinc; Bacitracino cinko kompleksas; Bacitracins Zinc Complex; Bacitracinum Zincicum; Bacitracinum zincum; Bacytracyna cynkowa; Sinkkibasitrasiini; Zinc Bacitracin; Zinci Bacitracinum; Zinkbacitracin.

Цинка Бацитрацин

CAS — 1405-89-6.

ATC — D06AX05; J01XX10; R02AB04.

ATC Vet — QA07AA93; QD06AX05; QJ01XX10 QR02AB04.

UNII — 89Y4M234ES.

Pharmacopoeias. In *Eur.* (see p.vii), *Int.*, and *US*.

Ph. Eur. 6.8 (Bacitracin Zinc) 为杆菌肽锌复合物。其干燥物的效价不低于60U/mg。该物质是一种白色或浅灰黄色吸湿性粉末。略溶于水和乙醇。过滤的饱和溶液pH值为6.0～7.5。贮藏于密闭容器中。

USP 33 (Bacitracin Zinc) 为杆菌肽锌复合物，由多种抗菌肽组成，其主要成分是杆菌肽A、B_1、B_2、B_3。干燥杆菌肽的效价不低于65U/mg，含锌量为4%～6%。该物质是一种白色或灰褐色吸湿性粉末，无味或有微臭。微溶于水。饱和水溶液的pH值为6.0～7.5。贮藏于密闭容器中，温度在8～15℃。

配伍禁忌 杆菌肽可以被含有硬脂醇、胆固醇、聚氧乙烯衍生物、十二烷基硫酸钠的碱缓慢钝化。还可以被含水、聚乙二醇、丙二醇、甘油、西吡氯铵、苯扎氯胺、鱼石脂、苯酚和丹宁酸的溶液迅速钝化[1]。

1. Plaxco JM, Husa WJ. The effect of various substances on the antibacterial activity of bacitracin in ointments. *J Am Pharm Assoc (Sci)* 1956; **45:** 141–5.

稳定性 杆菌肽锌比杆菌肽更稳定，可以在温度达40℃的条件下贮存18个月而没有明显减少。杆菌肽锌止咳糖或含杆菌肽锌及新霉素的膏剂和片剂比相应的杆菌肽制剂更稳定。杆菌肽锌比杆菌肽苦味轻，味道也更容易被接受[1]。

1. Gross HM, *et al.* Zinc bacitracin in pharmaceutical preparations. *Drug Cosmet Ind* 1954; **75:** 612–13.

单位

第二代杆菌肽锌国际标准制剂（1964年）含量为74U/mg。

不良反应和注意事项

杆菌肽全身给药可能会产生严重的肾毒性，引起肾小管和肾小球坏死。治疗开始前和治疗过程中需检测肾功能。为了避免肾毒性，需要补充适量的液体并排出适量的尿液。如果观察到肾毒性的产生，需立即停用杆菌肽。需避免与其他肾毒性药物合用（可参见下文的**药物相互作用**）。可能出现恶心、呕吐以及注射部位疼痛。无论是全身给药还是局部用药，均可能发生超敏反应如皮疹和过敏性休克。

超敏反应 杆菌肽诱发的超敏反应包括过敏性休克见参考文献[1～6]。

1. Sood A, Taylor JS. Bacitracin: allergen of the year. *Am J Contact Dermat* 2003; **14:** 3–4.
2. Jacob SE, James WD. From road rash to top allergen in a flash: bacitracin. *Dermatol Surg* 2004; **30:** 521–4.
3. Freiler JF, *et al.* Intraoperative anaphylaxis to bacitracin during pacemaker change and laser lead extraction. *Ann Allergy Asthma Immunol* 2005; **95:** 389–93.
4. Greenberg K, *et al.* Anaphylaxis to topical bacitracin ointment. *Am J Emerg Med* 2007; **25:** 95–6.
5. Greenberg SB, *et al.* Successful resuscitation of a patient who developed cardiac arrest from pulsed saline bacitracin lavage during thoracic laminectomy and fusion. *J Clin Anesth* 2008; **20:** 294–6.
6. Cronin H, Mowad C. Anaphylactic reaction to bacitracin ointment. *Cutis* 2009; **83:** 127–9.

药物相互作用

杆菌肽与其他肾毒性药物尤其是黏菌素、卡那霉素、新霉素、多黏菌素B和链霉素合用时，会引起肾毒性叠加，应避免合用。据报道，如果手术中或手术后给予患者，杆菌肽可增加其他药物（如神经肌肉阻滞药和麻醉药）的神经肌肉阻滞作用。

抗菌作用

杆菌肽通过抑制跨细胞壁转运的脂质转运分子的功能来干扰细菌细胞壁的合成。它对很多革兰阳性菌如葡萄球菌、链球菌（尤其是A族链球菌）、棒状杆菌和梭菌都有活性。对放线菌、梅毒螺旋体和一些革兰阴性菌如奈瑟菌和流感嗜血杆菌也有活性，而大多数革兰阴性菌都有耐药性。

对杆菌肽的后天耐药很少出现，但也发现存在葡萄球菌的耐药株。

药动学

杆菌肽不易被胃肠道完整或受损皮肤、伤口或黏膜所吸收，但在腹腔灌洗后可能吸收入血。肌内注射后药物很快被吸收。杆菌肽很容易扩散入胸水和腹水，但很难进入脑脊液。一次注射给药后24h内10%～40%的药物随尿排出。

用途和用法

杆菌肽和杆菌肽锌局部应用时（以乳膏、油膏、隔离剂或眼膏形式）常与其他抗菌药如新霉素和多黏菌素B合用，有时也与皮质激素联合使用治疗敏感菌引起的局部感染。杆菌肽或杆菌肽锌在上述产品中的浓度为400～500U/g。药物自开放伤口、膀胱或腹腔的吸收可能导致不良反应，虽然这种制剂的毒性被认为是由新霉素引起的。

为减少肾毒性发生，应避免杆菌肽胃肠道外用药。但杆菌肽可以通过肌内注射治疗敏感菌引起的婴儿葡萄球菌性肺炎和脓肿。儿童使用剂量详见下文。

杆菌肽也可以口服来治疗由于难辨梭菌引起的抗菌药性结肠炎。

儿童用法 在美国，肌内注射杆菌肽可用于治疗婴幼儿的金黄色葡萄球菌肺炎和积脓症。体重少于2.5kg的婴儿可以采用每日900U/kg，分2～3次给药；超过2.5kg的婴儿可以采用每日1000U/kg，分为2～3次给药。

制剂

BP 2010: Polymyxin and Bacitracin Eye Ointment;
USP 33: Bacitracin and Polymyxin B Sulfate Topical Aerosol; Bacitracin for Injection; Bacitracin Ointment; Bacitracin Ophthalmic Ointment; Bacitracin Zinc and Polymyxin B Sulfate Ointment; Bacitracin Zinc and Polymyxin B Sulfate Ophthalmic Ointment; Bacitracin Zinc Ointment; Neomycin and Polymyxin B Sulfates and Bacitracin Ointment; Neomycin and Polymyxin B Sulfates and Bacitracin Ophthalmic Ointment; Neomycin and Polymyxin B Sulfates and Bacitracin Zinc Ointment; Neomycin and Polymyxin B Sulfates and Bacitracin Zinc Ophthalmic Ointment; Neomycin and Polymyxin B Sulfates, Bacitracin Zinc, and Hydrocortisone Acetate Ophthalmic Ointment; Neomycin and Polymyxin B Sulfates, Bacitracin Zinc, and Hydrocortisone Ointment; Neomycin and Polymyxin B Sulfates, Bacitracin Zinc, and Hydrocortisone Ophthalmic Ointment; Neomycin and Polymyxin B Sulfates, Bacitracin Zinc, and Lidocaine Ointment; Neomycin and Polymyxin B Sulfates, Bacitracin, and Hydrocortisone Acetate Ointment; Neomycin and Polymyxin B Sulfates, Bacitracin, and Hydrocortisone Acetate Ophthalmic Ointment; Neomycin and Polymyxin B Sulfates, Bacitracin, and Lidocaine Ointment; Neomycin Sulfate and Bacitracin Ointment; Neomycin Sulfate and Bacitracin Zinc Ointment; Polymyxin B Sulfate and Bacitracin Zinc Topical Aerosol; Polymyxin B Sulfate and Bacitracin Zinc Topical Powder.

专利制剂

Canad.: Baciguent†; Baciject; Bacitin; ***USA:*** Ak-Tracin†; Baci-IM; ***Venez.:*** Baciderm.

多组分制剂 ***Arg.:*** Biotaer an Caramelos; Biotaer Gamma†; Biotaer Nebulizable; Butimerin; Carnot Colutorio; Cicatrex; ***Austral.:*** Cicatrin†; Nemdyn; Neosporin†; ***Austria:*** Baneocin; Cicatrex†; Eucillin; Nebacetin; ***Belg.:*** Nebacetine†; Neobacitracine; ***Braz.:*** Anaseptil; Antiseptin†; Bacidermina; Bacigen†; Bacinantrat†; Bacineo†; Bactoderm; Belcetin†; Cicatrene; Cutiderm; Dermase; Epicitrin; Ferid; Kindcetin; Nebacetin; Nebaciderme; Nebacimed; Nebacitrin†; Nebactrina†; Nebalon†; Neobacina†; Neobacipan†; Neocetrin; Neotop; Neotricin; Polysporin; Pomacetin†; Rinogerol†; Teutomicin; ***Canad.:*** Antibiotique Onguent; Bacimyxin; Band-Aid Antibiotic; Bioderm; Cicatrin; Cortimyxin; Cortisporin; Diosporin; Johnson & Johnson First Aid Ointment†; Neosporin; Optimyxin; Ozonol Antibiotic Plus; Polycidin†; Polyderm; Polysporin; Polysporin Complete; Polysporin Triple Antibiotic; Polytopic; Triple Antibiotic Ointment; ***Chile:*** Anbiotop; Bacitopic Compuesto†; Banedif; Banedif Oftalmico con Prednisolona†; Banedif Oftalmico†; Dermabiotico; Monticina; Nasomin; Oftabiotico; Pensulan; Polvos Antibioticos†; Rinobanedif; Unguento Dermico Antibiotico†; ***Cz.:*** Framykoin; Ophthalmo-Framykoin; Ophthalmo-Framykoin Compositum; Pamycon; ***Fin.:*** Bacibact; ***Fr.:*** Bacicoline; ***Ger.:*** Anginomycin†; Bivacyn†; Nebacetin; Neobac; Polyspectran; Polyspectran HC; ***Gr.:*** Apobacyn; Lysopaine; Nebacetin; Sopain-Plus; Vioplex-T; ***Hong Kong:*** Bacimycin†; Bacimyxin; Bivacyn†; Nebacetin†; Neosporin†; Polycin; Polyspectran; ***Hung.:*** Baneocin; Bivacyn†; ***India:*** Nebasulf; Neosporin; Neosporin-H; ***Indon.:*** N B; Nebacetin; Netracin†; Scanderma Plus; Tracetin; ***Irl.:*** Cicatrin; Polyfax; ***Israel:*** Bamyxin; ***Ital.:*** Bimixin; Cicatrene; Enterostop; Orobicin; ***Malaysia:*** Bacitracin-N; Baneocin; ***Mex.:*** Nebacetina; Neosporin; Polixin; Soxaron; Tribiot; ***Neth.:*** Bacicoline-B; ***Norw.:*** Bacimycin; ***Philipp.:*** BNP Ointment; Terramycin Plus; Trimycin; Trimycin-H; ***Pol.:*** Baneocin; Bivacyn; Multibiotic; Neotopic; Tribiotic; ***Port.:*** Baciderma; Bacitracina Zimaia; Bacitracina-Neo†; Cicatrin; Dimicina; Distop; Oralbiotico†; Polisulfade; ***Rus.:*** Baneocin (Банеоцин); ***S.Afr.:*** Cicatrin†; Neosporin†; Polysporin; ***Singapore:*** Baneocin; Batramycin; Fast Powder; Polybamycin; ***Spain:*** Bacisporin; Banedif; Dermisone Tri Antibiotic; Dermo Hubber; Edifaringen; Lizipaina; Neo Bacitrin; Phonal; Pomada Antibiotica; Rinobanedif; Tulgrasum Antibiotico; ***Switz.:*** Bacimycin†; Baneopol; Batramycine†; Cicatrex; Lysopaine; Nebacetin†; Neotracin; Oro-Pivalone†; Prednitracin†; ***Thai.:*** Bacal; Banocin; Basina; Biochin†; Citacin; Genquin; Izac; Lobacin; Medcin; My-B; Mybacin; Mybacin Dermic; Novacin; ***Turk.:*** Thiocilline; ***UK:*** Cicatrin†; Polyfax; ***Ukr.:*** Baneocin (Банеоцин); ***USA:*** Ak-Poly-Bac; Ak-Spore†; Betadine First Aid Antibiotics + Moisturizer†; Betadine Plus First Aid Antibiotics & Pain Reliever†; Cortimycin; Cortisporin†; Lanabiotic†; Mycitracin†; Neocin; Neosporin + Pain Relief; Neosporin†; Neotricin HC; Ocu-Spor-B; Ocutricin; Polycin-B; Polymycin; Polysporin; Polytracin; ProCoMycin; Tri-Biozene; ***Venez.:*** Dermabiotic.

Balofloxacin (*rINN*) 巴洛沙星

Balofloxacine; Balofloxacino; Balofloxacinum; Q-35. (±)-1-Cyclopropyl-6-fluoro-1,4-dihydro-8-methoxy-7-[3-(methylamino)piperidino]-4-oxo-3-quinolinecarboxylic acid.

Балофлоксацин

$C_{20}H_{24}FN_3O_4$ = 389.4.
CAS — 127294-70-6.
UNII — Q022B63JPM.

简介

巴洛沙星是一种氟喹诺酮类抗菌药，用于治疗尿路感染。

1. Alksne L. Balofloxacin Choongwae. *Curr Opin Investig Drugs* 2003; **4:** 224–9.

制剂

专利制剂

Kor.: Q-Roxin.

Bambermycin (*BAN, pINN*) 班贝霉素

Bambermicina; Bambermycine; Bambermycins *(USAN)*; Bambermycinum; Flavophospholipol.

Бамбермицин

$C_{69}H_{108}N_5O_{34}P$ = 1582.6 (moenomycin A).
CAS — 11015-37-5 (bambermycin); 76095-39-1 (moenomycin A).
UNII — PP922A42V2.

R=

(moenomycin A)

简介

班贝霉素是一种抗菌复合物，主要成分为默诺霉素A和默诺霉素C，可由斑贝链霉菌培养物或其他方法提取。兽医学上该药被用作促生长剂。

Baquiloprim (*BAN, rINN*) 巴喹普林

Bakilopriimi; Bakiloprim; Baquiloprima; Baquiloprime; Baquiloprimum; 138OU. 5-(8-Dimethylamino-7-methyl-5-quinolylmethyl)pyrimidin-2,4-diyldiamine.

Бахилоприм

$C_{17}H_{20}N_6$ = 308.4.
CAS — 102280-35-3.
UNII — 3DE766VIG6.

简介

巴喹普林是一种兽医学上使用的二氨基吡啶抗菌药，与磺胺地索辛或磺胺二甲嘧啶联合使用。

Bekanamycin Sulfate (*rINNM*) 硫酸卡那霉素B

Aminodeoxykanamycin Sulphate; Bekanamycin Sulphate; Békanamycine, Sulfate de; Bekanamycini Sulfas; Kanamycin B Sulphate; KDM; NK-1006; Sulfato de bekanamicina. 6-*O*-(3-Amino-3-deoxy-α-D-glucopyranosyl)-2-deoxy-4-*O*-(2,6-diamino-2,6-dideoxy-α-D-glucopyranosyl)-D-streptamine sulphate.

Беканамицина Сульфат

$C_{18}H_{37}N_5O_{10},2\frac{1}{2}H_2SO_4$ = 728.7.
CAS — 4696-76-8 (bekanamycin); 70550-99-1 (bekanamycin sulfate).
UNII — KB71EA86HM.

(bekanamycin)

Pharmacopoeias. In *Jpn.*

简介

卡那霉素B是一种氨基糖苷类抗菌药，也是卡那霉素的同源化合物。它与庆大霉素（见第267页）的性质相似。它还以硫酸盐的形式局部用药治疗眼部感染。卡那霉素B也可以采用肌内注射或口服给药。文献报道该药毒性强于卡那霉素。

制剂

专利制剂

Port.: Kanacyl†.

多组分制剂 ***Ital.:*** Visucloben Antibiotico; Visumetazone Antibiotico.

Benethamine Penicillin (*BAN, rINN*) 苄明青霉素

Bénéthamine Pénicilline; Benethaminum Penicillinum; Penicilina-benetamina. Benzyl(phenethyl)ammonium (6*R*)-6-(2-phenylacetamido)penicillanate.

Бенетамин Пенициллин

$C_{15}H_{17}N,C_{16}H_{18}N_2O_4S$ = 545.7.
CAS — 751-84-8.
UNII — O3S7RWT8R5.

简介

苄明青霉素是一种难溶的青霉素衍生物，作用和用途与青霉素（第202页）相似。但不提倡将该药用于慢性、严重或深部感染。深部肌内注射后苄明青霉素贮存于体内，缓慢吸收并水解为青霉素。苄明青霉素通常与青霉素钠联合使用，有时也与普鲁卡因青霉素联合使用以产生迅速并持久的效果，一般来说，作用可持续2～3天。

制剂

多组分制剂 ***Fr.:*** Biclinocilline†; ***Port.:*** Atralmicina†.

Benzathine Benzylpenicillin (*BAN, rINN*) 苄星青霉素

Bensylpenicillinbensatin; Bensylpenicillinbenzatin; Bentsyylipenisilliinibentsatiini; Benzathin-benzylpenicilin; Benzathine benzylpénicilline; Benzathine Penicillin; Benzathini Benzylpenicillinum; Benzatin Penisilin; Benzatina bencilpenicilina; Benzethacil; Benzilpenicilinas benzatinas; Benzilpenicillina Benzatinica; Benzilpenicillin-benzantin; Benzylopenicylina benzatynowa; Benzylpenicillinum Benzanthinum; Benzylpenicillinum benzathinum; Penicillin G Benzathine; Penisilin G Benzatin; Penzaethinum G. *NN'*-Dibenzylethylenediammonium bis[(6*R*)-6-(2-phenylacetamido)penicillanate].

Бензатина Бензилпенициллин

$C_{16}H_{20}N_2(C_{16}H_{18}N_2O_4S)_2$ = 909.1.
CAS — 1538-09-6 (anhydrous benzathine benzylpenicillin); 5928-83-6 (benzathine benzylpenicillin monohydrate); 41372-02-5 (benzathine benzylpenicillin tetrahydrate).
ATC — J01CE08.
ATC Vet — QJ01CE08.
UNII — RIT82F58GK.

Pharmacopoeias. In *Chin., Eur.* (see p.vii), and *Int. Jpn* and *US* include the tetrahydrate.

Ph. Eur. 6. 8 (Benzylpenicillin Benzathine) 含有不定量的水。白色或类白色粉末。难溶于水；略溶于乙醇；易溶于二甲基甲酰胺和甲酰胺。

USP 33 (Penicillin G Benzathine) 其四水化物是一种白色、无臭的结晶性粉末。可溶于水（1∶5000），溶于乙醇（1∶65）。将 50mg 药物溶于 50ml 无水乙醇，然后加 50ml 水后其溶液 pH 值为 4.0～6.5。贮藏于密闭容器中。

不良反应和注意事项

同**青霉素**，见第203页。

偶有报道苄星青霉素出现类似于普鲁卡因青霉素的非过敏性反应（致栓塞毒性）（见第303页）。苄星青霉素可能会引起缺血反应，因此不应血管内注射给药。

药物相互作用

同**青霉素**，见第203页。

药动学

苄星青霉素肌内注射后，形成贮存库，而后缓慢释放并水解为青霉素。24h 内血药浓度达峰值，该数值比使用等量的青霉素钾盐或钠盐后的血药峰浓度低。根据剂量不同，最多可在 4 周内在体内检测到青霉素（见下文）。

据报道药物很难进入脑脊液。

由于药物从注射部位吸收缓慢，因此苄星青霉素一次给药后直到 12 周在尿中仍可检测到青霉素。

苄星青霉素在胃液中相对稳定，但在胃肠道的吸收是不稳定的。口服青霉素后血浆药物浓度比应用等量青霉素溶液的血药浓度低，达到血药浓度峰值更晚，但持续时间更久。

血浆浓度 尽管有人建议应每 3 周给一次苄星青霉素以确保适宜的青霉素的血药浓度，常规用法是每 4 周给药一次来预防风湿热的复发。研究表明，一次肌内注射苄星青霉素 900mg 后第 1、14 和 32 天的血药浓度分别为 100ng/ml、20ng/ml 和 2ng/ml。一项研究中[1]，到第三周超过 80%的血样中药物浓度是适宜的（≥ 20ng/ml），而到了第四周，仅有 36%的血样其药物浓度达到合适的水平。一项更深入的研究中[2]，分别一次给药 900mg、1.35g 和 1.8g，比较的结果发现，通常所推荐的剂量高于 900mg 的苄星青霉素可能延长了可以保护作用的青霉素血浆浓度水平（>25ng/ml）的持续时间，并可以增加所采用的每 4 周给药一次以预防风湿热的方案的疗效。

1. Kaplan EL, *et al.* Pharmacokinetics of benzathine penicillin G: serum levels during the 28 days after intramuscular injection of 1 200 000 units. *J Pediatr* 1989; **115:** 146–50.
2. Currie BJ, *et al.* Penicillin concentrations after increased doses of benzathine penicillin G for prevention of secondary rheumatic fever. *Antimicrob Agents Chemother* 1994; **38:** 1203–4.

妊娠 妊娠晚期苄星青霉素的药动学似乎有所变化。10 名剖宫产前肌内注射苄星青霉素 1.8g 的健康孕妇中，仅有 4 人的青霉素血药浓度连续 7 天达到理想的水平（对梅毒而言，至少要达到 18ng/ml）[1]。

1. Nathan L, *et al.* Penicillin levels following the administration of benzathine penicillin G in pregnancy. *Obstet Gynecol* 1993; **82:** 338–42.

用途和用法

苄星青霉素深部肌内注射后逐渐水解生成青霉素，所以它的作用与青霉素（见第204页）的作用相同。苄星青霉素的作用时间更久，但由于产生的青霉素的浓度较低，因此只适用于对青霉素高度敏感的微生物感染。在急性感染和发生菌血症时，首次治疗应联合青霉素注射用药。

苄星青霉素可用于多种感染，包括白喉（无症状的携带者）、咽炎［化脓性链球菌、溶血隐秘杆菌（溶血棒状杆菌）］。它还可以用于风湿热的初发和继发性感染的预防。有关这些感染和治疗，详见**抗菌药的选择**（第153页）。

苄星青霉素以深部肌内注射的方式给药，有时也同普鲁卡因青霉素和青霉素本身联合使用。对于轻度感染，可以采取口服给药的方式，尽管苯氧甲基青霉素更为理想。苄星青霉素 900mg 相当于大约 720mg 青霉素（120 万单位）。

对于早期梅毒，可采用 1.8g 苄星青霉素单次深部肌内注射，通常需要在不同部位注射 2 次。对于晚期梅毒，则需每周注射一次苄星青霉素，每次 1.8g，连续用药 3 周。通常不推荐以苄星青霉素治疗神经性梅毒，这是因为药物很难进入脑脊液。

治疗其他螺旋体感染，如雅司病、品他病和地方性梅毒（非性病梅毒），可以采用苄星青霉素 900mg 单次深部肌内注射。

对链球菌性咽炎和风湿热的一级预防，成人可用 900mg 的苄星青霉素单次肌内注射。为防止风湿热的复发，成人需每 3～4 周肌内注射一次苄星青霉素，剂量为 900mg。

儿童使用剂量详见下文。

儿童用法 苄星青霉素以深部肌内注射的方式给药，用以治疗敏感菌所致的婴幼儿和儿童感染，包括先天性梅毒、链球菌性咽炎和风湿热。

在美国，American Academy of Pediatrics（AAP）[1] 和 American Heart Association（AHA）[2] 推荐治疗**链球菌性咽炎和一级预防风湿热**的剂量如下：

- 体重小于 27kg 的婴幼儿和儿童：单剂量 450mg（600000U）；
- 体重大于 27kg 的儿童：使用成人剂量，参见上文用途和用法。

相应的，WHO 推荐：

- 体重小于 30kg 的儿童：单剂量 450～675mg；
- 体重大于 30kg 的儿童：使用成人剂量。

为了**预防急性风湿热的复发**，APP 和 AHA 推荐使用与一级预防同样的剂量，每 4 周给药 1 次。

WHO 推荐的使用剂量则做了如下改变：

- 体重小于 30kg 的儿童：剂量为 450mg，每 3～4 周给药 1 次；
- 体重大于 30kg 的儿童：使用成人剂量。

为了治疗儿童**雅司病、品他病和非性病梅毒（地方性梅毒）**，WHO 推荐的剂量为 450mg。

治疗婴幼儿**先天性梅毒**的剂量，参见第182页。

1. American Academy of Pediatrics. *2009 Red Book: Report of the Committee on Infectious Diseases,* 28th ed. Elk Grove Village, Illinois, USA: American Academy of Pediatrics, 2009.
2. Gerber MA, *et al.* Prevention of rheumatic fever and diagnosis and treatment of acute Streptococcal pharyngitis: a scientific statement from the American Heart Association Rheumatic Fever, Endocarditis, and Kawasaki Disease Committee of the Council on Cardiovascular Disease in the Young, the Interdisciplinary Council on Functional Genomics and Translational Biology, and the Interdisciplinary Council on Quality of Care and Outcomes Research: endorsed by the American Academy of Pediatrics. *Circulation* 2009; **119:** 1541–51. Also available at: http://circ.ahajournals.org/cgi/reprint/119/11/1541 (accessed 13/08/09)

制剂

USP 33: Penicillin G Benzathine and Penicillin G Procaine Injectable Suspension; Penicillin G Benzathine Injectable Suspension; Penicillin G Benzathine Oral Suspension; Penicillin G Benzathine Tablets.

专利制剂

Arg.: Benzetacil; Galtamicina; Pen di Ben; Retarpen; ***Austral.:*** Bicillin L-A; ***Austria:*** Retarpen; ***Belg.:*** Penadur; ***Braz.:*** Bactopen; Benzatron; Benzetacil; Bepeben; Longacilin; Neo Benzil†; Pencil B; ***Canad.:*** Bicillin L-A; ***Cz.:*** Pendepon Compositum; Retarpen†; ***Fr.:*** Extencilline; ***Ger.:*** Pendysin; ***Gr.:*** Penadur; ***Hong Kong:*** Pan-Benzathine G; ***Hung.:*** Retarpen†; ***India:*** Pencom; Penidure; ***Israel:*** Durabiotic; ***Ital.:*** Diaminocillina; Wycillina†; ***Malaysia:*** Retarpen; ***Mex.:*** Benacilina†; Bencelin; Benzafur†; Benzanil Simple†; Benzetacil; Ipenxin; Lentopenil; Unicil 6:3:3; Unicil L-A; ***Neth.:*** Penidural; ***NZ:*** Bicillin L-A; ***Philipp.:*** Penadur; Zalpen; ***Pol.:*** Debecylina; ***Port.:*** Lentocilin S; Penadur†; ***Rus.:*** Bicillin-1 (Бициллин-1); Extencilline (Экстенциллин); Retarpen (Ретарпен); ***S.Afr.:*** Bicillin L-A†; Penilente LA; ***Singapore:*** Retarpen; ***Spain:*** Benzetacil; Cepacilina; ***Thai.:*** Penadur†; ***Turk.:*** Benzapen; Benzapen 6.3.3; Deposilin; Deposilin 6.3.3; Penadur; Penadur 6.3.3; Pentin; ***Ukr.:*** Retarpen (Ретарпен); ***USA:*** Bicillin L-A; Permapen; ***Venez.:*** Benzetacil L-A; Silcopen†.

多组分制剂 ***Austria:*** Retarpen compositum; ***Chile:*** Karbasalin†; ***Ger.:*** Retacillin compositum; Tardocillin; ***Ital.:*** Tri-Wycillina†; ***Mex.:*** Bencelin Combinado; Benzanil Compuesto†; Benzetacil Combinado; Pecivax; Pendiben Compuesto; ***Neth.:*** Penidural D/F†; ***Port.:*** Lentocilin; Penadur 6.3.3†; ***Rus.:*** Bicillin-3 (Бициллин-3); Bicillin-5 (Бициллин-5); ***S.Afr.:*** Penilente Forte†; Ultracillin; ***Spain:*** Benzetacil Compuesta; Cepacilina 633; Penilevel Retard; ***USA:*** Bicillin C-R; ***Venez.:*** Benzetacil 3-3; Benzetacil 6-3-3.

Benzathine Phenoxymethylpenicillin 苄星青霉素 V

Benzatin Fenoksimetil Penisilin; Benzatina fenoximetilpenicilina; Penicillin V Benzathine *(USAN)*; Phenoxymethylpenicillini Dibenzylaethylendiaminum. *N,N'*-Dibenzylethylenediammonium bis[(6*R*)-6-(2-phenoxyacetamido)penicillanate].

Бензатинфеноксиметилпенициллин

$(C_{16}H_{18}N_2O_5S)_2,C_{16}H_{20}N_2$ = 941.1.

CAS — 5928-84-7 (anhydrous benzathine phenoxymethylpenicillin); 63690-57-3 (benzathine phenoxymethylpenicillin tetrahydrate).

ATC — J01CE10.

ATC Vet — QJ01CE10.

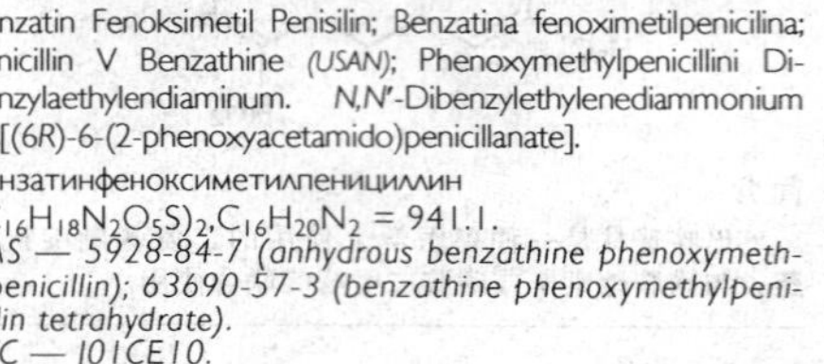

Pharmacopoeias. In *US.*

USP 33 (Penicillin V Benzathine) 白色粉末，有特殊气味。可溶于水（1∶3200），溶于乙醇（1∶330），溶于丙酮（1∶37），溶于氯仿（1∶42），溶于乙醚（1∶910）。3%水悬液的 pH 值为 4.0～6.5。贮藏于密闭容器中。

简介

苄星青霉素 V 的作用和用途与青霉素 V（见第 298 页）相似，通过口服给药治疗轻到中度感染。剂量以青霉素 V 的剂量表示。

制剂

USP 33: Penicillin V Benzathine Oral Suspension.

专利制剂

Austral.: Abbocillin-V; Cilicaine V; ***Austria:*** Ospen; ***Canad.:*** Pen-Vee; ***Cz.:*** Ospen; ***Fr.:*** Oracilline; ***Ger.:*** InfectoBicillin; ***Gr.:*** Ospen; ***Hung.:*** Ospen; Oxybion†; ***Pol.:*** Ospen; ***Rus.:*** Ospen (Оспен); ***Spain:*** Benoral; ***Switz.:*** Ospen; ***Turk.:*** Pen-Os; ***Ukr.:*** Ospen (Оспен); ***Venez.:*** Ospen.

Benzylpenicillin (*BAN*, *rINN*) 青霉素

Bencilpenicilina; Bensylpenicillin; Bentsyylipenisilliini; Benzil Penisiliin; Benzylpénicilline; Benzylpenicillinum; Crystalline Penicillin G; Penicilina G; Penicillin; Penicillin G. (2*S*,5*R*,6*R*)-3,3-Dimethyl-7-oxo-6-(2-phenylacetamido)-4-thia-1-azabicyclo[3.2.0]heptane-2-carboxylic acid; (6*R*)-6-(2-Phenylacetamido)penicillanic acid.

Бензилпенициллин

$C_{16}H_{18}N_2O_4S$ = 334.4.

CAS — 61-33-6.

ATC — J01CE01; S01AA14.

ATC Vet — QJ01CE01; QJ51CE01; QS01AA14.

UNII — Q42T66VG0C.

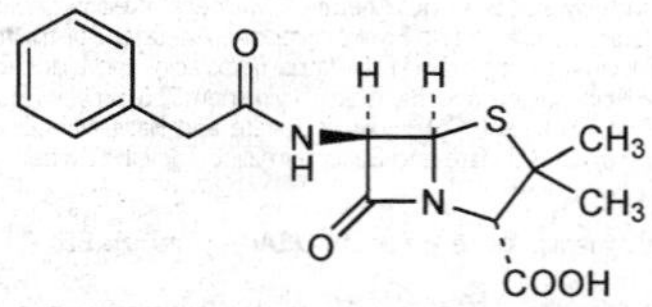

性状 青霉素这个名词通常被用来描述青霉素钾或青霉素钠，因为这些是实践中所使用的青霉素形式。在本书中，青霉素一词指青霉素的钠盐或钾盐。

Benzylpenicillin Potassium (*BANM*, *rINNM*) 青霉素钾

Bencilpenicilina potásica; Bensylpenicillinkalium; Bentsyylipenisilliinikalium; Benzilpenicilino kalio druska; Benzilpenicillin-kálium; Benzylopenicylina potasowa; Benzylpenicilin draselná sůl; Benzylpénicilline potassique; Benzylpenicillinum kalicum; Kalii Benzylpenicillinum; Penicilina G potásica; Penicillin G Potassium; Penisilin G Potasyum.

Калия Бензилпенициллин

$C_{16}H_{17}KN_2O_4S$ = 372.5.

CAS — 113-98-4.

ATC — J01CE01; S01AA14.

ATC Vet — QJ01CE01; QS01AA14.

UNII — VL775ZTH4C.

Pharmacopoeias. In *Chin., Eur.* (see p.vii), *Int., Jpn, US,* and *Viet.*

Ph. Eur. 6. 8 (Benzylpenicillin Postassium) 一种点青霉菌或其他相关细菌等菌种所产生或通过其他途径获得的钾盐。白色或类白色结晶性粉末。易溶于水；不溶于脂肪和液体石蜡。10%水溶液的 pH 值为 5.5～7.5。贮藏于密闭容器中。

USP 33 (Penicillin G Potassium) 无色或白色晶体，或者是白色结晶性粉末。无臭，有中度吸湿性。易溶于水、0.9%氯化钠和葡萄糖溶液；微溶于乙醇。其溶液可在 15℃以下数天内保持全部活性。但可被酸、氢氧碱、甘油和氧化剂作用而迅速失活。6%水溶液的 pH 值为 5.0～7.5。贮藏于密闭容器中。

配伍禁忌和稳定性 同**青霉素钠**，见下文。

Benzylpenicillin Sodium (*BANM*, *rINNM*) 青霉素钠

Bencilpenicilina sódica; Bensylpenicillinnatrium; Bentsyylipenisilliininatrium; Benzilpenicilino natrio druska; Benzilpenicillin-nátrium; Benzylopenicylina sodowa; Benzylpenicilin sodná sůl; Benzylpénicilline sodique; Benzylpenicillinum natricum; Natrii Benzylpenicillinum; Penicilina G sódica; Penicillin G Sodium; Sodyum Penisilin G.

Натрий Бензилпенициллин

$C_{16}H_{17}N_2NaO_4S$ = 356.4.

CAS — 69-57-8.

ATC — J01CE01; S01AA14.

ATC Vet — QJ01CE01; QS01AA14.

UNII — YS5LY7JF4N.

Pharmacopoeias. In *Chin., Eur.* (see p.vii), *Int., US,* and *Viet.*

Ph. Eur. 6.8（Benzylpenicillin Sodium）一种点青霉菌或其他相关细菌等菌种所产生或通过其他途径获得的钠盐。白色或类白色结晶性粉末。易溶于水；不溶于脂肪油和液体石蜡。10%水溶液的pH值为5.5～7.5。贮藏于密闭容器中。

USP 33（Penicillin G Sodium）无色或白色晶体，或者是白色或微黄结晶性粉末。无味，有中度吸湿性。其溶液在15℃以下数天内可保持全部活性，但在室温下迅速失活。溶液可被酸、氢氧碱、氧化剂和青霉素酶作用而迅速失活。6%水溶液的pH值为5.0～7.5。贮藏于密闭容器中。

配伍禁忌 文献报道青霉素与金属离子和一些橡胶产品不相容。离子型和非离子型表面活性剂、氧化和还原剂、乙醇、甘油、乙二醇、聚乙二醇、其他氢氧化合物、一些石蜡和碱、一些防腐剂如氯化甲酚或硫柳汞、pH呈碱性的碳水化合物、脂肪乳、血液和血液制品以及渗透压调节剂都可以影响青霉素的稳定性。青霉素与很多酸性和碱性药物以及多种其他抗菌药（如丙性霉素B、一些头孢菌素和万古霉素）都不相容。青霉素和氨基糖苷类互不相容，使用时应在不同部位注射。

稳定性 青霉素在溶液中通过β-内酰胺环的降解发生水解。加热及碱性条件可加速水解作用。酸性条件下青霉素也会失活。降解产物包括青霉酸、青霉烯酸和青霉菌酸，这些物质可以降低pH值，加快青霉素的降解。降解产物中也可以检测到*N*-甲酰青霉胺和少量的青霉胺。pH在大约6.8时青霉素降解最少，枸橼酸盐缓冲液也可以延缓青霉素的降解。稀释液比浓缩液更稳定。

1. Lynn B. The stability and administration of intravenous penicillins. *Br J Intraven Ther* 1981; **2** (Mar): 22–39.
2. Bird AE, *et al.* N-Formylpenicillamine and penicillamine as degradation products of penicillins in solution. *J Pharm Pharmacol* 1986; **38:** 913–17.

单位

青霉素钠的第二代国际标准制剂（1952年）每毫克含青霉素1670U，但因为青霉素目前完全可以用化学检验的方法描述，所以该制剂被取消了。尽管如此，在很多国家仍以单位来表示青霉素的剂量。

青霉素钾600mg或青霉素钠600mg相当于约1百万单位。

不良反应

青霉素最常见的不良反应是超敏反应，尤其是皮疹。过敏性休克偶尔发生，有时可致命。

胃肠道反应如腹泻和恶心是口服青霉素最为常见的不良反应。口腔或舌部疼痛以及毛舌偶有报道。假膜性肠炎与大多数抗菌药的使用有关，氨苄西林或阿莫西林是最常用的青霉素类（见**抗菌药相关结肠炎**，第154页）。

其他不良反应常常与大剂量青霉素静脉给药有关。有肾损伤的患者更易发生。这些不良反应包括溶血性贫血和中性粒细胞减少症（两者都与免疫反应有关），出血时间延长和血小板功能缺陷，惊厥和其他一些中枢神经系统的毒性反应（药物进入鞘内后可引起脑病，甚至导致死亡），以及由于大剂量钾盐或钠盐的输入导致的电解质紊乱。

肝炎和胆汁淤积性黄疸少见，主要见于应用耐青霉素酶的青霉素类药物（如氟氯西林和苯唑西林）的情况下，阿莫西林或替卡西林与克拉维酸联合使用时也可发生。

肾病和间质性肾炎可能与免疫有关，主要与甲氧西林的使用有关，其他青霉素也可以产生这些不良反应。

一些梅毒患者和感染了其他螺旋菌的患者在接受青霉素治疗后即可能发生Jarisch-Herxheimer反应。原因可能是所杀死的螺旋体释放内毒素，注意不要误认为超敏反应。症状包括发热、寒战、头痛和伤口处的反应。对心血管梅毒或可能增加局部损伤的地方如视神经萎缩，这些反应可能使患者发生危险。

超敏反应 青霉素过敏反应的总发生率从1%～10%不等，尽管其中一些患者被误认为是"对青霉素过敏"。大约0.05%的患者发生过敏性休克，通常发生于胃肠外给药后，但口服青霉素时也有发生。

对青霉素超敏可产生速发反应如过敏性休克、血管水肿、风团和一些斑丘疹。迟发反应包括类血清病反应和溶血性贫血。反应主要是使用前产生的降解产物或青霉素的代谢产物引起的，也可能是青霉素本身造成的。这些物质作为半抗原与蛋白质或其他大分子结合时，就产生了潜在的抗原。由于超敏反应与青霉素基本结构相关，对青霉素过敏的患者被认为对所有的青霉素类药物过敏。易感者可能对头孢菌素和其他β-内酰胺类药物过敏。

*超敏检验*可以被用来确认那些最可能发生严重青霉素过敏反应的患者。皮试用于评估速发IgE介导的过敏反应，最严重的是过敏性休克。青霉素超敏最主要和次要的决定因子都应使用，主要的决定因子是青霉噻唑多赖氨酸（见第2305页），以及由青霉素及其衍生物包括青霉菌酸和benzylpenicilloylamine的次要决定因子的混合物。如果没有这些决定因子，可以用青霉素溶液来替代。应备用肾上腺素以防发生过敏性休克。如与用药时间相隔较远，则青霉素皮试的结果就不能作为可靠依据。目前已经开展了很多体内外试验包括放射过敏原吸附试验（RAST）。

脱敏疗法被尝试用于需要使用青霉素但对其过敏的患者。该治疗将很小剂量的青霉素注射于体内，间隔时间很短，每15min或以上一次，然后逐渐增加到治疗浓度。但是，脱敏可能对人体有害，所以在实施过程中必须严密监视患者情况，随时备有肾上腺素和其他抢救药物以防万一。脱敏被认为是暂时性的，如患者再次使用青霉素，仍可发生过敏反应。

中性粒细胞减少症 目前，已有很多关于使用大剂量β-内酰胺类药物的患者出现中性粒细胞减少症的报道。接受青霉素治疗10天或以上的患者，其中性粒细胞减少症发生率为5%～15%或以上。该病症的预兆包括发热、皮疹和嗜酸性粒细胞增多。因此在行大剂量长疗程青霉素治疗时，建议监测白细胞的数量。一些人认为这是药物的直接毒性反应，而其他人提出该反应可能与免疫机制有关。

电解质紊乱 许多青霉素均会引起电解质紊乱，特别是钠盐和钾盐。高剂量应用青霉素钾可引起高钾血症，多见于肾功能不全患者。由于青霉素钠、羧苄西林钠、氟氯西林钠以及替卡西林钠在应用时会带来高负荷的钠盐，从而诱发高钠血症；同时由于钠诱导的溶质利尿作用会引起低钾血症的发生。另外，许多半合成青霉素（包括羧苄西林、氯唑西林、美洛西林、萘夫西林、哌拉西林及替卡西林）以阴离子的形式不被远曲小管吸收，会导致尿钾的流失以及低钾血症。这种现象常见于重症患者，可因容量不足引发。

对血液的影响 与青霉素相关的中性粒细胞减少症的文献如下。

1. Anonymous. Antibiotic-induced neutropenia. *Lancet* 1985; **ii:** 814.
2. Neftel KA, *et al.* Inhibition of granulopoiesis in vivo and in vitro by β-lactam antibiotics. *J Infect Dis* 1985; **152:** 90–8.
3. Olaison L, Alestig K. A prospective study of neutropenia induced by high doses of β-lactam antibiotics. *J Antimicrob Chemother* 1990; **25:** 449–53.
4. Peralta FG, *et al.* Incidence of neutropenia during treatment of bone-related infections with piperacillin-tazobactam. *Clin Infect Dis* 2003; **37:** 1568–72.
5. Scheetz MH, *et al.* Systematic review of piperacillin-induced neutropenia. *Drug Safety* 2007; **30:** 295–306.

对神经系统的影响 与青霉素有关的中枢神经系统的反应的文献如下。

1. Schliamser SE, *et al.* Neurotoxicity of β-lactam antibiotics: predisposing factors and pathogenesis. *J Antimicrob Chemother* 1991; **27:** 405–25.

超敏反应 与青霉素有关的超敏反应的文献如下。

1. Sullivan TJ, *et al.* Skin testing to detect penicillin allergy. *J Allergy Clin Immunol* 1981; **68:** 171–80.
2. Beeley L. Allergy to penicillin. *BMJ* 1984; **288:** 511–12.
3. Holgate ST. Penicillin allergy: how to diagnose and when to treat. *BMJ* 1988; **296:** 1213–14.
4. Anonymous. Penicillin allergy in childhood. *Lancet* 1989; **i:** 420.
5. Surtees SJ, *et al.* Allergy to penicillin: fable or fact? *BMJ* 1991; **302:** 1051–2. Correspondence. *ibid.*: 1462–3.
6. Anonymous. Penicillin allergy. *Drug Ther Bull* 1996; **34:** 87–8.
7. Salkind AR, *et al.* Is this patient allergic to penicillin? An evidence-based analysis of the likelihood of penicillin allergy. *JAMA* 2001; **285:** 2498–2505.
8. Park MA, Li JT. Diagnosis and management of penicillin allergy. *Mayo Clin Proc* 2005; **80:** 405–10.
9. Yates AB. Management of patients with a history of allergy to beta-lactam antibiotics. *Am J Med* 2008; **121:** 572–6.

注意事项

对青霉素超敏的患者应使用另外一类抗菌药进行治疗。青霉素过敏的患者可能对头孢菌素和其他β-内酰胺类药物也过敏（也可见**头孢噻吩**下的**超敏反应**，第209页）。如需要以青霉素进行治疗，可以尝试脱敏疗法（见上文的**不良反应**）。对于有过敏史，尤其是药物过敏的患者，应小心使用青霉素。

由于青霉素可能产生神经毒性，因此在使用大剂量青霉素，尤其是合并肾功能不良时，要格外当心。避免青霉素鞘内注射的给药方式。在长时间大剂量药物治疗的过程中，要监测患者的肝功能、肾功能和血液改变。因为可能发生Jarisch-Herxheimer反应，因此在治疗螺旋菌感染，尤其是梅毒患者时，也要小心谨慎。

避免皮肤接触青霉素以防发生过敏。

青霉素的使用可以改变正常菌群，从而导致耐青霉素的细菌包括难辨梭菌和念珠菌的二重感染（supra infection），尤其是长期用药的情况下。

青霉素可以影响一些诊断性试验（如硫酸铜检测尿糖试验、直接抗球蛋白检测）和一些检测尿蛋白或血浆蛋白的试验。青霉素还可能干扰一些利用细菌进行的试验，如Guthrie试验中利用枯草杆菌检测有无苯丙酮尿症。

钾和钠的含量 每克青霉素钾含大约2.7mmol钾，每克青霉素钠含大约2.8mmol钠。对有肾损伤或心衰的患者使用大剂量钾盐或钠盐时要谨慎。另外，对那些正在使用含钾药物或保钾利尿药的患者，慎用大剂量青霉素钾。

药物相互作用

丙磺舒可以通过竞争肾小管排泌从而延长青霉素的半衰期。这一点可以被用来延长青霉素的作用时间。临床资料显示，阿莫西林、萘夫西林和替卡西林的肾清除率也明显下降。青霉素与一些抑菌药如氯霉素和四环素（见下文的**抗菌作用**）也有相互作用，可能在体外与其他药物也不相容，包括一些其他种类的抗菌药（见上文）。

对正在接受抗凝血药治疗的患者，青霉素口服给药并与广谱药物如氨苄西林联合使用时，要警惕可能产生出血时间延长。更详细的内容和其他青霉素对华法林活性的影响，见第1371页。

激素性避孕药 有关青霉素对口服避孕药的影响，见第2002页。

甲氨蝶呤 有关青霉素对甲氨蝶呤的影响，见第715页。

抗菌作用

青霉素是一种β-内酰胺类抗菌药，对革兰阳性菌、革兰阴性球菌、其他一些革兰阴性菌和放线菌都有杀菌作用。

青霉素是通过抑制细菌细胞壁的合成来杀灭那些正在生长和分裂的细菌的，虽然该作用的机制还不明确。细菌细胞壁肽聚糖维持着细胞壁的坚固状态，保护细胞免于渗透压性破坏。青霉素通过与转肽酶（结合在细菌细胞膜内侧的青霉素结合蛋白）结合并使其失活，从而抑制肽聚糖形成的交联反应阶段。然而，现在人们意识到细胞壁合成的其他更早的阶段也可能受到了抑制。其他相关机制包括细菌自溶素内在抑制因子的失活导致了细菌的裂解。

青霉素的作用可被某些细菌生长过程中产生的青霉素酶和其他β-内酰胺酶所抑制。

很多革兰阴性菌可以通过阻止青霉素穿透它们的外膜从而产生对药物的内在耐药性。内在耐药性也可以是由于青霉素结合靶蛋白的结构差异所引起的。详见下文耐药性项下内容中有关后天耐药的说明。

以下的病原体通常对青霉素敏感：

- 革兰阳性需氧菌和厌氧菌包括炭疽芽孢杆菌、产气荚膜梭菌、破伤风杆菌、白喉杆菌、丹毒杆菌、李斯特菌、消化链球菌某些种、非产β-内酰胺酶的金葡球菌、链球菌包括无乳链球菌（B族）、肺炎链球菌（肺炎球菌）、化脓性链球菌（A族）和一些溶血性链球菌，肠球菌相对不敏感。
- 革兰阴性球菌包括脑膜炎奈瑟菌（脑膜炎球菌）和淋病奈瑟菌（淋球菌），尽管产β-内酰胺酶的菌属较常见。
- 革兰阴性杆菌包括多杀性巴氏杆菌、念珠杆菌和小螺菌；大多数革兰阴性杆菌，包括假单胞菌属某些种、肠杆菌对青霉素都不敏感，但一些奇异变形杆菌和大肠埃希菌可以被高浓度的青霉素所抑制。
- 革兰阴性厌氧菌包括普氏菌（非脆弱杆菌）、梭杆菌某些种。
- 其他细菌包括放线菌、螺旋菌、包柔螺旋体、钩端螺旋体和密螺旋体属某些种。
- 分枝杆菌、真菌、支原体和立克次体不敏感。

与其他抗菌药联合使用时的活性 青霉素与其他抗菌药有协同作用，尤其是氨基糖苷类。这种联合给药方案被用于治疗肠球菌和其他相对不敏感的细菌感染。克拉维酸和其他β-内酰胺酶抑制药可以增强青霉素的活性，与β-内酰胺类药物结合时，既可表现为协同作用，也可以表现为拮抗作用。文献报道，青霉素与一些抑菌药如氯霉素或四环素联用时可出现拮抗作用，这些药干扰了青霉素发挥有效作用所需的细菌生长状态。

耐药性 敏感革兰阳性细菌对β-内酰胺类产生耐药主要是通过产生β-内酰胺酶包括青霉素酶来完成的。这些酶可以被释放到细胞外，水解β-内酰胺环。这种耐药性通

常是质粒介导的，可以在不同的细菌之间传递。革兰阴性菌在细胞内产生β-内酰胺酶，该过程可能是染色体或质粒介导的，所有的革兰阴性菌可能都含有少量的β-内酰胺酶。革兰阴性菌的耐药性可能也是因为其外膜的改变导致β-内酰胺药物没能与青霉素结合靶蛋白结合。青霉素结合蛋白的结合特性的改变也可能导致革兰阳性菌和革兰阴性菌发生耐药。

目前大多数种类的金黄色葡萄球菌对青霉素有耐药性。有关肺炎球菌对青霉素的敏感性下降或完全耐药的报道也越来越多。脑膜炎奈瑟菌对青霉素的敏感性也有下降。产青霉素酶的淋球菌广泛存在，淋球菌对药物的敏感性的降低可能也是由于青霉素结合蛋白的改变引起的。大多数流感嗜血杆菌和卡他莫拉菌（即卡他布兰汉菌）现在也有耐药性。

一些细菌，通常是革兰阳性球菌如葡萄球菌或链球菌，可能会产生耐药性，此时它们可以被青霉素所抑制，但不能被杀死。这种情况下最小杀菌浓度要远大于最小抑菌浓度。

药动学

青霉素盐肌内注射后迅速入血，通常15～30min内可达血药峰浓度。据报道，一次给药600mg后血药峰浓度大约为12μg/ml。

口服青霉素后，药物可被胃酸迅速失活，大约仅有不到30%的药物被吸收，吸收部位主要是十二指肠。血药峰浓度通常在给药后1h出现。为了使口服药物后的血药浓度达到与肌内注射相似的水平，需要5倍于注射药物的剂量。药物吸收的个体差异很大，胃酸缺乏的患者吸收较好，包括新生儿和老年人。食物可以减少青霉素的吸收，因此要在饭前至少半小时或饭后2～3h服用。

青霉素分布广泛。药物可以进入胸水、心包液、腹水和滑液，但只有很少一部分进入脓腔、无血管区域、眼、中耳和脑脊液，除非是发生感染的情况下。一旦组织发生感染，更加容易被穿透，例如患脑膜炎时，较高剂量的青霉素就可以进入脑脊液。青霉素通过主动转运自脑脊液排出，丙磺舒可以减少青霉素的这种主动转运。对尿毒症患者，一些有机酸可能在脑脊液中累积，从而与青霉素竞争主动转运，导致青霉素在脑内达到毒性浓度而引起惊厥。

青霉素可透过胎盘进入胎循环，乳汁中也有少量分泌。

青霉素的血浆半衰期大约是30min，新生儿和老人的肾功能低下，半衰期相应会延长。对肾功能受损的患者，半衰期可以延长到大约10h。约60%的药物与血浆蛋白相结合。

青霉素仅一部分代谢，尿液中可检测到青霉噻唑酸衍生物。青霉素主要通过肾小管分泌的形式迅速经尿排出，大约20%的口服药物以原形排出体外。青霉素单次注射给药后，通常在1h内在尿中可检测到60%～90%的药物。胆汁中的药物浓度较高，但对于肾功正常的患者仅有一小部分药物经胆汁排泄。青霉素可以通过血液透析清除。

丙磺舒可以抑制肾小管分泌（见第532页），有时会导致青霉素的血药浓度升高并延长其半衰期。

用途和用法

青霉素用于敏感菌感染的治疗（见上文的**抗菌作用**）。这些感染包括脓肿、放线菌病、炭疽、叮咬、白喉、心内膜炎、气性坏疽、钩端螺旋体病、莱姆病、脑膜炎、脑膜炎球菌感染、坏死性肠炎、坏死性筋膜炎、新生儿结膜炎（如淋球菌对青霉素敏感）、围生期链球菌感染（对B族链球菌的产时预防）、咽炎（或扁桃体炎）、肺炎、皮肤感染、梅毒（神经性梅毒和先天性梅毒）、破伤风、中毒性休克和Whipple病。青霉素也用于有盆腔感染倾向的妇女的流产手术的感染预防。有关这些感染和治疗，详见**抗菌药的选择**（第153页）。

青霉素常常通过肌内或静脉给药。如需作用时间更久，选用苄星青霉素V（见第202页）或普鲁卡因青霉素（见第303页）肌内注射更佳。青霉素治疗轻度感染时也可以口服给药，但使用耐酸的青霉素如青霉素V（见第298页）效果更好。

青霉素以钠盐或钾盐的形式存在。青霉素的给药剂量应能够迅速达到理想的血药杀菌浓度，如同时使用丙磺舒（见第531页），血药浓度会升高。在一些国家，青霉素的剂量仍以单位表示。青霉素钾600mg或青霉素钠600mg通常被认为相当于大约100万U。

对于一些感染，青霉素适宜剂量为每日0.6～4.8g，分为4～6次给药，肌内注射、缓慢静推或静脉滴注均可，而严重感染更常采用的方法是使用更高剂量的药物静脉给药，通常是静脉滴注。例如，对心内膜炎，采用青霉素每日7.2g（每4h 1.2g）静脉给药，常常与氨基糖苷药物联合使用；治疗较不敏感的链球菌和肠球菌时，剂量可最大可达到每日18g。对脑膜炎球菌性脑膜炎和肺炎球菌性脑膜炎，推荐每日以青霉素14.4g（每4h 2.4g）静脉注射；对脑膜炎球菌性脑膜炎，青霉素的推荐剂量最大可达每日18g。剂量大时需缓慢给药，以免发生中枢神经系统反应和电解质紊乱。静脉给药超过1.2g时，建议给药速度应小于300mg/min。有肾损伤的患者应减少用药剂量（见下文）。

对疑似脑膜炎双球菌感染的患者，在转到医院治疗前，可静脉注射或肌内注射1.2g青霉素。

对B族链球菌的分娩时预防所用的青霉素剂量为：首剂3g，静脉给药，然后每4h 1.5g直到分娩。

儿童使用剂量详见下文。

其他途径 青霉素滴眼液和眼膏用于治疗敏感性眼部感染。结膜下注射时，将青霉素300mg或600mg溶解于0.5～1.0ml水中，或其他合适的溶剂如2%利多卡因加/不加1：200000肾上腺素。

青霉素也可空腹口服，成人剂量为每4～6h给125～312mg。

目前不推荐青霉素鞘内注射的给药方式。

儿童用法 青霉素可通过肌内注射、缓慢静脉注射或静脉滴注用于由敏感菌所致的新生儿和儿童的感染；推荐静脉注射青霉素用于新生儿和婴儿感染心内膜炎和脑膜炎，也可用于新生儿B族链球菌的预防和感染。

在英国，*BNFC 2009* 推荐剂量如下：

敏感菌所致轻度至中度感染，包括咽喉感染、中耳炎、肺炎、蜂窝组织炎及新生儿败血症：

- 早产儿及7日龄以下患儿：25mg/kg，每12h 1次；严重感染时剂量加倍；
- 7～28日龄患儿：25mg/kg，每8h 1次；严重感染时剂量加倍；
- 1月龄以上患儿：25mg/kg，每6h 1次；严重感染时可增加至50mg/kg，每4～6h 1次（最大剂量为2.4g，每4h 1次）。

心内膜炎：

- 1个月龄以上患儿：25mg/kg，每4h 1次；必要时剂量加倍（最大剂量为2.4g）。

治疗或预防新生儿B族链球菌感染：

- 早产儿及7日龄以下患儿：50mg/kg，每12h 1次；
- 7～28日龄患儿：50mg/kg，每8h 1次。

脑膜炎：

- 新生儿：75mg/kg，每8h 1次；
- 1个月龄以上患儿：50mg/kg，每4～6h 1次（最大剂量为2.4g，每4h 1次）。

疑似脑膜炎球菌感染的脑膜炎，入院前紧急注射青霉素剂量推荐如下：

- 1岁以下婴儿：300mg；
- 1～9岁龄患儿：600mg；
- 10岁以上患儿：1.2g。

在美国，American Academy of Pediatrics[1]推荐肌内注射或静脉注射剂量如下：

- 出生体重小于1.2kg的新生儿，及出生体重1.2～2kg小于1周龄的新生儿：15～30mg/kg（25000～50000U/kg），每12h 1次；
- 出生体重大于2kg小于1周龄的新生儿，及出生体重1.2～2kg大于1周龄（含1周龄）新生儿：15～30mg/kg（25000～50000U/kg），每8h 1次；
- 出生体重大于2kg大于1周龄的新生儿（含1周龄）：15～30mg/kg（25000～50000U/kg），每6h 1次；
- 1个月龄及以上的儿童：严重感染时，每日150～240mg/kg（250000～400000U/kg），分4～6次使用，最大剂量为每日14.4g（24000000U）

新生儿推荐剂量参照药动学模型实验结果。有研究表明，20名早产儿（妊娠期少于32周）[2]出生第三天常见感染的经验治疗剂量为30mg/kg（50000U/kg），每12h 1次，治疗效果良好；但由高敏感菌所致的感染，间隔24h给药即可。对于B族链球菌感染，妊娠期少于28周[3]并且出生体重极低的新生儿（低于1.2kg），治疗剂量为15mg/kg，每12h 1次，可使血清和脑脊液中的药物达到治疗浓度。

1. American Academy of Pediatrics. *2009 Red Book: Report of the Committee on Infectious Diseases*, 28th ed. Elk Grove Village, Illinois, USA: American Academy of Pediatrics, 2009.
2. Muller AE, *et al.* Pharmacokinetics of penicillin G in infants with a gestational age of less than 32 weeks. *Antimicrob Agents Chemother* 2007; **51**: 3720–5.
3. Metsvaht T, *et al.* Pharmacokinetics of penicillin G in very-low-birth-weight neonates. *Antimicrob Agents Chemother* 2007; **51**: 1995–2000.

在肾损伤中的用法 肾功能不全患者应降低经非口服途径使用的青霉素剂量，特别是应用高剂量方案时。英国注册药品信息建议，应用0.6～1.2g青霉素时，每次用药时间间隔应大于8h。治疗严重感染的高剂量方案，推荐参照肌酐清除率（CC）进行用药：

- CC 60ml/min：1.2g，每4h 1次；
- CC 40ml/min：900mg，每4h 1次；
- CC 20ml/min：600mg，每4h 1次；
- CC 10ml/min：600mg，每6h 1次；
- 无尿症：300mg，每6h 1次；或600mg，每8h 1次。

肝脏病变晚期并伴有严重肾功能衰竭患者，推荐剂量为300mg，每8h 1次。血液透析患者在进行透析时需要额外增加青霉素用量，额外增加的剂量为300mg，每6h 1次。

另外，一些美国专家推荐：

- CC 10～50ml/min：应用全剂量的75%进行治疗；
- CC 低于10ml/min：应用全剂量的20%～50%进行治疗（当患者需要血液透析时，应完成透析后再给予药物治疗）。

制剂

BP 2010: Benzylpenicillin Injection;
USP 33: Penicillin G Potassium Capsules; Penicillin G Potassium for Injection; Penicillin G Potassium for Oral Solution; Penicillin G Potassium Injection; Penicillin G Potassium Tablets; Penicillin G Sodium for Injection.

专利制剂

Arg.: Penilfedrin P†; ***Austral.:*** Benpen; ***Braz.:*** Aricilina; Benzecilin; Cristalpen; Megapen†; Pencil P; ***Canad.:*** Crystapen; ***Fin.:*** Geepenil; ***India:*** Pencip; Pentids; ***Irl.:*** Crystapen; ***Mex.:*** Declin; Farmabep; Pendiben L-A; Pengesod†; Penisol; Procasol; Prosodina; Sodipen; Unicil 3/1; Unicil 6:3:3; Unicil Mega; ***NZ:*** Benpen; ***Philipp.:*** Crystacin; Harbipen; Pencarv; ***S.Afr.:*** Benzatec; Bio-Pen; Novopen†; ***Spain:*** Penibiot; Penilevel; Sodiopen; Unicilina†; ***Thai.:*** Pen-G; ***Turk.:*** Benzapen 6.3.3; Deposilin 6.3.3; Devapen; Iecilline; Kristapen; Kristasil; Penadur 6.3.3; Pencrist†; Penkain-K†; Pensilina; Procillin; ***UK:*** Crystapen; ***USA:*** Pfizerpen; ***Venez.:*** Pebencil†; Silcopen†.

多组分制剂 ***Austria:*** Fortepen†; Ophcillin N†; Retarpen compositum; ***Braz.:*** Benapen; Benzapen G; Despacilina; Drenovac†; Expectovac†; Ginurovac†; Linfocilin†; Odontovac†; Ortocilin†; Pencil 400; Penkaron; Wycillin; ***Chile:*** Karbasalin†; Prevepen Forte; ***Fr.:*** Biclinocilline†; ***Ger.:*** Bipensaar†; Retacillin compositum; ***Hong Kong:*** Pan-Fort Procaine; Penicillin G Procaine Fortified; ***Hung.:*** Promptcillin Forte; ***India:*** Bistrepen; ***Ital.:*** Tri-Wycillina†; ***Malaysia:*** Procaine Penicillin; ***Mex.:*** Aguipental; Anapenil; Bencelin Combinado; Benzanil Compuesto†; Benzetacil Combinado; Hidrocilina; Lugaxil; Megapenil Forte†; Pecivax; Pendiben Compuesto; Penicil; Penipot; Penisodina; Penprocilina; Procilin; Robencaxil; Suipen; ***Neth.:*** Penidural D/F†; ***Port.:*** Atralcilina†; Atralmicina†; Lentocilin; Penadur 6.3.3†; Prevecilina†; ***Rus.:*** Bicillin-3 (Бициллин-3); ***S.Afr.:*** Penilente Forte†; Ultracillin; ***Spain:*** Aqucilina D A†; Benzetacil Compuesta; Cepacilina 633; Neopenyl†; Penilevel Retard; ***Turk.:*** Pencain K; Pronapen; ***Venez.:*** Benzetacil 3-3; Benzetacil 6-3-3; Pronapen.

Besifloxacin（*rINN*）贝西沙星

Béfloxacine; Besifloxacino; Besifloxacinum. 7-[(3*R*)-3-Aminoazepan-1-yl]-8-chloro-1-cyclopropyl-6-fluoro-4-oxo-1,4-dihydroquinoline-3-carboxylic acid.

Безифлоксацин

$C_{19}H_{21}ClFN_3O_3$ = 393.8.

CAS — 141388-76-3.

ATC — S01AX23.

UNII — BFE2NBZ7NX.

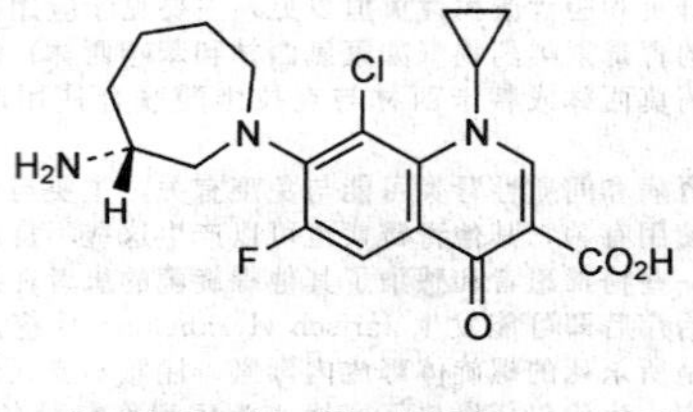

Besifloxacin Hydrochloride（*USAN*，*rINNM*）盐酸贝西沙星

Bésifloxacine, Chlorhydrate de; Besifloxacini Hydrochloridum; BOL-303224-A; Hidrocloruro de besifloxacino; SS-734. (+)-7-[(3*R*)-3-Aminohexahydro-1*H*-azepin-1-yl]-8-chloro-1-cyclopropyl-6-fluoro-4-oxo-1,4-dihydroquinoline-3-carboxylic acid hydrochloride.

Безифлоксацин Гидрохлорид

$C_{19}H_{21}ClFN_3O_3$,HCl = 430.3.

CAS — 405165-61-9.

ATC — S01AX23.

UNII — 7506A6J57T.

简介

贝西沙星是一种氟喹诺酮类抗菌药，其性质与环丙沙星相似。它主要以盐酸盐的形式存在于药物浓度为0.6%的滴眼液中，以治疗敏感菌所致的结膜炎。

1. Tepedino ME, *et al.* Phase Ⅲ efficacy and safety study of besifloxacin ophthalmic suspension 0.6% in the treatment of bacterial conjunctivitis. *Curr Med Res Opin* 2009; **25:** 1159–69.
2. Karpecki P, *et al.* Besifloxacin ophthalmic suspension 0.6% in patients with bacterial conjunctivitis: a multicenter, prospective, randomized, double-masked, vehicle-controlled, 5-day efficacy and safety study. *Clin Ther* 2009; **31:** 514–26.
3. McDonald MB, *et al.* Efficacy and safety of besifloxacin ophthalmic suspension 0.6% compared with moxifloxacin ophthalmic solution 0.5% for treating bacterial conjunctivitis. *Ophthalmology* 2009; **116:** 1615–1623.e1.
4. Haas W, *et al.* Besifloxacin, a novel fluoroquinolone, has broad-spectrum in vitro activity against aerobic and anaerobic bacteria. *Antimicrob Agents Chemother* 2009; **53:** 3552–60.
5. Carter NJ, Scott LJ. Besifloxacin ophthalmic suspension 0.6%. *Drugs* 2010; **70:** 83–97.

制剂

专利制剂

USA: Besivance.

Betamipron (*rINN*) 倍他米隆

N-Benzoyl-β-alanine; Bétamipron; Betamipronum; CS-443. 3-Benzamidopropionic acid.

Бетамипрон

$C_{10}H_{11}NO_3$ = 193.2.
CAS — 3440-28-6.
UNII — 3W0M245736.

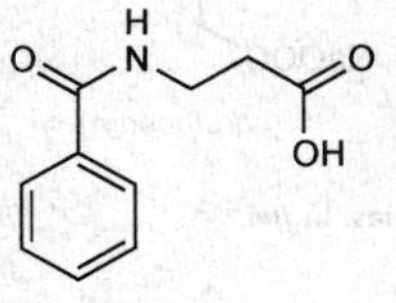

简介

倍他米隆是一种肾保护药，与碳青霉烯抗菌药帕尼培南联合使用以减少对肾的不良反应。

制剂

多组分制剂 ***Jpn:*** Carbenin.

Biapenem (*USAN*, *rINN*) 比阿培南

Biapénem; Biapenemum; CL-186815; L-627; LJC-10627. 6-{[(4*R*,5*S*,6*S*)-2-Carboxy-6-[(1*R*)-1-hydroxyethyl]-4-methyl-7-oxo-1-azabicyclo[3.2.0]hept-2-en-3-yl]thio}-6,7-dihydro-5*H*-pyrazolo[1,2-*a*]-*s*-triazol-4-ium hydroxide, inner salt.

Биапенем

$C_{15}H_{18}N_4O_4S$ = 350.4.
CAS — 120410-24-4.
ATC — J01DH05.
ATC Vet — QJ01DH05.
UNII — YR5U3L9ZH1.

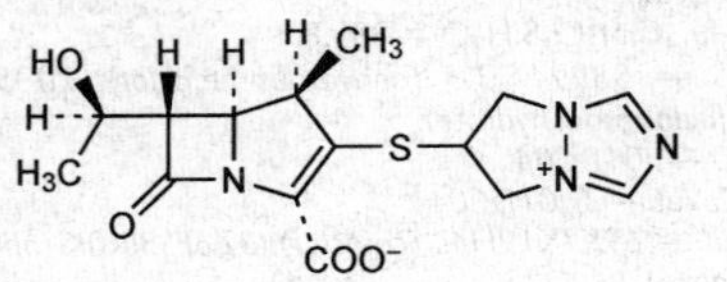

简介

比阿培南是一种类似于亚胺培南（见第271页）的β-内酰胺碳青霉烯类抗菌药，虽然有报道它对肾脱氢酶Ⅰ比亚胺培南更稳定。

1. Perry CM, Ibbotson T. Biapenem. *Drugs* 2002; **62:** 2221–34.
2. Ikawa K, *et al.* Population pharmacokinetics and pharmacodynamics of biapenem in paediatric patients. *J Clin Pharm Ther* 2008; **33:** 203–10.
3. Ikawa K, *et al.* Pharmacokinetic-pharmacodynamic target attainment analysis of biapenem in adult patients: a dosing strategy. *Chemotherapy* 2008; **54:** 386–94.
4. Isobe Y, *et al.* Clinical and microbiological effects of biapenem in febrile neutropenic patients with hematologic malignancies. *Scand J Infect Dis* 2009; **41:** 237–9.

Brodimoprim (*rINN*) 溴莫普林

Brodimoprima; Brodimoprime; Brodimoprimum; Ro-10-5970. 2,4-Diamino-5-(4-bromo-3,5-dimethoxybenzyl)pyrimidine.

Бродимоприм

$C_{13}H_{15}BrN_4O_2$ = 339.2.
CAS — 56518-41-3.
ATC — J01EA02.
ATC Vet — QJ01EA02.
UNII — V1YC7T6LLI.

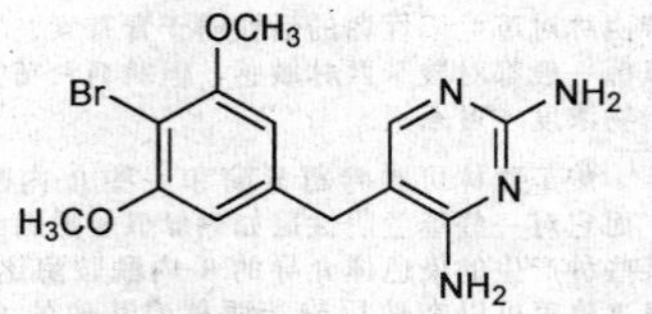

简介

溴莫普林在结构上与甲氧苄啶（第336页）密切相关，用于治疗呼吸道和耳部的感染。

1. Braunsteiner AR, Finsinger F. Brodimoprim: therapeutic efficacy and safety in the treatment of bacterial infections. *J Chemother* 1993; **5:** 507–11.

Broxyquinoline (*rINN*) 溴羟喹啉

Broksikinoliini; Broxichinolinum; Broxikinolin; Broxiquinolina; Broxyquinolinum. 5,7-Dibromoquinolin-8-ol.

Броксихинолин

$C_9H_5Br_2NO$ = 303.0.
CAS — 521-74-4.
ATC — A07AX01; G01AC06; P01AA01.
ATC Vet — QA07AX01; QG01AC06.
UNII — UK4C618C8T.

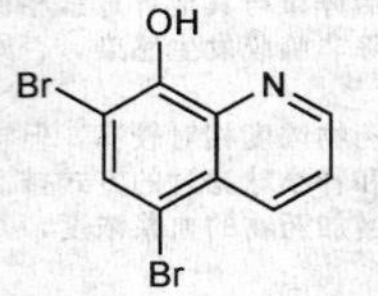

简介

溴羟喹啉是一种卤化的羟基喹啉，主要用于阴道感染。以前与苯酸溴喹酯联合使用，口服给药治疗肠道原虫感染，包括阿米巴病。但目前建议使用毒性更小的药物。

制剂

专利制剂

Fin.: Starogyn†.

Capreomycin Sulfate (*USAN*, *rINNM*) 硫酸卷曲霉素

34977; Capreomycin Sulphate (*BANM*); Capréomycine, Sulfate de; Capreomycini Sulfas; Capromycin Sulphate; Sulfato de capreomicina.

Капреомицина Сульфат

CAS — 11003-38-6 (capreomycin); 1405-37-4 (capreomycin sulfate).
ATC — J04AB30.
ATC Vet — QJ04AB30.
UNII — 9H8D3J7V21.

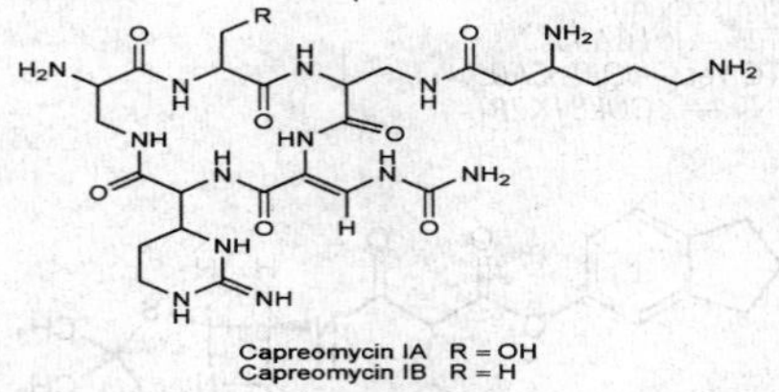

Capreomycin IA R = OH
Capreomycin IB R = H

(capreomycin)

性状 卷曲霉素Ⅰ由卷曲霉素ⅠA（$C_{25}H_{44}N_{14}O_8$ = 668.7）和卷曲霉素ⅠB（$C_{25}H_{44}N_{14}O_7$ = 652.7）（为主要成分）组成。卷曲霉素Ⅱ大约占混合物的10%，由卷曲霉素ⅡA和卷曲霉素ⅡB组成。

Pharmacopoeias. In *Chin.* and *US.*

USP 33 (Capreomycin Sulfate) 卷曲霉素的重硫酸盐，一种链霉菌生长过程中产生的多肽混合物。其中，卷曲霉素Ⅰ至少占90%。白色非结晶性粉末。易溶于水；不溶于大多数有机溶剂。3%水溶液的pH值为4.5～7.5。贮藏于密闭容器中。

不良反应和处置

卷曲霉素对肾和第八对颅神经的作用与氨基糖苷类药物如庆大霉素（见第268页）的作用相似。可能出现氮潴留、肾小管功能障碍和进行性肾损害。低钾血症和其他电解质紊乱也有报道。眩晕、耳鸣和听力减退可能出现，有时甚至是不可逆的。有报道卷曲霉素在与其他抗结核药物联合使用时出现肝功能异常。超敏反应包括荨麻疹、斑丘疹，有时出现发热。白细胞增多和白细胞减少均有发生。血小板减少鲜有报道。应用卷曲霉素时常常发生嗜酸性粒细胞增多症。卷曲霉素还有神经肌肉阻断作用。可能发生疼痛、硬结和注射部位的明显出血，也可以形成细菌性脓肿。

对啮齿类动物进行大剂量药物试验，发现卷曲霉素有致畸现象。

目前提倡过量给药的治疗方法。肾功能正常的患者应多饮水以确保足够的尿量。对于有明显肾功能损伤的患者，卷曲霉素可以用血液透析的方式清除。

杂质 一家生产高纯度卷曲霉素（*Capacin*；*Cheiljedang*，*Kor.*）的制造商声称，在动物研究中，纯化的药物能够减少毒性并改变其药动学性质，进而表明一些卷曲霉素的毒性可能是由于某些杂质所致[1]。

1. Lee SH, *et al.* The impurities of capreomycin make a difference in the safety and pharmacokinetic profiles. *Int J Antimicrob Agents* 2003; **22:** 81–3.

注意事项

对有肾损伤的患者，要谨慎使用卷曲霉素，减小用药剂量。对有第八对颅神经损伤迹象的患者也要小心。建议在治疗前和治疗过程中检查并监测肾功能、听觉和血钾。定期检测肝功能也很有必要。

药物相互作用

应用卷曲霉素时，如同时使用其他有神经肌肉阻断作用的药物，则需小心谨慎。卷曲霉素不应与其他有耳毒性或肾毒性的药物联合使用。

抗菌作用

卷曲霉素对多种分枝杆菌有活性。如单用卷曲霉素，则很容易发生耐药性。它与新霉素和卡那霉素之间有交叉耐药性。

1. Ho YII, *et al.* In-vitro activities of aminoglycoside-aminocyclitols against mycobacteria. *J Antimicrob Chemother* 1997; **40:** 27–32.
2. Maus CE, *et al.* Molecular analysis of cross-resistance to capreomycin, kanamycin, amikacin, and viomycin in Mycobacterium tuberculosis. *Antimicrob Agents Chemother* 2005; **49:** 3192–7.

药动学

卷曲霉素自胃肠道吸收很少。据报道，肌内注射1g药物可在1～2h内达到血药峰浓度，约为30μg/ml。单次给药后大约有50%的药物可在12h经肾小球滤过以原形随尿排出。卷曲霉素可以通过血液透析清除。

用途和用法

卷曲霉素是治疗结核（第187页）的二线药物，当一线药物产生耐药性时作为联合给药方案中的药物之一。

卷曲霉素以硫酸盐的形式通过深部肌内注射或静脉滴注给药。常用剂量相当于每日1g卷曲霉素（最大剂量20mg/kg），持续2～4个月，以后每周2～3次维持治疗。

儿童使用剂量详见下文。

1. Anonymous. Capreomycin. *Tuberculosis (Edinb)* 2008; **88:** 89–91.

儿童用法 为治疗婴幼儿、儿童和青少年耐药结核病，American Academy of Pediatrics[1]建议卷曲霉素肌内注射的剂量为每日15～30mg/kg，最大剂量不超过每日1g。

1. American Academy of Pediatrics. *2009 Red Book: Report of the Committee on Infectious Diseases*, 28th ed. Elk Grove Village, Illinois, USA: American Academy of Pediatrics, 2009.

在肾损伤中的用法 与氨基糖苷类药物合用于肾损伤的患者时，要根据肌酐清除率调整卷曲霉素的用量。理想的稳态血药浓度为10μg/ml。

制剂

USP 33: Capreomycin for Injection.

专利制剂

Austral.: Capastat; ***Austria:*** Capastat†; ***Cz.:*** Capastat†; ***Gr.:*** Capastat; ***Rus.:*** Capastat (Капастат); Lykocin (Лайкоцин); ***Spain:*** Capastat; ***UK:*** Capastat; ***USA:*** Capastat.

Carbadox (*BAN*, *USAN*, *pINN*) 卡巴多司

Carbadoxum; GS-6244. Methyl 3-quinoxalin-2-ylmethylenecarbazate 1,4-dioxide.

Карбадокс

$C_{11}H_{10}N_4O_4$ = 262.2.

CAS — 6804-07-5.
UNII — M2X04R2E2Y.

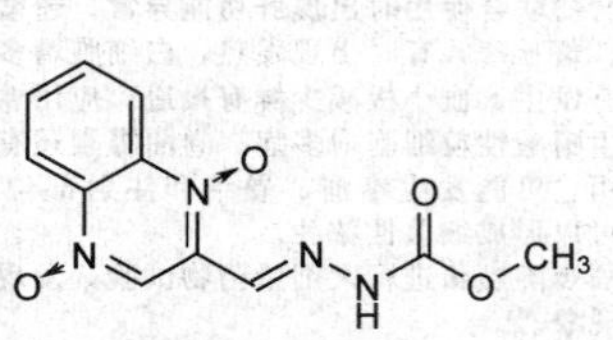

简介

卡巴多司是兽医学上用于治疗猪痢疾和肠炎的抗菌药，也作为促生长剂使用。但由于有报道称药物可能有致癌性，所以在欧盟和其他一些国家目前已被禁用。

Carbenicillin Sodium（*BANM*, *rINNM*）羧苄西林钠

BRL-2064; Carbenicilina sódica; Carbenicillin Disodium (*USAN*); Carbénicilline sodique; Carbenicillinum natricum; α-Carboxybenzylpenicillin Sodium; CP-15-639-2; GS-3159 (carbenicillin potassium); Karbenicillin-nátrium; Karbenicylina sodowa; Natrii Carbenicillinum; NSC-111071. The disodium salt of (6*R*)-6-(2-carboxy-2-phenylacetamido)penicillanic acid.

Натрий Карбенициллин

$C_{17}H_{16}N_2Na_2O_6S$ = 422.4.
CAS — 4697-36-3 (carbenicillin); 4800-94-6 (carbenicillin disodium); 17230-86-3 (carbenicillin potassium).
ATC — J01CA03.
ATC Vet — QJ01CA03.
UNII — 9TS4B3H261.

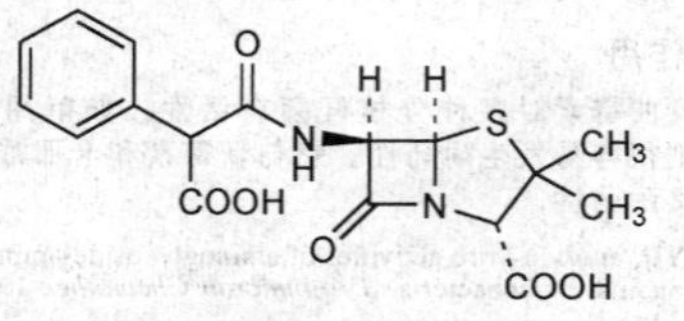

(carbenicillin)

Pharmacopoeias. In *Pol.* and *US.*

USP 33（Carbenicillin Sodium）白色或微黄的结晶性粉末。易溶于水；溶于乙醇；不溶于氯仿和乙醚。羧苄西林含量相当于1%溶液的pH值为6.5～8.0。贮藏于密闭容器中。

配伍禁忌 文献报道羧苄西林钠与氨基糖苷类药物、四环素和其他很多药物包括抗菌药都不相容，因此这些药物与羧苄西林钠要分开给药。

不良反应

同青霉素，见第203页。

羧苄西林引起的超敏反应比青霉素少，反应也比青霉素轻。

有时可发生注射部位疼痛和静脉炎。应用大剂量羧苄西林钠时可发生电解质紊乱，尤其是低钾血症和高钠血症。

剂量依赖性凝血功能障碍也有报道，尤其是那些有肾损伤的患者。羧苄西林似乎可以干扰血小板功能从而延长出血时间。还可能引起紫癜和黏膜出血。

注意事项

同青霉素，见第203页。

钠的含量 每克羧苄西林钠含有大约4.7mmol钠。对低盐饮食的患者要慎用羧苄西林钠。

药物相互作用

同青霉素，见第203页。

抗菌作用

羧苄西林的杀菌作用方式与青霉素相似，但其对革兰阴性菌的抗菌谱更广。

- 羧苄西林对铜绿假单胞菌有抗菌活性，尽管需要较高的药物浓度。庆大霉素和其他氨基糖苷可增强羧苄西林对铜绿假单胞菌和其他微生物的抗菌活性。
- 羧苄西林对变形杆菌包括吲哚阳性的某些菌种（如普通变形杆菌）也有活性。
- 羧苄西林对其他革兰阴性菌的活性与氨苄西林相当。敏感菌包括一些肠杆菌，如大肠埃希菌、肠杆菌属某些种；而对流感嗜血杆菌和奈瑟菌属某些种、克雷伯菌属某些种通常不敏感。
- 羧苄西林对革兰阳性菌的活性弱于青霉素。
- 厌氧菌一般都对羧苄西林敏感，但脆弱杆菌需要较高的药物浓度才可杀灭。

耐药性 羧苄西林可被青霉素酶和一些β-内酰胺酶所钝化，而它对一些革兰阴性菌如铜绿假单胞菌和一些变形菌某些种产生的染色体介导的β-内酰胺酶比较稳定。铜绿假单胞菌可以在使用羧苄西林或其他的β-内酰胺药物治疗时产生耐药性。这种耐药性可能是内在的，即细胞壁通透性或青霉素结合蛋白发生改变，或者是由于质粒介导的β-内酰胺酶的产生，这些β-内酰胺酶可能来源于肠杆菌某些种，也可能会转移到这些细菌。

羧苄西林与其他抗假单胞菌的青霉素类药物之间有交叉耐药性。

假单胞菌对羧苄西林的耐药性与其广泛使用有关，如医院烧伤病房等的用药。

药动学

羧苄西林不能被胃肠道所吸收，因此只能通过肌内注射或静脉给药。

文献报道羧苄西林的半衰期为1～1.5h；有肾损害的患者其半衰期延长，尤其是那些同时合并肝损伤的患者。婴儿的血浆半衰期也延长。肾损伤的患者半衰期可达10～18h。患囊性纤维病的患者其药物清除速度也增加。羧苄西林入血后大约有50%与血浆蛋白结合。羧苄西林在体内的分布与其他青霉素相似。乳汁中也有少量药物分泌。除非脑膜发生感染，否则药物很难扩散入脑脊液。

胆汁内的药物浓度相对较高，但羧苄西林主要是通过肾小管分泌和肾小球滤过的方式排泄。

丙磺舒可增加药物的血浆浓度，并使药物在血中存留更久。

羧苄西林可以通过血液透析清除，腹膜透析也可以部分清除。

用途和用法

羧苄西林是一种羧苄青霉素，以二钠盐的形式注射给药以治疗铜绿假单胞菌感染，常与庆大霉素联合使用。但目前有其他更好的抗假单胞菌青霉素如替卡西林（见第333页）或哌拉西林（见第299页）。该药也用于治疗不产青霉素酶的变形杆菌某些种的感染。

羧苄西林酯，如卡茚西林（见第206页）可以口服给药来治疗尿路感染。

制剂

USP 33: Carbenicillin for Injection.

Carindacillin Sodium（*BANM*, *pINNM*）卡茚西林钠

Carbenicillin Indanyl Sodium (*USAN*); Carindacilina sódica; Carindacilline Sodique; CP-15464-2; Natrii Carindacillinum. Sodium (6*R*)-6-[2-(indan-5-yloxycarbonyl)-2-phenylacetamido]penicillanate.

Натрий Кариндациллин

$C_{26}H_{25}N_2NaO_6S$ = 516.5.
CAS — 35531-88-5 (carindacillin); 26605-69-6 (carindacillin sodium).
ATC — J01CA05.
ATC Vet — QJ01CA05.
UNII — 4OUL81K2RT.

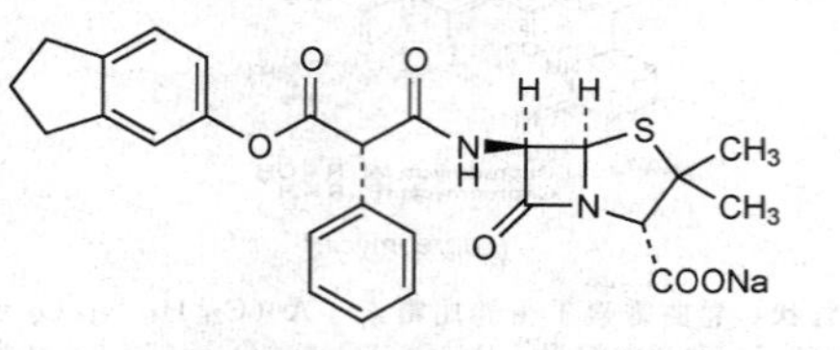

Pharmacopoeias. In *US.*

USP 33（Carbenicillin Indanyl Sodium）白色或微黄的粉末。可溶于水和乙醇。10%水溶液的pH值为5.0～8.0。贮藏于密闭容器中。

简介

卡茚西林是羧苄西林（第206页）的茚酯。药物经胃肠道吸收后水解为羧苄西林。仅用于由铜绿假单胞菌和其他敏感菌包括变形杆菌引起的尿路感染。

卡茚西林以钠盐的形式通过口服给药。535mg的卡茚西林钠相当于大约382mg的羧苄西林。常用剂量按羧苄西林的量计算，为382～764mg，每日4次。

钠的含量 每克卡茚西林钠含大约1.9mmol钠。

制剂

USP 33: Carbenicillin Indanyl Sodium Tablets.

专利制剂

USA: Geocillin†.

Carumonam Sodium（*BANM*, *USAN*, *rINNM*）卡芦莫南钠

AMA-1080 (carumonam); Carumonam sódico; Carumonam Sodique; CRMN; Natrii Carumonamum; Ro-17-2301 (carumonam); Ro-17-2301/006 (carumonam sodium). (*Z*)-(2-Aminothiazol-4-yl){[(2*S*,3*S*)-2-carbamoyloxymethyl-4-oxo-1-sulphoazetidin-3-yl]carbamoyl}methyleneamino-oxyacetic acid, disodium salt.

Натрий Карумонам

$C_{12}H_{12}N_6Na_2O_{10}S_2$ = 510.4.
CAS — 87638-04-8 (carumonam); 86832-68-0 (carumonam sodium).
UNII — B4J4M4939D.

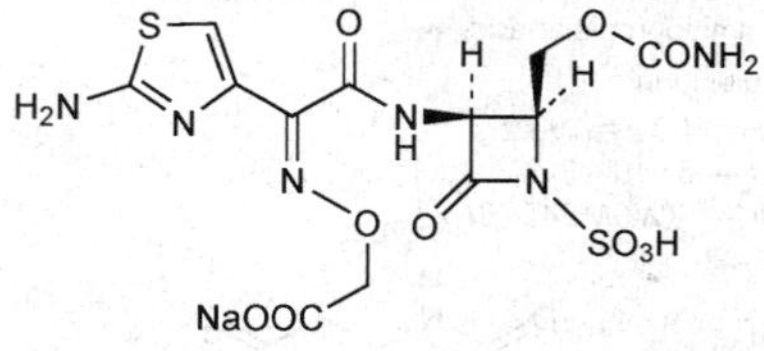

(carumonam)

Pharmacopoeias. In *Jpn.*

简介

卡芦莫南是一种单酰胺抗菌药，其体外抗菌谱类似于氨曲南（见第199页）。该药以钠盐的形式肌内注射或静脉给药，剂量以卡芦莫南的量表示；1.09g卡芦莫南钠相当于大约1g卡芦莫南。常用剂量是每日1～2g，分成2次给药。

钠的含量 每克卡芦莫南钠含大约3.92mmol钠。

制剂

专利制剂

Jpn: Amasulin.

Cefaclor（*BAN*, *USAN*, *pINN*）头孢克洛

Céfaclor; Cefaclorum; Cefaclorum Monohydricum; Cefaklór; Cefaklor; Cefaklor monohydrát; Cefakloras; Compound 99638; Kefakloori; Sefaklor. (7*R*)-3-Chloro-7-(α-D-phenylglycylamino)-3-cephem-4-carboxylic acid monohydrate.

Цефаклор

$C_{15}H_{14}ClN_3O_4S,H_2O$ = 385.8.
CAS — 53994-73-3 (anhydrous cefaclor); 70356-03-5 (cefaclor monohydrate).
ATC — J01DC04.
ATC Vet — QJ01DC04.
UNII — 69K7K19H4L (cefaclor); 3Z6FS3IK0K (anhydrous cefaclor).

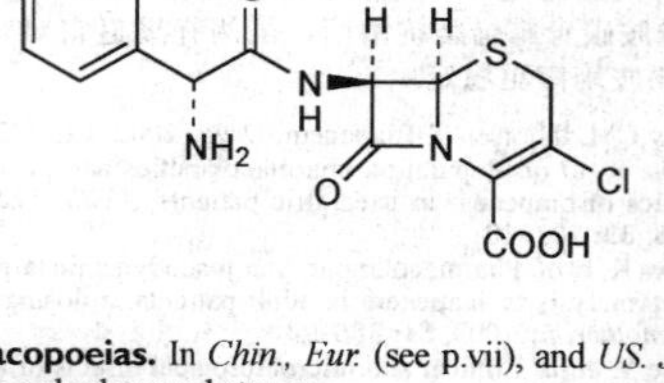

Pharmacopoeias. In *Chin.*, *Eur.* (see p.vii), and *US. Jpn* includes the anhydrous substance.

Ph. Eur. 6.8（Cefaclor）白色或微黄的粉末。略溶于水；不溶于二氯甲烷和甲醇。2.5%水悬液的pH值为3.0～4.5。

USP 33（Cefaclor）白色或微黄的结晶性粉末。略溶于水；不溶于氯仿、甲醇和苯酚。2.5%水悬液的pH值为3.0～4.5。贮藏于密闭容器中。

不良反应和注意事项

同头孢氨苄，见第208页。

超敏反应 头孢克洛的类血清病反应比其他几种口服抗菌药[1]更为常见，尤其是好发于少年儿童[2,3]，主要

在接受多疗程头孢克洛治疗后[2]。典型特征包括皮肤反应和关节痛。据报道，在日本，关节痛反应发病率相对较高[4]。

有1例在12岁儿童服用头孢克洛后出现心肌炎的报道，这被认为是头孢克洛诱发的超敏反应[5]。

1. McCue JD. Delayed detection of serum sickness caused by oral antimicrobials. *Adv Therapy* 1990; 7: 22–7.
2. Vial T, *et al.* Cefaclor-associated serum sickness-like disease: eight cases and review of the literature. *Ann Pharmacother* 1992; **26:** 910–14.
3. King BA, Geelhoed GC. Adverse skin and joint reactions associated with oral antibiotics in children: the role of cefaclor in serum sickness-like reactions. *J Paediatr Child Health* 2003; **39:** 677–81.
4. Hama R, Mori K. High incidence of anaphylactic reactions to cefaclor. *Lancet* 1988; **i:** 1331.
5. Beghetti M, *et al.* Hypersensitivity myocarditis caused by an allergic reaction to cefaclor. *J Pediatr* 1998; **132:** 172–3.

药物相互作用

同头孢氨苄，见第208页。

抗凝血药 因为有报道接受头孢克洛和华法林治疗的患者出现凝血酶原时间增加，英国注册药品信息中建议进行凝血酶原时间的监测。目前还不清楚这种反应是否与一些头孢菌素使用过程中出现的维生素K相关的凝血原过低症（见第210页**头孢孟多**的**不良反应**项下内容）有关，但头孢克洛并没有通常认为与这种反应有关的侧链。

抗菌作用

头孢克洛是一种杀菌药，杀菌活性与头孢氨苄（见第208页）相似，但据报道它对革兰阴性菌如大肠埃希菌、肺炎克雷伯菌、淋球菌、奇异变形杆菌，尤其是流感嗜血杆菌的活性比头孢氨苄更强。头孢克洛对一些产β-内酰胺酶的流感嗜血杆菌菌种也有活性。与头孢氨苄和头孢拉定相比，头孢克洛对金葡球菌产生的青霉素酶更不稳定，体外的接种反应明显。

药动学

头孢克洛经胃肠道吸收良好。口服250mg、500mg和1g可在0.5～1h内达到血药峰浓度，分别为7μg/ml、13μg/ml和23μg/ml。食物可延缓药物的吸收，但不影响吸收的总量。文献报道头孢克洛的半衰期为0.5～1h；有肾损伤的患者其半衰期稍有延长。大约有25%的头孢克洛与血浆蛋白结合。

头孢克洛在体内的分布广泛，可通过胎盘，乳汁中也有少量分泌。头孢克洛可以很快经肾排泄，一次给药后8h内近85%的药物以原形随尿液排出，2h内药物排出更多。一次给药后8h内尿中的头孢克洛浓度很高。口服0.25g、0.5g和1g后尿中的药物最大浓度分别为600μg/ml、900μg/ml和1900μg/ml。丙磺舒可延缓药物的排泄。血液透析可以部分清除头孢克洛。

1. Wise R. The pharmacokinetics of the oral cephalosporins—a review. *J Antimicrob Chemother* 1990; **26** (suppl E): 13–20.
2. Sourgens H, *et al.* Pharmacokinetic profile of cefaclor. *Int J Clin Pharmacol Ther* 1997; **35:** 374–80.

用途和用法

头孢克洛是一种口服头孢菌素类抗菌药，用于治疗敏感的革兰阳性菌和革兰阴性菌引起的感染，包括上呼吸道和下呼吸道感染、皮肤感染和尿路感染。一些人将头孢克洛归类为二代头孢菌素。由于它对流感嗜血杆菌的活性比头孢氨苄更强，因而更适用于治疗一些感染如中耳炎。有关这些感染和治疗，详见第153页**抗菌药的选择**。

头孢克洛是一水化合物。药物剂量以与无水头孢克洛的等效剂量表示；1.05g的一水头孢克洛相当于大约1g无水头孢克洛。成人常用剂量是每8h 250～500mg。每日给药不超过4g。

儿童给药剂量详见下文。

目前一些国家已有头孢克洛缓释剂上市。

儿童用法 头孢克洛能够通过口服给药治疗敏感的革兰阳性菌和革兰阴性菌包括流感嗜血杆菌侵袭所致感染。1个月以上儿童的推荐剂量是每日20mg/kg，分2～3次给药。对于严重感染（如中耳炎）或敏感度较差的致病菌所致的感染，剂量可增加至每日40mg/kg，但每日的最大剂量不超过0.75～1.5g。*BNFC 2010/11* 推荐的替代治疗方案如下：

- 1个月～1岁的婴儿：62.5mg，每日3次；
- 1岁～5岁的患儿：125mg，每日3次；
- 5岁以上的患儿：250mg，每日3次。

严重感染时剂量可加倍。

对于流感嗜血杆菌无症状的携带者或囊性纤维化的轻微发作，*BNFC 2010/11* 推荐口服剂量如下：

- 1个月～1岁的婴儿：125mg，每8h 1次；
- 1岁～7岁的患儿：250mg，每日3次；
- 7岁以上的患儿：500mg，每日3次。

制剂

BP 2010: Cefaclor Capsules; Cefaclor Oral Suspension; Prolonged-release Cefaclor Tablets;
USP 33: Cefaclor Capsules; Cefaclor Chewable Tablets; Cefaclor Extended-Release Tablets; Cefaclor for Oral Suspension.

专利制剂

Arg.: Cefaklon†; Cefral†; ***Austral.:*** Aclor; Ceclor; Cefkor†; Karlor; Keflor; Ozcef; ***Austria:*** Cec; Ceclor; Cefastad; Cefax; ***Belg.:*** Ceclor†; Doccefaclo; ***Braz.:*** Ceclor; Cefacloren; Clorcin-Ped; Faclor†; Plecor†; Reflax†; ***Canad.:*** Ceclor; ***Cz.:*** Cec†; Ceclor†; Serviclor; Vercef; ***Fin.:*** Kefolor; ***Fr.:*** Alfatil; Haxifal; ***Ger.:*** Cec; Ceclorbeta; Cef-Diolan; Hefaclor†; InfectoCef; Panoral†; Sigacefal†; ***Gr.:*** Afecton; Brandex; Camirox; Ceclor; Cefacloril; Fredyren; Hetaclox; Katinol; Makovan; Medelox; Panclor; Phacotrex; Streptocol-R; Ufoxillin; ***Hong Kong:*** Castal†; Ceclor; Cefalor†; Clortrin; Medoclor; Phaclor; Qualiceclor; Qualiphor; Soficlor; Synfaclor; Vercef; Vickclor; ***Hung.:*** Ceclor; Cecloretta; Vercef†; ***India:*** Halocef; Keflor; ***Indon.:*** Capabiotic; Ceclor†; Cloracef; Especlor†; Forifek; Medikoncef†; Soclor; ***Irl.:*** Cefager; Distaclor; Keftid; Pinaclor; ***Israel:*** Cefalor; ***Ital.:*** Altaclor; Bacticef; Bactigram; Cefulton†; Clorad; Clorazer; Dorf†; Eurocefix†; Geniclor; Kliacef; Lafarclor; Macovan; Necloral; Omaspir†; Oralcef; Panacef; Performer; Selviclor; Takecef; Tibifor; Valeclor; ***Malaysia:*** Distaclor; Efaclor; Sifaclor; Soficlor; Vercef; ***Mex.:*** Arcefal; Cec; Ceclor; Cefalan; Ceflacid; Fasiclor; Fermed; Ranclor; Serviclor; Tecnoclor; Teraclox; ***Neth.:*** Ceclor; ***NZ:*** Clorotir†; ***Philipp.:*** Aczebri; Brelox†; Ceclobid; Ceclor; CFC; Clorcef; Clorotir†; Ephron; Lorcef; Remedlor; Surecef; Vefarol; Versef; Verzat; Xelent; Xeztron†; Yucro; Zeclor; Zynolex; Zyrcef; ***Pol.:*** Ceclor; Cek†; Kloracef†; Panclor; Serviclor; Vercef; ***Port.:*** Ceclor; ***Rus.:*** Ceclor (Цеклор); Vercef (Верцеф)†; ***S.Afr.:*** Cec†; Ceclor†; Vercef; ***Singapore:*** Cleancef; Distaclor†; Soficlor; Vercef; ***Spain:*** Ceclor; ***Switz.:*** Ceclor; ***Thai.:*** Celco; Clorotir; Distaclor; Sifaclor; Vercef; ***Turk.:*** Ceclor; Kefsid; Losefar; Sanocef; ***UAE:*** Recocef; ***UK:*** Bacticlor; Distaclor; Keftid; ***USA:*** Ceclor; Raniclor; ***Venez.:*** Ceclor.

多组分制剂 ***Mex.:*** Ceclordox.

Cefadroxil (*BAN*, *USAN*, *pINN*) 头孢羟氨苄

BL-S578; Cefadroksilis monohidratas; Cefadroksyl jednowodny; Céfadroxil; Cefadroxil monohydrát; Céfadroxil monohydraté; Cefadroxilmonohydrat; Cefadroxilo; Cefadroxilum; Cefadroxilum monohydricum; Cephadroxil; Kefadroksiili; Kefadroksiilimonohydraatti; MJF-11567-3; Sefadroksil. (7*R*)-7-(α-D-4-Hydroxyphenylglycylamino)-3-methyl-3-cephem-4-carboxylic acid monohydrate.

Цефадроксил

$C_{16}H_{17}N_3O_5S,H_2O = 381.4.$

CAS — 50370-12-2 (anhydrous cefadroxil); 119922-85-9 (cefadroxil hemihydrate); 66592-87-8 (cefadroxil monohydrate).

ATC — J01DB05.

ATC Vet — QJ01DB05.

UNII — Q525PA8JJB (anhydrous cefadroxil); 280111G160 (cefadroxil monohydrate); J9CMF6461M (cefadroxil hemihydrate).

Pharmacopoeias. In *Chin.*, *Eur.* (see p.vii), and *US. Jpn* includes the anhydrous substance.

Ph. Eur. 6.8（Cefadroxil Monohydrate）白色或类白色粉末。略溶于水；难溶于乙醇。5%水悬液的pH值为4.0～6.0。避光。

USP 33（Cefadroxil）白色或微黄的结晶性粉末。略溶于水；不溶于乙醇、氯仿和乙醚。5%水悬液的pH值为4.0～6.0。贮藏于密闭容器中。

不良反应和注意事项

同头孢氨苄，见第208页。

哺乳 尽管有文献报道，头孢羟氨苄在乳汁中的浓度高于头孢氨苄、头孢噻吩、头孢匹林和头孢噻肟[1]，但是母乳喂养的婴儿体内并没有检测到头孢羟氨苄，也没有观察到使用头孢羟氨苄的母亲喂养的婴儿出现不良反应。由此，American Academy of Pediatrics认为头孢羟氨苄适用于正在母乳喂养的妇女[2]。

1. Kafetzis DA, *et al.* Passage of cephalosporins and amoxicillin into the breast milk. *Acta Paediatr Scand* 1981; **70:** 285–8.
2. American Academy of Pediatrics. The transfer of drugs and other chemicals into human milk. *Pediatrics* 2001; **108:** 776–89. [Retired May 2010] Correction. *ibid.*; 1029. Also available at: http://aappolicy.aappublications.org/cgi/content/full/pediatrics%3b108/3/776 (accessed 25/05/04)

药物相互作用

同头孢氨苄，见第208页。

抗菌作用

同头孢氨苄，见第208页。

药动学

头孢羟氨苄可几乎被胃肠道全部吸收。单次口服500mg和1g后，1.5～2h达到血药峰浓度，分别为16μg/ml和30μg/ml。虽然头孢羟氨苄的峰浓度与头孢氨苄接近，但其血药浓度可维持更久。食物似乎并不影响头孢羟氨苄的吸收。文献报道大约有20%的头孢羟氨苄与血浆蛋白结合。头孢羟氨苄的半衰期大约为1.5h；有肾功损害的患者其半衰期延长。

头孢羟氨苄广泛分布于全身的组织和体液，可通过胎盘，乳汁中也有分泌。

一次给药后24h内超过90%的药物经过肾小球滤过和肾小管分泌以原形随尿液排出。一次给药500mg后尿中的药物最大浓度为1.8mg/ml。头孢羟氨苄可以通过血液透析清除。

1. Tanrisever B, Santella PJ. Cefadroxil: a review of its antibacterial, pharmacokinetic and therapeutic properties in comparison with cephalexin and cephradine. *Drugs* 1986; **32** (suppl 3): 1–16.
2. Wise R. The pharmacokinetics of the oral cephalosporins—a review. *J Antimicrob Chemother* 1990; **26** (suppl E): 13–20.
3. Garrigues TM, *et al.* Dose-dependent absorption and elimination of cefadroxil in man. *Eur J Clin Pharmacol* 1991; **41**: 179–83.

用途和用法

头孢羟氨苄为第一代头孢菌素类抗菌药，是头孢氨苄（第208页）的对羟基衍生物，也用于敏感的革兰阳性菌、革兰阴性菌所致的轻度或中度感染。它可以口服，剂量以无水头孢羟氨苄的量表示；1.04g的一水头孢羟氨苄相当于大约1g无水头孢羟氨苄。常用剂量是每日1～2g，单次给药或分成2次给药。

有关对有肾损伤患者的用药减量的细节，见下文。儿童使用剂量也可参见下文。

头孢羟氨苄也可以赖氨酸盐的形式应用。

儿童用法 头孢羟氨苄可以通过口服给药治疗敏感的革兰阳性菌和革兰阴性菌所致的轻度或中度感染。对体重小于40kg的儿童，英国注册药品信息推荐剂量如下：

- 小于1岁的婴儿：每日25mg/kg，分次给药；
- 1～6岁的患儿：250mg，每日2次；
- 6岁以上的患儿：500mg，每日2次。

相应的，American Academy of Pedictrics建议给药剂量为每日30mg/kg，分2次给药，每日的最大剂量不超过2g。

1. American Academy of Pediatrics. *2009 Red Book: Report of the Committee on Infectious Diseases,* 28th ed. Elk Grove Village, Illinois, USA: American Academy of Pediatrics, 2009.

在肾损伤中的用法 起始负荷剂量为1g，对有肾损伤的患者应按照肌酐清除率（CC）调整头孢羟氨苄的剂量如下：

- CC 26～50ml/（min·1.73m²）：500mg，每12h 1次；
- CC 11～25ml/（min·1.73m²）：500mg，每24h 1次；
- CC 10ml/（min·1.73m²）或更少：500mg，每36h 1次。

制剂

BP 2010: Cefadroxil Capsules; Cefadroxil Oral Suspension;
USP 33: Cefadroxil Capsules; Cefadroxil for Oral Suspension; Cefadroxil Tablets.

专利制剂

Arg.: Cefacar; Cefacilina; Cefadrox; Cefamar; Cefasin†; Cefatenk; Droxil†; Kandicin; Klondroxil; Versatic; ***Austria:*** Biodroxil†; Duracef; ***Belg.:*** Duracef; Moxacef†; ***Braz.:*** Cedroxil; Cefadroxon; Cefamox; Celocortin; Celoxin†; Drofaxil†; Neo Cefadril; ***Canad.:*** Duricef; ***Chile:*** Adroxef; Cefamox; Sedafex†; Sefadex; ***Cz.:*** Biodroxil; Cedrox†; Cefadrox†; Duracef; ***Fin.:*** Duracef; ***Fr.:*** Oracefal; ***Ger.:*** Cedrox†; Gruncef; ***Gr.:*** Bitroxetan; Cefalom; Cyclomycine-K; Kleotrat; Med-Loral; Moxacef; Nefalox; Ultracef; ***Hong Kong:*** Amben; Androxyl†; Biodroxil†; Duracef†; Qualidrox; ***Hung.:*** Biodroxil†; Duracef; ***India:*** Cefadrox; Cefadur; Lactocef; Lydroxil; Odoxil; Pendrox; Vepan; Vistadrox; ***Indon.:*** Alxil; Ancefa; Bidicef†; Biodroxil; Cefat; Dexacef; Doxef; Drovax; Droxal; Droxefa; Duricef†; Erphadrox; Ethicef; Kelfex; Lapicef; Librocef†; Longcef; Opicef; Osadrox; Pyricef; Q Cef; Qidrox; Renasistin; Roksicap; Sedrofen; Staforin; Tisacef; Vocefa; Widrox; Yaricef; ***Irl.:*** Ultracef†; ***Israel:*** Biodroxil; ***Ital.:*** Cefadril; Cephos†; Foxil†; Oradroxil; ***Malaysia:*** Cefadur; Kefloxin; Sofidrox; ***Mex.:*** Cefamox; Cepotec; Duracef; Inedit; Kefloxin; Teroxina; ***Philipp.:*** Drolex; Drozid; Lexipad; ***Pol.:*** Biodroxil; Duracef; Tadroxil; ***Port.:*** Biofaxil†; Cefacile; Ceforal; Cefra†; ***S.Afr.:*** Cipadur; Dacef; Duracef†; ***Singapore:*** Duricef†; Sofidrox; ***Spain:*** Duracef; ***Swed.:*** Cefamox; ***Turk.:*** Cefradur; Duricef; ***UK:*** Baxan†; ***Ukr.:*** Cedrohexal (Цедроксгексал); ***USA:*** Duricef†; ***Venez.:*** Bidroxyl; Cedroxim; Cefadril†; Cefaval; Cefonax; Drocef; Droxifan; Grunicef; Sanodril.

多组分制剂 ***Arg.:*** Cefacilina Bronquial; ***Mex.:*** Duracef Expec.

Cefalexin (*BAN*, *pINN*) 头孢氨苄

66873; Cefaleksinas monohidratas; Cefaleksyna; Cefalexin monohydrát; Cefalexina; Céfalexine; Céfalexine monohydratée; Cefalexinmonohydrat; Cefalexinum; Cefalexinum monohydricum; Cephalexin (*USAN*); Kefaleksiini; Kefaleksiinimonohydraatti;

Sefaleksin. (7*R*)-3-Methyl-7-(α-D-phenylglycylamino)-3-cephem-4-carboxylic acid monohydrate.

Цефалексин

$C_{16}H_{17}N_3O_4S,H_2O$ = 365.4.

CAS — 15686-71-2 (anhydrous cefalexin); 23325-78-2 (cefalexin monohydrate).

ATC — J01DB01.

ATC Vet — QJ01DB01; QJ51DA01.

UNII — OBN7UDS42Y (cefalexin); 5SFF1W6677 (anhydrous cefalexin).

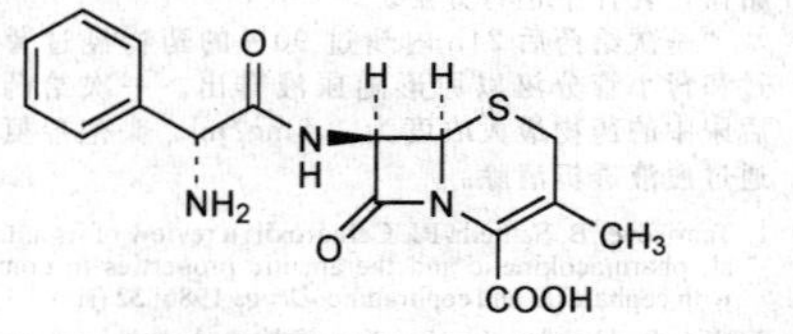

Pharmacopoeias. In *Chin.*, *Eur.* (see p.vii), *Jpn*, *US*, and *Viet*.

Ph. Eur. 6.8 (Cefalexin Monohydrate) 白色或类白色结晶性粉末。微溶于水；不溶于乙醇。0.5%水溶液的pH值为4.0～5.5。避光。

USP 33 (Cephalexin) 白色或微黄的结晶性粉末。略溶于水；不溶于乙醇、氯仿和乙醚。5%水悬液的pH值为3.0～5.5。贮藏于密闭容器中。

Cefalexin Hydrochloride (*BANM*, *pINNM*) 盐酸头孢氨苄

Céfalexine, Chlorhydrate de; Cefalexini Hydrochloridum; Cephalexin Hydrochloride (*USAN*); Hidrocloruro de cefalexina; LY-061188.

Цефалексина Гидрохлорид

$C_{16}H_{17}N_3O_4S,HCl,H_2O$ = 401.9.

CAS — 105879-42-3.

ATC — J01DB01.

ATC Vet — QJ01DB01.

UNII — 6VJE5G3D98.

Pharmacopoeias. In *US*.

USP 33 (Cephalexin Hydrochloride) 白色或微黄的结晶性粉末。与水、丙酮、乙腈、乙醇、二甲基甲酰胺和甲醇1∶100相溶；不溶于氯仿、乙醚、乙酸乙酯和异丙醇。1%水溶液的pH值为1.5～3.0。贮藏于密封容器中。

不良反应和注意事项

同头孢噻吩钠，见第209页。

头孢氨苄以及其他口服头孢菌素最常见的不良反应是胃肠紊乱和超敏反应。假膜性肠炎也有报道。

1. Dave J, *et al.* Cephalexin induced toxic epidermal necrolysis. *J Antimicrob Chemother* 1991; **28:** 477–8.
2. Baran R, Perrin C. Fixed-drug eruption presenting as an acute paronychia. *Br J Dermatol* 1991; **125:** 592–5.
3. Clark RF. Crystalluria following cephalexin overdose. *Pediatrics* 1992; **89:** 672–4.
4. Murray KM, Camp MS. Cephalexin-induced Stevens-Johnson syndrome. *Ann Pharmacother* 1992; **26:** 1230–3.
5. Czechowicz RT, *et al.* Bullous pemphigoid induced by cephalexin. *Australas J Dermatol* 2001; **42:** 132–5.
6. Longstreth KL, *et al.* Cephalexin-induced acute tubular necrosis. *Pharmacotherapy* 2004; **24:** 808–11.
7. Skoog SM, *et al.* Cephalexin-induced cholestatic hepatitis. *J Clin Gastroenterol* 2004; **38:** 833.
8. Chan AL, *et al.* Fatal anaphylactic reaction to intravenous cephalexin. *Clin Drug Invest* 2005; **25:** 675–8.
9. Penttilä J, *et al.* Delirium in an adolescent patient during treatment with cephalexin. *J Adolesc Health* 2006; **39:** 782–3.

卟啉病 目前的观点认为，卟啉病患者使用头孢氨苄并不安全，尽管在生卟啉作用问题上的实验研究结果并不一致。

药物相互作用

丙磺舒可以延缓头孢氨苄和其他多种头孢菌素的肾排泄。

激素性避孕药 目前有个别报道称头孢氨苄可降低含雌激素的口服避孕药的药效[1]。有关服用广谱抗菌药的患者所使用的口服避孕药药效的减弱以及是否需采取其他避孕方式等问题，见第2002页**激素类避孕药**项下内容。

1. Friedman M, *et al.* Cephalexin and Microgynon-30 do not go well together. *J Obstet Gynaecol* 1982; **2:** 195–6.

抗菌作用

同头孢噻吩钠，见第209页，但头孢氨苄的作用稍弱些。药物只有在较高浓度下才能抑制某些尿道内革兰阴性菌。流感嗜血杆菌对头孢氨苄有中等程度的耐药性。

药动学

头孢氨苄几乎可经胃肠道完全吸收。一次口服500mg后，1h达到血药峰浓度，约为18μg/ml。食物可延缓头孢氨苄的吸收，但不影响吸收总量。头孢氨苄入血后接近15%的药物与血浆蛋白结合。头孢氨苄的半衰期大约为1h；有肾损伤的患者其半衰期延长。

头孢氨苄广泛分布于全身，但不能大量进入脑脊液。可通过胎盘，乳汁中也有少量分泌。头孢氨苄并不进行代谢。头孢氨苄单次给药后，在6h内超过80%的药物经过肾小球滤过和肾小管分泌以原形随尿液排出。一次给药500mg后尿中的药物浓度可超过1mg/ml。丙磺舒可以延缓药物的肾排泄。胆汁中药物可达治疗浓度，一些药物经该途径排泄。

头孢氨苄可以通过血液透析和腹膜透析清除。

1. Wise R. The pharmacokinetics of the oral cephalosporins—a review. *J Antimicrob Chemother* 1990; **26** (suppl E): 13–20.

用途和用法

头孢氨苄为第一代口服头孢菌素类抗菌药，它可以用于治疗敏感革兰阳性菌和革兰阴性菌所致的感染，包括呼吸系统、泌尿系统、骨骼和皮肤感染。对于这些感染及相应的治疗方案，可参见**抗菌药的选择**项下内容，第153页。

头孢氨苄通常以一水化合物的形式存在，有时也用其盐酸盐形式给药。剂量以无水头孢氨苄的等效剂量表示；1.05g的一水头孢氨苄和1.16g的盐酸头孢氨苄分别相当于大约1g无水头孢氨苄。

头孢氨苄的给药剂量为每日1～4g，分次给药；最常用的给药方案是250～500mg，每6～8h给药1次。对皮肤和软组织感染、链球菌性咽炎和单纯性尿路感染，给药剂量为250mg，每6h给药1次；或者剂量为500mg，每12h给药1次。如果每日的给药剂量超过4g，应考虑胃肠外给药途径。

为了预防尿路感染的复发，可以采用头孢氨苄125mg，每晚1次的给药方式。

儿童使用剂量详见下文。

有关肾损伤患者用药减量的细节，见下文。

头孢氨苄钠或头孢氨苄赖氨酸也用于胃肠外给药。

儿童用法 头孢氨苄口服给药可治疗敏感革兰阳性菌和革兰阴性菌所致的感染。常用剂量是每日25～50mg/kg，分2～3次给药。严重感染时剂量可加倍。对患有中耳炎的儿童，推荐的剂量为每日75～100mg/kg，分4次给药。

BNFC 2010/11 推荐的替代治疗方案如下：

- 1个月以上的患儿：12.5mg/kg，每日2次；严重感染时剂量可加倍（最大剂量为1g，每日4次），或
- 1个月～1岁的婴儿：125mg，每日2次；
- 1～5岁的患儿：125mg，每日3次；
- 5岁以上的患儿：250mg，每日3次。

虽然在英国该药并没有注册用于新生儿，*BNFC 2010/11* 建议：给药剂量为25mg/kg（最大剂量不超过125mg），小于7天的新生儿，每日2次；7～21天的新生儿，每日3次；21～28天的新生儿，每日4次。

为了预防尿路感染的复发，*BNFC 2010/11* 推荐：1个月以上的患儿，口服剂量为12.5mg/kg（最大剂量不超过125mg），每晚1次。

在肾损伤中的用法 对有肾损伤的患者应减少用药剂量。*BNF 59* 推荐根据肌酐清除率（CC），头孢氨苄每日最大剂量如下：

CC 40～50ml/(min·1.73m²)：每日最多不超过3g；

CC 10～40ml/(min·1.73m²)：每日最多不超过1.5g；

CC ＜10ml/(min·1.73m²)：每日最多不超过750mg。

制剂

BP 2010: Cefalexin Capsules; Cefalexin Oral Suspension; Cefalexin Tablets; ***USP 33:*** Cephalexin Capsules; Cephalexin for Oral Suspension; Cephalexin Tablets; Cephalexin Tablets for Oral Suspension.

专利制剂

Arg.: Beliam; Butefina; Cefagrand; Cefapoten†; Cefarinol†; Cefasporina; Cefosporen; Ceporexin; Fabotop; Keforal; Lafexina; Lars; Lexin; Lorbicefax; Novalexin†; Permvastat; Sanibiotic; Septilisin; Trexina; Triblix; Velexina; ***Austral.:*** Cilex; Ialex; Ibilex; Keflex; Rancef; Sporahexal†; ***Austria:*** Cepexin†; Cephalobene; Keflex; Ospexin; Sanaxin; ***Belg.:*** Ceporex†; Keforal; ***Braz.:*** Betacef†; Cefaben†; Cefagel; Cefagon†; Cefagran; Cefanal; Cefaxon; Cefexina; Ceflexin†; Celen; Celexin; Celinax†; Falexin†; Kefalexin†; Keflaxina†; Keflex; Keforal†; Kiflexin†; Lexin; Lifalexin†; Neo Ceflex; Neoceflex; Primacef; Profalexina; Todexin†; Valflex; ***Canad.:*** Apo-Cephalex; Keflex; Novo-Lexin; Nu-Cephalex; ***Cz.:*** Cefaclen†; Oracef†; Ospexin†; Sporidex†; ***Denm.:*** Keflex; ***Fin.:*** Kefalex; Kefexin; Orakef†; ***Fr.:*** Cefacet; Ceporexine; Keforal; ***Ger.:*** Cephalex; ***Gr.:*** Kefalospes; Kefaxin; Keflex; Keflogen; Kekrinal; Medalexine; Neptolin; Nylichlor; Sinthecillin; Tricylamil; Zabytrex; ***Hong Kong:*** Anxer†; Apo-Cephalex; Cefacapxin; Cefacin; Cefacure†; Cephalexyl; Cephin; Ceporex†; Felexin; Medolexin; Ora-C; Ospexin; Sofilex; Solulexin†; Syntolexin; ***Hung.:*** Keflex†; Pyassan; Servispor†; ***India:*** Alexin; Betaspore; Cefmix; Cephadex; Cephaxin; Nufex; Phexin; Rofex; Sepexin; Sporidex; ***Indon.:*** Cefabiotic; Madlexin; Ospexin; Pralexin†; Sofaxin; Tepaxin; Theralexin†; ***Irl.:*** Kefexin†; Keflex; ***Israel:*** Cefalin†; Ceforal; Cefovit; ***Ital.:*** Ceporex; Keforal; Lafarin; ***Jpn:*** Larixin; ***Malaysia:*** Celexin†; Cephanmycin; Felexin; Medolexin; Ospexin; Sofilex; Sporidex; Uphalexin; ***Mex.:*** Acacin†; Ancetev; Arlexen; Capxin; Cefalver; Ceporex; Facelit; Falexol†; Fleximin†; Flextinol; Keflex; Nafacil; Naxifelar; Nixelaf-C; Optocef; Paferxin; Quimosporina; Servicef; Sporicef; ***Neth.:*** Keforal; ***Norw.:*** Keflex; ***NZ:*** Keflex†; ***Philipp.:*** Airex; Bacilexin; Bandax; Benlexin; Bloflex; Canelin; Cefalin; Cendalex; Ceporex; CFA; Civalex; Clephin; Difalex; Edexin; Eliphorin; Exel; Fablex; Falex; Falteria; Forexine; Halcepin†; Infexin; Ivynall; Keflex; Lewimycin; Lexum; Lonarel†; Lyceplix; Madexin; Medilexin; Medoxine; Montralex†; Nefadon; Neolecsin; Nerfalex; Oneflex; Pediaflex; Respinal; Selzef; Servispor†; Sorlex; Sporidex†; Xeface; Xinflex; Zepharyl; Zeporin; Zepotex; Zexanta; Zinace; Zucoflaxin†; ***Pol.:*** Keflex; ***Port.:*** Ceflax†; Ceporex†; Keflex†; ***S.Afr.:*** Keflex†; Lenocef†; Ranceph; ***Singapore:*** Celexin; Cephalen; Cephanmycin; Ceporex†; Ospexin; Sofilex; Sporidex; Uphalexin; ***Spain:*** Cefalexgobens; Kefloridina; Lexincef; Sulquipen†; Torlasporin; ***Swed.:*** Keflex; ***Thai.:*** Anxer†; Cefexin†; Celex; Celexin; Cephalexyl; Cephin; Ceporex†; Farmalex; Felexin; Ibilex; Keflex; Mycef; Neolexin; Pondnacef†; Sefasin; Sialexin; Sporicef; Sporidex†; Sporidin; Suphalex; Toflex; Ulflex; Vataceph; Zeplex; ***Turk.:*** Maksipor; Sef; ***UAE:*** Cefrin; ***UK:*** Ceporex; Keflex; ***Ukr.:*** Ospexin (Оспексин); ***USA:*** Biocef†; Cefanex; Keflex; ***Venez.:*** Bidocef; Cefaloga†; Keforal; Stricef.

多组分制剂 ***India:*** Caceff; Cephadex LB; ***Mex.:*** Arlexen B; Cefabroxil; Cepobrom; Mucocef; Rombox.

Cefalonium (*BAN*, *pINN*) 头孢洛宁

41071; Carbamoylcefaloridine; Cefalonio; Céfalonium; Cephalonium. (7*R*)-3-(4-Carbamoyl-1-pyridiniomethyl)-7-[2-(2-thienyl)-acetamido]-3-cephem-4-carboxylate.

Цефалоний

$C_{20}H_{18}N_4O_5S_2$ = 458.5.

CAS — 5575-21-3.

ATC Vet — QJ51DA90.

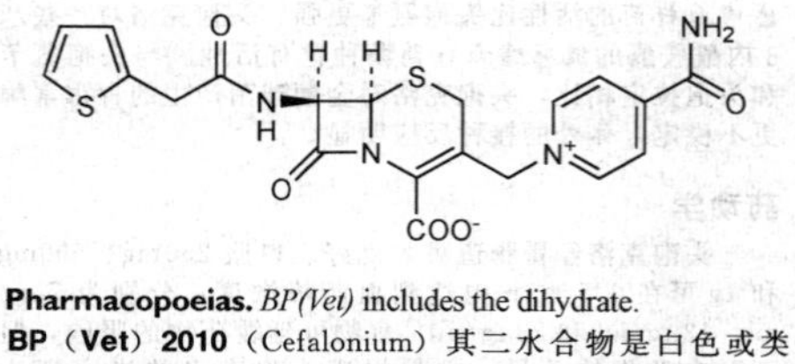

Pharmacopoeias. *BP(Vet)* includes the dihydrate.

BP (Vet) 2010 (Cefalonium) 其二水合物是白色或类白色的结晶性粉末。难溶于水和甲醇；不溶于乙醇、二氯甲烷和乙醚；可溶于二甲亚砜。它可以溶解于稀酸和碱性溶液。贮藏温度不超过30℃。避光。

简介

头孢洛宁是一种用于兽医学上的头孢菌素类抗菌药。

Cefalotin Sodium (*BANM*, *pINNM*) 头孢噻吩钠

38253; Cefalotin sodná sůl; Cefalotina sódica; Céfalotine sodique; Cefalotinnatrium; Cefalotin-nátrium; Cefalotino natrio druska; Cefalotinum natricum; Cefalotyna sodowa; Cephalothin Sodium (*USAN*); Kefalotiininatrium; Natrii Cefalotinum; Sodium Cephalothin. Sodium (7*R*)-7-[2-(2-thienyl)acetamido]cephalosporanate; Sodium (7*R*)-3-acetoxymethyl-7-[2-(2-thienyl)acetamido]-3-cephem-4-carboxylate.

Натрий Цефалотин

$C_{16}H_{15}N_2NaO_6S_2$ = 418.4.

CAS — 153-61-7 (cefalotin); 58-71-9 (cefalotin sodium).

ATC — J01DB03.

ATC Vet — QJ01DB03.

UNII — C22G6EYP8B.

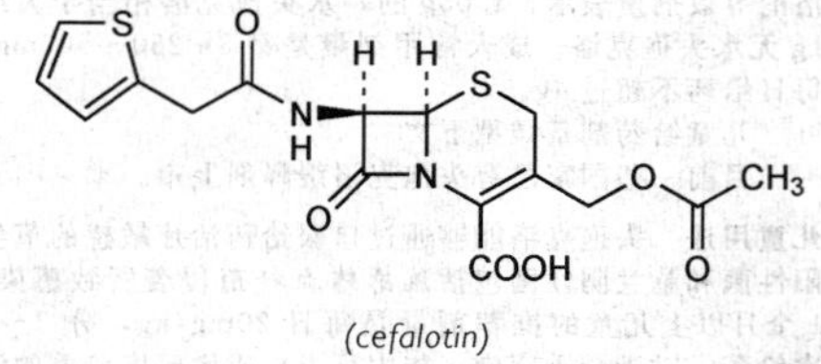

(cefalotin)

Pharmacopoeias. In *Chin.*, *Eur.* (see p.vii), *Jpn*, and *US*.

Ph. Eur. 6.8 (Cefalotin Sodium) 白色或类白色粉末。易溶于水；略溶于无水乙醇。10%水溶液的pH值为4.5～7.0。避光。

USP 33 (Cefalotin Sodium) 白色或微黄的无味结晶性粉末。易溶于水、0.9%氯化钠和葡萄糖溶液；不溶于大多数有机溶剂。25%水溶液的pH值为4.5～7.0。贮藏于密闭容器中。

配伍禁忌和稳定性 文献报道，头孢噻吩钠与氨基糖苷类药物和其他多种药物不相容。在pH值小于5的溶液

中可能发生沉淀。

不良反应

头孢噻吩和其他头孢菌素相关的不良反应与青霉素的不良反应大致相同（见第203页，**青霉素**项下内容）。最常见的是超敏反应，包括皮疹、荨麻疹、嗜酸粒细胞增多、发热、类血清疾病反应和过敏性休克。

Coombs试验可能呈现阳性反应，但溶血性贫血很少发生。中性粒细胞减少和血小板减少也偶有报道。粒细胞缺乏的发生偶尔也与一些头孢菌素的使用相关。低凝血酶原血症和（或）血小板功能异常引起的出血并发症亦有发生，尤其是在应用带有 *N*-甲基硫四氮唑侧链的头孢菌素和头孢霉素时更常出现。这些药物包括：

- 头孢孟多；
- 头孢拉宗；
- 头孢甲肟；
- 头孢美唑；
- 头孢尼西；
- 头孢哌酮；
- 头孢雷特；
- 头孢替坦；
- 头孢匹胺；
- 拉氧头孢。

甲硫二唑硫基侧链的存在（如头孢唑林）以及 *N*-甲硫三嗪环的存在（如头孢曲松）可能与这些出血症状有关。低凝血酶原血症（通常能够被维生素 K 逆转）曾经被认为是肠菌类改变所导致，但现在看来更可能的原因是凝血素的合成受到干扰。

有文献报道，头孢噻吩可产生肾毒性，尽管它的毒性要小于头孢噻啶。如头孢噻吩剂量过高，则可能出现急性肾小管坏死。另外，急性肾小管坏死好发于老年患者和已经有肾损伤的患者，或者在与肾毒性药物如氨基糖苷联合用药的时候。急性肾小管坏死还可能是超敏反应的一个病症。

有报道在用药过程中出现一过性肝代谢酶升高。肝炎和胆汁淤积性黄疸少见。

惊厥和其他中枢神经系统毒性症状也与剂量过高有关，尤其在已经有肾损伤的患者。

胃肠道不良反应如恶心、呕吐和腹泻鲜有报道。长期用药可以导致非敏感菌的过度生长，如与其他广谱抗生素合用，则可能发生假膜性肠炎（见下文）。

肌内注射时可能会出现注射部位的疼痛，静脉滴注头孢菌素时可以发生血栓性静脉炎。头孢噻吩似乎比其他头孢菌素更容易发生类似的局部反应。

抗菌药性结肠炎 很多抗菌药包括广谱的头孢菌素应用过程中都可以发生假膜性肠炎[1~3]。1991 年，英国 CSM 提醒临床工作者，无论是新的口服头孢菌素或旧的头孢菌素都可能导致假膜性肠炎[4]。除了与头孢氨苄、头孢拉定、头孢羟氨苄、头孢克洛有关的 33 例假膜性肠炎报告（其中 6 例死亡）以外，他们还收到了 12 个疑似或已确诊的使用头孢呋辛酯以及 15 个使用头孢呋辛发生假膜性肠炎病例，其中有 1 人死亡。头孢呋辛酯和头孢呋辛的临床试验中，腹泻和假膜性肠炎似乎与用药剂量有关，因此 CSM 推荐，大剂量的药物仅用于严重感染。他们建议，只要有假膜性肠炎出现的迹象，无论如何都要停药。

有关这种情况的处理，见第154页。

1. de Lalla F, *et al.* Third generation cephalosporins as a risk factor for Clostridium difficile-associated disease: a four-year survey in a general hospital. *J Antimicrob Chemother* 1989; **23:** 623–31.
2. Golledge CL, *et al.* Extended spectrum cephalosporins and Clostridium difficile. *J Antimicrob Chemother* 1989; **23:** 929–31.
3. Freiman JP, *et al.* Pseudomembranous colitis associated with single-dose cephalosporin prophylaxis. *JAMA* 1989; **262:** 902.
4. CSM. Pseudomembranous (antibiotic-associated) colitis and diarrhoea with cephalosporins. *Current Problems 32* 1991.

对血液的影响 参考文献如下。

1. Lipsky JJ. Antibiotic-associated hypoprothrombinaemia. *J Antimicrob Chemother* 1988; **21:** 281–300.
2. Shearer MJ, *et al.* Mechanism of cephalosporin-induced hypoprothrombinemia: relation to cephalosporin side chain, vitamin K metabolism, and vitamin K status. *J Clin Pharmacol* 1988; **28:** 88–95.
3. Welage LS, *et al.* Comparative evaluation of the pharmacokinetics of N-methylthiotetrazole following administration of cefoperazone, cefotetan, and cefmetazole. *Antimicrob Agents Chemother* 1990; **34:** 2369–74.

对肾脏的影响 参考文献如下。

1. Zhanel GG. Cephalosporin-induced nephrotoxicity: does it exist? *DICP Ann Pharmacother* 1990; **24:** 262–5.
2. Tune BM. Nephrotoxicity of beta-lactam antibiotics: mechanisms and strategies for prevention. *Pediatr Nephrol* 1997; **11:** 768–72.

超敏反应 超敏反应是头孢菌素公认的不良反应。然而，头孢菌素与青霉素之间、不同种类的头孢菌素之间发生交叉过敏反应的危险性是存在争议的[1,2]。

一项在有青霉素过敏史患者身上进行的研究表明，128 名患者中有 14 名对头孢噻吩、头孢羟唑、头孢呋辛、头孢他啶、头孢曲松钠或头孢噻肟中的一种或多种药物皮试结果呈阳性[1]。101 名患者对上述后四种药物皮试结果呈阴性，所有人都对头孢呋辛酯和头孢曲松钠随后的测试剂量耐受。然而，11%的交叉过敏反应率提示我们，对青霉素皮试结果呈阳性的患者，应避免使用头孢菌素。

与此相反，一篇综述[2]对青霉素和头孢菌素之间交叉过敏反应率高达 8%～18%提出了质疑。该作者认为人对头孢菌素的免疫反应高度依赖于它们的侧链结构，该结构与青霉素非常相似。该综述的建议如下：

- 如果患者对青霉素有严重的由 IgE 介导的过敏史，那么 β-内酰胺环上具有相似的 7 位侧链结构的头孢菌素（如头孢噻吩、头孢西丁）应慎用。
- 如果使用氨苄西林或阿莫西林后产生过敏反应，具有相似侧链结构的头孢菌素（头孢氨苄、头孢拉定、头孢三嗪、头孢羟氨苄、头孢克洛和头孢丙烯）需慎用。
- 如果患者对青霉素具有非 IgE 介导的过敏反应，头孢菌素可以使用（在不确定的情况下，推荐选用青霉素皮试）。

青霉素过敏患者使用不同代的头孢菌素后，交叉过敏反应的发生率是不同的，其中，第一代头孢菌素的发生率最高（约为 0.4%），而头孢呋辛、头孢泊肟和头孢地尼几乎不发生交叉过敏反应。如果对某种头孢菌素发生过Ⅰ型过敏反应，那么患者不应该再使用该类头孢药物；然而，如果另外一种头孢菌素的侧链结构不相似的话，患者对该药物发生交叉过敏反应的危险性是很低的。

1. Romano A, *et al.* Cross-reactivity and tolerability of cephalosporins in patients with immediate hypersensitivity to penicillins. *Ann Intern Med* 2004; **141:** 16–22.
2. Pichichero ME. A review of evidence supporting the American Academy of Pediatrics recommendation for prescribing cephalosporin antibiotics for penicillin-allergic patients. *Pediatrics* 2005; **115:** 1048–57.

注意事项

注册药品信息声明，对那些有头孢噻吩或其他头孢菌素过敏史的患者，不应用使用头孢噻吩。免疫学研究表明，不到 20%的有青霉素过敏史的患者可能对头孢菌素也过敏，尽管临床研究显示这种过敏的发生率较低，而且不能明确是否是真正对该药过敏。对这些患者，要慎用头孢噻吩。对既往有过敏史的患者也要小心用药。

对有肾损伤的患者，使用头孢噻吩时要谨慎。要监测肾功能和血液学指标，尤其在长期和大剂量用药的情况下。头孢噻吩和一些其他的头孢菌素及头孢霉素（头孢雷特、头孢替坦、头孢西丁和头孢匹罗）可能干扰检测尿肌酐的 Jaffé 法，从而使测得数值偏高。在检查肾功能时要注意这一点。头孢噻吩使用过程中直接 Coombs 试验可能为阳性，这样就会影响血液的交叉配型。应用头孢噻吩的患者以铜还原反应检测血糖时也可能发生假阳性反应。

卟啉病 目前的观点认为，卟啉病患者使用头孢噻吩并不安全，尽管在卟啉病发生的问题上的实验研究结果并不一致。

钠的含量 每克头孢噻吩钠含 2.39mmol 钠。

药物相互作用

使用有肾毒性的药物如氨基糖苷和妥布霉素会增加头孢噻吩导致肾损伤的可能性。与袢利尿药呋塞米联合使用也会增加肾毒性，而头孢噻啶联合使用呋塞米时对肾的毒性并不肯定。与青霉素相似，丙磺舒可以延缓头孢噻吩和其他多种头孢菌素的肾排泄。头孢噻吩和抑菌性抗菌药之间有拮抗作用。

抗菌作用

头孢噻吩是一种 β-内酰胺抗菌药。它是杀菌药，与青霉素（第203页）相似，是通过抑制细菌细胞壁的合成来发挥作用的。头孢噻吩对革兰阳性球菌作用最强，对一些革兰阴性杆菌也有中等程度的杀灭作用。

- 敏感革兰阳性球菌包括产青霉素酶和不产青霉素酶的葡萄球菌，虽然耐甲氧西林的葡萄球菌对头孢噻吩耐药；但不包括耐青霉素的肺炎链球菌；肠球菌通常也是耐药的。

一些革兰阳性厌氧菌也对该药敏感。单核细胞增多性李斯特菌通常对头孢噻吩不敏感。

- 在革兰阴性菌中，头孢噻吩对一些肠杆菌包括大肠埃希菌、肺炎克雷伯菌、奇异变形杆菌、沙门菌和志贺杆菌某些种都有作用。而对肠杆菌、吲哚阳性变形菌或黏质沙雷菌某些种没有作用。

卡他莫拉菌（即卡他布兰汉菌）和奈瑟菌某些种对药物也敏感，流感嗜血杆菌对头孢噻吩有中等程度的耐药性。

脆弱拟杆菌、铜绿假单胞菌都不敏感。分枝杆菌、支原体和真菌均有耐药性。

细菌对头孢噻吩发生耐药的可能原因有：药物不能到达作用部位，比如在一些革兰阴性菌，细胞壁是强大的障碍；青霉素结合靶蛋白可能发生改变以至于头孢噻吩无法和它们结合；或者，更重要的是，细菌会产生β-内酰胺酶（头孢菌素酶）。头孢噻吩对葡萄球菌 β-内酰胺酶的水解作用相对稳定，但可以被多种革兰阴性菌产生的 β-内酰胺酶所钝化；革兰阴性菌的耐药性通常是多种原因引起的。某些细菌可能被头孢菌素所抑制，但不能被杀灭。这种情况下最小杀菌浓度要比最小抑菌浓度高很多，即产生了耐药性。

头孢噻吩在联合耐青霉素酶的青霉素以及其他头孢菌素用药时，可能会发生交叉耐药性。

药动学

头孢噻吩仅很少一部分被胃肠道吸收。单次肌内注射 0.5g 和 1g 后，30min 内达到血药峰浓度，分别为 10μg/ml 和 20μg/ml；据报道单次静脉注射 1g 药物后，15min 后血药浓度可达到 30μg/ml；以 500mg/h 的速度静脉滴注，血药浓度为 14～20μg/ml。

头孢噻吩广泛分布于全身的组织和体液，脑和脑脊液内药物浓度很低。可通过胎盘，乳汁中也有分泌。头孢噻吩的半衰期从 30～50min 不等，有肾损伤的患者，药物尤其是代谢产物的半衰期延长。大约有 70%头孢噻吩与血浆蛋白结合。

单次给药后 20%～30%的头孢噻吩在肝脏迅速发生脱乙酰化，60%～70%的药物经过肾小管在 6h 内以原形和活性更弱的代谢产物，即脱乙酰头孢噻吩的形式随尿液排出。单次肌内注射 500mg 和 1g 后，尿液中药物浓度分别可达到 800μg/ml 和 2.5mg/ml。丙磺舒可延缓头孢噻吩的肾排泄。一小部分药物经胆汁排泄。

用途和用法

头孢噻吩为第一代胃肠外头孢菌素类抗菌药。它可以用于敏感菌引起的感染及手术预防用药。但目前已经被更新的头孢菌素所替代。它对革兰阳性菌的活性强于革兰阴性菌。

头孢噻吩通常以钠盐的形式通过缓慢静推 3～5min 或间断、连续静脉滴注的方式给药。也可以采取肌内注射给药的方式，但这种方法往往产生疼痛。剂量以头孢噻吩的等效剂量表示：1.06g 的头孢噻吩钠相当于大约 1g 头孢噻吩。常用剂量是每 4～6h 给 0.5～1g 头孢噻吩，对严重感染，剂量最多可以增加到每日 12g。

用于手术预防感染，在术前 30～60min 静脉给予头孢噻吩 2g，随后，在术中再给予 2g；在手术后的 24h 内，每 6h 给予 2g。对接受心脏瓣膜置换术或关节成形术的患者，头孢噻吩的给药时间应延长到 72h。

有关肾损伤患者用药减量的细节，见下文。

儿童使用剂量详见下文。

头孢噻吩钠可加入到透析液或生理盐水中，腹腔内给药。

儿童用法 头孢噻吩可用于敏感革兰阳性菌和革兰阴性菌所致的感染。它通过非口服的方式给药，包括深部肌内注射、缓慢静脉注射和间断或持续的静脉滴注。常用的剂量是每日 80～160mg/kg，分次给药。

手术预防用药，儿童使用的剂量为 20～30mg/kg，用药方案与成人一样（见上文**用途和用法**）。

在肾损伤中的用法 对肾损伤患者，头孢噻吩的用药量要酌情减少。起始负荷剂量为 1～2g，然后按照肌酐清除率（CC）调整头孢噻吩的维持剂量如下。

- CC 50～80ml/min：2g，每 6h 1 次；
- CC 25～50ml/min：1.5g，每 6h 1 次；
- CC 10～25ml/min：1g，每 6h 1 次；
- CC 2～10ml/min：500mg，每 6h 1 次；
- CC <2ml/min：500mg，每 8h 1 次。

制剂

USP 33: Cephalothin for Injection; Cephalothin Injection.

专利制剂

Arg.: Arecamin; Cefade†; Dasuglor; Keflin; ***Austral.:*** Keflin Neutral; ***Braz.:*** Cefalin; Cefalot†; Cefalotil; Cefariston; Kefalotin†; Keflin; ***Canad.:*** Ceporacin; ***Denm.:*** Keflin†; ***Gr.:*** Practogen; ***Indon.:*** Cephation†; Exion; Moraxine; ***Ital.:*** Keflin†; ***Mex.:*** Cefelen; Ceftina†; Falot; Keflin; Kefolit; Liroken I; Lorikeen; Lotin; Tecphatil; ***Neth.:*** Keflin; ***Norw.:*** Keflin; ***Philipp.:*** Fezef†; ***S.Afr.:*** Keflin†; ***Singapore:*** Cefadin; ***Venez.:*** Cefaciclina†; Ceflen; Keflin†.

Cefamandole (*BAN*, *USAN*, *rINN*) 头孢孟多

83405; Cefamandol; Céfamandole; Cefamandolum; Cephamandole; Compound 83405; Kefamandoli. (7*R*)-7-D-Mandelamido-

3-(1-methyl-1*H*-tetrazol-5-ylthiomethyl)-3-cephem-4-carboxylic acid; {6*R*-[6α,7β(*R**)]}-7-[(hydroxyphenylacetyl)amino]-3-{[(1-methyl-1*H*-tetrazol-5-yl)thio]methyl}-8-oxo-5-thia-1-azabicyclo[4.2.0]oct-2-ene-2-carboxylic acid.

Цефамандол

$C_{18}H_{18}N_6O_5S_2$ = 462.5.
CAS — 34444-01-4.
ATC — J01DC03.
ATC Vet — QJ01DC03.
UNII — 5CKP8C2LLI.

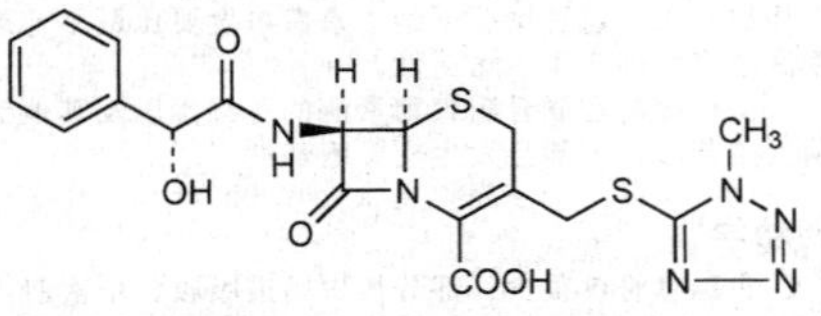

Cefamandole Nafate (*BAN*, *USAN*, *rINNM*) 头孢孟多酯钠

106223; Cefamandole Formate Sodium; Céfamandole, nafate de; Cefamandole Nafate Sodium; Cefamandoli nafas; Cefamandoli Nafatum; Cefamandolio nafatas; Cefamandolnafat; Cefamandol-nafát; Cefamandolu nafan; Cefmandoli Nafas; Cephamandole Nafate; Kefamandolinafaatti; Nafato de cefamandol. Sodium (7*R*)-7-[(2*R*)-2-formyloxy-2-phenylacetamido]-3-(1-methyl-1*H*-tetrazol-5-ylthiomethyl)-3-cephem-4-carboxylate.

Цефамандола Нафат

$C_{19}H_{17}N_6NaO_6S_2$ = 512.5.
CAS — 42540-40-9.
ATC — J01DC03.
ATC Vet — QJ01DC03.
UNII — 8HDO7941DO.

Pharmacopoeias. In *Eur.* (see p.vii) and *US.*

Ph. Eur. 6.8 (Cefamandole Nafate) 白色或类白色粉末。易溶于水；微溶于甲醇。10%水溶液（配成30min后）的pH值为6.0～8.0。贮藏于密闭容器中。避光。

USP 33 (Cefamandole Nafate) 白色无味结晶固体。可溶于水和甲醇；不溶于氯仿、环己烷、乙醚和苯酚。10%水溶液的pH值为3.5～7.0。贮藏于密闭容器中。

配伍禁忌和稳定性 文献报道，头孢孟多酯钠与氨基糖苷类药物和甲硝唑不相容。头孢孟多酯钠注射液成分中含有碳酸钠，故与含钙或镁盐的溶液不相容。当碳酸钠与水重新混合复原时，可迅速将大约30%的酯水解为头孢孟多钠。复原的溶液在室温下贮藏时，可产生二氧化碳。

1. Frable RA, *et al.* Stability of cefamandole nafate injection with parenteral solutions and additives. *Am J Hosp Pharm* 1982; **39:** 622–7. Correction. *ibid.*, 1479.

Cefamandole Sodium (*BANM*, *rINNM*) 头孢孟多钠

Cefamandol sódico; Céfamandole Sodique; Cephamandole Sodium; Natrii Cefamandolum.

Натрий Цефамандол

$C_{18}H_{17}N_6NaO_5S_2$ = 484.5.
CAS — 30034-03-8.
ATC — J01DC03.
ATC Vet — QJ01DC03.
UNII — IY6234ODVR.

不良反应和注意事项

同头孢噻吩钠，见第209页。

正如头孢噻吩部分中所提到的，使用带有*N*-甲基硫四氮唑侧链的头孢菌素如头孢孟多（可能也包括带甲硫二唑巯基和侧链*N*-甲硫三嗪的头孢菌素）可发生出血，这种症状可能与低凝血酶原血症和（或）血小板失调有关。低凝血酶原血症（通常可以被维生素K所逆转）曾被认为是由于肠道菌群的改变引起的，但目前认为其原因更可能是凝血酶原合成受阻。

钠的含量 1.05g头孢孟多钠和1.11g头孢孟多酯钠各含2.2mmol钠。

药物相互作用

头孢孟多可与乙醇发生相互作用出现双硫仑样反应，原因可能与头孢孟多的*N*-甲基硫四氮唑侧链有关。因此接受头孢孟多治疗的患者在治疗期间和治疗后几天内应避免饮酒。头孢孟多与含有大量乙醇的制剂也可能发生相似的作用。

头孢孟多和其他含*N*-甲基硫四氮唑侧链的头孢菌素，可以加重抗凝血药产生的低凝血酶原血症（见第1371页，**华法林**项下内容）。丙磺舒可减少头孢孟多和其他多种头孢菌素的肾排泄。

1. Portier H, *et al.* Interaction between cephalosporins and alcohol. *Lancet* 1980; **ii:** 263.
2. Drummer S, *et al.* Antabuse-like effect of β-lactam antibiotics. *N Engl J Med* 1980; **303:** 1417–18.

抗菌作用

头孢孟多是一种杀菌药，作用与头孢噻吩相似，但抗菌谱更广。头孢孟多对革兰阳性葡萄球菌和链球菌的作用与头孢噻吩相似，或者稍弱些，但是对一些革兰阴性菌产生的β-内酰胺酶有抗性。头孢孟多对多种肠杆菌包括一些肠杆菌属、大肠埃希菌、克雷伯菌、变形杆菌某些种和沙门菌的作用强于头孢噻吩。然而，在头孢孟多使用过程中，某些种类的细菌，主要是肠杆菌，已经出现了对头孢孟多和其他β-内酰胺类药的耐药性。头孢孟多对流感嗜血杆菌的体外活性很强，尽管有报道，对于一些产β-内酰胺酶的菌种，出现了接种反应。与头孢噻吩一样，大多数脆弱拟杆菌和铜绿假单胞菌对头孢孟多耐药。

1. Sabath LD. Reappraisal of the antistaphylococcal activities of first-generation (narrow-spectrum) and second-generation (expanded-spectrum) cephalosporins. *Antimicrob Agents Chemother* 1989; **33:** 407–11.

药动学

头孢孟多仅很少一部分被胃肠道吸收。通常以头孢孟多酯钠的形式进行肌内注射或静脉给药，这种形式的药物可以在体内很快水解为头孢孟多。一次肌内注射500mg和1g后，0.5～2h内达到血药峰浓度，分别为13μg/ml和25μg/ml；6h后血药浓度降到很低的水平。大约有70%的药物与血浆蛋白结合。根据注射方式的不同，血浆半衰期从0.5～1.2h不等。有肾损伤的患者，药物的半衰期延长。

头孢孟多广泛分布于全身的组织和体液，包括骨、关节液和胸水。除非脑膜发生感染，否则药物很难进入脑脊液。药物在乳汁中也有分泌。药物可迅速通过肾小球滤过和肾小管分泌以原形排出。一次给药后大约80%的药物在6h内排出，尿液中药物浓度很高。丙磺舒与药物竞争肾小管排泄，从而使头孢孟多的血药浓度更高，并延缓药物的排泄。药物在胆汁中可达治疗浓度。

血液透析可以部分清除头孢孟多。

用途和用法

头孢孟多是第二代头孢菌素类抗菌药，用于敏感革兰阳性菌和革兰阴性菌所致感染（包括呼吸道、尿道、骨骼和关节、皮肤和皮组织结构的感染）的治疗和外科感染的预防。上述感染和相应的治疗方案可参见**抗菌药的选择**，第153页。

临床上主要以头孢孟多酯钠的形式给药。剂量以头孢孟多的等效剂量表示；1.05g的头孢孟多钠和1.11g的头孢孟多酯钠各自相当于大约1g头孢孟多。给药方式有深部肌内注射、缓慢静推3～5min、间断或连续静脉滴注。根据感染程度的不同，剂量是每4～8h给0.5～2g。如同时使用氨基糖苷类药物，则与头孢孟多要分开给药。

为了预防外科感染，推荐手术前30～60min静脉给药或肌内注射1～2g，然后每6h给1～2g头孢孟多，持续24～48h。对于那些术中需安装假体的患者，给药时间应延长到72h。

有关肾损伤患者用药减量的细节，见下文。

儿童使用剂量详见下文。

儿童用法 头孢孟多可用于敏感的革兰阳性菌和革兰阴性菌所致的感染及手术预防用药。它通过胃肠外方式给药，包括深部肌内注射、缓慢静推3～5min、间断或连续静脉滴注。

1个月以上的患儿可以每日给50～100mg/kg，分次给药，每4～8h 1次；对严重感染，剂量可增加至每日150mg/kg，但不能超过最大成人剂量（见上文用途和用法）。

为了预防手术感染，3个月以上的患儿可参考成人用药。剂量为每日50～100mg/kg，等量分次给药。

在肾损伤中的用法 对有肾损伤的患者，头孢孟多的胃肠外用药量要酌情递减。起始负荷剂量为1～2g，然后按照肌酐清除率（CC）给维持剂量如下：

- CC 50～80ml/(min·$1.73m^2$)：0.75～2g，每6h 1次；
- CC 25～50ml/(min·$1.73m^2$)：0.75～2g，每8h 1次；
- CC 10～25ml/(min·$1.73m^2$)：0.5～1.25g，每8h 1次；
- CC 2～10ml/(min·$1.73m^2$)：0.5～1g，每12h 1次；
- CC ＜2ml/(min·$1.73m^2$)：250～750mg，每12h 1次。

制剂

USP 33: Cefamandole Nafate for Injection.

专利制剂

Austral.: Mandol†; ***Austria:*** Mandokef; ***Belg.:*** Mandol; ***Cz.:*** Mandol†; ***Gr.:*** Acemycin; Cefadin; Kefabiotic; Mandocef; Mandokef; ***Hung.:*** Cefam†; Mandokef†; ***Indon.:*** Dardokef†; Dofacef; ***Ital.:*** Cefam; Cemado; Lampomandol†; Mancef; Mandokef†; Septomandolo†; ***Neth.:*** Mandol; ***NZ:*** Mandol; ***Pol.:*** Tarcefandol; ***Port.:*** Mandokef†; ***Rus.:*** Cefamabol (Цефамабол); Cefat (Цефат); Mandol (Мандол); ***S.Afr.:*** Mandokef†; ***Switz.:*** Mandokef; ***Thai.:*** Cefadol; Cefmandol.

Cefapirin Sodium (*BANM*, *pINNM*) 头孢匹林钠

BL-P-1322; Cefapirin sodná sůl; Cefapirina sódica; Céfapirine sodique; Cefapirinnatrium; Cefapirin-nátrium; Cefapirino natrio druska; Cefapirinum natricum; Cephapirin Sodium (*USAN*); Kefapiriininatrium; Natrii Cefapirinum. Sodium (7*R*)-7-[2-(4-pyridylthio)acetamido]cephalosporanate; Sodium (7*R*)-3-acetoxymethyl-7-[2-(4-pyridylthio)acetamido]-3-cephem-4-carboxylate.

Натрий Цефапирин

$C_{17}H_{16}N_3NaO_6S_2$ = 445.4.
CAS — 21593-23-7 (cefapirin); 24356-60-3 (cefapirin sodium).
ATC — J01DB08.
ATC Vet — QJ01DB08.
UNII — 431LFF7I7J.

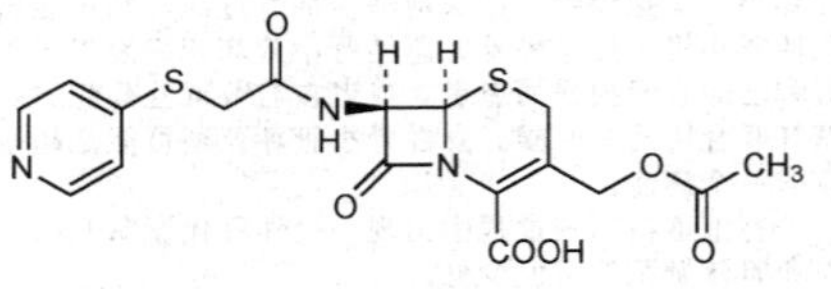

(cefapirin)

Pharmacopoeias. In *Eur.* (see p.vii), *Jpn*, and *US.*
US also includes Cephapirin Benzathine for veterinary use.

Ph. Eur. 6.8 (Cefapirin Sodium) 白色或米色粉末。可溶于水；不溶于二氯甲烷。1%水溶液的pH值为6.5～8.5。避光。

USP 33 (Cephapirin Sodium) 白色或米色的结晶性粉末，无臭或有微臭。易溶于水；不溶于大多数有机溶剂。含相当于1%头孢匹林水溶液的pH值为6.5～8.5。贮藏于密闭容器中。

简介

头孢匹林是第一代头孢菌素类抗菌药，作用和用途与头孢噻吩（见第208页）相似。剂量以头孢匹林钠盐或碱基表示；1.05g的头孢匹林钠相当于大约1g头孢匹林。常用剂量是每4～6h给相当于0.5～1g的头孢匹林的药物，肌内注射或静脉给药。对严重感染，剂量可以增加到每日12g。

在肾损伤中的用法 对有肾损伤的患者，头孢匹林的用药量要酌情递减。其中一种方案是按照肌酐清除率（CC）给药：

- CC 5～20ml/min：1g，每12h 1次；
- CC ＜5ml/min：1g，每24h 1次。

接受血液透析的患者在每次透析后可给予7.5～15mg/kg药物。

钠的含量 每克头孢匹林钠含大约2.2mmol钠。

制剂

USP 33: Cephapirin for Injection.

专利制剂

Cz.: Cefatrexyl†; ***Fr.:*** Cefaloject; ***Gr.:*** Cefatrex; ***Spain:*** Brisfirina†.

Cefatrizine (*BAN*, *USAN*, *pINN*) 头孢曲秦

BL-S640; Cefatrizina; Céfatrizine; Cefatrizinum; SKF-60771; S-640P. (7*R*)-7-(α-D-4-Hydroxyphenylglycylamino)-3-(1*H*-1,2,3-triazol-4-ylthiomethyl)-3-cephem-4-carboxylic acid.

Цефатризин

$C_{18}H_{18}N_6O_5S_2$ = 462.5.
CAS — 51627-14-6.
ATC — J01DB07.
ATC Vet — QJ01DB07.
UNII — 8P4W949T8K.

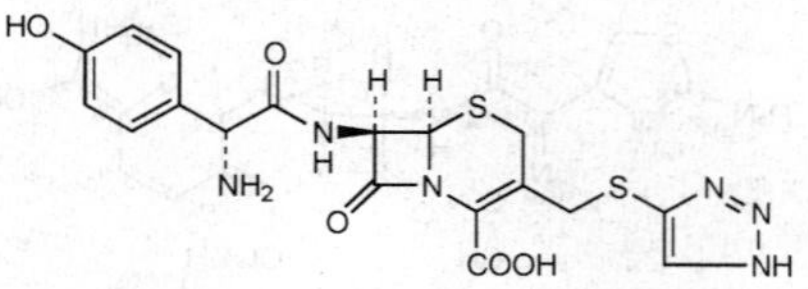

Cefatrizine Propylene Glycol (*BANM*, *pINNM*) **头孢曲秦丙二醇**

Cefatrizina propilenglicol; Cefatrizinas propilenglikolis; Céfatrizine propylèneglycol; Cefatrizin-propilénglikol; Cefatrizinpropylenglykol; Cefatrizin-propylenglykol; Cefatrizinum propylen glycolum; Cefatrizinum Propylenglycolum; Kefatritsiinipropyleeniglykoli. (7R)-7-(α-D-4-Hydroxyphenylglycylamino)-3-(1H-1,2,3-triazol-4-ylthiomethyl)-3-cephem-4-carboxylate propylene glycol.

Цефатризин Пропиленгликол

$C_{18}H_{18}N_6O_5S_2$, $(C_3H_8O_2)_n$.

CAS — 64217-62-5.

ATC — J01DB07.

ATC Vet — QJ01DB07.

UNII — 37311A5GI9.

Pharmacopoeias. In *Eur.* (see p.vii) and *Jpn.*

Ph. Eur. 6. 8 (Cefatrizine Propylene Glycol) 白色或类白色粉末。略溶于水；不溶于乙醇和二氯甲烷。

简介

头孢曲秦是第一代头孢菌素类抗菌药，其用途和作用都与头孢氨苄（见第207页）相似，尽管它的体外活性可能高于后者。给药方式可以采用头孢曲秦口服，更常采用的是以丙二醇的化合物形式给药，常用剂量是给予与头孢曲秦 500mg 相当的量，每日 2 次。

制剂

专利制剂

Belg.: Cefaperos†; ***Fr.:*** Cefaperos†; ***Gr.:*** Anfagladin; Axelorax; Banadroxin; Ceftazin; Cetrizin; Clomin; Fica-F; Gertemycin; Izerin; Kentacef; Klevasin; Liamycin; Liferost; Lingopen; Mekan; Nibocin; Northiron; Phacobiotic; Relyovix; Specicef-N; Tedosin; Trixilan; Vagotrosin; Zirenol; ***Ital.:*** Biotrixina†; Cefatrix†; Cetrinox†; Faretrizin; Ipatrizina†; Ketrizin; Miracef†; Trizina; ***Port.:*** Macropen; Supracefa.

Cefazolin (*BAN*, *pINN*) **头孢唑林**

Cefazolina; Céfazoline; Cefazolinum; Cephazolin; Kefatsoliini; Sefazolin. 3-[(5-Methyl-1,3,4-thiadiazol-2-yl)thiomethyl]-7-(tetrazol-1-ylacetamido)-3-cephem-4-carboxylic acid.

Цефазолин

$C_{14}H_{14}N_8O_4S_3$ = 454.5.

CAS — 25953-19-9.

ATC — J01DB04.

ATC Vet — QJ01DB04; QJ51DA04.

UNII — IHS69L0Y4T.

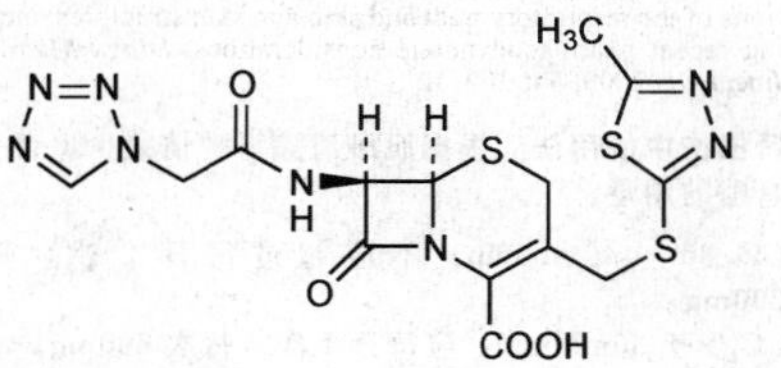

Pharmacopoeias. In *US.*

USP 33 (Cefazolin) 白色或类白色结晶性粉末，无臭。微溶于水、乙醇、甲醇；略溶于丙酮；几乎不溶于氯仿、二氯甲烷、乙醚、苯；溶于二甲基甲酰胺、吡啶；极微溶于乙酸乙酯、异丙醇、甲基异丁基甲酮。贮藏于密闭容器中。

Cefazolin Sodium (*BANM*, *USAN*, *pINNM*) **头孢唑林钠**

46083; Cefazolin sodná sůl; Cefazolina sódica; Céfazoline sodique; Cefazolinnatrium; Cefazolin-nátrium; Cefazolino natrio druska; Cefazolinum natricum; Cephazolin Sodium; Kefatsoliininatrium; Natrii Cefazolinum; Sefazolin Sodyum; SKF-41558.

Натрий Цефазолин

$C_{14}H_{13}N_8NaO_4S_3$ = 476.5.

CAS — 27164-46-1.

ATC — J01DB04.

ATC Vet — QJ01DB04.

UNII — P380M0454Z.

Pharmacopoeias. In *Chin.*, *Eur.* (see p.vii), *Jpn*, and *US.* *Jpn* also includes the pentahydrate.

Ph. Eur. 6. 8 (Cefazolin Sodium) 白色或类白色易吸湿性粉末。呈多态性。易溶于水；极微溶于乙醇。10%水溶液的 pH 值为 4.0～6.0。贮藏于密闭容器中。避光。

USP 33 (Cefazolin Sodium) 白色至米色，几乎无臭，结晶性粉末或白色至米色固体。易溶于水、0.9%氯化钠、葡萄糖溶液；极微溶于乙醇；几乎不溶于氯仿和乙醚。10%头孢唑林水溶液的 pH 值为 4.0～6.0。贮藏于密闭容器中。

配伍禁忌和稳定性： 据报道头孢唑林钠与氨基糖苷类和许多其他药物不相容。当溶液 pH 值超过 8.5 会发生水解，低于 4.5 时则产生不溶性头孢唑林沉淀。

1. Nahata MC, Ahalt PA. Stability of cefazolin sodium in peritoneal dialysis solutions. *Am J Hosp Pharm* 1991; **48:** 291–2.
2. Wu C-C, *et al.* Stability of cefazolin in heparinized and non-heparinized peritoneal dialysis solutions. *Am J Health-Syst Pharm* 2002; **59:** 1537–8.
3. Lin Y-F, *et al.* Stability of cefazolin sodium in icodextrin-containing peritoneal dialysis solution. *Am J Health-Syst Pharm* 2002; **59:** 2362, 2364.

不良反应和处置

同头孢噻吩钠，第209页，会产生 Stevens-Johnson 综合征。

类似具有 *N*-甲基硫四氮唑侧链的头孢菌素，头孢唑林与低凝血酶原血症有关。

哺乳 一项研究中[1]，20 名哺乳期妇女服用头孢唑林，乳汁中检测到的量极少（少于服用剂量的 0.075%）。母亲服用头孢唑林后哺育婴儿，未发现对婴儿有副作用，因此 American Academy of Pediatrics 认为[2]服用头孢唑林不影响哺乳。

1. Yoshioka H, *et al.* Transfer of cefazolin into human milk. *J Pediatr* 1979; **94:** 151–2.
2. American Academy of Pediatrics. The transfer of drugs and other chemicals into human milk. *Pediatrics* 2001; **108:** 776–89. [Retired May 2010] Correction. *ibid.*; 1029. Also available at: http://aappolicy.aappublications.org/cgi/content/full/pediatrics%3b108/3/776 (accessed 25/05/04)

对神经系统的影响 参考文献如下。

1. Manzella JP, *et al.* CNS toxicity associated with intraventricular injection of cefazolin: report of three cases. *J Neurosurg* 1988; **68:** 970–1.
2. Martin ES, *et al.* Seizures after intraventricular cefazolin administration. *Clin Pharm* 1992; **11:** 104–5.
3. Arkaravichien W, *et al.* Cefazolin induced seizures in hemodialysis patients. *J Med Assoc Thai* 2006; **89:** 1981–3.

钠的含量 每克头孢唑林钠约含 2.1 mmol 钠。

药物相互作用

类似具有 *N*-甲基硫四氮唑侧链头孢菌素（见第210页头孢孟多项下），头孢唑林有 *N*-甲基噻四唑侧链，可能会与乙醇引起与双硫仑样反应，并且增强华法林的作用。

丙磺舒使头孢唑林和许多其他头孢菌素的肾排泄延迟。

抗菌作用

同头孢噻吩钠，第209页，但头孢唑林对葡萄球菌 β-内酰胺酶更加敏感。

药动学

头孢唑林胃肠道吸收差，可通过肌内和静脉途径给药。肌内给药 500mg，1h 后血药浓度达到峰值，每毫升 30μg 或更高。血浆蛋白结合率约为 85%。头孢唑林的血浆半衰期约为 1.8h，肾损伤患者增长。头孢唑林扩散进入骨、腹水、胸水和关节液，但 CSF 内没有。可通过胎盘；仅能在乳汁中检测到少量。

头孢唑林主要通过肾小球滤过和一些肾小管分泌未经改变排入尿中，至少肌内给药剂量的 80%在 24h 内被清除。肌内给药量为 0.5g 和 1g 时，尿中其浓度峰值分别为高于 2mg/ml 和 4mg/ml。丙磺舒延迟头孢唑林排泄。血液透析清除部分头孢唑林。

有报道胆汁中有高浓度头孢唑林，尽管通过此途径排泄的量很少。

用途和用法

头孢唑林是第一代头孢菌素类抗菌药，用于治疗敏感的革兰阳性菌和革兰阴性菌所致感染，包括阻塞、呼吸道、尿道、骨骼和关节、皮肤和皮组织结构的感染；也用于手术预防用药。有关这些感染的详细情况和治疗方案见**抗菌药的选择**，第153页。

头孢唑林以钠盐的形式通过深度肌内注射，或缓慢地静脉推注 3～5min，或间断或连续静脉滴注的方式给药。剂量以头孢唑林的量计算，1.05g 头孢唑林钠相当于 1g 头孢唑林。通常剂量为每 6h、8h 或 12h 给0.25～1g 头孢唑林的量。对危及生命的严重感染，给药剂量为 1～1.5g，每 6h 1 次，每日最大剂量不超过 12g。

对于手术中预防感染，术前半小时至 1h 给药 1g，时间较长的可在手术过程中再给 0.5～1g。术后 24h 内每 6～8h 给药 0.5～1g，或在某些情况下使用至 5 天。

对于肾损伤的患者头孢唑林的用量应减少，详见下文。儿童使用剂量也详见下文，包括肾功能受损儿童的剂量调整。

头孢唑林钠的其他给药方法包括加入透析液腹膜内使用和眼内注射。

一些国家使用头孢唑林钠与略难溶头孢唑林二苄胺盐比例为 1∶4 的缓释肌注剂型。

儿童用法 头孢唑林可以治疗敏感的革兰阳性菌和革兰阴性菌所致感染。它通过非口服的方式给药，包括深部肌内注射、缓慢静推 3～5min、间断或连续静脉滴注。大于 1 个月的儿童可以每日给 25～50mg/kg，分 3～4 次给药；对严重感染，剂量可最大增加至每日 100mg/kg。

对肾功能受损的儿童，头孢唑林的使用剂量需要调整。根据肌酐清除率（CC），剂量建议如下：

- CC 40～70ml/min：每日正常剂量的 60%，分 2 次；
- CC 20～40ml/min：每日正常剂量的 25%，分 2 次；
- CC 5～20ml/min：每 24h 给每日正常剂量的 10%。

在肾损伤中的用法 肾损伤的患者应减少头孢唑林的用量，建议加以更改。根据肌酐清除率（CC），注册药品信息建议用量如下：

- CC 55ml/min 或更多：常规剂量；
- CC 35～54ml/min：常规剂量，但间隔至少 8h；
- CC 11～34ml/min：每 12h 给常规剂量的一半；
- CC 10ml/min 或更少：每 18～24h 给常规剂量的一半。

据报道[1]对于长期接受血液透析的患者，透析后每周 3 次 20mg/kg 的给药量即可维持治疗浓度。

1. Ahern JW, *et al.* Cefazolin dosing protocol for patients receiving long-term hemodialysis. *Am J Health-Syst Pharm* 2003; **60:** 178–81.

制剂

BP 2010: Cefazolin Injection;
USP 33: Cefazolin for Injection; Cefazolin Injection; Cefazolin Ophthalmic Solution.

专利制剂

Arg.: Cefalomicina; Cefamezin; ***Austral.:*** Kefzol; ***Austria:*** Kefzol; Servazolin†; Zolicef†; ***Belg.:*** Cefacidal†; Kefzol; ***Braz.:*** Ceftrat; Cezolin†; Duocef; Fazolon; Kefazol; Zolin†; ***Cz.:*** Kefzol†; Orizolin†; Vulmizolin; ***Fr.:*** Cefacidal†; ***Ger.:*** Basocef; Elzogram†; ***Gr.:*** Biozolin; Kefarin; Kefzol; Tranclocin; Vifazolin; ***Hong Kong:*** Cefamezin†; ***Hung.:*** Totacef†; ***India:*** Azolin; Reflin; Zolfin†; ***Indon.:*** Biozolin†; Cefazol; Evalin; ***Israel:*** Cefamezin; Kefazin; Kefzol†; Totacef†; ***Ital.:*** Acef; Cefabiozim†; Cefamezin; Cefazil; Cromezin; Nefazol; Recef; Sicef†; Totacef†; ***Jpn:*** Cefamezin; Otsuka Cez†; ***Neth.:*** Cefacidal†; Cefamezin†; Kefzol; Servazolin; ***NZ:*** Zepilen; ***Philipp.:*** Biocef; Cifoxim; Cizo; Cloviz; Fazol; Fonvicol; Hazolin; Ilozef; Leklin; Lozan; Lupex†; Maxcep†; Megacef; Novazef; Oryant; Plezolin; Samarial; Stancef; Zalulin; Zofadep; Zolival; ***Pol.:*** Biofazolin; Tarfazolin; ***Port.:*** Cefamezin; Kurgan; ***Rus.:*** Cefamezin (Цефамезин); Ifizol (Ифизол)†; Intrazoline (Интразолин); Kefzol (Кефзол); Lyzolin (Лизолин); Nacef (Нацеф); Orizolin (Оризолин); Reflin (Рефлин)†; Totacef (Тотацеф); Zolfin (Золфин); ***S.Afr.:*** Cefacidal†; Izacef†; Kefzol; Ranzol; ***Spain:*** Areuzolin; Brizolina†; Caricef†; Cefadrex†; Fazoplex†; Intrazolina; Kefol†; Kurgan; Tasep; Tecfazolina; Zolival; ***Switz.:*** Kefzol; ***Thai.:*** Cefalin; Cefamezin; Cefazillin; Cefazol; Cefzolin; Fazolin; Zefa; Zepilen†; Zolicef; Zolimed; ***Turk.:*** Cefamezin; Cefozin; Cezol; Equizolin; Iespor; Maksiporin; Rebasin; Sefamax; Sefazol; ***Venez.:*** Cefacidal; Cefarizon; Cellozina; Kefzol†.

Cefbuperazone (*USAN*, *rINN*) **头孢拉宗**

BMY-25182; Cefbuperazona; Cefbupérazone; Cefbuperazonum; T-1982. 7-[(2R,3S)-2-(4-ethyl-2,3-dioxopiperazin-1-ylcarboxamido)-3-hydroxybutyramido]-7-methoxy-3-(1-methyl-1H-tetrazol-5-ylthiomethyl)-3-cephem-4-carboxylic acid.

Цефбуперазон

$C_{22}H_{29}N_9O_9S_2$ = 627.7.

CAS — 76610-84-9.

UNII — T0785J3X40.

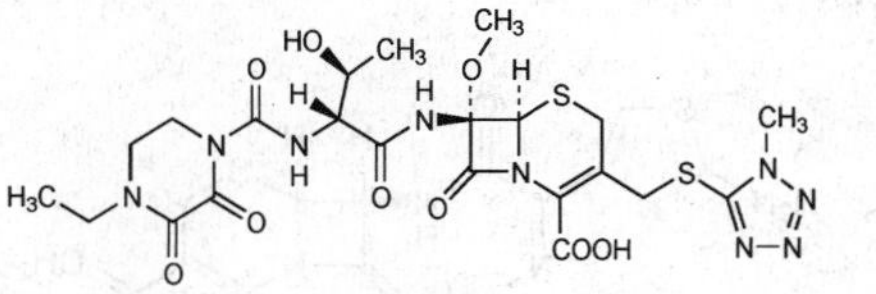

Cefbuperazone Sodium (*rINNM*) **头孢拉宗钠**

Cefbuperazona de sodio; Cefbupérazone Sodique; Natrii Cefbuperazonum.

Натрий Цефбуперазон

$C_{22}H_{28}N_9NaO_9S_2$ = 649.6.

UNII — 1VX59V96BS.

Pharmacopoeias. In *Jpn.*

简介

头孢拉宗是一种类似于头孢西丁（第219页）的头孢霉素类抗菌药，具有类似于头孢孟多（第209页）的 *N*-甲基硫四氮唑侧链。以钠盐的形式注射。其抗菌活性范围包括肠杆菌科，但对厌氧菌特异性更高，如脆弱类杆菌。头孢拉宗似乎对脆弱类杆菌的耐头孢西丁菌株没有活性。

制剂

专利制剂

Jpn: Tomiporan.

Cefcapene Pivoxil Hydrochloride (*rINNM*) 盐酸头孢卡品酯

Cefcapène Pivoxil, Chlorhydrate de; Cefcapeni Pivoxili Hydrochloridum; Hidrocloruro de cefcapeno pivoxilo; S-1108; S-1006 (cefcapene). Pivaloyloxymethyl (+)-(6*R*,7*R*)-7-[(*Z*)-2-(2-amino-4-thiazolyl)-2-pentenamido]-3-(hydroxymethyl)-8-oxo-5-thia-1-azabicyclo[4.2.0]oct-2-ene-2-carboxylic acid carbamate monohydrochloride monohydrate.

Цефкапена Пивоксила Гидрохлорид

$C_{23}H_{29}N_5O_8S_2,HCl,H_2O = 622.1.$

CAS — 135889-00-8 (cefcapene); 105889-45-0 (cefcapene pivoxil); 147816-23-7 (anhydrous cefcapene pivoxil hydrochloride); 147816-24-8 (cefcapene pivoxil hydrochloride);.

ATC — J01DD17.

ATC Vet — QJ01DD17.

(cefcapene)

Pharmacopoeias. In *Jpn.*

简介

头孢卡品是一种口服头孢菌素类抗菌药，与匹伐酸酯、盐酸头孢卡品酯一样口服给药。

有关服用某些匹伐酸酯后肉碱缺乏，见**匹氨西林**（第301页）。

制剂

专利制剂：

Jpn: Flomox.

Cefdinir (*BAN, USAN, rINN*) 头孢地尼

Cefdinirum; CI-983; FK-482; Kefdiniiri. (−)-(6*R*,7*R*)-7-[2-(2-Amino-4-thiazolyl)glyoxylamido]-8-oxo-3-vinyl-5-thia-1-azabicyclo[4.2.0]oct-2-ene-2-carboxylic acid, 7^2-(*Z*)-oxime; 7-{(2-Amino-1,3-thiazol-4-yl)-2-[(*Z*)-hydroxyimino]acetamido}-3-vinylcephem-4-carboxylic acid.

Цефдинир

$C_{14}H_{13}N_5O_5S_2 = 395.4.$

CAS — 91832-40-5.

ATC — J01DD15.

ATC Vet — QJ01DD15.

UNII — CI0FAO63WC.

Pharmacopoeias. In *Chin., Jpn,* and *US.*

USP 33（Cafdinir） 白色或淡黄色结晶性粉末。几乎不溶于水、乙醇和乙醚。贮藏于密闭容器中。避光。

不良反应和注意事项

同头孢噻吩钠，第209页。有报道患者服用头孢地尼同时使用铁质补充剂会发生大便红色症状（见下文**药物相互作用**）。

药物相互作用

使用抗酸药或铁质补充剂会降低头孢地尼的吸收，两者服用的间隔时间至少为 2h。丙磺舒减少头孢地尼的肾排泄。

铁 有文献报道[1]称，食用含补铁成分婴幼儿食品的患儿，若同时服用头孢地尼，将会出现红色粪便。需要密切关注二者的相互作用，因为上述现象可能让人误解为是胃肠道出血。

1. Lancaster J, *et al.* Nonbloody, red stools from coadministration of cefdinir and iron-supplemented infant formulas. *Pharmacotherapy* 2008; **28:** 678–81.

抗菌作用

同头孢克肟，第214页。然而，与其相比，头孢地尼在体外抗金黄色葡萄球菌的活性更强，但对耐甲氧西林菌株无差别，并且对于某些肠杆菌头孢地尼活性低一些。

药动学

头孢地尼经口服通过胃肠道吸收，服用后 2～4h 血浆中浓度达到峰值。据评估口服后它的生物利用度为16%～25%。它广泛地分布于组织中，且 60%～70% 与血浆蛋白结合。头孢地尼的代谢不显著，排泄至尿中其消除半衰期为 1.7h。透析可去除头孢地尼。

用途和用法

头孢地尼是第三代口服头孢菌素类抗菌药，用于治疗敏感的革兰阳性菌和革兰阴性菌所致的感染，包括呼吸道、皮肤和皮肤组织结构的感染。有关这些感染的详细情况和治疗方案见**抗菌药的选择**，第153页。

头孢地尼的剂量通常为每日 600mg，单次或分 2 次口服。肺炎和皮肤感染时需每日 2 次的剂量。

有关对肾损伤患者用药减量的细节，见下文。儿童使用剂量也详见下文。

1. Guay DRP. Cefdinir: an expanded-spectrum oral cephalosporin. *Ann Pharmacother* 2000; **34:** 1469–77.
2. Guay DR, *et al.* Cefdinir: an advanced-generation, broad-spectrum oral cephalosporin. *Clin Ther* 2002; **24:** 473–89.
3. Perry CM, Scott LJ. Cefdinir: a review of its use in the management of mild-to-moderate bacterial infections. *Drugs* 2004; **64:** 1433–64.
4. Sader HS, Jones RN. Cefdinir: an oral cephalosporin for the treatment of respiratory tract infections and skin and skin structure infections. *Expert Rev Anti Infect Ther* 2007; **5:** 29–43. Correction. *ibid.*; 754. [dose error]

儿童用法 口服头孢地尼可以治疗敏感的革兰阳性菌和革兰阴性菌所致的感染。6 个月以上的患儿每日剂量为 14mg/kg，单次或分 2 次口服（每日最大剂量不超过 600mg）。

有关对肾功能受损儿童的剂量调整细节，见下文。

在肾损伤中的用法 肌酐清除率低于 30ml/min 的肾损伤患者每日头孢地尼应减至 300mg。

对肌酐清除率低于 30ml/min 的肾功能受损儿童，头孢地尼的口服剂量需减少至 7mg/kg，每日 1 次，最大剂量不超过 300mg。

头孢地尼能够被血液透析所清除；因此，长期需要血液透析的患者，每个交替日的初始剂量为 300mg（或 7mg/kg）。每次透析结束时，头孢地尼的给药剂量应为 300mg（或 7mg/kg）。随后，隔日再给予相应的剂量。

制剂

USP 33: Cefdinir Capsules.

专利制剂

India: Kefnir; Sefdin; ***Indon.:*** Omnicef; ***Jpn:*** Cefzon; ***Malaysia:*** Cefdiel; ***Mex.:*** Omnicef; ***Philipp.:*** Cefnaxl; Nirocef; Omicef; Onicef; ***Thai.:*** Omnicef; Samnir; ***Turk.:*** Ceftinex; ***USA:*** Omnicef.

Cefditoren Pivoxil (*rINNM*) 头孢托仑酯

Cefditorène, Pivoxil de; Cefditoreni Pivoxil; Cefditoreno pivoxilo; ME-1207; ME-1206 (cefditoren). Pivaloyloxymethyl (+)-(6*R*,7*R*)-7-[2-(2-Amino-4-thiazolyl)glyoxylamido]-3-[(*Z*)-2-(4-methyl-5-thiazolyl)vinyl]-8-oxo-5-thia-1-azabicyclo[4.2.0]oct-2-ene-2-carboxylic acid 7^2-(*Z*)-(*O*-methyloxime).

Цефдиторена Пивоксил

$C_{25}H_{28}N_6O_7S_3 = 620.7.$

CAS — 104145-95-1 (cefditoren); 117467-28-4 (cefditoren pivoxil).

ATC — J01DD16.

ATC Vet — QJ01DD16.

UNII — 78THA212DH.

(cefditoren)

Pharmacopoeias. In *Jpn.*

不良反应和注意事项

同头孢噻吩（第209页）。

最常见有关头孢托仑不良反应的报道是胃肠道功能紊乱，特别是腹泻。

使用某些匹伐酸酯后产生肉碱缺乏的参考文献，见**匹氨西林**（第301页）。

药物相互作用

抗酸药或组胺 H_2 受体拮抗药可降低口服头孢托仑后的吸收。丙磺舒减少头孢托仑的肾排泄。

抗菌作用

如**头孢克肟**，第214页。头孢托仑也有抗金黄色葡萄球菌活性。

药动学

头孢托仑酯通过胃肠道吸收并由酯酶将其水解释放活性头孢托仑至血流中。禁食的受试者在服用 200mg 后 1.5～3h 血药浓度达到峰值，平均为 1.8μg/ml。禁食的受试者的生物利用度为 14%，当与高脂食物一同食用时头孢托仑酯生物利用度增加。据报道血浆蛋白结合为 88%。在血浆中的半衰期约为 1.6h，肾损伤患者延长。

头孢托仑代谢不显著，主要通过肾小球滤过和肾小管分泌排泄进入尿中。血液透析可将其清除。

用途和用法

头孢托仑是第三代口服头孢菌素类抗菌药，用于治疗敏感的革兰阳性菌和革兰阴性菌所致的感染，包括呼吸道、皮肤和皮肤组织结构的感染。有关这些感染的详细情况和治疗方案见**抗菌药的选择**，第153页。

头孢托仑与匹伐酸酯和头孢托仑酯类似，口服给药，但剂量以头孢托仑的量计算。245mg 头孢托仑酯相当于约 200mg 头孢托仑。常规用量为每日 200～400mg，分 2 次给药。

肾损伤者酌情减量，详见下文。

1. Wellington K, Curran MP. Cefditoren pivoxil: a review of its use in the treatment of bacterial infections. *Drugs* 2004; **64:** 2597–2618.
2. Hernández-Martin J, *et al.* Cefditoren pivoxilo: una nueva cefalosporina oral para infecciones de vias respiratorias y de piel y tejidos blandos. *Rev Esp Quimioter* 2006; **19:** 231–46.
3. Biedenbach DJ, Jones RN. Update of cefditoren activity tested against community-acquired pathogens associated with infections of the respiratory tract and skin and skin structures, including recent pharmacodynamic considerations. *Diagn Microbiol Infect Dis* 2009; **64:** 202–12.

在肾损伤中的用法 根据肌酐清除率酌情减少患者头孢托仑酯的用量。

- CC 30～49ml/min：不应超过每日 2 次，每次 200mg；
- CC 少于 30ml/min：应每日 1 次，每次 200mg。

制剂

专利制剂

Gr.: Spectracef; ***India:*** Cefditran; ***Indon.:*** Meiact; ***Ital.:*** Giasion; ***Jpn:*** Meiact; ***Mex.:*** Spectracef; ***Port.:*** Meiact; Spectracef; ***Spain:*** Meiact; Spectracef; Telo; ***Thai.:*** Meiact; ***Turk.:*** Meiact; Spektracef; ***USA:*** Spectracef.

Cefepime Hydrochloride (*BANM, USAN, rINNM*) 盐酸头孢吡肟

BMY-28142 (cefepime); Céfépime, Chlorhydrate de; Céfépime, dichlorhydrate de; Cefepimi dihydrochloridum; Cefepimi Hydrochloridum; Hidrocloruro de cefepima; Sefepim Hidroklorür. {6*R*-[6α,7β(*Z*)]}-1-[(7-{[(2-Amino-4-thiazolyl)-(methoxyimino)-acetyl]amino}-2-carboxy-8-oxo-5-thia-1-azabicyclo[4.2.0]oct-2-en-3-yl)methyl]-1-methylpyrrolidinium chloride monohydrochloride monohydrate; 7-{(2-Amino-1,3-thiazol-4-yl)-2-[(*Z*)-methoxyimino]acetamido}-3-(1-methylpyrrolidiniomethyl)-3-cephem-4-carboxylate hydrochloride.

Цефепима Гидрохлорид

$C_{19}H_{25}ClN_6O_5S_2,HCl,H_2O = 571.5.$

CAS — 88040-23-7 (cefepime); 123171-59-5 (cefepime

hydrochloride monohydrate).
ATC — J01DE01.
ATC Vet — QJ01DE01.
UNII — I8X1O0607P.

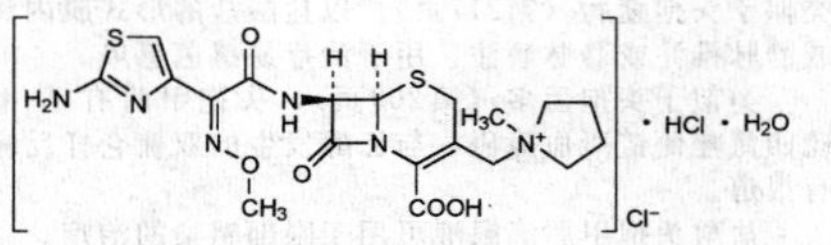

Pharmacopoeias. In *Eur.* (see p.vii), *Jpn*, and *US*.

Ph. Eur. 6.8 (Cefepime Dihydrochloride Monohydrate) 白色或近白色结晶性粉末。易溶于水和甲醇；几乎不溶于二氯甲烷。避光。

USP 33 (Cefepime Hydrochloride) 白色或近白色结晶性粉末，不吸湿。易溶于水。贮藏于密闭容器中。避光。

配伍禁忌和稳定性 参考文献如下。

1. Stewart JT, *et al.* Stability of cefepime hydrochloride injection in polypropylene syringes at −20°C, 4°C, and 22-24°C. *Am J Health-Syst Pharm* 1999; **56:** 457–9.
2. Stewart JT, *et al.* Stability of cefepime hydrochloride in polypropylene syringes. *Am J Health-Syst Pharm* 1999; **56:** 1134.
3. Williamson JC, *et al.* Stability of cefepime in peritoneal dialysis solution. *Ann Pharmacother* 1999; **33:** 906–9.
4. Baririan N, *et al.* Stability and compatibility study of cefepime in comparison with ceftazidime for potential administration by continuous infusion under conditions pertinent to ambulatory treatment of cystic fibrosis patients and to administration in intensive care units. *J Antimicrob Chemother* 2003; **51:** 651–8.
5. Trissel LA, Xu QA. Stability of cefepime hydrochloride in AutoDose infusion system bags. *Ann Pharmacother* 2003; **37:** 804–7.

不良反应和注意事项

同头孢噻吩钠，第209页。

头孢吡肟的安全性已有综述[1~3]。一项有关头孢吡肟研究的荟萃分析[2]显示，与其他 β-内酰胺类相比，头孢吡肟可导致全死因死亡率增加。随后 FDA 称为进一步评估与头孢吡肟使用有关的死亡危险，应对安全资料进行综述[4]。在该荟萃分析后的 2009 年 6 月，FDA 发表声明：与比较器治疗患者相比，头孢吡肟患者死亡率的增加并无显著统计学意义。头孢吡肟仍可用于治疗已证实其有效的适应证[5]。

1. Neu HC. Safety of cefepime: a new extended-spectrum parenteral cephalosporin. *Am J Med* 1996; **100** (suppl 6A): 68S–75S.
2. Yahav D, *et al.* Efficacy and safety of cefepime: a systematic review and meta-analysis. *Lancet Infect Dis* 2007; **7:** 338–48.
3. Drago L, De Vecchi E. The safety of cefepime in the treatment of infection. *Expert Opin Drug Safety* 2008; **7:** 377–87.
4. FDA. Early communication about an ongoing safety review: cefepime (marketed as Maxipime) (issued 14th November 2007). Available at: http://www.fda.gov/Drugs/DrugSafety/PostmarketDrugSafetyInformationforPatientsandProviders/DrugSafetyInformationforHeathcareProfessionals/ucm070496.htm (accessed 20/07/10)
5. FDA. Information for healthcare professionals: cefepime (marketed as Maxipime): (issued 17th June 2009). Available at: http://www.fda.gov/Drugs/DrugSafety/PostmarketDrugSafetyInformationforPatientsandProviders/DrugSafetyInformationforHeathcareProfessionals/ucm167254.htm (accessed 19/06/09)

对神经系统的影响 神经毒性的参考文献如下[1~10]。有时出现的非惊厥性癫痫持续状态与头孢吡肟的使用有关（尤其是肾功能受损的患者）。

1. Chow KM, *et al.* Retrospective review of neurotoxicity induced by cefepime and ceftazidime. *Pharmacotherapy* 2003; **23:** 369–73.
2. Ferrara N, *et al.* Neurotoxicity induced by cefepime in a very old hemodialysis patient. *Clin Nephrol* 2003; **59:** 388–90.
3. Dakdouki GK, Al-Awar GN. Cefepime-induced encephalopathy. *Int J Infect Dis* 2004; **8:** 59–61.
4. Alpay H, *et al.* Cefepime-induced non-convulsive status epilepticus in a peritoneal dialysis patient. *Pediatr Nephrol* 2004; **19:** 445–7.
5. Abanades S, *et al.* Reversible coma secondary to cefepime neurotoxicity. *Ann Pharmacother* 2004; **38:** 606–8.
6. Capparelli FJ, *et al.* Cefepime- and cefixime-induced encephalopathy in a patient with normal renal function. *Neurology* 2005; **65:** 1840.
7. Maganti R, *et al.* Nonconvulsive status epilepticus due to cefepime in a patient with normal renal function. *Epilepsy Behav* 2006; **8:** 312–4.
8. Lam S, Gomolin IH. Cefepime neurotoxicity: case report, pharmacokinetic considerations, and literature review. *Pharmacotherapy* 2006; **26:** 1169–74.
9. Sonck J, *et al.* The neurotoxicity and safety of treatment with cefepime in patients with renal failure. *Nephrol Dial Transplant* 2008; **23:** 966–70.
10. Garces EO, *et al.* Renal failure is a risk factor for cefepime-induced encephalopathy. *J Nephrol* 2008; **21:** 526–34.

抗菌作用

头孢吡肟是第四代头孢菌素类抗菌药，具有广谱的抗革兰阳性和阴性需氧菌的活性。抗革兰阳性球菌，其活性类似于头孢噻肟（第217页），包括葡萄球菌（不含耐甲氧西林金黄色葡萄球菌）和链球菌。对于肠杆菌，它比其他头孢菌素具有更广谱的活性，包括抗产生染色体介导的 β 内酰胺酶的微生物，如肠杆菌属和变型杆菌。对于铜绿假单胞菌，尽管头孢吡肟对一些耐头孢他啶菌株有活性，它与头孢他啶（第222页）相比活性相似或稍弱。

药动学

头孢吡肟以盐酸盐的形式注射给药。肌内注射后很快并且几乎完全吸收，据报道注射 500mg 和 1g 后约 1.5h 血药浓度达到峰值，平均值分别为 14μg/ml 和 30μg/ml。同样剂量静脉给药，30min 内血药浓度达到峰值，分别为 40μg/ml 和 80μg/ml。头孢吡肟血浆半衰期约为 2h，肾损伤患者延长。头孢吡肟血浆蛋白结合率约为 20%。

头孢吡肟广泛分布于身体各种组织和体液中。胆汁中浓度较高。可在乳汁中检测到低浓度头孢吡肟。

头孢吡肟主要通过肾消除，约 85% 以原形药的形式从尿中回收。通过血液透析可清除大量头孢吡肟。

1. Okamoto MP, *et al.* Cefepime clinical pharmacokinetics. *Clin Pharmacokinet* 1993; **25:** 88–102.
2. Rybak M. The pharmacokinetic profile of a new generation of parenteral cephalosporin. *Am J Med* 1996; **100** (suppl 6A): 39S–44S.
3. Reed MD, *et al.* Pharmacokinetics of intravenously and intramuscularly administered cefepime in infants and children. *Antimicrob Agents Chemother* 1997; **41:** 1783–7.
4. Allaouchiche B, *et al.* Pharmacokinetics of cefepime during continuous venovenous hemodiafiltration. *Antimicrob Agents Chemother* 1997; **41:** 2424–7.
5. Blumer JL, *et al.* Review of the pharmacokinetics of cefepime in children. *Pediatr Infect Dis J* 2001; **20:** 337–42.
6. Capparelli E, *et al.* Population pharmacokinetics of cefepime in the neonate. *Antimicrob Agents Chemother* 2005; **49:** 2760–6.

用途和用法

头孢吡肟是第四代注射用头孢菌素类抗菌药，用于治疗敏感的革兰阳性菌和革兰阴性菌所致感染，包括腹腔、尿道、呼吸道、皮肤和皮组织结构的感染。它能有效抑制铜绿假单胞菌，也可以治疗中性粒细胞减少伴发热。有关这些感染的详细情况和治疗方案见**抗菌药的选择**，第153页。

头孢吡肟以盐酸盐的形式深度肌内注射或静脉滴注至少 30min。剂量以头孢吡肟的量计算；1.19g 盐酸头孢吡肟相当于 1g 头孢吡肟。轻微感染至中度感染，常规用量是每日 1～2g，分 2 次给药；感染严重的每日剂量增至 4g，分 2 次给药；中性粒细胞减少伴发热每日给药量高达 6g，分 3 次给药。

有关对肾损伤患者用药减量的细节，见下文。儿童使用剂量也详见下文，包括肾功能受损儿童的剂量调整。

1. Various. Cefepime: a β-lactamase-stable extended-spectrum cephalosporin. *J Antimicrob Chemother* 1993; **32** (suppl B): 1–214.
2. Barradell LB, Bryson HM. Cefepime: a review of its antibacterial activity, pharmacokinetic properties and therapeutic use. *Drugs* 1994; **47:** 471–505.
3. Okamoto MP, *et al.* Cefepime: a new fourth-generation cephalosporin. *Am J Hosp Pharm* 1994; **51:** 463–77.
4. Wynd MA, Paladino JA. Cefepime: a fourth-generation parenteral cephalosporin. *Ann Pharmacother* 1996; **30:** 1414–24.
5. Wong-Beringer A. Treating serious infections: focus on cefepime. *Pharmacotherapy* 2004; **24:** 216S–23S.
6. Roberts JA, *et al.* Cefepime versus ceftazidime: considerations for empirical use in critically ill patients. *Int J Antimicrob Agents* 2007; **29:** 117–28.

儿童用法 头孢吡肟可以治疗敏感的革兰阳性菌和革兰阴性菌所致感染。它的给药方式为深部肌内注射或静脉滴注至少 30min。对大于 2 个月且体重接近 40kg 的患儿，使用剂量为每日 50mg/kg，每日 2 次；治疗中性粒细胞减少伴发热的患儿，此剂量每日 3 次。

美国注册药品信息推荐：肾功能受损儿童的剂量调整比例与成人减量的比例类似（见下文）。

在肾损伤中的用法 肾损伤患者头孢吡肟的用量需要调整。第一次给药为常规剂量，维持用量需要根据患者的肌酐清除率（CC）和感染的程度调整：

- CC 30～60ml/min：每 24h 0.5～2g（中性粒细胞减少伴发热者每 12h 2g）
- CC 11～29ml/min：每 24h 0.5～1g（中性粒细胞减少伴发热者每 24h 2g）
- CC 10ml/min 或更少：每 24h 250～500mg（中性粒细胞减少伴发热者每 24h 1g）

接受血液透析的患者治疗第一天给药量为 1g，然后每日 500mg；应在做完透析后给药。中性粒细胞减少伴发热者的用量为每日 1g。接受连续不卧床腹膜透析的患者的用药间隔应为 48h，每次用量为常规剂量。中性粒细胞减少伴发热者的剂量为每 48h 2g。

制剂

USP 33: Cefepime for Injection.

专利制剂

Arg.: Cefimen-K; Maxcef; Rivepime; **Austral.:** Maxipime; **Austria:** Maxipime; **Belg.:** Maxipime; **Braz.:** Cefepen†; Cemax†; Clocef; Maxcef; Maxil†; **Canad.:** Maxipime; **Chile:** Maxipime; Pozineg; **Cz.:** Maxipime; **Denm.:** Maxipime†; **Fin.:** Maxipime; **Fr.:** Axepim; **Ger.:** Maxipime; **Gr.:** Anticepim; Gencef; Maxinject; Maxipime; Verapime; Zefipime; **Hong Kong:** Maxipime; **Hung.:** Maxipime; **India:** Biopime;Ceficad; Forpar; **Indon.:** Actacef; Ceforim; Exepime; Interpim; Macef; Maxicef; Maxilan; Maximer; Maxipime; Procepim; Rapime; Rimax; Sandocef; Sopime; Vipime; **Irl.:** Maxipime†; **Ital.:** Cepim; Cepimex; Maxipime; **Malaysia:** Maxipime; Megapime; **Mex.:** Maxef; Maxipime; **NZ:** Maxipime; **Philipp.:** Cepimax; Hapimax; Pozineg; Sanpime; Zepim; **Pol.:** Maxipime; **Port.:** Maxipime; **Rus.:** Maxipime (Максипим); Maxycef (Максицеф); **S.Afr.:** Maxipime; **Singapore:** Maxipime; **Spain:** Maxipime; **Swed.:** Maxipime; **Switz.:** Maxipime†; **Thai.:** Maxipime; Orpime; Pime; Sefpime; **Turk.:** Ekipim; Maxipime; Unisef; **Ukr.:** Efipime (Эфипим); **USA:** Maxipime; **Venez.:** Maxipime.

Cefetamet (*USAN*, *rINN*) 头孢他美

Céfétamet; Cefetametum; LY-097964; Ro-15-8074. (*Z*)-7-[2-(2-Aminothiazol-4-yl)-2-methoxyiminoacetamido]-3-methyl-3-cephem-4-carboxylic acid.

Цефетамет

$C_{14}H_{15}N_5O_5S_2$ = 397.4.
CAS — 65052-63-3 (cefetamet).
ATC — J01DD10.
ATC Vet — QJ01DD10.
UNII — 4R5TV783X3.

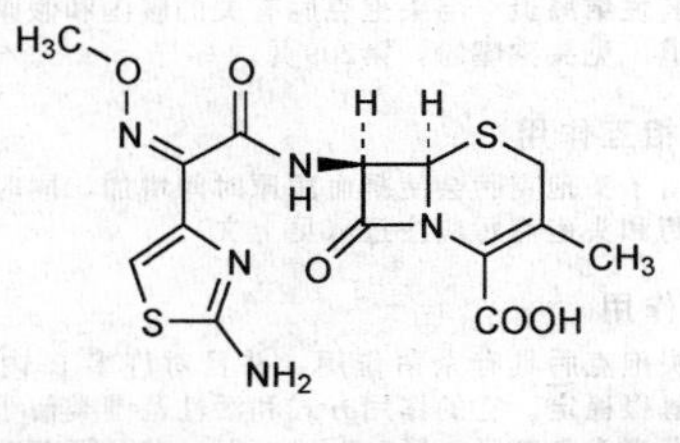

Cefetamet Pivoxil Hydrochloride (*rINNM*) 盐酸头孢他美酯

Céfétamet Pivoxil, Chlorhydrate de; Cefetameti Pivoxili Hydrochloridum; Cefetametpivoxilhydroklorid; Cefetametum Pivoxili Hydrochloridum; Hidrocloruro de cefetamet pivoxilo; Kefetameettipivoksiilihydrokloridi; Ro-15-8075 (cefetamet pivoxil). Cefetamet pivaloyloxymethyl hydrochloride.

Цефетамета Пивоксила Гидрохлорид

$C_{20}H_{25}N_5O_7S_2$,HCl = 548.0.
CAS — 65243-33-6 (cefetamet pivoxil); 111696-23-2 (cefetamet pivoxil hydrochloride).
ATC — J01DD10.
ATC Vet — QJ01DD10.

简介

头孢他美是第三代类似于头孢克肟（见下文）的头孢菌素类抗菌药。头孢他美与匹伐酸酯盐酸盐和盐酸头孢他美酯一样为口服给药，盐酸头孢他美酯在体内水解为头孢他美。常规剂量为 500mg，每日 2 次。

有关使用某些匹伐酸酯后发生肉碱缺乏，见**匹氨西林**，第301页。

1. Bryson HM, Brogden RN. Cefetamet pivoxil: a review of its antibacterial activity, pharmacokinetic properties and therapeutic use. *Drugs* 1993; **45:** 589–621.
2. Blouin RA, Stoeckel K. Cefetamet pivoxil clinical pharmacokinetics. *Clin Pharmacokinet* 1993; **25:** 172–88.

制剂

专利制剂

Gr.: Globocef; **Pol.:** Tarcevis†; **Port.:** Globocef†.

Cefixime (*BAN*, *USAN*, *rINN*) 头孢克肟

Cefiksimas; Cefixim; Cefixim trihydrát; Cefixima; Céfixime; Cefiximum; Cefiximum Trihydricum; CL-284635; FK-027; FR-17027; Kefiksiimi; Sefiksim. (*Z*)-7-[2-(2-Aminothiazol-4-yl)-2-(carboxymethoxyimino)acetamido]-3-vinyl-3-cephem-4-carboxylic acid trihydrate.

Цефиксим

$C_{16}H_{15}N_5O_7S_2,3H_2O$ = 507.5.

CAS — 79350-37-1.

ATC — J01DD08.

ATC Vet — QJ01DD08.

UNII — 97I1C92E55.

Pharmacopoeias. In *Eur.* (see p.vii) and *US. Jpn* includes the anhydrous substance.

Ph. Eur. 6. 8 (Cefixime) 白色或类白色，略吸湿性粉末。微溶于水；略溶于无水乙醇；几乎不溶于乙酸乙酯；易溶于甲醇。5%水溶液悬浮剂的 pH 值为 2.6～4.1。贮藏于密闭容器中。避光。

USP 33 (Cefixime) 白色至浅黄色结晶性粉末。几乎不溶于水、乙醚、乙酸乙酯、正己烷；微溶于乙醇、丙酮、丙三醇；溶于甲醇和丙二醇；极微溶解于 70%山梨醇、辛醇。相当于 0.07%头孢克肟水溶液的 pH 值为 2.6～4.1。贮藏于密闭容器中。

不良反应和注意事项

同头孢噻吩钠，第209页。

有关头孢克肟不良反应最常见的报道是胃肠道功能紊乱特别是腹泻。腹泻严重时应停止用药。

尽管头孢克肟没有通常由 *N*-甲基硫四氮唑侧链引起的低凝血酶原血症，有若干患者凝血酶原时间增加。

抗菌药性结肠炎 与头孢克肟有关的腹泻和假膜性肠炎的报道，见头孢噻吩，第209页。

药物相互作用

由于头孢克肟会使凝血酶原时间增加，同时使用抗凝血药和头孢克肟应注意（见上文）。

抗菌作用

头孢克肟具有杀菌作用，并且对许多 β-内酰胺酶的水解很稳定。它的作用方式和活性范围类似于第三代头孢菌素头孢噻肟（第217页），但一些肠杆菌对头孢克肟的敏感性略差。流感嗜血杆菌、卡他莫拉菌（卡他布兰汉菌）和奈瑟淋病双球菌对头孢克肟敏感，包括产青霉素酶菌株。革兰阳性菌中，链球菌对头孢克肟敏感，但多数葡萄球菌、肠球菌和李斯特杆菌的菌株不敏感。

肠道杆菌属、铜绿假单胞菌和类杆菌属对头孢克肟有耐药性。

药动学

尽管有食物时头孢克肟的吸收率会降低，无论饭前饭后服用，只有口服剂量的 40%～50%经胃肠道吸收。头孢克肟口服混悬剂较片剂更易吸收。吸收很缓慢，据报道，单次服用 200mg 和 400mg 头孢克肟后 2～6h，血药浓度峰值分别为 2～3μg/ml，3.7～4.6μg/ml。血浆半衰期一般为 3～4h，肾损伤患者会延长。头孢克肟血浆蛋白结合率约为 65%。

有关头孢克肟在体组织和体液的分布信息有限。它可穿过胎盘。胆汁和尿中的含量相对较高。约口服剂量的 20%（或吸收剂量的 50%）在 24h 内未经改变排入尿中。高达 60%的头孢克肟以非肾途径排泄。没有有关代谢的数据，但一些可能通过胆汁排入粪中。经透析不能大量去除头孢克肟。

1. Brittain DC, *et al.* The pharmacokinetic and bactericidal characteristics of oral cefixime. *Clin Pharmacol Ther* 1985; **38:** 590–4.
2. Guay DRP, *et al.* Pharmacokinetics of cefixime (CL-284,635; FK027) in healthy subjects and patients with renal insufficiency. *Antimicrob Agents Chemother* 1986; **30:** 485–90.
3. Faulkner RD, *et al.* Pharmacokinetics of cefixime in the young and elderly. *J Antimicrob Chemother* 1988; **21:** 787–94.
4. Stone JW, *et al.* Cefixime, in-vitro activity, pharmacokinetics and tissue penetration. *J Antimicrob Chemother* 1989; **23:** 221–8.
5. Westphal JF, *et al.* Biliary excretion of cefixime: assessment in patients provided with T-tube drainage. *Antimicrob Agents Chemother* 1993; **37:** 1488–91.
6. Somekh E, *et al.* Penetration and bactericidal activity of cefixime in synovial fluid. *Antimicrob Agents Chemother* 1996; **40:** 1198–1200.

用途和用法

头孢克肟属于第三代头孢菌素类抗菌药，经口服给药治疗敏感的革兰阳性菌和革兰阴性菌所致的感染，包括淋病、呼吸道感染和尿路感染。这些感染和治疗的详情见**抗菌药的选择**，第153页。

头孢克肟是三水合物，以无水头孢克肟的量计算剂量；1.12 克三水头孢克肟相当于 1 克无水头孢克肟。口服，每日 200～400mg，1 次或分 2 次给药。在美国，推荐使用更高的剂量。对单纯性淋病的治疗，单次口服 400mg。

有关对肾损伤患者用药减量的细节，见下文。儿童使用剂量也详见下文。

1. Leggett NJ, *et al.* Cefixime. *DICP Ann Pharmacother* 1990; **24:** 489–95.
2. Adam D, Wallace RJ, eds. Symposium on cefixime. *Drugs* 1991; **42** (suppl 4): 1–32.
3. Markham A, Brogden RN. Cefixime: a review of its therapeutic efficacy in lower respiratory tract infections. *Drugs* 1995; **49:** 1007–22.
4. Hamilton-Miller JM. Overview of cefixime use in community-acquired infections. *Clin Microbiol Infect* 2000; **6** (suppl 3): 79–81.
5. Verhoef J, Gillissen A. Resistant Haemophilus influenzae in community-acquired respiratory tract infections: a role for cefixime. *Int J Antimicrob Agents* 2003; **21:** 501–9.

儿童用法 口服头孢克肟可治疗敏感的革兰阳性菌和革兰阴性菌所致的感染。超过 6 个月且体重低于 50kg 的儿童，每日 8mg/kg，1 次或分 2 次给药。

在肾损伤中的用法 根据肌酐清除率，中度至重度肾损伤的患者使用头孢克肟应减量。英国注册药品信息推荐：肌酐清除率（CC）低于 20ml/min 的患者以及持续接受腹膜透析或血液透析的患者，每日最大剂量不超过 200mg。美国注册药品信息推荐的剂量调整如下：

- CC 大于或等于 60ml/min：采用正常剂量，即每日 400mg；
- CC 21～59ml/min 或血液透析患者：每日 300mg；
- CC 小于 20ml/min 或连续不卧床腹膜透析：每日 200mg。

制剂

USP 33: Cefixime for Oral Suspension; Cefixime Tablets.

专利制剂

Arg.: Novacef; Vixcef; ***Austria:*** Aerocef; Enzine†; Exciol†; Tricef; Xefotil†; Xetinol†; ***Braz.:*** Cefnax†; Neo Cefix; ***Canad.:*** Suprax; ***Chile:*** Tricef; Urotricef; ***Cz.:*** Suprax; ***Fr.:*** Oroken; ***Ger.:*** Cefixdura†; Cephoral; InfectoOpticef; Suprax; Uro-Cephoral; ***Gr.:*** Ceftoral; Covocef-N; ***Hung.:*** Suprax; ***India:*** Biotax-O; Cefix; Cefocef-LB; Fixx; Si-Fixim; Xim; Ziprax; ***Indon.:*** Anfix; Cefarox; Cefila; Cefspan; Ceptik; Comsporin; Ethifix; Fixacep; Fixam; Fixef; Fixiphar; Lanfix; Maxpro; Nucef; Opixime; Simcef; Sofix; Spancef†; Spaxim; Sporetik; Starcef; Taxime; Tocef; Trixim; Urticef; Yafix; ***Irl.:*** Suprax; ***Israel:*** Supran; ***Ital.:*** Cefixoral; Suprax; Unixime; ***Jpn:*** Cefspan; ***Malaysia:*** Cefix; Cefixycin; Ixime; Minixime; ***Mex.:*** Denvar; ***Neth.:*** Fixim†; ***Philipp.:*** Axetef; C-Tax P; Cefixmycin; Fix-A; Fixcef; Refixime; Savecef; Septipan; Taxocef; Tergecef; Ultraxime; Zefral; ***Port.:*** Bonocef; Cefimix; Cefiton; Cefizel; Neocef; Tricef; ***Rus.:*** Pancef (Панцеф); Suprax (Супракс); ***S.Afr.:*** Fixime†; ***Spain:*** Denvar; Necopen; ***Switz.:*** Cephoral; ***Thai.:*** Cefspan; ***Turk.:*** Cephix; Fixef; Sancefix; Suprax; Zimaks; ***UK:*** Suprax; ***Ukr.:*** Cefix (Цефикс); Maxibat (Максибат); ***USA:*** Suprax; ***Venez.:*** Longacef.

多组分制剂 ***India:*** Cefix LB.

Cefmenoxime Hydrochloride (*USAN*, *rINNM*) 盐酸头孢甲肟

Abbott-50192; Cefménoxime, Chlorhydrate de; Cefmenoxime Hemihydrochloride; Cefmenoximi Hydrochloridum; Hidrocloruro de cefmenoxima; SCE-1365 (cefmenoxime). (*Z*)-(7*R*)-7-[2-(2-Aminothiazol-4-yl)-2-methoxyiminoacetamido]-3-[(1-methyl-1*H*-tetrazol-5-yl)thiomethyl]-3-cephem-4-carboxylic acid hydrochloride.

Цефменоксима Гидрохлорид

$(C_{16}H_{17}N_9O_5S_3)_2$,HCl = 1059.6.

CAS — 65085-01-0 (cefmenoxime); 75738-58-8 (cefmenoxime hydrochloride).

ATC — J01DD05.

ATC Vet — QJ01DD05.

UNII — NON736D32W.

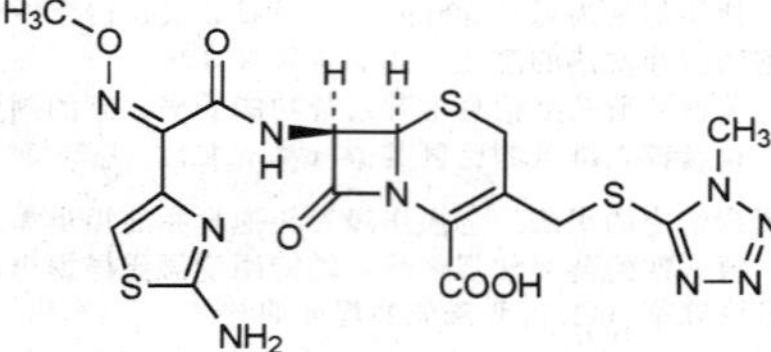

(cefmenoxime)

Pharmacopoeias. In *Jpn* and *US.*

USP 33 (Cefmenoxine Hydrochloride) 白色至浅橘黄色结晶或结晶性粉末。极微溶于水；几乎不溶于无水乙醇和乙醚；易溶于甲酰胺；微溶于甲醇。贮藏于密闭容器中。

简介

头孢甲肟是第三代头孢菌素类抗菌药，作用和用法类似于头孢噻肟（第217页）。以盐酸盐的形式肌内注射或静脉推注或静脉滴注，用于治疗易感菌感染。

类似于头孢孟多（第209页），头孢甲肟有 *N*-甲基硫四氮唑侧链凝血障碍，与乙醇反应的双硫仑样反应鲜有报道。

盐酸头孢甲肟滴眼液可用于眼部感染的治疗。

1. Campoli-Richards DM, Todd PA. Cefmenoxime: a review of its antibacterial activity, pharmacokinetic properties and therapeutic use. *Drugs* 1987; **34:** 188–221.

制剂

USP 33: Cefmenoxime for Injection.

专利制剂

Gr.: Tacef; ***Jpn:*** Bestcall; Bestron.

Cefmetazole (*USAN*, *rINN*) 头孢美唑

Cefmetazol; Cefmétazole; Cefmetazolum; U-72791. (6*R*,7*S*)-7-{2-[(Cyanomethyl)thio]acetamido}-7-methoxy-3-{[(1-methyl-1*H*-tetrazol-5-yl)thio]methyl}-8-oxo-5-thia-1-azabicyclo-[4.2.0]-oct-2-ene-2-carboxylic acid.

Цефметазол

$C_{15}H_{17}N_7O_5S_3$ = 471.5.

CAS — 56796-20-4.

ATC — J01DC09.

ATC Vet — QJ01DC09.

UNII — 3J962UJT8H.

Pharmacopoeias. In *US.*

USP 33 (Cefetazole) 贮藏于密闭容器中。

Cefmetazole Sodium (*USAN*, *rINNM*) 头孢美唑钠

Cefmetazol sódico; Cefmétazole Sodique; Cefmetazolnatrium; Cefmetazolum Natricum; CS-1170; Kefmetatsolinatrium; Natrii Cefmetazolum; SKF-83088; U-72791A.

Натрий Цефметазол

$C_{15}H_{16}N_7NaO_5S_3$ = 493.5.

CAS — 56796-39-5.

ATC — J01DC09.

ATC Vet — QJ01DC09.

UNII — 37Y9VR4W7A.

Pharmacopoeias. In *Jpn* and *US.*

USP 33 (Cefmetazole Sodium) 白色固体。极易溶于水和甲醇；可溶于丙酮；几乎不溶于氯仿。10%水溶液的 pH 值为 4.2～6.2。贮藏于密闭容器中。

不良反应和注意事项

同头孢噻吩钠，第209页。

头孢美唑钠有一个 *N*-甲基硫四氮唑侧链，有可能引起低凝血酶原血症和出血。

对血液的影响 参考文献如下。

1. Breen GA, St Peter WL. Hypoprothrombinemia associated with cefmetazole. *Ann Pharmacother* 1997; **31:** 180–4.

钠的含量 每克头孢美唑钠约含 2mmol 钠。

药物相互作用

同头孢孟多（第210页）。

抗菌作用

头孢美唑是头孢霉素类抗菌药，抗菌活性范围类似于头孢西丁（第219页），包括厌氧脆弱类杆菌。

1. Cornick NA, *et al.* Activity of cefmetazole against anaerobic bacteria. *Antimicrob Agents Chemother* 1987; **31:** 2010–12.

药动学

头孢美唑钠每 6h 静脉给药 2g，血药浓度的峰浓度和谷浓度为 138μg/ml 和 6μg/ml。依赖于血药浓度，头孢美唑的血浆结合率为 65%～85%。据报道，血浆半衰期为 1.1～1.5h；肾损伤患者增长。在乳汁中可检测

到少量。胆汁中的含量相对较高。

大部分剂量未经改变排入尿中导致尿中较高含量；在12h内回收率高达85%。部分头孢美唑经肾小管分泌排泄，丙磺舒会延长排泄。

血液透析会在一定程度上去除头孢美唑。

用途和用法

头孢美唑是一种头孢霉素类抗菌药，通常归于第二代头孢菌素，其用途类似于头孢西丁（第219页），用于治疗、预防厌氧和混合菌感染，特别是腹腔内和骨盆的感染。它还可用于治疗淋病。有关这些感染和治疗详情，见**抗菌药的选择**，第153页。

头孢美唑以钠盐的形式静脉滴注10～60min或缓慢静脉推注3～5min。在某些国家头孢美唑钠也可用于肌内注射。剂量以头孢美唑的量计算；1.05g头孢美唑钠相当于1g头孢美唑。

常用剂量是0.5～1g，肌内注射或静脉注射，每12h 1次。治疗严重感染，剂量可增加至每日4g，分多次给药，每6h、8h或12h 1次。

肾损伤的患者使用头孢美唑应减量，详情见下文。

1. Finch R, *et al.* eds. Cefmetazole: a clinical appraisal. *J Antimicrob Chemother* 1989; **23** (suppl D): 1–142.

在肾损伤中的用法 肾损伤患者使用头孢美唑的量应减少。建议对于轻度、中度或严重肾损伤患者给药的间隔时间应分别为12h、16h和24h；没有肾功能的患者应在血液透析后每48h使用头孢美唑。

制剂

USP 33: Cefmetazole for Injection; Cefmetazole Injection.

专利制剂

Indon.: Qizol; ***Ital.:*** Metafar; Metax; ***Jpn:*** Cefmetazon; ***USA:*** Zefazone†.

Cefminox Sodium (*pINNM*) 头孢米诺钠

Cefminox sódico; Cefminox Sodique; MT-141; Natrii Cefminoxum. Sodium 7-{2-[(*S*)-2-amino-2-carboxyethyl]thioacetamido}-7-methoxy-3-(1-methyl-1*H*-tetrazol-5-ylthiomethyl)-3-cephem-4-carboxylate.

Натрий Цефминокс

$C_{16}H_{20}N_7NaO_7S_3$ = 541.6.

CAS — 75481-73-1 (cefminox).

UNII — YNM4DBJ3N8.

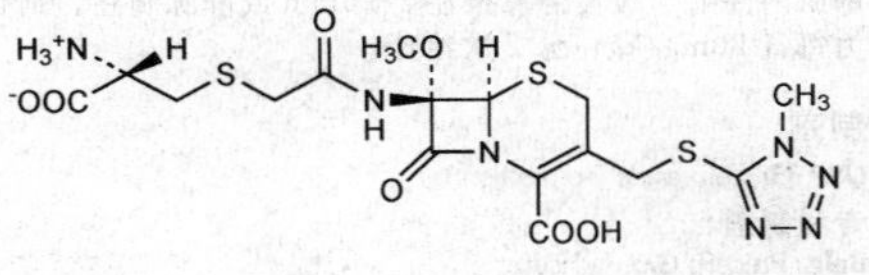

(cefminox)

Pharmacopoeias. *Jpn* includes the heptahydrate.

简介

头孢米诺钠是头孢霉素类抗菌药，其特征类似于头孢西丁（第219页）。但具有一个与头孢孟多（第209页）相类似的*N*-甲基硫四氮唑侧链。它可用于治疗厌氧性和混合性细菌感染，尤其是腹腔和盆腔感染。头孢米诺以钠盐的形式静脉给药，剂量以头孢米诺的量计算；1.04g头孢米诺钠相当于1g头孢米诺。常规剂量是每日2～4g，分若干次给药。

1. Watanabe S, Omoto S. Pharmacology of cefminox, a new bactericidal cephamycin. *Drugs Exp Clin Res* 1990; **16:** 461–7.
2. Soriano F, *et al.* Comparative susceptibility of cefminox and cefoxitin to β-lactamases of Bacteroides spp. *J Antimicrob Chemother* 1991; **28:** 55–60.
3. Aguilar L, *et al.* Cefminox: correlation between in-vitro susceptibility and pharmacokinetics and serum bactericidal activity in healthy volunteers. *J Antimicrob Chemother* 1994; **33:** 91–101.
4. Mayama T, *et al.* Postmarketing surveillance on side-effects of cefminox sodium (Meicelin). *Int J Clin Pharmacol Ther* 1995; **33:** 149–55.
5. Hoellman DB, *et al.* In vitro activities of cefminox against anaerobic bacteria compared with those of nine other compounds. *Antimicrob Agents Chemother* 1998; **42:** 495–501.
6. Torres AJ, *et al.* Cefminox versus metronidazole plus gentamicin in intra-abdominal infections: a prospective randomized controlled clinical trial. *Infection* 2000; **28:** 318–22.

钠的含量 每克头孢米诺钠约含有1.84mmol钠。

制剂

专利制剂

Jpn: Meicelin; ***Port.:*** Tencef; ***Spain:*** Tencef; ***Thai.:*** Meicelin.

Cefodizime Sodium (*BANM, rINNM*) 头孢地秦钠

Cefodizima sódica; Céfodizime Sodique; HR-221; Natrii Cefodizimum; S-771221B; Sefodizim Disodyum; THR-221; TRH-221. (*Z*)-7-[2-(2-Aminothiazol-4-yl)-2-methoxyiminoacetamido]-3-(5-carboxymethyl-4-methylthiazol-2-ylthiomethyl)-3-cephem-4-carboxylic acid, disodium salt.

Натрий Цефодизим

$C_{20}H_{18}N_6Na_2O_7S_4$ = 628.6.

CAS — 69739-16-8 (cefodizime); 86329-79-5 (cefodizime sodium).

ATC — J01DD09.

ATC Vet — QJ01DD09.

UNII — HC1T51593A.

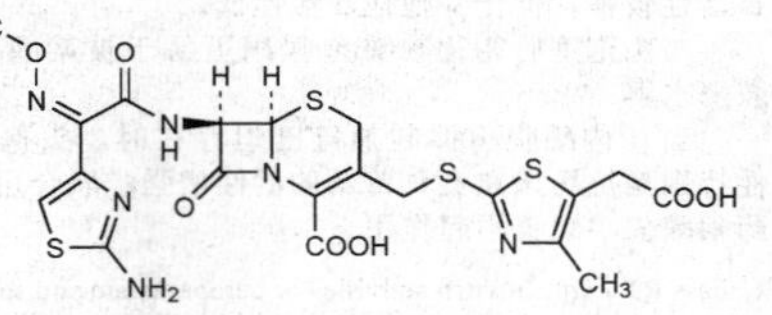

(cefodizime)

Pharmacopoeias. In *Jpn.*

不良反应和注意事项

同头孢噻肟（第217页）。

钠的含量 每克头孢地秦钠约含有3.2mmol钠。

药物相互作用

丙磺舒降低肾对头孢地秦的清除。

抗菌作用

尽管头孢地秦没有活性代谢物，它有与头孢噻肟（第217页）类似的抗菌活性。它有抗枸橼酸菌活性，也有抗铜绿假单胞菌和脆弱类杆菌的活性。

药动学

头孢地秦以钠盐的形式注射给药。肌内注射1g头孢地秦后1～1.5h，血药浓度达到峰值为60～75μg/ml。静脉给药1g或2g头孢地秦后血药浓度立即达到峰值，其平均值分别为215μg/ml和394μg/ml。头孢地秦血浆蛋白结合率约为80%并且广泛分布于身体的各组织和体液。它可穿过胎盘，且在乳汁中可检测到少量。据报道血浆消除为三相，终末消除半衰期约为4h。肾损伤者半衰期延长。

所给药物大部分未经改变排入尿中。给药量的80%在24h内回收。头孢地秦主要通过肾小球滤过以及一些肾小管分泌排泄。血液透析可将头孢地秦去除。

用途和用法

头孢地秦是第三代头孢菌素类抗菌药，其用途类似于头孢噻肟（第217页）。

头孢地秦用于治疗感染，以磷酸氢二钠盐的形式肌内注射或静脉推注，静脉滴注给药。剂量以头孢地秦的量计算。1.08g头孢地秦钠相当于1g头孢地秦。治疗下呼吸道感染，成人的用量为每12h或24h 1g。治疗上下尿道感染，成人的用量为每24h 1～2g。治疗严重感染，剂量可增至每日6g。治疗女性无并发症的下泌尿道感染，单次用药1～2g即可。治疗淋病单次给药250～500mg。肾损伤患者应减少用药量（见下文）。

1. Finch RG, *et al.*, eds. Cefodizime: a third generation cephalosporin with immunomodulating properties. *J Antimicrob Chemother* 1990; **26** (suppl C): 1–134.
2. Barradell LB, Brogden RN. Cefodizime: a review of its antibacterial activity, pharmacokinetic properties and therapeutic use. *Drugs* 1992; **44:** 800–834.
3. Thalhammer F, *et al.* Single-dose cefodizime as infection prophylaxis in abdominal surgery: a prospective multicenter study. *Infection* 1998; **26:** 136–8.
4. Matsumoto T, *et al.* Single dose of cefodizime completely eradicated multidrug-resistant strain of Neisseria gonorrhoeae in urethritis and uterine cervicitis. *J Infect Chemother* 2006; **12:** 97–9.
5. Matsumoto T, *et al.* Multiple doses of cefodizime are necessary for the treatment of Neisseria gonorrhoeae pharyngeal infection. *J Infect Chemother* 2006; **12:** 145–7.

在肾损伤中的用法 肾功能受损患者首次给药剂量与正常患者一样（见上文），随后的口服剂量应根据肌酐清除率（CC）做适当调整：

- CC 10～30ml/min：每日1～2g；
- CC 10低于10ml/min：每日0.5～1g。

接受透析的患者，透析后每日0.5～1g。

制剂

专利制剂

Austria: Timecef; ***Ital.:*** Diezime; Modivid; Timecef; ***Jpn:*** Kenicef; ***NZ:*** Timecef; ***Port.:*** Modivid; ***Turk.:*** Modivid.

Cefonicid Sodium (*BANM, USAN, rINNM*) 头孢尼西钠

Cefonicid sódico; Cefonicide sodique; Céfonicide Sodique; Cefonicidum natricum; Natrii Cefonicidum; SKF-D-75073-Z_2; SKF-D-75073-Z (cefonicid monosodium). 7-[(*R*)-Mandelamido]-3-(1-sulphomethyl-1*H*-tetrazol-5-ylthiomethyl)-3-cephem-4-carboxylic acid, disodium salt.

Натрий Цефоницид

$C_{18}H_{16}N_6Na_2O_8S_3$ = 586.5.

CAS — 61270-58-4 (cefonicid); 61270-78-8 (cefonicid disodium); 71420-79-6 (cefonicid monosodium).

ATC — J01DC06.

ATC Vet — QJ01DC06.

UNII — F74MFL78A1 (cefonicid sodium); QD9G66C5UF (cefonicid monosodium).

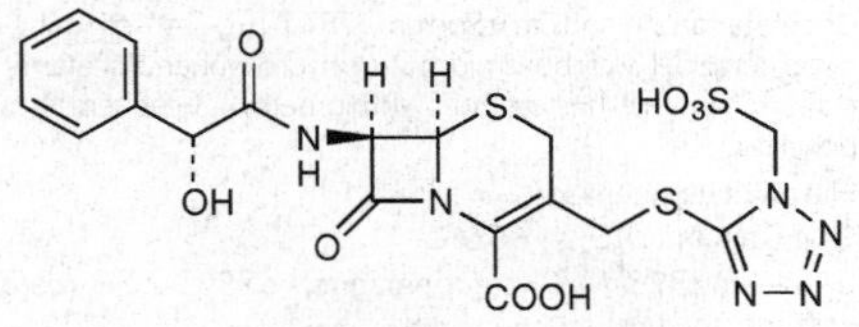

(cefonicid)

Pharmacopoeias. In *US.*

USP 33 (Cefonicid Sodium) 白色至米色固体。易溶于水，0.9%氯化钠和5%葡萄糖；极微溶于无水乙醇；溶于甲醇。5%水溶液的pH值为3.5～6.5。贮藏于密闭容器中。

不良反应和注意事项

同头孢噻吩钠，第209页。

头孢尼西有一个取代的*N*-甲基硫四氮唑侧链，其结构与低凝血酶原血症有关。

对血液的影响 参考文献如下。

1. Riancho JA, *et al.* Life-threatening bleeding in a patient treated with cefonicid. *Ann Intern Med* 1995; **123:** 472–3.

对肝脏的影响 参考文献如下。

1. Famularo G, *et al.* Eosinophilic hepatitis associated with cefonicid therapy. *Ann Pharmacother* 2001; **35:** 1669–71.

钠的含量 每克头孢尼西钠约含3.4mmol钠。

药物相互作用

同头孢孟多，第210页。

抗菌作用

尽管头孢尼西钠抗革兰阳性球菌活性较低，它的抗菌作用及其作用方式类似于头孢孟多（第210页）。

药动学

头孢尼西以钠盐的形式胃肠外给药。肌内注射1g后1～2h血药浓度达到峰值，67～126μg/ml。头孢尼西血浆蛋白结合率高于90%。血浆半衰期约4.5h，肾损伤患者延长。

据报道头孢尼西可在多种身体组织和体液中达到治疗浓度。

高达99%头孢尼西在24h内未经改变排入尿中。丙磺舒降低头孢尼西的排泄。

用途和用法

头孢尼西是第二代头孢菌素类抗菌药，用途类似于头孢孟多（第210页），用于治疗易感菌感染和预防手术感染。

以钠盐的形式深度肌内注射，或缓慢静脉推注3～5min，或静脉滴注。剂量以头孢尼西的量计算，1.08g头孢尼西钠相当于1g头孢尼西。常规剂量是每日1g，一次给药。治疗非复杂性泌尿道感染，推荐剂量为500mg，每日1次。严重感染2g，每日1次。肌内注射多于1g时不应在同一位置。

预防手术感染，手术前1h单次给药1g即可；但对于关节修复或开心手术还应持续用药2天。

1. Saltiel E, Brogden RN. Cefonicid: a review of its antibacterial activity, pharmacological properties and therapeutic use. *Drugs* 1986; **32:** 222–59.

在肾损伤中的用法 肾损伤患者推荐起始剂量为

7.5mg/kg 头孢尼西，随后根据肌酐清除和感染程度减少维持剂量。透析后不必补充剂量。

制剂

USP 33: Cefonicid for Injection.

专利制剂

Israel: Monocef; **Ital.:** Abiocef†; Bacid†; Biocil†; Bioticic; Cefobacter†; Cefodie; Cefok†; Cefoplus; Chefir; Daycef; Diespor†; Emidoxin; Epicef†; Fonicid; Framecef†; Ipacid†; Krucef; Lampocef†; Lisa†; Maxid; Microcid†; Modicef†; Modiem; Monobios†; Monobiotic; Monocid†; Necid; Nokid†; Parecid†; Praticef; Raikocef; Rocid†; Silvercef†; Sintocef; Sofarcid; Unicid†; Valecid; **Port.:** Monocid; **Spain:** Monocid; Unidie.

Cefoperazone Sodium (*BANM, USAN, rINNM*) 头孢哌酮钠

Cefoperazon sodná sůl; Cefoperazon sodowy; Cefoperazona sódica; Céfopérazone sodique; Cefoperazonnatrium; Cefoperazon-nátrium; Cefoperazono natrio druska; Cefoperazonum natricum; CP-52640-2; CP-52640 (anhydrous cefoperazone); CP-52640-3 (cefoperazone dihydrate); Kefoperatsoninatrium; Natrii Cefoperazonum; Sefoperazon Sodyum; T-1551 (cefoperazone or cefoperazone sodium). Sodium (7*R*)-7-[(*R*)-2-(4-ethyl-2,3-dioxopiperazin-1-ylcarboxamido)-2-(4-hydroxyphenyl)acetamido]-3-[(1-methyl-1*H*-tetrazol-5-yl)thiomethyl]-3-cephem-4-carboxylate.

Натрий Цефоперазон

$C_{25}H_{26}N_9NaO_8S_2$ = 667.6.

CAS — 62893-19-0 (cefoperazone); 62893-20-3 (cefoperazone sodium).

ATC — J01DD12.

ATC Vet — QJ01DD12.

UNII — 5FQG9774WD.

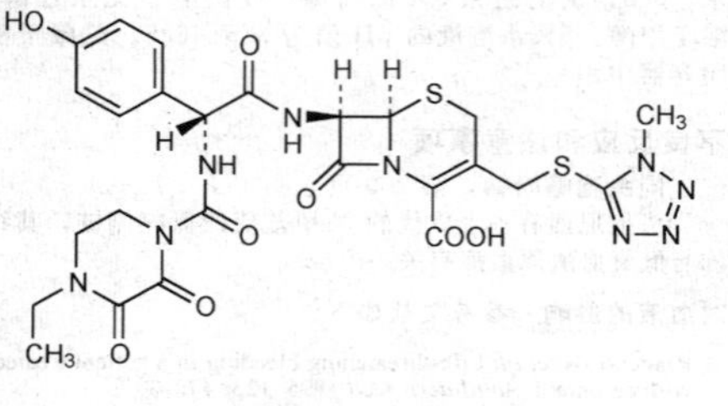

(cefoperazone)

Pharmacopoeias. In *Chin., Eur.* (see p.vii), *Jpn*, and *US*.

Ph. Eur. 6.8 (Cefoperazone Sodium) 白色或微黄色，吸湿性粉末。如结晶，呈多态性。易溶于水；微溶于乙醇；溶于甲醇。25%水溶液的 pH 值为 4.5～6.5。于 2～8℃贮藏于密闭容器中。避光。

USP 33 (Cefoperazone Sodium) 白色至浅黄色结晶性粉末。易溶于水和甲醇；微溶于无水乙醇；不溶于丙酮、乙醚和乙酸乙酯。25%水溶液的 pH 值为 4.5～6.5。贮藏于密闭容器中。

配伍禁忌 如多数β内酰胺类药，不推荐头孢哌酮钠与氨基糖苷类药混合使用，因可能使其中任何一种药物失活。

有报道头孢哌酮钠还与其他药物存在配伍禁忌，包括地尔硫䓬[1]、多柔比星[2]、喷他脒[3]、羟哌氯丙嗪[4]、哌替啶[5]、异丙嗪[6]和瑞芬太尼[7]。

1. Gayed AA, *et al.* Visual compatibility of diltiazem injection with various diluents and medications during simulated Y-site injection. *Am J Health-Syst Pharm* 1995; **52:** 516–20.
2. Trissel LA, *et al.* Compatibility of doxorubicin hydrochloride liposome injection with selected other drugs during simulated Y-site administration. *Am J Health-Syst Pharm* 1997; **54:** 2708–13.
3. Lewis JD, El-Gendy A. Cephalosporin-pentamidine isethionate incompatibilities. *Am J Health-Syst Pharm* 1996; **53:** 1461–2.
4. Gasca M, *et al.* Visual compatibility of perphenazine with various antimicrobials during simulated Y-site injection. *Am J Hosp Pharm* 1987; **44:** 574–5.
5. Nieves-Cordero AL, *et al.* Compatibility of narcotic analgesic solutions with various antibiotics during simulated Y-site injection. *Am J Hosp Pharm* 1985; **42:** 1108–9.
6. Scott SM. Incompatibility of cefoperazone and promethazine. *Am J Hosp Pharm* 1990; **47:** 519.
7. Trissel LA, *et al.* Compatibility of remifentanil hydrochloride with selected drugs during simulated Y-site administration. *Am J Health-Syst Pharm* 1997; **54:** 2192–6.

不良反应和注意事项

同头孢噻吩钠，第209页。

类似于头孢噻肟（第217页），头孢哌酮具有使耐药菌定植和重叠感染的可能。肠内菌丛改变较使用头孢噻肟更显著，因为更多的头孢哌酮是由胆汁排泄；更易发生腹泻。

头孢哌酮有一个 *N*-甲基硫四氮唑侧链，此结构与低凝血酶原血症有关。据报道使用头孢哌酮的患者中有低凝血酶原血症，但很少有出血发作。如有必要应监测有患低凝血酶原血症风险患者的凝血酶原时间并使用维生素 K。

钠的含量 每克头孢哌酮钠约含 1.5mmol 钠。

药物相互作用

同头孢孟多，第210页。

不像许多其他头孢菌素，丙磺舒对头孢哌酮的肾清除没有影响。

抗菌作用

尽管头孢哌酮抗某些肠细菌活性略低，它有类似于头孢他啶（第223页）的抗菌活性。它的抗铜绿假单胞菌活性较强，但比头孢他啶活性低。

与头孢噻肟相比，头孢哌酮更易于被某些β-内酰胺酶水解。

当β-内酰胺酶抑制剂舒巴坦存在时，头孢哌酮活性特别是抗肠菌和类杆菌属的活性增强；联合用药对耐药铜绿假单胞菌不起作用。

1. Fass RJ, *et al.* In vitro activities of cefoperazone and sulbactam singly and in combination against cefoperazone-resistant members of the family Enterobacteriaceae and nonfermenters. *Antimicrob Agents Chemother* 1990; **34:** 2256–9.
2. Clark RB, *et al.* Multicentre study on antibiotic susceptibilities of anaerobic bacteria to cefoperazone-sulbactam and other antimicrobial agents. *J Antimicrob Chemother* 1992; **29:** 57–67.

药动学

头孢哌酮以钠盐形式以胃肠外途径给药。据报道肌内注射相当于 1g 或 2g 头孢哌酮的剂量后 1～2h 后血药浓度达到峰值，分别为 65μg/ml 和 97μg/ml。头孢哌酮血浆半衰期约为 2h，但新生儿和有肝或胆道疾病的患者会延长。头孢哌酮血浆蛋白结合率为 82%～93%，取决于浓度。

尽管通常头孢哌酮很难穿过 CSF，它广泛分布于体组织和体液中。头孢哌酮可穿过胎盘，且在乳汁中能检测到少量。

头孢哌酮主要排泄至胆汁中，并很快达到高浓度。尿排泄主要通过肾小球滤过。12～24h 内将近 30%头孢哌酮未经改变排入尿中；患肝或胆疾病的患者此部分比例可能会增加。头孢哌酮 A，是一种降解产物，活性比头孢哌酮低，在体内很少见。

用途和用法

头孢哌酮是第三代头孢菌素类抗菌药，在治疗易感菌感染特别是假单胞菌属引起的感染方面，用途类似于头孢他啶（第223页）。不推荐用于治疗脑膜炎，因其很难穿过 CSF。

头孢哌酮通过深度肌内注射或静脉间歇或持续滴注，以钠盐形式给药。剂量以头孢哌酮的量计算；1.03g 头孢哌酮钠相当于 1g 头孢哌酮。常规剂量为每日 2～4g，分 2 次给药。严重感染，可增至每日 12g，分 2～4 次给药。

肝和肾损伤患者使用剂量见下文。

如同时使用头孢哌酮和氨基糖苷类药物，应分开给药。

头孢哌酮还与β-内酰胺酶抑制药舒巴坦一同使用。

在肝损伤或肾损伤中的用法 通常，有肝病或胆道阻塞的患者头孢哌酮的用量每日不应超过 4g，肝肾损伤的患者每日 1～2g；如使用更高的剂量，应检测血浆浓度。

制剂

USP 33: Cefoperazone for Injection; Cefoperazone Injection.

专利制剂

Austria: Cefobid; **Braz.:** Cefazone†; Neoperazona†; **Chile:** Cefobid†; **Cz.:** Cefobid; **Hong Kong:** Cefobid; **Hung.:** Cefobid; **India:** Cefomycin; Magnamycin; **Indon.:** Bifotik; Cefobid; Cefophar; Cepraz; Ceropid; Cerozon; Ferzobat; Logafox; Stabixin; Yazon; **Ital.:** Bioperazone; Cefoneg†; Cefoper†; Dardum; Farecef; Ipazone†; Novobiocyl†; **Jpn:** Cefoperazin; **Malaysia:** Cefobid; Medocef; Shinfomycin†; **Mex.:** Cefobid; **Philipp.:** Bactizon; **Pol.:** Biocefazon†; Cefobid; Dardum; **Rus.:** Cefobid (Цефобид); Cefoperabol (Цефоперабол); Medocef (Медоцеф); **Singapore:** Cefobid; Cefozone; Dardum; **Thai.:** Cefobid; Medocef; **Turk.:** Cefobid; **Ukr.:** Cefobid (Цефобид); Cerason (Церазон); Gepacef (Гепацеф); **USA:** Cefobid†; **Venez.:** Cefobid†; Ortosep†.

多组分制剂 **Chile:** Sulperazon; **Cz.:** Sulperazon; **Hong Kong:** Sulperazon; **India:** Lactagard; Sulbacef; Zosul; **Indon.:** Bactazon; Ferotam; Fosular; Soperam; Stabactam; Sulbacef; Sulperazon; Zotam; **Malaysia:** Sulperazon; **Philipp.:** Sulperazone; **Pol.:** Sulperazon; **Rus.:** Sulcef (Сульцеф); Sulperacef (Сульперацеф); Sulperason (Сульперазон); Sulzoncef (Сульзонцеф); **Thai.:** Cebactam; Cefpar; Cefper; Sulcef; Sulperazon; Sulpermed; Zonbactam; **Turk.:** Primasef†; Sefbaktam; Sulperazon; **Ukr.:** Cebanex (Цебанекс); Sulperasone (Сульперазон); **Venez.:** Sulperazon.

Ceforanide (*BAN, USAN, rINN*) 头孢雷特

BL-S786; Ceforanida; Céforanide; Ceforanidum. 7-[2-(α-Amino-o-tolyl)acetamido]-3-(1-carboxymethyl-1*H*-tetrazol-5-ylthiomethyl)-3-cephem-4-carboxylic acid.

Цефоранид

$C_{20}H_{21}N_7O_6S_2$ = 519.6.

CAS — 60925-61-3.

ATC — J01DC11.

ATC Vet — QJ01DC11.

UNII — 8M1YF8951V.

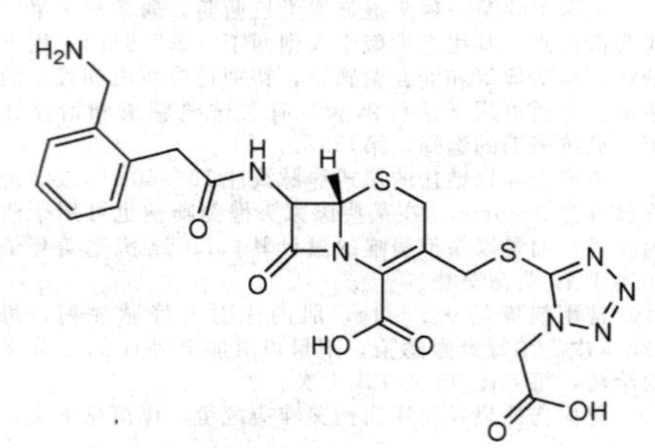

Pharmacopoeias. In *US*.

USP 33 (Ceforanide) 白色至米色粉末。几乎不溶于水、氯仿、乙醚和甲醇；易溶于 1mol/L 氢氧化钠。5%水溶液悬浮剂的 pH 值为 2.5～4.5。贮藏于密闭容器中。

简介

头孢雷特是第二代头孢菌素类抗菌药，尽管有报道在体外抗某些细菌包括葡萄球菌和流感嗜血杆菌的活性较低，其作用和用途类似于头孢孟多（第209页）。它用于治疗易感菌感染和手术感染预防。

以赖氨酸盐（$C_{26}H_{35}N_9O_8S_2$ = 665.7）的形式给药，单剂量以头孢雷特的量计算。1.28g 赖氨酸头孢雷特相当于 1g 头孢雷特。给药方式为深度肌内注射或缓慢静脉推注 3～5min 或静脉滴注，一般每 12h 1～2g。用于手术感染预防，术前 1h 静脉推注 1～2g。儿童剂量见下文。

头孢雷特有一个替代的 *N*-甲基硫四氮唑侧链，此结构与低凝血酶原血症和乙醇不耐受性有关。丙磺舒不影响头孢雷特的肾排泄。

1. Campoli-Richards DM, *et al.* Ceforanide: a review of its antibacterial activity, pharmacokinetic properties and clinical efficacy. *Drugs* 1987; **34:** 411–37.

儿童用法 赖氨酸头孢雷特可用于儿童，给药方式为深部肌内注射、缓慢静脉推注 3～5min 或静脉滴注。剂量为每日 20mg/kg，分 2 次给药。

制剂

USP 33: Ceforanide for Injection.

专利制剂

Belg.: Precef†; **Gr.:** Radacef.

Cefoselis Sulfate (*rINNM*) 硫酸头孢噻利

Céfosélis, Sulfate de; Cefoselis Sulphate; Cefoselisi Sulfas; FK-037; Sulfato de cefoselis. (−)-5-Amino-2-({(6*R*,7*R*)-7-[2-(2-amino-4-thiazolyl)glyoxylamido]-2-carboxy-8-oxo-5-thia-1-azabicyclo-[4.2.0]oct-2-en-3-yl}methyl)-1-(2-hydroxyethyl)pyrazolium hydroxide, inner salt, 7^2-(*Z*)-(*O*-methyloxime) sulfate.

Цефозелиса Сульфат

$C_{19}H_{22}N_8O_6S_2, H_2SO_4$ = 620.6.

CAS — 122841-10-5 (cefoselis); 122841-12-7 (cefoselis sulfate).

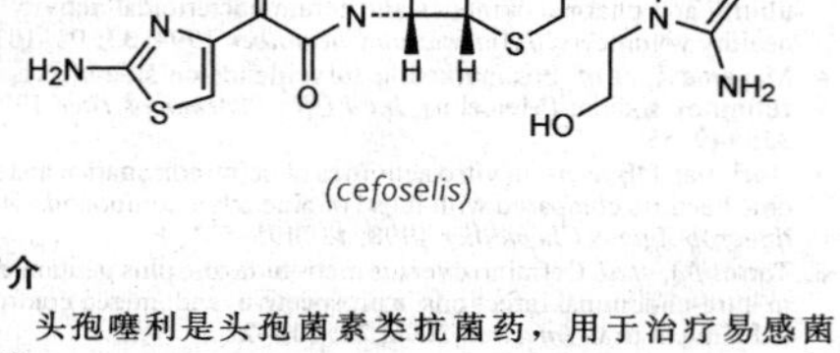

(cefoselis)

简介

头孢噻利是头孢菌素类抗菌药，用于治疗易感菌感染。

Cefotaxime Sodium (*BANM, USAN, rINNM*) 头孢噻肟钠

Cefotaksimo natrio druska; Cefotaksym sodowy; Cefotaxim sodná sůl; Cefotaxima sódica; Céfotaxime sodique; Cefotaximnatrium; Cefotaxim-nátrium; Cefotaximum natricum; CTX; HR-756; Kefotaksiminatrium; Natrii Cefotaximum; RU-24756; Sefotaksim Sodyum. Sodium (7R)-7-[(Z)-2-(2-aminothiazol-4-yl)-2-(methoxyimino)acetamido]cephalosporanate; Sodium (7R)-3-acetoxymethyl-7-[(Z)-2-(2-aminothiazol-4-yl)-2-(methoxyimino)acetamido]-3-cephem-4-carboxylate.

Натрий Цефотаксим

$C_{16}H_{16}N_5NaO_7S_2$ = 477.4.

CAS — 63527-52-6 (cefotaxime); 64485-93-4 (cefotaxime sodium).

ATC — J01DD01.

ATC Vet — QJ01DD01.

UNII — 258J72S7TZ.

(cefotaxime)

Pharmacopoeias. In *Chin., Eur.* (see p.vii), *Jpn*, and *US.*

Ph. Eur. 6. 8 (Cefotaxime Sodium) 白色或微黄色吸湿性粉末。易溶于水；略溶于甲醇。10%水溶液的 pH 值为 4.5～6.5。贮藏于密闭容器中。避光。

USP 33 (Cefotaxime Sodium) 米色至淡黄色结晶性粉末。易溶于水；几乎不溶于有机溶剂。10%水溶液的 pH 值为 4.5～6.5。贮藏于密闭容器中。

配伍禁忌 有报道头孢噻肟钠与碱性溶液不相容，如碳酸氢钠。它应与氨基糖苷类药物分开使用。

不良反应和注意事项

同**头孢噻吩钠**（第209页）。有少量报道快速大剂量药物通过静脉管导致心律失常的病例。广谱的第三代头孢菌素有可能使抗性菌如铜绿假单胞菌、肠道杆菌、念珠菌和肠道球菌素在身体的各个部位定植、重叠感染，尽管头孢噻肟发生的概率较低。肠菌群改变是诱病因素，可能因为头孢哌酮和头孢曲松更多地由胆汁排泄，这种情况更甚。使用任何第三代头孢菌素偶尔会引起假膜性肠炎，这与艰难梭菌感染有关。

与第三代头孢菌素有关不良反应的综述如下。

1. Neu HC. Third generation cephalosporins: safety profiles after 10 years of clinical use. *J Clin Pharmacol* 1990; **30:** 396–403.
2. Fekety FR. Safety of parenteral third-generation cephalosporins. *Am J Med* 1990; **88** (suppl 4A): 38S–44S.

抗菌药性结肠炎 头孢噻肟会增加老年患者患艰难梭菌引起腹泻的风险[1]。然而，制造商[2]认为与其他第三代头孢菌素相比，头孢噻肟更好一些。

1. Impallomeni M, *et al.* Increased risk of diarrhoea caused by Clostridium difficile in elderly patients receiving cefotaxime. *BMJ* 1995; **311:** 1345–6.
2. Rothschild E, *et al.* Risk of diarrhoea due to Clostridium difficile during cefotaxime treatment. *BMJ* 1996; **312:** 778.

哺乳 尽管有少量头孢噻肟会进入乳汁[1]，母亲使用头孢噻肟后哺育婴儿，未观察到不良反应。American Academy of Pediatrics 认为[2]通常使用头孢噻肟不影响哺乳。

1. Kafetzis DA, *et al.* Passage of cephalosporins and amoxicillin into the breast milk. *Acta Paediatr Scand* 1981; **70:** 285–8.
2. American Academy of Pediatrics. The transfer of drugs and other chemicals into human milk. *Pediatrics* 2001; **108:** 776–89. [Retired May 2010] Correction. *ibid.*; 1029. Also available at: http://aappolicy.aappublications.org/cgi/content/full/pediatrics%3b108/3/776 (accessed 25/05/04)

钠的含量 每克头孢噻肟钠约含 2.09mmol 钠。

药物相互作用

同许多头孢菌素，丙磺舒减少头孢噻肟的肾清除，导致头孢噻肟及其去乙酰代谢物血药浓度更高并且延长。

抗菌药 脲基青霉素阿洛西林[1]或美洛西林[2]使肾功能正常和受损的患者身体整体对头孢噻肟清除降低。如果使用其中任何一种青霉素，应减少头孢噻肟的剂量。有报道肾功能衰竭的患者同时使用头孢噻肟和高剂量阿洛西林发生脑病伴有灶性运动病和全身性惊厥[3]。

1. Kampf D, *et al.* Kinetic interactions between azlocillin, cefotaxime, and cefotaxime metabolites in normal and impaired renal function. *Clin Pharmacol Ther* 1984; **35:** 214–20.
2. Rodondi LC, *et al.* Influence of coadministration on the pharmacokinetics of mezlocillin and cefotaxime in healthy volunteers and in patients with renal failure. *Clin Pharmacol Ther* 1989; **45:** 527–34.
3. Wroe SJ, *et al.* Focal motor status epilepticus following treatment with azlocillin and cefotaxime. *Med Toxicol* 1987; **2:** 233–4.

抗菌作用

头孢噻肟是第三代头孢菌素。它的抗菌作用类似于头孢孟多，但抗菌活性范围更广。它对大多数 β-内酰胺酶水解作用有高度的稳定性，并且与第一和第二代头孢菌素相比，有更高的抗革兰阴性细菌的活性。尽管通常认为头孢噻肟与第一代头孢菌素相比抗革兰阳性细菌活性略弱，许多链球菌对它非常敏感。

去乙酰头孢噻肟是头孢噻肟的一种活性代谢物，且抗某些菌有增加或协同作用。

抗菌谱

- 在革兰阴性菌中，头孢噻肟在体外有抗许多肠细菌活性，包括柠檬酸杆菌和肠道杆菌属、大肠埃希菌、克雷伯杆菌、吲哚阴性和阳性变形菌、普罗威登斯菌、沙门菌属、沙雷菌属、志贺菌属、耶尔森菌。

  其他易感革兰阴性细菌（包括青霉素抗性菌株）有流感嗜血杆菌、卡他莫拉菌（卡他布兰汉菌）、萘瑟淋病双球菌和脑膜炎奈瑟菌。据报道马尔他布氏杆菌中度敏感。某些假单胞菌属菌株对头孢噻肟中度敏感，但多数有耐药性。

  去乙酰头孢噻肟对多数上述革兰阴性细菌有效，但对假单胞菌属无效。
- 革兰阳性细菌中，头孢噻肟对葡萄球菌和链球菌有效。葡萄球菌属包括产青霉素酶菌株对头孢噻肟敏感但不包括耐甲氧西林金黄色葡萄球菌。表皮葡萄球菌也对头孢噻肟敏感但产青霉素酶菌株耐药。尽管耐青霉素肺炎球菌不敏感，无乳链球菌（B 族链球菌）、肺炎链球菌和化脓性链球菌（A 族链球菌）都非常敏感。

  肠球菌和单核细胞增多性李斯特菌有抗药性。
- 头孢噻肟对某些厌氧性细菌有效。脆弱类杆菌可能中度敏感，但许多菌株有耐药性；体外证实去乙酰头孢噻肟有协同作用。产气荚膜梭菌敏感，但多数艰难梭菌有抗药性。
- 其他对头孢噻肟敏感微生物包括螺旋菌、伯氏螺旋体和杜克雷嗜血杆菌。

与其他抗菌药相互作用 除了去乙酰头孢噻肟可能有协同或叠加作用，氨基糖苷类抗菌药如庆大霉素可能会增强头孢噻肟的活性；体外试验证实二者在抗包括铜绿假单胞菌的革兰阴性细菌方面有协同作用。另有报道在体外可增强其活性的其他抗菌药包括磷霉素和环丙沙星以及效果不定的青霉素。

在用头孢噻肟治疗的过程中，由于抑制染色体介导的 β 内酰胺酶，会产生抗药性，特别是肠道杆菌属在治疗的过程中会产生多重耐药菌株。这种耐药性也会在其他细菌中产生，包括柠檬酸杆菌属、沙雷菌属和假单胞菌属。对头孢噻肟产生耐药性的另一种机制是血浆介导的超广谱 β-内酰胺酶的产生，克雷伯菌属和其他肠杆菌科产生此现象。肺炎链球菌的耐药性是由于产生变异的青霉素结合蛋白。

以下为关于头孢噻肟和其他第三代头孢菌素类抗菌药的抗菌活性及相关耐药性的参考文献。

1. Neu HC. Pathophysiologic basis for the use of third-generation cephalosporins. *Am J Med* 1990; **88** (suppl 4A): 3S–11S.
2. Chow JW, *et al.* Enterobacter bacteremia: clinical features and emergence of antibiotic resistance during therapy. *Ann Intern Med* 1991; **115:** 585–90.
3. Sanders CC. New β-lactams: new problems for the internist. *Ann Intern Med* 1991; **115:** 650–1.
4. Thomson KS, *et al.* High-level resistance to cefotaxime and ceftazidime in Klebsiella pneumoniae isolates from Cleveland, Ohio. *Antimicrob Agents Chemother* 1991; **35:** 1001–3.
5. Piddock LJV, *et al.* Prevalence and mechanism of resistance to 'third-generation' cephalosporins in clinically relevant isolates of Enterobacteriaceae from 43 hospitals in the UK, 1990-1991. *J Antimicrob Chemother* 1997; **39:** 177–87.
6. Gums JG, *et al.* Differences between ceftriaxone and cefotaxime: microbiological inconsistencies. *Ann Pharmacother* 2008; **42:** 71–9.

药动学

头孢噻肟以钠盐的形式注射给药。肌内注射后很快吸收，据报道肌内注射 500mg 和 1g 头孢噻肟后 30min 血药浓度达峰值，平均值分别为 12μg/ml 和 20μg/ml。静脉注射 0.5g、1g 或 2g 头孢噻肟血药浓度立即达到峰值，平均值分别为 38μg/ml、102μg/ml、和 215μg/ml，4h 后浓度范围为 1～3μg/ml。头孢噻肟的血浆半衰期约为 1h，其活性代谢产物去乙酰头孢噻肟约为 1.5h。新生儿和有严重肾损伤患者的头孢噻肟，特别是其代谢物半衰期增长，因此需要减少剂量。肝病对头孢噻肟和其代谢物的清除效果不定，但一般来说不需考虑调节剂量。据报道头孢噻肟的血浆结合率约为 40%。

头孢噻肟和去乙酰头孢噻肟广泛分布于身体各组织和体液；CSF 可达到治疗浓度，特别是脑膜发炎时。头孢噻肟可穿过胎盘，在乳汁中可检测到少量。

头孢噻肟在肝中部分代谢为去乙酰头孢噻肟和无活性代谢物后，主要通过肾排除，且有 40%～60% 在 24h 内未经变化从尿中回收；另有 20% 以去乙酰头孢噻肟的形式排泄。胆汁中头孢噻肟和去乙酰头孢噻肟的浓度相对较高，约 20% 从粪中回收。丙磺舒与头孢噻肟竞争肾小管分泌，导致头孢噻肟和去乙酰头孢噻肟血浆浓度增高且延长。血液透析可将头孢噻肟和代谢物去除。

使用微生物分析，所得药动学数值可能是头孢噻肟和其活性代谢产物去乙酰头孢噻肟的叠加。

肝损伤 参考文献如下。

1. Höffken G, *et al.* Pharmacokinetics of cefotaxime and desacetylcefotaxime in cirrhosis of the liver. *Chemotherapy* 1984; **30:** 7–17.
2. Graninger W, *et al.* Cefotaxime and desacetyl-cefotaxime blood levels in hepatic dysfunction. *J Antimicrob Chemother* 1984; **14** (suppl B): 143–6.
3. Hary L, *et al.* The pharmacokinetics of ceftriaxone and cefotaxime in cirrhotic patients with ascites. *Eur J Clin Pharmacol* 1989; **36:** 613–16.
4. Ko RJ, *et al.* Pharmacokinetics of cefotaxime and desacetylcefotaxime in patients with liver disease. *Antimicrob Agents Chemother* 1991; **35:** 1376–80.

肾损伤 参考文献如下。

1. Matzke GR, *et al.* Cefotaxime and desacetyl cefotaxime kinetics in renal impairment. *Clin Pharmacol Ther* 1985; **38:** 31–6.
2. Paap CM, *et al.* Pharmacokinetics of cefotaxime and its active metabolite in children with renal dysfunction. *Antimicrob Agents Chemother* 1991; **35:** 1879–83.
3. Paap CM, *et al.* Cefotaxime and metabolite disposition in two pediatric continuous ambulatory peritoneal dialysis patients. *Ann Pharmacother* 1992; **26:** 341–3.
4. Paap CM, Nahata MC. The relation between type of renal disease and renal drug clearance in children. *Eur J Clin Pharmacol* 1993; **44:** 195–7.

用途和用法

头孢噻肟是第三代口服头孢菌素类抗菌药，用于治疗敏感的革兰阳性菌和革兰阴性菌所致的感染，包括腹腔、骨骼和关节、中枢神经系统、皮肤和皮组织结构、尿道（包括淋病）、呼吸道感染以及妇科感染，也可用于早期莱姆病的治疗。还用于治疗手术感染预防。感染和治疗的详情见**抗菌药的选择**（第153页）。

头孢噻肟以钠盐的形式深度肌内注射或缓慢静脉推注 3～5min 或静脉滴注 20～60min。剂量以头孢噻肟的量计算；1.05g 头孢噻肟钠相当于 1g 头孢噻肟。对轻度到中度感染，头孢噻肟的常用剂量为 1g，每 12h 1 次；对中度到重度感染，剂量增加至 1～2g，每 8h 1 次。对于败血症患者，剂量可增加至每日 6～8g，分 3～4 次给药；感染严重可增至每日 12g，静脉分 6 次给药。铜绿假单胞菌感染患者剂量通常需要每日多于 6g，但应优先使用具有更强抗铜绿假单胞菌活性的头孢菌素如头孢他啶。

治疗淋病，单次使用头孢噻肟 0.5g 或 1g。

预防手术感染，术前 30～90min 给药 1g。剖宫产时，脐带一夹住，母亲静脉给药 1g，且 6h 和 12h 后肌内或静脉给药 2 次。

有关肾损伤患者用药减量的细节，见下文。

儿童使用剂量详见下文。

头孢噻肟与氨基糖苷类药物一同使用时对抗某些革兰阴性菌有协同作用，但是应分开给药。有时与另一种 β 内酰胺药一同使用以增加抗菌活性范围。头孢噻肟也与甲硝唑一同使用治疗厌氧需氧菌混合感染。

关于第三代头孢菌素的参考文献如下。

1. Neu HC, *et al.*, eds. Third-generation cephalosporins: a decade of progress in the treatment of severe infections. *Am J Med* 1990; **88** (suppl 4A): 1S–45S.

关于头孢噻肟的参考文献如下。

1. Todd PA, Brogden RN. Cefotaxime: an update of its pharmacology and therapeutic use. *Drugs* 1990; **40:** 608–51.
2. Gentry LO. Cefotaxime and prophylaxis: new approaches with a proven agent. *Am J Med* 1990; **88** (suppl 4A): 32S–37S.
3. Davies A, Speller DCE, eds. Cefotaxime—recent clinical investigations. *J Antimicrob Chemother* 1990; **26** (suppl A): 1–83.
4. Brogden RN, Spencer CM. Cefotaxime: a reappraisal of its antibacterial activity and pharmacokinetic properties, and a review of its therapeutic efficacy when administered twice daily for the treatment of mild to moderate infections. *Drugs* 1997; **53:** 483–510.

儿童用法 头孢噻肟可以用于婴幼儿及儿童，治疗敏感的革兰阳性菌和革兰阴性菌所致感染，也用于手术感染的预防。给药方式为肌内注射、缓慢静推 3～5min 或静脉滴注 20～60min。

在英国，*BNFC 2010/11* 推荐头孢噻肟的给药剂量如下文；对于严重感染或患有脑膜炎的婴儿，相应剂量可加倍。

- 7 天以下的婴儿：25mg/kg，每 12h 1 次；
- 7～21 天的婴儿：25mg/kg，每 8h 1 次；
- 21～28 天的婴儿：25mg/kg，每 6～8h 1 次；
- 1 个月及以上的患儿：50mg/kg，每 8～12h 1 次；严重感染或脑膜炎的患儿，给药频率可增加至每 6h 一次，每日最大剂量不超过 12g。

在美国，American Academy of Pediatrics[1] 建议采用如下剂量：

- 出生体重小于 1.2kg 或年龄小于 1 周且出生体重为 1.2～2kg 的婴儿：50mg/kg，每 12h 1 次；
- 年龄小于 1 周且出生体重大于 2kg 的婴儿：50mg/kg，每 8h 或 12h 1 次；
- 年龄等于或大于 1 周且出生体重为 1.2～2kg 的婴儿：50mg/kg，每 8h 1 次；
- 年龄等于或大于 1 周且出生体重大于 2kg 的婴儿：50mg/kg，每 6h 或 8h 1 次；
- 1 个月及以上婴儿：对轻度到中度感染，剂量为 75～100mg/kg，分 3 次或 4 次给药（每日最大剂量不超过 4～6g）；对严重感染，剂量为 150～200mg/kg，分 3 次或 4 次给药（每日最大剂量不超过 8～10g）；对于脑膜炎的患儿，剂量可增加至每日 300mg/kg，分多次给药。

1. American Academy of Pediatrics. *2009 Red Book: Report of the Committee on Infectious Diseases*, 28th ed. Elk Grove Village, Illinois, USA: American Academy of Pediatrics, 2009.

在肾损伤中的用法 严重肾损伤患者使用头孢噻肟剂量应减少；建议初始剂量为 1g 后，维持此剂量按常规频率给药。

制剂

BP 2010: Cefotaxime Injection;
USP 33: Cefotaxime for Injection; Cefotaxime Injection.

专利制剂

Arg.: Cefacolin; Terasep; Tizoxim†; ***Austria:*** Claforan; Tirotax†; ***Belg.:*** Claforan; ***Braz.:*** Cefacolin†; Ceforan; Claforan; Clafordil; Fotax†; Kefaxim; Kefoxin†; Taxima; ***Canad.:*** Claforan; ***Chile:*** Grifotaxima; ***Cz.:*** Cefantral†; Ceftax; Claforan†; Sefotak; Taxcef†; ***Denm.:*** Claforan; ***Fin.:*** Claforan†; ***Fr.:*** Claforan; ***Ger.:*** Claforan; ***Gr.:*** Ceramil; Ciltiren; Claforan; Doctistatin; Flemycin; Gloryfen; Golafen; Letynol; Mastovet; Molelant; Naspor; Phacocef; Solubilax; Spirosine; Stoparen; ***Hong Kong:*** Cetan†; Claforan; Valoran; ***Hung.:*** Cefalekol; Cefotax†; Claforan; Tirotax; ***India:*** Biotax; Claforan; Lyforan; Novatax; Omnatax; Omnicef; Oritaxime; Talcef†; Zetaxim†; ***Indon.:*** Baxima; Biocef; Cefarin; Cefor; Cefovell; Cefoxal†; Clacef; Clafexim; Claforan; Clatax; Combicef; Efotax; Ethiclaf; Fobet; Foxim; Glocef; Goforan; Kalfoxim; Lancef; Lapixime; Procefa†; Rycef; Siclaxim; Soclaf; Starclaf; Taxecap; Taxef; Taxegram; Taximax; Tirdicef; ***Irl.:*** Claforan; ***Israel:*** Claforan; ***Ital.:*** Aximad; Batixim; Cefomit; Centiax†; Claforan†; Lirgosin; Refotax; Salocef; Spectrocef; Tafocex†; Taxime; Xamet†; Zariviz; Zimanel; ***Malaysia:*** Cetaxima†; Claforan; Claraxim; ***Mex.:*** Baxytax; Benaxima†; Biosint; Cefotex; Cefradil; Ceftomax; Claforan; Defradil†; Fot-Amsa; Fotexina; Sefoxiram; Sepsilem; Taporin; Tebruxim; Tecnoxima; Tirotax; Viken†; Xendin; ***Neth.:*** Claforan; Tirotax; ***Norw.:*** Claforan†; ***NZ:*** Claforan; ***Philipp.:*** Axitof; Cefox; Ceptax; Cladex; Clafetam; Clafojen; Claforan; Clafoxim; Clavocef†; Clinbaxef; Fotexin; Foximet; Haxim; Lac-xim; Losforexan; Ofetaxim; Pantaxin; Sefotak; Tafoxam†; Taxim; Zalor; Zefocent; ***Pol.:*** Biotaksym; Rantaksym; Tarcefoksym; Tirotax; ***Port.:*** Antadar; Cefobetox†; Forticeporina†; Ralopar; Resibelacta; Totam†; ***Rus.:*** Cefabol (Цефабол); Cefosin (Цефосин); Claforan (Клафоран); Intrataxime (Интратаксим); Lyforan (Лифоран); Oritaxim (Оритаксим); Talcef (Талцеф); Tarcefoksym (Тарцефоксим); ***S.Afr.:*** Claforan†; Clatax; Kefotax; Klafotaxim; Oritaxim; Reftax†; Totam†; ***Singapore:*** Clacef; Claforan; ***Spain:*** Claforan; ***Swed.:*** Claforan; ***Switz.:*** Claforan; ***Thai.:*** Cefomic; Ceforan; Cefotax; Cefox; Ceftaran†; Ceftaxan†; Claforan; Claraxim; Fontax; Fortax†; Fotax; Motaxim; Valoran†; ***Turk.:*** Betaksim; Claforan; Deforan; Equitax; Sefagen; Sefoksim; Sefotak; Sefoxim; Taksidem; Taxocef; ***UAE:*** Primocef; ***UK:*** Claforan; ***Ukr.:*** Sefotak (Сефотак)†; Tax-O-Bid (Такс-О-Бид); ***USA:*** Claforan; ***Venez.:*** Balticina†; Cefam; Cefatox; Cefotas†; Claforan; Novatax; Taxibon†; Tirotax.

多组分制剂 ***India:*** Sultax.

Cefotetan (*BAN*, *USAN*, *rINN*) 头孢替坦

Céfotétan; Cefotetán; Cefotetanum; ICI-156834 (cefotetan or cefotetan disodium); YM-09330 (cefotetan or cefotetan disodium). (7*S*)-7-[(4-Carbamoylcarboxymethylene-1,3-dithietan-2-yl)carboxamido]-7-methoxy-3-[(1-methyl-1*H*-tetrazol-5-yl)thiomethyl]-3-cephem-4-carboxylic acid.

Цефотетан

$C_{17}H_{17}N_7O_8S_4$ = 575.6.
CAS — 69712-56-7.
ATC — J01DC05.
ATC Vet — QJ01DC05.
UNII — 48SPP0PA9Q.

Pharmacopoeias. In *Jpn* and *US*.

USP 33 (Cefotetan) 贮藏于密闭容器中。

Cefotetan Disodium (*BANM*, *USAN*, *rINNM*) 头孢替坦二钠

Cefotetán disódico; Céfotétan Disodique; Cefotetanum Dinatricum; ICI-156834 (cefotetan or cefotetan disodium); YM-09330 (cefotetan or cefotetan disodium). (7*S*)-7-[(4-Carbamoylcarboxymethylene-1,3-dithietan-2-yl)carboxamido]-7-methoxy-3-[(1-methyl-1*H*-tetrazol-5-yl)thiomethyl]-3-cephem-4-carboxylic acid, disodium salt.

Динатрий Цефотетан

$C_{17}H_{15}N_7Na_2O_8S_4$ = 619.6.
CAS — 74356-00-6.
ATC — J01DC05.
ATC Vet — QJ01DC05.
UNII — 0GXP746VXB.

Pharmacopoeias. In *US*.

USP 33 (Cefotetan Disodium) 10%水溶液的 pH 值为 4.0～6.5。贮藏于密闭容器中。

配伍禁忌和稳定性 可能与氨基糖苷类药物不相容。有报道与盐酸异丙嗪一起使用会产生沉淀。

1. Das Gupta V, *et al.* Chemical stability of cefotetan disodium in 5% dextrose and 0.9% sodium chloride injections. *J Clin Pharm Ther* 1990; **15:** 109–14.
2. Erickson SH, Ulici D. Incompatibility of cefotetan disodium and promethazine hydrochloride. *Am J Health-Syst Pharm* 1995; **52:** 1347.

不良反应和注意事项

同头孢噻吩钠，第209页。

头孢替坦有一个 *N*-甲基硫四氮唑侧链，有引起低凝血酶原血症和出血的可能性。

头孢替坦，特别是高剂量时，可能会干扰 Jaffé 法检测肌酐浓度产生偏高的错误评估结果；在检查肾功能时应注意。

对血液的影响 与头孢替坦有关的溶血性贫血的综述[1,2]和病例报道[3]如下。

1. Moes GS, MacPherson BR. Cefotetan-induced hemolytic anemia: a case report and review of the literature. *Arch Pathol Lab Med* 2000; **124:** 1344–6.
2. Viraraghavan R, *et al.* Cefotetan-induced haemolytic anaemia: a review of 85 cases. *Adverse Drug React Toxicol Rev* 2002; **21:** 101–7.
3. Robinson HE, *et al.* Cefotetan-induced life-threatening haemolysis. *Med J Aust* 2006; **184:** 251.

钠的含量 每克头孢替坦二钠约含 3.2 mmol 钠。

药物相互作用

同头孢孟多（第210页）。

抗菌作用

头孢替坦是一种头孢霉素类抗菌药，作用模式和活性范围类似于头孢西丁（第219页）。通常，它在体外抗肠杆菌科革兰阴性菌的活性高于头孢西丁，抗脆弱类杆菌的活性类似，抗某些其他类杆菌属菌活性低一些。

药动学

肌内注射 1g 和 2g 头孢替坦后，血药浓度峰值分别是 1h 为 70μg/ml，3h 为 90μg/ml。血浆半衰期通常在 3.0～4.6h，肾损伤的患者半衰期延长。依赖于血浆浓度，头孢替坦的血浆结合率约为 88%。

头孢替坦广泛分布于身体各组织和体液。可穿过胎盘且在乳汁中可检测到少量。胆汁中可达到高浓度。

头孢替坦主要通过肾小球滤过未经变化排入尿中；24h 内 50%～80%的头孢替坦从尿中回收且达到高浓度。在血浆和尿中可检测到少量头孢替坦互变异构形式。

胆道排泄可能是头孢替坦非肾清除的途径。

透析可去除部分头孢替坦。

1. Martin C, *et al.* Clinical pharmacokinetics of cefotetan. *Clin Pharmacokinet* 1994; **26:** 248–58.

用途和用法

头孢替坦是一种头孢霉素类抗菌药，通常归为第二代头孢菌素，在治疗和预防厌氧菌和混合性细菌感染特别是腹内和骨盆感染方面，用途类似于头孢西丁（第219页）。

头孢替坦以二钠盐的形式，深度肌内注射或缓慢静脉注注 3～5min 或静脉滴注给药。剂量以相当于头孢替坦的量计算；1.08g 头孢替坦二钠相当于 1g 头孢替坦。常规剂量是每 12h 1～2g。治疗有生命危险的感染，每 12h 静脉给药 3g。有中度至重度肾损伤的患者，头孢替坦的剂量应减少（见下文）。

预防手术感染，术前 30～60min 静脉给药 1g 或 2g；剖宫产，脐带夹上后立即给药。

在肾损伤中的用法 有中度至重度肾损伤的患者胃肠外使用头孢替坦时应减量。根据肌酐清除率（CC），美国注册药品信息给如下剂量指导：

- CC 10～30ml/min：每 24h 1 次常规剂量，或每 12h 常规剂量减半；
- CC 低于 10ml/min：每 48h 1 次常规剂量，或每 12h 常规剂量的四分之一。

接受血液透析的患者，透析间隔期每 24h 给药量为常规剂量的四分之一，透析期间为常规剂量的一半。

制剂

USP 33: Cefotetan for Injection; Cefotetan Injection.

专利制剂

Austral.: Apatef†; ***Port.:*** Apatef†; ***USA:*** Cefotan†.

Cefotiam Hydrochloride (*BANM*, *USAN*, *rINNM*) 盐酸头孢替安

Abbott-48999; Céfotiam, Chlorhydrate de; Cefotiami Hydrochloridum; CGP-14221E (cefotiam or cefotiam hydrochloride); Hidrocloruro de cefotiam; SCE-963. 7-[2-(2-Amino-1,3-thiazol-4-yl)acetamido]-3-[1-(2-dimethylaminoethyl)-1*H*-tetrazol-5-ylthiomethyl]-3-cephem-4-carboxylic acid dihydrochloride.

Цефотиама Гидрохлорид

$C_{18}H_{23}N_9O_4S_3$,2HCl = 598.6.
CAS — 61622-34-2 (cefotiam); 66309-69-1 (cefotiam hydrochloride).
ATC — J01DC07.
ATC Vet — QJ01DC07.
UNII — H7V12WDZ93.

(cefotiam)

Pharmacopoeias. In *Jpn* and *US*. *Jpn* also includes cefotiam hexetil hydrochloride.

USP 33 (Cefotiam Hydrochloride) 贮藏于密闭容器中。

简介

头孢替安是第三代头孢菌素类抗菌药，作用和用途类似于头孢孟多（第209页）。以盐酸盐的形式静脉或肌内给药，但剂量以碱基的形式计算；1.14g 盐酸头孢替安相当于 1g 头孢替安。常规剂量是根据感染的严重程度，每日相当于 6g 头孢替安的量，分次给药。

盐酸头孢替安酯（头孢替安的前药），口服，剂量为相当于 200～400mg 头孢替安，每日 2 次。

1. Brogard JM, *et al.* Clinical pharmacokinetics of cefotiam. *Clin Pharmacokinet* 1989; **17:** 163–74.

制剂

USP 33: Cefotiam for Injection.

专利制剂

Austria: Spizef; ***Fr.:*** Taketiam; Texodil; ***Ger.:*** Spizef; ***Gr.:*** Takedrol; ***Indon.:*** Aspil; Cefradol; Ceradolan; Ethidol; Fodiclo; Fotaram; ***Jpn:*** Pansporin; ***Philipp.:*** Ceradolan; Fotaram; Harolan; ***Singapore:*** Ceradolan; ***Thai.:*** Ceradolan†.

Cefovecin Sodium (*USAN*, *rINNM*) 头孢维星钠

Cefovecina sódica; Céfovécine Sodique; Natrii Cefovecinum; UK-287074-02. Sodium (6*R*,7*R*)-7-{[(2*Z*)-(2-aminothiazol-4-yl)(methoxyimino)acetyl]amino}-8-oxo-3-[(2*S*)-tetrahydrofuran-2-yl]-5-thia-1-azabicyclo[4.4.0]oct-2-ene-2-carboxylate.

Натрий Цефовецин

$C_{17}H_{18}N_5NaO_6S_2$ = 475.5.
CAS — 234096-34-5 (cefovecin); 141195-77-9 (cefovecin sodium).
UNII — DL8Q24959P.

(cefovecin)

简介

头孢维星钠是第三代头孢菌素类抗菌药，作为兽药使用。

Cefoxitin Sodium (BANM, USAN, rINNM) 头孢西丁钠

Cefoksitino natrio druska; Cefoksytyna sodowa; Cefoxitin sodná sůl; Cefoxitina sódica; Céfoxitine sodique; Cefoxitinnatrium; Cefoxitin-nátrium; Cefoxitinum natricum; Kefoksitiininatrium; L-620388; MK-306; Natrii Cefoxitinum. Sodium 3-carbamoyloxymethyl-7-methoxy-7-[2-(2-thienyl)acetamido]-3-cephem-4-carboxylate.

Натрий Цефокситин

$C_{16}H_{16}N_3NaO_7S_2$ = 449.4.

CAS — 35607-66-0 (cefoxitin); 33564-30-6 (cefoxitin sodium).

ATC — J01DC01.

ATC Vet — QJ01DC01.

UNII — Q68050H03T.

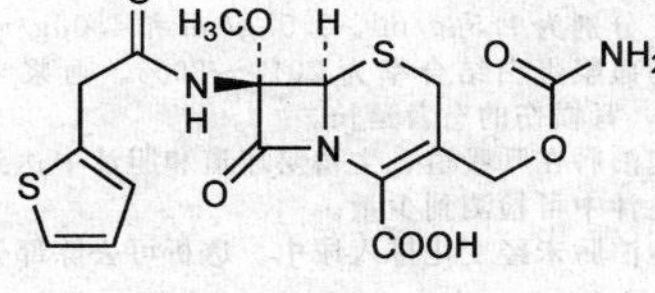

(cefoxitin)

Pharmacopoeias. In *Eur.* (see p.vii) and US.

Ph. Eur. 6.8 (Cefoxitin Sodium) 白色或类白色极易吸湿性粉末。极易溶于水；略溶于乙醇。1%水溶液的pH值为4.2～7.0。贮藏于密闭容器中。

USP 33 (Cefoxitin Sodium) 白色至米色，略吸湿性颗粒或粉末，略微有独特的气味。极易溶于水；微溶于丙酮；不溶于氯仿和乙醚；略溶于二甲基甲酰胺；溶于甲醇。10%水溶液的pH值为4.2～7.0。贮藏于密闭容器中，温度不超过8℃。

不良反应和注意事项

同头孢噻吩钠，第209页。

头孢西丁可能会干扰Jaffé法检测肌酐酸浓度，得到数值偏高；在检查肾功能时应注意。

哺乳 头孢西丁可进入乳汁，但可检测到的浓度很低。一项研究中[1]，18名妇女剖宫产时接受了2～4g头孢西丁用于预防感染，最后一次给药后19h只有一份乳汁样本中含有可检测浓度的头孢西丁。母亲使用头孢西丁后哺育婴儿未观察到不良反应，因此American Academy of Pediatrics认为[2]通常使用头孢西丁与哺乳相容。

1. Roex AJM, *et al.* Secretion of cefoxitin in breast milk following short-term prophylactic administration in caesarean section. *Eur J Obstet Gynecol Reprod Biol* 1987; **25:** 299–302.
2. American Academy of Pediatrics. The transfer of drugs and other chemicals into human milk. *Pediatrics* 2001; **108:** 776–89. [Retired May 2010] Correction. *ibid.*; 1029. Also available at: http://aappolicy.aappublications.org/cgi/content/full/pediatrics%3b108/3/776 (accessed 25/05/04)

对胃肠道的影响 头孢西丁可使厌氧性、兼性和好氧性粪便菌丛发生显著变化[1]。

1. Mulligan ME, *et al.* Alterations in human fecal flora, including ingrowth of Clostridium difficile, related to cefoxitin therapy. *Antimicrob Agents Chemother* 1984; **26:** 343–6.

钠的含量 每克头孢西丁钠约含2.2mmol钠。

药物相互作用

丙磺舒降低头孢西丁的肾清除。

抗菌作用

头孢西丁是头孢霉素类药，类似其他β内酰胺，是杀菌药，通过抑制细菌细胞壁合成起作用。

抗菌活性范围类似于头孢孟多（第210页），但对厌氧性菌特别是脆弱类杆菌活性更高。

头孢西丁可诱导某些细菌产生β内酰胺酶，体外证实它与其他β内酰胺药物共同使用作用相抗。

头孢西丁本身对大范围β-内酰胺酶稳定，包括由类杆菌属产生的β-内酰胺酶。然而，有报道脆弱类杆菌产生对头孢西丁耐药性（见厌氧菌感染，第154页），这是因为β-内酰胺酶以及青霉素结合蛋白的改变或外膜蛋白的改变；可能对其他抗菌药有交叉耐药性。

1. Cuchural GJ, *et al.* Transfer of β-lactamase-associated cefoxitin resistance in Bacteroides fragilis. *Antimicrob Agents Chemother* 1986; **29:** 918–20.
2. Piddock LJV, Wise R. Cefoxitin resistance in Bacteroides species: evidence indicating two mechanisms causing decreased susceptibility. *J Antimicrob Chemother* 1987; **19:** 161–70.
3. Brogan O, *et al.* Bacteroides fragilis resistant to metronidazole, clindamycin and cefoxitin. *J Antimicrob Chemother* 1989; **23:** 660–2.
4. Wexler HM, Halebian S. Alterations to the penicillin-binding proteins in the Bacteroides fragilis group: a mechanism for non-β-lactamase mediated cefoxitin resistance. *J Antimicrob Chemother* 1990; **26:** 7–20.
5. Cherubin CE, Appleman MD. Susceptibility of cefoxitin-resistant isolates of bacteroides to other agents including β-lactamase inhibitor/β-lactam combinations. *J Antimicrob Chemother* 1993; **32:** 168–70.

药动学

头孢西丁不能由胃肠道吸收；以钠盐的形式经胃肠外途径给药。肌内注射1g后20～30min血药浓度达到峰值，为30μg/ml；静脉给药1g后3、30和120min血药浓度分别为125μg/ml、72μg/ml和25μg/ml。头孢西丁血浆蛋白结合率约为70%。它的血浆半衰期为45～60min，肾损伤患者的半衰期延长。头孢西丁广泛分布于体内，但通常即使脑膜炎发炎也很少穿过CSF。它可穿过胎盘，可在乳汁中检测到。胆汁中浓度相对较高。

多数经肾未经改变排出，约将近2%代谢成没有活性的代谢产物。头孢西丁肾小球滤过和肾小管分泌排入尿中且有约85%在6h内回收；丙磺舒减慢此排泄。肌内注射1g后，尿中的峰浓度通常高于3mg/ml。

血液透析去除部分头孢西丁。

用途和用法

头孢西丁是一种口服头孢霉素类抗菌药，其结构与头孢菌素不同的是7-β-氨基头孢烷酸核上加了一个7-α甲氧基基团。

头孢西丁通常归为第二代头孢菌素，用途类似于头孢孟多（第210页），可用于治疗敏感的革兰阳性菌和革兰阴性菌所致的感染，包括腹腔、骨骼和关节、皮肤和皮组织结构、尿道和呼吸道的感染，也可用于妇科感染如盆腔炎的治疗。然而，由于有抗脆弱类杆菌和其他厌氧菌的活性，它主要用于治疗和预防厌氧菌及混合感染。有关感染和治疗的详情见**抗菌药的选择**（第153页）。

用法和剂量 头孢西丁以钠盐的形式深度肌内注射，或缓慢静脉推注3～5min，或间歇或连续静脉输注。

剂量以头孢西丁的量计算；1.05g头孢西丁钠相当于1g头孢西丁。治疗轻度单纯性感染，头孢西丁的剂量通常为1g，每6～8h 1次；治疗中度到重度感染，剂量可增加至2g，每6～8h 1次；严重感染时，剂量可增至每日12g，分4～6次给药。

治疗无合并症泌尿道感染，剂量为1g，每日2次，肌内给药。治疗无合并症性淋病，单次肌内注射2g头孢西丁，同时口服1g丙磺舒。

手术感染预防，常用剂量为术前30～60min静脉注射或肌内给药2g，然后每6h用药1次，通常不超过24h。

剖腹产时，脐带一夹住母亲单次静脉给药2g。如必要，可用药3次，初次给药后4h和8h继续给药2g。

肾损伤患者用药减量的详细内容，参见下文。

儿童使用剂量，包括肾功能受损儿童的剂量调整，详见下文。

1. DiPiro JT, May JR. Use of cephalosporins with enhanced antianaerobic activity for treatment and prevention of anaerobic and mixed infections. *Clin Pharm* 1988; **7:** 285–302.
2. Goodwin CS. Cefoxitin 20 years on: is it still useful? *Rev Med Microbiol* 1995; **6:** 146–53.

儿童用法 头孢西丁可用于婴幼儿和儿童，治疗敏感的革兰阳性菌和革兰阴性菌所致感染，也用于手术感染的预防。给药方式为缓慢静推3～5min、间断或连续静脉滴注；对3个月及以上患儿，也可采用肌内注射。

对于治疗，婴幼儿的剂量为20～40mg/kg，体重大于1.5kg的早产儿和1周大的新生儿每12h给药1次，1～4周大的新生儿每8h给药1次，更大的婴儿和儿童每6～8h给药1次；感染严重时可增至每日200mg/kg，每日最大剂量不超过12g。

对接受手术的患儿，剂量为30～40mg/kg，给药间隔与成人相同（见上文**用途和用法**）；新生儿剂量为30～40mg/kg，给药间隔为8～12h。

对肾功能受损的儿童，头孢西丁的剂量应按比例减少，剂量调整的频率应与成人一致，见下文。

在肾损伤中的用法 肾损伤患者头孢西丁的用量根据肌酐清除（CC）减少。初次剂量为1～2g，维持剂量如下：

- CC 30～50ml/min：每8～12h给药1～2g；
- CC 10～29ml/min：每12～24h给药1～2g；
- CC 5～9ml/min：每12～24h给药0.5～1g；
- CC低于5ml/min：每24～48h给药0.5～1g。

接受血液透析的患者，每次透析后应重复给药。

制剂

BP 2010: Cefoxitin Injection;
USP 33: Cefoxitin for Injection; Cefoxitin Injection.

专利制剂

Austral.: Mefoxin†; ***Austria:*** Mefoxitin; ***Braz.:*** Cefoxan†; Cefoxin†; Cefton; Gamacef; Kefox; Mefoxin; Propoten†; ***Cz.:*** Mefoxin†; ***Fr.:*** Mefoxin; ***Ger.:*** Mefoxitin†; ***Gr.:*** Destrepen; Mefoxil; Metaptyl; ***Hong Kong:*** Mefoxin†; ***Ital.:*** Cefociclin; Mefoxin; ***Neth.:*** Mefoxin†; ***Norw.:*** Mefoxitin†; ***NZ:*** Mefoxin; ***Philipp.:*** Dintaxin; Haxotin; Monowel; Pacetin; Panafox; Zepax; ***Port.:*** Atralxitina; Mefoxin†; Niacef†; ***S.Afr.:*** Mefoxin†; ***Switz.:*** Mefoxitin†; ***Thai.:*** Cefoxin; Cefxitin; Maxotin†; Zefin; ***Turk.:*** Mefoxim; ***USA:*** Mefoxin; ***Venez.:*** Mefoxitin†.

Cefozopran Hydrochloride (rINNM) 盐酸头孢唑兰

Céfozopran, Chlorhydrate de; Cefozoprani Hydrochloridum; Hidrocloruro de cefozoprán; SCE-2787. (−)-1-{[(6R,7R)-7-[2-(5-Amino-1,2,4-thiadiazol-3-yl)glyoxylamido]-2-carboxy-8-oxo-5-thia-1-azabicyclo[4.2.0]oct-2-en-3-yl]methyl}-1*H*-imidazo[1,2-*b*]pyridazin-4-ium hydroxide inner salt, 7[2]-(*Z*)-(*O*-methyloxime), hydrochloride.

Цефозоправа Гидрохлорид

$C_{19}H_{17}N_9O_5S_2$,HCl = 552.0.

CAS — 113359-04-9 (cefozopran); 113981-44-5 (cefozopran hydrochloride).

ATC — J01DE03.

ATC Vet — QJ01DE03.

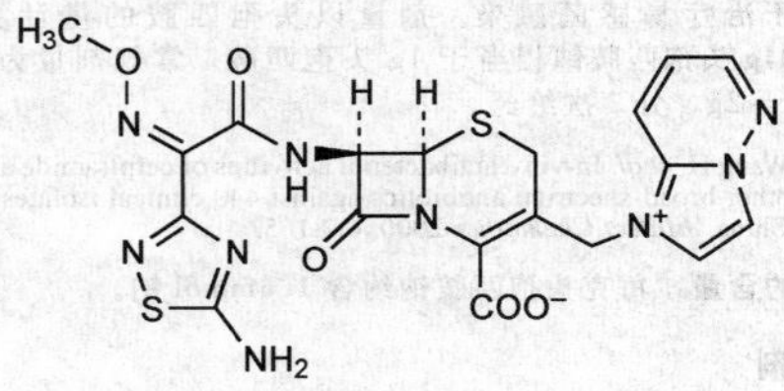

(cefozopran)

Pharmacopoeias. In *Jpn.*

简介

头孢唑兰是头孢菌素类抗菌药，以盐酸盐的形式胃肠外给药。

1. Iwahi T, *et al.* In vitro and in vivo activities of SCE-2787, a new parenteral cephalosporin with a broad antibacterial spectrum. *Antimicrob Agents Chemother* 1992; **36:** 1358–66.
2. Paulfeuerborn W, *et al.* Comparative pharmacokinetics and serum bactericidal activities of SCE-2787 and ceftazidime. *Antimicrob Agents Chemother* 1993; **37:** 1835–41.
3. Fujii R, *et al.* Pharmacokinetics and clinical effects of cefozopran in pediatric patients. *Jpn J Antibiot* 1996; **49:** 17–33.
4. Toyokawa M, *et al.* In vitro combined effects of cefozopran/teicoplanin and cefozopran/vancomycin on methicillin-resistant Staphylococcus aureus. *J Chemother* 2003; **15:** 31–6.
5. Nomura K, *et al.* Optimized dosage and frequency of cefozopran for patients with febrile neutropenia based on population pharmacokinetic and pharmacodynamic analysis. *J Antimicrob Chemother* 2008; **61:** 892–900.
6. Sato T, *et al.* A prospective, randomized study comparing cefozopran with piperacillin-tazobactam plus ceftazidime as empirical therapy for febrile neutropenia in children with hematological disorders. *Pediatr Blood Cancer* 2008; **51:** 774–7.

制剂

专利制剂

Jpn: Firstcin.

Cefpiramide (USAN, rINN) 头孢匹胺

Cefpiramida; Cefpiramidum; SM-1652; Wy-44635. (7*R*)-7-[(*R*)-2-(4-Hydroxy-6-methylnicotinamido)-2-(4-hydroxyphenyl)-acetamido]-3-(1-methyl-1*H*-tetrazol-5-ylthiomethyl)-3-cephem-4-carboxylic acid.

Цефпирамид

$C_{25}H_{24}N_8O_7S_2$ = 612.6.

CAS — 70797-11-4.

ATC — J01DD11.

ATC Vet — QJ01DD11.

UNII — P936YA152N.

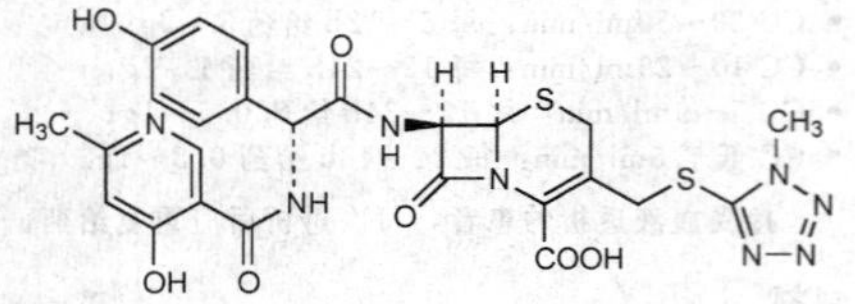

Pharmacopoeias. In *US.*

USP 33 (Cefpiramide) 贮藏于密闭容器中。0.5%水溶液混悬剂的 pH 值为 3.0～5.0。

Cefpiramide Sodium (*USAN*, *rINNM*) 头孢匹胺钠

Cefpiramida sódica; Cefpiramide Sodique; Natrii Cefpiramidum.

Натрий Цефпирамид

$C_{25}H_{23}N_8NaO_7S_2$ = 634.6.

CAS — 74849-93-7.

ATC — J01DD11.

ATC Vet — QJ01DD11.

UNII — 137KB7GYKB.

Pharmacopoeias. In *Jpn.*

简介

头孢匹胺是与头孢哌酮（第216页）有关的第三代头孢菌素类抗菌药，抗铜绿假单胞菌活性相似，但抗肠杆菌活性略低。有报道体外头孢匹胺有很好的抗葡萄球菌、链球菌活性，和一些抗肠球菌活性。与头孢孟多（第209页）相似，头孢匹胺有一个 *N*-甲基硫四氮唑侧链，此结构与低凝血酶原血症、乙醇不耐受、抗凝血药作用增强有关。

头孢匹胺以钠盐的形式静脉注射或静脉输注给药，用于治疗易感菌感染。剂量以头孢匹胺的量计算；1.04g 头孢匹胺钠相当于 1g 头孢匹胺。常规剂量为每日1～2g，分 2 次给药。

1. Wang H, *et al.* In-vitro antibacterial activities of cefpiramide and other broad-spectrum antibiotics against 440 clinical isolates in China. *J Infect Chemother* 2000; **6:** 81–5.

钠的含量 每克头孢匹胺钠约含 1.6mmol 钠。

制剂

USP 33: Cefpiramide for Injection.

专利制剂

Jpn: Sepatren†.

Cefpirome Sulfate (*USAN*, *rINNM*) 硫酸头孢匹罗

Cefpirome, sulfate de; Cefpirome Sulphate *(BANM)*; Cefpiromi sulfas; Cefpiromsulfat; HR-810 (cefpirome or cefpirome sulfate); Kefpiromisulfaatti; Sulfato de cefpiroma. (*Z*)-7-[2-(2-Aminothiazol-4-yl)-2-methoxyiminoacetamido]-3-(1-pyrindiniomethyl)-3-cephem-4-carboxylate sulphate.

Цефпирома Сульфат

$C_{22}H_{22}N_6O_5S_2,H_2SO_4$ = 612.7.

CAS — 84957-29-9 (cefpirome); 98753-19-6 (cefpirome sulfate).

ATC — J01DE02.

ATC Vet — QJ01DE02.

UNII — BA5ALU2ZT9.

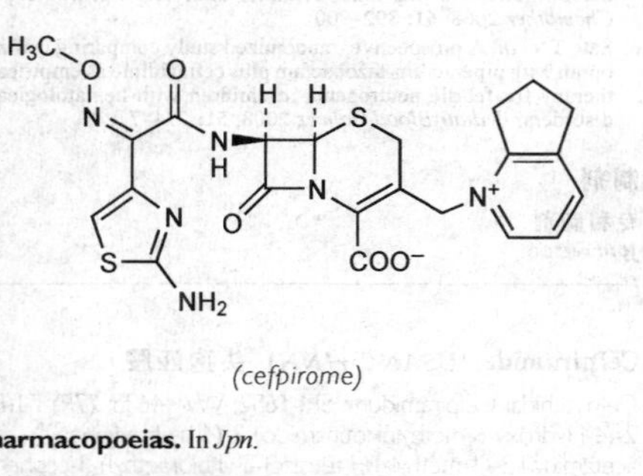

(cefpirome)

Pharmacopoeias. In *Jpn.*

不良反应和注意事项

同头孢噻吩（第209页）。

据报道在检查肾功能时头孢匹罗会干扰 Jaffé 法检测肌酐酸浓度。

1. Rubinstein E, *et al.* A review of the adverse events profile of cefpirome. *Drug Safety* 1993; **9:** 340–5.

药物相互作用

丙磺舒会减慢头孢匹罗的肾清除。

抗菌作用

头孢匹罗是对许多 β-内酰胺酶稳定的第四代头孢菌素。它的抗菌活性范围类似于第三代头孢菌素头孢噻肟（第217页），但在体外似乎抗葡萄球菌，某些肠球菌，铜绿假单胞菌的活性更高。头孢匹罗抗铜绿假单胞菌活性可能较头孢他啶（第223页）低。

药动学

头孢匹罗以硫酸盐的形式注射给药。单次静脉给药 1g 后平均血清浓度峰值为 80～90μg/ml。消除半衰期约为 2h，肾损伤的患者增长。头孢匹罗血浆蛋白结合率低于 10%。

头孢匹罗广泛分布于身体各组织和体液，似乎乳汁中也存在。主要通过肾排泄，80%～90%未经改变在尿中回收。血液透析可清除大量头孢匹罗。

用途和用法

头孢匹罗是第四代头孢菌素类抗菌药，用于治疗易感微生物引起的感染，包括尿道感染、呼吸道感染、皮肤感染以及败血病。它能有效抑制铜绿假单胞菌，并用于治疗中性粒细胞减少症患者的感染。有关感染和治疗的详情见**抗菌药的选择**（第153页）。

头孢匹罗以硫酸盐的形式静脉推注 3～5min 或静脉滴注 20～30min，剂量以碱的形式计算；1.19g 硫酸头孢匹罗约等于 1g 头孢匹罗。常规剂量为每 12h 给相当于 1g 或 2g 头孢匹罗的量。肾损伤者应减量，详情见下文。

1. Brown EM, *et al.* eds. Cefpirome: a novel extended spectrum cephalosporin. *J Antimicrob Chemother* 1992; **29** (suppl A): 1–104.
2. Wiseman LR, Lamb HM. Cefpirome: a review of its antibacterial activity, pharmacokinetic properties and clinical efficacy in the treatment of severe nosocomial infections and febrile neutropenia. *Drugs* 1997; **54:** 117–40.

在肾损伤中的用法 肾损伤患者头孢匹罗剂量应调整。根据感染的严重程度初始剂量为 1g 或 2g，维持剂量应根据肌酐清除（CC）和感染严重程度调整。

- CC 20～50ml/min：0.5g 或 1g，每日 2 次；
- CC 5～20ml/min：0.5g 或 1g，每日 1 次；
- CC 5ml/min 或更少（血液透析的患者）：0.5g 或 1g，每日 1 次，每次透析后增加一半的剂量。

制剂

专利制剂

Austral.: Cefrom†; ***Austria:*** Cedixen†; Cefrom; ***Cz.:*** Cefrom†; ***Fr.:*** Cefrom; ***Gr.:*** Cefrom; ***India:*** Bacirom; Ceforth; Cefrom; Tafrom; ***Indon.:*** Bactirom; Cefir; Cefmer 1; Cefnos; Cefrin; Cefrom; Ethirom; Interome; Lanpirome; Morcef; Nufirom; Romicef; Sopirom; Xenoprom; Yarox; ***Irl.:*** Cefrom†; ***Mex.:*** Cefrom; ***Neth.:*** Cefrom; ***NZ:*** Cefrom†; ***Philipp.:*** Cefrin; Sanprome; ***Port.:*** Cefrom†; Cipiram; Farmocefe; ***S.Afr.:*** Cefrom; ***Thai.:*** Cefrom; Ferome.

Cefpodoxime Proxetil (*BANM*, *USAN*, *rINNM*) 头孢泊肟酯

Cefpodoxima proxetilo; Cefpodoxime proxétil; Cefpodoxime, Proxétil de; Cefpodoximi Proxetilum; Cefpodoximum proxetili; CS-807; R-3763 (cefpodoxime); U-76252; U-76253 (cefpodoxime). The 1-[(isopropoxycarbonyl)oxy]ethyl ester of (*Z*)-7-[2-(2-amino-1,3-thiazol-4-yl)-2-methoxyiminoacetamido]-3-methoxymethyl-3-cephem-4-carboxylic acid.

Цефподоксима Проксетил

$C_{21}H_{27}N_5O_9S_2$ = 557.6.

CAS — 80210-62-4 (cefpodoxime); 87239-81-4 (cefpodoxime proxetil).

ATC — J01DD13.

ATC Vet — QJ01DD13.

UNII — 2TB00A1Z7N.

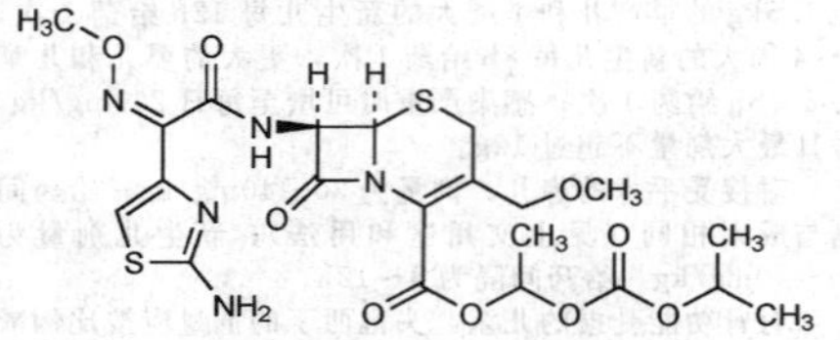

Pharmacopoeias. In *Jpn* and *US.*

USP 33 (Cefpodoxime Proxetil) 白色至浅棕白色粉末，无味或味道很淡。极微溶于水；易溶于无水乙醇；溶于乙腈和甲醇；微溶于乙醚。贮藏于密闭容器中，温度不超过 25℃。

不良反应和注意事项

同头孢噻吩钠，第209页。

有关头孢泊肟不良反应最常见的报道是胃肠道功能紊乱，特别是腹泻。

药物相互作用

抗酸药和组胺 H_2 受体阻滞药降低头孢泊肟的吸收。丙磺舒降低头孢泊肟的肾排泄。

抗菌作用

同头孢克肟（第214页），但头孢泊肟抗金黄色葡萄球菌活性更强。

1. Valentini S, *et al.* In-vitro evaluation of cefpodoxime. *J Antimicrob Chemother* 1994; **33:** 495–508.

药动学

口服头孢泊肟酯后它在肠上皮去酯化，活性的头孢泊肟释放至血液中。禁食受试者生物利用度约为 50%，有食物时可能会增加。胃酸度低时吸收降低。口服 100mg、200mg 和 400mg 头孢泊肟 2～3h 后血药浓度达到峰值，分别为 1.5μg/ml、2.5μg/ml 和 4.0μg/ml。头孢泊肟的血浆蛋白结合率为 20%～30%。血浆半衰期为2～3h，肾损伤的患者延长。

头孢泊肟在呼吸道、生殖泌尿道和胆汁中达到治疗浓度。乳汁中可检测到少量。

头孢泊肟未经变化排入尿中。透析可去除部分头孢泊肟。

用途和用法

头孢泊肟是第三代头孢菌素类抗菌药，可用于治疗敏感的革兰阳性菌和革兰阴性菌所致的感染，包括呼吸道、尿道、皮肤和皮组织结构的感染以及淋病。有关这些感染的详细情况和治疗方案见**抗菌药的选择**，第153页。

头孢泊肟以酯的形式口服给药，水解成头孢泊肟吸收。剂量以头孢泊肟的量计算；130mg 的头孢泊肟酯相当于 100mg 头孢泊肟。如果头孢泊肟酯与食物同服，吸收会增加。治疗呼吸道和尿道感染，成人的常用剂量为 100～200mg，每 12h 1 次。治疗皮肤和软组织感染，剂量为 200mg 或 400mg，每 12h 1 次。

治疗单纯性淋病，单次给药 200mg 即可。

肾损伤患者使用头孢泊肟的时间间隔应加长（见下文）。

儿童使用剂量详见下文。

1. Moore EP, *et al.*, eds. Cefpodoxime proxetil: a third-generation oral cephalosporin. *J Antimicrob Chemother* 1990; **26** (suppl E): 1–101.
2. Adam D, *et al.*, eds. Cefpodoxime proxetil: a new third generation oral cephalosporin. *Drugs* 1991; **42** (suppl 3): 1–66.
3. Frampton JE, *et al.* Cefpodoxime proxetil: a review of its antibacterial activity, pharmacokinetic properties and therapeutic potential. *Drugs* 1992; **44:** 889–917.
4. Chocas EC, *et al.* Cefpodoxime proxetil: a new, broad-spectrum, oral cephalosporin. *Ann Pharmacother* 1993; **27:** 1369–77.
5. Fulton B, Perry CM. Cefpodoxime proxetil: a review of its use in the management of bacterial infections in paediatric patients. *Paediatr Drugs* 2001; **3:** 137–58.

儿童用法 头孢泊肟可用于治疗敏感的革兰阳性菌和革兰阴性菌所致的感染。在英国，15 日龄及以上的新生儿和婴幼儿的给药剂量为 4mg/kg，每 12h 口服 1 次，每日最大剂量不超过 200mg。在美国，2 个月及以上患儿的剂量为 5mg/kg，每 12h 口服 1 次；治疗咽炎或扁桃体炎时，每日最大剂量不超过 200mg；治疗急性中耳炎或上颌窦炎时，每日最大剂量不超过 400mg。

在肾损伤中的用法 肾损伤患者肌酐清除率为 10～39ml/min，使用头孢泊肟的间隔应延长为 24h；肌酐清除率少于 10ml/min，间隔延长为 48h。接受血液透析的患者应在每次透析后给药。

制剂

USP 33: Cefpodoxime Proxetil for Oral Suspension; Cefpodoxime Proxetil Tablets.

专利制剂

Austria: Biocef; Celiol†; Cintalux†; Otreon; ***Braz.:*** Orelox; ***Chile:*** Cefirax; ***Cz.:*** Orelox†; ***Fr.:*** Orelox; ***Ger.:*** Orelox; Podomexef; ***Gr.:*** Cefodox; Orelox; ***Hong Kong:*** Banan; ***India:*** Cefoprox; Cepodem; Kefpod; Monocef-O; Monotax-O; Tambac; ***Indon.:*** Banan†; ***Irl.:*** Cefodox; ***Ital.:*** Cefodox; Orelox; Otreon; ***Jpn:*** Banan; ***Mex.:*** Orelox; ***Neth.:*** Orelox†; Otreon; ***Philipp.:*** Banan†; Cefadox; Zudem; ***Port.:*** Orelox; ***S.Afr.:*** Cepodem; Orelox; ***Spain:*** Garia†; Instana; Kelbium†; Otreon; ***Swed.:*** Orelox†; ***Switz.:*** Orelox; Podomexef; ***Thai.:*** Banan†; ***Turk.:*** Sefpotec; ***UK:*** Orelox; ***Ukr.:*** Cefodox (Цефодокс); Cepodem (Цеподем); ***USA:*** Vantin.

Cefprozil (*BAN*, *USAN*, *rINN*) **头孢丙烯**

BMY-28100-03-800; BMY-28100 (*cis*-isomer); BMY-28167 (*trans*-isomer); Cefprozilo; Cefprozilum; Kefprotsiili; Sefprozil. (6R,7R)-7-[(R)-2-Amino-2-(p-hydroxyphenyl)acetamido]-8-oxo-3-(1-propenyl)-5-thia-1-azabicyclo[4.2.0]oct-2-ene-2-carboxylic acid monohydrate; 7-(D-4-Hydroxyphenylglycylamino)-3-[(E)prop-1-enyl]cephem-4-carboxylic acid monohydrate.

Цефпрозил

$C_{18}H_{19}N_3O_5S,H_2O$ = 407.4.

CAS — 92665-29-7 (anhydrous cefprozil); 121123-17-9 (cefprozil monohydrate).

ATC — J01DC10.

ATC Vet — QJ01DC10.

UNII — 4W0459ZA4V (cefprozil monohydrate); 1M698F4H4E (anhydrous cefprozil); S1SDI2FJIY (anhydrous cefprozil, e-isomer); W5T767OA4G (anhydrous cefprozil, z-isomer); 3ADV90MJVU (cefprozil, e-isomer); 358K60B00H (cefprozil, z-isomer).

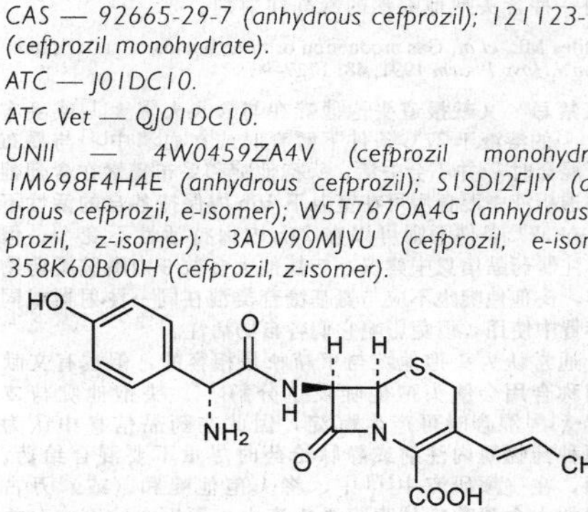

Pharmacopoeias. In *US.*

USP 33 (Cefprozil) 0.5%水溶液的 pH 值为 3.5～6.5。贮藏于密闭容器中。

不良反应和注意事项

同头孢氨苄（第208页）。

哺乳 一项研究[1]表明，9 名健康哺乳期妇女，乳汁中头孢丙烯的浓度不超过所给剂量的 0.3%，因此哺乳期使用头孢丙烯是安全的。American Academy of Pediatrics[2]称目前没有有关母亲哺乳期使用头孢丙烯对婴儿的任何临床影响的报告，通常就认为使用头孢丙烯与哺乳相容。

1. Shyu WC, *et al.* Excretion of cefprozil into human breast milk. *Antimicrob Agents Chemother* 1992; **36:** 938–41.
2. American Academy of Pediatrics. The transfer of drugs and other chemicals into human milk. *Pediatrics* 2001; **108:** 776–89. [Retired May 2010] Correction. *ibid.*; 1029. Also available at: http://aappolicy.aappublications.org/cgi/content/full/pediatrics%3b108/3/776 (accessed 25/05/04)

超敏反应 有报道 4 例使用头孢丙烯[1]的类血清病样反应患者，其中 3 例是儿童。这种反应与头孢克洛（第206页）有关，但是否代表与一类药物相关的超敏反应还不清楚。也有报道称使用头孢丙烯后出现过敏性血管炎[2]和过敏性肝炎[3]。

1. Lowery N, *et al.* Serum sickness-like reactions associated with cefprozil therapy. *J Pediatr* 1994; **125:** 325–8.
2. Totan M, Islek I. Hypersensitivity vasculitis induced by cefprozil. *Ann Saudi Med* 2002; **22:** 269–70.
3. Bılıcı A, *et al.* A rare case of hepatitis associated with cefprozil therapy. *Scand J Infect Dis* 2007; **39:** 190–2.

药物相互作用

同头孢氨苄（第208页）。

抗菌作用

头孢丙烯是一种杀菌药，类似于头孢克洛（见第207页），但抗菌活性范围更广。

药动学

头孢丙烯经胃肠道吸收较好，据报道生物利用度为 90%～95%。口服 0.25g、0.5g 和 1g 后 1～2h 血药浓度达到峰值，分别约为 6μg/ml、10μg/ml 和 18μg/ml。有报道食物存在时对头孢丙烯的吸收影响很小或没有影响。血浆半衰期为 1～1.4h；肾损伤患者增长，末期肾衰竭增长至大约 6h。血浆蛋白结合率为 35%～45%。

头孢丙烯广泛分布于身体各组织。扁桃体和腺样体中头孢丙烯的浓度约为它在血浆中浓度的 40%～50%，给药 1g 后 24h 内从乳汁中回收的量低于 0.3%。约 60%通过肾小球滤过和肾小管分泌在前 8h 未经改变排入尿中。据报道给药 0.25g、0.5g 和 1g 后 4h 内浓度分别为 700μg/ml、1000μg/ml 和 2900μg/ml。血液透析可去除部分头孢丙烯。

用途和用法

头孢丙烯是一种头孢菌素类抗菌药，由顺式和反式异构体按大约 90∶10 的比例构成。它应该归为第二代头孢菌素，可用于治疗敏感的革兰阳性菌和革兰阴性菌所致的感染，包括尿道、呼吸道、皮肤和皮组织结构的感染。有关这些感染的详细情况和治疗方案见**抗菌药的选择**，第153页。

头孢丙烯以一水化合物的形式口服给药。剂量以无水头孢丙烯的等效剂量表示；523mg 的一水头孢丙烯相当于大约 500mg 的无水头孢丙烯。成人常用剂量为每日 500mg（单次口服或分成 2 次口服），如果需要可以增加至 500mg，每日 2 次。

肾损伤患者用药减量问题，详见下文。

儿童用药剂量详见下文。

1. Wiseman LR, Benfield P. Cefprozil: a review of its antibacterial activity, pharmacokinetic properties, and therapeutic potential. *Drugs* 1993; **45:** 295–317.
2. Barriere SL. Review of in vitro activity, pharmacokinetic characteristics, safety, and clinical efficacy of cefprozil, a new oral cephalosporin. *Ann Pharmacother* 1993; **27:** 1082–9.
3. Aronovitz G. Treatment of upper and lower respiratory tract infections: clinical trials with cefprozil. *Pediatr Infect Dis J* 1998; **17** (suppl): S83–S88.
4. Bhargava S, *et al.* Cefprozil: a review. *Indian J Pediatr* 2003; **70:** 395–400.

儿童用法 头孢丙烯可用于治疗敏感的革兰阳性菌和革兰阴性菌所致的感染。对 6 个月及以上的患儿，治疗中耳炎，口服剂量为 15mg/kg，每 12h 1 次；治疗急性鼻窦炎，剂量为 7.5mg/kg 或 15mg/kg，每 12h 1 次；治疗咽炎或扁桃体炎，剂量为 7.5mg/kg，每 12h 1 次。2 岁及以上的患儿，治疗皮肤和皮组织感染，剂量为 20mg/kg，每日 1 次。儿童每日的给药总量不超过 1g。

在肾损伤中的用法 对有肾损伤的患者，头孢丙烯的剂量应酌减。肌酐清除率≤30ml/min 的患者应给常规剂量的一半。接受血液透析的患者应在每次透析后给药。

制剂

USP 33: Cefprozil for Oral Suspension; Cefprozil Tablets.

专利制剂

Arg.: Ceprof†; ***Braz.:*** Cefzil; ***Canad.:*** Cefzil; ***Chile:*** Procef†; ***Cz.:*** Cefzil; ***Gr.:*** Cefgram; Cefipra; Cefium; Cefpro; Cefzil; Cepius; Gramium; Mycoterb; Natrofen; Pricefil; Procef; Prozidil; Sanocef; Top 1; Tricef; Zamalin; ***Hong Kong:*** Procef†; ***Hung.:*** Cefzil; ***India:*** Refzil-O; ***Indon.:*** Cefzil; Lizor; ***Ital.:*** Cronocef; Procef; Rozicel; ***Malaysia:*** Procef†; ***Mex.:*** Procef; ***Philipp.:*** Procef†; ***Pol.:*** Cefzil†; ***Port.:*** Procef; Radacefe; ***S.Afr.:*** Prozef; ***Singapore:*** Procef; ***Spain:*** Arzimol†; Brisoral; Procef†; ***Switz.:*** Procef; ***Thai.:*** Procef; ***Turk.:*** Erasef; Prefix; Serozil; ***UK:*** Cefzil†; ***USA:*** Cefzil†; ***Venez.:*** Procef.

Cefquinome Sulfate (*USAN*, *rINNM*) **硫酸头孢喹肟**

Cefquinome, Sulfate de; Cefquinome Sulphate *(BANM)*; Cefquinomi Sulfas; HR-111V; Sulfato de cefquinoma. {6R-[6α,7β(Z)]}-1-[(7-{[(2-amino-4-thiazolyl)-(methoxyimino)acetyl]amino}-2-carboxy-8-oxo-5-thia-1-azabicyclo[4.2.0]oct-2-en-3-yl)methyl]-5,6,7,8,-tetrahydroquinolinium sulfate (1:1).

Цефхинома Сульфат

$C_{23}H_{24}N_6O_5S_2,H_2SO_4$ = 626.7.

CAS — 84957-30-2 (cefquinome); 118443-89-3 (cefquinome sulfate); 123766-80-3 (cefquinome sulfate).

UNII — 3858K104DQ.

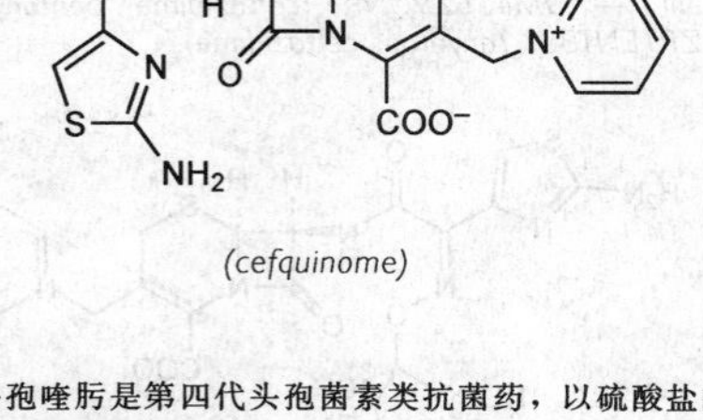

(*cefquinome*)

简介

头孢喹肟是第四代头孢菌素类抗菌药，以硫酸盐的形式作为兽医用药。

Cefradine (*BAN*, *rINN*) **头孢拉定**

Cefradin; Cefradina; Cefradinas; Céfradine; Cefradinum; Cefradyna; Cephradine *(USAN)*; Kefradiini; Sefradin; SKF-D-39304; SQ-11436; SQ-22022 (cefradine dihydrate). (7R)-7-(α-D-Cyclohexa-1,4-dienylglycylamino)-3-methyl-3-cephem-4-carboxylic acid.

Цефрадин

$C_{16}H_{19}N_3O_4S$ = 349.4.

CAS — 38821-53-3 (anhydrous cefradine); 31828-50-9 (non-stoichiometric cefradine hydrate); 58456-86-3 (cefradine dihydrate).

ATC — J01DB09.

ATC Vet — QJ01DB09.

UNII — F1BC02I72W (cefradine); 9YA6SX5S4D (anhydrous cefradine); FUC0D71IZN (cefradine monohydrate); 56PPJ9MMPE (cefradine dihydrate).

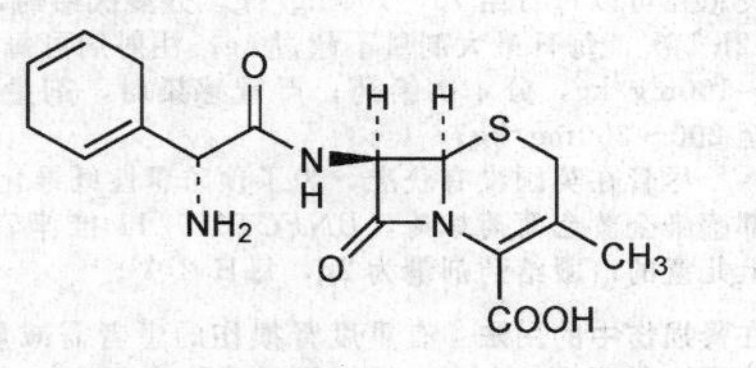

Pharmacopoeias. In *Chin.*, *Eur.* (see p.vii), and *US* (which allows the anhydrous form, the monohydrate, or the dihydrate).

Ph. Eur. 6.8 (Cefradine) 白色或微黄、吸湿性粉末。微溶于水；不溶于乙醇和正己烷。1%水溶液的 pH 值为 3.5～6.0。贮藏于密闭容器中，温度为 2～8℃。避光。

USP 33 (Cephradine) 白色或米色的结晶性粉末。微溶于水；难溶于乙醇和氯仿；不溶于乙醚。1%水溶液的 pH 值为 3.5～6.0。贮藏于密闭容器中。

配伍禁忌和稳定性 市面上出售的注射剂含有作为中和剂的碳酸钠或精氨酸。含碳酸钠的注射剂与含钙盐的溶液如乳酸钠注射剂不相容。

1. Wang Y-C J, Monkhouse DC. Solution stability of cephradine neutralized with arginine or sodium bicarbonate. *Am J Hosp Pharm* 1983; **40:** 432.
2. Mehta AC, *et al.* Chemical stability of cephradine injection solutions. *Intensive Therapy Clin Monit* 1988; 9: 195–6.

不良反应和注意事项

同头孢氨苄，见第208页。头孢拉定肌内注射可产生疼痛感，静脉给药可能会发生血栓性静脉炎。

卟啉病 目前认为头孢拉定可以安全用于卟啉病患者，尽管有头孢拉定与卟啉病发病相关的实验性证据。

药物相互作用

同头孢氨苄，见第208页。

抗菌作用

同头孢氨苄，见第208页。

药动学

头孢拉定口服后胃肠道吸收迅速而完全。口服 0.25g、0.5g 和 1g 后 1h 可达血药峰浓度，分别为 9μg/ml、17μg/ml 和 24μg/ml 左右（浓度与头孢氨苄相似）。食物可延缓药物的吸收，但吸收的总量没有明显改变。肌内注射 0.5g 和 1g 后 1～2h 内可达血药峰浓度，分别为 6μg/ml 和 14μg/ml 左右。

据报道只有 8%～12%的药物与血浆蛋白结合。头孢拉定的血浆半衰期大约为 1h。头孢拉定可广泛分布于全身组织和体液，但不能大量进入脑脊液。胆汁内药物浓度可达治疗浓度。它可以通过胎盘，进入胎循环，也有少量分泌于乳汁。

头孢拉定经肾小球滤过和肾小管分泌后以原形经尿排出，单次口服药物后超过 90%的药物在 6h 内排出，一次肌内注射后有 60%～80%的药物在 6h 内随尿排出。单次口服 500mg 头孢拉定后尿内最大浓度可达 3mg/ml 左右。丙磺舒可以延缓药物的排泄。

血液透析和腹膜透析可以清除头孢拉定。

1. Wise R. The pharmacokinetics of the oral cephalosporins—a review. *J Antimicrob Chemother* 1990; **26** (suppl E): 13–20.
2. Schwinghammer TL, *et al.* Pharmacokinetics of cephradine administered intravenously and orally to young and elderly subjects. *J Clin Pharmacol* 1990; **30:** 893–9.

用途和用法

头孢拉定是第一代头孢菌素类抗菌药，可通过口服或注射给药以治疗敏感的革兰阳性菌和革兰阴性菌所致的感染，包括呼吸道、尿道、骨骼和关节、皮肤和皮组织结构的感染，也用于手术感染的预防。有关这些感染的详细情况和治疗方案见**抗菌药的选择**，第153页。

头孢拉定常用成人口服剂量为每日 1～2g，分成 2～4 次服用，每日最多口服 4g。也可通过胃肠外用药，深部肌内注射给药或缓慢静推 3～5min，或间断或持续静脉滴注，每日 2～4g，分 4 次给药。胃肠外给药每日最多不超过 8g。

为预防外科感染，术前可肌内注射或静脉注射 1～2g 头孢拉定，根据需要以后可以再继续口服或注射给药。

有关肾损伤患者的药物减量问题，详见下文。

儿童使用剂量也详见下文。

儿童用法 头孢拉定可以治疗敏感的革兰阳性菌和革兰阴性菌所致的感染。它的给药方式为口服、肌内注射、缓慢静推 3～5min、间断或连续静脉滴注。儿童常用口服剂量为每日 25～50mg/kg，分 2 次或 4 次服用。中耳炎患儿可以每日给 75～100mg/kg，分多次给药，每6～12h 1 次，每日最大剂量不超过 4g；注射剂可每日给 50～100mg/kg，分 4 次给药；严重感染时，剂量可增加至 200～300mg/kg。

尽管在英国没有获准，为了预防囊性纤维化患儿肺部感染金黄色葡萄球菌，*BNFC 2010/11* 推荐 7 岁及以上儿童的口服给药剂量为 2g，每日 2 次。

在肾损伤中的用法 有重度肾损伤的患者需减量给药。英国注册药品信息中，根据肌酐清除率（CC）的不同，所推荐的口服和注射剂量如下：

- CC>20ml/min：500mg，每 6h 1 次；
- CC 5～20ml/min：250mg，每 6h 1 次；
- CC <5ml/min：250mg，每 12h 1 次。

正在进行间歇血液透析的患者，可以在透析开始时先给 250mg，然后 6～12h 后重复给药一次，而后在第一次给药后 36～48h 再重复给药一次，如到下一次透析的间隔时间超过 30h，则在下次透析开始时再给药一次。

对有肾损伤的儿童需进一步调整用药剂量。

制剂

BP 2010: Cefradine Capsules; Cefradine Oral Suspension;
USP 33: Cephradine Capsules; Cephradine for Injection; Cephradine for Oral Suspension; Cephradine Tablets.

专利制剂

Belg.: Velosef; ***Chile:*** Velosef†; ***Fr.:*** Dexef; Kelsef; Zeefra†; ***Gr.:*** Ampisodex; Bionovium; Nipredin; Opebrin; Sporobiotic; Tracilarin; Velosef; Vethisel; ***Hong Kong:*** Qualisef; Velosef†; Zeefra; ***Indon.:*** Dynacef; Lovecef†; Velodine; Velodrom; Velosef; ***Irl.:*** Velosef; ***Ital.:*** Cefrabiotic†; Ecosporina; Lisacef†; Planocid†; ***Malaysia:*** Sephros†; ***Mex.:*** Veracef; ***Neth.:*** Velosef†; ***NZ:*** Velosef†; ***Philipp.:*** Altozef; Cefralon; Gramcep; Medrin; Racep; Sedinef; Senadex; Solphride; Tolzep†; Vamosef; Velodyne; Yudinef; Zepdril; Zolicef; ***Pol.:*** Tafril; ***Port.:*** Biocefra; Cefalmin; Cefradur; Novacefrex†; Velosef†; ***S.Afr.:*** Bactocef†; Cefril; Ranfradin†; ***Spain:*** Septacef; Velocef; ***UAE:*** Eskacef†; Julphacef; ***UK:*** Nicef; Velosef†; ***USA:*** Velosef†; ***Venez.:*** Cefracin†; Veracef.

Cefsulodin Sodium（*BANM*，*USAN*，*rINNM*）头孢磺啶钠

Abbott-46811; Cefsulodina sódica; Cefsulodine Sodique; Cefsulodinnatrium; Cefsulodinum Natricum; CGP-7174E; Kefsulodiinінatrium; Natrii Cefsulodinum; SCE-129; Sulcephalosporin Sodium. Sodium 3-(4-carbamoylpyridiniomethyl)-7-[(2*R*)-2-phenyl-2-sulphoacetamido]-3-cephem-4-carboxylate.

Натрий Цефсулодин

$C_{22}H_{19}N_4NaO_8S_2$ = 554.5.

CAS — 62587-73-9 (cefsulodin); 52152-93-9 (cefsulodin sodium).

ATC — J01DD03.

ATC Vet — QJ01DD03.

UNII — 2D087186PY.

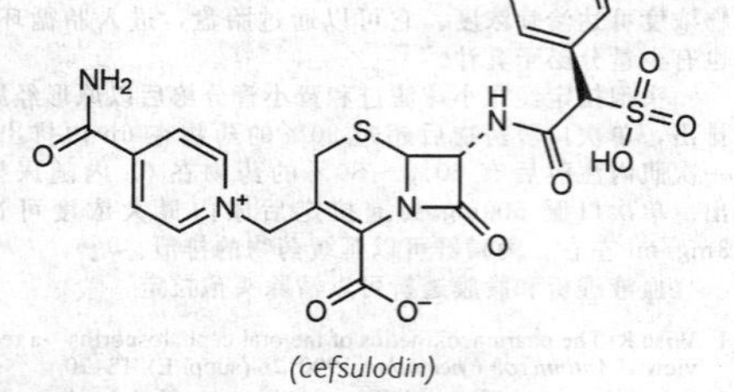

(cefsulodin)

Pharmacopoeias. In *Jpn.*

不良反应和注意事项

同头孢噻吩钠，见第209页。

钠的含量 每克头孢磺啶钠约含 1.8mmol 钠。

抗菌作用

头孢磺啶是一种杀菌药，它对铜绿假单胞菌的活性与头孢他啶（见第223页）相当，但对其他革兰阴性菌没有明显作用。革兰阳性菌和厌氧菌对头孢磺啶并不很敏感。头孢磺啶和氨基糖苷类合用可加强对铜绿假单胞菌的活性。

头孢磺啶对多种 β-内酰胺酶的水解作用稳定，但也有报道称出现了耐药的铜绿假单胞菌。

药动学

头孢磺啶以钠盐的形式注射给药。它的半衰期大约为 1.6h，有肾损伤的患者半衰期延长。血液循环中大约有不到 30%的药物与血浆蛋白结合。文献报道，全身许多组织和体液都可达到治疗浓度。头孢磺啶主要通过肾小球滤过后经尿排泄。囊性纤维化患者的药物清除增加，尽管目前对这一点还有争议。

1. Granneman GR, *et al.* Cefsulodin kinetics in healthy subjects after intramuscular and intravenous injection. *Clin Pharmacol Ther* 1982; **31:** 95–103.
2. Reed MD, *et al.* Single-dose pharmacokinetics of cefsulodin in patients with cystic fibrosis. *Antimicrob Agents Chemother* 1984; **25:** 579–81.
3. Hedman A, *et al.* Increased renal clearance of cefsulodin due to higher glomerular filtration rate in cystic fibrosis. *Clin Pharmacokinet* 1990; **18:** 168–75.

用途和用法

头孢磺啶是第三代头孢菌素类抗菌药，抗菌谱窄。与头孢他啶（见第223页）相似，用于治疗敏感铜绿假单胞菌引起的感染。

头孢磺啶以钠盐的形式静脉注射给药。药物剂量以头孢磺啶的等效剂量表示；1.04g 头孢磺啶钠相当于大约 1g 头孢磺啶。成人常用剂量为每日 6g，分 4 次给药；非重症感染时，每日剂量可调整为 3～4g。

儿童使用剂量以及肾损伤患者用药减量的细节详见下文。

儿童用法 头孢磺啶可以治疗敏感菌特别是铜绿假单胞菌所致的感染。儿童常用剂量为每日 100mg/kg，静脉给药；感染不太严重时，剂量可降低为每日 50mg/kg。

在肾损伤中的用法 肾损伤患者的用药剂量应根据肌酐清除率（CC）做适当调整：

- CC 20～50ml/min：首剂量 1.5g，然后每 8h 静脉注射 1g；
- CC 5～20ml/min：首剂量 1.5g，然后每 12h 静脉注射 1g；
- CC 小于 5ml/min：首剂量 1.5g，然后每 24h 静脉注射 1g；对接受血液透析的患者，在透析当天并于透析开始前注射 1g，透析过程结束后再静脉注射 1g。

制剂

专利制剂

Fr.: Pyocefal†; ***Gr.:*** Ulfaret; ***Jpn:*** Takesulin.

Ceftazidime（*BAN*，*USAN*，*rINN*）头孢他啶

Ceftazidim; Ceftazidim pentahydrát; Ceftazidima; Ceftazidimas; Ceftazidimum; Ceftazidimum Pentahydricum; Ceftazydym; GR-20263; Keftatsidiimi; LY-139381; Seftazidim. (*Z*)-(7*R*)-7-[2-(2-Aminothiazol-4-yl)-2-(1-carboxy-1-methylethoxyimino)acetamido]-3-(1-pyridiniomethyl)-3-cephem-4-carboxylate pentahydrate.

Цефтазидим

$C_{22}H_{22}N_6O_7S_2,5H_2O$ = 636.7.

CAS — 72558-82-8 (anhydrous ceftazidime); 78439-06-2 (ceftazidime pentahydrate).

ATC — J01DD02.

ATC Vet — QJ01DD02.

UNII — 9M416Z9QNR (ceftazidime pentahydrate); DZR1ENT301 (anydrous ceftazidime).

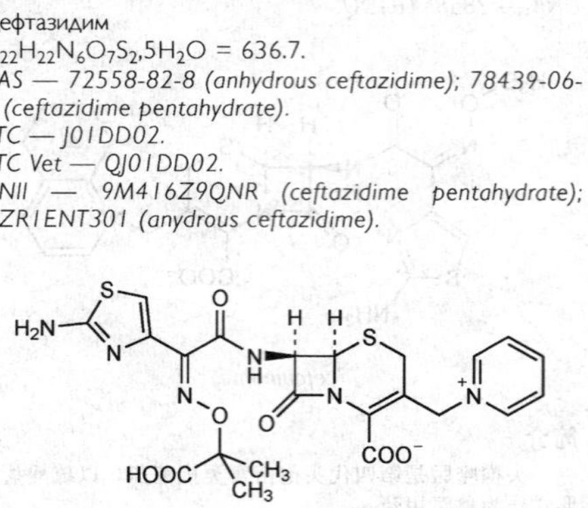

Pharmacopoeias. In *Chin.*, *Eur.* (see p.vii), *Jpn*, and *US.*

Ph. Eur. 6.8（Ceftazidime Pentahydrate）一种衍生于发酵产物的半合成产品。一种白色或类白色结晶性粉末。略溶于水和甲醇；不溶于乙醇和丙酮；可溶于酸和碱性溶液。0.5%水溶液的 pH 值为 3.0～4.0。贮藏于密闭容器中。

Ph. Eur. 6.8（Ceftazidime Pentahydrate with Sodium Carbonate for Injection）头孢他啶五水合物和无水碳酸钠的无菌混合物。白色或浅黄色粉末，易溶于水和甲醇；几乎不溶于丙酮。贮藏于密闭容器中。避免放在阳光直射和潮湿的地方。

USP 33（Ceftazidime）一种白色或米色结晶性粉末。略溶于水、二甲基甲酰胺和甲醇；不溶于乙醇、丙酮、氯仿、二噁烷、乙醚、乙酸乙酯和甲苯；可溶于碱和二甲亚砜。0.5%水溶液的 pH 值为 3.0～4.0。贮藏于密闭容器中。

配方 注射用头孢他啶是一种含头孢他啶和碳酸钠的干粉。配制时头孢他啶和碳酸钠可以生成头孢他啶钠和二氧化碳。另外一种替代配方，即头孢他啶和精氨酸，似乎可以解决前一种配方中的冒泡问题[1]。一些国家还使用一种含头孢他啶钠的冷冻注射剂。

1. Stiles ML, *et al.* Gas production of three brands of ceftazidime. *Am J Hosp Pharm* 1991; **48:** 1727–9.

配伍禁忌 文献报道头孢他啶在与含庆大霉素[1]或妥布霉素[2]的溶液于 37℃条件下孵育时或在血清中[3]与妥布霉素混合时[3]并不会失活。头孢他啶和妥布霉素在含葡萄糖的透析液中混合后可在室温下 16h 内保持各自的活性不变，在 37℃条件下则可以在 24h 内保持活性不变[4]。但是，注册药品信息中建议，与其他大多数 β-内酰胺类药物一样，头孢他啶也不应与氨基糖苷类混在同一注射器或同一装置中使用，以免影响它们各自的活性。

通常认为头孢他啶与甲硝唑是相容的，但也有文献报道称合用会使头孢他啶发生分解[5]。头孢他啶与万古霉素[6]混合时可产生沉淀，因此在药品信息中认为这两种药物肌内注射或静脉给药时尽量不要混合给药。然而，在一项研究中[7]中，将头孢他啶和（或）万古霉素加入含葡萄糖的腹膜透析液中，而后在冰箱中存放 6 天仍能保持各自活性，室温下活性则可维持 48～72h 不变。而另外一项更深入的研究[8]结果表明，当这两种药物在相似的溶液（含 1.5%或 4.25%葡萄糖）中混合后，在 37℃条件下可保持 12h 内活性稳定，在 4℃和 24℃时可保持 24h 内活性稳定。头孢他啶和替考拉宁[9]在腹膜透析液中混合后先在 4℃而非 25℃下保存，则在 37℃下可在 8h 内维持活性不变。头孢他啶在含氨茶碱的溶液中活性不稳定[10]。目前有相关证据表明头孢他啶与喷他脒不相容[11]。

1. Elliott TSJ, *et al.* Stability of gentamicin in combination with selected new β-lactam antibiotics. *J Antimicrob Chemother* 1984; **14:** 668–9.
2. Elliott TSJ, *et al.* Stability of tobramycin in combination with selected new β-lactam antibiotics. *J Antimicrob Chemother* 1986; **17:** 680–1.
3. Pennell AT, *et al.* Effect of ceftazidime, cefotaxime, and cefoperazone on serum tobramycin concentrations. *Am J Hosp Pharm* 1991; **48:** 520–2.
4. Mason NA, *et al.* Stability of ceftazidime and tobramycin sulfate in peritoneal dialysis solution. *Am J Hosp Pharm* 1992; **49:** 1139–42.
5. Messerschmidt W. Pharmazeutische kompatibilität von ceftazidim und metronidazol. *Pharm Ztg* 1990; **135:** 36–8.
6. Cairns CJ, Robertson J. Incompatibility of ceftazidime and vancomycin. *Pharm J* 1987; **238:** 577.
7. Vaughan LM, Poon CY. Stability of ceftazidime and vancomycin alone and in combination in heparinized and nonheparinized peritoneal dialysis solution. *Ann Pharmacother* 1994; **28:** 572–6.
8. Stamatakis MK, *et al.* Stability of high-dose vancomycin and ceftazidime in peritoneal dialysis solutions. *Am J Health-Syst Pharm* 1999; **56:** 246–8.
9. Manduru M. *et al.* Stability of ceftazidime sodium and teicoplanin sodium in a peritoneal dialysis solution. *Am J Health-Syst Pharm* 1996; **53:** 2731–4.
10. Pleasants RA, *et al.* Compatibility of ceftazidime and aminophylline admixtures for different methods of intravenous infusion. *Ann Pharmacother* 1992; **26:** 1221–6.
11. Lewis JD. El-Gendy A. Cephalosporin-pentamidine isethionate incompatibilities. *Am J Health-Syst Pharm* 1996; **53:** 1462–3.

稳定性 参考文献如下。

1. Richardson BL, *et al.* The pharmacy of ceftazidime. *J Antimicrob Chemother* 1981; **8** (suppl B): 233–6.
2. Brown AF, *et al.* Freeze thaw stability of ceftazidime. *Br J Parenter Ther* 1985; **6:** 43, 45, 50.
3. Walker SE, Dranitsaris G. Ceftazidime stability in normal saline and dextrose in water. *Can J Hosp Pharm* 1988; **41:** 65–6, 69–71.
4. Wade CS, *et al.* Stability of ceftazidime and amino acids in parenteral nutrient solutions. *Am J Hosp Pharm* 1991; **48:** 1515–19.
5. Stiles ML, *et al.* Stability of ceftazidime (with arginine) and of cefuroxime sodium in infusion-pump reservoirs. *Am J Hosp Pharm* 1992; **49:** 2761–4.
6. Stewart JT, *et al.* Stability of ceftazidime in plastic syringes and glass vials under various storage conditions. *Am J Hosp Pharm* 1992; **49:** 2765–8.
7. Nahata MC, *et al.* Stability of ceftazidime (with arginine) stored in plastic syringes at three temperatures. *Am J Hosp Pharm* 1992; **49:** 2954–6.
8. Bednar DA, *et al.* Stability of ceftazidime (with arginine) in an elastomeric infusion device. *Am J Health-Syst Pharm* 1995; **52:** 1912–14.
9. van Doorne H, *et al.* Ceftazidime degradation rates for predicting stability in a portable infusion-pump reservoir. *Am J Health-Syst Pharm* 1996; **53:** 1302–5.
10. Stendal TL, *et al.* Drug stability and pyridine generation in ceftazidime injection stored in an elastomeric infusion device. *Am J Health-Syst Pharm* 1998; **55:** 683–5.
11. Servais H, Tulkens PM. Stability and compatibility of ceftazidime administered by continuous infusion to intensive care patients. *Antimicrob Agents Chemother* 2001; **45:** 2643–7.

不良反应和注意事项

同头孢噻吩钠，见第209页。

与头孢噻肟（见第217页）相似，头孢他啶也可发生耐药菌的定植和二重感染。由于头孢他啶对葡萄球菌的活性较差，因此发生二重感染（如金黄色葡萄球菌）的可能性要高于头孢噻肟。

哺乳 目前尚无使用头孢他啶的母亲进行母乳喂养的婴儿出现不良反应的报道。American Academy of Pediatrics 认为[1]，头孢他啶在通常情况下适用于母乳喂养的妇女。

1. American Academy of Pediatrics. The transfer of drugs and other chemicals into human milk. *Pediatrics* 2001; **108:** 776–89. [Retired May 2010] Correction. *ibid.*; 1029. Also available at: http://aappolicy.aappublications.org/cgi/content/full/pediatrics%3b108/3/776 (accessed 25/05/04)

对血液的影响 参考文献如下。

1. Hui CH, Chan LC. Agranulocytosis associated with cephalosporin. *BMJ* 1993; **307:** 484.

对神经系统的影响 参考文献如下。

1. Al-Zahawi MF, *et al.* Hallucinations in association with ceftazidime. *BMJ* 1988; **297:** 858.
2. Jackson GD, Berkovic SF. Ceftazidime encephalopathy: absence status and toxic hallucinations. *J Neurol Neurosurg Psychiatry* 1992; **55:** 333–4.
3. Chow KM, *et al.* Retrospective review of neurotoxicity induced by cefepime and ceftazidime. *Pharmacotherapy* 2003; **23:** 369–73.

对皮肤的影响 参考文献如下。

1. Vinks SATMM, *et al.* Photosensitivity due to ambulatory intravenous ceftazidime in cystic fibrosis patient. *Lancet* 1993; **341:** 1221–2.

药物相互作用

与其他很多种头孢菌素不同，丙磺舒对头孢他啶的肾清除影响很小。

1. Verhagen CA, *et al.* The renal clearance of cefuroxime and ceftazidime and the effect of probenecid on their tubular excretion. *Br J Clin Pharmacol* 1994; **37:** 193–7.

抗菌作用

头孢他啶是一种杀菌药，其抗菌谱与头孢噻肟（见第217页）相似，但对一些假单胞菌的活性更强些，而对葡萄球菌和链球菌的活性弱些。与头孢噻肟不同，头孢他啶的代谢物没有活性。

头孢他啶对多数β-内酰胺酶的水解稳定。

- 头孢他啶在体外对很多革兰阴性菌都有活性，这些细菌包括铜绿假单胞菌、类鼻疽假单胞菌（即假鼻疽假单胞菌）和肠杆菌科包括某些柠檬酸菌和肠杆菌、大肠埃希菌、某些克雷伯菌、吲哚阴性和阳性的变形杆菌、普罗威登斯菌、沙门菌、黏质沙雷菌、某些志贺菌和小肠结肠炎耶尔森菌。

  其他的革兰阴性敏感菌包括流感嗜血杆菌、卡他莫拉菌（即卡他布兰汉菌）和某些奈瑟菌。
- 革兰阳性敏感菌包括一些葡萄球菌和链球菌，但耐甲氧西林的葡萄球菌、肠球菌和单核细胞增多性李斯特菌都不敏感。
- 头孢他啶对一些厌氧菌有活性，尽管大多数脆弱杆菌和艰难梭菌耐药。

头孢他啶对铜绿假单胞菌和一些肠杆菌的作用可以被氨基糖苷所加强。有文献报道，头孢他啶和氯霉素在体外有拮抗作用。

耐药性 与头孢噻肟相似，以头孢他啶治疗期间也可以产生耐药性，其原因是染色体介导的β-内酰胺酶的去阻遏。这种耐药性的发生尤其在某些假单胞菌、肠杆菌科包括某些柠檬酸菌、肠杆菌和普通变形杆菌多见。细菌发生耐药还可能是因为产生了质粒介导的广谱β-内酰胺酶，尤其多见于某些克雷伯菌和大肠埃希菌。

药动学

头孢他啶以钠盐或精氨酸溶液的形式注射给药。单次肌内注射0.5g和1g头孢他啶后大约1h可达血药峰浓度，分别为17μg/ml和39μg/ml左右。文献报道，静脉快速推注0.5g、1g和2g头孢他啶，5min后平均血药浓度分别为45μg/ml、90μg/ml和170μg/ml。头孢他啶的血浆半衰期大约为2h，有肾损伤的患者和新生儿的半衰期延长。囊性纤维化患者的肾清除加强。大约10%的药物与血浆蛋白结合。

头孢他啶广泛分布于全身组织和体液。脑膜发生感染时，脑脊液内可达到治疗浓度。它可以通过胎盘，乳汁中也有分布。

头孢他啶可被排入胆汁，但仅有一小部分药物通过该途径清除。大部分药物经肾排泄，这部分药物几乎都经肾小球滤过。丙磺舒对药物的排泄影响很小。一次给药后80%～90%的药物在24h内以原形随尿排出。血液透析和腹膜透析可清除头孢他啶。

危重患者 参考文献如下。

1. Georges B, *et al.* Population pharmacokinetics of ceftazidime in intensive care unit patients: influence of glomerular filtration rate, mechanical ventilation, and reason for admission. *Antimicrob Agents Chemother* 2009; **53:** 4483–9.

囊性纤维化 参考文献如下。

1. Leeder JS, *et al.* Ceftazidime disposition in acute and stable cystic fibrosis. *Clin Pharmacol Ther* 1984; **36:** 355–62.
2. Hedman A, *et al.* Influence of the glomerular filtration rate on renal clearance of ceftazidime in cystic fibrosis. *Clin Pharmacokinet* 1988; **15:** 57–65.
3. Vinks AATMM, *et al.* Continuous infusion of ceftazidime in cystic fibrosis patients during home treatment: clinical outcome, microbiology and pharmacokinetics. *J Antimicrob Chemother* 1997; **40:** 125–33.
4. Bulitta JB, *et al.* Population pharmacokinetic comparison and pharmacodynamic breakpoints of ceftazidime in cystic fibrosis patients and healthy volunteers. *Antimicrob Agents Chemother* 2010; **54:** 1275–82.

老年人 参考文献如下。

1. LeBel M, *et al.* Pharmacokinetics of ceftazidime in elderly volunteers. *Antimicrob Agents Chemother* 1985; **28:** 713–15.
2. Higbee MD, *et al.* Pharmacokinetics of ceftazidime in elderly patients. *Clin Pharm* 1989; **8:** 59–62.
3. Sirgo MA, Norris S. Ceftazidime in the elderly: appropriateness of twice-daily dosing. *DICP Ann Pharmacother* 1991; **25:** 284–8.

肝损伤 参考文献如下。

1. El Touny M, *et al.* Pharmacokinetics of ceftazidime in patients with liver cirrhosis and ascites. *J Antimicrob Chemother* 1991; **28:** 95–100.

新生儿 参考文献如下。

1. van den Anker JN, *et al.* Ceftazidime pharmacokinetics in preterm infants: effects of renal function and gestational age. *Clin Pharmacol Ther* 1995; **58:** 650–9.
2. van den Anker JN, *et al.* Ceftazidime pharmacokinetics in preterm infants: effect of postnatal age and postnatal exposure to indomethacin. *Br J Clin Pharmacol* 1995; **40:** 439–43.
3. van den Anker JN, *et al.* Once-daily versus twice-daily administration of ceftazidime in the preterm infant. *Antimicrob Agents Chemother* 1995; **39:** 2048–50.

肾损伤 参考文献如下。

1. Welage LS, *et al.* Pharmacokinetics of ceftazidime in patients with renal insufficiency. *Antimicrob Agents Chemother* 1984; **25:** 201–4.
2. Leroy A, *et al.* Pharmacokinetics of ceftazidime in normal and uremic subjects. *Antimicrob Agents Chemother* 1984; **25:** 638–42.
3. Ackerman BH, *et al.* Effect of decreased renal function on the pharmacokinetics of ceftazidime. *Antimicrob Agents Chemother* 1984; **25:** 785–6.
4. Lin N-S, *et al.* Single- and multiple-dose pharmacokinetics of ceftazidime in infected patients with varying degrees of renal function. *J Clin Pharmacol* 1989; **29:** 331–7.
5. Kinowski J-M, *et al.* Multiple-dose pharmacokinetics of amikacin and ceftazidime in critically ill patients with septic multiple-organ failure during intermittent hemofiltration. *Antimicrob Agents Chemother* 1993; **37:** 464–73.
6. Demotes-Mainard F, *et al.* Pharmacokinetics of intravenous and intraperitoneal ceftazidime in chronic ambulatory peritoneal dialysis. *J Clin Pharmacol* 1993; **33:** 475–9.

用途和用法

头孢他啶是第三代头孢菌素类抗菌药。与同类药相比，它对铜绿假单胞菌的活性更强。头孢他啶用于治疗敏感的革兰阳性菌和革兰阴性菌尤其是铜绿假单胞菌所致的感染。这些感染包括胆道感染、骨和关节感染、呼吸道感染、免疫低下患者的感染（中性粒细胞减少症患者）、皮肤和皮组织结构感染以及尿路感染。头孢他啶还用于外科感染的预防。有关这些感染的细节和治疗，详见**抗菌药的选择**（第153页），项下内容。

头孢他啶以五水化合物的形式存在，但使用时与碳酸钠形成钠盐，或与精氨酸配伍。剂量以无水头孢他啶的量计算：五水头孢他啶1.16g相当于大约1g无水头孢他啶。可以采用深部肌内注射、缓慢静推3～5min或静脉滴注至少30min的方式给药。

成人常用剂量为每日1～6g，分次给药，每8h或12h给药一次。对有严重感染（尤其是免疫低下）的患者的用药剂量可以更高些。对那些合并假单胞菌性肺感染的囊性纤维化患者，可以使用大剂量药物，每日90～150mg/kg，分3次给药，肾功正常的患者每日最多可给9g。单次给药超过1g需静脉给药。

为预防前列腺手术患者发生外科感染，可在麻醉诱导时给1g头孢他啶，如必要，拔管前重复给药一次。

有关对肾损伤患者用药减量的细节，见下文。儿童使用剂量也详见下文。

对重度中性粒细胞减少症的患者，可将头孢他啶与氨基糖苷类、另外一种β-内酰胺类如哌拉西林，或者万古霉素联合使用。如疑似脆弱杆菌感染，则可以与一种抗菌药如克林霉素或甲硝唑合用。一般来说，这些药物需分别给药（见上文的**配伍禁忌**项下内容）。

1. Rains CP, *et al.* Ceftazidime: an update of its antibacterial activity, pharmacokinetic properties and therapeutic efficacy. *Drugs* 1995; **49:** 577–617.
2. Roberts JA, *et al.* Cefepime versus ceftazidime: considerations for empirical use in critically ill patients. *Int J Antimicrob Agents* 2007; **29:** 117–28.
3. Hubert D, *et al.* Continuous versus intermittent infusions of ceftazidime for treating exacerbation of cystic fibrosis. *Antimicrob Agents Chemother* 2009; **53:** 3650–6.

儿童用法 头孢他啶可以治疗敏感的革兰阳性菌和革兰阴性菌所致的感染。它的给药方式为深部肌内注射、缓慢静推3～5min和静脉滴注。

在英国，*BNFC 2010/11* 推荐头孢他啶的剂量为25mg/kg，小于7天的新生儿每24h 1次，7～21天的新生儿每12h 1次，21天及以上的婴幼儿和儿童每8h 1次。严重感染、发热性中性粒细胞减少症和脑膜炎患者的剂量可加倍。1个月及以上的儿童，每日最大剂量不超过6g。

对1个月及以上的患有囊性纤维化的儿童，肺部感染假单胞菌时，给药剂量为50mg/kg，每8h 1次，每日最大剂量不超过9g。

在美国，American Academy of Pediatrics[1]建议头孢他啶的给药剂量如下：

- 体重小于1.2kg或年龄小于1周且体重为1.2～2kg的婴儿：50mg/kg，每12h 1次；
- 年龄小于1周且体重大于2kg的婴儿：50mg/kg，每8h或12h 1次；
- 年龄等于或大于1周且体重等于或大于1.2kg的婴儿：50mg/kg，每8h 1次；
- 年龄等于或大于1个月：根据感染的严重程度，剂量为75～150mg/kg，分3次给药，每日最大剂量不超过6g。

尽管英国没有许可头孢他啶雾化给药的方式，*BNFC 2010/11* 建议1个月及以上的囊性纤维化患儿，可每日2次吸入药物，每次1g，来治疗慢性洋葱伯克霍尔德菌的感染。

1. American Academy of Pediatrics. *2009 Red Book: Report of the Committee on Infectious Diseases*, 28th ed. Elk Grove Village, Illinois, USA: American Academy of Pediatrics, 2009.

在肾损伤中的用法 有肾损伤的患者需减少头孢他啶的胃肠外用药剂量。先给负荷剂量1g，然后根据肌酐清除率（CC）调整维持剂量：

- CC 31～50ml/min：1g，每12h 1次；
- CC 16～30ml/min：1g，每24h 1次；
- CC 6～15ml/min：500mg，每24h 1次；
- CC <5ml/min：500mg，每48h 1次。

对严重感染，药物剂量可以在此基础上增加50%。这些患者的头孢他啶最低血药浓度不应超过40μg/ml。正在进行腹膜透析的患者，可以先给负荷剂量1g，以后每24h给500mg头孢他啶；头孢他啶钠也可以加入透析液中，通常2L透析液中可加入125～250mg头孢他啶。那些进行血液透析的患者可先给1g负荷量，然后每次透析完成时给1g头孢他啶。

对持续接受肾替代治疗的危重患者，可先静脉注射2g的负荷剂量，随后的维持剂量推荐如下[1]：

- 连续性静脉-静脉血液透析（CVVHD）或连续性静脉-静脉血液透析滤过（CVVHDF）的患者：剂量为1g，每8h 1次；或剂量为2g，每12h 1次；对于非常耐药的革兰阴性菌，给药剂量可增加至2g，每8h 1次。
- 对连续性静脉-静脉血液滤过（CVVH）的患者：剂量为1～2g，每12h 1次。

持续静脉滴注给药方案也被建议用于接受CVVHDF[2]和CVVH[3]的患者。

1. Heintz BH, *et al.* Antimicrobial dosing concepts and recommendations for critically ill adult patients receiving continuous renal replacement therapy or intermittent hemodialysis. *Pharmacotherapy* 2009; **29:** 562–77.
2. Mariat C, *et al.* Continuous infusion of ceftazidime in critically ill patients undergoing continuous venovenous haemodiafiltration: pharmacokinetic evaluation and dose recommendation. *Crit Care* 2006; **10:** R26. Available at: http://ccforum.com/content/pdf/cc3993.pdf (accessed 24/06/10)
3. Moriyama B, *et al.* Continuous-infusion beta-lactam antibiotics during continuous venovenous hemofiltration for the treatment of resistant gram-negative bacteria. *Ann Pharmacother* 2009; **43:** 1324–37.

制剂

BP 2010: Ceftazidime Injection;
USP 33: Ceftazidime for Injection; Ceftazidime Injection.

专利制剂

Arg.: Crima; Fortum; Pluseptic; Tinacef; Zidima†; ***Austral.:*** Fortum; ***Austria:*** Fortum; Kefazim; ***Belg.:*** Glazidim; Kefadim; ***Braz.:*** Cefazima†; Ceftanorth†; Ceftazidon; Ceften; Cetaz; Fortaz; Intracef; Kefadim; Roycefax†; ***Canad.:*** Fortaz; ***Chile:*** Ceftiol; Fortum; ***Cz.:*** Fortum; Kefadim†; ***Denm.:*** Fortum; ***Fin.:*** Glazidim; ***Fr.:*** Fortum; Fortumset; ***Ger.:*** Fortum; InfectoZidim; ***Gr.:*** Cefin; Ceftaridem; Ftazidime; Lemoxol; Limozidim; Malocef; Novocral; Septax; Sipiel; Solvetan; ***Hong Kong:*** Fortum; ***Hung.:*** Cetazime†; Fortum; ***India:*** Cefazid; Ceftaz; Ceftidin; Fortum; Zytaz; ***Indon.:*** Biozim; Caltum; Ceftum; Cetazum; Extimon; Fortum; Lacedim; Pharodime; Sodime;

Thidim; Veltadim; Yadim; Zefidim; Zibac; Zidifec; **Irl.:** Fortum; **Israel:** Fortum; Septax; **Ital.:** Cedizim†; Ceftim; Deltazime; Dizatec; Etazim; Fribat; Glazidim; Liotixil; Panzid; Spectrum; Starcef; Tazidif; Tottizim; **Malaysia:** Cef-4; Fortum; Tazid; **Mex.:** Fenit; Fortum; Izadima; Tagal; Taloken†; Taxifur; Teczidima; Zadolina; Zidicef†; **Neth.:** Fortum; Tazalux; **Norw.:** Fortum; **NZ:** Fortum; **Philipp.:** Bactizef; Baxidyme; Ceftaz; Clovizeme; Dimzef; Fivtum; Flazidem; Fortazep; Fortum; Forzid; Hacef; Onetazid; Tazicef; Tazid; Tazidan; Tazidem; Tazim; Uniranz; Zadim; Zeptrigen; Ziamid; **Pol.:** Biotum; Fortum; Mirocef†; **Port.:** Cefortam; Ceftazim; Ceftim; Zidimox; **Rus.:** Bestum (Бестум); Fortoferin (Фортоферин); Fortum (Фортум); Lorazidime (Лоразидим); Vicef (Вицеф); **S.Afr.:** Fortum; Keftaz; Kefzim†; Orzid; Taziject; **Singapore:** Cefazime; Fortum; **Spain:** Fortam; Kefamin; **Swed.:** Fortum; **Switz.:** Fortam; **Thai.:** Cef-4; Cef-Dime; Cefodime; Ceftime; Dimase; Fortadim†; Fortum; Forzid; Tazid; Zedim; Zeftam; **Turk.:** Fortum; Iesetum; Zidim; **UAE:** Negacef; **UK:** Fortum; Kefadim; **Ukr.:** Biotum (Биотум); Ceftum (Цефтум); Fortum (Фортум); Orzid (Орзид); **USA:** Ceptaz; Fortaz; Tazicef; Tazidime; **Venez.:** Betazidim; Biozidima; Cefgram; Fortum; Kesterina†.

Cefteram Pivoxil (*rINNM*) 头孢特仑新戊酯

Ceftéram, Pivoxil de; Cefteram pivoxilo; Cefterami Pivoxil; T-2588. Pivaloyloxymethyl (*Z*)-7-[2-(2-aminothiazol-4-yl)-2-methoxyiminoacetamido]-3-(5-methyl-2*H*-tetrazol-2-ylmethyl)-3-cephem-4-carboxylic acid.

Цефтерама Пивоксил

$C_{22}H_{27}N_9O_7S_2$ = 593.6.

CAS — 82547-58-8 (cefteram); 82547-81-7 (cefteram pivoxil).

UNII — 0OD86RT58C.

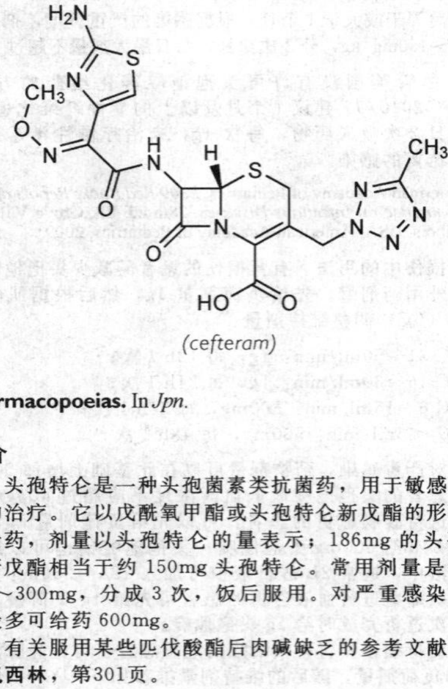

(cefteram)

Pharmacopoeias. In *Jpn.*

简介

头孢特仑是一种头孢菌素类抗菌药，用于敏感菌感染的治疗。它以戊酰氧甲酯或头孢特仑新戊酯的形式口服给药，剂量以头孢特仑的量表示；186mg 的头孢特仑新戊酯相当于约 150mg 头孢特仑。常用剂量是每日 150～300mg，分成 3 次，饭后服用。对严重感染，每日最多可给药 600mg。

有关服用某些匹伐酸酯后肉碱缺乏的参考文献，见**匹氨西林**，第301页。

制剂

专利制剂

Jpn: Tomiron.

Ceftezole Sodium (*rINNM*) 头孢替唑钠

Ceftezol sódico; Ceftézole Sodique; Natrii Ceftezolum. Sodium (7*R*)-7-[2-(1*H*-tetrazol-1-yl)acetamido]-3-(1,3,4-thiadiazol-2-ylthiomethyl)-3-cephem-4-carboxylate.

Натрий Цефтезол

$C_{13}H_{11}N_8NaO_4S_3$ = 462.5.

CAS — 26973-24-0 (ceftezole); 41136-22-5 (ceftezole sodium).

ATC — J01DB12.

ATC Vet — QJ01DB12.

UNII — 3NHZ4Y117H.

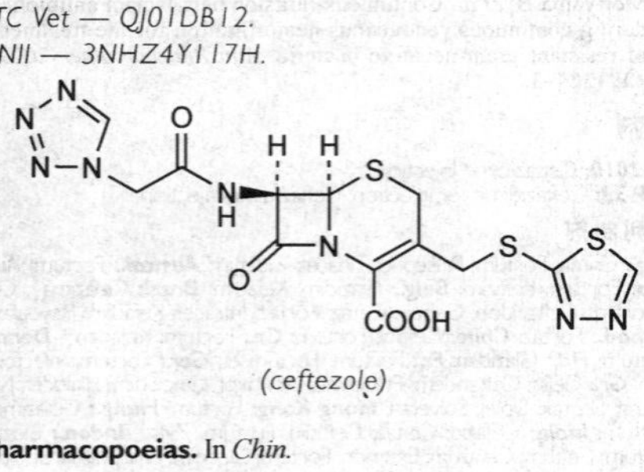

(ceftezole)

Pharmacopoeias. In *Chin.*

简介

头孢替唑是一种头孢菌素类抗菌药，性质与头孢噻吩（见第209页）相似。它以钠盐的形式给药，剂量以头孢替唑的量表示；1.05g 的头孢替唑钠相当于约 1g 头孢替唑。常用剂量是每日 2～4g，分成 2～3 次，肌内注射。

钠的含量 每克头孢替唑钠含 2.16mmol 钠。

制剂

专利制剂

Ital.: Alomen†.

Ceftibuten (*BAN, USAN, rINN*) 头孢布烯

Ceftibutène; Ceftibuteno; Ceftibutenum; Keftibuteeni; 7432-S; Sch-39720. 7-[2-(2-Amino-1,3-thiazol-4-yl)-4-carboxyisocrotonamide]-3-cephem-4-carboxylic acid.

Цефтибутен

$C_{15}H_{14}N_4O_6S_2$ = 410.4.

CAS — 97519-39-6.

ATC — J01DD14.

ATC Vet — QJ01DD14.

UNII — IW71N46B4Y (ceftibuten); 62F4443RWP (ceftibuten dihydrate).

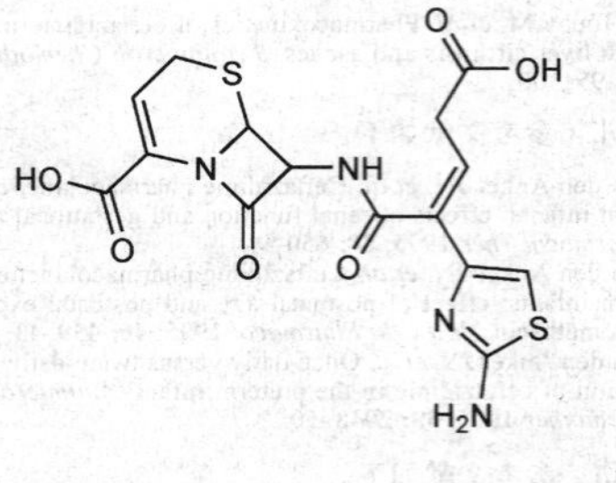

Pharmacopoeias. *Jpn* includes the dihydrate.

不良反应和注意事项

同头孢噻吩钠，见第209页。

最常见的不良反应是胃肠紊乱，尤其是腹泻，也可出现头痛症状。

抗菌作用

同头孢克肟，见第214页。但头孢布烯对肺炎链球菌的体外活性更弱些。

1. Shawar R, *et al.* Comparative in vitro activity of ceftibuten (Sch-39720) against bacterial enteropathogens. *Antimicrob Agents Chemother* 1989; **33:** 781–4.
2. Bragman SGL, Casewell MW. The in-vitro activity of ceftibuten against 475 clinical isolates of Gram-negative bacilli, compared with cefuroxime and cefadroxil. *J Antimicrob Chemother* 1990; **25:** 221–6.
3. Wise R, *et al.* Ceftibuten—in-vitro activity against respiratory pathogens, β-lactamase stability and mechanism of action. *J Antimicrob Chemother* 1990; **26:** 209–13.
4. Maioli E, *et al.* In vitro activity of ceftibuten at sub-inhibitory concentrations in comparison with other antibiotics against respiratory and urinary tract pathogens. *J Chemother* 2007; **19:** 152–60.

药动学

头孢布烯口服后经胃肠道迅速吸收，但食物可稍降低吸收的速率和程度。单次口服给药 400mg 后大约 2h 可达血药峰浓度，大约为 17μg/ml。头孢布烯的半衰期为 2.0～2.3h，有肾损伤的患者的半衰期延长。65%～77%的药物与血浆蛋白结合。

头孢布烯可分布于中耳液和支气管分泌液。一次给药后大约 10%的药物转化为反式异构体，这种反式异构体的活性大约是顺式异构体的 1/8。头孢布烯主要经尿排出，一部分经粪排出。血液透析可清除大部分药物。

用途和用法

头孢布烯是第三代头孢菌素类抗菌药，可用于治疗敏感的革兰阳性菌和革兰阴性菌所致的感染，包括尿道和呼吸道感染。有关这些感染的详细情况和治疗方案见**抗菌药的选择**，第153页。

头孢布烯以二水合物的形式口服给药，剂量以无水头孢布烯的量表示；435mg 的二水头孢布烯相当于约 400mg 无水头孢布烯。成人常用剂量是 400mg，每日 1 次，空腹服用。

有关对肾损伤患者用药减量的细节，见下文。

儿童使用剂量详见下文。

1. Wiseman LR, Balfour JA. Ceftibuten: review of its antibacterial activity, pharmacokinetic properties and clinical efficacy. *Drugs* 1994; **47:** 784–808.
2. Nelson JD, McCracken GH (eds). Ceftibuten: a new orally active cephalosporin for pediatric infections. *Pediatr Infect Dis J* 1995; **14** (suppl): S76–S133.
3. Guay DRP. Ceftibuten: a new expanded-spectrum oral cephalosporin. *Ann Pharmacother* 1997; **31:** 1022–33.
4. Owens RC, *et al.* Ceftibuten: an overview. *Pharmacotherapy* 1997; **17:** 707–20.

儿童用法 头孢布烯可以治疗敏感的革兰阳性菌和革兰阴性菌所致的感染。6 个月以上和体重在 45kg 或以下的儿童给药剂量为 9mg/kg，每日 1 次。

研究[1]表明，同样的剂量连续使用 10 天后能够安全有效地治疗 1 个月及以上儿童的尿道感染。

1. Mårild S, *et al.* Ceftibuten versus trimethoprim-sulfamethoxazole for oral treatment of febrile urinary tract infection in children. *Pediatr Nephrol* 2009; **24:** 521–6.

在肾损伤中的用法 对于有中到重度肾损伤的患者，头孢布烯的剂量应根据肌酐清除率（CC）酌情减少。

- CC 30～49ml/min：200mg，每日 1 次；
- CC 5～29ml/min：100mg，每日 1 次。

每周进行 2～3 次血液透析的患者，在每次血液透析结束后服用 400mg 头孢布烯。

制剂

专利制剂

Cz.: Cedax†; **Ger.:** Keimax; **Gr.:** Caedax; **Hong Kong:** Cedax; **Hung.:** Cedax; **India:** Procadax; **Israel:** Cedax†; **Ital.:** Cedax; Isocef; **Jpn:** Seftem; **Malaysia:** Cedax; **Mex.:** Cedax; **Neth.:** Cedax; **Philipp.:** Cedax†; **Pol.:** Cedax; **Port.:** Caedax; **Rus.:** Cedax (Цедекс); **Singapore:** Cedax; **Spain:** Biocef; Cedax; **Swed.:** Cedax; **Switz.:** Cedax; **Thai.:** Cedax; **Ukr.:** Cedax (Цедекс); **USA:** Cedax; **Venez.:** Cedax; Sepexin†.

Ceftiofur (*BAN, rINN*) 头孢噻呋

Ceftiofurum; Keftiofuuri.

Цефтиофур

CAS — 80370-57-6.

ATC Vet — QJ01DD90; QJ51DA91.

UNII — 83JL932I1C.

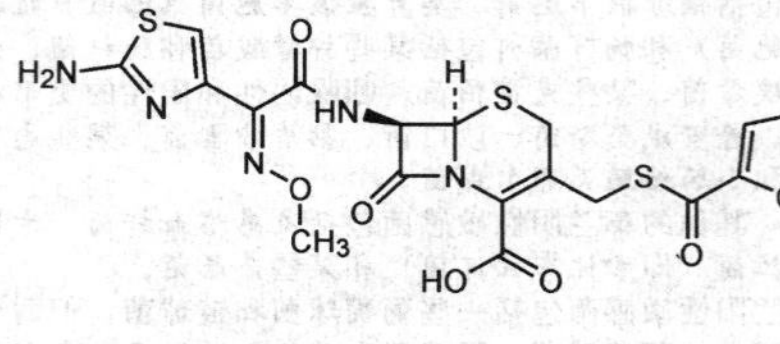

Ceftiofur Hydrochloride (*BANM, USAN, rINNM*) 盐酸头孢噻呋

Ceftiofur, Chlorhydrate de; Ceftiofuri Hydrochloridum; Hidrocloruro de ceftiofur; U-64279A. (6*R*,7*R*)-7-[2-(2-Amino-4-thiazolyl)-glyoxylamido]-3-mercaptomethyl-8-oxo-5-thia-1-azabicyclo[4.2.0]oct-2-ene-2-carboxylate, 7²-(*Z*)-(*O*-methyloxime), 2-furoate (ester), monohydrochloride.

Цефтиофура Гидрохлорид

$C_{19}H_{17}N_5O_7S_3.HCl$ = 560.0.

CAS — 103980-44-5.

ATC Vet — QJ01DD90; QJ51DA91.

UNII — 6822A07436.

Ceftiofur Sodium (*BANM, USAN, rINNM*) 头孢噻呋钠

Ceftiofur sódico; Ceftiofur sodique; Ceftiofurum natricum; CM-31-916; Natrii Ceftiofurum; U-64279E.

Натрий Цефтиофур

$C_{19}H_{16}N_5NaO_7S_3$ = 545.5.

CAS — 104010-37-9.

ATC Vet — QJ01DD90; QJ51DA91.

UNII — NHI34IS56E.

简介

头孢噻呋是头孢菌素中的一种，以盐酸和钠盐的形式作为兽医用药。

Ceftizoxime Sodium (*BANM, USAN, rINNM*) 头孢唑肟钠

Ceftizoxima sódica; Ceftizoxime Sodique; Ceftizoximnatrium; Ceftizoximum Natricum; FK-749; FR-13749; Keftitsoksiiminatrium; Natrii Ceftizoximum; Seftizoksim Sodyum; SKF-88373-Z. Sodium (Z)-7-[2-(2-aminothiazol-4-yl)-2-methoxyiminoacetamido]-3-cephem-4-carboxylate.

Натрий Цефтизоксим

$C_{13}H_{12}N_5NaO_5S_2$ = 405.4.

CAS — 68401-81-0 (ceftizoxime); 68401-82-1 (ceftizoxime sodium).

ATC — J01DD07.

ATC Vet — QJ01DD07.

UNII — 26337D5X88.

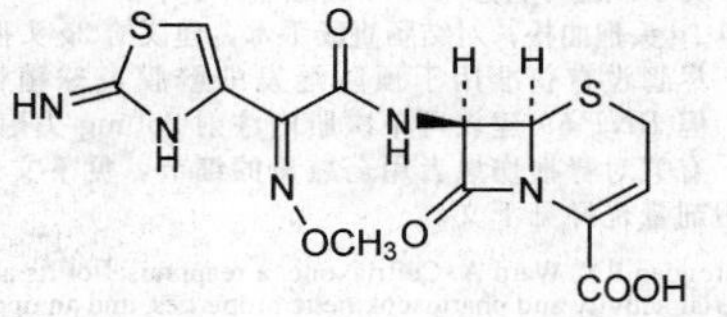

(ceftizoxime)

Pharmacopoeias. In *Jpn* and *US.*

USP 33 (Ceftizoxime Sodium) 白色或浅黄色结晶性粉末。易溶于水。10%水溶液的pH值为6.0～8.0。贮藏于密闭容器中。

稳定性 参考文献如下。

1. Lesko AB, *et al.* Ceftizoxime stability in iv solutions. *DICP Ann Pharmacother* 1989; **23**: 615–18.

不良反应和注意事项

同头孢噻肟钠，见第217页。

钠的含量 每克头孢唑肟钠含大约2.5mmol钠。

药物相互作用

丙磺舒可减少头孢唑肟的肾清除。

抗菌作用

同头孢噻肟钠，见第217页，但头孢唑肟的代谢产物没有活性。

药动学

头孢唑肟单次肌内注射0.5g和1g大约1h后可达血药峰浓度，分别为14μg/ml和39μg/ml左右。头孢唑肟的血浆半衰期大约为1.7h，有肾损伤的患者和新生儿的半衰期延长。大约30%的药物与血浆蛋白结合。

头孢唑肟广泛分布于全身组织和体液，如脑膜发生感染，则药物在脑脊液中可达治疗浓度。它可以通过胎盘，乳汁中也有少量分泌。

单次给药后24h内几乎全部药物都以原形经尿排出，因此尿中药物浓度很高。头孢唑肟经肾小球滤过和肾小管分泌，如果同时应用丙磺舒，则头孢唑肟的血药浓度增加，药物在血浆内存储更久。血液透析可部分清除头孢唑肟。

新生儿 参考文献如下。

1. Fujii R. Investigation of half-life and clinical effects of ceftizoxime in premature and newborn infants. *Drug Invest* 1990; **2:** 143–9.
2. Reed MD, *et al.* Ceftizoxime disposition in neonates and infants during the first six months of life. *DICP Ann Pharmacother* 1991; **25:** 344–7.

用途和用法

头孢唑肟是第三代胃肠外头孢菌素类抗菌药，可用于治疗敏感的革兰阳性菌和革兰阴性菌所致的感染，包括腹腔、骨骼和关节、中枢神经系统、皮肤和皮组织结构、尿道、呼吸道和妇科感染。有关这些感染的详细情况和治疗方案见**抗菌药的选择**，第153页。

头孢唑肟以钠盐的形式进行深部肌内注射或缓慢静推3～5min，或者连续或间断静脉滴注。如果需肌内注射2g药物，则应在不同部位分次给药。

剂量以头孢唑肟的等效剂量表示；1.06g的头孢唑肟钠相当于大约1g头孢唑肟。成人常用剂量为1～2g，每8～12h给药一次。严重感染用药剂量可以增至2～4g，每8h静脉给药一次。对于危及生命的感染，剂量可达到每4h给2g药物。

为治疗单纯性尿路感染，每12h可给药一次，每次500mg。单次肌内注射1g头孢唑肟可治疗单纯性淋病。

有关对肾损伤患者用药减量的细节，见下文。儿童使用剂量也详见下文。

1. Richards DM, Heel RC. Ceftizoxime: a review of its antibacterial activity, pharmacokinetic properties and therapeutic use. *Drugs* 1985; **29:** 281–329.

儿童用法 头孢唑肟可以治疗敏感的革兰阳性菌和革兰阴性菌所致的感染。它的给药方式为深部肌内注射、缓慢静推3～5min或者持续或间断静脉滴注。American Academy of Pediatrics[1]推荐：对1个月及以上的婴儿，轻度到中度感染时，给药剂量为每日100～150mg/kg，分3次给药，每日最大剂量不超过3～4g；严重感染时，剂量可增加至每日150～200mg/kg，分3～4次给药，每日最大剂量不超过4～6g。

1. American Academy of Pediatrics. *2009 Red Book: Report of the Committee on Infectious Diseases,* 28th ed. Elk Grove Village, Illinois, USA: American Academy of Pediatrics, 2009.

在肾损伤中的用法 对于有肾损伤的患者，头孢唑肟的胃肠外剂量应予以调整。先给负荷剂量0.5～1g，然后应根据肌酐清除率（CC）和感染的严重程度调整维持剂量：

- CC 50～79ml/min：0.5～1.5g，每8h 1次；
- CC 5～49ml/min：0.25～1g，每12h 1次；
- CC <5ml/min：250～500mg，每24h 1次；或0.5～1g，每48h 1次，均在透析后给药。

制剂

USP 33: Ceftizoxime for Injection; Ceftizoxime Injection.

专利制剂

Cz.: Cefizox†; ***India:*** Cefizox; ***Indon.:*** Cefim; Cefizox; Tizos; ***Ital.:*** Eposerin; ***Neth.:*** Cefizox†; ***Philipp.:*** Tergecin†; Unizox; ***Port.:*** Cefizox; ***Turk.:*** Cefizox; ***USA:*** Cefizox.

Ceftobiprole Medocaril (*USAN, rINN*) 头孢托罗酯

BAL-5788; BAL-5788-001; BAL-9141 (ceftobiprole); Ceftobiprol medocarilo; Ceftobiprole Médocaril; Ceftobiprolum Medocarilum; Ro-65-5788; Ro-63-9141 (ceftobiprole). (6R,7R)-7-[(2Z)-2-(5-Amino-1,2,4-thiadiazol-3-yl)-2-(hydroxyimino)acetamido]-3-((E){(3'R)-1'-[(5-methyl-2-oxo-1,3-dioxol-4-yl)methoxycarbonyl]-2-oxo-(1,3'-bipyrrolidin)-3-ylidene}methyl)-8-oxo-5-thia-1-azabicyclo[4.2.0]oct-2-ene-2-carboxylic acid.

Цефтобипрол Медокарил

$C_{26}H_{26}N_8O_{11}S_2$ = 690.7.

CAS — 209467-52-7 (ceftobiprole); 376653-43-9 (ceftobiprole medocaril); 252188-71-9 (ceftobiprole medocaril sodium).

ATC — J01DI01.

ATC Vet — QJ01DI01.

UNII — N99027V28J.

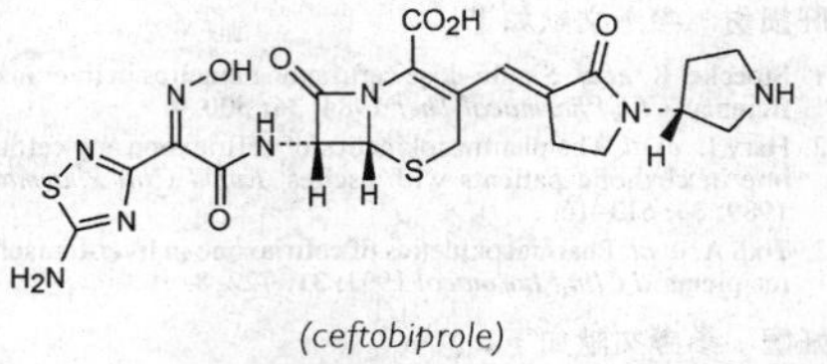

(ceftobiprole)

注：头孢托罗酯通常以头孢托罗酯钠盐（$C_{26}H_{25}N_8NaO_{11}S_2$=712.6）的形式表示。

简介

头孢托罗是一种广谱的头孢菌素类抗菌药，可用于治疗敏感微生物包括耐甲氧西林金黄色葡萄球菌所致的复杂性皮肤及皮肤结构感染。

它以前体药物头孢托罗酯钠盐的形式通过静脉滴注1～2h来给药。剂量以头孢托罗的量表示；1.33g头孢托罗酯钠盐相当于约1g的头孢托罗。常用剂量是500mg，每8h或12h 1次。有关肾损伤患者用药减量的具体内容，见下文。

1. Noel GJ. Clinical profile of ceftobiprole, a novel beta-lactam antibiotic. *Clin Microbiol Infect* 2007; **13** (suppl 2): 25–9.
2. Murthy B, Schmitt-Hoffmann A. Pharmacokinetics and pharmacodynamics of ceftobiprole, an anti-MRSA cephalosporin with broad-spectrum activity. *Clin Pharmacokinet* 2008; **47:** 21–33.
3. Zhanel GG, *et al.* Ceftobiprole: a review of a broad-spectrum and anti-MRSA cephalosporin. *Am J Clin Dermatol* 2008; **9:** 245–54.
4. Deresinski SC. The efficacy and safety of ceftobiprole in the treatment of complicated skin and skin structure infections: evidence from 2 clinical trials. *Diagn Microbiol Infect Dis* 2008; **61:** 103–9.
5. Anderson SD, Gums JG. Ceftobiprole: an extended-spectrum anti-methicillin-resistant Staphylococcus aureus cephalosporin. *Ann Pharmacother* 2008; **42:** 806–16.
6. Vidaillac C, Rybak MJ. Ceftobiprole: first cephalosporin with activity against methicillin-resistant Staphylococcus aureus. *Pharmacotherapy* 2009; **29:** 511–25.
7. Barbour A, *et al.* Ceftobiprole: a novel cephalosporin with activity against Gram-positive and Gram-negative pathogens, including methicillin-resistant Staphylococcus aureus (MRSA). *Int J Antimicrob Agents* 2009; **34:** 1–7.

在肾损伤中的用法 中度到重度肾损伤患者需要减少头孢托罗的用量。静脉给药的剂量应根据肌酐清除率（CC）做适当调整，并将滴注时间调整为2h以上。

- CC 30～49ml/min：500mg，每12h 1次；
- CC 小于30ml/min：250mg，每12h 1次。

制剂

专利制剂

Canad.: Zeftera†; ***Rus.:*** Zeftera (Зефтера).

Ceftriaxone Sodium (*BANM, USAN, rINNM*) 头孢曲松钠

Ceftriakson sodowy; Ceftriaksono natrio druska; Ceftriaxon sodná sůl trihemihydrát; Ceftriaxona sódica; Ceftriaxone sodique; Ceftriaxonnatrium; Ceftriaxon-nátrium; Ceftriaxonum natricum; Ceftriaxonum Natricum Trihemihydricum; Keftriaksoninatrium; Natrii Ceftriaxonum; Ro-13-9904; Ro-13-9904/000 (ceftriaxone); Seftriakson Sodyum. (Z)-7-[2-(2-Aminothiazol-4-yl)-2-methoxyiminoacetamido]-3-[(2,5-dihydro-6-hydroxy-2-methyl-5-oxo-1,2,4-triazin-3-yl)thiomethyl]-3-cephem-4-carboxylic acid, disodium salt, sesquaterhydrate.

Натрий Цефтриаксон

$C_{18}H_{16}N_8Na_2O_7S_3,3\frac{1}{2}H_2O$ = 661.6.

CAS — 73384-59-5 (ceftriaxone); 74578-69-1 (anhydrous ceftriaxone sodium); 104376-79-6 (ceftriaxone sodium sesquaterhydrate).

ATC — J01DD04.

ATC Vet — QJ01DD04.

UNII — 023Z5BR09K.

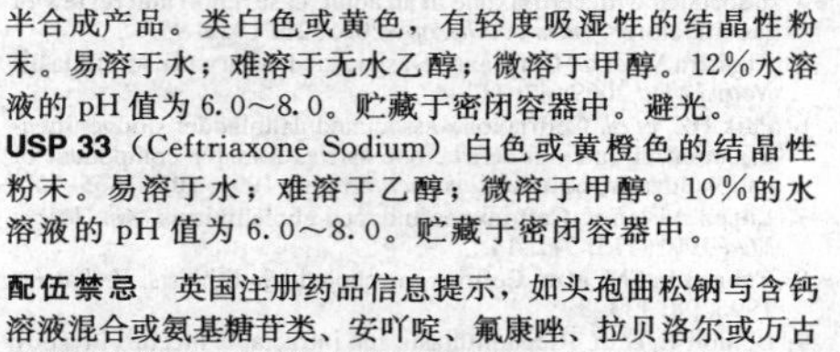

(ceftriaxone)

Pharmacopoeias. In *Chin., Eur.* (see p.vii), *Jpn,* and *US.*

Ph. Eur. 6. 8 (Ceftriaxone Sodium) 一种衍生于发酵产物的半合成产品。类白色或黄色，有轻度吸湿性的结晶性粉末。易溶于水；难溶于无水乙醇；微溶于甲醇。12%水溶液的pH值为6.0～8.0。贮藏于密闭容器中。避光。

USP 33 (Ceftriaxone Sodium) 白色或黄橙色的结晶性粉末。易溶于水；难溶于乙醇；微溶于甲醇。10%的水溶液的pH值为6.0～8.0。贮藏于密闭容器中。

配伍禁忌 英国注册药品信息提示，如头孢曲松钠与含钙溶液混合或氨基糖苷类、安吖啶、氟康唑、拉贝洛尔或万古霉素联合使用，则可能导致不相容现象。已有文献报道，头孢曲松和万古霉素[1]或喷他脒[2]之间也有不相容性。

1. Pritts D, Hancock D. Incompatibility of ceftriaxone with vancomycin. *Am J Hosp Pharm* 1991; **48:** 77.
2. Lewis JD, El-Gendy A. Cephalosporin-pentamidine isethionate incompatibilities. *Am J Health-Syst Pharm* 1996; **53:** 1461–2.

稳定性 参考文献如下。

1. Nahata MC. Stability of ceftriaxone sodium in peritoneal dialysis solutions. *DICP Ann Pharmacother* 1991; **25:** 741–2.
2. Canton E, Esteban MJ. Stability of ceftriaxone solution. *J Antimicrob Chemother* 1992; **30:** 397–8.
3. Bailey LC, *et al.* Stability of ceftriaxone sodium in injectable solutions stored frozen in syringes. *Am J Hosp Pharm* 1994; **51:** 2159–61.
4. Plumridge RJ, *et al.* Stability of ceftriaxone sodium in polypropylene syringes at −20, 4, and 20°C. *Am J Health-Syst Pharm* 1996; **53:** 2320–3.

不良反应和注意事项

同头孢噻肟钠，见第217页。由于头孢曲松经胆道分泌更多，因此肠道菌群的改变要比使用头孢噻肟时更明显。腹泻也更常出现，尤其是好发于儿童。头孢曲松钙沉积导致的胆泥或假结石病有时也见于使用头孢曲松

的患者。与此类似，也有钙盐在尿中沉积的现象，但较少见。一些足月产儿或早产儿的死亡案例被证明与头孢曲松钙在肺部和肾的沉积有关，在这些案例中，患儿在不同时间用不同方式服用了含钙的产品。因此，FDA宣布禁止头孢曲松和含钙产品通过静脉的方式用于28天以下的新生儿。年长的患者发生沉积的危险性低一些，头孢曲松和含钙产品可循序使用，但在两者滴注之间需要彻底冲洗输液管。对于任何年龄段的患者，头孢曲松和含钙的溶液均不能通过输液装置的Y部混合。

头孢曲松的血浆蛋白结合率很高，并且可以将胆红素从白蛋白结合位点上置换下来，从而引起高胆红素血症。因此，头孢曲松应避免用于出现黄疸的新生儿。也禁止用于早产儿（胎龄小于41周）。

大多数头孢菌素都可导致中性粒细胞减少，其中，头孢曲松引起中性粒细胞减少的机制十分复杂。曾有报道患者发生溶血而死亡，其溶血的发生可能与头孢曲松有关。虽然头孢曲松没有其他头孢菌素带有的*N*-甲基硫四氮唑侧链，代之以*N*-甲硫三嗪环，它仍有产生低凝血酶原血症的可能。

哺乳 一项研究对一名使用头孢曲松（每日2g，静脉滴注，连续10天）的26岁妇女的母体血液和产后乳汁进行药物分布和蛋白结合分析。结果发现，在给予这些大剂量的头孢曲松后，由于蛋白结合能力已经饱和，所以进入乳汁的药量增加。但婴儿并没有出现不良反应[1]。目前并没有发现使用头孢曲松的妇女进行母乳喂养的婴儿出现不良反应，据此American Academy of Pediatics认为，头孢曲松适用于母乳喂养的妇女[2]，尽管如此，作者还是建议正在母乳喂养的妇女慎用具有较强蛋白结合能力的酸性药物如头孢曲松[1]。

1. Bourget P, *et al.* Ceftriaxone distribution and protein binding between maternal blood and milk postpartum. *Ann Pharmacother* 1993; **27:** 294–7.
2. American Academy of Pediatrics. The transfer of drugs and other chemicals into human milk. *Pediatrics* 2001; **108:** 776–89. [Retired May 2010] Correction. *ibid.*; 1029. Also available at: http://aappolicy.aappublications.org/cgi/content/full/pediatrics%3b108/3/776 (accessed 25/05/04)

对胆道的影响 腹部超声检查显示，大约40%的使用大剂量头孢曲松治疗的病重儿童出现了胆泥和假胆石症[1]，后来又有报道称成人也有类似情况[2~5]。经确认胆泥为头孢曲松的钙盐[6]。患者常常没有症状，胆泥通常在停药后溶解。一名长期接受大剂量头孢曲松治疗的患者出现了胆结石，经鉴定其主要成分为头孢曲松[7]。与此相似，一名儿童在接受大剂量头孢曲松治疗后出现头孢曲松组成的胆小管结石[8]。在另一份报道中，一名10岁男孩出现的顽固性呃逆与头孢曲松相关性假胆石症有关[9]。

1. Schaad UB, *et al.* Reversible ceftriaxone-associated biliary pseudolithiasis in children. *Lancet* 1988; **ii:** 1411–13.
2. Pigrau C, *et al.* Ceftriaxone-associated biliary pseudolithiasis in adults. *Lancet* 1989; **ii:** 165.
3. Heim-Duthoy KL, *et al.* Apparent biliary pseudolithiasis during ceftriaxone therapy. *Antimicrob Agents Chemother* 1990; **34:** 1146–9.
4. Bickford CL, Spencer AP. Biliary sludge and hyperbilirubinemia associated with ceftriaxone in an adult: case report and review of the literature. *Pharmacotherapy* 2005; **25:** 1389–95.
5. Rienstra M, *et al.* Ceftriaxone-associated biliary pseudolithiasis. *Neth J Med* 2009; **67:** 113–4.
6. Park HZ, *et al.* Ceftriaxone-associated gallbladder sludge: identification of calcium-ceftriaxone salt as a major component of gallbladder precipitate. *Gastroenterology* 1991; **100:** 1665–70.
7. Lopez AJ, *et al.* Ceftriaxone-induced cholelithiasis. *Ann Intern Med* 1991; **115:** 712–14.
8. Robertson FM, *et al.* Ceftriaxone choledocholithiasis. *Pediatrics* 1996; **98:** 133–5.
9. Bonioli E, *et al.* Pseudolithiasis and intractable hiccups in a boy receiving ceftriaxone. *N Engl J Med* 1994; **331:** 1532.

对血液的影响 参考文献如下。

1. Haubenstock A, *et al.* Hypoprothrombinaemic bleeding associated with ceftriaxone. *Lancet* 1983; **i:** 1215–16.
2. Rey D, *et al.* Ceftriaxone-induced granulopenia related to a peculiar mechanism of granulopoiesis inhibition. *Am J Med* 1989; **87:** 591–2.
3. Bernini JC, *et al.* Fatal hemolysis induced by ceftriaxone in a child with sickle cell anemia. *J Pediatr* 1995; **126:** 813–15.
4. Lascari AD, Amyot K. Fatal hemolysis caused by ceftriaxone. *J Pediatr* 1995; **126:** 816–17.
5. Scimeca PG, *et al.* Hemolysis after treatment with ceftriaxone. *J Pediatr* 1996; **128:** 163.
6. Moallem HJ, *et al.* Ceftriaxone-related fatal hemolysis in an adolescent with perinatally acquired human immunodeficiency virus infection. *J Pediatr* 1998; **133:** 279–81.
7. Meyer O, *et al.* Fatal immune haemolysis due to a degradation product of ceftriaxone. *Br J Haematol* 1999; **105:** 1084–5.
8. Viner Y, *et al.* Severe hemolysis induced by ceftriaxone in a child with sickle-cell anemia. *Pediatr Infect Dis J* 2000; **19:** 83–5.
9. Seltsam A, Salama A. Ceftriaxone-induced immune haemolysis: two case reports and a concise review of the literature. *Intensive Care Med* 2000; **26:** 1390–4.
10. Citak A, *et al.* Ceftriaxone-induced haemolytic anaemia in a child with no immune deficiency or haematological disease. *J Paediatr Child Health* 2002; **38:** 209–10.

对胰腺的影响 参考文献如下。

1. Zimmermann AE, *et al.* Ceftriaxone-induced acute pancreatitis. *Ann Pharmacother* 1993; **27:** 36–7.
2. Maranan MC, *et al.* Gallstone pancreatitis caused by ceftriaxone. *Pediatr Infect Dis J* 1998; **17:** 662–3.

新生儿 见发生于新生儿的头孢曲松置换胆红素的相关文献。

1. Gulian J-M, *et al.* Bilirubin displacement by ceftriaxone in neonates: evaluation by determination of 'free' bilirubin and erythrocyte-bound bilirubin. *J Antimicrob Chemother* 1987; **19:** 823–9.
2. Fink S, *et al.* Ceftriaxone effect on bilirubin-albumin binding. *Pediatrics* 1987; **80:** 873–5.

钠的含量 每克头孢曲松钠含大约3.0mmol钠。

药物相互作用

头孢曲松有*N*-甲硫三嗪侧链，可能会增强抗凝血药的作用，与乙醇合用时导致双硫仑样反应。禁止头孢曲松与含钙产品同时使用，见上文**不良反应和注意事项**。

与很多头孢菌素不同，丙磺舒并不能影响头孢曲松的肾排泄。

抗菌作用

同头孢噻肟钠，见第217页。但头孢曲松的代谢产物没有活性。

1. Goldstein FW, *et al.* Resistance to ceftriaxone and other β-lactams in bacteria isolated in the community. *Antimicrob Agents Chemother* 1995; **39:** 2516–19.

药动学

由于头孢曲松的蛋白结合能力，故显示出非线性的剂量依赖性药代动力学。头孢曲松的浓度不同，它与血浆蛋白结合的量也不同，范围在85%～95%。

头孢曲松单次肌内注射500g和1g后大约2h可达血药峰浓度，分别为40μg/ml左右和80μg/ml左右。头孢曲松的血浆半衰期不取决于给药剂量，为6～9h，新生儿的半衰期延长。有中度肾损伤患者的药物血浆半衰期并不发生明显改变，但如有重度肾损伤，则半衰期可能延长，尤其在合并肝损伤的时候。

头孢曲松广泛分布于全身组织和体液。它可以通过脑膜（无论感染与否），通常可在脑脊液内达到治疗浓度。头孢曲松还可以通过胎盘，乳汁中也有少量分泌。药物在胆汁中的浓度也很高。

单次给药后有40%～65%的药物主要经肾小球滤过以原形经尿排出，其余的药物经胆汁排泄，最终在粪便中以原形和微生物学上没有活性的化合物的形式出现。

1. Hayton WL, Stoeckel K. Age-associated changes in ceftriaxone pharmacokinetics. *Clin Pharmacokinet* 1986; **11:** 76–86.
2. Yuk JH, *et al.* Clinical pharmacokinetics of ceftriaxone. *Clin Pharmacokinet* 1989; **17:** 223–35.
3. Perry TR, Schentag JJ. Clinical use of ceftriaxone: a pharmacokinetic-pharmacodynamic perspective on the impact of minimum inhibitory concentration and serum protein binding. *Clin Pharmacokinet* 2001; **40:** 685–94.

肝损伤 参考文献如下。

1. Stoeckel K, *et al.* Single-dose ceftriaxone kinetics in liver insufficiency. *Clin Pharmacol Ther* 1984; **36:** 500–9.
2. Hary L, *et al.* The pharmacokinetics of ceftriaxone and cefotaxime in cirrhotic patients with ascites. *Eur J Clin Pharmacol* 1989; **36:** 613–16.
3. Toth A, *et al.* Pharmacokinetics of ceftriaxone in liver-transplant recipients. *J Clin Pharmacol* 1991; **31:** 722–8.

妊娠 参考文献如下。

1. Bourget P, *et al.* Pharmacokinetics and protein binding of ceftriaxone during pregnancy. *Antimicrob Agents Chemother* 1993; **37:** 54–9.

肾损伤 轻到中度肾损伤患者的头孢曲松的药动学没有明显改变[1]，但重度肾损伤或肾病晚期的患者其血浆半衰期可延长[1~4]。虽然有文献报道称血液透析期间头孢曲松的半衰期缩短[5]，但头孢曲松通常不能被血液透析[1~3]或腹膜透析[4]所清除。多数患者不需调整用药剂量，但也有一些人即使肝功正常，其药物非肾性清除也减少[2,3]。因此建议对有重度肾损伤和某种非肾性清除的患者进行血浆药物浓度的监测。

1. Patel IH, *et al.* Ceftriaxone pharmacokinetics in patients with various degrees of renal impairment. *Antimicrob Agents Chemother* 1984; **25:** 438–42.
2. Stoeckel K, *et al.* Single-dose ceftriaxone kinetics in functionally anephric patients. *Clin Pharmacol Ther* 1983; **33:** 633–41.
3. Cohen D, *et al.* Pharmacokinetics of ceftriaxone in patients with renal failure and in those undergoing hemodialysis. *Antimicrob Agents Chemother* 1983; **24:** 529–32.
4. Ti T-Y, *et al.* Kinetic disposition of intravenous ceftriaxone in normal subjects and patients with renal failure on hemodialysis or peritoneal dialysis. *Antimicrob Agents Chemother* 1984; **25:** 83–7.
5. Garcia RL, *et al.* Single-dose pharmacokinetics of ceftriaxone in patients with end-stage renal disease and hemodialysis. *Chemotherapy* 1988; **34:** 261–6.

用途和用法

头孢曲松是第三代头孢菌素类抗菌药，用于治疗敏感性革兰阳性菌和革兰阴性菌所致的感染，包括腹腔、骨骼和关节、中枢神经系统、皮肤和皮组织结构、尿道（包括淋病）、呼吸道感染以及妇科感染，还用于早期莱姆病的治疗。也可用于中性粒细胞减少症患者感染的治疗和手术感染的预防。有关这些感染和治疗，详见**抗菌药的选择**（第153次）。

头孢曲松以钠盐的形式缓慢静推至少2～4min，或者间断静脉滴注至少30min，或者深部肌内注射给药。如果需肌内注射1g以上的药物，则应在不同部位分次给药。药物剂量以头孢曲松的等效剂量表示；1.19g的头孢曲松钠相当于大约1g头孢曲松。

常用剂量为每日1～2g，单次给药或分为2次给药。严重感染用药剂量可以增至每日4g。对单纯性淋病，推荐单次肌内注射250mg头孢曲松。

为了预防外科感染，可以在外科手术前0.5～2h给单剂量1g头孢曲松；对结肠直肠手术，建议给2g头孢曲松。

尽管没有获准用于预防继发的脑膜炎球菌性脑膜炎，但*BNF 59*建议可单次肌内注射250mg头孢曲松。

有关对肾损伤患者用药减量的细节，见下文。儿童使用剂量也详见下文。

1. Brogden RN, Ward A. Ceftriaxone: a reappraisal of its antibacterial activity and pharmacokinetic properties, and an update on its therapeutic use with particular reference to once-daily administration. *Drugs* 1988; **35:** 604–45.
2. Lamb HM, *et al.* Ceftriaxone: an update of its use in the management of community-acquired and nosocomial infections. *Drugs* 2002; **62:** 1041–89.
3. Bijie H, *et al.* In vitro activity, pharmacokinetics, clinical efficacy, safety and pharmacoeconomics of ceftriaxone compared with third and fourth generation cephalosporins: review. *J Chemother* 2005; **17:** 3–24.
4. Woodfield JC, *et al.* A meta-analysis of randomized, controlled trials assessing the prophylactic use of ceftriaxone; a study of wound, chest, and urinary infections. *World J Surg* 2009; **33:** 2538–50.

儿童用法 头孢曲松可以治疗敏感的革兰阳性菌和革兰阴性菌所致的感染。它的给药方式为深部肌内注射、缓慢静推2～4min或者间断静脉滴注30～60min；在用于婴幼儿时，滴注时间需大于60min。

*BNFC 2010/11*推荐的剂量如下：

- 婴幼儿：20～50mg/kg，每日1次；
- 1个月及以上和体重小于50kg的患儿：50mg/kg，每日1次；对严重感染和脑膜炎患儿，剂量可增加至每日最大80mg/kg。
- 年龄较大的儿童和体重大于50kg的患儿：每日1g；对严重感染和脑膜炎患儿，剂量可增加至每日2～4g。

在美国，American Academy of Pediatrics[1]建议新生儿的给药剂量为50mg/kg，每24h 1次；1周及以上和体重大于2kg的婴幼儿，剂量为50～75mg/kg，每24h 1次。1个月及以上的患儿，轻度到中度感染时，给药剂量为50～75mg/kg，单次或分2次给药，每日最大剂量不超过2g；严重感染时，给药剂量为80～100mg/kg，单次或分2次给药，每日最大剂量不超过4g。

尽管头孢曲松没有获准用于预防继发的脑膜炎球菌性脑膜炎，但*BNFC 2010/11*建议：1个月～12岁的患儿，可单次肌内注射125mg头孢曲松；12岁以上的患儿，可单次肌内注射250mg头孢曲松。

1. American Academy of Pediatrics. *2009 Red Book: Report of the Committee on Infectious Diseases*, 28th ed. Elk Grove Village, Illinois, USA: American Academy of Pediatrics, 2009.

在肝损伤和肾损伤中的用法 对重度肾损伤的患者（肌酐清除率小于10ml/min），需减少头孢曲松的剂量，每日用量不能超过2g。对于正在透析的患者和同时有肝、肾损伤的患者，需监测药物血浆浓度以确定是否需调整剂量。

制剂

BP 2010: Ceftriaxone Injection;
USP 33: Ceftriaxone for Injection; Ceftriaxone Injection.

专利制剂

Arg.: Acantex; Bioteral; Cefomax; Ceftriaz†; Exempla; Rivacefin; Soltrimox; ***Austral.:*** Rocephin; ***Austria:*** Cefotrix; Exogran†; Rocephin; ***Belg.:*** Rocephine; ***Braz.:*** Amplospec†; Bioteral†; Ceftriax; Glicocef; Keftron; Mesporan; Neoceftriona; Prodoxin; Rocefin; Rofoxin†; Triaxon; Triaxton; Trioxina; ***Canad.:*** Rocephin; ***Chile:*** Acantex; Grifotriaxona; ***Cz.:*** Cefaxone†; Lendacin; Longaceph†; Megion†; Novosef†; Oframax†; Rocephin†; Samixon; ***Denm.:*** Cefotrix; Rocephalin; ***Fin.:*** Rocephalin; ***Fr.:*** Rocephine; Triacefan; ***Ger.:*** Cefotrix; Rocephin; ***Gr.:*** Antibacin; Azatyl; Bresec; Ceftrixon; Ceriaxon; Farcef; Fredofol; Gladius; Glorixone; Infeflox; Labilex; Medaxone; Riaxon; Rocephin; Rolisporin; Travilan; Ugotrex; Veracol; ***Hong Kong:*** Medaxonum; Mesporin; Rocephin; ***Hung.:*** Cefotrix†; Lendacin; Megion†; Rocephin; ***India:*** Axone; Cefocef; Ciplacef; Lyceft; Monocef; Monotax; Oframax; Powercef; Stericef†; ***Indon.:*** Betrix; Biotriax; Bioxon; Broadced; Brospec†; Cefaxon; Cefriex; Cefsix; Ceftrox; Cefxon; Cephaflox; Cocefin; Criax; Ecotrixon; Elpicef; Erocef; Foricef†; Gracef; Intricef; Intrix; Renxon; Rocephin; Socef; Starxon; Terfacef; Termicef; Tricefin; Trijec; Trixon; Tyason; Zeftrix; ***Irl.:*** Rocephin; ***Israel:*** Keftriaxon; Rocephin; Triax; ***Ital.:*** Axobat; Bixon; Cefrag; Davixon; Daytrix; Deixim; Diaxone; Eftry; Eraxitron; Fidato; Frineg; Iliaxone†; Kappaceft†; Kocefan; Monoxar; Nilson; Panatrix; Pantoxon; Ragex; Rocefin; Setriox; Sirtap; Valexime; ***Jpn:*** Rocephin; ***Malaysia:*** Cefaxone; Ceftrex; Eftriax; Mesporin; Rocephin; Trixone; ***Mex.:*** Amcef; Asepzona; Aurofox; Axtar; Benaxona; Cefaxona; Cefraden; Ceftrex; Ceftrilem; Centrifal; Limiprol; Megion; Oframax; Primotox; Rocephin; Tacex; Terbac; Tindortec; Triaken; Triox; Xonatil; ***Neth.:*** Elfaxone†; Exogran; Lopratin; Rocephin; ***Norw.:*** Rocephalin; ***NZ:*** Rocephin†; ***Philipp.:*** Acrexon; Afrixon; Armak; Bactrias; CEF-3; Cefotrim; Ceftrox; Ceptrocin; Cikedrix; Cryaxon; Dintri; Efekton; Eroxet; Euroseft†; Fazactin; Fenadef; Forgram; Haxon; Hoftrex; Kenaxef; Keptrix; Maxeftin; Medzef; Megion; Monocrin; Norcephin; Novosef; Noxoram; Panjecxone; Pantrixon; Pneumosolv; Recephin; Retrokor; Roceftin; Rocephin; Rolaphin; Roxifen; Roxon; Samjizon; Seltroz; Sergimax; Torocef; Triax; Triaxon; Tricexone; Trixophin; Ty-oxone; Unixone; Xtenda; ***Pol.:*** Biotrakson; Lendacin; Rocephin†; Tartriakson; ***Port.:*** Betasporina; Cefilan; Ceriax; Kemudin; Mesporin; Rocephin; ***Rus.:*** Azaran (Азаран); Ceftriabol (Цефтриабол); Ceftrifin (Цефтрифин); Ificef (Ифицеф); Lendacin (Лендацин); Loraxone (Лораксон); Medaxone (Медаксон); Novosef (Новосеф); Oframax (Офрамакс); Rocephin (Роцефин); Stericef (Стерицеф); Tercef (Терцеф); Torocef (Тороцеф); ***S.Afr.:*** Fraxone†; Kocef; Oframax; Rocephin; Rociject; Triaxiphin; ***Singapore:*** Antibacin; Cefaxone; Cefin†; Oframax; Rocephin; Trexofin; Tricefin; ***Spain:*** Rocefalin; ***Swed.:*** Rocephalin; ***Switz.:*** Rocephin; ***Thai.:*** CEF-3; Cef-Zone; Cefine†; Ceftrex; Ceftriphin; Oframax; Rinxofay†; Rocephin; Triacef; Tricephin; Trixone; Trixophin; Utofin; Zefaxone; ***Turk.:*** Armaseft; Baktisef; Cefaday; Cefridem; Cephaxon; Desefin; Equiceft; Forsef; Iesef; Nevakson; Novosef; Rocephin; Triaxon; Unacefin; ***UAE:*** Triaxone; ***UK:*** Rocephin; ***Ukr.:*** Cefogram (Цефограм); Lendacin (Лендацин); Oframax (Офрамакс); ***USA:*** Rocephin; ***Venez.:*** Bioceftrax; Cefin; Cefix; Ceftrialin; Ciplacef; Eftrival; Feliden†; Megion; Rocephin; Strixone; Tricefi.

多组分制剂 ***India:*** Dibact; Keftragard.

Cefuroxime (*BAN*, *USAN*, *rINN*) 头孢呋辛

640/359; Cefuroxim; Cefuroxima; Céfuroxime; Cefuroximum; Kefuroksiimi; Sefuroksim. (*Z*)-3-Carbamoyloxymethyl-7-[2-(2-furyl)-2-methoxyiminoacetamido]-3-cephem-4-carboxylic acid.

Цефуроксим

$C_{16}H_{16}N_4O_8S = 424.4$.

CAS — 55268-75-2.

ATC — J01DC02.

ATC Vet — QJ01DC02; QJ51DA06.

UNII — O1R9FJ93ED.

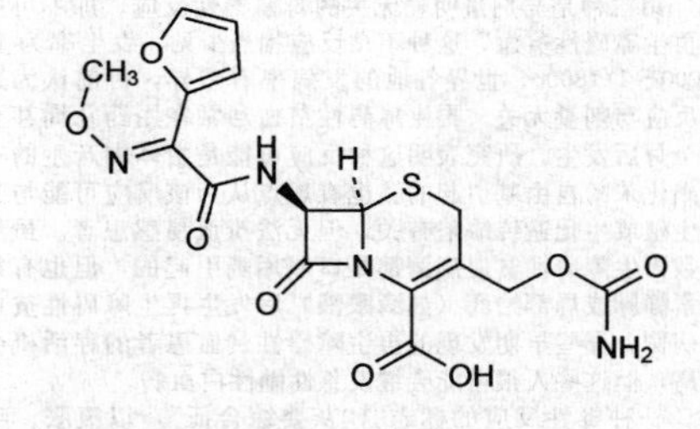

Cefuroxime Axetil (*BANM*, *USAN*, *rINNM*) 头孢呋辛酯

CCI-15641; Cefuroksimas aksetilas; Cefuroksymu aksetyl; Cefuroxima axetilo; Cefuroximaxetil; Cefuroxim-axetil; Céfuroxime axétil; Céfuroxime, Axétil de; Cefuroximi Axetilum; Cefuroximum axetili; Cefuroximum Axetilum; Kefuroksiimiaksetiili; Sefuroksim Aksetil.

Цефуроксима Аксетил

$C_{20}H_{22}N_4O_{10}S = 510.5$.

CAS — 64544-07-6.

ATC — J01DC02.

ATC Vet — QJ01DC02.

UNII — Z49QDT0J8Z.

Pharmacopoeias. In *Chin.*, *Eur.* (see p.vii), *Jpn*, and *US*.

Ph. Eur. 6. 8 (Cefuroxime Axetil) 白色或类白色粉末。略溶于水和乙醇；溶于丙酮、乙酸乙酯和甲醇。贮藏于密闭容器中。避光。

USP 33 (Cefuroxime Axetil) 头孢呋辛酯的非对映异构体混合物。白色或类白色粉末。无定形形式的药物不溶于水和乙醚；略溶于无水乙醇；易溶于丙酮；可溶于氯仿、乙酸乙酯和甲醇。结晶形式的药物不溶于水和乙醚；略溶于无水乙醇；易溶于丙酮；微溶于氯仿、乙酸乙酯和甲醇。贮藏于密闭容器中。

Cefuroxime Sodium (*BANM*, *rINNM*) 头孢呋辛钠

Cefuroksimo natrio druska; Cefuroksym sodowy; Cefuroxim sodná sůl; Cefuroxima sódica; Céfuroxime sodique; Cefuroximnatrium; Cefuroxim-nátrium; Cefuroximum natricum; Kefuroksiiminatrium; Natrii Cefuroximum; Sefuroksim Sodyum.

Натрий Цефуроксим

$C_{16}H_{15}N_4NaO_8S = 446.4$.

CAS — 56238-63-2.

ATC — J01DC02.

ATC Vet — QJ01DC02.

UNII — R8A7M9MY61.

Pharmacopoeias. In *Chin.*, *Eur.* (see p.vii), *Jpn*, and *US*.

Ph. Eur. 6. 8 (Cefuroxime Sodium) 白色或类白色、有轻微吸湿性的粉末。易溶于水；难溶于乙醇。1%水溶液的 pH 值为 5.5～8.5。贮藏于密闭容器中。

USP 33 (Cefuroxime Sodium) 白色或微黄色粉末。易溶于水；难溶于乙醇、氯仿、乙醚和乙酸乙酯；可溶于甲醇。10%水溶液的 pH 值为 6.0～8.5。贮藏于密闭容器中。

配伍禁忌和稳定性 头孢呋辛钠可能与氨基糖苷类不相容。

1. Barnes AR. Chemical stabilities of cefuroxime sodium and metronidazole in an admixture for intravenous infusion. *J Clin Pharm Ther* 1990; **15:** 187–96.
2. Stiles ML, *et al.* Stability of ceftazidime (with arginine) and of cefuroxime sodium in infusion-pump reservoirs. *Am J Hosp Pharm* 1992; **49:** 2761–4.
3. Hebron B, Scott H. Shelf life of cefuroxime eye-drops when dispensed in artificial tear preparations. *Int J Pharm Pract* 1993; **2:** 163–7.

不良反应和注意事项

同头孢噻吩钠，见第209页。

接受头孢呋辛酯治疗的患者可发生胃肠紊乱，包括腹泻、恶心和呕吐。多形性红斑、Stevens-Johnson 综合征和中毒性表皮坏死松解症少见。一些患有脑膜炎的儿童在接受头孢呋辛治疗的过程中出现轻到中度的听力减退。

抗菌药性结肠炎 与头孢呋辛酯相关的假膜性肠炎的有关报道，见第209页，**头孢噻吩**项下内容。

超敏反应 有报道[1]称头孢呋辛可导致血清病反应。头孢克洛（第206页）也有发生类似反应的报道，虽然目前还不清楚它们是否代表了一类作用机制。

一名对头孢呋辛产生Ⅰ型超敏反应（瘙痒性斑丘疹）的患者在皮肤过敏试验中对头孢噻肟和头孢曲松产生了交叉过敏反应，可能是由于它们结构中侧链的相似性[2]；在试验中，该患者对头孢唑林、头孢吡肟、头孢西丁、头孢他啶和不同的青霉素均为产生交叉过敏反应；在随后的试验中，该患者对阿莫西林和头孢他啶产生了较好的耐受性。该作者注意到在另外一项研究中，头孢呋辛被认为是头孢菌素中最容易导致速发型超敏感反应的药物。

1. Katta R, Anusuri V. Serum sickness-like reaction to cefuroxime: a case report and review of the literature. *J Drugs Dermatol* 2007; **6:** 747–8.
2. Varela Losada S, *et al.* Immediate-type allergic reaction to cefuroxime: cross-reactivity with other cephalosporins, and good tolerance to ceftazidime. *J Investig Allergol Clin Immunol* 2009; **19:** 164–5.

卟啉病 尽管有卟啉病发病与头孢呋辛有关的实验室证据，但目前的观点仍认为，头孢呋辛可以安全用于一些卟啉病患者。

钠的含量 每克头孢呋辛钠含大约 2.2mmol 钠。

药物相互作用

丙磺舒能够减少头孢呋辛的肾排泄。

抗菌作用

头孢呋辛是杀菌药，其抗菌谱和耐药方式与头孢孟多（见第210页）相似。头孢呋辛对 β-内酰胺酶的水解作用比头孢孟多稳定，因此对产 β-内酰胺酶的细菌如*流感嗜血杆菌*和*淋球菌*的作用更强。然而，也有以头孢呋辛治疗*流感嗜血杆菌*性脑膜炎失败的情况，究其原因可能与相对较高的最小杀菌浓度（与最小抑菌浓度比较）或明显的接种效应有关。文献报道，头孢呋辛与青霉素结合蛋白亲和力的下降也可能是某种不含 β-内酰胺酶的*流感嗜血杆菌*耐药的一个原因。

1. Arditi M, *et al.* Cefuroxime treatment failure and Haemophilus influenzae meningitis: case report and review of literature. *Pediatrics* 1989; **84:** 132–5.
2. Mendelman PM, *et al.* Cefuroxime treatment failure of nontypable Haemophilus influenzae meningitis associated with alteration of penicillin-binding proteins. *J Infect Dis* 1990; **162:** 1118–23.
3. Brown NM, *et al.* Cefuroxime resistance in Haemophilus influenzae. *Lancet* 1992; **340:** 552.

药动学

头孢呋辛酯口服后经胃肠道吸收，并很快在肠黏膜和血中水解为头孢呋辛。食物可加快药物的吸收。单次口服给药后 2～3h 可达血药峰浓度。头孢呋辛钠可经肌内注射或静脉注射的途径给药。头孢呋辛钠单次肌内注射 750mg 大约 45min 后可达血药峰浓度，大约为 27μg/ml。一次给药后在 8h 内血中可检测到药物残留。有不到 50%的药物与血浆蛋白结合。头孢呋辛的半衰期大约为 70min，有肾损伤的患者和新生儿的药物血浆半衰期延长。

头孢呋辛广泛分布于全身，包括胸膜液、唾液、骨、滑膜液和房水。但只有在脑膜发生感染的时候才能在脑脊液中达到治疗浓度。头孢呋辛还可以通过胎盘，乳汁中也有少量分泌。

头孢呋辛经肾小球滤过和肾小管分泌以原形经尿排出，因此尿中药物浓度很高。单次注射给药后，大多数药物在 24h 内排出，其中绝大部分在给药后 6h 内排出。丙磺舒与头孢呋辛竞争肾小管分泌，从而导致头孢呋辛的血浆浓度升高，清除减慢。少量药物经胆汁排泄。

透析可降低血浆药物浓度。

用途和用法

头孢呋辛是第二代头孢菌素类抗菌药，用于治疗敏感的革兰阳性菌和革兰阴性菌所致的感染，包括骨骼和关节、中枢神经系统、皮肤和皮组织结构、呼吸道、尿道（包括淋病）感染，还用于莱姆病的治疗。头孢呋辛还可用于外科感染的预防。有关这些感染和治疗，详见**抗菌药的选择**（第153页）。

头孢呋辛以头孢呋辛酯的形式口服给药。制剂包括片剂、混悬液（吃饭时或饭后服用），以及钠盐注射剂。头孢呋辛钠可以通过深部肌内注射、缓慢静推3～5min 或者间断或持续静脉滴注的途径给药。头孢呋辛酯和头孢呋辛钠的剂量以头孢呋辛的等效剂量表示：1.20g 的头孢呋辛酯和 1.05g 的头孢呋辛钠各相当于大约 1g 头孢呋辛。

常用的口服剂量是 250mg，每日 2 次；治疗单纯性尿路感染，剂量为 125mg，每日 2 次；治疗呼吸道感染，推荐剂量为 250～500mg，每日 2 次。治疗莱姆病，口服剂量为 500mg，每日 2 次，连续服用 20 天。

常用的注射用头孢呋辛的剂量为 750mg，每 8h 1 次，如感染严重，则可以采用 1.5g，静脉给药，每 8h（某些情况下可以每 6h）给药 1 次。

患有肺炎或慢性支气管炎急性发作的患者可采用序贯疗法，即首先肌内注射或静脉给药，肺炎患者的用药剂量为 1.5g，每日 2 次；慢性支气管炎急性发作患者则为 750mg，每日 2 次，而后这两类患者都需口服头孢呋辛 500mg，每日 2 次。

为治疗敏感菌引起的脑膜炎，可采取头孢呋辛 3g，每 8h 静脉注射 1 次。

为治疗淋病，可肌内注射 1.5g 头孢呋辛，在两个不同部位注射。头孢呋辛单剂量 1g 口服可以治疗单纯性淋病。两种情况下都可以同时口服 1g 丙磺舒。

为预防外科感染，头孢呋辛的常用剂量是 1.5g，术前静脉给药。根据手术情况，可以再补充给药，每 8h 肌内注射 750mg 头孢呋辛 1 次，持续 24～48h。如需进行全髋置换，则可将 1.5g 头孢呋辛粉末混入甲基丙烯酸甲酯黏固剂中。

有关对肾损伤患者用药减量的内容，参见下文。儿童使用剂量也详见下文。

1. Perry CM, Brogden RN. Cefuroxime axetil: a review of its antibacterial activity, pharmacokinetic properties and therapeutic efficacy. *Drugs* 1996; **52:** 125–58.
2. Scott LJ, *et al.* Cefuroxime axetil: an updated review of its use in the management of bacterial infections. *Drugs* 2001; **61:** 1455–1500.

儿童用法 头孢呋辛可以治疗敏感的革兰阳性菌和革兰阴性菌所致婴幼儿及儿童的感染，也可用于手术感染的预防。它的给药方式为口服（头孢呋辛酯）或注射（以钠盐的形式），后者又分为肌内注射或静脉注射（缓慢静推 3～5min 或者间断或持续静脉滴注）。

BNFC 2010/11 推荐头孢呋辛的治疗剂量如下：

口服给药

- 3 个月～2 岁的患儿：10mg/kg（最大剂量不超过 125mg），每日 2 次；
- 2 岁以上的患儿：15mg/kg（最大剂量不超过 250mg），每日 2 次。

注射给药

- 7 天以下的新生儿：25mg/kg，每 12h 1 次；
- 7～21 天的新生儿：25mg/kg，每 8h 1 次；
- 21～28 天的新生儿：25mg/kg，每 6h 1 次；
- 严重感染时，上述剂量可加倍，但应该静脉给药；
- 1 个月及以上的患儿：20mg/kg（最大剂量不超过 750mg），每 8h 1 次；严重感染和囊性纤维化的患儿，剂量可增加至 50～60mg/kg（最大剂量不超过 1.5g），每 6h 或 8h 1 次。

为了预防手术感染，*BNFC 2010/11* 建议：1 个月及以上的患儿，剂量为 50mg/kg（最大剂量不超过 1.5g），在手术前静脉给药；对于高危手术，每间隔 8h 可通过肌内注射或静脉注射补充最多 3 次额外的剂量，剂量为 30mg/kg（最大剂量不超过 750mg）。

在美国，American Academy of Pediatrics[1] 推荐如下

的剂量：

口服

- 1个月及以上的患儿：轻度到中度感染时，剂量为20～30mg/kg，分2次给药，每日最大剂量不超过1～2g。

静脉注射或肌内注射

- 1个月及以上的患儿：轻度到中度感染时，剂量为75～100mg/kg，分3次给药，每日最大剂量不超过2～4g。严重感染时，剂量为100～150mg/kg，分3次给药，每日最大剂量不超过4～6g。

1. American Academy of Pediatrics. *2009 Red Book: Report of the Committee on Infectious Diseases*, 28th ed. Elk Grove Village, Illinois, USA: American Academy of Pediatrics, 2009.

在肾损伤中的用法 对有肾损伤的患者需注射给药时，头孢呋辛需减量。根据肌酐清除率（CC）的不同，目前注册药品信息中的推荐剂量如下：

- CC 10～20ml/min：750mg，每日2次；
- CC <10ml/min：750mg，每日1次。

正在进行透析的患者在每次透析后额外给药一次，每次750mg。那些连续腹膜透析的患者可给750mg，每日2次。

制剂

BP 2010: Cefuroxime Axetil Tablets; Cefuroxime Injection;
USP 33: Cefuroxime Axetil for Oral Suspension; Cefuroxime Axetil Tablets; Cefuroxime for Injection; Cefuroxime Injection.

专利制剂

Arg.: Cefogram†; Cefurox; ***Austral.:*** Zinnat; ***Austria:*** Curocef; Furoxim†; Zinnat; ***Belg.:*** Axetine†; Cefurim; Doccefuro; Kefurox; Zinacef; Zinnat; ***Braz.:*** Cefunorth†; Cefuran†; Keroxime; Medcef; Zinacef; Zinnat; ***Canad.:*** Ceftin; Zinacef†; ***Chile:*** Curocef; Zinnat; ***Cz.:*** Axetine; Lifurox†; Medoxin; Xorimax; Zinacef; Zinnat; Zinoxime†; ***Denm.:*** Zinacef; Zinnat; ***Fin.:*** Zinacef; Zinnat; ***Fr.:*** Cepazine†; Zinnat; ***Ger.:*** Cefu†; Cefudura†; Cefuhexal; Cefurax†; Cefuro-Puren; Cefurox; Cefurox-Wolff; Elobact; Zinnat; ***Gr.:*** Anaptivan; Cefoprim; Cefur; Cefuroprol; Cerofene; Ceruxim; Cupax; Ecoline; Feacef; Foucacillin; Fredyr; Furaxil; Galemin; Genephoxal; Gonif; Helatocil; Interbion; Lyprovir; Medoxem; Mevecan; Mosalan; Nelabocin; Nipogalin; Normafenac; Receant; Saxetil; Sedopan; Vekfazolin; Yokel; Zagorine; Zetagal; Zilisten; Zinacef; Zinadol; ***Hong Kong:*** Anikef†; Axim; Sefuxim; Zinacef; Zinnat; ***Hung.:*** Cefurin†; Ceroxim; Cexim†; Xorim; Xorimax; Zinacef; Zinnat; ***India:*** Altacef; Cefasyn; Cefogen; Cefoxim; Forcef; Supacef; ***Indon.:*** Anbacim; Cefurox†; Celocid; Cethixim; Kalcef; Kenacef†; Oxtercid; Roxbi†; Sharox; Soxime; Zinacef†; Zinnat; ***Irl.:*** Ceftal; Zinacef; Zinnat; ***Israel:*** Cefurax; Ceroxim; Kefurim; Zinacef; Zinnat; ***Ital.:*** Biociclin; Cefoprim; Cefurin; Curoxim; Deltacef†; Duxima; Ipacef†; Itorex; Kefox†; Kesint†; Lafurex; Oraxim; Supero; Tilexim; Zinnat; Zinocep; Zoref; ***Malaysia:*** Altacef; Ceflour; Efurox; Furoxime; Xorimax; Xylid; Zinacef; Zinnat; Zocef; ***Mex.:*** Cefabiot; Cefagen; Cefuracet; Cetoxil; Froxal; Fucerox; Furobioxin; Magnaspor; Novador; Ximaken; Xorufec; Zinnat; ***Neth.:*** Cefofix†; Zinacef; Zinnat; ***Norw.:*** Zinacef; ***NZ:*** Axetine; Zinacef; Zinnat; ***Philipp.:*** Aeruginox; Altacef; Ambixime; Axet; Axurocef; C-Tri T; Cefogen; Ceftil; Cefucil; Cefumax; Cervin; Cidokez; Cimex; Clovixime; Curecef; Darcef; Ecocef; Elixime; Emixor; Eroxmit; Eurimax; Finax; Fubaxyn†; Furocef; Furocem; Furomax; Furoxim; Furoxy; Harox; Ifurax; Infekor; Jectocef; Kefezy; Kefox; Kefstar; Kefsyn; Keunzef; Lasuzef; Laxinat; Loxatrel†; Medxil; Medxime; Microzef; Panaxim; Panjecxime; Pheoronex; Plerozef; Profurex; Rexofen; Rezafil; Rocef; Romicef; Rovix; Roxetil; Roxicef; Roxime; Roxym; Ruxim; Sharox†; Shincef; Teikeden; Unoximed; Xorimax; Zefur; Zefuxim; Zegen; Zinacef; Zinnat; Zoltax; Zurenix; ***Pol.:*** Biofuroksym; Bioracef; Ceroxim; Novocef; Oframax; Plixym†; Tarsime; Xorim; Xorimax; Zamur; Zinacef; Zinnat; ***Port.:*** Antibioxime; Axacef; Cefaricida†; Cefofix†; Cefrix†; Condronac; Curoxime; Famicef; Furaxetil†; Lusocef†; Pluscef†; Saracef; Zipos; Zoref; ***Rus.:*** Axetine (Аксетин); Cefurabol (Цефурабол); Cefurus (Цефурус); Kefstar (Кефстар); Ketocef (Кетоцеф); Zinacef (Зинацеф); Zinnat (Зиннат); ***S.Afr.:*** Betaroxime; Cefasyn; Cefu-Hexal; Ceroxim; Cipofix†; Curoax; Intracef†; Lifurom†; Medaxime†; Zefroxe; Zinacef; Zinnat; ***Singapore:*** Bearcef; Ceftil; Shincef; Xorimax; Zinacef; Zinnat; ***Spain:*** Curoxima; Lifurox†; Nivador; Selan; Zinnat; ***Swed.:*** Zinacef; Zinnat; ***Switz.:*** Cefurim; Zinacef; Zinat; ***Thai.:*** Axetine†; Axurocef†; Cefamar; Cefurim; Farmacef; Furoxime; Magnaspor; Sefuxim; Zinacef; Zinnat; Zonef; ***Turk.:*** Aksef; Cefaks; Cefatin; Cefurol; Enfexia; Multisef; Oraceftin; Sefaktil; Seffur; Sefuroks; Zinnat; ***UAE:*** Cefuzime; ***UK:*** Zinacef; Zinnat; ***Ukr.:*** Aksef (Аксеф); Biofuroksym (Биофуроксим); Cefoctam (Цефоктам); Cefutil (Цефутил); Enfexia (Энфексия); Kimacef (Кимацеф); Spizef (Спизеф); Zinacef (Зинацеф); ***USA:*** Ceftin; Zinacef; ***Venez.:*** Xorim; Zencef; Zinacef; Zinnat.

Cethromycin (*USAN*, *rINN*) 西红霉素

A-195773; Abbott-195773; ABT-773; Céthromycine; Cethromycinum; Cetromicina. (3a*S*,4*R*,7*R*,9*R*,10*R*,11*R*,13*R*,15*R*,15a*R*)-4-Ethyl-3a,7,9,11,13,15-hexamethyl-11-{[3-(quinolin-3-yl)prop-2-enyl]oxy}-10-{[3,4,6-trideoxy-3-(dimethylamino)-β-D-*xylo*-hexopyranosyl]oxy}octahydro-2*H*-oxacyclotetradecino[4,3-*d*]oxazole-2,6,8,14(1*H*,7*H*,9*H*)-tetrone.

Цетромицин

$C_{42}H_{59}N_3O_{10}$ = 765.9.

CAS — 205110-48-1.

UNII — J0086219X6.

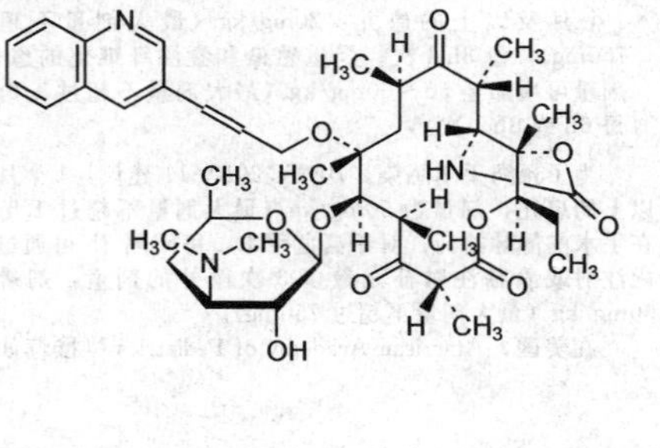

简介

西红霉素是一种酮内酯类抗菌药，目前正在研制用来治疗敏感性呼吸道感染。

1. Dougherty TJ, Barrett JF. ABT-773: a new ketolide antibiotic. *Expert Opin Invest Drugs* 2001; **10:** 343–51.
2. Zhanel GG, *et al.* The ketolides: a critical review. *Drugs* 2002; **62:** 1771–1804.
3. Zhanel GG, *et al.* Ketolides: an emerging treatment for macrolide-resistant respiratory infections, focusing on S. pneumoniae. *Expert Opin Emerg Drugs* 2003; **8:** 297–321.
4. Reinert RR. Clinical efficacy of ketolides in the treatment of respiratory tract infections. *J Antimicrob Chemother* 2004; **53:** 918–27.
5. Anonymous. Cethromycin: A-195773, A-195773-0, A-1957730, Abbott-195773, ABT 773. *Drugs R D* 2007; **8:** 95–102.
6. Hammerschlag MR, Sharma R. Use of cethromycin, a new ketolide, for treatment of community-acquired respiratory infections. *Expert Opin Invest Drugs* 2008; **17:** 387–400.
7. Rafie S, *et al.* Cethromycin: a promising new ketolide antibiotic for respiratory infections. *Pharmacotherapy* 2010; **30:** 290–303.

Chloramphenicol (*BAN*, *rINN*) 氯霉素

Chloramfenikol; Chloramfenikolis; Chloramphénicol; Chloramphenicolum; Chloranfenicol; Cloranfenicol; Klóramfenikol; Kloramfenikol; Kloramfenikoli; Laevomycetinum. 2,2-Dichloro-*N*-[(α*R*,β*R*)-β-hydroxy-α-hydroxymethyl-4-nitrophenethyl]acetamide.

Хлорамфеникол

$C_{11}H_{12}Cl_2N_2O_5$ = 323.1.

CAS — 56-75-7.

ATC — D06AX02; D10AF03; G01AA05; J01BA01; S01AA01; S02AA01; S03AA08.

ATC Vet — QD06AX02; QD10AF03; QG01AA05; QJ01BA01; QJ51BA01; QS01AA01; QS02AA01; QS03AA08.

UNII — 66974FR9Q1.

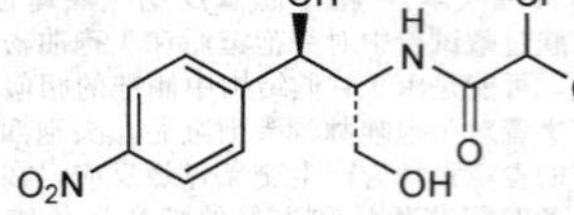

注：CPL是BP2010认可的一个代码，在氯霉素滴眼液包装容器太小不能标上全部药品信息时，用来表示氯霉素含量的单位。

Pharmacopoeias. In *Chin., Eur.* (see p.vii), *Int., Jpn, US,* and *Viet.*

Ph. Eur. 6.8（Chloramphenicol）某种委内瑞拉链霉菌生长过程中产生的一种物质，但目前主要是通过人工合成获得。一种细的、白色、灰白色或黄白色结晶性粉末或呈针状或长条形结晶。略溶于水；易溶于乙醇和丙二醇。避光。

USP 33（Chloramphenicol）一种细的、白色、灰白色或黄白色、针状或长条形结晶。可溶于水（1：400）；易溶于乙醇、丙酮、乙酸乙酯和丙二醇。2.5%水悬液的pH值为4.5～7.5。在中性或适度酸性的溶液中稳定。贮藏于密闭容器中。

Chloramphenicol Palmitate 无味氯霉素

Chloramfenikolio palmitatas; Chloramfenikol-palmitát; Chloramfenikolu palmitynian; Chloramphenicol α-Palmitate; Chloramphénicol, palmitate de; Chloramphenicoli palmitas; Kloramfenikolipalmitaatti; Kloramfenikolpalmitat; Klóramfenikol-palmitát; Palmitato de cloranfenicol; Palmitylchloramphenicol.

Хлорамфеникола Пальмитат

$C_{27}H_{42}Cl_2N_2O_6$ = 561.5.

CAS — 530-43-8.

ATC — D06AX02; D10AF03; G01AA05; J01BA01; S01AA01; S02AA01; S03AA08.

ATC Vet — QD06AX02; QD10AF03; QG01AA05; QJ01BA01; QS01AA01; QS02AA01; QS03AA08.

UNII — 43VU4207NW.

Pharmacopoeias. In *Chin., Eur.* (see p.vii), *Int., Jpn, US,* and *Viet.*

Ph. Eur. 6.8（Chloramphenicol Palmitate）一种细的白色油性粉末。熔点为87～95℃。无味氯霉素呈现多态现象，其热力学稳定形式在口服给药后生物利用度很低。不溶于水；微溶于乙醇；易溶于丙酮；难溶于己烷。避光。

USP 33（Chloramphenicol Palmitate）一种细的白色油性的结晶性粉末，有微臭。熔点为87～95℃。不溶于水；微溶于乙醇；易溶于丙酮和氯仿；可溶于乙醚；难溶于己烷。贮藏于密闭容器中。

Chloramphenicol Sodium Succinate (*BANM*, *rINNM*) 氯霉素琥珀酸钠

Chloramfenikolio natrio sukcinatas; Chloramfenikol-sukcinát sodná sůl; Chloramphenicol α-Sodium Succinate; Chloramphénicol, succinate sodique de; Chloramphenicoli natrii succinas; Kloramfenikol Süksinat Sodyum; Klóramfenikol-hidrogénszukcinát-nátrium; Kloramfenikolinatriumsuksinaatti; Kloramfenikolnatriumsuccinat; Succinato sódico de cloranfenicol.

Хлорамфеникола Натрия Сукцинат

$C_{15}H_{15}Cl_2N_2NaO_8$ = 445.2.

CAS — 982-57-0.

ATC — D06AX02; D10AF03; G01AA05; J01BA01; S01AA01; S02AA01; S03AA08.

ATC Vet — QD06AX02; QD10AF03; QG01AA05; QJ01BA01; QS01AA01; QS02AA01; QS03AA08.

UNII — 872109HX6B.

Pharmacopoeias. In *Eur.* (see p.vii), *Int., Jpn, US,* and *Viet. Chin.* includes Chloramphenicol Hydrogen Succinate.

Ph. Eur. 6.8（Chloramphenicol Sodium Succinate）白色或黄白色吸湿性粉末。极易溶于水；易溶于乙醇。25%水溶液的pH为6.4～7.0。贮藏于密闭容器中。避光。

USP 33（Chloramphenicol Sodium Succinate）浅黄色粉末。易溶于水和乙醇。氯霉素琥珀酸钠含量相当于25%的水溶液的pH为6.4～7.0。贮藏于密闭容器中。

配伍禁忌 氯霉素和很多其他物质都不相容，或者与它们混合后可引起氯霉素活性的减弱。一些其他因素，尤其是药物浓度，也可能起作用，很多不相容现象都发生于药液浓缩的时候。

不良反应和处置

氯霉素可能引起严重有时甚至是致命的不良反应。氯霉素最严重的不良反应是骨髓抑制，这种骨髓的抑制有两种形式。第一种骨髓抑制很常见，为与剂量有关的可逆性骨髓抑制，常见于氯霉素血药浓度超过25μg/ml或每日剂量超过4g的患者。这种骨髓抑制的特征是骨髓的形态学改变、铁利用量的减少、网状细胞减少、贫血、白细胞减少和血小板减少。该作用产生的原因可能是氯霉素抑制了骨髓细胞线粒体的蛋白质合成。

第二种是与剂量明显无关的骨髓毒性反应，即不可逆的再生障碍性贫血。这种不良反应相当少见，发生率为1/50000～1/18000，世界各地的发病率有差异，目前认为这种反应与剂量无关。再生障碍性贫血通常在用药几周甚至几个月后发生，研究表明这种反应可能是由体内产生的一种硝化苯酚自由基引起的。也有观点认为该反应可能与某些生殖或生化遗传缺陷有关，但无法辨认易感患者。虽然多数再生障碍性贫血病例都是口服用药引起的，但也有氯霉素静脉或局部给药（如滴眼液）后发生再生障碍性贫血的病例。那些早期发现的再生障碍性贫血患者的存活机会较高，但这些人很可能会继发急性髓性白血病。

一种毒性反应的标志（“灰婴综合征”）以腹胀、呕吐、灰色皮肤、体温过低、进行性苍白、发绀、呼吸障碍和微循环障碍为特征，往往在几小时或几天后死亡，见于接受大剂量氯霉素治疗的早产儿或新生儿。这种综合征与氯霉素血浆浓度过高有关，其发生原因是该年龄段的患儿的糖脂化能力以及肾小球滤过作用较弱，从而导致药物的蓄积。如症状出现后能及时撤药则患儿可以完全康复，一旦病症发展成熟，则有大约40%的患儿最终死亡。也有报道称妇女在妊娠晚期或分娩时使用氯霉素后，其后代出生后可发生灰婴综合征。文献报道，应用大剂量氯霉素的成人和年龄较大的儿童也可出现类似的综合征。

长期口服氯霉素可以通过骨髓抑制或通过抑制肠道菌群，阻碍了维生素K合成从而引起出血。溶血性贫血可发生于某些地中海型葡萄糖6-磷酸脱氢酶缺乏的患者，但葡萄糖6-磷酸脱氢酶轻度缺乏的患者很少发生。阵发性夜间血尿症也有报道。

周围神经炎和视神经炎也有报道，通常见于长期应用氯霉素的患者。及时停药后视觉症状通常可恢复至正常，但也有患者发生永久性视力下降或失明。

其他的神经学症状还包括脑病如紊乱和谵妄、抑郁和头痛。氯霉素也可以产生耳毒性，尤其是在使用滴耳液后。

超敏反应包括皮疹、发热和血管性水肿，尤其是局部用药后较常发生。过敏性休克少见。Jarisch-Herxheimer反应也有发生。口服给药后可出现恶心、呕吐和腹泻等胃肠道反应。口腔和肠道菌群的干扰可以导致胃炎、舌炎、直肠刺激症状。氯霉素琥珀酸钠快速静脉给药后患者会感到强烈的苦味。

再生障碍性贫血 一篇有关氯霉素和相关药物的毒性（包括对硝基基团在产生再生障碍性贫血的可能作用）的综述中提出，不含对硝基基团的衍生物如甲砜霉素，与再生障碍性贫血发生率的升高没有相关性[1]。

1. Yunis AA. Chloramphenicol: relation of structure to activity and toxicity. *Ann Rev Pharmacol Toxicol* 1988; **28:** 83–100.

过量 对血液中氯霉素的清除，活性炭血液灌流要比换血疗法优越得多，虽然该方法没能挽救一名给药剂量有误的7周龄的灰婴综合征患儿的生命[1]。

1. Freundlich M, *et al.* Management of chloramphenicol intoxication in infancy by charcoal hemoperfusion. *J Pediatr* 1983; **103:** 485–7.

注意事项

氯霉素对既往有药物过敏史或毒性反应的患者的影响不一致。绝对禁止氯霉素全身给药以治疗轻微感染或作为预防给药，当其他低毒性抗菌药可以使用时，禁止使用氯霉素。应避免重复给药和长期用药，对已经有骨髓抑制或血液不调的患者不能使用氯霉素。建议对用药者进行常规定期查血，但这种检查不能够起到警示再生障碍性贫血发生的作用。

应避免将氯霉素与其他有骨髓抑制的药物联合使用。

肝或肾功能受损患者、早产儿以及足月新生儿代谢系统发育不完善，即使给予常规剂量的氯霉素后，也可能使血药浓度过高。注册药品信息推荐上述患者应根据监测的氯霉素血药浓度适当减量。建议氯霉素的最大血药浓度为10～25μg/ml，最低浓度为5～15μg/ml。此外，由于存在“灰婴综合征”的风险，因此对新生儿禁用氯霉素全身给药（除非有危及生命的感染而又没有其他治疗方法时才可使用），婴幼儿具体用药指导可参见下文的**儿童用法**。

氯霉素能很容易透过胎盘进而对胎儿产生潜在的毒性，因此，美国注册药品信息建议怀孕妇女应慎用。英国注册药品信息也禁止孕妇全身使用氯霉素。

氯霉素可能干扰免疫过程，因此在进行主动免疫时禁止使用该药。

哺乳 氯霉素可分布于乳汁[1]。American Academy of Pediatrics认为[2]，进行母乳喂养的母亲应慎用氯霉素，因为目前已有婴儿呈现骨髓抑制的特异性体质的报道。

1. Havelka J, *et al.* Excretion of chloramphenicol in human milk. *Chemotherapy* 1968; **13:** 204–11.
2. American Academy of Pediatrics. The transfer of drugs and other chemicals into human milk. *Pediatrics* 2001; **108:** 776–89. [Retired May 2010] Correction. *ibid.*; 1029. Also available at: http://aappolicy.aappublications.org/cgi/content/full/pediatrics%3b108/3/776 (accessed 25/05/04)

眼部用药 在英国氯霉素被广泛用于治疗眼部的浅表感染。考虑到氯霉素吸收后可能引起严重毒性反应如再障，一些人（尤其在美国）建议仅在没有其他选择的时候才能采用氯霉素眼部用药[1]。然而，除了那些有个人或家族性血液失调病史的患者，英国的一些专家支持氯霉素的使用，尤其是在短期用药的情况下[2～4]。有数篇综述对以上的争议[5～7]进行了探讨。前瞻性病例对照研究对澄清这种危险性是很有必要的[8]。一项类似的研究，以145名再生障碍性贫血患者和对照组1226人为研究对象，发现只有其中3名患者曾经用过氯霉素滴眼液，并计算出绝对危险率，每2000000个使用氯霉素治疗眼部疾患的患者中，仅1人发生再生障碍性贫血[9]。与此相似，其他两项研究显示[10]，426名再生障碍性贫血患者没有一人曾经用过氯霉素滴眼液，而对照组3118人中只有7人曾经用过。在一项[11]对曾被开过氯霉素滴眼液处方的患者的调查表明，血液学毒性危险率为3/442543个患者或3/674148个处方。

1. Doona M, Walsh JB. Use of chloramphenicol as topical eye medication: time to cry halt? *BMJ* 1995; **310:** 1217–18.
2. Mulla RJ, *et al.* Is it time to stop using chloramphenicol on the eye: fears are based on only six cases. *BMJ* 1995; **311:** 450.
3. Buckley RJK, *et al.* Is it time to stop using chloramphenicol on the eye: safe in patients with no history of blood dyscrasia. *BMJ* 1995; **311:** 450.
4. Hall AV, *et al.* Is it time to stop using chloramphenicol on the eye: risk is low in short courses. *BMJ* 1995; **311:** 450–1.
5. McGhee CNJ, Anastas CN. Widespread ocular use of topical chloramphenicol: is there justifiable concern regarding idiosyncratic aplastic anaemia? *Br J Ophthalmol* 1996; **80:** 182–4.
6. Rayner SA, Buckley RJ. Ocular chloramphenicol and aplastic anaemia: is there a link? *Drug Safety* 1996; **14:** 273–6.
7. Titcomb L. Ophthalmic chloramphenicol and blood dyscrasias: a review. *Pharm J* 1997; **258:** 28–35.
8. Gordon-Smith EC, *et al.* Is it time to stop using chloramphenicol on the eye: prospective study of aplastic anaemia should give definitive answer. *BMJ* 1995; **311:** 451.
9. Laporte J-R, *et al.* Possible association between ocular chloramphenicol and aplastic anaemia—the absolute risk is very low. *Br J Clin Pharmacol* 1998; **46:** 181–4.
10. Wiholm B-E, *et al.* Relation of aplastic anaemia to use of chloramphenicol eye drops in two international case-control studies. *BMJ* 1998; **316:** 666.
11. Lancaster T, *et al.* Risk of serious haematological toxicity with use of chloramphenicol eye drops in a British general practice database. *BMJ* 1998; **316:** 667.

卟啉病 氯霉素与卟啉病急性发作有关，因此对卟啉病患者来说并不安全。

钠的含量 每克氯霉素琥珀酸钠约含2.2mmol钠。

药物相互作用

氯霉素与其他具有骨髓抑制作用的药物合用时能够增加发生血液毒性的风险，应避免合用。

氯霉素在肝脏灭活，因此可以与肝代谢的药物发生相互作用。例如，氯霉素可以增强香豆素类抗凝血药（如双香豆素和华法林）、一些降糖药（如氯磺丙脲和甲苯磺丁脲）以及一些抗癫痫药（如苯妥英）的作用。反之，氯霉素的代谢也可以被肝药酶诱导剂如苯巴比妥和利福平所加强。有关其他影响氯霉素活性的某些相互作用见下文。

氯霉素可以减弱贫血患者使用的铁剂和维生素 B_{12} 的作用。偶尔也会破坏口服避孕药的作用。

有关氯霉素对其他抗菌药的活性的影响，见下文中**抗菌作用**项下内容。

抗癫痫药 氯霉素的血浆浓度常常因苯巴比妥产生的肝药酶诱导作用而降低[1,2]。一项病例研究中，与苯妥英[3]合用时也出现了氯霉素血药浓度的下降，究其原因，显然是由于两种药物竞争结合位点，尽管氯霉素代谢的增强可能导致其血药浓度的下降。

氯霉素对苯巴比妥和苯妥英的作用，分别见第471页和第476页。

1. Bloxham RA, *et al.* Chloramphenicol and phenobarbitone—a drug interaction. *Arch Dis Child* 1979: **54:** 76–7.
2. Krasinski K, *et al.* Pharmacologic interactions among chloramphenicol, phenytoin and phenobarbital. *Pediatr Infect Dis* 1982; **1:** 232–5.
3. Powell DA, *et al.* Interactions among chloramphenicol, phenytoin, and phenobarbital in a pediatric patient. *J Pediatr* 1981; **98:** 1001–3.

西咪替丁 2名接受氯霉素和西咪替丁静脉给药治疗的患者发生了急性再生障碍性贫血而死亡[1,2]。通常氯霉素的使用到再生障碍性贫血发生有2周到12个月的潜伏期。因此这两种都有骨髓抑制作用的药物确实可能产生叠加或协同作用。

1. Farber BF, Brody JP. Rapid development of aplastic anemia after intravenous chloramphenicol and cimetidine therapy. *South Med J* 1981; **74:** 1257–8.
2. West BC, *et al.* Aplastic anemia associated with parenteral chloramphenicol: review of 10 cases, including the second case of possible increased risk with cimetidine. *Rev Infect Dis* 1988; **10:** 1048–51.

环磷酰胺 有关氯霉素对环磷酰胺的作用，见第671页。

免疫抑制药 有关氯霉素与环孢素和他克莫司的相互作用，请分别参见第1742页和第1760页。

口服避孕药 有关氯霉素对口服避孕药的作用，见第2002页。

对乙酰氨基酚 一项报告显示，6名重症监护患者氯霉素静脉给药2h后给予对乙酰氨基酚注射液，结果发现氯霉素的血浆半衰期从3.25h增至15h[1]。但随后进行的以口服对乙酰氨基酚的患者为对象的研究没能证实该结果。一项对5名儿童进行的研究发现，当提前30min给予口服对乙酰氨基酚时，氯霉素静脉给药后的药物血浆半衰期从3h减少到1.2h，同时伴有清除率的增加[2]。此外，一项对26名儿童的研究中，接受氯霉素注射给药的患者同时口服对乙酰氨基酚后，并未发现药物体内处置发生改变[3]，5名同时口服氯霉素和对乙酰氨基酚的患者也没有出现氯霉素药动学的改变[4]。

1. Buchanan N, Moodley GP. Interaction between chloramphenicol and paracetamol. *BMJ* 1979; **2:** 307–8.
2. Spika JS, *et al.* Interaction between chloramphenicol and acetaminophen. *Arch Dis Child* 1986; **61:** 1121–4.
3. Kearns GL, *et al.* Absence of a pharmacokinetic interaction between chloramphenicol and acetaminophen in children. *J Pediatr* 1985; **107:** 134–9.
4. Stein CM, *et al.* Lack of effect of paracetamol on the pharmacokinetics of chloramphenicol. *Br J Clin Pharmacol* 1989; **27:** 262–4.

抗菌作用

氯霉素是一种抗菌谱很广的抑菌药，对革兰阳性菌和革兰阴性菌以及其他一些微生物都有活性。

作用机制 目前认为氯霉素是通过主动转运过程进入易感细胞的。在细胞内它与细菌核蛋白体的50S亚基相结合，结合部位与大环内酯类药物和克林霉素的作用部位相邻，通过阻止氨酰基转运RNA到达核蛋白体的受位来抑制肽酰转移酶催化的肽键形成，从而抑制细菌蛋白质的合成。蛋白质合成受阻是导致氯霉素具有抑菌作用的主要原因。高浓度的氯霉素对某些细菌如流感嗜血杆菌、脑膜炎奈瑟菌和肺炎链球菌也有杀灭作用。

抗菌谱 氯霉素对多种类型的细菌都有作用，但在多数情况下可以使用毒性更小的药物来替代。以下病原体通常都对氯霉素敏感（但须同时参见下文耐药性项下内容）：

- 革兰阳性球菌包括链球菌如肺炎链球菌、化脓性链球菌和链球菌某些种。金黄色葡萄球菌对氯霉素不敏感，耐甲氧西林的葡萄球菌通常是耐药的。肠球菌通常也是耐药的，但氯霉素对某些耐万古霉素的肠球菌是有活性的。
- 其他革兰阳性菌包括炭疽杆菌、白喉杆菌和厌氧菌（如消化球菌和消化链球菌）通常是对氯霉素是敏感的。
- 革兰阴性球菌如脑膜炎奈瑟菌和淋病奈瑟菌通常是高度敏感的，流感嗜血杆菌和其他多种革兰阴性菌包括百日咳杆菌、流产杆菌、弯曲杆菌属某些种、嗜肺军团菌、巴斯德菌属和弧菌属某些种也对氯霉素很敏感。不同的肠杆菌对药物的敏感性有差异，很多亚类表现为后天耐药。文献报道，大肠埃希菌、某些克雷伯菌、奇异变形杆菌、沙门菌、志贺菌和某些耶尔森菌对氯霉素敏感。很多肠杆菌，吲哚阳性变形菌、某些黏质沙雷菌都是耐药的，或者最多是中度敏感。

  铜绿假单胞菌对氯霉素不敏感，尽管某种伯克霍尔德菌（以前是假单胞菌）可能对它敏感。
- 革兰阴性厌氧菌包括脆弱杆菌、韦荣球菌属和梭形杆菌属通常对氯霉素敏感。
- 其他敏感菌包括某些放线菌、一些钩端螺旋体、螺旋体属（如梅毒螺旋体）、衣原体、一些支原体、某些立克次体。
- 诺卡菌属都是耐药的。
- 氯霉素对真菌、原虫和病毒无效。

与其他抗菌药的活性的关系 氯霉素与其他抗菌药联合用药时，如合用的是一种杀菌药，则可能会产生拮抗作用。目前已经证实氯霉素和多种β-内酰胺药物以及氨基糖苷类药物在体外可发生拮抗作用，尽管大多数这种相互作用的临床意义常被质疑，但是当患者因素和感染严重程度足以影响到抗菌活性时，该种相互作用是具有临床价值的。氯霉素可以竞争性抑制大环内酯类或林可酰胺类如克林霉素的作用，这是因为氯霉素与这些药物在核蛋白体的结合位点相近。

耐药性 后天耐药已有广泛报道，但在药物应用逐渐减少的地方，耐药性的发生率已经趋于下降。最常见的耐药形式是产生一种可钝化氯霉素的乙酰转移酶。这种耐药通常是质粒介导的，可能与对其他药物如四环素的耐药相关。其他可能使氯霉素敏感性下降的机制包括细菌通透性的下降或药物摄取减少，以及核蛋白体突变。

耐药性的实际发生率在不同国家和区域差异很大。耐氯霉素的沙门菌和志贺菌在世界许多地区广泛蔓延，尤其是南亚、东南亚、中美洲和南美洲，这也反映出了上述地区对氯霉素的使用频率。在一些氯霉素耐药菌曾经很常见的国家，由于更多使用可替代的抗菌药，因此氯霉素耐药现象发生率降低。嗜血杆菌和奈瑟菌也对氯霉素发生耐药。虽然奈瑟菌的耐药并不广泛，但在发展中国家已经成为一个困扰。也有报道称金黄色葡萄球菌、肺炎链球菌和化脓性链球菌已经发现了耐药菌株。

药动学

氯霉素口服后迅速吸收。单次口服1g后1～2h血药浓度可达10μg/ml或以上。无味氯霉素在胃肠道被水解为氯霉素。氯霉素琥珀酸钠通过胃肠外给药，可能主要在肝、肺、肾和血浆内水解为自由形式的药物。婴儿和新生儿的这种水解作用不完全，这是因为这个年龄组的人群代谢不稳定。即使是成人，氯霉素琥珀酸钠也仅有部分水解，而且该水解作用也并不稳定。因此氯霉素琥珀酸钠注射给药后氯霉素的血浆浓度常常低于口服氯霉素。单次给药后大约有不到30%的药物以原形经尿排出（参见下文的**用途和用法**项下内容）。

氯霉素广泛分布于全身体液和组织。它可以进入脑脊液，即使脑膜没有感染，它在脑脊液内的浓度也可以达到大约血浆浓度的50%。氯霉素可以经胎盘进入胎循环，进入乳汁和眼房水和玻璃体液。氯霉素也可以在局部给药后进入房水。大约不到60%的药物与血浆蛋白结合。文献报道氯霉素的半衰期为1.5～4h，有严重肝损伤的患者的半衰期延长，新生儿的半衰期也明显延长。相对而言，肾损伤对活性药物半衰期的影响小些，原因是活性药物有多个代谢部位，但可能会导致无活性代谢产物的体内蓄积。

氯霉素主要经尿排泄，单次口服给药后，只有5%～10%的药物不变，其余的药物大多通过与葡萄糖醛酸结合后在肝脏灭活。大约3%的药物排入胆汁。但大多数药物可被重吸收，只有大约1%的药物（主要以无活性代谢产物的形式）经粪排出。

氯霉素的吸收、代谢和排泄的个体差异很大，尤其是婴儿和儿童，因此对使用氯霉素的患者进行血药浓度的监测从而决定给药方案很有必要。

用途和用法

氯霉素危及生命的不良反应，尤其是再生障碍性贫血，极大地限制了氯霉素的临床使用，尽管目前一些国家仍在广泛应用。绝对禁止氯霉素全身给药以治疗局部感染，即使应用，也要常规检查血液学指标。第三代头孢菌素已经替代氯霉素用于多种适应证，故目前氯霉素的明确适应证已经很少。氯霉素曾被用于治疗重型伤寒和其他沙门菌感染，但不能消除携带状态。氯霉素可作为治疗细菌性脑膜炎的第三代头孢菌素的替代药物，可根据经验用药或针对敏感菌如流感嗜血杆菌用药。它也可与其他药物联合应用来治疗肺型和胃肠型炭疽。氯霉素还曾用于严重厌氧菌感染（尤其是脑脓肿）和腐下感染（常由脆弱杆菌引起）的治疗，但是目前更倾向于选择其他药物。虽然四环素仍然是治疗立克次体感染如斑疹伤寒和斑疹热的药物，但在不能使用四环素的时候也可以用氯霉素作为替代药物。

氯霉素可作为替代药物的其他一些感染包括放射菌病、埃立克体病、囊性纤维化、严重胃肠炎（包括沙门菌肠炎、霍乱和耶尔森菌肠炎）、气性坏疽、腹股沟肉芽肿、严重流感嗜血杆菌感染（如会厌炎）、重度类鼻疽、鼠疫（尤其是发生脑膜炎时）、肺炎、鹦鹉热、Q热、回归热、兔热病（尤其疑似脑膜炎时）和 Whipple 病。有关这些感染和治疗，详见**抗菌药的选择**（第153页）。

氯霉素广泛用于耳的局部感染，更多的是用于眼部感染，尽管这些感染症状轻微，并且有自限性。氯霉素也可局部给药治疗皮肤感染。

全身给药时，通常口服氯霉素胶囊或无味氯霉素悬液。如不能口服给药，则可以考虑以水溶性的氯霉素琥珀酸钠静脉给药，但只要可能，立即改为口服给药。静脉给药时间不少于 1min。因为怀疑药物吸收可能不足，因此肌内注射的给药形式仍有争议。一些国家也采用氯霉素直肠给药。

药物的剂量按照氯霉素的量计算，口服和静脉用药的量相似。无味氯霉素 1.7g 和氯霉素琥珀酸钠 1.4g 分别相当于大约 1g 氯霉素。

氯霉素的常用剂量是每日 50mg/kg，分次给药，每 6h 1 次；对脑膜炎或中度耐药菌引起的严重感染，每日可最多给 100mg/kg，感染控制时应立即减量。建议立克次体病患者体温恢复至正常水平后继续用药 4 天，伤寒患者则继续用药 8～10 天，以减小复发机会。

在眼部感染的局部治疗时，通常使用 0.5% 氯霉素滴眼液或 1% 氯霉素眼膏。一般来说，滴眼液每日最多使用 6 次。严重感染的患者刚开始需要更频繁的给药，一旦感染得到控制需逐渐减少用药次数。如果将氯霉素眼膏与滴眼液配合使用，可白天使用滴眼液，每晚使用一次氯霉素眼膏；也可单独使用眼膏，每日 3～4 次。

治疗细菌性外耳炎，可使用氯霉素滴耳液，浓度为 5% 或 10%，对患侧耳应每次滴入 2～3 滴，每日 2～3 次。

氯霉素的其他衍生物形式如甘氨酸盐、软脂酰乙醇酸盐、泛酸盐、硬脂酰乙醇酸盐、硬脂酸盐和琥珀酸也在使用。

用法 如需氯霉素注射给药，最好选择静脉给药的方式，尽管曾有人建议肌内注射给药。有文献报道，氯霉素肌内注射后的血浆浓度可达到治疗浓度[1,2]，这与目前被广泛接受的观点相反，即氯霉素琥珀酸钠肌内注射后吸收量很少。注射部位可有轻微疼痛[1]。按照一项针对患有细菌性脑膜炎儿童进行的研究的结果，建议对此类患者肌内注射氯霉素 2～3 天，然后改为口服给药[3]，尽管其后的一项研究发现当口服给药没有达到治疗浓度时，肌内给药途径却达到了治疗水平[2]。然而据说[4]孩子们称肌内注射是所有他们接受过的给药方式中最差的一种，甚至比静脉留置针的方法还差得多。

1. Shann F, *et al.* Absorption of chloramphenicol sodium succinate after intramuscular administration in children. *N Engl J Med* 1985; **313:** 410–14.
2. Weber MW, *et al.* Chloramphenicol pharmacokinetics in infants less than three months of age in the Philippines and The Gambia. *Pediatr Infect Dis J* 1999; **18:** 896–901.
3. Shann F, *et al.* Chloramphenicol alone versus chloramphenicol plus penicillin for bacterial meningitis in children. *Lancet* 1985; **ii** 681–3.
4. Coulthard MG, Lamb WH. Antibiotics: intramuscular or intravenous? *Lancet* 1985; **ii:** 1015.

儿童用法 由于代谢存在差异，新生儿和早产儿的使用剂量应低于年长的患儿。与成人相比，氯霉素的使用方法没有改变，根据年龄和成熟度，剂量推荐如下：

- 2 周及以下的新生儿：每日 25mg/kg，分次静脉注射。*BNFC 2010/11* 建议分 2 次给药，每 12h 1 次；
- 2 周及以上的足月儿：每日 25～50mg/kg，分次给药，每 6～12h 给予 12.5mg/kg；
- 2 周及以上的早产儿和代谢不成熟的婴幼儿：每日 25mg/kg，分次静脉注射；
- 1 个月～18 岁的婴幼儿和儿童：代谢成熟时，同成人（见上文**用途和用法**）；代谢不成熟时，可降低剂量至每日 25mg/kg，分次给药。

对口服或注射使用氯霉素的婴幼儿、代谢不成熟的患儿和严重感染使用高剂量氯霉素的患儿，建议对血药浓度进行监测。4 岁以下的患儿也最好进行上述监测。关于血药浓度的细节，见上文**注意事项**。

氯霉素局部滴眼液和滴耳液的使用方法同成人类似，见上文**用途和用法**。

肠球菌感染 为了治疗耐万古霉素肠球菌的感染（见第161页），需要发展新的治疗方案，如利奈唑胺、达托霉素、替加环素和奎奴普丁/达福普汀。然而，没有标准的治疗方案，抗菌药的选择需要根据当地的耐药情况和药敏试验的结果。文献报道氯霉素对耐万古霉素的粪肠球菌有效[1~3]。尽管一项小范围的研究表明氯霉素对死亡率没有明显影响[4]，一项对 6 名菌血症患者（由耐万古霉素的粪肠球菌引起）的研究结果的回顾性分析[5]认为氯霉素有效并应该作为治疗用药的一种。然而，也有文献报道[6]耐万古霉素的肠球菌也对氯霉素表现出耐药性。

1. Norris AH, *et al.* Chloramphenicol for the treatment of vancomycin-resistant enterococcal infections. *Clin Infect Dis* 1995; **20:** 1137–44.
2. Papanicolaou GA, *et al.* Nosocomial infections with vancomycin-resistant Enterococcus faecium in liver transplant recipients: risk factors for acquisition and mortality. *Clin Infect Dis* 1996; **23:** 760–6.
3. Mato SP, *et al.* Vancomycin-resistant Enterococcus faecium meningitis successfully treated with chloramphenicol. *Pediatr Infect Dis J* 1999; **18:** 483–4.
4. Lautenbach E, *et al.* The role of chloramphenicol in the treatment of bloodstream infection due to vancomycin-resistant Enterococcus. *Clin Infect Dis* 1998; **27:** 1259–65.
5. Ricaurte JC, *et al.* Chloramphenicol treatment for vancomycin-resistant Enterococcus faecium bacteremia. *Clin Microbiol Infect* 2001; **7:** 17–21.
6. Lautenbach E, *et al.* Emergence of resistance to chloramphenicol among vancomycin-resistant enterococcal (VRE) bloodstream isolates. *Int J Antimicrob Agents* 2004; **23:** 200–3.

制剂

BP 2010: Chloramphenicol Capsules; Chloramphenicol Ear Drops; Chloramphenicol Eye Drops; Chloramphenicol Eye Ointment; Chloramphenicol Sodium Succinate Injection;
USP 33: Chloramphenicol and Hydrocortisone Acetate for Ophthalmic Suspension; Chloramphenicol and Polymyxin B Sulfate Ophthalmic Ointment; Chloramphenicol and Prednisolone Ophthalmic Ointment; Chloramphenicol Capsules; Chloramphenicol Cream; Chloramphenicol for Ophthalmic Solution; Chloramphenicol Ophthalmic Ointment; Chloramphenicol Ophthalmic Solution; Chloramphenicol Otic Solution; Chloramphenicol Palmitate Oral Suspension; Chloramphenicol Sodium Succinate for Injection; Chloramphenicol, Polymyxin B Sulfate, and Hydrocortisone Acetate Ophthalmic Ointment.

专利制剂

Arg.: Anuar; Bio-Gelin†; Bioticaps; Chloromycetin; Farmicetina; Isopto Fenicol; Klonalfenicol; Pluscloran†; Poenfenicol; Quemicetina; Quotal NF†; ***Austral.:*** Chloromycetin; Chlorsig; ***Austria:*** Halomycetin; Kemicetin; Oleomycetin; ***Belg.:*** Isopto Fenicol†; ***Braz.:*** Amplobiotic†; Arifenicol; Auridonal†; Clorafenil; Cloranfenil†; Farmicetina†; Feniclor†; Fenicloran†; Neo Fenicol; Profenicol; Quemicetina; Sintomicetina; Uni Fenicol; Visalmin; Vixmicina; ***Canad.:*** Ak-Chlor; Chloromycetin; Chloroptic; Diochloram; Pentamycetin; ***Chile:*** Chloromycetin†; Clorampast; Gemitin; Quemicetina†; ***Fin.:*** Chloromycetin; Oftan Akvakol; Oftan Chlora; ***Fr.:*** Cebenicol†; ***Ger.:*** Paraxin†; Posifenicol C; Thilocanfol C†; ***Gr.:*** Chloranic; Chlorocollyre; Chloromyk; Chloroptic; Kemicetine; Kemipen; Kramerin; Maltogen; Niamycetine; Ursa-Fenol; ***Hong Kong:*** Aristophen; Chloment†; Chloroph; Chlorsig; Europhenicol; Isopto Fenicol; Kemicetine; Optivis; Venicol; Xepanicol; ***Hung.:*** Chlorocid†; ***India:*** Biophenicol; Chloraxin; Chloromycetin; Kemicetine; Kemicetine Otological†; Paraxin; Reclor; Vanmycetin; Vitamycetin; ***Indon.:*** Chloramex; Chlorbiotic†; Cloramidina; Colain†; Colme; Colsancetine; Combicetin; Empeecetin; Enkacetyn; Fenicol; Ikamicetin; Isotic Salmicol; Kalmicetine; Kemicetine; Lanacetine; Licoklor; Microtina†; Neophenicol†; Palmicol; RECO†; Ribocine; Spersanicol†; Suprachlor; Xepanicol; ***Irl.:*** Chloromycetin; ***Israel:*** Chloroptic†; Chlorphenicol; Phenicol; Synthomycine; ***Ital.:*** Chemicetina; Mycetin; Sificetina; Vitamfenicolo; ***Malaysia:*** Beaphenicol; Chloramex; Nicol; Xepanicol; ***Mex.:*** Abefen; Alcan†; Bariclor†; Brocil; Chloromycetin; Clomicin†; Clorafen†; Cloramed†; Cloramfeni; Clorampler; Cloran; Cloranmicron; Cloratenol; Clorazin; Clordil†; Clorfenil; Clorofunon; Clorotan; Diarman; Dilclor†; Enteromicin; Estreptopal; Exacol; Fenicol; Fenisol; Fenizzard†; Lebrocetin; Leclor A; Naxo†; Oftadil; Omycet; Palcol†; Palmiclor; Palmifer; Palmisol; Procloril; Pronicol; Quemicetina; Solvaris; Uniclor; ***Neth.:*** Globenicol†; ***NZ:*** Chloromycetin; Chlorsig; ***Philipp.:*** Alphagram Otic; Anpheclor; Aphrenil; Biomycetin; C-Phenicol; Chloro-S; Chloro-V; Chlorocaire; Chloromycetin; Chlorsig; CLM; Clovicol; Esnicol†; Fen-Alcon†; Forastrol†; Genphenil; Gerafen; Kemicetine†; Klorfen; Klomik; Medimycetin; Medoptic; Metrophenicol; Oliphenicol; Optomycin; Pediachlor; Penachlor; Septicyn; Typhiclor; Venimicetin; Vistachlor; ***Pol.:*** Detreomycyna; ***Port.:*** Clorocil; Dermimade Cloranfenicol†; Fenoptic†; Micetinoftalmina; ***Rus.:*** Synthomycin (Синтомицин); ***S.Afr.:*** Chloramex; Chlorcol; Chloromycetin; Chlorphen; Lennacol†; Spersanicol†; ***Singapore:*** Beaphenicol; Isopto Fenicol; Kemicetine; Spersanicol†; Xepanicol; ***Spain:*** Chemicetina†; Chloromycetin†; Cloranfenic†; Normofenicol†; ***Swed.:*** Chloromycetin; ***Switz.:*** Septicol; Spersanicol†; ***Thai.:*** Antibi-Otic; Archifen; Chlor-Pyrad; Chloracil; Chloram-P; Chloramno†; Chloroph; Chlorosin†; Cogenate; Cogetine; Genercin†; Kemicetine†; Koro†; Levomycetin†; Med-Chloramp; Mycochlorin†; Nicolmycetin†; Pharmacetin; Pisalin; Silmycetin; Synchlolim; Unison Ointment; Vanafen; ***Turk.:*** Armisetin†; Kemicetine; Klorasuksinat; ***UK:*** Brochlor; Chloromycetin; Golden Eye; Kemicetine; Optrex Infected Eyes; ***USA:*** Chloromycetin†; ***Venez.:*** Chloromycetin†; Cloftal; Cloramfesa†; Quemicetina†.

多组分制剂 ***Arg.:*** Acnoxin; Antiflogol; Bioftal; Clorfibrase; Colirio Antibiotico CNH; Esodar; Fluoropoen; Iruxol; Klonovan; Neocortizul†; Oftal-D; Poenbioptal; Quemicetina con Hidrocortisona; Quemicetina Nasal Compuesta; Vistacloran†; ***Austria:*** Cortison Kemicetin; Oleomycetin-Prednison; ***Belg.:*** De Icol; ***Braz.:*** Dermofibrin C†; Dexaclor†; Dexafenicol; Epitezan; Fenidex; Fibrase; Fibrinase c/Cloranfenicol; Gino Fibrase; Gyno Iruxol; Iruxol; Kollagenase com cloranfenicol; Naxogin Composto; Oto-Biotic†; Otofenicol-D†; Otomicina; Otopen†; Ouvidonal; Profenicol; Regencel; Regenom; Sulnil; ***Canad.:*** Pentamycetin-HC; ***Chile:*** Gemitin con Prednisolona; Naxogin Compositum; Otandrol; Sintoftona; Spersadex Comp†; ***Cz.:*** Betabioptal†; Spersadex Compositum; ***Denm.:*** Spersadex Comp; ***Fin.:*** Iruxol; Oftan C-C; Oftan Dexa-Chlora; ***Fr.:*** Cebedexacol†; ***Ger.:*** Aquapred; Berlicetin†; Ichthoseptal; Oleomycetin-Prednison†; Spersadex Comp†; Spersadexolin†; ***Gr.:*** Chlorapred; Cortiphenol H; Dexachlor; Dispersadron-C; Dispersidu-C; Geypirina; Neo-Otil; Nezefib; Otenor; Spersadexoline; Sulfachlor; Sulfachloramphenicol; Sulfanicole; ***Hong Kong:*** Anlina; Chloram-D†; Cortiphenol H; Dexanicol; Eurodron; Neo-Dex (Improved)†; Sonexa-C; Spersadex Comp; ***Hung.:*** Chlorocid-H†; Spersadex Comp†; ***India:*** Belmycetin-C†; Candibiotic; Chlormixin†; Chloromycetin Ear Drops; Cortison Kemicetine†; Dexosyn-C†; Kemicetine Antiozena; Kemicetine Otological†; Ocupol; Ocupol-D; Otek-AC Plus; Paraxin Ear†; Perfocyn†; Pyrimon; ***Indon.:*** Chloramphecort; Chloramphecort-H; Gynoxa; Indoson; Kemiderm; Kloramixin; Kloramixin D; Klorfeson; Naxogin Complex; Otolin; Particol†; Ramicort; Spersadex Comp; ***Israel:*** Phenimixin; Tarocidin; Tarocidin D; Threolone; ***Ital.:*** Antibioptal; Betabioptal; Cloradex; Colbiocin; Cortison Chemicetina; Cosmiciclina; Dexoline†; Eubetal Antibiotico; Idracemi; Iruxol; Vasofen; Vitecaf†; Xantervit Antibiotico; ***Malaysia:*** De Icol; Spersadex Comp†; Spersadexoline†; ***Mex.:*** Cloran Otico; Cloxona-O; Fibrase; Levodexan; Levofenil; Nispil; Ofodex; Otalgan; Otifar; Poral; Pre Clor; Soldrin; Solfranicol; Sulfa Cloran; Trecloran; Ulcoderma†; ***Norw.:*** Spersadex med kloramfenikol; ***Philipp.:*** Dexanicol; Iclodex; Ipecor; Spersadex Compound; ***Port.:*** Clorcorticil†; Medrivas Antibiotico†; Predniftalmina; ***Rus.:*** Candibiotic (Кандибиотик); Colbiocin (Колбиоцин); Cortomycetin (Кортомицетин); Iruxol (Ируксол)†; Levomecol (Левомеколь); Levosin (Левосин); Saledez (Саледез); ***S.Afr.:*** Covomycin; Covomycin-D; Covotop†; Spersadex Comp; Spersadexoline†; ***Singapore:*** Spersadex Comp; Spersadexoline; ***Spain:*** Blefarida; Cloram Hemidex; Cloram Zinc; Cortison Chemicet Topica; Dermisone Epitelizante; Fluo Fenic†; Icol; Medrivas Antib; Otosedol Biotico†; Predni Azuleno†; ***Switz.:*** Spersacet C†; Spersadex Comp; Spersadexoline†; ***Thai.:*** Archifen; CD-Oph; Chlorotracin†; Dermasol; Levoptin; Spersadexoline; Vagicin; ***UK:*** Actinac†; ***Ukr.:*** Candibiotic (Кандибиотик); Micogynax (Микожинакс); ***Venez.:*** Clorasona; Deicol†; Otandrol†.

Chloroxine (*USAN*) 氯克山

Cloroxinum; 5,7-Dichlorochinolin-8-ol; 5,7-Dichloroquinolin-8-ol; Kloroxin.

Хлороксин

$C_9H_5Cl_2NO = 214.0.$

CAS — 773-76-2.

UNII — 2I8BD50I8B.

简介

氯克山是一种卤代的羟基喹啉，与氯碘羟喹（第241页）相似，具有抗细菌和抗真菌的活性。主要用于治疗头皮屑和脂溢性皮炎，它也可通过口服给药治疗胃肠失调。

氯克山是哈喹诺（第271页）的成分之一。

制剂

专利制剂

Cz.: Endiaron; Endioderm; ***USA:*** Capitrol†.

多组分制剂 ***Cz.:*** Endiform†; Triaderm†; Triamcinolon Compositum†; Triamcinolon E; Triamcinolon-Galena†; ***Ital.:*** Beben Clorossina.

Chlorquinaldol (*BAN*, *rINN*) 氯喹那多

Chlorochinaldol; Chlorquinaldolum; Clorquinaldol; Kloorikinaldoli; Klorkinaldol. 5,7-Dichloro-2-methylquinolin-8-ol.

Хлорхинальдол

$C_{10}H_7Cl_2NO = 228.1.$

CAS — 72-80-0.

ATC — D08AH02; G01AC03; P01AA04; R02AA11.

ATC Vet — QD08AH02; QG01AC03; QR02AA11.

UNII — D6VHC87LLS.

Pharmacopoeias. In *Pol.*

简介

氯喹那多是一种卤代羟基喹啉，性质与氯碘羟喹（见第241页）相似。主要通过局部用药治疗皮肤感染和阴道感染。

制剂

专利制剂

Hung.: Chlorosan†; ***Ukr.:*** Chlorchinaldin (Хлорхинальдин); ***Venez.:*** Agel†.

多组分制剂 ***Arg.:*** Nerisona C; ***Braz.:*** Bi-Nerisona; ***Chile:*** Bi-Nerisona†; ***Cz.:*** Colposeptine†; Proctospre†; ***Denm.:*** Locoidol; ***Fr.:*** Nerisone C; ***Ger.:*** Proctospre†; ***Gr.:*** Nerisona C; ***Hong Kong:*** Colposeptine; Nerisone C; ***Indon.:*** Nerisona Combi; ***Irl.:*** Locoid C; ***Israel:*** Multiderm; ***Ital.:*** Impetex; Nerisona C; ***Mex.:*** Bi-Nerisona; ***Mon.:*** Colposeptine; ***Norw.:*** Locoidol; ***NZ:*** Locoid C; Nerisone C; ***Philipp.:*** Nerisona Combi; ***Pol.:*** Chlorchinaldin H; Gynalgin; Laticort-CH; ***Port.:*** Locoid C†; Nerisona C; Trophoseptine; ***Rus.:*** Gynalgin (Гиналгин); ***Spain:*** Amplidermis†; Claral Plus; ***Switz.:*** Anginazol; ***Turk.:*** Colposeptine; Impetex; Nerisona C; ***UK:*** Locoid C†; ***Ukr.:*** Colposeptine (Колпосептин); Gynalgin (Гиналгин); ***Venez.:*** Binerisona.

Chlortetracycline (*BAN*, *rINN*) 金霉素

Chlortétracycline; Chlortetracyclinum; Clortetraciclina; Klooritetrasykliini; Klortetracyklin. (4S,4aS,5aS,6S,12aS)-7-Chloro-4-dimethylamino-1,4,4a,5,5a,6,11,12a-octahydro-3,6,10,12,12a-pentahydroxy-6-methyl-1,11-dioxonaphthacene-2-carboxamide; 7-Chlorotetracycline.

Хлортетрациклин

$C_{22}H_{23}ClN_2O_8$ = 478.9.

CAS — 57-62-5.

ATC — A01AB21; D06AA02; J01AA03; S01AA02.

ATC Vet — QA01AB21; QD06AA02; QJ01AA03; QJ51AA03; QS01AA02.

UNII — WCK1KIQ23Q.

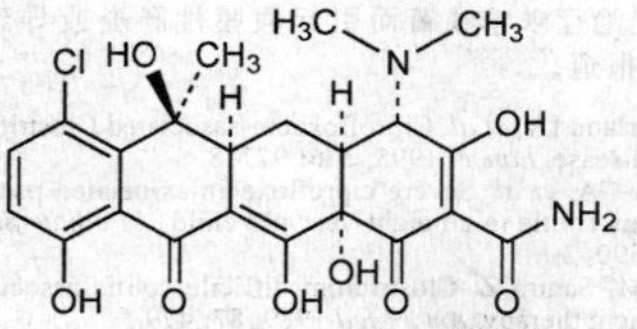

Chlortetracycline Bisulfate (*rINNM*) 金霉素硫酸氢盐

Bisulfato de clortetraciclina; Chlortétracycline, Bisulfate de; Chlortetracycline Bisulphate (*BANM*); Chlortetracyclini Bisulfas.

Хлортетрациклина Бисульфат

UNII — 1D06KZ672I.

Pharmacopoeias. In *US* for veterinary use only.

USP 33 (Chlortetracycline Bisulfate) 贮藏于密闭容器中。避光。

Chlortetracycline Hydrochloride (*BANM*, *rINNM*) 盐酸金霉素

Chlorotetracykliny chlorowodorek; Chlortetraciklino hidrochloridas; Chlortétracycline, chlorhydrate de; Chlortetracyclini hydrochloridum; Chlortetracyklin-hydrochlorid; Hidrocloruro de clortetraciclina; Klooritetrasykliinihydrokloridi; Klórtetraciklin-hidroklorid; Klortetracyklinhydroklorid.

Хлортетрациклина Гидрохлорид

$C_{22}H_{23}ClN_2O_8$,HCl = 515.3.

CAS — 64-72-2.

ATC — A01AB21; D06AA02; J01AA03; S01AA02.

ATC Vet — QA01AB21; QD06AA02; QJ01AA03; QS01AA02.

UNII — O1GX33ON8R.

Pharmacopoeias. In *Chin.*, *Eur.* (see p.vii), *Int.*, and *US.*

Ph. Eur. 6.8 (Chlortetracycline Hydrochloride) 某些金色链霉菌生长过程中产生或由其他途径获得的一种物质的盐酸化物。为黄色粉末。略溶于水和乙醇；可溶于氢氧碱和碳酸盐溶液。1%水溶液的 pH 值为 2.3～3.3。避光。

USP 33 (Chlortetracy cline Hydrochloride) 黄色无味结晶性粉末。可溶于水（1∶75），溶于乙醇（1∶560）；不溶于丙酮、氯仿、二噁烷和乙醚；溶于氢氧碱和碳酸盐溶液。1%水溶液的 pH 值为 2.3～3.3。贮藏于密闭容器中。避光。

简介

金霉素是一种四环素衍生物，其一般性质与四环素（见第329页）相似，通常以盐酸盐的形式局部用药而非口服，制成 1%的眼膏和 3%的皮肤用药膏。与其他四环素类药物相比，金霉素经胃肠道吸收得很少，但有时也与其他四环素衍生物联合口服给药。

制剂

BP 2010: Chlortetracycline Eye Ointment; Chlortetracycline Ointment; ***USP 33:*** Chlortetracycline Hydrochloride Ointment; Chlortetracycline Hydrochloride Ophthalmic Ointment.

专利制剂

Austria: Aureomycin†; ***Belg.:*** Aureomycin; Aureomycine; ***Fr.:*** Aureomycine; ***Ger.:*** Aureomycin; ***Gr.:*** Aureomycin; ***Hong Kong:*** Chlortralim; ***Ital.:*** Aureomicina; ***Malaysia:*** Chlortralim; ***Pol.:*** Chlorocyclinum; ***Port.:*** Aurecil†; Aureodermil†; ***Singapore:*** Chlortralim; ***Spain:*** Aureomicina; Dermosa Aureomicina; ***Thai.:*** Aureomycin; Chlortralim.

多组分制剂 ***Austria:*** Aureocort; ***Braz.:*** Corciclen; ***Ital.:*** Aureocort; Aureomix; ***S.Afr.:*** Tritet†; ***UK:*** Aureocort; Deteclo†.

Ciclacillin (*BAN*, *rINN*) 环己西林

Ciclacilina; Ciclacilline; Ciclacillinum; Ciklacillin; Cyclacillin (*USAN*); Siklasilliini; Wy-4508. (6R)-6-(1-Aminocyclohexanecarboxamido)penicillanic acid.

Циклациллин

$C_{15}H_{23}N_3O_4S$ = 341.4.

CAS — 3485-14-1.

UNII — 72ZJ154X86.

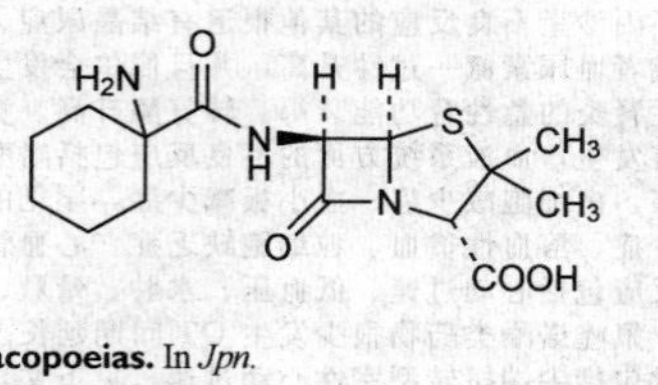

Pharmacopoeias. In *Jpn.*

简介

环己西林是一种氨基青霉素，性质与氨苄西林（见第 194 页）相似，但环己西林在体外的活性通常较弱。

制剂

专利制剂

Braz.: Cilinase†.

Cilastatin Sodium (*BANM*, *USAN*, *rINNM*) 西司他丁钠

Cilastatin sodná sůl; Cilastatina sódica; Cilastatine sodique; Cilastatinnatrium; Cilastatino natrio druska; Cilastatinum natricum; Cilasztatin-nátrium; L-642957; MK-791; Natrii Cilastatinas; Natrii Cilastatinum; Natriumsilastatinaatti; Natriumsilastatinat; Silastatininatrium; Silastatin Sodyum. (Z)-(S)-6-Carboxy-6-[(S)-2,2-dimethylcyclopropanecarboxamido]hex-5-enyl-L-cysteine, monosodium salt.

Натрий Циластатин

$C_{16}H_{25}N_2NaO_5S$ = 380.4.

CAS — 82009-34-5 (cilastatin); 81129-83-1 (cilastatin sodium).

UNII — 5428WXZ74M.

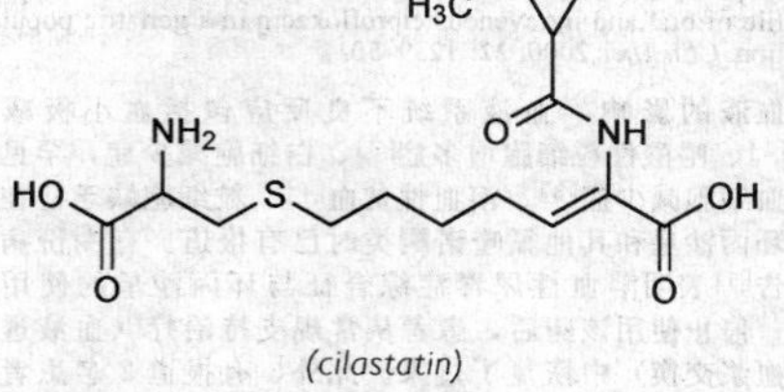

(cilastatin)

Pharmacopoeias. In *Eur.* (see p.vii), *Jpn*, and *US.*

Ph. Eur. 6.8 (Cilastatin Sodium) 白色或浅黄色、吸湿性无定形粉末。极易溶于水和甲醇；略溶于无水乙醇；不溶于丙酮和二氯甲烷；可溶于二甲亚砜。1%水溶液的 pH 值为 6.5～7.5。贮藏于密闭容器中，温度不超过 8℃。

USP 33 (Cilastatin Sodium) 白色或褐色粉末。溶于水和甲醇。1%水溶液的 pH 值为 6.5～7.5。贮藏温度不超过 8℃。

简介

西司他丁是一种脱氢肽酶Ⅰ（位于肾小管刷状缘）抑制剂。该药以钠盐的形式与亚胺培南（见第271页）联合使用，作用是可以抑制后者经肾代谢从而产生在微生物学上没有活性并可能导致肾毒性的产物。这样亚胺培南在尿中的浓度增大，并避免其肾毒性（动物实验显示大剂量亚胺培南可造成肾毒性）的损害。

西司他丁本身并没有抗菌活性，也不影响亚胺培南的抗菌作用。

制剂

USP 33: Imipenem and Cilastatin for Injectable Suspension; Imipenem and Cilastatin for Injection.

多组分制剂 ***Arg.:*** Dixabiox; Imipecil; Imistatin; Klonam; Zienam; ***Austral.:*** Primaxin; ***Austria:*** Zienam; ***Belg.:*** Tienam; ***Braz.:*** Penexil†; Tienam; ***Canad.:*** Primaxin; ***Chile:*** Inem; Tienam; ***Cz.:*** Cilanem; Tienam; ***Denm.:*** Tienam†; ***Fin.:*** Tienam; ***Fr.:*** Tienam; ***Ger.:*** Zienam; ***Gr.:*** Primalix; Primaxin; ***Hong Kong:*** Prepenem; Tienam; ***Hung.:*** Tienam; ***India:*** Cilanem; ***Indon.:*** Pelastin; Tienam; ***Israel:*** Tienam; ***Ital.:*** Imipem; Tenacid; Tienam; ***Malaysia:*** Bacqure; Tienam; ***Mex.:*** Arzomeba†; Iminen; Lemibet; Tienam; ***Neth.:*** Tienam; ***Norw.:*** Tienam; ***NZ:*** Primaxin; ***Philipp.:*** Anipen; Tienam; ***Pol.:*** Tienam; ***Port.:*** Tienam; ***Rus.:*** Grimipenem (Гримипенем); Tienam (Тиенам); ***S.Afr.:*** Tienam; ***Singapore:*** Tienam; ***Spain:*** Tienam; ***Swed.:*** Tienam; ***Switz.:*** Tienam; ***Thai.:*** Bacqure; Prepenem; Tienam; ***Turk.:*** Tienam; ***UK:*** Primaxin; ***USA:*** Primaxin; ***Venez.:*** Zienam.

Cinoxacin (*BAN*, *USAN*, *rINN*) 西诺沙星

64716; Azolinic Acid; Cinoxacine; Cinoxacino; Cinoxacinum; Compound 64716; Sinoksasiini. 1-Ethyl-1,4-dihydro-4-oxo-1,3-dioxolo[4,5-g]cinnoline-3-carboxylic acid.

Циноксацин

$C_{12}H_{10}N_2O_5$ = 262.2.

CAS — 28657-80-9.

ATC — J01MB06.

ATC Vet — QJ01MB06.

UNII — LMK22VUH23.

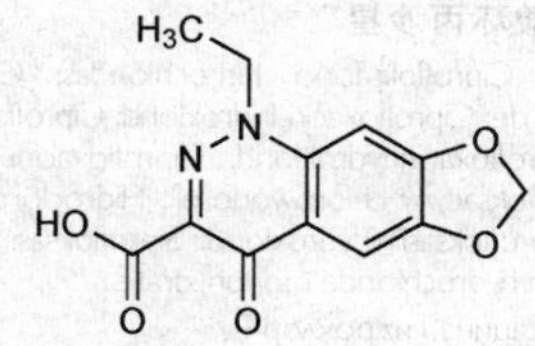

Pharmacopoeias. In *US.*

USP 33 (Cinoxacin) 白色或黄白色、无味结晶性粉末。不溶于水和多数常规有机溶剂；可溶于碱性溶液。贮藏于密闭容器中。

不良反应和注意事项

同萘啶酸，见第288页。

肾功能受损患者需慎用。

1. Stricker BHC, *et al.* Anaphylactic reactions to cinoxacin. *BMJ* 1988; **297:** 1434–5.

药物相互作用

同萘啶酸，见第289页。

抗菌作用

同萘啶酸，见第289页。与萘啶酸存在交叉耐药。

药动学

西诺沙星口服后吸收迅速而完全。单次口服 500mg 后 2～3h 后可达血药峰浓度，大约为 15μg/ml。血浆半衰期为 1～2h。超过 60%的西诺沙星与血浆蛋白结合。

西诺沙星在肝代谢，经肾排泄。单次给药后在 24h 内尿中药物含量超过给药剂量的 95%，其中过半数为原形药物，其余为无活性的代谢产物。单次口服 500mg 西诺沙星后 4h 内，尿中平均药物浓度大约为 300μg/ml。丙磺舒可减少药物的肾排泄，有肾损伤的患者的药物排泄也减少。

用途和用法

西诺沙星是一种 4-喹诺酮类抗菌药，作用和用途与萘啶酸（见第289页）相似。治疗尿路感染的常用剂量是 500mg，每日 2 次口服。预防给药可每日睡前口服一次药物，剂量为 500mg。

在肾损伤中的用法 对肾功能受损的患者，西诺沙星应减少使用剂量。

制剂

USP 33: Cinoxacin Capsules.

专利制剂

Gr.: Cinobactin; Fleryl; Iristan-V; Londolife; Panafen; Simarlen; ***Ital.:*** Cinobac; Cinocil; Cinoxen; Nossacin†; Noxigram†; Uroc; Urocinox; Uronorm†; Uroxacin†; ***USA:*** Cinobac†.

Ciprofloxacin (*BAN*, *USAN*, *rINN*) 环丙沙星

Bay-q-3939; Ciprofloksacinas; Ciprofloxacine; Ciprofloxacino; Ciprofloxacinum; Siprofloksasiini; Siprofloksasin; Siprofloxacin. 1-Cyclopropyl-6-fluoro-1,4-dihydro-4-oxo-7-piperazin-1-ylquinoline-3-carboxylic acid.

Ципрофлоксацин

$C_{17}H_{18}FN_3O_3$ = 331.3.

CAS — 85721-33-1.
ATC — J01MA02; S01AX13; S02AA15; S03AA07.
ATC Vet — QJ01MA02; QS01AX13; QS02AA15; QS03AA07.
UNII — 5E8K9I0O4U.

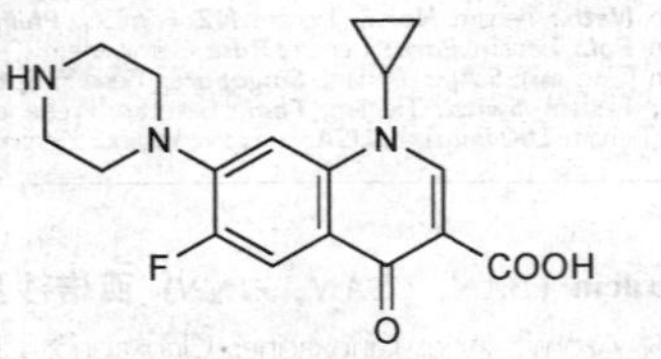

Pharmacopoeias. In *Chin.*, *Eur.* (see p.viii), *Int.*, and *US.*

Ph. Eur. 6.8 (Ciprofloxacin) 淡黄色、轻度吸湿性、结晶性粉末。几乎不溶于水；极微溶于无水乙醇和二氯甲烷。贮藏于密闭容器中。避光。

USP 33 (Ciprofloxacin) 贮藏于25℃密闭容器中，温差允许在15～30℃。避免温度高于40℃。避光。

Ciprofloxacin Hydrochloride (*BANM, USAN, rINNM*) **盐酸环丙沙星**

Bay-o-9867; Ciprofloksacino hidrochloridas; Ciprofloxacine, chlorhydrate de; Ciprofloxacin-hidroklorid; Ciprofloxacin-hydrochlorid; Ciprofloxacinhydroklorid; Ciprofloxacini hydrochloridum; Cyprofloksacyny chlorowodorek; Hidrocloruro de ciprofloxacino; Siprofloksasiinihydrokloridi; Siprofloksasin Hidroklorür. Ciprofloxacin hydrochloride monohydrate.

Ципрофлоксацина Гидрохлорид

$C_{17}H_{18}FN_3O_3,HCl,H_2O = 385.8.$
CAS — 86483-48-9 (anhydrous ciprofloxacin hydrochloride); 86393-32-0 (ciprofloxacin hydrochloride monohydrate).
ATC — S02AA15.
ATC Vet — QS02AA15.
UNII — 4BA73M5E37.

Pharmacopoeias. In *Chin.*, *Eur.* (see p.vii), *Int.*, *US*, and *Viet.*

Ph. Eur. 6.8 (Ciprofloxacin Hydrochloride) 淡黄色、轻度吸湿性、结晶性粉末。溶于水；极微溶于无水乙醇；几乎不溶于丙酮、二氯甲烷、醋酸乙酯；微溶于甲醇。2.5%水溶液的pH值为3.5～4.5。贮藏于密闭容器中。避光。

USP 33 (Ciprofloxacin Hydrochloride) 微黄色至淡黄色晶体。略溶于水；极微溶于无水乙醇；实际上不溶于乙醇和甲醇；几乎不溶于丙酮、乙腈和二氯甲烷和己烷。2.5%水溶液的pH值为3.0～4.5。贮藏于25℃密闭容器中，温差允许在15～30℃。避光。

Ciprofloxacin Lactate (*BANM, rINNM*) **环丙沙星乳酸盐**

Ciprofloxacine, Lactate de; Ciprofloxacini Lactas; Lactato de ciprofloxacino.

Ципрофлоксацина Лактат

$C_{17}H_{18}FN_3O_3,C_3H_6O_3 = 421.4.$
CAS — 97867-33-9.
ATC — S02AA15.
ATC Vet — QS02AA15.
UNII — UEY6XFC224.

配伍禁忌 环丙沙星浸剂在英国注册药品信息上标明的pH值是3.9～4.5，在这个pH值范围内，与化学或物理上不稳定的注射剂有配伍禁忌。已有环丙沙星和其他药物包括一些抗菌药的配伍禁忌的报道[1～5]。

1. Lyall D, Blythe J. Ciprofloxacin lactate infusion. *Pharm J* 1987; **238:** 290.
2. Janknegt R, *et al.* Quinolones and penicillins incompatibility. *DICP Ann Pharmacother* 1989; **23:** 91–2.
3. Goodwin SD, *et al.* Compatibility of ciprofloxacin injection with selected drugs and solutions. *Am J Hosp Pharm* 1991; **48:** 2166–71.
4. Jim LK. Physical and chemical compatibility of intravenous ciprofloxacin with other drugs. *Ann Pharmacother* 1993; **27:** 704–7.
5. Elmore RL, *et al.* Stability and compatibility of admixtures of intravenous ciprofloxacin and selected drugs. *Clin Ther* 1996; **18:** 246–55.

稳定性 环丙沙星溶液暴露在紫外线下会丧失活性，需注意。详见下面的**注意事项**部分。

不良反应

机体对环丙沙星通常有良好的耐受性。环丙沙星以及其他氟喹诺酮类的不良反应和早期的氟喹诺酮类抗菌药如萘啶酸（第288页）非常相似。它们主要涉及消化道，中枢神经系统以及皮肤。

胃肠道功能紊乱包括恶心，呕吐，腹泻和腹痛，消化不良是主要的不良反应。假膜性肠炎、胰腺炎和吞咽困难很少有报道。

头痛、头晕、混乱、失眠和烦躁不安是中枢神经系统最常见的反应。其他包括震颤、困倦、梦魇、视觉和其他感觉障碍、幻觉、精神病性反应、抑郁、惊厥和颅内高压。感觉异常及周围神经病变也有报道。

影响皮肤的超敏反应除了皮疹和瘙痒外，比较少见的有血管炎症、多形性红斑、Stevens-Johnson综合征、中毒性表皮坏死松解症。虽然光敏性反应常见于一些较新型氟喹诺酮类如洛美沙星和司帕沙星，但环丙沙星也可发生。环丙沙星和其他的一些氟喹诺酮类药物还可发生过敏反应。同其他氟喹诺酮类药物一样，可逆性关节痛和肌痛时有发生，已经证实在未成年的动物有关节侵蚀性损害。肌腱损害已有报道。

环丙沙星不良反应的其他报道有结晶尿症、血清肌酸酐或者血尿素氮一过性升高，并且偶尔会发生继发于间质性肾炎的急性肾功能衰竭。转氨酶升高、黄疸和肝炎也有发生，血液系统方面的不良反应包括嗜酸性粒细胞增多、白细胞减少症、血小板减少症，罕见的全血细胞减少症、溶血性贫血、粒细胞缺乏症。心血管系统的不良反应包括心动过速、低血压、水肿、晕厥、潮热和出汗。氟喹诺酮类药物很少发生QT间期延长、室性心律失常包括尖端扭转型室性心动过速（见下文）。

和其他抗菌药一样，某些病原体对环丙沙星是不敏感的。这些微生物包括念珠菌属，艰难梭菌和肺炎链球菌。有一些证据表明氟喹诺酮类药物的使用可能会增加甲氧西林耐药金黄色葡萄球菌和耐万古霉素肠球菌的定植。

注射部位可能会发生疼痛和刺激以及罕有伴随的静脉炎和血栓性静脉炎。

眼部使用环丙沙星的不良反应包括不适、角膜病变、角膜染色、角膜沉淀或浸润以及畏光。

使用含环丙沙星的滴耳液后可发生局部不适、疼痛或瘙痒。

有关氟喹诺酮类药物不良反应[1～7]和环丙沙星不良反应[8,9]的文献综述见下。

1. Lipsky BA, Baker CA. Fluoroquinolone toxicity profiles: a review focusing on newer agents. *Clin Infect Dis* 1999; **28:** 352–64.
2. Ball P, *et al.* Comparative tolerability of the newer fluoroquinolone antibacterials. *Drug Safety* 1999; **21:** 407–21.
3. Rubinstein E. History of quinolones and their side effects. *Chemotherapy* 2001; **47** (suppl 3): 3–8.
4. Leone R, *et al.* Adverse drug reactions related to the use of fluoroquinolone antimicrobials: an analysis of spontaneous reports and fluoroquinolone consumption data from three Italian regions. *Drug Safety* 2003; **26:** 109–20.
5. Stahlmann R, Lode H. Fluoroquinolones in the elderly: safety considerations. *Drugs Aging* 2003; **20:** 289–302.
6. Owens RC, Ambrose PG. Antimicrobial safety: focus on fluoroquinolones. *Clin Infect Dis* 2005; **41** (suppl 2): S144–S157.
7. Mehlhorn AJ, Brown DA. Safety concerns with fluoroquinolones. *Ann Pharmacother* 2007; **41:** 1859–66.
8. Segev S, *et al.* Safety of long-term therapy with ciprofloxacin: data analysis of controlled clinical trials and review. *Clin Infect Dis* 1999; **28:** 299–308.
9. Heyd A, Haverstock D. Retrospective analysis of the safety profile of oral and intravenous ciprofloxacin in a geriatric population. *Clin Ther* 2000; **22:** 1239–50.

对血液的影响 血液系统不良反应包括血小板减少症[1]、嗜酸性粒细胞增多症[2]、白细胞减少症，罕见的全血细胞减少症[3]、溶血性贫血[4]、粒细胞缺乏症在使用环丙沙星和其他氟喹诺酮类时已有报道。有一份病案报告[5]表明溶血性尿毒症综合征与环丙沙星的使用有关；停止使用该药后，患者从常规支持治疗（血液透析和血浆交换）中恢复了过来。此外，有报道2名患者因为使用环丙沙星出现凝血因子Ⅷ和血友病因子短暂减少而导致出血[6]。老年患者在使用莫西沙星治疗后的几天时间内若出现嗜中性粒细胞减少症，需要停用该药物[7]。

1. Starr JA, Ragucci KR. Thrombocytopenia associated with intravenous ciprofloxacin. *Pharmacotherapy* 2005; **25:** 1030–4.
2. Mofredj A, *et al.* Norfloxacin-induced eosinophilia in a cirrhotic patient. *Ann Pharmacother* 2002; **36:** 1107–8.
3. Deng JY, Tovar JM. Pancytopenia with levofloxacin therapy for pelvic inflammatory disease in an otherwise healthy young patient. *Ann Pharmacother* 2006; **40:** 1692–3.
4. Oh YR, *et al.* Levofloxacin-induced autoimmune hemolytic anemia. *Ann Pharmacother* 2003; **37:** 1010–13.
5. Allan DS, *et al.* Ciprofloxacin-associated hemolytic-uremic syndrome. *Ann Pharmacother* 2002; **36:** 1000–1002.
6. Castaman G, Rodeghiero F. Acquired transitory von Willebrand syndrome with ciprofloxacin. *Lancet* 1994; **343:** 492.
7. Chang C-M, *et al.* Moxifloxacin-associated neutropenia in a cirrhotic elderly woman with lower extremity cellulitis. *Ann Pharmacother* 2008; **42:** 580–3.

对心血管系统的影响 延长QT间期[1,2]、有时发展成尖端扭转型室性心动过速[3～8]与环丙沙星和其他氟喹诺酮类药物的使用有关，尽管有一篇综述[9]认为环丙沙星最不可能产生上述影响。一项以患有室性心律失常或心搏停止的患者为基础的后续病例对照研究[10]认为，使用氟喹诺酮类药物能够加重上述病情的危险性。注册药品信息推荐具有患病因素或正在服用其他能够产生这种作用药物的患者，需禁用加替沙星、吉米沙星、左氧氟沙星、洛美沙星、莫西沙星、氧氟沙星和司帕沙星，需慎用诺氟沙星。

1. Noel GJ, *et al.* Effects of three fluoroquinolones on QT interval in healthy adults after single doses. *Clin Pharmacol Ther* 2003; **73:** 292–303.
2. Nykamp DL, *et al.* QTc prolongation associated with combination therapy of levofloxacin, imipramine, and fluoxetine. *Ann Pharmacother* 2005; **39:** 543–6.
3. Frothingham R. Rates of torsades de pointes associated with ciprofloxacin, ofloxacin, levofloxacin, gatifloxacin, and moxifloxacin. *Pharmacotherapy* 2001; **21:** 1468–72.
4. Owens RC, Ambrose PG. Torsades de pointes associated with fluoroquinolones. *Pharmacotherapy* 2002; **22:** 663–8.
5. Bertino JS, *et al.* Gatifloxacin-associated corrected QT interval prolongation, torsades de pointes, and ventricular fibrillation in patients with known risk factors. *Clin Infect Dis* 2002; **34:** 861–3.
6. Amankwa K, *et al.* Torsades de pointes associated with fluoroquinolones: importance of concomitant risk factors. *Clin Pharmacol Ther* 2004; **75:** 242–7.
7. Dale KM, *et al.* Moxifloxacin and torsade de pointes. *Ann Pharmacother* 2007; **41:** 336–40.
8. Knorr JP, *et al.* Ciprofloxacin-induced Q-T interval prolongation. *Am J Health-Syst Pharm* 2008; **65:** 547–51.
9. Owens RC. QT prolongation with antimicrobial agents: understanding the significance. *Drugs* 2004; **64:** 1091–1124.
10. Zambon A, *et al.* Effect of macrolide and fluoroquinolone antibacterials on the risk of ventricular arrhythmia and cardiac arrest: an observational study in Italy using case-control, case-crossover and case-time-control designs. *Drug Safety* 2009; **32:** 159–67.

对胃肠道的影响 使用环丙沙星[1,2]和其他氟喹诺酮类[3～7]治疗艰难梭菌而引起假膜性肠炎或导致二重感染已有报道。

1. McFarland LV, *et al.* Ciprofloxacin-associated Clostridium difficile disease. *Lancet* 1995; **346:** 977–8.
2. Angel CA, *et al.* Severe ciprofloxacin-associated pseudomembranous colitis in an eight-year-old child. *J Pediatr Surg* 2004; **39:** 1590–2.
3. Dan M, Samra Z. Clostridium difficile colitis associated with ofloxacin therapy. *Am J Med* 1989; **87:** 479.
4. Ortiz-de-Saracho J, *et al.* Moxifloxacin-induced Clostridium difficile diarrhea. *Ann Pharmacother* 2003; **37:** 452–3.
5. Gaynes R, *et al.* Outbreak of Clostridium difficile infection in a long-term care facility: association with gatifloxacin use. *Clin Infect Dis* 2004; **38:** 640–5.
6. Pépin J, *et al.* Emergence of fluoroquinolones as the predominant risk factor for Clostridium difficile-associated diarrhea: a cohort study during an epidemic in Quebec. *Clin Infect Dis* 2005; **41:** 1254–60.
7. Gallagher JC, *et al.* Severe pseudomembranous colitis after moxifloxacin use: a case series. *Ann Pharmacother* 2009; **43:** 123–8.

对糖代谢的影响 氟喹诺酮类药物（尤其是加替沙星）对血糖的影响见**加替沙星**，第266页。

对肾脏的影响 一篇关于肾毒性（包括间质性肾炎、急性肾功能衰竭、急性肾小管坏死和结晶尿）与环丙沙星和其他氟喹诺酮类药物关系的文献[1]表明上述严重的毒性极少发生。同时，几乎所有产生急性肾功能衰竭的患者，其年龄均在50岁以上。另一篇文献[2]进一步确认了上述毒性极少发生，同时提出喹诺酮类药物诱导肾毒性的危险因素包括喹诺酮药物的选择、使用过高的剂量、患者年龄、水化不足、其他肾毒性药物的使用或其他可能产生肾损伤的因素（如糖尿病）的存在。

1. Lomaestro BM. Fluoroquinolone-induced renal failure. *Drug Safety* 2000; **22:** 479–85.
2. Montagnac R, *et al.* Les insuffisances rénales aiguës aux quinolones: revue générale à propos d'une observation avec cristallisation liée à la ciprofloxacine. *Nephrol Ther* 2005; **1:** 44–51.

对肝脏的影响 氟喹诺酮类药物包括环丙沙星可能使肝酶水平升高。对大多数患者来说，上述影响是短暂的、可逆的。

更严重的肝毒性包括肝坏死有报道见于环丙沙星[1～6]和其他氟喹诺酮类药物[4,7～15]，但它们极少见发生，在许多情况下都是由于患者年龄过大或有其他共存的条件所致的。

1. Grassmick BK, *et al.* Fulminant hepatic failure possibly related to ciprofloxacin. *Ann Pharmacother* 1992; **26:** 636–9.
2. Sherman O, Beizer JL. Possible ciprofloxacin-induced acute cholestatic jaundice. *Ann Pharmacother* 1994; **28:** 1162–4.
3. Villeneuve J-P, *et al.* Suspected ciprofloxacin-induced hepatotoxicity. *Ann Pharmacother* 1995; **29:** 257–9.
4. Jones SE, Smith RH. Quinolones may induce hepatitis. *BMJ* 1997; **314:** 869.
5. Contreras MÁ, *et al.* Severe ciprofloxacin-induced acute hepatitis. *Eur J Clin Microbiol Infect Dis* 2001; **20:** 434–5.
6. Dichiara AJ, *et al.* Ciprofloxacin-induced acute cholestatic liver injury and associated renal failure: case report and review. *Minerva Gastroenterol Dietol* 2008; **54:** 307–15.
7. González Carro P, *et al.* Fatal subfulminant hepatic failure with ofloxacin. *Am J Gastroenterol* 2000; **95:** 1606.
8. Björnsson E, *et al.* Norfloxacin-induced eosinophilic necrotizing granulomatous hepatitis. *Am J Gastroenterol* 2000; **95:** 3662–4.
9. Spahr L, *et al.* Acute fatal hepatitis related to levofloxacin. *J Hepatol* 2001; **35:** 308–9.
10. Karim A, *et al.* Possible levofloxacin-induced acute hepatocellular injury in a patient with chronic obstructive lung disease. *Clin Infect Dis* 2001; **33:** 2088–90.
11. Soto S, *et al.* Moxifloxacin-induced acute liver injury. *Am J Gastroenterol* 2002; **97:** 1853–4.
12. Coleman CI, *et al.* Possible gatifloxacin-induced fulminant he-

patic failure. *Ann Pharmacother* 2002; **36:** 1162–7.
13. Schwalm J-D, Lee CH. Acute hepatitis associated with oral levofloxacin therapy in a hemodialysis patient. *CMAJ* 2003; **168:** 847–8.
14. Cheung O, *et al.* Gatifloxacin-induced hepatotoxicity and acute pancreatitis. *Ann Intern Med* 2004; **140:** 73–4.
15. Çoban Ş, *et al.* Levofloxacin-induced acute fulminant hepatic failure in a patient with chronic hepatitis B infection. *Ann Pharmacother* 2005; **39:** 1737–40.

对骨骼肌系统的影响 使用氟喹诺酮类抗菌药时常会发生可逆性关节痛[1]；已证明在未成年的动物有关节侵蚀的发生。有一例报道称使用培氟沙星可能诱发一个17岁的年轻人的破坏性关节病[2]。关于儿童和青少年使用氟喹诺酮类药物的讨论，见下文**注意事项**下的**儿童**。

最近一直有氟喹诺酮类药物相关的肌腱炎和肌腱断裂的报道[3~7]。到1995年7月，英国CSM[5]已经收到21例使用这类抗菌药导致肌腱损伤的报道，常见的受伤部位是跟骨肌腱，其中11例与环丙沙星有关，10例与氧氟沙星有关。在随后一组46776例从1992年7月到1998年6月间使用氟喹诺酮类药物的病例对照研究中发现[8]，704人患跟腱炎，38人患跟腱断裂；跟骨肌腱障碍与当前药物使用的修正相对危险系数是1.9。肌腱损害会随着皮质激素的使用增加，并且通常会随着年龄的增加而增加[5]：病例对照研究发现[8]，相对危险系数在那些年龄在60岁或者以上的使用者升高到3.2，在这些年龄并且使用皮质激素则升高至6.2。另一项从英国不同的实践数据库选取1988年至1998年间病例的对照研究[9]报道了相似的研究发现，并指出与其他氟喹诺酮类药物相比，氧氟沙星是导致肌腱损害的高危因素。综合了1966年到2001年间相关病例的一篇综述[10]揭示了98例氟喹诺酮类药物相关的肌腱损害。其中，36例与培氟沙星有关，25例与环丙沙星有关，6例与氧氟沙星有关。肾疾病或肾损伤也被认为是一个危险因素。

发病进程常常是迅速地：在开始治疗的48h内断裂已经发生[11]。然而，它也可能在治疗已经完成后发生，甚至是治疗完成后几个月还有可能发生。CSM[5]警告在出现最初的疼痛和炎症时应该停止使用该氟喹诺酮药物，并且让患肢休息直到肌腱的症状缓解。其他国家也发布了类似的警告，但相关的病例仍屡有报道[12,13]。在美国，FDA要求在药品说明书中加入警告：氟喹诺酮类药物能够增加60岁以上的老年患者，肾、心脏、肺移植患者和伴皮质激素治疗患者使用的危险性[14]。

使用氟喹诺酮类药物引起患者横纹肌溶解也有报道[15,16]，包括使用左氧氟沙星治疗后一位患者出现死亡[15]。使用环丙沙星后，患者出现无横纹肌溶解的急性肌痛也有报道[17]。

1. Alfaham M, *et al.* Arthropathy in a patient with cystic fibrosis taking ciprofloxacin. *BMJ* 1987; **295:** 699.
2. Chevalier X, *et al.* A case of destructive polyarthropathy in a 17-year-old youth following pefloxacin treatment. *Drug Safety* 1992; **7:** 310–14.
3. Huston KA. Achilles tendinitis and tendon rupture due to fluoroquinolone antibiotics. *N Engl J Med* 1994; **331:** 748.
4. Szarfman A, *et al.* More on fluoroquinolone antibiotics and tendon rupture. *N Engl J Med* 1995; **332:** 193.
5. CSM/MCA. Tendon damage associated with quinolone antibiotics. *Current Problems* 1995; **21:** 8.
6. Carrasco JM, *et al.* Tendinitis associated with ciprofloxacin. *Ann Pharmacother* 1997; **31:** 120.
7. Mathis AS, *et al.* Levofloxacin-associated Achilles tendon rupture. *Ann Pharmacother* 2003; **37:** 1014–17.
8. van der Linden PD, *et al.* Fluoroquinolones and risk of Achilles tendon disorders: case-control study. *BMJ* 2002; **324:** 1306–7.
9. van der Linden PD, *et al.* Increased risk of Achilles tendon rupture with quinolone antibacterial use, especially in elderly patients taking oral corticosteroids. *Arch Intern Med* 2003; **163:** 1801–7.
10. Khaliq Y, Zhanel GG. Fluoroquinolone-associated tendinopathy: a critical review of the literature. *Clin Infect Dis* 2003; **36:** 1404–10.
11. CSM/MCA. Reminder: fluoroquinolone antibiotics and tendon disorders. *Current Problems* 2002; **28:** 3–4.
12. Adverse Drug Reactions Advisory Committee (ADRAC). Fluoroquinolone antibiotics: remember tendon disorders. *Aust Adverse Drug React Bull* 2006; **25:** 3. Also available at: http://www.tga.health.gov.au/adr/aadrb/aadr0602.pdf (accessed 12/07/06)
13. Akali AU, Niranjan NS. Management of bilateral Achilles tendon rupture associated with ciprofloxacin: a review and case presentation. *J Plast Reconstr Aesthet Surg* 2008; **61:** 830–4.
14. FDA. Fluoroquinolone Antimicrobial Drugs [ciprofloxacin (marketed as Cipro and generic ciprofloxacin), ciprofloxacin extended release (marketed as Cipro XR and Proquin XR), gemifloxacin (marketed as Factive), levofloxacin (marketed as Levaquin), moxifloxacin (marketed as Avelox), norfloxacin (marketed as Noroxin), and ofloxacin (marketed as Floxin and generic ofloxacin)] (issued 8th July, 2008).
Available at: http://www.fda.gov/cder/drug/InfoSheets/HCP/fluoroquinolonesHCP.htm (accessed 12/08/08)
15. Petitjeans F, *et al.* A case of rhabdomyolysis with fatal outcome after a treatment with levofloxacin. *Eur J Clin Pharmacol* 2003; **59:** 779–80.
16. Hsiao S-H, *et al.* Acute rhabdomyolysis associated with ofloxacin/levofloxacin therapy. *Ann Pharmacother* 2005; **39:** 146–9.
17. Eisele S, *et al.* Ciprofloxacin-related acute severe myalgia necessitating emergency care treatment: a case report and review of the literature. *Int J Clin Pharmacol Ther* 2009; **47:** 165–8.

对神经系统的影响 到1991年，英国CSM[1]已经接到26例与环丙沙星使用相关的抽搐，1例与诺氟沙星相关，1例与氧氟沙星相关。抽搐不仅发生在有癫痫病史的患者，而且既往没有抽搐病史的患者也会发生。使用加替沙星[2]和左氧氟沙星[3,4]引起患者癫痫全身发作也有报道。癫痫发作也可能与环丙沙星滴耳液的使用有关[5]。关于65岁及以上患者的5份病例报告[2~5]显示，1名有癫痫史（尽管不确定）[2]，3名有慢性肾衰[3~5]，1名两种疾病均没有[3]。在1名甲状腺功能亢进症患者身上亦有与环丙沙星相关的癫痫发生[6]。

其他与环丙沙星相关的中枢毒性报道包括嗜酸细胞性脑膜炎[7]、谵妄[8]和急性精神病[9,10]。末梢神经病变[11]、感觉迟钝[12]、紧张症[13]（与左氧氟沙星合用时也会发生[14]）、轻偏瘫[15]、耳鸣[16]等也有报道。在使用环丙沙星滴眼液的患者身上出现了急性精神症[17]。一篇综述[18]报道躁狂反应的发生与某些抗菌药包括环丙沙星和氧氟沙星的使用有关。

睡眠障碍[19]以及使用氧氟沙星所致的Tourette样综合征[20]也有报道。使用加替沙星后，有报道患者出现共济失调[21]和幻觉症[22]。在一份病例报告中，一名老年妇女咽下单剂量的吉米沙星后，出现了急性脑病变[23]。

1. CSM. Convulsions due to quinolone antimicrobial agents. *Current Problems 32* 1991.
2. Quigley CA, Lederman JR. Possible gatifloxacin-induced seizure. *Ann Pharmacother* 2004; **38:** 235–7.
3. Kushner JM, *et al.* Seizures associated with fluoroquinolones. *Ann Pharmacother* 2001; **35:** 1194–8.
4. Christie MJ, *et al.* Generalized seizure and toxic epidermal necrolysis following levofloxacin exposure. *Ann Pharmacother* 2005; **39:** 953–5.
5. Orr CF, Rowe DB. Eardrop attacks: seizures triggered by ciprofloxacin eardrops. *Med J Aust* 2003; **178:** 343.
6. Agbaht K, *et al.* Ciprofloxacin-associated seizures in a patient with underlying thyrotoxicosis: case report and literature review. *Int J Clin Pharmacol Ther* 2009; **47:** 303–10.
7. Asperilla MO, *et al.* Eosinophilic meningitis associated with ciprofloxacin. *Am J Med* 1989; **87:** 589–90.
8. Jay GT, Fitzgerald JM. Ciprofloxacin-induced delirium. *Ann Pharmacother* 1997; **31:** 252.
9. McCue JD, Zandt JR. Acute psychoses associated with the use of ciprofloxacin and trimethoprim-sulfamethoxazole. *Am J Med* 1991; **90:** 528–9.
10. Reeves RR. Ciprofloxacin-induced psychosis. *Ann Pharmacother* 1992; **26:** 930–1.
11. Aoun M, *et al.* Peripheral neuropathy associated with fluoroquinolones. *Lancet* 1992; **340:** 127.
12. Zehnder D, *et al.* Painful dysaesthesia with ciprofloxacin. *BMJ* 1995; **311:** 1204.
13. Akhtar S, Ahmad H. Ciprofloxacin-induced catatonia. *J Clin Psychiatry* 1993; **54:** 115–16.
14. Youssef NA, *et al.* Levofloxacin-induced catatonia. *Prog Neuropsychopharmacol Biol Psychiatry* 2009; **33:** 741–2.
15. Rosolen A, *et al.* Acute hemiparesis associated with ciprofloxacin. *BMJ* 1994; **309:** 1411.
16. Paul J, Brown NM. Tinnitus and ciprofloxacin. *BMJ* 1995; **311:** 232.
17. Tripathi A, *et al.* Acute psychosis following the use of topical ciprofloxacin. *Arch Ophthalmol* 2002; **120:** 665–6.
18. Abouesh A, *et al.* Antimicrobial-induced mania (antibiomania): a review of spontaneous reports. *J Clin Psychopharmacol* 2002; **22:** 71–81.
19. Upton C. Sleep disturbance in children treated with ofloxacin. *BMJ* 1994; **309:** 1411.
20. Thomas RJ, Reagan DR. Association of a Tourette-like syndrome with ofloxacin. *Ann Pharmacother* 1996; **30:** 138–41.
21. Mohan N, *et al.* Oral gatifloxacin-induced ataxia. *Am J Health-Syst Pharm* 2002; **59:** 1894.
22. Adams M, Tavakoli H. Gatifloxacin-induced hallucinations in a 19-year-old man. *Psychosomatics* 2006; **47:** 360.
23. Barrett MJ, Login IS. Gemifloxacin-associated neurotoxicity presenting as encephalopathy. *Ann Pharmacother* 2009; **43:** 782–4.

超敏反应 超敏反应和皮肤不良反应与环丙沙星及其他氟喹诺酮类有关。相关的报道包括过敏反应（有时常常是致命的，可能发生在首剂后）[1~4]、血清疾病[5]、Stevens-Johnson综合征[6]、中毒性表皮坏死松解症（有时是致命的）[7~13]、喉头水肿[14]和血管炎[15~17]。氧氟沙星相关的致命性血管炎已有报道[18]。辐射召回反应也有报道[19,20]。

1. Assouad M, *et al.* Anaphylactoid reactions to ciprofloxacin. *Ann Intern Med* 1995; **122:** 396–7.
2. Smythe MA, Cappelletty DM. Anaphylactoid reaction to levofloxacin. *Pharmacotherapy* 2000; **20:** 1520–3.
3. Ho DY, *et al.* Anaphylactoid reaction to ciprofloxacin. *Ann Pharmacother* 2003; **37:** 1018–23.
4. Sachs B, *et al.* Fluoroquinolone-associated anaphylaxis in spontaneous adverse drug reaction reports in Germany: differences in reporting rates between individual fluoroquinolones and occurrence after first-ever use. *Drug Safety* 2006; **29:** 1087–1100.
5. Slama TG. Serum sickness-like illness associated with ciprofloxacin. *Antimicrob Agents Chemother* 1990; **34:** 904–5.
6. Hällgren J, *et al.* Stevens-Johnson syndrome associated with ciprofloxacin: a review of adverse cutaneous events reported in Sweden as associated with this drug. *J Am Acad Dermatol* 2003; **49** (suppl): S267–S269.
7. Yerasi AB, Oertel MD. Ciprofloxacin-induced toxic epidermal necrolysis. *Ann Pharmacother* 1996; **30:** 297.
8. Livasy CA, Kaplan AM. Ciprofloxacin-induced toxic epidermal necrolysis: a case report. *Dermatology* 1997; **195:** 173–5.
9. Melde SL. Ofloxacin: a probable cause of toxic epidermal necrolysis. *Ann Pharmacother* 2001; **35:** 1388–90.
10. Sahin MT, *et al.* Norfloxacin-induced toxic epidermal necrolysis. *Ann Pharmacother* 2005; **39:** 768–70.
11. Christie MJ, *et al.* Generalized seizure and toxic epidermal necrolysis following levofloxacin exposure. *Ann Pharmacother* 2005; **39:** 953–5.
12. Islam AFMS, Rahman MS. Levofloxacin-induced fatal toxic epidermal necrolysis. *Ann Pharmacother* 2005; **39:** 1136–7.
13. Davila G, *et al.* Toxic epidermal necrolysis induced by levofloxacin. *Ann Allergy Asthma Immunol* 2009; **102:** 441–2.
14. Baciewicz AM, *et al.* Laryngeal edema related to ciprofloxacin therapy. *Ann Pharmacother* 1992; **26:** 1456.
15. Choe U, *et al.* Ciprofloxacin-induced vasculitis. *N Engl J Med* 1989; **320:** 257–8.
16. Stubbings J, *et al.* Cutaneous vasculitis due to ciprofloxacin. *BMJ* 1992; **305:** 29.
17. Drago F, *et al.* Henoch-Schönlein purpura induced by fluoroquinolones. *Br J Dermatol* 1994; **131:** 448.
18. Pace JL, Gatt P. Fatal vasculitis associated with ofloxacin. *BMJ* 1989; **299:** 658.
19. Cho S, *et al.* Radiation recall reaction induced by levofloxacin. *J Drugs Dermatol* 2008; **7:** 64–7.
20. Jain S, *et al.* Radiation recall dermatitis with gatifloxacin: a review of literature. *J Med Imaging Radiat Oncol* 2008; **52:** 191–3.

二重感染 患者接受环丙沙星治疗导致重复感染引起的链球菌肺炎已经有报道[1~3]。艰难梭菌相关的重复感染以及伴随的假膜性肠炎的参考文献详见上文**对胃肠道的影响**项下内容。

真菌性外耳炎与含氟喹诺酮类药物的滴耳液的使用有关[4]。

1. Righter J. Pneumococcal meningitis during intravenous ciprofloxacin therapy. *Am J Med* 1990; **88:** 548.
2. Gordon JJ, Kauffman CA. Superinfection with Streptococcus pneumoniae during therapy with ciprofloxacin. *Am J Med* 1990; **89:** 383–4.
3. Lee BL, *et al.* Infectious complications with respiratory pathogens despite ciprofloxacin therapy. *N Engl J Med* 1991; **325:** 520–1.
4. Schrader N, Isaacson G. Fungal otitis externa: its association with fluoroquinolone eardrops. *Pediatrics* 2003; **111:** 1123.

注意事项

有癫痫以及中枢神经系统障碍史的患者，在使用环丙沙星时须谨慎。肾功能受损、G6PD缺陷症和重症肌无力患者也需慎用。由于存在结晶尿症的风险，在使用环丙沙星治疗时需要摄入适量的液体并避免尿液碱性过高。

与萘啶酸一样，环丙沙星及氟喹诺酮类抗菌药已经证明可致幼小动物承重关节出现退化性变化，在英国注册药品信息上注明这些药物不能用于18岁以下儿童（见下文）、妊娠妇女和哺乳妇女（见下文），除非获益大于风险。氟喹诺酮类发生肌腱损害很罕见（详见上文**对骨骼肌系统的影响**）。如果患者出现肌腱疼痛，炎症或断裂，治疗应停止；这些患者以后禁忌使用喹诺酮类药物。

应避免暴露在强烈的阳光或日光灯下面。环丙沙星可能会损害驾驶或机械操作能力，尤其是在饮酒后。

一些喹诺酮类药物可能会引起QT间期延长（见上文**对心血管系统的影响**），应避免或谨慎用于长QT症或具有相关危险因素（如电解质紊乱、心动过缓或原有心脏病）的患者。部分药物也可能增加其危险性（见下文**药物相互作用**）。

因为存在高水平的耐药，环丙沙星和其他氟喹诺酮类应避免在耐甲氧西林金黄色葡萄球菌感染时使用。

儿童 由于环丙沙星和其他氟喹诺酮类药物在幼小动物的承重关节可引起退行性改变，只有在证实其使用的好处优于风险时才可以用于儿童和青少年[1~3]。例如，在一些国家，环丙沙星用于预防和治疗肺型炭疽，也用于治疗18岁以下儿童的某些感染（见下文**用途和用法**）。

一项涉及500名儿童和青少年的比较研究[2]发现使用氟喹诺酮类药物（环丙沙星、氧氟沙星或培氟沙星）后肌肉和骨骼不良反应的发生率（10/264）要高于使用其他抗菌药（1/237）的患儿。在使用氟喹诺酮类药物的患儿中，不良反应主要为关节痛（可逆的），最常见于使用培氟沙星治疗的患儿。

1. Burstein GR, *et al.* Ciprofloxacin for the treatment of uncomplicated gonorrhea infection in adolescents: does the benefit outweigh the risk? *Clin Infect Dis* 2002; **35** (suppl 2): S191–S199.
2. Chalumeau M, *et al.* Fluoroquinolone safety in pediatric patients: a prospective, multicenter, comparative cohort study in France. Abstract: *Pediatrics* 2003; **111:** 1427–8. Full version: http://pediatrics.aappublications.org/cgi/reprint/111/6/e714 (accessed 01/11/06)
3. American Academy of Pediatrics Committee on Infectious Diseases. The use of systemic fluoroquinolones. *Pediatrics* 2006; **118:** 1287–92.

哺乳 哺乳的母亲每日接受环丙沙星500mg治疗持续10天[1]，环丙沙星在体外血清中也无法检测出。另一项涉及30名终止妊娠的妇女研究显示[2]，她们中每10人一组每日分别接受环丙沙星、氧氟沙星、培氟沙星治疗，一次给药2h后发现，所有3种药物都富集在母乳中，其浓度比同期血清浓度高出75%。其结论是，考虑到氟喹诺酮类药物已被证实可导致幼小动物关节病，如果哺乳女性用药，应权衡其潜在的利益与风险。出于同样的原因，American Academy of Pediatrics[3]认为环丙沙星通常适合哺乳女性使用。

1. Gardner DK, *et al.* Simultaneous concentrations of ciprofloxacin in breast milk and in serum in mother and breast-fed infant. *Clin Pharm* 1992; **11:** 352–4.
2. Giamarellou H, *et al.* Pharmacokinetics of three newer quinolones in pregnant and lactating women. *Am J Med* 1989; **87** (suppl 5A): 49S–51S.
3. American Academy of Pediatrics. The transfer of drugs and other chemicals into human milk. *Pediatrics* 2001; **108:** 776–89. [Retired May 2010] Correction. *ibid.*; 1029. Also available at: http://aappolicy.aappublications.org/cgi/content/full/pediatrics%3b108/3/776 (accessed 25/05/04)

紫外线照射 已有报道环丙沙星溶液经紫外线照射后失去抗菌活性[1]。除了可能的光敏反应外，患者暴露于透过窗户玻璃的阳光或更长波长的紫外线时，皮肤和循环系统的环丙沙星水平均被预测下降[1]。

1. Phillips G, *et al.* The loss of antibiotic activity of ciprofloxacin by photodegradation. *J Antimicrob Chemother* 1990; **26:** 783–9.

重症肌无力 有报告氟喹诺酮类可加剧重症肌无力患者的症状[1]。另有一例亚临床阶段的重症肌无力患者[2]，使用环丙沙星后出现临床症状。其他喹诺酮类药物（包括诺氟沙星[3]、氧氟沙星[4]、培氟沙星[5]）加重重症肌无力的病例也已有报道。

1. Moore B, *et al.* Possible exacerbation of myasthenia gravis by ciprofloxacin. *Lancet* 1988; **i:** 882.
2. Mumford CJ, Ginsberg L. Ciprofloxacin and myasthenia gravis. *BMJ* 1990; **301:** 818.
3. Rauser EH, *et al.* Exacerbation of myasthenia gravis by norfloxacin. *DICP Ann Pharmacother* 1990; **24:** 207–8.
4. Azevedo E, *et al.* Probable exacerbation of myasthenia gravis by ofloxacin. *J Neurol* 1993; **240:** 508.
5. Vial T, *et al.* Aggravation d'une myasthénie sous péfloxacine. *Rev Neurol (Paris)* 1995; **151:** 286–7.

药物相互作用

氟喹诺酮类药物包括环丙沙星能够抑制细胞色素P450同工酶CYP1A2，并能增加被这种同工酶代谢的药物（如氯氮平、罗匹尼罗、茶碱和替扎尼定）的血药浓度。禁止将环丙沙星和替扎尼定一起使用，在减少剂量并监测血药浓度的情况下可将茶碱与环丙沙星一起使用。如果能够进行适当的临床监测并在必要时进行剂量调整，可将氯氮平或罗匹尼罗与环丙沙星一起使用。

据报道，环丙沙星能够增强口服抗凝血药（如华法林）和口服降糖药格列苯脲的作用。在服用格列苯脲的患者中发生过严重的低血糖，这种情况有时是致命的。环丙沙星能够抑制甲氨蝶呤的肾小管分泌作用，进而增加其毒性。

丙磺舒能够减少环丙沙星或相关药物的排泄，进而增加其血药浓度。阳离子如铝、钙、镁或铁可减少环丙沙星或相关药物的吸收。与组胺 H_2 受体拮抗药一起使用时，氟喹诺酮类药动学会被改变，可能与胃液 pH 改变有关，但似乎没有太大的临床意义。

当环丙沙星与环孢素合用时，血清肌酐会短暂升高；推荐对血清肌酐浓度进行监测。服用环丙沙星的患者若同时服用苯妥英，可改变后者的血药浓度。

关于上述药物相互作用的细节，见下文。

一些喹诺酮类药物有延长 QT 间期（见上文**对心血管系统的影响**）的潜在风险，服用Ⅰa类抗心律失常药（如奎尼丁和普鲁卡因胺）或Ⅲ类抗心律失常药（如胺碘酮和索他洛尔）的患者需禁用。此外，与其他具有此作用的药物（如抗组胺药阿司咪唑和特非那定、西沙必利、红霉素、戊烷脒、吩噻嗪类、三环抗抑郁药）合用时，需谨慎。

环丙沙星的物理或化学不兼容性见上文。

镇痛药 芬布芬与氟喹诺酮类联合使用，可能会增加氟喹诺酮类药物中枢神经系统不良反应的发生。综述[1,2]提示，日本监管当局报告的惊厥病例与使用芬布芬和依诺沙星有关。英国 CSM[3]已认识到氟喹诺酮类药物和 *NSAIDs* 的相互作用可能造成惊厥；到 1991 年为止，已有 3 例类似不良反应被报告。此外，神经不良反应还见于一名接受茶普生和氯喹治疗同时使用环丙沙星的患者，当撤除抗风湿药时，神经不良反应症状减弱[4]。

环丙沙星也与阿片类镇痛药有相互作用；肌内注射阿片全碱可显著减少手术前口服环丙沙星的血清峰浓度[5]。在英国，环丙沙星注册药品信息上建议，如果使用环丙沙星预防外科感染，麻醉前不应该使用类阿片药物。

1. Janknegt R. Drug interactions with quinolones. *J Antimicrob Chemother* 1990; **26** (suppl D): 7–29.
2. Christ W. Central nervous system toxicity of quinolones: human and animal findings. *J Antimicrob Chemother* 1990; **26** (suppl B): 219–25.
3. CSM. Convulsions due to quinolone antimicrobial agents. *Current Problems 32* 1991.
4. Rollof J, Vinge E. Neurologic adverse effects during concomitant treatment with ciprofloxacin, NSAIDs, and chloroquine: possible drug interaction. *Ann Pharmacother* 1993; **27:** 1058–9.
5. Morran C, *et al.* Brief report: pharmacokinetics of orally administered ciprofloxacin in abdominal surgery. *Am J Med* 1989; **87** (suppl 5A): 86S–88S.

抗酸药和金属离子 含有铝，镁的抗酸药或钙、铁和锌盐都会减少环丙沙星和其他氟喹诺酮类的吸收[1]。硫糖铝在胃内释放铝离子从而减少环丙沙星[2,3]和其他氟喹诺酮类如诺氟沙星[4]、氧氟沙星和司帕沙星[5]的吸收。此外，抗酸药或口服铁制剂可拮抗肠腔内氟喹诺酮类的抗菌活性[6]。高钙含量的乳制品也会干扰一些氟喹诺酮类药物的吸收[7~9]。含有阳离子的胃肠营养剂，亦可减少环丙沙星的吸收[10]。有报告使用可咀嚼的、含有铝和镁离子缓冲成分的去羟肌苷片剂后，会减少环丙沙星生物利用度[11]。

在服用上述产品之前，至少应提前 2h 口服环丙沙星；或在服用了上述产品 6h 之后再口服环丙沙星；其他氟喹诺酮类药物也类似。

1. Lomaestro BM, Bailie GR. Absorption interactions with fluoroquinolones: 1995 update. *Drug Safety* 1995; **12:** 314–33.
2. Garrelts JC, *et al.* Sucralfate significantly reduces ciprofloxacin concentrations in serum. *Antimicrob Agents Chemother* 1990; **34:** 931–3.
3. Van Slooten AD, *et al.* Combined use of ciprofloxacin and sucralfate. *DICP Ann Pharmacother* 1991; **25:** 578–82.
4. Parpia SH, *et al.* Sucralfate reduces the gastrointestinal absorption of norfloxacin. *Antimicrob Agents Chemother* 1989; **33:** 99–102.
5. Kamberi M, *et al.* The effect of staggered dosing of sucralfate on oral bioavailability of sparfloxacin. *Br J Clin Pharmacol* 2000; **49:** 98–103.
6. Lewin CS, Smith JT. 4-Quinolones and multivalent ions. *J Antimicrob Chemother* 1990; **26:** 149.
7. Neuvonen PJ, *et al.* Interference of dairy products with the absorption of ciprofloxacin. *Clin Pharmacol Ther* 1991; **50:** 498–502.
8. Kivistö KT, *et al.* Inhibition of norfloxacin absorption by dairy products. *Antimicrob Agents Chemother* 1992; **36:** 489–91.
9. Neuvonen PJ, Kivistö KT. Milk and yoghurt do not impair the absorption of ofloxacin. *Br J Clin Pharmacol* 1992; **33:** 346–8.
10. Healy DP, *et al.* Ciprofloxacin absorption is impaired in patients given enteral feedings orally and via gastrostomy and jejunostomy tubes. *Antimicrob Agents Chemother* 1996; **40:** 6–10.
11. Sahai J, *et al.* Cations in the didanosine tablet reduce ciprofloxacin bioavailability. *Clin Pharmacol Ther* 1993; **53:** 292–7.

抗菌药 同时使用环丙沙星静脉制剂和阿洛西林，可导致更高和更长时间的血清环丙沙星浓度[1]。当莫西沙星与利福平和异烟肼联合应用以治疗结核病时，其血药浓度明显下降[2]。

1. Barriere SL, *et al.* Alteration in the pharmacokinetic disposition of ciprofloxacin by simultaneous administration of azlocillin. *Antimicrob Agents Chemother* 1990; **34:** 823–6.
2. Nijland HMJ, *et al.* Rifampicin reduces plasma concentrations of moxifloxacin in patients with tuberculosis. *Clin Infect Dis* 2007; **45:** 1001–7.

抗凝血药 有报道环丙沙星和其他氟喹诺酮类药物能增强口服抗凝血药的抗凝作用。见**华法林**，第1371页。

抗糖尿病药 服用环丙沙星可升高患者体内格列本脲浓度的参考文献，见第442页。

抗癫痫药 参考环丙沙星对血清苯妥英钠浓度影响的不一致的报道，见第476页。

抗真菌药 氟康唑和左氧氟沙星都可引起 QT 间期延长。曾报道一个血液透析患者，静脉同时使用左氧氟沙星和氟康唑后，出现偶发尖端扭转型室性心动过速[1]。

1. Gandhi PJ, *et al.* Fluconazole- and levofloxacin-induced torsades de pointes in an intensive care unit patient. *Am J Health-Syst Pharm* 2003; **60:** 2479–83.

抗偏头痛药 建议使用环丙沙星治疗时减少佐米曲坦的用量，见第598页。

抗肿瘤药 细胞毒性化疗会减少口服环丙沙星的吸收[1]。

有关环丙沙星对环磷酰胺药动学的影响，见第671页。

1. Johnson EJ, *et al.* Reduced absorption of oral ciprofloxacin after chemotherapy for haematological malignancy. *J Antimicrob Chemother* 1990; **25:** 837–42.

抗病毒药 环丙沙星和膦甲酸都可以引起抽搐，有 2 例患者同时使用两种药后出现全身性强直-阵挛发作（大发作）[1]。

可咀嚼制酸剂去羟肌苷片降低环丙沙星的生物利用度的参考文献参见上文**抗酸药和金属离子**。

1. Fan-Havard P, *et al.* Concurrent use of foscarnet and ciprofloxacin may increase the propensity for seizures. *Ann Pharmacother* 1994; **28:** 869–72.

抗焦虑药 有关环丙沙星对地西泮、咪达唑仑和替马西泮药动学影响的文献，见**地西泮**，第960页。

免疫抑制药 氟喹诺酮类与环孢素的可能相互作用参见第1742页。一份研究报告显示，当单独应用诺氟沙星或诺氟沙星与甲硝唑合用时，会降低霉酚酸酯的血药物浓度，参见**抗菌药**，第1753页。

肌肉松弛药 有关环丙沙星增加替扎尼定血药浓度的报道，见第1809页。

嘌呤 环丙沙星和其他氟喹诺酮类会程度不一地减少茶碱（第1105页）和咖啡因（第1080页）的清除率。一例患者同时给予环丙沙星和茶碱时出现癫痫发作[1]，但该患者的血清茶碱浓度正常。

1. Bader MB. Role of ciprofloxacin in fatal seizures. *Chest* 1992; **101:** 883–4.

抗菌作用

环丙沙星是通过抑制细菌 DNA 复制必不可少的 DNA 旋转酶和拓扑异构酶 IV 而杀菌的。与非氟喹诺酮药物萘啶酸相比，它在体外有更广泛的抗菌谱且更有效，尽管它对许多之前敏感的物种和菌株产生了耐药性。酸性介质和尿液可减少其活性。

抗菌谱

- 针对革兰阴性需氧菌，环丙沙星对包括大肠埃希菌、柠檬酸菌、肠杆菌属、克雷伯菌、变形杆菌、普罗维登菌、沙门菌、沙雷菌、志贺菌、耶尔森菌属等肠杆菌科有体外抗菌活性。

  对铜绿假单胞菌和淋球菌有活性。流感嗜血杆菌、卡他莫拉菌（黏膜炎布兰汉球菌）和脑膜炎奈瑟菌都很敏感。

  其他报道的对环丙沙星敏感的革兰阴性需氧菌还包括阴道加德纳菌、幽门螺杆菌、军团菌、多杀巴斯德菌、弧菌等。环丙沙星对不动杆菌、弯曲菌和布氏杆菌的活性报道不一。
- 在革兰阳性需氧菌中，环丙沙星对包括产青霉素酶与非产青霉素酶的葡萄球菌敏感，并对部分耐甲氧西林菌株敏感。对链球菌尤其是肺炎链球菌和肠球菌的敏感性较差。

  其他在体外对环丙沙星敏感的革兰阳性菌是芽孢杆菌；环丙沙星对棒状杆菌的抗菌活性报道不一。
- 虽然一些梭状芽孢杆菌可能敏感，但大多数厌氧菌如脆弱类杆菌和艰难梭菌都对环丙沙星耐药。
- 环丙沙星对分枝杆菌、支原体、立克次体、沙眼衣原体和解脲支原体有一定抗菌活性。

获得性耐药 在使用环丙沙星治疗的过程中，出现了耐药菌株，尤其是耐甲氧西林金黄色葡萄球菌、铜绿假单胞菌、大肠埃希菌、肺炎杆菌、空肠弯曲菌、淋病奈瑟菌和肺炎链球菌；然而，在不同地方，其耐药谱是不同的。虽然最近提到细胞质介导的耐药，但环丙沙星耐药性的产生通常是由染色体介导的。

药动学

环丙沙星从胃肠道迅速良好吸收。口服生物利用度为 70%～80%，剂量为 500mg 口服 1～2h 后血浆峰浓度约 2.4μg/ml。进食可能推迟吸收时间，但不会明显影响口服生物利用度。

血浆蛋白结合率为 20%～40%。环丙沙星广泛分布于人体组织，有良好的组织穿透性。它可透过血脑屏障，但在炎症脑脊液的浓度只约为血浆浓度的 10%。环丙沙星能透过胎盘，也分布到乳液。胆汁中药物可达到高浓度。

药物的消除半衰期为 3～5h，有证据表明药物是适度累积的。肾功能损伤患者的半衰期可能会延长，已经报道一例终末期肾病患者的半衰期为 8h，老人的消除半衰期也会有一定程度的延长。然而，除非是肾功能损伤严重，否则无需对肾功能受损患者进行剂量调整；相似的，除了肾功能严重受损的老人外，正常老年人可给予常规剂量。肝功能受损患者的相关资料有限；重症肝硬化的患者在服用环丙沙星后，其消除半衰期稍微延长。除个别病例，大多数研究显示囊性纤维化对环丙沙星的药动学没有明显影响。

环丙沙星主要通过尿液排泄消除，但非肾脏途径清除可能约占三分之一，其中包括肝脏代谢，胆汁排泄，还有可能透过肠黏膜腔分泌。至少有 4 个活性代谢产物已被明确。氧环丙沙星是主要的肾代谢产物，硫环丙沙星是初级粪便代谢物，是通过肾小管主动分泌以及肾小球滤过作用完成，故丙磺舒可以减少尿液中环丙沙星的排泄；肾排泄药物通常在给药后 24h 内就已完成。口服给药，40%～50%的剂量是以原形排出，约 15%以代谢物形式排出的。静脉给药，在 24h 内高达 70%的剂量是以原形排出，10%以代谢物形式排泄。给药 5 天后粪便排泄量分别占口服剂量的 20%～35%和静脉剂量的 15%。只有少量环丙沙星通过血液透析或腹膜透析清除。

总药动学 有关于环丙沙星[1]和氟喹诺酮类药物[2,3]的药动学的综述。

1. Vance-Bryan K, *et al.* Clinical pharmacokinetics of ciprofloxacin. *Clin Pharmacokinet* 1990; **19:** 434–61.
2. Aminimanizani A, *et al.* Comparative pharmacokinetics and pharmacodynamics of the newer fluoroquinolone antibacterials. *Clin Pharmacokinet* 2001; **40:** 169–187.
3. Wispelwey B. Clinical implications of pharmacokinetics and pharmacodynamics of fluoroquinolones. *Clin Infect Dis* 2005; **41** (suppl 2): S127–S135.

用途和用法

环丙沙星是氟化 4-喹诺酮类药物，比萘啶酸（见上文**抗菌作用**）有更广谱抗菌活性的药物，其良好的药动学使它适用于治疗全身性感染。已经用于治疗敏感菌造成的感染包括炭疽、胆道感染、叮咬螫伤感染、骨与关节感染、猫抓病、软下疳、囊性纤维化急性发作、耳鼻喉感染（包括外耳炎、中耳炎和窦炎）、HACEK心内膜炎、胃肠炎（包括旅行性腹泻和肠炎弯曲菌、霍乱、沙门菌肠炎、志贺氏菌肠炎和耶氏菌肠炎）、淋病、腹股沟肉芽肿、免疫缺陷者感染（中性粒细胞减少症）、军团菌感染、盆腔炎、腹膜炎、瘟疫、下呼吸道感染（包括囊性纤维化患者的铜绿假单胞菌感染，但排除因肺炎球菌肺炎导致的链球菌性肺炎感染）、立克次体感染（包括Q热、斑疹热和斑疹伤寒）、败血症、伤寒和副伤寒以及泌尿道感染（包括慢性细菌性前列腺炎）。它也可用于治疗革兰阴性菌所致的皮肤和皮组织结构感染，尽管氟喹诺酮类药物也对革兰阳性微生物具有很好的活性。环丙沙星也用于脑膜炎球菌性脑膜炎和手术感染的预防，还用于治疗非结核分枝杆菌感染；它曾用于治疗结核病，但已经被其他更有效的氟喹诺酮类药物（见下文）所替代。环丙沙星也可局部使用以治疗眼部和耳部感染。

有关这些感染的详细情况和治疗方案见**抗菌药的选择**，第153页。

用药和剂量 口服的环丙沙星是其盐酸化物或碱基，由静脉输注的是其乳酸盐，作为眼药水或者眼药膏或滴耳液使用的是其盐酸化物。剂量和强度以碱基形式表达。盐酸环丙沙星291.1mg相当于250mg的环丙沙星。乳酸环丙沙星127mg相当于约100mg的环丙沙星。

口服环丙沙星剂量一般从250～750mg，一般每日2次，次数也可根据疾病的严重性和感染的性质进行调整。改进的每日使用一次的缓释制剂已经在一些国家使用。一般成人静脉使用剂量是200mg，每日2次，到400mg，每日3次，配制为1～2mg/ml的溶液在60min以上输注完。口服剂量为500mg或静脉滴注剂量为400mg，每日2次，持续用药28天可治疗慢性细菌性前列腺炎。治疗骨和关节感染时，口服剂量为500～750mg，每日2次；或静脉滴注，剂量为400mg，每日2次或3次，连续应用4～12周。对恶性外耳道炎，推荐使用更高的剂量，持续应用3个月。静脉滴注400mg，每日3次，可用于治疗严重或有合并症的下呼吸道感染或皮肤感染、医源性肺炎，与哌拉西林合用以治疗中性粒细胞减少伴发热患者。

为了治疗和预防肺型炭疽，静脉滴注剂量为400mg，或口服500mg，每日2次，连续治疗60天。尽管没有获准，但英国和美国公共卫生局推荐采用相同的方案治疗胃肠型炭疽。为了治疗皮肤型炭疽（也没获准），推荐口服剂量为500～750mg，每日2次，连续应用7～10天；如果感染是由气溶胶暴露所致的，治疗需要延长至60天。

严重肾功能受损的患者需减少剂量，见下文。

淋病治疗的口服单剂量为500mg，取决于耐药的模式。预防外科感染的建议口服单剂量为750mg，术前60min使用。*BNF 59* 建议预防脑膜炎球菌性脑膜炎的口服单剂量为500mg。

儿童和青少年使用剂量，见下文。

敏感菌造成的角膜溃疡及浅表眼部感染，建议使用含有相当于0.3%的盐酸环丙沙星滴眼液和眼药膏。

治疗敏感菌所致的外耳炎和慢性化脓性中耳炎时，可局部使用含有0.2%或0.3%环丙沙星的盐酸环丙沙星滴耳液，通常与皮质激素（如地塞米松或氢化可的松）配合使用。

氟喹诺酮类药物[1～8]包括环丙沙星[9～12]的参考文献如下。

1. Balfour JA, Goa KL, eds. Proceedings of the 5th International symposium on new quinolones. *Drugs* 1995; **49** (suppl 2): 1–505.
2. Walker RC. The fluoroquinolones. *Mayo Clin Proc* 1999; **74:** 1030–7.
3. Smith A, *et al.* Fluoroquinolones: place in ocular therapy. *Drugs* 2001; **61:** 747–61.
4. Schaeffer AJ. The expanding role of fluoroquinolones. *Am J Med* 2002; **113** (suppl 1A): 45S–54S.
5. Zhanel GG, *et al.* A critical review of the fluoroquinolones: focus on respiratory infections. *Drugs* 2002; **62:** 13–59.
6. Carson C, Naber KG. Role of fluoroquinolones in the treatment of serious bacterial urinary tract infections. *Drugs* 2004; **64:** 1359–73.
7. Shams WE, Evans ME. Guide to selection of fluoroquinolones in patients with lower respiratory tract infections. *Drugs* 2005; **65:** 949–91.
8. Andriole VT. The quinolones: past, present, and future. *Clin Infect Dis* 2005; **41** (suppl 2): S113–S119.
9. Davis R, *et al.* Ciprofloxacin: an updated review of its pharmacology, therapeutic efficacy and tolerability. *Drugs* 1996; **51:** 1019–74.
10. Campoli-Richards DM, *et al.* Ciprofloxacin: a review of its antibacterial activity, pharmacokinetic properties and therapeutic use. *Drugs* 1998; **35:** 373–447.
11. Gould FK, *et al.*, eds. Ten years of ciprofloxacin: the past, present and future. *J Antimicrob Chemother* 1999; **43** (suppl A): 1–134.
12. Blondeau JM. Current issues in the management of urinary tract infections: extended-release ciprofloxacin as a novel treatment option. *Drugs* 2004; **64:** 611–28.

儿童用法 环丙沙星一般不推荐给儿童和青少年使用（见上文**注意事项**），但如有必要，它可口服或静脉滴注60min以上。英国注册药品信息建议当1岁或以上患儿严重感染时，口服剂量为20mg/kg（最大剂量为750mg），每日2次；或静脉滴注，剂量为10mg/kg（最大剂量为400mg），每日3次。对于更小的患儿，*BNFC 2010/11* 推荐剂量如下：

- 新生儿：15mg/kg，口服；或10mg/kg，静脉滴注，两种方式均每日2次；
- 1个月～18岁的患儿：剂量为20mg/kg（最大剂量为750mg），每日口服2次；或剂量为10mg/kg（最大剂量为400mg），每日3次。

对下文不同的情况，环丙沙星需要使用不同的剂量。

在英国和美国，环丙沙星被批准用于治疗和预防儿童和青少年肺型**炭疽**，治疗方案为静脉滴注，剂量为10mg/kg（最大剂量为400mg），每日2次；或口服，剂量为15mg/kg（最大剂量为500mg），每日2次，连续治疗60天。*BNFC 2010/11* 建议类似的剂量可给予那些1个月左右的婴儿。尽管没有获准，但英国和美国公共卫生局推荐采用相同的方案治疗胃肠型炭疽。为了治疗皮肤型炭疽（也没获准），推荐口服剂量最大为15mg/kg，每日2次，连续应用7～10天；如果感染是由气溶胶暴露所致的，治疗需要延长至60天。

在英国，环丙沙星也被批准用于治疗1岁或以上患儿由于铜绿假单胞菌感染所致的**囊性纤维化**急性加重。推荐口服剂量为20mg/kg（最大剂量为750mg），每日2次；或静脉滴注，剂量为10mg/kg（最大剂量为400mg），每日3次。尽管没有获准用于更小的患儿，*BNFC 2010/11* 建议上述剂量适用于1个月或以上婴幼儿。

在英国和美国，环丙沙星也被批准用于治疗1岁或以上患儿有合并症的**泌尿道感染或肾盂肾炎**。推荐口服剂量为10～20mg/kg（最大剂量为750mg），每日2次；或静脉滴注，剂量为6～10mg/kg（最大剂量为400mg），每日3次。对于更小的患儿，*BNFC 2010/11* 推荐剂量如下：

- 新生儿：10mg/kg，口服；或6mg/kg，静脉滴注，两种方式均每日2次；
- 1个月～18岁的患儿和青少年：剂量为10～20mg/kg（最大剂量为750mg），每日口服2次；或静脉滴注，剂量为6～10mg/kg（最大剂量为400mg），每日3次。

尽管在英国没有获准，为了预防**脑膜炎球菌性脑膜炎**，*BNFC 2010/11* 建议：2～5岁的患儿，单次口服剂量为125mg；5～12岁的患儿，单次口服剂量为250mg；12岁以上的患儿，单次口服剂量为500mg。单次口服500mg也被推荐用于治疗12岁以上患上**淋病**的患儿。

在肾损伤中的用法 肾功能受损成人患者在使用环丙沙星时，剂量应适当减少。根据肌酐清除率（CC），应该减少每日用药总剂量或增加给药间隔；应监测血药浓度使之达到理想水平。

在英国，CC大于60ml/min的患者可使用常规剂量。CC小于60ml/min的患者，口服时最大剂量为500mg，或静脉滴注，最大剂量为400mg；给药间隔如下：

- CC 30～60ml/min：每日2次；
- CC小于30ml/min：每日1次。

对血液透析或腹膜透析的患者，推荐口服时最大剂量为500mg，或静脉滴注，最大剂量为400mg，每24h 1次；对血液透析的患者，需要在透析过程完成后再给药。

相应的，在美国，剂量推荐如下：

- CC 30～50ml/min：口服时，最大剂量为500mg，每12h 1次；或静脉滴注，常规剂量；
- CC 5～29ml/min：口服时，最大剂量为500mg，每18h 1次；或静脉滴注，最大剂量为400mg，每18～24h 1次。

一项以10名接受连续性肾脏替代治疗和连续性静脉静脉血液透过或血液透析滤过治疗的患者为对象的药动学研究[1]表明，环丙沙星的静脉滴注剂量为400mg，每24h 1次，上述给药方案较为适宜。其他作者建议对接受连续性静静脉血液透析或血液滤过的患者[2]，最大剂量为400mg，每日2次是必要的。

1. Malone RS, *et al.* Pharmacokinetics of levofloxacin and ciprofloxacin during continuous renal replacement therapy in critically ill patients. *Antimicrob Agents Chemother* 2001; **45:** 2949–54.
2. Trotman RL, *et al.* Antibiotic dosing in critically ill adult patients receiving continuous renal replacement therapy. *Clin Infect Dis* 2005; **41:** 1159–66.

炎性肠病 已有建议联合使用环丙沙星和甲硝唑治疗活动性克罗恩病[1,2]（见**炎性肠病**，第1620页），尤其是肛周瘘[3,4]。

1. Prantera C, *et al.* An antibiotic regimen for the treatment of active Crohn's disease: a randomized, controlled clinical trial of metronidazole plus ciprofloxacin. *Am J Gastroenterol* 1996; **91:** 328–32.
2. Ishikawa T, *et al.* Metronidazole plus ciprofloxacin therapy for active Crohn's disease. *Intern Med* 2003; **42:** 318–21.
3. West RL, *et al.* Clinical and endosonographic effect of ciprofloxacin on the treatment of perianal fistulae in Crohn's disease with infliximab: a double-blind placebo-controlled study. *Aliment Pharmacol Ther* 2004; **20:** 1329–36.
4. Thia KT, *et al.* Ciprofloxacin or metronidazole for the treatment of perianal fistulas in patients with Crohn's disease: a randomized, double-blind, placebo-controlled pilot study. *Inflamm Bowel Dis* 2009; **15:** 17–24.

结核病 虽然有报道新一代的氟喹诺酮类药物对结核分枝杆菌[1]具有很好的体外（左氧氟沙星、加替沙星、莫西沙星）和体内（加替沙星和莫西沙星）抗菌活性，但来自对照研究、群研究和病例报告的数据[2]（截止到2006年3月）评价了氟喹诺酮类药物治疗结核病（第187页）的临床效果，结论是在成熟的一线治疗方案中替换或加入氟喹诺酮类药物（特别是老一代的氟喹诺酮类药物如环丙沙星或氧氟沙星）并不能产生更好的治疗效果。在随后的一项研究[3]中，将一线治疗方案（包括异烟肼、利福平和吡嗪酰胺）中的乙胺丁醇替换成莫西沙星治疗8周后，产生了更好的治疗效果，表明莫西沙星和其他一线药物合用可以缩短结核病的治愈时间达几个月，然而还需要进一步的研究。

很少有评价用氟喹诺酮类药物治疗多药耐药结核病的对照研究，但两项回顾性研究认同它们的效果[1]。WHO指南[4,5]推荐可疑或确诊为多药耐药结核的患者应该使用二线抗结核药作为DOTS-plus治疗方案的一部分；上述药物包括氧氟沙星、左氧氟沙星和莫西沙星。常规的口服剂量推荐如下[5]：

- 莫西沙星：每日400mg；
- 左氧氟沙星：每日0.75～1g；
- 氧氟沙星：每日0.8～1g。

与其他喹诺酮类药物相比，环丙沙星由于作用效果相对较差，因此WHO不再推荐其作为治疗敏感性或耐药性结核病的药物。

1. Moadebi S, *et al.* Fluoroquinolones for the treatment of pulmonary tuberculosis. *Drugs* 2007; **67:** 2077–99.
2. Ziganshina LE, Squire SB. Fluoroquinolones for treating tuberculosis. Available in The Cochrane Database of Systematic Reviews; Issue 1. Chichester: John Wiley; 2008 (accessed 07/07/08).
3. Sellier P, *et al.* Moxifloxacin versus ethambutol in initial tuberculosis treatment. *Lancet* 2009; **373:** 1183–9.
4. WHO. *Treatment of tuberculosis: guidelines — 4th edition.* Geneva: WHO, 2010. Available at: http://whqlibdoc.who.int/publications/2010/9789241547833_eng.pdf (accessed 08/02/10)
5. WHO. *Guidelines for the programmatic management of drug-resistant tuberculosis: emergency update 2008.* Geneva: WHO, 2008. Available at: http://whqlibdoc.who.int/publications/2008/9789241547581_eng.pdf (accessed 08/02/10)

制剂

BP 2010: Ciprofloxacin Intravenous Infusion; Ciprofloxacin Tablets;
USP 33: Ciprofloxacin and Dexamethasone Otic Suspension; Ciprofloxacin Injection; Ciprofloxacin Ophthalmic Ointment; Ciprofloxacin Ophthalmic Solution; Ciprofloxacin Tablets.

专利制剂

Arg.: Argeflox; Atibax C; Biotic; Ciapar; Ciloxan; Cipro; Cipro Otico; Ciprotenk; Cirflox-G; Ciriax; Crisacide; Exertial; Floraxina; Gino Ciriax†; Golysine†; Lorbifloxacina; Medaflox; Microsulf; Neflox; Nexofloxacin; Novidat; Ocefax; Quisegen; Rexner; Septicide; Ultramicina; ***Austral.:*** C-Flox; Cifran; Ciloquin; Ciloxan; Ciprol; Ciproxin; Profloxin; Proquin; ***Austria:*** Ciflox; Ciloxan; Cipromed; Ciprostad; Ciproxin; Otanol; Vegarex; ***Belg.:*** Ciloxan; Ciprobel; Ciproflomed; Ciproxine; Docciproflo; ***Braz.:*** Bactoflox†; Biamotil; Ciflocina†; Ciflox; Cifloxan†; Cifloxatil; Cifloxtron; Ciloxan; Cinoflax; Ciprix; Cipro; Ciproant†; Ciprobiot†; Ciprocilin; Ciprocina†; Ciprodine; Ciprofar; Ciproflonax†; Ciproflox†; Ciprofloxil; Cipromizin†; Cipronal†; Cipronid; Cipronom; Ciproxan†; Ciproxen; Ciproxil†; Ductocina; Floxan; Maxiflox; Nixin; Ofoxin; Procin†; Proflox; Proxacin; Quiflox; Quinoflox; Sifloxan†; ***Canad.:*** Ciloxan; Cipro; ***Chile:*** Baycip; Cifloxin; Ciloxacin; Ciproval; Ciproxino; Grifociprox; Oflono; Oftaciprox; Sophixin; Tigina; ***Cz.:*** Cifloxinal; Cifran; Ciloxan; Ciphin; Ciplox; Ciprinol; Ciprobay; Ciprobid†; Ciprum†; Quintor†; Quipro†; ***Denm.:*** Cifin; Ciloxan; Ciproxin; Sancipro†; Sibunar†; ***Fin.:*** Cipromed; Ciproxin; Siprion†; ***Fr.:*** Ciflox; Ciloxan; Uniflox; ***Ger.:*** Ciloxan; Cipro; Cipro-Q; Cipro-saar; Cipro-Wolff†; Ciprobay; Ciprobeta; Ciprodoc; Ciprodura†; Ciprofat; Ciproflox; Ciproflox-Puren; Ciprogamma†; Ciprohexal; Ciprox†; Gyracip; InfectoCipro; Keciflox; Panotile cipro; ***Gr.:*** Afenoxin; Aristin-C; Balepton; Biocipro; Bivorilan; Cidrops; Cifloxacin; Ciloxan; Ciprofal; Cipromycin; Ciprospes; Ciprovian; Ciproxin; Citrovenot; Droll; Edestis; Flociprin; Forterra; Ginorectol; Glossyfin; Grenis-Cipro; Infectina; Labentrol; Ladinin; Limox; Nafloxin; Ravalton; Remena; Revion; Revionorm; Superspor; Topistin; Ufexil; Urodixin; ***Hong Kong:*** Aprocin; Cifloxin; Cifran; Ciloxan; Cipide†; Ciplox†; Cipmax; Ciprofrankin; Ciprol; Ciproxin; Ciproxyl; Cirok; Cyfloxin; Duflomex; Enoxin; Gonning; Hippro; Medociprin; Proxacin; Quidex; Quinocin†; Uroxin; Utahzone†; Viprolox; ***Hung.:*** Cifloxin; Cifran; Ciloxan; Ciphin†; Ciplox; Ciprinol; Ciprobay; Ciprolen; Cipropharm†; Ciprum; Cydonin; ***India:*** Bactoquin; Biocip; Cifran; Cipgen; Cipro-Cent; Ciprobid; Ciprodac; Ciprowin; Neocip; Procip†; Quinobact; Strox; Zoxan; ***Indon.:*** Bactiprox; Baquinor; Bernoflox; Bidiprox†; Cetafloxo; Ciflos; Cilox; Ciprec; Ciproxin; Civell; Coroflox; Corsacin; Cylowam†; Disfabac†; Duflomex†; Etacin; Floksid†; Floxbio; Floxigra; Girabloc†; Interflox; Isotic Renator; Jayacin; Kifarox; Lapiflox; Licoprox; Meflosin; Mensipox; Nilaflox; Phaproxin; Poncoflox; Proxcip; Proxitor; Qinox; Quamiprox; Quidex; Quinobiotic; Renator; Rindoflox; Scanax; Siflox; Tequinol; Vidintal†; Viflox†; Vioquin; Volinol; Wiaflox; Ximex Cylowam; Zeniflox; Zumaflox; ***Irl.:*** Biofloxcin; Cifloxager; Cifox; Ciloxan; Ciproxin; Profloxin; Truoxin; ***Israel:*** Ciloxan; Ciplox; Ciprodex; Ciprogis; Ciproxin; Ufexil; ***Ital.:*** Ciproxin; Eoxin; Flociprin†; Flontalexin; Oftacilox; Prociflor; Samper; ***Jpn:*** Ciproxan; ***Malaysia:*** Bactiflox; Cifloxin;

Cifran; Ciloxan; Ciprobay; Ciproflo; Ciproxol; Enoxin; Serviflox; **Mex.:** Antimed; Apoflox; Arfloxina; Bacproin; Bioflox; Ci-Sons; Cifran; Ciloxan; Cimogal; Ciprain; Cipro; Ciprobac; Ciprobiotic; Ciproflox; Ciprofur; Ciprohexal†; Ciproser; Ciprotec; Ciproxina; Ciqfadin; Dinaflox; Eni; Eufloxin; Flovin; Floxager; Floxantina; Floxelena; Floxitul; Gibac; Infloxa†; Italnik; Kenzoflex; Lemyflox; Lifenxina; Maviflox†; Microrgan; Mitroken; Novoquin; Opthaflox; Patox; Pharcina; Profluxol; Provay; Quinoflox; Rancif; Rictor†; Sinfexina; Sophixin; Spectroflex†; Suiflox; Trigen; Vifloxina; Wasiprobil; Z-Xin; Zipra; **Neth.:** Ciloxan; Ciprinol; Ciproxin; **Norw.:** Cilox; Ciproxin; **NZ:** Cifran; Ciloxan; Cipflox; Ciproxin; DP-Cipro; Topistin; Ufexil; **Philipp.:** Bacipro; Baxolyn; Brelcip†; Ciclodin; Cidrolex; Cidroxal†; Ciflodal; Cifloxin; Ciloxan; Ciplox; Cipro-V; Ciprobach; Ciprobay; Ciprobiotic; Ciprofen; Ciproflox; Ciproglen; Ciprolet; Cipromac; Cipromax; Cipromet; Ciprotor; Ciproxel; Cirok; Floroc†; Flosicron; Floxacef; Floxil; Floxzu; Holdestin; Inoxzel; Iprolan; Ipromax; Kinogen; Kinoves; Laitun; Nexproxyn; Oflobay; Optaflox; Probact; Profilox; Proseloc; Proxazin; Proxco; Proxidin; Proxivex; Prozin; Qinosyn; Quidex; Quilox; Quinoryl; Quiprime; Rancif; Rapiqure; Rexfobys; Sigmacip; Uniflox; Uticin; Vistaflox; Xenoflox; Xipro; Zalvos; Ziprocap; Zyflox; **Pol.:** Cifran†; Ciloxan; Ciphin; Ciprinol; Ciprobay; Cipronex; Cipropol; Ciprum†; Proxacin; **Port.:** Carmicina†; Ciflan; Ciplox; Ciproquinol†; Ciproxina; Colintil; Estecina; Floxacipron†; Giroflox; ISINO; Keefloxin†; Megaflox; Nivoflox; Nixin; Oftacilox; Quinox; **Rus.:** Cifloxinal (Цифлоксинал); Cifran (Цифран); Ciloxan (Цилоксан); Ciprex (Ципрекс); Ciprinol (Ципринол); Ciprobay (Ципробай); Ciprobid (Ципробид); Ciprodox (Ципродокс); Ciprolet (Ципролет); Ciprolone (Ципролон); Cipromed (Ципромед); Ciprosun (Ципросан)†; Ificipro (Ифиципро); Medociprin (Медоциприн); Quintor (Квинтор); Sifloks (Сифлокс); **S.Afr.:** Adco-Ciprin†; Biocip†; Cifloc; Cifran; Ciloflloc; Ciloxan; Ciploxx; Cipro-Hexal; Ciprobay; Ciprogen; Ciprol; Dynafloc; Orpic; Spec-Topistin; **Singapore:** Ciloxan; Ciprobay; Ciprolet; Cirok†; Ciroxin†; Cycin; Ginorectol; Neofloxin; Serviflox; Topistin; Uroxin; **Spain:** Aceoto; Baycip; Belmacina; Catex†; Cetraxal; Ciflot; Ciprenit Otico; Ciproactin; Ciproctal; Ciproxina Simple; Cunesin†; Doriman; Estecina; Felixene; Giroflox; Globuce; Huberdoxina†; Numen; Oftacilox; Otociprin; Otosat; Piprol; Plenolyt†; Quipro†; Rigoran; Sepcen; Septocipro; Tam; Ultramicina; Velmonit†; **Swed.:** Ciloxan; Ciproxin; **Switz.:** Ciloxan; Cip eco; Ciprine†; Cipro-Med†; Ciproflox; Ciproxine; Principrox†; **Thai.:** C-Floxacin†; Ciflex; Ciflo; Ciflolan; Cifloxin; Cifloxno; Cifolox; Cifran; Cilab; Ciloxan; Cinfloxine; Cipflocin; Cipon; Cipro; Ciprobay; Ciprobid; Ciprocep; Ciprofex; Ciprofin; Ciprogen; Ciproglen†; Ciprohof; Ciprolet; Ciprom-H; Ciprosun†; Ciprovid; Ciproxan; Ciproxin; Ciproxyl; Cobay; Cyflox; Enoxin; Forexin; Hippro; Ificipro; Microflox; Optal-Pro; Pharproxin; Poli-Cifloxin; Proflox; Serviflox†; Supraflox; Tulipt; Ultraflox†; Uroxin; Vesprocin; Xyrocin; **Turk.:** Ciflosin; Cifluron; Ciloxan; Ciprasid; Cipro; Ciproktan; Cipronatin; Ciproxin; Loxasid; Proxacin; Roflazin; Roxin; Sanfloks; Sanset; Sifloks; Siprobel; Siprogut; Siprosan; Sispres†; UroCiproxin; **UAE:** Sarf; **UK:** Ciloxan; Ciproxin; **Ukr.:** Baktiflox (Бактифлокс)†; Cifran (Цифран); Ciprinol (Ципринол); Ciprobay (Ципробай); Ciprofarm (Ципрофарм); Ciprohexal (Ципрогексал); Cipromed (Ципромед); Ciproxol (Ципроксол); Sifloks (Сифлокс); **USA:** Cetraxal; Ciloxan; Cipro; **Venez.:** Bacipro; Baflox; Ciflox; Ciloxan; Ciprivax; Ciproflox; Ciprolet†; Cipronax; Ciproquin; Ciproxina; Cirok; Cypral; Gerxidin†; Iproxin; Klicina†; Lisipin; Oxtin; Quinoftal; Quinotic; Serviflox; Sophixin; Zolina.

多组分制剂 **Arg.:** Ciloxadex; Cipro HC; Ciproflox-Otic; Cirflox Oftal; Ciriax Otic; Ciriax Otic L; Decadron con Ciprofloxina; Delos Otic; Fotamicin; Medaflox Dol; Otex HC; Oto Biotaer†; Otobiotic; Otocipro; Otolef HC; Otosporin C; Otosporin Dexa; Prootocipro; Quidex; Tacines; **Austral.:** Ciproxin HC; **Austria:** C-Bildz†; **Braz.:** Biamotil-D; Cilodex; Cipro HC; Cylocort; Maxiflox D; Otociriax; **Canad.:** Cipro HC†; Ciprodex; **Chile:** Cilodex; Ciprodex; Oflono-D; Otex HC; **Cz.:** Ciprobay HC Otic†; **Denm.:** Ciflox; **Fin.:** Ciproxin-Hydrocortison; **Gr.:** Ciprobay; **Hong Kong:** Cipro HC; **Hung.:** Ciprobay†; **India:** Biocip-TZ; Cipgen TZ; Ciplox; Ciplox D; Ciplox TZ; Ciptini; Citizol; Neocip FC; Neocip M; Ocimix; Tinvista-CF; **Israel:** Cilodex; Ciproxin HC; **Ital.:** Mediflox; **Malaysia:** Cipro HC†; **Mex.:** Cilodex; Ciproxina HC; Ciriax D; Combiquine-C; Dinill-D; Oto Eni; Quinoflox Otico; Sodrimax; Sophixin DX; UV IX†; Vodelan; **NZ:** Ciproxin HC; **S.Afr.:** Cilodex; Ciprobay HC; **Singapore:** Cilodex; Ciprobay HC; **Spain:** Aceoto Plus; Cetraxal Plus; Ciproxina; Synalotic; **Switz.:** Ciproxin HC; **Ukr.:** Cifran CT (Цифран CT); **USA:** Cipro HC; Ciprodex; **Venez.:** Otalex; Quinocort; Quinotic HC.

Clarithromycin (*BAN*, *USAN*, *rINN*) 克拉霉素

A-56268; Abbott-56268; Clarithromycine; Clarithromycinum; Claritromicina; Klarithromycin; Klaritromicinas; Klaritromisin; Klaritromycin; Klaritromysiini; TE-031.
(2*R*,3*S*,4*S*,5*R*,6*R*,8*R*,10*R*,11*R*,12*S*,13*R*)-3-(2,6-Dideoxy-3-*C*,3*O*-dimethyl-α-L-*ribo*-hexopyranosyloxy)-11,12-dihydroxy-6-methoxy-2,4,6,8,10,12-hexamethyl-9-oxo-5-(3,4,6-trideoxy-3-dimethylamino-β-D-*xylo*-hexopyranosyloxy)pentadecan-13-olide; 6-*O*-Methylerythromycin.
Кларитромицин
$C_{38}H_{69}NO_{13}$ = 748.0.
CAS — 81103-11-9.
ATC — J01FA09.
ATC Vet — QJ01FA09.
UNII — H1250JIK0A.

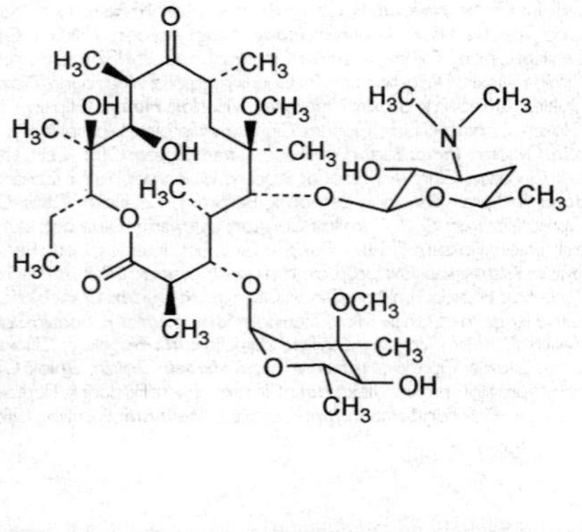

Pharmacopoeias. In *Chin.*, *Eur.* (see p.vii), *Jpn*, and *US*.

Ph. Eur. 6.8（Clarithromycin）白色或类白色的结晶性粉末。难溶于水；溶于丙酮和二氯甲烷；微溶于甲醇。

USP 33（Clarithromycin）白色至米色结晶性粉末。难溶于水；微溶于无水乙醇、甲醇和乙腈；溶于丙酮；微溶于 pH 值介于 2～5 的磷酸盐缓冲液。与水和甲醇（19∶1）混合物配成的 0.2%混悬液的 pH 值为 8.0～10.0。贮藏于密闭容器中。

不良反应和处置

同第256页**红霉素**中所述。最常见的不良反应是胃肠道功能紊乱，但相比红霉素，其出现的频率较少，程度也比较轻。嗅觉和味觉障碍、口腔炎、舌炎、舌头和牙齿变色、头痛也有发生。短暂中枢神经系统症状也有报道。其他不良反应包括关节痛、肌痛、低血糖、白细胞和血小板减少症。间质性肾炎和肾功能衰竭罕有报道。克拉霉素可能加重重症肌无力患者的肌肉无力症状，诱发重症肌无力综合征也有报道。

静脉制剂可引起静脉炎及注射部位疼痛。

肝或肾功能不全患者需慎用；肾功能不全者，应减少使用剂量（见下文**用途和用法**）。动物研究中高剂量的克拉霉素可能存在胚胎毒性，因此禁用于孕妇。

对血液的影响 有报道与克拉霉素相关的单纯血小板减少症[1]和血小板减少性紫癜[2,3]的个例。粒细胞缺乏症的病例也有报道[4]。有一例因过敏反应出现间质性肾炎、肝炎、血清淀粉酶升高伴血小板减少症[5]。有报道[6]一名患者服用克拉霉素 3 天后，由于出现再生障碍性贫血，进而导致了中毒性表皮坏死松解症和最终的死亡。

1. Price TA, Tuazon CU. Clarithromycin-induced thrombocytopenia. *Clin Infect Dis* 1992; **15:** 563–4.
2. Oteo JA, *et al.* Clarithromycin-induced thrombocytopenic purpura. *Clin Infect Dis* 1994; **19:** 1170–1.
3. Alexopoulou A, *et al.* Thrombotic thrombocytopenic purpura in a patient treated with clarithromycin. *Eur J Haematol* 2002; **69:** 191–2.
4. Jacobs P, *et al.* Immune agranulocytosis and clarithromycin. *Hematology* 2004; **9:** 291–6.
5. Baylor P, Williams K. Interstitial nephritis, thrombocytopenia, hepatitis, and elevated serum amylase levels in a patient receiving clarithromycin therapy. *Clin Infect Dis* 1999; **29:** 1350–1.
6. Baz K, *et al.* Fatal aplastic anaemia in a patient with clarithromycin-induced toxic epidermal necrolysis. *J Eur Acad Dermatol Venereol* 2004; **18:** 104–5.

对心血管系统的影响 2 例服用克拉霉素的患者出现了 QT 间期的延长和尖端扭转型室性心动过速[1]。其中 1 例有肾功能损伤，2 例均出现了肝功能损伤和器质性心脏病，这些因素可能引起患者对克拉霉素不耐受。

在服用克拉霉素后，稳定型冠心病患者的心血管疾病死亡率出现了意料之外的升高，参见**阿奇霉素**的**用途和用法**下的**缺血性心脏病**，第198页。

1. Lee KL, *et al.* QT prolongation and torsades de pointes associated with clarithromycin. *Am J Med* 1998; **104:** 395–6.

对眼的影响 部分口服克拉霉素用于复合感染播散性鸟型分枝杆菌的患者出现角膜混浊，停药后可逆[1]。也有报道长时间使用克拉霉素滴眼液用于鸟型分枝杆菌性角膜炎的患者出现角膜上皮下沉积物。沉积物并未引起眼部不适，停用后可以消退[2]。

1. Dorrell L, *et al.* Toxicity of clarithromycin in the treatment of Mycobacterium avium complex infection in a patient with AIDS. *J Antimicrob Chemother* 1994; **34:** 605–6.
2. Tyagi AK, *et al.* An unreported side effect of topical clarithromycin when used successfully to treat Mycobacterium avium-intracellulare keratitis. *Cornea* 1999; **18:** 606–7.

对胃肠道的影响 接受克拉霉素治疗的患儿出现假膜性结肠炎伴难辨梭状芽孢菌感染[1]。

1. Braegger CP, Nadal D. Clarithromycin and pseudomembranous enterocolitis. *Lancet* 1994; **343:** 241–2.

对肝脏的影响 一名 59 岁的急性上颌窦炎女性患者，使用克拉霉素 3 天后出现致命的进行性胆汁淤积性黄疸[1]。另一名患者在使用克拉霉素期间出现暴发性肝功能衰竭，停药后病情才得以控制[2]。尽管克拉霉素可能增加另一具有肝毒性的药物——伊拉地平的血药浓度，但一般认为它还是比较安全的。

1. Fox JC, *et al.* Progressive cholestatic liver disease associated with clarithromycin treatment. *J Clin Pharmacol* 2002; **42:** 676–80.
2. Tietz A, *et al.* Fulminant liver failure associated with clarithromycin. *Ann Pharmacother* 2003; **37:** 57–60.

对肺脏的影响 偶见有 2 例使用克拉霉素的患者出现发热和肺部嗜酸性粒细胞浸润[1]。另一位患者服用克拉霉素 3 天后，出现了嗜酸性粒细胞肺炎，当停药后，症状明显好转[2]。

1. Terzano C, Petroianni A. Clarithromycin and pulmonary infiltration with eosinophilia. *BMJ* 2003; **326:** 1377–8.
2. Ohnishi H, *et al.* Clarithromycin-induced eosinophilic pneumonia. *Intern Med* 2004; **43:** 231–5.

对精神状态的影响 与先前报道的 3 例 AIDS 患者或老年患者相类似，2 名服用克拉霉素防治幽门螺杆菌感染的患者也发生急性精神病[1]。在老年患者服用克拉霉素进行治疗后，也发生了谵妄[2]；一名 37 岁妇女使用头孢曲松和克拉霉素治疗可疑性肺炎后，出现了视幻觉[3]；2 名患儿使用克拉霉素标准剂量治疗后，也出现了视幻觉[4]。有报道一名患儿使用克拉霉素后出现了躁狂症状[5]。文献[6]报道躁狂不良反应和某些抗菌药的使用有关，其中，克拉霉素是最常涉及的抗菌药。

1. Gómez-Gil E, *et al.* Clarithromycin-induced acute psychoses in peptic ulcer disease. *Eur J Clin Microbiol Infect Dis* 1999; **18:** 70–1.
2. Özsoylar G, *et al.* Clarithromycin monotherapy-induced delirium. *J Antimicrob Chemother* 2007; **59:** 331.
3. Fernández Arenas O, *et al.* Alucinaciones por administración de una pauta estándar de claritromicina. *Farm Hosp* 2007; **31:** 315–16.
4. Erkek N, *et al.* Visual hallucinations possibly associated with clarithromycin administration at therapeutic dosage in two children. *Med Princ Pract* 2009; **18:** 332–4.
5. Fidan T, Fidan V. Clarithromycin-induced mania in a child. *Int J Clin Pharmacol Ther* 2009; **47:** 402–4.
6. Abouesh A, *et al.* Antimicrobial-induced mania (antibiomania): a review of spontaneous reports. *J Clin Psychopharmacol* 2002; **22:** 71–81.

对胰腺的影响 有患者服用克拉霉素患者发生胰腺炎[1～3]。

1. Liviu L, *et al.* Pancreatitis induced by clarithromycin. *Ann Intern Med* 1996; **125:** 701.
2. Schouwenberg BJJW, Deinum J. Acute pancreatitis after a course of clarithromycin. *Neth J Med* 2003; **61:** 266–7.
3. González Carro P, *et al.* Acute pancreatitis and modified-release clarithromycin. *Ann Pharmacother* 2004; **38:** 508–509.

超敏反应 使用大环内酯类药物的患者有时会出现皮疹和其他超敏反应，此外有报道使用克拉霉素者可能出现白细胞破裂性脉管炎[1]、过敏性紫斑[2]和中毒性表皮坏死松解症[3,4]。

1. Gavura SR, Nusinowitz S. Leukocytoclastic vasculitis associated with clarithromycin. *Ann Pharmacother* 1998; **32:** 543–5.
2. Borrás-Blasco J, *et al.* Henoch-Schönlein purpura associated with clarithromycin: case report and review of literature. *Int J Clin Pharmacol Ther* 2003; **41:** 213–16. Correction. *ibid.*; 420.
3. Khaldi N, *et al.* Toxic epidermal necrolysis and clarithromycin. *Can J Clin Pharmacol* 2005; **12:** e264–e268.
4. Clayton TH, *et al.* Clarithromycin suspension-associated toxic epidermal necrolysis in a 2-year-old girl. *Clin Exp Dermatol* 2007; **32:** 755–6.

药物相互作用

有关大环内酯类抗菌药的相互作用可参阅**红霉素**部分（第257页）。

抗抑郁药 有报道克拉霉素和氟西汀联用患者出现谵妄，见**抗菌药**，第373页。

降糖药 关于使用格列本脲或格列吡嗪患者加用克拉霉素可能引起的低血糖反应可参阅第442页。

抗痛风药 有关与克拉霉素联用时秋水仙碱的致命毒性，见**大环内酯类**，第529页。

抗病毒药 在对正常受试者的研究中[1,2]，HIV-蛋白酶抑制药利托那韦可抑制克拉霉素的代谢，使其血浆浓度升高，从而延长半衰期。而利托那韦的代谢并未受到明显影响。对于肾功能正常者，常规剂量下，两种药物可联用。而在肾功能受损患者中，应减少克拉霉素的用量，如该患者同时使用利托那韦则应进一步酌情使用克拉霉素。肌酐清除率（CC）为 30～60ml/min 的患者，克拉霉素的剂量需减半；肌酐清除率（CC）小于 30ml/min 的患者，克拉霉素的剂量需少 75%；每日总剂量不超过 1g。其他 HIV-蛋白酶抑制药（见表 1，第 883 页）和非核苷逆转录酶抑制药地拉韦啶对克拉霉素可能也有类似作用。同时使用依法韦仑和克拉霉素，会降低后者的血浆浓度并增加其羟基代谢产物。频繁出现的皮疹与这种联用相关。联用奈韦拉平可显著降低克拉霉素的血浆浓度。

有报道同时使用克拉霉素降低了患者齐多夫定的血浆浓度（第881页），而克拉霉素注册药品信息中推荐两者的使用应间隔 1～2h。

1. Ouellet D, *et al.* Assessment of the pharmacokinetic interaction between ritonavir and clarithromycin. *Clin Pharmacol Ther* 1996; **59:** 143.
2. Ouellet D, *et al.* Pharmacokinetic interaction between ritonavir and clarithromycin. *Clin Pharmacol Ther* 1998; **64:** 355–62.

双硫仑 有关克拉霉素与双硫仑的相互作用参阅**大环内酯类**（第2227页）。

胃肠道药 在对健康受试者的研究[1]中，同时使用奥美拉唑的患者，其胃组织和胃液中克拉霉素及其活性代谢物的浓度明显增加，血浆浓度受影响较小。而奥美拉唑的血浆浓度更高，清除时间延长。研究者们认为两者联用于抗幽门螺杆菌是有一定的协同作用。而克拉霉素注册药品信息表示不需要调整两者的剂量。

尽管有一项在健康受试者的研究[2]表明西咪替丁会改变克拉霉素的部分药动学参数，但未明确其临床意义。

1. Gustavson LE, *et al.* Effect of omeprazole on concentrations of clarithromycin in plasma and gastric tissue at steady state. *Antimicrob Agents Chemother* 1995; **39:** 2078–83.
2. Amsden GW, *et al.* Oral cimetidine prolongs clarithromycin absorption. *Antimicrob Agents Chemother* 1998; **42:** 1578–80.

抗菌作用

参见红霉素（第258页）。

克拉霉素对链球菌和葡萄球菌在体外的敏感性要高于红霉素，包括对其他的一些菌属如卡他莫拉菌属（卡他布兰汉球菌），军团杆菌属，衣原体和支原体也一样。与红霉素或阿奇霉素相比，克拉霉素对一些分枝杆菌如鸟型分枝杆菌和麻风杆菌的抗菌效能更明显。据悉，它对原虫弓形虫有一定的体外活性。而主要的代谢产物14-羟克拉霉素也具有活性，可能增强了克拉霉素的体内活性，尤其是针对流感嗜血杆菌时。14-羟克拉霉素的最小抑菌浓度等于或2倍高于克拉霉素；前者对流感嗜血杆菌的活性比后者高2倍。

其他抗菌活性 克拉霉素能增强其他抗分枝杆菌药如乙胺丁醇、异烟肼、吡嗪酰胺、利福平等对结核分枝杆菌的效能[1,2]。

1. Cavalieri SJ, *et al.* Synergistic activities of clarithromycin and antituberculous drugs against multi drug-resistant Mycobacterium tuberculosis. *Antimicrob Agents Chemother* 1995; **39:** 1542–5.
2. Mor N, Esfandiari A. Synergistic activities of clarithromycin and pyrazinamide against Mycobacterium tuberculosis in human macrophages. *Antimicrob Agents Chemother* 1997; **41:** 2035–6.

耐药性 红霉素耐药的肺炎链球菌普遍对克拉霉素交叉耐药[1]。克拉霉素及其他大环内酯类抗生素对青霉素菌耐株比青霉素敏感株发生耐药性的比例更高[2]。已经出现耐克拉霉素的幽门螺杆菌株[3~6]。在幽门螺杆菌[7]与分枝杆菌[8,9]中已证实存在耐克拉霉素的基因突变。由于单用克拉霉素抗鸟型分枝杆菌时耐药性发展迅速，因此一般推荐联合治疗。不过，尽管联合氯法齐明治疗AIDS患者存在的鸟型分枝杆菌复合感染，仍出现对克拉霉素的耐药[10]。

1. Lonks JR, Medeiros AA. High rate of erythromycin and clarithromycin resistance among Streptococcus pneumoniae isolates from blood cultures from Providence, RI. *Antimicrob Agents Chemother* 1993; **37:** 1742–5.
2. Barry AL, *et al.* Macrolide resistance among Streptococcus pneumoniae and Streptococcus pyogenes isolates from out-patients in the USA. *J Antimicrob Chemother* 1997; **40:** 139–40.
3. López-Brea M, *et al.* Evolution of resistance to metronidazole and clarithromycin in Helicobacter pylori clinical isolates from Spain. *J Antimicrob Chemother* 1997; **40:** 279–81.
4. Hultén K, *et al.* Macrolide resistance in Helicobacter pylori: mechanism and stability in strains from clarithromycin-treated patients. *Antimicrob Agents Chemother* 1997; **41:** 2550–3.
5. Kalach N, *et al.* High levels of resistance to metronidazole and clarithromycin in Helicobacter pylori strains in children. *J Clin Microbiol* 2001; **39:** 394–7.
6. Grove DI, Koutsouridis G. Increasing resistance of Helicobacter pylori to clarithromycin: is the horse bolting? *Pathology* 2002; **34:** 71–3.
7. Versalovic J, *et al.* Mutations in 23S rRNA are associated with clarithromycin resistance in Helicobacter pylori. *Antimicrob Agents Chemother* 1996; **40:** 477–80.
8. Nash KA, Inderlied CB. Genetic basis of macrolide resistance in Mycobacterium avium isolated from patients with disseminated disease. *Antimicrob Agents Chemother* 1995; **39:** 2625–30.
9. Wallace RJ, *et al.* Genetic basis for clarithromycin resistance among isolates of Mycobacterium chelonae and Mycobacterium abscessus. *Antimicrob Agents Chemother* 1996; **40:** 1676–81.
10. De Wit S, *et al.* Acquired resistance to clarithromycin as combined therapy in Mycobacterium avium intracellulare infection. *Lancet* 1993; **341:** 53–4.

药动学

克拉霉素由胃肠道迅速吸收后通过首关代谢；母体药物的生物利用度约为55%。该吸收程度基本上不受食物的影响。口服后2～3h达血浆峰浓度，3～4天可达稳态浓度，每12h口服250mg片剂后，克拉霉素及其主要活性代谢物14-羟克拉霉素的峰浓度分别为1μg/ml和0.6μg/ml。同样的剂量给予禁食受试者（以混悬液形式），产生的稳态血药浓度克拉霉素为2μg/ml，14-羟克拉霉素为0.7μg/ml。

克拉霉素的药物代谢并非线性或剂量相关性；由于代谢途径饱和，高剂量可能不成比例性地提高母体药物的峰浓度。然而，在推荐的给药方案（250～500mg，每8～12h 1次）下，非线性相关性是微弱的。

克拉霉素及14-羟克拉霉素分布较广，组织浓度高于血清的，部分是因为组织细胞摄取药物。据报道，血浆蛋白结合率约为80%。克拉霉素可从母乳中检测到。大部分在肝脏代谢，由胆汁通过粪便排泄。粪便中有5%～10%的原药。稳态时250mg或500mg剂量的片剂和250mg的混悬液分别约有20%、30%和40%的剂量以原药的形式经尿液排出。10%～15%的14-羟克拉霉素及其他代谢产物经尿液排出。患者接受250mg的剂量，每12h 1次，则克拉霉素和14-羟克拉霉素的消除半衰期分别为3～4h和5～6h；若患者接受500mg的剂量，每8～12h 1次，则相应的半衰期分别为5～7h和7～9h。肾功能不全者半衰期延长。

1. Rodvold KA. Clinical pharmacokinetics of clarithromycin. *Clin Pharmacokinet* 1999; **37:** 385–98.

用途和用法

克拉霉素是从红霉素演变而来的大环内酯类药物，两者有类似的功用（第258页）。克拉霉素用于治疗呼吸道感染（包括中耳炎）以及皮肤和软组织感染。也可用于防治机会性分枝杆菌感染和作为治疗麻风病的二线药物。在预防性治疗心内膜炎方面，一些国家已将克拉霉素作为青霉素的替代用药。

有关这些感染的治疗细节详见**抗菌药的选择**部分（第153页）。

克拉霉素可用于根除幽门螺杆菌治疗消化性溃疡病（第1824页）。也可同乙胺嘧啶合用用于治疗包括弓形虫等原虫感染（第795页）。

克拉霉素通过口服或静脉滴注给药。一些克拉霉素制剂是以乳糖酸的形式制成的，并会标明含有乳糖酸克拉霉素。其剂量是以克拉霉素的量进行表示的。

成人口服的常规剂量是250mg，每日2次，重症感染时可增至500mg，每日2次。部分国家有每日使用一次的缓释片。

常规静脉注射剂量是500mg，每日2次，0.2%稀释液输注时间是60min以上。静脉注射治疗可持续2～5天，但应尽可能改为口服。

治疗和预防鸟型分枝杆菌感染播散时，可给予克拉霉素口服剂量500mg，每日2次；在治疗期间，还应给予其他抗结核分枝杆菌药。对于麻风病，每日口服克拉霉素500mg，可作为另一个复合药物疗法。

为根除消化性溃疡合并的幽门螺杆菌感染，克拉霉素常规剂量为500mg，每日2次，同时联合另一种抗菌药以及质子泵抑制药或组胺H_2受体拮抗药，疗程为7～14天。

严重肾功能受损患者应减少克拉霉素的剂量（详见下文）。

儿童使用剂量见下文。

1. Peters DH, Clissold SP. Clarithromycin: a review of its antimicrobial activity, pharmacokinetic properties and therapeutic potential. *Drugs* 1992; **44:** 117–64.
2. Barradell LB, *et al.* Clarithromycin: a review of its pharmacological properties and therapeutic use in Mycobacterium avium-intracellulare complex infection in patients with acquired immune deficiency syndrome. *Drugs* 1993; **46:** 289–312.
3. Markham A, McTavish D. Clarithromycin and omeprazole: as Helicobacter pylori eradication therapy in patients with H. pylori-associated gastric disorders. *Drugs* 1996; **51:** 161–78.
4. Alvarez-Elcoro S, Enzler MJ. The macrolides: erythromycin, clarithromycin, and azithromycin. *Mayo Clin Proc* 1999; **74:** 613–34.
5. Zuckerman JM. Macrolides and ketolides: azithromycin, clarithromycin, telithromycin. *Infect Dis Clin North Am* 2004; **18:** 621–49.
6. Anonymous. Clarithromycin. *Tuberculosis (Edinb)* 2008; **88:** 92–5.

儿童用法 婴幼儿和儿童的常规口服剂量是7.5mg/kg，每日2次；12岁以上患儿可以给予成人常规剂量（见上文**用途和用法**）。

在英国，虽然静脉制剂并不允许用于患儿，但*BNFC 2009*指出，1个月～12岁的患儿可使用的剂量为7.5mg/kg，每日2次；12岁以上的患儿可给予成人剂量（见上文**用途和用法**）。

预防鸟型分枝杆菌感染散播时，可给予克拉霉素口服剂量7.5mg/kg，每日2次；在治疗期间，还应给予其他抗结核分枝杆菌药，克拉霉素的剂量应增加至15mg/kg（最大剂量不超过500mg），每日2次[1]。

为根除消化性溃疡合并的幽门螺杆菌感染，*BNFC 2009*建议：对1岁及以上的患儿，克拉霉素的剂量为7.5mg/kg（最大剂量不超过500mg），每日2次，同时联合另一种抗菌药和质子泵抑制药，疗程为7天。

1. CDC. Guidelines for the prevention and treatment of opportunistic infections among HIV-exposed and HIV-infected children: recommendations from CDC, the National Institutes of Health, the HIV Medicine Association of the Infectious Diseases Society of America, the Pediatric Infectious Diseases Society, and the American Academy of Pediatrics. *MMWR* 2009; **58** (RR-11): 1–166. Available at: http://aidsinfo.nih.gov/contentfiles/Pediatric_OI.pdf (accessed 04/06/10)

在肾损伤中的用法 严重肾功能受损的患者（肌酐清除率小于30ml/min）克拉霉素的剂量应减半，或增加给药间隔时间。

缺血性心脏病 关于克拉霉素预防缺血性心脏病的调查研究，见**阿奇霉素**，第198页。

多发性骨髓瘤 克拉霉素500mg口服，每日2次，已加到来那度胺和地塞米松治疗多发性骨髓（第626页）患者的方案中[1]。该方案（BiRD）有效且耐受性好，用较低剂量的地塞米松就可获得比来那度胺和地塞米松方案更高的反应率。克拉霉素、低剂量沙利度胺和地塞米松的方案（BLT-D）也已评价[2]。

1. Niesvizky R, *et al.* BiRD (Biaxin [clarithromycin]/Revlimid [lenalidomide]/dexamethasone) combination therapy results in high complete- and overall-response rates in treatment-naive symptomatic multiple myeloma. *Blood* 2008; **111:** 1101–9.
2. Coleman M, *et al.* BLT-D (clarithromycin [Biaxin], low-dose thalidomide, and dexamethasone) for the treatment of myeloma and Waldenström's macroglobulinemia. *Leuk Lymphoma* 2002; **43:** 1777–82.

呼吸系统疾病 有关用克拉霉素控制呼吸系统疾病的参考文献见**红霉素**，第259页。

制剂

BP 2010: Clarithromycin Tablets; Prolonged-release Clarithromycin Tablets;
USP 33: Clarithromycin Extended-Release Tablets; Clarithromycin for Oral Suspension; Clarithromycin Tablets.

专利制剂

Arg.: Aeroxina; Claribiotic; Claricina; Clarimax; Clarimid†; Clarovil; Clatromicin†; Corixa; Fadamicina; Finasept; Ira; Iset; Kailasa; Klaricid; Klonacid; Macromicina; Quotal; Soferax; Windar; ***Austral.:*** Clarac; Clarihexal; Clarithro†; Kalixocin; Klacid; ***Austria:*** Clararcana†; Klacid; Maclar; Monocid†; ***Belg.:*** Biclar; Clarithromed; Heliclar; Maclar; ***Braz.:*** Clamicin; Claricina†; Clarineo; Claritromax; Claritron†; Clatorin†; Klaricid; Klaritril†; ***Canad.:*** Biaxin; ***Chile:*** Clarimax; Clarosip†; Clatic; Euromicina; Infex; Klaricid; Mus-TC; Pre-Clar; ***Cz.:*** Clarexid; Clarosip†; Fromilid; Klabax; Klacid; Lekoklar; Zeclar†; ***Denm.:*** Klacid; ***Fin.:*** Claric†; Clarihexal†; Clarithrostada†; Clarium; Klacid; Zeclar; ***Fr.:*** Mononaxy; Monozeclar; Naxy; Zeclar; ***Ger.:*** Biaxin; Clarithrobeta; Clarosip; Cyllind; Klacid; Mavid; ***Gr.:*** Arecid; Chlamydicin; Claribactron; Claridus; Clarimex; Clarimil; Claripen; Claromycin; Derizic; Egelif; Eliben; Ezumycin; Geromycin; Glartin; Klaretop; Klarexyl; Klaribros; Klaricid; Klarifar; Klarifect; Klarimac; Klarithrin; Klaroxin; Klazidem; Larithro; Laromin; Lyoclar; Macladin; Maxigan; Maxilin; Mythrocin; Odycin; Pharicid; Pharlemyron; Primocid; Riclemed; Rithroprol; Ritran; Sanicet; Tromypen; Zeclar; Zeclaren; ***Hong Kong:*** Binoclar; Clacin; Claricin; Clarsin; Cleron; Fascar; Klacid; Klerimed; Synclar; Vick-Clarcid; ***Hung.:*** Cidoclar; Fromilid; Klabax; Klacid; Klamiran†; Klari†; Klarigen; Lekoklar; ***India:*** Bioclar; Clarbact; Claribid; Claricip; Clarimac; Maclar; Synclar; ***Indon.:*** Abbotic; Bicrolid; Binoklar†; Clacine; Clapharma†; Comtro; Hecobac; Orixal; ***Irl.:*** Claripsine; Clarosip†; Claryl; Clonocid; Clorom; Klacid; Klaram; Klariger; ***Israel:*** Karin; Klacid; Klaridex; ***Ital.:*** Klacid; Macladin; Soriclar; Veclam; ***Jpn:*** Clarith; ***Malaysia:*** Avexus; Binocular; Clarem; Clarimycin; Crixan; Klacid; Klerimed; Maclar; ***Mex.:*** Adel; Arlecyn-K; Claritral; Clatrocin†; Collitred; Crixan; Crolisil; Doycur; Fhisfal; Gervaken; Klabet; Klaricid; Klarix; Klarmyn; Klarpharma; Krobicin; Mabicrol; Neo-Clarosip; Quedox; Rolicytin; Torvic†; Trimeba; Vikrol; Xuclamin; ***Neth.:*** Biaxin; Clarosip; Klacid; Klaricid; ***Norw.:*** Klacid; ***NZ:*** Clarac; Klacid; Klamycin; ***Philipp.:*** Baclecin; Bysclas; Clamycin; Claranta; Clariget; Claryl; Clistanex; Galemin; Klargen; Klaricid; Klarid; Klarix; Klarmyn; Klaryz; Klaz; Larizin; Maclar; Macrodin; Macrolin; Maxulid; Neo-klar; Onexid; Oracid; Rithrocin; Ritromax; Supalide; ***Pol.:*** Fromilid; Klabax; Klabion; Klacid; Klarmin; Lekoklar; Taclar; ***Port.:*** Ciclinil; Clacina; Cladia; Clarbac; Clarobiotico; Clarosip†; Klacid; Zeclar; Zocid; ***Rus.:*** Clarbact (Кларбакт); Clarithrosin (Кларитросин); Fromilid (Фромилид); Klabax (Клабакс); Klacid (Клацид); Klarexid (Кларексид); Klaromin (Кларомин); Klerimed (Клеримед); Lekoklar (Лекоклар); ***S.Afr.:*** Clacee; ClariHexal; Klacid; Klarithran; ***Singapore:*** Clari; Claripen; Cleron; Crixan; Klacid; Klerimed; ***Spain:*** Bremon; Klacid; Kofron; Talicix†; ***Swed.:*** Klacid; ***Switz.:*** Clamycin; Clarithrocine; Claromycine; Klacid; Klaciped; ***Thai.:*** Clacinia; Clarith; Claron; Crixan; Fascar; Klacid; ***Turk.:*** Clabel; Claricide; Cleanomisin; Deklarit; Klacid; Klamaxin; Klamer; Klarolid; Klaromin; Klasol; Klax; Klerant; Laricid; Macrol; Maxiclar; Megasid; Uniklar; ***UAE:*** Clamycin; ***UK:*** Clarosip†; Klaricid; ***Ukr.:*** Clabax (Клабакс OD); Fromilid (Фромилид); Klacid (Клацид); Lekoklar (Лекоклар); ***USA:*** Biaxin; ***Venez.:*** Binoclar; Claranta; Claritic; Claritron; Clarivax; Klaricid.

多组分制剂 ***Austral.:*** Klacid HP 7; Losec Hp 7†; Nexium Hp; Pylorid-KA†; ***Austria:*** Helipac†; ***Braz.:*** Anzopac†; Erradic; H Bacter; Helicocid Triplice†; Helicopac; Heliklar; Omepramix; Pylorikit; Pyloripac; Pyloritrat; ***Canad.:*** Hp-Pac; Losec 1-2-3 A†; Losec 1-2-3 M†; ***Chile:*** Pylopac; ***Fin.:*** Helipak K; ***Ger.:*** ZacPac; ***India:*** OTC HP Kit; Pylokit; ***Malaysia:*** Klacid HP 7; Pylobact Combi; ***Mex.:*** Pylopac; Rezplen; ***Neth.:*** PantoPAC; ***NZ:*** Klacid HP 7†; Losec Hp7; ***Philipp.:*** OAC Hp7†; ***Rus.:*** Pylobact (Пилобакт); ***Swed.:*** Nexium Hp; ***Turk.:*** Helipak; Trio; ***UK:*** Heliclear†; ***Ukr.:*** Clamed (Кламед); Onristat (Орністат)†; Pylobact Neo (Пилобакт Нео); ***USA:*** Prevpac.

Clavulanic Acid (*BAN*, *rINN*) 克拉维酸

Acide Clavulanique; Ácido clavulánico; Acidum Clavulanicum; BRL-14151; Klavulanik Asit; MM-14151. (*Z*)-(2*R*,5*R*)-3-(2-Hydroxyethylidene)-7-oxo-4-oxa-1-azabicyclo[3.2.0]heptane-2-carboxylic acid.

Клавулановая Кислота

$C_8H_9NO_5$ = 199.2.

CAS — 58001-44-8 (clavulanic acid); 57943-81-4 (sodium clavulanate).

UNII — 23521W1S24.

Potassium Clavulanate (*BANM*, *rINNM*) 克拉维酸钾

BRL-14151K; Clavulanate de Potassium; Clavulanate Potassium (*USAN*); Clavulanato potásico; Kalii clavulanas; Kalio klavulanatas; Kaliumklavulanaatti; Kaliumklavulanat; Kálium-klavulanát; Kalium-klavulanát; Potassium, clavulanate de; Potasu klawulanian.

Калия Клавуланат

$C_8H_8KNO_5$ = 237.3.

CAS — 61177-45-5.

UNII — Q42OMW3AT8.

注：克拉维酸钾复方制剂可能以下列名称表示。

- Co-amoxiclav x/y（*BAN*）——阿莫西林（以三羟化物或钠盐形式）和克拉维酸钾，x 和 y 分别指阿莫西林和克拉维酸的 mg 数。
- Co-amoxiclav（*PEN*）——三水阿莫西林和克拉维酸钾。

Pharmacopoeias. In *Chin.*, *Eur.* (see p.vii), *Jpn*, and *US*. *Eur.* also includes Diluted Potassium Clavulanate.

Ph. Eur. 6.8（Potassium Clavulanate）该钾盐来源于棒状链霉菌某些菌株或通过其他方式产生。白色或类白色、极易引湿、结晶性粉末。易溶于水；微溶于乙醇；极微溶于丙酮。1%水溶液的 pH 值为 5.5～8.0。贮藏于 2～8℃的密闭容器中。

Ph. Eur. 6.8（Potassium Clavulanate, Diluted; Kalii Clavulanas Dilutus）克拉维酸钾和微晶状纤维素或无水/水合二氧化硅的干粉混合物。白色或类白色、吸湿性粉末。1%克拉维酸钾混悬液的 pH 值为 4.8～8.0。贮藏于密闭容器中。

USP 33（Clavulanate Potassium）白色至米色粉末。易溶于水，溶于甲醇伴有分解。水溶液不稳定，在 pH 值为 6.0～6.3 环境中最稳定。1%水溶液的 pH 值为 5.5～8.0。贮藏于密闭容器中。

简介

克拉维酸是从棒状链霉菌中分离得到的 β-内酰胺酶抑制药，具有类似青霉素的 β-内酰胺环，所不同的是其中的噁唑烷环取代了噻唑烷环。其抗菌活性低，对包括杜克嗜血杆菌、流感嗜血杆菌、淋病奈瑟菌、卡他莫拉菌、脆弱杆菌属和肠杆菌属等金黄色葡萄球菌产生的由质粒和染色体介导的 β-内酰胺酶有明显抑制作用。克拉维酸可穿过细胞壁因此能够灭活胞内外的酶。其作用方式取决于特定的酶的抑制，但一般是竞争性抑制，而且往往不可逆抑制。因而克拉维酸可增强青霉素和头孢菌素类抗生素对多数耐药株的抗菌活性。但对染色体介导的 1 型 β-内酰胺酶作用有限，因此柠檬酸菌、阴沟杆菌、摩根菌、沙雷菌和铜绿假单胞菌对其具有抗药性。β-内酰胺酶抑制药不能抑制肺炎克雷伯菌、其他一些肠杆菌和铜绿假单胞菌中部分由质粒介导的超广谱 β-内酰胺酶。

克拉维酸以克拉维酸钾的形式口服使用，或作为注射用阿莫西林/克拉维酸复方制剂（详见第192页），或作为注射用替卡西林克拉维酸（第333页）。

克拉维酸联合青霉素的使用与胆汁淤积性黄疸和肝炎的发生相关（参见阿莫西林的**不良反应**部分，第192页），因而在一些国家限制使用（详见下文）。

因存在胆汁淤积性黄疸的风险，所以对于普通细菌感染阿莫西林/克拉维酸复合制剂并不作为首选用药。英国 CSM[1]将其推荐作为耐阿莫西林 β-内酰胺酶菌株的用药，而且通常疗程短于 14 天。有以下指征时可考虑使用：

- 鼻窦炎、中耳炎、复发性扁桃体炎；
- 慢性支气管炎急性发作；
- 支气管肺炎；
- 尿路感染，尤其是复发性或复杂的尿路感染，但不包括前列腺炎；
- 流产感染、盆腔或产后脓毒症、腹腔感染；
- 蜂窝织炎、动物咬伤、严重牙脓肿伴蔓延的蜂窝织炎。

1. CSM/MCA. Revised indications for co-amoxiclav (Augmentin). *Current Problems* 1997; **23:** 8.

制剂

BP 2010: Co-amoxiclav Injection; Co-amoxiclav Oral Suspension; Co-amoxiclav Tablets; Dispersible Co-amoxiclav Tablets;
USP 33: Amoxicillin and Clavulanate Potassium for Oral Suspension; Amoxicillin and Clavulanate Potassium Tablets; Ticarcillin and Clavulanic Acid for Injection; Ticarcillin and Clavulanic Acid Injection.

专利制剂

Arg.: Optamox; ***Austral.:*** Moxiclav; ***Indon.:*** Aclam; ***Philipp.:*** Agpen; Koact; ***Thai.:*** Clanoxy; ***Turk.:*** Amoksilav.

多组分制剂 ***Arg.:*** Aclav†; Amixen Clavulanico; Amoclav; Amoxi Plus; Amoxigrand Compuesto; Amoxitenk Plus; Bi Moxal; Bi Moxal Duo; Bioclavid; Bioxilina Plus; Clamoxol Duo; Clavulox; Clavulox Duo; Cloximar Duo†; Darzitil Plus; Dibional; Fabamox Duo; Grinsil Clavulanico; Klonalmox; Nobactam Clavulanico; ***Austral.:*** Augmentin; Ausclav†; Clamohexal†; Clamoxyl; Clavulin; Curam; GA-Amclav; Timentin; ***Austria:*** AmoclanHexal; Amoxicillin comp†; AmoxiClavulan; Amoxicomp; Amoxiplus; Amoxistad plus; Augmentin; Benclav†; Benomox†; Betamoclav†; Clavamox; Clavex†; Clavolek†; Clavoplus†; Clavulanex†; CombAmox†; Curam†; Lanoclav†; Lekamoxiclav†; Oxyclav†; Xiclav; ***Belg.:*** Amoclane; Amoxiclav; Augmentin; Clavucid; Co-Amoxi; Co-Amoxilan†; Docamoclaf; Timentin; ***Braz.:*** Augmentin; Betaclav; Clav-Air†; Clavoxil†; Clavulin; Novamox; Policlavumoxil; Sigma Clav; Timentin; ***Canad.:*** Apo-Amoxi Clav; Clavulin; Novo-Clavamoxin; ratio-Aclavulanate; Timentin; ***Chile:*** Ambilan; Ambilan Bid; Amolex; Augmentin; Augmentin Bid; Clavinex; Clavinex Duo; Clavoxilina Bid; ***Cz.:*** Amoksiklav; Augmentin; Augmentin-Duo; Betaklav†; Clamox; Curam; Enhancin†; Forcid; Klamoxin†; Megamox; Timentin; ***Denm.:*** Bioclavid; Spektramox; ***Fin.:*** Amoxi-Clavulan†; Amoxin Comp; Atmoform†; Augmentin; Bioclavid; Clapharin Comp; Clavamoxin Comp†; Clavurion; Clavuxal†; Forcid; Yamoxiclav; ***Fr.:*** Augmentin; Ciblor†; Claventin; ***Ger.:*** Abiclav†; Amoclav; Amoxclav; Amoxi-Clavulan; Amoxi-saar plus; Amoxicillin comp; Amoxiclav; Amoxidura Plus†; Augmentan; InfectoSupramox; ***Gr.:*** Augmentin; Bioclavid; Forcid; Frolicin; Fugentin; Moxiclav; Tenervan; Timentin; ***Hong Kong:*** Amoksiklav; Augmentin; Clamovid; Curam; Fleming; Moxiclav; Quali-Mentin; Timentin; ***Hung.:*** Aktil; Amoclan†; Amoclav; Augmentin; Augmentin-Duo; Augmentin-Extra; Clavumox†; Co-Amoxi; Curam; Enhancin; Forcid; ***India:*** Augmentin; Boostim; Novaclav; Nuclav; Rapiclav†; Timentin†; ***Indon.:*** Amocomb; Ancla; Augmentin; Auspilic; Bellamox; Betaclav; Biditin†; Capsinat; Clabat; Claneksi; Clavamox; Claxy; Comsikla; Danoclav; Daxet; Dexyclav; Ikamoxyl Plus; Improvox; Lansiclav; Nufaclav; Nuvoclav; Palentin; Prafamoc†; Protamox; Surpas; Syneclav; Viaclav; Vulamox; Zumafen†; ***Irl.:*** Amoclav; Augmentin; Bellmentin; Clavamel; Germentin; Pinaclav; ***Israel:*** Amoxiclav; Augmentin; Clavamox; Clavenir; Claventin; Timentin; ***Ital.:*** Abba; Acadimox; Aklav; Anival; Augmentin; Aveggio; Clavulin; Euticlavir; Homer; Klavux; Kruxade; Levantes; Mondex; Moxivul; Neoduplamox; Servamox; Timentin; Xinamod; ***Malaysia:*** Augmentin; Cavumox; Clamentin; Clamovid; Clavam; Curam; Enhancin; Moxiclav; ***Mex.:*** Acarbixin; Acimox AC; Alvi-Tec; Amobay CL; Amoxiclav; Amoxiclide; Ampliron Duo; Apoclavox; Augmentin; Avuxilan; Clambusil; Clamoxin; Clavant; Clavucyd; Clavulin; Clavuser; Crizmat; Enhancin; Gramaxin; Maxint†; Moxlin CLV; Rapiclav; Riclasip; Servamox CLV; Sinufin; Timentin; Valclan†; ***Neth.:*** Amoclan; Amuclan; Augmentin; Bioclavid; Forcid; Timentin†; ***NZ:*** Alpha-Amoxyclav; Augmentin; Synermox; Timentin; ***Philipp.:*** Agcomen; Amoclav; Anbicyn; Atadar; Augmentin; Augmex; Augurcin; Bactiv; Bactoclav; Bioclav; Bioclavid; Cax; Clamovid; Claneksi; Clavasul; Claventin; Clavimox; Clavmex; Clavomax; Clavox; Clavoxel; Clavoxin; Clovimax; Enhamox; Enhancin; Exten; Globantin; Gloclav; Klavic; Natravox; Nexilav; Penhance; Proxiclav; Rafonex; Sanmox; Sovlan; Sullivan; Suplentin†; Ticarcin; Timentin; Valmocel†; Vamox; Xilanic; ***Pol.:*** Amoclan; Amoksiklav; Augmentin; Curam; Forcid; Ramoclav; Taromentin; Timentin; ***Port.:*** Amoclavam; Amplamox Plus; Augmentin; Betamox; Clavamox; Clavepen; Forcid; Noprilam; Penilan; ***Rus.:*** Amoclan (Амоклан); Amoksiklav (Амоксиклав); Arlet (Арлет); Augmentin (Аугментин); Flemoclav (Флемоклав); Liclav (Ликлав); Medoclav (Медоклав); Panklav (Панклав); Ranclav (Ранклав); Rapiclav (Рапиклав); Timentin (Тиментин); ***S.Afr.:*** Adco-Amoclav; Amoclan; Augmaxcil; Augmentin; Bio-Amoksiclav; Clamentin; Clavumox†; Co-Amoxyclav; Curam; Forcid; Moxyclav†; Ranclav; Rolab-Amoclav†; ***Singapore:*** Amocla; Augmentin; Augmex†; Clamonex; Clamovid; Curam; Enhancin; Fugentin; Moxiclav; ***Spain:*** Amoclave; Amoxyplus†; Ardineclav†; Augmentine; Burmicin†; Clavepen†; Clavucid†; Clavumox†; Duonasa; Eupeclanic†; Kelsopen; Odontobiotic; ***Swed.:*** Bioclavid; Spektramox; ***Switz.:*** Amicosol†; Augmentin; Aziclav; Clavamox; clavu-basan†; Co-Amoxi; Co-Amoxicilline; ***Thai.:*** AMK; Amocla†; Amoksiklav; Anbicyn; Augclav; Augmentin; Augpen; Cavumox; Clavmoxy; Clavomid; Curam; Klamoks; Manclamine; Moxiclav; Moxicle; Pencla; Ranclav; Verclav; ***Turk.:*** Amoklavin; Augmentin; Bioment; Croxilex; Klamoks; Klavunat; Klavupen; ***UAE:*** Julmentin; ***UK:*** Amiclav†; Augmentin; Augmentin-Duo; Timentin; ***Ukr.:*** Amoksiklav (Амоксиклав); Augmentin (Аугментин); Betaklav (Бетаклав); Flemoclav (Флемоклав); Klamox (Кламокс); Timentin (Тиментин); ***USA:*** Amoclan; Augmentin; Timentin; ***Venez.:*** Augmentin; Augmentin Bid†; Clavumox; Curam; Fulgram.

Clemizole Penicillin（*BAN*, *rINN*）克咪西林霉素

Clemizol penicilina; Clemizole Benzylpenicillin; Clémizole Pénicilline; Clemizolum Penicillinum; Klemitsolipenisilliini; Klemizolpenicillin; Penicillin G Clemizole. 1-[1-(4-Chlorobenzyl)benzimidazol-2-ylmethyl]pyrrolidinium (6*R*)-6-(2-phenylacetamido)penicillanate.

Клемизол Пенициллин

$C_{16}H_{18}N_2O_4S,C_{19}H_{20}ClN_3 = 660.2.$

CAS — 6011-39-8.

UNII — 5UL276H6TF.

简介

克咪西林霉素是一种长效的青霉素制剂，与青霉素（第202页）具有相近的性质和用途。

制剂

专利制剂

Chile: Prevepen†; ***Mex.:*** Megapenil†.

多组分制剂 ***Chile:*** Prevepen Forte; ***Mex.:*** Alivin Plus; Anapenil; Megapenil Forte†; ***Port.:*** Previcilina†; ***Spain:*** Neopenyl†.

Clindamycin（*BAN*, *USAN*, *rINN*）克林霉素

Clindamicina; Clindamycine; Clindamycinum; Klindamisin; Klindamycin; Klindamysiini; U-21251. Methyl 6-amino-7-chloro-6,7,8-trideoxy-*N*-[(2*S*,4*R*)-1-methyl-4-propylprolyl]-1-thio-L-*threo*-D-*galacto*-octopyranoside.

Клиндамицин

$C_{18}H_{33}ClN_2O_5S = 425.0.$

CAS — 18323-44-9.

ATC — D10AF01; G01AA10; J01FF01.

ATC Vet — QD10AF01; QG01AA10; QJ01FF01.

UNII — 3U02EL437C.

注：名称 Clinimycin 既往作为克林霉素的名称，同时也用于土霉素制剂。

Clindamycin Hydrochloride（*BANM*, *rINNM*）盐酸克林霉素

Chlorodeoxylincomycin Hydrochloride; (7*S*)-Chloro-7-deoxylincomycin Hydrochloride; Clindamycine, chlorhydrate de; Clindamycini hydrochloridum; Hidrocloruro de clindamicina; Klindamicin-hidroklorid; Klindamicino hidrochloridas; Klindamisin Hidroklorür; Klindamycin-hydrochlorid; Klindamycinhydroklorid; Klindamycyny chlorowodorek; Klindamysiinihydrokloridi.

Клиндамицина Гидрохлорид

$C_{18}H_{33}ClN_2O_5S,HCl = 461.4.$

CAS — 21462-39-5 (anhydrous clindamycin hydrochloride); 58207-19-5 (clindamycin hydrochloride monohydrate).

ATC — D10AF01; G01AA10; J01FF01.

ATC Vet — QD10AF01; QG01AA10; QJ01FF01.

UNII — T20OQ1YN1W (clindamycin hydrochloride); ZNC153389R (clindamycin hydrochloride monohydrate).

Pharmacopoeias. In *Chin.*, *Eur.* (see p.vii), *Jpn*, and *US*.

Ph. Eur. 6.8（Clindamycin Hydrochloride）。白色或类白色结晶性粉末。含有不定量的水，极易溶于水；微溶于乙醇。10%水溶液的 pH 值为 3.0～5.0，贮藏于密闭容器中。

USP 33（Clindamycin Hydrochloride）。白色或类白色结晶性粉末。无味或微弱硫醇样气味。易溶于水、二甲基酰胺及甲基乙醇；溶于乙醇；难溶于丙酮。10%水溶液的 pH 值为 3.0～5.5。贮藏于密闭容器中。

Clindamycin Palmitate Hydrochloride（*BANM*, *USAN*, *rINNM*）盐酸克林霉素棕榈酸酯

Clindamycine, Chlorhydrate de Palmitate de; Clindamycini Palmitatis Hydrochloridum; Hidrocloruro del palmitato de clindamicina; U-25179E. Clindamycin 2-palmitate hydrochloride.

Клиндамицина Пальмитата Гидрохлорид

$C_{34}H_{63}ClN_2O_6S,HCl = 699.9.$

CAS — 36688-78-5 (clindamycin palmitate); 25507-04-4 (clindamycin palmitate hydrochloride).

ATC — D10AF01; G01AA10; J01FF01.

ATC Vet — QD10AF01; QG01AA10; QJ01FF01.

UNII — VN9A8JM7M7.

Pharmacopoeias. In *US*.

USP 33（Clindamycin Palmitate Hydrochloride）有特殊气味的白色至米色无定形粉末。易溶于水、氯仿、乙醚和苯；溶于乙醇（1∶3），溶于乙酸乙酯（1∶9）；极易溶于二甲基酰胺。1%水溶液的 pH 值为 2.8～3.8。贮藏于密闭容器中。

Clindamycin Phosphate（*BANM*, *USAN*, *rINNM*）磷酸克林霉素

Clindamycine, phosphate de; Clindamycini Dihydrogenophosphas; Clindamycini phosphas; Fosfato de clindamicina; Klindamicin-foszfát; Klindamicino fosfatas; Klindamisin Fosfat; Klindamycin dihydrogen fosfát; Klindamycinfosfat; Klindamysiinifosfaatti; U-28508. Clindamycin 2-(dihydrogen phosphate).

Клиндамицина Фосфат

$C_{18}H_{34}ClN_2O_8PS = 505.0.$

CAS — 24729-96-2.

ATC — D10AF01; G01AA10; J01FF01.

ATC Vet — QD10AF01; QG01AA10; QJ01FF01.

UNII — EH6D7113I8.

Pharmacopoeias. In *Eur.* (see p.vii), *Int.*, *Jpn*, and *US*.

Ph. Eur. 6.8（Clindamycin Phosphate）白色或类白色、轻度吸湿性粉末。呈现多晶型现象。易溶于水；极微溶于乙醇；难溶于二氯甲烷。1%水溶液的 pH 值为 3.5～4.5。贮藏于密闭容器中，温度不得超过 30℃。

USP 33（Clindamycin Phosphate）。白色至米色、无臭或几乎无臭、吸湿性的晶状粉末。可溶于水（1∶2.5）；微溶于无水乙醇；极微溶于丙酮；几乎不溶于氯仿或苯。1%水溶液的 pH 值为 3.5～4.5。贮藏于密闭容器中。

配伍禁忌 克林霉素盐溶液呈酸性，预期与碱性制剂或酸性条件下不稳定的药物存在一定的不相容性。关于克

林霉素注射用液的注册药品信息中指出，其与下列药物存在不相容性：氨苄青霉素、氨茶碱、巴比妥类、葡萄糖酸钙、头孢曲松、伊达比星、硫酸镁、苯妥英和雷尼替丁。

磷酸克林霉素与天然橡胶存在不相容性。

不良反应和处置

据报道全身使用克林霉素的患者中有20%出现腹泻；部分严重者伴发抗菌药性假膜性肠炎（第154页），甚至有致命性，这些症状可能出现于治疗期间或数周后。在中年和老年妇女中的报道更多，尤其是术后，而局部用药出现不良反应的情况则较少。如果出现明显的腹泻或肠炎，应立即停止用药。若出现严重的抗菌药性结肠炎，应补充蛋白饮食，并使用对梭菌属有活性的抗菌药。

其他胃肠道反应包括恶心、呕吐、腹部疼痛或绞痛、食管炎和食管溃疡；大剂量静脉注射后可出现令人不悦的味道或金属味道。口服或局部使用克林霉素后也可能出现味觉障碍。

发现有约10%的患者接受克林霉素治疗1～2周后出现皮疹和荨麻疹等最常见的超敏反应。多形性红斑、Stevens-Johnson综合征、剥脱性和水疱性皮炎也有少量的报道，也发生过一些过敏性反应。

其他不良反应包括短暂性白细胞减少症、粒细胞缺乏症、嗜酸粒细胞增多症、血小板减少、多发性关节炎和肝功能异常；在某些病例曾报道出现明显的黄疸和肝功能损害。氮质血症、少尿、蛋白尿等肾功能损伤也有少量报道。

已明确局部刺激反应较罕见，但肌内注射可导致硬结和无菌脓肿，静脉注射也可能诱发血栓性静脉炎，静脉滴注过快可能导致罕见的心肺骤停和血压过低。一些含有苯甲醇的静脉制剂可能导致新生儿致命的喘息综合征（见第1556页）。

局部的刺激反应、皮肤干燥和接触性皮炎可能与药物的局部使用相关。局部足够量的克林霉素充分吸收后可产生全身效应。宫颈炎、阴道炎、阴道念珠菌感染、阴道刺激症已报道见于克林霉素的阴道使用；少量全身吸收也可能诱发不良反应。

对心血管系统的影响 曾报道有一例50岁的中年女性患者，在中心静脉快速注射600mg未经稀释的磷酸克林霉素后出现心跳骤停。而更大剂量级的在注射时间超过30min时未见有心血管系统并发症[1]。有报道[2]一名老年妇女[2]接受克林霉素治疗后，出现了严重的QT间期延长，随后发展成为房室传导阻滞和尖端扭转型室性心动过速，并需要复苏。停药后，心肌梗死的症状明显缓解，几天后QT间期恢复正常。

1. Aucoin P, *et al*. Clindamycin-induced cardiac arrest. *South Med J* 1982; **75:** 768.
2. Gabel A, *et al*. Ventricular fibrillation due to long QT syndrome probably caused by clindamycin. *Am J Cardiol* 1999; **83:** 813–15.

对耳的影响 一名14岁的男孩通过局部使用克林霉素治疗寻常痤疮，在治疗期间出现了单侧耳鸣，2个月后发展成为了单侧感音神经性耳聋[1]，2次再激发试验后症状再次复发。

1. Scissors B, Shwayder T. Topical clindamycin reproducibly causing tinnitus in a 14-year-old boy. *J Am Acad Dermatol* 2006; **54** (suppl): S243–S244.

对淋巴系统的影响 据报道一名54岁患有骨髓炎的妇女静脉给予克林霉素（作为抗菌治疗方案中的一部分）治疗后出现了淋巴结病。停药后，症状明显缓解；但若用药激发后症状再次复发[1]。

1. Southern PM. Lymphadenitis associated with the administration of clindamycin. *Am J Med* 1997; **103:** 164–5.

对皮肤的影响 一名患者口服克林霉素7天后出现了中毒性表皮坏死松解症；经治疗后，症状在4周内得到缓解[1]。也有报道部分患者口服克林霉素后出现了急性全身发疹样脓疱症[2～4]。

据报道，牙齿感染患者口服或者静脉给予克林霉素后出现了急性发热性嗜中性皮肤病（Sweet综合征[5,6]）。

1. Paquet P, *et al*. Toxic epidermal necrolysis following clindamycin treatment. *Br J Dermatol* 1995; **132:** 665–6.
2. Valois M, *et al*. Clindamycin-associated acute generalized exanthematous pustulosis. *Contact Dermatitis* 2003; **48:** 169.
3. Kapoor R, *et al*. Acute generalized exanthematous pustulosis induced by clindamycin. *Arch Dermatol* 2006; **142:** 1080–81.
4. Sulewski RJ, *et al*. Acute generalized exanthematous pustulosis due to clindamycin. *Dermatol Online J* 2008; **14:** 14. Available at: http://dermatology.cdlib.org/147/case_presentation/agep/blyumin.html (accessed 06/05/09)
5. Clark BM, *et al*. Clindamycin-induced Sweet's syndrome. *Pharmacotherapy* 2007; **27:** 1343–6.
6. Kandula S, *et al*. Clindamycin-induced Sweet syndrome. *J Am Acad Dermatol* 2010; **62:** 898–900.

注意事项

克林霉素不能用于对克林霉素或与之类似的药物林可霉素过敏的患者。需谨慎应用于胃肠病病史的患者，特别是有结肠炎病史的患者。如果发生明显的腹泻或结肠炎克林霉素必须马上停用。中老年女性患者可能更容易出现严重的腹泻或假膜性结肠炎。遗传性过敏症的患者也应慎用克林霉素。长期住院治疗的患者和婴儿推荐定期复查肝肾功能和血细胞计数。新生儿使用羟嗪时要慎用克林霉素，因为羟嗪组分中包含苯甲醇会引起致死性的"喘息综合征"（见第1556页）。

AIDS 在使用克林霉素预防弓形虫脑炎[1]的研究中发现AIDS患者很难耐受克林霉素。尽管使用相对较低的剂量（300mg，每日2次），52名患者中的23名报告有不良反应需要暂时或长期停药，最常见的不良反应是腹泻和皮疹。该研究中克林霉素的使用不得不被早期中止。然而，克林霉素已经成功地用于治疗AIDS患者的弓形虫脑炎（详见下文**弓形虫病**）和肺孢子菌性肺炎（详见下文）。

1. Jacobson MA, *et al*. Toxicity of clindamycin as prophylaxis for AIDS-associated toxoplasmic encephalitis. *Lancet* 1992; **339:** 333–4.

哺乳 美国注册药品信息声明口服150mg到静脉给予600mg克林霉素后，乳汁中药物浓度为0.7～3.8μg/ml。American Academy of Pediatrics[1]认为接受治疗同时可以进行母乳喂养。英国药品信息提示，母乳喂养的婴儿虽然不太可能经胃肠道吸收大量克林霉素，但在母乳喂养期间应慎用克林霉素。

1. American Academy of Pediatrics. The transfer of drugs and other chemicals into human milk. *Pediatrics* 2001; **108:** 776–89. [Retired May 2010] Correction. *ibid.*; 1029. Also available at: http://aappolicy.aappublications.org/cgi/content/full/pediatrics%3b108/3/776 (accessed 25/05/04)

卟啉病 患有卟啉病的患者使用克林霉素是不安全的。

药物相互作用

克林霉素具有神经肌肉阻滞活性并且可与其他具有该活性的药物发挥协同作用（见**阿曲库铵**，第1813页），具有潜在呼吸抑制危险。可能具有拮抗拟副交感神经药活性。与其他抗菌药的拮抗活性见下文**抗菌作用**。

吸附剂 在16例正常人单独给予克林霉素和合并给予白陶土果胶悬浮液发现暂时没有影响克林霉素吸收，但明显降低了吸收率[1]。

1. Albert KS, *et al*. Pharmacokinetic evaluation of a drug interaction between kaolin-pectin and clindamycin. *J Pharm Sci* 1978; **67:** 1579–82.

免疫抑制药 克林霉素对环孢素的影响，见**林可酰胺类**，第1742页。

抗菌作用

克林霉素是一类林可酰胺抗菌药，主要具有抗革兰阳性需氧菌作用，且有一些抗厌氧菌作用。

作用机制 林可酰胺类抗菌药如克林霉素作用于细菌核糖体的50S亚基，与大环内酯类药如红霉素类似（第258页），抑制早期蛋白质合成。克林霉素的作用主要是抑菌，但是高浓度下对敏感株可缓慢杀菌。

抗菌谱 克林霉素对大多数革兰阳性菌有效：

- 链球菌、葡萄球菌、炭疽杆菌、棒状杆菌、白喉杆菌。
- 肠球菌通常对其耐药。
- 在革兰阴性厌氧菌中对克林霉素敏感的是梭菌属（虽然可变梭杆菌通常耐药）、普雷奥菌属、包括脆弱类杆菌的拟杆菌属。
- 几种放线菌和星形诺卡菌通常对克林霉素耐药。
- 支原体属通常耐药。
- 大多数革兰阴性需氧菌，包括肠杆菌、假单胞菌属和不动杆菌属对克林霉素耐药；与红霉素不同，淋病奈瑟菌、脑膜炎奈瑟菌、流感嗜血杆菌通常对克林霉素耐药。
- 真菌和病毒也耐药；然而，有报道指克林霉素对鼠弓形体、疟原虫具有某些抗原虫活性。

与其他抗菌药的相互作用 因为在核糖体上的结合位点相近，克林霉素可能会竞争性地抑制大环内酯类和氯霉素的作用。克林霉素和红霉素在体外有拮抗作用。

耐药性 耐药机制与红霉素耐药机制相同，即甲基化核糖体结合位点，染色体突变的核糖体蛋白，以及质粒介导的腺苷转移酶在一些葡萄球菌菌落引起的酶失活。在林可酰胺类抗菌药，大环内酯类，链阳霉素类（MLS_B型）核糖体甲基化导致交叉耐药；这种耐药通常是质粒介导和可诱导的。另一种耐药机制（M型耐药）即链球菌对大环内酯类抗菌药耐药但是却保持了对克林霉素的敏感性。完全的交叉耐药存在于克林霉素和林可霉素之间。

耐药的发生率随生物物种和地理位置而变化；红霉素耐药的生物体也常见克林霉素耐药，某些耐甲氧西林的金黄色葡萄球菌菌株对克林霉素也耐药。有证据表明在一些国家和机构中脆弱拟杆菌耐药达25%或更多。对克林霉素耐药的厌氧菌除了产气荚膜梭菌，还包括10%～20%的梭菌属、8%的消化链球菌、9%的梭菌属和11%的普氏菌。

作用 参考文献提示克林霉素能减少细菌黏附，并且通过作用于细菌黏膜（多糖包被）[1～3]提高细胞吞噬作用，它的抗菌不依赖于血浆浓度[4,5]。

1. Veringa EM, *et al*. Enhancement of opsonophagocytosis of Bacteroides spp by clindamycin in subinhibitory concentrations. *J Antimicrob Chemother* 1981; **23:** 577–87.
2. Veringa EM, *et al*. The role of glycocalyx in surface phagocytosis of Bacteroides spp, in the presence and absence of clindamycin. *J Antimicrob Chemother* 1989; **23:** 711–20.
3. Khardori N, *et al*. Effect of subinhibitory concentrations of clindamycin and trospectomycin on the adherence of Staphylococcus epidermidis in an in vitro model of vascular catheter colonization. *J Infect Dis* 1991; **164:** 108–13.
4. Xue IB, *et al*. Variation in postantibiotic effect of clindamycin against clinical isolates of Staphylococcus aureus and implications for dosing of patients with osteomyelitis. *Antimicrob Agents Chemother* 1996; **40:** 1403–7.
5. Klepser ME, *et al*. Bactericidal activity of low-dose clindamycin administered at 8- and 12-hour intervals against Staphylococcus aureus, Streptococcus pneumoniae, and Bacteroides fragilis. *Antimicrob Agents Chemother* 1997; **41:** 630–5.

药动学

克林霉素大约90%的剂量是通过胃肠道吸收；150mg克林霉素口服1h后血浆浓度为2～3μg/ml，6h后，平均浓度约为700ng/ml。已有报道，在剂量为300mg和600mg时，血浆峰浓度为4μg/ml和8μg/ml。食物不会明显减少药物的吸收，但吸收率可能降低。盐酸克林霉素棕榈酸酯在口腔中迅速水解释放出克林霉素。

胃肠外使用后，无生物活性的磷酸克林霉素也会被水解成克林霉素。肌注300mg克林霉素，在3h内平均血浆浓度峰值6μg/ml；肌注600mg血浆浓度峰值是9μg/ml。儿童在1h内达到血浆浓度峰值。静脉给予等量的克林霉素在给药结束时就达到7～10μg/ml的峰值浓度。

皮肤局部应用克林霉素可有少量吸收；盐酸盐和磷酸盐（前者组分不稳定）局部用制剂的生物利用度分别是约7.5%和2%。

阴道内给药约5%剂量可被全身吸收。阴道栓剂给药后可吸收约30%。

克林霉素广泛分布于体液和组织，包括骨，但脑脊液中的浓度不高。它可以通过胎盘进入胎儿血液循环，而且已有报道可在母乳中出现。胆汁中浓度较高。它蓄积于白细胞和巨噬细胞。血循环中超过90%的克林霉素与血浆蛋白结合。其半衰期是2～3h，早产儿和严重肾损害的患者其半衰期可能延长。

克林霉素通过新陈代谢，可能在肝内形成活化的*N*-甲基和亚砜代谢产物，和一些无活性的代谢产物。约10%的剂量作为有活性的药物或代谢产物通过尿排泄，4%左右通过粪便排泄。排泄过程在几天内缓慢进行，不能有效地从血液透析去除。

AIDS患者 据报道，克林霉素在AIDS患者身上比正常人具有较高的生物利用度、较低血浆清除率和更低的分布容积[1]。血浆蛋白结合力不同可部分解释这一现象[2]。

虽然人们普遍认为，克林霉素在脑脊液中的浓度是微不足道的，但是静脉给予AIDS患者克林霉素治疗弓形虫在脑脊液中可达到治疗浓度[3]。

1. Gatti G, *et al*. Comparative study of bioavailabilities and pharmacokinetics of clindamycin in healthy volunteers and patients with AIDS. *Antimicrob Agents Chemother* 1993; **37:** 1137–43.
2. Flaherty JF, *et al*. Protein binding of clindamycin in sera of patients with AIDS. *Antimicrob Agents Chemother* 1996; **40:** 1134–8.
3. Gatti G, *et al*. Penetration of clindamycin and its metabolite N-demethylclindamycin into cerebrospinal fluid following intravenous infusion of clindamycin phosphate in patients with AIDS. *Antimicrob Agents Chemother* 1998; **42:** 3014–17.

用途和用法

克林霉素是一种林可酰胺类抗菌药，是由林可霉素氯化物衍生而来。它主要是抑菌药，用于严重的厌氧菌特别是脆弱拟杆菌的治疗。也用于治疗肺炎双球菌、葡萄球菌（包括耐甲氧西林菌）和链球菌等一些革兰阳性菌感染。但由于易引起假膜性结肠炎（见上文**不良反应**），因此通常在其他替代药物无效的情况下才使用。

克林霉素主要用于治疗下列情况（单独或与其他抗菌药联用）：肝脓肿、放线菌病、胆道感染、骨和关节葡萄球菌感染、白喉携带状态、眼内炎、气性坏疽、各种妇科感染包括细菌性阴道炎、子宫内膜炎和盆腔感染性疾病、腹膜炎（包括继发性腹膜炎）、链球菌咽炎（通常是携带状态）、严重的呼吸道感染（包括积脓症和肺炎，尤其是肺脓肿），败血症、皮肤和软组织感染如坏死性筋膜炎（通常由链球菌、厌氧菌定植引起）。它可用于对青霉素过敏的心内膜炎患者预防用药。防止链球菌感染。还可与其他药物联用预防外科感染。它可作为治疗肺型和胃肠型炭疽多药方案的一部分。对细菌感染和治疗方面的情况详见**抗菌药的选择**（第153页）。

克林霉素也可用于痤疮（第240页）和红斑（见下文）的治疗。

克林霉素有抗原虫的作用，与其他抗原虫药一起治疗下述疾病：巴贝西虫病、疟疾、弓形虫病。它和伯氨喹一起可用于治疗肺孢子菌性肺炎（见下文）。

盐酸克林霉素以胶囊形式**口服**给药，或者盐酸棕榈酸酯以液体剂型口服给药。胶囊要求用水送服。剂量以克林霉素的等价剂量来表示。1.1g 盐酸克林霉素或1.6g 盐酸克林霉素棕榈酸酯相当于 1g 克林霉素。克林霉素成人口服剂量是每 6h 150～300mg，对于严重感染患者，剂量可增加到每 6h 450mg。

磷酸克林霉素可**肠外**给药通过深部肌内注射或超过10min 至 1h 静脉输注。剂量也以克林霉素的等价剂量来表示。1.2g 磷酸克林霉素相当于 1g 克林霉素。静脉使用时克林霉素稀释的浓度不能超过 18mg/ml。注射的速度不能超过 30mg/min，单次 1h 静脉输注量最大不能超过 1.2g。持续静脉输注开始时的初始剂量可快速滴注，随后以 0.75～1.25mg/min 的速度滴注。单次肌内注射量不能超 600mg。

通常克林霉素胃肠外给药剂量为每日 0.6～1.2g，分 2～4 次给予；对于严重感染，剂量每日可增加至2.7g；对威胁到生命的感染，每日静脉剂量可达 4.8g。

对感染心内膜炎风险高和不能使用青霉素的成人患者进行**预防**用药，美国专家建议：在进行牙科程序（包括处理牙龈、口腔黏膜穿孔和处理牙龈跟周围的区域）前 30～60min，通过口服或肌内注射或静脉滴注，给予单剂量 600mg 的克林霉素。然而，在英国，*BNF 59* 和 NICE 认为上述预防方法是不必要的（见第159页）。

儿童（包括婴幼儿和青少年）的使用剂量，详见下文。

磷酸克林霉素**外用**制剂（剂量相当于 1% 的克林霉素）也可用于痤疮，盐酸化物也可用于治疗，但它全身吸收较多（见上文**药动学**）。磷酸克林霉素在包含阿达帕林、苯甲酰和维甲酸的复合制剂中仍然是有效的。

磷酸克林霉素可经**阴道**以栓剂或 2% 乳膏的形式给药，治疗细菌性阴道病。大约相当于夜间给予 100mg 克林霉素，3～7 天。

用法 一些研究表明肠外给 600mg 克林霉素，每日 3 次，其效果相当于同样剂量每日 4 次给药[1]或者900mg，每日 3 次[2,3]。一项荟萃分析[4]中，胃肠外每日 3 次给予克林霉素 600mg 或 900mg，在治疗盆腔感染中效果相似。对于腹腔感染，两种给药方案具有相近的临床成功率（根据好转或治愈统计），但 600mg 给药方案的最终治愈率较低。作者建议，尽管 600mg 每日 3 次的方案可用于多数盆腔感染，腹腔感染的推荐剂量还应考虑患者特异性。

1. Buchwald D, *et al.* Effect of hospitalwide change in clindamycin dosing schedule on clinical outcome. *Rev Infect Dis* 1989; **11:** 619–24.
2. Chin A, *et al.* Cost analysis of two clindamycin dosing regimens. *DICP Ann Pharmacother* 1989; **23:** 980–3.
3. Chatwani A, *et al.* Clindamycin dosage scheduling for acute pelvic infection. *Am J Obstet Gynecol* 1990; **163:** 240.
4. Rovers JP, *et al.* Meta-analysis of parenteral clindamycin dosing regimens. *Ann Pharmacother* 1995; **29:** 852–8.

玻璃体内途径 单独玻璃体内注射克林霉素或联合外科手术，已成功治愈了 6 例弓形体视网膜脉络膜炎患者[1]。另 4 名经玻璃体内途径注射克林霉素及地塞米松的患者也都显示了良好的预后及耐受性[2]。

1. Sobrin L, *et al.* Intravitreal clindamycin for toxoplasmic retinochoroiditis. *Retina* 2007; **27:** 952–7.
2. Kishore K, *et al.* Intravitreal clindamycin and dexamethasone for toxoplasmic retinochoroiditis. *Ophthalmic Surg Lasers* 2001; **32:** 183–92.

结膜下途径 有人建议[1]，眼周给予克林霉素可通过结膜下注射，给药剂量 15～50mg。

1. Moorfields Eye Hospital NHS Foundation Trust. *Pharmacists Handbook 2006.* London: Moorfields Pharmaceuticals, 2006.

儿童用法 婴幼儿及 12 岁以下儿童通常克林霉素**口服**剂量为 3～6mg/kg，每 6h 1 次。在英国，*BNFC 2010/11* 建议 14 天以内的新生儿可给予此剂量，每 8h 1 次，1 个月及大于 1 个月但体重小于 10kg 的儿童应给予最小量 37.5mg，每 8h 1 次；12 岁以上儿童可给予成人常用剂量（见上文的**用途和用法**）。

婴幼儿及 1 个月至 12 岁的儿童通常克林霉素肠外给药剂量为每日 15～25mg/kg，分 3～4 次给药；对于重度感染，剂量可加至每日 40mg/kg，且不管体重如何最小量应为每日 300mg。12 岁以上儿童可给予成人常用剂量（见上文的**用途和用法**）。在美国，该药还被批准用于 1 个月以下婴幼儿的肠外给药，每日 15～20mg/kg，分 3～4 此给药。应警惕一些胃肠外用制剂含有苯甲醇，在新生儿中可引起"喘息综合征"（见第1556页）。

在患有金黄色葡萄球菌肺部感染伴囊性纤维化的 1 月至 18 岁儿童的治疗中，*BNFC 2010/11* 推荐口服剂量为 5～7mg/kg（极量 600mg），每 6h 1 次。

巴贝西虫病、疟疾及弓形虫病的儿童用量，见下文。

巴贝西虫病 美国一些专家[1]推荐由巴贝西虫引起的巴贝西虫病（第792页），给予克林霉素，持续 7～10 天联用奎宁[1]。推荐剂量包括：

- 静脉注射克林霉素 1.2g，每日 2 次，联用奎宁口服 650mg，每日 3～4 次；
- 静脉注射克林霉素 300～600mg，每 6h 1 次，联用奎宁，用法同上；
- 口服克林霉素 600mg，每日 3 次，联用奎宁，用法同上。

儿童可静脉或口服克林霉素每日 20～40mg/kg，分 3～4 次给药；联用奎宁每日 25mg/kg，分 3 次口服；疗程为 7～10 天。

1. Wormser GP, *et al.* The clinical assessment, treatment, and prevention of Lyme disease, human granulocytic anaplasmosis, and babesiosis: clinical practice guidelines by the Infectious Diseases Society of America. *Clin Infect Dis* 2006; **43:** 1089–1134. Correction. *ibid.* 2007; **45:** 941. Also available at: http://www.journals.uchicago.edu/doi/pdf/10.1086/508667 (accessed 23/03/09)

疟疾 在疟疾非流行区域，推荐使用硫酸奎宁随后加上多西环素、四环素、克林霉素治疗耐氯喹的恶性疟（第566页）。多西环素一般作为首选，因为它可以每日 1 次，但有更多数据显示奎宁与四环素类联用比与克林霉素联用效果更好，但四环素禁用于小于 8 岁的儿童、孕妇、可能使用克林霉素的患者。克林霉素成人通常按常规剂量每日 20mg/kg，分 3 次口服（或 450mg，每日 3 次），使用 7 天，并与奎宁 600～650mg，每日 3 次联用3～7天[1~5]（取决于何处得感染），口服。奎宁胃肠外给药，随后予以四环素或克林霉素，可用于治疗疟疾流行地区和非流行地区的严重恶性疟感染[1,3~6]。不能耐受口服治疗的患者可静脉给予上述序贯疗法[6]。

在英国[5]，公共卫生局推荐给予儿童克林霉素的剂量为 7～13mg/kg，每日 3 次，疗程 7 天；美国[1]公共卫生局建议每日 20mg/kg，分 3 次给药。

1. CDC. Treatment guidelines: treatment of malaria (guidelines for clinicians) (issued June, 2009). Available at: http://www.cdc.gov/malaria/resources/pdf/clinicalguidance.pdf (accessed 18/08/10)
2. Abramowicz M, ed. *Drugs for parasitic infections.* 2nd ed. New Rochelle NY: The Medical Letter, 2010.
3. British Infection Society. Algorithm for initial assessment and management of malaria in adults (issued February 2007). Available at: http://www.britishinfectionsociety.org/documents/MalariaAlgorithm07.pdf (accessed 25/03/09)
4. WHO. *Guidelines for the treatment of malaria; second edition.* Geneva: WHO, 2010. Available at: http://whqlibdoc.who.int/publications/2010/9789241547925_eng.pdf (accessed 18/08/10)
5. Lalloo DG, *et al.* HPA Advisory Committee on Malaria Prevention in UK Travellers. UK malaria treatment guidelines. *J Infect* 2007; **54:** 111–21. Correction. [primaquine dose]. Corrected version available at: http://www.hpa.org.uk/web/HPAwebFile/HPAweb_C/1194947343507 (accessed 25/05/10)
6. CDC. Guidelines for treatment of malaria in the United States: based on drugs currently available for use in the United States (updated 18th May, 2009). Available at: http://www.cdc.gov/malaria/pdf/treatmenttable.pdf (accessed 18/08/10)

肺孢子菌性肺炎 克林霉素可联合伯氨喹作为复方磺胺甲噁唑的替代药物，**治疗**肺孢子菌性肺炎（第496页）。美国专家推荐剂量[1,2]是每隔 6～8h 静脉 600～900mg 或口服 300～450mg 克林霉素，联合口服伯氨喹每日 15～30mg，疗程 21 天。*BNF 59* 建议对轻中度患者每隔 8h 口服 600mg 克林霉素，联合口服伯氨喹每日 30mg（但表明这样联用会产生较多的毒性作用）。

一项对 1975 年 1 月至 1999 年 8 月出版文献的荟萃分析[3]表明，与其他抢救药物（如阿托伐醌、复方磺胺甲噁唑、依氟鸟氨酸、喷他脒、三甲曲沙）比较，克林霉素/伯氨喹对那些常规治疗无效的患者是最有效的方案。作者还表明此方案作为初级治疗轻度至中重度疾病是有效的，且不良反应要少于复方磺胺甲噁唑。而一项更新的系统评价[4]指出，AIDS 相关的肺孢子菌性肺炎的二线治疗多数选用复方磺胺甲噁唑。克林霉素/伯氨喹被作为复方磺胺甲噁唑初始治疗失败或无法耐受后的选择方案。

有报道称使用克林霉素/伯氨喹**预防**卡氏肺孢子菌性肺炎，但它不是正规推荐方案[5]。一项回顾性研究[6]表明克林霉素/伯氨喹在预防方面的作用不如复方磺胺甲噁唑及氨苯砜。这可能部分源于治疗剂量不足。

1. Abramowicz M, ed. *Drugs for parasitic infections.* 2nd ed. New Rochelle NY: The Medical Letter, 2010.
2. CDC. Guidelines for prevention and treatment of opportunistic infections in HIV-infected adults and adolescents: recommendations from CDC, the National Institutes of Health, and the HIV Medicine Association/Infectious Diseases Society of America. *MMWR* 2009; **58** (RR-04): 1–207. Also available at: http://www.cdc.gov/mmwr/PDF/RR/RR5804.pdf (accessed 11/05/09)
3. Smego RA, *et al.* A meta-analysis of salvage therapy for Pneumocystis carinii pneumonia. *Arch Intern Med* 2001; **161:** 1529–33.
4. Benfield T, *et al.* Second-line salvage treatment of AIDS-associated Pneumocystis jirovecii pneumonia: a case series and systematic review. *J Acquir Immune Defic Syndr* 2008; **48:** 63–7.
5. Kay R, DuBois RE. Clindamycin/primaquine therapy and secondary prophylaxis against Pneumocystis carinii pneumonia in patients with AIDS. *South Med J* 1990; **83:** 403–4.
6. Barber BA, *et al.* Clindamycin/primaquine as prophylaxis for Pneumocystis carinii pneumonia. *Clin Infect Dis* 1996; **23:** 718–22.

皮肤疾病 *痤疮* 克林霉素是应用最广泛的治疗寻常痤疮（第1505页）的局部抗菌药之一。通常与其他外用药合用以减少耐药。

1. Schlessinger J, *et al.* ZIANA Study Group. Clinical safety and efficacy studies of a novel formulation combining 1.2% clindamycin phosphate and 0.025% tretinoin for the treatment of acne vulgaris. *J Drugs Dermatol* 2007; **6:** 607–15.
2. Guay DR. Topical clindamycin in the management of acne vulgaris. *Expert Opin Pharmacother* 2007; **8:** 2625–64.
3. McKeage K, Keating GM. Clindamycin/benzoyl peroxide gel (BenzaClin): a review of its use in the management of acne. *Am J Clin Dermatol* 2008; **9:** 193–204.
4. Korting HC, Schöllmann C. Management der Acne vulgaris: Fokus auf Clindamycin und Zink. *Hautarzt* 2009; **60:** 42–7.
5. Del Rosso JQ, Schmidt NF. A review of the anti-inflammatory properties of clindamycin in the treatment of acne vulgaris. *Cutis* 2010; **85:** 15–24.

酒渣鼻 局部使用克林霉素[1]可以改善酒渣鼻（第1510 页）的炎症状况，但对其他皮肤异常没什么改变。一项小型研究[2]表明，使用 1% 克林霉素合用 5% 过氧苯甲酰治疗中重度酒渣鼻是有效的。

1. Wilkin JK, DeWitt S. Treatment of rosacea: topical clindamycin versus oral tetracycline. *Int J Dermatol* 1993; **32:** 65–7.
2. Breneman D, *et al.* Double-blind, randomized, vehicle-controlled clinical trial of once-daily benzoyl peroxide/clindamycin topical gel in the treatment of patients with moderate to severe rosacea. *Int J Dermatol* 2004; **43:** 381–7.

弓形虫病 当患者不能耐受磺胺嘧啶时，克林霉素与乙胺嘧啶一起治疗或预防继发性弓形虫病（第795页），而不是我们通常使用的磺胺嘧啶和乙胺嘧啶。同时使用亚叶酸纠正与乙胺嘧啶相关的巨幼红细胞贫血。患有 AIDS 和弓形虫病脑炎的成年患者，美国[1]建议：

- 每 6h 口服克林霉素 600mg，或静脉注射至少 6 周治疗，*然后*
- 长期维持治疗，每 8h 口服克林霉素 600mg。

乙胺嘧啶的相应剂量见**乙胺嘧啶**下，第582页。

儿童可口服或静脉给予克林霉素 5～7.5mg/kg，每日 4 次，疗程至少 6 周；后续长期维持治疗[2]。

有两次研究发现，在急性治疗中，乙胺嘧啶和口服克林霉素 600mg、每日 4 次[3]或静脉使用 1200mg、每 6h 1 次[4]，同乙胺嘧啶/磺胺嘧啶一样有效。但在口服维持治疗中，乙胺嘧啶和克拉霉素 300mg、每日 4 次在 3 年以上[3]防止疾病复发不如乙胺嘧啶/磺胺嘧啶有效。所以现在推荐的克林霉素维持剂量比原来高。在一次涉及 16 名患者的研究中，克林霉素合用氟尿嘧啶产生了有益效果[5]。

相比较而言，另一研究发现，单独使用克林霉素（小剂量，300mg 每日 2 次）和单独使用乙胺嘧啶在预防弓形虫脑炎方面，克林霉素的不良反应发生率较高，导致提前终止使用克林霉素——见上文**注意事项**项下 AIDS。

玻璃体内注射克林霉素也用于治疗弓形体性视网膜脉络膜炎，通常用于全身治疗失败或无法耐受后——见上文的**玻璃体内途径**。

1. CDC. Guidelines for prevention and treatment of opportunistic infections in HIV-infected adults and adolescents: recommendations from CDC, the National Institutes of Health, and the HIV Medicine Association/Infectious Diseases Society of America. *MMWR* 2009; **58** (RR-4): 1–207. Also available at: http://www.cdc.gov/mmwr/PDF/RR/RR5804.pdf (accessed 11/05/09)
2. CDC, the National Institutes of Health, the HIV Medicine Association of the Infectious Diseases Society of America, the Pediatric Infectious Diseases Society, and the American Academy of Pediatrics. Guidelines for prevention and treatment of opportunistic infections among HIV-exposed and HIV-infected children. Final draft June 2008. Available at: http://aidsinfo.nih.gov/contentfiles/Pediatric_OI.pdf (accessed 22/05/09)
3. Katlama C, *et al.* Pyrimethamine-clindamycin vs pyrimethamine-sulphadiazine as acute and long-term therapy for toxoplasmic encephalitis in patients with AIDS. *Clin Infect Dis* 1996; **22:** 268–75.
4. Dannemann B, *et al.* Treatment of toxoplasmic encephalitis in patients with AIDS: a randomized trial comparing pyrimethamine plus clindamycin to pyrimethamine plus sulfadiazine. *Ann Intern Med* 1992; **116:** 33–43.
5. Dhiver C, *et al.* 5-Fluoro-uracil-clindamycin for treatment of cerebral toxoplasmosis. *AIDS* 1993; **7:** 143–4.

制剂

BP 2010: Clindamycin Capsules; Clindamycin Injection;
USP 33: Clindamycin for Injection; Clindamycin Hydrochloride Capsules; Clindamycin Hydrochloride Oral Solution; Clindamycin Injection; Clindamycin Palmitate Hydrochloride for Oral Solution; Clindamycin Phosphate Gel; Clindamycin Phosphate Topical Solution; Clindamycin Phosphate Topical Suspension; Clindamycin Phosphate Vaginal Cream; Clindamycin Phosphate Vaginal Inserts.

专利制剂

Arg.: Acnestop; Clidan; Clindacin; Clindalaf; Clindopax; Clintopic; Dalacin C; Dalacin ST; Dalacin†; Naxoclinda; Torgyn; ***Austral.:*** Cleocin; Clindatech; Dalacin C; Dalacin T; Dalacin V; Zindaclin; ***Austria:*** Cleocin†; Clindac; Dalacin; Dalacin C; Lanacine; ***Belg.:*** Dalacin; Dalacin C; Zindaclin; ***Braz.:*** Anaerocid; Clinagel; Clindabiotic; Clindacin†; Clindacne; Clindamin C; Clindarix; Dalacin C; Dalacin T; Dalacin V; ***Canad.:*** Clinda-T; Clindets; Dalacin C; Dalacin T; Dalacin Vaginal; ***Chile:*** Clidets; Clinacnyl; Cluvax; Daclin; Dalacin; Dalacin C; Dalacin T; Dalacin V†; Dermabel; Divanon; Lexis†; ***Cz.:*** Dalacin; Dalacin C; Dalacin T; Klimicin; Zindaclin; ***Denm.:*** Dalacin; Myclin; ***Fin.:*** Dalacin; Klindagol; Myclin; ***Fr.:*** Dalacine; Dalacine T; Zindacline; ***Ger.:*** Basocin; Clin-Sanorania; Clinda; Clinda-saar; Clindabeta; Clindahexal; Clindastad; Dentomycin; Jutaclin; Sobelin; Turimycin; Zindaclin†; ***Gr.:*** Arfarel; Borophen; Botamycin-N; Clidacin; Climycen; Clindagel; Clindamed; Dalacin C; Edason; Fleminosan; Fouch; Lindasol; Paradis; Skinasol; Sotomycin; Toliken; Updem; Vagiclin; Veldom; Velkaderm; Ygielle; ***Hong Kong:*** Claribel; Clinac; Clindatech; Clinex; Dalacin C; Dalacin T; Delta T†; Frankacin-T; Qualiclinda; Tidact; Zindaclin; ***Hung.:*** Dalacin; Dalacin C; Dalacin T; Klimicin; ***India:*** Clindac-A; Dalacin; Dalcap†; ***Indon.:*** Albiotin; Anerocid; Biodasin†; Cindala†; Clidacor; Climadan; Clinbercin; Clindexcin; Clinex; Clinidac; Clinika; Clinium; Clinjos; Clinmas; Comdasin; Dacin; Daclin; Dalacin C; Ethidan; Indanox; Lando; Librodan†; Lindacyn; Lindan; Mediklin; Milorin; Niladacin; Nufaclind; Opiclam; Probiotin; Prolic; Zumatic; ***Irl.:*** Dalacin; Dalacin C; Dalacin T; Zindaclin; ***Israel:*** Dalacin C; Dalacin Vaginal; Dalagis T; Zindaclin; ***Ital.:*** Cleocin; Dalacin C; Dalacin T; Zindaclin; ***Malaysia:*** C-Mycin†; Clindac; Dalacin C; Dalacin T; T3 Mycin; Tidact; Topicil; Zindaclin; ***Mex.:*** Aktufoam; Ancine†; Apomiclin; Biodaclin; Cigmadil; Clendazaf; Clendix; Clidets; Clinamsa†; Clindazyn†; Cliran; Cobatin; Cutaclin; Dalacin C; Dalacin T; Dalacin V; Dalafar; Dalatina; Dalatina V; Damiclin; Destralina; Feisclin; Galecin; Indamid; Klyndaken†; Lindacil; Lisiken; Losertrin; Lyrfhis; Trexen; Ulmicy; ***Neth.:*** Dalacin C; Dalacin T; ***Norw.:*** Dalacin; ***NZ:*** Clindatech; Dalacin C; Topicil; ***Philipp.:*** Acresil; Anerocin; Clin-D; Clindal; Clindatech; Cliz; Daklin; Dalace; Dalacin C; Dalaclin; Inprosyn-HP; Klindex; Lincyn; Myclin; Tidact; Zindal; ***Pol.:*** Clindacin; Clindacne; Clindo†; Dalacin; Dalacin C; Dalacin T; Klimicin; Klindacin T; Zindaclin; ***Port.:*** Clincina; Dalacin C; Dalacin T; Dalacin V; Zindaclin; ***Rus.:*** Clindacin (Клиндацин); Dalacin (Далацин); Dalacin C (Далацин Ц)†; Klimicin (Климицин)†; ***S.Afr.:*** Clindac†; Clindahexal; Dalacin C; Dalacin T; Dalacin VC; ***Singapore:*** C-Mycin†; Clindagel; Clindatech; Dalacin C; Dalacin T; T3Mycin; Tidact; Topicil; Zindaclin; ***Spain:*** Clinwas; Dalacin; Zindaclin; ***Swed.:*** Dalacin; ***Switz.:*** Dalacin C; Dalacin T; Dalacin V; ***Thai.:*** Acnegon; Acnocin; Cedelin; Chinacin-T; Clinda VC; Clindacne; Clindalin; Clindaman; Clindavid; Clinott; Dacin-F; Dalacin C; Dalacin T; Klimicin†; Klinda; Klindan; Klinna; Lacin; Millda; Rosil; ***Turk.:*** Clamine-T; Cleocin T; Clin; Klindan; Klindaver; Klinoksin; Klitopsin; Meneklin; ***UK:*** Dalacin; Dalacin C; Dalacin T; Zindaclin; ***Ukr.:*** Clindahexal (Клиндагексал); Dalacin (Далацин); Dalacin C (Далацин Ц); Milagin (Милагин); Vagicin (Вагицин-Здоровье); ***USA:*** Cleocin; Cleocin T; Clindagel; ClindaMax; Clindesse; Clindets; Evoclin; ***Venez.:*** Bioclindax; Clindaval; Clindox; Clinfol; Dalacin; Felisep†.

多组分制剂　***Arg.:*** Clidan B; Clindacur; Clindoxyl; CP-Acne Duo; Dermaclean; Duo Clindacin; Ovogin; Perclin; Peroxiclin Duo; Torgyn Duo; Z-Clindacin; ***Austral.:*** ClindaBenz; Duac; ***Austria:*** Clindoxyl†; ***Braz.:*** Clindoxyl; ***Canad.:*** Benzaclin; Clindasol; Clindoxyl; ***Chile:*** Indoxyl; Klina; ***Cz.:*** Duac; ***Denm.:*** Clindoxyl; ***Fin.:*** Clindoxyl; ***Ger.:*** Copal†; Duac; Refobacin Revision; ***Gr.:*** Indoxyl; ***Hong Kong:*** Duac; ***India:*** Deriva-C; ***Indon.:*** Benzolac Cl; Climadan; Medi-Klin TR; ***Irl.:*** Duac; ***Israel:*** Benzaclin; ***Ital.:*** Duac; ***Malaysia:*** Duac; ***Mex.:*** Benzaclin†; Clindapack; Femisan; Gynoclin-V; Indoxyl; Loffymix; Trexen Duo; ***Neth.:*** Duac; ***NZ:*** Duac; ***Philipp.:*** Duac; ***Pol.:*** Duac; ***Port.:*** Duac; ***Rus.:*** Clenzit-C (Клензит-С); ***Spain:*** Duac; ***Swed.:*** Duac; ***Thai.:*** Duac; ***Turk.:*** Benzaclin; Cleocin; Clindoxyl; ***UK:*** Duac Once Daily; ***Ukr.:*** Cliran Zinc (Клиран Цинк); ***USA:*** Acanya; Benzaclin; Duac; PledgaClin; Ziana.

Clioquinol (*BAN*, *rINN*) 氯碘羟喹

Chinoform; Chloroiodoquine; Cliochinolum; Clioquinolum; Iodochlorhydroxyquin; Iodochlorhydroxyquinoline; Kliochinol; Kliokinol; Kliokinoli; Kliokvinolis; PBT-1; Quiniodochlor. 5-Chloro-7-iodoquinolin-8-ol.

Клиохинол

C_9H_5ClINO = 305.5.

CAS — 130-26-7.

ATC — D08AH30; D09AA10; G01AC02; P01AA02; S02AA05.

ATC Vet — QD08AH30; QD09AA10; QG01AC02; QS02AA05.

UNII — 7BHQ856EJ5.

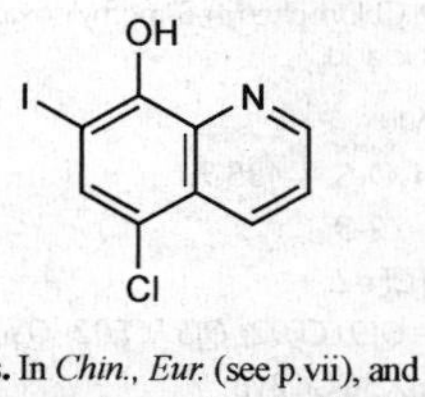

Pharmacopoeias. In *Chin.*, *Eur.* (see p.vii), and *US.*

Ph. Eur. 6.8（Clioquinol）白色，浅黄，褐色，草黄色粉末。几乎不溶于水；极微溶于或微溶于乙醇；略溶于二氯甲烷。避光。

USP 33（Clioquinol）体积较大，松软而有弹性的，微黄-黄褐色粉末，有特殊气味。在日光下变黑。几乎不溶于水；溶于乙醇（1：3500），溶于氯仿（1：120），溶于两者混合物（1：4500）；溶于热醋酸乙酯、冰醋酸。贮藏于密闭容器中。避光。

不良反应和注意事项

氯碘羟喹（含碘）在敏感患者中很少引起碘中毒，也很少干扰到甲状腺功能试验。其乳膏很少引起过敏反应。它与卤化羟基喹啉有交叉过敏。

接触氯碘羟喹会污染衣物，留下黄色污点，沾染皮肤，使头发染黄。

口服氯碘羟喹可能会引起严重的神经毒性作用。19世纪60年代日本曾因长期服用正常或大剂量氯碘羟喹引起亚急性脊髓视神经病（SMON）的发生。8-羟基喹啉，氯碘羟喹的销售因此被禁止。亚急性脊髓视神经病主要为末梢神经病变，引起视力减退和脊髓病。腹痛和腹泻常先于神经系统症状，可出现腿部感觉异常甚至截瘫，有时会出现视力减退甚至失明。铁和氯碘羟喹的螯合物，一种特征性的绿色物质可以在患者的脸部、尿液、舌头上见到。脑功能异常包括遗忘症和谵妄也有报道。有的患者停药后症状缓解，有的留有残疾。

据报道，日本所发生的流行病事件主要是基因易感性，但一些类似的亚急性脊髓视神经病病例似由氯碘羟喹或8-羟基喹啉衍生物（如溴羟喹啉或双碘喹啉）引起的，已在其他国家报道。氯碘羟喹的口服剂型已在大部分国家禁止销售。

1. Mao X, Schimmer AD. The toxicology of clioquinol. *Toxicol Lett* 2008; **182:** 1–6.

超敏反应　氯碘羟喹是一种接触性过敏原，可引起过敏反应，特别是有湿疹的患者。氯喹那多也能引起过敏反应，但非常少见[1]。二者间的交叉耐药已有报道，这种耐药性也存在于氯碘羟喹与一些口服喹啉类之间，如阿莫地喹、氯喹、奎宁，它们曾用于治疗疟疾[2]。在使用氯碘羟喹和氯喹那多前需进行皮试，这点非常重要。因为它的临床反应比较轻微，如果皮试前曾使用过激素，就会抑制反应，使皮试敏感性降低。

1. Anonymous. Skin sensitisers in topical corticosteroids. *Drug Ther Bull* 1986; **24:** 57–9.
2. Rodríguez A, *et al.* Contact cross-sensitization among quinolines. *Allergy* 2001; **56:** 795.

局部应用　氯碘羟喹可通过皮肤吸收，因此决定了其使用范围[1,2]。Committee on Drugs of the American Academy of Pediatrics[3]认为氯碘羟喹和双碘喹啉的使用对婴幼儿有潜在毒性。因为这两者的制剂均可引起皮炎，因此该委员会不建议对儿童使用包含这两种药物的制剂。

1. Fischer T, Hartvig P. Skin absorption of 8-hydroxyquinolines. *Lancet* 1977; **i:** 603.
2. Stohs SJ, *et al.* Percutaneous absorption of iodochlorhydroxyquin in humans. *J Invest Dermatol* 1984; **82:** 195–8.
3. Kauffman RE, *et al.* Clioquinol (iodochlorhydroxyquin, Vioform) and iodoquinol (diiodohydroxyquin): blindness and neuropathy. *Pediatrics* 1990; **86:** 797–8.

用途和用法

氯碘羟喹是一种卤化羟基喹啉，具有抗菌、抗真菌活性。通常是3%浓度以乳膏的形式治疗皮肤感染。通常与激素一起治疗细菌，真菌引起的皮肤炎症。也可用来治疗耳道和外耳炎。治疗细菌和真菌感染分别在（第184页）和（第497页）详细说明。

应用风险可参见上文**不良反应和注意事项**。

口服氯碘羟喹曾用于治疗肠阿米巴病，也曾用于治疗和预防旅行者腹泻及类似感染，但这是无效的。口服制剂因神经毒性被禁止使用（参见上文**不良反应和注意事项**）。口服氯碘羟喹已被研究作为铜和锌螯合剂治疗阿尔茨海默病的作用（见下文）。

阿尔茨海默病　一项系统性综述[1]评估了减少金属蛋白药物如氯碘羟喹，对治疗阿尔茨海默病引起的认知功能障碍的功效。只有一个小型随机对照试验列入研究，氯碘羟喹与安慰剂相比，疗效无显著性差异。如今停止了对氯碘羟喹的进一步研究，但会研究其继任化合物PBT2。

1. Sampson E, *et al.* Metal protein attenuating compounds for the treatment of Alzheimer's disease. Available in The Cochrane Database of Systematic Reviews; Issue 1. Chichester: John Wiley; 2008 (accessed 03/04/09).

制剂

BP 2010: Betamethasone and Clioquinol Cream; Betamethasone and Clioquinol Ointment; Hydrocortisone and Clioquinol Cream; Hydrocortisone and Clioquinol Ointment;

USP 33: Clioquinol and Hydrocortisone Cream; Clioquinol and Hydrocortisone Ointment; Clioquinol Cream; Clioquinol Ointment; Compound Clioquinol Topical Powder.

专利制剂

Ger.: Linola-sept; ***Hung.:*** Linola-sept†; ***India:*** Dermoquinol†; Enteroquinol; Entrozyme Plain; ***Mex.:*** Bagton; Bionder-C; Cortifung-C; Lasalar-Y Simple; Luzolona Simple; Nolil; Quindoleina†; Vioformo.

多组分制剂　***Arg.:*** Betnovate-C; ***Austral.:*** Hydroform; Locacorten Vioform; Quinaband†; ***Austria:*** Betnovate-C; Locacorten Vioform†; ***Belg.:*** Betnelan-VC†; Locacortene Vioforme†; ***Braz.:*** Betnovate-Q; Cremederme; Dreniformio; Hidrocorte; Locorten Vioformio; Permut; Poliderms; Predmicin; Quadriderm; Quadrihexal; Quadrikin; Quadrilon; Quadriplus; Qualiderm; Tetraderm; Vioformio-Hidrocortisona; ***Canad.:*** Locacorten Vioform; Phenoris†; Vioform-Hydrocortisone; ***Cz.:*** Lorinden C†; Prednisolon J†; ***Denm.:*** Betnovat med Chinoform; Celeston med Chinoform†; Locacorten Vioform; Synalar med Chinoform; ***Fin.:*** Bemetson-K; Betnovat-C; Celestoderm cum Chinoform†; Locacorten Vioform; ***Fr.:*** Diprosept†; Locacortene Vioforme; ***Ger.:*** Locacorten Vioform; ***Gr.:*** Betnovate-C; Helpogen; Locacorten Vioform; Myco-Synalar; ***Hong Kong:*** Aplosyn-C; Cliocort; Clobeta-G; Dermafacte; Quadriderm; ***Hung.:*** Lorinden C; Prednisolon J†; ***India:*** Beclate-C; Betnederm C; Betnovate-C; Cortoquinol; Fourderm; Millicorten-Vioform; Quiss; ***Indon.:*** Benoson V†; Krimbeson; Viohydrocort; Visancort; ***Irl.:*** Betnovate-C; Vioform-Hydrocortisone†; ***Israel:*** Betnovate-C; Topicorten V†; ***Ital.:*** Diproform; Locorten; Locorten Vioformio; ***Mex.:*** Bentix; Cetoquina Y; Clio-Betnovate; Clioderm-H†; Cortifung-Y; Cortilona Compuesta; Dealan; Dermatofin; Diprosone Y; Ditayod; Farmacorti YC; Fluccinol C†; Flunal†; Lasalar-Y; Luzolona Y; Sebryl; Sebryl Plus; Sebstopp; Solfurol; Sultroquin†; Suyodil; Synalar C; Taliviform†; Topsyn-Y; Ultracortin; Vioformo-Cort; Yderm; Yodozona; ***Neth.:*** Locacorten Vioform; ***Norw.:*** Betnovat med Chinoform; Synalar med Chinoform; ***NZ:*** Betnovate-C; Locorten Vioform; ***Philipp.:*** Aplosyn C; Betnovate-C; Dermalin; Diproform; Quadriderm; Quadrotopic; ***Pol.:*** Betnovate-C; Lorinden C; Viosept; ***Port.:*** Betnovate-C; Dexaval V; Locorten Vioformio†; Quinodermil-AS; ***Rus.:*** Dermosolon (Дермозолон); Lorinden C (Лоринден С); ***S.Afr.:*** Betnovate-C†; Cortoderm-C†; Locacorten Vioform†; Quadriderm; Synalar C; ***Singapore:*** Dermanol-C; Hydroderm-C; Quadriderm†; ***Spain:*** Cuatroderm; Menaderm Clio; Menaderm Otologico; ***Swed.:*** Betnovat med Chinoform; Celeston valerat med chinoform†; Locacorten Vioform; ***Switz.:*** Betnovate-C; Quadriderm†; ***Thai.:*** Banocin; Beta-C; Betnovate-C; Betosone-CE; Chlorotracin†; Dermaheu; Dertec; Endothalyl; Genquin; Patarvate-C; Quadriderm; Spectroderm; ***Turk.:*** Betnovate-C; Locacortene Vioform; Prednol-A; ***UK:*** Betnovate-C; Locorten Vioform; Synalar C; Vioform-Hydrocortisone†; ***Ukr.:*** Dermosolon (Дермозолон); Lorinden C (Лоринден С); Viosept (Виосепт); ***USA:*** I + I-F; Corque; Hysone; ***Venez.:*** Dermosupril C; Diproformo; Locorten Vioformo; Neo-Synalar con Yodoclorohidroxiquina†; Propioformo†; Quadriderm; Tridetarmon; Vio Celestoderm†.

Clofazimine (*BAN*, *USAN*, *rINN*) 氯法齐明

B-663; Clofazimina; Clofaziminum; G-30320; Klofatsimiini; Klofatzimin; Klofazimin; Klofaziminas; NSC-141046. 3-(4-Chloroanilino)-10-(4-chlorophenyl)-2,10-dihydro-2-phenazin-2-ylideneisopropylamine.

Клофазимин

$C_{27}H_{22}Cl_2N_4$ = 473.4.

CAS — 2030-63-9.

ATC — J04BA01.

ATC Vet — QJ04BA01.

UNII — D959AE5USF.

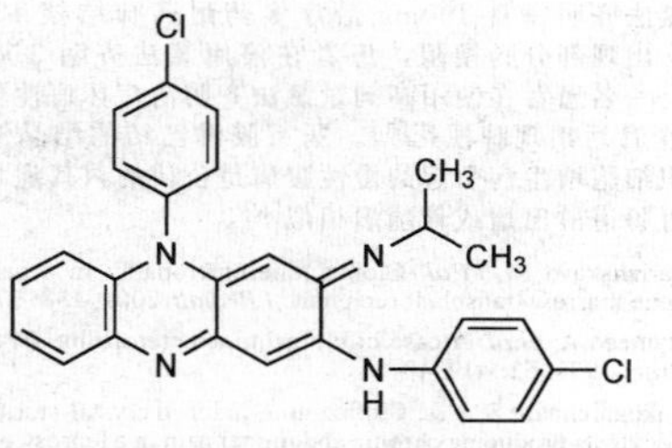

Pharmacopoeias. In *Chin.*, *Eur.* (see p.vii), *Int.*, and *US.*

Ph. Eur. 6.8（Clofazimine）　一种微带红褐色的粉末。它表现多态性。几乎不溶于水；极微溶于乙醇；溶于二氯甲烷。

USP 33（Clofazimine）　暗红色晶体。几乎不溶于水；略溶于乙醇、丙酮、乙基醋酸；溶于氯仿、苯。贮藏于密闭容器中。避光。

不良反应

氯法齐明的不良反应呈剂量依赖性。最常见的是皮肤会染成红色或褐色，当暴露在阳光下时尤易出现。麻风病损害会使其变成淡紫或黑色。这些改变会在肤色较浅的人群中较明显，并且限制了它的作用。皮肤和角膜也会出现红褐色色素沉着。通常这些染色会在停药后数月或几年消失。头发、泪液、汗液、痰液、乳汁、尿液、脸面部会发生染色。甚至每日使用高达300mg会使指甲染色。严重皮肤色素沉着很少报道。

每日使用小于100mg氯法齐明引起胃肠道反应不常见，通常不严重。开始治疗时恶心、呕吐、腹痛很短暂，可能是因为药物的直接刺激。这样的症状通常在药物减量后好转，每日使用超过300mg几个月有可能引起腹痛、腹泻、体重下降、胃肠道出血，甚至小肠水肿、小肠梗阻。这是因为氯法齐明晶体沉积在小肠壁和肠系膜淋巴结。它也可以沉积在其他器官（如肝、脾），引起不良反应，但罕见发生脾梗死的报道。停药后通常症状消失，但也有致死案例。

氯法齐明会引起皮肤干燥和鱼鳞癣，使皮肤干燥和皮疹，皮肤瘙痒，痤疮样皮损、光过敏也有报道。

眼异物感、泪液减少也会发生。

头痛、头晕、嗜睡、味觉异常、血糖升高很少报道。

不良反应发生率　一项65位患者使用氯法齐明后的不良反应发生率的综述[1]显示，患者以每周700mg剂量的氯法齐明治疗分枝杆菌或超过700mg行抗炎治疗，治疗周期从1个月至83个月不等。皮肤不良反应包括染色（20%）、色素沉着（64.6%）、皮肤干燥（35.4%），瘙痒（5%）。眼部不良反应包括结膜色素沉着（49.2%）、视力减退（12.3%）、眼干、眼部烧灼感

及其他眼部刺激感（24.6%）。胃肠道不良反应包括腹痛（33.8%）、恶心（9.2%）、腹泻（9.2%），体重下降、呕吐、食欲减退（13.8%）。尽管抗分枝杆菌治疗和抗炎治疗的剂量不一，但不良反应发生率相似。8位患者发生皮肤色素沉着大约平均在停药后8.5个月消退，其中时间最长的是1年。氯法齐明的不良反应较易耐受。

在另一项研究中，540名患者使用100mg氯法齐明，隔天1次或每日300mg给药。最常见的是皮肤色素沉着，发生率是77.8%。鱼鳞癣发生率是66.7%。瘙痒发生率是20.2%。发生胃肠道反应的有20名患者（约4%）。其他不良反应如汗液、尿液、泪液染色很少见[2]。

1. Moore VJ. A review of side-effects experienced by patients taking clofazimine. *Lepr Rev* 1983; **54**: 327–35.
2. Kumar B, *et al.* More about clofazimine—3 years experience and review of the literature. *Indian J Lepr* 1987; **59**: 63–74.

对眼的影响 氯法齐明晶体在眼部积累可引起角膜结膜色素沉着。其中1位患者在使用氯法齐明治疗时发生的视网膜色素上皮细胞退化也是源于该类不良反应[1]。色素沉着的复发在停药后也可能发生。

1. Forster DJ, *et al.* Bull's eye retinopathy and clofazimine. *Ann Intern Med* 1992; **116**: 876–7.

对胃肠道的影响 在氯法齐明剂量低于每日100mg时并不常见胃肠道反应。不过，服用氯法齐明的患者中也有严重胃肠道不良反应事件的报道，包括死亡案例[1~4]。一名11岁儿童在服用氯法齐明（每日150mg）治疗移植物抗宿主疾病，治疗开始2年后出现严重肠病[1]。停药5周后症状消失。一名20岁患者服用氯法齐明每日200mg，4年后出现肠病[2]。停用氯法齐明后症状没有消失，并发展为外周水肿及低蛋白血症，2年后死于脑血栓。另一例报道[4]中，一名患者在经氯法齐明每日100mg治疗多药耐药肺结核12个月后，出现部分肠梗阻，患者在停用氯法齐明3周后恢复。一名患者在使用高剂量氯法齐明治疗坏疽性脓皮病11个月后出现脾梗死[5]。肠系膜淋巴结的结晶储积性组织细胞增生症引起的慢性腹痛是公认的，其症状可能与胃肠道淋巴瘤或骨髓瘤相似[3]。

1. Parizhskaya M, *et al.* Clofazimine enteropathy in a pediatric bone marrow transplant recipient. *J Pediatr* 2001; **138**: 574–6.
2. Hameed A, *et al.* A case of clofazimine enteropathy. *Int J Clin Pract* 1998; **52**: 439–40.
3. Sukpanichnant S, *et al.* Clofazimine-induced crystal-storing histiocytosis producing chronic abdominal pain in a leprosy patient. *Am J Surg Pathol* 2000; **24**: 129–35.
4. Üsküdar O, *et al.* Partial intestinal obstruction due to clofazimine in a patient with multidrug-resistant tuberculosis. *Int J Tuberc Lung Dis* 2005; **9**: 703–4.
5. McDougall AC, *et al.* Splenic infarction and tissue accumulation of crystals associated with the use of clofazimine (Lamprene; B663) in the treatment of pyoderma gangrenosum. *Br J Dermatol* 1980; **102**: 227–30.

对心脏的影响 室性心动过速有可能是尖端扭转型室性心动过速，据称与氯法齐明有关[1]。

1. Choudhri SH, *et al.* Clofazimine induced cardiotoxicity—a case report. *Lepr Rev* 1995; **66**: 63–8.

注意事项

如腹痛腹泻的患者需小心使用氯法齐明。在治疗期间如果胃肠道症状加重，应减少药物剂量。如有必要，应延长给药间隔或者停止给药。每日使用超过100mg的患者不要超过3个月，因为胃肠道反应是剂量反应性。每日使用超过100mg患者要在医师指导下进行。

需告知患者氯法齐明会引起头发、皮肤、结膜、泪液、汗液、痰液、乳汁、尿液、脸面部染色，染成红褐色。大剂量可能会使指甲染色。

氯法齐明可穿过胎盘屏障，孕妇接受氯法齐明会引起婴儿皮肤染色。

哺乳 American Academy of Pediatrics[1]认为母乳喂养期间使用氯法齐明需谨慎。因为有可能很多剂量的药物会转移给婴儿，而且可能使婴儿皮肤色素沉着。一项小型研究表明，8名妇女在母乳喂养期间使用氯法齐明，约30%药物传递给婴儿[2]。

1. American Academy of Pediatrics. The transfer of drugs and other chemicals into human milk. *Pediatrics* 2001; **108**: 776–89. [Retired May 2010] Correction. *ibid.*; 1029. Also available at: http://aappolicy.aappublications.org/cgi/content/full/pediatrics%3b108/3/776 (accessed 03/10/07)
2. Venkatesan K, *et al.* Excretion of clofazimine in human milk in leprosy patients. *Lepr Rev* 1997; **68**: 242–6.

妊娠 有报道称有2名孕妇在孕期使用氯法齐明，成功妊娠。但一篇文献[1]揭示使用氯法齐明的13名孕妇中，3名新生婴儿死亡。但WHO[2]表明，包含氯法齐明综合治疗麻风的方案在妊娠期间是安全的。

1. Farb H, *et al.* Clofazimine in pregnancy complicated by leprosy. *Obstet Gynecol* 1982; **59**: 122–3.
2. WHO. *Guide to eliminate leprosy as a public health problem.* 1st ed. Geneva: WHO, 2000. Also available at: http://www.who.int/lep/resources/Guide_Int_E.pdf (accessed 28/07/08)

药物相互作用

一些初步的数据表明在Ⅱ型麻风反应中，氯法齐明的抗炎作用会被氨苯砜减轻，但美国注册药品信息（*Lamprene*；*Novartis*，*USA*）声明，该项结果还没得到证实。对抗分枝杆菌药的药效没有影响。

使用高剂量氯法齐明/异烟肼的患者，使得血浆、尿中氯法齐明的含量增高，但皮肤中的含量降低。

氯法齐明对利福平吸收的影响见第310页。

抗菌作用

氯法齐明对麻风分枝杆菌主要是起到抑菌作用，有较弱的杀菌作用。在治疗后50天，人体组织的抗菌活性才发挥作用。氯法齐明在体外对其他分枝杆菌也有活性。耐药性很少报道，且与利福平和氨苯砜没有发生交叉耐药。

药动学

氯法齐明有45%～70%经胃肠道吸收。氯法齐明以微晶形式很易吸收。餐后服用可促进吸收。达到稳态血药浓度的时间不确定，但不会超过42天。

服用100mg或300mg氯法齐明的麻风患者平均血药浓度分别是0.7μg/ml和1.0μg/ml。

因为它具有亲脂性，氯法齐明主要分布在脂肪组织和网状内皮组织细胞中，包括巨噬细胞。它可以分布到许多器官组织、乳汁中。可通过胎盘屏障，但不能透过血脑屏障。

据报道单次服药后组织中药物的半衰期是10天。多次服药后半衰期估计是25～90天。该药在体内积聚，可以以原形经胎部排出，未吸收的药物可通过胆汁排泄。大约1%的剂量以原形或代谢产物的形式在24h内经尿液排出。小部分也可通过皮脂腺、汗腺、唾液排出。

1. Holdiness MR. Clinical pharmacokinetics of clofazimine: a review. *Clin Pharmacokinet* 1989; **16**: 74–85.

用途和用法

氯法齐明是一种抗分枝杆菌药，是多药联合治疗多杆菌型麻风病（第168页）的一种主要药物。它有抗炎效应，已经用于Ⅱ型麻风反应（麻风结节性红斑）和其他皮肤异常。

氯法齐明可口服，进食或牛奶可促进吸收。

对多杆菌型麻风来说，WHO推荐的最常见的治疗方案是首先600mg利福平和300mg氯法齐明，每月1次，并每日给予50mg氯法齐明和100mg氨苯砜，疗程12个月。

儿童剂量，详见下文。

不能使用利福平的患者，可用50mg氯法齐明联合氧氟沙星和米诺环素。氯法齐明通常不能用于少菌型麻风。但氨苯砜治疗少菌型麻风引起严重毒性作用时，可使用利福平和氯法齐明代替。

氯法齐明可用于慢性Ⅱ型麻风反应，但显效需要4～6周，建议每日使用超过300mg，但不要超过3个月。激素可与该药合用，但应持续使用规范的抗麻风治疗。氯法齐明不能用于Ⅰ型麻风反应。

1. Anonymous. Clofazimine. *Tuberculosis (Edinb)* 2008; **88**: 96–9.

儿童用法 对患有多杆菌型麻风的儿童，WHO推荐10～14岁儿童可口服150mg氯法齐明加用450mg利福平及50mg氨苯砜，每月1次，并每日给予50mg氨苯砜，隔日给予50mg氯法齐明。小于10岁儿童应根据体重调整剂量。疗程为12个月，同成人。

制剂

BP 2010: Clofazimine Capsules;
USP 33: Clofazimine Capsules.

专利制剂

Austral.: Lamprene; ***Braz.:*** Neozimina; ***Cz.:*** Lamprene; ***Fr.:*** Lamprene; ***Gr.:*** Lamprene; ***India:*** Clofozine; Hansepran; ***Jpn:*** Lamprene; ***Neth.:*** Lampren; ***NZ:*** Lamprene; ***Spain:*** Lampren; ***Switz.:*** Lamprene†; ***Thai.:*** Lamcoin; ***USA:*** Lamprene.

Clofoctol (*rINN*) 氯福克酚

Clofoctolum. 2-(2,4-Dichlorobenzyl)-4-(1,1,3,3-tetramethylbutyl)phenol.

Клофоктол

$C_{21}H_{26}Cl_2O$ = 365.3.
CAS — 37693-01-9.
ATC — J01XX03.
ATC Vet — QJ01XX03.
UNII — 704083NI0R.

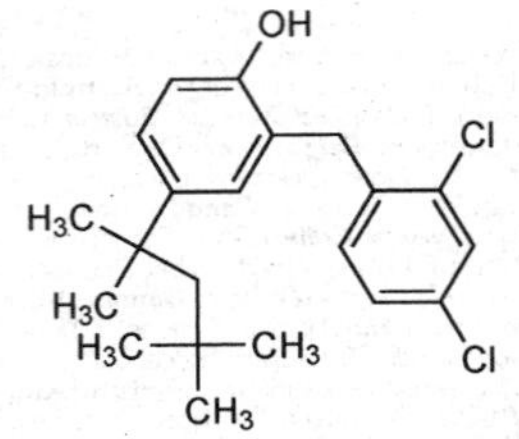

简介

氯福克酚对革兰阳性菌如葡萄球菌或链球菌有抗菌或杀菌作用。它可经直肠给药，750mg每日2次治疗呼吸道感染。

制剂

专利制剂

Ital.: Gramplus; Octofene†; ***Port.:*** Octofene†.

Clometocillin Potassium (*rINNM*) 氯甲西林钾

Clometocilina potásica; Clométocilline Potassique; 3,4-Dichloro-α-methoxybenzylpenicillin Potassium; Kalii Clometocillinum; Penicillin 356 (clometocillin). Potassium (6*R*)-6-[2-(3,4-dichlorophenyl)-2-methoxyacetamido]penicillanate.

Калия Клометоциллин

$C_{17}H_{17}Cl_2KN_2O_5S$ = 471.4.
CAS — 1926-49-4 (clometocillin); 15433-28-0 (clometocillin potassium).
ATC — J01CE07.
ATC Vet — QJ01CE07.
UNII — 7C71K33PDJ.

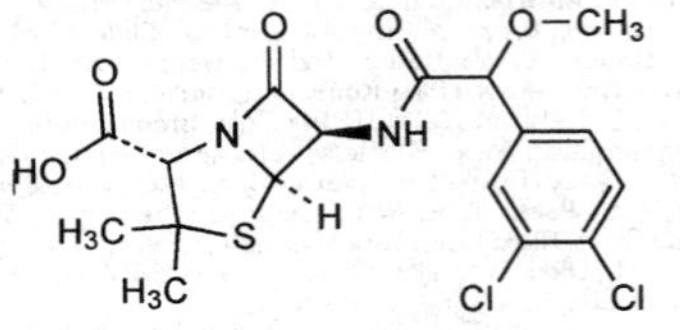

(clometocillin)

简介

氯甲西林以钾盐形式经口给药，是一种青霉素，治疗敏感细菌感染，剂量以碱基来表示。成人一般是500mg，每日2次或3次。

制剂

专利制剂

Belg.: Rixapen.

Cloxacillin (*BAN*, *rINN*) 氯唑西林

Cloxacilina; Cloxacilline; Cloxacillinum; Kloksasilliini; Kloxacillin. (6*R*)-6-[3-(2-Chlorophenyl)-5-methylisoxazole-4-carboxamido]penicillanic acid.

Клоксациллин

$C_{19}H_{18}ClN_3O_5S$ = 435.9.
CAS — 61-72-3.
ATC — J01CF02.
ATC Vet — QJ01CF02; QJ51CF02; QS01AA90.
UNII — O6X5QGC2VB.

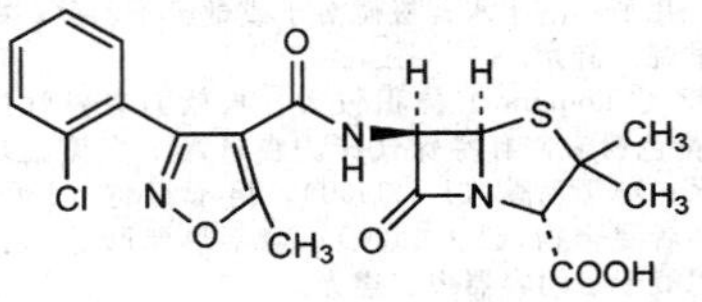

Cloxacillin Benzathine (*BANM*, *rINNM*) 苄星氯唑青霉素

Cloxacilina benzatina; Cloxacilline Benzathine; Cloxacillinum Benzathinum. The *N*,*N'*-dibenzylethylenediamine salt of cloxacillin.

Клоксациллин Бензатин

$C_{16}H_{20}N_2,(C_{19}H_{18}ClN_3O_5S)_2$ = 1112.1.

CAS — 23736-58-5; 32222-55-2.
ATC — J01CF02.
ATC Vet — QJ01CF02.
UNII — AC79L7PV2G.

Pharmacopoeias. In *US* for veterinary use only. Also in *BP(Vet)*.

BP（Vet）2010（Cloxacillin Benzathine）一种白色或类白色粉末。微溶于水、乙醇、异丙醇；易溶于甲醇。贮藏于密闭容器中。

USP 33（Cloxacillin Benzathine）白色或类白色，几乎无臭，透明粉末。微溶于水、乙醇、异丙醇；略溶于丙酮；溶于氯仿、甲醇。1%混悬水溶液的 pH 值为 3.0～6.5。贮藏于密闭容器中。

Cloxacillin Sodium（*BANM*，*USAN*，*rINNM*）氯唑西林钠

BRL-1621; Cloxacilina sódica; Cloxacilline sodique; Cloxacillinum natricum; Cloxacillinum Natricum Monohydricum; Kloksacilino natrio druska; Kloksacylina sodowa; Kloksasilliininatrium; Kloxacilin sodná sůl monohydrát; Kloxacillinnatrium; Kloxacillin-nátrium; Natrii Cloxacillinum; P-25.

Натрий Клоксациллин

$C_{19}H_{17}ClN_3NaO_5S,H_2O$ = 475.9.
CAS — 642-78-4 (anhydrous cloxacillin sodium); 7081-44-9 (cloxacillin sodium monohydrate).
ATC — J01CF02.
ATC Vet — QJ01CF02.
UNII — MWQ645MKMF (anhydrous cloxacillin sodium); 65LCB00B4Y (cloxacillin sodium monohydrate).

Pharmacopoeias. In *Chin.*, *Eur.* (see p.vii), *Int.*, *Jpn*, *US*, and *Viet.*

Ph. Eur. 6.8（Cloxacillin Sodium）源自发酵产品的半合成品。白色或类白色，吸湿性、结晶性粉末。易溶于水和甲醇；溶于乙醇。10%水溶液的 pH 值为 5.0～7.0。贮藏于不超过 25℃的密闭容器中。

USP 33（Cloxacillin Sodium）白色，无臭，结晶性粉末。易溶于水；溶于乙醇；微溶于氯仿。1%水溶液的 pH 值为 4.5～7.5。贮藏于不超过 25℃的密闭容器中。

配伍禁忌 有报道称氯唑西林钠与氨基糖苷类药及其他一些抗菌药有配伍禁忌。

不良反应和注意事项

同**氟氯西林**，见第263页。

对肾脏的影响 参考文献如下。

1. García-Ortiz R, *et al.* Cloxacillin-induced acute tubulo interstitial nephritis. *Ann Pharmacother* 1992; **26:** 1241–2.

对肝脏的影响 参考文献如下。

1. Enat R, *et al.* Cholestatic jaundice caused by cloxacillin: macrophage inhibition factor test in preventing rechallenge with hepatotoxic drugs. *BMJ* 1980; **280:** 982–3.
2. Konikoff F, *et al.* Cloxacillin-induced cholestatic jaundice. *Am J Gastroenterol* 1986; **81:** 1082–3.
3. Goland S, *et al.* Severe cholestatic hepatitis following cloxacillin treatment. *Postgrad Med J* 1998; **74:** 59–60.

静脉炎 一项研究指出双氯西林比氯唑西林静脉炎发病率更高，见第252页。

钠的含量 每 1 克氯唑西林钠含 2.1mmol 钠。

药物相互作用

同**青霉素**，见第203页。

抗菌作用

同**氟氯西林**，见第263页。

药动学

氯唑西林在胃肠道吸收不完全，胃内存留食物可使其吸收减少。在空腹受试对象，口服氯唑西林 500mg 后 1～2h 内，其血浆峰浓度可达 7～15μg/ml。肌内注射时吸收更完全，在肌内注射 30min 后，血浆峰浓度可达约 15μg/ml。剂量倍增时可使血浆浓度倍增。在血液循环中的氯唑西林约有 94%与血浆蛋白结合。有报道称其半衰期为 0.5～1h。在新生儿其半衰期延长。

氯唑西林可透过胎盘屏障，分布于乳汁中。除非存在脑膜炎症，少有进入脑脊液。在胸腔液、滑膜液和骨中可达到治疗浓度。

氯唑西林代谢程度有限，未转化的药物和代谢产物通过肾小球滤过和肾小管分泌作用进入尿液。约占口服剂量的 35%分泌进入尿液，而进入胆汁者最高可达 10%。血液透析不能移除氯唑西林。

丙磺舒可使其血浆浓度增高。在囊性纤维化患者，由于氯唑西林的小管分泌和肾外清除增高，因而其血浆浓度降低。

用途和用法

氯唑西林是一种异噁唑青霉素，与氟氯西林（第263页）类似，用于治疗对青霉素耐药的葡萄球菌引起的感染。

氯唑西林以钠盐形式口服、肌内注射、静脉注射或滴注，其钠盐剂量以等效量的氯唑西林表示；1.09g 氯唑西林钠相当于 1g 氯唑西林。

常用口服剂量为 250～500mg，每日 4 次。由于胃内存留食物可减少其吸收，故应于餐前 1h 或餐后 2h 给药。肠外给药剂量为每 6h 1～2g；对更严重感染，如脑膜炎或心内膜炎，每 4h 2g。其他给药途径有关节内或胸膜内注射，以及吸入给药。

儿童剂量详见下文。

氯唑西林可与其他抗微生物药如氨苄西林同用，以达到更广泛的抗菌谱。

苄星氯唑青霉素可作兽医用途。

儿童用法 氯唑西林可用于新生儿和儿童治疗敏感菌引起的感染，尤其是产 β-内酰胺酶葡萄球菌。剂量如下：

- ≤7 天且体重<2kg 的新生儿：口服或静脉给药，25mg/kg，每 12h 1 次；
- 7～28 天体重<2kg 或≤7 天且体重≥2kg 的新生儿：口服或静脉给药，25mg/kg，每 8h 1 次；
- 7～28 天体重≥2kg 的新生儿：口服或静脉给药，25mg/kg，每 6h 1 次；

治疗脑膜炎时，应静脉给药，剂量为上文 2 倍。

- 1 个月以上体重<20kg 的儿童：口服、静脉或肌内注射给药，每日 50～100mg/kg（最大剂量 4g），每 6h 给药。对重度感染，加至每日 200mg/kg（最大剂量 12g），静脉注射，分次给药；
- 1 个月以上体重≥20kg 的儿童：用法同成人（见上文的**用途和用法**）。

制剂

USP 33: Cloxacillin Sodium Capsules; Cloxacillin Sodium for Oral Solution.

专利制剂

Belg.: Penstaphon†; ***Canad.:*** Apo-Cloxi; Novo-Cloxin; Nu-Cloxi; ***Fin.:*** Staflocil; ***Fr.:*** Orbenine; ***Gr.:*** Anaclosil; Orbenin; Staphyclox; ***Hong Kong:*** Apo-Cloxi; Cloxa; Cloxcin; Lidoxin; Monoclox†; Prostaphlin-A†; ***India:*** Bioclox; Iclox†; ***Indon.:*** Meixam; ***Israel:*** Loxavit; Orbenil; ***Malaysia:*** Monoclox; ***Neth.:*** Orbenin†; ***Norw.:*** Ekvacillin; ***Philipp.:*** Avastoph; Caxin; Ciclox†; Clocsamed; Clopen; Cloxaco; Cloxal; Cloxigen†; Cloxin; CLX; Eloxil; Encloxil; Eraclox; Excelox†; Jogen; Lewinex; Medaclox; Medix; Noxylen; Orbenin; Oxaclen; Pannox; Patriflex; Prostaphilin-A; Secloxin; Solaze; Vamcloxil; ***Pol.:*** Syntarpen; ***S.Afr.:*** Cloxin; Orbenin†; ***Singapore:*** Lidoxin; Monoclox†; Procap-C; ***Spain:*** Anaclosil; Orbenin; ***Swed.:*** Ekvacillin; ***Thai.:*** Clox; Cloxa; Cloxalin; Cloxam; Cloxamed; Cloxan; Cloxanbin; Cloxapan†; Cloxasian; Cloxgen; Cloxil; Cloxillin†; Cloxin; Cloxino; Cloxpac; Cloxstar; Coclox; Corbin; Greater-Gloxa; K-Cil; Lidoxin; Lincox; Loxzalin; Meiclox; Orbenin†; Panoxilin; Procloxin; S-Cloxin; Serviclox†; Socloxin; Syntoclox; Theraclox†; Vaclox; Vicloxa.

多组分制剂 ***Cz.:*** Ampiclox†; ***Hong Kong:*** APT-Ampicloxa†; Cloxamp; Cloxampi; Cloxampilin; Co-Amclox; Lampicin; Pamedox†; Rosciloxt†; ***India:*** ABClox; Adilox; Amclo; Ampilox; Ampilox-LB; Amplus; Ampoxin; Ampoxin-LB; Bicidal Plus; Campilox; Clax; Hipenox; Imox-Clo; Imox-Clo LB†; Megaclox; Megaclox LB; Megapen; Novaclox; Novaclox LB; Suprimox; Symbiotik; ***Ital.:*** Amplium; ***S.Afr.:*** Ampiclox†; Apen; Cloxam; Megamox; ***Thai.:*** Ampcoxin; Ampiclox†; Viccillin-S.

Colistin Sulfate（*pINNM*）硫酸多黏菌素 E

Colistin Sulphate (*BANM*); Colistine, sulfate de; Colistini sulfas; Kolistiinisulfaatti; Kolistino sulfatas; Kolistinsulfat; Kolistin-sulfát; Kolistyny siarczan; Kolisztin-szulfát; Polymyxin E Sulphate; Sulfato de colistina.

Колистина Сульфат

CAS — 1066-17-7 (colistin); 1264-72-8 (colistin sulfate).
ATC — A07AA10; J01XB01.
ATC Vet — QA07AA10; QJ01XB01.
UNII — WP15DXU577.

L-DAB→L-Thr→L-DAB→L-DAB→L-DAB→X→L-Leu→L-DAB→L-DAB→L-Thr

DAB = 2,4-diaminobutanoic acid

polymyxin	X	R1	R2	R3	Mol. Formula
E1	D-Leu	CH_3	CH_3	H	$C_{53}H_{100}N_{16}O_{13}$
E2	D-Leu	CH_3	H	H	$C_{52}H_{98}N_{16}O_{13}$
E3	D-Leu	H	CH_3	H	$C_{52}H_{98}N_{16}O_{13}$
E1-1	D-Ile	CH_3	CH_3	H	$C_{53}H_{100}N_{16}O_{13}$
E1-7MOA	D-Leu	H	CH_3	CH_3	$C_{53}H_{100}N_{16}O_{13}$

(colistin)

Pharmacopoeias. In *Chin.*, *Eur.* (see p.vii), *Jpn*, and *US*.

Ph. Eur. 6.8（Colistin Sulfate）产自某些菌株的多黏芽孢杆菌黏菌素变异株或通过其他方法获得的一种多肽硫酸盐混合物。它含有最低 77%的多黏菌素 E1、多黏菌素 E2、多黏菌素 E3、多黏菌素 E1-I 和多黏菌素 E1-7MOA。为白色或接近白色，吸湿性粉末。易溶于水；微溶于乙醇；几乎不溶于丙酮。1%水溶液的 pH 值为 4.0～6.0。贮藏于密闭容器中。避光。

USP 33（Colistin Sulfate）多黏芽胞杆菌黏菌素变异株生长产生的一种抗微生物硫酸盐。1mg 多黏菌素 E 硫酸盐与不少于 500μg 的黏菌素等效。白色或浅黄色，无臭，细粉末。易溶于水；不溶于丙酮和乙醚；微溶于甲醇。1%水溶液的 pH 值为 4.0～7.0。贮藏于密闭容器中。

稳定性 在 pH 值 7.5 以上的水溶液中黏菌素碱基沉淀。

Colistimethate Sodium（*BANM*，*USAN*，*rINN*）多黏菌素 E 甲磺酸钠

Colistimetato de sodio; Colistimetato de Sódio; Colistimetato sódico; Colistiméthate sodique; Colistimethatum natricum; Colistimethatum Natrium; Colistin Sulphomethate Sodium; Colistineméthanesulfonate Sodique; Kolistimetaattinatrium; Kolistimetatnatrium; Kolistimetato natrio druska; Kolistimethát sodná sůl; Kolistymetat sodowy; Kolisztimetát-nátrium; Pentasodium Colistinmethanesulfonate; Sodium Colistimethate; Sodium Colistinmethanesulphonate; W-1929.

Колистиметат Натрий

CAS — 30387-39-4 (colistimethate); 8068-28-8 (colistimethate sodium).
ATC — A07AA10; J01XB01.
ATC Vet — QA07AA10; QJ01XB01.
UNII — XW0E5YS77G.

Pharmacopoeias. In *Eur.* (see p.vii), *Jpn.* and *US*.

Ph. Eur. 6.8（Colistimethate Sodium）通过甲醛和重亚硫酸盐对黏菌素的作用制备。以干重计算，其效能不低于 11500U/mg。白色或接近白色，吸湿性粉末。极易溶于水；微溶于乙醇；几乎不溶于丙酮。1%水溶液的 pH 值为 6.5～8.5。贮藏于密闭容器中。避光。

USP 33（Colistimethate Sodium）白色或浅黄色，无臭，细粉末。1mg 多黏菌素 E 甲磺酸钠的黏菌素与不少于 390μg 的黏菌素等效。易溶于水；不溶于丙酮和乙醚；溶于甲醇。1%水溶液的 pH 值为 6.5～8.5。

稳定性 1 例囊性纤维化患者使用了多黏菌素 E 甲磺酸盐预混的吸入式喷雾剂死亡后（见下文不良反应项下**囊性纤维化病**），美国 FDA 提出警告[1]，此类多黏菌素 E 甲磺酸盐预混的含水溶液保存时间超过 24h 后，其中黏菌素浓度增加，从而增加潜在的肺毒性。多黏菌素 E 甲磺酸盐与水和缓冲剂混合后，它会自发水解为黏菌素；多黏菌素 E1 为一种黏菌素的成分，在动物实验中它可引起肺部炎症。因此，多黏菌素 E 甲磺酸盐的吸入用溶液应在配制后立即使用。

1. FDA. Colistimethate (marketed as Coly-Mycin M and generic products) (issued 28 June 2007).
Available at: http://www.fda.gov/cder/drug/InfoSheets/HCP/colistimethateHCP.htm (accessed 18/01/08)

单位

第一个国际标准制剂（1968 年）中，1mg 多黏菌素 E 含黏菌素 20500U，而第一个国际参考制剂（1966）中，1mg 多黏菌素 E 甲磺酸钠含黏菌素 12700U。

不良反应、处置和注意事项

同**硫酸多黏菌素 B**，见第302页。

硫酸多黏菌素 E 在胃肠道吸收差，常用口服剂量一般不会引起不良反应。不过，对于 6 个月以下的婴幼儿，胃肠吸收有限且不好预测，并且可能发生全身不良反应如暂时性感觉障碍。

吸入时可发生咳嗽和支气管痉挛。有报道出现喉和口腔疼痛的病例，可能是由于念珠菌属引起的超敏反应或双重感染。肠外治疗期间会出现神经毒性反应，如头晕、精神混乱、视觉障碍等。这些患者不应该操作机器。据报道，与硫酸多黏菌素 E 或多黏菌素 B 相比，多黏菌素 E 甲磺酸钠肌内注射时引起的病痛和局部激惹较轻微。长时间应用时可有不敏感微生物（尤其是变形杆菌）过度生长。

对于新生儿、肾功能不全和囊性纤维化患者，全身用药治疗期间推荐进行血浆浓度监测。推荐以血浆峰浓度 10～15mg/L（125～200U/ml）作为安全范围。

囊性纤维化 与先前报道的其他患者人群相比，静脉注射多黏菌素 B 在 19 例囊性纤维化患者引致的中毒性肾损害发生率较低[1]。但报道[2]有一例囊性纤维化患者在吸入多黏菌素 E 甲磺酸钠 75mg 每日 2 次后，出现致死性呼吸窘迫综合征（ARDS）。其溶液曾提前 5 周混合，有人认为多黏菌素 E 甲磺酸钠转化为黏菌素活性

形式引起了气道和肺泡损伤，从而引起 ARDS。FDA 随后提出警示，吸入用溶液需配制后立即使用（见上文的**稳定性**）。

1. Bosso JA, *et al.* Toxicity of colistin in cystic fibrosis patients. *DICP Ann Pharmacother* 1991; **25:** 1168–70.
2. McCoy KS. Compounded colistimethate as possible cause of fatal acute respiratory distress syndrome. *N Engl J Med* 2007; **357:** 2310–1.

对心血管系统的影响 一例患者在吸入黏菌素喷雾剂后出现显著但一过性低血压[1]。单独静脉注射黏菌素或联用阿米卡星喷雾剂，不会引起上述血压变化。

1. Hakeam HA, Almohaizeie AM. Hypotension following treatment with aerosolized colistin in a patient with multidrug-resistant Pseudomonas aeruginosa. *Ann Pharmacother* 2006; **40:** 1677–80.

对肾脏的影响 黏菌素相关的肾毒性发生率在文献中有不同的报道，较早报道中发生率大约为 50%，近期报道中又显示无毒性[1]，其部分原因可能是由于对毒性的定义不同[2]。一项回顾性研究[1]中，评价了经标准化定义的肾毒性发病率，在 45% 的患者中静脉注射多黏菌素 E 甲磺酸钠与某种程度的肾功能不全有关，21% 的患者随后停止给药。在给予多黏菌素 E 甲磺酸钠 14 天以上的患者中毒性增加 4 倍。

见上文**囊性纤维化**，在这组患者中较少出现肾毒性。

1. Hartzell JD, *et al.* Nephrotoxicity associated with intravenous colistin (colistimethate sodium) treatment at a tertiary care medical center. *Clin Infect Dis* 2009; **48:** 1724–8.
2. Falagas ME, Rafailidis PI. Nephrotoxicity of colistin: new insight into an old antibiotic. *Clin Infect Dis* 2009; **48:** 1729–31.

卟啉病 应用多黏菌素 E 与卟啉病急性发作有关，因此认为在卟啉病患者应用黏菌素不安全。

药物相互作用

同硫酸多黏菌素 B，见第302页。

抗菌作用

多黏菌素 E 的抗菌谱和作用模式与硫酸多黏菌素 B（第302页）相似，但硫酸多黏菌素 E 作用较弱，而多黏菌素 E 甲磺酸钠作用较强，起效较慢。

药动学

成人与儿童中硫酸多黏菌素 E 和多黏菌素 E 甲磺酸钠在胃肠道吸收差。不过，对于 6 个月以下的婴幼儿，胃肠吸收有限且不好预测。无破损皮肤及黏膜不吸收。血浆峰浓度通常出现在肌内注射多黏菌素 E 甲磺酸钠后 2～3h。多黏菌素的血浆蛋白结合率大于 50%，而多黏菌素 E 甲磺酸钠的结合率较低。多黏菌素 E 与身体组织可逆结合，但多黏菌素 E 甲磺酸钠无结合现象。部分多黏菌素 E 甲磺酸钠可在体内水解成多黏菌素 E。多黏菌素 E 甲磺酸钠的血清半衰期为 2～3h，但在肾功能受损患者可延长。有报道称一例肌酐清除率低于 20ml/min 的患者，其血浆半衰期为 10～20h，见**半衰期**项下。应用于新生儿初期，半衰期延长，但在 3～4 天后，半衰期降低缩短至 2～3h。

多黏菌素 E 甲磺酸钠主要通过肾小球滤过以原形药和转化形式排泄，在通过胃肠外途径给药时，24h 内进入尿液的部分最高可达用药剂量的 80%。较之成人，儿童的排泄更快；在肾功能受损者排泄减少。多黏菌素 E 可透过胎盘屏障，但弥散进入脑脊液的量极少，可忽略不计。多黏菌素 E 可分布于乳汁中。

囊性纤维化 参考文献如下。

1. Reed MD, *et al.* The pharmacokinetics of colistin in patients with cystic fibrosis. *J Clin Pharmacol* 2001; **41:** 645–54.
2. Li J, *et al.* Steady-state pharmacokinetics of intravenous colistin methanesulphonate in patients with cystic fibrosis. *J Antimicrob Chemother* 2003; **52:** 987–92.
3. Ratjen F, *et al.* Pharmacokinetics of inhaled colistin in patients with cystic fibrosis. *J Antimicrob Chemother* 2006; **57:** 306–11.

半衰期 一项对 18 名重病患者进行多黏菌素 E 甲磺酸钠静脉注射的研究指出，药动学特征符合单室模型，预测半衰期为 14.4h[1]。数据表明血药浓度在没有达到稳态前不能够发挥作用；负荷剂量对危重患者有益。

1. Plachouras D, *et al.* Population pharmacokinetic analysis of colistin methanesulfonate and colistin after intravenous administration in critically ill patients with infections caused by gram-negative bacteria. *Antimicrob Agents Chemother* 2009; **53:** 3430–6.

用途和用法

多黏菌素 E 是一种多黏菌素类抗菌药，用于严重革兰阴性菌感染，尤其是铜绿假单胞菌感染的治疗，虽然通常首选其他药物。多黏菌素 E 甲磺酸钠通过吸入给药，用于治疗呼吸道感染，尤其是囊性纤维化（第157页）患者。多黏菌素 E 口服用于治疗胃肠道感染，不过在英国，*BNF 59* 不建议用于此适应证。硫酸多黏菌素 E 通常口服作为腹部手术前的肠道准备剂，或与其他药物合用用于内源性感染的高风险患者进行选择性肠道清洁（SDD）（见**重症监护**项下，第167页）。

多黏菌素 E 常用口服剂量为 1500000～3000000U，每日 3 次。用来肠道准备的剂量与其相同，给药时间为 24h，直到手术开始前 12h 结束疗程。

多黏菌素 E 如多黏菌素 E 甲磺酸钠通过胃肠外途径给药，如肌内注射或缓慢静脉注射或静脉滴注。在英国，对于超过 60kg 的患者，常用剂量为 1000000～2000000U，每日 3 次（24h 最大剂量 6000000U）；体重在 60kg 以下者，每日可给予 50000U/kg，每日 3 次，每日最大剂量 75000U/kg。在美国，常用剂量为每日 2.5～5mg/kg，分 2～4 次给药。部分患者需要血浆浓度监测（见上文**不良反应和注意事项**）。

对于呼吸系统感染，可吸入多黏菌素 E 甲磺酸钠，作为全身抗菌治疗的辅助治疗措施。通常剂量为一次 1000000～2000000U，每日 2～3 次。对于频繁复发感染，开始需要一个 3 周的疗程，每次 2000000U，每日 2 次；然后增加到最大量 2000000U，每日 3 次，持续 3 个月；一次 1000000～2000000U、每日 2 次的用药量可以用于长期治疗。吸入用溶液应新鲜配制（见上文的**稳定性**）。

儿童用量详见下文。在肾功能受损患者，须调整剂量和给药间隔时间（见下文）。

多黏菌素 E 甲磺酸钠还可结膜下注射及以滴入使用。硫酸多黏菌素 E 和多黏菌素 E 甲磺酸钠均可局部应用，且常与其他抗菌药合用，用于耳、眼和皮肤感染。

1. Falagas ME, Kasiakou SK. Colistin: the revival of polymyxins for the management of multidrug-resistant gram-negative bacterial infections. *Clin Infect Dis* 2005; **40:** 1333–41. Correction. *ibid.* 2006; **42:** 1819. [dose]
2. Falagas ME, *et al.* The use of intravenous and aerosolized polymyxins for the treatment of infections in critically ill patients: a review of the recent literature. *Clin Med Res* 2006; **4:** 138–46.
3. Li J, *et al.* Colistin: the re-emerging antibiotic for multidrug-resistant Gram-negative bacterial infections. *Lancet Infect Dis* 2006; **6:** 589–601.
4. Michalopoulos A, Falagas ME. Colistin and polymyxin B in critical care. *Crit Care Clin* 2008; **24:** 377–91.
5. Petrosillo N, *et al.* Colistin monotherapy vs. combination therapy: evidence from microbiological, animal and clinical studies. *Clin Microbiol Infect* 2008; **14:** 816–27.
6. Falagas ME, Rafailidis PI. Re-emergence of colistin in today's world of multidrug-resistant organisms: personal perspectives. *Expert Opin Invest Drugs* 2008; **17:** 973–81.

儿童用法 口服硫酸多黏菌素 E 可以用于儿童药物选择性肠道清洁。尽管这种用法被批准用于革兰阴性菌引起的胃肠感染，但 *BNFC 2010/11* 不推荐在实践中如此使用。根据体重按如下剂量口服：

- 15kg 以上：250000～5000000U，每日 3 次；
- 15～30kg：750000～1500000U，每日 3 次；
- 大于 30kg：成人常用量（见上文的**用途和用法**）。

多黏菌素 E 甲磺酸钠可以通过胃肠外给药的方式治疗儿童由敏感的革兰阴性菌引起的严重感染[1,2]。也可以通过吸入治疗铜绿假单胞菌感染的囊性纤维化。胃肠外给药的剂量在各国有所不同。

英国，根据体重：

- ≤60kg：每日 50000U/kg，分 3 次给药，每日最大量为 75000U/kg（*BNFC 2010/11* 提出此剂量可用于 1 个月的婴幼儿）；
- >60kg：同成人常用量（见上文）。

美国：

- 儿童可以给予成人常用量，和多黏菌素 E 等值，每日 2.5～5mg/kg，分 2～4 次给药。

有些患者需要进行血药浓度监测（见上文**不良反应、处置和注意事项**）。

吸入用多黏菌素 E 甲磺酸钠应根据年龄按如下剂量给药：

- 小于 2 岁：500000～1000000U，每日 2 次（*BNFC 2010/11* 提出此剂量可用于 1 个月的婴幼儿）；
- 大于 2 岁：同成人常用量（见上文的**用途和用法**）

肾功能不全者，需调整剂量和给药时间间隔（见下文）。

1. Rosanova M, *et al.* Use of colistin in a pediatric burn unit in Argentina. *J Burn Care Res* 2009; **30:** 612–5.
2. Falagas ME, *et al.* Systemic colistin use in children without cystic fibrosis: a systematic review of the literature. *Int J Antimicrob Agents* 2009; **33:** 503.e1–503.e13.

在肾损伤中的用法 对于肾功能受损患者，吸入及胃肠外途径给予多黏菌素 E 甲磺酸钠的剂量必须调整，可能需要减小剂量和降低给药频度。

在英国，基于 CC 多黏菌素 E 磺酸钠（在 60kg 以上患者中）的胃肠外推荐剂量如下［以某种制剂（*Colomycin*；*Forest*，*UK*）为例］：

- CC 为 20～50ml/min：每隔 8h 1000000～2000000U。
- CC 为 10～20ml/min：每隔 12～18h 1000000U。
- CC 低于 10ml/min：每隔 18～24h 1000000U。

另一制剂（*Promixin*；*Profile*，*UK*）的注册药品信息推荐，胃肠外给药的剂量与使用吸入剂的患者所用剂量相同，见下文。

美国注册药品信息建议肾损害的成人根据血浆肌酐浓度调整剂量（与多黏菌素 E 碱等值）：

- 1.3～1.5mg/100ml：每日 150～230mg，分为 2 次给药；
- 1.6～2.5mg/100ml：每日 133～150mg，分为 1 次或 2 次给药；
- 2.6～4.0mg/100ml：100～150mg，每 36h 1 次。

吸入时建议根据肌酐浓度采用如下剂量：

- 106～129μmol/L：1000000～1500000U，每 12h 1 次；
- 130～214μmol/L：1000000U，每 12h 或 24h 1 次；
- 215～340μmol/L：1000000～5000000U，每 36h 1 次。

制剂

BP 2010: Colistimethate Injection; Colistin Tablets;
USP 33: Colistimethate for Injection; Colistin and Neomycin Sulfates and Hydrocortisone Acetate Otic Suspension; Colistin Sulfate for Oral Suspension.

专利制剂

Arg.: Alfacolin†; Alficetin; **Austral.:** Coly-Mycin M†; **Belg.:** Colistineb; **Canad.:** Coly-Mycin M; **Cz.:** Colimycine†; Colomycin; **Denm.:** Colimycin†; Promixin; **Fr.:** Colimycine; **Ger.:** Diaront mono; Promixin; **Gr.:** Colimycine; Tadim; **Hung.:** Colomycin; **India:** Walamycin; **Irl.:** Colomycin; Promixin; **Israel:** Coliracin; **Ital.:** Colimicina; **Neth.:** Belcomycine†; Colimycine†; **Norw.:** Colimycin†; **NZ:** Coly-Mycin M†; **Port.:** Colixin; **Spain:** Colimicina; Promixin; **Thai.:** Colistate; **UK:** Colomycin; Promixin; **USA:** Coly-Mycin M; **Venez.:** Colisit†.

多组分制剂 **Arg.:** Clarex Compuesto; Eristin; **Fr.:** Bacicoline; **Ger.:** Ecolicin; **Ital.:** Colbiocin; Eubetal Antibiotico; **Mex.:** Colfur; Colistin Magma; **Neth.:** Bacicoline-B; **NZ:** Antibiotic Simplex; **Philipp.:** Elicocin; **Rus.:** Colbiocin (Колбиоцин); **USA:** Coly-Mycin S Otic; Cortisporin-TC.

Co-tetroxazine (*BAN*) 复方四嘧嗪

Tetroxoprima y sulfadiazina.
CAS — 73173-12-3.

简介

复方四嘧嗪是一种四氧普林和磺胺嘧啶以 2∶5 的比例混合的混合物，其性状与磺胺甲噁唑（见下文）相似。口服给药，主要用于治疗泌尿道和呼吸道感染，包括肺孢子菌性肺炎。

制剂

专利制剂

Venez.: Esterinor†.

Co-trifamole (*BAN*) 复方磺胺嘧唑

CN-3123; Cotrifamol.
ATC — J01EE04.

简介

复方磺胺嘧唑是一种以 5 份磺胺嘧唑和 1 份甲氧苄啶混合而成的混合物，其性状和用法与复方磺胺甲噁唑（见下文）相似。

制剂

专利制剂

India: Supristol; **S.Afr.:** Supristol†.

Co-trimoxazole (*BAN*) 复方磺胺甲噁唑

Cotrimoxazol; Ko-trimoksazol.
Ко-тримоксазол
CAS — 8064-90-2.
ATC — J01EE01.

性状 复方磺胺甲噁唑是以 5 份磺胺甲噁唑和 1 份甲氧苄啶混合而得的混合物。

稳定性 稀释的复方磺胺甲噁唑的输液制剂稳定性有限，最终形成沉淀，尤其在浓度较高时，沉淀物形成更快。厂商推荐将 480mg 复方磺胺甲噁唑稀释于 130ml 液体中，稳定时间最高可达 6h，而浓度更高的溶液应于更短时间内使用，480mg 复方磺胺甲噁唑溶于 80ml 液体的溶液则应在配置 1h 内使用。常用的稀释液为 5% 葡萄糖，虽然在足够时间内，其他种类溶液如 0.9% 氯化钠与复方磺胺甲噁唑也可相容。

不良反应和处置

复方磺胺甲噁唑的不良反应来自其组分：主要的不良反应来自于磺胺甲噁唑（第322页），还有部分不良反应包括严重高钾血症风险，可能是由甲氧苄啶（第336页）引起的。最常见的不良反应有胃肠道功能紊乱（主要为恶心和呕吐）和皮肤反应。偶有死亡病例，尤其见于老年患者，主要致死因为血液系统不良反应、肝坏死或严重皮肤反应。

有报道AIDS患者用药后不良反应发生率较高；有时可考虑脱敏治疗（见下文**注意事项**项下**免疫受损患者**）。

不良反应发生率 对复方磺胺甲噁唑的安全性存在顾虑。1985年，报道了85例与使用复方磺胺甲噁唑相关的死亡[1]，主要致死原因是血液疾病（50例报道）和皮肤反应（14例报道），英国CSM发现死亡率随年龄增高而大幅度增高：在40岁以下患者，死亡例数为0.25/1000000张处方，而在超过65岁的患者，这个数目增大超过15倍。然而，那时药品安全委员会认为，提出甲氧苄啶比磺胺甲噁唑更不易于引起致命性不良反应的假设是不明智的[1]。还有报道提示[2]，大多数复方磺胺甲噁唑相关的死亡与氨苯磺胺的毒性有关，应减少复方磺胺甲噁唑的适应证，并建议将老年患者列为禁忌证。药品安全委员会声明，将复方磺胺甲噁唑用于老年患者存在明显风险，但将甲氧苄啶和磺胺甲噁唑的不良反应报道例数以处方量校正后，二者间并不具有显著性差异[3]。在临床上，尽管仍偶有老年患者死亡的报道[4]，此药在英国的处方量并未大幅度减少[5]。澳大利亚不良药物反应咨询委员会也发出警告：将复方磺胺甲噁唑用于老年患者时风险增高[6]。

在英国对大人群进行的随访研究[7]表明，复方磺胺甲噁唑、甲氧苄啶或头孢氨苄引起的肝、血液、皮肤和肾的严重疾病风险都很低，和其他抗菌药相似。虽然由于复方磺胺甲噁唑在治疗中的地位已有改变，CSM在1995年限制其应用[8]（见下文**用途和用法**），但他们也注意到，在复方磺胺甲噁唑的应用中仍然继续出现类似10年前报道的严重的可疑不良反应，且甲氧苄啶的不良反应都相似；在每一病例中，最严重的反应均为血液疾病和广泛性皮肤病变，且大多发生于老年患者。

1. CSM. Deaths associated with co-trimoxazole, ampicillin and trimethoprim. *Current Problems 15* 1985.
2. Lacey RW, *et al.* Co-trimoxazole toxicity. *BMJ* 1985; **291:** 481.
3. Goldberg A. Co-trimoxazole toxicity. *BMJ* 1985; **291**: 673.
4. Whittington RM. Toxic epidermal necrolysis and co-trimoxazole. *Lancet* 1989; **ii**: 574.
5. Carmichael AJ, Tan CY. Fatal toxic epidermal necrolysis associated with co-trimoxazole. *Lancet* 1989; **ii**: 808–9.
6. Adverse Drug Reactions Advisory Committee (ADRAC). Trimethoprim-sulphamethoxazole warning on elderly. *Aust Adverse Drug React Bull* February 1990.
7. Jick H, Derby LE. Is co-trimoxazole safe? *Lancet* 1995; **345:** 1118–19.
8. CSM. Revised indications for co-trimoxazole (Septrin, Bactrim, various generic preparations). *Current Problems* 1995; **21:** 6.

对中枢神经系统的影响 有报道显示一名老年人为治疗肺部感染口服复方磺胺甲噁唑1.92g，每12h 1次，出现了高度步态障碍和夜间谵妄[1]；停药后症状迅速缓解。报道显示一例疑似肺孢子菌性肺炎患者产生的震颤与所服用的复方磺胺甲噁唑有关[2]。其中的甲氧苄啶是最有可能引起不良反应（包括中枢神经系统的不良反应）的成分。

1. Dakin LE. Probable trimethoprim/sulfamethoxazole-induced higher-level gait disorder and nocturnal delirium in an elderly man. *Ann Pharmacother* 2009; **43:** 129–33.
2. Floris-Moore MA, *et al.* Adverse reactions to trimethoprim/sulfamethoxazole in AIDS. *Ann Pharmacother* 2003; **37:** 1810–3.

注意事项

同磺胺甲噁唑（第322页）和**甲氧苄啶**（第336页）。

复方磺胺甲噁唑不应用于对复方磺胺甲噁唑、磺胺类药或甲氧苄啶有过敏史的患者。一旦出现皮疹或血液问题时即应停药。勿用于严重肝损害患者，慎用于轻度肝损害患者。和其组分一样，复方磺胺甲噁唑慎用于肾损害患者，并可能需调整剂量；在未监测血浆药物浓度时，不应用于严重肾损害患者。维持摄入足够液体量以降低出现结晶尿的风险，碱化尿液虽然可增加磺胺甲噁唑组分通过尿液的排出，但却使尿液中甲氧苄啶排出减少。在长时间应用复方磺胺甲噁唑的患者，应规律地进行血细胞计数、尿液检验和肾功能检查。在老年患者可能更易于出现不良反应（见上文**不良反应发生率**）。对于容易出现叶酸盐缺乏者如老年患者、大剂量、长时间用药时，可能需补充叶酸盐。在由叶酸缺乏所致的巨幼红细胞性贫血患者，禁用复方磺胺甲噁唑。

哺乳 在应用复方磺胺甲噁唑的母亲哺乳的婴儿，未观察到不良反应，因此American Academy of Pediatrics[1]认为用药者可哺乳。研究表明，在应用复方磺胺甲噁唑的母亲，其乳汁中甲氧苄啶和磺胺甲噁唑浓度较高[2,3]；然而，认为经过计算的剂量对婴儿产生临床效应的可能性较低。

1. American Academy of Pediatrics. The transfer of drugs and other chemicals into human milk. *Pediatrics* 2001; **108:** 776–89. [Retired May 2010] Correction. *ibid.*; 1029. Also available at: http://aappolicy.aappublications.org/cgi/content/full/pediatrics%3b108/3/776 (accessed 26/05/04)
2. Arnauld R, *et al.* Étude du passage de la triméthoprime dans le lait maternel. *Ouest Med* 1972; **25:** 959–64.
3. Miller RD, Salter AJ. The passage of trimethoprim/sulphamethoxazole into breast milk and its significance. *Hell Soc Chemother* 1974; **1:** 687–91.

葡萄糖6-磷酸脱氢酶（G6PD）缺乏症 有人建议，G6PD缺乏症患者应避免应用复方磺胺甲噁唑[1]。

1. WHO. Glucose-6-phosphate dehydrogenase deficiency. *Bull WHO* 1989; **67**: 601–11.

免疫受损患者 据报道，在为肺孢子菌性肺炎而接受治疗的**AIDS患者**，复方磺胺甲噁唑的不良反应发生率极高。评论称，当治疗剂量的复方磺胺甲噁唑用于AIDS患者时，过敏性皮疹和白细胞减少症的发生率均为30%，而这两种并发症在非AIDS患者均不到5%[1]。另有作者报道了更高的毒性反应发生率，且不良反应（包括发热、不适和肝炎）总的发生率可能为80%或更高[2~4]。当应用预防剂量时，不良反应的发生也显得较频繁[4]。据报道，与白种人AIDS患者相比，非洲、海地和美国黑种人AIDS患者的皮肤反应发生率较低，提示对皮肤反应的遗传易感性不同[5]。

血清中高甲氧苄啶和磺胺甲噁唑浓度是不良反应发生率高的原因[6,7]，而且也注意到[6]，在一组患者，调整复方磺胺甲噁唑剂量以维持血清甲氧苄啶浓度在5～8μg/ml，则不良反应，尤其是骨髓抑制的发生率可以保持于可以耐受的水平。在另一研究中，将复方磺胺甲噁唑用于预防HIV感染的肺孢子菌性肺炎[8]，发现与开始即给予完全治疗剂量的方法相比，自小剂量开始，逐渐提高剂量（每2周提高一次剂量，直至达到完全治疗剂量）的方法可以提高对复方磺胺甲噁唑的耐受。然而，其他研究证明[9]，调整磺胺甲噁唑剂量时，不良反应发生频率并无差异。

有作者提出[10]，磺胺甲噁唑的羟胺**代谢产物**导致HIV感染患者的不良反应，但同一组作者[11]其后的工作对此假设提出疑问。

一些研究者单用苯海拉明或联用肾上腺素处理复方磺胺甲噁唑所致的过敏反应，使复方磺胺甲噁唑治疗得以延续[12,13]，而另一些人员则在对AIDS患者应用复方磺胺甲噁唑时，试行**脱敏**治疗[14~19]。在一项基于3项小型研究的系统性综述中[20]，认为脱敏治疗比延续治疗效果好。关于对AIDS患者的磺胺类药物脱敏，参见**磺胺甲噁唑**（第322页）。

虽然骨髓抑制发生率在其他患者并不明显增高，但见于**白血病患者**接受维持化疗的报道[21,22]。一名免疫缺陷的淋巴瘤患者在使用高剂量复方磺胺甲噁唑来治疗星状诺卡菌4天后，发生多病灶的肌阵挛和双侧扑翼样震颤。停药后症状完全消除[23]。

1. Masur H. Treatment of infections and immune defects. In: Fauci AS, moderator. Acquired immunodeficiency syndrome: epidemiologic, clinical, immunologic, and therapeutic considerations. *Ann Intern Med* 1984; **100**: 92–106.
2. Gordin FM, *et al.* Adverse reactions to trimethoprim-sulfamethoxazole in patients with the acquired immunodeficiency syndrome. *Ann Intern Med* 1984; **100**: 495–9.
3. Jaffe HS, *et al.* Complications of co-trimoxazole in treatment of AIDS-associated Pneumocystis carinii pneumonia in homosexual men. *Lancet* 1983; **ii**: 1109–11.
4. Mitsuyasu R, *et al.* Cutaneous reaction to trimethoprim-sulfamethoxazole in patients with AIDS and Kaposi's sarcoma. *N Engl J Med* 1983; **308**: 1535.
5. Colebunders R, *et al.* Cutaneous reactions to trimethoprim-sulfamethoxazole in African patients with the acquired immunodeficiency syndrome. *Ann Intern Med* 1987; **107**: 599–600.
6. Sattler FR, *et al.* Trimethoprim-sulfamethoxazole compared with pentamidine for treatment of Pneumocystis carinii pneumonia in the acquired immunodeficiency syndrome. *Ann Intern Med* 1988; **109**: 280–7.
7. Stevens RC, *et al.* Pharmacokinetics and adverse effects of 20-mg/kg/day trimethoprim and 100-mg/kg/day sulfamethoxazole in healthy adult subjects. *Antimicrob Agents Chemother* 1991; **35**: 1884–90.
8. Para MF, *et al.* Reduced toxicity with gradual initiation of trimethoprim-sulfamethoxazole as primary prophylaxis for Pneumocystis carinii pneumonia: AIDS Clinical Trials Group 268. *J Acquir Immune Defic Syndr* 2000; **24**: 337–43.
9. McLean I, *et al.* Modified trimethoprim-sulphamethoxazole doses in Pneumocystis carinii pneumonia. *Lancet* 1987; **ii**: 857–8.
10. van der Ven AJAM, *et al.* Adverse reactions to co-trimoxazole in HIV infection. *Lancet* 1991; **338**: 431–3.
11. ter Hofstede HJM, *et al.* Drug reactions to cotrimoxazole in HIV infection: possibly not due to the hydroxylamine metabolites of sulphamethoxazole. *Br J Clin Pharmacol* 1999; **47**: 571–3.
12. Gibbons RB, Lindauer JA. Successful treatment of Pneumocystis carinii pneumonia with trimethoprim-sulfamethoxazole in hypersensitive AIDS patients. *JAMA* 1985; **253**: 1259–60.
13. Toma E, Fournier S. Adverse reactions to co-trimoxazole in HIV infection. *Lancet* 1991; **338:** 954.
14. Kreuz W, *et al.* "Treating through" hypersensitivity to co-trimoxazole in children with HIV infection. *Lancet* 1990; **336**: 508–9.
15. Carr A, *et al.* Efficacy and safety of rechallenge with low-dose trimethoprim-sulphamethoxazole in previously hypersensitive HIV-infected patients. *AIDS* 1993; **7:** 65–71.
16. Absar N, *et al.* Desensitization to trimethoprim/sulfamethoxazole in HIV-infected patients. *J Allergy Clin Immunol* 1994; **93:** 1001–5.
17. Cortese LM, *et al.* Trimethoprim/sulfamethoxazole desensitization. *Ann Pharmacother* 1996; **30:** 184–6.
18. Caumes E, *et al.* Efficacy and safety of desensitization with sulfamethoxazole and trimethoprim in 48 previously hypersensitive patients infected with human immunodeficiency virus. *Arch Dermatol* 1997; **133:** 465–9.
19. Demoly P, *et al.* Six-hour trimethoprim-sulfamethoxazole-graded challenge in HIV-infected patients. *J Allergy Clin Immunol* 1998; **102:** 1033–6.
20. Lin D, *et al.* Cotrimoxazole for prophylaxis or treatment of opportunistic infections of HIV/AIDS in patients with previous history of hypersensitivity to cotrimoxazole. Available in The Cochrane Database of Systematic Reviews; Issue 2. Chichester: John Wiley; 2007 (accessed 23/07/08).
21. Woods WG, *et al.* Myelosuppression associated with co-trimoxazole as a prophylactic antibiotic in the maintenance phase of childhood acute lymphocytic leukemia. *J Pediatr* 1984; **105**: 639–44.
22. Drysdale HC, Jones LF. Co-trimoxazole prophylaxis in leukaemia. *Lancet* 1982; **i**: 448.
23. Dib EG, *et al.* Multifocal myoclonus induced by trimethoprim-sulfamethoxazole therapy in a patient with nocardia infection. *N Engl J Med* 2004; **350:** 88–9.

对诊断试验的干扰 据报道[1,2]，复方磺胺甲噁唑可使血清甲状腺素和三碘甲腺原氨酸轻度降低，很可能是其中的磺胺组分起作用[2]。虽然无证据显示复方磺胺甲噁唑可引起甲状腺功能减退症（因为所有激素浓度均处于正常范围），但对接受复方磺胺甲噁唑治疗的患者，甲状腺功能试验结果的解释应慎重。

1. Cohen HN, *et al.* Effects on human thyroid function of sulphonamide and trimethoprim combination drugs. *BMJ* 1980; **281**: 646–7.
2. Cohen HN, *et al.* Trimethoprim and thyroid function. *Lancet* 1981; **i**: 676–7.

卟啉病 磺胺类药物和甲氧苄啶均与卟啉病急性发作相关，被认为对卟啉病患者不安全。

药物相互作用

任何报道可与磺胺甲噁唑（第323页）或甲氧苄啶（第336页）相互作用的药物均可能与复方磺胺甲噁唑之间存在相互作用。

抗菌药 关于利福平与复方磺胺甲噁唑之间的潜在相互作用，参见第310页。

抗菌作用

复方磺胺甲噁唑的作用和抗菌谱基本同其组分磺胺甲噁唑（第323页）和甲氧苄啶（第337页）。

由于药物作用于叶酸代谢途径的不同位点，其组分间存在很强的协同作用，体外试验显示抗微生物活性增强最高可达约10倍，而其组分通常浓度作为杀菌剂单独发挥杀菌作用。1份甲氧苄啶和20份磺胺甲噁唑组成的混合物抗微生物作用最佳；虽然复方磺胺甲噁唑的这个比例为1∶5，但这两种药物药动学之间的差异意味着其峰浓度的比例约为1∶20。然而，尚不清楚此最佳比例是否在所有位点均可达到，而且，假若这两种药物均达到治疗浓度，它们对复方磺胺甲噁唑在体内的增效作用不确定。

体外试验显示，复方磺胺甲噁唑耐药性的产生较上述两种组分单独应用时慢。虽然其耐药性最初增加较慢，但在20世纪80年代，在许多国家出现了耐药性快速增强，革兰阳性菌和阴性菌都有发生。耐药性增强最显著的是肠杆菌科。马耳他布氏杆菌、流感嗜血杆菌、链球菌和逗点状弧菌的耐药株罕见报道。虽然耐药菌通常对复方磺胺甲噁唑的两种组分耐药，但对磺胺类药物或甲氧苄啶耐药，及对复方磺胺甲噁唑敏感性降低的菌株也见诸报道。

1. Martin JN, *et al.* Emergence of trimethoprim-sulfamethoxazole resistance in the AIDS era. *J Infect Dis* 1999; **180:** 1809–18.
2. Huovinen P. Resistance to trimethoprim-sulfamethoxazole. *Clin Infect Dis* 2001; **32:** 1608–14.

药动学

见磺胺甲噁唑（第323页）和甲氧苄啶（第337页）。口服复方磺胺甲噁唑，甲氧苄啶和磺胺甲噁唑的最佳比率在1∶20左右，可自（1∶2）～（1∶30）或超出范围的变化。由于甲氧苄啶是强脂溶性药物，比磺胺甲噁唑更好地渗入许多组织，且具有较大的分布容积，所以两药的比率在组织中经常更低［围绕（1∶2）～（1∶5）］。在尿中两者比率根据pH值变化是（1∶1）～（1∶5）。

用途和用法

复方磺胺甲噁唑是由磺胺类药物磺胺甲噁唑和二氨基嘧啶类药物甲氧苄啶混合而得，其混合比例为5份磺胺甲噁唑和1份甲氧苄啶。它用于敏感细菌感染，特别是泌尿道、呼吸道和胃肠道感染，虽然其适应证在英国受到限制（见下文）。目前主要用于肺孢子菌性肺炎和诺卡菌病（见下文）。

其他用途包括治疗痤疮、胆道感染、布氏菌病（通常与其他药物联用）、猫抓病、囊性纤维化患者的洋葱伯克霍尔德菌（洋葱假单胞菌）感染、某些形式的AIDS相关腹泻如等孢子球虫病、腹股沟肉芽肿、李斯特菌病、类鼻疽、足分枝菌病、百日咳、伤寒和副伤寒以及 Whipple 病。还用于免疫受损患者的感染预防。有关上述微生物感染及其治疗，见**抗菌药的选择**（第153页）。

复方磺胺甲噁唑还用于治疗弓形虫病，对许多其他原虫感染也有很好疗效，包括酵母菌属感染、圆孢球虫病和等孢子球虫病。它还能用于治疗某些肉芽肿症。更多信息详见下文。

对于成人，通常给予复方磺胺甲噁唑 960mg（甲氧苄啶 160mg 和磺胺甲噁唑 800mg）口服，每日 2 次；对于严重感染，每日可予 2.88g，分 2 次给药。对于接受长期治疗的肾功能受损患者（见下文**在肾损伤中的用法**），应小剂量给药。

剂量最大达到每日 120mg/kg，分 2～4 次给药，连续用药 14～21 天的方案用于治疗肺孢子菌性肺炎；应监测血清药物浓度，且很可能需要考虑补充叶酸（见下文**肺孢子菌性肺炎**）。用于成人肺孢子菌性肺炎的预防时，可采用如下给药方案：每日 960mg（每周 7 天）；隔日给予 960mg（每周 3 天）；或隔日给予 960mg 2 次（每周 3 天）。

儿童剂量，详见下文。

对于严重感染，若不可口服，可静脉滴注治疗，每支安瓿容量 5ml，含复方磺胺甲噁唑 480mg，再使用前即刻加入 125ml 稀释液，于 60～90min 内滴注完，但有时需限制稀释液容量（75ml）。静脉滴注剂量同口服用药。

复方磺胺甲噁唑在治疗中的地位由英国 CSM 于 1995 年综述（见上文**不良反应发生率**）[1]。因此他们推荐复方磺胺甲噁唑的应用限制于：肺孢子菌性肺炎、弓形虫病和诺卡菌病；泌尿道感染和慢性支气管炎急性发作，但仅当存在对复方磺胺甲噁唑敏感的细菌学证据，且有理由选择复方磺胺甲噁唑，而非选择该药的单一组分；儿童急性中耳炎，仅有首选复方磺胺甲噁唑的合理理由时。

而在其他国家，复方磺胺甲噁唑仍不受限制地用于敏感菌感染。

1. CSM. Revised indications for co-trimoxazole (Septrin, Bactrim, various generic preparations). *Current Problems* 1995; **21:** 6.

儿童用法 复方磺胺甲噁唑可用于儿童治疗敏感菌引起的感染，或者用于预防免疫缺陷者的肺孢子菌感染。给药方法为口服或静脉注射。剂量以磺胺甲噁唑和甲氧苄啶的总量表示。

因为磺胺类成分有引起核黄疸的风险（见**磺胺甲噁唑的注意事项下**，第322页），在英国，复方磺胺甲噁唑基本上不推荐用于 6 周以下的婴儿，即使它能治疗和预防满 4 周婴儿的肺孢子菌性肺炎。对于治疗多数感染，*BNFC 2009* 推荐的口服剂量为 24mg/kg，每日 2 次，或按如下标准：

- 6 周到 6 个月的儿童：120mg，每日 2 次；
- 6 个月到 6 岁的儿童：240mg，每日 2 次；
- 6～12 岁的儿童：480mg，每日 2 次。

静脉注射的推荐剂量为 18mg/kg，每 12h 1 次，严重感染可加至 27mg/kg（最大剂量为 1.44g），每 12h 1 次。

在美国，American Academy of Pediatrics (AAP)[1] 推荐 1 个月以上儿童的给药剂量为每日 48～72mg/kg，可分 2 次口服或分 4 次静脉注射。

用于治疗**肺孢子菌性肺炎**，推荐剂量为每日 120mg/kg，分 2～4 次给药，可口服或静脉给药 14～21 天。关于预防用药提出了很多方案。在英国，标准剂量（见上文）可每日分 2 次给药，或每周 3 天间隔或连续给药。也可选择每日给药 1 次给予日总剂量，连续 3 天。还可根据体表面积计算给药剂量：450mg/m^2（最大剂量为 960mg），每日 2 次，每周 3 天交替或连续使用。在美国，AAP 推荐每日剂量 30mg/kg，分 2 次给药[1]，尽管指南中对于预防 HIV 感染儿童的机会感染，根据体表面积推荐剂每日给药或每周 3 天[2]。有报道表示，对患白血病或淋巴瘤的儿童，每日给予复方磺胺甲噁唑 30mg/kg，分 2 次给药，每周连续给药 2 天，为一种有效的可选方案[3]。

1. American Academy of Pediatrics. *2009 Red Book: Report of the Committee on Infectious Diseases,* 28th ed. Elk Grove Village, Illinois, USA: American Academy of Pediatrics, 2009.
2. CDC. Guidelines for the prevention and treatment of opportunistic infections among HIV-exposed and HIV-infected children: recommendations from CDC, the National Institutes of Health, the HIV Medicine Association of the Infectious Diseases Society of America, the Pediatric Infectious Diseases Society, and the American Academy of Pediatrics. *MMWR* 2009; **58** (RR-11): 1–166. Also available at: http://www.cdc.gov/mmwr/PDF/rr/rr5811.pdf (accessed 10/09/09)
3. Lindemulder S, Albano E. Successful intermittent prophylaxis with trimethoprim/sulfamethoxazole 2 days per week for Pneumocystis carinii (jiroveci) pneumonia in pediatric oncology patients. Abstract: *Pediatrics* 2007; **120:** 158. Full version: http://pediatrics.aappublications.org/cgi/reprint/120/1/e47 (accessed 14/08/09)

在肾损伤中的用法 对于肾功能受损患者，应减小复方磺胺甲噁唑的口服和静脉用药剂量。针对成人和 12 岁以上儿童，下列推荐剂量基于肌酐清除率（CC）。

- CC 超过 30ml/min：标准剂量；
- CC 为 15～30ml/min：标准剂量的二分之一；
- CC 低于 15ml/min：不推荐应用。

人芽囊原虫感染 关于人芽囊原虫感染的治疗，见第792页。

圆孢子虫病 复方磺胺甲噁唑治疗对圆孢子虫感染（第793页）有效[1,2]。

1. Hoge CW, *et al.* Placebo-controlled trial of co-trimoxazole for cyclospora infections among travellers and foreign residents in Nepal. *Lancet* 1995; **345:** 691–3. Correction. *ibid.*: 1060.
2. Verdier R-I, *et al.* Trimethoprim-sulfamethoxazole compared with ciprofloxacin for treatment and prophylaxis of Isospora belli and Cyclospora cayetanensis infection in HIV-infected patients: a randomized, controlled trial. *Ann Intern Med* 2000; **132:** 885–8.

肉芽肿病 虽然对于慢性肉芽肿病、复发性致命性感染相关白细胞功能障碍和肉芽肿形成，复方磺胺甲噁唑对减少微生物感染有效[1~3]，但其在全身性系统性脉管炎的应用存在很多争议。很多文献报道，Wegener 肉芽肿病患者可从复方磺胺甲噁唑获益（第1446页）[4~7]，但复发仍很常见[6]，且有文献[8]分析美国国立卫生研究院对 158 例患者的用药经验，并质疑其应用价值：给予复方磺胺甲噁唑 960mg，每日 2 次口服的 9 例患者中，仅有 1 例有长期改善。

之后有一些证据显示，在缓解期加用复方磺胺甲噁唑进行维持治疗可减少复发率[9]，虽然另一个研究认为此种方法很可能实际上使复发风险增高[10]。

1. Mouy R, *et al.* Incidence, severity, and prevention of infections in chronic granulomatous disease. *J Pediatr* 1989; **114:** 555–60.
2. Margolis DM, *et al.* Trimethoprim-sulfamethoxazole prophylaxis in the management of chronic granulomatous disease. *J Infect Dis* 1990; **162:** 723–6.
3. Gallin JI, Malech HL. Update on chronic granulomatous diseases of childhood: immunotherapy and potential for gene therapy. *JAMA* 1990; **263:** 1533–7.
4. DeRemee RA, *et al.* Wegener's granulomatosis: observations on treatment with antimicrobial agents. *Mayo Clin Proc* 1985; **60:** 27–32.
5. Bowden FJ, Griffiths H. Co-trimoxazole in the treatment of Wegener's granulomatosis. *Med J Aust* 1989; **151:** 303–4.
6. Valeriano-Marcet J, Spiera H. Treatment of Wegener's granulomatosis with sulfamethoxazole-trimethoprim. *Arch Intern Med* 1991; **151:** 1649–52.
7. Ohtake T, *et al.* Generalized Wegener's granulomatosis responding to sulfamethoxazole-trimethoprim monotherapy. *Intern Med* 2001; **40:** 666–70.
8. Hoffman GS, *et al.* Wegener granulomatosis: an analysis of 158 patients. *Ann Intern Med* 1992; **116:** 488–98.
9. Stegeman CA, *et al.* Trimethoprim-sulfamethoxazole (co-trimoxazole) for the prevention of relapses of Wegener's granulomatosis. *N Engl J Med* 1996; **335:** 16–20.
10. de Groot K, *et al.* Therapy for the maintenance of remission in sixty-five patients with generalized Wegener's granulomatosis: methotrexate versus trimethoprim/sulfamethoxazole. *Arthritis Rheum* 1996; **39:** 2052–61.

等孢球虫病 据报道，下列用药方案对感染等孢球虫的 AIDS 患者最初有效，并在开始治疗 2 天内使腹泻消退：复方磺胺甲噁唑 960mg 口服，每日 4 次，共用药 10 天，之后给予复方磺胺甲噁唑 960mg 口服，每日 2 次，连续 3 周（第793页）；然而复发率较高[1]。短时间用药，之后进行不定期的预防也许更适合 AIDS 患者；在一个小规模的随机对照试验中，下列用药方案对感染等孢球虫的 AIDS 患者有效：复方磺胺甲噁唑 960mg，每日 2 次，共用药 7 天，之后 10 周给予预防剂量[2]。

1. DeHovitz JA, *et al.* Clinical manifestations and therapy of Isospora belli infection in patients with the acquired immunodeficiency syndrome. *N Engl J Med* 1986; **315:** 87–90.
2. Verdier R-I, *et al.* Trimethoprim-sulfamethoxazole compared with ciprofloxacin for treatment and prophylaxis of Isospora belli and Cyclospora cayetanensis infection in HIV-infected patients: a randomized, controlled trial. *Ann Intern Med* 2000; **132:** 885–8.

诺卡菌病 复方磺胺甲噁唑用于治疗诺卡菌病（第172页）。对于其最佳剂量意见不一致。曾使用下述剂量：每日 2.88～3.84g，分次给药，共给药 3 个月。

肺孢子菌性肺炎 复方磺胺甲噁唑是治疗和预防肺孢子菌性肺炎的首选药物[1~3]（第 496 页）。每日给药 480mg 可能有效预防，较之每日给药 960mg 更易于耐受[1]。然而，一些作者仍首选后一种用药方案[2]，这也是美国 CDC 的首选方案[3]以及英国、美国许可的预防用药剂量。不同的研究[1,2,4~8]显示，间断给药对预防肺炎也有效，且比每日给药更易于耐受；用药方案通常为：每次 960mg，每周 3 次，隔日给药[1,2,4~7]，虽然也采用每次 960mg，每日 2 次，每周给药 3 天的方案[8]。加用亚叶酸对耐受性无影响，且可能和较高的治疗失败率有关（见 **HIV 感染和 AIDS**，第1846页）。

1. Ioannidis JPA, *et al.* A meta-analysis of the relative efficacy and toxicity of Pneumocystis carinii prophylactic regimens. *Arch Intern Med* 1996; **156:** 177–88.
2. El-Sadr WM, *et al.* A randomized trial of daily and thrice-weekly trimethoprim-sulfamethoxazole for the prevention of Pneumocystis carinii pneumonia in human immunodeficiency virus-infected persons. *Clin Infect Dis* 1999; **29:** 775–83.
3. CDC. Guidelines for prevention and treatment of opportunistic infections in HIV-infected adults and adolescents: recommendations from the CDC, the National Institutes of Health, and the HIV Medicine Association of the Infectious Diseases Society of America. *MMWR* 2009; **58** (RR-4): 1–207. Also available at: http://www.cdc.gov/mmwr/pdf/rr/rr5804.pdf (accessed 09/07/09)
4. Wormser GP, *et al.* Low-dose intermittent trimethoprim-sulfamethoxazole for prevention of Pneumocystis carinii pneumonia in patients with human immunodeficiency virus infection. *Arch Intern Med* 1991; **151:** 688–92.
5. Stein DS, *et al.* Use of low-dose trimethoprim-sulfamethoxazole thrice weekly for primary and secondary prophylaxis of Pneumocystis carinii pneumonia in human immunodeficiency virus-infected patients. *Antimicrob Agents Chemother* 1991; **35:** 1705–9.
6. Ruskin J, LaRiviere M. Low-dose co-trimoxazole for prevention of Pneumocystis carinii pneumonia in human immunodeficiency virus disease. *Lancet* 1991; **337:** 468–71.
7. Bozzette SA, *et al.* The tolerance for zidovudine plus thrice weekly or daily trimethoprim-sulfamethoxazole with and without leucovorin for primary prophylaxis in advanced HIV disease. *Am J Med* 1995; **98:** 177–82.
8. Podzamczer D, *et al.* Intermittent trimethoprim-sulfamethoxazole compared with dapsone-pyrimethamine for the simultaneous primary prophylaxis of Pneumocystis pneumonia and toxoplasmosis in patients infected with HIV. *Ann Intern Med* 1995; **122:** 755–61.

弓形虫病 一些证据显示，给予复方磺胺甲噁唑预防肺孢子菌性肺炎时，对 HIV 感染者或 AIDS 患者的弓形体脑炎也有预防作用[1~5]，但这些证据（相对于其他药物来说）大多基于无对照的观察或源自小规模的回归性研究。在美国，CDC 推荐[1]，对于血清弓形体阳性且 CD4＋计数低于 100 个细胞/μl 的 HIV 感染患者，每日给予复方磺胺甲噁唑 960mg（见上文**肺孢子菌性肺炎**）。

在对 AIDS 患者弓形体脑炎治疗的初步研究中，应用复方磺胺甲噁唑也得到了有希望的结果[6]。一项系统性综述[7]认为此方法有效，尤其对于乙胺嘧啶和磺胺嘧啶不能获得的地区。

关于弓形虫病及其处理的讨论，见第795页。

1. CDC. Guidelines for prevention and treatment of opportunistic infections in HIV-infected adults and adolescents: recommendations from the CDC, the National Institutes of Health, and the HIV Medicine Association of the Infectious Diseases Society of America. *MMWR* 2009; **58** (RR-4): 1–207. Also available at: http://www.cdc.gov/mmwr/pdf/rr/rr5804.pdf (accessed 14/09/09)
2. Zangerle R, Allerberger F. Effect of prophylaxis against Pneumocystis carinii on toxoplasma encephalitis. *Lancet* 1991; **337:** 1232.
3. Carr A, *et al.* Low-dose trimethoprim-sulfamethoxazole prophylaxis for toxoplasmic encephalitis in patients with AIDS. *Ann Intern Med* 1992; **117:** 106–11.
4. Beaman MH, *et al.* Prophylaxis for toxoplasmosis in AIDS. *Ann Intern Med* 1992; **117:** 163–4.
5. Podzamczer D, *et al.* Intermittent trimethoprim-sulfamethoxazole compared with dapsone-pyrimethamine for the simultaneous primary prophylaxis of pneumocystis pneumonia and toxoplasmosis in patients infected with HIV. *Ann Intern Med* 1995; **122:** 755–61.
6. Torre D, *et al.* Randomized trial of trimethoprim-sulfamethoxazole versus pyrimethamine-sulfadiazine for therapy of toxoplasmic encephalitis in patients with AIDS. *Antimicrob Agents Chemother* 1998; **42:** 1346–9.
7. Dedicoat M, Livesley N. Management of toxoplasmic encephalitis in HIV-infected adults (with an emphasis on resource-poor settings). Available in The Cochrane Database of Systematic Reviews; Issue 3. Chichester: John Wiley; 2006 (accessed 23/07/08).

制剂

BP 2010: Co-trimoxazole Intravenous Infusion; Co-trimoxazole Oral Suspension; Co-trimoxazole Tablets; Dispersible Co-trimoxazole Tablets; Paediatric Co-trimoxazole Oral Suspension; Paediatric Co-trimoxazole Tablets; ***USP 33:*** Sulfamethoxazole and Trimethoprim Injection; Sulfamethoxazole and Trimethoprim Oral Suspension; Sulfamethoxazole and Trimethoprim Tablets.

专利制剂

Arg.: Adrenol; Bacticel; Bactrim; Cotrizol-G; Danferane; Dosulfin Fuerte; Netocur; Novidrine; Sulfagrand; Tritenk; Urisept NF; ***Austral.:*** Bactrim; Resprim; Septrin; Trimoxazole†; ***Austria:*** Bactrim; Cotribene; Eusaprim; Oecotrim; Trimetho comp†; ***Belg.:*** Bactrim; Cotrim; Eusaprim; Steroprim†; ***Braz.:*** Assepium; Bac-Sulfitrin; Bacfar; Bacprotin; Bacris†; Bacteracin; Bactrim; Bactrisan; Bactrizol; Bactropin; Batrox; Baxapril†; Benectrin; Binoctrin†; Clotrizol†; Dientrin; Duoctrin†; Ectrin; Espectrin†; Espectroprima†; Gamactrin; Imuneprim; Infectrin; Lifactrin†; Linurin†; Lupectrim†; Metoprin; Neotrin; Pulkrin; Qiftrin†; Quimio-Ped†; Roytrin†; Selectrin; Septiolan†; Teutrin; Tricban; Trimexazol; Trimezol†; Uropol; ***Canad.:*** Apo-Sulfatrim; Novo-Trimel; Nu-Cotrimox; Protrin; Septra; Trisulfa; ***Chile:*** Bacterol; Bactrimel; Introcin†; Septrin; Trelibec; ***Cz.:*** Apo-Sulfatrim†; Berlocid†; Biseptol; Bismoral†; Nopil†; Oriprim†; Primotren†; Sumetrolim; Supracombin†; ***Fin.:*** Cotrim; ***Fr.:*** Bactrim; ***Ger.:*** Berlocid; Cotrim; Cotrim-Diolan; CotrimHefa; Cotrimhexal; Cotrimox-Wolff; Cotrimstada; Drylin; Eusaprim; Kepinol; Sigaprim†; Supracombin†; TMS; ***Gr.:*** Bactrimel; Bioprim; Blaxezan; Blexon; Epahol; Oradin; Santafurin; Septrin; Solfoton; Stremycil-T; Sunicol; Trilogan; Ylestrom; ***Hong Kong:*** Chemoprim; Cotrim; Dhatrin; Letus; Resprim; Septol; Septrin†; Suprim; Synco-SMZT; Trimetrin; Trisul; Uni-Sulfaprim; ***Hung.:*** Cotripharm; Sumetrolim; ***India:*** Bactrim; Ciplin; Colizole; Cotrimol†; Oriprim; Sepmax; Septran; Tabrol; Trisulfose; ***Indon.:*** Bactoprim

Combi; Bactricid; Bactrim; Bactrizol; Cotrim†; Cotrimol†; Dotrim; Dumotrim†; Erphatrim; Ikaprim; Infatrim; Kaftrim; Lapikot; Licoprima; Meditrim†; Meprotrin; Nufaprim; Ottoprim; Pehatrim; Primadex; Primazole; Primsulfon; Sanprima; Septrin; Spectrem; Sulprim†; Sultrimmix†; Trimezol; Triminex†; Trimoxsul; Trixzol†; Trizole; Ulfaprim†; Wiatrim; Xepaprim; Zoltrim; Zultrop†; ***Irl.:*** Duobact†; Septrin; ***Israel:*** Diseptyl; Resprim; Septrin; ***Ital.:*** Bactrim; Chemitrim; Eusaprim; Gantrim†; ***Jpn:*** Bactramin; ***Malaysia:*** Bacin; Bactrim; Chemix; Cotrim; Resprim; Trimexazole; ***Mex.:*** Andoprim†; Anitrim; Apo-Trinelax; Bacpiryl; Bactelan; Bacteric; Bactide; Bactilen; Bactiver; Bactrim; Bactropin; Bateral; Batrizol; Bioprim; Bisultrim; Dertrin; Dibaprim; Ectaprim; Esteprim; Eutrim; Fartropin; Fectri; Kaltrim; Maxtrim; Metoxiprim; Microbactim†; Mixange; Neofatrim; Octiban; Odisulfan; Pisatrina; Polibatrin; Pribac; Protaxol; Protrim; Septrin; Servitrim; Soltrim; Sulfawal; Sulfoid Trimetho; Sulfort; Sulprim; Sultiprim†; Sultral; Thriazol; Tribakin; Trime/Sulfa†; Trimetoger; Trimetox; Trimexazol; Trimexole; Trimzol; Trinelax†; TS-Bac; Vanadyl; ***Neth.:*** Bactrimel; Eusaprim†; Sulfotrim†; ***Norw.:*** Bactrim; Trimetoprim-Sulfa†; ***NZ:*** Apo-Sulfatrim; Trisul; ***Philipp.:*** Bacidal; Bactille; Bactrim; Bactrinol; Bacxal; Baczole†; Bantizol; Chromo-Z; Combi-Methoxan; Comsid; Costazole; Cozole†; CTR; Doctrimox; Drilozole; Embatrim; Fedimed; Forteprim; Frocimole; Globaxol; Ivatrim†; Kassemox; Kathrex; Lictora†; Macromed; Moxadden; Moxzole; Neotrim; Onetrim; Oprizole†; Pediatrim; Prizogen; Procor; Renatrim; Rimezone; Rotrace; Scribcin; Septrin; Suprex; Syltrifil; Syndal; Synermed; Timizol; Tricomed; Triforam; Trim-S; Trimephar; Trimetazole; Trimitrix; Trimocom; Trimoxis; Triphimox; Trizole; Xanazole; Zamboprim†; Zolmed; ***Pol.:*** Bactrim; Biseptol; Groseptol†; Septrin; Two-Septol; ***Port.:*** Bactrim; Cotrim†; Metomide†; Microcetim†; Septrin; ***Rus.:*** Biseptol (Бисептол); Groseptol (Гросептол); Oriprim (Ориприм); Rancotrim (Ранкотрим)†; Sumetrolim (Суметролим); ***S.Afr.:*** Acucot†; Bactrim; Bencole†; Casicot; Cocydal†; Cozole; Durobac†; Lagatrim; Meditrim†; Purbac; Septran; Spectrim†; Trimethox; Trimzol†; Xerazole†; Xeroprim†; ***Singapore:*** Apo-Sulfatrim; Bacin; Chemix; Chemoprim†; Dhatrin; Suprim; ***Spain:*** Busetal†; Eduprim†; Gobens Trim†; Momentol; Septrin; ***Swed.:*** Bactrim; Eusaprim; ***Switz.:*** Agoprim†; Bactrim; Cotrim; Escoprim; Groprim†; Lagatrim; Mediprim†; Nopil; Supracombin†; ***Thai.:*** Actin; Agsulfa; Babytrim; Bacin; Bacta†; Bactin; Bactoprim; Bactrim; Baczole; Co-Fatrim; Co-Star; Co-Tasian; Co-Tri; Co-Trimed; Co-tromoxazole; Comox; Comoxole; Conprim; Coprim; Cotamox; Cotrim; Herocetine-D; KB Famate; Ko-Cap†; Ko-Kure†; Ladar; Lastrim; Letus; M-Moxa; M-Trim; Mano-Trim; Maxitrin; Maxtrim; Medcotrim; Mega-Prim; Metrim; Metxaprim; Mezine; Mycosamthong; Pantrim; Patartim; Po-Trim; Pulvicin†; Spectrim; Sulbacta; Sulfometh; Sulprim; Suntrim; Sutrim; Tactrim; Tampo; Toprim; Trifatrim; Trimexazole; Triprim; Trixzol†; Zoleprim; ***Turk.:*** Bactrim; Bakton; Co-Tripirim; Cotriver; Kemoprim; Metoprim; Mikrosid; Septrin; Sulfaprim; Trifen; Trimoks; ***UAE:*** Trimol; ***UK:*** Fectrim; Septrin; ***Ukr.:*** Bactrim (Бактрим); Biseptol (Бисептол); Groseptol (Гросептол); Soluseptol (Солюсептол); Sumetrolim (Суметролим); ***USA:*** Bactrim; Cotrim†; Septra; SMZ-TMP; Sulfatrim; ***Venez.:*** Bactrimel; Bactron†; Co-Sultrin; Forcrim; Trimecor; Trimetoprim Sulfa†; Tripur.

多组分制剂 ***Arg.:*** Bacti-Uril; Bactrim Balsamico; Dosulfin Bronquial; Enterobacticel; Netocur Balsamico; Neumobacticel; ***Braz.:*** Assepium Balsamico; Benectrin Balsamico; Diazol; Dispeptrin; Ectrin Balsamico; Metoprin Balsamico†; Selectrin Balsamico; Uro-Baxapril†; Uroctrim; ***Chile:*** Entero Micinovo; Uro-Micinovo; ***Mex.:*** Bactrim Compositum†; Brogamax; Guayaprin; Octex; Sadocin; Trimexole Compositum; ***Singapore:*** Co-Trimexazole; Trimaxazole; ***Spain:*** Bactopumon; Balsoprim; Bronco Aseptilex Fuerte; Broncovir; Bronquicisteina; Bronquidiazina CR; Bronquimar; Cotrazol; Eduprim Mucolitico; Neumopectolina†; Pulmosterin Duo†.

Cycloserine (*BAN*, *rINN*) 环丝氨酸

Cicloserina; D-Cycloserin; Cyclosérine; D-Cycloserine; Cycloserinum; Cykloserin; SC-49088; Sikloserin; Sykloseriini. (+)-(*R*)-4-Aminoisoxazolidin-3-one.

Циклосерин

$C_3H_6N_2O_2$ = 102.1.
CAS — 68-41-7.
ATC — J04AB01.
ATC Vet — QJ04AB01.
UNII — 95IK5KI84Z.

性状 环丝氨酸是一种抗微生物物质，由 *Streptomyces orchidaceus S. garyphalus* 链霉菌的某些株的产生，或通过合成制得。

Pharmacopoeias. In *Jpn* and *US.*

USP 33（Cycloserine） 一种白色或淡黄色，结晶性粉末，无臭或微臭。具吸湿性，吸收水分后可变质。易溶于水。10%水溶液的 pH 值为 5.5～6.5。贮藏于密闭容器中。

不良反应和处置

环丝氨酸最常见的不良反应涉及中枢神经系统，包括焦虑、意识混乱、定向力障碍、抑郁、伴有自杀倾向的精神病、侵略性、易激惹和偏执。还可见眩晕、头痛、困倦、语言障碍、震颤、轻瘫、反射亢进、发音困难、感觉异常、昏迷和痉挛。神经系统反应与剂量相关，维持血浆浓度低于 30μg/ml 可减轻反应。据报道，高达 30%的患者有不良反应史。在停药或减量后，这些反应通常可消退。曾经用维生素 B_6 尝试治疗或防止神经系统反应，但其效果未经证实。

超敏反应包括皮肤反应，罕有光敏感性反应发生。血清氨基转移酶可增高，尤其在有肝病史者。偶有报道当环丝氨酸与抗结核药合用时，发生叶酸和维生素 B_{12} 缺乏、巨幼红细胞性贫血、铁粒幼红细胞性贫血。曾有每日使用环丝氨酸 1g 以上的患者发生心力衰竭。

注意事项

环丝氨酸禁用于癫痫、抑郁症、精神病、严重焦虑、严重肾功能受损患者或酗酒者。若出现皮肤反应或中枢神经系统毒性症状，应停药或减量。

环丝氨酸的治疗指数较低，应按照血浆浓度调整剂量，而对于肾功能受损患者、用药剂量超过 500mg 者和有神经系统毒性征象者，血浆浓度应每周监测至少一次。应维持血浆浓度低于 30μg/ml。应监测血液学指标、肝功能和肾功能。对于轻度至中度肾功能受损患者应使用小剂量。

哺乳 在应用环丝氨酸的母亲哺乳的婴儿，未见不良反应发生[1]，因此 American Academy of Pediatrics 认为[2]应用环丝氨酸不影响哺乳。

1. Morton RF, *et al.* Studies on the absorption, diffusion, and excretion of cycloserine. *Antibiot Annu* 1955-56; **3:** 169–72.
2. American Academy of Pediatrics. The transfer of drugs and other chemicals into human milk. *Pediatrics* 2001; **108:** 776–89. [Retired May 2010] Correction. *ibid.*; 1029. Also available at: http://aappolicy.aappublications.org/cgi/content/full/pediatrics%3b108/3/776 (accessed 03/10/07)

卟啉病 环丝氨酸与卟啉病急性发作有关，因此认为用于卟啉病患者不安全。

药物相互作用

饮酒的患者应用环丝氨酸发生惊厥的风险增高，关于应用环丝氨酸的患者血液乙醇浓度增高的参考文献参见第1552页。

环丝氨酸和乙硫异烟胺合用时可能出现神经系统毒性作用，而与异烟肼合用时则可能增加中枢神经系统毒性作用，如眩晕和困倦。

抗菌作用

环丝氨酸通过竞争合成细胞壁所需的丙氨酸干扰细胞壁合成。其对革兰阳性菌和革兰阴性菌（如大肠埃希菌和金黄色葡萄球菌）具有可变的抗菌活性。

环丝氨酸对结核分枝杆菌和其他分枝杆菌有效。若单独用药可产生耐药性。

药动学

环丝氨酸几乎完全从胃肠道吸收。给予环丝氨酸 250mg 后 3～4h，达到血浆峰浓度 10μg/ml，每隔 12h 重复给予上述剂量时，血浆峰浓度增高至 20～30μg/ml。其血浆半衰期约为 10h，在肾功能受损者半衰期延长。

环丝氨酸广泛分布于身体组织和体液，包括脑脊液、胎盘和乳汁，达到对胎儿致命的血液浓度，接近母体血清浓度。

环丝氨酸大部分以原形通过肾小球滤过而排泄。单次给予环丝氨酸 250mg 后，约 50%在 12h 内以原形从尿排出，约 70%在 72h 内排出。粪便中可出现微量环丝氨酸，推测用药剂量的残余部分代谢成性质不明的代谢产物。代谢产物可通过血液透析清除。

妊娠和哺乳 有证据显示环丝氨酸可输送到胎儿和羊水[1]，并进入乳汁[2]。有报道一天内给予环丝氨酸 250mg 4 次后，乳汁内环丝氨酸浓度达到 6～19μg/ml[2]。

1. Holdiness MR. Transplacental pharmacokinetics of the antituberculosis drugs. *Clin Pharmacokinet* 1987; **13:** 125–9.
2. Morton RF, *et al.* Studies on the absorption, diffusion, and excretion of cycloserine. *Antibiot Annu* 1955-56; **3:** 169–72.

用途和用法

环丝氨酸属二线抗分枝杆菌药，当分枝杆菌对基本药物产生耐药性，它可作为联合用药方案的一部分用于治疗结核（第187页）。它还可用于治疗泌尿道感染，虽然应首选其他毒性较低的药物。

用于治疗结核时，成人常用剂量为每次 250mg，口服，每日 2 次，连续用药 2 周，继之以每日分次给予 0.5～1g。轻度至中度肾功能损害患者的剂量应减小，而对于所有患者，应根据血浆药物浓度监测调整剂量（见上文**注意事项**）。

儿童剂量见下文。

环丝氨酸已被用于辅助治疗精神分裂症及焦虑症（见下文）。左旋环丝氨酸已被用于研究治疗戈谢病（第 2172 页）。

1. Anonymous. Cycloserine. *Tuberculosis (Edinb)* 2008; **88:** 100–1.

儿童用法 在英国和美国环丝氨酸已被许可用于儿童，不过在注册药品信息中未确定年龄范围。American Academy of Pediatrics 建议对抗药性结核可口服 5～10mg/kg，每日 2 次，每日最大剂量为 1g。*BNFC 2009* 建议采用如下口服剂量：

- 2～12 岁儿童：5mg/kg，每日 2 次；
- 12～18 岁儿童：250mg，每日 2 次，服用 2 周；然后加至极量每日 1g。

根据血药浓度及反应调整剂量。

1. American Academy of Pediatrics. *2009 Red Book: Report of the Committee on Infectious Diseases,* 28th ed. Elk Grove Village, Illinois, USA: American Academy of Pediatrics, 2009.

心理障碍 环丝氨酸已被试用于辅助治疗精神分裂症（第928页）及焦虑症（第925页）。

1. Duncan EJ, *et al.* Effects of D-cycloserine on negative symptoms in schizophrenia. *Schizophr Res* 2004; **71:** 239–48.
2. Hofmann SG, *et al.* Augmentation treatment of psychotherapy for anxiety disorders with D-cycloserine. *CNS Drug Rev* 2006; **12:** 208–17.
3. Tuominen HJ, *et al.* Glutamatergic drugs for schizophrenia. Available in The Cochrane Database of Systematic Reviews; Issue 2. Chichester: John Wiley; 2006 (accessed 02/07/10).
4. Otto MW, *et al.* Clinical perspectives on the combination of D-cycloserine and cognitive-behavioral therapy for the treatment of anxiety disorders. *CNS Spectr* 2007; **12:** 51–61.
5. Wilhelm S, *et al.* Augmentation of behavior therapy with D-cycloserine for obsessive-compulsive disorder. *Am J Psychiatry* 2008; **165:** 335–41.
6. Goff DC, *et al.* Once-weekly D-cycloserine effects on negative symptoms and cognition in schizophrenia: an exploratory study. *Schizophr Res* 2008; **106:** 320–7.
7. Otto MW, *et al.* Efficacy of d-cycloserine for enhancing response to cognitive-behavior therapy for panic disorder. *Biol Psychiatry* 2010; **67:** 365–70.
8. Heaton LJ, *et al.* Propranolol and D-cycloserine as adjunctive medications in reducing dental fear in sedation practice. *SAAD Dig* 2010; **26:** 27–35.

制剂

USP 33: Cycloserine Capsules.

专利制剂

Austral.: Closina; ***Gr.:*** D-cycloserin; Seromycin; ***Hong Kong:*** Seromycin†; ***India:*** Cyclorine; ***Rus.:*** Myzer (Майзер); ***Thai.:*** Proserine†; ***Turk.:*** Siklocap; ***UK:*** Cycloserine; ***USA:*** Seromycin.

Dalbavancin (*BAN*, *USAN*, *rINN*) 达巴万星

A-A-1; BI-397; Dalbavancina; Dalbavancine; Dalbavancinum; MDL-63397; VER-001; V-Glycopeptide. 5,31-Dichloro-38-de(methoxycarbonyl)-7-demethyl-19-deoxy-56-*O*-{2-deoxy-2-[(10-methylundecanoyl)amino]-β-D-glucopyranuronosyl}-38-{[3-(dimethylamino)propyl]carbamoyl}-42-*O*-α-D-mannopyranosyl-15-*N*-methyl(ristomycin A aglicone) (main component).

Дальбаванцин

$C_{88}H_{100}Cl_2N_{10}O_{28}$ = 1816.7.
CAS — 171500-79-1.
ATC — J01XA04.
ATC Vet — QJ01XA04.
UNII — 808UI9MS5K.

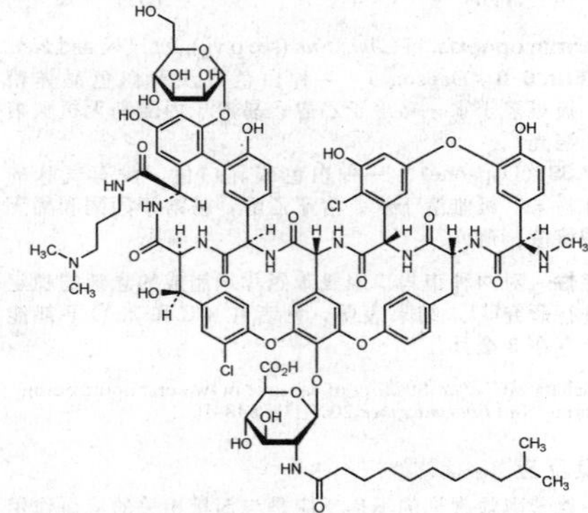

简介

达巴万星是一种新糖肽类抗菌药，现正在研究其对革兰阳性菌所致严重感染（包括皮肤和软组织复杂感染）的治疗作用。它具有超长的消除半衰期，可静脉给药，每周 2 次。

1. Lin S-W, *et al.* Dalbavancin: a new option for the treatment of gram-positive infections. *Ann Pharmacother* 2006; **40:** 449–60.
2. Billeter M, *et al.* Dalbavancin: a novel once-weekly lipoglycopeptide antibiotic. *Clin Infect Dis* 2008; **46:** 577–83.
3. Anderson VR, Keating GM. Dalbavancin. *Drugs* 2008; **68:** 639–48.
4. Bailey J, Summers KM. Dalbavancin: a new lipoglycopeptide antibiotic. *Am J Health-Syst Pharm* 2008; **65:** 599–610.
5. Dowell JA, *et al.* Pharmacokinetic-pharmacodynamic modeling of dalbavancin, a novel glycopeptide antibiotic. *J Clin Pharmacol* 2008; **48:** 1063–8.
6. Marbury T, *et al.* Pharmacokinetics of dalbavancin in patients with renal or hepatic impairment. *J Clin Pharmacol* 2009; **49:** 465–76.
7. Zhanel GG, *et al.* New lipoglycopeptides: a comparative review of dalbavancin, oritavancin, and telavancin. *Drugs* 2010; **70:** 859–86.

Danofloxacin Mesilate (*BANM*, *rINNM*) 达氟沙星甲磺酸盐

CP-76136 (danofloxacin); CP-76136-27 (danofloxacin mesilate); Danofloksasiinimesilaatti; Danofloxacin Mesylate (*USAN*); Danofloxacine, mésilate de; Danofloxacini mesilas; Danofloxacinmesilat; Mesilato de danofloxacino. 1-Cyclopropyl-6-fluoro-1,4-dihydro-7-[(1*S*,4*S*)-5-methyl-2,5-diazabicyclo[2.2.1]hept-2-yl]-4-oxo-3-quinolinecarboxylic acid monomethanesulphonate.

Данофлоксацина Мезилат

$C_{19}H_{20}FN_3O_3,CH_4O_3S = 453.5.$

CAS — 112398-08-0 (danofloxacin); 119478-55-6 (danofloxacin mesilate).

UNII — 94F3SX3LEM.

(danofloxacin)

简介

达氟沙星是一种氟喹诺酮类抗菌药，以甲磺酸盐形式用于兽医学，可用于治疗敏感菌感染的牛和猪。

Dapsone (*BAN*, *USAN*, *rINN*) 氨苯砜

DADPS; Dapson; Dapsona; Dapsonas; Dapsoni; Dapsonum; Dapszon; DDS; Diaminodiphenylsulfone; Diaphenylsulfone; Disulone; NSC-6091; 4,4′-Sulfonylbis-benzenamine; Sulphonyldianiline. Bis(4-aminophenyl) sulphone.

Дапсон

$C_{12}H_{12}N_2O_2S = 248.3.$

CAS — 80-08-0.

ATC — D10AX05; J04BA02.

ATC Vet — QD10AX05; QJ04BA02.

UNII — 8W5C518302.

Pharmacopoeias. In *Chin., Eur.* (see p.vii), *Int., US,* and *Viet.*

Ph. Eur. 6.8 (Dapsone) 一种白色或浅黄白色晶体粉末。极难溶于水；略溶于乙醇；易溶于丙酮和无机酸溶液。避光。

USP 33 (Dapsone) 一种白色或乳白色、没有气味的晶体粉末。极难溶于水；溶于乙醇；易溶于丙酮和稀无机酸溶液。避光。

稳定性 对两种市售口服氨苯砜片剂制成的悬液的稳定性进行研究[1]，结果表明，两者在4℃和25℃下都能稳定存在3个月。

1. Nahata MC, *et al.* Stability of dapsone in two oral liquid dosage forms. *Ann Pharmacother* 2000; **34:** 848–50.

不良反应

氨苯砜最常见的不良反应是与剂量相关的溶血作用和正铁血红蛋白血症，这两种情况通常都发生在日均口服使用超过200mg剂量的患者身上。日剂量达100mg不会引起明显的溶血。日剂量超过50mg则会影响到G6PD缺乏症患者。

氨苯砜和预防疟疾的药物一起使用常会导致粒细胞缺乏症，单独使用则很少见。已有由粒细胞缺乏症、再生障碍性贫血等血液病导致死亡的报道。

氨苯砜会使皮疹和瘙痒症状加重，但是严重的皮肤过敏反应，如斑丘疹、中毒性表皮坏死松解症、剥脱性皮炎以及Stevens-Johnson综合征很少出现，固定性药疹会发生。

氨苯砜也可能产生一种称为“氨苯砜综合征”的不良反应，出现于治疗后4～8周，表现类似单核细胞增多症（参见下文**超敏反应**）。

氨苯砜治疗皮肤病的时候，会出现伴运动功能障碍（丧失）的外周神经病变。而外周神经炎可能是麻风的一种症状反应，因此治疗的时候不宜把外周神经炎的出现确定为停止使用氨苯砜的标志。

其他不常发生的不良反应包括恶心、呕吐、厌食、头痛、肝炎、失眠、精神病以及心动过速等。

致癌性 尽管实验显示氨苯砜对动物有致癌性，但是对1939～1977年间在美国国立Hansen疾病治疗中心接受氨苯砜治疗的麻风患者的调查中显示，该药对这些人没有明显的致癌作用[1]。Internatinal Agency for Research on Cancer得出结论[2]，只有有限的证据表明氨苯砜对动物的致癌性，并无充分的数据能对人类的致癌危险性进行分级。在一项回顾性的回顾性队列研究[3]中发现，使用氨苯砜治疗眼部炎症疾病的患者，并没有显著性增加死亡及癌症引起死亡的风险。

1. Brinton LA, *et al.* Cancer mortality among patients with Hansen's disease. *J Natl Cancer Inst* 1984; **72:** 109–14.
2. IARC/WHO. Some pharmaceutical drugs. *IARC monographs on the evaluation of carcinogenic risks to humans volume 24* 1980 (updated 07/04/98). Also available at: http://monographs.iarc.fr/ENG/Monographs/vol24/volume24.pdf (accessed 16/07/10)
3. Kempen JH, *et al.* Overall and cancer related mortality among patients with ocular inflammation treated with immunosuppressive drugs: retrospective cohort study. Abridged version: *BMJ* 2009; **339:** b2480. Full version: http://www.bmj.com/cgi/content/full/339/jul03_1/b2480?view=long&pmid=19578087 (accessed 07/06/10)

对血液的影响 溶血作用是氨苯砜最常见的严重不良反应，日口服剂量达200mg及其以上的时候容易发生[1]。此时，红细胞内出现异染颗粒（Heinz体），细胞寿命缩短。容易导致溶血作用的危险因子包括G6PD缺乏、高铁血红蛋白还原酶缺乏和血红蛋白M特性。此外，血红蛋白E特性也能提高溶血作用的敏感度[2]。曾有报道新生儿因母乳喂养摄取到氨苯砜而出现溶血性贫血[3]。临床上局部使用5%氨苯砜凝胶治疗痤疮的患者（包括G6PD缺乏患者），没有报道出现溶血或贫血[4]。然而，美国的注册药品信息显示，某些患有G6PD缺乏症的个体在使用氨苯砜凝胶后实验室指标改变，提示出现轻微溶血。

尽管正铁血红蛋白症[5]很普通，但是很少有症状[1]。曾报道一例疑似肺孢子菌性肺炎的HIV阳性患者，因无意过量使用氨苯砜而出现了严重的正铁血红蛋白性青紫[6]。还有报道一例HIV阴性患者，曾进行肝、肾移植而伴随严重的肾损伤。该患者使用氨苯砜预防肺孢子菌性肺炎，结果出现了正铁血红蛋白症[7]。氨苯砜的代谢产物氨苯砜羟胺可能是导致正铁血红蛋白症出现的原因，而溶血作用则与氨苯砜本身有关。有研究显示[8,9]，氨苯砜与能抑制羟基氨（N-OH）产生的西咪替丁同时使用，可降低正铁血红蛋白的含量（至少在短期内）。

氨苯砜治疗麻风和皮肤病的时候很少出现粒细胞缺乏症，但用于预防疟疾[10]（参见乙胺嘧啶，第581页）和疱疹样皮炎[11]的时候则可观察到较多这样的病例。通常停止用药后症状会自行消失，但也有报道出现致死病例[11,12]。

曾有报道氨苯砜导致再生障碍性贫血[13,14]。1968～1988年间，英国和瑞典药物不良反应注册中心[15]报道了氨苯砜的11个死亡病例，其中7个与白细胞恶液质有关。以前，红细胞恶液质反应占据了氨苯砜不良反应的50%左右，但11个因子中没有一个与红细胞恶液质有关。

已有报道[16]在老年患者每日口服氨苯砜治疗环形肉芽肿后出现纯红细胞再生障碍性贫血。

曾有一例AIDS患者接受氨苯砜进行预防性治疗时出现血小板增多症[17]。

也见下文**低白蛋白血症**。

1. Jopling WH. Side-effects of antileprosy drugs in common use. *Lepr Rev* 1983; **54:** 261–70.
2. Lachant NA, Tanaka KR. Case report: dapsone-associated Heinz body hemolytic anemia in a Cambodian woman with hemoglobin E trait. *Am J Med Sci* 1987; **294:** 364–8.
3. Sanders SW, *et al.* Hemolytic anemia induced by dapsone transmitted through breast milk. *Ann Intern Med* 1982; **96:** 465–6.
4. Piette WW, *et al.* Hematologic safety of dapsone gel, 5%, for topical treatment of acne vulgaris. *Arch Dermatol* 2008; **144:** 1564–70.
5. Ashurst JV, *et al.* Pathophysiologic mechanisms, diagnosis, and management of dapsone-induced methemoglobinemia. *J Am Osteopath Assoc* 2010; **110:** 16–20.
6. Seaton RA, *et al.* Blue and breathless. *Hosp Med* 1999; **60:** 530.
7. Ward KE, McCarthy MW. Dapsone-induced methemoglobinemia. *Ann Pharmacother* 1998; **32:** 549–53.
8. Coleman MD, *et al.* The use of cimetidine as a selective inhibitor of dapsone N-hydroxylation in man. *Br J Clin Pharmacol* 1990; **30:** 761–7.
9. Rhodes LE, *et al.* Cimetidine improves the therapeutic/toxic ratio of dapsone in patients on chronic dapsone therapy. *Br J Dermatol* 1995; **132:** 257–62.
10. Firkin FC, Mariani AF. Agranulocytosis due to dapsone. *Med J Aust* 1977; **2:** 247–51.
11. Cockburn EM, *et al.* Dapsone-induced agranulocytosis: spontaneous reporting data. *Br J Dermatol* 1993; **128:** 702–3.
12. Barss P. Fatal dapsone agranulocytosis in a Melanesian. *Lepr Rev* 1986; **57:** 63–6.
13. Foucauld J, *et al.* Dapsone and aplastic anemia. *Ann Intern Med* 1985; **102:** 139.
14. Meyerson MA, Cohen PR. Dapsone-induced aplastic anaemia in a woman with bullous systemic lupus erythematosus. *Mayo Clin Proc* 1994; **69:** 1159–62.
15. Björkman A, Phillips-Howard PA. Adverse reactions to sulfa drugs: implications for malaria chemotherapy. *Bull WHO* 1991; **69:** 297–304.
16. Borrás-Blasco J, *et al.* Pure red cell aplasia associated with dapsone therapy. *Ann Pharmacother* 2005; **39:** 1137–8.
17. Wynn RF, *et al.* Case report of dapsone-related thrombocytosis in an AIDS patient. *Am J Med* 1995; **98:** 602.

对眼的影响 过量使用氨苯砜后，已有出现眼毒性的罕见报道[1～4]，通常会导致永久性视物损伤。毒性作用有视物模糊[1,2]、视神经萎缩[1]、缺血性视网膜病变、缺血性视神经病变[3]和双侧黄斑坏死[4]。这些反应的发生应归咎于急性缺氧和红细胞碎片造成的梗阻。有报道[5]显示一名患者使用常规剂量的氨苯砜治疗疱疹样皮炎出现前部缺血性视神经病变。

1. Daneshmend TK. The neurotoxicity of dapsone. *Adverse Drug React Acute Poisoning Rev* 1984; **3:** 43–58.
2. Alexander TA, *et al.* Presumed DDS ocular toxicity. *Indian J Ophthalmol* 1989; **37:** 150–1.
3. Seo M-S, *et al.* Dapsone maculopathy. *Korean J Ophthalmol* 1997; **11:** 70–3.
4. Chakrabarti M, *et al.* Bilateral macular infarction due to diaminodiphenyl sulfone (4,4′ DDS) toxicity. *Retina* 1999; **19:** 83–4.
5. Chalioulias K, *et al.* Anterior ischaemic optic neuropathy associated with Dapsone. *Eye* 2006; **20:** 943–5.

对肝脏的影响 注册药品信息曾报道氨苯砜在治疗初期有中毒性肝炎和阻塞性黄疸发生。其中黄疸也许只是氨苯砜药物反应的一种表现（参见下文**超敏反应**）。有一个疱疹样皮炎和原发性硬化性胆管炎病例在氨苯砜治疗期间发生肝功损伤[1]。

1. Kirby B, *et al.* Abnormal liver function tests induced by dapsone in a patient with dermatitis herpetiformis and primary sclerosing cholangitis. *Br J Dermatol* 1999; **141:** 172–3.

对肺的影响 氨苯砜的超敏反应通常会影响皮肤，但很少有引起发热、喘鸣和肺嗜酸性粒细胞增多等不良反应的报道[1～4]。在一名患者用氨苯砜治疗荨麻疹[1]及一例使用WHO推荐的含氨苯砜的多药联合治疗方案治疗麻风病[2]时出现了肺嗜酸性粒细胞增多症。这2例患者停止使用氨苯砜后症状消失，再次使用药物后症状再次出现。另一例患者[3]使用氨苯砜冲击治疗麻风病5天，出现了发热和哮鸣。患者表现为急性发作且嗜酸粒细胞绝对计数高；停药2周后症状消失。

1. Jaffuel D, *et al.* Eosinophilic pneumonia induced by dapsone. *BMJ* 1998; **317:** 181.
2. Kaur J, *et al.* Dapsone-induced eosinophilic pneumonitis in a leprosy patient. *Indian J Lepr* 2005; **77:** 267–71.
3. Arunthathi S, Raju S. Dapsone induced pulmonary eosinophilia without cutaneous allergic manifestations—an unusual encounter—a case report. *Acta Leprol* 1998; **11:** 3–5.
4. Janier M, *et al.* Pulmonary eosinophilia associated with dapsone. *Lancet* 1994; **343:** 860–1.

对精神状态的影响 有报道麻风患者接受氨苯砜治疗的时候出现了严重的精神疾病，事实上氨苯砜是否与此有关尚不能肯定[1～4]。2例皮肤病患者[2,3]接受氨苯砜治疗的时候也曾出现躁狂抑郁症。一例麻风病患者[4]治疗后出现精神障碍。氨苯砜对心理、精神状态的影响因人而异。所有病例中停药后症状消失。

1. Daneshmend T. Idiosyncratic dapsone induced manic depression. *BMJ* 1989; **299:** 324.
2. Carmichael AJ, Paul CJ. Idiosyncratic dapsone induced manic depression. *BMJ* 1989; **298:** 1524. Correction. *ibid.*; **299:** 56.
3. Gawkrodger D. Manic depression induced by dapsone in patient with dermatitis herpetiformis. *BMJ* 1989; **299:** 860.
4. Balkrishna, Bhatia MS. Dapsone-induced psychosis. *J Indian Med Assoc* 1989; **87:** 120–1.

对神经系统的影响 一篇报道[1]回顾了21个氨苯砜所致神经病变患者的案例，出现症状平均时间为1年；范围为11天至18年。此类症状出现在患者用量为每日25～800mg，累积总量在4～1500g。多数患者为单纯运动神经病变或感觉-运动神经混合病变，罕有报道出现单纯的感觉神经病变。1年内停止使用氨苯砜，患者普遍会有所恢复，不论完全恢复还是部分恢复。有报道[2]在一例患者使用了含氨苯砜的治疗方案治疗系统性红斑狼疮（SLE）后，出现了进行性多灶性白质脑病，不过其中氨苯砜的作用机制尚未清楚。

1. Méry L, *et al.* Polynévrite sensitive induite par la dapsone (Disulone®). *Ann Dermatol Venereol* 2003; **130:** 447–9.
2. Stahl NI. Progressive multifocal leukoencephalopathy in a minimally immunosuppressed patient with systemic lupus erythematosus treated with dapsone. *J Rheumatol* 2008; **35:** 725–7.

对胰腺的影响 对一名87岁的疱疹样皮炎患者用氨苯砜治疗的时候出现了急性胰腺炎的症状[1]。停药后症状自行消失但预后不好。

1. Jha SH, *et al.* Dapsone-induced acute pancreatitis. *Ann Pharmacother* 2003; **37:** 1438–40.

对味觉的影响 一例接受氨苯砜治疗眼部瘢痕性类天疱疮患者主诉此药使口腔内持续保持甜味，并伴随脸颊和嘴唇的麻刺感[1]。停药后症状自行消失。

1. Stafanous SN, Morgan SJ. A previously unrecognised side effect of dapsone. *Br J Ophthalmol* 1997; **81:** 1113–14.

色素沉着 对800名儿童用氨苯砜和乙胺嘧啶共同预防疟疾达3个月甚至更长时间之久，结果32名儿童出现色素性斑点[1]。氨苯砜确有此作用。

1. David KP, *et al.* Hyperpigmented dermal macules in children following the administration of Maloprim for malaria chemoprophylaxis. *Trans R Soc Trop Med Hyg* 1997; **91:** 204–8.

超敏反应 氨苯砜综合征中超敏反应很少见，尽管自多种联合用药方案治疗麻风病以来，氨苯砜引发的超敏反应发生率日益升高[1~3]。通常是在用药治疗的头4~8周内，与剂量无关，停用氨苯砜14天内症状消除。由于该药的长消除半衰期及高蛋白结合率，氨苯砜综合征可能会在停用药物1~2周内发生[4]。主要症状有皮疹、发热、肝炎（胆汁淤积及肝细胞损伤）、嗜酸性粒细胞增多、淋巴结病及单核细胞增多症。氨苯砜综合征主要发生在麻风病患者[5,6]、皮肤病患者[7]、服用氨苯砜预防肺孢子菌性肺炎的AIDS患者[4]和每周定时服用氨苯砜和乙胺嘧啶以预防疟疾的患者[8]身上。有死亡案例[9,10]。曾有报道几例用氨苯砜结合脱敏治疗方法，成功治疗对氨苯砜过敏的AIDS患者[11,12]。

1. Richardus JH, Smith TC. Increased incidence in leprosy of hypersensitivity reactions to dapsone after introduction of multidrug therapy. *Lepr Rev* 1989; **60:** 267–73.
2. Kumar RH, *et al.* Dapsone syndrome—a five year retrospective analysis. *Indian J Lepr* 1998; **70:** 271–6.
3. Rao PN, Lakshmi TSS. Increase in the incidence of dapsone hypersensitivity syndrome—an appraisal. *Lepr Rev* 2001; **72:** 57–62.
4. Lee KB, Nashed TB. Dapsone-induced sulfone syndrome. *Ann Pharmacother* 2003; **37:** 1044–6.
5. Alves-Rodrigues EN, *et al.* Dapsone syndrome with acute renal failure during leprosy treatment: case report. *Braz J Infect Dis* 2005; **9:** 84–6.
6. Bucaretchi F, *et al.* Dapsone hypersensitivity syndrome in an adolescent during treatment during [sic] of leprosy. *Rev Inst Med Trop Sao Paulo* 2004; **46:** 331–4.
7. Sener O, *et al.* Severe dapsone hypersensitivity syndrome. *J Investig Allergol Clin Immunol* 2006; **16:** 268–70.
8. Tee AKH, *et al.* Dapsone hypersensitivity syndrome masquerading as a viral exanthem: three cases and a mini-review. *Ann Acad Med Singapore* 2004; **33:** 375–8.
9. Frey HM, *et al.* Fatal reaction to dapsone during treatment of leprosy. *Ann Intern Med* 1981; **94:** 777–9.
10. Agrawal S, Agarwalla A. Dapsone hypersensitivity syndrome: a clinico-epidemiological review. *J Dermatol* 2005; **32:** 883–9.
11. Metroka CE, *et al.* Desensitization to dapsone in HIV-positive patients. *JAMA* 1992; **267:** 512.
12. Cook DE, Kossey JL. Successful desensitization to dapsone for Pneumocystis carinii prophylaxis in an HIV-positive patient. *Ann Pharmacother* 1998; **32:** 1302–5.

低白蛋白血症 长期用氨苯砜治疗疱疹样皮炎的患者出现了严重的、致死性的低白蛋白血症[1~3]。一旦停药，症状很快消失。

1. Kingham JGC, *et al.* Dapsone and severe hypoalbuminaemia. *Lancet* 1979; **ii:** 662–4 and 1018.
2. Foster PN, Swan CHJ. Dapsone and fatal hypoalbuminaemia. *Lancet* 1981; **ii:** 806–7.
3. Sinclair SA, *et al.* Life threatening hypoalbuminaemia associated with dapsone therapy. *Br J Dermatol* 1996; **135** (suppl 47): 45.

光敏感性 曾报道有1例患者使用氨苯砜治疗大疱性皮肤病[2]及6例患者使用氨苯砜治疗麻风病[1]后出现光敏反应；此主题已有综述[3]。

1. Dhanapaul S. DDS-induced photosensitivity with reference to six case reports. *Lepr Rev* 1989; **60:** 147–50.
2. Stockel S, *et al.* Dapsone-induced photodermatitis in a patient with linear IgA dermatosis. *Eur J Dermatol* 2001; **11:** 50–3.
3. De D, *et al.* Dapsone induced acute photosensitivity dermatitis; a case report and review of literature. *Lepr Rev* 2007; **78:** 401–4.

不良反应的处置

过量使用氨苯砜后，可多次口服活性炭以阻止氨苯砜的吸收，同时帮助氨苯砜及其代谢产物的排泄。治疗正铁血红蛋白血症可静脉缓慢注射1~2mg/kg的亚甲蓝，有必要的话，30~60min后可重复使用。由于氨苯砜及其代谢产物半衰期长，严重过量时通常需要每6~8h规律性给药2~3天。G6PD缺乏的患者使用亚甲蓝治疗无效。另外，可通过滴注浓缩红细胞以取代受损细胞来治疗溶血。其他支持疗法包括输氧、补液。

出现氨苯砜综合征（参见上文**超敏反应**）的患者可能需要几周的皮质激素治疗。

过量 参考文献如下。

1. Dawson AH, Whyte IM. Management of dapsone poisoning complicated by methaemoglobinaemia. *Med Toxicol Adverse Drug Exp* 1989; **4:** 387–92.
2. Endre ZH, *et al.* Successful treatment of acute dapsone intoxication using charcoal hemoperfusion. *Aust N Z J Med* 1983; **13:** 509–12.
3. Hoetelmans RMW, *et al.* Combined dapsone and clofazimine intoxication. *Hum Exp Toxicol* 1996; **15:** 625–8.
4. Ferguson AJ, Lavery GG. Deliberate self-poisoning with dapsone: a case report and summary of relevant pharmacology and treatment. *Anaesthesia* 1997; **52:** 359–63.
5. Southgate HJ, Masterson R. Lessons to be learned: a case study approach: prolonged methaemoglobinaemia due to inadvertent dapsone poisoning; treatment with methylene blue and exchange transfusion. *J R Soc Health* 1999; **119:** 52–5.

注意事项

氨苯砜不能用于严重贫血的患者身上，而且治疗期间应该常规血球计数。G6PD缺乏的患者、高铁血红蛋白还原酶缺乏症以及血红蛋白M病患者对氨苯砜的溶血作用尤为敏感，值得注意。

有可能的话，治疗期间应该监测肝功。

目前通常认为孕期治疗麻风，氨苯砜的优点大于缺点。当然，也有人建议孕期接受氨苯砜治疗时应每天补充5mg叶酸。

哺乳 氨苯砜能进入乳汁。American Academy of Pediatrics称[1]，尽管母亲服用氨苯砜与哺乳并不冲突，但是服用氨苯砜的妇女哺乳之后，婴儿尿中能检出氨苯磺胺[2]。还有一例报道服用氨苯砜的妇女母乳喂养之后，婴儿出现溶血性贫血（参见上文**不良反应**项下**对血液系统的影响**）。此外，对3名哺乳期妇女进行研究发现，她们每日接受100mg氨苯砜同时联用乙胺嘧啶和氯喹治疗，结果在服药9天后她们的婴儿分别摄取了她们服用剂量的4.6%、10%和14.3%的氨苯砜[3]。

1. American Academy of Pediatrics. The transfer of drugs and other chemicals into human milk. *Pediatrics* 2001; **108:** 776–89. [Retired May 2010] Correction. *ibid.*; 1029. Also available at: http://aappolicy.aappublications.org/cgi/content/full/pediatrics%3b108/3/776 (accessed 03/10/07)
2. Dreisbach JA. Sulphone levels in breast milk of mothers on sulphone therapy. *Lepr Rev* 1952; **23:** 101–6.
3. Edstein MD, *et al.* Excretion of chloroquine, dapsone and pyrimethamine in human milk. *Br J Clin Pharmacol* 1986; **22:** 733–5.

卟啉病 氨苯砜与卟啉病的急性发作有关，因此，被认为是对卟啉病患者非常不安全的药物。

妊娠 参考文献如下。

1. Brabin BJ, *et al.* Dapsone therapy for malaria during pregnancy: maternal and fetal outcomes. *Drug Safety* 2004; **27:** 633–48.

药物相互作用

当同时给予丙磺舒的时候，血清中氨苯砜的浓度升高，随之而来的不良反应增强，可能原因在于尿液排出氨苯砜减少。当同时给予氨苯砜和甲氧苄啶两种药物治疗的时候，会发现二者的血药浓度都升高。同时接受这两种药物治疗的患者将冒更大的氨苯砜毒性作用的风险。利福平可在一定程度上降低氨苯砜的血药浓度，同时也降低了治疗麻风病的疗效；利福平自身的血药浓度则不会受到干扰。此外，氨苯砜可能会降低氯法齐明（第242页）的抗炎疗效。

抗菌药 一项研究中，患肺孢子菌性肺炎的AIDS患者，每日给予氨苯砜100mg，7天后平均血浆峰浓度为1.5μg/ml，若联用甲氧苄啶每日20mg/kg仍使用相同剂量的氨苯砜，平均血浆峰浓度为2.1μg/ml；甲氧苄啶的浓度也会增加[1]。氨苯砜的浓度升高可能会使联合用药的毒性和疗效都增加。

1. Lee BL, *et al.* Dapsone, trimethoprim, and sulfamethoxazole plasma levels during treatment of Pneumocystis pneumonia in patients with the acquired immunodeficiency syndrome (AIDS). *Ann Intern Med* 1989; **110:** 606–11.

抗疟药 一些注册药品信息提出警示，叶酸拮抗物如乙胺嘧啶可能会造成氨苯砜引起的血液毒性，但治疗HIV感染患者每周给药一次时，不论用氨苯砜合并乙胺嘧啶给药还是单独给予氨苯砜，耐受性是相似的[1]。氨苯砜合并乙胺嘧啶给药后，氨苯砜的浓度与单独使用氨苯砜的患者比并无显著性增高。

1. Falloon J, *et al.* Pharmacokinetics and safety of weekly dapsone and dapsone plus pyrimethamine for prevention of pneumocystis pneumonia. *Antimicrob Agents Chemother* 1994; **38:** 1580–7.

胃肠药 有报告指出西咪替丁能增加氨苯砜的曲线下面积，但会减少其代谢产物氨苯砜羟胺的曲线下面积。其血液毒性与此代谢物的产生有关（见上文的**对血液的影响**）。

抗菌作用

氨苯砜是广谱抗菌及抗原虫的砜类化合物，主要用于治疗麻风分枝杆菌。与磺胺类药物相似，也是通过阻止细菌无机酸的合成发挥药效机制，不过这与治疗麻风病的机制不同。除了具有弱的抗菌活性及抗麻风分枝杆菌作用，它还用于耶氏肺孢子菌和疟原虫的治疗。作为一类磺胺药物，其抗菌作用受p-氨基苯甲酸抑制。

麻风分枝杆菌的继发性（获得性）氨苯砜耐药主要与氨苯砜的使用有关。另据报道，在获得性耐药地区，原发性氨苯砜耐药也有所增加。当一名麻风分枝杆菌病患者在临床症状或细菌病原学上重新复发的时候，应该高度怀疑氨苯砜耐药。

耐药性 20世纪80年代前一直是使用氨苯砜作为单一疗法治疗各类麻风病，80年代后考虑到氨苯砜的耐药性，WHO引入了多药联合治疗（MDT）方案，包括氨苯砜、利福平和氯法齐明。一项对WHO的MDT方案疗效的长期随访研究[1,2]指出，最少治疗2年后的复发率为1.1%~9%。在15名患者中进行药物敏感性分析，报道显示氯法齐明或利福平没有发生耐药性，而其中有3例患者的菌株表现出对氨苯砜的耐药性[1]。在尼泊尔引入WHO的MDT方案后，一项对其耐药性的评估[3]得出结论，氨苯砜在此方案下未发生继发耐药。在一名先单独使用氨苯砜接着使用利福平加氧氟沙星治疗28天的患者身上，分离出对利福平、氧氟沙星和氨苯砜多药耐药的麻风分枝杆菌菌株[4]。

1. Cellona RV, *et al.* Long-term efficacy of 2 year WHO multiple drug therapy (MDT) in multibacillary (MB) leprosy patients. *Int J Lepr Other Mycobact Dis* 2003; **71:** 308–19.
2. Norman G, *et al.* Relapses in multibacillary patients treated with multi-drug therapy until smear negativity: findings after twenty years. *Int J Lepr Other Mycobact Dis* 2004; **72:** 1–7.
3. Roche PW, *et al.* Dapsone drug resistance in the MDT era. *Int J Lepr Other Mycobact Dis* 2000; **68:** 323–5.
4. Cambau E, *et al.* Multidrug-resistance to dapsone, rifampicin, and ofloxacin in Mycobacterium leprae. *Lancet* 1997; **349:** 103–4.

药动学

氨苯砜几乎全部被胃肠道吸收。口服2~8h之后，血药浓度达到峰值。每日给药持续8天之后，血药浓度可达到稳态浓度。一次给药100mg，血药的谷浓度为500ng/ml，远大于麻风分枝杆菌的最低抑菌浓度（MIC）。循环中，70%~90%的氨苯砜会结合到血浆蛋白上，而乙酰化的氨苯砜代谢产物几乎全部结合到血浆蛋白上。局部给药只有极少量能吸收。

氨苯砜经肠肝循环广泛分布于体内各组织，如唾液、母乳以及胎盘中。半衰期为10~50h，平均为20~30h。

氨苯砜乙酰化产生的单乙酰氨苯砜是其主要代谢产物，其次有双乙酰产物等。乙酰化作用与药物代谢的遗传多态性有关。羟基化作用是氨苯砜另一类主要代谢途径，氨苯砜羟基化产物主要诱发氨苯砜相关性正铁血红蛋白血症和溶血症的出现。

氨苯砜主要经尿液排除，大约有20%的氨苯砜以原形排出。

1. Zuidema J, *et al.* Clinical pharmacokinetics of dapsone. *Clin Pharmacokinet* 1986; **11:** 299–315.
2. May DG, *et al.* The disposition of dapsone in cirrhosis. *Clin Pharmacol Ther* 1992; **51:** 689–700.
3. Mirochnick M, *et al.* Pharmacokinetics of dapsone in children. *J Pediatr* 1993; **122:** 806–9.
4. Opravil M, *et al.* Levels of dapsone and pyrimethamine in serum during once-weekly dosing for prophylaxis of Pneumocystis carinii pneumonia and toxoplasmic encephalitis. *Antimicrob Agents Chemother* 1994; **38:** 1197–9.
5. Gatti G, *et al.* Penetration of dapsone into cerebrospinal fluid of patients with AIDS. *J Antimicrob Chemother* 1997; **40:** 113–15.
6. Mirochnick M, *et al.* Pharmacokinetics of dapsone administered daily and weekly in human immunodeficiency virus-infected children. *Antimicrob Agents Chemother* 1999; **43:** 2586–91.
7. Mirochnick M, *et al.* Population pharmacokinetics of dapsone in children with human immunodeficiency virus infection. *Clin Pharmacol Ther* 2001; **70:** 24–32.
8. Thiboutot DM, *et al.* Pharmacokinetics of dapsone gel, 5% for the treatment of acne vulgaris. *Clin Pharmacokinet* 2007; **46:** 697–712.

代谢 分别测定氨苯砜经两条代谢途径产生代谢产物的相对活性，结果显示在主要生成*N*-羟胺代谢物的个体中，氨苯砜带来的不良反应危害更大[1]。这一点与氨苯砜毒性跟其产生活性代谢产物有关的假设一致。也参见上文**不良反应**项下**对血液的影响**。

1. Bluhm RE, *et al.* Development of dapsone toxicity in patients with inflammatory dermatoses: activity of acetylation and hydroxylation of dapsone as risk factors. *Clin Pharmacol Ther* 1999; **65:** 598–605.

用途和用法

氨苯砜是多重药物疗法治疗各种形式麻风（第168页）中的一种药物；通常用于预防麻风以及处理麻风家庭接触等方面。此外，它可以替代复方磺胺甲噁唑和喷他脒用于预防和治疗肺孢子菌性肺炎（见下文），也可以和乙胺嘧啶联合用于疟疾的预防（第581页，见**乙胺嘧啶**项下）。氨苯砜还用于疱疹样皮炎和其他一些皮肤病（参见下文的**皮肤病**）及痤疮的治疗，以及预防弓形虫病（第795页）和放线菌性足分枝菌病（参见**足分枝菌病**，第171页）等。

氨苯砜通常经口服用，也有报道肌内注射。但肌内注射可能比较疼痛，也有可能导致脓肿形成。

麻风最通用的治疗方式来源于WHO推荐的方法。对多菌型麻风而言，每月1次给予利福平600mg、氯法齐明300mg，与此同时每日给予氨苯砜100mg、氯法齐明50mg，共12个月。体重小于35kg的成年人，要适当减少利福平和氨苯砜的用量，最好调整为氨苯砜50mg/d或者1~2mg/(kg·d)。

WHO推荐的治疗少杆菌型麻风的方法包括每月1

次 600mg 的利福平、每日 100mg 的氨苯砜，二者齐用 6 个月。与治疗多杆菌型麻风一样，低体重成年人用药量适当减少。

氨苯砜用于预防和治疗**肺孢子菌性肺炎**的具体用量在下文讨论。

治疗**疱疹样皮炎**时，应视不同患者逐步增加氨苯砜剂量。通常，开始每日口服 50mg，以后逐渐增加到每日 300mg 或者更大剂量。当然，剂量应尽可能控制到最小值。对无谷蛋白饮食的患者而言，氨苯砜维持剂量应经常减少。

在治疗**痤疮**时，可使用 5%的氨苯砜外用凝胶，每日 2 次。

儿童剂量详见下文。

儿童用法 治疗儿童多菌型麻风病时，WHO 推荐 10～14 岁的儿童可口服氨苯砜 50mg 加利福平 450mg 及氯法齐明 150mg，每月 1 次，同时服用氨苯砜 50mg 每日 1 次及氯法齐明 50mg 隔日 1 次；均服用 12 个月。对少菌型麻风病，WHO 推荐口服氨苯砜 50mg 加用利福平 450mg，每月 1 次，同时每日服用氨苯砜 50mg；均服用 6 个月。对小于 10 岁的儿童，应根据体重调整剂量。

治疗儿童的肺孢子菌性肺炎，详细剂量见下文。

结缔组织疾病 氨苯砜对复发性多软骨炎（第1442页）、Behcet 综合征（第1443页）以及系统性红斑狼疮等都有疗效。对血管炎综合征，如过敏性脉管炎（第1437页）等也有疗效。

特发性血小板减少性紫癜 据报道[1～5]氨苯砜可使顽固性特发性血小板性紫癜患者获益，包括儿童（第1437页）。

1. Radaelli F, *et al.* Adult refractory chronic idiopathic thrombocytopenic purpura: can dapsone be proposed as second-line therapy? *Br J Haematol* 1999; **104:** 641–2.
2. Dutta TK, *et al.* Dapsone in treatment of chronic idiopathic thrombocytopenic purpura in adults. *J Assoc Physicians India* 2001; **49:** 421–5.
3. Meeker ND, *et al.* Dapsone therapy for children with immune thrombocytopenic purpura. *J Pediatr Hematol Oncol* 2003; **25:** 173–5.
4. Damodar S, *et al.* Dapsone for chronic idiopathic thrombocytopenic purpura in children and adults—a report on 90 patients. *Eur J Haematol* 2005; **75:** 328–31.
5. Vancine-Califani SM, *et al.* Efficacy and safety of dapsone as a second-line treatment in non-splenectomized adults with immune thrombocytopenic purpura. *Platelets* 2008; **19:** 489–95.

肺孢子菌性肺炎 对于不耐受复方磺胺甲噁唑的肺孢子菌性肺炎（第496页）患者而言，可单独给予氨苯砜或同时给予氨苯砜和乙胺嘧啶[1]两种药物以进行一级或二级预防。每日给予 100mg 氨苯砜，分 1 次或分为 2 次服用[1]，治疗效果与复方磺胺甲噁唑相似[2]。另外，也可见同时给予氨苯砜和乙胺嘧啶进行预防，处方有以下几种：

- 氨苯砜 50mg/d＋乙胺嘧啶 50mg，每周 1 次[1,3]；
- 氨苯砜 100mg＋乙胺嘧啶 50mg，每周 2 次[4]；
- 氨苯砜 200mg＋乙胺嘧啶 75mg，每周 1 次[1,5]。

1 个月以上儿童服用氨苯砜的推荐剂量为每日 2mg/kg（每日最大剂量 100mg）或每周 4mg/kg（每周最大剂量 200mg）[6]。

治疗青少年及成人时，可口服氨苯砜 100mg，每日 1 次，联用甲氧苄啶 5mg/kg，每日 3 次，服用 21 天，此方案可用于不能耐受复方磺胺甲噁唑的轻中度患者[1]。婴幼儿及 13 岁以下的儿童可给予氨苯砜 2mg/kg，每日 1 次（每日最大剂量 100mg），联用甲氧苄啶 5mg/kg，每日 3 次[6]。

1. CDC. Guidelines for prevention and treatment of opportunistic infections in HIV-infected adults and adolescents: recommendations from CDC, the National Institutes of Health, and the HIV Medicine Association of the Infectious Diseases Society of America. *MMWR* 2009; **58** (RR-4): 1 207. Also available at: http://www.cdc.gov/mmwr/PDF/rr/rr5804.pdf (accessed 01/07/09)
2. Bozzette SA, *et al.* A randomized trial of three antipneumocystis agents in patients with advanced human immunodeficiency virus infection. *N Engl J Med* 1995; **332:** 693–9.
3. Girard P-M, *et al.* Dapsone-pyrimethamine compared with aerosolized pentamidine as primary prophylaxis against Pneumocystis carinii pneumonia and toxoplasmosis in HIV infection. *N Engl J Med* 1993; **328:** 1514–20.
4. Podzamczer D, *et al.* Intermittent trimethoprim-sulfamethoxazole compared with dapsone-pyrimethamine for the simultaneous primary prophylaxis of pneumocystis pneumonia and toxoplasmosis in patients infected with HIV. *Ann Intern Med* 1995; **122:** 755–61.
5. Opravil M, *et al.* Once-weekly administration of dapsone/pyrimethamine vs. aerosolized pentamidine as combined prophylaxis for Pneumocystis carinii pneumonia and toxoplasmic encephalitis in human immunodeficiency virus-infected patients. *Clin Infect Dis* 1995; **20:** 531–41.
6. CDC. Guidelines for the prevention and treatment of opportunistic infections among HIV-exposed and HIV-infected children: recommendations from CDC, the National Institutes of Health, the HIV Medicine Association of the Infectious Diseases Society of America, the Pediatric Infectious Diseases Society, and the American Academy of Pediatrics. *MMWR* 2009; **58** (RR-11): 1–166. Available at: http://aidsinfo.nih.gov/contentfiles/Pediatric_OI.pdf (accessed 07/06/10)

皮肤病 氨苯砜还可在疱疹样皮炎中抑制皮肤破损（第1506页）等。它发挥药效的机制还未知，但与其抑菌作用无关。对少数病例的研究结果显示，氨苯砜对大疱类或者瘢痕性类天疱疮（第1509页）、坏疽性脓皮病（第1510页）、反复发作性多形性红斑（第1507页）以及荨麻疹（第1511页）等都有一定疗效。

痤疮 在美国，氨苯砜可制成 5%的局部凝胶，用于治疗痤疮（第1505页）。局部应用氨苯砜治疗痤疮的综述如下[1～4]。

1. Stotland M, *et al.* Dapsone 5% gel: a review of its efficacy and safety in the treatment of acne vulgaris. *Am J Clin Dermatol* 2009; **10:** 221–7.
2. Pickert A, Raimer S. An evaluation of dapsone gel 5% in the treatment of acne vulgaris. *Expert Opin Pharmacother* 2009; **10:** 1515–21.
3. Scheinfeld N. Aczone, a topical gel formulation of the antibacterial, anti-inflammatory dapsone for the treatment of acne. *Curr Opin Investig Drugs* 2009; **10:** 474–81.
4. Webster GF. Is topical dapsone safe in glucose-6-phosphate dehydrogenase-deficient and sulfonamide-allergic patients? *J Drugs Dermatol* 2010; **9:** 532–6.

蜘蛛咬伤 正如（第2159页）所讨论的一样，坏死性的蜘蛛毒中毒是由于斜蛛属类蜘蛛的咬伤，通常采取保守的手术疗法修补伤口。对 31 例被棕色隐士蜘蛛咬伤患者的前瞻性研究显示[1]，每日口服 100mg 的氨苯砜，持续用药 14 天，若有必要的话，用药完毕再行手术，这样的治疗方案在降低并发症的发生率，减少残留的瘢痕形成等方面，要优于立即施行手术切除者。也有推荐每日 2 次分别给予氨苯砜 100mg，持续 14 天用药的治疗方案[2]。一项对棕色隐士蛛咬伤进行的评估[3]发现普通治疗方法不能减少愈合时间或瘢痕形成；氨苯砜会延缓愈合并增加瘢痕化的风险。

1. Rees RS, *et al.* Brown recluse spider bites: a comparison of early surgical excision versus dapsone and delayed surgical excision. *Ann Surg* 1985; **202:** 659–63.
2. King LE, Rees RS. Dapsone treatment of a brown recluse bite. *JAMA* 1983; **250:** 648.
3. Mold JW, Thompson DM. Management of brown recluse spider bites in primary care. *J Am Board Fam Pract* 2004; **17:** 347–52.

弓形虫病 关于氨苯砜对弓形虫病一级预防的叙述，见乙胺嘧啶，第582页。

制剂

BP 2010: Dapsone Tablets;
USP 33: Dapsone Tablets.

专利制剂

Arg.: Daps†; ***Canad.:*** Aczone; ***Gr.:*** Sulfona; ***Mex.:*** Dapsoderm-X; Novasulfon†; ***Philipp.:*** Lepravir; ***Port.:*** Sulfona; ***Spain:*** Sulfona; ***Thai.:*** Dopsan; ***USA:*** Aczone.

多组分制剂 ***Austral.:*** Maloprim†; ***Austria:*** Isoprodian; ***Fr.:*** Disulone; ***Singapore:*** Pyrisone.

Daptomycin (*BAN, USAN, rINN*) 达托霉素

Daptomicina; Daptomycine; Daptomycinum; LY-146032. *N*-Decanoyl-L-tryptophyl-L-asparaginyl-L-aspartyl-L-threonylglycyl-L-ornithyl-L-aspartyl-D-alanyl-L-aspartylglycyl-D-seryl-*threo*-3-methyl-L-glutamyl-3-anthraniloyl-L-alanine 1.13-3.4-lactone.

Даптомицин

$C_{72}H_{101}N_{17}O_{26}$ = 1620.7.
CAS — 103060-53-3.
ATC — J01XX09.
ATC Vet — QJ01XX09.
UNII — NWQ5N31VKK.

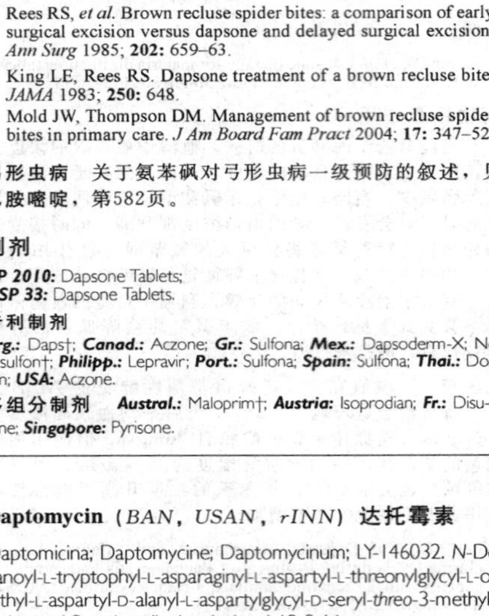

不良反应和注意事项

达托霉素最常见的不良反应是对消化系统的影响，包括恶心、呕吐、便秘、腹泻和消化不良等症状。也可见头痛、失眠、头晕和发热。注射用药的话，注射部位皮肤会有出疹、瘙痒等反应。也有报道肝功能异常及黄疸者。其他不良反应包括高血压或低血压、肾衰竭、呼吸困难和贫血。罕见超敏反应、过敏反应及输液反应。

在使用达托霉素治疗期间血浆肌酸磷酸激酶（CPK）的浓度升高，可能伴有肌痛和（或）无力、肌炎、肌病和罕见的横纹肌溶解症；肾损伤或服用其他能引起肌病的药物（见下文的**药物相互作用**）的患者风险增加。所有患者应每周 1 次对肌痛或无力的发展、血浆 CPK 的浓度进行监测。对有肌病、基线 CPK 浓度大于正常上限（ULN）5 倍或有发生肌病征兆而使风险增加的患者，应更频繁地进行检查。具有肌病体征及 CPK 浓度大于 ULN 5 倍的患者，或那些虽无肌病体征但 CPK 浓度大于 ULN 10 倍的患者，应停用达托霉素。

肾损害患者应慎用达托霉素并减少剂量；应随时监测患者临床反应和肾功能。

出现周围神经病症状和体征的患者，应考虑停止使用达托霉素治疗。

对肺的影响 有报道显示一名 84 岁的男性患者使用达托霉素治疗 4 周后出现伴嗜酸细胞性浸润的梗阻性细支气管炎伴机化性肺炎[1]；停用药物后临床症状得到改善。毒性发生机制尚不明确，作者认为可能是达托霉素在肺泡腔蓄积致使上皮细胞损伤。

一名 60 岁老年患者使用达托霉素后出现嗜酸细胞性肺炎，最终导致呼吸衰竭，必须使用呼吸机[2]；停用药物并使用皮质激素治疗后症状缓解。有报道有 2 名老年患者在使用达托霉素治疗中出现嗜酸细胞性肺炎，之后发展为慢性皮质激素依赖性肺炎[3]。

1. Cobb E, *et al.* Organizing pneumonia and pulmonary eosinophilic infiltration associated with daptomycin. *Ann Pharmacother* 2007; **41:** 696–701.
2. Hayes D, *et al.* Eosinophilic pneumonia induced by daptomycin. *J Infect* 2007; **54:** e211–e213.
3. Lal Y, Assimacopoulos AP. Two cases of daptomycin-induced eosinophilic pneumonia and chronic pneumonitis. *Clin Infect Dis* 2010; **50:** 737–40.

妊娠 在一名妊娠 27 周的孕妇，静脉注射达托霉素每日 4mg/kg，疗程 14 天，可有效地治疗肾盂肾炎伴抗万古霉素肠球菌（VRE）感染；没有新生儿异常状况的报道[1]。

1. Shea K, *et al.* Successful treatment of vancomycin-resistant Enterococcus faecium pyelonephritis with daptomycin during pregnancy. *Ann Pharmacother* 2008; **42:** 722–5.

药物相互作用

达托霉素同其他也能引起肌病的药物一起使用会增加肌病的风险，如他汀类药物、氯贝特和环孢素。注册药品信息提示尽可能停用上述药物；另外，除常规注意事项外，应每周监测血浆肌酸磷酸激酶的浓度一次以上（见上文的**不良反应和注意事项**）。

达托霉素主要通过肾脏滤过排泄，慎与会减少肾脏滤过的药物同用，如 NSAIDs 及 COX-2 选择性抑制药，合用会使达托霉素的血浆浓度升高。

据报道达托霉素与 PT-INR 化验中一种特殊试剂有相互作用，会导致 PT 及 INR 检验值的升高。

抗菌活性

达托霉素是一种肽类抗菌药，其抗菌谱与万古霉素类似（第339页），在体外实验中能有效杀灭大多数的革兰阳性菌株；对革兰阴性菌没有抗菌活性。

达托霉素能在钙离子帮助下与细胞膜结合从而破坏细胞膜膜电位，但不进入细胞质，同时抑制蛋白质、DNA 及 RNA 的合成。

达托霉素在体外实验及临床上都表现出对甲氧西林敏感及甲氧西林耐药的金黄色葡萄球菌、万古霉素敏感的粪肠球菌和一些链球菌的抗菌活性。

据报道，该药在体外与氨基糖苷类、β-内酰胺类和利福平在杀灭葡萄球菌（包括 MRS）和肠球菌（包括 VRS）时具有协同抗菌作用。

在临床研究中，达托霉素的耐药性存在但罕见；其耐药机制尚未证实。

1. Boucher HW, Sakoulas G. Perspectives on daptomycin resistance, with emphasis on resistance in Staphylococcus aureus. *Clin Infect Dis* 2007; **45:** 601–8.

药动学

达托霉素口服吸收差。本药在静脉注射 4～12mg/kg 每日 1 次的范围时药动学基本呈线性。血浆浓度峰值在 0.5～0.8h。主要分布在细胞外间隙，其分布容积约为 0.1L/kg。达托霉素可穿透血脑屏障及胎盘。血浆蛋白质结合率约为 90%，主要为血清白蛋白。

体外实验表明达托霉素不会被细胞色素 P450 同工酶系统代谢，且不受剂量影响。尽管在尿液中检测到 4 种少量代谢产物，但认为该药极少或不发生代谢。

达托霉素主要通过肾脏过滤排泄，约有 78%的原药随尿液排出，6%随粪便排出。该药静脉注射 4mg/kg 每日 1 次，疗程 7 天，其消除半衰期约为 8h，在肾损害患者中半衰期延长；有报道表明那些严重肾损伤或肾病终末期的患者中，半衰期延长至 2～3 倍。

达托霉素可被血液透析和腹膜透析清除。

1. Dvorchik B, *et al.* Population pharmacokinetics of daptomycin. *Antimicrob Agents Chemother* 2004; **48:** 2799–2807.

用途和用法

达托霉素用于治疗革兰阳性菌导致的复杂性皮肤和软组织感染以及金黄色葡萄球菌引起的菌血症，包括甲氧西林敏感或耐药菌导致的右侧心内膜炎。

对这些感染及其治疗的详细信息，请见**抗菌药的选择**，第153页。

治疗皮肤和软组织感染时，达托霉素静脉滴注大于30min，或静脉注射大于2min，剂量为4mg/kg，每日1次，疗程7～14天。治疗菌血症时需使用更高剂量，6mg/kg，每日1次，疗程2～6周。

对肾损伤患者应调整剂量，详见下文。

达托霉素在其他症状（包括抗万古霉素肠球菌感染和复杂性尿路感染）中的应用已有研究。

1. Fenton C, *et al.* Daptomycin. *Drugs* 2004; **64:** 445–55.
2. Steenbergen JN, *et al.* Daptomycin: a lipopeptide antibiotic for the treatment of serious Gram-positive infections. *J Antimicrob Chemother* 2005; **55:** 283–8.
3. Schriever CA, *et al.* Daptomycin: a novel cyclic lipopeptide antimicrobial. *Am J Health-Syst Pharm* 2005; **62:** 1145–58.
4. French GL. Bactericidal agents in the treatment of MRSA infections—the potential role of daptomycin. *J Antimicrob Chemother* 2006; **58:** 1107–17.
5. Hair PI, Keam SJ. Daptomycin: a review of its use in the management of complicated skin and soft-tissue infections and *Staphylococcus aureus* bacteraemia. *Drugs* 2007; **67:** 1483–1512.
6. Enoch DA, *et al.* Daptomycin. *J Infect* 2007; **55:** 205–13.
7. Weis F, *et al.* Daptomycin, a lipopeptide antibiotic in clinical practice. *Curr Opin Investig Drugs* 2008; **9:** 879–84.
8. Forrest GN, *et al.* Clinical experience with daptomycin for the treatment of documented gram-positive septic arthritis. *Ann Pharmacother* 2008; **42:** 213–17.
9. Levine DP. Clinical experience with daptomycin: bacteraemia and endocarditis. *J Antimicrob Chemother* 2008; **62** (suppl 3): iii35–iii39.
10. Warren RE. Daptomycin in endocarditis and bacteraemia: a British perspective. *J Antimicrob Chemother* 2008; **62** (suppl 3): iii25–iii33.
11. Gould IM. Who's winning the war? *J Antimicrob Chemother* 2008; **62** (suppl 3): iii3–iii6.
12. Sakoulas G. Clinical outcomes with daptomycin: a post-marketing, real-world evaluation. *Clin Microbiol Infect* 2009; **15** (suppl 6): 11–6.
13. Bliziotis IA, *et al.* Daptomycin versus other antimicrobial agents for the treatment of skin and soft tissue infections: a meta-analysis. *Ann Pharmacother* 2010; **44:** 97–106.
14. Kosmidis C, Levine DP. Daptomycin: pharmacology and clinical use. *Expert Opin Pharmacother* 2010; **11:** 615–25.

在肾损伤中的用法 对于肌酐清除率小于30ml/min的肾病患者，包括正在接受透析治疗的患者而言，在皮肤和软组织感染中，静脉注射达托霉素的用量调整为每48h 4mg/kg，治疗菌血症的剂量调整为每48h 6mg/kg。

高剂量治疗 由于考虑到临床治疗失败及耐药性产生的可能，一些人质疑达托霉素4～6mg/kg的日剂量标准是否足够[1,2]，尤其对于大量细菌定植引起的深部感染[3]。在一些个案报道中[4,5]，在标准剂量治疗失败后使用更高剂量获得了临床上的成功。在一项回顾性研究中[6]对61名患者使用达托霉素，平均剂量为每日8mg/kg（范围为每日7～11mg/kg），疗程中位数为25天，均耐受良好；尽管有3名患者（4.9%）出现肌酸磷酸激酶升高，但停药后症状均好转。

1. Cosgrove SE, Corey GR. A balancing act: microbe versus muscle. *Clin Infect Dis* 2009; **49:** 181–3.
2. Moise PA, *et al.* Safety and clinical outcomes when utilizing high-dose (≥8 mg/kg) daptomycin therapy. *Ann Pharmacother* 2009; **43:** 1211–9.
3. Livermore DM. Future directions with daptomycin. *J Antimicrob Chemother* 2008; **62** (suppl 3): iii41–iii49.
4. Cunha BA, *et al.* Pacemaker-induced Staphylococcus aureus mitral valve acute bacterial endocarditis complicated by persistent bacteremia from a coronary stent: cure with prolonged/high-dose daptomycin without toxicity. *Heart Lung* 2006; **35:** 207–11.
5. Cunha BA, *et al.* Methicillin-resistant Staphylococcus aureus (MRSA) mitral valve acute bacterial endocarditis (ABE) in a patient with Job's syndrome (hyperimmunoglobulin E syndrome) successfully treated with linezolid and high-dose daptomycin. *Heart Lung* 2008; **37:** 72–5.
6. Figueroa DA, *et al.* Safety of high-dose intravenous daptomycin treatment: three-year cumulative experience in a clinical program. *Clin Infect Dis* 2009; **49:** 177–80.

制剂

专利制剂

Arg.: Cubicin; **Austral.:** Cubicin; **Austria:** Cubicin; **Canad.:** Cubicin; **Cz.:** Cubicin; **Denm.:** Cubicin; **Fr.:** Cubicin; **Ger.:** Cubicin; **Gr.:** Cubicin; **Irl.:** Cubicin; **Israel:** Cubicin; **Ital.:** Cubicin; **Malaysia:** Cubicin; **Norw.:** Cubicin; **Philipp.:** Cubicin; **Pol.:** Cubicin; **Port.:** Cubicin; **Spain:** Cubicin; **Swed.:** Cubicin; **Switz.:** Cubicin; **Turk.:** Cubicin; **UK:** Cubicin; **USA:** Cubicin.

Demeclocycline (*BAN*, *rINN*) 地美环素

Demeclociclina; Déméclocycline; Demeclocyclinum; Demeklocyklin; Demeklosykliini; Demethylchlortetracycline. (4S,4aS,5aS,6S,12aS)-7-Chloro-4-dimethylamino-1,4,4a,5,5a,6,11,12a-octahydro-3,6,10,12,12a-pentahydroxy-1,11-dioxonaphthacene-2-carboxamide; 7-Chloro-6-demethyltetracycline.

Демеклоциклин

$C_{21}H_{21}ClN_2O_8$ = 464.9.

CAS — 127-33-3 (demeclocycline); 13215-10-6 (demeclocycline sesquihydrate).

ATC — D06AA01; J01AA01.

ATC Vet — QD06AA01; QJ01AA01.

UNII — 5R5W9ICI6O.

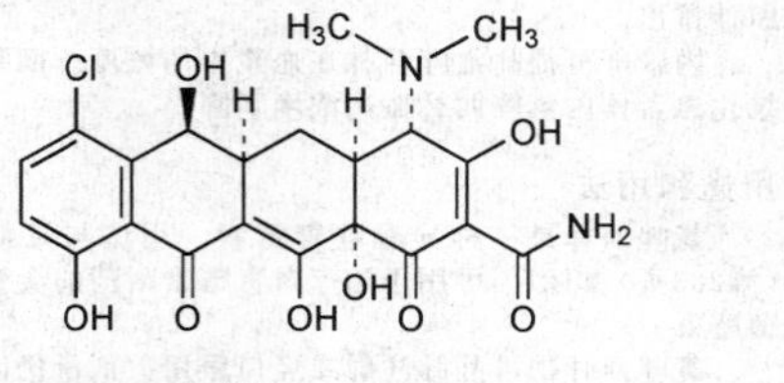

Pharmacopoeias. In *US.*

USP 33 (Demeclocycline) 一种黄色、无味的晶体粉末。略溶于水；溶于乙醇（1∶200）和甲醇（1∶40）；易溶于3mol/L的盐酸溶液和碱溶液中。1%地美环素水溶液的pH值为4.0～5.5。贮藏于密闭容器中。避光。

Demeclocycline Hydrochloride (*BANM*, *rINNM*) 盐酸地美环素

Déméclocycline, chlorhydrate de; Demeclocyclini hydrochloridum; Demeklociklin-hidroklorid; Demeklociklino hidrochloridas; Demeklocyklin-hydrochlorid; Demeklocyklinhydroklorid; Demeklocykliny chlorowodorek; Demeklosiklin Hidroklorür; Demeklosykliinihydrokloridi; Demethylchlortetracycline Hydrochloride; Hidrocloruro de demeclociclina.

Демеклоциклина Гидрохлорид

$C_{21}H_{21}ClN_2O_8,HCl$ = 501.3.

CAS — 64-73-3.

ATC — D06AA01; J01AA01.

ATC Vet — QD06AA01; QJ01AA01.

UNII — 29O079NTYT.

Pharmacopoeias. In *Eur.* (see p.vii), *Jpn*, and *US.*

Ph. Eur. 6.8 (Demeclocycline Hydrochloride) 由金黄色链霉菌的某些菌株或者其他某些方式产生。是一种黄色粉末。溶于水或略溶于水；微溶于乙醇；极微溶于丙酮。溶于强碱溶液和碳酸盐溶液。1%地美环素盐酸盐水溶液的pH值为2.0～3.0。避光。

USP 33 (Demeclocycline Hydrochloride) 一种黄色、无味的晶体粉末。溶于水（1∶60）和甲醇（1∶50）；微溶于乙醇；几乎不溶于丙酮和氯仿；略溶于强碱溶液和碳酸盐溶液。1%地美环素盐酸盐水溶液的pH值为2.0～3.0。贮藏于密闭容器中。避光。

不良反应和处置

见**四环素**（第329页）。

地美环素比其他四环素更易引起光学毒性作用。因此，使用该药治疗的患者应避免直接暴露于阳光或人工紫外线下。

此外，该药可能引发可逆肾性尿崩症，表现为多尿、烦渴和虚弱，尤其在长期治疗和（或）高剂量治疗下。多尿情况下，由四环素引发的肾功损害表现不明显。因此，抗利尿激素分泌紊乱的患者长期使用地美环素治疗的时候，要注意监测血浆肌酐浓度。而对于地美环素而言，这一指征在患有心脏病和肝病的中毒性肾损伤患者身上很有限（参见下文用**途和用法**项下 **ADH 分泌失常综合征**）。

药物相互作用

见**四环素**（第330页）。

抗菌作用

见**四环素**（第330页）。

地美环素对淋病奈瑟菌和流感嗜血杆菌的作用较强。体外实验中，对布氏杆菌的活性最强。

药动学

四环素类的一般药动学，见**四环素**（第330页）。

地美环素一次剂量的60%～80%经消化道吸收。一次口服300mg剂量的地美环素，3～4h后血浆峰浓度可达1.5～1.7μg/ml。如果反复服用的话，血浆峰浓度可达更高水平。它在血浆中被清除的半衰期为12h，不过在肾损伤患者中半衰期可能会延长；有报道一些严重肾功能不全患者半衰期为42～68h。地美环素经肾的清除率大约是四环素的一半。

用途和用法

地美环素是四环素的衍生物，因此，用途与四环素（第330页）相似。地美环素在体内被清除的速度更慢，因此有效血液浓度维持的时间更长。

通常，地美环素以其盐酸盐的形式经口服给药，治疗敏感菌感染时，成人地美环素盐酸盐的用量为每日600mg，分2～4次服用，最好在餐前1h或者餐后2h服用。非典型性肺炎患者可给予每日900mg，分3次服用。有时还可与其他四环素衍生物同时口服。

儿童及肝损伤患者，详细用量见下文。

成人患慢性**低钠血症**合并抗利尿激素分泌紊乱症时，限制饮水已经失效的情况下，可给予地美环素治疗。开始每次口服900～1200mg地美环素，随后保持每日600～900mg的维持剂量。更多信息详见下文。

地美环素的钙盐和镁盐也有使用。

儿童用法 儿童用药应考虑对牙齿的影响，只在绝对必要时才使用四环素类；地美环素（使用其盐酸盐）可用来治疗敏感菌引起的感染。在英国，该药仅批准用于12岁及以上的儿童；可口服给予成人常规剂量（见上文**用途和用法**）。然而在美国，该药可给予8岁以上儿童，常规口服剂量为每日7～13mg/kg（最大剂量600mg），分2次或4次服用。

在肝损伤中的用法 英国注册药品信息声明对于已知的肝病患者，地美环素用量应控制在每日口服1g以下。

ADH分泌失调综合征 地美环素可通过对抗抗利尿激素（ADH）对肾小管的作用减缓低钠血症，以治疗ADH分泌失调综合征（SIADH，第2101页），锂剂也可用于治疗此病。地美环素和锂剂均是通过干扰细胞对ADH的作用，产生肾性尿崩症。据报道[1]，地美环素优于锂剂，且可能比尿素治疗慢性SIADH的耐受性好，不过限制饮水仍是一项可选择的治疗[2]。在对心衰患者[3]和肝硬化[4]患者的研究中发现，患有心脏疾病或者肝脏疾病的患者使用地美环素可以导致肾脏毒性，因此，慢性低钠血症治疗时应酌情限制地美环素。

1. Forrest JN, *et al.* Superiority of demeclocycline over lithium in the treatment of chronic syndrome of inappropriate secretion of antidiuretic hormone. *N Engl J Med* 1978; **298:** 173–7.
2. Ellison DH, Berl T. Clinical practice. The syndrome of inappropriate antidiuresis. *N Engl J Med* 2007; **356:** 2064–72.
3. Zegers de Beyl D, *et al.* Demeclocycline treatment of water retention in congestive heart failure. *BMJ* 1978; **1:** 760.
4. Miller PD, *et al.* Plasma demeclocycline levels and nephrotoxicity: correlation in hyponatremic cirrhotic patients. *JAMA* 1980; **243:** 2513–15.

制剂

BP 2010: Demeclocycline Capsules;
USP 33: Demeclocycline Hydrochloride Capsules; Demeclocycline Hydrochloride Tablets; Demeclocycline Oral Suspension.

专利制剂

Canad.: Declomycin†; **Fr.:** Alkonatrem; Ledermycine†; **Gr.:** Ledermycin; **India:** Ledermycin; **Neth.:** Ledermycin; **UK:** Ledermycin; **USA:** Declomycin.

多组分制剂 **Austria:** Ledermix†; **Ger.:** Ledermix; **Hong Kong:** Ledermix; **Irl.:** Ledermix; **Israel:** Ledermix; **S.Afr.:** Tritet†; **Switz.:** Ledermix; **UK:** Deteclo†; Ledermix.

Dibekacin Sulfate (*rINNM*) 硫酸地贝卡星

Dibekacin Sulphate *(BANM)*; Dibékacine, Sulfate de; Dibekacini Sulfas; 3′,4′-Dideoxykanamycin B; Sulfato de dibekacina. 6-*O*-(3-Amino-3-deoxy-α-D-glucopyranosyl)-2-deoxy-4-*O*-(2,6-diamino-2,3,4,6-tetradeoxy-α-D-*erythro*-hexopyranosyl)-streptamine sulphate.

Дибекацина Сульфат

$C_{18}H_{37}N_5O_8,xH_2SO_4$.

CAS — 34493-98-6 (dibekacin); 58580-55-5 (dibekacin sulfate).

ATC — J01GB09.

ATC Vet — QJ01GB09.

UNII — A08691992Z.

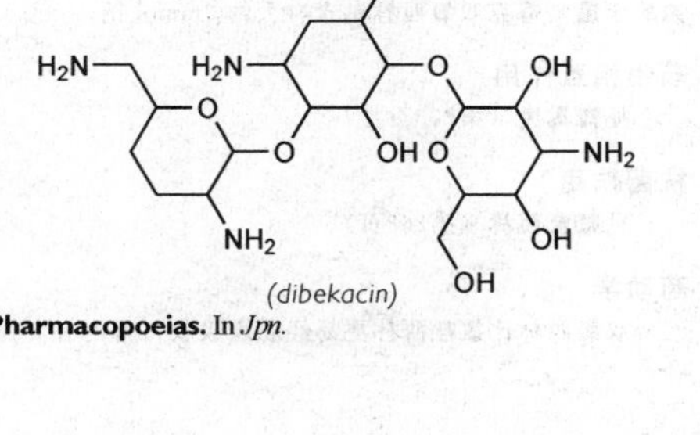

(dibekacin)

Pharmacopoeias. In *Jpn.*

简介

地贝卡星是一种氨基糖苷类抗菌药，为卡那霉素衍生物，作用和用途都与庆大霉素（第267页）类似。治疗时，可分次肌注地贝卡星硫酸盐溶液，每次相当于含地贝卡星1～3mg/kg。也可以这种剂量行缓慢静脉滴注。具体用量应随时参照血清地贝卡星的浓度进行调整。此药主要用于眼感染。

制剂

专利制剂

Gr.: Pratonil; Rolimycin; **Jpn:** Panimycin; **Venez.:** Dibekan.

Dicloxacillin (*BAN*, *USAN*, *rINN*) 双氯西林

BRL-1702; Dicloxacilina; Dicloxacilline; Dicloxacillinum; Diklokasillini; Dikloxacillin; R-13423. (6R)-6-[3-(2,6-Dichlorophenyl)-5-methylisoxazole-4-carboxamido]penicillanic acid.

Диклоксациллин

$C_{19}H_{17}Cl_2N_3O_5S$ = 470.3.
CAS — 3116-76-5.
ATC — J01CF01.
ATC Vet — QJ01CF01; QJ51CF01.
UNII — COF19H7WBK.

Dicloxacillin Sodium (*BANM*, *USAN*, *rINNM*) 双氯西林钠

Dicloxacilina sódica; Dicloxacilline sodique; Dicloxacillinum natricum; Dicloxacillinum Natricum Monohydricum; Dikloksacilino natrio druska; Dikloksasilliininatrium; Dikloxacilin sodná sůl monohydrát; Dikloxacillinnatrium; Dikloxacillin-nátrium; Natrii Dicloxacillinum; P-1011. Sodium dicloxacillin monohydrate.

Натрий Диклоксациллин

$C_{19}H_{16}Cl_2N_3NaO_5S,H_2O$ = 510.3.
CAS — 343-55-5 (anhydrous dicloxacillin sodium); 13412-64-1 (dicloxacillin sodium monohydrate).
ATC — J01CF01.
ATC Vet — QJ01CF01.
UNII — 4HZT2V9KX0.

Pharmacopoeias. In *Eur.* (see p.vii), *Int.*, *Jpn*, and *US.*

Ph. Eur. 6.8（Dicloxacillin Sodium） 一种白色或类白色、易吸湿的晶体粉末。易溶于水；溶于乙醇和甲醇。10%双氯西林钠水溶液的pH值为5.0～7.0。贮藏于密闭容器中，温度不超过25℃。

USP 33（Dicloxacillin Sodium） 一种白色或米色的晶体粉末。易溶于水。1%双氯西林钠水溶液的pH值为4.5～7.5。贮藏于密闭容器中。

不良反应和注意事项

见氟氯西林（第263页）。

对肝脏的影响 参考文献如下。

1. Kleinman MS, Presberg JE. Cholestatic hepatitis after dicloxacillin-sodium therapy. *J Clin Gastroenterol* 1986; **8:** 77–8.

静脉炎 静脉注射氯唑西林和双氯西林可能与静脉炎有关，一项小型研究[1]显示在外周静脉注射的患者中，双氯西林有更高的发病率（氯唑西林静脉炎的发生率为21%，而双氯西林为38%）。在前臂或肘前窝插管注射发生静脉炎的风险要高于在手背或手腕插管，但发病风险与输注时间和输注浓度无关。

1. Lanbeck P, *et al.* Dicloxacillin: a higher risk than cloxacillin for infusion phlebitis. *Scand J Infect Dis* 2003; **35:** 397–400.

钠的含量 每克双氯西林钠含有大约2mmol钠。

药物相互作用

见青霉素（第203页）。

抗菌作用

见氟氯西林（第263页）。

药动学

双氯西林比氯唑西林更易经肠道吸收，胃内有食物则会降低吸其收吸收效率。一次口服500mg量的话，禁食1h后血浆峰浓度可达10～18μg/ml。口服剂量加大一倍则血浆峰浓度也增加一倍。循环中，约97%的双氯西林结合到血浆蛋白上。据报道，双氯西林在血浆中的半衰期为0.5～1h。半衰期时间在新生儿中稍长。

双氯西林在体内各组织和体液中的分布与氯唑西林相似（第243页）。

氯唑西林代谢量比较少。未发生改变的药物和代谢生成的产物最终经肾小球滤过和肾小管分泌而随尿液排出。口服氯唑西林的60%经尿液排出，只有小部分经胆汁排出。

丙磺舒可提高氯唑西林在血浆中的浓度。而囊性纤维化患者体内氯唑西林血药浓度下降。

用途和用法

氯唑西林是一种异噁唑青霉素，用法与氟氯西林（第263页）相似。可用于治疗对青霉素耐药的金葡萄球菌感染。

氯唑西林钠可静脉注射或经口服用。剂量仍以实际含有的氯唑西林量计算。1.09g氯唑西林钠相当于1g氯唑西林。口服时间最好安排在餐前1h或者餐后2h，因为胃内食物可降药物的吸收效率。成人口服剂量大约每6h 250mg。严重感染可用双倍剂量。也可经静脉注射或静脉滴注类似剂量，相比而言，静脉滴注更值得推荐；不过，严重感染如心内膜炎或骨髓炎需要静脉注射，剂量加至每4～6h 2g。

制剂

USP 33: Dicloxacillin Sodium Capsules; Dicloxacillin Sodium for Oral Suspension.

专利制剂

Austral.: Diclocil; Dicloxsig; Distaph; **Denm.:** Dicillin; Diclocil; **Fin.:** Diclocil; **Ger.:** InfectoStaph; **Gr.:** Diclocil; **Mex.:** Amifarin†; Antiben; Brispen; Butimaxil; Cilpen†; Clobioxal; Dic-FHI; Diclephen; Diclo-Tecno; Dicloxaquim; Diluxina; Dimicin; Ditterolina; Dixen; Doxil†; Pardix; Penclox; Posipen; **Norw.:** Diclocil; **NZ:** Diclocil; **Port.:** Diclocil; **Swed.:** Diclocil; **Thai.:** Amcidil; Cloxydin†; Di-K-Cil; Dicillin; Diclex; Diclocil; Diclocillin; Diclono; Diclonox; Dicloson; Diclox; Dicloxa; Dicloxane; Dicloxcin; Dicloxgen; Dicloxia; Dicloxilin; Dicloxin; Dicloxman; Dicloxno; Dicloxpac; Diloxin; Ditum†; Dixocillin; Dorox; Servidiclox†; U-Diclox; **Venez.:** Diclocil; Diclolak†.

多组分制剂 **Ital.:** Ampiplus†; Diamplicil†; **Mex.:** Ampiclox-D; Anglotex†; Brucilina; Diamprex; Doxapen; Panac; Panac K†; Pentidix.

Difloxacin Hydrochloride (*USAN*, *rINNM*) 盐酸二氟沙星

A-56619; Abbott-56619; Difloxacine, chlorhydrate de; Difloxacini hydrochloridum; Hidrocloruro de difloxacino. 6-Fluoro-1-(p-fluorophenyl)-1,4-dihydro-7-(4-methyl-1-piperazinyl)-4-oxo-3-quinolinecarboxylic acid hydrochloride.

Дифлоксацина Гидрохлорид

$C_{21}H_{19}F_2N_3O_3$,HCl = 435.9.
CAS — 98106-17-3 (difloxacin); 91296-86-5 (difloxacin hydrochloride).
UNII — XJ0260HJ00.

(difloxacin)

简介

二氟沙星是一类氟喹诺酮类抗菌药，通常以其盐酸盐的形式用于兽医治疗敏感菌感染。以前曾用于人类治疗，但中枢神经系统不良反应发生率非常高。

Dihydrostreptomycin Sulfate (*rINNM*) 硫酸双氢链霉素

Dihidrosztreptomicin-szulfát; Dihydrostreptomycin sulfát; Dihydrostreptomycin Sulphate (*BANM*); Dihydrostreptomycine, sulfate de; Dihydrostreptomycini sulfas; Dihydrostreptomycinsulfat; Dihydrostreptomysiinisulfaatti; Sulfato de dihidroestreptomicina. O-2-Deoxy-2-methylamino-α-L-glucopyranosyl-(1→2)-O-5-deoxy-3-C-hydroxymethyl-α-L-lyxofuranosyl-(1→4)-N^1,N^3-diamidino-D-streptamine sulphate.

Дигидрострептомицина Сульфат

$(C_{21}H_{41}N_7O_{12})_2,3H_2SO_4$ = 1461.4.
CAS — 128-46-1 (dihydrostreptomycin); 5490-27-7 (dihydrostreptomycin sulfate).
ATC — S01AA15.
ATC Vet — QS01AA15.
UNII — T7D4876IUE.

R = CH_3
R′ = CH_2OH

(dihydrostreptomycin)

Pharmacopoeias. In *Eur.* (see p.vii) and *US*, both for veterinary use only.

Ph. Eur. 6.8（Dihydrostreptomycin Sulfate for Veterinary Use; Dihydrostreptomycin Sulphate BP (Vet) 2010） 硫酸双氢链霉素通过催化氢化链霉素而来，或者以其他方式合成。此半合成化合物为一种发酵产品的衍生物。也许还要添加稳定剂。硫酸双氢链霉素是一种白色或类白色的粉末，易吸潮。以干燥品计，它含有不多于2.0%的硫酸链霉素。极易溶于水；可溶于乙醇、丙酮和甲醇。25%硫酸双氢链霉素水溶液的pH值为5.0～7.0。贮藏于密闭容器中，避光。

USP 33（Dihydrostreptomycin Sulfate） 一种白色或类白色的无定形或晶体粉末，其中无定形的形式易吸潮。极易溶于水；可溶于丙酮、甲醇和氯仿。含相当于20%双氢链霉素水溶液的pH值为4.5～7.0。除非特别标注只供口服使用，pH值一般为3.0～7.0。贮藏于密闭容器中。

简介

双氢链霉素是一类氨基糖苷类抗菌药，用途类似链霉素（第316页）。它比链霉素更容易导致人的听力部分或全部丧失，因此现已不用于人类。双氢链霉素曾用于治疗肠道感染的治疗但它口服不吸收。双氢链霉素硫酸盐用于兽医治疗。

制剂

专利制剂

Spain: Citrocil.

多组分制剂 **Arg.:** Gemipasmol†; Vagisan; Vagisan Compuesto; **Mex.:** Estrefen; **Spain:** Cilinafosal Dihidroestreptomicina; Salitanol Estreptomicina; Sulfintestin Neomicina.

Dirithromycin (*BAN*, *USAN*, *rINN*) 地红霉素

ASE-136BS; Dirithromycine; Dirithromycinum; Diritromicin; Diritromicina; Diritromicinas; Diritromisin; Diritromycin; Diritromysiini; LY-237216. (1R,2R,3R,6R,7S,8S,9R,10R,12R,13S,15R,17S)-7-(2,6-Dideoxy-3-C,3-O-dimethyl-α-L-*ribo*-hexopyranosyloxy)-3-ethyl-2,10-dihydroxy-15-(2-methoxyethoxymethyl)-2,6,8,10,-12,17-hexamethyl-9-(3,4,6-trideoxy-3-dimethylamino-β-L-*xylo*-hexopyranosyloxy)-4,16-dioxa-14-azabicyclo[11.3.1]heptadecan-5-one; (9S)-9-Deoxo-11-deoxy-9,11-{imino[(1R)-2-(2-methoxyethoxy)-ethylidene]oxy}erythromycin.

Диритромицин

$C_{42}H_{78}N_2O_{14}$ = 835.1.
CAS — 62013-04-1.
ATC — J01FA13.
ATC Vet — QJ01FA13.
UNII — 1801D76STL.

Pharmacopoeias. In *Eur.* (see p.vii) and *US.*

Ph. Eur. 6.8（Dirithromycin）一种白色或类白色的粉末。多形性。极难溶于水；易溶于二氯甲烷和甲醇。
USP 33（Dirithromycin）一种白色或类白色的粉末。多形性。极难溶于水；易溶于二氯甲烷和甲乙醇。

不良反应和注意事项

参见**红霉素**（第256页）。

地红霉素最为常见的不良反应为胃肠道紊乱，头痛也时有发生。地红霉素的活性代谢产物主要经胆汁排泄，因此中度或严重肝脏疾病患者使用地红霉素的时候要尤其小心。严重肾功能不全者慎用。

药物相互作用

与大环内酯类抗菌药的相互作用参见**红霉素**（第257页）。

细胞色素 P450 同工酶 据报道地红霉素不会或很少影响肝细胞色素 P450 同工酶，因此它对其他通过此酶系统代谢的药物的相互作用要小于红霉素（见**红霉素的药物相互作用项下机制**，第258页）。地红霉素与茶碱、特非那定、华法林之间也无相互作用，这也支持了上述观点。

抗菌作用

参见**红霉素**（第258页）。

体外实验中，地红霉素的活性通常低于红霉素，体内实验中却高于红霉素，而且可以产生抗菌药后效应。

药动学

地红霉素经口服用易吸收，而且可以在没有酶催化的情况下快速生成其活性代谢产物红霉胺。胃内的食物会加强药物吸收。生物利用度约为10%。每日500mg的地红霉素剂量可产生血浆峰浓度为400ng/ml的红霉胺。

红霉胺在体内分布广泛。组织中的红霉胺浓度超过了血浆中的浓度。循环时，它与蛋白的结合率为15%～30%。红霉胺主要以未改变的形式经胆汁排泄，只有约2%分泌到尿液中。它在血浆中的平均半衰期为8h，在尿液中终末消除半衰期为44h。

在啮齿类动物的实验中发现乳汁中也有分布。

1. Sides GD, *et al.* Pharmacokinetics of dirithromycin. *J Antimicrob Chemother* 1993; **31** (suppl C): 65–75.
2. LaBreque D, *et al.* Pharmacokinetics of dirithromycin in patients with impaired hepatic function. *J Antimicrob Chemother* 1993; **32:** 741–50.
3. Mazzei T, *et al.* Pharmacokinetics of dirithromycin in patients with mild or moderate cirrhosis. *Antimicrob Agents Chemother* 1999; **43:** 1556–9.

用途和用法

地红霉素是大环内酯类抗菌药红霉胺的前体药物，因此，它跟红霉素类药物有相似特性（第256页）。主要用于呼吸道感染、皮肤和软组织感染等的治疗。

一般每日1次500mg剂量的糖衣片口服即可。

1. Various. Dirithromycin: a new once-daily macrolide. *J Antimicrob Chemother* 1993; **31** (suppl C): 1–185.
2. Brogden RN, Peters DH. Dirithromycin: a review of its antimicrobial activity, pharmacokinetic properties and therapeutic efficacy. *Drugs* 1994; **48:** 599–616.
3. Wintermeyer SM, *et al.* Dirithromycin: a new macrolide. *Ann Pharmacother* 1996; **30:** 1141–9.
4. McConnell SA, Amsden GW. Review and comparison of advanced-generation macrolides clarithromycin and dirithromycin. *Pharmacotherapy* 1999; **19:** 404–15.

制剂

USP 33: Dirithromycin Delayed-Release Tablets.

专利制剂

Fr.: Dynabac†; ***Gr.:*** Dynabac; ***Turk.:*** Dynabac; ***USA:*** Dynabac†.

Doripenem（*USAN*，*rINN*）多利培南

Dorípénem; Doripenemum; S-4661. (+)-(4R5S,6S)-6-[(1R)-1-Hydroxyethyl]-4-methyl-7-oxo-3-({(3S,5S)-5-[(sulfamoylamino)-methyl]-3-pyrrolidinyl}thio)-1-azabicyclo[3.2.0]hept-2-ene-2-carboxylic acid monohydrate.

Дорипенем

$C_{15}H_{24}N_4O_6S_2,H_2O$ = 438.5.

CAS — 148016-81-3 (doripenem); 364622-82-2 (doripenem monohydrate).

ATC — J01DH04.

ATC Vet — QJ01DH04.

UNII — BHV525J0BH.

不良反应和注意事项

参见**亚胺培南**，第271页。

多利培南对肾脱氢肽酶的稳定性高于亚胺培南，不需要与酶抑制剂西司他丁合用。

对神经系统的影响 多利培南引起癫痫发作的风险相对较低[1]。

1. Zhanel GG, *et al.* Overview of seizure-inducing potential of doripenem. *Drug Safety* 2009; **32:** 709–16.

药物相互作用

丙磺舒会抑制肾脏对多利培南的排泄，因此会增加后者的血药浓度并延长其消除半衰期。

抗癫痫药 据报道，使用厄他培南会使血浆中丙戊酸盐的浓度降低（有时会无法控制癫痫发作），见第487页。

抗菌作用

参见**亚胺培南**，第272页。

多利培南尤其对铜绿假单胞菌有效。

药动学

静脉输注多利培南500mg 1h后，达到血浆浓度峰值23μg/ml，1.5h后降至10μg/ml，6h后降至1μg/ml。

多利培南血浆蛋白结合率低于10%，在人体组织血液和体液中分布广泛。它通过脱氢肽酶Ⅰ使β-内酰胺环水解生成开环代谢产物（多利培南-M1）。在成人中其血浆消除半衰期约为1h；在肾损伤患者中半衰期可能会延长。多利培南主要经肾小管分泌和肾小球过滤由尿液排泄。约70%以原形药物、15%以代谢产物于48h内由尿液排出。不到1%由粪便排出。

多利培南通过血液透析被除去。

1. Cirillo I, *et al.* Pharmacokinetics, safety, and tolerability of doripenem after 0.5-, 1-, and 4-hour infusions in healthy volunteers. *J Clin Pharmacol* 2009; **49:** 798–806.

用途和用法

多利培南为碳青霉烯类抗生素，作用与亚胺培南类似（第271页）。它对肾脱氢肽酶Ⅰ比亚胺培南更稳定，因此不需要与酶抑制剂如西司他丁同用。它用于治疗敏感菌感染如肺炎、腹腔感染及复杂泌尿系感染（包括肾盂肾炎）。这些感染的详细信息及具体治疗方案，见**抗菌药的选择**项下，第153页。

多利培南以其一水合物用药，不过其剂量以无水多利培南的总量表示；1.04g一水多利培南相当于约1g无水多利培南。多利培南通过静脉滴注治疗敏感菌感染，滴注时间大于1h，常用剂量为每8h 500mg。治疗非常严重的感染或较不敏感的病原体引起的感染时，宜延长滴注时间至4h以上。

肾损伤患者减少剂量的详细信息，见下文。

1. Lister PD. Carbapenems in the USA: focus on doripenem. *Expert Rev Anti Infect Ther* 2007; **5:** 793–809.
2. Poulakou G, Giamarellou H. Doripenem: an expected arrival in the treatment of infections caused by multidrug-resistant Gram-negative pathogens. *Expert Opin Invest Drugs* 2008; **17:** 749–71.
3. Chastre J, *et al.* Efficacy and safety of intravenous infusion of doripenem versus imipenem in ventilator-associated pneumonia: a multicenter, randomized study. *Crit Care Med* 2008; **36:** 1089–96.
4. Lucasti C, *et al.* Efficacy and tolerability of IV doripenem versus meropenem in adults with complicated intra-abdominal infection: a phase III, prospective, multicenter, randomized, double-blind, noninferiority study. *Clin Ther* 2008; **30:** 868–83.
5. Keam SJ. Doripenem: a review of its use in the treatment of bacterial infections. *Drugs* 2008; **68:** 2021–57.
6. Paterson DL, Depestel DD. Doripenem. *Clin Infect Dis* 2009; **49:** 291–8.
7. Naber KG, *et al.* Intravenous doripenem at 500 milligrams versus levofloxacin at 250 milligrams, with an option to switch to oral therapy, for treatment of complicated lower urinary tract infection and pyelonephritis. *Antimicrob Agents Chemother* 2009; **53:** 3782–92.
8. Mandell L. Doripenem: a new carbapenem in the treatment of nosocomial infection. *Clin Infect Dis* 2009; **49** (suppl 1): S1–S3.

在肾损伤中的用法 多利培南静脉滴注用于肾损伤患者时应根据肌酐清除率（CC）减少剂量：

- CC为30～50ml/min：每8h 250mg；
- CC为10～30ml/min：每12h 250mg。

制剂

专利制剂

Austral.: Doribax; ***Cz.:*** Doribax; ***Fr.:*** Doribax; ***Gr.:*** Doribax; ***Hung.:*** Doribax; ***Irl.:*** Doribax; ***Jpn:*** Finibax; ***Philipp.:*** Doribax; ***Port.:*** Doribax; ***Rus.:*** Doriprex (Дорипрекс); ***Thai.:*** Doribax; ***Turk.:*** Doribax; ***UK:*** Doribax; ***USA:*** Doribax.

Doxycycline（*BAN*，*USAN*，*rINN*）多西环素

Doksiciklinas monohidratas; Doksisiklin; Doksisykliini; Doksisykliinimonohydraatti; Doksycyklina; Doxiciclina; Doxiciklin; Doxycyclin; Doxycycline Monohydrate; Doxycycline monohydratée; Doxycyclinum; Doxycyclinum monohydricum; Doxycyklin monohydrát; Doxycyklinmonohydrat; GS-3065. (4S,4aR,5S,5aR,6S,12aS)-4-Dimethylamino-1,4,4a,5,5a,6,11,12a-octahydro-3,5,10,12,12a-pentahydroxy-6-methyl-1,11-dioxonaphthacene-2-carboxamide monohydrate; 6-Deoxy-5β-hydroxytetracycline monohydrate.

Доксициклин

$C_{22}H_{24}N_2O_8,H_2O$ = 462.4.

CAS — 564-25-0 (anhydrous doxycycline); 17086-28-1 (doxycycline monohydrate).

ATC — A01AB22; J01AA02.

ATC Vet — QA01AB22; QJ01AA02.

UNII — N12000U13O (doxycycline monohydrate); 334895S862 (anhydrous doxycycline).

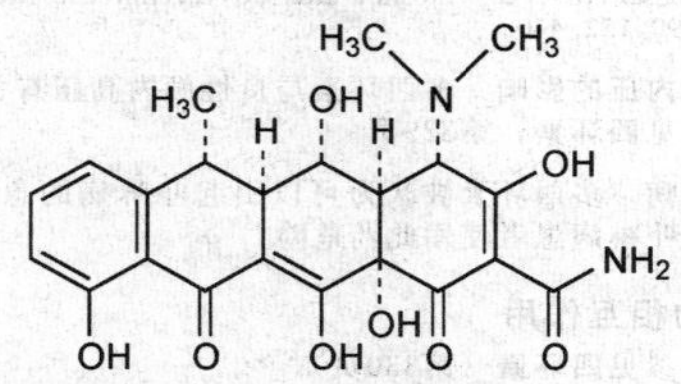

Pharmacopoeias. In *Eur.* (see p.vii) and *US.*

Ph. Eur. 6.8（Doxycycline）一种黄色晶体粉末。极难溶于水和乙醇；溶于稀无机酸、强碱和碳酸盐溶液。1%多西环素水悬浮液的pH值为5.0～6.5。贮藏于密闭容器中避光。

USP 33（Doxycycline）一种黄色晶体粉末。难溶于水；略溶于乙醇；不溶于氯仿和醚溶液；极易溶于稀酸和强碱溶液中。1%多西环素水悬浮液的pH值为5.0～6.5。贮藏于密闭容器中避光。

Doxycycline Calcium（*BANM*，*rINNM*）多西环素钙盐

Calcii Doxycyclinum; Doxiciclina cálcica; Doxycycline Calcique.

Кальций Доксициклин

ATC — A01AB22; J01AA02.

ATC Vet — QA01AB22; QJ01AA02.

UNII — 8ZL07I20SB.

Doxycycline Fosfatex（*BAN*，*USAN*）多西环素磷酸复合物

AB-08; DMSC; Doxiciclina fosfatex. 6-Deoxy-5β-hydroxytetracycline—metaphosphoric acid—sodium metaphosphate in the ratio 3:3:1.

$(C_{22}H_{24}N_2O_8)_3(HPO_3)_3NaPO_3$ = 1675.2.

CAS — 83038-87-3.

ATC — A01AB22; J01AA02.

ATC Vet — QA01AB22; QJ01AA02.

UNII — 2IQ26U2DZQ.

Doxycycline Hyclate（*BANM*，*rINNM*）盐酸多西环素

Doksiciklino hiklatas; Doksisykliinihyklaatti; Doksycykliny hyklan; Dossiciclina Iclato; Doxiciklin-hiklát; Doxycycline, hyclate de; Doxycycline Hydrochloride; Doxycyclini hyclas; Doxycyklin-hyklat; Doxycyklin-hyklát; Hiclato de doxiciclina. Doxycycline hydrochloride hemiethanolate hemihydrate.

Доксициклина Гиклат

$C_{22}H_{24}N_2O_8,HCl,\frac{1}{2}C_2H_5OH,\frac{1}{2}H_2O$ = 512.9.

CAS — 10592-13-9 (doxycycline hydrochloride); 24390-14-5 (doxycycline hyclate).

ATC — A01AB22; J01AA02.

ATC Vet — QA01AB22; QJ01AA02.

UNII — 19XTS3T51U (doxycycline hyclate); 4182Z6T2ET (doxycycline hydrochloride).

Pharmacopoeias. In *Chin.*, *Eur.* (see p.vii), *Int.*, *Jpn*, *US*, and *Viet.*

Ph. Eur. 6.8（Doxycycline Hyclate）一种黄色、易吸潮的晶体粉末。极易溶于水和甲醇；略溶于乙醇；溶于强碱和碳酸盐溶液。1%盐酸多西环素水溶液的pH值为2.0～3.0。贮藏于密闭容器中避光。

USP 33（Doxycycline Hyclate）一种黄色晶体粉末。溶于水；可溶于乙醇、氯仿、醚、强碱和碳酸盐溶液中。含量相当于1%多西环素水溶液的pH值为2.0～3.0。贮藏于密闭容器中。避光。

配伍禁忌 盐酸多西环素需在酸性pH溶液中配制，在碱性溶液中不相容，与在低pH下不稳定的药物也不相容。

不良反应和注意事项

参见**四环素**（第329页）。

多西环素引发胃肠道不适的发生率比四环素少，而

且较少改变牙齿颜色。

在卧姿或饮水不充分的情况下吞服多西环素胶囊或片剂容易形成食管溃疡。因此，口服多西环素的时候，应至少服用半杯水并且采取站立姿势，适宜睡前服用。老年人最好服用粉剂或液体状多西环素以避免食管溃疡的形成。

与其他四环素类药物不一样，多西环素在肾功能损伤的患者身上没有出现药物累加作用，也不会加剧肾功能损伤。

不良反应发生率 参见第285页，多西环素比米诺环素引起的不良反应要少。

嗅觉丧失 有报道，使用多西环素治疗的患者会出现嗅觉丧失或嗅觉障碍，但两者之间有无确切联系尚值探讨[1]。

1. Bleasel AF, *et al.* Anosmia after doxycycline use. *Med J Aust* 1990; **152:** 440.

对颅内压的影响 多西环素与良性颅内高压有关。更多信息见**四环素**，第329页。

卟啉病 多西环素被认为可以引起卟啉病的急性发作，因此卟啉病患者使用此药危险。

药物相互作用

参见**四环素**（第330页）。

多西环素与钙离子的亲和力比很多其他四环素类药物低，因此它的吸收也较少受食物和牛奶的影响。但含钙抗酸药和二价或三价阳离子会影响吸收，如铝、铋、铁、镁和锌离子；静脉注射多西环素也会受到影响，虽然比口服受到的影响要小。

某些能诱导肝酶的药物，如乙醇（慢性使用），利福平、卡马西平、苯巴比妥、苯妥英、扑米酮等抗癫痫药，能加速多西环素的代谢作用。

也有多西环素能增加环孢素浓度的说法，但缺乏令人信服的证据。

抗菌作用

参见**四环素**（第330页）。

更多的细菌对多西环素比对四环素敏感，如化脓性链球菌、肠球菌、诺卡菌属以及各类厌氧菌。某些耐四环素的金黄色葡萄球菌对多西环素普遍产生交叉耐药。多西环素也对某些原虫（如疟原虫）有活性。

药动学

四环素类药物的一般药动学特征参见**四环素**（第330页）。

多西环素迅速且几乎全部经胃肠道吸收，其吸收不受胃和十二指肠中牛奶或食物影响。一次性口服 200mg 多西环素，2h 后平均血浆峰浓度达 2.6μg/ml，24h 后降低为 1.45μg/ml。静脉滴注相同剂量的多西环素后，血浆浓度值会更高，类似于口服之后分布到个组织的浓度。

80%～95%的多西环素在循环中会结合到血浆蛋白上，生物半衰期为 12～24h。多西环素比四环素的脂溶性大，因此广泛分布于身体各组织和体液中。

肾功正常者多西环素剂量的 40%将随尿液缓慢排出，如尿液呈碱性，则经此途径排出的量更大。绝大多数的多西环素主要还是在肠道螯合之后经粪便排出。尽管有报道称多西环素对肝脏不产生影响，但仍有人对此持怀疑态度。凡能诱导肝酶的药物会改变多西环素的代谢作用。

多西环素在肾功受损的患者体内没有明显的药物累积作用，因为药物经尿液排出数量减少的同时从粪便排出量增加。也有报道在肾功低下患者体内药物累积的报道，经血液透析排除多西环素不明显。

1. Saivin S, Houin G. Clinical pharmacokinetics of doxycycline and minocycline. *Clin Pharmacokinet* 1988; **15:** 355–66.

用途和用法

多西环素是四环素的衍生物，用途同四环素类似，参见第330页。治疗某些感染时，多西环素因其相当好的生物吸收度以及半衰期较长而致口服剂量较小（每日1次）的特点而优于使用其他种类的四环素。多西环素另一个优点是可小心给予肾功能受损的患者服用。治疗泌尿道感染时应使用相对较高剂量的多西环素，因为它经尿液排泌减少。

多西环素还有抗原虫作用，可与喹啉联合用药治疗耐氯喹的恶性疟疾（第566页）。

多西环素溶液也可用于治疗恶性胸腔积液（第627页）。

通常，经口给服多西环素或多西环素的各种盐（主要是盐酸盐）。药效剂量均以多西环素计算的话，115mg 盐酸多西环素相当于 100mg 无水多西环素的量。患者服用多西环素的片剂或胶囊剂时应直立服用，大量饮水，最好睡前服用。如果有胃肠道刺激，可与食物或牛奶同服。在老年患者中可使用分散片或液体制剂。

对不能口服给药的患者，可缓慢静脉滴注盐酸多西环素，等效剂量为 0.1～1mg/ml，注射时间应为 1～4h。

多西环素治疗敏感菌感染的口服或静脉注射的成人常用剂量为第一天 200mg（单次或分次给药），之后每日给予 100mg。治疗严重感染时，应全程采用每日 200mg。儿童及青少年的详细剂量见下文。

对无并发症淋病（第181页）的患者，口服给予多西环素 100mg，每日 2 次，疗程 7 天；不过有时可给予单次剂量 300mg，1h 后再给予同样剂量。治疗青霉素过敏的梅毒（第182页）患者，口服给予多西环素100～200mg，每日 2 次，疗程至少 14 天；一些权威机构建议，对晚期潜伏性梅毒患者可以相同剂量给予 28～30 天，对长期梅毒超过 1 年的患者应给予 100mg，每日 2 次，疗程 28 天。

治疗回归热（第179页）及虱传斑疹伤寒（第188页）时，可单次口服给予多西环素 100mg 或 200mg。预防丛林斑疹伤寒时，可单次口服给予 200mg。预防钩端螺旋体病（第168页）时，可在暴露期间口服给予 200mg，每周 1 次，最长用 21 天；并且在离开传染危险区域时再给予 200mg。

多西环素可用于在非疫区治疗氯喹耐药的恶性疟疾患者，口服剂量为每日 200mg，至少给药至联用奎宁结束后 7 天。在高危地区或存在多药耐药的区域预防用药，可使用多西环素每日 100mg，预防用药可达 2 年。

对于炭疽（第154页）的治疗和接触后预防，给予口服剂量 100mg，每日 2 次，疗程 60 天；与其他 1～2 种抗菌药联用。尽管没有注册，但英国和美国的公共卫生当局均推荐了此方案用于胃肠型炭疽。治疗皮肤型炭疽（也未注册）时，推荐口服给予多西环素 100mg，每日 2 次，疗程 7～10 天；若是经由气溶胶暴露所致感染，疗程需延长至 60 天。如果有累及全身的大面积水肿或头颈处损伤，推荐静脉注射及多药联合治疗。

治疗寻常痤疮，适宜口服给予每日 50mg，疗程6～12 周，不过 *BNF 59* 建议每日 100mg。治疗成人红斑痤疮的炎性病变时，可给予较低剂量的缓释制剂 40mg，每日 1 次。

多西环素可给予较低的**亚抗菌剂量** 20mg，每日 2 次，疗程 3 个月，作为患牙周炎的成人行牙龈上下洁治术和根面平整术的辅助用药。治疗慢性牙周炎，可在牙周袋植入含盐酸多西环素 10%的缓释龈下凝胶（释放超过 7 天）。

对于使用多西环素的亚抗菌剂量治疗痤疮、红斑痤疮及牙周疾病的更多信息，见下文。

用法 *亚抗菌剂量* 多西环素作为辅助药物治疗牙周病（第 171 页）时，每日 2 次口服 20mg 的低剂量并未达到体内抑菌浓度，但这个浓度足以下调基质金属蛋白酶的含量。金属蛋白酶可以分解胶原，从而导致牙周病炎症的形成[1,2]。

类似亚剂量的治疗在痤疮（第1505页）和酒渣鼻（第1510页）的患者[3]身上都有明显疗效。延长这样亚剂量治疗的时间并没有增加细菌对该药的耐药性。在有些国家，含多西环素 40mg 的小剂量缓释制剂，可用于治疗红斑痤疮的炎性病变。

1. Preshaw PM, *et al.* Subantimicrobial dose doxycycline as adjunctive treatment for periodontitis: a review. *J Clin Periodontol* 2004; **31:** 697–707.
2. Gapski R, *et al.* Systemic MMP inhibition for periodontal wound repair: results of a multi-centre randomized-controlled clinical trial. *J Clin Periodontol* 2009; **36:** 149–56.
3. Del Rosso JQ. A status report on the use of subantimicrobial-dose doxycycline: a review of the biologic and antimicrobial effects of the tetracyclines. *Cutis* 2004; **74:** 118–122.

儿童用法 用于儿童时应慎重考虑其对牙齿的影响，只有当绝对必要时才使用四环素类。在英国，多西环素被批准为用于儿童的**亚抗菌药**及标准剂量的**抗菌药**，只能用于满 12 岁的儿童；成人常用剂量（见上文的**用途和用法**）仅用于口服给药。然而在美国，此药可用于满 8 岁的儿童；其中体重≤45kg 的儿童可通过口服或静脉第一天给予常用剂量 4.4mg/kg（单次或分次给药），之后每日给予 2.2mg/kg；体重大于 45kg 可给予成人常用剂量（见上文）。

在美国，多西环素还被批准用于 8 岁以上儿童在高危地区或多药耐药存在地区对耐氯喹恶性疟疾的预防。推荐口服剂量为 2mg/kg（最大剂量 100mg），每日 1 次。

美国[1]公共卫生当局建议多西环素可给予 8 岁以下儿童用于治疗肺型、胃肠型或皮肤型**炭疽**，或肺型炭疽的暴露后预防。对肺型炭疽的治疗和暴露后预防，推荐 60 天为 1 个疗程，初始静脉注射 2.2mg/kg（最大剂量 100mg），每日 2 次，之后每日口服同样剂量；相同方案也推荐用于胃肠型炭疽的治疗。作为成人用药方案，则应与其他 1～2 种抗菌药同时使用。在治疗皮肤型炭疽时，推荐口服 2.2mg/kg，每日 2 次，疗程 7～10 天；若是经由气溶胶暴露所致感染，疗程需延长至 60 天。英国公共卫生当局[2]仅推荐多西环素用于大于 8 岁且体重大于 45kg 的儿童，可给予成人常用剂量（见上文）。

多西环素还可用于治疗患**洛基山斑疹热**的儿童（第184页）。美国卫生当局[3]建议在体重小于 45kg 的儿童中口服或静脉给予 2.2mg/kg，每日 2 次。

1. CDC. Notice to readers: update: interim recommendations for antimicrobial prophylaxis for children and breastfeeding mothers and treatment of children with anthrax. *MMWR* 2001; **50:** 1014–16. Also available at: http://www.cdc.gov/mmwr/PDF/wk/mm5045.pdf (accessed 25/04/07)
2. Health Protection Agency. Guidelines for action in the event of a deliberate release: anthrax. Version 5.9, 16 April 2007. Available at: http://www.hpa.org.uk/webc/HPAwebFile/HPAweb_C/1194947401128 (accessed 11/08/08)
3. Chapman AS, *et al.* Tickborne Rickettsial Diseases Working Group. CDC. Diagnosis and management of tickborne rickettsial diseases: Rocky Mountain spotted fever, ehrlichioses, and anaplasmosis—United States. A practical guide for physicians and other health-care and public health professionals. *MMWR* 2006; **55:** 1–27. Also available at: http://www.cdc.gov/mmwr/PDF/rr/rr5504.pdf (accessed 28/01/09)

淋巴丝虫病 丝虫含有沃尔巴克氏体属内生细菌，为幼虫发展及成虫生产生育提供基础。这种共生关系为治疗个人淋巴性丝虫病提供了新的方法（第129页）。一项小规模安慰剂对照的随机双盲研究[1]，研究了班氏吴策线虫感染的 72 名患者，发现其中口服多西环素每日 200mg，服用 8 周的患者在 14 个月后成虫数量显著减少；超声波检查结果表明服用多西环素者成虫为 22%，而安慰剂组成虫为 88%。8～14 个月后随访，微丝蚴血症已几乎全部清除。一项小规模安慰剂对照的随机双盲研究[2]，研究了班氏吴策线虫感染的患者使用多西环素每日 200mg，疗程 3 周，开始治疗 4 个月后单次给予伊维菌素（150μg/kg）加阿苯达唑（400mg），此方法对长期微丝蚴血症比使用伊维菌素和阿苯达唑标准治疗更有效，但杀死成虫能力不足。另一项对马来丝虫感染患者的小规模安慰剂对照的随机双盲法研究[3]，发现单独使用多西环素每日 100mg，服用 6 周或在开始治疗 4 个月后联合使用单次剂量的乙胺嗪（6mg/kg）加阿苯达唑（400mg），可显著减少沃尔巴克氏体水平。此外，单独使用多西环素一年后微丝蚴血症患病率减少了 77%，而在多西环素联用乙胺嗪和阿苯达唑的患者中患病率减少了 87.5%；在安慰剂加用乙胺嗪和阿苯达唑组中微丝蚴血症减少了 26.7%。

也参见下文**盘尾丝虫病**。

1. Taylor MJ, *et al.* Macrofilaricidal activity after doxycycline treatment of Wuchereria bancrofti: a double-blind, randomised placebo-controlled trial. *Lancet* 2005; **365:** 2116–21.
2. Turner JD, *et al.* A randomized, double-blind clinical trial of a 3-week course of doxycycline plus albendazole and ivermectin for the treatment of Wuchereria bancrofti infection. *Clin Infect Dis* 2006; **42:** 1081–9.
3. Supali T, *et al.* Doxycycline treatment of Brugia malayi-infected persons reduces microfilaremia and adverse reactions after diethylcarbamazine and albendazole treatment. *Clin Infect Dis* 2008; **46:** 1385–93.

曼森线虫 同其他丝虫，常现曼森线虫依赖于沃尔巴克氏体属内生菌的共生关系，因此常现曼森线虫感染（第130页）的有效治疗还要依靠抗菌药。在一项对患常现曼森线虫微丝蚴血症患者的随机开放性标记研究[1]中，发现口服多西环素每日 200mg，服用 6 周，在 12 个月时可显著降低常现曼森线虫水平，且在治疗后 36 个月内都有持续抑菌作用。

1. Coulibaly YI, *et al.* A randomized trial of doxycycline for *Mansonella perstans* infection. *N Engl J Med* 2009; **361:** 1448–58.

多发性硬化 基质金属蛋白酶（MMPs）在多发性硬化的发病中起到一定作用，且通过降解干扰素 β 会降低治疗作用。四环素类具有免疫调节及神经保护作用，并可有效抑制 MMPs。在一项开放性标记研究[1]中评估了多西环素在一些反复发作多发性硬化及暴发的患者中的作用；有报道显示在肌内注射干扰素 β-1a 基础上加用口服多西环素治疗是安全的，且在多数人中可稳定病情。

1. Minagar A, *et al.* Combination therapy with interferon beta-1a and doxycycline in multiple sclerosis: an open-label trial. *Arch Neurol* 2008; **65:** 199–204.

肌肉骨骼及关节病 多西环素在肌肉骨骼及关节病中的用法，参考**四环素**项下，第331页。

盘尾丝虫病 在淋巴丝虫病（见上文）中，旋盘尾丝虫依靠与沃尔巴克氏体属内生菌的共生关系，由此提供了一种治疗盘尾丝虫病的新方法（第130页）。一项对 35 名盘尾丝虫病患者的 4 个月的对照临床研究[1]发现，口服多西环素每日 100mg 服用 6 周的患者中成虫出现恶化或死亡的倾向，且在研究持续期间将其胚胎发育抑制在早期。一项对 88 名患者的后续研究[2]发现，与只使用伊维菌素标准剂量治疗相比，服用伊维菌素单次标准剂量（150μg/kg）联合口服多西环素每日 100mg 服用 6 周，可阻断蠕虫胚胎形成至少 18 个月。

1. Hoerauf A, *et al.* Endosymbiotic bacteria in worms as targets for a novel chemotherapy in filariasis. *Lancet* 2000; **355:** 1242–3.
2. Hoerauf A, *et al.* Depletion of wolbachia endobacteria in Onchocerca volvulus by doxycycline and microfilaridermia after ivermectin treatment. *Lancet* 2001; **357:** 1415–16.

制剂

BP 2010: Dispersible Doxycycline Tablets; Doxycycline Capsules;
USP 33: Doxycycline Calcium Oral Suspension; Doxycycline Capsules; Doxycycline for Injection; Doxycycline for Oral Suspension; Doxycycline Hyclate Capsules; Doxycycline Hyclate Delayed-release Capsules; Doxycycline Hyclate Delayed-Release Tablets; Doxycycline Hyclate Tablets.

专利制剂

Arg.: Asolmicina.dox; Atridox; Ciclidoxan; Doxibiot†; Granudoxy; Verboril; Vibramicina; ***Austral.:*** Doryx; Doxsig; Doxy; Doxyhexal; Doxylin; Frakas; Vibra-Tabs; Vibramycin; ***Austria:*** Aliudox†; Dotur†; Doxal†; Doxybene; Doxyderm; Doxydyn; Doxyhexal; Doxylan†; Doxystad; Supracyclin†; Vibramycin; Vibravenos; ***Belg.:*** Docdoxycy; Doxylets; Doxytab; Vibramycine†; Vibratab; ***Braz.:*** Ciclisan; Clordox; Doxilegrand; Doxilina†; Neo Doxicilin; Protectina; Uni Doxiciclin; Vibramicina; ***Canad.:*** Apo-Doxy; Atridox; Doxycin; Doxytab; Novo-Doxylin; Periostat; Vibra-Tabs; Vibramycin; ***Chile:*** Dentarec; Doryx†; Doxithal; Sigadoxin; Tolexine; Vibramicina; ***Cz.:*** Apo-Doxy†; Deoxymykoin; Doxybene; Doxyhexal; Helvedoclyn†; Unidox†; ***Denm.:*** Atridox†; Vibradox; ***Fin.:*** Apodoxin†; Atridox; Dosyklin†; Doximed; Doximycin; Doxitin; Periostat†; ***Fr.:*** Doxy; Doxygram†; Doxylis; Doxypalu; Granudoxy; Spanor; Tolexine; Vibramycine N; Vibraveineuse; ***Ger.:*** Aknefug Doxy; Antodox; Atridox†; Doxakne; Doxy; Doxy Komb; Doxy M; Doxy-Diolan†; Doxy-HP; Doxy-N-Tablinen; Doxy-Puren†; Doxy-Wolff; Doxyderma; Doxydoc; Doxyhexal; Doxymerck†; Doxymono; Mespafin†; Sigadoxin†; Supracyclin†; Vibramycin†; ***Gr.:*** Anfadox; Atridox; Combaforte; Impalamycin; Ivamycin; Lentomyk; Microvibrate; Novimax; Otosal; Relyomycin; Smilitene; Vibrabiotic; Vibramycin; Vibravenos; Vibravenosa; Visubiotic; ***Hong Kong:*** Amermycin; Doxat; Doxitab†; Doxy; Doxycap; Doxylin; Doxymycin; Medomycin; Plemex; Synvibra; Vibramycin; Wanmycin; ***Hung.:*** Doxitidin; Doxypharm; Doxyprotect; Huma-Doxylin; Tenutan; Vibramycin†; ***India:*** Biodoxi; Doxicip; Doxy; Doxypal-DR; Geeox; Lenteclin; Solomycin; Vibazine; ***Indon.:*** Dohixat; Dotur; Doxacin; Doxicor; Doxin†; Dumoxin; Interdoxin; Siclidon; Viadoxin; Vibramycin; ***Irl.:*** By-Mycin; Efracea; Periostat; Vibramycin; ***Israel:*** Doxibiotic; Doxy; Doxylin; Doxytrim†; Periostat; Vibramycin; ***Ital.:*** Bassado; Miraclin; Periostat; ***Malaysia:*** Bronmycin†; Doline; Doxycillin; Doxymycin; Medomycin; Vibramycin; Wanmycin†; Zadorin†; ***Mex.:*** Apociclina†; Bioximicina; Domiken; Doranbax; Doxinonflam; Kenciclen; Periosan; Vibramicina; Vivradoxil; ***Neth.:*** Atridox; Doxy; Doxymycin†; Periostat; Unidox; Vibramycin; ***Norw.:*** Doryx†; Doxylin; Doxysol†; Dumoxin†; Vibramycin; ***NZ:*** Atridox†; Doxine; Doxy; ***Philipp.:*** Bactidox; Cytragen; Doxicon; Doxin; Doxylyn; Dyna; Harvellin; Quedox; Vibramycin; ***Pol.:*** Dotur; Doxicin; Doxyratio M; Supracyclin†; Unidox; ***Port.:*** Actidox; Atridox; Biocin†; Doxytrex; Periostat; Pluridoxina; Sigadoxin; Vibramicina; ***Rus.:*** Apo-Doxy (Апо-докси)†; Doxal (Доксал); Medomycin (Медомицин)†; Unidox (Юнидокс); Vibramycin (Вибрамицин)†; Vidokcine (Видоцин); Xedocine (Кседоцин); ***S.Afr.:*** Cyclidox; Doximal; Doxitab; Doxyclin†; Doxycyl; Doxyhexal†; Doxymycin†; Dumoxin; Noritet†; Randoclin†; Vibramycin†; ***Singapore:*** Apo-Doxy; Bronmycin; Doryx†; Doxine; Doxycap; Doxyline; Doxymycin; Medomycin; Tetradox; Vibramycin; Wanmycin; ***Spain:*** Dosil; Doxiclat; Doxicrisol; Doxinate†; Doxiten Bio; Mededoxi; Peledox; Proderma; Retens; Rexilen; Vibracina; Vibravenosa; ***Swed.:*** Atridox; Doxyferm; Vibramycin; ***Switz.:*** Atridox†; Diocimex†; Doxy-basan†; Doxycline; Doxylag; Doxysol; Periostat; Rudocycline; Supracycline; Tasmacyclin Akne; Vibramycine; Vibraveineuse; Zadorine; ***Thai.:*** Amermycin; Bronmycin; Docline; Docyl; Doxin; Doxine; Doxinin; Doxinpac; Doxxo; Doxy; Doxy-P; Doxyclate; Doxycline; Doxycom; Doxylcap; Doxylin; Doxyman; Doxymed; Dumoxin†; Madoxy; Medomycin; Medoxin†; Poli-Cycline; Servidoxyne; Siadocin; Tetradox; Torymycin; Veemycin; Vibramycin; Viprocin; ***Turk.:*** Doksin; Monodoks; Tetradox; ***UAE:*** DuraDox; ***UK:*** Atridox; Demix†; Doxylar; Efracea; Periostat; Vibramycin; ***Ukr.:*** Doxy-M (Докси-М); Doxybene (Доксибене); Unidox (Юнидокс); ***USA:*** Adoxa; Alodox; Atridox; Doryx; Monodox; NutriDox; Oracea; Oraxyl; Periostat; Vibra-Tabs; Vibramycin; ***Venez.:*** Doxiclival; Tremesal; Vibrafesa†; Vibramicina C.

多组分制剂 ***Cz.:*** Doxycyclin Al Comp; ***Ger.:*** Ambrodoxy; Ambroxol AL comp; Ambroxol comp; Amdox-Puren†; Doxam†; Doximucol†; Doxy Comp; Doxy Lindoxyl†; Doxy Plus; Doxy-Wolff Mucolyt†; Sigamuc†; Terelit†; ***Spain:*** Dosil Enzimatico; Doxiten Enzimatico; Pulmotropic†.

Enoxacin (*BAN*, *USAN*, *rINN*) 依诺沙星

AT-2266; CI-919; Enoksasiini; Enoksasin; Énoxacine; Enoxacino; Enoxacinum; PD-107779. 1-Ethyl-6-fluoro-1,4-dihydro-4-oxo-7-(1-piperazinyl)-1,8-naphthyridine-3-carboxylic acid.

Эноксацин

$C_{15}H_{17}FN_4O_3$ = 320.3.
CAS — 74011-58-8.
ATC — J01MA04.
ATC Vet — QJ01MA04.
UNII — 325OGW249P.

Pharmacopoeias. *Chin.* and *Jpn* include the sesquihydrate.

不良反应和注意事项

参见**环丙沙星**（第232页）。

肾功能不全者需减小剂量，见下文的用途和用法项下在肾损伤中的用法。

药物相互作用

参见**环丙沙星**（第234页）。

作为一种氟喹诺酮类药物，据报道，依诺沙星与茶碱（第1105页）和咖啡因（第1080页）有强烈的相互作用。

抗菌作用

参见**环丙沙星**（第234页），体外实验中依诺沙星活性较低。

药动学

口服400mg依诺沙星1～2h后，血浆峰浓度可达2～3μg/ml。据报道，它在血浆中的半衰期为3～6h。与血浆蛋白的结合率为18%～67%。依诺沙星广泛分布于体内各处，肺、肾和前列腺的依诺沙星浓度比在血浆中的浓度高。在胆汁中的浓度也高，但是经胆汁排泄的情况还不清楚。

依诺沙星主要经尿液从体内排出，也有经代谢排出的报道。主要的代谢产物3-氧-依诺沙星也有一定的抗菌活性。泌尿系统排泄依诺沙星的主要机制是肾小管的排泌作用和肾小球的滤过作用，因此丙磺舒可使经尿液排出的依诺沙星减少。口服依诺沙星剂量的60%在24h内将以未改变的形式出现到尿液中，只有10%代谢生成3-氧-依诺沙星。肾功受损的患者体内，依诺沙星半衰期时间延长，氧化代谢产物也会出现累积。

用途和用法

依诺沙星是一类氟喹诺酮抗菌药，其抗菌作用和用法与环丙沙星（第234页）都很相似。主要用于泌尿道感染（第189页）和淋球菌感染（第181页）。

泌尿道感染患者，每日经口给服2次200～400mg的依诺沙星。

肾损伤者需减少用药剂量，参见下文。

单次200～400mg的依诺沙星用于治疗非复杂性淋病。

1. Patel SS, Spencer CM. Enoxacin: a reappraisal of its clinical efficacy in the treatment of genitourinary tract infections. *Drugs* 1996; **51:** 137–60.

在肾损伤中的用法 肌酐清除率为30ml/min或更低的肾功受损患者用依诺沙星时，尿中药物浓度过低，以至对泌尿系感染无效；但对其他感染，剂量应减半。

制剂

专利制剂

Austria: Enoxor†; ***Fr.:*** Enoxor; ***Ger.:*** Enoxor; ***Gr.:*** Enoxor; ***Ital.:*** Bactidan†; Enoxen; ***Jpn:*** Flumark; ***Port.:*** Vinone†; ***S.Afr.:*** Bactidron†; ***Turk.:*** Enoksetin; ***USA:*** Penetrex†.

Enrofloxacin (*BAN*, *USAN*, *rINN*) 恩氟沙星

Bay-Vp-2674; Enrofloksasiini; Enrofloxacine; Enrofloxacino; Enrofloxacinum. 1-Cyclopropyl-7-(4-ethylpiperazin-1-yl)-6-fluoro-1,4-dihydro-4-oxoquinoline-3-carboxylic acid.

Энрофлоксацин

$C_{19}H_{22}FN_3O_3$ = 359.4.
CAS — 93106-60-6.
ATC Vet — QJ01MA90.
UNII — 3DX3XEK1BN.

Pharmacopoeias. In *Eur.* (see p.vii) and *US* for veterinary use only.

Ph. Eur. 6.8（Enrofloxacin for Veterinary Use） 淡黄色或浅黄色结晶性粉末。几乎不溶于水；微溶于甲醇；易溶于二氯甲烷。避光。

USP 33（Enrofloxacin） 淡黄色或浅黄色结晶性粉末。在pH值7.0下微溶于水。贮藏于密闭容器中。避光。

简介

用于兽医治疗的氟喹诺酮类抗菌药。

Ertapenem Sodium (*BANM*, *USAN*, *rINNM*) 厄他培南钠盐

Ertapenem sódico; Ertapénem Sodique; L-749345; MK-826; MK-0826; Natrii Ertapenemum; ZD-4433. Sodium (4*R*,5*S*,6*S*)-3-({(3*S*,5*S*)-5-[(*m*-Carboxyphenyl)carbamoyl]-3-pyrrolidinyl}thio)-6-[(1*R*)-1-hydroxyethyl]-4-methyl-7-oxo-1-azabicyclo[3.2.0]-hept-2-ene-2-carboxylate.

Натрий Эртапенем

$C_{22}H_{24}N_3NaO_7S$ = 497.5.
CAS — 153832-46-3 (ertapenem); 153832-38-3 (ertapenem disodium); 153773-82-1 (ertapenem sodium).
ATC — J01DH03.
ATC Vet — QJ01DH03.
UNII — 2T90KE67L0.

(ertapenem)

配伍禁忌和稳定性 参考文献如下。

1. McQuade MS, *et al.* Stability and compatibility of reconstituted ertapenem with commonly used iv infusion and coinfusion solutions. *Am J Health-Syst Pharm* 2004; **61:** 38–45.

不良反应和注意事项

参见**亚胺培南**（第271页）。厄他培南比亚胺培南对肾脱氢肽水解酶Ⅰ稳定，因此不必与西司他丁（主要是抑制肾脱氢肽水解酶Ⅰ作用）一起使用，不必加用西司他丁。

药物相互作用

丙磺舒能抑制肾排除厄他培南，因此提高了厄他培南在血浆中的浓度，同时延长了它的半衰期。

抗癫痫药 据报道，使用厄他培南会使血浆中丙戊酸盐的浓度降低（有时会无法控制癫痫发作），见第487页。

抗菌作用

参见**亚胺培南**（第272页）。

据报道，体外实验中厄他培南比亚胺培南的活性稍强。但抗菌谱的范围较窄，不能杀灭不动杆菌属和铜绿假单胞菌。

药动学

静脉滴注1g厄他培南30min后，血药浓度达155μg/ml，12h后下降到9μg/ml，24h后下降到1μg/ml。同样剂量的厄他培南肌注2h后，血药浓度达67μg/ml。肌注的生物有效率可达90%左右。

超过90%的厄他培南会结合到血浆蛋白上。厄他培南广泛分布于乳汁中，它在成人血浆中的半衰期通常为4h，而在婴幼儿及3个月至12岁的儿童中血浆半衰期为2.5h。但在肾功能受损患者体内半衰期会延长。

一部分厄他培南在体内通过脱氢肽水解酶Ⅰ水解打开它的β-内酰胺环成为一个开放的环状代谢物。约80%的厄他培南以未代谢或已代谢的产物形式随尿液排出，约10%经粪便排出。

厄他培南也可经血液透析清除。

1. Mistry GC, *et al.* Pharmacokinetics of ertapenem in patients with varying degrees of renal insufficiency and in patients on hemodialysis. *J Clin Pharmacol* 2006; **46:** 1128–38.
2. Brink AJ, *et al.* Pharmacokinetics of once-daily dosing of ertapenem in critically ill patients with severe sepsis. *Int J Antimicrob Agents* 2009; **33:** 432–6.
3. Frasca D, *et al.* Pharmacokinetics of ertapenem following intravenous and subcutaneous infusions in patients. *Antimicrob Agents Chemother* 2010; **54:** 924–6.

用途和用法

厄他培南是一种碳青霉烯的β-内酰胺类抗菌药，用法类似亚胺培南（第272页）。它比亚胺培南对肾脱氢肽水解酶Ⅰ稳定，因此不必与酶抑制剂，如西司他丁一起使用。通常用于治疗敏感的革兰阳性菌及革兰阴性菌感染，包括腹内感染、妇科感染、肺炎、皮肤感染、泌尿道感染及呼吸道感染。它还可用于结直肠外科手术的预防用药。关于这些感染的具体情况以及治疗措施**抗菌药的选择**见（第153页）。

厄他培南通常以钠盐的形式给予，但剂量计算仍以碱基为准。1.04g厄他培南钠盐相当于1g厄他培南。治疗时，成人每日1次1g剂量的厄他培南肌注或静脉滴注30min以上。预防用药时，于术前1h静脉单次给药，剂量1g。

肾功能受损患者需减少用药剂量，参见下文。

婴儿及儿童详细使用剂量，见下文。

1. Keating GM, Perry CM. Ertapenem: a review of its use in the treatment of bacterial infections. *Drugs* 2006; **65:** 2151–78.
2. Rogers LC, *et al.* Ertapenem for diabetic foot infections. *Drugs Today* 2006; **42:** 695–701.
3. Burkhardt O, *et al.* Ertapenem: the new carbapenem 5 years after first FDA licensing for clinical practice. *Expert Opin Pharmacother* 2007; **8:** 237–56.
4. Falagas ME, *et al.* Meta-analysis: ertapenem for complicated intra-abdominal infections. *Aliment Pharmacol Ther* 2008; **27:** 919–31.
5. Nielsen MD, *et al.* The use of ertapenem for the treatment of lower extremity infections. *J Foot Ankle Surg* 2009; **48:** 135–41.
6. Congeni BL. Ertapenem. *Expert Opin Pharmacother* 2010; **11:** 669–72.

儿童用法 厄他培南可用于儿童，治疗敏感的革兰阴性菌和革兰阳性菌引起的感染。静脉滴注时间大于30min，或适当情况下可肌内注射。3个月以上的儿童通常推荐剂量为15mg/kg，每日2次（最大量为每日1g）。

在肾损伤中的用法 美国注册药品信息表明，肾损伤患者使用厄他培南时应根据肌酐清除率（CC）减少给药剂量，如下：

- CC≤30ml/(min·1.73m²)（包括肾病终末期，CC≤10ml/(min·1.73m²)）时：成人500mg，每日1次；
- 血液透析：若在透析前6h内给予了500mg的剂量，则应在之后再另给予150mg。

然而，英国的药品信息表明，在严重肾功能不全和血液透析患者中没有足够数据支持，厄他培南不应用于此类患者。

制剂

专利制剂

Arg.: Invanz; ***Austral.:*** Invanz; ***Austria:*** Invanz; ***Belg.:*** Invanz†; ***Braz.:*** Invanz; ***Canad.:*** Invanz; ***Chile:*** Invanz; ***Cz.:*** Invanz; ***Denm.:*** Invanz; ***Fin.:*** Invanz; ***Fr.:*** Invanz; ***Ger.:*** Invanz; ***Gr.:*** Invanz; ***Hong Kong:*** Invanz; ***Hung.:*** Invanz; ***Indon.:*** Invanz; ***Irl.:*** Invanz; ***Israel:*** Invanz; ***Ital.:*** Invanz; ***Malaysia:*** Invanz; ***Neth.:*** Invanz; ***Norw.:*** Invanz; ***NZ:*** Invanz; ***Philipp.:*** Invanz; ***Pol.:*** Invanz; ***Port.:*** Invanz; ***Rus.:*** Invanz (Инванз); ***S.Afr.:*** Invanz; ***Singapore:*** Invanz; ***Spain:*** Invanz; ***Swed.:*** Invanz; ***Switz.:*** Invanz; ***Thai.:*** Invanz; ***Turk.:*** Invanz; ***UK:*** Invanz; ***USA:*** Invanz; ***Venez.:*** Invanz.

Erythromycin (*BAN*, *rINNM*) 红霉素

Eritromicin; Eritromicina; Eritromicinas; Eritromisin; Érythromycine; Erythromycinum; Erytromycin; Erytromycyna; Erytromysiini. Erythromycin A is (2*R*,3*S*,4*S*,5*R*,6*R*,8*R*,10*R*,11*R*,12*S*,13*R*)-5-(3-amino-3,4,6-trideoxy-*N*,*N*-dimethyl-β-D-*xylo*-hexopyranosyloxy)-3-(2,6-dideoxy-3-*C*,3-*O*-dimethyl-α-L-*ribo*-hexopyranosyloxy)-13-ethyl-6,11,12-trihydroxy-2,4,6,8,10,12-hexamethyl-9-oxotridecan-13-olide.

Эритромицин

$C_{37}H_{67}NO_{13}$ = 733.9.

CAS — 114-07-8.

ATC — D10AF02; J01FA01; S01AA17.

ATC Vet — QD10AF02; QJ01FA01; QJ51FA01; QS01AA17.

UNII — 63937KV33D.

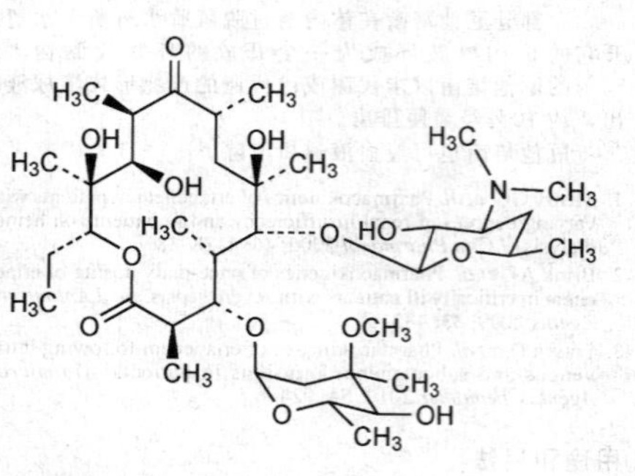

Pharmacopoeias. In *Chin.*, *Eur.* (see p.vii), *Int.*, *Jpn*, and *US.*

Ph. Eur. 6.8（Erythromycin） 由红霉素链霉菌在生长过程中产生，是一种含有大量红霉素成分的大环内酯混合抗菌药。白色或浅黄色粉末（或浅黄色无味晶体）。轻度易受潮。微溶于水，在水中的溶解度随温度升高而有所下降。易溶于乙醇；溶于甲醇。避光。

USP 33（Erythromycin） 基本成分是红霉素A。一种白色或浅黄色、无味或近似无味的晶体粉末。水中的溶解度大致为1∶1000；溶于甲醇、氯仿和醚溶液。贮藏于密闭容器中。

Erythromycin Estolate (*BAN*, *USAN*, *rINNM*) 依托红霉素

Eritromicin-esztolát; Eritromicino estolatas; Erythromycin Propionate Lauryl Sulfate; Erythromycin Propionate Lauryl Sulphate; Érythromycine, estolate d'; Erythromycin-estolát; Erythromycini estolas; Erytromycinestolat; Erytromycyny estolan; Erytromysiiniestolaatti; Estolato de eritromicina; Propionylerythromycin Lauryl Sulphate. Erythromycin 2'-propionate dodecyl sulphate.

Эритромицина Эстолат

$C_{40}H_{71}NO_{14},C_{12}H_{26}O_4S$ = 1056.4.

CAS — 3521-62-8.

ATC — D10AF02; J01FA01; S01AA17.

ATC Vet — QD10AF02; QJ01FA01; QS01AA17.

UNII — XRJ2P631HP.

Pharmacopoeias. In *Chin.*, *Eur.* (see p.vii), and *US.*

Ph. Eur. 6.8（Erythromycin Estolate） 一种白色或类白色的晶体粉末。可溶于水和稀盐酸；易溶于乙醇；溶于丙酮。避光。

USP 33（Erythromycin Estolate） 一种白色无味或近似无味的晶体粉末。以无水成分含量计算的话，每毫克依托红霉素相当于600μg以上的红霉素有效成分。可溶于水。在其他溶剂里的溶解度大致为：乙醇（1∶20）；丙酮（1∶15）；氯仿（1∶10）。贮藏于密闭容器中。

Erythromycin Ethyl Succinate (*BANM*) 琥珀酸乙酯红霉素

Eritromicina, etilsuccinato de; Eritromicin-etilszukcinát; Eritromicino etilsukcinatas; Erythromycin Ethylsuccinate; Érythromycine, éthylsuccinate d'; Erythromycin-ethylsukcinát; Erythromycini ethylsuccinas; Erytromycinetylsuccinat; Erytromycyny etylobursztynian; Erytromysiinietyylisuksinaatti. Erythromycin 2'-(ethylsuccinate).

Эритромицина Этилсукцинат

$C_{43}H_{75}NO_{16}$ = 862.1.

CAS — 41342-53-4.

ATC — D10AF02; J01FA01; S01AA17.

ATC Vet — QD10AF02; QJ01FA01; QS01AA17.

UNII — 1014KSJ86F.

注：本品的复方制剂可用下列名称表示。

- Co-erynsulfisox（*PEN*）——琥珀酸乙酯红霉素和磺胺异噁唑。

Pharmacopoeias. In *Chin.*, *Eur.* (see p.vii), *Int.*, *Jpn*, and *US.*

Ph. Eur. 6.8（Erythromycin Ethylsuccinate；Erythromycin Ethyl Succinate BP 2010） 一种白色或类白色易受潮的晶体粉末。溶于水；极易溶于无水乙醇、丙酮和甲醇。贮藏于密闭容器中。避光。

USP 33（Erythromycin Ethylsuccinate） 一种白色或淡黄色，无臭或近似无臭的晶体粉末。以无水成分含量计算的话，每毫克琥珀酸乙酯红霉素相当于765μg红霉素有效成分。略溶于水；极易溶于乙醇、丙酮和聚乙二醇400。贮藏于密闭容器中。

Erythromycin Gluceptate (*BANM*, *rINNM*) 红霉素葡庚糖酸盐

Érythromycine, Gluceptate d'; Erythromycini Gluceptas; Gluceptato de eritromicina. Erythromycin glucoheptonate.

Эритромицина Глюцептат

$C_{37}H_{67}NO_{13},C_7H_{14}O_8$ = 960.1.

CAS — 304-63-2; 23067-13-2.

ATC — D10AF02; J01FA01; S01AA17.

ATC Vet — QD10AF02; QJ01FA01; QS01AA17.

UNII — 2AY21R0U64.

Pharmacopoeias. In *US.*

USP 33（Sterile Erythromycin Gluceptate） 红霉素葡庚糖酸盐可用作弱安定药的一种成分。以无水成分计算的话，每毫克红霉素葡庚糖酸盐相当于600μg以上的红霉素有效成分。2.5%红霉素葡庚糖酸盐水溶液的pH值为6.0～8.0。

Erythromycin Lactobionate (*BANM*, *rINNM*) 红霉素乳糖酸盐

Eritromicin-laktobionát; Eritromicino laktobionatas; Érythromycine, lactobionate d'; Erythromycini lactobionas; Erythromycin-laktobionát; Erytromycinlaktobionat; Erytromycyny laktobionian; Erytromysiinilaktov; Éthylèneglycol, monostéarate d'; Lactobionato de eritromicina; Lactobionato de eritromicina. Erythromycin mono(4-*O*-β-D-galactopyranosyl-D-gluconate).

Эритромицина Лактобионат

$C_{37}H_{67}NO_{13},C_{12}H_{22}O_{12}$ = 1092.2.

CAS — 3847-29-8.

ATC — D10AF02; J01FA01; S01AA17.

ATC Vet — QD10AF02; QJ01FA01; QS01AA17.

UNII — 33H58I7GLQ.

Pharmacopoeias. In *Chin.*, *Eur.* (see p.vii), *Int.*, *Jpn*, and *US.*

Ph. Eur. 6.8（Erythromycin Lactobionate） 一种由红霉素链霉菌属发酵得来的产物形成的盐。一种白色或者淡黄色粉末，易受潮。可溶于水；易溶于无水乙醇和甲醇；略溶于丙酮和二氯乙烷。2%乳糖红霉素水溶液的pH值为6.5～7.5。贮藏于密闭容器中。

USP 33（Sterile Erythromycin Lactobionate） 以无水成分计算的话，每毫克乳糖红霉素相当于525μg以上的红霉素有效成分。此外，相当于含5%红霉素水溶液的pH值为6.5～7.5。

Erythromycin Propionate (*BANM*, *USAN*, *rINNM*) 红霉素丙酸酯

Erythromycin Propanoate; Erythromycine, Propionate d'; Erythromycini Propionas; Propionato de eritromicina; Propionylerythromycin. Erythromycin 2'-propionate.

Эритромицина Пропионат

$C_{40}H_{71}NO_{14}$ = 790.0.

CAS — 134-36-1.

ATC — D10AF02; J01FA01; S01AA17.

ATC Vet — QD10AF02; QJ01FA01; QS01AA17.

Pharmacopoeias. In *Fr.*

Erythromycin Stearate (*BANM*, *rINNM*) 红霉素硬脂酸酯

Eritromicino stearatas; Eritromicin-sztearát; Eritromisin Stearat; Érythromycine, stéarate d'; Erythromycini stearas; Erythromycin-stearát; Erytromycinstearat; Erytromycyny stearynian; Erytromysiinistearaatti; Estearato de eritromicina. Erythromycin octadecanoate.

Эритромицина Стеарат

$C_{37}H_{67}NO_{13},C_{18}H_{36}O_2$ = 1018.4.

CAS — 643-22-1.

ATC — D10AF02; J01FA01; S01AA17.

ATC Vet — QD10AF02; QJ01FA01; QS01AA17.

UNII — LXW024X05M.

Pharmacopoeias. In *Eur.* (see p.vii), *Int.*, *Jpn*, *US*, and *Viet.*

Ph. Eur. 6.8（Erythromycin Stearate） 红霉素硬脂酸酯和硬脂酸的混合物。白色或类白色结晶性粉末。几乎不溶于水；溶于丙酮和甲醛。溶液可呈乳白色。

USP 33（Erythromycin Stearate） 红霉素的硬脂酸盐。白色或微黄的结晶性粉末，无味或有轻微土臭。几乎不溶于水；溶于乙醇、氯仿、乙醚和甲醛。贮藏于密闭容器中。

配伍禁忌和稳定性 红霉素衍生物的稳定性依赖于pH值，在pH值高于10或低于5.5时会快速降解。因此，当红霉素制剂与强酸或强碱性的药物或制剂混合时，可能会表现为不相容。实际上，对于不相容性的报道并不完全一致，温度、溶液的浓度和稀释液等其他因素也是可能的影响因素。

滴注用溶液 配制注射用乳糖酸红霉素溶液，应注意药物的初始浓度不超过5%；初溶剂应使用注射用水。使用前应用0.9%氯化钠溶液或其他适当静脉注射用溶液进一步稀释。酸性溶液如葡萄糖溶液，只有在用碳酸氢钠中和后才能使用。

不良反应

红霉素及其盐类和酯类通常易于耐受，严重不良反应少见。在口服或静脉使用后，胃肠道功能紊乱较为常见，如腹胀、腹部绞痛、恶心、呕吐和腹泻，这可能是红霉素对消化道的刺激作用。胃肠道反应呈剂量相关性，且年轻人较老年人多见。可能引发耐药菌株所致二重感染，假膜性肠炎也有报道。

超敏反应很少发生，据报道发生率约为0.5%，包括瘙痒、荨麻疹或其他皮疹以及偶见的过敏症。Stevens-Johnsn综合征及中毒性表皮坏死松解症罕有报道。超敏反应或局部刺激可以发生在局部使用红霉素之后。

据报道，部分患者使用红霉素或其衍生物后发生的超敏反应可能导致肝毒性，但有些人对此有争议。多数出现胆汁淤积型肝炎的报道是发生在使用依托红霉素的患者中，且认为丙酰酯链与肝毒性尤其相关；不过在给予红霉素或大部分其他衍生物的患者（包括口服及胃肠外给药）中，也报道出现此类症状。表现为胆汁淤积、上腹疼痛（有时非常剧烈）、恶心和呕吐、肝功能异常、血清胆红素增高，通常出现黄疸，可以合并皮疹、发热、嗜酸性粒细胞增多。症状常出现于患者用药10天以后，以前用过该类药物的患者病情进展更快。肝功能异常在12岁以下的儿童中较为罕见。红霉素对肝脏的影响在停药后通常是可逆的。红霉素可能干扰血清天冬氨酸氨基转移酶的检测，干扰肝脏毒性的诊断。

据报道使用红霉素的患者可能出现可逆性感觉神经性耳聋，有时伴耳鸣，这与红霉素的血清浓度有关。对于静脉用药或伴有肝肾功能不全的患者，每日剂量（以红霉素计）≥4g或更多将会使这种不良反应发生的可能

性增加。

其他可能出现的不良反应有粒细胞缺乏症、重症肌无力加重及胰腺炎。曾有QT间期延长或其他心律失常，有时是致命的，包括尖端扭转型室性心动过速的报道，特别是静脉注射后。其他还有个案报道了一过性的CNS不良反应，包括意识障碍、幻觉、癫痫及眩晕。

红霉素的胃肠外制剂具有刺激性，静脉给药尤其是大剂量给药可能导致血栓性静脉炎。肌内注射可能引起剧痛，应尽量避免。

1. Periti P, *et al.* Adverse effects of macrolide antibacterials. *Drug Safety* 1993; **9:** 346–64.
2. Principi N, Esposito S. Comparative tolerability of erythromycin and newer macrolide antibacterials in paediatric patients. *Drug Safety* 1999; **20:** 25–41.
3. Rubinstein E. Comparative safety of the different macrolides. *Int J Antimicrob Agents* 2001; **18** (suppl 1): S71–S76.

对体温的影响 有报道2名儿童出现了与口服红霉素有关的低体温[1]。停药后症状消失。这2名儿童系表亲，提示这种反应可能具有一定的遗传倾向。还有一例相似报道[2]，3名儿童口服阿奇霉素后出现低体温。

1. Hassel B. Hypothermia from erythromycin. *Ann Intern Med* 1991; **115:** 69–70.
2. Kavukçu S, *et al.* Hypothermia from azithromycin. *J Toxicol Clin Toxicol* 1997; **35:** 225 6.

对心血管系统的影响 有几例报道[1~6]指出QT间期延长和尖端扭转型室性心动过速与使用红霉素有关，尤其是静脉使用红霉素。

一篇综述[7]指出，1987年至2000年12月，FDA不良事件报告系统接收的病例中，有156名患者被证实其尖端扭转型室性心动过速的发生与使用阿奇霉素、克拉霉素、地红霉素或红霉素有关。在这些病例中，有一半曾使用已知可导致QT间期延长的药物或合并其他疾病和生理异常，包括心脏异常。一项回顾性分析[8]研究了一组由心脏病引起猝死的患者，发现当前正使用红霉素的患者心脏猝死的发生率是那些不使用抗菌药的人群的2倍；在曾使用红霉素的患者中猝死率没有增加，当前使用阿莫西林的患者也没有增加猝死率。使用红霉素及细胞色素P450同工酶CYP3A抑制剂的患者该风险增加最大，心脏猝死率是其他不服此两种药物的患者的5倍。通过一项基于人群的病例对照研究[9]发现，近期使用大环内酯类药物与发生室性心律失常或心跳骤停有关，且会增加此类事件的风险。

1. McComb JM, *et al.* Recurrent ventricular tachycardia associated with QT prolongation after mitral valve replacement and its association with intravenous administration of erythromycin. *Am J Cardiol* 1984; **54:** 922–3.
2. Schoenenberger RA, *et al.* Association of intravenous erythromycin and potentially fatal ventricular tachycardia with Q-T prolongation (torsades de pointes). *BMJ* 1990; **330:** 1375–6.
3. Nattel S, *et al.* Erythromycin-induced long QT syndrome: concordance with quinidine and underlying cellular electrophysiologic mechanism. *Am J Med* 1990; **89:** 235–8.
4. Gitler B, *et al.* Torsades de pointes induced by erythromycin. *Chest* 1994; **105:** 368–72.
5. Gouyon JB, *et al.* Cardiac toxicity of intravenous erythromycin lactobionate in preterm infants. *Pediatr Infect Dis J* 1994; **13:** 840–1.
6. Drici M-D, *et al.* Cardiac actions of erythromycin: influence of female sex. *JAMA* 1998; **280:** 1774–6.
7. Shaffer D, *et al.* Concomitant risk factors in reports of torsades de pointes associated with macrolide use: review of the United States Food and Drug Administration Adverse Event Reporting System. *Clin Infect Dis* 2002; **35:** 197–200.
8. Ray WA, *et al.* Oral erythromycin and the risk of sudden death from cardiac causes. *N Engl J Med* 2004; **351:** 1089–96.
9. Zambon A, *et al.* Effect of macrolide and fluoroquinolone antibacterials on the risk of ventricular arrhythmia and cardiac arrest: an observational study in Italy using case-control, case-crossover and case-time-control designs. *Drug Safety* 2009; **32:** 159–67.

对胃肠道的影响 在上呼吸道感染患者中进行比较的结果表明红霉素琥珀酸乙酯比同等剂量的红霉素较少引起腹痛[1]；另一项研究指出，单纯的红霉素和红霉素肠溶制剂在胃肠道反应上也没有显著差异[2]。2名在快速静推乳糖红霉素后出现严重**恶心**、**呕吐**的患者在改用口服红霉素或红霉素琥珀酸乙酯后症状消失[3]。但这种不良反应可能与注射速度过快有关，另外2名患者在将乳糖红霉素稀释并以更慢的速度给药后，症状缓解[3]。

研究提示，红霉素与婴儿**幽门肥大狭窄**有关[4~6]。一项对469名使用了红霉素的婴儿进行的回顾性队列研究发现，诊断为幽门肥大狭窄者43名，其中男婴36名，而男婴与女婴使用红霉素的量基本一致[5]。所有发生幽门肥大狭窄的婴儿均在出生后2周内使用了红霉素。另一项对7138名在出生后3～13天内使用了红霉素，年龄在3～90天的婴儿进行的研究显示[6]，使用红霉素后发生婴儿幽门肥大狭窄的危险性增加8倍。但是，目前的证据不能证明所有大环内酯类药物均与此有关[7]，尽管有报道称在使用过红霉素或其他大环内酯类药物的母亲母乳喂养过的婴儿出现了幽门狭窄（见下文**注意事项**）。还有报道在使用了阿奇霉素的早产3胎中有2个婴儿出现了肥厚性幽门狭窄[8]。

有1例长期使用红霉素导致**黑舌病**的报道[9]。

红霉素对胃肠道刺激作用的相关文献，详见下文**用途和用法**项下**胃肠道动力不足**。

1. Saloranta P, *et al.* Erythromycin ethylsuccinate, base and acistrate in the treatment of upper respiratory tract infection: two comparative studies of tolerability. *J Antimicrob Chemother* 1989; **24:** 455–62.
2. Ellsworth AJ, *et al.* Prospective comparison of patient tolerance to enteric-coated vs non-enteric-coated erythromycin. *J Fam Pract* 1990; **31:** 265–70.
3. Seifert CF, *et al.* Intravenous erythromycin lactobionate-induced severe nausea and vomiting. *DICP Ann Pharmacother* 1989; **23:** 40–4.
4. Honein MA, *et al.* Infantile hypertrophic pyloric stenosis after pertussis prophylaxis with erythromycin: a case review and cohort study. *Lancet* 1999; **354:** 2101–5. Correction. *ibid.* 2000; **355:** 758.
5. Mahon BE, *et al.* Maternal and infant use of erythromycin and other macrolide antibiotics as risk factors for infantile hypertrophic pyloric stenosis. *J Pediatr* 2001; **139:** 380–4.
6. Cooper WO, *et al.* Very early exposure to erythromycin and infantile hypertrophic pyloric stenosis. *Arch Pediatr Adolesc Med* 2002; **156:** 647–50.
7. Hauben M, Amsden GW. The association of erythromycin and infantile hypertrophic pyloric stenosis: causal or coincidental? *Drug Safety* 2002; **25:** 929–42.
8. Morrison W. Infantile hypertrophic pyloric stenosis in infants treated with azithromycin. *Pediatr Infect Dis J* 2007; **26:** 186–8.
9. Pigatto PD, *et al.* Black hairy tongue associated with long-term oral erythromycin use. *J Eur Acad Dermatol Venereol* 2008; **22:** 1269–70.

对新生儿的影响 红霉素及其他大环内酯类药物可能与婴儿幽门肥厚狭窄发生率增加有关，详见上文**对胃肠道的影响**项下。

对皮肤的影响 皮肤反应可以从轻微皮疹到多形性红斑、Stevens-Johnson综合征、中毒性表皮坏死松解症等，但大环内酯类药物极少发生[1,2]。

1. Lestico MR, Smith AD. Stevens-Johnson syndrome following erythromycin administration. *Am J Health-Syst Pharm* 1995; **52:** 1805–7.
2. Sullivan S, *et al.* Stevens-Johnson syndrome secondary to erythromycin. *Ann Pharmacother* 1999; **33:** 1369.

过量 曾报道一名12岁的女孩在服用5g红霉素后出现急性胰腺炎[1]。据报道另一名15岁女孩在使用了5.328g红霉素碱后发生了一过性胰腺炎[2]。红霉素引起Oddi括约肌收缩，导致胆汁反流进入胰腺。不过当红霉素从体内清除，括约肌紧张性恢复正常后，胰腺炎表现出自限性。

1. Berger TM, *et al.* Acute pancreatitis in a 12-year-old girl after an erythromycin overdose. *Pediatrics* 1992; **90:** 624–6.
2. Tenenbein MS, Tenenbein M. Acute pancreatitis due to erythromycin overdose. *Pediatr Emerg Care* 2005; **21:** 675–6.

注意事项

红霉素及其衍生物应避免用于已知对其高度敏感或既往使用后曾出现黄疸的患者。对于有肝脏疾病或肝功能损伤的患者，所有类型的红霉素都应慎用，依托红霉素则尽量避免使用。应监测肝功能。反复使用依托红霉素或使用疗程超过10天，可能会增加肝脏毒性的危险性。

乳糖酸红霉素应慎用于有严重肾损伤的患者；必要时减少药物剂量尤其出现肾毒性时。依托红霉素用于严重肾衰竭的患者时也推荐减少剂量。

对于有重症肌无力的患者，红霉素可能加重病情。

对于有心律失常或QT间期延长的患者，红霉素应谨慎使用。某些用药可能会增加心律失常的风险（见下文的**药物相互作用**）。

红霉素可能会干扰一些诊断性试验，包括尿儿茶酚胺和17-羟糖皮质激素的测定。由于红霉素的肝细胞毒性，特别是使用依托红霉素之后，虽然血清酶水平正常，也可能错误地检测出血清转氨酶升高。

红霉素具有刺激性，经静脉使用的溶液应适当稀释，静脉输注时间应长于20～60min，以减少血栓性静脉炎的发生。快速输注还可能与心律失常和低血压有关。

哺乳 据报道，母乳喂养的婴儿出现幽门狭窄与母亲使用红霉素有关[1]。然而，American Academy of Pediatrics[2]指出，虽然红霉素可分布于母乳，但尚未观察到使用红霉素的母亲母乳喂养的婴儿发生不良反应，因此使用红霉素可以哺乳。丹麦一项基于大规模人群的队列研究[3]在稍后得出结论，在母乳喂养期间使用大环内酯类药物（阿奇霉素、克拉霉素、红霉素、罗红霉素或螺旋霉素）会增加婴儿肥厚性幽门狭窄的风险（还可见上文**对胃肠道的影响**）。据报道红霉素乳汁-血浆的比例为0.5[4]。

1. Stang H. Pyloric stenosis associated with erythromycin ingested through breastmilk. *Minn Med* 1986; **69:** 669–70, 682.
2. American Academy of Pediatrics. The transfer of drugs and other chemicals into human milk. *Pediatrics* 2001; **108:** 776–89. [Retired May 2010] Correction. *ibid.*; 1029. Also available at: http://aappolicy.aappublications.org/cgi/content/full/pediatrics%3b108/3/776 (accessed 27/04/07)
3. Sørensen HT, *et al.* Risk of infantile hypertrophic pyloric stenosis after maternal postnatal use of macrolides. *Scand J Infect Dis* 2003; **35:** 104–106.
4. Briggs GG, *et al. Drugs in pregnancy and lactation.* 8th ed. Philadelphia, USA: Lippincott Williams and Wilkins, 2008.

卟啉病 红霉素与卟啉病的急性发作有关，卟啉病患者使用红霉素是不安全的。

妊娠 298名分别使用红霉素、克林霉素和安慰剂3周或更长时间的妊娠妇女，出现血清转氨酶异常升高的比例分别为14%、4%和3%[1]。依托红霉素不能用于妊娠妇女。

一项根据瑞典医学出生登记机关数据进行的研究[2]，研究了出生于1995年7月至2002年12月之间、早期妊娠期间接触过红霉素或青霉素V的婴儿的详细检查信息。在1844例使用过红霉素的母亲所生的婴儿中，有103例（5.6%）发生先天性畸形，而接触青霉素V的9110例中有420例（4.7%）发生先天性畸形。这些婴儿中分别还有34例（1.8%）和86例（0.9%）发生心血管畸形，使用红霉素者发生率较高。与此相比，一项过去的研究，基于1980年到1996年匈牙利对先天性畸形监测的病例对照的数据，没有发现红霉素致畸性的迹象[3]。不过分析在母亲妊娠期间一直使用红霉素的报道，显示会增加心血管畸形的风险；若只评估在第2个月或第3个月使用红霉素而不是妊娠期全程使用的记录，则无法证实会增加风险。瑞典资料还显示接触红霉素可能会造成婴儿的幽门狭窄和早产[2]，虽然其他人以前未曾证实此类危险[4]（还可见上文**对胃肠道的影响**）。

抗菌药（包括红霉素）在早产儿中的辅助治疗，详情见第178页。

1. McCormack WM, *et al.* Hepatotoxicity of erythromycin estolate during pregnancy. *Antimicrob Agents Chemother* 1977; **12:** 630–5.
2. Källén BAJ, *et al.* Is erythromycin therapy teratogenic in humans? *Reprod Toxicol* 2005; **20:** 209–14.
3. Czeizel AE, *et al.* A population-based case-control teratologic study of oral erythromycin treatment during pregnancy. *Reprod Toxicol* 1999; **13:** 531–6.
4. Hussain N, Herson VC. Erythromycin use during pregnancy in relation to pyloric stenosis. *Am J Obstet Gynecol* 2002; **187:** 821–2.

药物相互作用

红霉素和其他大环内酯类药物有可能干扰许多其他药物对肝细胞色素P450同工酶的作用，尤其是CYP1A2和CYP3A4。大环内酯类药物通过竞争性抑制和形成无活性产物来抑制微粒体细胞色素对药物的代谢作用。据报道，酶抑制与大环内酯类药物显著相关，如红霉素和醋竹桃霉素。其他大环内酯类药物，如阿奇霉素和地红霉素，对肝细胞色素影响很小或没有影响，因此几乎不发生相互作用（还可见下文的**机制**）。

大环内酯类药物导致的代谢抑制可导致严重的不良反应，包括与阿司咪唑、西沙必利和特非那定合用致室性心律失常。据报道，大环内酯类药物本身很少引起QT间期延长，与其他已知可导致QT间期延长的药物合用须谨慎。

大环内酯类药物引起药物相互作用的其他机制包括：抑制胃肠道菌丛，与地高辛和口服避孕药的管腔内代谢有关；对胃肠道蠕动的刺激作用，引起与螺旋霉素和左旋多巴的相互作用。大环内酯类药物增加地高辛血清中浓度的另一种机制是通过抑制小肠或肾中P-糖蛋白对地高辛的转运。

据报道很少有药物影响红霉素体内过程，但西咪替丁会增加红霉素浓度，茶碱会降低其浓度（分别见下文**胃肠药及支气管扩张药**）。

大环内酯类药物与其他抗菌药合用对抗菌作用的影响在**抗菌作用**中详述（详见下文）。

与大环内酯类药物有关的药物相互作用的相关文献如下[1~4]。

1. von Rosenstiel N-A, Adam D. Macrolide antibacterials: drug interactions of clinical significance. *Drug Safety* 1995; **13:** 105–22.
2. Westphal JF. Macrolide-induced clinically relevant drug interactions with cytochrome P-450A (CYP) 3A4: an update focused on clarithromycin, azithromycin and dirithromycin. *Br J Clin Pharmacol* 2000; **50:** 285–95.
3. Pai MP, *et al.* Macrolide drug interactions: an update. *Ann Pharmacother* 2000; **34:** 495–513.
4. Shakeri-Nejad K, Stahlmann R. Drug interactions during therapy with three major groups of antimicrobial agents. *Expert Opin Pharmacother* 2006; **7:** 639–51.

机制 在小鼠和人体内，醋竹桃霉素和红霉素及其部分衍生物诱导微粒体酶，使亚硝基酰胺代谢产物与细胞色素P450铁形成稳定的、惰性的产物。从而使其他药物的氧化代谢减少。醋竹桃霉素这种作用较显著，而交沙霉素、麦迪霉素或螺旋霉素则不存在这种作用或可忽略不计[1,2]。

1. Pessayre D, *et al.* Drug interactions and hepatitis produced by some macrolide antibiotics. *J Antimicrob Chemother* 1985; **16** (suppl A): 181–94.
2. Periti P, *et al.* Pharmacokinetic drug interactions of macrolides. *Clin Pharmacokinet* 1992; **23:** 106–31.

药物 红霉素及其他大环内酯类药物对其他药物影响的相关文献详见下文：

- 阿芬太尼（第17页）；
- 溴隐亭（第771页）；
- 卡马西平（第454页）；
- 环孢素（第1742页）；
- 氯氮平（第954页）；
- 秋水仙碱（第529页）；
- 考尼伐坦（第2217页）；
- 地高辛（第1216页）；
- 双氢麦角胺和麦角胺（第591页）；
- 丙吡胺（第1224页）；
- 左旋多巴（第777页）；
- 咪达唑仑和三唑仑（第960页）；
- 羟考酮（第101页）；
- 苯妥英（第476页）；
- 匹莫齐特（第945页）；
- 喹硫平（第993页）；
- 奎尼丁（第1329页）；
- 瑞格列奈（第436页）；
- 利福布汀（第307页）；
- 舍曲林（见**氯西汀**项下，第373页）；
- 西地那非（第2114页）；
- 辛伐他汀和其他他汀类药物（第1337页）；
- 他克莫司（第1760页）；
- 特非那定（第563页）；
- 茶碱（第1105页）；
- 托伐坦（第2348页）；
- 丙戊酸盐（第487页）；
- 维拉帕米（第1366页）；
- 长春碱（第757页）；
- 华法林（第1371页）；
- 佐匹克隆（第1009页）。

至于阿司咪唑、西沙比利和特非那定，英国CSM警告，这些药物与大环内酯类药物合用有导致包括室性心律失常在内的风险[1,2]。其中西沙必利尤其不能与大环内酯类合用[3]。之后CHM[4]建议红霉素不要与氨磺必利、麦角胺、氢化麦角胺、咪唑斯汀、匹莫齐特、辛伐他汀和托特罗定合用。还有人提出警示，当红霉素与下列药物合用时浓度会增加，这些药物有细胞色素P450同工酶CYP3A抑制剂（如唑类抗真菌药）、一些钙通道阻滞药（包括地尔硫䓬和维拉帕米）和HIV-蛋白酶抑制药。一例关于此类合用会使心脏猝死风险增加的报道见上文**对心血管系统的影响**。

1. CSM. Ventricular arrhythmias due to terfenadine and astemizole. *Current Problems 35* 1992.
2. CSM/MCA. Cisapride (Prepulsid, Alimax): interactions with antifungals and antibiotics can lead to ventricular arrhythmias. *Current Problems* 1996; **22:** 1.
3. CSM/MCA. Cisapride (Prepulsid): risk of arrhythmias. *Current Problems* 1998; **24:** 11.
4. CHM/MHRA. Erythromycin and other macrolides: focus on interactions. *Current Problems* 2006; **31:** 8.

支气管扩张药 有报道[1,2]称静脉注射茶碱会减少口服红霉素的血药浓度，然而其他研究[3,4]采用静脉注射或口服茶碱联合静脉注射红霉素，却没有表现出任何显著的药动学的改变。

红霉素对茶碱影响的参考文献，见**茶碱的药物相互作用**项下**大环内酯类**，第1105页。

1. Iliopoulou A, *et al.* Pharmacokinetic interaction between theophylline and erythromycin. *Br J Clin Pharmacol* 1982; **14:** 495–9.
2. Paulsen O, *et al.* The interaction of erythromycin with theophylline. *Eur J Clin Pharmacol* 1987; **32:** 493–8.
3. Hildebrandt R, *et al.* Influence of theophylline on the renal clearance of erythromycin. *Int J Clin Pharmacol Ther Toxicol* 1987; **25:** 601–4.
4. Pasic J, *et al.* The interaction between chronic oral slow-release theophylline and single-dose intravenous erythromycin. *Xenobiotica* 1987; **17:** 493–7.

胃肠药 西咪替丁可以增加大环内酯类药物的血浆浓度，如果两药合用可能产生耳聋[1]。

1. Mogford N, *et al.* Erythromycin deafness and cimetidine treatment. *BMJ* 1994; **309:** 1620.

抗菌作用

红霉素是一种大环内酯类抗微生物药物，对大多革兰阳性菌、少数革兰阴性菌以及支原体、衣原体、立克次体、螺旋体具有广泛的抑菌作用。

作用机制 红霉素和其他大环内酯类药物与核蛋白体50S亚基可逆性结合，导致转肽或易位作用阻断，蛋白质合成障碍，从而抑制细菌生长。其作用主要是抑菌，但在高浓度时对较敏感菌株具有缓慢杀菌作用。由于大环内酯类药物容易进入白细胞及巨噬细胞，其在活体内与宿主防御机制产生的潜在协同作用引起了人们的兴趣。红霉素的抗菌作用在适当的碱性pH（最高8.5）中有所增强，这个特点对于革兰阴性菌尤为明显，可能是药物的非电离形式增强了其穿透细胞的能力。

抗菌谱 红霉素的抗菌谱广，下列致病微生物通常对红霉素敏感。

- 革兰阳性球菌敏感，特别是链球菌，如肺炎链球菌和化脓性链球菌。不过，据报道上述2种病原菌的耐药性都在增加，尤其是耐青霉素肺炎链球菌。

  大部分金黄色葡萄球菌也是敏感的，但是可能很快产生耐药，一些肠球菌也敏感。
- 其他的革兰阳性菌对红霉素敏感，包括炭疽芽孢杆菌、白喉棒杆菌、猪丹毒丝菌和李斯特菌。厌氧的梭状芽孢杆菌通常是敏感的，如短小棒状杆菌。诺卡菌属某些种敏感性不一。
- 脑膜炎奈瑟菌、淋球菌、黏膜炎莫拉菌（卡他莫拉菌）在内的革兰阴性球菌通常敏感。
- 其他革兰阴性微生物敏感性不一，鲍特菌、一些布氏菌株、黄杆菌属、军团菌通常是敏感的。杜克嗜血杆菌敏感，而流感嗜血杆菌敏感性较低。肠杆菌科细菌通常耐药，但有些菌株在碱性环境下敏感。幽门螺杆菌和多数空肠弯曲菌敏感（在美国，据报道后者约1%耐药）。
- 在革兰阴性厌氧菌中，多数脆弱拟杆菌和许多梭形杆菌耐药。
- 包括放线菌、衣原体、立克次体、螺旋体（如梅毒螺旋体和包柔氏螺旋体）、部分支原体（特别是肺炎支原体）在内的其他微生物通常是敏感的。一些机会性分枝杆菌（淋巴结分枝杆菌和堪萨斯分枝杆菌）通常敏感。而细胞内分枝杆菌和偶然分枝杆菌通常是耐药的。

真菌、酵母菌和病毒对红霉素不敏感。

与其他抗菌药的作用 如果红霉素与其他抗菌药一起使用，可能会产生拮抗作用，红霉素与各种青霉素、头孢菌素或庆大霉素合用产生拮抗作用已经在体外得到证实。但事实上合并使用所产生的结果是复杂的，有赖于机体本身，在部分病例中也发现有协同作用。由于红霉素与氯霉素、林可酰胺类抗菌药（如克林霉素和林可霉素）在核蛋白体上的结合位点毗邻，它可以竞争性抑制这些抗菌药的作用。

耐药性 细菌对红霉素获得性耐药机制中最常见的是通过质粒介导的使核糖体RNA甲基化，导致与抗生素结合减少。由于红霉素与其他大环内酯类药物、林可霉素类药物、链阳菌素B具有同样的核糖体结合位点，所以可以引起交叉耐药，耐药表型为MLS_B。在葡萄球菌、少数链球菌和包括脆弱拟杆菌、产气梭状芽孢杆菌、白喉棒杆菌、李斯特菌、军团菌在内的其他菌属中，均有这种耐药产生。

染色体突变导致核蛋白体50S亚基改变，也可以引起核蛋白体与抗菌药物结合减少，直接导致对红霉素的高度耐药性。已证实部分肺炎链球菌、幽门螺杆菌、大肠埃希菌、化脓性链球菌和金黄色葡萄球菌可能产生这种耐药。

红霉素耐药的其他机制可能在于产生质粒介导的红霉素酯酶，这种酶可以灭活药物或减少药物渗透。后者可能与革兰阴性菌（如肠杆菌科）的耐药性有一定关系，但同时也发现在某些微生物获得了质粒介导的耐药基因。M型耐药与一种药物外排的蛋白增加有关，表现为细菌对14-元大环内酯及15-元大环内酯类耐药，而对16-元大环内酯、链阳霉素类和林可酰胺类药物仍敏感。

不同耐药性的发生率与地域和机体密切相关。虽然短程抗感染治疗很少诱发耐药，但长期治疗（如金黄色葡萄球菌所致心内膜炎）则常常产生耐药。链球菌的耐药率低于葡萄球菌，但耐药率表现出一定的地域差异，在包括英国的一些国家相对较高。另外，耐药菌株可在一定区域内暴发流行，并导致耐药率显著增高。

抗假单胞菌活性 虽然大环内酯类药物对铜绿假单胞菌的直接抗菌作用有限，但在体外，延长作用时间可产生抗假单胞菌的作用[1~3]，并与其他抗假单胞菌具有协同作用[4]。红霉素和克拉霉素在这方面显示出很强的活性，这部分归功于红霉素能分解由铜绿假单胞菌所产生的保护性生物被膜[3,5]。其他作用机制包括对感染的炎症反应的改变，还有直接抑制其他毒力因子如病原菌蹭行运动[3]。

1. Tateda K, *et al.* Effects of sub-MICs of erythromycin and other macrolide antibiotics on serum sensitivity of Pseudomonas aeruginosa. *Antimicrob Agents Chemother* 1993; **37:** 675–80.
2. Tateda K, *et al.* Direct evidence of antipseudomonal activity of macrolides: exposure-dependent bactericidal activity and inhibition of protein synthesis by erythromycin, clarithromycin, and azithromycin. *Antimicrob Agents Chemother* 1996; **40:** 2271–5.
3. Wozniak DJ, Keyser R. Effects of subinhibitory concentrations of macrolide antibiotics on Pseudomonas aeruginosa. *Chest* 2004; **125** (suppl 2): 62S–69S.
4. Bui KQ, *et al.* In vitro and in vivo influence of adjunct clarithromycin on the treatment of mucoid Pseudomonas aeruginosa. *J Antimicrob Chemother* 2000; **45:** 57–62.
5. Yasuda H, *et al.* Interaction between biofilms formed by Pseudomonas aeruginosa and clarithromycin. *Antimicrob Agents Chemother* 1993; **37:** 1749–55.

耐药性 通过荟萃分析[1]发现在不同的国家肺炎链球菌对大环内酯类药物的耐药性差异很大。在美国，肺炎链球菌对红霉素的耐药率（20.7%）小于欧洲（32.0%），尽管此差别没有统计学意义；而亚洲的耐药率（57.3%）更高。在欧洲，化脓性链球菌对红霉素的耐药率（36.8%）高于肺炎链球菌。不过，各地区的肺炎链球菌耐药率（30.4%）与化脓性链球菌耐药率（30.0%）在统计学意义上相同。

1. Halpern MT, *et al.* Meta-analysis of bacterial resistance to macrolides. *J Antimicrob Chemother* 2005; **55:** 748–57.

药动学

红霉素碱在胃酸中不稳定，因此其吸收差异大，不可靠。所以，通常使用有薄膜或肠溶衣的制剂，或者使用一种或一种以上对酸稳定的盐或酯类。食物会减少红霉素或红霉素硬脂酸盐的吸收，这在一定程度上有赖于不同的制剂形式；酯类通常吸收得更迅速和完全，并且其吸收不受食物影响，因此服药与食物摄入的顺序不重要。

通常在服药1～4h后达血浆峰浓度，服用250mg红霉素，峰浓度为0.3～1.0μg/ml；服用500mg，峰浓度为0.3～1.9μg/ml。等效剂量的红霉素硬脂酸盐在体内达到的浓度一致。每日重复使用4次可达到更高的峰浓度。口服依托红霉素和红霉素琥珀酸乙酯可以达到更高的总浓度，但是仅约20%～30%的依托红霉素和55%的琥珀酸乙酯红霉素表现出基础药物的活性，而其余的则表现为无活性的酯类（在依托红霉素为丙酸盐）。服用250mg依托红霉素或500mg琥珀酸乙酯红霉素后红霉素峰浓度可达500ng/ml，静脉注射200mg葡庚糖酸红霉素或乳糖红霉素后，峰浓度可达3～4μg/ml。

红霉素可广泛分布于人体组织和体液，但透过血脑屏障能力差，脑脊液中浓度低。肝脾中浓度较高，部分被吸收进入多形核淋巴细胞和巨噬细胞。红霉素的蛋白结合率70%～75%，但依托红霉素丙酸酯可达95%。红霉素可透过胎盘：胎儿血浆浓度为母体浓度的5%～20%。可分布到母乳。

红霉素部分在肝内代谢，通过细胞色素P450同工酶CYP3A4经*N*-去甲基而去活化，代谢产物尚不明确。红霉素通过胆汁排泄的浓度较高，并经小肠重吸收，2%～5%的口服剂量以原形通过尿液排泄。静脉给药时，12%～15%以原形经尿排泄。红霉素的半衰期为1.5～2.5h，在肾功能不全的患者可能轻度延长，有报道称在严重肾损伤患者中半衰期为4～7h。

红霉素不会被血液透析或腹膜透析消除。

用途和用法

红霉素是一种广谱抗菌药，被广泛地用于治疗各种敏感菌所致的感染。

红霉素用于治疗严重的弯曲菌肠炎、软下疳、白喉、军团菌病及其他军团杆菌所致的感染、新生儿结膜炎、百日咳、呼吸道感染包括支气管炎、肺炎（支原体肺炎和其他非典型肺炎以及链球菌肺炎）、鼻窦炎、战壕热，并与新霉素合用预防肠道手术后继发感染。它可用于多药联合给药方案，治疗肺型炭疽及胃肠型炭疽。它还可用于未免疫患者白喉的预防及未免疫或部分免疫患者百日咳的预防。

对于放线菌病、钩端螺旋体病、李斯特菌病、口腔感染、中耳炎（通常与磺胺类药物合用，如磺胺异恶唑）、淋球菌引起的骨盆感染、咽炎、葡萄球菌和链球菌皮肤感染等疾病，如果患者对青霉素过敏，可选红霉素。也可以用于治疗青霉素过敏的梅毒患者，但其有效性尚难确定。可用于预防围生期链球菌感染、风湿热、脾切除患者的感染。在莱姆病早期，对青霉素过敏的患者，红霉素和四环素可作为备选药物，但不如其他药物有效，在孕妇和儿童患者中的使用受限。对于霍乱衣原体和嗜衣原体感染（如附睾炎、性病性淋巴肉芽肿、非淋菌性尿道炎、肺炎、鹦鹉热、沙眼）、Q热、斑疹热等疾病，红霉素为四环素的备选药物。

这些感染及其治疗的详细内容见**抗菌药的选择**（第153页）。

口服或局部使用红霉素可用于治疗痤疮（详见下文**皮肤病**）及酒渣鼻（第1510页）。

红霉素可以其原形、盐或酯的形式给药，有效成分表现为原形的形式。每1g红霉素相当于以下剂量的盐或酯：

- 依托红霉素 1.44g；
- 琥珀酸乙酯红霉素 1.17g；
- 红霉素葡庚糖酸盐 1.31g；
- 红霉素乳糖酸盐 1.49g；
- 红霉素丙酸酯 1.08g；
- 红霉素硬脂酸 1.39g。

成人口服剂量通常是每日1～2g红霉素等效剂量，分2～4次服用；严重感染可增加至每日4g，分次口服。日剂量超过1g应该分2次以上服用。

对于有风湿热或心脏病，却不能用青霉素或磺胺类药物的患者预防链球菌感染，可予红霉素250mg，每日2次。

治疗痤疮，成人维持剂量每日250mg，但丙酸杆菌广泛耐药，*BNF 59* 推荐500mg，每日2次。

对于不能口服者、严重感染需要快速获得高血药浓度的患者，红霉素可以乳糖酸盐的形式，静脉给予口服等效剂量，也可静脉注射红霉素葡庚糖酸盐。为了减少静脉刺激，红霉素持续或间断静脉输注的浓度不应超过0.5%。间断输注每次不少于20～60min，每6h1次。

在肾损伤患者中需减少剂量（见下文）。

儿童剂量详见下文。

以前将红霉素用于肌注，但肌注疼痛明显，现已不再广泛推荐使用。0.5%的红霉素眼膏可用于治疗眼部浅表感染，包括敏感菌引起的新生儿结膜炎，还可用于预防淋球菌或沙眼衣原体引起的新生儿结膜炎。也可制成2%～4%的凝胶或溶液，局部用于普通粉刺，还可与过氧苯甲酰、鱼石脂、异维A酸、维甲酸及醋酸锌制成联合制剂。

醋硬脂红霉素、环酯红霉素和丙酰红霉素巯基琥珀酸也可使用。红霉素硫氰酸和红霉素磷酸盐用于兽医学。

1. Zhanel GG, *et al.* Review of macrolides and ketolides: focus on respiratory tract infections. *Drugs* 2001; **61:** 443–98.

用法 一项关于口服红霉素制剂不同成分和盐的有效性差异的讨论表明，没有哪种制剂临床效果更优[1]。

1. Anonymous. Giving erythromycin by mouth. *Drug Ther Bull* 1995; **33:** 77–9.

儿童用法 红霉素治疗敏感菌引起的**感染**，可口服给药，也可连续或间歇静脉滴注。婴儿和儿童的常用剂量相当于每日30～50mg/kg红霉素的剂量，分为2～4次给药，严重感染可加倍。根据年龄，2～8岁的儿童剂量为每日1g，婴儿和2岁以下的儿童剂量为每日500mg。8岁以上儿童可给予成人常规剂量（见上文**用途和用法**）。

新生儿推荐剂量如下：

- 在英国，*BNFC 2009* 建议口服剂量为12.5mg/kg，或静脉注射10～12.5mg/kg，每6h1次。
- 在美国，American Academy of Pediatrics[1]建议，出生时体重低于1.2kg及所有出生不到1周的新生儿，可口服10mg/kg，每12h1次；所有出生1周以上及体重≥1.2kg的新生儿可使用相同剂量，每8h1次。

用于**预防风湿热的复发**时，红霉素可口服用于青霉素过敏的儿童，*BNFC 2009* 推荐剂量如下：

- 1月～2岁的儿童：125mg，每日2次；
- 2岁以上的儿童：250mg，每日2次。

用于**预防A族链球菌感染复发**时，可口服红霉素用于青霉素过敏的儿童，疗程10天，*BNFC 2009* 推荐剂量如下：

- 1月～2岁的儿童：125mg，每6h1次；
- 2～8岁的儿童：250mg，每6h1次；
- 8岁以上的儿童：250～500mg，每6h1次。

用于未免疫或部分免疫（对百日咳）的患者**预防白喉或百日咳复发**时，可口服红霉素7天，*BNFC 2009* 推荐剂量如下：

- 1月～2岁的儿童：125mg，每6h1次；
- 2～8岁的儿童：250mg，每6h1次；
- 8岁以上的儿童：500mg（用于白喉）或250～500mg（用于百日咳），每6h1次。

如果第一个疗程7天后鼻咽拭子白喉杆菌呈阳性，应再持续治疗10天。

治疗**痤疮**，可口服维持剂量每日250mg，但丙酸杆菌对其普遍耐药；*BNFC 2009* 建议对12岁以上患者剂量为500mg，每日2次。对患痤疮的婴儿推荐剂量为每日250mg，分为1～2次给药。

虽然在英国还未注册用于**胃肠道动力不足**，但 *BNFC 2009* 建议用于新生儿和18岁以下的儿童，剂量为3mg/kg，每日4次（亦可见下文）。

1. American Academy of Pediatrics. *2009 Red Book: Report of the Committee on Infectious Diseases,* 28th ed. Elk Grove Village, Illinois, USA: American Academy of Pediatrics, 2009.

在肾损伤中的用法 对于严重肾功能受损的成人患者，*BNF 59* 建议最大剂量为每日1.5g。

胃肠动力不足 红霉素刺激胃肠蠕动，主要原因是作为促胃动素受体的激动剂，同时还有其他作用[1]。有试验证实，对于消化不良[2]、胃轻瘫[3]、肠梗阻反流[4]、假性结肠梗阻（奥吉尔维综合征）[4,5]、胰十二指肠术后胃排空延迟[6]和新生儿术后肠蠕动不能[7]等疾病所致的胃肠动力不足（第1617页），红霉素可促进小部分患者胃肠蠕动。红霉素也可用于严重疾病、机械通气的患者[8,9]和早产的低体重患儿[10,11]。但是，早产儿预防性使用及常规使用红霉素应谨慎[9,10]；一项对新生儿使用红霉素的系统性综述[12]建议红霉素应小范围用于顽固性或严重喂养不耐受的高风险早产儿。不过另一项系统性综述[13]表明治疗喂养不耐受时使用更高剂量（每日40～50mg/kg）或用于大于32周胎龄婴儿时会有更好的效果，并认为没有足够证据支持将红霉素（高剂量或低剂量）用于有喂养不耐受风险的早产儿。糖尿病患者胃轻瘫等长期使用红霉素所致的不良反应有待解决[14]。

治疗儿童胃肠道潴留的推荐剂量，见上文**儿童用法**。

1. Catnach SM, Fairclough PD. Erythromycin and the gut. *Gut* 1992; **33:** 397–401.
2. Arts J, *et al.* Influence of erythromycin on gastric emptying and meal related symptoms in functional dyspepsia with delayed gastric emptying. *Gut* 2005; **54:** 455–60.
3. Maganti K, *et al.* Oral erythromycin and symptomatic relief of gastroparesis: a systematic review. *Am J Gastroenterol* 2003; **98:** 259–63.
4. Armstrong DN, *et al.* Erythromycin for reflux ileus in Ogilvie's syndrome. *Lancet* 1991; **337:** 378.
5. Bonacini M, *et al.* Erythromycin as therapy for acute colonic pseudo-obstruction (Ogilvie's syndrome). *J Clin Gastroenterol* 1991; **13:** 475–6.
6. Yeo CJ, *et al.* Erythromycin accelerates gastric emptying after pancreaticoduodenectomy: a prospective, randomized, placebo-controlled trial. *Ann Surg* 1993; **218:** 229–38.
7. Simkiss DE, *et al.* Erythromycin in neonatal postoperative intestinal dysmotility. *Arch Dis Child* 1994; **71:** F128–9.
8. Chapman MJ, *et al.* Erythromycin improves gastric emptying in critically ill patients intolerant of nasogastric feeding. *Crit Care Med* 2000; **28:** 2334–7.
9. Hawkyard CV, Koerner RJ. The use of erythromycin as a gastrointestinal prokinetic agent in adult critical care: benefits versus risks. *J Antimicrob Chemother* 2007; **59:** 347–58.
10. Ng PC, *et al.* Randomised controlled study of oral erythromycin for treatment of gastrointestinal dysmotility in preterm infants. *Arch Dis Child Fetal Neonatal Ed* 2001; **84:** F177–F182.
11. Nuntnarumit P, *et al.* Efficacy of oral erythromycin for treatment of feeding intolerance in preterm infants. *J Pediatr* 2006; **148:** 600–605.
12. Patole S, *et al.* Erythromycin as a prokinetic agent in preterm neonates: a systematic review. *Arch Dis Child Fetal Neonatal Ed* 2005; **90:** F301–F306.
13. Ng E, Shah VS. Erythromycin for the prevention and treatment of feeding intolerance in preterm infants. Available in The Cochrane Database of Systematic Reviews; Issue 3. Chichester: John Wiley; 2008 (accessed 14/07/09).
14. Tanis AA, *et al.* Side-effects of oral erythromycin for treatment of diabetic gastroparesis. *Lancet* 1993; **342:** 1431.

呼吸系统疾病 除已确定的抗菌作用外，14-元大环内酯类（如克拉霉素、红霉素和罗红霉素）和15-元大环内酯类（如阿奇霉素）也有免疫调节和抗炎作用，可以用于治疗呼吸系统疾病，包括哮喘（第1072页）、支气管扩张、慢性阻塞性肺疾病（第1075页）、囊性纤维化（第157页）、脱屑性间质性肺炎、弥散性泛细支气管炎和鼻窦炎（第183页）[1～6]。然而，一项系统性综述[7]认为没有足够证据支持或反对使用大环内酯类治疗慢性哮喘，尽管一些临床资料表明其有一定治疗作用；不推荐采用常规治疗，对此尚需进一步的研究。一项关于大环内酯类治疗囊性纤维化的系统性综述[8]发现，与安慰剂相比，使用阿奇霉素6个月可使呼吸功能有小的但显著的改善；其他大环内酯类的效果尚不清楚，还需进一步研究。一项随机双盲安慰剂对照研究[9]，评估了口服阿奇霉素每周3次持续12个月来治疗儿童的囊性纤维化，报道显示因肺部症状恶化需用抗菌药物治疗的人数显著减少，甚至没有出现铜绿假单胞菌感染。阿奇霉素还被研究[10～12]用于治疗肺移植患者的阻塞性细支气管炎（第1733页），虽然作用仍然不确定。

1. Gotfried MH. Macrolides for the treatment of chronic sinusitis, asthma, and COPD. *Chest* 2004; **125** (suppl 2): 52S–61S.
2. Rubin BK, Henke MO. Immunomodulatory activity and effectiveness of macrolides in chronic airway disease. *Chest* 2004; **125** (suppl 2): 70S–78S.
3. Schultz MJ. Macrolide activities beyond their antimicrobial effects: macrolides in diffuse panbronchiolitis and cystic fibrosis. *J Antimicrob Chemother* 2004; **54:** 21–8.
4. King P. Is there a role for inhaled corticosteroids and macrolide therapy in bronchiectasis? *Drugs* 2007; **67:** 965–74.
5. Knyazhitskiy A, *et al.* Beneficial response to macrolide antibiotic in a patient with desquamative interstitial pneumonia refractory to corticosteroid therapy. *Chest* 2008; **134:** 185–7.
6. Giamarellos-Bourboulis EJ. Macrolides beyond the conventional antimicrobials: a class of potent immunomodulators. *Int J Antimicrob Agents* 2008; **31:** 12–20.
7. Richeldi L, *et al.* Macrolides for chronic asthma. Available in the Cochrane Database of Systematic Reviews; Issue 4. Chichester: John Wiley; 2005 (accessed 02/03/07).
8. Southern KW, *et al.* Macrolide antibiotics for cystic fibrosis. Available in the Cochrane Database of Systematic Reviews; Issue 2. Chichester: John Wiley; 2004 (accessed 02/03/07).
9. Clement A, *et al.* Long term effects of azithromycin in patients with cystic fibrosis: a double blind, placebo controlled trial. *Thorax* 2006; **61:** 895–902.
10. Gottlieb J, *et al.* Long-term azithromycin for bronchiolitis obliterans syndrome after lung transplantation. *Transplantation* 2008; **85:** 36–41.
11. Porhownik NR, *et al.* Effect of maintenance azithromycin on established bronchiolitis obliterans syndrome in lung transplant patients. *Can Respir J* 2008; **15:** 199–202.
12. Fietta AM, Meloni F. Lung transplantation: the role of azithromycin in the management of patients with bronchiolitis obliterans syndrome. *Curr Med Chem* 2008; **15:** 716–23.

皮肤病 *痤疮* 红霉素可以局部使用或口服用于治疗痤疮（第1505页）。如果过氧苯甲酰化物无效或不能耐受，可局部使用红霉素治疗轻度痤疮。对于严重的痤疮，红霉素局部使用也可以作为辅助治疗。红霉素和醋酸锌的复合制剂比局部单用红霉素[1]或口服红霉素[2]更有效。但是，皮肤菌株的耐药性增加是一个日益严峻的问题。过氧苯甲酰和红霉素联合治疗有助于防止抗菌药耐药变异株的出现[3,4]，并且比局部单用克林霉素更有效[5]。也尝试过与壬二酸的联合用药[6]。也可以在抗菌治疗的过程中短期使用过氧苯甲酰，这有利于清除已筛选出的耐药菌株[7]。局部使用抗菌药的时间应不超过需要的疗程（虽然治疗时间应不短于6个月），若需进一步治疗应选择同样的药物，应避免使用不同的口服或局部抗菌药物及循环使用抗菌药[7]。

口服红霉素和四环素也已用于中度痤疮。但是，由于丙酸杆菌对红霉素的耐药率增加，疗效不佳，这类药物应保留用于不适合选用其他抗菌药的患者。

1. Habbema L, *et al.* A 4% erythromycin and zinc combination (Zineryt®) versus 2% erythromycin (Eryderm®) in acne vulgaris: a randomized, double-blind comparative study. *Br J Dermatol* 1989; **121:** 497–502.
2. Stainforth J, *et al.* A single-blind comparison of topical erythromycin/zinc lotion and oral minocycline in the treatment of acne vulgaris. *J Dermatol Treat* 1993; **4:** 119–22.
3. Eady EA, *et al.* Effects of benzoyl peroxide and erythromycin alone and in combination against antibiotic-sensitive and -resistant skin bacteria from acne patients. *Br J Dermatol* 1994; **131:** 331–6.
4. Eady EA, *et al.* The effects of acne treatment with a combination of benzoyl peroxide and erythromycin on skin carriage of erythromycin-resistant propionibacteria. *Br J Dermatol* 1996; **134:** 107–13.
5. Packman AM, *et al.* Treatment of acne vulgaris: combination of 3% erythromycin and 5% benzoyl peroxide in a gel compared to clindamycin phosphate lotion. *Int J Dermatol* 1996; **35:** 209–11.
6. Pazoki-Toroudi H, *et al.* Combination of azelaic acid 5% and erythromycin 2% in the treatment of acne vulgaris. *J Dermatolog Treat* 2010; **21:** 212–16.
7. Eady EA, *et al.* Antibiotic resistant propionibacteria in acne: need for policies to modify antibiotic usage. *BMJ* 1993; **306:** 555–6.

制剂

BP 2010: Erythromycin and Zinc Acetate Lotion; Erythromycin Estolate Capsules; Erythromycin Ethyl Succinate Oral Suspension; Erythromycin Ethyl Succinate Tablets; Erythromycin Lactobionate Intravenous Infusion; Erythromycin Stearate Tablets; Gastro-resistant Erythromycin Capsules; Gastro-resistant Erythromycin Tablets;

USP 33: Erythromycin and Benzoyl Peroxide Topical Gel; Erythromycin Delayed-release Capsules; Erythromycin Delayed-release Tablets; Erythromycin Estolate and Sulfisoxazole Acetyl Oral Suspension; Erythromycin Estolate Capsules; Erythromycin Estolate for Oral Suspension; Erythromycin Estolate Oral Suspension; Erythromycin Estolate Tablets; Erythromycin Ethylsuccinate and Sulfisoxazole Acetyl for Oral Suspension; Erythromycin Ethylsuccinate for Oral Suspension; Erythromycin Ethylsuccinate Injection; Erythromycin Ethylsuccinate Oral Suspension; Erythromycin Ethylsuccinate Tablets; Erythromycin Lactobionate for Injection; Erythromycin Ointment; Erythromycin Ophthalmic Ointment; Erythromycin Pledgets; Erythromycin Stearate Tablets; Erythromycin Tablets; Erythromycin Topical Gel; Erythromycin Topical Solution; Sterile Erythromycin Ethylsuccinate; Sterile Erythromycin Gluceptate; Sterile Erythromycin Lactobionate.

专利制剂

Arg.: Algiderm; Ambamida†; Atlamicin; Clarex; Eri; Erigrand; Erisine; Erisol; Erit; Eritroderm; Eritrofarm; Eritromed; Eryacne; Eryfluid; Etisux; Iloticina; Ingelets†; Kitacne; Oftalmolets; Pantomicina; Pentoclave; Stiemycin; Toperit; Trixne; Wemid; ***Austral.:*** E-Mycin; EES; Eryacne; Eryc; Eryhexal†; Erythrocin; ***Austria:*** Akne Cordes; Aknemycin†; Eryaknen; Erybesan†; Eryhexal†; Erystad; Erythrocin; Meromycin; Stiemycine; ***Belg.:*** Acneryne; Aknemycin; Eryderm†; Erythrocine; Erythroforte; Inderm; Stimycine; ***Braz.:*** Amplobid†; Eribiotic; Erimicina†; Eripan†; Eritax†; Eritrex; Eritril†; Eritrin†; Eritrovit†; Eryacnen; Ilocin†; Ilosone; Kanazima; Lisotran†; Lisotrex†; Ortociclina†; Pantomicina; Rubromicin†; Siftrex†; Stiemycin; Valmicin; ***Canad.:*** Ak Mycin; Apo-Erythro; Diomycin; EES; Erybid; Eryc; Erysol; Erythro; Erythrocin; Novo-Rythro; PCE; ***Chile:*** Cinactiv; Eryacnen; Erypark†; Gelerit; Labocne†; Mercina; Pantomicina; ***Cz.:*** Aknefug-EL; Aknemycin; Emu-V†; Eryfluid; Erythrocin†; Erythroskid†; Meromycin†; Monomycin†; ***Denm.:*** Abboticin; Erycin; Escumycin; Hexabotin; ***Fin.:*** Abboticin; Ermysin; ***Fr.:*** Abboticine; Egery; Ery; Eryacne; Eryfluid; Erythrocine; Erythrogel; Stimycine; ***Ger.:*** Akne

Cordes†; Aknederm Ery; Aknefug-EL; Aknemycin; Ery; Ery-Diolan; Eryaknen; Erybeta; Erycinum; Erydermec; Eryhexal; Erysec†; Erythro; Erythro-Hefa†; Erythrocin†; Hydrodermed†; Inderm; InfectoMycin; Monomycin†; Paediathrocin†; Sanasepton; Stiemycine; ***Gr.:*** Acne Hermal; Dankit; Eryacne; Erycream; Erygel; Erymyk; Erythrocin; Erythrogel; Erythropen; Erythroskin; Lederpax; Rotacin; Roug-Mycin; ***Hong Kong:*** Aknemycin†; Apo-Erythro†; E-Mycin; EES†; Erismycine; Erogran; Erotab; Erymycin; Erythro; Erythrocin†; Oracin; Rycin; Stiemycin; ***Hung.:*** Aknefug-EL; Aknemycin; Davercin; Eryc†; Erythrotrop; Meromycin; ***India:*** Acnesol; Althrocin; Calthrox; E-Mycin; Eltocin; Erycin; Erycip; Erysafe†; Erythrocin; Okamycin; ***Indon.:*** Cetathrocin†; Corsatrocin; Dothrocyn; Duramycin†; EES†; Erphathrocin; Erycoat; Eryderm; Erymed; Erysanbe; Erythrin; Erythrocin; Jeracin; Narlecin; Opithrocin; Pharothrocin; ***Irl.:*** Erymax; Erythrocin; Erythroped; Primacine; Stiemycin; ***Israel:*** Acnetrim; Aknemycin; Eryc†; Erythro-Teva; Erythrocin; ***Ital.:*** Eritrocina; Eryacne; Lauromicina; ***Malaysia:*** Aknemycin†; EES; Erycin; Eryderm; Eryped†; Eryson; Erythrocin†; Oftalmolosa Cusi; Sathrocin; Stiemycin; ***Mex.:*** Apo-Trina; Benitrom†; Bestocin; Biotril; E-Trocima-P†; Eribec; Eriber; Erisuspen; Eritrerba†; Eritrolat; Eritropharma; Eritroquim†; Eritrosol; Eritrovier; Eritrowel; Eryacnen; Eryderm; Erylar; Examycin†; Iliocin; Ilosin; Ilosone; Iqfamicina; Lantrom; Latotryd; Lauricin; Laurimicina†; Lauritran; Optomicin; Pantomicina; Pertrosom; Procephal; Promicin; Quimolauril; Sansacne; Stiemycin; T-Stat; Tropharma; Verytracin†; Witromin; ***Neth.:*** Aknemycin; Eryacne; Eryderm; Erythrocine; Erytrolyve; Inderm; Stiemycin; ***Norw.:*** Abboticin; Ery-Max; ***NZ:*** E-Mycin; EES; Era; Eryacne; Erythrocin; Stiemycin; ***Philipp.:*** Aldricin; Ery-Max†; Ery-V; Erycar; Erylide; Erythrocin; Fildrocin; Ilosone; Medripol; Optryl; Pertustat; Romaxin; Sansacne; Sorestin; Stiemycin; Upperzin; ***Pol.:*** Aknemycin; Davercin; ***Port.:*** Akne-Mycin; Clinac; Eritina†; Eritrazon; Eritrocel; Eritrocina; Eryc†; Eryfluid; ESE; ***S.Afr.:*** Acu-Erylate S†; Betamycin; Eromel†; Erycette†; Eryderm†; Eryko; Erymycin; Erystat†; Erythrocin†; Estomycin†; Ilosone†; Ilotycin TS; Purmycin; Rubimycin†; Spectrasone; Stiemycin; Xeramel†; ***Singapore:*** Aknemycin; EES; Erotab; Eryacne; Eryderm; Eryped; Eryson; Erythrocin†; Ranthrocin; Stiemycin; T-Stat†; ***Spain:*** Bronsema; Deripil; Eridosis; Eritrogobens; Eritroveinte; Euskin; Lagarmicin; Lederpax†; Loderm; Pantodrin†; Pantomicina; ***Swed.:*** Abboticin; Ery-Max; ***Switz.:*** Akne-Mycin; Aknilox; Erios; Eryaknen; Eryderm; Erythrocine; Karex†; Stiemycine†; ***Thai.:*** E S; Elocin†; Erathrom; Ericin; Erimit; Erimycin; Ery-Tab†; Eryacne; Erycin; Erycon; Erymin; Eryo; Erypac; Erysate; Erysil†; Eryth-mycin; Erythorate; Erythrocin†; Erythromed; Erytomin; Etrola†; Etrolate†; Ilosone; Malocin; Medthrocin; Pocin†; Redrocin†; Rintacap; Rintacin; Rythocin; Servitrocin; Stacin; Stiemycin; Suthrocin; Tomcin; ***Turk.:*** Aknilox; Erimicin; Eritro; Eritrosif; Eryacne; Erythrocin; ***UAE:*** Eromycin; ***UK:*** Eryacne; Erymax; Erythrocin; Erythroped; Rommix†; Stiemycin; Tiloryth; ***USA:*** Akne-Mycin; ATS; Del-Mycin; E-Base; E-Mycin; EES; Emgel†; Eramycin; Ery-Tab; Eryc†; Erycette; Eryderm; Erygel; Erymax†; Eryped; Erythrocin; Ilosone†; Ilotycin†; PCE; Robimycin Robitabs; ***Venez.:*** Eritimix†; Eritroped†; Eritrovac†; Eryacne; Ilosone; Iloticina†; Inderm; Laurimicina†; Leda-Rix; Pantomicina; Yisadin.

多组分制剂 ***Arg.:*** Acneout†; Acnepas E; Benzamycin†; Clarex Compuesto; Ecnagel E; Erimicin; Eristin; Eritrobron; Kitacne AR†; Kitacne PB†; Pantomucol†; Pentoclave Combi; Peroximicina; Stievamycin; Tratacne; Zineryt; ***Austria:*** Aknemycin compositum; Isotrexin†; ***Belg.:*** Benzamycin; Zineryt; ***Braz.:*** Benzac Eritromicina†; Eritrex A; Isotrexin; ***Canad.:*** Benzamycin; Pediazole; Stievamycin; ***Chile:*** Benzac Plus; Bioquin; Dermodan Plus; Erimicin; Erylik; Stievamycin; ***Cz.:*** Aknemycin Plus; Isotrexin; Zineryt; ***Fr.:*** Antibiotrex; Erylik; Pediazole; ***Ger.:*** Aknemycin; Aknemycin Plus; Ecolicin; Isotrexin; Zineryt; ***Gr.:*** Benzamycin; Erybenz; Pediazole; Zarcad; ***Hong Kong:*** Benzamycin†; Erylik; ***Hung.:*** Isotrexin; Zineryt; ***Indon.:*** Erymed Plus; ***Irl.:*** Benzamycin†; Isotrexin; Zineryt; ***Israel:*** Aknemycin; Aknemycin Plus; Benzamycin; Pediazole; ***Ital.:*** Isotrexin; Lauromicina; Zineryt; ***Malaysia:*** Aknemycin Plus†; Efasol; ***Mex.:*** Benzac Plus†; Benzamycin†; Bisolvon E; Eriwest; Pantobron; Pediazole; Quimobrom; Stievamycin; ***Neth.:*** Zineryt; ***NZ:*** Antibiotic Simplex; ***Philipp.:*** Elicocin; ***Pol.:*** Aknemycin Plus; Isotrexin; Zineryt; ***Port.:*** Isotrexin; Zineryt; ***Rus.:*** Isotrexin (Изотрексин); Zineryt (Зинерит); ***S.Afr.:*** Benzamycine†; Zineryt; ***Singapore:*** Aknemycin Plus; Benzamycin; Isotrexin; ***Spain:*** Bronsema Expectorante†; Isotrex Eritromicina; Loderm Retinoico; Tosdiazina†; Zineryt; ***Switz.:*** Akne-Mycin; ***Thai.:*** Isotrexin; ***Turk.:*** Benzamycin; Eritretin; Isotrexin; ***UK:*** Aknemycin Plus; Benzamycin†; Isotrexin; Zineryt; ***Ukr.:*** Isotrexin (Изотрексин); Macrotussin (Макротуссин); Zineryt (Зинерит); ***USA:*** Benzamycin; Eryzole†; Pediazole†; ***Venez.:*** Pediazole†.

Ethambutol Hydrochloride (*BANM*, *USAN*, *rINNM*) 盐酸乙胺丁醇

CL-40881; Etambutol Hidroklorür; Etambutol-hidroklorid; Etambutolhydroklorid; Etambutolihydrokloridi; Etambutolio hidrochloridas; Etambutolu chlorowodorek; Éthambutol, chlorhydrate d'; Ethambutol-dihydrochlorid; Ethambutoli Dihydrochloridum; Ethambutoli hydrochloridum; Hidrocloruro de etambutol. (*S*,*S*)-*N*,*N'*-Ethylenebis(2-aminobutan-1-ol) dihydrochloride.

Этамбутола Гидрохлорид

$C_{10}H_{24}N_2O_2$,2HCl = 277.2.

CAS — 74-55-5 (ethambutol); 1070-11-7 (ethambutol hydrochloride).

ATC — J04AK02.

ATC Vet — QJ04AK02.

UNII — QE4VW5FO07.

(ethambutol)

Pharmacopoeias. In *Chin.*, *Eur.* (see p.vii), *Int.*, *Jpn*, *US*, and *Viet.*

Ph. Eur. 6.8 (Ethambutol Hydrochloride) 白色或类白色结晶性粉末。易溶于水；溶于乙醇。2%水溶液的pH值为3.7～4.0。贮藏于密闭容器中。

USP 33 (Ethambutol Hydrochloride) 白色结晶性粉末。易溶于水；溶于乙醇和甲醇；微溶于氯仿和乙醚。

不良反应和处置

乙胺丁醇最重要的不良反应是球后视神经炎，可引起视力下降，视野缩小，出现中央或周围暗点以及红绿色盲。可导致单眼或双眼受累。视力受损的程度与治疗剂量及疗程有关，每日剂量达到25mg/kg，疗程不短于2个月，出现毒性反应的概率增大。视力恢复通常需要几周至几个月时间，少数患者需要一年甚至更长，部分患者终生不能恢复。极少出现视网膜出血。

肾脏清除尿酸盐减少和急性痛风很少出现。

可能出现皮疹、瘙痒、白细胞减少、发热、关节疼痛等超敏反应，但发生率较低。其他不良反应包括精神错乱、定向力障碍、幻觉、头痛、头晕、抑郁、黄疸或暂时的肝功异常、周围神经炎、血小板减少症、肺浸润、嗜酸性粒细胞增多、胃肠道紊乱（如恶心、呕吐、食欲减退和腹痛）。

在动物中曾观察到有致畸作用（还可见下文**注意事项**）。

超剂量给药后，乙胺丁醇的血药浓度可以通过血液透析或腹膜透析降低。

对血液的影响 据报道，一例使用乙胺丁醇、异烟肼和利福平的患者出现中性粒细胞减少[1]，分别再次给药后，每种药物都引起中性粒细胞减少。另一名患者在使用多种抗结核药治疗后出现嗜酸性粒细胞增多、中性粒细胞减少，停药后再使用乙胺丁醇再次出现，该反应与乙胺丁醇有关[2]。一名患者在使用多种药物治疗粟粒性结核8周后出现皮疹、嗜酸性粒细胞增多及肺浸润。再激发试验证实了此不良反应事件是由乙胺丁醇引起[3]。有2例关于乙胺丁醇引起血小板减少的报道[4,5]。

1. Jenkins PF, *et al.* Neutropenia with each standard antituberculosis drug in the same patients. *BMJ* 1980; **280:** 1069–70.
2. Wong CF, Yew WW. Ethambutol-induced neutropenia and eosinophilia. *Chest* 1994; **106:** 1638–9.
3. Wong PC, *et al.* Ethambutol-induced pulmonary infiltrates with eosinophilia and skin involvement. *Eur Respir J* 1995; **8:** 866–8.
4. Rabinovitz M, *et al.* Ethambutol-induced thrombocytopenia. *Chest* 1982; **81:** 765–6.
5. Prasad R, Mukerji PK. Ethambutol-induced thrombocytopaenia. *Tubercle* 1989; **70:** 211–12.

对中枢神经系统的影响 一名HIV感染晚期的40岁男性患者口服乙胺丁醇治疗鸟分枝杆菌复合感染，2周内出现快速认知下降、幻觉和妄想；停药后症状消失[1]。

1. Martin SJ, Bowden FJ. Ethambutol toxicity manifesting as acute onset psychosis. *Int J STD AIDS* 2007; **18:** 287–8.

对眼的影响 已有对于乙胺丁醇眼毒性的综述[1~3]。一份综述显示[1]，在使用乙胺丁醇超过2个月的情况下，日剂量大于35mg/kg的患者球后神经炎的发病率为18%，日剂量为25mg/kg者发病率减少为5%～6%，日剂量为15mg/kg者发病率低于1%。更早的研究发现，在2184例使用乙胺丁醇（剂量不高于25mg/kg）的患者中，有10例出现眼部不良反应，但这10例患者中仅少数有自觉症状[4]。其中9例在治疗第二个月后出现视力变化。在另一项研究中，928名仅使用乙胺丁醇治疗2个月的患者均没有出现眼毒性。一项前瞻性研究[5]发现，在229名使用乙胺丁醇治疗鸟分枝杆菌复合肺病的患者中，每日给药的患者比间歇给药（每周3次）的患者更易出现眼毒性。

短期使用乙胺丁醇通常是安全的，导致长期失明的视力损害极少发生[6]；这是否是特异质反应值得怀疑。快速发生的可逆性视力损害可能出现[7]。

乙胺丁醇所致的视力缺陷在停药后可恢复。

1. Chan RYC, Kwok AKH. Ocular toxicity of ethambutol. *Hong Kong Med J* 2006; **12:** 56–60.
2. Fraunfelder FW, *et al.* Update on ethambutol optic neuropathy. *Expert Opin Drug Safety* 2006; **5:** 615–8.
3. Vistamehr S, *et al.* Ethambutol neuroretinopathy. *Semin Ophthalmol* 2007; **22:** 141–6.
4. Citron KM, Thomas GO. Ocular toxicity from ethambutol. *Thorax* 1986; **41:** 737–9.
5. Griffith DE, *et al.* Ethambutol ocular toxicity in treatment regimens for Mycobacterium avium complex lung disease. *Am J Respir Crit Care Med* 2005; **172:** 250–3.
6. Karnik AM, *et al.* A case of ocular toxicity to ethambutol—an idiosyncratic reaction? *Postgrad Med J* 1985; **61:** 811–13.
7. Schild HS, Fox BC. Rapid-onset reversible ocular toxicity from ethambutol therapy. *Am J Med* 1991; **90:** 404–6.

对肾脏的影响 据报道，有5例患者使用乙胺丁醇和异烟肼后出现间质性肾炎[1,2]；3例还使用了其他抗分枝杆菌药。在另一例病例中，患者出现间质性肾炎后继发急性肾功能衰竭[3]。

1. Collier J, *et al.* Two cases of ethambutol nephrotoxicity. *BMJ* 1976; **2:** 1105–6.
2. Stone WJ, *et al.* Acute diffuse interstitial nephritis related to chemotherapy of tuberculosis. *Antimicrob Agents Chemother* 1976; **10:** 164–72.
3. García-Martín F, *et al.* Acute interstitial nephritis induced by ethambutol. *Nephron* 1991; **59:** 679–80.

对肝脏的影响 在抗结核治疗的早期，短暂的肝功能异常经常出现，但这与乙胺丁醇无关，而与其他抗结核药相关。英国CSM报道，乙胺丁醇与利福平、异烟肼、吡嗪酰胺相比，更少引起肝毒性[1]，当患者由于药物的肝脏毒性不能耐受标准治疗方案时，可选用含乙胺丁醇的治疗方案[1~3]。

1. Ormerod LP, *et al.* Hepatotoxicity of antituberculosis drugs. *Thorax* 1996; **51:** 111–13.
2. Joint Tuberculosis Committee of the British Thoracic Society. Chemotherapy and management of tuberculosis in the United Kingdom: recommendations 1998. *Thorax* 1998; **53:** 536–48. [Although these guidelines were replaced by ones issued by NICE in 2006 the latter do not *"explain tuberculosis or its treatment in detail"* and therefore reference to the earlier guidelines has been retained]
Also available at: http://www.brit-thoracic.org.uk/Portals/0/Clinical%20Information/Tuberculosis/Guidelines/Chemotherapy.pdf (accessed 29/07/08)
3. American Thoracic Society, CDC, and the Infectious Diseases Society of America. Treatment of tuberculosis. *MMWR* 2003; **52** (RR-11): 1–77. Also available at: http://www.cdc.gov/mmwr/PDF/rr/rr5211.pdf (accessed 03/10/07) Correction. *ibid.* 2005; **53:** 1203. [dose]

对皮肤的影响 使用乙胺丁醇可能出现中毒性表皮坏死松解症[1]及苔藓状[2]或多形红斑药疹[3]。迟发型超敏反应也有报道[4]。注册药品信息注意到也可能发生Stevens-Johnson综合征及皮疹。

1. Pegram PS, *et al.* Ethambutol-induced toxic epidermal necrolysis. *Arch Intern Med* 1981; **141:** 1677–8.
2. Grossman ME, *et al.* Lichenoid eruption associated with ethambutol. *J Am Acad Dermatol* 1995; **33:** 675–6.
3. Kurokawa I, *et al.* Erythema multiforme-type drug eruption due to ethambutol with eosinophilia and liver dysfunction. *Int J Antimicrob Agents* 2003; **21:** 596–7.
4. Bakkum RSLA, *et al.* Delayed-type hypersensitivity reaction to ethambutol and isoniazid. *Contact Dermatitis* 2002; **46:** 359.

高尿酸血症 在一项对照研究中，71名患者口服乙胺丁醇（每日20mg/kg），同时服用其他的抗分枝杆菌药，66名患者出现血清尿酸浓度增高，主要发生在治疗的头2周[1]。一名患者出现关节痛，另一名患者出现急性痛风性关节炎。60名只使用其他抗分枝杆菌药的患者血清尿酸浓度没有发生变化。

1. Khanna BK, Gupta VP. Ethambutol-induced hyperuricaemia. *Tubercle* 1984; **65:** 195–9.

注意事项

对于有视神经炎的患者，不能使用乙胺丁醇。对于有视力缺陷的患者和老年人，应谨慎使用；对于难以评价视力变化的儿童，也应谨慎使用（详见**儿童**部分）。在使用乙胺丁醇前最好进行视力检查，有人认为在治疗过程中也应常规检查视力，尤其是儿童。应建议患者及时汇报视力变化，并在视力评估期间停止使用乙胺丁醇。

对于肾功不全的患者，乙胺丁醇的剂量应减少，并根据血浆浓度调整剂量。*BNF 59* 推荐，峰浓度2～6mg/L，谷浓度低于1mg/L。

乙胺丁醇可能导致痛风发作。

虽然乙胺丁醇能透过胎盘并在动物中有致畸作用，但尚未证实其对人产生这种不良反应。通常认为其治疗结核的好处大于对孕妇可能潜在的危险。

哺乳 乙胺丁醇在母乳中的浓度与血浆浓度相似。不过，没有发现服用乙胺丁醇的母亲所喂养的婴儿出现不良反应，American Academy of Pediatrics认为[1]服用乙胺丁醇期间可以哺乳。

1. American Academy of Pediatrics. The transfer of drugs and other chemicals into human milk. *Pediatrics* 2001; **108:** 776–89. [Retired May 2010] Correction. *ibid.*; 1029. Also available at: http://aappolicy.aappublications.org/cgi/content/full/pediatrics%3b108/3/776 (accessed 03/10/07)

儿童 由于难以评价视力变化，*BNFC 2009* 建议对于5岁以下及不能正确报告视力变化的儿童应谨慎使用，而美国已建议对13岁以下的儿童不使用乙胺丁醇。

一位作者对儿童使用乙胺丁醇的病例进行回顾性研究，指出对5岁及5岁以上的患儿不需要格外警惕，对于年龄更小的患儿也不必过分担心其不良反应[1]。另一项回顾性研究表明，其视力损害并非突出问题，但中枢神经系统感染的患者应避免使用[2]。一篇文献综述[3]显示儿童使用乙胺丁醇的日剂量为15～30mg/kg时基本没有眼毒性。由此认为当乙胺丁醇日剂量为20mg/kg（15～25mg/kg）或为30mg/kg每周3次时，所有年龄的儿童都可安全使用。

1. Trébucq A. Should ethambutol be recommended for routine treatment of tuberculosis in children? A review of the literature. *Int J Tuberc Lung Dis* 1997; **1:** 12–15.
2. Graham SM, *et al.* Ethambutol in tuberculosis: time to reconsider? *Arch Dis Child* 1998; **78:** 274–8.
3. WHO. *Ethambutol efficacy and toxicity: literature review and recommendations for daily and intermittent dosage in children.* Geneva: WHO, 2006. Available at: http://whqlibdoc.who.int/hq/2006/WHO_HTM_TB_2006.365_eng.pdf (accessed 03/10/07)

抗菌作用

乙胺丁醇对结核分枝杆菌及一些其他分枝杆菌有效。如果单独使用，结核分枝杆菌将迅速产生耐药。

药动学

口服乙胺丁醇约80%经胃肠道吸收。食物不会显著影响其吸收（详见下文**生物利用度**）。单次给药25mg/kg，4h后血浆峰浓度达5mg/L，24h内浓度不低于1mg/L。

乙胺丁醇可分布于多数组织，包括肺、肾和红细胞。当脑脊膜炎症时，10%～50%可进入脑脊液。据报道，乙胺丁醇可透过胎盘并分布到母乳。口服后的消除半衰期3～4h。

乙胺丁醇在肝脏部分代谢为乙醛和二羟酸衍生物，失活后经尿排泄。大部分药物在24h内在尿液中以原形出现，8%～15%变成失活的代谢产物。约20%以原形通过粪便排泄。

生物利用度 虽然通常认为食物不影响乙胺丁醇的吸收，但是一项14例健康受试者的研究表明[1]，与高脂肪餐或抗酸药同时服用可能延迟吸收后致峰浓度降低。

1. Peloquin CA, *et al.* Pharmacokinetics of ethambutol under fasting conditions, with food, and with antacids. *Antimicrob Agents Chemother* 1999; **43:** 568–72.

HIV感染患者 感染HIV和结核病的患者可能会对乙胺丁醇和其他抗结核药吸收不良，易引起获得性耐药，并使抗结核效果减弱。关于HIV感染患者对抗结核药的吸收，详见**利福平**，第311页。

妊娠和哺乳 乙胺丁醇可透过胎盘，在胎儿组织中的浓度至少是母体血浆浓度的74.5%[1]。乙胺丁醇可分布在母乳中，其浓度与血浆浓度相似[2]。

1. Holdiness MR. Transplacental pharmacokinetics of the antituberculosis drugs. *Clin Pharmacokinet* 1987; **13:** 125–9.
2. Snider DE, Powell KE. Should women taking antituberculosis drugs breast-feed? *Arch Intern Med* 1984; **144:** 589–90.

用途和用法

乙胺丁醇和其他抗结核药共同用于治疗肺结核和肺外结核（第187页），从而减少其他药物耐药株的产生。也可作为治疗非结核分枝杆菌感染（第172页）方案的组成部分。

在治疗结核中，乙胺丁醇盐酸盐，通常在治疗的最初8周与异烟肼、利福平和吡嗪酰胺一起使用，有时一起继续使用。15mg/kg口服，每日1次；或30mg/kg，每周3次。对于曾使用过抗分枝杆菌药治疗的患者，乙胺丁醇的初始剂量为25mg/kg，60天后减至每日15mg/kg。

儿童用药剂量，详见下文。用于肾损害患者时，根据血药浓度调整剂量（见上文**注意事项**）。

为增加患者顺应性且避免单一疗法，已推出了固定剂量复合制剂，还可减少获得耐药性的风险。一些国家已有的复合制剂包括乙胺丁醇和异烟肼，利福平和异烟肼，或异烟肼、利福平和吡嗪酰胺。

1. Anonymous. Ethambutol. *Tuberculosis (Edinb)* 2008; **88:** 102–5.

儿童用法 为治疗婴儿、儿童的及青少年结核病，American Academy of Pediatrics[1]建议口服乙胺丁醇每日20～25mg/kg或50mg/kg（最大剂量2.5g），每周2次。

对新生儿先天获得性结核病，*BNFC 2009* 推荐剂量为15mg/kg，每日1次。对1个月以上儿童，建议初始治疗阶段剂量为15mg/kg，每日1次；或30mg/kg，每周3次，持续2个月。

还可见上文**注意事项**项下**儿童**。

1. American Academy of Pediatrics. *2009 Red Book: Report of the Committee on Infectious Diseases,* 28th ed. Elk Grove Village, Illinois, USA: American Academy of Pediatrics, 2009.

制剂

BP 2010: Ethambutol Tablets;
USP 33: Ethambutol Hydrochloride Tablets; Rifampin, Isoniazid, Pyrazinamide, and Ethambutol Hydrochloride Tablets.

专利制剂

Austral.: Myambutol; ***Austria:*** Etibi; Myambutol; ***Belg.:*** Myambutol; ***Canad.:*** Etibi; ***Cz.:*** Sural; ***Denm.:*** Myambutol; ***Fin.:*** Oributol; ***Fr.:*** Myambutol; ***Ger.:*** EMB; Myambutol; ***Gr.:*** Althocin; Blomison; Dexambutol; Myambutol; ***Hong Kong:*** EMB; ***Hung.:*** Sural; ***India:*** Combutol; Myambutol; Mycobact; Mycobutol; Rifacom-EZ; Themibutol; Tibitol; ***Indon.:*** Arsitam; Bacbutol; Cetabutol†; Corsabutol; ETH Ciba†; Parabutol†; Santibi; Tibigon†; Tibitol; ***Ital.:*** Etapiam; Miambutol; ***Mex.:*** Apo-Probutol†; Dovalem; Etadotbal; Tambutec; ***Mon.:*** Dexambutol; ***Neth.:*** Myambutol; ***NZ:*** Myambutol; ***Philipp.:*** Danbutol; E-tol; Holtresis; Odetol; Triambutol; ***Port.:*** Turresis; ***Rus.:*** Ebutol (Эбутол); EMB (ЕМБ); Ethambusin (Этамбусин)†; Ly-Butol (Ли-Бутол); Upbutol (Апбутол)†; ***S.Afr.:*** Purderal†; ***Singapore:*** E-Butol; ***Spain:*** Myambutol; ***Swed.:*** Myambutol†; ***Switz.:*** Myambutol; ***Thai.:*** Etham; Ethbutol; Lambutol; Myrin-P†; Myrin†; Servambutol; Tibitab; Tobutol; ***Turk.:*** Dimbutol; Miambutol; ***Ukr.:*** Inbutol (Инбутол); ***USA:*** Myambutol.

多组分制剂 ***Austria:*** Myambutol-INH†; ***Denm.:*** Rimstar; ***Fin.:*** Rimstar; ***Ger.:*** EMB-INH†; Myambutol-INH†; ***Gr.:*** Myambutol-INH; ***India:*** Akt-3; Akt-4; Bicox-E; Combunex; Coxina-3; Coxina-4; Cx-4; Cx-5; Gocox-4†; Inabutol Forte†; Myconex; RHZ Plus; Rifa E; Wokex-3; Wokex-4; Xeed 3E; Xeed 4; ***Indon.:*** bacbutINH; Erabutol Plus; Meditam-6†; Mycothambin-INH†; Niazitol; Pulna; Rimstar; Santibi Plus; ***Irl.:*** Rimstar; ***Ital.:*** Etanicozid B6; Rimstar; ***Mex.:*** Dotbal; ***Mon.:*** Dexambutol-INH; ***Neth.:*** Rimstar; ***Norw.:*** Rimstar; ***Philipp.:*** 4D; Continukit; Continukit Plus†; Ebutol; Econofix; Econokit; Econokit-MDR; Ethamizid; Ethi 400; Fixcom 3; Fixcom 4; Myrin; Myrin-P; Quadmax; Quadtab; Rimstar; Sthamizide; SVM-Polypac-A†; Tres; Tritab; Viper†; ***Rus.:*** Combitub (Комбитуб); Isocomb (Изокомб); Laslonvita (Ласлонвита); Lomecomb (Ломекомб); Phthizoetham (Фтизоэтам); Protiocomb (Протиокомб); Protub-4 (Протуб-4); Protub-5 (Протуб-5); Protub-Lome (Протуб-Ломе); Protubetham (Протубэтам); Repin B_6 (Репин B_6); Rimstar 4-FDC (Римстар 4-ФДС)†; ***S.Afr.:*** Myrin Plus†; Myrin†; Rifafour; Rimstar; ***Spain:*** Rimstar; ***Swed.:*** Rimstar; ***Switz.:*** Rimstar; ***Thai.:*** Rifafour; Rimstar.

Ethionamide (*BAN*, *USAN*, *rINN*) 乙硫异烟胺

Ethionamid; Éthionamide; Ethionamidum; 2-Ethylthioisonicotinamide; Etionamid; Etionamida; Etionamidas; Etionamide; Etionamidi; 1314-TH. 2-Ethylpyridine-4-carbothioamide.

Этионамид

$C_8H_{10}N_2S$ = 166.2.
CAS — 536-33-4.
ATC — J04AD03.
ATC Vet — QJ04AD03.
UNII — OAY8ORS3CQ.

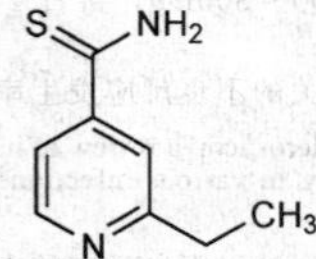

Pharmacopoeias. In *Eur.* (see p.vii), *Int.*, *Jpn*, and *US.*

Ph. Eur. 6.8（Ethionamide） 细小的黄色结晶或黄色结晶性粉末。几乎不溶于水；微溶于乙醇；溶于甲醇。

USP 33（Ethionamide） 亮黄色粉末，轻微的硫化物样气味。微溶于水、氯仿和乙醚；略溶于乙醇和丙烯；溶于甲醇。1%水溶液的pH值为6.0～7.0。贮藏于密闭容器中。

不良反应和处置

许多患者不能耐受治疗剂量的乙硫异烟胺，不得不停止治疗。最常见的不良反应是剂量相关性胃肠道反应，包括恶心、呕吐、腹泻、食欲减退、唾液分泌过多、金属味、口炎和腹痛。可以通过减少剂量、调整用药时间或使用止吐药提高耐受性。

乙硫异烟胺可引起抑郁、焦虑、精神病等精神紊乱。头晕、困倦、头痛、体位性低血压和乏力也偶可发生。并出现外周和视神经病变、复视、视物模糊和糙皮病样综合征。建议使用维生素 B_6 或烟酸治疗或预防神经毒性反应。偶出现肝炎，伴有或不伴黄疸。当乙硫异烟胺与利福平合用时，肝毒性发生的概率增加。

其他不良反应包括超敏反应、血小板减少症和紫癜、脱发、皮炎（包括光敏性皮炎）、内分泌失调、低血糖、伴或不伴甲状腺肿的甲状腺功能减退症。

据报道，在动物中有致畸作用。

对肝脏的影响 乙硫异烟胺或丙硫异烟胺与利福平合用治疗多菌型麻风时，肝脏损害的发生率较高。有报道显示，使用乙硫异烟胺或丙硫异烟胺与利福平、氨苯砜或氯法齐明一起使用的患者，肝炎的发生率为4.5%～5%[1,2]。在这些研究中，肝炎是通过临床判断来诊断的。如果使用实验室检查，则乙硫异烟胺或丙硫异烟胺与利福平、氨苯砜合用发生肝炎的概率为13%[3]，丙硫异烟胺、利福平、氨苯砜、氯法齐明合用发生肝炎的概率是22%[4]。乙硫异烟胺与吡嗪酰胺一起使用发生肝功能异常的概率也较高[5]。

在以上研究中，部分或整个方案是每天使用利福平。使用乙硫异烟胺的患者，同时每月使用一次利福平，肝炎发生率较低；每天使用丙硫异烟胺、异烟肼和氨苯砜的患者，每月使用一次利福平，没有出现肝炎的病例[6]。

1. Pattyn SR, *et al.* Hepatotoxicity of the combination of rifampin-ethionamide in the treatment of multibacillary leprosy. *Int J Lepr* 1984; **52:** 1–6.
2. Pattyn SR, *et al.* Combined regimens of one year duration in the treatment of multibacillary leprosy—II: combined regimens with rifampicin administered during 6 months. *Lepr Rev* 1989; **60:** 118–23.
3. Cartel J-L, *et al.* Hepatitis in leprosy patients treated by a daily combination of dapsone, rifampin, and a thioamide. *Int J Lepr* 1983; **51:** 461–5.
4. Ji B, *et al.* Hepatotoxicity of combined therapy with rifampicin and daily prothionamide for leprosy. *Lepr Rev* 1984; **55:** 283–9.
5. Schless JM, *et al.* The use of ethionamide in combined drug regimens in the re-treatment of isoniazid-resistant pulmonary tuberculosis. *Am Rev Respir Dis* 1965; **91:** 728–37.
6. Ellard GA, *et al.* Long-term prothionamide compliance: a study carried out in India using a combined formulation containing prothionamide, dapsone and isoniazid. *Lepr Rev* 1988; **59:** 163–75.

注意事项

乙硫异烟胺不能用于严重肝功能不良的患者。在使用乙硫异烟胺治疗前和治疗中，应进行肝功能检测。

对患有抑郁或其他精神疾病的患者，应谨慎使用。在糖尿病患者中使用比较困难，在使用过程中，应定期监测血糖、甲状腺功能和视力。

乙硫异烟胺在动物中可致畸。

卟啉病 研究显示乙硫异烟胺在动物体内及活体外可导致卟啉代谢紊乱。因此，对于卟啉病患者，使用乙硫异烟胺不安全。

药物相互作用

使用乙硫异烟胺时，其他抗分枝杆菌药的不良反应可能会增加（详见上文**对肝脏的影响**以及**环丝氨酸**的**药物相互作用**项下，第247页）。

乙醇 有报道，一例患者在过量饮酒后使用乙硫异烟胺出现精神疾病[1]。

1. Lansdown FS, *et al.* Psychotoxic reaction during ethionamide therapy. *Am Rev Respir Dis* 1967; **95:** 1053–5.

抗菌作用

乙硫异烟胺仅对分枝杆菌有效，包括结核分枝杆菌、堪萨斯分枝杆菌、麻风分枝杆菌和某些禽分枝杆菌。

如果单独使用会很快产生耐药性，乙硫异烟胺和丙硫异烟胺呈全交叉耐药。在体外，还发现乙硫异烟胺和异烟肼、氨硫脲有交叉耐药。

药动学

乙硫异烟胺常被制成糖衣片剂，近来还有更稳定的薄膜衣片。两种剂型均易被胃肠道吸收：口服250mg后，糖衣片剂在1.5h后的血浆浓度峰值约为1.5μg/ml的，而薄膜衣片在1h后血浆浓度峰值约为2.16μg/ml。目前尚未研究薄膜衣片的乙硫异烟胺如何分布进入人体组织和体液，但应与糖衣片类似。服用乙硫异烟胺糖衣片后，乙硫异烟胺可广泛分布到人体组织和体液。可透过胎盘和无炎症的脑脊膜，在脑脊液中的浓度与血浆中相等。约30%与血浆蛋白结合。糖衣片剂半衰期为2～3h，薄膜衣片剂为1.92h。乙硫异烟胺可能在肝内代谢产生有活性的亚砜和其他无活性代谢产物，不超过1%以原形由尿液排出。

分布 结核性脑膜炎患儿单次口服15mg/kg或20mg/kg乙硫异烟胺，1.5～2.5h后，脑脊液浓度达峰值[1]。研究者认为可达到有效治疗的浓度范围很宽，但20mg/kg更可能使脑脊液浓度大于2.5μg/ml。

1. Donald PR, Seifart HI. Cerebrospinal fluid concentrations of ethionamide in children with tuberculous meningitis. *J Pediatr* 1989; **115:** 483–6.

用途和用法

乙硫异烟胺是由硫金黄菌素所衍生，可与丙硫异烟胺互换。当结核患者对常用药物耐药时，可使用乙硫异烟胺和其他抗结核药（第187页）一起治疗。也可以在治疗麻风（第168页）时替代氯法齐明，但首选毒性小的药物。

对于耐药结核的治疗，成人剂量为每日口服15～20mg/kg（最大剂量每日1g）。乙硫异烟胺可与食物一起分次口服，也可在晚餐后或睡前单次给药，以便减少胃肠道不良反应。婴幼儿、儿童、青少年的详细剂量，见下文。

治疗麻风的剂量一样。

乙硫异烟胺也可用作直肠栓剂，氢氯化物可由静脉给药。

1. Anonymous. Ethionamide. *Tuberculosis (Edinb)* 2008; **88:** 106–8.

儿童用法 American Academy of Pediatrics[1]建议，治疗婴幼儿、儿童及青少年的抗药结核病可口服乙硫异烟胺每日15～20mg/kg（最大剂量1g），分为2～3次给药。

1. American Academy of Pediatrics. *2009 Red Book: Report of the Committee on Infectious Diseases,* 28th ed. Elk Grove Village, Illinois, USA: American Academy of Pediatrics, 2009.

制剂

USP 33: Ethionamide Tablets.

专利制剂

Gr.: Trecator; ***India:*** Ethide; Myobid; ***Rus.:*** Myobid (Миобид); ***S.Afr.:*** Ethatyl; ***Thai.:*** Eton; ***Turk.:*** Etyomid; ***USA:*** Trecator.

Etimicin Sulfate 硫酸依替米星

Antibiotic 89-07; E-402. 1-N-Ethyl gentamicin C_{1a} sulfate.

$(C_{21}H_{43}N_5O_7)_2,5H_2SO_4$ = 1445.6.

CAS — 59711-96-5 (etimicin); 362045-44-1 (etimicin sulfate).

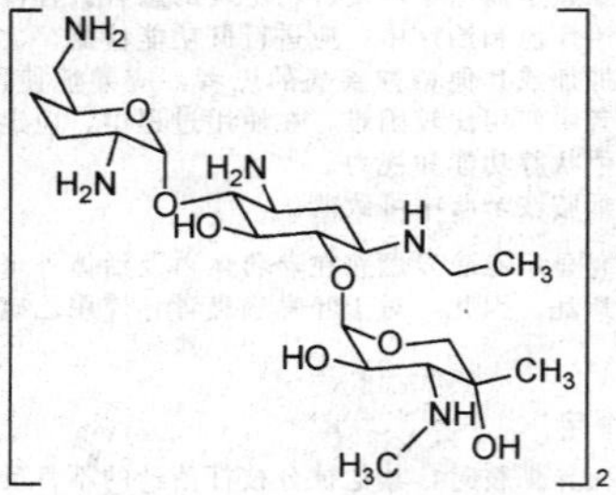

Pharmacopoeias. In *Chin.*

简介

依替米星为庆大霉素 C_{1a} 的衍生物，为氨基糖苷类抗菌药，抗菌作用与庆大霉素类似（第267页）。以其硫酸盐静脉给药。

1. Zhao C, *et al.* A randomized controlled clinical trial on etimicin, a new aminoglycoside antibiotic, versus netilmicin in the treatment of bacterial infections. *Chin Med J (Engl)* 2000; **113:** 1026–30.

Faropenem Sodium (*rINNM*) **法罗培南钠**

ALP-201; Faropenem sódico; Faropénem Sodique; Fropenem Sodium; Furopenem; Natrii Faropenemum; SUN-5555; SY-5555; Wy-49605; YM-044. Sodium (+)-(5R,6S)-6-[(1R)-1-hydroxyethyl]-7-oxo-3-[(2R)-tetrahydro-2-furyl]-4-thia-1-azabicyclo[3.2.0]hept-2-ene-2-carboxylate.

Натрий Фаропенем

$C_{12}H_{14}NaNO_5S$ = 307.3.

CAS — 106560-14-9 (faropenem); 141702-36-5 (faropenem medoxomil); 122547-49-3 (faropenem sodium).

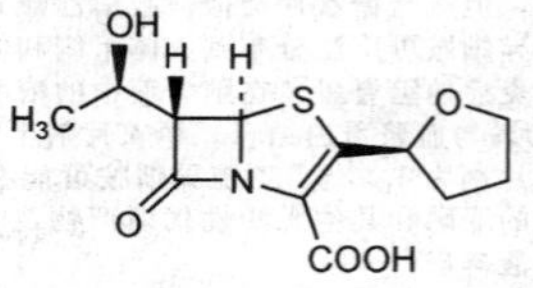

(faropenem)

Pharmacopoeias. *Jpn* includes the hemipentahydrate.

简介

法罗培南是一种青霉烯类抗菌药，是一种经口给药的钠盐，用于治疗敏感菌所致的感染。

正在研究使用法罗培南酯（*USAN*）（A-0026；Bay-56-6854；SUNA0026；SUN-208），用于治疗呼吸道感染、无并发症的皮肤及皮肤软组织感染。注：法罗培南酯也指法罗培南达罗赛特，尽管后者不是 *INN* 命名法。

1. Critchley IA, *et al.* Activities of faropenem, an oral β-lactam, against recent US isolates of Streptococcus pneumoniae, Haemophilus influenzae, and Moraxella catarrhalis. *Antimicrob Agents Chemother* 2002; **46:** 550–5.
2. von Eiff C, *et al.* Comparative in vitro activity of faropenem against staphylococci. *J Antimicrob Chemother* 2002; **50:** 277–80.
3. Milatovic D, *et al.* In vitro activity of faropenem against 5460 clinical bacterial isolates from Europe. *J Antimicrob Chemother* 2002; **50:** 293–9.
4. Wexler HM, *et al.* In vitro activities of faropenem against 579 strains of anaerobic bacteria. *Antimicrob Agents Chemother* 2002; **46:** 3669–75.
5. Jones ME, *et al.* Activity of faropenem, a new furanem, against European respiratory pathogens collected during 2000-2001: a comparison with other beta-lactam agents. *J Antimicrob Chemother* 2003; **51:** 196–9.
6. Gettig JP, *et al.* Faropenem medoxomil. *Ann Pharmacother* 2008; **42:** 80–90.

制剂

专利制剂

Jpn: Farom.

Fleroxacin (*BAN, USAN, rINN*) **氟罗沙星**

AM-833; Fleroksasiini; Fléroxacine; Fleroxacino; Fleroxacinum; Ro-23-6240; Ro-23-6240/000. 6,8-Difluoro-1-(2-fluoroethyl)-1,4-dihydro-7-(4-methyl-1-piperazinyl)-4-oxo-3-quinolinecarboxylic acid.

Флероксацин

$C_{17}H_{18}F_3N_3O_3$ = 369.3.

CAS — 79660-72-3.

ATC — J01MA08.

ATC Vet — QJ01MA08.

UNII — N804LDH51K.

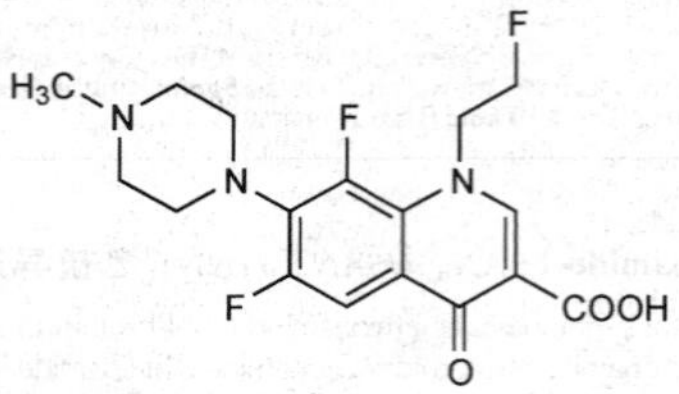

Pharmacopoeias. In *Chin.*

简介

氟罗沙星是一种氟喹诺酮类抗菌药，其作用和用法与环丙沙星（第231页）相似。据报道，其生物利用度更高，半衰期更长。口服给药，用于治疗敏感菌所致感染，剂量通常为 200～300mg，每日 1 次。也可通过静脉输注给药。

与氟罗沙星有关的不良反应发生率相对较高。

1. Balfour JA, *et al.* Fleroxacin: a review of its pharmacology and therapeutic efficacy in various infections. *Drugs* 1995; **49:** 794–850.

不良反应 关于氟罗沙星不良反应的文献[1~3]。

1. Bowie WR, *et al.* Adverse reactions in a dose-ranging study with a new long-acting fluoroquinolone, fleroxacin. *Antimicrob Agents Chemother* 1989; **33:** 1778–82.
2. Geddes AM. Safety of fleroxacin in clinical trials. *Am J Med* 1993; **94** (suppl 3A): 201S–203S.
3. Kimura M, *et al.* Photosensitivity induced by fleroxacin. *Clin Exp Dermatol* 1996; **21:** 46–7.

哺乳 American Academy of Pediatrics[1]指出，使用氟罗沙星与哺乳通常不冲突。但是，在一项研究中[2]，受试妇女每日服用 400mg 氟罗沙星，服药后 48h 内停止哺乳，这项研究指出，尽管母乳喂养的婴儿只吸收了极少剂量（每日最多 10mg）的氟罗沙星，但由于氟罗沙星具有导致婴儿关节病等不良反应的潜在风险，不宜应用于哺乳妇女。

1. American Academy of Pediatrics. The transfer of drugs and other chemicals into human milk. *Pediatrics* 2001; **108:** 776–89. [Retired May 2010] Correction. *ibid.*; 1029. Also available at: http://aappolicy.aappublications.org/cgi/content/full/pediatrics%3b108/3/776 (accessed 26/05/04)
2. Dan M, *et al.* Penetration of fleroxacin into breast milk and pharmacokinetics in lactating women. *Antimicrob Agents Chemother* 1993; **37:** 293–6.

制剂

专利制剂

Jpn: Megalocin†.

Flomoxef Sodium (*rINNM*) **氟氧头孢钠**

Flomoxef sódico; Flomoxef Sodique; Natrii Flomoxefum; 6315-S. 7R-7-[2-(Difluoromethylthio)acetamido]-3-[1-(2-hydroxyethyl)-1H-tetrazol-5-ylthiomethyl]-7-methoxy-1-oxa-3-cephem-4-carboxylic acid sodium.

Натрий Фломоксеф

$C_{15}H_{17}F_2N_6NaO_7S_2$ = 518.4.

CAS — 99665-00-6 (flomoxef); 92823-03-5 (flomoxef sodium).

Pharmacopoeias. In *Jpn.*

简介

氟氧头孢是一种氧头孢菌素或氧头孢烯类抗菌药，其性质与拉氧头孢（第277页）相似。以钠盐的形式经静脉给药，体内释放出氟氧头孢。1.04g 氟氧头孢钠相当于 1g 氟氧头孢。常用剂量每日 1～2g，分 2 次使用。

制剂

专利制剂

Jpn: Flumarin.

Florfenicol (*BAN, USAN, rINN*) **氟苯尼考**

Florfénicol; Florfenicolum; Florfenikol; Florfenikoli; Sch-25298. 2,2-Dichloro-N-[(αS,βR)-α-(fluoromethyl)-β-hydroxy-4-methanesulfonylphenethyl]acetamide.

Флорфеникол

$C_{12}H_{14}Cl_2FNO_4S$ = 358.2.

CAS — 76639-94-6.

ATC Vet — QJ01BA90; QJ51BA90.

UNII — 9J97307Y1H.

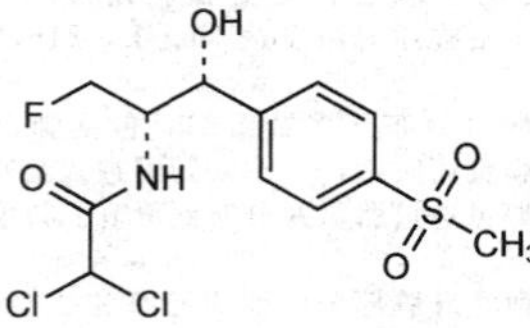

简介

氟苯尼考，氯霉素的氟化物，是一种兽医学中使用的抗菌药。

Flucloxacillin (*BAN, rINN*) **氟氯西林**

BRL-2039; Floxacillin *(USAN)*; Flucloxacilina; Flucloxacilline; Flucloxacillinum; Flukloksasilin; Flukloksasilliini; Flukloxacillin. (6R)-6-[3-(2-Chloro-6-fluorophenyl)-5-methylisoxazole-4-carboxamido]penicillanic acid.

Флуклоксациллин

$C_{19}H_{17}ClFN_3O_5S$ = 453.9.

CAS — 5250-39-5.

ATC — J01CF05.

ATC Vet — QJ01CF05; QJ51CF05.

UNII — 43B2M34G2V.

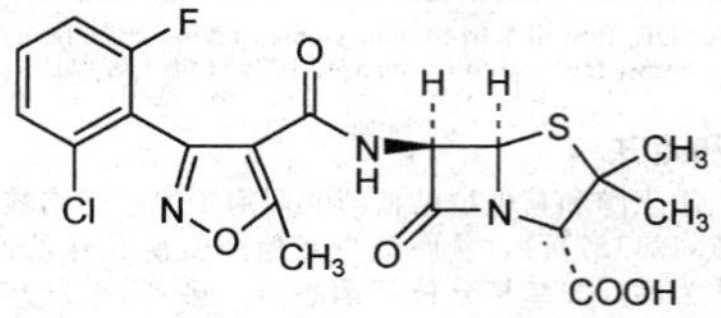

注：氟氯西林的复方制剂可用下述名称代表。

• 复方氨苄西林-氟氯西林（*BAN*）——氟氯西林/氨苄西林（重量 1∶1）。

Flucloxacillin Magnesium (*BANM, rINNM*) **氟氯西林镁**

Flucloxacilina magnésica; Flucloxacilline Magnesique; Flucloxacilline-magnésium; Flucloxacillinum magnesicum; Magnesii Flucloxacillinum.

Магния Флуклоксациллин

$(C_{19}H_{16}ClFN_3O_5S)_2Mg,8H_2O$ = 1074.2.

CAS — 58486-36-5.

ATC — J01CF05.

ATC Vet — QJ01CF05.

Pharmacopoeias. In *Eur.* (see p.vii).

Ph. Eur. 6. 8 (Flucloxacillin Magnesium Octahydrate) 白色或类白色结晶性粉末。微溶于水；易溶于甲醇。0.5%水溶液的 pH 值为 4.5～6.5。

Flucloxacillin Sodium (*BANM, rINNM*) **氟氯西林钠**

Flucloxacilina sódica; Flucloxacilline sodique; Flucloxacillinum natricum; Flucloxacillinum Natricum Monohydricum; Flukloksacilino natrio druska; Flukloksasilin Sodyum; Flukloksasilliininatrium; Flukloxacilin sodná sůl monohydrát; Flukloxacillinnatrium; Flukloxacillin-nátrium; Natrii Flucloxacillinum.

Натрий Флуклоксациллин

$C_{19}H_{16}ClFN_3NaO_5S,H_2O$ = 493.9.

CAS — 1847-24-1 (anhydrous flucloxacillin sodium); 34214-51-2 (flucloxacillin sodium monohydrate).

ATC — J01CF05.

ATC Vet — QJ01CF05.

UNII — LMG7C674WJ.

Pharmacopoeias. In *Eur.* (see p.vii).

Ph. Eur. 6. 8 (Flucloxacillin Sodium) 白色或类白色结晶性易潮湿的粉末。易溶于水和甲醇；溶于乙醇。10%水溶液的 pH 值 5.0～7.0。25℃以下密闭贮藏。

配伍禁忌 与其他青霉素类药物一样，氟氯西林钠与氨基糖苷类药物不可配伍。据报道有许多药物胃肠外给药时与氟氯西林钠存在配伍禁忌，包括抗菌药如环丙沙星、红霉素乳糖酸盐、氧氟沙星；心血管药如胺碘酮、硫酸阿托品、盐酸多巴酚丁胺、盐酸维拉帕米等。其他药物包括丁丙诺啡、葡萄糖酸钙、盐酸氯丙嗪、地西泮，盐酸甲氧氯普胺、硫酸吗啡、阿片全碱、盐酸哌替啶、丙氯拉嗪乙二磺酸盐、盐酸异丙嗪。

氟氯西林不可与血制品、含蛋白质的液体（如水解蛋白等）混合，也不可与静脉脂肪乳剂混合。

不良反应和注意事项

同青霉素（第203页）。

据报道，氟氯西林偶可导致肝炎和胆汁淤积性黄疸，并且可以在停药2个月后才出现。老年患者和用药超过2周的患者发生的概率较高。死亡病例通常是有严重肝脏基础疾病的患者。关于氟氯西林导致多形性红斑、Stevens-Johnson综合征和中毒性表皮坏死松解症等不良反应的报道很少。氟氯西林很少引起粒细胞缺乏和中性粒细胞减少。也有可引起溶血性贫血的报道。静脉输注有可能引起静脉炎。

对肝脏的影响 2004年8月，英国CSM指出[1]，氟氯西林很少与肝炎和胆汁淤积性黄疸发生率增高相关。部分患者死亡，通常患有严重的肝脏基础疾病。肝脏的不良反应可在停药2个月后才发生，与剂量和用药途径无关。老年患者和用药超过2周的患者发生肝脏不良反应的风险增高。对于曾出现与之相关的肝功能损害的患者，不应再使用氟氯西林；对于由其他因素导致肝功能损害的患者，应慎用。需仔细询问既往对β-内酰胺类的过敏史。一项利用英国处方数据的队列研究发现[2]，每100000人中有6.1个人在使用氟氯西林45天之后有发生胆汁淤积性肝病的风险。相比其他国家，氟氯西林在英国仍作为一线药物使用。现已对氟氯西林引起肝损伤的潜在的遗传学机制进行了研究[3]。

1. CSM. Reminder: flucloxacillin and serious hepatic disorders. *Current Problems* 2004; **30:** 9.
2. Li L, *et al.* Updated study on risk of cholestatic liver disease and flucloxacillin. *Br J Clin Pharmacol* 2009; **68:** 269–70.
3. Andrews E, Daly AK. Flucloxacillin-induced liver injury. *Toxicology* 2008; **254:** 158–63.

对代谢的影响 氟氯西林常与对乙酰氨基酚同时使用，这可使血中焦谷氨酸（5-羟脯氨酸尿）蓄积，引起焦谷氨酸尿症以及高阴离子间隙代谢性酸中毒[1~3]。

1. Croal BL, *et al.* Transient 5-oxoprolinuria (pyroglutamic aciduria) with systemic acidosis in an adult receiving antibiotic therapy. *Clin Chem* 1998; **44:** 336–40.
2. Peter JV, *et al.* An unusual cause of severe metabolic acidosis. *Med J Aust* 2006; **185:** 223–5. Correction. *ibid.*; 528.
3. Rolleman EJ, *et al.* Guilty as charged: unmeasured urinary anions in a case of pyroglutamic acidosis. *Neth J Med* 2008; **66:** 351–3.

卟啉病 氟氯西林与卟啉病的急性发作有关，卟啉病患者使用氟氯西林不安全。

钠的含量 1g氟氯西林钠含钠2mmol。

药物相互作用

同青霉素，第203页。

抗菌药 对健康受试者的一项小规模随机研究发现[1]：哌拉西林可使氟氯西林的肾清除率及非肾清除率分别下降45%和66%，且剂量越大影响越明显，研究者认为其存在显著的临床意义。氟氯西林对哌拉西林的药动学无显著影响。

1. Landersdorfer CB, *et al.* Inhibition of flucloxacillin tubular renal secretion by piperacillin. *Br J Clin Pharmacol* 2008; **66:** 648–59.

抗菌作用

氟氯西林的作用机制与青霉素相似，但对葡萄球菌青霉素酶稳定，因此对产酶和不产酶的葡萄球菌有效。对肺炎链球菌和化脓性链球菌的有效性低于青霉素，但可用于对青霉素耐药的葡萄球菌。氟氯西林对粪肠球菌无效。

耐药性 葡萄球菌对氟氯西林和其他耐青霉素酶青霉素的耐药在甲氧西林（第284页）项下详述。

药动学

氟氯西林在胃肠道的吸收优于氯唑西林，但其吸收会因食物减少。受试者禁食后口服0.25～1g氟氯西林，1h内峰浓度达5～15μg/ml。肌注后的血药浓度与之相似，但峰浓度出现在约30min后。剂量加倍可使峰浓度加倍。蛋白结合率约95%。据报道，氟氯西林的半衰期约1h，在新生儿中半衰期延长。

氟氯西林在组织和体液中的分布与氯唑西林（第243页）相似。

氟氯西林在体内代谢较少，多以原形经肾小球的滤过和肾小管的分泌从尿液排出。口服剂量的66%和静脉剂量的76%在8h内排至尿中。只有小部分通过胆汁排泄。氟氯西林不能通过血液透析或腹膜透析清除。

丙磺舒可使其血浆浓度增加。

用途和用法

氟氯西林是一种异噁唑青霉素，主要用于治疗耐青霉素葡萄球菌所致的感染，包括骨和关节感染、心内膜炎、肺炎、皮肤感染（包括软组织感染）和中毒性休克。关于这些感染及其治疗的讨论详见**抗菌药的选择**（第153页）。

氟氯西林可以钠盐或镁盐的形式经口或经静脉给药。剂量以氟氯西林表达。1.18g氟氯西林镁或1.09g氟氯西林钠相当于1g氟氯西林。

成人常用剂量为250mg，每日4次，可口服或肌内注射。由于食物会影响氟氯西林的吸收，应在餐前至少30min口服本品。静脉给药剂量为0.25～1g，每日4次，静脉推注时间不少于3～4min，也可静脉输注。治疗严重感染时，剂量可加倍。治疗骨髓炎的日最大剂量8g，分3～4给药；对于体重大于85kg的心内膜炎患者，每日8g，分4次给药，对于体重更大的患者，每日12g，分6次给药。严重肾功能不全患者则需要减量。

氟氯西林还可以通过其他途径给药。氟氯西林可用于关节腔内注射，每日250～500mg，必要时可溶于0.5%的利多卡因溶液中；或胸腔内注射，每日250mg。可将125～250mg的粉针剂溶于3ml灭菌注射用水中，雾化吸入，每日4次。

氟氯西林在儿童中的用法，详见下文。

为扩大抗菌谱氟氯西林也可与其他抗菌药联用，如氨苄西林（称为复方氨苄西林-氟氯西林）。当氟氯西林与氨基糖苷类药物联用时，不能将两种药物混合。

儿童用法 氟氯西林可治疗由敏感菌所致的感染，本品给药方式为口服、肌内注射、缓慢静脉注射或不少于30～60min间歇静脉滴注。

在英国，*BNFC 2009*，推荐剂量如下：

治疗由产β-内酰胺酶的葡萄球菌所致的**外耳道炎、肺炎、脓疱疮和蜂窝组织炎**：

- 新生儿：7天以下的新生儿，25mg/kg，每日2次，口服或静脉给药；7～21天的新生儿，25mg/kg，每日3次，口服或静脉给药；21～28天的新生儿，25mg/kg，每日4次，口服或静脉给药。严重感染时静脉给药剂量可加倍；
- 1个月～2岁的患儿：62.5～125mg，每日4次，口服给药；2～10岁患儿：125～250mg，每日4次，口服给药；10岁以上患儿：250～500mg，每日4次，口服给药；

或

1个月以上的患儿：12.5～25mg/kg，肌内注射（最大剂量500mg）或静脉给药（最大剂量1g），每6h 1次；严重感染时静脉给药剂量可加倍。

治疗**骨髓炎、脑脓肿和葡萄球菌脑膜炎**：

- 新生儿：7天以下的新生儿，50～100mg/kg，每12h 1次，静脉给药；7～21天的新生儿：50～100mg/kg，每8h 1次，静脉给药；21～28天的新生儿：50～100mg/kg，每6h 1次，静脉给药。严重感染时静脉给药剂量可加倍；
- 1个月以上的患儿：50mg/kg（最大剂量2g），每6h 1次，静脉给药。

治疗**心内膜炎**：

- 1个月以上的患儿：50mg/kg（最大剂量2g），每6h 1次，静脉给药。

预防及治疗**囊性纤维化**患儿的**金黄色葡萄球菌肺炎**：

- 1个月以上的患儿：12.5～25mg/kg（最大剂量1g），每日4次，口服给药；也将日给药总剂量可分为3次给药（治疗）或2次给药（预防）。

对于严重肾功能不全的患儿（肌酐清除率<10 ml/min），可给予常规治疗剂量，给药间隔8h以上。

制剂

BP 2010: Co-fluampicil Capsules; Co-fluampicil Oral Suspension; Flucloxacillin Capsules; Flucloxacillin Injection; Flucloxacillin Oral Solution; Flucloxacillin Oral Suspension.

专利制剂

Austral.: Flopen; Floxapen†; Floxsig†; Flubiclox; Flucil; Staphylex; ***Austria:*** Floxapen; ***Belg.:*** Floxapen; Staphycid; ***Chile:*** Fluxacina†; Vitalpen; ***Denm.:*** Heracillin; ***Ger.:*** Fluclox; Staphylex; ***Gr.:*** Floxapen; Itaclox; ***Hong Kong:*** Floxapen; Flucloxil†; ***India:*** Floxapen†; ***Indon.:*** Floxapen†; ***Irl.:*** Floxapen; Flucillin; Fluclon; Geriflox; ***Ital.:*** Betabiotic†; Cloxillin; Evercid; Faifloc; Fareclox; Flucacid; Flucef; Flucinal; Fluclox; Flucxacil; Fluzerit†; Liderclox; Nepenic; Pantaflux; Recaflux; ***Malaysia:*** Staphlex; ***Mex.:*** Floxapen; ***Neth.:*** Floxapen; Stafoxil†; ***NZ:*** Floxapen; Flucloxin; Staphlex; ***Philipp.:*** Fluclox; Fluxin; Stafloxin; ***Port.:*** Floxapen; Floxil†; ***S.Afr.:*** Floxapen; Flupen; ***Singapore:*** Staphlex; ***Swed.:*** Heracillin; ***Switz.:*** Floxapen; ***Thai.:*** Staphycid†; ***Turk.:*** Flix; Floksin; ***UK:*** Floxapen; Fluclomix; Ladropen; ***Venez.:*** Floxapen.

多组分制剂 ***Ger.:*** Flanamox; ***S.Afr.:*** Macropen; Megapen; Suprapen; ***UK:*** Magnapen.

Flumequine (*BAN, USAN, rINN*) 氟甲喹

Flumechin; Flumekiini; Flumekin; Flumekvinas; Flumequina; Fluméquine; Flumequinum; R-802. 9-Fluoro-6,7-dihydro-5-methyl-1-oxo-1*H*,5*H*-pyrido[3,2,1-*ij*]quinoline-2-carboxylic acid.

Флумехин

$C_{14}H_{12}FNO_3$ = 261.2.
CAS — 42835-25-6.
ATC — J01MB07.
ATC Vet — QJ01MB07.
UNII — UVG8VSP2SJ.

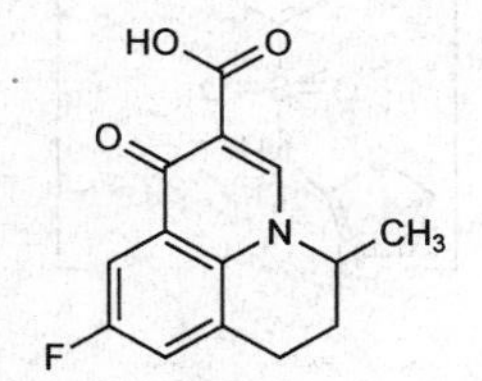

Pharmacopoeias. In *Eur.* (see p.vii).

Ph. Eur. 6.8 (Flumequine) 白色或类白色微晶粉末。几乎不溶于水；略溶于二氯甲烷；极微溶于甲醛；易溶于氢氧化物稀释液。

简介

氟甲喹是一种4-喹诺酮类药物，其作用和用法与萘啶酸（第288页）相似。在体外对部分肠杆菌科细菌的作用更强。每次400mg，每日3次口服，治疗尿路感染。

卟啉病 氟甲喹在体外系统可生成卟啉原，因此卟啉病患者使用氟甲喹不安全。

制剂

专利制剂

Fr.: Apurone.

Flurithromycin Ethyl Succinate (*rINNM*) 氟红霉素琥珀酸乙酯

Etilsuccinato de fluritromicina; Flurithromycin Ethylsuccinate; Flurithromycine, Éthylsuccinate de; Flurithromycini Ethylsuccinas. (8*S*)-8-Fluoroerythromycin mono(ethyl butanedioate) ester.

Флуритромицина Этилсукцинат

$C_{43}H_{74}FNO_{16}$ = 880.0.
CAS — 82664-20-8 (flurithromycin); 82730-23-2 (flurithromycin ethyl succinate).
ATC — J01FA14.
ATC Vet — QJ01FA14.

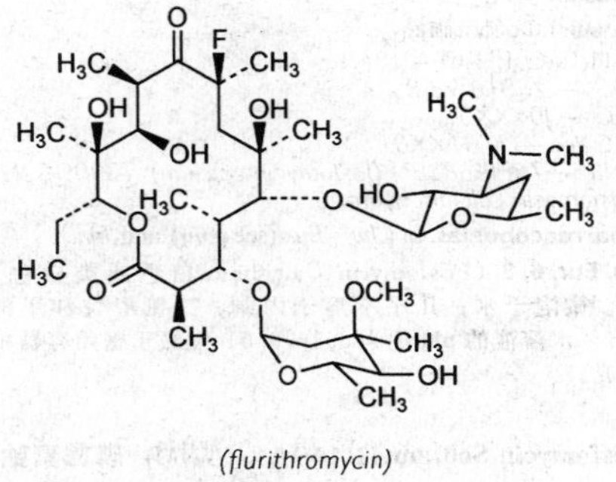

(flurithromycin)

简介

氟红霉素是一种氟化大环内酯类抗菌药，由红霉素（第256页）衍生而来。口服制剂为琥珀酸乙酯，剂量以氟红霉素含量表示。治疗敏感菌所致感染，给予相当于氟红霉素375mg的口服制剂，餐后口服给药，每日2次。

1. Saverino D, *et al.* Antibacterial profile of flurithromycin, a new macrolide. *J Antimicrob Chemother* 1992; **30:** 261–72.

制剂

专利制剂

Ital.: Flurizic; Mizar; Ritro.

Formosulfathiazole 甲醛磺胺噻唑

Formaldehyde-sulphathiazole; Formosulfatiazol; Formosulphathiazole; Methylenesulfathiazole.

$(C_9H_9N_3O_2S_2.CH_2O)_x$.

CAS — 12041-72-4; 13968-86-0.

ATC Vet — QA07AB90; QD06BA90.

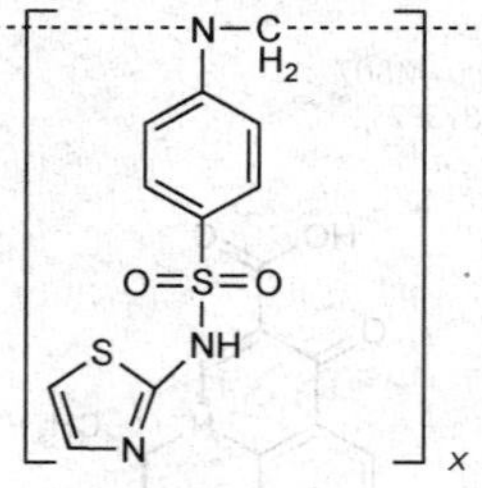

简介

磺胺噻唑和甲醛的缩合物，性质类似于磺胺甲噁唑（第322页）。胃肠道吸收少，用于胃肠道感染，常与其他抗菌药合用。

制剂

专利制剂

多组分制剂 ***Pol.:*** Sterovag; ***Spain:*** Sulfintestin Neomicina.

Fosfomycin (*BAN*, *USAN*, *rINN*) **磷霉素**

Fosfomicina; Fosfomycine; Fosfomycinum; Fosfomysiini; MK-955; Phosphomycin; Phosphonomycin. (1R,2S)-1,2-Epoxypropylphosphonic acid.

Фосфомицин

$C_3H_7O_4P$ = 138.1.

CAS — 23155-02-4.

ATC — J01XX01.

ATC Vet — QJ01XX01.

UNII — 2N81MY12TE.

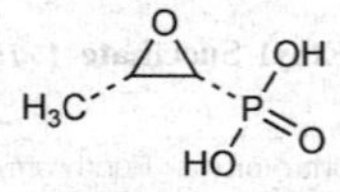

性状 磷霉素是一种分离自新霉素链霉菌和其他链霉菌的抗菌药，也可人工合成。

Fosfomycin Calcium (*BANM*, *rINNM*) **磷霉素钙**

Calcii Fosfomycinum; Fosfomicina cálcica; Fosfomicino kalcio druska; Fosfomycin vápenatá sůl monohydrát; Fosfomycine calcique; Fosfomycinkalcium; Fosfomycinum calcicum; Fosfomycinum Calcicum Monohydricum; Fosfomysiinikalsium; Foszfomicin-kalcium.

Кальций Фосфомицин

$C_3H_5CaO_4P,H_2O$ = 194.1.

CAS — 26016-98-8.

ATC — J01XX01.

ATC Vet — QJ01XX01.

UNII — 76EIK6888N (fosfomycin calcium); T330QG2NYS (fosfomycin calcium hydrate).

Pharmacopoeias. In *Chin.*, *Eur.* (see p.vii), and *Jpn.*

Ph. Eur. 6.8 (Fosfomycin Calcium) 白色或类白色粉末。微溶于水；几乎不溶于丙酮、二氯甲烷和甲醇。0.1%水溶液的 pH 值为 8.1～9.6。贮藏于密闭容器中。避光。

Fosfomycin Sodium (*BANM*, *rINNM*) **磷霉素钠**

Fosfomicina sódica; Fosfomicino natrio druska; Fosfomycin disodná sůl; Fosfomycine sodique; Fosfomycinnatrium; Fosfomycinum Dinatricum; Fosfomycinum natricum; Fosfomysiininatrium; Foszfomicin-nátrium; Natrii Fosfomycinum.

Натрий Фосфомицин

$C_3H_5Na_2O_4P$ = 182.0.

CAS — 26016-99-9.

ATC — J01XX01.

ATC Vet — QJ01XX01.

UNII — 97MMO19FNO.

Pharmacopoeias. In *Chin.*, *Eur.* (see p.vii), and *Jpn.*

Ph. Eur. 6.8 (Fosfomycin Sodium) 白色或类白色、极易潮湿的粉末。极易溶于水；几乎不溶于无水乙醇和二氯甲烷；微溶于甲醇。5%水溶液的 pH 值为 9.0～10.5。贮藏于密闭容器中。避光。

Fosfomycin Trometamol (*BANM*, *rINNM*) **磷霉素氨丁三醇**

Fosfomicina trometamol; Fosfomicinas trometamolis; Fosfomisin Trometamol; Fosfomycin Tromethamine *(USAN)*; Fosfomycine trométamol; Fosfomycintrometamol; Fosfomycin-trometamol; Fosfomycinum Trometamol; Fosfomycinum Trometamoli; Fosfomycinum trometamolum; Fosfomycyna z trometamolem; Fosfomysiinitrometamoli; Foszfomicin-trometamol; FZ-588; Z-1282.

Фосфомицин Трометамол

$C_3H_7O_4P,C_4H_{11}NO_3$ = 259.2.

CAS — 78964-85-9.

ATC — J01XX01.

ATC Vet — QJ01XX01.

UNII — 7FXW6U30GY.

Pharmacopoeias. In *Chin.* and *Eur.* (see p.vii).

Ph. Eur. 6.8 (Fosfomycin Trometamol) 白色或类白色、易潮湿的粉末。极易溶于水；微溶于乙醇和甲醇；几乎不溶于丙酮。5%水溶液的 pH 值为 3.5～5.5。贮藏于密闭容器中。

不良反应和处置

据报道，使用磷霉素后可能出现包括恶心、呕吐在内的胃肠道反应，血清转氨酶暂时升高，头痛，视觉障碍和皮疹。偶可出现嗜酸性粒细胞增多、血管性水肿、再生障碍性贫血、哮喘加重、胆汁淤积性黄疸、肝坏死和中毒性巨结肠。

抗菌作用

磷霉素是一种杀菌药。据报道，磷霉素以主动转运的方式进入细胞内，干扰细菌细胞壁合成的第一步。在体外，对包括金黄色葡萄球菌、部分链球菌、多数肠杆菌在内的革兰阳性菌和革兰阴性菌有效。但流感嗜血杆菌、奈瑟菌属某些种和铜绿假单胞菌部分耐药。拟杆菌属某些种不敏感。

据报道，细菌对磷霉素的耐药性可由染色体介导，某些细菌（如黏质沙雷菌）可通过质粒传递多重耐药。但是，很少出现与其他抗菌药交叉耐药。

据报道，磷霉素与许多抗菌药合用具有协同作用，如肠球菌、耐甲氧西林金黄色葡萄球菌和肠道细菌。与β-类酰胺类协同作用尤为显著，与氨基糖苷类、大环内酯类、四环素类、氯霉素、利福平和林可霉素也具有协同作用。也有关于与 β-类酰胺类抗菌药具有拮抗作用的报道。

磷霉素与氨基糖苷类药物合用可减少后者在体内的肾毒性。

1. Barry AL, Brown SD. Antibacterial spectrum of fosfomycin trometamol. *J Antimicrob Chemother* 1995; **35:** 228–30.

药动学

磷霉素与磷霉素钙胃肠道吸收少。使用 1g 磷霉素钙后 4h，峰浓度约 7μg/ml，生物利用度为 30%～40%。磷霉素氨丁三醇的生物利用度与之相似，给予相当于 3g 磷霉素的口服剂量后 2h，峰浓度达 22～32μg/ml。磷霉素二钠可肌注或静脉输注，静脉输注 4g，峰浓度可达约 120μg/ml。血浆半衰期约为 2h。磷霉素不与血浆蛋白结合。可透过胎盘，并广泛分布在包括脑脊液在内的体液中；母乳和胆汁中含量较少。经静脉给的药物大部分在 24h 内以原形经肾小球滤过从尿液排泄。

据报道，口服磷霉素氨丁三醇 3g（按磷霉素计）后 2～4h，尿中的药物浓度可达 3mg/ml；48h 后，尿中治疗浓度仍可维持在 200～300μg/ml。

1. Bergan T, *et al.* Pharmacokinetic profile of fosfomycin trometamol. *Chemotherapy* 1993; **39:** 297–301.
2. Roussos N, *et al.* Clinical significance of the pharmacokinetic and pharmacodynamic characteristics of fosfomycin for the treatment of patients with systemic infections. *Int J Antimicrob Agents* 2009; **34:** 506–15.

用途和用法

磷霉素是一种磷酸类抗菌药，其氨丁三醇或钙盐口服给药，二钠盐经肌注或静脉给药，用于治疗敏感菌所致的各种感染。药物有效成分为磷霉素，磷霉素钙 1.4g、磷霉素钠 1.3g、磷霉素氨丁三醇 1.9g 分别相当于 1g 磷霉素。

对于急性非复杂性泌尿道感染（第189页），可单次口服给予相当于 3g 磷霉素的磷霉素氨丁三醇治疗。磷霉素氨丁三醇还可用于预防尿道手术操作的继发感染。关于外科感染及其预防和治疗的讨论，详见第185页。

磷霉素钙的口服剂量通常是每次 0.5～1g 磷霉素等效剂量，每 8h 1 次。静脉使用磷霉素钠的剂量较大，对于严重感染的患者，每日最多可予 20g。

磷霉素也可与 β-内酰胺类药物合用。

1. Reeves DS. Fosfomycin trometamol. *J Antimicrob Chemother* 1994; **34:** 853–8.
2. Patel SS, *et al.* Fosfomycin tromethamine: a review of its antibacterial activity, pharmacokinetic properties and therapeutic efficacy as a single-dose oral treatment for acute uncomplicated lower urinary tract infections. *Drugs* 1997; **53:** 637–56.
3. Stein GE. Single-dose treatment of acute cystitis with fosfomycin tromethamine. *Ann Pharmacother* 1998; **32:** 215–19.
4. Schito GC. Why fosfomycin trometamol as first line therapy for uncomplicated UTI? *Int J Antimicrob Agents* 2003; **22** (suppl 2): 79–83.
5. Rudenko N, Dorofeyev A. Prevention of recurrent lower urinary tract infections by long-term administration of fosfomycin trometamol: double blind, randomized, parallel group, placebo controlled study. *Arzneimittelforschung* 2005; **55:** 420–7.
6. Sádaba-Díaz de Rada B, *et al.* Fosfomicina trometamol: dosis múltiples como pauta larga en el tratamiento de las infecciones urinarias bajas. *Enferm Infecc Microbiol Clin* 2006; **24:** 546–50.
7. Pullukcu H, *et al.* Fosfomycin in the treatment of extended spectrum beta-lactamase-producing Escherichia coli-related lower urinary tract infections. *Int J Antimicrob Agents* 2007; **29:** 62–5.
8. Falagas ME, *et al.* Fosfomycin: use beyond urinary tract and gastrointestinal infections. *Clin Infect Dis* 2008; **46:** 1069–77.
9. Falagas ME, *et al.* Fosfomycin for the treatment of infections caused by multidrug-resistant non-fermenting Gram-negative bacilli: a systematic review of microbiological, animal and clinical studies. *Int J Antimicrob Agents* 2009; **34:** 111–20.
10. Falagas ME, *et al.* Fosfomycin for the treatment of infections caused by Gram-positive cocci with advanced antimicrobial drug resistance: a review of microbiological, animal and clinical studies. *Expert Opin Invest Drugs* 2009; **18:** 921–44.
11. Falagas ME, *et al.* Fosfomycin for the treatment of multidrug-resistant, including extended-spectrum beta-lactamase producing, Enterobacteriaceae infections: a systematic review. *Lancet Infect Dis* 2010; **10:** 43–50.
12. Popovic M, *et al.* Fosfomycin: an old, new friend? *Eur J Clin Microbiol Infect Dis* 2010; **29:** 127–42.

制剂

专利制剂

Arg.: Veramina; ***Austria:*** Monuril; ***Belg.:*** Monuril; ***Braz.:*** Monuril; ***Canad.:*** Monurol; ***Chile:*** Monurol; ***Fin.:*** Monurol; ***Fr.:*** Fosfocine; Monuril; Uridoz; ***Ger.:*** InfectoFos; Monuril; ***Gr.:*** Monurol; ***Hong Kong:*** Monurol; ***Hung.:*** Monural; ***Indon.:*** Fosmicin; Fosmidex; Monuril; ***Irl.:*** Monuril; ***Israel:*** Monurol; ***Ital.:*** Fosfocin; Francital†; Ipamicina†; Monuril; ***Jpn:*** Fosmicin-S; ***Malaysia:*** Monurol; ***Mex.:*** Fosfocil; Monurol; ***Neth.:*** Monuril; ***Philipp.:*** Monurol; ***Pol.:*** Monural; ***Port.:*** Monuril; ***Rus.:*** Monural (Монурал); Urofosfabol (Урофосфабол); ***S.Afr.:*** Urizone; ***Singapore:*** Monurol; ***Spain:*** Fosfocina; Monurol; Solufos; ***Switz.:*** Monuril; ***Thai.:*** Fosmicin; Monurol; ***Turk.:*** Monurol; Urocare; ***USA:*** Monurol.

Framycetin Sulfate (*rINNM*) **硫酸新霉素 B**

Framicetino sulfatas; Framicetin-szulfát; Framycetin Sulphate *(BANM)*; Framycétine, sulfate de; Framycetini sulfas; Framycetinsulfat; Framycetin-sulfát; Framysetiinisulfaatti; Neomycin B Sulphate; Sulfato de framicetina; Sulfato de neomicina B. 2-Deoxy-4-O-(2,6-diamino-2,6-dideoxy-α-D-glucopyranosyl)-5-O-[3-O-(2,6-diamino-2,6-dideoxy-β-L-idopyranosyl)-β-D-ribofuranosyl]-streptamine sulphate.

Фрамицетина Сульфат

$C_{23}H_{46}N_6O_{13},xH_2SO_4$.

CAS — 119-04-0 (framycetin); 4146-30-9 (framycetin sulfate).

ATC — D09AA01; R01AX08; S01AA07.

ATC Vet — QD09AA01; QJ01GB91; QR01AX08; QS01AA07.

UNII — Y3720KZ4TQ.

Pharmacopoeias. In *Eur.* (see p.vii).

Ph. Eur. 6.8 (Framycetin Sulfate) 由新霉素链霉菌或 *S. decaris* 产生的一种物质，也可通过其他方式获得。新霉素 C（第289页）含量不到 3%，干燥后重量丢失小于 8%。白色或淡黄白色，易潮湿的粉末。按无水成分计算，每毫克效能至少相当于 630U 新霉素 B。易溶于水；极易溶于乙醇；几乎不溶于丙酮。1%水溶液的 pH 值为 6.0～7.0。贮藏于密闭容器中。避光。

简介

新霉素 B 是一种氨基糖苷类抗菌药，主要成分是新霉素（第289页），并与新霉素的活性和作用相似。硫酸新霉素 B 用于局部治疗皮肤感染的浓度通常为 1%；治疗眼和耳的感染，浓度为 0.5%。通常作为局部用药与抗菌药和皮质激素合用。

硫酸新霉素 B 经胃肠道吸收很少，可口服用于治疗胃肠道感染或用于肠道术前准备。有时作为重症监护患者预防性消化道选择性去污染方案的一部分。

制剂

专利制剂

Austral.: Sofra-Tulle†; Soframycin; ***Austria:*** Sofra-Tull†; ***Belg.:*** Soframycine; ***Canad.:*** Sofra-Tulle; Soframycin; ***Ger.:*** Leukase N; ***India:*** Sofra-Tulle; Soframycin; ***Indon.:*** Daryant-Tulle; Sofra-Tulle; ***Irl.:*** Soframycin†; ***Norw.:*** Sofra-Tulle†; ***NZ:*** Soframycin; ***Philipp.:*** Steri-Tin; ***Rus.:*** Isofra (Изофра); ***S.Afr.:*** Sofra-Tulle†; Soframycin†; ***Switz.:*** Soframycin; ***Thai.:*** Sofra-Tulle; ***UK:*** Sofra-Tulle; Soframycin†; ***Ukr.:*** Isofra (Изофра).

多组分制剂 ***Arg.:*** Biotaer Nasal†; ***Austral.:*** Otodex; Sofradex; Soframycin†; ***Austria:*** Leukase; Leukase-Kegel†; ***Belg.:*** Frakidex; Sofraline; Sofrasolone; ***Braz.:*** Fonergin; ***Canad.:*** Opticort; Proctol; Proctomyxin HC; Proctosedyl; ratio-Proctosone; Sofracort; Soframycin; ***Cz.:*** Pulpomixine†; Septomixine; Sofradex†; ***Denm.:*** Proctosedyl; Sofradex; ***Fin.:*** Proctosedyl; Sofradex†; ***Fr.:*** Arthrisone; Cortexan Framycetine; Corticetine; Frakidex; Framyxone; Polyfra†; Pulpomyxine; Septomixine; ***Ger.:*** Leukase N; ***Gr.:*** Sofradex; ***Hong Kong:*** Frakidex; Frazoline†; Sofradex; ***India:*** Proctosedyl; Sofracort; Sofradex; Sofradex-F; ***Indon.:*** Blecidex; Sofradex; ***Irl.:*** Proctosedyl; Sofradex; Soframycin†; ***Malaysia:*** Proctosedyl; Sofradex; ***Neth.:*** Proctosedyl; Sofradex; ***Norw.:*** Proctosedyl; Sofradex; ***NZ:*** Sofradex; Soframycin; ***Philipp.:*** Proctosedyl; ***Pol.:*** Carident; Dexadent; ***Port.:*** Frakidex; ***Rus.:*** Proctosedyl (Проктоседил); Proctosedyl M (Проктоседил M); Sofradex (Софрадекс); ***S.Afr.:*** Proctosedyl; Sofradex; ***Singapore:*** Frakidex†; Proctosedyl; Sofradex; ***Spain:*** Abrasone; Aldo Otico†; Aldoderma; Nesfare; Otomidrin; ***Swed.:*** Proctosedyl†; ***Switz.:*** Dexalocal-F; Frakidex; Septomixine; Sofradex; ***Thai.:*** Proctosedyl; Sofradex; Topifram; ***UK:*** Sofradex; ***Ukr.:*** Proctosedyl (Проктоседил); Sofradex (Софрадекс).

Ftivazide (*rINN*) 异烟腙

Ftivazida; Ftivazidum; Phthivazid; Phthivazidum. 2′-Vanillylideneisonicotinohydrazide monohydrate.

Фтивазид

$C_{14}H_{13}N_3O_3,H_2O$ = 289.3.

CAS — 149-17-7 (anhydrous ftivazide).

UNII — 40Q4C3O4V0.

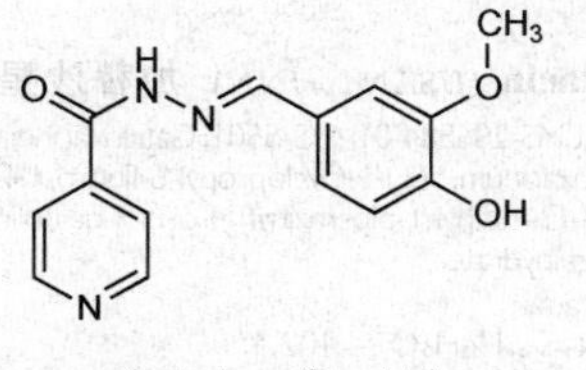

(anhydrous ftivazide)

Pharmacopoeias. In *Chin.* and *Int.*

简介

异烟腙是一种抗分枝杆菌药，口服用于治疗结核分枝杆菌感染。异烟腙是异烟肼的衍生物。

Furaltadone Hydrochloride (*BANM*, *rINNM*) 盐酸呋喃他酮

Furaltadone, Chlorhydrate de; Furaltadoni Hydrochloridum; Hidrocloruro de furaltadona. (±)-5-Morpholinomethyl-3-(5-nitrofurfurylideneamino)oxazolidin-2-one hydrochloride.

Фуральтадона Гидрохлорид

$C_{13}H_{16}N_4O_6$,HCl = 360.8.

CAS — 139-91-3 (furaltadone); 59302-14-6 (±-furaltadone).

UNII — 37Q02H7JT2.

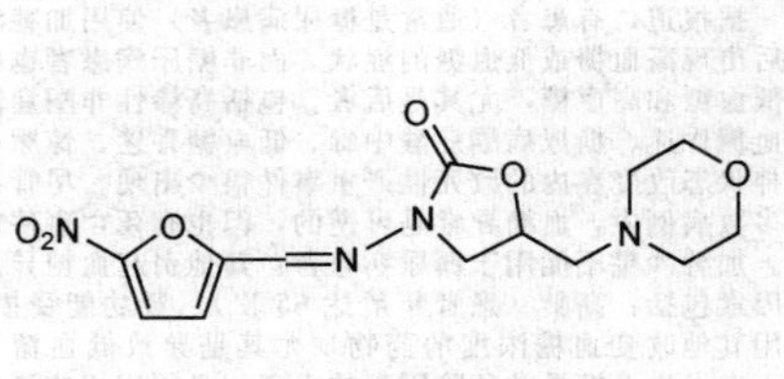

(furaltadone)

Pharmacopoeias. *Fr.* includes Furaltadone for veterinary use.

简介

呋喃他酮以前是一种口服的抗菌药，但后来由于其毒性作用而停用。现在仍作为一种局部使用的制剂用于耳部疾病。

呋喃他酮限用于兽医学。

制剂

多组分制剂 ***Indon.:*** Otozambon; ***Thai.:*** Otosamthong†.

Furazidin 呋喃烯定

Akritoin; Furagin; Furazidine. 1-{[3-(5-Nitro-2-furyl)allylidene]amino}hydantoin.

Фуразидин

$C_{10}H_8N_4O_5$ = 264.2.

CAS — 1672-88-4.

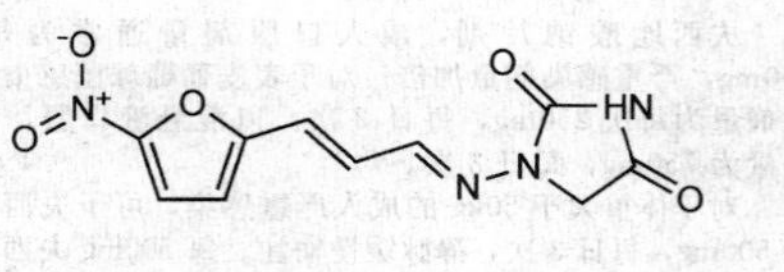

简介

呋喃烯定是一种硝基呋喃类抗菌药，性质与呋喃妥因相似。本品用于治疗尿路感染。首日给予口服给药，每次100mg，每日4次，从第二天开始，每次100mg，每日3次，疗程为7～8天。

制剂

专利制剂

Pol.: Furaginum; ***Rus.:*** Furasol (Фурасол); ***Ukr.:*** Furamag (Фурамаг).

Fusafungine (*BAN*, *rINN*) 夫沙芬净

Fusafungin; Fusafungina; Fusafunginum.

Фузафунгин

CAS — 1393-87-9.

ATC — R02AB03.

ATC Vet — QR02AB03.

简介

夫沙芬净是一种缩酚酸肽抗菌药，由砖红镰孢菌437产生。对革兰阳性菌、革兰阴性菌、白色念珠菌和肺炎支原体有活性。也具有抗炎活性。

可作为喷雾剂治疗上呼吸道感染，常用剂量为每4h吸入鼻或口500μg。必要时这些途径可同时使用。

制剂

专利制剂

Austria: Locabiosol; ***Belg.:*** Locabiotal; ***Braz.:*** Locabiotal; ***Chile:*** Locabiosol†; ***Cz.:*** Bioparox; ***Ger.:*** Locabiosol; ***Gr.:*** Locabiotal; ***Hong Kong:*** Locabiotal†; ***Hung.:*** Bioparox; ***Irl.:*** Locabiotal; ***Ital.:*** Locabiotal; ***Malaysia:*** Locabiotal; ***Philipp.:*** Locabiotal; ***Pol.:*** Bioparox; ***Port.:*** Locabiosol; ***Rus.:*** Bioparox (Биопарокс); ***S.Afr.:*** Locabiotal; ***Spain:*** Fusaloyos; ***Switz.:*** Locabiotal; ***Turk.:*** Locabiotal; ***Ukr.:*** Bioparox (Биопарокс).

Fusidic Acid (*BAN*, *USAN*, *rINN*) 夫西地酸

Acide fusidique; Ácido fusídico; Acidum fusidicum; Acidum Fusidicum Hemihydricum; Fucidinsyra; Fusidiinihappo; Fusidik Asit; Fusidinsyra; Fuzidinsav; Fuzido rūgštis; Kyselina fusidová hemihydrát; SQ-16603. *ent*-16α-Acetoxy-3β-dihydroxy-4β,8β,14α-trimethyl-18-nor-5β,10α-cholesta-(17*Z*)-17(20),24-dien-21-oic acid hemihydrate.

Фэузидовая Кислота

$C_{31}H_{48}O_6,\frac{1}{2}H_2O$ = 525.7.

CAS — 6990-06-3 (anhydrous fusidic acid).

ATC — D06AX01; D09AA02; J01XC01; S01AA13.

ATC Vet — QD06AX01; QD09AA02; QJ01XC01; QS01AA13.

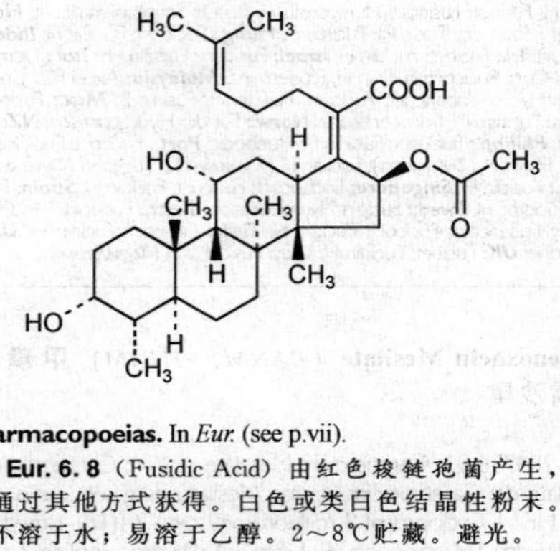

Pharmacopoeias. In *Eur.* (see p.vii).

Ph. Eur. 6.8 (Fusidic Acid) 由红色梭链孢菌产生，也可通过其他方式获得。白色或类白色结晶性粉末。几乎不溶于水；易溶于乙醇。2～8℃贮藏。避光。

Sodium Fusidate (*BANM*, *rINNM*) 夫西地酸钠

Fusidate de Sodium; Fusidate Sodium *(USAN)*; Fusidato sódico; Natrii fusidas; Natrio fuzidatas; Natriumfusidaatti; Natriumfusidat; Natrium-fusidát; Nátrium-fuzidát; Sodium, fusidate de; Sodyum Fusidat; SQ-16360.

Натрий Фэузидат

$C_{31}H_{47}NaO_6$ = 538.7.

CAS — 751-94-0.

ATC — D06AX01; D09AA02; J01XC01; S01AA13.

ATC Vet — QD06AX01; QD09AA02; QJ01XC01; QS01AA13.

UNII — J7P3696BCQ.

Pharmacopoeias. In *Eur.* (see p.vii) and *Jpn.*

Ph. Eur. 6.8 (Sodium Fusidate) 白色或类白色、轻度吸湿性、结晶性粉末。易溶于水和乙醇。1.25%水溶液的pH值为7.5～9.0。2～8℃密闭贮藏。避光。

配伍禁忌 英国的注册药品信息称，夫西地酸钠注射剂与含20%或更高浓度的葡萄糖注射液、腹膜透析液存在配伍禁忌；本品在pH值小于7.4的溶液中可产生沉淀。

不良反应和注意事项

夫西地酸和夫西地酸钠，除引起轻微的胃肠道不适外，口服耐受性好。使用夫西地酸治疗（尤其是经静脉使用）可导致黄疸或肝功改变；停止治疗后通常可恢复正常。因此，对于肝功能不全的患者，应谨慎使用，并对这类患者和长期大剂量服用夫西地酸的患者监测肝功能。对于有胆道疾病或胆道梗阻的患者，也应谨慎使用。

静脉使用夫西地酸的患者可能出现静脉痉挛、血栓性静脉炎和溶血。为了减少这些不良反应，推荐稀释溶液，减慢输注速度，并从血液循环良好的大静脉输入。按上述推荐方法静脉使用夫西地酸，患者有可能出现低钙血症，系制剂中的磷酸盐-枸橼酸盐缓冲液所致。肌内或皮下注射会导致组织坏死，不主张使用。

局部使用夫西地酸可能引起皮疹和局部刺激。全身使用很少产生皮疹。

在体外，夫西地酸与胆红素竞争性结合白蛋白，因此建议对于早产儿、黄疸患者、酸中毒患者、粒细胞缺乏者或有严重疾病的新生儿应谨慎使用，以防发生核黄疸。

对血液的影响 全身使用夫西地酸后偶有出现粒细胞减少症[1～3]和血小板减少症[3]的报道。发生铁幼粒细胞性贫血也有报道[4]。英国注册药品信息还指出有个别出现嗜中性粒细胞减少症、粒细胞缺乏症和全血细胞减少症的病例。

1. Revell P, *et al.* Granulocytopenia due to fusidic acid. *Lancet* 1988; **ii:** 454–5.
2. Evans DIK. Granulocytopenia due to fusidic acid. *Lancet* 1988; **ii:** 851.
3. Leibowitz G, *et al.* Leukopenia and thrombocytopenia due to fusidic acid. *Postgrad Med J* 1991; **67:** 591–2.
4. Vial T, *et al.* Sideroblastic anaemia during fusidic acid treatment. *Eur J Haematol* 2004; **72:** 358–60.

药物相互作用

虽然对夫西地酸确切的代谢途径还不清楚，但已知夫西地酸可能与经细胞色素P450同工酶CYP3A4代谢的药物有相互作用。英国注册药品信息建议避免与这些药物合用。

抗病毒药 一名HIV感染患者在使用常规的抗逆转录病毒药利托那韦、沙奎那韦和司他夫定的同时，服用夫西地酸1周后，出现夫西地酸的毒性作用[1]。夫西地酸的血浆浓度是预期的2倍，利托那韦和沙奎那韦的浓度也有所增加。停用夫西地酸后，患者起初得到改善，但4天后出现黄疸、恶心、乏力、肝功能指标异常，因此停用了所有治疗药物。在停用夫西地酸6天后，夫西地酸和利托那韦、沙奎那韦的浓度仍显著增高。后来患者能够恢复抗逆转录病毒治疗。作者指出这种相互作用可能是由于HIV-蛋白酶抑制药和夫西地酸之间相互抑制新陈代谢，建议避免将夫西地酸与利托那韦或沙奎那韦合用。

1. Khaliq Y, *et al.* A drug interaction between fusidic acid and a combination of ritonavir and saquinavir. *Br J Clin Pharmacol* 2000; **50:** 82–3.

调脂药物 患者在接受他汀类药物治疗时，对夫西地酸的影响详见第1337页。

抗菌作用

夫西地酸是一种具有抑菌和杀菌活性的甾类抗菌药，主要用于治疗革兰阳性菌所致的感染。

夫西地酸抑制细菌蛋白质合成，与大环内酯类药物和四环素不同的是，它不与细菌染色体结合，而是抑制一种肽亚单位易位和肽链延长必需的因子。它虽能抑制哺乳动物细胞的蛋白合成，但由于渗透宿主细胞能力弱，只选择性地作用于敏感生物。

- 夫西地酸对革兰阳性菌活性强，尤其是金黄色葡萄球菌和表皮葡萄球菌（包括耐甲氧西林的菌株）。星状诺卡菌和许多梭状芽孢杆菌敏感性也较高。链球菌和肠球菌敏感性较低。
- 多数革兰阴性菌对夫西地酸天然耐药，但夫西地酸对奈瑟菌属的某些种和脆弱拟杆菌有抗菌活性。

- 对结核分枝杆菌有部分活性，对麻风分枝杆菌活性更强。
- 真菌耐药，对包括兰伯贾第虫和恶性疟原虫在内的原虫具有一定的活性。
- 据报道，高浓度的夫西地酸在体外能抑制病毒生长，包括 HIV。但目前尚不清楚这是一种表面活性剂作用、细胞毒素作用还是真正的抗病毒作用。

多数研究表明夫西地酸在体外与利福平或万古霉素不具有协同作用。据报道，夫西地酸与环丙沙星有拮抗作用。与青霉素类药物的相互作用较复杂，可能拮抗，也可能无相互作用。但是，与抗葡萄球菌的青霉素合用可防止耐夫西地酸葡萄球菌突变株的产生，这种联合可能临床有效。

耐药性 细菌对夫西地酸存在多种耐药机制，如由染色体介导的耐药，表现为蛋白质合成改变；也可由质粒介导，使进入菌体的活性药物减少。更为详细的细菌对夫西地酸的耐药机制，请参见下文。

耐药性 金黄色葡萄球菌（特别是表皮分离株）对夫西地酸耐药的报道越来越多。最初临床分类出的耐夫西地酸的金黄色葡萄球菌菌株数量很少，只占全部分离株的1%～2%[1～3]。然而在 20 世纪 90 年代，英国的耐夫西地酸的金黄葡萄球菌分离株的数量增加了 200%。在一些样品中，一半以上的分离株都是耐药的[3]。这是由于夫西地酸外科应用广泛所致[1～3]。为保证夫西地酸的有效性，现已限制其应用范围，但金黄色葡萄球菌对其高耐药性仍将持续一段时间[4]。

据报道，短期应用夫西地酸单药治疗全身感染的耐药率大约为 5%。相反的，与其他抗菌药联用治疗全身感染时，耐药率则低于 0.8%[5]。因此，为减少耐药率，在应用夫西地酸治疗全身感染时应与其他抗菌药联用[3,5]。

1. Livermore D, *et al.* Fusidic-acid use and resistance. *Lancet* 2002; **360:** 806.
2. Mason BW, *et al.* Fusidic acid resistance in community isolates of methicillin-susceptible Staphylococcus aureus and fusidic acid prescribing. *J Antimicrob Chemother* 2003; **51:** 1033–6.
3. Dobie D, Gray J. Fusidic acid resistance in Staphylococcus aureus. *Arch Dis Child* 2004; **89:** 74–7.
4. Mitra A, *et al.* High levels of fusidic acid-resistant Staphylococcus aureus despite restrictions on antibiotic use. *Clin Exp Dermatol* 2009; **34:** 136–9.
5. Howden BP, Grayson ML. Dumb and dumber—the potential waste of a useful antistaphylococcal agent: emerging fusidic acid resistance in Staphylococcus aureus. *Clin Infect Dis* 2006; **42:** 394–400.

药动学

夫西地酸钠胃肠道吸收好，据报道，服用 500mg 后2～4h，平均血浆浓度约 30μg/ml，但存在相当大的个体差异。夫西地酸混悬液口服吸收不佳，据报道其生物利用度约为夫西地酸钠的 70%。食物可致吸收延迟，儿童吸收比成人快。在使用夫西地酸 500mg，每日 3 次，连续 4 天后，由于重复使用，并且血浆浓度达 100μg/ml 甚至更高，可能产生蓄积作用。

夫西地酸广泛地分布于组织和体液中，包括骨、脓液和关节液；能渗入脑脓肿，但是在脑脊液中不能达到可测浓度。能进入胎儿血循环和母乳。约 95%或更多的夫西地酸与血浆蛋白结合。

夫西地酸的半衰期为 10～15h。几乎以代谢产物的形式经胆汁排泄，这些代谢产物部分具有微弱的抗菌活性。约 2%以原形出现在粪便中。几乎不通过尿液排泄或通过血液透析清除。

1. Reeves DS. The pharmacokinetics of fusidic acid. *J Antimicrob Chemother* 1987; **20:** 467–76.
2. Peter J-D, *et al.* Pharmacokinetics of intravenous fusidic acid in patients with cholestasis. *Antimicrob Agents Chemother* 1993; **37:** 501–6.
3. Brown NM, *et al.* The pharmacokinetics and protein-binding of fusidic acid in patients with severe renal failure requiring either haemodialysis or continuous ambulatory peritoneal dialysis. *J Antimicrob Chemother* 1997; **39:** 803–9.
4. Turnidge J. Fusidic acid pharmacology, pharmacokinetics and pharmacodynamics. *Int J Antimicrob Agents* 1999; **12** (suppl 2): S23–S34.

用途和用法

夫西地酸及夫西地酸盐主要用于治疗敏感的金黄色葡萄球菌感染，常与其他抗金黄色葡萄球菌抗菌药联用，防止出现耐药（详见上文**耐药性**）。可用于治疗由青霉素耐药菌株所致的骨髓炎和心内膜炎；局部可用于眼部和表皮的感染。有关这些感染及治疗，详见**抗菌药的选择**，第153页。

可以夫西地酸或夫西地酸钠的形式经口给药或局部使用，夫西地酸钠尚可静脉给药。1g 夫西地酸钠相当于 980mg 夫西地酸。由于吸收不同（详见上文**药动学**），250mg 夫西地酸在治疗上仅相当于 175mg 夫西地酸钠，因此夫西地酸混悬液（常用于儿童）的使用剂量显得相对较大。夫西地酸二乙醇胺以前用于静脉内给药，在兽医中仍以局部制剂应用。

夫西地酸钠片剂，成人口服剂量通常为每 8h 500mg，严重感染剂量加倍。对于表皮葡萄球菌感染，合适剂量为每次 250mg，每日 2 次。以混悬液口服，成人剂量为 750mg，每日 3 次。

对于体重大于 50kg 的成人严重感染，可予夫西地酸钠 500mg，每日 3 次，静脉缓慢输注。每 500mg 夫西地酸钠用氯化钠或其他适当的注射溶液稀释为 500ml 的缓冲溶液（pH 值为 7.4～7.6）。对于体重小于 50kg 的成人，剂量为每次 6～7mg/ml，每日 3 次。儿童用量详见下文。

2%夫西地酸钠软膏或敷料、2%夫西地酸乳剂或凝胶可局部用于皮肤感染。1%夫西地酸滴眼液用于眼部感染。局部用药可能导致耐药（见上文**抗菌作用**）。

1. García-Rodríguez JA, *et al.* Acido fusídico. *Rev Esp Quimioter* 2003; **16:** 161–71.
2. Doughty MJ, Dutton GN. Fusidic acid viscous eyedrops—an evaluation of pharmacodynamics, pharmacokinetics and clinical use for UK optometrists. *Ophthalmic Physiol Opt* 2006; **26:** 343–61.
3. Schöfer H, Simonsen L. Fusidic acid in dermatology: an updated review. *Eur J Dermatol* 2010; **20:** 6–15.

儿童用法 夫西地酸及夫西地酸盐可用于敏感的金黄色葡萄球菌（特别是青霉素耐药菌株）所致的感染。在英国，夫西地酸混悬液的注册信息为，按不同年龄段口服给药，每日 3 次：

- 1 岁以下患儿：约 15mg/kg；
- 1～5 岁患儿：250mg；
- 5～12 岁患儿：500mg；
- 12 岁以上患儿：通常按成人剂量给药（参见下文）。

夫西地酸钠静脉给药的推荐剂量：

- 1 个月龄以上，体重小于 50kg 的患儿，6～7mg/kg，每日 3 次；体重更大的患儿可按成人剂量给药（参见上文**用途和用法**）。

BNFC 2010/11 推荐剂量：1 个月龄以上的患儿，每次 10mg/kg，每 12h 1 次，静脉给药。

制剂

BP 2010: Fusidic Acid Cream; Fusidic Acid Eye Drops; Fusidic Acid Oral Suspension; Sodium Fusidate Ointment.

专利制剂

Arg.: Arzimol; Biofucid; Drum; Fucidin; Fucithalmic; Fusitop; Gelbiotic; ***Austral.:*** Fucidin; ***Austria:*** Fucidin; Fucithalmic; ***Belg.:*** Fucidin; Fucithalmic; ***Braz.:*** Verutex; ***Canad.:*** Fucidin; Fucithalmic; ***Chile:*** Fucidin; Fucithalmic; ***Cz.:*** Fucidin; Fucithalmic; ***Denm.:*** Fucidin; Fucithalmic; ***Fin.:*** Fucidin; Fucithalmic; ***Fr.:*** Fucidine; Fucithalmic; ***Ger.:*** Fucidine; Fucithalmic; Fusicutan; ***Gr.:*** Flusterix; Fucidin; Fusindac; ***Hong Kong:*** Foban; Fucidin; Fucithalmic; Fusidate; Qualifutin; ***Hung.:*** Fucidin; Fucithalmic†; ***India:*** Fusibact; Fusiwal; ***Indon.:*** Afucid; Fucidin; Fucilex; Fucithalmic; Fuladic; Fuson†; Fusycom; Futaderm; ***Irl.:*** Fucidin; Fucithalmic; ***Israel:*** Fucidin; Fucithalmic; ***Ital.:*** Dermomycin; Fucidin; Fucithalmic; ***Malaysia:*** Foban; Fucidin; Fucidin Intertulle; Fucithalmic; ***Mex.:*** Fucidin; Uniderm; ***Neth.:*** Fucidin; Fucidine; Fucithalmic; ***Norw.:*** Fucidin; Fucithalmic; ***NZ:*** Foban; Fucidin; Fucithalmic; ***Philipp.:*** Flexid; Fucidin; Fucithalmic; Fuson; Hopaq; Woncare; ***Pol.:*** Fucidin; Fusacid; ***Port.:*** Desdek†; Fucidine; Fucithalmic; Fusextrine; Infloc; Nadiclox; ***Rus.:*** Fucidin (Фуцидин); Fucithalmic (Фуциталмик); ***S.Afr.:*** Fucidin; Fucithalmic; ***Singapore:*** Balad†; Duzen; Foban; Forsuderm; Fucidin; Fucithalmic; Fudikin; ***Spain:*** Fucidine; Fucithalmic; ***Swed.:*** Fucidin; Fucithalmic; ***Switz.:*** Fucidin; Fucithalmic; ***Thai.:*** Difusin; Foban; Fucidin; Fucithalmic; Fusid; ***Turk.:*** Fucidin; Fucithalmic; Stafine; ***UAE:*** Futasole; ***UK:*** Fucidin; Fucithalmic; ***Ukr.:*** Fusiderm (Фузидерм).

多组分制剂 ***Arg.:*** Drum B; Fucicort; Fucidin H; Fusimed; Fusimed B; Gelbiotic Plus; ***Austria:*** Fucicort†; ***Belg.:*** Fucicort; Fucidin Hydrocortisone; ***Braz.:*** Verutex B; ***Canad.:*** Fucidin H; ***Chile:*** Fucicort; Fucidin H; ***Cz.:*** Fucicort; Fucidin H; ***Denm.:*** Fucicort; Fucidin-Hydrocortison; ***Fin.:*** Fucicort; Fucidin-Hydrocortison; ***Ger.:*** Fucicort; Fucidine plus†; ***Gr.:*** Alpider; Befucil; Betacort; Betafusin; Betasid; Betfu; Fubecot; Fucicort; Fucicream; Fucidin H; Fusibet; Fusindac-H; Hydrofusin; Roseti; Sensibio; Staficort; ***Hong Kong:*** Fobancort; Fucicort; Fucidin H; ***Hung.:*** Fucicort; Fucidin H; ***Indon.:*** Fucicort; ***Irl.:*** Fucibet; Fucidin H; ***Israel:*** Fucicort; Fucidin H†; ***Ital.:*** Dermomycin Cort; Fucicort; Fucidin H; Piodermina; ***Malaysia:*** Axcel Fusi-Corte; Foban-Hydro; Fobancort; Fucicort; Fucidin H; Fusidic B; ***Mex.:*** Fucicort; ***Neth.:*** Fucidin + Hydrocortisone; ***Norw.:*** Fucidin-Hydrocortison; ***NZ:*** Fucicort; ***Philipp.:*** Fucicort; Fucidin H; Hoebedic; ***Port.:*** Fucicort; Fucidine H; ***Rus.:*** Fucicort (Фуцикорт); Fucidin H (Фуцидин Г); Fugentin (Фугентин); ***S.Afr.:*** Fucidin H; ***Singapore:*** Fobancort; Fucicort; Fucidin H; ***Spain:*** Fucibet; Fucidine H; ***Swed.:*** Fucidin-Hydrocortison; ***Switz.:*** Fucicort; Fucidin H; ***Thai.:*** Fobancort; Fucicort; Fucidin H; ***Turk.:*** Fucicort; Fucidin H; ***UAE:*** Futasone; ***UK:*** Fucibet; Fucidin H; ***Ukr.:*** Fusiderm B (Фузидерм Б).

Garenoxacin Mesilate (*BANM*, *rINNM*) 甲磺酸加雷沙星

BMS-284756-01; Garenoxacin Mesylate (*USAN*); Garénoxacine, Mésilate de; Garenoxacini Mesilas; Mesilato de garenoxacino; T-3811ME. 1-Cyclopropyl-8-(difluoromethoxy)-7-[(1*R*)-1-methyl-2,3-dihydro-1*H*-isoindol-5-yl]-4-oxo-1,4-dihydroquinoline-3-carboxylic acid methanesulfonate monohydrate.

Гареноксацина Мезилат

$C_{23}H_{20}F_2N_2O_4,CH_4O_3S,H_2O$ = 540.5.

CAS — 194804-75-6 (garenoxacin); 223652-82-2 (garenoxacin mesilate); 223652-90-2 (garenoxacin mesilate monohydrate).

ATC — J01MA19.

ATC Vet — QJ01MA19.

UNII — OXI6EF55FR.

(garenoxacin)

简介

加雷沙星是一种氟喹诺酮类抗菌药，性质与环丙沙星相似（第234页）。临床应用的加雷沙星主要是甲磺酸盐制剂，大约 507mg 的甲磺酸加雷沙星相当于 400mg 的加雷沙星。本品用于敏感菌所致的感染，常用剂量 400mg，每日 1 次，口服给药。

1. Takagi H, *et al.* Clinical studies of garenoxacin. *Int J Antimicrob Agents* 2008; **32:** 468–74.

制剂

专利制剂

Jpn: Geninax.

Gatifloxacin (*USAN*, *rINN*) 加替沙星

AM-1155; BMS-206584-01; CG-5501; Gatifloxacine; Gatifloxacino; Gatifloxacinum. (±)-1-Cyclopropyl-6-fluoro-1,4-dihydro-8-methoxy-7-(3-methyl-1-piperazinyl)-4-oxo-3-quinolinecarboxylic acid sesquihydrate.

Гатифлоксацин

$C_{19}H_{22}FN_3O_4,1\frac{1}{2}H_2O$ = 402.4.

CAS — 160738-57-8 (anhydrous gatifloxacin); 180200-66-2 (gatifloxacin sesquihydrate).

ATC — J01MA16; S01AX21.

ATC Vet — QJ01MA16; QS01AX21.

UNII — L4618BD7KJ (gatifloxacin sesquihydrate); 81485Y3A9A (anhydrous gatifloxacin).

and enantiomer

不良反应和处置

同环丙沙星，第232页。

加替沙星有导致 QT 间期延长的可能性，应避免用于存在 QT 间期延长或低钾血症未纠正的患者。

据报道，有患者（通常是糖尿病患者）使用加替沙星后出现高血糖或低血糖的症状。而非糖尿病患者也出现低血糖和高血糖，尤其是后者。包括高渗性非酮症性高血糖昏迷、糖尿病酮症酸中毒、低血糖昏迷、惊厥和精神状态改变在内的致死性严重事件很少出现。尽管在大多数病例中，血糖异常是可逆的，但也有死亡事件发生。加替沙星不能用于糖尿病患者。其他引起血糖异常的因素包括：高龄（患者年龄达 65 岁）、肾功能受损、使用其他改变血糖浓度的药物（尤其是导致低血糖）。对于有发生血糖异常危险因素的患者，必须密切监测血糖变化，一旦出现血糖异常的症状或体征，应停用加替沙星。

对糖代谢的影响 糖尿病患者和非糖尿病患者的高血糖及低血糖反应均与加替沙星有关[1～6]。一项回顾性分析[7]表明，在美国，1997 年 11 月至 2003 年 9 月自发上报给 FDA 的不良反应中，与加替沙星相关的血糖紊乱的发生率比环丙沙星、左氧氟沙星以及莫西沙星的发生率高 10 倍。随后一项针对老年患者的群体病例对照研究[8]显示，给予患者氟喹诺酮类药物（环丙沙星、加替沙星、左氧氟沙星、莫西沙星）、第 2 代头孢菌素、大环内酯类抗菌药，也同样发现加替沙星可能增加血糖紊乱的风险。

目前来看血糖紊乱似乎与主要与加替沙星相关，但也不能排除这可能是氟喹诺酮类抗菌药的特殊不良反应；老年人、糖尿病患者和（或）正接受降糖药物治疗的患者以及肾损伤的患者为高危人群[9]。1997 年 1 月至 2006 年 6 月加拿大卫生部收到 22 例与左氧氟沙星相关的血糖异常的报告[10]，其中包括 15 名糖尿病患者。一个回顾性队列研究表明[11]，在接受左氧氟沙星治疗的糖尿病患者中，严重低血糖或高血糖事件的发生率明显高于接受阿奇霉素治疗的患者，但加替沙星致血糖异

常的发生率更高。

相比之下，同一研究提示[11]，对于糖尿病或非糖尿病病患者，接受环丙沙星和阿奇霉素以及其他抗菌药治疗时，严重血糖异常的发生率没有显著性差异。一项对于大量上市后信息的回顾性研究表明[12]，莫西沙星对血糖无显著影响。

1. Baker SE, Hangii MC. Possible gatifloxacin-induced hypoglycemia. *Ann Pharmacother* 2002; **36:** 1722–6.
2. Donaldson AR, *et al.* Possible gatifloxacin-induced hyperglycemia. *Ann Pharmacother* 2004; **38:** 602–5.
3. Happe MR, *et al.* Gatifloxacin-induced hyperglycemia. *Ann Intern Med* 2004; **141:** 968–9.
4. Khovidhunkit W, Sunthornyothin S. Hypoglycemia, hyperglycemia, and gatifloxacin. *Ann Intern Med* 2004; **141:** 969.
5. Greenberg AL, *et al.* Gatifloxacin therapy associated with hypoglycemia. *Clin Infect Dis* 2005; **40:** 1210–11.
6. Blommel AL, Lutes RA. Severe hyperglycemia during renally adjusted gatifloxacin therapy. *Ann Pharmacother* 2005; **39:** 1349–52.
7. Frothingham R. Glucose homeostasis abnormalities associated with use of gatifloxacin. *Clin Infect Dis* 2005; **41:** 1269–76.
8. Park-Wyllie LY, *et al.* Outpatient gatifloxacin therapy and dysglycemia in older adults. *N Engl J Med* 2006; **354:** 1352–61.
9. Lewis RJ, Mohr JF. Dysglycaemias and fluoroquinolones. *Drug Safety* 2008; **31:** 283–92.
10. Health Canada. Levofloxacin: dysglycemia and liver disorders. *Can Adverse React News* 2007; **17:** 1–2. Also available at: http://www.hc-sc.gc.ca/dhp-mps/alt_formats/hpfb-dgpsa/pdf/medeff/carn-bcei_v17n1-eng.pdf (accessed 17/06/08)
11. Aspinall SL, *et al.* Severe dysglycemia with the fluoroquinolones: a class effect? *Clin Infect Dis* 2009; **49:** 402–8.
12. Gavin JR, *et al.* Moxifloxacin and glucose homeostasis: a pooled-analysis of the evidence from clinical and postmarketing studies. *Drug Safety* 2004; **27:** 671–86.

药物相互作用

同环丙沙星，第234页。

与可改变血糖浓度的药物合用会增加血糖异常的可能性。

抗糖尿病药 考虑到加替沙星的不良反应，应理性预计其与抗糖尿病药的药效的相互作用。有3例使用口服降糖药（瑞格列奈、格列本脲和吡格列酮、格列美脲）的患者，加用加替沙星后出现严重、持久的低血糖[1]。

1. Menzies DJ, *et al.* Severe and persistent hypoglycemia due to gatifloxacin interaction with oral hypoglycemic agents. *Am J Med* 2002; **113:** 232–4.

抗菌作用

同环丙沙星，第234页。

据报道，加替沙星较环丙沙星对革兰阳性菌具有更强的抗菌活性，包括肺炎球菌。

1. Stein GE, *et al.* Bactericidal activities of methoxyfluoroquinolones gatifloxacin and moxifloxacin against aerobic and anaerobic respiratory pathogens in serum. *Antimicrob Agents Chemother* 2003; **47:** 1308–12.

药动学

加替沙星在胃肠道吸收好，绝对生物利用度为96%。口服后1～2h达到血浆峰浓度。加替沙星广泛分布于人体组织，约20%与血浆蛋白结合。部分在体内代谢，清除半衰期7～14h。加替沙星主要以原形通过尿排泄，代谢产物不超过1%。少部分（5%）以原形通过粪便排泄。在动物中可分布至乳汁。

用途和用法

加替沙星是一种氟喹诺酮类抗菌药，其作用与环丙沙星（第234页）类似。

本品可口服给药，也可配制成2mg/ml的溶液静脉输注超过60min，用于治疗敏感菌所致感染，成人常用剂量为400mg，每日1次。然而，在大多数国家，因为加替沙星的安全问题，一系列药品已撤市。

有关肾功能受损患者减量使用问题详见下文。

0.3%加替沙星滴眼液可用于细菌性结膜炎。

1. Keam SJ, *et al.* Gatifloxacin: a review of its use in the treatment of bacterial infections in the US. *Drugs* 2005; **65:** 695–724.
2. Gatifloxacin. *Tuberculosis (Edinb)* 2008; **88:** 109–11.

在肾损伤中的用法 对于肾功能损伤的患者，无论口服还是静脉给药，加替沙星应减量；肌酐清除率小于40ml/min以及接受血液透析或连续腹膜透析的患者，初始剂量为400mg，维持剂量为每日200mg。

制剂

专利制剂

Arg.: Gatif; Tequin†; Zymaran; **Austral.:** Tequin†; **Braz.:** Tequin†; Zymar; **Canad.:** Tequin†; Zymar; **Chile:** Gatif; Zymar; **Ger.:** Bonoq†; **India:** Biogat; Gaticin; Gatiquin; Gatt; Zyquin; **Indon.:** Gaticin†; Gatimax†; **Israel:** Zymar; **Jpn:** Gatiflo; **Malaysia:** Tequin†; **Mex.:** Tequin†; Zymar; **NZ:** Tequin†; **Philipp.:** Tequin†; Zymar; **Rus.:** Zarquin (Заркин); **S.Afr.:** Tequin†; Zymar; **Singapore:** Tequin†; Zymar; **Thai.:** Tequin†; Zymar; **Turk.:** Zymar; **Ukr.:** Bigaflon (Бигафлон); Dasikon (Дасикон)†; Gatibact (Гатибакт)†; Gatonova (Гатинова); Tabris (Тебрис)†; **USA:** Tequin†; Zymar; Zymaxid.

多组分制剂 **India:** Gatiquin Oz Kit; **Ukr.:** Gatijem (Гатиджем).

Gemifloxacin Mesilate (*rINNM*) 吉米沙星

Gemifloxacin Mesylate (*USAN*); Gémifloxacine, Mésilate de; Gemifloxacini Mesilas; LB-20304 (gemifloxacin); LB-20304a; Mesilato de gemifloxacino; SB-265805 (gemifloxacin); SB-265805S. (±)-7-[3-(Aminomethyl)-4-oxo-1-pyrrolidinyl]-1-cyclopropyl-6-fluoro-1,4-dihydro-4-oxo-1,8-naphthyridine-3-carboxylic acid 7^4-(*Z*)-(*O*-methyloxime) methanesulfonate.

Гемифлоксацина Мезилат

$C_{18}H_{20}FN_5O_4,CH_4O_3S = 485.5.$

CAS — 204519-64-2 (gemifloxacin); 204519-65-3 (gemifloxacin mesilate).

ATC — J01MA15.

ATC Vet — QJ01MA15.

UNII — X4S9F8RL01.

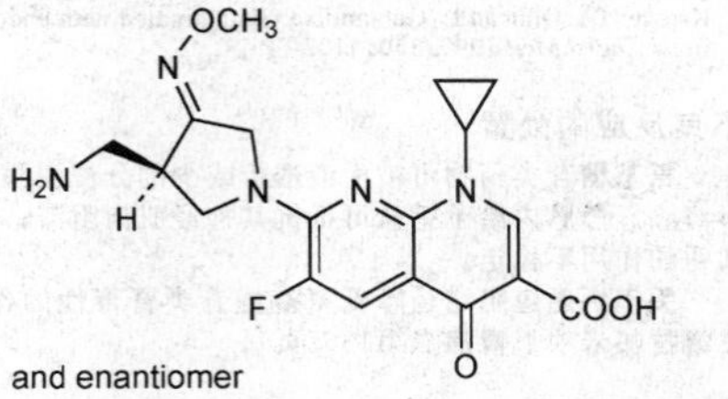

and enantiomer

(gemifloxacin)

不良反应和注意事项

同环丙沙星，第232页。

吉米沙星更易引起皮疹，如果出现皮疹，应停药。

药物相互作用

同环丙沙星，第234页。

抗菌作用

同环丙沙星，第234页。

据报道，相对于环丙沙星，吉米沙星对包括肺炎链球菌在内的革兰阳性菌具有更强的抗菌活性。

1. Morrissey I, Tillotson G. Activity of gemifloxacin against Streptococcus pneumoniae and Haemophilus influenzae. *J Antimicrob Chemother* 2004; **53:** 144–8.

药动学

吉米沙星在胃肠道吸收好，绝对生物利用度为71%。口服后0.5～2h达到血浆峰浓度。吉米沙星广泛分布于人体组织中，包括支气管黏膜和肺，血浆蛋白结合率为55%～73%。吉米沙星仅有小部分在肝内代谢，消除半衰期约为7h。药物以原形及代谢产物从尿和粪便中排出。尿排泄由肾小管主动分泌，丙磺舒可减少该药物的排泄。在大鼠中发现药物可分布至乳汁中。

用途和用法

吉米沙星是一种氟喹诺酮类抗菌药，作用与用途与环丙沙星相似（第234页）。

制剂为甲磺酸盐，口服用于治疗社区获得性肺炎及慢性支气管炎急性发作。剂量以碱基表示；399mg吉米沙星甲磺酸相当于320mg吉米沙星。用法是口服320mg，每日1次，支气管炎患者疗程5天，肺炎患者疗程7天。

对于肾功能受损患者的剂量调整详见下文。

1. Lowe MN, Lamb HM. Gemifloxacin. *Drugs* 2000; **59:** 1137–47.
2. Yoo BK, *et al.* Gemifloxacin: a new fluoroquinolone approved for treatment of respiratory infections. *Ann Pharmacother* 2004; **38:** 1226–35.
3. File TM, Tillotson GS. Gemifloxacin: a new, potent fluoroquinolone for the therapy of lower respiratory tract infections. *Expert Rev Anti Infect Ther* 2004; **2:** 831–43.
4. Bhavnani SM, Andes DR. Gemifloxacin for the treatment of respiratory tract infections: in vitro susceptibility, pharmacokinetics and pharmacodynamics, clinical efficacy, and safety. *Pharmacotherapy* 2005; **25:** 717–40.
5. Blondeau JM, Tillotson G. Role of gemifloxacin in the management of community-acquired lower respiratory tract infections. *Int J Antimicrob Agents* 2008; **31:** 299–306.
6. Lode HM, *et al.* Gemifloxacin for community-acquired pneumonia. *Expert Opin Invest Drugs* 2008; **17:** 779–86.
7. Tillotson GS. Role of gemifloxacin in community-acquired pneumonia. *Expert Rev Anti Infect Ther* 2008; **6:** 405–18.
8. Jivcu C, Gotfried M. Gemifloxacin use in the treatment of acute bacterial exacerbation of chronic bronchitis. *Int J Chron Obstruct Pulmon Dis* 2009; **4:** 291–300.

在肾损伤中的用法 对于肌酐清除率≤40ml/min的患者，吉米沙星的口服剂量应减半，包括接受血液透析或持续腹膜透析的患者。

制剂

专利制剂

Braz.: Factive†; **Canad.:** Factive†; **Mex.:** Factive-5; **Rus.:** Factiv (Фактив); **S.Afr.:** Factive; **Turk.:** Factive; **USA:** Factive.

Gentamicin Sulfate (*USAN*, *pINNM*) 硫酸庆大霉素

Gentamicin sulfát; Gentamicin Sulphate (*BANM*); Gentamicine, sulfate de; Gentamicini sulfas; Gentamicino sulfatas; Gentamicin-sulfat; Gentamicin-szulfát; Gentamisiinisulfaatti; Gentamisin Sülfat; Gentamycyny siarczan; NSC-82261; Sch-9724; Sch-13706 (gentamicin C_1); Sulfato de gentamicina.

Гентамицина Сульфат

CAS — 1403-66-3 (gentamicin); 1405-41-0 (gentamicin sulfate).

ATC — D06AX07; J01GB03; S01AA11; S02AA14; S03AA06.

ATC Vet — QD06AX07; QJ01GB03; QS01AA11; QS02AA14; QS03AA06.

UNII — 8X7386QRLV (gentamicin sulfate); I904Y9FPPV (gentamicin C_1).

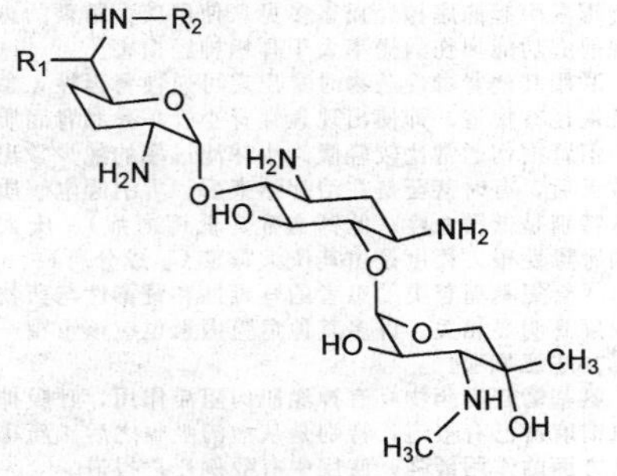

Gentamicin C_1 $R_1 = R_2 = CH_3$

Gentamicin C_2 $R_1 = CH_3$, $R_2 = H$

Gentamicin C_{1a} $R_1 = R_2 = H$

(gentamicin)

注：BP 2010将含有硫酸庆大霉素的滴眼液（单剂）命名为GNT，其包装容器可能因为过小而无法贴上全部的标签信息。

Pharmacopoeias. In *Chin.*, *Eur.* (see p.vii), *Int.*, *Jpn*, *US*, and *Viet.*

Ph. Eur. 6.8（Gentamicin Sulphate）是由紫红小单孢菌产生的抗生素的硫酸盐复合制剂，主要成分为庆大霉素C1、C1a、C2、C2a和C2b。它含有20%～40%庆大霉素C1，10%～30%庆大霉素C1a，庆大霉素C2、C2a和C2b共占40%～60%。本品以无水物计算，每1mg效价不低于590U庆大霉素。本品为白色或类白色粉末，有吸湿性。易溶于水；几乎不溶于乙醇。4%水溶液的pH值为3.5～5.5。贮藏于密闭容器中。

USP 33（Gentamicin Sulfate）由紫红小单孢菌产生的抗生素的硫酸盐或其他盐复合制剂。其成分中庆大霉素C1占10%～25%，庆大霉素C1a占10%～35%，庆大霉素C2和C2a共占25%～55%。折干计算，每毫克的效价不低于590μg庆大霉素。白色或浅黄色粉末。易溶于水；不溶于乙醇、丙酮、氯仿、乙醚和苯酚。4%水溶液的pH值为3.5～5.5。贮藏于密闭容器中。

配伍禁忌 氨基糖苷类在体外实验中通过与β-内酰胺环相互作用而被青霉素类和头孢菌素类部分失活。失活程度取决于温度、浓度和接触时间。不同的氨基糖苷类药物有差异，阿米卡星似乎最为稳定，妥布霉素最易失活，而庆大霉素和奈替米星则居中。β-内酰胺类在失活作用上也有差异，氨苄西林、青霉素和抗假单胞菌属青霉素（如羧苄西林、替卡西林）有显著的失活作用。克拉维酸也可使其失活。庆大霉素还与呋塞米、肝素、碳酸氢钠（酸性庆大霉素溶液可产生二氧化碳）和一些胃肠外营养溶液有配伍禁忌。可能与pH碱性制剂（如阿昔洛韦或磺胺嘧啶钠）或在pH酸性环境中不稳定的药物（如红霉素盐）有相互反应。

由于潜在的不相容性，庆大霉素和其他氨基糖苷类通常不能与其他药物在注射器或输液器中混合，也不能由同一通道输注。氨基糖苷类与β-内酰胺类联用时，必须分瓶滴注。

1. Henderson JL, *et al.* In vitro inactivation of gentamicin, tobramycin, and netilmicin by carbenicillin, azlocillin, or mezlocillin. *Am J Hosp Pharm* 1981; **38:** 1167–70.
2. Tindula RJ, *et al.* Aminoglycoside inactivation by penicillins and cephalosporins and its impact on drug-level monitoring. *Drug Intell Clin Pharm* 1983; **17:** 906–8.
3. Navarro AS, *et al.* In-vitro interaction between dibekacin and penicillins. *J Antimicrob Chemother* 1986; **17:** 83–9.
4. Courcol RJ, Martin GR. Comparative aminoglycoside inactivation by potassium clavulanate. *J Antimicrob Chemother* 1986; **17:** 682–4.
5. Canann D, *et al.* Visual compatibility of i.v. medications routinely used in bone marrow transplant recipients. *Am J Health-Syst Pharm* 2009; **66:** 727–9. Correction. *ibid.*; 1431.

稳定性 10mg/ml 和 40mg/ml 浓度的硫酸庆大霉素在4℃或25℃下于塑料密闭容器中保存30天，其效价下降16%，个别出现褐色沉淀。在玻璃容器中保存30天，效价下降7%，尚可接受。如果保存时间更长会产生更多沉淀物，不宜使用[1]。

1. Weiner B, *et al.* Stability of gentamicin sulfate injection following unit dose repackaging. *Am J Hosp Pharm* 1976; **33:** 1254–9.

不良反应

氨基糖苷类可以产生不可逆的蓄积性耳毒性，包括耳蜗（表现为听力下降，最初为高频听力，因语言识别更多的依赖于低频，故初期不明显）和前庭系统（表现为头晕和眩晕）。其发生率和毒性相关性在不同的氨基糖苷类有争议，似乎奈替米星的耳蜗毒性较庆大霉素和妥布霉素更小，而阿米卡星则更大。奈替米星对前庭神经功能的损伤也较庆大霉素、妥布霉素和阿米卡星小，但链霉素引起前庭神经损害多见。使用庆大霉素的患者出现前庭功能损伤的概率大于耳蜗神经损害。

联用其他肾毒性药物时常出现可逆性肾毒性，急性肾衰竭也有报道。即使出现急性肾小管坏死和肾间质肾炎，但肾损伤通常比较轻微。小球滤过率的减少常出现于数天后，有时甚至是在治疗结束后。可引起电解质紊乱（特别是低镁血症、低钙血症、低钾血症）。庆大霉素的肾毒性很大程度是由其庆大霉素 C_2 成分所致。

尽管氨基糖苷类的患者的耳毒性和肾毒性与药物血浆浓度高明显相关，许多其他危险因素也应该重视——见下文**注意事项**。

氨基糖苷类药物具有神经肌肉阻滞作用，呼吸抑制和肌肉麻痹已有报道，特别是从血清吸收之后。新霉素在这方面的作用最强，使用中有数例死亡报道。

可出现超敏反应，特别是局部用药时。氨基糖苷类药物之间可出现交叉过敏。过敏反应极少见于庆大霉素。某些超敏反应的出现归因于静脉制剂亚硫酸盐的存在，内毒素休克也有报道。

特发性血小板减少性紫癜、恶心呕吐、口炎、肝功能异常（包括血清转氨酶和胆红素升高）这些反应在庆大霉素中罕见。但有神经毒性，包括周围神经病变和中枢神经症状如脑病、谵妄、嗜睡、幻觉、惊厥和抑郁。

注射部位可出现脂肪坏死。有个案报道称在鞘内、脑池内和室内注射氨基糖苷类药物可引起脑膜刺激、蛛网膜炎、多发性神经根炎和脑室炎。结膜下注射庆大霉素可出现疼痛、充血、结膜水肿，眼内注射可引起严重视网膜缺血。

对耳的影响 氨基糖苷类药物耳毒性的参考文献与综述如下。

1. Cone LA. A survey of prospective, controlled clinical trials of gentamicin, tobramycin, amikacin, and netilmicin. *Clin Ther* 1982; **5:** 155–62.
2. Kahlmeter G, Dahlager JI. Aminoglycoside toxicity—a review of clinical studies published between 1975 and 1982. *J Antimicrob Chemother* 1984; **13** (suppl A): 9–22.
3. Brummett RE, Fox KE. Aminoglycoside-induced hearing loss in humans. *Antimicrob Agents Chemother* 1989; **33:** 797–800.
4. Mattie H, *et al.* Determinants of efficacy and toxicity of aminoglycosides. *J Antimicrob Chemother* 1989; **24:** 281–93.
5. Schacht J. Aminoglycoside ototoxicity: prevention in sight? *Otolaryngol Head Neck Surg* 1998; **118:** 674–7.
6. Nakashima T, *et al.* Vestibular and cochlear toxicity of aminoglycosides—a review. *Acta Otolaryngol* 2000; **120:** 904–11.
7. Darlington CL, Smith PF. Vestibulotoxicity following aminoglycoside antibiotics and its prevention. *Curr Opin Investig Drugs* 2003; **4:** 841–6.
8. Rizzi MD, Hirose K. Aminoglycoside ototoxicity. *Curr Opin Otolaryngol Head Neck Surg* 2007; **15:** 352–7.
9. Ariano RE, *et al.* Aminoglycoside-induced vestibular injury: maintaining a sense of balance. *Ann Pharmacother* 2008; **42:** 1282–9.
10. Mulrennan SA, *et al.* Aminoglycoside ototoxicity susceptibility in cystic fibrosis. *Thorax* 2009; **64:** 271–2.
11. Bitner-Glindzicz M, *et al.* Aminoglycoside-induced deafness during treatment of acute leukaemia. *Arch Dis Child* 2010; **95:** 153–5.

对肾脏的影响 氨基糖苷类药物肾毒性的综述与参考文献如下。

1. Cone LA. A survey of prospective, controlled clinical trials of gentamicin, tobramycin, amikacin, and netilmicin. *Clin Ther* 1982; **5:** 155–62.
2. Lietman PS, Smith CR. Aminoglycoside nephrotoxicity in humans. *Rev Infect Dis* 1983; **5** (suppl 2): S284–93.
3. Kahlmeter G, Dahlager JI. Aminoglycoside toxicity—a review of clinical studies published between 1975 and 1982. *J Antimicrob Chemother* 1984; **13** (suppl A): 9–22.
4. Kohlhepp SJ, *et al.* Nephrotoxicity of the constituents of the gentamicin complex. *J Infect Dis* 1984; **149:** 605–14.
5. Mattie H, *et al.* Determinants of efficacy and toxicity of aminoglycosides. *J Antimicrob Chemother* 1989; **24:** 281–93.
6. Appel GB. Aminoglycoside nephrotoxicity. *Am J Med* 1990; **88** (suppl 3C): 16S–20S.
7. Bertino JS, *et al.* Incidence of and significant risk factors for aminoglycoside-associated nephrotoxicity in patients dosed by using individualized pharmacokinetic monitoring. *J Infect Dis* 1993; **167:** 173–9.
8. Swan SK. Aminoglycoside nephrotoxicity. *Semin Nephrol* 1997; **17:** 27–33.
9. Baciewicz AM, *et al.* Aminoglycoside-associated nephrotoxicity in the elderly. *Ann Pharmacother* 2003; **37:** 182–6.
10. Rougier F, *et al.* Aminoglycoside nephrotoxicity. *Curr Drug Targets Infect Disord* 2004; **4:** 153–62.
11. Martínez-Salgado C, *et al.* Glomerular nephrotoxicity of aminoglycosides. *Toxicol Appl Pharmacol* 2007; **223:** 86–98.
12. Oliveira JFP, *et al.* Prevalence and risk factors for aminoglycoside nephrotoxicity in intensive care units. *Antimicrob Agents Chemother* 2009; **53:** 2887–91.

内毒素反应 关于庆大霉素静脉给药发生内毒素反应的报道为美国CDC和FDA所公认。尽管USP中限定了注射剂中内毒素浓度，认为每日单次给药而不是分次给药的方式导致了内毒素的中毒血浆浓度[1,2]。

1. CDC. Endotoxin-like reactions associated with intravenous gentamicin—California, 1998. *MMWR* 1998; **47:** 877–80.
2. Krieger JA, Duncan L. Gentamicin contaminated with endotoxin. *N Engl J Med* 1999; **340:** 1122.

不良反应的处置

氨基糖苷类药物可被血液透析或少部分被腹膜透析所清除。静脉内给予钙盐可抵抗其神经肌肉阻滞；新斯的明的作用不稳定。

关于钙通道阻滞药降低氨基糖苷类肾毒性的作用，见**维拉帕米**项下**肾病**（第1367页）。

注意事项

庆大霉素禁用于既往有明确过敏史的患者，慎用于对其他氨基糖苷类药物过敏的患者。避免在重症肌无力患者使用，对于帕金森病和其他肌无力的患者需严密监测。

氨基糖苷类药物发生耳毒性和肾毒性的风险在高血药浓度时有所升高，因此可以根据血药浓度监测来决定给药剂量。在采用标准的每日多次给药方案给予庆大霉素的患者，应调整剂量避免血药峰浓度超过 10μg/ml，或谷浓度（给下一剂前）不低于 2μg/ml。在使用每日1次给药方案的地区，应考虑当地有关血清浓度的指南。对于大剂量、长疗程使用、儿童、老人和要求减量使用的肾功能损害患者，严密监测显得尤为重要。*BNF 59* 也认为对囊性纤维化或明显肥胖患者进行监测很重要；另一方面，给药剂量需要调整。其他人群也可发生药动学的改变，见下文**药动学**。有报道称，肝功能和听力损害、菌血症、发热和暴露在噪声中可增加耳毒性的风险，而低血压或血容量不足、肝病或女性患者会增加肾毒性的可能。对于具有附加风险系数患者进行定期听力和肾功能监测是非常必要的。

已知或可疑鼓膜穿孔患者忌局部使用庆大霉素。

妊娠期使用氨基糖苷类药物可损害胎儿的前庭蜗神经。

哺乳 一项对于10位接受庆大霉素治疗的哺乳妇女母乳喂养的婴儿的研究[1]中，5名婴儿血清中检测到庆大霉素，证实可经胃肠道获得。但是认为低浓度不会引起临床效应，American Academy of Pediatrics 也认为[2]在哺乳期可以使用庆大霉素。

1. Celiloglu M, *et al.* Gentamicin excretion and uptake from breast milk by nursing infants. *Obstet Gynecol* 1994; **84:** 263–5.
2. American Academy of Pediatrics. The transfer of drugs and other chemicals into human milk. *Pediatrics* 2001; **108:** 776–89. [Retired May 2010] Correction. *ibid.*; 1029. Also available at: http://aappolicy.aappublications.org/cgi/content/full/pediatrics%3b108/3/776 (accessed 27/05/04)

对分析过程的干扰 氨基糖苷类药物的成分受到分析测定的干扰[1]。其他抗菌药和抗肿瘤药可以改变微生物测定法的结果，可以通过适当选择测定体系来避免。

在同时含有亚胺培南的样本中对氨基糖苷类进行微生物法测定，可以用盐酸半胱氨酸致亚胺培南失活的方法得以实现，这是因为其对绝大多数β-内酰胺类药物稳定，耐药株极为罕见[2]。氨基糖苷类可以被青霉素类和头孢菌素类所灭活，因此推荐氨基糖苷类的抽样时间应选择在β-内酰胺类的谷值时间。如果不能及时进行分析[3]或者加入了青霉素酶，需要对标本进行冷冻。然而有报道称，在测定之前保存在－60℃会降低庆大霉素的活性[4]。也有报道称，由于均质酶免疫测定不能区分氨基糖苷类药物的有效和灭活成分，同时使用氨基糖苷类和β-内酰胺类药物的患者体内氨基糖苷类药物浓度偏高[5,6]。

放射性核素镓-67可被放射性酶干扰，建议在接受镓扫描的患者中使用琼脂扩散法[7,8]。

在使用微生物法、酶法或免疫法测定时肝素可使氨基糖苷类药物浓度被低估[9~11]。推荐血标本不能从肝素化管子或留置导管中采集，可以使用纤溶酶。但也有认为使用肝素的患者血药浓度不足以影响庆大霉素[12]。

在锌盐存在状态下使用微生物分析法可显示低浓度假象[13]。

对全血进行热处理以灭活HIV病毒可导致随后分析中庆大霉素浓度增加[14]。

1. Yosselson-Superstine S. Drug interferences with plasma assays in therapeutic drug monitoring. *Clin Pharmacokinet* 1984; **9:** 67–87.
2. McLeod KM, *et al.* Gentamicin assay in the presence of imipenem. *J Antimicrob Chemother* 1986; **17:** 828–9.
3. Tindula RJ, *et al.* Aminoglycoside inactivation by penicillins and cephalosporins and its impact on drug-level monitoring. *Drug Intell Clin Pharm* 1983; **17:** 906–8.
4. Carlson LG, *et al.* Potential liabilities of gentamicin homogeneous enzyme immunoassay. *Antimicrob Agents Chemother* 1982; **21:** 192–4.
5. Ebert SC, Clementi WA. In vitro inactivation of gentamicin by carbenicillin, compared by Emit and microbiological assays. *Drug Intell Clin Pharm* 1983; **17:** 451.
6. Dalmady-Israel C, *et al.* Ticarcillin and assay of tobramycin. *Ann Intern Med* 1984; **100:** 460.
7. Bhattacharya I, *et al.* Effects of radiopharmaceuticals on radioenzymatic assays of aminoglycoside antibiotics: interference by gallium-67 and its elimination. *Antimicrob Agents Chemother* 1978; **14:** 448–53.
8. Shannon K, *et al.* Interference with gentamicin assays by gallium-67. *J Antimicrob Chemother* 1980; **6:** 285–300.
9. Nilsson L. Factors affecting gentamicin assay. *Antimicrob Agents Chemother* 1980; **17:** 918–21. Correction. *ibid.*; **18:** 839.
10. Nilsson L, *et al.* Inhibition of aminoglycoside activity by heparin. *Antimicrob Agents Chemother* 1981: **20:** 155–8.
11. O'Connell MB, *et al.* Heparin interference with tobramycin, netilmicin, and gentamicin concentrations determined by Emit. *Drug Intell Clin Pharm* 1984; **18:** 503–4.
12. Regamey C, *et al.* Inhibitory effect of heparin on gentamicin concentrations in blood. *Antimicrob Agents Chemother* 1972; **1:** 329–32.
13. George RH, Healing DE. The effect of zinc on aminoglycoside assay. *J Antimicrob Chemother* 1978; **4:** 186.
14. Eley A, *et al.* Effect of heat on gentamicin assays. *Lancet* 1987; **ii:** 335–6.

药物相互作用

使用其他肾毒性药物（包括其他氨基糖苷类、万古霉素、某些头孢菌素、环孢素、顺铂和氟达拉滨），或有潜在耳毒性药物如依他尼酸、呋塞米，会增加氨基糖苷类药物的毒性。建议使用止吐药如茶苯海明对抗早期前庭功能损害症状。同时使用有神经肌肉阻滞作用的药物需严密监测（见**阿曲库铵**，第1813页）。氨基糖苷类药物的神经肌肉阻滞作用可导致使用普通麻醉药物或罂粟碱的患者出现严重的呼吸抑制。

理论上认为氨基糖苷类的抗菌活性会被抑菌剂减弱，但这类制剂在临床上应用广泛。

由于氨基糖苷类与β-内酰胺类在体外试验中有配伍禁忌（见上文的**配伍禁忌**），在需要联合用药时应分开给药。体内的拮抗作用使氨基糖苷类活性减弱只在很少的肾功能损害的患者中出现。氨基糖苷类药物与一些β-内酰胺类药物有体内协同作用（见下文，**抗菌作用**）。

氨基糖苷类药物可减少扎西他滨的肾脏排泄。

使用氨基糖苷类和双膦酸盐可引起严重的低钙血症，见第1056页。

庆大霉素可抑制α-半乳糖苷酶的活性，不能与α-半乳糖苷酶或β-半乳糖苷酶联用。

抗菌作用

庆大霉素是一种氨基糖苷类药物，对许多革兰阴性需氧菌和某些葡萄球菌具有杀菌活性。

作用机制 氨基糖苷类药物通过主动转运的方式进入敏感细菌细胞内，转运过程可被厌氧菌、酸、高渗环境抑制。它们在胞内与细菌核糖体的30S，某些50S亚单位结合，抑制蛋白合成和在遗传密码转录时产生错误。引起细胞死亡的机制尚不完全清楚，可能存在其他机制包括影响细胞膜渗透性。

抗菌谱 下述病原体通常对庆大霉素敏感（见下文**耐药性**）

- 很多革兰阴性菌包括布氏菌属、荚膜菌属、弯曲杆菌属、柠檬酸菌属、埃希菌属、肠杆菌属、弗朗西丝菌属、克雷伯菌属、变形杆菌属、普罗威登菌属、假单胞菌属、沙雷菌属、弧菌属和耶尔森菌属。

尽管在临床上氨基糖苷类药物很少用于奈瑟菌感染，仍有报道称其对奈瑟菌有抗菌活性。

- 在革兰阳性菌中金黄色葡萄球菌对庆大霉素高度敏感。

单核细胞增多性李斯特菌和表皮葡萄球菌也对庆大霉素敏感，但肠球菌和链球菌则通常不敏感。

- 一些放线菌和支原体对庆大霉素敏感，但分枝杆菌则不敏感。
- 厌氧菌、酵母菌和真菌对其耐药。

联用其他抗菌药时的活性 庆大霉素与β-内酰胺类药物有协同作用，原因在于后者能作用于细胞壁，从而增加氨基糖苷类药物的渗透。这已被青霉素类（如氨苄西林或青霉素）与庆大霉素联用治疗肠球菌所证实。庆大霉素可与抗假单胞菌的青霉素如替卡西林联用治疗假单胞菌感染，与万古霉素联用以增强对葡萄球菌和链球菌的抗菌活性。

氨基糖苷类药物的耐药机制主要有3种。第一种是核糖体靶位突变，降低了亲和力；这种耐药机制通常只存在于链霉素，很少出现在革兰阴性菌中。其次，氨基糖苷类药物是通过依赖氧的主动转运渗透入细菌胞内的，如果转运停止或减弱则会产生耐药，且会导致氨基糖苷类药物之间交叉耐药。最后，氨基糖苷类药物耐药的最重要的原因是修饰酶灭活。

主要有3种酶分别通过磷酸化、乙酰化和增加核苷酸，常为腺苷酸的方式参与灭活作用。酶的产生主要由质粒介导，因此耐药性可以在不同的细菌甚至不同种之间传递。对其他抗菌药物的耐药性也同时得到传递。局部使用这些药物治疗金黄色葡萄球菌感染，更有可能造成耐药性传播。

每种酶都产生特有的耐药模式，但是它们对底物作用的重叠和可调性最终形成对其他氨基糖苷类药物的交叉耐药。酶的分布和传播随地区、时间和抗菌药使用的不同而变化，然而建立氨基糖苷类药物应用指南难度较大。药物敏感性的变化要求进行地区调查，以明确细菌对于使用中的氨基糖苷类药物的敏感性和耐药性，但是这样的耐药性局部地区调查的价值有限。

总体而言，耐药菌的发生在欧洲南部多于北部，美国多于欧洲。肠球菌中庆大霉素的高水平耐药情况已备受关注（某些中心的分离率达50%），因为它们对很多药物具有固有耐药或获得性耐药，包括万古霉素。类似的情况也存在于对庆大霉素耐药的耐甲氧西林金黄色葡萄球菌。这些多重耐药菌已成为治疗的难题，因为常用的抗菌药物复合制剂无效。然而，某些中心的结果表明，合理使用广谱氨基糖苷类药物（如阿米卡星，它对大多数氨基糖苷降解酶稳定）可使氨基糖苷类药物的耐药程度有所下降。

1. Mingeot-Leclercq M-P, *et al.* Aminoglycosides: activity and resistance. *Antimicrob Agents Chemother* 1999; **43:** 727–37.
2. Kotra LP, *et al.* Aminoglycosides: perspectives on mechanisms of action and resistance and strategies to counter resistance. *Antimicrob Agents Chemother* 2000; **44:** 3249–56.
3. Barclay ML, Begg EJ. Aminoglycoside adaptive resistance: importance for effective dosage regimens. *Drugs* 2001; **61:** 713–21.
4. Magnet S, Blanchard JS. Molecular insights into aminoglycoside action and resistance. *Chem Rev* 2005; **105:** 477–98.

药动学

庆大霉素和其他氨基糖苷类药物胃肠道基本不吸收，肌内注射后吸收快。肾功能正常者肌注1mg/kg庆大霉素30～60min后平均血峰浓度为4μg/ml，与静脉输注近似。这当中有较大的个体差异。达到血浆饱和浓度前需多次给药，这表明身体组织如肾脏的结合位点已饱和。庆大霉素与血浆蛋白的结合能力较低。

胃肠外给药时，庆大霉素和其他氨基糖苷类药物主要分布在细胞外液。脑脊液中可有少量分布，但是不能达到脑膜炎的治疗浓度；眼内分布少。氨基糖苷类药物易分布于内耳的外淋巴液。它们可少量通过胎盘，存在于乳汁中。

有报道称庆大霉素和其他氨基糖苷类药物可因局部用于皮肤、滴入或灌洗伤口、体腔（膀胱除外）、关节腔而吸收。

庆大霉素的半衰期为2～3h，新生儿和肾功能损害患者更长。庆大霉素和其他氨基糖苷类药物在体内不代谢，以原形经肾小球滤过从尿中排出。在稳态时，24h尿至少可清除一次给药量的70%，尿中药物浓度可达100μg/ml。然而，庆大霉素和其他氨基糖苷类药物可在某种程度上蓄积体内，尤其是肾脏，蓄积程度因药物不同而异。直到20天后或治疗停止后，这些组织缓慢少量释放出的氨基糖苷类药物还能在尿中检出。庆大霉素尚可少量存在于胆汁。

氨基糖苷类药物的药动学受很多因素的影响，这些因素非常重要，因为治疗浓度和中毒浓度非常接近，应在监测下补足剂量。

- 患者肌内注射的吸收能力下降，尤其在灌注减少如休克存在的时候，最终导致**血药浓度降低**。血药浓度降低也见于细胞外液增多、肾清除率增多，包括腹水、肝硬化、心力衰竭、营养不良、脊髓损伤、烧伤、膀胱纤维症、白血病。据称在静脉药瘾者和发热患者中清除率会升高。
- 相反，某些原因导致的肾脏损伤或肾清除率下降（如肾脏发育不成熟的新生儿、因年龄因素出现肾小球功能减退的老年人）可出现显著的**血药浓度**和（或）半衰期的**升高**/延长。然而，在新生儿因其较大的分布容量，初始血药浓度往往偏低。在肥胖和贫血患者中药物的血药浓度往往比预期的高，因为肥胖患者的细胞外液容量相对于其体重是减少的。

氨基糖苷类药物的肾清除和血浆浓度依昼夜循环不同而异，故在决定和比较其血药浓度时应关注这一点。

新生儿的药动学 参考文献如下。

1. Lingvall M, *et al.* The effect of sepsis upon gentamicin pharmacokinetics in neonates. *Br J Clin Pharmacol* 2005; **59:** 54–61.
2. Hale LS, Durham CR. A simple, weight-based, extended-interval gentamicin dosage protocol for neonates. *Am J Health-Syst Pharm* 2005; **62:** 1613–16.
3. García B, *et al.* Population pharmacokinetics of gentamicin in premature newborns. *J Antimicrob Chemother* 2006; **58:** 372–9.
4. Murphy JE, Roether AM. Two nomograms for determining extended-dosing intervals for gentamicin in neonates. *Am J Health-Syst Pharm* 2008; **65:** 624–30. Correction. *ibid.*; 795.
5. Touw DJ, *et al.* Therapeutic drug monitoring of aminoglycosides in neonates. *Clin Pharmacokinet* 2009; **48:** 71–88. Correction. *ibid.*; 209–10. [dose]
6. Nielsen EI, *et al.* Developmental pharmacokinetics of gentamicin in preterm and term neonates: population modelling of a prospective study. *Clin Pharmacokinet* 2009; **48:** 253–63.

用途和用法

庆大霉素和其他氨基糖苷类药物常与其他抗菌药联合使用治疗敏感革兰阴性菌及其他病原体的严重全身感染（见上文**抗菌作用**）。包括胆道感染（急性胆囊炎或胆管炎）、布氏菌病、猫抓病、膀胱纤维症、心内膜炎（治疗和预防链球菌、肠球菌、葡萄球菌心内膜炎）、子宫内膜炎、胃肠炎、腹股沟肉芽肿、李斯特菌病、脑膜炎、外耳炎、中耳炎、盆腔炎、腹膜炎、鼠疫、肺炎、败血症、烧伤或溃疡的皮肤感染（假单胞菌属和其他革兰阴性菌感染时全身给药）、战壕热、兔热病和尿路感染（急性肾盂肾炎），另外还有外科感染的预防、免疫功能下降和重症监护病房患者的治疗。这些感染及其治疗详见**抗菌药的选择**（第153页）。

庆大霉素常与其他抗菌药联用以扩大其抗菌谱或增强抗菌活性，比如联用青霉素治疗肠球菌和链球菌感染，联用抗假单胞菌属的β-内酰胺类治疗假单胞菌属感染，联用甲硝唑或克林霉素治疗需氧菌厌氧菌混合感染。

给药和剂量 庆大霉素以其硫酸盐的形式给药，以庆大霉素基质起效。在上述感染中，它通常以肌内注射的方式每8h给药1次，日剂量3～5mg/kg。虽然近几年来对于细菌性心内膜炎是否需要预防使用抗菌药的问题有了一些新的认识（详细内容及用药剂量见第159页，**心内膜炎**），但通过肌内注射（或静脉注射，详见下文）还是在预防以及细菌性心内膜炎的治疗方案中发挥重要的作用。对于肾功能正常患者，治疗尿路感染可给予160mg，每日1次。

硫酸庆大霉素可静脉给予肌内注射相当的量，但依然存在用法合理性争议，因为静脉输注可能会使庆大霉素血药浓度低于有效水平却高于谷浓度，而且短时大量输入会增加神经肌肉阻滞的风险。在美国，静脉滴注是将推荐剂量稀释到50～200ml，滴注时间宜控制在30min至2h。而英国的注册药品信息则建议100ml液体的输注时间应不超过20～30min；或缓慢静脉推注2～3min以上。

疗程常为7～10天。因为庆大霉素在脂肪组织分布很少，使用剂量应以无脂肪体重计算。

儿童用法详见下文。

剂量调整和监测 庆大霉素用量在所有患者中均应据其血药浓度调整，详见下文**用法与剂量**。

每日1次给药 一日治疗剂量通过一次给药完成（详见下文的**每日1次给药方案**）。对于适宜患者，这种给药方式的安全性、有效性等同于传统治疗方案，但更加方便。本给药方案不宜用于感染性心内膜炎、大面积烧伤或严重肾功能不全患者（肌酐清除率小于20 ml/min）。*BNF 59* 推荐庆大霉素每日1次给药方案为：5～7mg/kg，静脉给药，然后按照庆大霉素的血药浓度调整剂量。对于每日1次给药方案，检测峰浓度和谷浓度的传统方法可能并不适用，对于给药剂量及血药浓度可参考地区指南。

其他途径 庆大霉素尚可口服治疗肠道感染和抑制肠道菌群，偶尔在囊性纤维化患者中雾化吸入。脑膜炎中也可以1～5mg鞘内或脑室内注射，同时肌内注射。庆大霉素还可结膜下给药。

含庆大霉素的骨水泥用于骨科手术，含庆大霉素的丙烯酸珠（acrylic bead）与外科线可用于骨外科置入治疗骨感染。

0.1%庆大霉素可局部用于皮肤感染，但可能引发耐药，被认为不明智。0.3%庆大霉素局部用于眼、耳感染。

庆大霉素脂质制剂仍处于研发中。

1. Edson RS, Terrell CL. The aminoglycosides. *Mayo Clin Proc* 1999; **74:** 519–28.

用法和剂量 **浓度监测** 在个体化给药方案中常规监测给药和给药间期中氨基糖苷类药物的血药浓度，有助于尽快达到期望有效浓度。监测峰浓度可以了解有效性，监测谷浓度可以避免药物蓄积，从而预防药物毒性作用。在所有患者中，剂量都应根据血药浓度进行适当调整，要特别重视那些年老、肾功能损害或大剂量治疗等因素，因尤易出现药物毒性作用。尽管当前在有效血药浓度和中毒浓度间的关系存在争论，一般认为，庆大霉素每日多次给药，其血浆谷浓度（下次给药前血浆药物浓度）应不超过2μg/ml，峰浓度不低于4μg/ml，不超过10μg/ml。在英国，峰浓度的检测通常是在静脉注射或肌内注射后1h进行，但实际上各个中心和国家之间有差异，因此难以对最终数据进行比较。

目前有一些计算氨基糖苷类药物用量的方法，但没有哪一种被公认。简单的药动学方法包括[1]基于峰浓度、谷浓度、药时曲线下面积或预测性列线图进行的线性剂量调整。对于大多数患者采用的每日单次给药方式（见下文），预测列线图因其简单而成为首选方法。但是，它不适用于儿童和那些对氨基糖苷类药物有高清除率或高分布容积的患者，如腹水、烧伤、囊性纤维化或其他情况，且如妊娠时，固定剂量与列线图之间没有相关性。当列线图不再适用时，就需要其他较为复杂的药动学方法，贝叶斯（Bayesian）统计学或Sawchuk和Zaske方法[2,3]。在已知患者的人口药动学参数的情况下，贝叶斯方法因其很好的预见性而作为首选。另外，Sawchuk和Zaske方法有很好的稳定性，对于人群参数分布的要求不高，是可供选择的方法[1]。

1. Tod MM, *et al.* Individualising aminoglycoside dosage regimens after therapeutic drug monitoring: simple or complex pharmacokinetic methods? *Clin Pharmacokinet* 2001; **40:** 803–14.
2. Sawchuk RJ, Zaske DE. Pharmacokinetics of dosing regimens which utilize multiple intravenous infusions: gentamicin in burn patients. *J Pharmacokinet Biopharm* 1976; **4:** 183–95.
3. Sawchuk RJ, *et al.* Kinetic model for gentamicin dosing with the use of individual patient parameters. *Clin Pharmacol Ther* 1977; **21:** 362–9.

非理想体重患者 参考文献如下。

1. Traynor AM, *et al.* Aminoglycoside dosing weight correction factors for patients of various body sizes. *Antimicrob Agents Chemother* 1995; **39:** 545–8.

每日1次给药方案 经静脉给药的氨基糖苷类药物通常采取每日多次给药方案（通常每日2次或3次）；这些给药方案均是符合注册药品信息的。但近期的临床实践中，针对适宜的患者，将每日所需的治疗剂量通过1次给药完成。其依据为：可达到间断的高血药浓度；氨基糖苷类的抗生素后效应（血药浓度低于MIC值仍有持续的抗菌活性）；在感染部位可能达到更高的抗菌药浓度；理论上可以降低耐药的发生率；且不增加耳、肾毒性。同时，这种给药方案也更为经济、便捷。将少数单纯感染的病例总结，并剔除其中药动学有改变的病例，经荟萃分析表明[1~7]，每日1次给药方案有效性不低于多次给药方案，且不增加毒性。在儿童应用的研究[8]中也得到了类似的结果。推荐阿米卡星、庆大霉素以及妥布霉素采取每日1次给药方案。

已经提出几种计算剂量和治疗药物监测方法[9~11]。对于妊娠、哺乳妇女、烧伤以及肝、肾功能损伤患者缺乏相关资料[11~13]。但是，有初步报告提示，每日1次给药方案可应用于外伤患者[14]以及中性粒细胞缺乏的患儿[15]。一项系统性回顾研究[16]显示，每日1次给药方案在治疗囊性纤维化患者时，与每日多次给药方案具有相同的疗效。每日1次给药方案可能并不适用于老年患者[17]（因为肾毒性发生率增加）、药物分布容积或清除率难以预测或存在明显异常的患者[18]以及肠球菌感染的心内膜炎患者[11]。在英国，*BNF 59* 规定：每日1次给药方案不可用于感染性心内膜炎患者、大面积烧伤患者以及肌酐清除率小于20ml/min的患者。内毒素反应增多与每日1次给药方案的相关性见上文**不良反应**。

1. Barza M, *et al.* Single or multiple daily doses of aminoglycosides: a meta-analysis. *BMJ* 1996; **312:** 338–45.
2. Hatala R, *et al.* Once-daily aminoglycoside dosing in immunocompetent adults: a meta-analysis. *Ann Intern Med* 1996; **124:** 717–25.
3. Ferriols-Lisart R, Alos-Almiñana M. Effectiveness and safety of once-daily aminoglycosides: a meta-analysis. *Am J Health-Syst Pharm* 1996; **53:** 1141–50.
4. Munckhof WJ, *et al.* A meta-analysis of studies on the safety and efficacy of aminoglycosides given either once daily or as divided doses. *J Antimicrob Chemother* 1996; **37:** 645–63.
5. Bailey TC, *et al.* A meta-analysis of extended-interval dosing versus multiple daily dosing of aminoglycosides. *Clin Infect Dis* 1997; **24:** 786–95.
6. Ali MZ, Goetz MB. A meta-analysis of the relative efficacy and toxicity of single daily dosing versus multiple daily dosing of aminoglycosides. *Clin Infect Dis* 1997; **24:** 796–809.
7. Hatala R, *et al.* Single daily dosing of aminoglycosides in immunocompromised adults: a systematic review. *Clin Infect Dis* 1997; **24:** 810–15.
8. Rao SC, *et al.* One dose per day compared to multiple doses per day of gentamicin for treatment of suspected or proven sepsis in neonates. Available in The Cochrane Database of Systematic Reviews; Issue 1. Chichester: John Wiley; 2006 (accessed 19/12/08).
9. Begg EJ, *et al.* A suggested approach to once-daily aminoglycoside dosing. *Br J Clin Pharmacol* 1995; **39:** 605–9.

10. Prins JM, *et al.* Validation and nephrotoxicity of a simplified once-daily aminoglycoside dosing schedule and guidelines for monitoring therapy. *Antimicrob Agents Chemother* 1996; **40:** 2494–9.
11. Freeman CD, *et al.* Once-daily dosing of aminoglycosides: review and recommendations for clinical practice. *J Antimicrob Chemother* 1997; **39:** 677–86.
12. Rodvold KA, *et al.* Single daily doses of aminoglycosides. *Lancet* 1997; **350:** 1412.
13. Anonymous. Aminoglycosides once daily? *Drug Ther Bull* 1997; **35:** 36–7.
14. Finnell DL, *et al.* Validation of the Hartford nomogram in trauma surgery patients. *Ann Pharmacother* 1998; **32:** 417–21.
15. Tomlinson RJ, *et al.* Once daily ceftriaxone and gentamicin for the treatment of febrile neutropenia. *Arch Dis Child* 1999; **80:** 125–31.
16. Smyth AR, Bhatt J. Once-daily versus multiple-daily dosing with intravenous aminoglycosides for cystic fibrosis. Available in The Cochrane Database of Systematic Reviews; Issue 1. Chichester: John Wiley; 2010 (accessed 16/07/10).
17. Koo J, *et al.* Comparison of once-daily versus pharmacokinetic dosing of aminoglycosides in elderly patients. *Am J Med* 1996; **101:** 177–83.
18. Gerberding JL. Aminoglycoside dosing: timing is of the essence. *Am J Med* 1998; **105:** 256–8.

儿童用法 对于敏感菌所致的严重感染，庆大霉素方可用于新生儿期以上的患儿。American Academy of Pediatrics（AAP）[1]推荐肌内注射或静脉给予 3～7.5mg/kg 的庆大霉素等效剂量，分为 3 次给药。

对于婴儿和儿童的败血症、中枢神经系统感染和脑膜炎、胆道感染、急性肾盂肾炎、心内膜炎和肺炎，*BNFC 2010/11* 推荐剂量为：

- **每日 1 次给药方案**（非心内膜炎及脑膜炎患儿）：1 个月龄以上患儿静脉给予 7mg/kg，然后根据庆大霉素血药浓度调整剂量；

或

- **每日多次给药方案**：给药方式为静脉滴注或缓慢静脉推注 3min 以上：
  - 1 个月龄～12 岁：2.5mg/kg，每 8h 1 次。
  - 12 岁以上：2mg/kg，每 8h 1 次。

治疗铜绿假单胞菌肺炎的囊性纤维化患儿，*BNFC 2010/11* 推荐剂量为：

- **每日多次给药方案**：1 个月龄以上患儿，给予 3mg/kg，每 8h 1 次，静脉滴注或缓慢静脉推注给药；

  或

- 庆大霉素溶液雾化吸入治疗：
  - 1 个月龄～2 岁：40mg，每日 2 次；
  - 2～8 岁：80mg，每日 2 次；
  - 8 岁以上：160mg，每日 2 次。

治疗 1 月龄以上患儿的细菌性脑室炎和中枢神经系统感染，*BNFC 2010/11* 推荐：除系统治疗方案外，还可用适宜的庆大霉素制剂进行**鞘内注射**或**脑室内注射**，每日 1 次给予 1mg（如果病情需要可增至 5mg）。

治疗新生儿败血症 *BNFC 2010/11* 推荐：

- **使用延长给药间隔方案**，通过缓慢的静脉注射或静脉滴注给药：
  - 胎龄小于 32 周：4～5mg/kg，间隔 36h 给药 1 次；
  - 胎龄 32 周以上：4～5mg/kg，间隔 24h 给药 1 次。

或

- **采取庆大霉素每日多次给药方案**，给药方式为缓慢静脉推注：
  - 胎龄不满 29 周：2.5mg/kg，每 24h 给药 1 次；
  - 胎龄 29～35 周：2.5mg/kg，每 18h 给药 1 次；
  - 胎龄 35 周以上：2.5mg/kg，每 12h 给药 1 次。

AAP[1]基于新生儿的年龄和体重，推荐的替代治疗方案为：采用**肌内注射**或**静脉**注射给药：

- 出生 0～4 周，体重不足 1.2kg 的新生儿：2.5mg/kg，每 18～24h 给药 1 次。
  - 出生小于 1 周，体重 1.2kg 以上的新生儿：2.5mg/kg，每 12h 给药 1 次。
  - 出生 1 周以上，体重 1.2～2kg 的新生儿：2.5mg/kg，每 8h 或 12h 给药 1 次。
  - 出生 1 周以上，体重大于 2kg 的新生儿：2.5mg/kg，每 8h 给药 1 次。

已有很多研究评估了氨基糖苷类药物在新生儿及婴幼儿中的应用及给药方案，如应用每日 1 次给药方案及延长给药间隔方案[2～17]。

1. American Academy of Pediatrics. *2009 Red Book: Report of the Committee on Infectious Diseases,* 28th ed. Elk Grove Village, Illinois, USA: American Academy of Pediatrics, 2009.
2. Isemann BT, *et al.* Optimal gentamicin therapy in preterm neonates includes loading doses and early monitoring. *Ther Drug Monit* 1996; **18:** 549–55.
3. Logsdon BA, Phelps SJ. Routine monitoring of gentamicin serum concentrations in pediatric patients with normal renal function is unnecessary. *Ann Pharmacother* 1997; **31:** 1514–18.
4. Murphy JE, *et al.* Evaluation of gentamicin pharmacokinetics and dosing protocols in 195 neonates. *Am J Health-Syst Pharm* 1998; **55:** 2280–9.
5. Yeung MY, Smyth JP. Targeting gentamicin concentrations in babies: the younger the baby, the larger the loading dose and the longer the dose interval. *Aust J Hosp Pharm* 2000; **30:** 98–101.
6. Stickland MD, *et al.* An extended interval dosing method for gentamicin in neonates. *J Antimicrob Chemother* 2001; **48:** 887–93.
7. Rastogi A, *et al.* Comparison of two gentamicin dosing schedules in very low birth weight infants. *Pediatr Infect Dis J* 2002; **21:** 234–40.
8. Chattopadhyay B. Newborns and gentamicin—how much and how often? *J Antimicrob Chemother* 2002; **49:** 13–16.
9. English M, *et al.* A randomised, controlled trial of once daily and multi-dose daily gentamicin in young Kenyan infants. *Arch Dis Child* 2004; **89:** 665–9.
10. Lanao JM, *et al.* Pharmacokinetic basis for the use of extended interval dosage regimens of gentamicin in neonates. *J Antimicrob Chemother* 2004; **54:** 193–8.
11. Contopoulos-Ioannidis DG, *et al.* Extended-interval aminoglycoside administration for children: a meta-analysis. Abstract: *Pediatrics* 2004; **114:** 248.
Full version: http://pediatrics.aappublications.org/cgi/reprint/114/1/e111 (accessed 23/03/09)
12. Smyth A, *et al.* Once versus three-times daily regimens of tobramycin treatment for pulmonary exacerbations of cystic fibrosis—the TOPIC study: a randomised controlled trial. *Lancet* 2005; **365:** 573–8.
13. Nestaas E, *et al.* Aminoglycoside extended interval dosing in neonates is safe and effective: a meta-analysis. *Arch Dis Child Fetal Neonatal Ed* 2005; **90:** F294–300.
14. Murphy JE. Prediction of gentamicin peak and trough concentrations from six extended-interval dosing protocols for neonates. *Am J Health-Syst Pharm* 2005; **62:** 823–7.
15. Hale LS, Durham CR. A simple, weight-based, extended-interval gentamicin dosage protocol for neonates. *Am J Health-Syst Pharm* 2005; **62:** 1613–16.
16. Khan AM, *et al.* Extended-interval gentamicin administration in malnourished children. *J Trop Pediatr* 2006; **52:** 179–84.
17. Hennig S, *et al.* Target concentration intervention is needed for tobramycin dosing in paediatric patients with cystic fibrosis–a population pharmacokinetic study. *Br J Clin Pharmacol* 2008; **65:** 502–10.

在肾损伤中的用法 虽然有许多列线图、时间表以及治疗原则已用来指导计算氨基糖苷类药物在肾功能损伤患者中的治疗剂量，剂量调整还应根据监测的个体药动学参数。标准剂量的计算方法不应该被用于接受透析治疗的患者，因为他们可能需要在透析后补充一定量的药物。

个体化给药方案的初始剂量为 2～2.5mg/kg，对于肥胖或有严重体液潴留需要调整剂量；血液透析后的补充剂量为 1～1.8mg/kg，有报道[1]证实以上方法是有效的。氨基糖苷类药物不需要常规监测血药浓度，当治疗 4 天以上且因侵入性治疗及血液透析而影响目标浓度时，则需要进行个体化监测。通常情况下，血液透析可清除约 50% 的药物。

1. Dager WE, King JH. Aminoglycosides in intermittent hemodialysis: pharmacokinetics with individual dosing. *Ann Pharmacother* 2006; **40:** 9–14.

梅尼埃病 庆大霉素和链霉素可用于阻止梅尼埃病的进展（第537页）。尽管认为庆大霉素全身给药耳毒性大于链霉素，动物实验资料显示，鼓室内给药可降低耳毒性。这一点以及链霉素更高的不良反应发生率则意味着，目前鼓室内给予庆大霉素为治疗首选。据报道，庆大霉素鼓室内给药可缓解大多数患者的眩晕症状，尽管某些患者在治疗后听力下降更为明显[1～8]。然而，庆大霉素鼓室内给药的理想方案仍未确定。

1. Nedzelski JM, *et al.* Chemical labyrinthectomy: local application of gentamicin for the treatment of unilateral Meniere's disease. *Am J Otol* 1992; **13:** 18–22.
2. Pyykkö I, *et al.* Intratympanic gentamicin in bilateral Meniere's disease. *Otolaryngol Head Neck Surg* 1994; **110:** 162–7.
3. Quaranta A, *et al.* Intratympanic therapy for Ménière's disease: high-concentration gentamicin with round-window protection. *Ann N Y Acad Sci* 1999; **884:** 410–24.
4. Longridge NS, Mallinson AI. Low-dose intratympanic gentamicin treatment for dizziness in Meniere's disease. *J Otolaryngol* 2000; **29:** 35–9.
5. Quaranta A, *et al.* Intratympanic therapy for Ménière's disease: effect of administration of low concentration of gentamicin. *Acta Otolaryngol* 2001; **121:** 387–92.
6. Marzo SJ, Leonetti JP. Intratympanic gentamicin therapy for persistent vertigo after endolymphatic sac surgery. *Otolaryngol Head Neck Surg* 2002; **126:** 31–3.
7. Cohen-Kerem R, *et al.* Intratympanic gentamicin for Menière's disease: a meta-analysis. *Laryngoscope* 2004; **114:** 2085–91.
8. Postema RJ, *et al.* Intratympanic gentamicin therapy for control of vertigo in unilateral Menière's disease: a prospective, double-blind, randomized, placebo-controlled trial. *Acta Otolaryngol* 2008; **128:** 876–80.

制剂

BP 2010: Gentamicin and Hydrocortisone Acetate Ear Drops; Gentamicin Cream; Gentamicin Ear Drops; Gentamicin Eye Drops; Gentamicin Injection; Gentamicin Ointment;
USP 33: Gentamicin and Prednisolone Acetate Ophthalmic Ointment; Gentamicin Injection; Gentamicin Sulfate Cream; Gentamicin Sulfate Ointment; Gentamicin Sulfate Ophthalmic Ointment; Gentamicin Sulfate Ophthalmic Solution.

专利制剂

Arg.: Gentaderm; Gentamina; Gentapharma; Gentaren; Gentoler†; Glevomicina; Plurisemina; Provisual; Rupegen; Sintepul†; ***Austral.:*** Genoptic; ***Austria:*** Gentax; Refobacin; Sulmycin; ***Belg.:*** Geomycine; ***Braz.:*** Emisgenta; Garacin; Garamicina; Garamin; Gentagran; Gentamicil; Gentamil; Gentaron; Gentax†; Vitamicin; Vitromicin†; ***Canad.:*** Alcomicin; Diogent; Garamycin; Gentak; ***Chile:*** Gentalyn; Oftagen; ***Cz.:*** Garamycin; Megental†; Ophtagram†; ***Denm.:*** Garamycin; Gentacoll; Hexamycin; ***Fin.:*** Gensumycin; Gentacoll; ***Fr.:*** Gentalline; ***Ger.:*** Gencin; Gent-Ophtal; Genta; Gentamytrex; Refobacin; Sulmycin†; Terramycin N; ***Gr.:*** Anfomilan; Centaurin; Cortolexan; Dabroson; Diakarmon; Epabe; Fripeintil; Garamycin; Garbilocin; Gentagen; Gentamedin; Septospes; Yedoc; ***Hong Kong:*** Garamycin; Genoptic†; Miramycin; Optigen†; ***Hung.:*** Garamycin†; ***India:*** Andregen†; Biogaracin; G-80†; Garamycin; Gensyn†; Gentacip; Gentasporin; Genticyn; Genticyn Eye/Ear; ***Indon.:*** Balticin; Bioderm†; Dermabiotik†; Dermagen; Ethigent; Garabiotic†; Garamycin; Garapon; Garexin; Gentacyl†; Gentamerck; Gentamisin†; Ikagen; Isotic Timact; Konigen†; Licogenta; Nichogencin; Ottogenta; Sagestam; Salgen; Salticin; Timact; Ximex Konigen; ***Irl.:*** Cidomycin; Genoptic; Genticin; ***Israel:*** Gentatrim; Lacromycin; Opti-Genta; ***Ital.:*** Ciclozinil; Dergesol†; Eutopic; Gentacream; Gentalyn; Gentamen†; Genticol; Gentomil; Nemalin; Ribomicin; Tacigen; ***Malaysia:*** Beagenta; Garamycin; Gentamed†; Miramycin; ***Mex.:*** Barmicil†; Beramicina; Fustermicina; G-I; Garacoll†; Garakacin; Garalen†; Garamicina; Geclicin; Genemicin; Genkova; Genrex; Genser; Genta; Genta-Micron; Gentamil; Gentapat; Gentazaf Z; Gentazol; Gentialoquin; Geracin; Ikatin; Lifegram; Lisibac†; Progen†; Quilagen; Servigenta; Tamicin-G; Tamigen; Tondex; Tremax; Yectamicina; ***Neth.:*** Garacol; Garamycin†; Gentamytrex; ***Norw.:*** Garamycin; Gensumycin; ***NZ:*** Genoptic; ***Philipp.:*** Agentam; Bellagen; Garamycin; Garazin; Gecitam; Genom; Gentamytrex†; Gentrobex; Klontar; Migentax; Minoglen; Mycin; Obogen; Opthagen; Orimed; Rocygen; Servigenta; Tangyn; Topigen; ***Pol.:*** Garamycin; Gentamytrex†; ***Port.:*** Cronocol; Garalone; Genta Gobens; Gentalin; Gentocil; Ophtagram; Septopal; ***S.Afr.:*** Cidomycin†; Garacoll†; Garamycin; Sabax Gentamix†; Sterisol Fermentmycin†; ***Singapore:*** Dermogen; Garamycin†; Genoptic; Gentamytrex; Gentasol; Miramycin; Optigen; ***Spain:*** Genta Gobens; Gentamival†; Gevramycin; Gevramycin Topica; Rexgenta; ***Swed.:*** Garamycin; Gensumycin; ***Switz.:*** Garamycin; Ophtagram; ***Thai.:*** Garamycin†; Gencidal; Genta; Genta-Oph; Gentacin; Gentaderm; Gental; Gentawin; Gentrex; Grammicin; Grammixin; Miramycin; Skinfect; Versigen; ***Turk.:*** Genmisin; Genta; Gentagut; Gentamed; Genthaver; Gentreks; Getamisin; Getasin†; ***UAE:*** Gental; ***UK:*** Cidomycin; Genticin; ***USA:*** Garamycin†; Genoptic; Gentacidin†; Gentak; Gentasol; Ocu-Mycin; ***Venez.:*** Catogen†; Gentalyn; Gentamicil†; Gentamilan; Gentisul; Kincinat†; Refobacin†; Solgenta; Yectamicina†.

多组分制剂 ***Arg.:*** Adenil; Anginotrat; Bacticort; Bacticort Complex; Bactisona†; Becortin; Betacort Plus; Blamy; Butimerin Complex; Calmurid; Cevaderm; Cicatrizol; Ciprocort; Cuta Crema; Denvercrem; Dercotex; Dermizol G; Dermizol Trio; Dermoperative; Dermosona; Dexamytrex; Diprogenta; Factor Dermico; Filoderma; Filoderma Plus; Genamic; Gentacler; Gentasol; Griseocrem; Hifamonil Crema; Lazar-Cort Complex; Linfol Dermico; Lisoderma; Macril; Magicrem; Micozol Compuesto†; Microsona C; Miklogen; Monizol Cort Crema; Otalex G; Otonorthia; Pancutan; Provisual Compuesto; Quadriderm; Quiacort G; Quiacort G Plus; Sirotamicin BG; Start NP†; Tribiocort; Tricur; Tridermal; Triefect†; Triliver; Triplex; Vitacortil; ***Austral.:*** Palacos E with Garamycin†; Palacos R with Garamycin†; Septopal†; ***Austria:*** Decoderm Compositum; Decoderm trivalent; Dexagenta; Diprogenta; Septopal; Voltamicin; ***Belg.:*** Decoderm Compositum; Dexagenta-POS; Duracoll; Garasone†; Infectoflam; Palacos LV avec Gentamicine†; Palacos R avec Gentamicine†; Septopal; ***Braz.:*** Cauterex; Cremederme; Dexamytrex†; Diprogenta; Garasone; Gentacort; Gino Cauterex; Microbiogen†; Permut; Poliderms; Quadriderm; Quadrihexal; Quadrikin; Quadrilon; Quadriplus; Qualiderm; Septopal; Tetraderm; ***Canad.:*** Diprogen; Garasone; Pentasone; Valisone-G; ***Chile:*** Diprospan G; Gentasone; Labosona G; Mixgen; Oftagen Compuesto; Palacos E con Gentamicina†; Palacos R con Gentamicina†; Perlas De PMMA con Gentamicina†; Vilterm†; ***Cz.:*** Belogent; Clenigen†; Dexa-Gentamicin; Garasone; Infectoflam†; Septopal†; Voltamicin†; ***Denm.:*** Septopal; ***Fin.:*** Celestoderm cum Garamycin; Palacos R cum Gentamicin†; Septopal; ***Fr.:*** Collatamp G†; Indobiotic; Palacos LV avec Gentamicine†; Palacos R avec Gentamicine†; Septopal; ***Ger.:*** Betagentam†; Cibaflam; CMW mit Gentamicin†; Copal†; Decoderm Comp; Dexa-Gentamicin; Dexagent-Ophtal; Dexamytrex; Diprogenta; Inflanegent; Palamed G†; Refobacin Bone Cement R; Refobacin Plus Bone Cement; Refobacin Revision; Refobacin-Palacos R†; Septocoll; Septopal; SmartMix Cemvac GHV; SmartSet GHV; Sulmycin mit Celestan-V; Terracortril Dexagenta; Terracortril N†; ***Gr.:*** Celestoderm-V with Garamycin; Dermobeta; Dexamytrex; Garamat; Gentadex; Helpogen; Luzin; Palacos R with Gentamycin; Propiogenta; Septopal; Upanil; ***Hong Kong:*** Becogem†; Beta-Genta; Celestoderm-V with Garamycin†; Clobert-G; Clobeta-G; Clotrim-B; Cobetsol; Conazole; Dermaclof; Dermafacte; Dermal G; Diprogenta; Garasone; Lycobeta-G; Quadriderm; Septopal†; Triderm; Tridewel; Triditol-G; ***Hung.:*** Garasone; Gentason†; Septopal†; Vipsogal†; Voltamicin†; ***India:*** Betamil-GM; Betnederm GM; Betnovate-GM; Candiderma; Cloderm-GM; Clomycin†; Cutinorm†; Diclogenta; Ecodax-G; Eumosone-G; Fourderm; Fourderm AF; Gentacip D; Genticyn B; Genticyn HC; Lobate-G; Quiss; Septopal†; Sigmaderm; Tenovate G; Translipo-Triple; ***Indon.:*** Benoson G; Betagentam; Betasin; Biocort†; Celestoderm-V with Garamycin; Cinogenta; Digenta; Diprogenta; Diprosta†; Garasone; Genolon; Gentacortin; Gentasolon; Isotic Betaracin; Mastroson†; Salgen Plus; Sinobiotik†; Skilone; Skinal†; Sonigen; Synalten; Zensoderm; ***Irl.:*** Gentisone HC; ***Israel:*** Aflumycin; Betacorten-G; Cicloderm-C; Diprogenta; Triderm; ***Ital.:*** Batasalgin†; Betacream; Citrizan Antibiotico; Dermabiolene; Egerian; Fidagenbeta; Formomicin†; Genalfa; Genatrop†; Gentacort; Gentalyn Beta; Kamelyn; Sterozinil; Vasosterone Oto; Voltamicin†; ***Malaysia:*** B-Mycin; Beprogent; Betagen; Betamethasone G; Celestoderm-V with Garamycin†; Dexa-Gentamicin†; Diprogenta; Garasone; Gentadexa; Infectoflam†; Joysun; Septopal†; ***Mex.:*** Barmicil Compuesto; Beclogen; Beclotrin; Betrigen; Clotricina; Diprosone G; Garamicina-V†; Garasone; Miclobet; Prubagen; Quadriderm NF; Triderm; ***Neth.:*** Dexagenta-POS; Dexamytrex; Septopal; ***Norw.:*** Septopal; ***NZ:*** CMW Gentamicin; Palacos with Garamycin; Vacu-Mix Plus with CMW gentamicin; ***Philipp.:*** Combiderm; Dexamytrex; Diprogenta; Garasone; Infectoflam; Ophtasone; Quadriderm; Quadrotopic; Septopal; Triderm; Xetam-Opta; ***Pol.:*** Bedicort G; Dexamytrex; Diprogenta; Triderm; ***Port.:*** Dexamytrex; Diprogenta; Epione; Gentadexa; Indobiotic; Quadriderme; ***Rus.:*** Akriderm Genta (Акридерм Гента); Akriderm GK (Акридерм ГК); Belogent (Белогент); Betagenot (Бетагенот); Candiderm (Кандидерм); Celestoderm-V with Garamycin (Целестодерм-В с Гарамицином); Dexa-Gentamicin (Декса-Гентамицин); Fugentin (Фугентин); Garasone (Гаразон); Triderm (Тридерм); ***S.Afr.:*** Celestoderm-V with Garamycin†; Diprogenta; Palacos R with Garamycin†; Quadriderm; Septopal; ***Singapore:*** B-Tasone-G; Beprogent; Celestoderm-V with Garamycin†; Combiderm; Conazole; Dexamytrex; Diprogenta; Garasone; Gentriderm; Gentrisone; Infectoflam; Modaderm; Neoderm; Quadriderm†; Refobacin Bone Cement R; Saerogenta-A; Septopal; Tri-Micon; Triderm; ***Spain:*** Celestoderm Gentamicina; Cuatroderm; Diprogenta; Epitelizante; Flugen; Flutenal Gentamicina; Gentadexa; Interderm; Novoter Gentamicina; ***Swed.:*** Celeston valerat med gentamicin; Septopal†; ***Switz.:*** Diprogenta; Indobiotic†; Infectoflam; Ophtasone; Quadriderm†; Septopal; Triderm; Voltamicin; ***Thai.:*** Beprogent; Beprogenta; Betagen; Betagram; Dermaheu; Dertec; Dexamytrex; Diprogenta†; Genquin; Gental-F; Infectoflam†; Pred Oph; Quadriderm; Refobacin R; Septopal; Spectroderm; ***Turk.:*** Belogent; Indobiotic; ***UK:*** Collatamp EG; Gentisone HC; Palacos LV with Gentamicin; Palacos R with Gentamicin; Septopal; Vipsogal; ***Ukr.:*** Betaderm (Бетадерм); Candiderm (Кандидерм); Cremgen (Кремген); Gentaxan (Гентаксан); Triacutan (Триакутан); ***USA:*** Pred G; ***Venez.:*** Betaderm con Gentamicina; Celestoderm con Gentalyn; Diprogenta; Garabet; Garasone; Gentidexa; Gentisor†; Propiogenta†; Quadriderm; Triderm; Tridetarmon.

Gramicidin (*BAN*, *rINN*) 短杆菌肽

Gramicidin D; Gramicidin (Dubos); Gramicidina; Gramicidinas; Gramicidine; Gramicidinum; Gramisidiini; Gramisidin.

Грамицидин

CAS — 1405-97-6.
ATC — R02AB30.
ATC Vet — QR02AB30.
UNII — 5IE62321P4.

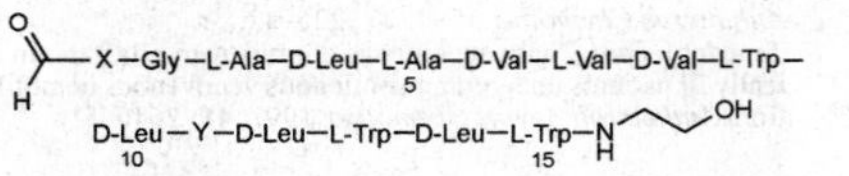

HCO—X—Gly—L-Ala—D-Leu—L-Ala—D-Val—L-Val—D-Val—L-Trp—D-Leu—Y—D-Leu—L-Trp—D-Leu—L-Trp—NH—CH_2CH_2OH

Gramicidin	X	Y	Mol.Formula
A1	L-Val	L-Trp	$C_{99}H_{140}N_{20}O_{17}$
A2	L-Ile	L-Trp	$C_{100}H_{142}N_{20}O_{17}$
B1	L-Val	L-Phe	$C_{97}H_{139}N_{19}O_{17}$
C1	L-Val	L-Tyr	$C_{97}H_{139}N_{19}O_{18}$
C2	L-Ile	L-Tyr	$C_{98}H_{141}N_{19}O_{18}$

注：名词 gramicidin 曾用于描述短杆菌素。

Pharmacopoeias. In *Eur.* (see p.vii), *Jpn*, and *US*.

Ph. Eur. 6. 8 (Gramicidin) 是从短杆菌素中提取的线性多肽家族，合成物从短芽孢杆菌肉汤发酵作用分离。主要成分为短杆菌肽 A1，共存短杆菌肽 A2、B1、C1、C2。以干重计，每毫克效价不低于 900U。白色或类白色微潮晶状粉末。几乎不溶于水；可溶于乙醇；溶于甲醇。贮藏于密闭容器中。避光。

USP 33 (Gramicidin) 短芽孢杆菌（芽孢杆菌科）生长中产生的一种抗菌物质；它可从短杆菌素中获得。以干重计算，每毫克效价不低于 900μg 短杆菌肽。白色或类白色、无味、结晶状粉末。不溶于水；溶于乙醇。贮藏于密闭容器中。

简介

短杆菌肽具有与短杆菌素（第 338 页）相似的性质，全身给药毒性大。用于敏感菌感染的局部治疗，常与其他抗菌药如新霉素、多黏菌素 B 和一种皮质激素联用。

制剂

USP 33: Neomycin and Polymyxin B Sulfates and Gramicidin Cream; Neomycin and Polymyxin B Sulfates and Gramicidin Ophthalmic Solution; Neomycin and Polymyxin B Sulfates, Gramicidin, and Hydrocortisone Acetate Cream; Neomycin Sulfate and Gramicidin Ointment; Nystatin, Neomycin Sulfate, Gramicidin, and Triamcinolone Acetonide Cream; Nystatin, Neomycin Sulfate, Gramicidin, and Triamcinolone Acetonide Ointment.

专利制剂

Gr.: Neo-Argicilline.

多组分制剂 ***Arg.:*** Aseptobron N; Biotaer Nasal†; Bucoangin N; Caext; Carnot Colutorio; Collubiazol N; Expectosan Caramelos; Gargaletas; Graneodin; Graneodin N; Gripaben Caramelos; Kenacomb; Nasomicina; Neo Coltirot; Pantometil†; Proetztotal; ***Austral.:*** Kenacomb; Neosporin†; Otocomb Otic; Otodex; Sofradex; Soframycin†; ***Austria:*** Mycostatin V†; Topsym polyvalent†; Volon A antibiotikahaltig; ***Belg.:*** Mycolog; Polyspectran Gramicidine; ***Braz.:*** Fonergin; Londerm-N; Mud; Neolon D; Omcilon-A M; Oncileg; Onciplus; ***Canad.:*** Ak Spor; Diosporin; Kenacomb†; Neosporin†; Opticort; Optimyxin; Optimyxin Plus; Polycidin†; Polysporin; Polysporin Complete; Polysporin For Kids; Polysporin Plus Pain Relief; Polysporin Triple Antibiotic; Polytopic; ratio-Triacomb; Sofracort; Soframycin; Triple Antibiotic Ointment; Viaderm-KC; ***Chile:*** Oftabiotico; ***Cz.:*** Sofradex†; ***Denm.:*** Kenalog Comp med Mycostatin; Sofradex; ***Fin.:*** Bafucin; Polysporin; Sofradex†; ***Ger.:*** Polyspectran; ***Gr.:*** Kenacomb; Neo-Priphen; Neosporin; Sofradex; Thilodexine-N; ***Hong Kong:*** Dermawell; Kenacomb; Neosporin; Polyneospin; Polyoph; Polyspectran; Sofradex; Triacomb†; ***Hung.:*** Polyspor; ***India:*** Kenacomb; Kenalog-S; Neosporin; Sofracort; ***Indon.:*** Blecidex; Isotic Enpigi; Neosyd; Sofradex; ***Irl.:*** Graneodin; Kenacomb†; Neosporin†; Sofradex; Soframycin†; ***Israel:*** Dermacombin; Kenacomb†; ***Ital.:*** Eta Biocortilen VC; Vasosterone Antibiotico†; ***Malaysia:*** Kenacomb; Pocin G; Sofradex; ***Mex.:*** Biotarson N†; Biotarson O†; Graneodin D; Kenacomb; Neosporin; Polixin; Poly-Micron; Septilisin; Soperil; Sulned; ***Neth.:*** Mycolog; Polyspectran G†; Sofradex; ***Norw.:*** Sofradex; ***NZ:*** Kenacomb; Sofradex; Soframycin; Viaderm-KC; ***Philipp.:*** Iporam; Kenacomb; Lidex NGN; Neosporin; Novasorin; Trispec; ***Pol.:*** Dicortineff; Triacomb; ***Port.:*** Dropcina; Kenacomb†; ***Rus.:*** Sofradex (Софрадекс); ***S.Afr.:*** Kenacomb†; Sofradex; ***Singapore:*** Kenacomb†; Sofradex; ***Spain:*** Flodermol; Fludronef; Intradermo Cort Ant Fung†; Midacina; Oftalmowell; Tivitis; Trigon Topico†; ***Swed.:*** Bafucin; ***Switz.:*** Angidine; Mycolog N; Mycolog†; Neosporin; Sofradex; Topsym polyvalent; Tyrothricine + Gramicidine; ***Thai.:*** Dermacombin; Kenacomb; Neosporin†; Polyoph; Sofradex; Topifram; Xanalin; ***Turk.:*** Neosporin; ***UAE:*** Panderm; ***UK:*** Neosporin; Sofradex; Tri-Adcortyl†; ***USA:*** Neosporin; Ocu-Spor-G; Ocutricin; Polymycin; ***Venez.:*** Kenacomb.

Gramicidin S (*rINN*) 短杆菌肽 S

Gramicidin C; Gramicidina S; Gramicidine S; Gramicidinum S; Soviet Gramicidin.

Грамицидин С

$C_{60}H_{92}N_{12}O_{10}$ = 1141.4.
CAS — 113-73-5.

Val—Orn—Leu—D-Phe—Pro
Pro—D-Phe—Leu—Orn—Val

简介

短杆菌肽 S 是一种具有抗菌活性的多肽，由短芽孢杆菌产生的，与短杆菌素（第338页）具有相似的性质。它不适合全身性应用，可作为含片局部用于敏感菌所致的口腔和咽喉感染。制剂为盐酸盐。

制剂

专利制剂

Rus.: Grammidin (Граммидин).

多组分制剂 ***Indon.:*** FG Ointment†; FG Troches; ***Rus.:*** Grammidin with Anesthetic Neo (Граммидин с АнестетиКом Нео); ***Ukr.:*** Grammidin (Граммидин); Grammidin with Anaesthetic Neo (Граммидин С Анестетиком Нео); Sofradex (Софрадекс).

Halquinol (*BAN*) 哈喹诺

Chlorhydroxyquinoline; Chlorquinol; Halquinols (*USAN*); SQ-16401. A mixture of the chlorinated products of quinolin-8-ol containing 57 to 74% of 5,7-dichloroquinolin-8-ol (chloroxine, p.263), 23 to 40% of 5-chloroquinolin-8-ol (cloxiquine, p.576), and not more than 4% of 7-chloroquinolin-8-ol.

CAS — 8067-69-4.
UNII — Z7Z4BX535U.

简介

哈喹诺是一种卤代羟基喹啉，性质类似于氯碘羟喹（第241页）。局部用于皮肤感染。

制剂

专利制剂

UK: Valpeda.

多组分制剂 ***Denm.:*** Kenacutan†; ***Norw.:*** Kenacutan†; ***Swed.:*** Kenacutan†.

Ibafloxacin (*BAN*, *USAN*, *rINN*) 依巴沙星

Ibafloksasiini; Ibafloxacine; Ibafloxacino; Ibafloxacinum; R-835; S-25930. 9-Fluoro-6,7-dihydro-5,8-dimethyl-1-oxo-1*H*,5*H*-benzo-[*ij*]quinolizine-2-carboxylic acid.

Ибафлоксацин

$C_{15}H_{14}FNO_3$ = 275.3.
CAS — 91618-36-9.
ATC Vet — QJ01MA96.
UNII — 53VPK9R0T5.

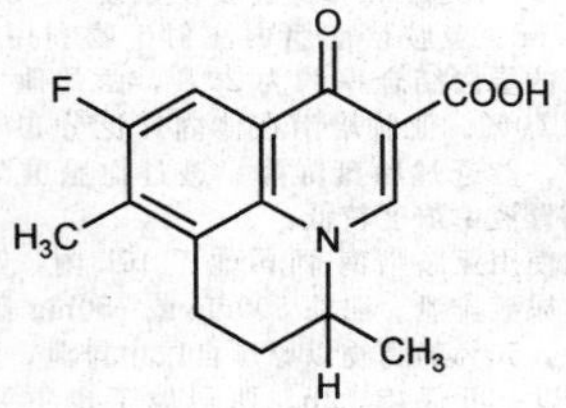

简介

依巴沙星是氟喹诺酮类抗菌药，用于兽医中治疗敏感菌所致的猫、狗的感染。

Iclaprim (*USAN*, *rINN*) 艾拉普林

AR-100; Iclaprime; Iclaprimum; Ro-48-2622. 5-[(2*RS*)-2-Cyclopropyl-7,8-dimethoxy-2*H*-chromen-5-ylmethyl]pyrimidine-2,4-diamine.

Иклаприм

$C_{19}H_{22}N_4O_3$ = 354.4.
CAS — 192314-93-5.
ATC — J01EA03.
ATC Vet — QJ01EA03.
UNII — 42445HUU0O.

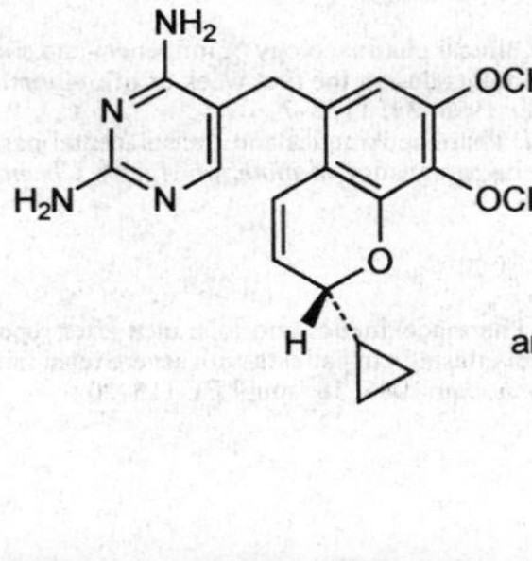

and enantiomer

Iclaprim Mesilate (*rINNM*) 甲磺酸艾拉普林

AR-100.001; Iclaprim Mesylate (*USAN*); Iclaprime, Mésilate d'; Iclaprimi Mesilas; Mesilato de iclaprim. 5-{[(2*RS*)-2-Cyclopropyl-7,8-dimethoxy-2*H*-1-benzopyran-5-yl]methyl}pyrimidine-2,4-diamine methanesulfonate.

Иклаприма Мезилат

$C_{19}H_{22}N_4O_3,CH_4O_3S$ = 450.5.
CAS — 474793-41-4.
ATC — J01EA03.
ATC Vet — QJ01EA03.
UNII — 7U972CJ5AT.

简介

艾拉普林为二氨基嘧啶类抗菌药，用于治疗敏感的革兰阳性菌（包括耐甲氧西林金黄色葡萄球菌）所致的复杂的皮肤及皮肤结构感染。

1. Sincak CA, Schmidt JM. Iclaprim, a novel diaminopyrimidine for the treatment of resistant gram-positive infections. *Ann Pharmacother* 2009; **43:** 1107–14.
2. Krievins D, *et al.* Multicenter, randomized study of the efficacy and safety of intravenous iclaprim in complicated skin and skin structure infections. *Antimicrob Agents Chemother* 2009; **53:** 2834–40.

Imipenem (*BAN*, *USAN*, *rINN*) 亚胺培南

N-Formimidoyl Thienamycin; Imipemide; Imipeneemi; Imipénem; Imipenem monohydrát; Imipenemas; Imipenemum; Imipenemum Monohydricum; MK-0787; MK-787. (5*R*,6*S*)-6-[(*R*)-1-Hydroxyethyl]-3-(2-iminomethylaminoethylthio)-7-oxo-1-azabicyclo[3.2.0]hept-2-ene-2-carboxylic acid monohydrate.

Имипенем

$C_{12}H_{17}N_3O_4S,H_2O$ = 317.4.
CAS — 64221-86-9 (anhydrous imipenem); 74431-23-5 (imipenem monohydrate).
UNII — 71OTZ9ZE0A.

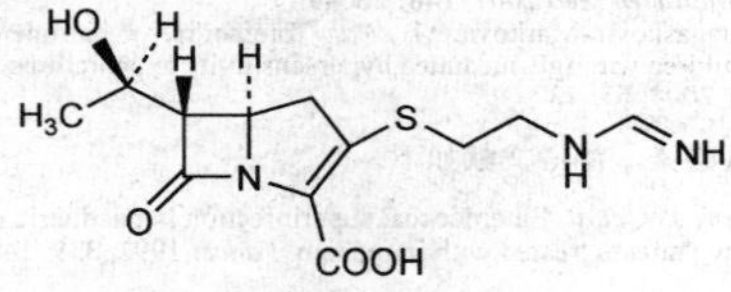

(anhydrous imipenem)

性状 亚胺培南是硫霉素（由洋兰链霉菌属产生的一种抗生素）的 *N*-亚胺甲基衍生物。

Pharmacopoeias. In *Eur.* (see p.vii), *Jpn*, and *US*.

Ph. Eur. 6. 8 (Imipenem) 白色、类白色、淡黄色粉末。略溶于水；微溶于甲醇。0.5%水溶液的 pH 值为 4.5～7.0。2～8℃密闭贮藏。

USP 33 (Imipenem) 白色至暗黄褐色结晶性粉末。略溶于水和甲醇。低于 8℃贮藏。

配伍禁忌和稳定性 亚胺培南在碱性或酸性环境中不稳定，市场上静脉用亚胺培南-西司他丁钠缓冲溶液 pH 值为 6.5～7.5。建议不要与其他抗菌药混合。

1. Bigley FP, *et al.* Compatibility of imipenem-cilastatin sodium with commonly used intravenous solutions. *Am J Hosp Pharm* 1986; **43:** 2803–9.
2. Smith GB, *et al.* Stability and kinetics of degradation of imipenem in aqueous solution. *J Pharm Sci* 1990; 79: 732–40.

不良反应

亚胺培南常与酶抑制剂西司他丁混合给药，因此临床上的经验都来自于其复合物。

亚胺培南-西司他丁的不良反应类似于其他 β-内酰胺类药物［见青霉素（第202页）和头孢噻吩（第209页）］。可发生超敏反应，如皮疹、荨麻疹、嗜酸性粒细胞增多、发热和罕见的过敏反应。胃肠道反应包括恶心、呕吐、腹泻、牙舌变色和味觉异常。可发生非敏感菌如粪肠球菌、获得性耐药铜绿假单胞菌、真菌的二重感染。可发生假膜性结肠炎。多形性红斑、剥脱性皮炎、Stevens-Johnson 综合征和中毒性表皮坏死松解症少有报道。也有报道肝酶升高和血液学参数异常，如 Coombs 实验阳性。

局部反应如疼痛或血栓性静脉炎在注射后可发生。

癫痫和惊厥在使用亚胺培南中有报道，特别是那些有中枢神经系统损伤和（或）肾功能不全的患者，但是癫痫有时也发生于无易感因素、使用常规剂量的患者。精神错乱也有报道。

动物实验中，西司他丁可减少高剂量亚胺培南引发的肾毒性。有报道儿童用药出现无害性红色尿。

对神经系统的影响 参考文献如下。

1. Eng RH, *et al.* Seizure propensity with imipenem. *Arch Intern Med* 1989; **149**: 1881–3.
2. Brown RB, *et al.* Seizure propensity with imipenem. *Arch Intern Med* 1990; **150**: 1551.
3. Job ML, Dretler RH. Seizure activity with imipenem therapy: incidence and risk factors. *DICP Ann Pharmacother* 1990; **24**: 467–9.
4. Leo RJ, Ballow CH. Seizure activity associated with imipenem use: clinical case reports and review of the literature. *DICP Ann Pharmacother* 1991; **25**: 351–4.
5. Duque A, *et al.* Vertigo caused by intravenous imipenem/cilastatin. *DICP Ann Pharmacother* 1991; **25**: 1009.
6. Lucena M, *et al.* Imipenem/cilastatin-associated hiccups. *Ann Pharmacother* 1992; **26**: 1459.
7. Norrby SR. Neurotoxicity of carbapenem antibacterials. *Drug Safety* 1996; **15**: 87–90.

超敏反应 一项涉及211例患者的回顾性分析[1]显示，报告或记录的有青霉素过敏史的患者在使用碳青霉烯类药物时，有11%的患者发生超敏反应，而无青霉素过敏史患者的发生率为2.7%。亚胺培南-西司他丁与美罗培南的过敏反应发生率并无显著性差异。据一项研究[2]报道，发生由细胞介导的对β-内酰胺类药物有超敏反应的患者中，约5.5%的患者存在与亚胺培南交叉过敏。但也有其他的报道称，在有青霉素过敏史的成人[3]与儿童[4]，对亚胺培南-西司他丁发生交叉过敏率很低（不到1%）。据报道[5,6]，发生由IgE介导的对青霉素有超敏反应的患者对美罗培安的交叉过敏率也很低。

1. Prescott WA, *et al.* Incidence of carbapenem-associated allergic-type reactions among patients with versus patients without a reported penicillin allergy. *Clin Infect Dis* 2004; **38**: 1102–7.
2. Schiavino D, *et al.* Cross-reactivity and tolerability of imipenem in patients with delayed-type, cell-mediated hypersensitivity to beta-lactams. *Allergy* 2009; **64**: 1644–8.
3. Romano A, *et al.* Imipenem in patients with immediate hypersensitivity to penicillins. *N Engl J Med* 2006; **354**: 2835–7.
4. Atanasković-Marković M, *et al.* Tolerability of imipenem in children with IgE-mediated hypersensitivity to penicillins. *J Allergy Clin Immunol* 2009; **124**: 167–9.
5. Romano A, *et al.* Brief communication: tolerability of meropenem in patients with IgE-mediated hypersensitivity to penicillins. *Ann Intern Med* 2007; **146**: 266–9.
6. Atanasković-Marković M, *et al.* Tolerability of meropenem in children with IgE-mediated hypersensitivity to penicillins. *Allergy* 2008; **63**: 237–40.

二重感染 参考文献如下。

1. Gray JW, *et al.* Enterococcal superinfection in paediatric oncology patients treated with imipenem. *Lancet* 1992; **339**: 1487–8.

注意事项

亚胺培南-西司他丁禁用于对其过敏者，慎用于对青霉素类、头孢菌素类或其他β-内酰胺类药物过敏者，因为可能存在交叉过敏。

慎用于肾功能受损患者，酌情减量。中枢神经系统疾病（如癫痫）患者需严密观察。

药物相互作用

亚胺培南-西司他丁与更昔洛韦联用，报道有癫痫发作。

抗癫痫药 有报道称亚胺培南可引起丙戊酸盐血浆浓度下降（可能无法控制癫痫发作），因此碳青霉烯类不应与丙戊酸盐合用，具体请参阅第487页。

抗菌作用

亚胺培南是一种杀菌剂，其作用类似于青霉素类，抑制细胞壁合成。体外实验表明其抗菌谱广，包括革兰阳性菌、革兰阴性需氧菌和厌氧菌，对大多数细菌产生的β-内酰胺酶稳定。与亚胺培南混合的肾脱氢肽酶抑制药-西司他丁，无抗菌活性。

- 尽管亚胺培南的活性对耐甲氧西林金黄色葡萄球菌不确定，但大多数阳性球菌包括大多数链球菌、产青霉素酶和不产青霉素酶的葡萄球菌对其敏感。

亚胺培南对粪肠球菌有中等抗菌活性，屎肠球菌对其耐药。诺卡菌属、红球菌属和李斯特菌属对其敏感。

- 在革兰阴性菌中，亚胺培南对大多数肠杆菌科有抗菌活性，包括柠檬酸细菌属、肠杆菌属、大肠埃希菌、克雷伯菌属、变形菌属、普罗威登斯菌属、沙门菌属、黏质沙雷菌、志贺菌属和耶尔森菌属。

其对铜绿假单胞菌的抗菌活性与头孢他啶类似。

亚胺培南还对产β-内酰胺酶的不动杆菌属、空肠弯曲杆菌、流感嗜血杆菌属和奈瑟菌属敏感。

- 包括拟杆菌属在内的一些厌氧菌对亚胺培南敏感，但艰难梭菌仅中度敏感。
- 亚胺培南对于沙眼衣原体、支原体、真菌和病毒无活性。

体外实验中有亚胺培南与其他β-内酰胺类药物产生拮抗作用的报道。亚胺培南与氨基糖苷类联用治疗铜绿假单胞菌有协同作用。

亚胺培南潜在诱导革兰阴性菌产生β-内酰胺酶，并对此酶保持稳定。在亚胺培南治疗铜绿假单胞菌过程中有获得性耐药的报道。

耐药性 参考文献如下。

1. Ballestero S, *et al.* Carbapenem resistance in Pseudomonas aeruginosa from cystic fibrosis patients. *J Antimicrob Chemother* 1996; **38**: 39–45.
2. Rasmussen BA, Bush K. Carbapenem-hydrolyzing β-lactamases. *Antimicrob Agents Chemother* 1997; **41**: 223–32.
3. Livermore DM. Acquired carbapenemases. *J Antimicrob Chemother* 1997; **39**: 673–6.
4. MacKenzie FM, *et al.* Emergence of a carbapenem-resistant Klebsiella pneumoniae. *Lancet* 1997; **350**: 783.
5. Pikis A, *et al.* Decreased susceptibility to imipenem among penicillin-resistant Streptococcus pneumoniae. *J Antimicrob Chemother* 1997; **40**: 105–8.
6. Mainardi J-L, *et al.* Carbapenem resistance in a clinical isolate of Citrobacter freundii. *Antimicrob Agents Chemother* 1997; **41**: 2352–4.
7. Modakkas EM, Sanyal SC. Imipenem resistance in aerobic gram-negative bacteria. *J Chemother* 1998; **10**: 97–101.
8. Tsakris A, *et al.* Outbreak of infections caused by Pseudomonas aeruginosa producing VIM-1 carbapenemase in Greece. *J Clin Microbiol* 2000; **38**: 1290–2.
9. Fierobe L, *et al.* An outbreak of imipenem-resistant Acinetobacter baumannii in critically ill surgical patients. *Infect Control Hosp Epidemiol* 2001; **22**: 35–40.
10. Nagy E, *et al.* Occurrence of metronidazole and imipenem resistance among Bacteroides fragilis group clinical isolates in Hungary. *Acta Biol Hung* 2001; **52**: 271–80.
11. Gulay Z, *et al.* Clonal spread of imipenem-resistant Pseudomonas aeruginosa in the intensive care unit of a Turkish hospital. *J Chemother* 2001; **13**: 546–54.
12. Schwaber MJ, Carmeli Y. Carbapenem-resistant Enterobacteriaceae: a potential threat. *JAMA* 2008; **300**: 2911–3.

药动学

亚胺培南胃肠道吸收极少，一般胃肠外给药。

亚胺培南主要通过肾小球滤过和肾小管分泌在尿中排泄，部分在肾脏被脱氢肽水解酶Ⅰ，一种存在于肾小管刷状缘的酶，代谢为无活性有肾毒性的代谢产物，仅5%～45%以原形由尿排泄。亚胺培南与西司他丁钠（第231页）（脱氢肽水解酶抑制药）一起给药，可增加尿中亚胺培南的浓度。西司他丁不影响亚胺培南的血药浓度。

亚胺培南和西司他丁的药动学相似，血浆半衰期约1h；半衰期，特别是西司他丁的半衰期，在婴儿和肾功能损害患者中会延长。肌内注射亚胺培南-西司他丁500mg或750mg，约2h后亚胺培南的血药峰浓度分别为10μg/ml、12μg/ml，持续吸收导致6～8h后血药浓度为2μg/ml。亚胺培南肌内注射生物利用度为75%。亚胺培南的蛋白结合率约为20%，西司他丁的蛋白结合率约为40%。亚胺培南在体内广泛分布于各种组织和体液中，能透过胎盘屏障。透过血脑屏障的资料有限，在脑脊液中浓度较低。

静脉使用亚胺培南-西司他丁10h内，70%的药物以原形自尿液排泄。肌注500mg或750mg亚胺培南-西司他丁后，50%的药物以原形自尿中排泄，尿中浓度在10μg/ml以上可保持12h。西司他丁也主要经尿液排泄，大多数为药物原形，约12%为*N*-乙酰西司他丁。亚胺培南和西司他丁均能为血液透析所清除。

约1%亚胺培南经由胆汁在粪便中排泄。

1. Drusano GL. An overview of the pharmacology of imipenem/cilastatin. *J Antimicrob Chemother* 1986; **18** (suppl E): 79–92.
2. Watson ID, *et al.* Clinical pharmacokinetics of enzyme inhibitors in antimicrobial chemotherapy. *Clin Pharmacokinet* 1988; **15**: 133–64.
3. Mouton JW, *et al.* Comparative pharmacokinetics of the carbapenems: clinical implications. *Clin Pharmacokinet* 2000; **39**: 185–201.

老年人 参考文献如下。

1. Finch RG, *et al.* Pharmacokinetic studies of imipenem/cilastatin in elderly patients. *J Antimicrob Chemother* 1986; **18** (suppl E): 103–7.

肝损伤 参考文献如下。

1. Rolando N, *et al.* The penetration of imipenem/cilastatin into ascitic fluid in patients with chronic liver disease. *J Antimicrob Chemother* 1994; **33**: 163–7.

妊娠及新生儿 参考文献如下。

1. Reed MD, *et al.* Clinical pharmacology of imipenem and cilastatin in premature infants during the first week of life. *Antimicrob Agents Chemother* 1990; **34**: 1172–7.
2. Heikkilä A, *et al.* Pharmacokinetics and transplacental passage of imipenem during pregnancy. *Antimicrob Agents Chemother* 1992; **36**: 2652–5.

肾损伤 参考文献如下。

1. Verbist L, *et al.* Pharmacokinetics and tolerance after repeated doses of imipenem/cilastatin in patients with severe renal failure. *J Antimicrob Chemother* 1986; **18** (suppl E): 115–20.
2. Alarabi AA, *et al.* Pharmacokinetics of intravenous imipenem/cilastatin during intermittent haemofiltration. *J Antimicrob Chemother* 1990; **26**: 91–8.
3. Pietroski NA, *et al.* Steady-state pharmacokinetics of intramuscular imipenem-cilastatin in elderly patients with various degrees of renal function. *Antimicrob Agents Chemother* 1991; **35**: 972–5.
4. Konishi K, *et al.* Removal of imipenem and cilastatin by hemodialysis in patients with end-stage renal failure. *Antimicrob Agents Chemother* 1991; **35**: 1616–20.
5. Chan CY, *et al.* Pharmacokinetics of parenteral imipenem/cilastatin in patients on continuous ambulatory peritoneal dialysis. *J Antimicrob Chemother* 1991; **27**: 225–32.
6. Tegeder I, *et al.* Pharmacokinetics of imipenem-cilastatin in critically ill patients undergoing continuous venovenous hemofiltration. *Antimicrob Agents Chemother* 1997; **41**: 2640–5.

用途和用法

亚胺培南是一种碳青霉烯β-内酰胺类抗菌药，与青霉素类不同的是五元环不饱和，含碳原子而不是硫原子。因为亚胺培南在肾脏被脱氢肽水解酶Ⅰ代谢，常与酶抑制剂西司他丁（第231页）一起给药，这样能提高泌尿道中亚胺培南原形药物浓度，并能预防动物实验中大剂量亚胺培南所产生的肾毒性。

亚胺培南用于治疗敏感的革兰阳性菌和革兰阴性菌所致的感染。包括免疫缺陷患者（粒细胞减少症患者）、腹腔内感染、骨与关节感染、皮肤及皮肤结构感染、尿路感染、胆道感染、院内获得性肺炎；不适用于中枢神经系统感染。也用于治疗淋病和预防外科手术感染。亚胺培南可作为多药联合治疗肺型炭疽和胃肠型炭疽的药物之一。关于这些感染和治疗的细节，见**抗菌药的选择**（第153页）。

市售制剂包括亚胺培南-西司他丁钠盐，两者为1∶1。复合物的剂量以亚胺培南无水物计。亚胺培南静脉输注或深部肌内注射。静脉给药时，250mg或500mg滴注时间不少于20～30min，750mg或1g滴注时间不少于40～60min。本品的肌内注射制剂在一些国家可获得。

静脉给药的常规治疗剂量为每日1～2g，根据感染的严重程度每6h或每8h给药1次。标准治疗剂量基于患者体重大于70kg，在大多数国家，当患者体重小于70kg时应按比例减量。英国的注册药品信息中，对于这类患者并无明确建议需要减量。对于危及生命的严重感染以及较不敏感的致病菌，最大日剂量为50mg/kg（不可超过4g）。

对于成人的轻至中度感染，可予亚胺培南500mg或750mg肌内注射，每12h 1次。非复杂性淋病可予本品500mg单次肌内注射。

为预防成人的外科手术感染，可在诱导麻醉时给予1g亚胺培南，3h后再给予1g，必要时可在诱导麻醉后8h和16h分别再给予500mg静脉滴注。

肾损伤患者体重小于70kg时，亚胺培南的剂量应减少，见下文。儿童用量详见下文。

1. Balfour JA, *et al.* Imipenem/cilastatin: an update of its antibacterial activity, pharmacokinetics and therapeutic efficacy in the treatment of serious infections. *Drugs* 1996; **51**: 99–136.
2. Hellinger WC, Brewer NS. Carbapenems and monobactams: imipenem, meropenem, and aztreonam. *Mayo Clin Proc* 1999; **74**: 420–34.
3. Norrby SR. Carbapenems in serious infections: a risk-benefit assessment. *Drug Safety* 2000; **22**: 191–4.
4. Rodloff AC, *et al.* Two decades of imipenem therapy. *J Antimicrob Chemother* 2006; **58**: 916–29.
5. Zhanel GG, *et al.* Comparative review of the carbapenems. *Drugs* 2007; **67**: 1027–52.
6. Lo TS, *et al.* A review of the carbapenems in clinical use and clinical trials. *Recent Pat Antiinfect Drug Discov* 2008; **3**: 123–31.
7. Kattan JN, *et al.* New developments in carbapenems. *Clin Microbiol Infect* 2008; **14**: 1102–11.
8. Masterton RG. The new treatment paradigm and the role of carbapenems. *Int J Antimicrob Agents* 2009; **33**: 105–110.

儿童用法 亚胺培南（联用西司他丁，见上文**用途和用法**）可用于敏感的革兰阳性菌和革兰阴性菌所致的感染。本品通过静脉滴注给药：剂量≤500mg时，滴注时间应大于15～30min；剂量＞500mg时，滴注时间应大于40～60min。

虽然英国注册药品信息中并无3个月龄以下患儿的用法用量，但*BNFC 2010/11*推荐治疗剂量如下：

- 出生不足7天的新生儿：20mg/kg，每12h给药1次；
- 出生7～21天的新生儿：20mg/kg，每8h给药1次；
- 出生21～28天的新生儿：20mg/kg，每6h给药1次；
- 1～3个月的患儿：20mg/kg，每6h给药1次；
- 3个月龄以上且体重不足40kg的患儿：15mg/kg（最大剂量不超过500mg），每6h给药1次；
- 3个月龄以上且体重超过40kg的患儿：250～500mg，每6h给药1次；对较不敏感致病菌可增大剂量到12.5mg/kg（最大剂量1g），每6h给药1次；每日总剂量不变，也可调整为分3次给药。

对于囊性纤维化的患儿，1个月龄以上且体重不足40kg的，可给予22.5mg/kg，每6h给药1次；体重大于

40kg，可给予 1g，每 6～8h 给药 1 次。

需注意，对于体重较大的儿童，当根据上述建议估算剂量时，结果可能高于经体重校正的与其体重相当的小于 70kg 的成人剂量。小于 70kg 成人的剂量调整已在上文**用途和用法**中提及，但英国的注册药品信息却并未明确建议减量。

美国注册药品信息推荐用于体重大于 1.5g 的患儿剂量如下：

- 不足 1 周的新生儿：25mg/kg，每 12h 给药 1 次；
- 满 1 周及 1 周以上的新生儿：25mg/kg，每 8h 给药 1 次；
- 1～3 个月龄的患儿：25mg/kg，每 6h 给药 1 次；
- 3 个月龄及 3 个月龄以上的患儿：15～25mg/kg，每 6h 给药 1 次，针对敏感菌，日最大剂量 2g；对于中度敏感菌（主要为铜绿假单胞菌株），日最大剂量为 4g；更大龄的患有囊性纤维化的患儿，日最大剂量可达 90mg/kg。

在肾损伤中的用法 对于肾功能损伤患者，亚胺培南应减量使用。在大多数国家，建议体重不足 70kg 的患者按比例进一步减量，以下是英国根据肌酐清除率（CC）推荐的静脉滴注使用量：

- CC 31～70ml/min：500mg，每 6～8h 1 次；
- CC 21～30ml/min：500mg，每 8～12h 1 次；
- CC 6～20ml/min：250mg（或 3.5mg/kg，两者取低值），每 12h 1 次，或偶尔 500mg，每 12h 1 次。
- CC 5ml/min 或更低：除非患者在 48h 内进行血液透析，否则不应给予本品。

亚胺培南和西司他丁可被血液透析清除，在血液透析后应予本品静脉滴注，并于血液透析后每 12h 间隔使用 1 次。

美国注册药品信息规定：对于肌酐清除率小于 70ml/(min·1.73m²) 以及体重不足 70kg 的患者需要调整用量。药品（*Primaxin*；*Merck*，*USA*）说明书中提供有根据体重、肌酐清除率以及感染特点计算减量的表格。

尚无肾功能损伤患者肌内注射途径给药的安全性和有效性方面的资料。

制剂

USP 33: Imipenem and Cilastatin for Injectable Suspension; Imipenem and Cilastatin for Injection.

多组分制剂 **Arg.:** Dixabiox; Imipecil; Imistatin; Klonam; Zienam; **Austral.:** Primaxin; **Austria:** Zienam; **Belg.:** Tienam; **Braz.:** Penexil†; Tienam; **Canad.:** Primaxin; **Chile:** Inem; Tienam; **Cz.:** Cilanem; Tienam; **Denm.:** Tienam†; **Fin.:** Tienam; **Fr.:** Tienam; **Ger.:** Zienam; **Gr.:** Primalix; Primaxin; **Hong Kong:** Prepenem; Tienam; **Hung.:** Tienam; **India:** Cilanem; **Indon.:** Pelastin; Tienam; **Israel:** Tienam; **Ital.:** Imipem; Tenacid; Tienam; **Malaysia:** Bacqure; Tienam; **Mex.:** Arzomeba†; Iminen; Lemibet; Tienam; **Neth.:** Tienam; **Norw.:** Tienam; **NZ:** Primaxin; **Philipp.:** Anipen; Tienam; **Pol.:** Tienam; **Port.:** Tienam; **Rus.:** Grimipenem (Гримипенем); Tienam (Тиенам); **S.Afr.:** Tienam; **Singapore:** Tienam; **Spain:** Tienam; **Swed.:** Tienam; **Switz.:** Tienam; **Thai.:** Bacqure; Prepenem; Tienam; **Turk.:** Tienam; **UK:** Primaxin; **USA:** Primaxin; **Venez.:** Zienam.

Isepamicin (*BAN*, *USAN*, *rINN*) 异帕米星

HAPA-B; Isepamicina; Isépamicine; Isepamicinum; Sch-21420; Sch-21420. 4-O-(6-Amino-6-deoxy-α-D-glucopyranosyl)-1-N-(3-amino-L-lactoyl)-2-deoxy-6-O-(3-deoxy-4-C-methyl-3-methylamino-β-L-arabinopyranosyl)streptamine; 1N-(S-3-Amino-2-hydroxypropionyl)-gentamicin B.

Изепамицин

$C_{22}H_{43}N_5O_{12}$ = 569.6.

CAS — 58152-03-7; 67479-40-7.

ATC — J01GB11.

ATC Vet — QJ01GB11.

UNII — G7K224460P.

Isepamicin Sulfate (*rINNM*) 硫酸异帕米星

Isepamicin Sulphate (*BANM*); Isépamicine, Sulfate d'; Isepamicini Sulfas; Isepamisin Sülfat; Sulfato de isepamicina.

Изепамицина Сульфат

$C_{22}H_{43}N_5O_{12},2H_2SO_4$ = 765.8.

CAS — 68000-78-2.

ATC — J01GB11.

ATC Vet — QJ01GB11.

Pharmacopoeias. In *Jpn*, which specifies a variable amount of H_2SO_4.

简介

异帕米星是一种半合成氨基糖苷类药物，其作用和用途与庆大霉素（第267页）相似。那些使氨基糖苷类耐药的酶不会降低其抗菌活性。肌内注射或静脉滴注，每日 15mg/kg，分 2 次给药。在一些患者中可每日 1 次给药。剂量应根据血药浓度的监测进行调整。成人每日最大剂量不超过 1.5g。

1. Tod M, *et al.* Clinical pharmacokinetics and pharmacodynamics of isepamicin. *Clin Pharmacokinet* 2000; **38:** 205–23.

制剂

专利制剂

Belg.: Isepacine†; **Cz.:** Isepacin†; **Fr.:** Isepalline†; **Hong Kong:** Isepacin; **Jpn:** Exacin; **Turk.:** Isepacine.

Isoniazid (*BAN*, *pINN*) 异烟肼

INAH; INH; Isoniatsidi; Isoniazida; Isoniazide; Isoniazidum; Isonicotinic Acid Hydrazide; Isonicotinylhydrazide; Isonicotinylhydrazine; Izoniazid; Izoniazidas; Izoniazyd; Tubazid. Isonicotinohydrazide.

Изониазид

$C_6H_7N_3O$ = 137.1.

CAS — 54-85-3.

ATC — J04AC01.

ATC Vet — QJ04AC01.

UNII — V83O1VOZ8L.

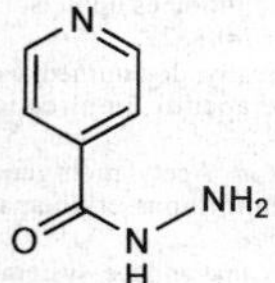

注：Isopyrin 也指异烟肼，也可以称为雷米封（ramifenazone）。

Pharmacopoeias. In *Chin.*, *Eur.* (see p.vii), *Int.*, *Jpn*, *US*, and *Viet.*

Ph. Eur. 6.8（Isoniazid） 白色或类白色结晶性粉末或无色结晶体。易溶于水；略溶于乙醇。5%水溶液的 pH 值为6.0～8.0。

USP 33（Isoniazid） 无色或白色无臭结晶体，或白色结晶性粉末。可溶于水（1∶8），溶于乙醇（1∶50）；微溶于氯仿；极微溶于其他溶剂。10%水溶液的 pH 值 6.0～7.5。25℃贮藏于密闭容器中，温度允许在 15～30℃波动。避光。

配伍禁忌 糖类如葡萄糖、果糖、蔗糖不宜用于制备异烟肼糖浆，因为浓缩物的结构会降低药物的吸收[1]。必要时可以山梨醇替代。

1. Rao KVN, *et al.* Inactivation of isoniazid by condensation in a syrup preparation. *Bull WHO* 1971; **45:** 625–32.

消毒 异烟肼溶液可用高压灭菌。

不良反应

目前异烟肼推荐使用量有较好的耐受性。乙酰化慢的患者以及终末期 AIDS 患者发生不良反应的概率更高。营养不良患者有发生末梢神经炎的可能，此为异烟肼较为普遍的不良反应。神经精神系统的其他不良反应还包括精神症状和癫痫。可予维生素 B_6 治疗和预防。视神经炎也有报道。

在治疗最初的几个月内，10%～20%的患者可出现肝酶短暂升高，继续治疗过程中可恢复正常。单独使用异烟肼作为治疗药物的患者发生肝炎症状的比例为 0.1%～0.15%，但这个比例会因年龄、饮酒史以及慢性肝病而上升。肝酶升高伴随的临床症状如恶心、呕吐、乏力，提示肝脏损害；这时应该停药，并在肝功能恢复正常后再谨慎使用。肝坏死可导致死亡。

使用异烟肼后的血液学影响包括贫血、粒细胞缺乏症、血小板减少症和嗜酸性粒细胞增多症。

超敏反应罕见，包括皮肤斑疹（包括多形红斑）、发热和血管炎。

其他不良反应包括恶心、呕吐、口干、便秘、糙皮病、紫癜、高血糖、狼疮样综合征、眩晕、反射亢进、尿潴留和男子乳房发育。

过量引发的症状包括口齿不清、代谢性酸中毒、幻觉、高血糖、呼吸窘迫或急促、惊厥和昏迷；也可能导致死亡。

致癌性 据 19 世纪 70 年代报道[1~3]，使用异烟肼者膀胱癌发病率升高，人们对异烟肼的致癌性更加关注。不过，美国 Public Health Service 对超过 25000 名患者长达 9～14 年的研究[4]和英国对 3842 名患者长达 16～24 年的研究[5]，没有证据支持异烟肼的致癌性。

1. Miller CT. Isoniazid and cancer risks. *JAMA* 1974; **230:** 1254.
2. Kerr WK, Chipman ML. The incidence of cancer of bladder and other sites after INH therapy. *Am J Epidemiol* 1976; **104:** 335–6.
3. Miller CT, *et al.* Relative importance of risk factors in bladder carcinogenesis. *J Chron Dis* 1978; **31:** 51–6.
4. Glassroth JL, *et al.* An assessment of the possible association of isoniazid with human cancer deaths. *Am Rev Respir Dis* 1977; **116:** 1065–74.
5. Stott H, *et al.* An assessment of the carcinogenicity of isoniazid in patients with pulmonary tuberculosis. *Tubercle* 1976; **57:** 1–15.

对血液的影响 除上面提到的反应外，异烟肼对血液的罕见不良反应包括获得性抑制纤维蛋白稳定[1]和凝血因子 XIII[2]导致的出血、红细胞发育不良[3~5]。

粒细胞减少症参见**盐酸乙胺丁醇**项下**对血液的影响**（第260页）。

1. Otis PT, *et al.* An acquired inhibitor of fibrin stabilization associated with isoniazid therapy: clinical and biochemical observations. *Blood* 1974; **44:** 771–81.
2. Krumdieck R, *et al.* Hemorrhagic disorder due to an isoniazid-associated acquired factor XIII inhibitor in a patient with Waldenström's macroglobulinemia. *Am J Med* 1991; **90:** 639–45.
3. Claiborne RA, Dutt AK. Isoniazid-induced pure red cell aplasia. *Am Rev Respir Dis* 1985; **131:** 947–9.
4. Lewis CR, Manoharan A. Pure red cell hypoplasia secondary to isoniazid. *Postgrad Med J* 1987; **63:** 309–10.
5. Veale KS, *et al.* Pure red cell aplasia and hepatitis in a child receiving isoniazid therapy. *J Pediatr* 1992; **120:** 146–8.

对中枢神经系统的影响 除了周围神经病变这一异烟肼常见的不良反应，对中枢神经系统的影响也有报道，包括共济失调、小脑毒性[1,2]、精神病反应[3~5]（一般表现为妄想、幻觉、混乱），药物过量可引起癫痫[6]。接受透析的患者有发生脑病的报道[7,8]。脑病也可能是烟酸缺乏的症状，烟酸缺乏可能与使用异烟肼相关[9]。

1. Blumberg EA, Gil RA. Cerebellar syndrome caused by isoniazid. *DICP Ann Pharmacother* 1990; **24:** 829–31.
2. Lewin PK, McGreal D. Isoniazid toxicity with cerebellar ataxia in a child. *CMAJ* 1993; **148:** 49–50.
3. Pallone KA, *et al.* Isoniazid-associated psychosis: case report and review of the literature. *Ann Pharmacother* 1993; **27:** 167–70.
4. Alao AO, Yolles JC. Isoniazid-induced psychosis. *Ann Pharmacother* 1998; **32:** 889–91.
5. Witkowski AE, *et al.* Isoniazid-associated psychosis. *Gen Hosp Psychiatry* 2007; **29:** 85–6.
6. Shah BR, *et al.* Acute isoniazid neurotoxicity in an urban hospital. *Pediatrics* 1995; **95:** 700–4.
7. Cheung WC, *et al.* Isoniazid induced encephalopathy in dialysis patients. *Tubercle Lung Dis* 1993; **74:** 136–9.
8. Wang HY, *et al.* Encephalopathy caused by isoniazid in a patient with end stage renal disease with extrapulmonary tuberculosis. *Ren Fail* 2003; **25:** 135–8.
9. Ishii N, Nishihara Y. Pellagra encephalopathy among tuberculous patients: its relation to isoniazid therapy. *J Neurol Neurosurg Psychiatry* 1985; **48:** 628–34.

对肝脏的影响 短暂的肝功能异常常见于异烟肼和其他一线抗结核药治疗早期，但有时表现出很强的**肝毒性**，需要调整治疗方案。药源性肝炎通常发生于治疗的最初几周，但可能无法鉴别是由哪种抗结核药引起的。一般认为[1]异烟肼和吡嗪酰胺比利福平的肝毒性大。

引起肝毒性的**危险因素**[1]包括酗酒、高龄、女性患者、营养不良、HIV 感染以及慢性乙型肝炎病毒和丙型肝炎病毒感染。异烟肼快乙酰化者因其有肝毒性代谢产物而增加肝毒性风险的推测尚未被证实[2]。实际上，慢乙酰化者比快乙酰化者出现肝毒性的概率更大[3,4]。这表明代谢为无毒化合物的速度减慢。此外，血中的肼屈嗪浓度与乙酰化状态无相关性[5,6]。

一项多中心研究[7]分析了强化阶段每日给予异烟肼＋利福平＋吡嗪酰胺 8 周，继巩固阶段每日给予异烟肼＋利福平 16 周的短程治疗方案的肝毒性的**发生率**。617 例病例分析显示，肝毒性的发生率为 1.6%，23.2%的患者天冬氨酸氨基转移酶升高。在同项研究中，采用异烟肼＋利福平 9 个月疗程的 445 名患者中有 1.2%出现肝毒性，27.1%的患者肝酶升高。另一项 350 例采用异烟肼＋利福平 9 个月疗程的研究有类似结果[8]。一项关于使用异烟肼＋利福平的 430 例患儿的回顾性分析显示[9]，有 3.3%患儿出现肝毒性，最高发生率见于严重疾病患儿。

预防性使用异烟肼肝毒性比治疗性使用的概率更低。长达 7 年[10]的异烟肼预防性使用中 11141 名患者有 0.15%出现肝毒性，而 1427 名治疗性使用异烟肼者有 1.25%出现肝毒性。

一项类似的研究[11]显示在年龄稍大患者中的发生率为 0.56%。在 2004 年至 2008 年，CDC 共收到 17 例使用异烟肼治疗潜在结核感染致严重肝损伤（导致住院或死亡）的病例报道[12]，主要发生在治疗的第 2 个月及第 9 个月。这 17 名患者中有 5 名需要肝移植治疗，5 名患者死亡（包括一名接受肝移植术的患者）。556 名 HIV 感染患者在接受异烟肼联合利福平的预防性治疗潜在结核感染 3 个月后，无一例肝毒性报道[13]。一项

荟萃分析[14]得出的结论为：每日给予异烟肼联合利福平治疗治疗 3 个月的安全性与单独服用异烟肼治疗 6～10 个月的安全性相同。

Joint Tuberculosis Committee of the British Thoracic Society 建议[15]在所有患者治疗开始时检查肝功能，并定期**检测**已知的慢性肝病患者。一旦出现肝炎症状，应反复检测肝功能，根据临床表现判定肝功能恶化程度及应对措施，肝功能一旦恢复正常，应根据指南立即恢复适当的抗结核治疗。美国也发布了类似的指南[16,17]。

更多关于抗结核药肝毒性的内容可参见**利福平**（第309页）、**吡嗪酰胺**（第304页）中**对肝脏的影响**。

1. Yew WW, Leung CC. Antituberculosis drugs and hepatotoxicity. *Respirology* 2006; **11**: 699–707.
2. Gurumurthy P, *et al.* Lack of relationship between hepatic toxicity and acetylator phenotype in three thousand South Indian patients during treatment with isoniazid for tuberculosis. *Am Rev Respir Dis* 1984; **129**: 58–61.
3. Dickinson DS, *et al.* Risk factors for isoniazid (INH)-induced liver dysfunction. *J Clin Gastroenterol* 1981; **3**: 271–9.
4. Pande JN, *et al.* Risk factors for hepatotoxicity from antituberculosis drugs: a case-control study. *Thorax* 1996; **51**: 132–6.
5. Gent WL, *et al.* Factors in hydrazine formation from isoniazid by paediatric and adult tuberculosis patients. *Eur J Clin Pharmacol* 1992; **43**: 131–6.
6. Donald PR, *et al.* Hydrazine production in children receiving isoniazid for the treatment of tuberculous meningitis. *Ann Pharmacother* 1994; **28**: 1340–3.
7. Combs DL, *et al.* USPHS tuberculosis short-course chemotherapy trial 21: effectiveness, toxicity, and acceptability: the report of final results. *Ann Intern Med* 1990; **112**: 397–406.
8. Dutt AK, *et al.* Short-course chemotherapy for extrapulmonary tuberculosis: nine years' experience. *Ann Intern Med* 1986; **104**: 7–12.
9. O'Brien RJ, *et al.* Hepatotoxicity from isoniazid and rifampin among children treated for tuberculosis. *Pediatrics* 1983; **72**: 491–9.
10. Nolan CM, *et al.* Hepatotoxicity associated with isoniazid preventive therapy: a 7-year survey from a public health tuberculosis clinic. *JAMA* 1999; **281**: 1014–18.
11. Fountain FF, *et al.* Isoniazid hepatotoxicity associated with treatment of latent tuberculosis infection: a 7-year evaluation from a public health tuberculosis clinic. *Chest* 2005; **128**: 116–23.
12. CDC. Severe isoniazid-associated liver injuries among persons being treated for latent tuberculosis infection - United States, 2004-2008. *MMWR* 2010; **59**: 224–9. Also available at: http://www.cdc.gov/mmwr/pdf/wk/mm5908.pdf (accessed 07/06/10)
13. Whalen CC, *et al.* A trial of three regimens to prevent tuberculosis in Ugandan adults infected with the human immunodeficiency virus. *N Engl J Med* 1997; **337**: 801–8.
14. Ena J, Valls V. Short-course therapy with rifampin plus isoniazid, compared with standard therapy with isoniazid, for latent tuberculosis infection: a meta-analysis. *Clin Infect Dis* 2005; **40**: 670–6.
15. Joint Tuberculosis Committee of the British Thoracic Society. Chemotherapy and management of tuberculosis in the United Kingdom: recommendations 1998. *Thorax* 1998; **53**: 536–48. [Although these guidelines were replaced by ones issued by NICE in 2006 the latter do not *"explain tuberculosis or its treatment in detail"* and therefore reference to the earlier guidelines has been retained] Also available at: http://www.brit-thoracic.org.uk/Portals/0/Clinical%20Information/Tuberculosis/Guidelines/Chemotherapy.pdf (accessed 29/07/08)
16. American Thoracic Society, CDC, and the Infectious Diseases Society of America. Treatment of tuberculosis. *MMWR* 2003; **52** (RR-11): 1–77. Also available at: http://www.cdc.gov/mmwr/PDF/rr/rr5211.pdf (accessed 03/10/07) Correction. *ibid.* 2005; **53**: 1203. [dose]
17. Saukkonen JJ, *et al.* American Thoracic Society. An official ATS statement: hepatotoxicity of antituberculosis therapy. *Am J Respir Crit Care Med* 2006; **174**: 935–52. Also available at: http://www.thoracic.org/statements/resources/mtpi/hepatotoxicity-of-antituberculosis-therapy.pdf (accessed 16/07/10)

对胰腺的影响 异烟肼致胰腺炎的报道[1~4]很少，一旦发现胰腺炎将停止使用异烟肼，如果证实胰腺炎是由异烟肼所致，患者需避免再次使用[4]。有 1 例使用异烟肼＋利福平＋乙胺丁醇＋吡嗪酰胺的患者出现慢性胰腺功能不全，据报道[5]可能是由这几种药物的超敏反应所致。

1. Chan KL, *et al.* Recurrent acute pancreatitis induced by isoniazid. *Tubercle Lung Dis* 1994; **75**: 383–5.
2. Rabassa AA, *et al.* Isoniazid-induced acute pancreatitis. *Ann Intern Med* 1994; **121**: 433–4.
3. Stephenson I, *et al.* Acute pancreatitis induced by isoniazid in the treatment of tuberculosis. *Am J Gastroenterol* 2001; **96**: 2271–2.
4. Chow KM, *et al.* Recurrent acute pancreatitis after isoniazid. *Neth J Med* 2004; **62**: 172–4.
5. Liu BA, *et al.* Pancreatic insufficiency due to antituberculous therapy. *Ann Pharmacother* 1997; **31**: 724–6.

对皮肤和毛发的影响 1%的患者可出现皮损[1,2]。皮损表现包括荨麻疹、紫癜、丘疹[3]、狼疮样综合征[4]和剥脱性皮炎[5]。可发生糙皮病[6]。5 名使用异烟肼、利福平、乙胺丁醇、吡嗪酰胺进行抗结核治疗的患者中，异烟肼被认为是发生秃顶的最可能原因[7]。

1. Arndt KA, Jick H. Rates of cutaneous reactions to drugs: a report from the Boston Collaborative Drug Surveillance Program. *JAMA* 1976; **235**: 918–23.
2. Bigby M, *et al.* Drug-induced cutaneous reactions: a report from the Boston Collaborative Drug Surveillance Program on 15 438 consecutive inpatients, 1975 to 1982. *JAMA* 1986; **256**: 3358–63.
3. Thorne N. Skin reactions to systemic drug therapy. *Practitioner* 1973; **211**: 606–13.
4. Smith AG. Drug-induced photosensitivity. *Adverse Drug React Bull* 1989; **136**: 508–11.
5. Rosin MA, King LE. Isoniazid-induced exfoliative dermatitis. *South Med J* 1982; **75**: 81.
6. Ishii N, Nishihara Y. Pellagra encephalopathy among tuberculous patients: its relation to isoniazid therapy. *J Neurol Neurosurg Psychiatry* 1985; **48**: 628–34.
7. FitzGerald JM, *et al.* Alopecia side-effect of antituberculosis drugs. *Lancet* 1996; **347**: 472–3.

狼疮 据报道，使用异烟肼的患者中 22%可出现抗核抗体；然而，患者通常没有症状，明显的狼疮样综合征很罕见[1,2]。有报道称慢乙酰化者中抗体的产生率比快乙酰化者更高[3]，但是这个差别在统计学上无意义，并且不认为对乙酰氨基苯肼酸表型是异烟肼相关性狼疮风险性的重要决定因素[1,4,5]。由异烟肼本身导致的症状比其代谢产物乙酰化异烟肼导致的症状更多[6]。

1. Hughes GRV. Recent developments in drug-associated systemic lupus erythematosus. *Adverse Drug React Bull* 1987; **123**: 460–3.
2. Siddiqui MA, Khan IA. Isoniazid-induced lupus erythematosus presenting with cardiac tamponade. *Am J Ther* 2002; **9**: 163–5.
3. Alarcon-Segovia D, *et al.* Isoniazid acetylation rate and development of antinuclear antibodies upon isoniazid treatment. *Arthritis Rheum* 1971; **14**: 748–52.
4. Clark DWJ. Genetically determined variability in acetylation and oxidation: therapeutic implications. *Drugs* 1985; **29**: 342–75.
5. Rychlik-Sych M, *et al.* Acetylation genotype and phenotype in patients with systemic lupus erythematosus. *Pharmacol Rep* 2006; **58**: 22–9.
6. Sim E, *et al.* Drugs that induce systemic lupus erythematosus inhibit complement component C4. *Lancet* 1984; **ii**: 422–4.

不良反应的处置

在使用异烟肼的患者中，通常推荐预防周围神经炎的维生素 B_6 剂量为每日 10mg，也可每日给予 50mg。如有必要，治疗周围神经炎的剂量可达 50mg，每日 3 次给药。*BNFC 2010/11* 中建议儿童口服剂量为：

- 1 个月龄～12 岁：每日 5～10mg（预防）；或 10～20mg，每日给药 2～3 次（治疗）；
- 12～18 岁：每日 10mg（预防）；或 30～50mg，每日给药 2～3 次（治疗）。

在有糙皮病发生的患者中，通常同时给予维生素 B_3。

1.5g 或更大剂量的异烟肼有潜在毒性，如无适当治疗，10～15g 的剂量可致死。对药物过量的治疗主要是对症和支持治疗，包括使用活性炭、纠正代谢性酸中毒、控制惊厥。控制惊厥需要静脉滴注大剂量的维生素 B_6（见下文**过量**），可同时使用地西泮。异烟肼可被血液透析或腹膜透析清除。

过量 英国 National Poisons Information Service 建议：对成人服用异烟肼引起的惊厥需静脉滴注与异烟肼剂量相当的维生素 B_6（最大剂量 5g）；只有当异烟肼摄入量未知的情况下，方可直接给予最大剂量；同时应给予地西泮。儿童使用维生素 B_6 的推荐用量为 70mg/kg（最大剂量 5g）。如果惊厥持续发作或复发，仍需重复给予上述剂量。如果异烟肼 1h 内摄入量超过 20mg/kg，则需口服活性炭（成人 50g；儿童 1g/kg）。

维生素 B_6 缺乏症 异烟肼日剂量 5mg/kg 时，维生素 B_6 缺乏症很罕见。易并发维生素 B_6 缺乏症的高危人群包括糖尿病、尿毒症、乙醇中毒、HIV 感染和营养不良患者[1,2]。这些高危人群和妊娠妇女、癫痫患者应给予补充治疗[1]。尽管每日 6mg 维生素 B_6 既已足够，但在实际中预防维生素 B_6 缺乏症的剂量为每日 10mg[3]。然而，也有患者在每日使用 10mg 维生素 B_6 后仍不能有效预防维生素 B_6 缺乏症的发生，症状必须在停药和维生素 B_6 加量到每日 100mg 才得以缓解[4]。

1. American Thoracic Society, CDC, and the Infectious Diseases Society of America. Treatment of tuberculosis. *MMWR* 2003; **52** (RR-11): 1–77. Also available at: http://www.cdc.gov/mmwr/PDF/rr/rr5211.pdf (accessed 03/10/07) Correction. *ibid.* 2005; **53**: 1203. [dose]
2. Joint Tuberculosis Committee of the British Thoracic Society. Chemotherapy and management of tuberculosis in the United Kingdom: recommendations 1998. *Thorax* 1998; **53**: 536–48. [Although these guidelines were replaced by ones issued by NICE in 2006 the latter do not *"explain tuberculosis or its treatment in detail"* and therefore reference to the earlier guidelines has been retained] Also available at: http://www.brit-thoracic.org.uk/Portals/0/Clinical%20Information/Tuberculosis/Guidelines/Chemotherapy.pdf (accessed 29/07/08)
3. Snider DE. Pyridoxine supplementation during isoniazid therapy. *Tubercle* 1980; **61**: 191–6.
4. Chan TYK. Pyridoxine ineffective in isoniazid-induced psychosis. *Ann Pharmacother* 1999; **33**: 1123–4.

注意事项

在有惊厥性疾患、精神病史或肝、肾功能不全的患者中谨慎使用。糖尿病、酒精中毒、营养不良、尿毒症、妊娠及 HIV 感染患者有发生神经病变和维生素 B_6 缺乏症的风险，应常规每日给予 10mg 维生素 B_6，也可给予 50mg。如异烟肼治疗过程中有肝炎症状出现，如不适、疲劳、食欲减退和恶心，应在评估期内停药。

给予异烟肼治疗之前应查肝功能，在慢性肝病患者或有潜在肝病患者中应特别谨慎。建议在既往有肝病史患者常规监测肝功能，British Thoracic Society 建议如血清转氨酶浓度达正常上限 5 倍以上或胆红素升高，应停止使用异烟肼治疗。当肝功能恢复正常后，可谨慎逐渐恢复抗结核治疗，先应用异烟肼，然后利福平，最后是吡嗪酰胺。黑人和西班牙妇女发生致死性肝炎的风险更高，应进行严密监测。

如有眼部症状出现，应定期检查眼部。

哺乳 给予 5mg/kg 异烟肼，乳汁中峰浓度可达 6μg/ml，给予 300mg 时，乳汁峰浓度可达 16.6μg/ml[1]。然而，母乳中的药物浓度太低，不足以预防或治疗婴幼儿结核病。目前尚无母乳喂养的婴儿发生不良反应的报道，因此 American Academy of Pediatrics 认为，可以在哺乳期使用异烟肼[2]，但需对这些婴儿进行毒性反应监测。

1. Snider D, Powell KE. Should women taking antituberculosis drugs breast-feed? *Arch Intern Med* 1984; **144**: 589–90.
2. American Academy of Pediatrics. The transfer of drugs and other chemicals into human milk. *Pediatrics* 2001; **108**: 776–89. [Retired May 2010] Correction. *ibid.*; 1029. Also available at: http://aappolicy.aappublications.org/cgi/content/full/pediatrics%3b108/3/776 (accessed 03/10/07)

卟啉病 尽管异烟肼与卟啉原生成的关系尚存争论，仍认为异烟肼对卟啉病患者不安全。

妊娠与新生儿 一篇有关妊娠妇女抗结核治疗文献报道[1]，1480 名使用异烟肼的妊娠妇女中，95%产下正常足月儿。略多于 1%的婴儿或胎儿存在异常，大多数异常与神经系统有关。因此认为异烟肼适用于妊娠妇女抗结核病**治疗**[2,3]。维生素 B_6 的给药方法已有推荐[2]（见上文**不良反应的处置**中**维生素 B_6 缺乏症**）。异烟肼**预防性应用**通常在分娩后进行，除非有其他的危险因子存在。

1. Snider DE, *et al.* Treatment of tuberculosis during pregnancy. *Am Rev Respir Dis* 1980; **122**: 65–79.
2. American Thoracic Society, CDC, and the Infectious Diseases Society of America. Treatment of tuberculosis. *MMWR* 2003; **52** (RR-11): 1–77. Also available at: http://www.cdc.gov/mmwr/PDF/rr/rr5211.pdf (accessed 03/10/07) Correction. *ibid.* 2005; **53**: 1203. [dose]
3. Joint Tuberculosis Committee of the British Thoracic Society. Chemotherapy and management of tuberculosis in the United Kingdom: recommendations 1998. *Thorax* 1998; **53**: 536–48. [Although these guidelines were replaced by ones issued by NICE in 2006 the latter do not *"explain tuberculosis or its treatment in detail"* and therefore reference to the earlier guidelines has been retained] Also available at: http://www.brit-thoracic.org.uk/Portals/0/Clinical%20Information/Tuberculosis/Guidelines/Chemotherapy.pdf (accessed 29/07/08)

药物相互作用

异烟肼与利福平或其他潜在肝毒性的药物联用，包括饮酒，可增加发生肝毒性的风险。

异烟肼能抑制很多药物在肝脏中的代谢，增加后者的毒性。这些药物包括抗癫痫药卡马西平（第454页）、乙琥胺（第459页）、扑米酮和苯妥英（第476页），苯二氮䓬类药地西泮、三唑仑（第960页），氯唑沙宗（第1805页）、茶碱（第1105页）和双硫仑。异烟肼与恩氟烷（见**对肾脏的影响**，第1703页）合用可增加有潜在肾毒性的氟代谢物的形成。异烟肼可增加氯法齐明（第241页）、环丝氨酸（第247页）、华法林（第1371页）的血药浓度，增强药效或毒性。

异烟肼的药物相互作用见下文。

乙醇 慢性乙醇中毒可增快异烟肼的代谢；致使异烟肼的有效性降低[1]。这类患者发生周围神经炎和肝损害的风险也有增加（详见上文**注意事项**）。

1. Anonymous. Interaction of drugs with alcohol. *Med Lett Drugs Ther* 1981; **23**: 33–4.

抗酸药 含铝的抗酸药可减少口服异烟肼的吸收；口服异烟肼的时间应在口服抗酸药之前至少 1h[1]。

1. Hurwitz A, Schluzman DL. Effects of antacids on gastrointestinal absorption of isoniazid in rat and man. *Am Rev Respir Dis* 1974; **109**: 41–7.

抗真菌药 在同时使用利福平和酮康唑的患者中，异烟肼的血药浓度可低于测定范围[1]。酮康唑对异烟肼的影响，见第513页。

1. Abadie-Kemmerly S, *et al.* Failure of ketoconazole treatment of Blastomyces dermatitidis due to interaction of isoniazid and rifampin. *Ann Intern Med* 1988; **109:** 844–5. Correction. *ibid.* 1989; **111:** 96.

抗病毒药 12名HIV阳性患者同时使用扎西他滨时，异烟肼的清除率为平常的2倍[1]。此外，需警惕司他夫定和扎西他滨可能会导致周围神经炎；有报道称异烟肼与司他夫定联用会增加周围神经炎的发生[2]。

1. Lee BL, *et al.* The effect of zalcitabine on the pharmacokinetics of isoniazid in HIV-infected patients. *Intersci Conf Antimicrob Agents Chemother* 1994; **34:** 3(A4).
2. Breen RAM, *et al.* Increased incidence of peripheral neuropathy with co-administration of stavudine and isoniazid in HIV-infected individuals. *AIDS* 2000; **14:** 615.

皮质激素 在使用10mg/kg异烟肼的13名慢乙酰化和13名快乙酰化患者中，再给予20mg泼尼松龙，异烟肼的血药浓度分别下降25%和40%[1]。在两种乙酰化表型的患者中异烟肼的肾清除率均有增加，但只有慢乙酰化者出现乙酰化程度升高[1]。

此结果的临床意义尚不明确。

1. Sarma GR, *et al.* Effect of prednisolone and rifampin on isoniazid metabolism in slow and rapid inactivators of isoniazid. *Antimicrob Agents Chemother* 1980; **18:** 661–6.

食物 在食用乳酪[1,2]、红酒[1]、一些鱼类[3,4]后，使用异烟肼的患者出现心悸、头痛、结膜刺激、严重的面部潮红、心动过速、呼吸急促、出汗等情况均有报道。就这些食物相关性的反应，提出了酪胺[1]或组胺[3]蓄积的观点，而它们可能被错误地认为是过敏反应[4]。

1. Toutoungi M, *et al.* Cheese, wine, and isoniazid. *Lancet* 1985; **ii:** 671.
2. Carvalho ACC, *et al.* Reaction to cheese during TB treatment. *Thorax* 2004; **59:** 635.
3. Kottegoda SR. Cheese, wine and isoniazid. *Lancet* 1985; **ii:** 1074.
4. O'Sullivan TL. Drug-food interaction with isoniazid resembling anaphylaxis. *Ann Pharmacother* 1997; **31:** 928.

阿片类镇痛药 有关异烟肼与哌替啶相互作用导致异烟肼抑制单胺氧化酶的报道见第108页。

抗菌作用

异烟肼对结核分枝杆菌有很强的抗菌活性，对其他分枝杆菌如堪萨斯分枝杆菌也具有抗菌活性。

尽管异烟肼对结核分枝杆菌是一种快速杀菌剂，但认为它仅对半休眠菌有效，且其抗菌活性弱于利福平或吡嗪酰胺。

抗结核治疗中单用异烟肼可迅速产生耐药，可能是一些菌株缺少过氧化氢酶编码基因所致。与其他抗分枝杆菌药物联用可延缓或预防其耐药的出现，也可预防其他抗分枝杆菌药物耐药的出现。在预防治疗中单独使用异烟肼，耐药并不是大问题，可能是因为菌量比较低的缘故。

鸟分枝杆菌复合体 异烟肼与链霉素、异烟肼与氯苯吩嗪对鸟分枝杆菌复合体（MAC）的协同抗菌作用在体内和体外试验中已得到证实[1]。

1. Reddy MV, *et al.* In vitro and in vivo synergistic effect of isoniazid with streptomycin and clofazimine against Mycobacterium avium complex (MAC). *Tubercle Lung Dis* 1994; **75:** 208–12.

药动学

该药口服和肌内注射吸收迅速。空腹情况下口服300mg异烟肼后1～2h可达血峰浓度3～7μg/ml。进食可减少其口服吸收率。异烟肼不与血浆蛋白结合，广泛分布于全身各组织和体液中，包括脑脊液。可透过胎盘屏障（见下文），可在乳汁中分泌（见上文**注意事项**）。

其半衰期为1～6h，快乙酰化者半衰期相对较短。主要代谢途径为肝脏和小肠的*N*-乙酰转移酶将其乙酰化，生成乙酰异烟肼。乙酰异烟肼再水解生成异烟腙和单乙酰肼屈嗪；异烟腙与甘氨酸结合为甘氨酸异烟肼（异烟酸），单乙酰肼屈嗪进一步乙酰化为二乙酰肼。未代谢的异烟肼结合为腙。除单乙酰肼屈嗪外，异烟肼的代谢产物无抗结核活性，毒性也较小。异烟肼和单乙酰肼屈嗪的乙酰化程度由遗传决定，无论乙酰化快慢与否，都有双峰分布。不同种族之间遗传表型的分布不同。每日给药或每周给药2～3次时，临床结果不会因乙酰化状态而改变。

正常肾功能者，24h内75%的异烟肼以代谢产物形式在尿中出现。少量由粪便排泄。可由血液透析清除。

分布 口服异烟肼数小时后可于脑脊液[1,2]、滑液[3]中监测到治疗浓度。唾液中分布好，有人认为，在药动学中唾液浓度可替代血药浓度[4]。

1. Forgan-Smith R, *et al.* Pyrazinamide and other drugs in tuberculous meningitis. *Lancet* 1973; **ii:** 374.
2. Miceli JN, *et al.* Isoniazid (INH) kinetics in children. *Fedn Proc* 1983; **42:** 1140.
3. Mouries D, *et al.* Passage articulaire de l'isoniazide et de l'éthambutol: deux observations de synovite tuberculeuse du genou. *Nouv Presse Med* 1975; **4:** 2734.
4. Gurumurthy P, *et al.* Salivary levels of isoniazid and rifampicin in tuberculous patients. *Tubercle* 1990; **71:** 29–33.

HIV感染患者 HIV感染的结核病患者可能会对异烟肼及其他抗结核药吸收不良，可能引起耐药以及治疗结核病的疗效降低。关于HIV感染患者抗结核药吸收的相关信息，详见**利福平的药动学**，见第308页。

妊娠 异烟肼可透过胎盘屏障，胎儿的平均血药浓度为孕妇血清浓度的61.5%或血浆浓度的72.8%[1]。新生儿异烟肼的半衰期可能延长[1]。

1. Holdiness MR. Transplacental pharmacokinetics of the antituberculosis drugs. *Clin Pharmacokinet* 1987; **13:** 125–9.

用途和用法

异烟肼是一种酰肼衍生物，主要用于肺内和肺外结核（第187页）的初级治疗。通常与利福平、乙胺丁醇、吡嗪酰胺联用。也可用于结核高危人群的预防。

在短程治疗中，异烟肼用于初期与中期的治疗。成人口服剂量通常为每日5mg/kg，日最大剂量为300mg，空腹顿服。关于间断治疗，WHO推荐方案为10mg/kg，每周3次，每次给药最大剂量为900mg；而英国则推荐15mg/kg，每周3次。美国推荐成人15mg/kg，每周给药2次或3次。对肝损伤患者应谨慎，严重肾损伤患者应减量使用。

不能口服时可肌内注射，参见口服剂量；也可静脉滴注。可鞘内注射和胸腔内注射。

治疗隐性结核感染，WHO和英国推荐方案为每日服用300mg，连续服用6个月；美国的首选治疗方案为每日口服异烟肼5mg/kg（最大剂量300mg）或15mg/kg（最大剂量900mg），每周2次，连续服用9个月。替代治疗方案为异烟肼与利福平联用3个月。

儿童用量详见下文。

对氨基水杨酸异烟肼（帕司烟肼）、异烟肼葡萄糖醛酸钠也可用于治疗结核。

复方制剂中包含2种、3种或4种药物的固定剂量，以提高患者的依从性，并避免单一药物治疗，从而产生耐药的风险。复方制剂中固定组分为异烟肼，其他各组分由利福平、乙胺丁醇和吡嗪酰胺组成。

1. Anonymous. Isoniazid. *Tuberculosis (Edinb)* 2008; **88:** 112–6.

儿童用法 American Academy of Pediatrics（AAP）推荐治疗结核病的方案[1]为：每日口服异烟肼10～15mg/kg或者20～30mg/kg每周2次，作为初始治疗阶段和持续治疗阶段。*BNFC 2010/11*推荐1个月龄以上患儿口服异烟肼，每日10mg/kg或5mg/kg每周3次；WHO[2]建议每日给药5mg/kg（最大剂量为300mg），或10mg/kg每周3次。一项对56名住院患儿（年龄中位数为3.22岁，四分位间距为1.58～5.38岁）的研究[3]发现，异烟肼作为抗结核治疗的一部分，按照儿童标准剂量每日给予异烟肼4～6mg/kg，70%患儿的异烟肼血药峰浓度小于3mg/L；而每日给予异烟肼8～12mg/kg的血药峰浓度与成人接受每日300mg异烟肼的峰浓度相近。作者得到的结论是，小儿需要按照体重每日给予更高的日剂量8～12mg/kg方可达到与成人类似的血药峰浓度。

对于治疗潜伏性结核，American Thoracic Society[4]建议：每日口服10～20mg/kg（最大剂量为300mg）或者20～40mg/kg（最大剂量为900mg），每周2次，连续治疗9个月。AAP推荐剂量与之相近。*BNFC 2010/11*推荐1个月龄以上患儿每日口服5mg/kg，连续单药治疗6个月或在第3个月加服利福平。WHO推荐每日口服异烟肼5mg/kg，连续治疗6个月。

每日给药方案中异烟肼日口服最大剂量为300mg；间断给药方案（每周给药2～3次）中每次口服最大剂量为900mg。

1. American Academy of Pediatrics. *2009 Red Book: Report of the Committee on Infectious Diseases,* 28th ed. Elk Grove Village, Illinois, USA: American Academy of Pediatrics, 2009.
2. WHO. *Guidance for national tuberculosis programmes on the management of tuberculosis in children.* Geneva: WHO, 2006. Available at: http://whqlibdoc.who.int/hq/2006/WHO_HTM_TB_2006.371_eng.pdf (accessed 07/06/10)
3. McIlleron H, *et al.* Isoniazid plasma concentrations in a cohort of South African children with tuberculosis: implications for international pediatric dosing guidelines. *Clin Infect Dis* 2009; **48:** 1547–53.
4. American Thoracic Society. Targeted tuberculin testing and treatment of latent tuberculosis infection. *MMWR* 2000; **49:** 1–51. Also published in *Am J Respir Crit Care Med* 2000; **111:** S221–S247. Also available at: http://www.cdc.gov/mmwr/preview/mmwrhtml/rr4906a1.htm (accessed 07/06/10)

制剂

BP 2010: Isoniazid Injection; Isoniazid Tablets;
USP 33: Isoniazid Injection; Isoniazid Syrup; Isoniazid Tablets; Rifampin and Isoniazid Capsules; Rifampin, Isoniazid, and Pyrazinamide Tablets; Rifampin, Isoniazid, Pyrazinamide, and Ethambutol Hydrochloride Tablets.

专利制剂

Arg.: Isoniac; ***Belg.:*** Nicotibine; ***Canad.:*** Isotamine; Isotamine B; ***Cz.:*** Nidrazid; ***Fin.:*** Tubilysin; ***Fr.:*** Rimifon; ***Ger.:*** Isozid; Isozid comp N; tebesium; tebesium-s; ***Gr.:*** Cemidon; Dianicotyl; Isozid†; Nicozid; ***Hong Kong:*** Trisofort; ***Hung.:*** Isonicid; ***India:*** Isokin; Isonex; Rifacom-EZ; ***Indon.:*** INH-Ciba; INHA; Inoxin; Medinh-OD†; Niacifort-6; Nufadoxin; Pehadoxin; Pulmolin†; Pyravit†; Pyrifort†; Suprazid; TB Vit 6; ***Israel:*** Inazid†; ***Ital.:*** Nicizina†; Nicozid; ***Jpn:*** Hydra; Hydrazide†; ***Mex.:*** Erbazid†; Hidrasix; Isodo Tbal; Valifol; ***Philipp.:*** Comprilex; Curazid (Reformulated); Eurocoxin; Isodexid; Isonid; Isoprim; Isoxin; Nicetal†; Odinah; Pulmodrin; Techxafort; Terozid; Trisofort†; Vamsoxid†; Zidrid; ***Port.:*** Hidrazida; ***Rus.:*** Isozid (Изозид); Isozid Comp (Изозид Комп); ***Singapore:*** Rimifon; ***Spain:*** Cemidon; Cemidon B6; ***Swed.:*** Tibinide; ***Switz.:*** Rimifon; ***Thai.:*** Antimic; Myrin-P†; Myrin†; ***Turk.:*** INH; Isovit; ***USA:*** Laniazid; Nydrazid.

多组分制剂 ***Arg.:*** Bacifim†; Rifinah; Risoniac†; ***Austria:*** Isoprodian; Myambutol-INH†; Rifater; Rifoldin mit INH; ***Braz.:*** Isoniaton; ***Canad.:*** Rifater; ***Denm.:*** Rimactazid; Rimcure; Rimstar; ***Fin.:*** Rimactazid; Rimstar; ***Fr.:*** Rifater; Rifinah; ***Ger.:*** EMB-INH†; Iso-Eremfat; Myambutol-INH†; Rifater; Rifinah; tebesium Duo; tebesium Trio; ***Gr.:*** Myambutol-INH; Oboliz; Rifater; Rifinah; Rimactazid; ***Hong Kong:*** Rifater; Rifinah; ***Hung.:*** Rifazid; ***India:*** Akt-3; Akt-4; Arzide†; Bicox-E; Combunex; Coxina-3; Coxina-4; Coxinex; Cx-3; Cx-4; Cx-5; Gocox Compound; Gocox-3; Gocox-4†; Inabutol Forte†; Inapas; Ipcacin Kid†; Ipcazide; Isokin-300; Isokin-T Forte; Isorifam; Myconex; R-Cinex; R-Cinex Z; RHZ; RHZ Plus; Rifa; Rifa E; Rifacomb Plus†; Rifacomb†; Rimactazid + Z; Rimpazid; Siticox-INH†; Tibirim INH; Tricox; Wokex-2; Wokex-3; Wokex-4; Xeed 2; Xeed 3E; Xeed 4; ***Indon.:*** bacbutINH; Erabutol Plus; Meditam-6†; Mycothambin-INH†; Niazitol; Pulna; Ramicin-ISO†; Rimactazid; Rimcure; Rimstar; Santibi Plus; ***Irl.:*** Rifater; Rifinah; Rimactazid; Rimcure; Rimstar; ***Ital.:*** Etanicozid B6; Rifater; Rifinah; Rimactazid; Rimcure; Rimstar; ***Malaysia:*** Rimactazid; Rimcure; ***Mex.:*** Arpisen†; Dotbal; Dotbal-S; Finater; Finateramida; Isonid†; Rifater; Rifinah; ***Mon.:*** Dexambutol-INH; ***Neth.:*** Rifinah; Rimactazid; Rimcure; Rimstar; ***Norw.:*** Rimactazid; Rimcure; Rimstar; ***NZ:*** Rifinah; ***Philipp.:*** 4D; AKuriT; Bifix; CombiKids†; CombiPack; Continukit; Continukit Plus†; Continupack†; Duomax; Ebutol; Econofix; Econokit; Econokit-MDR; Econopack; Ethamizid; Ethi 400; Fixcom 3; Fixcom 4; Kidz Kit 2; Kidz Kit 3; Myrin; Myrin-P; Quadmax; Quadtab; Refam Duo; Refam Pedia Kit; Rifater; Rifinah; Rifzin; Rimactazid; Rimcure; Rimstar; Sthamizide; SVM-Polypac-A†; Tres; Triofix; Tritab; Viper†; ***Pol.:*** Rifamazid; ***Port.:*** Rifater; Rifinah; ***Rus.:*** Combitub (Комбитуб); Iso-Eremfat (Изо-Эремфат); Isocomb (Изокомб); Laslonvita (Ласлонвита); Lomecomb (Ломекомб); Phthizoetham (Фтизоэтам); Phthizopiram (Фтизопирам); Protub-2 (Протуб-2); Protub-3 (Протуб-3); Protub-4 (Протуб-4); Protub-Lome (Протуб-Ломе); Protubetham (Протубэтам); Protubpira (Протубпира); Repin B_6 (Репин B_6); Rifacomb (Рифакомб); Rifacomb Plus (Рифакомб Плюс)†; Rimactazid (Римактазид)†; Rimecure 3-FDC (Римкур 3-ФДС)†; Rimstar 4-FDC (Римстар 4-ФДС)†; Tubavit (Тубавит); ***S.Afr.:*** Myrin Plus†; Myrin†; Rifafour; Rifater†; Rifinah†; Rimactazid; Rimcure; Rimstar; ***Singapore:*** Rimactazid; ***Spain:*** Amiopia; Duplicalcio 150†; Duplicalcio B12; Rifater; Rifazida†; Rifinah; Rimactazid; Rimcure; Rimstar; Tisobrif; ***Swed.:*** Rimactazid; Rimcure; Rimstar; ***Switz.:*** Rifater; Rifinah; Rimactazid; Rimstar; ***Thai.:*** Rifafour; Rifampyzid; Rifater; Rifinah; Rimactazid; Rimcure 3-FDC†; Rimstar; ***UK:*** Rifater; Rifinah; Rimactazid†; ***USA:*** IsonaRif; Rifamate; Rifater; ***Venez.:*** Rimactazid; Rimcure.

Josamycin（*BAN*，*USAN*，*rINN*）交沙霉素

EN-141; Josamicina; Josamicinas; Josamycine; Josamycinum; Josamysiini; Jozamicin; Leucomycin A_3. A stereoisomer of 7-(formylmethyl)-4,10-dihydroxy-5-methoxy-9,16-dimethyl-2-oxo-oxacyclohexadeca-11,13-dien-6-yl 3,6-dideoxy-4-*O*-(2,6-dideoxy-3-*C*-methyl-α-L-*ribo*-hexopyranosyl)-3-(dimethylamino)-β-D-glucopyranoside 4′-acetate 4″-isovalerate.

Джозамицин

$C_{42}H_{69}NO_{15}$ = 828.0.

CAS — 16846-24-5; 56689-45-3.

ATC — J01FA07.

ATC Vet — QJ01FA07.

UNII — HV13HFS217.

Pharmacopoeias. In *Eur.* (see p.vii) and *Jpn.*

Ph. Eur. 6. 8（Josamycin） 由*Streptomyces narbonensis* var. *josamyceticus*var. *nova*产生或从其他途径生成的一种大环内酯类抗生素。白色或微黄色轻度吸湿性粉末。以干重计算，每毫克含有900U有效成分。几乎不溶于水；溶于丙酮；易溶于二氯甲烷和甲醇。贮藏于密闭容器中。

Josamycin Propionate（*BANM*，*rINNM*）交沙霉素丙酯

Josamicino propionatas; Josamycine, propionate de; Josamycini propionas; Josamycinpropionat; Josamycin-propionát; Josamysiinipropionaatti; Jozamicin-propionát; Propionato de josamicina; YS-20P. Josamycin 10-propionate.

Джозамицина Пропионат

$C_{45}H_{73}NO_{16}$ = 884.1.

CAS — 56111-35-4; 40922-77-8.

ATC — J01FA07.

ATC Vet — QJ01FA07.

Pharmacopoeias. In *Eur.* (see p.vii) and *Jpn.*

Ph. Eur. 6.8（Josamycin Propionate）一种大环内酯类抗菌药衍生物，由*纳氏链霉菌*交沙变种产生或通过其他方法获取。白色至微黄色、轻度吸湿的结晶粉状。与标准干物质比较，其最少含量为每毫克843U。不溶于水；可溶于丙酮；易溶于二氯甲烷与甲醇。贮藏于密闭容器中。

不良反应和注意事项

同**红霉素**，第256页。交沙霉素产生的胃肠道反应较乙琥红霉素更小。

水肿 有报道[1]称交沙霉素可导致下肢水肿。

1. Bosch X, *et al.* Josamycin-induced pedal oedema. *BMJ* 1993; **307:** 26.

药物相互作用

关于大环内酯类抗菌药相互作用的讨论，见**红霉素**（第257页）。

细胞色素 P450 同工酶 交沙霉素对肝细胞色素 P450 同工酶无影响或影响很小，与其他药物在酶代谢方面的相互作用较琥乙红霉素少（见**红霉素**的**药物相互作用**项下**机制**，第258页）。交沙霉素与茶碱之间没有相互作用，就支持这一点。

抗菌作用

同**红霉素**，第258页。一些报道认为，交沙霉素对于厌氧菌如*脆弱拟杆菌*有更强的抗菌活性。

用途和用法

交沙霉素是一种大环内酯类抗菌药，其抗菌活性和用法与红霉素（第258页）类似。可以基质或丙酸盐的形式口服给药，剂量以碱基计算。1.07mg 交沙霉素丙酯等同于 1mg 交沙霉素。常规剂量为每日1～2g，分2次或多次口服。

制剂

专利制剂

Austria: Josalid; **Fr.:** Josacine; **Ger.:** Wilprafen†; **Hung.:** Wilprafen†; **Ital.:** Iosalide; Josaxin†; **Jpn:** Josamy; **Rus.:** Wilprafen (Вильпрафен); **Spain:** Josamina; **Ukr.:** Wilprafen (Вильпрафен).

多组分制剂 **Ital.:** Corti-Fluoral.

Kanamycin Acid Sulfate 重硫酸卡那霉素

Kanamicina, sulfato ácido de; Kanamicino rūgštusis sulfatas; Kanamycin Acid Sulphate *(BANM)*; Kanamycin sulfát kyselý; Kanamycine, sulfate acide de; Kanamycini sulfas acidus; Kanamycinsyrasulfat; Kanamysiinihapposulfaatti; Savanyú kanamicin-szulfát.

Канамицина Кислого Сульфат

ATC — A07AA08; J01GB04; S01AA24.

ATC Vet — QA07AA08; QJ01GB04; QS01AA24.

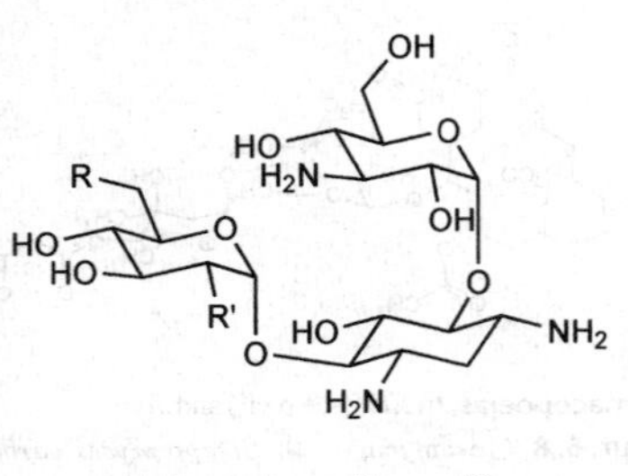

	R	R'
Kanamycin A	NH_2	OH
Kanamycin B	NH_2	NH_2
Kanamycin C	OH	NH_2

(kanamycin)

Pharmacopoeias. In *Chin.* and *Eur.* (see p.vii).

Ph. Eur. 6.8（Kanamycin Acid Sulphate） 为卡那霉素硫酸盐液中加硫酸并适当干燥获得。白色或类白色结晶性粉末，以干重计算，23%～26%的硫酸盐溶液中每毫克含量不低于670U。溶于水（1：1）；几乎不溶于乙醇和丙酮。1%水溶液的 pH 值为 5.5～7.5。

Kanamycin Sulfate (*rINNM*) 硫酸卡那霉素

Kanamicin-monoszulfát; Kanamicino monosulfatas; Kanamycin A Sulphate; Kanamycin monosulfát monohydrát; Kanamycin Monosulphate; Kanamycin Sulphate *(BANM)*; Kanamycine, monosulfate de; Kanamycine, Sulfate de; Kanamycini monosulfas; Kanamycini Monosulfas Monohydricus; Kanamycini Sulfas; Kanamycinmonosulfat; Kanamycyny siarczan; Kanamysiinimonosulfaatti; Sulfato de kanamicina. 6-*O*-(3-Amino-3-deoxy-α-D-glucopyranosyl)-4-*O*-(6-amino-6-deoxy-α-D-glucopyranosyl)-2-deoxystreptamine sulphate monohydrate.

Канамицина Сульфат

$C_{18}H_{36}N_4O_{11},H_2SO_4,H_2O$ = 600.6.

CAS — 59-01-8 (kanamycin); 25389-94-0 (anhydrous kanamycin sulfate).

ATC — A07AA08; J01GB04; S01AA24.

ATC Vet — QA07AA08; QJ01GB04; QS01AA24.

UNII — OW1N4G4R9W (kanamycin sulfate); J80EX28SMQ (kanamycin A sulfate).

Pharmacopoeias. In *Eur.* (see p.vii) and *US.*

Jpn includes the anhydrous substance.

Ph. Eur. 6.8（Kanamycin Monosulphate; Kanamycin Sulphate BP 2010） 由*卡那霉素链霉菌*生长过程中产生的抗菌药的硫酸盐。白色或类白色结晶粉末，以干重计算，15%～17%的硫酸盐溶液中每毫克含量不低于750U。溶于水（1：8）；几乎不溶于乙醇和丙酮。1%水溶液的 pH 值为 6.5～8.5。

USP 33（Kanamycin Sulfate） 白色、无臭、结晶性粉末。以干重计算，每毫克效价不低于 750μg 卡那霉素。易溶于水；不溶于丙酮、乙酸乙酯和苯酚。1%水溶液的 pH 值为 6.5～8.5。贮藏于密闭容器中。

配伍禁忌 关于氨基糖苷类药物如卡那霉素与 β-内酰胺类药物的配伍禁忌见**硫酸庆大霉素**，第267页。卡那霉素也曾报道与其他一些药物包括抗菌药和电解质有配伍禁忌。

不良反应、处置和注意事项

同**硫酸庆大霉素**，第268页。

给予患者标准治疗方案时，应避免卡那霉素的峰浓度超过 30μg/ml，谷浓度超过 10μg/ml。耳（耳蜗）毒性比前庭毒性更易发生。

有报道肌内注射部位出现疼痛、炎症、血肿。

口服卡那霉素后可出现肠道功能紊乱和吸收不良综合征，参见口服新霉素（第289页）。避免在消化道溃疡患者中使用口服卡那霉素。

哺乳 卡那霉素可分布于乳汁[1]，但 American Academy of Pediatrics 没有在使用卡那霉素的母亲母乳喂养的婴儿中观察到不良反应，因此认为[2]，可于哺乳期使用。

1. Chyo N, *et al.* Clinical studies of kanamycin applied in the field of obstetrics and gynecology. *Asian Med J* 1962; **5:** 265–75.
2. American Academy of Pediatrics. The transfer of drugs and other chemicals into human milk. *Pediatrics* 2001; **108:** 776–89. [Retired May 2010] Correction. *ibid.*; 1029. Also available at: http://aappolicy.aappublications.org/cgi/content/full/pediatrics%3b108/3/776 (accessed 27/05/04)

药物相互作用

见**硫酸庆大霉素**，第268页。

抗菌作用

见**硫酸庆大霉素**，第268页。抗菌谱与之类似，但卡那霉素对于*假单胞菌属*无抗菌活性。*结核分枝杆菌*的一些菌株对其敏感。

有报道显示，常见卡那霉素敏感株也出现耐药株，并在一段时间内较为普遍，然而随着卡那霉素使用的减少，耐药性有所下降。卡那霉素与新霉素、沙发霉素、巴龙霉素之间有交叉耐药，与链霉素之间有部分交叉耐药。

1. Ho YII, *et al.* In-vitro activities of aminoglycoside-aminocyclitols against mycobacteria. *J Antimicrob Chemother* 1997; **40:** 27–32.

药动学

参见**硫酸庆大霉素**，第269页。

口服吸收率低于1%，在胃肠道溃疡或炎症时有可能升高。

在肌内注射 0.5g 和 1g 卡那霉素 1h 后，其血药峰浓度分别可达 20μg/ml、30μg/ml。半衰期约 3h。腹腔内滴注的吸收与肌内注射类似。

卡那霉素很快由肾小球滤过排泄，非口服用药在24h 内以原形出现在尿液中。可分布于脐血和乳汁。

用途和用法

卡那霉素是一种氨基糖苷类抗菌药，其抗菌谱与庆大霉素（第269页）类似。用于敏感的革兰阴性菌和葡萄球菌的治疗，包括淋病（第181页）、新生儿淋球菌眼部感染（第171页），因其耐药性增多，其临床使用有下降。与庆大霉素相似，它可与青霉素和头孢霉素类联用，注射剂应从单独静脉通道滴注。作为二线药物用于结核（第187页）治疗，其他更安全的药物则优先使用。

经常使用硫酸盐或酸式硫酸盐：在美国，制剂含有酸式硫酸盐（$C_{18}H_{36}N_4O_{11}$，$2H_2SO_4$），但硫酸盐方为有效成分。以卡那霉素碱基计算：1.2g 硫酸卡那霉素、1.34g 卡那霉素酸式硫酸盐相当于 1g 卡那霉素。常用肌内注射，成人急性感染常用量为每日 15mg/kg，最大不超过 1.5g，分 2～4 次给药。以 0.25%～0.5%溶液同剂量静脉滴注，滴注时间应大于 30～60min；在英国，剂量可用至每日 30mg/kg，分 2～3 次给药。急性感染的治疗疗程一般不超过 7～10 天，或其累计剂量不超过 10g。英国以前推荐慢性细菌感染可使用下述方案，每周 3～4g，隔天给 1g，或 1g 每日 2 次，每周 2 次。累计不超过 50g，因延长使用可增加肾毒性，故不推荐。

当其他治疗眼部淋球菌感染的一线治疗药物无法获得时，可单次肌内注射 2g 卡那霉素。

儿童剂量详见下文。

应避免血药峰浓度超过 30μg/ml，谷浓度超过 10μg/ml。应根据卡那霉素的血药浓度进行剂量调整，在年老、肾损伤或延长治疗等可使毒性增加，或有亚治疗范围的血药浓度的风险时应特别重视。计算氨基糖苷类药物用量的方法，见**庆大霉素**项下的**用法和剂量**，第269页。

卡那霉素可口服用于抑制肠道菌丛，类似于新霉素（第290页）。术前用药，前 4h 中每小时给药 1g，36～72h 内每 6h 给药 1g。8～12g 分次给药用于肝性脑病。

卡那霉素也可雾化吸入，剂量为 250mg，每日 2～4 次。0.25%卡那霉素溶液可用于体腔冲洗。

卡那霉素鞣酸盐也有使用。

儿童用法 对敏感菌所致的严重感染，American Academy of Padiatrics[1]推荐治疗方案为：对 1 个月龄以上患儿，每日给予卡那霉素 15～22.5mg/kg，分 3 次给药，给药方式可采取静脉给药或肌内注射。

对由淋球菌感染的母亲所产新生儿的预防用药，以及治疗新生儿淋球菌结膜炎，WHO 推荐在一线治疗药物无法获得的情况下，可给予卡那霉素 25mg/kg（最大剂量 75mg），单次肌内注射。

1. American Academy of Pediatrics. *2009 Red Book: Report of the Committee on Infectious Diseases,* 28th ed. Elk Grove Village, Illinois, USA: American Academy of Pediatrics, 2009.

制剂

USP 33: Kanamycin Injection; Kanamycin Sulfate Capsules.

专利制剂

Arg.: Cristalomicina; **Ger.:** Kan-Ophtal; Kana-Stulln; Kanamytrex; **Gr.:** Eye-Cure Ph-C; **India:** Kancin; Kaycin; **Indon.:** Kanabiotic†; Kanarco; Kanoxin†; **Ital.:** Keimicina; **Malaysia:** Kancin; **Mex.:** Cancina†; Kanadrex†; Kanapat; Kantrex; Randikan†; Solkan; Sulmyn†; **Singapore:** Kancin-L; **Thai.:** Anbikan; Kan-Mycin†; Kancin; Kangen; KMH; **USA:** Kantrex; **Venez.:** Kanacyl†; Kantrex.

多组分制剂 **Arg.:** Cristalomicina; **Ital.:** Dermaflogil; **S.Afr.:** Kantrexil; **Spain:** Kanafosal; Kanafosal Predni; Kanapomada; Naso Pekamin; **Thai.:** KA-Cilone†; **Venez.:** Kanasone†; Monosulpa; Rinomax.

Kitasamycin (*BAN, USAN, rINN*) 吉他霉素

Kitasamicina; Kitasamycine; Kitasamycinum; Leucomycin.

Китазамицин

CAS — 1392-21-8 (kitasamycin); 37280-56-1 (kitasamycin tartrate); 178234-32-7 (kitasamycin acetate).

ATC Vet — QJ01FA93.

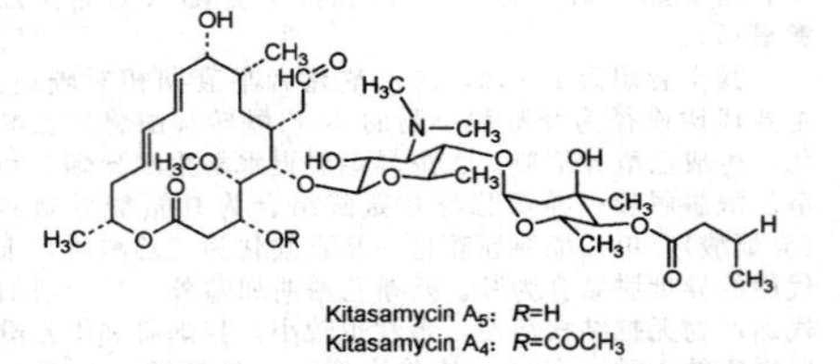

Kitasamycin A_5: R=H

Kitasamycin A_4: R=$COCH_3$

Pharmacopoeias. In *Chin.* and *Jpn.*

Jpn also includes Kitasamycin Acetate (Acetylkitasamycin) and Kitasamycin Tartrate.

简介

吉他霉素是由 *kitasatoensis* 链球菌产生的一种大环内酯抗菌药，主要含有吉他霉素 A4 和 A5。其作用和用法类似于红霉素（第256页），以基质形式口服或以其酒石酸盐形式静脉滴注治疗敏感菌所致感染。乙酰

吉他霉素可口服给药。

一些国家在猪饲料中添加吉他霉素作为生长促进剂。

Latamoxef Disodium (*BANM*, *rINNM*) 拉氧头孢二钠

Latamoksefidinatrium; Latamoxef disódico; Latamoxef Disodique; Latamoxefdinatrium; Latamoxefum Dinatricum; LY-127935; Moxalactam Disodium (*USAN*); 6059-S. (7*R*)-7-[2-Carboxy-2-(4-hydroxyphenyl)acetamido]-7-methoxy-3-(1-methyl-1*H*-tetrazol-5-ylthiomethyl)-1-oxa-3-cephem-4-carboxylic acid, disodium salt.

Динатрий Латамоксеф

$C_{20}H_{18}N_6Na_2O_9S$ = 564.4.

CAS — 64952-97-2 (latamoxef); 64953-12-4 (latamoxef disodium).

ATC — J01DD06.

ATC Vet — QJ01DD06.

UNII — 5APW73W3QZ.

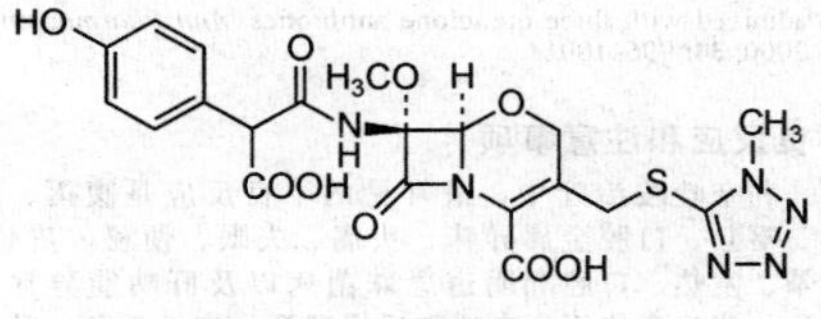

(*latamoxef*)

Pharmacopoeias. In *Jpn.*

简介

拉氧头孢是一种氧头孢菌素类抗菌药，以二钠盐形式肌内注射或静脉滴注治疗敏感菌感染。它与头孢菌素区别在于 7-氨基头孢烷菌酸核的硫原子由氧原子替代。类似于头孢孟多（第 209 页），具有 *N*-甲基硫四氮唑侧链，可导致血中凝血酶原降低。严重出血偶有报道，可予维生素 K 预防，推荐治疗过程中监测出血时间。除低凝血酶原之外，血小板功能的抑制及罕见的免疫介导的血小板减少症可能对止血治疗有干扰。与含甲硫四唑的头孢菌素相似，拉氧头孢与酒精合用也可引起双硫仑样反应。

拉氧头孢的抗菌活性类似于第三代头孢菌素头孢噻肟（第216页），对革兰阳性菌的作用稍弱，对脆弱拟杆菌的作用更强。

哺乳 一项对 8 例使用拉氧头孢的妇女的研究显示[1]，有革兰阳性菌在婴儿肠道定植从而有导致小肠结肠炎的风险。因此，不推荐在哺乳期间使用该药物。然而，在使用拉氧头孢的母亲母乳喂养的婴儿中没有发现不良反应，因此 American Academy of Pediatrics[2] 认为哺乳期可以使用。

1. Miller RD, *et al.* Human breast milk concentration of moxalactam. *Am J Obstet Gynecol* 1984; **148:** 348–9.
2. American Academy of Pediatrics. The transfer of drugs and other chemicals into human milk. *Pediatrics* 2001; **108:** 776–89. [Retired May 2010] Correction. *ibid.*; 1029. Also available at: http://aappolicy.aappublications.org/cgi/content/full/pediatrics%3b108/3/776 (accessed 27/05/04)

制剂

专利制剂

Jpn: Shiomarin.

Levofloxacin (*BAN*, *USAN*, *rINN*) 左氧氟沙星

DR-3355; HR-355; Levofloksasiini; Levofloksasin; Lévofloxacine; Levofloxacino; Levofloxacinum; S-(−)-Ofloxacin; RWJ-25213. (−)-(*S*)-9-Fluoro-2,3-dihydro-3-methyl-10-(4-methyl-1-piperazinyl)-7-oxo-7*H*-pyrido[1,2,3-de]-1,4-benzoxazine-6-carboxylic acid.

Левофлоксацин

$C_{18}H_{20}FN_3O_4$ = 361.4.

CAS — 100986-85-4 (levofloxacin); 138199-71-0 (levofloxacin hemihydrate).

ATC — J01MA12; S01AX19.

ATC Vet — QJ01MA12; QS01AX19.

UNII — 6GNT3Y5LMF.

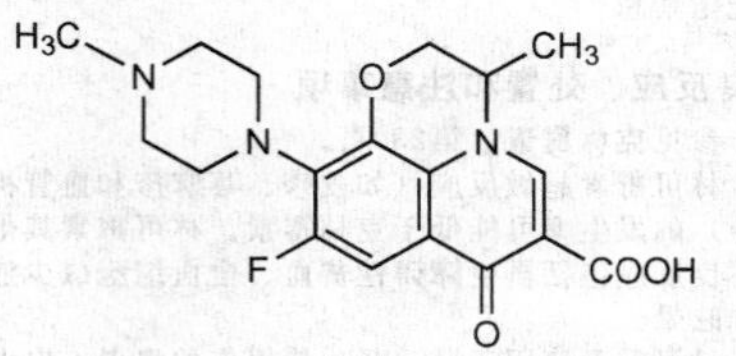

不良反应和处置

参见环丙沙星，第232页。

左氧氟沙星有引起血糖异常的报道，通常发生在接受口服降糖药或胰岛素治疗的糖尿病患者中。这类患者应严密检测血糖水平，一旦发现任何血糖异常的症状应立即停用左氧氟沙星。

对糖代谢的影响 参见加替沙星，第266页。

药物相互作用

参见环丙沙星，第234页。

左氧氟沙星与可改变血糖浓度的药物同用时，可增加血糖紊乱的风险。

左氧氟沙星与环孢素和茶碱未见明显相互作用。

抗菌作用

参见环丙沙星，第234页。

通常认为，左氧氟沙星抗菌活性是其异构体——氧氟沙星（第294页）的 2 倍。它具有针对包括革兰阳性菌在内的细菌的广谱抗菌活性。

1. Brown DFJ, *et al.*, eds. Levofloxacin: an extended spectrum 4-quinolone agent. *J Antimicrob Chemother* 1999; **43** (suppl C): 1–90.

药动学

左氧氟沙星口服吸收迅速而完全，单剂给药后 1～2h 内血浆浓度达高峰。广泛分布于包括支气管黏膜和肺在内的全身各组织中，但渗透脑脊液的能力较差。与血浆蛋白结合率为 30%～40%。仅有很少一部分代谢为无活性产物。消除半衰期 6～8h，在肾损害患者体内有延长。大部分主要以原形由尿液排出。不能通过血液透析和腹膜透析清除。

1. Fish DN, Chow AT. The clinical pharmacokinetics of levofloxacin. *Clin Pharmacokinet* 1997; **32:** 101–19.
2. Piscitelli SC, *et al.* Pharmacokinetics and safety of high-dose and extended-interval regimens of levofloxacin in human immunodeficiency virus-infected patients. *Antimicrob Agents Chemother* 1999; **43:** 2323–7.
3. Chien S, *et al.* Levofloxacin pharmacokinetics in children. *J Clin Pharmacol* 2005; **45:** 153–60.
4. Lee CKK, *et al.* Levofloxacin pharmacokinetics in adult cystic fibrosis. *Chest* 2007; **131:** 796–802.

用途和用法

左氧氟沙星是氟喹诺酮类药物氧氟沙星（第294页）的 *S*-(−)-异构体。本品可口服给药，与可静脉滴注浓度为 5mg/ml 的注射液 30～90min，以治疗可疑感感染，包括肺结核（见环丙沙星的用途和用法，第 234 页）。左氧氟沙星是半水化物，其剂量按碱基表示。256mg 半水合左氧氟沙星相当于大约 250mg 左氧氟沙星。常用剂量范围为 250～500mg，每日 1～2 次，疗程 7～14 天（取决于感染的性质及严重程度）。治疗单纯泌尿系感染，250mg，每日 1 次，连续 3 天。治疗慢性细菌性前列腺炎，500mg，每日 1 次，疗程 28 天。在美国，治疗复杂性皮肤感染和医院获得性肺炎的方案为 750mg，每日 1 次，治疗 7～14 天；治疗社区获得性肺炎、急性细菌性鼻窦炎、复杂的泌尿系感染和急性肾盂肾炎的短疗程方案为 750mg，每日 1 次，治疗 5 天。在美国，注册信息中本品用于肺型炭疽的治疗及暴露后预防，500mg，每日 1 次，连续治疗 60 天。

肾功能损伤患者应减量（见下文）。

左氧氟沙星半水合物可用于滴眼液。常用 0.5%的左氧氟沙星滴眼液治疗敏感菌所致的细菌性结膜炎；1.5%的滴眼液治疗角膜溃疡。目前正在研究左氧氟沙星其半水合物作为吸入制剂，雾化吸入治疗囊性纤维化患者的肺部感染。

1. Davis R, Bryson HM. Levofloxacin: a review of its antibacterial activity, pharmacokinetics and therapeutic efficacy. *Drugs* 1994; **4:** 677–700.
2. Martin SJ, *et al.* Levofloxacin and sparfloxacin: new quinolone antibiotics. *Ann Pharmacother* 1998; **32:** 320–36.
3. Martin SJ, *et al.* A risk-benefit assessment of levofloxacin in respiratory, skin and skin structure, and urinary tract infections. *Drugs* 2001; **24:** 199–222.
4. Croom KF, Goa KL. Levofloxacin: a review of its use in the treatment of bacterial infections in the United States. *Drugs* 2003; **63:** 2769–2802.
5. Anderson VR, Perry CM. Levofloxacin: a review of its use as a high-dose, short-course treatment for bacterial infection. *Drugs* 2008; **68:** 535–65.
6. Anonymous. Levofloxacin. *Tuberculosis (Edinb)* 2008; **88:** 119–21.
7. Keating GM. Levofloxacin 0.5% ophthalmic solution: a review of its use in the treatment of external ocular infections and in intraocular surgery. *Drugs* 2009; **69:** 1267–86.

儿童用法 由于氟喹诺酮类药物可引起幼龄动物负重关节的退行性病变，只有证明其临床获益大于治疗风险时，才可应用于儿童和青少年。在美国，左氧氟沙星仅可用于 6 个月龄以上患儿肺型炭疽的治疗和暴露后预防。以下剂量均按体重给药，给药方式为口服或静脉滴注，疗程 60 天：

- 体重不足 50kg：每次 8 mg/kg（最大剂量 250mg），每 12h 1 次；
- 体重大于 50kg：每次 500mg，每 24h 1 次。

1. Li F, *et al.* Pharmacometrics-based dose selection of levofloxacin as a treatment for postexposure inhalational anthrax in children. *Antimicrob Agents Chemother* 2010; **54:** 375–9.

在肾损伤中的用法 肾功能损害时，无论口服还是静脉给药，左氧氟沙星首剂不需要调整，但后续给药剂量需要根据肌酐清除率（CC）调整。

英国推荐剂量如下：

- CC20～50ml/min：后续给药剂量需减半；
- CC10～19ml/min：后续给药剂量需调整至标准剂量的四分之一（每日 250mg 的方案应该减少至 125mg 每 48h 1 次）；
- CC 小于 10ml/min（包括接受血液透析和持续腹膜透析的患者）：标准剂量每日 250mg 或 500mg 分别调整为每 48h 或 24h 给 125mg；500mg 每日 2 次的方案应该减少至每 24h 125mg。

在美国，推荐剂量如下：

起始给药每日 750mg 后，

- CC20～49ml/min：后续剂量每 48h 给药 750mg；
- CC 小于 19ml/min（包括接受血液透析和持续腹膜透析的患者）：后续剂量每 48h 给药 500mg。

起始给药每日 500mg 后，

- CC20～49ml/min：后续剂量每 24h 给药 250mg。
- CC 小于 19ml/min（包括接受血液透析和持续腹膜透析的患者）：后续剂量每 48h 给药 250mg。

起始给药每日 250mg 后，

- CC10～19ml/min：后续给药剂量每 48h 给药 250mg（短疗程低剂量方案治疗单纯性泌尿系感染不需要调整剂量）。

一项在 10 名重症患者的药动学研究提示：无论患者进行静脉-静脉血液滤过，或血液透析，或连续性肾脏替代疗法，可给予左氧氟沙星 250mg，每 24h 1 次；或 500mg，每 48h 1 次[1]。

1. Malone RS, *et al.* Pharmacokinetics of levofloxacin and ciprofloxacin during continuous renal replacement therapy in critically ill patients. *Antimicrob Agents Chemother* 2001; **45:** 2949–54.

消化性溃疡 关于左氧氟沙星在幽门螺杆菌根除疗法中的潜在用途，参见第1624页。

1. Gisbert JP, Morena F. Systematic review and meta-analysis: levofloxacin-based rescue regimens after Helicobacter pylori treatment failure. *Aliment Pharmacol Ther* 2006; **23:** 35–44.
2. Gisbert JP, *et al.* First-line triple therapy with levofloxacin for Helicobacter pylori eradication. *Aliment Pharmacol Ther* 2007; **26:** 495–500.
3. Rispo A, *et al.* Levofloxacin in first-line treatment of Helicobacter pylori infection. *Helicobacter* 2007; **12:** 364–5.
4. Perna F, *et al.* Levofloxacin-based triple therapy for Helicobacter pylori re-treatment: role of bacterial resistance. *Dig Liver Dis* 2007; **39:** 1001–5.
5. Zullo A, *et al.* Helicobacter pylori eradication with either quadruple regimen with lactoferrin or levofloxacin-based triple therapy: a multicentre study. *Dig Liver Dis* 2007; **39:** 806–10.
6. Yee YK, *et al.* Clinical trial: levofloxacin-based quadruple therapy was inferior to traditional quadruple therapy in the treatment of resistant Helicobacter pylori infection. *Aliment Pharmacol Ther* 2007; **26:** 1063–7.
7. Gisbert JP, *et al.* H. pylori Study Group of the Asociación Española de Gastroenterología. Second-line rescue therapy with levofloxacin after H. pylori treatment failure: a Spanish multicenter study of 300 patients. *Am J Gastroenterol* 2008; **103:** 71–6.
8. Castro-Fernández M, *et al.* Efficacy of triple therapy with a proton pump inhibitor, levofloxacin, and amoxicillin as first-line treatment to eradicate Helicobacter pylori. *Rev Esp Enferm Dig* 2009; **101:** 395–8, 399–402.
9. Schrauwen RW, *et al.* Seven-day PPI-triple therapy with levofloxacin is very effective for Helicobacter pylori eradication. *Neth J Med* 2009; **67:** 96–101.
10. Di Caro S, *et al.* Second-line levofloxacin-based triple schemes for Helicobacter pylori eradication. *Dig Liver Dis* 2009; **41:** 480–5.

肺结核 关于使用左氧氟沙星治疗肺结核的相关内容，参见环丙沙星，第235页。

制剂

专利制剂

Arg.: Anuar; Bactifren; Floxlevo; Grepiflox; Leflumax; Levaquin; Lexobron; Quinomed L; Septibiotic; Tavanic; Teraquin; Ultraquin; Uniflox; Valiflox; ***Austria:*** Tavanic; ***Belg.:*** Tavanic; ***Braz.:*** Levaquin; Levotac; Levoxin; Tamiram; Tavanic; Vonax; ***Canad.:*** Levaquin; ***Chile:*** Auxxil; Medibiox; Novacilina; Quinobiot; Recamicina; Tavanic; ***Cz.:*** Aflobax; Oftaquix; Tavanic; ***Denm.:*** Oftaquix; ***Fin.:*** Oftaquix; Tavanic; ***Fr.:*** Tavanic; ***Ger.:*** Oftaquix; Tavanic; ***Gr.:*** Levolacin; Lexacin; Talerin; Tavanic; Zirotan; ***Hong Kong:*** Cravit; Levicin; ***Hung.:*** Leflokin; Levoxa; Oftaquix; Tavanic; ***India:*** Glevo; Leeflox; Levocide; Levoff; Levoflox; Lufi; Tavanic; ***Indon.:*** Armolev; Corvox; Cravit; Cravox; Difloxin; Farlev; Lefos; Lekuicin; Levocin; Levores; Levovid; Levoxal; Lexa; Lovequin; LQ-500; Mosardal; Nislev; Nufalev; Prolecin†; Prolevox; Reskuin; Rinvox; Tevox; Volequin; VoLox; Voxin; Zenilev; Zidalev; ***Irl.:*** Tavanic; ***Israel:*** Levo; Tavanic; ***Ital.:*** Levoxacin; Oftaquix; Prixar; Tavanic; ***Jpn:*** Cravit; ***Malaysia:*** Cravit; Glevo; Loxof; ***Mex.:*** Bredelin; Cina; Elequine; Flevox; Ran-Levo; Tavanic; Tevotev; Voflaxin; ***Neth.:*** Oftaquix; Prixar; Tavanic; ***Philipp.:*** Flevoxcin; Floxel; Glevo; Lefloxin; Levan; Levex; Levobact; Levocin; Levoquin; Levostran; Levox; Lexi; Lexyl; Lotor; Loxeva; Oftaquix; Pravox; Santis; Teravox; Terlev; Wilovex; ***Pol.:*** Oftaquix; ***Port.:*** Foxitina; Oftaquix; Tavanic; ***Rus.:*** Flexid (Флексид); Floracid (Флорацид); Glevo (Глево); Leflobact (Лефлобакт); Lefoxin (Лефоксин); Levolet (Леволет); Maclevo (Маклево); Oftaquix (Офтаквикс); Tavanic (Таваник); ***S.Afr.:*** Tavaloxx; Tavanic; ***Singapore:*** Cravit; ***Spain:*** Tavanic; ***Swed.:*** Oftaquix; Tavanic; ***Switz.:*** Tavanic; ***Thai.:*** Cravit; Lefloxin; Levocin; Levoflox; ***Turk.:*** Cravit; Floxilevo; Lebel; Levokuin; Levolon; Levonat; Levonidin; Nevotek; Potant; Ravivo; Tavanic; Voleflok; ***UAE:*** Jenoquine; ***UK:*** Oftaquix; Tavanic; ***Ukr.:*** Floxium (Флоксиум); Lefloc (Лефлок); Leflocin (Лефлоцин); Loxof (Локсоф); Tavanik (Таваник); ***USA:*** Iquix; Levaquin; Quixin; ***Venez.:*** Levaquin; Proxime; Tavanic.

多组分制剂 ***India:*** Levoflox Oz.

Lincomycin (*BAN*, *USAN*, *rINN*) 林可霉素

Lincomicina; Lincomycine; Lincomycinum; Linkomycin; Linkomysiini; U-10149. Methyl 6-amino-6,8-dideoxy-*N*-[(2*S*,4*R*)-1-methyl-4-propylprolyl]-1-thio-α-D-*erythro*-D-*galacto*-octopyranoside.

Линкомицин

$C_{18}H_{34}N_2O_6S$ = 406.5.

CAS — 154-21-2.

ATC — J01FF02.

ATC Vet — QJ01FF02.

UNII — BOD072YW0F.

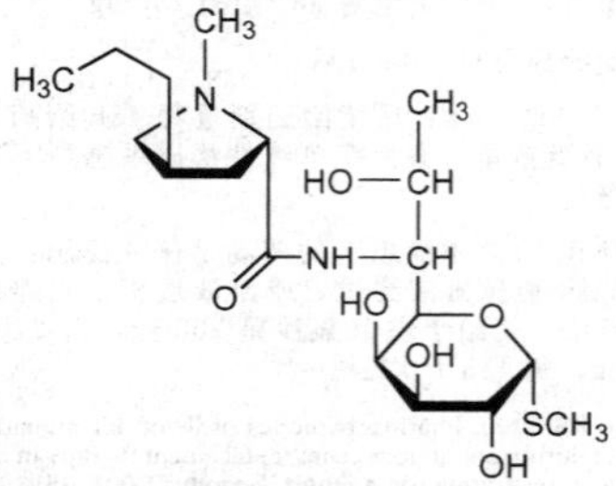

Lincomycin Hydrochloride (*BANM*, *rINNM*) 盐酸林可霉素

Hidrocloruro de lincomicina; Lincomycine, chlorhydrate de; Lincomycini hydrochloridum; Lincomycini Hydrochloridum Monohydricum; Linkomicin-hidroklorid; Linkomicino hidrochloridas; Linkomisin Hidroklorür; Linkomycin hydrochlorid monohydrát; Linkomycinhydroklorid; Linkomycyny chlorowodorek; Linkomysiinihydrokloridi; Lyncomycini Hydrochloridum; NSC-70731. Lincomycin hydrochloride monohydrate.

Линкомицина Гидрохлорид

$C_{18}H_{34}N_2O_6S,HCl,H_2O$ = 461.0.

CAS — 859-18-7 (anhydrous lincomycin hydrochloride); 7179-49-9 (lincomycin hydrochloride, monohydrate).

ATC — J01FF02.

ATC Vet — QJ01FF02.

UNII — M6T05Z2B68 (lincomycin hydrochloride monohydrate); GCW8Y9936L (anhydrous lincomycin hydrochloride).

Pharmacopoeias. In *Chin., Eur.* (see p.vii), *Jpn, US,* and *Viet.*

Ph. Eur. 6.8 (Lincomycin Hydrochloride) 由链霉菌 *lincolnensis* var. *lincolnensis* 产生或通过其他方式得到的一种抗菌物质。白色或微白色结晶粉末。含低于5%的林可霉素B。极易溶于水；略溶于乙醇，微溶于丙酮。10%水溶液的pH值为3.5～5.5。低于30℃，密闭贮藏。

USP 33 (Lincomycin Hydrochloride) 白色或纯白色的结晶性粉末，无臭或有轻微气味。易溶于水；溶于二甲基酰胺；微溶于丙酮。10%水溶液的pH值为3.5～5.5。密闭贮藏。

配伍禁忌 盐酸林可霉素pH呈酸性，与碱性制剂或者低pH值情况下不稳定的药物不相容。注射溶液的注册药品信息中指出，与新生霉素、卡那霉素、苯妥英钠存在配伍禁忌。

不良反应、处置和注意事项

参见**克林霉素**，第239页。

林可霉素超敏反应（如皮疹、荨麻疹和血管神经性水肿）的发生率可能低于克林霉素。林可霉素其他的罕见不良反应包括再生障碍性贫血、全血细胞减少症、耳鸣和眩晕。

林可霉素慎用于肝、肾功能损伤的患者；应考虑减少用药频率以及使用较高剂量治疗期间应监测血药浓度。严重肾损伤患者需要减量（见下文）。

药物相互作用

参见**克林霉素**，第239页。

林可霉素的吸收因止泻吸附剂和糖精甜味剂而减少。

抗菌作用

参见**克林霉素**，第239页，但是其效力较低。在其与克林霉素间存在完全的交叉耐药性。一些与红霉素的交叉耐药已有报道，包括诱导 MLS_B 型耐药或分离交叉耐药。

药动学

林可霉素口服，20%～35%经胃肠道迅速吸收，给药500mg后，2～4h内达血峰浓度，为2～3μg/ml。食物能显著减少其峰值和吸收度。肌内注射本品600mg，60min后，平均血浆峰浓度为11～12μg/ml；2h静脉滴注本品600mg，平均血药浓度为16μg/ml。

林可霉素的半衰期约为5h，肝、肾功能损伤可能使半衰期延长。肝损伤患者的半衰期可能加倍，严重肾功能不全患者的血浆半衰期可延长3倍。林可霉素广泛分布于包括骨和体液在内的组织中，但渗透脑脊液的能力差，当脑膜有炎症时渗透性增加。可透过胎盘，可分泌到乳汁中。在肝脏中部分灭活，原形药和代谢产物被分泌到尿液、胆汁和粪便中。血液透析和腹膜透析不能清除。

用途和用法

林可霉素属于林可酰胺类抗菌药，其作用和用途与其氯化衍生物——克林霉素（第239页）相似。克林霉素较林可霉素的活性更强、吸收更好而常被临床选用。但是，两种药物都因为能引发假膜性肠炎的风险而应用受限。

林可霉素制剂为盐酸盐，可口服或静脉给药，其剂量按碱基表示；1.13g的盐酸林可霉素相当于大约1g林可霉素。成人常用口服剂量相当于500mg林可霉素每日3～4次，应在餐前或餐后1～2h服用。胃肠外给药：肌内注射，600mg，每日1～2次；也可缓慢静脉滴注，0.6～1g，每日2～3次。重症感染可加大静脉给药剂量，日最大剂量可增至8g。静脉给药时，1g林可霉素应溶解在不少于100ml的溶液中，滴注时间应大于1h。

关于肾功能损害患者减量的详细内容，见下文。

儿童用量，详见下文。

盐酸林可霉素尚可结膜下注射给药，剂量相当于75mg林可霉素。

儿童用法 1个月龄以上患儿常用口服剂量为每日30～60mg/kg，分次给药。1个月龄以上患儿可采用肌内注射或静脉滴注的胃肠外方式，常用静脉给药剂量为每日10～20mg/kg，分次给药。

肾功能损伤患儿的推荐剂量见下文。

在肾损伤中的用法 严重肾功能损伤患者的口服和静脉给药均应减量；减少到常用剂量的20%～30%可能较为适宜（见上文**用途和用法**）。

制剂

BP 2010: Lincomycin Capsules; Lincomycin Injection;
USP 33: Lincomycin Hydrochloride Capsules; Lincomycin Hydrochloride Syrup; Lincomycin Injection.

专利制剂

Arg.: Frademicina; ***Austral.:*** Lincocin; ***Belg.:*** Lincocin; ***Braz.:*** Farmicina; Frademicina; Framicin†; Linatron; Lincoflan; Lincomiral; Lincomyn†; Lincoplax†; Lincotax†; Lincovax; Lindemicina; Neo Linco; ***Canad.:*** Lincocin; ***Chile:*** Lincocin; ***Cz.:*** Lincocin†; Neloren; ***Fr.:*** Lincocine; ***Ger.:*** Albiotic†; ***Gr.:*** Lincocin; Pecasolin; ***Hong Kong:*** Lincocin; ***India:*** Lynx; ***Indon.:*** Biolincom; Ethilin; Linco†; Lincocin; Lincophar; Lincyn†; Lintropsin†; Nichomycin; Nolipo; Percocyn; Pritalinc; Tamcocin†; Tismamisin; Zencocin; Zumalin; ***Ital.:*** Lincocin; ***Malaysia:*** Linco; Lincosa; Medoglycin†; ***Mex.:*** Bactokina; Libiocid; Limidrax; Linbac; Lincocin; Lincopat; Lincover; Lisonin; Loriz; Princol; Rimsalin; Yectolin; ***Philipp.:*** Adlynx; Lincocin; ***Pol.:*** Lincocin; Neloren; ***Port.:*** Lincocina; ***Rus.:*** Neloren (Нелорен)†; ***S.Afr.:*** Lincocin; ***Singapore:*** Lincocin; ***Spain:*** Cillimicina; Lincocin; ***Thai.:*** Linco; Linco-P; Lincocilin; Lincocin; Lincolan; Lincomax; Lincomy†; Lincono; Lingo; Linmycin; Unolin; Uto Lincomycin; ***Turk.:*** Lincocin; Linkoles; Linkomed; Linkosol; Linosin; ***Ukr.:*** Lincocin (Линкоцин)†; ***USA:*** Lincocin; Lincorex†; ***Venez.:*** Bekalen†; Formicina; Lincocin.

多组分制剂 ***Arg.:*** Nicozinc.

Linezolid (*BAN*, *USAN*, *rINN*) 利奈唑胺

Linetsolidi; Linézolide; Linezolidum; PNU-100766; U-100766. *N*-{[(*S*)-3-(3-Fluoro-4-morpholinophenyl)-2-oxo-5-oxazolidinyl]methyl}acetamide.

Линезолид

$C_{16}H_{20}FN_3O_4$ = 337.3.

CAS — 165800-03-3.

ATC — J01XX08.

ATC Vet — QJ01XX08.

UNII — ISQ9I6J12J.

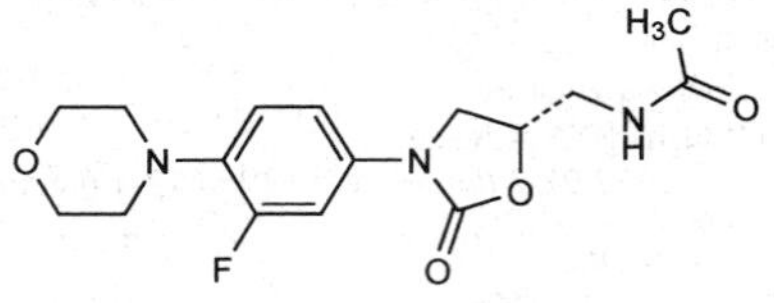

配伍禁忌与稳定性 参考文献如下。

1. Zhang Y, *et al.* Compatibility and stability of linezolid injection admixed with three quinolone antibiotics. *Ann Pharmacother* 2000; **34:** 996–1001.

不良反应和注意事项

利奈唑胺治疗中，最常见的不良反应是腹泻、恶心、呕吐、口腔金属异味、头痛、失眠、便秘、皮疹、头晕、发热、口腔和阴道念珠菌病以及肝功能异常等等。一些患者使用利奈唑胺后出现牙齿表面褪色。乳酸酸中毒也有报道。在利奈唑胺治疗过程中有惊厥的报道。其中一些病例原有癫痫发作病史或有癫痫发作的危险因素。大疱性皮疹，包括Steven-Johnson综合征偶有报道。偶有周围神经炎和视神经炎发生，甚至可导致视觉丧失，多见于利奈唑胺治疗超过28天的患者。治疗不足28天的部分患者会出现视物模糊。

可逆性的骨髓抑制包括贫血、白细胞减少症、全血细胞减少症以及特发性血小板减少症都有报道，因此接受利奈唑胺治疗的患者每周应监测血常规。利奈唑胺治疗超过10～14天的患者、接受其他骨髓抑制药物治疗的患者、有骨髓抑制基础疾病的患者以及有严重肾功能损害的患者，风险更大。

有革兰阴性菌和革兰阳性菌混合感染的患者，单独使用利奈唑胺治疗时，可能会伴有较高的病死率（参见下文**死亡率增加**）。因此在这类患者中，利奈唑胺应与其他抗菌药联用以覆盖革兰阴性菌。

1. Rubinstein E, *et al.* Worldwide assessment of linezolid's clinical safety and tolerability: comparator-controlled phase III studies. *Antimicrob Agents Chemother* 2003; **47:** 1824–31.
2. Bishop E, *et al.* Good clinical outcomes but high rates of adverse reactions during linezolid therapy for serious infections: a proposed protocol for monitoring therapy in complex patients. *Antimicrob Agents Chemother* 2006; **50:** 1599–1602.
3. Falagas ME, Vardakas KZ. Benefit-risk assessment of linezolid for serious gram-positive bacterial infections. *Drug Safety* 2008; **31:** 753–68.
4. Metaxas EI, Falagas ME. Update on the safety of linezolid. *Expert Opin Drug Safety* 2009; **8:** 485–91.
5. Vinh DC, Rubinstein E. Linezolid: a review of safety and tolerability. *J Infect* 2009; **59** (suppl 1): S59–S74.

对血液的影响 3例利奈唑胺治疗的患者发生了红细胞增生低下的可逆性骨髓抑制[1]。个别认为这种骨髓抑制的特点与氯霉素相似[1,2]，但厂家对此仍有争议[3]。

据报道，血小板减少症的发生率比厂家报告的高；一项研究表明[4]，19例利奈唑胺治疗患者中6例出现血小板减少症；而另一项研究表明[5]，接受利奈唑胺治疗超过5天的48名患者中，有23名出现血小板减少症。

在英国批准上市的前8个月中，英国药品安全委员会就收到12份造血功能紊乱的报告（包括血小板减少症、贫血、白细胞减少症和全血细胞减少症）[6]。

有研究表明，有骨髓抑制[7,8]或严重肾功能不全[9]病史的患者，在长期使用利奈唑胺时会增加血小板减少症和贫血的风险。

1. Green SL, *et al.* Linezolid and reversible myelosuppression. *JAMA* 2001; **285:** 1291.
2. Lawyer MC, Lawyer EZ. Linezolid and reversible myelosuppression. *JAMA* 2001; **286:** 1974.
3. Arellano FM. Linezolid and reversible myelosuppression. *JAMA* 2001; **286:** 1973–4.
4. Attassi K, *et al.* Thrombocytopenia associated with linezolid therapy. *Clin Infect Dis* 2002; **34:** 695–8.
5. Orrick JJ, *et al.* Thrombocytopenia secondary to linezolid administration: what is the risk? *Clin Infect Dis* 2002; **35:** 348–9.
6. CSM/MCA. Reminder: linezolid (Zyvox) and myelosuppression. *Current Problems* 2001; **27:** 14.
7. Senneville E, *et al.* Risk factors for anaemia in patients on prolonged linezolid therapy for chronic osteomyelitis: a case-control study. *J Antimicrob Chemother* 2004; **54:** 798–802.

8. Grau S, *et al.* Linezolid: low pre-treatment platelet values could increase the risk of thrombocytopenia. *J Antimicrob Chemother* 2005; **56:** 440–1.
9. Wu V-C, *et al.* High frequency of linezolid-associated thrombocytopenia and anemia among patients with end-stage renal disease. *Clin Infect Dis* 2006; **42:** 66–72.

对眼的影响 参见下文**对神经系统的影响**。

对线粒体的影响 长期应用利奈唑胺可出现抑制线粒体蛋白质合成的现象。这将减少在高度依赖氧化磷酸化组织器官（如视神经、骨骼肌、肝脏、肾脏）的细胞产能，从而导致不良反应的产生，如乳酸酸中毒[1]或高乳酸血症[1,2]，视神经病变[3]和（或）周围神经病变[1]（见下文）。病例报道[1]：一名63岁老年女性患者在使用利奈唑胺的4个月后，出现脑病、乳酸酸中毒、视神经病变、骨骼肌肌病和肾功能衰竭。利奈唑胺停药后症状有所缓解，但仍造成患者失明和丧失方向感。另外有一名6岁患儿[3]，口服利奈唑胺1年后，出现双侧线粒体视神经病变，停用3个月后恢复。另一项研究报道[2]，5名使用利奈唑胺1～3个月的患者出现了高乳酸血症，在停用利奈唑胺后线粒体活性及乳酸水平恢复正常。

1. De Vriese AS, *et al.* Linezolid-induced inhibition of mitochondrial protein synthesis. *Clin Infect Dis* 2006; **42:** 1111–1117.
2. Garrabou G, *et al.* Reversible inhibition of mitochondrial protein synthesis during linezolid-related hyperlactatemia. *Antimicrob Agents Chemother* 2007; **51:** 962–7.
3. Javaheri M, *et al.* Linezolid-induced optic neuropathy: a mitochondrial disorder? *Br J Ophthalmol* 2007; **91:** 111–15. Correction. *ibid.*; 403.

对神经系统的影响 Australian Adverse Drug Reactions Advisory Committee[1]于2003年2月指出，他们收到了4例接受利奈唑胺治疗6～9个月的患者发生周围神经炎的报告；截至报告时为止，无一例获得缓解。他们建议，疗程超过28天者须考虑周围神经炎的风险。已经有数例与利奈唑胺有关的周围神经炎和视神经炎的报道[2～9]，这可能与利奈唑胺抑制线粒体蛋白质合成有关。更详细的内容见上文**对线粒体的影响**。英国的调控当局警告，建议患者应立即报告任何视觉损害症状，包括视力或色觉改变、视物模糊及视野缺损[10]。任何有新的视觉症状的利奈唑胺治疗的患者，应该立即接受评估，必要时找眼科专家会诊；建议所有疗程需要超过28天的患者接受定期监测。

在一例病例报道中，1名有癫痫病史的女性患者使用利奈唑胺后，癫痫症状恶化，引起复杂性部分性癫痫持续状态。随后再次使用导致癫痫发作持续时间延长，发作频率增加。研究者建议[11]有癫痫病史的患者应慎用利奈唑胺[11]。

1. Adverse Drug Reactions Advisory Committee (ADRAC). Linezolid and peripheral neuropathy. *Aust Adverse Drug React Bull* 2003; **22:** 3. Also available at: http://www.tga.gov.au/adr/aadrb/aadr0302.htm (accessed 11/01/08)
2. Corallo CE, Paull AE. Linezolid-induced neuropathy. *Med J Aust* 2002; **177:** 332.
3. Rho JP, *et al.* Linezolid-associated peripheral neuropathy. *Mayo Clin Proc* 2004; **79:** 927–30.
4. Lee E, *et al.* Linezolid-associated toxic optic neuropathy: a report of 2 cases. *Clin Infect Dis* 2003; **37:** 1389–91.
5. Bressler AM, *et al.* Peripheral neuropathy associated with prolonged use of linezolid. *Lancet Infect Dis* 2004; **4:** 528–31.
6. Health Canada. Linezolid (Zyvoxam) and neuropathy. *Can Adverse React News* 2005; **15** (1): 2. Also available at: http://www.hc-sc.gc.ca/dhp-mps/alt_formats/hpfb-dgpsa/pdf/medeff/carn-bcei_v15neng.pdf (accessed 24/07/09)
7. Zivkovic SA, Lacomis D. Severe sensory neuropathy associated with long-term linezolid use. *Neurology* 2005; **64:** 926–7.
8. Legout L, *et al.* Linezolid-induced neuropathy. *Clin Infect Dis* 2004; **38:** 767–8.
9. Rucker JC, *et al.* Linezolid-associated toxic optic neuropathy. *Neurology* 2006; **66:** 595–8.
10. CHM/MHRA. Linezolid (Zyvox): severe optic neuropathy. *Current Problems* 2006; **31:** 2–3.
11. Shneker BF, *et al.* Linezolid inducing complex partial status epilepticus in a patient with epilepsy. *Neurology* 2009; **72:** 378–9.

死亡率增加 FDA在2007年3月发布警告[1]，在一项随机非盲的试验中，用利奈唑胺比对万古霉素、苯唑西林或双氯西林在治疗重症患者导管（包括导管部位感染）相关性血流感染时发现：利奈唑胺组的死亡率（363人死亡78人）显著高于对照组（363人死亡58人），特别是那些有革兰阴性菌或混合感染的患者。死亡率与单纯的革兰阳性菌感染的患者没有显著性差异。

因此，FDA[1]及英国制药商[2]建议利奈唑胺不得用于革兰阴性菌所致感染，当用于革兰阴性菌和革兰阳性菌的混合感染时，应与其他可以覆盖革兰阴性菌的抗菌药联用。现在注册药品信息上均有这条警告。

1. FDA. Information for healthcare professionals: linezolid (marketed as Zyvox) (issued 16th March 2007). Available at: http://www.fda.gov/cder/drug/InfoSheets/HCP/linezolidHCP.pdf (accessed 11/01/08)
2. Pfizer, UK. Important safety information (issued 28th February, 2007). Available at: http://www.mhra.gov.uk/home/idcplg?IdcService=GET_FILE&dDocName=con2030646&RevisionSelectionMethod=Latest (accessed 11/01/08)

药物相互作用

利奈唑胺是一种可逆的、非选择性的单胺氧化酶抑制药（MAOI），因此它可与肾上腺素能药物和5-羟色胺药物发生相互作用。患者联用利奈唑胺和苯丙醇胺或伪麻黄碱时，利奈唑胺的活性会增强，因此起始的多巴胺或肾上腺素的剂量应减少。已经有利奈唑胺与5-羟色胺重吸收抑制剂联用时发生5-羟色胺综合征的报道，与右美沙芬同服时也会出现类似综合征。与传统的MAOIs的相互作用，无论是别的药物还是食物，参见**苯乙肼**项下内容，第393页。

同时应用利福平可使利奈唑胺的血浆峰浓度和AUC分别下降约20%和30%，这可能是由于肝酶诱导作用引起的，其他强肝酶诱导剂也可引起利奈唑胺暴露减少。

抗抑郁药 有报道利奈唑胺与5-羟色胺抗抑郁药［如文法拉辛（第404页）］和*SSRIs*合用时发生5-羟色胺综合征（尽管可能是伴随使用，第373页）。

阿片类镇痛药 利奈唑胺和哌替啶之间的相互作用导致利奈唑胺抑制单胺氧化酶的报道见第108页。

抗菌作用

利奈唑胺是一种噁唑烷酮类抗菌药，对包括万古霉素耐药肠球菌和甲氧西林耐药金黄色葡萄球菌在内的革兰阳性需氧菌均有抗菌活性。它对革兰阴性菌的活性较弱，但对流感嗜血杆菌、军团菌属、卡他莫拉菌（卡他布兰汉球菌）、淋病奈瑟菌、巴斯德菌属具有一定的体外抗菌活性。它对不动杆菌属、肠杆菌科和假单胞菌属无抗菌活性。

噁唑烷酮类抗菌药能抑制核糖体蛋白合成，属于抑菌剂。噁唑烷酮类抗菌药与其他类别的抗菌药不易产生交叉耐药。

已经有肠球菌耐药菌株和耐甲氧西林金黄色葡萄球菌耐药菌株的报道。

1. Noskin GA, *et al.* In vitro activities of linezolid against important Gram-positive bacterial pathogens including vancomycin-resistant enterococci. *Antimicrob Agents Chemother* 1999; **43:** 2059–62.
2. Cercenado E, *et al.* In vitro activity of linezolid against multiply resistant Gram-positive clinical isolates. *J Antimicrob Chemother* 2001; **47:** 77–81.
3. Gemmell CG. Susceptibility of a variety of clinical isolates to linezolid: a European inter-country comparison. *J Antimicrob Chemother* 2001; **48:** 47–52.
4. Livermore DM. Linezolid in vitro: mechanism and antibacterial spectrum. *J Antimicrob Chemother* 2003; **51** (suppl S2): ii9–ii16.
5. Jones RN, *et al.* Activity of linezolid against 3,251 strains of uncommonly isolated Gram-positive organisms: report from the SENTRY Antimicrobial Surveillance Program. *Antimicrob Agents Chemother* 2007; **51:** 1491–3.

耐药性 已有肠球菌耐利奈唑胺的报道，包括屎肠球菌[1～4]和粪肠球菌[2]。对利奈唑胺耐药的葡萄球菌的出现也引起了关注，如耐甲氧西林金黄色葡萄球菌[5～7]、耳葡萄球菌[8]以及表皮葡萄球菌[8,9]。

在美国，一项对利奈唑胺耐药的调查[10]显示，表皮葡萄球菌和口腔链球菌也耐药，虽然少见，但说明耐药菌种已不再局限于肠球菌。

1. Gonzales RD, *et al.* Infections due to vancomycin-resistant Enterococcus faecium resistant to linezolid. *Lancet* 2001; **357:** 1179.
2. Auckland C, *et al.* Linezolid-resistant enterococci: report of the first isolates in the United Kingdom. *J Antimicrob Chemother* 2002; **50:** 743–6.
3. Herrero IA, *et al.* Nosocomial spread of linezolid-resistant, vancomycin-resistant Enterococcus faecium. *N Engl J Med* 2002; **346:** 867–9.
4. Seedat J, *et al.* Rapid emergence of resistance to linezolid during linezolid therapy of an Enterococcus faecium infection. *Antimicrob Agents Chemother* 2006; **50:** 4217–19.
5. Tsiodras S, *et al.* Linezolid resistance in a clinical isolate of Staphylococcus aureus. *Lancet* 2001; **358:** 207–8.
6. Wilson P, *et al.* Linezolid resistance in clinical isolates of Staphylococcus aureus. *J Antimicrob Chemother* 2003; **51:** 186–8.
7. Morales G, *et al.* Resistance to linezolid is mediated by the cfr gene in the first report of an outbreak of linezolid-resistant *Staphylococcus aureus*. *Clin Infect Dis* 2010; **50:** 821–5.
8. Cieloszyk K, *et al.* Linezolid resistance in three isolates of coagulase-negative staphylococci. *Ann Pharmacother* 2007; **41:** 526–7.
9. Kelly S, *et al.* Linezolid resistance in coagulase-negative staphylococci. *J Antimicrob Chemother* 2006; **58:** 898–9.
10. Mutnick AH, *et al.* Linezolid resistance since 2001: SENTRY Antimicrobial Surveillance Program. *Ann Pharmacother* 2003; **37:** 769–74.

药动学

利奈唑胺口服后可被迅速而完全地吸收，1～2h后达到血浆峰浓度。血浆蛋白结合率约31%。据报道，利奈唑胺可以分布于骨、脂肪、肺、肌肉、皮肤水疱液和脑脊液中。经氧化代谢为两种主要无活性产物：羟乙基甘氨酸（PNU-142586）和氨基乙氧基乙酸（PNU-142300），其他次要的无活性产物也已经被分离鉴定。单剂给药后，40%以PNU-142586的形式、30%以利奈唑胺原形、10%以PNU-142300的形式从尿中排出。少量代谢产物从粪便排出。利奈唑胺的清除半衰期为5～7h。

儿童对利奈唑胺的清除速率高于成人，据报道半衰期为2～4h，随着年龄增长，半衰期延长。

1. MacGowan AP. Pharmacokinetic and pharmacodynamic profile of linezolid in healthy volunteers and patients with Gram-positive infections. *J Antimicrob Chemother* 2003; **51** (suppl S2): ii17–ii25.
2. Stalker DJ, Jungbluth GL. Clinical pharmacokinetics of linezolid, a novel oxazolidinone antibacterial. *Clin Pharmacokinet* 2003; **42:** 1129–40.
3. Whitehouse T, *et al.* Pharmacokinetic studies of linezolid and teicoplanin in the critically ill. *J Antimicrob Chemother* 2005; **55:** 333–40.
4. Vardakas KZ, *et al.* Association of pharmacokinetic and pharmacodynamic aspects of linezolid with infection outcome. *Curr Drug Metab* 2009; **10:** 2–12.
5. Santos RP, *et al.* Pharmacokinetics and pharmacodynamics of linezolid in children with cystic fibrosis. *Pediatr Pulmonol* 2009; **44:** 148–54.
6. Abe S, *et al.* Population pharmacokinetic analysis of linezolid in patients with infectious disease: application to lower body weight and elderly patients. *J Clin Pharmacol* 2009; **49:** 1071–8.

用途和用法

利奈唑胺是噁唑烷酮类抗菌药，用于包括万古霉素耐药肠球菌和甲氧西林耐药金黄色葡萄球菌在内的革兰阳性菌所致皮肤和呼吸道感染。

口服与静脉滴注给药（大于30～120min），成人常用剂量为600mg，每12h 1次，持续10～14天；治疗万古霉素耐药细菌感染时疗程可能需要延长至28天。单纯性皮肤和皮肤结构感染，通常每次口服400mg，每12h 1次，持续10～14天。

儿童用量详见下文。

1. Plouffe JF. Emerging therapies for serious gram-positive bacterial infections: a focus on linezolid. *Clin Infect Dis* 2000; **31**(suppl 4): S144–S149.
2. Perry CM, Jarvis B. Linezolid: a review of its use in the management of serious gram-positive infections. *Drugs* 2001; **61:** 525–51.
3. Bain KT, Wittbrodt ET. Linezolid for the treatment of resistant gram-positive cocci. *Ann Pharmacother* 2001; **35:** 566–75.
4. Paladino JA. Linezolid: an oxazolidinone antimicrobial agent. *Am J Health-Syst Pharm* 2002; **59:** 2413–25.
5. Birmingham MC, *et al.* Linezolid for the treatment of multidrug-resistant, Gram-positive infections: experience from a compassionate-use program. *Clin Infect Dis* 2003; **36:** 159–68.
6. Wilcox MH. Efficacy of linezolid versus comparator therapies in Gram-positive infections. *J Antimicrob Chemother* 2003; **51** (suppl S2): ii27–ii35.
7. Falagas ME, *et al.* Linezolid for the treatment of patients with endocarditis: a systematic review of the published evidence. *J Antimicrob Chemother* 2006; **58:** 273–80.
8. Ntziora F, Falagas ME. Linezolid for the treatment of patients with central nervous system infection. *Ann Pharmacother* 2007; **41:** 296–308.
9. Falagas ME, *et al.* Linezolid for the treatment of adults with bone and joint infections. *Int J Antimicrob Agents* 2007; **29:** 233–9.
10. Manfredi R. Le prospettive terapeutiche di linezolid nelle infezioni da patogeni Gram-positivi multiresistenti. *Recenti Prog Med* 2007; **98:** 143–54.
11. Falagas ME, *et al.* Linezolid versus glycopeptide or beta-lactam for treatment of Gram-positive bacterial infections: meta-analysis of randomised controlled trials. *Lancet Infect Dis* 2008; **8:** 53–66.
12. Falagas ME, Vardakas KZ. Benefit-risk assessment of linezolid for serious gram-positive bacterial infections. *Drug Safety* 2008; **31:** 753–68.

儿童用法 英国的注册药品信息不推荐利奈唑胺用于儿童及18岁以下青少年。但*BNFC 2010/11*推荐利奈唑胺用于肺炎或复杂皮肤感染和皮肤软组织感染，可口服给药，也可静脉滴注30～120min：

- 出生7天的新生儿：10 mg/kg，每12h给药1次，如果治疗效果不佳，可调整为每8h给药1次；
- 7天～12岁的患儿：10 mg/kg（最大剂量为600mg），每8h给药1次；
- 12～18岁：可给予成人常用剂量（见上文**用途和用法**）。

美国允许相似的剂量。美国注册药品信息也推荐本品用于治疗5～11岁患儿的单纯皮肤及软组织感染，口服给药，每12h 1次。

参考文献如下。

1. Cuzzolin L, Fanos V. Linezolid: a new antibiotic for newborns and children? *J Chemother* 2006; **18:** 573–81.
2. Velissariou IM. Use of linezolid in children: an overview of recent advances. *Expert Rev Anti Infect Ther* 2006; **4:** 947–52.
3. Chiappini E, *et al.* Clinical efficacy and tolerability of linezolid in pediatric patients: a systematic review. *Clin Ther* 2010; **32:** 66–88.

在肾损伤中的用法 给肾功能损伤（肌酐清除率小于30ml/min）的患者使用利奈唑胺需慎重。尽管无须调整剂量，但注册药品信息指出此类患者治疗几天后，利奈唑胺两种代谢产物的血浆峰浓度约达10倍。鉴于30%的药物在血液透析3h内清除，建议利奈唑胺应在透析后给药。

结核菌感染 一项系统性综述表明[1]，利奈唑胺可作为治疗多药耐药结核的辅助治疗药物（见第187页），同时也尝试用于非结核分枝杆菌感染（见第172页）。然而，在使用过程中也有严重不良反应发生，如周围神经病变或视神经病变（24 名患者中有 11 人）、贫血（24 名患者中有 10 人）。该综述认为，虽然有限的证据表明利奈唑胺对结核分枝杆菌感染有效，可作为二线药物，但长期使用利奈唑胺导致频繁发生严重的不良反应，这也限制了其临床应用。

随后一系列的病例报告[2]提示：对 7 名感染多药耐药结核的患者给予包含利奈唑胺的抗结核治疗，治疗结果使痰菌阴转，临床症状及影像学提示好转；痰菌阴转的平均治疗周期为 53 天。但是，其中 3 名患者发生了可逆的中性粒细胞减少，2 名患者发生了周围神经病变。30 名感染多药耐药结核的患者给予包含利奈唑胺的抗结核治疗方案，患者表现出较好的耐受性[3]；其中 9 例发生不良反应（如周围神经病变及视神经病变、贫血/血小板减少症、皮疹和腹泻），仅有 3 例需要停用利奈唑胺。

1. Ntziora F, Falagas ME. Linezolid for the treatment of patients with mycobacterial infections: a systematic review. *Int J Tuberc Lung Dis* 2007; **11:** 606–11. Correction. *ibid.*; 936. (title change)
2. Condos R, *et al.* Case series report of a linezolid-containing regimen for extensively drug-resistant tuberculosis. *Chest* 2008; **134:** 187–92.
3. Schecter GF, *et al.* Linezolid in the treatment of multidrug-resistant tuberculosis. *Clin Infect Dis* 2010; **50:** 49–55.

制剂

专利制剂

Arg.: Zyvox; **Austral.:** Zyvox; **Austria:** Zyvoxid; **Belg.:** Zyvoxid; **Braz.:** Zyvox; **Canad.:** Zyvoxam; **Chile:** Zyvox; **Cz.:** Zyvoxid; **Denm.:** Zyvoxid; **Fin.:** Zyvoxid; **Fr.:** Zyvoxid; **Ger.:** Zyvoxid; **Gr.:** Zyvoxid; **Hong Kong:** Zyvox; **Hung.:** Zyvox†; Zyvoxid†; **India:** Linospan; Linox; Lizolid; **Indon.:** Zyvox; **Irl.:** Zyvox; **Israel:** Zyvoxid; **Ital.:** Zyvoxid; **Malaysia:** Zyvox; **Mex.:** Zyvoxam; **Neth.:** Zyvoxid; **Norw.:** Zyvoxid; **NZ:** Zyvox; **Philipp.:** Zyvox; **Pol.:** Zyvoxid; **Port.:** Zyvoxid; **Rus.:** Zyvox (Зивокс); **S.Afr.:** Zyvoxid; **Singapore:** Zyvox; **Spain:** Zyvoxid; **Swed.:** Zyvoxid; **Switz.:** Zyvoxid; **Thai.:** Zyvox; **Turk.:** Linoxid; Zizolid; Zyvoxid; **UK:** Zyvox; **Ukr.:** Zyvox (Зивокс); **USA:** Zyvox; **Venez.:** Zyvox.

Lomefloxacin Hydrochloride (*BANM, USAN, rINNM*) 盐酸洛美沙星

Hidrocloruro de lomefloxacino; Lomefloksasiinihydrokloridi; Lomefloksasin Hidroklorür; Loméfloxacine, Chlorhydrate de; Lomefloxacinhydroklorid; Lomefloxacini Hydrochloridum; NY-198; SC-47111; SC-47111A (lomefloxacin). (*RS*)-1-Ethyl-6,8-difluoro-1,4-dihydro-7-(3-methylpiperazin-1-yl)-4-oxoquinoline-3-carboxylic acid hydrochloride.

Ломефлоксацина Гидрохлорид

$C_{17}H_{19}F_2N_3O_3,HCl = 387.8.$

CAS — 98079-51-7 (lomefloxacin); 98079-52-8 (lomefloxacin hydrochloride).

ATC — J01MA07; S01AX17.

ATC Vet — QJ01MA07; QS01AX17.

UNII — 9VC7S3ZXXB.

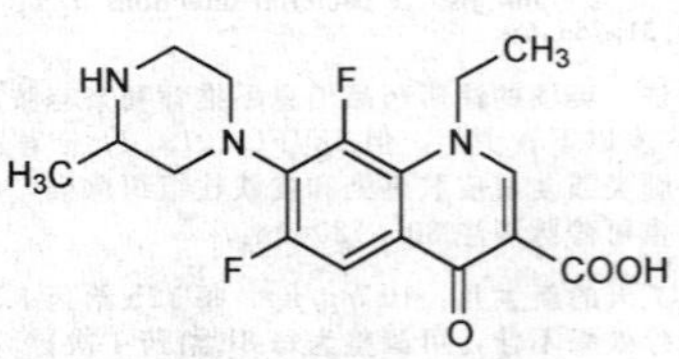

(lomefloxacin)

不良反应和注意事项

参见环丙沙星，第232页。

接受洛美沙星治疗的患者光毒性的发生率相对较高。应该建议患者在洛美沙星治疗时和治疗后数天避免阳光照射，一旦发生光毒性应立即停药。在晚上使用洛美沙星也许可以减少光毒性的发生率。

对皮肤的影响 洛美沙星与光毒性反应高发生率有关，尤其是在 60 岁以上的患者和（或）有氟喹诺酮治疗史的患者；使用时间超过 30 天或更长，发生率也高[1]。体外结果[2]显示，用防晒霜来防止洛美沙星诱导的光毒性也许可行。

1. Arata J, *et al.* Photosensitivity reactions caused by lomefloxacin hydrochloride: a multicenter survey. *Antimicrob Agents Chemother* 1998; **42:** 3141–5.
2. Reinhardt P, *et al.* Broad-spectrum sunscreens prevent the secretion of proinflammatory cytokines in human keratinocytes exposed to ultraviolet A and phototoxic lomefloxacin. *Can J Physiol Pharmacol* 2006; **84:** 221–6.

药物相互作用

参见环丙沙星，第234页。

洛美沙星与茶碱或咖啡因无明显相互作用。

抗菌作用

参见环丙沙星，第234页。包括肺炎链球菌在内的大多数链球菌都对洛美沙星耐药。

药动学

洛美沙星口服后迅速而几乎完全吸收，给药 400mg 后 1.5h 达血浆峰浓度约 3μg/ml。仅约 10%洛美沙星与血浆蛋白结合。广泛分布于机体组织，包括肺和前列腺。

清除半衰期为 7～8h，在肾功能损害的患者体内会延长。洛美沙星从尿中排出，其中约有 65%的原形药，9%与葡萄糖醛酸结合，小于 0.5%为其他代谢产物。少量（约 10%）以原形从粪便排出。只有极少量的洛美沙星可以通过血液透析或腹膜透析清除。

1. Freeman CD, *et al.* Lomefloxacin clinical pharmacokinetics. *Clin Pharmacokinet* 1993; **25:** 6–19.

用途和用法

洛美沙星是氟喹诺酮类抗菌药，其作用机制和用途与环丙沙星（第234页）相似。

本品可口服给药治理敏感菌所致感染，包括由于流感嗜血杆菌、卡他莫拉菌引起的支气管炎及尿路感染。本品也可用于预防手术感染。洛美沙星制剂为盐酸盐，其剂量以碱基表示；441.5g 盐酸洛美沙星相当于 400mg 的洛美沙星。晚上给药可减少光毒性的发生率。

常用剂量为 400mg，每日 1 次，疗程 10～14 天。本品 400mg，每日 1 次，连续给药 3 天，适于治疗妇女急性无并发症膀胱炎。在肾损伤患者中需减量，详见下文。

预防手术感染：术前 1～6h，给予一剂 400mg。

局部应用：常用 0.3%的盐酸洛美沙星滴眼剂治疗敏感菌所致的细菌性结膜炎，也可作为滴耳剂治疗外耳炎和中耳炎。

1. Wadworth AN, Goa KL. Lomefloxacin: a review of its antibacterial activity, pharmacokinetic properties and therapeutic use. *Drugs* 1991; **42:** 1018–60.
2. Neu HC, ed. Lomefloxacin: development of a once-a-day quinolone. *Am J Med* 1992; **92** (suppl 4A): 1S–137S.

在肾损伤中的用法 肾功能损伤患者的口服应减量；对于肌酐清除率 10～40ml/（min·1.73m²）的患者以及接受血液透析的患者，初始治疗剂量为 400mg，维持量为每日 200mg。

制剂

专利制剂

Arg.: Okacin; **Austria:** Okacin; Uniquin; **Belg.:** Okacin; **Braz.:** Maxaquin; Meflox†; Okacin†; **Chile:** Okacin†; **Cz.:** Maxaquin†; Okacin; **Denm.:** Okacin†; **Fin.:** Okacin†; **Fr.:** Decalogiflox; Logiflox; **Ger.:** Okacin; **Gr.:** Okacin; **Hong Kong:** Lomeflox; Maxaquin; Okacin; **Hung.:** Okacin†; **India:** Lomef; Lomflox; Ontop†; **Israel:** Okacin; **Ital.:** Chimono; Lomebact; Maxaquin; Okacin; Uniquin; **Jpn:** Lomeflon; **Malaysia:** Lomaday†; Okacin†; **Mex.:** Lomacin; Maxaquin; **Philipp.:** Okacin; **Pol.:** Okacin; **Port.:** Basab†; Floxaquil†; Loransil; Maxaquin; Okacin; Uniquin; **Rus.:** Ksenakvin (Ксенаквин); Lofox (Лофокс); Lomflox (Ломфлокс); Maxaquin (Максаквин)†; Okacin (Окацин)†; **S.Afr.:** Maxaquin†; Okacyn†; Uniquin†; **Singapore:** Lomflox; Okacin; **Spain:** Ocacin; **Switz.:** Maxaquin; Okacin; **Thai.:** Maxaquin†; Okacin; **Turk.:** Okacin; **UAE:** Lomax; **Ukr.:** Ksenakvin (Ксенаквин); Lomaday (Ломадей); Okacin (Окацин); **USA:** Maxaquin†; **Venez.:** Liexina†; Loflox; Lomaday†; Lomex; Maxaquin; Okacin.

多组分制剂 **Rus.:** Lomecomb (Ломекомб); Protiocomb (Протиокомб); Protub-5 (Протуб-5); Protub-Lome (Протуб-Ломе).

Loracarbef (*BAN, USAN, rINN*) 氯碳头孢

KT-3777; Loracarbefum; Lorakarbef; Lorakarbefi; LY-163892. (*6R,7S*)-3-Chloro-8-oxo-7-D-phenylglycylamino-1-azabicyclo-[4.2.0]oct-2-ene-2-carboxylic acid monohydrate.

Лоракарбеф

$C_{16}H_{16}ClN_3O_4,H_2O = 367.8.$

CAS — 76470-66-1 (anhydrous loracarbef); 121961-22-6 (loracarbef monohydrate).

ATC — J01DC08.

ATC Vet — QJ01DC08.

UNII — 3X11EVM5SU (loracarbef); W7215ZT78Z (anhydrous loracarbef).

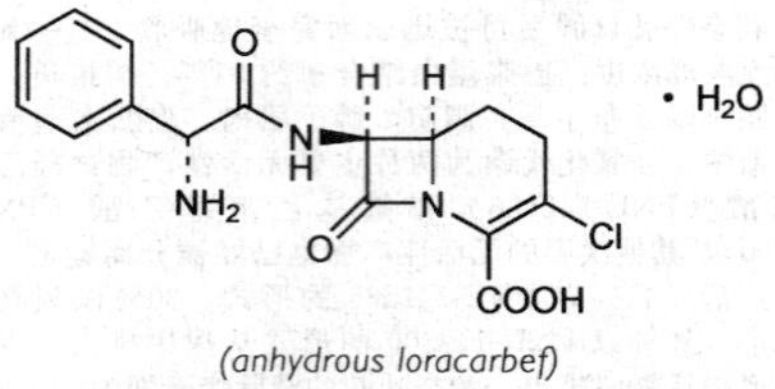

(anhydrous loracarbef)

Pharmacopoeias. In *US.*

USP 33（Loracarbef） 10%水溶液的 pH 值为 3.0～5.5。贮藏于密闭容器中。

不良反应和注意事项

氯碳头孢的不良反应大致与 β-内酰胺类药物相似［参见青霉素（第203页）和头孢噻吩（第209页）］。包括胃肠功能紊乱，特别是腹泻和超敏反应（如皮疹）。肝酶升高和血液学指标异常也有报道。

由于可能有交叉过敏反应，氯碳头孢不能用于对此药或其他 β-内酰胺类药物过敏的患者。适当减量后，可以谨慎用于有肾功能损伤的患者。

对肾脏的影响 参考文献如下。

1. Thieme RE, *et al.* Acute interstitial nephritis associated with loracarbef therapy. *J Pediatr* 1995; **127:** 997–1000.

药物相互作用

丙磺舒能减少肾对氯碳头孢的清除，因而可以增加它的血浆浓度。

抗菌作用

氯碳头孢属于杀菌剂，其抗菌活性与头孢克洛（第207页）相似。

药动学

氯碳头孢的胃肠道吸收好，生物利用度达 90%。口服 200mg 和 400mg 胶囊 1.2h 后血浆峰浓度可分别达到 8μg/ml 和 14μg/ml。口服混悬液后峰浓度到达更快，儿童给药 15mg/kg 后 40～60min 内，峰浓度可达 19μg/ml。食物使其吸收延迟。有报道称肾功能损害的患者血浆半衰期延长 1h。血浆蛋白结合率约 25%。

氯碳头孢大部分以原形由尿液排出，尿中治疗浓度长达 12h。丙磺舒延迟其排泄。血液透析能清除氯碳头孢。

用途和用法

氯碳头孢是一种口服碳头孢烯类抗菌药。氯碳头孢与头孢菌素十分相近，由亚甲基取代了 7-氨基头孢菌烷酸基团上的硫原子，从而增强抗菌活性。与头孢克洛相似，氯碳头孢被用于治疗敏感的革兰阳性菌和革兰阴性菌所致的呼吸道、泌尿道、皮肤和软组织感染。关于这些感染及其治疗的详情，参见抗菌药的选择，第153页。

氯碳头孢应在餐前 1h 或空腹时给药。氯碳头孢作为一水化合物给药。剂量以相当的无水氯碳头孢量表示。成人常用量为 200～400mg，每 12h 1 次。治疗单纯性泌尿道感染，200mg，每日 1 次已足够。

肾功能损害的患者减少氯碳头孢用量的详情见下文。儿童用量详见下文。

1. Moellering RC, Jacobs NF. Advances in outpatient antimicrobial therapy: loracarbef. *Am J Med* 1992; **92** (suppl 6A): 1S–103S.
2. Brogden RN, McTavish D. Loracarbef: a review of its antimicrobial activity, pharmacokinetic properties and therapeutic efficacy. *Drugs* 1993; **45:** 716–36.
3. Roos K, Larsson P. Loracarbef versus phenoxymethylpenicillin in the treatment of recurrent streptococcal pharyngotonsillitis. *Scand J Infect Dis* 1997; **29:** 141–5.
4. Gooch WM, *et al.* Loracarbef versus clarithromycin in children with acute otitis media with effusion. *Clin Ther* 1999; **21:** 711–22.

儿童用法 氯碳头孢可口服给药，治疗敏感的革兰阴性菌和革兰阳性菌所致感染。对体重超过 7kg 的患儿，通常治疗剂量为 7.5mg/kg，每 12h 1 次，或 15mg/kg，每 12h 1 次，用于急性化脓性中耳炎和急性上颌窦炎。

在肾损伤中的用法 肾损伤患者口服氯碳头孢时需减量。肌酐清除率 10～49ml/min 的患者，可给予常用治疗剂量延长给药间隔；或者给予完整治疗剂量，将给药间隔延长 1 倍。肌酐清除率小于 10ml/min 的患者，给予常规治疗剂量，每 3～5 天给药 1 次。接受血液透析患者应在透析后补充一剂。

制剂

USP 33: Loracarbef Capsules; Loracarbef for Oral Suspension.

专利制剂

Ger.: Lorafem; **Gr.:** Lorbef; **S.Afr.:** Lorabid; **Swed.:** Lorabid; **Turk.:** Lorabid; **USA:** Lorabid†.

Lymecycline (*BAN, rINN*) 赖甲环素

Limeciclina; Limesiklin; Lymécycline; Lymecyclinum; Lymecyklin; Lymecykliina; Lymesykliini; Tetracyclinemethylene lysine. (+)-*N*-(5-Amino-5-carboxypentylaminomethyl)-4-dimethylamino-1,4,4a,5,5a,6,11,12a-octahydro-3,6,10,12,12a-pentahydroxy-6-methyl-1,11-dioxonapthacene-2-carboxamide; N^2-{[(+)-5-Amino-5-carboxypentylamino]methyl}tetracycline.

Лимециклин

$C_{29}H_{38}N_4O_{10}$ = 602.6.
CAS — 992-21-2.
ATC — J01AA04.
ATC Vet — QJ01AA04.
UNII — 7D6EM3S13P.

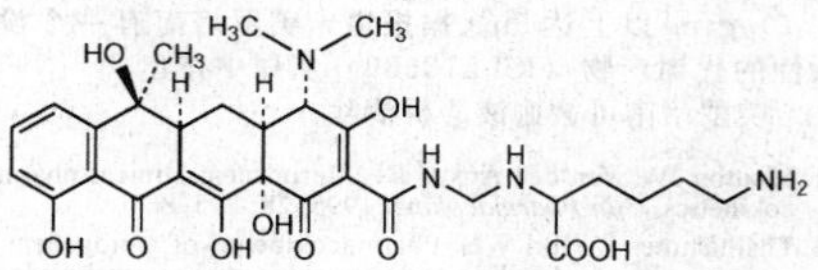

Pharmacopoeias. In *Eur.* (see p.vii).

Ph. Eur. 6.8（Lymecycline） 甲醛、赖氨酸与四环素的反应产物。黄色潮湿粉末。极易溶于水；微溶于乙醇；几乎不溶于二氯甲烷。1%水溶液的pH值为7.8～8.2。贮藏于密闭容器中。避光。

简介

赖甲环素是一种四环素衍生物，特点与四环素（第329页）相似。

虽然适量的牛奶对本品的吸收无明显影响，但二价和三价阳离子（如铝、铋、钙、铁、镁、锌）仍会影响本品的吸收。

赖甲环素可以口服给药，其剂量以相当的四环素碱基表示。赖甲环素407mg相当于300mg四环素和325mg盐酸四环素。常用剂量相当于300mg的四环素碱基，每日2次，口服给药；对于重症感染，最高每日总量相当于1.2g。治疗痤疮时，给药剂量相当于300mg四环素，每日1次，疗程为8周。

在儿童及青少年中的应用，见下文。

儿童用法 由于四环素对小儿牙釉质的影响，非绝对需要时不得使用。赖甲环素在英国的注册信息为适用于12岁以上的儿童；可给予成人口服常用剂量（参见下文）。但在一些国家，本品的注册信息为适用于8岁以上患儿。

皮肤疾病 用赖甲环素治疗痤疮的参考文献见**四环素**，第331页。

制剂

BP 2010: Lymecycline Capsules.

专利制剂

Arg.: Eficiclina; Tetralysal; ***Austria:*** Tetralysal†; ***Belg.:*** Tetralysal; ***Braz.:*** Tetralysal; ***Chile:*** Tetralysal; ***Denm.:*** Tetralysal; ***Fin.:*** Tetralysal; ***Fr.:*** Tetralysal; ***Hong Kong:*** Tetralysal; ***Hung.:*** Tetralysal; ***Irl.:*** Tetralysal; ***Ital.:*** Tetralysal; ***Mex.:*** Tetralisal; ***Norw.:*** Tetralysal; ***NZ:*** Tetralysal; ***Philipp.:*** Tetralysal; ***S.Afr.:*** Tetralysal; ***Swed.:*** Tetralysal; ***Switz.:*** Tetralysal; ***UK:*** Tetralysal; ***Venez.:*** Tetralysal.

Mafenide（*BAN, USAN, rINN*）磺胺米隆

Mafenid; Mafenida; Mafénide; Mafenidi; Mafenidum; NSC-34632. α-Aminotoluene-*p*-sulphonamide.

Мафенид
CAS — 138-39-6.
ATC — D06BA03.
ATC Vet — QD06BA03.
UNII — 58447S8P4L.

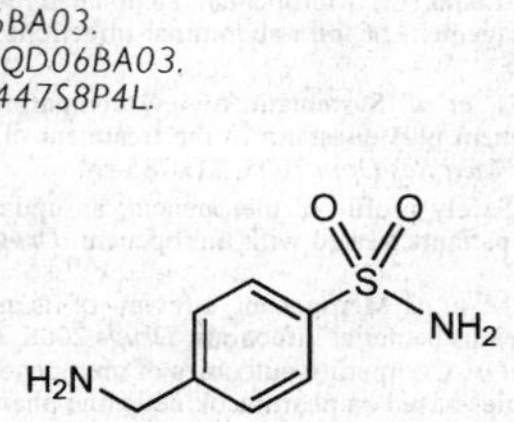

Mafenide Acetate（*BANM, rINNM*）醋酸磺胺米隆

Acetato de mafenida; Mafénide, Acétate de; Mafenidi Acetas.

Мафенида Ацетат
$C_7H_{10}N_2O_2S,C_2H_4O_2$ = 246.3.
CAS — 13009-99-9.
ATC — D06BA03.
ATC Vet — QD06BA03.
UNII — RQ6LP6Z0WY.

Pharmacopoeias. In *Chin.* and *US.*

USP 33（Mafenide Acetate） 白色至淡黄色结晶性粉末。易溶于水。10%水溶液的pH值为6.4～6.8。贮藏于密闭容器中。避光。

不良反应、处置和注意事项

局部给药后，磺胺米隆可以部分吸收，并产生与其他磺胺类药物相似的系统性反应（参见**磺胺甲噁唑**，第322页）。曾有与G6PD缺乏相关的致死性溶血性贫血和弥散性血管内凝血的报道。

磺胺米隆软膏应用于烧伤部位可导致疼痛或烧灼感，偶可致出血和表皮脱落。曾有焦痂脱落延迟和伤口真菌感染的报道。由于抑制碳酸酐酶，磺胺米隆可导致代谢性酸中毒和过度通气；因此需要监测酸碱平衡，尤其是那些严重烧伤的患者和有肺功能或肾功能损害的患者。如果酸中毒持续发生，则应暂停磺胺米隆治疗并继续补液。

超敏反应 参考文献如下。

1. Firoz EF, *et al.* Allergic contact dermatitis to mafenide acetate: a case series and review of the literature. *J Drugs Dermatol* 2007; **6:** 825–8.

药动学

磺胺米隆从伤口被吸收进入血液循环，被代谢成*p*-苯甲酸-磺胺米隆从尿中排泄。代谢产物没有抗菌活性，但仍有抑制碳酸酐酶的能力。

用途和用法

磺胺米隆是一种磺胺类药物，不被对氨基苯甲酸、脓、血清灭活。醋酸磺胺米隆软膏，含量相当于8.5%的磺胺米隆，可预防和治疗Ⅱ度及Ⅲ度烧伤患者铜绿假单胞菌等细菌感染（第1505页）。5%醋酸磺胺米隆溶液也可用在烧伤创面湿敷料的下面。盐酸磺胺米隆和丙酸磺胺米隆也有使用。

制剂

USP 33: Mafenide Acetate Cream; Mafenide Acetate for Topical Solution.

专利制剂

USA: Sulfamylon.

多组分制剂 ***Indon.:*** FG Ointment†; ***Spain:*** Pental Forte†.

Magainins 马加宁

Magaininas.
Магаинины

简介

马加宁是从两栖动物中分离得到的一类抗菌肽。一些半合成衍生物包括醋酸培西加南（MSI-78）、MSI-93和MSI-94已研究用作局部抗感染药物。

1. Lamb HM, Wiseman LR. Pexiganan acetate. *Drugs* 1998; **56:** 1047–52.
2. Rao N, Lipsky BA. Optimising antimicrobial therapy in diabetic foot infections. *Drugs* 2007; **67:** 195–214.
3. Andrès E, Dimarcq JL. Peptides antimicrobiens cationiques: de l'étude de l'immunité innée à la production de médicaments. Mise à jour. *Med Mal Infect* 2007; **37:** 194–9.
4. Lipsky BA, *et al.* Topical versus systemic antimicrobial therapy for treating mildly infected diabetic foot ulcers: a randomized, controlled, double-blinded, multicenter trial of pexiganan cream. *Clin Infect Dis* 2008; **47:** 1537–45.

Mandelic Acid 扁桃酸

Ácido fenilglicólico; Ácido mandélico racémico; Amygdalic Acid; Mandélico, ácido; Phenylglycolic Acid; Racemic Mandelic Acid. 2-Hydroxy-2-phenylacetic acid.

Миндальная Кислота
$C_8H_8O_3$ = 152.1.
CAS — 90-64-2; 17199-29-0 ((+)-mandelic acid); 611-71-2 ((−)-mandelic acid); 611-72-3 ((±)-mandelic acid).
ATC — B05CA06; J01XX06.
ATC Vet — QB05CA06; QJ01XX06.
UNII — NH496X0UJX.

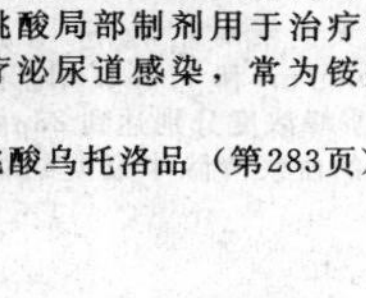

简介

扁桃酸是抑菌剂，1%冲洗液用于冲洗导尿管。扁桃酸和乙酰扁桃酸局部制剂用于治疗痤疮。以前的口服制剂用于治疗泌尿道感染，常为铵盐制剂或钙盐制剂。

扁桃酸是扁桃酸乌托洛品（第283页）的组成成分。

制剂

专利制剂

Fr.: Rolip†.

多组分制剂 ***Chile:*** NeoStrata; ***Fr.:*** Zeniac LP Fort†; Zeniac LP†; Zeniac†; ***Ital.:*** Neoceuticals Clear Skin; Neoceuticals Spot Treatment; ***Port.:*** Mandelip†.

Marbofloxacin（*BAN, rINN*）马波沙星

Marbofloksasiini; Marbofloxacine; Marbofloxacino; Marbofloxacinum. 9-Fluoro-2,3-dihydro-3-methyl-10-(4-methyl-1-piperazinyl)-7-oxo-7*H*-pyrido[3,2,1-*ij*][4,1,2]benzoxadiazine-6-carboxylic acid.

Марбофлоксацин
$C_{17}H_{19}FN_4O_4$ = 362.4.
CAS — 115550-35-1.
ATC Vet — QJ01MA93.
UNII — 8X09WU898T.

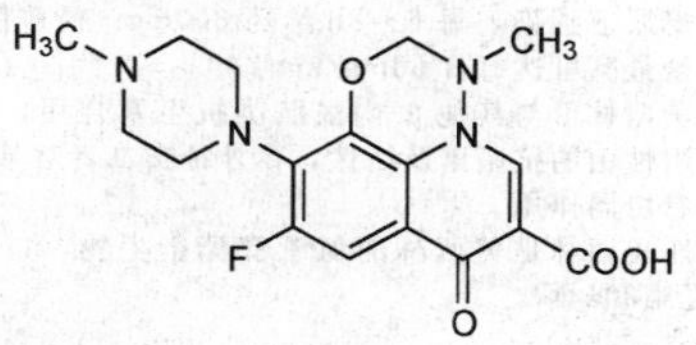

Pharmacopoeias. In *Eur.* (see p.vii) for veterinary use only.

Ph. Eur. 6.8（Marbofloxacin for Veterinary Use） 黄色结晶性粉末。微溶于水；极微溶于乙醇；略溶于或微溶于二氯甲烷。避光。

简介

马波沙星是兽医学中使用的一种氟喹诺酮类抗菌药。

Mecillinam（*BAN, rINN*）美西林

Amdinocillin *(USAN)*; FL-1060; Mecilinam; Mécillinam; Mecillinamum; Mesillinaami; Ro-10-9070. (6*R*)-6-(Perhydroazepin-1-ylmethyleneamino)penicillanic acid.

Мециллинам
$C_{15}H_{23}N_3O_3S$ = 325.4.
CAS — 32887-01-7.
ATC — J01CA11.
ATC Vet — QJ01CA11.
UNII — V10579P3QZ.

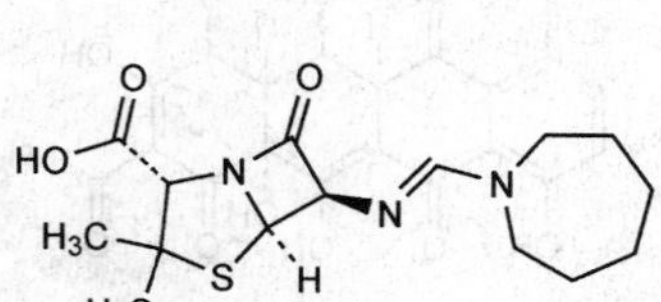

不良反应和注意事项

参见**青霉素**，第203页。

卟啉病 美西林能诱发卟啉病急性发作，因此对卟啉病患者不安全。

药物相互作用

参见**青霉素**，第203页。

抗菌作用

美西林是脒基青霉烷酸的衍生物。与青霉素及其相关抗生素不同的是，它对许多革兰阴性菌有活性。

- 敏感菌包括肠菌科如大肠埃希菌、肠杆菌属、克雷伯菌属、沙门菌属和志贺菌属。变形菌属对它的敏感性各异；黏质沙雷菌通常表现为耐药。
- 对奈瑟菌属和流感嗜血杆菌活性不强。铜绿假单胞菌和拟杆菌属耐药。
- 对革兰阳性菌的活性很弱，包括粪肠球菌在内的肠球菌均耐药。

美西林与一种区别于青霉素结合的青霉素结合蛋白结合，干扰细菌细胞壁的合成。这不同的机制可以解释为何有报道称在针对许多革兰阴性菌的体外试验中美西林与各种青霉素或头孢菌素联合有协同作用。

美西林可被β-内酰胺酶灭活，但比氨苄西林稳定。

药动学

美西林不易被消化道吸收。肌内注射200mg和

400mg后，半小时血浆峰浓度分别可达6μg/ml和12μg/ml。通常血中半衰期约1h，而在严重肾功能损害的患者体内，半衰期延长至3～5h甚至更长。血浆蛋白结合率为5%～10%。广泛分布于机体各组织和体液；除非脑膜有炎症，一般难渗透脑脊液。可透过胎盘到胎儿循环；几乎不分布于乳汁。

美西林被代谢的程度有限。注射6h内，50%～70%经肾小球滤过和肾小管分泌被排泄到尿液。丙磺舒能抑制肾小管分泌美西林。当血浆浓度较高时，部分美西林可经胆汁排泄。

血液透析可以清除美西林。

用途和用法

美西林是一种半合成青霉素，其青霉烷酸基团的第6位由氨基取代。它可经缓慢注射、静脉滴注或肌内注射给药，用于敏感的革兰阴性菌感染（参见上文**抗菌作用**项下）。

泌尿道感染，每6～8h给药800mg。极重度感染，总用量最高可达每日60mg/kg。

美西林可与其他β-内酰胺类抗生素合用，能增加革兰阳性菌的抗菌谱及活性，体外证实二者对革兰阴性菌也有协同作用。

匹美西林是美西林的氮草脒酯衍生物，口服给药（参见第301页）。

制剂

专利制剂

Denm.: Selexid; ***Gr.:*** Selexid; ***Norw.:*** Selexid; ***Swed.:*** Selexid.

Meclocycline (*BAN, USAN, rINN*) 甲氯环素

GS-2989; Meclociclina; Méclocycline; Meclocyclinum; Meklocyklin; Meklosykliini; NSC-78502. (4S,4aR,5S,5aR,6S,12aS)-7-Chloro-4-dimethylamino-1,4,4a,5,5a,6,11,12a-octahydro-3,5,10,12,12a-pentahydroxy-6-methylene-1,11-dioxonaphthacene-2-carboxamide; 7-Chloro-6-demethyl-6-deoxy-5β-hydroxy-6-methylenetetracycline.

Меклоциклин

$C_{22}H_{21}ClN_2O_8$ = 476.9.

CAS — 2013-58-3.

ATC — D10AF04.

ATC Vet — QD10AF04.

UNII — 23Q8M2HE6S.

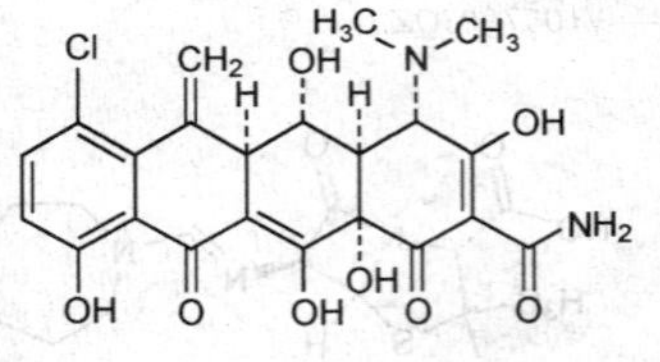

Meclocycline Sulfosalicylate (*USAN*) 磺基水杨酸甲氯环素

Meclociclina, sulfosalicilato de; Meclocycline Sulphosalicylate. Meclocycline 5-sulphosalicylate.

Меклоциклина Сульфосалицилат

$C_{22}H_{21}ClN_2O_8,C_7H_6O_6S$ = 695.0.

CAS — 73816-42-9.

ATC — D10AF04.

ATC Vet — QD10AF04.

UNII — 46VZA7RX2B.

Pharmacopoeias. In *US.*

USP 33 (Meclocycline Sulfosalicylate) 1%水溶液的pH值为2.5～3.5。贮藏于密闭容器中。避光。

简介

甲氯环素由土霉素（第296页）衍生而来，是一种四环素类抗菌药。磺基水杨酸制剂局部用药用于治疗寻常痤疮（第1505页）和表皮感染（第184页）。效价以甲氯环素表示。市售制剂的含量相当于1%～2%。磺基水杨酸甲氯环素阴道栓用于治疗外阴阴道感染。

制剂

USP 33: Meclocycline Sulfosalicylate Cream.

专利制剂

Ger.: Meclosorb; ***Ital.:*** Mecloderm; Mecloderm Antiacne†; Mecloderm Ovuli; Meclutin Semplice†.

多组分制剂 ***Ital.:*** Anti-Acne; Mecloderm F; Meclutin†.

Meleumycin 麦白霉素

Pharmacopoeias. In *Chin.*

简介

麦白霉素是由生米卡链霉菌在生长过程中产生的大环内酯类抗菌药，它是由麦迪霉素A_1和北里霉素A_6组成的混合物。它的作用和用途与红霉素（第256页）相似，口服用于治疗敏感菌所致的感染。

Meropenem (*BAN, USAN, rINN*) 美罗培南

ICI-194660; Meropeneemi; Méropénem; Meropenemum; SM-7338. (4R,5S,6S)-3-[(3S,5S)-5-Dimethylcarbamoylpyrrolidin-3-ylthio]-6-[(R)-1-hydroxyethyl]-4-methyl-7-oxo-1-azabicyclo[3.2.0]hept-2-ene-2-carboxylic acid trihydrate.

Меропенем

$C_{17}H_{25}N_3O_5S,3H_2O$ = 437.5.

CAS — 96036-03-2 (meropenem); 119478-56-7 (meropenem trihydrate).

ATC — J01DH02.

ATC Vet — QJ01DH02.

UNII — FV9J3JU8B1 (meropenem); YOP6PX0BAO (anhydrous meropenem).

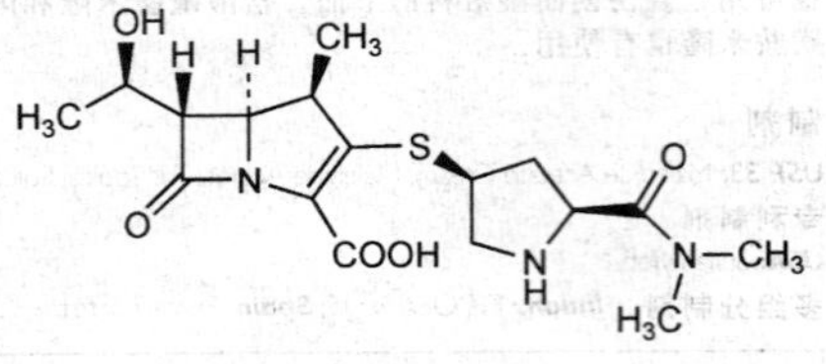

Pharmacopoeias. In *Chin., Jpn,* and *US.*

USP 33 (Meropenem) 无色至白色晶体。略溶于水；极微溶于乙醇；几乎不溶于丙酮和乙醚；溶于二甲基酰胺和5%的磷酸二氢钾溶液。1%水溶液的pH值为4.0～6.0。贮藏于密闭容器中。

不良反应和注意事项

参见亚胺培南，第271页。

相对亚胺培南而言，美罗培南对肾脱氢肽水解酶Ⅰ较稳定，因而不需要与抑制该酶的西司他丁合用。美罗培南比亚胺培南不容易引起癫痫（见下文）。

对神经系统的影响 动物实验表明，美罗培南诱发癫痫的概率低于亚胺培南-西司他丁，厂家的临床资料也证实了这一点[1]。4872例患各种感染（包括脑膜炎）并接受美罗培南治疗的患者与4752例接受其他抗生素，主要是头孢菌素类和亚胺培南-西司他丁治疗的患者的资料显示[2]，与其他抗菌药相比，美罗培南诱发癫痫的风险相当，它的神经毒性比亚胺培南-西司他丁小，故美罗培南适合治疗脑膜炎。

1. Norrby SR, *et al.* Safety profile of meropenem: international clinical experience based on the first 3125 patients treated with meropenem. *J Antimicrob Chemother* 1995; **36** (suppl A): 207–23.
2. Norrby SR, Gildon KM. Safety profile of meropenem: a review of nearly 5,000 patients treated with meropenem. *Scand J Infect Dis* 1999; **31:** 3–10.

超敏反应 对青霉素过敏的患者对于碳青霉烯类（包括美罗培南）的交叉过敏反应率比预期值要低，见第272页。

药物相互作用

丙磺舒能抑制肾脏排泄美罗培南，因此能增加后者血浆浓度及延长其清除半衰期。

抗癫痫药 一项抗菌治疗降低丙戊酸盐血浆浓度（有时不能控制癫痫）的报道包括了美罗培南，因此，碳青霉烯类与丙戊酸盐不宜合用，见第487页。

抗菌作用

参见亚胺培南，第272页。

与亚胺培南比较，美罗培南对肠杆菌科细菌的活性稍强，而对革兰阳性菌的活性稍弱。

药动学

静脉注射美罗培南0.5g和1g后5min，血浆峰浓度分别达到50μg/ml和112μg/ml。静脉滴注相同剂量30min后，血浆峰浓度分别达到23μg/ml和49μg/ml。

美罗培南的血浆清除半衰期约为1h，肾损伤患者的半衰期会延长，儿童的半衰期会轻微延长。美罗培南广泛分布于机体组织和体液中，包括脑脊液和胆汁。血浆蛋白结合率约2%。与亚胺培南比较，它对肾脱氢肽水解酶Ⅰ更稳定，主要通过肾小管分泌和肾小球滤过从尿中排泄。经过12h的代谢，约有70%的药物以原形从尿中排泄，给药500mg后尿药浓度维持在10μg/ml以上达5h。据报道，美罗培南有一个没有活性的代谢产物（ICI-213689）从尿中排出。

美罗培南可被血液透析清除。

1. Mouton JW, Van den Anker JN. Meropenem clinical pharmacokinetics. *Clin Pharmacokinet* 1995; **28:** 275–86.
2. Thalhammer F, Horl WH. Pharmacokinetics of meropenem in patients with renal failure and patients receiving renal replacement therapy. *Clin Pharmacokinet* 2000; **39:** 271–9.
3. Ververs TF, *et al.* Pharmacokinetics and dosing regimen of meropenem in critically ill patients receiving continuous venovenous hemofiltration. *Crit Care Med* 2000; **28:** 3412–16.
4. van Enk JG, *et al.* Pharmacokinetics of meropenem in preterm neonates. *Ther Drug Monit* 2001; **23:** 198–201.
5. Goldstein SL, *et al.* Meropenem pharmacokinetics in children and adolescents receiving hemodialysis. *Pediatr Nephrol* 2001; **16:** 1015–18.
6. Ariano RE, *et al.* Pharmacokinetics and pharmacodynamics of meropenem in febrile neutropenic patients with bacteremia. *Ann Pharmacother* 2005; **39:** 32–8.
7. Novelli A, *et al.* Pharmacokinetic evaluation of meropenem and imipenem in critically ill patients with sepsis. *Clin Pharmacokinet* 2005; **44:** 539–49.
8. Du X, *et al.* Population pharmacokinetics and pharmacodynamics of meropenem in pediatric patients. *J Clin Pharmacol* 2006; **46:** 69–75.
9. Nicolau DP. Pharmacokinetic and pharmacodynamic properties of meropenem. *Clin Infect Dis* 2008; **47** (suppl 1): S32–40.
10. van den Anker JN, *et al.* Meropenem pharmacokinetics in the newborn. *Antimicrob Agents Chemother* 2009; **53:** 3871–9.

用途和用法

美罗培南是碳青霉烯β-内酰胺类抗菌药，其作用机制和用法与亚胺培南（第272页）相似。与亚胺培南比较，它对肾脱氢肽水解酶Ⅰ更稳定，不需要与酶抑制剂如西司他丁合用。用于治疗敏感的革兰阳性菌和革兰阴性菌所致的感染，包括腹腔内感染、妇科感染、脑膜炎、呼吸道感染、皮肤及皮肤结构感染、泌尿道感染和免疫功能低下患者的感染。感染及治疗的详情，参见**抗菌药的选择**项下内容（第153页）。

美罗培南以三羟化物的形式静脉给药，但其含量以无水美罗培南表示。1.14g三羟化美罗培南相当于1g美罗培南。缓慢注射给药需3～5min以上，静脉滴注需15～30min以上；成人常用剂量为0.5～1g，每8h 1次，脑膜炎患者可增加至每8h 2g；囊性纤维化患者最高可用至每8h 2g。

肾功能损伤患者需减量，见下文。婴儿和儿童使用剂量也请参见下文。

1. Wiseman LR, *et al.* Meropenem: a review of its antibacterial activity, pharmacokinetic properties and clinical efficacy. *Drugs* 1995; **50:** 73–101.
2. Finch RG, *et al.* eds. Meropenem: focus on clinical performance. *J Antimicrob Chemother* 1995; **36** (suppl A): 1–223.
3. Hellinger WC, Brewer NS. Carbapenems and monobactams: imipenem, meropenem, and aztreonam. *Mayo Clin Proc* 1999; **74:** 420–34.
4. Hurst M, Lamb HM. Meropenem: a review of its use in patients in intensive care. *Drugs* 2000; **59:** 653–80.
5. Lowe MN, Lamb HM. Meropenem: an updated review of its use in the management of intra-abdominal infections. *Drugs* 2000; **60:** 619–46.
6. Edwards SJ, *et al.* Systematic review comparing meropenem with imipenem plus cilastatin in the treatment of severe infections. *Curr Med Res Opin* 2005; **21:** 785–94.
7. Linden P. Safety profile of meropenem: an updated review of over 6000 patients treated with meropenem. *Drug Safety* 2007; **30:** 657–68.
8. Baldwin CM, *et al.* Meropenem: a review of its use in the treatment of serious bacterial infections. *Drugs* 2008; **68:** 803–38.
9. Perrott J, *et al.* Comparing outcomes of meropenem administration strategies based on pharmacokinetic and pharmacodynamic principles: a qualitative systematic review. *Ann Pharmacother* 2010; **44:** 557–64.

儿童用法 美罗培南可以治疗敏感的革兰阳性菌和革兰阴性菌所致的感染。它的给药方式为缓慢静推3～5min以上或者静脉滴注15～30min以上。美罗培南在英国和美国均被批准可用于大于3个月龄和体重小于50kg的患儿。常用剂量是10～20mg/kg，每8h给药1次。对患有脑膜炎的患儿，剂量为40mg/kg，每8h给药1次。4～18岁的囊性纤维化患儿可用25～40mg/kg，每8h给药1次。

此外，*BNFC 2010/11* 建议小于3个月龄的婴儿给药剂量如下：

- 7天以下的新生儿：20mg/kg，每12h 1次（严重感染和脑膜炎患儿，40mg/kg，每12h 1次）；
- 7～28天的新生儿：20mg/kg，每8h 1次（严重感染和脑膜炎患儿，40mg/kg，每8h 1次）；
- 1～3个月龄的患儿：10mg/kg，每8h 1次（严重感

染患儿，20mg/kg，每 8h 1 次；脑膜炎患儿，40mg/kg，每 8h 1 次）。

在肾损伤中的用法 肾损伤患者需要减少美罗培南的静脉用量。根据肌酐清除率（CC），剂量调整如下：

- CC26～50ml/min：每 12h 给一次常用量；
- CC10～25ml/min：每 12h 给半剂用量；
- CC 小于 10ml/min：每 24h 给半剂用量；
- 血液透析患者：在透析完成后给一次常用量。

制剂

USP 33: Meropenem for Injection.

专利制剂

Arg.: Meroefectil; Merotenk; Merozen; Merpem; Zeropenem†; ***Austral.:*** Merrem; ***Austria:*** Optinem; ***Belg.:*** Meronem; ***Braz.:*** Meronem; Meroxil†; ***Canad.:*** Merrem; ***Chile:*** Acus; Meronem; ***Cz.:*** Meronem; ***Denm.:*** Meronem; ***Fin.:*** Meronem; ***Fr.:*** Meronem; ***Ger.:*** Meronem; ***Gr.:*** Meronem; Merovia; Merozan; Nemerop; Santamer; ***Hong Kong:*** Meronem; ***Hung.:*** Meronem; ***India:*** Meronem; ***Indon.:*** Lanmer; Merocef; Merofen; Meronem; Meropex; Merosan; Merotik; Ronem; Tripenem; ***Irl.:*** Meronem; ***Israel:*** Meronem; ***Ital.:*** Merrem; ***Jpn:*** Meropen; ***Malaysia:*** Meronem; ***Mex.:*** Lusantem; Merrem; ***Neth.:*** Meronem; ***Norw.:*** Meronem; ***NZ:*** Merrem; ***Philipp.:*** Meromax; Meronem; Meropen; ***Pol.:*** Meronem; ***Port.:*** Meronem; ***Rus.:*** Meronem (Меронем); Meropenabol (Меропенабол); Syronem (Сайронем); ***S.Afr.:*** Meronem; ***Singapore:*** Meronem; ***Spain:*** Meronem; ***Swed.:*** Meronem; ***Switz.:*** Meronem; ***Thai.:*** Enem; Mapenem; Meronem; Monem; Penem; Zaxter; ***Turk.:*** Meronem; Merozan; ***UK:*** Meronem; ***Ukr.:*** Meronem (Меронем); Mezonex (Мезонекс); ***USA:*** Merrem; ***Venez.:*** Meronem.

Methacycline（*BAN*，*USAN*）美他环素

Metacycline (*pINN*); GS-2876; Metaciclina; Métacycline; Metacyclinum; Metacyklin; Metasykliini. (4*S*,4a*R*,5*S*,5a*R*,6*S*,12a*S*)-4-Dimethylamino-1,4,4a,5,5a,6,11,12a-octahydro-3,5,10,12,12a-pentahydroxy-6-methylene-1,11-dioxonaphthacene-2-carboxamide; 6-Demethyl-6-deoxy-5β-hydroxy-6-methylenetetracycline.

Метациклин

$C_{22}H_{22}N_2O_8$ = 442.4.

CAS — 914-00-1.

ATC — J01AA05.

ATC Vet — QJ01AA05.

UNII — IR23517C5P.

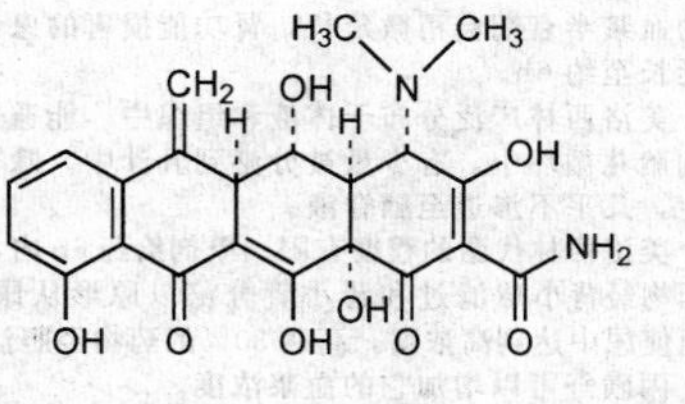

Methacycline Hydrochloride（*BANM*）盐酸美他环素

Metacycline Hydrochloride (*pINNM*); Hidrocloruro de metaciclina; Métacycline, Chlorhydrate de; Metacyclini Chloridum; Metacyclini Hydrochloridum; Metacykliny chlorowodorek; Méthylènecycline Chlorhydrate; 6-Methyleneoxytetracycline Hydrochloride.

Метациклина Гидрохлорида

$C_{22}H_{22}N_2O_8$,HCl = 478.9.

CAS — 3963-95-9.

ATC — J01AA05.

ATC Vet — QJ01AA05.

UNII — 9GJ0N7ZAP0.

Pharmacopoeias. In *Chin.*, *Pol.*, and *US.*

USP 33（Methacycline Hydrochloride） 黄色至暗黄色结晶性粉末。溶于水（1∶100），溶于乙醇（1∶300），溶于 0.1N 的氢氧化钠（1∶25）；难溶于氯仿和乙醚。相当于 1%美他环素水溶液的 pH 值为 2.0～3.0。贮藏于密闭容器中。避光。

简介

美他环素是四环素衍生物，其用途与四环素（第329页）相似。与地美环素一样，它比四环素的排泄慢，其有效血药浓度的持续时间也更长；它的血浆消除半衰期大约为 14h。

盐酸美他环素口服给药的常用剂量为每日 600mg，分 2 次服用，推荐餐前 1h 或餐后 2h 服用。

制剂

USP 33: Methacycline Hydrochloride Capsules; Methacycline Hydrochloride Oral Suspension.

专利制剂

Fr.: Lysocline; Physiomycine; ***Ital.:*** Esarondil; Rotilen; Stafilon†.

Methaniazide（*rINN*）甲磺烟肼

Isoniazid Mesylate; Isoniazid Methanesulfonate; Metaniazida; Méthaniazide; Methaniazidum. 2-Isonicotinoylhydrazinomethanesulphonic acid.

Метаниазид

$C_7H_9N_3O_4S$ = 231.2.

CAS — 13447-95-5 (methaniazide); 6059-26-3 (methaniazide calcium); 3804-89-5 (methaniazide sodium).

UNII — GN8S7ZES0F.

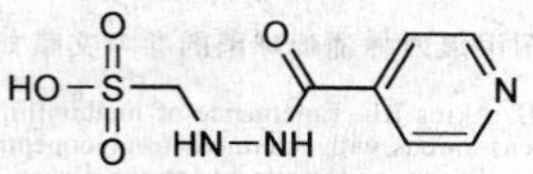

简介

甲磺烟肼是异烟肼（第273页）的衍生物。其钙盐和钠盐可口服或注射作为结核的治疗药物。

制剂

专利制剂

Austria: Neo-Tizide†; ***India:*** Erbazide†.

多组分制剂 ***India:*** Strepto-Erbazide†.

Methenamine（*rINN*）乌洛托品

Aminoform; E239; Esametilentetrammina; Esammina; Formine; Heksamin; Hexamethylenamine; Hexamine; Metenamiini; Meténamin; Metenamin; Metenamina; Metenaminas; Metenamina; Methenamin; Méthénamine; Methenaminum; Urotropine. Hexamethylenetetramine; 1,3,5,7-Tetraazatricyclo[3.3.1.1^{3,7}]decane.

Метенамин

$C_6H_{12}N_4$ = 140.2.

CAS — 100-97-0.

ATC — J01XX05.

ATC Vet — QJ01XX05.

UNII — J50OIX95QV.

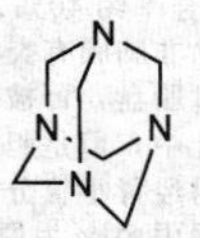

Pharmacopoeias. In *Chin.*, *Eur.* (see p.vii), and *US.*

Ph. Eur. 6.8（Methenamine） 白色或类白色结晶性粉末或无色晶体。易溶于水；溶于乙醇和二氯甲烷。避光。

USP 33（Methenamine） 无色、几乎无臭、有光泽的晶体或呈白色结晶性粉末。溶于水（1∶1.5），溶于乙醇（1∶12.5），溶于氯仿（1∶10），溶于乙醚（1∶320）。石蕊试纸监测其溶液呈碱性。

Methenamine Hippurate（*BAN*，*USAN*，*rINNM*）马尿酸乌洛托品

Heksamin Hippurat; Hexamine Hippurate; Hipurato de metenamina; Metenamin Hippurat; Méthénamine, Hippurate de; Methenamini Hippuras. Hexamethylenetetramine hippurate.

Метенамина Гиппурат

$C_6H_{12}N_4$,$C_9H_9NO_3$ = 319.4.

CAS — 5714-73-8.

ATC — J01XX05.

ATC Vet — QJ01XX05.

UNII — M329791L57.

Pharmacopoeias. In *US.*

Methenamine Mandelate（*rINNM*）扁桃酸乌洛托品

Heksamin Mandelat; Hexamine Amygdalate; Hexamine Mandelate; Mandelato de metenamina; Metenamin Mandelat; Méthénamine, Mandelate de; Methenamini Mandelas. Hexamethylenetetramine mandelate.

Метенамина Манделат

$C_6H_{12}N_4$,$C_8H_8O_3$ = 292.3.

CAS — 587-23-5.

ATC — J01XX05.

ATC Vet — QJ01XX05.

UNII — 695N30CINR.

Pharmacopoeias. In *US.*

USP 33（Methenamine Mandelate） 白色、几乎无味的结晶性粉末。易溶于水；溶于乙醇（1∶10），溶于氯仿（1∶20），溶于乙醚（1∶350）。其溶液的 pH 值约为 4。

不良反应和注意事项

乌洛托品及其盐的耐受性通常较好，但可引起胃肠道功能紊乱如恶心、呕吐和腹泻。皮疹、瘙痒也有发生，有时甚至发生超敏反应。

当长时间使用或是大剂量给药时，会产生较大量的甲醛。这会引起泌尿道尤其是膀胱的激惹和炎症，如疼痛、尿频、血尿和蛋白尿。甲醛的作用可以被碱性药物削弱，如碳酸氢钠；也可以用大量饮水减弱，但是效果较差。

肝功能损害的患者禁忌使用乌洛托品及其盐，因为它会造成胃肠道产氨增加。肾功能受损患者不禁止使用乌洛托品，但应避免用于严重肾功能受损者，因为其盐有引起扁桃酸盐和马尿酸盐结晶尿的风险。严重脱水、代谢性酸中毒和痛风患者应避免使用该类药物。

有报道称，它们会干扰尿中儿茶酚胺、17-羟皮质激素和雌激素的实验室检测。

药物相互作用

应避免使用包括一些制酸药和柠檬酸钾在内的碱化尿液的药物和利尿药如乙酰唑胺和噻嗪类利尿药（见上文），以免乌洛托品代谢成甲醛的过程受抑制。乌洛托品与磺胺类药物联用可增加结晶尿的风险，因为乌洛托品作用发挥需要尿 pH 值偏低，而此时磺胺及其代谢产物不易溶解；乌洛托品与一些磺胺药也会形成不易溶解的复合物。

抗菌作用

乌洛托品之所以有抗菌活性是由于能代谢成甲醛。甲醛为非特异性杀菌剂，它在 pH 值呈酸性时被缓慢水解释放。多数革兰阳性菌和革兰阴性菌以及真菌都对它敏感。马尿酸和扁桃酸在体外也有一些抗菌活性，但是它们在体内的抗菌作用机制除了维持尿中的低 pH 水平外尚不明确。分解尿素的微生物如变形杆菌和假单胞菌能够增加尿的 pH 值，从而抑制甲醛的释放，因此降低了乌洛托品的效用。对于这类微生物，建议联合使用强大的细菌尿素酶抑制剂醋羟胺酸。在临床应用中，没有对甲醛真正耐药的情况。

药动学

乌洛托品经胃肠道迅速吸收，机体内广泛分布。在酸性环境中，乌洛托品缓慢水解成甲醛和氨；除非作为包有肠溶衣的制剂给药，否则 10%～30%的药物在胃内转换。在生理 pH 下，乌洛托品几乎不水解，因此在体内实际上没有活性。其半衰期约 4h。乌洛托品迅速而几乎完全地从尿中清除，在酸性环境下（pH 最好低于 5.5）可以达到甲醛的杀菌浓度。但是，由于水解需要一定的时间，所以要到给药 2h 后达高峰浓度且尿液到达膀胱时才能实现。接受肠溶片的患者，其吸收和排泄都有一些延迟。

乌洛托品可以透过胎盘，有少量药物可以被分泌到乳汁中。

扁桃酸和马尿酸可以被快速吸收，以肾小球滤过和肾小管分泌的方式被排泄到尿中。

用途和用法

乌洛托品通常以马尿酸盐或扁桃酸盐的形式被用于预防和长期治疗慢性或复发性单纯的下尿路感染和无症状性菌尿。由于不会发生获得性耐药，它适合长期使用。

由于清除太快而不能发挥作用，因此乌洛托品及其盐不能用于上尿路感染或急性泌尿道感染。它只在酸性尿中释放出甲醛后有活性。尽管马尿酸和扁桃酸有助于酸化尿液，仍可使用氯化铵或抗坏血酸（维生素 C）。当分解尿素的细菌如变形杆菌和一些假单胞菌存在时，氨生成过多以至于尿液不能被酸化（见上文**抗菌作用**）。

乌洛托品或扁桃酸乌洛托品的成人常用口服剂量为 1g，每日 4 次。马尿酸乌洛托品的口服剂量为 1g，每日 2 次；插管患者的剂量可增加至每日 3 次。

儿童使用剂量见下文。

由于酸性汗液使乌洛托品释放出甲醛，故它可作为除臭剂局部使用。复方制剂中乌洛托品硫氰酸钙用于上呼吸道疾病。

1. Schiøtz HA, Guttu K. Value of urinary prophylaxis with methenamine in gynecologic surgery. *Acta Obstet Gynecol Scand* 2002; **81:** 743–6.
2. Lee BB, *et al.* Methenamine hippurate for preventing urinary tract infections. Available in The Cochrane Database of Systematic Reviews; Issue 4. Chichester: John Wiley; 2007 (accessed 11/01/08).

儿童用法 乌洛托品及其盐口服可用于预防和长期治疗儿童慢性或复发性单纯性下尿路感染和无症状性菌尿。

在美国，扁桃酸乌洛托品的常用剂量推荐如下：6岁以下儿童推荐18mg/kg，每日4次；6～12岁儿童剂量为500mg，每日4次。

在英国，6～12岁儿童推荐马尿酸乌洛托品的口服剂量为500mg，每日2次。在美国，该药最大剂量可达1g，每日2次。

制剂

USP 33: Methenamine Elixir; Methenamine Hippurate Tablets; Methenamine Mandelate Delayed-release Tablets; Methenamine Mandelate for Oral Solution; Methenamine Mandelate Oral Suspension; Methenamine Mandelate Tablets; Methenamine Tablets.

专利制剂

Austral.: Hiprex; ***Austria:*** Hiprex†; ***Belg.:*** Hiprex†; ***Canad.:*** Dehydral; Hiprex†; Mandelamine; Urasal; ***Denm.:*** Haiprex; ***Fin.:*** Hipeksal; Hiprex; ***Ger.:*** Antihydral; Urotractan†; ***Gr.:*** Amigdalin; ***Hong Kong:*** Antihydral; ***Israel:*** Hiprex; ***Mex.:*** Bioran; ***Neth.:*** Reflux; ***Norw.:*** Hiprex; ***NZ:*** Hiprex; ***Philipp.:*** Hiprex†; ***Pol.:*** Stoppot; ***Swed.:*** Hiprex; ***Switz.:*** Antihydral†; ***Turk.:*** Helpa; Hippurin; Manuprin; Neturone; Purinol; Uron; ***UK:*** Hiprex; ***USA:*** Hiprex; Mandelamine; Urex; ***Venez.:*** Mandelamine.

多组分制剂 ***Belg.:*** Carbobel; Mictasol; Mictasol-P†; ***Braz.:*** Abacateirol†; Acridin; Cystex; Sepurin; Urodonal†; ***Chile:*** Uroknop; ***Fr.:*** Mictasol†; Pedi-Relax Anti-Transpirant†; ***Hung.:*** Aknesol; Bilagit†; ***Mex.:*** Furanton†; ***Pol.:*** Dezorol; Pedipur; Urosal; ***Rus.:*** Teimurov (Теймурова); ***Turk.:*** Helmo-Blue; Helmobleu; ***USA:*** Atrosept; Cystex; Darpaz†; Dolsed†; MHP-A; MSP-Blu; Prosed/DS; Trac Tabs 2X†; UAA; Urelle; Uretron; Uridon Modified†; Urimar-T; Urimax; Urised†; Uriseptic; UriSym†; Uritact; Uro Blue; Urogesic Blue; Utac; Uticap; Utira; Utrona-C; ***Venez.:*** Azo-Mandelamine.

顺势疗法制剂 ***Fr.:*** L 8.

Meticillin Sodium (*rINNM*) 甲氧西林钠

BRL-1241; Dimethoxyphenecillin Sodium; Dimethoxyphenyl Penicillin Sodium; Methicillin Sodium (*BANM, USAN*); Meticilina sódica; Méticilline Sodique; Meticillinum Natricum; Natrii Meticillinum; SQ-16123; X-1497. Sodium (6*R*)-6-(2,6-dimethoxybenzamido)penicillanate monohydrate.

Натрий Метициллин

$C_{17}H_{19}N_2NaO_6S,H_2O = 420.4.$

CAS — 61-32-5 (meticillin); 132-92-3 (anhydrous meticillin sodium); 7246-14-2 (meticillin sodium monohydrate).

ATC — J01CF03.

ATC Vet — QJ01CF03.

UNII — AO9YF4MN30.

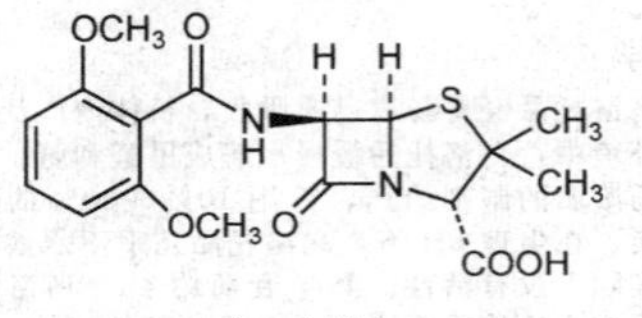

(meticillin)

配伍禁忌 据报道甲氧西林与氨基糖苷类和其他一些抗菌药不相容。与酸性和碱性药物也不相容。

不良反应和注意事项

参见**青霉素**，第203页。

甲氧西林是一种最常见的引起急性间质性肾炎的青霉素。

对肾脏的影响 参考文献如下。

1. Sanjad SA, *et al.* Nephropathy, an underestimated complication of methicillin therapy. *J Pediatr* 1974; **84:** 873–7.
2. Galpin JE, *et al.* Acute interstitial nephritis due to methicillin. *Am J Med* 1978; **65:** 756–65.

钠的含量 每克甲氧西林钠含大约2.4mmol钠。

药物相互作用

参见**青霉素**，第203页。

抗菌作用

甲氧西林与青霉素（第203页）的作用机制相似，但它对产青霉素酶的葡萄球菌也有效。有证据表明，与其他耐酶的青霉素相比，甲氧西林对葡萄球菌产生的青霉素酶更稳定。

甲氧西林对于产和不产青霉素酶的葡萄球菌都有活性，并且对化脓性链球菌（A群β-溶血性链球菌）、肺炎链球菌和一些草绿色链球菌也有效。与青霉素相比，它对青霉素敏感的葡萄球菌和链球菌的活性较弱。对粪肠球菌完全无效。

葡萄球菌对甲氧西林耐药主要是由于它表达的青霉素结合蛋白发生了改变，并不是依赖于产生青霉素酶。甲氧西林与其他青霉素之间有交叉耐药，包括耐青霉素酶的青霉素如邻氯青霉素、双氯西林、氟氯西林、萘夫西林、苯唑西林以及头孢菌素。耐甲氧西林葡萄球菌常常也对其他的一些抗菌药耐药，包括氨基糖苷类抗生素、氯霉素、环丙沙星、克林霉素、红霉素和四环素。这些药物的耐药频率大不相同。现在不仅发现了地方性（局限于一家医院）耐甲氧西林金黄色葡萄球菌（MRSA）菌株，而且还发现了流行性的（影响多家医院）菌株；MRSA的感染对医院是个挑战。也发现了社区获得性MRSA菌株，但与医院获得性菌株相比，该菌株对许多抗菌药更敏感。

关于凝固酶阴性葡萄球菌的研究较少，但表皮葡萄球菌对甲氧西林耐药模式与MRSA相似，耐药频率更高。

关于耐甲氧西林葡萄球菌的详细情况和感染的处理，参见**葡萄球菌感染**项下内容，第185页。

耐药性 耐甲氧西林葡萄球菌的参考文献如下。

1. Rybak MJ, Akins RL. Emergence of methicillin-resistant Staphylococcus aureus with intermediate glycopeptide resistance: clinical significance and treatment options. *Drugs* 2001; **61:** 1–7.
2. Stapleton PD, Taylor PW. Methicillin resistance in Staphylococcus aureus: mechanisms and modulation. *Sci Prog* 2002; **85:** 57–72.
3. Berger-Bächi B, Rohrer S. Factors influencing methicillin resistance in staphylococci. *Arch Microbiol* 2002; **178:** 165–71.
4. Eady EA, Cove JH. Staphylococcal resistance revisited: community-acquired methicillin resistant Staphylococcus aureus—an emerging problem for the management of skin and soft tissue infections. *Curr Opin Infect Dis* 2003; **16:** 103–24.
5. Boyce JM, *et al.* Meticillin-resistant Staphylococcus aureus. *Lancet Infect Dis* 2005; **5:** 653–63.
6. Martins A, Cunha M de LRS. Methicillin resistance in Staphylococcus aureus and coagulase-negative staphylococci: epidemiological and molecular aspects. *Microbiol Immunol* 2007; **51:** 787–95.
7. Millar BC, *et al.* Proposed definitions of community-associated meticillin-resistant Staphylococcus aureus (CA-MRSA). *J Hosp Infect* 2007; **67:** 109–13.
8. Boucher HW, Corey GR. Epidemiology of methicillin-resistant Staphylococcus aureus. *Clin Infect Dis* 2008; **46** (suppl 5): S344–S349.
9. Deurenberg RH, Stobberingh EE. The molecular evolution of hospital- and community-associated methicillin-resistant Staphylococcus aureus. *Curr Mol Med* 2009; **9:** 100–15.

药动学

甲氧西林会被胃酸灭活，需要注射给药。肌内注射后0.5～1h内可达血浆峰浓度；给药1g后浓度可达18μg/ml。半衰期0.5～1h，肾功能损害患者可延长至3～6h。血浆蛋白结合率约40%。甲氧西林广泛分布于体液和组织中，但除非脑膜有炎症，否则几乎不能渗透到脑脊液中。能透过胎盘，可被分泌到乳汁中。尽管只有少量被分泌到胆汁中，但是胆汁中的药物浓度比血浆浓度高。大部分药物经肾小管分泌和肾小球滤过被快速清除；注射给药后尿中80%为原形药物。

丙磺舒可以增加甲氧西林的血浆浓度。囊性纤维化患者血浆浓度会降低。

用途和用法

甲氧西林是耐青霉素酶的青霉素，与氟氯西林（第263页）相似，用于治疗对青霉素耐药的葡萄球菌感染。药物口服后无活性，需以钠盐形式注射给药。

Mezlocillin (*BAN, USAN, rINN*) 美洛西林

Metslosilliini; Mezlocilina; Mezlocilline; Mezlocillinum. 6-[*N*-(3-Methylsulfonyl-2-oxoimidazolidin-1-ylcarbonyl)-D-phenylglycylamino]penicillanic acid.

Мезлоциллин

$C_{21}H_{25}N_5O_8S_2 = 539.6.$

CAS — 51481-65-3.

ATC — J01CA10.

ATC Vet — QJ01CA10.

UNII — OH2O403D1G.

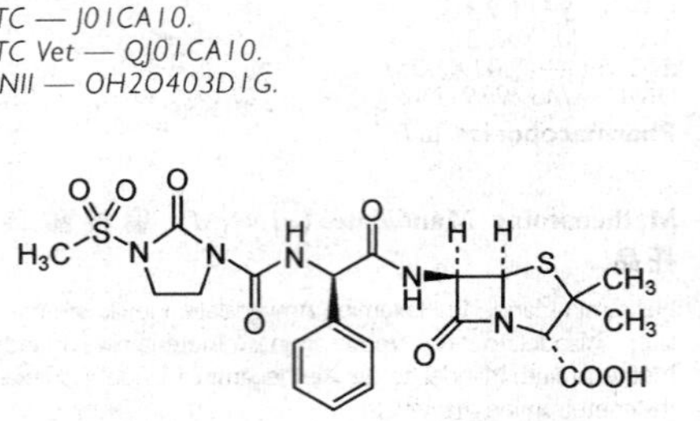

Mezlocillin Sodium (*BANM, rINNM*) 美洛西林钠

Bay-f-1353; Mezlocilina sódica; Mezlocilline Sodique; Natrii Mezlocillinum. Sodium (6*R*)-6-[D-2-(3-mesyl-2-oxoimidazolidine-1-carboxamido)-2-phenylacetamido]penicillanate monohydrate.

Натрий Мезлоциллин

$C_{21}H_{24}N_5NaO_8S_2,H_2O = 579.6.$

CAS — 42057-22-7 (anhydrous mezlocillin sodium); 80495-46-1 (mezlocillin sodium monohydrate).

ATC — J01CA10.

ATC Vet — QJ01CA10.

UNII — 3CWW8B5904 (mezlocillin sodium monohydrate); RX227TP94U (mezlocillin sodium).

Pharmacopoeias. In *US.*

USP 33 (Mezlocillin Sodium) 白色至浅黄色的结晶性粉末。易溶于水。10%水溶液的pH值为4.5～8.0。贮藏于密闭容器中。

配伍禁忌 据报道，美洛西林钠与氨基糖苷类、环丙沙星、甲硝唑和四环素类抗菌药不相容。

不良反应和注意事项

参见**羧苄西林钠**，第206页。

与羧苄西林相比，其出血时间延长的发生率较低、严重程度较轻。

钠的含量 每克美洛西林钠含有约1.7mmol钠。由于美洛西林钠的钠含量比羧苄西林钠低，所以高钠血症和低钾血症的发生率较低。

药物相互作用

参见**青霉素**，第203页。

抗菌药 美洛西林对头孢噻肟清除率的影响，参见第217页。

神经肌肉阻滞药 据报道，美洛西林和其他脲基青霉素能够延长竞争性肌松药如维库溴铵（见**阿曲库铵**，第1813页）的作用。

抗菌作用

美洛西林的抗菌作用机制与哌拉西林（第299页）相似。与阿洛西林和哌拉西林比较，它抗铜绿假单胞菌的作用较弱。

药动学

美洛西林不经过胃肠道吸收。肌内注射吸收很好，单剂给药1g后45～90min即达到血浆峰浓度15～25μg/ml。据报道，其药动学为非线性剂量依赖型。血浆蛋白结合率为16%～42%。血浆半衰期约1h；新生儿的血浆半衰期会稍微延长，肾功能损害的患者半衰期会延长至约6h。

美洛西林广泛分布于体液和组织中。能透过胎盘分布到胎儿循环中，有少量被分泌到乳汁中。除非脑膜有炎症，几乎不渗透至脑脊液。

美洛西林代谢的程度有限。单剂给药6h内，约55%的药物经肾小球滤过和肾小管分泌以原形从尿中清除，从而使尿中达到高浓度。高达30%的药物经胆汁清除。

丙磺舒可以增加它的血浆浓度。

血液透析可以清除美洛西林，腹膜透析可以部分清除美洛西林。

用途和用法

美洛西林是一种脲基青霉素，用法与哌拉西林（第300页）相似。它通常与一种氨基糖苷类抗菌药联合使用；但由于两者有配伍禁忌，因此应分开给药。

美洛西林以钠盐形式注射给药。剂量以相当于美洛西林的量表示；1.07g美洛西林钠相当于1g美洛西林。肾损害患者给药剂量需减少。给药方式可采取缓慢注射3～5min以上，静脉滴注30min以上，或者深部肌内注射。肌内注射单剂给药不应超过2g。

治疗严重感染时，静脉每日给药200～300mg/kg，分次给药。治疗危及生命的感染时，每日最高给药350mg/kg，但是通常一日总量最高不应超过24g。治疗单纯性尿路感染时，每6h肌内或静脉给药1次，每次1.5～2g。

治疗单纯性淋病时可以单次给药，肌内或静脉给美洛西林1～2g。注射给药时或者给药前30min可同时口服1g丙磺舒。

预防手术感染，术前静脉给美洛西林4g，之后每隔6h再给药2次。

制剂

USP 33: Mezlocillin for Injection.

专利制剂

Austria: Baypen; ***Fr.:*** Baypen; ***Ger.:*** Baypen; ***Ital.:*** Baypen.

Micronomicin Sulfate (*pINNM*) 硫酸小诺霉素

Gentamicin C_{2B} Sulphate; KW-1062 (micronomicin); 6′*N*-Methylgentamicin C_{1A} Sulphate; Micronomicin Sulphate; Micronomicine, Sulfate de; Micronomicini Sulfas; Sagamicin Sulphate; Sulfato de micronomicina. *O*-2-Amino-2,3,4,6-tetradeoxy-6-(methylamino)-α-D-*erythro*-hexopyranosyl-(1→4)-*O*-[3-deoxy-4-*C*-methyl-3-(methylamino)-β-L-arabinopyranosyl-(1→6)]-2-deoxy-D-streptamine hemipentasulphate.

Микрономицина Сульфат

$(C_{20}H_{41}N_5O_7)_2,5H_2SO_4$ = 1417.5.
CAS — 52093-21-7 (micronomicin).
ATC — S01AA22.
ATC Vet — QS01AA22.

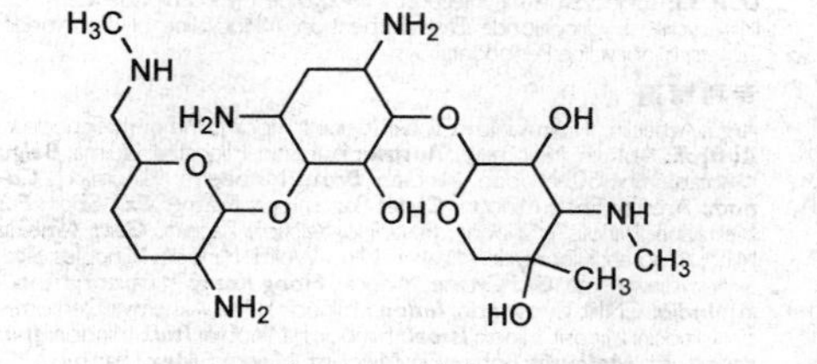

(micronomicin)

Pharmacopoeias. In *Chin.* and *Jpn*.

简介

小诺霉素是一种氨基糖苷类抗菌药，特性与庆大霉素（第267页）相似。以硫酸盐形式给药，含量以小诺霉素来表示：183mg 硫酸小诺霉素相当于 120mg 小诺霉素。肌内注射或者静脉滴注 30min～1h 以上，每日给药 120～240mg，分成 2～3 次给药。应根据监测的血清小诺霉素浓度调整给药剂量。治疗眼部感染时，也可以用浓度为 0.3% 滴眼液或软膏局部使用。

制剂

专利制剂

Ital.: Luxomicina; ***Jpn:*** Sagamicin; ***Mon.:*** Microphta†; ***Singapore:*** Sagamicin.

Midecamycin (*rINN*) 麦迪霉素

Midecamicina; Midecamycin A_1; Midécamycine; Midecamycinum; Mydecamycin. 7-(Formylmethyl)-4,10-dihydroxy-5-methoxy-9,16,-dimethyl-2-oxo-oxacyclohexadeca-11,13-dien-6-yl 3,6-dideoxy-4-*O*-(2,6-dideoxy-3-*C*-methyl-α-L-*ribo*-hexopyranosyl)-3-(dimethylamino)-β-D-glucopyranoside 4′,4″-dipropionate.

Мидекамицин

$C_{41}H_{67}NO_{15}$ = 814.0.
CAS — 35457-80-8.
ATC — J01FA03.
ATC Vet — QJ01FA03.

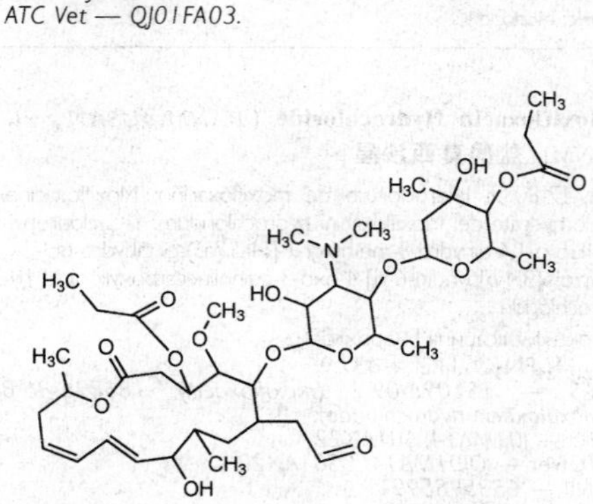

Pharmacopoeias. In *Jpn*.

Midecamycin Acetate (*rINNM*) 醋酸麦迪霉素

Acecamycin; Acetato de midecamicina; Midecamycin Diacetate; Midécamycine, Acétate de; Midecamycini Acetas; Miocamycin; Miokamycin; MOM; Ponsinomycin; 1532-RB. 9,3″-Diacetylmidecamycin; Leucomycin V 3^B, 9-diacetate $3,4^B$-dipropanoate.

Мидекамицина Ацетат

$C_{45}H_{71}NO_{17}$ = 898.0.
CAS — 55881-07-7.
ATC — J01FA11.
ATC Vet — QJ01FA11.

Pharmacopoeias. In *Jpn*.

简介

麦迪霉素是从 *Streptomyces mycarofaciens* 得到的一种大环内酯类抗菌药，其作用机制和用法与红霉素（第256页）相似，但作用较弱。以醋酸盐形式口服给药以治疗敏感菌感染，每日 0.9～1.8g，分 2～3 次给药。也可以基质的形式给药。

制剂

专利制剂

Belg.: Merced; ***Fr.:*** Mosil; ***Gr.:*** Miocacin; Miocamen; ***Hong Kong:*** Medemycin; ***Ital.:*** Macroral; Midecin; Miocamen; Miokacin; ***Jpn:*** Medemycin; Miocamycin; ***Port.:*** Miocacin; ***Rus.:*** Macropen (Макропен); ***Spain:*** Momicine; Myoxam; Normicina†; ***Thai.:*** Miotin; ***Ukr.:*** Macropen (Макропен).

Minocycline (*BAN*, *USAN*, *rINN*) 米诺环素

inociclina; Minocyclinum; Minocyklin; Minosiklin; Minosykliini. S,4aS,5aR,12aS)4,7-Bis(dimethylamino)-1,4,4a,5,5a,6,11,12a-tahydro-3,10,12,12a-tetrahydroxy-1,11-dioxonaphthacene-2-rboxamide; 6-Demethyl-6-deoxy-7-dimethylaminotetracyne.

иноциклин

$_{23}H_{27}N_3O_7$ = 457.5.
AS — 10118-90-8;.
C — A01AB23; J01AA08.
C Vet — QA01AB23; QJ01AA08.
VII — FYY3R43WGO.

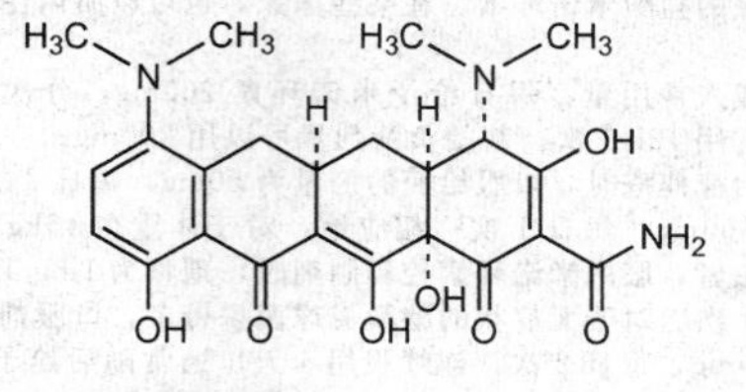

Minocycline Hydrochloride (*BANM*, *rINNM*) 盐酸米诺环素

Hidrocloruro de minociclina; Minociklin-hidroklorid; Minociklino hidrochloridas; Minocycline, chlorhydrate de; Minocyclini hydrochloridum; Minocyklin-hydrochlorid; Minocyklinhydroklorid; Minocykliny chlorowodorek; Minosykliinihydrokloridi.

Миноциклина Гидрохлорид

$C_{23}H_{27}N_3O_7,HCl$ = 493.9.
CAS — 13614-98-7.
ATC — A01AB23; J01AA08.
ATC Vet — QA01AB23; QJ01AA08.
UNII — 0020414E5U.

Pharmacopoeias. In *Eur.* (see p.vii), *Jpn*, and *US*.

Ph. Eur. 6.8（Minocycline Hydrochloride） 黄色、潮湿的结晶性粉末。略溶于水；微溶于乙醇。可溶解于碱性的氢氧化物溶液和碳酸盐溶液。1% 水溶液的 pH 值为 3.5～4.5。贮藏于密闭容器中。避光。

USP 33（Minocycline Hydrochloride） 黄色结晶性粉末。略溶于水；微溶于乙醇；不溶于氯仿和乙醚、可溶于碱性的氢氧化物溶液和碳酸盐溶液。含有相当于 1% 米诺环素水溶液的 pH 值为 3.5～4.5。贮藏于密闭容器中。避光。

配伍禁忌 盐酸米诺环素制剂呈酸性，因而与碱性制剂或者与在低 pH 值环境下不稳定的药物不相容。

不良反应和注意事项

参见**四环素**，第329页。

与吸收较差的四环素相比，米诺环素引起胃肠道功能紊乱的发生率较低。

如果没有用足够的水送服胶囊或片剂，或者是卧位服用，都会发生食管溃疡；米诺环素应在睡前、直立体位时用至少半杯水送服。

与米诺环素相关的前庭不良反应包括头晕和眩晕，尤多见于女性。一旦发生，应建议患者不要驾驶和操作机械。耳鸣和听力下降较少见。

米诺环素也可引起一些严重的不良反应，包括超敏反应综合征（表现为嗜酸性粒细胞增多、发热、皮疹和其他症状）、狼疮样综合征和血清病样综合征（均表现为关节痛、发热、关节僵硬或关节肿，还有其他症状）。

米诺环素也可能引起皮肤色素沉着（见下文）。

与许多四环素类药物不同，米诺环素不会在肾功能受损患者的体内蓄积，但常规剂量会使血药浓度升高进而可能产生肝毒性；因此，有必要减少药物剂量并监测肾功能，尤其是对肾功能严重受损的患者更应如此。

BNF 59 建议，如果米诺环素的疗程超过 6 个月，患者需每 3 个月监测肝毒性、色素沉积和系统性红斑狼疮。

不良反应发生率 已经报道了几例使用米诺环素治疗痤疮的患者发生的严重并发症，包括血清病样疾病[1,2]、红斑狼疮[3]和肝炎[3,4]。这些病例可能反映了这个药物被广泛使用，这种不良反应发生的真实频率很难统计[5]。一项 700 名患者使用米诺环素治疗痤疮的研究显示不良反应发生率为 13.6%，多数为良性[6]。最常见者胃肠道功能紊乱和前庭功能紊乱，发生率为 2%，色素沉着的发生率最高为 4%。

另一问题是评价与痤疮治疗中使用的其他常用抗菌药如四环素和红霉素相关的严重不良反应。一项系统性综述[7]显示，米诺环素的不良反应发生率高于多西环素。一项有关英国人口数据的回顾性分析[8]表明，米诺环素能够增加药源性红斑狼疮的风险；而其他四环素则无此风险。其他系统性综述[9,10]表明，由于没有证据表明米诺环素比其他四环素或常用治疗方法对痤疮更有效，因此它不能作为治疗痤疮的一线口服四环素；严重不良反应更进一步限制了它的应用[10]。

1. Knowles SR, *et al.* Serious adverse reactions induced by minocycline: report of 13 patients and review of the literature. *Arch Dermatol* 1996; **132:** 934–9.
2. Harel L, *et al.* Serum-sickness-like reaction associated with minocycline therapy in adolescents. *Ann Pharmacother* 1996; **30:** 481–3.
3. Gough A, *et al.* Minocycline induced autoimmune hepatitis and systemic lupus erythematosus-like syndrome. *BMJ* 1996; **312:** 169–72.
4. Australian Adverse Drug Reactions Advisory Committee (ADRAC). Minocycline and the liver, the CNS, the skin. *Aust Adverse Drug React Bull* 1996; **15:** 14. Also available at: http://www.tga.gov.au/adr/aadrb/aadr9611.htm (accessed 11/08/08)
5. Seukeran DC, *et al.* Benefit-risk assessment of acne therapies. *Lancet* 1997; **349:** 1251–2.
6. Goulden V, *et al.* Safety of long-term high-dose minocycline in the treatment of acne. *Br J Dermatol* 1996; **134:** 693–5.
7. Smith K, Leyden JJ. Safety of doxycycline and minocycline: a systematic review. *Clin Ther* 2005; **27:** 1329–42.
8. Margolis DJ, *et al.* Association or lack of association between tetracycline class antibiotics used for acne vulgaris and lupus erythematosus. *Br J Dermatol* 2007; **157:** 540–6.
9. Garner SE, *et al.* Minocycline for acne vulgaris: efficacy and safety. Available in The Cochrane Database of Systematic Reviews; Issue 1. Chichester: John Wiley; 2003 (accessed 16/05/05).
10. McManus P, Iheanacho I. Don't use minocycline as first line oral antibiotic in acne. *BMJ* 2007; **334:** 154.

对颅内压的影响 米诺环素与良性颅内高压有关；更多细节参见**四环素**，第329页。

对肝脏的影响 一项有关 65 例公开发表的个案报道的系统评价[1]介绍了使用米诺环素治疗痤疮而引起的肝炎或肝损害，包括 4 例死亡病例，也公布了 WHO 主持的研究数据，在 493 例不良反应中 393 例有肝损害，而米诺环素的适应证非常广泛。

在公开发表的 65 例个案中，女性 38 例，40 岁以下的患者 61 例。这些病例分为以下两种类型：

- 16 例患者表现为超敏反应，急性发作者通常在起始治疗 1 个月内发生，有时表现为嗜酸性粒细胞增多症和剥脱性皮炎；
- 29 例肝炎患者（其中女性 20 例）表现为自身免疫性肝炎，在治疗 1 年及 1 年以上发生，有时表现为狼疮样症状。
- 剩余 20 例无法归入上述类型。

WHO 资料描述的 393 例患者发生了 22 种不同类型的肝脏不良反应，大致被分成 4 类：

- 肝功能障碍（见于 32% 患者）；
- 肝炎（26%）；
- 肝功能实验室检查异常（24%）；
- 高胆红素血症或黄疸（14%）。

除此而外，还有几例其他不良反应，包括 11 例肝损害或坏死和 7 例脂肪肝。几乎没有性别差异。在 393 例患者中，14 例有狼疮样症状。据报道，有肝脏不良反应的患者不到一半，但至少有 3 例死亡。

尽管有上述研究结果[1]，作者称并没有关于使用米诺环素患者的绝对或相对危险度的明确数据，用药期间进行监测是否有意义尚无定论。有必要对接受米诺环素治疗与否的患者进行肝炎发生率的比较性研究。

1. Lawrenson RA, *et al.* Liver damage associated with minocycline use in acne: a systematic review of the published literature and pharmacovigilance data. *Drug Safety* 2000; **23:** 333–49.

对肺的影响 米诺环素可造成过敏性肺炎（以肺浸润和嗜酸细胞增多为特征）[1～6]。在多数病例中，停用米诺环素后肺炎可治愈，部分病例则需要采用激素疗法；然而，未代谢掉的米诺环素也可能造成肺损伤。有 1 例急性呼吸衰竭并需要机械通气的报道[6]。

1. Guillon J-M, *et al.* Minocycline-induced cell-mediated hypersensitivity pneumonitis. *Ann Intern Med* 1992; **117:** 476–81.
2. Bridges AJ. Minocycline-induced pneumonia. *Ann Intern Med* 1993; **118:** 749–50.
3. Sigmann P. Minocycline-induced pneumonia. *Ann Intern Med* 1993; **118:** 750.

4. Sitbon O, *et al.* Minocycline pneumonitis and eosinophilia: a report on 8 patients. *Arch Intern Med* 1994; **154:** 1633–40.
5. Dykhuizen RS, *et al.* Minocycline and pulmonary eosinophilia. *BMJ* 1995; **310:** 1520–1.
6. Oddo M, *et al.* Relapsing acute respiratory failure induced by minocycline. *Chest* 2003; **123:** 2146–8.

色素过度沉着 接受米诺环素治疗的患者发生皮肤和组织色素的沉着[1~4]。皮肤色素的沉着分如下三种[1]：在炎症和瘢痕形成区域出现蓝黑色斑点，可能是由于米诺环素在巨噬细胞内的铁螯合物所致；米诺环素的一种分解产物能够造成蓝灰色斑点的形成或色素沉着；接受阳光照射的皮肤由于黑色素的沉着会出现浅灰棕色的斑点（“黑皮肤综合征”）(muddy skin syndrome)。总而言之，色素沉着是由于长时间使用米诺环素，累积剂量超过 100g 所造成的；然而，皮肤或口腔黏膜色素沉着也可能发生，并与剂量和疗程无关[2]。实际上，也有短期（3～28 天）使用米诺环素后出现皮肤色素沉着的报道[3]。停药后，皮肤和口腔黏膜的色素沉着通常能够缓慢恢复，但这种恢复可能是不完全的；其他部位的色素沉着通常是永久性的。

1. Basler RSW. Minocycline-related hyperpigmentation. *Arch Dermatol* 1985; **121:** 606–8.
2. Eisen D, Hakim MD. Minocycline-induced pigmentation: incidence, prevention and management. *Drug Safety* 1998; **18:** 431–40.
3. Nakamura S, *et al.* Acute pigmentation due to minocycline therapy in atopic dermatitis. *Br J Dermatol* 2003; **148:** 1073–4.
4. Geria AN, *et al.* Minocycline-induced skin pigmentation: an update. *Acta Dermatovenerol Croat* 2009; **17:** 123–6.

米诺环素诱导的自身免疫 米诺环素一些罕见的不良反应，如药物性狼疮、自身免疫性肝炎、血清病和结节性脉管炎，伴有或不伴有抗核抗体或自身抗体的产生，可能均与米诺环素诱导的自身免疫（MIA）过程相关。患者通常表现为全身症状，如发热、乏力、食欲缺乏、皮疹、关节痛、肌痛和自身免疫性肝炎；大多数病例发生于年轻女性用其治疗粉刺[1,2]。

在一项对 27 名具有 MIA 的儿童（其中女孩 19 名）的研究[2]中，有 14 名儿童停用米诺环素后症状迅速缓解，另外 6 名儿童在 12 个月内症状也得到缓解，然而，另有 7 名儿童在 13～48 个月后仍然患有慢性自身免疫性疾病。所有具有慢性疾病的患者均患有关节炎，并需要长期使用免疫抑制药。疗程和累积剂量与临床疗效无关。

一项更早的调查，研究了从 1966 年到 1998 年 4 月间长期（4～120 个月）使用米诺环素后引起超过 60 例系统性红斑狼疮和 24 例自身免疫性肝炎的病例[3]。其中重点研究了 13 名自身免疫失调的患者（10 名为女性），所有患者的症状包括多发性关节痛、多发性关节炎、肝酶值升高和抗核抗体阳性；有 10 名患者表现为全身症状。4 名患者接受了皮质激素的治疗，可单独使用或联用羟化氯喹和（或）咪唑硫嘌呤，症状明显改善，实验室结果表明停用米诺环素后，患者明显恢复正常[3]。

1. Moore TL. Autoimmunity and minocycline. *J Pediatr* 2008; **153:** 303–4.
2. El-Hallak M, *et al.* Chronic minocycline-induced autoimmunity in children. *J Pediatr* 2008; **153:** 314–9.
3. Angulo JM, *et al.* Coexistent minocycline-induced systemic lupus erythematosus and autoimmune hepatitis. *Semin Arthritis Rheum* 1998; **28:** 187–92.

药物相互作用

参见**四环素**，第330页。

与四环素相比，米诺环素与钙离子结合的亲和力较低。因此它的吸收较少受到牛奶和食物的影响，但仍然要受含钙抑酸药和二价、三价阳离子如铝、铋、铁、镁和锌的影响。

抗菌作用

米诺环素的抗菌谱及作用机制与四环素（第330页）相似，但它对许多菌种的抗菌活性更强，包括金黄色葡萄球菌、链球菌、脑膜炎奈瑟菌、各种肠球菌、不动杆菌、拟杆菌、嗜血杆菌、奴卡放线菌和包括麻风杆菌在内的一些分枝杆菌。

米诺环素与其他四环素类药物之间存在部分交叉耐药，但对其他药物耐药的一些菌株仍然对米诺环素敏感，归因于它对细胞壁穿透能力较好。

药动学

关于四环素类药物的药动学概况参见**四环素**（第330页）。

米诺环素经胃肠道迅速吸收，不受食物或中等量牛奶的明显影响。口服给药 200mg 后维持每 12h 给药 100mg，能使血浆浓度达到 2～4μg/ml。它比多西环素和其他四环素药物的脂溶性更好，广泛分布于机体组织和体液，能在肝胆系统、肺、窦腔和扁桃体、泪液、唾液和痰液中达到高浓度。渗透至脑脊液的能力较差，但与多西环素相比，脑脊液浓度与血药浓度的比值较高。能透过胎盘，并被分泌到乳汁中。血浆蛋白结合率约 75%。肾脏清除率低，5%～10%经尿液排泄，高达 34%的药物经粪便排泄。但与大多数四环素类药物不同，它部分在肝脏代谢，主要生成 9-羟米诺环素。血浆半衰期 11～26h，肾功能损害者血浆半衰期是否延长有所不同，且有药物蓄积的风险；肝损害不会导致药物体内蓄积。血液透析或腹膜透析几乎不能清除米诺环素。

1. Saivin S, Houin G. Clinical pharmacokinetics of doxycycline and minocycline. *Clin Pharmacokinet* 1988; **15:** 355–66.

用途和用法

米诺环素是一种四环素衍生物，其用法与四环素（第330页）相似。同时也是治疗麻风（第168页）的联合用药方案中的一种组分，也用于预防脑膜炎球菌感染并消除携带者的病原携带状态，由于它引起前庭功能紊乱的发生率较高，故不能用于治疗脑膜炎球菌感染。

米诺环素通常以盐酸盐形式口服给药。含量以米诺环素碱基量表示。108mg 盐酸米诺环素相当于 100mg 米诺环素。应在患者睡觉以前、直立位时用大量水送服米诺环素胶囊和片剂。

不适宜口服给药的患者，应缓慢静脉滴注相当于口服剂量的盐酸米诺环素。在某些国家，也可以肌内注射给药。

成人常用量：每日给予米诺环素 200mg，分次给药，常用 12h 1 次。起始负荷剂量可以用 200mg。

治疗痤疮时，口服给药的剂量为 50mg，每日 2 次，或者 100mg，每日 1 次；相应地，对于体重在 45kg 以上的患者，服用米诺环素控释制剂时，剂量为 1mg/kg，每日 1 次。对于无症状的脑膜炎球菌携带者，口服剂量为 100mg，每日 2 次，连续服用 5 天，通常随后给予 1 个疗程的利福平。

治疗多菌型麻风，WHO 推荐的联合用药方案为：每日口服米诺环素 100mg，与氯法齐明、氧氟沙星同服；或者每月给予 100mg，与利福平、氧氟沙星同服。治疗单一位置的少菌型麻风病，WHO 推荐的方案为：单剂量米诺环素 100mg，与利福平和氧氟沙星同服。

儿童和青少年用量详见下文。

肾损伤患者的用药剂量见下文。

对牙周炎（第 171 页）患者，可将一种眼下的盐酸米诺环素控释凝胶插入牙周袋，作为根面平整术的补充治疗。每一凝胶包含 1mg 米诺环素，使用剂量取决于牙周袋的大小、形状和数量。2%的米诺环素凝胶用于治疗牙周感染。

儿童用法 对于儿童，必须考虑米诺环素对牙齿的影响；只有绝对必需时，儿童才可使用四环素。在英国，米诺环素被注册用于 12 岁及以上的儿童，使用剂量与成人一致（见上文）。然而，在美国，米诺环素可用于 8 岁以上的儿童，初始剂量为 4mg/kg，随后每 12h 给药 2mg/kg。

在肾损伤中的用法 美国注册药品信息声明，肾功能受损患者使用米诺环素后，其药动学特征尚未完全研究清楚，因此推荐上述患者在使用米诺环素时，24h 内的用量不超过 200mg。

哮喘 米诺环素用于治疗哮喘的参考文献见**四环素**，第330页。

肌肉骨骼及关节疾病 米诺环素用于治疗类风湿关节炎的参考文献见**四环素**，第331页。

神经保护作用 研究表明，米诺环素在动物模型中对脑卒中（第1143页）、大脑和脊髓损伤、神经退行性疾病如 Huntington 舞蹈病（第926页）、多发性硬化（第858页）、帕金森病（第763页）和肌萎缩性脊髓侧索硬化症（ALS，一种运动神经元疾病，第2321页）有神经保护作用；然而，目前还不清楚它是否能产生临床疗效。对一些 **Huntington 舞蹈病**患者的临床研究表明，米诺环素能很好耐受[1]并具有神经保护作用[2]。类似的一项对 152 名急性缺血性脑卒中患者的开放性研究[3]表明，在急性期使用米诺环素能够提高治疗效果。然而，一项对 412 名 **ALS** 患者的随机研究[4]表明，逐渐增加米诺环素的给药剂量（每日最大剂量可达 400 mg），连续服用 9 个月后，却表现出有害作用。米诺环素也可以作为精神分裂症（第 928 页）的辅助用药[5]。

1. Huntington Study Group. Minocycline safety and tolerability in Huntington disease. *Neurology* 2004; **63:** 547–9.
2. Bonelli RM, *et al.* Neuroprotection in Huntington's disease: a 2-year study on minocycline. *Int Clin Psychopharmacol* 2004; **19:** 337–42.
3. Lampl Y, *et al.* Minocycline treatment in acute stroke: an open-label, evaluator-blinded study. *Neurology* 2007; **69:** 1404–10.
4. Gordon PH, *et al.* Efficacy of minocycline in patients with amyotrophic lateral sclerosis: a phase III randomised trial. *Lancet Neurol* 2007; **6:** 1045–53.
5. Miyaoka T. Clinical potential of minocycline for schizophrenia. *CNS Neurol Disord Drug Targets* 2008; **7:** 376–81.

皮肤病 米诺环素用于治疗不同皮肤病的参考文献见**四环素**，第331页。

制剂

BP 2010: Minocycline Tablets; Prolonged-release Minocycline Capsules;
USP 33: Minocycline for Injection; Minocycline Hydrochloride Capsules; Minocycline Hydrochloride Oral Suspension; Minocycline Hydrochloride Tablets; Minocycline Periodontal System.

专利制剂

Arg.: Acneclin; Asolmicina†; Clinax; Meibi; Minocin†; Pimple†; Seboclear; ***Austral.:*** Akamin; Minomycin; ***Austria:*** Auramin; Minostad; Udima; ***Belg.:*** Klinotab; Mino-50; Minocin; Minotab; ***Braz.:*** Minoderm; Minomax†; ***Canad.:*** Arestin; Enca; Minocin; ***Chile:*** Bagomicina; Pracne; ***Cz.:*** Skid†; ***Fr.:*** Mestacine; Minolis; Mynocine; Parocline; Yelnac†; Zacnan; ***Ger.:*** Aknefug Mino; Aknosan; Klinomycin; Minakne; Mino-Wolff†; Minoclir; Minoplus; Skid; Skinocyclin; Udima; ***Gr.:*** Cycline; Minocin; ***Hong Kong:*** Minaxen†; Minocin†; ***India:*** CNN; Cynomycin; ***Indon.:*** Minocin†; ***Irl.:*** Aknemin; Dentomycin; Minocin; Minosil; Minox; ***Israel:*** Minocin†; Minoclin; ***Ital.:*** Minocin; ***Jpn:*** Periocline†; ***Malaysia:*** Borymycin; Minocin†; Minoclin; ***Mex.:*** Banimed; Micromycin; Minocin; Ranmino; ***Neth.:*** Aknemin; Minocin; Minotab; Peritrol; ***NZ:*** Minomycin; Minotabs; ***Philipp.:*** Minocin; ***Port.:*** Arestin; Cipancin; Minocin; Minotrex; ***S.Afr.:*** Cyclimycin; Minotabs; Triomin†; ***Singapore:*** Borymycin; Minocin; ***Spain:*** Minocin; ***Switz.:*** Aknin-N; Aknoral; Minac 50; Minocin; ***UK:*** Aknemin; Dentomycin; Minocin; Sebomin; Sebren; ***USA:*** Arestin; Cleeravue-M; Dynacin; Minocin; Myrac; Solodyn; ***Venez.:*** Minocin†.

Morinamide (*pINN*) 吗啉米特

Morinamida; Morinamidum; Morphazinamide. *N*-Morpholinomethylpyrazine-2-carboxamide.

Моринамид

$C_{10}H_{14}N_4O_2$ = 222.2.
CAS — 952-54-5.
ATC — J04AK04.
ATC Vet — QJ04AK04.
UNII — 8CFL28PA3W.

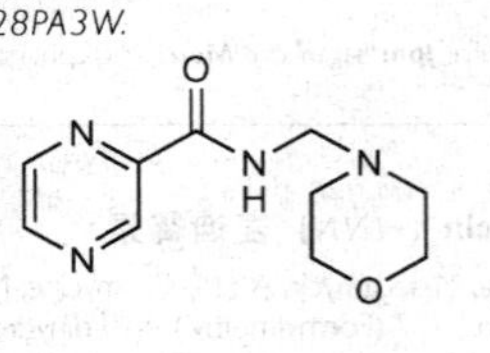

简介

吗啉米特是一种治疗结核病的抗分枝杆菌药，以盐酸盐形式给药。

制剂

专利制剂

Turk.: Morfozid.

Moxifloxacin Hydrochloride (*BANM*, *USAN*, *rINNM*) 盐酸莫西沙星

Bay-12-8039; Hidrocloruro de moxifloxacino; Moxifloxacine, chlorhydrate de; Moxifloxacini hydrochloridum. 1-Cyclopropyl-6-fluoro-1,4-dihydro-8-methoxy-7-[(4a*S*,7a*S*)-octahydro-6*H*-pyrrolo[3,4-*b*]pyridin-6-yl]-4-oxo-3-quinolinecarboxylic acid hydrochloride.

Моксифлоксацина Гидрохлорид

$C_{21}H_{24}FN_3O_4$,HCl = 437.9.
CAS — 151096-09-2 (moxifloxacin); 186826-86-8 (moxifloxacin hydrochloride).
ATC — J01MA14; S01AX22.
ATC Vet — QJ01MA14; QS01AX22.
UNII — C53598599T.

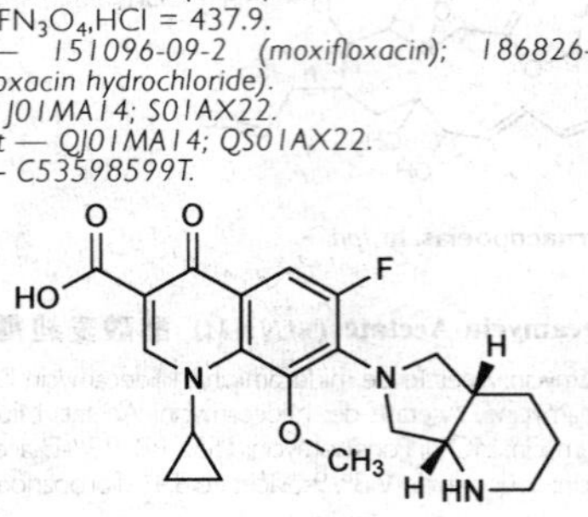

(moxifloxacin)

Pharmacopoeias. In *Eur.* (see p.vii) and *US.*

Ph. Eur. 6. 8 (Moxifloxacin Hydrochloride) 用一种经过验证而可靠的方法来得到光学纯度高的终产物。浅黄色或黄色的粉末或结晶，具有轻微的吸湿性。难溶于水；微溶于乙醇；几乎不溶于丙酮。2%水溶液的 pH 值为 3.9～4.6。贮藏于密闭容器中。避光。

USP 33 (Moxifloxacin Hydrochloride) 贮藏于密闭容

器中。避光。

不良反应和注意事项

参见环丙沙星，第232页。

1. Faich GA, *et al.* Clinical experience with moxifloxacin in patients with respiratory tract infections. *Ann Pharmacother* 2004; **38:** 749–54.
2. Ball P, *et al.* Safety profile of oral and intravenous moxifloxacin: cumulative data from clinical trials and postmarketing studies. *Clin Ther* 2004; **26:** 940–50.
3. Andriole VT, *et al.* Retrospective analysis of the safety profile of oral moxifloxacin in elderly patients enrolled in clinical trials. *Drug Safety* 2005; **28:** 443–52.
4. Van Bambeke F, Tulkens PM. Safety profile of the respiratory fluoroquinolone moxifloxacin: comparison with other fluoroquinolones and other antibacterial classes. *Drug Safety* 2009; **32:** 359–78.

对肝脏的影响 同其他氟喹诺酮药物（第232页）一样，莫西沙星有罕见的严重的甚至致命的肝毒性报道[1~3]。虽然有综述比较了莫西沙星、其他氟喹诺酮药物和抗菌药的毒性，并认为莫西沙星发生上述反应的概率与其他氟喹诺酮药物相比无明显差异，且低于阿莫西林/克拉维酸钾[3]，欧洲一个权威机构分析[4]认为莫西沙星的使用应该引起人们充分的关注并加以限制（见下文**用途和用法**）。

1. Soto S, *et al.* Moxifloxacin-induced acute liver injury. *Am J Gastroenterol* 2002; **97:** 1853–4.
2. Nori S, *et al.* Moxifloxacin-associated drug hypersensitivity syndrome with toxic epidermal necrolysis and fulminant hepatic failure. *Arch Dermatol* 2004; **140:** 1537–8.
3. Van Bambeke F, Tulkens PM. Safety profile of the respiratory fluoroquinolone moxifloxacin: a comparison with other fluoroquinolones and other antibacterial classes. *Drug Safety* 2009; **32:** 359–78.
4. EMEA/CHMP. European Medicines Agency recommends restricting the use of oral moxifloxacin-containing medicines (issued 24/07/08). Available at: http://www.emea.europa.eu/pdfs/human/press/pr/38292708en.pdf (accessed 18/09/09)

药物相互作用

参见环丙沙星，第234页。

莫西沙星与茶碱、丙磺舒无明显相互作用。

抗菌作用

参见环丙沙星，第234页。

与环丙沙星相比，莫西沙星对包括肺炎链球菌在内的革兰阳性菌有更强大的抗菌活性。

1. Stein GE, *et al.* Bactericidal activities of methoxyfluoroquinolones gatifloxacin and moxifloxacin against aerobic and anaerobic respiratory pathogens in serum. *Antimicrob Agents Chemother* 2003; **47:** 1308–12.
2. Pletz MWR, *et al.* Early bactericidal activity of moxifloxacin in treatment of pulmonary tuberculosis: a prospective, randomized study. *Antimicrob Agents Chemother* 2004; **48:** 780–2.

药动学

莫西沙星口服后经胃肠道迅速吸收，绝对生物利用度约达90%。广泛分布于机体组织，30%～50%与血浆蛋白结合。给予每日1次的剂量后，莫西沙星的清除半衰期约为12h。主要通过结合成硫酸盐和葡萄糖醛酸苷代谢，原形药和代谢产物被排泄至尿和粪便中，其中硫酸盐结合物主要在粪便中，而葡萄糖醛酸苷只存在于尿液中。*在动物中发现乳汁中亦有分布*。

用途和用法

莫西沙星是一种氟喹诺酮类抗菌药，它的作用机制和用途与环丙沙星（第234页）相似。

它可口服给药或静脉滴注至少60min以上，用于治疗敏感菌所致的感染，包括呼吸道感染、皮肤及其附属结构感染、腹腔感染。然而，出于安全性的考虑，在欧洲，它的使用受到了限制。当其他抗菌药无法获得或治疗失败时，本品可用于治疗急性细菌性鼻窦炎、慢性支气管炎急性发作或社区获得性肺炎。莫西沙星以盐酸盐的形式给药，但剂量以碱基表示；436.3mg的盐酸莫西沙星相当于400mg的莫西沙星。常用剂量为400mg，每日1次。

0.5%盐酸莫西沙星滴眼液局部用于治疗细菌性结膜炎。

1. Keating GM, Scott LJ. Moxifloxacin: a review of its use in the management of bacterial infections. *Drugs* 2004; **64:** 2347–77.
2. O'Brien TP. Evidence-based review of moxifloxacin. *Int Ophthalmol Clin* 2006; **46:** 61–72.
3. Miravitlles M, *et al.* Eficacia clínica del moxifloxacino en el tratamiento de las agudizaciones de la bronquitis crónica: revisión sistemática y metaanálisis. *Arch Bronconeumol* 2007; **43:** 22–8.
4. Miravitlles M. Moxifloxacin in the management of exacerbations of chronic bronchitis and COPD. *Int J Chron Obstruct Pulmon Dis* 2007; **2:** 191–204.
5. O'Brien TP, *et al.* Perspectives on antibiotics for postoperative endophthalmitis prophylaxis: potential role of moxifloxacin. *J Cataract Refract Surg* 2007; **33:** 1790–800.
6. Anonymous. Moxifloxacin. *Tuberculosis (Edinb)* 2008; **88:** 127–31.
7. Ludlam HA, Enoch DA. Doxycycline or moxifloxacin for the management of community-acquired pneumonia in the UK? *Int J Antimicrob Agents* 2008; **32:** 101–5.

眼部感染 为了达到有效的治疗浓度，大多数抗菌药在治疗细菌性眼内炎时需要通过玻璃体内注射给药，然而莫西沙星全身给药也能达到适当的浓度。口服剂量为400 mg，每日1次，连续服用10天[1]。

1. Moorfields Eye Hospital NHS Foundation Trust. *Pharmacists Handbook 2006*. London: Moorfields Pharmaceuticals, 2006.

肺结核 莫西沙星用于治疗肺结核参见**环丙沙星**，第235页。

制剂

USP 33: Moxifloxacin Ophthalmic Solution.

专利制剂

Arg.: Avelox; Vigamox; ***Austral.:*** Avelox; ***Austria:*** Actira†; Avelox; Octegra†; ***Belg.:*** Avelox; Proflox; ***Braz.:*** Avalox; Vigamox; ***Canad.:*** Avelox; Vigamox; ***Chile:*** Avelox; Flovacil; Moxaval; Moxicino; Moxof; Vigamox; ***Cz.:*** Avelox; Vigamox; ***Denm.:*** Avelox; ***Fin.:*** Avelox; ***Fr.:*** Izilox; ***Ger.:*** Avalox; Vigamox; ***Gr.:*** Avelox; Mikrobiel; Octegra; Proflox; Rucela; ***Hong Kong:*** Avelox; Vigamox; ***Hung.:*** Avelox; Octegra†; ***India:*** Moxicip; Moxif; ***Indon.:*** Avelox; ***Irl.:*** Avelox; Vigamox; ***Israel:*** Megaxin; Vigamox; ***Ital.:*** Actira; Avalox; Octegra; ***Jpn:*** Avelox; ***Malaysia:*** Avelox; Vigamox; ***Mex.:*** Avelox; Vigamoxi; ***Neth.:*** Actira†; Avelox; Octegra; ***NZ:*** Avelox; ***Philipp.:*** Avelox; Vigamox; ***Pol.:*** Avelox; ***Port.:*** Avelox; Proflox; ***Rus.:*** Avelox (Авелокс); Plevilox (Плевилокс); ***S.Afr.:*** Avelon; Vigamox; ***Singapore:*** Avelox; Vigamox; ***Spain:*** Actira; Havelox; Octegra; Proflox; ***Swed.:*** Avelox; ***Switz.:*** Avalox; Vigamox; ***Thai.:*** Avelox; Vigamox; ***Turk.:*** Avelox; Mofelox; Moxitec; Pitoxil; Vigamox; ***UK:*** Avelox; ***Ukr.:*** Avelox (Авелокс); ***USA:*** Avelox; Vigamox; ***Venez.:*** Avelox; Vigamox.

Mupirocin (*BAN*, *USAN*, *rINN*) 莫匹罗星

BRL-4910A; Mupirocina; Mupirocinas; Mupirocine; Mupirocinum; Mupirosiini; Pseudomonic Acid. 9-[(2*E*)-4-[(2*S*,3*R*,4*R*,5*S*)-5-[(2*S*,3*S*,4*S*,5*S*)-2,3-Epoxy-5-hydroxy-4-methylhexyl]tetrahydro-3,4-dihydroxypyran-2-yl]-3-methylbut-2-enoyloxy]nonanoic acid; (2*S*-{2α(*E*),3β,4β,5α[2*R**,3*R**(1*R**,2*R**)]})-9-{[3-Methyl-1-oxo-4-(tetrahydro-3,4-dihydroxy-5-{[3-(2-hydroxy-1-methyl-propyl)oxiranyl]methyl}-2*H*-pyran-2-yl)-2-butenyl]oxy}nonanoic acid.

Мупироцин

$C_{26}H_{44}O_9$ = 500.6.

CAS — 12650-69-0.

ATC — D06AX09; R01AX06.

ATC Vet — QD06AX09; QR01AX06.

UNII — D0GX863OA5.

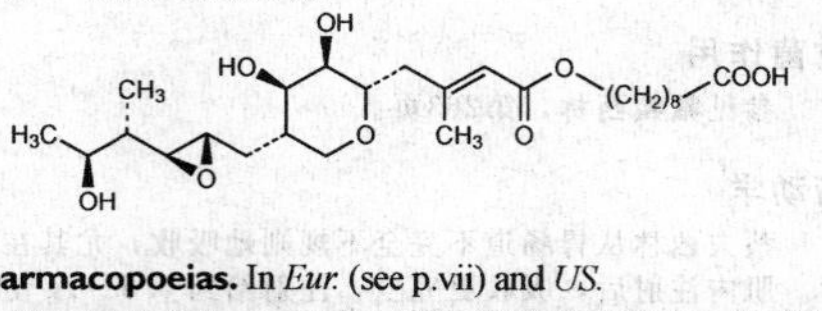

Pharmacopoeias. In *Eur.* (see p.vii) and *US.*

Ph. Eur. 6.8 (Mupirocin) 白色或类白色粉末。它显现出多形性。微溶于水；易溶于无水乙醇、丙酮和二氯甲烷。新鲜配制的饱和水溶液的pH值为3.5～4.0。避光。

USP 33 (Mupirocin) 白色至米色固体结晶。微溶于水；易溶于无水乙醇、丙酮、氯仿和甲醇；微溶于乙醚。饱和水溶液的pH值为3.5～4.5。贮藏于密闭容器中。

Mupirocin Calcium (*BANM*, *USAN*, *rINNM*) 莫匹罗星钙

BRL-4910F; Calcii Mupirocinum; Mupirocin vápenatá sůl dihydrát; Mupirocina cálcica; Mupirocine calcique; Mupirocinkalcium; Mupirocin-kalcium; Mupirocino kalcio druska; Mupirocinum calcicum; Mupirocinum Calcicum Dihydricum; Mupirosiinikalsium.

Кальций Мупироцин

$C_{52}H_{86}O_{18}Ca,2H_2O$ = 1075.3.

CAS — 104486-81-9 (anhydrous mupirocin calcium); 115074-43-6 (mupirocin calcium dihydrate).

ATC — D06AX09; R01AX06.

ATC Vet — QD06AX09; QR01AX06.

UNII — RG38I2P540.

Pharmacopoeias. In *Eur.* (see p.vii), *Jpn*, and *US.*

Ph. Eur. 6.8 (Mupirocin Calcium) 白色或者类白色粉末。微溶于水；略溶于无水乙醇和二氯甲烷。

USP 33 (Mupirocin Calcium) 贮藏于25℃密闭容器中，温度波动范围为15～30℃。

不良反应和注意事项

莫匹罗星通常耐受性良好，但皮肤使用莫匹罗星后会发生局部不良反应如烧灼、刺痛和瘙痒。

一些莫匹罗星产品是以聚乙二醇为基质配方制造的，由于有潜在的聚乙二醇毒性，这样的配方不适用于黏膜，慎用于深度烧伤或创伤患者。用于肾功能损害的患者也需谨慎。

抗菌作用

莫匹罗星是一种抗菌药，它能结合异亮氨酸转移RNA合成酶从而抑制细菌蛋白质的合成。低浓度为抑菌剂，但通常用于皮肤局部时达到高浓度而成为杀菌剂。如此高浓度下，莫匹罗星对那些在体外相对耐药的微生物仍有部分活性。

- 主要作用于革兰阳性需氧菌。大多数葡萄球菌（包括甲氧西林耐药和多药耐药金黄色葡萄球菌）和链球菌在体外试验中都敏感，但肠球菌相对耐药。

  莫匹罗星对*单核李斯特菌*和*猪红斑丹毒丝菌*也有活性。
- 革兰阴性菌通常不敏感，但*流感嗜血杆菌*、*奈瑟菌*和其他少数菌种敏感。
- 革兰阳性和革兰阴性的微生物通常都耐药，它对真菌的抗菌活性低。

在体外，莫匹罗星在酸性pH环境比在碱性环境中活性更强。

天然耐药的金黄色葡萄球菌菌株罕见，但长期用药后会出现耐药性，包括可传递质粒介导的高水平耐药。有观点认为，莫匹罗星不合理使用会导致这种耐药性持续增长。

抗真菌活性 在体外，2%莫匹罗星抗白色念珠菌的活性与其他常用的局部抗真菌药相仿。尽管对念珠菌的MICs远远超过对敏感的细菌，但是10例患者的临床反应提示局部给予莫匹罗星后可以达到足够的抗菌浓度[1]。

1. Rode H, *et al.* Efficacy of mupirocin in cutaneous candidiasis. *Lancet* 1991; **338:** 578.

耐药性 参考文献如下。

1. Cookson BD. The emergence of mupirocin resistance: a challenge to infection control and antibiotic prescribing practice. *J Antimicrob Chemother* 1998; **41:** 11–18.
2. Schmitz F-J, *et al.* The prevalence of low- and high-level mupirocin resistance in staphylococci from 19 European hospitals. *J Antimicrob Chemother* 1998; **42:** 489–95.
3. Upton A, *et al.* Mupirocin and Staphylococcus aureus: a recent paradigm of emerging antibiotic resistance. *J Antimicrob Chemother* 2003; **51:** 613–17.
4. Kresken M, *et al.* Prevalence of mupirocin resistance in clinical isolates of Staphylococcus aureus and Staphylococcus epidermidis: results of the Antimicrobial Resistance Surveillance Study of the Paul-Ehrlich-Society for Chemotherapy, 2001. *Int J Antimicrob Agents* 2004; **23:** 577–81.
5. Walker ES, *et al.* A decline in mupirocin resistance in methicillin-resistant Staphylococcus aureus accompanied administrative control of prescriptions. *J Clin Microbiol* 2004; **42:** 2792–5.
6. Patel JB, *et al.* Mupirocin resistance. *Clin Infect Dis* 2009; **49:** 935–41.

药动学

只有极少量的局部外用的莫匹罗星能被吸收进入体循环，并被迅速代谢为单孢酸，通过尿液排出体外。

用途和用法

莫匹罗星是由荧光假单胞菌产生的一种抗菌药。以聚乙二醇为基质的2%软膏或者含量相当于2%莫匹罗星的莫匹罗星钙霜剂能局部用于治疗各种细菌性感染。这些制剂应该用于每日3次连续10天；如果治疗3～5天后无反应需重新评估。莫匹罗星不适用于黏膜，因此以石蜡油为基质的含量相当于2%莫匹罗星的莫匹罗星钙鼻用软膏用于根除鼻部携带的金黄色葡萄球菌，尤其是流行性甲氧西林耐药菌株。该软膏每个鼻孔每日涂抹2～3次，最长可连续用7天。

皮肤感染、葡萄球菌感染及其治疗的进一步详情，参见**抗菌药的选择**项下内容，第184页和第185页。

1. Roth VR, *et al.* Should we routinely use mupirocin to prevent staphylococcal infections? *Infect Control Hosp Epidemiol* 2000; **21:** 745–9.
2. Perl TM, *et al.* Mupirocin and the Risk of Staphylococcus Aureus Study Team. Intranasal mupirocin to prevent postoperative Staphylococcus aureus infections. *N Engl J Med* 2002; **346:** 1871–7.
3. Takahashi S, *et al.* The preventive effects of mupirocin against nasotracheal intubation-related bacterial carriage. *Anesth Analg* 2003; **97:** 222–5.
4. Laupland KB, Conly JM. Treatment of Staphylococcus aureus colonization and prophylaxis for infection with topical intranasal mupirocin: an evidence-based review. *Clin Infect Dis* 2003; **37:** 933–8.
5. Tacconelli E, *et al.* Mupirocin prophylaxis to prevent Staphylococcus aureus infection in patients undergoing dialysis: a meta-analysis. *Clin Infect Dis* 2003; **37:** 1629–38.

6. Wertheim HF, *et al.* Mupirocin prophylaxis against nosocomial Staphylococcus aureus infections in nonsurgical patients: a randomized study. *Ann Intern Med* 2004; **140:** 419–25.
7. Kallen AJ, *et al.* Perioperative intranasal mupirocin for the prevention of surgical-site infections: systematic review of the literature and meta-analysis. *Infect Control Hosp Epidemiol* 2005; **26:** 916–22.
8. Unemura Y, *et al.* Impact of prophylactic mupirocin for radical esophagectomy. *J Infect Chemother* 2006; **12:** 257–63.
9. Sit D, *et al.* Prophylactic intranasal mupirocin ointment in the treatment of peritonitis in continuous ambulatory peritoneal dialysis patients. *Adv Therapy* 2007; **24:** 387–93.
10. van Rijen M, *et al.* Mupirocin ointment for preventing Staphylococcus aureus infections in nasal carriers. Available in The Cochrane Database of Systematic Reviews; Issue 4. Chichester: John Wiley; 2008 (accessed 02/09/09).
11. Coates T, *et al.* Nasal decolonization of Staphylococcus aureus with mupirocin: strengths, weaknesses and future prospects. *J Antimicrob Chemother* 2009; **64:** 9–15.
12. Xu G, *et al.* Mupirocin for preventing exit-site infection and peritonitis in patients undergoing peritoneal dialysis. *Nephrol Dial Transplant* 2010; **25:** 587–92.

制剂

BP 2010: Mupirocin Cream; Mupirocin Nasal Ointment; Mupirocin Ointment;
USP 33: Mupirocin Cream; Mupirocin Nasal Ointment; Mupirocin Ointment.

专利制剂

Arg.: Bactroban; Dimsa; Mupax; Mupirox; Paldar; Vidox†; ***Austral.:*** Bactroban; ***Austria:*** Bactroban; ***Belg.:*** Bactroban; ***Braz.:*** Bacrocin; Bactocin; Bactroban; Bactroneo; Supirocin; ***Canad.:*** Bactroban; ***Chile:*** Bactroban; Bantix; Paldar; Ultrabiotic; Underan; ***Cz.:*** Bactroban; ***Denm.:*** Bactroban; ***Fin.:*** Bactroban; ***Fr.:*** Bactroban; Mupiderm; ***Ger.:*** InfectoPyoderm; Turixin; ***Gr.:*** Bactroban; Bactrocine; Hevronaz; Micoban; Mupider; Mupiran; Veltion; ***Hong Kong:*** Bactroban; ***Hung.:*** Bactroban; ***India:*** Bactroban; Supirocin; ***Indon.:*** Bactoderm; Bactroban; Pibaksin; ***Irl.:*** Bactroban; ***Israel:*** Bactoderm†; Bactroban; ***Ital.:*** Bactroban; Mupiskin; ***Jpn:*** Bactroban; ***Malaysia:*** Bactroban; Muprin; Supirocin; ***Mex.:*** Bacskin; Bactroban; Sinpebac; ***Neth.:*** Bactroban; ***NZ:*** Bactroban; ***Philipp.:*** Bactifree; Bactroban; Bactrocin; Foskina; Muprin; ***Pol.:*** Bactroban; Mupirox; ***Port.:*** Bactroban; ***Rus.:*** Bactroban (Бактробан); Supirocin (Супироцин); ***S.Afr.:*** Bactroban; ***Singapore:*** Bactroban; Supirocin; ***Spain:*** Bactroban; Plasimine; ***Swed.:*** Bactroban; ***Switz.:*** Bactroban; ***Thai.:*** Bacidal; Bactex; Bactokil; Bactroban; Muporin; ***Turk.:*** Bactroban; ***UK:*** Bactroban; ***USA:*** Bactroban; Centany; ***Venez.:*** Bactroban; Bactrobandos†.

多组分制剂 ***India:*** Supirocin-B; ***Mex.:*** Dermucor-H; ***Philipp.:*** Foskina-B.

Nadifloxacin (*BAN*, *rINN*) 那氟沙星

Jinofloxacin; Nadifloxacine; Nadifloxacino; Nadifloxacinum; OPC-7251. (±)-9-Fluoro-6,7-dihydro-8-(4-hydroxypiperidino)-5-methyl-1-oxo-1*H*,5*H*-benzo[*ij*]quinolizine-2-carboxylic acid.

Надифлоксацин

$C_{19}H_{21}FN_2O_4$ = 360.4.
CAS — 124858-35-1.

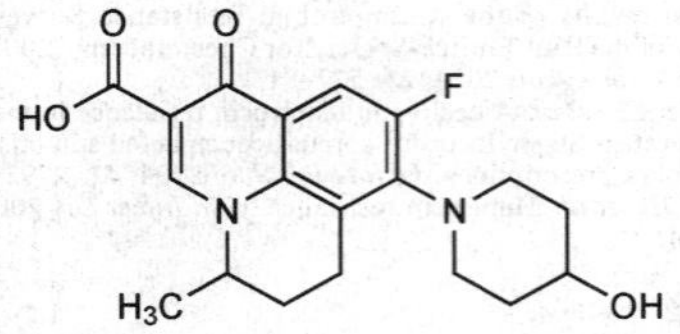

简介

那氟沙星是一种氟喹诺酮类抗菌药，局部给药用于治疗痤疮。以1%乳膏或油膏形式应用，每日2次。

1. Jacobs MR, Appelbaum PC. Nadifloxacin: a quinolone for topical treatment of skin infections and potential for systemic use of its active isomer, WCK 771. *Expert Opin Pharmacother* 2006; **7:** 1957–66.

制剂

专利制剂

Ger.: Nadixa; ***Gr.:*** Nadixa; ***India:*** Nadiflox; ***Indon.:*** Acuatim; ***Ital.:*** Nadixa; ***Jpn:*** Acuatim; ***Mex.:*** Nadixa; ***Port.:*** Nadixa; ***Spain:*** Nadixa; ***Turk.:*** Nadixa; ***Ukr.:*** Nadoxin (Надоксин).

Nafcillin Sodium (*BANM*, *USAN*, *rINNM*) 萘夫西林钠

Nafcilina sódica; Nafcilline Sodique; Nafcillinnatrium; Nafcillinum Natricum; Nafsilliininatrium; Natrii Nafcillinum; Wy-3277. Sodium (6*R*)-6-(2-ethoxy-1-naphthamido)penicillanate monohydrate.

Натрий Нафциллин

$C_{21}H_{21}N_2NaO_5S,H_2O$ = 454.5.
CAS — 147-52-4 (nafcillin); 985-16-0 (anhydrous nafcillin sodium); 7177-50-6 (nafcillin sodium monohydrate).
UNII — SY07234TTS (anhydrous nafcillin sodium); 49G3001BCK (nafcillin sodium monohydrate).

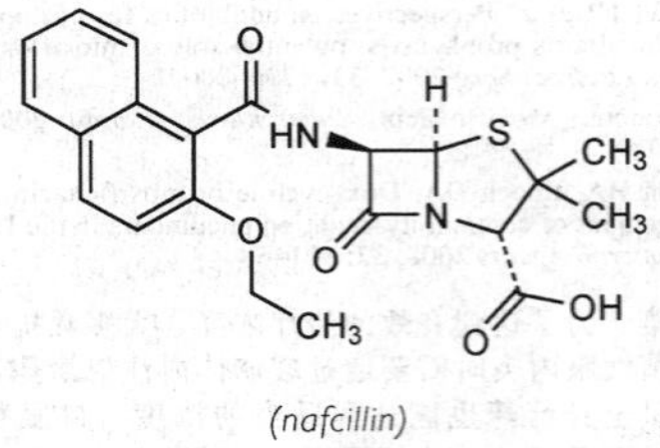

(*nafcillin*)

Pharmacopoeias. In *US.*

USP 33 (Nafcillin Sodium) 白色至黄白色粉末，有轻微的独特气味。易溶于水和氯仿；可溶于乙醇。3%水溶液的pH值为5.0～7.0。贮藏于密闭容器中。

配伍禁忌 据报道，萘夫西林钠与氨基糖苷类药物和其他一些抗菌药有不相容性。也有报道它与酸性和碱性药物不相容。

不良反应和注意事项

参见**青霉素**，第203页。

静脉注射萘夫西林可能会出现血栓性静脉炎，药液外渗会出现组织坏死。

对肾脏的影响 参考文献如下。

1. Lestico MR, *et al.* Hepatic and renal dysfunction following nafcillin administration. *Ann Pharmacother* 1992; **26:** 985–90.
2. Guharoy SR, *et al.* Suspected nafcillin-induced interstitial nephritis. *Ann Pharmacother* 1993; **27:** 170–3.
3. Hoppes T, *et al.* Four cases of nafcillin-associated acute interstitial nephritis in one institution. *Nat Clin Pract Nephrol* 2007; **3:** 456–61.

对肝脏的影响 参考文献如下。

1. Lestico MR, *et al.* Hepatic and renal dysfunction following nafcillin administration. *Ann Pharmacother* 1992; **26:** 985–90.
2. Presti ME, *et al.* Nafcillin-associated hepatotoxicity: report of a case and review of the literature. *Dig Dis Sci* 1996; **41:** 180–4.

红斑狼疮 有与萘夫西林有关的药源性红斑狼疮的报道[1]。

1. Blazes DL, Martin GJ. Drug-induced lupus erythematosus secondary to nafcillin: the first reported case. *Rheumatol Int* 2004; **24:** 242–3.

钠的含量 每1g萘夫西林钠含2.2mmol钠。

药物相互作用

参见**青霉素**，第203页。

免疫抑制药 萘夫西林对环孢素的影响，参见第1742页。

抗菌作用

参见**氯氯西林**，第263页。

药动学

萘夫西林从胃肠道不完全不规则地吸收，尤其在餐后。肌内注射后，吸收更完全，注射给药0.5～1g使血浆峰浓度在0.5～1h内可达到5～8μg/ml。血浆蛋白结合率高达90%。血浆半衰期为0.5～1.5h。新生儿的半衰期会延长。

萘夫西林可以透过胎盘进入胎儿循环，并可被分泌到乳汁中。除非脑膜有炎症，萘夫西林几乎不能渗入脑脊液。可分布于胸膜腔、滑液和骨组织。

萘夫西林与其他多数青霉素不同，大部分经肝脏代谢失活。经胆汁排泄后一部分可在小肠重吸收。餐前口服给药后仅有10%的药物、肌内注射给药后约有30%的药物由尿排出。

丙磺舒能提高萘夫西林的血浆浓度。

用途和用法

萘夫西林是一种耐青霉素酶的青霉素，用途与氟氯西林（第263页）相似，用于治疗青霉素耐药的葡萄球菌引起的感染。

注射用药为萘夫西林钠。含量以萘夫西林的量表示：1.1g萘夫西林钠相当于1g萘夫西林。萘夫西林钠通过静脉缓慢注射5～10min以上或静脉缓慢滴注至少30～60min以上给药；成人常用剂量为每4h给萘夫西林0.5～1g，但由于有引发血栓性静脉炎的风险，通常推荐给药时间不超过24～48h。治疗深部细菌感染如心内膜炎、骨髓炎时，每日最大剂量可至12g，分次给药。也可肌内注射，每4～6h给予萘夫西林0.5～1g。

儿童用量详见下文。

萘夫西林钠尚可口服，但首先应选择其他耐青霉素酶的青霉素。

儿童用法 萘夫西林可以治疗敏感的产酶葡萄球菌所致的感染。它的给药方式为肌内注射、缓慢静推5～10min以上或者静脉滴注30～60min以上。

在美国，American Academy of Pediatrics[1]推荐的使用剂量如下：

- 体重低于1.2 kg的所有新生儿，以及1周龄以下、出生体重为1.2～2kg的新生儿：25mg/kg，每12h用药1次；
- 1周龄以下且出生体重大于2kg的新生儿：25mg/kg，每8h用药1次；
- 1周龄及以上且出生体重为1.2～2kg的婴儿：25mg/kg，每8h用药1次；
- 1周龄及以上且出生体重大于2kg的婴儿：25～35mg/kg，每6h用药1次；
- 1个月龄及以上患儿：每日50～100mg/kg，分4次用药；严重感染时每日100～150 mg/kg。

1. American Academy of Pediatrics. *2009 Red Book: Report of the Committee on Infectious Diseases,* 28th ed. Elk Grove Village, Illinois, USA: American Academy of Pediatrics, 2009.

制剂

USP 33: Nafcillin for Injection; Nafcillin Injection; Nafcillin Sodium Capsules; Nafcillin Sodium for Oral Solution; Nafcillin Sodium Tablets.

Nalidixic Acid (*BAN*, *USAN*, *rINN*) 萘啶酸

Acide nalidixique; Ácido nalidíxico; Acidum nalidixicum; Kwas nalidyksowy; Kyselina nalidixová; Nalidiksiinihappo; Nalidiksik Asit; Nalidikso rūgštis; Nalidixinic Acid; Nalidixinsyra; Nalidixsav; NSC-82174; Win-18320. 1-Ethyl-1,4-dihydro-7-methyl-4-oxo-1,8-naphthyridine-3-carboxylic acid.

Налидиксовая Кислота

$C_{12}H_{12}N_2O_3$ = 232.2.
CAS — 389-08-2.
ATC — J01MB02.
ATC Vet — QJ01MB02.
UNII — 3B91HWA56M.

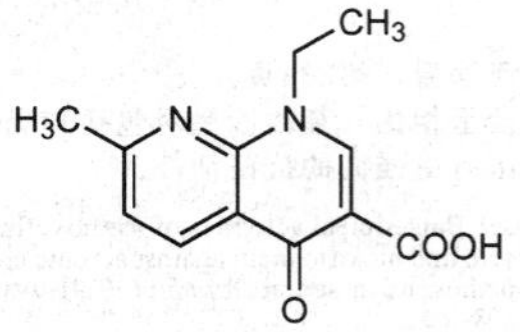

Pharmacopoeias. In *Eur.* (see p.vii), *Jpn,* and *US.*

Ph. Eur. 6.8 (Nalidixic Acid) 白色或灰黄色，结晶性粉末。几乎不溶于水；微溶于乙醇或丙酮；可溶于二氯甲烷。能够溶解于氢氧化物的稀释碱溶液中。贮藏于密闭容器中。避光。

USP 33 (Nalidixic Acid) 介于白色至灰黄色之间，无味结晶性粉末。几乎不溶于水或乙醚；溶于乙醇（1：910），溶于氯仿（1：29）；微溶于丙酮、甲醇、甲苯；可溶于二氯甲烷、氢氧化物碱性溶液或碳酸盐。贮藏于密闭容器中。

不良反应

萘啶酸常引起胃肠道、皮肤和中枢神经系统的不良反应。据报道胃肠道不良反应约8%，包括恶心、呕吐、腹泻和腹痛。

皮肤的不良反应包括光敏性，表现为皮肤红斑、大疱疹、变应性皮疹、荨麻疹和皮肤瘙痒等。多形性红斑和Steven-Johnson综合征较为少见。嗜酸性粒细胞增多症、发热、血管性水肿，还有极少见的过敏样反应亦可发生。

神经系统不良反应包括视觉障碍、头痛、头晕或眩晕、嗜睡，有时也表现为意识错乱、精神抑郁兴奋或出现幻觉。中毒性精神病、惊厥也可出现，尤其在大剂量用药后。惊厥最易发生于那些存在诸如脑动脉硬化或癫痫等易患因素的患者。另据报道，在婴儿和儿童中使用易发生颅内高压症和代谢性酸中毒。

其他一些少见不良反应还包括周围神经病、肌无力和肌痛。曾有极少病例报道展神经麻痹的不良反应。

另有报道出现关节痛等不良反应（在对幼年动物的研究中发现其促进承重关节的退行性变）。肌腱损害有时也与萘啶酸和氟喹诺酮类化合物相关（参看**环丙沙星**项下**对骨骼肌系统的影响**，第233页）。

较少发生胆汁淤积性黄疸、血小板减少、粒细胞减少，患者有无G6PD酶缺乏均可发生溶血性贫血。曾有报道老年患者发生致死性自身免疫性溶血性贫血。

注意事项

萘啶酸禁用于有惊厥病史和严重肾损伤的患者。慎

用于有肝损伤或中度肾损伤、严重脑动脉硬化或G6PD酶缺乏之患者。治疗持续时间超过2周即应监测血常规及肝肾功能。

禁用于3个月龄以下婴儿。因在年幼动物中的实验证明萘啶酸及类似化合物会导致承重关节退行性变，所以建议不用于18岁以下儿童、妊娠期或哺乳期妇女（见下文）。若出现神经症状或关节痛症状应立即停药。肌腱损害较少发生，若患者出现肌腱疼痛、炎症或断裂应立即停药。

萘啶酸治疗过程中应避免暴晒于太阳光或日光灯下。

萘啶酸可使检测尿糖的硫酸铜试验呈现假阳性。

哺乳 American Academy of Pediatrics[1]说明虽然有报道[2]1位服用了萘啶酸的母亲给没有G6PD酶缺乏的婴儿进行母乳喂养导致其出现溶血性贫血的病例，服用萘啶酸的母亲仍可进行哺乳。

1. American Academy of Pediatrics. The transfer of drugs and other chemicals into human milk. *Pediatrics* 2001; **108:** 776–89. [Retired May 2010] Correction. *ibid.*; 1029. Also available at: http://aappolicy.aappublications.org/cgi/content/full/pediatrics%3b108/3/776 (accessed 27/05/04)
2. Belton EM, Jones RV. Haemolytic anaemia due to nalidixic acid. *Lancet* 1965; **ii:** 691.

卟啉病 萘啶酸与卟啉病急性发作相关，因此卟啉病患者使用萘啶酸并不安全。

药物相互作用

硫糖铝、二价和三价阳离子（如铝、钙、铁、镁和锌）均可减少萘啶酸的吸收，因此，当萘啶酸与抗酸药、含铁制剂和含上述离子的其他制剂（无论是作为活性成分还是赋形剂）合用时，均可能导致抗菌药达不到有效的血药浓度。建议在萘啶酸使用前后2h内，不使用上述产品。

丙磺舒可以增加萘啶酸的血浆浓度并减少其排泄。其他抗菌药如氯霉素、呋喃妥因、四环素与萘啶酸在体外相互拮抗，应避免合用。

大剂量静脉输注用美法仑与萘啶酸同时使用可致儿童出现致命性出血性小肠结肠炎；禁止萘啶酸与其他氮芥类抗肿瘤药合用。环孢素与萘啶酸同时使用可增加肾脏毒性。

据报道萘啶酸可增强口服抗凝血药如华法林（见第1371页）的抗凝效果；这可能是由于萘啶酸可部分地取代抗凝血药与血浆蛋白结合。此时应减少抗凝血药的用量。

一部分喹诺酮类抗感染药物对黄嘌呤的作用在**咖啡因**（第1080页）和**茶碱**（第1105页）项下讨论。

部分喹诺酮类药物与非甾体抗炎药（NSAIDs）合用可导致惊厥（见**环丙沙星的药物相互作用项下镇痛药**，第234页）。萘啶酸尚无类似不良反应。

抗菌作用

萘啶酸可能是通过抑制DNA解旋酶（拓扑异构酶）活性影响细菌DNA复制。萘啶酸对包括大肠埃希菌、克雷伯菌、变形杆菌、肠杆菌、沙门菌及志贺菌在内的革兰阴性细菌具有杀菌作用。而对铜绿假单胞菌、革兰阳性菌和厌氧菌普遍不敏感。

细菌耐药发生较快，有时甚至在开始治疗几天之内即出现。但尚未发现细菌之间相互转移或R-质粒介导的现象（参见下文）。与恶喹酸和西诺沙星之间有交叉耐药性。

尿pH值的改变不会影响萘啶酸的抗菌作用。其他抗菌药如氯霉素、呋喃妥因、四环素与萘啶酸之间的拮抗作用已经体外实验证实。

耐药性 20世纪80年代之前，人类从未发现细菌可通过质粒介导产生对喹诺酮类药物的耐药性[1]。有报道[2]1987年在孟加拉国发生了一次由耐萘啶酸痢疾志贺菌所造成的痢疾流行，曾有学者怀疑这种耐药性可能为质粒介导[3]。到目前为止，对以上数据的再分析发现细菌对喹诺酮类的耐药机制中，相比质粒介导而言，染色体突变引起耐药的可能性更大[1]。而更多对分离的肺炎克雷伯菌株的最新研究资料表明[4]，由质粒介导产生对喹诺酮类药物的耐药性也是可能的。

1. Courvalin P. Plasmid-mediated 4-quinolone resistance: a real or apparent absence? *Antimicrob Agents Chemother* 1990; **34:** 681–4.
2. Munshi MH, *et al.* Plasmid-mediated resistance to nalidixic acid in Shigella dysenteriae type 1. *Lancet* 1987; **ii:** 419–21.
3. Crumplin GC. Plasmid-mediated resistance to nalidixic acid and new 4-quinolones? *Lancet* 1987; **ii:** 854–5.
4. Martinez-Martinez L, *et al.* Quinolone resistance from a transferable plasmid. *Lancet* 1998; **351:** 797–9.

药动学

萘啶酸几乎完全通过胃肠道吸收。口服1g剂量，血药浓度1～2h后达峰，血药峰浓度为20～40μg/ml。血浆半衰期1～2.5h（见下文）。

萘啶酸可部分代谢成为羟基萘啶酸，其与萘啶酸有相似抗菌活性，在血中有抗菌活性药物大约30%是以羟基萘啶酸形式存在的。93%的萘啶酸和63%的羟基萘啶酸会与血浆蛋白相结合。二者都迅速代谢为无活性的葡萄糖醛酸苷和二羟酸衍生物；而主要的无活性代谢产物7-羧基萘啶酸通常只在尿液中方能检测到。

萘啶酸及其代谢产物通过尿液排泄的速度很快，药物摄入24h后几乎全部被清除。超过80%的药物是以无活性代谢产物的形式经尿液排出，服用1g萘啶酸3～4h后，尿液中活性药物达峰浓度，为150～200μg/ml。这其中80%～85%是羟基萘啶酸。丙磺舒可减少药物的尿液排泄。约4%的药物经粪便排出。

该药可分布于母乳中，亦可透过胎盘。

半衰期 虽然广泛引用的萘啶酸血浆半衰期为1～2.5h，但有报道显示经使用较以往特异性和敏感性更高的检测方法以及更长的采样时间后，以活性药物形式（萘啶酸和羟基萘啶酸）代谢的血浆半衰期为6～7h[1]。

在肾功能受损患者中萘啶酸的清除速率并没有明显的改变，但羟基萘啶酸清除率会显著降低。7-羧基萘啶酸也可在肾功能损害患者血浆中出现[2]。在年老受试者中可观察到活性药物的血浆浓度增高和血浆半衰期延长的现象[3]。

1. Ferry N, *et al.* Nalidixic acid kinetics after single and repeated oral doses. *Clin Pharmacol Ther* 1981; **29:** 695–8.
2. Cuisinaud G, *et al.* Nalidixic acid kinetics in renal insufficiency. *Br J Clin Pharmacol* 1982; **14:** 489–93.
3. Barbeau G, Belanger P-M. Pharmacokinetics of nalidixic acid in old and young volunteers. *J Clin Pharmacol* 1982; **22:** 490–6.

用途和用法

萘啶酸为4-喹诺酮类抗菌药，主要用于假单胞菌属以外的革兰阴性菌所致的泌尿道感染（第189页）和某些敏感微生物所致的胃肠道感染。尽管耐药性的广泛产生限制了它的应用，但萘啶酸也可用于治疗志贺细菌性痢疾（痢疾杆菌）（第165页）。

常用的口服剂量为900mg，每日4次，急性感染时疗程至少7天；慢性感染时剂量减至600mg，每日4次。因细菌对萘啶酸的耐药性出现很快，建议如治疗尿培养阴性的感染使用萘啶酸48h无效则应改换其他抗菌药。

肾功能损害患者使用剂量详见下文。婴儿和儿童用量详见下文。

虽然萘啶酸的抗菌活性并未显示出会受尿液pH值影响，但仍发现使用碳酸氢钠或枸橼酸钠会增加尿中活性药物的浓度。同时含有萘啶酸、碳酸氢钠、枸橼酸钠的商业制剂在一些国家已经开始使用。

它也可与镇痛药非那吡啶联合应用。

儿童用法 萘啶酸一般不推荐用于18岁以下的患儿（见上文**注意事项**），它可用于3个月龄及以上患儿由敏感的革兰阴性菌所致的泌尿道感染（第 页）和某些胃肠道感染。常用的口服剂量为每日55～60mg/kg，分4次服用，疗程至少7天；如需延长疗程则应减量至每日30mg/kg，仍分4次口服。

此外，*BNFC 2010/11* 建议，预防尿路感染时，推荐的剂量为每日30 mg/kg，分2次服用。

在肾损伤中的用法 在英国，针对肌酐清除率小于20ml/min的患者，某些萘啶酸产品被批准按常规剂量减半服用。然而，其他国家并无此规定，而是建议禁用于肾功能严重损害者。*BNF 59* 建议当患者肾小球滤过率低于20ml/(min·1.73 m^2)时，应避免使用。

制剂

BP 2010: Nalidixic Acid Oral Suspension; Nalidixic Acid Tablets;
USP 33: Nalidixic Acid Oral Suspension; Nalidixic Acid Tablets.

专利制剂

Arg.: Wintomylon†; ***Braz.:*** Naluril†; Wintomylon; ***Fr.:*** Negram†; ***Gr.:*** Nalacid; Uridril; Wintomylon; ***Hong Kong:*** Wintomylon†; ***Hung.:*** Nevigramon; ***India:*** Diarlop; Gramoneg; Negadix; ***Indon.:*** Urineg; ***Irl.:*** Negram†; ***Ital.:*** Nalidixin†; Naligram†; Uri-Flor†; ***Mex.:*** A-N-Dix; Acidix; Kamilon; Nalix; Nalomin; Pronal Dix; Seltomylon†; Urlix†; Uronalin; Wintomylon†; ***Pol.:*** Nevigramon; ***Port.:*** Wintomilon†; ***Rus.:*** Negram (Неграм); Nevigarmon (Невиграмон); ***S.Afr.:*** Puromylon; Winlomylon; ***UK:*** Uriben; ***USA:*** NegGram.

多组分制剂 ***Mex.:*** Azo-Uronalin; Azo-Wintomylon; Azogen; Azuron; Nalixone; Naxilan-Plus; Pirifur.

Neomycin (*BAN*, *rINN*) 新霉素

Neomicina; Néomycine; Neomycinum; Neomysiini.

Неомицин

CAS — 1404-04-2 (neomycin); 3947-65-7 (neomycin A); 119-04-0 (neomycin B); 66-86-4 (neomycin C).

ATC — A01AB08; A07AA01; B05CA09; D06AX04; J01GB05; R02AB01; S01AA03; S02AA07; S03AA01.

ATC Vet — QA01AB08; QA07AA01; QB05CA09; QD06AX04; QJ01GB05; QR02AB01; QS01AA03; QS02AA07; QS03AA01.

UNII — 116QD7X297 (neomycin); 5981U00LY0 (neomycin A).

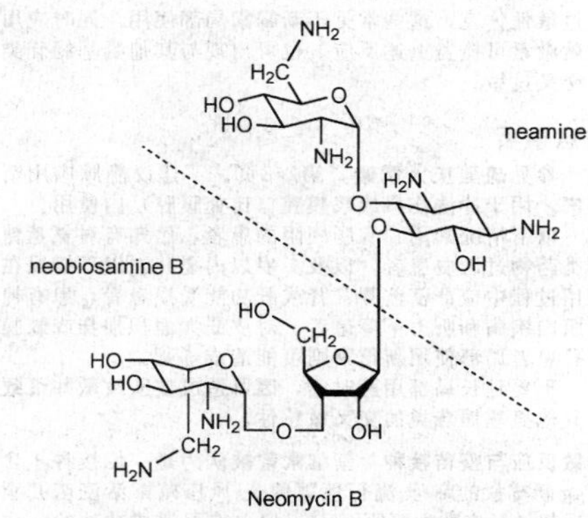

性状 两种异构体新霉素B（$C_{23}H_{46}N_6O_{13}$＝614.6）和新霉素C（$C_{23}H_{46}N_6O_{13}$＝614.6）与新霉素A（新霉胺，$C_{12}H_{26}N_4O_6$＝322.4）的混合物；新霉素B和新霉素C是新霉胺和新生胺（neobiosamines）B和新生胺C的糖苷酯。沙发霉素包括新霉素B（第264页）。

Neomycin Sulfate (*rINNM*) 硫酸新霉素

Fradiomycin Sulfate; Neomicino sulfatas; Neomicin-szulfát; Neomisin Sülfat; Neomycin Sulphate *(BANM)*; Néomycine, sulfate de; Neomycini sulfas; Neomycinsulfat; Neomycin-sulfát; Neomycyny siarczan; Neomysiinisulfaatti; Sulfato de neomicina.

Неомицина Сульфат

CAS — 1405-10-3.

ATC — A01AB08; A07AA01; B05CA09; D06AX04; J01GB05; R02AB01; S01AA03; S02AA07; S03AA01.

ATC Vet — QA01AB08; QA07AA01; QB05CA09; QD06AX04; QJ01GB05; QR02AB01; QS01AA03; QS02AA07; QS03AA01.

UNII — 057Y626693.

注：NEO是BP 2005核准的用于含硫酸新霉素单剂量滴眼液的标志。这是因为滴眼液的容器太小以至于不能在标签上注明适当的药品信息。

Pharmacopoeias. In *Chin.*, *Eur.* (see p.vii), *Int.*, *Jpn*, and *US.*

Ph. Eur. 6.8（Neomycin Sulfate） 某个经挑选的新霉素链霉菌株生长产生的物质与硫酸盐的混合物，其中主要成分为新霉素B的硫酸盐。效价以干重计算不低于680U/mg。白色或淡黄白色，易潮湿粉末。易溶于水；微溶于乙醇；几乎不溶于丙酮。1%水溶液的pH值为5.0～7.5。贮藏于密闭容器中避光。

USP 33（Neomycin Sulfate） 新霉素的硫酸盐或两种以上这类盐的混合物，抗菌物质由新霉素链霉菌（链霉菌属）生长中产生。效价以干重计算相当于每毫克含600μg以上新霉素。白色或淡黄色粉末，或冷冻干燥的固体。没有气味且易潮湿。溶于水（1∶1）；微溶于乙醇；不溶于丙酮、氯仿和乙醚。相当于3.3%新霉素的水溶液的pH值为5.0～7.5。贮藏于密闭容器中。避光。

Neomycin Undecenoate (*BANM*) 十一烯酸新霉素

Neomycin Undecylenate *(USAN, rINNM)*; Néomycine, Undécylénate de; Neomycini Undecylenas; Undecilenato de neomicina. The 10-undecenoate salt of neomycin.

Неомицина Ундециленат

CAS — 1406-04-8.

ATC — A01AB08; A07AA01; B05CA09; D06AX04; J01GB05; R02AB01; S01AA03; S02AA07; S03AA01.

ATC Vet — QA01AB08; QA07AA01; QB05CA09; QD06AX04; QJ01GB05; QR02AB01; QS01AA03; QS02AA07; QS03AA01.

不良反应和处置

同**硫酸庆大霉素**，第268页。

新霉素具有明显的潜在肾毒性和耳毒性，因此一般不予静脉给药。然而通过其他给药途径（如口服，开放伤口或体腔内滴注或者局部用于皮肤破损处），新霉素仍能被吸收足够剂量而导致不可逆的全聋或半聋。此效应呈剂量相关性，且在有肾脏损害的情况下会进一步增强。肾毒性也可发生。

口服大剂量新霉素，可出现恶心、呕吐及腹泻。长

期口服可造成严重的吸收不良综合征，出现脂肪痢和腹泻。偶出现二重感染，尤其是在那些延长治疗时间的患者。

与其他氨基糖苷类抗生素相比，新霉素具有更强的神经肌接头阻滞作用，腹腔内滴注新霉素可造成呼吸抑制或停止。相关死亡病例曾有发生。

超敏反应，如皮疹、瘙痒，有时表现为药物热，甚至过敏性休克，这些常见于新霉素局部使用。同时应用皮质激素可掩盖上述反应。也可出现与其他氨基糖苷类的交叉过敏。

注意事项

参见**硫酸庆大霉素**，第268页。不建议静脉应用新霉素，用于冲洗伤口或浆膜腔（比如腹腔）内使用。

以下情况禁用：有肠梗阻的患者，已知有对氨基糖苷类药物过敏史患者，以及1岁以内婴儿。以下情况在使用过程中应严密监测：肾或肝功能受损患者，患有神经肌肉疾病和听力下降患者。对皮肤大面积损伤或鼓膜穿孔患者局部使用新霉素则可能造成耳聋。

不要延长局部用药时间，因可造成皮肤致敏并可致对其他氨基糖苷类的交叉敏感性。

超敏反应与疫苗接种 新霉素曾被认为是一位接种了含25μg新霉素的麻疹-流行性腮腺炎-风疹减毒活疫苗儿童出现超敏反应的主要原因[1]。但也有报道成功地给一位对新霉素过敏的儿童接种该疫苗而无不良反应发生[2]。虽然疫苗中含有少量的新霉素或卡那霉素，而对其中任一过敏均被视为疫苗禁忌证，但是在合适的专家意见出现之前，没必要阻止疫苗的接种。用含4～40倍新霉素与同量疫苗的试验溶液进行皮内试验是缺乏依据的[2]。

1. Kwittken PL, *et al.* MMR vaccine and neomycin allergy. *Am J Dis Child* 1993; **147:** 128–9.
2. Elliman D, Dhanraj B. Safe MMR vaccination despite neomycin allergy. *Lancet* 1991; **337:** 365.

药物相互作用

参见**硫酸庆大霉素**（第268页）。口服或局部使用新霉素后所吸收的剂量足以与全身使用的其他药物产生相互作用。

有报道发现口服新霉素可影响其他某些药物的吸收，包括青霉素V、地高辛和甲氨蝶呤；也可使口服避孕药作用降低。反之亦可使阿卡波糖的降糖作用增强。

抗菌作用

新霉素与庆大霉素（第268页）的作用机制和抗菌谱类似，但对铜绿假单胞菌无抗菌活性。有报道新霉素对结核分枝杆菌有效。

因被大量局部使用，耐药性发生也相对广泛，尤其多见于葡萄球菌、某些沙门菌、志贺菌及大肠埃希菌菌株中。交叉耐药可见于卡那霉素、沙发霉素及巴龙霉素。

药动学

新霉素通过胃肠道吸收差，约97%的口服药物以原形自粪便中排出。口服3g新霉素后，血浆峰浓度为4μg/ml，灌肠后药物吸收率无明显变化。但消化道黏膜受损或发炎会增加其吸收率。新霉素可通过腹膜、呼吸道、膀胱、伤口和发炎的皮肤吸收。

一旦新霉素被吸收，它就会被很快的通过肾脏以活性药物形式排泄。其体内半衰期为2～3h。

用途和用法

新霉素是一种局部应用于治疗链球菌和其他敏感性细菌所致皮肤、眼、耳感染的氨基糖苷类抗菌药。大多数制剂为硫酸盐，尚有新霉素十一烯酸盐。新霉素通常与其他抗菌药物联用，如杆菌肽、多黏菌素E、短杆菌肽或多黏菌素B等。这些药物联用可作为眼外科手术前预防感染局部用于眼部。新霉素与普罗帕脒联合也可治疗棘阿米巴角膜炎（第791页）。硫酸新霉素软膏与盐酸洗必泰合用涂搽于鼻孔可治疗鼻腔葡萄球菌携带者（第185页），但与其他局部使用的抗菌药一样，面临着会使细菌耐药性增加之患。新霉素常与皮质激素类同时局部使用，然而这种用法必须慎重，因为可能会掩盖耐药菌感染的征象。有皮肤损伤处使用也应小心，因可促进新霉素吸收而增加其毒性（详见上文不良反应）。有关细菌性皮肤感染和治疗的详细情况，见第184页。

因新霉素通过胃肠道吸收较少，它也是普外科手术前进行肠道准备的口服药物，常与红霉素合用（第185页）。在重症监护患者中硫酸新霉素也常与其他抗菌药或抗真菌药合用于消化道选择性去污染（第167页）。

新霉素很少被用于现症消化道感染。虽然曾被用于治疗由肠致病性大肠埃希菌感染导致的腹泻（第164页），仍不建议用于儿童急性腹泻。

新霉素可用于早期肝性脑病患者口服以减少胃肠菌丛（第1619页）。

新霉素也可用于冲洗伤口和体腔，但不建议长期如此使用，以避免毒性。

口服 术前使用，前4h每小时硫酸新霉素1g，以后每4h 1次，持续2～3天至手术前。

治疗肝性脑病，每日4～12g，分次服用，疗程5～7天；对慢性肝功能不全患者，每日最大剂量可达4g，并能长期服用。延长使用时间会造成吸收不良。

儿童使用剂量可参见下文。

局部使用的新霉素制剂还包括0.35%的新霉素基质。

也可使用盐酸新霉素。

儿童用法 硫酸新霉素常与红霉素一起口服，作为腹部手术前的肠道准备。英国注册药品信息推荐的剂量如下文所示，每4h 1次，持续2～3天至手术前：

- 6～12岁的儿童：250～500mg；
- 12岁及以上儿童：1g。

治疗肝性脑病时，儿童的口服剂量为每日50～100mg/kg，分次服用，疗程5～7天。

当敏感菌引起肠道感染时，American Academy of Pediatrics[1]建议，对超出新生儿期的患儿，剂量为每日100mg/kg，分4次口服；对新生儿，口服剂量为25mg/kg，每6h 1次。

1. American Academy of Pediatrics. *2009 Red Book: Report of the Committee on Infectious Diseases*, 28th ed. Elk Grove Village, Illinois, USA: American Academy of Pediatrics, 2009.

制剂

BP 2010: Dexamethasone and Neomycin Ear Spray; Hydrocortisone Acetate and Neomycin Ear Drops; Hydrocortisone Acetate and Neomycin Eye Drops; Hydrocortisone Acetate and Neomycin Eye Ointment; Hydrocortisone and Neomycin Cream; Neomycin Eye Drops; Neomycin Eye Ointment; Neomycin Tablets;

USP 33: Colistin and Neomycin Sulfates and Hydrocortisone Acetate Otic Suspension; Neomycin and Polymyxin B Sulfates and Bacitracin Ointment; Neomycin and Polymyxin B Sulfates and Bacitracin Ophthalmic Ointment; Neomycin and Polymyxin B Sulfates and Bacitracin Zinc Ointment; Neomycin and Polymyxin B Sulfates and Bacitracin Zinc Ophthalmic Ointment; Neomycin and Polymyxin B Sulfates and Dexamethasone Ophthalmic Ointment; Neomycin and Polymyxin B Sulfates and Dexamethasone Ophthalmic Suspension; Neomycin and Polymyxin B Sulfates and Gramicidin Cream; Neomycin and Polymyxin B Sulfates and Gramicidin Ophthalmic Solution; Neomycin and Polymyxin B Sulfates and Hydrocortisone Acetate Cream; Neomycin and Polymyxin B Sulfates and Hydrocortisone Acetate Ophthalmic Suspension; Neomycin and Polymyxin B Sulfates and Hydrocortisone Ophthalmic Suspension; Neomycin and Polymyxin B Sulfates and Hydrocortisone Otic Solution; Neomycin and Polymyxin B Sulfates and Hydrocortisone Otic Suspension; Neomycin and Polymyxin B Sulfates and Lidocaine Cream; Neomycin and Polymyxin B Sulfates and Pramoxine Hydrochloride Cream; Neomycin and Polymyxin B Sulfates and Prednisolone Acetate Ophthalmic Suspension; Neomycin and Polymyxin B Sulfates Cream; Neomycin and Polymyxin B Sulfates Ophthalmic Ointment; Neomycin and Polymyxin B Sulfates Ophthalmic Solution; Neomycin and Polymyxin B Sulfates Solution for Irrigation; Neomycin and Polymyxin B Sulfates, Bacitracin Zinc, and Hydrocortisone Acetate Ophthalmic Ointment; Neomycin and Polymyxin B Sulfates, Bacitracin Zinc, and Hydrocortisone Ointment; Neomycin and Polymyxin B Sulfates, Bacitracin Zinc, and Hydrocortisone Ophthalmic Ointment; Neomycin and Polymyxin B Sulfates, Bacitracin Zinc, and Lidocaine Ointment; Neomycin and Polymyxin B Sulfates, Bacitracin, and Hydrocortisone Acetate Ointment; Neomycin and Polymyxin B Sulfates, Bacitracin, and Hydrocortisone Acetate Ophthalmic Ointment; Neomycin and Polymyxin B Sulfates, Bacitracin, and Lidocaine Ointment; Neomycin and Polymyxin B Sulfates, Gramicidin, and Hydrocortisone Acetate Cream; Neomycin for Injection; Neomycin Sulfate and Bacitracin Ointment; Neomycin Sulfate and Bacitracin Zinc Ointment; Neomycin Sulfate and Dexamethasone Sodium Phosphate Cream; Neomycin Sulfate and Dexamethasone Sodium Phosphate Ophthalmic Ointment; Neomycin Sulfate and Dexamethasone Sodium Phosphate Ophthalmic Solution; Neomycin Sulfate and Fluocinolone Acetonide Cream; Neomycin Sulfate and Fluorometholone Ointment; Neomycin Sulfate and Flurandrenolide Cream; Neomycin Sulfate and Flurandrenolide Lotion; Neomycin Sulfate and Flurandrenolide Ointment; Neomycin Sulfate and Gramicidin Ointment; Neomycin Sulfate and Hydrocortisone Acetate Cream; Neomycin Sulfate and Hydrocortisone Acetate Lotion; Neomycin Sulfate and Hydrocortisone Acetate Ointment; Neomycin Sulfate and Hydrocortisone Acetate Ophthalmic Ointment; Neomycin Sulfate and Hydrocortisone Acetate Ophthalmic Suspension; Neomycin Sulfate and Hydrocortisone Cream; Neomycin Sulfate and Hydrocortisone Ointment; Neomycin Sulfate and Hydrocortisone Otic Suspension; Neomycin Sulfate and Methylprednisolone Acetate Cream; Neomycin Sulfate and Prednisolone Acetate Ointment; Neomycin Sulfate and Prednisolone Acetate Ophthalmic Ointment; Neomycin Sulfate and Prednisolone Acetate Ophthalmic Suspension; Neomycin Sulfate and Prednisolone Sodium Phosphate Ophthalmic Ointment; Neomycin Sulfate and Triamcinolone Acetonide Cream; Neomycin Sulfate and Triamcinolone Acetonide Ophthalmic Ointment; Neomycin Sulfate Cream; Neomycin Sulfate Ointment; Neomycin Sulfate Ophthalmic Ointment; Neomycin Sulfate Oral Solution; Neomycin Sulfate Tablets; Neomycin Sulfate, Sulfacetamide Sodium, and Prednisolone Acetate Ophthalmic Ointment; Nystatin, Neomycin Sulfate, Gramicidin, and Triamcinolone Acetonide Cream; Nystatin, Neomycin Sulfate, Gramicidin, and Triamcinolone Acetonide Ointment.

专利制剂

Arg.: Concatag; Neomas; ***Austral.:*** Neosulf; ***Austria:*** Bykomycin†; ***Braz.:*** Cinaderm; Dermomicin†; Nemicina; Neo POM†; Neocina; Neodermicina; Neogecim†; Neom†; Neomed; Neomicon; Neomina†; ***Fr.:*** Bacteomycine†; ***Ger.:*** Cysto-Myacyne N; Myacyne; Uro-Nebacetin N; Vagicillin; ***Gr.:*** Agnocort; Nivemycin; ***Hong Kong:*** Neoate†; Uni-Neoderm; ***Israel:*** Neocin; ***Jpn:*** Francetin; ***Mex.:*** Gemicina†; Neomixen; ***Port.:*** Enteromicina; Oto-Synalar N; ***Thai.:*** Myneocin; ***UK:*** Nivemycin; ***USA:*** Mycifradin†; Neofradin.

多组分制剂 ***Arg.:*** Adermicina; Altus; Aseptobron N; Belbar†; Betasone-G Compuesto; Betnovate-N; Bioftal; Biotaer an Caramelos; Biotaer Gamma†; Biotaer Nebulizable; Bucoangin N; Butimerin; Caext; Cerosporin; Cerosporin GS†; Cicatrex; Clevosan; Colirio Antibiotico CNH; Collubiazol N; Decadron con Neomicina; Delisan; Derivoco†; Dermadex NN; Dexafurazon†; Dexalergin; Diflunazol†; Dotrin; Expectosan Caramelos; Faction-eye; Farm-X Ginecologico; FML Neo; Gargaletas; Ginal Cent; Ginkan; Graneodin; Graneodin N; Gripaben Caramelos; Griseoplus; Hidrocortin†; Irigal; Irix Biotic; Isoptomax; Itro†; Kenacomb; Klonovan; Ledercort con Neomicina†; Lefa Enteril†; Linfol; Linfol Cicatrizante; Mailen; Menaderm N; Min O; Nasojol; Nasomicina; Naxo TV; Neo Coltirot; Neo Kef; Neo Pelvicillin; Neo-Currino; Neo-Mudapenil†; Neobitiol; Neodexa Plus†; Neomas L; Neosona; Nesbiler†; Nexadron Compuesto; Nexadron Plus; O-Biol; O-Biol P; Oftal-D; Opocarbon; Otocalmia Biotic; Otoseptil; Otosporin; Otosporin L; Ovufem; Ovumix; Palan†; Pantometil†; Pentol; Plastenan con Neomicina; Poenbioptal; Poenbioptal NF; Polygynax; Polyplex; Proetztotal; Provacsin Nasal; Rinofilax AG M; Scheriderm; Septigyn; Sincerum; Sincerum Biotic; Sincerum Biotic L; Suavisan N; Tratomax; Vagicural; Vagicural Plus; Vagilen; ***Austral.:*** Cicatrin†; Kenacomb; Nemdyn; Neo-Medrol†; Neosporin†; Otocomb Otic; ***Austria:*** Baneocin; Betnesol-N; Betnovate-N; Cicatrex†; Dorithricin†; Hydoftal; Hydrocortimycin†; Locacorten mit Neomycin†; Mycostatin V†; Nebacetin; Neo-Delphicort†; Neocones†; Otosporin; Synalar N†; Topsym polyvalent†; Tropoderm†; Tyrothricin comp; Tyrothricin compositum†; Ulcurilen†; Volon A antibiotikahaltig; ***Belg.:*** De Icin†; Dexa-Polyspectran New; Maxitrol; Mycolog; Nebacetine†; Neobacitracine; Otosporin†; Panotile; Polydexa; Polyspectran Gramicidine; Predmycin P; Statrol; Synalar Bi-Otic; ***Braz.:*** Aftine; Amigdagen; Amigdamicin†; Anaseptil; Anginotricin; Antiseptin†; Bacidermina; Bacigen†; Bacinantrat†; Bacineo†; Bactoderm; Belcetin†; Betaderm N; Betazol Cort; Betnovate-N; Bismu-Jet; Celocort; Cetobeta; Cicatrene; Cimecort; Clostemin; Colpagex-N; Colpolase; Colutoide; Cutiderm; Decadron Colirio; Decadron Nasal; Dermase; Dermobel†; Dermoxin; Derms; Dexacilin; Dexacort†; Dexanil; Dexavison; Dexazona; Dimicin†; Drenison N; Elotin; Emscort; Epicitrin; Esperson N; Ferid; Flumex N; Fluo-Vaso; Folderm Pomada; Ginec†; Gingilone; Gynax-N; Hidrocin; Hidroneo†; Hipodex; Kindcetin; Larintil†; Locorten†; Londerm-N; Maxitrol; Mentodrin†; Metcort; Micoplex†; Mud; Naderm; Nazobel†; Nebacetin; Nebaciderme; Nebacimed; Nebacitrin†; Nebactrina†; Nebalon†; Neobacina†; Neobacipan†; Neocetrin; Neocina†; Neocinolon; Neocortin; Neodex; Neolon D; Neotop; Neotricin; Nepodex; Novacort; Novaderm; Omcilon-A M; Oncileg; Onciplus; Otauril†; Oto-Xilodase; Otocort†; Otodol†; Otomixyn; Otosporin; Otosynalar; Panotil; Parenterin; Poliginax; Polipred; Polysporin; Pomacetin†; Rhinosept; Rinogerol†; Rinosite†; Solemil†; Teutomicin; Thiabena†; Tirotrin†; Trivagel N; Trofodermin; Trok-N; Vagitrin-N; Xilodase; ***Canad.:*** Ak Spor; Cicatrin; Cortimyxin; Cortisporin; Dioptrol; Diosporin; FML Neo; Kenacomb†; Maxitrol; Neo-Medrol Acne; Neosporin; Optimyxin Plus; ratio-Triacomb; Spor-HC; Viaderm-KC; ***Chile:*** Anbiotop; Bacitopic Compuesto†; Banedif; Banedif Oftalmico con Prednisolona†; Banedif Oftalmico†; Betnovate-N†; Celulase Con Neomicina; Escar T-Neomicina; Gotalgic; Grifoftal-D†; Madecassol Neomicina†; Maxitrol; Monticina; Nasomin; Oftabiotico; Oftasona N; Otazol†; Oticum; Otolisan; Otoseptil; Pensulan; Polvos Antibioticos†; Rinobanedif; Trofodermin Neomicina; Unguento Dermico Antibiotico†; ***Cz.:*** Framykoin; Linola-H-compositum N†; Maxitrol; Ophthalmo-Framykoin; Ophthalmo-Framykoin Compositum; Otosporin; Pamycon; Pimafucort; Polygynax; Statrol†; ***Denm.:*** Decadron med Neomycin†; Kenalog Comp med Mycostatin; ***Fin.:*** Bacibact; Maxitrol; Neo-Medrol comp†; Pimafucort; Polysporin; ***Fr.:*** Antibio-Synalar; Antibiotulle Lumiere†; Atebemyxine; Cebemyxine; Chibro-Cadron; Cidermex; Corticotulle Lumiere†; Dexagrane; Diprosone Neomycine†; Enzymicine; Flexicones; Locacortene†; Madecassol Neomycine Hydrocortisone†; Maxidrol; Mycolog†; Neocones; Panotile; Polydexa; Polygynax; Polygynax Virgo; Tergynan; ***Ger.:*** Antibiotulle Lumiere†; Bivacyn†; Cortidexason comp; Dexa Polyspectran; Dispadex comp; Farco-Uromycin†; Isopto Max; Jellin polyvalent†; Jellin-Neomycin; Kombi-Stulln N†; Lokalison-antimikrobiell Creme N; Nebacetin; Neobac; Polyspectran; Pulvo Neomycin†; Topsym polyvalent†; Ulcurilen N†; ***Gr.:*** Afacort; Antilerg-F; Apobacyn; Betnovate-N; Bioderm; Biofiloderm; Blikosan; Decadron Phosphate with Neomycin; Dermochrom; Dermol; Dexa-Rhinaspray; Ekzegamma; Enteromyk; Fluorocort; Fluoskin; FML Neo; Fotocollyre; Genefacort; Helpometil; Indo-Cort; Isopto Maxitrol; Kenacomb; Lidocor; Locacorten with Neomycin; Nebacetin; Neo-Dexacanol; Neo-Medrol; Neo-Priphen; Neopolymyx; Neosporin; Otocort; Otomize; Precortivit; Pulvo 47; Rinocortin; Saocin-D; Septozyl; Statrol; Synalar; Thilodexine-N; Usniderm; Veriderm-Neo Medrol; Vioplex-T; ***Hong Kong:*** Antiderm; Aplosyn-N; Aplosyn-Otic; Aristobet-N; Bacimycin†; Betnovate-N; Bivacyn†; Cebemyxine; Clonetin; Corticin†; Dermawell; Derzid-N†; Dexa N; Dexasone N; Dexoph; Dextracin; Enterocin Compound†; Flunolone; Fluonid-N; Fusodic; Hydrocin-N; Hydrocort & Neomycin Biorex; Kenacomb; Lozopin†; Maxitrol; Nebacetin†; Neo-Medrol Acne; Neoclobet; Neosone; Neosporin; Otosporin; Otozambon; Polycin; Polydex-N; Polydexa; Polygynax; Polyneospin; Polyoph; Polyspectran; Proctosone†; Synaderm-N; Synalar N; Synalone-N; Synco-CFN†; Syneolona†; Triacomb†; Uni-Cort-N; Uni-Quaderm; Uniflex-N; Vistamethasone; ***Hung.:*** Baneocin; Bivacyn†; Dexapolcort N; Flucinar N; Otosporin; Pimafucort; Synalar N†; ***India:*** Beclate-N; Betnederm N; Betnesol-N; Betnesol-N Nasal†; Betnor†; Betnovate-N; Candiderma +; Candizole-T†; Cloben-G; Clocip NB; Decdan-N†; Dexona Eye/Ear; Dexosyn Plus†; Dexosyn-N†; Flomex N; Flucort-N; Flucreme-NM; Kenacomb; Kenalog-S; Ledercort-N; Lobate-GM; Luci-N; Mycidex†; NC Derm; Nebasulf; Neosporin; Neosporin-H; Stecort-NM†; Surfaz-SN; Topicasone with Neomycin; Valbet; Wycort with Neomycin; ***Indon.:*** Apolar-N; Benoson N†; Berloson-N; Betason-N; Betnovate-N; Bevalex; Bioplacenton; Bravoderm-N; Centabio; Cinolon-N; Decoderm 3; Denomix; Desolex-N; Fasolon; FG Ointment†; FG Troches; Fluocort-N; Inmatrol; Isotic Enpigi; Isotic Neolyson; Isotic Nepafrin; Kalcinol-N; Kenetrol†; Maxitrol; Metaskin-N; Mytaderm; N B; Nebacetin; Nelicort; Neocenta; Neocortic; Neofen; Neosinol; Neosyd; Netracin†; Nisagon; Nufacort; Ociderm-N†; Oregan; Osatrol†; Otilon; Otopain; Otopraf; Otozambon; Polidemisin; Polifrisin; Proson N†; Scanderma Plus; Skizon-N; Tracetin; Tuderm-N; Ximex Optixitrol; Zumaderm-N†; ***Irl.:*** Audicort†; Betnesol-N; Betnovate-N; Cicatrin; FML Neo; Graneodin; Kenacomb†; Maxitrol; Naseptin; Neosporin†; Otomize†; Otosporin; Predmycin-P; ***Israel:*** Bamyxin; Betnesol-N; Betnovate-N; Dermacombin; Desoren; Dethamycin; Dethaphrine; Dex-Otic; Dexamycin; Dexefrin; Hycocin; Hycomycin; Kenacomb†; Locacorten with Neomycin†; Maxitrol; Neo-Medrol; Nodryl†; Otomycin; Polycutan; Tevacutan; ***Ital.:*** Abiostil; Anauran; Antibioptal; Bimixin; Bio-Delta Cortilen; Cicatrene; Desalfa; Desamix-Neomicina; Doricum; Ecoval con Neomicina; Enterostop; Eta Biocortilen; Eta Biocortilen VC; Halciderm Combi; Idracemi; Idrocet†; Idroneomicil†; Kataval; Localyn; Localyn-Neomicina; Locorten; Menaderm; Mixotone; Nefluan; Neo Cortofen†; Neo-Medrol Veriderm†; Nevacort; Orobicin; Otosporin†; Solprene; Streptosil con Neomicina; Trofodermin; Vasosterone Antibiotico†; Vasosterone Collirio†; ***Malaysia:*** Bacitracin-N; Baneocin; Beavate N; Besone-N; Betacin; Betamethasone N; Betnosone N; Betnovate-N; Dextracin; Flumicin†; Fluonid-N†; Kenacomb; Maxitrol; Neo-Deca; Neo-Medrol; Pocin G; Pocin H; Proctosone†; Uniflex-N; ***Mex.:*** Alin Nasal; Alin Oftalmico; Alosol; Baycuten N; Bexine; Biodexan; Biofrin; Biotarson N†; Biotarson O†; Cortifung-N; Cortisporin; Decadron con Neomicina†; Dermalog-C; Dexamicin; Dexne; Dexsul; Dextone; Fluccinol N; Fluforte N; Fluo Grin; Gotadex†; Graneodin D; Hidropolicin; K-Omistron; Kaomycin; Kenacomb; Maxitrol; Mildex; Nebacetina; Neobacigrin; Neobol; Neoderm-F; Neomodex; Neopecsul; Neosporin; Neoxil; Nineka; Ofodex; Otilin; Polideltaxin NF; Polixin; Poly-Micron; Recoveron N; Recoveron NC; Rinadex Compuesto; Rinidyl DN†; Scheriderm; Septilisin; Soldrin; Sondex-Of; Soperil; Soxaron; Sulned; Synalar N; Synalar Neo; Synalar O; Synalar Oftalmico†; Timpacil†; Treda; Tribiot; Xyloderm; ***Neth.:*** Maxitrol; Mycolog; Otosporin; Panotile; Pimafucort; Polyspectran G†; Synalar; Synalar Bi-Otic†; ***Norw.:*** Maxitrol; ***NZ:*** Kenacomb; Maxitrol; Pimafucort; Viaderm-KC;

Philipp.: Aceflo; Aplosyn N; Aplosyn-Otic; Betnovate-N; BNP Ointment; Cortisporin; Dermovate-NN; Hydrospor; Ipodex; Iporam; Ircos; Isonep; Isonep H; Isore; Kenacomb; Lidex NGN; Maxirap; Maxitrol; Maxoptic; Neo-Synalar; Neodex-V; Neosporin; Novasorin; Postop; Postotic; Predmycin-P; Rapidax; Statrol†; Synalar Otic; Syntemax; Terramycin Plus; Trimycin; Trimycin-H; Trispec; Vistacom; ***Pol.:*** Baneocin; Betnovate-N; Bivacyn; Dexapolcort N; Dicortineff; Flucinar N; Lorinden N; Maxitrol; Mecortolon N; Multibiotic; Neotopic; Pimafucort; Proctosone; Triacomb; Tribiotic; ***Port.:*** Baciderma; Bacitracina-Neo†; Betnovate-N; Bienterico†; Cicatrin; Conjunctilone; Conjunctilone-S; Decadron com Neomicina; Dermovate-NN†; Dexaval N; Dexaval O; Dimicina; Distop; FML Neo; Kenacomb†; Leuco Hubber†; Meocil; Neo-Davisolona; Neo-Preocil†; Otomize†; Otosporin; Pimafucort; Plastenan Neomicina†; Polydexa; PrednIderma†; Synalar N; Zotinar-N; ***Rus.:*** Anauran (Анауран); Baneocin (Банеоцин); Dexona (Дексона); Flucinar N (Флуцинар Н); Gyterna (Гитерна); Maxitrol (Макситрол); Nefluan (Нефлуан); Pimafucort (Пимафукорт); Polydexa (Полидекса); Polydexa with Phenylephrine (Полидекса С Фенилефрином); Polygynax (Полижинакс); Tergynan (Тержинан); ***S.Afr.:*** Betanoid N†; Betnesol-N; Betnovate-N†; Cicatrin†; Covomycin; Covomycin-D; FML Neo; Kenacomb†; Maxitrol; Naseptin; Nasomixin†; Neo-Medrol†; Neoderm; Neopan†; Neosporin†; Otosporin; Synalar N; Trialone†; Vibrocil; ***Singapore:*** Baneocin; Batramycin; Besone-N; Celestoderm-V with Neomycin†; Dextracin; Fast Powder; Flunolone; Kenacomb†; Maxitrol; Neo-Hydro; Neo-Medrol; Otosporin; Polybamycin; Polydexa; Polygynax; Predmycin-P; Uniflex-N; ***Spain:*** Anasilpiel; Antihemorroidal; Bacisporin; Banedif; Bexicortil; Blastoestimulina; Cilinafosal Hidrocortisona; Cilinafosal Neomicina; Coliriocilina Prednisona; Creanolona; Dermisone Tri Antibiotic; Dermo Hubber; Dermomycose Talco; Edifaringen; Flodermol; Fludronef; Gingilone; Intradermo Cort Ant Fung†; Iruxol Neo; Leuco Hubber; Liquipom Dexa Antib; Maxitrol; Menaderm Neomicina; Midacina; Neo Analsona†; Neo Bacitrin; Neo Hubber; Neocones; Neodexa; Oftalmowell; Otonina†; Otosporin†; Panotile; Phonal; Plaskine Neomicina; Poly Pred; Pomada Antibiotica; Positon; Prednisona Neomicina; Rino Dexa; Rinobanedif; Rinovel; Sulfintestin Neomicina; Synalar Nasal; Synalar Neomicina†; Synalar Otico; Tisuderma; Tivitis; Trigon Topico†; Tulgrasum Antibiotico; Vinciseptil Otico; ***Swed.:*** Betnovat med Neomycin; Decadron cum neomycin†; Isopto Biotic†; ***Switz.:*** Bacimycin†; Baneopol; Batramycine†; Betnovate-N; Cicatrex; Cortifluid N; Cortimycine†; Dermovate-NN†; FML Neo; Maxitrol; Mycinopred; Mycolog N; Mycolog†; Nebacetin†; Neo-Hydro; Neocones; Neosporin; Neotracin; Otosporin; Panotile; Pivalone compositum; Polydexa; Prednitracin†; Spersapolymyxin; Synalar N; Topsym polyvalent; Tyrocombine†; ***Thai.:*** Actnovate; Archidex; Bacal; Banocin; Basina; Besone-N; Beta-Dipo; Beta-N; Betacort-N; Betama-EN; Betameth-N; Bethasone-N; Betnovate-N; Betosone-EN; Biochin†; Cadexcin-N; Citacin; Clinivate-N; Coccila; Dermacombin; Derzid-N; Dexacin; Dexasil†; Dexoph; Dexylin; Diaropect; Disento; Eyedex; Farakil; Fluciderm-N†; Flunobate-N; Flunolone; Fluo-Neo; Fluonid-N†; Izac; Kenacomb; Lobacin; Maxitrol; Medcin; My-B; Mybacin; Mybacin Dermic; Mysolone-N; Neo-Medrol; Neo-Optal; Neobet; Neodex; Neosporin†; Neozolone; Novacin; Otosamthong†; Otosporin†; Patarvate-N; Polyoph; Prednisil-N; Prednisil†; Prednisolone-N; Spersapolymyxin†; Supralan-N; Synalar N; Tenovate-N; Topaben-N; Trofodermin†; Unipred; Valbet-N; Vesoph; Xanalin; ***Turk.:*** Cebemyxine; Cormisin†; Neosporin; Thiocilline; ***UAE:*** Panderm; ***UK:*** Betnesol-N; Betnovate-N; Cicatrin†; Dermovate-NN; Maxitrol; Naseptin; Neosporin; Otomize; Otosporin; Predsol-N; Synalar N; Tri-Adcortyl†; Vista-Methasone N; ***Ukr.:*** Baneocin (Банеоцин); Flucinar N (Флуцинар N); Maxitrol (Макситрол); Meratin Combi (Мератин Комби)†; Pimafucort (Пимафукорт); Polydexa (Полидекса); Polydexa with Phenylephrine (Полидекса С Фенилэфрином); Tergynan (Тержинан); ***USA:*** Ak-Neo-Dex; Ak-Spore†; Coly-Mycin S Otic; Cortatrigen; Cortimycin; Cortisporin; Cortisporin-TC; Cortisporin†; Dexasporin; Ear-Eze; Lanabiotic†; LazerSporin-C; Maxitrol; Mycitracin†; Neo-Dexameth†; Neocin; NeoDecadron†; Neodexasone; Neopolydex; Neosporin; Neosporin + Pain Relief; Neosporin GU; Neosporin†; Neotricin HC; Octicair†; Ocu-Spor-B; Ocu-Spor-G; Ocu-Trol; Ocutricin; Otic-Care; OtiTricin; Otocort; Otomycin-HPN; Otosporin; Pediotic†; Poly-Dex; Poly-Pred; Polymycin; ProCoMycin; Tri-Biozene; UAD-Otic; ***Venez.:*** Baycuten N; Bratofil c Neomicina; Clinal†; Decadron†; Decaven; Dermabiotic; Dexaneol†; Flutalon†; Maxicort; Maxitrol; Neo-Synalar con Neomicina; Neo-Synalar†; Neoflu con Neomicina†; Otocort; Poli-Otico.

Netilmicin Sulfate (*BAN*, *rINNM*) 硫酸奈替米星

N[1]-Ethylsissomicin; Netilmicin Sulphate *(BANM)*; Nétilmicine, sulfate de; Netilmicini sulfas; Netilmicino sulfatas; Netilmicinsulfat; Netilmicin-sulfát; Netilmicin-szulfát; Netilmisiinisulfaatti; Netilmisin sülfat; Netylmycyny siarczan; Sch-20569; Sulfato de netilmicina. 4-*O*-[(2*R*,3*R*)-*cis*-3-Amino-6-aminomethyl-3,4-dihydro-2*H*-pyran-2-yl]-2-deoxy-6-*O*-(3-deoxy-4-*C*-methyl-3-methylamino-β-L-arabinopyranosyl)-1-*N*-ethylstreptamine sulphate.

Нетилмицина Сульфат

$(C_{21}H_{41}N_5O_7)_2,5H_2SO_4$ = 1441.6.

CAS — 56391-56-1 (netilmicin); 56391-57-2 (netilmicin sulfate).

ATC — J01GB07; S01AA23.

ATC Vet — QJ01GB07; QS01AA23.

UNII — S741ZJS97U.

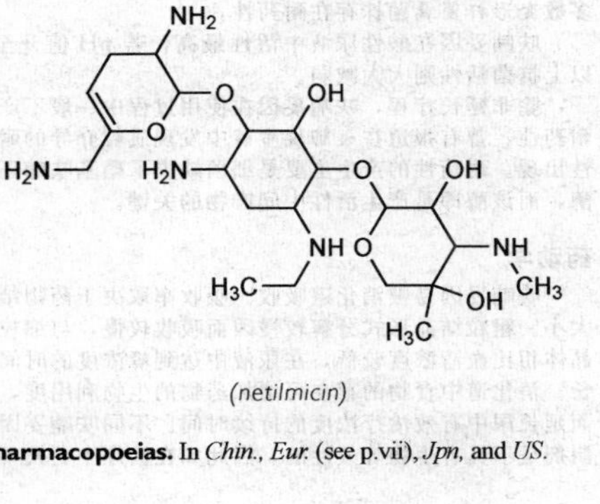

(netilmicin)

Pharmacopoeias. In *Chin.*, *Eur.* (see p.vii), *Jpn*, and *US*.

Ph. Eur. 6.8 (Netilmicin Sulfate) 在合成西梭霉素过程中获取的一种物质。效价以干重计算不低于650U/mg。白色或淡黄白色，易潮湿的粉末。易溶于水；几乎不溶于乙醇和丙酮。4%水溶液的pH值为3.5～5.5。贮藏于密闭容器中。避光。

USP 33 (Netilmicin Sulfate) 按干燥品计算，每毫克硫酸奈替米星与不少于595μg的奈替米星等效。白色或淡黄色粉末。极易溶于水；几乎不溶于无水乙醇和乙醚。4%奈替米星水溶液的pH值为3.5～5.5。贮藏于密闭容器中。避潮。

配伍禁忌 有关包括奈替米星在内的氨基糖苷类与β-内酰胺类不相容的讨论见**硫酸庆大霉素**项下，第267页。奈替米星与呋塞米、肝素、复合维生素B也存在配伍禁忌。

不良反应、处置和注意事项

同**硫酸庆大霉素**，第268页。一些研究认为奈替米星与庆大霉素和妥布霉素相比耳肾毒性较小，然而另一些研究并未发现它们毒性有什么显著的差异。

持续长时治疗应用时，奈替米星血浆峰浓度不应超过12μg/ml，谷浓度应低于2μg/ml。

对心血管系统的影响 在进行人工通气的患者中可出现与奈替米星相关的严重低血压发作[1]。低血压发作与注射奈替米星同时发生，但持续时间较短。如果停止镇静，这种发作亦会消失。

1. Rygnestad T. Severe hypotension associated with netilmicin treatment. *BMJ* 1997; **315:** 31.

药物相互作用

同**硫酸庆大霉素**，见第268页。

抗菌作用

同**硫酸庆大霉素**，见第268页。奈替米星的抗菌谱与庆大霉素相似，也有报道奈替米星对奴卡菌有一定作用。对铜绿假单胞菌可能有一定抗菌活性。不会被所有氨基糖苷类钝化酶所水解，且可能对部分耐庆大霉素和妥布霉素的细菌仍敏感，但与阿米卡星相比无显著差异：比如耐阿米卡星的普罗威登菌、铜绿假单胞菌和黏质沙雷菌对奈替米星同样不敏感。据报道5%～20%的革兰阴性菌株对奈替米星耐药。

药动学

同**硫酸庆大霉素**，见第269页。

肌注奈替米星后，血药浓度在0.5～1h后达峰，在2mg/kg的剂量下血药浓度峰值为7μg/ml。同样的剂量通过静脉注射1h后也可达到相似的峰浓度。快速静脉推注后的血药浓度可短期达到2～3倍于通过缓慢静滴后的血药浓度。标准的每日一次给药后血药浓度可短期达到20～30μg/ml。在多次给药的研究中，奈替米星以常规剂量每12h一次在第二天可达血浆稳态浓度。这个浓度比第一次给药后的浓度低20%。

奈替米星的半衰期为2.0～2.5h。80%的药物在24h内通过尿液排泄。

用途和用法

奈替米星是一个半合成的氨基糖苷类抗菌药，作用机制和用法与庆大霉素类似，见第269页。它也可被认为是除阿米卡星外治疗由耐庆大霉素和妥布霉素但对本药敏感的细菌所致感染的另一选择（第191页）。与庆大霉素一样，若需与青霉素或头孢菌素合用，则应分开使用。

奈替米星以硫酸盐给药，但含量仍以奈替米星计算；1.5g硫酸奈替米星含有1g奈替米星。通常剂量为肌注4～6mg/kg，每日1次，也可等分为8h或12h 1次；如遇危及生命的严重感染，剂量可增至每日7.5mg/kg，等分为每8h 1次，持续时间不宜过长。

同样的剂量可通过3～5min缓慢静脉推注，也可溶于50～200ml液体中缓慢静滴0.5～2h。

每日分次给药方案建议药物血浆峰浓度应低于12μg/ml，谷浓度应低于2μg/ml。

剂量的调整取决于血浆奈替米星浓度，否则诸如年龄、肾功能损害或治疗时间的延长等因素都可促进药物毒性的出现。另外也可能造成在有效治疗浓度下使用的危险。对氨基糖苷类药物剂量计算方法的讨论，见**庆大霉素的用法和剂量**，第269页。

儿童用量详见下文。

儿童用法 婴儿和儿童使用奈替米星的推荐剂量有所不同。一种给药方案是婴儿和大于7日龄的新生儿每日剂量为7.5～9mg/kg，12个月龄及以上儿童每日剂量为6～7.5mg/kg，两种方案均需分次用药，每8h用药1次。早产婴儿和小于7日龄的早产新生儿，给药剂量为3mg/kg，每12h用药1次。

奈替米星可肌内注射、缓慢静脉注射或静脉滴注给药。

制剂

USP 33: Netilmicin Sulfate Injection.

专利制剂

Austria: Certomycin; ***Belg.:*** Netromycine†; ***Braz.:*** Netromicina; ***Cz.:*** Netromycine; Nettacin; ***Denm.:*** Netilyn†; ***Fin.:*** Netilyn; ***Fr.:*** Netromicine; ***Ger.:*** Certomycin; ***Gr.:*** Netromycin; Rizaldon; Zaby; ***Hong Kong:*** Netromycin; ***Hung.:*** Netromycine†; ***India:*** Netromycin; Netspan; ***Indon.:*** Hypobhac; Netromycin; ***Irl.:*** Netillin†; ***Ital.:*** Nettacin; Nettavisc; Zetamicin; ***Malaysia:*** Netromycin; ***Mex.:*** Netira; Netromicina; ***Neth.:*** Netromycine†; ***Norw.:*** Netilyn†; ***NZ:*** Netromycin†; ***Philipp.:*** Keunmixin; Netromycin†; Netrozin; ***Pol.:*** Netromycine; ***Port.:*** Netromicina; Tilcin; ***Rus.:*** Netromycin (Нетромицин); ***S.Afr.:*** Netromycin; ***Swed.:*** Netilyn; ***Switz.:*** Netromycine; ***Thai.:*** Bactrocin; Nelin; Netil; Netromycin; ***Turk.:*** Netira; Netromycin; ***UK:*** Netillin†; ***Venez.:*** Netromicina.

多组分制剂 ***Ital.:*** Netildex; ***Turk.:*** Netildex.

Nifuroxazide (*BAN*, *rINN*) 硝呋齐特

Nifuroksatsidi; Nifuroksazid; Nifuroksazidas; Nifuroxazid; Nifuroxazida; Nifuroxazidum. 2′-(5-Nitrofurfurylidene)-4-hydroxybenzohydrazide.

Нифуроксазид

$C_{12}H_9N_3O_5$ = 275.2.

CAS — 965-52-6.

ATC — A07AX03.

ATC Vet — QA07AX03.

UNII — PM5LI0P38J.

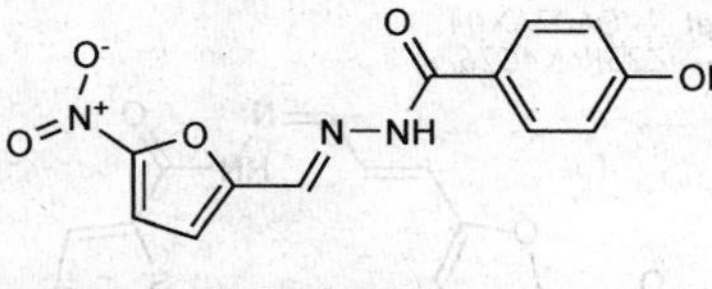

Pharmacopoeias. In *Eur.* (see p.vii).

Ph. Eur. 6.8 (Nifuroxazide)：明黄色的粉末。几乎不溶于水；微溶于乙醇；不溶于二氯甲烷。避光。

简介

硝呋齐特为一种不能通过胃肠道充分吸收的抗菌药。口服每日800mg，分次服用，治疗结肠炎和腹泻。

制剂

专利制剂

Belg.: Bacifurane†; Ercefuryl†; ***Braz.:*** Passifuril; ***Chile:*** Diarfin†; ***Cz.:*** Endiex; Ercefuryl; ***Fr.:*** Bacterix; Bifix†; Diafuryl; Ediston; Ercefuryl; Erceryl†; Imoseptyl; Lumifurex†; Panfurex; ***Gr.:*** Enorep; Ercefuryl; Kaofuryl; ***Hong Kong:*** Ercefuryl; Panfurex; ***Indon.:*** Fuzide; Nifudiar; Nifural; ***Ital.:*** Diarret†; ***Mex.:*** Akabar; Eskapar; Topron; ***Philipp.:*** Ercefuryl; ***Pol.:*** Endiex; ***Rus.:*** Enterofuryl (Энтерофурил); Ersefuryl (Эрсефурил); ***Singapore:*** Ercefuryl; Niraben; ***Thai.:*** Debby; Ercefuryl†; Erfuzide; Mifuzide; ***Turk.:*** Diafuryl; Durisal; Endosin; Ercefuryl; Erfulyn; Furil; Nifuryl; Nufro; ***Ukr.:*** Enterofuril (Энтерофурил).

多组分制剂 ***Chile:*** Diaren; Diarfin†; Enterol Con Nifuroxacida; Esancol; Imecol; Liracol; Testisan; ***Mex.:*** Dia-Par Compuesto; Eskapar Compuesto.

Nifurpirinol (*USAN*, *rINN*) 硝呋吡醇

Furpirinol; Nifurpirinolum; P-7138.

Нифурпиринол

$C_{12}H_{10}N_2O_4$ = 246.2.

CAS — 13411-16-0.

UNII — 7O5A98XY8U.

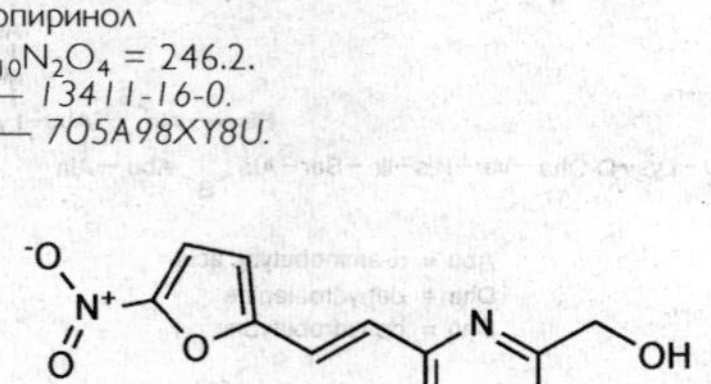

简介

硝呋吡醇为一硝基呋喃类抗菌药，在兽医方面用于治疗观赏鱼的细菌和真菌感染。

Nifurtoinol (*rINN*) 硝呋妥因醇

Hydroxymethylnitrofurantoin; Nifurtoïnol; Nifurtoinolum. 3-Hydroxymethyl-1-(5-nitrofurfurylideneamino)hydantoin.

Нифуртоинол

$C_9H_8N_4O_6$ = 268.2.

CAS — 1088-92-2.

ATC — J01XE02.

ATC Vet — QJ01XE02.

UNII — 980688H13O.

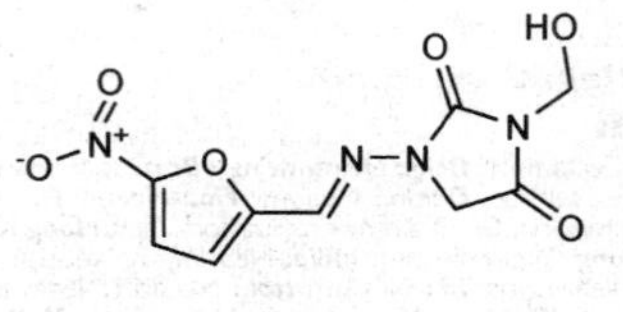

简介

硝呋妥因醇是一种硝基呋喃类抗菌药，特性与呋喃妥因（见下文）类似。用于治疗泌尿道感染。每日剂量300mg 以上，分次口服。

制剂

专利制剂

Belg.: Urfadyn PL.

Nifurzide (*rINN*) 硝呋肼

Nifurzida; Nifurzidum. 5-Nitro-2-thiophenecarboxylic acid [3-(5-nitro-2-furyl)allylidene]hydrazide.

Нифурзид

$C_{12}H_8N_4O_6S$ = 336.3.

CAS — 39978-42-2.

ATC — A07AX04.

ATC Vet — QA07AX04.

UNII — Z35R6K4C26.

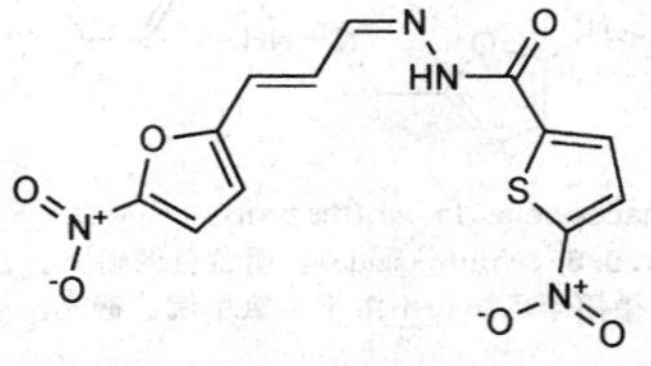

简介

硝呋肼是一种口服吸收较差的抗菌药。口服可用于治疗腹泻。

制剂

专利制剂

Fr.: Ricridene†.

Nisin 乳酸链球菌肽

E234; Nisina.

Низин

CAS — 1414-45-5.

UNII — EN8XKG133D.

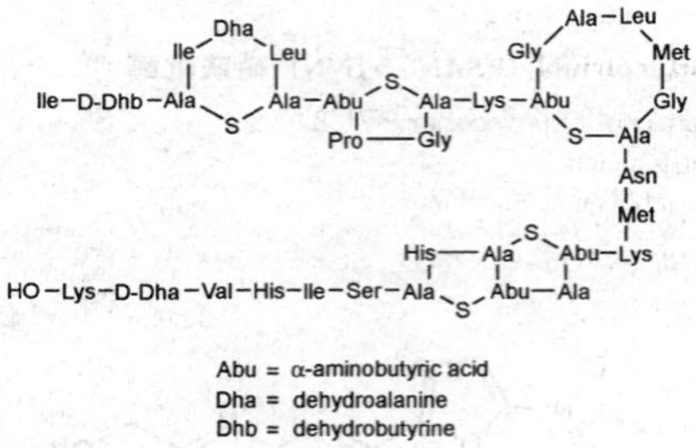

Abu = α-aminobutyric acid
Dha = dehydroalanine
Dhb = dehydrobutyrine

简介

乳酸链球菌肽是由乳酸链球菌产生的多肽类抗菌药。作为食品防腐剂使用。

据研究其被用于治疗幽门螺杆菌、艰难梭菌等多种细菌感染。

Nitrofurantoin (*BAN*, *rINN*) 呋喃妥因

Furadoninum; Nitrofurantoiini; Nitrofurantoína; Nitrofurantoina; Nitrofurantoinas; Nitrofurantoïne; Nitrofurantoinum. 1-(5-Nitrofurfurylideneamino)hydantoin; 1-(5-Nitrofurfurylideneamino)imidazolidine-2,4-dione.

Нитрофурантоин

$C_8H_6N_4O_5$ = 238.2.

CAS — 67-20-9 (anhydrous nitrofurantoin); 17140-81-7 (nitrofurantoin monohydrate).

ATC — J01XE01.

ATC Vet — QJ01XE01.

UNII — 927AH8112L (nitrofurantoin); E1QI2CQQ1I (nitrofurantoin monohydrate).

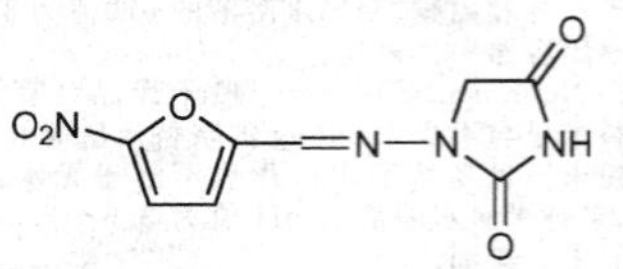

Pharmacopoeias. In *Chin.* and *Eur.* (see p.vii).
Int. and *US* specify anhydrous or monohydrate.

Ph. Eur. 6.8 (Nitrofurantoin)：黄色、无味或几乎无味、结晶状粉末或结晶体。极微溶于水和乙醇；可溶于二甲基酰胺。贮藏温度不得超过 25℃。避光。

USP 33 (Nitrofurantoin)：无水或含有一个分子的结晶水。柠檬黄、无味结晶或细粉末。呋喃妥因及其溶液如遇碱或暴露于光照下会变色，与除不锈钢和铝以外的金属接触后会分解。极微溶于水和乙醇；可溶于二甲基酰胺。贮藏于密闭容器中。避光。

不良反应

报道的不良反应发生率变化范围很大，但基本在10%左右。呼吸系统和神经系统的严重不良反应发生率分别为 0.001%和 0.0007%。呋喃妥因最常见的是胃肠道不良反应，与剂量相关，包括恶心、呕吐、厌食，腹痛和腹泻相对较少。有报道说呋喃妥因如以粗粒结晶形式或者与食物同服则能减少消化道反应。

神经系统不良反应包括头痛、嗜睡、眩晕、头晕、眼球震颤和良性的颅内高压。但有时也会发生严重的不可逆的周围神经病变，尤其是那些合并肾功不全或服药时间过长的患者更易发生。

超敏反应可表现为皮疹、荨麻疹、瘙痒、发热、唾液腺炎和血管性水肿。也有报道出现过敏症、多形性红斑、Stevens-Johnson 综合征、剥脱性皮炎、胰腺炎、狼疮样综合征和肌肉关节疼痛等。有哮喘史的患者使用则易诱发急性哮喘。

急性肺过敏反应表现为开始服药数小时或数天后可出现突发寒战、发热、嗜酸粒细胞增多、咳嗽、胸痛、呼吸困难、肺浸润或肺实变，以及胸腔积液等症状。但通常停药后即可缓解。

亚急性和慢性肺综合征包括间质性肺炎和肺纤维化，通常在长期服药的患者中隐匿地发生。肺纤维化并不一定是可逆的，特别是那些发生了肺纤维化后仍继续服药的患者常为不可逆。

肝毒性较少发生，包括胆汁淤积性黄疸、肝炎和肝坏死，在女性中较易发生，可能与超敏反应相关。其他不良反应包括巨幼细胞性贫血、白细胞减少症、粒细胞减少症或粒细胞缺乏症、血小板减少症、再生障碍性贫血，遗传性 G6PD 酶缺乏症患者可出现溶血性贫血。也有出现暂时性脱发的报道。

服用呋喃妥因可使尿液颜色变为棕色。

动物试验发现呋喃妥因可能有致癌性，但缺乏在人类中的证据。

1. Koch-Weser J, *et al.* Adverse reactions to sulfisoxazole, sulfamethoxazole, and nitrofurantoin: manifestations and specific reaction rates during 2118 courses of therapy. *Arch Intern Med* 1971; **128:** 399–404.
2. Holmberg L, *et al.* Adverse reactions to nitrofurantoin: analysis of 921 reports. *Am J Med* 1980; **69:** 733–8.
3. Penn RG, Griffin JP. Adverse reactions to nitrofurantoin in the United Kingdom, Sweden, and Holland. *BMJ* 1982; **284:** 1440–2.
4. D'Arcy PF. Nitrofurantoin. *Drug Intell Clin Pharm* 1985; **19:** 540–7.
5. Karpman E, Kurzrock EA. Adverse reactions of nitrofurantoin, trimethoprim and sulfamethoxazole in children. *J Urol (Baltimore)* 2004; **172:** 448–53.

对肺的影响 文献[1,2]报道肺部毒性、急行肺部反应[3]与长期使用呋喃妥因治疗相关。慢性肺疾病的零散病例也不断报道[4~10]，在长期治疗用药期间，监测的重要性一直被强调[8]。

1. Adverse Drug Reactions Advisory Committee (ADRAC). Pulmonary toxicity with long-term nitrofurantoin. *Aust Adverse Drug React Bull* 2004; **23:** 15. Also available at: http://www.tga.gov.au/adr/aadrb/aadr0408.htm (accessed 11/01/08)
2. Mendez JL, *et al.* Chronic nitrofurantoin-induced lung disease. *Mayo Clin Proc* 2005; **80:** 1298–1302.
3. Williams EM, Triller DM. Recurrent acute nitrofurantoin-induced pulmonary toxicity. *Pharmacotherapy* 2006; **26:** 713–8.
4. Hargett CW, *et al.* Giant cell interstitial pneumonia associated with nitrofurantoin. *Lung* 2006; **184:** 147–9.
5. Bhullar S, *et al.* Severe nitrofurantoin lung disease resolving without the use of steroids. *J Postgrad Med* 2007; **53:** 111–3.
6. Koulaouzidis A, *et al.* Nitrofurantoin-induced lung- and hepatotoxicity. *Ann Hepatol* 2007; **6:** 119–21.
7. Lin DC, Bhally H. Nitrofurantoin-induced interstitial lung disease. *N Z Med J* 2007; **120:** U2753.
8. Mrozek N, *et al.* Pneumopathie à la nitrofurantoïne: à propos de deux observations. *Rev Med Interne* 2008; **29:** 149–51.
9. Martins RR, *et al.* Chronic eosinophilic pneumonia secondary to long-term use of nitrofurantoin: high-resolution computed tomography findings. *J Bras Pneumol* 2008; **34:** 181–4.
10. Fenton ME, *et al.* Nitrofurantoin-associated bronchiolitis obliterans organizing pneumonia: report of a case. *Can Respir J* 2008; **15:** 311–2.

注意事项

呋喃妥因不得用于有肾脏损害的患者，因为尿中的抗菌浓度尚未到达而血浆中已达中毒浓度。呋喃妥因在以下情况禁用本品：对硝基呋喃类药物过敏者；G6PD 酶缺乏者；婴儿（在英国，禁用于 3 个月龄以内的婴儿，但美国允许 1 个月龄以上儿童使用）。

呋喃妥因应慎用于老年人，使用可增加毒性反应，尤其是急性呼吸道反应。所有患者在治疗期间都应监测肺功能，一旦出现肺部损伤症状即应停药。对那些已有肺、肝、神经系统疾病，变态反应性疾病以及有周围神经病易患因素（如贫血、糖尿病、电解质紊乱、衰弱或维生素 B 缺乏）的患者应加强监护。若出现周围神经病征象即应停用呋喃妥因。尽管肝脏反应，如肝炎、胆汁淤积性黄疸以及肝坏死很少出现，但是有死亡病例的报道。患者在用药期间应严格监测，一旦出现肝炎症状应立即停药。

呋喃妥因可使以铜还原法检测尿糖试验呈假阳性。

哺乳 American Academy of Pediatrics 认为虽然呋喃妥因可分泌至乳汁，但通常不影响母乳喂养，而对有 G6PD 酶缺乏的婴儿的母乳喂养值得重视[1]。*BNFC 2010/11* 指出，G6PD 酶缺乏的婴儿摄入量足够时会产生溶血；哺乳期间建议避免使用呋喃妥因。

1. American Academy of Pediatrics. The transfer of drugs and other chemicals into human milk. *Pediatrics* 2001; **108:** 776–89. [Retired May 2010] Correction. *ibid.*; 1029. Also available at: http://aappolicy.aappublications.org/cgi/content/full/pediatrics%3b108/3/776 (accessed 11/01/08)

卟啉病 呋喃妥因与急性卟啉病发作有关，故用于卟啉病患者不安全。

妊娠 注册药品信息禁止呋喃妥因用于孕 38～42 周的妊娠妇女或临产及分娩期间。呋喃妥因可能引起新生儿溶血性贫血。

药物相互作用

呋喃妥因与喹诺酮类在体外有拮抗作用，但临床意义未知。碳酸酐酶抑制剂等可碱化尿液的药物会降低呋喃妥因的抗菌活性。丙磺舒或磺吡酮不应与呋喃妥因合用，因可减慢后者的排泄。三硅酸镁可减少呋喃妥因的吸收，但不清楚其他抑酸药是否有相同作用。

抗癫痫药 呋喃妥因对其影响参见苯妥英，第476页。

抗真菌药 一位每日服用呋喃妥因达 5 年的老年患者在同时开始服用氟康唑 2 个月后出现了肝肺联合毒性[1]。虽然二者之一是产生肝毒性的原因，但是与氟康唑的相互作用导致呋喃妥因的药动学发生变化，才可能是与之相关的肺毒性产生的原因。

1. Linnebur SA, Parnes BL. Pulmonary and hepatic toxicity due to nitrofurantoin and fluconazole treatment. *Ann Pharmacother* 2004; **38:** 612–16.

激素性避孕药 呋喃妥因与避孕药联用可能减弱后者的作用，参见**激素性避孕药**，第2002页。

抗菌作用

呋喃妥因在体外对大多数泌尿道革兰阳性及阴性细菌有杀菌作用。作用机制尚不清楚，但显示主要与药物还原后形成的活性中间体结构有关；与在人体细胞内相比，这个过程在细菌细胞内进行得更有效。

呋喃妥因在体外可有效抑制肠球菌以及其他革兰阳性细菌，如链球菌、葡萄球菌和棒状杆菌，但临床效果并不显著。多数大肠埃希菌菌株对其敏感，但肠杆菌属和克雷伯菌属敏感率较低且部分耐药。铜绿假单胞菌和多数变形杆菌属菌株存在耐药性。

呋喃妥因在酸性尿液中活性最高，若 pH 值升至 8 以上抗菌活性则大大减弱。

除非延长疗程，呋喃妥因在使用过程中一般不产生耐药性。曾有报道在大肠埃希菌中发现质粒介导的耐药性出现。耐药性的产生主要是细菌缺失了硝基呋喃还原酶，而该酶即是产生活性中间产物的关键。

药动学

呋喃妥因易被消化道吸收。吸收率取决于药物结晶大小。粗粒结晶形式分解较慢因而吸收较慢，与细粒结晶体相比血清浓度较低，在尿液中达到峰浓度的时间较长。消化道中食物的存在可增加药物的生物利用度，从而延长尿中有效治疗浓度的持续时间。不同呋喃妥因的制剂是不具有生物等效性的，因此如在治疗中更换不同

品牌药物应注意监测。

在吸收过程中，由于清除率较快，药物在血和组织中的浓度较低以至于不能达到有效抗菌浓度。呋喃妥因可透过胎盘和血脑屏障，也可分布于乳汁中。一些资料中所引证的呋喃妥因的蛋白结合率为60%，但也有些不同意见指出应为90%。据报道血浆半衰期为0.3～1h。

呋喃妥因可由肝脏和大多组织代谢，但30%～40%以原形从尿中排泄。在酸性尿液中可存在一部分肾小管重吸收现象。在给肾功能正常的患者以常规剂量药物后，尿药浓度为50～200μg/ml。

用途和用法

呋喃妥因是一种硝基呋喃衍生物，主要用于治疗非复杂性下泌尿道感染（第189页），包括预防或长期抑制治疗复发性感染。

口服给药，常用剂量50～100mg，每日4次，与食物或牛奶同服。疗程通常为7天。一些国家中准许使用双释放形式药物，其中包括粗粒结晶和一水合呋喃妥因，用法为100mg，每日2次。通常的长期预防剂量是50～100mg，每日睡前服。

儿童用量详见下文。

1. Guay DR. An update on the role of nitrofurans in the management of urinary tract infections. *Drugs* 2001; **61:** 353–64.

儿童用法 在英国，呋喃妥因可用于治疗3个月龄至12周岁儿童尿路感染，通常剂量为每日口服3mg/kg，分4次用药；长期预防剂量为1mg/kg，夜间用药。然而，一项系统性综述[1]认为，基于获得的相对低等级证据，呋喃妥因的不良反应大于其有利作用，因此不能用于长期治疗方案中。

在美国，治疗1个月龄及以上儿童尿路感染，推荐高口服剂量每日5～7mg/kg，分4次用药；长期预防用药剂量为每日1mg/kg，分1～2次用药。

大龄儿童用药可参照成年人剂量（详见上文用途和用法）。

1. Williams GJ, *et al.* Long-term antibiotics for preventing recurrent urinary tract infection in children. Available in The Cochrane Database of Systematic Reviews; Issue 3. Chichester: John Wiley; 2006 (accessed 11/01/08).

制剂

BP 2010: Nitrofurantoin Oral Suspension; Nitrofurantoin Tablets;
USP 33: Nitrofurantoin Capsules; Nitrofurantoin Oral Suspension; Nitrofurantoin Tablets.

专利制剂

Arg.: Furadantina; Urofuran; ***Austral.:*** Furadantin†; Macrodantin; Ralodantin†; ***Austria:*** Furadantin; ***Belg.:*** Furadantine; ***Braz.:*** Hantina; Macrodantina; Nitrofen; Urogem; ***Canad.:*** Macrobid; Macrodantin; Novo-Furantoin; ***Chile:*** Macrodantina; Macrosan; Matidan; ***Cz.:*** Furantoin†; Nifurantin†; ***Fin.:*** Nitrofur-C; ***Fr.:*** Furadantine; Furadoine; Microdoine; ***Ger.:*** Furadantin; Nifurantin; Nifuretten; Uro-Tablinen; ***Gr.:*** Furolin; Londofurol; Nitrotoin; ***India:*** Furadantin; ***Irl.:*** Furadantin; Macrobid; Macrodantin; ***Israel:*** Uvamin; ***Ital.:*** Furadantin†; Furedan; Furil; Macrodantin; Neo-Furadantin; ***Mex.:*** Biofurin; Furadantina; Furitex; Futroken; Macrodantina; Macrofurin; Promac; Suronit; ***Neth.:*** Furabid; Furadantine MC; ***Norw.:*** Furadantin; ***NZ:*** Furadantin; Nifuran; ***Philipp.:*** Macrodantin; ***Pol.:*** Siraliden†; ***Port.:*** Furadantina; ***Rus.:*** Furadonin (Фурадонин); ***S.Afr.:*** Furadantin; Macrodantin; ***Spain:*** Furantoina; Furobactina; ***Swed.:*** Furadantin; ***Switz.:*** Furadantine; Urodin; Uvamine retard; ***Turk.:*** Piyeloseptyl; ***UK:*** Furadantin; Macrobid; Macrodantin; ***USA:*** Furadantin; Macrobid; Macrodantin; ***Venez.:*** Furadina†; Macrodantina.

多组分制剂 ***Arg.:*** Bagociletas con Anestesia†; Bagociletas sin Anestesia†; ***Braz.:*** Urofen†; Uropac; ***Ger.:*** Nifurantin B 6; ***Hong Kong:*** Urobilin; ***India:*** Nephrogesic; ***Mex.:*** Furanton†; ***Turk.:*** Uriseptin.

Nitrofurazone (*BAN*) 呋喃西林

Nitrofural (*pINN*); Furacilinum; Nitrofuraali; Nitrofurál; Nitrofuralis; Nitrofuralum; Nitrofuratsoni; Nitrofurazon; Nitrofurazonum. 5-Nitro-2-furaldehyde semicarbazone.

Нитрофурал

$C_6H_6N_4O_4$ = 198.1.

CAS — 59-87-0.

ATC — B05CA03; D08AF01; D09AA03; P01CC02; S01AX04; S02AA02.

ATC Vet — QB05CA03; QD08AF01; QD09AA03; QG01AX90; QP51AC02; QS01AX04; QS02AA02.

UNII — X8XI70B5Z6.

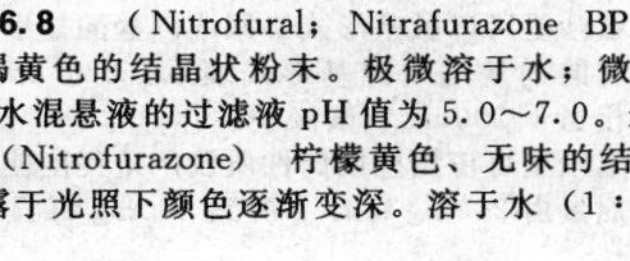

Pharmacopoeias. In *Eur.* (see p.vii) and *US.*

Ph. Eur. 6.8 （Nitrofural; Nitrafurazone BP 2010） 黄色或褐黄色的结晶状粉末。极微溶于水；微溶于乙醇。1%水混悬液的过滤液pH值为5.0～7.0。避光。

USP 33（Nitrofurazone） 柠檬黄色、无味的结晶状粉末。暴露于光照下颜色逐渐变深。溶于水（1∶4200），溶于乙醇（1∶590），溶于丙二醇（1∶350）；几乎不溶于氯仿和乙醚；溶于二甲基酰胺；微溶于聚乙二醇混合物。1%水混悬液的过滤液pH值为5.0～7.5。密闭贮藏于温度不超过40℃的容器中。避光。

消毒 美国制造业者推荐对浸渍呋喃西林后的纱布裹料进行高压灭菌消毒，这导致了10%以上药物的损耗[1]。但由于光谱分析并不能完全鉴别呋喃西林和它的降解产物，因此可能的药物降解率远超10%。

1. Phillips C, Fisher E. Effect of autoclaving on stability of nitrofurazone soluble dressing. *Am J Health-Syst Pharm* 1996; **53:** 1169–71.

不良反应

局部使用呋喃西林可发生致敏作用和全身性皮肤过敏反应。

口服呋喃西林有毒，严重的不良反应包括严重周围神经病；G6PD酶缺乏患者出现溶血。呋喃西林在大鼠中的实验表明大剂量使用可致癌。

注意事项

呋喃西林禁用于高血压患者。含有聚乙二醇的制剂须小心用于有肾脏损害的患者，因为聚乙二醇可被吸收后蓄积起来造成肾功能不全进一步加重。

由于有诱发溶血的危险，故口服呋喃西林慎用于G6PD酶缺乏的患者。

抗菌作用

呋喃西林是一个具有广谱抗菌活性的硝基呋喃类衍生物，但对假单胞菌属抗菌活性差。它也是一种抗锥虫药物。

用途和用法

呋喃西林是硝基呋喃衍生物，可局部用于伤口、烧伤创面、皮肤溃疡、皮肤感染以及植皮术前的创面准备中。通常以0.2%的水溶液或水溶性成分形式使用。呋喃西林溶液可用于膀胱冲洗。

在一些国家，呋喃西林浸泡导尿管从而降低细菌繁殖和感染的方法得到广泛应用。

制剂

USP 33: Nitrofurazone Ointment; Nitrofurazone Topical Solution.

专利制剂

Arg.: Furacin; Nitromed; ***Belg.:*** Furacine; ***Braz.:*** Aliviioderm†; Caziderm†; Cleanbac†; Furacin; Sensiderme; ***Chile:*** Demodek†; Furacin; ***Ger.:*** Furacin-Sol; ***India:*** Furacin; ***Mex.:*** Furacin; Kufro†; Nifurol; Probizal; Vulnizol; ***Neth.:*** Furacine†; ***Philipp.:*** Furacin; ***Port.:*** Rayonfur; ***S.Afr.:*** Furacin†; Furex; Germex†; ***Spain:*** Furacin; ***Thai.:*** Bactacin; Mytrocin; Polycin; ***Turk.:*** Dermikolin; Furacin; Furaderm; Furazol; ***USA:*** Furacin†; ***Venez.:*** Furacin; Furfuril; Fuxal; Polifur†.

多组分制剂 ***Arg.:*** Fadanasal; O-Biol; Vagicural; Vagisan; Vagisan Compuesto; Vislus; ***Braz.:*** Nitrileno; Nitrolerg†; Otodol†; ***India:*** Furacin-S†; ***Ital.:*** Furotricina; ***Mex.:*** Madecassol C; Madecassol N; ***Spain:*** Dertrase; ***Thai.:*** Denson†.

Nitroxoline (*BAN*, *pINN*) 硝羟喹啉

Nitroxolina; Nitroxolinum. 5-Nitroquinolin-8-ol.

Нитроксолин

$C_9H_6N_2O_3$ = 190.2.

CAS — 4008-48-4.

ATC — J01XX07.

ATC Vet — QJ01XX07.

UNII — A8M33244M6.

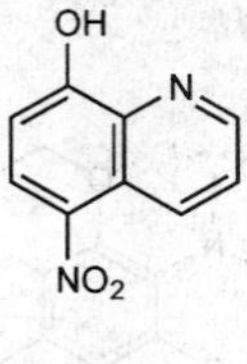

简介

硝羟喹啉具有抗细菌和抗真菌的特性，主要用于治疗泌尿道感染。每日400～600mg，分次服用，餐后口服。也可与磺胺甲噁唑联用。

制剂

专利制剂

Fr.: Nibiol†; ***Ger.:*** Cysto-Saar; ***Rus.:*** 5-Nitrox (5-Нитрокс)†; 5-Nok (5-Нок); ***S.Afr.:*** Nicene N; ***Ukr.:*** 5-NOK (5-НОК).

多组分制剂 ***Braz.:*** Minazol.

Norfloxacin (*BAN*, *USAN*, *rINN*) 诺氟沙星

AM-715; *N*-Desmethylpefloxacin; MK-366; Norfloksacinas; Norfloksacyna; Norfloksasiini; Norfloksasin; Norfloxacine; Norfloxacino; Norfloxacinum. 1-Ethyl-6-fluoro-1,4-dihydro-4-oxo-7-(piperazin-1-yl)quinoline-3-carboxylic acid.

Норфлоксацин

$C_{16}H_{18}FN_3O_3$ = 319.3.

CAS — 70458-96-7.

ATC — J01MA06; S01AX12.

ATC Vet — QJ01MA06; QS01AX12.

UNII — N0F8P22L1P.

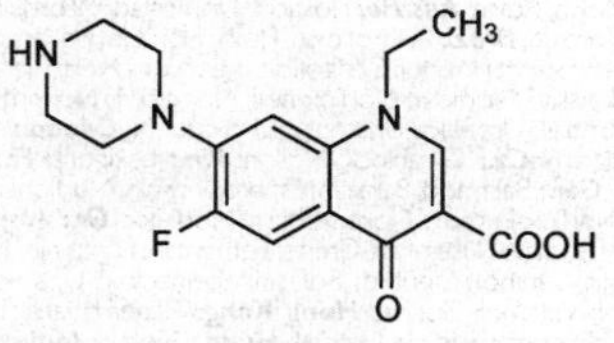

Pharmacopoeias. In *Chin., Eur.* (see p.vii), *Jpn,* and *US.*

Ph. Eur. 6.8（Norfloxacin） 白色或灰黄色，具有吸湿性和光敏性的结晶状粉末。极微溶于水；微溶于乙醇和丙酮。贮藏于密闭容器中。避光。

USP 33（Norfloxacin） 白色或灰黄色的结晶状粉末。微溶于水、乙醇和丙酮；易溶于醋酸；略溶于氯仿；几乎不溶于乙醚；极微溶于乙酸乙酯和甲醇。贮藏于密闭容器中。避光。

Norfloxacin Pivoxil (*BANM*, *rINNM*) 诺氟沙星酯

Norfloxacine, Pivoxil de; Norfloxacini Pivoxil; Norfloxacino pivoxilo. Pivaloyloxymethyl 1-ethyl-6-fluoro-1,4-dihydro-4-oxo-7-(piperazin-1-yl)quinoline-3-carboxylic acid.

Норфлоксацина Пивоксил

$C_{22}H_{28}FN_3O_5$ = 433.5.

不良反应和注意事项

同环丙沙星，第232页。

药物相互作用

同环丙沙星，第234页。

抗菌作用

同环丙沙星，第234页，但诺氟沙星体外药效相对较低。诺氟沙星对衣原体、支原体和分枝杆菌无效。

药动学

口服可吸收30%～40%。口服诺氟沙星400mg 1～2h后可达血浆峰浓度，约1.5μg/ml；食物可减缓药物吸收。诺氟沙星血浆蛋白结合率14%。诺氟沙星分布范围可能很广，但证实此点目前数据有限。它可很好地进入到泌尿生殖道中，能透过胎盘，在胆汁中的浓度相对较高。

血浆半衰期3～4h；在肾功能损害患者中可有延长，如肌酐清除率低于30ml/(min·1.73m²)者半衰期可达6.5h。大约30%药物在24h内以原形由尿中排泄，故可产生较高的尿药浓度。诺氟沙星在pH值为7.5的尿中溶解度最小。尿液的药物排泄主要通过肾小球的滤过和肾小管的分泌，并可被丙磺舒所减少，但其不会影响诺氟沙星血浆浓度。在肝脏或者肾脏都可发现一些代谢产物，部分具有抗菌活性，在尿中被鉴定出。口服后大约30%药物经粪便排泄。

用途和用法

诺氟沙星属氟喹诺酮类，与环丙沙星（第234页）等特性相似，但体外活性较差。

尽管基于药效的考虑，欧盟监管当局反对诺氟沙星用于治疗复杂肾盂肾炎；但目前本药仍主要用于治疗泌尿道感染（第189页）。也常用于淋病（第181页）的治疗。

诺氟沙星应在饭前/奶前1h或饭后/奶后2h口服用药。

治疗泌尿道感染常用剂量400mg，每日2次，共3～10天。治疗慢性复发性尿路感染疗程可延长至10周；若治疗后，前4周疗效较好则每日剂量可减少为400mg。慢性前列腺炎治疗400mg，每日2次，疗程28天。

肾功能损害患者使用时应减量，详见下文。

治疗非复杂性淋病可单次口服800mg。

0.3%诺氟沙星滴眼液，用于治疗眼部感染。

在一些国家也有诺氟沙星的叔戊酰氧甲酸盐和新戊

酯应用。

在肾损伤中的用法 在肾功能受损患者中诺氟沙星的剂量应相应减少；治疗肌酐清除率小于 30ml/(min · 1.73m²) 的泌尿道感染患者，剂量为 400mg，每日 1 次即可。

制剂

BP 2010: Norfloxacin Eye Drops; Norfloxacin Tablets;
USP 33: Norfloxacin Ophthalmic Solution; Norfloxacin Tablets.

专利制剂

Arg.: Bio Tarbun; Floxamicin; Floxatral; Memento NF; Nefronet; Norflol; Noroxin; Norsol; Parcetin; Ritromine; Uro-Linfol; Urofos; Uronovag; Uroseptal; Urotem; Uroxacin; Wenflox; ***Austral.:*** Insensye†; Norflohexal; Noroxin; Nufloxib; Roxin; ***Austria:*** Floxacin; Norflostad†; Zoroxin; ***Belg.:*** Chibroxol†; Zoroxin; ***Braz.:*** Androfloxin; Flox†; Floxacin; Floxanor; Floxatom†; Floxatrat†; Floxilin†; Floxinol; Genitoflox; Neofloxin; Norf; Norflamin†; Norflox; Norfloxasan; Norfloxil; Norfloxmed; Norxacin†; Norxin†; Quinoform; Respexil; Uritrat; Uroflox†; Uroseptal; Uroxazol-N; ***Canad.:*** Apo-Norflox; ***Chile:*** Fulgram; ***Cz.:*** Gyrablock; Nolicin; ***Fin.:*** Lexinor†; ***Fr.:*** Chibroxine; Noroxine; ***Ger.:*** Bactracid; Barazan; Chibroxin; Firin; Norflohexal; Norflosal; Norflox; Norflox-Puren†; Norfloxbeta†; Norfluxx; ***Gr.:*** Alenbit; Azoxina; Constilax; Dirunez; Fluseminal; Grenis; Lemorcan; Lorcamin; Norocin; Ovinol; Pistofil; Setanol; Sinobid; Sofasin; Steinaclox; Urisold; Urobacid; Urospes-N; Vetamol; Zolmic; ***Hong Kong:*** Floxen†; Janacin†; Lexiflox†; Lexinor†; Mitatonin; Surflox; Uroctal; ***Hung.:*** Nolicin; ***India:*** Bacigyl; Bacigyl-N†; Biofloxin; Norbactin; Norflox; Normax; ***Indon.:*** Pyrflox†; ***Israel:*** Apirol; ***Ital.:*** Diperflox; Flossac; Naflox; Norflox; Noroxin; Renoxacin; Sebercim; Theanorf; Uticina; Utinor; ***Jpn:*** Baccidal; ***Malaysia:*** Janacin; Norbactin†; Norfloxin; Norfloxinor†; Rexacin; Trizolin; Urinox; Urobacid; ***Mex.:*** Baxamed; Difoxacil; Floxacin; Microxin; Noflorox; Norbactin; Noroxin; Norquinol; Oranor; ***Neth.:*** Chibroxol; Noroxin; ***NZ:*** Noroxin†; ***Philipp.:*** Euroflox†; Fasqilon; Flamorel; Heiwin; Jaydisyn; Lexiflox; Lexinor†; Norbactin†; Norex; Nortram; NRX; Septinor; Uritracin; Urobacid†; Utiflox; Utinor; Winaflox; ***Pol.:*** Chibroxin; Nolicin; ***Port.:*** Besflox; Chibroxol; Noroxin; Quinoflex†; Taflox†; Uroflox; ***Rus.:*** Gyrablock (Гираблок)†; Negaflox (Негафлокс)†; Nolicin (Нолицин); Norbactin (Норбактин); Norfacin (Норфацин); Norilet (Норилет); Normax (Нормакс); ***S.Afr.:*** Floxin; Noroxin†; Utin; ***Singapore:*** Bexinor; Chibroxin†; Effectsal†; Foxgoria; Gyrablock; Norbactin; ***Spain:*** Amicrobin; Baccidal†; Chibroxin; Esclebin; Espeden; Nalion; Norflok; Noroxin; Senro; Uroctal; Xasmun; ***Swed.:*** Lexinor; ***Switz.:*** Norflocine; Noroxin; Norsol; Noxufen†; ***Thai.:*** Crossa; Floximed; Foxin; Foxinon; Gonorcin; Janacin; Lexfor; Lexinor†; Loxone; M-Flox; Manoflox; Medic Nor; Myfloxin; Noracin; Norbactin; Norcin; Norfa; Norfan; Norfass; Norfcin; Norflacil; Norflo†; Norflocin; Norflox; Norfloxin; Norfloxpac; Norfloxyl; Norfox; Norsa†; Norxacin; Norxia; Noxine; Noxinor; Proxacin; Proxinor; Rexacin; Sefnor; Snoffocin†; Solexin; Urinox; Uritracin; Vesxacin†; Xacin; Zinor; ***Turk.:*** Noroxin; ***UAE:*** Uroxin; ***UK:*** Utinor; ***Ukr.:*** Norbactin (Норбактин); Norflohexal (Норфлогексал); ***USA:*** Noroxin; ***Venez.:*** Chibroxin†; Danilon; Norflosan†; Norfloval†; Norilet†; Noroxin.

多组分制剂 ***Arg.:*** Nor 2; Urotem Dol; ***India:*** Bioflox-TZ; NM Powder; Nor T; Norflox TZ; Normax TZ; Parabact; Powergyl; Tinvista-NF; ***Mex.:*** Mictasol; Norflen.

Norvancomycin Hydrochloride 盐酸去甲万古霉素

N-Demethylvancomycin; 56-Demethylvancomycin. (S_a)-(3*S*,6*R*,7*R*,22*R*,23*S*,26*S*,36*R*,38a*R*)-44-{[2-*O*-(3-Amino-2,3,6-trideoxy-3-*C*-methyl-α-L-*lyxo*-hexopyranosyl)-β-D-glucopyranosyl]oxy}-3-(carbamoylmethyl)-10,19-dichloro-2,3,4,5,6,7,23,24,25,26,36,37,38,38a-tetradecahydro-7,22,28,30,32-pentahydroxy-6-[(2*R*)-4-methyl-2-(amino)valeramido]-2,5,24,38,39-pentaoxo-22*H*-8,11:18,21-dietheno-23,36-(iminomethano)-13,16:31,35-dimetheno-1*H*,16*H*-[1,6,9]oxadiazacyclohexadecino[4,5-*m*]-[10,2,16]-benzoxadiazacyclotetracosine-26-carboxylic acid, monohydrochloride.

$C_{65}H_{73}Cl_2N_9O_{24}$,HCl = 1471.7.
CAS — 91700-98-0 (norvancomycin).

Pharmacopoeias. In *Chin.*

简介

去甲万古霉素是一种糖肽类抗菌药，特性与万古霉素相似（第338页）。

Novobiocin (*BAN*, *rINN*) 新生霉素

Crystallinic Acid; Novobiocina; Novobiocine; Novobiocinum; Novobiosiini; Novobiosin; PA-93; Streptonivicin; U-6591. 4-Hydroxy-3-[4-hydroxy-3-(3-methylbut-2-enyl)benzamido]-8-methylcoumarin-7-yl 3-*O*-carbamoyl-5,5-di-*C*-methyl-α-L-lyxofuranoside.

Новобиоцин

$C_{31}H_{36}N_2O_{11}$ = 612.6.
CAS — 303-81-1.
UNII — 17EC19951N.

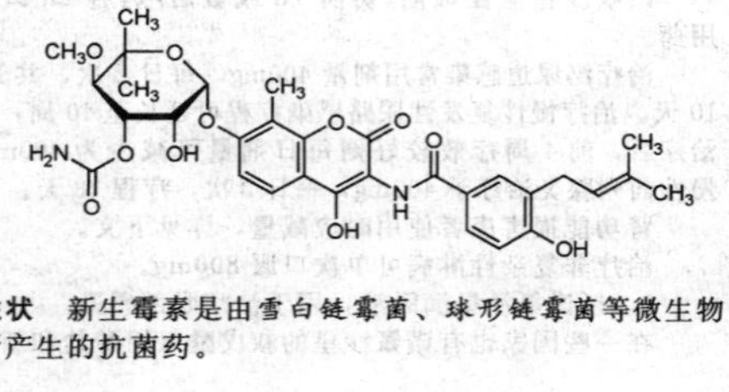

性状 新生霉素是由雪白链霉菌、球形链霉菌等微生物所产生的抗菌药。

Novobiocin Calcium (*BANM*, *rINNM*) 新生霉素钙

Calcii Novobiocinum; Calcium Novobiocin; Novobiocina cálcica; Novobiocine Calcique; Novobiocinum Calcium.

Кальций Новобиоцин

$(C_{31}H_{35}N_2O_{11})_2Ca$ = 1263.3.
CAS — 4309-70-0.
UNII — RHW5BU180N.

Novobiocin Sodium (*BANM*, *rINNM*) 新生霉素钠

Natrii Novobiocinum; Novobiocina sódica; Novobiocine Sodique; Novobiocinum Natricum; Sodium Novobiocin.

Натрий Новобиоцин

$C_{31}H_{35}N_2NaO_{11}$ = 634.6.
CAS — 1476-53-5.
UNII — Q9S9NQ5YIY.

Pharmacopoeias. In *Fr.* and *US.*

USP 33 (Novobiocin Sodium) 白色或淡黄白色，无味，吸湿性的结晶状粉末。易溶于水、乙醇、甲醇、甘油、丙二醇；几乎不溶于丙酮、氯仿和乙醚；微溶于乙酸丁酯。2.5%水溶液的 pH 值为 6.5～8.5。贮藏于密闭容器中。

简介

新生霉素是一种结构与香豆素相似的抗生素。对诸如金黄色葡萄球菌（包括耐甲氧西林菌株）和其他葡萄球菌等革兰阳性细菌有抗菌活性；粪肠球菌常耐药，而屎肠球菌可能敏感。对包括流感嗜血杆菌、奈瑟菌属以及一些变形杆菌株在内的革兰阴性菌敏感，但大多肠杆菌科细菌对其耐药。新生霉素主要是抑菌剂，但在高浓度时对敏感菌也有杀菌作用。新生霉素有抑制 DNA 解旋酶的作用，也可清除质粒，但在体外或在治疗过程中易产生耐药性。

虽然新生霉素可单独或与诸如利福平、夫西地酸钠等其他药物联用以治疗葡萄球菌和其他敏感菌的感染，但现在由于耐药性和毒性的问题，新生霉素已基本被其他药物所替代。

新生霉素是一个高效的致敏剂，相关的高敏反应包括皮疹、发热和瘙痒，更严重的可出现 Stevens-Johnson 综合征和肺炎。黄疸和肝损害也可发生，但黄疸主要由药物的黄颜色代谢物所造成，而部分为高胆红素血症。其他的不良反应包括嗜酸粒细胞增多、白细胞减少、血小板减少、粒细胞缺乏和溶血性贫血；胃肠道反应常见。

卟啉病 新生霉素与急性卟啉病发作有关，故不宜用于卟啉病患者。

Ofloxacin (*BAN*, *USAN*, *rINN*) 氧氟沙星

DL-8280; Hoe-280; Ofloksacinas; Ofloksasiini; Ofloksasin; Ofloxacine; Ofloxacino; Ofloxacinum; RU-43280. (±)-9-Fluoro-2,3-dihydro-3-methyl-10-(4-methyl-1-piperazinyl)-7-oxo-7*H*-pyrido[1,2,3-*de*]-1,4-benzoxazine-6-carboxylic acid.

Офлоксацин

$C_{18}H_{20}FN_3O_4$ = 361.4.
CAS — 82419-36-1; 83380-47-6.
ATC — J01MA01; S01AX11; S02AA16.
ATC Vet — QJ01MA01; QS02AA16; QS01AX11.
UNII — A4P49JAZ9H.

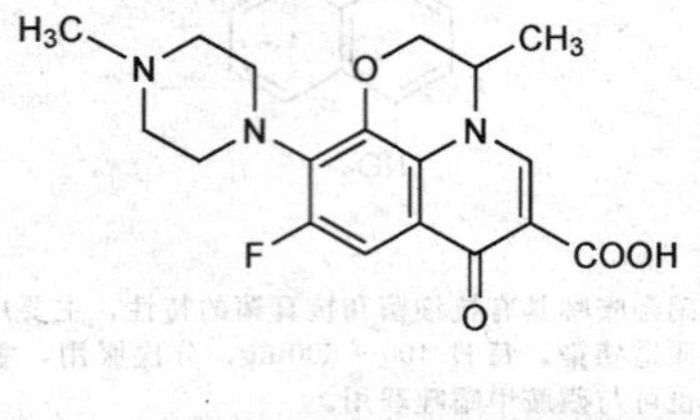

Pharmacopoeias. In *Chin.*, *Eur.* (see p.vii), *Jpn*, and *US.*

Ph. Eur. 6.8 (Ofloxacin) 浅黄色或明黄色的结晶状粉末。微溶于水和甲醇；微溶或溶于二氯甲烷；溶于冰乙酸。贮藏于密闭容器中。避光。

USP 33 (Ofloxacin) 浅黄白色到亮黄白色，结晶或结晶状粉末。微溶于水、乙醇和甲醇；略溶于氯仿。贮藏于25℃温度下（15～30℃之间）。避光。

Ofloxacin Hydrochloride (*BANM*, *rINNM*) 盐酸氧氟沙星

Hidrocloruro de ofloxacino; Ofloxacine, Chlorhydrate d'; Ofloxacini Hydrochloridum.

Офлоксацина Гидрохлорид

$C_{18}H_{20}FN_3O_4$,HCl = 397.8.
ATC — S02AA16.
ATC Vet — QS02AA16.

不良反应和注意事项

同环丙沙星，第232页。

234 高血糖和（或）低血糖症状已有报道，特别是使用降糖药或胰岛素的糖尿病患者。这些患者应密切监测血糖浓度，如果有血糖波动的信号或症状，应立即停用氧氟沙星。

静脉输注可能造成血压降低，但少有报道。同样的，静脉输液氧氟沙星和降压药物会造成血压急剧下降。这类患者以及接受巴比妥麻醉的患者需监测心血管功能。

患有角膜溃疡或上皮缺陷的患者，氧氟沙星滴眼液可能会增加角膜穿孔的风险。

哺乳 American Academy of Pediatrics 注明在母亲服用氧氟沙星后进行母乳喂养的婴儿中未发现不良反应，因此其使用不影响母乳喂养[1]。但是，在一项对 10 位分娩后接受氧氟沙星治疗妇女的研究中发现，母乳中药物的浓度十分高[2]。因此应避免给哺乳期妇女使用氧氟沙星。

1. American Academy of Pediatrics. The transfer of drugs and other chemicals into human milk. *Pediatrics* 2001; **108:** 776–89. [Retired May 2010] Correction. *ibid.*; 1029. Also available at: http://aappolicy.aappublications.org/cgi/content/full/pediatrics%3b108/3/776 (accessed 27/05/04)
2. Giamarellou H, *et al.* Pharmacokinetics of three newer quinolones in pregnant and lactating women. *Am J Med* 1989; **87** (suppl 5A): 49S–51S.

药物相互作用

同环丙沙星，第234页。

氧氟沙星与改变血糖浓度的药物同时使用，会增加血糖紊乱的风险。

抗菌作用

同环丙沙星，第234页。

相对环丙沙星，氧氟沙星对沙眼衣原体的抗菌能力更强。对于麻风分枝杆菌、结核分枝杆菌以及其他分枝杆菌属细菌都具抗菌性。有报道氧氟沙星与利福平在治疗麻风分枝杆菌时有协同作用。

具旋光活性的 *S*-(－)-异构体左氧氟沙星（第277页）的抗菌活性是外消旋体氧氟沙星的 2 倍。

有报道对部分淋病奈瑟菌耐药。

药动学

氧氟沙星可迅速被胃肠道吸收。口服生物利用度 100%。口服氧氟沙星 400mg 1～2h 后可达血浆峰浓度 3～5μg/ml。食物会减缓药物吸收速度，但不会大幅影响吸收程度。

血浆蛋白结合率约 25%。氧氟沙星可广泛分布于全身体液中（包括脑脊液），组织渗透性良好。可透过胎盘，也可进入乳汁，在胆汁中亦有分布。

氧氟沙星的消除呈双相性；有报道称，两相的半衰期分别是 4～5h 和 20～25h。肾功能不全患者该值为 15～60h。代谢生成去甲基和 *N*-氧化代谢产物十分有限；其中去甲基氧氟沙星具有一定的抗菌活性。氧氟沙星主要经肾脏排泄。通过肾小球的滤过和肾小管的分泌，在 24～48h 内 65%～80%的药物以原形排泄，可形成较高的尿药浓度。5%以下药物以代谢产物形式通过尿液排泄。4%～8%的药物经粪便排泄。

血液透析或腹膜透析仅能清除少量氧氟沙星。

1. Lamp KC, *et al.* Ofloxacin clinical pharmacokinetics. *Clin Pharmacokinet* 1992; **22:** 32–46.

用途和用法

同为氟喹诺酮类药物，氧氟沙星与环丙沙星都可用于抗细菌治疗（第234页）。也可用于治疗包括非淋菌性尿道炎在内的衣原体感染（第157页和第189页），还用于分支杆菌感染，如麻风（第168页）和结核病（详见环丙沙星的用途和用法项下，第235页）。

氧氟沙星可以碱基形式口服或以盐酸盐形式静脉使用。所有的剂量均以碱基形式表示。220.2mg 盐酸氧氟沙星相当于 200mg 氧氟沙星。

氧氟沙星可依据感染的性质及严重程度使用，口服或静脉剂量由 200mg 每日 1 次到 400mg 每日 2 次。口

服剂量可一次给予400mg，最好是早晨服用。静脉剂型如0.2%的溶液应静滴超过30min。

对患急性非复杂性膀胱炎的女性，可口服氧氟沙星200mg，每日2次，连续服用3天。治疗前列腺炎口服剂量为300mg，每日2次，连用6周为1个疗程。治疗非复杂性淋病可口服单剂量400mg。

WHO推荐每日口服400mg氧氟沙星并同时服用氯法齐明和米诺环素，或者每月口服400mg氧氟沙星并同时服用利福平和米诺环素用于多菌型麻风病多药联合治疗方案。治疗单一位置的少菌型麻风病，WHO推荐的方案为单剂量氧氟沙星400mg，与利福平和米诺环素同服。

0.3%氧氟沙星滴眼液可局部应用，以治疗敏感菌所致的结膜炎和角膜溃疡。0.3%的氧氟沙星滴耳液可治疗外耳炎和中耳炎。

在肝损伤或肾损伤时减量，详见下文。

1. Todd PA, Faulds D. Ofloxacin: a reappraisal of its antimicrobial activity, pharmacology and therapeutic use. *Drugs* 1991; **42:** 825–76.
2. Onrust SV, *et al.* Ofloxacin: a reappraisal of its use in the management of genitourinary tract infections. *Drugs* 1998; **56:** 895–928.
3. Simpson KL, Markham A. Ofloxacin otic solution: a review of its use in the management of ear infections. *Drugs* 1999; **58:** 509–31.
4. Wai TKH, Tong MCF. A benefit-risk assessment of ofloxacin otic solution in ear infection. *Drug Safety* 2003; **26:** 405–20.

在肝损伤中的用法 严重肝损伤或肝硬化的患者，氧氟沙星的清除率下降，因此需减量使用。推荐每日最大口服剂量为400mg。

在肾损伤中的用法 肾损伤患者使用氧氟沙星需减量。用常用初始口服剂量后（见上文用途和用法），随后的剂量应根据肌酐清除率（CC）进行调整：

- CC 20～50ml/min：剂量减半至每日100～200mg；
- CC 低于20ml/min：剂量减至每24h 100mg；
- 透析患者：每24h 100mg。

BCG毒性 关于氧氟沙星的使用可减少BCG膀胱灌注后毒性的发生率，见第2125页。

结核病 关于使用氧氟沙星治疗结核病，见环丙沙星，第235页。

制剂

USP 33: Ofloxacin Ophthalmic Solution; Ofloxacin Tablets.

专利制剂

Arg.: Floxil; Ingeflox†; Klonalflox; Newflox; Oflox; Otoflox; Quinomed; Rafocilina; ***Austral.:*** Ocuflox; ***Austria:*** Floxal; Oflox; Tarivid; ***Belg.:*** Docofloxacine; Tarivid; Trafloxal; ***Braz.:*** Flogirax; Floxina†; Floxstat; Genoxacin; Nostil; Oflox; Quinoxan†; ***Canad.:*** Apo-Oflox; Floxin†; Ocuflox; ***Chile:*** Oflox; Poenflox; ***Cz.:*** Floxal; Ofloxin; Tarivid†; Taroflox; Zanocin; ***Denm.:*** Exocin; Tarivid; ***Fin.:*** Exocin; Tarivid; ***Fr.:*** Exocine; Monoflocet; Oflocet; ***Ger.:*** Floxal; Gyroflox; Oflo†; Oflodura†; Oflohexal; Oflox; Ofloxbeta; Tarivid; Uro-Tarivid; ***Gr.:*** Ermofan; Exocin; Grenis-Oflo; Hetacloxacin; Oflocollyre; Tabrin; Urimax; ***Hong Kong:*** Flovid; Floxan; Lessin; Maproxacin; Marfloxacin; Ofus; Puiritol; Quotavil; Tarivid; Viotisone; ***Hung.:*** Floxal; Oflogen; Tarivid; Zanocin; ***India:*** Bactof; Bidoflox; Bioff; Floxur; Genflox; Ofler; Oflin; Oflox; Olfi; Tariflox; Tarivid; Zanocin; ***Indon.:*** Akilen; Danoflox; Efexin†; Ethiflox; Flotavid; Floxan†; Floxika; Loxinter; Mefoxa; Nilavid; Nufafloqo; Ostrid; Pharflox; Poncoquin; Qipro; Quinovid; Rilox†; Tariflox; Tarivid; Zelavel; Zyflox†; ***Irl.:*** Biravid; Exocin; Tarivid; ***Israel:*** Oflodex; Oflox; Tarivid; Uro-Tarivid; ***Ital.:*** Exocin; Flobacin†; Oflocin; ***Jpn:*** Tarivid; ***Malaysia:*** Apo-Oflox†; Evaflox; Flovid†; Healox†; Inoflox†; Medofloxine; Ofcin; Ofloxol; Tarivid; Zanocin; ***Mex.:*** Bactocin; Flonacin; Flosep; Floxil; Floxstat; Loxtev; Ocuflox; Oxken; Quiflural; Zanocin; ***Neth.:*** Tarivid; Trafloxal; ***Norw.:*** Tarivid; ***Philipp.:*** Cinoflox; Delbysen; Dizoflox; Effexin; Exogan; Flodemex; Flovid; Floxagen; Fluraxid; Gonocin; Gyros; Iflox; Imoflox; Inoflex; Inoflox; Iquinol; Itex; Keftil; Lofection; Loxin; Mergexin; Ofbeat; Ofladon; Oflosyn; Onexacin; Otoflox; Ponebac; Prozu; Qiflon; Qinolon; Sensoflox; Terioxan; Vioson; Zofex; ***Pol.:*** Floxal; Oflodinex†; Tarivid; ***Port.:*** Bactoflox; Bioquil; Exocin; Floxedol; Megasin†; Oflocet; Tarivid; ***Rus.:*** Floxal (Флоксал); Oflo (Офло); Oflocide (Офлоцид); Ofloxabol (Офлоксабол); Ofloxin (Офлоксин); Taricin (Тарицин); Tarivid (Таривид); Zanocin (Заноцин); ***S.Afr.:*** Exocin; Octin; Tafloc; Tarivid; Zanocin; ***Singapore:*** Inoflox†; Ofcin; Tarivid; ***Spain:*** Exocin; Oflovir; Surnox; ***Swed.:*** Tarivid; ***Switz.:*** Floxal; Tarivid; ***Thai.:*** Floxy; Hyflox; Konovid; Mifloxin; O-Flox†; Occidal; Ocin; Ofacin; Ofla; Oflo; Oflobac; Oflocee; Oflomet; Oflox; Ofloxa; Ofloxcin; Orivid; Qinolon; Seracin; Tarivid; Travid; Vesoflox; Viotisone; ***Turk.:*** Drovid; Exocin; Girasid; Kozoksin; Menefloks; Menofloks; Ofkozin; Oflocide; Ofloks; Tarivid; Urosin; ***UK:*** Exocin; Tarivid; ***Ukr.:*** Floxal (Флоксал); Oflohexal (Офлогексал); Ofloxin (Офлоксин); Zanocin (Заноцин); ***USA:*** Floxin; Floxin Otic; Ocuflox; ***Venez.:*** Floxstat; Norlamine; Oflox; Poenflox.

多组分制剂 ***India:*** Bidoflox-Oz†; Genflox TZ; Ofler-TZ; Oflox D; Oflox TZ; Okaflox M; Olfi TZ; Ornof; Tariflox Plus; ***Mex.:*** Orecil NF; ***Philipp.:*** Exopred; ***Rus.:*** Oflomelid (Офломелид); ***Ukr.:*** Oflocain (Офлокаин).

Oleandomycin Phosphate (*BANM*, *rINNM*) 磷酸竹桃霉素

Fosfato de oleandomicina; Oléandomycine, Phosphate d'; Oleandomycini Phosphas; PA-105 (oleandomycin). (2*R*,3*S*,4*R*,5*S*,6*S*,8*R*,10*R*,11*S*,12*R*,13*R*)-3-(2,6-Dideoxy-3-*O*-methyl-α-L-*arabino*-hexopyranosyloxy)-8,8-epoxymethano-11-hydroxy-2,4,6,10,12,13-hexamethyl-9-oxo-5-(3,4,6-trideoxy-3-dimethylamino-β-D-*xylo*-hexopyranosyloxy)tridecan-13-olide phosphate.

Олеандомицина Фосфат

$C_{35}H_{61}NO_{12},H_3PO_4$ = 785.9.

CAS — 3922-90-5 (oleandomycin); 7060-74-4 (oleandomycin phosphate).

ATC — J01FA05.

ATC Vet — QJ01FA05.

UNII — 8681H0C27P.

(oleandomycin)

简介

竹桃霉素是一种由某些抗生素链霉菌产生的大环内酯类抗菌药。其作用及用法与红霉素（第256页）类似，但抗菌活性相对较差。主要以磷酸盐形式口服或静脉使用。用于治疗敏感菌的感染。

醋竹桃霉素（第337页）是其三醋酸酯。

制剂

多组分制剂 ***Rus.:*** Oletetrin (Олететрин).

Orbifloxacin (*rINN*) 奥比沙星

Orbifloksasiini; Orbifloxacine; Orbifloxacino; Orbifloxacinum. 1-Cyclopropyl-7-(*cis*-3,5-dimethyl-1-piperazinyl)-5,6,8-trifluoro-1,4-dihydro-4-oxo-3-quinolinecarboxylic acid.

Орбифлоксацин

$C_{19}H_{20}F_3N_3O_3$ = 395.4.

CAS — 113617-63-3.

ATC Vet — QJ01MA95.

UNII — 660932TPY6.

Pharmacopoeias. In *US*. In *Eur.* (see p.vii) for veterinary use only.

Ph. Eur. 6.8（Orbifloxacin for Veterinary Use） 白色或淡黄色的晶体或结晶性粉末。具多晶型。极微溶于水；几乎不溶于无水乙醇；溶于冰醋酸。

USP 33（Orbifloxacin） 白色或淡黄色的晶体或结晶性粉末，无味。极微溶于水、甲醇和氯仿；几乎不溶于乙醇、乙醚；溶于冰醋酸。1%水溶液的pH值为6.5～7.8。

简介

奥比沙星是一种兽用氟喹诺酮类抗菌药。主要用于狗。

制剂

USP 33: Orbifloxacin Tablets.

Oritavancin (*rINN*) 奥利万星

LY-333328; Oritavancina; Oritavancine; Oritavancinum. (4″*R*)-22-*O*-(3-Amino-2,3,6-trideoxy-3-*C*-methyl-α-L-*arabino*-hexopyranosyl)-$N^{3''}$-[*p*-(*p*-chlorophenyl)benzyl]vancomycin.

Оритаванцин

$C_{86}H_{97}Cl_3N_{10}O_{26}$ = 1793.1.

CAS — 171099-57-3 (oritavancin); 192564-14-0 (oritavancin phosphate).

ATC — J01XA05.

ATC Vet — QJ01XA05.

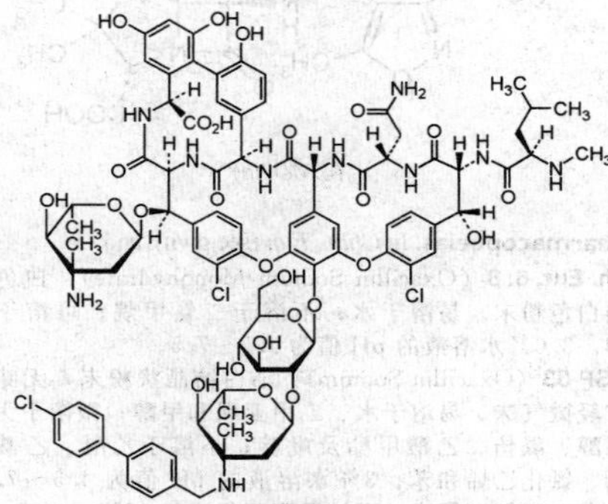

注：磷酸奥利万星是由美国药物命名委员会命名（USAN）。

简介

奥利万星是一种糖肽类抗菌药，主要用于治疗由革兰阳性细菌引起的复杂性皮肤软组织感染。

1. Van Bambeke F, *et al.* Glycopeptide antibiotics: from conventional molecules to new derivatives. *Drugs* 2004; **64:** 913–36.
2. Ward KE, *et al.* Oritavancin—an investigational glycopeptide antibiotic. *Expert Opin Invest Drugs* 2006; **15:** 417–29.
3. Poulakou G, Giamarellou H. Oritavancin: a new promising agent in the treatment of infections due to Gram-positive pathogens. *Expert Opin Invest Drugs* 2008; **17:** 225–43.
4. Crandon J, Nicolau DP. Oritavancin: a potential weapon in the battle against serious Gram-positive pathogens. *Future Microbiol* 2008; **3:** 251–63.
5. Rubino CM, *et al.* Oritavancin population pharmacokinetics in healthy subjects and patients with complicated skin and skin structure infections or bacteremia. *Antimicrob Agents Chemother* 2009; **53:** 4422–8.
6. Zhanel GG, *et al.* New lipoglycopeptides: a comparative review of dalbavancin, oritavancin and telavancin. *Drugs* 2010; **70:** 859–86.

Ormetoprim (*USAN*, *rINN*) 奥美普林

NSC-95072; Ormetoprima; Ormétoprime; Ormetoprimum; Ro-5-9754. 5-(4,5-Dimethoxy-2-methylphenyl)methyl-2,4-pyrimidinediamine.

Орметоприм

$C_{14}H_{18}N_4O_2$ = 274.3.

CAS — 6981-18-6.

UNII — M3EFS94984.

简介

奥美普林是一种兽用二氨基嘧啶类抗菌药，常与磺胺二甲氧苄啶合用。

Oxacillin Sodium (*BANM*, *USAN*, *rINNM*) 苯唑西林钠

(5-Methyl-3-phenyl-4-isoxazolyl)penicillin Sodium; Natrii Oxacillinum; Oksacylina sodowa jednowodna; Oksasilliininatriummonohydraatti; Oxacilin sodná sůl monohydrát; Oxacilina sódica; Oxacilline Sodique; Oxacilline sodique monohydratée; Oxacillinnatriummonohydrat; Oxacillinum natricum monohydricum; Oxacillinum Natrium; P-12; SQ-16423. Sodium (6*R*)-6-(5-methyl-3-phenylisoxazole-4-carboxamido)penicillanate monohydrate.

Натрий Оксациллин

$C_{19}H_{18}N_3NaO_5S,H_2O$ = 441.4.

CAS — 66-79-5 (oxacillin); 1173-88-2 (anhydrous oxacillin sodium); 7240-38-2 (oxacillin sodium monohydrate).

ATC — J01CF04.

ATC Vet — QJ01CF04.

UNII — G0V6C994Q5 (oxacillin monohydrate); 4TWD2995UP (anhydrous oxacillin sodium).

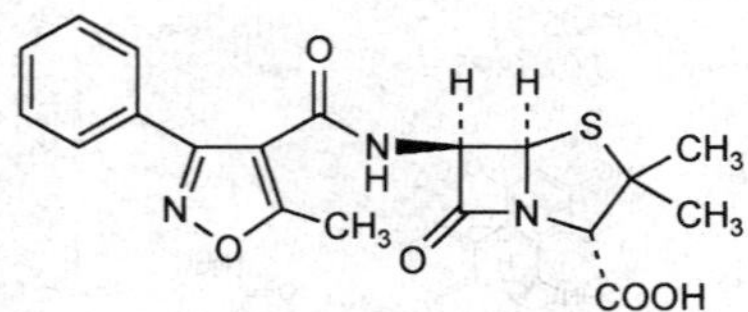

(oxacillin)

Pharmacopoeias. In *Chin.*, *Eur.* (see p.vii), and *US*.

Ph. Eur. 6.8（Oxacillin Sodium Monohydrate）：白色或类白色粉末。易溶于水；不溶于二氯甲烷；可溶于甲醇。3.0%水溶液的 pH 值为 4.5～7.5。

USP 33（Oxacillin Sodium）：洁白结晶状粉末，无味或有轻微气味。易溶于水、二甲亚砜和甲醇；微溶于无水乙醇、氯仿、乙酸甲酯及吡啶；不溶于乙醚、乙酸乙酯、氯化乙烯和苯。3%水溶液的 pH 值为 4.5～7.5。贮藏于密闭容器中，平均温度不得高于 25℃。

配伍禁忌 据报道苯唑西林钠与氨基糖苷类抗菌药和替卡西林不能配伍。

不良反应和注意事项

同氟氯西林，第263页。

对肝脏的影响 参考文献如下。

1. Onorato IM, Axelrod JL. Hepatitis from intravenous high-dose oxacillin therapy: findings in an adult inpatient population. *Ann Intern Med* 1978; **89:** 497–500.
2. Saliba B, Herbert PN. Oxacillin hepatotoxicity in HIV-infected patients. *Ann Intern Med* 1994; **120:** 1048.
3. Maraqa NF, *et al.* Higher occurrence of hepatotoxicity and rash in patients treated with oxacillin, compared with those treated with nafcillin and other commonly used antimicrobials. *Clin Infect Dis* 2002; **34:** 50–4.
4. Lee CY, *et al.* Reversible oxacillin-associated hepatitis in a 9-month-old boy. *J Paediatr Child Health* 2008; **44:** 146–8.

钠的含量 每克苯唑西林钠中含有 2.3mmol 的钠。

药物相互作用

同青霉素，第203页。

抗菌作用

同氟氯西林，第263页。

耐药性 有报道称分离到苯唑西林耐药而青霉素敏感的肺炎链球菌[1,2]。该耐药性源于获得了亲和力较低的青霉素结合蛋白，故能同时产生对甲氧西林和氯唑西林的交叉耐药以及对头孢噻肟的低度耐药。

1. Johnson AP, *et al.* Oxacillin-resistant pneumococci sensitive to penicillin. *Lancet* 1993; **341:** 1222.
2. Dowson CG, *et al.* Genetics of oxacillin resistance in clinical isolates of Streptococcus pneumoniae that are oxacillin resistant and penicillin susceptible. *Antimicrob Agents Chemother* 1994; **38:** 49–53.

药动学

苯唑西林在胃肠道内不能完全吸收。与氯唑西林相比，胃内的食物会更明显的减少苯唑西林的吸收。给禁食的受试者口服药物 500mg 1h 后，所达血浆峰浓度为 3～6μg/ml。若肌注 500mg，血药浓度在 30min 后达峰，可高达 15μg/ml。剂量翻倍可使血浆浓度翻倍。血浆蛋白结合率为 93%。据报道苯唑西林的血浆半衰期约为 0.5h，而在新生儿中半衰期有所延长。

苯唑西林在组织和体液中的分布与氯唑西林相似（第243页）。

经一些代谢过程后，药物原形及其代谢产物通过肾小球滤过及肾小管分泌经尿液排泄。

20%～30%的口服剂量和超过 40%的肌注剂量可迅速排泄到尿液中。苯唑西林也可通过胆汁排泄。

丙磺舒可提高苯唑西林的血浆浓度。

用途和用法

苯唑西林是一种异噁唑青霉素。同氟氯西林（第263页）相似，用于治疗由耐青霉素葡萄球菌引起的感染。

苯唑西林可以口服或以钠盐形式注射。后者的剂量是以等价的苯唑西林的量来表示，如 1.1g 苯唑西林钠约等于 1g 苯唑西林。最好在进食前 1h 或进食 2h 后口服。苯唑西林通常口服剂量为每日 1g，分 2 次用药。苯唑西林可肌内注射，缓慢静脉注射（用药应超过 10min），或静脉滴注。通常胃肠外用药剂量为 250～500mg，每 4～6h 用药 1 次。严重感染时剂量应增加至 1g，每 4～6h 用药 1 次。对于深部感染（如心内膜炎和骨髓炎），每日用药总量高达 12g。

儿童用量，详见下文。

儿童用法 苯唑西林可通过肌内注射、静脉注射或静脉滴注用于新生儿和儿童，治疗产青霉素酶葡萄球菌引起的感染。

在美国，American Academy of Pediatrics[1] 推荐胃肠外用药剂量如下：

- 所有出生体重低于 1.2kg 的新生儿：25mg/kg，每 12h 用药 1 次；
- 出生体重 1.2～2kg 且小于 7 日龄的新生儿：25～50mg/kg，每 12h 用药 1 次；
- 出生体重大于 2kg 且小于 7 日龄的新生儿，或出生体重 1.2～2kg 的 7 日龄及以上新生儿：25～50mg/kg，每 8h 用药 1 次；
- 出生体重大于 2kg 的 7 日龄及以上新生儿：25～50mg/kg，每 6h 用药 1 次；
- 1 个月龄及以上儿童：每日 100～150mg/kg，分 4 次用药；严重感染时每日剂量为 150～200mg/kg，分 4～6 次用药。

对婴儿及儿童，在一些国家口服用药剂量如下：

- 婴儿：每 5kg 体重 125mg，每日 2 次；
- 儿童：500mg，每日 2 次。

1. American Academy of Pediatrics. *2009 Red Book: Report of the Committee on Infectious Diseases*, 28th ed. Elk Grove Village, Illinois, USA: American Academy of Pediatrics, 2009.

制剂

USP 33: Oxacillin for Injection; Oxacillin Injection; Oxacillin Sodium Capsules; Oxacillin Sodium for Oral Solution.

专利制剂

Belg.: Penstapho; ***Braz.:*** Oxacil†; Oxanon; Oxapen; Prodoxacilina; Roxacilin†; Staficilin N; Teutocilin†; ***Cz.:*** Prostaphlin; ***Fr.:*** Bristopen; ***Ger.:*** InfectoStaph; ***Ital.:*** Penstapho; ***Philipp.:*** Oxal; Oxapen; Panadox; Prostaphlin; Stafcil; Wydox; ***Venez.:*** Biocilina; Oxiclin†; Oxipen; Pebenal†; Prostafilina.

多组分制剂 ***Rus.:*** Oxamp (Оксамп).

Oxolinic Acid (*BAN*, *USAN*, *rINN*) 奥索利酸

Acide oxolinique; Ácido oxolínico; Acidum oxolinicum; Kyselina oxolinová; NSC-110364; Oksoliinihappo; Oksolinik Asit; Oksolino rūgštis; Oxolinsav; Oxolinsyra; W-4565. 5-Ethyl-5,8-dihydro-8-oxo-1,3-dioxolo[4,5-g]quinoline-7-carboxylic acid.

Оксолиновая Кислота

$C_{13}H_{11}NO_5$ = 261.2.
CAS — 14698-29-4.
ATC — J01MB05.
ATC Vet — QJ01MB05.
UNII — L0A22B22FT.

Pharmacopoeias. In *Eur.* (see p.vii).

Ph. Eur. 6.8（Oxolinic Acid）：类白色或淡黄色结晶状粉末。几乎不溶于水和乙醇；极微溶于二氯甲烷。溶于碱性氢氧化物稀释溶液中。避光。

简介

奥索利酸是喹诺酮类抗菌药，与萘啶酸（第288页）的特性相似，但中枢神经系统的不良反应相比更常见。口服用于治疗泌尿道感染。

制剂

专利制剂

Braz.: Urilin†; ***Cz.:*** Desurol†; ***Turk.:*** Oksolin.

Oxytetracycline (*BAN*, *rINN*) 土霉素

Glomycin; Hydroxytetracycline; Oksitetraciklinas; Oksitetrasiklin; Oksitetrasykliini; Oksytetracyklina; Oxitetraciclina; Oxitetraciklin; Oxitetracyklin; Oxytétracycline; Oxytetracyclinum; Oxytetracyklin; Riomitsin; Terrafungine. 4S,4aR,5S,5aR,6S,12aS-4-Dimethylamino-1,4,4a,5,5a,6,11,12a-octahydro-3,5,6,10,12,12a-hexahydroxy-6-methylene-1,11-dioxonaphthacene-2-carboxamide; 5β-Hydroxytetracycline.

Окситетрациклин

$C_{22}H_{24}N_2O_9$ = 460.4.
CAS — 79-57-2 (anhydrous oxytetracycline); 6153-64-6 (oxytetracycline dihydrate).
ATC — D06AA03; G01AA07; J01AA06; S01AA04.
ATC Vet — QD06AA03; QG01AA07; QG51AA01; QJ01AA06; QJ51AA06; QS01AA04.
UNII — SLF0D9077S (anhydrous oxytetracycline); X20I9EN955 (oxytetracycline dihydrate).

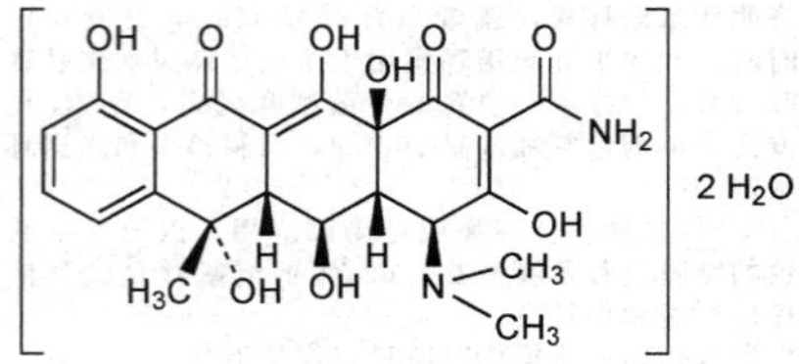

(oxytetracycline dihydrate)

Pharmacopoeias. In *Eur.* (see p.vii) and *Int.*, which specify the dihydrate ($C_{22}H_{24}N_2O_9,2H_2O$ = 496.5); *US* allows the anhydrous substance or the dihydrate.

Ph. Eur. 6.8（Oxytetracycline Dihydrate） 药物基质由土霉素链霉菌某些菌株产生，或由其他方法获得。为黄色结晶状粉末。极微溶于水；可溶解于稀释的酸或碱溶液。1%水溶液的 pH 值为 4.5～7.5。贮藏于密闭容器中。避光。

USP 33（Oxytetracycline） 淡黄色到黄褐色的，无味结晶状粉末，强光暴露下颜色可加深。溶于水（1∶4150），溶于无水乙醇（1∶66），溶于乙醚（1∶6250）；略溶于乙醇水溶液；几乎不溶于氯仿；易溶于 3mol/L 盐酸和碱性溶液中。1%水溶液的 pH 值为 4.5～7.0。pH 值低于 2 的溶液会使其活性丧失，氢氧化物的碱性溶液可迅速使其破坏。贮藏于密闭容器中。避光。

Oxytetracycline Calcium (*BANM*, *rINNM*) 土霉素钙

Calcii Oxytetracyclinum; Oxitetraciclina cálcica; Oxytétracycline Calcique.

Кальций Окситетрациклин

$C_{44}H_{46}CaN_4O_{18}$ = 958.9.
CAS — 15251-48-6 (xCa).
ATC — D06AA03; G01AA07; J01AA06; S01AA04.
ATC Vet — QD06AA03; QG01AA07; QJ01AA06; QS01AA04.
UNII — C8MRZ07FDV.

Pharmacopoeias. In *Br.* and *US*.

BP 2010（Oxytetracycline Calcium） 淡黄色至鹿绿色结晶状粉末。几乎不溶于水；溶于稀释酸溶液；可缓慢溶于稀释氨溶液。2.5%水溶液的 pH 值为 6.0～7.5。贮藏温度 2～8℃，避光。

USP 33（Oxytetracycline Calcium） 黄色至浅棕色结晶状粉末。不溶于水；以小于 1∶1000 的溶解度溶于乙醇、氯仿和乙醚；溶于 0.1mol/L 的氢氧化钠(1∶15)。2.5%的水溶液 pH 值为 6.0～8.0。贮藏于温度8～15℃的密闭容器中。避光。

Oxytetracycline Hydrochloride (*BANM*, *rINNM*) 盐酸土霉素

Hidrocloruro de oxitetraciclina; Oksitetraciklino hidrochloridas; Oksitetrasiklin Hidroklorür; Oksitetrasykliinihydrokloridi; Oksytetracykliny chlorowodorek; Oxitetraciklin-hidroklorid; Oxitetracyklinhydroklorid; Oxytétracycline, chlorhydrate d'; Oxytetracyclini hydrochloridum; Oxytetracyklin-hydrochlorid.

Окситетрациклина Гидрохлорид

$C_{22}H_{24}N_2O_9$,HCl = 496.9.
CAS — 2058-46-0.
ATC — D06AA03; G01AA07; J01AA06; S01AA04.
ATC Vet — QD06AA03; QG01AA07; QJ01AA06; QS01AA04.
UNII — 4U7K4N52ZM.

Pharmacopoeias. In *Chin.*, *Eur.* (see p.vii), *Int.*, *Jpn*, and *US*.

Ph. Eur. 6.8（Oxytetracycline Hydrochloride） 黄色，吸湿性结晶状粉末。易溶于水；略溶于乙醇。由于其可发生沉淀，水溶液静置后会出现浑浊。1%水溶液的 pH 值为 2.3～2.9。贮藏于密闭容器中。避光。

USP 33（Oxytetracycline Hydrochloride） 黄色，无味吸湿性结晶状粉末。温度高于 180℃可使之分解，暴露于强光下或在温度超过 90℃的潮湿空气中可使颜色变深。若处于 pH 值小于 2 的溶液中其活性减低，在氢氧化物碱性溶液中迅速失活。易溶于水，但土霉素结晶需盐酸化后部分水解才能分离开；略溶于乙醇和甲醇，但在无水乙醇中溶解较少；不溶于氯仿和乙醚。

1%水溶液的 pH 值为 2.0～3.0。贮藏于密闭容器中。避光。

配伍禁忌 土霉素注射液具有酸性 pH 值，可以预料与碱性制剂或在低 pH 值不稳定的药物会出现不相容性。四环素类可与金属离子发生螯合而产生不溶性混合物，故禁与含金属盐成分的溶液混合。关于配伍禁忌的报道不甚一致，这可能与另一些因素如赋形剂的浓度和组分有关。

不良反应和注意事项

同**四环素**，第329页。

土霉素相对其他四环素类药物而言，使牙齿变色现象较少，但胃肠道反应也较重。

卟啉病 土霉素也许是卟啉病的诱发因素，见**四环素**，第 页。

药物相互作用

同**四环素**，第330页。

抗菌作用

同**四环素**，第330页。

土霉素对很多微生物的抗菌活性稍弱。

药动学

土霉素的药动学概况见**四环素**，第330页。

据报道，口服 500mg，每 6h 1 次后的血浆稳态浓度为 3～4μg/ml。据报道血浆蛋白结合率为 20%～40%，半衰期约 9h。

用途和用法

土霉素是四环素衍生物，故其作用和用法与四环素类似（第330页）。

二水土霉素或盐酸土霉素常用剂型为片剂、胶囊和注射剂，而钙盐则制成口服混悬液；以上三种均可制成局部使用制剂。使用剂量可以无水土霉素、二水土霉素或盐酸土霉素的剂量表示，但实际使用中会略有不同。如 269.8mg 二水土霉素与 260.3mg 土霉素钙、250mg 土霉素等量。

使用土霉素通常成人口服剂量为 250～500mg，每日 4 次，在餐前 1h 或餐后 2h 口服。每日最大剂量可达 4 g，偶用于治疗成人严重感染，但会增加不良反应的风险。

土霉素用于治疗痤疮，虽然 *BNF 59* 推荐剂量为 500mg，每日 2 次，但每日 250～500mg 已足够。

有时土霉素也用于肌内注射，剂量为 250mg，每日 1 次；或每日 300mg，分 2 次或 3 次用药，但肌注会引起局部疼痛，且血药浓度相比口服使用后的还低。由于肌内注射会引起疼痛，药物溶液中一般会加入利多卡因。土霉素也可通过静脉给药。

儿童和青少年用量详见下文。

土霉素与土霉素盐也可局部使用，常与其他成分制成滴眼或滴耳液、软膏、乳剂和喷雾剂。

儿童用法 对于儿童，应考虑到对牙齿的影响，并且四环素类仅在特别需要的情况下使用。在英国，土霉素许可用于 12 周岁及以上儿童；通常同成年人口服用药（用药剂量见上文）。但在一些国家，8 周岁及以上儿童口服用药剂量为每日 25～50mg/kg（最大剂量为 1g），分 4 次用药；或肌内注射每日 15～25mg/kg，分 2 次或 3 次用药（最大剂量为每剂 250mg）。

皮肤病 土霉素用于治疗多种皮肤病，详见**四环素**项下，第331页。

制剂

BP 2010: Oxytetracycline Capsules; Oxytetracycline Tablets;
USP 33: Oxytetracycline and Nystatin Capsules; Oxytetracycline and Nystatin for Oral Suspension; Oxytetracycline Calcium Oral Suspension; Oxytetracycline for Injection; Oxytetracycline Hydrochloride and Hydrocortisone Acetate Ophthalmic Suspension; Oxytetracycline Hydrochloride and Hydrocortisone Ointment; Oxytetracycline Hydrochloride and Polymyxin B Sulfate Ointment; Oxytetracycline Hydrochloride and Polymyxin B Sulfate Ophthalmic Ointment; Oxytetracycline Hydrochloride and Polymyxin B Sulfate Topical Powder; Oxytetracycline Hydrochloride and Polymyxin B Sulfate Vaginal Tablets; Oxytetracycline Hydrochloride Capsules; Oxytetracycline Injection; Oxytetracycline Tablets.

专利制剂

Arg.: Terramicina; ***Braz.:*** Terramicina; ***Denm.:*** Oxytetral; ***Fr.:*** Posicycline†; ***Gr.:*** Oxacycle; Terramycin; ***Hong Kong:*** Oxylim; Syntermycin; ***Hung.:*** Tetran; ***India:*** Terramycin; ***Indon.:*** Chemotrex†; Corsamycin; Terramycin; ***Irl.:*** Clinimycin†; ***Malaysia:*** Oxylim; ***Mex.:*** Metrecina; Oxitraklin; Terrados; Terramicina; ***Norw.:*** Oxytetral; ***Philipp.:*** Noxebron; ***Pol.:*** Oxyterracyna†; ***Port.:*** Geomicina†; Terricil; ***S.Afr.:*** Acu-Oxytet†; Be-Oxytet; Cotet†; O-4 Cycline; Oxymycin†; Oxypan; Roxy; Spectratet†; Tetracem†; Tetramel†; ***Singapore:*** Oxylim; Terramycin†; ***Spain:*** Terramicina; ***Swed.:*** Oxytetral; ***Thai.:*** O-Tetra; Oxycide; Oxycline; Oxylim; Oxynutra; ***Turk.:*** Neocol; ***UK:*** Oxymycin; Oxytetramix†; ***USA:*** Terramycin†; ***Venez.:*** Oxifesa†; Terramicina.

多组分制剂 ***Arg.:*** Terra-Cortril; ***Austria:*** Tetra-Gelomyrtol; ***Belg.:*** Terra-Cortril; Terra-Cortril + Polymyxine B; Terramycine + Polymyxine B; ***Braz.:*** Terra-Cortril; Terramicina c/Polimixina; ***Denm.:*** Hydrocortison med Terramycin; Hydrocortison med Terramycin og Polymyxin-B; Terramycin Polymyxin B; ***Fin.:*** Terra-Cortril; Terra-Cortril P; ***Fr.:*** Auricularum; Primyxine†; Ster-Dex; ***Ger.:*** Corti Biciron N; Farco-Tril†; Oxy Biciron†; Tetra-Gelomyrtol; ***Gr.:*** Auricularum; Oxacycle-P; Terra-Cortril; Terramycin w Polymyxin Otic; Terramycin with Polymyxin; ***Hong Kong:*** Terramycin with Polymyxin B; ***Hung.:*** Oxycort; Tetran-Hydrocortison; ***India:*** Terramycin SF; ***Indon.:*** Sancortmycin; Terra-Cortril; Terramycin Poly†; ***Israel:*** Auricularum†; Terramycin; ***Ital.:*** Cosmiciclina; ***Malaysia:*** Terramycin; ***Mex.:*** Terramicina; Terraxin; ***Neth.:*** Terra-Cortril met polymyxine-B; ***Norw.:*** Terra-Cortril; Terra-Cortril Polymyxin B; Terramycin Polymyxin B; ***Philipp.:*** Terramycin; ***Pol.:*** Atecortin; Oxycort; ***Port.:*** Corticil T†; ***Rus.:*** Gioxyson (Гиоксизон); Oxycort (Оксикорт); ***S.Afr.:*** Terra-Cortril†; Terramycin†; ***Singapore:*** Terramycin; ***Spain:*** Terra-Cortril; Terramicina; ***Swed.:*** Terracortril; Terracortril med polymyxin B; Terramycin Polymyxin B; ***Switz.:*** Terracortril†; ***Thai.:*** Terramycin; Terrasil†; ***Turk.:*** Geotril; Heksa; Polimisin; Sekamisin†; Terramycin; Vitacillin; ***UK:*** Trimovate; ***Ukr.:*** Oxycort (Оксикорт); ***USA:*** Terak; Terra-Cortril; Terramycin with Polymyxin B; Urobiotic-250; ***Venez.:*** Ofterra; Terra-Cortril†; Terramicina con Polimixina B.

Panipenem（*rINN*）帕尼培南

CS-533; Panipénem; Panipenemum; RS-533. (+)-(5*R*,6*S*)-3{[(*S*)-1-Acetimidoyl-3-pyrrolidinyl]thio}-6-[(*R*)-1-hydroxyethyl]-7-oxo-1-azabicyclo[3.2.0]hept-2-ene-2-carboxylic acid.

Панипенем

$C_{15}H_{21}N_3O_4S = 339.4.$

CAS — 87726-17-8.

UNII — W9769W09JF.

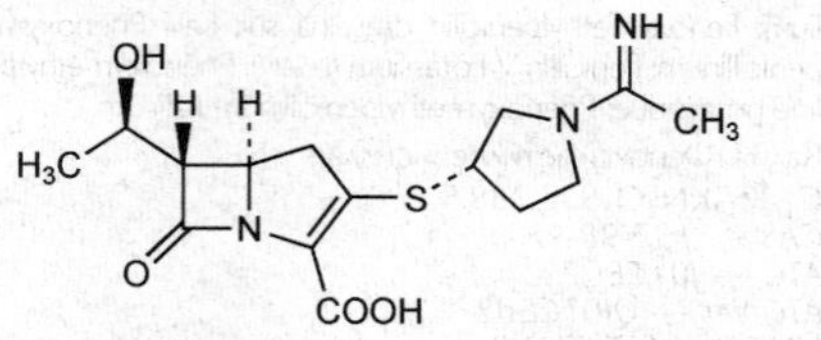

Pharmacopoeias. In *Jpn.*

简介

帕尼培南是一种碳青霉烯类 β-内酰胺抗菌药，与亚胺培南类似（第271页）。帕尼培南与倍他米隆（第205页）联合使用，后者能减少前者的肾脏不良反应。

1. Goa KL, Noble S. Panipenem/betamipron. *Drugs* 2003; **63:** 913–25.
2. Tajima N, *et al.* Population pharmacokinetic analysis of panipenem/betamipron in patients with various degrees of renal function. *Chemotherapy* 2006; **52:** 245–53.
3. Kwon KT, *et al.* Panipenem versus cefepime as empirical monotherapy in adult cancer patients with febrile neutropenia: a prospective randomized trial. *Jpn J Clin Oncol* 2008; **38:** 49–55.

制剂

多组分制剂 ***Jpn:*** Carbenin.

Pazufloxacin Mesilate（*rINNM*）甲磺酸帕珠沙星

Mesilato de pazufloxacino; Pazufloxacine, Mésilate de; Pazufloxacini Mesilas; T-3762; T-3761 (pazufloxacin). (−)-(3*S*)-10-(1-Aminocyclopropyl)-9-fluoro-2,3-dihydro-3-methyl-7-oxo-7*H*-pyrido[1,2,3-de]-1,4-benzoxazine-6-carboxylic acid methanesulfonate.

Пазуфлоксацина Мезилат

$C_{16}H_{15}FN_2O_4, CH_3SO_3H = 414.4.$

CAS — 127045-41-4 (pazufloxacin); 163680-77-1 (pazufloxacin mesilate).

ATC — J01MA18.

ATC Vet — QJ01MA18.

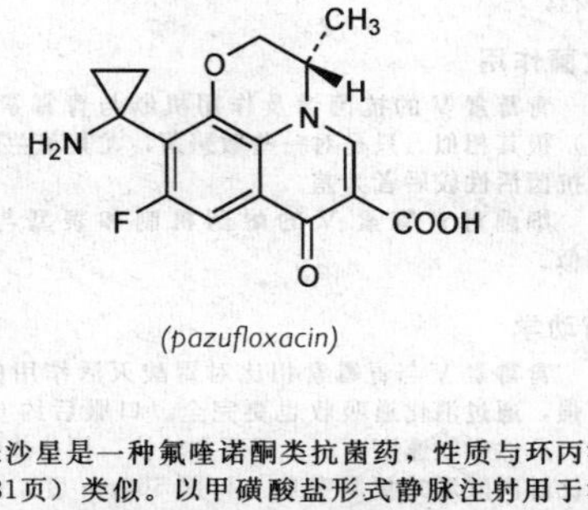

(pazufloxacin)

简介

帕珠沙星是一种氟喹诺酮类抗菌药，性质与环丙沙星（第231页）类似。以甲磺酸盐形式静脉注射用于治疗由敏感菌引起的感染，常用剂量为每日相当于帕珠沙星 1g，分 2 次使用。

制剂

专利制剂

Jpn: Pasil; Pazucross.

Pefloxacin Mesilate（*BANM*, *rINNM*）甲磺酸培氟沙星

EU-5306 (pefloxacin); Mesilato de pefloxacino; Pefloksacino mesilatas dihidratas; Pefloksacyny mezylan dwuwodny; Pefloksasiinimesilaattidihydraatti; Pefloxacin Mesilate Dihydrate; Pefloxacin mesylát dihydrát; Pefloxacin Mesylate *(USAN)*; Péfloxacine, Mésilate de; Péfloxacine (mésilate de) dihydraté; Pefloxacini Mesilas; Pefloxacini mesilas dihydricus; Pefloxacinmesilatdihydrat; Pefloxacin-mezilát-dihidrát; 1589-RB (pefloxacin); 41982-RP. 1-Ethyl-6-fluoro-1,4-dihydro-7-(4-methyl-1-piperazinyl)-4-oxo-3-quinolinecarboxylic acid methanesulphonate dihydrate.

Пефлоксацина Мезилат

$C_{17}H_{20}FN_3O_3, CH_4O_3S, 2H_2O = 465.5.$

CAS — 70458-92-3 (pefloxacin); 70458-95-6 (pefloxacin mesilate).

ATC — J01MA03.

ATC Vet — QJ01MA03.

UNII — 5IAD0UV3FH.

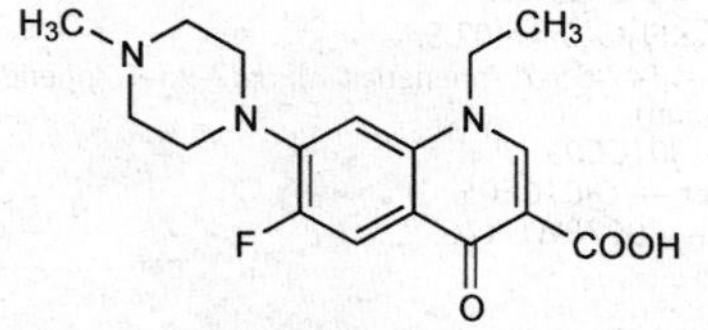

(pefloxacin)

Pharmacopoeias. In *Chin.* and *Eur.* (see p.vii).

Ph. Eur. 6.8（Pefloxacin Mesilate Dihydrate）：精致的白色或类白色粉末。易溶于水；微溶于乙醇；极微溶于二氯甲烷。1%水溶液的 pH 值为 3.5～4.5。贮藏于密闭容器中。避光。

简介

作为氟喹诺酮类抗菌药，培氟沙星的作用和用法与环丙沙星（第231页）相似。对麻风分枝杆菌也有作用，故曾试用于治疗麻风（第168页）。

培氟沙星具有较环丙沙星为长的血浆半衰期（8～13h）和较多的代谢产物，其中最基本的代谢产物是 *N*-去甲培氟沙星，（诺氟沙星，第293页）。

甲磺酸培氟沙星可通过口服或静脉滴注的方式用药，用于治疗敏感菌引起的感染。药物剂量以碱基形式表示；甲磺酸培氟沙星 558.5mg 相当于 400mg 培氟沙星。常用剂量为400mg，每日 2 次；若需在短时内达到血清有效浓度，首剂加倍。单次口服剂量为 800mg，用于治疗男性淋菌性尿道炎以及女性非复杂性膀胱炎。

氟喹诺酮类药物可出现肌肉骨骼系统的不良反应（见环丙沙星的不良反应项下，第232页），因此在某些国家培氟沙星使用受限。

不良反应 与培氟沙星相关不良反应的参考文献如下。

1. Chevalier X, *et al.* A case of destructive polyarthropathy in a 17-year-old youth following pefloxacin treatment. *Drug Safety* 1992; **7:** 310–14.
2. Al-Hedaithy MA, Noreddin AM. Hypersensitivity anaphylactoid reaction to pefloxacin in a patient with AIDS. *Ann Pharmacother* 1996; **30:** 612–14.
3. Chang H, *et al.* Pefloxacin-induced arthropathy in an adolescent with brain abscess. *Scand J Infect Dis* 1996; **28:** 641–3.

药动学 培氟沙星药动学的参考文献如下。

1. Bressolle F, *et al.* Pefloxacin clinical pharmacokinetics. *Clin Pharmacokinet* 1994; **27:** 418–46.

制剂

专利制剂

Braz.: Floxinon†; Peflacin; Pefloxidina†; ***Cz.:*** Abaktal; ***Fr.:*** Peflacine; ***Gr.:*** Idrostamin; Labocton; Londoman; Obergan; Peflacine; ***Hung.:*** Abaktal†; Peflacine; ***India:*** Pefbid; Pelox; Proflox; Qucin; ***Indon.:*** Dexaflox; Felox; Noflexin; Oxaflox; Peflacine; ***Ital.:*** Peflacin; Peflox; ***Malaysia:*** Peflacine†; Perti†; ***Mex.:*** Peflacina†; ***Philipp.:*** Floxin; Floxol; ***Pol.:*** Abaktal; Peflacine; ***Port.:*** Peflacine; ***Rus.:*** Abaktal (Абактал); Pelox (Пелокс); Perti (Перти)†; Unikpef (Юникпеф); ***Turk.:*** Peflacine; ***Ukr.:*** Abaktal (Абктал); Peflocin (Пефлоцин); Pelox (Пелокс); ***Venez.:*** Peflacina†; Perti†.

Penethamate Hydriodide（*BAN*）氢碘酸喷沙西林

Diethylaminoethyl Penicillin G Hydroiodide; Penetamato, hidroioduro de; Pénéthamate, iodhydrate de; Penethamati hydroiodidum. 2-Diethylaminoethyl (6*R*)-6-(2-phenylacetamido)penicillanate hydriodide.

$C_{22}H_{31}N_3O_4S, HI = 561.5.$

CAS — 3689-73-4 (penethamate); 808-71-9 (penetha-

mate hydriodide).
ATC Vet — QJ01CE90; QJ51CE90.
UNII — GA14AS9QOK.

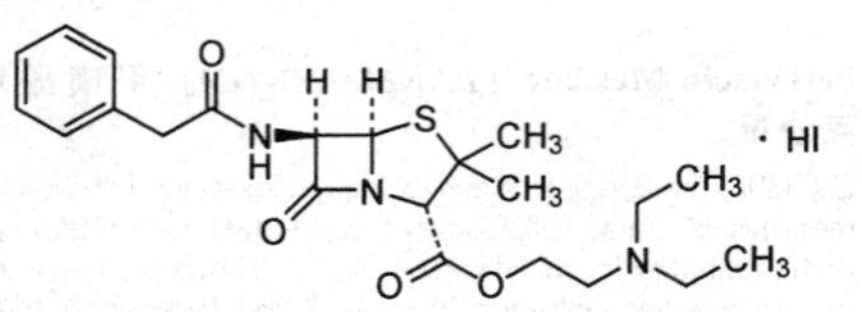

简介

氢碘酸盐喷沙西林为兽用青霉素类抗菌药。

Pheneticillin Potassium (*BANM*, *rINNM*) 非奈西林钾

Feneticilina potásica; Kalii Pheneticillinum; Penicillin B; Phenethicillin Potassium; Phénéticilline Potassique; Pheneticillinum Kalicum; Potassium α-Phenoxyethylpenicillin. A mixture of the D(+)- and L(−)-isomers of potassium (6*R*)-6-(2-phenoxypropionamido)penicillanate.

Калия Фенетициллин

$C_{17}H_{19}KN_2O_5S$ = 402.5.
CAS — 147-55-7 (pheneticillin); 132-93-4 (pheneticillin potassium).
ATC — J01CE05.
ATC Vet — QJ01CE05.
UNII — 70978WUK7C.

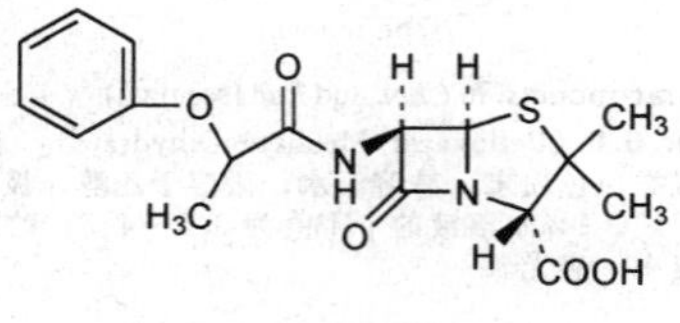

(pheneticillin)

Pharmacopoeias. In *Jpn.*

简介

非奈西林为苯氧基青霉素，作用和用法与苯氧甲基青霉素相类似（见下文）。以钾盐形式给药，用于治疗由敏感菌引起的轻到中度感染，通常口服剂量为250mg，每日 3 次。非奈西林钠也有应用。

制剂

专利制剂

Neth.: Broxil.

Phenoxymethylpenicillin (*BAN*, *rINN*) 青霉素 V

Fenoksimetilpenicilinas; Fenoksimetyylipenisilliini; Fenoksymetylopenicylina; Fenoximetilpenicilina; Fenoximetilpenicillin; Fenoximetylpenicillin; Fenoxymethylpenicilin; Penicillin, Phenoxymethyl; Penicillin V (*USAN*); Penisilin V; Phénomycilline; Phenoxymethyl Penicillin; Phénoxyméthylpénicilline; Phenoxymethylpenicillinum. (6*R*)-6-(2-Phenoxyacetamido)penicillanic acid.

Феноксиметилпенициллин

$C_{16}H_{18}N_2O_5S$ = 350.4.
CAS — 87-08-1.
ATC — J01CE02.
ATC Vet — QJ01CE02.
UNII — Z61I075U2W.

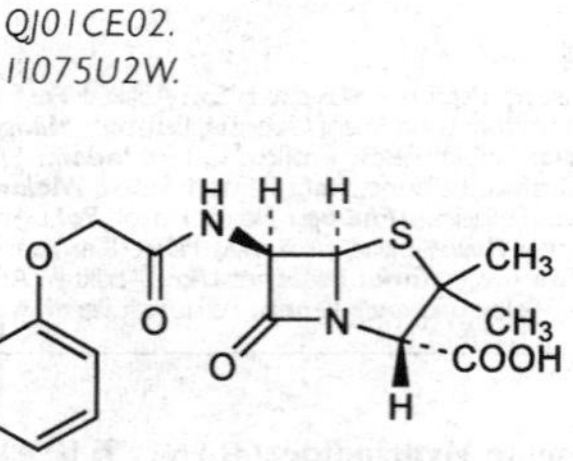

Pharmacopoeias. In *Eur.* (see p.vii), *Int., US,* and *Viet.*

Ph. Eur. 6.8 (Phenoxymethylpenicillin) 一种生长在包含了适当前体的培养基中的点青霉菌或相关微生物在其生长过程中产生的物质。白色或类白色、微有吸湿性的结晶状粉末。极微溶于水；溶于乙醇。0.5%水溶液的 pH 值为 2.4～4.0。贮藏于密闭容器中。

USP 33 (Penicillin V) 白色无味的结晶状粉末。极微溶于水；溶于乙醇和丙酮；不溶于非挥发油。3%水溶液的 pH 值为 2.5～4.0。贮藏于密闭容器中。

Phenoxymethylpenicillin Calcium (*BANM*, *rINNM*) 青霉素 V 钙

Calcii Phenoxymethylpenicillinum; Fenoximetilpenicilina cálcica; Penicillin V Calcium; Phénoxyméthylpénicilline Calcique; Phenoxymethylpenicillinum Calcicum.

Кальций Феноксиметилпенициллин

$(C_{16}H_{17}N_2O_5S)_2Ca,2H_2O$ = 774.9.
CAS — 147-48-8 (anhydrous phenoxymethylpenicillin calcium); 73368-74-8 (phenoxymethylpenicillin calcium dihydrate).
ATC — J01CE02.
ATC Vet — QJ01CE02.

Pharmacopoeias. In *Int.*

Phenoxymethylpenicillin Potassium (*BANM*, *rINNM*) 青霉素 V 钾

Fenoksimetil Penisilin Potasyum; Fenoksimetilpenicilino kalio druska; Fenoksimetyylipenisilliinikalium; Fenoksymetylopenicylina potasowa; Fenoximetilpenicilina potásica; Fenoximetilpenicilina Potássica; Fenoximetilpenicillin-kálium; Fenoximetylpenicillin kalium; Fenoxymethylpenicilin draselná sůl; Kalii Phenoxymethylpenicillinum; Penicillin V Potassium (*USAN*); Phénoxyméthylpénicilline potassique; Phenoxymethylpenicillinum kalicum.

Калия Феноксиметилпенициллин

$C_{16}H_{17}KN_2O_5S$ = 388.5.
CAS — 132-98-9.
ATC — J01CE02.
ATC Vet — QJ01CE02.
UNII — 146T0TU1JB.

Pharmacopoeias. In *Chin., Eur.* (see p.vii), *Int., US,* and *Viet.*

Ph. Eur. 6.8 (Phenoxymethylpenicillin Potassium) 白色或类白色的结晶状粉末。易溶于水；几乎不溶于乙醇。0.5%水溶液的 pH 值为 5.5～7.5。

USP 33 (Penicillin Potassium) 白色无臭结晶状粉末。极易溶于水；溶于乙醇（1∶150）；不溶于丙酮。3%水溶液的 pH 值为 4.0～7.5。贮藏于密闭容器中。

单位

最早的青霉素 V 国际标准制剂（1957）含量为1695U/mg，但在 1968 年被取消了。尽管如此，一些国家在表示青霉素 V 的剂量时仍使用单位来描述。

青霉素 V 250mg 与 400000U 等量。

不良反应和注意事项

同青霉素，第203页。

青霉素 V 通常具有较好的耐受性，但偶尔可导致短暂的恶心与腹泻。

钾的含量 每克青霉素 V 钾含 2.6mmol 钾。

药物相互作用

同青霉素，第203页。

抗菌药 有报道在口服新霉素后服用青霉素 V 可减少后者的吸收[1]。

1. Cheng SH, White A. Effect of orally administered neomycin on the absorption of penicillin V. *N Engl J Med* 1962; **267:** 1296–7.

β受体阻滞药 青霉素 V 使得 2 名分别使用纳多洛尔和普萘洛尔的患者出现致命的过敏反应，这可能与 β 受体阻滞药有关[1]。

1. Berkelman RL, *et al.* Beta-adrenergic antagonists and fatal anaphylactic reactions to oral penicillin. *Ann Intern Med* 1986; **104:** 134.

抗菌作用

青霉素 V 的抗菌谱及作用机制与青霉素（第203页）极其相似。只是对一些敏感菌，尤其革兰阴性细菌的抗菌活性较后者为差。

细菌对青霉素 V 的耐药机制和表型与青霉素相似。

药动学

青霉素 V 与青霉素相比对胃酸灭活作用的抵抗力更强，通过消化道吸收也更完全。口服后约 60%被吸收，虽然吸收速度不一，但通常较快。钙盐或钾盐形式将比游离酸形式更易吸收。口服 500mg 后，血浆药物峰浓度在 30～60min 后出现，为 3～5μg/ml。食物对吸收无明显影响。青霉素 V 血浆半衰期30～60min，如用于严重肾损害患者，半衰期可延长至 4h。据报道血浆蛋白结合率约 80%。体内分布和清除情况与青霉素类似（第204页）。与青霉素相比，其在肝脏的代谢过程更广泛；已发现青霉噻唑酸在内的几种代谢产物。药物以原形和代谢产物经尿液被迅速排出，仅少量药物通过胆汁排泄。

用途和用法

与青霉素（第204页）相似，青霉素 V 也用于治疗或预防由敏感菌，特别是链球菌所致感染。青霉素 V 仅用于轻中度感染，而非慢性、严重的感染；尽管吸收很好，也不宜用于治疗深部感染。若患者静脉使用青霉素临床疗效满意，可序贯改为青霉素 V 口服治疗。青霉素 V 的特殊适应证包括炭疽（用于较轻且非复杂性感染）、Lyme 病（用于孕妇或儿童的感染早期）、咽炎或扁桃体炎、风湿热（初始或二级预防）、链球菌性皮肤感染和脾疾病（肺炎链球菌感染的预防）。以上感染种类及治疗方法详见**抗菌药的选择**，第153页。

青霉素 V 以钾盐或钙盐形式口服使用；最好在餐前半小时或餐后 2h 口服。苄星青霉素 V（第202页）也有使用。

剂量以青霉素 V 的量表示。1.1g 青霉素 V 钙、1.1g 青霉素 V 钾等同于 1g 青霉素 V。

成年人通常剂量为 250～500mg，每 6h 1 次；但 *BNF 59* 建议对于严重感染，应增加剂量至每 6h 1g。严重肾功能不全者应调整剂量。

WHO 和 *BNF 59* 建议青霉素 V 250mg，每日 2 次，用于预防风湿热复发。*BNF 59* 建议剂量 250～500mg，每 6h 1 次，连续用药 10 天，可预防由侵入性 A 型链球菌引起的继发性感染；500mg，每 12h 1 次，用于长期预防无脾患者或镰刀细胞病患者肺炎球菌感染。

儿童用量详见下文。

儿童用法 青霉素 V 口服可用于治疗由敏感菌引起的感染；并且在一些患者中也可用于风湿热和预防肺炎球菌感染。还可用于新生儿及儿童预防 A 型链球菌继发性感染。

在英国，*BNF 2009* 建议如下：

对于**敏感性感染**，包括**口腔感染**、**扁桃体炎**、**中耳炎**、**丹毒**以及**蜂窝织炎**：

- 1 个月龄～1 岁儿童：62.5mg，每日 4 次；
- 1～6 岁儿童：125mg，每日 4 次；
- 6～12 岁儿童：250mg，每日 4 次。

对于**严重感染**，儿童用药剂量最低 12.5mg/kg（最高为 1g），每日 4 次。

对于**无脾患者或镰刀细胞病患者预防肺炎球菌感染**：

- 1 个月龄～6 岁儿童：125mg，每 12h 1 次；
- 6 岁以上儿童：250mg，每 12h 1 次。

对于**预防风湿热复发**：

- 1 个月龄～6 岁儿童：125mg，每日 2 次；
- 6 岁以上儿童：250mg，每日 2 次。

对于**预防由 A 型链球菌引起的继发性感染**，连续使用青霉素 V 10 天，剂量如下：

- 新生儿：12.5mg/kg（最高剂量 62.5mg），每 6h 1 次；
- 1 个月龄～1 岁儿童：62.5mg，每 6h 1 次；
- 1～6 岁儿童：125mg，每 6h 1 次；
- 6～12 岁儿童：250mg，每 6h 1 次。

在美国，American Academy of Pediatrics (AAP)[1]对于治疗**轻度至中度感染**建议以下给药方案可供选择：

- 1 个月龄及以上儿童：每日 25～50mg/kg，分 3 次或 4 次口服（最高剂量每剂 500mg）。

AAP 认为青霉素 V 不适合用于治疗严重感染。

1. American Academy of Pediatrics. *2009 Red Book: Report of the Committee on Infectious Diseases,* 28th ed. Elk Grove Village, Illinois, USA: American Academy of Pediatrics, 2009.

制剂

BP 2010: Phenoxymethylpenicillin Oral Solution; Phenoxymethylpenicillin Tablets;
USP 33: Penicillin V for Oral Suspension; Penicillin V Potassium for Oral Solution; Penicillin V Potassium Tablets; Penicillin V Tablets.

专利制剂

Arg.: Pen Oral; Penagrand†; Penfantil; Penicina†; ***Austral.:*** Abbocillin-VK; Cilicaine VK; Cilopen VK; LPV; Penhexal VK; ***Austria:*** Aliucillin†; Cliacil†; Megacillin†; Ospen; Pen-V; Penbene; Penoral†; Penstad; Star-Pen; ***Belg.:*** Peni-Oral; ***Braz.:*** Meracilina; Oracilin; Pen-V-Cil; Pen-Ve-Oral; Pencilin-V; Penicigran; ***Canad.:*** Apo-Pen-VK; Novo-Pen-VK; Nu-Pen-VK; ***Cz.:*** Infecto-Cillin†; Megacillin†; Ospen; Penbene; Pencid; ***Denm.:*** Calcipen†; Pancillin; Primcillin; Rocilin; Vepicombin; ***Fin.:*** Medicillin; Milcopen; V-Pen; ***Fr.:*** Oracilline; ***Ger.:*** Arcasin; InfectoCillin; Isocillin; Ispenoral; Jenacillin V†; Megacillin oral; P-Mega-Tablinen; Pen Mega; Pen†; Penbeta; Penhexal; V-Tablopen†; ***Gr.:*** Ospen; ***Hong Kong:*** Ospen†; ***Hung.:*** Ospen; Vegacillin†; ***Indon.:*** Fenocin; Ospen; ***Irl.:*** Calvepen; Kopen; ***Israel:*** Rafapen Mega; Rafapen V-K; ***Malaysia:*** Beapen; Ospen; ***Mex.:*** Anapenil; Kavipen; Pen-Vi-K; Pota-Vi-Kin; ***Neth.:*** Acipen; Acipen-V†; ***Norw.:*** Apocillin; Calcipen†; Weifapenin; ***NZ:*** Cilicaine VK; ***Philipp.:*** Sumapen; ***Pol.:*** Ospen; ***Rus.:*** Star-Pen (Стар-Пен); ***S.Afr.:*** Betapen; Incil†; Len VK; Novo V-K†; Rolab-Pen-V-K†; Spec-Pen-V-K†; ***Singapore:*** Ospen; ***Spain:*** Penilevel; ***Swed.:*** Kavepenin; Peceve; Tikacillin; ***Switz.:*** Megacilline†; Ospen; Penisol†; Phenocillin; Stabicilline; ***Thai.:*** Medic-V; P-Cillin V; Pen-V; Pener; Penvedon; Penvelin; Penveno; Servipen-V†; Suveelin; ***Turk.:*** Cilacil†; Cliacil; Penoksil; ***USA:*** Pen-Vee K; Veetids; ***Venez.:*** Ospen.

多组分制剂 ***Spain:*** Penilevel Retard.

Phthalylsulfacetamide (*BAN*) 酞磺醋胺

Phthalylsulphacetamide; Sulfanilacetamidum Phthalylatum. 4′-(Acetylsulphamoyl)phthalanilic acid.

$C_{16}H_{14}N_2O_6S = 362.4.$

CAS — 131-69-1.

UNII — 24PUW23GRX.

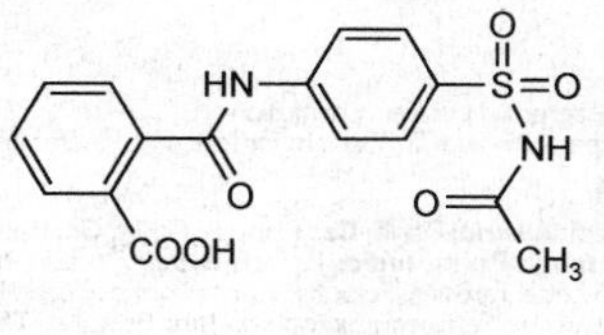

简介

酞磺醋胺是一种磺胺类抗菌药。口服吸收差，用于治疗消化系统感染。

制剂

多组分制剂 ***Braz.:*** Dimicin†; ***Chile:*** Enterol Con Nifuroxacida; Enterol†; ***Mex.:*** Facetin-D.

Phthalylsulfathiazole (*BAN, rINN*) 酞磺胺噻唑

Ftalazol; Ftalilsulfatiazol; Ftalilsulfatiazolas; Ftálilszulfatiazol; Ftalylsulfathiazol; Ftalylsulfatiazol; Ftalyylisulfatiatsoli; Phtalylsulfathiazol; Phthalazol; Phthalazolum; Phthalylsulfathiazolum; Phthalylsulphathiazole; Sulfaphtalylthiazol. 4′-(1,3-Thiazol-2-ylsulphamoyl)-phthalanilic acid.

Фталилсульфатиазол

$C_{17}H_{13}N_3O_5S_2 = 403.4.$

CAS — 85-73-4.

ATC — A07AB02.

ATC Vet — QA07AB02.

UNII — 6875L5852V.

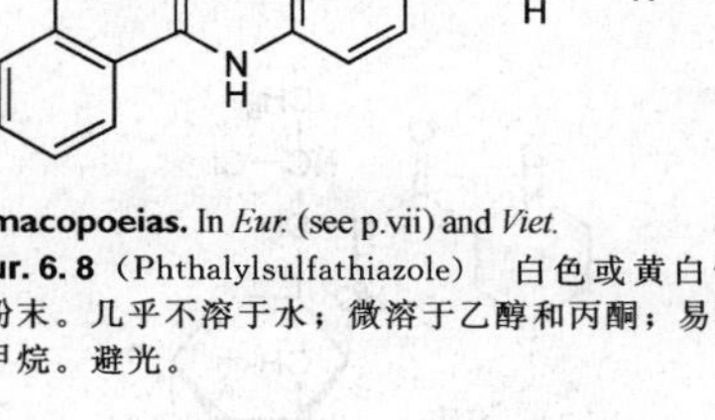

Pharmacopoeias. In *Eur.* (see p.vii) and *Viet.*

Ph. Eur. 6.8 (Phthalylsulfathiazole) 白色或黄白色结晶状粉末。几乎不溶于水；微溶于乙醇和丙酮；易溶于二氯甲烷。避光。

简介

酞磺胺噻唑是一种氨苯磺胺类药物，其性质与磺胺甲噁唑（第322页）相似。口服吸收差，约95%留于肠道，仅5%被缓慢水解为磺胺噻唑而吸收。

因在胃肠道内具有抗菌活性，可与其他抗菌药合用治疗肠道感染或用于外科手术前的肠道准备。

制剂

专利制剂

Gr.: Enterosulfa; ***Thai.:*** Thalatex.

多组分制剂 ***Arg.:*** Carbon Tabs; Colistop; Colistoral†; Diarrocalmol; Estreptocarbocaftiazol; Gemipasmol†; Lefa Enteril†; Opocarbon; ***Braz.:*** Parenterin; Sanadiar†; ***Chile:*** Esancol; Imecol; Liracol; Testisan; ***Gr.:*** Enteromyk; ***Mex.:*** Bontal; Ditayod; Sultroquin†; ***Thai.:*** Chlorotracin†; Coccila; Diaropect; Disento; Endothalyl.

Pipemidic Acid (*BAN, rINN*) 吡哌酸

Acide Pipémidique; Ácido pipemídico; Acidum Pipemidicum; Acidum pipemidicum trihydricum; Kyselina pipemidová trihydrát; Pipemidihappo; Pipemidiinihappotrihydraatti; Pipemidinsav-trihidrát; Pipemidinsyratrihydrat; Pipémidique (acide) trihydraté; Pipemido rūgštis trihidratas; Pipemidsyra; Piperamic Acid; 1489-RB. 8-Ethyl-5,8-dihydro-5-oxo-2-(piperazin-1-yl)pyrido[2,3-*d*]-pyrimidine-6-carboxylic acid.

Пипемидовая Кислота

$C_{14}H_{17}N_5O_3 = 303.3.$

CAS — 51940-44-4 (anhydrous pipemidic acid); 72571-82-5 (pipemidic acid trihydrate).

ATC — J01MB04.

ATC Vet — QJ01MB04.

UNII — LT12J5HVR8.

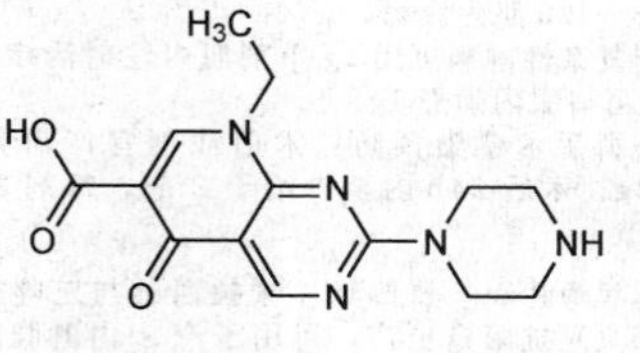

(anhydrous pipemidic acid)

Pharmacopoeias. In *Chin., Eur.* (see p.vii), and *Jpn* (all as the trihydrate).

Ph. Eur. 6.8 (Pipemidic Acid Trihydrate) 淡黄色或黄色结晶状粉末。极微溶于水。可溶于稀酸或稀碱溶液。避光。

简介

吡哌酸是喹诺酮类抗菌药，其性质与萘啶酸（第288页）相似。但与萘啶酸相比，其对包括铜绿假单胞菌在内的细菌体外抗菌活性更强。主要用于（三水合物）治疗泌尿道感染，以相当于无水基质400mg的剂量口服，每日2次。

药物相互作用 有关吡哌酸在清除黄嘌呤方面的作用，参见**咖啡因**（第1080页）以及**茶碱**（第1105页）。

卟啉病 因在体外系统发现吡哌酸有诱发卟啉病的作用，故卟啉病患者使用不安全。

制剂

专利制剂

Arg.: Finuret; Memento; Priper; ***Austria:*** Deblaston†; ***Braz.:*** Balurol; Elofuran; Pipram; Pipurol; Uroxina; ***Chile:*** Purid; Uropimide; ***Fr.:*** Pipram; ***Ger.:*** Deblaston; ***Gr.:*** Diflogin; Pipram; ***Hong Kong:*** Urotractin†; ***Indon.:*** Impresial; Urinter; Urixin; Urotractin; Utrex†; ***Ital.:*** Biosoviran; Cistomid; Diperpen; Faremid; Pipeacid†; Pipedac†; Pipefort; Pipemid; Pipram; Pipurin; Urodene; Uropimid; Urosan; Urosetic†; Urotractin; ***Jpn:*** Dolcol†; ***Malaysia:*** Urixin†; Urotractin†; ***Mex.:*** Uribac†; Uriken†; Uripiser; Uronovag; Uropipemid; ***Neth.:*** Pipram; ***Philipp.:*** Urixin†; ***Pol.:*** Palin; Urolin; ***Rus.:*** Palin (Палин); Pilamin (Пиламин); Pimidel (Пимидель); Pipelin (Пипелин); ***S.Afr.:*** Deblaston; Septidron†; ***Singapore:*** Urotractin; ***Spain:*** Galusan; Nuril; Urisan; Uropipedil; ***Thai.:*** Urotractin; ***Ukr.:*** Palin (Палин); Pipemidin (Пипемидин).

多组分制剂 ***Arg.:*** Priper Plus.

Piperacillin (*BAN, rINN*) 哌拉西林

Piperacilin monohydrát; Piperacilina; Piperacilinas; Pipéracilline; Piperacillinum; Piperacillinum Monohydricum; Piperasilliini. (6*R*)-6-[*R*-2-(4-Ethyl-2,3-dioxopiperazine-1-carboxamido)-2-phenylacetamido]penicillanic acid monohydrate; 3-Dimethyl-7-oxo-4-thia-1-azabicyclo[3.2.0]heptane-2-carboxylic acid monohydrate.

Пиперациллин

$C_{23}H_{27}N_5O_7S,H_2O = 535.6.$

CAS — 61477-96-1 (anhydrous piperacillin); 66258-76-2 (piperacillin monohydrate).

ATC — J01CA12.

ATC Vet — QJ01CA12.

UNII — X00B0D5O0E (piperacillin); 9I628532GX (anhydrous piperacillin).

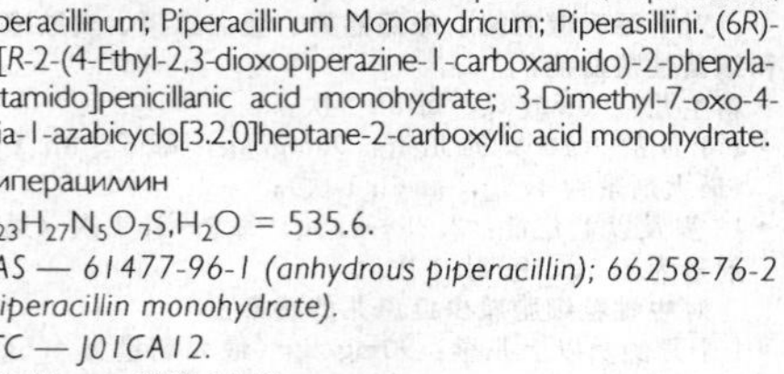

(anhydrous piperacillin)

Pharmacopoeias. In *Chin., Eur.* (see p.vii), *Jpn,* and *US.*

Ph. Eur. 6.8 (Piperacillin)。白色或类白色粉末。微溶于水和乙酸乙酯；易溶于甲醇。

USP 33 (Piperacillin) 白色或米白色结晶粉末。极微溶于水；微溶于乙酸乙酯；略溶于异丙醇；极易溶于甲醇。

Piperacillin Sodium (*BANM, USAN, rINNM*) 哌拉西林钠

CL-227193; Natrii Piperacillinum; Piperacilin sodná sůl; Piperacilina sódica; Piperacilino natrio druska; Pipéracilline sodique; Piperacillin-nátrium; Piperacillinnatrium natricum; Piperacillinum; Piperacillinum natricum; Piperacylina sodowa; Piperasilin Sodyum; Piperasilliininatrium; T-1220.

Натрий Пиперациллин

$C_{23}H_{26}N_5NaO_7S = 539.5.$

CAS — 59703-84-3.

ATC — J01CA12.

ATC Vet — QJ01CA12.

UNII — M98T69Q7HP.

Pharmacopoeias. In *Chin., Eur.* (see p.vii), *Jpn,* and *US.*

Ph. Eur. 6.8 (Piperacillin Sodium) 白色或类白色、易潮湿粉末。易溶于水和甲醇；几乎不溶于乙酸乙酯。10%水溶液的pH值为5.0～7.0。贮藏于密闭容器中。

USP 33 (Piperacillin Sodium) 白色或米白色固体。易溶于水和乙醇。40%水溶液的pH值为5.5～7.5。贮藏于密闭容器中。

配伍禁忌 哌拉西林钠与氨基糖苷类和碳酸氢钠存在不相容性。

含有依地酸、柠檬酸的哌拉西林和三唑巴坦的复方制剂（*Tazocin*，*Zosyn*）能够与乳酸钠林格液及某些特定浓度的氨基糖苷类相容。然而，当制剂无上述添加剂时，将不能相容。

稳定性 参考文献如下。

1. Zhang Y, Tissel LA. Stability of piperacillin and ticarcillin in AutoDose Infusion System bags. *Ann Pharmacother* 2001; **35:** 1360–3.

不良反应和注意事项

同羧苄西林钠，第206页。

哌拉西林所致出血时间延长的发生率少于羧苄西林，且程度较轻。同其他青霉素一样，哌拉西林可能会干扰某些诊断试验（见**青霉素**的**注意事项**项下，第203页）；此外，*曲霉属真菌感染的患者给予哌拉西林和三唑巴坦后，出现了假阳性结果。*

对血液的影响 参考文献如下。

1. Peralta FG, *et al.* Incidence of neutropenia during treatment of bone-related infections with piperacillin-tazobactam. *Clin Infect Dis* 2003; **37:** 1568–72.
2. Scheetz MH, *et al.* Systematic review of piperacillin-induced neutropenia. *Drug Safety* 2007; **30:** 295–306.
3. Garcia Gala JM, *et al.* Immune hemolysis due to piperacillin/tazobactam. *Transfus Apher Sci* 2009; **40:** 97–8.
4. Mayer B, *et al.* Piperacillin-induced immune hemolysis: new cases and a concise review of the literature. *Transfusion* 2010; **50:** 1135–8.

超敏反应 20世纪80年代中期有关哌拉西林不良反应的报道比较多，尤其是在囊性纤维化患者中引起发热[1～3]。然而，生产厂商[4]认为这些患者可能与过敏体质有关并引证他们对其他半合成青霉素如羧苄西林和阿洛西林也存在类似反应。

类似超敏反应也见于因其他适应证而大剂量、长疗程服用哌拉西林和其他脲基类青霉素[5]，以及服用其他青霉素类的囊性纤维化患者[6]。其中大多数由哌拉西林引起[6]。

1. Stead RJ, *et al.* Adverse reactions to piperacillin in cystic fibrosis. *Lancet* 1984; **i:** 857–8.
2. Strandvik B. Adverse reactions to piperacillin in patients with cystic fibrosis. *Lancet* 1984; **i:** 1362.
3. Stead RJ, *et al.* Adverse reactions to piperacillin in adults with cystic fibrosis. *Thorax* 1985; **40:** 184–6.
4. Brock PG, Roach M. Adverse reactions to piperacillin in cystic fibrosis. *Lancet* 1984; **i:** 1070–1.
5. Lang R, *et al.* Adverse reactions to prolonged treatment with high doses of carbenicillin and ureidopenicillins. *Rev Infect Dis* 1991; **13:** 68–72.
6. Pleasants RA, *et al.* Allergic reactions to parenteral beta-lactam antibiotics in patients with cystic fibrosis. *Chest* 1994; **106:** 1124–8.

钠的含量 每克哌拉西林钠盐含钠1.85mmol。由于哌拉西林钠的钠含量低于羧苄西林钠，因此高钠血症和低钾血症的发生率更低。

哌拉西林和三唑巴坦的复方制剂每克大约含有2.36mmol钠。若制剂中含有依地酸，钠含量更高（每克约2.36mmol钠）。

药物相互作用

同**青霉素**，第203页。

抗菌药 哌拉西林对氟氯西林的影响，见第263页。

神经肌肉阻滞药 哌拉西林和其他脲基类青霉素能延长竞争性肌肉松弛药如维库溴铵的作用（见**阿曲库铵**，第1813页）。

抗菌作用

哌拉西林抗微生物作用与羧苄西林（第206页）和

替卡西林（第333页）相似，但具有更广的抗革兰阴性杆菌抗菌谱，包括肺炎克雷伯菌、对铜绿假单胞菌、肠杆菌科细菌及革兰阳性粪肠球菌、脆弱类杆菌具有更强的体外抗菌活性。哌拉西林具有接种效应：即哌拉西林MIC值随接种量增加而增加。

体外试验显示哌拉西林与氨基糖苷类抗菌药抗铜绿假单胞菌和肠杆菌科细菌具有协同作用。哌拉西林与其他β-内酰胺类的作用较难预测。

对于产β-内酰胺酶的哌拉西林耐药株，三唑巴坦，一种β-内酰胺酶抑制药，可以恢复哌拉西林的敏感性。这些耐药株包括产β-内酰胺酶的葡萄球菌、大肠埃希菌、流感嗜血杆菌和类杆菌属，但三唑巴坦不能增强哌拉西林抗铜绿假单胞菌的活性。

治疗过程中，尤其是单独应用时，铜绿假单胞菌可产生哌拉西林耐药性，与其他抗假单胞菌青霉素存在交叉耐药。

1. Higashitani F, *et al.* Inhibition of β-lactamases by tazobactam and in-vitro antibacterial activity of tazobactam combined with piperacillin. *J Antimicrob Chemother* 1990; **25:** 567–74.
2. Mehtar S, *et al.* The in-vitro activity of piperacillin/tazobactam, ciprofloxacin, ceftazidime and imipenem against multiple resistant Gram-negative bacteria. *J Antimicrob Chemother* 1990; **25:** 915–19.
3. Kempers J, MacLaren DM. Piperacillin/tazobactam and ticarcillin/clavulanic acid against resistant Enterobacteriaceae. *J Antimicrob Chemother* 1990; **26:** 598–9.
4. Kadima TA, Weiner JH. Mechanism of suppression of piperacillin resistance in enterobacteria by tazobactam. *Antimicrob Agents Chemother* 1997; **41:** 2177–83.
5. Klepser ME, *et al.* Comparison of the bactericidal activities of piperacillin-tazobactam, ticarcillin-clavulanate, and ampicillin-sulbactam against clinical isolates of Bacteroides fragilis, Enterococcus faecalis, Escherichia coli, and Pseudomonas aeruginosa. *Antimicrob Agents Chemother* 1997; **41:** 435–9.
6. Peterson LR. Antibiotic policy and prescribing strategies for therapy of extended-spectrum beta-lactamase-producing Enterobacteriaceae: the role of piperacillin-tazobactam. *Clin Microbiol Infect* 2008; **14** (suppl 1): 181–4. Correction. *ibid.*; (suppl 5): 21–4.

药动学

哌拉西林不能从胃肠道吸收，肌内注射后吸收良好，2g哌拉西林肌注后30～50min血药峰浓度可达到30～40μg/ml。哌拉西林药动学参数具有非线性和剂量依赖性特征。血浆半衰期大约1h，新生儿有延长。严重肾功能受损者血浆半衰期可延长3倍，终末期肾病者可延长至4～6h，肝肾功能受损者半衰期更长。血循环中大约20%的哌拉西林与血浆蛋白结合。

哌拉西林广泛分布于身体各组织与体液中，能穿过胎盘进入胎儿血循环。少量哌拉西林可进入乳汁。除脑膜发炎外，哌拉西林很少进入脑脊液。

肌注后24h内60%～80%的药物以原形形式经肾小球滤过和肾小管分泌排泄，尿中原药浓度高。胆汁中原药浓度也比较高，大约20%的原药经胆道排泄。

丙磺舒可以提高血浆哌拉西林浓度。

血液透析可以去除血浆中哌拉西林。

哌拉西林和三唑巴坦 三唑巴坦并不改变哌拉西林的药动学参数，但哌拉西林能降低三唑巴坦的肾脏清除率。

1. Heikkilä A, Erkkola R. Pharmacokinetics of piperacillin during pregnancy. *J Antimicrob Chemother* 1991; **28:** 419–23.
2. Wise R, *et al.* Pharmacokinetics and tissue penetration of tazobactam administered alone and with piperacillin. *Antimicrob Agents Chemother* 1991; **35:** 1081–4.
3. Johnson CA, *et al.* Single-dose pharmacokinetics of piperacillin and tazobactam in patients with renal disease. *Clin Pharmacol Ther* 1992; **51:** 32–41.
4. Dupon M, *et al.* Plasma levels of piperacillin and vancomycin used as prophylaxis in liver transplant patients. *Eur J Clin Pharmacol* 1993; **45:** 529–34.
5. Sörgel F, Kinzig M. The chemistry, pharmacokinetics and tissue distribution of piperacillin/tazobactam. *J Antimicrob Chemother* 1993; **31** (suppl A): 39–60.
6. Reed MD, *et al.* Single-dose pharmacokinetics of piperacillin and tazobactam in infants and children. *Antimicrob Agents Chemother* 1994; **38:** 2817–26.
7. Bourget P, *et al.* Clinical pharmacokinetics of piperacillin-tazobactam combination in patients with major burns and signs of infection. *Antimicrob Agents Chemother* 1996; **40:** 139–45.
8. Occhipinti DJ, *et al.* Pharmacokinetics and pharmacodynamics of two multiple-dose piperacillin-tazobactam regimens. *Antimicrob Agents Chemother* 1997; **41:** 2511–17.

用途和用法

哌拉西林属于脲基类青霉素，用法与替卡西林类似（第333页），用于铜绿假单胞菌及其他敏感细菌引起的感染。尤其适用于免疫受损者（中性粒细胞减少）和胆道感染者（胆管炎）。其他适应证包括青霉素敏感淋球菌引起的非复杂性淋病和泌尿道感染。哌拉西林也用于外科感染的预防。详细了解这类感染及治疗，参见**抗菌药的选择**（第153页）。哌拉西林通常与氨基糖苷类抗菌药联用治疗严重细菌感染，由于可能存在不相容性，需要分别给药。

哌拉西林注射剂为钠盐。剂量以哌拉西林的量表示，1.04g哌拉西林钠相当于大约1g哌拉西林。中至重度肾功能损害时需适当减量（见下文）。

哌拉西林可3～5min缓慢静脉注射，或20～30min静脉滴注，或深部肌内注射。成人单剂超过2g时不适于肌内注射。

对严重的或复杂性感染，每日剂量可达200～300mg/kg分次静脉滴注，通常剂量为每4～6h 3～4g。对威胁生命的严重感染，尤其是假单胞菌属或克雷伯菌属引起者，剂量每日不少于16g。通常每日最大剂量为24g，也有超过该剂量的报道。

对中度或非复杂性感染，剂量为100～125mg/kg；通常为2g每6～8h或4g每12h，静脉滴注或注射，或2g每8～12h肌内注射。

非复杂性淋病可用2g单剂肌内注射治疗。注射前30min可口服丙磺舒1g。

外科手术感染预防：术前或剖宫产钳夹脐带时给予2g，术后24h内至少给予2剂，每剂2g，间隔4～6h。

哌拉西林和三唑巴坦 哌拉西林与三唑巴坦联用（第326页）抗菌谱更广，可用于产β-内酰胺酶的耐药菌的治疗。两药联用的比率为8∶1（均以钠盐计）。其中哌拉西林的剂量与单用时的剂量相近。

儿童使用哌拉西林、哌拉西林/三唑巴坦的剂量见下文。

1. Greenwood D, Finch RG, eds. Piperacillin/tazobactam: a new β-lactam/β-lactamase inhibitor combination. *J Antimicrob Chemother* 1993; **31** (suppl A): 1–124.
2. Schoonover LL, *et al.* Piperacillin/tazobactam: a new beta-lactam/beta-lactamase inhibitor combination. *Ann Pharmacother* 1995; **29:** 501–14.
3. Perry CM, Markham A. Piperacillin/tazobactam: an updated review of its use in the treatment of bacterial infections. *Drugs* 1999; **57:** 805–43.
4. Kotapati S, *et al.* The clinical and economic benefits of administering piperacillin-tazobactam by continuous infusion. *Intensive Crit Care Nurs* 2005; **21:** 87–93.
5. Gin A, *et al.* Piperacillin-tazobactam: a beta-lactam/beta-lactamase inhibitor combination. *Expert Rev Anti Infect Ther* 2007; **5:** 365–83.

儿童用法 哌拉西林可单独使用或与三唑巴坦联用，治疗婴幼儿和儿童敏感菌所造成的感染。

哌拉西林 在美国，American Academy of Pediatrics（AAP）[1]推荐如下剂量：对1个月龄及以上儿童，轻度到中度感染时，可肌内注射或静脉给药，每日剂量为100～150mg/kg，分4次给予；严重感染时，剂量可增加至每日200～300mg/kg，分4～6次给予。

此外，小于7天或体重小于2kg的新生儿，剂量为每日150mg/kg，分3次给予；大于7天或体重大于2kg的新生儿，剂量为每日300mg/kg，分3次或4次给予。

哌拉西林加三唑巴坦 哌拉西林与三唑巴坦联用可治疗儿童感染[2]。在英国，除中性粒细胞减少症和复杂性阑尾炎外，哌拉西林和他唑巴坦联合使用并没有被批准用于12岁以下儿童。尽管如此，它已经用于许多其他适应证。*BNFC 2009* 推荐它的给药方式为静脉滴注20～30min以上或缓慢静推3～5min以上，剂量如下（以哌拉西林和三唑巴坦的总量表示）：

对下呼吸道感染、尿路感染、腹腔感染、皮肤感染和细菌性败血症：

- 新生儿：90mg/kg，每8h 1次；
- 1个月龄～12岁的儿童：90mg/kg，每6～8h 1次（最大剂量为4.5g，每6h 1次）；
- 12岁及以上儿童：2.25～4.5g，每6～8h 1次（通常剂量为4.5g，每8h 1次）。

对中性粒细胞减少症患儿的感染：

- 1个月龄及以上儿童：90mg/kg（最大剂量为4.5g），每6h 1次。

对复杂性阑尾炎：

- 2岁及以上儿童：112.5mg/kg（最大剂量为4.5g），每8h 1次，连续给予5～14天。

相应地，对**阑尾炎或腹膜炎**，AAP推荐剂量如下：2～9个月龄的儿童，剂量为每日240mg/kg（仅给予哌拉西林），分3次给予；9个月龄及以上的患儿，推荐每日的总剂量为300mg/kg。该联合用药方案并不适宜用于轻度到中度感染。

对肾功能受损的儿童，哌拉西林加三唑巴坦的剂量需要调整，详细信息见下文。

1. American Academy of Pediatrics. *2009 Red Book: Report of the Committee on Infectious Diseases,* 28th ed. Elk Grove Village, Illinois, USA: American Academy of Pediatrics, 2009.
2. Wolf MF, Simon A. The use of piperacillin-tazobactam in neonatal and paediatric patients. *Expert Opin Drug Metab Toxicol* 2009; **5:** 57–69.

在肾损伤中的用法 中重度肾功能不全患者，需减少哌拉西林的使用剂量；对成人严重感染，根据肌酐清除率（CC），静脉或肌内注射的最大剂量推荐如下：

- CC 20～40ml/min：4g，每8h 1次；
- CC 小于20ml/min：4g，每12h 1次；
- 血液透析患者：2g，每8h 1次。每次透析完毕后，需额外给予1g药物。

对哌拉西林/三唑巴坦，英国注册药品信息推荐根据肌酐清除率（CC）静脉给予，剂量如下：

成人：

- CC 20～80ml/min：4.5g，每8h 1次；
- CC 小于20ml/min：4.5g，每12h 1次；
- 血液透析患者：每日最大剂量为9g。每次透析完成后，需额外给予2.25g药物。

儿童：

- CC 20～39ml/min：90mg/kg，每8h 1次，每日最大剂量为13.5g；
- CC 小于20ml/min：90mg/kg，每12h 1次，每日最大剂量为9g；
- 血液透析患儿（体重小于50kg）：45mg/kg，每8h 1次。

制剂

BP 2010: Piperacillin Intravenous Infusion;
USP 33: Piperacillin and Tazobactam for Injection; Piperacillin for Injection.

专利制剂

Arg.: Piperac†; ***Austria:*** Pipril†; ***Cz.:*** Pipraks†; Pipril†; ***Gr.:*** Pipril; Zobactam; Zoracilin; ***Hung.:*** Pipril†; ***India:*** Pipracil; ***Israel:*** Pipracin; ***Ital.:*** Cilpier; Diperil†; Ecosette; Farecillin; Peracil; Perasint†; Picillin; Piperital; Pipersal; Pipertex; Reparcillin; Semipenil; Sintoplus†; ***Jpn:*** Pentcillin; ***Thai.:*** Peracin; ***Turk.:*** Pipraks.

多组分制剂 ***Arg.:*** Pipetexina; Tazonam; Vredian; ***Austral.:*** Piper-Taz; Tazocin; ***Austria:*** Tazonam; ***Belg.:*** Tazocin; ***Braz.:*** Tazocin; Tazoxil†; Tazpen†; ***Canad.:*** Tazocin; ***Chile:*** Tazonam; ***Cz.:*** Tazip; Tazocin; Tazopet; Tebranic; ***Denm.:*** Tazocin; ***Fin.:*** Tazocin; ***Fr.:*** Tazocilline; ***Ger.:*** Tazobac; ***Gr.:*** Bactalin; Gramenox; Oliten; Tazepen; Tazidron; Tazobion; Tazocin; Tazorex; ***Hong Kong:*** Tazocin; ***Hung.:*** Tazocin; ***India:*** Tazact; Tazofast; Tazopen; Zosyn; ***Indon.:*** Tazocin; ***Irl.:*** Piperin; Tazocin; ***Israel:*** Tazocin; ***Ital.:*** Tazobac; Tazocin; ***Malaysia:*** Tazocin; ***Mex.:*** Tasovak; Tazocin; Tazpen; ***Neth.:*** Tazocin; ***Norw.:*** Tazocin; ***NZ:*** Tazocin; ***Philipp.:*** Peprasan-T; Piptaz; Pletzolyn; Tazobak; Tazocin; Tazolin; Vigocid; ***Pol.:*** Tazocin; ***Port.:*** Tazobac; ***Rus.:*** Tazocin (Тазоцин); ***S.Afr.:*** Curitaz; Tazobax; Tazocin; ***Singapore:*** Tazocin; ***Spain:*** Tazocel; ***Swed.:*** Tazocin; ***Switz.:*** Tazobac; ***Thai.:*** Astaz-P; Tazocin; ***Turk.:*** Tazocin; ***UK:*** Tazocin; ***Ukr.:*** Zopercin (Зоперцин); ***USA:*** Zosyn; ***Venez.:*** Tazopril; Tazpen.

Pirlimycin Hydrochloride（*USAN*，*rINNM*）盐酸吡利霉素

Hidrocloruro de pirlimicina; Pirlimycine, Chlorhydrate de; Pirlimycinhydroklorid; Pirlimycini Hydrochloridum; Pirlimysiinihydrokloridi; U-57930E. Methyl 7-chloro-6,7,8-trideoxy-6-(*cis*-4-ethyl-L-pipecolamido)-1-thio-L-*threo*-α-D-*galacto*-octopyranoside monohydrochloride monohydrate.

Пирлимицина Гидрохлорид

$C_{17}H_{31}ClN_2O_5S,HCl,H_2O$ = 465.4.
CAS — 79548-73-5 (pirlimycin); 77495-92-2 (pirlimycin hydrochloride).
UNII — 8S09O559AQ.

(pirlimycin)

简介

盐酸吡利霉素是林可（酰）胺类抗菌药，兽医类药。

Piromidic Acid（*rINN*）吡咯米酸

Acide Piromidique; Ácido piromídico; Acidum Piromidicum; PD-93; Piromidihappo; Piromidsyra. 8-Ethyl-5,8-dihydro-5-oxo-2-(pyrrolidin-1-yl)pyrido[2,3-*d*]pyrimidine-6-carboxylic acid.

Пиромидовая Кислота

$C_{14}H_{16}N_4O_3$ = 288.3.
CAS — 19562-30-2.
ATC — J01MB03.
ATC Vet — QJ01MB03.
UNII — 3I12WH4EWF.

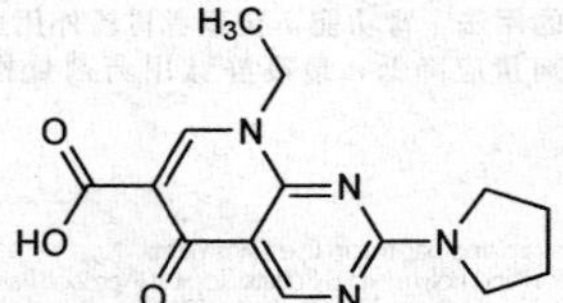

简介

吡咯米酸是 4-喹诺酮类抗菌药，性质与萘啶酸相似（第288页）。用于敏感菌引起的感染。已有多起关于吡咯米酸引起急性肾功能衰竭的报道。

Pivampicillin（*BAN*，*rINN*）匹氨西林

MK-191; Pivampicilin; Pivampicilina; Pivampicilinas; Pivampicilline; Pivampicillinum; Pivampisilliini. Pivaloyloxymethyl (6*R*)-6-(α-D-phenylglycylamino)penicillanate.

Пивампициллин

$C_{22}H_{29}N_3O_6S$ = 463.5.

CAS — 33817-20-8.

ATC — J01CA02.

ATC Vet — QJ01CA02.

UNII — 0HLM346LL7.

Pharmacopoeias. In *Eur.* (see p.vii).

Ph. Eur. 6.8（Pivampicillin）白色或类白色结晶粉末。几乎不溶于水；溶于无水乙醇；易溶于甲醇；溶于稀酸。贮藏于密闭容器中。

Pivampcillin Hydrochloride（*BANM*，*USAN*，*rINNM*）盐酸匹氨西林

Hidrocloruro de pivampicilina; Pivampicilline, Chlorhydrate de; Pivampicillini Hydrochloridum.

Пивампициллина Гидрохлорид

$C_{22}H_{29}N_3O_6S,HCl$ = 500.0.

CAS — 26309-95-5.

ATC — J01CA02.

ATC Vet — QJ01CA02.

UNII — V9HOC53L7L.

不良反应和注意事项

同氨苄西林，第194页。据报道匹氨西林的腹泻发生率低于氨苄西林，空腹服用时上腹不适的发生率增加。

匹氨西林可能引起肉碱缺乏病（见下文）。

卡尼汀缺乏病　据报道使用匹氨西林和匹美西林可以引起卡尼汀缺乏病（参见**卡尼汀衍生物**，第1832页）[1]。它们在体内水解释放出三甲基醋酸形成 2,2-二甲基丙酰-卡尼汀复合物而排出体外，导致血浆和肌肉卡尼汀缺乏[2]。血浆低浓度肉碱会持续较长时间，即使停用匹氨西林，口服肉碱每日 1g 达 6 个月替代治疗也不能完全恢复。1 例女性患者在服用匹氨西林 3 个月后出现骨骼肌肌病。治疗此类患者需要更强有力的替代治疗方案[3]。

1. Holme E, *et al.* Carnitine deficiency induced by pivampicillin and pivmecillinam therapy. *Lancet* 1989; **ii:** 469–73.
2. Anonymous. Carnitine deficiency. *Lancet* 1990; **335:** 631–3.
3. Rose SJ, *et al.* Carnitine deficiency associated with long-term pivampicillin treatment: the effect of a replacement therapy regime. *Postgrad Med J* 1992; **68:** 932–4.

卟啉病　匹氨西林可引起卟啉病急性发作，给卟啉病患者服用匹氨西林是不安全的。

药物相互作用

同青霉素，第203页。

理论上合用丙戊酸盐可能加重匹氨西林引起的肉（毒）碱缺乏病。因此，应避免丙戊酸盐或能释放特戊酸的药物合用。

抗菌作用

匹氨西林在体内水解为氨苄西林，故匹氨西林抗微生物活性同氨苄西林（第194页）。

药动学

匹氨西林对胃酸稳定，从胃肠迅速吸收。吸收时即可迅速、几乎完全地水解为氨苄西林、三甲基醋酸和甲醛。口服匹氨西林 1h 后血浆浓度是服用等剂量氨苄西林后的 2～3 倍。食物对匹氨西林吸收没有显著影响。口服匹氨西林 6h 内大约剂量的 70%以氨苄西林的形式经尿排泄。

用途和用法

匹氨西林为氨苄西林（第195页）的酯化物，具有与氨苄西林类似的用途；1.3g 匹氨西林和 1.43g 盐酸匹氨西林相当于 1g 氨苄西林。匹氨西林通常口服剂量为 350～700mg，每日 3 次或 4 次；必要时，剂量可增加至 1g，每日口服 3 次。

在淋球菌敏感地区，可给予单剂量 1.5g 匹氨西林用于治疗淋病，与 1g 丙磺舒同服。

儿童用量详见下文。

一些国家使用过盐酸匹氨西林。

匹氨西林也可与匹美西林同时使用（见下文）。

儿童用法　匹氨西林可口服用于治疗儿童敏感菌感染。6 岁及以下儿童通常口服剂量为每日 35～70mg/kg，分 3 次用药；大于 6 岁儿童剂量与成人一致（见上文）。

制剂

专利制剂

Canad.: Pondocillin†; ***Denm.:*** Pondocillin; ***Fr.:*** Proampi†; ***Norw.:*** Pondocillin†; ***Swed.:*** Pondocillin†.

Pivmecillinam（*BAN*，*rINN*）匹美西林

Amdinocillin Pivoxil (*USAN*); FL-1039; Pivamdinocillin; Pivmecilinam; Pivmécillinam; Pivmecillinamum; Pivmesillinaami; Ro-10-9071. Pivaloyloxymethyl (6*R*)-6-(perhydroazepin-1-ylmethyleneamino)penicillanate.

Пивмециллинам

$C_{21}H_{33}N_3O_5S$ = 439.6.

CAS — 32886-97-8.

ATC — J01CA08.

ATC Vet — QJ01CA08.

UNII — 1WAM1OQ30B.

Pivmecillinam Hydrochloride（*BANM*，*rINNM*）盐酸匹美西林

Hidrocloruro de pivmecilinam; Pivmecilinam-hydrochlorid; Pivmecilinamo hidrochloridas; Pivmécillinam, Chlorhydrate de; Pivmecillinám-hidroklorid; Pivmecillinamhydroklorid; Pivmecillinami hydrochloridum; Pivmesillinaamihydrokloridi.

Пивмециллинама Гидрохлорид

$C_{21}H_{33}N_3O_5S,HCl$ = 476.0.

CAS — 32887-03-9.

ATC — J01CA08.

ATC Vet — QJ01CA08.

Pharmacopoeias. In *Eur.* (see p.vii) and *Jpn.*

Ph. Eur. 6.8（Pivmecillinam Hydrochloride）白色或类白色结晶粉末。易溶于水、无水乙醇和甲醇；微溶于丙酮。10%水溶液的 pH 值为 2.8～3.8。贮藏温度为 2～8℃，避光。

不良反应和注意事项

同青霉素，第203页。

匹伐酸酯如匹美西林可能引起肉碱缺乏病（详见上文**匹氨西林**项下内容）。

用法　偶有匹美西林片剂损伤食管的报道[1,2]。建议患者在进餐时至少与半杯水同时服用[3]。

1. CSM. Pivmecillinam and oesophageal injury. *Current Problems 19* 1987.
2. Mortimer Ö, Wiholm B-E. Oesophageal injury associated with pivmecillinam tablets. *Eur J Clin Pharmacol* 1989; **37:** 605–7.
3. Anonymous. CSM warning on pivmecillinam. *Pharm J* 1987; **238:** 443.

卟啉病　匹美西林可引起卟啉病急性发作，给卟啉病患者使用匹美西林是不安全的。

药物相互作用

同匹氨西林，见上文。

抗菌作用

匹美西林在体内水解为美西林，故匹美西林抗菌活性同美西林（第281页）。

药动学

匹美西林对胃酸稳定，从胃肠迅速吸收，并迅速水解为活性药物美西林（第281页）、三甲基醋酸和甲醛。食物对匹美西林吸收没有显著影响。口服匹美西林 400mg，1～2h 后美西林血浆浓度可达到 5μg/ml。

口服匹美西林 6h 内大约剂量的 45%以美西林的形式经尿排泄。

1. Heikkilä A, *et al.* The pharmacokinetics of mecillinam and pivmecillinam in pregnant and non-pregnant women. *Br J Clin Pharmacol* 1992; **33:** 629–33.

用途和用法

匹美西林是美西林的匹伐酸酯化物（第282页），匹美西林口服后水解为美西林。匹美西林用于泌尿道感染的治疗（第189页）。

匹美西林的剂量的表达易造成混淆，因为其盐酸盐（用于片剂）和碱基（用于口服的混悬液）之间很难区分。1.35g 匹美西林和 1.46g 盐酸匹美西林相当于 1g 美西林。

匹美西林宜与食物同时服用（详见上文**不良反应和注意事项下的用法**）。

急性非复杂性膀胱炎，初始口服剂量 400mg，然后 200mg 每日 3 次，共 8 剂。慢性或复发性菌尿 400mg，每日 3～4 次。

儿童用量见下文。

匹美西林与其他 β-内酰胺类，尤其是匹氨西林（见上文）合用可以拓宽对革兰阳性细菌的抗菌谱，体外试验表明，两者对革兰阴性细菌具有协同抗菌活性。

美西林用于胃肠外使用。

1. Nicolle LE. Pivmecillinam in the treatment of urinary tract infections. *J Antimicrob Chemother* 2000; **46** (suppl S1): 35–9.

儿童用法　3 个月龄及以上儿童可口服匹美西林用于治疗尿路感染。在英国，*BNFC 2009* 推荐体重低于 40 kg 的所有尿路感染儿童用药剂量为 5～10mg/kg，每 6h 1 次；或者将总剂量分为 3 次服用。体重大于 40 kg 的儿童用量参考成人（详见上文用途和用法）。

制剂

专利制剂

Austria: Selexid; ***Canad.:*** Selexid; ***Denm.:*** Selexid; ***Fin.:*** Selexid; ***Fr.:*** Selexid; ***Gr.:*** Selexid; ***Norw.:*** Selexid; ***NZ:*** Selexid; ***Port.:*** Selecid†; Selexid; ***Swed.:*** Selexid; ***UK:*** Selexid.

Polymyxin B Sulfate（*rINNM*）硫酸多黏菌素 B

Polimiksin B Sülfat; Polimiksino B sulfatas; Polimixin-B-szulfát; Polimyksyny B siarczan; Polymyxini b sulfas; Polymyksiini-B-sulfaatti; Polymyxin B sulfat; Polymyxin B Sulphate (*BANM*); Polymyxin-B-sulfát; Polymyxine B, sulfate de; Polymyxini B sulfas; Polymyxinum B Sulfas; Sulfato de polimixina B.

Полимиксина B Сульфат

CAS — 1404-26-8 (polymyxin B); 1405-20-5 (polymyxin B sulfate); 4135-11-9 (polymyxin B1); 34503-87-2 (polymyxin B2); 71140-58-4 (polymyxin B3).

ATC — A07AA05; J01XB02; S01AA18; S02AA11; S03AA03.

ATC Vet — QA07AA05; QJ01XB02; QS01AA18; QS02AA11; QS03AA03.

UNII — 19371312D4 (polymyxin B sulfate); 57VAB21ZLF (polymyxin B1 sulfate); WTC2W6JDTU (polymyxin B2 sulfate).

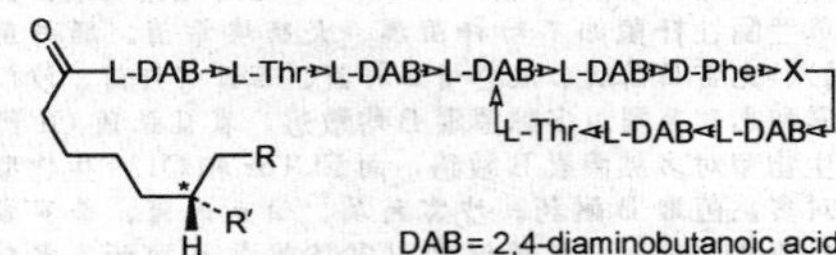

Polymyxin	R	R'	X	Mol.Formula
B1	CH_3	CH_3	L-Leu	$C_{56}H_{98}N_{16}O_{13}$
B2	H	CH_3	L-Leu	$C_{55}H_{96}N_{16}O_{13}$
B3	CH_3	H	L-Leu	$C_{55}H_{96}N_{16}O_{13}$
B1-I	CH_3	CH_3	L-Ile	$C_{56}H_{98}N_{16}O_{13}$

(*polymyxin B*)

Pharmacopoeias. In *Chin.*, *Eur.* (see p.vii), *Jpn*, and *US.*

Ph. Eur. 6. 8（Polymyxin B Sulfate）　多黏杆菌某些菌株产生的多肽硫酸盐混合物。白色或类白色、吸湿性粉末。溶于水；微溶于甲醇。2%水溶液的 pH 值为 5.0～7.0。贮藏于密闭容器中。避光。

USP 33（Polymyxin B Sulfate）　多黏杆菌（芽孢杆菌科）产生的多黏菌素硫酸盐，或两种或多种多黏菌素硫酸盐的混合物。白色或浅黄色、无臭或微弱臭味的粉末。以干粉计，效价不低于多黏菌素 B 6000U/mg。易溶于水；微溶于甲醇。0.5%水溶液的 pH 值为 5.0～7.0。贮藏于密闭容器中。避光。

配伍禁忌　多黏菌素 B 与多种药物包括抗菌药存在不相容性，多黏菌素 B 能被强酸和碱迅速灭活。

单位

第二国际标准制剂（1969）定义每毫克多黏菌素 B 含 8403U。

注：市售硫酸多黏菌素 B 纯度通常低于国际标准制剂，剂量以纯多黏菌素碱计算；100mg 多黏菌素 B 相当于 1000000U。

不良反应、处置和注意事项

多黏菌素 B 胃肠外途径给药主要不良反应是与剂量相关的神经毒性和肾毒性。据报道多黏菌素 B 可引起发热和皮疹，但超敏反应少见。多黏菌素 B 可导致组胺释放而引起过敏样症状。对本类药物有既往过敏史患者应避免使用。

在肾功能正常患者中，神经毒性发生率高达 7%，毒性反应包括外周毒性（如口周和"长袜-手套"状感觉异常）、视觉障碍，以及眩晕、共济失调、谵妄、困倦和其他中枢症状。多黏菌素是强效的神经肌肉阻滞药，可导致呼吸肌麻痹和呼吸暂停，尤其见于超剂量使用和有肾功能损害者或有神经肌肉传递基础疾病如重症肌无力症患者。这类患者需要特别护理。某些药物也可能增加神经肌肉阻滞的风险（详见下文**药物相互作用**）。新斯的明或钙盐治疗神经肌肉阻滞效果不佳，必要时需人工辅助呼吸。

肾毒性可见于 20%的患者，表现为尿素氮潴留、血尿、蛋白尿、管形坏死。电解质紊乱也很常见。在胃肠外使用多黏菌素 B 治疗前，需确定肾功能基础水平，并且在治疗期间应密切监测肾功能和多黏菌素的血浓度。曾出现过肾功能不全以及氮潴留的患者风险更高，应减少药物剂量。患者如出现尿量减少和氮潴留迹象，应立即停药。据报道相同重量情况下，多黏菌素 B 比黏菌素 E 的肾毒性更大，但在治疗剂量相当时，两者对肾脏的影响没有明显差异。

多黏菌素 B 具有刺激性：肌内注射后疼痛剧烈，静脉注射后会出现血栓性静脉炎。鞘内注射后可引起脑膜刺激，表现出发热、头痛、颈项强直以及脑脊液内细胞数目增加、蛋白水平升高等症状。

鼓膜穿孔患者不宜使用多黏菌素 B 滴耳剂。由于增加全身吸收的风险，最终导致神经毒性、肾毒性，局部用药时应避免大面积使用，特别是儿童、老年人以及肾功能不全患者。

药物相互作用

多黏菌素类药物可增强神经肌肉阻滞作用（第1812页），最终导致呼吸抑制及窒息，应避免同时使用具有类似作用的药物。多黏菌素类药物与其他具有潜在神经毒性和（或）肾毒性药物（如氨基糖苷类药物）合用时会导致神经毒性和（或）肾毒性的发生；避免此类联合用药。

抗菌作用

多黏菌素 B 和其他黏菌素类抗菌药的作用机制主要是通过与细胞膜磷脂结合并破坏细胞膜结构而达到抗菌作用。

多黏菌素 B 对绝大多数革兰阴性杆菌（*变形杆菌*属除外）具有杀菌作用。对*铜绿假单胞菌*尤其有效。其他革兰阴性杆菌如*不动杆菌属*、*大肠埃希菌*、*肠杆菌*（属）、*克雷伯菌属*、*流感嗜血杆菌*、*百日咳杆菌*、*沙门菌属*和*志贺菌属*对多黏菌素 B 均敏感。*霍乱弧菌* O1 经典生物型对多黏菌素 B 敏感，而 El Tor 和 O139 生物型则对多黏菌素 B 耐药。*沙雷菌属*、*伯克氏菌*、*普罗威登斯菌属*、*脆弱拟杆菌*通常对多黏菌素 B 耐药。多黏菌素 B 对奈瑟菌属、专性厌氧菌和革兰阳性菌没有抗菌作用。某些真菌如球孢子菌对多黏菌素 B 敏感，而绝大多数真菌对多黏菌素 B 耐药。

多黏菌素 B 与氯霉素、四环素类、磺胺类药物和甲氧苄氨嘧啶具有协同抗菌作用。

二价阳离子如钙离子和镁离子能够削弱多黏菌素 B 的抗菌活性，所以多黏菌素 B 的体内抗菌活性不如体外抗菌活性显著。

细菌不容易对多黏菌素 B 产生获得性耐药，但亚致死浓度的多黏菌素 B 可以诱导肠杆菌科细菌产生适应性耐药。多黏菌素 B 与黏菌素 E 具有完全相同的交叉耐药谱。

药动学

硫酸多黏菌素 B 不能经胃肠道吸收，但婴儿除外，婴儿可吸收多达剂量 10%的药物。本品亦不能通过黏膜、完整或剥脱的皮肤吸收。

一般在肌内注射 2h 内血浆达到峰浓度，由于硫酸多黏菌素 B 部分被血清灭活，导致其血浆峰浓度变异较大。硫酸多黏菌素 B 广泛分布到身体各组织并与细胞膜相结合；硫酸多黏菌素 B 的血清蛋白结合率不高。重复给药可能导致药物蓄积。药物不能扩散至脑脊液中，并且不能透过胎盘。据报道多黏菌素 B 血清半衰期约 6h，肾功能不全患者会有延长；并且有报道肌酐清除率低于 10ml/min 的患者用药后半衰期为 2～3 天。

硫酸多黏菌素 B 主要经肾小球滤过后由肾脏排泄，尿中可检出约 60%原药，但是多黏菌素 B 用药后至尿中检出原药之间有 12～24h 时间滞差。

腹膜透析或血液透析不能明显消除多黏菌素 B。

1. Zavascki AP, *et al.* Pharmacokinetics of intravenous polymyxin B in critically ill patients. *Clin Infect Dis* 2008; **47:** 1298–304.

用途和用法

硫酸多黏菌素 B，常与其他药物合用，主要局部应用于敏感菌引起的皮肤、耳、眼的感染。多黏菌素 B、新霉素和短杆菌肽滴眼液主要用于眼部手术的感染预防。多黏菌素 B 和依西酸普罗帕脒用于治疗棘阿米巴角膜炎（第791页）。多黏菌素 B 可与其他药物联合应用，对内源性感染高危患者进行选择性消化道菌群抑制（见**重症监护**项下，第167页）。多黏菌素 B 也可胃肠外给药治疗敏感性革兰阴性菌，尤其是*铜绿假单胞菌*引起的感染。但最好优先选用其他药物。多黏菌素 B 可鞘内注射用于治疗脑膜感染，或结膜下注射治疗眼部感染。

局部用药时，多黏菌素 B 通常与其他药物配成 0.1%的溶液或软膏剂（10000U/ml 或分别以克计）。静脉内用药剂量为每日 15000～25000U/kg，每 12h 1 次静脉滴注。若不考虑可能由于给药引起的剧烈疼痛，多黏菌素 B 可进行肌内注射；剂量为每日 25000～30000U/kg，每 4～6h 用药 1 次。

肾功能不全患者应减少用药剂量（见下文）。

鞘内注射剂量为每日 50000U，每日 1 次，连续用药 3～4 天，之后隔日用药，持续至少 2 周，直至脑脊液培养呈阴性。

儿童用量详见下文。

结膜下注射剂量可高达每日 100000U，用于治疗角膜和结膜感染。

1. Evans ME, *et al.* Polymyxin B sulfate and colistin: old antibiotics for emerging multiresistant Gram-negative bacteria. *Ann Pharmacother* 1999; **33:** 960–7.
2. Falagas ME, *et al.* The use of intravenous and aerosolized polymyxins for the treatment of infections in critically ill patients: a review of the recent literature. *Clin Med Res* 2006; **4:** 138–46.
3. Arnold TM, *et al.* Polymyxin antibiotics for gram-negative infections. *Am J Health-Syst Pharm* 2007; **64:** 819–26.
4. Zavascki AP, *et al.* Polymyxin B for the treatment of multidrug-resistant pathogens: a critical review. *J Antimicrob Chemother* 2007; **60:** 1206–15.
5. Kwa A, *et al.* Polymyxin B: similarities to and differences from colistin (polymyxin E). *Expert Rev Anti Infect Ther* 2007; **5:** 811–21.
6. Nation RL, Li J. Optimizing use of colistin and polymyxin B in the critically ill. *Semin Respir Crit Care Med* 2007; **28:** 604–14.
7. Michalopoulos A, Falagas ME. Colistin and polymyxin B in critical care. *Crit Care Clin* 2008; **24:** 377–91.
8. Yuan Z, Tam VH. Polymyxin B: a new strategy for multidrug-resistant Gram-negative organisms. *Expert Opin Invest Drugs* 2008; **17:** 661–8.
9. Molina J, *et al.* New information about the polymyxin/colistin class of antibiotics. *Expert Opin Pharmacother* 2009; **10:** 2811–28.
10. Velkov T, *et al.* Structure-activity relationships of polymyxin antibiotics. *J Med Chem* 2010; **53:** 1898–916.

儿童用法　多黏菌素 B 可经胃肠外给药用于治疗新生儿及儿童由敏感菌引起的感染，特别是*铜绿假单胞菌*；并且可鞘内注射治疗脑膜感染。肾功能正常的新生儿可静脉滴注或肌内注射每日高达 40000U/kg 的硫酸多黏菌素。但由于肌内注射位置会产生剧烈疼痛，因此不予推荐。每日 45000U/kg 高剂量已尝试用于早产及足月新生儿。肾功能不全儿童用药剂量见下文。

小于 2 岁的儿童，鞘内注射剂量为 20000U，每日 1 次，连续用药 3～4 天，或 25000U 隔日用药，隔日用药需至少维持 2 周直至脑脊液培养呈阴性。

大于 2 岁儿童可按成人常用剂量用药（详见上文**用途和用法**）。

在肾损伤中的用法　肾功能不全患者胃肠外用药，硫酸多黏菌素的剂量应降低；最高静脉用药剂量推荐每日 15000U/kg。

制剂

BP 2010: Polymyxin and Bacitracin Eye Ointment;

USP 33: Bacitracin and Polymyxin B Sulfate Topical Aerosol; Bacitracin Zinc and Polymyxin B Sulfate Ointment; Bacitracin Zinc and Polymyxin B Sulfate Ophthalmic Ointment; Chloramphenicol and Polymyxin B Sulfate Ophthalmic Ointment; Chloramphenicol, Polymyxin B Sulfate, and Hydrocortisone Acetate Ophthalmic Ointment; Neomycin and Polymyxin B Sulfates and Bacitracin Ointment; Neomycin and Polymyxin B Sulfates and Bacitracin Ophthalmic Ointment; Neomycin and Polymyxin B Sulfates and Bacitracin Zinc Ointment; Neomycin and Polymyxin B Sulfates and Bacitracin Zinc Ophthalmic Ointment; Neomycin and Polymyxin B Sulfates and Dexamethasone Ophthalmic Ointment; Neomycin and Polymyxin B Sulfates and Dexamethasone Ophthalmic Suspension; Neomycin and Polymyxin B Sulfates and Gramicidin Cream; Neomycin and Polymyxin B Sulfates and Gramicidin Ophthalmic Solution; Neomycin and Polymyxin B Sulfates and Hydrocortisone Acetate Cream; Neomycin and Polymyxin B Sulfates and Hydrocortisone Acetate Ophthalmic Suspension; Neomycin and Polymyxin B Sulfates and Hydrocortisone Ophthalmic Suspension; Neomycin and Polymyxin B Sulfates and Hydrocortisone Otic Solution; Neomycin and Polymyxin B Sulfates and Hydrocortisone Otic Suspension; Neomycin and Polymyxin B Sulfates and Lidocaine Cream; Neomycin and Polymyxin B Sulfates and Pramoxine Hydrochloride Cream; Neomycin and Polymyxin B Sulfates and Prednisolone Acetate Ophthalmic Suspension; Neomycin and Polymyxin B Sulfates Cream; Neomycin and Polymyxin B Sulfates Ophthalmic Ointment; Neomycin and Polymyxin B Sulfates Ophthalmic Solution; Neomycin and Polymyxin B Sulfates Solution for Irrigation; Neomycin and Polymyxin B Sulfates, Bacitracin Zinc, and Hydrocortisone Acetate Ophthalmic Ointment; Neomycin and Polymyxin B Sulfates, Bacitracin Zinc, and Hydrocortisone Ointment; Neomycin and Polymyxin B Sulfates, Bacitracin Zinc, and Hydrocortisone Ophthalmic Ointment; Neomycin and Polymyxin B Sulfates, Bacitracin Zinc, and Lidocaine Ointment; Neomycin and Polymyxin B Sulfates, Bacitracin, and Hydrocortisone Acetate Ointment; Neomycin and Polymyxin B Sulfates, Bacitracin, and Hydrocortisone Acetate Ophthalmic Ointment; Neomycin and Polymyxin B Sulfates, Bacitracin, and Lidocaine Ointment; Neomycin and Polymyxin B Sulfates, Gramicidin, and Hydrocortisone Acetate Cream; Oxytetracycline Hydrochloride and Polymyxin B Sulfate Ointment; Oxytetracycline Hydrochloride and Polymyxin B Sulfate Ophthalmic Ointment; Oxytetracycline Hydrochloride and Polymyxin B Sulfate Topical Powder; Oxytetracycline Hydrochloride and Polymyxin B Sulfate Vaginal Tablets; Polymyxin B for Injection; Polymyxin B Sulfate and Bacitracin Zinc Topical Aerosol; Polymyxin B Sulfate and Bacitracin Zinc Topical Powder; Polymyxin B Sulfate and Hydrocortisone Otic Solution; Polymyxin B Sulfate and Trimethoprim Ophthalmic Solution.

专利制剂

Braz.: Polixil B†; ***Philipp.:*** Aerosporin; ***Port.:*** Oto-Synalar N.

多组分制剂　***Arg.:*** Belbar†; Ginal Cent; Ginkan; Irix Biotic; Isoptomax; Linfol Cicatrizante; Mailen; Min O; Neo Pelvicillin; Neoftalm; Neoftalm Dexa; Neolag; O-Biol P; Otosporin; Otosporin L; Ovufem; Ovumix; Pantometil†; Pentol; Poenbioptal NF; Polygynax; Polyplex; Septigyn; Sincerum Biotic L; Trimepol D†; Trimepol†; Vagicural Plus; ***Austral.:*** Neosporin†; ***Austria:*** Neocones†; Otosporin; Polytrim†; ***Belg.:*** De Icin†; Dexa-Polyspectran New; Maxitrol; Neobacitracine; Ophtalmotrim†; Otosporin†; Panotile; Polydexa; Polyspectran Gramicidine; Polytrim; Predmycin P; Statrol; Synalar Bi-Otic; Terra-Cortril + Polymyxine B; Terramycine + Polymyxine B; ***Braz.:*** Anaseptil; Colpolase; Elotin; Ginec†; Lidosporin; Maxitrol; Nepodex; Otauril†; Otocort†; Otomixyn; Otosporin; Otosynalar; Panotil; Poliginax; Polipred; Polysporin; Predmicin; Terramicina c/Polimixina; ***Canad.:*** Ak Spor; Antibiotic Cold Sore Ointment; Antibiotique Onguent; Bacimyxin; Band-Aid Antibiotic; Bioderm; Cortimyxin; Cortisporin; Dioptrol; Diosporin; Johnson & Johnson First Aid Ointment†; Lidomyxin; Lidosporin†; Maxitrol; Neosporin; Optimyxin; Optimyxin Plus; Ozonol Antibiotic Plus; PMS-Polytrimethoprim; Polycidin†; Polyderm; Polysporin; Polysporin Complete; Polysporin For Kids; Polysporin Plus Pain Relief; Polysporin Triple Antibiotic; Polytopic; Polytrim; Spor-HC; Triple Antibiotic Ointment; ***Chile:*** Dermabiotico; Gotalgic; Grifoftal-D†; Maxitrol; Oftabiotico; Otazol†; Oticum; Otolisan; Otoseptil; Unguento Dermico Antibiotico†; ***Cz.:*** Maxitrol; Otosporin; Polygynax; Pulpomixine†; Statrol†; ***Denm.:*** Hydrocortison med Terramycin og Polymyxin-B; Terramycin Polymyxin B; ***Fin.:*** Maxitrol; Polysporin; Terra-Cortril P; ***Fr.:*** Antibio-Synalar; Antibiotulle Lumiere†; Atebemyxine; Auricularum; Cebemyxine; Corticotulle Lumiere†; Framyxone; Maxidrol; Panotile; Polydexa; Polyfra†; Polygynax; Polygynax Virgo; Primyxine†; Pulpomyxine; ***Ger.:*** Antibiotulle Lumiere†; Dexa Polyspectran; Farco-Tril†; Isopto Max; Kombi-Stulln N†; Polyspectran; Polyspectran HC; ***Gr.:*** Auricularum; Fotocollyre; Isopto Maxitrol; Neo-Dexacanol; Neopolymyx; Neosporin; Oxacycle-P; Paroticin; Polypictine; Statrol; Synalar; Terramycin w Polymyxin Otic; Terramycin with Polymyxin; Thilodexine-N; ***Hong Kong:*** Aplosyn-Otic; Bacimyxin; Cebemyxine; Maxitrol; Neosporin; Otosporin; Otozambon; Polycin; Polydex-N; Polydexa; Polygynax; Polyneospin; Polyoph; Polyspectran; Terramycin with Polymyxin B; ***Hung.:*** Oftalmotrim†; Otosporin; Polyspor; ***India:*** Chlormixin†; Dexosyn Plus†; Neosporin; Neosporin-H; Ocupol; Ocupol-D; ***Indon.:*** Inmatrol; Isotic Enpigi; Isotic Neolyson; Isotic Nepafrin; Kenetrol†; Kloramixin; Kloramixin D; Maxitrol; Nelicort; Neocortic; Neofen; Neosyd; Oregan; Osatrol†; Otilon; Otolin; Otopain; Otopraf; Otozambon; Polidemisin; Polifrisin; Terramycin Poly†; Ximex Optixitrol; ***Irl.:*** Maxitrol; Neosporin†; Otosporin; Polyfax; Predmycin-P; ***Israel:*** Auricularum†; Bamyxin; Desoren; Dex-Otic; Maxitrol; Phenimixin; Tarocidin; Tarocidin D; Terramycin; ***Ital.:*** Anauran; Cicatrene; Iducher; Mixotone; Otosporin†; ***Malaysia:*** Bacitracin-N; Maxitrol; Oftalmotrim; Pocin G; Pocin H; Terramycin; ***Mex.:*** Alosol; Biodexan; Biofrin; Biotriamin†; Cortisporin; Dexsul; Hidropolicin; Maxitrol; Neobacigrin; Neosporin; Polixin; Poly-Micron; Rinadex Compuesto; Septilisin; Soperil; Soxaron; Sulned; Synalar N; Synalar O; Synalar Oftalmico†; Terramicina; Terraxin; Tribiot; ***Neth.:*** Maxitrol; Otosporin; Panotile; Polyspectran G†; Polytrim; Synalar; Synalar Bi-Otic†; Terra-Cortril met polymyxine-B; ***Norw.:*** Maxitrol; Terra-Cortril Polymyxin B; Terramycin Polymyxin B; ***NZ:*** Maxitrol; ***Philipp.:*** Aceflo; Aplosyn-Otic; BNP Ointment; Cortisporin; Hydrospor; Ipodex; Iporam; Ircos; Isonep; Isonep H; Isore; Maxirap; Maxitrol; Maxoptic; Neodex-V; Neosporin; Novasorin; Postop; Postotic; Predmycin-P; Rapidax; Statrol†; Supravis; Synalar Otic; Syntemax; Terramycin; Terramycin Plus; Trimycin; Trimycin-H; Trispec; Vistacom; ***Pol.:*** Atecortin; Dexadent; Maxitrol; Multibiotic; Neotopic; Tribiotic; ***Port.:*** Conjunctilone; Conjunctilone-S; Oftalmotrim; Otosporin; Polisulfade; Polydexa; ***Rus.:*** Anauran (Анауран); Maxitrol (Макситрол); Polydexa (Полидекса); Polydexa with Phenylephrine (Полидекса С Фенилефрином); Polygynax (Полижинакс); ***S.Afr.:*** Maxitrol; Neosporin†; Otosporin; Polysporin; Terra-Cortril†; Terramycin†; ***Singapore:*** Maxitrol; Otosporin; Polybamycin; Polydexa; Polygynax; Predmycin-P; Terramycin; ***Spain:*** Bacisporin; Blastoestimulina; Creanolona; Dermisone Tri Antibiotic; Liquipom Dexa Antib; Maxitrol; Neocones; Oftalmotrim; Oftalmowell; Otix; Otosporin†; Panotile; Phonal; Poly Pred; Pomada Antibiotica; Synalar Nasal; Synalar Otico; Terra-Cortril; Terramicina; Tivitis; Tulgrasum Antibiotico; Vinciseptil Otico; ***Swed.:*** Isopto Biotic†; Terracortril med polymyxin B; Terramycin Polymyxin B; ***Switz.:*** Baneopol; Maxitrol; Mycinopred; Neosporin; Otosporin; Panotile; Polydexa; Spersapolymyxin; Terracortril†; **Thai.:** Banocin; Maxitrol; My-B; Neosporin†; Otosamthong†; Otosporin†; Polyoph; Primoptic†; Spersapolymyxin†; Terramycin; Terrasil†; Xanalin; **Turk.:** Cebemyxine; Geotril; Heksa; Neosporin; Oftalmotrim; Polimisin; Polycilline†; Polytrim; Sekamisin†; Terramycin; Vitacillin; **UK:** Maxitrol; Neosporin; Otosporin; Polyfax; Polytrim†; **Ukr.:** Maxitrol (Макситрол); Polydexa (Полидекса); Polydexa with Phenylephrine (Полидекса С Фенилэфрином); **USA:** Ak-Poly-Bac; Ak-Spore†; Betadine First Aid Antibiotics + Moisturizer†; Betadine Plus First Aid Antibiotics & Pain Reliever†; Cortatrigen; Cortimycin; Cortisporin; Dexasporin; Ear-Eze; Lanabiotic†; LazerSporin-C; Maxitrol; Mycitracin†; Neocin; Neopolydex; Neosporin; Neosporin + Pain Relief; Neosporin GU; Neosporin†; Neotricin HC; Octicair†; Ocu-Spor-B; Ocu-Spor-G; Ocu-Trol; Ocutricin; Otic-Care; OtiTricin; Otobiotic; Otocort; Otomycin-HPN; Otosporin; Pediotic†; Poly-Dex; Poly-Pred; Polycin-B; Polymycin; Polysporin; Polytracin; Polytrim; ProCoMycin; Terak; Terramycin with Polymyxin B; Tri-Biozene; UAD-Otic; **Venez.:** Dermabiotic; Maxicort; Maxitrol; Neo-Synalar†; Ofterra; Otocort; Poli-Otico; Terramicina con Polimixina B.

Pristinamycin (*BAN*, *rINN*) 普那霉素

Pristinamicina; Pristinamycine; Pristinamycinum; RP-7293.
Пристинамицин
CAS — 270076-60-3.
ATC — J01FG01.
ATC Vet — QJ01FG01.

简介

普那霉素是链霉菌属古螺旋菌生长过程中产生的链阳菌素抗菌物质。其抗菌作用和用法同维吉霉素（第341页）。口服用于治疗敏感细菌，尤其是葡萄球菌引起感染。剂量每日2～4g，分次服用。

普那霉素是两种天然的具有协同抗菌物质的混合物。普那霉素Ⅰ具有大环内酯结构，普那霉素Ⅱ是一种缩酚酸肽[1]，多年来普那霉素一直作为口服抗葡萄球菌药物使用，它对链球菌也有抗菌活性。普那霉素对耐红霉素菌株也有效。细菌对普那霉素耐药性很少见[2,3]，但有葡萄球菌对普那霉素产生耐药性的报道[4,5]。普那霉素对甲氧西林耐药葡萄球菌（MRSA）[6,7]和其他革兰阳性多重耐药菌[8]有效，但由于其溶解性差，难于制成静脉制剂而限制了其在严重感染中的应用。口服普那霉素治疗丹毒的疗效与标准疗法（先静脉注射后口服普那霉素）一样[9]。

普那霉素Ⅰ和普那霉素Ⅱ的水溶性衍生混合物奎奴普丁/达福普汀（第305页）目前正处于临床应用（或试用）阶段。

1. Hamilton-Miller JMT. From foreign pharmacopoeias: 'new' antibiotics from old? *J Antimicrob Chemother* 1991; **27:** 702–5.
2. Weber P. Streptococcus pneumoniae: absence d'émergence de résistance à la pristinamycine. *Pathol Biol (Paris)* 2001; **49:** 840–5.
3. Leclercq R, *et al.* Activité in vitro de la pristinamycine vis-à-vis des staphylocoques isolés dans les hôpitaux français en 1999-2000. *Pathol Biol (Paris)* 2003; **51:** 400–4.
4. Loncle V, *et al.* Analysis of pristinamycin-resistant Staphylococcus epidermidis isolates responsible for an outbreak in a Parisian hospital. *Antimicrob Agents Chemother* 1993; **37:** 2159–65.
5. Allignet J, *et al.* Distribution of genes encoding resistance to streptogramin A and related compounds among staphylococci resistant to these antibiotics. *Antimicrob Agents Chemother* 1996; **40:** 2523–8.
6. Dancer SJ, *et al.* Oral streptogramins in the management of patients with methicillin-resistant Staphylococcus aureus (MRSA) infections. *J Antimicrob Chemother* 2003; **51:** 731–5.
7. Ng J, Gosbell IB. Successful oral pristinamycin therapy for osteoarticular infections due to methicillin-resistant Staphylococcus aureus (MRSA) and other Staphylococcus spp. *J Antimicrob Chemother* 2005; **55:** 1008–12.
8. Ruparelia N, *et al.* Pristinamycin as adjunctive therapy in the management of Gram-positive multi-drug resistant organism (MDRO) osteoarticular infection. *J Infect* 2008; **57:** 191–7.
9. Bernard P, *et al.* Oral pristinamycin versus standard penicillin regimen to treat erysipelas in adults: randomised, non-inferiority, open trial. *BMJ* 2002; **325:** 864–6.

制剂

专利制剂

Fr.: Pyostacine; **Israel:** Pyostacine†.

Procaine Benzylpenicillin (*BAN*, *rINNM*) 普鲁卡因青霉素

Bensylpenicillinprokain; Bentsyylipenisilliiniprokaiini; Benzilpenicilinas prokainas; Benzilpenicillin-prokain; Benzylopenicylina prokainowa; Benzylpenicillin Novocaine; Benzylpénicilline Procaïne; Benzylpenicillinum procainum; Penicillin G Procaine; Procaína bencilpenicilina; Procaïne Benzylpénicilline; Procaine Penicillin G; Procaini Benzylpenicillinum; Procainum Benzylpenicillinum; Prokain Benzilpenisilin; Prokain Penisilin G; Prokain-benzylpenicilin. 2-(4-Aminobenzoyloxy)ethyldiethylammonium (6*R*)-6-(2-phenylacetamido)penicillanate monohydrate.
Прокаин Бензилпенициллин

$C_{13}H_{20}N_2O_2,C_{16}H_{18}N_2O_4S,H_2O = 588.7.$
CAS — 54-35-3 (anhydrous procaine benzylpenicillin); 6130-64-9 (procaine benzylpenicillin monohydrate).
ATC — J01CE09.
ATC Vet — QJ01CE09; QJ51CE09.
UNII — 17R794ESYN.

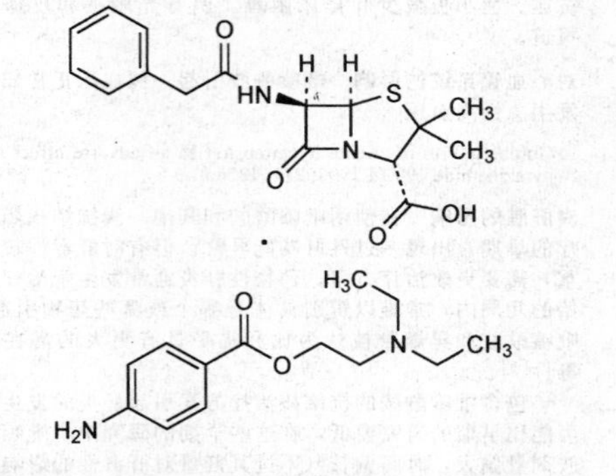

Pharmacopoeias. In *Chin., Eur.* (see p.vii), *Int.*, and *US.*

Ph. Eur. 6.8（Benzylpenicillin，Procaine） 白色或类白色结晶性粉末。微溶于水；难溶于乙醇。水中溶解度为0.33%，溶液pH值为5.0～7.5。贮藏于密闭容器中。

USP 33（Penicillin G Procaine） 白色结晶或白色微晶粉末，没有气味或几乎没有气味。微溶于水；溶于乙醇和氯仿，普鲁卡因青霉素能迅速被酸、碱和氧化剂灭活。普鲁卡因青霉素饱和水溶液的pH值为5.0～7.5。

不良反应和注意事项

同青霉素，第203页。

普鲁卡因青霉素不能用于对其成分高度过敏的患者。普鲁卡因青霉素不能静脉注射以免引起缺血性反应。

普鲁卡因青霉素可以引起严重的焦虑、谵妄和精神症状包括视幻觉、听幻觉的发生。心动过速、高血压、发绀、濒死感可能与普鲁卡因青霉素静脉注射有关，由于类似反应也见于不含普鲁卡因的青霉素的制剂，故普鲁卡因可能不是该反应的主要原因，可能仅是一个次要因素。这些反应也被称为非过敏性、假性过敏、假性变态反应，或者又叫 Hoigne 综合征。

药物相互作用

同青霉素，第203页。

药动学

普鲁卡因青霉素肌内注射后，在局部积聚然后缓慢释放并水解成青霉素。在1～4h内达到血药峰浓度，通常青霉素有效浓度维持12～24h，然而其血药浓度低于同等剂量青霉素钾盐或钠盐。普鲁卡因青霉素不容易渗透到脑脊液中。

用途和用法

普鲁卡因青霉素的抗菌活性同青霉素（第204页），前者深部肌注后可以缓慢水解成青霉素，从而产生持久的抗菌活性。但由于其相对血药浓度较低，其应用严格限制在对青霉素高度敏感菌株。普鲁卡因青霉素不能单独用于严重的急性感染，或有菌血症存在时。

普鲁卡因青霉素主要用于梅毒的治疗，其他适应证包括肺炎（发展中国家儿童）和 Whipple 病。关于这些感染及其治疗详见**抗菌药的选择**项下内容，第153页。

普鲁卡因青霉素的剂量有时以同等单位的青霉素表示，普鲁卡因青霉素600mg相当于青霉素360mg（600000U）。普鲁卡因青霉素通常剂量为每日0.6～1.2g，深部肌内注射。治疗梅毒的用药方案，见第182页。

普鲁卡因青霉素也可与其他青霉素类，如青霉素、苄星青霉素配制成合剂使用。

儿童用量详见下文。

儿童用法 婴儿及儿童可深部肌内注射普鲁卡因青霉素，治疗由敏感菌引起的感染，包括肺炎和先天性梅毒。

若用于治疗肺炎，WHO建议剂量为每日50mg/kg，连续用药10天。

治疗婴儿**先天性梅毒**的剂量，见第182页。

制剂

USP 33: Penicillin G Benzathine and Penicillin G Procaine Injectable Suspension; Penicillin G Procaine for Injectable Suspension; Penicillin G Procaine Injectable Suspension.

专利制剂

Austral.: Cilicaine Syringe; **Cz.:** Pendepon Compositum; **Hung.:** Retardillin; **Mex.:** Benzotripen; Farmabep; Promizol; Sodilin; Unicil 3/1; Unicil 6:3:3; **NZ:** Cilicaine; **S.Afr.:** Bio-Cillin; Novocillin†; Procillin; **Spain:** Aqucilina†; Farmaproina; **Turk.:** Benzapen 6.3.3; Deposilin 6.3.3; Devapen; Iecilline; Penadur 6.3.3; Penkain-K†; Procillin; **USA:** Crysticillin; **Venez.:** Pebencil†; Silcopen†.

多组分制剂 **Austria:** Fortepen†; Retarpen compositum; **Braz.:** Benapen; Benzapen G; Despacilina; Drenovac†; Expectovac†; Ginurovac†; Linfocilin†; Odontovac†; Ortocilin†; Pencil 400; Penkaron; Wycillin; **Chile:** Karbasalin†; **Ger.:** Bipensaar†; Retacillin compositum; **Hong Kong:** Pan-Fort Procaine; Penicillin G Procaine Fortified; **Hung.:** Promptcillin Forte; **India:** Bistrepen; **Ital.:** Tri-Wycillina†; **Malaysia:** Procaine Penicillin; **Mex.:** Bencelin Combinado; Benzanil Compuesto†; Benzetacil Combinado; Hidrocilina; Lugaxil; Pecivax; Pendiben Compuesto; Penicil; Penipot; Penisodina; Penprocilina; Procilin; Respicil; Robencaxil; Suipen; **Neth.:** Penidural D/F†; **Port.:** Atralcilina†; Lentocilin; Penadur 6.3.3†; **Rus.:** Bicillin-3 (Бициллин-3); Bicillin-5 (Бициллин-5); **S.Afr.:** Penilente Forte†; Ultracillin; **Spain:** Aquicilina D A†; Benzetacil Compuesta; Cepacilina 633; **Turk.:** Pencain K; Pronapen; **USA:** Bicillin C-R; **Venez.:** Benzetacil 3-3; Benzetacil 6-3-3; Pronapen.

Propicillin Potassium (*BANM*, *pINNM*) 丙匹西林钾

Kalii Propicillinum; Potassium α-Phenoxypropylpenicillin; Propicilina potásica; Propicilline Potassique; Propicillinum Kalicum. A mixture of the D(+)- and L(−)-isomers of potassium (6*R*)-6-(2-phenoxybutyramido)penicillanate.
Калия Пропициллин

$C_{18}H_{21}KN_2O_5S = 416.5.$
CAS — 551-27-9 (propicillin); 1245-44-9 (propicillin potassium).
ATC — J01CE03.
ATC Vet — QJ01CE03.
UNII — 75RXW2P83Y.

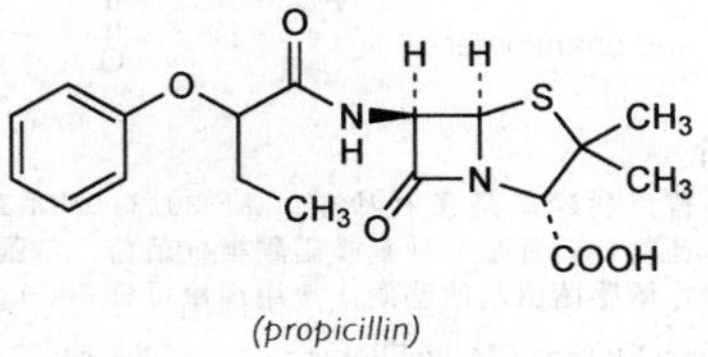

(propicillin)

简介

丙匹西林的抗菌活性及用法同青霉素V（第298页）。口服丙匹西林钾用于治疗敏感菌引起的轻到中度感染，剂量通常为700mg，每日3次。

制剂

专利制剂

Ger.: Baycillin.

Protionamide (*BAN*, *rINN*) 丙硫异烟胺

Prothionamide; Protionamid; Protionamida; Protionamidi; Protionamidum; RP-9778; TH-1321. 2-Propylpyridine-4-carbothioamide.
Протионамид

$C_9H_{12}N_2S = 180.3.$
CAS — 14222-60-7.
ATC — J04AD01.
ATC Vet — QJ04AD01.
UNII — 76YOO33643.

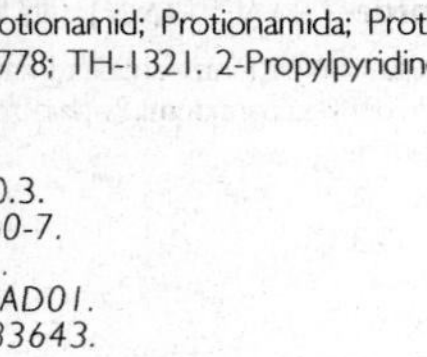

Pharmacopoeias. In *Chin., Int.*, and *Jpn.*

不良反应、注意事项和抗菌作用

同乙硫异烟胺，第261页。

药动学

丙硫异烟胺口服后容易从胃肠道吸收，大约2h达血药峰浓度，广泛分布到全身各组织及体液，包括脑脊液中。丙硫异烟胺代谢为有活性的亚砜和其他一些无活性代谢产物，不到1%的原药从尿液中排泄。

用途和用法

丙硫异烟胺是一种硫胺类衍生物，是治疗结核病（第187页）的二线药物，也可替代氯法齐明来治疗麻

风（第 168 页）。丙硫异烟胺与乙硫异烟胺可以相互转换（第261页），两者有完全的交叉耐药。丙硫异烟胺口服给药，剂量同乙硫异烟胺。也可以直肠栓剂形式给药；盐酸丙硫异烟胺供静脉途径给药。像乙硫异烟胺一样，丙硫异烟胺也被其他低毒性的抗分枝杆菌药取代。

制剂

专利制剂

Ger.: ektebin; Peteha; **Hong Kong:** Peteha; **India:** Prothicid; **Rus.:** Peteha (Петеха); **Turk.:** Promid; Tionamid.

多组分制剂 **Austria:** Isoprodian; **Ger.:** Peteha†; **Rus.:** Protiocomb (Протиокомб); Protub-5 (Протуб-5).

Prulifloxacin (*rINN*) 普卢利沙星

NM-441; Prulifloxacine; Prulifloxacino; Prulifloxacinum. (±)-7-{4-[(*Z*)-2,3-Dihydroxy-2-butenyl]-1-piperazinyl}-6-fluoro-1-methyl-4-oxo-1*H*,4*H*-[1,3]thiazeto[3,2-*a*]quinoline-3-carboxylic acid cyclic carbonate.

Прулифлоксацин

$C_{21}H_{20}FN_3O_6S$ = 461.5.

CAS — 123447-62-1.

ATC — J01MA17.

ATC Vet — QJ01MA17.

UNII — J42298IESW.

and enantiomer

简介

普卢利沙星是优利沙星（AF-3013；NM-394）的前体药物，后者是一种氟喹诺酮类抗菌药。口服给药用于治疗敏感菌引起的感染，常用剂量每日 600mg。

1. Keam SJ, Perry CM. Prulifloxacin. *Drugs* 2004; **64:** 2221–34.
2. Prats G, *et al.* Prulifloxacin: a new antibacterial fluoroquinolone. *Expert Rev Anti Infect Ther* 2006; **4:** 27–41.
3. Blasi F, *et al.* Prulifloxacin: a brief review of its potential in the treatment of acute exacerbation of chronic bronchitis. *Int J Chron Obstruct Pulmon Dis* 2007; **2:** 27–31.
4. Giannarini G, *et al.* Prulifloxacin: clinical studies of a broad-spectrum quinolone agent. *Future Microbiol* 2009; **4:** 13–24.

制剂

专利制剂

Cz.: Unidrox; **Gr.:** Chinoplus; Glimbax; Prixina; **Hung.:** Unidrox; **Ital.:** Chinoplus; Keraflox; Unidrox; **Port.:** Keraflox; Oliflox; Unidrox.

Pyrazinamide (*BAN*, *rINN*) 吡嗪酰胺

Pirazinamid; Pirazinamida; Pirazinamidas; Pirazynamid; Pyratsiinamidi; Pyrazinamid; Pyrazinamidum; Pyrazinoic Acid Amide. Pyrazine-2-carboxamide.

Пиразинамид

$C_5H_5N_3O$ = 123.1.

CAS — 98-96-4.

ATC — J04AK01.

ATC Vet — QJ04AK01.

UNII — 2KNI5N06TI.

Pharmacopoeias. In *Chin., Eur.* (see p.vii), *Int., Jpn, US,* and *Viet.*

Ph. Eur. 6. 8（Pyrazinamide） 白色或类白色结晶性粉末，略溶于水；微溶于乙醇和二氯甲烷。贮藏于密闭容器中。

USP 33（Pyrazinamide） 白色或类白色、无味的结晶粉末。溶于水（1：67），溶于无水乙醇（1：175），溶于氯仿（1：135），溶于乙醚（1：1000），溶于甲醇（1：72）；微溶于乙醇。

不良反应和处置

肝毒性是吡嗪酰胺治疗最严重的不良反应，其发生频率与剂量有关。推荐剂量的吡嗪酰胺与异烟肼、利福平联合使用时，肝毒性发生率低于 3%。患者可能出现一过性的转氨酶升高，严重者可出现肝、脾肿大和黄疸，甚至偶可导致死亡。

患者常出现高尿酸血症并可引起痛风发作。

其他不良反应包括食欲减退、恶心、呕吐、消化道溃疡加重、关节痛、抑郁、发热、乏力、铁粒幼红细胞贫血、血小板减少和排尿困难。偶有光敏感和皮疹的报道。

对心血管系统的影响 吡嗪酰胺引起一例血压正常妇女发生急性高血压[1]。

1. Goldberg J, *et al.* Acute hypertension as an adverse effect of pyrazinamide. *JAMA* 1997; **277:** 1356.

对肝脏的影响 在使用吡嗪酰胺和其他一线抗结核药治疗的早期常出现一过性肝功能异常，但有时肝毒性较严重，需要更改治疗方案。药物性肝炎通常发生于治疗初始的几周内，常难以辨别具体是哪个或哪些药物引起。吡嗪酰胺和异烟肼被认为比利福平具有更大的潜在肝毒性[1]。

包含吡嗪酰胺的抗结核治疗方案引起肝炎的发生率可能比早期的研究要低，在这些早期的研究中，吡嗪酰胺剂量偏大，时间偏长（不过其剂量对肝毒性的影响还未有定论[2]）。含吡嗪酰胺的短疗程治疗方案肝炎的发生率在非洲为 0.2%，香港为 0.6%，新加坡为 2.8%[3]。这些和后面的研究[4~6]表明向异烟肼和利福平组成的初始治疗方案中加入吡嗪酰胺并不会增加肝毒性的发生率。然而一份[7]关于 4 例用异烟肼、利福平和吡嗪酰胺三联药物治疗的患者发生暴发性肝衰竭（1 例患者同时接受乙胺丁醇治疗）的报道表明密切的肝功能监测是非常重要的。在使用异烟肼和（或）利福平的化疗方案持续阶段加用吡嗪酰胺会很大程度地增加肝脏毒性的风险；在 12 周以上的治疗中，吡嗪酰胺加用异烟肼和（或）利福平的肝毒性风险为 2.6%，而异烟肼加利福平的风险为 0.8%[8]。

接受异烟肼、利福平和吡嗪酰胺治疗活动性疾病的患者，其严重肝毒性的发生率要低于那些使用利福平和吡嗪酰胺 2 个月治疗结核病潜伏性感染的患者。关于利福平和吡嗪酰胺治疗结核病潜伏性感染引起的肝毒性，更多信息请见利福平项下**对肝脏的影响**，第309页。

Joint Tuberculosis Committee of the British Thoracic Society 推荐[9]对所有患者测量其初始肝功能值，并对已有肝病的患者监测其肝功能是否恶化；当肝功能恢复正常后可再继续适当的抗结核治疗。美国也有相似的指南[10,11]。关于抗结核药引起的肝毒性，更多信息可见异烟肼项下**对肝脏的影响**，第273页。

1. Yew WW, Leung CC. Antituberculosis drugs and hepatotoxicity. *Respirology* 2006; **11:** 699–707.
2. Pasipanodya JG, Gumbo T. Clinical and toxicodynamic evidence that high-dose pyrazinamide is not more hepatotoxic than the low doses currently used. *Antimicrob Agents Chemother* 2010; **54:** 2847–54.
3. Girling DJ. The role of pyrazinamide in primary chemotherapy for pulmonary tuberculosis. *Tubercle* 1984; **65:** 1–4.
4. Parthasarathy R, *et al.* Hepatic toxicity in South Indian patients during treatment of tuberculosis with short-course regimens containing isoniazid, rifampicin and pyrazinamide. *Tubercle* 1986; **67:** 99–108.
5. Combs DL, *et al.* USPHS tuberculosis short-course chemotherapy trial 21: effectiveness, toxicity, and acceptability: the report of final results. *Ann Intern Med* 1990; **112:** 397–406.
6. le Bourgeois M, *et al.* Good tolerance of pyrazinamide in children with pulmonary tuberculosis. *Arch Dis Child* 1989; **64:** 177–8.
7. Mitchell I, *et al.* Anti-tuberculous therapy and acute liver failure. *Lancet* 1995; **345:** 555–6.
8. Chang KC, *et al.* Hepatotoxicity of pyrazinamide: cohort and case-control analyses. *Am J Respir Crit Care Med* 2008; **177:** 1391–6.
9. Joint Tuberculosis Committee of the British Thoracic Society. Chemotherapy and management of tuberculosis in the United Kingdom: recommendations 1998. *Thorax* 1998; **53:** 536–48. [Although these guidelines were replaced by ones issued by NICE in 2006 the latter do not *"explain tuberculosis or its treatment in detail"* and therefore reference to the earlier guidelines has been retained] Also available at: http://www.brit-thoracic.org.uk/Portals/0/Clinical%20Information/Tuberculosis/Guidelines/Chemotherapy.pdf (accessed 29/07/08)
10. American Thoracic Society, CDC, and the Infectious Diseases Society of America. Treatment of tuberculosis. *MMWR* 2003; **52** (RR-11): 1–77. Also available at: http://www.cdc.gov/mmwr/PDF/rr/rr5211.pdf (accessed 03/10/07) Correction. *ibid.* 2005; **53:** 1203. [dose]
11. Saukkonen JJ, *et al.* American Thoracic Society. An official ATS statement: hepatotoxicity of antituberculosis therapy. *Am J Respir Crit Care Med* 2006; **174:** 935–52. Also available at: http://www.thoracic.org/statements/resources/mtpi/hepatotoxicity-of-antituberculosis-therapy.pdf (accessed 16/07/10)

对中枢神经系统的影响 据报道一例 2 岁儿童因接受抗结核治疗出现惊厥可能与吡嗪酰胺有关，其剂量为每日 250mg[1]。

1. Herlevsen P, *et al.* Convulsions after treatment with pyrazinamide. *Tubercle* 1987; **68:** 145–6.

高尿酸血症 吡嗪酰胺治疗时出现的高尿酸血症可能与吡嗪酰胺的主要代谢产物吡嗪酸有关，吡嗪酸可以抑制尿酸的排泄[1]。

在一项大样本、多中心临床研究[2]中，接受异烟肼、利福平和吡嗪酰胺治疗 8 周时，患者血清尿酸升高的发生率为 52.2%，而接受异烟肼、利福平治疗者仅为 5.4%。在接受异烟肼、利福平和吡嗪酰胺治疗的 617 例患者中，有 6 例发生关节痛，而接受异烟肼、利福平治疗的 445 例患者，无一例发生关节痛。

43 例儿童患者用异烟肼、利福平、乙胺丁醇和吡嗪酰胺治疗 1 个月有 9 例儿童出现血尿酸轻度升高，没有出现关节疼痛和痛风发作。治疗结束时尿酸浓度正常[3]。研究[4]提示关节疼痛与血尿酸升高有关。但这还没有得到证实[5]。

1. Ellard GA, Haslam RM. Observations on the reduction of the renal elimination of urate in man caused by the administration of pyrazinamide. *Tubercle* 1976; **57:** 97–103.
2. Combs DL, *et al.* USPHS tuberculosis short-course chemotherapy trial 21: effectiveness, toxicity, and acceptability: the report of final results. *Ann Intern Med* 1990; **112:** 397–406.
3. le Bourgeois M, *et al.* Good tolerance of pyrazinamide in children with pulmonary tuberculosis. *Arch Dis Child* 1989; **64:** 177–8.
4. Hong Kong Tuberculosis Treatment Services/British MRC. Adverse reactions to short-course regimens containing streptomycin, isoniazid, pyrazinamide and rifampicin in Hong Kong. *Tubercle* 1976; **57:** 81–95.
5. Jenner PJ, *et al.* Serum uric acid concentrations and arthralgia among patients treated with pyrazinamide-containing regimens in Hong Kong and Singapore. *Tubercle* 1981; **62:** 175–9.

糙皮病 1 例 26 岁女性患者在抗结核治疗后发生糙皮病，可能由吡嗪酰胺引起[1]。在继续抗结核治疗的情况下，使用烟酰胺治疗，糙皮病症状得到缓解。

1. Jørgensen J. Pellagra probably due to pyrazinamide: development during combined chemotherapy of tuberculosis. *Int J Dermatol* 1983; **22:** 44–5.

注意事项

吡嗪酰胺慎用于肝功能不全者，且慢性或严重肝功能不全者禁用。肝功能损害患者治疗前及治疗过程中应定期对患者进行肝功能检测。British Thoracic Society 建议：如果出现转氨酶升高大于正常值 5 倍以上或出现胆红素浓度升高，应考虑停用吡嗪酰胺。在患者肝功能恢复正常后，可以谨慎再次使用抗结核药（先使用异烟肼，再是利福平，然后使用吡嗪酰胺）治疗。WHO 建议若出现显性黄疸，则不应再使用吡嗪酰胺。

吡嗪酰胺不能用于急性痛风或高尿酸血症患者，但可以谨慎的用于有痛风病史的患者，吡嗪酰胺也可谨慎的用于肾功损害患者，糖尿病患者使用吡嗪酰胺治疗时，其血糖浓度不容易控制。

卟啉病 吡嗪酰胺可引起卟啉病的急性发作，对卟啉病患者使用吡嗪酰胺是不安全的。

妊娠 目前还没有详细的致畸的数据资料，WHO[1]、IUATLD[2]、British Thoracic Society[3]及 CDC[4]并未把妊娠列为吡嗪酰胺的禁忌证。

1. WHO. *Treatment of tuberculosis: guidelines—4th edition.* Geneva: WHO, 2010. Available at: http://whqlibdoc.who.int/publications/2010/9789241547833_eng.pdf (accessed 08/06/10)
2. Caminero Luna JA. *A tuberculosis guide for specialist physicians.* Paris: International Union Against Tuberculosis and Lung Disease (IUATLD), 2004. Available at: http://www.tbrieder.org/publications/specialists_en.pdf (accessed 03/10/07)
3. Joint Tuberculosis Committee of the British Thoracic Society. Chemotherapy and management of tuberculosis in the United Kingdom: recommendations 1998. *Thorax* 1998; **53:** 536–48. [Although these guidelines were replaced by ones issued by NICE in 2006 the latter do not *"explain tuberculosis or its treatment in detail"* and therefore reference to the earlier guidelines has been retained] Also available at: http://www.brit-thoracic.org.uk/Portals/0/Clinical%20Information/Tuberculosis/Guidelines/Chemotherapy.pdf (accessed 29/07/08)
4. American Thoracic Society, CDC, and the Infectious Diseases Society of America. Treatment of tuberculosis. *MMWR* 2003; **52** (RR-11): 1–77. Also available at: http://www.cdc.gov/mmwr/PDF/rr/rr5211.pdf (accessed 03/10/07) Correction. *ibid.* 2005; **53:** 1203. [dose]

药物相互作用

抗痛风药 吡嗪酰胺和丙磺舒用于痛风患者的相互作用已有人做了研究[1]。尿酸盐的排泄量取决于两种药物的相对用量及持续时间。丙磺舒会抑制吡嗪酰胺的排泄。一项对 6 名健康受试者的药动学研究[2]发现别嘌醇（为黄嘌呤氧化酶抑制剂）会使吡嗪酸（吡嗪酰胺的主要代谢产物）浓度增加，从而加重吡嗪酰胺诱导的高尿酸血症。因此，别嘌醇不适合用于治疗吡嗪酰胺引起的高尿酸血症。

1. Yü TF, *et al.* The effect of the interaction of pyrazinamide and probenecid on urinary uric acid excretion in man. *Am J Med* 1977; **63:** 723–8.
2. Lacroix C, *et al.* Interaction between allopurinol and pyrazinamide. *Eur Respir J* 1988; **1:** 807–11.

抗病毒药 4例同时应用齐多夫定和吡嗪酰胺的患者，其血吡嗪酰胺浓度降低或不能测出[1]。在同一项研究中，7例仅服用吡嗪酰胺的HIV感染者中有6例血清吡嗪酰胺浓度正常。

1. Peloquin CA, *et al.* Low antituberculosis drug concentrations in patients with AIDS. *Ann Pharmacother* 1996; **30:** 919–25.

抗菌作用

吡嗪酰胺体外对结核分枝杆菌具有杀菌作用，但对其他分枝杆菌和微生物则没有抗菌活性。中性pH值时吡嗪酰胺几乎完全没有抗菌活性，但吡嗪酰胺在巨噬细胞内的酸性环境中可发挥持续的抗结核分枝杆菌作用。初始炎症反应阶段，巨噬细胞内结核分枝杆菌大量聚集，随着巨噬细胞内炎症反应的减退和pH值升高，吡嗪酰胺的杀菌效力下降。这种pH值依赖的杀菌效应可以解释为什么吡嗪酰胺适合用于短程化疗方案的最初8个星期。

单用吡嗪酰胺时，结核分枝杆菌会很快产生耐药性。

作用 虽然从20世纪50年代起就认识到吡嗪酰胺的抗菌活性，但其具体的作用机制还不清楚。一种观点认为吡嗪酸是抗菌活性成分，结核分枝杆菌的吡嗪酰胺酶把吡嗪酰胺转换为吡嗪酸，吡嗪酸在巨噬细胞内富集引起细胞内pH值下降从而产生抗菌活性[1]。

1. Salfinger M, *et al.* Pyrazinamide and pyrazinoic acid activity against tubercle bacilli in cultured human macrophages and in the BACTEC system. *J Infect Dis* 1990; **162:** 201–7.

与其他抗菌药的相互作用 吡嗪酰胺与克拉霉素有协同抗结核分枝杆菌作用[1]。

1. Mor N, Esfandiari A. Synergistic activities of clarithromycin and pyrazinamide against Mycobacterium tuberculosis in human macrophages. *Antimicrob Agents Chemother* 1997; **41:** 2035–6.

药动学

吡嗪酰胺容易从胃肠道吸收，口服1.5g后大约2h达到血药峰浓度33μg/ml，口服3g后可达到59μg/ml。吡嗪酰胺广泛分布到身体各组织和体液中，并容易穿透入脑脊液中。吡嗪酰胺半衰期为9～10h，在肝脏被水解为主要活性代谢产物吡嗪酸，后者被进一步水解为5-羟基吡嗪酸。口服后24h内大约4%的原形药物和70%的代谢产物通过肾小球过滤而排出体外。血液透析能够去除吡嗪酰胺。吡嗪酰胺可分布到乳汁中。

据报道[1]健康成人口服单剂吡嗪酰胺（27mg/kg）后有一个短时分布相和一个消除相，时间大约9.6h。主要活性代谢产物吡嗪酸半衰期为11.8h。

吡嗪酰胺主要经脱氨作用生成吡嗪酸，后者进一步羟化而生成羟化吡嗪酸。其次，少量吡嗪酰胺直接经羟化作用生成羟化吡嗪酰胺，后者再经脱氨作用生成羟化吡嗪酸。脱氨作用是限速步骤。吡嗪酰胺能够迅速被黄嘌呤氧化酶所氧化。

1. Lacroix C, *et al.* Pharmacokinetics of pyrazinamide and its metabolites in healthy subjects. *Eur J Clin Pharmacol* 1989; **36:** 395–400.

生物利用度 据报道[1]食物能够降低异烟肼、利福平的口服生物利用度，但对吡嗪酰胺没有影响。另一项研究报道[2]高脂饮食能够轻微降低吡嗪酰胺的血药峰浓度，因此作者建议，吡嗪酰胺最好空腹服用。

1. Zent C, Smith P. Study of the effect of concomitant food on the bioavailability of rifampicin, isoniazid and pyrazinamide. *Tubercle Lung Dis* 1995; **76:** 109–13.
2. Peloquin CA, *et al.* Pharmacokinetics of pyrazinamide under fasting conditions, with food, and with antacids. *Pharmacotherapy* 1998; **18:** 1205–11.

哺乳 据报道[1]一位29岁妇女口服吡嗪酰胺1g，3h后乳汁中达到峰浓度为1.5μg/ml，2h时血药峰浓度为42μg/ml。

1. Holdiness MR. Antituberculosis drugs and breast-feeding. *Arch Intern Med* 1984; **144:** 1888.

分布 28例结核性脑膜炎患者给予吡嗪酰胺（34～41mg/kg）治疗，2h后脑脊液吡嗪酰胺平均浓度为38.6μg/ml，相当于同期血药浓度的75%。第5h和第8h时脑脊液中浓度分别为44.5μg/ml和31.0μg/ml，比同期血药浓度高出10%[1]。皮质激素对吡嗪酰胺进入结核性脑膜炎患者脑脊液没有影响[2]。

1. Ellard GA, *et al.* Penetration of pyrazinamide into the cerebrospinal fluid in tuberculous meningitis. *BMJ* 1987; **294:** 284–5.
2. Woo J, *et al.* Cerebrospinal fluid and serum levels of pyrazinamide and rifampicin in patients with tuberculous meningitis. *Curr Ther Res* 1987; **42:** 235–42.

肝损伤 一项关于吡嗪酰胺在10例肝硬化患者的药动学研究[1]表明：口服给予19.3mg/kg剂量吡嗪酰胺后，吡嗪酰胺消除半衰期为15h，主要代谢产物吡嗪酸消除半衰期为24h。

1. Lacroix C, *et al.* Pharmacokinetics of pyrazinamide and its metabolites in patients with hepatic cirrhotic insufficiency. *Arzneimittelforschung* 1990; **40:** 76–9.

HIV感染患者 在HIV或结核病感染患者中可能出现对吡嗪酰胺或其他抗结核药吸收不良的情况，这可能导致获得性耐药并降低结核治疗的疗效。关于抗结核药在HIV感染患者中吸收情况的更多信息，见利福平项下**药动学**，第311页。

用途和用法

吡嗪酰胺作为治疗结核的多种药物之一（第187页），主要用于短程治疗的前8周。常每日给药1次，或每周给药2～3次。在英国，对50kg以下的成人推荐的口服剂量为每日1.5g或2g，每周3次。对满50kg以上者常用剂量为每日2g或2.5g，每周3次。在美国，推荐剂量为每日20～25mg/kg（最大剂量每日为2g）；或1.5～3g，每周3次；或2～4g，每周2次。WHO推荐剂量为每日25mg/kg或35mg/kg，每周3次。

儿童详细剂量见下文。

吡嗪酰胺还可用于结核病的化学预防（见下文）。

为增加患者依从性且避免单一疗法，同时减少获得性耐药的风险，已研制出固定剂量复方制剂。在某些国家的复方制剂有吡嗪酰胺加异烟肼，异烟肼加利福平，或异烟肼、利福平加乙胺丁醇。

1. Anonymous. Pyrazinamide. *Tuberculosis (Edinb)* 2008; **88:** 141–4.

儿童用法 对于治疗婴幼儿、儿童及青少年结核病，American Academy of Pediatrics推荐在初始治疗阶段口服吡嗪酰胺每日30～40mg/kg或50mg/kg，每周2次（最大剂量为2g）。对已满1个月的儿童*BNFC 2010/11*推荐剂量为35mg/kg（<50kg者最大剂量为1.5g，≥50kg者最大剂量为2g），每日1次；或50mg/kg，每周3次（<50kg者最大剂量为2g，≥50kg者最大剂量为2.5g）。WHO[2]建议25mg/kg每日1次，或35mg/kg，每周3次。

1. American Academy of Pediatrics. *2009 Red Book: Report of the Committee on Infectious Diseases*, 28th ed. Elk Grove Village, Illinois, USA: American Academy of Pediatrics, 2009.
2. WHO. *Guidance for national tuberculosis programmes on the management of tuberculosis in children.* Geneva: WHO, 2006. Available at: http://whqlibdoc.who.int/hq/2006/WHO_HTM_TB_2006.371_eng.pdf (accessed 08/06/10)

在肝损伤中的用法 详见上文**注意事项**项下内容。

在肾损伤中的用法 口服吡嗪酰胺主要通过肝脏代谢，但其代谢物由尿排泄，因此CDC[1]建议在肾功能损害患者中应减量使用。Joint Tuberculosis Committee of the British Thoracic Society[2]及WHO[3]认为在肾损伤患者中可以使用标准剂量的吡嗪酰胺。透析会影响吡嗪酰胺的清除，CDC推荐在透析后用药，剂量减少为25～35mg/kg，每周3次。

对6例患者的血液透析研究表明[4]：口服单剂1700mg后，一次血液透析可以除去吡嗪酰胺及其代谢产物926mg。因此，研究者推荐对于血液透析患者可以使用常规剂量吡嗪酰胺，血药浓度并无明显的蓄积现象。透析当天的剂量应在透析结束后给予。

1. American Thoracic Society, CDC, and the Infectious Diseases Society of America. Treatment of tuberculosis. *MMWR* 2003; **52** (RR-11): 1–77. Also available at: http://www.cdc.gov/mmwr/PDF/rr/rr5211.pdf (accessed 03/10/07) Correction. *ibid.* 2005; **53:** 1203. [dose]
2. Joint Tuberculosis Committee of the British Thoracic Society. Chemotherapy and management of tuberculosis in the United Kingdom: recommendations 1998. *Thorax* 1998; **53:** 536–48. [Although these guidelines were replaced by ones issued by NICE in 2006 the latter do not *"explain tuberculosis or its treatment in detail"* and therefore reference to the earlier guidelines has been retained]
Also available at: http://www.brit-thoracic.org.uk/Portals/0/Clinical%20Information/Tuberculosis/Guidelines/Chemotherapy.pdf (accessed 29/07/08)
3. WHO. *Treatment of tuberculosis: guidelines for national programmes.* 3rd ed. Geneva: WHO, 2003 (and 2004 revision). Available at: http://whqlibdoc.who.int/hq/2003/WHO_CDS_TB_2003.313_eng.pdf (accessed 03/10/07)
4. Lacroix C, *et al.* Haemodialysis of pyrazinamide in uraemic patients. *Eur J Clin Pharmacol* 1989; **37:** 309–11.

结核病的化学预防 American Thoracic Society和CDC过去推荐吡嗪酰胺15～20mg/kg（最大剂量每日2g）结合利福平每日600mg可以作为首选药异烟肼单药治疗的替代治疗方案用于潜伏性结核病的预防治疗[1]。对那些不适合利福平治疗者，可选用利福喷汀每日300mg治疗。然而，由于严重的及致死性肝损害的报道（见上文**不良反应下对肝脏的影响**），American Thoracic Society和CDC现在通常不推荐把吡嗪酰胺和利福平用于预防潜伏性结核病的治疗[2]。

1. American Thoracic Society. Targeted tuberculin testing and treatment of latent tuberculosis infection. *MMWR* 2000; **49:** 1–51. Also published in *Am J Respir Crit Care Med* 2000; **111:** S221–S247. Also available at: http://www.cdc.gov/mmwr/preview/mmwrhtml/rr4906a1.htm (accessed 07/06/10)
2. CDC. Update: adverse event data and revised American Thoracic Society/CDC recommendations against the use of rifampin and pyrazinamide for treatment of latent tuberculosis infection—United States, 2003. *MMWR* 2003; **52:** 735–9. Also available at: http://www.cdc.gov/mmwr/PDF/wk/mm5231.pdf (accessed 05/10/07)

制剂

BP 2010: Pyrazinamide Tablets;
USP 33: Pyrazinamide Tablets; Rifampin, Isoniazid, and Pyrazinamide Tablets; Rifampin, Isoniazid, Pyrazinamide, and Ethambutol Hydrochloride Tablets.

专利制剂

Austral.: Zinamide†; ***Austria:*** Pyrafat; ***Belg.:*** Tebrazid; ***Braz.:*** Pirazinon; ***Canad.:*** Tebrazid; ***Cz.:*** Tisamid†; ***Fin.:*** Tisamid; ***Fr.:*** Pirilene; ***Ger.:*** Pyrafat; PZA†; ***Hong Kong:*** Pyrafat; ***India:*** Actizid; P-Zide; Pyzina; PZA-Ciba; Rifacom-EZ; ***Indon.:*** Corsazinamid; Neotibi; Pezeta-Ciba; Prazina; Sanazet; Siramid; TB ZET; ***Ital.:*** Piraldina; ***Malaysia:*** PZA; ***Mex.:*** Nizamyl; ***NZ:*** Zinamide†; ***Philipp.:*** Midazen; Pyramin; Pyrasol; Pyrazin; PZA-Ciba; Zapedia; Zcure; Zinaplex; ***Port.:*** Piraside†; Pramide; ***Rus.:*** Lynamid (Линамид); Pyrafat (Пирафат); ***S.Afr.:*** Pyrazide†; ***Singapore:*** PZA; ***Thai.:*** Myrin-P†; Pyramide; Pyratab†; PZA; TZM; ***Turk.:*** Pirazinid.

多组分制剂 ***Austria:*** Rifater; ***Canad.:*** Rifater; ***Denm.:*** Rimcure; Rimstar; ***Fin.:*** Rimstar; ***Fr.:*** Rifater; ***Ger.:*** Rifater; tebesium Trio; ***Gr.:*** Rifater; ***Hong Kong:*** Rifater; ***India:*** Akt-4; Coxina-4; Cx-5; Gocox-3; R-Cinex Z; RHZ; RHZ Plus; Rifacomb Plus†; Rimactazid + Z; Tricox; Wokex-4; Xeed 4; ***Indon.:*** Rimcure; Rimstar; ***Irl.:*** Rifater; Rimcure; Rimstar; ***Ital.:*** Rifater; Rimcure; Rimstar; ***Malaysia:*** Rimcure; ***Mex.:*** Arpisen†; Dotbal; Finateramida; Rifater; ***Neth.:*** Rimcure; Rimstar; ***Norw.:*** Rimcure; Rimstar; ***Philipp.:*** 4D; CombiKids†; CombiPack; Econofix; Econokit; Econokit-MDR; Econopack; Fixcom 4; Kidz Kit 3; Myrin-P; Quadmax; Quadtab; Refam Pedia Kit; Rifater; Rimcure; Rimstar; SVM-Polypac-A†; Triofix; Viper†; ***Port.:*** Rifater; ***Rus.:*** Combitub (Комбитуб); Isocomb (Изокомб); Laslonvita (Ласлонвита); Lomecomb (Ломекомб); Phthizopiram (Фтизопирам); Protiocomb (Протиокомб); Protub-3 (Протуб-3); Protub-4 (Протуб-4); Protub-5 (Протуб-5); Protub-Lome (Протуб-Ломе); Protubpira (Протубпира); Repin B_6 (Репин B_6); Rifacomb Plus (Рифакомб Плюс)†; Rimecure 3-FDC (Римкур 3-ФДС)†; Rimstar 4-FDC (Римстар 4-ФДС)†; ***S.Afr.:*** Myrin Plus†; Rifafour; Rifater†; Rimcure; Rimstar; ***Spain:*** Rifater; Rimcure; Rimstar; ***Swed.:*** Rimcure; Rimstar; ***Switz.:*** Rifater; Rimstar; ***Thai.:*** Rifafour; Rifampyzid; Rifater; Rimcure 3-FDC†; Rimstar; ***UK:*** Rifater; ***USA:*** Rifater; ***Venez.:*** Rimcure.

Quinupristin/Dalfopristin 奎奴普丁/达福普汀

Quinupristin (*BAN, USAN, rINN*); Dalfopristin (*BAN, USAN, rINN*); Kinupristiini/dalfopristiini; Kinupristin/dalfopristin; Quinupristina/dalfopristina; Quinupristine/dalfopristine; Quinupristinum/dalfopristinum; RP-59500.

Хинупристин/Дальфопристин

CAS — 126602-89-9 (quinupristin/dalfopristin); 176861-85-1 (quinupristin/dalfopristin).

ATC — J01FG02.

ATC Vet — QJ01FG02.

UNII — R9M4FJE48E (dalfopristin); 23OW28RS7P (quinupristin).

Dalfopristin Mesilate (*BANM, rINNM*) 甲磺酸达福普汀

Dalfopristin Mesylate; Dalfopristine, Mésilate de; Dalfopristini Mesilas; Mesilato de dalfopristina; RP-54476 (dalfopristin). (3*R*,4*R*,5*E*,10*E*,12*E*,14*S*,26*R*,26a*S*)-26-{[2-(Diethylamino)ethyl]sulfonyl}-8,9,14,15,24,25,26,26a-octahydro-14-hydroxy-3-isopropyl-4,12-dimethyl-3*H*-21,18-nitrilo-1*H*,22*H*-pyrrolo[2.1-c][1,8,4,19]dioxadiazacyclotetracosine-1,7,16,22(4*H*,17*H*)-tetrone methanesulphonate; (26*R*,27*S*)-26-{[2-(Diethylamino)-ethyl]sulfonyl}-26,27-dihydrovirginiamycin M_1 methanesulphonate.

Дальфопристина Мезилат

$C_{34}H_{50}N_4O_9S,CH_4O_3S = 787.0.$

CAS — 112362-50-2 (dalfopristin).

UNII — R9M4FJE48E (dalfopristin).

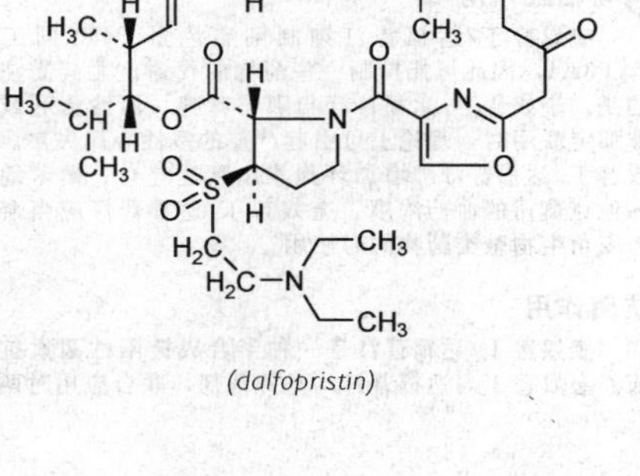

(dalfopristin)

Quinupristin Mesilate (*BANM, rINNM*) **甲磺酸奎奴普丁**

Mesilato de quinupristina; Quinupristin Mesylate; Quinupristine, Mésilate de; Quinupristini Mesilas; RP-57669 (quinupristin). *N*-{(6*R*,9*S*,10*R*,13*S*,15a*S*,18*R*,22*S*,24a*S*)-22-[*p*-(Dimethylamino)benzyl]-6-ethyldocosahydro-10,23-dimethyl-5,8,12,15,17,21,24-heptaoxo-13-phenyl-18-{[(3*S*)-3-quinuclidinylthio]methyl}-12*H*-pyrido[2,1-*f*]pyrrolo[2,1-*l*][1,4,7,10,13,16]-oxapentaazacyclononadecin-9-yl}-3-hydroxy-picolinamide methanesulphonate; 4-[4-(Dimethylamino)-*N*-methyl-L-phenylalanine]-5-(*cis*-5-{[(*S*)-1-azabicyclo[2.2.2]oct-3-ylthio]methyl}-4-oxo-L-2-piperidinecarboxylic acid)-virginiamycin S_1 methanesulphonate.

Хинупристина Мезилат

$C_{53}H_{67}N_9O_{10}S,CH_4O_3S$ = 1118.3.

CAS — 120138-50-3 (quinupristin).

UNII — 23OW28RS7P (quinupristin).

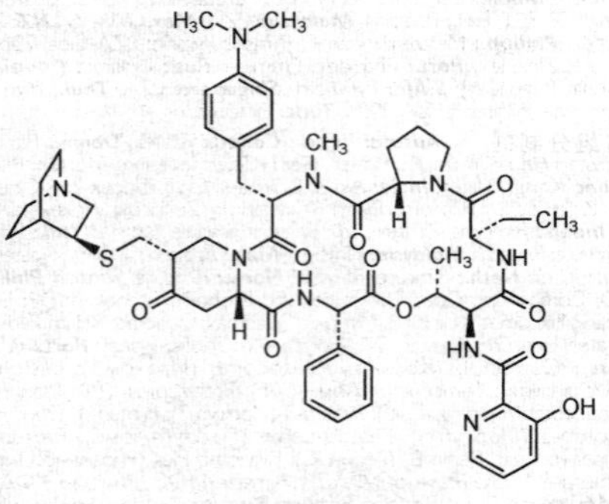

(quinupristin)

不良反应和处置

奎奴普丁/达福普汀最常见的不良作用是恶心、呕吐、腹泻、皮疹、瘙痒、头痛和全身疼痛。有的伴有肌痛和关节痛，甚至比较严重。减少给药频次，症状会逐渐改善。嗜酸性粒细胞增多、贫血、白细胞减少和中性粒细胞减少也比较常见。个别病例出现血小板减少和全血细胞减少。伪膜性结肠炎也已被报道。

高胆红素血症和肝脏酶学指标升高也有报道。

注射部位发生疼痛和炎症反应也比较普遍。血栓性静脉炎也有发生。

腹膜透析不能除去奎奴普丁/达福普汀，血液透析也不能除去奎奴普丁/达福普汀。

对肌骨骼系统的影响 参见下述文献。

1. Olsen KM, *et al.* Arthralgias and myalgias related to quinupristin-dalfopristin administration. Abstract: *Clin Infect Dis* 2001; **32:** 674. Full version: http://www.journals.uchicago.edu/doi/pdf/10.1086/318702 (accessed 12/08/08)
2. Carver PL, *et al.* Risk factors for arthralgias or myalgias associated with quinupristin-dalfopristin therapy. *Pharmacotherapy* 2003; **23:** 159–64.
3. Raad I, *et al.* Relationship between myalgias/arthralgias occurring in patients receiving quinupristin/dalfopristin and biliary dysfunction. *J Antimicrob Chemother* 2004; **53:** 1105–8.
4. Gupte G, *et al.* Quinupristin-dalfopristin use in children is associated with arthralgias and myalgias. *Pediatr Infect Dis J* 2006; **25:** 281.

注意事项

奎奴普丁/达福普汀可以谨慎地用于肝功能损害的患者，但严重的肝功能损害是奎奴普丁/达福普汀的禁忌证。肝功能受损患者可以见到奎患者奴普丁/达福普汀及其代谢产物的血药浓度升高，高胆红素血症患者可以见到奎奴普丁血药浓度升高。奎奴普丁/达福普汀混合物禁用于血浆胆红素浓度升高超过正常值上限 3 倍以上者。

由于在动物研究中发现奎奴普丁/达福普汀可能延长 QT 间期，因此奎奴普丁/达福普汀应慎用于有心脏节律紊乱的患者。

药物相互作用

奎奴普丁/达福普汀抑制细胞色素 P450 同工酶 CYP3A4，因此可能抑制一些药物的代谢。尤其需注意的是，奎奴普丁/达福普汀与阿司咪唑、西沙比利或特非那定联用时，理论上可引起严重的室性心律失常。奎奴普丁/达福普汀可增加环孢素、咪达唑仑、硝苯地平和他克莫司的血药浓度。奎奴普丁/达福普汀应当避免与麦角生物碱类药物同时使用。

抗菌作用

奎奴普丁/达福普汀是一种半合成链阳性菌素抗菌药。奎奴普丁与达福普汀均是抑菌剂，联合应用时两者具有协同作用而成为杀菌剂。链阳性菌素作用于核糖体而阻断蛋白质合成。

奎奴普丁/达福普汀对革兰阳性菌包括耐甲氧西林金黄色葡萄球菌、多重耐药金黄色葡萄球菌、表皮葡萄球菌、耐万古霉素屎肠球菌（不包括粪肠球菌）和耐青霉素及耐大环内酯类肺炎链球菌具有抗菌活性。它对厌氧菌如产气荚膜梭状芽孢杆菌和革兰阴性菌嗜肺军团菌、卡他莫拉菌（卡他布兰汉菌）、肺炎支原体和脑膜炎奈瑟菌均具有抗菌活性。

1. Schouten MA, Hoogkamp-Korstanje JAA. Comparative in-vitro activities of quinupristin-dalfopristin against Gram-positive bloodstream isolates. *J Antimicrob Chemother* 1997; **40:** 213–19.
2. Pankuch GA, *et al.* Postantibiotic effect and postantibiotic sub-MIC effect of quinupristin-dalfopristin against Gram-positive and negative organisms. *Antimicrob Agents Chemother* 1998; **42:** 3028–31.
3. Johnson AP, *et al.* Susceptibility to quinupristin/dalfopristin and other antibiotics of vancomycin-resistant enterococci from the UK, 1997 to mid-1999. *J Antimicrob Chemother* 2000; **46:** 125–8.
4. Ling TK, *et al.* In vitro activity and post-antibiotic effect of quinupristin/dalfopristin (Synercid). *Chemotherapy* 2001; **47:** 243–9.
5. Eliopoulos GM, Wennersten CB. Antimicrobial activity of quinupristin-dalfopristin combined with other antibiotics against vancomycin-resistant enterococci. *Antimicrob Agents Chemother* 2002; **46:** 1319–24.
6. Hancock RE. Mechanisms of action of newer antibiotics for Gram-positive pathogens. *Lancet Infect Dis* 2005; **5:** 209–18.

耐药性 已有屎肠球菌对奎奴普丁/达福普汀耐药的个案报道[1~8]，这与把链阳性菌素、维吉霉素作为动物性食品添加剂有关[3,4]。

1. Eliopoulos GM, *et al.* Characterization of vancomycin-resistant Enterococcus faecium isolates from the United States and their susceptibility in vitro to dalfopristin-quinupristin. *Antimicrob Agents Chemother* 1998; **42:** 1088–92.
2. Bozdogan B, *et al.* Plasmid-mediated coresistance to streptogramins and vancomycin in Enterococcus faecium HM1032. *Antimicrob Agents Chemother* 1999; **43:** 2097–8.
3. Werner G, *et al.* Association between quinupristin/dalfopristin resistance in glycopeptide-resistant Enterococcus faecium and the use of additives in animal feed. *Eur J Clin Microbiol Infect Dis* 1998; **17:** 401–2.
4. Hershberger E, *et al.* Quinupristin-dalfopristin resistance in gram-positive bacteria: mechanism of resistance and epidemiology. *Clin Infect Dis* 2004; **38:** 92–8.
5. Oh WS, *et al.* High rate of resistance to quinupristin-dalfopristin in Enterococcus faecium clinical isolates from Korea. *Antimicrob Agents Chemother* 2005; **49:** 5176–8.
6. Donabedian SM, *et al.* Quinupristin-dalfopristin resistance in Enterococcus faecium isolates from humans, farm animals, and grocery store meat in the United States. *J Clin Microbiol* 2006; **44:** 3361–5.
7. Karanika M, *et al.* Reduced susceptibility to quinupristin/dalfopristin in Enterococcus faecium in Greece without prior exposure to the agent. *Int J Antimicrob Agents* 2008; **31:** 55–7.
8. Chong YP, *et al.* Quinupristin-dalfopristin versus linezolid for the treatment of vancomycin-resistant Enterococcus faecium bacteraemia: efficacy and development of resistance. *Scand J Infect Dis* 2010; **42:** 491–9.

药动学

胃肠外途径给药时，奎奴普丁/达福普汀被迅速代谢，达稳态浓度时，奎奴普丁及其代谢产物的半衰期为 3h，达福普汀及其代谢产物的半衰期为 1h。奎奴普丁和达福普汀原药的消除半衰期分别为 0.9h 和 0.75h。奎奴普丁蛋白结合率为 55%～78%，达福普汀蛋白结合率为 11%～26%。胆汁排泄是主要排泄途径，75%～77%的原药可从粪便中检出。奎奴普丁尿排泄量为剂量的 15%，达福普汀尿排泄量为剂量的 19%。腹膜透析和血液透析能够去除的奎奴普丁/达福普汀量几乎可以忽略不计。

1. Bearden DT. Clinical pharmacokinetics of quinupristin/dalfopristin. *Clin Pharmacokinet* 2004; **43:** 239–52.

用途和用法

奎奴普丁/达福普汀是一种链阳菌素抗菌物质，奎奴普丁/达福普汀分别是普那霉素Ⅰ和普那霉素ⅡA 的半合成衍生物，其组成比为 3∶7。奎奴普丁/达福普汀对革兰阳性菌和部分革兰阴性菌有效。但是该药通常仅作为多重耐药革兰阳性菌，尤其是 MRSA、多重耐药肺炎链球菌和耐万古霉素屎肠球菌的保留治疗方案。

奎奴普丁/达福普汀静脉注射时使用其甲磺酸盐，溶于 5%葡萄糖注射液，滴注时间大于 60min，剂量为 7.5mg/kg（相当于奎奴普丁 2.25mg/kg 加达福普汀 5.25mg/kg）每 8h 或 12h 1 次，疗程不小于 7 天。为尽量减少静脉刺激，可在滴注后用 5%葡萄糖注射液冲洗静脉；或可以使用中心静脉导管滴注。奎奴普丁/达福普汀不能用生理盐水溶解，因为它与氯化钠不相容。

在肝损伤患者中可能需减小剂量（见下文）。

1. Bayston R, *et al.*, eds. Quinupristin/dalfopristin—update on the first injectable streptogramin. *J Antimicrob Chemother* 1997; **39** (suppl A): 1–151.
2. Wood MJ (ed). Quinupristin/dalfopristin–a novel approach for the treatment of serious Gram-positive infections. *J Antimicrob Chemother* 1999; **44** (suppl A): 1–46.
3. Lamb HM, *et al.* Quinupristin/dalfopristin: a review of its use in the management of serious Gram-positive infections. *Drugs* 1999; **58:** 1061–97.
4. Drew RH, *et al.* Treatment of methicillin-resistant Staphylococcus aureus infections with quinupristin-dalfopristin in patients intolerant of or failing prior therapy: for the Synercid Emergency-Use Study Group. *J Antimicrob Chemother* 2000; **46:** 775–84.
5. Allington DR, Rivey MP. Quinupristin/dalfopristin: a therapeutic review. *Clin Ther* 2001; **23:** 24–44.
6. Linden PK, *et al.* Treatment of vancomycin-resistant Enterococcus faecium infections with quinupristin/dalfopristin. *Clin Infect Dis* 2001; **33:** 1816–23.
7. Goff DA, Sierawski SJ. Clinical experience of quinupristin-dalfopristin for the treatment of antimicrobial-resistant gram-positive infections. *Pharmacotherapy* 2002; 748–58.
8. Eliopoulos GM. Quinupristin-dalfopristin and linezolid: evidence and opinion. *Clin Infect Dis* 2003; **36:** 473–81.
9. Brown J, Freeman BB. Combining quinupristin/dalfopristin with other agents for resistant infections. *Ann Pharmacother* 2004; **38:** 677–85.
10. Manfredi R. A re-emerging class of antimicrobial agents: streptogramins (quinupristin/dalfopristin) in the management of multiresistant gram-positive nosocomial cocci in hospital setting. *Mini Rev Med Chem* 2005; **5:** 1075–81.

在肝损伤中的用法 注册药品信息指出：临床试验表明奎奴普丁/达福普汀在慢性肝功能损害患者不良反应发生率与肝功能正常患者相似。然而，药动学研究表明奎奴普丁/达福普汀及其代谢产物在肝功能损害时会发生蓄积。因此，一些国家已将严重肝功能损害列为奎奴普丁/达福普汀的禁忌证，中等程度肝损害时，若无法耐受 7.5mg/kg，应减量至 5mg/kg（相当于奎奴普丁 1.5mg/kg，达福普汀 3.5mg/kg），静脉注射。

制剂

多组分制剂 **Austral.:** Synercid; **Austria:** Synercid†; **Braz.:** Synercid; **Canad.:** Synercid†; **Cz.:** Synercid; **Fin.:** Synercid; **Fr.:** Synercid; **Ger.:** Synercid†; **Gr.:** Synercid; **Hung.:** Synercid; **Irl.:** Synercid; **Israel:** Synercid†; **Ital.:** Synercid; **Neth.:** Synercid; **NZ:** Synercid; **Pol.:** Synercid†; **Port.:** Synercid; **Spain:** Synercid†; **Swed.:** Synercid†; **Switz.:** Synercid†; **UK:** Synercid; **USA:** Synercid.

Ramoplanin (*USAN, rINN*) **雷莫拉宁**

A-16686; MDL-62198; Ramoplanina; Ramoplanine; Ramoplaninum.

Рамопланин

CAS — 76168-82-6.

简介

雷莫拉宁是一种糖肽类抗菌药，其体外抗菌谱与万古霉素（第338页）相似，但作用更强。雷莫拉宁对类杆菌属也有效。其治疗艰难梭菌性腹泻的疗效正处于临床观察中，雷莫拉宁预防耐万古霉素肠球菌寄植患者全身感染的研究也正在进行之中。

1. Farver DK, *et al.* Ramoplanin: a lipoglycodepsipeptide antibiotic. *Ann Pharmacother* 2005; **39:** 863–8.
2. Fulco P, Wenzel RP. Ramoplanin: a topical lipoglycodepsipeptide antibacterial agent. *Expert Rev Anti Infect Ther* 2006; **4:** 939–45.

Retapamulin (*BAN, USAN, rINN*) **瑞他帕林**

Retapamulina; Rétapamuline; Retapamulinum; SB-275833. (3a*S*,4*R*,5*S*,6*S*,8*R*,9*R*,9a*R*,10*R*)-6-Ethenyl-5-hydroxy-4,6,9,10-tetramethyl-1-oxodecahydro-3a,9-propanocyclopenta[8]annulen-8-yl{[(1*R*,3*s*,5*S*)-8-methyl-8-azabicyclo[3.2.1]octan-3-yl]sulfanyl}acetate.

Ретапамулин

$C_{30}H_{47}NO_4S$ = 517.8.

CAS — 224452-66-8.

ATC — D06AX13.

ATC Vet — QD06AX13.

UNII — 4MG6O8991R.

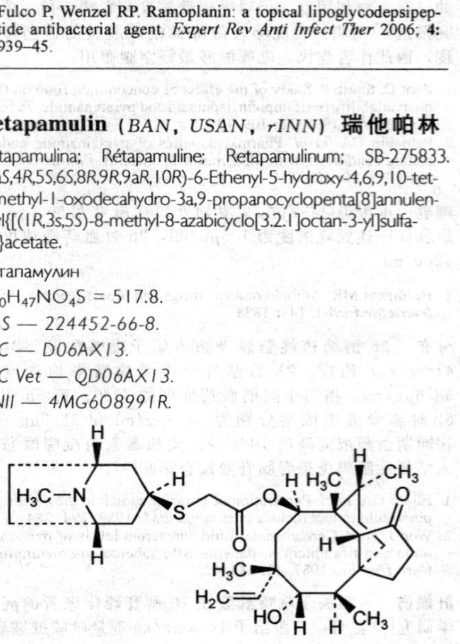

不良反应和注意事项

瑞他帕林通常耐受性很好；报道最多的不良反应是用药部位刺激。其他局部反应如红斑、疼痛和瘙痒很少发生。瑞他帕林软膏含有丁羟甲苯（第1558页），其可引起局部不良反应如接触性皮炎或对眼睛及黏膜的刺激。不应用于脓肿处。

已证明瑞他帕林对耐甲氧西林金黄色葡萄球菌感染无效，不应用于治疗此类感染。

抗菌作用

瑞他帕林是一种抗菌药，通过与核糖体50S亚基结合选择性抑制细菌蛋白质合成。它主要抗菌谱有甲氧西林敏感的金黄色葡萄球菌及链球菌如化脓性链球菌。尽管体外活性试验中瑞他帕林对耐甲氧西林金黄色葡萄球菌有抑菌作用，但在临床研究中其体内活性不足以发挥抑菌作用。

1. Pankuch GA, *et al.* Activity of retapamulin against Streptococcus pyogenes and Staphylococcus aureus evaluated by agar dilution, microdilution, E-test, and disk diffusion methodologies. *Antimicrob Agents Chemother* 2006; **50:** 1727–30.
2. Jones RN, *et al.* Activity of retapamulin (SB-275833), a novel pleuromutilin, against selected resistant Gram-positive cocci. *Antimicrob Agents Chemother* 2006; **50:** 2583–6.
3. Rittenhouse S, *et al.* Selection of retapamulin, a novel pleuromutilin for topical use. *Antimicrob Agents Chemother* 2006; **50:** 3882–5.
4. Champney WS, Rodgers WK. Retapamulin inhibition of translation and 50S ribosomal subunit formation in Staphylococcus aureus cells. *Antimicrob Agents Chemother* 2007; **51:** 3385–7.
5. Woodford N, *et al.* In vitro activity of retapamulin against Staphylococcus aureus isolates resistant to fusidic acid and mupirocin. *J Antimicrob Chemother* 2008; **62:** 766–8.

药动学

局部应用的瑞他帕林只有极少量能被吸收进入全身循环。约有94%与血浆蛋白结合，且在体外可经单加氧化和去甲基化代谢。

用途和用法

瑞他帕林是一种截短侧耳素抗菌药，从截短侧耳素产生菌（*Clitopilus Passeckerianus*）分离得到。它的1%软膏制剂可局部应用于治疗脓疱性皮炎及其他细菌引起的皮肤感染（甲氧西林敏感的金黄色葡萄球菌和化脓性链球菌引起的）。其软膏应每日2次，治疗5天，如果3天内没有改善应重新调整治疗方案。不应涂抹于黏膜。

关于皮肤感染和葡萄球菌感染及其治疗的更多信息，可分别见第184页和第185页。

1. Parish LC, *et al.* Topical retapamulin ointment (1%, wt/wt) twice daily for 5 days versus oral cephalexin twice daily for 10 days in the treatment of secondarily infected dermatitis: results of a randomized controlled trial. *J Am Acad Dermatol* 2006; **55:** 1003–1013.
2. Oranje AP, *et al.* Topical retapamulin ointment, 1%, versus sodium fusidate ointment, 2%, for impetigo: a randomized, observer-blinded, noninferiority study. *Dermatology* 2007; **215:** 331–40.
3. Yang LPH, Keam SJ. Retapamulin: a review of its use in the management of impetigo and other uncomplicated superficial skin infections. *Drugs* 2008; **68:** 855–73.
4. Anonymous. Retapamulin for impetigo and other infections. *Drug Ther Bull* 2008; **46:** 76–9. Correction. *ibid.*; 88.
5. Yang LP, Keam SJ. Spotlight on retapamulin in impetigo and other uncomplicated superficial skin infections. *Am J Clin Dermatol* 2008; **9:** 411–13.
6. Shawar R, *et al.* Topical retapamulin in the management of infected traumatic skin lesions. *Ther Clin Risk Manag* 2009; **5:** 41–9.

制剂

专利制剂

Belg.: Altargo; ***Cz.:*** Altargo; ***Denm.:*** Altargo; ***Ger.:*** Altargo; ***Gr.:*** Altargo; ***Hung.:*** Altargo; ***Irl.:*** Altargo; ***Ital.:*** Altargo; ***Norw.:*** Altargo; ***Pol.:*** Altargo; ***Port.:*** Altargo; ***Spain:*** Altargo; ***Swed.:*** Altargo; ***UK:*** Altargo; ***USA:*** Altabax.

Rifabutin (*BAN, USAN, rINN*) 利福布汀

Ansamicin; Ansamycin; Ansamycinum; Ansamysiini; LM-427; Rifabutiini; Rifabutina; Rifabutinas; Rifabutine; Rifabutinum. (9S,12E,14S,15R,16S,17R,18R,19R,20S,21S,22E,24Z)-6,16,18,20-Tetrahydroxy-1′-isobutyl-14-methoxy-7,9,15,17,19,21,25-heptamethylspiro[9,4-(epoxypentadeca[1,11,13]trienimino)-2H-furo-[2′,3′:7,8]naphth[1,2-d]imidazole-2,4′-piperidine]-5,10,26-(3H,9H)-trione-16-acetate.

Рифабутин

$C_{46}H_{62}N_4O_{11}$ = 847.0.

CAS — 72559-06-9.

ATC — J04AB04.

ATC Vet — QJ04AB04.

UNII — 1W306TDA6S.

Pharmacopoeias. In *Eur.* (see p.vii) and *US.*

Ph. Eur. 6.8（Rifabutin）紫红色无定形粉末，微溶于水和乙醇；溶于甲醇。

USP 33（Rifabutin）一种无定形紫红色粉末，微溶于水；略溶于乙醇；溶于氯仿和甲醇。贮藏温度不超过40℃，避光。

稳定性 有关于利福布汀口服制剂稳定性的研究[1]。

1. Haslam JL, *et al.* Stability of rifabutin in two extemporaneously compounded oral liquids. *Am J Health-Syst Pharm* 1999; **56:** 333–6.

不良反应和注意事项

同利福平（第309页）。

利福布汀通常耐受性良好。最常见的不良反应为皮疹、胃肠功能紊乱及中性粒细胞减少症。剂量每日大于1g时会产生多关节痛-关节炎综合征，还有眼葡萄膜炎，尤其是与克拉霉素及其他大环内酯类或氟康唑合用时容易引起眼葡萄膜炎。有报道长期应用可引起无症状角膜混浊。

严重肝、肾功能损害时应慎用利福布汀。

大多数服用利福布汀的患者会出现皮肤橘黄色色素沉着[1]，尿液可能发生颜色改变[2]。12例给予每日300mg利福布汀治疗克罗恩病的患者中有2例出现流感样综合征[3]，15例HIV感染患者随着利福布汀剂量增加有8例出现流感样综合征[2]，而16例HIV感染患者持续用利福布汀治疗有1例出现流感样综合征[1]。

其他不良反应有肝炎[1]、白细胞减少症[2]（包括中性粒细胞减少症[4]）、上腹痛[3]、皮疹[3]、红斑[2]和味觉丧失[5]。

2例儿童服用利福布汀每日剂量为6.5mg/kg时有1例出现皮疹、发热和呕吐[6]。

1. Siegal FP, *et al.* Dose-limiting toxicity of rifabutin in AIDS-related complex: syndrome of arthralgia/arthritis. *AIDS* 1990; **4:** 433–41.
2. Torseth J, *et al.* Evaluation of the antiviral effect of rifabutin in AIDS-related complex. *J Infect Dis* 1989; **159:** 1115–18.
3. Basilisco G, *et al.* Controlled trial of rifabutin in Crohn's disease. *Curr Ther Res* 1989; **46:** 245–50.
4. Apseloff G, *et al.* Severe neutropenia caused by recommended prophylactic doses of rifabutin. *Lancet* 1996; **348:** 685.
5. Morris JT, Kelly JW. Rifabutin-induced ageusia. *Ann Intern Med* 1993; **119:** 171–2.
6. Levin RH, Bolinger AM. Treatment of nontuberculous mycobacterial infections in pediatric patients. *Clin Pharm* 1988; **7:** 545–51.

对眼的影响 部分患者在使用利福布汀治疗数周或数月后可能出现眼葡萄膜炎，通常需要停药并采用局部或全身皮质激素和睫状肌麻痹剂治疗[1]。在1994年英国CSM注意到已有48份关于服用利福布汀引起眼葡萄膜炎的报道[2]。这些患者大多数也同时使用克拉霉素治疗AIDS相关的鸟型分枝杆菌复合体（MAC）感染和氟康唑治疗（详见下文**药物相互作用**项下内容）。

据报道在应用大环内酯类和三唑类抗真菌剂治疗的MAC感染患者将利福布汀剂量减少到每日300mg[2,3]取得了满意的疗效[4]。据报道[5]在4名使用利福布汀的活动性结核患者中出现了全葡萄膜炎和视网膜脉管炎；并认为这是因结核分枝杆菌激活免疫系统及患者的低体重引起的。

利福布汀引起的眼葡萄膜炎较少报道于儿童，这可能是由于儿童较少注意到或抱怨视力改变，因此建议在其使用利福布汀时监测视力[6]。

1. Tseng AL, Walmsley SL. Rifabutin-associated uveitis. *Ann Pharmacother* 1995; **29:** 1149–55.
2. CSM. Rifabutin (Mycobutin)—uveitis. *Current Problems* 1994; **20:** 4.
3. CSM. Revised indications and drug interactions of rifabutin. *Current Problems* 1997; **23:** 14.
4. Shafran SD, *et al.* A comparison of two regimens for the treatment of Mycobacterium avium complex bacteremia in AIDS; rifabutin, ethambutol, and clarithromycin versus rifampin, ethambutol, clofazimine, and ciprofloxacin. *N Engl J Med* 1996; **335:** 377–83.
5. Skolik S, *et al.* Rifabutin-associated panuveitis with retinal vasculitis in pulmonary tuberculosis. *Ocul Immunol Inflamm* 2005; **13:** 483–5.
6. Olesen HH, Krag S. Rifabutin-associated uveitis in a child. *Pediatr Infect Dis J* 2005; **24:** 1023–5.

对关节的影响 在一项对初始剂量的研究[1]中，10名单独使用利福布汀且剂量大于1g的患者中有9名发生了多发性关节炎综合征。在每日剂量小于1g的患者中未发生综合征，且停药后症状消失。2名每日剂量为1.8g且伴有多发性关节炎综合征的患者，之后发展为眼葡萄膜炎（还可见上文**对眼的影响**）及溃疡性口炎。然而一项更新的研究[2]及案例[3]报道，在采用多药联合方案治疗MAC复合体感染时，给予利福布汀每日300～600mg以及大环内酯类（阿奇霉素或克拉霉素），之后发生了多发性关节炎综合征。大环内酯类抑制了细胞色素P450同工酶而导致利福布汀浓度升高，有人建议与大环内酯类合用时利福布汀每日最大剂量应为300mg[2]。更高剂量每日450～600mg可考虑用于体型大的患者或那些低剂量初始治疗无效的患者。

1. Siegal FP, *et al.* Dose-limiting toxicity of rifabutin in AIDS-related complex: syndrome of arthralgia/arthritis. *AIDS* 1990; **4:** 433–41.
2. Griffith DE, *et al.* Adverse events associated with high-dose rifabutin in macrolide-containing regimens for the treatment of Mycobacterium avium complex lung disease. *Clin Infect Dis* 1995; **21:** 594–8.
3. Le Gars L, *et al.* Polyarthralgia-arthritis syndrome induced by low doses of rifabutin. *J Rheumatol* 1999; **26:** 1201–2.

药物相互作用

同利福平（第309页）。

利福布汀可以通过诱导肝微粒体酶（细胞色素P450同工酶CYP3A4）而加速很多药物的代谢。它的诱导作用低于利福平，但有相似的药物相互作用。与其他同工酶的诱导剂或抑制剂合用时会改变利福布汀的血药浓度，很可能引起不良反应。

克拉霉素（可能也包括其他大环内酯类）和氟康唑可以提高利福布汀的血药浓度而导致利福布汀的毒性增加，尤其是眼葡萄膜炎（详见上文**对眼的影响**）、中性粒细胞减少症和多发性关节炎综合征（见上文**对关节的影响**项下）。

一些关于影响利福布汀活性的相互作用的讨论，见下文。

1. Baciewicz AM, *et al.* Update on rifampin and rifabutin drug interactions. *Am J Med Sci* 2008; **335:** 126–36.

抗菌药 详见上文**对眼的影响**项下内容。利福布汀治疗发生眼葡萄膜炎的大多数患者同时也接受了克拉霉素治疗，且多发性关节炎综合征可能与此有关（见上文**对关节的影响**）。在一项对AIDs患者鸟型分枝杆菌复合体感染的研究表明[1]：在接受利福布汀、乙胺丁醇和克拉霉素治疗的患者中，有的患者发生眼葡萄膜炎，有的患者发生假性黄疸，有的患者发生了上述两种不良反应。而在接受利福布汀、乙胺丁醇、环丙沙星和氯苯吩嗪治疗的患者却没有发生上述不良反应。在对一组类似患者群体[2]暴发性眼葡萄膜炎的回顾性研究中也发现克拉霉素是眼葡萄膜炎发生的危险因素，并呈现出一种剂量效应关系。但是该研究病例数较少。一组26例患者分别接受利福布汀联用克拉霉素或利福布汀联用阿奇霉素治疗的研究中[3]，两组不良反应的严重度大体相似，虽然两例眼葡萄膜炎均发生在利福布汀联用克拉霉素组。

药动学研究显示同时使用克拉霉素会提高利福布汀的血药浓度。一项对健康志愿者[4]的药动学研究因为不良反应的发生率高而被迫提前终止，这些不良反应包括：中性粒细胞减少症、发热和肌痛，尤其见于利福布汀与克拉霉素或阿奇霉素联用的患者。利福布汀和其25-*O*-脱乙酰基代谢产物的血药浓度在利福布汀与克拉霉素联用组比单用利福布汀组分别高出4倍和37倍。血药浓度不受阿奇霉素影响。在HIV感染者[5]也观察到类似的克拉霉素对利福布汀血药浓度的影响，而克拉霉素的浓度则有所降低。一项关于患或不患HIV感染的患者使用利福布汀和阿奇霉素的耐受性及药物代谢相互作用的研究[6]发现，二者之间没有显著的相互作用；然而对二者联合使用的耐受性很差，这主要是由于胃肠道反应及中性粒细胞减少症发生率高。

1. Shafran SD, *et al.* Uveitis and pseudojaundice during a regimen of clarithromycin, rifabutin, and ethambutol. *N Engl J Med* 1994; **330:** 438–9.
2. Kelleher P, *et al.* Uveitis associated with rifabutin and macrolide therapy for Mycobacterium avium intracellulare infection in AIDS patients. *Genitourin Med* 1996; **72:** 419–21.
3. Griffith DE, *et al.* Adverse events associated with high-dose rifabutin in macrolide-containing regimens for the treatment of Mycobacterium avium complex lung disease. *Clin Infect Dis* 1995; **21:** 594–8.
4. Apseloff G, *et al.* Comparison of azithromycin and clarithromycin in their interactions with rifabutin in healthy volunteers. *J Clin Pharmacol* 1998; **38:** 830–5.
5. Hafner R, *et al.* Tolerance and pharmacokinetic interactions of rifabutin and clarithromycin in human immunodeficiency virus-

infected volunteers. *Antimicrob Agents Chemother* 1998; **42:** 631–9.
6. Hafner R, *et al.* Tolerance and pharmacokinetic interactions of rifabutin and azithromycin. *Antimicrob Agents Chemother* 2001; **45:** 1572–7.

抗真菌药 三唑类抗真菌药会增加利福布汀浓度，并增加患者出现利福布汀不良反应的风险，尤其是眼葡萄膜炎（见上文**对眼的影响**）。利福布汀还会显著降低伊曲康唑、泊沙康唑和伏立康唑的血浆浓度，但对氟康唑的代谢没有影响。

12 例 HIV 感染者接受氟康唑治疗时，利福布汀和其活性 25-脱乙酰基代谢产物的药-时曲线下面积（AUC）分别增加了 82%和 216%[1]。另一项[2]对 10 名 HIV 患者的研究发现氟康唑可使 AUC 增加 76%，若同时合用克拉霉素则增加 152%。接受伊曲康唑治疗发生眼葡萄膜炎的患者，利福布汀的血药浓度也是升高的[3]。其相互作用机制不明，但可能与微粒体细胞色素 P450 同工酶 CYP3A4 有关（详见下文**药动学**项下内容）。

1. Trapnell CB, *et al.* Increased plasma rifabutin levels with concomitant fluconazole therapy in HIV-infected patients. *Ann Intern Med* 1996; **124:** 573–6.
2. Jordan MK, *et al.* Effects of fluconazole and clarithromycin on rifabutin and 25-O-desacetylrifabutin pharmacokinetics. *Antimicrob Agents Chemother* 2000; **44:** 2170–2.
3. Lefort A, *et al.* Uveitis associated with rifabutin prophylaxis and itraconazole therapy. *Ann Intern Med* 1996; **125:** 939–40.

抗病毒药 利福布汀可替代利福平用于治疗结核病[1,2]。它对无增效的 HIV-蛋白酶抑制药（除茚地那韦、奈非那韦和沙奎那韦外）和利托那韦增效的 HIV-蛋白酶抑制药的血清浓度影响不大，但有报道表示它可增加利托那韦-洛匹那韦的血药浓度（见第862页）。然而，HIV-蛋白酶抑制药（尤其是用利托那韦增效的蛋白酶抑制药）会显著增加利福布汀的血清浓度及毒性。因此利福布汀在与 HIV-蛋白酶抑制药合用时常需较小剂量（见下文**用途**项下**结核病和 HIV 感染**）。利福布汀不应与无增效的沙奎那韦合用；但同时应用利托那韦增效时，沙奎那韦可与利福布汀合用[2]。与利福布汀合用时茚地那韦的剂量需增加[2]。

合用 *NNRTIs* 时利福布汀的血清浓度可能增加或减少。然而，使用依曲韦林和奈韦拉平的患者通常不需要调整利福布汀的剂量。对正使用地拉韦啶的患者，及使用依法韦仑联合利托那韦-达鲁那韦或利托那韦-沙奎那韦的患者，不推荐使用利福布汀。正使用依法韦仑的患者，其利福布汀的剂量应增加至少 50%（见下文**用途**项下**结核病和 HIV 感染**）。

与整合酶抑制药拉替拉韦或 CCR-5 受体拮抗药马拉韦克合用时没有临床相互作用[2]。与 HIV-蛋白酶抑制药相互作用的更多信息见**抗病毒药**中的表 1，第883页；与 NNRTIs 的相互作用见表 2，第914页。

虽然有报道称利福布汀可以减少齐多夫定的血药浓度，但研究表明这种效应并不明显（第881页）。利福布汀的注册药品信息指出齐多夫定血药浓度的减少幅度没有临床意义。

1. Pozniak AL, *et al.* British HIV Association. BHIVA treatment guidelines for TB/HIV infection, February 2005. Available at: http://www.bhiva.org/documents/Guidelines/TB/TB_HIV_FINAL2005.pdf (accessed 16/07/10)
2. CDC. Managing Drug Interactions in the Treatment of HIV-Related Tuberculosis (issued December 2007). Available at: http://www.cdc.gov/tb/publications/guidelines/TB_HIV_Drugs/PDF/tbhiv.pdf (accessed 16/07/10)

抗菌作用

利福布汀的抗菌作用与利福平类似（第310页），然而，大多数研究都集中在抗分枝杆菌活性方面。利福布汀与利福平普遍存在交叉耐药。

抗分枝杆菌活性 利福布汀对大多数种类的分枝杆菌具有抗菌活性。由于具有良好的药动学特征和持久的抗生素后效应，其体内抗菌活性优于体外抗菌活性[1]。

动物实验标明[2]：利福布汀对麻风分枝杆菌有效（包括利福平耐药株[3]）。体外实验证实利福布汀和司帕沙星具有协同抗麻风分枝杆菌作用[4]。

1. Kunin CM. Antimicrobial activity of rifabutin. *Clin Infect Dis* 1996; **22** (suppl 1): S3–S14.
2. Hastings RC, Jacobson RR. Activity of ansamycin against Mycobacterium leprae in mice. *Lancet* 1983; **ii:** 1079–80. Correction. *ibid.*; 1210.
3. Hastings RC, *et al.* Ansamycin activity against rifampicin-resistant Mycobacterium leprae. *Lancet* 1984; **i:** 1130.
4. Dhople AM, Ibanez MA. In-vitro activity of three new fluoroquinolones and synergy with ansamycins against Mycobacterium leprae. *J Antimicrob Chemother* 1993; **32:** 445–51.

耐药性 从 2 例接受利福布汀预防鸟分枝杆菌复合体感染患者体内分离出结核分枝杆菌利福平耐药株[1,2]，因此，在用利福布汀预防前应除外结核分枝杆菌。

据报道：在 1 例接受利福布汀治疗的患者体内分离出堪萨斯分枝杆菌利福平耐药株[3]。

HIV 感染患者应用利福布汀间歇性治疗（每周 1 次或 2 次）活动性结核病发生了获得性耐药[4,5]。CDC 建议在强化治疗期应当每日用药，而在维持治疗期可以每日给药或每周 3 次给药。

1. Weltman AC, *et al.* Rifampicin-resistant Mycobacterium tuberculosis. *Lancet* 1995; **345:** 1513.
2. Bishai WR, *et al.* Brief report: rifampin-resistant tuberculosis in a patient receiving rifabutin prophylaxis. *N Engl J Med* 1996; **334:** 1573–6.
3. Meynard JL, *et al.* Rifampin-resistant Mycobacterium kansasii infection in a patient with AIDS who was receiving rifabutin. *Clin Infect Dis* 1997; **24:** 1262–3.
4. CDC. Notice to readers: acquired rifamycin resistance in persons with advanced HIV disease being treated for active tuberculosis with intermittent rifamycin-based regimens. *MMWR* 2002; **51:** 214–15.
5. Burman W, *et al.* Acquired rifamycin resistance with twice-weekly treatment of HIV-related tuberculosis. *Am J Respir Crit Care Med* 2006; **173:** 350–6.

药动学

利福布汀可通过胃肠道快速但不完全吸收，据报道口服 300mg 2～4h 后血浆峰浓度为 250～600ng/ml；剂量加倍可增加血浆浓度峰值。食物会延迟吸收但不会减少吸收程度。利福布汀的血浆蛋白结合率为 70%。利福布汀具有亲脂性，在人体组织和体液中广泛分布。

利福布汀通过细胞色素 P450 同工酶 CYP3A4 在肝内快速代谢，主要活性代谢产物为 25-*O*-脱乙酰基利福布汀和 31- OH-利福布汀。由于其对自身代谢的诱导作用，在连续 4 周的治疗后其曲线下面积低于最初治疗时。

服用剂量的 53%从尿液排出，其中主要为代谢产物，服用剂量的 30%从粪便排出。据报道利福布汀的半衰期为 16～69h，平均值为 40h。

1. Skinner MH, *et al.* Pharmacokinetics of rifabutin. *Antimicrob Agents Chemother* 1989; **33:** 1237–41.

HIV 感染患者 在 HIV 感染及结核病患者中可能出现对利福布汀和其他抗结核药吸收不良的情况，这可能导致获得性耐药并使抗结核疗效变差。更多关于 HIV 感染患者对抗结核药吸收的信息，见**利福平**项下**药动学**，第311页。

肝肾功能正常的 HIV 感染者利福布汀药动学研究表明[1]：利福布汀的药动学参数符合二室模型。利福布汀从胃肠道吸收快，但不完全。生物利用度差，研究的第 1 天为 20%，第 28 天为 12%。口服利福布汀 300mg、600mg、900mg，平均 2～3h 后达到血药峰浓度，分别为 350ng/ml、500ng/ml、900ng/ml。口服利福布汀 600mg，每日 2 次后血浆峰浓度和谷浓度分别为 900ng/ml 和 200ng/ml。70%的利福布汀与血浆蛋白结合。重复给药后药时曲线下面积逐步递减可能与利福布汀诱导肝药酶有关。据报道利福布汀在体内分布广泛，表观分布容积达 8～9L/kg，平均终末半衰期为 32～38h。

这项研究[1]还显示：利福布汀的主要代谢产物 25-脱乙酰基利福布汀仅占 10%。口服给药后仅 4%的利福布汀原药经尿排泄，静脉给药时为 6%～14%。静脉给药后 72h 内利福布汀及其代谢产物的尿总排泄率为 44%，经粪便的总排泄率为 30%～49%。

据报道一例结核患者[2]用利福布汀每日 450mg 治疗达稳态血药浓度时，其峰、谷浓度分别为 900ng/ml 和 200ng/ml。这些数据与以前报道的利福布汀 600mg，每日 2 次相当[1]。早期研究表明利福布汀存在相当大的个体差异。

5 例 AIDs 患者[3]用利福布汀每日 450mg 治疗，其脑脊液浓度为同期血药浓度的 36%～70%。

1. Skinner MH, *et al.* Pharmacokinetics of rifabutin. *Antimicrob Agents Chemother* 1989; **33:** 1237–41.
2. Gillespie SH, *et al.* The serum rifabutin concentrations in a patient successfully treated for multi-resistant mycobacterium tuberculosis infection. *J Antimicrob Chemother* 1990; **25:** 490–1. Correction. *ibid.* 1991; **27:** 877.
3. Siegal FP, *et al.* Dose-limiting toxicity of rifabutin in AIDS-related complex: syndrome of arthralgia/arthritis. *AIDS* 1990; **4:** 433–41.

代谢 利用肝和肠上皮细胞微粒体酶进行的体外研究鉴定出利福布汀有 5 种代谢产物[1]。除 25-*O*-脱乙酰基利福布汀外，微粒体细胞色素 p450 同工酶 CYP3A4 与其他代谢产物有关。利福布汀脱乙酰基由微粒体胆碱酯酶调节[1]，虽然另一项研究[2]显示 25-*O*-脱乙酰基利福布汀的进一步代谢也需要 CYP3A4 的参与。该研究[1]也表明肠上皮细胞 CYP3A4 对利福布汀的初步代谢会对其系统代谢造成显著的影响（导致生物利用度的下降），并对利福布汀与吡咯类抗真菌药和大环内酯类药物的相互作用造成显著影响（见上文）。

1. Iatsimirskaia E, *et al.* Metabolism of rifabutin in human enterocyte and liver microsomes: kinetic parameters, identification of enzyme systems, and drug interactions with macrolides and antifungal agents. *Clin Pharmacol Ther* 1997; **61:** 554–62.
2. Trapnell CB, *et al.* Metabolism of rifabutin and its 25-desacetyl metabolite, LM565, by human liver microsomes and recombinant human cytochrome P-450 3A4: relevance to clinical interaction with fluconazole. *Antimicrob Agents Chemother* 1997; **41:** 924–6.

用途和用法

利福布汀是一种利福霉素类抗菌药，用于免疫缺损患者鸟分枝杆菌复合体（MAC）感染的预防，它也用于机会性非结核分枝杆菌感染（包括 MAC 引起的感染）（第172页）和结核的治疗（第187页）。当用于治疗时，利福布汀同利福平一样，需要与其他抗菌药联用以防止耐药性的发生。

利福布汀每日口服单剂给药，预防 MAC 感染的剂量是每日 300mg。治疗非结核分枝杆菌感染剂量是每日 450～600mg（多种药物联用），疗程结核菌培养阴性后 6 个月。治疗肺结核病剂量是每日 300mg（多种药物联用），疗程至少 6 个月；也可间断给药，通常每周 3 次，代替每日用量。

儿童的详细剂量见下文。

对于同时接受大环内酯类药物或吡咯类抗真菌药治疗的患者，利福布汀剂量应减少到每日 300mg（详见上文**不良反应**项下的**对眼的影响**）。接受 HIV-蛋白酶抑制药治疗的患者（详见下文**结核病**）和有严重肾功能损害的患者（见下文）也应当做剂量调整。

1. Brogden RN, Fitton A. Rifabutin: a review of its antimicrobial activity, pharmacokinetic properties and therapeutic efficacy. *Drugs* 1994; **47:** 983–1009.
2. Anonymous. Rifabutin. *Tuberculosis (Edinb)* 2008; **88:** 145–7.

儿童用法 为预防 HIV 感染且 CD4＋计数低的婴幼儿的 MAC，American Academy of Pediatrics（AAP）[1]建议 6 岁以上儿童可口服利福布汀每日 5 mg/kg；*BNFC 2010/11* 建议对于 1 岁以上儿童即可给予上述剂量，而 12 岁以上者可给予成人常用剂量（见上文的**用途和用法**）。利福布汀每日最大口服剂量为 300mg。

治疗 1 个月～12 岁儿童的非结核分枝杆菌病，*BNFC 2010/11* 建议作为多药方案的一部分可口服利福布汀 5mg/kg，每日 1 次，直至培养结果阴性后 6 个月；12 岁以上者可给予成人常用剂量。

治疗 12 岁以上者的结核病时，*BNFC 2010/11* 建议作为多药方案的一部分给予利福布汀 150～450mg 每日 1 次，至少 6 个月。

1. American Academy of Pediatrics. *2009 Red Book: Report of the Committee on Infectious Diseases*, 28th ed. Elk Grove Village, Illinois, USA: American Academy of Pediatrics, 2009.

在肾损伤中的用法 严重肾功能损害的患者利福布汀剂量应当减半（肌酐清除率小于 30ml/min）。

隐孢子虫病 利福布汀可以预防隐孢子虫感染（第793页）。

鸟分枝杆菌复合体（MAC）感染 接受抗逆转录病毒药物治疗的 HIV 感染者发生 MAC 感染时，利福布汀应相应作剂量调整（详见下文**结核病**项下内容）。

消化性溃疡病 关于使用利福布汀根除幽门螺杆菌见第1624页。

1. Borody TJ, *et al.* Efficacy and safety of rifabutin-containing 'rescue therapy' for resistant Helicobacter pylori infection. *Aliment Pharmacol Ther* 2006; **23:** 481–8. Correction. *ibid.*; **24:** 439.
2. Miehlke S, *et al.* Randomized trial of rifabutin-based triple therapy and high-dose dual therapy for rescue treatment of Helicobacter pylori resistant to both metronidazole and clarithromycin. *Aliment Pharmacol Ther* 2006; **24:** 395–403.
3. González Carro P, *et al.* Efficacy of rifabutin-based triple therapy in Helicobacter pylori infected patients after two standard treatments. *J Gastroenterol Hepatol* 2007; **22:** 60–3.
4. Navarro-Jarabo JM, *et al.* Efficacy of rifabutin-based triple therapy as second-line treatment to eradicate helicobacter pylori infection. *BMC Gastroenterol* 2007; **7:** 31. Available at: http://www.biomedcentral.com/1471-230X/7/31 (accessed 12/11/07)

弓形虫病 有报道[1]一例 AIDs 相关刚地弓形虫脑炎患者用利福布汀和乙胺嘧啶治疗取得了良好的疗效，该患者对常用的磺胺类药物和克林霉素过敏（第795页）。

1. Schürmann D, *et al.* Rifabutin appears to be a promising agent for combination treatment of AIDS-related toxoplasma encephalitis. *J Infect* 1998; **36:** 352–3.

结核病和 HIV 感染 一项系统性综述[1]指出，尽管没有证据支持在抗结核方案中可用利福布汀广泛替代利福平，且在这些研究中患者代表性不足；但 HIV 患者还是很可能从利福布汀中获益，因为替代为利福布汀后与抗逆转录病毒治疗的相互作用的风险会降低。然而利福布汀已替代利福平用于短程治疗使用抗逆转录病毒药治疗 HIV 感染的结核患者，且对于不能服用依法韦仑的患者为首选药[2,3]。不过经常需要调整剂量；另外，有些剂剂不应使用，尤其是利福布汀联合地拉韦啶或单独的沙奎那韦，而可使用利福布汀联合利托那韦增效的沙奎那韦。

- 使用利托那韦增效的 HIV-蛋白酶抑制药的患者，利福布汀的剂量应大幅减少，由每日 300mg 或间歇给药调整至隔日 150mg 或每周 3 次给药。
- 使用未增效的阿扎那韦的患者，利福布汀的剂量应大幅减少，由每日 300mg 或间歇给药调整至隔日 150mg 或每周 3 次给药。
- 使用未增效的安泼那韦、福沙那韦、茚地那韦或奈非那韦的患者，利福布汀的剂量应由 300mg 减少至 150mg，而间歇疗法的剂量应为 300mg 每周 3 次。茚地那韦的剂量可能需要增加。
- 使用依法韦仑的患者，利福布汀的剂量应由每日或间歇给药 300mg 增加至 450～600mg 每日 1 次或每周 3 次。
- 使用奈韦拉平或依曲韦林的患者，利福布汀给予常用剂量（每日 300mg 或 300mg 每周 3 次）；利福布汀不应用于使用依曲韦林联合利托那韦增效的达鲁那韦或利托那韦增效的沙奎那韦的患者。

1. Davies GR, *et al.* Rifabutin for treating pulmonary tuberculosis. Available in The Cochrane Database of Systematic Reviews; Issue 4. Chichester: John Wiley; 2007 (accessed 08/07/09).
2. CDC. Managing Drug Interactions in the Treatment of HIV-Related Tuberculosis (issued December 2007). Available at: http://www.cdc.gov/tb/publications/guidelines/TB_HIV_Drugs/PDF/tbhiv.pdf (accessed 16/07/10)
3. Pozniak AL, *et al.* British HIV Association. BHIVA treatment guidelines for TB/HIV infection, February 2005. Available at: http://www.bhiva.org/documents/Guidelines/TB/TB_HIV_FINAL2005.pdf (accessed 16/07/10)

制剂

USP 33: Rifabutin Capsules.

专利制剂

Austral.: Mycobutin; ***Austria:*** Mycobutin; ***Belg.:*** Mycobutin; ***Canad.:*** Mycobutin; ***Cz.:*** Mycobutin; ***Fin.:*** Ansatipin; ***Fr.:*** Ansatipine; ***Ger.:*** Alfacid†; Mycobutin†; ***Gr.:*** Ansatipin; Mycobutin; ***Hong Kong:*** Mycobutin; ***Irl.:*** Mycobutin; ***Israel:*** Mycobutin; ***Ital.:*** Mycobutin; ***Neth.:*** Mycobutin; ***NZ:*** Mycobutin; ***Port.:*** Mycobutin; ***Rus.:*** Mycobutin (Микобутин); ***S.Afr.:*** Mycobutin; ***Spain:*** Ansatipin; ***Swed.:*** Ansatipin; ***Switz.:*** Mycobutin; ***Turk.:*** Mycobutin; ***UK:*** Mycobutin; ***Ukr.:*** Mycobutin (Микобутин); ***USA:*** Mycobutin.

Rifampicin (*BAN*, *rINN*) 利福平

Ba-41166/E; L-5103; NSC-113926; Rifaldazine; Rifampicina; Rifampicinas; Rifampicine; Rifampicinum; Rifampin *(USAN)*; Rifampisiini; Rifampisin; Rifamycin AMP; Ryfampicyna. 3-(4-Methylpiperazin-1-yliminomethyl)rifamycin SV; (12*Z*,14*E*,24*E*)-(2*S*,16*S*,17*S*,18*R*,19*R*,20*R*,21*S*,22*R*,23*S*)-1,2-Dihydro-5,6,9,17,19-pentahydroxy-23-methoxy-2,4,12,16,18,20,22-heptamethyl-8-(4-methylpiperazin-1-yliminomethyl)-1,11-dioxo-2,7-(epoxypentadeca[1,11,13]trienimino)naphtho[2,1-*b*]furan-21-yl acetate.

Рифампицин

$C_{43}H_{58}N_4O_{12}$ = 822.9.

CAS — 13292-46-1.

ATC — J04AB02.

ATC Vet — QJ04AB02; QJ54AB02.

UNII — VJT6J7R4TR.

Pharmacopoeias. In *Chin.*, *Eur.* (see p.vii), *Int.*, *Jpn*, *US*, and *Viet.*

Ph. Eur. 6. 8（Rifampicin）棕红色结晶粉末。微溶于水、酒精和乙酮；可溶于甲醇。1%悬浮液的 pH 值为 4.5～6.5。室温贮藏（不超过 25℃）于氮气密闭容器中。避光。

USP 33（Rifampin）棕红色结晶粉末。微溶于水；易溶于氯仿；可溶于醋酸乙酯和甲醇。1%悬浮液的 pH 值为 4.5～6.5。室温贮藏（不超过 40℃）于密闭容器中。避光。

不良反应

通常利福平有良好的耐受性。不良反应在间歇治疗或者是中断治疗后重新开始用药时更常见。

有些患者在每日用药或间断用药后 2～3h 会出现皮肤综合征，诸如面部潮红、瘙痒、皮疹，罕见眼部不适。间歇用药过程中还会出现一种流感样综合征，表现为发热、寒战、头痛、眩晕、骨痛、气短和疲倦。通常在间歇治疗 3～6 个月后发生，特别是每周 1 次服用剂量大于或等于 25mg/kg 时常见；超敏反应或休克罕见。

胃肠道的不良反应包括恶心、呕吐、食欲缺乏、腹泻和腹部不适。空腹服用有利于吸收，但餐后服药可减少胃肠道反应。有报道假膜性肠炎的发生。利福平可导致肝功能暂时异常及肝炎的发生。偶尔有因肝毒性致死的报道（参见下文**对肝脏的影响**项下内容）。

利福平可造成血小板减少或紫癜，通常发生在间歇用药时，一旦发生即严禁继续使用该药。其他血液系统的不良反应包括嗜酸性细胞增多，白细胞减少和溶血性贫血。

肾功能的改变和肾功能衰竭也有发生，特别是间歇治疗期间。有报道月经紊乱的发生。

神经系统的不良反应包括头痛、嗜睡、共济失调、头晕和麻木。

有报道发生水肿、肌病和肌肉无力。

长时间静脉内输液可发生血栓性静脉炎。静脉输液期间发生外渗可造成局部刺激和炎症。

利福平可使尿液、粪便、汗液、唾液、痰液、泪液和其他体液变为橘红色，这是无害的。隐形眼镜可能被永久染色。

对血液的影响 患者服用利福平时可出现血小板减少，通常发生在间歇治疗期间，而且很可能患者有免疫系统的问题。血小板计数可能在单剂给药后的 3h 下降，如果及时中断治疗，则在 36h 内恢复正常[1]。如果已中止治疗的患者重新用药，那也会有血小板减少的风险[2]。有报道第一次服用利福平预防脑膜炎的患者也会发生血小板减少[3]。有报道[4]一名患者在口服利福平并静脉注射万古霉素治疗甲氧西林耐药金黄色葡萄球菌感染后发生了血栓性血小板减少性紫癜。出现血小板减少性紫癜后未停用利福平或在曾出现紫癜再次使用利福平的患者[1]易出现致死性危险。但是有报道当患者发生的血小板减少症没有利福平依赖性抗体时，可成功的再次使用利福平[5]。

曾有服用利福平的患者发生与血小板减少无关的口腔出血[6]。另可出现白细胞减少[7,8]、溶血或溶血性贫血[9]，以及红细胞性贫血[10]。在接受间歇性治疗的患者中有发生 DIC 的报道[11]。在一组住院结核患者接受包括利福平的标准治疗时，深静脉血栓的发生率有增加[12]，但其他住院患者的资料并不支持利福平会导致这一不良反应[13]。

1. Girling DJ. Adverse effects of antituberculosis drugs. *Drugs* 1982; **23:** 56–74.
2. Burnette PK, *et al.* Rifampin-associated thrombocytopenia secondary to poor compliance. *Drug Intell Clin Pharm* 1989; **23:** 382–4.
3. Hall AP, *et al.* New hazard of meningococcal chemoprophylaxis. *J Antimicrob Chemother* 1993; **31:** 451.
4. Gupta R, Wargo KA. Rifampin-induced thrombotic thrombocytopenic purpura. *Ann Pharmacother* 2005; **39:** 1761–2.
5. Bhasin DK, *et al.* Can rifampicin be restarted in patients with rifampicin-induced thrombocytopenia? *Tubercle* 1991; **72:** 306–7.
6. Sule RR. An unusual reaction to rifampicin in a once monthly dose. *Lepr Rev* 1996; **67:** 227–33.
7. Van Assendelft AHW. Leucopenia in rifampicin chemotherapy. *J Antimicrob Chemother* 1985; **16:** 407–8.
8. Vijayakumaran P, *et al.* Leucocytopenia after rifampicin and ofloxacin therapy in leprosy. *Lepr Rev* 1997; **68:** 10–15.
9. Lakshminarayan S, *et al.* Massive haemolysis caused by rifampicin. *BMJ* 1973; **2:** 282–3.
10. Mariette X, *et al.* Rifampicin-induced pure red cell aplasia. *Am J Med* 1989; **87:** 459–60.
11. Souza CS, *et al.* Disseminated intravascular coagulopathy as an adverse reaction to intermittent rifampin schedule in the treatment of leprosy. *Int J Lepr* 1997; **65:** 366–71.
12. White NW. Venous thrombosis and rifampicin. *Lancet* 1989; **ii:** 434–5.
13. Cowie RL, *et al.* Deep-vein thrombosis and pulmonary tuberculosis. *Lancet* 1989; **ii:** 1397.

对胃肠道的影响 除了胃肠道不耐受的一些症状外，还有患者发生胃肠道出血、糜烂性胃炎[1]、溃疡性结肠炎[2]和嗜酸性粒细胞增多性结肠炎[3]的报道。

1. Zargar SA, *et al.* Rifampicin-induced upper gastrointestinal bleeding. *Postgrad Med J* 1990; **66:** 310–11.
2. Tajima A, *et al.* Rifampicin-associated ulcerative colitis. *Ann Intern Med* 1992; **116:** 778–9.
3. Lange P, *et al.* Eosinophilic colitis due to rifampicin. *Lancet* 1994; **344:** 1296–7.

对肝脏的影响 在用利福平和其他一线抗结核药抗结核治疗的早期阶段常出现短暂的肝功能异常，但有时候会发生更严重的**肝毒性**，可能需要改变治疗方案。药物性肝损害通常发生于治疗开始的几周内，可能难以鉴别是哪一种或哪几种药物引起。利福平肝毒性的潜在风险要低于异烟肼和吡嗪酰胺[1]。

肝毒性**危险因素**包括酗酒、高龄、女性、营养不良、HIV 感染和慢性乙型肝炎及丙型肝炎[1]。

使用异烟肼、利福平和吡嗪酰胺在疾病活动期初始治疗的患者，其严重肝毒性的发生率要低于使用利福平和吡嗪酰胺治疗潜伏性结核感染 2 个月的患者。治疗潜伏性结核时使用利福平加吡嗪酰胺的方案比起单独使用异烟肼治疗 6 个月有更高的严重肝毒性发病率[2]。在一项 HIV 阴性为主的人群研究中[2~6]，一些严重和致死性肝毒性与利福平和吡嗪酰胺的联合用药治疗潜伏性结核有关。在美国，CDC 和 American Thoracic Society[7]目前推荐利福平和吡嗪酰胺的联合方案不应用于潜伏性结核患者。然而，一项对预防结核病（包括 HIV 感染者）的评价研究[8]表明，在使用利福平加吡嗪酰胺以及使用异烟肼的患者中很少出现肝毒性。

Joint Tuberculosis Committee of the British Thoracic Society[9]公开推荐应对所有患者测定其初始肝功能，已有肝病的患者应规律性**监测**。他们提出了关于肝功能恶化后的处理，并且指南提示当肝功能恢复正常后可再重新进行适当的抗结核治疗。美国也有相似的指南[10,11]。

更多关于抗结核药引起肝毒性的信息参见**异烟肼**项下（第273页）和**吡嗪酰胺**项下（第304页）的**对肝脏的影响**。

有报道治疗原发性胆汁性肝硬化的瘙痒时，在没有使用其他肝毒性药物的情况下，服用利福平的患者也可出现肝炎和肝功能失常[12]。

1. Yew WW, Leung CC. Antituberculosis drugs and hepatotoxicity. *Respirology* 2006; **11:** 699–707.
2. van Hest R, *et al.* Hepatotoxicity of rifampin-pyrazinamide and isoniazid preventive therapy and tuberculosis treatment. *Clin Infect Dis* 2004; **39:** 488–96.
3. CDC. Update: fatal and severe liver injuries associated with rifampin and pyrazinamide for latent tuberculosis infection, and revisions in American Thoracic Society/CDC recommendations—United States, 2001. *MMWR* 2001; **50:** 733–5. Also available at http://www.cdc.gov/mmwr/PDF/wk/mm5034.pdf (accessed 05/10/07)
4. CDC. Update: fatal and severe liver injuries associated with rifampin and pyrazinamide treatment for latent tuberculosis infection. *MMWR* 2002; **51:** 998–9. Also available at http://www.cdc.gov/mmwr/PDF/wk/mm5144.pdf (accessed 05/10/07)
5. Jasmer RM, *et al.* Short-course rifampin and pyrazinamide compared with isoniazid for latent tuberculosis infection: a multicenter clinical trial. *Ann Intern Med* 2002; **137:** 640–7.
6. Ijaz K, *et al.* Severe or fatal liver injury in 50 patients in the United States taking rifampin and pyrazinamide for latent tuberculosis infection. *Clin Infect Dis* 2006; **42:** 346–55.
7. CDC. Update: adverse event data and revised American Thoracic Society/CDC recommendations against the use of rifampin and pyrazinamide for treatment of latent tuberculosis infection—United States, 2003. *MMWR* 2003; **52:** 735–9. Also available at: http://www.cdc.gov/mmwr/PDF/wk/mm5231.pdf (accessed 05/10/07)
8. Gordin FM, *et al.* Hepatotoxicity of rifampin and pyrazinamide in the treatment of latent tuberculosis infection in HIV-infected persons: is it different than in HIV-uninfected persons? *Clin Infect Dis* 2004; **39:** 561–5.
9. Joint Tuberculosis Committee of the British Thoracic Society. Chemotherapy and management of tuberculosis in the United Kingdom: recommendations 1998. *Thorax* 1998; **53:** 536–48. [Although these guidelines were replaced by ones issued by NICE in 2006 the latter do not *"explain tuberculosis or its treatment in detail"* and therefore reference to the earlier guidelines has been retained] Also available at: http://www.brit-thoracic.org.uk/Portals/0/Clinical%20Information/Tuberculosis/Guidelines/Chemotherapy.pdf (accessed 29/07/08)
10. American Thoracic Society, CDC, and the Infectious Diseases Society of America. Treatment of tuberculosis. *MMWR* 2003; **52** (RR-11): 1–77. Also available at: http://www.cdc.gov/mmwr/PDF/rr/rr5211.pdf (accessed 05/10/07) Correction. *ibid.* 2005; **53:** 1203. [dose]
11. Saukkonen JJ, *et al.* American Thoracic Society. An official ATS statement: hepatotoxicity of antituberculosis therapy. *Am J Respir Crit Care Med* 2006; **174:** 935–52. Also available at: http://www.thoracic.org/statements/resources/mtpi/hepatotoxicity-of-antituberculosis-therapy.pdf (accessed 16/07/10)
12. Prince MI, *et al.* Hepatitis and liver dysfunction with rifampicin therapy for pruritus in primary biliary cirrhosis. *Gut* 2002; **50:** 436–9.

对肺的影响 有报道 2 名老年患者所患的肺纤维化[1]和肺炎[2]与所用的利福平有关。

1. Umeki S. Rifampicin and pulmonary fibrosis. *Arch Intern Med* 1988; **148:** 1663, 7.
2. Kunichika N, *et al.* Pneumonitis induced by rifampicin. *Thorax* 2002; **57:** 1000–1001.

对胰的影响 有报道一名患者在使用利福平、异烟肼、吡嗪酰胺和乙胺丁醇后出现慢性胰功能减退[1]。

1. Liu BA, *et al.* Pancreatic insufficiency due to antituberculosis therapy. *Ann Pharmacother* 1997; **31:** 724–6.

对皮肤的影响 不管是每日给药或间歇给药[1]，利福平所致的皮肤反应通常是轻微的。然而，有个案报道了一些严重不良反应，如中毒性表皮坏死松解症[2]、表皮脱落性皮炎[3]、固定性药疹[4,5]及急性泛发性发疹性脓疱病[6]。在处理利福平粉末后发生过接触性

皮炎[7]。

1. Girling DJ. Adverse reactions to rifampicin in antituberculosis regimens. *J Antimicrob Chemother* 1977; **3:** 115–32.
2. Okano M, *et al.* Toxic epidermal necrolysis due to rifampicin. *J Am Acad Dermatol* 1987; **17:** 303–4.
3. Goldin HM, *et al.* Rifampin and exfoliative dermatitis. *Ann Intern Med* 1987; **107:** 789.
4. Mimouni A, *et al.* Fixed drug eruption following rifampin treatment. *DICP Ann Pharmacother* 1990; **24:** 947–8.
5. John SS. Fixed drug eruption due to rifampin. *Lepr Rev* 1998; **69:** 397–9.
6. Azad A, Connelly N. Case of rifampicin-induced acute generalized exanthematous pustulosis. *Intern Med J* 2006; **36:** 619–20.
7. Anker N, Da Gunha Bang F. Long-term intravenous rifampicin treatment: advantages and disadvantages. *Eur J Respir Dis* 1981; **62:** 84–6.

超敏反应 参考文献如下。

1. Girling DJ. Adverse reactions to rifampicin in antituberculosis regimens. *J Antimicrob Chemother* 1977; **3:** 115–32.
2. Wurtz RM, *et al.* Anaphylactoid drug reactions to ciprofloxacin and rifampicin in HIV-infected patients. *Lancet* 1989; **i:** 955–6.
3. Harland RW, *et al.* Anaphylaxis from rifampin. *Am J Med* 1992; **92:** 581–2.
4. Cnudde F, Leynadier F. The diagnosis of allergy to rifampicin confirmed by skin test. *Am J Med* 1994; **97:** 403–4.
5. Sharma VK, *et al.* Rifampicin-induced urticaria in leprosy. *Lepr Rev* 1997; **68:** 331–2.
6. Martínez E, *et al.* Shock and cerebral infarct after rifampin re-exposure in a patient infected with human immunodeficiency virus. *Clin Infect Dis* 1998; **27:** 1329–30.

狼疮 在4名服用利福平及3名服用利福布汀的患者中发生了药物性狼疮综合征[1]，症状包括不适、关节痛、关节炎及四肢水肿。据报道一名使用利福平、乙胺丁醇和克拉霉素的患者出现了皮肤红斑狼疮[2]。以上所有患者抗核抗体均呈阳性[1,2]。

1. Berning SE, Iseman MD. Rifamycin-induced lupus syndrome. *Lancet* 1997; **349:** 1521–2.
2. Patel GK, Anstey AV. Rifampicin-induced lupus erythematosus. *Clin Exp Dermatol* 2001; **26:** 260–2.

过量 有关于利福平过量诱导皮肤色素沉着的综述[1]。服用后几小时皮肤就变为橘红色，尿液、黏膜和巩膜也出现染色。大多数患者会发生口周或面部水肿、瘙痒、胃肠道不适。尽管剂量超过14g会致死，但多数患者经支持治疗3～4天后临床症状好转。

1. Holdiness MR. A review of the redman syndrome and rifampicin overdosage. *Med Toxicol Adverse Drug Exp* 1989; **4:** 444–51.

注意事项

利福平开始治疗前应常规检查肝功能，对酗酒的患者或既往有肝病在治疗期间需规律监测的患者应特别小心。英国注册药品信息表明利福平禁用于有黄疸的患者。在治疗的最初2～3周可能发生自限性高胆红素血症。可能会因利福平诱导酶的作用出现碱性磷酸酶值中度升高。单独结果表明，在最初几周的高胆红素血症和（或）中度升高的碱性磷酸酶都不是停用利福平的指征。但是当有其他证据显示肝功能受损时，应调整剂量；当有证据表明更严重的肝毒性时，应停止治疗。

在长期治疗期间和有肝病的患者应监测血细胞计数，如果发生血小板减少或紫癜就应永久停用利福平。英国注册药品信息也推荐发生溶血性贫血或肾功能衰竭的患者停用利福平。

中断治疗后再次使用利福平可能会增加严重不良反应的风险。

应告知患者利福平可使粪便、唾液、汗液、泪液、尿液和其他体液变为橘红色。角膜镜可永久被染色。

利福平不应肌注或皮下注射，静脉输注时要小心外渗。

肾上腺皮质功能不足 肾上腺皮质功能不足与结核有关，在这些患者中，利福平诱导的微粒体酶可能会加速皮质醇代谢并造成急性肾上腺危象的发生[1]。即使是只有轻度可的松分泌受损的患者由于利福平诱导微粒体酶都可能出现危象。在利福平治疗的1周到10天时间里也有非Addisonian病患者发生低血压危象。但是如果用皮质激素治疗则不必中止利福平的使用[2]。皮质激素的疗效会因合用利福平而下降。

1. Elansary EH, Earis JE. Rifampicin and adrenal crisis. *BMJ* 1983; **286:** 1861–2.
2. Boss G. Rifampicin and adrenal crisis. *BMJ* 1983; **287:** 62.

哺乳 利福平可分泌进入乳汁。但在母亲服用利福平后母乳喂养的婴儿中没有发现不良反应，American Academy of Pediatrics 由此认为[1]服药者可进行哺乳。

1. American Academy of Pediatrics. The transfer of drugs and other chemicals into human milk. *Pediatrics* 2001; **108:** 776–89. [Retired May 2010] Correction. *ibid.*; 1029. Also available at: http://aappolicy.aappublications.org/cgi/content/full/pediatrics%3b108/3/776 (accessed 05/10/07)

卟啉病 由于利福平可诱发卟啉病急性发作，因而卟啉病患者使用该药不安全。

妊娠 WHO[1]、英国专家组[2]和美国CDC[3]制订的治疗原则推荐孕期妇女与未怀孕患者使用同样含利福平的多药治疗方案。尽管孕期患者使用利福平通常认为是安全的，但已明确该药能透过胎盘[4]并有致畸形和出血倾向的报道[5]。文献综述[5]446例怀孕患者服用联用利福平的抗结核药物，386例正常分娩，29例选择性中止妊娠。有报道各类畸形的发生，14例异常新生儿，2例早产，9例死胎和7例自发流产。认为利福平并不会增加先天性畸形的总的风险。

利福平可增强维生素K代谢，导致维生素K缺乏伴凝血障碍。有报道称，有2名母亲在服用本品后不久出现头皮出血、贫血，且其中一名婴儿发生休克[6]。作者建议，妊娠期间服用利福平的女性及其婴儿，应接受凝血功能的监测并补充维生素K。

1. WHO. *Treatment of tuberculosis: guidelines for national programmes.* 3rd ed. Geneva: WHO, 2003 (and 2004 revision). Available at: http://whqlibdoc.who.int/hq/2003/WHO_CDS_TB_2003.313_eng.pdf (accessed 05/10/07)
2. Joint Tuberculosis Committee of the British Thoracic Society. Chemotherapy and management of tuberculosis in the United Kingdom: recommendations 1998. *Thorax* 1998; **53:** 536–48. [Although these guidelines were replaced by ones issued by NICE in 2006 the latter do not *"explain tuberculosis or its treatment in detail"* and therefore reference to the earlier guidelines has been retained]
Also available at: http://www.brit-thoracic.org.uk/Portals/0/Clinical%20Information/Tuberculosis/Guidelines/Chemotherapy.pdf (accessed 29/07/08)
3. American Thoracic Society, CDC, and the Infectious Diseases Society of America. Treatment of tuberculosis. *MMWR* 2003; **52** (RR-11): 1–77. Also available at: http://www.cdc.gov/mmwr/PDF/rr/rr5211.pdf (accessed 05/10/07) Correction. *ibid.* 2005; **53:** 1203. [dose]
4. Holdiness MR. Transplacental pharmacokinetics of the antituberculosis drugs. *Clin Pharmacokinet* 1987; **13:** 125–9.
5. Snider DE, *et al.* Treatment of tuberculosis during pregnancy. *Am Rev Respir Dis* 1980; **122:** 65–79.
6. Chouraqui JP, *et al.* Hémorragie par avitaminose K chez la femme enceinte et le nouveau-né: rôle éventuel de la rifampicine: a propos de 2 observations. *Therapie* 1982; **37:** 447–50.

药物相互作用

利福平通过诱导肝微粒体酶（尤其是细胞色素P450同工酶CYP3A）和药物转运蛋白（如P-糖蛋白）而加快很多药物的代谢。因此可能需要增加这些药物的剂量以维持疗效，并且在患者开始使用或停用利福平时需要密切监测。服用口服避孕药的妇女需要格外注意，或改用其他非激素避孕方法（见**利福霉素**，第2002页）。

抗酸药可能会减少利福平的吸收，可在使用抗酸药前1h服用利福平。同样，利福平与含有皂黏土的制剂（如一些氨基水杨酸制剂）应间隔8h服用。异烟肼和氟烷在与利福平同用时会增加肝毒性风险。阿托伐醌会增加利福平浓度，而利福平会使阿托伐醌浓度降低。其他会影响利福平活性的相互作用在下文讨论。

1. Yew WW. Clinically significant interactions with drugs used in the treatment of tuberculosis. *Drug Safety* 2002; **25:** 111–33.
2. Niemi M, *et al.* Pharmacokinetic interactions with rifampicin: clinical relevance. *Clin Pharmacokinet* 2003; **42:** 819–50.
3. Baciewicz AM, *et al.* Update on rifampin and rifabutin drug interactions. *Am J Med Sci* 2008; **335:** 126–36.

抗菌药 联合使用氯法齐明、利福平和（或）氨苯砜的麻风患者会降低利福平的吸收并增加到达峰浓度的时间[1]。联用氯法齐明、利福平和氨苯砜的患者利福平的药时曲线下面积减少[1]。但是，研究表明用利福平和氨苯砜联合或利福平、氨苯砜和氯法齐明联合治疗7天后的利福平多剂药动学是相似的[2]。

15例患者接受包括利福平的抗结核治疗，合用一疗程的复方磺胺甲噁唑导致利福平最大血药浓度和浓度-时间曲线下面积的增加[3]，没有观察到不良反应，此现象的临床意义不清楚。在另一项研究中，10例接受预防性复方磺胺甲噁唑的HIV感染的患者在接受包括利福平的治疗后甲氧苄氨嘧啶和磺胺甲噁唑的血浆浓度-时间曲线下面积显著减少[4]。同样，该相互作用的临床重要性也是不清楚的。

利福平和异烟肼之间很少有重要的药动学之间的相互作用[5]。虽然曾有报道合用异烟肼时，利福平的血药浓度较低，但该效应没有重要的临床价值[6]。由于两种药物均有肝毒性，肝损害的发生率可能会增加，尽管认为联合两药的益处超过任何潜在的风险。

1. Mehta J, *et al.* Effect of clofazimine and dapsone on rifampicin (Lositril) pharmacokinetics in multibacillary and paucibacillary leprosy cases. *Lepr Rev* 1986; **57** (suppl 3): 67–76.
2. Venkatesan K, *et al.* The effect of clofazimine on the pharmacokinetics of rifampicin and dapsone in leprosy. *J Antimicrob Chemother* 1986; **18:** 715–18.
3. Bhatia RS, *et al.* Drug interaction between rifampicin and cotrimoxazole in patients with tuberculosis. *Hum Exp Toxicol* 1991; **10:** 419–21.
4. Ribera E, *et al.* Rifampin reduces concentrations of trimethoprim and sulfamethoxazole in serum in human immunodeficiency virus-infected patients. *Antimicrob Agents Chemother* 2001; **45:** 3238–41.
5. Acocella G, *et al.* Kinetics of rifampicin and isoniazid administered alone and in combination to normal subjects and patients with liver disease. *Gut* 1972; **13:** 47–53.
6. Mouton RP, *et al.* Blood levels of rifampicin, desacetylrifampicin and isoniazid during combined therapy. *J Antimicrob Chemother* 1979; **5:** 447–54.

抗真菌药 同时使用利福平、酮康唑和异烟肼会使各药血浆浓度下降，导致抗真菌治疗失败[1]。利福平合用酮康唑其血浆浓度会下降[2]，而分开30min[3]到12h[2]服用则利福平的浓度与单独服用时的浓度相似，不论两剂服用相隔的时间长短酮康唑的血浆浓度仍然是低的。

1. Abadie-Kemmerly S, *et al.* Failure of ketoconazole treatment of Blastomyces dermatitidis due to interaction of isoniazid and rifampin. *Ann Intern Med* 1988; **109:** 844–5. Correction. *ibid.* 1989; **111:** 96.
2. Engelhard D, *et al.* Interaction of ketoconazole with rifampin and isoniazid. *N Engl J Med* 1984; **311:** 1681–3.
3. Doble N, *et al.* Pharmacokinetic study of the interaction between rifampicin and ketoconazole. *J Antimicrob Chemother* 1988; **21:** 633–5.

抗痛风药 虽然一项研究[1]表明丙磺舒可能增加利福平的血药浓度，另一项[2]后续研究却发现此影响并不常见，研究结果也不一致，故认为丙磺舒不能作为常规利福平治疗的辅助用药。

1. Kenwright S, Levi AJ. Impairment of hepatic uptake of rifamycin antibiotics by probenecid and its therapeutic implications. *Lancet* 1973; **ii:** 1401–5.
2. Fallon RJ, *et al.* Probenecid and rifampicin serum levels. *Lancet* 1975; **ii:** 792–4.

抗病毒药 利福霉素可诱导齐多夫定、NNRTIs地拉韦啶、依法韦仑、奈韦拉平和HIV-蛋白酶抑制剂，导致血浆浓度处于亚治疗剂量。另外，HIV-蛋白酶抑制药会抑制利福平代谢，致使利福平的血药浓度升高，从而不良反应发生率升高[1,2]。

英国[3]和美国[2]的指南建议利福平不应与NNRTIs地拉韦啶及依曲韦林合用，但对于是否可与奈韦拉平合用有不同意见。

在开始抗逆转录病毒疗法后又使用利福平抗结核治疗的患者中，在2年内使用奈韦拉平比使用依法韦仑的患者更可能出现病毒载量升高及抗病毒治疗失败[4]。然而，使用奈韦拉平方案抗病毒治疗的结果还是不错的，其中80%的患者在抗逆转录病毒治疗18个月后可达到病毒学抑制。注册药品信息不支持利福平与奈韦拉平合用。利福平会降低依法韦仑的血清浓度，建议体重大于60kg的患者增加依法韦仑的剂量；而利福平不用调整剂量。

还建议利福平不要与无增效或低剂量利托那韦增效的HIV-蛋白酶抑制药合用。关于需使用含利福平抗结核治疗的患者选用适宜的抗逆转录病毒方案的参考文献，见第187页。

利福平可显著降低CCR-5受体拮抗药马拉韦克的血清浓度，建议增加马拉韦克的给药剂量；而利福平不用调整剂量。利福平与整合酶抑制药拉泰格韦[2]或HIV融合抑制药恩夫韦地[5]没有显著临床相互作用。更多与HIV-蛋白酶抑制药的相互作用见表1，第883页；与NNRTIs的相互作用见表2，第914页。对抗逆转录病毒药与利福布汀的相互作用的评价见第308页。

1. Anonymous. Clinical update: impact of HIV protease inhibitors on the treatment of HIV-infected tuberculosis patients with rifampin. *MMWR* 1996; **45:** 921–5.
2. CDC. Managing Drug Interactions in the Treatment of HIV-Related Tuberculosis (issued December 2007). Available at: http://www.cdc.gov/tb/publications/guidelines/TB_HIV_Drugs/PDF/tbhiv.pdf (accessed 16/07/10)
3. Pozniak AL, *et al.* British HIV Association. BHIVA treatment guidelines for TB/HIV infection, February 2005.
Available at: http://www.bhiva.org/documents/Guidelines/TB/TB_HIV_FINAL2005.pdf (accessed 16/07/10)
4. Boulle A, *et al.* Outcomes of nevirapine- and efavirenz-based antiretroviral therapy when coadministered with rifampicin-based antitubercular therapy. *JAMA* 2008; **300:** 530–9.
5. Boyd MA, *et al.* Lack of enzyme-inducing effect of rifampicin on the pharmacokinetics of enfuvirtide. *J Clin Pharmacol* 2003; **43:** 1382–91.

抗菌作用

利福平为广谱杀菌药，通过抑制DNA依赖性RNA多聚酶干扰核酸的合成。它可杀死细胞内的微生物，对分枝杆菌包括结核分枝杆菌、鸟分枝杆菌及麻风分枝杆菌有高度的杀菌活性，它可以清除半休眠或持续状态细菌。利福平对革兰阳性细菌特别是金黄色葡萄球菌有活性，但是对革兰阴性细菌作用不强。最敏感的革兰阴性细菌包括脑膜炎奈瑟菌、淋病奈瑟菌、流感嗜血杆菌和军团菌。利福平对沙眼衣原体和一些厌氧菌也有活性。在高浓度时，可作用于某些病毒。

已证实结核分枝杆菌、麻风分枝杆菌和其他通常敏感的细菌菌株（如*脑膜炎奈瑟菌*）在治疗初期和治疗期间均可出现耐药性。利福平若单独用于临床感染会很快出现获得性耐药，并认为耐药性是由依赖 DNA 的 RNA 聚合酶的单步突变引起。因此在结核病和麻风病的治疗方案中，利福平与其他药物联用以延迟或阻止耐药性的发生。利福平单独用于治疗潜伏性结核时不会引起耐药，这大概是由于病原菌载量低。利福平和其他利福霉素类有交叉耐药。对利福平和异烟肼都耐药的结核分枝杆菌（称为多药耐药结核菌）被越来越多地报道；一些菌株还对二线抗分支杆菌药耐药（称为泛耐药性结核菌）。

药动学

利福平极易从胃肠道吸收，服用 600mg 后的血浆峰浓度为 4～32μg/ml（平均值为 7μg/ml），食物可能会减少或延迟吸收。利福平的血浆蛋白结合率大约是 80%。利福平广泛分布于组织、体液，当脑膜有炎症时，利福平扩散进入脑脊液浓度增加。利福平能够进入乳汁，透过胎盘（详见上文**注意事项**下**哺乳**和**妊娠**内容）。利福平的半衰期为 2～5h，服用最大剂量后的清除时间最长。但是，由于利福平诱导自身代谢，清除时间在最初的 2 周可缩短 40%，导致半衰期只有 2～3h。在有严重肝损害的患者中半衰期延长。

利福平在肝内很快代谢为活性 25-O-脱乙酰基利福平，并从胆汁排泄，脱乙酰化可降低肠道的重吸收增加粪便的排出，尽管仍有相当的肝肠循环。粪便中的排出量大约为 60%。随剂量增加在尿液中排出量增加，服用后大约有 30%从尿中排出，其中约一半以原形排出。代谢产物甲酰化利福平也从尿中排出。肾功能损害的患者服用 600mg 或以下的剂量半衰期不延长。

分布 口服或静脉给药后利福平广泛分布于大部分的组织和体液[1]。利福平也能穿透多形核白细胞杀伤胞内致病菌[2]。脑膜无炎症时，利福平的透过率差[3]，但是当脑膜有炎症时，给予 600～900mg 的一日量，脑脊液内可达治疗浓度[4]，脑脊液中的浓度为同期血浆浓度的 10%～20%，大致代表利福平未与血浆蛋白结合的部分。皮质激素似乎并不影响利福平对结核性脑膜炎患者脑脊液的透过[5]。

1. Holdiness MR. Clinical pharmacokinetics of the antituberculosis drugs. *Clin Pharmacokinet* 1984; **9:** 511–44.
2. Prokesch RC, Hand WL. Antibiotic entry into human polymorphonuclear leukocytes. *Antimicrob Agents Chemother* 1982; **21:** 373–80.
3. Sippel JE, *et al.* Rifampin concentrations in cerebrospinal fluid of patients with tuberculous meningitis. *Am Rev Respir Dis* 1974; **109:** 579–80.
4. D'Oliveira JJG. Cerebrospinal fluid concentrations of rifampin in meningeal tuberculosis. *Am Rev Respir Dis* 1972; **106:** 432–7.
5. Woo J, *et al.* Cerebrospinal fluid and serum levels of pyrazinamide and rifampicin in patients with tuberculous meningitis. *Curr Ther Res* 1987; **42:** 235–42.

HIV 感染患者 已有报道[1～6]一些 HIV 伴结核病的患者对利福平及其他抗结核药吸收不良，并可能引起获得性耐药且降低疗效。目前尚不清楚这是否与 HIV 感染本身或并发的腹泻有关。一项对应用多药抗结核治疗的 26 名 HIV 阳性患者的初步研究[2]发现异烟肼的浓度尚且足够；但利福平和乙胺丁醇的浓度降低。一项对感染了 HIV 病毒但未同时感染结核的患者的研究[3]指出，与受试者相比，这些患者对利福平和吡嗪酰胺的吸收有所降低；对异烟肼吸收良好。一项药动学研究[4]表明，在 HIV 感染晚期伴随腹泻和孢子菌感染的患者中，所有一线抗结核药均吸收不良。一项在相似的受试者人群中更进一步的药动学研究[5]发现，在伴随或不伴随腹泻的 HIV 感染患者中利福平和异烟肼均明显吸收不良。据报道[6]，HIV 感染合并结核的患者使用间歇疗法（每周 2 次）抗结核治疗后利福布汀血清浓度降低。然而，其他人发现 HIV 感染不会影响[7,8]或很少影响[9]抗结核药的药动学。

一些专家[10,11]认为 HIV 感染伴结核病的患者（包括儿童）对短程多药治疗的反应与 HIV 阴性的结核患者是一样的，因此他们多数可采用 6 个月的标准治疗方案。美国[11,12]和英国[13]的指南推荐在混合感染且 CD4+细胞计数低于 100 个/μl 的患者不应采用间歇疗法（每周 1～2 次）抗结核治疗。

1. Patel KB, *et al.* Drug malabsorption and resistant tuberculosis in HIV-infected patients. *N Engl J Med* 1995; **332:** 336–7.
2. Peloquin CA, *et al.* Low antituberculosis drug concentrations in patients with AIDS. *Ann Pharmacother* 1996; **30:** 919–25.
3. Sahai J, *et al.* Reduced plasma concentrations of antituberculosis drugs in patients with HIV infection. *Ann Intern Med* 1997; **127:** 289–93.
4. Gurumurthy P, *et al.* Decreased bioavailability of rifampin and other antituberculosis drugs in patients with advanced human immunodeficiency virus disease. *Antimicrob Agents Chemother* 2004; **48:** 4473–5.
5. Gurumurthy P, *et al.* Malabsorption of rifampin and isoniazid in HIV-infected patients with and without tuberculosis. *Clin Infect Dis* 2004; **38:** 280–3.
6. Weiner M, *et al.* Association between acquired rifamycin resistance and the pharmacokinetics of rifabutin and isoniazid among patients with HIV and tuberculosis. *Clin Infect Dis* 2005; **40:** 1481–91.
7. Choudhri SH, *et al.* Pharmacokinetics of antimycobacterial drugs in patients with tuberculosis, AIDS, and diarrhea. *Clin Infect Dis* 1997; **25:** 104–11.
8. Taylor B, Smith PJ. Does AIDS impair the absorption of antituberculosis agents? *Int J Tuberc Lung Dis* 1998; **2:** 670–5.
9. Perlman DC, *et al.* The clinical pharmacokinetics of pyrazinamide in HIV-infected persons with tuberculosis. *Clin Infect Dis* 2004; **38:** 556–64.
10. WHO. *TB/HIV. A clinical manual.* 2nd ed. Geneva: WHO, 2004. Available at: http://whqlibdoc.who.int/publications/2004/9241546344.pdf (accessed 05/10/07)
11. CDC. Guidelines for prevention and treatment of opportunistic infections in HIV-infected adults and adolescents: recommendations from CDC, the National Institutes of Health, and the HIV Medicine Association of the Infectious Diseases Society of America.*MMWR* 2009; **58** (RR-4): 1 207. Also available at: http://www.cdc.gov/mmwr/PDF/rr/rr5804.pdf (accessed 01/07/09)
12. CDC. Guidelines for the prevention and treatment of opportunistic infections among HIV-exposed and HIV-infected children: recommendations from CDC, the National Institutes of Health, the HIV Medicine Association of the Infectious Diseases Society of America, the Pediatric Infectious Diseases Society, and the American Academy of Pediatrics. *MMWR* 2009; **58** (RR-11): 1–166. Available at http://aidsinfo.nih.gov/contentfiles/Pediatric_OI.pdf (accessed 16/07/10)
13. Pozniak AL, *et al.* British HIV Association. BHIVA treatment guidelines for TB/HIV infection, February 2005. Available at: http://www.bhiva.org/documents/Guidelines/TB/TB_HIV_FINAL2005.pdf (accessed 16/07/10)

静脉内给药 有报道静脉滴注利福平 600mg 3h 后，平均血浆峰浓度为 10μg/ml。平均血浆峰浓度在多次给药后下降但比口服给药下降程度低[1]。有报道在儿童中以 11.5mg/kg 静脉滴注 30min 后平均血浆峰浓度为 27μg/ml，该剂量给药 8h 后平均浓度为 1.9μg/ml[2]。

1. Acocella G, *et al.* Serum and urine concentrations of rifampicin administered by intravenous infusion in man. *Arzneimittelforschung* 1977; **27:** 1221–6.
2. Koup JR, *et al.* Pharmacokinetics of rifampin in children I. Multiple dose intravenous infusion. *Ther Drug Monit* 1986; **8:** 11–16.

口服给药 利福平的胃肠道吸收好。但是血浆利福平浓度分析表明在儿童中给予新鲜配制的利福平口服混悬液只有 50%±22%的吸收率[1]。也有报道胶囊制剂口服生物利用度的变化可导致治疗的无效[2]或高过正常的血浆浓度[3]。

一项研究表明食物会使利福平和异烟肼的生物利用度下降，但乙胺丁醇不受影响[4]。另一项报告[5]也表明进食高脂餐后利福平的血浆峰浓度会下降，建议利福平最好是空腹给药。

1. Koup JR, *et al.* Pharmacokinetics of rifampin in children II. Oral bioavailability. *Ther Drug Monit* 1986; **8:** 17–22.
2. Holdiness MR. Clinical pharmacokinetics of the antituberculosis drugs. *Clin Pharmacokinet* 1984; **9:** 511–44.
3. Ganiswarna SG, *et al.* Bioavailability of rifampicin caplets (600 mg and 450 mg) in healthy Indonesian subjects. *Int J Clin Pharmacol Ther Toxicol* 1986; **24:** 60–4.
4. Zent C, Smith P. Study of the effect of concomitant food on the bioavailability of rifampicin, isoniazid and pyrazinamide. *Tubercle Lung Dis* 1995; **76:** 109–13.
5. Peloquin CA, *et al.* Pharmacokinetics of rifampin under fasting conditions, with food, and with antacids. *Chest* 1999; **115:** 12–18. Correction. *ibid.*; 1485.

用途和用法

利福平属于利福霉素类抗分枝杆菌药（第151页），用于治疗由分枝杆菌和其他敏感菌所致的各类感染（详见上文**抗菌作用**项下内容）。通常与其他抗菌药联用以阻止耐药菌的出现。

利福平作为治疗结核病多药方案的成分，最常与异烟肼、吡嗪酰胺联用；治疗麻风病时，则与氨苯砜、氯法齐明联用。治疗非分枝杆菌感染时，利福平通常作为多药方案的一部分与克拉霉素和乙醇丁醇联用。

其他用途包括治疗布氏杆菌病、军团菌病、足菌肿、青霉素耐药的肺炎球菌脑膜炎、Q 热及各种葡萄球菌感染（包括心内膜炎）。利福平还可用于预防会厌炎、*流感嗜血杆菌*引起的脑膜炎以及脑膜炎球菌性脑膜炎。还用于根治携带链球菌的咽炎，减少葡萄球菌的携带，清除脑膜炎球菌和*流感嗜血杆菌*的带菌状态。可用于多药方案治疗肺型和胃肠型炭疽。关于各种感染及其治疗的讨论，见**抗菌药的选择**，第153页。

通常口服利福平的成人剂量为每日 8～12 mg/kg（最大剂量为 600mg），最好空腹服用；或者静脉注射相同剂量，溶媒为生理盐水；有时使用更高剂量（见下文）。

利福平与其他抗分枝杆菌药联用于**结核**短程疗法中的初治和维持期（第187页）。成人剂量是每日 10mg/kg 空腹口服（最大剂量 600mg），或每周 2～3 次（WHO 不建议每周 2 次的给药方案，因为若有一次漏服将导致治疗失败）。剂量也可如下表示：每日疗法中成人体重不到 50kg 服用 450mg，超过 50kg 的，服用 600mg；间歇疗法中成人服用 600～900mg，每周 3 次。推荐的最大剂量是 900mg，因为超过 900mg 会出现较多的不良反应。利福平也用于结核病的化学预防中。

治疗潜伏性结核可口服利福平 10mg/kg（最大剂量为 600mg）每日 1 次，联用异烟肼治疗 3 个月。若是耐异烟肼的结核感染，可使用利福平单一疗法，每日给药一次，治疗 4～6 个月。

治疗**麻风**方案中（第168页），利福平通常与氨苯砜合用于少菌性麻风病，与氨苯砜、氯法齐明合用于多菌性麻风。WHO 推荐利福平口服，每月 1 次，通常成人剂量为 600mg。对单个病损的少菌性麻风患者单剂疗法可用利福平、氧氟沙星和米诺环素替代治疗。

治疗**布氏杆菌病**、**军团菌病**及严重**葡萄球菌感染**，推荐口服或静脉注射利福平每日 600～1200mg，分次给药，与其他抗菌药联用。

预防脑膜炎球菌性脑膜炎和治疗脑膜炎球菌携带状态，通常给予利福平 600mg，每日 2 次，口服 2 天。预防*流感嗜血杆菌*所致的脑膜炎，成人剂量为 20mg/kg，每日 1 次，口服共 4 天，每日最大剂量为 600mg。

儿童剂量详见下文。

为了改善患者依从性及避免单一疗法以减少获得性耐药的风险，已研制了抗分支杆菌的固定剂量复合制剂。一些国家已有的复合制剂包括利福平加异烟肼，异烟肼加吡嗪酰胺，异烟肼加乙胺丁醇，或异烟肼、乙胺丁醇加吡嗪酰胺。

在肝损伤患者中利福平应减量使用（详见下文）。

1. Anonymous. Rifampin. *Tuberculosis (Edinb)* 2008; **88:** 151–4.

儿童用法 对治疗婴幼儿、儿童和青少年的**结核病**，American Academy of Pediatrics（AAP）[1]建议在初始和持续阶段可口服利福平 10～20mg/kg（最大剂量为 600mg），每日 1 次或每周 2 次。对于 1 个月以上的儿童，*BNFC 2010/11* 建议口服剂量为 10mg/kg，每日 1 次（50kg 以下者最大剂量为 450kg，50kg 以上者最大剂量为 600mg）；或 15 mg/kg（最大剂量为 900mg），每周 3 次。而 WHO 推荐 8～12 mg/kg（最大剂量为 600mg），每日 1 次或每周 3 次[2]。

对治疗潜伏性结核，*BNFC 2010/11* 建议 1 个月以上的儿童可口服利福平 10mg/kg（50kg 以下者最大剂量为 450kg，50kg 以上者最大剂量为 600mg），每日 1 次，联合异烟肼治疗 3 个月。若是耐异烟肼的结核感染，可使用利福平单一疗法，每日给药 1 次，治疗 6 个月。然而 AAP 建议口服利福平每日 10～20mg/kg，治疗 6 个月；如果不能每日给药，可以给予相同剂量每周 2 次，治疗 6 个月。

在**麻风**治疗方案中，利福平通常和氨苯砜联合用于治疗少菌型麻风，与氨苯砜、氯法齐明联合用于多菌型麻风。WHO 推荐对于 10 岁以上儿童口服利福平 450mg，每月 1 次。

治疗**布氏杆菌病**、**军团菌病**和严重**葡萄球菌感染**时，*BNFC 2010/11* 推荐给予新生儿和 12 个月以下的婴儿 5～10mg/kg，每日 2 次；1 岁以上的婴幼儿给予 10mg/kg（最大剂量为 600mg），每日 2 次。可以口服或静脉注射，可以与其他抗菌药联合使用。

对于预防脑膜炎球菌性**脑膜炎** AAP 推荐给予 1 个月以下的婴儿 5mg/kg，1 个月以上的婴儿及儿童给予 10mg/kg（最大剂量为 600mg），均口服给药每日 2 次，服用 2 天。*BNFC 2010/11* 推荐给予 12 个月以下的新生儿和婴儿 5 mg/kg，1～12 岁的儿童 10mg/kg（最大剂量为 600mg），均口服给药每日 2 次，服用 2 天。

对于*流感嗜血杆菌*引起的脑膜炎 AAP 建议给予 1 个月以下的婴儿 10mg/kg 每日 1 次，口服 4 天；*BNFC 2010/11* 建议给予 1～3 个月的婴儿相同剂量。对于年龄更大的婴儿和儿童 AAP 和 *BNFC 2010/11* 推荐口服 20mg/kg（最大剂量为 600mg），每日 1 次，服用 4 天。

1. American Academy of Pediatrics. *2009 Red Book: Report of the Committee on Infectious Diseases,* 28th ed. Elk Grove Village, Illinois, USA: American Academy of Pediatrics, 2009.
2. WHO. *Guidance for national tuberculosis programmes on the management of tuberculosis in children.* Geneva: WHO, 2006. Available at: http://whqlibdoc.who.int/hq/2006/WHO_HTM_TB_2006.371_eng.pdf (accessed 08/06/10)

在肝损伤中的用法 对肝损伤的患者推荐减少利福平口服及静脉注射的剂量，建议每日最大剂量为 8mg/kg。另见上文**注意事项**。

埃利希病 曾报道给予两名患粒细胞微粒孢子虫病（见**埃利希病**，第159页）的孕妇服用利福平所带来的好处[1]，而通常治疗所用的四环素是禁用的。

1. Buitrago MI, *et al.* Human granulocytic ehrlichiosis during pregnancy treated successfully with rifampin. *Clin Infect Dis* 1998; **27:** 213–15.

脑膜炎的预防 *流感嗜血杆菌脑膜炎的预防* 儿童患流感嗜血杆菌b型（Hib）感染所致的脑膜炎有很高的死亡率，但自从开始Hib疫苗免疫后，死亡率就下降了。尽管这是一个全世界的问题（第169页），该病及其预防主要在美国进行研究，结果表明4岁以下的儿童是原发感染的最危险人群，2岁以下为继发感染的最危险人群。对密切接触的预防目的是消灭该菌的携带状态以阻止在年幼儿童中的传播。有近期家庭接触的年幼儿童Hib原发感染的风险增加600～800倍[1,2]，但来自日托机构或学校的接触风险只增加20倍[3]。当不止一名患者被确认时，风险可能会更高。

研究表明利福平20mg/kg每日1次口服4天可消除至少95%接触原发病例者的鼻咽部带菌状态[4]。一项来自68个感染Hib家庭的患者的研究证据表明，利福平20mg/kg每日1次服用2天在消除Hib咽部定殖上等效于4天疗程[5]。利福平预防可成功用于家庭接触所致的感染，但在学校只有在尚无一例明确感染的情况下预防使用利福平才是有用的[3]。

利福平预防有各种推荐意见[6,7]。American Academy of Pediatrics（AAP）推荐家庭至少有1例易感接触者（小于4岁对流感嗜血杆菌无免疫或免疫不充分的儿童，小于12岁无免疫的儿童，或免疫功能不全的儿童，不管疫苗接种状态）的所有家庭接触者均应给予利福平预防。英国有同样的建议（虽然易感接触被认为是10岁以下的儿童，或无论年龄任何免疫功能不全的人）[7]。AAP[6]也推荐在日托机构或学校有2例以上流感嗜血杆菌感染发生的60天内给予利福平预防。在英国[7]，推荐利福平用于所有在120天以内有过2例或以上流感嗜血杆菌感染发生的托儿机构成员。不推荐利福平用于孕妇[6]。

有关推荐剂量见上文**用途和用法及儿童用法**。

利福平也应给予原发病例，因为治疗感染不会消除鼻咽部的带菌状态[2,6]。

1. Casto DT, Edwards DL. Preventing Haemophilus influenzae type b disease. *Clin Pharm* 1985; **4:** 637–48.
2. Cartwright KAV, *et al.* Chemoprophylaxis for Haemophilus influenzae type b: rifampicin should be given to close contacts. *BMJ* 1991; **302:** 546–7.
3. ASHP Commission on Therapeutics. ASHP therapeutic guidelines on nonsurgical antimicrobial prophylaxis. *Clin Pharm* 1990; **9:** 423–45.
4. Band JD, *et al.* Prevention of Hemophilus influenzae type b disease. *JAMA* 1984; **251:** 2381–6.
5. Green M, *et al.* Duration of rifampin chemoprophylaxis for contacts of patients infected with Haemophilus influenzae type B. *Antimicrob Agents Chemother* 1992; **36:** 545–7.
6. American Academy of Pediatrics. *2009 Red Book: Report of the Committee on Infectious Diseases*, 28th ed. Elk Grove Village, Illinois, USA: American Academy of Pediatrics, 2009.
7. Ladhani S, *et al.* Recommendations for the prevention of secondary *Haemophilus influenzae* type b (Hib) disease. *J Infect* 2009; **58:** 3–14.

脑膜炎球菌脑膜炎的预防 脑膜炎奈瑟菌是细菌性脑膜炎的重要病原菌（第169页），流行期间所有年龄组都有发病的危险，但婴发流行时，儿童通常是最高危人群。已有脑膜炎球菌A群、C群、Y群和W135的疫苗但尚未有B群的疫苗，因此抗菌药的预防仍然是阻止该病传播的重要方式。预防的目的就是清除该菌的鼻咽部带菌状态。因为耐药和不良反应，已不再使用磺胺嘧啶和米诺环素。目前首选药物为口服利福平2天疗程（剂量见上文**用途和用法及儿童用法**）。可选用环丙沙星、氧氟沙星或阿奇霉素单剂口服或头孢曲松单剂肌内注射[1,2]。有可能的话对密切接触者都应该给予抗菌药预防（理想的是在确诊病例诊断后的24h以内）在美国也推荐用于托儿所机构的接触者[2]，但在英国如果仅有一例病例通常并不推荐用于该人群[1]。因为青霉素的治疗不能清除鼻咽部带菌状态，故出院以前确诊病例应该服用利福平2天。

1. Health Protection Agency. Guidance for public health management of meningococcal disease in the UK (issued August 2006). Available at: http://www.hpa.org.uk/web/HPAwebFile/HPAweb_C/1194947389261 (accessed 08/06/10)
2. CDC. Recommendations of the Advisory Committee on Immunization Practices (ACIP): prevention and control of meningococcal disease. *MMWR* 2005; **54** (RR-7): 1–21. Also available at: http://www.cdc.gov/mmwr/PDF/rr/rr5407.pdf (accessed 05/10/07)

耐格里原虫感染 对利福平在原发性阿米巴脑膜脑炎中的使用，参见第792页。

制剂

BP 2010: Rifampicin Capsules; Rifampicin Oral Suspension;
USP 33: Rifampin and Isoniazid Capsules; Rifampin Capsules; Rifampin for Injection; Rifampin Oral Suspension; Rifampin, Isoniazid, and Pyrazinamide Tablets; Rifampin, Isoniazid, Pyrazinamide, and Ethambutol Hydrochloride Tablets.

专利制剂

Arg.: Moxina†; Rifadecina†; Rifadin; ***Austral.:*** Rifadin; Rimycin; ***Austria:*** Eremfat; Rifoldin; Rimactan; ***Belg.:*** Rifadine; ***Braz.:*** Monicil; Rifaldin; Rifamp; ***Canad.:*** Rifadin; Rofact; ***Chile:*** Rifadin; Rifaldin†; ***Cz.:*** Arficin; Benemicin; Eremfat; Rifamor†; Tubocin†; ***Denm.:*** Rimactan; ***Fin.:*** Rimapen; ***Fr.:*** Rifadine; Rimactan; ***Ger.:*** Eremfat; Rifa; ***Gr.:*** Declobiotic; Maximicetin; Rifadin; Rifaldin; ***Hong Kong:*** Ricin; Rifacap; Rifadin; Rifasynt; Rimactane; Rimycin; ***Hung.:*** Rifamed; ***India:*** R-Cin; Rifacilin; Rifacom-EZ; Rifamycin; Rimactane; Siticox†; ***Indon.:*** Corifam; Famri; Lanarif; Medirif†; Merimac; Prolung†; Ramicin†; RIF; Rifabiotic†; Rifacin†; Rifamtibi; Rimactane; ***Irl.:*** Rifadin; Rimactane; ***Israel:*** Rimactan; ***Ital.:*** Rifadin; ***Malaysia:*** Rifasynt; Rimactane; ***Mex.:*** Alfiral; Eurifam; Finamicina; Pestarin; Rifadin; Rimactan; Turifam; ***Neth.:*** Rifadin; ***Norw.:*** Rimactan; ***NZ:*** Rifadin; ***Philipp.:*** Crisarfam; Fampisec; Framacin; Medifam; Natricin; Odifam; Refam; Rexilan; Ricyn†; Rifacin; Rifadin; Rifamax; Rifanid; Rimactane; Rimaped; Riprocin; ***Port.:*** Rifadin; Rifex; Rimactan†; ***Rus.:*** Benemicin (Бенемицин)†; Eremfat (Эремфат); Rimactane (Римактан); Rimpin (Римпин); ***S.Afr.:*** Rifadin†; Rimactane; ***Singapore:*** Rimactane; ***Spain:*** Rifaldin; Rimactan; ***Swed.:*** Rifadin; Rimactan; ***Switz.:*** Rimactan; ***Thai.:*** Manorifcin; Myrin-P†; Myrin†; Rampicin†; Ricin; Rifacin-A; Rifadin; Rifagen; Rifam; Rifam-P; Rifamcin; Rifasynt†; Rimaccin; Rimactane; Rimecin; Ripin; ***Turk.:*** Rifadin; Rifcap; Rifex†; ***UK:*** Rifadin; Rimactane; ***USA:*** Rifadin; Rimactane; ***Venez.:*** Fampiz†; Rifadin; Rimactan.

多组分制剂 ***Arg.:*** Bacifim†; Rifaprim; Rifinah; Risoniac†; Ritroprim†; ***Austria:*** Rifater; Rifoldin mit INH; ***Braz.:*** Isoniaton; ***Canad.:*** Rifater; ***Denm.:*** Rimactazid; Rimcure; Rimstar; ***Fin.:*** Rimactazid; Rimstar; ***Fr.:*** Rifater; Rifinah; ***Ger.:*** Iso-Eremfat; Rifater; Rifinah; tebesium Duo; tebesium Trio; ***Gr.:*** Oboliz; Rifater; Rifinah; Rimactazid; ***Hong Kong:*** Rifater; Rifinah; ***Hung.:*** Rifazid; ***India:*** Akt-3; Akt-4; Arzide†; Bicox-E; Coxina-3; Coxina-4; Coxinex; Cx-3; Cx-4; Cx-5; Gocox Compound; Gocox-3; Gocox-4†; Ipcacin Kid†; Isorifam; R-Cinex; R-Cinex Z; RHZ; RHZ Plus; Rifa; Rifa E; Rifacomb Plus†; Rifacomb†; Rimactazid + Z; Rimpazid; Siticox-INH†; Tibirim INH; Tricox; Wokex-2; Wokex-3; Wokex-4; Xeed 2; Xeed 3E; Xeed 4; ***Indon.:*** Ramicin-ISO†; Rimactazid; Rimcure; Rimstar; ***Irl.:*** Rifater; Rifinah; Rimactazid; Rimcure; Rimstar; ***Ital.:*** Rifater; Rifinah; Rimactazid; Rimcure; Rimstar; ***Malaysia:*** Rimactazid; Rimcure; ***Mex.:*** Arpisen†; Dotbal; Dotbal-S; Finater; Finateramida; Isonid†; Rifaprim; Rifater; Rifinah; ***Neth.:*** Rifinah; Rimactazid; Rimcure; Rimstar; ***Norw.:*** Rimactazid; Rimcure; Rimstar; ***NZ:*** Rifinah; ***Philipp.:*** 4D; AKuriT; Bifix; CombiKids†; CombiPack; Continukit; Continukit Plus†; Continupack†; Duomax; Econofix; Econokit; Econokit-MDR; Econopack; Fixcom 3; Fixcom 4; Kidz Kit 2; Kidz Kit 3; Myrin; Myrin-P; Quadmax; Quadtab; Refam Duo; Refam Pedia Kit; Rifater; Rifinah; Rifzin; Rimactazid; Rimcure; Rimstar; SVM-Polypac-A†; Tres; Triofix; Tritab; Viper†; ***Pol.:*** Rifamazid; ***Port.:*** Rifater; Rifinah; ***Rus.:*** Combitub (Комбитуб); Iso-Eremfat (Изо-Эремфат); Isocomb (Изокомб); Laslonvita (Ласлонвита); Protub-2 (Протуб-2); Protub-3 (Протуб-3); Protub-4 (Протуб-4); Repin B_6 (Репин B_6); Rifacomb (Рифакомб); Rifacomb Plus (Рифакомб Плюс)†; Rimactazid (Римактазид)†; Rimecure 3-FDC (Римкур 3-ФДС)†; Rimstar 4-FDC (Римстар 4-ФДС)†; Tubavit (Тубавит); ***S.Afr.:*** Myrin Plus†; Myrin†; Rifafour; Rifater†; Rifinah†; Rimactazid; Rimcure; Rimstar; ***Singapore:*** Rimactazid; ***Spain:*** Rifater; Rifazida†; Rifinah; Rimactazid; Rimcure; Rimstar; Tisobrif; ***Swed.:*** Rimactazid; Rimcure; Rimstar; ***Switz.:*** Rifater; Rifinah; Rimactazid; Rimstar; ***Thai.:*** Rifafour; Rifampyzid; Rifater; Rifinah; Rimactazid; Rimcure 3-FDC†; Rimstar; ***UK:*** Rifater; Rifinah; Rimactazid†; ***USA:*** IsonaRif; Rifamate; Rifater; ***Venez.:*** Rimactazid; Rimcure.

Rifamycin Sodium（*BANM*, *rINNM*）利福霉素钠

CB-01-11; M-14 (rifamycin); Natrii Rifamycinum; Rifamicina sódica; Rifamicin-nátrium; Rifamicino natrio druska; Rifamycin sodná sůl; Rifamycin SV; Rifamycin SV Sodium; Rifamycine sodique; Rifamycinnatrium; Rifamycinum natricum; Rifamysiininatrium; Ryfamycinum Natricum; Ryfamycyna sodowa. Sodium (12*Z*,14*E*,24*E*)-(2*S*,16*S*,17*S*,18*R*,19*R*,20*R*,21*S*,22*R*,23*S*)-21-acetoxy-1,2-dihydro-6,9,17,19-tetrahydroxy-23-methoxy-2,4,12,16,18,20,22-heptamethyl-1,11-dioxo-2,7-(epoxypentadeca-1,11,13-trienimino)-naphtho[2,1-*b*]furan-5-olate.

Натрий Рифамицин

$C_{37}H_{46}NNaO_{12}$ = 719.8.
CAS — 6998-60-3 (rifamycin); 14897-39-3 (rifamycin sodium); 15105-92-7 (rifamycin sodium).
ATC — J04AB03; S01AA16; S02AA12.
ATC Vet — QJ04AB03; QS01AA16; QS02AA12.
UNII — 32086GS35Z.

(rifamycin SV)

Pharmacopoeias. In *Eur.* (see p.vii).

Ph. Eur. 6.8（Rifamycin Sodium）：利福霉素SV单钠盐是通过化学转化利福霉素B获得，而利福霉素B是在地中海拟无枝酸菌特定菌株生长过程中产生的。利福霉素SV也可从地中海拟无枝酸菌某种突变株直接获得。根据无水物质计算其效价不到900U/mg。这是一种红色细微颗粒的粉剂。可溶于水；易溶于无水酒精。5%水溶液的pH值为6.5～8.0。贮藏于密闭容器中，2～8℃，避光。

不良反应和注意事项

注射利福霉素后可发生胃肠道不良反应。高剂量用药可导致肝功能的改变。超敏反应包括皮疹、瘙痒，很少发生过敏反应，但长期使用可增加过敏的危险。据报道，尿液和体液可变为红色。肝功能受损者慎用利福霉素。

抗菌作用

利福霉素的抗菌作用类似于利福平，参见第页。

药动学

利福霉素的胃肠道吸收不好。肌注250mg 2h后，血浆浓度为2μg/ml；静脉注射500mg后浓度约为11μg/ml。利福霉素的蛋白结合率约为80%，血浆半衰期约1h。

利福霉素主要从胆汁排出，可有少量出现在尿中。

用途和用法

利福霉素是一种利福霉素类抗菌药，主要用于革兰阳性菌如葡萄球菌等敏感菌引起的感染治疗。给药途径主要是肌注其单钠盐，缓慢静脉滴注，也可局部滴入或外用。

制剂

专利制剂

Arg.: Rifocina; ***Austria:*** Rifocin; ***Belg.:*** Rifocine; ***Braz.:*** Rifan; Rifocina; ***Fr.:*** Otofa; ***Ital.:*** Rifocin; ***Mex.:*** Rifocyna; ***Port.:*** Rifocina; ***Rus.:*** Otofa (Отофа); ***Switz.:*** Otofa; ***Turk.:*** Rif; Rifateral; Rifocin; ***Ukr.:*** Otofa (Отофа); ***Venez.:*** Rifocina.

多组分制剂 ***Braz.:*** Rifocort.

Rifapentine（*BAN*, *USAN*, *rINN*）利福喷汀

DL-473; DL-473-IT; L-11473; MDL-473; Rifapentina; Rifapentinum. 3-[*N*-(4-Cyclopentyl-1-piperazinyl)formimidoyl]rifamycin.

Рифапентин

$C_{47}H_{64}N_4O_{12}$ = 877.0.
CAS — 61379-65-5.
ATC — J04AB05.
ATC Vet — QJ04AB05.
UNII — XJM390A33U.

不良反应

与利福平相似（第309页）。有报道高尿酸血症发生率高于利福平。

注意事项

与利福平相似（第310页）。

利福喷汀是唯一特许可以每周1次或2次用药的药物，但是由于利福喷汀与HIV-蛋白酶抑制药存在潜在的药物相互作用，所以不能用于HIV感染患者的治疗；间歇给药方案（每周1次或2次用药）会增加耐药性。

利福喷汀对动物有致畸作用。

药物相互作用

与利福平相似（第310页）。

酶素诱发实验证实，相比于利福布汀，利福喷汀是细胞色素P450同工酶的强诱导剂，但诱导作用弱于利福平。考虑到可能会增加耐药性，利福喷汀不能与HIV-蛋白酶抑制药合用。见上文**注意事项**。

抗菌作用

与利福平相似（第310页）。利福喷汀和利福平对结核分枝杆菌的交叉耐药很普遍。

抗分枝杆菌作用 参考文献如下。

1. Mor N, *et al.* Comparison of activities of rifapentine and rifampin against Mycobacterium tuberculosis residing in human macrophages. *Antimicrob Agents Chemother* 1995; **39:** 2073–7.
2. Vernon A, *et al.* Acquired rifamycin monoresistance in patients with HIV-related tuberculosis treated with once-weekly rifapentine and isoniazid. *Lancet* 1999; **353:** 1843–7.

药动学

利福喷汀经口服后吸收。食物可增加利福喷汀约50％的吸收率。服用单剂量600mg利福喷汀5～6h后达到血浆峰浓度，连续用药10天后达到稳态浓度。据报道，其半衰期为13h。利福喷汀可进行非氧化代谢，而非诱导其自身代谢。利福喷汀及其活性代谢物25-脱乙酰基利福喷汀的血浆蛋白结合率分别为98％和93％，主要从粪便中排出，少量从尿中排出。

1. Keung ACF, *et al.* Pharmacokinetics of rifapentine in patients with varying degrees of hepatic dysfunction. *J Clin Pharmacol* 1998; **38:** 517–24.
2. Keung AC-F, *et al.* Pharmacokinetics of rifapentine in subjects seropositive for the human immunodeficiency virus: a phase I study. *Antimicrob Agents Chemother* 1999; **43:** 1230–3.
3. Conte JE, *et al.* Single-dose intrapulmonary pharmacokinetics of rifapentine in normal subjects. *Antimicrob Agents Chemother* 2000; **44:** 985–90.
4. Weiner M, *et al.* Pharmacokinetics of rifapentine at 600, 900, and 1,200 mg during once-weekly tuberculosis therapy. *Am J Respir Crit Care Med* 2004; **169:** 1191–7.
5. Langdon G, *et al.* Population pharmacokinetics of rifapentine and its primary desacetyl metabolite in South African tuberculosis patients. *Antimicrob Agents Chemother* 2005; **49:** 4429–36.
6. Blake MJ, *et al.* Pharmacokinetics of rifapentine in children. *Pediatr Infect Dis J* 2006; **25:** 405–9.

用途和用法

利福喷汀是一种利福霉素类抗菌药，见利福平（第311页）。与其他抗菌药联用于治疗结核（第187页）。

在短程结核治疗的初始阶段，对于药物敏感菌株，可口服利福喷汀600mg，每周2次，随后在持续阶段每周用药1次即可。

1. Jarvis B, Lamb HM. Rifapentine. *Drugs* 1998; **56:** 607–16.
2. Munsiff SS, *et al.* Rifapentine for the treatment of pulmonary tuberculosis. *Clin Infect Dis* 2006; **43:** 1468–75.
3. Anonymous. Rifapentine. *Tuberculosis (Edinb)* 2008; **88:** 155–8.

制剂

专利制剂

USA: Priftin.

Rifaximin (*BAN, USAN, rINN*) 利福昔明

L-105; Rifaxidin; Rifaximina; Rifaximine; Rifaximinum. (2*S*,16*Z*,18*E*,20*S*,21*S*,22*R*,23*R*,24*R*,25*S*,26*S*,27*S*,28*E*)-5,6,21,23,25-Pentahydroxy-27-methoxy-2,4,11,16,20,22,24,26-octamethyl-2,7-(epoxypentadeca[1,11,13]trienimino)benzofuro[4,5-*e*]pyrido[1,2-*a*]benzimidazole-1,15(2*H*)-dione 25-acetate.

Рифаксимин

$C_{43}H_{51}N_3O_{11}$ = 785.9.
CAS — 80621-81-4.
ATC — A07AA11; D06AX11.
ATC Vet — QA07AA11; QD06AX11; QG51AA06; QJ51XX01.
UNII — L36O5T016N.

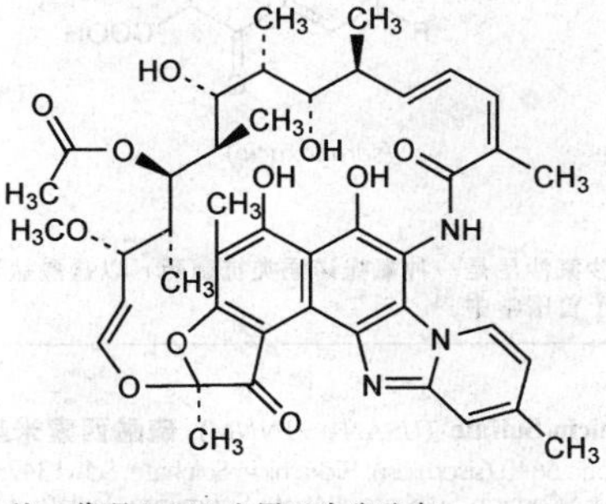

注：代码 L-105 也用于头孢唑南。

Pharmacopoeias. In *Eur.* (see p.vii).

Ph. Eur. 6. 8 (Rifaximin) 利福昔明是来源于一种发酵产品的半合成化合物。橘红色、结晶态、易吸湿性的粉末。其呈现多形性。几乎不溶于水；溶于丙酮和甲醇。贮藏于密闭容器中。避光。

简介

利福昔明是利福霉素类抗菌药，体外抗菌活性与利福平类似（第310页），但胃肠道吸收率差，生物利用度大约只有0.4％。因此不具有利福霉素类药物的一般不良反应和药物相互作用。据报道，利福昔明可导致超敏反应，包括剥脱性皮炎和血管性水肿。利福昔明不可用于旅行腹泻患者并发发热和便血。

美国和一些其他国家许可利福昔明用于由非侵入性大肠杆菌引起的旅行者腹泻（见胃肠炎，第162页），以及降低肝性脑病的复发风险（第1619页）。利福昔明也可用于其他非旅行者感染性腹泻、上腹胀满、腹胀、肠胃气胀、小肠菌群过度生长、术后感染预防，以及在一些情况下可用于胃肠道疾病（第1616页），如憩室病、克罗恩病、非便秘肠易激综合征。

大于12岁旅行腹泻症患者，推荐口服剂量为200mg，每日3次，连续使用3天。大于18岁患者，为降低肝性脑病复发风险，推荐口服剂量为550mg，每日2次。对于其他病患，用药剂量范围为每日400～1200mg，分2～4次给药。

利福昔明也制成5％软膏外用。

1. Gillis JC, Brogden RN. Rifaximin: a review of its antibacterial activity, pharmacokinetic properties and therapeutic potential in conditions mediated by gastrointestinal bacteria. *Drugs* 1995; **49:** 467–84.
2. DuPont HL, *et al.* Rifaximin versus ciprofloxacin for the treatment of traveler's diarrhea: a randomized, double-blind clinical trial. *Clin Infect Dis* 2001; **33:** 1807–15.
3. Pakyz AL. Rifaximin: a new treatment for travelers' diarrhea. *Ann Pharmacother* 2005; **39:** 284–9.
4. Robins GW, Wellington K. Rifaximin: a review of its use in the management of traveller's diarrhoea. *Drugs* 2005; **65:** 1697–1713.
5. Ericsson CD. Safety and tolerability of the antibacterial rifaximin in the treatment of travellers' diarrhoea. *Drug Safety* 2006; **29:** 201–7.
6. Adachi JA, DuPont HL. Rifaximin: a novel nonabsorbed rifamycin for gastrointestinal disorders. *Clin Infect Dis* 2006; **42:** 541–7. Correction. *ibid.*; 896. [dose frequency]
7. Pimentel M, *et al.* The effect of a nonabsorbed oral antibiotic (rifaximin) on the symptoms of the irritable bowel syndrome: a randomized trial. *Ann Intern Med* 2006; **145:** 557–63.
8. Fumi AL, Trexler K. Rifaximin treatment for symptoms of irritable bowel syndrome. *Ann Pharmacother* 2008; **42:** 408–12.
9. Shafran I, Burgunder P. Rifaximin for the treatment of newly diagnosed Crohn's disease: a case series. *Am J Gastroenterol* 2008; **103:** 2158–60.
10. Jiang Q, *et al.* Rifaximin versus nonabsorbable disaccharides in the management of hepatic encephalopathy: a meta-analysis. *Eur J Gastroenterol Hepatol* 2008; **20:** 1064–70.
11. Ojetti V, *et al.* Rifaximin pharmacology and clinical implications. *Expert Opin Drug Metab Toxicol* 2009; **5:** 675–82.
12. Lauritano EC, *et al.* Antibiotic therapy in small intestinal bacterial overgrowth: rifaximin versus metronidazole. *Eur Rev Med Pharmacol Sci* 2009; **13:** 111–16.
13. Peralta S, *et al.* Small intestine bacterial overgrowth and irritable bowel syndrome-related symptoms: experience with rifaximin. *World J Gastroenterol* 2009; **15:** 2628–31.
14. Maclayton DO, Eaton-Maxwell A. Rifaximin for treatment of hepatic encephalopathy. *Ann Pharmacother* 2009; **43:** 77–84.
15. Bass NM, *et al.* Rifaximin treatment in hepatic encephalopathy. *N Engl J Med* 2010; **362:** 1071–81.

憩室病 利福昔明可用于治疗憩室病（第1618页）；与美沙拉秦联合用药参见第1668页。

制剂

专利制剂

Arg.: Coloximina; Rifadom; ***Austria:*** Colidimin; ***Cz.:*** Normix; ***Gr.:*** Lormyx; Rifacol; ***Hung.:*** Normix; ***Ital.:*** Normix; Rifacol; ***Mex.:*** Flonorm; ***Pol.:*** Xifaxan; ***Port.:*** Flonorm†; ***Rus.:*** Alfa Normix (Альфа Нормикс); ***Spain:*** Spiraxin; Zaxine; ***Turk.:*** Normix; ***USA:*** Xifaxan.

Rokitamycin (*rINN*) 罗他霉素

M-19-Q; 3″-Propionyl-leucomycin A_5; Rikamycin; Rokitamicina; Rokitamycine; Rokitamycinum; TMS-19Q. [(4*R*,5*S*,6*S*,7*R*,9*R*,10*R*,11*E*,13*E*,16*R*)-7-(Formylmethyl)-4,10-dihydroxy-5-methoxy-9,16-dimethyl-2-oxooxacyclohexadeca-11,13-dien-6-yl]-3,6-dideoxy-4-*O*-(2,6-dideoxy-3-*C*-methyl-α-L-*ribo*-hexopyranosyl)-3-(dimethylamino)-β-D-glucopyranoside 4″-butyrate 3″-propionate.

Рокитамицин

$C_{42}H_{69}NO_{15}$ = 828.0.
CAS — 74014-51-0.
ATC — J01FA12.
ATC Vet — QJ01FA12.
UNII — ZPT03UEM0E.

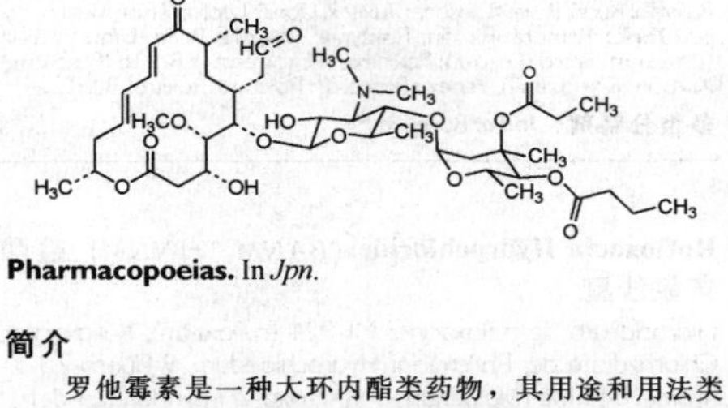

Pharmacopoeias. In *Jpn.*

简介

罗他霉素是一种大环内酯类药物，其用途和用法类似于红霉素（第256页）。对敏感菌所致感染，口服给予400mg，每日2次。

制剂

专利制剂

Ital.: Paidocin; Rokital; ***Jpn:*** Ricamycin†.

Rolitetracycline (*BAN, USAN, rINN*) 罗利环素

PMT; Pyrrolidinomethyltetracycline; Rolitetraciclina; Rolitétracycline; Rolitetracyclinum; Rolitetracyklin; Rolitetrasykliini; SQ-15659. N^2-(Pyrrolidin-1-ylmethyl)tetracycline.

Ролитетрациклин

$C_{27}H_{33}N_3O_8$ = 527.6.
CAS — 751-97-3.
ATC — J01AA09.
ATC Vet — QJ01AA09.
UNII — GH9IW85221.

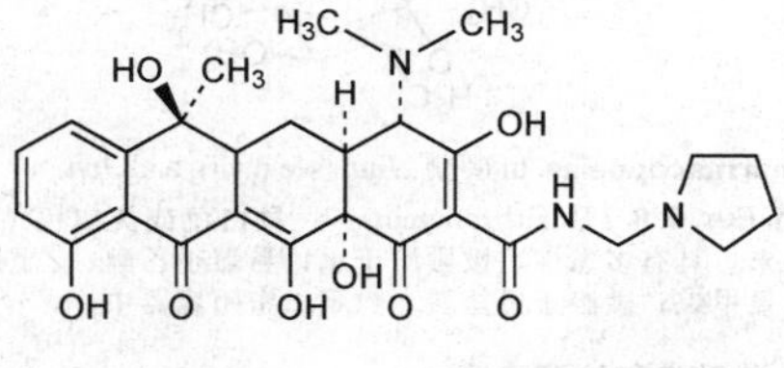

简介

罗利环素是一种四环素衍生物，性质类似于四环素（第329页）。通常用作某些外用的眼部制剂以治疗敏感菌感染。罗利环素也注射给药，由于Jarisch-Herxheimer反应有时会出现发抖，少见寒战。注射后也会出现味觉异常，类似乙醚的味道。

制剂

多组分制剂 ***Ital.:*** Colbiocin; Eubetal Antibiotico; Vitecaf†; ***Rus.:*** Colbiocin (Колбиоцин).

Rosoxacin (*BAN, USAN, rINN*) 罗索沙星

Acrosoxacin; Rosoksasiini; Rosoxacine; Rosoxacino; Rosoxacinum; Win-35213. 1-Ethyl-1,4-dihydro-4-oxo-7-(4-pyridyl)quinoline-3-carboxylic acid.

Розоксацин

$C_{17}H_{14}N_2O_3$ = 294.3.
CAS — 40034-42-2.
ATC — J01MB01.
ATC Vet — QJ01MB01.
UNII — 3Y1OT3J4NW.

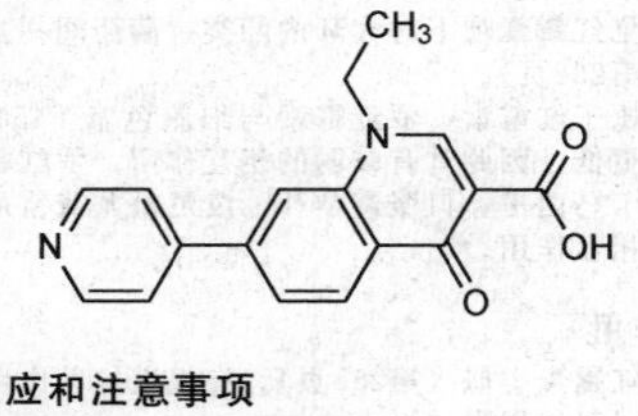

不良反应和注意事项

与萘啶酸类似（第288页）。

发生头晕、嗜睡和视觉障碍相对常见，如果有影响应建议患者不能驾车或操作机器。

用途和用法

罗索沙星是一种4-喹诺酮类抗菌药，作用类似于萘啶酸（第289页）。对淋病奈瑟菌有抗菌活性，曾单剂口服给予治疗淋病。它也可用于治疗尿路感染。

制剂

专利制剂

Braz.: Eradacil; ***Mex.:*** Eradacil; ***Port.:*** Eradacil†.

Roxithromycin (*BAN, USAN, rINN*) 罗红霉素

Roksitromicinas; Roksitromisin; Roksitromysiini; Roxithromycine; Roxithromycinum; Roxitromicin; Roxitromicina; Roxitromycin; RU-965; RU-28965. Erythromycin 9-{*O*-[(2-methoxyethoxy)methyl]oxime}.

Рокситромицин

$C_{41}H_{76}N_2O_{15}$ = 837.0.

CAS — 80214-83-1.
ATC — J01FA06.
ATC Vet — QJ01FA06.
UNII — 21KOF230FA.

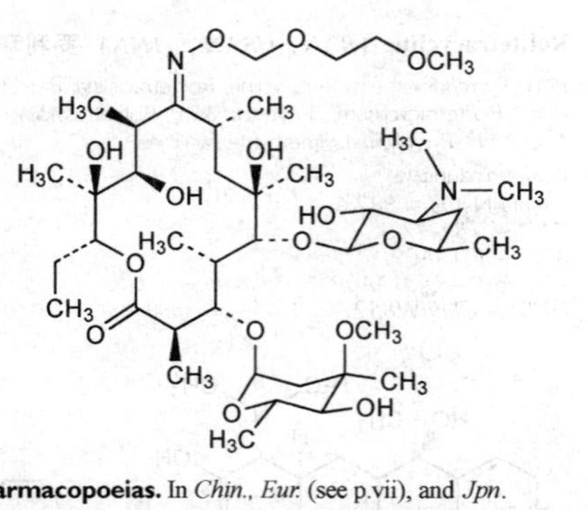

Pharmacopoeias. In *Chin., Eur.* (see p.vii), and *Jpn.*

Ph. Eur. 6. 8 (Roxithromycin) 一种白色或类白色结晶粉末，具有多态性。极微溶于水；易溶于乙醇、乙酮和二氯甲烷；微溶于稀盐酸。贮藏于密闭容器中。

不良反应和注意事项

与红霉素类似（第256页）。胃肠道不适是最常见的不良反应，但发生率少于红霉素。

对于肝肾功能不全患者应减少罗红霉素用量。

对肾脏的影响 有报道[1]称，使用罗红霉素后有患者出现急性嗜酸性肾炎；停药几天后，肾功能恢复。

1. Akcay A, *et al.* Acute renal failure and hepatotoxicity associated with roxithromycin. *Ann Pharmacother* 2004; **38:** 721–2.

对肺的影响 一名患者用该药治疗扁桃体炎后发生了急性嗜酸性肺炎[1]。甲泼尼龙治疗后病情得到改善。

1. Pérez-Castrillón JL, *et al.* Roxithromycin-induced eosinophilic pneumonia. *Ann Pharmacother* 2002; **36:** 1808–9.

对胰腺的影响 用该药代替琥乙红霉素治疗一名患者的呼吸道感染 24h 后发生了急性胰腺炎，并发十二指肠炎症、疼痛、胰腺肿大、血浆淀粉酶升高[1]。一旦撤药症状很快消失。

1. Souweine B, *et al.* Acute pancreatitis associated with roxithromycin therapy. *DICP Ann Pharmacother* 1991; **25:** 1137.

超敏反应 详见阿奇霉素项下关于一名患者在用阿奇霉素或罗红霉素治疗后出现嗜酸粒细胞增多综合征的报道（第197页）。另见上文**对肺的影响**项下的内容。

药物相互作用

详见**红霉素**项下对大环内酯类抗菌药间相互作用的讨论（第257页）。

相比于红霉素，罗红霉素与细胞色素 P450 同工酶亲和力更低，因此具有较弱的相互作用。罗红霉素与抗酸药、卡马西平、口服避孕药、泼尼松龙或雷尼替丁没有出现相互作用。

抗菌作用

与红霉素类似（第258页）。有报道抗菌作用活性类似或稍弱于红霉素。

药动学

口服罗红霉素可吸收，生物利用度大约为 50%。单剂服用 150mg 后 2h 达血浆峰浓度约 6～8μg/ml。150mg 每日 2 次达稳态时平均峰浓度为 9.3μg/ml。餐后服用会减少吸收。该药广泛分布于组织和体液；高浓度时可分布于白细胞中。乳汁中可检出少量的罗红霉素。在谷浓度时血浆蛋白（主要为 α1-酸性糖蛋白）结合率约为 96%，但结合具有饱和性，通常在峰浓度时结合率只有 87%。少量的罗红霉素在肝中代谢，给药后大部分以原药和代谢产物形式从粪便中排出，7%～10%从尿中排出，多达 15%从肺排出。据报道清除半衰期波动在 8～13h，但在有肝或肾功能损害的患者和儿童中可能延长。据报道，大部分罗红霉素不能通过腹膜透析去除。

1. Puri SK, Lassman HB. Roxithromycin: a pharmacokinetic review of a macrolide. *J Antimicrob Chemother* 1987; **20** (suppl B): 89–100.

用途和用法

罗红霉素是一种大环内酯类抗菌药，主要用于敏感菌引起的感染；作用和用法与红霉素类似（第258页）。成人一次口服剂量 150mg，每日 2 次，或剂量为 300mg，每日 1 次，餐前至少 15min 服用，连续用药 5～10 天。

对于肝肾功能不全患者，剂量需进行调整（见下文）。孕妇和儿童用药，见下文。

1. Williams JD, Sefton AM. Comparison of macrolide antibiotics. *J Antimicrob Chemother* 1993; **31** (suppl C): 11–26.
2. Markham A, Faulds D. Roxithromycin: an update of its antimicrobial activity, pharmacokinetic properties and therapeutic use. *Drugs* 1994; **48:** 297–326.
3. Young LS, Lode H, eds. Roxithromycin: first of a new generation of macrolides: update and perspectives. *Infection* 1995; **23** (suppl 1): S1–S52.
4. Lovering AM, *et al.*, eds. Roxithromycin—additional therapeutic potential. *J Antimicrob Chemother* 1998; **41** (suppl B): 1–97.

儿童用法 罗红霉素可口服用于治疗敏感菌株引起的儿童感染。体重 6～40kg 的患儿，用药剂量为每日 5～8mg/kg。

在肝损伤中的用法 罗红霉素的注册药品信息中尚未证实对肝功能不全患者的临床应用是完全安全的，如需使用，建议剂量减为常规用量的一半。

在肾损伤中的用法 罗红霉素的注册药品信息中尚未证实对肾功能不全患者的临床应用是完全安全的，对于剂量的调整细节并未详细说明。

药动学研究中[1]，20 名实验对象（10 名肾功能正常者，10 名肾功能严重不全患者）证实，当肌酐清除率低于 15ml/min 时，患者更适合采用双倍间隔口服给药方案。

1. Halstenson CE, *et al.* Disposition of roxithromycin in patients with normal and severely impaired renal function. *Antimicrob Agents Chemother* 1990; **34:** 385–9.

脱发 体内和体外[1]实验证实，就个体而言，局部使用罗红霉素可能对雄激素源性脱发的恢复有一定帮助。

1. Ito T, *et al.* Roxithromycin antagonizes catagen induction in murine and human hair follicles: implication of topical roxithromycin as hair restoration reagent. *Arch Dermatol Res* 2009; **301:** 347–55.

增生 环孢素治疗中一个公认的不良反应是齿龈增生，一项研究[1]证实罗红霉素可以减轻增生，其主要原因是可能影响到生长因子-β 的转化。另一种大环内酯类阿奇霉素用于治疗增生，见第 1741 页。

1. Condé SAP, *et al.* Roxithromycin reduces cyclosporine-induced gingival hyperplasia in renal transplant patients. *Transplant Proc* 2008; **40:** 1435–8.

缺血性心脏病 对于罗红霉素预防缺血性心脏病的研究，见阿奇霉素项下所述（第198页）。

呼吸系统疾病 对于罗红霉素用于治疗呼吸系统疾病的研究，见红霉素项下所述（第259页）。

制剂

专利制剂

Arg.: Delos; Klomicina; Rulid†; ***Austral.:*** Biaxsig; Roxar; Roxide; Roximycin; Rulide; ***Austria:*** Roxithrostad; Rulide; ***Belg.:*** Claramid†; Docroxithro†; Rulid; ***Braz.:*** Floxid; Rotram; Roxid†; Roxina†; Roxitran; Roxitrom; Rulid; ***Chile:*** Ramivan; ***Cz.:*** Rovenal†; Rulid†; ***Denm.:*** Forimycin†; Roximstad†; Surlid; ***Fin.:*** Roxibion†; Surlid; ***Fr.:*** Claramid; Rulid; Subroxine; ***Ger.:*** Infectoroxit; Romyk†; Roxi; Roxi-paed†; Roxi-Puren; Roxi-Q; Roxi-saar; Roxibeta; Roxidura†; Roxigamma; Roxigrun; RoxiHefa†; RoxiHexal; Roxithro-Lich; Rulid; ***Gr.:*** Acevor; Anti-Bio; Aristomycin; Asmetic; Azuril; Bazuctril; Bicofen; Delitroxin; Erybros; Hobatmycine; Macrolid-S; Neo-Suxigal; Nirox; Oxetine; Redotrin; Roxibron; Roxicillin; Roximin; Roxitazon; Roxivinol; Roxy-Due; Roxyspes; Rulid; Seide; Siguon; Thriostaxil; Tirabicin; Toscamycin-R; Uramilon; Vaselpin; Vomitoran; ***Hong Kong:*** Roxicin; Roxinox; Rudin; Rulid; Ruxitex; Uonin; ***Hung.:*** Renicin†; Rulid; ***India:*** Biorox; Roxee; Roxem; Roxeptin; Roxibid; Roxid; Roxivista; Roxyrol; Unorox; ***Indon.:*** Anbiolid; Biostatik; Ixor; Rolexit; Rulid; Ruxcine†; Simacron; Sitro; Uplores; Xorin; ***Israel:*** Roxo; Rulid; ***Ital.:*** Assoral; Overal; Rossitrol; Rulid; ***Malaysia:*** Roxcin; Roxinox; Rulid; Uonin; ***Mex.:*** Crolix; Kensodic†; Rulid; Sertrom; ***Neth.:*** Rulide; ***NZ:*** Romicin†; ***Philipp.:*** Guamil; Macrol; Marulide; Plethirox; Roxid; Roxil; Roximed; Roxitaz; Rulid; Ruthison; Thromyn; Trodex; Troxolid; Xithrom; ***Pol.:*** Renicin; Rolicyn; Roxiratio; Roxitron; Rulid; Xitrocin; ***Port.:*** Inferoxin; Odonticina; Roxitron; Rulide; ***Rus.:*** Elrox (Элрокс); Roksolit (Роксолит); Roxeptin (Роксептин); Roxihexal (Роксигексал); Roxylor (Роксилор); Rulid (Рулид); ***S.Afr.:*** Roxulide†; Roxxibid; Rulide; Throsyn; ***Singapore:*** Roxid; Rulid†; Uplores; ***Spain:*** Macrosil; Rotramin†; Rulide; ***Swed.:*** Surlid; ***Switz.:*** Rulid; ***Thai.:*** Ammirox; Coroxin; Eroxade; I-Throcin; Manroxin; Neolid; Poliroxin; Rocitro; Romed; Rothricin; Roxamycin; Roxcin; Roxicin; Roxilan; Roximed; Roximin; Roxino; Roxinox; Roxinpac; Roxithro; Roxithroxyl; Roxitin; Roxitop; Roxitron; Roxlecon; Roxomycin; Roxthomed; Roxthrin; Roxto; Roxtrocin; Roxxo; Roxy; Roxydin; Rucin; Rulid; Rulosone; Ruxitex; Uonin; Utolid; V-Rox; Vesthromycin; ***Turk.:*** Remora; Ritosin; Roksimin; Roksolit; Rulid; ***Ukr.:*** Renicin (Реніцин)†; Roxid (Роксид); Roxihexal (Роксигексал); Roxilid (Роксилид); Xitrocin (Кситроцин); ***Venez.:*** Rancolid†; Roxicure; Roxitrol; Rulid.

多组分制剂 ***India:*** Roxeptin-ME.

Rufloxacin Hydrochloride (*BANM*, *rINNM*) 盐酸芦氟沙星

Hidrocloruro de rufloxacino; MF-934 (rufloxacin); Rufloxacine, Chlorhydrate de; Rufloxacini Hydrochloridum. 9-Fluoro-2,3-dihydro-10-[4-methylpiperazin-1-yl]-7-oxo-7*H*-pyrido[1,2,3-de]-1,4-benzothiazine-6-carboxylic acid hydrochloride.

Руфлоксацина Гидрохлорид

$C_{17}H_{18}FN_3O_3S,HCl = 399.9.$

CAS — 101363-10-4 (rufloxacin); 106017-08-7 (rufloxacin hydrochloride).
ATC — J01MA10.
ATC Vet — QJ01MA10.
UNII — 1643374N6L.

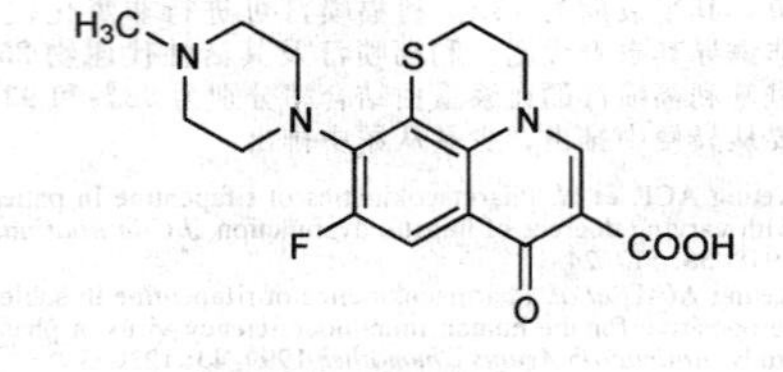

(rufloxacin)

简介

芦氟沙星是一种喹诺酮类抗菌药，性质类似于环丙沙星（第231页）。在治疗敏感菌感染时以盐酸盐形式口服给药，通常起始剂量为第一天 400mg，以后则每日 200mg，有报道其血浆半衰期为 30h 或更长。

制剂

专利制剂

Ital.: Monos; Qari; Tebraxin; ***Mex.:*** Uroflox; ***Philipp.:*** Uroclar; ***Thai.:*** Uroflox.

Sarafloxacin Hydrochloride (*BANM*, *USAN*, *rINNM*) 盐酸沙氟沙星

A-57135 (sarafloxacin); A-56620 (sarafloxacin or sarafloxacin hydrochloride); Abbott-56620 (sarafloxacin or sarafloxacin hydrochloride); Hidrocloruro de sarafloxacino; Sarafloxacine, Chlorhydrate de; Sarafloxacini Hydrochloridum. 6-Fluoro-1-(*p*-fluorophenyl)-1,4-dihydro-4-oxo-7-(1-piperazinyl)-3-quinolinecarboxylic acid monohydrochloride.

Сарафлоксацина Гидрохлорид

$C_{20}H_{17}F_2N_3O_3,HCl = 421.8.$

CAS — 98105-99-8 (sarafloxacin); 91296-87-6 (sarafloxacin hydrochloride).
UNII — 136JP4Q9DF.

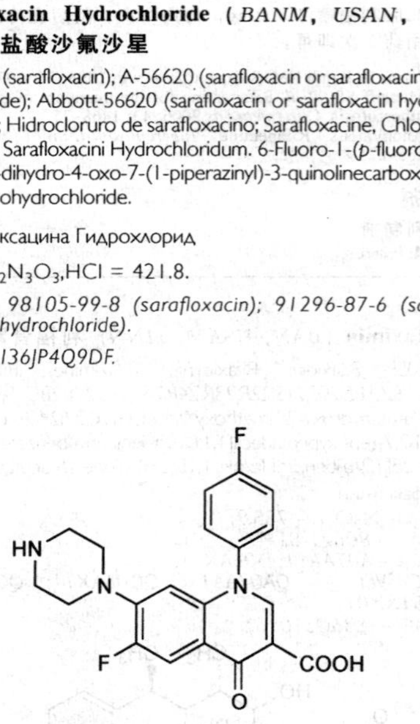

(sarafloxacin)

简介

沙氟沙星是一种氟喹诺酮类抗菌药，以盐酸盐形式已用于兽医学中。

Sisomicin Sulfate (*USAN*, *rINNM*) 硫酸西索米星

Antibiotic 6640 (sisomicin); Rickamicin Sulphate; Sch-13475 (sisomicin); Sisomicin Sulphate (*BANM*); Sisomicine, Sulfate de; Sisomicini Sulfas; Sissomicin Sulphate; Sulfato de sisomicina. 4-*O*-[(2*R*,3*R*)-*cis*-3-Amino-6-aminomethyl-3,4-dihydro-2*H*-pyran-2-yl]-2-deoxy-6-*O*-(3-deoxy-4-*C*-methyl-3-methylamino-β-L-arabinopyranosyl)streptamine sulphate; 2-Deoxy-6-*O*-(3-deoxy-4-*C*-methyl-3-methylamino-β-L-arabinopyranosyl)-4-*O*-(2,6-diamino-2,3,4,6-tetradeoxy-D-*glycero*-hex-4-enopyranosyl)streptamine sulphate.

Сизомицина Сульфат

$(C_{19}H_{37}N_5O_7)_2,5H_2SO_4 = 1385.4.$

CAS — 32385-11-8 (sisomicin); 53179-09-2 (sisomicin sulfate).
ATC — J01GB08.
ATC Vet — QJ01GB08.

UNII — K14444371C.

Pharmacopoeias. In *Chin.*, *Jpn*, and *US*.

USP 33 (Sisomicin Sulfate) 干燥重量丢失不到15%，1mg硫酸西索米星效价不低于580μg（干重计算）的西索米星。4%水溶液的pH值为3.5～5.5。贮藏于密闭容器中。

简介

西索米星是由伊尼奥小单孢菌产生的抗菌药，与庆大霉素$C1_A$密切相关。是一种氨基糖苷类药物，其一般性质与庆大霉素相似（第267页）。该药以硫酸盐形式给药，但以碱基表示剂量；1.5g的硫酸西索米星等于1g的西索米星。通常成人每日剂量3mg/kg分2～3次肌内给药。如有必要，可静脉给药。

制剂

USP 33: Sisomicin Sulfate Injection.

专利制剂

Gr.: Geonyn; Somazinal; Sosialon; Udolin; ***India:*** Sisoptin.

Sitafloxacin (*USAN*, *rINN*) 西他沙星

DU-6859 (anhydrous sitafloxacin); DU-6859a (sitafloxacin sesquihydrate); Sitafloxacine; Sitafloxacino; Sitafloxacinum. (−)-7-[(7*S*)-7-Amino-5-azaspiro[2.4]hept-5-yl]-8-chloro-6-fluoro-1-[(1*R*,2*S*)-2-fluorocyclopropyl]-1,4-dihydro-4-oxo-3-quinolinecarboxylic acid.

Ситафлоксацин

$C_{19}H_{18}ClF_2N_3O_3$ = 409.8.

CAS — 127254-12-0 (anhydrous sitafloxacin); 163253-37-0 (sitafloxacin monohydrate); 163253-35-8 (sitafloxacin sesquihydrate).

ATC — J01MA21.

UNII — 9TD681796G (sitafloxacin); 3GJC60U4Q8 (sitafloxacin anhydrous).

注：西他沙星存在几种水化状态；名称为西他沙星的药物包括无水化合物和倍半氢氧化物（$C_{19}H_{18}ClF_2N_3O_3$，$1\frac{1}{2}H_2O$＝436.8）；后者在日本被称为西他沙星水合物。

简介

西他沙星是一种氟喹诺酮类药物，常用于口服治疗敏感菌株引起的感染。

制剂

专利制剂

Jpn: Gracevit.

Sparfloxacin (*BAN*, *USAN*, *rINN*) 司帕沙星

AT-4140; CI-978; Esparfloxacino; PD-131501; RP-64206; Sparfloksasiini; Sparfloxacine; Sparfloxacinum. 5-Amino-1-cyclopropyl-7-(*cis*-3,5-dimethylpiperazin-1-yl)-6,8-difluoro-1,4-dihydro-4-oxoquinoline-3-carboxylic acid.

Спарфлоксацин

$C_{19}H_{22}F_2N_4O_3$ = 392.4.

CAS — 110871-86-8.

ATC — J01MA09.

ATC Vet — QJ01MA09.

UNII — Q90AGA787L.

Pharmacopoeias. In *Chin.*

不良反应和注意事项

类似于**环丙沙星**（第232页）。

考虑到司帕沙星的光毒性，有些国家限制了该药的使用。在司帕沙星用药期间和用药后几天应提醒患者避免日晒，如有光毒性发生立即停用该药。

光敏性 在法国进行的一项与司帕沙星相关的光敏性发生率的研究表明[1]，司帕沙星上市后的9个月，生产厂家或法国药物监测机构收到了371例与司帕沙星相关的严重光敏性的报道，这大概是其他氟喹诺酮类药物发生率的4～25倍。除了光照性皮炎，也报道有光照性甲脱离发生。

1. Pierfitte C, *et al.* The link between sunshine and phototoxicity of sparfloxacin. *Br J Clin Pharmacol* 2000; **49:** 609–12.
2. Mahajan VK, Sharma NL. Photo-onycholysis due to sparfloxacin. *Australas J Dermatol* 2005; **46:** 104–5.

药物相互作用

类似于**环丙沙星**（第234页）。

司帕沙星似乎不与茶碱、咖啡因、华法林或西咪替丁有相互作用，丙磺舒不会改变该药的药动学。

抗菌作用

类似于**环丙沙星**（第234页）。

据报道司帕沙星在体外抗菌活性优于环丙沙星，包括分枝杆菌，革兰阳性细菌，如肺炎链球菌、其他链球菌和葡萄球菌。

药动学

司帕沙星胃肠道吸收好，口服生物利用度为90%。给药后3～6h达到血浆血药峰浓度。该药广泛分布于包括呼吸道的各组织和体液中，但血浆蛋白结合率仅45%，主要在肝中葡糖醛酸化后代谢，清除半衰期为20h。以原药和葡糖醛酸酯化后代谢物的形式等量从粪便和尿中排出。

1. Shimada J, *et al.* Clinical pharmacokinetics of sparfloxacin. *Clin Pharmacokinet* 1993; **25:** 358–69.
2. Montay G. Pharmacokinetics of sparfloxacin in healthy volunteers and patients: a review. *J Antimicrob Chemother* 1996; **37** (suppl A): 27–39.

用途和用法

司帕沙星是一种氟喹诺酮类药物，其抗菌作用类似于环丙沙星（第234页）。对于敏感菌株治疗中，通常口服剂量为100～300mg，每日2～3次。也可用于肺结核治疗。对于使用氟喹诺酮类药物治疗肺结核的更多相关信息，参见**环丙沙星的用途和用法**，第235页。

1. Finch RG, *et al.*, eds. Sparfloxacin: focus on clinical performance. *J Antimicrob Chemother* 1996; **37** (suppl A): 1–167.
2. Goa KL, *et al.* Sparfloxacin: a review of its antibacterial activity, pharmacokinetic properties, clinical efficacy and tolerability in lower respiratory tract infections. *Drugs* 1997; **53:** 700–25.
3. Martin SJ, *et al.* Levofloxacin and sparfloxacin: new quinolone antibiotics. *Ann Pharmacother* 1998; **32:** 320–36.
4. Schentag JJ. Sparfloxacin: a review. *Clin Ther* 2000; **22:** 372–87.

制剂

专利制剂

Cz.: Zagam†; ***India:*** Scat; Sparbact; Sparcip; Spardac; Spardrops; Sparquin; Sparvista; Sparx; ***Indon.:*** Newspar; Resflok; Sparos; ***Jpn:*** Spara; ***Rus.:*** Respara (Респара); Sparflo (Спарфло); ***Ukr.:*** Sparflo (Спарфло); ***USA:*** Zagam†.

Spectinomycin (*BAN*, *rINN*) 大观霉素

Actinospectacin; Espectinomicina; Spectinomycine; Spectinomycinum; Spektinomycin; Spektinomysiini. Perhydro-4a,7,9-trihydroxy-2-methyl-6,8-bis(methylamino)pyrano[2,3-*b*][1,4]benzodioxin-4-one.

Спектиномицин

$C_{14}H_{24}N_2O_7$ = 332.3.

CAS — 1695-77-8.

ATC — J01XX04.

ATC Vet — QJ01XX04.

UNII — 93AKI1U6QF.

性状 大观霉素是一种由壮观链霉菌或其他方式产生的抗菌物质。

Spectinomycin Hydrochloride (*BANM*, *USAN*, *rINNM*) 盐酸大观霉素

Hidrocloruro de espectinomicina; M-141; Spectinomycine, Chlorhydrate de; Spectinomycine (dichlorhydrate de) pentahydraté; Spectinomycini dihydrochloridum pentahydricum; Spectinomycini hydrochloridum; Spektinomicin-hidroklorid; Spektinomicino hidrochloridas; Spektinomycin hydrochlorid; Spektinomycindihydrokloridpentahydrat; Spektinomysiinidihydrokloridipentahydraatti; Spektynomycyny chlorowodorek; Spektynomycyny dichlorowodorek pięciowodny; U-18409AE. Spectinomycin dihydrochloride pentahydrate.

Спектиномицина Гидрохлорид

$C_{14}H_{24}N_2O_7,2HCl,5H_2O$ = 495.3.

CAS — 21736-83-4 (anhydrous spectinomycin hydrochloride); 22189-32-8 (spectinomycin hydrochloride pentahydrate).

ATC — J01XX04.

ATC Vet — QJ01XX04.

UNII — HWT06H303Z (spectinomycin hydrochloride pentahydrate); 296JEI210Z (anhydrous spectinomycin hydrochloride).

Pharmacopoeias. In *Chin.*, *Eur.* (see p.vii), *Int.*, *Jpn*, and *US.*

Ph. Eur. 6.8 (Spectinomycin Dihydrochloride Pentahydrate) 一种由壮观链霉菌或其他方式产生的抗菌物质，白色或类白色、轻度吸湿的粉状物。易溶于水；极微溶于乙醇。10%水溶液的pH值为3.8～5.6。贮藏于密闭容器中。

USP 33 (Spectinomycin Hydrochloride) 一种白色到浅黄色的结晶粉末。1mg盐酸大观霉素相当于603μg壮观霉素。极易溶于水；几乎不溶于乙醇、氯仿和乙醚。1%水溶液的pH值为3.8～5.6。贮藏于密闭容器中。

不良反应和注意事项

单剂使用大观霉素偶尔会发生恶心、眩晕、发热、寒战、失眠和荨麻疹。过敏反应极少发生。肌注可致轻到中度的疼痛。多次用药后偶有肝肾功能的改变，血红蛋白和红细胞压积降低。虽然单剂和多剂给药后有尿量减少的报道，但没有观察到大观霉素有肾毒性。

大观霉素对梅毒无效，因此用该药治疗淋病时要注意梅毒的存在。

药物相互作用

锂剂 大观霉素对锂盐的影响，详见**锂剂的药物相互作用项下抗菌药**（第381页）。

抗菌作用

大观霉素是一种氨基环多醇类抗菌药，作用机制为结合细菌核糖体30s亚基抑制蛋白合成。抗菌活性中度，特别是对革兰阳性细菌，对厌氧细菌大多耐药，对各种革兰阴性细菌都敏感，包括许多肠道细菌和杜克嗜血杆菌，并对淋病奈瑟菌特别有效。尽管该药通常为抑菌药，但在浓度稍高于最低抑菌浓度时大观霉素对敏感淋球菌即为杀菌药。

某些菌株可能出现染色体突变或质粒介导的耐药，曾有临床报道的耐药淋球菌，主要分布在远东地区，在世界上大部分地方至今少见耐药菌株。

药动学

大观霉素口服吸收差，但肌注该药的盐酸盐后能很快吸收。给予2g剂量后大约在1h产生的血浆峰浓度为100μg/ml，而4g剂量在2h后产生的血浆峰浓度约为160μg/ml。治疗血浆浓度大约维持至8h，唾液腺的分布少（这限制了该药在咽淋病中的作用）。血浆蛋白结合率低。大观霉素以活性形式从尿中排出，48h内可回收100%的剂量，半衰期为1～3h，肾功损害者有延长，透析可清除部分大观霉素。

用途和用法

在治疗淋病时，大观霉素用作头孢菌素或氟喹诺酮的替代品（第181页），尽管唾液中分布少限制了其在咽部感染中的使用。该药也被用于治疗软下疳（第181页）。

大观霉素以盐酸盐形式给药但剂量以碱基表示，1.5g 盐酸大观霉素相当于大约 1g 大观霉素。治疗淋病给予单剂 2g 深部肌内注射，有时需要单剂 4g 的剂量，分成两个部位给药。多剂疗程用于治疗播散性感染。

大观霉素对梅毒或衣原体感染无效，因此合并这些感染时需另外用药。

儿童用药剂量见下文。

儿童用法 由于含有苯甲醇，新生儿不推荐胃肠外使用大观霉素，因为含苯甲醇的药物制剂对新生儿有引起致命性“喘息综合征”的危险（见**新生儿**，第1556页）。

为预防患淋病母亲感染新生儿，WHO 许可大观霉素单次剂量肌内注射 25mg/kg（最大剂量为 75mg）以替代头孢曲松。对于超过新生儿期或体重大于 45 kg 的患儿，美国 CDC 推荐应用大观霉素替代头孢菌素类用于儿童非复杂性淋病的治疗（第181页）；大观霉素的剂量为单次肌内注射 40mg/kg。

制剂

USP 33: Spectinomycin for Injectable Suspension.

专利制剂

Austral.: Trobicin†; ***Austria:*** Trobicin†; ***Belg.:*** Trobicin; ***Braz.:*** Trobicin†; ***Fr.:*** Trobicine; ***Ger.:*** Stanilo†; ***Gr.:*** Trobicin; ***Hong Kong:*** Kirin; Trobicin; ***India:*** Spectin; Trobicin; ***Israel:*** Togamycin†; ***Ital.:*** Trobicin†; ***Malaysia:*** Kirin†; ***Mex.:*** Trobicin; ***Port.:*** Trobicin†; ***Rus.:*** Kirin (Кирин); Trobicin (Тробицин); ***S.Afr.:*** Trobicin†; ***Singapore:*** Trobicin; ***Spain:*** Kempi; ***Switz.:*** Trobicin†; ***Thai.:*** Trobicin; Vabicin; ***Venez.:*** Trobicin†.

Spiramycin (*BAN, USAN, rINN*) 螺旋霉素

Espiramicina; IL-5902; NSC-55926; NSC-64393 (spiramycin hydrochloride); RP-5337; Spiramicin; Spiramicinas; Spiramisin; Spiramycine; Spiramycinum; Spiramysiini. A mixture comprised principally of (4R,5S,6S,7R,9R,10R,16R)-(11E,13E)-6-[(O-2,6-dideoxy-3-C-methyl-α-L-*ribo*-hexopyranosyl)-(1→4)-(3,6-dideoxy-3-dimethylamino-β-D-glucopyranosyl)oxy]-7-formylmethyl-4-hydroxy-5-methoxy-9,16-dimethyl-10-[(2,3,4,6-tetradeoxy-4-dimethylamino-D-*erythro*-hexopyranosyl)oxy]oxacyclohexadeca-11,13-dien-2-one (Spiramycin I).

Спирамицин

$C_{43}H_{74}N_2O_{14}$ = 843.1.

CAS — 8025-81-8.

ATC — J01FA02.

ATC Vet — QJ01FA02; QJ51FA02.

UNII — 71ODY0V87H (spiramycin); 033ECH6IFG (spiramycin I); 05298J5WMU (spiramycin II); 0NHE9TRJ93 (spiramycin III).

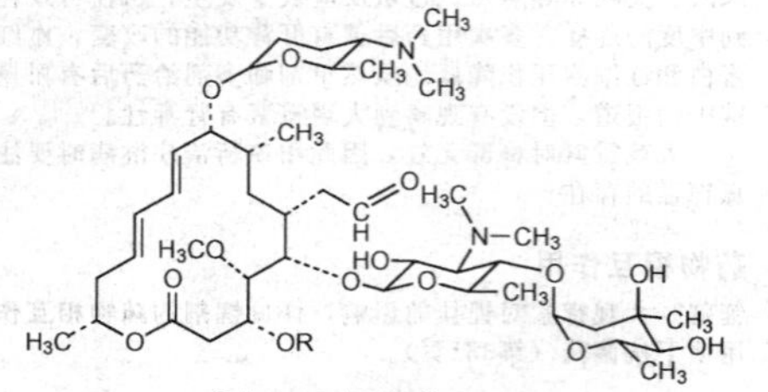

Spiramycin I R = H
Spiramycin II R = $COCH_3$
Spiramycin III R = $COCH_2CH_3$

Pharmacopoeias. In *Eur.* (see p.vii). Also in *BP (Vet)*. *Jpn* includes Acetylspiramycin.

Ph. Eur. 6.8（Spiramycin） 一类大环内酯类抗菌药，由产二素链霉菌的某些菌株生长过程或其他方式获得。以干粉计算，效价至少 4100U/mg。这是一种白色或浅黄色轻度吸湿的粉末。微溶于水；可溶于乙醇、乙酮和甲醇。0.5%水和甲醇溶液的 pH 值为 8.5～10.5。贮藏于密闭容器中。

不良反应和注意事项

类似于红霉素（第256页）。最常见的不良反应为胃肠道不适。胃肠道外使用时有一过性的感觉异常。

药物相互作用

详见红霉素章节关于大环内酯类药物相互作用的讨论（第257页）。

据报道螺旋霉素对肝细胞色素 p450 同工酶作用轻微，因此相比红霉素，极少与其他由该酶代谢的药物有相互作用，详见红霉素的药物相互作用项下机制（第258页）。螺旋霉素和苯碱、环孢素之间没有相互作用可支持这点。尽管如此，有报道指出一名先天性长 QT 综合征的患者在用螺旋霉素和美喹他嗪[1]治疗期间出现心电图异常表明仍需谨慎使用该药。

有报道左旋多巴和螺旋霉素合用出现血药浓度降低（第777页）。

1. Verdun F, *et al.* Torsades de pointes sous traitement par spiramycine et méquitazine: à propos d'un cas. *Arch Mal Coeur Vaiss* 1997; **90:** 103–6.

抗菌作用

参见红霉素（第258页），尽管对许多细菌的体外活性有些降低。螺旋霉素对刚地弓形虫有效。

药动学

螺旋霉素的胃肠道吸收不完全，食物会降低其吸收。本药不能透过血脑屏障，但可以广泛分布于组织中；可透过胎盘，分布于乳汁中。血浆蛋白结合率在10%～25%。口服 6000000U 1.5～3h 后血液峰浓度为 3.3μg/ml，半衰期为 5～8h。血浆浓度降低至低水平时仍可维持长时间较高的组织浓度。

螺旋霉素在肝中代谢为活性形式，大部分从胆汁排出，大约 10%进入尿中。

用途和用法

螺旋霉素是一种大环内酯类抗菌药，治疗敏感细菌感染类似于红霉素（第258页）。该药还可用于原虫感染，如隐孢子虫病（第793页）和弓形虫病（第795页）。

螺旋霉素以碱形式口服给药，或以己二酸盐形式直肠或静脉给药。成人常规口服剂量为每日（6～9）×10^6U，分 2～3 次给药。对严重感染曾有每日分次给药达 15×10^6U。可每 8h 缓慢静脉滴注 1.5×10^6U 螺旋霉素，严重感染剂量可加倍。

在一些国家，也将螺旋霉素和甲硝唑制成联合制剂。

也可用乙酰螺旋霉素。

1. Rubinstein E, Keller N. Spiramycin renaissance. *J Antimicrob Chemother* 1998; **42:** 572–6.

制剂

专利制剂

Arg.: Rovamycine; ***Austria:*** Rovamycin; ***Belg.:*** Rovamycine; ***Braz.:*** Rovamicina; ***Canad.:*** Rovamycine; ***Cz.:*** Rovamycine; ***Fr.:*** Rovamycine; ***Ger.:*** Rovamycine; Selectomycin; ***Gr.:*** Rovamycine; ***Hong Kong:*** Rovamycine; ***Hung.:*** Rovamycine; ***India:*** Rovamycin; ***Indon.:*** Ethirov; Hypermycin†; Ismacrol; Medirov†; Osmycin; Provamed†; Rofacin; Rovadin; Rovamycine; Sorov; Spirabiotic; Spiradan; Spiranter; Spirasin; Varoc; Vipram; ***Israel:*** Rovamycine; ***Ital.:*** Rovamicina; Spiromix; ***Malaysia:*** Rovamycine; ***Mex.:*** Provamicina; ***Neth.:*** Rovamycine; ***Norw.:*** Rovamycin; ***Pol.:*** Rovamycine; ***Port.:*** Rovamycine; ***Rus.:*** Rovamycine (Ровамицин); ***Singapore:*** Rovamycine; ***Spain:*** Dicorvin; Rovamycine; ***Switz.:*** Rovamycine; ***Thai.:*** Rovamycine; Spiracin; ***Turk.:*** Rovagyl; Rovamycine; ***Ukr.:*** Rovacid (Ровацид); Rovamycine (Ровамицин); ***Venez.:*** Provamicina.

多组分制剂 ***Arg.:*** Estilomicin; ***Braz.:*** Periodontil; ***Cz.:*** Rodogyl†; ***Fr.:*** Bi Missilor; Birodogyl; Missilor; Rodogyl; ***Malaysia:*** Rodogyl; ***Mex.:*** Rodogyl; ***Spain:*** Rhodogil.

Streptomycin (*BAN, rINN*) 链霉素

Estreptomicina; Streptomisin; Streptomycine; Streptomycinum; Streptomysiini. O-2-Deoxy-2-methylamino-α-L-glucopyranosyl-(1→2)-O-5-deoxy-3-C-formyl-α-L-lyxofuranosyl-(1→4)-N^3,N^3-diamidino-D-streptamine.

Стрептомицин

$C_{21}H_{39}N_7O_{12}$ = 581.6.

CAS — 57-92-1.

ATC — A07AA04; J01GA01.

ATC Vet — QA07AA04; QJ01GA01.

UNII — Y45QSO73OB.

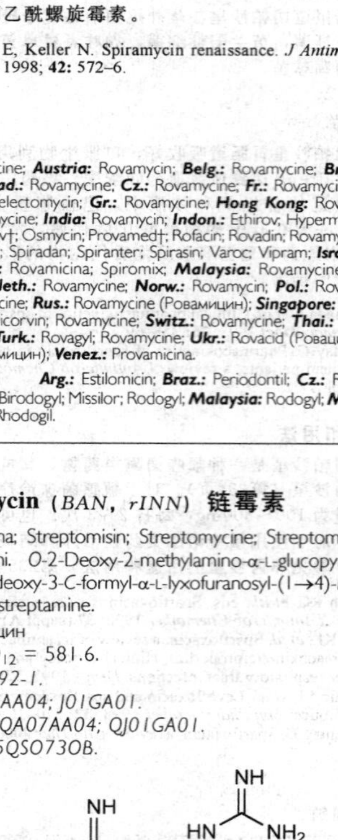

R = CH_2OH
R′ = $NHCH_3$

性状 由灰链霉菌的某些菌株生长过程中或其他方式产生的抗微生物有机碱。

Streptomycin Hydrochloride (*BANM, rINNM*) 盐酸链霉素

Hidrocloruro de estreptomicina; Streptomycine, Chlorhydrate de; Streptomycini Hydrochloridum.

Стрептомицина Гидрохлорид

$C_{21}H_{39}N_7O_{12}$,3HCl = 691.0.

CAS — 6160-32-3.

ATC — A07AA04; J01GA01.

ATC Vet — QA07AA04; QJ01GA01.

Streptomycin Sulfate (*rINNM*) 硫酸链霉素

Streptomicino sulfatas; Streptomycin Sesquisulphate; Streptomycin sulfát; Streptomycin Sulphate (*BANM*); Streptomycine, sulfate de; Streptomycini sulfas; Streptomycinsulfat; Streptomycyny siarczan; Streptomysiinisulfaatti; Sulfato de estreptomicina; Sztreptomicin-szulfát.

Стрептомицина Сульфат

$(C_{21}H_{39}N_7O_{12})_2$,$3H_2SO_4$ = 1457.4.

CAS — 3810-74-0.

ATC — A07AA04; J01GA01.

ATC Vet — QA07AA04; QJ01GA01.

UNII — CW25IKJ202.

Pharmacopoeias. In *Chin., Eur.* (see p.vii), *Int., Jpn, US,* and *Viet.*

Ph. Eur. 6.8（Streptomycin Sulphate） 一种白色或类白色吸湿的粉末。以干燥品计算效价至少 720U/mg。极易溶于水；几乎不溶于无水乙醇。25%水溶液的 pH 值为 4.5～7.0。贮藏于密闭容器中。

USP 33（Streptomycin Sulfate） 为白色易潮解的粉末。效价等于 650～850μg/mg 链霉素。易溶于水；极微溶于乙醇；几乎不溶于氯仿。含有 20%链霉素水溶液的 pH 值为 4.5～7.0。贮藏于密闭容器中。

配伍禁忌 硫酸链霉素与酸碱不相容。

不良反应、处置和注意事项

参见硫酸庆大霉素（第268页）。正如庆大霉素，链霉素的耳毒性主要为前庭毒性而非听神经毒性。母亲怀孕期间使用链霉素新生儿可出现耳毒性。然而，据报道链霉素的肾毒性低于其他氨基糖苷类的药物。

肌注链霉素后口周或口内的感觉异常少见，偶发其他的神经症状，包括周围神经病、视神经炎、视觉盲点。鞘内注射可导致脑膜炎症出现包括脊神经根炎、蛛网膜炎、神经根痛和截瘫等表现。肾功受损或肾前氮质血症的患者出现神经毒性反应的风险较大。

约 5%的患者出现皮肤超敏反应，可发生嗜酸粒细胞增多。有报道发生 Stevens-Johnson 综合征、中毒性表皮坏死松解症、严重表皮剥脱性皮炎和变态反应。职业性接触链霉素的人群对链霉素敏感性增加。应避免局部使用或吸入链霉素。如有必要，可用脱敏疗法减少超敏反应的发生。罕见再生障碍性贫血或粒细胞缺乏症。

通常建议链霉素的峰浓度应在 15～40μg/ml，在英国，*BNF 59* 推荐 50 岁以上或肾功受损者的链霉素谷浓度不应高于 1μg/ml。总剂量大于 100g 可能会造成不良反应发生率上升，只有在特殊情况下才能超量。

哺乳 哺乳母亲用链霉素治疗期间没有观察到喂奶的婴儿出现任何不良反应[1]。因此 American Academy of Pediatrics 认为链霉素通常能用于哺乳期间。

1. American Academy of Pediatrics. The transfer of drugs and other chemicals into human milk. *Pediatrics* 2001; **108:** 776–89. [Retired May 2010] Correction. *ibid.*; 1029. Also available at: http://aappolicy.aappublications.org/cgi/content/full/pediatrics%3b108/3/776 (accessed 28/05/04)

管理 对敏感人群链霉素可造成严重的皮炎，药剂师、护士和其他经常接触链霉素者应戴口罩和橡胶手套。

药物相互作用

参见硫酸庆大霉素（第268页）。

抗菌作用

链霉素的作用机制和抗菌谱类似于庆大霉素（第268页），尽管多数铜绿假单胞菌对其耐药。该药对耶尔森菌，弗氏土拉菌和布氏杆菌有活性。链霉素对结核分枝杆菌特别有效。

常有报道链霉素耐药株，这是在初始治疗的几天或几周内由敏感菌株发展而来的。耐药性的广泛性极大的阻止了链霉素在以革兰阴性需氧菌为主的感染中的应用。在英美国家对结核分枝杆菌的原始耐药株罕见，但可见于第三世界，远东地区则更多。

低水平和高水平的耐药都有报道，后者被认为是药

物的核糖体结合位点的突变所致，即使联用另一种药物比如β内酰胺类抗菌药也不能克服。而由于摄入下降或通透性下降所致的中度耐药联合用药可能改善。

对新霉素B、卡那霉素、新霉素和巴龙霉素耐药的微生物通常对链霉素有交叉耐药，尽管对链霉素耐药的菌株有时对这些药物有反应。

1. Cooksey RC, *et al.* Characterization of streptomycin resistance mechanisms among Mycobacterium tuberculosis isolates from patients in New York City. *Antimicrob Agents Chemother* 1996; **40:** 1186–8.
2. Ho YII, *et al.* In-vitro activities of aminoglycoside-aminocyclitols against mycobacteria. *J Antimicrob Chemother* 1997; **40:** 27–32.

药动学

参见**硫酸庆大霉素**，第269页。肌内注射链霉素后，0.5～2h后达到血药最大浓度，给予1g剂量后峰浓度可达50μg/ml，但是达到峰浓度的时间和所达到的浓度可能存在很大差异。链霉素的半衰期约为2.5h，循环中链霉素的血浆蛋白结合率为1/3。链霉素可很快由肾小球滤过，在尿中的浓度通常非常高，给药后通常30%～90%的药物24h内排出。链霉素可进入乳汁。

用途和用法

链霉素是一种氨基糖苷类抗菌药，主要与其他抗结核药联合应用，以治疗非结核分枝杆菌感染和肺结核。链霉素主要用于初期治疗阶段，可对结核性脑膜炎和肺结核有效。链霉素可代替庆大霉素与青霉素联用治疗细菌性心内膜炎。另外链霉素可有效治疗鼠疫、土拉菌病，并与四环素联用治疗布氏菌病。该药也与其他药物联用治疗足分枝菌病、Whipple病，对这些感染和治疗的细节，详见**抗菌药的选择**项下内容（第153页）。

链霉素通常用作硫酸盐，但剂量以碱基的形式表示。1.25g的硫酸链霉素相当于1g的链霉素。肌注给药。

结核病的治疗中，用于短程疗法的初始阶段，成人通常日剂量为15mg/kg，每日最大剂量为1g。对年龄>40岁和体重<50kg的患者每日剂量应减到500～700mg。对肾功受损者也需减量使用，并且应监测血药浓度。链霉素也可以相同剂量用于间歇疗法中每周给药2～3次。在结核性脑膜炎中，曾用链霉素鞘内注射联合肌内注射，但现在已不推荐使用。

针对**其他感染**的治疗，根据药物敏感性和感染的严重性，成人每日剂量为1～2g，分次给药。

儿童用量详见下文。

所有患者的治疗最好根据血药浓度调整剂量，特别是存在年龄、肾功能损害、需长时间给药等可能产生毒性的因素时。除了结核病，其他的治疗疗程应限于7～14天，血浆峰浓度应为15～40μg/ml，谷浓度应低于3～5μg/ml，对肾功受损或年龄>50岁的患者应低于1μg/ml。详见**硫酸庆大霉素**项下的**用途和用法**（第269页）。

链霉素也制成盐酸盐、泛酸盐以及与氯化钙的复合物。

儿童用法 1个月龄以上儿童肺结核治疗，联合其他抗结核药进行肌内注射效果较好。American Academy of Pediatrics[1] 建议链霉素治疗剂量为每日20～40mg/kg（最大不超过1g），同时 *BNFC 2010/11* 建议治疗剂量为每日15mg/kg（最大1g），每日1次，WHO推荐治疗剂量为12～18mg/kg，每日1次或每周3次用药。

链霉素和强力霉素联合使用可治疗普鲁菌病。大于1个月龄儿童用药，*BNFC 2010/11* 推荐链霉素剂量为5～10mg/kg，每6h给药1次，或每日分2～3次给药。

对于儿童其他感染的治疗，链霉素可进行肌内注射，根据药物敏感性和感染的严重性，最大给药剂量为每日40mg/kg（每日最大剂量不超过1g），连续用药3～7天。

1. American Academy of Pediatrics. *2009 Red Book: Report of the Committee on Infectious Diseases*, 28th ed. Elk Grove Village, Illinois, USA: American Academy of Pediatrics, 2009.

梅尼埃病 链霉素和庆大霉素可用作缓解进展性梅尼埃病（第537页），但由于可发生慢性共济失调，振动性幻觉使全身用药受限。肌注硫酸链霉素1g每日2次，每周5天连续2周，如有必要，可重复使用至总量60g[1,2]。也可给予1g每日2次，共5天，如有必要第二周可再用3天[3]，可缓解梅尼埃病患者的前庭症状而听力不受损。也可局部注射[4]（如鼓膜内注射），但目前更多用庆大霉素因其毒性更低。

1. Shea JJ, *et al.* Long-term results of low dose intramuscular streptomycin for Ménière's disease. *Am J Otol* 1994; **15:** 540–4.
2. Balyan FR, *et al.* Titration streptomycin therapy in Meniere's disease: long-term results. *Otolaryngol Head Neck Surg* 1998; **118:** 261–6.
3. Graham MD. Bilateral Meniere's disease: treatment with intramuscular titration streptomycin sulfate. *Otolaryngol Clin North Am* 1997; **30:** 1097–1100.
4. Beck C, Schmidt CL. 10 Years of experience with intratympanally applied streptomycin (gentamycin) in the therapy of Morbus Menière. *Arch Otorhinolaryngol* 1978; **221:** 149–52.

制剂

BP 2010: Streptomycin Injection;
USP 33: Streptomycin for Injection; Streptomycin Injection.

专利制剂

Cz.: Strepto-Fatol; ***Ger.:*** Strepto-Fatol; Strepto-Hefa; ***India:*** Ambistryn-S; Cipstryn; ***Mex.:*** Bucomicina; Sulfestrep; ***S.Afr.:*** Bio-Strep; Novostrep†; Solustrep; ***Thai.:*** Strepto.

多组分制剂 ***Arg.:*** Estreptocarbocaftiazol; ***Braz.:*** Ortocilin†; ***Gr.:*** Polypictine; ***India:*** Strepto-Erbazide†; ***Mex.:*** Aguipental; ***Port.:*** Bienterico†.

Succinylsulfathiazole (*BAN*, *rINN*) 琥珀磺胺噻唑

Succinilsolfatiazolo; Succinilsulfatiazol; Succinylsulfathiazol; Succinylsulfathiazolum; Succinylsulfathiazolum Monohydricum; Succinylsulfatiazol; Succinylsulphathiazole; Sukcinilsulfatiazolas; Sukcinylsulfathiazol monohydrát; Suksinyylisulfatiatsoli; Szukcinilszulfatiazol. 4′-(1,3-Thiazol-2-ylsulphamoyl)succinanilic acid monohydrate.

Сукцинилсульфатиазол

$C_{13}H_{13}N_3O_5S_2,H_2O$ = 373.4.
CAS — 116-43-8 (anhydrous succinylsulfathiazole).
ATC — A07AB04.
ATC Vet — QA07AB04.

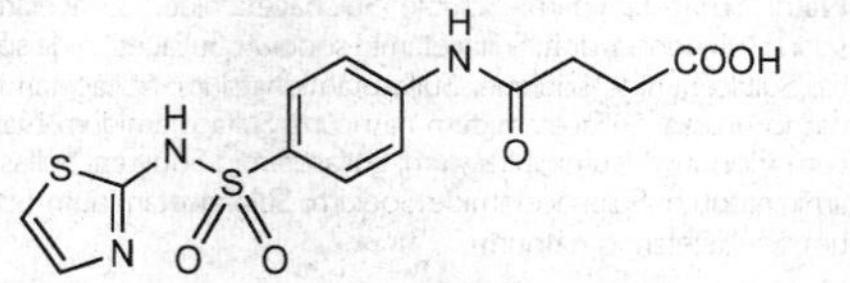

Pharmacopoeias. In *Eur.* (see p.vii).

Ph. Eur. 6.8（Succinylsulfathiazole）：一种白色或黄白色结晶粉末。极微溶于水；微溶于乙酮和乙醇；可溶于氢氧化物和碳酸盐。避光。

简介

琥珀磺胺噻唑是一种氨苯磺胺，性质类似于磺胺甲噁唑（第322页），该药难于吸收，主要用于胃肠道用药。

制剂

多组分制剂 ***Venez.:*** Guanicar.

Sulbactam (*BAN*, *rINN*) 舒巴坦

CP-45899; Sulbactamum; Sulbaktaami; Sulbaktam. Penicillanic acid 1,1-dioxide; (2*S*,5*R*)-3,3-Dimethyl-7-oxo-4-thia-1-azabicyclo[3.2.0]heptane-2-carboxylic acid 4,4-dioxide.

Сульбактам

$C_8H_{11}NO_5S$ = 233.2.
CAS — 68373-14-8.
ATC — J01CG01.
ATC Vet — QJ01CG01.
UNII — S4TF6I2330.

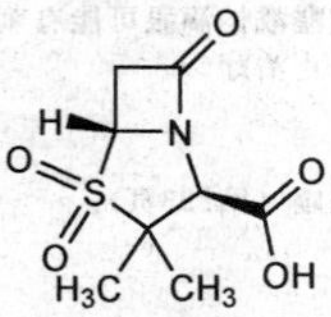

Pivsulbactam (*BAN*) 匹舒巴坦

CP-47904; Sulbactam Pivoxil (*USAN*). Pivaloyloxymethyl penicillanate 1,1-dioxide.

Пивсульбактам

$C_{14}H_{21}NO_7S$ = 347.4.
CAS — 69388-79-0.

Sulbactam Sodium (*BANM*, *USAN*, *rINNM*) 舒巴坦钠

CP-45899-2; Natrii Sulbactamum; Sulbactam sódico; Sulbactam sodique; Sulbactamum natricum; Sulbaktaaminatrium; Sulbaktam sodná sůl; Sulbaktam sodowy; Sulbaktamnatrium.

Натрий Сульбактам

$C_8H_{10}NNaO_5S$ = 255.2.
CAS — 69388-84-7.
ATC — J01CG01.
ATC Vet — QJ01CG01.
UNII — DKQ4T82YE6.

Pharmacopoeias. In *Chin.*, *Eur.* (see p.vii), *Jpn*, and *US*.

Ph. Eur. 6.8（Sulbactam Sodium） 一种白色或类白色、吸湿性结晶粉末。易溶于水；极微溶于乙醇；略溶于乙酸乙酯；易溶于稀释的酸中。5%水溶液的pH值为4.5～7.2；如果物质是无菌的，pH为5.2～7.2。贮藏于密闭容器中。

USP 33（Sulbactam Sodium） 一种白色或米色的结晶粉末。易溶于水。以无水化合物形式计算，每毫克舒巴坦钠含886～941μg的舒巴坦。易溶于水和稀酸中；略溶于丙酮、氯仿和乙酸乙酯。贮藏于密闭容器中。

简介

舒巴坦是一种青霉烷砜，可抑制β-内酰胺酶，对奈瑟菌和鲍曼不动杆菌具有活性，但对其他细菌作用很弱，该药是对质粒介导或某些染色体介导的β-内酰胺酶的不可逆抑制剂，与克拉维酸的β-内酰胺酶抑制谱类似（第237页），尽管认为该药的活性弱于克拉维酸。舒巴坦可增强青霉素类和头孢菌素类对耐药菌的活性。

该药与氨苄西林（第194页）联用治疗可能有产酶的感染。舒巴坦从胃肠道吸收差，以钠盐的形式注射给药，胃肠道外舒巴坦和氨苄西林的药动学相似，在某些国家可见具有协同作用的前体药舒他西林（第325页）。舒巴坦也以其酯类衍生物舒巴坦酯的形式与阿莫西林联合进行口服给药。舒巴坦也与头孢哌酮联用。

1. Lee NLS, *et al.* β-Lactam antibiotic and β-lactamase inhibitor combinations. *JAMA* 2001; **285:** 386–8.
2. Lode H. Role of sultamicillin and ampicillin/sulbactam in the treatment of upper and lower bacterial respiratory tract infections. *Int J Antimicrob Agents* 2001; **18:** 199–209.
3. Kanra G. Experience with ampicillin/sulbactam in severe infections. *J Int Med Res* 2002; **30** (suppl 1): 20A–30A.
4. Lee N, *et al.* Clinical role of β-lactam/β-lactamase inhibitor combinations. *Drugs* 2003; **63:** 1511–24.
5. Rafailidis PI, *et al.* Ampicillin/sulbactam: current status in severe bacterial infections. *Drugs* 2007; **67:** 1829–49.
6. Akova M. Sulbactam-containing beta-lactamase inhibitor combinations. *Clin Microbiol Infect* 2008; **14** (suppl 1): 185–8.

哺乳 尽管舒巴坦少量分布于乳汁[1]，但未发现哺乳的婴儿出现任何不良反应，American Academy of Pediatrics认为该药可用于哺乳期[2]。

1. Foulds G, *et al.* Sulbactam kinetics and excretion into breast milk in postpartum women. *Clin Pharmacol Ther* 1985; **38:** 692–6.
2. American Academy of Pediatrics. The transfer of drugs and other chemicals into human milk. *Pediatrics* 2001; **108:** 776–89. [Retired May 2010] Correction. *ibid.*; 1029. Also available at: http://aappolicy.aappublications.org/cgi/content/full/pediatrics%3b108/3/776 (accessed 28/05/04)

制剂

USP 33: Ampicillin and Sulbactam for Injection.

专利制剂

Austria: Combactam; ***Ger.:*** Combactam; ***Turk.:*** Ampisid; B-Laktam.

多组分制剂 ***Arg.:*** Aminoxidin Sulbactam; Ampi-Bis Plus; Ampigen SB; Darzitil SB; Prixin; Trifamox IBL; Unasyna†; ***Austria:*** Unasyn; ***Braz.:*** Combactan; Sulbacter†; Sulbamox†; Trifamox; Unasyn; ***Chile:*** Sulbamox; Sulperazon; Unasyn; ***Cz.:*** Sulperazon; Unasyn; ***Fr.:*** Unacim; ***Ger.:*** Unacid; ***Gr.:*** Begalin-P; ***Hong Kong:*** Sulperazon; Unasyn; ***Hung.:*** Unasyn; ***India:*** Keftragard; Lactagard; Sulbacef; Sulbacin; Sultax; Zosul; ***Indon.:*** Bactazon; Ferotam; Fosular; Soperam; Stabactam; Sulbacef; Sulperazon; Zotam; ***Israel:*** Unasyn; ***Ital.:*** Bethacil; Loricin; Unasyn; ***Malaysia:*** Easyn; Sulbacin; Sulbamp; Sulperazon; Unasyn; ***Mex.:*** Megamox; Trifamox IBL; Unasyna; ***Philipp.:*** Ampisul; Silgram; Sulbacin; Sulperazone; Ultramox; Unasan; Unasyn; ***Pol.:*** Sulperazon; Unasyn; ***Rus.:*** Sulbacin (Сульбацин); Sulcef (Сульцеф); Sulperacef (Сульперацеф); Sulperason (Сульперазон); Sultasin (Сультасин); Sulzoncef (Сульзонцеф); Trifamox IBL (Трифамокс ИБЛ); Unasyn (Уназин)†; ***Singapore:*** Unasyn; ***Spain:*** Unasyn†; ***Thai.:*** Cebactam; Cefpar; Cefper; Sulam; Sulbaccin; Sulbacilline; Sulcef; Sulperazon; Sulpermed; Unasyn; Zonbactam; ***Turk.:*** Combicid; Devasid; Duobak; Duobaktam; Duocid; Nobecid; Primasef†; Probicid; Sefbaktam; Sulbaksit; Sulcid; Sulperazon; Sultasid; Sultibac; ***Ukr.:*** Cebanex (Цебанекс); Sulperasone (Сульперазон); Unasyn (Уназин); ***USA:*** Unasyn; ***Venez.:*** Ampibactan; Ampitren†; Fipexiam; Sinif; Sulperazon; Unasyn.

Sulbenicillin Sodium (*rINNM*) 磺苄西林钠

Natrii Sulbenicillinum; Sulbenicilina sódica; Sulbénicilline Sodique; α-Sulfobenzylpenicillin Sodium; Sulfocillin Sodium. The disodium salt of (6*R*)-6-(2-phenyl-2-sulphoacetamido)penicillanic acid.

Натрий Сульбенициллин

$C_{16}H_{16}N_2Na_2O_7S_2$ = 458.4.
CAS — 34779-28-7 (sulbenicillin); 41744-40-5 (sulbenicillin).
ATC — J01CA16.
ATC Vet — QJ01CA16.

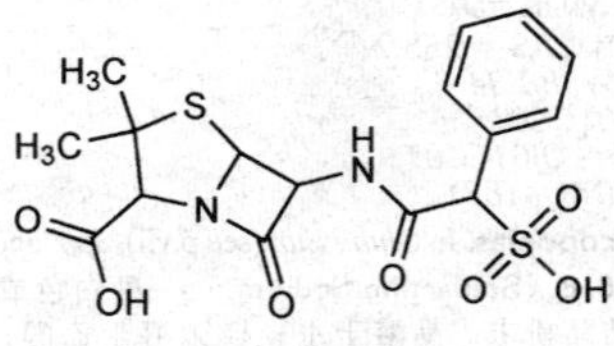

(sulbenicillin)

Pharmacopoeias. In *Chin.* and *Jpn.*

简介

磺苄西林的抗菌谱和用途类似于羧苄西林（第206页）。肌内注射、静脉注射或滴注给药。

制剂

专利制剂

Indon.: Kedacillin; ***Jpn:*** Lilacillin†; ***Mex.:*** Kedacillin†; ***Philipp.:*** Kedacillin.

Sulfabenzamide (*BAN, USAN, rINN*) 磺胺苯酰

Sulfabensamid; Sulfabentsamidi; Sulfabenzamida; Sulfabenzamidum; Sulfabenzide. *N*-Sulphanilylbenzamide.

Сульфабензамид
$C_{13}H_{12}N_2O_3S$ = 276.3.
CAS — 127-71-9.
UNII — G58F8OPL4I.

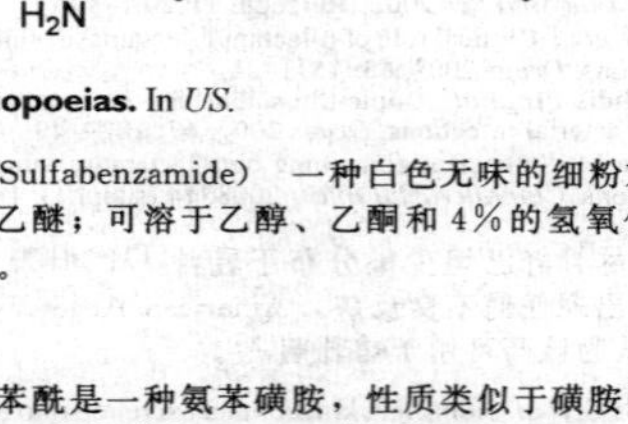

Pharmacopoeias. In *US.*

USP 33 (Sulfabenzamide) 一种白色无味的细粉末。不溶于水和乙醚；可溶于乙醇、乙酮和4%的氢氧化钠溶液。避光。

简介

磺胺苯酰是一种氨苯磺胺，性质类似于磺胺甲噁唑（第322页）。据报道在pH4.6时抑菌活性最强，该药与磺胺醋酰和磺胺噻唑制成阴道栓或阴道乳膏治疗细菌性阴道病，尽管有研究怀疑其应用价值。阴道乳膏制剂也被用作宫颈和阴道手术后预防细菌感染。

制剂

USP 33: Triple Sulfa Vaginal Cream; Triple Sulfa Vaginal Tablets.

多组分制剂 ***Belg.:*** Sultrin†; ***Braz.:*** Vagi-Sulfa; ***Gr.:*** Kronoderm; Sultrin; ***Irl.:*** Sultrin†; ***Philipp.:*** Sultrin†; ***Port.:*** Sultrin†; ***S.Afr.:*** Sultrin†; ***UK:*** Sultrin†; ***USA:*** Sultrin.

Sulfacarbamide (*BAN, rINN*) 磺胺脲

Sulfacarbamida; Sulfacarbamidum; Sulfakarbamid; Sulfanilcarbamide; Sulfaurea; Sulphacarbamide; Sulphanilylurea; Sulphaurea; Urosulphanum. Sulphanilylurea monohydrate.

Сульфакарбамид
$C_7H_9N_3O_3S,H_2O$ = 233.2.
CAS — 547-44-4 (anhydrous sulfacarbamide); 6101-35-5 (sulfacarbamide monohydrate).
UNII — W6CD25Z4QR.

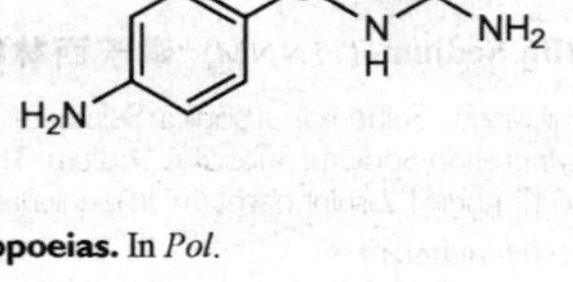

Pharmacopoeias. In *Pol.*

简介

磺胺脲是一种氨苯磺胺，性质类似于磺胺甲噁唑（第322页），曾被用来治疗泌尿道感染，有时与其他药物联用。

Sulfacetamide (*BAN, rINN*) 磺胺醋酰

Acetosulfaminum; Sulfacetamid; Sulfacetamida; Sulfacétamide; Sulfacetamidum; Sulfatsetamidi; Sulphacetamide. *N*-Sulphanilоylacetamide.

Сульфацетамид
$C_8H_{10}N_2O_3S$ = 214.2.
CAS — 144-80-9.
ATC — S01AB04.
ATC Vet — QS01AB04.
UNII — 4965G3J0F5.

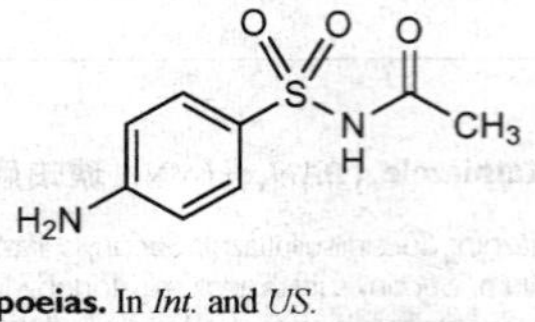

Pharmacopoeias. In *Int.* and *US.*

USP 33 (Sulfacetamide) 一种白色、无臭结晶粉末。微溶于水和乙醚；可溶于乙醇；极微溶于氯仿；极易溶于稀释的矿物酸和氢氧化钾及氢氧化钠溶液；不溶于苯酚。该药的水溶液对石蕊试纸显酸性，对光敏感。酸性或强碱性时不稳定。避光。

Sulfacetamide Sodium (*BANM, rINNM*) 磺胺醋酰钠

Natrii Sulfacetamidum; Soluble Sulphacetamide; Sulfacetamid sodná sůl monohydrát; Sulfacetamid sodowy; Sulfacetamida sódica; Sulfacétamide sodique; Sulfacetamidnatrium; Sulfacetamido natrio druska; Sulfacetamidum natricum; Sulfacetamidum Natricum Monohydricum; Sulfacylum; Sülfasetamid Sodyum; Sulfasetamidinatrium; Sulphacetamide Sodium; Sulphacetamidum Sodium; Szulfacetamid-nátrium.

Натрий Сульфацетамид
$C_8H_9N_2NaO_3S,H_2O$ = 254.2.
CAS — 127-56-0 (anhydrous sulfacetamide sodium); 6209-17-2 (sulfacetamide sodium monohydrate).
ATC — S01AB04.
ATC Vet — QS01AB04.
UNII — 4NRT660KJQ.

注：SULF 是 BP2010 批准用作含有磺胺醋酰钠的眼药水单剂量的代码，因每个包装可能太小不能包括所有适当的标签信息。

Pharmacopoeias. In *Chin., Eur.* (see p.vii), *Int., Pol. US*, and *Viet.*

Ph. Eur. 6.8 (Sulfacetamide Sodium)：一种白色或黄白色结晶粉末。极易溶于水；微溶于无水乙醇。5%水溶液的pH值为8.5～9.0。避光。

USP 33 (Sulfacetamide Sodium)：一种白色无臭粉末。可溶于水（1∶2.5）；微溶于乙醇；不溶于氯仿和乙醚。5%水溶液的pH值为8.0～9.5，贮藏于密闭容器中。避光。

稳定性 当磺胺醋酰水溶液遇热时会水解为氨苯磺胺，如果为浓缩溶液或在冷藏条件下，可能会沉淀结晶。

不良反应、处置和注意事项

参见磺胺甲噁唑（第322页）。

局部应用磺胺醋酰钠滴眼可能有刺激或灼痛感，但很少严重到需要停止治疗。

抗菌作用

参见磺胺甲噁唑（第323页）。

药动学

当应用磺胺醋酰钠滴眼时，该药可渗透入眼部组织和房水；结膜发炎时该药可吸收入血。

用途和用法

磺胺醋酰是一种氨苯磺胺类抗菌药，尽管价值有限，常与苯甲酰磺胺和磺胺噻唑制成复方制剂用于阴道，它也以钠盐形式用于眼部感染或外伤。眼药水含磺胺醋酰钠10%～30%，眼膏含10%。磺胺醋酰钠盐也用于皮肤感染的局部治疗，可与硫磺联合治疗红斑痤疮。

制剂

USP 33: Neomycin Sulfate, Sulfacetamide Sodium, and Prednisolone Acetate Ophthalmic Ointment; Sulfacetamide Sodium and Prednisolone Acetate Ophthalmic Ointment; Sulfacetamide Sodium and Prednisolone Acetate Ophthalmic Suspension; Sulfacetamide Sodium Ophthalmic Ointment; Sulfacetamide Sodium Ophthalmic Solution; Sulfacetamide Sodium Topical Suspension; Triple Sulfa Vaginal Cream; Triple Sulfa Vaginal Tablets.

专利制剂

Arg.: Dermaseb; ***Austral.:*** Acetopt†; Bleph-10; Optamide†; ***Austria:*** Beocid Puroptal†; Cetazin; ***Belg.:*** Anginamide; Antebor; Sulfa 10; Sulfacollyre†; ***Braz.:*** Queimalive; ***Canad.:*** Ak-Sulf; Bleph-10; Cetamide; Diosulf; ***Fr.:*** Antebor†; ***Hong Kong:*** Bleph-10†; Sulfex; ***India:*** Albucid; Locula; Ocu-Sulf; ***Indon.:*** Albucid; Isotic Cetride; ***Irl.:*** Bleph-10; ***Israel:*** Klaron; Optisol; Sulfacid; ***Ital.:*** Optamid†; ***Mex.:*** Blef-10; Cetapred; Examida; Isoftalmol; Sodamida; Sul 10; ***NZ:*** Acetopt; Bleph-10; ***Philipp.:*** Acetopt; Facetam; Sensocet; Vistasulf; ***Rus.:*** Sulfacyl (Сульфацил)†; ***S.Afr.:*** Spersamide†; ***Singapore:*** Sulfex; ***Switz.:*** Spersacet†; ***Thai.:*** Bleph-10†; Optal; ***Turk.:*** Optamid; Sivex; ***Ukr.:*** Sulfacyl (Сульфацил); ***USA:*** Ak-Sulf; Bleph-10; Carmol Scalp Treatment; Cetamide†; Isopto Cetamide; Klaron; Mexar; Ocusulf†; Ovace; Seb-Prev Wash; Sodium Sulamyd; Sulf-10; Sulfac; Vanocin; ***Venez.:*** Sulfacet.

多组分制剂 ***Arg.:*** Blefamide; ***Belg.:*** Sultrin†; ***Braz.:*** Isopto Cetapred; Oto-Biotic†; Paraqueimol; Sulnil; Vagi-Sulfa; ***Canad.:*** Ak-Cide; Blephamide; Dioptimyd; Sulfacet-R; ***Chile:*** Blefamide; Deltamid; ***Cz.:*** Isopto Cetapred†; ***Ger.:*** Blephamide; ***Gr.:*** Blephamide; Eyecort; Geypirina; Isopto Cetapred; Kronoderm; Otenor; Sulfachlor; Sulfachloramphenicol; Sulfanicole; Sultrin; ***Hong Kong:*** Blephamide†; ***India:*** Cortola-M; Nebasulf; Zinco Sulpha†; ***Irl.:*** Sultrin†; ***Israel:*** Blephamide; ***Ital.:*** Antisettico Astringente Sedativo; Aureomix; Brumeton Colloidale S; Cosmiciclina; Visublefarite; ***Malaysia:*** Blephamide†; ***Mex.:*** Axel; Blefamide; Blefamide-F; Deltamid; Isopto Cetapred; Premid; Sulfa Cloran; Sulfa Hidro; Sulvi; ***NZ:*** Blephamide†; ***Philipp.:*** Cetapred†; Isopto Cetapred†; Lonace; Sterilid-V; Sultrin†; ***Port.:*** Meocil; Sultrin†; ***S.Afr.:*** Covancaine; Covosan†; Sultrin†; ***Singapore:*** Blephamide; ***Spain:*** Celestone S; Denticelso; ***Switz.:*** Blephamide; Spersacet C†; ***Turk.:*** Blephamid; Brumeton; Suprenil; ***UK:*** Sultrin†; ***USA:*** Avar; Blephamide; BP Cleansing Wash; Cerisa; Claris; Clenia; FML-S†; Metimyd; Nicosyn; Novacet†; Plexion; Rosac; Rosaderm; Rosanil; Rosula; Rosula NS; Sulfacet-R; Sulfamide; Sultrin; SulZee†; Sumaxin; Suphera; Vasocidin; Vasocine; Vasosulf†; Zetacet; ***Venez.:*** Sulfacort.

Sulfachlorpyridazine (*BAN, rINN*) 磺胺氯达嗪

Sulfachlorpyridazinum; Sulfaclorpiridazina; Sulphachlorpyridazine. N^1-(6-Chloropyridazin-3-yl)sulphanilamide.

Сульфахлорпиридазин
$C_{10}H_9ClN_4O_2S$ = 284.7.
CAS — 80-32-0.
ATC Vet — QJ01EQ12.
UNII — P78D9P90C0.

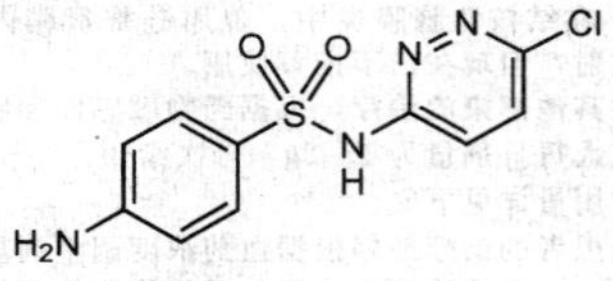

Pharmacopoeias. In *US* for veterinary use only.

USP 33 (Sulfachlorpyridazine) 避光。

简介

磺胺氯达嗪是一种氨苯磺胺类抗菌药。

制剂

多组分制剂 ***Braz.:*** Mictasol com Sulfa†.

Sulfachrysoidine (*rINN*) 磺胺柯定

Carboxysulfamidochrysoidine; Sulfachrysoïdine; Sulfachrysoidinum; Sulfacrisoidina. 3,5-Diamino-2-(*p*-sulfamoylphenylazo) benzoic acid.

Сульфахризоидин
$C_{13}H_{13}N_5O_4S$ = 335.3.
CAS — 485-41-6.
UNII — 3901389K38.

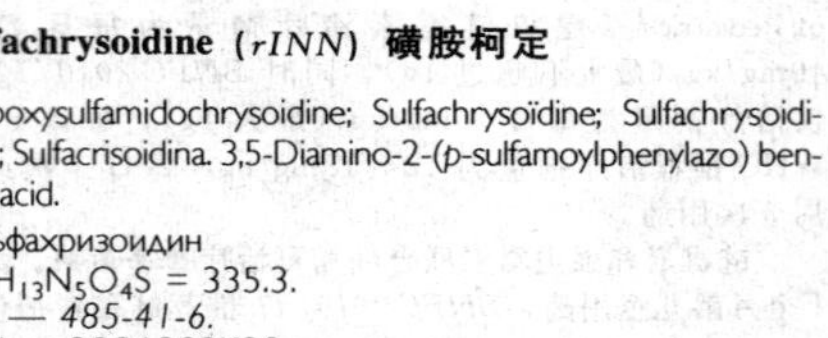

简介

磺胺柯定是一种氨苯磺胺类抗菌药，以钠盐形式局部用于口腔黏膜感染。

制剂

多组分制剂 ***Arg.:*** Collubiazol.

Sulfaclozine (*rINN*) **磺胺氯吡嗪**

Sulfaclozina; Sulfaclozinum; Sulfaklotsiini; Sulfaklozin. N^1-(6-Chloropyrazinyl)sulfanilamide.

Сульфаклозин

$C_{10}H_9ClN_4O_2S$ = 284.7.

CAS — 102-65-8; 27890-59-1.

ATC Vet — QP51AG04.

UNII — 69YP7Z48CW.

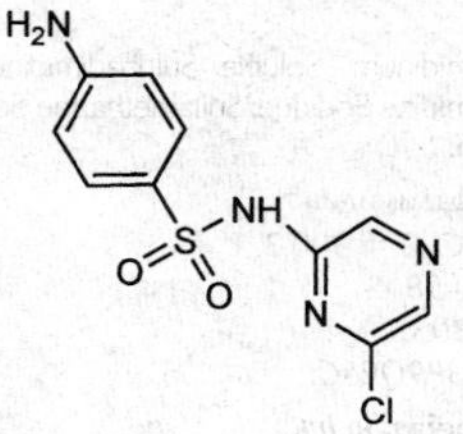

简介

磺胺氯吡嗪是一种氨苯磺胺类抗菌药，用于兽医药。

Sulfadiazine (*BAN, rINN*) **磺胺嘧啶**

Sulfadiazina; Solfapirimidina; Sulfadiatsiini; Sülfadiazin; Sulfadiazin; Sulfadiazina; Sulfadiazinas; Sulfadiazinum; Sulphadiazine; Szulfadiazin. N^1-(Pyrimidin-2-yl)sulphanilamide.

Сульфадиазин

$C_{10}H_{10}N_4O_2S$ = 250.3.

CAS — 68-35-9.

ATC — J01EC02.

ATC Vet — QJ01EQ10.

UNII — 0N7609K889.

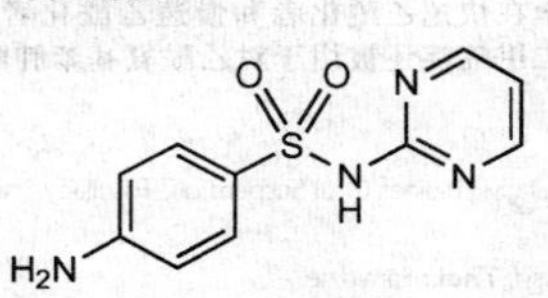

注：磺胺嘧啶复方制剂可能为下列名称。

- Co-tetroxazine (*BAN*)——5份磺胺嘧啶和2份四氧普林（第331页）。
- Co-trimazine (*BAN*)——5份磺胺嘧啶和1份甲氧苄啶。

Pharmacopoeias. In *Chin., Eur.* (see p.vii), *US,* and *Viet.*

Ph. Eur. 6.8 (Sulfadiazine)：白色、黄白色、粉白色结晶粉末或结晶体。不溶于水；极微溶于乙醇；微溶于乙酮。可溶于氢氧化钠和稀释的矿物油酸。避光。

USP 33 (Sulfadiazine)：白色或微黄、无色或几乎无色的粉末，遇光则渐变黑。可溶于水（1：13000）；略溶于乙醇和乙酮；易溶于矿物油酸、氢氧化钾和氢氧化钠溶液、氨水。避光。

Sulfadiazine Sodium (*BANM, rINN*) **磺胺嘧啶钠**

Sodium Sulfadiazine; Soluble Sulphadiazine; Sulfadiazina de sodio; Sulfadiazina sódica; Sulfadiazine sodique; Sulfadiazinum Natricum; Sulphadiazine Sodium.

Сульфадиазин Натрий

$C_{10}H_9N_4NaO_2S$ = 272.3.

CAS — 547-32-0.

ATC — J01EC02.

UNII — 84CS1P306F.

Pharmacopoeias. In *Chin.* and *US.*

USP 33 (Sulfadiazine Sodium) 白色粉末。溶于2倍水中，微溶于乙醇。长时间暴露于潮湿空气中则吸收二氧化碳释放磺胺嘧啶，在水里的溶解度下降。贮藏于25℃密闭容器中，温度可波动于15～30℃。避光。

配伍禁忌 磺胺嘧啶钠盐溶液是碱性的，与酸性药物和与在高pH不稳定的制剂不相容。在英国，注册药品信息声明磺胺嘧啶钠注射剂与果糖、铁盐和重金属盐不相容。

不良反应、处置和注意事项

类似于**磺胺甲噁唑**（第322页）。

由于磺胺嘧啶的低溶解度和在尿中的乙酰衍生物，使用磺胺嘧啶比磺胺甲噁唑更易出现结晶尿。

磺胺嘧啶钠盐溶液呈强碱性，因此静脉用药含量不超过5%，持续至少10min。同理，肌内注射很痛，该药也不用于鞘内或皮下注射。

肉碱缺乏 曾有报道一例高血氨合并肉碱缺乏的免疫功能不全患者，使用磺胺嘧啶和乙胺嘧啶治疗弓形体病[1]。

1. Sekas G, Harbhajan SP. Hyperammonemia and carnitine deficiency in a patient receiving sulfadiazine and pyrimethamine. *Am J Med* 1993; **95:** 112–13.

对眼的影响 一名使用磺胺嘧啶滴眼液1年的妇女结膜出现许多白色石头样的凝结物[1]。

1. Boettner EA, *et al.* Conjunctival concretions of sulfadiazine. *Arch Ophthalmol* 1974; **92:** 446–8.

对肾脏的影响 有报道称，免疫缺陷患者包括AIDS患者，使用磺胺嘧啶会出现结晶尿和肾功能衰竭[1～8]，易被磺胺嘧啶诱导产生肾脏毒性[3]。应用磺胺嘧啶银治疗坏疽性脓皮症时，由于可造成银化合物的全身吸收，从而使患者出现肾功能衰竭合并白细胞减少症[9]。

1. Goadsby PJ, *et al.* Acquired immunodeficiency syndrome (AIDS) and sulfadiazine-associated acute renal failure. *Ann Intern Med* 1987; **107:** 783–4.
2. Ventura MG, *et al.* Sulfadiazine revisited. *J Infect Dis* 1989; **160:** 556–7.
3. Simon DI, *et al.* Sulfadiazine crystalluria revisited: the treatment of Toxoplasma encephalitis in patients with acquired immunodeficiency syndrome. *Arch Intern Med* 1990; **150:** 2379–84.
4. Díaz F, *et al.* Sulfadiazine-induced multiple urolithiasis and acute renal failure in a patient with AIDS and Toxoplasma encephalitis. *Ann Pharmacother* 1996; **30:** 41–2.
5. Guitard J, *et al.* Sulfadiazine-related obstructive urinary tract lithiasis: an unusual cause of acute renal failure after kidney transplantation. *Clin Nephrol* 2005; **63:** 405–7.
6. Solano Remírez M, *et al.* Insuficiencia renal por sulfadiazina en paciente VIH con toxoplasmosis cerebral. *An Med Interna* 2005; **22:** 395–6.
7. Hyvernat H, *et al.* Insuffisance rénale aiguë obstructive lors d'un traitement par sulfadiazine. *Presse Med* 2006; **35:** 423–4.
8. de la Prada Alvarez FJ, *et al.* Insuficiencia renal aguda por depósito de cristales de sulfadiacina. *An Med Interna* 2007; **24:** 235–8.
9. Chaby G, *et al.* Insuffisance rénale aiguë après application topique de sulfadiazine argentique. *Ann Dermatol Venereol* 2005; **132:** 891–3.

对唾液腺的影响 有患者使用含有磺胺嘧啶的制剂后出现唾液腺肿大[1]（唾液腺炎），停药3天后完全恢复。重新用药再发证实磺胺嘧啶是起病原因。

1. Añibarro B, Fontela JL. Sulfadiazine-induced sialadenitis. *Ann Pharmacother* 1997; **31:** 59–60.

药物相互作用

类似于**磺胺甲噁唑**（第323页）。

抗菌作用

类似于**磺胺甲噁唑**（第323页）。

药动学

磺胺嘧啶易从胃肠道吸收，单剂用药后3～6h达到血药峰浓度，血浆蛋白结合率为20%～55%。口服4h后进入脑脊液浓度超过血药浓度的一半可达治疗所需浓度。高达40%血中的磺胺嘧啶为乙酰衍生物。磺胺嘧啶的半衰期为10h左右，肾功能受损时延长。

单剂口服磺胺嘧啶后50%在24h内从尿中排出，15%～40%为乙酰衍生物。

磺胺嘧啶和乙酰衍生物从尿中的排出依赖pH值，当尿呈酸性时，约30%以快速和慢速乙酰化物的形式从尿中排出，而当尿呈碱性时，约75%以慢速乙酰化物从尿中排出。磺胺嘧啶半衰期为7～12h，代谢产物为8～12h[1]。

1. Vree TB, *et al.* Determination of the acetylator phenotype and pharmacokinetics of some sulphonamides in man. *Clin Pharmacokinet* 1980; **5:** 274–94.

用途和用法

磺胺嘧啶是一种短效的氨苯磺胺类，类似于**磺胺甲噁唑**（第323页），治疗由敏感细菌所致的感染。该药用于治疗奴卡菌病和性病性淋巴肉芽肿，也用作青霉素敏感患者风湿热的预防。对这些感染及其治疗详见**抗菌药的选择**项下的内容（第153页）。磺胺嘧啶也和乙胺嘧啶合用治疗弓形虫病的复发（第795页），也曾试用于棘阿米巴感染（第791页）。

治疗敏感菌感染时，给予磺胺嘧啶口服初始剂量为每日2～4g，分次给药。

患有弓形虫病的免疫受损患者应予该药每日4～6g，分4次，疗程6周，然后降低剂量至2～4g，疗程不定。同时应予乙胺嘧啶。

预防风湿热，体重不到30kg的患者给药500mg，每日1次，体重大于30kg者可每日给药1g。

儿童用量详见下文。

当不能进行口服给药时，首选静脉给予磺胺嘧啶钠盐进行治疗。1.09g磺胺嘧啶钠盐相当于1g磺胺嘧啶。静脉磺胺嘧啶钠盐以滴注方式给药或当含有5%的磺胺嘧啶则缓慢静注。可用0.9%的氯化钠稀释。常规初始用药剂量为2～3g，然后每日1g，分4次给药，持续用药2天；随后进行口服给药治疗。

磺胺嘧啶钠可深部肌注，但要特别小心损害皮下组织，最好静脉给药。

磺胺嘧啶与甲氧苄啶联用为复方增效磺胺嘧啶。磺胺嘧啶也与其他氨苯磺胺类，特别是磺胺甲基嘧啶和磺胺二甲嘧啶联用以减少尿中低溶解度所造成的不良反应。

儿童用法 磺胺嘧啶可用于治疗包括弓形体病在内的由敏感菌株引起的儿童及新生儿感染。也可用于预防风湿热。首选口服给药，一些国家也应用静脉制剂。

在英国，注册药品信息信息建议，大于新生儿期的儿童初始口服剂量为每日75mg/kg，随后维持剂量为每日150mg/kg，分次用药。另外，American Academy of Pediatrics（AAP）[1]推荐剂量为每日100～150mg/kg，分4次用药；对于严重感染，每日120～150mg/kg，分4～6次用药。最大剂量每日不能超过6g。

对于**先天性弓形体病**的治疗，*BNCF 2009* 推荐新生儿磺胺嘧啶用药剂量为50mg/kg，每日2次，连续用药12个月，联合乙胺嘧啶1mg/kg，每日2次，持续用药2天后，改为每日1次，持续用药6个月，然后每周3次，持续用药6个月。

关于HIV感染联合**后天性弓形体病**患儿的治疗，美国指南[2]建议遵循下述用药方案至少6周，随后进行慢性抑制疗法：

- 磺胺嘧啶25～50mg/kg（最大剂量为1.5g），每日4次；联合。
- 乙胺嘧啶2mg/kg（最大剂量为50mg），每日1次，持续用药3天，随后1mg/kg（最大剂量为25mg），每日1次。

对于HIV感染联合**弓形体病慢性抑制期**患儿的治疗，美国指南[2]建议磺胺嘧啶剂量为每日85～120mg/kg（最大剂量为4g），分2～4次给药，并且联合乙胺嘧啶用药，乙胺嘧啶剂量为1mg/kg（最大剂量为25mg），每日1次。

预防风湿热复发治疗，儿童使用磺胺嘧啶需根据体重进行计算，与成人类似（见上文用**途和用法**）。

1. American Academy of Pediatrics. *2009 Red Book: Report of the Committee on Infectious Diseases,* 28th ed. Elk Grove Village, Illinois, USA: American Academy of Pediatrics, 2009.
2. CDC. Guidelines for the prevention and treatment of opportunistic infections among HIV-exposed and HIV-infected children: recommendations from CDC, the National Institutes of Health, the HIV Medicine Association of the Infectious Diseases Society of America, the Pediatric Infectious Diseases Society, and the American Academy of Pediatrics. *MMWR* 2009; **58** (RR-11): 1–166. Also available at: http://www.cdc.gov/mmwr/PDF/rr/rr5811.pdf (accessed 10/09/09)

制剂

BP 2010: Sulfadiazine Injection;
USP 33: Sulfadiazine Sodium Injection; Sulfadiazine Tablets; Trisulfapyrimidines Oral Suspension; Trisulfapyrimidines Tablets.

专利制剂

Braz.: Neo Sulfazina†; Suladrin; ***Fr.:*** Adiazine; ***Gr.:*** Adiazine; ***Mex.:*** Bioarginol-C; Hebermin; Sularyn†; ***Port.:*** Labdiazina; ***Thai.:*** Odiazine; Rediazine; Sul BCO; Sulfazine-M.

多组分制剂 ***Arg.:*** Afonisan; Anginotrat; Pastillas Lorbi; ***Austria:*** Ophcillin N†; Rhinon; ***Braz.:*** Triglobe; ***Canad.:*** Coptin†; ***Fin.:*** Ditrim; Trimetin Duplo; ***India:*** Aubril; Zad-G; ***Indon.:*** Trisulfa; ***Malaysia:*** Balin; Beaglobe; Triglobe†; Trizine; ***Mex.:*** Agin; Estrefen; ***Philipp.:*** Triglobe†; Trizine; ***Port.:*** Broncodiazina†; ***Singapore:*** Balin; ***Swed.:*** Trimin sulfa†; ***Thai.:*** Sulfatril†; Triple Sulphas; Trisulfa Co-P; Trisulfapyrimidines; ***Turk.:*** Sulfatrim†; ***Venez.:*** Esterinor†.

Sulfadiazine Silver (*BANM, rINNM*) **磺胺嘧啶银**

Argenti Sulfadiazinum; Gümüş Sülfadiazin; Hopeasulfadiatsiini; Silver Sulfadiazine (*USAN*); Silver Sulphadiazine; Silversulfadiazin; Sulfadiazina argéntica; Sulfadiazine Argentique; Sulfadiazinum Argenticum; Sulfadiazinum Argentum; Sulphadiazine Silver.

Сульфадиазин Серебра

$C_{10}H_9AgN_4O_2S$ = 357.1.

CAS — 22199-08-2.

ATC — D06BA01.

ATC Vet — QD06BA01.

UNII — W46JY43EJR.

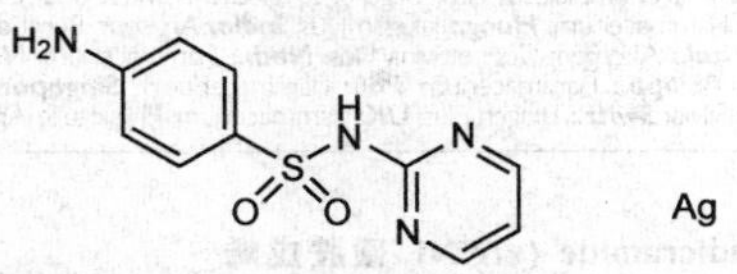

Pharmacopoeias. In *Chin., Int., Jpn,* and *US.*

USP 33 (Silver Sulfadiazine) 白色、乳白色、无臭或几乎无臭的晶状粉末。在光照下变为黄色。几乎不溶于乙醇、氯仿和乙醚；微溶于丙酮；易溶于30%的氨水。在适度的无机强酸中发生分解。避光。

不良反应、处置和注意事项

磺胺嘧啶银在局部应用后可以被吸收，产生的全身效应与其他磺胺类药物相似（见**磺胺甲噁唑**，第322页）。

局部的疼痛和刺激是较罕见的，焦痂的分离可能会延迟，所以真菌感染有可能发生。

暂时的白细胞减少症通常不需要停药，但是必须监视血细胞计数以确保在短时间恢复正常。身体组织对银吸收后，会导致银质沉着病，一般是在磺胺嘧啶银被用于治疗大面积伤口或超过了延长期的治疗。

1. Fuller FW. The side effects of silver sulfadiazine. *J Burn Care Res* 2009; **30:** 464–70.

银质沉着病 银质沉着病会引起皮肤变色和感觉运动性神经病，有报道指出是由于在治疗大面积小腿溃疡时过量使用1%磺胺嘧啶银乳膏[1]。对于全身的营养不良性大疱表皮松解症患者[2]，长期使用1%乳膏封闭敷裹，会出现系统性银质沉着，并且表现出本体感受丧失以及协调能力受损。

1. Payne CMER, *et al.* Argyria from excessive use of topical silver sulphadiazine. *Lancet* 1992; **340:** 126.
2. Flohr C, *et al.* Topical silver sulfadiazine-induced systemic argyria in a patient with severe generalized dystrophic epidermolysis bullosa. *Br J Dermatol* 2008; **159:** 740–1.

对肾脏的影响 使用磺胺嘧啶银后发生肾功能衰竭以及白细胞减少症，参见上文**磺胺嘧啶**。

药物相互作用

参见**磺胺甲噁唑**（第323页）。

磺胺嘧啶银不会被*p*-氨基苯甲酸或相关相关化合物影响。磺胺嘧啶银所含的银可以使伤口腐肉的酶失活。

抗菌作用

磺胺嘧啶银对革兰阳性菌和革兰阴性菌有广谱的抗菌活性，包括铜绿假单胞菌和一些酵母菌及真菌。磺胺嘧啶银的杀菌作用和磺胺嘧啶不相同，银盐主要影响细胞膜和细胞壁，而且其效应不会被p-氨基苯甲酸影响。据报道磺胺嘧啶银的耐药性在治疗过程中可能增加。

药动学

磺胺嘧啶银中的磺胺嘧啶在接触到伤口渗出液后释放缓慢，约10%的磺胺嘧啶会被吸收。据报道在血液中的浓度为10～20μg/ml，在身体进行大面积的治疗时可能会达到更高的浓度。一部分银液可以被吸收。

用途和用法

磺胺嘧啶银作为磺胺类药物，1%乳剂用于预防和治疗重度烧伤的感染（第1505页）。

磺胺嘧啶银也用于其他皮肤病，如腿部溃疡（见第1511页，感染会使伤口难以愈合）和对植皮后的感染的预防。本品也可用于治疗眼部的浅表曲霉感染。

导管浸泡于磺胺嘧啶银后可减少导管植入后周边的感染及血液感染（第1549页）。

制剂

USP 33: Silver Sulfadiazine Cream.

专利制剂

Arg.: Sulfatral; ***Austria:*** Flammazine; ***Belg.:*** Flammazine; Sedoflame; Sulfasil; ***Braz.:*** Dermazine; Gino Dermazine; Pratazine†; Silglos; Sulfaderm; ***Canad.:*** Dermazin; Flamazine; ***Cz.:*** Dermazin†; Flammazine†; ***Denm.:*** Flamazine; ***Fin.:*** Flamazine; ***Fr.:*** Flammazine; Sicazine; ***Ger.:*** Brandiazin†; Flammazine; Urgotul S.Ag; ***Gr.:*** Brandiazin; Flammazine; ***Hong Kong:*** Aldo-Silverderma; Dermazin; Flamazine†; ***Hung.:*** Dermazin; ***India:*** SSZ; ***Indon.:*** Burnazin; ***Irl.:*** Flamazine; ***Israel:*** Silverol; ***Ital.:*** Bacternil; Sofargen; ***Mex.:*** Argemol; Argentafil; Argental; Silvadene†; Zitep†; ***Neth.:*** Flammazine; ***Norw.:*** Flamazine; ***Philipp.:*** Burnsil; Flammazine; Innoxiderm; Silvex; Sterizol; Sulfadin; Synvodex; ***Pol.:*** Dermazin; ***Port.:*** Flammazine; Sicazine; Silvederma; Silvespray†; ***Rus.:*** Dermazin (Дермажин); Silvederma (Сильведерм); Sulphargin (Сульфаргин); ***S.Afr.:*** Argent-Eze†; Bactrazine; Flamazine; Silbecor; ***Singapore:*** Flamazine†; ***Spain:*** Flammazine; Silvederma; ***Switz.:*** Flammazine; Silvertone; ***Thai.:*** Dermazin; Flamazine; Silverderm; Silvex; ***Turk.:*** Silder; Silvaden; Silvadiazin; Silvamed; Silverdin; ***UAE:*** Silvadiazin; ***UK:*** Flamazine; ***Ukr.:*** Argedin (Аргедин); Dermazin (Дермазин); ***USA:*** Silvadene; SSD; Thermazene; ***Venez.:*** Menaderm; Protosulfil; Silvederma.

多组分制剂 ***Arg.:*** Fisioderm; Iuronico Biotic; Platsul A; Sulfadiazina de Plata; Sulfaplat; ***Austral.:*** Silvazine; ***Belg.:*** Flammacerium; ***Braz.:*** Dermacerium; ***Chile:*** FCE; Platsul A; ***Cz.:*** Flammacerium†; Ialugen Plus; ***Fr.:*** Altreet Ag; Flammacerium; Ialuset Plus; Urgotul S.Ag; ***Gr.:*** Flammacerium; ***Hong Kong:*** Flammacerium; ***Hung.:*** Ialugen Plus; ***India:*** Argisept; Burnheal; Silverex; ***Ital.:*** Altergen; Connettivina Plus; ***Neth.:*** Flammacerium; ***NZ:*** Silvazine; ***Philipp.:*** Flammacerium; ***Pol.:*** Flammacerium†; ***Singapore:*** Silvazine; Silvin; ***Switz.:*** Ialugen Plus; ***UK:*** Flammacerium; Physiotulle-Ag.

Sulfadicramide (*rINN*) 磺胺戊烯

Sulfadicramida; Sulfadicramidum; Sulfadikramid; Sulfadikramidi. *N′*-(3,3-Dimethylacroyl)sulphanilamide.

Сульфадикрамид

$C_{11}H_{14}N_2O_3S = 254.3.$

CAS — 115-68-4.

ATC — S01AB03.

ATC Vet — QS01AB03.

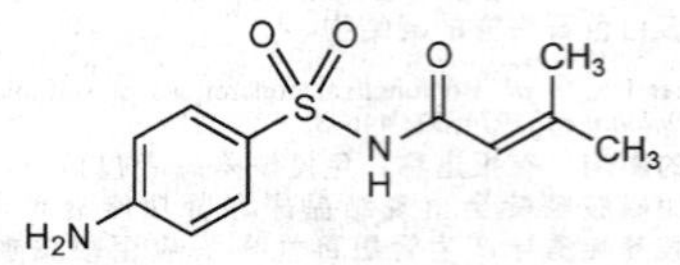

简介

磺胺戊烯是一个性质和磺胺甲噁唑性质相似（第322页）的磺胺类药物。其15%软膏用于治疗眼睛痢疽。

制剂

专利制剂

Denm.: Irgamid†; ***Hung.:*** Irgamid†; ***Switz.:*** Irgamid†.

Sulfadimethoxine (*BAN*, *rINN*) 磺胺地索辛

Solfadimetossina; Solfadimetossipirimidina; Sulfadiméthoxine; Sulfadimethoxinum; Sulfadimetoksiini; Sulfadimetoxin; Sulfadimetoxina; Sulphadimethoxine. *N*[1]-(2,6-Dimethoxypyrimidin-4-yl)-sulphanilamide.

Сульфадиметоксин

$C_{12}H_{14}N_4O_4S = 310.3.$

CAS — 122-11-2.

ATC — J01ED01.

ATC Vet — QJ01EQ09; QP51AG02.

UNII — 30CPC5LDEX.

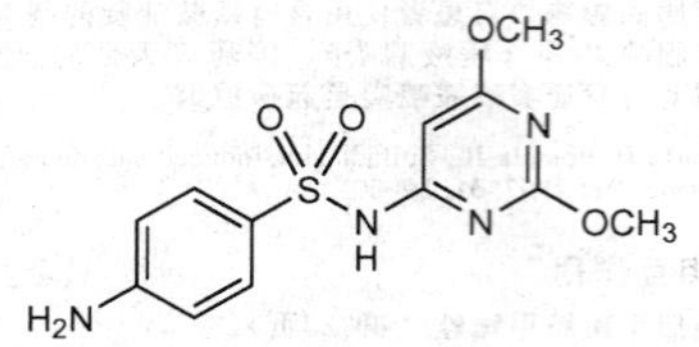

Pharmacopoeias. In *Fr.* and *It.* In *US* for veterinary use only.

USP 33 (Sulfadimethoxine) 白色结晶。几乎不溶于水；微溶于乙醇、氯仿、乙醚和己烷；能溶于2mol/L氢氧化钠；略溶于2mol/L盐酸。贮藏于密闭容器中。避光。

简介

磺胺地索辛是一个同磺胺甲噁唑（第322页）性质相似的氨苯磺胺类药物。磺胺地索辛早期用于治疗尿路感染，也用作治疗皮肤感染。磺胺地索辛也用于兽医学，有时与巴喹普林或奥美普林联合应用。

制剂

多组分制剂 ***Rus.:*** Levosin (Левосин); ***Thai.:*** D-Med; Ximeprim.

Sulfadimidine (*BAN*, *rINN*) 磺胺二甲嘧啶

Solfametazina; Sulfadimerazine; Sulfadimezinum; Sulfadimidiini; Sulfadimidin; Sulfadimidina; Sulfadimidinas; Sulfadimidinum; Sulfamethazine; Sulphadimethylpyrimidine; Sulphadimidine; Sulphamethazine; Szulfadimidin. *N*[1]-(4,6-Dimethylpyrimidin-2-yl)sulphanilamide.

Сульфадимидин

$C_{12}H_{14}N_4O_2S = 278.3.$

CAS — 57-68-1.

ATC — J01EB03.

ATC Vet — QJ01EQ03; QP51AG01.

UNII — 48U51W007F.

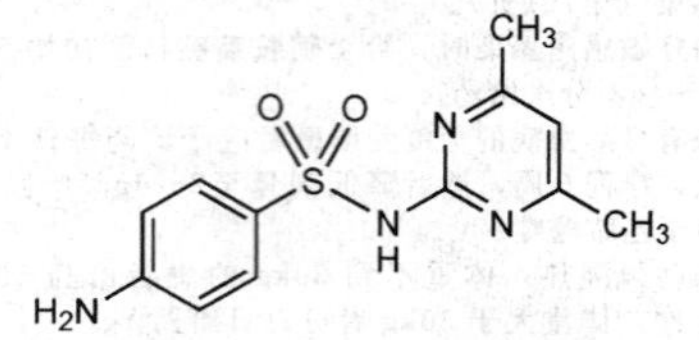

注：Sulfadimethylpyrimidine 曾用作磺胺索嘧啶（第325页）的异名，因此应小心避免彼此之间的混淆。

Pharmacopoeias. In *Eur.* (see p.vii), *Int.*, *US*, and *Viet.* Also in *BP (Vet).*

Ph. Eur. 6.8 (Sulfadimidine)。白色粉末或结晶。几乎不溶于水；微溶于乙醇；溶于丙酮，溶于强碱的无机化合物和稀释的无机酸。避光。

USP 33 (Sulfamethazine) 白色或淡黄白色、无味粉末。见光可能会变黑。微溶于水、乙醚和乙醇；溶于丙酮。避光。

Sulfadimidine Sodium (*BANM*, *rINNM*) 磺胺二甲嘧啶钠

Natrii Sulfadimidinum; Soluble Sulphadimidine; Sulfadimidina sódica; Sulfadimidine Sodique; Sulfamethazine Sodium; Sulphadimidine Sodium.

Натрий Сульфадимидин

$C_{12}H_{13}N_4NaO_2S = 300.3.$

CAS — 1981-58-4.

ATC — J01EB03.

UNII — 7Z13P9Q95C.

Pharmacopoeias. In *Int.*

简介

磺胺二甲嘧啶是一种和磺胺甲噁唑（第322页）性质相似的短效磺胺类药物。

该药在胃肠道中吸收好，血浆蛋白结合率可达到80%～90%。据报道其半衰期为1.5～4h，但是在乙酰化后半衰期为5.5～8.8h。因为该药相对高的溶解度和乙酰基经过代谢后，发生结晶尿的可能性比磺胺甲噁唑小。

在治疗由敏感性病原菌引起的感染时，磺胺二甲嘧啶口服初始剂量为2g，之后每6～8h给药0.5～1.0克，其钠盐也可以经非口服的途径给药。

磺胺二甲嘧啶也可以和其他磺胺类药物合用，最常用的是磺胺甲基嘧啶和磺胺嘧啶。它也被作为兽用药，常常和巴喹普林或甲氧苄氨嘧啶联合应用。因为其药物代谢动力学在快速乙酰化者和慢速乙酰化者中的不同，所以磺胺二甲嘧啶还被用于对乙酰氨基苯肿酸。

制剂

USP 33: Trisulfapyrimidines Oral Suspension; Trisulfapyrimidines Tablets.

专利制剂

Hung.: Septosyl; ***Thai.:*** Famidine.

多组分制剂 ***Hung.:*** Potesept†; ***Indon.:*** Trisulfa; ***Thai.:*** Sulfatril†; Triple Sulphas; Trisulfa Co-P; Trisulfapyrimidines.

Sulfadoxine (*BAN*, *USAN*, *rINN*) 磺胺多辛

Ro-4-4393; Sulfadoksiini; Sulfadoksinas; Sulfadoxin; Sulfadoxina; Sulfadoxinum; Sulformethoxine; Sulforthomidine; Sulphormethoxine; Sulphorthodimethoxine; Szulfadoxin. *N*[1]-(5,6-Dimethoxypyrimidin-4-yl)sulphanilamide.

Сульфадоксин

$C_{12}H_{14}N_4O_4S = 310.3.$

CAS — 2447-57-6.

ATC Vet — QJ01EQ13.

UNII — 88463U4SM5.

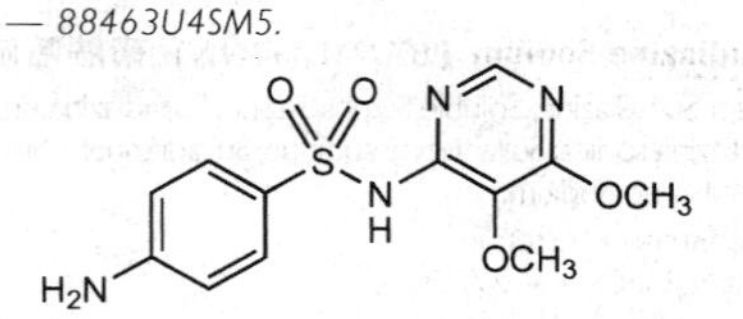

Pharmacopoeias. In *Chin.*, *Eur.* (see p.vii), *Int.*, *US*, and *Viet.*

Ph. Eur. 6.8 (Sulfadoxine) 白色或淡黄白色的结晶性粉末或结晶。极微溶解于水；微溶于乙醇和甲醇。能溶于强碱和低浓度的无机酸。避光。

USP 33 (Sulfadoxine) 避光。

不良反应、处置和注意事项

参见**磺胺甲噁唑**（第322页）。磺胺多辛和乙胺嘧啶复合制剂的不良反应的文献见**乙胺嘧啶**（第581页）。

如果发生不良反应，磺胺多辛从体内消除需要几天。

药物相互作用

参见**磺胺甲噁唑**（第323页）。

抗菌作用

参见**磺胺甲噁唑**（第323页）。磺胺多辛和乙胺嘧啶之间存在有增效作用，主要是在代谢循环的不同过程中抑制叶酸的代谢。

疟原虫对磺胺多辛和乙胺嘧啶复合制剂的耐药性，最先是20世纪70年代后期在泰国比较显著，后来在世界上很多疟疾高发区都普遍出现，而且对抗疟药耐药的程度还在进一步增加（第566页）。

药动学

磺胺多辛在胃肠道中易吸收，给予500mg剂量4h后血药浓度达到峰值，血药峰值为60μg/ml。其消除半衰期约为200h。据报道有90%～95%的药物可与血浆蛋白结合。

磺胺多辛可广泛分布于人体组织和体液中；能通过胎盘屏障，而且还能在母乳中被检测到。磺胺多辛在尿中以原形排泄。

用途和用法

磺胺多辛作为一种长效的硫胺类药，被用于治疗各种感染，但现在很少单独使用。

它固定的复合制剂为磺胺多辛和乙胺嘧啶，比例为20∶1（*Fansidar*，*Roche*），在治疗难治性恶性疟（第566页）时，通常是在用奎宁治疗一段时间后，再用它来继续治疗。虽然它的复合制剂被用来预防疟疾，但现在对其毒性作用的考虑要多于其治疗的价值。

在治疗疟疾时，常用剂量为单次口服1.5g磺胺多辛和75mg乙胺嘧啶。

儿童用量详见下文。

该复方制剂也可以肌内注射。

磺胺多辛和乙胺嘧啶也被用来作为对放线菌性足分枝菌病（第171页）的治疗和对免疫抑制患者的肺孢子菌性肺炎预防用药（更多常规预防性用药，见第496页）。

磺胺多辛和甲氧苄氨嘧啶（5∶1）的混合制剂被作为兽用药。

儿童用法 磺胺多辛可与乙胺嘧啶联合用于治疗儿童恶性疟疾。2个月龄以上儿童用药需根据体重进行计算，具体如下：

- 体重5～10kg：250mg磺胺多辛，联用12.5mg乙胺嘧啶；
- 体重11～20kg：500mg磺胺多辛，联用25mg乙胺嘧啶；
- 体重21～30kg：750mg磺胺多辛，联用37.5mg乙胺嘧啶；
- 体重31～45kg：1g磺胺多辛，联用50mg乙胺嘧啶；
- 体重大于45kg：与成人剂量相同（见上文用途和用法）。

制剂

USP 33: Sulfadoxine and Pyrimethamine Tablets.

专利制剂

Malaysia: Fansidar.

多组分制剂 ***Austral.:*** Fansidar; ***Belg.:*** Malastop†; ***Braz.:*** Fansidar; ***Denm.:*** Fansidar†; ***Fr.:*** Fansidar; ***Gr.:*** Fansidar; ***India:*** Artemal†; Laridox; Pyralfin; Rimodar; ***Indon.:*** Fansidar; Plasmodin; Suldox; ***Irl.:*** Fansidar†; ***Israel:*** Fansidar; ***Malaysia:*** Madomine; ***Philipp.:*** Fansidar; ***S.Afr.:*** Fansidar; ***Switz.:*** Fansidar; ***Thai.:*** Vinsilar; ***UK:*** Fansidar; ***Ukr.:*** Fansidar (Фансидар)†; ***USA:*** Fansidar†.

Sulfafurazole（*BAN*，*PINN*）磺胺异噁唑

Sulfafuratsoli; Sulfafurazol; Sulfafurazolas; Sulfafurazolum; Sulfisoxazole; Sülfizoksazol; Sulphafuraz; Sulphafurazole; Szulfafurazol. N^1-(3,4-Dimethylisoxazol-5-yl)sulphanilamide.

Сульфафуразол

$C_{11}H_{13}N_3O_3S$ = 267.3.

CAS — 127-69-5.

ATC — J01EB05; S01AB02.

ATC Vet — QJ01EQ05; QS01AB02.

UNII — 740T4C525W.

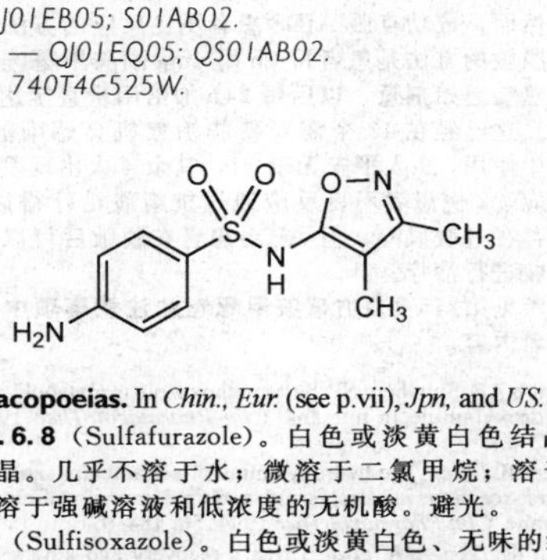

Pharmacopoeias. In *Chin.*, *Eur.* (see p.vii), *Jpn*, and *US.*

Ph. Eur. 6.8（Sulfafurazole）。白色或淡黄白色结晶性粉末结晶。几乎不溶于水；微溶于二氯甲烷；溶于乙醇。能溶于强碱溶液和低浓度的无机酸。避光。

USP 33（Sulfisoxazole）。白色或淡黄白色、无味的结晶性粉末。溶于水（1∶7700）；溶于沸腾的乙醇（1∶10）；溶于3mol/L盐酸。贮藏于密闭容器中。避光。

Acetyl Sulfafurazole 乙酰磺胺异噁唑

Acetilsulfafurazol; Acetyl Sulphafurazole; Sulfisoxazole Acetyl. N^1-Acetyl Sulphafurazole; *N*-(3,4-Dimethylisoxazol-5-yl)-*N*-sulphanilylacetamide.

Ацетилсульфафуразол

$C_{13}H_{15}N_3O_4S$ = 309.3.

CAS — 80-74-0.

ATC — J01EB05; S01AB02.

ATC Vet — QJ01EB05; QS01AB02.

UNII — WBT5QH3KED.

注：乙酰磺胺异噁唑与在体内转化成的*N*-乙酰化衍生物不同。

乙酰化磺胺异噁唑的复方制剂有以下名字：

- Co-erynsulfisox（*PEN*）——乙酰磺胺异噁唑和琥珀酸乙酯红霉素。

Pharmacopoeias. In *US.*

USP 33（Sulfisoxazole Acetyl）白色或微黄色结晶性粉末。几乎不溶于水；溶于乙醇（1∶176），溶于氯仿（1∶35），溶于乙醚（1∶1064），溶于甲醇（1∶203）。贮藏于密闭容器中。避光。

Sulfafurazole Diolamine（*pINNM*）磺胺异噁唑二乙醇胺

NU-445; Sulfafurazol diolamina; Sulfafurazol, Diolamine de; Sulfafurazoli Diolaminum; Sülfisoksazol Dietanolamin; Sulfisoxazole Diolamine (*USAN*); Sulphafurazole Diethanolamine; Sulphafurazole Diolamine. The 2,2′-iminobisethanol salt of sulphafurazole.

Сульфафуразола Диоламин

$C_{11}H_{13}N_3O_3S,C_4H_{11}NO_2$ = 372.4.

CAS — 4299-60-9.

ATC — J01EB05; S01AB02.

ATC Vet — QS01AB02.

UNII — 30S4B46J8B.

不良反应、处置和注意事项

同磺胺甲噁唑，第322页。

磺胺异噁唑及乙酰衍生物比其他的磺胺类药物更能溶于尿液，因此发生结晶尿症的危险会减小，但是还是建议服药时喝足够的水。

哺乳 一项研究[1]表明，在6名女性服用磺胺异噁唑后，母乳中含有的药物对健康婴儿（除了新生儿期）无直接危害，但是对母乳喂养的婴儿存在潜在的危害却很难评估，特别是在一些特殊情况下，如黄疸、葡萄糖-6-磷酸脱氢酶缺乏症或疾病状态、应激状态和早产儿。根据以上这些证据，American Academy of Pediatrics[2]说明磺胺异噁唑通常可以存在于母乳中，必须警惕上述可能出现的情况。

1. Kauffman RE, *et al.* Sulfisoxazole secretion into human milk. *J Pediatr* 1980; **97:** 839–41.
2. American Academy of Pediatrics. The transfer of drugs and other chemicals into human milk. *Pediatrics* 2001; **108:** 776–89. [Retired May 2010] Correction. *ibid.*; 1029. Also available at: http://aappolicy.aappublications.org/cgi/content/full/pediatrics%3b108/3/776 (accessed 28/05/04)

药物相互作用

同磺胺甲噁唑，第323页。

磺胺异噁唑被报道能增加硫喷妥钠的麻醉效果。

磺胺异噁唑二乙醇胺的眼用制剂不能和银盐一起使用。

抗菌作用

同磺胺甲噁唑，第323页。

药动学

磺胺异噁唑能在胃肠道中被迅速吸收，在口服该药1～4h后达到其血浆浓度峰值。乙酰化磺胺异噁唑在胃肠道中被吸收前转化为磺胺异噁唑，导致其峰浓度降低。磺胺异噁唑与血浆蛋白结合率为85%～90%。磺胺异噁唑很容易分布于细胞外液中，但仅有少量可进入细胞。在脑脊液中的浓度只有血液中的1/3。能通过胎盘屏障进入胎儿，也能进入母乳中。大约有30%的药物在血液和尿中被转化成N^4-乙酰化衍生物。

磺胺异噁唑能迅速的通过尿液排除，单次给药剂量的97%能在48h能被清除。半衰期被报道为5～8h。磺胺异噁唑和N^4-乙酰化衍生物在尿液中的溶解度比许多其他磺胺类药物药大。

用途和用法

磺胺异噁唑是类似于磺胺甲噁唑（第323页）的一个短效磺胺类药物，对治疗泌尿道感染、足衣虫属引起的肺炎、诺卡氏放线菌病和沙眼有显著的效果。也通常和琥乙红霉素联合应用于治疗中耳炎。对感染和感染的治疗，详见**抗菌药的选择**（第153页）。

磺胺异噁唑可以口服。在治疗由敏感致病菌引起的感染时，初始给药剂量为2～4g，然后每日每4～6h给药4～8g。必须根据患者肾功能损害的状况来调整给药剂量。儿童用量详见下文。乙酰化磺胺异噁唑为无味液体并作为口腔的用药；其剂量为1.16g乙酰化磺胺异噁唑相当于1g磺胺异噁唑。

磺胺异噁唑二乙醇胺为眼用软膏或溶液含有磺胺异噁唑为4%，用于眼部感染。1.39g磺胺异噁唑二乙醇胺相当于磺胺异噁唑1g。

磺胺异噁唑也可经胃肠外途径给药。

儿童用法 磺胺异噁唑可用于婴儿以及大于2个月龄的儿童，治疗由敏感菌株引起的感染，常规使用口服给药。通常初始给药剂量为每日75mg/kg，随后维持剂量为每日150mg/kg（最大剂量为6g），分4～6次给药。

制剂

USP 33: Erythromycin Estolate and Sulfisoxazole Acetyl Oral Suspension; Erythromycin Ethylsuccinate and Sulfisoxazole Acetyl for Oral Suspension; Sulfisoxazole Acetyl Oral Suspension; Sulfisoxazole Tablets.

专利制剂

Turk.: Gansol; ***USA:*** Gantrisin†; ***Venez.:*** Ganticol; Soxacol†.

多组分制剂 ***Canad.:*** Pediazole; ***Chile:*** Bioquin; ***Fr.:*** Pediazole; ***Gr.:*** Pediazole; ***Israel:*** Pediazole; ***Mex.:*** Pediazole; Urovec; ***Thai.:*** Pyrizole; ***Turk.:*** Azo Gantrisin; ***USA:*** Eryzole†; Pediazole†; ***Venez.:*** Pediazole†.

Sulfaguanidine（*BAN*，*rINN*）磺胺胍

Solfaguanidina; Sulfaguanidiini; Sulfaguanidin; Sulfaguanidina; Sulfaguanidinas; Sulfaguanidinum; Sulfaguanidyna; Sulfamidinum; Sulginum; Sulphaguanidine; Szulfaguanidin. 1-Sulphanilylguanidine; *N*′-Amidinosulphanilamide.

Сульфагуанидин

$C_7H_{10}N_4O_2S$ = 214.2.

CAS — 57-67-0 (anhydrous sulfaguanidine); 6190-55-2 (sulfaguanidine monohydrate).

ATC — A07AB03.

ATC Vet — QA07AB03.

UNII — 15XQ8043FN.

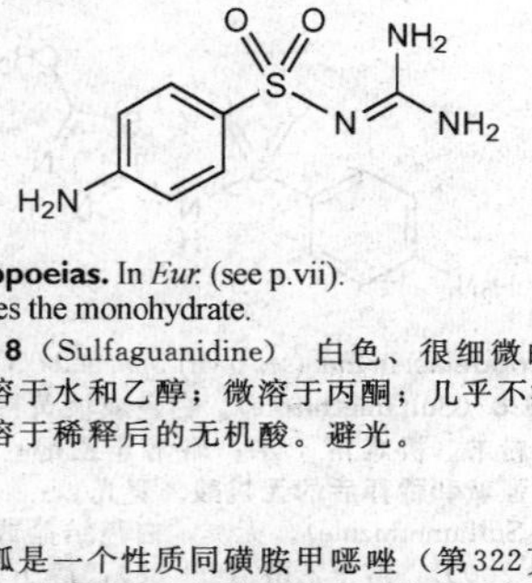

Pharmacopoeias. In *Eur.* (see p.vii).

Viet. includes the monohydrate.

Ph. Eur. 6.8（Sulfaguanidine）白色、很细微的结晶性粉末。难溶于水和乙醇；微溶于丙酮；几乎不溶于二氯甲烷。能溶于稀释后的无机酸。避光。

简介

磺胺胍是一个性质同磺胺甲噁唑（第322页）的磺胺类药。由于磺胺胍在胃肠道中的吸收有限制，因此其产生的全身效用比胃肠道吸收好的药物如琥珀磺胺噻唑小。通常可以和其他药物联用，用于治疗胃肠道感染，也适用于皮肤和咽喉的局部用药。

制剂

专利制剂

Fr.: Enteropathyl†; ***Rus.:*** Sulgin (Сульгин); ***Thai.:*** Sulfayel.

多组分制剂 ***Braz.:*** Sanadiar†; ***Chile:*** Carbon Sulfaguanidina; ***Mex.:*** Neopecsul.

Sulfamerazine（*BAN*，*rINN*）磺胺甲嘧啶

RP-2632; Solfamerazina; Sulfamerasinum; Sulfameratsiini; Sulfamerazin; Sulfamerazina; Sulfamerazinas; Sulfamérazine; Sulfamerazinum; Sulfamethyldiazine; Sulfamethylpyrimidine; Sulphamerazine; Szulfamerazin. N^1-(4-Methylpyrimidin-2-yl)sulphanilamide.

Сульфамеразин

$C_{11}H_{12}N_4O_2S$ = 264.3.

CAS — 127-79-7.

ATC — D06BA06; J01ED07.

ATC Vet — QD06BA06.

UNII — UR1SAB295F.

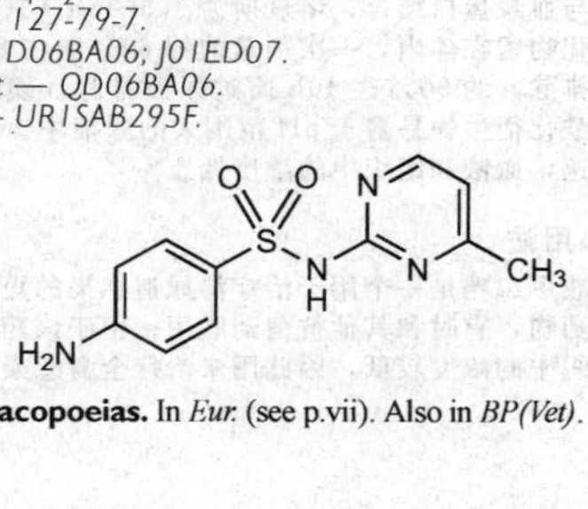

Pharmacopoeias. In *Eur.* (see p.vii). Also in *BP(Vet).*

Ph. Eur. 6.8（Sulfamerazine）白色、淡黄白色或略带桃红色白色，结晶或结晶性粉末。难溶于水和二氯甲烷；微溶于乙醇；溶于丙酮。能溶于强碱和稀释后的无机酸。避光。

Sulfamerazine Sodium（*BANM*，*rINN*）磺胺甲嘧啶钠

Soluble Sulphamerazine; Sulfamerazina de sodio; Sulfamerazina sódica; Sulfamérazine sodique; Sulfamerazinum Natricum; Sulphamerazine Sodium.

Сульфамеразин Натрий

$C_{11}H_{11}N_4NaO_2S$ = 286.3.

CAS — 127-58-2.

ATC — D06BA06; J01ED07.

ATC Vet — QD06BA06.

UNII — JOV4UJY07O.

简介

磺胺甲嘧啶是一个性质同磺胺甲噁唑（第322页）相似的短效磺胺药物。通常和甲氧苄啶或其他磺胺类药物一起使用。

制剂

USP 33: Trisulfapyrimidines Oral Suspension; Trisulfapyrimidines Tablets.

多组分制剂 ***Ger.:*** Berlocombin†; ***Indon.:*** Trisulfa; ***Thai.:*** Sulfatril†; Triple Sulphas; Trisulfa Co-P; Trisulfapyrimidines.

Sulfamethizole（*BAN*，*rINN*）磺胺甲二唑

Sulfaméthizol; Sulfamethizol; Sulfamethizolum; Sulfametitsoli; Sulfametizol; Sulfametizolas; Sulphamethizole; Szulfametizol. N^1-(5-Methyl-1,3,4-thiadiazol-2-yl)sulphanilamide.

Сульфаметизол

$C_9H_{10}N_4O_2S_2$ = 270.3.

CAS — 144-82-1.

ATC — B05CA04; D06BA04; J01EB02; S01AB01.

ATC Vet — QB05CA04; QD06BA04; QJ01EQ02; QS01AB01.

UNII — 25W8454H16.

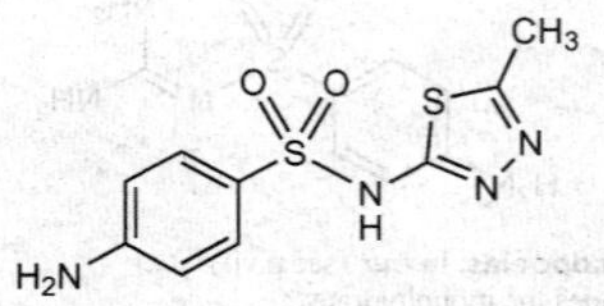

Pharmacopoeias. In *Eur.* (see p.vii), *Jpn*, and *US.*

Ph. Eur. 6.8（Sulfamethizole）。白色或淡黄白色的结晶或结晶性粉末。极难溶于水；略溶于乙醇；能溶于丙酮。溶于强碱和稀释后的无机酸。避光。

USP 33（Sulfamethizole）。无臭，白色结晶或粉末。溶于水（1：2000），溶于乙醇（1：38），溶于丙酮（1：13），溶于三氯甲烷和乙醚（1：1900）；极易溶于氨盐、钾盐和氢氧化钠溶液；溶于稀释的无机酸；几乎不溶于苯酚。避光。

不良反应、处置和注意事项

同磺胺甲噁唑，第322页。

磺胺甲二唑和其乙酰化衍生物能更好的溶于尿液中，所以发生结晶尿症的危险要小得多，但是在服药过程中还是要喝足够的水。

药物相互作用

同磺胺甲噁唑，第323页。

抗菌作用

同磺胺甲噁唑，第323页。

药动学

磺胺甲二唑在胃肠道易被吸收；据报道有90%的药物能与血浆蛋白结合，半衰期为1.5～3h。只有少量的乙酰化物留在体内，一次剂量的约60%能在5h内通过尿液排除，约90%在10h通过尿液排除。磺胺甲二唑和乙酰化衍生物易溶于pH范围大的尿液中。由于其排泄迅速，血液和组织中的浓度低。

用途和用法

磺胺甲二唑是一个用于治疗泌尿道感染的短效磺胺类口服药物，有时和其他抗菌药联用；由于该药物在血液和组织中的浓度较低，因此用来治疗全身感染是不适合的。

成人常规用药剂量为每次1g，每日2次。儿童用量详见下文。

磺胺甲二唑单乙醇胺的用法用量同上。

儿童用法 婴儿和大于2个月龄的儿童可口服使用磺胺甲二唑，用于治疗敏感菌株引起的尿路感染，常用剂量为每日50mg/kg，分2～4次给药。

制剂

USP 33: Sulfamethizole Oral Suspension; Sulfamethizole Tablets.

专利制剂

Denm.: Lucosil; ***Fr.:*** Rufol; ***Thai.:*** Luco-Oph†.

多组分制剂 ***Spain:*** Micturol Sedante; ***USA:*** Urobiotic-250; ***Venez.:*** Bacteval.

Sulfamethoxazole（*BAN*，*USAN*，*rINN*）磺胺甲噁唑

Ro-4-2130; Sulfamethoxazol; Sulfaméthoxazole; Sulfamethoxazolum; Sulfametoksatsoli; Sulfametoksazol; Sulfametoksazolas; Sulfametoxazol; Sulfisomezole; Sulphamethoxazole; Szulfametoxazol. N^1-(5-Methylisoxazol-3-yl)sulphanilamide.

Сульфаметоксазол

$C_{10}H_{11}N_3O_3S$ = 253.3.

CAS — 723-46-6.

ATC — J01EC01.

ATC Vet — QJ01EQ11.

UNII — JE42381TNV.

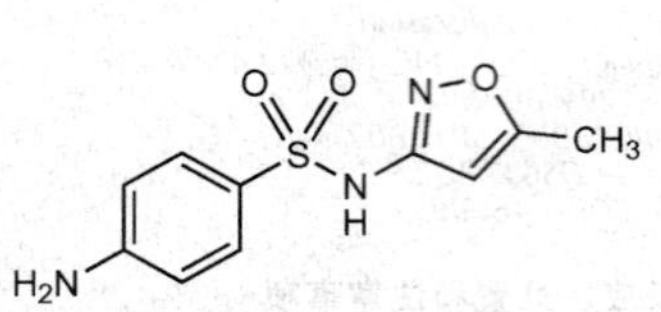

注：磺胺甲噁唑的复方制剂有以下名字。

- Co-trimoxazole（*BAN*）磺胺甲噁唑与甲氧苄啶的比例为5：1（第244页）；
- Co-trimoxazole（*PEN*）磺胺甲噁唑与甲氧苄啶。

Pharmacopoeias. In *Chin.*, *Eur.* (see p.vii), *Int.*, *Jpn*, *US*, and *Viet.*

Ph. Eur. 6.8（Sulfamethoxazole）白色，结晶性粉末。几乎不溶于水；略溶于乙醇；易溶于丙酮。能溶解于稀释的氢氧化钠和稀释的酸。避光。

USP 33（Sulfamethoxazole）白色或米色，无臭，结晶性粉末。溶于水（1：3400），溶于乙醇（1：50），溶于氯仿和乙醚（1：1000）；能缓慢地不完全地溶于二硫化碳（1：2）；易溶于丙酮和稀释地氢氧化钠溶液。避光。

不良反应和处置

恶心、呕吐、食欲减退和腹泻是磺胺甲噁唑和其他磺胺类药物用后常见的不良反应。

磺胺类药物的超敏反应已被证实。发热和皮疹、瘙痒症、光敏反应、剥脱性皮炎和结节性红斑也是会通常发生的。服用磺胺类药物的患者可能会出现严重的潜在的对皮肤的不良反应，包括中毒性表皮坏死松解症和Stevens-Johnson综合征。当皮肤接触到磺胺类药物也可能发生皮炎。曾有报道会显著加重系统性红斑狼疮的病情。

对肾脏的危害包括间质性肾炎和肾小管坏死，可能会导致肾衰竭，这些是由于磺胺甲噁唑的超敏反应引起的。腰痛、血尿症、少尿和无尿症的发生可能是由于磺胺甲噁唑在尿液中结晶或其乙酰化衍生物在尿液中溶解度小造成的。多摄入液体保持一个高的排尿量可以减少晶尿症的发生。如果需要，可以用碳酸氢钠在尿液中的碱化作用来增加磺胺类药物的溶解度，并加速消除。

在接受磺胺类药物如磺胺甲噁唑治疗时，偶尔会发生一些血液病，包括粒性白血球缺乏症、再生性贫血障碍、血小板减少、白细胞减少症、低凝血酶原血和嗜酸粒细胞增多。对血液的大部反不良反应可能是由于过敏性反应引起的。磺胺类药物很少引起的发绀是由于正铁血红蛋白血症。急性溶血性贫血是一个可能和G6PD缺乏有关的罕见的并发症。

磺胺类药物引起的其他的不良反应可能表现为一般化的超敏反应包括A综合征相似血清病、肝脏坏死、肝肿大和黄疸、心肌炎、肺嗜酸细胞增多症、纤维化肺泡炎，血管炎包括结节性多动脉炎。过敏反应很罕见。

服用磺胺甲噁唑或其他磺胺类药物后出现的不良反应，被报道的还有低血糖、甲状腺功能减退，神经反应包括无菌性脑膜炎、运动失调症、良性颅内高血压、癫痫、头昏、嗜睡、疲劳、头疼、失眠、精神抑郁、末梢神经或视神经病变、精神病、耳鸣、眩晕和胰腺炎。磺胺类药物可能转移血清结合胆红素，导致早产儿发生核黄疸。

当和其他的抗菌药联用时，磺胺甲噁唑可能会引起胃肠道内细菌群落的变化。因此，尽管其发生概率很小，但假膜性结肠炎仍有可能发生。

慢速乙酰化者可能会比快速乙酰化者的不良反应的发生率更高。

最新的关于磺胺甲噁唑和甲氧苄啶联合应用的不良反应请看复方磺胺甲噁唑（第244页）。

注意事项

患者在服用磺胺甲噁唑后，必须喝足够的水来减少晶尿症的危害，每日排出的尿量应达到1200ml或更多。如服用增加尿酸性的化合物可能会增加结晶尿的危险，碱性尿可降低结晶尿的危害。

在治疗过程中如果出现皮疹应立即停止给药，因为可能发生很危险的严重的过敏反应如Stevens-Johnson综合征。

磺胺甲噁唑在用于肾或肝脏损害时必须小心，反对用于严重损害的患者或血液病症患者。减少对肾脏的损害必须减少给药剂量。在延长期的治疗中，必须进行全血细胞计数和显微镜尿分析检查。磺胺甲噁唑不能应用于对磺胺类药物有超敏史的患者，否则会导致这类药物之间的交叉敏感性。对有过敏史和哮喘的患者用药通常应小心谨慎。对那些有其他危险因素的中年人同样应小心谨慎。有一种观点为禁止将磺胺甲噁唑用于治疗红斑狼疮，因为会使病情加重。G6PD缺乏缺乏的患者可能会有溶血的危险。

磺胺甲噁唑和其他磺胺类药物通常不能用于1～2个月的婴儿，因为有产生核黄疸的危险；由于同样的原因，禁用于分娩前的妇女（见下文）。

AIDS患者特别易于发生不良反应，尤其使用磺胺甲噁唑和甲氧苄啶的复方制剂时，更易发生。

据报道磺胺类药物会影响一些诊断测验，包括尿素、肌酐、葡萄糖尿和尿胆素原。

哺乳 磺胺类药物在母乳中浓度较低，由于存在核黄疸的危险，在美国尽管禁用于哺乳期妇女，但他们又通常认为其对健康婴儿造成的危害是可以忽略的。然而，磺胺类药物用于哺乳期妇女必须小心，避免发生应激状态紧张、早产儿、新生儿黄疸、高胆红素血和G6PD缺乏症。

American Academy of Pediatrics认为当磺胺甲噁唑和甲氧苄啶联用于哺乳时，必须注意上述情况[1]。

1. American Academy of Pediatrics. The transfer of drugs and other chemicals into human milk. *Pediatrics* 2001; **108:** 776–89. [Retired May 2010] Correction. *ibid.*; 1029. Also available at: http://aappolicy.aappublications.org/cgi/content/full/pediatrics%3b108/3/776 (accessed 28/05/04)

免疫受损患者 磺胺甲噁唑主要在肝脏结合为N^4-乙酰基衍生物，少部分氧化为羟胺基代谢物[1~5]。虽然这种代谢产物原本认为与磺胺类药物的不良反应有关[6]，但最近研究却对此提出质疑[7]。这种代谢物似乎通过细胞色素P450氧化代谢产生，但与其他代谢途径相比较[1]，磺胺甲噁唑的慢乙酰化者氧化代谢增加。由于乙酰化与解毒作用所需的谷胱甘肽和乙酰辅酶A的消耗，AIDS患者氧化代谢也增加，这也就可以解释他们对磺胺甲噁唑毒性的敏感[2,3]。

尝试通过竞争性细胞色素P450酶的抑制作用，特别是使用氟康唑与酮康唑[4,5]，减少羟胺类代谢产物的产生，虽然在正常人利用氟康唑获得了令人鼓舞的结果，但在AIDS患者的潜在价值需要进一步研究[5]。

然而，成功克服AIDS患者不良反应的方法就是**脱敏**，脱敏的方法是患者每6h用4mg磺胺甲噁唑或5mg磺胺嘧啶起始剂量，以后每24h加倍用量直至达到目标剂量，这已经在13个需要磺胺治疗机会感染的AIDS患者中使用，9人平安无事[8]，其余4人出现发热与皮肤反应，2例患者不良反应通过抗组胺治疗得以控制。虽然存在过敏风险，但AIDS患者在脱敏后可以成功应用磺胺进行治疗。

参见第245页**复方磺胺甲噁唑的注意事项中免疫受损患者**内容。

1. Cribb AE, Spielberg SP. Sulfamethoxazole is metabolized to the hydroxylamine in humans. *Clin Pharmacol Ther* 1992; **51:** 522–6.
2. Lee BL, *et al.* The hydroxylamine of sulfamethoxazole and adverse reactions in patients with acquired immunodeficiency syndrome. *Clin Pharmacol Ther* 1994; **56:** 184–9.
3. van der Ven AJA, *et al.* Urinary recovery and kinetics of sulphamethoxazole and its metabolites in HIV-seropositive patients and healthy volunteers after a single oral dose of sulphamethox-

azole. *Br J Clin Pharmacol* 1995; **39:** 621–5.
4. Mitra AK, *et al.* Inhibition of sulfamethoxazole hydroxylamine formation by fluconazole in human liver microsomes and healthy volunteers. *Clin Pharmacol Ther* 1996; **59:** 332–40.
5. Gill HJ, *et al.* The effect of fluconazole and ketoconazole on the metabolism of sulphamethoxazole. *Br J Clin Pharmacol* 1996; **42:** 347–53.
6. van der Ven AJAM, *et al.* Adverse reactions to co-trimoxazole in HIV infection. *Lancet* 1991; **338:** 431–3.
7. ter Hofstede HJM, *et al.* Drug reactions to cotrimoxazole in HIV infection: possibly not due to the hydroxylamine metabolites of sulphamethoxazole. *Br J Clin Pharmacol* 1999; **47:** 571–3.
8. Torgovnick J, Arsura E. Desensitization to sulfonamides in patients with HIV infection. *Am J Med* 1990; **88:** 548–9.

卟啉病 磺胺类药物可导致急性卟啉病的发作，因此卟啉病患者使用磺胺类药物不安全。

妊娠 一些磺胺类药物在动物实验中显示有致畸作用，包括唇裂，但其对人类的致畸作用未被证实。其在妊娠的前三个月使用可能是安全的，但即便如此，磺胺类药物也仅在缺少其他合适药物时才使用[1]。

磺胺类药物可置换血清胆红素结合物，其在临近分娩期时应避免使用，因易导致新生儿核黄疸的发生，药源性**胆红素置换**的危险在以前也曾有报道[2]。磺胺异噁唑是第一个被证实可导致药源性新生儿核黄疸的药物，现在它已作为评价其他药物的血浆蛋白置换能力的标准物质在使用。虽然每一个磺胺类药物的蛋白结合率都很高，但置换胆红素能力不同，磺胺嘧啶和氨苯磺胺置换能力最低，磺胺嘧啶对置换胆红素临床作用较少，使用它预防妊娠期妇女的风湿性发热中，并没有出现高胆红素血症及新生儿核黄疸。磺胺类药物在理论上均有显著的胆红素置换作用，但研究证明，药物用于治疗妊娠或哺乳期妇女的克罗恩病效果也较好。另外，也有研究评价了磺胺类药物代谢产物的胆红素置换作用，结果显示，其葡萄糖醛酸结合物对于竞争性结合胆红素的作用比母体弱，而其乙酰化产物的作用则较强。

1. Wise R. Prescribing in pregnancy: antibiotics. *BMJ* 1987; **294:** 42–4.
2. Walker PC. Neonatal bilirubin toxicity: a review of kernicterus and the implications of drug-induced bilirubin displacement. *Clin Pharmacokinet* 1987; **13:** 26–50.

药物相互作用

磺胺类药物可拮抗对氨苯甲酸及其衍生物，特别是对于氨苯甲酸钾和普鲁卡因类局麻药。

磺胺甲噁唑和其他磺胺类药物可增强口服抗凝血药（第1371页）、甲氨蝶呤（第715页）、苯妥英（第476页）的作用，可能是由于竞争性结合血浆蛋白的结合位点，或是拮抗其代谢。然而，这种药物相互作用的临床效应取决于磺胺类药物的参与，且还应考虑其他高血浆蛋白结合率药物的相互作用，如非甾体抗炎药。

据报道，高剂量的磺胺类药物可导致低血糖症，且可增强磺酰脲类抗糖尿病药物的作用效果（第442页），一些磺胺类药物与环孢素合用时，可降低其在血浆内的浓度（第1742页）。也有关于使用磺胺类药物后可能导致激素性避孕药失败的报道（第2002页）。

使用该磺胺类药物可产生尿酸而增加得结晶尿的可能。

抗菌作用

磺胺甲噁唑及其他磺胺类药物在结构上与对氨苯甲酸相似，对氨苯甲酸是二氢叶酸转化的辅酶，磺胺类药物通过阻断其转化，从而干扰敏感菌的核酸合成，对于人类来说，二氢叶酸主要来源于饮食供给，因而磺胺类药物对人细胞不产生影响。磺胺类药物主要起抑菌剂的作用，但如果介质中的胸腺嘧啶浓度较低，其也起杀菌剂的作用。其抗菌谱较广，但由于耐药性发展速度太快，从而限制了其应用，并对于不同种细菌的敏感程度变化也很大。

- 革兰阳性球菌，特别是A组链球菌属和部分肺炎链球菌对磺胺类药物极为敏感，葡萄球菌对其较为敏感。
- 肠球菌及大多数梭菌属细菌，都具有或多或少的耐药性，虽然产气荚膜梭菌对其也较敏感。
- 对其他革兰阳性菌来说，无烟杆菌和奴卡菌对其较为敏感，特别是星样菌。
- 对革兰阴性球菌来说，脑膜炎奈瑟菌及淋病奈瑟菌以前对其极为敏感，但现在大多数菌种已有耐药性。
- 虽然杜克嗜血杆菌对其耐药性升高，流感嗜血杆菌对其仍具有较高的敏感度。
- 对于肠杆菌属来说，其敏感性变化较大，大肠埃希菌、克雷伯菌属、变形杆菌、沙门菌、灵杆菌有时较为敏感，而志贺菌极为敏感，霍乱弧菌也较为敏感。
- 对其他细菌如放线菌属、布氏杆菌属、荚膜菌属、军团菌、鼠疫耶尔森菌、衣原体较为敏感，对支原体、立克次体、螺旋体、分枝杆菌不敏感。虽然磺胺类药物对类鼻疽假单胞菌较为敏感，但对铜绿假单胞菌耐药。
- 对恶性疟原虫和鼠弓形体有一些作用。对肺孢子菌有一定活性，但对真菌不起作用。

磺胺甲噁唑及其他磺胺类药物同二氢甲酸还原酶抑制剂合用具有协同作用，如乙胺嘧啶、甲氧苄啶。对磺胺甲噁唑和甲氧苄啶的抗菌活性，见**复方磺胺甲噁唑**（第245页）。

磺胺甲噁唑的体外抗菌活性主要取决于培养基介质和接种物的大小。

耐药性 在磺胺类药物的耐药性中，获得性耐药是极为普遍的，其获得性可广泛传播到以前的敏感菌如奈瑟菌、志贺菌和其他肠道细菌、葡萄球菌及链球菌。

产生耐药性的机制较多，包括改变二氢叶酸合成酶，改变后的酶对磺胺类药物敏感性下降；或是改变叶酸的生物合成途径；增加对氨苯甲酸的产生；降低对磺胺类药物的摄取或加快其代谢速度。

多种肠道菌的耐药性是由染色体改变或是质粒介导的改变，发生高水平的耐药性通常是永久性的且不可逆转性的。在不同种磺胺类药物之间，也可发生交叉耐药。

药动学

磺胺甲噁唑易于从胃肠道吸收，达峰时间大约为2h，单剂口服2g，其血峰浓度达100μg/ml，体内70%的药物与血浆蛋白结合，半衰期为6～12h，严重肾功能不全时其半衰期将延长。

磺胺甲噁唑同大多数磺胺类药物一样，在体内各组织之间可以自由扩散，如尿、唾液、汗液、胆汁、脑脊液及其他渗出液中，通过胎盘进入胎儿血液循环，且在乳汁中也可以检测到该药物的存在。

磺胺甲噁唑在肝脏中代谢，大多数失活为N^4-乙酰化产物，其在血液中约占磺胺甲基异噁唑总浓度的15%，肾功能损伤时其代谢加快，而肝功能损伤时其代谢减慢。通过尿液排除时主要取决于尿液的pH值，有80%～100%的代谢物均通过尿液消除，其中60%为乙酰化代谢产物，其他为原形药物及其葡萄糖醛酸代谢产物。

磺胺甲噁唑也可以氧化为羟胺化产物，这是导致磺胺类药物不良反应的主要原因（见上文**注意事项**项下**免疫受损患者**），但对于这种假设尚存疑问。

用途和用法

由于耐药率的升高，磺胺甲噁唑和其他磺胺类药物的使用受到了限制。目前主要运用于急性、单纯的尿路感染，特别是由大肠埃希菌所引起的感染。也用于诺卡菌和其他原因引起的中耳炎、衣原体和足衣虫病以及预防脑膜炎球菌性脑膜炎，即使这些病原体对磺胺类药物也敏感，如复方磺胺甲噁唑（甲噁唑和甲氧苄啶）通常是首选药物，但实际这些大多数疾病的治疗已选其它药物。通常治疗感染的讨论**抗菌药的选择**（见第153页）。

磺胺类药物通常与乙胺嘧啶或甲氧苄啶合用治疗原虫感染，特别是疟疾（第566页）、弓体虫病（第795页），也同样用于治疗肺孢子菌性肺炎（第496页）。

磺胺甲噁唑是一种中度活性的磺胺类药物，口服首剂2g，然后每日2次，每次1g，严重时每日3次，每次1g。

儿童用量详见下文。

肾功能受损的患者应逐步减少用量剂量。

磺胺甲噁唑和甲氧苄啶的复方制剂用法用量见复方磺胺甲噁唑，第245页

赖氨酸磺胺甲噁唑也有使用。

用法 对于严重疾病，磺胺甲噁唑的血药浓度应控制。产生治疗效果的磺胺甲噁唑在血浆中的游离浓度：
- 对于大多数感染为50～150μg/ml。
- 严重疾病120～150μg/ml；

浓度不应超过200μg/ml，因为其不良反应发生率会随之上升。

儿童用法 磺胺甲噁唑可口服用于治疗由敏感菌株引起的儿童感染。常规初始剂量为50～60mg/kg，随后维持剂量为25～30m/kg（最大剂量为75mg/kg），每日2次。

制剂

BP 2010: Co-trimoxazole Intravenous Infusion; Co-trimoxazole Oral Suspension; Co-trimoxazole Tablets; Dispersible Co-trimoxazole Tablets; Paediatric Co-trimoxazole Oral Suspension; Paediatric Co-trimoxazole Tablets; ***USP 33:*** Sulfamethoxazole and Trimethoprim Injection; Sulfamethoxazole and Trimethoprim Oral Suspension; Sulfamethoxazole and Trimethoprim Tablets; Sulfamethoxazole Oral Suspension; Sulfamethoxazole Tablets.

多组分制剂 ***Arg.:*** Adrenol; Bacti-Uril; Bacticel; Bactrim; Bactrim Balsamico; Cotrizol-G; Danferane; Dosulfin Bronquial; Dosulfin Fuerte; Enterobacticel; Netocur; Netocur Balsamico; Neumobacticel; Novidrine; Sulfagrand; Tritenk; Urisept NF; ***Austral.:*** Bactrim; Resprim; Septrin; Trimoxazole†; ***Austria:*** Bactrim; Cotribene; Eusaprim; Oecotrim; Trimetho compt†; ***Belg.:*** Bactrim; Cotrim; Eusaprim; Steroprim†; ***Braz.:*** Assepium; Assepium Balsamico; Bac-Sulfitrin; Bacfar; Bacprotin; Bacris†; Bacteracin; Bactrim; Bactrisan; Bactrizol; Bactropin; Batrox; Baxapril†; Benectrin; Benectrin Balsamico; Binoctrin†; Clotrizol†; Diazol; Dientrin; Dispeptrin; Duoctrin†; Ectrin; Ectrin Balsamico; Espectrin†; Espectroprima†; Gamactrin; Imuneprim; Infectrin; Lifactrin†; Linurin†; Lupectrim†; Metoprin; Metoprin Balsamico†; Neotrin; Pulkrin; Qiftrin†; Quimio-Ped†; Roytrin†; Selectrin; Selectrin Balsamico; Septiolan†; Teutrin; Tricban; Trimexazol; Trimezol†; Uro-Baxapril†; Uroctrim; Uropol; ***Canad.:*** Apo-Sulfatrim; Novo-Trimel; Nu-Cotrimox; Protrin; Septra; Trisulfa; ***Chile:*** Bacterol; Bactrimel; Entero Micinovo; Introcin†; Septrin; Trelibec; Uro-Micinovo; ***Cz.:*** Apo-Sulfatrim†; Berlocid†; Biseptol; Bismoral†; Nopil†; Oriprim†; Primotren†; Sumetrolim; Supracombin†; ***Fin.:*** Cotrim; ***Fr.:*** Bactrim; ***Ger.:*** Berlocid; Cotrim; Cotrim-Diolan; Cotrim-Hefa; Cotrimhexal; Cotrimox-Wolff; Cotrimstada; Drylin; Eusaprim; Kepinol; Sigaprim†; Supracombin†; TMS; ***Gr.:*** Bactrimel; Bioprim; Blaxezan; Blexon; Epahol; Oradin; Santafurin; Septrin; Solfoton; Stremycil-T; Sunicol; Trilogan; Ylestrom; ***Hong Kong:*** Chemoprim; Cotrim; Dhatrin; Letus; Resprim; Septol; Septrin†; Suprim; Synco-SMZT; Trimetrin; Trisul; Uni-Sulfaprim; ***Hung.:*** Cotripharm; Sumetrolim; ***India:*** Bactrim; Ciplin; Colizole; Cotrimol†; Oriprim; Pyramet; Sepmax; Septran; Tabrol; Trisulfose; ***Indon.:*** Bactoprim Combi; Bactricid; Bactrim; Bactrizol; Cotrim†; Cotrimol†; Dotrim; Dumotrim†; Erphatrim; Ikaprim; Infatrim; Kaftrim; Lapikot; Licoprima; Meditrim†; Meprotrin; Nufaprim; Ottoprim; Pehatrim; Primadex; Primazole; Primsulfon; Sanprima; Septrin; Spectrem; Sulprim†; Sultrimmix†; Trimezol; Triminex†; Trimoxsul; Trixzol†; Trizole; Ulfaprim†; Wiatrim; Xepaprim; Zoltrim; Zultrop†; ***Irl.:*** Duobact†; Septrin; ***Israel:*** Diseptyl; Resprim; Septrin; ***Ital.:*** Bactrim; Chemitrim; Eusaprim; Gantrim†; ***Jpn:*** Bactramin; ***Malaysia:*** Bacin; Bactrim; Chemix; Cotrim; Resprim; Trimexazole; ***Mex.:*** Andoprim†; Anitrim; Apo-Trinelax; Bacpiryl; Bactelan; Bacteric; Bactide; Bactilen; Bactiver; Bactrim; Bactrim Compositum†; Bactropin; Bateral; Batrizol; Bioprim; Bisultrim; Brogamax; Dertrin; Dibaprim; Ectaprim; Esteprim; Eutrim; Fartropin; Fectri; Guayaprin; Kaltrim; Maxtrim; Metoxiprim; Microbactim†; Mixange; Neofatrim; Octex; Octiban; Odisulfan; Pisatrina; Polibatrin; Pribac; Protaxol; Protrim; Sadocin; Septrin; Servitrim; Soltrim; Sulfawal; Sulfoid Trimetho; Sulfort; Sulprim; Sultiprim†; Sultral; Thriazol; Tribakin; Trime/Sulfa†; Trimetoger; Trimetox; Trimexazol; Trimexole; Trimexole Compositum; Trimzol; Trinelax†; TS-Bac; Vanadyl; ***Neth.:*** Bactrimel; Eusaprim†; Sulfotrim†; ***Norw.:*** Bactrim; Trimetoprim-Sulfa†; ***NZ:*** Apo-Sulfatrim; Trisul; ***Philipp.:*** Bacidal; Bactille; Bactrim; Bactrinol; Bacxal; Baczole†; Bantizol; Chromo-Z; Combi-Methoxan; Comsid; Costazole; Cozole†; CTR; Doctrimox; Drilozole; Embatrim; Fedimed; Forteprim; Frocimole; Globaxol; Ivatrim†; Kassemox; Kathrex; Lictora†; Macromed; Moxadden; Moxzole; Neotrim; Onetrim; Oprizole†; Pediatrim; Prizogen; Procor; Renatrim; Rimezone; Rotrace; Scribcin; Septrin; Suprex; Syltrifil; Syndal; Synermed; Timizol; Tricomed; Triforam; Trim-S; Trimephar; Trimetazole; Trimitrix; Trimocom; Trimoxis; Triphimox; Trizole; Xanazole; Zamboprim†; Zolmed; ***Pol.:*** Bactrim; Biseptol; Groseptol†; Septrin; Two-Septol; ***Port.:*** Bactrim; Cotrim†; Metomide†; Microcetim†; Septrin; ***Rus.:*** Biseptol (Бисептол); Groseptol (Гросептол); Oriprim (Ориприм); Rancotrim (Ранкотрим)†; Sumetrolim (Суметролим); ***S.Afr.:*** Acuco†; Bactrim; Bencole†; Casicot; Cocydal†; Cozole; Durobac†; Lagatrim; Meditrim†; Purbac; Septran; Spectrim†; Trimethox; Trimzol†; Xerazole†; Xeroprim†; ***Singapore:*** Apo-Sulfatrim; Bacin; Chemix; Chemoprim†; Co-Trimexazole; Dhatrin; Suprim; Trimaxazole; ***Spain:*** Bactopumon; Balsoprim; Bronco Aseptilex Fuerte; Broncovir; Bronquicisteina; Bronquidiazina CR; Bronquimar; Busetal†; Cotrazol; Eduprim Mucolitico; Eduprim†; Gobens Trim†; Momentol; Neumopectolina†; Pulmosterin Duo†; Septrin; Soltrim; ***Swed.:*** Bactrim; Eusaprim; ***Switz.:*** Agoprim†; Bactrim; Cotrim; Escoprim; Groprim†; Lagatrim; Mediprim†; Nopil; Supracombin†; ***Thai.:*** Actin; Agsulfa; Babytrim; Bacin; Bacta†; Bactin; Bactoprim; Bactrim; Baczole; Co-Fatrim; Co-Star; Co-Tasian; Co-Tri; Co-Trimed; Co-tromoxazole; Comox; Comoxole; Conprim; Coprim; Cotamox; Cotrim; Herocetine-D; KB Famate; Ko-Cap†; Ko-Kure†; Ladar; Lastrim; Letus; M-Moxa; M-Trim; Mano-Trim; Maxitrin; Maxtrim; Medcotrim; Mega-Prim; Metrim; Metxaprim; Mezine; Mycosamthong; Pantrim; Patartim; Po-Trim; Pulvicin†; Spectrim; Sulbacta; Sulfometh; Sulprim; Suntrim; Sutrim; Tactrim; Tampo; Toprim; Trifatrim; Trimexazole; Triprim; Trixzol†; Zoleprim; ***Turk.:*** Bactrim; Bakton; Co-Tripirim; Cotriver; Kemoprim; Metoprim; Mikrosid; Septrin; Sulfaprim; Trifen; Trimoks; ***UAE:*** Trimol; ***UK:*** Fectrim; Septrin; ***Ukr.:*** Bactrim (Бактрим); Biseptol (Бисептол); Groseptol (Гросептол); Soluseptol (Солюсептол); Sumetrolim (Суметролим); ***USA:*** Bactrim; Cotrim†; Septra; SMZ-TMP; Sulfatrim; ***Venez.:*** Bactrimel; Bactron†; Co-Sultrin; Forcrim; Trimecor; Trimetoprim Sulfa†; Tripur.

Sulfamethoxypyridazine (*BAN*, *rINN*) 磺胺甲氧嗪

Solfametossipiridazina; Sulfamethoxypyridazin; Sulfaméthoxypyridazine; Sulfamethoxypyridazinum; Sulfamethoxypyridazinum ad usum veterinarium; Sulfametoksipyridatsiini; Sulfametoxipiridazina; Sulfametoxipyridazin; Sulphamethoxypyridazine; Szulfametoxipiridazin. N^1-(6-Methoxypyridazin-3-yl)sulphanilamide.

Сульфаметоксипиридазин

$C_{11}H_{12}N_4O_3S$ = 280.3.

CAS — 80-35-3.

ATC — J01ED05.

ATC Vet — QJ01EQ15.

UNII — T034E4NS2Z.

Pharmacopoeias. In *Int.* and *Viet.* In *Eur.* (see p.vii) for veterinary use only.

Ph. Eur. 6.8 [Sulfamethoxypyridazine for Veterinary use; Sulfamethoxypyridazine BP (Vet) 2010] 白色或淡黄白色的结晶性粉末，光照下颜色会发生变化。几乎不溶于水；微溶于乙醇；略溶于丙酮；微溶于二氯甲

烷；溶于稀释的无机酸和强碱溶液。

简介

磺胺甲氧嗪是一个性质和磺胺甲噁唑（第322页）相似的长效磺胺类药物，用于治疗由敏感性病原菌引起的感染。在胃肠道中被迅速吸收，通过尿液排泄很慢，只有 N^4－乙酰化衍生物，在服药7天后仍残留于体内。可以和甲氧苄氨嘧啶联用，类似于磺胺甲噁唑的复方制剂。

磺胺乙酰甲氧嗪，在胃肠道中水解为磺胺甲氧嗪，磺胺甲氧嗪钠也被使用。

皮肤病 磺胺甲氧嗪已用于治疗类天疱疮[1]，也可用于治疗疱疹样皮炎[2]。

1. Thornhill M, *et al.* An open clinical trial of sulphamethoxypyridazine in the treatment of mucous membrane pemphigoid. *Br J Dermatol* 2000; **143:** 117–26.
2. Fry L. Dermatitis herpetiformis. *Baillieres Clin Gastroenterol* 1995; **9:** 371–93.

制剂

多组分制剂 ***Braz.:*** Urofen†; Uropac.

Sulfamethylthiazole 磺胺甲噻唑

Methylsulfathiazole; Sulfametiltiazol; Sulphamethylthiazole. 4-Amino-*N*-(4-methyl-2-thiazolyl)benzenesulfonamide.

Сульфаметилтиазол

$C_{10}H_{11}N_3O_2S_2$ = 269.3.

CAS — 515-59-3.

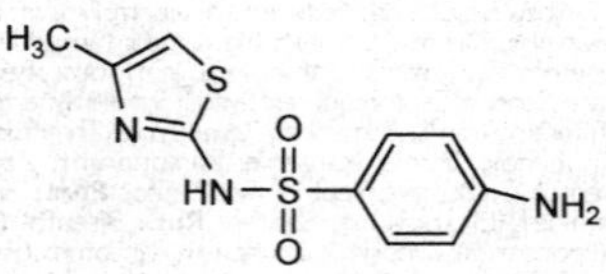

简介

磺胺甲噻唑是一个性质同磺胺甲噁唑（第322页）相似的氨苯磺胺类药物。可以和四环素联合应用于眼部感染的治疗。

制剂

多组分制剂 ***Ital.:*** Pensulvit.

Sulfametopyrazine (*BAN*) 磺胺林

Sulfalene (*USAN, pINN*); AS-18908; NSC-110433; Solfametopirazina; Sulfametossipirazina; Sulfaleeni; Sulfalen; Sulfalène; Sulfaleno; Sulfalenum; Sulfamethoxypyrazine; Sulfapirazinmetossina; Sulfapyrazin Methoxyne; Sulphalene. N^1-(3-Methoxypyrazin-2-yl)sulphanilamide.

Сульфален

$C_{11}H_{12}N_4O_3S$ = 280.3.

CAS — 152-47-6.

ATC — J01ED02.

UNII — T6BL4ZC15G.

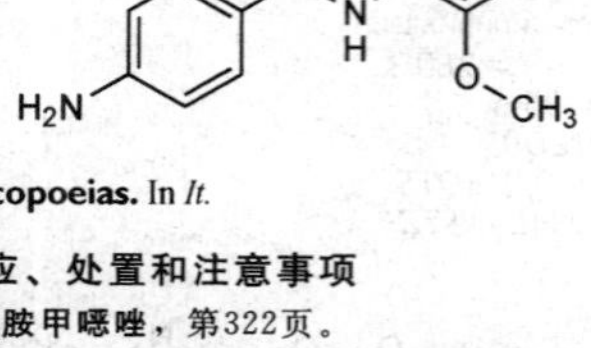

Pharmacopoeias. In *It.*

不良反应、处置和注意事项

同磺胺甲噁唑，第322页。

如果不良反应发生，清除体内的磺胺林需要几天的时间。

药物相互作用

同磺胺甲噁唑，第323页。

抗菌作用

同磺胺甲噁唑，第323页。

药动学

磺胺林在胃肠道被迅速吸收，60%～80%能与血浆蛋白结合。大约一次剂量的5%被代谢为乙酰化衍生物。从尿液排除缓慢。其生物半衰期被报道为60～65h。

用途和用法

磺胺林是一个长效磺胺类药物，被用来经口服治疗呼吸道感染和泌尿道感染。

磺胺林可以与乙胺嘧啶（第581页）合用来治疗疟疾。

磺胺林和甲氧苄氨嘧啶按照4：5的比例制成复合制剂，用法与复方磺胺甲噁唑（第245页）相似。

制剂

专利制剂

Irl.: Kelfizine W; ***Thai.:*** Eadazine.

多组分制剂 ***Belg.:*** Co-Arinate; Dafrafin; ***Ital.:*** Metakelfin; ***Mex.:*** Kelfiprim†.

Sulfametrole (*BAN, rINN*) 磺胺美曲

Sulfametrol; Sulfamétrole; Sulfametrolum. N^1-(4-Methoxy-1,2,5-thiadiazol-3-yl)sulphanilamide.

Сульфаметрол

$C_9H_{10}N_4O_3S_2$ = 286.3.

CAS — 32909-92-5.

UNII — F5AK41IPQG.

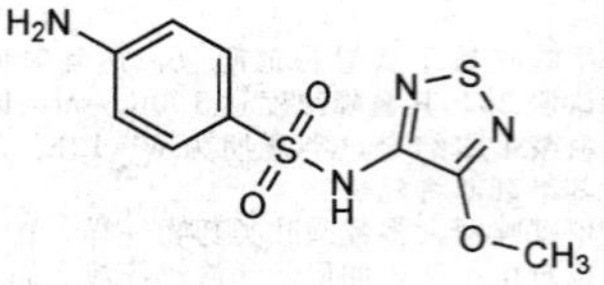

简介

磺胺美曲是一个性质同磺胺甲噁唑（第322页）相似的磺胺类药物。与甲氧苄氨嘧啶按照5：1的比例制成复方制剂，用法与复方磺胺甲噁唑相似（第245页）。常规口服剂量为960mg（800mg磺胺美曲和160mg甲氧苄啶），每日2次；严重感染时，剂量可加倍。同样也可以钠盐形式进行静脉输注。

制剂

多组分制剂 ***Austria:*** Lidaprim; ***Gr.:*** Lidaprim; ***Hong Kong:*** Lidaprim; ***Neth.:*** Lidatrim; ***Rus.:*** Lidaprim (Лидаприм)†; ***Thai.:*** Lidaprim†.

Sulfamonomethoxine (*BAN, USAN, rINN*) 磺胺间甲氧嘧啶

DJ-1550; DS-36; ICI-32525; Ro-4-3476; Sulfamonométhoxine; Sulfamonomethoxinum; Sulfamonometoxina. N^1-(6-Methoxypyrimidin-4-yl)sulphanilamide monohydrate.

Сульфамонометоксин

$C_{11}H_{12}N_4O_3S,H_2O$ = 298.3.

CAS — 1220-83-3 (anhydrous sulfamonomethoxine).

UNII — U700P169W2.

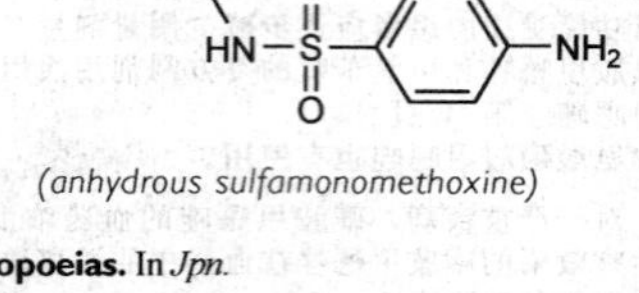

(anhydrous sulfamonomethoxine)

Pharmacopoeias. In *Jpn.*

简介

磺胺间甲氧嘧啶是一个性质和磺胺甲噁唑（第322页）相似的磺胺类抗菌药。作为兽用药。

Sulfamoxole (*BAN, USAN, rINN*) 磺胺噁唑

Sulfamoksoli; Sulfamoxol; Sulfamoxolum; Sulphadimethyloxazole; Sulphamoxole. N^1-(4,5-Dimethyloxazol-2-yl)sulphanilamide.

Сульфамоксол

$C_{11}H_{13}N_3O_3S$ = 267.3.

CAS — 729-99-7.

ATC — J01EC03.

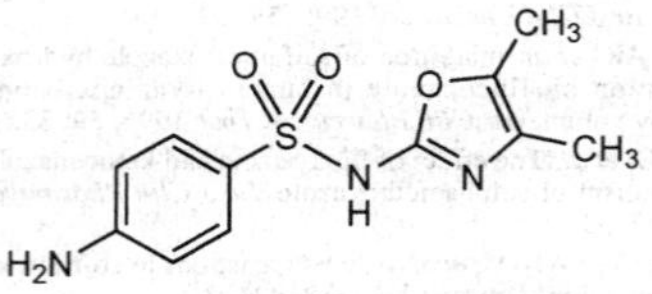

注：复方制剂磺胺噁唑有以下名称。

- Co-trifamole (*BAN*)-磺胺噁唑和甲氧苄啶（5：1）（第244页）。

Pharmacopoeias. In *Fr.*

简介

磺胺噁唑是一个性质和磺胺甲噁唑（第322页）相似的磺胺类抗菌药。它和甲氧苄啶配制成复方磺胺甲噁唑（第244页）。

制剂

多组分制剂 ***India:*** Supristol; ***S.Afr.:*** Supristol†.

Sulfanilamide (*rINN*) 磺胺

Solfammide; Streptocidum; Sulfaminum; Sulfaniiliamidi; Sulfanilamid; Sulfanilamida; Sulfanilamidas; Sulfanilamidum; Sulphanilamide; Szulfanilamid. 4-Aminobenzenesulphonamide; *p*-Sulphamidoaniline.

Сульфаниламид

$C_6H_8N_2O_2S$ = 172.2.

CAS — 63-74-1.

ATC — D06BA05; J01EB06.

ATC Vet — QD06BA05; QJ01EQ06.

UNII — 21240MF57M.

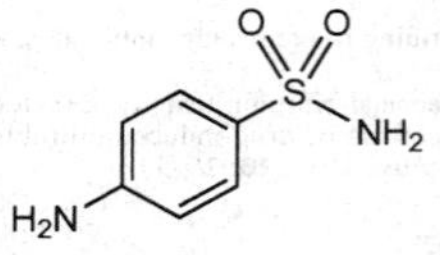

Pharmacopoeias. In *Eur.* (see p.vii). Also in *BP(Vet).*

Ph. Eur. 6. 8（Sulfanilamide）白色或淡黄白色结晶或粉末。微溶于水；略溶于乙醇；易溶于丙酮；几乎不溶于二氯甲烷；溶于强碱和稀释的无机酸。避光。

简介

磺胺是与磺胺甲噁唑（第322页）性质相似的短效磺胺。但其抗菌活性比磺胺甲噁唑低。该药用于由敏感菌引起的阴道感染的治疗，通常与其他药物联用。其钠盐、甲磺酸钠盐和樟脑磺酸盐也在使用。

制剂

专利制剂

Rus.: Streptocide (Стрептоцид); ***Spain:*** Azol.

多组分制剂 ***Arg.:*** Clinal; ***Belg.:*** Polyseptol; Sulfa-Sedemol; ***Braz.:*** Gargotan†; Otovix†; ***Rus.:*** Inhalipt (Ингалипт); Osarcid (Осарцид); ***S.Afr.:*** Achromide; Daromide†; Ung Vernleigh; ***Spain:*** Buco Regis; Cilinafosal; Cilinafosal Dihidroestreptomicina; Cilinafosal Hidrocortisona; Kanafosal; Kanafosal Predni; Nasopomada; Odontocromil c Sulfamida†; Pental Forte†; Pomada Heridas†; Pomada Wilfe†; Vitavox; ***USA:*** Alasulf; Deltavac; DIT1-2; ***Venez.:*** Otanol†.

Sulfapyridine (*BAN, rINN*) 磺胺吡啶

Sulfapiridina; Sulfapyridiini; Sulfapyridin; Sulfapyridinum; Sulphapyridine. N^1-(2-Pyridyl)sulphanilamide.

Сульфапиридин

$C_{11}H_{11}N_3O_2S$ = 249.3.

CAS — 144-83-2.

ATC — J01EB04.

ATC Vet — QJ01EQ04.

UNII — Y5V2N1KE8U.

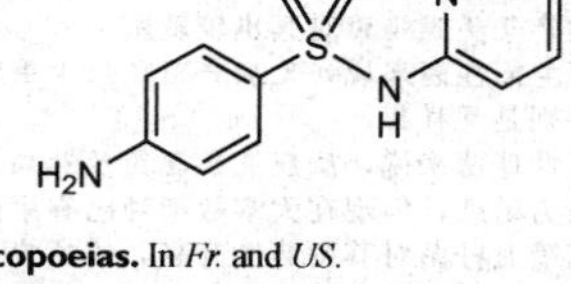

Pharmacopoeias. In *Fr.* and *US.*

USP 33（Sulfapyridine）白色或淡黄白色，无臭或几乎无臭，晶体、颗粒或粉末。在光线的照射下会慢慢变暗。溶于水（1：3500），溶于乙醇（1：440），溶于丙酮（1：65）；能溶于稀释的无机酸、钾盐溶液和氢氧化钠。避光。

简介

磺胺吡啶是一个短效或中效硫胺类药，性质和磺胺甲噁唑相似（第322页）。在胃肠道中的吸收缓慢而不完全，通过尿液排泄；磺胺吡啶和其乙酰化代谢产物不能充分的溶于尿液中，因此发生晶尿症的危险相对较高。不良反应是共同的，即胃肠道功能紊乱，但可以预防治疗。由于其毒性作用，磺胺吡啶现在很少被应用，只是偶尔在没有其他选择的情况下用于治疗疱疹样皮炎和其相关联的皮肤病症；最初口服上限剂量为每日 1g，分 4 次服用。当治疗效果出现后将剂量减少到最低有效剂量。

哺乳 American Academy of Pediatrics 指出[1]，尽管服用磺胺吡啶与哺乳不相冲突，但对黄疸、G6PD 缺乏症、生病、应激紧张状态的婴儿和早产儿，乳母服药需要注意。

1. American Academy of Pediatrics. The transfer of drugs and other chemicals into human milk. *Pediatrics* 2001; **108:** 776–89. [Retired May 2010] Correction. *ibid.*; 1029. Also available at: http://aappolicy.aappublications.org/cgi/content/full/pediatrics%3b108/3/776 (accessed 28/05/04)

类天疱疮 磺胺吡啶对治疗疤痕性类天疱疮有效[1]。

1. Elder MJ, *et al.* Sulphapyridine—a new agent for the treatment of ocular cicatricial pemphigoid. *Br J Ophthalmol* 1996; **80:** 549–52.

制剂

USP 33: Sulfapyridine Tablets.

Sulfaquinoxaline (*BAN*, *rINN*) 磺胺喹沙啉

Sulfabenspyrazin; Sulfabentspyratsiini; Sulfabenzpyrazine; Sulfabenzpyrazinium; Sulfabenzpyrazinum; Sulfaquinoxalina; Sulfaquinoxalinum; Sulphaquinoxalina; Sulphaquinoxaline. N^1-(Quinoxalin-2-yl)sulphanilamide.

Сульфахиноксалин

$C_{14}H_{12}N_4O_2S$ = 300.3.
CAS — 59-40-5 (sulfaquinoxaline); 967-80-6 (sulfaquinoxaline sodium).
ATC Vet — QJ01EQ16; QP51AG03.
UNII — WNW8115TM9.

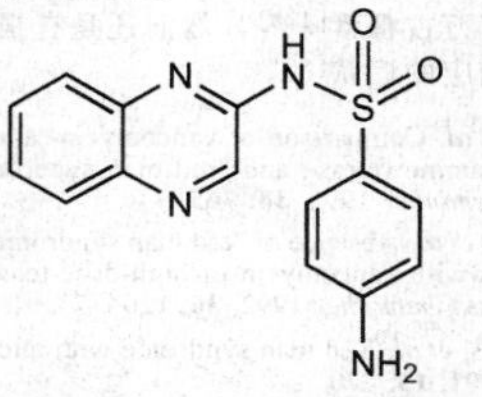

Pharmacopoeias. In *Fr.* Also in *BP(Vet)* and in *US* for veterinary use only.

Fr. also includes Sulfaquinoxaline Sodium, $C_{14}H_{11}N_4NaO_2S$ = 322.3.

BP (Vet) 2010 (Sulfaquinoxaline) 黄色粉末。几乎不溶于水合乙醚；极微溶于乙醇。能溶于碱溶液。避光。

USP 33 (Sulfaquinoxaline) 避光。

简介

磺胺喹沙啉是一个作为兽医学用药的抗菌药，有时可以和甲氧苄啶合用。

Sulfathiazole (*BAN*, *rINN*) 磺胺噻唑

M&B-760; Norsulfazole; RP-2090; Solfatiazolo; Sulfanilamidothiazolum; Sulfathiazol; Sulfathiazolum; Sulfatiatsoli; Sulfatiazol; Sulfatiazolas; Sulfonazolum; Sulphathiazole; Szulfatiazol. N^1-(1,3-Thiazol-2-yl)sulphanilamide.

Сульфатиазол

$C_9H_9N_3O_2S_2$ = 255.3.
CAS — 72-14-0.
ATC — D06BA02; J01EB07.
ATC Vet — QD06BA02; QJ01EQ07.
UNII — Y7FKS2XWQH.

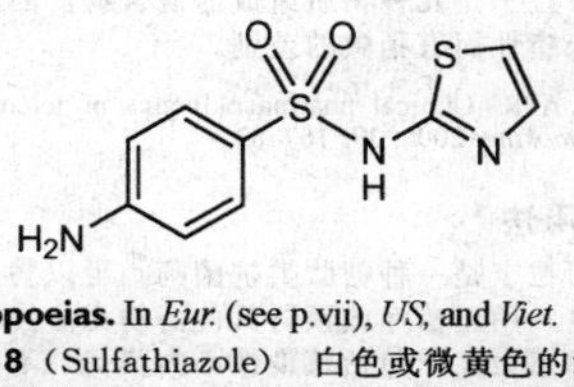

Pharmacopoeias. In *Eur.* (see p.vii), *US*, and *Viet.*

Ph. Eur. 6. 8 (Sulfathiazole) 白色或微黄色的结晶性粉末。几乎不溶于水；微溶于乙醇；几乎不溶于二氯甲烷。溶于稀释后的强碱溶液和稀释后的无机酸。避光。

USP 33 (Sulfathiazole) 白色或淡黄白色，无臭，细粉末。极微溶于水；微溶于乙醇；能溶于丙酮、稀释的无机酸、碱溶液和 6mol/L 氢氧化铵。避光。

Sulfathiazole Sodium (*BANM*, *rINNM*) 磺胺噻唑钠

Natrii Sulfathiazolum; Soluble Sulphathiazole; Sulfathiazol Sodique; Sulfathiazolum Natricum; Sulfatiazol sódico; Sulphathiazole Sodium.

Натрий Сульфатиазол

$C_9H_8N_3NaO_2S_2,5H_2O$ = 367.4.
CAS — 144-74-1 (anhydrous sulfathiazole sodium); 6791-71-5 (sulfathiazole sodium pentahydrate).
ATC — D06BA02; J01EB07.
ATC Vet — QD06BA02.

Pharmacopoeias. In *BP(Vet)* (1½H_2O or $5H_2O$).

BP (Vet) 2010 (Sulfathiazole Sodium) 白色或淡黄白色结晶性粉末或颗粒。易溶于水；溶于乙醇。水溶液中含有相当于 1%的无水物 pH 为 9.0～10.0 之间。

简介

磺胺噻唑是一个性质同磺胺甲噁唑（第322页）相似的短效磺胺。由于其毒性作用大很少用于全身治疗。

磺胺噻唑可以和其他的磺胺类药物如苯甲酰磺胺和磺胺醋酰联合应用，其制剂可以作为局部的如阴道感染用药，还可以与其他药物一起治疗皮肤感染。

磺胺噻唑钠可以用于治疗眼睛的局部感染。

制剂

USP 33: Triple Sulfa Vaginal Cream; Triple Sulfa Vaginal Tablets.

专利制剂

Arg.: Blefarosan†; Welt-Sulfazol; Yesterday†; ***Rus.:*** Norsulfazol (Норсульфазол).

多组分制剂 ***Arg.:*** Leroid†; Otocuril; ***Belg.:*** Sultrin†; ***Braz.:*** Mentozil†; Vagi-Sulfa; ***Chile:*** Gotas Otologicas; Indocalm; Polvos Antibioticos†; Tru; ***Gr.:*** Kronoderm; Sultrin; ***Irl.:*** Sultrin†; ***Ital.:*** Streptosil con Neomicina; ***Mex.:*** Unguento Cruz; Unguento Sulfatiazol Rojtier; ***Philipp.:*** Sultrin†; ***Pol.:*** Sulfarinol; ***Port.:*** Sultrin†; ***Rus.:*** Inhalipt (Ингалипт); ***S.Afr.:*** Sultrin†; ***Spain:*** Cremsol; Pomada Wilfe†; Sabanotropico†; Salitanol Estreptomicina; ***UK:*** Sultrin†; ***USA:*** Sultrin; ***Venez.:*** Otanol†.

Sulfathiazole Silver (*BANM*, *rINNM*) 磺胺噻唑银

Argenti Sulfathiazolum; Sulfathiazol Argentique; Sulfatiazol argéntica. 4-Amino-*N*-2-thiazolylbenzenesulfonamide monosilver(1+).

Серебра Сульфатиазол

$C_9H_9N_3O_2S_2Ag$ = 363.2.
CAS — 24342-30-1.

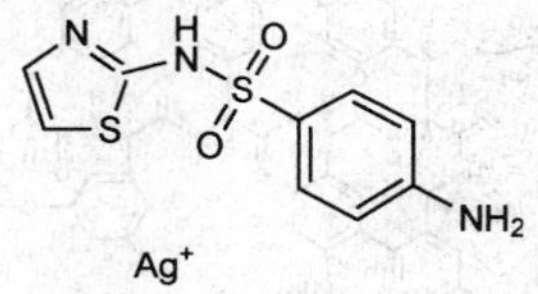

简介

磺胺噻唑银是一种氨苯磺胺类抗菌药，用于局部的烧伤、溃疡和其他的皮肤感染。

制剂

专利制剂

Cz.: Argosulfan†; ***Hung.:*** Argosulfan; ***Pol.:*** Argosulfan; ***Rus.:*** Argosulfan (Аргосульфан); ***Ukr.:*** Argosulphan (Аргосульфан).

Sulfatroxazole (*BAN*, *rINN*) 磺胺曲沙唑

Sulfatroxazol; Sulfatroxazolum. N^1-(4,5-Dimethyl-1,2-oxazol-3-yl)sulfanilamide.

Сульфатроксазол

$C_{11}H_{13}N_3O_3S$ = 267.3.
CAS — 23256-23-7.
ATC Vet — QJ01EQ14.

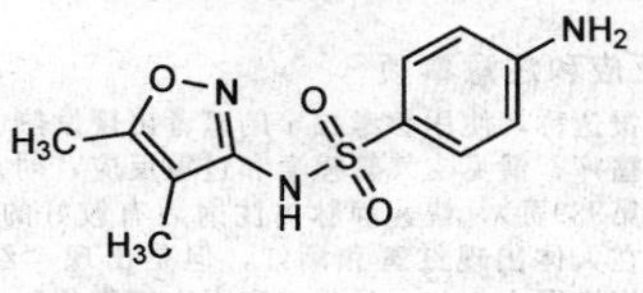

简介

磺胺曲沙唑是一种氨苯磺胺类抗菌药，与甲氧苄啶作兽药用。

Sulfisomidine (*BAN*, *rINN*) 磺胺索嘧啶

Sulfa-isodimérazine; Sulfaisodimidiini; Sulfaisodimidin; Sulfaisodimidine; Sulfaisodimidinum; Sulfasomidine; Sulfisomidini; Sulfisomidin; Sulfisomidina; Sulfisomidinum; Sulfizomidinas; Sulphasomidine; Szulfizomidin. N^1-(2,6-Dimethylpyrimidin-4-yl)sulphanilamide.

Сульфизомидин

$C_{12}H_{14}N_4O_2S$ = 278.3.
CAS — 515-64-0.
ATC — J01EB01.

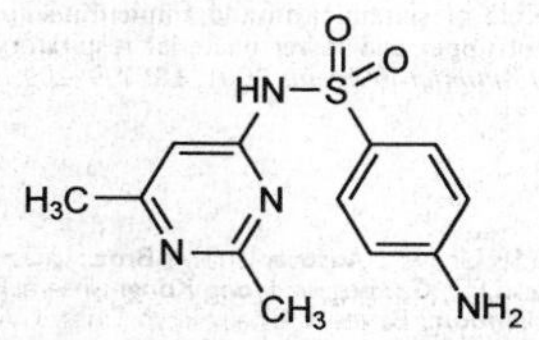

注：Sulfadimethylpyrimidine 曾用作磺胺索嘧啶的别名，有时 Sulfadimethylpyrimidine 也用作磺胺二甲嘧啶（第320页）的别名。应当仔细区别两种化合物，避免混淆。

Pharmacopoeias. In *Eur.* (see p.vii).

Ph. Eur. 6. 8 (Sulfisomidine) 白色或淡黄白色粉末或晶体。极微溶于水；微溶于乙醇和丙酮；溶于稀释的强碱和稀释的无机酸中。避光。

简介

磺胺索嘧啶是一种性质与磺胺甲噁唑（第322页）相似的短效磺胺。用于皮肤或阴道感染的局部治疗，也可口服。其钠盐也被应用。

Sultamicillin (*BAN*, *USAN*, *rINN*) 舒他西林

CP-49952; Sultamicilin; Sultamicilina; Sultamicilline; Sultamicillinum; Sultamisilin; Sultamisilliini; Sultamycylina; VD-1827. Penicillanoyloxymethyl (6*R*)-6-(D-2-phenylglycylamino)penicillanate *S*',*S*'-dioxide.

Сультамициллин

$C_{25}H_{30}N_4O_9S_2$ = 594.7.
CAS — 76497-13-7.
ATC — J01CR04.
ATC Vet — QJ01CR04.

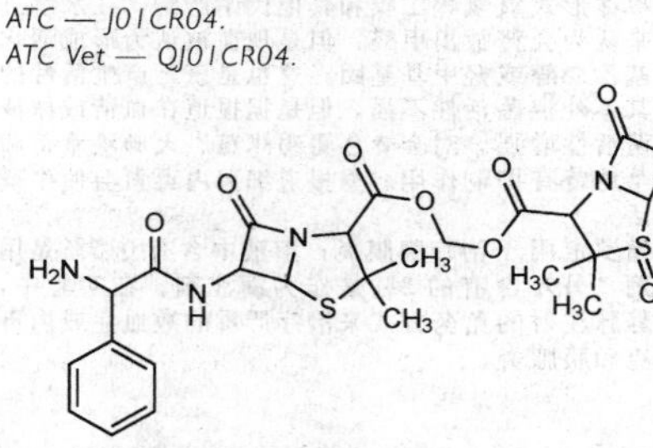

Pharmacopoeias. In *Eur.* (see p.vii).

Ph. Eur. 6. 8 (Sultamicillin) 是一种发酵产品的半合成衍生物。白色或类白色，有轻微的吸湿性，晶状粉末。几乎不溶于水和乙醇；微溶于甲醇。贮藏于密闭容器中。

Sultamicillin Tosilate (*BANM*, *rINNM*) 舒他西林甲苯磺酸盐

Sultamicilin-tosylát; Sultamicillin Tosylate; Sultamicilline, tosilate de; Sultamicillini tosilas; Sultamicillintosilat; Sultamisilliinitosilaatti; Sultamycyliny tozylan; Tosilato de sultamicilina. Sultamicillin toluene-4-sulphonate.

Сультамициллина Тозилат

$C_{25}H_{30}N_4O_9S_2,C_7H_8O_3S$ = 766.9.
CAS — 83105-70-8.

Pharmacopoeias. In *Chin.*

Eur. (see p.vii) and *Jpn* include the dihydrate.

Ph. Eur. 6. 8 (Sultamicillin Tosilate Dihydrate; Sultamicillin Tosilas Dihydricus)。白色或类白色晶状粉末。不溶于水；略溶于乙醇。贮藏于密闭容器中。

简介

舒他西林是氨苄西林（第194页）和 β-内酰胺酶抑制剂舒巴坦（第317页）的前体药物，由双酯结合形成的化合物。当从胃肠道吸收时发生水解，释放出等摩尔量的氨苄西林和舒巴坦。

舒他西林经包括舒他西林甲苯磺酸盐片剂或其口服

混悬剂。它用于治疗可能由产β-内酰胺酶的细菌引起的感染，包括单纯淋病、中耳炎、呼吸道和泌尿道的感染。常用剂量为每日375～750mg（相当于147～294mg舒巴坦和220～440mg氨苄西林），分2次服用。单次剂量为2.25g舒他西林和1g丙磺舒用于治疗单纯淋病。

当胃肠外给药时，必须用氨苄西林与舒巴坦的复方制剂。

1. Friedel HA, *et al.* Sultamicillin: a review of its antibacterial activity, pharmacokinetic properties and therapeutic use. *Drugs* 1989; **37:** 491–522.
2. Lode H. Role of sultamicillin and ampicillin/sulbactam in the treatment of upper and lower bacterial respiratory tract infections. *Int J Antimicrob Agents* 2001; **18:** 199–209.

制剂

专利制剂

Arg.: Ampigen SB; Unasyna; ***Austria:*** Unasyn; ***Braz.:*** Unasyn; ***Chile:*** Unasyna; ***Ger.:*** Unacid PD; ***Gr.:*** Begalin; ***Hong Kong:*** Unasyn; ***Hung.:*** Unasyn; ***India:*** Sulbacin; ***Indon.:*** Bactesyn; Cinam; Picyn; Unasyn; Viccillin-SX; ***Ital.:*** Unasyn; ***Malaysia:*** Sulbacin; Unasyn; ***Mex.:*** Pentrexyl-S12-H; Unasyna; ***Philipp.:*** Sulmicil; Unasyn; Unicilin; Zunamyn; ***Pol.:*** Unasyn; ***Singapore:*** Unasyn; ***Spain:*** Unasyn†; ***Thai.:*** Combicid†; Sulam; Unasyn; ***Turk.:*** Alfasid; Ampisid; Combicid; Devasid; Duobak; Duobaktam; Duocid; Nobecid; Sulcid; Sultamat; Sultasid; Sultibac; ***Venez.:*** Fipexiam; Sinif; Sulamp; Sultamicina†; Sultamilan; Unasyn.

多组分制剂 ***Cz.:*** Unasyn.

Taurolidine（*BAN*，*rINN*）牛磺罗定

Taurolidina; Taurolidinum. 4,4′-Methylenebis(perhydro-1,2,4-thiadiazine 1,1-dioxide).

Тауролидин

$C_7H_{16}N_4O_4S_2$ = 284.4.

CAS — 19388-87-5.

ATC — B05CA05.

ATC Vet — QB05CA05.

UNII — 8OBZ1M4V3V.

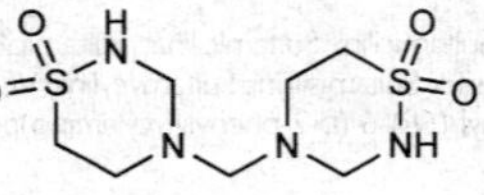

简介

牛磺罗定是一个广谱抗菌药。在水溶液中可以水解成它的单体形式氧氢噻二嗪和其他代谢产物，在水解过程中原来认为会释放出甲醛，但是现在被认为形成活化的次甲基乙二醇或羟甲基基团，这也是该药产生活性的关键。其体外抗菌活性不强，但是据报道在血清或尿液中其抗菌活性增强，对金黄色葡萄球菌、大肠埃希菌和铜绿假单胞菌有抑制作用。据报道细菌内毒素会使牛磺罗定灭活。

牛磺罗定用于治疗腹膜炎；溶液中含有0.5%是用作灌洗剂，另外含有的2%是作为滴注剂。在实验中，它被用静脉注射的给药方式来治疗严重的败血症或内毒素性休克和胰腺炎。

制剂

专利制剂

Austria: Taurolin; ***Ger.:*** Taurolin; ***Irl.:*** Taurolin; ***Neth.:*** Taurolin; ***Switz.:*** Taurolin; ***Turk.:*** Taurolin.

Tazobactam Sodium（*BANM*，*USAN*，*rINNM*）三唑巴坦钠

CL-307579; CL-298741 (tazobactam); Natrii Tazobactamum; Tazobactam sódico; Tazobactam sodique; Tazobactamum natricum; Tazobaktam Sodyum; YTR-830; YTR-830H (tazobactam). Sodium (2*S*,3*S*,5*R*)-3-methyl-7-oxo-3-(1*H*-1,2,3-triazol-1-ylmethyl)-4-thia-1-azabicyclo[3.2.0]-heptane-2-carboxylate 4,4-dioxide.

Натрий Тазобактам

$C_{10}H_{11}N_4NaO_5S$ = 322.3.

CAS — 89786-04-9 (tazobactam); 89785-84-2 (tazobactam sodium).

ATC — J01CG02.

ATC Vet — QJ01CG02.

UNII — UXA545ABTT.

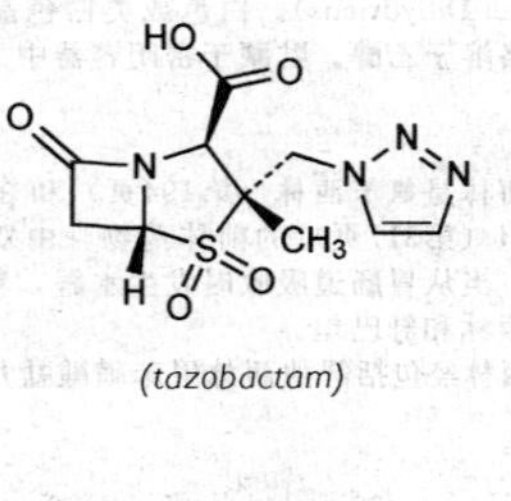

(tazobactam)

简介

三唑巴坦是一个和β-内酰胺酶抑制药如舒巴坦（第317页）性质相似的青霉烷砜衍生物，其活性更强。它可以增强的β-内酰胺抗菌药物的活性，从而抑制产β-内酰胺酶的细菌。

三唑巴坦钠与哌拉西林钠（第299页）一同由静脉给药治疗细菌感染。三唑巴坦与哌拉西林的药动学相似。

1. Bush K, *et al.* Kinetic interactions of tazobactam with β-lactamases from all major structural classes. *Antimicrob Agents Chemother* 1993; **37:** 851–8.
2. Payne DJ, *et al.* Comparative activities of clavulanic acid, sulbactam, and tazobactam against clinically important β-lactamases. *Antimicrob Agents Chemother* 1994; **38:** 767–72.
3. Lee NLS, *et al.* β-Lactam antibiotic and β-lactamase inhibitor combinations. *JAMA* 2001; **285:** 386–8.
4. Lee N, *et al.* Clinical role of β-lactam/β-lactamase inhibitor combinations. *Drugs* 2003; **63:** 1511–24.

制剂

USP 33: Piperacillin and Tazobactam for Injection.

专利制剂

Gr.: Zobactam; Zoracilin.

多组分制剂 ***Arg.:*** Pipetexina; Tazonam; Vredian; ***Austral.:*** Piper-Taz; Tazocin; ***Austria:*** Tazonam; ***Belg.:*** Tazocin; ***Braz.:*** Tazocin; Tazoxil†; Tazpen†; ***Canad.:*** Tazocin; ***Chile:*** Tazonam; ***Cz.:*** Tazip; Tazocin; Tazopet; Tebranic; ***Denm.:*** Tazocin; ***Fin.:*** Tazocin; ***Fr.:*** Tazocilline; ***Ger.:*** Tazobac; ***Gr.:*** Bactalin; Gramenox; Oliten; Tazepen; Tazidron; Tazobion; Tazocin; Tazorex; ***Hong Kong:*** Tazocin; ***Hung.:*** Tazocin; ***India:*** Dibact; Tazact; Tazofast; Tazopen; Zosyn; ***Indon.:*** Tazocin; ***Irl.:*** Piperin; Tazocin; ***Israel:*** Tazocin; ***Ital.:*** Tazobac; Tazocin; ***Malaysia:*** Tazocin; ***Mex.:*** Tasovak; Tazocin; Tazpen; ***Neth.:*** Tazocin; ***Norw.:*** Tazocin; ***NZ:*** Tazocin; ***Philipp.:*** Peprasan-T; Piptaz; Pletzolyn; Tazobak; Tazocin; Tazolin; Vigocid; ***Pol.:*** Tazocin; ***Port.:*** Tazobac; ***Rus.:*** Tazocin (Тазоцин); ***S.Afr.:*** Curitaz; Tazobax; Tazocin; ***Singapore:*** Tazocin; ***Spain:*** Tazocel; ***Swed.:*** Tazocin; ***Switz.:*** Tazobac; ***Thai.:*** Astaz-P; Tazocin; ***Turk.:*** Tazocin; ***UK:*** Tazocin; ***Ukr.:*** Zopercin (Зоперцин); ***USA:*** Zosyn; ***Venez.:*** Tazopril; Tazpen.

Teicoplanin（*BAN*，*USAN*，*rINN*）替考拉宁

A-8327; DL-507-IT; L-12507; MDL-507; Teichomycin A_2; Teicoplanina; Téicoplanine; Teicoplaninum; Teikoplaniini; Teikoplanin.

Тейкопланин

CAS — 61036-62-2 (teichomycin); 61036-64-4 (teichomycin A_2).

ATC — J01XA02.

ATC Vet — QJ01XA02.

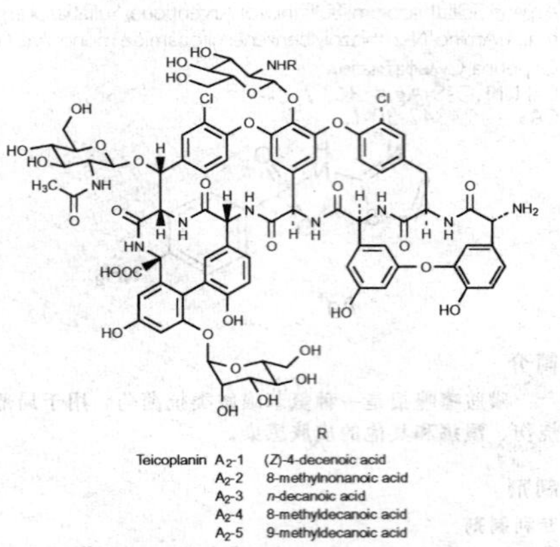

	R
Teicoplanin A_{2}-1	(*Z*)-4-decenoic acid
A_{2}-2	8-methylnonanoic acid
A_{2}-3	*n*-decanoic acid
A_{2}-4	8-methyldecanoic acid
A_{2}-5	9-methyldecanoic acid

注：一种从游动放线菌属的培养基中提取或者用其他方法提取出的糖肽类抗菌药。

Pharmacopoeias. In *Eur.* (see p.vii) and *Jpn.*

Ph. Eur. 6.8（Teicoplanin） 是一种发酵产物，是通过放线菌属特定菌株产生的糖肽类混合物。该混合物中6种主要成分是替考拉宁 $A_{2\text{-}1}$ 至 $A_{2\text{-}5}$，以及替考拉宁 $A_{3\text{-}1}$。无水和无氯化钠化合物的最低效价为900U/mg。

它是一种黄色、非晶态粉末。与水任意比互溶；难溶于二甲基甲酰胺。5%浓度水溶液的pH值为6.5～7.5。贮藏于2℃～8℃，避光。

不良反应和注意事项

有报道称，使用替考拉宁的患者出现发热、皮疹以及皮肤瘙痒，偶见支气管痉挛和过敏反应，同万古霉素相比（第339页），快速静脉内注射后有较好的耐受性，尽管会在人体出现红斑和潮红，但是出现"红人综合征"却报道得少一些。另外，和万古霉素相比，替考拉宁并不会导致组织坏死，并且可以经肌内注射给药。此外还有其他超敏反应，包括身体僵直、血管性水肿。罕有严重的皮肤反应包括剥脱性皮炎、多形性红斑、Stevens-Johnson综合征以及中毒性表皮坏死松解症。

其他报道的不良反应有胃肠功能紊乱、眩晕、头痛、血小板减少（特别是在高剂量给药时）、白细胞减少、嗜中性白血球减少、嗜酸粒细胞增多、肝脏酶功能紊乱、疼痛、红斑以及在注射部位发生血栓性静脉炎或者脓肿。罕有粒细胞缺乏症发生。有肾脏损伤和耳毒性报道，但是发生率比万古霉素低。

虽然在与氨基糖苷类药物共同使用时是否会增加肾毒性的风险的观点上有争议，但是在给已经存在肾和听觉功能损伤的患者以及同时还给予其他耳毒性和肾毒性药物的患者长期使用本药时，还是应同时进行肾脏和听觉功能的监测。一般在治疗期间还是建议进行定期的血细胞计数和肝肾功能检查。

没有证据显示替考拉宁的血浆浓度和其毒性有必然联系，虽然浓度监测可优化治疗（见下文**用途和用法**），但并不需要在使用时进行血药浓度检测。出现肾脏损伤时应进行剂量调整。

超敏反应 尽管偶有报道称对万古霉素过敏的患者存在对替考拉宁的交叉敏感性[1~4]，但是主流的观点还是认为这种交叉敏感性非常少见，并且替考拉宁通常可以用于那些对万古霉素不能耐受的患者[5~8]。

1. McElrath MJ, *et al.* Allergic cross-reactivity of teicoplanin and vancomycin. *Lancet* 1986; **i:** 47.
2. Grek V, *et al.* Allergic cross-reaction of teicoplanin and vancomycin. *J Antimicrob Chemother* 1991; **28:** 476–7.
3. Marshall C, *et al.* Glycopeptide-induced vasculitis—cross-reactivity between vancomycin and teicoplanin. *J Infect* 1998; **37:** 82–3.
4. Kwon HS, *et al.* A case of hypersensitivity syndrome to both vancomycin and teicoplanin. *J Korean Med Sci* 2006; **21:** 1108–10.
5. Schlemmer B, *et al.* Teicoplanin for patients allergic to vancomycin. *N Engl J Med* 1988; **318:** 1127–8.
6. Smith SR, *et al.* Teicoplanin administration in patients experiencing reactions to vancomycin. *J Antimicrob Chemother* 1989; **23:** 810–12.
7. Wood G, Whitby M. Teicoplanin in patients who are allergic to vancomycin. *Med J Aust* 1989; **150:** 668.
8. Hung YP, *et al.* Tolerability of teicoplanin in 117 hospitalized adults with previous vancomycin-induced fever, rash, or neutropenia: a retrospective chart review. *Clin Ther* 2009; **31:** 1977–86.

红人综合征 尽管普遍认为替考拉宁导致红人综合征的可能性低于万古霉素[1,2]，然而还是有报道称静脉给药后会出现相应的症状[3]。

1. Sahai J, *et al.* Comparison of vancomycin- and teicoplanin-induced histamine release and "red man syndrome". *Antimicrob Agents Chemother* 1990; **34:** 765–9.
2. Rybak MJ, *et al.* Absence of "red man syndrome" in patients being treated with vancomycin or high-dose teicoplanin. *Antimicrob Agents Chemother* 1992; **36:** 1204–7.
3. Dubettier S, *et al.* Red man syndrome with teicoplanin. *Rev Infect Dis* 1991; **13:** 770.

抗菌作用

相对于万古霉素（第339页），尽管一般来说替考拉宁对于敏感菌株，特别是在体外对肠球菌和某些厌氧菌，包括梭状芽孢杆菌活性更强，然而对于某些凝固酶阴性葡萄球菌，替考拉宁的活性低于万古霉素。

在对葡萄球菌的使用中，细菌对替考拉宁产生获得性耐药性，并且在肠球菌和葡萄球菌中有对万古霉素的交叉耐药性。见**万古霉素的抗菌作用**，第339页。

药动学

替考拉宁在胃肠道吸收较差。在400mg的静脉给药后，1h后血浆浓度达到峰值，20～50μg/ml。该药通过肌内注射后吸收较好，生物利用度达90%，3mg/kg的剂量肌内注射2～4h后，血浆药物浓度达到峰值，为5～7μg/ml。

替考拉宁的药动学具有三相特征，即两室分布和延长消除。几乎不能进入脑脊液，在血液中被白细胞摄取，并且90%～95%的蛋白结合率。几乎全部经肾小球滤过后从尿液中以原形排出。终末半衰期有所延长，但是有报道称由于采样点的不同，其半衰期在30～190h甚至更长时间。将60h作为有效的临床半衰期，并且作为用药剂量计算的参考。随着肾脏损害的程度增加，药物的半衰期逐渐增加。该药不能通过血液透析来清除。

替考拉宁是几种物质组成的混合物，因此其药动学会因其亲脂性而有稍微的差别。

1. Wilson APR. Clinical pharmacokinetics of teicoplanin. *Clin Pharmacokinet* 2000; **39:** 167–83.

用途和用法

替考拉宁是一种糖肽类抗菌药，可以替代万古霉素（第340页）用于治疗或预防其他药物无法控制的严重革兰阳性菌感染症，包括感染性心内膜炎、不卧床持续性腹膜透析（CAPD）相关的腹膜炎的预防和治疗以及中

性粒细胞减少症和其他免疫受损患者的疑似感染。在治疗抗菌药相关性结肠炎时，替考拉宁口服可作为万古霉素和甲硝唑的替代药物。此类感染症状和其治疗方法的详细说明见**抗菌药的选择**（第153页）。

替考拉宁可通过静脉推注或者通过 30min 的静脉滴注或者肌内注射。常用剂量为起始 6mg/kg 静注或者肌注，每次之后第二天再用 3mg/kg 静注或者肌注（实际上相当于每日 400mg 起始给药和 200mg 后续给药的常用剂量，体重超过 85kg 的患者除外）。在多数的重症感染中，应每 12h 给药 6mg/kg，之后每日 6mg/kg 给药。也可使用更高剂量给药（参见下文用法）。英国注册药品信息建议药物持续使用时间不可超过 4 个月。

对于那些高风险并且同时因接受外科手术治疗而又不能使用青霉素的患者，在麻醉时给予单剂量 400mg 替考拉宁进行静脉注射。

尽管血浆药物浓度和毒性之间的关系尚不明确，*BNF 59* 建议前者有时可以作为指导以优化治疗：谷浓度应高于 10μg/ml（心内膜炎患者为 15～20μg/ml），但应低于 60μg/ml。

对于腹膜透析相关的腹膜炎，在透析液中加入 20mg/L 的替考拉宁进行治疗；第一周治疗时将替考拉宁加入每个袋中；第二周加入替代袋中；第三周加入过夜滞留袋中。如果患者出现发热症状，初始负荷剂量可通过静脉内给予 400mg 药物。

对有肾功能损伤的患者用该药应对剂量进行调整（见**肾损伤患者的用法**）。儿童和新生儿用量见下文**儿童用法**。

1. Brogden RN, Peters DH. Teicoplanin: a reappraisal of its antimicrobial activity, pharmacokinetic properties and therapeutic efficacy. *Drugs* 1994; **47:** 823–54.
2. Murphy S, Pinney RJ. Teicoplanin or vancomycin in the treatment of Gram-positive infections? *J Clin Pharm Ther* 1995; **20:** 5–11.
3. de Lalla F, Tramarin A. A risk-benefit assessment of teicoplanin in the treatment of infections. *Drug Safety* 1995; **13:** 317–28.
4. Periti P, *et al.* Antimicrobial prophylaxis in orthopaedic surgery: the role of teicoplanin. *J Antimicrob Chemother* 1998; **41:** 329–40.
5. Schaison G, *et al.* Teicoplanin in the treatment of serious infection. *J Chemother* 2000; **12** (suppl 5): 26–33.
6. Svetitsky S, *et al.* Comparative efficacy and safety of vancomycin versus teicoplanin: systematic review and meta-analysis. *Antimicrob Agents Chemother* 2009; **53:** 4069–79.

用法 严重和深部感染患者建议提高替考拉宁的负荷剂量和维持剂量。据报道，只有 40% 的骨头和关节感染患者按照标准日维持剂量静脉注射 400mg，其谷浓度高于 20mg/ml；然而每日静脉注射 600mg 1 次，超过 70% 患者谷浓度能达到标准值[1]。另外，每日静脉注射 6mg/kg（400mg）2 次，连续治疗 4 天后谷浓度可达到标准值 20mg/ml[2]。需指出的是，有人提倡对于骨头和关节感染患者的负荷剂量应为 12mg/kg 甚至 15mg/kg，每 12h 用药 1 次，坚持用药 3 次。常规疗法中，除感染性心内膜炎、化脓性关节炎或骨髓炎外，大多数敏感菌株感染使用替考拉宁负荷剂量为 6mg/kg，每日用药 2 次，持续用药 48h，随后剂量改为每日 6mg/kg。

英国注册药品信息指出在一些特定的临床症状中，如感染、严重烧伤患者或金黄色葡萄球菌心内膜炎，替考拉宁的单位维持剂量为静脉注射 12mg/kg。

1. Matthews PC, *et al.* Teicoplanin levels in bone and joint infections: are standard doses subtherapeutic? *J Infect* 2007; **55:** 408–13.
2. Brink AJ, *et al.* Gauteng Understanding Teicoplanin Serum levels (GUTS) study group. Recommendations to achieve rapid therapeutic teicoplanin plasma concentrations in adult hospitalised patients treated for sepsis. *Int J Antimicrob Agents* 2008; **32:** 455–8.

儿童用法 在英国，大于 2 个月龄的儿童可应用替考拉宁治疗革兰阳性菌引起的感染，但 *BNFC 2010/11* 认为大于 1 个月龄的儿童即可应用相同治疗方案。相比之下，静脉注射的给药方式更为适宜，但在必要情况下，可在前 3 个剂量后进行肌内注射。对于中度感染，替考拉宁负荷剂量为 10mg/kg，每 12h 1 次，连续用药 3 次，随后日剂量改为 6mg/ml。严重感染或中性粒细胞减少症患者，日剂量可增加至 10mg/kg。

新生儿推荐用药方案为负荷剂量 16mg/kg，随后维持剂量 8mg/kg，每日 1 次。*BNFC 2010/11* 规定对新生儿用药应采用静脉滴注的方式进行。

在肾损伤中的用法 在对有肾功能损伤的患者用该药时应调整剂量，该药在前三天都应采用常规静脉或肌内注射剂量（见上文**用途和用法**）给药，之后的剂量根据肌酐清除率（CC）来调整。

- CC 40～60ml/min：每日起始剂量减半或者将起始剂量的药改为每两天给药一次；
- CC 低于 40ml/min：每日的起始剂量降为原来的三分之一或者起始剂量的药改为每三天给药一次。

制剂

专利制剂

Arg.: Targocid; Teicox; Teiklonal; Terbiox; ***Austral.:*** Targocid; ***Austria:*** Targocid; ***Belg.:*** Targocid; ***Braz.:*** Bactomax; Coplaxil†; Kirom; Targocid; Teicon; Teiconin†; Teicozid; ***Chile:*** Targocid; ***Cz.:*** Targocid; ***Denm.:*** Targocid; ***Fin.:*** Targocid; ***Fr.:*** Targocid; ***Ger.:*** Targocid; ***Gr.:*** Talinac; Targocid; Targoplanin; ***Hong Kong:*** Targocid; ***Hung.:*** Targocid; ***India:*** Targocid; Ticocin; ***Indon.:*** Targocid; ***Irl.:*** Targocid; ***Israel:*** Targocid; ***Ital.:*** Targosid; ***Jpn:*** Targocid; ***Malaysia:*** Targocid; ***Mex.:*** Tarbiglem; Targocid; Teripol; ***Neth.:*** Targocid; ***Norw.:*** Targocid; ***NZ:*** Targocid; ***Pol.:*** Targocid; ***Port.:*** Targosid; ***S.Afr.:*** Targocid; ***Singapore:*** Targocid; ***Spain:*** Targocid; ***Swed.:*** Targocid; ***Switz.:*** Targocid; ***Thai.:*** Targocid; ***Turk.:*** Targocid; Tekosit; ***UK:*** Targocid; ***Ukr.:*** Targocid (Таргоцид); ***Venez.:*** Targocid.

多组分制剂 ***Ger.:*** Targobone.

Telavancin (*rINN*) 特拉万星

Telavancina; Télavancine; Telavancinum. (3*S*,6*R*,7*R*,22*R*,23*S*,26*S*,36*R*,38a*R*)-3-(2-Amino-2-oxoethyl)-10,19-dichloro-44-[(3-{[2-(decanylamino)ethyl]amino}-2,3,6-trideoxy-3-*C*-methyl-α-L-*lyxo*-hexopyranosyl-(1→2)-β-D-glucopyranosyl)oxy]-7,22,28,30,32-pentahydroxy-6-[(2*R*)-4-methyl-2-(methylamino)pentanamido]-2,5,24,38,39-pentaoxo-29-{[(phosphonomethyl)amino]methyl}-2,3,4,5,6,7,23,24,25,26,36,37,38,38a-tetradecahydro-1*H*,22*H*-23,36-(epiminomethano)-8,11:18,21-dietheno-13,16:31,35-bis-(metheno)[1,6,9]oxadiazacyclohexadecino[4,5-*m*][10,2,16] benzoxadiazacyclotetracosine-26-carboxylic acid.

Телаванцин

$C_{80}H_{106}Cl_2N_{11}O_{27}P$ = 1755.6.

CAS — 372151-71-8.

ATC — J01XA03.

ATC Vet — QJ01XA03.

UNII — XK134822Z0.

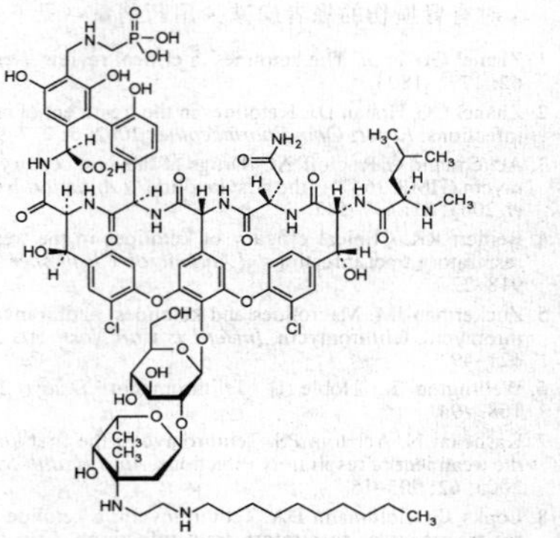

Telavancin Hydrochloride (*USAN*, *rINNM*) 盐酸特拉万星

TD-6424; Télavancine, Chlorhydrate de; Telavancini Hydrochloridum.

Телаванцина Гидрохлорид

$C_{80}H_{106}Cl_2N_{11}O_{27}P,HCl$ = 1792.1.

CAS — 560130-42-9.

UNII — 0701472ZG0.

简介

特拉万星是一种脂糖肽类抗菌药，性质与万古霉素相似。特拉万星用于治疗敏感革兰阳性菌引起的复杂皮肤感染和皮肤结构感染，通过静脉注射，每 24h 按 10mg/kg 剂量给药 1 次。为了避免静脉输注出现的不良反应（如红人综合征），特拉万星输注时间应超过 60min。特拉万星主要经肾脏代谢消除，肾功能不全患者应重新计算给药剂量（见下文）。需注意，中度或重度肾功能不全患者（肌酐清除率≤50ml/min）的临床效果有所降低。特拉万星会延长 QT 间隔；避免用于存在促发性危险因素患者的治疗，并且与其他延长 QT 间隔药物的联用时注意监测。

1. Charneski L, *et al.* Telavancin: a novel lipoglycopeptide antibiotic. *Ann Pharmacother* 2009; **43:** 928–38.
2. Saravolatz LD, *et al.* Telavancin: a novel lipoglycopeptide. *Clin Infect Dis* 2009; **49:** 1908–14.
3. Zhanel GG, *et al.* New lipoglycopeptides: a comparative review of dalbavancin, oritavancin and telavancin. *Drugs* 2010; **70:** 859–86.

在肾损伤中的用法 肾功能不全患者使用特拉万星应根据肌酐清除率（CC）来计算用药剂量：

- 30～50ml/min：7. 5mg/kg，每 24h 用药 1 次；
- 10～30ml/min：10mg/kg，每 48h 用药 1 次。

注册药品信息称晚期肾衰竭患者（包括透析患者）的用药剂量由于数据不充足而未给出。

制剂

专利制剂

USA: Vibativ.

Telithromycin (*BAN*, *USAN*, *rINN*) 泰利霉素

HMR-3647; RU-66647; Télithromycine; Telithromycinum; Telitromicina; Telitromisin. (3a*S*,4*R*,7*R*,9*R*,10*R*,11*R*,13*R*,15*R*,15a*R*)-4-Ethyloctahydro-11-methoxy-3a,7,9,11,13,15-hexamethyl-1-{4-[4-(3-pyridyl)imidazol-1-yl]butyl}-10-{[3,4,6-trideoxy-3-(dimethylamino)-β-D-*xylo*-hexopyranosyl]oxy}-2*H*-oxacyclotetradecino[4,3-*d*][1,3]oxazole-2,6,8,14(1*H*,7*H*,9*H*)-tetrone.

Телитромицин

$C_{43}H_{65}N_5O_{10}$ = 812.0.

CAS — 173838-31-8; 191114-48-4.

ATC — J01FA15.

ATC Vet — QJ01FA15.

UNII — KI8H7H19WL.

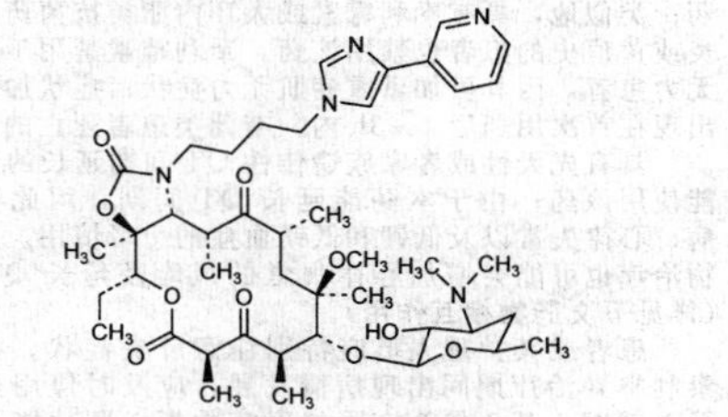

不良反应

泰利霉素常见的不良反应主要是腹泻以及其他胃肠道紊乱症状，如恶心、呕吐、腹痛以及胀气等。也有报道称出现严重但是可逆的肝脏功能障碍，包括转氨酶的升高、有或者无黄疸伴随的淤胆型肝炎。然而，已有出现致命肝毒性的病例，包括暴发性肝炎、肝坏死、肝功能衰竭。中枢神经系统的不良反应包括头昏、头痛、眩晕，偶有失眠和昏昏欲睡。味觉障碍也有发生。其他不良反应偶有报道，包括感觉异常、嗜酸性粒细胞增多、皮疹以及心血管系统不良反应（如心律失常、低血压和心动过缓）。视觉障碍也有发生，特别是影响适应性。也有报道称晕厥，特别是与迷走神经综合征相关的晕厥与使用药物有关。极少报道的不良反应包括血管性水肿和过敏反应。另外，还有一些关于多形性红斑、假膜性结肠炎和肌肉痛性痉挛等单个报道。有报道称在重症肌无力的患者中可发生危及生命的呼吸衰竭（见下文**注意事项**）。

对眼的影响 与泰利霉素相关的视觉障碍包括视物模糊、聚焦困难以及复视。这种反应更多的发生于 40 岁以下的女性，发生率为 1.1%，而使用其他抗菌药的发生率为 0.28%[1]。注册药品信息报告称这些症状是完全可逆的，在程度上较轻且可调节，通常发生于第一次或者第二次用药后数小时并且能持续数小时，一旦再次给药后会复发。但是这些都和任何的眼球异常无关。

1. Lonks JR, Goldmann DA. Telithromycin: a ketolide antibiotic for treatment of respiratory tract infections. *Clin Infect Dis* 2005; **40:** 1657–64.

对肾脏的影响 有报道称[1]，一名 18 岁男性使用泰利霉素 5 天后，出现急性间质性肾炎。使用甲泼尼龙对症治疗 2 周后肾功能完全恢复。

1. Tintillier M, *et al.* Telithromycin-induced acute interstitial nephritis: a first case report. *Am J Kidney Dis* 2004; **44:** e25–e27.

对肝脏的影响 肝脏毒性，包括转氨酶升高[1]，是使用泰利霉素后可能出现的严重或致命[2]的不良反应之一。一项肝脏毒性的自发病例对照研究中[3]，与使用其他药物相比，患者使用泰利霉素后会增加 82% 的肝脏毒性风险；男性风险增加高于女性。然而，该实验同时也发现大环内酯类抗菌药可增加 85% 的风险。使用 4 种数据挖掘相关算法进一步证实了泰利霉素与肝脏毒性之间的相关性[4]。

之后的一位专家向 FDA 报告[5]，42 例泰利霉素使用患者中 5 例出现药物相关的肝脏毒性反应（4 例死亡，1 例进行肝脏移植）。典型的临床特征会出现潜伏期短（平均 10 天，最短的病例用药 2 天后出现）、突然发热、腹痛、黄疸；有些病例出现腹水，即使出现肝脏病变也只是中度损伤。由于潜伏期短，检测肝脏酶学指标对于预防严重肝脏毒性发生意义不大。

1. Bolesta S, Roslund BP. Elevated hepatic transaminases associated with telithromycin therapy: a case report and literature review. *Am J Health-Syst Pharm* 2008; **65:** 37–41.
2. Clay KD, *et al.* Brief communication: severe hepatotoxicity of telithromycin: three case reports and literature review. *Ann Intern Med* 2006; **144:** 415–20.
3. Dore DD, *et al.* Telithromycin use and spontaneous reports of hepatotoxicity. *Drug Safety* 2007; **30:** 697–703.
4. Chen Y, *et al.* Risk of hepatotoxicity associated with the use of telithromycin: a signal detection using data mining algorithms. *Ann Pharmacother* 2008; **42:** 1791–6.
5. Brinker AD, *et al.* Telithromycin-associated hepatotoxicity: Clinical spectrum and causality assessment of 42 cases. *Hepatology* 2009; **49:** 250–7.

对皮肤的影响 一名 26 岁有青霉素和磺胺类药物皮疹过敏病史的女性，在口服 13 次泰利霉素治疗鼻窦炎后，发生中毒性表皮坏死松解症；经过 4 周入院治疗后出院，该女性面部及身体多处留有瘢痕，并且失去眼睫毛[1]。

1. Health Canada. Telithromycin (Ketek): suspected association with toxic epidermal necrolysis. *Can Adverse React News* 2007; **17** (2): 2. Available at: http://www.hc-sc.gc.ca/dhp-mps/alt_formats/hpfb-dgpsa/pdf/medeff/carn-bcei_v17n2-eng.pdf (accessed 18/06/08)

注意事项

对泰利霉素和大环内酯类抗菌药过敏的不能使用该药；类似地，具有泰利霉素或大环内酯类抗菌药相关肝炎或黄疸史的患者也禁用该药。泰利霉素禁用于重症肌无力患者，因其可加重重症肌无力症状；症状加重一般出现在首次用药后 1～3h 内。有此类患者死亡的报告。

具有先天性或者家族遗传性 QT 间期延长的患者不能使用该药；由于本药能延长 QT 间期，因此有冠心病、心律失常以及低钾和低镁血症的患者慎用。某些药物治疗也可能会增加心律失常的风险及延长 QT 间期（详见下文**药物相互作用**）。

患者或其护理人员应特别注意肝炎症状。在使用泰利霉素治疗期间出现病情发展，应及时停用药物并马上就医。基于较为有限的医疗数据，肝功能不全患者慎用。严重肾功能不全患者需降低用药剂量（见下文）。

鉴于泰利霉素会造成视力障碍或意识丧失，从事驾驶、精细工种或进行危险活动时需慎用该药。

哺乳 在动物实验中，泰利霉素能在乳汁中分布，并且高于母体血浆药物浓度 5 倍，人体相关数据未见报道。

妊娠 在动物实验中，出现非致畸性的生殖毒性；对人体潜在的风险尚未报道。

药物相互作用

泰利霉素是细胞色素 P450 同工酶 CYP3A4 和 CYP2D6 的抑制剂。尽管只有少量的临床报道，与泰利霉素的相互作用和与红霉素的相似（第257页）。特别需要注意的是泰利霉素和其他能延长 QT 间期的药物的合用。泰利霉素禁止与西沙必利、麦角生物碱衍生物、匹莫齐特、阿司咪唑以及特非那定合用；与苯二氮草类药物，如阿普唑仑、咪达唑仑、三唑仑以及美托洛尔联合应用时应谨慎。另外，泰利霉素不能与细胞色素 P450 同工酶 CYP3A4 诱导剂合用，如利福平、苯妥英、卡马西平或圣约翰草。泰利霉素能升高某些他汀类药物的血药浓度并会增加肌病的可能性，因此，本药不能与阿伐他汀、洛伐他汀和辛伐他汀合用。

抗菌作用

泰利霉素属于酮内酯类抗菌药，对于某些革兰阳性菌包括耐多药性肺炎链球菌非常敏感。对某些酿脓链球菌和金黄色葡萄球菌的菌株也同样敏感。

泰利霉素同样对某些革兰阴性菌有较好的抗菌活性，包括流感（嗜血）杆菌、卡他莫拉菌（卡他布兰汉球菌）。对肺炎衣原体和肺炎支原体的活性和大环内酯类相当，但对军团菌和分枝杆菌比琥乙红霉素和罗红霉素强，为中度敏感；肠杆菌、假单胞菌和不动杆菌对其不敏感。

1. Hammerschlag MR, *et al.* Activity of telithromycin, a new ketolide antibacterial, against atypical and intracellular respiratory tract pathogens. *J Antimicrob Chemother* 2001; **48** (suppl T1): 25–31.
2. Felmingham D, *et al.* Activity of the ketolide antibacterial telithromycin against typical community-acquired respiratory pathogens. *J Antimicrob Chemother* 2001; **48** (suppl T1): 33–42.
3. Felmingham D, *et al.* Antibacterial resistance among children with community-acquired respiratory tract infections (PROTEKT 1999-2000). *J Infect* 2004; **48:** 39–55.
4. Drago L, *et al.* Selection of resistance of telithromycin against Haemophilus influenzae, Moraxella catarrhalis and streptococci in comparison with macrolides. *J Antimicrob Chemother* 2004; **54:** 542–5.
5. Farrell DJ, Felmingham D. Activities of telithromycin against 13,874 Streptococcus pneumoniae isolates collected between 1999 and 2003. *Antimicrob Agents Chemother* 2004; **48:** 1882–4.

药动学

泰利霉素经口服后能迅速被吸收，其生物利用度约为 57%。口服 800mg 后 1～3h 血浆药物浓度达到峰值，为 2μg/ml。食物不会影响本药物的吸收。

泰利霉素可以广泛地分布在体液和组织中，包括呼吸道，血浆蛋白结合率为 60%～70%。药物在目标组织的浓度高于血浆浓度，也就是说当该药物的血浆浓度低于 MIC 后依然能保持一定的活性。

进入体内的本药物 2/3 经肝脏代谢成无活性的产物，另外 1/3 以原形药从尿液或者粪便中排出。细胞色素 P450 的同工酶（主要是 CYP3A4）以及非细胞色素 P450 酶参与了本药物的代谢。据报道泰利霉素的药动学属于两室消除的三相模型，其消除半衰期为 2～3h，终末半衰期大约为 10h。

动物实验发现泰利霉素可分布到乳汁中。

1. Muller-Serieys C, *et al.* Tissue kinetics of telithromycin, the first ketolide antibacterial. *J Antimicrob Chemother* 2004; **53:** 149–57.
2. Shi J, *et al.* Clinical pharmacokinetics of telithromycin, the first ketolide antibacterial. *Clin Pharmacokinet* 2005; **44:** 915–34.
3. Ong CT, *et al.* Intrapulmonary concentrations of telithromycin: clinical implications for respiratory tract infections due to Streptococcus pneumoniae. *Chemotherapy* 2005; **51:** 339–46.
4. Zeitlinger M, *et al.* Ketolides—the modern relatives of macrolides: the pharmacokinetic perspective. *Clin Pharmacokinet* 2009; **48:** 23–38.
5. Traunmüller F, *et al.* Multiple-dose pharmacokinetics of telithromycin in peripheral soft tissues. *Int J Antimicrob Agents* 2009; **34:** 72–5.

用途和用法

泰利霉素是酮内酯类抗菌药，主要用于敏感菌引起的呼吸道感染包括轻中度社区获得性肺炎。在一些国家，当不能应用 β-内酰胺类和（或）大环内酯类抗菌药时，泰利霉素可以用于治疗急性鼻窦炎、慢性支气管炎的急性感染；大于 12 岁的患者，可应用泰利霉素替代 β-内酰胺类药物治疗由 A 群 β-链球菌引起的扁桃体炎和咽炎。常用的口服剂量为 800mg，每日 1 次。

对有肾损伤的患者应减少用药剂量（见下）。

1. Zhanel GG, *et al.* The ketolides: a critical review. *Drugs* 2002; **62:** 1771–1804.
2. Zhanel GG, Hoban DJ. Ketolides in the treatment of respiratory infections. *Expert Opin Pharmacother* 2002; **3:** 277–97.
3. Ackermann G, Rodloff AC. Drugs of the 21st century: telithromycin (HMR 3647)—the first ketolide. *J Antimicrob Chemother* 2003; **51:** 497–511.
4. Reinert RR. Clinical efficacy of ketolides in the treatment of respiratory tract infections. *J Antimicrob Chemother* 2004; **53:** 918–27.
5. Zuckerman JM. Macrolides and ketolides: azithromycin, clarithromycin, telithromycin. *Infect Dis Clin North Am* 2004; **18:** 621–49.
6. Wellington K, Noble S. Telithromycin. *Drugs* 2004; **64:** 1683–94.
7. Kasbekar N, Acharya PS. Telithromycin: the first ketolide for the treatment of respiratory infections. *Am J Health-Syst Pharm* 2005; **62:** 905–16.
8. Lonks JR, Goldmann DA. Telithromycin: a ketolide antibiotic for treatment of respiratory tract infections. *Clin Infect Dis* 2005; **40:** 1657–64.
9. Nguyen M, Chung EP. Telithromycin: the first ketolide antimicrobial. *Clin Ther* 2005; **27:** 1144–63.
10. Brown SD. Benefit-risk assessment of telithromycin in the treatment of community-acquired pneumonia. *Drug Safety* 2008; **31:** 561–75.

在肾损伤中的用法 对于严重肾功能不全患者，使用泰利霉素需降低给药剂量（肌酐清除率低于 30ml/min）：

- 英国注册药品信息规定交替每日口服剂量为 800mg 和 400mg，不论患者是否伴有肝功能不全，初始剂量可为 800mg；
- 美国注册药品信息推荐不伴有肝功能不全患者用药剂量为 600mg，每日 1 次；伴有肝功能不全患者剂量降低至 400mg，每日 1 次。

血液透析患者，需在透析阶段后进行用药。

呼吸系统疾病 大环内酯类药物除具有确定的抗菌作用外，还具有免疫调节作用，可以用于治疗呼吸系统疾病（详见**红霉素**的**用途**下**呼吸系统疾病**，第259页）。酮内酯类药物同样具有类似的活性：在进行成人急性哮喘标准治疗方案（第1072页）的同时，使用泰利霉素每日 800mg，疗程为 10 天，据报道可以改善肺炎衣原体和肺炎支原体所致的哮喘症状[1]。该作用机制目前尚不明确，仍需进一步研究。

1. Johnston SL, *et al.* The TELICAST Investigators. The effect of telithromycin in acute exacerbations of asthma. *N Engl J Med* 2006; **354:** 1589–1600.

制剂

专利制剂

Arg.: Ketek†; **Austria:** Ketek; **Belg.:** Ketek; **Braz.:** Ketek; **Canad.:** Ketek; **Chile:** Ketek†; **Cz.:** Ketek; Levviax†; **Fin.:** Ketek; **Fr.:** Ketek; **Ger.:** Ketek; **Gr.:** Ketek; **Irl.:** Ketek; **Ital.:** Ketek; **Jpn:** Ketek; **Mex.:** Ketek; **Neth.:** Ketek; Levviax†; **Norw.:** Ketek†; Leviax†; **Pol.:** Ketek; **Port.:** Ketek; Levviax†; **S.Afr.:** Ketek; **Spain:** Ketek; **Swed.:** Ketek; **Thai.:** Ketek†; **Turk.:** Ketek; **UK:** Ketek; **USA:** Ketek; **Venez.:** Ketek.

Temocillin (*BAN*, *USAN*, *rINN*) 替莫西林

Temocilina; Témocilline; Temocillinum. (6*S*)-6-[2-carboxy-2-(3-thienyl)acetamido]-6-methoxypenicillanic acid.

Темоциллин

$C_{16}H_{18}N_2O_7S_2$ = 414.5.
CAS — 66148-78-5.
ATC — J01CA17.
ATC Vet — QJ01CA17.
UNII — 03QB156W6I.

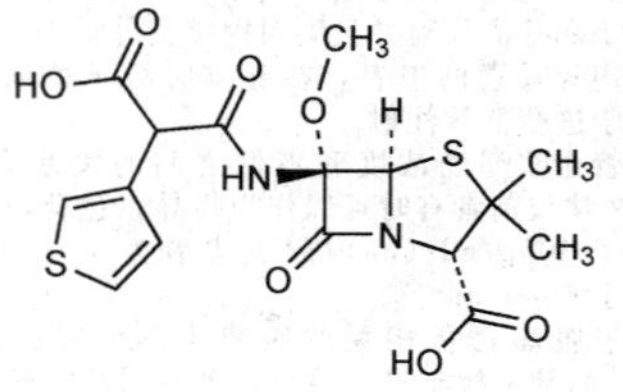

Temocillin Sodium (*BANM*, *rINNM*) 替莫西林钠

BRL-17421; Natrii Temocillinum; Temocilina sódica; Temocillin Disodium; Témocilline Sodique. The disodium salt of (6*S*)-6-[2-carboxy-2-(3-thienyl)acetamido]-6-methoxypenicillanic acid.

Натрий Темоциллин

$C_{16}H_{16}N_2Na_2O_7S_2$ = 458.4.
CAS — 61545-06-0.
ATC — J01CA17.
ATC Vet — QJ01CA17.

简介

替莫西林是一种对许多 β-内酰胺酶高度稳定的半合成青霉素，主要用于治疗产 β-内酰胺酶的革兰阴性需氧菌，包括那些对第三代头孢菌素耐药的菌株引起的感染。

该药使用钠盐，因此显碱性。1.11g 替莫西林钠与 1g 替莫西林大致相当。替莫西林可进行肌内注射、缓慢静脉注射 3～4min 或静脉滴注 30～40min。

常用剂量为 1g，每 12h 用药 1 次；当感染严重时，可静脉内给药，剂量加倍。

儿童和肾功能不全患者用药，见下文。

一份简要综述[1]提到，对于革兰阴性菌，当不可能合并革兰阳性菌厌氧菌或假单胞菌感染时，替莫西林具有较好的利基作用，可避免广谱药物如碳青霉烯类药物的使用。

1. Livermore DM, Tulkens PM. Temocillin revived. *J Antimicrob Chemother* 2009; **63:** 243–5.

儿童用法 替莫西林可用于敏感菌株所致的儿童感染，可以进行肌内注射给药、缓慢静脉注射超过 3～4min 或静脉滴注超过 30～40min。

儿童推荐剂量为每日 25mg/kg，分 2 次给药；严重感染时，每日 50mg/kg，分 2 次静脉给药。

在肾损伤中的用法 肾功能不全患者胃肠外使用替莫西林应适当减少药物用量。成年人推荐剂量应参考肌酐清除率（CC）：

- CC 30～60ml/min：每日 1g，每 12h 1 次；
- CC 10～30ml/min：每日 1g，每 24h 1 次；
- CC 小于 10ml/min：每日 1g，每 48h 1 次，或 500mg，每 24h 1 次；
- 血液透析患者：每 48h 用药 1g；应在透析结束后进行给药治疗。若进行每日透析患者，应在每次透析完成后给予 500mg 药物治疗。

制剂

专利制剂

Belg.: Negaban; **UK:** Negaban.

Terizidone (*rINN*) 特立齐酮

B-2360; Terizidona; Térizidone; Terizidonum. 4,4′-[*p*-Phenylenebis(methyleneamino)]bis(isoxazolidin-3-one).

Теризидон

$C_{14}H_{14}N_4O_4$ = 302.3.
CAS — 25683-71-0.
ATC — J04AK03.
ATC Vet — QJ04AK03.
UNII — 1199LEX5N8.

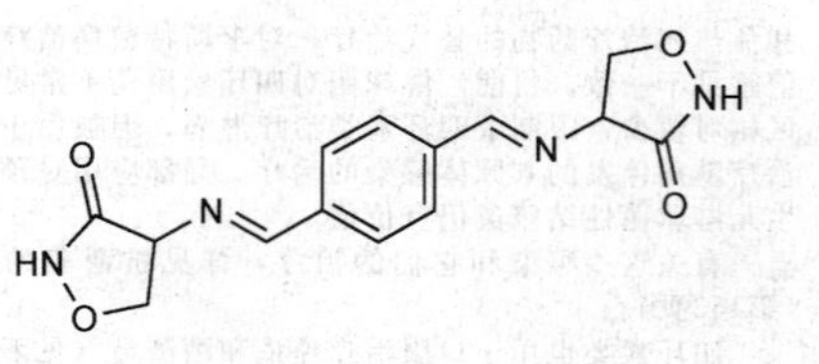

简介

特立齐酮主要用于治疗泌尿道和肺部感染以及肺外结核病。

制剂

专利制剂

Austria: Terivalidin†; ***Braz.:*** Terizidex; ***Rus.:*** Rezonisate (Резонизат); ***S.Afr.:*** Terivalidin.

Tetracycline (*BAN*, *rINN*) 四环素

Tetraciclina; Tetraciklin; Tetraciklinas; Tétracycline; Tetracyclinum; Tetracyklin; Tetracyklina; Tetrasykliini. A variably hydrated form of (4S,4aS,5aS,6S,12aS)-4-Dimethylamino-1,4,4a,5,5a,6,11,12a-octahydro-3,6,10,12,12a-pentahydroxy-6-methyl-1,11-dioxonaphthacene-2-carboxamide.

Тетрациклин

$C_{22}H_{24}N_2O_8$ = 444.4.

CAS — 60-54-8 (anhydrous tetracycline); 6416-04-2 (tetracycline trihydrate).

ATC — A01AB13; D06AA04; J01AA07; S01AA09; S02AA08; S03AA02.

ATC Vet — QA01AB13; QD06AA04; QG01AA90; QG51AA02; QJ01AA07; QJ51AA07; QS01AA09; QS02AA08; QS03AA02.

UNII — F8VB5M810T.

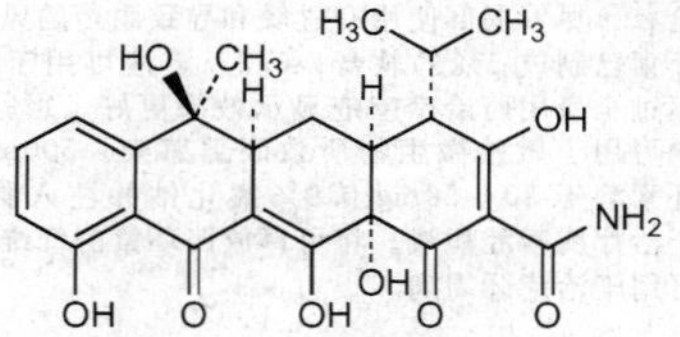

Pharmacopoeias. In *Eur.* (see p.vii) and *US.*

Ph. Eur. 6. 8 (Tetracycline) 黄色结晶性粉末。极微溶于水；溶于乙醇和甲醇；略溶于丙酮。溶于弱酸和碱性溶液。1%混悬水溶液的 pH 值为 3.5～6.0。避光。

USP 33 (Tetracycline) 黄色、无味、结晶性粉末。日光暴晒下变黑。可溶于水（1∶2500），溶于乙醇（1∶50）；几乎不溶于氯仿和乙醚；溶于甲醇；易溶于弱酸和强碱溶液。干燥下重量至多减少 13%。1%混悬水溶液的 pH 值为 3.0～7.0。四环素的效价在 pH 低于 2 的溶液中降低，在强碱中迅速破坏。贮藏于密闭容器中。避光。

Tetracycline Hydrochloride (*BANM*, *rINNM*) 盐酸四环素

Hidrocloruro de tetraciclina; Tetraciklinhidroklorid; Tetraciklino hidrochloridas; Tétracycline, chlorhydrate de; Tetracyclini hydrochloridum; Tetracyklin hydrochlorid; Tetracyklinhydroklorid; Tetracykliny chlorowodorek; Tetrasiklin Hidroklorür; Tetrasykliinihydrokloridi.

Тетрациклина Гидрохлорид

$C_{22}H_{24}N_2O_8$,HCl = 480.9.

CAS — 64-75-5.

ATC — A01AB13; D06AA04; J01AA07; S01AA09; S02AA08; S03AA02.

ATC Vet — QA01AB13; QD06AA04; QJ01AA07; QS01AA09; QS02AA08; QS03AA02.

UNII — P6R62377KV.

Pharmacopoeias. In *Chin., Eur.* (see p.vii), *Int., Jpn, US,* and *Viet.*

US also includes Epitetracycline Hydrochloride.

Ph. Eur. 6. 8 (Tetracycline Hydrochloride) 黄色、结晶性粉末。溶于水；微溶于乙醇；几乎不溶于丙酮。溶于强碱溶液和碳酸盐。由于四环素沉淀，水溶液静置后会浑浊。1%水溶液的 pH 值为 1.8～2.8。避光。

USP 33 (Tetracycline Hydrochloride) 黄色、无味、吸湿性结晶性粉末。潮湿空气中日光暴晒变黑。可溶于水（1∶10），溶于乙醇（1∶100）；几乎不溶于氯仿和乙醚；溶于强碱和碳酸盐，在强碱中迅速破坏。1%水溶液的 pH 值为 1.8～2.8。四环素的效价在 pH 低于 2 的溶液中降低。贮藏于密闭容器中。避光。

Tetracycline Phosphate Complex (*BAN*) 四环素磷酸复盐

Tetraciclina, complejo con fosfato.

CAS — 1336-20-5.

ATC — A01AB13; D06AA04; J01AA07; S01AA09; S02AA08; S03AA02.

ATC Vet — QA01AB13; QD06AA04; QJ01AA07; QS01AA09; QS02AA08; QS03AA02.

UNII — 6B7BK5H33B.

性状 四环素和偏磷酸钠的复合物。

配伍禁忌 四环素注射剂为酸性 pH，与碱性制剂或低 pH 中不稳定药物不相容。四环素类可螯合金属阳离子，产生不溶性复合物，有报道金属盐溶液与之存在不相溶性。配伍禁忌的报道并不总是一致的，其他因素如浓度、载体组分都有影响。

稳定性 四环素在溶液中通过可逆性差向异构作用转化为较低活性的 4-表四环素[1,2]；差向异构作用的程度取决于 pH 值，在 pH 值为 3 时作用最大，达到平衡时，有 55%的转换率[1]。差向异构作用率受多种因素的影响，包括温度和磷酸盐或枸橼酸盐[1]。pH3～5 时，盐酸四环素静脉注射液 6h 内稳定，室温下 24h 活性丧失 8%～12%[3]。尽管差向异构作用在 pH2.5～5 时降解反应占优势，但在此 pH 值以外时，其他反应如非常低的 pH 下，依赖于 pH 的无水四环素的生成和碱性异丙四环素的氧化作用则变得更重要[4]。

同溶液中相反，盐酸四环素混悬液在 pH4～7 时，稳定性至少持续 3 个月[2]。这是由于四环素与差向异构体之间总会达到平衡，差向异构作用仅仅取决溶液中的四环素，而四环素在此 pH 范围内的溶解度低。

固体剂型和粉末在不同温度和湿度下的稳定性也有研究。盐酸四环素贮藏在 37℃ 和 66%湿度下 2 个月活性丧失 10%，相当稳定。但（四环素）磷酸盐很不稳定，活性可丧失 25%～40%，并生成有潜在毒性降解产物[5]。同其他四环素类比较显示，四环素不如地美环素稳定，但比罗利环素更稳定[5]。然而，除这些研究以外，WHO[6]进一步的研究显示固体剂型四环素存在变质的风险，但事实上一个通过船运该产品至热带的稳定性研究发现不存在变质问题[7]。

1. Remmers EG, *et al.* Some observations on the kinetics of the C4 epimerization of tetracycline. *J Pharm Sci* 1963; **52:** 752–6.
2. Grobben-Verpoorten A, *et al.* Determination of the stability of tetracycline suspensions by high performance liquid chromatography. *Pharm Weekbl (Sci)* 1985; **7:** 104–8.
3. Parker EA. Solution additive chemical incompatibility study. *Am J Hosp Pharm* 1967; **24:** 434–9.
4. Vej-Hansen B, Bundgaard H. Kinetic study of factors affecting the stability of tetracycline in aqueous solution. *Arch Pharm Chemi (Sci)* 1978; **6:** 201–14.
5. Walton VC, *et al.* Anhydrotetracycline and 4-epianhydrotetracycline in market tetracyclines and aged tetracycline products. *J Pharm Sci* 1970; **59:** 1160–4.
6. WHO. WHO expert committee on specifications for pharmaceutical preparations: thirty-first report. *WHO Tech Rep Ser 790* 1990. Also available at: http://libdoc.who.int/trs/WHO_TRS_790.pdf (accessed 18/05/07)
7. Hogerzeil HV, *et al.* Stability of essential drugs during shipment to the tropics. *BMJ* 1992; **304:** 210–14.

不良反应

四环素同所有的四环素类有共同的不良反应。胃肠道反应如恶心、呕吐和腹泻在高剂量时尤为常见，大多是由于黏液的刺激作用。据报道，多西环素、米诺环素以及四环素会引起食管溃疡，特别是在睡前由于未饮用足量的水而服用了胶囊或片剂。其他报道的不良反应包括舌炎、口腔炎以及吞咽困难。

由于白色念珠菌的过度生长，会发生口腔念珠菌病、外阴阴道炎、肛门瘙痒。肠道内耐药微生物如假单胞菌属和变形杆菌属某些种的过度生长，可造成腹泻。严重者，耐药葡萄球菌二重感染所致小肠结肠炎、艰难梭菌所致伪膜性结肠炎偶有报道。一般四环素引起的肠道菌群失调比吸收较好的同类药物多西环素更常见。

四环素类有引起肾功能不全的报道，特别在已有肾功能损害时易造成肾功恶化。常用治疗剂量时由于四环素类的抑制（蛋白）合成、加快分解、加重氮质血症和钠的丢失会对肾脏疾病患者增加尿毒症的严重性，同时伴有酸中毒和高磷酸酯酶血症。还可能导致四环素在全身的过度累积和潜在的肝毒性。这些不良反应与用药剂量和肾功能损害的严重程度有关。急性肾功能衰竭和间质性肾炎罕见。

有报道四环素类增加肝酶活性。在静脉注射四环素治疗孕妇、肾功能损害患者以及大剂量应用四环素的患者，部分病例发生严重的，有时是致命的伴有肝脏和胰腺脂肪改变的肝毒性。然而，没有上述危险因子的患者也出现过肝毒性，但有关多西环素的报道较少见。

四环素可沉积于发育中的乳牙（暂牙）和恒牙，导致永久性的变色和釉质发育不全。四环素对恒牙的着色影响直接与药物使用总剂量相关。多西环素与其他四环素类药物相比，与钙的结合相对较少，出现此类不良反应较少。在治疗剂量下四环素可沉积于幼儿和孕妇的骨骼钙化区域和指甲，影响骨骼生长发育。

指甲变色和指甲脱离现象也有发生。皮肤、结膜、口腔黏膜、舌头以及内脏器官如甲状腺的色素异常沉着罕见发生。有报道称，妊娠期间使用高剂量四环素，可导致婴儿永久性角膜变色。

头痛、眩晕、耳鸣、视力障碍和视盘水肿的颅内压增高也有报道。婴儿使用四环素可引起囟门膨出。若颅内压持续增高，应停止使用四环素。使用四环素患者出现瞬态近视可能是由于晶状体折光力发生改变而产生。其他四环素不良反应偶见报道，包括重症肌无力患者肌无力加重和诱发系统性红斑狼疮。

四环素类超敏反应不及 β-内酰胺类，包括皮疹、固定型药疹、剥脱性皮炎、中毒性表皮坏死松解症型药疹、药物热、心包炎、血管性水肿、荨麻疹、哮喘均有报道。过敏反应罕见发生。大多数四环素都具有光敏感性，特别是发生在地美环素和其他长效类似物中，少见于金霉素，罕见于土霉素和四环素；光敏感性表现为光毒性而非自然状态的光过敏。感觉异常可能是即将发生光毒性的早期症状。

胃肠外给药者可发生局部疼痛和刺激，静脉注射可发生血栓性静脉炎。Jarisch-Herxheimer 反应在四环素治疗回归热患者时易发生。

罕见的粒细胞缺乏症、再生障碍性贫血、溶血性贫血症、嗜酸性粒细胞增多症、中性粒细胞减少症、血小板减少症均有报道。四环素类可导致低凝血酶原，伴有血清维生素 B 浓度下降，包括一例叶酸缺乏和巨幼红细胞性贫血病例。

使用过期或变质的四环素类药物与以多尿、多饮为特征的可逆性的 Fanconi 型综合征有关，表现为恶心、糖尿、氨基酸尿、低磷酸盐血症、低钾血以及伴有酸中毒和蛋白尿的高尿酸血症。这些不良反应是由于代谢产物，尤其是无水差向四环素引起。

对颅内压的影响 四环素可用于良性颅内高压（假性脑瘤）患者[1]。四环素通常也用于治疗痤疮，并可与多西环素[2,3]和米诺环素[4,5]合用。主要症状如头痛、耳鸣、失明、复视、恶心以及呕吐，通常出现在使用四环素 2 周内到 1 年或更久时间。尽管一些症状需要对症使用利尿药（包括乙酰唑胺）、皮质激素和（或）腰椎穿刺治疗，大多数病例在停药后恢复。然而，永久性失明仍有报道。

1. Digre KB. Not so benign intracranial hypertension. *BMJ* 2003; **326:** 613–14.
2. Lochhead J, Elston JS. Doxycycline induced intracranial hypertension. *BMJ* 2003; **326:** 641–2.
3. Friedman DI, *et al.* Doxycycline and intracranial hypertension. *Neurology* 2004; **62:** 2297–9.
4. Weese-Mayer DE, *et al.* Minocycline and pseudotumor cerebri: the well-known but well-kept secret. *Pediatrics* 2001; **108:** 519–20.
5. Adverse Drug Reactions Advisory Committee (ADRAC). Minocycline and not so benign intracranial hypertension. *Aust Adverse Drug React Bull* 2003; **22:** 2–3. Also available at: http://www.tga.gov.au/adr/aadrb/aadr0302.pdf (accessed 07/02/07)

注意事项

由于交叉过敏，对任何四环素类抗菌药过敏者均禁用。

由于母亲的肝脏毒性和胎儿发育的影响，四环素类不能用于孕妇，同时应避免哺乳期和 8 岁或某些权威当局规定的 12 岁以下儿童使用。在孕妇、哺乳期或儿童期使用四环素类，可能导致骨骼发育不良和儿童永久性黄牙。

一般而言，除多西环素外，肾功能不全患者慎用四环素类，如需使用，应降低剂量。然而，*BNF 59* 建议，即使是轻度肾功能不全患者，也应避免使用四环素类，多西环素和米诺环素除外。肝功能异常的患者应避免大剂量使用四环素类药物，注意监测肝功。

对可能直接暴露在阳光下的患者，应告之光过敏的风险。神经肌肉阻滞的肌无力患者需进行必要的监测。系统性红斑狼疮患者应避免使用四环素。

对有接受长期治疗的患者，监测血清四环素类的浓度有益处：建议四环素血清浓度不要超过 15μg/ml。为避免食管溃疡发生，口服四环素（特别是多西环素，第 253页）应在睡前，饮用足量液体并同时保持坐位或站立。

四环素可能会干扰某些诊断性试验如尿儿茶酚胺类和葡萄糖的测定。

哺乳 American Academy of Pediatrics[1]认为，哺乳期母亲使用四环素后，婴儿吸收很少，因此两者并不冲突。而注册药品信息却称药物的不良反应包括永久性牙黄，釉质发育不全均可在母乳喂养的婴儿中发生。因此，四环素类治疗期间禁止母乳喂养。

1. American Academy of Pediatrics. The transfer of drugs and other chemicals into human milk. *Pediatrics* 2001; **108:** 776–89. [Retired May 2010] Correction. *ibid.*; 1029. Also available at: http://aappolicy.aappublications.org/cgi/content/full/pediatrics%3b108/3/776 (accessed 28/05/04)

卟啉病 四环素类可能不引起卟啉病，尽管对卟啉原性有矛盾的试验证据。多西环素可能与急性卟啉病有关，对卟啉病患者不安全，该结论来源于动物或体外实验显示四环素可能具有卟啉原性。

药物相互作用

二价和三价阳离子如铝、铋、钙、铁、镁和锌离子会降低四环素类的吸收。因此，四环素类合并使用抗酸药、铁制剂，食物如牛奶、乳制品，其他含阳离子的制剂，不管是否是有效成分或辅料，都会导致抗菌药低于治疗剂量浓度。碳酸氢钠、考来替泊、考来烯胺以及白陶土胶质都有报道可降低四环素类的吸收；而西咪替丁或硫糖铝可能降低四环素类吸收的临床意义较小。给予此类产品应与四环素类间隔至少1～3h，如此可将相互作用降至最低。由于可能形成复合物，雷奈酸锶不可与四环素类同用。

四环素类的肾毒性不良反应可因利尿剂、甲氧氟烷或其他可能的肾毒性药物而加重。有报道正接受四环素类治疗的患者，应慎用潜在肝毒性药物。有报道视黄醇同四环素类合用增加良性颅内高压发生率，这些应用应当避免。四环素类有报道可提高锂、地高辛、卤泛群、茶碱的浓度（尽管这些药物相互作用并不十分肯定），部分病例口服抗凝（血）剂效应亦有增加。偶有报道四环素类增加麦角生物碱和甲氨蝶呤毒性作用。四环素类可降低阿托伐醌血浆浓度。在部分接受四环素类药物治疗的患者，使用由硫柳汞保存的眼科制剂有眼部炎症发生。四环素类可降低口服避孕药物的效应。

由于主要起抑菌作用的四环素类可能对青霉素类的拮抗，建议两类药物不要同时使用，特别是在需要快速杀菌的时候。

抗菌作用

四环素类主要是抑菌药，有广谱的抗菌活性，包括衣原体、支原体、立克次体、螺旋体、许多需氧的和厌氧的革兰阳性和阴性病原菌以及一些原虫。

作用机制 四环素类通过（药物的）主动转运进入敏感细菌细胞内，可逆性地与核糖体30S亚单位结合，抑制氨基酰-tRNA的结合，从而抑制蛋白质合成，阻止细胞生长。尽管四环素类也抑制哺乳动物细胞蛋白质合成，但该作用不明显，而是选择性的作用于感染的微生物。

抗菌谱 以下病原性微生物通常对四环素类敏感：

- 革兰阳性球菌，包括部分金黄色葡萄球菌、凝固酶阴性葡萄球菌，链球菌包括肺炎链球菌、化脓性链球菌（A组）以及部分草绿色链球菌。

  肠球菌天然耐药。
- 其他革兰阳性菌包括以色列放线菌、炭疽杆菌、猪红斑丹毒丝菌、单核细胞增多性李斯特菌，厌氧菌中某些梭状芽孢杆菌。

  奴卡（放线）菌属一般说来不够敏感，尽管部分对米诺环素敏感。

  痤疮丙酸棒状杆菌是敏感的，但四环素类对该类细菌作用复杂，并可在亚抑菌浓度下具有该效果。
- 革兰阴性球菌，包括脑膜炎奈瑟菌（脑膜炎球菌）和淋病奈瑟菌（淋球菌），尽管部分细菌（对四环素类）耐药，卡他莫拉菌（黏膜炎布兰汉球菌）。

  不动杆菌属某些种对四环素耐药，但大多数细菌对多西环素和米诺环素敏感。
- 其他敏感的革兰阴性需氧菌包括百日咳杆菌、布氏菌属某些种、肉芽肿杆菌、弯曲杆菌属某些种、啮蚀艾肯菌、兔热病杆菌、流感嗜血杆菌、杜克嗜血杆菌的某些细菌、军团杆菌属某些种、出血败血性巴斯德菌、念珠状链杆菌以及弧菌科不同成员包括嗜水气单胞菌、类志贺毗邻单胞菌、霍乱弧菌、副溶血性弧菌。

  尽管沙门菌、肠杆菌科的大部分细菌，包括志贺菌属和耶尔森菌属某些种都敏感，但耐药菌株也很常见。变形杆菌和普罗威登斯菌属某些种不敏感。铜绿假单胞菌亦不敏感，尽管以前被鉴定为假单胞菌属敏感，包括类鼻疽伯克霍尔德菌、假鼻疽伯克霍尔德菌以及嗜麦芽窄食单胞菌（嗜麦芽黄单胞菌）。
- 在革兰阴性厌氧菌中，脆弱类杆菌野生株通常耐药，但有时敏感，梭菌属也可能敏感。
- 其他微生物通常对四环素类敏感，包括幽门螺杆菌、衣原体、立克次体、柯克斯体属某些种，多种螺旋体包括伯氏包柔螺旋体、钩端螺旋体属某些种、梅毒螺旋体，非典型分枝杆菌如海分枝杆菌，支原体包括肺炎支原体、解脲支原体。
- 此外，四环素类对某些原虫包括恶性疟原虫、溶组织内阿米巴有作用。

  真菌、酵母菌和病毒通常耐药。

耐药性 四环素类的耐药通常由质粒介导和有可传递性。常可诱导，表现为阻止抗菌药物进入细菌细胞内的功能，两者都降低药物向细胞内主动转运而增加四环素的泵出。

理所当然，由于四环素类的广泛应用（包括在一些国家被禁止的作为动物饲料成分的使用），敏感细菌中的大多数已报道耐药。肠杆菌科细菌耐药明显增加，包括大肠埃希菌、肠杆菌属、沙门菌和志贺菌属某些种，这些细菌在医院分离菌中表现尤为明显，多重耐药很常见。葡萄球菌通常耐药，尽管多西环素或米诺环素偶尔对四环素耐药菌株有效。目前耐药在A组链球菌属中亦很常见，甚至在B组链球菌属中亦是如此。在肺炎球菌中也有耐药，通常表现为多重耐药。高水平耐四环素淋球菌淋病奈瑟菌的出现在一些地区很常见。频繁发生的类杆菌属耐药在梭状芽孢杆菌、脆弱类杆菌中亦常可见到（一些国家超过60%的菌株耐药），而软性下疳嗜血杆菌耐药的增加，限制了四环素类在软下疳中的应用。

药动学

大多数四环素类在胃肠道吸收不完全，只有60%～80%的药物能吸收。二价、三价金属离子和某些药物的存在会使四环素类形成稳定的不溶性复合物，降低药物的吸收，并受奶制品或食物影响（见上文**药物相互作用**）。然而，亲脂性强的类似物多西环素和米诺环素几乎全部吸收（超过90%），很少受食物影响。含磷酸盐成分可加强四环素的吸收。

四环素500mg每6h口服一次能形成4～5μg/ml稳定的血浆浓度，而多西环素一次200mg足够形成3μg/ml的峰浓度。口服后1～3h形成血浆峰浓度。静脉用药可获得更高的浓度。女性的血浆浓度比男性高。

在循环中，四环素类不同程度结合到血浆蛋白，报道结合率的大致范围是土霉素20%～40%，四环素20%～65%，金霉素45%，地美环素35%～90%，米诺环素75%，美他环素和多西环素80%～95%。

四环素类广泛地分布到机体的组织和体液中。脑脊液中的浓度相对较低，但脑膜炎时可增加。唾液、眼液中有少量分布，脂溶性更强的类似物如米诺环素和多西环素可有更高的浓度。四环素类可进入母乳，其浓度可达到甚至超过血浆的60%，尚可透过胎盘进入胎儿循环，其浓度达到母体血的25%～75%。四环素类能储存在新骨形成、新近钙化和新牙发育的部位。

尽管有些重叠，四环素类根据它们在体内作用的时间进行分类。短效类中，金霉素半衰期6h，土霉素9h，四环素8h，后两者报道的范围为6～12h。中效类中，地美环素和美他环素，半衰期分别为12、14h，范围为7～17h。长效类米诺环素和多西环素半衰期分别为16h、18h，范围分别为11～26h和12～24h。

四环素类可通过尿液和粪便排泄。肾清除经肾小球滤过，四环素静脉给药可达到60%，口服给药可达到55%，以原药的形式从尿中排泄。尿中四环素的浓度可在常规剂量后2h达300μg/ml，并可持续12h，通常40%～70%的药物排泄到尿中，但金霉素、多西环素、米诺环素以此种方式较少，金霉素、米诺环素经过代谢，而多西环素主要分泌到粪便中。碱化尿液可增加尿中的排泄。

四环素类可分泌到胆汁中，浓度可达到血浆浓度的5～25倍。由于肠肝循环，完全清除缓慢。口服给药粪便中含量高，静脉给药粪便中含量较低。

四环素类，除多西环素外，均可通过血液透析除去。这些药物不能通过腹膜透析除去。

用途和用法

四环素类是广谱抑菌性抗菌药，用于多种敏感微生物感染的治疗。随着耐药菌的出现和其他抗菌药的发展，其应用频率逐渐下降，但仍为立克次体感染（包括Q热、斑疹热和斑疹伤寒）、埃立克体病、回归热、战壕热以及某些衣原体感染（包括鹦鹉热、性病淋巴肉芽肿和非淋菌性尿道炎）等的可选药物。四环素类联用β-内酰胺类药物可用于莱姆病的早期治疗。四环素类也可用于治疗咽炎、鼻窦炎或由肺炎衣原体引起的肺炎以及支原体感染（特别是支原体肺炎）。该药广泛的应用于盆腔炎的治疗。四环素常与补液及补充电解质疗法合用治疗霍乱。四环素可能对治疗类鼻疽有益。也可用于口腔感染，特别是破坏型牙周病。四环素常与链霉素或利福平联用，用于治疗布氏杆菌病。四环素类可用于放线菌病、动物咬伤感染、炭疽、慢性支气管炎、气性坏疽、胃肠炎（由弯曲杆菌属或小肠结肠炎耶尔森菌引起）、性病肉芽肿、钩端螺旋体病、瘟疫、梅毒、沙眼和兔热病治疗药物的替代治疗。对李斯特菌病治疗的价值意见不一致。目前，淋球菌对四环素耐药不常见的地区相对较少，限制了四环素类治疗淋病，但被用于联合治疗淋病伴发的衣原体感染的治疗。局部应用对预防新生儿淋球菌性结膜炎仍有价值。

有关这些感染和它们的治疗，详见**抗菌药的选择**（第153页）。

四环素类也用于口服治疗痤疮和酒渣鼻（见下文**皮肤病**）。

四环素类有抗原虫活性，四环素或多西环素可联合奎宁治疗耐氯喹恶性疟（详见下文的介绍）。四环素类常用于纤毛虫病的治疗（第792页）。

四环素可用于吸收障碍综合征如热带口炎性腹泻的治疗。

四环素可作为组织硬化剂用于胸膜固定术和恶性积液的治疗（第627页）。

用法和剂量 在治疗全身感染时，四环素类通常口服给药。服药最好在睡觉以前，并于站位或坐位大量饮水，以避免食管溃疡的发生。在严重感染时，可静脉缓慢输注，偶可肌内注射；胃肠外治疗应在可能的情况下尽快改为口服给药。

四环素碱基和盐酸四环素的剂量都以盐酸四环素表示。四环素（无水）231mg相当于250mg盐酸四环素。通常情况下，成人盐酸四环素的剂量为口服，每6h 250mg或500mg，最好在饭前1h或饭后2h服用。严重感染者，偶尔最大剂量可用到每日4g，但会增加不良反应。盐酸四环素有时也与四环素类衍生物口服联用。严重感染时，盐酸四环素可进行缓慢的静脉输液或肌内注射。肌内注射有疼痛反应，注射剂中常含有盐酸普鲁卡因。

儿童及青少年用药详见下文。

老年患者使用四环素类需慎重，肾损伤时尽可能避免使用（多西环素和米诺环素除外），使用时必须减量。肝功能损害患者的剂量推荐，详见下文的介绍。

其他途径 尽管局部使用有过敏和导致耐药的风险，盐酸四环素已制成3%的软膏；0.2%溶液可用于治疗痤疮，不过全身用药治疗痤疮显示效果更好。1%眼膏或滴眼剂可用于敏感微生物所致眼部感染。500mg的盐酸四环素溶于30～50mg 0.9%氯化钠并注入胸膜腔，可用于治疗胸膜腔积液。将可释放四环素的纤维塞入牙周袋可用于治疗牙周病。

1. Chopra I, *et al.* Tetracyclines, molecular and clinical aspects. *J Antimicrob Chemother* 1992; **29:** 245–77.
2. Smilack JD. The tetracyclines. *Mayo Clin Proc* 1999; **74:** 727–9.
3. Voils SA, *et al.* Use of macrolides and tetracyclines for chronic inflammatory diseases. *Ann Pharmacother* 2005; **39:** 86–94.
4. Shlaes DM. An update on tetracyclines. *Curr Opin Investig Drugs* 2006; **7:** 167–71.
5. Sapadin AN, Fleischmajer R. Tetracyclines: nonantibiotic properties and their clinical implications. *J Am Acad Dermatol* 2006; **54:** 258–65.

儿童用法 儿童使用四环素应考虑其对牙齿的影响，只在必须时应用。在英国，四环素被许可用于12周岁以上儿童；用成人常用剂量（详见上文**用途和用法**）最大为每日2g，口服给药。然而在美国，8周岁以上儿童可以使用四环素，剂量为25～50mg/kg，分4次口服给药。

在肝损伤中的用法 有的注册药品信息规定，肝功能不全患者应用四环素类药物每日口服剂量不能超过1g。

哮喘 在治疗哮喘或其他过敏性疾病时，四环素表现出较好的抗炎效应。一项对17位成人哮喘患者进行的初步的随机安慰剂对照研究中，比常规哮喘治疗多每日2次口服150mg米诺环素，连续8周治疗后，具有明显的减少皮质激素用量的效应，可以降低每日30%的泼尼松用量。米诺环素可以明显改善由环境因素引发的哮喘症状。

1. Daoud A, *et al.* Minocycline treatment results in reduced oral steroid requirements in adult asthma. *Allergy Asthma Proc* 2008; **29:** 286–94.

糖尿病并发症 *BNF 59* 提出，自主神经病变患者出现糖尿病腹泻，可通过2～3次口服250mg四环素进行治疗。

疟疾 四环素类联合奎宁用于治疗恶性疟（第566页）[1]，对血液和组织中病原体都具有活性，这种联合取得了较高的治愈率。四环素类的作用较慢，不单独用于治疗疟疾。常用的口服治疗为3～7天疗程的奎宁和7天的四环素。每日的四环素总量应分次使用，推荐剂量为每日4次，每次250mg，但每日2次，每次500mg可能更现实一些。如患者病情太重不能口服，奎宁应胃肠外给药，直到可口服为止。四环素最好不要胃肠外给药。尽管四环素治疗在孕妇和儿童通常是禁忌，但若治疗的利益超过对牙和骨骼发育的影响时仍可使用。

口服多西环素联合奎宁治疗的剂量是每日 200mg，至少 7 天。

尽管四环素可以每日 100mg 用于在其他药物无效的高危地区的短期预防，但仍不认为其适合广泛预防性使用。

1. CDC. Treatment guidelines: treatment of malaria (guidelines for clinicians) (issued 28th June 2004, updated 6th March 2007). Available at: http://www.cdc.gov/malaria/pdf/clinicalguidance.pdf (accessed 28/03/07)

口腔溃疡 四环素类可作为漱口剂用于治疗复发性口疮性口炎（第1622页），报道可减轻溃疡疼痛和缩短病程[1]，但潜在的吞咽不良反应必须牢记，如配制不好，其酸性可能损害牙釉质。四环素局部用药已用于治疗伴有 Behcet 综合征的口腔溃疡（第1433页）。

1. Henricsson V, Axéll T. Treatment of recurrent aphthous ulcers with Aureomycin mouth rinse or Zendium dentifrice. *Acta Odontol Scand* 1985; **43:** 47–52.

肌肉骨骼及关节病 四环素类，通常指米诺环素，属于治疗类风湿关节炎（第 12 页）的药物。有研究指出[1,2]，米诺环素可对进行性疾病产生有益的影响，但是具体疗效却被质疑[3]。对于早期类风湿关节炎患者，使用米诺环素可以很大程度上改善症状[4,5]；持续使用米诺环素治疗可以减少缓解病情抗风湿药（DMARDs）的用量[6]。一项系统性综述称[7]，使用四环素类药物（多西环素、米诺环素或四环素）3 个月或更长时间可以降低疾病的活动性，但是与安慰剂或 DMARDs（羟基氯喹或甲氨蝶呤）相比，对关节损伤的作用却不明显；作者也证明了，早发疾病患者使用四环素类药物疗效更理想。有推测称感染可能是类风湿关节炎的诱因之一[3,8]。随后研究报道[9]，血清反应呈阳性的早期疾病患者使用甲氨蝶呤联合多西环素治疗效果要优于单独使用甲氨蝶呤治疗。同时，100mg 多西环素每日 2 次用药的治疗反应与 20mg 多西环素每日 2 次用药相似，此结果证明了抗炎作用的重要性；进一步的研究仍需进行。

尽管一些可以减缓骨关节炎发展的治疗方法缺乏可靠的临床数据（第11页），但一项实验发现，每日 2 次应用 100mg 多西环素，连续用药超过 30 个月后，可以降低关节间隙狭窄[10]，该试验含有安慰剂对照组，并且试验对象为 431 名单侧骨关节炎女性。该药对对侧膝盖并无反应，尽管已低于基线标准，但不会降低疼痛指数。另一项系统性研究[11]并不支持使用多西环素治疗膝盖或臀部的骨关节炎，并且权衡多西环素的不良反应，其对于关节间隙狭窄效果不明显。

文献报道四环素长期治疗由沙眼衣原体引起的反应性关节炎可缩短疗程[12]，但对于反应性关节炎的抗菌效果并不确定（详见**骨与关节感染**，第155页）。然而，另外一些研究[13]发现，持续 4 周使用强力霉素 100mg、每日给药 2 次的治疗方案并不优于 10 日的治疗方案。

1. Kloppenburg M, *et al.* Minocycline in active rheumatoid arthritis. *Arthritis Rheum* 1994; **37:** 629–36.
2. Tilley BC, *et al.* Minocycline in rheumatoid arthritis: a 48-week, double-blind, placebo-controlled trial. *Ann Intern Med* 1995; **122:** 81–9.
3. McKendry RJR. Is rheumatoid arthritis caused by an infection? *Lancet* 1995; **345:** 1319–20.
4. O'Dell JR, *et al.* Treatment of early rheumatoid arthritis with minocycline or placebo: results of a randomized double-blind, placebo-controlled trial. *Arthritis Rheum* 1997; **40:** 842–8.
5. O'Dell JR, *et al.* Treatment of early seropositive rheumatoid arthritis: a two-year, double-blind comparison of minocycline and hydroxychloroquine. *Arthritis Rheum* 2001; **44:** 2235–41.
6. O'Dell JR, *et al.* Treatment of early seropositive rheumatoid arthritis with minocycline: four-year follow-up of a double-blind, placebo-controlled trial. *Arthritis Rheum* 1999; **42:** 1691–5.
7. Stone M, *et al.* Should tetracycline treatment be used more extensively for rheumatoid arthritis? Metaanalysis demonstrates clinical benefit with reduction in disease activity. *J Rheumatol* 2003; **30:** 2112–22.
8. O'Dell JR. Is there a role for antibiotics in the treatment of patients with rheumatoid arthritis? *Drugs* 1999; **57:** 279–82.
9. O'Dell JR, *et al.* Treatment of early seropositive rheumatoid arthritis: doxycycline plus methotrexate versus methotrexate alone. *Arthritis Rheum* 2006; **54:** 621–7.
10. Brandt KD, *et al.* Effects of doxycycline on progression of osteoarthritis: results of a randomized, placebo-controlled, double-blind trial. *Arthritis Rheum* 2005; **52:** 2015–25.
11. Nüesch E, *et al.* Doxycycline for osteoarthritis of the knee or hip. Available in The Cochrane Database of Systematic Reviews; Issue 4. Chichester: John Wiley; 2009 (accessed 02/06/10).
12. Lauhio A. Reactive arthritis: consider combination treatment. *BMJ* 1994; **308:** 1302–3.
13. Putschky N, *et al.* Comparing 10-day and 4-month doxycycline courses for treatment of Chlamydia trachomatis-reactive arthritis: a prospective, double-blind trial. *Ann Rheum Dis* 2006; **65:** 1521–4.

消化性溃疡 四环素用于根除消化性溃疡幽门螺杆菌的三联治疗之一（第1624页）。通常剂量为四环素 500mg，每日 4 次，疗程 2 周。

牙周病 多西环素亚抗菌剂量作为治疗牙周病的辅助治疗，参见**用法**下的**亚抗菌剂量**，第254页。

皮肤病 *痤疮* 四环素类可局部或口服用于治疗痤疮（第1505页）。痤疮治疗中，抗菌药起到抑制*痤疮丙酸杆菌*生长的作用，同时也抑制炎症。局部使用四环素可作为痤疮轻度炎症的治疗，也可作为严重者全身治疗的辅助治疗。口服四环素类是中度痤疮治疗的选择；大剂量时，也可用于严重痤疮的治疗。英国注册的药物有：

- 多西环素每日 50mg（*BNF 59* 建议每日 100mg）；
- 赖甲环素每日 300mg，相当于四环素的剂量；
- 米诺环素每日 100mg；
- 土霉素每日 250～500mg（*BNF 59* 建议 500mg，每日 2 次）；
- 四环素每日 1g。

如果在最初的 3 个月内治疗没有改善，应换用其他的抗菌药。疗效的最佳反应在 3～6 个月以后，但治疗应持续到 2 年或以上。

有报道米诺环素对*痤疮丙酸杆菌*有很高的抗菌活性，并且与四环素相比，耐药性发生率更低[1]；也有报道称，与红霉素相比，米诺环素对土霉素耐药痤疮效果更好[2]；然而随后的研究发现[3]，在治疗轻中度痤疮时，米诺环素与土霉素、局部使用红霉素联用过氧化苯甲酰以及局部单纯使用过氧化苯甲酰的效价基本一致；在另外一项随机研究中发现[4]，赖甲环素具有相似的疗效并且安全性更高。此外，米诺环素可引起皮肤色素沉着，偶尔会引起免疫反应[5]。米诺环素常规剂量每日 100mg 1 次或分 2 次使用，部分患者需每日 200mg[6]。

多西环素对痤疮患者亚抗菌药浓度的治疗详见**用法**下的**亚抗菌剂量**，第254页。

1. Eady EA, *et al.* Superior antibacterial action and reduced incidence of bacterial resistance in minocycline compared to tetracycline-treated acne patients. *Br J Dermatol* 1990; **122:** 233–44.
2. Knaggs HE, *et al.* The role of oral minocycline and erythromycin in tetracycline therapy-resistant acne—a retrospective study and a review. *J Dermatol Treat* 1993; **4:** 53–6.
3. Ozolins M, *et al.* Comparison of five antimicrobial regimens for treatment of mild to moderate inflammatory facial acne vulgaris in the community: randomised controlled trial. *Lancet* 2004; **364:** 2188–95.
4. Bossuyt L, *et al.* Lymecycline in the treatment of acne: an efficacious, safe and cost-effective alternative to minocycline. *Eur J Dermatol* 2003; **13:** 130–35.
5. Ferner RE, Moss C. Minocycline for acne. *BMJ* 1996; **312:** 138.
6. Goulden V, *et al.* Safety of long-term high-dose minocycline in the treatment of acne. *Br J Dermatol* 1996; **134:** 693–5.

天疱疮和类天疱疮 有报道[1~8]认为四环素（通常是米诺环素）对控制不同种类的天疱疮和类天疱疮并发损伤有价值，但皮质激素仍常用于治疗天疱疮和类天疱疮的发疱（第1509页）。

1. Sawai T, *et al.* Pemphigus vegetans with oesophageal involvement: successful treatment with minocycline and nicotinamide. *Br J Dermatol* 1995; **132:** 668–70.
2. Poskitt L, Wojnarowska F. Minimizing cicatricial pemphigoid orodynia with minocycline. *Br J Dermatol* 1995; **132:** 784–9.
3. Kolbach DN, *et al.* Bullous pemphigoid successfully controlled by tetracycline and nicotinamide. *Br J Dermatol* 1995; **133:** 88–90.
4. Loo WJ, *et al.* Minocycline as a therapeutic option in bullous pemphigoid. *Clin Exp Dermatol* 2001; **26:** 376–9.
5. Amato L, *et al.* Successful treatment with doxycycline and nicotinamide of two cases of persistent pemphigoid gestationis. *J Dermatol Treat* 2002; **13:** 143–6.
6. Assmann T, *et al.* Therapieresistenter pemphigus vulgaris: Kombinationstherapie mit Methylprednisolon und Doxycyclin. *Hautarzt* 2003; **54:** 979–81.
7. Kakurai M, *et al.* Localized pemphigoid (pretibial type) with IgG antibody to BP180 NC16a domain successfully treated with minocycline and topical corticosteroid. *Clin Exp Dermatol* 2007; **32:** 759–61.
8. Carrozzo M, *et al.* Minocycline in combination with mycophenolate mofetil in oral mucous membrane pemphigoid. *Eur J Dermatol* 2008; **18:** 198–200.

酒渣鼻 四环素常用于酒渣鼻的治疗[1]（第1510页）。长期治疗是必要的。

四环素和多西环素对酒渣鼻的眼部表现有改善作用[2]。然而一项相关综述认为[3]，四环素和多西环素的治疗效果、最佳用药剂量和用药时间尚未确立；土霉素在治疗中更适宜。

使用多西环素治疗酒渣鼻的亚抗菌剂量详见第254页。

1. Alikhan A, *et al.* The role of tetracyclines in rosacea. *Am J Clin Dermatol* 2010; **11:** 79–87.
2. Frucht-Pery J, *et al.* Efficacy of doxycycline and tetracycline in ocular rosacea. *Am J Ophthalmol* 1993; **116:** 88–92.
3. Stone DU, Chodosh J. Oral tetracyclines for ocular rosacea: an evidence-based review of the literature. *Cornea* 2004; **23:** 106–9.

制剂

BP 2010: Tetracycline Capsules; Tetracycline Tablets;
USP 33: Tetracycline Hydrochloride and Nystatin Capsules; Tetracycline Hydrochloride Capsules; Tetracycline Hydrochloride for Injection; Tetracycline Hydrochloride for Topical Solution; Tetracycline Hydrochloride Ointment; Tetracycline Hydrochloride Ophthalmic Ointment; Tetracycline Hydrochloride Ophthalmic Suspension; Tetracycline Hydrochloride Oral Suspension; Tetracycline Hydrochloride Tablets; Tetracycline Oral Suspension.

专利制剂

Arg.: Ciclotetryl; ***Austral.:*** Latycin†; Tetrex†; ***Austria:*** Actisite†; Latycin†; ***Braz.:*** Ambra-Sinto T; Aureciclina; Biotrex†; Cinatrex; Infex; Multigran†; Prociclina; Statinclyne†; Telexin†; Teraciton†; Tetraben†; Tetracaps; Tetracilil; Tetracina; Tetraclin; Tetragel; Tetramax†; Tetraspir†; Tetraxil; Tetrex; Tetrib†; ***Canad.:*** Apo-Tetra; Jaa Tetra; Nu-Tetra; ***Cz.:*** Tetrachel†; ***Fin.:*** Apocyclins; Oricyclin; ***Ger.:*** Achromycin†; Imex; Tefilin; ***Gr.:*** Cliten; Hostacyclin; Imex; Muvito; Tetrac; Tracyclin; ***Hong Kong:*** Akotid; Medocycline; Tetraclin; ***India:*** Achromycin; Hostacycline; Resteclin; Subamycin; Tetrabact; ***Indon.:*** Cetacycline-P†; Conmycin; Corsatet; Dumocycline; Ikacycline; Indocycline; Licoklin; Sanlin; Spectrocycline†; Super Tetra; Tetra; Tetrarco; Tetrin; ***Irl.:*** Topicycline†; ***Israel:*** Recycline; Tevacycline; ***Ital.:*** Ambramicina; ***Malaysia:*** Beatacycline; Dhatracin; ***Mex.:*** Acromicina; Ambotetra; Berciclina; Biotricina; Dibaterr†; Educiclina; Forcicline†; Miciclin; Neoprobal; Ofticlin; Oxi-T; Profalin CPS; Quimocyclar; Senociclin; Solclin; Te-Br; Teclizima; Terrakal; Terranumonyl†; Tetra; Tetra-Zil; Tetrapar; Tetrapres; Tetrerba†; Tetrex; Tetrim; Traplicina†; ***Philipp.:*** Metrocycline; Moncycline; Traxetrine; ***Port.:*** Ciclobiotico†; Neociclina†; ***Rus.:*** Polcortolon TC (Полькортолон ТС); ***S.Afr.:*** Tetrex†; ***Singapore:*** Beatacycline; Biotine; Dhatracin; Xepacycline; ***Spain:*** Actisite†; Quimpe Antibiotico; Tetra Hubber†; ***Thai.:*** Bioman; Bomcin; Boramycin†; Forbiotin; Forcycline; Ganospec; Hydromycin; Lenocin; Pantocycline; Piccomycin; T-Buffer; TC-Mycin; TC-Ointment; Tetra Central†; Tetra Frx; Tetra HCl; Tetrafilm; Tetraman; Tetrana; Tetrano†; Tetraphos; Tetrasin; TM Mycin; Utomycin; ***Turk.:*** Imex; Tetra; Tetralet; Tetramin; Vitasilin†; ***UK:*** Topicycline; ***USA:*** Achromycin V†; Bristacycline; Sumycin; Tetrex; ***Venez.:*** Alfaciclina; Clincor†.

多组分制剂 ***Arg.:*** Papasine; Solustres; ***Austria:*** Eftapan Tetra†; Fluorex Plus; Mysteclin; ***Braz.:*** Anfoterin†; Gino-Teracin; Monocetin; Novasutin; Parenzyme Tetraciclina; Talsutin; Tericin AT; Tricangine†; Tricocilin B; Trinotrex†; Vagiklin; ***Chile:*** Talseclin†; ***Fin.:*** Helipak T; ***Fr.:*** Amphocycline†; ***Ger.:*** Mysteclin; Polcortolon TC†; ***Hong Kong:*** Talsutin†; ***Hung.:*** Polcortolon TC†; ***Indon.:*** Enpicortyn; Talsutin; ***Ital.:*** Alfaflor; Betafloroto; Colbiocin; Eubetal Antibiotico; Flumeciclina; Flumetol Antibiotico†; Mictasone; Pensulvit; Vitecaf†; ***Malaysia:*** Talsutin†; ***Mex.:*** Berciclina Enzimatica; Ditral; Pharbrix; Quimotrip; Solfranicol; Trecloran; Urovec; ***Philipp.:*** Vagimycin; ***Pol.:*** Polcortolon TC; ***Port.:*** Ciclobiotico†; ***Rus.:*** Colbiocin (Колбиоцин); Oletetrin (Олететрин); ***S.Afr.:*** Riostatin†; Tetrex-F†; Tritet†; Vagmycin†; ***Spain:*** Bristaciclina Dental†; Nasopomada; Sanicel; ***UK:*** Deteclo†; ***USA:*** Helidac; Pylera; ***Venez.:*** Talsutin†.

Tetroxoprim（*BAN*，*USAN*，*rINN*）四氧普林

Tetroxoprima; Tétroxoprime; Tetroxoprimum. 5-[3,5-Dimethoxy-4-(2-methoxyethoxy)benzyl]pyrimidine-2,4-diyldiamine.

Тетроксоприм

$C_{16}H_{22}N_4O_4$ = 334.4.
CAS — 53808-87-0.
UNII — 5R6712AY0K.

注：四氧普林的复方制剂可用下面的名称表示。
- 复方四噁嗪（*BAN*）——2 份四氧普林和 5 份磺胺嘧啶（详见第244页）。

简介

四氧普林是一种二氢叶酸还原酶抑制药，与甲氧苄啶相似，但活性稍差（第336页）。它与磺胺嘧啶联合使用，称为复方四噁嗪（第244页）。

双羟萘四氧普林的应用相似。

制剂

多组分制剂 ***Venez.:*** Esterinor†.

Thenoic Acid 噻吩甲酸

Tenoic Acid; Tenoico, ácido; 2-Thiophenic Acid. Thiophene-2-carboxylic acid.

Тиофенкарбоновая Кислота

$C_5H_4O_2S$ = 128.1.
CAS — 527-72-0.

简介

噻吩甲酸可以口服、直肠给药或以其钠盐鼻腔内给药，以其锂盐口服治疗呼吸道感染。单乙醇胺盐可舌下含服用作化痰剂。

制剂

专利制剂

Fr.: Dolirhume; Rhinotrophyl.

多组分制剂 ***Fr.:*** Glossithiase; Trophires; Trophires Compose; Trophires†.

Thiamphenicol (*BAN, USAN, rINN*) 甲砜霉素

CB-8053; Dextrosulphenidol; Thiamfenicol; Thiamfenikol; Thiamphénicol; Thiamphenicolum; Thiophenicol; Tiamfenicolo; Tiamfenikol; Tiamfenikoli; Tiamfenikolis; Tianfenicol; Win-5063-2; Win-5063 (racephenicol). (αR,βR)-2,2-Dichloro-*N*-(β-hydroxy-α-hydroxymethyl-4-methylsulphonylphenethyl)acetamide.

Тиамфеникол

$C_{12}H_{15}Cl_2NO_5S$ = 356.2.
CAS — 15318-45-3 (thiamphenicol); 847-25-6 (racephenicol).
ATC — J01BA02.
ATC Vet — QJ01BA02; QJ51BA02.
UNII — FLQ7571NPM.

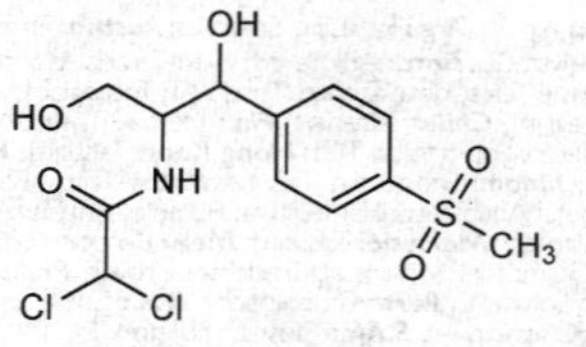

注：甲砜霉素的外消旋形式 Racephenicol 是 *USAN*。

Pharmacopoeias. In *Chin.* and *Eur.* (see p.vii).

Ph. Eur. 6. 8 (Thiamphenicol) 白色或微黄白色，精细结晶性粉末或结晶体。微溶于水和乙酸乙酯；略溶于无水乙醇和丙酮；易溶于乙腈和二甲基甲酰胺；极易溶于二甲乙酰胺；可溶于甲基乙醇。避光，防潮。

Thiamphenicol Glycinate Hydrochloride 盐酸甲砜霉素甘氨酸

Thiamphenicol Aminoacetate Hydrochloride; Tiamfenicolo Glicinato Cloridrato; Tianfenicol, hidrocloruro del glicinato de.

$C_{14}H_{18}Cl_2N_2O_6S,HCl$ = 449.7.
CAS — 2393-92-2 (thiamphenicol glycinate); 2611-61-2 (thiamphenicol glycinate hydrochloride).
ATC — J01BA02.
ATC Vet — QJ01BA02.

Pharmacopoeias. In *It.*

不良反应和注意事项

类似于**氯霉素**，详见第228页。

甲砜霉素可能比氯霉素更易导致剂量依赖的可逆性骨髓抑制，尤其对于老年人或肾功能受损的患者，但通常并不合并再生障碍性贫血。甲砜霉素也不易引起灰婴综合征。

肾损伤患者应减少甲砜霉素的剂量，肝损伤时无须减量。

药物相互作用

类似于**氯霉素**，详见第229页。

尽管甲砜霉素不在肝内代谢并预期不受诱导肝酶的药物的影响，仍有报道抑制肝微粒体酶并影响其他药物的代谢。

抗菌作用

甲砜霉素同氯霉素有相似的广谱抗菌谱（第229页）。尽管一般而言，甲砜霉素活性不及氯霉素，但报道其活性相等，对嗜血杆菌属和奈瑟菌属某些种，其杀菌效果更强。

甲砜霉素和氯霉素存在交叉耐药。不过，有些对氯霉素耐药的菌株对甲砜霉素仍敏感。

药动学

甲砜霉素 500mg 口服后在胃肠道吸收，2h 后达到血浆峰浓度 3～6μg/ml。

甲砜霉素可进入脑脊液，透过胎盘，进入乳汁和肺组织中。约 10%同血浆蛋白结合。半衰期为 2～3h，但不像氯霉素那样在肾损伤患者会延长。可排泄进入尿中，约 70%以原形在 24h 内自尿中排出。尽管在肝中很少或不与葡萄糖醛酸结合，但肝炎或肝硬化患者的药物半衰期延长，血药浓度升高。少量经胆汁和粪便排泄。

用途和用法

甲砜霉素治疗包括性传播疾病在内的敏感菌感染，用法同氯霉素相似（第229页）。成人常用剂量为每日 1.5g分次口服。严重感染者最初可增加至每日 3g。以甲砜霉素碱基为计算标准，相同剂量的更易溶于水的甲砜霉素的盐酸甘氨酸盐可肌内或静脉注射。1.26g盐酸甲砜霉素甘氨酸相当于 1g 甲砜霉素。老年患者每日最大使用剂量为 1g。肾损伤患者应减量（详见下文）。

对淋病的治疗，口服甲砜霉素剂量范围为每日 2.5g 1～2天，到第1天 2.5g，随后 4 天每日 2g 不等。单日剂量更适合于单纯性淋病的男性患者。

盐酸甘氨酸甲砜霉素可吸入给药、支气管内给药或腔内给药。甲砜霉素以甲砜霉素乙酰半胱氨酸甘氨酸和甲砜霉素异酰酰甘氨酸钠的形式应用。

儿童用量详见下文。

儿童用法 儿童每日口服剂量为 30～100mg/kg，需根据感染严重程度及年龄确定剂量。也可通过肌内注射或静脉注射给予相同剂量药物。

在肾损伤中的用法 甲砜霉素在肾损伤患者应根据内生肌酐清除率（CC）减量。对口服制剂，建议剂量如下：

- CC 30～60ml/min：500mg 每日 2 次；
- CC 10～30ml/min：500mg 每日 1 次。

胃肠外给药应参考下述剂量：

- CC 50～75ml/min：500mg，每 12h 用药 1 次；
- CC 25～50ml/min：500mg，每 18h 用药 1 次；
- CC 20ml/min：500mg，每 24h 用药 1 次；
- CC 10ml/min：500mg，每 48h 用药 1 次。

制剂

专利制剂

Belg.: Fluimucil Antibiotic; Urfamycine; ***Braz.:*** Glitisol; ***Fr.:*** Thiophenicol; ***Hong Kong:*** Urfamycin; ***Indon.:*** Biothicol; Canicol; Cetathiacol; Comthycol; Conucol; Corsafen; Daiticin; Dexycol; Fosicol; Genicol; Ipibiofen; Kalticol; Lacophen; Lanacol; Nikolam; Nilacol; Nufathiam; Opiphen; Phenobiotic†; Promixin; Renamoca; Rindofen; Sendicol; Thiambiotic†; Thiamet; Thiamfilex; Thiamika; Thiamycin; Thislacol; Troviakol†; Urfamycin; Urfekol†; Venacol; Zumatab; ***Ital.:*** Fluimucil Antibiotico; Glitisol; ***Mex.:*** Tiofeniclin†; ***Rus.:*** Fluimucil Antibiotic (Флуимуцил антибиотик); ***Switz.:*** Urfamycine†; ***Thai.:*** Doqua; Mycochlorin-T; Thiam-P; Thiamcin; Treomycin; Urfamycin; ***Turk.:*** Thiophenicol†; Tiofen; Urfamycin; Urfetem.

多组分制剂 ***Spain:*** Flumil Antibiotico; ***Thai.:*** Fluimucil Antibiotic†.

Thioacetazone (*BAN, rINN*) 氨硫脲

Amithiozone; Amitiozon; TBI/698; Tebezonum; Thiacetazone; Thioacétazone; Thioacetazonum; Tiasetazon; Tioacetazona. 4-Acetamidobenzaldehyde thiosemicarbazone.

Тиоацетазон

$C_{10}H_{12}N_4OS$ = 236.3.
CAS — 104-06-3.
UNII — MMG78X7SSR.

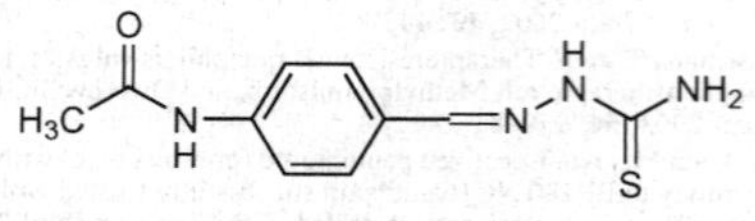

Pharmacopoeias. In *Int.*

不良反应

氨硫脲报道最多的不良反应是胃肠功能紊乱、超敏反应如皮疹、结膜炎以及眩晕，其发生率在不同的国家各不相同。中毒性表皮坏死松解症、偶可致命的剥脱性皮炎、Stevens-Johnson 综合征均有报道；HIV 感染患者，严重皮肤反应的发生率极高（详见下文）。氨硫脲可致骨髓抑制，如白细胞减少、粒细胞缺乏和血小板减少。可发生急性溶血性贫血，大多数患者有轻度贫血。伴有黄疸的肝毒性和急性肝衰竭也有报道。脑水肿有报道发生。剂量依赖性耳毒性罕见。

不良反应发生率 在一个用链霉素、异烟肼和氨硫脲治疗 1212 例结核患者的 10 年系列研究中，171 例（14%）发生与氨硫脲有关的不良反应。最常见的不良反应是眩晕（10%，主要发生在与链霉素合用时）和皮疹（3%），包括剥脱性皮炎和 Stevens-Johnson 综合征[1]。

1. Pearson CA. Thiacetazone toxicity in the treatment of tuberculosis patients in Nigeria. *J Trop Med Hyg* 1978; **81:** 238–42.

对神经系统的影响 50 岁老年男性使用氨硫脲，15min 内 2 次发生急性周围神经病变可能是由于过敏反应引起[1]。

1. Gupta PK, *et al.* Acute severe peripheral neuropathy due to thiacetazone. *Indian J Tuberc* 1984; **31:** 126–7.

对皮肤的影响 HIV 感染患者氨硫脲治疗结核时，严重的甚至致命的皮肤超敏反应时有报道[1,2]。WHO 建议氨硫脲应避免在此类患者中使用[3]。不幸的是，由于价格便宜，氨硫脲是发展中国家治疗结核主要药物之一[4]。有些地区，如非洲 HIV 高发的某些地区已支持将利福平为基础的治疗方案加以更改[5]。其他学者发现氨硫脲所致皮肤不良反应的死亡率比以前报道的要低，并建议通过加强管理促进氨硫脲在防治结核中的作用[6]。这些遭到其他认为能找到比含有氨硫脲更好、更有效的治疗方案的学者的反对[7]。实际的方法可能采取依靠人群中 HIV 流行率来制定策略[8]。在 HIV 发生率高的地区，乙胺丁醇应取代氨硫脲；在 HIV 发生率中度的地区，常规 HIV 检测以评估患者的危险性；在 HIV 发生率低的地区，适合对患者进行皮肤过敏风险的培训。

1. Nunn P, *et al.* Cutaneous hypersensitivity reactions due to thiacetazone in HIV-1 seropositive patients treated for tuberculosis. *Lancet* 1991; **337:** 627–30.
2. Chintu C, *et al.* Cutaneous hypersensitivity reactions due to thiacetazone in the treatment of tuberculosis in Zambian children infected with HIV-I. *Arch Dis Child* 1993; **68:** 665–8.
3. Raviglione MC, *et al.* HIV-associated tuberculosis in developing countries: clinical features, diagnosis, and treatment. *Bull WHO* 1992; **70:** 515–26.
4. Nunn P, *et al.* Thiacetazone—avoid like poison or use with care? *Trans R Soc Trop Med Hyg* 1993; **87:** 578–82.
5. Okwera A, *et al.* Randomised trial of thiacetazone and rifampicin-containing regimens for pulmonary tuberculosis in HIV-infected Ugandans. *Lancet* 1994; **344:** 1323–8.
6. Ipuge YAI, *et al.* Adverse cutaneous reactions to thiacetazone for tuberculosis treatment in Tanzania. *Lancet* 1995; **346:** 657–60.
7. Elliott AM, *et al.* Treatment of tuberculosis in developing countries. *Lancet* 1995; **346:** 1098–9.
8. van Gorkom J, Kibuga DK. Cost-effectiveness and total costs of three alternative strategies for the prevention and management of severe skin reactions attributable to thiacetazone in the treatment of human immunodeficiency virus positive patients with tuberculosis in Kenya. *Tubercle Lung Dis* 1996; **77:** 30–6.

多毛症 多毛症发生在 2 例接受氨硫脲治疗的儿童患者[1]。

1. Nair LV, Sugathan P. Thiacetazone induced hypertrichosis. *Indian J Dermatol Venereol* 1982; **48:** 161–3.

注意事项

由于有地理差异，包含氨硫脲的治疗方案在广泛使用前应事先确定其在该地区的疗效和毒性。

肝损伤患者避免使用氨硫脲。由于氨硫脲较低的治疗指数和主要从尿中排泄，肾损伤患者也建议避免使用。如皮疹或其他过敏体征发生时应停药。由于严重不良反应风险增加（详见上文**对皮肤的影响**），HIV 阳性的患者避免使用。

药物相互作用

氨硫脲可能增强链霉素的耳毒性。

抗菌作用

氨硫脲是抑菌药。尽管敏感性在世界各地不同，但对大多数结核分枝杆菌有效。

对麻风分枝菌也是抑菌药。单独使用时可发生耐药。在氨硫脲和乙硫异烟胺、丙硫异烟胺间可发生交叉耐药。

药动学

氨硫脲 150mg 口服后在胃肠道吸收，4～5h 后达到血浆峰浓度 1～2μg/ml。约 20%以原形自尿中排泄，半衰期 12h。

用途和用法

氨硫脲同其他抗分枝杆菌药一起用于的结核治疗（第187页）。包含氨硫脲的治疗方案不及 WHO 推荐的短程疗法有效，但在一些发展中国家联合异烟肼作为长程疗法药物，因其价格低费用。氨硫脲是多重耐药性结核病的二线治疗药物，已不再适用于常规治疗中；由于其严重不良反应的风险，不推荐 HIV 阳性患者使用氨硫脲（详见上文**对皮肤的影响**）。

氨硫脲用于麻风的治疗（第168页），但 WHO 目前不再推荐。对结核的治疗，氨硫脲每日口服 150mg。间断性用药效果较差，推荐每日给药。

制剂

专利制剂

Turk.: Citazon.

多组分制剂 *India:* Isokin-T Forte.

Thiostrepton 硫链丝菌素

Thiostreptonum; Tiostreptón; Tiostrepton; Tiostreptoni.

Тиострептон

$C_{72}H_{85}N_{19}O_{18}S_5$ = 1664.9.

CAS — 1393-48-2.

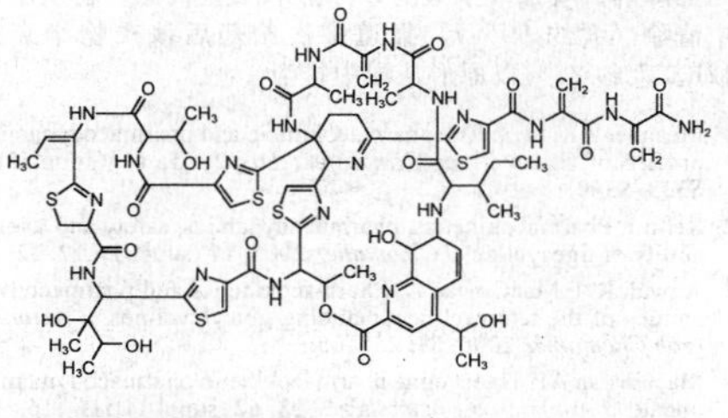

Pharmacopoeias. In *US* for veterinary use only.

USP 33 (Thiostrepton)。链霉菌属培育菌产生的一种抗菌物质。按干燥量计算，每毫克不低于 900U 效价。白色到灰白色结晶性固体。几乎不溶于水、低浓度酒精、非极性有机溶剂和稀释的酸碱，溶于醋酸、氯仿、二甲基甲酰胺、二甲亚砜、二噁烷、吡啶。贮藏于密闭容器中。

简介

硫链丝菌素是由 *Streptomyces azureus* 产生的一种抗菌物质，包括局部兽用抗菌制剂。

Tiamulin (*BAN*, *rINN*) 硫姆林

SQ-14055; Tiamuliini; Tiamulina; Tiamuline; Tiamulinum. {[2-(Diethylamino)ethyl]thio}acetic acid 8-ester with octahydro-5,8-dihydroxy-4,6,9,10-tetramethyl-6-vinyl-3a,9-propano-3a*H*-cyclopentacycloocten-1(4*H*)-one.

Тиамулин

$C_{28}H_{47}NO_4S$ = 493.7.

CAS — 55297-95-5.

ATC Vet — QJ01XQ01; QP51AX15.

UNII — E38WZ4U54R.

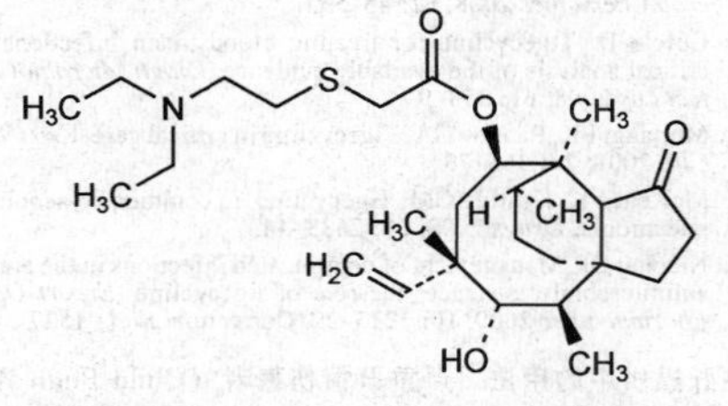

Pharmacopoeias. In *Eur.* (see p.vii) and *US* for veterinary use only.

Ph. Eur. 6.8 [Tiamulin for Veterinary Use; Tiamulin BP (Vet) 2010] 黏性透明、稍有吸湿性的淡黄色物质。几乎不溶于水；易溶于无水乙醇；极易溶于二氯甲烷。避光。

USP 33 (Tiamulin) 避光。

Tiamulin Fumarate (*BANM*, *USAN*, *rINNM*) 富马酸硫姆林

Fumarato de tiamulina; 81723-hfu; SQ-22947; Tiamuliinivetyfumaraatti; Tiamuline, Fumarate de; Tiamuline, hydrogénofumarate de; Tiamulin-fumarát; Tiamulini Fumaras; Tiamulini hydrogenofumaras; Tiamulinvätefumarat.

Тиамулина Фумарат

$C_{28}H_{47}NO_4S,C_4H_4O_4$ = 609.8.

CAS — 555297-96-6.

UNII — ION1Q02ZCX.

Pharmacopoeias. In *Eur.* (see p.vii) and *US* for veterinary use only.

Ph. Eur. 6.8 (Tiamulin Hydrogen Fumarate for Veterinary Use; Tiamulin Hydrogen Fumarate Bp (vet) 2010) 白色或淡黄色、结晶性粉末。溶于水和甲醇；易溶于无水乙醇。1%水溶液的 pH 值为 3.1～4.1。避光。

USP 33 (Tiamulin Fumarate)。1%水溶液的 pH 值为 3.1～4.1。贮藏于密闭容器中。避光。

简介

富马酸硫姆林是一种兽用抗菌药。

Ticarcillin Monosodium (*BANM*, *rINNM*) 替卡西林单钠盐

Ticarcilina monosódica; Ticarcilline Monosodique; Ticarcillinum Mononatricum. Monosodium (6*R*)-6-[2-carboxy-2-(3-thienyl)-acetamido]penicillanate monohydrate.

Мононатрий Тикарциллин

$C_{15}H_{15}N_2NaO_6S_2,H_2O$ = 424.4.

CAS — 34787-01-4 (ticarcillin); 3973-04-4 (ticarcillin); 74682-62-5 (ticarcillin monosodium).

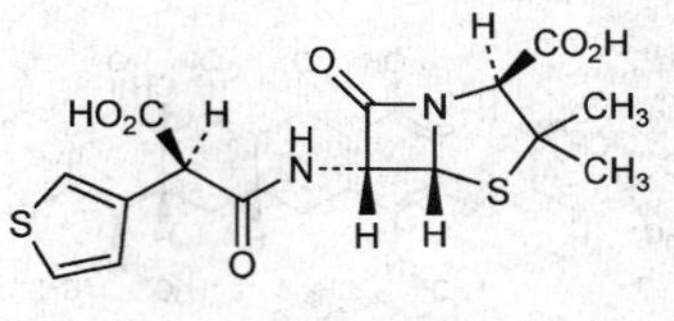

(ticarcillin)

Pharmacopoeias. In *US.*

USP 33 (Ticarcillin Monosodium) 贮藏于密闭容器中。

Ticarcillin Sodium (*BANM*, *rINNM*) 替卡西林钠

BRL-2288; Natrii Ticarcillinum; Ticarcilina sódica; Ticarcillin Disodium (*USAN*); Ticarcilline sodique; Ticarcillinum Dinatricum; Ticarcillinum natricum; Tikarcilin disodná sůl; Tikarcilin sodná sůl; Tikarcilino natrio druska; Tikarcillinnatrium; Tikarcillin-nátrium; Tikarsilliininatrium; Tykarcylina sodowa. Disodium (6*R*)-6-[2-carboxy-2-(3-thienyl)acetamido]penicillanate.

Натрий Тикарциллин

$C_{15}H_{14}N_2Na_2O_6S_2$ = 428.4.

CAS — 4697-14-7; 29457-07-6.

ATC — J01CA13.

ATC Vet — QJ01CA13.

UNII — G8TVV6DSYG.

Pharmacopoeias. In *Eur.* (see p.vii) and *US.*

Ph. Eur. 6.8 (Ticarcillin Sodium) 白色或微黄色、吸湿性粉末。易溶于水；溶于甲醇。5%水溶液的 pH 值为 5.5～7.5。2～8℃贮藏于密闭容器中。

USP 33 (Ticarcillin Disodium)。白色到淡黄色粉末或固体。每毫克单体物质不低于 800μg 按干燥基准计算的替卡西林的效价。易溶于水。1%水溶液的 pH 值为 6.0～8.0。贮藏于密闭容器中。

配伍禁忌 替卡西林钠不能同氨基糖苷类配伍。

1. Swenson E, *et al.* Compatibility of ticarcillin disodium clavulanate potassium with commonly used intravenous solutions. *Curr Ther Res* 1990; **48**: 385–94.

稳定性 参考文献如下。

1. Zhang Y, Trissel LA. Stability of piperacillin and ticarcillin in AutoDose Infusion System bags. *Ann Pharmacother* 2001; **35**: 1360–3.

不良反应和注意事项

类似于**羧苄西林钠**，详见第206页。

替卡西林和克拉维酸联合应用时报道有梗阻性黄疸和肝炎发生。可能与克拉维酸的成分有关。

肾损伤患者慎用替卡西林。

哺乳 替卡西林分布到乳汁中的量很少[1]，没有观察到哺乳婴儿的不良反应，American Academy of Pedicatrics 认为使用该药可同时哺乳[2]。

1. von Kobyletzki D, *et al.* Ticarcillin serum and tissue concentrations in gynecology and obstetrics. *Infection* 1983; **11**: 144–9.
2. American Academy of Pediatrics. The transfer of drugs and other chemicals into human milk. *Pediatrics* 2001; **108**: 776–89. [Retired May 2010] Correction. *ibid.*; 1029. Also available at: http://aappolicy.aappublications.org/cgi/content/full/pediatrics%3b108/3/776 (accessed 28/05/04)

对膀胱的影响 Australian Adverse Drug Reactions Advisory Committee 已经接到 1980～2002 年 15 例与替卡西林或克拉维酸有关的出血性膀胱炎的报告，主要是儿科囊性纤维化患者[1]。几乎全部患者在停药后很快痊愈。

1. Adverse Drug Reactions Advisory Committee (ADRAC). Haemorrhagic cystitis with ticarcillin in cystic fibrosis patients. *Aust Adverse Drug React Bull* 2002; **21**: 6–7. Also available at: http://www.tga.gov.au/adr/aadrb/aadr0206.pdf (accessed 29/07/08)

对肝脏的影响 梗阻性黄疸和肝炎伴随着青霉素和克拉维酸联合应用而出现（详见**阿莫西林**，第192页），1993 年 2 月，有 2 例病例报告给了英国 CSM[1]。该不良反应可能与克拉维酸有关。

1. CSM/MCA. Cholestatic jaundice with co-amoxiclav. *Current Problems* 1993; **19**: 2.

钠的含量 每克替卡西林钠含有 4.7mmol 钠。

药物相互作用

类似于**青霉素**，详见第203页。

免疫抑制药 替卡西林对环孢素的清除作用，详见第1742页。

抗菌作用

替卡西林是杀菌药，类似于羧苄西林的作用机制和抗菌谱（第203页），对铜绿假单胞菌的活性强2～4 倍。

替卡西林和氨基糖苷类联合应用体外显示对铜绿假单胞菌和肠杆菌科有协同作用。

由于β-内酰胺酶对替卡西林耐药的细菌，可因β-内酰胺酶抑制药克拉维酸而使替卡西林活性增强。这些细菌包括葡萄球菌、多数肠杆菌科细菌、流感嗜血杆菌和拟杆菌属某些种。替卡西林对铜绿假单胞菌的活性不被克拉维酸增强。对替卡西林/克拉维酸的耐药已有报道。

羧苄西林和替卡西林有交叉耐药。

1. Pulverer G, *et al.* In-vitro activity of ticarcillin with and without clavulanic acid against clinical isolates of Gram-positive and Gram-negative bacteria. *J Antimicrob Chemother* 1986; **17** (suppl C): 1–5.
2. Masterton RG, *et al.* Timentin resistance. *Lancet* 1987; **ii**: 975–6.
3. Fass RJ, Prior RB. Comparative in vitro activities of piperacillin-tazobactam and ticarcillin-clavulanate. *Antimicrob Agents Chemother* 1989; **33**: 1268–74.
4. Kempers J, MacLaren DM. Piperacillin/tazobactam and ticarcillin/clavulanic acid against resistant Enterobacteriaceae. *J Antimicrob Chemother* 1990; **26**: 598–9.
5. Klepser ME, *et al.* Comparison of the bactericidal activities of piperacillin-tazobactam, ticarcillin-clavulanate, and ampicillin-sulbactam against clinical isolates of Bacteroides fragilis, Enterococcus faecalis, Escherichia coli, and Pseudomonas aeruginosa. *Antimicrob Agents Chemother* 1997; **41**: 435–9.

药动学

替卡西林胃肠道不吸收，肌内注射 1g 后 0.5～1h 后达到血浆峰浓度 22～35μg/ml。循环中 50%的替卡西林和血浆蛋白结合。报道的血浆半衰期 70min。囊性纤维化患者更短的半衰期（一项研究大约 50min）是由于肾性或非肾性清除增加。新生儿和肾损伤患者半衰期延长，特别在同时有肝损伤时更明显。有报道在严重肾损伤者半衰期 15h。

体内分布同羧苄西林相似。胆汁中浓度相对较高，但替卡西林主要经肾小球滤过和肾小管分泌。肌内注射 1g 或 2g 后尿中可获得 2～4mg/ml 的浓度。替卡西林代谢有限。大多数在用药 6h 以内，最多可达 90%的药物以原形从尿中排泄。血浆浓度可因丙磺舒而提高。

替卡西林可经血液透析清除，经腹膜透析部分清除。

替卡西林可透过胎盘，少量进入乳汁。

替卡西林/克拉维酸 替卡西林/克拉维酸药动学很相似，也不表现出较大的相互影响。

1. Staniforth DH, *et al.* Pharmacokinetics of parenteral ticarcillin formulated with clavulanic acid: Timentin. *Int J Clin Pharmacol Ther Toxicol* 1986; **24**: 123–9.
2. Brogard JM, *et al.* Biliary elimination of ticarcillin plus clavulanic acid (Claventin®): experimental and clinical study. *Int J Clin Pharmacol Ther Toxicol* 1989; **27**: 135–44.
3. de Groot R, *et al.* Pharmacokinetics of ticarcillin in patients with cystic fibrosis: a controlled prospective study. *Clin Pharmacol Ther* 1990; **47**: 73–8.
4. Wang J-P, *et al.* Disposition of drugs in cystic fibrosis IV: mechanisms for enhanced renal clearance of ticarcillin. *Clin Pharmacol Ther* 1993; **54**: 293–302.
5. Burstein AH, *et al.* Ticarcillin-clavulanic acid pharmacokinetics in preterm neonates with presumed sepsis. *Antimicrob Agents Chemother* 1994; **38**: 2024–8.

用途和用法

替卡西林是用于严重革兰阴性细菌感染的羧基青霉素，特别是用于铜绿假单胞菌感染。使用替卡西林治疗

的铜绿假单胞菌感染包括囊性纤维化（呼吸道感染）、免疫受损患者（嗜中性粒细胞减少症）、腹膜炎和败血症。其他由铜绿假单胞菌感染包括骨和关节感染、脑（脊）膜炎、中耳炎（慢性）、皮肤感染（烧伤、坏疽性深脓疱病、溃疡）和泌尿道感染。对这些感染的内容和治疗，详见**抗菌药的选择**（第153页）。

替卡西林以其钠盐注射使用。剂量以相同剂量的替卡西林表示，1.1g替卡西林钠相当于1g替卡西林。肾损害患者需减量（详见下文）。

替卡西林用量为每日200～300mg/kg，每4h或6h分次静脉注射。

成人每日4次口服丙磺舒500mg，会造成更高和更长时间的替卡西林血浆浓度，而肾损伤患者应慎重。

治疗复杂性泌尿道感染，替卡西林剂量为每日150～200mg/kg，每4h或6h分次静脉注射。非复杂性尿路感染，常用剂量替卡西林1g每6h肌内注射或缓慢静脉注射。

囊性纤维化患者，替卡西林可喷雾给药治疗呼吸道感染。

替卡西林常和氨基糖苷类联合使用，但应分开注射，以避免可能的配伍禁忌。

替卡西林/克拉维酸 替卡西林可和克拉维酸联合使用（第237页）。克拉维酸是一种β-内酰胺酶抑制药，能增加由于产生β-内酰胺酶而耐药的细菌的抗菌谱。这种联合可静脉输注，替卡西林（钠盐计算）：克拉维酸（钾盐计算）比例为15（或30）：1。替卡西林与克拉维酸联合应用药剂量以及单独应用替卡西林的剂量是可变的。单独使用替卡西林的成人剂量为每日9～18g，分3～6次使用。

替卡西林以及替卡西林与克拉维酸的儿童用量详见下文。

儿童用法 单独使用替卡西林或联合克拉维酸可用于治疗婴儿及儿童敏感的革兰阴性菌感染。

替卡西林 在美国，American Academy of Pediatrics[1]推荐肌内注射或静脉注射剂量如下：

- 体重低于1.2kg的所有新生儿，以及1周龄以下、出生体重为1.2～2kg的新生儿：75mg/kg，每12h用药1次；
- 1周龄以下、出生体重大于2kg的婴儿，以及1周龄以上、出生体重为1.2～2kg的新生儿：75mg/kg，每8h用药1次；
- 1周龄以上、出生体重大于2kg的新生儿：100mg/kg，每8h用药1次；
- 1个月龄以上儿童：每日100～200mg/kg，分4次用药；严重感染时每日300mg/kg。

替卡西林与克拉维酸 在英国，新生儿及儿童可以使用替卡西林联合克拉维酸治疗；在美国，只允许大于3个月龄以上儿童使用替卡西林联合克拉维酸治疗。

在英国，*BNFC 2009* 推荐静脉注射剂量如下（以替卡西林和克拉维酸联合使用剂量表示）：

由假单胞菌、变形杆菌引起的感染：

- 体重小于2kg的早产儿：80mg/kg，每12h用药1次；
- 所有其他新生儿：80mg/kg，每8h用药1次，严重感染可增加至每6h用药1次；
- 1个月龄以上儿童：80mg/kg（最大剂量3.2g），每6～8h用药1次；严重感染且体重大于40kg儿童，可增加至每4h用药1次。

American Academy of Pediatrics[1]推荐，1个月龄以上儿童轻中度感染时，静脉注射每日剂量为100～200mg/kg（按替卡西林量计算），分4次用药；严重感染时可增加至每日300mg/kg。

1. American Academy of Pediatrics. *2009 Red Book: Report of the Committee on Infectious Diseases*, 28th ed. Elk Grove Village, Illinois, USA: American Academy of Pediatrics, 2009.

在肾损伤中的用法 肾损伤患者替卡西林需减量。最初静脉使用3g的负荷剂量后，应根据患者肌酐清除率（CC）调整静脉维持剂量。

- CC 30～60ml/min：每4h 2g；
- CC 10～30ml/min：每8h 2g；
- CC 不超过10ml/min：每12h 2g（或每6h肌内注射1g）；
- CC 不超过10ml/min合并肝损伤：每24h 2g（或每12h肌内注射1g）；
- 腹膜透析患者：每12h 3g；
- 血液透析患者：每12h 2g加每次透析后额外使用3g。

制剂

USP 33: Ticarcillin and Clavulanic Acid for Injection; Ticarcillin and Clavulanic Acid Injection; Ticarcillin for Injection.

专利制剂

Fr.: Ticarpen; ***Gr.:*** Neo Pyopen; ***Neth.:*** Ticarpen†; ***Spain:*** Ticarpen; ***USA:*** Ticar†.

多组分制剂 ***Austral.:*** Timentin; ***Belg.:*** Timentin; ***Braz.:*** Timentin; ***Canad.:*** Timentin; ***Cz.:*** Timentin; ***Fr.:*** Claventin; ***Gr.:*** Timentin; ***Hong Kong:*** Timentin; ***India:*** Timentin†; ***Israel:*** Timentin; ***Ital.:*** Timentin; ***Mex.:*** Timentin; ***Neth.:*** Timentin†; ***NZ:*** Timentin; ***Philipp.:*** Ticarcin; Timentin; ***Pol.:*** Timentin; ***Rus.:*** Timentin (Тиментин); ***UK:*** Timentin; ***Ukr.:*** Timentin (Тиментин); ***USA:*** Timentin.

Tigecycline (*USAN*, *rINN*) 替加环素

GAR-936; TBG-MINO; Tigeciclina; Tigécycline; Tigecyclinum; WAY-GAR-936. (4*S*,4a*S*,5a*R*,12a*S*)-9-[2-(*tert*-Butylamino)acetamido]-4,7-bis(dimethylamino)-1,4,4a,5,5a,6,11,12a-octahydro-3,10,12,12a-tetrahydroxy-1,11-dioxo-2-naphthacenecarboxamide.

Тигециклин

$C_{29}H_{39}N_5O_8$ = 585.6.

CAS — 220620-09-7.

ATC — J01AA12.

ATC Vet — QJ01AA12.

UNII — 70JE2N95KR.

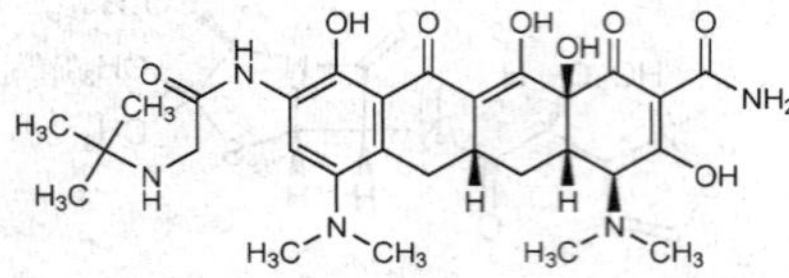

稳定性和相容性 在英国，替加环素溶液应在制备后立即使用；然而英国注册药品信息规定，制备后可室温储存24h（可在小瓶中存放6h，剩余时间存于输液袋中），或者制备后转移至输液袋中，2～8℃储存45h。

替加环素可通过Y型输液器与阿米卡星、多巴酚丁胺、盐酸多巴胺、庆大霉素、氟哌啶醇、盐酸利多卡因、吗啡、去甲肾上腺素、哌拉西林/三唑巴坦（用EDTA调配）、氯化钾、异丙酚、盐酸雷尼替丁、茶碱以及妥布霉素同时使用。与替加环素配伍禁忌的包括两性霉素B、地西泮、埃索美拉唑、奥美拉唑或任何静脉注射后会使pH大于7的药物。

不良反应

替加环素是一种甘氨酰环素类抗菌药，结构同四环素类相似，可能发生的不良反应同四环素类相似（详见第329页）。替加环素最常见的不良反应有恶心、呕吐和腹泻。其他常见的不良反应包括脓肿、腹痛、食欲减退、消化不良、头晕、头痛、静脉炎、瘙痒和皮疹。感染相关的严重不良事件包括败血症或败血症性休克，原因不明。报道有肝酶、胆红素、血清淀粉酶以及尿素氮升高。偶有明显的肝损伤，包括肝衰竭的发生。注射部位局部反应以及血小板增多、贫血、白细胞增多均可发生。急性胰腺炎也有报道，一般发生于用药至少1周后；停止使用替加环素后症状基本消失。有报道称，替加环素有潜在致命的过敏反应或类过敏反应。

注意事项

由于潜在相似的不良反应，替加环素注意事项同四环素类（第329页）。特别地，动物研究发现可导致胎儿损伤，应避免孕妇使用。动物研究发现该药能进入乳汁。因其可致恒牙变黄，牙齿发育期避免使用（8岁以前）。使用替加环素单一治疗继发于肠穿孔的复杂性腹腔内感染时应慎重。替加环素可延长凝血酶原时间和活化部分凝血激酶时间，使用抗凝血药时需注意密切监测。严重肝损伤患者，替加环素应调整剂量（详见下文）。

FDA发布警告称替加环素在治疗多重严重感染时会增加死亡风险，并且推荐严重感染[1]患者更换药物。

1. FDA. Tygacil (tigecycline): label change - increased mortality risk (issued 1st September 2010). Available at: http://www.fda.gov/Safety/MedWatch/SafetyInformation/SafetyAlertsforHumanMedicalProducts/ucm224626.htm (accessed 02/09/10)

药物相互作用

免疫抑制药 合用替加环素治疗可升高环孢素的血浓度，详见第1742页。

抗菌作用

替加环素是一种全身性抑菌剂，通过与核糖体30S亚基结合，阻止其与氨基酰tRNA结合而发挥作用，机制类似于四环素类（详见第330页）。替加环素对革兰阳性菌、革兰阴性菌具有广谱抗菌活性，包括四环素耐药菌和部分厌氧菌。替加环素体外和临床上对甲氧西林敏感或耐药的金黄色葡萄球菌、万古霉素敏感的粪肠球菌以及一些链球菌感染均具有抗菌活性。已证实对革兰阴性菌敏感的细菌包括鲍氏不动杆菌、弗劳地枸橼酸杆菌、肠杆菌属、大肠埃希菌和克雷白菌属某些种。替加环素对某些厌氧菌也有抗菌活性，包括脆弱拟杆菌及其他拟杆菌属某些种，产气荚膜梭菌和微小消化链球菌。据报道对疟原虫也有一些活性。

药动学

静脉用药后，替加环素广泛分布到组织中。体外试验报道血浆蛋白结合率71%～89%。尽管替加环素某些微量代谢产物已经鉴定出，包括葡萄糖醛酸苷、乙酰（基）代谢物以及替加环素差向异构体，但仍不认为被完全降解。替加环素最初以原形和某些代谢产物从胆汁中清除（大约60%），报道多次给药后该产物半衰期42h。大约22%以原形从尿中排泄。

1. Meagher AK, *et al.* The pharmacokinetic and pharmacodynamic profile of tigecycline. *Clin Infect Dis* 2005; **41** (suppl 5): S333–S340.
2. Rello J. Pharmacokinetics, pharmacodynamics, safety and tolerability of tigecycline. *J Chemother* 2005; **17** (suppl 1): 12–22.
3. Agwuh KN, MacGowan A. Pharmacokinetics and pharmacodynamics of the tetracyclines including glycylcyclines. *J Antimicrob Chemother* 2006; **58:** 256–65.
4. MacGowan AP. Tigecycline pharmacokinetic/pharmacodynamic update. *J Antimicrob Chemother* 2008; **62** (suppl 1): i11–i16.
5. Barbour A, *et al.* Clinical pharmacokinetics and pharmacodynamics of tigecycline. *Clin Pharmacokinet* 2009; **48:** 575–84.

用途和用法

替加环素是一种甘氨酰环素抗菌药，成人静脉注射用于敏感菌引起的复杂性皮肤和皮肤结构感染或复杂性腹腔内感染。在美国，替加环素可用于治疗社区获得性肺炎，包括并发菌血症的治疗。替加环素静脉注射负荷剂量100mg，以后每12h 50mg，注射时间至少30～60min。严重肝能受损者减量用药，详见下文。

1. Zhanel GG, *et al.* The glycylcyclines: a comparative review with the tetracyclines. *Drugs* 2004; **64:** 63–88.
2. Rubinstein E, Vaughan D. Tigecycline: a novel glycylcycline. *Drugs* 2005; **65:** 1317–36.
3. Frampton JE, Curran MP. Tigecycline. *Drugs* 2005; **65:** 2623–35.
4. Kasbekar N. Tigecycline: a new glycylcycline antimicrobial agent. *Am J Health-Syst Pharm* 2006; **63:** 1235–43.
5. Stein GE, Craig WA. Tigecycline: a critical analysis. *Clin Infect Dis* 2006; **43:** 518–24.
6. Slover CM, *et al.* Tigecycline: a novel broad-spectrum antimicrobial. *Ann Pharmacother* 2007; **41:** 965–72.
7. Grolman DC. Therapeutic applications of tigecycline in the management of complicated skin and skin structure infections. *Int J Infect Dis* 2007; **11** (suppl 1): S7–S15.
8. Karageorgopoulos DE, *et al.* Tigecycline for the treatment of multidrug-resistant (including carbapenem-resistant) Acinetobacter infections: a review of the scientific evidence. *J Antimicrob Chemother* 2008; **62:** 45–55.
9. Curcio D. Tigecycline for treating bloodstream infections: a critical analysis of the available evidence. *Diagn Microbiol Infect Dis* 2008; **61:** 358–9.
10. Mullangi PK, Pankey GA. Tigecycline in critical care. *Crit Care Clin* 2008; **24:** 365–75.
11. McKeage K, Keating GM. Tigecycline: in community-acquired pneumonia. *Drugs* 2008; **68:** 2633–44.
12. Nicolau DP. Management of complicated infections in the era of antimicrobial resistance: the role of tigecycline. *Expert Opin Pharmacother* 2009; **10:** 1213–22. Correction. *ibid.*; 1527.

在肝损伤中的用法 严重肝损伤患者（Child-Pugh评级C级）需调节替加环素的剂量，初始静脉负荷剂量为100mg，以后维持剂量减为每12h 25mg。

制剂

专利制剂

Arg.: Tygacil; ***Austral.:*** Tygacil; ***Austria:*** Tygacil; ***Belg.:*** Tygacil; ***Braz.:*** Tygacil; ***Canad.:*** Tygacil; ***Chile:*** Tygacil; ***Cz.:*** Tygacil; ***Denm.:*** Tygacil; ***Fr.:*** Tygacil; ***Ger.:*** Tygacil; ***Gr.:*** Tygacil; ***Hong Kong:*** Tygacil; ***Hung.:*** Tygacil; ***Indon.:*** Tygacil; ***Irl.:*** Tygacil; ***Ital.:*** Tygacil; ***Malaysia:*** Tygacil; ***Mex.:*** Tygacil; ***Neth.:*** Tygacil; ***Norw.:*** Tygacil; ***Philipp.:*** Tygacil; ***Pol.:*** Tygacil; ***Port.:*** Tygacil; ***Rus.:*** Tigacil (Тигацил); ***Singapore:*** Tygacil; ***Spain:*** Tygacil; ***Swed.:*** Tygacil; ***Switz.:*** Tygacil; ***Thai.:*** Tygacil; ***Turk.:*** Tygacil; ***UK:*** Tygacil; ***USA:*** Tygacil; ***Venez.:*** Tygacil.

Tilmicosin (*BAN*, *USAN*, *rINN*) 替米考星

EL-870; LY-177370; Tilmicosina; Tilmicosine; Tilmicosinum. 4^A^-*O*-De(2,6-dideoxy-3-*C*-methyl-α-L-*ribo*-hexopyranosyl)-20-deoxo-20-(*cis*-3,5-dimethyl-piperidino)tylosin.

Тильмикозин

$C_{46}H_{80}N_2O_{13}$ = 869.1.

CAS — 108050-54-0.

ATC Vet — QJ01FA91.

UNII — XL4103X2E3.

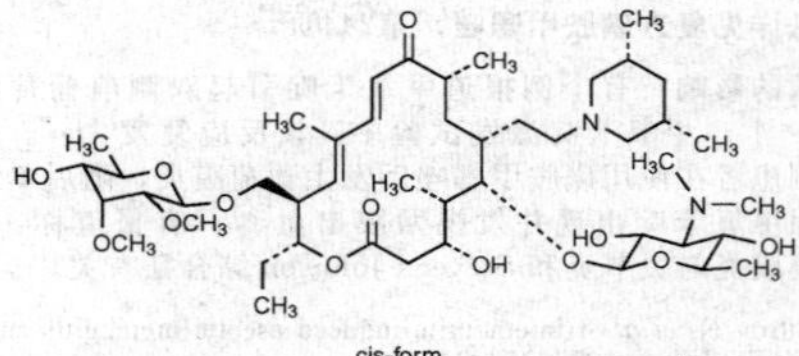

Pharmacopoeias. In *US* for veterinary use only.

USP 33（Tilmicosin） 白色到灰白色无定形固体。微溶于水和正己烷。贮藏温度不超过40℃。避光。

Tilmicosin Phosphate（*BANM*，*USAN*，*rINNM*）替米考星磷酸盐

Fosfato de tilmicosina; Tilmicosine, Phosphate de; Tilmicosini Phosphas.

Тильмикозина Фосфат

$C_{46}H_{80}N_2O_{13},H_3O_4P$ = 967.1.

CAS — 137330-13-3.

UNII — SMH7U1S683.

简介

替米考星使用其碱或磷酸盐作为兽医用大环内酯类抗菌药。

不良反应 报道[1]一例农业工人偶然自体注射替米考星后导致全身衰弱，一过性肺、胃肠道和神经肌肉中毒。1992年3月到2005年3月之间的一份关于人体注射使用替米考星的综述[2]称，严重不良反应的总体风险为约每百万剂量2例。严重心血管不良反应包括心动过缓、高血压、低血压、心动过速和呼吸过快。3168病例中报告发生不良反应数量为156例，其中死亡13例。

1. Crown LA, Smith RB. Accidental veterinary antibiotic injection into a farm worker. *Tenn Med* 1999; **92:** 339–40.
2. Veenhuizen MF, *et al.* Analysis of reports of human exposure to Micotil 300 (tilmicosin injection). *J Am Vet Med Assoc* 2006; **229:** 1737–42.

管理 避免接触替米考星。误入眼中会导致过敏。

Tobramycin（*BAN*，*USAN*，*rINN*）妥布霉素

47663; Nebramycin Factor 6; Tobramicin; Tobramicina; Tobramicinas; Tobramisin; Tobramycine; Tobramycinum; Tobramycyna; Tobramysiini. 6-*O*-(3-Amino-3-deoxy-α-D-glucopyranosyl)-2-deoxy-4-*O*-(2,6-diamino-2,3,6-trideoxy-α-D-*ribo*-hexopyranosyl)streptamine.

Тобрамицин

$C_{18}H_{37}N_5O_9$ = 467.5.

CAS — 32986-56-4.

ATC — J01GB01; S01AA12.

ATC Vet — QJ01GB01; QS01AA12.

UNII — VZ8RRZ51VK.

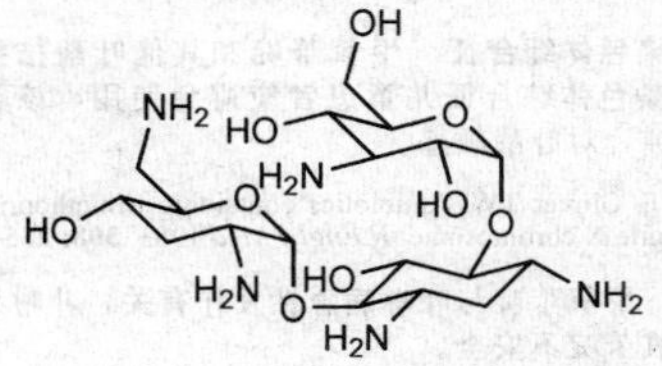

Pharmacopoeias. In *Chin.*, *Eur.* (see p.vii), *Jpn*, and *US*.

Ph. Eur. 6.8（Tobramycin） 黑暗链霉菌产生或其他方法获得的一种物质。白色或类白色粉末。易溶于水；极微溶于乙醇。10%水溶液的pH值为9.0～11.0。

USP 33（Tobramycin） 白色至灰白色，吸湿性粉末。易溶于水；极微溶于乙醇；几乎不溶于氯仿和乙醚。包含不超过8.0%（重量比）的水。10%水溶液的pH值为9.0～11.0。贮藏于密闭容器中。

Tobramycin Sulfate（*rINNM*）硫酸妥布霉素

Sulfato de tobramicina; Tobramycin Sulphate (*BANM*); Tobramycine, Sulfate de; Tobramycini Sulfas; Tobramycyny siarczan.

Тобрамицина Сульфат

$(C_{18}H_{37}N_5O_9)_2,5H_2SO_4$ = 1425.4.

CAS — 49842-07-1 $(C_{18}H_{37}N_5O_9,xH_2SO_4)$; *79645-27-5* $((C_{18}H_{37}N_5O_9)_2,5H_2SO_4)$.

ATC — J01GB01; S01AA12.

ATC Vet — QJ01GB01; QS01AA12.

UNII — HJT0RXD7JK.

Pharmacopoeias. In *Pol.* and *US.*

USP 33（Tobramycin Sulfate） 每毫克硫酸妥布霉素不低于634μg，不高于739μg妥布霉素的效价。4%水溶液的pH值为6.0～8.0。贮藏于密闭容器中。

配伍禁忌 氨基糖苷类的配伍禁忌，包括妥布霉素和β-内酰胺类的，详见**硫酸庆大霉素**部分（第267页）。报道妥布霉素同多种药物有配伍禁忌。妥布霉素注射剂为酸性pH，因此，需注意妥布霉素同碱性制剂或不能溶于酸性pH的药物之间的配伍禁忌。

不良反应、处置和注意事项

类似于**硫酸庆大霉素**，第268页。一些研究认为妥布霉素肾毒性略低于庆大霉素，其他研究认为无明显差异。

应避免血浆高峰浓度超过12μg/ml（*BNF 59* 认为10μg/ml），低谷浓度高于2μg/ml。

吸入性药物如需妥布霉素合用，应先于妥布霉素吸入。使用第一剂妥布霉素吸入后，应注意观察支气管痉挛情况，如发生痉挛，用支气管扩张剂重复试验。峰值气流量在喷雾前后均应监测。严重咯血时慎用。肾功能在治疗前、治疗后每隔6个月监测一次。

对耳的影响 一般由铜绿假单胞菌[1]引起的支气管扩张患者吸入妥布霉素治疗3周后，会发生可逆的前庭毒性（共济失调、眩晕、振动幻视）。

1. Edson RS, *et al.* Vestibular toxicity due to inhaled tobramycin in a patient with renal insufficiency. *Mayo Clin Proc* 2004; **79:** 1185–91.

对肾脏的影响 进行4周吸入妥布霉素治疗铜绿假单胞菌感染[1]的慢性肾功能衰竭患者，是不可逆性血液透析的急性肾功能衰竭的高危人群。

1. Cannella CA, Wilkinson ST. Acute renal failure associated with inhaled tobramycin. *Am J Health-Syst Pharm* 2006; **63:** 1858–61.

对肝脏的影响 一份报道[1]称，一名20岁患者使用妥布霉素治疗铜绿假单胞菌引起的菌血症和骨髓炎时，出现了本药诱导的肝脏毒性。当使用静脉注射妥布霉素和头孢他啶替代经验疗法时，患者肝脏酶学指标开始升高，尤其是治疗方案中妥布霉素剂量升高并且使用哌拉西林/三唑巴坦之后用氨曲南替代头孢他啶后，肝脏酶学指标出现明显升高。在患者第12天所有治疗停止后，酶学指标开始下降。

1. Nisly SA, *et al.* Tobramycin-induced hepatotoxicity. *Ann Pharmacother* 2007; **41:** 2061–5.

药物相互作用

类似于**硫酸庆大霉素**，详见第268页。

抗菌作用

类似于**硫酸庆大霉素**，第268页。妥布霉素体外抗铜绿假单胞菌活性强于庆大霉素，对黏质沙雷菌、葡萄球菌和肠球菌不及庆大霉素；但这些不同未必引起临床疗效的差异。

妥布霉素和庆大霉素交叉耐药比较普遍，10%对庆大霉素耐药菌株对妥布霉素仍敏感。

药动学

类似于**硫酸庆大霉素**，详见第269页。

妥布霉素1mg/kg剂量肌内注射后，血浆峰浓度在30～90min后达到4μg/ml。常用剂量静脉缓慢注射可使血浆浓度短暂超过12μg/ml。血浆半衰期2～3h。妥布霉素可通过吸入充分吸收，并产生全身不良反应（详见上文**对耳的影响**）。

吸入剂 参考文献如下。

1. Touw DJ, *et al.* Pharmacokinetics of aerosolized tobramycin in adult patients with cystic fibrosis. *Antimicrob Agents Chemother* 1997; **41:** 184–7.
2. Beringer PM, *et al.* Pharmacokinetics of tobramycin in adults with cystic fibrosis: implications for once-daily administration. *Antimicrob Agents Chemother* 2000; **44:** 809–13.

用途和用法

妥布霉素是一种氨基糖苷类抗菌药，其作用和用途类似于庆大霉素（第269页）。通常以其硫酸盐用于假单胞细菌属感染。

同庆大霉素相似，妥布霉素可和青霉素类或头孢菌素类联合使用，但应分别注射。

硫酸妥布霉素可通过肌内注射或静脉滴注进行给药，给药需超过20～60min，并且用50～100ml的0.9%氯化钠或5%葡萄糖输注；儿童用药应按比例降低液体量。也可通过缓慢的直接静脉注射用药。剂量按妥布霉素碱基计，1.5g硫酸妥布霉素相当于1g妥布霉素。

妥布霉素使用量类似于庆大霉素，成人常用剂量为每日3～5mg/kg，分3次或4次给药。轻到中度的成人尿路感染，肌内注射妥布霉素单剂量为2～3mg/kg。

儿童详细用药剂量，包括使用妥布霉素治疗囊性纤维化，见下文**儿童用法**。

治疗一般控制在7～10天以内，应避免血浆峰浓度超过12μg/ml（*BNF 59* 建议10μg/ml）或谷浓度超过2μg/ml。所有病例均应根据血浆妥布霉素浓度和某些特别因素如年龄、肾损伤进行调整。

氨基糖苷类药物剂量，详见**硫酸庆大霉素**项下**用途和用法**，第269页。和其他氨基糖苷类药物一样，对特定患者，进行每日1次用药以及延长间隔剂量治疗感染并且不增加毒性的给药方案已取得成功；但用药需根据剂量和血浓度制订当地指南（详见**庆大霉素**项下**每日1次用药和延长间隔剂量方案**，第269页）。

妥布霉素可以0.3%眼膏或滴眼剂治疗眼部感染。

1. Cheer SM, *et al.* Inhaled tobramycin (TOBI®): a review of its use in the management of pseudomonas aeruginosa infections in patients with cystic fibrosis. *Drugs* 2003; **63:** 2501–20.

儿童用法 儿童可肌内注射或静脉注射使用妥布霉素。大于新生儿时期的儿童、由敏感菌株引起的严重感染，American Academy of Pediatrics（AAP）[1]建议静脉注射或肌内注射妥布霉素剂量为每日3～7.5mg/kg，分3次给药。

婴儿以及儿童发生败血症、脑膜炎以及其他中枢神经系统感染、胆道感染、急性肾盂肾炎和肺炎（住院患者），*BNFC 2010/11* 建议：

- **每日多次用药方案**，妥布霉素应通过静脉缓慢注射，给药时间至少维持3～5min。
  - 1个月龄至12周岁患者：2～2.5mg/kg，每8h用药1次；
  - 12～18周岁患者：1mg/kg，每8h用药1次；严重感染时剂量可增至每日5mg/kg分次给药，每6～8h用药1次，但需要根据临床指征立刻降低剂量至每日3mg/kg，或实施每日1次用药方案。
- **每日1次用药方案**，妥布霉素应通过静脉滴注进行用药，1个月龄以上患者应根据血清妥布霉素浓度进行调整，一般为7mg/kg滴注剂量。

囊性纤维化患者伴假单胞菌性肺炎感染治疗，*BNFC 2010/11* 建议：

- **每日多次用药方案**，妥布霉素应通过缓慢的静脉注射进行用药，用药剂量为每日8～10mg/kg，分3次用药，或实施每日1次用药方案。
- **每日1次用药方案**，妥布霉素应通过静脉滴注进行用药，用药时间应超过30min，1个月龄以上儿童应根据血清妥布霉素浓度进行调整，一般为10mg/kg（最大剂量为660mg）。
- **吸入用药**，6岁龄以上儿童慢性感染可通过吸入妥布霉素雾化溶液进行治疗，剂量为300mg，每12h用药1次，连续用药28天。进行28天治疗之后需停药28天，再进行下一个周期的治疗；该治疗循环周期可以不定期重复。

新生儿败血症，*BNFC 2010/11* 建议：

- **延长间隔剂量用药方案**，妥布霉素应通过缓慢的静脉注射或静脉滴注进行用药：
  - 孕龄小于32周：4～5mg/kg，每36h用药1次；
  - 孕龄大于32周：4～5mg/kg，每24h用药1次，或实施每日多次用药方案；
- **每日多次用药方案**，妥布霉素可通过肌内注射、缓慢的静脉注射或静脉滴注进行用药：
  - 7日龄以下患儿：2mg/kg，每12h用药1次；
  - 7日龄至28日龄患儿：2～2.5mg/kg，每8h用药1次。

AAP[1]建议根据新生儿出生体重及年龄确定给药方案；应通过肌内注射或静脉注射进行用药：

- 0～4周龄、体重＜1.2kg新生儿：2.5mg/kg，每18～24h用药1次；
- 小于1周龄、体重≥1.2kg新生儿：2.5mg/kg，每12h用药1次；
- 1周龄以上、体重1.2～2kg新生儿：2.5mg/kg，每8～12h用药1次；
- 1周龄以上、体重＞2kg新生儿：2.5mg/kg，每8h用药1次。

1. American Academy of Pediatrics. *2009 Red Book: Report of the Committee on Infectious Diseases,* 28th ed. Elk Grove Village, Illinois, USA: American Academy of Pediatrics, 2009.

制剂

BP 2010: Tobramycin Injection;

USP 33: Tobramycin and Dexamethasone Ophthalmic Ointment; Tobramycin and Dexamethasone Ophthalmic Suspension; Tobramycin and Fluorometholone Acetate Ophthalmic Suspension; Tobramycin for Injection; Tobramycin Inhalation Solution; Tobramycin Injection; Tobramycin Ophthalmic Ointment; Tobramycin Ophthalmic Solution.

专利制剂

Arg.: Bideon Biotic; Bioptic; Fotex; Gotabiotic; Gotabiotic D; Klonamicin; Pulbronkal; Radina; Tobi; Tobrabiotic; Tobradosa; Tobragan; Tobral; Tobraler; Tobranet; Tobrex; Toflamixina†; Tuberbut; Xao T; Xibrax; ***Austral.:*** Nebcin†; Tobi†; Tobrex; ***Austria:*** Brulamycin†; Cromycin; Tobi; Tobrasix; Tobrex; ***Belg.:*** Obracin; Tobi; Tobravisc; Tobrex; ***Braz.:*** Tobra-M†; Tobracin; Tobragan; Tobramina; Tobranom; Tobrex; ***Canad.:*** Tobi; Tobrex; ***Chile:*** Tobragan; Tobrex; Tobrin; Trazil; Tuberbut; Xolof; Zoteon; ***Cz.:*** Bramitob; Brulamycin; Tobi; Tobrex; ***Denm.:*** Nebcina; Tobi; Tobrex; ***Fin.:*** Tobi; Tobrex; Tomycin; ***Fr.:*** Nebcine; Tobi; Tobrex; ***Ger.:*** Bramitob; Brulamycin†; Gernebcin; Tobi; Tobra-cell; Tobramaxin; ***Gr.:*** Bramitob; Brulamycin; Colther; Eyebrex; Eyetobrin; Ikobel; Monobracin; Monotobrin; Nebcin; Thilo-micine; Tirselon; Tobi; Tobrex; Zerodiar; ***Hong Kong:*** Tobrex; Toracin†; ***Hung.:*** Bramitob; Brulamycin; Tobi; Tobrex; ***India:*** Ocutob; Tobacin; Tobazon†; Tobraneg; ***Indon.:*** Bralifex; Dartobcin†; Isotic Tobryne; Tobrex; Tobryne; ***Irl.:*** Bramitob; Tobi; Tobralex†; Tobravisc; ***Israel:*** Nebcin†; Tobi; Tobrex; ***Ital.:*** Bramicil; Bramitob; Nebicina; Tobi; Tobrabact; Tobral; Tobrastill; ***Malaysia:*** Tobrex; ***Mex.:*** Eyebrex; Isenia; Micitrex; Obry; Poentobral; Tobra†; Tobrex; Trazil; Verbram; ***Neth.:*** Bramitob; Obracin; Tobi; Tobrabact; Tobrex; ***Norw.:*** Nebcina; Tobi; Tobrex; ***NZ:*** Nebcin; Tobi†; Tobrex; ***Philipp.:*** Consac; Ramitop; Tobra-V; Tobrex; ***Pol.:*** Bramitob; Tobi; Tobrex; Tobrexan; Tobrosopt; ***Port.:*** Bramitob; Distobram†; Tobi; Tobra-Gobens; Tobrex; Tobrexan; Tobridavi; Tobrineb; ***Rus.:*** Brulamycin (Бруламицин); Nebcin (Небцин); Tobi (Тоби); Tobrex (Тобрекс); Tobropt (Тобропт); ***S.Afr.:*** Nebcin; Tobi; Tobrex; ***Singapore:*** Tobrex; ***Spain:*** Bramitob; Tobi; Tobra Gobens; Tobrabact; Tobradistin†; Tobrex; Tobrexan†; ***Swed.:*** Nebcina; Tobi; Tobrex; ***Switz.:*** Obracin; Tobi; Tobrex; ***Thai.:*** Tobrex; ***Turk.:*** Nebcin; Promesin; Thilomaxine; Tobel; Tobi; Tobrased; Tobrex; Tobrinex; Tobsin; ***UK:*** Bramitob; Tobi; ***Ukr.:*** Tobrex (Тобрекс); ***USA:*** AkTob; Tobi; Tobrasol; Tobrex; ***Venez.:*** Poentobral; Tobranax; Tobrasol; Tobrex; Trazil†.

多组分制剂 ***Arg.:*** Antibioptal; Bicrinol†; Bideon Biotic Plus; Biocort; Bioptic DX; Decadron con Tobramicina; Fotadex; Gotabiotic F; Ingebrax†; Klonamicin Compuesto; Larsen; Lotemicin; Polioftal; Purpumicina; Radina Dex; Tobrabiotic D; Tobracort; Tobradex; Tobradiclo†; Tobragan D; Tobraler DX; Tobratlas; Toflam; Toflam Plus; Toflamixina Plus†; Vistadex; Xibradex; ***Austria:*** Tobradex; ***Belg.:*** Ocubrax; Tobradex; ***Braz.:*** Tobracin D; Tobracort; Tobradex; ***Canad.:*** Tobradex; ***Chile:*** Poentobral Plus; Tobradex; Tobragan D; Tobrin-D; Todexona; Trazidex; Xolof D; ***Cz.:*** Tobradex; ***Denm.:*** Tobradex; ***Fin.:*** Tobrasone; ***Fr.:*** Tobradex; ***Ger.:*** Tobradex; ***Gr.:*** Dexamycin; Eyebrex-Dexa; Lofoto; O-Biotic; Thilomicine Dex; Tobradex; Tobrafen; ***Hong Kong:*** Tobradex; ***Hung.:*** Ocubrax†; Tobradex; ***India:*** Obrasone; Ocutob-D; Tobazon DM†; ***Indon.:*** Bralifex Plus; Isotic Tobrizon; Tobradex; ***Ital.:*** Tobradex; ***Malaysia:*** Tobradex; ***Mex.:*** Isenia-Dex; Obrydex; Obrypre; Poentobral D; Poentobral F; Tobracort; Tobradex; Trazidex; Trazinac; Zyleth; ***Neth.:*** Tobradex; ***Norw.:*** Tobrasone; ***NZ:*** Tobradex; ***Philipp.:*** Duocom; Mydexin; Mytodex; Ramtrex; Rapidex; Tobradex; ***Pol.:*** Tobradex; ***Rus.:*** Tobradex (Тобрадекс); Tobrasone (Тобразон); ***S.Afr.:*** Tobradex; ***Singapore:*** Tobradex; ***Spain:*** Ocubrax; Tobradex; ***Swed.:*** Tobrasone; ***Switz.:*** Tobradex; Tobrafen; ***Thai.:*** Tobradex; ***Turk.:*** Combidex; Ocubrax; Tobradex; ***UK:*** Tobradex; ***Ukr.:*** Ocubrax (Окубракс); Tobradex (Тобрадекс); ***USA:*** Tobradex; Zylet; ***Venez.:*** Poentobral Plus; Tobracort; Tobradex; Tobragan D; Todenac; Todex; Trazidex; Trazinac.

Tosufloxacin (*USAN*, *rINN*) 托氟沙星

A-61827; Abbott-61827; Tosufloxacine; Tosufloxacino; Tosufloxacinum. (±)-7-(3-Amino-1-pyrrolidinyl)-1-(2,4-difluorophenyl)-6-fluoro-1,4-dihydro-4-oxo-1,8-naphthyridine-3-carboxylic acid.

Тосуфлоксацин

$C_{19}H_{15}F_3N_4O_3$ = 404.3.

CAS — 100490-36-6 (anhydrous tosufloxacin); 108138-46-1 (anhydrous tosufloxacin); 107097-79-0 (tosufloxacin monohydrate).

UNII — GHJ553KQPS (tosufloxacin); 6239812J7L (tosufloxacin monohydrate).

Tosufloxacin Tosilate (*rINNM*) 甲苯磺酸托氟沙星

A-64730; T-3262; Tosilato de tosufloxacino; Tosufloxacin Tosylate; Tosufloxacine, Tosilate de; Tosufloxacini Tosilas. Tosufloxacin toluene-4-sulphonate monohydrate.

Тосуфлоксацина Тозилат

$C_{19}H_{15}F_3N_4O_3,C_7H_8O_3S,H_2O$ = 594.6.

CAS — 115964-29-9; 144742-63-2.

UNII — NO6NM634EH.

简介

托氟沙星是一种氟喹诺酮抗菌药，其特性与环丙沙星相似（第231页）。以其甲苯磺酸盐每日 300～450mg 分 2 次或 3 次口服治疗敏感菌感染。

眼睑炎、结膜炎、角膜溃疡以及由敏感菌株引起的其他眼部感染，可使用含 0.3%甲苯磺酸托氟沙星的滴眼液进行治疗。

1. Niki Y. Pharmacokinetics and safety assessment of tosufloxacin tosilate. *J Infect Chemother* 2002; **8:** 1–18.
2. Takahama H, Tazaki H. Tosufloxacin tosilate-induced thrombocytopenic purpura. *J Dermatol* 2007; **34:** 465–7.
3. Kamiya K, *et al.* Corneal deposits after topical tosufloxacin in a patient with poor tear secretion. *Cornea* 2009; **28:** 114–5.

制剂

专利制剂

Jpn: Ozex.

Trimethoprim (*BAN*, *USAN*, *rINN*) 甲氧苄啶

BW-56-72; NSC-106568; Triméthoprime; Trimethoprimum; Trimethoxyprim; Trimetoprii mi; Trimetoprim; Trimetoprima; Trimetoprimas. 5-(3,4,5-Trimethoxybenzyl)pyrimidine-2,4-diamine.

Триметоприм

$C_{14}H_{18}N_4O_3$ = 290.3.

CAS — 738-70-5.

ATC — J01EA01.

ATC Vet — QJ01EA01; QJ51EA01.

UNII — AN164J8Y0X.

注：甲氧苄啶的复方制剂可用以下名称表示。

- Co-trifamole（*BAN*）——1 份甲氧苄啶和 5 份磺胺二甲嘧唑（见第244页）；
- Co-trimazine（*BAN*）——1 份甲氧苄啶和 5 份磺胺嘧啶；
- Co-trimoxazole（*BAN*）——1 份甲氧苄啶和 5 份磺胺甲噁唑（见第244页）；
- Co-trimoxazole（*PEN*）——甲氧苄啶和磺胺甲噁唑。

Pharmacopoeias. In *Chin., Eur.* (see p.vii), *Int., US,* and *Viet.*

Ph. Eur. 6. 8（Trimethoprim）白色或微黄白色粉末。极微溶于水；微溶于乙醇。

USP 33（Trimethoprim）白色至淡黄色，无味结晶或结晶性粉末。极微溶于水；微溶于乙醇和丙酮；溶于苯甲醇；几乎不溶于四氯化碳和乙醚；略溶于氯仿和甲醇。贮藏于密闭容器中。避光。

Trimethoprim Sulfate (*USAN*, *rINNM*) 硫酸甲氧苄啶

BW-72U; Sulfato de trimetoprima; Trimethoprim Sulphate (*BANM*); Triméthoprime, Sulfate de; Trimethoprimi Sulfas; Trimetoprim Sülfat.

Триметоприма Сульфат

$(C_{14}H_{18}N_4O_3)_2.H_2SO_4$ = 678.7.

CAS — 56585-33-2.

UNII — E377MF8EQ8.

Pharmacopoeias. In *Viet.* and *US.*

USP 33（Trimethoprim Sulfate）。白色至灰白色结晶性粉末。溶于水、乙醇、稀无机酸和固定碱。0.05%水溶液的 pH 值为 7.5～8.5。贮藏在 25℃，偏差可在 15～30℃。

不良反应和处置

甲氧苄啶一般能较好耐受，常规剂量最常见的不良反应是瘙痒、皮疹（3%～7%的患者）和轻度胃肠功能紊乱，包括恶心、呕吐和舌炎。

罕见更严重不良反应的报道。氨苯磺胺样皮肤反应包括剥脱性皮炎、多形性红斑、Stevens-Johnson 综合征和中毒性表皮坏死松解症均有发生。甲氧苄啶可能致肝酶谱紊乱和梗阻性黄疸。报道血清肌酸酐和血尿素氮可升高，是否是真性肾功能不全或肾小管分泌肌酐受抑制尚不明确。光过敏也有报道。发热并非不常见，有时过敏反应很严重，过敏症和血管性水肿均有报道。

无菌性脑膜炎亦有发生。

由于药物对叶酸代谢的干扰，特别是长期治疗和大剂量时，甲氧苄啶可导致造血功能抑制，表现为巨幼红细胞性贫血、或血小板减少和白细胞减少。正铁血红蛋白血症也有报道。亚叶酸钙每日 5～15mg 口服可治疗这些不良反应。甲氧苄啶可致动物畸形。

与磺胺甲噁唑联合用药时，甲氧苄啶更多不良反应信息详见**复方磺胺甲噁唑**，第244页。

对眼的影响 有个例报道甲氧苄啶引起双侧前葡萄膜炎[1～4]。甲氧苄啶激发试验中，该反应复发[1,2]。另一例患者在使用磺胺甲噁唑后发生葡萄膜炎，随后单独使用甲氧苄啶出现并发视网膜出血[3]。有报道称[2]，葡萄膜炎与关节炎和 Stevens-Johnson 综合征有关。

1. Gilroy N, *et al.* Trimethoprim-induced aseptic meningitis and uveitis. *Lancet* 1997; **350:** 112.
2. Arola O, *et al.* Arthritis, uveitis, and Stevens-Johnson syndrome induced by trimethoprim. *Lancet* 1998; **351:** 1102.
3. Kristinsson JK, *et al.* Bilateral anterior uveitis and retinal haemorrhages after administration of trimethoprim. *Acta Ophthalmol Scand* 1997; **75:** 314–15.
4. Pathak S, Power B. Bilateral acute anterior uveitis as a side effect of trimethoprim. *Eye* 2007; **21:** 252–3.

高钾血症 甲氧苄啶高剂量、常规治疗[1]过程中，高血钾症为常见并发症，在一些病例中可能出现危及生命的情况。甲氧苄啶具有类似阿米洛利的保钾性质，高钾血症一般出现在治疗第 3～10 天（通常在第 4～5 天）时。高钾血症的危险因素还包括肾功能不全患者、其他影响钾稳态的情况（如醛固酮减少症）、合用影响钾体内过程的药物（包括 ACEI、NSAIDs、保钾利尿药）或使用高剂量甲氧苄啶。高钾血症也可能发生于无以上危险因素的患者。

1. Perazella MA. Trimethoprim-induced hyperkalaemia: clinical data, mechanism, prevention and management. *Drug Safety* 2000; **22:** 227–36.

注意事项

对甲氧苄啶有过敏史者不能使用，有皮疹出现时应停药。肾损伤患者需慎用，以避免蓄积和中毒；严重肾损伤患者避免使用，除非能够进行血药浓度监测。由于甲氧苄啶的吸收和代谢受到影响，严重肝损伤患者需慎用。

尽管 *BNF 59* 认为实际情况并不满意，长期治疗时仍应常规作血液学检查，应告知患者或护理者如何认识血液系统不良反应的征象，如发现发热、咽喉痛、皮疹、口腔溃疡、紫癜、擦伤和出血症状发生，应建议他们立即咨询医师。甲氧苄啶通常不应给予严重血液病患者使用，特别是巨幼红细胞性贫血患者，其次是叶酸缺乏者。对已经存在或可能存在叶酸缺乏患者需慎用，并使用亚叶酸治疗。孕妇禁用。老年患者对不良反应更敏感，建议减量使用。

甲氧苄啶可能干扰某些诊断试验，包括使用二氢叶酸还原酶测定血清甲氨蝶呤和 Jaffé 反应测定肌酐。

与磺胺甲噁唑联合用药时，甲氧苄啶更多注意事项信息详见**复方磺胺甲噁唑**，第244页。

哺乳 甲氧苄啶可进入母乳，美国注册药品信息显示，哺乳母亲用药需谨慎。

American Academy of Pediatric 认为甲氧苄啶和磺胺甲噁唑可用于哺乳期患者[1]。

1. American Academy of Pediatrics. The transfer of drugs and other chemicals into human milk. *Pediatrics* 2001; **108:** 776–89. [Retired May 2010] Correction. *ibid.*; 1029. Also available at: http://aappolicy.aappublications.org/cgi/content/full/pediatrics%3b108/3/776 (accessed 28/05/04)

脆性 X 染色体综合征 甲氧苄啶和其他叶酸拮抗剂在脆性 X 染色体综合征儿童患者应避免使用，该类患者智力迟钝，对叶酸敏感[1]。

1. Hecht F, Glover TW. Antibiotics containing trimethoprim and the fragile X chromosome. *N Engl J Med* 1983; **308:** 285–6.

卟啉病 甲氧苄啶与卟啉病急性发作有关，卟啉病患者使用甲氧苄啶不安全。

药物相互作用

甲氧苄啶可能增加一些药物的血清浓度和效应，包括苯妥英、地高辛、普鲁卡因胺、罗格列酮和瑞格列奈。这种效应可能是由于竞争性抑制肾排泄和降低代谢所致，或两者都有。甲氧苄啶可能增加华法林的效应。报道甲氧苄啶能减少齐多夫定、扎西他滨和拉米夫定的肾排泄、并增加其血浓度。甲氧苄啶和氨苯砜相互增加血清浓度，利福平则降低甲氧苄啶血清浓度。

甲氧苄啶或复方磺胺甲噁唑联合环孢素应用有增加肾毒性的风险。静脉使用甲氧苄啶和磺胺类药物可减少环孢素血中的浓度。甲氧苄啶合并使用利尿药患者有报道发生低钠血症。老年患者使用复方磺胺甲噁唑和利尿药，会使血小板减少症的风险增加，但具体哪种成分引起目前尚不明确。

甲氧苄啶和其他骨髓功能抑制的药物合用会增加骨髓抑制的可能，特别是合并使用叶酸抑制剂乙胺嘧啶或甲氨蝶呤会更加增加巨幼红细胞性贫血的风险。

甲氧苄啶（或复方磺胺甲噁唑）联合使用 ACEI 患者，亦可见到严重高钾血症。

抗菌作用

甲氧苄啶是一种二氢叶酸还原酶抑制剂。甲氧苄啶能抑制细菌二氢叶酸转换为四氢叶酸，四氢叶酸为某些氨基酸、嘌呤、胸腺嘧啶脱氧核苷和最终 DNA 合成所必需。甲氧苄啶和磺胺类药物具有相同的代谢途径。甲氧苄啶与细菌酶亲和力远强于哺乳动物酶，从而产生选择性作用。甲氧苄啶根据细菌生长状况可以是抑菌剂或杀菌剂，例如脓汁中含有胸腺嘧啶和胸腺嘧啶脱氧核苷，从而抑制了甲氧苄啶的作用。

抗菌谱 甲氧苄啶对许多革兰阴性和革兰阳性需氧菌以及部分原虫有抗菌活性，以下细菌通常敏感（也详见下文**耐药**）。

- 对多数革兰阳性球菌敏感，包括金黄色葡萄球菌、链球菌（包括化脓性链球菌、肺炎链球菌和草绿色链球菌）和一些肠球菌（尽管叶酸存在时活性降低）。
- 其他敏感性革兰阳性菌包括李斯特菌、白喉杆菌和革兰阳性杆菌。
- 革兰阴性菌中，大多数肠杆菌科细菌敏感或中度敏感，包括柠檬酸菌、肠杆菌、大肠埃希菌、哈夫尼菌、克雷伯菌、奇异变形杆菌、普罗威登斯菌、沙门菌、部分黏质沙雷菌、志贺菌和耶尔森菌。军团菌和弧菌敏感，流感（嗜血）杆菌和软性下疳嗜血杆菌也敏感。
- 厌氧菌通常耐药，布鲁菌、奈瑟菌和奴卡菌不同程度耐药。结核分枝杆菌耐药，海分枝杆菌可能不耐药。铜绿假单胞菌耐药，衣原体、支原体和立克次体某些种以及螺旋体均耐药。
- 甲氧苄啶对肺孢子菌有一定活性，对某些原虫包括耐格里原虫、疟原虫和弓形虫有活性。

与其他抗菌药联合的活性 甲氧苄啶和磺胺类药物联合应用，由于作用方式是辅助性的，影响叶酸代谢的不同环节，体外显示对许多微生物存在有效的协同作用。

甲氧苄啶和不同磺胺类药物形成固定剂量复合剂，其中复方磺胺甲噁唑（甲氧苄啶和磺胺甲噁唑按 1∶5 混合）应用最广泛。复方磺胺甲噁唑抗菌活性详细内容，详见第245页。

同利福平和多黏菌素类的协同作用亦有报道。

耐药性 甲氧苄啶耐药可能存在多种机制。临床耐药主要由于质粒介导的二氢叶酸还原酶对甲氧苄啶耐药；这种基因可通过转座子整合到染色体中。耐药也可能是二氢叶酸还原酶产生过量、细胞渗透性发生改变或依赖外源性胸腺嘧啶和胸腺嘧啶脱氧核苷生长的细菌基因突变，形成本质上对甲氧苄啶耐药。尽管有对甲氧苄啶单独使用会快速增加耐药性的担心，但少有证据显示单独使用比联合使用磺胺类药物差。尽管如此，仍有许多细菌对甲氧苄啶耐药的报道，在一些发展中国家，已见到很高的耐药率，特别是在肠杆菌科细菌中尤为明显。

1. Huovinen P, *et al.* Trimethoprim and sulfonamide resistance. *Antimicrob Agents Chemother* 1995; **39:** 279–89.

药动学

甲氧苄啶口服后从胃肠道快速、完全吸收，1～4h后达到峰浓度；单剂 100mg 使用后报道血浆峰浓度可达到 1μg/ml。大约 45%与血浆蛋白结合。甲氧苄啶广泛分布于各种组织和体液中，包括肾、肝、肺和支气管分泌液、唾液、房水、前列腺组织和前列腺液、阴道分泌物中；许多组织中的浓度均高于血清浓度，脑脊液中浓度为血清中的 1/4～1/2。甲氧苄啶易于透过胎盘，也可进入乳汁。成人半衰期为 8～10h，儿童稍短，严重肾损伤和肾功能发育不全的新生儿延长。

甲氧苄啶主要通过肾小球滤过和分泌排泄。10%～20%通过肝代谢，少量经胆汁进入粪便，但大多数，40%～60%的剂量在 24h 内主要以原形从尿中排泄。甲氧苄啶可被血液透析部分清除。

用途和用法

甲氧苄啶是一种二氨基嘧啶抗菌药，用于治疗敏感菌所致的感染，包括胃肠炎、呼吸道感染，特别是泌尿道感染的治疗和预防。有关这些感染和治疗的详细内容，详见**抗菌药的选择**，第153页。

甲氧苄啶可和磺胺类药物联合使用。最常见的联合是复方磺胺甲噁唑（甲氧苄啶和磺胺甲噁唑联合）（第244页）。其他联合有复方磺胺嘧啶（和磺胺嘧啶联合）和复方磺胺噻唑（和磺胺噻唑联合）；甲氧苄啶也可和磺胺甲嘧啶、磺胺甲氧吡嗪、磺胺甲氧嘧二唑和磺胺甲氧嗪联合，兽医药中与磺胺邻二甲氧嘧啶、磺胺喹噁啉、磺胺曲沙唑、碘胺二甲氧嘧啶、磺胺二甲嘧啶或磺胺异噁唑联合。

甲氧苄啶和磺胺甲噁唑联合使用（复方磺胺甲噁唑）或与氨苯砜联合用于治疗肺孢子菌性肺炎（第496页）。

成人急性感染甲氧苄啶常用量每日 2 次，每次 100mg 或 200mg 口服，也可每日 200mg 或 300mg，1 次使用。甲氧苄啶和磺胺甲噁唑联合使用的剂量，详见复方磺胺甲噁唑（第245页）。甲氧苄啶与氨苯砜联合用于治疗肺孢子菌性肺炎剂量可达到 20mg/kg。长期预防使用，常用剂量为成人每晚 100mg。

甲氧苄啶也可以其乳酸盐静脉注射或静脉滴注给药，剂量以基质计算。成人常用剂量每 12h 200mg。严重感染患者，首次剂量可增加或增加频次。

中、重度肾损伤患者需慎重，通常应减少剂量。肾功能不全患者以及儿童用药，详见下文。

甲氧苄啶联合多黏菌素 B 用于眼局部感染的治疗和预防。硫酸甲氧苄啶和盐酸甲氧苄啶也用于临床。

用法 **单剂量用药** 尽管每日 1 次剂量疗法有明显的益处，但一项研究[1]发现，50 名根据年龄给予每日 1 次剂量 75～450mg 甲氧苄啶治疗的儿童中，在 10 天内有 1/4 发生泌尿道感染的复发。此结论也被其他的研究证实[2]：在一项 306 名妇女可评估的 344 例膀胱炎中，173 例用甲氧苄啶每日 320mg 1 次口服剂量治疗 5 周后，仅有 122 治愈；而 171 例每日 2 次，每次 160mg 治疗 1 周后，有 149 例治愈（治愈率为 71%对 87%）。这项试验再次证实有 1/4 患者需重复治疗。

1. Nolan T, *et al.* Single dose trimethoprim for urinary tract infection. *Arch Dis Child* 1989; **64:** 581–6.
2. Österberg E, *et al.* Efficacy of single-dose versus seven-day trimethoprim treatment of cystitis in women: a randomized double-blind study. *J Infect Dis* 1990; **161:** 942–7.

儿童用法 由敏感菌株引起的儿童感染可以使用甲氧苄啶进行治疗。在英国，甲氧苄啶是唯一许可 6 周龄以上儿童可以进行口服给药的药物，*BNFC 2009* 建议如下：

尿路感染、呼吸道感染**治疗**：

- 新生儿：最初单剂量为 3mg/kg，随后为 1～2mg/kg，每日 2 次；
- 大于 1 个月龄儿童：4mg/kg（最大剂量为 200mg），每日 2 次，或按下述用药：
  - 6 周龄～6 个月龄儿童：25mg，每日 2 次；
  - 6 个月龄～6 周岁儿童：50mg，每日 2 次；
  - 6 周岁以上儿童：100mg，每日 2 次。

尿路感染**预防**：

- 新生儿和儿童：2mg/kg（最大剂量为 100mg），夜间用药。

在肾损伤中的用法 一般来说，甲氧苄啶的口服剂量在中、重度肾损伤的患者应根据肌酐清除率（CC）相应减量。

- CC 15～27ml/min：前 3 天正常剂量，以后减半；
- CC 小于 15ml/min：从治疗开始剂量减半。

* 严重肾损伤患者，应监测血浆浓度。

制剂

BP 2010: Co-trimoxazole Intravenous Infusion; Co-trimoxazole Oral Suspension; Co-trimoxazole Tablets; Dispersible Co-trimoxazole Tablets; Paediatric Co-trimoxazole Oral Suspension; Paediatric Co-trimoxazole Tablets; Trimethoprim Oral Suspension; Trimethoprim Tablets;
USP 33: Polymyxin B Sulfate and Trimethoprim Ophthalmic Solution; Sulfamethoxazole and Trimethoprim Injection; Sulfamethoxazole and Trimethoprim Oral Suspension; Sulfamethoxazole and Trimethoprim Tablets; Trimethoprim Tablets.

专利制剂

Austral.: Alprim; Triprim; ***Austria:*** Infectotrimet; Motrim; Solotrim; Triprim; Wellcoprim†; ***Cz.:*** InfectoTrimet†; Triprim; ***Denm.:*** Monotrim; Trimopan; ***Fin.:*** Trimetin; Trimex; Trimopan; ***Ger.:*** InfectoTrimet; TMP†; ***Hong Kong:*** Primsol; ***Irl.:*** Monotrim; Trimoptin; ***Malaysia:*** Alprim; ***Neth.:*** Monotrim†; Wellcoprim†; ***NZ:*** TMP; ***Pol.:*** Trimesan; Urotrim; ***S.Afr.:*** Purium†; ***Singapore:*** Alprim; ***Spain:*** Tediprima; ***Swed.:*** Idotrim; ***Thai.:*** Trimethop; Utisept; ***UAE:*** Trimol-A; ***UK:*** Monotrim; Trimopan; ***USA:*** Primsol; Proloprim; Trimpex.

多组分制剂 ***Arg.:*** Adrenol; Bacti-Uril; Bacticel; Bactrim; Bactrim Balsamico; Cotrizol-G; Danferane; Dosulfin Bronquial; Dosulfin Fuerte; Enterobacticel; Neoftalm; Neoftalm Dexa; Neolag; Netocur; Netocur Balsamico; Neumobacticel; Novidrine; Rifaprim; Ritroprim†; Sulfagrand; Trimepol D†; Trimepol†; Tritenk; Urisept NF; ***Austral.:*** Bactrim; Resprim; Septrin; Trimoxazole†; ***Austria:*** Bactrim; Cotribene; Eusaprim; Lidaprim; Oecotrim; Polytrim†; Trimetho comp†; ***Belg.:*** Bactrim; Cotrim; Eusaprim; Ophtalmotrim†; Polytrim; Steroprim†; ***Braz.:*** Assepium; Assepium Balsamico; Bac-Sulfitrin; Bacfar; Bacprotin; Bacris†; Bacteracin; Bactrim; Bactrisan; Bactrizol; Bactropin; Batrox; Baxapril†; Benectrin; Benectrin Balsamico; Binoctrin†; Clotrizol†; Diazol; Dientrin; Dispeptrin; Duoctrin†; Ectrin; Ectrin Balsamico; Espectrin†; Espectroprima†; Gamactrin; Imuneprim; Infectrin; Lifactrin†; Linurin†; Lupectrim†; Metoprin; Metoprin Balsamico†; Neotrin; Pulkrin; Qiftrin†; Quimio-Ped†; Roytrin†; Selectrin; Selectrin Balsamico; Septiolan†; Teutrin; Tricban; Triglobe; Trimexazol; Trimezol†; Uro-Baxapril†; Uroctrim; Uropol; ***Canad.:*** Apo-Sulfatrim; Coptin†; Novo-Trimel; Nu-Cotrimox; PMS-Polytrimethoprim; Polytrim; Protrin; Septra; Trisulfa; ***Chile:*** Bacterol; Bactrimel; Entero Micinovo; Introcin†; Septrin; Trelibec; Uro-Micinovo; ***Cz.:*** Apo-Sulfatrim†; Berlocid†; Biseptol; Bismoral†; Nopil†; Oriprim†; Primotren†; Sumetrolim; Supracombin†; ***Fin.:*** Cotrim; Ditrim; Trimetin Duplo; ***Fr.:*** Bactrim; ***Ger.:*** Berlocid; Berlocombin†; Cotrim; Cotrim-Diolan; CotrimHefa; Cotrimhexal; Cotrimox-Wolff; Cotrimstada; Drylin; Eusaprim; Kepinol; Sigaprim†; Supracombin†; TMS; ***Gr.:*** Bactrimel; Bioprim; Blaxezan; Blexon; Epahol; Lidaprim; Oradin; Santafurin; Septrin; Solfoton; Stremycil-T; Sunicol; Trilogan; Ylestrom; ***Hong Kong:*** Chemoprim; Cotrim; Dhatrin; Letus; Lidaprim; Resprim; Septol; Septrin†; Suprim; Synco-SMZT; Trimetrin; Trisul; Uni-Sulfaprim; ***Hung.:*** Cotripharm; Oftalmotrim†; Potesept†; Sumetrolim; ***India:*** Aubril; Bactrim; Ciplin; Colizole; Cotrimol†; Oriprim; Sepmax; Septran; Supristol; Tabrol; Trisulfose; ***Indon.:*** Bactoprim Combi; Bactricid; Bactrim; Bactrizol; Cotrim†; Cotrimol†; Dotrim; Dumotrim†; Erphatrim; Ikaprim; Infatrim; Kaftrim; Lapikot; Licoprima; Meditrim†; Meprotrin; Nufaprim; Ottoprim; Pehatrim; Primadex; Primazole; Primsulfon; Sanprima; Septrin; Spectrem; Sulprim†; Sultrimmix†; Trimezol; Triminex†; Trimoxsul; Trixzol†; Trizole; Ulfaprim†; Wiatrim; Xepaprim; Zoltrim; Zultrop†; ***Irl.:*** Duobact†; Septrin; ***Israel:*** Diseptyl; Resprim; Septrin; ***Ital.:*** Bactrim; Chemitrim; Eusaprim; Gantrim†; ***Jpn:*** Bactramin; ***Malaysia:*** Bacin; Bactrim; Balin; Beaglobe; Chemix; Cotrim; Oftalmotrim; Resprim; Triglobe†; Trimexazole; Trizine; ***Mex.:*** Andoprim†; Anitrim; Apo-Trinelax; Bacpiryl; Bactelan; Bacteric; Bactide; Bactilen; Bactiver; Bactrim; Bactrim Compositum†; Bactropin; Bateral; Batrizol; Bioprim; Bisultrim; Brogamax; Dertrin; Dibaprim; Ectaprim; Esteprim; Eutrim; Fartropin; Fectri; Guayaprin; Kaltrim; Kelfiprim†; Maxtrim; Metoxiprim; Microbactim†; Mixange; Neofatrim; Octex; Octiban; Odisulfan; Pisatrina; Polibatrin; Pribac; Protaxol; Protrim; Rifaprim; Sadocin; Septrin; Servitrim; Soltrim; Sulfawal; Sulfoid Trimetho; Sulfort; Sulprim; Sultiprim†; Sultral; Thriazol; Tribakin; Trime/Sulfa†; Trimetoger; Trimetox; Trimexazol; Trimexole; Trimexole Compositum; Trimzol; Trinelax†; TS-Bac; Vanadyl; ***Neth.:*** Bactrimel; Eusaprim†; Lidatrim; Polytrim; Sulfotrim†; ***Norw.:*** Bactrim; Trimetoprim-Sulfa†; ***NZ:*** Apo-Sulfatrim; Trisul; ***Philipp.:*** Bacidal; Bactille; Bactrim; Bactrinol; Bacxal; Baczole†; Bantizol; Chromo-Z; Combi-Methoxan; Comsid; Costazole; Cozole†; CTR; Doctrimox; Drilozole; Embatrim; Fedimed; Forteprim; Frocimole; Globaxol; Ivatrim†; Kassemox; Kathrex; Lictora†; Macromed; Moxadden; Moxzole; Neotrim; Onetrim; Oprizole†; Pediatrim; Prizogen; Procor; Renatrim; Rimezone; Rotrace; Scribcin; Septrin; Suprex; Syltrifil; Syndal; Synermed; Timizol; Tricomed; Triforam; Triglobe†; Trim-S; Trimephar; Trimetazole; Trimitrix; Trimocom; Trimoxis; Triphimox; Trizine; Trizole; Xanazole; Zamboprim†; Zolmed; ***Pol.:*** Bactrim; Biseptol; Groseptol†; Septrin; Two-Septol; ***Port.:*** Bactrim; Cotrim†; Metomide†; Microcetim†; Oftalmotrim; Septrin; ***Rus.:*** Biseptol (Бисептол); Groseptol (Гросептол); Lidaprim (Лидаприм)†; Oriprim (Ориприм); Rancotrim (Ранкотрим)†; Sumetrolim (Суметролим); ***S.Afr.:*** Acuco†; Bactrim; Bencole†; Casicot; Cocydal†; Cozole; Durobac†; Lagatrim; Meditrim†; Purbac; Septran; Spectrim†; Supristol†; Trimethox; Trimzol†; Xerazole†; Xeroprim†; ***Singapore:*** Apo-Sulfatrim; Bacin; Balin; Chemix; Chemoprim†; Co-Trimexazole; Dhatrin; Suprim; Trimaxazole; ***Spain:*** Bactopumon; Balsoprim; Bronco Aseptilex Fuerte; Broncovir; Bronquicisteina; Bronquidiazina CR; Bronquimar; Busetal†; Cotrazol; Eduprim Mucolitico; Eduprim†; Gobens Trim†; Momentol; Neumopectolina†; Oftalmotrim; Otix; Pulmosterin Duo†; Septrin; Soltrim; ***Swed.:*** Bactrim; Eusaprim; Trimin sulfa†; ***Switz.:*** Agoprim†; Bactrim; Cotrim; Escoprim; Groprim†; Lagatrim; Mediprim†; Nopil; Supracombin†; ***Thai.:*** Actin; Agsulfa; Babytrim; Bacin; Bacta†; Bactin; Bactoprim; Bactrim; Baczole; Co-Fatrim; Co-Star; Co-Tasian; Co-Tri; Co-Trimed; Co-tromoxazole; Comox; Comoxole; Conprim; Coprim; Cotamox; Cotrim; D-Med; Herocetine-D; KB Famate; Ko-Cap†; Ko-Kure†; Ladar; Lastrim; Letus; Lidaprim†; M-Moxa; M-Trim; Mano-Trim; Maxitrin; Maxtrim; Medcotrim; Mega-Prim; Metrim; Metxaprim; Mezine; Mycosamthong; Pantrim; Patartim; Po-Trim; Primoptic†; Pulvicin†; Spectrim; Sulbacta; Sulfometh; Sulprim; Suntrim; Sutrim; Tactrim; Tampo; Toprim; Trifatrim; Trimexazole; Triprim; Trixzol†; Ximeprim; Zoleprim; ***Turk.:*** Bactrim; Bakton; Co-Tripirim; Cotriver; Kemoprim; Metoprim; Mikrosid; Oftalmotrim; Polycilline†; Polytrim; Septrin; Sulfaprim; Sulfatrim†; Trifen; Trimoks; ***UAE:*** Trimol; ***UK:*** Fectrim; Polytrim†; Septrin; ***Ukr.:*** Bactrim (Бактрим); Biseptol (Бисептол); Groseptol (Гросептол); Soluseptol (Солюсептол); Sumetrolim (Суметролим); ***USA:*** Bactrim; Cotrim†; Polytrim; Septra; SMZ-TMP; Sulfatrim; ***Venez.:*** Bactrimel; Bactron†; Co-Sultrin; Forcrim; Trimecor; Trimetoprim Sulfa†; Tripur.

Troleandomycin（*BAN*，*USAN*，*rINN*）醋竹桃霉素

NSC-108166; Triacetyloleandomycin; Troleandomicina; Troleandomisin; Troléandomycine; Troleandomycinum; Troleandomysiini. The triacetyl ester of oleandomycin.

Тролеандомицин

$C_{41}H_{67}NO_{15}$ = 814.0.
CAS — 2751-09-9.
ATC — J01FA08.
ATC Vet — QJ01FA08.
UNII — C4DZ64560D.

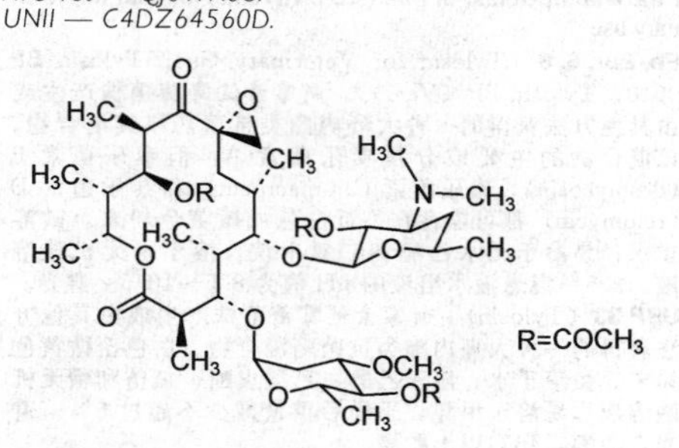

R=COCH3

Pharmacopoeias. In *Fr.* and *US.*

USP 33（Troleandomycin）白色、无臭、结晶性粉末。每毫克醋竹桃霉素相当于不低于 750μg 竹桃霉素。微溶于水和乙醚；易溶于乙醇；溶于氯仿。10%酒精、水溶液（1∶1）的 pH 值为 7.0～8.5。贮藏于密闭容器中。

简介

醋竹桃霉素是大环内酯类抗菌药竹桃霉素的前药，其作用与红霉素相似（详见256页）。可口服用于治疗敏感菌株引起的感染。

制剂

USP 33: Troleandomycin Capsules.

专利制剂

Ital.: Triocetin; ***Turk.:*** Tekmisin.

Tulathromycin (*USAN*, *rINN*) 泰拉霉素

CP-472295 (component A); CP-547272 (component B); Tulathromycine; Tulathromycinum; Tulatromicina.

Тулатромицин

$C_{41}H_{79}N_3O_{12}$ = 806.1.

CAS — 217500-96-4 (component A); 280755-12-6 (component B).

ATC Vet — QJ01FA94.

UNII — 897A3KN7AP (tulathromycin component A); T5PDD839DA (tulathromycin component B).

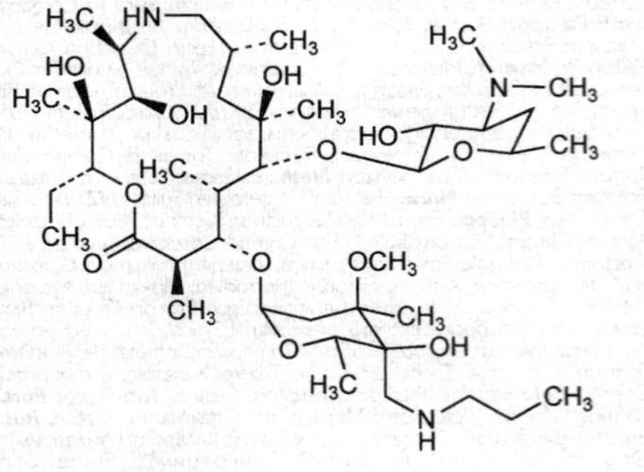

(tulathromycin A)

注：泰拉霉素的商品名为瑞可新。

简介

泰拉霉素是大环内酯类兽用抗菌药，用于治疗由敏感菌株引起的牛、猪感染。

Tylosin (*BAN*, *rINN*) 泰洛星

Tilosina; Tilozin; Tylosiini; Tylosine; Tylosinum; Tylozyna.

Тилозин

$C_{46}H_{77}NO_{17}$ = 916.1.

CAS — 1401-69-0.

ATC Vet — QJ01FA90; QJ51FA90.

UNII — YEF4JXN031.

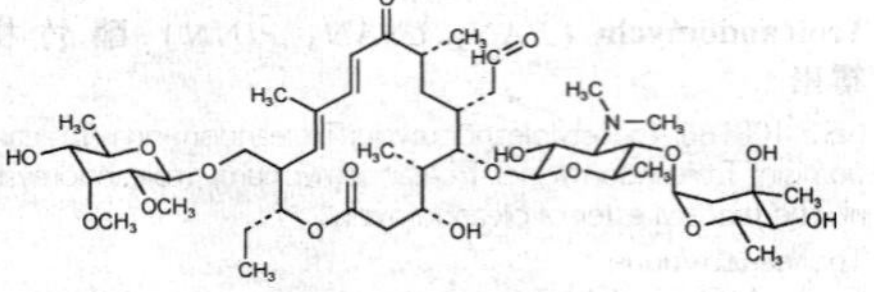

(tylosin A)

Pharmacopoeias. In *Eur.* (see p.vii) and *US*, both for veterinary use.

Ph. Eur. 6.8 (Tylosin for Veterinary Use; Tylosin BP 2010; Tylosin BP (Vet)) 新霉素链霉菌菌株产生或由其他方法获得的一种大环内酯类抗菌药或其混合物。该混合物的主要成分是泰乐菌素 A，但泰乐菌素 B (desmycosin)，泰乐菌素 C (macrocin) 和泰乐菌素 D (relomycin) 都可能存在。近白色或微黄色粉末。微溶于水；易溶于无水乙醇和二氯甲烷。溶于稀无机酸溶液。2.5%混悬液水溶液的 pH 值为 8.5～10.5。避光。

USP 33 (Tylosin) 新霉素链霉菌菌株产生或由其他方法获得的一种大环内酯类抗菌药混合物。白色至微黄色粉末。微溶于水；溶于乙醇、乙酸戊酯、氯仿和稀无机酸溶液；易溶于甲醇。干燥后重量减少不超过 5%。避光，防潮，40℃以上贮藏。

Tylosin Tartrate (*BANM*, *rINNM*) 泰洛星酒石酸盐

Tartrato de tilosina; Tilozin-tartarát; Tylosiinitartraatti; Tylosin tartarát; Tylosine, tartrate de; Tylosini tartras; Tylosintartrat; Tylozyny winian.

Тилозина Тартрат

$(C_{46}H_{77}NO_{17})_2,C_4H_6O_6$ = 1982.3.

CAS — 1405-54-5.

UNII — 5P4625C51T.

Pharmacopoeias. In *Eur.* (see p.vii) and *US* for veterinary use.

Ph. Eur. 6.8 [Tylosin Tartrate for Veterinary Use; Tylosin Tartrate BP 2010; Tylosin Tartrate BP (Vet) 2010] 类白色或微黄色吸湿性粉末。易溶于水和二氯甲烷；微溶于无水乙醇。溶于稀无机酸溶液。2.5%水溶液的 pH 值为 5.0～7.2。贮藏于密闭容器中。避光。

USP 33 (Tylosin Tartrate) 新霉素链霉菌菌株产生或由其他方法获得的一种大环内酯类抗菌药或其混合物的酒石酸盐。按干燥品计算，每毫克效价不低于 800μg 泰洛星。近白色至微黄色吸湿性粉末。易溶于水和二氯甲烷；微溶于乙醇。溶于稀无机酸溶液。2.5%水溶液的 pH 值为 5.0～7.2。贮藏于 25℃密闭容器中，温度偏差 15～30℃。避光。

简介

泰洛星是一种活性类似于红霉素（第256页）的大环内酯类抗菌药。泰洛星及其磷酸盐和酒石酸盐在兽医中用于敏感菌感染的预防和治疗。

泰洛星和泰洛星磷酸盐已被用作猪的生长因子加入动物饲料中使用。

Tylvalosin Tartrate (*USAN*, *rINNM*) 酒石酸泰伐洛辛

Acetyl Isovaleryl Tylosin Tartrate; Acetylisovaleryltylosin Tartrate; Tartrato de tilvalosina; Tylvalosine, Tartrate de; Tylvalosini Tartras. (4*R*,5*S*,6*S*,7*R*,9*R*,11*E*,13*E*,15*R*,16*R*)-15-{[(6-Deoxy-2,3-di-*O*-methyl-β-*D*-allopyranosyl)oxy]methyl}-6-({3,6-dideoxy-4-*O*-[2,6-dideoxy-3-*C*-methyl-4-*O*-(3-methylbutanoyl)-α-L-*ribo*-hexopyranosyl]-3-(dimethylamino)-β-D-glucopyranosyl}oxy)-16-ethyl-5,9,13-trimethyl-2,10-dioxo-7-(2-oxoethyl)oxacyclohexadeca-11,13-dien-4-yl acetate (2*R*,3*R*)-2,3-dihydroxybutanedioate.

Тильвальозина Тартрат

$C_{53}H_{87}NO_{19},xC_4H_6O_6$.

CAS — 63409-12-1 (tylvalosin); 63428-13-7 (tylvalosin tartrate).

ATC Vet — QJ01FA92.

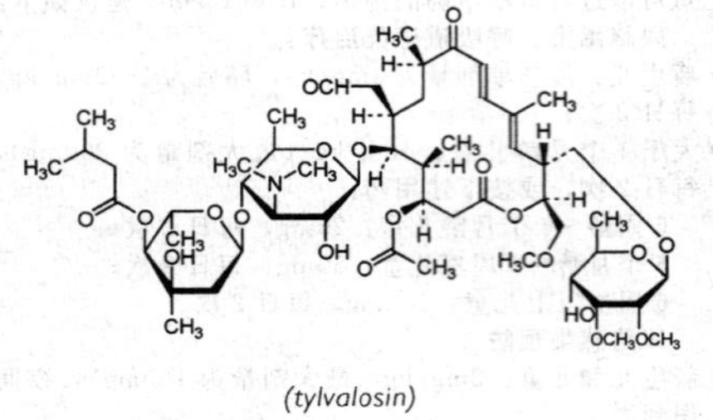

(tylvalosin)

简介

泰伐洛辛是泰洛星（第 338 页）的衍生物，酒石酸泰伐洛辛作用类似，用于兽医学。

Tyrothricin (*BAN*, *rINN*) 短杆菌素

Tirotricina; Tirotricinas; Tirotrisin; Tyrothricine; Tyrothricinum; Tyrotricin; Tyrotrisiini.

Тиротрицин

CAS — 1404-88-2.

ATC — D06AX08; R02AB02; S01AA05.

ATC Vet — QD06AX08; QR02AB02; QS01AA05.

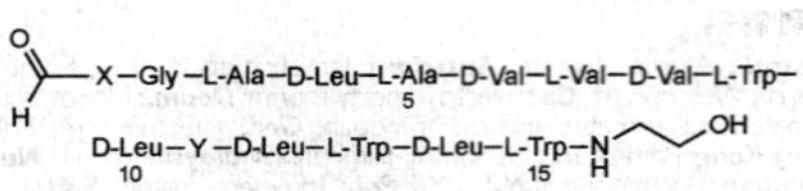

Gramicidin	Mol.Formula	X	Y
A1	$C_{99}H_{140}N_{20}O_{17}$	L-Val	L-Trp
A2	$C_{100}H_{142}N_{20}O_{17}$	L-Ile	L-Trp
C1	$C_{97}H_{139}N_{19}O_{18}$	L-Val	L-Tyr
C2	$C_{98}H_{141}N_{19}O_{18}$	L-Ile	L-Tyr

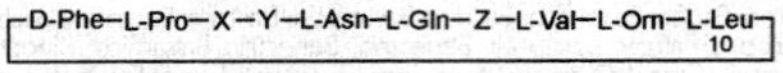

Tyrocidin	Mol.Formula	X	Y	Z
A	$C_{66}H_{88}N_{13}O_{13}$	L-Phe	D-Phe	L-Tyr
B	$C_{68}H_{89}N_{14}O_{13}$	L-Trp	D-Phe	L-Tyr
C	$C_{70}H_{90}N_{15}O_{13}$	L-Trp	D-Trp	L-Tyr
D	$C_{72}H_{91}N_{16}O_{12}$	L-Trp	D-Trp	L-Trp
E	$C_{66}H_{88}N_{13}O_{12}$	L-Phe	D-Phe	L-Phe

Pharmacopoeias. In *Eur.* (see p.vii) and *US*.

Ph. Eur. 6.8 (Tyrothricin) 短杆菌发酵肉汤分离的线形、环状，具有抗菌作用的多肽混合物。主要由短杆菌肽和短杆菌酪肽组成，也可能存在其他少量相关化合物。按干燥品计算，每毫克效价为 180～280IU。白色或类白色粉末。几乎不溶水；溶于乙醇和甲醇。贮藏于密闭容器中。避光。

USP 33 (Tyrothricin) 短杆菌生长产生的抗菌物质。主要含短杆菌肽和短杆菌酪肽的混合物，后者主要以氢氯化物形式存在。贮藏于密闭容器中。

不良反应和注意事项

短杆菌素毒性太大不能全身使用，报道的不良反应包括肝和肾毒性以及 Stevens-Johnson 综合征。鼻腔喷雾和滴入后可损伤鼻感觉上皮，有发生嗅觉减退加重病例。短杆菌素不能滴入鼻腔或注入封闭体腔。

用途和用法

短杆菌素不适合全身用药，体外对许多革兰阳性细菌具有抗菌活性，主要是单独或联合其他抗菌药物治疗皮肤和口腔局部感染。

制剂

专利制剂

Fr.: Codetricine†; ***Ger.:*** Tyrosur; ***Gr.:*** Triciderm; Tyrex Dermose; ***Ital.:*** Faringotricina; Hydrotricine; Rinotricina; ***Port.:*** Hydrotricine; ***Turk.:*** Hydrotricine†.

多组分制剂 ***Arg.:*** Acemuk L; Algiodent; Aseptobron Caramelos; Bagociletas; Biotaer an Caramelos; Biotaer Gamma†; Biotaer Nebulizable; Bucotricin; Caramelos Antibioticos; Caramelos Antibioticos Lefmar; Collubiazol; Fanaletas; Filotricin A; Fonergine; Gineseptina†; Oralsone C; Pulmosan Caramelos; Solumerin; Suavisan†; Sulfanoral T; Tavinex; Vagicural; Vagisan; Vagisan Compuesto; ***Austria:*** Dorithricin; Gingivan†; Lemocin; Limexx; Neocones†; Tyrothricin comp; Tyrothricin compositum†; ***Belg.:*** Lemocin; Pantricine†; Tricidine†; Tyro-Drops; ***Braz.:*** Amidalin†; Amigdagen; Amigdalol; Amigdamicin†; Anginotricin; Auritricin; Colpagex-N; Colpolase; Dermosed†; Gargotan†; Gynax-N; Gyrol†; Lacto Vagin†; Larintil†; Malvatricin; Malvatricin Ginecologico; Malvatricin Pastilhas; Malvatricin Pronto; Malvatricin Solucao para diluir; Malvatricin Spray; Mentozil†; Otovix†; Oturga; Passilin†; Tirotrin†; Trivagel N; Vagitrin-N; ***Canad.:*** Antibiotic Cold Sore Ointment; Soropon; ***Cz.:*** Dr Rentschler Halstabletten†; ***Fr.:*** Codetricine vitamine C†; ***Ger.:*** Anginomycin†; Dorithricin; Dorithricin Limone†; Dorithricin Original†; Lemocin; Tyrosur; ***Gr.:*** Evex; Oulogram; Trachisan; ***Hong Kong:*** Deq; Tyricine; Tyrocaine†; Tyrothricin Co†; ***Hung.:*** Dorithricin; Tyrosur; ***India:*** Tytin; ***Indon.:*** Lemocin; ***Irl.:*** Tyrozets; ***Israel:*** Kalgaron; Lemocin; Rafathricin with Benzocaine; ***Ital.:*** Bio-Arscolloid; Deltavagin; Furotricina; Golamixin; Kinogen; Rinocidina; ***Malaysia:*** Deq; Trachisan†; Upha Lozenges; ***Mex.:*** Angenovag; ***Port.:*** Afonina; Mebocaina; Medifon; Mentocaina R; Oralbiotico; ***Singapore:*** Beathricin; Deq; Dorithricin; Trachisan; ***Spain:*** Anginovag; Bucometasana; Cicatral; Cohortan; Denticelso; Diformiltricina; Gradin Del D Andreu†; Miozets; Neocones; Otosedol Biotico†; Pastillas Koki Mentol Tirotricina; Piorlis; Roberfarin; Sedofarin; Viberol Tirotricina; ***Switz.:*** Citropain nouvelle formule; Gem nouvelle formule contre le mal de gorge; Gem†; Impuls; Lemocin; Mebucaine; Mebucasol f; Otothricinol; Rhinothricinol†; Rotpunkt Apotheke nouvelle formule pastilles contre le mal de gorge; Sangerol; Solmucaine; Swidro nouvelle formule pastilles contre le mal de gorge; Trachisan†; Tyrocombine†; Tyroqualine; Tyrothricin; Tyrothricine + Gramicidine; Zurcher Bahnhof Apotheke pastilles contre le mal de gorge nouvelle formule; ***Thai.:*** Deq; Iwazin; Jawkepta; Sigatricin; Tonsilon; Trocacin; Troneo; ***Turk.:*** Neolet; ***UAE:*** B-Cool; ***UK:*** Tyrozets; ***Ukr.:*** Trachisan (Трахисан); ***Venez.:*** Otan.

Valnemulin (*BAN*, *rINN*) 伐奈莫林

Valnemuliini; Valnemulina; Valnémuline; Valnemulinum. ({2-[(*R*)-2-Amino-3-methylbutyramido]-1,1-dimethylethyl}thio)acetic acid 8-ester with (3a*S*,4*R*,5*S*,6*S*,8*R*,9*R*,9a*R*,10*R*)-octahydro-5,8-dihydroxy-4,6,9,10-tetramethyl-6-vinyl-3a,9-propano-3a*H*-cyclopentacycloocten-1(4*H*)-one.

Вальнемулин

$C_{31}H_{52}N_2O_5S$ = 564.8.

CAS — 101312-92-9 (valnemulin); 133868-46-9 (valnemulin hydrochloride).

ATC Vet — QJ01XQ02.

UNII — 2AHC415BQG.

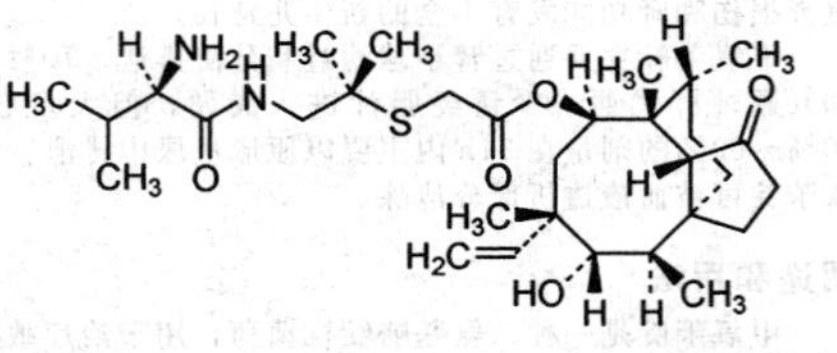

Pharmacopoeias. *Eur.* (see p.vii) includes the hydrochloride for veterinary use.

简介

伐奈莫林的氢氯化物作为抗菌药用于兽医。

Vancomycin (*BAN*, *rINN*) 万古霉素

Vancomicina; Vancomycine; Vancomycinum; Vankomycin; Vankomysiini. (S_a)-(3*S*,6*R*,7*R*,22*R*,23*S*,26*S*,36*R*,38a*R*)-44-{[2-*O*-(3-

Amino-2,3,6-trideoxy-3-*C*-methyl-α-L-*lyxo*-hexopyranosyl)-β-D-glucopyranosyl]oxy}-3-(carbamoylmethyl)-10,19-dichloro-2,3,4,5,6,7,23,24,25,26,36,37,38,38a-tetradecahydro-7,22,28,30,32-pentahydroxy-6-[(2*R*)-4-methyl-2-(methylamino)valeramido]-2,5,24,38,39-pentaoxo-22*H*-8,11:18,21-dietheno-23,36-(iminomethano)-13,16:31,35-dimetheno-1*H*,16*H*-[1,6,9]oxadiazacyclohexadecino[4,5-*m*][10,2,16]-benzoxadiazacyclotetracosine-26-carboxylic acid.

Ванкомицин

$C_{66}H_{75}Cl_2N_9O_{24}$ = 1449.3.

CAS — 1404-90-6.

ATC — A07AA09; J01XA01.

ATC Vet — QA07AA09; QJ01XA01.

UNII — 6Q205EH1VU.

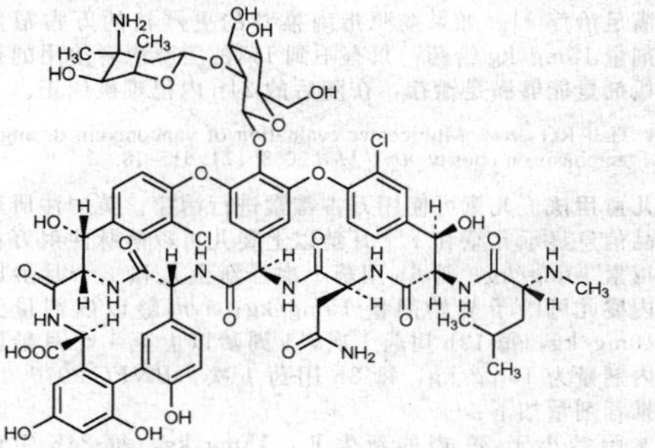

性状 由东方拟无枝酸菌（东方诺卡菌，链霉菌属）某些菌株产生或由其他方法获得的一种糖肽抗菌物质或糖肽类混合物。

Pharmacopoeias. In *US.*

USP 33（Vancomycin） 贮藏于密闭容器中。

Vancomycin Hydrochloride (*BANM, rINNM*) 盐酸万古霉素

Hidrocloruro de vancomicina; Vancomycine, chlorhydrate de; Vancomycin-hydrochlorid; Vancomycini hydrochloridum; Vankomicinhidroklorid; Vankomicino hidrochloridas; Vankomisin Hidroklorür; Vankomycinhydroklorid; Vankomysiinihydrokloridi; Wankomycyny chlorowodorek.

Ванкомицина Гидрохлорид

$C_{66}H_{75}Cl_2N_9O_{24}$,HCl = 1485.7.

CAS — 1404-93-9.

ATC — A07AA09; J01XA01.

ATC Vet — QA07AA09; QJ01XA01.

UNII — 71WO621TJD.

Pharmacopoeias. In *Eur.* (see p.vii), *Jpn*, and *US.*

Ph. Eur. 6.8（Vancomycin Hydrochloride） 相关糖肽类的混合物，主要由东方拟无枝酸菌某些菌株产生或由其他方法获得的一种物质万古霉素 B 组成。白色或类白色、吸湿性粉末。易溶于水；微溶于乙醇。5%水溶液的 pH 值为 2.5～4.5。贮藏于密闭容器中。避光。

USP 33（Vancomycin Hydrochloride） 东方链霉菌产生的一种物质或混合物。白色或类白色、黄褐色至褐色、无味、流动性好的粉末。易溶于水；不溶于氯仿和乙醚。5%水溶液的 pH 值为 2.5～4.5。贮藏于密闭容器中。

配伍禁忌 盐酸万古霉素溶液为酸性 pH，与碱性制剂或低 pH 中不稳定的药物不相容。报道不相容性并非一成不变，溶液浓度、使用载体成分等因素均起一部分作用。

稳定性 尽管注册药品信息推荐贮藏在 2～8℃，但不同盐酸万古霉素稀释溶液（0.9%氯化钠、5%葡萄糖溶液和腹膜透析液）在室温下至少保持稳定 14 天[1-3]。

万古霉素在滴眼剂中的稳定性也有研究[4]。

1. Das Gupta V, *et al.* Stability of vancomycin hydrochloride in 5% dextrose and 0.9% sodium chloride injections. *Am J Hosp Pharm* 1986; **43:** 1729–31.
2. Walker SE, Birkhans B. Stability of intravenous vancomycin. *Can J Hosp Pharm* 1988; **41:** 233–8.
3. Mauhinuey WM, *et al.* Stability of vancomycin hydrochloride in peritoneal dialysis solution. *Am J Hosp Pharm* 1992; **49:** 137–9.
4. Fuhrman LC, Stroman RT. Stability of vancomycin in an extemporaneously compounded ophthalmic solution. *Am J Health-Syst Pharm* 1998; **55:** 1386–8.

不良反应

静脉使用万古霉素可能发生所谓的“红颈”或“红人”综合征，其特征是颜面及躯干上部红斑、皮肤潮红或皮疹，有时有低血压和休克样症状。该反应部分与组织胺释放有关，由输液速度过快引起。

5%的患者发生超敏反应，包括皮疹、发热、寒战和罕见的类过敏性反应、剥脱性皮炎、Stevens-Johnson 综合征、中毒性表皮坏死松解症、脉管炎。随着更纯制剂的使用，许多不良反应的发生率已下降。可逆性中性粒细胞减少、嗜酸粒细胞增多以及罕见的血小板减少和粒细胞缺乏都有报道，中性粒细胞减少在接受 25g 或更多总剂量治疗时更常见。在大剂量或有相应诱因的患者，可发生肾毒性，包括罕见病例间质性肾炎，但是够的重视和血浆浓度及肾功的适当监测，上述不良反应的发生率有所下降。

万古霉素可发生耳毒性，在高血浆浓度或肾损伤或用药前已有听力损伤患者更易发生。停药后可继续进展，且可能不可逆。听力损伤可发生在耳鸣之前，为停药的征兆。

万古霉素具有刺激性，静脉用药可发生血栓性静脉炎，通过稀释溶液、减慢注射速度以及变换注射部位可降低该反应。液体外渗可致组织坏死。

万古霉素口服后胃肠道吸收差，尽管有轻度胃肠道功能紊乱发生，但报道的不良反应相对较少。

对耳的影响 万古霉素治疗致耳毒性的综述[1,2]显示，实际病例数很少，进一步的调查显示，大多数听力损伤患者同时接受氨基糖苷类药物治疗。万古霉素单独治疗致耳毒性的程度和可逆性尚不明确。

1. Bailie GR, Neal D. Vancomycin ototoxicity and nephrotoxicity: a review. *Med Toxicol* 1988; **3:** 376–86.
2. Brummett RE, Fox KE. Vancomycin- and erythromycin-induced hearing loss in humans. *Antimicrob Agents Chemother* 1989; **33:** 791–6.

对胃肠道的影响 一位 25 岁的妇女在口服万古霉素和甲硝唑一个疗程治疗盆腔炎后发生艰难梭菌结肠炎[1]。在单独使用万古霉素后痊愈。

1. Bingley PJ, Harding GM. Clostridium difficile colitis following treatment with metronidazole and vancomycin. *Postgrad Med J* 1987; **63:** 993–4.

对心脏的影响 一例报道[1]新生儿使用万古霉素 150mg 不慎滴注过快造成心跳骤停。

1. Boussemart T, *et al.* Cardiac arrest associated with vancomycin in a neonate. *Arch Dis Child* 1995; **73:** F123.

对肾脏的影响 在一项研究中[1]，观察到 101 例患者在血管手术前后使用万古霉素 1g 预防感染，有 14 例发生肾毒性，生理盐水对照组 99 例有 2 例发生，显示万古霉素短暂治疗也可影响肾功能。在另一项 224 例患者的研究中，168 例单独使用万古霉素的患者有 8 例出现肾毒性，63 例使用万古霉素联合氨基糖苷类患者有 14 例出现肾毒性，103 例单独使用氨基糖苷类患者有 11 例出现肾毒性[2]。后一研究发现，万古霉素同氨基糖苷类联合时，血清谷浓度超过 10μg/ml 并延长万古霉素治疗（超过 21 天），这会增加肾毒性的风险。随后一项回顾性研究[3]发现，万古霉素存在暴露-肾毒性关系，最有用的测量是万古霉素的谷浓度（在此项研究中，肾毒性被定义为血清肌酐升高）。由于密集用药会增加肾毒性，为治疗甲氧西林耐药性葡萄球菌而使用高剂量万古霉素，需要格外关注；然而，一份综述[4]指出在没有其他危险因素情况下，药物引起的肾毒性可保持在最小限度。

1. Gudmundsson GH, Jensen LJ. Vancomycin and nephrotoxicity. *Lancet* 1989; **i:** 625.
2. Rybak MJ, *et al.* Nephrotoxicity of vancomycin, alone and with an aminoglycoside. *J Antimicrob Chemother* 1990; **25:** 679–87.
3. Lodise TP, *et al.* Relationship between initial vancomycin concentration-time profile and nephrotoxicity among hospitalized patients. *Clin Infect Dis* 2009; **49:** 507–14.
4. Hazlewood KA, *et al.* Vancomycin-associated nephrotoxicity: grave concern or death by character assassination? *Am J Med* 2010; **123:** 182.e1–e7.

对肝脏的影响 一名患多种疾病的 57 岁患者，口服万古霉素治疗艰难梭菌小肠结肠炎时，分别出现 5 次肝脏酶学指标升高；每次停用万古霉素后，肝脏酶学指标恢复正常水平[1]。

1. Cadle RM, *et al.* Vancomycin-induced elevation of liver enzyme levels. *Ann Pharmacother* 2006; **40:** 1186–9.

对神经系统的影响 有万古霉素治疗有关的脑病[1]（口服后伴有高脑脊液药物浓度）和周围神经病变[2]的报道。

1. Thompson CM, *et al.* Absorption of oral vancomycin—possible associated toxicity. *Int J Pediatr Nephrol* 1983; **4:** 1–4.
2. Leibowitz G, *et al.* Mononeuritis multiplex associated with prolonged vancomycin treatment. *BMJ* 1990; **300:** 1344.

对皮肤的影响 皮疹、红斑或瘙痒是万古霉素最常见的皮肤反应，也有线性 IgA 皮肤病[1~4]、Stevens-Johnson 样反应[5]、大疱疹[6]、局部皮肤坏死[7]、剥脱性皮炎[6]和 DRESS 综合征（药疹伴嗜酸性粒细胞增多和系统症状[8]）的报道。在一项分析中，发生皮肤不良反应的危险因素是年龄 40 岁以下和疗程超过 7 天[6]。

1. Piketty C, *et al.* Linear IgA dermatosis related to vancomycin. *Br J Dermatol* 1994; **130:** 130–1.
2. Nousari HC, *et al.* Vancomycin-associated linear IgA bullous dermatosis. *Ann Intern Med* 1998; **129:** 507–8.
3. Bernstein EF, Schuster M. Linear IgA bullous dermatosis associated with vancomycin. *Ann Intern Med* 1998; **129:** 508–9.
4. Danielsen AG, Thomsen K. Vancomycin-induced linear IgA bullous disease. *Br J Dermatol* 1999; **141:** 756–7.
5. Laurencin CT, *et al.* Stevens-Johnson-like reaction with vancomycin treatment. *Ann Pharmacother* 1992; **26:** 1520–1.
6. Korman TM, *et al.* Risk factors for adverse cutaneous reactions associated with intravenous vancomycin. *J Antimicrob Chemother* 1997; **39:** 371–81.
7. Hoelen DW, *et al.* Severe local vancomycin induced skin necrosis. *Br J Clin Pharmacol* 2007; **64:** 553–4.
8. Vauthey L, *et al.* Vancomycin-induced DRESS syndrome in a female patient. *Pharmacology* 2008; **82:** 138–41.

红人综合征 红人综合征参考文献[1~3]，抗组胺药预防处理有明显保护作用的证据[4,5]。替考拉宁相应的不良反应轻微，对高危患者用替考拉宁替代万古霉素是一种较好的选择[2,3,6]。报道[7]皮肤试验预测红人综合征的严重程度价值有限。

1. Wallace MR, *et al.* Red man syndrome: incidence, etiology, and prophylaxis. *J Infect Dis* 1991; **164:** 1180–5.
2. Polk RE. Anaphylactoid reactions to glycopeptide antibiotics. *J Antimicrob Chemother* 1991; **27** (suppl B): 17–29.
3. Rybak MJ, *et al.* Absence of "red man syndrome" in patients being treated with vancomycin or high-dose teicoplanin. *Antimicrob Agents Chemother* 1992; **36:** 1204–7.
4. Renz CL, *et al.* Oral antihistamines reduce the side effects from rapid vancomycin infusion. *Anesth Analg* 1998; **87:** 681–5.
5. Renz CL, *et al.* Antihistamine prophylaxis permits rapid vancomycin infusion. *Crit Care Med* 1999; **27:** 1732–7.
6. Smith SR. Vancomycin and histamine release. *Lancet* 1990; **335:** 1341.
7. Polk RE, *et al.* Vancomycin skin tests and prediction of "red man syndrome" in healthy volunteers. *Antimicrob Agents Chemother* 1993; **37:** 2139–43.

口服给药后 口服万古霉素后皮疹[1]和“红人”综合征[2,3]的报道如下。

1. McCullough JM, *et al.* Oral vancomycin-induced rash: case report and review of the literature. *DICP Ann Pharmacother* 1991; **25:** 1326–8.
2. Killian AD, *et al.* Red man syndrome after oral vancomycin. *Ann Intern Med* 1991; **115:** 410–11.
3. Bergeron L, Boucher FD. Possible red-man syndrome associated with systemic absorption of oral vancomycin in a child with normal renal function. *Ann Pharmacother* 1994; **28:** 581–4.

注意事项

对万古霉素有超敏反应史者禁用。禁止肌内注射，静脉注射谨防外渗，以免组织坏死。可将 500mg 的万古霉素溶于至少 100ml 的溶液中，滴注时间至少不低于 60min，将不良反应降低到最低程度。滴注部位需规律性改变。

因为高血浆浓度会增加耳和神经毒性，所以要根据血浆中万古霉素的浓度调节所需剂量。但监测万古霉素血浓度的最佳方法和采样时间尚不明确，且其风险程度也不明确，这意味着对万古霉素的观点不像氨基糖苷类那样趋于一致。英国注册药品信息建议，万古霉素血浆峰浓度应低于 30μg/ml、谷浓度不应超过 5～10μg/ml，但 *BNF 59* 建议谷浓度应在 10～15μg/ml，治疗低敏感性甲氧西林耐药金黄色葡萄球菌时谷浓度可在 15～20μg/ml，然而，有听力损伤史的患者，应避免使用万古霉素；在肾损伤患者、新生儿（特别是早产儿）、老年患者，其毒性风险增加，应特别慎重。这些意见均趋于一致。所有患者应常规监测肾功和血细胞计数，听力监测也很必要，特别在高危患者。出现耳鸣患者应停用万古霉素。

万古霉素胃肠道吸收差，口服后毒性远低于静脉使用，但有胃肠道炎症患者（包括抗菌药性肠炎，此时，吸收会增加）仍需谨慎。

药物相互作用

其他耳毒性或肾毒性药物，如氨基糖苷类、多黏菌素类、顺铂和髓袢利尿药明显增加毒性风险，使用万古霉素需特别慎重。

万古霉素的某些不良反应可因全身麻醉而加重，若两者必须同时使用，建议万古霉素应在诱导麻醉前输完。

万古霉素可能促进氯琥珀胆碱或维库溴铵神经肌肉阻滞作用。

抗菌作用

万古霉素是一种糖肽抗菌药，对多种革兰阳性菌有杀菌活性。

作用机制 万古霉素通过抑制细菌细胞壁肽聚糖多聚体的形成而发挥作用。与青霉素主要阻止肽聚糖形成交联

使细胞壁不能延伸不同，万古霉素是通过阻止胞壁（酰）三肽的转运和添加，从而抑制肽聚糖形成。万古霉素也可通过损伤原生质体的细胞膜和抑制细菌RNA合成而发挥部分作用。

抗菌谱 文献报道葡萄球菌，特别是金黄色葡萄球菌和表皮葡萄球菌（包括甲氧西林耐药株）、肺炎链球菌、化脓性链球菌和部分B群链球菌对万古霉素敏感。草绿色链球菌和肠球菌如粪肠球菌通常"耐受"，即在通常血浆浓度下有抑制作用，但无杀菌效应（详见下文同其他抗菌药联合应用的活性及耐药）。

艰难梭菌和其他梭状芽孢杆菌一样，通常高度敏感。放线菌属某些种、炭疽杆菌、棒状杆菌某些种、部分乳酸杆菌和李斯特菌通常敏感。事实上，所有革兰阴性菌、分枝杆菌以及真菌天然耐药。

同其他抗菌药联合应用的活性 万古霉素联合氨基糖苷类治疗肠球菌显示出协同作用，这种联合通常是杀菌的，甚至对万古霉素耐受菌株也是如此。报道庆大霉素的协同作用比链霉素强。万古霉素联合氨基糖苷类有报道显示对金黄色葡萄球菌也有协同作用；然而，不同的结果，包括万古霉素联合利福平治疗金黄色葡萄球菌有拮抗作用或无协同作用也有报道。与第三代头孢菌素联合治疗金黄色葡萄球菌和肠球菌报道有协同作用。

尽管在部分乳酸杆菌、明串珠菌和片球菌中，发现有高度内在性耐药，但正常情况下对万古霉素敏感菌的耐药到目前为止相对罕见。然而，肠球菌中大量高水平获得性耐药的报道越来越多，明显地由质粒介导和转移到其他的革兰阳性细菌中，特别是金黄色葡萄球菌中，已引起高度关注（见下文）。

万古霉素耐药性肠球菌，已被证实[1,2]部分是由于家畜饲养过程（详见**阿伏帕星**，第196页）中使用抗生素作为生长促进剂而产生的。已报道万古霉素有6种耐药模式，分别是VanA、VanB、VanC、VanD、VanE和VanG。VanA可诱导高浓度万古霉素和替考拉宁出现耐药；VanB可保持对替考拉宁的敏感性。VanC对低浓度的万古霉素具有耐受性，但是对替考拉宁无影响。VanE和VanG对万古霉素的耐受性较低，但对替考拉宁保持敏感[3]。许多基因都会产生耐药，但通常是由于细胞壁上糖肽链末端的多样性与万古霉素亲和力降低而造成[3]。

肠球菌有能力转移耐药性基因至其他菌株。由于万古霉素在治疗由甲氧西林耐药性金黄色葡萄球菌引起感染时的一线作用，所以万古霉素耐药性葡萄球菌的出现十分值得关注。金黄色葡萄球菌对万古霉素和（或）其他糖肽链抗菌药（VISA和GISA）表现为中介耐药，目前几个国家报道[3~8]最小抑菌浓度MIC为4～8μg/ml，也有报道称高度耐药菌［万古霉素耐药性金黄色葡萄球菌（VRSA），MIC超过16μg/ml］可能是由于VanA耐药性转移造成[9,10]。异质耐药性的出现正增加（hVISA，大多数人群是敏感的，但包含有中介耐药性的亚人群）。由于会导致更多耐药菌出现选择性[3,11]，异质耐药性引起很高的关注。

为了延缓万古霉素耐药性的扩散，指南已发布[12,13]。

1. Murray BE. Vancomycin-resistant enterococci. *Am J Med* 1997; **102:** 284–93.
2. Tacconelli E, Cataldo MA. Vancomycin-resistant enterococci (VRE): transmission and control. *Int J Antimicrob Agents* 2008; **31:** 99–106.
3. Levine DP. Vancomycin: a history. *Clin Infect Dis* 2006; **42** (suppl 1): S5–S12.
4. Hiramatsu K, *et al.* Methicillin-resistant Staphylococcus aureus clinical strain with reduced vancomycin susceptibility. *J Antimicrob Chemother* 1997; **40:** 135–6.
5. Johnson AP. Intermediate vancomycin resistance in Staphylococcus aureus: a major threat or a minor inconvenience? *J Antimicrob Chemother* 1998; **42:** 289–91.
6. Ploy MC, *et al.* First clinical isolate of vancomycin-intermediate Staphylococcus aureus in a French hospital. *Lancet* 1998; **351:** 1212.
7. Cosgrove SE, *et al.* Staphylococcus aureus with reduced susceptibility to vancomycin. *Clin Infect Dis* 2004; **39:** 539–45.
8. Appelbaum PC. Reduced glycopeptide susceptibility in methicillin-resistant Staphylococcus aureus (MRSA). *Int J Antimicrob Agents* 2007; **30:** 398–408.
9. Chang S, *et al.* Infection with vancomycin-resistant Staphylococcus aureus containing the VanA resistance gene. *N Engl J Med* 2003; **348:** 1342–7.
10. Sievert DM, *et al.* Vancomycin-resistant Staphylococcus aureus in the United States, 2002-2006. *Clin Infect Dis* 2008; **46:** 668–74.
11. Liu C, Chambers HF. Staphylococcus aureus with heterogeneous resistance to vancomycin: epidemiology, clinical significance, and critical assessment of diagnostic methods. *Antimicrob Agents Chemother* 2003; **47:** 3040–5.
12. Hospital Infection Control Practices Advisory Committee (HICPAC). Recommendations for preventing the spread of vancomycin resistance. *Infect Control Hosp Epidemiol* 1995; **16:** 105–13.
13. CDC. Investigation and control of vancomycin-intermediate and resistant Staphylococcus aureus (VISA/VRSA): a guide for health departments and infection control personnel (updated September 2006). Available at: http://www.cdc.gov/ncidod/dhqp/pdf/ar/visa_vrsa_guide.pdf (accessed 06/07/08)

药动学

尽管胃肠道炎症时万古霉素吸收略有增加，总的来说仍仅少量吸收。报道静脉注射1g万古霉素超过60min，在注射结束时立即达到血浆峰浓度60μg/ml以上，2h后大约25μg/ml，11h后降至10μg/ml以下。然而，万古霉素的药动学可能存在明显的个体差异；报道肾功正常患者半衰期范围3～13h，平均6h。肾功异常患者半衰期可延长至7天，无肾患者更长。大约55%万古霉素与血浆蛋白结合，但报道有更大差异。

万古霉素渗入细胞外液中，包括胸膜液、心包液、腹水和关节液。胆汁中有少量发现。然而，渗入脑脊液的量极少，即使在脑膜炎时，也不能达到有效治疗浓度。万古霉素可进入腹膜腔，报道腹腔给药的60%在6h内吸收。万古霉素可透过胎盘，也可进入乳汁。

万古霉素极少或不代谢。主要以原形从肾小球滤过排泄。80%～90%的量在24h内排泄进入尿中。有少量药物经非肾途径清除，其机制不详。

万古霉素的药动学可因肾清除情况的改变而变化；报道烧伤患者万古霉素的清除率增加，而肾损伤或肾功下降（如新生儿或老人）者清除率降低，血浆浓度升高，半衰期延长。肾损伤或肾功下降患者通常需要调整剂量，最理想的是根据血浆浓度监测结果进行调整。尽管肝损伤患者清除率也有变化，通常认为不需根据其他因素调整剂量。

尽管使用高流量膜透析可明显降低万古霉素浓度，但仍认为常规血液透析对万古霉素血浆浓度影响极小。腹膜透析可降低万古霉素浓度，也认为其影响不明显，但血液灌流和血液滤过能有效地将万古霉素从血液中清除。

用途和用法

万古霉素是一种糖肽类抗菌药，用于当其他药物如青霉素耐药或患者不能耐受的严重葡萄球菌或其他革兰阳性菌感染。特别是用于甲氧西林耐药的葡萄球菌感染（第185页），如脑脓肿、葡萄球菌脑膜炎、持续非卧床腹膜透析所致腹膜炎和败血症。也可单独使用，或与其他药物如氨基糖苷类联合用于治疗和预防心内膜炎，预防外科感染以及免疫受损患者的特别护理和治疗。它可作为肺型炭疽和胃肠型炭疽的多药治疗方案的部分。有关这些感染和治疗的细节，详见**抗菌药的选择**，（第153页）。也可治疗（口服）抗菌药性肠炎（第163页）。

万古霉素可和其他抗菌药联合使用，以扩大或增加疗效，特别是与庆大霉素或其他氨基糖苷类或利福平联合（详见上文**抗菌作用**）。

用法和剂量 万古霉素以其盐酸盐形式给药，但剂量以碱基表示，1.03g盐酸万古霉素相当于1g万古霉素。万古霉素由静脉内给药，尽管有人使用过持续滴注，但最好间歇性注射。间歇性注射时，将包含相当于500mg万古霉素的浓水溶液10ml加入5%葡萄糖或0.9%氯化钠溶液中，形成不超过5mg/ml的稀释液；这种稀释液500mg剂量以不低于60min输完或1g剂量以不低于100min输完。尽管会增加不良反应的危险，对需限制液体量的患者，万古霉素终浓度也可超过10mg/ml。对不能间歇性注射患者，持续静脉注射时，将相当于1～2g的万古霉素加入足够容量的葡萄糖或氯化钠溶液中，24h内输完。

成人常用剂量是万古霉素500mg每6h 1次，或1g每12h 1次。敏感菌感染在48～72h内可观察到疗效。葡萄球菌性心内膜炎患者，推荐治疗至少3周。

儿童和新生儿用量，见下文。

剂量调整和监测 推荐在必要的时候，根据万古霉素血浆浓度调整剂量，特别是在年龄或肾损伤（详见下文）因素可诱发毒性反应时，或存在亚治疗浓度的风险时，剂量调整尤为重要。由于注射药物后采样时间不同，用药方法和使用的测定方法也不同，血浆浓度和毒性反应之间的关系尚有争议，这些意味着不同学者推荐的峰浓度和谷浓度差异很大。（见上文**注意事项**）。

其他途径 盐酸万古霉素可口服治疗葡萄球菌小肠结肠炎和抗生素相关性腹泻，包括艰难梭菌过度生长所致的伪膜性结肠炎，方法为每日0.5～2g，分3次或4次给药，疗程7～10天，最低剂量每日500mg也足够。

在脑膜炎或其他CNS感染中，为保证脑脊液足够的抗菌药物浓度，万古霉素有时给予鞘内注射或脑室内注射给药。万古霉素也可局部用于眼或结膜下或玻璃体内注射。也可吸入给药。

1. Stevens DL. The role of vancomycin in the treatment paradigm. *Clin Infect Dis* 2006; **42** (suppl 1): S51–S57.
2. Deresinski S. Vancomycin: does it still have a role as an antistaphylococcal agent? *Expert Rev Anti Infect Ther* 2007; **5:** 393–401.
3. Cunha BA. Vancomycin revisited: a reappraisal of clinical use. *Crit Care Clin* 2008; **24:** 393–420.
4. Levine DP. Vancomycin: understanding its past and preserving its future. *South Med J* 2008; **101:** 284–91.
5. Niu SC, *et al.* Modified vancomycin dosing protocol for treatment of diabetic foot infections. *Am J Health-Syst Pharm* 2008; **65:** 1740–3.
6. Rybak MJ, *et al.* Vancomycin therapeutic guidelines: a summary of consensus recommendations from the Infectious Diseases Society of America, the American Society of Health-System Pharmacists, and the Society of Infectious Diseases Pharmacists. *Clin Infect Dis* 2009; **49:** 325–7. Correction. *ibid.*; 1465. Also available at: http://www.journals.uchicago.edu/doi/pdf/10.1086/600877 (accessed 18/05/10)

用法 一项多中心研究中，尽管体重过轻、正常以及超重的不同体重患者，使用万古霉素初始剂量为1g，每日用药2次可达到理想治疗效果（定为每剂量10mg/kg或更多）；但是仅有28%肥胖患者使用此剂量能够充分满足治疗[1]。如果按照指南推荐的更严格的万古霉素剂量15mg/kg给药，只有不到1%的肥胖患者使用的初始剂量能够满足治疗，在随后的24h内很难被纠正。

1. Hall RG, *et al.* Multicenter evaluation of vancomycin dosing: emphasis on obesity. *Am J Med* 2008; **121:** 515–18.

儿童用法 儿童可使用万古霉素进行治疗。英国注册药品信息显示儿童和1个月龄以上婴儿可以静脉注射万古霉素10mg/kg，每6h用药1次。新生儿和1个月龄以内婴儿可给予初始剂量15mg/kg；1周龄以内剂量为10mg/kg，每12h用药1次，1周龄以上至1个月龄以内剂量为10mg/kg，每8h用药1次。*BNFC 2010/11* 推荐剂量如下：

- 胎龄小于29周的新生儿：15mg/kg，每24h用药1次；
- 胎龄29～35周：15mg/kg，每12h用药1次；
- 胎龄大于35周：15mg/kg，每8h用药1次（最大剂量为每日2g）。

一组人员[1]发现，早产新生儿持续滴注万古霉素，大多数病例均可以达到治疗范围，并且产生很好的抗菌效果。因此推荐早产新生儿给药方案为，血清肌酐超过90μmol/L，前48h给予每日20mg/kg；血清肌酐低于90μmol/L，给予每日30mg/kg。此后，根据需要每日增加或降低剂量5mg/kg，维持万古霉素血浓度在10～25μg/ml。

万古霉素可以通过口服治疗葡萄球菌小肠结肠炎和抗菌药性结肠炎。注册药品信息建议儿童剂量为每日40mg/kg，分3～4次用药；*BNFC 2010/11* 建议按照下述剂量每日4次用药，连续用药7～10天：

- 1个月龄～5周岁：5mg/kg；
- 5～12岁：62.5mg；
- 大于12岁：125mg。

新生儿使用万古霉素可参见综述[2]。

1. Plan O, *et al.* Continuous-infusion vancomycin therapy for preterm neonates with suspected or documented Gram-positive infections: a new dosage schedule. *Arch Dis Child Fetal Neonatal Ed* 2008; **93:** F418–21.
2. de Hoog M, *et al.* Vancomycin: pharmacokinetics and administration regimens in neonates. *Clin Pharmacokinet* 2004; **43:** 417–40.

在肾损伤中的用法 建议用不同的方法，包括基于肌酐清除率的预算方法和药动学方法如贝叶斯统计法，计算肾功减退患者需要的万古霉素剂量。一种建议的方法是首先给予15mg/kg的负荷剂量，然后剂量等于以mg/min表示的肾小球滤过率的15倍，剂量单位为mg。无尿患者每7～10天1g。然而，基于血浆浓度的个体化治疗方案仍为首选。

万古霉素通过高流量间歇血液透析疗法易被透析，使用该方法每周用药1次可能会造成万古霉素浓度不足。一项肾脏替代疗法的抗菌剂量研究[1]称，间歇血液透析疗法患者应当在第一天时静脉注射给予15～25mg/kg负荷剂量，随后在每次透析间歇时给予维持剂量5～10mg/kg；应根据血清万古霉素浓度和目标进行剂量调整。

对于持续肾脏替代疗法的危重患者，推荐相同的负荷剂量；维持剂量（根据血清万古霉素浓度调整）如下所述：

- 连续性静脉静脉血液滤过（CVVH）：10～15mg/kg，每24～48h用药1次；
- 连续性静脉静脉血液透析（CVVHD）：10～15mg/kg，每24h用药1次（当需要高浓度血清万古霉素时，剂量为7.5mg/kg，每12h用药1次）；
- 连续性静脉静脉血液透析滤过（CVVHDF）：7.5～10mg/kg，每12h用药1次。

1. Heintz BH, *et al.* Antimicrobial dosing concepts and recommendations for critically ill adult patients receiving continuous renal replacement therapy or intermittent hemodialysis. *Pharmacotherapy* 2009; **29:** 562–77.

制剂

BP 2010: Vancomycin Intravenous Infusion; Vancomycin Oral Solution;
USP 33: Sterile Vancomycin Hydrochloride; Vancomycin Hydrochloride Capsules; Vancomycin Hydrochloride for Injection; Vancomycin Hydrochloride for Oral Solution; Vancomycin Injection.

专利制剂

Arg.: Fabomicina†; Icoplax; Rivervan; Vancomax; Vancotenk; Varedet; ***Austral.:*** Vancocin; ***Belg.:*** Vamysin; Vancocin; ***Braz.:*** Amplobac; Biovancomin†; Vanclomin; Vancoabbott; Vancocid†; Vancocina; Vanconorth†; Vancoplus†; Vancoson; Vancotrat; ***Canad.:*** Vancocin; ***Chile:*** Kovan; ***Cz.:*** Edicin; Vancocin; Vancoled†; ***Denm.:*** Vancocin†; ***Ger.:*** Vanco; Vanco-saar; ***Gr.:*** Vamistol; Vancosan; Voncon; Vondem; Voxin; ***Hong Kong:*** Lyphocin; Vancocin†; ***Hung.:*** Edicin†; Vancocin; ***India:*** Vancocin; Vancogram; Vanlid; ***Indon.:*** Vancep; ***Irl.:*** Vancocin; ***Israel:*** Vanco-Teva; ***Ital.:*** Copovan; Farmaciclin; Levovanox; Maxivanil; Vanco†; Vancocina; Vancotex; Zengac; ***Malaysia:*** Vancocin†; Vancotex; ***Mex.:*** Estavam; Ifavac†; Vacsol; Vanaurus; Vancam†; Vancocin; Vancox; ***Neth.:*** Vancocin; ***Norw.:*** Vancocin†; ***Philipp.:*** Vakocil; Vancin; Vancocin; Vanosyn; ***Pol.:*** Edicin; Vancocin†; Vancotex; ***Port.:*** Glipep; Vancocina†; ***Rus.:*** Edicin (Эдицин); Vancocin (Ванкоцин); Vancomabol (Ванкомабол); Vancorus (Ванкорус); ***S.Afr.:*** Vancocin; ***Spain:*** Diatracin†; ***Swed.:*** Vancocin; ***Switz.:*** Vancocin; ***Thai.:*** Edicin; Vancin-S; Vancogen; ***Turk.:*** Edicin; Vancocin; Vancorin; ***UAE:*** Vancolon; ***UK:*** Vancocin; ***Ukr.:*** Edicin (Эдицин); ***USA:*** Lyphocin; Vancocin; Vancoled†; ***Venez.:*** Vagran; Vancobehr†.

Virginiamycin (*BAN*, *USAN*, *rINN*) 维吉霉素

Antibiotic 899; SKF-7988; Virgimycin; Virginiamicina; Virginiamycine; Virginiamycinum.

Виргиниамицин

CAS — 11006-76-1; 21411-53-0 (virginiamycin M_1); 23152-29-6 (virginiamycin S_1).
ATC — D06AX10.
ATC Vet — QD06AX10; QJ01FG90.
UNII — C49WS9N75L.

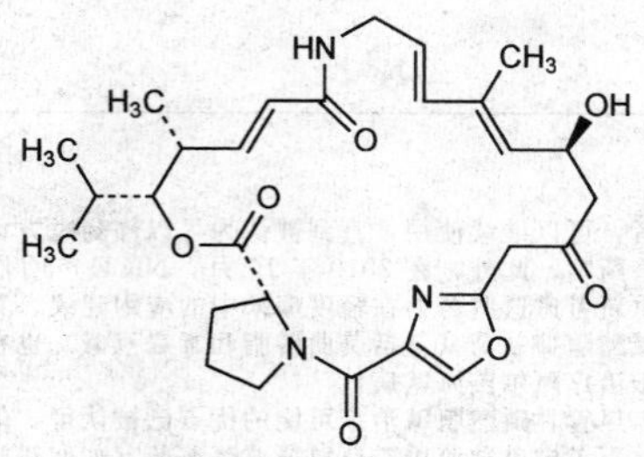

(virginiamycin M_1)

简介

维吉霉素由弗吉尼亚链霉菌生长产生的链阳性菌素抗菌混合物，主要由维吉霉素 M1 和维吉霉素 S1 两种物质组成。用于敏感微生物，特别是革兰阳性球菌感染的治疗。可口服或局部用药。可能引起胃肠功能紊乱，包括腹泻和呕吐。曾观察到超敏反应的病例。

维吉霉素已被作为动物饲料生长因子使用。

Xibornol (*BAN*, *rINN*) 希波酚

CP3H; 1HP; IBX; Xibornolum. 6-(Isoborn-2-yl)-3,4-xylenol; 6-[(1R,2S,4S)-Born-2-yl]-3,4-xylenol.

Ксиборнол

$C_{18}H_{26}O = 258.4.$
CAS — 38237-68-2; 13741-18-9.
ATC — J01XX02.
ATC Vet — QJ01XX02.
UNII — RQ12GMY0FZ.

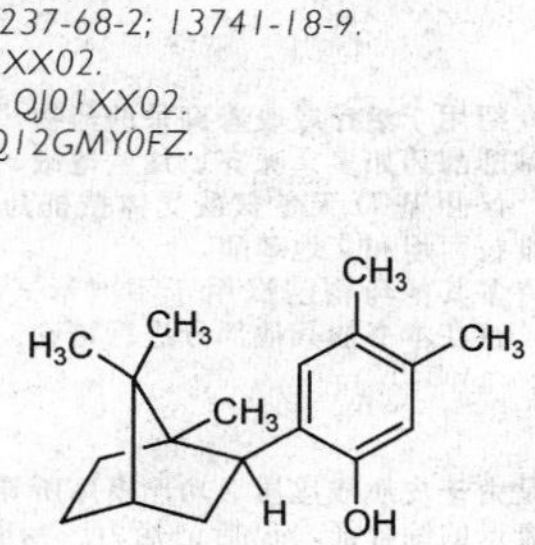

简介

希波酚是文献报道能抑制革兰阳性葡萄球菌和链球菌以及流感嗜血杆菌的一种抗菌药。可口服给药，也可口腔喷雾和直肠给药。

制剂

专利制剂

Ital.: Bornilene.

抗痴呆药

本章介绍用于治疗或改善痴呆的药物，包括中枢作用的抗胆碱酯酶药如多奈哌齐、加兰他敏、利伐斯的明和他克林，*N*-甲基-D-天冬氨酸受体拮抗药美金刚以及益智药如吡拉西坦和艾地苯醌。

还有许多其他药物已试用于不同形式痴呆的治疗（见下文），将在本书的其他部分进行讨论。

痴呆

痴呆是由于皮质或皮质下功能损坏所导致的认知过程或智力衰退的综合征，包括记忆力、判断力、语言、交流和抽象思维能力的减退。与谵妄不同，它没有可观察到的意识改变。痴呆患者可能在个性和行为方式上会有改变。虽然有时痴呆是可逆的，但通常是进展的，患者会逐渐丧失社会能力和其他技能，导致完全依赖他人。

虽然在老年人中痴呆发生越来越多，但是它并不是老龄化不可避免的结果。痴呆由许多因素产生，包括如下因素。

- 神经变性疾病：阿尔茨海默病、Pick 病、Huntington 病、帕金森病、路易体病、多发性硬化、进行性核上性麻痹。
- 血管疾病：多发性脑梗死、颈动脉闭塞、颅动脉炎。
- 外伤：硬膜下血肿。
- 肿瘤。
- CNS 感染：脑炎、梅毒、弓形虫病、AIDS、Creutzfeldt-Jakob 病。
- 内分泌/代谢疾病：甲状腺功能减退症、尿毒症、肝衰竭、心衰竭、呼吸衰竭、缺氧、低钠血症。
- 中毒性损害：乙醇、有机溶剂、重金属和药物治疗。
- 脑水肿。
- 营养缺乏：维生素 B_{12}、叶酸、维生素 B_1。
- 抑郁。
- 睡眠障碍：阻塞性睡眠呼吸暂停、发作性睡病。

阿尔茨海默病是痴呆最常见的原因，占痴呆患者的一半以上，大约 1/3 的痴呆是由血管疾病引起的。

痴呆的治疗大致可分为控制行为紊乱（第 927 页）和改善或保持认知功能（见下文）。虽然有许多药物用于治疗认知损害，但是大多数作用很小或没有作用。

阿尔茨海默病是一种进行性认知功能减退性疾病，主要影响 65 岁以上的老年人。阿尔茨海默病罕见的早期发病形式（家族性阿尔茨海默病）是指早老性痴呆。通常在发病的 10 年内死亡[1]。除了年龄以外，其他危险因素包括唐氏综合征和阿尔茨海默病家族史[1~3]。载脂蛋白 E 的等位基因 ε4 的存在是另一个因素，它与患病率和某些阿尔茨海默病发病年龄相关，但是并不建议把它用于平时临床工作或预测性的试验[2,4,5]。血浆中同型半胱氨酸水平升高与痴呆和阿尔茨海默病相关[6]。心血管的危险因素，例如糖尿病、高胆固醇血症、高血压和肥胖，也使相关的危险增加[2,7]。在透析患者中发生不可逆的透析性痴呆，透析性痴呆与透析液中有过量的铝有关，但是，即便这样，铝在阿尔茨海默病中的作用还不清楚[4]。

已经发现阿尔茨海默病患者缺乏许多神经递质，但胆碱乙酰转移酶活性下降导致的乙酰胆碱合成减少仍是与这种严重状况最相关[8~11]。通过使用胆碱酯酶抑制药、乙酰胆碱前体、乙酰胆碱释放增强药和胆碱能激动药能提高脑内乙酰胆碱浓度。但是胆碱能神经元是不可替代的，因此，没有一种方法能影响整个疾病的进展。

多奈哌齐、加兰他敏、利伐斯的明和他克林是主要的胆碱酯酶抑制药[3,5,7,10~20]，所有这些药都能适当地改善轻度至中重度疾病患者的认知功能和临床症状，但是在晚期疾病中缺乏长期的研究，缺乏药物治疗效果的证据，尽管在许多国家多奈哌齐被批准用于重度痴呆的治疗。他克林通常不被耐受，可能引起严重的肝毒性，由于这一原因现在很少使用。多奈哌齐、加兰他敏和利伐斯的明也许更被患者接受。尽管看上去多奈哌齐与利伐斯的明相比不良反应更小[21]，但是系统性综述并没有发现这三种药物的效果有任何不同。在英国，NICE[22]推荐对于中度痴呆的患者，使用多奈哌齐、加兰他敏、利伐斯的明是受限的，应用于下列情况：

- 只能在专科医生的监测下使用这些药物。
- 需要长期使用这些药物的患者应每 6 个月评价一次。
- 只能在药物有效的情况下才能继续使用。

有一个稍有有争议的决定，NICE 认为这三种药不再用于轻度痴呆的治疗，因为它们的成本效益是令人质疑的；但是那些现在已经使用其中一种药物的轻度痴呆患者，可以继续使用，直到被认为可以停药时方可停用这些药物。此外，在 2010 年 10 月，NICE 声明他们正在重新考虑这些药物在轻度痴呆中的应用建议。其他的胆碱酯酶抑制药（包括美曲磷脂和毒扁豆碱）也在尝试用于治疗阿尔茨海默病。

尽管甘磷酸胆碱治疗可能的优点已被认可，但是通常并不考虑单独使用乙酰胆碱前体药物（如卵磷脂或者胆碱）来改善疾病状况[9~11]。

氨吡啶可以增强神经末梢乙酰胆碱释放，它已经用于阿尔茨海默病的治疗，但是临床效果的证据很少。

据报道，一些拟胆碱激动药改善症状的作用是有限的。毛果芸香碱甚至可能加快痴呆的发展。毒蕈碱 M_1 激动药（如西维美林和咕诺美林）已经被研究[11,23]，依据是毒蕈碱 M_1 受体在阿尔茨海默病的整个发病过程是被保护的。但是这些药并没有成功地改善疾病的症状。另一个可选择的研究就是应用烟碱来刺激烟碱受体[11]。

有假说认为，自由基可以启动并维持阿尔茨海默病中神经退行性改变的机制，这一假说促进了如维生素 E（如 α-生育酚）、银杏、艾地苯醌和司来吉兰这些抗氧化治疗药物的研究，但是它们的价值仍有待进一步证实[9,14,19,24,25]。虽然，美国一些旧的指南[11]建议，维生素 E 可作为辅助治疗以减慢疾病的进展，但近期美国[26]和欧洲[19]指南并不推荐把它用于痴呆症状的治疗，因为其有效性和安全性的证据十分有限。在很多对照研究中，司来吉兰产生了很多混杂性结果，美国指南[26]注意到很少有医生在临床中使用它。一项系统性综述[27]发现银杏对痴呆和认知损害治疗有效的证据是不具有说服力的；在欧洲指南里没有推荐使用它[19]。

神经营养或益智药，如吡拉西坦，被认为可增强记忆和认知能力。它们可以预防与阿尔茨海默病和其他痴呆相关的认知缺陷，但是目前临床有效的有力证据很少[11,19]。

N-甲基-D-天冬氨酸（NMDA）受体拮抗药美金刚在不同痴呆中显示出一些效果[3,7,13,18~20,25,28]，用于治疗中重度到重度阿尔茨海默病[15,19]，它被认为是通过调节神经递质谷氨酸的作用来起效的。然而，在英国，NICE[22]不推荐使用美金刚治疗中重度到重度痴呆，因为临床有效性的证据不足。但是，对于目前已经在使用美金刚的患者，推荐继续使用，直到可以停药时再停止使用。此外，在 2010 年 10 月，NICE 声明他们正在重新考虑美金刚在中度到重度痴呆中的使用建议。

痴呆曾被归因于“脑血管功能不全”（第1127页），许多具有血管扩张活性的药物最初曾尝试用于治疗痴呆。但总的来说，可靠的疗效证据很少[29]。麦角碱的衍生物甲磺酸双氢麦角碱和麦角溴烟酯已经被广泛使用，但是目前，其疗效都归因于它们的促代谢或益智作用，它们在治疗中的地位还有待确定[30]。

钙通道阻滞药尼莫地平在各种原因的痴呆中都有效果，但是它在治疗中的作用仍不清楚[28,30]。

观察研究提示，雌激素可降低并延缓接受 HRT 治疗的绝经后妇女阿尔茨海默病的发生[3,5,11,19]。然而，一项大规模对照研究发现，联合使用 HRT 治疗使总体认知功能大幅度减低的危险性增加，并没有防止轻度认知功能损害，反而使痴呆发生的危险成倍增加。在对照研究中雌激素改善轻中度阿尔茨海默病的绝经后妇女认知功能的有利效果并没有得到证实（第 2010页）。

一些回顾性研究也显示在抗炎药如 NSAIDs 的应用与阿尔茨海默病发病风险之间也显示相反的关系[11,13,19]。但是，目前缺乏有力的证据来支持 NSAIDs 在阿尔茨海默病治疗中的使用[3,7,13,19,31]。

他汀类药物治疗与降低痴呆的发生风险之间联系的可能性仍有争议。然而，一项系统性综述[32]推断，有证据表明在随后的治疗中给予他汀类药物并不能预防阿尔茨海默病和痴呆。

其他治疗阿尔茨海默病的药物包括氟安定和亚甲蓝正在研究中。氟安定是一种抗组胺药，据报道它有神经保护作用。亚甲蓝被认为可以溶解脑内神经纤维缠结并阻碍 tau 蛋白的聚集。期望这些药物以及其他正在研究中的免疫疗法，将会有疾病调节的作用[33]。阿尔茨海默病的疫苗也在研究中[7,13,26]。

除了痴呆，有些患者中也存在不明显的轻度记忆损害。许多并不是所有，伴有**轻度认知损害**（MCI）的患者，可能发展成为阿尔茨海默病，对这些人治疗具有相当大的意义，以期延缓其病情加重[20,34,35]。虽然对应用胆碱酯酶抑制药、抗氧化药和其他药物来治疗阿尔茨海默病都有研究，但没有合适的治疗方案，可以确定的是患者死亡的风险增加与应用加兰他敏治疗 MCI 是有一些关系的（见**对心血管系统和脑血管系统的影响**，第 345 页）。在英国，NICE[36]不推荐胆碱酯酶抑制药用于 MCI 患者。

血管性痴呆[19,28,37,38]是由缺血、缺氧或出血性大脑损害所引起的综合征。血管梗死是最常见的血管性痴呆的原因，由于缺血部位的不同产生多种多样的认知功能缺陷。在痴呆的主要形式中，认知损害是由于多发性梗死、关键部位单发梗死和皮质下白质缺血（Binswanger 病）。血管性痴呆要比阿尔茨海默病的痴呆发展更急。与阿尔茨海默病的连续进展过程相比有明显的阶梯式进展过程。血管性痴呆的危险因素与脑卒中（第1144页）相似，用相似的方法来进行预防和治疗，但是缺乏足够的对照性研究证据。胆碱功能缺乏在血管性痴呆患者中已有很多文献记载，已经发现胆碱酯酶抑制药，如多奈哌齐和加兰他敏在这些患者中有较好的耐受性和治疗效果。NMDA 受体拮抗药美金刚也有肯定的效果[28,38]。然而，在英国，NICE[36]不推荐胆碱酯酶和美金刚用于血管性痴呆的认知减退患者。

路易小体痴呆[19,39~41]（Lewy-body dementia）从认知损害和精神错乱的波动情况上来看与其他类型痴呆有明显的不同，幻觉、妄想错觉、没有明显原因跌倒的倾向和短暂性意识不清或意识丧失也是其典型症状。此外，可能有轻度锥体外系症状，并且可能增加服用抗精神病药锥体外系不良反应的易感性（见**氯丙嗪的注意事项下老年人**，第944页）。路易小体痴呆患者有严重的胆碱功能缺乏提示，可应用胆碱酯酶抑制药治疗。多奈哌齐和利伐斯的明显示了很好的耐受性和疗效，但是需要进一步的试验来证实其作用。

1. Cummings JL. Dementia: the failing brain. *Lancet* 1995; **345:** 1481–4. Correction. *ibid.*; 1551.
2. Desai AK, Grossberg GT. Diagnosis and treatment of Alzheimer's disease. *Neurology* 2005; **64** (suppl 3): S34–S39.
3. Cummings JL. Alzheimer's disease. *N Engl J Med* 2004; **351:** 56–67.
4. Gooch MD, Stennett DJ. Molecular basis of Alzheimer's disease. *Am J Health-Syst Pharm* 1996; **53:** 1545–57.
5. Clark CM, Karlawish JHT. Alzheimer disease: current concepts and emerging diagnostic and therapeutic strategies. *Ann Intern Med* 2003; **138:** 400–10.
6. Seshadri S, *et al.* Plasma homocysteine as a risk factor for dementia and Alzheimer's disease. *N Engl J Med* 2002; **346:** 476–83.
7. Blennow K, *et al.* Alzheimer's disease. *Lancet* 2006; **368:** 387–403.
8. Krall WJ, *et al.* Cholinesterase inhibitors: a therapeutic strategy for Alzheimer disease. *Ann Pharmacother* 1999; **33:** 441–50.
9. Mayeux R, Sano M. Treatment of Alzheimer's disease. *N Engl J Med* 1999; **341:** 1670–9.
10. Grutzendler J, Morris JC. Cholinesterase inhibitors for Alzheimer's disease. *Drugs* 2001; **61:** 41–52.
11. Doody RS, *et al.* Practice parameter: management of dementia (an evidence-based review). Report of the Quality Standards Subcommittee of the American Academy of Neurology. *Neurology* 2001; **56:** 1154–66. Also available at: http://www.aan.com/professionals/practice/pdfs/gl0012.pdf (accessed 13/02/06)
12. Flicker L. Acetylcholinesterase inhibitors for Alzheimer's disease. *BMJ* 1999; **318:** 615–6.
13. Brodaty H, *et al.* Pharmacological treatment of cognitive deficits in Alzheimer's disease. *Med J Aust* 2001; **175:** 324–9. Correction. *ibid.* **176:** 297–8.
14. Boustani M, *et al.* Screening for dementia in primary care: a summary of the evidence for the U.S. Preventive Services Task Force. *Ann Intern Med* 2003; **138:** 927–37.
15. Farlow MR, Cummings JL. Effective pharmacologic management of Alzheimer's disease. *Am J Med* 2007; **120:** 388–97.
16. Qaseem A, *et al.* American College of Physicians/American Academy of Family Physicians Panel on Dementia. Current pharmacologic treatment of dementia: a clinical practice guideline from the American College of Physicians and the American Academy of Family Physicians. *Ann Intern Med* 2008; **148:** 370–8.
17. Raina P, *et al.* Effectiveness of cholinesterase inhibitors and memantine for treating dementia: evidence review for a clinical practice guideline. *Ann Intern Med* 2008; **148:** 379–97.
18. Lanctôt KL, *et al.* Therapy for Alzheimer's disease: how effective are current treatments? *Ther Adv Neurol Dis* 2009; **2:** 163–80.
19. Waldemar G, *et al.* Recommendations for the diagnosis and management of Alzheimer's disease and other disorders associated with dementia: European Federation of Neurological Societies guideline. *Eur J Neurol* 2007; **14:** e1–e26. Also available at: http://www.efns.org/fileadmin/ user_upload/ guidline_papers/ EFNS_guideline_2007_management_of_disorders_associated_with_dementia.pdf (accessed 05/08/10)
20. Burns A, Iliffe S. Alzheimer's disease. *BMJ* 2009; **338:** 467–71. Correction. *ibid.* Available at: http://www.bmj.com/cgi/content/full/338/apr01_3/b1349 (accessed 16/08/10)
21. Birks J. Cholinesterase inhibitors for Alzheimer's disease. Available in The Cochrane Database of Systematic Reviews; Issue 1. Chichester: John Wiley; 2006 (accessed 14/02/06).
22. NICE. Donepezil, galantamine, rivastigmine (review) and memantine for the treatment of Alzheimer's disease (amended) (issued November 2006, amended September 2007, August 2009). Available at: http://www.nice.org.uk/nicemedia/live/11600/45349/45349.pdf (accessed 19/08/10)
23. Korczyn AD. Muscarinic M(1) agonists in the treatment of Alzheimer's disease. *Expert Opin Invest Drugs* 2000; **9:** 2259–67.
24. Praticò D, Delantry N. Oxidative injury in diseases of the central nervous system: focus on Alzheimer's disease. *Am J Med* 2000; **109:** 577–85.
25. Farlow MR. The search for disease modification in moderate to severe Alzheimer disease: a critical review of current evidence. *Neurology* 2005; **65** (suppl 3): S25–S30.

26. Rabins PV, *et al.* APA Work Group on Alzheimer's Disease and other Dementias. Steering Committee on Practice Guidelines. American Psychiatric Association practice guideline for the treatment of patients with Alzheimer's disease and other dementias. Second edition. *Am J Psychiatry* 2007; **164** (12 suppl): 5–56. Also available at: http://www.psychiatryonline.com/pracGuide/loadGuidelinePdf.aspx?file=AlzPG101007 (accessed 23/07/08)
27. Birks J, Grimley Evans J. Ginkgo biloba for cognitive impairment and dementia. Available in The Cochrane Database of Systematic Reviews; Issue 1. Chichester: John Wiley; 2009 (accessed 01/03/10).
28. Erkinjuntti T, *et al.* Emerging therapies for vascular dementia and vascular cognitive impairment. *Stroke* 2004; **35:** 1010–17.
29. Eccles M, *et al.* North of England evidence based guidelines development project: guideline for the primary care management of dementia. *BMJ* 1998; **317:** 802–8.
30. Flynn BL, Ranno AE. Pharmacologic management of Alzheimer disease: Part II: antioxidants, antihypertensives, and ergoloid derivatives. *Ann Pharmacother* 1999; **33:** 188–97.
31. Launer LJ. Nonsteroidal anti-inflammatory drug use and the risk for Alzheimer's disease: dissecting the epidemiological evidence. *Drugs* 2003; **63:** 731–9.
32. McGuinness B, *et al.* Statins for the prevention of dementia. Available in The Cochrane Database of Systematic Reviews; Issue 2. Chichester: John Wiley; 2009 (accessed 07/09/09).
33. Mayeux R. Early Alzheimer's disease. *N Engl J Med* 2010; **362:** 2194–2201.
34. Sramek JJ, *et al.* Mild cognitive impairment: emerging therapeutics. *Ann Pharmacother* 2000; **34:** 1179–88.
35. Gauthier S, *et al.* International Psychogeriatric Association Expert Conference on mild cognitive impairment. Mild cognitive impairment. *Lancet* 2006; **367:** 1262–70.
36. National Collaborating Centre for Mental Health/NICE. Dementia: the NICE-SCIE guideline on supporting people with dementia and their carers in health and social care (issued November 2006). Available at: http://www.nice.org.uk/nicemedia/pdf/CG42Dementiafinal.pdf (accessed 27/05/08)
37. Sachdev PS, *et al.* Vascular dementia: diagnosis, management and possible prevention. *Med J Aust* 1999; **170:** 81–5.
38. Farlow MR. Use of antidementia agents in vascular dementia: beyond Alzheimer disease. *Mayo Clin Proc* 2006; **81:** 1350–8.
39. McKeith IG. Dementia with Lewy bodies. *Br J Psychiatry* 2002; **180:** 144–7.
40. Swanberg MM, Cummings JL. Benefit-risk considerations in the treatment of dementia with Lewy bodies. *Drug Safety* 2002; **25:** 511–23.
41. McKeith IG, *et al.* Diagnosis and management of dementia with Lewy bodies: third report of the DLB Consortium. *Neurology* 2005; **65:** 1863–72.

Aniracetam (*USAN*, *rINN*) 茴拉西坦

Aniracétam; Aniracetamum; Ro-13-5057. 1-(4-Methoxybenzoyl)-2-pyrrolidinone.
Анирацетам
$C_{12}H_{13}NO_3$ = 219.2.
CAS — 72432-10-1.
ATC — N06BX11.
ATC Vet — QN06BX11.
UNII — 5L16LKN964.

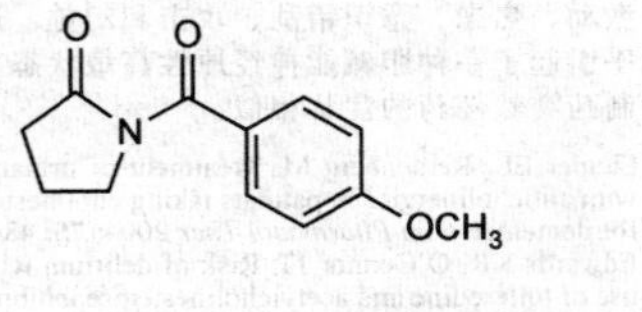

简介

茴拉西坦是一种试用于治疗老年痴呆（第342页）的益智类药物。通常的剂量是每日口服 1.5g。

1. Lee CR, Benfield P. Aniracetam: an overview of its pharmacodynamic and pharmacokinetic properties, and a review of its therapeutic potential in senile cognitive disorders. *Drugs Aging* 1994; **4:** 257–73.
2. Nakamura K. Aniracetam: its novel therapeutic potential in cerebral dysfunctional disorders based on recent pharmacological discoveries. *CNS Drug Rev* 2002; **8:** 70–89.

制剂

专利制剂

Arg.: Aniran; Conectol†; Pergamid; ***Gr.:*** Memodrin; Referan; ***Ital.:*** Ampamet.

Bifemelane (*rINN*) 二苯美伦

Bifémélane; Bifemelano; Bifemelanum; MCI-2016 (bifemelane hydrochloride). *N*-Methyl-4-[(α-phenyl-o-tolyl)oxy]butylamine.
Бифемелан
$C_{18}H_{23}NO$ = 269.4.
CAS — 90293-01-9 (bifemelane); 62232-46-6 (bifemelane hydrochloride).
ATC — N06AX08.
ATC Vet — QN06AX08.
UNII — Z4501GN13G.

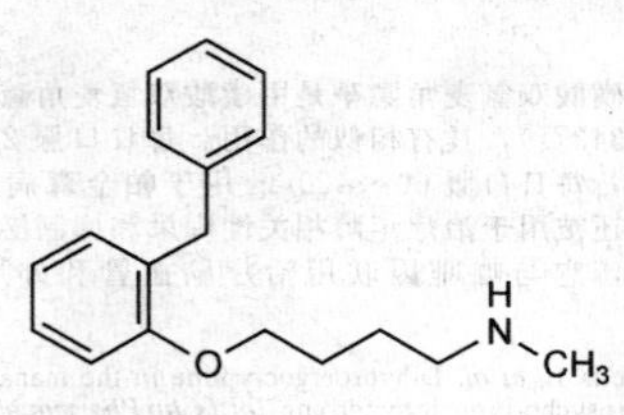

简介

二苯美伦是一种益智类药物，通常每日分次口服其盐酸盐 150mg，用于脑血管疾病的治疗，包括某些类型的痴呆（第342页）。

制剂

专利制剂

Arg.: Cordinal; Neurocine; Neuroleat†.

Choline Alfoscerate (*rINN*) 甘磷酸胆碱

Alfoscerato de colina; Choline, Alfoscérate de; Choline Alphoscerate; Choline Glycerophosphate; Cholini Alfosceras; L-α-Glycerylphosphorylcholine. Choline hydroxide, (*R*)-2,3-dihydroxypropyl hydrogen phosphate, inner salt.
Холина Альфосцерат
$C_8H_{20}NO_6P$ = 257.2.
CAS — 28319-77-9.
ATC — N07AX02.
ATC Vet — QN07AX02.
UNII — 60M22SGW66.

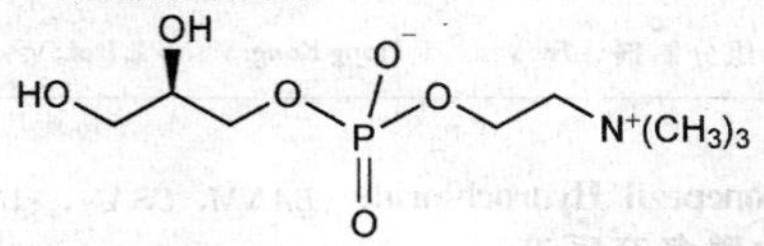

简介

甘磷酸胆碱是乙酰胆碱的前药，已试用于治疗阿尔茨海默病及其他类型的痴呆（见下文）。常用剂量是每日 0.8～1.2g，分次口服；肌注或缓慢静脉注射给药，每日 1g。

痴呆 通常认为用乙酰胆碱的前药治疗痴呆（第342页）没有疗效。然而，对 8 项临床对照试验分析发现[1]，甘磷酸胆碱用于阿尔茨海默病、血管性痴呆或急性脑血管疾病有一些临床疗效。同一篇综述中另外 3 项临床非对照试验的结果指出，甘磷酸胆碱有利于脑卒中患者的功能性康复。

1. Parnetti L, *et al.* Choline alphoscerate in cognitive decline and in acute cerebrovascular disease: an analysis of published clinical data. *Mech Ageing Dev* 2001; **122:** 2041–55.

制剂

专利制剂

Cz.: Gliatilin†; ***Gr.:*** Gliatilin; ***Ital.:*** Brezal; Delecit; Gliatilin; ***Pol.:*** Gliatilin; ***Rus.:*** Cerepro (Церепро); Cereton (Церетон); Gliatilin (Глиатилин).

Codergocrine Mesilate (*BAN*) 甲磺酸双氢麦角碱

Codergocrina, mesilato de; Co-dergocrine Mesilate; Codergocrine, mésilate de; Co-dergocrine Mesylate; Co-dergocrine Methanesulphonate; Codergocrini mesilas; Dihydroergotoxine Mesylate; Dihydroergotoxine Methanesulphonate; Dihydrogenated Ergot Alkaloids; Ergoloid Mesylates *(USAN)*; Hydrogenated Ergot Alkaloids; Kodergokriinimesilaatti; Ko-dergokrin Mesilat; Kodergokrinmesilat; Kodergokrin-mesylát; Kodergokrino mesilatas.
CAS — 11032-41-0 (codergocrine); 8067-24-1 (codergocrine mesilate).
ATC — C04AE01.
ATC Vet — QC04AE01.
UNII — X3S33EX3KW.

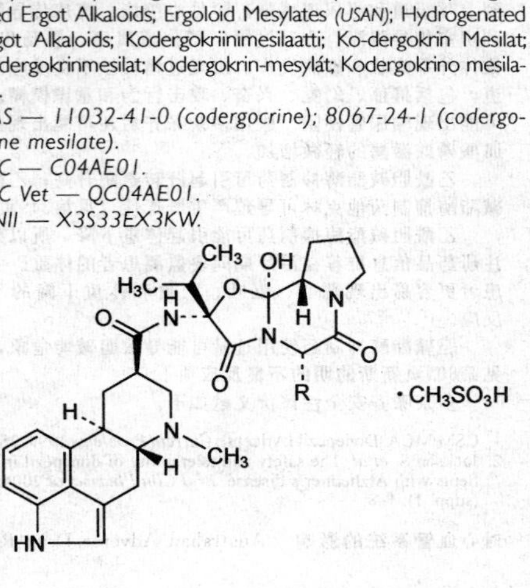

· CH_3SO_3H

Dihydroergocornine	R = $CH(CH_3)_2$
Dihydroergocristine	R = $CH_2C_6H_5$
Dihydro-α-ergocryptine	R = $CH_2CH(CH_3)_2$
Dihydro-β-ergocryptine	R = $CH(CH_3)CH_2CH_3$

Pharmacopoeias. In *Eur.* (see p.vii), *Jpn*, and *US*.

Ph. Eur. 6. 8（Codergocrine Mesilate） 是甲磺酸双氢麦角柯宁碱（$C_{31}H_{41}N_5O_5$，CH_4O_3S＝659.8）、甲磺酸双氢麦角汀、甲磺酸 α-双氢麦角隐亭和甲磺酸 β-双氢麦角隐亭（甲磺酸表隐亭）的混合物。含有 30%～35% 的双氢麦角柯宁碱、30%～35% 的双氢麦角汀、20%～25% 的 α-双氢麦角隐亭及 10%～13% 的 β-双氢麦角隐亭。白色或浅黄色粉末。略溶于水；略溶于或溶于乙醇；微溶于二氯甲烷。0.5% 水溶液的 pH 值为 4.2～5.2。避光。

USP 33（Ergoloid Mesylates） 是 3 种氢化生物碱（双氢麦角汀、双氢麦角柯宁碱、双氢麦角隐亭）的甲磺酸盐的混合物，这 3 种生物碱的质量比约为 1∶1∶1。甲磺酸双氢麦角隐亭是 α-和 β-同分异构体的混合物。α-和 β-同分异构体的比例不小于 1.5∶1.0，不大于 2.5∶1.0。白色至灰白色的微结晶性或无定形粉末，几乎无臭。微溶于水，溶于乙醇和甲醇；略溶于丙酮。0.5% 水溶液的 pH 值为 4.2～5.2。贮藏于密闭容器。避光。

不良反应

偶尔出现的甲磺酸双氢麦角碱的不良反应报道包括腹部痛性痉挛、恶心、呕吐、头痛、视物模糊、皮疹、鼻腔充血、皮肤发红、头晕、心动过缓和体位性低血压。舌下含服后，曾发生过局部刺激作用。

对心血管系统的影响 8 名患者曾服用甲磺酸双氢麦角碱每日 3 次，每次 1.5mg 治疗痴呆，有 3 名患者出现严重窦性心动过缓，伴随病情恶化，被迫停药[1]。然而，40 名患者在 3 周时间将剂量加至每次 1.5mg，每日 3 次的老年患者中并没有观察到窦性心动过缓[2]。

1. Cayley ACD, *et al.* Sinus bradycardia following treatment with Hydergine for cerebrovascular insufficiency. *BMJ* 1975; **4:** 384–5.
2. Cohen C. Sinus bradycardia following treatment with Hydergine. *BMJ* 1975; **4:** 581.

注意事项

甲磺酸双氢麦角碱慎用于严重心动过缓的患者。

药物相互作用

噻氯匹定 甲磺酸双氢麦角碱可降低噻氯匹定的血浆浓度，见第1355页。

药动学

双氢麦角碱在胃肠道吸收迅速，单剂量口服以后 1～2h 达到血浆浓度峰值。口服生物利用度较低，这与从胃肠道吸收不完全和较强的首过代谢有关。血浆蛋白结合率为 81%。双相消除，α 相的半衰期较短（为 1.5～2.5h），β 相的半衰期较长（为 13～15h）。双氢麦角碱主要由胆汁从粪便排出，而小部分以代谢物和原形从尿液排出。

用途和用法

不同于天然的麦角生物碱（见麦角胺，第590页），甲磺酸双氢麦角碱只有较弱的血管收缩效应。

甲磺酸双氢麦角碱是数种氢化麦角碱的混合物，用于轻度至中度老年痴呆患者对症的辅助治疗（也见下文）。用法是 1mg，每日 3 次口服；或 4.5mg 每日早上 1 次，最好在饭前服用。也可使用更高的剂量。还可通过舌下给予相似剂量。其他给药方式还包括肌注、皮下或静脉输注。

在一些国家，甲磺酸双氢麦角碱还用于高血压病、偏头痛和外周血管病的治疗。

乙磺酸双氢麦角碱的使用方法与甲磺酸双氢麦角碱相似。

痴呆 双氢麦角碱已多年被用于治疗痴呆（第 342 页），但它的价值并没有得到确证[1～3]。它的疗效最初被认为是由于其扩张外周和脑部的血管所致，但现在被归为代谢增强药。

1. Wadworth AN, Chrisp P. Co-dergocrine mesylate: a review of its pharmacodynamic and pharmacokinetic properties and therapeutic use in age-related cognitive decline. *Drugs Aging* 1992; **2:** 153–73.
2. Schneider LS, Olin JT. Overview of clinical trials of Hydergine in dementia. *Arch Neurol* 1994; **51:** 787–98.
3. Schneider L, *et al.* Hydergine for dementia. Available in The Cochrane Database of Systematic Reviews; Issue 3. Chichester: John Wiley; 2000 (accessed 13/02/06).

勃起功能障碍 有关含甲磺酸双氢麦角碱、单硝酸异山梨酯和氨茶碱或睾酮的乳剂治疗勃起功能障碍的用法，

参见第1250页**硝酸甘油**。

制剂

BP 2010: Codergocrine Tablets;
USP 33: Ergoloid Mesylates Capsules; Ergoloid Mesylates Oral Solution; Ergoloid Mesylates Tablets.

专利制剂

Arg.: Coplexina; Ergoxina; Hydergina; Vimotadine; **Austria:** Dorehydrin; Ergomed; Hydergin; **Belg.:** Hydergine; Ibexone; Stofilan; **Braz.:** Hydergine; **Canad.:** Hydergine; **Chile:** Geroplus†; Hydergina†; **Cz.:** Secatoxin Forte; **Fin.:** Hydergin; **Fr.:** Capergyl; Hydergine; **Ger.:** DCCK; Ergodesit†; ergotox†; Hydergin†; Hydro-Cebral; Orphol; Sponsin†; **Gr.:** Bordersin; Ecuor; Engestol-Hyd; Hidrosan; Huperloid; Hydergine; Ibergal; Iresolamin; Kerasex; Normanomin; Nulin; Pallotrinate; Phenyramon; Primarocin; Resinat; Santamin; Uvu; Zidrol; Zinvalon; Zodalin; **Hong Kong:** Headgen; Hydergine; Stofilan†; Trigogine; **Hung.:** Redergam†; **India:** Cereloid; **Indon.:** Cirloid; Ergotika; Exergin; Fontula; Hydergin; Procere; Xepadergin; **Israel:** Hydergine; **Ital.:** Hydergina; Ischelium†; **Malaysia:** Headgen; Hydergine; Vasculin†; **Mex.:** Hydergina; **Philipp.:** Hydergine; **Port.:** Hydergine; Redergot†; Secamin†; **Singapore:** Headgen; Hydergine; Trigogine; **Spain:** Hydergina; **Swed.:** Hydergin; **Switz.:** Ergohydrine; Hydergine; **Thai.:** Alergot; Codergine†; Helcon; Hyceral; Hydergine; Hydrine; Hymed; Naline; Perenan†; Redergin†; Togine; Trigogine; Vasculin†; Vasian; **Turk.:** Segol; **USA:** Gerimal; Hydergine; **Venez.:** Astergina; Hyderan†; Hydergina†.

多组分制剂 **Arg.:** Difusil; Dinavital Vascular†; Neuriclor Vascular†; Reagin Vascular; **Austria:** Pontuc†; **Braz.:** Vincetron†; **Port.:** Euvifor†; **Spain:** Clinadil Compositum†; **Ukr.:** Distonin (Дистонин).

Dihydroergocristine Mesilate (*BANM*) 甲磺酸双氢麦角汀

Dihidroergocristina, mesilato de; Dihidroergokristino mesilatas; Dihidroergokrisztin-mezilát; Dihydroergocristine, mésilate de; Dihydroergocristine Mesylate; Dihydroergocristine Methanesulphonate; Dihydroergocristini mesilas; Dihydroergokristiinimesilaatti; Dihydroergokristinmesilat; Dihydroergokristin-mesylát. (6a*R*,9*R*,10a*R*)-*N*-[(2*R*,5*S*,10a*S*,10b*S*)-5-Benzyl-10b-hydroxy-2-isopropyl-3,6-dioxooctahydro-8*H*-[1,3]oxazolo[3,2-*a*]pyrrolo[2,1-*c*]pyrazin-2-yl]-7-methyl-4,6,6a,7,8,9,10,10a-octahydroindolo[4,3-*fg*]quinoline-9-carboxamide methanesulphonate.

$C_{35}H_{41}N_5O_5,CH_4O_3S$ = 707.8.

CAS — 17479-19-5 (dihydroergocristine); 24730-10-7 (dihydroergocristine mesilate).
ATC — C04AE04.
ATC Vet — QC04AE04.
UNII — DS7CL18UAM.

Pharmacopoeias. In *Eur.* (see p.vii).

Ph. Eur. 6.8 (Dihydroergocristine Mesilate) 白色或类白色的细微结晶性粉末。微溶于水，溶于甲醇。0.5%水溶液的pH值为4.0～5.0。避光。

简介

甲磺酸双氢麦角汀是甲磺酸双氢麦角碱的一种成分（第343页），具有相似的作用。在一些国家，它被用于与脑血管功能不全相关的精神衰退的对症治疗，用法是每日3～6mg分次口服。它还可以通过肌内注射和静脉注射的方式给予。

1. Franciosi A, Zavattini G. Dihydroergocristine in the treatment of elderly patients with cognitive deterioration: a double-blind, placebo-controlled, dose-response study. *Curr Ther Res* 1994; **55:** 1391–1401.

制剂

专利制剂

Austria: Nehydrin; **Braz.:** Iskemil; Iskevert†; **Gr.:** Agiobita; Alfacrist; Ancef; Beytina; Cristil; Diertina; Ergobel; Ergocrist; Ergofil; Fenitina; Guadal; Memotil; Mentidose; Normocedon; Thriolan; Tonergon; **Port.:** Diertina; **Spain:** Diertine; Ergodavur.

多组分制剂 **Arg.:** Cervilane; Cinacris; Micerfin; **Austria:** Brinerdin; Defluina†; **Braz.:** Isketam; Norogil; Vertizine D; **Chile:** Cervilane; **Cz.:** Anavenol; Crystepin; Ersilan; Neocrystepin†; Trimecryton†; **Fr.:** Iskedyl; **Ital.:** Brinerdina; **Mex.:** Cervilan; **Pol.:** Anavenol†; Normatens; Venacorn; **Port.:** Brinerdine†; Cervilane†; **Rus.:** Anavenol (Анавенол); Crystepin (Кристепин); Normatens (Норматенс); **S.Afr.:** Brinerdin; **Spain:** Brinerdina†; Clinadil; Diemil; **Switz.:** Brinerdine; **Thai.:** Bedin; Brinerdin; Briscotin; **Ukr.:** Normatens (Норматенс).

Dihydroergocryptine Mesilate 甲磺酸双氢麦角隐亭

Dihidroergocriptina, mesilato de; Dihydroergocryptine Mesylate; Dihydroergocryptine Methanesulphonate; Dihydroergokryptine Mesylate.

$C_{32}H_{43}N_5O_5,CH_4O_3S$ = 673.8.

CAS — 25447-66-9 (dihydroergocryptine, α-isomer); 19467-62-0 (dihydroergocryptine, β-isomer); 14271-05-7 (dihydroergocryptine mesilate, α-isomer); 65914-79-6 (dihydroergocryptine mesilate, β-isomer).
ATC — N04BC03.
ATC Vet — QN04BC03.
UNII — Z4I7BU58DN (dihydroergocryptine mesilate α-isomer); 79Y4U49I29 (dihydroergocryptine mesilate β-isomer).

简介

甲磺酸双氢麦角隐亭是甲磺酸双氢麦角碱的一种成分（第343页），具有相似的作用。每日口服20mg治疗偏头痛，每日口服60～120mg用于帕金森病的维持治疗。它还被用于治疗年龄相关性痴呆和抑制泌乳。在某些国家，它与咖啡因联用治疗脑血管和外周血管性疾病。

1. Scarzella L, *et al.* Dihydroergocryptine in the management of senile psycho-organic syndrome. *Int J Clin Pharmacol Res* 1992; **12:** 37–46.
2. Battistin L, *et al.* Alpha-dihydroergocryptine in Parkinson's disease: a multicentre randomized double blind parallel group study. *Acta Neurol Scand* 1999; **99:** 36–42.
3. Bergamasco B, *et al.* Alpha-dihydroergocryptine in the treatment of de novo parkinsonian patients: results of a multicentre, randomized, double-blind, placebo-controlled study. *Acta Neurol Scand* 2000; **101:** 372–80.
4. Micieli G, *et al.* Alpha-dihydroergocryptine and predictive factors in migraine prophylaxis. *Int J Clin Pharmacol Ther* 2001; **39:** 144–51.
5. Tergau F, *et al.* Treatment of restless legs syndrome with the dopamine agonist alpha-dihydroergocryptine. *Mov Disord* 2001; **16:** 731–5.
6. Albanese A, Colosimo C. Dihydroergocriptine in Parkinson's disease: clinical efficacy and comparison with other dopamine agonists. *Acta Neurol Scand* 2003; **107:** 349–55.
7. Mailland E, *et al.* Alpha-dihydroergocryptine in the long-term therapy of Parkinson's disease. *Arzneimittelforschung* 2004; **54:** 647–54.

制剂

专利制剂

Cz.: Almirid†; **Ger.:** Almirid; Cripar; **Gr.:** Daverium; **Irl.:** Almirid; **Ital.:** Daverium; **Mex.:** Diamin; **Pol.:** Almirid; **Port.:** Striatal; **Rus.:** Vasobral (Вазобрал); **Switz.:** Cripar.

多组分制剂 **Fr.:** Vasobral; **Hong Kong:** Vasobral; **Ital.:** Vasobral†.

Donepezil Hydrochloride (*BANM, USAN, rINNM*) 盐酸多奈哌齐

BNAG; Donépézil, Chlorhydrate de; Donepezil Hidroklorür; Donepezili Hydrochloridum; E-2020; ER-4111 (donepezil); Hidrocloruro de donepezilo. (±)-2-[(1-Benzyl-4-piperidyl)methyl]-5,6-dimethoxy-1-indanone hydrochloride.

Донепезила Гидрохлорид

$C_{24}H_{29}NO_3,HCl$ = 416.0.

CAS — 120014-06-4 (donepezil); 142057-79-2 (donepezil); 120011-70-3 (donepezil hydrochloride); 142057-77-0 (donepezil hydrochloride).
ATC — N06DA02.
ATC Vet — QN06DA02.
UNII — 3O2T2PJ89D.

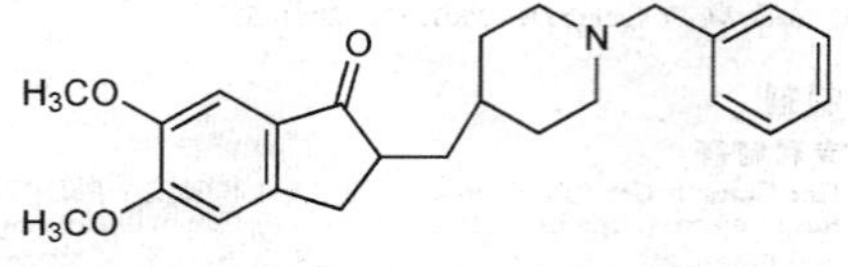

(donepezil)

不良反应和处置

乙酰胆碱酯酶抑制药如多奈哌齐典型的不良反应包括恶心、呕吐、厌食、腹泻、疲乏和头晕。其他常见的不良反应包括腹痛、消化不良、皮疹、瘙痒、头痛、嗜睡、肌肉痛性痉挛、失眠、出汗、震颤和晕厥，还观察到上呼吸道和泌尿道感染。罕见心绞痛、窦房传导阻滞和房室传导阻滞、心动过缓、消化道溃疡、胃肠出血、锥体外系症状和癫痫发作。出现过精神性不良反应的报道，包括抑郁、幻觉、兴奋、攻击行为和意识模糊。有可能出现输尿管梗阻。服用多奈哌齐后还可能出现血清肌酸磷酸激酶的轻微增加。

乙酰胆碱酯酶抑制药可引起肝转氨酶升高；乙酰胆碱酯酶抑制药他克林可导致严重肝毒性（见第349页）。

乙酰胆碱酯酶抑制药可能引起体重下降，所以某些注册药品信息推荐在治疗期间要监测患者的体重。女性患者更容易出现恶心、呕吐、厌食和体重下降的不良反应。

胆碱酯酶抑制药使用过量可能导致胆碱能危象，详见第601页**新斯的明的不良反应**项下。

多奈哌齐安全性评价文献如下。

1. CSM/MCA. Donepezil (Aricept). *Current Problems* 1999; **25:** 7.
2. Jackson S, *et al.* The safety and tolerability of donepezil in patients with Alzheimer's disease. *Br J Clin Pharmacol* 2004; **58** (suppl 1): 1–8.

对心血管系统的影响 Australian Adverse Drug Reactions Advisory Committee 在2004年10月宣布，它已经收到32例与多奈哌齐有关的心律失常的报道（14例心动过缓、1例束支传导阻滞、5例房室传导阻滞、10例晕厥以及2例具体不详），还有7例心肌梗死或心搏停止[1]。利伐斯的明已出现7例类似的心血管不良反应报告，加兰他敏也出现6例，而多奈哌齐出现的例数更多，可能与这种药物使用更广泛有关。大部分患者在停药或减量后康复，但也有很多患者住院治疗并且有4例患者需要安装心脏起搏器。

一项关于血管性痴呆的研究指出使用多奈哌齐死亡率上升（见下文**痴呆**），但血管性事件没有增加。

1. Adverse Drug Reactions Advisory Committee (ADRAC). Cholinesterase inhibitors and cardiac arrhythmias. *Aust Adverse Drug React Bull* 2004; **23:** 19–20. Also available at: http://www.tga.gov.au/adr/aadrb/aadr0410.pdf (accessed 13/02/06)

对神经系统的影响 1例老年患者在将多奈哌齐的剂量增加至每日10mg后出现多动腿、喃喃自语和口吃[1]。停药后，症状消失，再次使用后又再次出现。

1. Amouyal-Barkate K, *et al.* Abnormal movements with donepezil in Alzheimer disease. *Ann Pharmacother* 2000; **34:** 1347.

对泌尿道的影响 尿失禁是较老的抗胆碱酯酶类药物（如新斯的明）的不良反应，但毫不意外，多奈哌齐也出现过这样的不良反应[1]。

1. Hashimoto M, *et al.* Urinary incontinence: an unrecognised adverse effect with donepezil. *Lancet* 2000; **356:** 568.

注意事项

多奈哌齐和其他乙酰胆碱酯酶抑制药应慎用于胃肠道或泌尿道梗阻的患者，对于膀胱或胃肠道手术后恢复期的患者也不建议使用。对于有哮喘、阻塞性肺疾病、帕金森病或癫痫病史和患有或有可能发展为消化道溃疡的患者也应谨慎使用。患有心血管传导性疾病（如病窦综合征）的患者可能对乙酰胆碱酯酶抑制药的迷走神经效应敏感。

头晕、嗜睡、疲乏和肌肉痛性痉挛也可能发生，尤其在治疗开始或增加乙酰胆碱酯酶抑制药的剂量时，技巧性工作（如驾驶）也可能受到影响。

药物相互作用

参见**新斯的明**，第602页。已证明多奈哌齐通过肝细胞色素P450酶系统进行代谢，抑制同工酶CYP3A4的药物（如酮康唑、伊曲康唑和红霉素）和抑制同工酶CYP2D6的药物（如氟西汀、奎尼丁）将升高多奈哌齐的血浆浓度。相反地，酶诱导药（如利福平、苯妥英、卡马西平和乙醇）将降低多奈哌齐的血浆浓度。

抗毒蕈碱药 虽然抗毒蕈碱药理论上可对抗胆碱酯酶抑制药的作用，但这两类药物有时也合用于治疗发生欲望性尿失禁的痴呆患者[1]。在一些病例中[2]，长期服用多奈哌齐或利伐斯的明的患者在使用托特罗定后，出现了激动、焦虑、意识错乱、攻击和幻觉。这种相互作用似乎引起了一种胆碱能神经原性高敏状态，与胆碱酯酶抑制药突然停药的症状相似。

1. Siegler EL, Reidenberg M. Treatment of urinary incontinence with anticholinergics in patients taking cholinesterase inhibitors for dementia. *Clin Pharmacol Ther* 2004; **75:** 484–8.
2. Edwards KR, O'Connor JT. Risk of delirium with concomitant use of tolterodine and acetylcholinesterase inhibitors. *J Am Geriatr Soc* 2002; **50:** 1165–6.

药动学

多奈哌齐从胃肠道吸收完全，在服药后3～4h达到血浆浓度峰值。血浆蛋白结合率约为95%，主要与白蛋白结合。多奈哌齐部分经细胞色素P450同工酶CYP3A4代谢，少部分经CYP2D6代谢，代谢为4种主要的代谢产物。大约11%的剂量在血浆中以6-*O*-去甲基多奈哌齐存在，这种物质的活性与母体药物的活性相似。服药10天后，大约57%的剂量从尿液中以原形和代谢物的形式回吸收，大约15%的剂量从粪便回吸收，还有28%未回吸收，表明该药有蓄积效应。消除半衰期约为70h。开始治疗3周后达到稳态血药浓度。

1. Tiseo PJ, *et al.* Metabolism and elimination of ^{14}C-donepezil in healthy volunteers: a single-dose study. *Br J Clin Pharmacol* 1998; **46** (suppl 1): 19–24.
2. Reyes JF, *et al.* Steady-state pharmacokinetics, pharmacodynamics and tolerability of donepezil hydrochloride in hepatically impaired patients. *Br J Clin Pharmacol* 2004; **58** (suppl 1): 9–17.
3. Nagy CF, *et al.* Steady-state pharmacokinetics and safety of donepezil HCl in subjects with moderately impaired renal function. *Br J Clin Pharmacol* 2004; **58** (suppl 1): 18–24.

用途和用法

盐酸多奈哌齐属于哌啶衍生物，是乙酰胆碱酯酶的可逆的选择性抑制药，作用与新斯的明（第602页）相似。它对CNS有高度选择性，故用于阿尔茨海默病的

对症治疗（见下文）。在英国，多奈哌齐被批准用于轻度至中重度痴呆患者（见下文）；在美国，也被批准用于有严重症状的痴呆。

不论痴呆的严重程度，盐酸多奈哌齐的初始剂量为每日口服1次，每次5mg，必要时，4～6周可将剂量最高加至10mg，每日1次；每日应睡前服药。3个月后，症状严重的患者可以考虑再次增加剂量至23mg，每日1次。在规律服药的基础上，可以再次评价临床的获益。

在某些国家，多奈哌齐也被批准用于血管性痴呆患者（见下文）；剂量与阿尔茨海默病中的轻度至中度痴呆的治疗剂量相似。

痴呆 盐酸多奈哌齐用于阿尔茨海默病的对症治疗（见**痴呆**，第342页）。在个别研究中，它对某些轻度至中重度痴呆患者显示出一定的疗效[1～4]。而一项系统性综述[5]也支持了这个观点，它指出，治疗1年以上，多奈哌齐将对患者的认知功能和整体临床情况有一定的改善作用。还有报道指出，多奈哌齐对于更为严重的痴呆疾病的也具有疗效[5～8]。还没有研究对多奈哌齐和他克林进行比较，但有观点认为[9～11]多奈哌齐似乎更为优越，因为它的耐受性较好，且没有出现肝毒性。

在英国，NICE推荐多奈哌齐限用于中度痴呆并用于下列情况[12]：

- 应在专家的监督下使用。
- 连续服药的患者，每6个月需要评估一次。
- 只有证明有效的情况下才能继续使用。

在一项有争议的决定中，由于成本效益问题，NICE不推荐多奈哌齐再用于轻度痴呆的治疗。但是，它推荐已经使用多奈哌齐治疗轻度痴呆的患者应继续使用，直到被认为需要停药时再停用。此外，在2010年10月，NICE声明正在重新考虑多奈哌齐在轻度痴呆中的使用。

多奈哌齐还试用于认知功能轻度受损（MCI）的患者[13,14]。一项双盲试验[14]的结果指出，尽管与安慰剂对照组相比，多奈哌齐治疗组在治疗的第1年向阿尔茨海默病进展的速度较慢，但治疗3年后的病情进展速度并不低于安慰剂组。有关这两项研究的系统性综述的作者认为[15]，没有证据支持多奈哌齐用于MCI。任何益处都是微小的、短暂的，而且伴有明显的不良反应。最近的一项超过48周的研究发现[16]，与安慰剂组相比，多奈哌齐的认知测试评分显示出微小但明显的改善作用。但是，在其他的整体损害和功能改善的评分中没有明显变化。作者认为这样的测试可能还不够敏感，不能发现MCI患者的变化。

多奈哌齐的治疗可能对血管性痴呆有效。一项随机对照的临床试验[17]的结果显示，多奈哌齐对极可能和可能患有血管性痴呆患者的认知和整体功能有改善作用。一项系统性综述也得出结论，多奈哌齐在短时间内（治疗的6个月内）能改善轻度至中度的血管性认知功能障碍[18]。厂家曾报道[19]，在3项有关多奈哌齐治疗血管性痴呆的研究中，其中一项（研究319）显示，与安慰剂组相比（0%），多奈哌齐组（1.7%）的死亡率显著上升。另2项研究的联合分析显示，多奈哌齐组死亡率是1.7%，安慰剂组为2%。这3项研究的总体分析则显示，多奈哌齐组（1.7%）与安慰剂组（1.1%）的死亡率没有统计学差异；血管意外事件（如卒中和心肌梗死）的风险也是相似的。研究319中，对照组死亡率异常，应考虑受试者的年龄和病理状况。另一种乙酰胆碱酯酶抑制药加兰他敏也被报道会增加非阿尔茨海默病患者的死亡率（见第345页**对心血管系统和脑血管系统的影响**项下）。

1. Rogers SL, *et al.* A 24-week, double-blind, placebo-controlled trial of donepezil in patients with Alzheimer's disease. *Neurology* 1998; **50:** 136–45.
2. Mohs RC, *et al.* A 1-year, placebo-controlled preservation of function survival study of donepezil in AD patients. *Neurology* 2001; **57:** 481–8.
3. Winblad B, *et al.* A 1-year, randomized, placebo-controlled study of donepezil in patients with mild to moderate AD. *Neurology* 2001; **57:** 489–95.
4. Holmes C, *et al.* The efficacy of donepezil in the treatment of neuropsychiatric symptoms in Alzheimer disease. *Neurology* 2004; **63:** 214–19.
5. Birks J, Harvey RJ. Donepezil for dementia due to Alzheimer's disease. Available in The Cochrane Database of Systematic Reviews; Issue 1. Chichester: John Wiley; 2006 (accessed 13/02/06).
6. Feldman H, *et al.* A 24-week, randomized, double-blind study of donepezil in moderate to severe Alzheimer's disease. *Neurology* 2001; **57:** 613–20.
7. Winblad B, *et al.* Donepezil in patients with severe Alzheimer's disease: double-blind, parallel-group, placebo-controlled study. *Lancet* 2006; **367:** 1057–65.
8. Black SE, *et al.* Donepezil preserves cognition and global function in patients with severe Alzheimer disease. *Neurology* 2007; **69:** 459–69.
9. Shintani EY, Uchida KM. Donepezil: an anticholinesterase inhibitor for Alzheimer's disease. *Am J Health-Syst Pharm* 1997; **54:** 2805–10.
10. Barner EL, Gray SL. Donepezil use in Alzheimer disease. *Ann Pharmacother* 1998; **32:** 70–7.
11. Rabins PV, *et al.* APA Work Group on Alzheimer's Disease and other Dementias. Steering Committee on Practice Guidelines. American Psychiatric Association practice guideline for the treatment of patients with Alzheimer's disease and other dementias. Second edition. *Am J Psychiatry* 2007; **164** (12 suppl): 5–56. Also available at: http://www.psychiatryonline.com/pracGuide/loadGuidelinePdf.aspx?file=AlzPG101007 (accessed 23/07/08)
12. NICE. Donepezil, galantamine, rivastigmine (review) and memantine for the treatment of Alzheimer's disease (issued November 2006; amended September 2007, August 2009). Available at: http://www.nice.org.uk/nicemedia/live/11600/45349/45349.pdf (accessed 19/08/10)
13. Salloway S, *et al.* Efficacy of donepezil in mild cognitive impairment: a randomized placebo-controlled trial. *Neurology* 2004; **63:** 651–7.
14. Petersen RC, *et al.* Vitamin E and donepezil for the treatment of mild cognitive impairment. *N Engl J Med* 2005; **352:** 2379–88.
15. Birks J, Flicker L. Donepezil for mild cognitive impairment. Available in The Cochrane Database of Systematic Reviews; Issue 3. Chichester: John Wiley; 2006 (accessed 09/08/07).
16. Doody RS, *et al.* Donepezil treatment of patients with MCI: a 48-week randomized, placebo-controlled trial. *Neurology* 2009; **72:** 1555–61.
17. Black S, *et al.* Efficacy and tolerability of donepezil in vascular dementia: positive results of a 24-week, multicenter, international, randomized, placebo-controlled clinical trial. *Stroke* 2003; **34:** 2323–30.
18. Malouf R, Birks J. Donepezil for vascular cognitive impairment. Available in The Cochrane Database of Systematic Reviews; Issue 1. Chichester: John Wiley; 2004 (accessed 13/02/06).
19. Eisai, Jpn. Eisai reports results from latest donepezil study in vascular dementia (issued 16th March, 2006). Available at: http://www.eisai.co.jp/enews/enews200609pdf.pdf (accessed 09/08/07)

帕金森病 尽管乙酰胆碱酯酶抑制药（如盐酸多奈哌齐）理论上会使帕金森病的症状尤其是震颤的症状恶化，但它已被试用于帕金森病患者因药物引起的精神症状的治疗（见第927页**行为紊乱**）。

制剂

专利制剂

Arg.: Alzaimax; Cebrocal; Crialix; Cristaclar; Donepes; Donnox; Donzeimer; Endoclar; Eranz; Lirpan; Oldinot; Onefin; Valpex; ***Austral.:*** Aricept; ***Austria:*** Aricept; ***Belg.:*** Aricept; ***Braz.:*** Eranz; ***Canad.:*** Aricept; ***Chile:*** Dazolin; Dopaben; Eranz; Evimal; Fincip; ***Cz.:*** Adonep; Alzhedon; Alzil; Aricept; Calofra; Donpethon; Landex; Promemore; Tolerdilan; Yasnal; ***Denm.:*** Aricept; ***Fin.:*** Aricept; Doneratio; ***Fr.:*** Aricept; ***Ger.:*** Aricept; ***Gr.:*** Aricept; Donopez; Dozilax; Hania; Razil; ***Hong Kong:*** Aricept; ***Hung.:*** Aricept; Donecept; Donectil; Donesyn; Palixid; ***India:*** Donaz; Donecept; ***Indon.:*** Aldomer; Alzim; Aricept; Fordesia; ***Irl.:*** Aricept; Aripez; Aripil; Donecept; Donesyn; Dozept; ***Israel:*** Aricept; Asenta; Memorit; ***Ital.:*** Aricept; Memac; ***Jpn:*** Aricept; ***Malaysia:*** Aricept; ***Mex.:*** Eranz; ***Norw.:*** Aricept; ***NZ:*** Aricept; Donezil; ***Philipp.:*** Aricept; ***Pol.:*** Aricept; Cogiton; Donepex; Donesyn; Redumas; Symepezil; Yasnal; ***Port.:*** Alizil; Alkimus; Aricept; Damzipil; Dilpeze; Dizil; Dolizi; Fremptel; Paxel; ***Rus.:*** Aricept (Арисепт); Yasnal (Яснал); ***S.Afr.:*** Aricept; ***Singapore:*** Aricept; ***Spain:*** Aricept; ***Swed.:*** Aricept; ***Switz.:*** Aricept; ***Thai.:*** Aricept; ***Turk.:*** Alzancer; Aricept; Arypez; Dement; Doenza; Dozyl; ***UK:*** Aricept; ***USA:*** Aricept; ***Venez.:*** Eranz.

Fonturacetam（*pINN*）⊗芳妥拉西坦

BRN-5030440; *N*-Carbamoyl-methyl-4-phenyl-2-pyrrolidone; Carphedon; Fonturacétam; Fonturacetamum; Karfedon; 4-Phenylpiracetam. *rac*-2-[(4*R*)-2-Oxo-4-phenylpyrolidin-1-yl]acetamide.

Фонтурацетам

$C_{12}H_{14}N_2O_2$ = 218.3.

CAS — 77472-70-9.

UNII — 99QW5JU66Y.

and enantiomer

简介

芳妥拉西坦是一种益智药，已经用于各种脑血管疾病的治疗。也被滥用于体育运动中。

制剂

专利制剂

Rus.: Phenotropil (Фенотропил); ***Ukr.:*** Entrop (Энтроп); Phenotropil (Фенотропил).

Galantamine Hydrobromide（*BANM, USAN, rINNM*）氢溴酸加兰他敏

Galantamine, bromhydrate de; Galantamini hydrobromidum; Galanthamine Hydrobromide; Galanthamini Hydrobromidum; Hidrobromuro de galantamina. (4a*S*,6*R*,8a*S*)-4a,5,9,10,11,12-Hexahydro-3-methoxy-11-methyl-6*H*-benzofuro[3a,3,2-*ef*][2]benzazepin-6-ol hydrobromide.

Галантамина Гидробромид

$C_{17}H_{21}NO_3$,HBr = 368.3.

CAS — 357-70-0 (galantamine); 1953-04-4 (galantamine hydrobromide).

ATC — N06DA04.

ATC Vet — QN06DA04.

UNII — MJ4PTD2VVW.

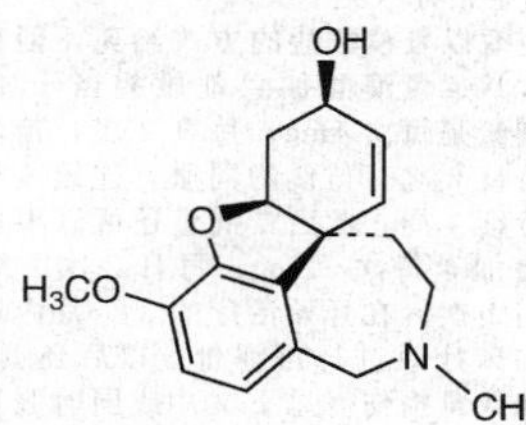

(galantamine)

性状 加兰他敏的氢溴化物，是一种从高加索的雪花莲（Voronov，雪花莲）*Galanthus woronowii*（石蒜科）和其他相关种属提取出的一种生物碱。

Pharmacopoeias. In *Chin.*, *Eur.* (see p.vii), and *US.*

Ph. Eur 6.8（Galantamine Hydrobromide） 白色或类白色结晶性或非结晶性粉末。略溶于水；极微溶于无水乙醇；溶于碱性氢氧化物的稀释液中。2%水溶液的pH值为4.0～5.5。

USP 33（Galantamine Hydrobromide） 白色至类白色粉末。略溶于水；极微溶于乙醇；溶于0.1N的氢氧化钠；不溶于丙酮。

不良反应、处置和注意事项

参见**多奈哌齐**，第344页。有加兰他敏引起高血压的报道。

关于中度肝肾损伤的患者如何调节剂量，参见下文的**用途和用法**。加兰他敏没有在严重肝或肾损伤患者中使用的数据，所以在注册药品信息中对于这些患者是禁用的，也不应用于肝及肾功能均明显受损的患者。

对心血管系统和脑血管系统的影响 有两项关于加兰他敏用于轻度认知缺损（未正式批准的适应证）的研究显示，与安慰剂组相比较，加兰他敏组的死亡风险上升：在大约2000例患者中，加兰他敏组有13例患者死亡，而安慰剂组只有1例死亡[1,2]。大约半数的死亡是由于心血管或脑血管事件。多奈哌齐用于血管性痴呆患者也可能增加病死率，见**痴呆**（第345页）。

1. Janssen-Ortho Inc. Safety information from investigational studies with Reminyl (galantamine hydrobromide) in mild cognitive impairment (MCI) (issued 18th April, 2005). Available at: http://www.hc-sc.gc.ca/dhp-mps/alt_formats/hpfb-dgpsa/pdf/medeff/reminyl_hpc-eng.pdf (accessed 05/08/08)
2. Ortho-McNeil Neurologics, Inc. Important prescribing information: deaths in subjects with mild cognitive impairment (MCI) (issued 31st March, 2005). Available at: http://www.fda.gov/downloads/Safety/MedWatch/SafetyInformation/SafetyAlertsforHumanMedicalProducts/UCM164870.pdf (accessed 19/08/10)

药物相互作用

参见**新斯的明**，第602页。加兰他敏部分经细胞色素P450同工酶CYP2D6和CYP3A4代谢。因此，抑制CYP2D6的药物（如奎尼丁、氟西汀、氟伏沙明和帕罗西汀）以及抑制CYP3A4的药物（如酮康唑和利托那韦）均能提高它的生物利用度。当与这些药物合用时应减少加兰他敏的剂量。

药动学

加兰他敏从胃肠道吸收充分。服用传统剂型后约1h达到血浆浓度峰值，对于缓释剂型，服用4～5h后达到峰浓度且峰浓度较传统剂型要低一些。加兰他敏的绝对生物利用度约为90%。食物可延迟药物吸收但不会影响吸收的程度。蛋白结合率约为18%。加兰他敏部分经细胞色素P450同工酶CYP2D6和CYP3A4代谢，产生多种活性代谢产物。消除半衰期为7～8h。7天以后，单次口服剂量的大部分在尿中回收，粪便中可检测到约6%；20%～30%的加兰他敏以原形从尿液中排泄。有文献称，女性的清除率比男性低20%，弱代谢者比强代谢者低25%。

1. Zhao Q, *et al.* Pharmacokinetics and safety of galantamine in subjects with hepatic impairment and healthy volunteers. *J Clin*

Pharmacol 2002; **42:** 428–36.
2. Piotrovsky V, *et al.* Galantamine population pharmacokinetics in patients with Alzheimer's disease: modeling and simulations. *J Clin Pharmacol* 2003; **43:** 514–23.
3. Farlow MR. Clinical pharmacokinetics of galantamine. *Clin Pharmacokinet* 2003; **42:** 1383–92.

用途和用法

氢溴酸加兰他敏是乙酰胆碱酯酶活性的可逆性抑制药，作用与新斯的明（第601页）相似。它还对烟碱性受体有内在活性。它主要用于阿尔茨海默病轻度至中重度痴呆的对症治疗（见下文）。

加兰他敏以氢溴酸盐的方式给药，但剂量却以碱基计算，5.1mg氢溴酸加兰他敏相当于4mg加兰他敏。初始剂量是每次4mg，每日2次，接着增加至每次8mg，每日2次。与食物同服，连续4周。这个剂量应至少持续4周，此后，剂量还可以根据临床反应和耐受性增加至每次12mg，每日2次。缓释剂型可以每日服用1次。在开始治疗的3个月内最好要对加兰他敏的临床疗效进行再评价，以后还要定期进行。对于肝损伤或肾损伤（见下文）或同时服用某种细胞色素P450同工酶抑制药（见上文**药物相互作用**）的患者要减少剂量。

氢溴酸加兰他敏还被用于各种神经肌肉性疾病以及减少竞争性的神经肌肉阻滞药的肌肉松弛作用。

在肝损伤中的用法 轻度的肝损伤不需要调整加兰他敏剂量。中度肝损伤的患者初始剂量为每次4mg，每日1次（如使用缓释剂型，隔天服用8mg），最好在早上服用，持续至少1周，以后剂量可增加至每次4mg，每日2次（如果使用缓释剂型，相同剂量可每日服用1次），持续至少4周，接着可以增加至最高剂量每次8mg，每日2次（如使用缓释剂型，相同剂量可每日服用1次）。因为没有相关资料，所以加兰他敏禁用于严重肝损伤（Child-Pugh评分大于9分）的患者。

在肾损伤中的用法 英国注册药品信息指出，对于轻度或中度肾损伤的患者不需要调整剂量。但是，美国注册药品信息却指出对于中度肾损伤患者，日剂量不应超过16mg。

因为缺乏相关的使用性的资料，加兰他敏禁用于严重的肾损伤（肌酐清除率<9ml/min）的患者。

痴呆 综述[1~3]指出，加兰他敏对出现阿尔茨海默病轻度至中度症状的患者有益（见第342页**痴呆**），用于更严重病例的证据缺乏。在英国，NICE建议加兰他敏用于中度痴呆患者，并在下列情况下使用[4]：

- 应在专家的监督下使用。
- 连续服药的患者，每6个月需要评估一次。
- 只有证明有效的情况下才能继续使用。

在一项有争议的决定中，由于成本效益问题，NICE不推荐加兰他敏再用于轻度痴呆的治疗。但是，它推荐已经使用加兰他敏治疗轻度痴呆的患者应继续使用，直到被认为需要停药时再停用。此外，在2010年10月，NICE声明正在重新考虑加兰他敏在轻度痴呆中的使用。

加兰他敏对血管性痴呆也可能有效。一项随机对照试验[5]的结果显示，对于疑似血管性痴呆患者，加兰他敏有改善认知功能的趋势，尽管这项研究患者人数太少无法得出显著性的结果。一项最近的多中心研究[6]显示加兰他敏对疑似血管性痴呆患者认知改善优于安慰剂组；但是对日常活动的改善与安慰剂组相似。

一项系统性综述[3]得出结论，因为有限的临床疗效与死亡率增加存在无法解释的关系，不推荐加兰他敏用于轻度认知缺损患者的治疗（见上文**对心血管系统和脑血管系统的影响**）。

1. Scott LJ, Goa KL. Galantamine: a review of its use in Alzheimer's disease. *Drugs* 2000; **60:** 1095–1122.
2. Pearson VE. Galantamine: a new Alzheimer drug with a past life. *Ann Pharmacother* 2001; **35:** 1406–13.
3. Loy C, Schneider L. Galantamine for Alzheimer's disease and mild cognitive impairment. Available in The Cochrane Database of Systematic Reviews; Issue 1. Chichester: John Wiley; 2006 (accessed 14/02/06).
4. NICE. Donepezil, galantamine, rivastigmine (review) and memantine for the treatment of Alzheimer's disease (issued November 2006; amended September 2007, August 2009). Available at: http://www.nice.org.uk/nicemedia/live/11600/45349/45349.pdf (accessed 19/08/10)
5. Erkinjuntti T, *et al.* Efficacy of galantamine in probable vascular dementia and Alzheimer's disease combined with cerebrovascular disease: a randomised trial. *Lancet* 2002; **359:** 1283–90.
6. Auchus AP, *et al.* Galantamine treatment of vascular dementia: a randomized trial. *Neurology* 2007; **69:** 448–58.

制剂

USP 33: Galantamine Tablets.

专利制剂

Arg.: Intelec; Numencial; Reminyl; ***Austral.:*** Reminyl; ***Austria:*** Reminyl; ***Belg.:*** Reminyl; ***Braz.:*** Reminyl; ***Canad.:*** Reminyl; ***Chile:*** Galamed; Reminyl; ***Cz.:*** Apo-Galant; Flashemel†; Galamed†; Kuroment†; OxyGal†; Reminyl; ZapTron†; ***Denm.:*** Reminyl; ***Fin.:*** Reminyl; ***Fr.:*** Reminyl; ***Ger.:*** Reminyl; ***Gr.:*** Aneprosil; Memo-Farmellas; Memoton Life; Reminyl; Riminyl; ***Hong Kong:*** Reminyl; ***Hung.:*** Nivalin†; ***Indon.:*** Reminyl; ***Irl.:*** Reminyl; ***Israel:*** Reminyl; ***Ital.:*** Reminyl; ***Malaysia:*** Reminyl; ***Mex.:*** Reminyl; ***Neth.:*** Reminyl; ***Norw.:*** Reminyl; ***NZ:*** Reminyl; ***Philipp.:*** Reminyl; ***Pol.:*** Nivalin; Reminyl†; ***Port.:*** Reminyl; ***Rus.:*** Nivalin (Нивалин); Reminyl (Реминил); ***S.Afr.:*** Reminyl; ***Singapore:*** Reminyl; ***Spain:*** Reminyl; ***Swed.:*** Reminyl; ***Switz.:*** Reminyl; ***Thai.:*** Reminyl; ***Turk.:*** Reminyl; ***UK:*** Reminyl; ***Ukr.:*** Nivalin (Нивалин); ***USA:*** Razadyne; ***Venez.:*** Proneurax.

Idazoxan Hydrochloride（*BANM*，*pINNM*）盐酸咪唑克生

Hidrocloruro de idazoxano; Idazoxan, Chlorhydrate d'; Idazoxani Hydrochloridum; RX-781094. 2-(2,3-Dihydro-1,4-benzodioxin-2-yl)-2-imidazoline hydrochloride.

Идазоксана Гидрохлорид

$C_{11}H_{12}N_2O_2,HCl = 240.7.$

CAS — 79944-58-4 (idazoxan); 79944-56-2 (idazoxan hydrochloride).

(idazoxan)

简介

盐酸咪唑克生是一种 α_2 肾上腺素受体拮抗药，有人研究用它治疗某些神经性疾病，包括抑郁、痴呆和帕金森病。

1. Ghika J, *et al.* Idazoxan treatment in progressive supranuclear palsy. *Neurology* 1991; **41:** 986–91.
2. Litman RE, *et al.* Idazoxan, an alpha2 antagonist, augments fluphenazine in schizophrenic patients: a pilot study. *J Clin Psychopharmacol* 1993; **13:** 264–7.
3. Grossman F, *et al.* A double-blind study comparing idazoxan and bupropion in bipolar depressed patients. *J Affect Disord* 1999; **56:** 237–43.
4. Manson AJ, *et al.* Idazoxan is ineffective for levodopa-induced dyskinesias in Parkinson's disease. *Mov Disord* 2000; **15:** 336–7.
5. Rascol O, *et al.* Idazoxan, an alpha-2 antagonist, and L-DOPA-induced dyskinesias in patients with Parkinson's disease. *Mov Disord* 2001; **16:** 708–13.

Idebenone（*rINN*）艾地苯醌

CV-2619; Idebenona; Idébénone; Idebenonum. 2-(10-Hydroxydecyl)-5,6-dimethoxy-3-methyl-*p*-benzoquinone.

Идебенон

$C_{19}H_{30}O_5 = 338.4.$

CAS — 58186-27-9.

ATC — N06BX13.

ATC Vet — QN06BX13.

UNII — HB6PN45W4J.

简介

艾地苯醌是一种益智药和抗氧化剂。它被用于脑血管相关疾病的精神损害的治疗。一般是每日90mg，分2次在饭后服用。艾地苯醌还被用于阿尔茨海默病的治疗。

艾地苯醌用于年龄≥8岁的Friedreich共济失调患者的各种临床表现的对症治疗。根据体重计算口服剂量，并与食物同服：初始剂量，体重>45 kg者，300mg，每日3次；体重≤45 kg者，150mg，每日3次。在接下来的6个月，根据反应和耐受情况，体重>45 kg者，逐渐增加剂量至750mg，每日3次；体重≤45kg者，逐渐增加至450mg，每日3次。较高剂量治疗6个月，如果症状没有明显改善，剂量应减为初始剂量。

在一些国家，艾地苯醌被批准专门用于Friedreich共济失调相关的心肌损害；例如在瑞士，年龄≥4岁的患者，每日5mg/kg，分3次。

艾地苯醌引起白细胞减少和粒细胞缺乏症的报道很少见。有些注册药品信息推荐在开始使用和规律使用艾地苯醌时应进行全血细胞计数和肝功能检测，在增加药量前后也要做同样的检测。艾地苯醌不能用于中度或重度肝功能损害患者，慎用于轻度肝功能损害患者。

有些研究把艾地苯醌用于Duchenne肌营养不良症、Leber视力萎缩和线粒体脑肌病伴乳酸血症和卒中样发作（MELAS）。

艾地苯醌还有1%的乳膏剂型用于化妆品中的抗皱治疗。

痴呆 通过2年的随访，发现艾地苯醌用于轻度至中度阿尔茨海默病（第342页）安全且有效[1,2]。在另外一项研究中[3]，它的安全性和有效性与他克林相当。但是，还有一项研究[4]却发现艾地苯醌对阿尔茨海默病患者的认知功能衰退速度没有显著的减慢作用。

1. Weyer G, *et al.* Efficacy and safety of idebenone in the long-term treatment of Alzheimer's disease: a double-blind, placebo controlled multicentre study. *Hum Psychopharmacol Clin Exp* 1996; **11:** 53–65.
2. Gutzmann H, Hadler D. Sustained efficacy and safety of idebenone in the treatment of Alzheimer's disease: update on a 2-year double-blind multicentre study. *J Neural Transm* 1998; **54** (suppl): 301–10.
3. Gutzmann H, *et al.* Safety and efficacy of idebenone versus tacrine in patients with Alzheimer's disease: results of a randomized, double-blind, parallel-group multicenter study. *Pharmacopsychiatry* 2002; **35:** 12–18.
4. Thal LJ, *et al.* Idebenone treatment fails to slow cognitive decline in Alzheimer's disease. *Neurology* 2003; **61:** 1498–1502.

Friedreich共济失调 以下是几项关于艾地苯醌用于Friedreich共济失调的初步研究[1~7]。

1. Hausse AO, *et al.* Idebenone and reduced cardiac hypertrophy in Friedreich's ataxia. *Heart* 2002; **87:** 346–9.
2. Artuch R, *et al.* Friedreich's ataxia: idebenone treatment in early stage patients. *Neuropediatrics* 2002; **33:** 190–3.
3. Mariotti C, *et al.* Idebenone treatment in Friedreich patients: one-year-long randomized placebo-controlled trial. *Neurology* 2003; **60:** 1676–9.
4. Buyse G, *et al.* Idebenone treatment in Friedreich's ataxia: neurological, cardiac, and biochemical monitoring. *Neurology* 2003; **60:** 1679–81.
5. Rustin P, *et al.* Idebenone treatment in Friedreich patients: one-year-long randomized placebo-controlled trial. *Neurology* 2004; **62:** 524–5.
6. Di Prospero NA, *et al.* Safety, tolerability, and pharmacokinetics of high-dose idebenone in patients with Friedreich ataxia. *Arch Neurol* 2007; **64:** 803–8.
7. Di Prospero NA, *et al.* Neurological effects of high-dose idebenone in patients with Friedreich's ataxia: a randomised, placebo-controlled trial. *Lancet Neurol* 2007; **6:** 878–86.

制剂

专利制剂

Arg.: Esanic†; Geniceral; Idesole; Nemocebral; Pavertrin; Sicoplus; ***Canad.:*** Catena; ***Ital.:*** Daruma†; Mnesis; ***Mex.:*** Lucebanol; ***Port.:*** Amizal; Cerestabon; Idecortex; ***Rus.:*** Neiromet (Нейромет); Noben (Нобен); ***Switz.:*** Mnesis; ***USA:*** Prevage.

多组分制剂 ***Arg.:*** Idesole Plus; Nemocebral Plus.

Memantine Hydrochloride（*BANM*，*USAN*，*rINNM*）盐酸美金刚

1-Amino-3,5-dimethyladamantane Hydrochloride; D-145 (memantine); 3,5-Dimethyl-1-adamantanamine hydrochloride; DMAA (memantine); Hidrocloruro de memantina; Memantin Hidroklorür; Mémantine, Chlorhydrate de; Memantini Hydrochloridum. 3,5-Dimethyltricyclo[3.3.1.1.^{3,7}]decan-1-amine hydrochloride.

Мемантина Гидрохлорид

$C_{12}H_{21}N,HCl = 215.8.$

CAS — 19982-08-2 (memantine); 41100-52-1 (memantine hydrochloride).

ATC — N06DX01.

ATC Vet — QN06DX01.

UNII — JY0WD0UA60.

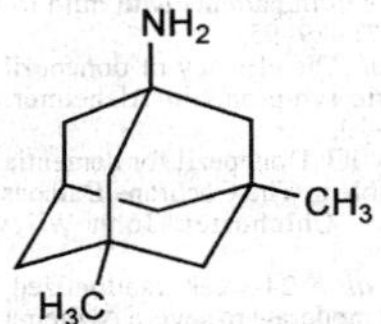

(memantine)

不良反应和注意事项

美金刚常见的不良反应包括便秘、头晕、头痛、高血压和嗜睡。较少见的不良反应如焦虑、幻觉、意识混乱、乏力、异常步态、肌张力增加、呕吐、真菌感染、

膀胱炎、血栓栓塞和性欲提高也曾有发生。也有个别精神病反应和胰腺炎的报道。

肾损伤患者需要调整剂量，但有不同的建议（见下文**用途和用法**）。

因为美金刚使用于新近心肌梗死、非代偿性心力衰竭和高血压未得到控制的患者只有有限的临床数据，所以这种药物应用于这些患者应得到严密监测。有较少患者使用期间癫痫发作，所以对于有可能发生惊厥的患者，此药应慎用。使尿液 pH 值升高的情况，如饮食改变、肾小管性酸中毒或尿路发生严重感染等，都将降低美金刚的清除率而导致血浆浓度升高，所以建议对这些情况进行监测。

1. Farlow MR, *et al.* Memantine for the treatment of Alzheimer's disease: tolerability and safety data from clinical trials. *Drug Safety* 2008; **31:** 577–85.

药物相互作用

其他 *N*-甲基-D-天冬氨酸拮抗药（如金刚烷胺、氯胺酮或右美沙芬）与美金刚合用会增加不良反应发生率和严重程度，所以应避免。美金刚还可能提高多巴胺能和抗毒蕈碱的作用，但可能降低巴比妥类和抗精神病药物的作用。

美金刚可能改变解痉药巴氯芬和丹曲林的作用。尿液碱化将降低美金刚的清除率，所以如碳酸酐酶抑制药和碳酸氢钠等药物要小心使用。

药动学

美金刚口服后吸收充分。3～8h 后血浆浓度达峰。血浆蛋白结合率约为 45%。美金刚部分经肝代谢，主要的代谢产物是 *N*-3,5-二甲基-gludantan 和 1-亚硝基-3,5-二甲基-金刚烷胺。剂量的大多数以原形从肾排泄，部分经过肾小管分泌和重吸收。终末半衰期是 60～100h，但在碱性条件下，清除速率降低。

1. Periclou A, *et al.* Pharmacokinetic study of memantine in healthy and renally impaired subjects. *Clin Pharmacol Ther* 2006; **79:** 134–43.
2. Kornhuber J, *et al.* Memantine pharmacotherapy: a naturalistic study using a population pharmacokinetic approach. *Clin Pharmacokinet* 2007; **46:** 599–612. Correction. *ibid.*; 712.

用途和用法

美金刚是金刚烷胺（第764页）的衍生物，也属于 *N*-甲基-D-天冬氨酸受体拮抗药。用于治疗中度至重度阿尔茨海默病（见下文**痴呆**）。美金刚还用于治疗帕金森病、中枢性痉挛和其他疾病（如脑外伤或昏迷状态）。它以盐酸盐的形式口服给药。

治疗**阿尔茨海默病**，盐酸美金刚的初始剂量是第 1 周每日早上 1 次给予 5mg，然后日剂量每周增加 5mg 直到最大剂量每日 20mg。在美国，注册药品信息中写道：日剂量达到 10mg 以上应分 2 次服用。但是，在英国，推荐每日 1 次给药。肾损伤患者应调整剂量（见下文）。应定期评价临床疗效。

盐酸美金刚也可通过缓慢静脉注射给药。

美金刚用于青光眼和周围神经病正处于研究阶段。

在肾损伤中的用法 英国注册药品信息建议，当美金刚用于轻度肾损伤的阿尔茨海默病患者时不需要调整剂量［肌酐清除率（CC）50～80ml/min］。但对于中度肾损伤（CC 30～49ml/min），日剂量 10mg（在起始剂量 5mg/d 以后）在 7 天后，如果可以耐受，可以增加至每日 200mg，如上文所述（见上文）。对于严重肾损伤患者（CC 5～29ml/min），每日最大剂量是 10mg。在美国，注册药品信息建议在肾功能轻度或中度损伤时不需减量。在严重肾损伤时（CC 5～29ml/min），推荐剂量为每日 10mg。

痴呆 一项有关美金刚用于痴呆（第342页）的系统性综述[1]得出结论，尽管它在 6 个月内对中度至重度阿尔茨海默病患者的认知和功能性衰退有较小的疗效，对轻度至中度血管性痴呆患者的疗效不明显，但对轻度至中度的阿尔茨海默病却有临床疗效。

在英国，由于临床有效性的证据不足，NICE[2]不推荐美金刚用于中重度至重度的痴呆。但是，推荐目前已经使用美金刚的患者应继续使用，直到需要停药为止。此外，在 2010 年 10 月，NICE 声明正在重新考虑美金刚在中度至重度痴呆中使用的建议。一项关于美金刚用于阿尔茨海默病的总体评价已经发表，其中包括安全性方面[3]。

1. McShane R, *et al.* Memantine for dementia. Available in The Cochrane Database of Systematic Reviews; Issue 2. Chichester: John Wiley; 2006 (accessed 23/05/08).
2. NICE. Donepezil, galantamine, rivastigmine (review) and memantine for the treatment of Alzheimer's disease (issued November 2006; amended September 2007, August 2009). Available at: http://www.nice.org.uk/nicemedia/live/11600/45349/45349.pdf (accessed 19/08/10)
3. Robinson DM, Keating GM. Memantine: a review of its use in Alzheimer's disease. *Drugs* 2006; **66:** 1515–34.

制剂

专利制剂

Arg.: Akatinol; Carrier; Conexine; Ebixa; Fentina; Lucidex; Merital; Neuroplus; Prilben; Pronervon; ***Austral.:*** Ebixa; ***Austria:*** Axura; Ebixa; ***Belg.:*** Ebixa; ***Braz.:*** Alois; Ebix; ***Canad.:*** Ebixa; ***Chile:*** Ebixa; Eutebrol; Lindex; Memax; Mimetix; ***Cz.:*** Akatinol†; Axura; Ebixa; ***Denm.:*** Ebixa; ***Fin.:*** Ebixa; ***Fr.:*** Ebixa; ***Ger.:*** Axura; Ebixa; ***Gr.:*** Ebixa; ***Hong Kong:*** Ebixa; ***Hung.:*** Ebixa; ***Irl.:*** Axura; Ebixa; ***Israel:*** Ebixa; Memox; ***Ital.:*** Ebixa; ***Malaysia:*** Ebixa; ***Mex.:*** Akatinol; Ebixa; Eutebrol; ***Neth.:*** Axura; Ebixa; ***Norw.:*** Ebixa; ***NZ:*** Ebixa; ***Philipp.:*** Abixa; Zimerz; ***Pol.:*** Axura; Ebixa; ***Port.:*** Axura; Ebixa; ***S.Afr.:*** Ebixa; ***Singapore:*** Ebixa; ***Spain:*** Axura; Ebixa; ***Swed.:*** Ebixa; ***Switz.:*** Axura; Ebixa; ***Thai.:*** Ebixa; ***Turk.:*** Alzant; Cogito; Demax; Ebixa; Korint; Melanda; ***UK:*** Ebixa; ***USA:*** Namenda.

Nefiracetam (*rINN*) 奈非西坦

DM-9384; DZL-221; Néfiracétam; Nefiracetamum. 2-Oxo-1-pyrrolidineaceto-2′,6′-xylidide.

Нефирацетам

$C_{14}H_{18}N_2O_2$ = 246.3.

CAS — 77191-36-7.

UNII — 1JK12GX30N.

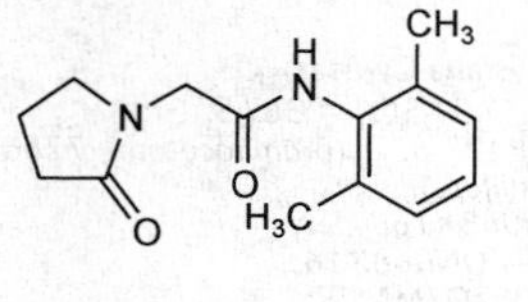

简介

奈非西坦作用于 CNS，是一种益智类药物。有研究用于治疗某些脑血管疾病和治疗阿尔茨海默病。

Nizofenone (*rINN*) 尼唑苯酮

Nizofenona; Nizofénone; Nizofenonum; Y-9179. 2′-Chloro-2-[2-[(diethylamino)methyl]imidazol-1-yl]-5-nitrobenzophenone.

Низофенон

$C_{21}H_{21}ClN_4O_3$ = 412.9.

CAS — 54533-85-6.

ATC — N06BX10.

ATC Vet — QN06BX10.

UNII — 7A2NOC3R88.

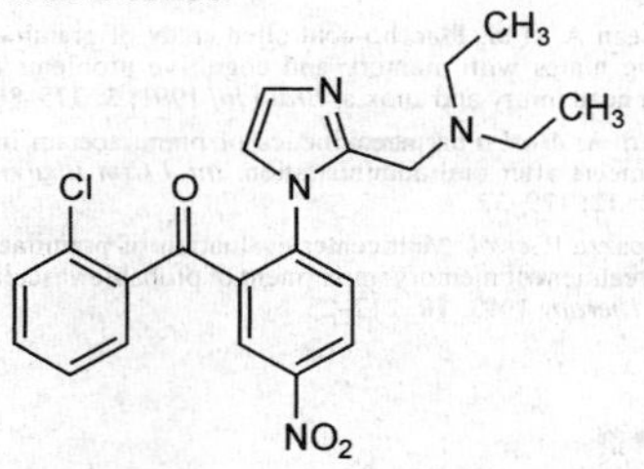

简介

尼唑苯酮已被研究用作益智药和脑血管扩张药。它以延胡索酸盐的方式胃肠外给药。

Oxiracetam (*BAN, rINN*) 奥拉西坦

CGP-21690E; CT-848; ISF-2522; Oksirasetaami; Oxiracétam; Oxiracetamum; Oxracetam. 4-Hydroxy-2-oxo-1-pyrrolidineacetamide.

Оксирацетам

$C_6H_{10}N_2O_3$ = 158.2.

CAS — 62613-82-5.

ATC — N06BX07.

ATC Vet — QN06BX07.

UNII — P7U817352G.

简介

奥拉西坦是用于器质性脑病综合征和老年痴呆的益智类药物。

痴呆 对于痴呆（第 342 页）患者给予奥拉西坦已显示出临床疗效[1]，但在美国，因为缺乏疗效，它已被撤出治疗阿尔茨海默病的Ⅱ期临床试验[2]。

1. Maina G, *et al.* Oxiracetam in the treatment of primary degenerative and multi-infarct dementia: a double-blind, placebo-controlled study. *Neuropsychobiology* 1990; **21:** 141–5.
2. Parnetti L. Clinical pharmacokinetics of drugs for Alzheimer's disease. *Clin Pharmacokinet* 1995; **29:** 110–29.

Piracetam (*BAN, USAN, rINN*) 吡拉西坦

CI-871; Piracétam; Piracetamas; Piracetamum; Pirasetaami; Pirasetam; Pyrrolidone Acetamide; UCB-6215. 2-(2-Oxopyrrolidin-1-yl)acetamide.

Пирацетам

$C_6H_{10}N_2O_2$ = 142.2.

CAS — 7491-74-9.

ATC — N06BX03.

ATC Vet — QN06BX03.

UNII — ZH516LNZ10.

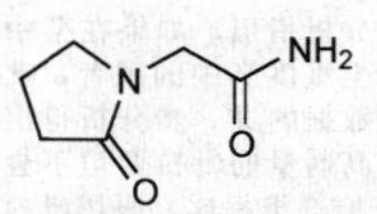

Pharmacopoeias. In *Chin.* and *Eur.* (see p.vii).

Ph. Eur. 6.8（Piracetam） 白色或类白色粉末。呈多晶型。易溶于水，溶于乙醇。避光。

不良反应和注意事项

吡拉西坦会导致失眠、嗜睡、体重增加、运动过度、神经质和抑郁。其他报道过的不良反应包括胃肠道不良反应（如腹痛、腹泻、恶心和呕吐）、超敏反应、共济失调、眩晕、意识混乱、幻觉、血管性水肿和皮疹。吡拉西坦不应该用于肝损伤或严重肾损伤的患者，轻度至中度肾损伤患者应减小剂量（见下文**用途和用法**）。对于肌阵挛的患者不能突然停药，因为有诱发癫痫发作的风险。当用于治疗皮质肌阵挛时，吡拉西坦禁用于脑出血患者，慎用于大手术术后和凝血机制异常或严重出血的患者。

药物相互作用

抗凝血药 关于吡拉西坦对华法林的影响，见第1374页。

药动学

吡拉西坦从胃肠道吸收迅速且充分，服药后 1.5h 达血浆峰浓度。据报道血浆半衰期为 5h，能通过血脑屏障。吡拉西坦几乎全部从尿液中排泄。它能通过胎盘，可分布到乳汁中。

用途和用法

吡拉西坦作用于 CNS，是一种益智类药物，它可以保护低氧状态下的大脑皮质。有报道称，高剂量吡拉西坦可抑制血小板聚集、降低血液黏度。吡拉西坦被用于皮质性肌阵挛发作的辅助治疗，还被用于痴呆的治疗（见下文）。吡拉西坦还被试验（在假设吡拉西坦对“脑皮质功能不全”有效的基础上）用于治疗的疾病和状态包括酗酒、眩晕、脑血管意外、诵读困难、儿童行为异常以及外伤或手术后。

对于皮质性肌阵挛，吡拉西坦的用法是从每日 7.2g 开始，每隔 3 天或 4 天日剂量增加 4.8g，直到最大日剂量 20g。口服给药，分 2 次或 3 次给药。一旦吡拉西坦达到最佳剂量，就应该尽量降低其他药物的剂量。关于肾损伤患者的用量见下文。

吡拉西坦已被用于各种疾病的治疗，通常的剂量是每日最多 2.4g，分 2 次或 3 次口服；严重病例，每日剂量可达 4.8g 或更高。如果病情严重，也可以通过肌注或静脉注射给药。

1. Winblad B. Piracetam: a review of pharmacological properties and clinical uses. *CNS Drug Rev* 2005; **11:** 169–82.
2. Malykh AG, Sadaie MR. Piracetam and piracetam-like drugs: from basic science to novel clinical applications to CNS disorders. *Drugs* 2010; **70:** 287–312.

在肾损伤中的用法 对于有肾损伤的患者，应根据肌酐清除率（CC）减少吡拉西坦口服剂量（见上文）。

- CC 50～79ml/min：常规剂量的 2/3，分 2 次或 3 次给药。
- CC 30～49ml/min：常规剂量的 1/3，分 2 次给药。
- CC 20～29ml/min：常规剂量的 1/6，单次给药。
- CC<20ml/min：禁用吡拉西坦。

痴呆 尽管吡拉西坦在某些国家被用于治疗认知缺损和痴呆（第342页），但一篇系统性综述[1]却得出结论，从发表的文献得到的证据并不支持这种用途。

1. Flicker L, Grimley Evans J. Piracetam for dementia or cognitive impairment. Available in The Cochrane Database of Systematic Reviews; Issue 1. Chichester: John Wiley; 2004 (accessed 14/02/06).

肌阵挛 一篇包括了 62 篇个例报道、3 个开放性试验

和 2 项双盲研究的综述[1]得出结论，吡拉西坦无论作为辅助治疗还是单药治疗，对于致残性肌阵挛（第451页）都具有临床疗效。另一篇综述[2]也得出了相似结论，在这篇综述中，12 名患有进行性肌阵挛性癫痫的患者，有 8 名每日服用高达 45g 的吡拉西坦取得了一定临床疗效且没有出现明显的不良反应。

1. Van Vleymen B, Van Zandijcke M. Piracetam in the treatment of myoclonus: an overview. *Acta Neurol Belg* 1996; **96:** 270–80.
2. Genton P, *et al.* Piracetam in the treatment of cortical myoclonus. *Pharmacopsychiatry* 1999; **32** (suppl): 49–53.

卒中 在一项多中心随机双盲临床试验[1]中，吡拉西坦在急性缺血性卒中发生 12h 内给药并不影响临床转归情况，但因果关系分析指出，如果在卒中发生 7h 内给药，特别是对于中度至重度卒中的患者，吡拉西坦可能发挥疗效。对于相同数据的进一步分析得出结论，对于急性卒中的患者给予高剂量的吡拉西坦不会发生显著的不良反应[2]，且与安慰剂组相比，服用吡拉西坦后，有更多患者失语症有所康复[3]。另外两项随机双盲安慰剂对照试验也支持吡拉西坦作为恢复语言能力的辅助治疗对于改善卒中后失语症的效果[3]。但相反的是，一项对于第一项研究的系统性综述却提出吡拉西坦组的患者早期死亡率有升高的趋势，应引起关注，还认为现有数据并不能支持吡拉西坦在急性缺血性卒中中的常规使用[4]。

1. De Deyn PP, *et al.* Treatment of acute and ischemic stroke with piracetam. *Stroke* 1997; **28:** 2347–52.
2. De Reuck J, Van Vleymen B. The clinical safety of high-dose piracetam—its use in the treatment of acute stroke. *Pharmacopsychiatry* 1999; **32** (suppl): 33–7.
3. Huber W. The role of piracetam in the treatment of acute and chronic aphasia. *Pharmacopsychiatry* 1999; **32** (suppl): 38–43.
4. Ricci S, *et al.* Piracetam for acute ischaemic stroke. Available in The Cochrane Database of Systematic Reviews; Issue 2. Chichester: John Wiley; 2006 (accessed 23/05/08).

眩晕 有报道指出，吡拉西坦对于中枢性或外周性眩晕（第538页）具有临床疗效[1]。

1. Oosterveld WJ. The effectiveness of piracetam in vertigo. *Pharmacopsychiatry* 1999; **32** (suppl): 54–60.

制剂

专利制剂

Arg.: Noostan; ***Austria:*** Cerebryl; Nootropil; Novocephal; Pirabene; ***Belg.:*** Braintop; Docpirace; Geratam; Noodis; Nootropil; Piracemed; Piracetop; ***Braz.:*** Cintilan; Nootrofic†; Nootron; Nootropil; ***Chile:*** Nootropyl; ***Cz.:*** Cerebryl†; Geratam; Kalicor†; Nootropil; Oikamid; Pirabene; ***Fin.:*** Nootropil; ***Fr.:*** Axonyl†; Gabacet; Nootropyl; ***Ger.:*** Avigilen†; Cerepar N; Cuxabrain†; Nootrop; Normabrain; Piracebral; Piracetrop; Sinapsan†; ***Gr.:*** Aminotrophylle-88; Arterosol; Cebragil; Celebral; Centracetam; Cetrop; Cosmoxim; Espritam; Latys; Lobelo; Logofren; Lowtens; Meclivin; Meditam; Noforit; Nootrop; Oxynium; Piracem; Psycoton; Stamin; Zalipan; ***Hong Kong:*** Nootropil; Piratin; ***Hung.:*** Cerebryl; Lucetam; Memoril; Nootropil; Pirabene; Pyrament†; ***India:*** Nootropil; Normenta†; Pirament; Piratam; ***Indon.:*** Antikun; Benocetam; Brenaris; Cervas; Cetoros; Chepamed†; Ciclobrain; Cytropil; Encebion†; Ethopil; Fepiram; Gotropil; Gracetam; Latropil; Lutrotam; Mersitropil; Neurocet; Neurotam; Noocephal; Nootropil; Notrotam; Nufacetam; Piratrof; Pratropil; Primatam; Procetam; Resibron; Revolan; Scantropil; Sevotam; Sotropil; Tropilex; ***Irl.:*** Nootropil; ***Ital.:*** Cerebropan†; Nootropil; Psycoton; ***Jpn:*** Myocalm†; Nootropil; ***Malaysia:*** Cebrotonin†; Ceretam; Knowful; Nootropil; ***Mex.:*** Dinagen†; Nootropil; ***Neth.:*** Nootropil; ***Norw.:*** Nootropil; ***Philipp.:*** Irahex; Nootropil; Normabrain; Nurocer; Pirasam; ***Pol.:*** Biotropil; Lucetam; Memotropil; Nootropil; ***Port.:*** Acetar; Noostan; Nootropil; Oxibran; Stimubral†; ***Rus.:*** Eskotropil (Эскотропил); Lucetam (Луцетам); Memotropil (Мемотропил); Nootropil (Ноотропил); Phezam (Фезам); Piratropil (Пиратропил); ***S.Afr.:*** Nootropil; ***Singapore:*** Cebrotonin; Nootropil; Piratam; Racetam; ***Spain:*** Ciclofalina; Nootropil; ***Swed.:*** Nootropil; ***Switz.:*** Nootropil; Pirax; ***Thai.:*** Embol; Knoful; Mancetam; Mempil; Noocetam; Nootropil; Scarda; ***Turk.:*** Cerebrofil; Nootropil; Norotrop; ***UK:*** Nootropil; ***Ukr.:*** Lucetam (Луцетам); Nootropil (Ноотропил); ***Venez.:*** Breinox; Nootropil†.

多组分制剂 ***Braz.:*** Energiclin†; Energivit; Exit; Isketam; Vincetron†; ***Port.:*** Anacervix; Centracetam†; Euvifor†; Stimilfar†; ***Rus.:*** Combitropil (Комбитропил); Omaron (Омарон); Piracezine (Пирацезин); Vinpotropile (Винпотропил); ***Spain:*** Anacervix; Devincal; Diemil; ***Ukr.:*** Cinatropil (Цинатропил); Neuro-Norm (Нейро-Норм); Olatropil (Олатропил); Phezam (Фезам); Tiocetam (Тиоцетам); ***Venez.:*** Devincal†.

Posatirelin (*rINN*) 泊替瑞林

Posatirelina; Posatiréline; Posatirelinum; RGH-2202. (2*S*)-*N*-[(1*S*)-1-[[(2*S*)-2-Carbamoyl-1-pyrrolidinyl]carbonyl]-3-methylbutyl]-6-oxopipecolamide.

Позатирелин

$C_{17}H_{28}N_4O_4$ = 352.4.

CAS — 78664-73-0.

UNII — 78U6302ARL.

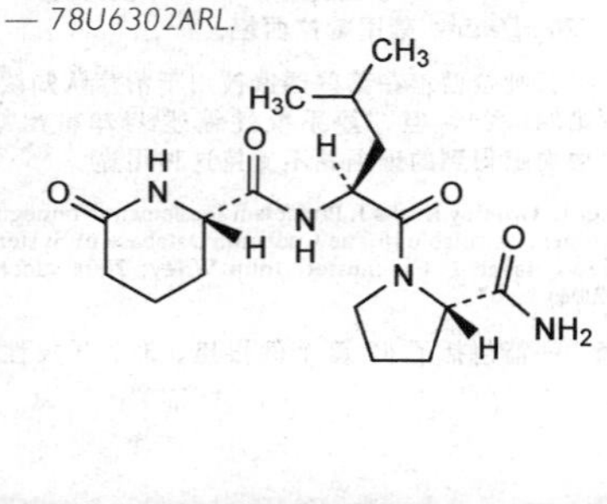

简介

泊替瑞林是普罗瑞林（第2096页）的类似物。有人认为它对 CNS 有益，研究用于治疗各种原因导致的痴呆。

1. Parnetti L, *et al.* Posatirelin for the treatment of late-onset Alzheimer's disease: a double-blind multicentre study vs citicoline and ascorbic acid. *Acta Neurol Scand* 1995; **92:** 135–40.
2. Parnetti L, *et al.* Posatirelin in the treatment of vascular dementia: a double-blind multicentre study vs placebo. *Acta Neurol Scand* 1996; **93:** 456–63.
3. Reboldi G, *et al.* Pharmacokinetic profile and endocrine effects of posatirelin treatment in healthy elderly subjects. *J Clin Pharmacol* 1996; **36:** 823–31.

Pramiracetam Sulfate (*USAN, rINNM*) 硫酸普拉西坦

Amacetam Sulphate; CI-879; Pramiracétam, Sulfate de; Pramiracetam Sulphate; Pramiracetami Sulfas; Sulfato de pramiracetam. *N*-[2-(Diisopropylamino)ethyl]-2-oxo-1-pyrrolidineacetamide sulphate.

Прамирацетама Сульфат

$C_{14}H_{27}N_3O_2,H_2SO_4$ = 367.5.

CAS — 68497-62-1 (pramiracetam); 72869-16-0 (pramiracetam sulfate).

ATC — N06BX16.

ATC Vet — QN06BX16.

UNII — OP7O7MNS9P.

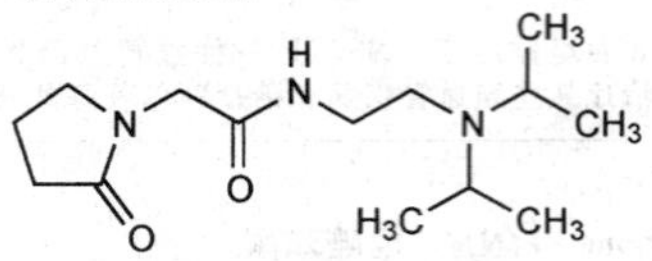

(pramiracetam)

简介

硫酸普拉西坦用于年龄相关性记忆缺损和老年性痴呆的治疗。它还被试验作为 ECT 的辅助疗法治疗严重抑郁症，但没有获得很多成功。

1. McLean A, *et al.* Placebo-controlled study of pramiracetam in young males with memory and cognitive problems resulting from head injury and anoxia. *Brain Inj* 1991; **5:** 375–80.
2. Auteri A, *et al.* Pharmacokinetics of pramiracetam in healthy volunteers after oral administration. *Int J Clin Pharmacol Res* 1992; **12:** 129–32.
3. Scarpazza P, *et al.* Multicenter evaluation of pramiracetam for the treatment of memory impairment of probable vascular origin. *Adv Therapy* 1993; **10:** 217–25.

制剂

专利制剂

Ital.: Neupramir†; ***Ukr.:*** Pramistar (Прамистар).

Pyritinol Hydrochloride (*BANM, rINNM*) 盐酸吡硫醇

Hidrocloruro de piritinol; Pirytynolu dichlorowodorek; Pyrithioxine Hydrochloride; Pyritinol, Chlorhydrate de; Pyritinoli Dihydrochloridum; Pyritinoli Hydrochloridum. 5,5-Dihydroxy-6,6-dimethyl-3,3-dithiodimethylenebis(4-pyridylmethanol) dihydochloride monohydrate.

Пиритинола Гидрохлорид

$C_{16}H_{20}N_2O_4S_2,2HCl,H_2O$ = 459.4.

CAS — 1098-97-1 (pyritinol); 10049-83-9 (anhydrous pyritinol hydrochloride).

ATC — N06BX02.

ATC Vet — QN06BX02.

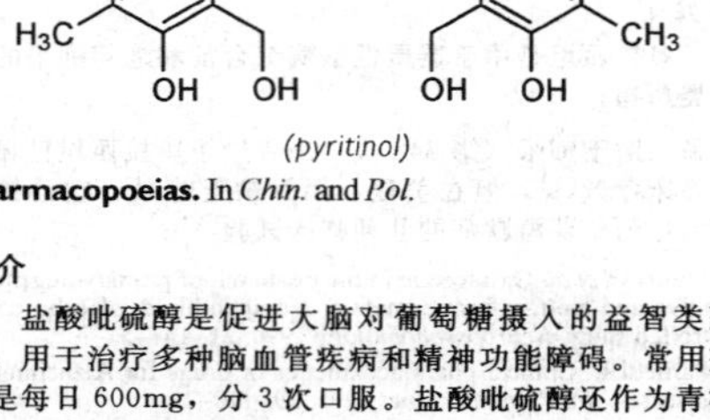

(pyritinol)

Pharmacopoeias. In *Chin.* and *Pol.*

简介

盐酸吡硫醇是促进大脑对葡萄糖摄入的益智类药物。用于治疗多种脑血管疾病和精神功能障碍。常用剂量是每日 600mg，分 3 次口服。盐酸吡硫醇还作为青霉胺的替代药物用于治疗类风湿关节炎。它还可作为各种制剂的补药成分。

1. Knezevic S, *et al.* Pyritinol treatment of SDAT patients: evaluation by psychiatric and neurological examination, psychometric testing and rCBF measurements. *Int Clin Psychopharmacol* 1989; **4:** 25–38.
2. Lemmel EM. Comparison of pyritinol and auranofin in the treatment of rheumatoid arthritis. *Br J Rheumatol* 1993; **32:** 375–82.
3. Straumann A, *et al.* Acute pancreatitis due to pyritinol: an immune-mediated phenomenon. *Gastroenterology* 1998; **115:** 452–4.
4. Maria V, *et al.* Severe cholestatic hepatitis induced by pyritinol. *BMJ* 2004; **328:** 572–4.

制剂

专利制剂

Arg.: Epocan†; ***Austria:*** Encephabol; ***Chile:*** Encefabol; ***Cz.:*** Encephabol; Enerbol†; ***Ger.:*** Encephabol; ***Gr.:*** Encephabol; ***Hong Kong:*** Encephabol; ***Hung.:*** Enerbol†; ***India:*** Encephabol; ***Indon.:*** Encepan; Encephabol; Enerbol; ***Malaysia:*** Encephabol†; Pyritil; ***Mex.:*** Bonifen†; Encephabol; ***Philipp.:*** Encephabol; ***Port.:*** Bonifen†; Cerbon; ***Rus.:*** Encephabol (Энцефабол); Enerbol (Энербол)†; ***S.Afr.:*** Encephabol; ***Thai.:*** Encephabol; Memonol; Pyritil; ***Ukr.:*** Encephabol (Энцефабол); ***Venez.:*** Acon; Bonifen; Bonitrop; Fitina; Garan†.

多组分制剂 ***Arg.:*** Ciprovit Energizante; Dinavital Ginseng†; Dinavital Vascular†; Gabimex Plus; Levantol Procaina; ***Spain:*** Refulgin; Tomevit.

Rivastigmine (*BAN, USAN, rINN*) 利伐斯的明

ENA-713 (rivastigmine or rivastigmine hydrogen tartrate); Rivastigmiini; Rivastigmin; Rivastigmina; Rivastigminum; SDZ-212-713; SDZ-ENA-713 (rivastigmine or rivastigmine hydrogen tartrate). (−)-*m*-[(*S*)-1-(Dimethylamino)ethyl]phenyl ethylmethylcarbamate.

Ривастигмин

$C_{14}H_{22}N_2O_2$ = 250.3.

CAS — 123441-03-2.

ATC — N06DA03.

ATC Vet — QN06DA03.

UNII — PKI06M3IW0.

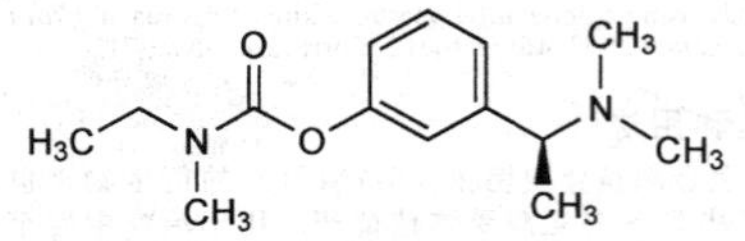

Rivastigmine Hydrogen Tartrate (*BANM, rINNM*) 酒石酸氢化利伐斯的明

ENA-713 (rivastigmine or rivastigmine hydrogen tartrate); Hidrogenotartrato de rivastigmina; Rivastigmine Bitartrate; Rivastigmine, Hydrogénotartrate de; Rivastigmine Tartrate; Rivastigmini Hydrogenotartras; SDZ-ENA-713 (rivastigmine or rivastigmine hydrogen tartrate).

Ривастигмина Гидротартрат

$C_{14}H_{22}N_2O_2.C_4H_6O_6$ = 400.4.

CAS — 129101-54-8.

ATC — N06DA03.

ATC Vet — QN06DA03.

UNII — 9IY2357JPE.

不良反应、处置和注意事项

参见多奈哌齐，见第344页。经皮给予利伐斯的明时，应用部位会出现红斑、瘙痒、皮疹和水疱。

对胃肠道的影响 一位 67 岁老年妇女在服用 4.5mg 利伐斯的明后，出现严重的呕吐，且没有建议滴定期，而被错误地再次使用该药[1]。呕吐十分严重，导致患者食管破裂，并需要进行矫形手术。作者建议注意利伐斯的明的剂量滴定十分必要，即使是在重新开始治疗的时候。

1. Babic T, *et al.* Spontaneous rupture of oesophagus (Boerhaave's syndrome) related to rivastigmine. *Age Ageing* 2000; **29:** 370–1.

药物相互作用

参见**新斯的明**，第602页。关于利伐斯的明与托特罗定的相互作用的内容，也可见**多奈哌齐**项下**抗毒蕈碱药**，第344页。

药动学

利伐斯的明容易从胃肠道吸收，血浆达峰时间约在口服后 1h。食物会将吸收延迟约 1.5h 并降低最大血浆浓度。透皮贴剂的吸收缓慢，第一次使用贴剂后 10～16h 达血浆峰浓度；以后再使用贴剂时，8h 达到峰浓度。在上背部、胸部或上臂部使用利伐斯的明贴剂，峰浓度最高；在腹部或者大腿使用，浓度要降低 20%～30%。利伐斯的明约 40%与血浆蛋白结合，容易透过血脑屏障，它广泛分布于全身。利伐斯的明主

要通过乙酰胆碱酯酶介导的水解作用，迅速充分代谢为具有微弱活性的去氨基甲酰化代谢物。口服后血浆半衰期大约为1h，贴剂移除后半衰期为3h。口服后超过90%的剂量在24h内从尿液中排泄，在尿液中没有检测到利伐斯的明的原形。少于1%的剂量从粪便中排泄。

1. Hossain M, *et al.* Estimation of the absolute bioavailability of rivastigmine in patients with mild to moderate dementia of the Alzheimer's type. *Clin Pharmacokinet* 2002; **41:** 225–34.
2. Lefèvre G, *et al.* Pharmacokinetics of a rivastigmine transdermal patch formulation in healthy volunteers: relative effects of body site application. *J Clin Pharmacol* 2007; **47:** 471–8.
3. Cummings J, *et al.* Pharmacokinetic rationale for the rivastigmine patch. *Neurology* 2007; **69** (suppl 1): S10–S13.
4. Lefèvre G, *et al.* Pharmacokinetics and pharmacodynamics of the novel daily rivastigmine transdermal patch compared with twice-daily capsules in Alzheimer's disease patients. *Clin Pharmacol Ther* 2008; **83:** 106–14.
5. Lefèvre G, *et al.* Pharmacokinetics and bioavailability of the novel rivastigmine transdermal patch versus rivastigmine oral solution in healthy elderly subjects. *J Clin Pharmacol* 2008; **48:** 246–52.

用途和用法

利伐斯的明是一种氨基甲酸酯类可逆的乙酰胆碱酯酶抑制药。它也抑制丁酰胆碱酯酶。利伐斯的明选择作用于CNS，用于阿尔茨海默病的轻度至中度痴呆的对症治疗（见下文）和特发性帕金森病的治疗（见下文）。它以氢化酒石酸氢盐的形式口服给药，透皮贴剂则以碱的形式给药。两种给药途径的药均以碱基表示。2.4mg酒石酸氢化利伐斯的明相当于1.5mg利伐斯的明。

初始口服剂量是每日给药2次，每次1.5mg，与食物同服。此后，剂量可根据疗效和耐受程度增加，用至少两周的间隔时间从每次1.5mg，每日2次，增加到最大剂量每次6mg，每日2次。在美国，注册药品信息推荐，治疗与帕金森病相关的痴呆时，增加剂量的时间间隔至少4周。

4.6mg或9.5mg利伐斯的明24h缓释透皮贴剂可每日用药1次。在美国，利伐斯的明贴剂被批准用于阿尔茨海默病或帕金森病痴呆的治疗。但是，在英国，利伐斯的明贴剂被批准只能用于阿尔茨海默病痴呆的治疗。初始治疗的透皮剂量是每日4.6mg；治疗至少4周后且在患者能耐受的情况下，每日的剂量可增加至9.5mg。患者在下列情况可由口服利伐斯的明改为透皮贴剂：

- 每日口服利伐斯的明剂量≤6mg的患者可换用4.6mg的24h缓释贴剂。
- 每日口服剂量>6mg的患者可换用9.5mg的24h缓释贴剂。

第一次贴剂使用应在最后服用口服药的当天。贴剂应紧贴于上背部、下背部、上肢或胸部。不要贴于腹部和大腿，因可降低生物利用度。14天内不要在同一部位再次使用。

如果口服或者透皮贴剂使用被间断几天，应该重新从低剂量开始，再按照前面所介绍的逐渐增加剂量。应按照常规的基础再次评价临床获益；如果治疗3个月后没有改善，则应停药。

痴呆 各项研究[1~4]和系统性综述[5]表明，利伐斯的明对于轻度至中度阿尔茨海默病痴呆患者有一定疗效（见**痴呆**，第342页）。在英国，NICE建议，利伐斯的明应被限制用于中度痴呆和下列情况[6]：

- 应在专家的监督下使用。
- 连续服药的患者，每6个月需要评估一次。
- 只有证明有效的情况下才能继续使用

在一次有争议的决定中，由于成本效益问题，NICE不推荐利伐斯的明再用于轻度痴呆的治疗。但是，它推荐已经使用利伐斯的明治疗轻度痴呆的患者应继续使用，直到经过评价需要停药时再停用。此外，在2010年10月，NICE声明正在重新考虑利伐斯的明在轻度痴呆中的使用。

利伐斯的明以逐步增加剂量，直到最多每次6mg，每日2次的剂量。给一组患有*路易小体痴呆*的患者用药，患者耐受性良好，并可改善患者的行为和精神症状[7]。但是，一项系统性综述[8]总结到利伐斯的明与安慰剂相比较，对于患者的认知功能没有显著的疗效，作者认为，支持它对这类患者使用的证据不充分，还需要进一步研究。

利伐斯的明还被试验用于*血管性痴呆*的治疗。一项系统性综述[9]推断，虽然有证据表明对于这样的患者具有一定疗效，但有效数据还不够充分，在利伐斯的明推荐使用之前需做进一步的确证试验。

利伐斯的明对帕金森病痴呆的治疗见下文。

1. Anand R, *et al.* Efficacy and safety results of the early phase studies with Exelon™ (ENA-713) in Alzheimer's disease: an overview. *J Drug Dev Clin Pract* 1996; **8:** 109–116.
2. Agid Y, *et al.* Efficacy and tolerability of rivastigmine in patients with dementia of the Alzheimer type. *Curr Ther Res* 1998; **59:** 837–45.
3. Rösler M, *et al.* Efficacy and safety of rivastigmine in patients with Alzheimer's disease: international randomised controlled trial. *BMJ* 1999; **318:** 633–8. Correction. *ibid.* 2001; **322:** 1456.
4. Winblad B, *et al.* IDEAL: a 6-month, double-blind, placebo-controlled study of the first skin patch for Alzheimer disease. *Neurology* 2007; **69** (suppl 1): S14–S22.
5. Birks J, *et al.* Rivastigmine for Alzheimer's disease. Available in The Cochrane Database of Systematic Reviews; Issue 2. Chichester: John Wiley; 2009 (accessed 01/03/10).
6. NICE. Donepezil, galantamine, rivastigmine (review) and memantine for the treatment of Alzheimer's disease (issued November 2006; amended September 2007, August 2009). Available at: http://www.nice.org.uk/nicemedia/live/11600/45349/45349.pdf (accessed 19/08/10)
7. McKeith I, *et al.* Efficacy of rivastigmine in dementia with Lewy bodies: a randomised, double-blind, placebo-controlled international study. *Lancet* 2000; **356:** 2031–36.
8. Wild R, *et al.* Cholinesterase inhibitors for dementia with Lewy bodies. Available in the Cochrane Database of Systematic Reviews; Issue 3. Chichester: John Wiley; 2003 (accessed 14/02/06).
9. Craig D, Birks J. Rivastigmine for vascular cognitive impairment. Available in the Cochrane Database of Systematic Reviews; Issue 2. Chichester: John Wiley; 2004 (accessed 14/02/06).

帕金森病 尽管乙酰胆碱酯酶抑制药如利伐斯的明理论上可能使帕金森病症状恶化，尤其是震颤症状，但它已被试验用于治疗帕金森病患者药物引起的精神疾病（见第927页**行为紊乱**）。在2项大型研究中[1,2]，发现利伐斯的明与安慰剂相比，对帕金森病相关的痴呆症状有中等的改善作用。

1. Emre M, *et al.* Rivastigmine for dementia associated with Parkinson's disease. *N Engl J Med* 2004; **351:** 2509–18.
2. Wesnes KA, *et al.* Benefits of rivastigmine on attention in dementia associated with Parkinson disease. *Neurology* 2005; **65:** 1654–6.

制剂

专利制剂

Arg.: Exelon; Luneste; Remizeral; Rivasmina; ***Austral.:*** Exelon; ***Austria:*** Exelon; ***Belg.:*** Exelon; ***Braz.:*** Exelon; Prometax; ***Canad.:*** Exelon; ***Chile:*** Exelon; Probrain; ***Cz.:*** Evertas; Exelon; Nimvastid; Prometax; Ristidic; Vastigmex; ***Denm.:*** Exelon; Prometax; ***Fin.:*** Exelon; ***Fr.:*** Exelon; ***Ger.:*** Exelon; ***Gr.:*** Exelon; Prometax; ***Hong Kong:*** Exelon; ***Hung.:*** Exelon; ***India:*** Exelon; ***Indon.:*** Exelon; ***Irl.:*** Exelon; Nimvastid; Prometax; ***Israel:*** Exelon; ***Ital.:*** Exelon; Prometax; ***Malaysia:*** Exelon; ***Mex.:*** Exelon; ***Neth.:*** Exelon; Prometax; ***Norw.:*** Exelon; ***NZ:*** Exelon; ***Philipp.:*** Exelon; ***Pol.:*** Exelon; Nimvastid; ***Port.:*** Exelon; Nimvastid; Prometax; ***Rus.:*** Exelon (Экселон); ***S.Afr.:*** Exelon; ***Singapore:*** Exelon; ***Spain:*** Exelon; Prometax; ***Swed.:*** Exelon; ***Switz.:*** Exelon; ***Thai.:*** Exelon; ***Turk.:*** Exelon; Ristart; Rivaxel; ***UK:*** Exelon; ***USA:*** Exelon; ***Venez.:*** Exelon.

Sabeluzole（*BAN*，*USAN*，*rINN*）沙贝鲁唑

R-58735; Sabeluzol; Sabéluzole; Sabeluzolum. (±)-4-(2-Benzothiazolylmethylamino)-α-[(4-fluorophenoxy)methyl]-1-piperidineethanol.

Сабелузол

$C_{22}H_{26}FN_3O_2S = 415.5.$

CAS — 104153-38-0; 104383-17-7;.

UNII — A998504XY4.

简介

沙贝鲁唑是具有抗惊厥和抗缺氧性质的苯并噻唑衍生物。已被研究用于治疗阿尔茨海默病和睡眠呼吸暂停。

Tacrine Hydrochloride（*BANM*，*USAN*，*rINNM*）盐酸他克林

CI-970; Hidrocloruro de tacrina; Hidrocloruro de tetrahidroaminoacridina; Tacrine, chlorhydrate de; Tacrini hydrochloridum; Tetrahydroaminoacridine Hydrochloride; THA. 1,2,3,4-Tetrahydroacridin-9-ylamine hydrochloride.

Такрина Гидрохлорид

$C_{13}H_{14}N_2,HCl = 234.7.$

CAS — 321-64-2 (tacrine); 1684-40-8 (tacrine hydrochloride).

ATC — N06DA01.

ATC Vet — QN06DA01.

UNII — 4966RNG0BU.

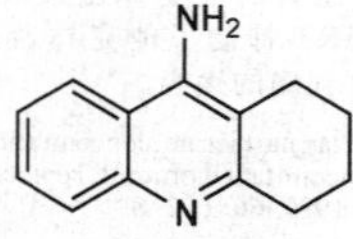

(*tacrine*)

Pharmacopoeias. In *US* as the monohydrate.

USP 33（Tacrine Hydrochloride） 一水合物呈白色粉末状。易溶于水、乙醇、二甲亚砜、甲醇、丙二醇和0.1mol/l盐酸；略溶于亚油酸和聚乙二醇400。

不良反应和处置

参见**多奈哌齐**，第344页。肝毒性常见，而且可能是严重的。

对CNS的影响 当给予78名患者他克林治疗阿尔茨海默病的轻度至中度痴呆症状时，有6名患者出现强直性发作或强直性阵挛发作[1]。

1. Lebert F, *et al.* Convulsive effects of tacrine. *Lancet* 1996; **347:** 1339–40.

对肝脏的影响 对2446例使用他克林治疗阿尔茨海默病的50岁以上患者的数据调查显示，大约50%的患者有可能发生血清丙氨酸氨基转移酶（ALT）浓度升高[1]。大部分病例ALT升高在治疗的前12周发生[1]，但有报道称，有1例患者在治疗超过80周以后发生无症状性ALT浓度升高[2]。这种升高通常不表现出症状或症状轻微，在减量或停药后恢复正常。然而即使在开始治疗的最初12周对ALT浓度进行频繁的监测能够鉴别易感个体，仍然有一小部分患者会发展为不可预知的威胁生命的肝毒性。在他克林的血浆浓度与肝毒性之间没有发现显著的相关性[3]。

关于在他克林治疗期间监测ALT浓度的指导原则，见下文的**注意事项**。

1. Watkins PB, *et al.* Hepatotoxic effects of tacrine administration in patients with Alzheimer's disease. *JAMA* 1994; **271:** 992–8.
2. Terrell PS, *et al.* Late-onset alanine aminotransferase increase with tacrine. *Ann Pharmacother* 1996; **30:** 301.
3. Ford JM, *et al.* Serum concentrations of tacrine hydrochloride predict its adverse effects in Alzheimer's disease. *Clin Pharmacol Ther* 1993; **53:** 691–5.

注意事项

参见**多奈哌齐**，第344页。对有肝功能损伤的患者或具有肝功能损伤病史的患者应谨慎使用他克林。

对于长期使用他克林治疗的患者应监测血清丙氨酸氨基转移酶（ALT）的浓度。在治疗的第4～16周，每隔1周应监测1次，以后每3个月监测1次。对于ALT浓度高于正常范围上限两倍的患者应每周监测。

如果有肝功能恶化的症状出现，应减少剂量或停药。如果ALT浓度增加3～5倍，建议将剂量降低至每日40mg。如果ALT增加更多，就应停药。如果肝功能恢复正常，可以重新开始使用他克林进行治疗，但应更频繁地监测肝酶值。如果患者出现黄疸同时总胆红素增加，应迅速停止用他克林治疗，而且这样的患者不应该再次用他克林治疗。

突然终止他克林的治疗或大幅度的减小剂量，可能会引起患者行为紊乱和认知功能下降。

药物相互作用

参见**新斯的明**，第602页。因为他克林在肝中由细胞色素P450酶系统代谢（主要是CYP1A2），抑制或诱导相同的同工酶的药物可能将分别升高或降低他克林的血浆浓度。他克林可竞争性地抑制其他通过细胞色素P450同工酶CYP1A2代谢的药物的代谢。

抗抑郁药 *氟伏沙明*是一种细胞色素P450同工酶CYP1A2的抑制药，可升高他克林的血浆浓度和降低他克林的口服清除率[1]。

1. Becquemont L, *et al.* Influence of the CYP1A2 inhibitor fluvoxamine on tacrine pharmacokinetics in humans. *Clin Pharmacol Ther* 1997; **61:** 619–27.

抗帕金森病药 他克林可加重帕金森的症状，可能因为他克林降低*左旋多巴*的疗效，这已经被报道，见**抗痴呆药**（第777页）。

H_2受体拮抗药 *西咪替丁*是一种非特异性的细胞色素P450酶系统的抑制药，已经显示能抑制他克林的代谢，降低口服清除率和升高他克林的血浆浓度[1,2]。

1. de Vries TM. Effect of cimetidine and low-dose quinidine on tacrine pharmacokinetics in humans. *Pharm Res* 1993; **10:** S337.
2. Forgue ST, *et al.* Inhibition of tacrine oral clearance by cimetidine. *Clin Pharmacol Ther* 1996; **59:** 444–9.

HRT（激素替代治疗） 在一项临床试验中，10例健康女性患者使用雌二醇和左炔诺孕酮进行HRT，除了1例患者外，其他患者的他克林血浆浓度均上升[1]。有人认为是因为HRT抑制了他克林通过细胞色素P450同工酶CYP1A2代谢的途径。

1. Laine K, *et al.* Plasma tacrine concentrations are significantly increased by concomitant hormone replacement therapy. *Clin Pharmacol Ther* 1999; **66:** 602–8.

吸烟 吸烟能显著降低他克林的血浆浓度[1]。

1. Welty D, *et al.* The effect of smoking on the pharmacokinetics and metabolism of Cognex® in healthy volunteers. *Pharm Res* 1993; **10:** S334.

黄嘌呤 关于他克林对茶碱代谢的影响见第1107页。

药动学

他克林从胃肠道迅速吸收，但口服生物利用度存在较大的个体间差异，在服药后1～2h达到血浆峰浓度。食物可减少他克林吸收的30%～40%。他克林约有55%与血浆蛋白结合。他克林要经过肝的广泛首过代谢，通过细胞色素P450系统（主要是CYP1A2）代谢成数种代谢物，其中主要的一种是1-羟基代谢产物维吖啶。消除半衰期2～4h，只有小部分以原形从尿液中排泄。

在总共包含了21例患者的3项研究中，口服盐酸他克林25mg或50mg后0.5～3h达到血浆峰浓度，口服生物利用度从小于5%一直到36%[1～3]。给药25mg以后的平均消除半衰期是1.37h和1.59h，给药50mg以后的平均消除半衰期是2.14h和3.2h。他克林主要通过在肝中代谢消除，在1例患者中发现少于3%的剂量以原形从尿中排泄[1]。在一项研究中，2例患者血浆中他克林的主要代谢物1-羟基-9-氨基四氢吖啶（维吖啶）的血浆浓度迅速超过母体药物的浓度，这种代谢物的消除半衰期是43min和81min[2]。已经有人对他克林的药动学进行了综述[4]。

1. Forsyth DR, *et al.* Pharmacokinetics of tacrine hydrochloride in Alzheimer's disease. *Clin Pharmacol Ther* 1989; **46:** 634–41.
2. Hartvig P, *et al.* Clinical pharmacokinetics of intravenous and oral 9-amino-1,2,3,4-tetrahydroacridine, tacrine. *Eur J Clin Pharmacol* 1990; **38:** 259–63.
3. Sitar DS, *et al.* Bioavailability and pharmacokinetic disposition of tacrine HCl in elderly patients with Alzheimer's disease. *Clin Pharmacol Ther* 1995; **57:** 198.
4. Madden S, *et al.* Clinical pharmacokinetics of tacrine. *Clin Pharmacokinet* 1995; **28:** 449–57.

用途和用法

盐酸他克林是中枢性乙酰胆碱酯酶活性的可逆抑制药，用于治疗阿尔茨海默病轻度至中度痴呆（见下文）。

以碱基计算，盐酸他克林初始口服剂量为每日4次，每次10mg，最少服用4周。在这个阶段，不应该提高剂量，因为肝酶的浓度可能会发生推迟性增高。应定期监测血清丙氨酸氨基转移酶的浓度（见上文**注意事项**），如果没有显著升高，可根据疗效和患者的耐受性将日剂量每隔4周增加40mg。直到达到最大日剂量160mg，分4次服用。他克林应空腹服用以增加吸收，但如果有胃肠道不良反应，可与食物同服。

他克林静脉途径使用可对抗竞争性神经肌肉阻滞药的作用及作为术后的呼吸兴奋药。

痴呆 他克林用于阿尔茨海默病的对症治疗（见**痴呆**，第342页）。它能够推迟轻度至中度阿尔茨海默病认知功能减退，但很多患者因为胃肠道反应或肝毒性不能耐受所需的剂量必须中断治疗。已经有很多关于他克林用于阿尔茨海默病的研究，一项荟萃分析[1]发现，他克林对于认知功能和总的临床情况有微弱的疗效，尽管有人认为这些临床上的相关性还不明确，并且这方面没有长期的临床对照研究的数据。有人已经考虑到[2～6]，对于轻度至中重度阿尔茨海默病患者谨慎使用他克林也许是正确的（尽管现在已有替代药物），对于它的使用也出现了不同的使用指南[5,6]。他克林代谢物维吖啶也经过临床试验，但并没有显示疗效，而且与肝毒性有相关性[7]。

1. Qizilbash N, *et al.* Cholinesterase inhibition for Alzheimer disease: a meta-analysis of the tacrine trials. *JAMA* 1998; **280:** 1777–82.
2. Crimson ML. Tacrine: first drug approved for Alzheimer's disease. *Ann Pharmacother* 1994; **28:** 744–51.
3. Davis KL, Powchik P. Tacrine. *Lancet* 1995; **345:** 625–30.
4. Samuels SC, Davis KL. A risk-benefit assessment of tacrine in the treatment of Alzheimer's disease. *Drug Safety* 1997; **16:** 66–77.
5. Lyketsos CG, *et al.* Guidelines for the use of tacrine in Alzheimer's disease: clinical application and effectiveness. *J Neuropsychiatr Clin Neurosci* 1996; **8:** 67–73.
6. Rabins PV, *et al.* APA Work Group on Alzheimer's Disease and other Dementias. Steering Committee on Practice Guidelines. American Psychiatric Association practice guideline for the treatment of patients with Alzheimer's disease and other dementias. Second edition. *Am J Psychiatry* 2007; **164** (12 suppl): 5–56. Also available at: http://www.psychiatryonline.com/pracGuide/loadGuidelinePdf.aspx?file=AlzPG101007 (accessed 23/07/08)
7. Birks J, Wilcock GK. Velnacrine for Alzheimer's disease. Available in The Cochrane Database of Systematic Reviews; Issue 2. Chichester: John Wiley; 2004 (accessed 14/02/06).

制剂

USP 33: Tacrine Capsules.

专利制剂

Austral.: THA†; ***Braz.:*** Tacrinal†; ***Gr.:*** Cognex; ***Spain:*** Cognex†; ***USA:*** Cognex.

Xanomeline（*USAN*，*rINN*）呫诺美林

LY-246708; NNC-11-0232; Xanomelina; Xanoméline; Xanomelinum. 3-[4-(Hexyloxy)-1,2,5-thiadiazol-3-yl]-1,2,5,6-tetrahydro-1-methylpyridine.

Ксаномелин

$C_{14}H_{23}N_3OS = 281.4.$

CAS — 131986-45-3.

UNII — 9ORI6L73CJ.

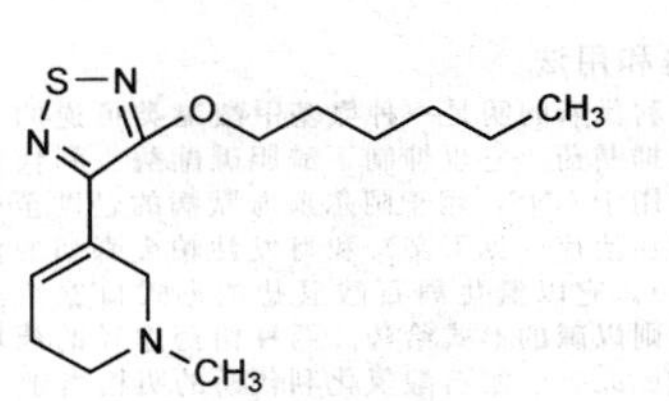

简介

呫诺美林是一种选择性的毒蕈碱M_1受体拮抗药。酒石酸呫诺美林已经被研究用于治疗阿尔茨海默病，但这种类型的药物总的来说没有疗效。

1. Sramek JJ, *et al.* The safety and tolerance of xanomeline tartrate in patients with Alzheimer's disease. *J Clin Pharmacol* 1995; **35:** 800–806.
2. Bodick NC, *et al.* Effects of xanomeline, a selective muscarinic receptor agonist, on cognitive function and behavioral symptoms in Alzheimer disease. *Arch Neurol* 1997; **54:** 465–73.

抗抑郁药

双相障碍，第 351 页　　抑郁症，第 352 页　　躁狂，第 353 页

本章主要描述治疗情感障碍的药物。情感障碍是一种心境障碍，表现为抑郁或躁狂发作，有时表现为抑郁和躁狂或轻躁狂发作同时存在、快速交替，这种状态称为*混合性情感状态*。

- 抑郁障碍的核心特征是情绪低落、快感缺失（对以前感兴趣的事情或活动丧失兴趣）、悲观和易疲乏。以前被分为*内源性抑郁*（内源性抑郁的发作与外界因素无关，是患者内在因素所致）和*反应性抑郁*（反应性抑郁的发生是外界应激所致，如外因性抑郁）。目前被共同称为抑郁症，包括*内源性抑郁*和*反应性抑郁*。而*神经症性抑郁*这个分类不再继续使用，因为这个诊断分类包括几种不同综合征。

抑郁发作通常持续至少 2 周，疾病严重度被分为轻度、中度、重度和伴精神病性症状抑郁。*复发性短暂抑郁*被定义为持续几天、定期复发的抑郁发作。抑郁发作经常伴有*躯体症状*，包括食欲缺乏、体重减轻、失眠、早醒和精神运动性迟滞。*非典型抑郁*的症状包括过度进食和过多睡眠。一些分类则根据抑郁症状的数量和类型来区分重度抑郁发作和轻度抑郁发作（被称为*重度*和*轻度抑郁*）。

- 躁狂的主要症状是活动增多、心境改变，从轻度的兴高采烈到容易激惹、联想加快、夸大观念和自我评价。躁狂发作严重度的分类依据与抑郁症严重度的分类依据相似，分为轻度、中度、重度和伴有精神病性症状的躁狂发作。*轻躁狂*与躁狂的区分主要是依据症状严重度和社会功能的损害程度。
- 躁狂或轻躁狂发作和抑郁的交替发作被称为*双相障碍*（*双相情感障碍*）。（为了鉴别抑郁和躁狂交替发作，和抑郁和轻躁狂交替发作，有些分类系统分别使用了*双相Ⅰ型障碍*和*双相Ⅱ型障碍*来区分）。通常只出现躁狂反复发作而不交替抑郁发作，因此在临床实践中，双相障碍分类也包括无抑郁的躁狂发作。术语"*单相情感障碍*"（*单相抑郁*）指没有躁狂发作的抑郁障碍。
- 还有一种状态为持续的轻度心境障碍，这种状态的症状严重度达不到重性抑郁症或轻躁狂分类的症状严重度标准，但是也可能引起值得患者关注的痛苦。*阈下抑郁*和*心境恶劣*是常用于描述慢性轻度抑郁状态的术语，而环性心境恶劣（cyclothymia）非常类似于双相障碍，其特征为长期的轻躁狂和轻度抑郁，反复波动。
- 术语*季节性情感障碍*用于描述这种呈季节性反复发作的抑郁障碍，但与季节性生活事件无关，抑郁症状通常发生在秋季和冬季。也有一些报道，患者出现了季节性双相障碍，轻躁狂或躁狂发生在夏季。
- 焦虑与抑郁常常伴发，表现为不同的严重程度，有时这两种症状甚至难以鉴别，尤其是严重度较轻时。*焦虑和抑郁混合状态*定义为焦虑和抑郁症状同时存在，两种症状的严重度均达不到诊断为焦虑障碍或抑郁障碍的标准。

抗抑郁药的分类　抗抑郁药可以根据结构或药物作用于中枢哪个神经递质系统分为不同的类别，包括老一代三环类（如阿米替林）和相关的环类抗抑郁药、单胺氧化酶抑制药（MAOIs）（如苯乙肼），以及目前的选择性 5-羟色胺再摄取抑制药（SSRIs）（如氟西汀）、可逆性单胺氧化酶 A 抑制药（RIMAs）（如吗氯贝胺）、以及更新的 5-羟色胺和去甲肾上腺素（NE）再摄取抑制药（SNRIs）（如文拉法辛）。其他无法确切归类到这些类别的抗抑郁药还有安非他酮、中药制剂圣约翰草、米氮平、瑞波西汀和曲唑酮。

锂盐在体内多个部位通过一价阳离子"锂"与钠离子竞争起治疗作用和产生相应的不良反应，与现有其他的抗抑郁药不同。

双相障碍

双相障碍（躁狂抑郁）是一种混合性情感障碍，患者表现为轻躁狂或躁狂与抑郁交替发作，虽然也可能是单纯的躁狂发作，但也常常是双相障碍的一部分。为了诊断分类的方便，无抑郁发作的躁狂发作也被包含在双相障碍诊断中。躁狂发作常突然发作，平均持续 4 个月。抑郁相可能平均持续时间超过 6 个月。病程无法预料，大部分患者在初次躁狂发作后，会出现再次复发，其中有 10%～20%的患者每年发作超过 3 次，发作期间患者呈部分缓解或完全缓解，或者转向另一相发作（快速循环）。双相障碍的诊断可能会比较困难，特别是如果患者只出现了抑郁发作；该病发病率常很高，尤其在抑郁发作相。自杀是最大的风险，有约三分之一的患者可能出现自杀企图。

双相障碍的治疗常被分为下列几期：

- 急性躁狂发作期或混合发作；
- 急性抑郁发作期；
- 维持期和长期治疗。

英国[1~3]和美国[4,5]已经制订出治疗指南，提出双相障碍治疗选择的建议。目前还有国际指南和专家共识声明可供参考[6~9]。药物治疗选择应当依据疾病严重度、发作类型（包括相关症状表现）和患者的偏好。

严重的**躁狂发作**或者混合发作，初始治疗应当考虑用抗精神病药或心境稳定剂丙戊酸盐，因为这些药物可以快速起效，不严重的躁狂，可以考虑用另一种心境稳定剂锂盐[1,3,6,8]。在丙戊酸盐和锂盐之间选择哪一种药物作为一线治疗一直存在争议，虽然有很多可靠证据支持使用锂盐，但是锂盐很窄的治疗指数需要监测血锂浓度[10~12]（参见**锂盐的药动学**部分，第382页），因此在一些国家使用丙戊酸盐的增多了[10]。急性躁狂期，锂盐的剂量较大，锂盐的抗躁狂作用可能会在至少 1 周才出现[11,13]。然而，锂盐仍然被广泛使用[11]，可能是治疗欣快性躁狂最有效的药物[6,8]。但是，丙戊酸盐可以作为治疗快速循环型双相障碍的一线选择，丙戊酸盐治疗快速循环型躁狂、混合型躁狂或心境恶劣状态非常有效[1,4,6~8]。有时也用卡马西平或其衍生物奥卡西平代替锂盐和丙戊酸盐，但是卡马西平及其衍生物奥卡西平的疗效还没有完全确定，大多数指南将其视为二线选择[3,4,6,8]。使用卡马西平治疗还应关注其较多的药物相互作用，常使临床治疗更为复杂化[10,12,13]。

躁狂和伴有精神病性特征的患者常需要接受抗精神病药治疗，可以快速起到镇静作用[4]。通常，传统抗精神病药（如吩噻嗪类药物氯丙嗪和丁酰苯类氟哌啶醇）曾用于抗躁狂治疗，但目前的大多数指南推荐非典型抗精神病药，尤其是奥氮平、喹硫平和利培酮，因为这些药物有比较安全的不良反应特点[1,3~6,8]。然而，传统抗精神病药仍广泛地用于治疗躁狂，但是应避免使用大剂量，因为可能会发生锥体外系反应[8]。如果需要镇静，可以考虑短期使用苯二氮䓬类药物，如氯硝西泮或劳拉西泮，这样可避免使用大剂量抗精神病药[1,3,4]，一旦症状被控制，就停止这些治疗，以避免形成依赖[12]。

如果患者对治疗没有反应，在改变治疗以前，初始治疗应该以适当的剂量持续至少 1 周。如果患者有部分改善，至少需要再等 1 周才能确定是否治疗有效。经过适当的一线治疗没有很好被控制的患者，其治疗选择包括使用锂盐或丙戊酸盐合并抗精神病药[1,3,4,6,8]（症状特别严重的患者，合并治疗也可作为一线治疗选择[3,4]）。另一种选择是尝试换用一种心境稳定剂或抗精神病药[6]。非常难治的患者可以尝试使用氯氮平[3,4]，ECT 也能有效地治疗病情严重的患者或者难治性患者[1,3,4,8]。

双相障碍急性**抑郁相**的治疗选择主要根据抑郁的严重度和是否伴有精神病性症状。不严重的患者使用锂盐就可以有效地控制，锂盐有中度抗抑郁作用[3]。另外，可以使用拉莫三嗪或一种抗抑郁药物，但是大多数指南[1,3,6,9]建议抗抑郁药应当和心境稳定剂，如锂盐或丙戊酸盐合并使用，以减少抗抑郁药诱发的转相（参见下文）。非典型抗精神病药喹硫平也有抗抑郁效果，是治疗抑郁相急性期的另一种选择[3,9]。

选择一种抗抑郁药治疗双相抑郁的考虑类似于选择药物治疗单相抑郁（见下文）的考虑，抗抑郁药诱发转躁的风险一定要考虑。抗抑郁药可以诱发快速循环发作[4,12]，因此，如果出现了转躁或快速循环发作，应当逐渐减药和停药[1,3,6]。SSRIs 和另一种可能的治疗，安非他酮，常用作一线抗抑郁药，因为这些药物与其他抗抑郁药相比，转躁的风险较低[3,4,6,9,14]。三环类抗抑郁药只限用于难治性病例，因为与其他抗抑郁药相比，这类药的转躁风险较高[1,3]。新型抗抑郁药（如奈法唑酮和文拉法辛）的资料有限，也有学者认为文拉法辛的转躁风险较高[6,9]。与其他抗抑郁药相比，MAOIs 不大可能诱发转躁，但是其痛苦的不良反应和安全性问题限制了它的使用。

与治疗躁狂相的策略相似，足量足疗程后才确定治疗是否有效[6,9]。如果治疗没有效果，可以考虑二线选择，如果患者接受心境稳定剂单一治疗，例如锂盐，则在心境稳定剂治疗基础上增加一种抗抑郁药或拉莫三嗪；如果患者已经接受了抗抑郁药治疗，可以换用一种抗抑郁药或者增加第二种心境稳定剂[4,6,9]。如果伴有精神病性症状，则需要增加抗精神病药治疗[3,4]。已经有研究显示一些非典型抗精神病药如果合并一种抗抑郁药[6,9]，能有效治疗非精神病性双相抑郁，一些国家已经有这种药物合剂（如奥氮平和氟西汀）。喹硫平是有增效作用的另一种非典型抗精神病药[2,3]。ECT 是另一种重要的选择，对于难治性或严重的双相抑郁可以考虑使用[1,3,4,9]。

一旦经过急性期治疗，症状被控制，应当继续药物治疗直到患者不再复发，这一时期的治疗被称为**维持治疗**，将持续几个月[3,4,15]。如果获得完全临床缓解，治疗将在几周的时间逐渐停止，如果计划长期治疗，则按照长期治疗策略（见下文）。通常要停用抗精神病药和抗抑郁药，除非持续存在残留症状。

一些指南[3,4]建议单次躁狂发作后，应当开始**长期**治疗，但是也有些指南等到患者至少第二次躁狂发作后才开始长期治疗[6]。锂盐通常是双相障碍长期治疗的药物[1,3,4]。该药可以降低复发风险，尤其是降低了躁狂的复发风险[3]，但是锂盐预防抑郁发作的效果还不是非常明显[16]。长期锂盐治疗还可降低自杀风险[3,15]。其他治疗选择包括丙戊酸盐、拉莫三嗪（特别是当双相抑郁是一个问题时）、阿立哌唑、奥氮平、喹硫平和另一种可能的治疗药物卡马西平或奥卡西平[1,3~7]。经过单一治疗失败的患者，需要合并治疗；ECT 和氯氮平可用于难治性患者的治疗[3,7]，但是在临床实践中，如果患者对急性期治疗有效，继续以同样剂量维持急性期治疗[3,4,6]。

目前还没有长期治疗疗程的共识，对于一些病情严重的患者，可能需要无限期的维持治疗。

1. Scottish Intercollegiate Guidelines Network. Bipolar affective disorder: a national clinical guideline (issued May 2005). Available at: http://www.sign.ac.uk/pdf/sign82.pdf (accessed 24/11/05)
2. National Collaborating Centre for Mental Health/NICE. Bipolar disorder: the management of bipolar disorder in adults, children and adolescents, in primary and secondary care (issued July 2006). Available at: http://www.nice.org.uk/nicemedia/pdf/CG38niceguideline.pdf (accessed 31/07/08)
3. Goodwin GM. Consensus Group of the British Association for Psychopharmacology. Evidence-based guidelines for treating bipolar disorder: revised second edition—recommendations from the British Association for Psychopharmacology. *J Psychopharmacol* 2009; **23:** 346–88. Also available at: http://www.bap.org.uk/pdfs/Bipolar_guidelines.pdf (accessed 01/09/09)
4. American Psychiatric Association. Practice guideline for the treatment of patients with bipolar disorder (revision). *Am J Psychiatry* 2002; **159** (suppl): 1–50.
Also available at: http://www.psychiatryonline.com/pracGuide/pracGuideChapToc_8.aspx (accessed 14/08/08)
5. American Psychiatric Association. Guideline watch: practice guideline for the treatment of patients with bipolar disorder, 2nd edition (issued November 2005).
Available at: http://www.psychiatryonline.com/pracGuide/loadGuidelinePdf.aspx?file=Bipolar.watch (accessed 26/07/10)
6. Keck PE, *et al.* The expert consensus guideline series: treatment of bipolar disorder 2004. *Postgrad Med* 2004; **Dec** (spec no): 1–120.
7. Grunze H, *et al.* World Federation of Societies of Biological Psychiatry (WFSBP) guidelines for the biological treatment of bipolar disorders, part III: maintenance treatment. *World J Biol Psychiatry* 2004; **5:** 120–35. Also available at: http://www.wfsbp.org/fileadmin/pdf/guides/942ManiaGrunze.pdf (accessed 14/08/08)
8. Grunze H, *et al.* The World Federation of Societies of Biological Psychiatry (WFSBP) guidelines for the biological treatment of bipolar disorders: update 2009 on the treatment of acute mania. *World J Biol Psychiatry* 2009; **10:** 85–116.
Also available at: http://www.wfsbp.org/fileadmin/pdf/guides/Guidelines_Bipolar_Disorders_2009.pdf (accessed 01/09/09)
9. Grunze H, *et al.* World Federation of Societies of Biological Psychiatry (WFSBP) guidelines for biological treatment of bipolar disorders: Update 2010 on the treatment of acute bipolar depression. *World J Biol Psychiatry* 2010; **11:** 81–109. Also available at: http://www.wfsbp.org/fileadmin/pdf/guides/WFSBP_Guidlines_Update_2010_Acute_Bipolar_Depression.pdf (accessed 26/08/10)
10. Ferrier IN. Developments in mood stabilisers. *Br Med Bull* 2001; **57:** 179–92.
11. Belmaker RH. Bipolar disorder. *N Engl J Med* 2004; **351:** 476–86.
12. Anonymous. Drug treatments for bipolar disorder: 1 – acute manic or depressive episodes. *Drug Ther Bull* 2005; **43:** 28–32.
13. Müller-Oerlinghausen B, *et al.* Bipolar disorder. *Lancet* 2002; **359:** 241–7.
14. Gijsman HJ, *et al.* Antidepressants for bipolar depression: a systematic review of randomized, controlled trials. *Am J Psychiatry* 2004; **161:** 1537–47.
15. Anonymous. Drug treatments for bipolar disorder: 2 – mainte-

nance, prevention and special situations. *Drug Ther Bull* 2005; **43:** 33–7.

16. Geddes JR, *et al.* Long-term lithium therapy for bipolar disorder: systematic review and meta-analysis of randomized controlled trials. *Am J Psychiatry* 2004; **161:** 217–22.

抑郁症

临床上抑郁症（单相抑郁症）以心境紊乱为主要临床特征，与日常生活中所见的心境波动不同。抑郁心境常是抑郁的主要症状，同时伴有其他精神和躯体症状，代表了几组抑郁症状群（见第351页）。自杀是主要的风险，约50%的抑郁症患者终身有自杀企图。发生抑郁症的风险因素包括女性和有阳性家族史者。

抑郁症的病因学目前尚不清楚，可能是心理和生物化学机制相互作用所致，而不仅仅是任何单一因素所致。症状可能是一些中枢神经递质水平改变所致，虽然目前还不确定这些神经递质的改变就是疾病的病因。但是，目前临床上使用的抗抑郁药主要通过作用于这些神经递质发挥抗抑郁疗效。

如英国[1,2]和美国[3~5]国家指南和国际指南[6,7]都针对这一问题，提出了治疗抑郁症的循证建议。应当根据疾病严重度和对患者的危险决定是否开始治疗。

- *有阈下抑郁症状的患者*，不需要系统的抗抑郁药治疗，除非这些症状长期持续存在，如超过2年[1,2]。
- *轻度抑郁患者*病情改善后，可以监测，不需要其他的另外帮助，其他的可以施与简单干预，如解决问题、咨询或锻炼等可能都有效[2]。抗抑郁药治疗轻度抑郁的疗效证据目前还很有限，不建议给予抗抑郁药治疗[1,2,4]，但是持续轻度抑郁或这些有抑郁症病史的患者，可能给予抗抑郁药治疗会有效[1,2]。
- *中度抑郁患者*应当给予抗抑郁药治疗，心理治疗（尤其是认知行为治疗）也有效[1,2]。
- *严重抑郁患者*应当考虑给予抗抑郁药合并心理治疗。ECT治疗也有效，特别是需要快速起效[1,2]（如患者有高自杀风险时）或者伴有精神病特征的抑郁症患者以及精神运动迟滞的患者[8,9]。
- *伴有精神病特征的抑郁患者*，可能除了抗抑郁药治疗外，还需要抗精神病药治疗[1,2,4]。也可以考虑ECT[4]。
- *光疗法对季节性情感障碍有效*[10,11]。暴露于人造光可以在每天的任何时候用于治疗，应当持续给予光疗，直到疾病的自然季节性缓解，也可以使用抗抑郁药治疗。

抗抑郁药的选择 最近几年，很多新型抗抑郁药已经批准上市，在原来抗抑郁药治疗基础上又增加了新的治疗药物。一些新药的作用与老的药物相当，尤其是SSRIs，研究证据显示SSRIs的疗效与老药相似。另外，在更好耐受性的要求下，又出现了很多新药，这也得到临床研究的支持（详细请参见下文内容）。新型抗抑郁药上市带来的治疗选择上的改进，意味着治疗越来越能符合患者的个体化需求，为临床提供个体化治疗。

- 由于药物相互作用问题和MAOIs使用需要严格饮食限制警告，三环类抗抑郁药的使用已经超过了MAOIs。有镇静作用的三环类药物可能更适合激越和焦虑患者，而这些镇静作用小的药物可能更适合于退缩和淡漠的患者。但遗憾的是，传统的三环类抗抑郁药（如阿米替林）有抗毒蕈碱样胆碱能作用，和心脏毒性作用，限制了它们的使用。这些心脏毒性作用还意味着服用过量药物有致死风险（参加下文**过量后的中毒**）。
- 药物继续研发，出现了洛非帕明和与三环类药物有关的抗抑郁药，如米安舍林，比以前的三环类药物心脏毒性作用小。
- 随后SSRIs类药上市，以氟西汀为代表，这类药物抗胆碱能作用和心脏毒性作用较小，但是SSRIs自身有一些特征性的不良反应，如胃肠道不良反应。恶心、呕吐是这类药物最常见的问题，睡眠障碍和焦虑可能在治疗早期恶化。并且这些药物在目前的临床使用中，与细胞色素P450同工酶有不同程度的相互作用，因而与多种药物联合使用有潜在的药物相互作用风险。
- 最近开发出了5-羟色胺和去甲肾上腺素再摄取抑制药（SNRIs），以文拉法辛和度洛西汀为代表；可逆性的单胺氧化酶A抑制药（RIMAs），以吗氯贝胺为代表。RIMAs是MAOIs安全的替代品，几乎不需要饮食限制。奈法唑酮、米氮平和瑞波西汀，这类药与主流的抗抑郁药在生化特点上略有不同，也是最近上市的新型抗抑郁药。安非他酮，另一种生化机制不同的抗抑郁药，已经在一些国家上市。多数新型抗抑郁药严重的不良事件少，它们的疗效与三环类抗抑郁药和SSRIs相似。奈法唑酮例外，可以导致肝毒性，文拉法辛具有心脏毒性[12~14]。
- 其他用于抑郁症治疗的药物包括氟哌噻吨，其抗抑郁剂量低于用于抗精神病的剂量。阿戈美拉汀，是mT_1和mT_2受体激动药和$5\text{-}HT_{2C}$受体拮抗药，也适用于治疗抑郁症。腺苷蛋氨酸，为蛋氨酸的活性衍生物，也尝试用于治疗抑郁障碍；植物圣约翰草的提取物，在一些国家也广泛用于抑郁症的治疗中。还有司来吉兰的经皮贴剂，是一种不可逆的单胺氧化酶B抑制药，也在美国上市，用于抑郁症的治疗。锂盐用于复发性单相抑郁的预防，是标准治疗的另一个选择，常用于双相障碍的治疗（见上文）。锂盐在单相抑郁治疗中的作用，更多的是用作标准抗抑郁药治疗难治性抑郁症的增效剂使用。

早期选择抗抑郁药的一个特别关注的领域是为有高自杀风险的患者选择一种最适当的抗抑郁药[15]。值得注意的是，要切记自杀是抑郁症内在的风险。使用所有抗抑郁药治疗，在康复早期阶段可能会增加自杀风险，这一点已经得到一致认可（详细内容参见**氟西汀**下的**对精神状态的影响**，第370页）。本文还评价了不同抗抑郁药**过量后的中毒**风险[16~19]。

- 老的三环类和四环类抗抑郁药马普替林[20]，过量后中毒风险比四环类抗抑郁药米安舍林[21]和SSRIs[18,22]高得多。
- MAOIs过量后中毒风险居中[22,23]。
- 三环类抗抑郁药之间，关于地昔帕明[16,17,22]过量后中毒致死的报道更频繁，也有人[24]认为度硫平过量后中毒致死的风险更高。*BNF 59*认为阿米替林和度硫平过量后尤其危险，洛非帕明[19,22,25]可能是较安全的一个三环类抗抑郁药。
- SNRI文拉法辛过量后的毒性比5-羟色胺能抗抑郁药高，和一些毒性较弱的三环类抗抑郁药相当[22]。

尽管这些分析不能确定现有的资料在多大程度上反映了医师的处方方式和患者的选择对药物不良反应的影响[16,17,25]。得到一致认可的是，老的三环类抗抑郁药过量后有明显的毒性作用[26,27]，SSRIs和新的三环类及相关环类抗抑郁药更安全[27]。在临床实践中，很难确认哪些是有高度自杀风险的患者，因而建议常规治疗策略是，对于所有抑郁症患者，选择一种低毒性过量反应的抗抑郁药起始治疗[15,27]。但是不管选择哪种抗抑郁药，所有的患者在治疗早期都应密切监测，直到患者的抑郁症状有明显改善，每次应当给患者处方有限量的抗抑郁药。

目前建议抗抑郁药的选择应当优先考虑过量后的耐受性、安全性和处方剂量药物的疗效[1,2,4,6]。荟萃分析[28~31]比较了SSRIs和三环类抗抑郁药的疗效，大多未发现疗效上的显著差异，然而，也有建议如果给住院患者一些三环类药物治疗，会有更好的疗效。但是由于不良反应导致的退出率（drop-out rate）在接受三环类药物治疗的患者中，明显高于这些服用SSRIs治疗的患者。根据这些研究结果，大多数指南推荐应当选择一种SSRIs[1,2,4,6]作为一线治疗。此外，一些考虑是，洛非帕明、去甲替林或者新型抗抑郁药（如米氮平或瑞波西汀）也是适当的选择[1,4,6]。安非他酮，在美国作为一种抗抑郁药上市，在美国的指南[4]中，也作为一线治疗药物推荐。老的三环类药物，更适合于较严重的住院患者，或是在最佳疗效更重要的场合[1]。对于非典型抑郁症[4,6]患者，可能考虑使用MAOI，但是在临床实践中，常先用SSRIs，由于SSRIs在不良反应方面更安全[4]。

一些抗抑郁药的镇静特点会对患者的操作行为有负面影响，因而驾驶或操作机械时具有潜在风险。如果需要，应当选择一种镇静作用小的抗抑郁药，但是使用各种精神药物都应当密切监测，尤其在开始治疗时。

除了抗抑郁药的选择外，**开始抗抑郁药治疗**后，还应遵循的特殊治疗原则：

- 应以较低剂量起始，可以降低不良反应的发生；然后逐渐增加剂量直到观察到足够的疗效[4]；如果使用新型抗抑郁药，如SSRIs，几天后就可以增加剂量，对于三环类抗抑郁药，加量速度应当较慢[32]。逐渐加量对于老年人尤其重要，由于老年人对不良反应更敏感。
- 虽然，抗抑郁药的一些不良反应常出现在治疗开始后不久，也有一些不良反应大约2周后出现，此时可能还未观察到疗效，抑郁症状出现最佳疗效至少需要治疗6周[33]。几种新型抗抑郁药提到快速起效，但是综观[34]现有抗抑郁药在快速起效方面的数据，并没有结论性的结果哪种药物起效比另一种更快。疗效的延迟可能与药物的药动学特点以及神经生化作用有关。
- 只有足量维持足够疗程，即至少维持治疗3～4周治疗失败后，才考虑患者为难治性病例[1,2]（*BNF 59*建议对于老年人需要6周）。部分有效的患者应当继续再治疗2～4周（老年人可能需要更长的时间[2]），效果仍不好，再考虑进一步增效治疗。治疗失败常是因为剂量不足[1]，尤其是老的三环类抗抑郁药，药物的不良反应限制了其加量，很多患者常达不到有效治疗剂量[35]。对治疗的依从性差也导致达不到治疗剂量，因此治疗药物监测可能很有价值[6]。

对一线抗抑郁药足量足疗程治疗几乎没有任何疗效的患者，考虑下面几种选择：

- 换用另一种抗抑郁药；
- 增加另一种药物（增效剂），尤其是当患者有部分疗效时；
- 如以前未用过，可辅助心理治疗，如认知行为治疗。

通常建议如果患者愿意，可以先使用单一抗抑郁药治疗，然后再选择合并药物治疗（增效剂）[1~4,6]。

换药（换为另一种抗抑郁药）选择可以是同一药理机制或不同药理机制的另一种药物[1~4,6]。在英国，文拉法辛仅用于较严重的抑郁症患者，或者是经两种SSRIs治疗失败的患者，因为它有心血管方面的不良反应和过量后的毒性作用[1,2]。MAOIs也可用于难治性抑郁症或不能耐受其他抗抑郁药的患者[1,2,4]。

在患者由一种抗抑郁药换到另一种抗抑郁药治疗的过程中，应当注意要经过一段药物空窗期（drug-free interval）。停用三环类药物、SSRI或相似药物治疗至少1周以后，才开始MAOI（包括RIMA和司来吉兰）治疗；如果使用安非他酮、米氮平和SSRI的舍曲林，药物空窗期应当超过2周时间；对于氟西汀应当超过5周时间，由于氟西汀的半衰期较长。如果是三环类药物的氯米帕明或米帕明，药物空窗期应当为3周。相反，停用MAOI（包括司来吉兰）后，应当经过2周的药物空窗期才开始三环类药物（如果是氯米帕明或米帕明，需要停药3周）、SSRI或者相似药物治疗。停用可逆性单胺氧化酶A抑制药（RIMA）后，不需要治疗空窗期就可以开始SSRI或其他抗抑郁药治疗。

用在难治性抑郁症**增效治疗策略**中的药物包括：锂盐[1,2,4,6]、甲状腺素（碘塞罗宁）[1,4,6,36]和中枢兴奋药[4,36]（如哌甲酯）。非典型抗精神病药（如阿立哌唑、奥氮平、喹硫平和利培酮）也可以用于增效治疗[1,2,37]。还有研究观察了吲哚洛尔作为SSRIs和其他5-羟色胺能抗抑郁药的增效剂[6,36]。另一种治疗难治性抑郁症患者的方法是合并不同种类（即不同作用机制）的抗抑郁药。尽管这种策略成功地用在难治性抑郁症患者的治疗中[2,4,6,36]，但是这种策略可能会造成不良反应或药物相互作用风险增加，这种策略只能在专家指导下使用。不同抗抑郁药之间相互作用的详细内容，参见**苯乙肼**的**药物相互作用**项下，第393页。

如果疗效很好，患者应当在完全缓解后继续巩固治疗至少4～6个月[1~4]，老年人可能需要继续治疗12个月[6]，如果停药太快，症状有可能加重[38~40]。通常**巩固治疗**期间[1,3,4,7]，不应当减量。超过这个时间的巩固治疗[1,2,4,7,41]应当视患者既往发作次数、残留症状和本次发病的严重度进行临床判断决定。复发性抑郁症患者应当继续**维持治疗**[1,2,4,7,38,40,42]，可能需要几年，对于一些患者，甚至无限期用药。同样的，建议足量预防性治疗，而不建议减量[1,2,4,7,39,42]。

规律使用8周以上抗抑郁药治疗后**突然停药**可能会出现戒断症状[43~45]。常见的抗抑郁药的戒断症状包括头痛、恶心、腹泻、失眠和焦虑；SSRIs可能还有头晕发作和麻木，这些症状在三环类药物很少发生[46]。戒断反应在MAOIs更严重，尤其是反苯环丙胺[46]。为了减少抗抑郁药的戒断症状[1,2,4]，多数指南和权力机构（如*BNF 59*）建议应在4周内逐渐减量，如果维持治疗停药，需要更长的停药时间（通常是6个月）。

抑郁障碍在**儿童和青少年**中发病也较多，患病率随年龄增加而增加[6]。抗抑郁药可能会增加自杀风险越来越受到关注，使得对这一群体（年轻患者）的适当治疗越来越不确定[47~51]。在英国，指南建议对于这一群体的主流治疗应当是心理治疗[47]，抗抑郁药治疗仅作为心理治疗的辅助治疗。对于轻度儿童青少年抑郁，与成年人一样，先是一段观察等待期，然后开始治疗。如果经过几周症状没有改善，应当开始适当疗程的心理治疗，如群体认知行为治疗或者指导患者自我帮助，通常持续2～3个月。对于轻度抑郁，不应该首先使用抗抑郁药治疗。中重度儿童青少年抑郁（或轻度抑郁经过上述治疗未缓解的）应当给予更特异性的心理治疗，如个别认知行为治疗，人际间交往治疗或者短期家庭治疗。抗抑郁药治疗仅适用于单独心理治疗无效时，联合心理治疗和抗抑郁药治疗[47]（与成年人的治疗相似，联合治疗的效果优于心理治疗或抗抑郁药的单一治疗[52]）。SSRI的氟西汀是12岁以上儿童的首选药物，由于已经充分证实了其疗效和过量后毒性较小[6,47]，但是该药在幼年儿童中的疗效受到质疑[47]，EMEA的一篇综述结果显示出氟西汀的较好疗效，因此该药被允许用在全欧盟的8岁以上儿童[53]。其他SSRIs（详见下文）由于缺乏可信的疗效或者可以增加伤害性预后的风险（参见**氟西汀的对精神状态的影响**项下，详见第370页），不应用于儿童。对SNRI的文拉法辛有同样的建议（参见第403页）。对联合治疗仍然无效的患者，应该开始尝试其他心理治疗[47]，还要保证换用另一种抗抑郁药，英国的指南建议西酞普兰和舍曲林适合使用，并提出了选择的抗抑郁药应符合某些标准[47]（不应该使用帕罗西汀和文拉法辛[47]）。较严重的、对药物治疗无效的年长儿童还可以考虑尝试锂盐治疗[6]和ECT治疗[6,47]。三环类抗抑郁药对青少年中等严重程度的抑郁患者有中度疗效[55]，但是治疗年幼儿童没有效果[54]。在临床实践中，三环类药物常用于难治性青少年抑郁症患者，但是支持这种用法的研究证据还很少，最近英国指南。不建议这样使用。还有一些服用三环类抗抑郁药的儿童因为心脏毒性死亡的报道，特别是地昔帕明和米帕明。

随着对抗抑郁药治疗可能增加儿童青少年患者自杀风险的越来越多关注，FDA对372项在成人中实施的临床试验进行了荟萃分析。根据295项来自于精神疾病患者临床研究的数据，发现自杀风险并未增高，但是在年轻患者中有增高的倾向。尽管增高的效果并没有统计学意义，但是FDA认为这种增高的倾向足以警告，儿童、青少年以及**年轻成年患者**（年龄18～24岁）接受任何的抗抑郁药治疗，可能会增加自杀观念和自杀行为风险[56]。在英国，成立了一个CSM专家工作组，并没有发现SSRIs治疗年轻成年患者会显著增加其自杀或自伤观念的风险[57]，但是值得注意，这群患者要比老年成年患者有更高的自杀行为背景，因此，在治疗期间，应该密切监测。

老年抑郁非常常见，这个人群中的发病率大约4%[58]，在老年人群中自杀比一般人群更多见，超过74岁自杀的老年患者中[58]，80%以上存在抑郁症状。老年人的抑郁常得不到治疗，预后很差。同时，老年人常存在躯体疾病，使得抗抑郁治疗更为复杂[4,6,58,59]。SSRIs是治疗老年抑郁患者的第一选择，因为这类药物不良反应较少，并且过量后毒性较低[4,6,58,59]。这类药尤其适合合并心血管病或者可能正服用降压药的老年患者，三环类药物（如阿米替林和米帕明）最好避免在老年人中使用，因为药物的心脏毒性、抗胆碱能特性以及镇静作用，这几个问题最令人头痛。一些人[4,6,58]还建议可以考虑使用三环类药物地昔帕明和去甲替林作为一线选择，这两种药物与阿米替林或米帕明相比，心脏毒性低，抗胆碱能作用和镇静作用均较小。其他新型抗抑郁药在某些特殊情况下很适用；安非他酮因心脏毒性和药物相互作用较小很有优势，可能是一个比较适合的选择[4]。建议对于老年人以较低的剂量起始，这样可以减少不良反应，但是个别患者在代谢和排泄方面存在差异，可能对于这些患者就意味着治疗不足。老年人接受抗抑郁药治疗，疗效出现较年轻人晚[6]，常常需要辅助心理社会或心理治疗[4,58]。对初始治疗有部分疗效的老年人，处理原则与年轻人相似[6,58]，ECT对于老年人是一种安全和有效的治疗手段，自杀高风险和难治性抑郁或不能耐受抗抑郁药的老年患者可以考虑[6,58]。晚发型抑郁常需要长期抗抑郁药治疗，即使病情康复后仍需要维持治疗，首次抑郁发作经过有效的急性期治疗后，也需要进一步巩固治疗（见上文）。

女性抑郁症患者**妊娠期**间或妊娠后的治疗目前引起关注，由于药物的致畸形、胎儿发育迟缓或围生期问题（参见每个药物介绍），因此，必须仔细评估药物对胎儿的风险与对母亲的获益比值[6,60,61]。还要切记妊娠期不进行治疗，也会引起新生儿的预后差，如低出生体重[61]。在某些情况下，还是需要进行抗抑郁药治疗，其他的治疗选择包括心理治疗和ECT治疗[6,61]。服用抗抑郁药治疗的女性怀孕后，妊娠早期不一定必须停药[60]，母亲产后很快出现的心境障碍与体内激素水平改变有关，特别是黄体酮水平的下降，症状较轻，几天后可以自行缓解，不需要治疗[4,6]。需要特别关注的是这段时间发生的重性抑郁症，与一般人群发生的抑郁症一样，治疗原则也相似[60]（虽然支持这一观点的研究很少[62]）。已经发现这些抑郁发作与产后即刻发生的心境障碍有关，但是没有发现与此相关的激素基础[60]。但也有人使用雌激素来治疗。

当**哺乳期母亲**接受任何药物治疗时，必须考虑药物经过乳汁分泌进入新生儿体内对新生儿的风险。American Academy of Pediatrics[63]认为所有抗抑郁药对正接受母乳喂养的新生儿的效应都应受到关注。

焦虑抑郁症状常常并存，但是很难区分哪种疾病为主，尤其是症状较轻的时候。抑郁常常是先于焦虑治疗，常用的抗抑郁药如SSRIs，也有抗焦虑效果[64]。而以焦虑为主要表现的患者，或者伴有轻度抑郁者，可能对治疗焦虑的心理治疗也有效[64]。抗焦虑药和抗精神病药可以用作激越性抑郁患者的辅助治疗，但是要优先选择有镇静作用的抗抑郁药。不应当优先考虑选择联合治疗，如联合抗抑郁药和抗精神病药或者抗抑郁药和抗焦虑药，因为每种药剂量都应当分别来调整。抗焦虑药应当短期使用，而抗抑郁药可以使用较长时间。

抗抑郁药对于**慢性疲劳综合征**的疗效，在临床研究中结论很模糊，但还是建议慢性疲劳综合征共病抑郁症时，给予抗抑郁药治疗[65]。认知治疗也很有用。

1. Anderson IM, *et al.* Evidence-based guidelines for treating depressive disorders with antidepressants: a revision of the 2000 British Association for Psychopharmacology guidelines. *J Psychopharmacol* 2008; **22:** 343–96. Also available at: http://www.bap.org.uk/pdfs/antidepressants.pdf (accessed 07/09/09)
2. National Collaborating Centre for Mental Health/NICE. Depression: the treatment and management of depression in adults (issued October 2009). Available at: http://www.nice.org.uk/nicemedia/pdf/CG90NICEguideline.pdf (accessed 27/11/09)
3. Snow V, *et al.* Clinical guidelines, part 1. Pharmacologic treatment of acute major depression and dysthymia. *Ann Intern Med* 2000; **132:** 738–42.
4. American Psychiatric Association. Practice guideline for the treatment of patients with major depressive disorder (revision). *Am J Psychiatry* 2000; **157** (suppl): 1–45.
Also available at: http://www.psychiatryonline.com/pracGuide/pracGuideChapToc_7.aspx (accessed 14/08/08)
5. Fochtmann LJ, Gelenberg AJ. American Psychiatric Association. Guideline watch: practice guideline for the treatment of patients with major depressive disorder, 2nd edition. Available at: http://www.psychiatryonline.com/content.aspx?aid=148217 (accessed 14/08/08)
6. Bauer M, *et al.* World Federation of Societies of Biological Psychiatry (WFSBP) guidelines for biological treatment of unipolar depressive disorders, part 1: acute and continuation treatment of major depressive disorder. *World J Biol Psychiatry* 2002; **3:** 5–43. Also available at: http://www.wfsbp.org/fileadmin/pdf/guides/827MDDTreatmentBauer.pdf (accessed 14/08/08)
7. Bauer M, *et al.* World Federation of Societies of Biological Psychiatry (WFSBP) guidelines for biological treatment of unipolar depressive disorders, part 2: maintenance treatment of major depressive disorder and treatment of chronic depressive disorders and subthreshold depressions. *World J Biol Psychiatry* 2002; **3:** 69–86. Also available at: http://www.wfsbp.org/fileadmin/pdf/guides/depression2.pdf (accessed 14/08/08)
8. The UK ECT Review Group. Efficacy and safety of electroconvulsive therapy in depressive disorders: a systematic review and meta-analysis. *Lancet* 2003; **361:** 799–808.
9. NICE. Guidance on the use of electroconvulsive therapy: Technology Appraisal 59 (issued April 2003). Available at: http://www.nice.org.uk/nicemedia/pdf/59ectfullguidance.pdf (accessed 14/08/08)
10. Partonen T, Lönnqvist J. Seasonal affective disorder. *Lancet* 1998; **352:** 1369–74.
11. Golden RN, *et al.* The efficacy of light therapy in the treatment of mood disorders: a review and meta-analysis of the evidence. *Am J Psychiatry* 2005; **162:** 656–62.
12. Kent JM. SNaRIs, NaSSAs, and NaRIs: new agents for the treatment of depression. *Lancet* 2000; **355:** 911–8. Correction. *ibid.*; 2000.
13. Anderson IM. Meta-analytical studies on new antidepressants. *Br Med Bull* 2001: **57:** 161–78.
14. Mulrow CD, *et al.* Efficacy of newer medications for treating depression in primary care patients. *Am J Med* 2000; **108:** 54–64.
15. Henry JA. Epidemiology and relative toxicity of antidepressant drugs in overdose. *Drug Safety* 1997; **16:** 374–90.
16. Beaumont G. The toxicity of antidepressants. *Br J Psychiatry* 1989; **154:** 454–8.
17. Kapur S, *et al.* Antidepressant medications and the relative risk of suicide attempt and suicide. *JAMA* 1992; **268:** 3441–5.
18. de Jonghe F, Swinkels JA. The safety of antidepressants. *Drugs* 1992; **43** (suppl 2): 40–7.
19. Mason J, *et al.* Fatal toxicity associated with antidepressant use in primary care. *Br J Gen Pract* 2000; **50:** 366–70.
20. Knudsen KAI, Heath A. Effects of self poisoning with maprotiline. *BMJ* 1984; **288:** 601–3.
21. Inman WHW. Blood disorders and suicide in patients taking mianserin or amitriptyline. *Lancet* 1988; **ii:** 90–2.
22. Buckley NA, McManus PR. Fatal toxicity of serotoninergic and other antidepressant drugs: analysis of United Kingdom mortality data. *BMJ* 2002; **325:** 1332–3.
23. Cassidy S, Henry J. Fatal toxicity of antidepressant drugs in overdose. *BMJ* 1987; **295:** 1021–4.
24. Kerr GW, *et al.* Tricyclic antidepressant overdose: a review. *Emerg Med J* 2001; **18:** 236–41.
25. Malmvik J, *et al.* Antidepressants in suicide: differences in fatality and drug utilisation. *Eur J Clin Pharmacol* 1994; **46:** 291–4.
26. Henry JA, *et al.* Relative mortality from overdose of antidepressants. *BMJ* 1995; **310:** 221–4. Correction. *ibid.*; 911.
27. Freemantle N, *et al.* Prescribing selective serotonin reuptake inhibitors as strategy for prevention of suicide. *BMJ* 1994; **309:** 249–53.
28. Trindade E, Menon D. *Selective serotonin reuptake inhibitors (SSRIs) for major depression. Part 1: evaluation of the clinical literature.* Ottawa: Canadian Coordinating Office for Health Technology Assessment, 1997. Available at: http://cadth.ca/media/pdf/ssris1_tr_e.pdf (accessed 14/08/08)
29. Anderson IM. SSRIs versus tricyclic antidepressants in depressed inpatients: a meta-analysis of efficacy and tolerability. *Depress Anxiety* 1998; **7** (suppl 1): 11–17.
30. MacGillivray S, *et al.* Efficacy and tolerability of selective serotonin reuptake inhibitors compared with tricyclic antidepressants in depression treated in primary care: systematic review and meta-analysis. *BMJ* 2003; **326:** 1014–17.
31. Guaiana G, *et al.* Amitriptyline for depression. Available in The Cochrane Database of Systematic Reviews; Issue 3. Chichester: John Wiley; 2007 (accessed 30/05/08).
32. Spigset O, Mårtensson B. Drug treatment of depression. *BMJ* 1999; **318:** 1188–91.
33. Richelson E. Pharmacology of antidepressants—characteristics of the ideal drug. *Mayo Clin Proc* 1994; **69:** 1069–81.
34. Soares JC, Gershon S. Prospects for the development of new treatments with a rapid onset of action in affective disorders. *Drugs* 1996; **52:** 477–82.
35. Kendrick T. Prescribing antidepressants in general practice. *BMJ* 1996; **313:** 829–30.
36. Schweitzer I, Tuckwell V. Risk of adverse events with the use of augmentation therapy for the treatment of resistant depression. *Drug Safety* 1998; **19:** 45–64.
37. Papakostas GI, *et al.* Augmentation of antidepressants with atypical antipsychotic medications for treatment-resistant major depressive disorder: a meta-analysis. *J Clin Psychiatry* 2007; **68:** 826–31.
38. Angst J. A regular review of the long term follow up of depression. *BMJ* 1997; **315:** 1143–6.
39. Paykel ES. Continuation and maintenance therapy in depression. *Br Med Bull* 2001: **57:** 145–59.
40. Geddes JR, *et al.* Relapse prevention with antidepressant drug treatment in depressive disorders: a systematic review. *Lancet* 2003; **361:** 653–61. Correction. *ibid.* 2004; **363:** 662.
41. Edwards JG. Long term pharmacotherapy of depression. *BMJ* 1998; **316:** 1180–1.
42. Montgomery SA. Prophylactic treatment of depression. *Br J Hosp Med* 1994; **52:** 5–7.
43. Dilsaver SC. Withdrawal phenomena associated with antidepressant and antipsychotic agents. *Drug Safety* 1994; **10:** 103–114.
44. Haddad P, *et al.* Antidepressant discontinuation reactions. *BMJ* 1998; **316:** 1105–6.
45. Anonymous. Withdrawing patients from antidepressants. *Drug Ther Bull* 1999; **37:** 49–52.
46. Haddad PM. Antidepressant discontinuation syndromes: clinical relevance, prevention and management. *Drug Safety* 2001; **24:** 183–97.
47. NICE. Depression in children and young people: identification and management in primary, community and secondary care (issued September 2005). Available at: http://www.nice.org.uk/nicemedia/pdf/CG028NICEguideline.pdf (accessed 14/08/08)
48. Royal Australian and New Zealand College of Psychiatrists, Royal Australian College of General Practitioners, and Royal Australasian College of Physicians. Clinical guidance on the use of antidepressant medications in children and adolescents March 2005. Available at: http://www.ranzcp.org/images/stories/ranzcp-attachments/Resources/College_Statements/Practice_Guidelines/Clinical_Guidance_on_the_use_of_Antidepressant_medications_in_Children_and_Adolescents.pdf (accessed 14/08/08)
49. Leslie LK, *et al.* The Food and Drug Administration's deliberations on antidepressant use in pediatric patients. *Pediatrics* 2005; **116:** 195–204.
50. Ryan ND. Treatment of depression in children and adolescents. *Lancet* 2005; **366:** 933–40.
51. Dopheide JA. Recognizing and treating depression in children and adolescents. *Am J Health-Syst Pharm* 2006; **63:** 233–43.
52. Treatment for Adolescents with Depression Study (TADS) Team. Fluoxetine, cognitive-behavioral therapy, and their combination for adolescents with depression: Treatment for Adolescents With Depression Study (TADS) randomized controlled trial. *JAMA* 2004; **292:** 807–20.
53. Committee for Medicinal Products for Human Use, European Medicines Agency. European Medicines Agency adopts a positive opinion for the use of Prozac in the treatment of children and adolescents suffering from depression (issued 6th June, 2006). Available at: http://www.ema.europa.eu/docs/en_GB/document_library/Press_release/2009/12/WC500017468.pdf (accessed 26/07/10)
54. Hazell P, *et al.* Tricyclic drugs for depression in children and adolescents. Available in The Cochrane Database of Systematic Reviews; Issue 2. Chichester: John Wiley; 2002 (accessed 24/11/05).
55. Harrington R. Depressive disorder in adolescence. *Arch Dis Child* 1995; **72:** 193–5.
56. Friedman RA, Leon AC. Expanding the black box — depression, antidepressants, and the risk of suicide. *N Engl J Med* 2007; **356:** 2343–6.
57. Weller IVD. *Report of the CSM Expert Working Group on the safety of selective serotonin reuptake inhibitor antidepressants.* London: The Stationery Office, 2005. Also available at: http://www.mhra.gov.uk/home/idcplg?IdcService=GET_FILE&dDocName=CON019472&RevisionSelectionMethod=LatestReleased (accessed 14/08/08)
58. Alexopoulos GS. Depression in the elderly. *Lancet* 2005; **365:** 1961–70.
59. Lotrich FE, Pollock BG. Aging and clinical pharmacology: implications for antidepressants. *J Clin Pharmacol* 2005; **45:** 1106–22.
60. Scottish Intercollegiate Guidelines Network. Postnatal depression and puerperal psychosis: a national clinical guideline (issued June 2002). Available at: http://www.sign.ac.uk/pdf/sign60.pdf (accessed 24/11/05)
61. Yonkers KA, *et al.* The management of depression during pregnancy: a report from the American Psychiatric Association and the American College of Obstetricians and Gynecologists. *Gen Hosp Psychiatry* 2009; **31:** 403–13. Also published in *Obstet Gynecol* 2009; **114:** 703–13.
62. Hoffbrand S, *et al.* Antidepressant treatment for post-natal depression. Available in The Cochrane Database of Systematic Reviews; Issue 2. Chichester: John Wiley; 2001 (accessed 24/11/05).
63. American Academy of Pediatrics Committee on Drugs. The transfer of drugs and other chemicals into human milk. *Pediatrics* 2001; **108:** 776–89. [Retired May 2010] Correction. *ibid.*; 1029. Also available at: http://aappolicy.aappublications.org/cgi/content/full/pediatrics%3b108/3/776 (accessed 24/11/05)
64. Schoevers RA, *et al.* Managing the patient with co-morbid depression and an anxiety disorder. *Drugs* 2008; **68:** 1621–34.
65. The Royal Colleges of Physicians, General Practitioners and Psychiatrists. Chronic fatigue syndrome. *Council Report CR54*; London: Royal Colleges of Physicians, General Practitioners and Psychiatrists, 1997.

躁狂

虽然可以是单纯的躁狂发作（见第351页），但通常躁狂发作后有抑郁发作，抑郁发作也被认为是双相障碍的一部分，临床上也认可双相障碍包括没有抑郁发作的躁狂，因此，急性躁狂的预防性治疗在上面双相障碍中介绍。

Agomelatin（rINN）阿戈美拉汀

Agomelatina; Agomélatine; Agomelatinum; S-20098. N-[2-(7-Methoxy-1-naphthyl)ethyl]acetamide.

Агомелатин

$C_{15}H_{17}NO_2$ = 243.3.
CAS — 138112-76-2.
ATC — N06AX22.
ATC Vet — QN06AX22.
UNII — 137R1N49AD.

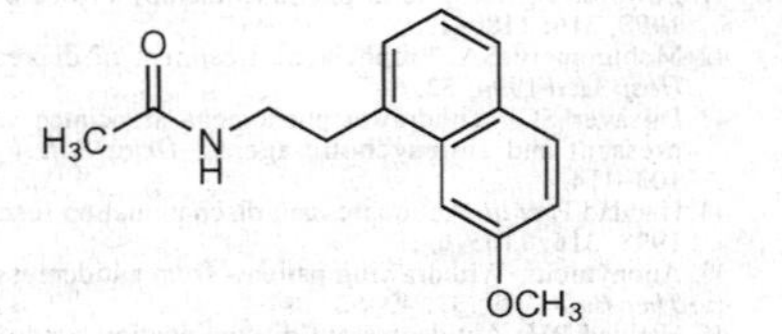

不良反应和注意事项

在阿戈美拉汀治疗前几周最常见的不良反应是暂时性恶心和头晕，程度为轻中度。其他胃肠道不适、头痛、困倦、失眠、偏头痛、多汗、背痛和疲乏也是常报道的不良反应。也有感觉异常、视物模糊和湿疹的案例报道。

在阿戈美拉汀治疗期间，有报告血清转氨酶升高，因此本药禁忌用于肝脏损害患者。在开始阿戈美拉汀治疗前，应当检测肝脏功能，在治疗后6、12和24周，应当再监测肝功能。如果患者的血清转氨酶水平升高，应当在48h内复查。如果血清转氨酶水平高于正常范围上限3倍，应当停止药物治疗，并且监测肝功能，直到血清转氨酶水平恢复到正常范围。如果患者出现了肝功能异常的表现，也应当检查肝功能，如果出现了黄疸，也应该停用阿戈美拉汀治疗。

在抗抑郁药治疗早期，应当密切监测患者的病情变化，直到患者出现显著的病情改善，因为抑郁患者有很高的自杀风险。详细信息见**抑郁症**项下，第352页。自杀观念和行为也可能在抗抑郁药治疗其他疾病的早期发生，如用抗抑郁药治疗其他疾病患者，也应该遵循抗抑郁药治疗抑郁症患者同样的注意事项。

阿戈美拉汀应该谨慎用于双相障碍患者，因为可能有诱发躁狂的风险。

和其他抗抑郁药一样，阿戈美拉汀也可能会损害技能的执行功能，如果受到影响，患者不应该驾驶或操作机器。

儿童 阿戈美拉汀还没有在青少年和儿童抑郁症患者中进行研究，因此不推荐其用于治疗18岁以下的患者。另外，已经发现其他抗抑郁药可能会增加这群患者的自杀观念和行为的风险（见**氟西汀**下的**对精神状态的影响**，第370页）。

药物相互作用

抑制或诱导细胞色素P450酶同工酶CYP1A2的药物可能会与阿戈美拉汀有潜在的药物相互作用，伏氟沙明可明显抑制阿戈美拉汀的代谢，增加阿戈美拉汀的系统水平将近6倍。因此，禁忌阿戈美拉汀与潜在的CYP1A2抑制剂联合使用。中度CYP1A2抑制剂，如雌激素，可能会增加阿戈美拉汀的暴露，这种联合用药也需要注意。

药动学

口服后，阿戈美拉汀快速和完全吸收，1～2h后达峰浓度，但是其绝对生物利用度小于5%，并且有较大的个体差异。约95%与血浆蛋白结合。系统暴露随着剂量增高而增加，高剂量时首过代谢达到饱和。阿戈美拉汀可以被快速代谢，主要经过肝脏细胞色素P450同工酶1A2代谢，同工酶CYP2C9和CYP2C19也有一定的代谢作用。平均血浆半衰期为1～2小时，主要以失活的代谢产物从尿液排泄，肝损伤患者其系统暴露显著增高。

用途和用法

阿戈美拉汀是一个退黑激素MT_1和MT_2受体激动药，以及5-HT_{2C}受体拮抗药。口服给药每日25mg，治疗抑郁症（第352页），睡前服用。2周后，如果需要，剂量可以增加到每日50mg，睡前服用。与其他抗抑郁药不同，停药时不需要递减剂量。

阿戈美拉汀治疗焦虑的效果正在研究中。

1. Zupancic M, Guilleminault C. Agomelatine: a preliminary review of a new antidepressant. *CNS Drugs* 2006; **20:** 981–92.
2. Ghosh A, Hellewell JSE. A review of the efficacy and tolerability of agomelatine in the treatment of major depression. *Expert Opin Invest Drugs* 2007; **16:** 1999–2004.
3. Eser D, *et al.* Evidence of agomelatine's antidepressant efficacy: the key points. *Int Clin Psychopharmacol* 2007; **22** (suppl 2): S15–S19.
4. Dolder CR, *et al.* Agomelatine treatment of major depressive disorder. *Ann Pharmacother* 2008; **42:** 1822–31.
5. Stein DJ, *et al.* Efficacy of agomelatine in generalized anxiety disorder: a randomized, double-blind, placebo-controlled study. *J Clin Psychopharmacol* 2008; **28:** 561–6.
6. Stahl SM, *et al.* Agomelatine in the treatment of major depressive disorder: an 8-week, multicenter, randomized, placebo-controlled trial. *J Clin Psychiatry* 2010; **71:** 616–26.

制剂

专利制剂

Arg.: Valdoxan; ***Cz.:*** Thymanax; Valdoxan; ***Fr.:*** Valdoxan; ***Hung.:*** Valdoxan; ***Irl.:*** Thymanax; Valdoxan; ***Pol.:*** Valdoxan; ***Port.:*** Thymanax; Valdoxan; ***Rus.:*** Valdoxan (Вальдоксан); ***UK:*** Valdoxan; ***Ukr.:*** Melitor (Мелитор).

Amineptine Hydrochloride（rINNM）盐酸阿米庚酸

Amineptine, Chlorhydrate d'; Amineptini Hydrochloridum; Hidrocloruro de amineptina; S-1694. 7-[(10,11-Dihydro-5H-dibenzo[a,d]cyclohepten-5-yl)amino]heptanoic acid hydrochloride.

Аминептина Гидрохлорид

$C_{22}H_{27}NO_2$,HCl = 373.9.
CAS — 57574-09-1 (amineptine); 30272-08-3 (amineptine hydrochloride).
ATC — N06AA19.
ATC Vet — QN06AA19.
UNII — A5P604A12R.

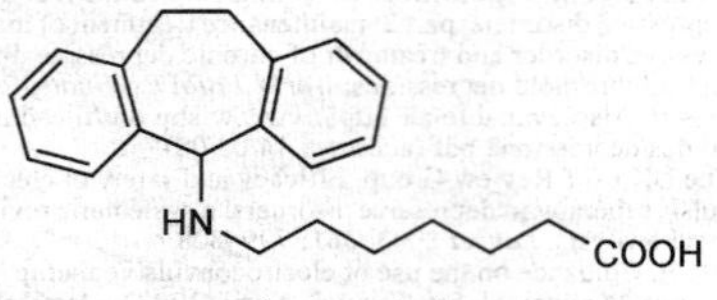

(amineptine)

简介

盐酸阿米庚酸是一种三环类抗抑郁药（详见下文阿米替林项下内容）。口服给药，用于治疗抑郁症。

它对肝的不良反应好像比其他大多数三环类抗抑郁药更常见（详见第355页**对肝脏的影响**）。此外，阿米庚酸容易被滥用，以致停药时间延长和停药困难。由于这些原因，许多国家不销售此药。

不良反应

5名患者出现了严重的痤疮样损害，与长时间地自我增加了阿米庚酸的剂量有关（每日0.2～1g）[1]。在这些患者中都检测到了异常的内酰胺代谢物，其中2名患者在停止治疗后3个月，这些代谢产物和痤疮样损害仍然存在。另一个病例，1名48岁的妇女长期使用每日400mg的阿米庚酸之后，出现了痤疮样疹[2]。停止阿米庚酸治疗后6个月，仍没有临床改善。

1. Vexiau P, *et al.* Severe acne-like lesions caused by amineptine overdose. *Lancet* 1988; **i:** 585.
2. De Gálvez Aranda MV, *et al.* Acneiform eruption caused by amineptine: a case report and review of the literature. *J Eur Acad Dermatol Venereol* 2001; **15:** 337–9.

卟啉病 阿米庚酸对卟啉病患者不安全，因为在体外试验中显示它有生卟啉的作用。

制剂

专利制剂

Braz.: Survector†; ***Gr.:*** Survector; ***Port.:*** Directim†; Survector†.

Amitriptyline（BAN，rINN）阿米替林

Amitriptilina; Amitriptyliini; Amitriptylin; Amitriptylinum. 3-(10,11-Dihydro-5H-dibenzo[a,d]cyclohepten-5-ylidene)propyldimethylamine; 10,11-Dihydro-N,N-dimethyl-5H-dibenzo[a,d]cycloheptene-$\Delta^{5,\gamma}$-propylamine.

Амитриптилин

$C_{20}H_{23}N$ = 277.4.
CAS — 50-48-6.
ATC — N06AA09.
ATC Vet — QN06AA09.
UNII — 1806D8D52K.

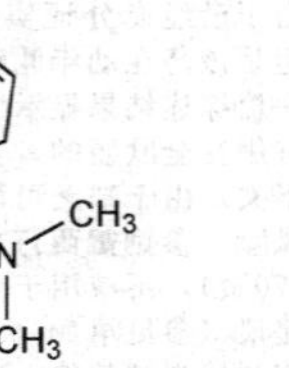

Amitriptyline Embonate（BANM，rINNM）双羟萘酸阿米替林

Amitriptyline, Embonate d'; Amitriptylini Embonas; Embonato de amitriptilina.

Амитриптилина Эмбонат

$(C_{20}H_{23}N)_2$,$C_{23}H_{16}O_6$ = 943.2.
CAS — 17086-03-2.

Pharmacopoeias. In *Br.*

BP 2010（Amitriptyline Embonate） 浅黄到褐黄色粉末，无臭或几近无臭。几乎不溶于水；微溶于乙醇；易溶于氯仿。避光贮藏。

Amitriptyline Hydrochloride（BANM，rINNM）盐酸阿米替林

Amitriptilin Hidroklorür; Amitriptilin-hidroklorid; Amitriptilino hidrochloridas; Amitriptyliinihydrokloridi; Amitriptyline, chlorhydrate d'; Amitriptylin-hydrochlorid; Amitriptylinhydroklorid; Amitriptylini hydrochloridum; Amitryptyliny chlorowodorek; Hidrocloruro de amitriptilina.

Амитриптилина Гидрохлорид

$C_{20}H_{23}N$,HCl = 313.9.
CAS — 549-18-8.
UNII — 26LUD4J09K.

Pharmacopoeias. In *Chin.*, *Eur.* (see p.vii), *Int.*, *Jpn*, and *US.*

Ph. Eur. 6.8（Amitriptyline Hydrochloride） 白色或类白色粉末或无色结晶体。易溶于水、乙醇（酒精）和二氯甲烷。避光贮藏。

USP 33（Amitriptyline Hydrochloride） 白色或类白色、无臭或几乎无臭、结晶性粉末或小结晶体。易溶于水、乙醇、氯仿和甲醇；不溶于乙醚。1%水溶液的pH值为5.0～6.0。

稳定性 当存在过量的氧气，盐酸阿米替林水溶液或磷酸盐缓冲液溶液在115～116℃的温度高压加热30min，就会发生分解[1]。

盐酸阿米替林缓冲水溶液在80℃的黑暗条件下贮藏时，金属离子能加速它的分解[2]。0.1%的依地酸钠显著降低了这些阿米替林溶液的分解速度，但棓酸丙酯和氢醌的作用较弱。偏亚硫酸氢钠的起始作用是降低阿米替林的浓度，随后加速分解。在琥珀色玻璃容器的分解速度也明显大于透明玻璃容器（琥珀色玻璃容器的金属离子成分高于透明玻璃）。但是，不同生产批次的琥珀色玻璃之间的差异很大，因为阿米替林是不耐光的，它的溶液适合在琥珀色容器中贮藏。

盐酸阿米替林的水溶液在室温下避光贮藏，无论是放在药柜中还是琥珀色的玻璃器皿中，至少在8周的时间内稳定[3]。当接触光线时，它会分解成酮类和少量的未确认产物。

1. Enever RP, *et al.* Decomposition of amitriptyline hydrochloride in aqueous solution: identification of decomposition products. *J Pharm Sci* 1975; **64:** 1497–9.
2. Enever RP, *et al.* Factors influencing decomposition rate of amitriptyline hydrochloride in aqueous solution. *J Pharm Sci* 1977; **66:** 1087–9.
3. Buckles J, Walters V. The stability of amitriptyline hydrochloride in aqueous solution. *J Clin Pharm* 1976; **1:** 107–12.

不良反应

阿米替林和类似的三环类抗抑郁药的许多不良反应都是由抗毒蕈碱作用引起的。抗毒蕈碱样作用相对常见，常发生在抗抑郁效应出现之前。它们包括口干、便秘（偶尔会导致麻痹性肠梗阻）、尿潴留、视物模糊和调节障碍、眼内压增加和高热。通常继续治疗会发生耐受，如果治疗开始时给予小剂量，随后逐渐加量，不良反应可能会减轻，尽管这可能会推迟临床起效时间。

困倦也很常见，尽管少数三环类抗抑郁药具有很少或几乎没有镇静作用，可能还会产生神经紧张和失眠。其他神经系统不良反应包括头痛、周围神经病变、震颤、共济失调、癫痫样发作、耳鸣和偶尔出现的锥体外系症状，包括语言障碍（构音障碍）。意识错乱、幻觉或谵妄可能会发生，尤其是在老年患者和躁狂或轻躁狂和行为紊乱的患者（特别是儿童）中曾经有过报道。

胃肠道的不适包括酸味或金属味、口腔炎和胃刺激引起的恶心和呕吐。

对心血管系统的作用在下文中有更详细的讨论。体

位性低血压和心动过速可发生于无心血管病史的患者，对于老年人可能非常麻烦。

超敏反应，如荨麻疹、血管性水肿和光敏作用曾有报道，非常罕见的是阻塞性黄疸和血液病，包括嗜酸性粒细胞增多、骨髓抑制、血小板减少、白细胞减少和粒细胞缺乏。

内分泌的不良反应包括睾丸增大、男子乳房发育、乳房增大和溢乳。也可能出现性功能障碍。血糖浓度改变也可能发生，偶尔出现的低钠血症与抗利尿激素的不适当分泌有关。

曾被报道的其他不良反应是食欲增加引起的体重增加（或偶尔出现的厌食引起体重降低）。出汗可能是个问题。

过量用药的症状可能包括兴奋和坐立不安，伴有明显的抗毒蕈碱样作用，包括口干、皮肤干热、瞳孔扩大、心动过速、尿潴留和肠淤滞（intestinal stasis）。严重症状包括意识丧失、惊厥、肌阵挛、反射亢进、低体温、低血压、代谢性酸中毒和呼吸心脏抑制，威胁生命的心律失常可能会在明显康复后几天重新出现。谵妄，伴意识错乱、易怒和幻觉，在康复过程中很常见。

抗毒蕈碱和抗组胺作用 体外研究[1]显示了抗抑郁药对人的毒蕈碱样胆碱能受体的亲和力，因而它们抗毒蕈碱样胆碱能作用的可能性按降序排列是：

- 阿米替林；
- 普罗替林；
- 氯米帕明；
- 曲米帕明；
- 多塞平；
- 米帕明；
- 去甲替林；
- 地昔帕明；
- 阿莫沙平；
- 马普替林；
- 曲唑酮。

对其他受体位点的作用没有完全确定，尽管认为对组胺 H_1 受体有高亲和力的抗抑郁药可能有更强的镇静作用。对鼠组胺 H_1 受体的亲和力按降序排列如下：

- 多塞平；
- 曲米帕明；
- 阿米替林；
- 马普替林；
- 阿莫沙平；
- 去甲替林；
- 米帕明；
- 氯米帕明；
- 普罗替林；
- 曲唑酮；
- 地昔帕明。

1. Richelson E. Antimuscarinic and other receptor-blocking properties of antidepressants. *Mayo Clin Proc* 1983; **58:** 40–6.

对血液的影响 在一例与米帕明使用有关的粒细胞缺乏的报道之后，回顾文献提示粒细胞缺乏与三环类抗抑郁药使用有关是非常罕见的特殊情况，这是因直接的毒性作用，而不是过敏反应，尤其影响刚开始治疗 4～8 周的老年患者[1]。

1963 年到 1993 年期间，英国 CSM 共收到 912 例因药物引起粒细胞缺乏的报告，其中 38 例因使用了三环类抗抑郁药（12 例致死），1499 例中性粒细胞减少的报告，46 例与三环类药物有关（非致命的）[2]。在 1 例与使用瑞莫必利和度硫平有关发展成再生障碍性贫血的报告中提到，截止到 1993 年 5 月，CSM 也收到了 11 例因使用度硫平继发再生障碍性贫血的报告[3]。

一份病例报告说明某患者分别单独使用了米帕明和去甲替林都出现了中性粒细胞减少[4]，这表明三环类抗抑郁药之间可能存在交叉不耐受的现象，如果患者使用这类药物的某一种出现了中性粒细胞减少，以后应避免使用这类药物的其他药物。

1. Albertini RS, Penders TM. Agranulocytosis associated with tricyclics. *J Clin Psychiatry* 1978; **39:** 483–5.
2. CSM/MCA. Drug-induced neutropenia and agranulocytosis. *Current Problems* 1993; **19:** 10–11.
3. Philpott NJ, *et al.* Aplastic anaemia and remoxipride. *Lancet* 1993; **342:** 1244–5.
4. Draper BM, Manoharan A. Neutropenia with cross-intolerance between two tricyclic antidepressant agents. *Med J Aust* 1987; **146:** 452–3.

对骨的影响 一篇综述总结了 9 项流行病学研究，主要针对 50 岁以上的患者。这些研究发现使用三环类抗抑郁药的患者发生骨折的风险增加。然而，在用药剂量-反应关系、时间关系以及可能的机制方面并无确切的结论。[1]。

1. MHRA/CHM. Antidepressants: risk of fractures. *Drug Safety Update* 2010; **3** (10): 3–4. Available at: http://www.mhra.gov.uk/home/idcplg?IdcService=GET_FILE&dDocName=CON081866&RevisionSelectionMethod=LatestReleased (accessed 28/07/10)

对心血管系统的影响 **过量使用**三环类抗抑郁药具有潜在的心脏毒性已被公认；症状包括心律失常、传导障碍和低血压。这个因素部分推动了发展具有不同化学结构和药理特征的心脏毒性较小的抗抑郁药。使用常规治疗剂量的三环类抗抑郁药是否对心脏和心血管系统有不良反应也引起了大家的部分关注。

自三环类抗抑郁药上市以来，**治疗剂量**下发生心血管不良反应的报告（经常为无对照）已有发表，包括阿米替林引起的恶性高血压[1]和 1 名患者因服用阿米替林和米帕明出现了心肌病[2]。某些病例的 QT 间期延长发展成了扭转型室性心动过速，也与一些三环类抗抑郁药的使用有关[3,4]。原有心脏病的患者出现了心源性猝死与阿米替林[5~7]或米帕明[6]的使用有关，尽管波士顿药物监测协作计划（Boston Collaborative Drug Surveillance Program）未能证实这些发现[8]。一个最近的分析提示使用高剂量三环类抗抑郁药会增加心源性猝死的风险[9]。参照患者的用药记录发现，患者如果使用低于 100mg 的阿米替林或它的等价物（推测是每日剂量，尽管没有特别说明），其心源性猝死的发生率与不使用抗抑郁药的人群相比无差异，即使对于存在心血管疾病或认为存在能增加心源性猝死风险等其他情况的患者；但是如果患者使用≥100mg 的剂量或更高剂量时，与不使用抗抑郁药的人群相比，发病风险会显著增加，不论先前是否有易感因素。

也有儿童使用地昔帕明[10~12]或米帕明[12~14]发生猝死的报告；其中一些病例血浆药物浓度并未升高，也未发现这些孩子有心脏的异常。这种关联的许多证据经再次评估提示缺乏说服力[15]；然而 American Heart Association 建议如果儿童要使用三环类抗抑郁药治疗，应做基线的 ECG 监测，当达到稳态剂量后，应再做一次 ECG[16]。

重新评估和回顾这个主题[17,18]得出的结论是：*无心血管病史*的患者给予治疗剂量的三环类抗抑郁药发生的唯一显著或严重的心血管不良反应是体位性低血压和心动过速，这些副作用对于老年患者特别麻烦。但是，一项随后的研究[19]认为无心血管疾病风险的患者服用治疗剂量的药物可能也会发生 QT 间期延长。

对于*有明显心脏病的患者*，研究认为[17]有室内传导异常的患者其不良反应的发病风险可能会增加；对于有心肌梗死或心绞痛但是没有传导障碍的患者，三环类抗抑郁药的使用好像基本上受患者出现体位性低血压的频率和严重程度的限制。一次重新评估缺血性心脏病患者使用三环类抗抑郁药的风险和利益并没有达成一致性意见[20]。在临床实践中，对于有缺血性心脏病伴轻度或中度抑郁的患者，作者将 SSRIs 类药物或安非他酮作为治疗首选；三环类药物作为治疗无效患者的后备治疗，也作为尽管有心血管疾病风险，但是抑郁更严重的患者的治疗首选。最近研究发现患者在进行心脏病治疗时服用了三环类抗抑郁药（但不是 SSRIs 药物），他们发生心肌梗死的风险增加[21]。近来的一项病例-对照研究[22]调查了不同类型的抗抑郁药以及每一种抗抑郁药发生缺血性心脏病的风险，支持三环类抗抑郁药可能增加心肌梗死的风险。当校正了混杂因素和其他抗抑郁药的使用后，曾使用过三环类抗抑郁药，而不是其他抗抑郁药的患者发生缺血性心脏病的风险会显著增加。通过计算三环类药物阿米替林、度硫平和洛非帕明的风险，并校正了混杂因素后认为只有度硫平有证据提示发生缺血性心脏病的风险有剂量依赖的关系。

1. Dunn FG. Malignant hypertension associated with use of amitriptyline hydrochloride. *South Med J* 1982; **75:** 1124–5.
2. Howland JS, *et al.* Cardiomyopathy associated with tricyclic antidepressants. *South Med J* 1983; **76:** 1455–6.
3. Baker B, *et al.* Electrocardiographic effects of fluoxetine and doxepin in patients with major depressive disorder. *J Clin Psychopharmacol* 1997; **17:** 15–21.
4. Vieweg WVR, Wood MA. Tricyclic antidepressants, QT interval prolongation, and torsade de pointes. *Psychosomatics* 2004; **45:** 371–7.
5. Coull DC, *et al.* Amitriptyline and cardiac disease. *Lancet* 1970; **ii:** 590–1.
6. Moir DC, *et al.* Cardiotoxicity of amitriptyline. *Lancet* 1972; **ii:** 561–4.
7. Moir DC, *et al.* Medicines evaluation and monitoring group: a follow-up study of cardiac patients receiving amitriptyline. *Eur J Clin Pharmacol* 1973; **6:** 98–101.
8. Boston Collaborative Drug Surveillance Program. Adverse reactions to the tricyclic-antidepressant drugs: report from Boston Collaborative Drug Surveillance Program. *Lancet* 1972; **i:** 529–31.
9. Ray WA, *et al.* Cyclic antidepressants and the risk of sudden cardiac death. *Clin Pharmacol Ther* 2004; **75:** 234–41.
10. Anonymous. Sudden death in children treated with a tricyclic antidepressant. *Med Lett Drugs Ther* 1990; **32:** 53.
11. Riddle MA, *et al.* Another sudden death in a child treated with desipramine. *J Am Acad Child Adolesc Psychiatry* 1993; **32:** 792–7.
12. Varley CK, McClellan J. Case study: two additional sudden deaths with tricyclic antidepressants. *J Am Acad Child Adolesc Psychiatry* 1997; **36:** 390–4.
13. Swanson JR, *et al.* Death of two subjects due to imipramine and desipramine metabolite accumulation during chronic therapy: a review of the literature and possible mechanisms. *J Forensic Sci* 1997; **42:** 335–9.
14. Varley CK. Sudden death of a child treated with imipramine: case study. *J Child Adolesc Psychopharmacol* 2000; **10:** 321–5.
15. Biederman J, *et al.* Estimation of the association between desipramine and the risk for sudden death in 5- to 14-year-old children. *J Clin Psychiatry* 1995; **56:** 87–93.
16. Gutgesell H, *et al.* Cardiovascular monitoring of children and adolescents receiving psychotropic drugs: a statement for healthcare professionals from the Committee on Congenital Cardiac Defects, Council on Cardiovascular Disease in the Young, American Heart Association. *Circulation* 1999; **99:** 979–82. Also available at: http://circ.ahajournals.org/cgi/reprint/99/7/979 (accessed 24/11/05)
17. Glassman AH. Cardiovascular effects of tricyclic antidepressants. *Annu Rev Med* 1984; **35:** 503–11.
18. Mortensen SA. Cyclic antidepressants and cardiotoxicity. *Practitioner* 1984; **228:** 1180–3.
19. Reilly JG, *et al.* QTc-interval abnormalities and psychotropic drug therapy in psychiatric patients. *Lancet* 2000; **355:** 1048–52.
20. Glassman AH, *et al.* The safety of tricyclic antidepressants in cardiac patients: risk-benefit reconsidered. *JAMA* 1993; **269:** 2673–5.
21. Cohen HW, *et al.* Excess risk of myocardial infarction in patients treated with antidepressant medications: association with use of tricyclic agents. *Am J Med* 2000; **108:** 2–8.
22. Hippisley-Cox J, *et al.* Antidepressants as risk factor for ischaemic heart disease: case-control study in primary care. *BMJ* 2001: **323:** 666–9.

对外周循环的影响 疼痛性血管痉挛发作，特征表现为手足寒冷和发绀，1 名妇女每次服用 150mg 的米帕明都会出现这种情况，使用阿米替林时也会发生，但只有每日剂量增加到 200mg 时才出现[1]。这提示三环类抗抑郁药引起血管痉挛的情况不限于米帕明，这种作用可能部分是剂量依赖性的。另外，曾报告 1 名儿童服用米帕明治疗夜间遗尿症发生了手足发绀[2]。

1. Appelbaum PS, Kapoor W. Imipramine-induced vasospasm: a case report. *Am J Psychiatry* 1983; **140:** 913–15.
2. Anderson RP, Morris BAP. Acrocyanosis due to imipramine. *Arch Dis Child* 1988; **63:** 204–5.

对内分泌系统的影响 曾有报道服用三环类抗抑郁药和其他抗抑郁药的患者出现了*因抗利尿激素的不适当分泌引起的综合征及低钠血症*。英国 CSM 对他们收到的与抗抑郁药（氟西汀、帕罗西汀、洛非帕明、氯米帕明和米帕明）使用有关的低钠血症的报告发表评论认为，任何抗抑郁药都可能发生低钠血症，通常是老年患者[1]。对使用三环类抗抑郁药发生低钠血症的 24 名患者和服用其他抗抑郁药发生低钠血症的 20 名患者的病例报告做了总结[2]。

一篇包括药物对*泌乳素分泌*[3]影响的综述中提到抗抑郁药通过打乱儿茶酚胺能递质抑制和 5-羟色胺能递质刺激催乳素释放的平衡而可能影响了催乳素的分泌，尽管这种变化低于抗精神病药治疗。据报道氯米帕明和去甲替林刺激催乳素的释放，地昔帕明和米帕明无作用。这种刺激作用可能解释了一些三环类药物出现的溢乳或闭经的症状。

1. CSM/MCA. Antidepressant-induced hyponatraemia. *Current Problems* 1994; **20:** 5–6.
2. Spigset O, Hedenmalm K. Hyponatraemia and the syndrome of inappropriate antidiuretic hormone secretion (SIADH) induced by psychotropic drugs. *Drug Safety* 1995; **12:** 209–25.
3. Hell K, Wernze H. Drug-induced changes in prolactin secretion: clinical implications. *Med Toxicol* 1988; **3:** 463–98.

对胃肠道的影响 发生肠梗阻和假性肠梗阻（pseudo-obstruction）的罕见病例显然是由于三环类抗抑郁药的抗毒蕈碱样胆碱能作用[1~4]。来自英国 CSM 的一项早期报道[1]说明无证据提示任何三环类抗抑郁药特别容易引起肠梗阻。

1. CSM. Tricyclic antidepressants and ileus. *Current Problems 3* 1978.
2. McMahon AJ. Amitriptyline overdose complicated by intestinal pseudo-obstruction and caecal perforation. *Postgrad Med J* 1989; **65:** 948–9.
3. Sood A, Kumar R. Imipramine induced acute colonic pseudo-obstruction (Ogilvie's syndrome): a report of two cases. *Indian J Gastroenterol* 1996; **15:** 70–1.
4. Ross JP, *et al.* Imipramine overdose complicated by toxic megacolon. *Am Surg* 1998; **64:** 242–4.

对肾脏和尿的影响 1 名接受阿米替林和卡马西平治疗的患者出现了血尿[1]；卡马西平曾单独服用了很长时间而没有产生这种作用。

阿米替林可能会使尿液呈现青绿色[2]，尽管认为这是一种很罕见的现象。

1. Gillman MA, Sandyk R. Hematuria following tricyclic therapy. *Am J Psychiatry* 1984; **141:** 463–4.
2. Beeley L. *BMJ* 1986; **293:** 750.

对肝脏的影响 91 例因抗抑郁药治疗发生肝炎的一份报告中说明，其中 63 名患者服用了三环类抗抑郁药阿米庚酸，有时与其他的精神药物合用；大约 50% 的阿米庚酸病例也使用了苯二氮䓬类药物，作出的假设认为苯二氮䓬类药物增加了阿米庚酸氧化成一种有毒的代谢物[1]。大多数患者表现为腹痛和伴因胆汁郁积的混合肝损伤。1 名患者死于心肌梗死，其他的所有患者都得到了恢复。阿米庚酸的平均剂量是每日200mg。与阿米庚酸相比，只有几个病例归因于其他三环类抗抑郁药——阿米替林（4例）、氯米帕明（3例）和二苯西平（1例）。也曾报道1名患者出现了阿米庚酸和氯米帕明之间的交叉肝脏毒性作用[2]。

与洛非帕明有关的肝脏毒性也引起了注意。截止到1987年底，英国CSM收到了57例与洛非帕明有关的肝功能异常的报告[3]。它们包括肝衰竭（1例）、黄疸（9例）和肝炎（5例）。所有的反应都发生在治疗的开始8周，当停药之后都得到了恢复。

1. Lefebure B, *et al.* Hépatites aux antidépresseurs. *Therapie* 1984; **39:** 509–16.
2. Larrey D, *et al.* Cross hepatotoxicity between tricyclic antidepressants. *Gut* 1986; **27:** 726–7.
3. CSM. Lofepramine (Gamanil) and abnormal blood tests of liver function. *Current Problems 23* 1988.

对口腔的影响 三环类抗抑郁药抑制唾液分泌的作用（这个病例使用了氯米帕明）可能与发生龋齿有关[1]。

1. deVries MW, Peeters F. Dental caries with longterm use of antidepressants. *Lancet* 1995; **346:** 1640.

对神经系统的影响 三环类药物对神经系统的影响包括困倦（尤其有抗组胺作用的药物）、周围神经病变、震颤、共济失调、意识错乱和谵妄。要特别引起注意的是癫痫阈值的降低（见下文的**致癫痫效应**）。锥体外系反应和神经阻滞药恶性综合征（见下文）也偶尔会出现。

对性功能的影响 抑郁症存在性欲缺乏和性无能是很常见的，这经常使药物本身引起的性功能障碍很难评定[1]。

三环类抗抑郁药引起的镇静可能导致性欲缺乏，许多三环类抗抑郁药据报道能引起性无能[1,2]。已有人提出阿米替林、氯米帕明、地昔帕明、多塞平、去甲替林和曲米帕明能延迟或抑制射精，阿莫沙平、米帕明和普罗替林也能引起射精痛。但是，一些三环类药物对射精的作用可用来治疗早泄（见**氯米帕明**的**性功能障碍**项下，第364页）。

据报道阿米替林、阿莫沙平、氯米帕明和米帕明能导致妇女性快感缺失或性高潮延迟[1~3]，尽管报道氯米帕明对本能性高潮的影响与打呵欠有关[4]。

1. Beeley L. Drug-induced sexual dysfunction and infertility. *Adverse Drug React Acute Poisoning Rev* 1984; **3:** 23–42.
2. Anonymous. Drugs that cause sexual dysfunction. *Med Lett Drugs Ther* 1987; **29:** 65–70.
3. Shen WW, Sata LS. Inhibited female orgasm resulting from psychotropic drugs: a clinical review. *J Reprod Med* 1983; **28:** 497–9.
4. McLean JD, *et al.* Unusual side effects of clomipramine associated with yawning. *Can J Psychiatry* 1983; **28:** 569–70.

对皮肤的影响 三环类抗抑郁药引起的超敏反应很罕见[1]。荨麻疹和血管性水肿有发生，荨麻疹偶尔在不停药的情况下可消失。瘙痒症也不常见，但是可能与短暂的红斑有关。光敏反应远不如酚噻嗪类药物常见；在这方面，最经常提及的三环类药物是普罗替林[2,3]。非常罕见发生的有剥脱性皮炎、紫癜、色素沉着和扁平苔藓只有零星报道。一些病例中的色素沉着性改变可能是永久性的[4]。已报道1名患者在用阿莫沙平治疗后2周出现了中毒性表皮坏死松解症[5]。三环类抗抑郁药的超敏反应通常发生在开始治疗后的第14～60天[6]。

阿米替林和氟西汀在8名患者中引起了非典型的皮肤淋巴组织增生，其中7名或存在抑制免疫的全身疾病或也在使用免疫调节药物[7]。这种皮肤损害在停药后得到了改善或完全消退，尽管一些患者中，其他因素可能促进了损害的消退。

1. Almeyda J. Drug reactions XIII: cutaneous reactions to imipramine and chlordiazepoxide. *Br J Dermatol* 1971; **84:** 298–9.
2. Smith AG. Drug-induced photosensitivity. *Adverse Drug React Bull* 1989; **136** (June): 508–11.
3. Harth Y, Rapoport M. Photosensitivity associated with antipsychotics, antidepressants and anxiolytics. *Drug Safety* 1996; **14:** 252–9.
4. Dean CE, Grund FM. Imipramine-associated hyperpigmentation. *Ann Pharmacother* 2003; **37:** 825–8.
5. Camisa C, Grines C. Amoxapine: a cause of toxic epidermal necrolysis? *Arch Dermatol* 1983; **119:** 709–10.
6. Quitkin F. Cross-tolerance of tricyclic antidepressant drugs. *JAMA* 1979; **241:** 1625.
7. Crowson AN, Magro CM. Antidepressant therapy: a possible cause of atypical cutaneous lymphoid hyperplasia. *Arch Dermatol* 1995; **131:** 925–9.

致癫痫效应 无论是使用治疗剂量还是过量的三环类抗抑郁药都有致癫痫发作的报道，尽管导致癫痫的机制还不清楚[1]。癫痫通常在开始治疗的头几天或换成更高的剂量时出现，对于无癫痫病史或无癫痫发作倾向的患者，癫痫发作的频率可能非常低[1]，大约是1‰。曾有报道发生率是0.4%[2]，基于大约42000名服用三环类药物的患者人群中有16例癫痫发作的数据，这些患者无癫痫发病倾向；而来自另一篇综述[3]的合理估计是3‰～6‰。但是，已被广泛达成共识的是对于癫痫患者或惊厥阈值较低的患者，使用三环类药物应非常小心。

一项对1313个过量用药，包括环类抗抑郁药的病例回顾分析[4]中发现，癫痫发作更常见的是三环类的阿莫沙平（24.5%）和地昔帕明（17.9%），还有四环类的马普替林（12.2%）。另一项对302个过量用三环类药物的连续病例分析中发现度硫平（13%）比其他三环类药物致癫痫的发病率更高[5]。

1. Zaccara G, *et al.* Clinical features, pathogenesis and management of drug-induced seizures. *Drug Safety* 1990; **5:** 109–51.
2. Jick SS, *et al.* Antidepressants and convulsions. *J Clin Psychopharmacol* 1992; **12:** 241–5.
3. Rosenstein DL, *et al.* Seizures associated with antidepressants: a review. *J Clin Psychiatry* 1993; **54:** 289–99.
4. Wedin GP, *et al.* Relative toxicity of cyclic antidepressants. *Ann Emerg Med* 1986; **15:** 797–804.
5. Buckley NA, *et al.* Greater toxicity in overdose of dothiepin than of other tricyclic antidepressants. *Lancet* 1994; **343:** 159–62.

锥体外系反应 锥体外系反应（如颌面部和手足徐动症样舞蹈运动、运动障碍）与三环类药物有关。也曾有致构音障碍的报道[1]，而且对于服用高剂量的三环类药物并不非常罕见，但低剂量的药物很少出现这种情况[2]。

一些惊恐障碍患者可能对米帕明很敏感，会出现失眠、神经过敏和易激惹症状[3]。惊恐障碍患者在使用低剂量的地昔帕明时也会出现上述症状，尽管当三环类药物的剂量逐渐增加后，症状通常会消退。研究提示[4]这些症状可能与静坐不能有关，有较强的抑制去甲肾上腺素再摄取作用的三环类药物可能更容易出现。

有关药物对神经系统不良反应的综述中也列出了急性扭转型肌张力不全和震颤[5]可由三环类抗抑郁药引起或加重。

1. Quader SE. Dysarthria: an unusual side effect of tricyclic antidepressants. *BMJ* 1977; **2:** 97.
2. Saunders M. Dysarthria with tricyclic antidepressants. *BMJ* 1977; **2:** 317.
3. Yeragani VK, *et al.* Tricyclic induced jitteriness—a form of akathisia? *BMJ* 1986; **292:** 1529.
4. Cole JO, Bodkin JA. Antidepressant drug side effects. *J Clin Psychiatry* 1990; **51** (suppl): 21–6.
5. Llau M-E, *et al.* Mouvements anormaux d'origine médicamenteuse: l'expérience d'un centre de pharmacovigilance sur cinq ans. *Therapie* 1995; **50:** 425–7.

超敏反应 1名24岁的妇女为治疗抑郁症服用每日50mg的阿米替林3周后，出现了超敏反应综合征[1]，症状包括伴轻度鳞屑的全身广泛的红皮症、窦性心动过速、血液学的异常（如嗜酸性粒细胞增多）和肝酶升高。这名患者经停药和静脉注射泼尼松龙后得到了康复。

也可见上文**对皮肤的影响**。

1. Milionis HJ, *et al.* Hypersensitivity syndrome caused by amitriptyline administration. *Postgrad Med J* 2000; **76:** 361–3.

低钠血症 详见上文**对内分泌系统的影响**。

神经阻滞药恶性综合征 截至1986年7月，英国CSM共收到16例有关神经阻滞药恶性综合征的报告，其中3例是发生在患者使用了三环类抗抑郁药之后；1名患者联合使用了阿米替林和奋乃静，其他2名患者分别单独使用了度硫平或氯米帕明。氯米帕明的病例出现了死亡[1]。其他报告相关的药物有阿莫沙平[2]、单独使用氯米帕明[3]、氯米帕明与三唑仑合用[4]以及去甲替林[5]。

1. CSM. Neuroleptic malignant syndrome—an underdiagnosed condition? *Current Problems 18* 1986.
2. Madakasira S. Amoxapine-induced neuroleptic malignant syndrome. *DICP Ann Pharmacother* 1989; **23:** 50–1.
3. Haddow AM, *et al.* Clomipramine induced neuroleptic malignant syndrome and pyrexia of unknown origin. *BMJ* 2004; **329:** 1333–5.
4. Domingo P, *et al.* Benign type of malignant syndrome. *Lancet* 1989; **i:** 50.
5. June R, *et al.* Neuroleptic malignant syndrome associated with nortriptyline. *Am J Emerg Med* 1999; **17:** 736–7.

过量 一份1993年的报告指出[1]三环类抗抑郁药与当时其他的非三环类药物相比，用过量用药进行自杀的死亡率更高。一些报告[2]认为地昔帕明与其他三环类抗抑郁药相比较，致死性过量用药的发生更常见，尽管其他一些报告[3]认为是度硫平。*BNF 59* 认为过量使用阿米替林和度硫平非常危险。

随后的综述继续引用以上的观点，认为三环类抗抑郁药是在自我服毒的死亡病例中，最常见的摄入物质之一[3,4]。

1. Anonymous. Antidepressant drugs and the risk of suicide. *WHO Drug Inf* 1993; **7:** 18–20.
2. Amitai Y, Frischer H. The toxicity and dose of desipramine hydrochloride. *JAMA* 1994; **272:** 1719–20.
3. Kerr GW, *et al.* Tricyclic antidepressant overdose: a review. *Emerg Med J* 2001; **18:** 236–41.
4. Glauser J. Tricyclic antidepressant poisoning. *Cleve Clin J Med* 2000; **67:** 704–19.

不良反应和处置

处理三环类抗抑郁药的基本原则是加强支持治疗和对症治疗。

因为三环类抗抑郁药减慢胃肠道的蠕动，过量用药时吸收可能被延迟。如果患者摄入了超过5mg/kg的某种三环类抗抑郁药，并在1h内被发现，可经口或鼻饲管给予活性炭；提供通气可能具有保护作用；1～2h之后，患者出现了中枢中毒的症状，应考虑第2次给药。很少进行洗胃，但是如果出现了威胁生命的过量用药可以考虑。如果患者摄入了缓慢释放的制剂，应当多次给予活性炭。

因可能出现心律失常应监护患者。英国专家认为尽管要关注心律失常，但最好的治疗方法是通过静脉注射碳酸氢钠来纠正缺氧和酸中毒；最好避免使用抗心律失常药。甚至无酸中毒时，也应静脉注射碳酸氢钠治疗心律失常或明显的ECG异常。

静脉给予地西泮或劳拉西泮可控制惊厥。避免使用苯妥英，因为它可能增加心律失常的风险。口服地西泮通常适用于谵妄患者的镇静，尽管可能需要较大的剂量。

腹膜透析、血液透析和增加尿液量的措施对于三环类药物中毒无意义，血液灌注（haemoperfusion）活性炭是否有益没有定论。

注意事项

因三环类抗抑郁药的抗毒蕈碱作用要求它用于尿潴留、前列腺增生或慢性便秘的患者时应注意；也建议对未控制的闭角型青光眼和嗜铬细胞瘤患者使用应非常谨慎。

三环类抗抑郁药的致癫痫潜在作用要求用于有癫痫病史的患者时需要看护。此外，因为潜在的心脏毒性作用，有心血管疾病的患者，三环类药物应慎用，并避免用于心脏传导阻滞、心律失常或心肌梗死后刚处于恢复期的患者。建议对甲状腺功能亢进症患者使用时也应很小心，因为三环类药物可能增加诱发心律失常的风险。

糖尿病患者在使用时血糖浓度可能会改变。

因三环类抗抑郁药在肝内代谢和灭活，肝功能损害的患者应慎用，有严重肝脏疾病的患者应避免使用。

在抗抑郁治疗的早期，直至观察到抑郁症状有显著改善这段时间都应密切监护患者，因对于抑郁症患者，自杀是一种内在危险。更详细内容，请参照第352页**抑郁症**。用抗抑郁药治疗其他疾病的早期，自杀观念和自杀行为也会出现，治疗抑郁症患者时应遵照治疗的注意事项与治疗其他疾病时的注意事项一致。

如果三环类抗抑郁药用于治疗双相情感障碍的抑郁症状时，可能会诱发躁狂；如果三环类药物治疗精神分裂症的抑郁症状时，可能会加重精神病症状。

经常会出现困倦，特别是开始治疗时，如果患者受到影响，不要驾驶或操纵机器。

三环类抗抑郁药可能抑制唾液分泌，建议长期用药的患者应定期做牙齿检查，特别是服用具有明显抗毒蕈碱作用的药物时。

老年患者对三环类抗抑郁药的不良反应特别敏感，应减少剂量，特别是刚开始使用时。

对儿童抑郁症患者不建议使用三环类抗抑郁药。如果用于治疗儿童夜间遗尿症，应限制短期使用，在随后的治疗开始前应做全面的体格检查。

为了降低三环类药物出现撤药症状的风险（见下文），应逐渐停药。

注册药品信息建议，如果可能，应在择期手术前几天停用三环类抗抑郁药，需要ECT治疗的患者应慎用三环类药物；也可详见下文**麻醉**项下。

麻醉 使用三环类抗抑郁药的患者在麻醉过程中发生低血压或心律失常的风险增加。三环类药物也可能危险地增强了血管升压药物（如拟交感神经药）的心血管作用，这可能是麻醉过程中必需的药物。尽管一些注册药品信息建议，如有可能，应在择期手术前几天停用三环类药物，*BNF 59* 认为只要告知了麻醉师，停药是没有必要的。

关于对ECT相关的麻醉注意事项的建议认为[1]，用三环类药物治疗不是ECT麻醉的一个禁忌证。最主要考虑的是三环类药物与巴比妥类药物相互作用，导致睡眠时间和麻醉持续时间的延长。这意味应使用较低剂量的巴比妥类麻醉药。

有明显5-羟色胺能作用的抗抑郁药，如三环类药物氯米帕明，可能会增加手术中的出血风险；进一步的内容可详见下文**氟西汀**项下**注意事项**（第371页）。

1. Gaines GY, Rees DI. Electroconvulsive therapy and anesthetic considerations. *Anesth Analg* 1986; **65:** 1345–56.

哺乳 通常只有少量的三环类抗抑郁药分布在母乳中。

然而，American Academy of Pediatrics[1]认为所有的抗抑郁药，包括三环类药物，都属于它们的作用对乳儿的影响未知但可能要注意的药物。此外，大多数药物生产厂家建议母亲哺乳期间避免使用三环类药物。

病例报告提示阿米替林及代谢产物（去甲替林）[2,3]、氯米帕明[4]、地昔帕明及其代谢产物（2-羟基地昔帕明）[5]、度硫平和初级代谢产物（去甲二苯噻庚英、二苯噻庚英-*S*-氧化物、去甲二苯噻庚英-*S*-氧化物）[6]、多塞平及其代谢产物（*N*-去甲多塞平）[7~9]、米帕明及代谢产物（地昔帕明）[10]和马普替林[11]都能在母乳中出现，其浓度与母亲血液中的相似；阿莫沙平和它的代谢产物（8-羟基阿莫沙平）[12]也能在母乳中检测到，但是浓度低于母亲血液中的浓度。总的来说，以上病例中只有两例的婴儿进行母乳喂养，但是没有出现不良反应，婴儿血液中检测不到三环类药物或只有很微小的量。1 名受到影响的婴儿[8]其不良反应包括镇静和呼吸变浅。这名婴儿的母亲使用了多塞平，尽管婴儿血清中几乎检测不到，其去甲代谢产物可能产生了蓄积。另 1 名婴儿，病例记录到了困倦、吸奶差和吞咽困难[9]，但多塞平及其去甲基代谢产物水平都低于检测水平。但是认为这名婴儿存在发生不良反应的高风险，因为他还出现了高胆红素血症。有关阿莫沙平对母乳喂养婴儿的影响没有数据，因为病例报告中[12]的母乳样本来自因使用三环类药物出现溢乳不良反应的 1 名妇女。对母亲每日使用 100～225mg 米帕明 4～24 周的 14 名母乳喂养的婴儿随访 27 个月，未发现不良反应[13]。

1. American Academy of Pediatrics. The transfer of drugs and other chemicals into human milk. *Pediatrics* 2001; **108:** 776–89. [Retired May 2010] Correction. *ibid.*; 1029. Also available at: http://aappolicy.aappublications.org/cgi/content/full/pediatrics%3b108/3/776 (accessed 24/11/05)
2. Bader TF, Newman K. Amitriptyline in human breast milk and the nursing infant's serum. *Am J Psychiatry* 1980; **137:** 855–6.
3. Brixen-Rasmussen L, *et al.* Amitriptyline and nortriptyline excretion in human breast milk. *Psychopharmacology (Berl)* 1982; **76:** 94–5.
4. Schimmell MS, *et al.* Toxic neonatal effects following maternal clomipramine therapy. *Clin Toxicol* 1991; **29:** 479–84.
5. Stancer HC, Reed KL. Desipramine and 2-hydroxydesipramine in human breast milk and the nursing infant's serum. *Am J Psychiatry* 1986; **143:** 1597–1600.
6. Ilett KF, *et al.* The excretion of dothiepin and its primary metabolites in breast milk. *Br J Clin Pharmacol* 1992; **33:** 635–9.
7. Kemp J, *et al.* Excretion of doxepin and N-desmethyldoxepin in human milk. *Br J Clin Pharmacol* 1985; **20:** 497–9.
8. Matheson I, *et al.* Respiratory depression caused by N-desmethyldoxepin in breast milk. *Lancet* 1985; **ii:** 1124.
9. Frey OR, *et al.* Adverse effects in a newborn infant breast-fed by a mother treated with doxepin. *Ann Pharmacother* 1999; **33:** 690–3.
10. Sovner R, Orsulak PJ. Excretion of imipramine and desipramine in human breast milk. *Am J Psychiatry* 1979; **136:** 451–2.
11. Lloyd AH. Practical considerations in the use of maprotiline (Ludiomil) in general practice. *J Int Med Res* 1977; **5** (suppl 4): 122–38.
12. Gelenberg AJ. Amoxapine, a new antidepressant, appears in human milk. *J Nerv Ment Dis* 1979; **167:** 635–6.
13. Misri S, Sivertz K. Tricyclic drugs in pregnancy and lactation: a preliminary report. *Int J Psychiatry Med* 1991; **21:** 157–71.

心血管疾病 因三环类抗抑郁药的潜在心脏毒性作用，对于之前有心血管疾病的患者应谨慎使用，请详见上文**不良反应**项下**对心血管系统的影响**。

隐形眼镜 基于包括阿米替林[1]和马普替林[2]的报告，认为三环类抗抑郁药的抗毒蕈碱样胆碱能作用可能会减少泪液分泌，足以导致角膜干燥和污染隐形眼镜[3]。

1. Litovitz GL. Amitriptyline and contact lenses. *J Clin Psychiatry* 1984; **45:** 188.
2. Troiano G. Amitriptyline and contact lenses. *J Clin Psychiatry* 1985; **46:** 199.
3. Anonymous. Drugs interfering with contact lenses. *Aust J Hosp Pharm* 1987; **17:** 55–6.

糖尿病 根据三环类抗抑郁药可能会引起血糖浓度的改变，建议用于糖尿病患者时应谨慎。曾报道[1]阿米替林导致不自觉低血糖发作；这名患者没有出现通常在低血糖发作之前或伴随的肾上腺素能症状。

1. Sherman KE, Bornemann M. Amitriptyline and asymptomatic hypoglycemia. *Ann Intern Med* 1988; **109:** 683–4.

驾驶 虽然情感障碍很可能对驾驶技能有不利影响[1,2]，但使用抗抑郁药治疗可能也存在危险[1]，尽管患者用药可能比不用药，驾驶更安全[2]。操作能力的破坏很大程度上与镇静和抗毒蕈碱样胆碱能作用有关，两者在开始治疗时更明显；有镇静作用的三环类药物，如阿米替林和多塞平，比镇静作用小的三环类药物，如米帕明和去甲替林[1]，可能会引起更显著的精神运动损害。但是，一项流行病学研究[3]未能证实使用三环类抗抑郁药或SSRIs药物的司机发生道路交通事故的风险更高。对于健康受试者，氟西汀（一种 SSRI）和度硫平相似，损害精神运动和驾驶操作能力的作用很小[4]。

英国车辆管理局（DVLA）认为某些药物（如老一代的三环类抗抑郁药）可能有明显的抗胆碱能和抗组胺作用，这些作用可能会损害驾驶操作[5]。此外，作用于 CNS 的所有药物可能会损害警觉、注意力和驾驶操作能力，特别是开始治疗时或剂量增加时；如果患者受到药物的不良影响，应必须停止驾驶。伴显著记忆力或注意力问题、激越、行为紊乱或自杀观念等的重度抑郁症患者应停止驾驶，等待医师咨询的结果。

1. Ashton H. Drugs and driving. *Adverse Drug React Bull* 1983; **98:** 360–3.
2. Cremona A. Mad drivers: psychiatric illness and driving performance. *Br J Hosp Med* 1986; **35:** 193–5.
3. Barbone F, *et al.* Association of road-traffic accidents with benzodiazepine use. *Lancet* 1998; **352:** 1331–6.
4. Ramaekers JG, *et al.* A comparative study of acute and subchronic effects of dothiepin, fluoxetine and placebo on psychomotor and actual driving performance. *Br J Clin Pharmacol* 1995; **39:** 397–404.
5. Driver and Vehicle Licensing Agency. For medical practitioners: at a glance guide to the current medical standards of fitness to drive (issued February 2010). Available at: http://www.dft.gov.uk/dvla/~/media/pdf/medical/at_a_glance.ashx (accessed 15/04/10)

ECT 关于接受 ECT 治疗的患者要注意的问题，详见上文**麻醉**项下内容。

癫痫 有关三环类抗抑郁药的致癫痫效应和对于有癫痫病史或存在癫痫发作易患因素的患者需要注意的问题，详见上文**不良反应**项下的**致癫痫效应**。

食物 高纤维膳食使得 2 名服用多塞平以及 1 名服用地昔帕明的患者出现疗效的降低或消失[1]。

1. Stewart DE. High-fiber diet and serum tricyclic antidepressant levels. *J Clin Psychopharmacol* 1992; **12:** 438–40.

胃食管反流 三环类抗抑郁药的抗毒蕈碱作用可能导致下部食管括约肌松弛，如果深夜服药，可能会加重胃食管反流的夜间症状[1]。

1. Atkinson M. Use and misuse of drugs in the treatment of gastro-oesophageal reflux. *Prescribers' J* 1982; **22:** 129–36.

青光眼 药物制造厂家认为因为三环类抗抑郁药的抗毒蕈碱作用，对于闭角型青光眼或眼内压增高患者，应慎用三环类药物。与三环类药物有关的青光眼很少有报道，尽管有报道存在房角狭窄的 4 名患者使用常规剂量的米帕明时出现了急性青光眼发作[1]，另外一个病例中患者使用的是氯米帕明[2]。后者的病例中出现的体征是一时性黑矇，因眼内压升高和站立时血压的大幅度降低的共同作用导致。

1. Ritch R, *et al.* Oral imipramine and acute angle closure glaucoma. *Arch Ophthalmol* 1994; **112:** 67–8.
2. Schlingemann RO, *et al.* Amaurosis fugax on standing and angle-closure glaucoma with clomipramine. *Lancet* 1996; **347:** 465.

嗜铬细胞瘤 对未诊断的嗜铬细胞瘤患者使用米帕明[1,2]或地昔帕明[3]可出现不良反应，如癫痫发作和心血管异常（心动过速和高血压或低血压）。这提示[3]米帕明和它的代谢产物地昔帕明可能对发现嗜铬细胞瘤特别有效，反映了它们抑制去甲肾上腺素再摄取的药理机制。

1. Kaufmann JS. Pheochromocytoma and tricyclic antidepressants. *JAMA* 1974; **229:** 1282.
2. Mok J, Swann I. Diagnosis of phaeochromocytoma after ingestion of imipramine. *Arch Dis Child* 1978; **53:** 676–7.
3. Achong MR, Keane PM. Pheochromocytoma unmasked by desipramine therapy. *Ann Intern Med* 1981; **94:** 358–9.

卟啉病 阿米替林与卟啉病的急性发作有关，认为它用于卟啉病患者不安全。

妊娠 妊娠期间控制抑郁症很困难，一份报告[1]说明了 8 名孕妇使用一种三环类抗抑郁药治疗，提示在怀孕的后半阶段应增加剂量才能达到有效。有关妊娠期间的治疗有很多关注（详见**抑郁症**，第352页）。尽管有一些孤立的报告[2]将先天畸形归因于妊娠期间使用了三环类抗抑郁药，但是大规模研究和病例-对照的数据[3,4]未能证实任何关联。

三环类药物对胎儿神经发育的影响做了以下的研究[5]：对 80 名妊娠妇女的孩子进行了随后的总体 IQ 评估；结果显示妊娠头 3 个月宫内暴露于三环类药物的孩子与暴露于氟西汀的孩子无差异或对发育无不良影响。后来的一项研究提示在整个妊娠期间暴露三环类抗抑郁药或氟西汀，好像对认知功能无不良影响[6]。

妊娠 37 周检测到了胎儿快速性心律失常，归因于妊娠期间母亲使用了度硫平。当停药之后，胎儿的心率无异常，随后分娩很顺利，产下一个健康的婴儿。但是，作者表达了对胎心过速可导致宫内心力衰竭的忧虑并认为只有存在强制性的理由时，才能在妊娠期间使用三环类抗抑郁药[7]。

据报道妇女在妊娠期间服用了氯米帕明，其新生儿表现出了撤药症状，如低体温和神经过敏（jitteriness）[8]、惊厥[9,10]或肌阵挛[11]。用苯巴比妥或氯米帕明进行了治疗。注册药品信息建议如果这样做是合理的，氯米帕明应在计算的预产期前 7 周停药。

1. Wisner KL, *et al.* Tricyclic dose requirements across pregnancy. *Am J Psychiatry* 1993; **150:** 1541–2.
2. Barson AJ. Malformed infant. *BMJ* 1972; **2:** 45.
3. Greenberg G, *et al.* Maternal drug histories and congenital abnormalities. *BMJ* 1977; **2:** 853–6.
4. Winship KA, *et al.* Maternal drug histories and central nervous system anomalies. *Arch Dis Child* 1984; **59:** 1052–60.
5. Nulman I, *et al.* Neurodevelopment of children exposed in utero to antidepressant drugs. *N Engl J Med* 1997; **336:** 258–62.
6. Nulman I, *et al.* Child development following exposure to tricyclic antidepressants or fluoxetine throughout fetal life: a prospective, controlled study. *Am J Psychiatry* 2002; **159:** 1889–95.
7. Prentice A, Brown R. Fetal tachyarrhythmia and maternal antidepressant treatment. *BMJ* 1989; **298:** 190.
8. Musa AB, Smith CS. Neonatal effects of maternal clomipramine therapy. *Arch Dis Child* 1979; **54:** 405.
9. Cowe L, *et al.* Neonatal convulsions caused by withdrawal from maternal clomipramine. *BMJ* 1982; **284:** 1837–8.
10. Bromiker R, Kaplan M. Apparent intrauterine fetal withdrawal from clomipramine hydrochloride. *JAMA* 1994; **272:** 1722–3.
11. Bloem BR, *et al.* Clomipramine withdrawal in newborns. *Arch Dis Child Fetal Neonatal Ed* 1999; **81:** F77–F79.

手术 有关进行手术患者的注意事项请详见上文的**麻醉**。

撤药 规律治疗 8 周或更长的时间如果突然停止抗抑郁药治疗，可能会诱发撤药症状。与三环类抗抑郁药停药相关的症状可能会出现在 4 个不同方面[1]：

- 胃肠道紊乱和全身的躯体症状，如身体不适（malaise）、寒战、头痛和多汗，可能也伴随焦虑和激越；
- 睡眠紊乱，表现为伴多梦和噩梦的失眠；
- 帕金森综合征或静坐不能；
- 轻躁狂或躁狂。

三环类药物的撤药还可引起某些患者出现心律失常。对于儿童，撤药症状好像更常见和更严重[2]。

与三环类药物停药相关的许多症状可能由胆碱能作用的反弹引起[1]，可通过逐渐减少剂量将撤药症状减到最小。*BNF 59* 推荐任何抗抑郁药包括三环类药物，如果规律使用了 8 周或更长的时间，都应在至少 4 周的时间内逐渐停药，或对于接受长期维持治疗的患者，停药时间差不多要持续 6 个月。如果出现了撤药症状，应用一个足够的剂量重现开始治疗来消除撤药症状，随后逐渐停药[1,2]。对于必须突然停用三环类药物的情况，可用具有中枢活性的抗毒蕈碱样胆碱能药物，如阿托品或苯扎脱品来治疗撤药症状[1]，或另外一种选择，如果撤药症状只是胃肠道方面的，可以使用不通过血脑屏障的抗毒蕈碱样胆碱能药物，如普鲁本辛[1]。意识到发生撤药症状的可能性有助于避免将停药后出现的新症状误解为复发的证据。

因为三环类抗抑郁药可产生撤药症状，某些药物分类中将它们纳入了依赖性药物，但是对几种滥用物质研究的一篇综述[3]中验证了这个问题，并没有发现三环类药物可出现像巴比妥类药物一样的滥用或依赖的证据。

关于妊娠期间服用三环类抗抑郁药的母亲所生新生儿出现撤药症状及治疗的报告，详见上文**妊娠**项下内容。

1. Dilsaver SC. Withdrawal phenomena associated with antidepressant and antipsychotic agents. *Drug Safety* 1994; **10:** 103–14.
2. Anonymous. Problems when withdrawing antidepressives. *Drug Ther Bull* 1986; **24:** 29–30.
3. Lichtigfeld FJ, Gillman MA. The possible abuse of and dependence on major tranquillisers and tricyclic antidepressants. *S Afr Med J* 1994; **84:** 5–6.

药物相互作用

与三环类药物有关的相互作用通常起因于累加的毒性作用或一种药物的代谢改变。抑制或诱导细胞色素 P450 同工酶 CYP2D6 的药物可影响三环类药物的代谢，产生明显的血浆药物浓度的改变。

不良反应可被抗毒蕈碱样胆碱能作用的药物或 CNS 抑制药（包括乙醇）加重。巴比妥类药物和其他的酶诱导药（如利福平）和一些抗癫痫药能加快三环类抗抑郁药的代谢，可降低血药浓度和减弱抗抑郁药的疗效。西咪替丁、哌甲酯、抗精神病药和钙通道阻滞剂会降低三环类抗抑郁药的代谢，可能引起血药浓度增加和相应的毒性作用。

服用甲状腺制剂的患者可能显示出对三环类抗抑郁药的疗效增强，有时碘塞罗宁的这种作用可治疗难治性抑郁。但是，三环类药物与甲状腺激素合用可能会诱发心律失常。

异喹胍、胍乙啶和可乐定的抗高血压作用可被三环类药物减弱。拟交感神经药的升压作用，特别是那些有直接作用的药物（肾上腺素和去甲肾上腺素），可被三环类抗抑郁药增强；但是目前没有含有肾上腺素的局麻药和三环类抗抑郁药之间产生危险相互作用的临床证据。然而应非常小心，避免不慎静脉内注射局麻药制剂。

延长QT间期的药物，包括抗心律失常药（如胺碘酮或奎尼丁）、抗组胺药（阿司咪唑和特非那定）、一些抗精神病药（有显著作用的匹莫齐特、舍吲哚和硫利达嗪）、西沙必利、卤泛群和索他洛尔与三环类抗抑郁药合用时可增加室性心律失常的风险。这些产生相互影响的药物（如奎尼丁或一些抗精神病药）如果也降低三环类药物的代谢，可能会加重上述风险。

尽管在医疗专家的监督下，可合用不同的抗抑郁药治疗难治性抑郁症，但可发生严重的不良反应包括5-羟色胺综合征（见第392页）。因这个原因，停用某些类型的抗抑郁药和开始使用另一种药物的过程中，应经过一段适当的药物空窗期。通常正在使用MAOISs的患者不能服用三环类抗抑郁药或至少前者停药2周后才能用（如果开始使用氯米帕明或米帕明应停药3周）。停用一种可逆性单胺氧化酶A抑制药（RIMA）和开始使用一种三环类药物无需经过药物空窗期。停用一种三环类抗抑郁药和开始使用任何易于发生一种严重反应的药物（如苯乙肼）时，应至少经过1～2周的空窗期（如果是氯米帕明和米帕明要经过3周）。

关于上文提到的一些药物相互作用和其他作用，详见下文。

乙醇 关于乙醇对阿米替林的作用详见下文的**CNS抑制药**。

镇痛药 曾报道一名患者合用了右丙氧芬和三环类药物，出现了多塞平血药浓度加倍和与之相关的昏睡症状[1]。这与以前的研究一致，提示右丙氧芬可破坏其他药物的肝脏代谢。

要参照三环类抗抑郁药，特别是阿米替林和氯米帕明对阿片类镇痛药的作用，详见第84页**吗啡**。

1. Abernethy DR, *et al.* Impairment of hepatic drug oxidation by propoxyphene. *Ann Intern Med* 1982; **97:** 223–4.

抗心律失常药 延长QT间期的抗心律失常药与三环类药物合用时，可增加室性心律失常发作的可能性。这包括不同的Ⅰ类抗心律失常药，如丙吡胺、氟卡尼、普鲁卡因胺、普罗帕酮和奎尼丁和Ⅲ类抗心律失常药胺碘酮。

一名患者用地高辛和普罗帕酮治疗阵发性房颤后使用了地昔帕明，出现了地昔帕明血药浓度增加和毒性作用的表现[1]。这认为普罗帕酮可能降低了地昔帕明的代谢和清除率。

1. Katz MR. Raised serum levels of desipramine with the antiarrhythmic propafenone. *J Clin Psychiatry* 1991; **52:** 432–3.

抗凝血药 三环类抗抑郁药对抗凝血药的作用，详见第1371页**华法林**。

抗抑郁药 合并使用不同种类的抗抑郁药已成功应用在难治性抑郁的治疗中。需要强调的是，这种合并治疗可能会导致药物间产生相互作用或不良反应加重，它必须在医疗专家的监督下才能使用。不同抗抑郁药合并使用出现的相互作用，详见**苯乙肼**（第393页）。具有不同作用机制的两种5-羟色胺能药物同时使用可引起5-羟色胺综合征，详见**苯乙肼的不良反应**项下（第392页）。

抗糖尿病药 三环类抗抑郁药对磺胺类药物和胰岛素的作用，详见**药物相互作用**，分别是第442页和第425页。

抗癫痫药 抗抑郁药可能通过降低惊厥阈值拮抗抗癫痫药的作用。

一篇药物相互作用的综述[1]关于苯妥英提到，尽管有一些抗癫痫药和三环类药物或相关抗抑郁药之间相互作用的报道，但大部分涉及的是苯妥英之外的具有酶诱导作用的抗癫痫药或苯妥英与其他药物的相互作用。唯一的一篇认为苯妥英可能是单独使用的抗癫痫药的报道中指出，为了达到抗抑郁作用和维持地昔帕明血药浓度在通常与治疗效果相关的一定范围内，2名患者需要高剂量的地昔帕明。

据报道卡马西平能诱导许多三环类抗抑郁药的代谢（阿米替林、地昔帕明、多塞平、米帕明和去甲替林）并降低它们的血药浓度。药物相互作用的临床重要性尚不清楚。1名患者合并使用了去甲替林和卡马西平引起血清去甲替林浓度降低，需要增加去甲替林的剂量[2]。另一名患者同时使用了地昔帕明和卡马西平后出现了QT间期延长[3]，作者提出假设认为地昔帕明的代谢增快导致心脏毒性代谢产物的水平增加。

曾报道丙戊酸盐能增加阿米替林[4]、氯米帕明[5]和去甲替林[4,6]的血药浓度。

三环类抗抑郁药地昔帕明和维洛沙秦对卡马西平的作用，详见第454页。三环类抗抑郁药对苯妥英的作用，详见第476页。

1. Nation RL, *et al.* Pharmacokinetic drug interactions with phenytoin (part II). *Clin Pharmacokinet* 1990; **18:** 131–50.
2. Brøsen K, Kragh-Sørensen P. Concomitant intake of nortriptyline and carbamazepine. *Ther Drug Monit* 1993; **15:** 258–60.
3. Baldessarini RJ, *et al.* Anticonvulsant cotreatment may increase toxic metabolites of antidepressants and other psychotropic drugs. *J Clin Psychopharmacol* 1988; **8:** 381–2.
4. Wong SL, *et al.* Effects of divalproex sodium on amitriptyline and nortriptyline pharmacokinetics. *Clin Pharmacol Ther* 1996; **60:** 48–53.
5. Fehr C, *et al.* Increase in serum clomipramine concentrations caused by valproate. *J Clin Psychopharmacol* 2000; **20:** 493–4.
6. Fu C, *et al.* Valproate/nortriptyline interaction. *J Clin Psychopharmacol* 1994; **14:** 205–6.

抗真菌药 同时服用了氟康唑的患者发生了血清去甲替林[1]或阿米替林[2,3]的浓度增加。合并使用阿米替林和氟康唑的一些患者出现了晕厥[3]或扭转型室性心动过速[4]。曾报道2名患者在使用特比萘芬治疗的过程中[5,6]，血清去甲替林的浓度增加和相关的中毒症状，这种相互作用经再次给药得到了证实。另一个病例，1名使用米帕明长期治疗的患者在开始服用特比萘芬后出现了头晕、口干和肌肉抽动（twitching）[7]；后发现血清米帕明的浓度增加，降低米帕明的剂量后症状消退。一项对健康志愿者的研究也提示特比萘芬同样地抑制地昔帕明的代谢[8]。

1. Gannon RH. Fluconazole-nortriptyline drug interaction. *Ann Pharmacother* 1992; **26:** 1456.
2. Newberry DL, *et al.* A fluconazole/amitriptyline drug interaction in three male adults. *Clin Infect Dis* 1997; **24:** 270–1.
3. Robinson RF, *et al.* Syncope associated with concurrent amitriptyline and fluconazole therapy. *Ann Pharmacother* 2000; **34:** 1406–1409.
4. Dorsey ST, Biblo LA. Prolonged QT interval and torsades de pointes caused by the combination of fluconazole and amitriptyline. *Am J Emerg Med* 2000; **18:** 227–9.
5. van der Kuy P-HM, *et al.* Nortriptyline intoxication induced by terbinafine. *BMJ* 1998; **316:** 441.
6. van der Kuy P-HM, *et al.* Pharmacokinetic interaction between nortriptyline and terbinafine. *Ann Pharmacother* 2002; **36:** 1712–14.
7. Teitelbaum ML, Pearson VE. Imipramine toxicity and terbinafine. *Am J Psychiatry* 2001; **158:** 2086.
8. Madani S, *et al.* Effect of terbinafine on the pharmacokinetics and pharmacodynamics of desipramine in healthy volunteers identified as cytochrome P450 2D6 (CYP2D6) extensive metabolizers. *J Clin Pharmacol* 2002; **42:** 1211–18.

抗高血压药 一般来说，抗高血压药的降低血压作用可被三环类抗抑郁药加重，但是它们可能会拮抗肾上腺素能神经阻滞药和可乐定的作用。

抗偏头痛药 一些三环类药物与双氢麦角胺合用可能产生的相互作用，详见第591页。

抗肿瘤药 三环类抗抑郁药与六甲蜜胺合用可能产生的相互作用，详见第646页。

抗原虫药 1名患者使用呋喃唑酮（一种具有抑制单胺氧化酶活性的抗原虫药）后，出现了阿米替林的中毒性精神病[1]。

1. Aderhold RM, Muniz CE. Acute psychosis with amitriptyline and furazolidone. *JAMA* 1970; **213:** 2080.

抗精神病药 抗精神病药和三环类抗抑郁药之间相互作用的讨论，详见氯丙嗪（第945页）。氯米帕明和氯氮平之间可能产生的相互作用详见第955页。

抗病毒药 HIV蛋白酶抑制药可增加三环类抗抑郁药的血药浓度，它们都经P450同工酶代谢。利托那韦能引起血浆地昔帕明浓度的适度增加，稍微降低地昔帕明的起始剂量可能比较合适。利托那韦的注册药品信息中警告它可能会导致其他三环类药物浓度发生类似的增加；推荐三环类药物和利托那韦合用时应监测疗效和不良反应。

抗焦虑药 曾经提示苯二氮革类药物可能加重阿米庚酸氧化成一种有毒代谢物，详见上文**不良反应中对肝脏的影响**。地昔帕明和其他抗抑郁药与唑吡坦可能的相互作用，详见第1008页。

巴比妥类 抗抑郁药通过降低惊厥阈值可拮抗一些巴比妥类药物的抗癫痫作用。

巴比妥类药物能加快三环类抗抑郁药的代谢，因而降低它们的血药浓度。

三环类抗抑郁药与巴比妥类麻醉药的相互作用，详见上文**注意事项**项下的**麻醉**。

β受体阻滞药 2名9岁的儿童同时使用了普萘洛尔发现米帕明血药浓度增加[1]；这2个病例都没有报道明显的不良反应。拉贝洛尔也能增加健康志愿者的米帕明生物利用度并抑制它的代谢[2]。

三环类抗抑郁药与索他洛尔合用时可增加室性心律失常发生的风险。

1. Gillette DW, Tannery LP. Beta blocker inhibits tricyclic metabolism. *J Am Acad Child Adolesc Psychiatry* 1994; **33:** 223–4.
2. Hermann DJ, *et al.* Comparison of verapamil, diltiazem, and labetalol on the bioavailability and metabolism of imipramine. *J Clin Pharmacol* 1992; **32:** 176–83.

钙通道阻滞药 地尔硫革和维拉帕米都能增加健康志愿者米帕明的生物利用度；2名受试者发生了Ⅱ度心脏传导阻滞[1]。地尔硫革可能通过降低了去甲替林的首关代谢来增加了1名患者去甲替林的生物利用度[2]。曾报道与地尔硫革合用，增加了曲米帕明的血药浓度[3]，尽管没有药物毒性表现。

1. Hermann DJ, *et al.* Comparison of verapamil, diltiazem, and labetalol on the bioavailability and metabolism of imipramine. *J Clin Pharmacol* 1992; **32:** 176–83.
2. Krähenbühl S, *et al.* Pharmacokinetic interaction between diltiazem and nortriptyline. *Eur J Clin Pharmacol* 1996; **49:** 417–19.
3. Cotter PA, *et al.* Asymptomatic tricyclic toxicity associated with diltiazem. *Ir J Psychol Med* 1996; **13:** 168–9.

CNS抑制药 抑制CNS的药物可加重镇静性三环类抗抑郁药的困倦感和相关作用。乙醇和三环类抗抑郁药也会产生这样的相互作用，一项研究显示乙醇能降低阿米替林的肝脏首关代谢，引起血浆游离阿米替林浓度的增加，特别是药物吸收阶段[1]。

与巴比妥类麻醉药合用可能出现的问题，详见上文**注意事项**项下的**麻醉**。

1. Dorian P, *et al.* Amitriptyline and ethanol: pharmacokinetic and pharmacodynamic interaction. *Eur J Clin Pharmacol* 1983; **25:** 325–31.

双硫仑 有报道2名使用双硫仑治疗的患者在加用阿米替林后出现了急性脑综合征[1]。这种综合征可能是由药物的合并作用和协同提高了多巴胺浓度引起。

有关阿米替林加重双硫仑-乙醇反应的一项报告，详见第2227页。

1. Maany I, *et al.* Possible toxic interaction between disulfiram and amitriptyline. *Arch Gen Psychiatry* 1982; **39:** 743–4.

多巴胺能药物 曾报道司来吉兰[1]，一种不可逆的选择性单胺氧化酶B抑制药，与三环类抗抑郁药合用时发生了严重的不良反应。某些情况下，三环类抗抑郁药与非选择性的MAOIs合用时，出现了类似于可能致命的5-羟色胺综合征（详见**苯乙肼**，第392页）。

司来吉兰的一些制造厂家建议三环类抗抑郁药通常不能与它同时使用或至少停药2周后才能用。同样的，停用一种三环类抗抑郁药和开始使用司来吉兰之间至少要经过1周的间隔。

有关三环类药物对左旋多巴的影响，详见第777页。

1. Anonymous. Selegiline and antidepressants: risk of serious interactions. *WHO Drug Inf* 1995; **9:** 160–1.

全身麻醉药 阿米替林对恩氟烷的作用，详见第1703页。三环类抗抑郁药对巴比妥类药的作用，详见上文**注意事项**下的**麻醉**。

组胺 三环类抗抑郁药对外源性组胺的作用，详见第2252页。

组胺 H_2 受体拮抗药 西咪替丁是一个已知的肝脏代谢药物的抑制药，曾报道西咪替丁与地昔帕明[1]、多塞平[2]、米帕明[1]合用时，出现了三环类药物毒性作用的症状；1名患者合并使用了米帕明和西咪替丁后出现了精神病症状[3]。合并治疗时三环类药物浓度增加或西咪替丁停药时三环类药物浓度降低，米帕明[4]或去甲替林[5]都曾有此报道。健康志愿者的研究也提示西咪替丁使用过程中能够提高阿米替林[6]、多塞平[7,8]和米帕明[9]的生物利用度和（或）损害肝脏代谢。因此，西咪替丁开始治疗或停药时需要调整三环类抗抑郁药的剂量。

报道雷尼替丁不改变阿米替林[10]、多塞平[8]或米帕明[9]的药物代谢。

1. Miller DD, Macklin M. Cimetidine-imipramine interaction: a case report. *Am J Psychiatry* 1983; **140:** 351–2.
2. Brown BA, *et al.* Cimetidine-doxepin interaction. *J Clin Psychopharmacol* 1985; **5:** 245–7.
3. Miller ME, *et al.* Psychosis in association with combined cimetidine and imipramine treatment. *Psychosomatics* 1987; **28:** 217–19.
4. Shapiro PA. Cimetidine-imipramine interaction: case report and comments. *Am J Psychiatry* 1984; **141:** 152.
5. Miller DD, *et al.* Cimetidine's effect on steady-state serum nortriptyline concentrations. *Drug Intell Clin Pharm* 1983; **17:** 904–5.
6. Curry SH, *et al.* Cimetidine interaction with amitriptyline. *Eur J Clin Pharmacol* 1985; **29:** 429–33.
7. Abernethy DR, Todd EL. Doxepin-cimetidine interaction: increased doxepin bioavailability during cimetidine treatment. *J Clin Psychopharmacol* 1986; **6:** 8–12.
8. Sutherland DL, *et al.* The influence of cimetidine versus ranitidine on doxepin pharmacokinetics. *Eur J Clin Pharmacol* 1987; **32:** 159–64.

9. Wells BG, *et al.* The effect of ranitidine and cimetidine on imipramine disposition. *Eur J Clin Pharmacol* 1986; **31:** 285–90.
10. Curry SH, *et al.* Lack of interaction of ranitidine with amitriptyline. *Eur J Clin Pharmacol* 1987; **32:** 317–20.

肌松药 有一个个案报道[1]：1名患者因感到双腿无力服用巴氯芬治疗痉挛，开始使用去甲替林后不能站立。去甲替林停药后症状有改善，但是再次给予去甲替林后又出现同样的症状。

1. Silverglat MJ. Baclofen and tricyclic antidepressants: possible interaction. *JAMA* 1981; **246:** 1659.

性激素 三环类抗抑郁药和雌激素[1~3]之间发生相互作用有一些零星的报道，引起抗抑郁药没有疗效和(或)三环类药物的毒性作用；但这些相互作用的重要性还没有确定。

1. Prange AJ, *et al.* Estrogen may well affect response to antidepressant. *JAMA* 1972; **219:** 143–4.
2. Khurana RC. Estrogen-imipramine interaction. *JAMA* 1972; **222:** 702–3.
3. Somani SM, Khurana RC. Mechanism of estrogen-imipramine interaction. *JAMA* 1973; **223:** 560.

吸烟 曾报道烟草烟雾能降低三环类抗抑郁药的血药浓度[1~3]。但是临床意义还没有完全确定，因为非结合药物的血浆浓度不受影响[3]。可能机制是香烟烟雾中的成分刺激了肝脏的药物代谢。

1. Perel JM, *et al.* Pharmacodynamics of imipramine in depressed patients. *Psychopharmacol Bull* 1975; **11:** 16–18.
2. John VA, *et al.* Effects of age, cigarette smoking and the oral contraceptive on the pharmacokinetics of clomipramine and its desmethyl metabolite during chronic dosing. *J Int Med Res* 1980; **8** (suppl 3): 88–95.
3. Perry PJ, *et al.* Effects of smoking on nortriptyline plasma concentrations in depressed patients. *Ther Drug Monit* 1986; **8:** 279–84.

拟交感神经药 拟交感神经药的升压作用可被三环类抗抑郁药加强。

麻醉过程中可能需要拟交感神经药，对于使用三环类药物的患者需要注意的问题，详见上文**注意事项**下的**麻醉**。

甲状腺激素 三环类抗抑郁药与碘塞罗宁合用时其疗效增强，原因是甲状腺激素能够增强儿茶酚胺的受体敏感性[1,2]。

1. Banki CM. Cerebrospinal fluid amine metabolites after combined amitriptyline-triiodothyronine treatment of depressed women. *Eur J Clin Pharmacol* 1977; **11:** 311–15.
2. Goodwin FK, *et al.* Potentiation of antidepressant effects by L-triiodothyronine in tricyclic nonresponders. *Am J Psychiatry* 1982; **139:** 34–8.

药动学

阿米替林易于被胃肠道吸收，血浆浓度峰值大约在口服后6h。

阿米替林经过广泛的首关代谢，在肝内被P450同工酶CYP3A4、CYP2C9和CYP2D6代谢成主要活性代谢产物去甲替林。阿米替林的其他代谢途径包括经CYP2D6羟基化（可能代谢成活性代谢产物）和*N*-氧化；去甲替林经过相似的代谢途径。阿米替林主要以代谢产物的形式随尿排出，游离或者是结合的。

阿米替林和去甲替林广泛分布在体内，与血浆和组织蛋白广泛结合。阿米替林的消除半衰期是9～25h，过量用药可能明显延长。阿米替林和去甲替林的血浆浓度个体差异很大，与疗效没有线性相关性。

阿米替林和去甲替林可通过胎盘和分布在乳汁中（详见上文**注意事项**下的**哺乳**）。

1. Schulz P, *et al.* Discrepancies between pharmacokinetic studies of amitriptyline. *Clin Pharmacokinet* 1985; **10:** 257–68.
2. Brøsen K, Gram LF. Clinical significance of the sparteine/debrisoquine oxidation polymorphism. *Eur J Clin Pharmacol* 1989; **36:** 537–47.
3. Caccia S, Garattini S. Formation of active metabolites of psychotropic drugs: an updated review of their significance. *Clin Pharmacokinet* 1990; **18:** 434–59.
4. Wood AJJ, Zhou HH. Ethnic differences in drug disposition and responsiveness. *Clin Pharmacokinet* 1991; **20**: 350–73.
5. Llerena A, *et al.* Debrisoquin and mephenytoin hydroxylation phenotypes and CYP2D6 genotype in patients treated with neuroleptic and antidepressant agents. *Clin Pharmacol Ther* 1993; **54:** 606–11.
6. Ghahramani P, *et al.* Cytochromes P450 mediating the N-demethylation of amitriptyline. *Br J Clin Pharmacol* 1997; **43:** 137–44.

用途和用法

三环类抗抑郁药（如阿米替林）是由与氯丙嗪相似的酚噻嗪类化合物衍变而来，正如名字提示的，具有三环的分子结构。它们抑制CNS神经元去甲肾上腺素的再摄取；此外，一些三环类药物抑制5-羟色胺的再摄取。通过抑制单胺类物质的再摄取发挥在大脑中的作用，可能与它们的抗抑郁疗效有关。三环类抗抑郁药与毒蕈碱样胆碱能受体和组胺H_1受体有不同程度的亲和力，详见上文中的**不良反应**。阿米替林是镇静作用较强的三环类药物之一。一环、两环或四环的抗抑郁药也被开发，它们只有部分药理特征与三环类药物相同。

阿米替林和其他三环类抗抑郁药的镇静作用和其他不良反应会很快出现，可能在各种抗抑郁疗效出现前几周就表现出来。当取得疗效后，要以最适宜的剂量维持治疗至少6个月（老年患者可能12个月）来避免停止治疗后的复发。有抑郁反复发作病史的患者应维持治疗至少2年。为了治疗有效要使用足够高的剂量，但不能过高引起毒性作用，这很重要。

阿米替林，一种二苯并环庚烯，通常以盐酸盐的形式口服给药，剂量根据这种盐来表示。盐酸阿米替林也可通过肌内注射给药或缓慢的静脉内注射；剂量根据碱基或盐酸盐来表示。75mg的盐酸阿米替林大约等于66.3mg的碱基。阿米替林也可通过双羟萘酸盐的形式或氧化物（氧阿米替林）口服给药。

治疗**抑郁**时，盐酸阿米替林口服的起始日剂量是50～75mg，分几次服（或晚上1次服）。随后，剂量逐渐增加，如有必要，可达每日150mg，添加的剂量在下午的晚些时候或晚上给予。住院的重度抑郁患者剂量可到每日200mg或偶尔达到每日300mg。

青少年和老年患者通常对三环类抗抑郁药的耐受性降低，英国的注册药品信息说明这些人群盐酸阿米替林的起始剂量可能要低到每日25mg，分几次服用或1次服用，最好是睡前。*BNF 59*建议最小的起始剂量是每日30mg。在英国，不推荐16岁以下的儿童使用阿米替林治疗抑郁症。

在最初治疗阶段，如果口服给药行不通或不可取，可肌内注射阿米替林，但是应尽快被口服给药替代。剂量与口服给药相似。也可使用静脉给药。

三环类抗抑郁药，包括阿米替林可能对治疗一些**焦虑障碍**（如惊恐障碍）和控制**神经性疼痛**（详见下文）有效。阿米替林的儿童用法见下文。

阿米替林应逐渐停药以减少发生撤药症状的风险。

儿童用法 阿米替林也可应用在排除器质性病变的**夜间遗尿症**。但是，药物治疗夜间遗尿应作为其他方法都无效情况下的保留治疗，最好只在离开家的时间段内使用；三环类抗抑郁药不推荐用于6岁以下的儿童（*BNFC 2009*推荐直到7岁才能使用）。三环类抗抑郁药用于夜间遗尿的讨论详见下文**排尿障碍**。

盐酸阿米替林的口服剂量是：

- 6～10岁的儿童，10～20mg。
- 11岁以上的儿童，20～50mg。

这个剂量应在睡前给予，包括逐渐停药阶段在内，治疗持续时间不应超过3个月。在下一个疗程开始，建议作全面的体格检查，包括心电图。

阿米替林在儿童**神经性疼痛**的应用，详见下文。

焦虑障碍 三环类抗抑郁药在焦虑障碍中的应用详见**氯米帕明**（第364页）。

神经性贪食症 心理咨询、支持、心理治疗和抗抑郁药的联合使用，通常用来治疗神经性贪食症。抗抑郁药能够减少暴食的频率和贪食的一些其他症状，但是停药时容易复发。曾尝试了许多抗抑郁药，三环类抗抑郁药地昔帕明和SSRI类氟西汀是最常用的并被认为耐受性很好。

1. Hay PPJ, *et al.* Antidepressants versus psychological treatments and their combination for bulimia nervosa. Available in The Cochrane Database of Systematic Reviews; Issue 4. Chichester: John Wiley; 2001 (accessed 28/07/10).
2. Bacaltchuk J, Hay PPJ. Antidepressants versus placebo for people with bulimia nervosa. Available in The Cochrane Database of Systematic Reviews; Issue 4. Chichester: John Wiley; 2003 (accessed 28/07/10).

肉毒鱼类中毒 阿米替林可缓解与肉毒鱼类中毒相关的一些神经系统症状（详见**甘露醇**，第1280页）。

可卡因依赖 三环类抗抑郁药在可卡因依赖中的应用，详见**地昔帕明**（第365页）。

抑郁症 正如第352页讨论的，不同种类抗抑郁药之间几乎没有疗效的差别，用药选择通常根据不良反应决定。尽管没有新型抗抑郁药疗效好，三环类抗抑郁药可能仍然被选择，因为对它们的使用有很多经验，对其药理机制非常熟悉。镇静作用较强的抗抑郁药，如阿米替林、氯米帕明、度硫平、多塞平和曲米帕明可能治疗与抑郁症相关的激越或焦虑比较有效。镇静作用较弱的三环类药物，如阿莫沙平、地昔帕明、米帕明、洛非帕明、去甲替林和普罗替林可能适于治疗抑郁症患者的退缩或情感淡漠。

不过，*BNF 59*认为阿米替林和度硫平在过量使用时相当危险，所以不作为治疗抑郁症的推荐用药，而且度硫平只能由专家开具处方。

不同种类的抗抑郁药（包括三环类药物）合并治疗被用来治疗难治性或耐药性抑郁症。但是这样治疗可能会加重不良反应或药物相互作用，需要医疗专家的监督；详见**抗抑郁药**中**苯乙肼**的**药物相互作用**项下，第393页。

1. Deisenhammer EA, *et al.* Intravenous versus oral administration of amitriptyline in patients with major depression. *J Clin Psychopharmacol* 2000; **20:** 417–22.
2. Guaiana G, *et al.* Amitriptyline for depression. Available in The Cochrane Database of Systematic Reviews; Issue 3. Chichester: John Wiley; 2007 (accessed 07/05/08).

头痛 三环类抗抑郁药对控制一些类型的头痛有效，对伴随抑郁的头痛尤其有效，但它们的有益效果好像不依赖本身的抗抑郁作用。当药物如普萘洛尔无效时，可用三环类药物预防偏头痛（第587页）。阿米替林是通常使用的三环类药物，其他药物也做过尝试。它也在儿童中研究过。*BNF 59*建议盐酸阿米替林预防偏头痛的成人剂量是开始晚上服用10mg，增加到每晚50～70mg的维持剂量；需要持续的预防应该大约间隔6个月的时间进行一次回顾检查。控制慢性紧张型头痛（第588页），还可用三环类药物预防，尽管有益的作用很少是全面的。低剂量通常就有症状改善，但是如果有潜在的抑郁，必须要使用足量的抗抑郁药。阿米替林还可能用于治疗药物过度使用造成头痛的患者撤药时的症状（第587页）。

1. Mathew NT. Prophylaxis of migraine and mixed headache: a randomized controlled study. *Headache* 1981; **21:** 105–9.
2. Pfaffenrath V, *et al.* Combination headache: practical experience with a combination of a β-blocker and an antidepressive. *Cephalalgia* 1986; **6** (suppl 5): 25–32.
3. Wörz R, Scherhag R. Treatment of chronic tension headache with doxepin or amitriptyline—results of a double-blind study. *Headache Q* 1990; **1:** 216–23.
4. Ziegler DK, *et al.* Propranolol and amitriptyline in prophylaxis of migraine: pharmacokinetic and therapeutic effects. *Arch Neurol* 1993; **50:** 825–30.
5. Pfaffenrath V, *et al.* Efficacy and tolerability of amitriptylinoxide in the treatment of chronic tension-type headache: a multi-centre controlled study. *Cephalalgia* 1994; **14:** 149–55.
6. Hershey AD, *et al.* Effectiveness of amitriptyline in the prophylactic management of childhood headaches. *Headache* 2000; **40:** 539–49.
7. Holroyd KA, *et al.* Management of chronic tension-type headache with tricyclic antidepressant medication, stress management therapy, and their combination: a randomized controlled trial. *JAMA* 2001; **285:** 2208–15.
8. Descombes S, *et al.* Amitriptyline treatment in chronic drug-induced headache: a double-blind comparative pilot study. *Headache* 2001; **41:** 178–82.

呃逆 阿米替林像许多药物一样，曾有成功治疗顽固性呃逆的零星报道[1]（第947页）。

1. Stalnikowicz R, *et al.* Amitriptyline for intractable hiccups. *N Engl J Med* 1986; **315:** 64–5.

过动症 当需要药物治疗注意力缺陷多动症时（第2069页），最初的治疗通常是使用一种中枢兴奋药。三环类抗抑郁药（如米帕明和地昔帕明）可作为对兴奋药治疗无效或不能耐受兴奋药的患者的保留治疗。它们也可用来筛选存在某种共病（co-existing）的患者。

间质性膀胱炎 研究发现三环类抗抑郁药对治疗间质性膀胱炎有效（第2098页）。一项安慰剂对照临床试验中有48名间质性膀胱炎患者，与安慰剂相比，使用阿米替林治疗（每日剂量从25mg到100mg），明显降低了症状评分并改善了疼痛和尿急[1]。但是，对一些患者来说，阿米替林的抗毒蕈碱样不良反应很麻烦。治疗间质性膀胱炎时，也可晚上服用阿米替林或米帕明合并白天服用马尿酸乌洛托品来治疗[2]。

1. van Ophoven A, *et al.* A prospective, randomized, placebo controlled, double-blind study of amitriptyline for the treatment of interstitial cystitis. *J Urol (Baltimore)* 2004; **172:** 533–6.
2. Cardozo L. Postmenopausal cystitis. *BMJ* 1996; **313:** 129.

肠易激综合征 治疗肠易激综合征可尝试用一种三环类抗抑郁药（第1621页），特别是患者主诉是腹泻和腹痛的情况下。

排尿障碍 三环类抗抑郁药是治疗无器质性病变的儿童**夜间遗尿**（第2099页）的一种选择性药物或者是非药物干预措施的辅助治疗。但是，因为过量用药时的潜在致命毒性作用，在家庭儿童使用三环类药物时要关注其安全性。治疗夜间遗尿症的大部分经验来自米帕明，但是其他的三环类药物（如阿米替林、去甲替林和氯米帕明）也曾用过。它们治疗夜间遗尿症的作用机制尚不清楚。可能是它们的抗毒蕈碱样胆碱能作用和解痉作用，还有对睡眠结构的影响和可能刺激了抗利尿激素的分泌。米帕明可能对年长的儿童最有效，但是许多患者会发生药物耐受并需要更高的剂量。

三环类抗抑郁药有时也用来治疗**尿失禁**（第2100页）。

1. Glazener CMA, *et al.* Tricyclic and related drugs for nocturnal enuresis in children. Available in The Cochrane Database of Systematic Reviews; Issue 3. Chichester: John Wiley; 2003 (accessed 24/11/05).

发作性睡病 三环类抗抑郁药是治疗与发作性睡病有关的猝倒和睡眠麻痹的主要药物（第2069页）。米帕明被广泛用于治疗这些症状，尽管有人认为氯米帕明更有效。药物起效时间比治疗抑郁症快，需要的剂量可能较低（常用的是米帕明每日10～75mg），但是也会发生药物耐受。当症状经常出现，应逐渐增加剂量为既定的白天时间提供最大的保护。

疼痛 可使用三环类抗抑郁药（通常是阿米替林）低于抑郁症治疗的剂量来缓解一些类型的疼痛。*BNF 59* 推荐夜间口服阿米替林最初的起始剂量是10～25mg，如果需要，逐渐增加到每日75mg来控制成人神经性疼痛。*BNFC 2009* 也推荐将相似剂量的盐酸阿米替林用于12岁以上儿童神经性疼痛的姑息治疗；此外，2岁以上的幼儿初始剂量可以是200～500μg/kg（最高剂量25mg），每日1次，夜间给药，如有必要，则逐渐加量至最高剂量1mg/kg，每日2次给药。

三环类药物对癌症出现的慢性神经性疼痛（第6页）、中枢卒中后疼痛（第7页）、糖尿病性神经病（第7页）、幻肢痛（第10页）和带状疱疹后神经痛（第10页）有效。三环类药物对治疗特发性口面痛（idiopathic orofacial pain）(第9页）也有效，对复杂性区域疼痛综合征患者可能有效（第7页）。纤维肌痛患者对镇痛药和抗炎药反应差，使用三环类药物可改善疼痛和睡眠质量（见**软组织风湿病**，第13页）。也可参阅第4页**镇痛药的选择**。三环类药物对偏头痛或慢性紧张型头痛也有效（详见上文**头痛**项下内容）。基本无证据表明三环类药物对急性或关节炎疼痛有效。

1. Onghena P, Van Houdenhove, B. Antidepressant-induced analgesia in chronic non-malignant pain: a meta-analysis of 39 placebo-controlled studies. *Pain* 1992; **49:** 205–19.
2. McQuay HJ, *et al.* A systematic review of antidepressants in neuropathic pain. *Pain* 1996; **68:** 217–27.
3. Godfrey RG. A guide to the understanding and use of tricyclic antidepressants in the overall management of fibromyalgia and other chronic pain syndromes. *Arch Intern Med* 1996; **156:** 1047–52.
4. McQuay HJ, Moore RA. Antidepressants and chronic pain. *BMJ* 1997; **314:** 763–4.
5. Joss JD. Tricyclic antidepressant use in diabetic neuropathy. *Ann Pharmacother* 1999; **33:** 996–1000.
6. Arnold LM, *et al.* Antidepressant treatment of fibromyalgia: a meta-analysis and review. *Psychosomatics* 2000; **41:** 104–13.
7. Lynch ME. Antidepressants as analgesics: a review of randomized controlled trials. *J Psychiatry Neurosci* 2001; **26:** 30–6.
8. Reisner L. Antidepressants for chronic neuropathic pain. *Curr Pain Headache Rep* 2003; **7:** 24–33.

强制性哭笑 大脑某些区域受损伤后可引起强制性哭笑。大部分尝试的治疗是使用抗抑郁药，阿米替林[1]和去甲替林[2]的双盲研究都报道了支持的结果。

1. Schiffer RB, *et al.* Treatment of pathologic laughing and weeping with amitriptyline. *N Engl J Med* 1985; **312:** 1480–2.
2. Robinson RG, *et al.* Pathological laughing and crying following stroke: validation of a measurement scale and a double-blind treatment study. *Am J Psychiatry* 1993; **150:** 286–93.

经前期综合征 三环类抗抑郁药氯米帕明治疗经前期综合征的文献，见第364页。

精神分裂症 研究认为处于急性精神病发作后恢复期的精神分裂症（第928页）患者，如果出现了抑郁，抗抑郁药如三环类药物值得尝试作为一种辅助治疗。但是对于急性精神病发作期或慢性精神分裂症缓解期表现的抑郁是否有效，目前没有明确的证据[1]。

1. Anonymous. The drug treatment of patients with schizophrenia. *Drug Ther Bull* 1995; **33:** 81–6.

性功能障碍 曾报道三环类抗抑郁药的不良反应有阳痿或射精问题（详见上文**不良反应**项下**对性功能的影响**）。曾研究利用这些药理特征作为男性早泄的一种可能治疗（详见**氯米帕明**，第365页）。

皮肤病 三环类抗抑郁药在皮肤病中的应用详见**多塞平**，第366页。

戒烟 三环类药物是被尝试作为烟碱替代治疗（NRT）之外的另一种治疗药物之一，用来缓解戒烟后相关的戒断症状，并取得了不同程度的成功（第2292页）。一些专家推荐去甲替林可作为不能耐受NRT或NRT后复发患者的二线治疗。

1. Hughes JR, *et al.* Antidepressants for smoking cessation. Available in The Cochrane Database of Systematic Reviews; Issue 1. Chichester: John Wiley; 2007 (accessed 14/08/08).

制剂

BP 2010: Amitriptyline Tablets;
USP 33: Amitriptyline Hydrochloride Injection; Amitriptyline Hydrochloride Tablets; Chlordiazepoxide and Amitriptyline Hydrochloride Tablets; Perphenazine and Amitriptyline Hydrochloride Tablets.

专利制剂

Arg.: Fiorda; Tryptalgin; Tryptanol; Uxen; ***Austral.:*** Endep; Tryptanol†; ***Austria:*** Saroten; Tryptizol; ***Belg.:*** Redomex; Tryptizol†; ***Braz.:*** Amytril; Neurotrypt; Protanol; Tripsol†; Trisomatol; Tryptanol; ***Canad.:*** Elavil; Levate; Novo-Triptyn; ***Denm.:*** Saroten; ***Fin.:*** Triptyl; ***Fr.:*** Elavil; Laroxyl; ***Ger.:*** Amineurin; Amioxid; Equilibrin; Novoprotect†; Saroten; Syneudon; ***Gr.:*** Maxivalet; Saroten; Stelminal; Thymontil; ***Hong Kong:*** Endep; Qualitriptine; ***Hung.:*** Teperin; ***India:*** Sarotena; Tryptomer; ***Israel:*** Elatrol; Elatrolet; Tryptal; ***Ital.:*** Adepril; Laroxyl; Triptizol; ***Malaysia:*** Tripta; Tryptanol; ***Mex.:*** Anapsique; Tryptanol; ***Neth.:*** Sarotex; Tryptizol; ***Norw.:*** Sarotex; Tryptizol†; ***NZ:*** Amitrip; ***Port.:*** ADT; Tryptizol; ***Rus.:*** Amyzol (Амизол)†; Eliwel (Эливел)†; Saroten (Саротен); ***S.Afr.:*** Noriline†; Saroten†; Trepiline; Tryptanol; ***Singapore:*** Tripta; ***Spain:*** Deprelio; Tryptizol; ***Swed.:*** Saroten; Tryptizol; ***Switz.:*** Saroten; Tryptizol; ***Thai.:*** Amitec; Amitryn; Conmitrip; Polytanol; Tripsyline; Tripta; Triptyline; Tryptanol; ***Turk.:*** Laroxyl; Triptilin; ***UK:*** Elavil; ***Venez.:*** Tryptanol.

多组分制剂 ***Austria:*** Limbitrol; ***Braz.:*** Limbitrol; ***Canad.:*** Apo Peram; PMS-Levazine; ***Chile:*** Antalin; Limbatrilin; Morelin; Mutabon D†; Tiperin; ***Fin.:*** Klotriptyl; Limbitrol; Pertriptyl; ***Gr.:*** Minitran; Triphenaze; ***India:*** Emotrip; ***Indon.:*** Limbitol; Mutabon-D; Mutabon-M; ***Irl.:*** Triptafen; ***Ital.:*** Diapatol; Limbitryl; Mutabon; Sedans; ***Mex.:*** Adepsique; ***Port.:*** Mutabon; ***Rus.:*** Amixide (Амиксид); ***S.Afr.:*** Limbitrol; ***Spain:*** Mutabase; Nobritol; ***Switz.:*** Limbitrol; ***Thai.:*** Anxipress-D†; Neuragon; Polybon; ***UK:*** Triptafen; ***USA:*** Etrafon; Limbitrol.

Amoxapine（*BAN*，*USAN*，*rINN*）阿莫沙平

Amoksapiini; Amoksapin; Amoxapin; Amoxapina; Amoxapinum; CL-67772. 2-Chloro-11-(piperazin-1-yl)dibenz[*b,f*][1,4]oxazepine.

Амоксапин

$C_{17}H_{16}ClN_3O$ = 313.8.
CAS — 14028-44-5.
ATC — N06AA17.
ATC Vet — QN06AA17.
UNII — R63VQ857OT.

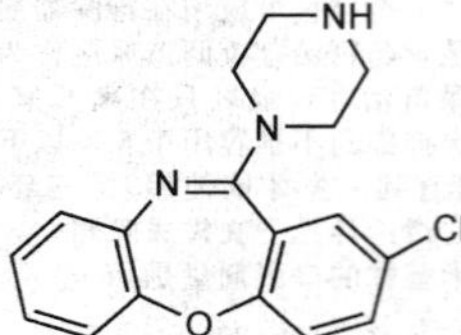

Pharmacopoeias. In *Jpn* and *US.*

USP 33（Amoxapine） 白色到浅黄色的结晶性粉末。几乎不溶于水；微溶于丙酮；易溶于氯仿；略溶于甲醇和甲苯；溶于四氢呋喃。贮藏于密闭容器中。

不良反应、处置和注意事项

大体上与三环类抗抑郁药相同（详见**阿米替林**，第354页）。

与阿莫沙平有关的迟发性运动障碍和神经阻滞药恶性综合征报道很少。

抗多巴胺作用 阿莫沙平是抗精神病药洛沙平（第975页）的一种衍生物，具有一些抗精神病药的作用。它的羟基化代谢产物也有阻断多巴胺受体的作用。这种阻断作用引发出的不良反应症状曾被报道和评论过[1,2]，包括运动不能、静坐不能、停药所致运动障碍、可逆的迟发性运动障碍、持续的运动障碍、血清催乳素水平升高和溢乳。也曾报道过舞蹈症[3]和眼动危象[4]。

1. Tao GK, *et al.* Amoxapine-induced tardive dyskinesia. *Drug Intell Clin Pharm* 1985; **19:** 548–9.
2. Devarajan S. Safety of amoxapine. *Lancet* 1989; **ii:** 1455.
3. Patterson JF. Amoxapine-induced chorea. *South Med J* 1983; **76:** 1077.
4. Hunt-Fugate AK, *et al.* Adverse reactions due to dopamine blockade by amoxapine. *Pharmacotherapy* 1984; **4:** 35–9.

抗毒蕈碱样作用 据报道阿莫沙平能产生与抗毒蕈碱作用相关的不良反应（如便秘、视物模糊和口干）。但是这并不能反映阿莫沙平体外研究的结果，实际上它对毒蕈碱位点的亲和力比阿米替林低很多[1]；对健康志愿者的研究也支持了这一点。被描述的抗毒蕈碱样作用的不良反应可能反映的是阿莫沙平影响去甲肾上腺素的作用机制。

1. Bourne M, *et al.* A comparison of the effects of single doses of amoxapine and amitriptyline on autonomic functions in healthy volunteers. *Eur J Clin Pharmacol* 1993; **44:** 57–62.

哺乳 有关三环类抗抑郁药在哺乳患者中使用的评论，详见**阿米替林**项下的**注意事项**，第356页。

对内分泌系统的影响 1名无糖尿病史的49岁妇女每日口服3次50mg的阿莫沙平5天后，出现了可逆的非酮症高血糖[1]。她曾经每日使用150mg的洛沙平后也发生了非酮症高血糖。提示7-羟阿莫沙平是一种与阿莫沙平和洛沙平相似的代谢产物。

也可详见上文**抗多巴胺作用**，因为提到了溢乳和高泌乳素血症。

1. Tollefson G, Lesar T. Nonketotic hyperglycemia associated with loxapine and amoxapine: case report. *J Clin Psychiatry* 1983; **44:** 347–8.

过量 研究报道阿莫沙平过量能引起急性肾功能衰竭，伴横纹肌溶解[1,2]、昏迷和癫痫发作[3~5]。尽管对阿莫沙平过量导致癫痫发作和死亡的发生率是否高于其他三环类药物存在一些争论，但一些专家[6]认为证据好像支持其对神经系统造成的不良后果较强。

曾报道阿莫沙平过量无心脏毒性[3]，但是后来的证据提示有潜在的心脏毒性[6,7]。

1. Pumariega AJ, *et al.* Acute renal failure secondary to amoxapine overdose. *JAMA* 1982; **248:** 3141–2.
2. Jennings AE, *et al.* Amoxapine-associated acute renal failure. *Arch Intern Med* 1983; **143:** 1525–7.
3. Kulig K, *et al.* Amoxapine overdose: coma and seizures without cardiotoxic effects. *JAMA* 1982; **248:** 1092–4.
4. Litovitz TL, Troutman WG. Amoxapine overdose: seizures and fatalities. *JAMA* 1983; **250:** 1069–71.
5. Jefferson JW. Convulsions associated with amoxapine. *JAMA* 1984; **251:** 603–4.
6. Leonard BE. Safety of amoxapine. *Lancet* 1989; **ii:** 808.
7. Sørensen MR. Acute myocardial failure following amoxapine intoxication. *J Clin Psychopharmacol* 1988; **8:** 75.

药物相互作用

三环类药物相关的药物相互作用，详见**阿米替林**（第357页）。

药动学

阿莫沙平易于在胃肠道吸收。它的化学结构与洛沙平相似（第975页），都通过羟基化代谢。它主要以与葡糖苷酸结合的代谢产物随尿排出。

报道阿莫沙平的血浆半衰期是8h，它的主要代谢产物8-羟阿莫沙平的生物半衰期是30h；7-羟阿莫沙平是另一种代谢产物。两种代谢产物都具有药理活性。阿莫沙平约90%与血浆蛋白结合。

阿莫沙平和它的代谢产物8-羟阿莫沙平在乳汁中分布。

用途和用法

阿莫沙平，洛沙平的*N*-去甲基衍生物（第975页），是一种二苯氧氮平类三环类抗抑郁药，其作用和用途与阿米替林相似（第359页）。阿莫沙平是镇静程度较轻的三环类抗抑郁药之一，它的抗毒蕈碱样胆碱能作用很轻；还抑制多巴胺的再摄取。

阿莫沙平治疗抑郁症（第352页）的用法是开始治疗时，每日口服50mg，2～3次。如有必要逐渐增加到每日口服100mg，3次。在美国，对于重度抑郁的住院患者，如果需要，也可使用高达600mg的日剂量。推荐老年患者开始治疗时，每日口服25mg，2～3次。如有必要，治疗5～7天后增加到每日150mg；在美国，如有需要，允许每日最高剂量达300mg。

使用300mg以内日剂量的阿莫沙平适合每日1次的给药方案，通常是晚上服药；超过300mg日剂量建议分几次服药。

曾有认为阿莫沙平治疗抑郁症的起效速度比阿米替林或米帕明快，在开始治疗4～7天后出现，尽管对此存在争议。

阿莫沙平应逐渐停药以降低撤药症状发生的风险。

因为阿莫沙平的潜在药理作用，曾被作为一种抗精神病药研究。

1. Jue SG, *et al.* Amoxapine: a review of its pharmacology and efficacy in depressed states. *Drugs* 1982; **24:** 1–23.
2. Sa DS, *et al.* Amoxapine shows an antipsychotic effect but worsens motor function in patients with Parkinson's disease and psychosis. *Clin Neuropharmacol* 2001; **24:** 242–4.
3. Apiquian R, *et al.* Amoxapine shows atypical antipsychotic effects in patients with schizophrenia: results from a prospective open-label study. *Schizophr Res* 2003; **59:** 35–9.
4. Fitzgerald PB, *et al.* Amoxapine in schizophrenia: a negative double-blind controlled trial. *J Clin Psychopharmacol* 2004; **24:** 448–50.
5. Apiquian R, *et al.* Amoxapine as an atypical antipsychotic: a comparative study vs risperidone. *Neuropsychopharmacology* 2005; **30:** 2236–44.

制剂

USP 33: Amoxapine Tablets.

专利制剂

Fr.: Defanyl; ***India:*** Demolox; ***Indon.:*** Asendin†; ***UK:*** Asendis†; ***USA:*** Asendin†.

Benactyzine Hydrochloride（*BANM*，*rINNM*）**盐酸贝那替秦**

Amizylum; Bénactyzine, Chlorhydrate de; Benactyzini Hydrochloridum; Hidrocloruro de benacticina. 2-Diethylaminoethyl benzilate hydrochloride.

Бенактизина Гидрохлорид

$C_{20}H_{25}NO_3,HCl = 363.9.$

CAS — 302-40-9 (benactyzine); 57-37-4 (benactyzine hydrochloride).

UNII — 26R628272Q.

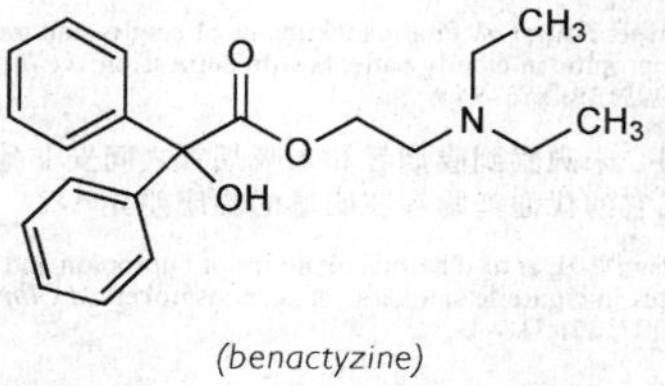

(benactyzine)

简介

贝那替秦有抗抑郁和抗毒蕈碱样胆碱能作用。它的盐酸盐用来控制抑郁症和相关的焦虑。它还可作为一种药理工具药。溴甲贝那替秦（第1668页）是贝那替秦的甲溴化物，它的抗毒蕈碱样胆碱能作用可用来治疗胃肠痉挛和夜间遗尿症。

制剂

多组分制剂 ***Arg.:*** Dimaval.

Bupropion（*BAN*，*rINN*）**安非他酮**

Amfebutamone; Bupropión; Bupropione; Bupropionum. (±)-2-(*tert*-Butylamino)-3′-chloropropiophenone.

Бупропион

$C_{13}H_{18}ClNO = 239.7.$

CAS — 34911-55-2.

ATC — N06AX12.

ATC Vet — QN06AX12.

UNII — 01ZG3TPX31.

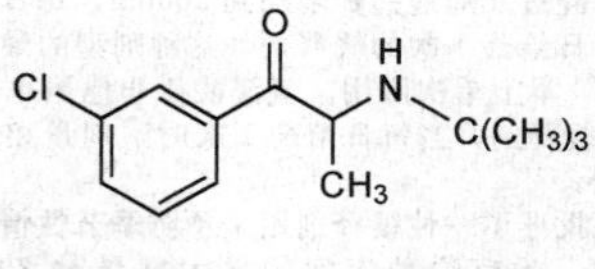

Bupropion Hydrobromide（*BANM*，*USAN*，*rINNM*）**氢溴酸安非他酮**

Bupropione, Bromhydrate de; Bupropioni Hydrobromidum; BVF-033; Hidrobromuro de bupropión. (2*RS*)-1-(3-Chlorophenyl)-2-[(1,1-dimethylethyl)amino]propan-1-one hydrobromide.

Бупропиона Гидробромид

$C_{13}H_{18}ClNO,HBr = 320.7.$

CAS — 905818-69-1.

ATC — N06AX12.

ATC Vet — QN06AX12.

UNII — E70G3G5863.

Bupropion Hydrochloride（*BANM*,*USAN*,*rINNM*）**盐酸安非他酮**

Amfebutamone Hydrochloride; Bupropione, Chlorhydrate de; Bupropionhydroklorid; Bupropioni Hydrochloridum; Bupropionihydrokloridi; BW-323; Hidrocloruro de anfebutamona; Hidrocloruro de bupropión. (±)-2-(*tert*-Butylamino)-3′-chloropropiophenone hydrochloride.

Бупропиона Гидрохлорид

$C_{13}H_{18}ClNO,HCl = 276.2.$

CAS — 31677-93-7.

ATC — N06AX12.

ATC Vet — QN06AX12.

UNII — ZG7E5POY8O.

Pharmacopoeias. In *US.*

USP 33（Bupropion Hydrochloride） 一种白色粉末。溶于水、酒精和 0.1N 的盐酸。避光。

不良反应和处置

刚开始使用安非他酮时常出现激越、焦虑和失眠。其他相对常见的不良反应包括发热、口干、头痛或偏头痛、头晕、尿频、恶心和呕吐、便秘、震颤、出汗和皮疹。超敏反应曾发生，症状表现从瘙痒症和荨麻疹到不太常见的血管性水肿、呼吸困难和类过敏性反应，症状表现提示是血清病的症状。很少有 Stevens-Johnson 综合征和多形性红斑的报道。曾报道出现心动过速、胸痛和高血压（有时很严重）或偶尔出现血管舒张、体位性低血压、心悸和晕厥。也曾报道有精神病发作、意识错乱、梦魇、记忆力损害、味觉障碍、食欲减退伴体重减轻、感觉异常、耳鸣和视觉障碍。

可能因抗利尿激素的不适当分泌引起的低钠血症与抗抑郁药的使用有关，尤其对于老年人。

使用安非他酮可能会出现癫痫发作，好像有部分的剂量相关性，有神经性厌食或神经性贪食的患者要特别注意；有癫痫病史或其他易感因素的患者癫痫发作的风险也会增加。

药物制造厂家说明，使用安非他酮推荐剂量的患者其癫痫发作的总体发生率是 0.1%～0.4%。

过量的症状包括幻觉、恶心和呕吐、心动过速、意识丧失和死亡（大量过量用药之后）；大约三分之一的安非他酮过量用药病例有癫痫发作。服了超过 450mg 的成年患者和所有的儿童，如果在摄入 1h 之内被发现，应考虑使用活性炭；提供通气也可起到保护作用；也可洗胃减少吸收。进行支持性治疗。可尝试用苯二氮䓬类药物控制癫痫。利尿、透析和血液灌注可能没有用处。

不良反应发生率 直到 2002 年 7 月 24 日（上市后的 25 个月），英国 CSM 共收到了 7630 个与安非他酮使用有关的可疑不良反应报告[1]。这些报告中，其中 60 个与致死性后果有关，尽管大多数病例潜在的状况也有关系。心血管和脑血管疾病，如心肌梗死和脑卒中，是 70%病例的死因。CSM 也评论说大部分不良反应都是已被识别和在注册药品信息上列出来的。

2005 年 1 月，德国药物警戒网回顾了[2]从 2000 年 6 月到 2004 年 9 月收到的 273 个与安非他酮有关的不良反应报告。最常见的不良反应是：精神障碍（79.3%），包括自杀企图（17.6%）、心动过速（11.15%）、癫痫发作（8.8%）和呼吸困难（8.8%）。还有 4 例胰腺炎，其中 1 例的胰酶水平高于正常的 3 倍。

1. CSM/MCA. Zyban (bupropion hydrochloride) - safety update (issued 26th July, 2002). Available at: http://www.mhra.gov.uk/home/idcplg?IdcService=GET_FILE&dDocName=CON019524&RevisionSelectionMethod=LatestReleased (accessed 08/06/06)
2. Arzneimittelkommission der deutschen Ärzteschaft. Erhöhte Pankreasenzyme oder akute Pankreatitis unter Bupropion (Zyban®) (aus der UAW-Datenbank; issued 10th January, 2005). Available at: http://www.akdae.de/Arzneimittelsicherheit/Bekanntgaben/Archiv/2005/800_20050110.html (accessed 28/07/10)

对心血管系统的影响 直到 2001 年 12 月底，荷兰国家药物警戒中心收到了 591 例与使用安非他酮戒烟有关的不良反应报告，自它上市不到 2 年[1]；其中 45 例是心脏病主诉，如心悸（21 例）、心律失常（7 例）、心肌梗死（3 例）、心绞痛（2 例）和心脏骤停（1 例）。22 个报告也提到了胸痛或紧缩感，尽管被认为是非心源性的。另一个报告中，一名 43 岁的男性开始使用安非他酮戒烟 2 周后，发生了急性心肌梗死[2]；在梗死形成前 3 天也感到胸部中央和手臂疼痛。报告的作者认为直到 2001 年 4 月 30 日，英国 CSM 收到与安非他酮使用有关的胸痛报告 238 个，胸部紧缩感的报告 134 个。

1. de Graaf L, Diemont WL. Chest pain during use of bupropion as an aid in smoking cessation. *Br J Clin Pharmacol* 2003; **56:** 451–2.
2. Patterson RN, Herity NA. Acute myocardial infarction following bupropion (Zyban). *Q J Med* 2002; **95:** 58–9.

对脑血管系统的影响 一名 67 岁的男性使用安非他酮戒烟后，出现了感觉异常、头晕、耳鸣、意识错乱和步态损害[1]。尽管怀疑是一个短暂的缺血发作，停用安非他酮后症状消失，当再次给药时又出现了同样的症状。

1. Humma LM, Swims MP. Bupropion mimics a transient ischemic attack. *Ann Pharmacother* 1999; **33:** 305–7.

对胰腺的影响 详见上文**不良反应发生率**项下。

对皮肤的影响 一名 31 岁的妇女使用安非他酮缓释剂治疗抑郁症几周后出现了多形性红斑[1]。停药后症状消退。另一个报告，3 名银屑病得到控制的患者开始使用安非他酮戒烟后其银屑病症状加重[2]。3 名患者都需要住院治疗来控制症状。还有患者出现泛发性急性荨麻疹[3,4]，有一个病例报告出现了类似血清病的全身症状[4]（详见下文的**超敏反应**）。

1. Lineberry TW, *et al.* Bupropion-induced erythema multiforme. *Mayo Clin Proc* 2001; **76:** 664–6.
2. Cox NH, *et al.* Generalized pustular and erythrodermic psoriasis associated with bupropion treatment. *Br J Dermatol* 2002; **146:** 1061–3.
3. Fays S, *et al.* Bupropion and generalized acute urticaria: eight cases. *Br J Dermatol* 2003; **148:** 177–8.
4. Loo WJ, *et al.* Bupropion and generalized acute urticaria: a further case. *Br J Dermatol* 2003; **149:** 660.

锥体外系反应 一名 44 岁的男性服用安非他酮和安非他酮缓释剂时出现了急性的头颈肌张力障碍[1]。再次使用时没有发生这个症状，但是当安非他酮剂量从 150mg 每日 1 次增加到 150mg 每日 2 次时，又出现了肌张力障碍。另一病例，一名 42 岁的女性开始使用安非他酮戒烟 8 天后出现了躯干、手臂和腿的严重不自主运动（诊断为颤搐）[2]；在治疗的第 4 天，剂量从 150mg 每日 1 次增加到 150mg 每日 2 次。停用安非他酮后她得到康复，被给予氟哌啶醇和奥沙西泮治疗。

1. Detweiler MB, Harpold GJ. Bupropion-induced acute dystonia. *Ann Pharmacother* 2002; **36:** 251–4.
2. de Graaf L, *et al.* Ballism associated with bupropion use. *Ann Pharmacother* 2003; **37:** 302–3.

超敏反应 曾报道[1]一名患者原先的治疗方案是格列本脲和托美丁，加用安非他酮 12 天后出现了嗜酸性粒细胞增多。停用所有的药物后，嗜酸性细胞计数恢复到正常。安非他酮好像是导致这种现象的药物。

血清病或提示为血清病的症状也与安非他酮的使用有关[2~5]。一个病例[5]，开始的症状表现很像血清病，但后来这名患者发展成多系统的并发症，包括肝炎、胆汁郁积和心肌炎。

一名患者开始服用安非他酮 20 天后出现了脚部、手部、双臂、下唇及舌部的血管神经性水肿[6]。他同时还出现了瘙痒性皮疹和荨麻疹，还发生了水样腹泻、轻微水肿和膝盖疼痛，均治愈。对上述反应进行了对症治疗并停用安非他酮。

也见上文**对皮肤的影响**。

1. Malesker MA, *et al.* Eosinophilia associated with bupropion. *Ann Pharmacother* 1995; **29:** 867–8.
2. Yolles JC, *et al.* Serum sickness induced by bupropion. *Ann Pharmacother* 1999; **33:** 931–3.
3. McCollom RA, *et al.* Bupropion-induced serum sickness-like reaction. *Ann Pharmacother* 2000; **34:** 471–3.
4. Benson E. Bupropion-induced hypersensitivity reactions. *Med J Aust* 2001; **174:** 650–1.
5. Bagshaw SM, *et al.* Drug-induced rash with eosinophilia and systemic symptoms syndrome with bupropion administration. *Ann Allergy Asthma Immunol* 2003; **90:** 572–5.
6. Tackett AE, Smith KM. Bupropion-induced angioedema. *Am J Health-Syst Pharm* 2008; **65:** 1627–30.

过量 不像三环类抗抑郁药，安非他酮过量使用时，似乎没有任何明显的心血管或抗毒蕈碱受体不良反应。一篇只包含了安非他酮速释剂的 58 个药物过量的病例综述中[1]，最常见的症状是窦性心动过速、昏睡、震颤和癫痫发作；其他的表现包括意识错乱、头晕、幻觉、感觉异常和呕吐。大多数患者只有很小的不良反应或完全没有。包括了安非他酮缓释剂的药物过量病例的综述中也提到了类似的症状[2,3]。英国获得批准的安非他酮处方信息也列出了 ECG 的改变，如传导障碍、心律失常和心动过速，尽管一篇文献综述[4]得出结论认为安非他酮过量很少会引起心脏毒性。尽管很罕见，过量用药后仍发生过死亡；一些病例中可能也涉及了其他药物[3,5,6]。

有关缓释制剂的最近病例报告和综述中强调了癫痫发作是安非他酮过量的一个特殊特征[2,3,7,8]

1. Spiller HA, *et al.* Bupropion overdose: a 3-year multi-center retrospective analysis. *Am J Emerg Med* 1994; **12:** 43–5.
2. Balit CR, *et al.* Bupropion poisoning: a case series. *Med J Aust* 2003; **178:** 61–3.
3. Shepherd G, *et al.* Intentional bupropion overdoses. *J Emerg Med* 2004; **27:** 147–51.
4. Druteika D, Zed PJ. Cardiotoxicity following bupropion overdose. *Ann Pharmacother* 2002; **36:** 1791–5.
5. Friel PN, *et al.* Three fatal drug overdoses involving bupropion. *J Anal Toxicol* 1993; **17:** 436–8.
6. Harris CR, *et al.* Fatal bupropion overdose. *J Toxicol Clin Toxicol* 1997; **35:** 321–4.
7. Bhattacharjee C, *et al.* Bupropion overdose: a potential problem with the new 'miracle' anti-smoking drug. *Int J Clin Pract* 2001; **55:** 221–2.
8. Paoloni R, Szekely I. Sustained-release bupropion overdose: a new entity for Australian emergency departments. *Emerg Med (Fremantle)* 2002; **14:** 109–12.

注意事项

因安非他酮可导致癫痫发作，因此癫痫患者禁忌使用。有神经性厌食或神经性贪食病史的患者也禁忌使用，因为这些患者使用安非他酮出现癫痫的发生率高，还禁用于突然停用乙醇或苯二氮䓬类药物的那些患者。对于有癫痫病史或其他易感因素，如重度肝硬化或一种

CNS肿瘤的患者，使用安非他酮应非常谨慎。对于有癫痫发作其他危险因素的患者（如乙醇滥用、头部外伤史、糖尿病和使用已知能降低惊厥阈值的药物），除非有强制性的临床原因才能使用安非他酮。

有双相情感障碍或精神病的患者应慎用安非他酮，因为有诱发躁狂的风险；可能禁忌这类患者用安非他酮戒烟。有近期心肌梗死史或不稳定心脏病、肝或肾功能损害的患者也应谨慎使用。

安非他酮用于治疗抑郁症时，早期治疗的过程中应严密监护患者，直到观察到症状有显著改善，因为自杀是抑郁症患者的一个内在危险。详见**抑郁症**（第352页）。用抗抑郁药治疗其他疾病的早期，自杀观念和自杀行为也会出现；当治疗抑郁症患者时也应遵照治疗其他疾病时同样的注意事项。

如同作用于CNS的其他活性药物，需要运动或认知技能或判断的任务执行能力可被安非他酮损害，如果患者受到影响，不应驾驶或操作机器。

哺乳 American Academy of Pediatrics 认为[1]安非他酮对乳儿的影响未知但可能需要注意。

一项研究中[2]，在10名哺乳期妇女的乳汁中检测到安非他酮及其代谢产物，安非他酮在乳汁和血浆的平均浓度比为2.8。研究者估计，母乳喂养的婴儿暴露于安非他酮及其代谢产物的总量，经体重标准化后相当于母亲使用安非他酮剂量的2%，这对于大多数婴儿来讲并不需要关注。一名婴儿每日2次接受服用安非他酮的母亲的母乳喂养，且这位母亲乳汁中的安非他酮浓度高于血浆，但该婴儿并没有发生不良反应[3]，在其血浆中也没有检测到安非他酮及其代谢产物。另一项研究在2名母乳喂养且其母亲因产后抑郁服用安非他酮治疗的婴儿中有相似的发现[4]。在4名母乳喂养且其母亲服用安非他酮的婴儿中，发现有1名尿液中含有安非他酮，该婴儿据报告称早熟将近6周[5]。在这些妇女中，安非他酮在乳汁和血清的平均浓度比为1.30，据估计婴儿的暴露剂量相当于母亲剂量的5.7%。也是在这个报告中，作者认为婴儿全身暴露于药物的风险是非常小的。另一个报告，一个6个月的婴儿被喂养了母亲2天前挤出和储存的乳汁后出现了一次癫痫发作，那是母亲服了一次安非他酮后分泌的乳汁[6]。在癫痫发作之前，这名母亲已服用了两次安非他酮和哺乳了婴儿几次，没有不良反应发生。

1. American Academy of Pediatrics. The transfer of drugs and other chemicals into human milk. *Pediatrics* 2001; **108:** 776–89. [Retired May 2010] Correction. *ibid.*; 1029. Also available at: http://aappolicy.aappublications.org/cgi/content/full/pediatrics%3b108/3/776 (accessed 24/11/05)
2. Haas JS, *et al.* Bupropion in breast milk: an exposure assessment for potential treatment to prevent post-partum tobacco use. *Tob Control* 2004; **13:** 52–6.
3. Briggs GC, *et al.* Excretion of bupropion in breast milk. *Ann Pharmacother* 1993; **27:** 431–3.
4. Baab SW, *et al.* Serum bupropion levels in 2 breastfeeding mother-infant pairs. *J Clin Psychiatry* 2002; **63:** 910–11.
5. Davis MF, *et al.* Bupropion levels in breast milk for 4 mother-infant pairs: more answers to lingering questions. *J Clin Psychiatry* 2009; **70:** 297–8.
6. Chaudron LH, Schoenecker CJ. Bupropion and breastfeeding: a case of a possible infant seizure. *J Clin Psychiatry* 2004; **65:** 881–2.

儿童 用安非他酮治疗青少年和儿童的抑郁症没有进行研究；因此，无论有何指征均不推荐18岁以下的患者使用。此外，已显示其他抗抑郁药有增加这些患者自杀观念和行为的风险（详见**氟西汀**项下**对精神状态的影响**，第370页）。

妊娠 安非他酮对妊娠的安全性没有确定。一项研究中，136名妇女至少在妊娠的头3个月服用了安非他酮治疗抑郁症或戒烟，结果105例活产、20例自然流产、10例治疗性流产、1例死胎和1例新生儿死亡；没有明显的先天性畸形报告[1]。与未暴露致畸因子的对照组相比，如果两个适应证都考虑，安非他酮组的自然流产发生率明显增高；但是服用安非他酮治疗抑郁症的妇女与对照组和服用其他抗抑郁药的另一对照组相比无差异。

曾报道与一些新型抗抑郁药（如安非他酮）有关的出生并发症，需要延长住院时间、呼吸支持和给予喂食管[2]。其他报告的症状包括癫痫发作、肌肉强直、神经过敏和哭泣延长。这些症状代表了安非他酮的一种直接毒性作用或一种可能的撤药症状还未知。

1. Chun-Fai-Chan B, *et al.* Pregnancy outcome of women exposed to bupropion during pregnancy: a prospective comparative study. *Am J Obstet Gynecol* 2005; **192:** 932–6.
2. Health Canada. Health Canada advises of potential adverse effects of SSRIs and other anti-depressants on newborns (issued 9th August 2004). Available at: http://www.hc-sc.gc.ca/ahc-asc/media/advisories-avis/_2004/2004_44-eng.php (accessed 14/08/08)

药物相互作用

安非他酮不能与MAOI合用或MAOI停药14天内使用；但是停用一种可逆性单胺氧化酶A抑制药（RIMA）和开始使用安非他酮之间不需经过药物窗口期。

乙醇和安非他酮合用应减到最小或完全避免，因为它可能改变惊厥阈值。同样，其他降低惊厥阈值的药物，如其他抗抑郁药、抗疟药、抗精神病药、有镇静作用的抗组胺药、喹诺酮类药物、曲马多、茶碱或全身皮质激素与安非他酮合用时应非常谨慎。在英国，已批准它的缓释剂用来戒烟，如果患者也服用了这些药物，推荐安非他酮的最大剂量是每日150mg。

尼古丁透皮贴剂与安非他酮合用时可能与高血压有关，因此应对同时使用两者的患者做血压监测。

建议接受金刚烷胺或左旋多巴的患者合用安非他酮时要谨慎，因为据报告使用这种合并治疗的患者其不良反应发生率高。

动物研究提示安非他酮可能诱导药物代谢酶，因此可能与其他药物发生药物代谢相互作用。安非他酮本身被肝代谢酶系统代谢，已知影响这个系统的药物可能与安非他酮有相互作用。例如，卡马西平、苯巴比妥或苯妥英可能诱导安非他酮的代谢，而其他的药物如西咪替丁或丙戊酸钠可抑制它的代谢。体外研究已显示安非他酮由细胞色素P450同工酶CYP2B6代谢。因此，安非他酮和影响这个同工酶的药物可产生相互作用，例如奥芬那君、环磷酰胺和异环磷酰胺。

体外研究还显示安非他酮也是同工酶CYP2D6的一种抑制剂；当它与经这种同工酶代谢的药物合用时应慎用，这些药物应从它们剂量范围内的低剂量开始使用。这包括一些抗抑郁药、抗精神病药、β受体阻滞药和Ⅰc类抗心律失常药。

抗癫痫药 2名患者合并使用了安非他酮和卡马西平后，安非他酮的血药浓度检测不到；羟基安非他酮（安非他酮的一种活性代谢产物）的血药浓度很高[1]。

1. Popli AP, *et al.* Bupropion and anticonvulsant drug interactions. *Ann Clin Psychiatry* 1995; **7:** 99–101.

抗病毒药 来自体外研究的一些证据表明抗病毒药依法韦仑、那非那韦和利托那韦能够抑制细胞色素P450同工酶CYP2B6[1]。但是，目前缺乏有临床意义的与安非他酮相互作用的证据：一个包含10名患者的小病例组，这些患者联用了安非他酮和小剂量的依法韦仑或那非那韦或利托那韦（100mg，每日2次），没有记录到任何癫痫发作[2]。另一项在7名健康男性受试者中的研究[3]发现，给予利托那韦2天（200mg，每日2次）对安非他酮单次给药后的药物代谢几乎没有影响。

相反，英国注册药品信息中对安非他酮的描述称，在健康受试者中发现利托那韦（100mg或600mg，每日2次）剂量依赖性地降低安非他酮及其主要代谢产物暴露剂量，可能是因为诱导了安非他酮的代谢。另一项健康受试者的研究中[4]发现，在应用洛匹那韦/利托那韦合剂（400mg/100mg，每日2次）14天后，单次给予安非他酮，测得安非他酮及其活性代谢产物羟基安非他酮的血浆浓度及药时曲线下面积（AUC）下降了50%。该作用被归因于HIV-蛋白酶抑制药联合应用对CYP2B6和UDP-葡糖醛酸基转移酶的诱导。在对相反的研究结果进行讨论中，作者们认为体外实验中利托那韦的浓度较高，具有抑制作用，而体内试验中达到的药物稳态浓度较低，具有诱导作用。临床中，英国注册药品信息则建议，对于同时使用利托那韦的患者，可能需要增加安非他酮的剂量，但不得超过其许可的最大剂量。

1. Hesse LM, *et al.* Ritonavir, efavirenz, and nelfinavir inhibit CYP2B6 activity in vitro: potential drug interactions with bupropion. *Drug Metab Dispos* 2001; **29:** 100–102.
2. Park-Wyllie LY, Antoniou T. Concurrent use of bupropion with CYP2B6 inhibitors, nelfinavir, ritonavir and efavirenz: a case series. *AIDS* 2003; **17:** 638–40.
3. Hesse LM, *et al.* Ritonavir has minimal impact on the pharmacokinetic disposition of a single dose of bupropion administered to human volunteers. *J Clin Pharmacol* 2006; **46:** 567–76.
4. Hogeland GW, *et al.* Lopinavir/ritonavir reduces bupropion plasma concentrations in healthy subjects. *Clin Pharmacol Ther* 2007; **81:** 69–75.

组胺 H_2 受体拮抗药 一项纳入24名受试者的随机化对照研究，发现西咪替丁对安非他酮缓释剂或它的活性代谢产物羟基安非他酮的药物代谢无影响[1]。

1. Kustra R, *et al.* Lack of effect of cimetidine on the pharmacokinetics of sustained-release bupropion. *J Clin Pharmacol* 1999; **39:** 1184–8.

药动学

安非他酮在胃肠道吸收好，但可能经过广泛的首过代谢。安非他酮的几种代谢产物都具有药理活性和较长的半衰期，血药浓度比母体化合物高。羟基安非他酮是主要的代谢产物，由安非他酮经细胞色素P450同工酶CYP2B6代谢产生；在动物实验中显示羟基安非他酮的药效是安非他酮的一半。苏氨-氢-安非他酮（threohydrobupropion）和红细胞-氢-安非他酮（erythrohydrobupropion）经还原产生，药效是母体化合物的五分之一。大于80%的安非他酮与血浆蛋白结合。安非他酮速释剂的终末血浆半衰期大约是14h；安非他酮缓释剂的终末半衰期大约是20h。安非他酮的代谢产物主要经尿排出；低于1%的母体药物以原形排出。安非他酮和它的代谢产物可通过胎盘和分布在乳汁中。

1. Sweet RA, *et al.* Pharmacokinetics of single- and multiple-dose bupropion in elderly patients with depression. *J Clin Pharmacol* 1995; **35:** 876–84.

吸烟 未观察到吸烟者和未吸烟者之间安非他酮药物代谢或它的代谢产物存在明显的临床差异[1]。

1. Hsyu P-H, *et al.* Pharmacokinetics of bupropion and its metabolites in cigarette smokers versus nonsmokers. *J Clin Pharmacol* 1997; **37:** 737–43.

用途和用法

安非他酮是一种氯苯丙酮类抗抑郁药，化学结构不同于其他类型的抗抑郁药，但与中枢兴奋剂安非拉酮（第2075页）相似。与三环类抗抑郁药相比，它是一种弱的神经元5-羟色胺和去甲肾上腺素再摄取抑制剂；它还抑制神经元多巴胺的再摄取。抗抑郁疗效直到治疗4周才能显现出来。安非他酮也可用作戒烟的一种辅助药物。

安非他酮以盐酸盐或氢溴酸盐的形式经口给药；150mg的盐酸安非他酮相当于174mg的氢溴酸安非他酮。为了把开始治疗时经常出现的激越、焦虑和失眠降到最低，为了减少癫痫发作的风险，剂量应逐渐增加；总的日剂量应等分成几次服用，不能超过推荐的最大单次剂量和总的日剂量。通过避免睡前服药，可将开始治疗时出现的失眠减到最小。有肝功能和肾功能损害的患者，应降低剂量和监测毒性作用（见下文）。

治疗**抑郁**时，盐酸安非他酮的起始剂量是100mg每日2次，如果需要，至少经过3天，增加到100mg，每日3次。对于重度病例，如果治疗几周没有观察到明显改善，剂量可进一步增加到最大剂量——150mg，每日3次。盐酸安非他酮的缓释剂的起始剂量是150mg，每日1次，早上给药，如有必需，至少经过3天，增加到150mg，每日2次；对于重度抑郁症患者，缓释剂的剂量可经过几周进一步增加到200mg，每日2次。还有一种每日给药1次的缓释剂，这种剂型的最大日剂量是450mg，早上单次服用。氢溴酸氨非他酮也有每日给药1次的缓释剂；当每日给药1次时，剂量相当于盐酸安非他酮。

还批准了一种缓释剂用来预防**季节性情感障碍**患者的抑郁；治疗这种疾病的最大剂量是300mg，每日1次。

安非他酮的缓释剂可作为**戒烟**的一种辅助治疗，起始剂量是150mg，每日1次，持续6天，在第7天增加到150mg，每日2次。在美国，可经过3天增加剂量。在英国，对老年人或有癫痫发作易感因素的患者（见上文**注意事项**）推荐的最大剂量是每日150mg。治疗应在患者尝试戒烟前1～2周开始，为了安非他酮达到稳态的血药浓度，通常要持续7～12周；如果第7周戒烟没有明显的进展，应停止治疗。一些患者可能需要与尼古丁透皮贴剂合用，尽管这样有致高血压的风险（详见上文**药物相互作用**）。

在肝损伤中的用法 当作为一种戒烟的辅助治疗用于轻度到中度肝功能损害的患者时，应降低盐酸安非他酮使用的频率，英国注册药品信息建议150mg，每日口服1次。在英国，盐酸安非他酮禁用于重度肝硬化患者，尽管美国允许150mg，隔日1次。

治疗抑郁症时，对于轻度到中度肝损伤的患者应考虑减少安非他酮服用的频率和（或）剂量。重度肝硬化的患者，剂量根据给予的剂型而有不同：盐酸安非他酮缓释剂（或剂量相当的氢溴酸安非他酮）推荐的最大口服剂量是100mg，每日1次；或150mg，隔日1次。而盐酸安非他酮即释剂的最大剂量是75mg，每日1次。

在肾损伤中的用法 当作为一种戒烟的辅助治疗用于肾损伤的患者时，应降低盐酸安非他酮使用的频率；英国注册药品信息建议口服150mg，每日1次。

治疗抑郁时，应考虑降低安非他酮的使用频率和（或）剂量。

抑郁症 正如第352页所讨论的，不同类型的抗抑郁药之间几乎没有疗效的差异，选择通常是根据不良反应。安非他酮具有与三环类药物和SSRIs都不同的生化特征；但是，它像SSRIs，过量用药时比老的三环类药物更安全。

1. Nieuwstraten CE, Dolovich LR. Bupropion versus selective serotonin-reuptake inhibitors for treatment of depression. *Ann Pharmacother* 2001; **35:** 1608–13.
2. Weihs KL, *et al.* Continuation phase treatment with bupropion SR effectively decreases the risk for relapse of depression. *Biol Psychiatry* 2002; **51:** 753–61.
3. Glod CA, *et al.* Open trial of bupropion SR in adolescent major depression. *J Child Adolesc Psychiatr Nurs* 2003; **16:** 123–30.
4. Rush AJ, *et al.* The STAR*D Study Team. Bupropion-SR, sertraline, or venlafaxine-XR after failure of SSRIs for depression. *N Engl J Med* 2006; **354:** 1231–42.
5. Trivedi MH, *et al.* The STAR*D Study Team. Medication augmentation after the failure of SSRIs for depression. *N Engl J Med* 2006; **354:** 1243–52.
6. Papakostas GI, *et al.* Comparing the rapidity of response during treatment of major depressive disorder with bupropion and the SSRIs: a pooled survival analysis of 7 double-blind, randomized clinical trials. *J Clin Psychiatry* 2007; **68:** 1907–12.
7. Dhillon S, *et al.* Bupropion: a review of its use in the management of major depressive disorder. *Drugs* 2008; **68:** 653–89.
8. Papakostas GI, *et al.* Efficacy of bupropion and the selective serotonin reuptake inhibitors in the treatment of major depressive disorder with high levels of anxiety (anxious depression): a pooled analysis of 10 studies. *J Clin Psychiatry* 2008; **69:** 1287–92.

过动症 当药物用于治疗注意力缺陷多动症（第2069页）时，通常起始治疗是一种中枢兴奋药。抗抑郁药可用于对中枢兴奋药无疗效或不能耐受的患者。来自包括了少量患者的开放性和对照研究的数据提示安非他酮对成年和儿童患者有效[1,2]。

1. Cantwell DP. ADHD through the life span: the role of bupropion in treatment. *J Clin Psychiatry* 1998; **59** (suppl 4): 92–4.
2. Wilens TE, *et al.* A controlled clinical trial of bupropion for attention deficit hyperactivity disorder in adults. *Am J Psychiatry* 2001; **158:** 282–8.

肥胖 安非他酮治疗肥胖的研究正在进行之中。已有研究将其作为纳曲酮（见**进食障碍**，第1397页）和唑尼沙胺（见**肥胖**，第492页）的联合用药。

戒烟 安非他酮对控制戒烟有效（第2292页），是尼古丁替代治疗（NRT）之外的一线选择治疗；据说它的作用独立于它的抗抑郁作用。安非他酮与NRT合用也被成功地使用，尽管这种联合治疗可增加高血压的风险（见上文**药物相互作用**）。

1. Holm KJ, Spencer CM. Bupropion: a review of its use in the management of smoking cessation. *Drugs* 2000; **59:** 1007–1024.
2. Tashkin DP, *et al.* Smoking cessation in patients with chronic obstructive pulmonary disease: a double-blind, placebo-controlled, randomised trial. *Lancet* 2001; **357:** 1571–5.
3. Gonzales DH, *et al.* Bupropion SR as an aid to smoking cessation in smokers treated previously with bupropion: a randomized placebo-controlled study. *Clin Pharmacol Ther* 2001; **69:** 438–44.
4. Hays JT, *et al.* Sustained-release bupropion for pharmacologic relapse prevention after smoking cessation: a randomized, controlled trial. *Ann Intern Med* 2001; **135:** 423–33.
5. Fagerström K, *et al.* Smoking cessation treatment with sustained-release bupropion: optimising approaches to management. A seminar-in-print. *Drugs* 2002; **62** (suppl 2): 1–70.
6. Hays JT, Ebbert JO. Bupropion sustained release for treatment of tobacco dependence. *Mayo Clin Proc* 2003; **78:** 1020–4.
7. Tonnesen P, *et al.* A multicentre, randomized, double-blind, placebo-controlled, 1-year study of bupropion SR for smoking cessation. *J Intern Med* 2003; **254:** 184–92.
8. Simon JA, *et al.* Bupropion for smoking cessation: a randomized trial. *Arch Intern Med* 2004; **164:** 1797–1803.
9. Roddy E. ABC of smoking cessation: bupropion and other nonnicotine pharmacotherapies. *BMJ* 2004; **328:** 509–11.
10. Paluck EC, *et al.* Outcomes of bupropion therapy for smoking cessation during routine clinical use. *Ann Pharmacother* 2006; **40:** 185–90.
11. Hughes JR, *et al.* Antidepressants for smoking cessation. Available in The Cochrane Database of Systematic Reviews; Issue 1. Chichester: John Wiley; 2007 (accessed 14/08/08).

制剂

USP 33: Bupropion Hydrochloride Extended-Release Tablets; Bupropion Hydrochloride Tablets.

专利制剂

Arg.: Lung; Odranal; Wellbutrin; ***Austral.:*** Clorprax; Prexaton; Zyban; ***Austria:*** Quomem†; Wellbutrin; Zyban; ***Belg.:*** Wellbutrin; Zyban; ***Braz.:*** Bup†; Wellbutrin; Zetron; Zyban; ***Canad.:*** Wellbutrin; Zyban; ***Chile:*** Buxon; Mondrian†; Wellbutrin; ***Cz.:*** Elontril; Wellbutrin; Zyban; ***Denm.:*** Zyban; ***Fin.:*** Zyban; ***Fr.:*** Zyban; ***Ger.:*** Zyban; ***Gr.:*** Wellbutrin; Zyban; ***Hong Kong:*** Wellbutrin; Zyban; ***Hung.:*** Elontril; Wellbutrin; Zyban†; ***India:*** Nicotex; Zyban; ***Irl.:*** Zyban; ***Israel:*** Zyban; ***Ital.:*** Elontril; Wellbutrin; Zyban; ***Malaysia:*** Zyban; ***Mex.:*** Butrew; Wellbutrin; ***Neth.:*** Elontril; Quomem; Wellbutrin; Zyban; Zyntabac; ***Norw.:*** Wellbutrin; Zyban; ***NZ:*** Zyban; ***Pol.:*** Wellbutrin; Zyban; ***Port.:*** Elontril; Wellbutrin; Zyban; Zyntabac†; ***S.Afr.:*** Wellbutrin; Zyban; ***Singapore:*** Wellbutrin; Zyban; ***Spain:*** Elontril; Quomem; Zyntabac; ***Swed.:*** Voxra; Zyban; ***Switz.:*** Wellbutrin; Zyban; ***Thai.:*** Quomem; ***Turk.:*** Wellbutrin; Zyban; ***UK:*** Zyban; ***USA:*** Aplenzin; Budeprion; Wellbutrin; Zyban; ***Venez.:*** Wellbutrin; Zyban†.

Citalopram (*BAN, rINN*) 西酞普兰

Citalopramum; Lu-10-171; Sitalopraami. 1-(3-Dimethylaminopropyl)-1-(4-fluorophenyl)-1,3-dihydroisobenzofuran-5-carbonitrile.

Циталопрам

$C_{20}H_{21}FN_2O$ = 324.4.

CAS — 59729-33-8.

ATC — N06AB04.

ATC Vet — QN06AB04.

UNII — 0DHU5B8D6V.

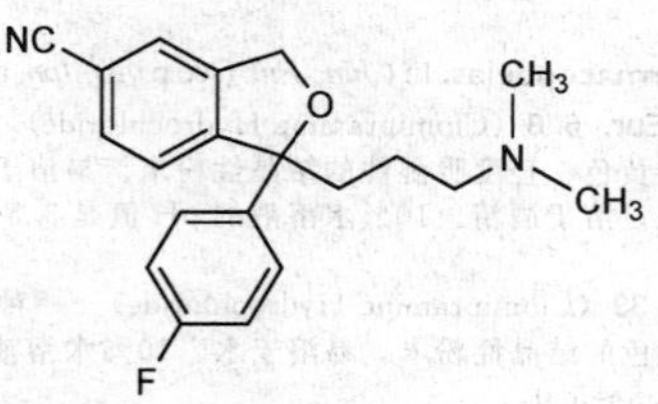

Citalopram Hydrobromide (*BANM, USAN, rINNM*) 氢溴酸西酞普兰

Citalopram, bromhydrate de; Citaloprami hydrobromidum; Hidrobromuro de citalopram; Lu-10-171B; Nitalapram Hydrobromide; Sitalopram Hidrobromür.

Циталопрама Гидробромид

$C_{20}H_{21}FN_2O,HBr$ = 405.3.

CAS — 59729-32-7.

UNII — I1E9D14F36.

Pharmacopoeias. In *Eur.* (see p.vii) and *US.*

Ph. Eur 6.8 (Citalopram Hydrobromide) 白色或类白色结晶性粉末。略溶于水及无水乙醇。

USP 33 (Citalopram Hyclrobromide) 一种白色到类白色的结晶性粉末。略溶于水；溶于酒精。0.5%水溶液的pH值是5.5～6.5。

Citalopram Hydrochloride (*BANM, rINNM*) 盐酸西酞普兰

Citalopram, chlorhydrate de; Citaloprami hydrochloridum; Hidrocloruro de citalopram.

Циталопрама Гидрохлорид

$C_{20}H_{21}FN_2O,HCl$ = 360.9.

Pharmacopoeias. In *Eur.* (see p.vii).

Ph. Eur 6.8 (Citalopram Hydrochloride) 白色或类白色结晶性粉末。极易溶于水；易溶于无水乙醇。

不良反应、处置和注意事项

具有SSRIs药物的一般特征（详见**氟西汀**，第368页），尽管也曾报道西酞普兰有增加食欲和引起体重增加的作用。与其他SSRI相比，西酞普兰过量可能有更明显的心脏毒性作用，见**氟西汀项下过量**，第371页。

哺乳 有关SSRI在哺乳患者中使用的评论，见**氟西汀下的注意事项**，第371页。

儿童 SSRI用于治疗儿童和低于18岁青少年的抑郁时，与潜在的自杀行为风险增加有关；见**氟西汀项下对精神状态的影响**，第370页。

药物相互作用

与SSRI有关的药物相互作用，见**氟西汀**（第373页）。

药动学

西酞普兰易于在胃肠道吸收，口服后2～4h达到血药峰浓度。西酞普兰在体内广泛分布；蛋白结合低于80%。西酞普兰经脱甲基、脱氨和氧化作用生成活性和无活性的代谢产物。西酞普兰经脱甲基作用生成它的活性代谢产物之一，去甲西酞普兰，包括细胞色素P450同工酶CYP3A4和CYP2C19；西酞普兰的代谢还部分依赖CYP2D6。双去甲西酞普兰也是西酞普兰的一种代谢产物。报道西酞普兰的半衰期约为36h。它主要经肝（85%）排泄，剩余的部分经肾脏排泄。大约12%的日剂量以原形经尿排出。西酞普兰以非常低的浓度分布在乳汁中（见**氟西汀项下注意事项中的哺乳**，第371页）。

用途和用法

西酞普兰，一种酞酸盐的衍生物，是作用机制和用途与氟西汀（第374页）相似的一种SSRI。西酞普兰以氢溴酸盐或盐酸盐的形式经口给药，通常每日1次给药。剂量根据西酞普兰表示：25.0mg的氢溴酸西酞普兰和22.3mg的盐酸西酞普兰大约相当于20.0mg的西酞普兰。

治疗**抑郁**时，起始剂量（片剂或一种液体）是每日口服20mg的等价物。经过至少1周，剂量可增加到每日40mg；一些患者可能需要每日60mg。在一些国家，盐酸西酞普兰有一种含有相当于40mg/ml西酞普兰的浓缩口服滴剂。这种滴剂的生物利用度比片剂大约高25%，因此日剂量可能更低一些：20mg的片剂相当于16mg（8滴）的浓缩液。当口服药物不可行时，盐酸西酞普兰可以20～40mg的剂量静脉输注。

治疗伴或不伴广场恐怖的**惊恐障碍**时，起始剂量是每日口服10mg（或浓缩滴剂的相当量），1周后增加到每日20mg。随后可根据需要，剂量最大增加到每日60mg。在一些国家，西酞普兰也可用于治疗**强迫症**，剂量与治疗抑郁症的剂量相似（见上文）。

对于老年患者，剂量为每日20mg，最大可增加到每日40mg（或浓缩滴剂的相当量）。对肝功能和肾功能损害患者的剂量，见下文。

西酞普兰应逐渐减量来减少撤药症状发生的风险。

西酞普兰的*S*-对映异构体艾司西酞普兰（第368页）可用于治疗抑郁症和一些焦虑障碍。

1. Milne RJ, Goa KL. Citalopram: a review of its pharmacodynamic and pharmacokinetic properties, and therapeutic potential in depressive illness. *Drugs* 1991; **41:** 450–77.

在肝损伤或肾损伤中的用法 注册药品信息建议对肝损伤的患者，西酞普兰的剂量应限制在剂量范围内的下限。治疗这个人群抑郁症的通常剂量是每日20mg，尽管如有必需，可增加到每日40mg。

轻度到中度肾损伤的患者，无需调整剂量，尽管目前缺乏重度肾损伤患者合适剂量的信息。

焦虑障碍 西酞普兰可用于治疗焦虑障碍（第925页），包括惊恐障碍（第925页）、强迫性障碍（第925页）、创伤后应激障碍（第926页）和社交焦虑障碍（见**恐怖性障碍**，第926页）。

1. Bouwer C, Skin DJ. Use of the selective serotonin reuptake inhibitor citalopram in the treatment of generalized social phobia. *J Affect Disord* 1998; **49:** 79–82.
2. Lepola UM, *et al.* A controlled, prospective, 1-year trial of citalopram in the treatment of panic disorder. *J Clin Psychiatry* 1998; **59:** 528–34.
3. Seedat S, *et al.* Open trial of citalopram in adults with post-traumatic stress disorder. *Int J Neuropsychopharmacol* 2000; **3:** 135–40.
4. Montgomery SA, *et al.* Citalopram 20 mg, 40 mg and 60 mg are all effective and well tolerated compared with placebo in obsessive-compulsive disorder. *Int Clin Psychopharmacol* 2001; **16:** 75–86.
5. Perna G, *et al.* A comparison of citalopram and paroxetine in the treatment of panic disorder: a randomized, single-blind study. *Pharmacopsychiatry* 2001; **34:** 85–90.
6. Marazziti D, *et al.* Citalopram in refractory obsessive-compulsive disorder: an open study. *Int Clin Psychopharmacol* 2001; **16:** 215–19.
7. Atmaca M, *et al.* Efficacy of citalopram and moclobemide in patients with social phobia: some preliminary findings. *Hum Psychopharmacol* 2002; **17:** 401–5.
8. Varia I, Rauscher F. Treatment of generalized anxiety disorder with citalopram. *Int Clin Psychopharmacol* 2002; **17:** 103–7.
9. Mukaddes NM, *et al.* Citalopram treatment of children and adolescents with obsessive-compulsive disorder: a preliminary report. *Psychiatry Clin Neurosci* 2003; **57:** 405–8.
10. Lenze EJ, *et al.* Efficacy and tolerability of citalopram in the treatment of late-life anxiety disorders: results from an 8-week randomized, placebo-controlled trial. *Am J Psychiatry* 2005; **162:** 146–50.

抑郁症 正如第352页所讨论的，不同种类抗抑郁药之间几乎没有疗效的差异。SSRI如西酞普兰，因为它们不良反应较少和过量时较安全，被广泛作为老一代三环类药物之外的一种选择药物。

1. Montgomery SA, *et al.* The optimal dosing regimen for citalopram—a meta-analysis of nine placebo-controlled studies. *Int Clin Psychopharmacol* 1994; **9** (suppl 1): 35–40.
2. Keller MB. Citalopram therapy for depression: a review of 10 years of European experience and data from US trials. *J Clin Psychiatry* 2000; **61:** 896–908.
3. Parker NG, Brown CS. Citalopram in the treatment of depression. *Ann Pharmacother* 2000; **34:** 761–71.
4. Guelfi JD, *et al.* Efficacy of intravenous citalopram compared with oral citalopram for severe depression. Safety and efficacy data from a double-blind, double-dummy trial. *J Affect Disord* 2000; **58:** 201–9.
5. Hochstrasser B, *et al.* Prophylactic effect of citalopram in unipolar, recurrent depression: placebo-controlled study of maintenance therapy. *Br J Psychiatry* 2001; **178:** 304–10.
6. Klysner R, *et al.* Efficacy of citalopram in the prevention of recurrent depression in elderly patients: placebo-controlled study of maintenance therapy. *Br J Psychiatry* 2002; **181:** 29–35.
7. Roose SP, *et al.* Antidepressant pharmacotherapy in the treatment of depression in the very old: a randomized, placebo-controlled trial. *Am J Psychiatry* 2004; **161:** 2050–9.
8. Trivedi MH, *et al.* The STAR*D Study Team. Evaluation of outcomes with citalopram for depression using measurement-based care in STAR*D: implications for clinical practice. *Am J Psychiatry* 2006; **163:** 28–40.
9. McGrath PJ, *et al.* Response to a selective serotonin reuptake inhibitor (citalopram) in major depressive disorder with melancholic features: a STAR*D report. *J Clin Psychiatry* 2008; **69:** 1847–55.

强制性哭笑 一些特定脑区受损伤的患者可表现不适当的或不可控制的哭笑。尝试的治疗大部分是抗抑郁药，包括 SSRI。在一项双盲安慰剂对照的研究[1]和病例报告中得出了西酞普兰的有益结果[2~4]。

1. Andersen G, *et al.* Citalopram for post-stroke pathological crying. *Lancet* 1993; **342:** 837–9.
2. Andersen G, *et al.* Citalopram treatment of traumatic brain damage in a 6-year-old boy. *J Neurotrauma* 1999; **16:** 341–4.
3. Kaschka WP, *et al.* Treatment of pathological crying with citalopram. *Pharmacopsychiatry* 2001; **34:** 254–8.
4. Giacobbe P, Flint A. Pharmacological treatment of post-stroke pathological laughing and crying. *J Psychiatry Neurosci* 2007; **32:** 384.

精神分裂症 精神分裂症的治疗主要包括社会适应疗法和抗精神病药的合并治疗（见第928页）。如同其他抗抑郁药，也研究了西酞普兰作为精神分裂症的一种辅助药物的潜在价值[1~4]。一项安慰剂对照的预试验中[1]有 15 名慢性精神分裂症患者，表现出冲动攻击行为，加用西酞普兰到原有的抗精神病药治疗后，明显降低了攻击行为的频率，但是没有降低平均严重程度。一项随后的研究包括了 90 名患者，西酞普兰好像能够改善主观幸福感，但是对精神病理学症状无明显作用[2]。

1. Vartiainen H, *et al.* Citalopram, a selective serotonin reuptake inhibitor, in the treatment of aggression in schizophrenia. *Acta Psychiatr Scand* 1995; **91:** 348–51.
2. Salokangas RKR, *et al.* Citalopram as an adjuvant in chronic schizophrenia: a double-blind placebo-controlled study. *Acta Psychiatr Scand* 1996; **94:** 175–80.
3. Taiminen TJ, *et al.* Citalopram as an adjuvant in schizophrenia: further evidence for a serotonergic dimension in schizophrenia. *Int Clin Psychopharmacol* 1997; **12:** 31–5.
4. Kasckow JW, *et al.* Citalopram augmentation of antipsychotic treatment in older schizophrenia patients. *Int J Geriatr Psychiatry* 2001; **16:** 1163–7.

性功能障碍 SSRI 也被尝试用于治疗早泄，但是西酞普兰的结果一直存在争议，详见**氟西汀**，第376页。

制剂

USP 33: Citalopram Tablets.

专利制剂

Arg.: Humorap; Psiconor; Seropram; Zentius; ***Austral.:*** Celapram; Celica; Ciazil; Cipramil; Talam; Talohexal†; ***Austria:*** Citalostad; Citarcana†; Citor†; Eostar; Pram; Seropram; ***Belg.:*** Cipramil; ***Braz.:*** Alcytam; Cipramil; Citta; Denyl; Procimax; ***Canad.:*** Celexa; Ran-Citalo; ***Chile:*** Actipram; Cimal; Cipramil; Cortran; Finap†; Pramcil; Prisma; Semax†; Setronil; Temperax; Zebrak; Zentius; ***Cz.:*** Apertia†; Apo-Cital; Cerotor; Cipram†; Cita; Citalec; Citalon; Citaratio†; Dalsan; Pram; Sepram†; Seropram; Zyloram; ***Denm.:*** Akarin; Cipramil; Citadur†; Citaham; ***Fin.:*** Cipramil; Emocal†; Sepram; ***Fr.:*** Seropram; ***Ger.:*** Cilex†; Cipramil; Citadura†; CitaLich; Citalo-Q; Citalogamma; Citalon; Futuril; Sepram†; Serital; ***Gr.:*** A-Depress-Therapy; Acelopram; Atinorm; Belmazol; Bibien†; Bivien; Celius; Cilopress; Cinapen; Cipram; Cipraned; Citalgert; Citaloprol; Citopram; Decilop; Ecloram; Erlicon; Espinal; Etapiam; Eumitol; Exenadil; Galopran; Goldamit; Kylipram; Lodeprem; Lopracil; Lopraxer; Loptar; Malicon; Pralotam; Pramital; Prefucet; Pricital; Renevil; Ropramin; Selon; Seproc; Seretover; Serocel; Seropram; Seror; Siloam; Sitaleau; Sotovon; Talopram; Talopron; Taloram; Talosin; Taprocil; Tasonade; Unstress; Varom; Verus; Vesema; Xadorek; Zanipram; Zeclicid; ***Hong Kong:*** Cipram; Cital; Talam; ***Hung.:*** Citagen; Citalodep; Citalon†; Citalowin†; Citapram; Dalsan; Oropram†; Seropram; Serotor; Zyloram; ***India:*** Citadep; Citopam; ***Indon.:*** Cipram†; ***Irl.:*** Cipramil; Cipralam; Cipramil; Ciprapine; Ciprotan; Citrol; ***Israel:*** Cipramil; Recital; ***Ital.:*** Elopram; Felipram; Feliximir; Frimaind; Kaidor; Lampopram; Marpram; Percital; Pramexyl; Return; Ricap; Seropram; Sintopram; Verisan; ***Malaysia:*** Cipram; Cital; ***Mex.:*** Cibrom; Citox; Prepram; Seropram; Xylorane; ***Neth.:*** Cipramil; Ciprapine; Lontax; ***Norw.:*** Cipramil; Desital†; ***NZ:*** Celapram; Cipramil; ***Philipp.:*** Feliz; Lupram; Tazen; ***Pol.:*** Aurex; Cilon†; Cilonast; Cipramil; Citabax; Cital; Citaratio; Citaxin; Oropram; ***Port.:*** Citadep; Zitolex; ***Rus.:*** Cipramil (Ципрамил); Citalorin (Циталорин); Citol (Цитол); Humorap (Уморап); Opra (Опра); Pram (Прам); Siozam (Сиозам); ***S.Afr.:*** Adco-Talomil; Cilate; Cilift; Cipramil; CitaloHexal; Depramil; ***Singapore:*** Cipram; ***Spain:*** Calton; Citalvir; Genprol; Presar†; Prisdal; Relapaz; Seropram; Somac; ***Swed.:*** Cipramil; Citavie†; ***Switz.:*** Alutan†; Claropram; Rudopram†; Seropram; ***Thai.:*** Cipram†; ***Turk.:*** Atopran; Cipram; Citara; Citexam; Citol; Citolap; Citolixin; Copsam; Eslopram; Laira; Pasilopram; Relaxol; Vodelax; ***UK:*** Cipramil; ***Ukr.:*** Citahexal (Цитагексал); ***USA:*** Celexa; ***Venez.:*** Seropram.

Clomipramine Hydrochloride (*BANM, USAN, rINNM*)
盐酸氯米帕明

Chlorimipramine Hydrochloride; Clomipramine, chlorhydrate de; Clomipramini hydrochloridum; G-34586; Hidrocloruro de clomipramina; Hidrocloruro de monoclorimipramina; Klomipramiinihydrokloridi; Klomipramin Hidroklorür; Klomipramin hydrochlorid; Klomipramin-hidroklorid; Klomipraminhydroklorid; Klomipramino hidrochloridas; Monochlorimipramine Hydrochloride. 3-(3-Chloro-10,11-dihydro-5*H*-dibenz[*b,f*]azepin-5-yl)-propyldimethylamine hydrochloride.

Кломипрамина Гидрохлорид

$C_{19}H_{23}ClN_2,HCl = 351.3.$

CAS — 303 49 1 (clomipramine); 17321 77 6 (clomipramine hydrochloride).

ATC — N06AA04.

ATC Vet — QN06AA04.

UNII — 2LXW0L6GWJ.

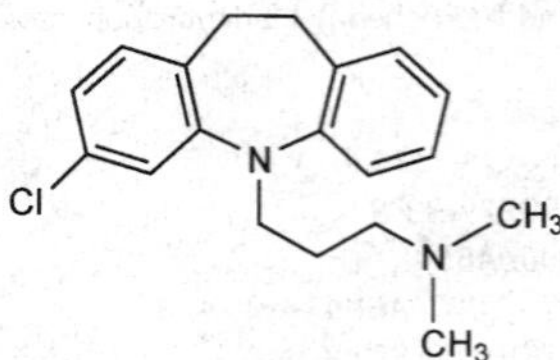

(*clomipramine*)

Pharmacopoeias. In *Chin., Eur.* (see p.vii), *Jpn*, and *US*.

Ph. Eur. 6.8 (Clomipramine Hydrochloride) 一种白色或淡黄色、轻度吸湿性的结晶性粉末。易溶于水和二氯甲烷；溶于酒精。10%水溶液的 pH 值是 3.5～5.0。避光。

USP 33 (Clomipramine Hydrochloride) 一种白色到微弱黄色的结晶性粉末。易溶于水。10%水溶液的 pH 值是 3.5～5.0。

不良反应、处置和注意事项

具有三环类药物的一般特征（详见**阿米替林**，第354页）。

哺乳 有关三环类药物在哺乳患者中的使用评论，详见**阿米替林**下的**注意事项**，第356页。

卟啉病 氯米帕明对卟啉病患者不安全，因为体外研究显示它有卟啉原的作用，尽管诱发卟啉病的证据有争议。

药物相互作用

有关三环类抗抑郁药的药物相互作用，详见**阿米替林**，第357页。

MAOIs 研究认为氯米帕明与反苯环丙胺合用非常危险。

联合使用氯米帕明和吗氯贝胺的患者发生过 5-羟色胺综合征（第392页）（见**苯乙肼**的**药物相互作用**项下**抗抑郁药**，第394页）。

药动学

氯米帕明口服后吸收很好，在肝的首关代谢过程中经广泛的去甲基化作用生成它的主要活性代谢产物，去甲氯米帕明。

氯米帕明和去甲氯米帕明广泛分布在体内，与血浆蛋白和组织蛋白广泛结合。估计氯米帕明的血浆消除半衰期约是 21h，药物过量时消除半衰期会延长很多，去甲氯米帕明更长一些（大约 36h）。

氯米帕明和去甲氯米帕明共同的代谢途径包括羟基化和 *N*-氧化。大约三分之二的单剂量氯米帕明经尿排出，主要以代谢产物的形式，游离或者是结合的；剩余的剂量经粪便排泄。氯米帕明可通过胎盘和分布在乳汁中。

1. Gex-Fabry M, *et al.* Clomipramine metabolism: model-based analysis of variability factors from drug monitoring data. *Clin Pharmacokinet* 1990; **19:** 241–55.
2. Balant-Gorgia AE, *et al.* Clinical pharmacokinetics of clomipramine. *Clin Pharmacokinet* 1991; **20:** 447–62.
3. Nielsen KK, *et al.* Single-dose kinetics of clomipramine: relationship to the sparteine and S-mephenytoin oxidation polymorphisms. *Clin Pharmacol Ther* 1994; **55:** 518–27.
4. Herrera D, *et al.* Pharmacokinetics of a sustained-release dosage form of clomipramine. *J Clin Pharmacol* 2000; **40:** 1488–93.

用途和用法

氯米帕明是一种二苯并氮䓬类三环类抗抑郁药，用途与阿米替林相似（第359页）。它具有抗毒蕈碱样胆碱能受体作用，也是一种强的 5-羟色胺再摄取抑制药。氯米帕明是镇静作用最强的三环类药物之一。它以盐酸盐的形式用于治疗。

治疗**抑郁症**时，盐酸氯米帕明的起始剂量是每日口服 10mg，如果需要，逐渐增加到每日 30～150mg；对于重度病例，剂量可到每日 250mg 或更高。建议老年患者的起始剂量是每日 10mg，如果需要，经过 10～30 天逐渐增加到每日 75mg。氯米帕明的剂量可分成一日几次服用，但因为它的半衰期较长，每日 1 次的给药方案也是适合的，通常在晚上服药。

治疗**强迫障碍**和**恐怖障碍**时，盐酸氯米帕明的起始剂量是每日口服 25mg（或老年患者和对三环类药物敏感的患者每日 10mg），经过 2 周逐渐增加到每日 100～150mg。在一些国家，每日最大剂量是 250mg。治疗**惊恐障碍**时也用相似的剂量。在一些国家，盐酸氯米帕明也用于治疗儿童和 10 岁及 10 岁以上青少年的强迫症（剂量见下文）。

当口服给药行不通或不可取时，可以肌内注射或静脉给予氯米帕明治疗抑郁症或强迫症。盐酸氯米帕明的肌内注射起始剂量是每日 25～50mg，增加到每日100～150mg 的最大剂量；应尽快被口服给药取代。盐酸氯米帕明也可通过静脉输注给药，每日 50～75mg，用 250～500ml 的 0.9%氯化钠溶液或 5%葡萄糖溶液稀释，输注 1.5～3h。当胃肠道外的剂量达到满意的疗效后，应用口服给药来替代，开始的剂量是最大胃肠道外剂量（parenteral dose）的 2 倍，如有必需随后进行剂量调整。静脉输注盐酸氯米帕明的过程中必须严密监护患者和仔细监测血压，因为存在致高血压的风险。

辅助治疗**发作性睡病相关的猝倒症状**时，盐酸氯米帕明口服给药的起始剂量是每日 10mg，逐渐增加剂量直到达到满意疗效，通常的剂量范围是每日 10～75mg。

氯米帕明还可用于治疗儿童**夜间遗尿**（剂量见下文）。

氯米帕明应逐渐停药以减少撤药症状发生的风险。

儿童用法 在英国，不推荐使用氯米帕明治疗 18 岁以下儿童的抑郁状态、恐惧症或发作性睡病伴猝倒。但在一些国家，氯米帕明被注册为可以治疗 10 岁以上儿童和青少年的**强迫症**。口服起始剂量是每日 25mg，头 2 周逐渐增加到 3mg/kg 或 100mg 的最大日剂量，以较少者为准，并分开给药。允许进一步增加剂量，经过几周增加到 3mg/kg 或 200mg 的最大日剂量，以较少者为准。一旦完成滴定，应当在睡前一次给药。

在一些国家，盐酸氯米帕明还被批准口服治疗**夜间遗尿**（有关三环类药物在夜间遗尿症中应用的讨论详见**阿米替林**下的**排尿障碍**，第359页）。但是，用药年龄范围和治疗剂量国家之间不尽相同。例如，法国允许 6 岁以上的儿童使用，日剂量是 10～30mg 或者 0.5～1mg/kg，而奥地利和瑞士批准的剂量是：6～8 岁，20～30mg；9～12 岁，25～50mg；12 岁以上，25～75mg。

焦虑障碍 能抑制 5-羟色胺再摄取的三环类抗抑郁药，如氯米帕明和米帕明，能够用来控制焦虑障碍（第925页）包括强迫性障碍（第925页）、惊恐障碍（第925页）、创伤后应激障碍（第926页）和拔毛癖。

1. Swedo SE, *et al.* A double-blind comparison of clomipramine and desipramine in the treatment of trichotillomania (hair pulling). *N Engl J Med* 1989; **321:** 497–501.
2. McTavish D, Benfield P. Clomipramine: an overview of its pharmacological properties and a review of its therapeutic use in obsessive compulsive disorder and panic disorder. *Drugs* 1990; **39:** 136–53.
3. Kelly MW, Myers CW. Clomipramine: a tricyclic antidepressant effective in obsessive compulsive disorder. *DICP Ann Pharmacother* 1990; **24:** 739–44.
4. Papp LA, *et al.* Clomipramine treatment of panic disorder: pros and cons. *J Clin Psychiatry* 1997; **58:** 423–5.
5. Fallon BA, *et al.* Intravenous clomipramine for obsessive-compulsive disorder refractory to oral clomipramine: a placebo-controlled study. *Arch Gen Psychiatry* 1998; **55:** 918–24.
6. Sasson Y, *et al.* A double-blind crossover comparison of clomipramine and desipramine in the treatment of panic disorder. *Eur Neuropsychopharmacol* 1999; **9:** 191–6.

孤独症 5 名孤独症的男孩试用氯米帕明治疗时，能减少偶发的运动（adventitious movement）[1]。但是，在一个包含 7 个孩子的小样本研究中，没有记录到症状的改善，不良反应较常见和严重[2]。另一项研究[3]，尽管氯米帕明对治疗一些孤独症症状和氟哌啶醇一样有效，但是氯米帕明组因包括不良反应的原因完成这个试验的人数明显较少。

1. Brasic JR, *et al.* Clomipramine ameliorates adventitious movements and compulsions in prepubertal boys with autistic disorder and severe mental retardation. *Neurology* 1994; **44:** 1309–12.
2. Sanchez LE, *et al.* A pilot study of clomipramine in young autistic children. *J Am Acad Child Adolesc Psychiatry* 1996; **35:** 537–44.
3. Remington G, *et al.* Clomipramine versus haloperidol in the treatment of autistic disorder: a double-blind, placebo-controlled, crossover study. *J Clin Psychopharmacol* 2001; **21:** 440–4.

排尿障碍 在一些国家，盐酸氯米帕明被批准用来控制儿童夜间遗尿，详见上文**儿童用法**。

疼痛 抗抑郁药，通常是阿米替林或另一种三环类药物，对缓解一些类型的疼痛有效（详见**镇痛药的选择**，第4页）。在许多国家，批准氯米帕明用来治疗慢性疼痛；每日口服剂量 10～150mg。也可给予胃肠道外用药。

经前期综合征 在黄体期给予氯米帕明，能够减轻经前期的易激惹和抑郁情绪[1]；氯米帕明的剂量范围是每日25～75mg。假设认为氯米帕明缓解经前期综合征的疗效与它抑制 5-羟色胺再摄取的活性有关。关于经前期综合征的总治疗，详见第2031页。

1. Sundblad C, *et al.* Clomipramine administered during the luteal phase reduces the symptoms of premenstrual syndrome: a placebo-controlled trial. *Neuropsychopharmacology* 1993; **9:** 133–45.

性功能障碍 因氯米帕明对射精的抑制作用，它被用来治疗早泄[1~5]（第2100页）。潜伏期（latency）非常短的一些男性（低于1min）可用低剂量的氯米帕明（通常是20mg或30mg），进行持续治疗，可能比所要求的25mg更有效[5]。任何益处可能都与它对5-羟色胺再摄取的抑制作用有关；其他具有5-羟色胺再摄取抑制作用的抗抑郁药，如氟西汀和舍曲林，也被尝试用在这种情况下[4]。

1. Hawton K. Erectile dysfunction and premature ejaculation. *Br J Hosp Med* 1988; **40:** 428–36.
2. Althof SE, *et al.* A double-blind crossover trial of clomipramine for rapid ejaculation in 15 couples. *J Clin Psychiatry* 1995; **56:** 402–7.
3. Haensel SM, *et al.* Clomipramine and sexual function in men with premature ejaculation and controls. *J Urol (Baltimore)* 1996; **156:** 1310–15.
4. Kim SC, Seo KK. Efficacy and safety of fluoxetine, sertraline and clomipramine in patients with premature ejaculation: a double-blind, placebo controlled study. *J Urol (Baltimore)* 1998; **159:** 425–7.
5. Rowland DL, *et al.* Effective daily treatment with clomipramine in men with premature ejaculation when 25 mg (as required) is ineffective. *BJU Int* 2001; **87:** 357–60.

口吃 一项包括17名发育期口吃（第971页）患者的对照研究[1]中，氯米帕明具有适度疗效。提示它的疗效可能与抑制5-羟色胺再摄取的活性有关。

1. Gordon CT, *et al.* A double-blind comparison of clomipramine and desipramine in the treatment of developmental stuttering. *J Clin Psychiatry* 1995; **56:** 238–42.

制剂

BP 2010: Clomipramine Capsules;
USP 33: Clomipramine Hydrochloride Capsules.

专利制剂

Arg.: Anafranil; Clomipram†; ***Austral.:*** Anafranil; Clopram†; Placil; ***Austria:*** Anafranil; ***Belg.:*** Anafranil; ***Braz.:*** Anafranil; Clo; Clomipran; ***Canad.:*** Anafranil; Novo-Clopamine; ***Chile:*** Anafranil; Atenual; Ausentron; Deprelin†; ***Cz.:*** Anafranil; Hydiphen†; ***Denm.:*** Anafranil; ***Fin.:*** Anafranil; ***Fr.:*** Anafranil; ***Ger.:*** Anafranil; ***Gr.:*** Anafranil; ***Hong Kong:*** Anafranil; Clopress; Zoiral†; ***Hung.:*** Anafranil; ***India:*** Anafranil; ***Indon.:*** Anafranil; ***Irl.:*** Anafranil; ***Israel:*** Anafranil; Maronil; ***Ital.:*** Anafranil; ***Malaysia:*** Anafranil; Clopress†; ***Mex.:*** Anafranil; ***Neth.:*** Anafranil; ***Norw.:*** Anafranil; ***NZ:*** Clopress; ***Philipp.:*** Anafranil; ***Pol.:*** Anafranil; Hydiphen†; ***Port.:*** Anafranil; ***Rus.:*** Anafranil (Анафранил); Clofranil (Клофранил); ***S.Afr.:*** Anafranil; Clomidep; Equinorm; ***Singapore:*** Anafranil†; ***Spain:*** Anafranil; ***Swed.:*** Anafranil; ***Switz.:*** Anafranil; ***Thai.:*** Anafranil; Clofranil†; ***Turk.:*** Anafranil; ***UK:*** Anafranil; ***Ukr.:*** Anafranil (Анафранил); ***USA:*** Anafranil; ***Venez.:*** Anafranil.

Desipramine Hydrochloride（*BANM, USAN, rINNM*）盐酸地昔帕明

Desipramiinihydrokloridi; Désipramine, chlorhydrate de; Desipramin-hydrochlorid; Desipraminhydroklorid; Desipramini hydrochloridum; Desmethylimipramine Hydrochloride; Dezipramin-hidroklorid; Dezipramino hidrochloridas; Dezypraminy chlorowodorek; DMI; EX-4355; G-35020; Hidrocloruro de desipramina; Hidrocloruro de desmetilimipramina; JB-8181; NSC-114901; RMI-9384A. 3-(10,11-Dihydro-5*H*-dibenz[*b,f*]-azepin-5-yl)propyl(methyl)amine hydrochloride.

Дезипрамина Гидрохлорид

$C_{18}H_{22}N_2$,HCl = 302.8.

CAS — 50-47-5 (desipramine); 58-28-6 (desipramine hydrochloride).

ATC — N06AA01.

ATC Vet — QN06AA01.

UNII — 1Y58DO4MY1.

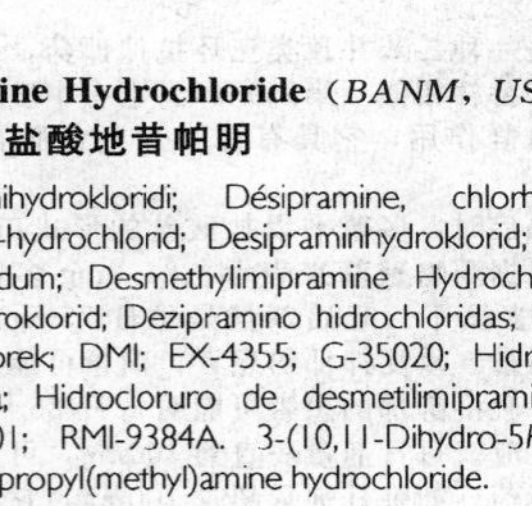

(desipramine)

Pharmacopoeias. In *Eur.* (see p.vii) and *US.*

Ph. Eur. 6.8（Desipramine Hydrochloride） 一种白色或接近白色的结晶性粉末。溶于水和乙醇。避光。

USP 33（Desipramine Hydrochloride） 一种白色到米白色的结晶性粉末。溶于水（1∶12），溶于乙醇（1∶14），溶于氯仿（1∶3.5）；不溶于乙醚；易溶于甲醇。贮藏于密闭容器中。

不良反应、处置和注意事项

如同三环类药物的一般特征（详见**阿米替林**，第354页）。

哺乳 有关三环类抗抑郁药用于哺乳患者的评论，详见**阿米替林**项下的**注意事项**，第356页。

药物相互作用

有关三环类抗抑郁药的相互作用，详见**阿米替林**，第357页。

药动学

地昔帕明是米帕明（第377页）的主要活性代谢产物。

用途和用法

地昔帕明，米帕明（第377页）的主要活性代谢产物，是一种药理作用和用途与阿米替林（第359页）相似的二苯并氮䓬三环类抗抑郁药。它是镇静作用较轻的三环类抗抑郁药之一，它的抗毒蕈碱作用较轻。地昔帕明以盐酸盐的形式用于治疗。

治疗抑郁症时，盐酸地昔帕明每日口服的剂量是100～200mg；对于重度抑郁的住院患者，剂量可能需要增加到每日300mg。青少年和老年患者应使用较低的剂量，通常是每日25～100mg；对于重度抑郁，可能需要增加到每日150mg。起始剂量应较低，根据患者的耐受性和临床疗效逐渐增加剂量。最初治疗时可以每天单次给药或分成几次给药；维持治疗可以每日单次给药，通常是晚上。

为了降低发生撤药症状的风险，地昔帕明应逐渐停药。

可卡因依赖 因为多巴胺耗竭可能是抑郁症的病因，经常与可卡因渴求和复吸有关，能与多巴胺能系统相互作用的药物，如地昔帕明，已被尝试用于控制可卡因戒断症状（第1774页）。但是，一篇系统的综述[1]未能找到支持抗抑郁药治疗可卡因依赖的证据，尽管一些独立的研究提示了地昔帕明的疗效。

1. Lima MS, *et al.* Antidepressants for cocaine dependence [withdrawn]. Available in The Cochrane Database of Systematic Reviews; Issue 2. Chichester: John Wiley; 2003 (accessed 24/11/05).

过动症 当药物治疗注意力缺陷多动症（第2069页）时，三环类抗抑郁药如米帕明或地昔帕明[1~4]，通常作为对兴奋药无效或不能耐受患者的保留治疗。它们还可用于筛选存在共病的患者，如Tourette综合征、焦虑和遗尿症。

1. Rapport MD, *et al.* Methylphenidate and desipramine in hospitalized children: I. separate and combined effects on cognitive function. *J Am Acad Child Adolesc Psychiatry* 1993; **32:** 333–42.
2. Pataki CS, *et al.* Side effects of methylphenidate and desipramine alone and in combination in children. *J Am Acad Child Adolesc Psychiatry* 1993; **32:** 1065–72.
3. Singer HS, *et al.* The treatment of attention-deficit hyperactivity disorder in Tourette's syndrome: a double-blind placebo-controlled study with clonidine and desipramine. *Pediatrics* 1995; **95:** 74–81.
4. Spencer T, *et al.* A double-blind comparison of desipramine and placebo in children and adolescents with chronic tic disorder and comorbid attention-deficit/hyperactivity disorder. *Arch Gen Psychiatry* 2002; **59:** 649–56.

疼痛 抗抑郁药，通常是阿米替林或其他的三环类药物，当给予低于抑郁症治疗的剂量时，对缓解一些类型的疼痛（详见**镇痛药的选择**，第4页）有效。

有关地昔帕明使用的文献如下。

1. Kishore-Kumar R, *et al.* Desipramine relieves postherpetic neuralgia. *Clin Pharmacol Ther* 1990; **47:** 305–12.
2. Max MB, *et al.* Effects of desipramine, amitriptyline, and fluoxetine on pain in diabetic neuropathy. *N Engl J Med* 1992; **326:** 1250–6.
3. Coquoz D, *et al.* Central analgesic effects of desipramine, fluvoxamine, and moclobemide after single oral dosing: a study in healthy volunteers. *Clin Pharmacol Ther* 1993; **54:** 339–44.
4. Gordon NC, *et al.* Temporal factors in the enhancement of morphine analgesia by desipramine. *Pain* 1993; **53:** 273–6.

制剂

BP 2010: Desipramine Tablets;
USP 33: Desipramine Hydrochloride Tablets.

专利制剂

Austria: Pertofran†; ***Belg.:*** Pertofran†; ***Canad.:*** Norpramin†; ***Chile:*** Distonal; ***Ger.:*** Petylyl; ***Israel:*** Deprexan; ***Ital.:*** Nortimil; ***NZ:*** Pertofran†; ***Pol.:*** Petylyl†; ***Turk.:*** Desipram; ***USA:*** Norpramin.

Desvenlafaxine Succinate（*BANM, USAN, rINNM*）琥珀酸去甲文拉法辛

O-Desmethylvenlafaxine succinate; Desvenlafaxine, Succinate de; Desvenlafaxini Succinas; DVS-233 (base or succinate); Succinato de desvenlafaxina; Wy-45233. 1-[(1*RS*)-2-(Dimethylamino)-1-(4 hydroxyphenyl)ethyl]cyclohexanol hydrogen butanedioate monohydrate.

Десвенлафаксина Суксинат

$C_{16}H_{25}NO_2$,$C_4H_6O_4$,H_2O = 399.5.

CAS — 93413-62-8 (desvenlafaxine); 386750-22-7 (desvenlafaxine succinate).

ATC — N06AX23.

ATC Vet — QN06AX23.

UNII — ZB22ENF0XR.

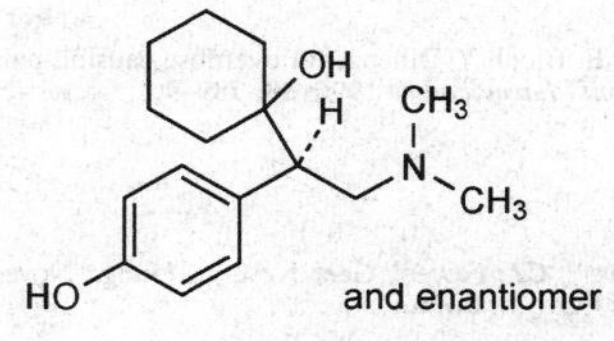

and enantiomer

(desvenlafaxine)

简介

去甲文拉法辛是一种5-羟色胺和去甲肾上腺素再摄取抑制药（SNRI）（见**文拉法辛**，第403页），是文拉法辛的主要活性代谢产物。去甲文拉法辛以琥珀酸盐的形式口服给药，但剂量以药物碱基表示，75.8mg琥珀酸去甲文拉法辛相当于50mg去甲文拉法辛。治疗抑郁症时（第352页），琥珀酸去甲文拉法辛以缓释剂的剂型给药，剂量相当于50mg、每日1次去甲文拉法辛。更高剂量的使用已有研究，最高达到每日400mg，但是没有收到更多疗效，却增加了不良反应发生率。肾损伤患者可能需要减少药物剂量（见下文）。

为了减少撤药症状发生的风险，去甲文拉法辛应逐渐停药。

去甲文拉法辛治疗更年期血管舒缩症状、神经病理性疼痛以及纤维肌痛的研究正在进行中。

1. DeMartinis NA, *et al.* A double-blind, placebo-controlled study of the efficacy and safety of desvenlafaxine succinate in the treatment of major depressive disorder. *J Clin Psychiatry* 2007; **68:** 677–88.
2. Septien-Velez L, *et al.* A randomized, double-blind, placebo-controlled trial of desvenlafaxine succinate in the treatment of major depressive disorder. *Int Clin Psychopharmacol* 2007; **22:** 338–47.
3. Liebowitz MR, *et al.* A randomized, double-blind, placebo-controlled trial of desvenlafaxine succinate in adult outpatients with major depressive disorder. *J Clin Psychiatry* 2007; **68:** 1663–72.
4. Archer DF, *et al.* A double-blind, randomly assigned, placebo-controlled study of desvenlafaxine efficacy and safety for the treatment of vasomotor symptoms associated with menopause. *Am J Obstet Gynecol* 2009; **200:** 172.e1–172.e10.

在肾损伤中的用法 去甲文拉法辛每日口服50mg的常用剂量可用于轻度至中度肾损伤患者。肾损伤严重的患者（肌酐清除率低于30ml/min），可隔天给予50mg。透析治疗后无需补充剂量。

制剂

专利制剂

Austral.: Pristiq; ***USA:*** Pristiq.

Dibenzepin Hydrochloride（*BANM, USAN, rINNM*）盐酸二苯西平

Dibenzépine, Chlorhydrate de; Dibenzepini Hydrochloridum; HF-1927; Hidrocloruro de dibenzepina. 10-(2-Dimethylaminoethyl)-5,10-dihydro-5-methyl-dibenzo[*b,e*][1,4]diazepin-11-one hydrochloride.

Дибензепина Гидрохлорид

$C_{18}H_{21}N_3O$,HCl = 331.8.

CAS — 4498-32-2 (dibenzepin); 315-80-0 (dibenzepin hydrochloride).

ATC — N06AA08.

ATC Vet — QN06AA08.

UNII — JLN0273S4Z.

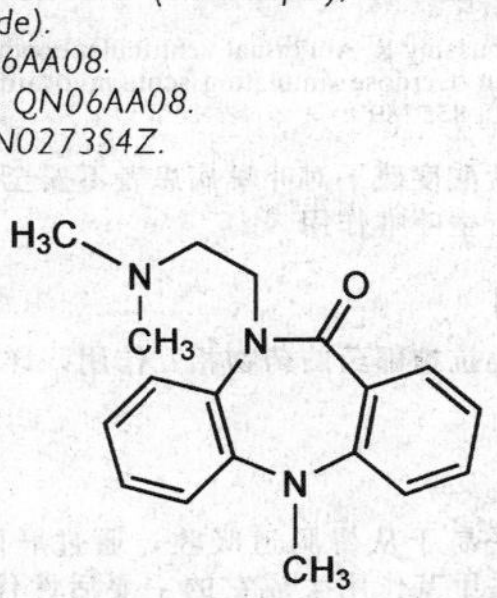

(dibenzepin)

简介

盐酸二苯西平是一种三环类抗抑郁药（见**阿米替**

林，第354页）。

治疗抑郁症时，盐酸二苯西平的剂量是每日口服480mg；对于一些重度抑郁的患者，如有需要，剂量可增加到每日720mg。老年患者的起始剂量应降到每日240mg，如果需要，增加到每日480mg。

盐酸二苯西平也可通过静脉输注的方式给药。

在一些国家，它也用来治疗夜间遗尿症。

为了减少撤药症状发生的风险，二苯西平应逐渐停药。

1. Wirtheim E, Bloch Y. Dibenzepin overdose causing pulmonary edema. *Ann Pharmacother* 1996; **30:** 789–90.

制剂

专利制剂

Austria: Noveril; ***Cz.:*** Noveril; ***Ger.:*** Noveril†; ***Hung.:*** Noveril†; ***Israel:*** Noveril; ***Pol.:*** Noveril†; ***Switz.:*** Noveril.

Dosulepin Hydrochloride（*BANM*，*rINNM*）盐酸度硫平

Dosulepiinihydrokloridi; Dosulépine, chlorhydrate de; Dosulepin-hydrochlorid; Dosulepinhydroklorid; Dosulepini hydrochloridum; Dosulepino hidrochloridas; Doszulepin-hidroklorid; Dothiepin Hydrochloride *(USAN)*; Hidrocloruro de dosulepina; Hidrocloruro de dotiepina. 3-(Dibenzo[*b*,*e*]thiepin-11-ylidene)propyldimethylamine hydrochloride.

Досулепина Гидрохлорид

$C_{19}H_{21}NS,HCl = 331.9.$

CAS — 113-53-1 (dosulepin); 897-15-4 (dosulepin hydrochloride).

ATC — N06AA16.

ATC Vet — QN06AA16.

UNII — 3H0042311V.

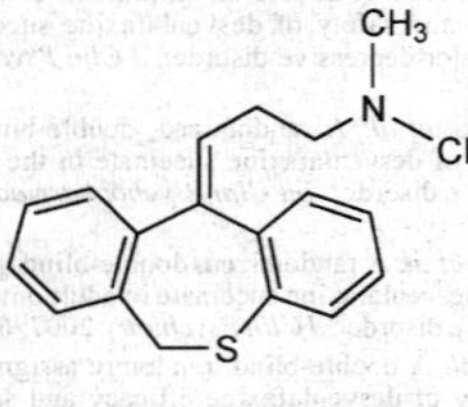

(dosulepin)

Pharmacopoeias. In *Eur.* (see p.vii).

Ph. Eur. 6.8（Dosulepin Hydrochloride） 一种白色或淡黄色的结晶性粉末。它主要由 *E*-异构体组成。易溶于水、酒精和二氯甲烷。10%水溶液的 pH 值是 4.2～5.2。避光。

不良反应、处置和注意事项

如同三环类抗抑郁药的一般特征（详见**阿米替林**，第354页）。

哺乳 有关三环类抗抑郁药用于哺乳患者的评论，详见**阿米替林项下注意事项**，第356页。

对心血管系统的影响 有关使用度硫平的患者其缺血性心脏病风险增加的参考文献，见**阿米替林**，第355页。

过量 一名41岁的男性，过量服用1g的度硫平后，心电图显示心脏异常，非常像一次急性心肌梗死发作[1]。但是，心肌酶不能证实这是一次缺血事件，认为这种异常可能是度硫平的奎尼丁样作用或者是钾离子膜通透性的改变。

1. Steeds RP, Muthusamy R. Abnormal ventricular conduction following dothiepin overdose simulating acute myocardial infarction. *Heart* 2000; **83:** 289.

卟啉病 认为盐酸度硫平对卟啉病患者不安全，因为动物研究显示它有生卟啉作用。

药物相互作用

有关三环类抗抑郁药的药物相互作用，详见**阿米替林**，第357页。

药动学

盐酸度硫平易于从胃肠道吸收，通过肝的首过代谢，经广泛的去甲基作用生成它的主要活性代谢产物，去甲度硫平（desmethyldothiepin）（也可命名为 northiaden）。代谢通路还包括 *S*-氧化作用。

度硫平经尿排出，主要以它代谢产物的形式；少量的也从粪便排出。度硫平及其代谢产物的消除半衰期分别是 14～24h 和 23～46h。

度硫平分布在乳汁中（详见**阿米替林**项下**注意事项**中的**哺乳**，第356页）。

1. Maguire KP, *et al.* Clinical pharmacokinetics of dothiepin: single-dose kinetics in patients and prediction of steady-state concentrations. *Clin Pharmacokinet* 1983; **8:** 179–85.
2. Yu DK, *et al.* Pharmacokinetics of dothiepin in humans: a single dose dose-proportionality study. *J Pharm Sci* 1986; **75:** 582–5.
3. Ilett KF, *et al.* The excretion of dothiepin and its primary metabolites in breast milk. *Br J Clin Pharmacol* 1992; **33:** 635–9.

用途和用法

盐酸度硫平是一种三环类抗抑郁药，作用机制和用途与阿米替林相似（第359页）。它是镇静作用较重的三环类药物之一。在英国，MHRA 建议限制度硫平用于治疗抑郁症，因为该药介于最大治疗剂量和致死性过量之间的安全窗很小。建议治疗开始时只能开具专科护理处方，且应限制每张处方发出的药量。对于在治疗开始、调整药量、直至出现改善期间自杀风险升高的患者，MHRA 推荐最大用药剂量应相当于每日 75mg，治疗 2 周。

治疗抑郁时，盐酸度硫平的口服起始剂量是 25mg，每日 3 次；如有必需，逐渐增加到 50mg，每日 3 次；或晚上单剂量给予。对重度抑郁的住院患者，剂量可增加到每日 225mg。推荐老年患者的起始剂量是每日 50～75mg。

为了减少撤药症状发生的风险，度硫平应逐渐停药。

制剂

BP 2010: Dosulepin Capsules; Dosulepin Tablets.

专利制剂

Austral.: Dothep; Prothiaden; ***Belg.:*** Prothiaden; ***Cz.:*** Prothiaden; ***Denm.:*** Prothiaden; ***Fr.:*** Prothiaden; ***Ger.:*** Idom; ***Hong Kong:*** Prothiaden†; Qualiaden; ***India:*** Prothiaden; ***Irl.:*** Dothep; Prothiaden; ***Ital.:*** Protiaden; ***Malaysia:*** Dothep; Prothiaden; ***Neth.:*** Prothiaden; ***NZ:*** Dopress; Prothiaden; ***Philipp.:*** Prothiaden†; ***Port.:*** Protiadene; ***S.Afr.:*** Prothiaden; Thaden; ***Singapore:*** Espin; Prothiaden; ***Spain:*** Prothiaden; ***Thai.:*** Prothiaden†; ***UK:*** Dothapax†; Prepadine; Prothiaden.

多组分制剂 ***Austria:*** Harmomed.

Doxepin Hydrochloride（*BANM*，*USAN*，*rINNM*）盐酸多塞平

Doksepiinihydrokloridi; Doksepin Hidroklorür; Doksepino hidrochloridas; Doxepiny chlorowodorek; Doxépine, chlorhydrate de; Doxepin-hidroklorid; Doxepin-hydrochlorid; Doxepinhydroklorid; Doxepini hydrochloridum; Hidrocloruro de doxepina; NSC-108160; P-3693A. (*E*)-3-(Dibenz[*b*,*e*]oxepin-11-ylidene)-propyldimethylamine hydrochloride.

Доксепина Гидрохлорид

$C_{19}H_{21}NO,HCl = 315.8.$

CAS — 1668-19-5 (doxepin); 1229-29-4 (doxepin hydrochloride); 4698-39-9 (doxepin hydrochloride, E-isomer); 25127-31-5 (doxepin hydrochloride, Z-isomer).

ATC — N06AA12.

ATC Vet — QN06AA12.

UNII — 3U9A0FE9N5 (doxepin hydrochloride); CU61C5RH24 (E-doxepin hydrochloride).

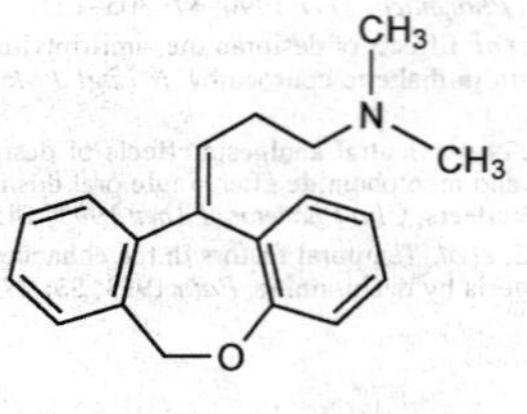

(doxepin)

Pharmacopoeias. In *Chin.*, *Eur.* (see p.vii), and *US.*

Ph. Eur. 6.8（Doxepin Hydrochloride） 一种白色或类白色的结晶性粉末。易溶于水、酒精和二氯甲烷。避光。

USP 33（Doxepin Hydrochloride） 它由 *Z*-异构体和 *E*-异构体的混合物组成。

不良反应、处置和注意事项

如同三环类抗抑郁药的一般特征（详见**阿米替林**，第354页）。局部应用也可出现困倦和其他系统的反应。此外，报道最常见的局部反应是烧灼感和刺痛感。

哺乳 有关三环类抗抑郁药对哺乳患者使用的评论，详见**阿米替林**项下的**注意事项**，第356页。

对皮肤的影响 直到 2002 年 1 月，FDA 获知与 5%多塞平乳膏使用有关的过敏性接触性皮炎发生了 26 例[1]；临床表现包括湿疹、荨麻疹、紫癜和丘疹水疱性的皮肤损害。其中 20 个病例能获得详情，13 例发生在超过了推荐使用期 8 天之后。21 个病例贴片实验（patch testing）阳性，支持这是一种过敏反应，而不是原有状态的加重。

1. Bonnel RA, *et al.* Allergic contact dermatitis from topical doxepin: Food and Drug Administration's postmarketing surveillance experience. *J Am Acad Dermatol* 2003; **48:** 294–6.

过量 一名婴儿大约 50%的身体表面使用了 5%的多塞平软膏后，变得很难被叫醒；而一整管 30g 的软膏只使用了 2 次[1]。这种软膏不推荐儿童使用。

1. Zell-Kanter M, *et al.* Doxepin toxicity in a child following topical application. *Ann Pharmacother* 2000; **34:** 328–9.

药物相互作用

有关三环类抗抑郁药的药物相互作用，详见**阿米替林**，第357页。

药动学

多塞平口服后迅速于从胃肠道吸收，通过肝的首过代谢，经广泛的去甲基化作用生成它的主要代谢产物，去甲多塞平。局部使用后，多塞平也可通过皮肤吸收。

多塞平和去甲多塞平的共同代谢途径包括羟基化和 *N*-氧化。多塞平经尿排出，主要以代谢产物的形式，游离的或者是结合的形式。

多塞平和去甲多塞平广泛分布在体内；多塞平的血浆蛋白结合率大约是 76%。估计多塞平的血浆消除半衰期是 8～24h，如果过量用药，半衰期的时间会有很大程度的延长；去甲多塞平的半衰期更长一些。

多塞平可通过血脑屏障和胎盘。它分布在乳汁中（详见**阿米替林项下注意事项**中的**哺乳**，第356页）。

1. Faulkner RD, *et al.* Multiple-dose doxepin kinetics in depressed patients. *Clin Pharmacol Ther* 1983; **34:** 509–15.
2. Joyce PR, Sharman JR. Doxepin plasma concentrations in clinical practice: could there be a pharmacokinetic explanation for low concentrations? *Clin Pharmacokinet* 1985; **10:** 365–70.

用途和用法

多塞平是一种二苯并䓬类三环抗抑郁药，作用机制和用途与阿米替林相似（第359页）。它有中度的抗毒蕈碱和明显的镇静作用，它具有抑制 5-羟色胺再摄取的活性。

治疗**抑郁症**时，多塞平以盐酸盐的形式口服给药，尽管剂量是根据药物碱基来表示；84.8mg 多塞平大约相当于 75mg 多塞平。起始剂量是每日 75mg，根据疗效逐渐调整剂量。重度抑郁的患者，剂量可能需增加到每日 300mg；轻度抑郁的患者可能对每日 25～50mg 的小剂量就有反应。每日剂量一直到 100mg，可以分次也可睡前一次服药。如果日剂量超过 100mg，它应分 3 次服用，尽管最多的部分，最高可以达 100mg，可以在睡前给予。在美国，最大的单剂量是 150mg。老年患者推荐的起始剂量是每日 10～50mg。

盐酸多塞平也可经肌内注射或静脉注射给药。

为了降低撤药症状发生的风险，多塞平应逐渐停药。

低剂量多塞平可用于治疗以睡眠保持困难为主的**失眠**。盐酸多塞平于夜间口服，剂量相当于多塞平 6mg，每日 1 次；应当在睡前 30min 内服用。对于一些患者每次 3mg 的剂量可能就足够了，这也是对 65 岁及以上的老年患者推荐的起始剂量。建议餐后 3h 内不要服药，以尽量减少作用持续到第二天的可能性。

多塞平具有 H_1 和 H_2 受体拮抗药的活性，含 5%盐酸盐的乳膏可局部短期使用（到 8 天），用来缓解与不同类型皮炎有关的中度瘙痒（详见下文）。

头痛 三环类抗抑郁药对控制一些类型的头痛有效，详见第359页。

与多塞平使用有关的文献如下。

1. Wörz R, Scherhag R. Treatment of chronic tension headache with doxepin or amitriptyline—results of a double-blind study. *Headache Q* 1990; **1:** 216–23.

失眠 低剂量多塞平可用于治疗失眠（第930页）[1,2]。

1. Roth T, *et al.* Efficacy and safety of doxepin 1 mg, 3 mg, and 6 mg in adults with primary insomnia. *Sleep* 2007; **30:** 1555–61.
2. Scharf M, *et al.* Efficacy and safety of doxepin 1 mg, 3 mg, and 6 mg in elderly patients with primary insomnia: a randomized, double-blind, placebo-controlled crossover study. *J Clin Psychiatry* 2008; **69:** 1557–64.

皮肤病 三环类抗抑郁药有广泛的药理作用，其中的一

些药物有明显的抗组胺作用。多塞平尤其具有非常强的抗组胺活性。研究显示对治疗慢性荨麻疹[1~3]，它是经典抗组胺药物之外的一种可选择的有效口服药，也是特发寒冷性荨麻疹的一种有效口服治疗[4,5]。治疗寒冷性荨麻疹，可能通过抑制了一种血小板活化因子，如类脂物[5]。

有关不同荨麻疹可能治疗方法的一篇综述，也提到了多塞平的使用，详见第1511页。

如同标准的抗组胺药（详见第537页），多塞平也可局部应用，用来缓解不同类型的过敏和炎症性皮肤病[6,7]有关的瘙痒症（也可详见第1509页），尽管它的疗效还有待一些权威专家的确定[8,9]。多塞平的局部使用也可产生接触性皮炎（见上文**对皮肤的影响**），引起困倦和其他的系统反应。

1. Greene SL, *et al.* Double-blind crossover study comparing doxepin with diphenhydramine for the treatment of chronic urticaria. *J Am Acad Dermatol* 1985; **12:** 669–75.
2. Harto A, *et al.* Doxepin in the treatment of chronic urticaria. *Dermatologica* 1985; **170:** 90–3.
3. Goldsobel AB, *et al.* Efficacy of doxepin in the treatment of chronic idiopathic urticaria. *J Allergy Clin Immunol* 1986; **78:** 867–73.
4. Neittaanmäki H, *et al.* Comparison of cinnarizine, cyproheptadine, doxepin, and hydroxyzine in treatment of idiopathic cold urticaria: usefulness of doxepin. *J Am Acad Dermatol* 1984; **11:** 483–9.
5. Grandel KE, *et al.* Association of platelet-activating factor with primary acquired cold urticaria. *N Engl J Med* 1985; **313:** 405–9.
6. Drake LA, *et al.* Relief of pruritus in patients with atopic dermatitis after treatment with topical doxepin cream. *J Am Acad Dermatol* 1994; **31:** 613–16.
7. Smith PF, Corelli RL. Doxepin in the management of pruritus associated with allergic cutaneous reactions. *Ann Pharmacother* 1997; **31:** 633–5.
8. Anonymous. Doxepin cream for pruritus. *Med Lett Drugs Ther* 1994; **36:** 99–100.
9. Anonymous. Doxepin cream for eczema? *Drug Ther Bull* 2000; **38:** 31–2.

制剂

BP 2010: Doxepin Capsules;
USP 33: Doxepin Hydrochloride Capsules; Doxepin Hydrochloride Oral Solution.

专利制剂

Arg.: Doxederm†; ***Austral.:*** Deptran; Sinequan; ***Austria:*** Sinequan; ***Belg.:*** Sinequan; ***Canad.:*** Sinequan; Zonalon; ***Denm.:*** Sinequan; ***Fin.:*** Doxal; ***Fr.:*** Quitaxon; ***Ger.:*** Aponal; Doneurin; Doxe; Doxepia†; espadox†; Mareen; Sinquan†; ***Gr.:*** Sinequan; ***Hong Kong:*** Qualiquan; Sinequan; ***India:*** Spectra; ***Indon.:*** Sagalon; ***Irl.:*** Sinequan†; Xepin; ***Israel:*** Gilex; ***Mex.:*** Sinequan; ***Neth.:*** Sinequan; ***Norw.:*** Sinequan; ***NZ:*** Anten; ***Pol.:*** Sinequan; ***Spain:*** Sinequan; ***Switz.:*** Sinquane; ***Thai.:*** Sinequan; ***Turk.:*** Antimax; ***UK:*** Sinepin; Sinequan†; Xepin; ***USA:*** Prudoxin; Silenor; Sinequan†; Zonalon.

Duloxetine Hydrochloride (*BANM, USAN, rINNM*) 盐酸度洛西汀

Duloxétine, Chlorhydrate de; Duloxetini Hydrochloridum; Hidrocloruro de duloxetina; LY-248686 (duloxetine). (+)-(*S*)-*N*-Methyl-γ-(1-naphthyloxy)-2-thiophenepropylamine hydrochloride.

Дулоксетина Гидрохлорид

$C_{18}H_{19}NOS,HCl = 333.9.$

CAS — 116539-59-4 (duloxetine); 136434-34-9 (duloxetine hydrochloride).

ATC — N06AX21.

ATC Vet — QN06AX21.

UNII — 9044SC542W.

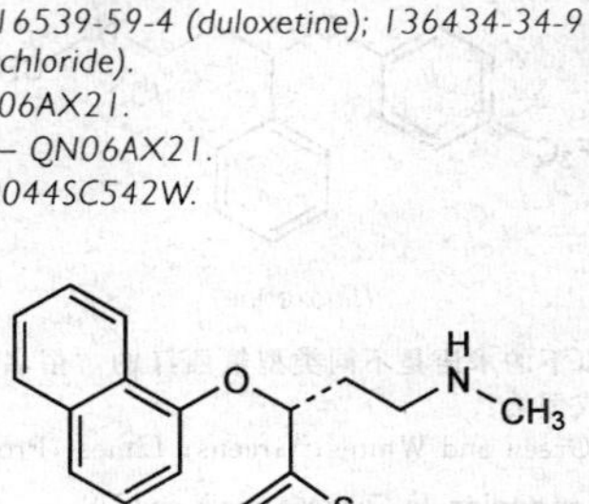

(duloxetine)

不良反应和处置

度洛西汀最常报道的不良反应包括恶心、头痛、失眠、疲劳、嗜睡、口干、头晕和便秘。其他常见的不良反应包括食欲减退、腹泻、消化不良、呕吐、焦虑、视觉障碍、震颤、体重增加或减少、性功能障碍、神经过敏（nervousness）、昏睡、哈欠、热潮红、出汗增加和瘙痒症。在一些患者身上也观察到了剂量相关的血压升高。不太常见的不良反应有室性心动过速、淤血、尿急、皮疹和光过敏反应，惊厥、躁狂和轻躁狂的激活非常少见。肝酶增高、肝炎以及急性肝损伤很罕见，一般出现在开始多塞平治疗的前几个月内。有肝功能衰竭的报道，伴或不伴黄疸（有时可致死），存在混合或肝癌形式的损伤。体位性低血压和晕厥、5-羟色胺综合征以及静坐不能的案例也有报道。有些患者可能出现自杀想法。

低钠血症，可能由于抗利尿激素的不适当分泌，与抗抑郁药的使用有关，尤其对老年人较明显。

洗胃在治疗药物过量中的价值尚不确定，但是如果患者摄入了超过 5mg/kg 的度洛西汀，并在 1h 之内发现，可用口服活性炭来治疗过量用药；随后应进行对症和支持性治疗。据认为透析、血液灌注、换血（exchange perfusion）、增加尿量的方法可能没有益处。

不良反应发生率 参考文献如下。

1. Brunton S, *et al.* Profile of adverse events with duloxetine treatment: a pooled analysis of placebo-controlled studies. *Drug Safety* 2010; **33:** 393–407.

注意事项

度洛西汀不应用于肝炎或有严重肾功能损伤的患者，且慎用于未控制的窄角型青光眼或高血压。眼内压增加或存在闭角性青光眼的患者应严密监护。也应监测血压，因为有致高血压的风险。快速血糖和总胆固醇增高在糖尿病患者中也有报道。有癫痫史、出血性疾病、躁狂或轻躁狂的患者应谨慎使用。

抗抑郁早期治疗时，应密切监护患者，直到观察到抑郁症状有显著改善，因为自杀是抑郁症患者的一个内在风险。详见**抑郁症**，第352页。用抗抑郁药治疗其他疾病的早期，自杀想法和自杀行为也会出现，当治疗抑郁症患者时也应遵照治疗其他疾病时同样的注意事项。

如同其他的抗抑郁药，度洛西汀可损害技能工作的操作能力，如果患者受到了影响，不应驾驶或操作机器。

当度洛西汀治疗突然停止，报告的症状包括头痛、恶心、呕吐、头晕、失眠、焦虑和感觉异常。因此推荐如果使用了超过 1 周的治疗，应在至少 2 周的时间内逐渐停药，监护患者将发生撤药反应的风险减到最小。

儿童 度洛西汀治疗青少年和儿童的抑郁症没有做过研究，因此低于 18 岁的患者，通常不推荐使用。此外，曾提示其他的抗抑郁药能增加这些患者的自杀观念（详见**氟西汀**项下**对精神状态的影响**，第370页）。

妊娠 一名在妊娠期间服用度洛西汀的母亲生产的婴儿在出生后第 3 天出现了新生儿行为综合征[1]。表现为急速节律性运动、抽搐、发作性颤抖（episodes of shaking.），应用苯巴比妥 7 周症状被控制。2 岁时，该幼儿健康且神经行为发育正常。

1. Eyal R, Yaeger D. Poor neonatal adaptation after in utero exposure to duloxetine. *Am J Psychiatry* 2008; **165:** 651.

药物相互作用

度洛西汀不能与 MAOIs 合用。停用一种 MAOI 和开始使用度洛西汀的过程中要至少经过 14 天。停用度洛西汀和开始使用任何易于引起严重不良反应的药物要至少经过 5 天（如苯乙肼）。不建议度洛西汀与其他抗抑郁药，包括 SSRIs、其他 5-羟色胺和去甲肾上腺素再摄取抑制药合用。详见**苯乙肼的药物相互作用**项下**抗抑郁药**，第394页。

度洛西汀与其他作用于中枢神经系统的药物包括酒精和具有镇静作用的药合用时需谨慎。

度洛西汀经细胞色素 P450 同工酶 CYP1A2 和 CYP2D6 代谢。它不应与 CYP1A2 的强抑制剂合用，如氟伏沙明、环丙沙星、依诺沙星，如果这样联合用药可能会导致度洛西汀血药浓度增高。同样，度洛西汀与 CYP2D6 的强抑制剂，如帕罗西汀，合用时也应谨慎。度洛西汀本身也是 CYP2D6 的中等抑制剂，因此得到注册药品信息建议它与治疗指数窄，且经这种同工酶广泛代谢的药物合用时需谨慎。特别是，禁忌与硫利达嗪合用，因为有与硫利达嗪血药浓度升高有关的严重室性心律失常和猝死的风险。

由于度洛西汀有增加出血的风险，所以与华法林或其他影响血小板功能的药物合用时须谨慎。

度洛西汀高度与蛋白结合，如果合用了其他与蛋白高度结合的药物，可能会发生不良反应。

1. Skinner MH, *et al.* Duloxetine is both an inhibitor and a substrate of cytochrome P4502D6 in healthy volunteers. *Clin Pharmacol Ther* 2003; **73:** 170–7.
2. Lobo ED, *et al.* In vitro and in vivo evaluations of cytochrome P450 1A2 interactions with duloxetine. *Clin Pharmacokinet* 2008; **47:** 191–202.

抗偏头痛药 有罕见报道称，5-羟色胺和去甲肾上腺素再摄取抑制药（SNRIs）与 5-羟色胺（5-HT_1）受体拮抗药（如舒马普坦，第596页）合用时，发生了 5-羟色胺综合征。

药动学

度洛西汀易于从胃肠道吸收，大约在口服药物后 6h 达到血浆峰浓度。进食可延迟达峰时间至 10h。蛋白结合率约是 96%，主要与白蛋白和 α_1-酸糖蛋白结合。度洛西汀经 P450 同工酶 CYP1A2 和 CYP2D6 的广泛代谢生成两种主要但无药理活性的代谢产物，4-羟基度洛西汀葡萄糖苷酸和 5-羟基 6-甲氧基度洛西汀硫酸盐。这些和其他的代谢产物主要经尿排出；约 20% 经粪便排出。小于 1% 的剂量经尿以度洛西汀的原形排出。度洛西汀的消除半衰期是8～17h，平均约 12h。度洛西汀可分布到乳汁。

1. Lantz RJ, *et al.* Metabolism, excretion, and pharmacokinetics of duloxetine in healthy human subjects. *Drug Metab Dispos* 2003; **31:** 1142–50.
2. Skinner MH, *et al.* Effect of age on the pharmacokinetics of duloxetine in women. *Br J Clin Pharmacol* 2004; **57:** 54–61.
3. Lobo ED, *et al.* Population pharmacokinetics of orally administered duloxetine in patients: implications for dosing recommendation. *Clin Pharmacokinet* 2009; **48:** 189–97.
4. Lobo ED, *et al.* Effects of varying degrees of renal impairment on the pharmacokinetics of duloxetine: analysis of a single-dose phase I study and pooled steady-state data from phase II/III trials. *Clin Pharmacokinet* 2010; **49:** 311–21.

乳汁中的分布 一项研究在 6 名服用度洛西汀 40mg，每日 2 次的妇女中发现，度洛西汀可以分布到乳汁中[1]。乳汁中度洛西汀的浓度始终低于血浆浓度，二者比值约 0.25。研究期间没有婴儿接受母乳喂养，但是据计算，婴儿本来有可能获得的日剂量是 2μg/kg，或者是母亲剂量的 0.14%。

1. Lobo ED, *et al.* Pharmacokinetics of duloxetine in breast milk and plasma of healthy postpartum women. *Clin Pharmacokinet* 2008; **47:** 103–9.

用途和用法

盐酸度洛西汀是一种 5-羟色胺和去甲肾上腺素再摄取抑制药（SNRI）（详见**文拉法辛**，第403页）。它以盐酸盐的形式经口给药，尽管剂量以药物碱基来表示；22.5mg 盐酸度洛西汀大约相当于 20mg 度洛西汀。

度洛西汀用于治疗抑郁症的通常剂量是 20～30mg，每日 2 次；或 60mg，每日 1 次。对一些患者第 1 周给予 30mg，每日 1 次的较低起始剂量比较合适，增加剂量前给他们一段时间适应度洛西汀的作用。之后患者需要继续 60mg，每日 1 次的剂量。对于有抑郁反复发作史且度洛西汀治疗有效的患者，需要使用 60mg 或 120mg 的日剂量长期治疗。

度洛西汀也可以用来治疗**广泛性焦虑障碍**，通常的剂量是 30mg，每日 1 次；或 60mg，每日 1 次。60mg 的日剂量一般足够了，但有些患者可能需要 90mg 或 120mg 的日剂量。

治疗糖尿病**周围神经痛**的常用剂量是 60mg，每日 1 次。对这个剂量达不到足够疗效的患者，可能对每日 120mg 分次服用的剂量有效。2 个月之后和随后每隔 3 个月应评估对治疗的反应。

纤维肌痛的患者，起始剂量应为每日 30mg，服用 1 周，让患者适应度洛西汀的作用，之后如有必要可将剂量增加为 60mg，每日 1 次。

度洛西汀也用于治疗女性中度到重度的**压迫性尿失禁**。起始剂量是 40mg，每日 2 次；但是，剂量增加到 40mg，每日 2 次之前，20mg，每日 2 次的起始剂量治疗 2 周可能对一些患者有益。

有肝功能和肾功能损伤患者的使用剂量，详见下文。

度洛西汀应逐渐停药以减少撤药症状发生的风险（见下文**注意事项**）。

在肝损伤或肾损伤中的用法 度洛西汀不应用于有肝损伤的患者。

度洛西汀的英国注册药品信息称，对轻度到中度肾损伤（肌酐清除率为 30ml/min 或以上）的患者，无需调整剂量。但是，美国则建议，对于一些患者，如糖尿病伴肾损伤的患者应保证使用一个较低的起始剂量，后逐渐增加剂量。英国和美国的注册药品信息均建议，对于肾功能损害严重的患者（肌酐清除率小于 30ml/min）不应使用度洛西汀。

焦虑障碍 度洛西汀也可治疗广泛性焦虑障碍（第925页）。

1. Koponen H, *et al.* Efficacy of duloxetine for the treatment of generalized anxiety disorder: implications for primary care physicians. *Prim Care Companion J Clin Psychiatry* 2007; **9:** 100–107.
2. Endicott J, *et al.* Duloxetine treatment for role functioning improvement in generalized anxiety disorder: three independent studies. *J Clin Psychiatry* 2007; **68:** 518–24. Corrections. *ibid.* 2007; 518, 806.
3. Hartford J, *et al.* Duloxetine as an SNRI treatment for generalized anxiety disorder: results from a placebo and active-controlled trial. *Int Clin Psychopharmacol* 2007; **22:** 167–74.
4. Allgulander C, *et al.* Pharmacotherapy of generalized anxiety disorder: results of duloxetine treatment from a pooled analysis of three clinical trials. *Curr Med Res Opin* 2007; **23:** 1245–52.
5. Rynn M, *et al.* Efficacy and safety of duloxetine in the treatment of generalized anxiety disorder: a flexible-dose, progressive-titration, placebo-controlled trial. *Depress Anxiety* 2008; **25:** 182–9.

抑郁症 正如第352页所讨论的，不同种类的抗抑郁药之间几乎没有疗效的差异，通常是根据不良反应来选择药物。SSRIs因为较少的不良反应和过量用药时更安全，被作为老一代三环类药物之外的一种选择药物被广泛使用。相似的特征也支持了5-羟色胺和去甲肾上腺素再摄取抑制药（如度洛西汀）的使用。

1. Goldstein DJ, *et al.* Duloxetine in the treatment of major depressive disorder: a double-blind clinical trial. *J Clin Psychiatry* 2002; **63:** 225–31.
2. Detke MJ, *et al.* Duloxetine, 60 mg once daily, for major depressive disorder: a randomized double-blind placebo-controlled trial. *J Clin Psychiatry* 2002; **63:** 308–15.
3. Raskin J, *et al.* Duloxetine in the long-term treatment of major depressive disorder. *J Clin Psychiatry* 2003; **64:** 1237–44.
4. Goldstein DJ, *et al.* Duloxetine in the treatment of depression: a double-blind placebo-controlled comparison with paroxetine. *J Clin Psychopharmacol* 2004; **24:** 389–99.
5. Detke MJ, *et al.* Duloxetine in the acute and long-term treatment of major depressive disorder: a placebo- and paroxetine-controlled trial. *Eur Neuropsychopharmacol* 2004; **14:** 457–70.
6. Dugan SE, Fuller MA. Duloxetine: a dual reuptake inhibitor. *Ann Pharmacother* 2004; **38:** 2078–85.
7. Whitmyer VG, *et al.* A comparison of initial duloxetine dosing strategies in patients with major depressive disorder. *J Clin Psychiatry* 2007; **68:** 1921–30.
8. Perahia DGS, *et al.* Duloxetine in the prevention of depressive recurrences: a randomized, double-blind, placebo-controlled trial. *J Clin Psychiatry* 2009; **70:** 706–16.

排尿障碍 女性中度到重度压迫性尿失禁可使用度洛西汀治疗[1~3]，以增加尿道紧张性（第2100页）。一项系统性综述提出[3]，度洛西汀治疗降低了尿失禁的发生率，显著改善患者的生活质量；不过，这种益处是否能够保持目前尚不清楚。此外，综述显示度洛西汀的不良反应很常见，尤其是恶心，这使得一些患者停止了治疗。

1. McCormack PL, Keating GM. Duloxetine in stress urinary incontinence. *Drugs* 2004; **64:** 2567–73.
2. Ghoniem GM, *et al.* A randomized controlled trial of duloxetine alone, pelvic floor muscle training alone, combined treatment and no active treatment in women with stress urinary incontinence. *J Urol (Baltimore)* 2005; **173:** 1647–53.
3. Mariappan P, *et al.* Serotonin and noradrenaline reuptake inhibitors (SNRI) for stress urinary incontinence in adults. Available in The Cochrane Database of Systematic Reviews; Issue 3. Chichester: John Wiley; 2005 (accessed 14/09/06).

疼痛 度洛西汀被用于[1,2]治疗糖尿病性神经病（第7页）。它也被研究[3~5]治疗纤维肌痛（见**软组织风湿病**，第13页），取得了一些成功，纤维肌痛是一种对镇痛药和抗炎药都反应差的疾病。

1. Goldstein DJ, *et al.* Duloxetine vs placebo in patients with painful diabetic neuropathy. *Pain* 2005; **116:** 109–18.
2. Wernicke JF, *et al.* A randomized controlled trial of duloxetine in diabetic peripheral neuropathic pain. *Neurology* 2006; **67:** 1411–20.
3. Arnold LM, *et al.* A double-blind, multicenter trial comparing duloxetine with placebo in the treatment of fibromyalgia patients with or without major depressive disorder. *Arthritis Rheum* 2004; **50:** 2974–84.
4. Arnold LM, *et al.* A randomized, double-blind, placebo-controlled trial of duloxetine in the treatment of women with fibromyalgia with or without major depressive disorder. *Pain* 2005; **119:** 5–15.
5. Russell IJ, *et al.* Efficacy and safety of duloxetine for treatment of fibromyalgia in patients with or without major depressive disorder: results from a 6-month, randomized, double-blind, placebo-controlled, fixed-dose trial. *Pain* 2008; **136:** 432–44.

制剂

专利制剂

Arg.: Cymbalta; Duxetin; ***Austral.:*** Cymbalta; ***Austria:*** Cymbalta; Yentreve; ***Belg.:*** Cymbalta; Yentreve; ***Braz.:*** Cymbalta; ***Canad.:*** Cymbalta; ***Chile:*** Cymbalta; Duceten; Yentreve; ***Cz.:*** Ariclaim; Cymbalta; Xeristar; Yentreve; ***Denm.:*** Cymbalta; Xeristar; Yentreve; ***Fin.:*** Cymbalta; Yentreve; ***Fr.:*** Cymbalta; Yentreve; ***Ger.:*** Cymbalta; Yentreve; ***Gr.:*** Ariclaim; Cymbalta; Xeristar; Yentreve; ***Hong Kong:*** Cymbalta; ***Hung.:*** Cymbalta; ***India:*** Delok; ***Indon.:*** Cymbalta; ***Irl.:*** Ariclaim; Cymbalta; Xeristar; Yentreve; ***Israel:*** Cymbalta; Yentreve; ***Ital.:*** Ariclaim†; Cymbalta; Xeristar; Yentreve; ***Malaysia:*** Cymbalta; ***Mex.:*** Cymbalta; Yentreve; ***Neth.:*** Ariclaim; Cymbalta; Xeristar; Yentreve; ***Norw.:*** Cymbalta; Yentreve†; ***Philipp.:*** Cymbalta; ***Port.:*** Ariclaim; Cymbalta; Xeristar; Yentreve; ***Rus.:*** Cymbalta (Симбалта); ***S.Afr.:*** Cymbalta; ***Singapore:*** Cymbalta; ***Spain:*** Cymbalta; Xeristar; ***Swed.:*** Cymbalta; Yentreve; ***Switz.:*** Cymbalta; ***Thai.:*** Cymbalta; ***Turk.:*** Cymbalta; ***UK:*** Cymbalta; Yentreve; ***USA:*** Cymbalta.

Escitalopram Oxalate（*BANM, USAN, rINN*）草酸艾司西酞普兰

S-Citalopram Oxalate; Escitalopram, Oxalate d'; Escitaloprami Oxalas; Lu-26-054/0; Oxalato de escitalopram. (+)-(S)-1-[3-(dimethylamino)propyl]-1-(p-fluorophenyl)-5-phthalancarbonitrile oxalate.

Эсциталопрама Оксалат

$C_{20}H_{21}FN_2O,C_2H_2O_4$ = 414.4.

CAS — 128196-01-0 (escitalopram); 219861-08-2 (escitalopram oxalate).

ATC — N06AB10.

ATC Vet — QN06AB10.

UNII — 5U85DBW7LO.

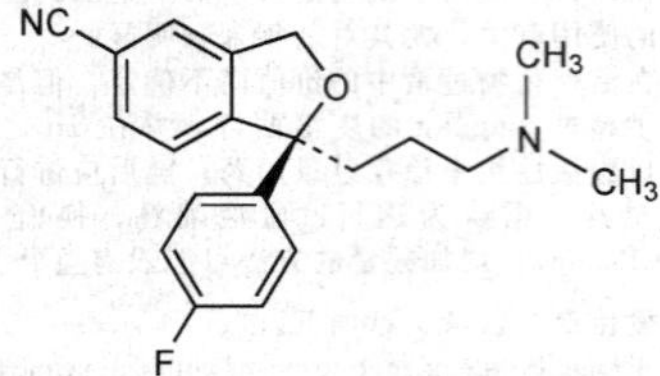

(escitalopram)

不良反应、处置和注意事项

参见**西酞普兰**，第363页。

儿童 SSRI类药物治疗18岁以下儿童和青少年的抑郁症时，与潜在自杀行为风险增加有关；详见**氟西汀**项下**对精神状态的影响**，第370页。

药动学

艾司西酞普兰的药动学与其他消旋的西酞普兰相似（第363页）。

1. Søgaard B, *et al.* The pharmacokinetics of escitalopram after oral and intravenous administration of single and multiple doses to healthy subjects. *J Clin Pharmacol* 2005; **45:** 1400–6.
2. Rao N. The clinical pharmacokinetics of escitalopram. *Clin Pharmacokinet* 2007; **46:** 281–90.

用途和用法

艾司西酞普兰，西酞普兰（第363页）的*S*-对映异构体，是一种作用机制和用途与氟西汀（第374页）相似的SSRI。它以草酸盐的形式经口给药，尽管剂量根据碱基来表示；12.8mg草酸艾司西酞普兰约相当于10mg艾司西酞普兰。

治疗**抑郁症**时，起始剂量是10mg，每日1次，经至少1周，如有必需，可增加到20mg，每日1次的最大剂量。

艾司西酞普兰还可用于治疗伴或不伴广场恐怖的**惊恐障碍**。起始剂量是5mg，每日1次，经1周增加到每日一次10mg；对一些患者，如有必需，可进一步增加到最大剂量每日20mg。

艾司西酞普兰治疗**广泛性焦虑障碍**、**社交焦虑障碍**和**强迫障碍**的剂量与治疗抑郁症的剂量相似。

对老年患者，建议起始剂量为通常推荐剂量的一半，也需降低最大剂量。有肝功能损害或细胞色素P450同工酶CYP2C19弱代谢的患者，可能也需要降低剂量（详见下文）。

为了减少撤药症状发生的风险，艾司西酞普兰应逐渐停药。

在肝损伤中的用法 一项单剂量给药研究发现，西酞普兰的浓度-时间曲线下面积在轻度和中度肝损伤的患者（Child-Pugh评分分别为5～6分和7～9分）中分别增加了51%和69%[1]。该研究同时显示，细胞色素P450同工酶CYP2C19的活性在预测艾司西酞普兰清除方面，优于Child-Pugh分类。

英国注册药品信息推荐，对于轻度至中度肝损伤的患者，以及细胞色素P450同工酶CYP2C19的弱代谢人群，西酞普兰的起始剂量应从每日口服5mg开始，2周后根据用药反应可增加至每日10mg；肝损伤严重的患者，需要更加谨慎地进行药物滴定。美国注册药品信息则认为西酞普兰每日10mg的剂量，适合用于大多数肝损伤的患者。

1. Areberg J, *et al.* The pharmacokinetics of escitalopram in patients with hepatic impairment. *AAPS J* 2006; **8:** E14–E19.

焦虑障碍 艾司西酞普兰可用于治疗焦虑障碍（第925页），包括惊恐障碍（第925页）、强迫性障碍（第925页）和社交焦虑障碍（恐怖性障碍，第926页）。

1. Stahl SM, *et al.* Escitalopram in the treatment of panic disorder: a randomized, double-blind, placebo-controlled trial. *J Clin Psychiatry* 2003; **64:** 1322–7.
2. Davidson JR, *et al.* Escitalopram in the treatment of generalized anxiety disorder: double-blind, placebo controlled, flexible-dose study. *Depress Anxiety* 2004; **19:** 234–40.
3. Lader M, *et al.* Efficacy and tolerability of escitalopram in 12- and 24-week treatment of social anxiety disorder: randomised, double-blind, placebo-controlled, fixed-dose study. *Depress Anxiety* 2004; **19:** 241–8.
4. Kasper S, *et al.* Escitalopram in the treatment of social anxiety disorder: randomised, placebo-controlled, flexible-dosage study. *Br J Psychiatry* 2005; **186:** 222–6.
5. Stein DJ, *et al.* Escitalopram in obsessive-compulsive disorder: a randomized, placebo-controlled, paroxetine-referenced, fixed-dose, 24-week study. *Curr Med Res Opin* 2007; **23:** 701–11.

抑郁症 正如第352页所讨论的，不同种类的抗抑郁药之间几乎没有疗效的差异。SSRIs如依地普仑，因为较少的不良反应和过量用药时更安全，被作为老一代三环类药物之外的一种选择药物被广泛使用。

1. Burke WJ, *et al.* Fixed-dose trial of the single isomer SSRI escitalopram in depressed outpatients. *J Clin Psychiatry* 2002; **63:** 331–6.
2. Wade A, *et al.* Escitalopram 10mg/day is effective and well tolerated in a placebo-controlled study in depression in primary care. *Int Clin Psychopharmacol* 2002; **17:** 95–102.
3. Lepola UM, *et al.* Escitalopram (10-20 mg/day) is effective and well tolerated in a placebo-controlled study in depression in primary care. *Int Clin Psychopharmacol* 2003; **18:** 211–17.
4. Rapaport MH, *et al.* Escitalopram continuation treatment prevents relapse of depressive episodes. *J Clin Psychiatry* 2004; **65:** 44–9.
5. Montgomery SA, *et al.* A randomised study comparing escitalopram with venlafaxine XR in primary care patients with major depressive disorder. *Neuropsychobiology* 2004; **50:** 57–64.
6. Murdoch D, Keam SJ. Escitalopram: a review of its use in the management of major depressive disorder. *Drugs* 2005; **65:** 2379–2404.
7. Cipriani A, *et al.* Escitalopram versus other antidepressive agents for depression. Available in The Cochrane Database of Systematic Reviews; Issue 2. Chichester: John Wiley; 2009 (accessed 07/08/09).

制剂

专利制剂

Arg.: Aramix; Citalax; Esciterokam; Lexapro; Lextor; Meridian; Novo Humorap; ***Austral.:*** Esipram; Esitalo; Lexam; Lexapro; Loxalate; ***Austria:*** Cipralex; ***Belg.:*** Sipralexa; ***Braz.:*** Lexapro; ***Canad.:*** Cipralex; ***Chile:*** Celtium; Eciprax; Ectiban; Ipran; Lexapro; Neopresol; Neozentius; Reposil; Zepaz; ***Cz.:*** Cipralex; Depresinal; Elicea; Escirdec; Escitil; Escitralix; Esoprex; Lenuxin; ***Denm.:*** Cipralex; ***Fin.:*** Cipralex; ***Fr.:*** Seroplex; ***Ger.:*** Cipralex; ***Gr.:*** Cipralex; Entact; ***Hong Kong:*** Lexapro; ***Hung.:*** Cipralex; ***India:*** Cipralex; Recita; S-Citadep; ***Indon.:*** Cipralex†; ***Irl.:*** Esciprex; Lexapro; Scippa; ***Israel:*** Cipralex; ***Ital.:*** Cipralex; Entact; ***Malaysia:*** Lexapro; ***Mex.:*** Lexapro; ***Neth.:*** Cipralex; Lexapro; ***Norw.:*** Cipralex; ***NZ:*** Lexapro; ***Philipp.:*** Lexapro; ***Pol.:*** Lexapro; ***Port.:*** Aloce; Cipralex; Depart; Ecitrix; Escitaham; Espax; Scipral; Tacipram; Zecidec; Zocital; ***Rus.:*** Cipralex (Ципралекс); ***S.Afr.:*** Cipralex; Citraz; Lexamil; ***Singapore:*** Lexapro; ***Spain:*** Cipralex; Entact; Esertia; ***Swed.:*** Cipralex; ***Switz.:*** Cipralex; ***Thai.:*** Lexapro; ***Turk.:*** Cipralex; Citoles; Eslorex; Esmax; Esram; Losiram; Secita; Tiopram; ***UK:*** Cipralex; ***USA:*** Lexapro; ***Venez.:*** Lexapro.

Fluoxetine Hydrochloride（*BANM, USAN, rINN*）盐酸氟西汀

Fluoksetiinihydrokloridi; Fluoksetin Hidroklorür; Fluoksetino hidrochloridas; Fluoksetyny chlorowodorek; Fluoxétine, chlorhydrate de; Fluoxetin-hidroklorid; Fluoxetin-hydrochlorid; Fluoxetinhydroklorid; Fluoxetini hydrochloridum; Hidrocloruro de fluoxetina; Lilly-103472; LY-110140. (±)-N-Methyl-3-phenyl-3-(α,α,α-trifluoro-p-tolyloxy)propylamine hydrochloride.

Флуоксетина Гидрохлорид

$C_{17}H_{18}F_3NO,HCl$ = 345.8.

CAS — 54910-89-3 (fluoxetine); 59333-67-4 (fluoxetine hydrochloride).

ATC — N06AB03.

ATC Vet — QN06AB03.

UNII — I9W7N6B1KJ (fluoxetine hydrochloride); 7C4D25ST1T (R-fluoxetine hydrochloride).

(fluoxetine)

俗名 以下的术语是不同类型氟西汀的“俗名”（见第ⅶ页）或俚语：

Distas; Green and Whites; Greens; Limes; Pros; Zacs.

Pharmacopoeias. In *Eur.* (see p.vii), and *US.*

Ph. Eur. 6.8（Fluoxetine Hydrochlo ride） 一种白色或类白色的结晶性粉末。略溶于水和二氯甲烷；易溶于甲醇。1%水溶液的pH值为4.5～6.5。

USP 33（Fluoxetine Hydrochlo ride） 一种白色到米白色的结晶性粉末。略溶于水和二氯甲烷；易溶于乙醇和甲醇；几乎不溶于乙醚。贮藏于密闭容器中。

不良反应

SSRI如氟西汀，比三环类抗抑郁药的镇静作用弱，具有较少的抗毒蕈碱和心脏毒性作用。报道的SSRI不良反应包括口干和胃肠道紊乱，如恶心、呕吐、消化不良、便秘和腹泻。食欲减退和体重减轻也可能出现。神经系统的不良反应包括焦虑、坐立不安、神经质和失眠或者困倦和疲乏；头痛、震颤、头晕、癫痫发作、幻觉、意识错乱、激越、锥体外系反应、人格解体、躁狂、惊恐发作、性功能障碍和提示为5-羟色胺综合征

的症状（第　　页）也发生过。对 SSRI 可能与自杀观念加重有关的担忧在下文**对精神状态的影响**进行了讨论。

还曾报道过出汗过多、瘙痒症、皮疹、脱发、光过敏和荨麻疹。血管性水肿和类过敏性反应也发生过。一些患者服用氟西汀时出现了皮疹，还发生了全身的超敏反应，包括肺、肾或肝，可能与血管炎有关；因此任何患者如果出现了皮疹，建议应停止氟西汀治疗。

低钠血症，可能由于抗利尿激素的不适当分泌，与抗抑郁药的使用有关，尤其对老年患者。一些患者使用 SSRI 时，会出现高催乳素血症和溢乳，同时还有血糖的变化。

曾有报道出现关节痛和肌肉痛，也有体位性低血压、打呵欠、尿潴留和视力异常，包括视物模糊和瞳孔放大的病例报道。肝功能异常的报道很少见。SSRI 有时与出血障碍有关，如瘀斑、紫癜和对血液的其他影响。

过量用药时，恶心、呕吐和 CNS 的兴奋是最突出的表现；曾报道发生过死亡。

不良反应发生率　1992 年 6 月，英国 CSM 收到了 1236 例氟伏沙明的不良反应报告（来自大约 280000 张处方）与 2422 例氟西汀的报告（来自大约 480000 张处方）的比较[1]。两者不良反应总的模式大体相似，但是皮肤的不良反应更常见于氟西汀，胃肠道不良反应更多见于氟伏沙明。1990 年有关 SSRI 的负面作用公开之后，自杀企图的报告有所增加，这两种药物每 100 万张处方的报告数量相似（氟西汀是 25，氟伏沙明是 20）；当时这些数字没有引起不安，因为抑郁症的特征包括自杀企图，当使用任何一种抗抑郁药都能加重（详见下文**对精神状态的影响**）。随后 CSM 对英国目前可用的 5 种 SSRI（西酞普兰、氟西汀、氟伏沙明、帕罗西汀和舍曲林）进行了回顾[2]，发现不同 SSRI 总的安全性是相似的。提供了一份所有 SSRI 常见不良反应的清单。

对上报给 Swedish Adverse Drug Reactions Advisory Committee 的 1861 例有关西酞普兰、氟西汀、氟伏沙明、帕罗西汀或舍曲林的报告进行综述[3]发现，最常见的不良反应是神经系统（占报告总数的 22.4%）、精神病方面的（19.5%）和胃肠道系统的（18.0%）。与其他 SSRI 相比，氟伏沙明的胃肠道症状、舍曲林的精神病症状和氟西汀的皮肤病症状最常见。

近来的一篇荟萃分析[4]，比较了氟西汀与其他抗抑郁药，包括三环类药物和其他 SSRI 的不良反应特征。氟西汀任何不良反应的风险都低于三环类抗抑郁药；但是，氟西汀与其他 SSRI 相比，风险没有差异。考虑到个体不良反应，氟西汀更容易引起激活反应，如失眠、激越、震颤和焦虑，胃肠道紊乱，如恶心、呕吐、腹泻、体重减轻和食欲减退也比其他抗抑郁药常见。相反，三环类药物比氟西汀存在更多的镇静、抗毒蕈碱作用（如口干、头晕和视物模糊）、便秘和体重增加的不良反应。

1. CSM. Safety of fluoxetine (Prozac): comparison with fluvoxamine (Faverin). *Current Problems 34* 1992.
2. CSM/MCA. Selective serotonin reuptake inhibitors (SSRIs). *Current Problems* 2000; **26:** 11–12.
3. Spigset O. Adverse reactions of selective serotonin reuptake inhibitors: reports from a spontaneous reporting system. *Drug Safety* 1999; **20:** 277–87.
4. Brambilla P, *et al.* Side-effect profile of fluoxetine in comparison with other SSRIs, tricyclic and newer antidepressants: a meta-analysis of clinical trial data. *Pharmacopsychiatry* 2005; **38:** 69–77.

对血液的影响　血小板聚集异常与一名严重体重过轻的患者使用氟西汀有关[1]。当停用氟西汀后，血小板的活动恢复正常。曾怀疑氟西汀是一名血液凝血参数在正常范围之内的患者出现瘀伤的原因[2]。紫癜和瘀伤是与氟西汀、帕罗西汀或舍曲林有关的最常见的血液不良反应，尽管这三种抗抑郁药都有血小板减少的病例报告[3]。提示的机制为抑制了 5-羟色胺摄取进入血小板，因此破坏了血小板的聚集；推荐当治疗有出血障碍病史的患者时，使用 SSRI 应谨慎。但是，后来一项以处方事件监测为基础的队列研究只为 SSRI 使用和出血疾病发生之间的关联提供了很薄弱的证据[4]。一项类似的研究[5]没有发现 SSRI 使用与颅内出血风险明显增加有关的证据，尽管风险的轻度增加不能排除。

对于可能增加胃肠道出血的风险，详见下文**对胃肠道的影响**。

1. Alderman CP, *et al.* Abnormal platelet aggregation associated with fluoxetine therapy. *Ann Pharmacother* 1992; **26:** 1517–19.
2. Pai VB, Kelly MW. Bruising associated with the use of fluoxetine. *Ann Pharmacother* 1996; **30:** 786–8.
3. Anonymous. Bruising and bleeding with SSRIs. *Aust Adverse Drug React Bull* 1998; **17:** 10. Also available at: http://www.tga.gov.au/adr/aadrb/aadr9808.pdf (accessed 14/08/08)
4. Layton D, *et al.* Is there an association between selective serotonin reuptake inhibitors and risk of abnormal bleeding? Results from a cohort study based on prescription event monitoring in England. *Eur J Clin Pharmacol* 2001; **57:** 167–76.
5. de Abajo FJ, *et al.* Intracranial haemorrhage and use of selective serotonin reuptake inhibitors. *Br J Clin Pharmacol* 2000; **50:** 43–7.

对骨的影响　有一篇综述总结了 9 个流行病学研究，包含的主要是 50 岁以上的患者，发现其中服用 SSRI 类药物的患者骨折的风险增加。然而，对其中的剂量-反应关系、时间关系以及可能的机制等尚无确切结论[1]。

1. MHRA/CHM. Antidepressants: risk of fractures. *Drug Safety Update* 2010; **3** (10): 3–4. Available at: http://www.mhra.gov.uk/home/idcplg?IdcService=GET_FILE&dDocName=CON081866&RevisionSelectionMethod=LatestReleased (accessed 28/07/10)

对心血管系统的影响　SSRIs 不像三环类抗抑郁药（参见第355页），会有心脏毒性作用，但是有报告一些患者发生了体位性低血压。氟伏沙明治疗也注意到出现了 ECG 改变和心率降低。但是一项氟伏沙明的长期研究中[1]，观察了 311 例患者治疗 1 年的结局，结果发现，与安慰剂相比，氟伏沙明没有引起明显的 ECG 改变。

一例有冠心病病史的 53 岁男性患者[2]，在开始舍曲林治疗后出现了心前区疼痛突然发作后，关于在心脏病患者中使用舍曲林引起了关注。这个案例中，患者的心前区疼痛经硝酸甘油治疗有效。制造商指出这名患者的 ECG 没有任何改变[3]，不能证实该患者的心前区疼痛是因为缺血性原因导致，在研究中，舍曲林对心室内传导或 ECG 期间有任何具临床意义的影响。并且，在过量服用舍曲林 6g 的患者中，也未记录到对心血管系统有任何具临床意义的影响。有建议这可能是在食管水平对胃肠道的影响而引起的。

1. Hochberg HM, *et al.* Electrocardiographic findings during extended clinical trials of fluvoxamine in depression: one years experience. *Pharmacopsychiatry* 1995; **28:** 253–6.
2. Iruela LM. Sudden chest pain with sertraline. *Lancet* 1994; **343:** 1106.
3. Berti CA, Doogan DP. Sudden chest pain with sertraline. *Lancet* 1994; **343:** 1510–11.

对脑血管系统的影响　与 SSRI 使用有关的大脑缺血事件报告很少。来自一个病例[1]，一名 57 岁的男性，长期接受房颤和高胆固醇血症的治疗，开始使用每日两次 20mg 的帕罗西汀 3 天之后，出现了面部下垂和言语不清。使用抗凝治疗和停用帕罗西汀后，症状消失，但是当再次使用 10mg 每日 2 次的帕罗西汀后，又发生了上述症状。停用了帕罗西汀，对患者随访 4 个月没有进一步的大脑缺血事件发作。

关于 SSRI 不增加颅内出血的一项报告，详见上文**对血液的影响**。

1. Manos GH, Wechsler SM. Transient ischemic attack reported with paroxetine use. *Ann Pharmacother* 2004; **38:** 617–20.

对内分泌系统的影响　曾报道使用抗抑郁药的患者发生过*抗利尿激素分泌异常综合征*（SIADH）相伴的低钠血症。英国 CSM 对收到的与抗抑郁药（氟西汀、帕罗西汀、洛非帕明、氯米帕明和米帕明）有关的低钠血症报告发表评论，认为任何抗抑郁药都可能发生，通常是老年患者[1]。但是，随后的一项研究[2]结果提示具有 5-羟色胺作用能的抗抑郁药，如 SSRI、氯米帕明和文拉法辛，易于发生低钠血症。使用 SSRI 治疗出现低钠血症的 16 名患者的报告已进行了总结[3]。一篇对氟西汀（12 例）、氟伏沙明（2 例）和帕罗西汀（1 例）引起的 SIADH 相伴的低钠血症的 15 例报告的进一步综述[4]表明，治疗早期是发生风险最高的阶段。这得到有关老年患者使用西酞普兰、帕罗西汀或舍曲林发生 SIADH 相关的低钠血症的单独病例报告[5~12]的支持。一项与氟西汀或帕罗西汀使用相关的低钠血症的回顾性研究[13]也显示了这种状况的早发性，同时确定低体重是发生低钠血症的另一个危险因素。意料之中的是，用另一种 SSRI 替换原先的 SSRI 会导致低钠血症的再次发生；但是，在一项报告[14]中，低钠血症的症状直到换用 SSRI 约 16 个月后才重现出现。

曾报道过 SSRI 相关的*高催乳素血症*[15]。一名十几岁的青少年当包含匹莫齐特的原有治疗方案加入了氟西汀 3 天之后，出现了泌乳和催乳素升高。停用了氟西汀对泌乳没有影响，只有停用了匹莫齐特后泌乳才停止。另一项报告[16]，一名使用氟西汀的老年女性发生了高催乳素血症和溢乳，停药后症状消失。

与催乳素浓度无关的*男性乳房发育*与一名 49 岁的男性开始使用氟西汀后有关。停用氟西汀 10 个月后，症状消退[17]。

尽管 SSRI 可能有利于控制糖尿病患者的抑郁，但目前有一些证据认为舍曲林和氟西汀能导致*低血糖*[18,19]。其他 SSRI 的注册药品信息也对这些产品存在的相似风险做了警告。

1. CSM/MCA. Antidepressant-induced hyponatraemia. *Current Problems* 1994; **20:** 5–6.
2. Movig KLL, *et al.* Serotonergic antidepressants associated with an increased risk for hyponatraemia in the elderly. *Eur J Clin Pharmacol* 2002; **58:** 143–8.
3. Spigset O, Hedenmalm K. Hyponatraemia and the syndrome of inappropriate antidiuretic hormone secretion (SIADH) induced by psychotropic drugs. *Drug Safety* 1995; **12:** 209–25.
4. Canadian Medical Association. Hyponatraemia and selective serotonin reuptake inhibitors. *Can Med Assoc J* 1996; **154:** 63.
5. Bluff DD. SIADH in a patient receiving sertraline. *Ann Intern Med* 1995; **123:** 811.
6. Adverse Drug Reactions Advisory Committee. Selective serotonin reuptake inhibitors and SIADH. *Med J Aust* 1996; **164:** 562.
7. Kessler J, Samuels SC. Sertraline and hyponatremia. *N Engl J Med* 1996; **335:** 524.
8. Robinson D, *et al.* SIADH—compulsive drinking or SSRI influence? *Ann Pharmacother* 1996; **30:** 885.
9. Monmany J, *et al.* Syndrome of inappropriate secretion of antidiuretic hormone induced by paroxetine. *Arch Intern Med* 1999; **159:** 2089–90.
10. Odeh M, *et al.* Severe life-threatening hyponatremia during paroxetine therapy. *J Clin Pharmacol* 1999; **39:** 1290–1.
11. Barclay TS, Lee AJ. Citalopram-associated SIADH. *Ann Pharmacother* 2002; **36:** 1558–63.
12. Flores G, *et al.* Severe symptomatic hyponatremia during citalopram therapy–a case report. *BMC Nephrol* 2004; **5:** 2.
13. Wilkinson TJ, *et al.* Incidence and risk factors for hyponatraemia following treatment with fluoxetine or paroxetine in elderly people. *Br J Clin Pharmacol* 1999; **47:** 211–17.
14. Arinzon ZH, *et al.* Delayed recurrent SIADH associated with SSRIs. *Ann Pharmacother* 2002; **36:** 1175–7.
15. Arya DK, *et al.* Lactation associated with fluoxetine treatment. *Aust N Z J Psychiatry* 1995; **29:** 697.
16. Peterson MC. Reversible galactorrhea and prolactin elevation related to fluoxetine use. *Mayo Clin Proc* 2001; **76:** 215–16.
17. Sahin M, *et al.* A possible case of gynecomastia with fluoxetine. *Ann Pharmacother* 2005; **39:** 1369.
18. Deeg MA, Lipkin EW. Hypoglycemia associated with the use of fluoxetine. *West J Med* 1996; **164:** 262–3.
19. Pollak PT, *et al.* Sertraline-induced hypoglycemia. *Ann Pharmacother* 2001; **35:** 1371–4.

对眼的影响　一名使用氟西汀的患者出现了青光眼的症状，停药 2 天内症状消退[1]。西酞普兰[2]、氟伏沙明[3]、帕罗西汀[2,4]和舍曲林[2]也曾报告过类似的症状。在一些病例中，SSRI 可能加重了先前存在的青光眼症状[2,3]。一项安慰剂对照的交叉双盲研究中[5]，所有的患者口服氟西汀 2h 后眼内压明显增加；一些患者服药 8h 后仍存在眼内压增高。一篇记录与 SSRI 使用有关的眼内压改变的病例报告综述认为这样的改变很难预测[6]；但是建议那些有青光眼危险因素的患者，如有家族史的老年患者，在开始使用 SSRI 之前应考虑眼科会诊，在治疗过程中也应定期会诊。

曾报告[7]一名使用帕罗西汀的患者和另一名使用舍曲林的患者出现瞳孔不均（瞳孔扩大不均匀）。英国 CSM 收到了与帕罗西汀有关的瞳孔放大的报告 21 例，但是这两名患者出现的明显瞳孔放大不均匀以前未曾有报告。

1. Ahmad S. Fluoxetine and glaucoma. *DICP Ann Pharmacother* 1991; **25:** 436.
2. Anonymous. SSRIs and increased intraocular pressure. *Aust Adverse Drug React Bull* 2001; **20:** 3. Also available at: http://www.tga.gov.au/adr/aadrb/aadr0102.pdf (accessed 14/08/08)
3. Jiménez-Jiménez FJ, *et al.* Aggravation of glaucoma with fluvoxamine. *Ann Pharmacother* 2001; **35:** 1565–6.
4. Eke T, Carr S. Acute glaucoma, chronic glaucoma, and serotoninergic drugs. *Br J Ophthalmol* 1998; **82:** 976–7.
5. Costagliola C, *et al.* Fluoxetine oral administration increases intraocular pressure. *Br J Ophthalmol* 1996; **80:** 678.
6. Costagliola C, *et al.* SSRIs and intraocular pressure modifications: evidence, therapeutic implications and possible mechanisms. *CNS Drugs* 2004; **18:** 475–84.
7. Barrett J. Anisocoria associated with selective serotonin reuptake inhibitors. *BMJ* 1994; **309:** 1620.

对胃肠道的影响　一项病例对照研究[1]提示使用 SSRI 治疗能中等程度地增加上消化道出血的风险（校正后的相对危险度为 3.0）。如果 SSRI 与 NSAIDS 合用，风险会显著增加（相对危险度为 15.6）。使用 SSRI 可能并不增加溃疡穿孔的风险。上消化道出血的绝对危险度估计为每 8000 张处方发生 1 例，与低剂量的布洛芬相似。一项更近的队列研究[2]发现了相似的风险增加，但是，其他的研究仍然质疑这种关联是否存在[3]。

一项对老年患者的回顾队列研究[4]发现随着使用的抗抑郁药对 5-羟色胺再摄取的抑制程度增加，发生上消化道出血的风险会增加。认为这种效应对存在上消化道出血高风险的患者，即非常年老或有上消化道出血史的患者，具有重要的临床意义。

一些[5]专家认为单独给予 SSRI 时，使用胃保护不太可能是合理的，而且没有研究提示胃保护药物能降低 SSRI 相关的出血。但是，当 SSRI 与 NSAIDS 合用时，因为出血的风险增加，建议[5]考虑使用胃保护治疗。

1. de Abajo FJ, *et al.* Association between selective serotonin reuptake inhibitors and upper gastrointestinal bleeding: population based case-control study. *BMJ* 1999; **319:** 1106–9.
2. Dalton SO, *et al.* Use of selective serotonin reuptake inhibitors and risk of upper gastrointestinal tract bleeding: a population-based cohort study. *Arch Intern Med* 2003; **163:** 59–64.
3. Dunn NR, *et al.* Association between SSRIs and upper gastrointestinal bleeding. *BMJ* 2000; **320:** 1405–6.

4. van Walraven C, *et al.* Inhibition of serotonin reuptake by antidepressants and upper gastrointestinal bleeding in elderly patients: retrospective cohort study. *BMJ* 2001; **323:** 655–8.
5. Paton C, Ferrier IN. SSRIs and gastrointestinal bleeding. *BMJ* 2005; **331:** 529–30.

对毛发的影响 一项有关两名患者发生与氟西汀使用有关的脱发报告[1]，还提到了其他4个已发表的病例报告，并说明直到1991年底，美国制造厂家共收到了氟西汀相关的脱发报告498例。

1. Ogilvie AD. Hair loss during fluoxetine treatment. *Lancet* 1993; **342:** 1423.

对肝脏的影响 两名患者使用氟西汀治疗几个月之后发生了急性肝炎[1]；还曾有氟西汀使用发生急性肝炎的其他5个病例报告。

一名患者使用舍曲林和头孢氨苄企图自杀后，出现了肝功能的异常[2]。随后这名患者开始使用文拉法辛，但是又记录到了肝功能的异常。当这些异常值降低后，又开始用治疗剂量的舍曲林，后来又出现了肝功能检查异常。停止了所有的治疗后，测定数值恢复到了正常。曾报道使用治疗剂量的舍曲林后发生了自身免疫性肝炎[3]；再次用药时又出现了同样的症状。

肝脏毒性很少与西酞普兰[4]和帕罗西汀[5]的使用有关。

1. Cai Q, *et al.* Acute hepatitis due to fluoxetine therapy. *Mayo Clin Proc* 1999; **74:** 692–4.
2. Kim KY, *et al.* Acute liver damage possibly related to sertraline and venlafaxine ingestion. *Ann Pharmacother* 1999; **33:** 381–2.
3. Persky S, Reinus JF. Sertraline hepatotoxicity: a case report and review of the literature on selective serotonin reuptake inhibitor hepatotoxicity. *Dig Dis Sci* 2003; **48:** 939–44.
4. López-Torres E, *et al.* Hepatotoxicity related to citalopram. *Am J Psychiatry* 2004; **161:** 923–4.
5. Azaz-Livshits T, *et al.* Paroxetine associated hepatotoxicity: a report of 3 cases and a review of the literature. *Pharmacopsychiatry* 2002; **35:** 112–15.

对精神状态的影响 早在1990年，当与氟西汀有关的自杀观念增加的一系列病例报告发表之后，就引起大家对SSRI增加自杀观念风险的关注[1]。对那个阶段的研究（尽管对统计学的功效存在批评[4]）进行荟萃分析[2,3]，并没有证实风险增加，这也得到了处方事件监测结果的支持[5]。但是，与SSRI有关的自杀观念和自杀、自伤行为的报告继续有发表，这个问题仍存在争论。随后的一项对702个随机对照研究的荟萃分析[6]发现，服用SSRI与安慰剂比较，自杀观念的风险增加，但与三环类抗抑郁药相比没有增加。

即使抑郁症患者，自杀行为的罕见性和这种行为可能是潜在抑郁症的表现使任何抗抑郁药有关的自杀行为风险分析出现混乱。而且，与老一代的MAOIs和三环类抗抑郁药相比，SSRI更好的安全性，尤其是过量时（详见**抑郁症**，第352页），可能会引起医生给予有更高自杀风险的那些患者SSRI治疗。

2003年，英国CSM建立了一个专家工作组，针对公众对SSRI安全性问题的日益关注，进行了探讨。5-羟色胺能的抗抑郁药文拉法辛和米氮平也包括其中，下文给出的结论也适用于这些药物。2004年12月发布的最终报告[7]中，工作组得出的结论为，**成年**抑郁症患者在治疗的早期可能会增加自杀风险，因此谨慎和经常的监护很重要，尤其如果一名患者开始治疗后症状加重或出现了新症状时。但是，工作组提到SSRI处方量的增加与自杀率的增加无相关，尽管他们承认解释这些发现很困难。他们不能排除与安慰剂相比，SSRI轻度增加自杀观念风险的可能性。但是，目前没有充足的临床试验的证据确定不同SSRI之间或者SSRI和其他抗抑郁药对自杀行为的风险存在差异；来自General Practice Research数据库的证据提示与三环类抗抑郁药相比，SSRI的自杀行为风险无增加。工作组也得出结论认为，自杀行为和剂量改变之间相关性的证据并不充足；但是，在剂量改变期间，应对患者任何新出现的症状和症状加重进行监护。

CSM的专家工作组也对**年轻成年人**使用SSRI作了评论[7]。他们认为尽管没有18岁以上的年轻人自伤或自杀观念风险增加的明显证据，但这些患者比年纪大的成年人存在较高的自杀行为的背景风险，因此应密切监护使用SSRI的这个患者群。此外，FDA的一项荟萃分析发现，尽管接受抗抑郁治疗的成年人中自杀风险总体上没有升高，但是在年轻人中存在一个不具有显著性的升高趋势，FDA认为这种趋势足以警示，应用抗抑郁药物治疗的18～24岁的低年龄段成年人，自杀想法和自杀行为的风险可能增加[8]。

2003年CSM推荐（根据他们专家工作组的发现）帕罗西汀不应用于治疗**18岁以下儿童**的抑郁症。2003年5月CSM收到的研究数据未能显示帕罗西汀对这个年龄组的抑郁症治疗有效，提示使用帕罗西汀的患者，发生有害后果的风险，包括自伤和潜在地自杀行为比安慰剂组高1.5～3.2倍[9]。随后一篇进一步的综述中[10]，CSM扩展了他们的推荐，又包括了SSRI中的西酞普兰、艾司西酞普兰和舍曲林；随后的分析也发现这些抗抑郁药治疗18岁以下儿童的抑郁症与不利的风险利益比存在相关。CSM也在他们的推荐中纳入了氟伏沙明，因为它的风险利益比不可测量。没有包括氟西汀，CSM承认临床试验显示氟西汀治疗年轻患者的抑郁症存在一个有利的风险利益比。欧洲药品机构（EMEA）也推荐5-羟色胺能抗抑郁药，包括SSRI，不应用于儿童和青少年，除非是它们被批准的适应证[11]，但是认为[12]来自儿童和青少年的氟西汀研究显示出一个优于任何潜在风险的肯定疗效，推荐当需要时应批准使用氟西汀，作为8岁以上儿童心理治疗的一种辅助物。

FDA没有提到在美国这些抗抑郁药禁忌用于18岁以下的患者，尽管他们强调所有的患者，包括青少年和儿童，应严密监护以防抑郁症状加重或自杀行为，特别是刚开始治疗时。他们也发表评论认为，除氟西汀之外，在美国没有批准SSRI用于治疗年轻患者的抑郁症。

SSRI的使用与*静坐不能*、*坐立不安和精神运动性激越*有关，如不能坐或站立不动，尤其治疗头几周[13]。一些患者的这些症状促进了自杀行为。但是，CSM的专家工作组认为这些症状的发生与自杀行为的风险之间的联系不可能得出任何结论，因为大部分病例没有包括这些数据[7]。

曾有研究提示氟西汀的使用与*易激惹*、*敌对和攻击*存在关联[14]。但是，一篇综述[15]提到一项未发表的分析提示服用氟西汀治疗不同疾病的患者没有比安慰剂组更容易出现攻击行为。处方事件监测也没有发现氟西汀增加攻击频率的证据[5]。

两名具有麦角二乙胺滥用史的患者，开始使用帕罗西汀或舍曲林进行抗抑郁治疗时，与*幻觉重现综合征*的加重或新发作有关[16]。

还有一些与SSRI使用有关的*记忆丧失*的零星报告[17]。

有关对精神功能的进一步影响，也可详见下文**注意事项**下的**撤药**和**躁狂症**。

1. Teicher MH, *et al.* Emergence of intense suicidal preoccupation during fluoxetine treatment. *Am J Psychiatry* 1990; **147:** 207–10.
2. Beasley CM, *et al.* Fluoxetine and suicide: a meta-analysis of controlled trials of treatment for depression. *BMJ* 1991; **303:** 685–92. Correction. *ibid.*; 968.
3. Goldstein DJ, *et al.* Analyses of suicidality in double-blind, placebo-controlled trials of pharmacotherapy for weight reduction. *J Clin Psychiatry* 1993; **54:** 309–16.
4. Li Wan Po A. Fluoxetine and suicide: meta-analysis and Monte-Carlo simulations. *Pharmacoepidemiol Drug Safety* 1993; **2:** 79–84.
5. Nakielny J. Fluoxetine and suicide. *Lancet* 1994; **343:** 1359.
6. Fergusson D, *et al.* Association between suicide attempts and selective serotonin reuptake inhibitors: systematic review of randomised controlled trials. *BMJ* 2005; **330**:396. Correction. *ibid.*; 653.
7. Weller IVD. *Report of the CSM Expert Working Group on the safety of selective serotonin reuptake inhibitor antidepressants.* London: The Stationery Office, 2005.
8. Friedman RA, Leon AC. Expanding the black box — depression, antidepressants, and the risk of suicide. *N Engl J Med* 2007; **356:** 2343–6.
9. MHRA. Safety of Seroxat (paroxetine) in children and adolescents under 18 years - contraindication in the treatment of depressive illness. Epinet message from Professor G Duff, Chairman of Committee on Safety of Medicines (issued 10th June, 2003). Available at: http://www.mhra.gov.uk/home/groups/pl-p/documents/websiteresources/con019507.pdf (accessed 14/08/08)
10. MHRA. Selective Serotonin Reuptake Inhibitors - use in children and adolescents with major depressive disorder. Epinet message from Professor G Duff, Chairman of Committee on Safety of Medicines (issued 10th December, 2003). Available at: http://www.mhra.gov.uk/home/groups/pl-p/documents/websiteresources/con019492.pdf (accessed 08/09/10)
11. European Medicines Agency. European Medicines Agency finalises review of antidepressants in children and adolescents (issued 25th April, 2005). Available at: http://www.ema.europa.eu/docs/en_GB/document_library/Referrals_document/SSRI_31/WC500013082.pdf (accessed 29/07/10)
12. Committee for Medicinal Products for Human Use, European Medicines Agency. European Medicines Agency adopts a positive opinion for the use of Prozac in the treatment of children and adolescents suffering from depression (issued 6th June, 2006). Available at: http://www.ema.europa.eu/docs/en_GB/document_library/Press_release/2009/12/WC500017468.pdf (accessed 29/07/10)
13. Lane RM. SSRI-induced extrapyramidal side-effects and akathisia: implications for treatment. *J Psychopharmacol* 1998; **12:** 192–214.
14. Anonymous. Fluoxetine, suicide and aggression. *Drug Ther Bull* 1992; **30**: 5–6.
15. Power AC, Cowen PJ. Fluoxetine and suicidal behaviour; some clinical and theoretical aspects of a controversy. *Br J Psychiatry* 1992; **161:** 735–41.
16. Markel H, *et al.* LSD flashback syndrome exacerbated by selective serotonin reuptake inhibitor antidepressants in adolescents. *J Pediatr* 1994; **125:** 817–19.
17. Joss JD, *et al.* Memory loss in a patient treated with fluoxetine. *Ann Pharmacother* 2003; **37:** 1800–3.

对性功能的影响 抑郁症患者经常会有性功能障碍，可能是由于抗抑郁药治疗或疾病本身。主诉包括男性的性欲减退或丧失、射精延迟、勃起困难或性快感缺失[1]；女性曾报告过性欲缺乏、性高潮延迟或性快感缺失[1,2]。早期识别很重要，因为药物引起的性功能障碍是治疗不依从的一个常见原因；此外，它可能对患者的生活质量有不利影响，阻碍了他们的康复[3,4]。

认为服用氟西汀的患者性功能障碍的发生率为1.9%，不到1%的患者存在阳痿或射精问题[5]。但是，这些数字是根据美国生产厂家提供的信息，对此曾引起过争论[6,7]，性功能障碍的发生率可能高于厂家显示的数据。早期研究和一些无对照研究的报告引证氟西汀引起性功能障碍的发生率为7.8%～75%，但是好像只有很小数量的男性被研究[8]。一篇稍后的综述[9]也估计SSRI导致性功能障碍的发生率在10%～75%。

不同类型的抗抑郁药之间性功能障碍的发生率可能存在差别。一项大型的、观察性研究[3]发现SSRI（西酞普兰、氟西汀、帕罗西汀和舍曲林）和SNRI文拉法辛性功能障碍的发生率高于安非他酮和奈法唑酮。但是，未发现不同SSRI之间的发生率存在明显差异。这项研究还确认了发生性功能障碍的其他危险因素，包括增加的年龄、高剂量药物的使用和与其他药物合用。性别、种族和治疗时间与风险增加不相关。

控制SSRI导致的性功能障碍的建议[1,4,10]措施包括降低SSRI的使用剂量或者改变服药的时间，或换用另一种抗抑郁药。在一些病例中可能会出现耐受，尤其是如果功能障碍发生在治疗的早期。一项小型研究[11]提示开始治疗6个月后可能会有自发的改善[11]。有关药物治疗疗效的证据主要来自无对照的研究。赛庚啶可能是最经常被尝试的药物，但是SSRI的疗效可能会减弱（详见下文**药物相互作用**项下的**抗组胺药**），应监护患者以防抑郁症状加重。

SSRI对性功能的影响曾被研究作为男性早泄的一种可能的治疗形式（详见下文**用途**项下的**性功能障碍**）。

1. Frye CB, Berger JE. Treatment of sexual dysfunction induced by selective serotonin-reuptake inhibitors. *Am J Health-Syst Pharm* 1998; **55:** 1167–9.
2. Feiger A, *et al.* Nefazodone versus sertraline in outpatients with major depression: focus on efficacy, tolerability, and effects on sexual function and satisfaction. *J Clin Psychiatry* 1996; **57** (suppl 2): 53–62.
3. Clayton AH, *et al.* Prevalence of sexual dysfunction among newer antidepressants. *J Clin Psychiatry* 2002; **63:** 357–66.
4. Hirschfeld RMA. Long-term side effects of SSRIs: sexual dysfunction and weight gain. *J Clin Psychiatry* 2003; **64** (suppl 18): 20–4.
5. Hollander JB. Fluoxetine and sexual dysfunction. *JAMA* 1994; **272:** 242.
6. Balon R. Fluoxetine and sexual dysfunction. *JAMA* 1995; **273:** 1489.
7. Hopkins HS, Gelenberg AJ. Fluoxetine and sexual dysfunction. *JAMA* 1995; **273:** 1489–90.
8. Hollander JB. Fluoxetine and sexual dysfunction. *JAMA* 1995; **273:** 1490.
9. Gregorian RS, *et al.* Antidepressant-induced sexual dysfunction. *Ann Pharmacother* 2002; **36:** 1577–89.
10. Woodrum ST, Brown CS. Management of SSRI-induced sexual dysfunction. *Ann Pharmacother* 1998; **32:** 1209–15.
11. Haberfellner EM, Rittmannsberger H. Spontaneous remission of SSRI-induced orgasm delay. *Pharmacopsychiatry* 2004; **37:** 127–30.

对皮肤的影响 一名16岁的女孩开始使用氟伏沙明治疗8天后发生了*中毒性表皮坏死松解症*[1]。其他的药物，包括甲氧氯普胺、氯草酸钾和氯米帕明被认为是可能的原因。

阿米替林和氟西汀与8名患者出现的*非典型皮肤淋巴组织增生*有关，其中7名患者或有潜在的免疫抑制全身性疾病或正在使用免疫调节药[2]。停用抗抑郁药后，皮肤损害好转或痊愈，尽管一些患者的其他因素可能也促进了症状好转。

曾报告一名75岁的女性使用氟西汀出现了*大疱性类天疱疮*[3]。停药3周内皮肤症状自然消退。

一名20岁的女性使用帕罗西汀治疗与*皮肤脉管炎*有关，波及了几个手指[4]；再次用药出现同样的症状。患者这两次出现的症状在停用帕罗西汀后，都得到了恢复。

曾报告一名48岁的女性使用舍曲林治疗6个月后，发生了*伴全层皮肤坏死的严重大疱样反应*[5]。这种损害需要大面积的皮肤移植，因而康复被延迟，受累的皮肤区域还出现了药物导致的硬皮病。

1. Wolkenstein P, *et al.* Toxic epidermal necrolysis after fluvoxamine. *Lancet* 1993; **342:** 304–5.
2. Crowson AN, Magro CM. Antidepressant therapy: a possible cause of atypical cutaneous lymphoid hyperplasia. *Arch Dermatol* 1995; **131:** 925–9.
3. Rault S, *et al.* Bullous pemphigoid induced by fluoxetine. *Br J Dermatol* 1999; **141:** 755–6.
4. Margolese HC, *et al.* Cutaneous vasculitis induced by paroxetine. *Am J Psychiatry* 2001; **158:** 497.
5. Kirkup ME, *et al.* Delayed onset of bullous reaction with severe deep skin necrosis in association with sertraline. *Br J Dermatol* 2004; **150:** 164–6.

致癫痫效应 报告2名无癫痫病史的患者开始使用氟西汀治疗后出现了癫痫全身性发作[1,2]。尽管曾记录到服用氟伏沙明的患者出现了惊厥（见**不良反应发生率**，第376页），一项纳入35名患抑郁的癫痫患者的小样本临床研究[3]，当氟伏沙明的剂量达到每日200mg时，未发现癫痫发作的次数和性质有改变。

1. Weber JJ. Seizure activity associated with fluoxetine therapy. *Clin Pharm* 1989; **8:** 296–8.
2. Ware MR, Stewart RB. Seizures associated with fluoxetine therapy. *DICP Ann Pharmacother* 1989; **23:** 428.
3. Harmant J, *et al.* Fluvoxamine: an antidepressant with low (or no) epileptogenic effect. *Lancet* 1990; **336:** 386.

锥体外系反应 曾报告过与氟西汀使用有关的锥体外系反应，如抽搐[1]和静坐不能[2,3]。直到1993年，英国CSM共收到与帕罗西汀有关的锥体外系反应报告39例，包括15例颜面和口的肌张力障碍[4]。尽管其他SSRI也可能发生锥体外系反应，口面的肌张力障碍好像更常见于帕罗西汀。但是，来自英国的处方监测的证据显示帕罗西汀和其他SSRI的锥体外系反应的总体发生率是相同的[5]。口面肌张力障碍［磨牙（teeth clenching）］或运动障碍［锉牙（teeth grinding）］，在许多病例中引起了严重的牙齿和牙龈的损害，使用氟西汀、氟伏沙明、帕罗西汀或舍曲林的6名患者曾有报告[6]。作者得出结论认为这些不良反应不是任何SSRI的特异作用。分析Netherlands Pharmacovigilace centre Lareb收到的自发不良反应报告发现，近15年的时间内，与SSRI有关的锥体外系反应报告有41个[7]；帕金森综合征和肌张力障碍是最常报告的不良反应。在相同的时间内，收到其他抗抑郁药的报告14例。作者认为这个结果可能受选择性报告SSRI的不良反应而有偏倚。曾报告一名患者出现与西酞普兰和利培酮停药相关的运动障碍[8]。

静坐不能的发生可能与自杀观念相关；详见上文**对精神状态的影响**。

1. Eisenhauer G, Jermain DM. Fluoxetine and tics in an adolescent. *Ann Pharmacother* 1993; **27:** 725–6.
2. Lipinski JF, *et al.* Fluoxetine-induced akathisia: clinical and theoretical implications. *J Clin Psychiatry* 1989; **50:** 339–42.
3. Rothschild AJ, Locke CA. Reexposure to fluoxetine after serious suicide attempts by three patients: the role of akathisia. *J Clin Psychiatry* 1991; **52:** 491–3.
4. CSM/MCA. Dystonia and withdrawal symptoms with paroxetine (Seroxat). *Current Problems* 1993; **19:** 1.
5. Choo V. Paroxetine and extrapyramidal reactions. *Lancet* 1993; **341:** 624.
6. Fitzgerald K, Healy D. Dystonias and dyskinesias of the jaw associated with the use of SSRIs. *Hum Psychopharmacol Clin Exp* 1995; **10:** 215–19.
7. Schillevoort I, *et al.* Extrapyramidal syndromes associated with selective serotonin reuptake inhibitors: a case-control study using spontaneous reports. *Int Clin Psychopharmacol* 2002; **17:** 75–9.
8. Miller LJ. Withdrawal-emergent dyskinesia in a patient taking risperidone/citalopram. *Ann Pharmacother* 2000; **34:** 269.

超敏反应 与SSRI有关的超敏反应被很好地记录。有趣的是，尽管有药物结构的不同，还曾有SSRI之间发生交叉过敏反应的几例报告。一名年轻男性以前服用帕罗西汀时出现过斑丘疹，当使用舍曲林时发生相似的反应[1]；这两次发作都在SSRI停药后消失。

1. Warnock CA, Azadian AG. Cross-sensitivity between paroxetine and sertraline. *Ann Pharmacother* 2002; **36:** 631–3.

低钠血症 详见上文**对内分泌系统的影响**。

过量 通常认为SSRI过量用药时比三环类抗抑郁药或MAOIs毒性作用小。一篇有关SSRI过量的综述[1]，涵盖了1985～1997年的时间段，提到当单独使用一种SSRI时，几乎没有明显的致死性过量用药发生。中等的过量用药（约是通常每日剂量的30倍），最多与一些不严重的症状有关；只有非常高的剂量（超过常规每日剂量的75倍）时，才可能发生严重的不良反应，如癫痫、ECG异常和意识迟缓。但是当SSRI过量与酒精或其他药物合用时，毒性作用会显著增加。关于过量用药时的安全性，无证据表明不同SSRI之间存在差异。最近的一项队列研究[2]结果也证实SSRI过量时的相对安全性。然而，这项研究也发现西酞普兰过量时比其他SSRI有更强地潜在心脏毒性，导致QT间期（详见下文）显著延长。此外，5-羟色胺综合征是SSRI过量时的一个共同特征，尽管大多数病例的症状不很严重或没有危及生命。

- 曾报告6名患者[3]发生了西酞普兰的致死性过量用药，尽管提示死因为心脏异常而不是癫痫，对此仍有争议[4]。然而，与西酞普兰过量有关的心脏异常（包括QT间期延长）的病例[2,5]继续有报告，因此治疗过量用药时进行常规的ECG监测是必要的。一些作者认为一种代谢产物，双去甲西酞普兰（didemethylcitalopram），而不是西酞普兰本身，可能与西酞普兰过量时的心脏毒性有关[5]。在治疗剂量时，双去甲西酞普兰的血药浓度明显低于西酞普兰，通常不会出现明显的心脏毒性；但过量时，双去甲西酞普兰的数量可能足以引起心脏传导异常。
- 一份包括87例氟西汀单独过量用药（无其他药物）的报告发现，主要症状是心动过速、困倦、震颤、恶心和呕吐[6]。认为这些症状相对较轻，持续时间短，支持疗法是唯一必需的干预。
- 41例服用过量氟伏沙明服毒的报告中，只有一名患者死亡，而且即使是这一例也非氟伏沙明致死[7]。一名患者过量使用氟伏沙明后，大脑抑制时间延长[7]，但是这可能是由于与替马西泮的相互作用，这名患者也服用了过量的替马西泮。
- 一名42岁的女性服用2g舍曲林企图自杀后1h，表现为面红、愤怒、情绪不稳定和容易心烦意乱，但是没有精神病症状[8]。经过洗胃、口服活性炭与山梨醇、静脉输液的治疗后，除水样便之外，患者大体上恢复到了正常。另一个病例[9]，一名51岁的女性过量使用舍曲林企图自杀后，症状表现类似于5-羟色胺综合征；认为这名患者可能服用了8g舍曲林。进行支持性治疗后她得到康复。使用舍曲林自杀后也记录到了肝功能异常（详见上文**对肝脏的影响**）。

根据过量用药时的毒性作用，选择抗抑郁药的讨论详见**抑郁症**，第352页。

1. Barbey JT, Roose SP. SSRI safety in overdose. *J Clin Psychiatry* 1998; **59** (suppl 15): 42–8.
2. Isbister GK, *et al.* Relative toxicity of selective serotonin reuptake inhibitors (SSRIs) in overdose. *J Toxicol Clin Toxicol* 2004; **42:** 277–85.
3. Öström M, *et al.* Fatal overdose with citalopram. *Lancet* 1996; **348:** 339–40.
4. Brion F, *et al.* Fatal overdose with citalopram? *Lancet* 1996; **348:** 1380.
5. Catalano G, *et al.* QTc interval prolongation associated with citalopram overdose: a case report and literature review. *Clin Neuropharmacol* 2001; **24:** 158–62.
6. Borys DJ, *et al.* Acute fluoxetine overdose: a report of 234 cases. *Am J Emerg Med* 1992; **10:** 115–20.
7. Banerjee AK. Recovery from prolonged cerebral depression after fluvoxamine overdose. *BMJ* 1988; **296:** 1774.
8. Brown DF, Kerr HD. Sertraline overdose. *Ann Pharmacother* 1994; **28:** 1307.
9. Brendel DH, *et al.* Massive sertraline overdose. *Ann Emerg Med* 2000; **36:** 524–6.

不良反应的处置

SSRI过量用药的治疗包括适当的对症治疗和支持疗法。如果摄入的药量很大（见下文）可口服活性炭，治疗在摄入1h内进行，提供通气可能具有保护作用。认为透析、血液灌注、换血和增加尿量的措施对过量用药不太可能有益。

活性炭 UK Poisons Information Services认为控制SSRI过量用药时，胃的净化是否有益不确定。但是建议儿童及成年人如果摄入过量药物1h内被发现和SSRI超过以下数量时，可考虑口服活性炭。

- 西酞普兰：3mg/kg；
- 艾司西酞普兰：1.5mg/kg；
- 氟西汀：6mg/kg；
- 氟伏沙明：15mg/kg；
- 帕罗西汀：3mg/kg；
- 舍曲林：7mg/kg。

注意事项

因为SSRI的致癫痫效应，用于癫痫患者或具有此类疾病病史的患者时应谨慎（如果癫痫没有控制好，应避免使用）。如果发生癫痫或癫痫发作的频率增加，应停止治疗。建议接受ECT治疗的患者应谨慎使用SSRI，因为极少情况下抽搐的时间会延长。心脏病患者或具有出血疾病史的患者使用SSRI也需小心。尽管治疗糖尿病患者的抑郁症时，SSRI优于三环类药物，但是它们也会改变血糖控制，因此治疗糖尿病患者时也应谨慎。有闭角青光眼的患者使用SSRI需谨慎。

患者使用氟西汀时，如果出现皮疹应停药，因为可能与血管炎有关的全身反应会在这些患者中发生。氟西汀经肝代谢，有肝功能损害的患者使用时应谨慎和减少剂量。

在治疗早期，直至观察到抑郁症状有显著改善这段时间都应密切监护患者，因对于抑郁症患者，自杀是一种内在危险。详见**抑郁症**（第352页）。有关SSRI可能增加自杀观念的讨论和它们在儿童和青少年抑郁症中的使用，详见上文**不良反应**中**对精神状态的影响**。用抗抑郁药治疗其他疾病的早期，自杀观念和自杀行为也会出现，当治疗抑郁症患者时也应遵照治疗其他疾病时同样的注意事项。如果用SSRI治疗双相情感障碍中的抑郁症状，可能会促进躁狂的发作。用SSRI治疗惊恐障碍的早期，症状可能会加重。

SSRI可能会破坏技能工作的操作能力，如果患者受到了影响，应停止驾驶或操作机器。

一些注册药品信息建议SSRI用于老年患者时应减少剂量或用药频率。

SSRI应逐渐停药以减少撤药症状发生的风险，尽管这对于氟西汀可能是不必要的，因为它的半衰期很长。

滥用 偶尔有个别氟西汀滥用的报告[1,2]。

1. Pagliaro LA, Pagliaro AM. Fluoxetine abuse by an intravenous drug user. *Am J Psychiatry* 1993; **150:** 1898.
2. Tinsley JA, *et al.* Fluoxetine abuse. *Mayo Clin Proc* 1994; **69:** 166–8.

血液病 有关SSRI用于有出血疾病史的患者时需谨慎的参考文献，详见上文**不良反应下对血液的影响**。

哺乳 American Academy of Pediatrics[1]认为所有的抗抑郁药，包括SSRI（氟西汀、氟伏沙明、帕罗西汀和舍曲林），都属于它们的作用对乳儿的影响未知但可能要注意的药物。此外，大多数药物生产厂家建议母亲哺乳期间避免使用SSRI。

- 西酞普兰和它的代谢产物在母乳中可以检测到；但在一项研究中，药物暴露婴儿的血药浓度或者非常低或者检测不到，且无不良反应的报告[2]。另一项研究，31名母乳喂养的婴儿其母亲正在服用西酞普兰，其中3名出现了不良反应，每个病例的特殊表现分别是绞痛、进食减少和易激惹[3]。但是，这个群体的婴儿发生不良反应的风险并没有显著高于未使用西酞普兰的抑郁症母亲的婴儿，也没有高于正常对照母亲的婴儿。
- 一个6周大的婴儿其母亲在使用每日20mg的氟西汀，婴儿出现了绞痛症状[4]。氟西汀和它的活性代谢产物去甲氟西汀（norfluoxetine）在母乳中的浓度分别是69ng/ml和90ng/ml，在婴儿血浆中的浓度分别是340ng/ml和208ng/ml。对这名婴儿使用配方奶粉喂养后症状消失。在母乳喂养期间，暴露氟西汀的婴儿出生后体重增加减慢，尽管所有的病例中这种降低都小于正常值的两个标准差[5]。另一个报告[6]，1名母乳喂养的婴儿其母亲除了服用卡马西平和丁螺环酮，还使用了氟西汀，这个婴儿出现了几次癫痫样发作；但是婴儿血浆中只能检测到氟西汀和去甲氟西汀的浓度。一项研究中[7]，10名妇女在哺乳11名婴儿时使用了氟西汀，母乳中氟西汀的浓度范围是17.4～293ng/ml，去甲氟西汀的浓度为23.4～379.1ng/ml。这些婴儿无不良反应的报告。其他无明显药物不良反应的母乳喂养的婴儿中也检测到了相似的药物浓度水平[8~10]。14名哺乳妇女的乳汁中检测到了氟西汀和去甲氟西汀[11]。这项研究中的9名婴儿采集到了血标本，其中5名婴儿血浆中能检测到氟西汀，7名能检测到去甲氟西汀。尽管认为这项研究中的许多婴儿能够耐受经母乳传输的氟西汀和去甲氟西汀的平均混合剂量，但估计婴儿剂量有很大的病人间差异，运用时需谨慎；特别是新生儿的去甲氟西汀浓度高于年长婴儿。而且，因氟西汀和去甲氟西汀的半衰期很长，新生儿可能在子宫中已经暴露氟西汀，这可能是哺乳期间发生不良反应的一个附加风险。
- 一名妇女服用100mg马来酸氟伏沙明，每日2次，治疗2周，对氟伏沙明在母乳中的分泌进行了研究[12]。一次服药后4.75h，母亲血浆中的氟伏沙明浓度是310ng/ml，母乳中的浓度是90ng/ml。估计婴儿只摄入母亲0.5%的每日剂量。据认为这些数字支持了哺乳母亲使用氟伏沙明对婴儿几乎没有危险的这个观念。随后的一项研究[13]发现暴露氟伏沙明的母乳喂养的婴儿其血浆中检测不到药物浓度；作者建议氟伏沙明是需要抗抑郁药治疗的哺乳母亲的一个合适选择。
- 尽管10名使用帕罗西汀的哺乳母亲的乳汁中能够检测到帕罗西汀的浓度，但喂养的婴儿无任何不良反应的报告[14]。采集到血样的8名婴儿中的7名其血浆中检测不到帕罗西汀，另外一名婴儿的血药浓度不能定量检测。另一项包括7名妇女的研究提示，婴儿摄入的帕罗西汀剂量是按体重给药的母亲剂量的0.7%～2.9%[15]。随后一项研究[13]也发现暴露帕罗西汀的母乳喂养的婴儿血浆中检测不到药物浓度；作者建议帕罗西汀是需要抗抑郁药治疗的哺乳母亲的一个合适选择。一项前瞻性队列研究，与非母乳喂养的婴儿和哺乳期间母亲未服药的婴儿相比，母亲哺乳期间服用帕罗西汀的婴儿在6个月与12个月大时的体重增加没有受到不良影响[16]；此外，这3个组的婴儿达到常规发育要求指标（developmental milestones）的时间无差异。

- 尽管在24h的时间段内，母亲乳汁的舍曲林浓度范围是8.8～43ng/ml，但哺乳的婴儿血浆中检测不到舍曲林的浓度[17]。然而，作者指出没有检测代谢产物的水平，婴儿血浆中可能存在舍曲林，但浓度低于检测的灵敏度。其他的研究[13,18～21]检测了母乳中去甲舍曲林的水平，许多研究中的一些婴儿的血浆中也检测到了去甲舍曲林[13,18,20,21]，但不是所有的[19]。至少一项研究[13]的作者认为舍曲林是需要抗抑郁药治疗的哺乳母亲的一个合适选择。此外，一些作者建议，为了明显减少婴儿暴露于舍曲林，母亲服药后8～9h的乳汁应挤出并丢掉，这时去甲舍曲林和舍曲林的浓度是最高的[21]。

1. American Academy of Pediatrics. The transfer of drugs and other chemicals into human milk. *Pediatrics* 2001; **108:** 776–89. [Retired May 2010] Correction. *ibid.*; 1029. Also available at: http://aappolicy.aappublications.org/cgi/content/full/pediatrics%3b108/3/776 (accessed 24/11/05)
2. Heikkinen T, *et al.* Citalopram in pregnancy and lactation. *Clin Pharmacol Ther* 2002; **72:** 184–91.
3. Lee A, *et al.* Frequency of infant adverse events that are associated with citalopram use during breast-feeding. *Am J Obstet Gynecol* 2004; **190:** 218–21.
4. Lester BM, *et al.* Possible association between fluoxetine hydrochloride and colic in an infant. *J Am Acad Child Adolesc Psychiatry* 1993; **32:** 1253–5.
5. Chambers CD, *et al.* Weight gain in infants breastfed by mothers who take fluoxetine. *Pediatrics* 1999; **104:** 1120–1.
6. Brent NB, Wisner KL. Fluoxetine and carbamazepine concentrations in a nursing mother/infant pair. *Clin Pediatr (Phila)* 1998; **37:** 41–4.
7. Taddio A, *et al.* Excretion of fluoxetine and its metabolite, norfluoxetine, in human breast milk. *J Clin Pharmacol* 1996; **36:** 42–7.
8. Isenberg KE. Excretion of fluoxetine in human breast milk. *J Clin Psychiatry* 1990; **51:** 169.
9. Burch KJ, Wells BG. Fluoxetine/norfluoxetine concentrations in human milk. *Pediatrics* 1992; **89:** 676–7.
10. Yoshida K, *et al.* Fluoxetine in breast-milk and developmental outcome of breast-fed infants. *Br J Psychiatry* 1998; **172:** 175–9.
11. Kristensen JH, *et al.* Distribution and excretion of fluoxetine and norfluoxetine in human milk. *Br J Clin Pharmacol* 1999; **48:** 521–7.
12. Wright S, *et al.* Excretion of fluvoxamine in breast milk. *Br J Clin Pharmacol* 1991; **31:** 209.
13. Hendrick V, *et al.* Use of sertraline, paroxetine and fluvoxamine by nursing women. *Br J Psychiatry* 2001; **179:** 163–6.
14. Begg EJ, *et al.* Paroxetine in human milk. *Br J Clin Pharmacol* 1999; **48:** 142–7.
15. Öhman R, *et al.* Excretion of paroxetine into breast milk. *J Clin Psychiatry* 1999; **60:** 519–23.
16. Merlob P, *et al.* Paroxetine during breast-feeding: infant weight gain and maternal adherence to counsel. *Eur J Pediatr* 2004; **163:** 135–9.
17. Altshuler LL, *et al.* Breastfeeding and sertraline: a 24-hour analysis. *J Clin Psychiatry* 1995; **56:** 243–5.
18. Stowe ZN, *et al.* Sertraline and desmethylsertraline in human breast milk and nursing infants. *Am J Psychiatry* 1997; **154:** 1255–60.
19. Kristensen JH, *et al.* Distribution and excretion of sertraline and N-desmethylsertraline in human milk. *Br J Clin Pharmacol* 1998; **45:** 453–7.
20. Epperson N, *et al.* Maternal sertraline treatment and serotonin transport in breast-feeding mother-infant pairs. *Am J Psychiatry* 2001; **158:** 1631–7.
21. Stowe ZN, *et al.* The pharmacokinetics of sertraline excretion into human breast milk: determinants of infant serum concentrations. *J Clin Psychiatry* 2003; **64:** 73–80.

儿童 SSRI用于治疗儿童和低于18岁青少年的抑郁症时，与增加潜在的自杀行为风险有关；详见上文**对精神状态的影响**。

糖尿病 一名1型糖尿病患者开始使用氟西汀后出现了低血糖性昏迷[1]。逐渐停用氟西汀后感知恢复。用SSRI治疗糖尿病患者的抑郁症时，会发生血糖浓度的改变（详见上文**对内分泌系统的影响**）；但是，这可能代表了对血糖控制的一种提高[2]。

1. Sawka AM, *et al.* Loss of hypoglycemia awareness in an adolescent with type 1 diabetes mellitus during treatment with fluoxetine hydrochloride. *J Pediatr* 2000; **136:** 394–6.
2. Lustman PJ, *et al.* Fluoxetine for depression in diabetes: a randomized double-blind placebo-controlled trial. *Diabetes Care* 2000; **23:** 618–23.

驾驶 虽然情感障碍很可能对驾驶技能有不利影响[1,2]，但使用抗抑郁药治疗可能也有危险[1]，尽管患者用药可能比不用药，驾驶更安全[2]。操作能力的破坏很大程度上与镇静和抗毒蕈碱样胆碱能作用有关。老一代的抗抑郁药，如三环类抗抑郁药，这方面的作用可能比SSRI更明显，但是一项比较氟西汀（一种SSRI）和度硫平（一种三环类药物）对健康志愿者影响的研究[3]显示，两者的作用相似，而且对精神运动和驾驶操作能力似乎有较小地潜在破坏作用。随后的一项流行病学研究[4]未能证实使用三环类抗抑郁药或SSRIs药物的司机发生道路交通事故的风险增高。

英国车辆管理局（DVLA）[5]认为一些药物（如SSRI）对驾驶员的不良影响小于具有明显抗毒蕈碱或抗组胺不良反应的药物，如三环类抗抑郁药。但是，作用于CNS的所有药物可能都会损害警觉、注意力和驾驶操作能力，特别是开始治疗时或剂量增加时；如果患者受到药物的不良影响，应必须停止驾驶。伴显著记忆力或注意问题、激越、行为紊乱或自杀观念等的重度抑郁症患者应停止驾驶，等待咨询医生的结果。

1. Ashton H. Drugs and driving. *Adverse Drug React Bull* 1983; **98:** 360–3.
2. Cremona A. Mad drivers: psychiatric illness and driving performance. *Br J Hosp Med* 1986; **35:** 193–5.
3. Ramaekers JG, *et al.* A comparative study of acute and subchronic effects of dothiepin, fluoxetine and placebo on psychomotor and actual driving performance. *Br J Clin Pharmacol* 1995; **39:** 397–404.
4. Barbone F, *et al.* Association of road-traffic accidents with benzodiazepine use. *Lancet* 1998; **352:** 1331–6.
5. Driver and Vehicle Licensing Agency. For medical practitioners: at a glance guide to the current medical standards of fitness to drive (issued February 2010). Available at: http://www.dft.gov.uk/dvla/~/media/pdf/medical/at_a_glance.ashx (accessed 15/04/10)

胃肠道疾病 SSRI可能会增加有出血高风险的患者发生上消化道出血的危险，有重要的临床意义，详见上文**对胃肠道的影响**。

青光眼 有关SSRI促进或加重青光眼症状的参考文献，详见上文**对眼的影响**。

躁狂症 曾报告过与SSRI使用有关的轻躁狂或躁狂；因此，英国注册药品信息建议任何患者如果进入躁狂相，应停用SSRI。

氟伏沙明与8名患者使用它治疗抑郁症时出现的躁狂行为有关[1]；其他的3名还有强迫症。氟伏沙明的日剂量范围是75～300mg，从治疗到出现躁狂行为的持续时间是2～6周。作者不能确定氟伏沙明是否引起了躁狂或暴露出这些患者潜在的双相情感障碍。但是，他们建议应监测氟伏沙明患者的躁狂行为。

一名7岁的女孩服用舍曲林治疗抑郁症大约2周时，出现了躁狂行为的症状[2]。停用舍曲林几周内，她得到了康复。

1. Dorevitch A, *et al.* Fluvoxamine-associated manic behavior: a case series. *Ann Pharmacother* 1993; **27:** 1455–7.
2. Ghaziuddin M. Mania induced by sertraline in a prepubertal child. *Am J Psychiatry* 1994; **151:** 944.

妊娠 一项早期的前瞻性研究[1]，128名在妊娠暴露氟西汀的平均日剂量约是26mg的孕妇，与使用三环类抗抑郁药或无致畸因子的对照组比较，所有组**新生儿**畸形的发生率相似，并没有超过一般人群。但是，使用氟西汀或三环类药物的组有较高的**流产**发生率的倾向。一项更近的前瞻性研究[2]，228名使用氟西汀的孕妇与未使用致畸原的对照组比较，未能发现氟西汀组重度胎儿发育异常的发生率明显增高；也没有发现流产风险增高。妊娠头3个月暴露氟西汀时，轻度婴儿异常的发生率增高。而且，妊娠末3个月暴露氟西汀的婴儿比只在妊娠头3个月和中间3个月暴露的婴儿，表现出更多的围生期并发症，如早产、足月低体重和低身长、新生期适应弱。然而，这项研究的设计因为几个方法学的问题遭到批评[3]，如对照组不匹配和氟西汀组的母亲年龄较高，这可能部分解释了发生围生期结局差较多的原因。

药物制造厂家评估了796名在妊娠头3个月使用氟西汀的孕妇的妊娠结局，认为氟西汀不太可能增加流产和胎儿畸形的风险[4]。一项有关暴露氟伏沙明、帕罗西汀和舍曲林的孕妇的妊娠结局的前瞻性对照研究[5]发现，当使用治疗剂量时，与未暴露致畸原的孕妇相比较，重度先天性畸形、流产或死胎的风险好像没有增高。然而，来自一项更新的荟萃分析（包括了上述的一些研究）结果提示，母亲暴露于抗抑郁药治疗（特别是SSRI、三环类药物、奈法唑酮、曲唑酮或文拉法辛）与未使用抗抑郁药的妇女相比，可能会明显增加流产的风险[6]。但是，作者承认潜在的抑郁症本身可能也是风险增加的一个促进因素。

一些证据表明帕罗西汀可能比其他抗抑郁药更容易产生畸形。2005年，药物制造厂家（*Glaxo-SmithKline*）曾评价了2项妊娠期妇女使用抗抑郁药的研究结果[7]。US一项回顾性流行病学研究数据显示，与使用其他抗抑郁药的孕妇相比，使用帕罗西汀的孕妇所产婴儿中，心血管畸形的发生风险增高了1.5倍（无统计学显著性），尤其是室间隔缺损。该研究结果还提示，暴露于帕罗西汀的婴儿发生主要先天畸形（包括心血管畸形）的整体风险显著性升高。另一项使用瑞典新生儿登记数据进行的研究也发现暴露于帕罗西汀的婴儿心血管畸形的发生风险较一般人群增高2倍，不过，这个研究没有发现暴露于帕罗西汀的婴儿发生主要先天畸形的整体风险增高。基于这些研究结果，制药厂家重新修订了帕罗西汀的药物说明书，加强了对妊娠期用药的警示。最近，一项丹麦研究[8]结果显示，将服用SSRI类药物（尤其是西酞普兰、氟西汀、帕罗西汀和舍曲林）的孕妇作为一组，与一般人群中的孕妇相比，发生室间隔缺损的风险显著性地增加了2倍。然而，当分别统计时，只有西酞普兰和舍曲林的风险增加具有显著性。该研究中主要先天畸形的整体风险没有上升。这些有些相互矛盾的结果，可能是由于各个研究采用的研究方法不同造成的。

母亲使用SSRI与**新生儿并发症**有关。曾报告在大部分妊娠时间每天服用20mg氟西汀的母亲所生下的婴儿有CNS毒性表现和心率增快[9]。出生后96h，这名新生儿的症状消失。另一名新生儿其母亲在妊娠末3个月每日服用30mg的氟西汀，这名新生儿出现了心律失常[10]。一项配对对照的研究[11]，妊娠末3个月暴露帕罗西汀的55名婴儿出生后并发症的发生率高于妊娠头3个月或中间3个月暴露帕罗西汀或无致畸因子的对照组。妊娠末3个月药物暴露的婴儿发生的并发症包括呼吸性窘迫（9例）、低血糖（2例）、心动过缓（1例）、黄疸（1例）和吸奶问题（1例）。更近的另一项配对对照的研究[12]提示在妊娠20周后暴露SSRI（这项研究中包括氟西汀、帕罗西汀和舍曲林），可能会增加新生儿持续性肺动脉高压（PPHN）的风险。377名确诊为PPHN的婴儿，14名（占3.7%）的母亲在妊娠20周后服用过一种SSRI，与匹配的对照组的836名婴儿中只有6名（占0.7%）的母亲使用过SSRI形成对比。尽管这些数字代表在宫内暴露SSRI的婴儿发生PPHN的风险大约增加了6倍，但绝对危险度相对较低（大约每1000名妇女中有6～12人）。

许多报告[2,13～17]描述了宫内暴露SSRI（特别是妊娠末3个月）的新生儿出现的症状，如神经过敏、易激惹、睡眠紊乱、肌肉紧张度改变；大多数病例的症状较轻，具有自限性。尽管大多数SSRI都曾报告过撤药症状，但最常见的暴露帕罗西汀的新生儿[18]。最近，一些作者使用"新生儿行为综合征"这个术语来代表这些症状[16]。这些症状是否代表了一种撤药反应或是直接的5-羟色胺毒性作用还不清楚[15,17,19]，但是，一些专家提示宫内暴露短半衰期的SSRI，如帕罗西汀，可能会引起新生儿的撤药综合征，但是暴露一种长半衰期的SSRI，特别是氟西汀，新生儿可能会表现出5-羟色胺毒性作用[16]。曾有母亲在妊娠晚期服用SSRI，新生儿出现了心室内出血的病例报告，但是目前没有足够的数据确定暴露SSRI的婴儿发生这种出血的频率是否高于正常[17]。

为了研究氟西汀对胎儿**神经发育**的影响，共纳入了55名孕妇，通过后来评估所生孩子的总体IQ来确定[20]；那些妊娠头3个月宫内暴露氟西汀的孩子与暴露三环类抗抑郁药或受到其他不利发育影响的孩子相比较无差异。随后的一项研究提示整个妊娠期间暴露氟西汀或三环类抗抑郁药好像对认知无不良影响[21]。另一项追踪观察研究，妊娠期间服用SSRI的抑郁症母亲所生的婴儿与未服用任何药物的抑郁症母亲所生的婴儿相比，运动发育和控制有细微的差异，特别是发抖和精细运动不协调[22]。但是，精神发育的其他测定在两组之间未观察到差异。

1. Pastuszak A, *et al.* Pregnancy outcome following first-trimester exposure to fluoxetine (Prozac). *JAMA* 1993; **269:** 2246–8.
2. Chambers CD, *et al.* Birth outcomes in pregnant women taking fluoxetine. *N Engl J Med* 1996; **335:** 1010–15.
3. Robert E. Treating depression in pregnancy. *N Engl J Med* 1996; **335:** 1056–8.
4. Goldstein DJ, *et al.* Effects of first-trimester fluoxetine exposure on the newborn. *Obstet Gynecol* 1997; **89:** 713–18.
5. Kulin NA, *et al.* Pregnancy outcome following maternal use of the new selective serotonin reuptake inhibitors: a prospective controlled multicenter study. *JAMA* 1998; **279:** 609–10.
6. Hemels MEH, *et al.* Antidepressant use during pregnancy and the rates of spontaneous abortions: a meta-analysis. *Ann Pharmacother* 2005; **39:** 803–9.
7. GlaxoSmithKline USA. Important prescribing information (issued December 2005). Available at: http://www.gsk.com/media/paroxetine/pregnancy_hcp_letter.pdf (accessed 23/02/10)
8. Pedersen LH, *et al.* Selective serotonin reuptake inhibitors in pregnancy and congenital malformations: population based cohort study. *BMJ* 2009; **339:** b3569.
9. Spencer MJ. Fluoxetine hydrochloride (Prozac) toxicity in a neonate. *Pediatrics* 1993; **92:** 721–2.
10. Abebe-Campino G, *et al.*. Cardiac arrhythmia in a newborn infant associated with fluoxetine use during pregnancy. *Ann Pharmacother* 2002; **36:** 533–4.
11. Costei AM, *et al.* Perinatal outcome following third trimester exposure to paroxetine. *Arch Pediatr Adolesc Med* 2002; **156:** 1129–32.
12. Chambers CD, *et al.* Selective serotonin-reuptake inhibitors and risk of persistent pulmonary hypertension of the newborn. *N Engl J Med* 2006; **354:** 579–87.
13. Nijhuis IJM, *et al.* Withdrawal reactions of a premature neonate after maternal use of paroxetine. *Arch Dis Child Fetal Neonatal Ed* 2001; **84:** F77.
14. Stiskal JA, *et al.* Neonatal paroxetine withdrawal syndrome. *Arch Dis Child Fetal Neonatal Ed* 2001; **84:** F134–F135.
15. Zeskind PS, Stephens LE. Maternal selective serotonin reuptake inhibitor use during pregnancy and newborn neurobehavior. *Pediatrics* 2004; **113:** 368–75.
16. Moses-Kolko EL, *et al.* Neonatal signs after late in utero exposure to serotonin reuptake inhibitors: literature review and implications for clinical applications. *JAMA* 2005; **293:** 2372–83.
17. Nordeng H, Spigset O. Treatment with selective serotonin reuptake inhibitors in the third trimester of pregnancy: effects on the infant. *Drug Safety* 2005; **28:** 565–81.

18. Sanz EJ, *et al.* Selective serotonin reuptake inhibitors in pregnant women and neonatal withdrawal syndrome: a database analysis. *Lancet* 2005; **365:** 482–7.
19. Isbister GK, *et al.* Neonatal paroxetine withdrawal syndrome or actually serotonin syndrome? *Arch Dis Child Fetal Neonatal Ed* 2001; **85:** F147–F148.
20. Nulman I, *et al.* Neurodevelopment of children exposed in utero to antidepressant drugs. *N Engl J Med* 1997; **336:** 258–62.
21. Nulman I, *et al.* Child development following exposure to tricyclic antidepressants or fluoxetine throughout fetal life: a prospective, controlled study. *Am J Psychiatry* 2002; **159:** 1889–95.
22. Casper RC, *et al.* Follow-up of children of depressed mothers exposed or not exposed to antidepressant drugs during pregnancy. *J Pediatr* 2003; **142:** 402–8.

手术 进行矫形手术时，服用5-羟色胺能抗抑郁药（特别是氯米帕明、氟西汀、氟伏沙明、帕罗西汀、舍曲林和文拉法辛）的患者与服用非5-羟色胺能抗抑郁药的患者相比，手术期间失血的风险明显增高[1]。此外，服用5-羟色胺能抗抑郁药的患者与未接受抗抑郁药治疗的患者相比，手术期间输血的需求显著增高。

1. Movig KLL, *et al.* Relationship of serotonergic antidepressants and need for blood transfusion in orthopedic surgical patients. *Arch Intern Med* 2003; **163:** 2354–8.

撤药 所有的SSRI和相关的抗抑郁药（如米氮平和文拉法辛）当剂量减少或停止治疗时，都曾报告过出现了撤药反应，尽管不同药物的发生频率可能有差异[1~5]。帕罗西汀和文拉法辛相关的撤药反应比其他的5-羟色胺能药物更常见；帕罗西汀部分是由于它的半衰期较短。氟伏沙明的半衰期也比较短，一些研究曾显示具有发生撤药反应的高风险。氟西汀具有明显较低的撤药反应风险可能是因为它的半衰期长。其他增加撤药反应风险的因素包括突然停药、使用了高剂量和治疗时间延长[5]。

一般而言，撤药反应可能在停用一种SSRI或相关抗抑郁药的3天内发生[1,4,5]，尽管记录到氟西汀延迟到停药2周才发生[5]。常见的症状包括头晕、麻木感和麻刺感、胃肠道紊乱（特别是恶心和呕吐）、头痛、出汗、焦虑和睡眠障碍。一些病例中，症状可能会严重和导致残疾。还曾有一个报告[6]，两名患者无重大精神疾病史，当停用帕罗西汀后出现了严重的行为症状。其中一名患者是突然撤药，另外一名撤药较缓慢一些，超过了12天时间。最初几天症状主要是轻躁狂，随后是自我矛盾的攻击行为增强、行为失控和自杀观念。

逐渐减少抗抑郁药的剂量可能会减少撤药反应发生的频率和严重程度[5]。*BNF59* 推荐任何抗抑郁药，包括SSRI，如果规律使用了8周或更长的时间，应在大约4周的时间内逐渐撤药或如果患者接受了长期的维持治疗，撤药时间需长达6个月。

SSRI的撤药综合征不被认为是一种依赖性的结果[4,5]。

详见上文**不良反应**项下**锥体外系反应**。有关母亲使用SSRI，新生儿是否会有撤药综合征的讨论，详见上文**妊娠**。

1. Price JS, *et al.* A comparison of the post-marketing safety of four selective serotonin re-uptake inhibitors including the investigation of symptoms occurring on withdrawal. *Br J Clin Pharmacol* 1996; **42:** 757–63.
2. Adverse Drug Reactions Advisory Committee (ADRAC). SSRI's and withdrawal syndrome. *Aust Adverse Drug React Bull* 1996; **15:** 3. Also available at: http://www.tga.gov.au/adr/aadrb/aadr9602.htm (accessed 14/08/08)
3. Coupland NJ, *et al.* Serotonin reuptake inhibitor withdrawal. *J Clin Psychopharmacol* 1996; **16:** 356–62.
4. CSM/MCA. Selective serotonin reuptake inhibitors (SSRIs). *Current Problems* 2000; **26:** 11–12.
5. Weller IVD. *Report of the CSM Expert Working Group on the safety of selective serotonin reuptake inhibitor antidepressants.* London: The Stationery Office, 2005.
6. Bloch M, *et al.* Severe psychiatric symptoms associated with paroxetine withdrawal. *Lancet* 1995; **346:** 57.

药物相互作用

SSRI与其他药物的相互作用主要是由于对肝细胞色素P450同工酶的抑制作用。不同SSRI产生的抑制程度不相同，与之发生反应的同工酶也不相同。特定的SSRI抑制的药物依赖于所影响的同工酶。

因SSRI有时会与出血障碍和对血液的其他影响有关，因此当它们与已知能影响血小板功能的药物合用时需谨慎。

尽管在医疗专家的监督下，可合用不同的抗抑郁药治疗难治性抑郁症，但可发生严重的不良反应包括5-羟色胺综合征（详见第392页）；更为严重的是，5-羟色胺综合征可能是神经阻滞药恶性综合征的表现。相继开出几种不同类型抗抑郁药的处方，可能也会产生不良反应，停用一种抗抑郁药和开始使用另一种的过程中，应经过一段适当的药物空窗期。通常正在使用MAOIs的患者不能给予SSRI或至少前者停药2周后才能用。停用一种可逆性单胺氧化酶A抑制药（RIMA）和开始使用一种SSRI无需经过药物空窗期。停用一种SSRI和开始使用任何易于发生一种严重反应的药物（如苯乙肼）时，应至少经过1周的空窗期；如果是SSRI舍曲林，药物空窗期应延长到2周，如果是氟西汀应是5周，因为它们的半衰期较长（对于氟西汀，如果治疗时间延长或给予了较高的剂量，清洗期需要进一步延长）。当SSRI与已知作用于相同神经递质的其他药物合用时，不良反应如5-羟色胺综合征也会出现，是协同相互作用的结果。

有关这些相互作用的一些细节和其他作用，见下文。

1. Mitchell PB. Drug interactions of clinical significance with selective serotonin reuptake inhibitors. *Drug Safety* 1997; **17:** 390–406.
2. Sproule BA, *et al.* Selective serotonin reuptake inhibitors and CNS drug interactions: a critical review of the evidence. *Clin Pharmacokinet* 1997; **33:** 454–71.
3. Hemeryck A, Belpaire FM. Selective serotonin reuptake inhibitors and cytochrome P-450 mediated drug-drug interactions: an update. *Curr Drug Metab* 2002; **3:** 13–37.

抗菌药 据报道一名患者原有的用药方案是氟西汀和硝西泮，当加上了克拉霉素时，很快出现了谵妄[1]。提示谵妄发生是因为克拉霉素抑制了细胞色素P450同工酶从而增加了氟西汀的血药浓度的结果。一名患者除了使用舍曲林，又用了红霉素，结果出现了5-羟色胺综合征[2]；这被归因于抗菌药抑制了CYP3A4而导致了SSRI的蓄积。利奈唑胺与氟西汀[3]、舍曲林[4]、帕罗西汀[5]和西酞普兰[6]合用时也曾有5-羟色胺综合征的报告；后者病例中的这名患者发生了并发症，包括代谢性酸中毒和最后致命性的心脏停搏[6]。与利奈唑胺使用有关的5-羟色胺综合征的综述提示，SSRI是最容易出现相互作用的药物[7,8]。不过，已有建议提出，如有必要，在密切监测5-羟色胺综合征征象的前提下，使用SSRI类药物的患者也可以使用利奈唑胺[8]。

1. Pollak PT, *et al.* Delirium probably induced by clarithromycin in a patient receiving fluoxetine. *Ann Pharmacother* 1995; **29:** 486–8.
2. Lee DO, Lee CD. Serotonin syndrome in a child associated with erythromycin and sertraline. *Pharmacotherapy* 1999; **19:** 894–6.
3. Steinberg M, Morin AK. Mild serotonin syndrome associated with concurrent linezolid and fluoxetine. *Am J Health-Syst Pharm* 2007; **64:** 59–62.
4. Lavery S, *et al.* Linezolid and serotonin syndrome. *Psychosomatics* 2001; **42:** 432–4.
5. Wigen CL, Goetz MB. Serotonin syndrome and linezolid. *Clin Infect Dis* 2002; **34:** 1651–2.
6. Bernard L, *et al.* Serotonin syndrome after concomitant treatment with linezolid and citalopram. *Clin Infect Dis* 2003; **36:** 1197.
7. Lawrence KR, *et al.* Serotonin toxicity associated with the use of linezolid: a review of postmarketing data. *Clin Infect Dis* 2006; **42:** 1578–83.
8. Taylor JJ, *et al.* Linezolid and serotonergic drug interactions: a retrospective survey. *Clin Infect Dis* 2006; **43:** 180–7.

抗凝血药 SSRI可能会增加一些抗凝血药，包括醋硝香豆素和华法林的抗凝血活性（详见第1371页）。

抗抑郁药 不同类型的抗抑郁药合并治疗已被成功用于治疗耐药的抑郁症。但需要强调的是，这可能会导致不良反应加重或药物相互作用，只有在医疗专家监督下才能使用。当合用时，不同抗抑郁药之间的药物相互作用，见苯乙肼（第394页）。当两种不同作用机制的5-羟色胺能药物合用时可能会出现5-羟色胺综合征，见**苯乙肼**项下的**不良反应**，第392页。

抗癫痫药 抗抑郁药可能通过降低惊厥阈来拮抗抗癫痫药的作用。

曾有一个报告，一名患者原有的药物治疗是卡马西平，当加入氟西汀14天后出现了5-羟色胺综合征（见第392页）[1]。

曾报告苯巴比妥降低了帕罗西汀的血药浓度[2]。研究发现患者合用苯妥英时的帕罗西汀稳态血药浓度低于合用卡马西平或丙戊酸盐的患者[3]。

同时也服用卡马西平的两名患者被报道其西酞普兰血药浓度低[4]。当卡马西平换成奥卡西平后，西酞普兰的血药浓度升高。

曾报告一些SSRI能提高卡马西平（见第454页）和苯妥英（见第476页）的血药浓度。有关氟西汀对血清丙戊酸盐浓度影响的不一致的报道，见第487页。

1. Dursun SM, *et al.* Toxic serotonin syndrome after fluoxetine plus carbamazepine. *Lancet* 1993; **342:** 442–3.
2. Greb WH, *et al.* The effect of liver enzyme inhibition by cimetidine and enzyme induction by phenobarbitone on the pharmacokinetics of paroxetine. *Acta Psychiatr Scand* 1989; **80** (suppl 350): 95–8.
3. Andersen BB, *et al.* No influence of the antidepressant paroxetine on carbamazepine, valproate and phenytoin. *Epilepsy Res* 1991; **10:** 201–4.
4. Leinonen E, *et al.* Substituting carbamazepine with oxcarbazepine increases citalopram levels. A report on two cases. *Pharmacopsychiatry* 1996; **29:** 156–8.

抗组胺药 当给予男性和女性患者赛庚啶来治疗由氟西汀或帕罗西汀引起的性功能障碍时，一些患者先前已得到控制的抑郁症状[1,2]或神经性贪食[3]又显现出来。西酞普兰、氟西汀和氟伏沙明可增加阿司咪唑或特酚伪麻片的血药浓度，通过抑制它们的肝同工酶P450的代谢作用，从而增加了室性心律失常的风险；应避免一起使用。

1. Feder R. Reversal of antidepressant activity of fluoxetine by cyproheptadine in three patients. *J Clin Psychiatry* 1991; **52:** 163–4.
2. Christensen RC. Adverse interaction of paroxetine and cyproheptadine. *J Clin Psychiatry* 1995; **56:** 433–4.
3. Goldbloom DS, Kennedy SH. Adverse interaction of fluoxetine and cyproheptadine in two patients with bulimia nervosa. *J Clin Psychiatry* 1991; **52:** 261–2.

抗疟药 关于SSRI氟伏沙明对氯胍代谢的作用，见第580页。

抗偏头痛药 SSRI与5-羟色胺（$5HT_1$）激动药，如舒马普坦（见第596页）合用时出现5-羟色胺综合征的情况罕见报道。氟伏沙明可抑制夫罗曲坦和佐米曲坦的代谢（分别见第593页和第598页）。一些SSRI与双氢麦角胺合用的作用，见第591页。

抗毒蕈碱药 SSRI对苯扎托品的影响，见第768页。帕罗西汀对丙环定的影响，见第784页。

抗肿瘤药 帕罗西汀可抑制他莫昔芬的代谢，见第745页。

抗精神病药 有关患者合用SSRI和抗精神病药时的不良反应报告，见氯丙嗪（第945页）。非典型抗精神病药和SSRI的相互作用，也可参见氯氮平（第955页）、奥氮平（第983页）、利培酮（第995页）、舍吲哚（第998页）、佐替平（第1010页）。

抗病毒药 HIV蛋白酶抑制药可能会提高氟西汀和其他SSRI的血药浓度，例如利托那韦可能影响SSRI的代谢。然而令人意外的是，在一项健康志愿者的研究中，与利托那韦增效的夫沙那韦联合用药使得帕罗西汀的总体暴露量减少了约一半[1]。尽管血浆中游离帕罗西汀的比例增高，提示其从蛋白上解离，但游离帕罗西汀的最大浓度降低了。

在少数接受帕罗西汀和抗逆转录病毒药物利托那韦治疗的患者出现了5-羟色胺综合征[2]。这种反应在另一例合用氟西汀和依法韦仑的患者也曾出现。

1. van der Lee MJ, *et al.* Interaction study of the combined use of paroxetine and fosamprenavir-ritonavir in healthy subjects. *Antimicrob Agents Chemother* 2007; **51:** 4098–4104.
2. DeSilva KE, *et al.* Serotonin syndrome in HIV-infected individuals receiving antiretroviral therapy and fluoxetine. *AIDS* 2001; **15:** 1281–5.

抗焦虑药 氟西汀和氟伏沙明能增加一些苯二氮䓬类药物的血药浓度（见**地西泮**，第960页）。一些SSRI类药物与丁螺环酮之间可能的相互作用详见第938页。

β受体阻滞药 氟西汀和氟伏沙明对β受体阻滞药的影响，见第1184页。

环孢素 氟西汀和氟伏沙明对环孢素的影响，见第1742页。

镇咳药 当氟西汀或帕罗西汀与右美沙芬合用时的作用，见第1484页。

多巴胺能药 司来吉兰是一种不可逆的选择性单胺氧化酶B抑制药。当司来吉兰与SSRI合用时曾报道过严重的不良反应（见第787页）。有些情况下，SSRI与非选择性MAOIs合用时的这些反应类似于可能致命的5-羟色胺综合征（第392页）。

通常不应对使用司来吉兰的患者给予SSRI，或至少停药2周后。同样，停用一种SSRI和开始用司来吉兰之间要至少经过1周的间隔；对于舍曲林，间隔应增加到2周；氟西汀因为半衰期较长，应延长到5周。

胃肠药 给予了一名患者氟伏沙明和甲氧氯普胺后出现了急性肌张力障碍[1]。其他SSRI（氟西汀[2]或舍曲林[3]）与甲氧氯普胺合用时也曾有相似的报道。一名也使用舍曲林的患者当静脉给予甲氧氯普胺后两次都出现了不自主的肌肉抽动（twitching）、震颤、下颌和舌的僵硬[4]。作者认为这些不良反应属于5-羟色胺综合征的特征。

有关氟伏沙明对阿洛司琼的影响和推荐两者避免合用，详见第1627页。

有关氟伏沙明对质子泵抑制药包括奥美拉唑的影响，见第1676页。

1. Palop V, *et al.* Acute dystonia associated with fluvoxamine-metoclopramide. *Ann Pharmacother* 1999; **33:** 382.
2. Coulter DM, Pillans PI. Fluoxetine and extrapyramidal side effects. *Am J Psychiatry* 1995; **152:** 122–5.
3. Christensen RC, Byerly MJ. Mandibular dystonia associated with the combination of sertraline and metoclopramide. *J Clin Psychiatry* 1996; **57:** 596.
4. Fisher AA, Davis MW. Serotonin syndrome caused by selective serotonin reuptake-inhibitors–metoclopramide interaction. *Ann Pharmacother* 2002; **36:** 67–71.

全身麻醉药 有关一名患者使用了帕罗西汀和美索比妥后出现全身强直-阵挛性癫痫发作的报告，见第1708页。

催眠药 一名患者合用了一种 SSRI 和唑吡坦出现了视幻觉的参考文献，见第1008页。

左旋甲状腺素 患者合用了舍曲林，左旋甲状腺素的作用减弱，见第2092页。

局部麻醉药 有关氟伏沙明对罗哌卡因的影响，见第1783页。

肌松药 一名患者使用了氟西汀和环苯扎林出现 QT 间期延长的报告，见第1806页。

氟伏沙明对替扎尼定的影响，见第1809页。

NSAIDs 有关患者合用 SSRI 和 NSAIDs 后增加上消化道出血的参考文献，详见上文**对胃肠道的影响**。

阿片类镇痛药 曲马多和舍曲林合用时报道过一个可能是5-羟色胺综合征（第392页）的病例[1]，另一个报道是舍曲林与高剂量的羟考酮[2]合用。曲马多和西酞普兰[3]、氟西汀[4]或帕罗西汀[5,6]合用时偶尔也有5-羟色胺综合征的报道。其他关于5-羟色胺综合征的报道包括考羟酮合用氟伏沙明[7]，哌替啶合用氟西汀[8]以及西酞普兰合用芬太尼[9]或哌替啶[10]。SSRI 增强美沙酮效能和毒性作用的参考文献，详见第80页。

1. Mason BJ, Blackburn KH. Possible serotonin syndrome associated with tramadol and sertraline coadministration. *Ann Pharmacother* 1997; **31:** 175–7.
2. Rosebraugh CJ, *et al.* Visual hallucination and tremor induced by sertraline and oxycodone in a bone marrow transplant patient. *J Clin Pharmacol* 2001; **41:** 224–7.
3. Mahlberg R, *et al.* Serotonin syndrome with tramadol and citalopram. *Am J Psychiatry* 2004; **161:** 1129.
4. Kesavan S, Sobala GM. Serotonin syndrome with fluoxetine plus tramadol. *J R Soc Med* 1999; **92:** 474–5.
5. Egberts ACG, *et al.* Serotonin syndrome attributed to tramadol addition to paroxetine therapy. *Int Clin Psychopharmacol* 1997; **12:** 181–2.
6. Lantz MS, *et al.* Serotonin syndrome following the administration of tramadol with paroxetine. *Int J Geriatr Psychiatry* 1998; **13:** 343–5.
7. Karunatilake H, Buckley NA. Serotonin syndrome induced by fluvoxamine and oxycodone. *Ann Pharmacother* 2006; **40:** 155–7.
8. Tissot TA. Probable meperidine-induced serotonin syndrome in a patient with a history of fluoxetine use. *Anesthesiology* 2003; **98:** 1511–12.
9. Ailawadhi S, *et al.* Serotonin syndrome caused by interaction between citalopram and fentanyl. *J Clin Pharm Ther* 2007; **32:** 199–202.
10. Altman EM, Manos GH. Serotonin syndrome associated with citalopram and meperidine. *Psychosomatics* 2007; **48:** 361–3.

拟副交感神经药 氟伏沙明对他克林的影响，见第349页。一些 SSRI 对加兰他敏的影响，见第345页。

西布曲明 当一种 SSRI 与西布曲明合用时，因为5-羟色胺作用的协同，有 CNS 毒性的风险。

吸烟 一项单剂量研究，吸烟者的氟伏沙明血药浓度低于非吸烟者[1]。曾提出存在于烟草烟雾中的稠环烃通过细胞色素 P450 同工酶刺激了氟伏沙明的肝代谢。

1. Spigset O, *et al.* Effect of cigarette smoking on fluvoxamine pharmacokinetics in humans. *Clin Pharmacol Ther* 1995; **58:** 399–403.

兴奋药 帕罗西汀对阿托西汀代谢的影响，见第2072页。

茶碱 氟伏沙明对茶碱的影响，见第1105页。

药动学

氟西汀从胃肠道迅速吸收，口服药物后6～8h 达到血药峰浓度。系统生物利用度不受食物影响。氟西汀在肝内经脱甲基作用广泛代谢，生成它的主要活性代谢产物去甲氟西汀。主要经肾排泄。报告蛋白结合率约是95%。

临床上使用的氟西汀是由等量的 *R*-和 *S*-对映体组成的消旋混合物。根据动物实验研究，两种对映体都具有药理活性，但 *S*-氟西汀清除较慢。代谢是经 P450 同工酶 CYP2D6 介导（详见下文），生成去甲氟西汀的 *R*-和 *S*-对映体，认为 *S*-对映体的药理活性与母药相同；*R*-对映体的活性减少很多。代谢受遗传多态性的影响。但已知为慢代谢的一小部分人群，显示出一种不同的母药和代谢产物的组合分布，总体药理活性好像没有改变。

氟西汀在体内广泛分布。

氟西汀具有一个相对较长的消除半衰期，急性使用后1～3天，长期使用后是4～6天；它的代谢产物去甲氟西汀的半衰期更长，为4～16天。这种长半衰期具有临床意义。只有服药几周后才能达到稳态血药浓度。此外，氟西汀和它的代谢产物在停药后会在体内持续存在相当长的时间；这意味着后续使用其他5-羟色胺能药物时需谨慎（见上文的**药物相互作用**）。

氟西汀和去甲氟西汀分布在乳汁中（见上文**注意事项**项下的**哺乳**）。

1. Altamura AC, *et al.* Clinical pharmacokinetics of fluoxetine. *Clin Pharmacokinet* 1994; **26:** 201–14.
2. Baumann P. Pharmacokinetic-pharmacodynamic relationship of the selective serotonin reuptake inhibitors. *Clin Pharmacokinet* 1996; **31:** 444–69.
3. Greenblatt DJ, *et al.* Inhibition of human cytochrome P450-3A isoforms by fluoxetine and norfluoxetine: in vitro and in vivo studies. *J Clin Pharmacol* 1996; **36:** 792–8.
4. Hamelin BA, *et al.* The disposition of fluoxetine but not sertraline is altered in poor metabolizers of debrisoquin. *Clin Pharmacol Ther* 1996; **60:** 512–21.
5. Preskorn SH. Clinically relevant pharmacology of selective serotonin reuptake inhibitors: an overview with emphasis on pharmacokinetics and effects on oxidative drug metabolism. *Clin Pharmacokinet* 1997; **32** (suppl 1): 1–21.
6. Hiemke C, Härtter S. Pharmacokinetics of selective serotonin reuptake inhibitors. *Pharmacol Ther* 2000; **85:** 11–28.

代谢 尽管药物制造厂家说明氟西汀经 P450 同工酶 CYP2D6 代谢，这也得到了一些研究[1]的支持，提示异喹胍（这种酶的一种底物）弱代谢者的氟西汀分布有改变，但其他研究提示 CYP2C19 和可能 CYP2C9 都起到了重要作用[2]。

1. Hamelin BA, *et al.* The disposition of fluoxetine but not sertraline is altered in poor metabolizers of debrisoquin. *Clin Pharmacol Ther* 1996; **60:** 512–21.
2. Liu Z-Q, *et al.* Effect of the CYP2C19 oxidation polymorphism on fluoxetine metabolism in Chinese healthy subjects. *Br J Clin Pharmacol* 2001; **52:** 96–9.

用途和用法

阻止了单胺递质如5-羟色胺的再摄取，促进了它们在脑中的作用，可能与抗抑郁活性有关。SSRI 如氟西汀，与去甲肾上腺素比较，更优先抑制5-羟色胺的再摄取，限制了对其他神经递质位点的直接作用，包括毒蕈碱受体。因此与三环类抗抑郁药相比，它们的抗毒蕈碱作用或镇静的不良反应都较轻，心脏毒性也较少。西酞普兰是目前选择性最强的 SSRI，而帕罗西汀是作用最强的。

SSRI 为治疗抑郁症提供了除三环类药物之外的另一种选择。如同三环类药物，用药几周才能显现出抗抑郁药作用。一旦抑郁消除，应维持治疗至少4～6个月（老年患者需12个月），以避免停药后的复发。有抑郁复发史的患者应维持治疗至少2年和可能不确定。

一些 SSRI 也可作为广泛焦虑障碍、强迫障碍、伴或不伴广场恐怖的惊恐障碍、社交焦虑障碍、创伤后应激障碍和神经性贪食治疗的一部分。氟西汀也可用于治疗经前紧张综合征。

氟西汀，一种苯丙胺的衍生物，以盐酸盐的形式经口给药；剂量以碱基的形式表示。22.4mg 的盐酸氟西汀相当于20mg 的氟西汀。

治疗**抑郁症**时，氟西汀常用的起始剂量是20mg，每日1次；美国注册药品信息推荐在早上服药。如果治疗几周没有疗效，可能要逐渐增加日剂量，最大剂量是每日80mg（老年患者是每日60mg）。每日剂量超过20mg 可以分2次服用，例如早上和中午，或每日1次服用。在美国有相当于90mg 氟西汀的缓释制剂，每周使用1次，用于抑郁症状已经稳定，但需要长期治疗的患者；推荐日剂量的氟西汀停用7天后才能开始使用周剂量制剂。氟西汀也与奥氮平（第983页）作为合剂用于治疗双相情感障碍的抑郁发作以及难治性抑郁。氟西汀的日剂量通常为20～50mg，合剂每晚给药1次。

氟西汀用于治疗**神经性贪食**时，推荐剂量是每日60mg，早上给药一次或分次给药。

用于治疗**强迫症**时，起始剂量是20mg，每日1次，如果无效，经几周后增加到每日60mg。每日80mg 也曾被使用，有时分2次服用。

氟西汀可用于治疗**惊恐障碍**，起始剂量是10mg，每日1次。1周后增加到每日20mg；如果没有改善，几周后可考虑增加到每日60mg。

20mg，每日1次的剂量可用于治疗**经前紧张综合征**。也允许间断用药：每一个新周期，氟西汀应在月经来潮前14天开始用，持续到月经第一整天。治疗可以持续6个月；进一步继续治疗之前，应评估是对患者的益处。

对老年患者应减少剂量或用药频率。肝损伤或肾损伤患者的使用剂量，以及儿童的使用剂量详见下文。

需要注意的是，因氟西汀和去甲氟西汀的半衰期较长，需治疗几周后才能达到稳态血药浓度；同样，剂量调整之后，再次达到稳态浓度会有一个时间上的滞后。尽管 SSRI 需要逐渐停药以减少撤药症状发生的风险，但对于氟西汀，长的半衰期可能减少了逐渐停药的必需性。

儿童用法 氟西汀可用于治疗8岁或以上儿童的抑郁症。起始剂量是每日10mg，1～2周后增加至20mg（低体重儿除外，用药几周内都不应增加剂量，只有临床疗效不够时才能加量）。因为对 SSRI 用于儿童的关注（见上文**对精神状态的影响**），在欧洲只批准它作为心理治疗的一种辅助，用于儿童和青少年患者患中度和重度抑郁症对单独心理治疗无效的情况。

在美国，也批准氟西汀用于治疗7岁或以上年龄儿童的强迫症。起始剂量是每日口服10mg。如果需要，低体重的儿童要经过几周，剂量增加到20～30mg。青少年和较重的儿童2周后可增加到每日20mg。如有必要，几周后可进一步增加到每日60mg。

在肝损伤或肾损伤中的用法 氟西汀经肝代谢，因此推荐有明显肝功能损害的患者，使用较低的剂量，如隔日用药一次。

氟西汀经肾清除，一些英国注册药品信息推荐，轻度和中度肾损伤的患者相似地减少剂量；重度肾损伤的患者应避免使用。但是，一些英国和美国的药品信息说明，当给予氟西汀每日20mg，持续2个月时，重度肾损伤需要透析的患者与肾功能正常的对照组相比，氟西汀和去甲氟西汀的血药浓度两组没有差异。

神经性厌食 咨询和心理治疗是神经性厌食的治疗主体，特异的药物治疗作用很小或没有。当共病抑郁症或强迫症时，可给予抗抑郁药，但营养不良的厌食症患者比其他抑郁症患者可能更容易出现不良反应，疗效反应更低。曾有研究将氟西汀用于体重增加后的患者，旨在预防复发，结果并不一致。

1. Bergh C, *et al.* Selective serotonin reuptake inhibitors in anorexia. *Lancet* 1996; **348:** 1459–60.
2. Mayer LES, Walsh BT. The use of selective serotonin reuptake inhibitors in eating disorders. *J Clin Psychiatry* 1998; **59** (suppl 15): 28–34.
3. Kaye WH, *et al.* Double-blind placebo-controlled administration of fluoxetine in restricting- and restricting-purging-type anorexia nervosa. *Biol Psychiatry* 2001; **49:** 644–52.
4. Kim SS. Role of fluoxetine in anorexia nervosa. *Ann Pharmacother* 2003; **37:** 890–2.
5. Walsh BT, *et al.* Fluoxetine after weight restoration in anorexia nervosa: a randomized controlled trial. *JAMA* 2006; **295:** 2605–12. Corrections. *ibid.*; **296:** 934 and 2007; **298:** 2008.

焦虑障碍 SSRI 被用于治疗许多种焦虑障碍，但是它们对这些疾病的作用，得到最多肯定的是治疗强迫性障碍（第925页）。氟伏沙明和氟西汀对强迫症的疗效已得到证明，但其他的 SSRI 也有效，对一种 SSRI 无效的患者可能对另一种有效。SSRI 也用于治疗广泛焦虑障碍（第925页）、惊恐障碍（第925页）和创伤后应激障碍（第926页）。SSRI 是治疗社交焦虑障碍（见**恐怖性障碍**，第926页）的首选。氟西汀是被尝试用于治疗拔毛癖的 SSRI 之一。

1. Tollefson GD, *et al.* A multicenter investigation of fixed-dose fluoxetine in the treatment of obsessive-compulsive disorder. *Arch Gen Psychiatry* 1994; **51:** 559–67.
2. Yanchick JK, *et al.* Efficacy of fluoxetine in trichotillomania. *Ann Pharmacother* 1994; **28:** 1245–6.
3. Boyer W. Serotonin uptake inhibitors are superior to imipramine and alprazolam in alleviating panic attacks: a meta-analysis. *Int Clin Psychopharmacol* 1995; **10:** 45–9.
4. Michelson D, *et al.* Continuing treatment of panic disorder after acute response: randomised, placebo-controlled trial with fluoxetine. *Br J Psychiatry* 1999; **174:** 213–18.
5. Connor KM, *et al.* Fluoxetine in post-traumatic stress disorder: randomised, double-blind study. *Br J Psychiatry* 1999; **175:** 17–22.
6. Meltzer-Brody S, *et al.* Symptom-specific effects of fluoxetine in post-traumatic stress disorder. *Int Clin Psychopharmacol* 2000; **15:** 227–31.
7. Geller DA, *et al.* Fluoxetine treatment for obsessive-compulsive disorder in children and adolescents: a placebo-controlled clinical trial. *J Am Acad Child Adolesc Psychiatry* 2001; **40:** 773–9.
8. Romano S, *et al.* Long-term treatment of obsessive-compulsive disorder after an acute response: a comparison of fluoxetine versus placebo. *J Clin Psychopharmacol* 2001; **21:** 46–52.
9. Barnett SD, *et al.* Tolerability of fluoxetine in posttraumatic stress disorder. *Prog Neuropsychopharmacol Biol Psychiatry* 2002; **26:** 363–7.
10. Liebowitz MR, *et al.* Fluoxetine in children and adolescents with OCD: a placebo-controlled trial. *J Am Acad Child Adolesc Psychiatry* 2002; **41:** 1431–8.
11. Birmaher B, *et al.* Fluoxetine for the treatment of childhood anxiety disorders. *J Am Acad Child Adolesc Psychiatry* 2003; **42:** 415–23.
12. Davidson JR, *et al.* Fluoxetine, comprehensive cognitive behavioral therapy, and placebo in generalized social phobia. *Arch Gen Psychiatry* 2004; **61:** 1005–13.

双相障碍 用抗抑郁药治疗双相障碍（第351页）的抑郁相时需谨慎，因这些药物可能会促进躁狂或轻躁狂发作。但 SSRI 如氟西汀也被用于治疗双相障碍，取得了一些成功。在一些国家，有一种固定剂量的氟西汀与非典型抗精神病药奥氮平的复合物用于治疗双相障碍的抑郁相。

1. Amsterdam JD, *et al.* Efficacy and safety of fluoxetine in treating bipolar II major depressive episode. *J Clin Psychopharmacol* 1998; **18:** 435–40.
2. Megna JL, Devitt PJ. Treatment of bipolar depression with twice-weekly fluoxetine: management of antidepressant-in-

duced mania. *Ann Pharmacother* 2001; **35:** 45–7.
3. Tohen M, *et al.* Efficacy of olanzapine and olanzapine-fluoxetine combination in the treatment of bipolar I depression. *Arch Gen Psychiatry* 2003; **60:** 1079–88. Correction. *ibid.* 2004; **61:** 176.
4. Amsterdam JD, *et al.* Short-term fluoxetine monotherapy for bipolar type II or bipolar NOS major depression - low manic switch rate. *Bipolar Disord* 2004; **6:** 75–81.
5. Deeks ED, Keating GM. Olanzapine/fluoxetine: a review of its use in the treatment of acute bipolar depression. *Drugs* 2008; **68:** 1115–37.

神经性贪食 心理咨询、支持性疗法、心理治疗和抗抑郁药的联合治疗是神经性贪食的常规治疗方法。建议抗抑郁药选择氟西汀和三环类药物地昔帕明，因为它们已被广泛使用，而且耐受性好。也试过其他抗抑郁药，包括舍曲林、氟伏沙明和帕罗西汀。通常抗抑郁药好像不能改变患者不正常的自我形象观念，尽管经过短期的氟西汀治疗可以改善这种不正常的看法。

1. Goldbloom DS, Olmsted MP. Pharmacotherapy of bulimia nervosa with fluoxetine: assessment of clinically significant attitudinal change. *Am J Psychiatry* 1993; **150:** 770–4.
2. Mayer LES, Walsh BT. The use of selective serotonin reuptake inhibitors in eating disorders. *J Clin Psychiatry* 1998; **59** (suppl 15): 28–34.
3. Hay PPJ, *et al.* Antidepressants versus psychological treatments and their combination for bulimia nervosa. Available in The Cochrane Database of Systematic Reviews; Issue 4. Chichester: John Wiley; 2001 (accessed 29/07/10).
4. Bacaltchuk J, Hay PPJ. Antidepressants versus placebo for people with bulimia nervosa. Available in The Cochrane Database of Systematic Reviews; Issue 4. Chichester: John Wiley; 2003 (accessed 29/07/10).

抑郁症 正如第352页所讨论的，不同种类的抗抑郁药之间几乎没有疗效的差异，通常是根据不良反应来选择药物。SSRIs如氟西汀，因为较少的不良反应和过量用药时较安全，被作为老一代三环类药物之外的一种选择药物被广泛使用。

不同类型的抗抑郁药联合治疗，包括SSRI，被用于治疗耐药性抑郁症。但是，这样治疗可能会导致不良反应加重或药物相互作用，应当在专家指导下使用。详见第394页**抗抑郁药**项下。

SSRI的通常用法和氟西汀使用的文献如下。

1. Anderson IM, Tomenson BM. Treatment discontinuation with selective serotonin reuptake inhibitors compared with tricyclic antidepressants: a meta-analysis. *BMJ* 1995; **310:** 1433–8.
2. Brown WA, Harrison W. Are patients who are intolerant to one serotonin selective reuptake inhibitor intolerant to another? *J Clin Psychiatry* 1995; **56:** 30–4.
3. Fava M, *et al.* Relapse in patients on long-term fluoxetine treatment: response to increased fluoxetine dose. *J Clin Psychiatry* 1995; **56:** 52–5.
4. Mourilhe P, Stokes PE. Risks and benefits of selective serotonin reuptake inhibitors in the treatment of depression. *Drug Safety* 1998; **18:** 57–82.
5. Anderson IM. SSRIs versus tricyclic antidepressants in depressed inpatients: a meta-analysis of efficacy and tolerability. *Depress Anxiety* 1998; **7** (suppl 1): 11–17.
6. Cheer SM, Goa KL. Fluoxetine: a review of its therapeutic potential in the treatment of depression associated with physical illness. *Drugs* 2001; **61:** 81–110.
7. Sampson SM. Treating depression with selective serotonin reuptake inhibitors: a practical approach. *Mayo Clin Proc* 2001; **76:** 739–44.
8. Wagstaff AJ, Goa KL. Once-weekly fluoxetine. *Drugs* 2001; **61:** 2221–8.
9. Bull SA, *et al.* Discontinuing or switching selective serotonin-reuptake inhibitors. *Ann Pharmacother* 2002 **36:** 578–84.
10. Emslie GJ, *et al.* Fluoxetine for acute treatment of depression in children and adolescents: a placebo-controlled, randomized clinical trial. *J Am Acad Child Adolesc Psychiatry* 2002; **41:** 1205–15.
11. March J, *et al.* Fluoxetine, cognitive-behavioral therapy, and their combination for adolescents with depression: Treatment for Adolescents With Depression Study (TADS) randomized controlled trial. *JAMA* 2004; **292:** 807–20.
12. Devanand DP, *et al.* Randomized, double-blind, placebo-controlled trial of fluoxetine treatment for elderly patients with dysthymic disorder. *Am J Geriatr Psychiatry* 2005; **13:** 59–68.
13. Trivedi MH, *et al.* An integrated analysis of olanzapine/fluoxetine combination in clinical trials of treatment-resistant depression. *J Clin Psychiatry* 2009; **70:** 387–96.

行为紊乱 当SSRI被尝试用于控制一些疾病的行为紊乱（见第927页），它们似乎对控制一些症状，如冲动和攻击行为有部分疗效[1~4]。有几个氟西汀的病例报告，它被用于控制不同种性欲倒错有关的幻想，取得了一些成功[5]。

1. Cornelius JR, *et al.* Fluoxetine trial in borderline personality disorder. *Psychopharmacol Bull* 1990; **26:** 151–4.
2. Vartiainen H, *et al.* Citalopram, a selective serotonin reuptake inhibitor, in the treatment of aggression in schizophrenia. *Acta Psychiatr Scand* 1995; **91:** 348–51.
3. Coccaro EF, Kavoussi RJ. Fluoxetine and impulsive aggressive behavior in personality-disordered subjects. *Arch Gen Psychiatry* 1997; **54:** 1081–8.
4. Coccaro EF, *et al.* A double-blind, randomized, placebo-controlled trial of fluoxetine in patients with intermittent explosive disorder. *J Clin Psychiatry* 2009; **70:** 653–62.
5. Richer M, Crismon ML. Pharmacotherapy of sexual offenders. *Ann Pharmacother* 1993; **27:** 316–19.

头痛 一篇包含13项研究的系统性综述[1]发现，SSRI类药物在预防偏头痛或者紧张性头痛方面并未显示出比安慰剂更好的疗效；与三环类抗抑郁剂比较，SSRI类药物治疗偏头痛效果优于前者，但治疗紧张性头痛效果不如前者。然而，有人指出这些研究规模小，时间短（8~12周），多数都有方法学上的缺陷。

偏头痛和紧张性头痛的治疗指南（分别参见第587页和第588页）不推荐使用SSRI类药物进行预防。

1. Moja L, *et al.* Selective serotonin re-uptake inhibitors (SSRIs) for preventing migraine and tension-type headaches. Available in The Cochrane Database of Systematic Reviews; Issue 3. Chichester: John Wiley; 2005 (accessed 27/01/09).

热潮红 雌激素替代治疗（HRT）通常是急性治疗绝经（第2010页）伴随症状如热潮红的主要方法；但是，HRT有潜在的肿瘤刺激效应，可能对一些患者不适合，特别是有乳腺癌病史（见**恶性肿瘤**项下，第2009页）的患者。初步的研究提示一些SSRI（氟西汀、帕罗西汀和舍曲林）对缓解热潮红有一定作用，可以是围绝经期和绝经后妇女和有乳腺癌病史的妇女除HRT之外的一种选择治疗[1~4]。但是，SSRI帕罗西汀可能会与乳腺癌患者接受的他莫昔芬治疗产生相互作用，这引起一些关注（见**他莫昔芬的药物相互作用**项下**抗抑郁药**，第745页）。

此外，帕罗西汀已被试用于治疗男性因前列腺癌接受抗雄激素疗法出现的热潮红症状[5]。

5-羟色胺能抗抑郁药文拉法辛也被试用于治疗不适合其他疗法的男性和女性的热潮红症状，取得了一些成功[6]。

1. Stearns V, *et al.* Paroxetine controlled release in the treatment of menopausal hot flashes: a randomized controlled trial. *JAMA* 2003; **289:** 2827–34.
2. Kockler DR, McCarthy MW. Antidepressants as a treatment for hot flashes in women. *Am J Health-Syst Pharm* 2004; **61:** 287–92.
3. De Sloover Koch Y, Ernst ME. Selective serotonin-reuptake inhibitors for the treatment of hot flashes. *Ann Pharmacother* 2004; **38:** 1293–6.
4. Stearns V, *et al.* Paroxetine is an effective treatment for hot flashes: results from a prospective randomized clinical trial. *J Clin Oncol* 2005; **23:** 6919–30. Correction. *ibid.*; 8549.
5. Loprinzi CL, *et al.* Pilot evaluation of paroxetine for treating hot flashes in men. *Mayo Clin Proc* 2004; **79:** 1247–51.
6. Schober CE, Ansani NT. Venlafaxine hydrochloride for the treatment of hot flashes. *Ann Pharmacother* 2003; **37:** 1703–7.

过动症 当需要药物治疗注意力缺陷多动症时（ADHD，第2069页），初始治疗通常是使用一种中枢兴奋药。SSRI如氟西汀作为中枢兴奋药的一种辅助药物，对存在共病如抑郁症或强迫症的小数量患者能产生有益的作用[1~3]；尽管没有足够的证据评定它单独用于ADHD的疗效。

1. Gammon GD, Brown TE. Fluoxetine and methylphenidate in combination for treatment of attention deficit disorder and comorbid depressive disorder. *J Child Adolesc Psychopharmacol* 1993; **3:** 1–10.
2. Bussing R, Levin GM. Methamphetamine and fluoxetine treatment of a child with attention-deficit hyperactivity disorder and obsessive-compulsive disorder. *J Child Adolesc Psychopharmacol* 1993; **3:** 53–8.
3. Finding RL. Open-label treatment of comorbid depression and attentional disorders with co-administration of serotonin reuptake inhibitors and psychostimulants in children, adolescents and adults: a case series. *J Child Adolesc Psychopharmacol* 1996; **6:** 165–75.

疑病症 SSRI可能对疑病症患者有效[1]。氟西汀的起始剂量是每日20mg，逐渐增加到每日80mg，对14名疑病症（第927页）患者中的10名产生了一些有益的作用，他们共完成了12周的治疗[2]。氟伏沙明[3]和帕罗西汀[4]也被试用过。

1. Fallon BA, *et al.* The pharmacotherapy of hypochondriasis. *Psychopharmacol Bull* 1996; **32:** 607–11.
2. Fallon BA, *et al.* Fluoxetine for hypochondriacal patients without major depression. *J Clin Psychopharmacol* 1993; **13:** 438–41.
3. Fallon BA, *et al.* An open trial of fluvoxamine for hypochondriasis. *Psychosomatics* 2003; **44:** 298–303.
4. Oosterbaan DB, *et al.* An open study of paroxetine in hypochondriasis. *Prog Neuropsychopharmacol Biol Psychiatry* 2001; **25:** 1023–33.

低血压 SSRI被用于对常规治疗无效的神经性低血压（第1134页）患者，尽管有效的证据主要来自非对照研究的结果。然而，一项小型研究[1]发现帕罗西汀能降低倾斜引发的（tilt-induced）和自发性晕厥。

也可详见下文的**体位性低血压**。

1. Di Girolamo E, *et al.* Effects of paroxetine hydrochloride, a selective serotonin reuptake inhibitor, on refractory vasovagal syncope: a randomized, double-blind, placebo-controlled study. *J Am Coll Cardiol* 1999; **33:** 1227–30.

肥胖 氟西汀被试用于肥胖（第2069页）的部分治疗，取得了一些疗效。氟西汀控制肥胖的作用机制还不清楚。研究认为5-羟色胺参与饱食感的调节[1]，但是还显示氟西汀能够增加静息时能量消耗和提高基础体温[2]。氟西汀控制肥胖的常用剂量是每日60mg；它似乎对体重减轻有一个剂量相关的作用[3]。一些综述[1,4,5]认同氟西汀在短时间内有助于体重减轻，但是经过16~20周后，一些患者体重开始恢复，它的长期作用还有待确定。麻烦的不良反应可能会发生[1]。用氟西汀治疗抑郁症的一些患者感到食欲增加，一些患者体重增加。曾有一个报告[6]，一名患者使用氟西汀治疗抑郁症期间体重减轻，但食欲和食物摄入量增加。

1. Anonymous. Fluoxetine (Prozac) and other drugs for treatment of obesity. *Med Lett Drugs Ther* 1994; **36:** 107–8.
2. Bross R, Hoffer LJ. Fluoxetine increases resting energy expenditure and basal body temperature in humans. *Am J Clin Nutr* 1995; **61:** 1020–5.
3. Levine LR, *et al.* Use of fluoxetine, a selective serotonin-uptake inhibitor, in the treatment of obesity: a dose-response study. *Int J Obes* 1989; **13:** 635–45.
4. Bray GA. Use and abuse of appetite-suppressant drugs in the treatment of obesity. *Ann Intern Med* 1993; **119:** 707–13.
5. Mayer LE, Walsh BT. The use of selective serotonin reuptake inhibitors in eating disorders. *J Clin Psychiatry* 1998; **59** (suppl 15): 28–34.
6. Fichtner CG, Braun BG. Hyperphagia and weight loss during fluoxetine treatment. *Ann Pharmacother* 1994; **28:** 1350–2.

体位性低血压 尽管曾报道服用SSRI的一些患者出现体位性低血压，还有一个报道[1]，氟西汀每日20mg治疗6~8周，治疗对其他治疗无效的5名对慢性症状性体位性低血压（第1460页）患者，4名产生了有利的作用。对与帕金森综合征相关的体位性低血压患者也产生了适度的疗效[2]。

1. Grubb BP, *et al.* Fluoxetine hydrochloride for the treatment of severe refractory orthostatic hypotension. *Am J Med* 1994; **97:** 366–8.
2. Montastruc JL, *et al.* Fluoxetine in orthostatic hypotension of Parkinson's disease: a clinical and experimental pilot study. *Fundam Clin Pharmacol* 1998; **12:** 398–402.

疼痛 SSRI被试用于治疗疼痛障碍，包括纤维肌痛和糖尿病性神经病变。

也详见上文**头痛**。

1. Goldenberg D, *et al.* A randomized, double-blind crossover trial of fluoxetine and amitriptyline in the treatment of fibromyalgia. *Arthritis Rheum* 1996; **39:** 1852–9.
2. Jung AC, *et al.* The efficacy of selective serotonin reuptake inhibitors for the management of chronic pain. *J Gen Intern Med* 1997; **12:** 384–9.
3. Smith AJ. The analgesic effects of selective serotonin reuptake inhibitors. *J Psychopharmacol* 1998; **12:** 407–13.
4. Anderberg UM, *et al.* Citalopram in patients with fibromyalgia–a randomized, double-blind, placebo-controlled study. *Eur J Pain* 2000; **4:** 27–35.
5. Shimodozono M, *et al.* Reduction of central poststroke pain with the selective serotonin reuptake inhibitor fluvoxamine. *Int J Neurosci* 2002; **112:** 1173–81.
6. Arnold LM, *et al.* A randomized, placebo-controlled, double-blind, flexible-dose study of fluoxetine in the treatment of women with fibromyalgia. *Am J Med* 2002; **112:** 191–7.

帕金森综合征 建议氟西汀可用于治疗一部分筛选出的帕金森病（第763页）患者，他们使用左旋多巴会产生运动障碍，且对其他治疗方法无效[1]。然而，尽管报道氟西汀对这些患者有益[2]，但还有一个关于氟西汀加重了帕金森病患者的运动无能的报道[3]。也曾报道过服用氟西汀的其他患者出现锥体外系反应（见上文不**良反应**）。氟西汀还被试用于治疗帕金森综合征相关的体位性低血压（见上文）。

1. Giron LT, Koller WC. Methods of managing levodopa-induced dyskinesias. *Drug Safety* 1996; **14:** 365–74.
2. Durif F, *et al.* Levodopa-induced dyskinesias are improved by fluoxetine. *Neurology* 1995; **45:** 1855–8.
3. Steur ENHJ. Increase of Parkinson disability after fluoxetine medication. *Neurology* 1993; **43:** 211–3.

强制性哭笑 大脑某些区域受损伤后可引起不相称的或无法控制的哭笑。大部分尝试的治疗是使用抗抑郁药，包括SSRI。氟西汀在许多非对照的研究和报道中都显示出有益的作用[1~4]。

1. Seliger GM, *et al.* Fluoxetine improves emotional incontinence. *Brain Inj* 1992; **6:** 267–70.
2. Sloan RL, *et al.* Fluoxetine as a treatment for emotional lability after brain injury. *Brain Inj* 1992; **6:** 315–19.
3. Hanger HC. Emotionalism after stroke. *Lancet* 1993; **342:** 1235–6.
4. Tsai WC, *et al.* Treatment of emotionalism with fluoxetine during rehabilitation. *Scand J Rehabil Med* 1998; **30:** 145–9.

周围血管疾病 一些非对照研究的结果报道[1,2]和小的预试[3]验提示氟西汀（日剂量是20~60mg）对雷诺综合征患者有良好的疗效（见**动脉痉挛性疾病**，第1147页）。

1. Bolte MA, Avery D. Case of fluoxetine-induced remission of Raynaud's phenomenon—a case report. *Angiology* 1993; **44:** 161–3.
2. Jaffe IA. Serotonin reuptake inhibitors in Raynaud's phenomenon. *Lancet* 1995; **345:** 1378.
3. Coleiro B, *et al.* Treatment of Raynaud's phenomenon with the selective serotonin reuptake inhibitor fluoxetine. *Rheumatology (Oxford)* 2001; **40:** 1038–43.

经前期综合征 氟西汀用于治疗经前紧张综合征（premenstrual dysphoric syndrome，一种严重的经前期综合征类型）患者的精神和躯体症状（第2031页）。其他SSRI可能也有效。

1. Carr RR, Ensom MHH. Fluoxetine in the treatment of premenstrual dysphoric disorder. *Ann Pharmacother* 2002; **36:** 713–17.
2. Pearlstein T. Selective serotonin reuptake inhibitors for premenstrual dysphoric disorder: the emerging gold standard? *Drugs* 2002; **62:** 1869–85.
3. Luisi AF, Pawasauskas JE. Treatment of premenstrual dysphoric disorder with selective serotonin reuptake inhibitors. *Pharmacotherapy* 2003; **23:** 1131–40.
4. Brown J, *et al.* Selective serotonin reuptake inhibitors for premenstrual syndrome. Available in The Cochrane Database of Systematic Reviews; Issue 2. Chichester: John Wiley; 2009 (accessed 30/07/10).

性功能障碍 阳痿和射精问题是曾报道的SSRI不良反应（见上文**不良反应项下对性功能的影响**）。SSRI的这些特征被作为男性早泄（第2100页）的一种可能治疗被研究过[1~3]。SSRI延迟射精的效应也被研究过[4]。研究发现帕罗西汀的延迟作用最强，紧接着是氟西汀，随后是舍曲林；氟伏沙明能引起轻微的延迟，尽管这种作用与安慰剂无显著差异（进行这项研究时，还没有西酞普兰；它在以后研究中的结果一直有争论[3]）。

1. Waldinger MD, *et al.* Paroxetine treatment of premature ejaculation: a double-blind, randomized, placebo-controlled study. *Am J Psychiatry* 1994; **151:** 1377–9.
2. Mendels J, *et al.* Sertraline treatment for premature ejaculation. *J Clin Psychopharmacol* 1995; **15:** 341–6.
3. Moreland AJ, Makela EH. Selective serotonin-reuptake inhibitors in the treatment of premature ejaculation. *Ann Pharmacother* 2005; **39:** 1296–1301.
4. Waldinger MD, *et al.* Effect of SSRI antidepressants on ejaculation: a double-blind, randomized, placebo-controlled study with fluoxetine, fluvoxamine, paroxetine and sertraline. *J Clin Psychopharmacol* 1998; **18:** 274–81.

制剂

BP 2010: Fluoxetine Capsules; Fluoxetine Oral Solution;
USP 33: Fluoxetine Capsules; Fluoxetine Delayed-Release Capsules; Fluoxetine Oral Solution; Fluoxetine Tablets.

专利制剂

Arg.: Alental; Animex On; Anzolden†; Captaton; Eburnate; Equilibrane; Faboxetina; Felixina; Fibrotina†; Fluopiram†; Fluoxiram; Foxetin; Lapsus; Mitilase; Nervosal; Neupax; Neuro Laz; Prozac; Saurat; ***Austral.:*** Auscap; Fluohexal; Fluoxebell; Lovan; Prozac; Zactin; ***Austria:*** Felicium; Floccin; Fluctine; Fluoxenorm†; Fluoxibene; Fluoxistad†; Flux; Fluxil; FluxoMed; Mutan; NuFluo†; Positivum; ***Belg.:*** Docfluoxetine; Fluox; Fluoxemed; Fluoxone; Fontex; Prosimed; Prozac; ***Braz.:*** Daforin; Deprax; Depress; Eufor; Fluox; Fluxene; Nortec; Prozac; Prozen; Psiquial; Verotina; ***Canad.:*** FXT; Prozac; ***Chile:*** Actan; Alentol; Anisimol; Aprinol; Clinium; Dominium; Nerbet; Pragmaten; Prozac; Sostac; Tremafarm†; ***Cz.:*** Defluox; Deprenon†; Deprex; Floxet; Flumirex†; Fluocim†; Fluogal†; Fluoxin†; Fluval†; Fluxonil†; Fluzak; Framex†; Magrilan; Milezin†; Portal†; Prozac; ***Denm.:*** Afeksin†; Flutin; Folizol†; Fondur; Fontex; Fonzac†; ***Fin.:*** Fluoxal†; Fluxantin†; Fontex†; Seromex; Seronil; ***Fr.:*** Prozac; ***Ger.:*** Fluctin; Fluneurin†; Fluox-Puren; Fluox†; Fluoxe-Q; FluoxeLich; Fluoxemerck†; Fluoxgamma; Fluxet; ***Gr.:*** Dagrilan; Dinalexin; Exostrept; Flonital; Fluocalm; Fluxadir; Fokeston; Hapilux; Ladose; Orthon; Sartuzin; Sofelin; Stephadilat-S; Stressless; Thiramil; Zinovat; ***Hong Kong:*** Anzac; Atd†; CP-Fluoxet; Dawnex; Deprexin†; Fluxetin; Fluxil; Nopres; Plazeron†; Prozac; Qualisac; ***Hung.:*** Deprexin; Fefluzin†; Floxet; Flu-Winox†; Portal; Prozac; ***India:*** Depzac; Fludac; Nuzac; Platin; ***Indon.:*** Andep†; Ansi; Antiprestin; Courage; Deprezac; Elizac; Kalxetin; Lodep†; Nopres; Noxetine; Oxipres; Prozac; ZAC; Zactin†; ***Irl.:*** Affex; Biozac; Fluzac; Gerozac; Norzac; Prozac; Prozamel; Prozatan†; Prozit; ***Israel:*** Affectine†; Flutine; Prizma; Prozac; ***Ital.:*** Azur; Clexiclor; Cloriflox; Deprexen†; Diesan; Flotina; Fluoxeren; Ibixetin†; Ipsumor; Prozac; Xeredien; ***Malaysia:*** Fluovex; Fluran; Fluxetil; Prozac; Salipax; Sinzac; ***Mex.:*** Aponeusak†; Auroken; Axtin; Deprozin; F-Exina; Farmaxetina; Flocet; Florexal; Fluctine†; Fluneurin; Fluoxac; Fluralex; Flutinax; Fusum; Indozul; Lebensart; Ovisen; Pisaurit; Prozac; Quanilene; Regultron; Siquial; Ulmely; Zatin; ***Neth.:*** Fluoxstad†; Flustad; Prozac; ***Norw.:*** Fontex; ***NZ:*** Fluox; Plinzene†; Prozac; ***Philipp.:*** Adepssir; Deprexone; Deprizac; Motivest; Neuxetin; Oxedep; Prodin; Prozac; ***Pol.:*** Andepin; Bioxetin; Deprexetin; Salipax; Seronil; Xetiran; ***Port.:*** Digassim; Mizac†; Nodepe†; Prozac; Psipax; Salipax; Selectus; Tuneluz; ***Rus.:*** Apo-Fluoxetine (Апо-Флуоксетин); Fluval (Флувал); Framex (Фрамекс)†; Portal (Портал); Prodep (Продеп); Proflusak (Профлузак); Prozac (Прозак); ***S.Afr.:*** Deprozan; Lorien; Nuzak; ProHexal; Prozac; Ranflocs; Sanzur†; Trizac; ***Singapore:*** Deprexin†; Fluxetil†; Fluxetin; Fluxil; Foxtin; Magrilan; Prozac; Zactin; ***Spain:*** Adofen; Augort†; Lecimar; Luramon; Nodepe†; Prozac; Reneuron; ***Swed.:*** Fontex; Seroscand†; ***Switz.:*** Fluctine; Fluesco†; Fluocim; fluox-basan†; Fluoxifar; Flusol†; ***Thai.:*** Actisac; Anzac; Dawnex†; Deproxin; F-ZAC; Flulox; Flumed; Fluoxine; Flusac; Flutine; Fluxetil; Fluxetin; Fluzac; Foxetin; Loxetine; Magrilan; Oxetine; Oxsac; Prodep†; Prozac; Unprozy; Xetin; Zezac; ***Turk.:*** Depreks; Depset; Florak; Fulsac; Loksetin; Prozac; Seronil; Zedprex; ***UAE:*** Flutin; ***UK:*** Prozac; Prozep; Prozit; ***Ukr.:*** Portal (Портал); ***USA:*** Prozac; Sarafem; Selfemra; ***Venez.:*** Anoxen; Antipres; Fluxet; Fluzac; Prozac; Psiquial.

多组分制剂 ***Arg.:*** Combined†; Symbyax†; ***Chile:*** Symbyax; ***India:*** Fludep Plus; ***Mex.:*** Symbyax; ***USA:*** Symbyax.

Fluvoxamine Maleate（*BANM*，*USAN*，*rINNM*）马来酸氟伏沙明

DU-23000; Fluvoksamiinimaleaatti; Fluvoksamin Maleat; Fluvoxamine, maléate de; Fluvoxamini maleas; Fluvoxaminmaleat; Maleato de fluvoxamina; MK-264; SME-3110. (*E*)-5-Methoxy-4′-trifluoromethylvalerophenone *O*-2-aminoethyloxime maleate.

Флувоксамина Малеат

$C_{15}H_{21}F_3N_2O_2,C_4H_4O_4 = 434.4.$

CAS — 54739-18-3 (fluvoxamine); 61718-82-9 (fluvoxamine maleate).

ATC — N06AB08.

ATC Vet — QN06AB08.

UNII — 5LGN83G74V.

(fluvoxamine)

Pharmacopoeias. In *Eur.* (see p.vii) and *US.*

Ph. Eur. 6.8（Fluvoxamine Maleate） 一种白色或类白色的结晶性粉末。略溶于水；易溶于乙醇和甲醇。

USP 33（Fluvoxamine Maleate） 一种白色到米色的结晶性粉末。略溶于水；易溶于乙醇和氯仿；几乎不溶于溶剂乙醚。避光。

不良反应、处置和注意事项

大体上同SSRI（详见**氟西汀**，第368页）。

氟伏沙明可引起心动过缓相关的ECG变化（详见**氟西汀的不良反应项下对心血管系统的影响**，第369页）。

建议如果患者的血清肝酶浓度升高，应停用氟伏沙明。

氟伏沙明用于肝损伤或肾损伤和老年患者时应谨慎。

不良反应发生率 英国CSM汇报[1]从1986年9月25日到1988年3月23日，共收到了与氟伏沙明使用有关的不良反应报告961例，包括5例死亡。最常见的反应是恶心（183）和呕吐（101）。其他的包括头晕、嗜睡、易怒、头痛、震颤和开始治疗的几天焦虑加重。有13例引起惊厥的报告。刺激食欲和抗毒蕈碱作用的报道比较罕见。这些反应有时随着时间推移和降低剂量会消失。

氟伏沙明的安全性已被回顾评论过[2]。其他SSRI包括氟西汀与氟伏沙明安全性的比较，详见**氟西汀的不良反应项下不良反应发生率**（第369页）。

1. CSM. Fluvoxamine (Faverin): adverse reaction profile. *Current Problems 22* 1988.
2. Wagner W, *et al.* Fluvoxamine: a review of its safety profile in world-wide studies. *Int Clin Psychopharmacol* 1994; **9:** 223–7.

哺乳 有关SSRI用于哺乳患者的评论，详见**氟西汀的注意事项**（第371页）。

儿童 SSRI用于治疗儿童和18岁以下青少年的抑郁症时，与增加潜在的自杀行为风险有关；详见**氟西汀项下对精神状态的影响**（第370页）。

药物相互作用

SSRI有关的药物相互作用，详见**氟西汀**（第373页）。

氟伏沙明能显著增加茶碱的血药浓度（见第1105页），它们不应合用，或者，如果不可避免，茶碱的剂量应减半，并密切监测茶碱的血药浓度。

氟伏沙明对褪黑素的影响详见第2275页。

1. Wagner W, Vause EW. Fluvoxamine: a review of global drug-drug interaction data. *Clin Pharmacokinet* 1995; **29** (suppl 1): 26–32.

药动学

氟伏沙明易于从胃肠道吸收，服药后3～8h达到血药峰浓度。系统生物利用度好像不受食物的影响。它在肝内广泛代谢，经氧化脱甲基和脱氨作用生成无活性的代谢产物。主要经尿排泄；约2%的剂量以原形排出。氟伏沙明在体内分布很广，蛋白结合率约是80%；它的血浆消除半衰期约是15h。氟伏沙明分布在乳汁中（详见**氟西汀的注意事项项下的哺乳**，第371页）。

1. Perucca E, *et al.* Clinical pharmacokinetics of fluvoxamine. *Clin Pharmacokinet* 1994; **27:** 175–90.
2. van Harten J. Overview of the pharmacokinetics of fluvoxamine. *Clin Pharmacokinet* 1995; **29** (suppl 1): 1–9.
3. Xu Z-H, *et al.* In vivo inhibition of CYP2C19 but not CYP2D6 by fluvoxamine. *Br J Clin Pharmacol* 1996; **42:** 518–21.
4. DeVane CL, Gill HS. Clinical pharmacokinetics of fluvoxamine: applications to dosage regimen design. *J Clin Psychiatry* 1997; **58** (suppl 5): 7–14.
5. Spigset O, *et al.* Non-linear fluvoxamine disposition. *Br J Clin Pharmacol* 1998; **45:** 257–63.
6. Hiemke C, Härtter S. Pharmacokinetics of selective serotonin reuptake inhibitors. *Pharmacol Ther* 2000; **85:** 11–28.

用途和用法

氟伏沙明，一种芳烷酮（aralkylketone）衍生物，是作用机制和用途与氟西汀（第374页）相似的一种SSRI。

治疗**抑郁症**时，氟伏沙明口服给药，起始剂量是50～100mg，每日1次，最好在晚间服药；对一些患者，可能需要逐渐增加到每日300mg的最大剂量。推荐每日剂量超过150mg时应分2～3次服用。

马来酸氟伏沙明也可用于治疗**强迫症**。在英国，剂量与用于治疗抑郁症的相似。美国推荐的起始剂量是50mg，每日1次；可每4～7天增加50mg，一直到每日300mg的最大剂量。每日剂量超过100mg应分2次服用。推荐如果10周内症状没有改善，应当对是否使用氟伏沙明再次评估。

在美国，已有一种马来酸氟伏沙明的缓释剂可用来治疗强迫症和**社交焦虑障碍**。起始剂量为100mg，每日一次；如有必要，可隔周增加50mg直至最大剂量300mg，每日1次。

美国注册药品信息推荐老年患者（清除率可能降低）应考虑调整剂量。肾损伤和肝损伤患者及儿童的剂量，详见下文。

氟伏沙明应逐渐停药，以减少撤药症状发生的风险。

儿童用法 氟伏沙明可用于治疗8岁及以上儿童和青少年的强迫症，推荐的起始剂量是25mg，每日1次口服，晚上服药。可以每4～7天增加25mg，直到最大剂量儿童（8～11岁）200mg，或青少年300mg。每日剂量超过50mg应分2次服药，如果2次服药的剂量不等，应将较大剂量放在晚上睡前服用。

在肝损伤或肾损伤中的用法 英国注册药品信息推荐肝损伤或肾损伤患者应使用一个较低的起始剂量，并密切监测；美国注册药品信息只推荐肝损伤患者应调整剂量，因为考虑到目前缺乏肾损伤引起药物蓄积的证据。

焦虑障碍 氟伏沙明可用于治疗多种焦虑障碍，包括强迫性障碍（第925页）、惊恐障碍（第925页）和社交焦虑障碍（见**恐怖性障碍**，第926页）。

1. van Vliet IM, *et al.* Psychopharmacological treatment of social phobia: a double blind placebo controlled study with fluvoxamine. *Psychopharmacology (Berl)* 1994; **115:** 128–34.
2. Freeman CPL, *et al.* Fluvoxamine versus clomipramine in the treatment of obsessive compulsive disorder: a multicenter, randomized, double-blind, parallel group comparison. *J Clin Psychiatry* 1994; **55:** 301–5.
3. Greist JH, *et al.* Efficacy of fluvoxamine in obsessive-compulsive disorder: results of a multicentre, double blind, placebo-controlled trial. *Eur J Clin Res* 1995; **7:** 195–204.
4. Stein MB, *et al.* Fluvoxamine treatment of social phobia (social anxiety disorder): a double-blind placebo-controlled study. *Am J Psychiatry* 1999; **156:** 756–60.
5. Figgitt DP, McClellan KJ. Fluvoxamine: an updated review of its use in the management of adults with anxiety disorders. *Drugs* 2000; **60:** 925–54.
6. The Research Unit on Pediatric Psychopharmacology Anxiety Study Group. Fluvoxamine for the treatment of anxiety disorders in children and adolescents. *N Engl J Med* 2001; **344:** 1279–85.
7. Asnis GM, *et al.* Fluvoxamine in the treatment of panic disorder: a multi-center, double-blind, placebo-controlled study in outpatients. *Psychiatry Res* 2001; **103:** 1–14.
8. Hollander E, *et al.* A double-blind, placebo-controlled study of the efficacy and safety of controlled-release fluvoxamine in patients with obsessive-compulsive disorder. *J Clin Psychiatry* 2003; **64:** 640–7.
9. Stein DJ, *et al.* Fluvoxamine CR in the long-term treatment of social anxiety disorder: the 12- to 24-week extension phase of a multicentre, randomized, placebo-controlled trial. *Int J Neuropsychopharmacol* 2003; **6:** 317–23.

疑病症 有关SSRI包括氟伏沙明治疗疑病症的参考文献，详见**氟西汀**（第375页）。

制剂

BP 2010: Fluvoxamine Tablets;
USP 33: Fluvoxamine Maleate Tablets.

专利制剂

Austral.: Faverin; Luvox; Movox; Voxam; ***Austria:*** Felixsan†; Floxyfral; ***Belg.:*** Floxyfral; ***Braz.:*** Luvox; ***Canad.:*** Luvox; Riva-Fluvox; ***Chile:*** Luvox; ***Cz.:*** Fevarin; ***Denm.:*** Fevarin; ***Fin.:*** Fevarin; Fluvosol; ***Fr.:*** Floxyfral; ***Ger.:*** Fevarin; Fluvohexal; Fluvoxadura†; ***Gr.:*** Dumyrox; Myroxine; ***Hong Kong:*** Faverin; ***Hung.:*** Fevarin; ***India:*** Fluvoxin; Sorest; Uvox; ***Indon.:*** Luvox; ***Irl.:*** Faverin; ***Israel:*** Favoxil; ***Ital.:*** Dumirox; Fevarin; Maveral; ***Jpn:*** Luvox; ***Malaysia:*** Luvox; ***Mex.:*** Luvox; Vumix; ***Neth.:*** Fevarin; ***Norw.:*** Fevarin; ***Philipp.:*** Faverin†; Voxamine; ***Pol.:*** Fevarin; ***Port.:*** Dumyrox; ***Rus.:*** Fevarin (Феварин); ***S.Afr.:*** Faverin; Luvox; ***Singapore:*** Faverin; ***Spain:*** Dumirox; ***Swed.:*** Fevarin; ***Switz.:*** Flox-ex; Floxyfral; ***Thai.:*** Faverin; Fluvoxin; ***Turk.:*** Faverin; Revoxin; ***UK:*** Faverin; ***Ukr.:*** Fevarin (Феварин); ***USA:*** Luvox; ***Venez.:*** Luvox.

Imipramine（*BAN*，*rINN*）米帕明

Imipramiini; Imipramin; Imipramina; Imipraminum. 3-(10,11-Dihydro-5*H*-dibenz[*b,f*]azepin-5-yl)propyldimethylamine.

Имипрамин

$C_{19}H_{24}N_2 = 280.4.$

CAS — 50-49-7.
ATC — N06AA02.
ATC Vet — QN06AA02.
UNII — OGG85SX4E4.

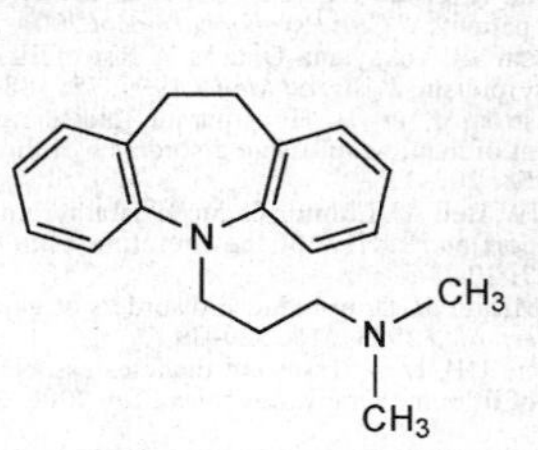

Imipramine Embonate（*BANM*，*rINNM*）**双羟萘酸米帕明**

Embonato de imipramina; Imipramine, Embonate d'; Imipramine Pamoate; Imipramini Embonas.
Имипрамина Эмбонат
$(C_{19}H_{24}N_2)_2,C_{23}H_{16}O_6$ = 949.2.
CAS — 10075-24-8.
UNII — MC34P30298.

Imipramine Hydrochloride（*BANM*，*rINNM*）**盐酸米帕明**

Hidrocloruro de imipramina; Imipram. Hydrochlor.; Imipramiini-hydrokloridi; Imipramin Hidroklorür; Imipramine, chlorhydrate d'; Imipramin-hidroklorid; Imipramin-hydrochlorid; Imipraminhydroklorid; Imipramini Chloridum; Imipramini hydrochloridum; Imipramino hidrochloridas; Imipraminy chlorowodorek; Imizine.
Имипрамина Гидрохлорид
$C_{19}H_{24}N_2$,HCl = 316.9.
CAS — 113-52-0.
UNII — BKE5Q1J60U.

Pharmacopoeias. In *Chin.*, *Eur.* (see p.vii), *Int.*, *Jpn*, and *US.*

Ph. Eur. 6. 8（Imipramine Hydrochloride） 一种白色或淡黄色的结晶性粉末。易溶于水和乙醇。10%水溶液的pH值是3.6～5.0。避光。

USP 33（Imipramine Hydrochloride） 一种白色到米白色、无味或几乎无味的结晶性粉末。易溶于水和乙醇；溶于丙酮；不溶于乙醚和苯。贮藏于密闭容器中。

不良反应、处置和注意事项

大体上同三环类抗抑郁药（详见**阿米替林**，第354页）。

哺乳 有关三环类抗抑郁药用于哺乳患者的评论，详见**阿米替林的注意事项**（第356页）。

卟啉病 米帕明与卟啉病的急性发作有关，被认为用于卟啉病患者不安全。

药物相互作用

三环类抗抑郁药有关的药物相互作用，详见**阿米替林**，第357页。

药动学

米帕明迅速从胃肠道吸收，在肝内经首关代谢，由广泛的脱甲基化作用生成它的主要活性代谢产物，地昔帕明。

米帕明和地昔帕明的共同代谢途径包括羟基化和*N*-氧化作用。米帕明经尿排泄，主要以代谢产物的形式，游离或结合的；小量的经胆汁通过粪便排泄。

米帕明和地昔帕明在体内广泛分布，与血浆蛋白和组织蛋白广泛结合。估计米帕明的消除半衰期是9～28h，过量时会显著延长。米帕明和地昔帕明的血药浓度个体之间差异很大，但是已经确立与疗效之间存在一些相关性。

米帕明和地昔帕明可通过血脑屏障和胎盘，并分布在乳汁中（详见**阿米替林的注意事项**项下的**哺乳**，第356页）。

1. Sallee FR, Pollock BG. Clinical pharmacokinetics of imipramine and desipramine. *Clin Pharmacokinet* 1990; **18:** 346–64.

用途和用法

米帕明是一种二苯并氮䓬类三环类抗抑郁药，作用机制和用途与阿米替林相似（第359页）。米帕明是镇静作用较轻的三环类抗抑郁药之一，具有中度的抗毒蕈碱作用。米帕明通常以盐酸盐或双羟萘酸盐的形式口给药；剂量根据盐酸盐来表示。149.8mg双羟萘酸米帕明和88.5mg米帕明碱基相当于100mg盐酸米帕明。

治疗**抑郁症**时，盐酸米帕明的起始日剂量是75mg，分几次服用，如有必需，逐渐增加到150～200mg；重度抑郁症的住院患者，剂量需要高达300mg。英国推荐的老年患者起始剂量是每日10mg，逐渐增加到每日30～50mg。在美国，推荐老年患者和青少年的起始剂量是25～50mg，如有需要，增加到每日100mg的最大剂量。因为米帕明的半衰期较长，可能也适合每日1次的给药方案，通常在晚上服药。

米帕明，如盐酸盐，也可肌内注射治疗抑郁症。

米帕明在儿童中的应用详见下文。

盐酸氧化米帕明（盐酸氧米帕明）也可作为一种抗抑郁药和治疗夜间遗尿症。

米帕明应逐渐停药以减少撤药症状发生的风险。

儿童用法 米帕明也可应用于排除器质性病变的儿童**夜间遗尿症**。但是，药物治疗夜间遗尿应作为其他方法都无效情况下的保留治疗，最好只在离开家的时间段内使用；三环类抗抑郁药不推荐用于6岁以下的儿童（*BNFC* 2009推荐直到7岁才能使用）。三环类抗抑郁药用于夜间遗尿的讨论，参见**阿米替林**项下的**排尿障碍**，第359页。

盐酸米帕明的推荐剂量是：

- 6～7岁的儿童（20～25kg），25mg；
- 8～11岁的儿童（25～35kg），25～50mg；
- 11岁以上的儿童（35～54kg），50～75mg。

这个剂量应恰在睡前给予，治疗包括一个逐渐停药的阶段，持续治疗不应超过3个月。在下一个疗程开始前建议作全面的体格检查。

米帕明也用于儿童**注意缺陷和多动障碍**。

焦虑障碍 详见**氯米帕明**（第364页）。在一些国家，准许盐酸米帕明用于治疗惊恐障碍，起始剂量是每日10mg；如有需要，剂量可增加到每日75～150mg，尽管一些患者可能需要每日200mg。

米帕明治疗焦虑障碍的一些文献如下。

1. Cross-National Collaborative Panic Study, Second Phase Investigators. Drug treatment of panic disorder: comparative efficacy of alprazolam, imipramine, and placebo. *Br J Psychiatry* 1992; **160:** 191–202.
2. Lepola UM, *et al.* Three-year follow-up of patients with panic disorder after short-term treatment with alprazolam and imipramine. *Int Clin Psychopharmacol* 1993; **8:** 115–18.
3. Rickels K, *et al.* Antidepressants for the treatment of generalised anxiety disorder: a placebo-controlled comparison of imipramine, trazodone, and diazepam. *Arch Gen Psychiatry* 1993; **50:** 884–95.
4. Clark DM, *et al.* A comparison of cognitive therapy, applied relaxation and imipramine in the treatment of panic disorder. *Br J Psychiatry* 1994; **164:** 759–69.
5. Barlow DH, *et al.* Cognitive-behavioral therapy, imipramine, or their combination for panic disorder: a randomized controlled trial. *JAMA* 2000; **283:** 2529–36. Correction. *ibid.*; **284:** 2597.

过动症 尽管在英国没有被许可用于儿童注意力缺陷多动障碍，但*BNFC 2009*推荐盐酸米帕明10～30mg，每日2次的剂量可用于6岁以上的患者。详见**地昔帕明**（第365页）。

疼痛 抗抑郁药，通常是阿米替林或另外的三环类药物，对缓解一些类型的疼痛有效（详见**镇痛药的选择**，第4页）。在一些国家，盐酸米帕明也可用于治疗慢性疼痛；通常的推荐剂量是每日25～75mg，尽管每日300mg可能是必需的。

有关米帕明使用的一些文献如下。

1. Walsh TD. Controlled study of imipramine and morphine in chronic pain due to advanced cancer. *Proc Am Soc Clin Oncol* 1986; **5:** 237.
2. Sindrup SH, *et al.* Concentration-response relationship in imipramine treatment of diabetic neuropathy symptoms. *Clin Pharmacol Ther* 1990; **47:** 509–15.
3. Hummel T, *et al.* A comparison of the antinociceptive effects of imipramine, tramadol and anpirtoline. *Br J Clin Pharmacol* 1994; **37:** 325–33.
4. Cannon RO, *et al.* Imipramine in patients with chest pain despite normal coronary angiograms. *N Engl J Med* 1994; **330:** 1411–17.
5. Godfrey RG. A guide to the understanding and use of tricyclic antidepressants in the overall management of fibromyalgia and other chronic pain syndromes. *Arch Intern Med* 1996; **156:** 1047–52.
6. Minotti V, *et al.* Double-blind evaluation of short-term analgesic efficacy of orally administered diclofenac, diclofenac plus codeine, and diclofenac plus imipramine in chronic cancer pain. *Pain* 1998; **74:** 133–7.

制剂

BP 2010: Imipramine Tablets;
USP 33: Imipramine Hydrochloride Injection; Imipramine Hydrochloride Tablets.

专利制剂

Arg.: Elepsin†; Tofranil; ***Austral.:*** Melipramine†; Tofranil; Tolerade; ***Austria:*** Tofranil†; ***Belg.:*** Tofranil; ***Braz.:*** Depramina; Imipra; Mepramin; Praminan†; Tofranil; Uni Imiprax; ***Canad.:*** Impril; Novo-Pramine; Tofranil; ***Cz.:*** Melipramin; ***Fr.:*** Tofranil; ***Ger.:*** Pryleugan; Tofranil; ***Gr.:*** Depramine; Venefon; ***Hung.:*** Melipramin; ***India:*** Antidep; Depsonil; ***Indon.:*** Tofranil; ***Irl.:*** Tofranil†; ***Israel:*** Primonil; Tofranil; ***Ital.:*** Tofranil; ***Mex.:*** Fixon; Talpramin; Tofranil; ***NZ:*** Tofranil; ***Philipp.:*** Tofranil; ***Port.:*** Tofranil; ***Rus.:*** Melipramin (Мелипрамин); ***S.Afr.:*** Ethipramine; Mipralin†; Tofranil; ***Spain:*** Tofranil; ***Swed.:*** Tofranil†; ***Switz.:*** Tofranil; ***Thai.:*** Celamine; Inpramine; Mipramine; Sermonil; Topramine; ***Turk.:*** Tofranil; ***Ukr.:*** Melipramin (Мелипрамин); ***USA:*** Tofranil; ***Venez.:*** Tofranil.

多组分制剂 ***India:*** Depsonil-DZ.

Iproniazid Phosphate（*BANM*，*rINNM*）**磷酸异丙烟肼**

Fosfato de iproniazida; Iproniazide, Phosphate d'; Iproniazidi Phosphas. 2'-Isopropylisonicotinohydrazide phosphate.
Ипрониазида Фосфат
$C_9H_{13}N_3O,H_3PO_4$ = 277.2.
CAS — 54-92-2 (iproniazid); 305-33-9 (iproniazid phosphate).
ATC — N06AF05.
ATC Vet — QN06AF05.

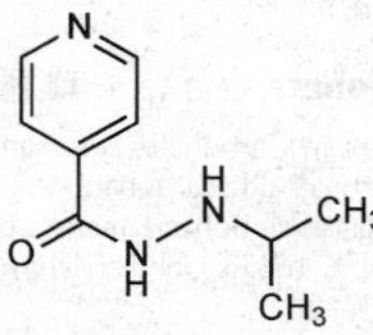

(iproniazid)

简介

异丙烟肼，一种肼的衍生物，是不可逆性单胺氧化酶A和B的抑制剂，作用机制和用途与苯乙肼（第395页）相似。它经口服给药，用于治疗抑郁症。

异丙烟肼是异烟肼（第273页）的异丙基衍生物，被开发用于治疗结核，因其毒性作用，不再用于此目的。

对肝脏的影响 91例因抗抑郁药治疗引发的肝炎病例中，与异丙烟肼使用有关的11个病例发生了细胞溶解反应[1]。5名患者死亡，其中3名是发生在偶然的再次用药后。5名患者出现了高水平的抗线粒体抗体。

1. Lefebure B, *et al.* Hépatites aux antidépresseurs. *Therapie* 1984; **39:** 509–16.

卟啉病 异丙烟肼与卟啉病的急性发作有关，它被认为对卟啉病患者不安全。

制剂

专利制剂

Fr.: Marsilid.

Isocarboxazid（*BAN*，*rINN*）**异卡波肼**

Isocarboxazida; Isocarboxazide; Isocarboxazidum; Isokarboksatsidi; Isokarboxazid; Ro-50831. 2'-Benzyl-5-methylisoxazole-3-carbohydrazide.
Изокарбоксазид
$C_{12}H_{13}N_3O_2$ = 231.3.
CAS — 59-63-2.
ATC — N06AF01.
ATC Vet — QN06AF01.
UNII — 34237V843T.

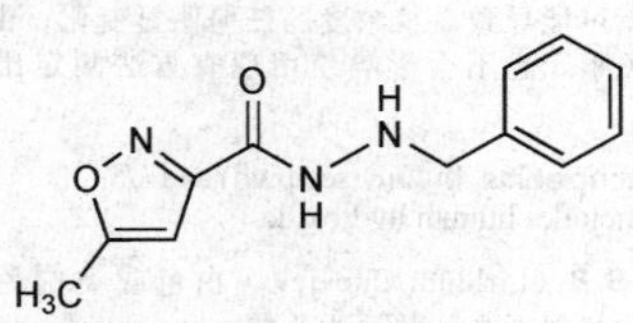

Pharmacopoeias. In *Chin.*

不良反应、处置和注意事项

总体上参见MAOIs（详见**苯乙肼**，第391页）。

药物相互作用

与MAOIs有关的药物相互作用，详见**苯乙肼**（第393页）。

药动学

异卡波肼易于从胃肠道吸收，摄入后3～5h达到血药峰浓度。它经肝代谢，主要以代谢产物的形式经尿排泄。

用途和用法

异卡波肼，一种肼的衍生物，是不可逆的单胺氧化酶A和B的抑制剂，作用机制和用途与苯乙肼（第395页）相似。

异卡波肼用于治疗抑郁症，但因为与不可逆的非选择性MAOIs（详见第352页）相关的风险，通常首选其他抗抑郁药。它经口给药，起始剂量是每日30mg，单次或分次服用。如果4周后症状无改善，可尝试将剂量增加到每日60mg，治疗4～6周。一旦取得疗效，可逐渐降低到每日10～20mg的维持剂量，尽管一些患者可能需要每日40mg的剂量。常用维持剂量的一半可能适于老年患者。

异卡波肼应逐渐停药以减少撤药症状发生的风险。

制剂

专利制剂

Chile: Marplan†; ***Denm.:*** Marplan; ***USA:*** Marplan.

Lithium Carbonate（*USAN*）碳酸锂

CP-15467-61; Dilithium Carbonate; Ličio karbonatas; Lithii carbonas; Lithium Carb.; Lithium, carbonate de; Litio, carbonato de; Litiumkarbonaatti; Litiumkarbonat; Lítium-karbonát; Litu węglan; Lityum Karbonat; NSC-16895; Uhličitan lithný. Carbonic acid, dilithium salt.

Карбонат Лития

Li_2CO_3 = 73.89.

CAS — 554-13-2.

ATC — N05AN01.

ATC Vet — QN05AN01.

UNII — 2BMD2GNA4V.

注：商业用的锂原料的原子量为6.939～6.996。利用上述提供的最小的原子量计算出的碳酸锂的分子量为73.89；而使用最大的原子量计算出的碳酸锂的分子量为74.00。碳酸锂分子量之间的差异不会影响到1g碳酸锂中含有27mmol的锂，同样也不太可能导致血浆浓度的任何明显变化；由于测量误差的关系，也不会影响使用现有方法测定出的血锂浓度。

Pharmacopoeias. In *Chin., Eur.* (see p.vii), *Int., Jpn,* and *US.*

Ph. Eur. 6. 8（Lithium Carbonate） 白色或类白色粉末。微溶于水；不溶于乙醇。

USP 33（Lithium Carbonate） 白色无臭的颗粒状粉末。略溶于水，极微溶于乙醇；溶于酸性溶液，并且有冒泡的现象。

Lithium Citrate 枸橼酸锂

Citronan lithný tetrahydrát; Ličio citratas; Lithii citras; Lithii Citras Tetrahydricus; Lithium, citrate de; Litio, citrato de; Litiumcitrat; Lítium-citrát; Litiumsitraatti; Lityum Sitrat.

Лития Цитрат

$C_6H_5Li_3O_7,4H_2O$ = 282.0.

CAS — 919-16-4 (anhydrous lithium citrate); 6080-58-6 (lithium citrate tetrahydrate).

UNII — 5Z6E9K79YV.

注：商业上可以利用的锂原料的原子量为6.939～6.996。利用上述提供的最小的原子量计算出的枸橼酸锂的分子量为282.0；而使用最大的原子量计算出的枸橼酸锂的分子量为282.1。枸橼酸锂分子量之间的差异并不会影响到1g枸橼酸锂中含有10.6mmol的锂，同样也不太可能导致血浆浓度的任何明显变化；由于测量误差的关系，也不会影响使用现有方法测定出的血锂浓度。

Pharmacopoeias. In *Eur.* (see p.vii) and *US.*
US also includes lithium hydroxide.

Ph. Eur. 6. 8（Lithium Citrate） 白色或类白色的结晶性粉末。易溶于水；微溶于乙醇。

USP 33（Lithium Citrate） 白色无臭的溶解性粉末或颗粒。易溶于水，微溶于乙醇。5%的水溶液的pH值为7.0～10.0。贮藏于密闭容器中。

不良反应

锂盐的很多不良反应都具有剂量相关性，其治疗剂量和中毒剂量之间的范围很窄。

锂盐治疗初期的不良反应包括恶心、腹泻、眩晕、肌无力和疲乏感。持续治疗后多数不良反应通常会逐渐减轻。而手细颤、多尿和烦渴可能会持续存在。在血锂治疗浓度下也可能会出现其他的不良反应，包括体重增加和水肿（不应使用利尿药）。也有锂盐治疗中出现高钙血症、高镁血症和甲状旁腺功能亢进症的报道。锂盐治疗可能会加重一些皮肤疾病，如痤疮、银屑病和皮疹。白细胞增多是比较常见的不良反应。长期的不良反应包括甲状腺功能减退和（或）甲状腺肿，罕见甲状腺功能亢进。长期治疗还可以出现轻微的认知功能损害和记忆力下降的不良反应。接受治疗浓度的锂盐长期治疗后需要注意其对肾结构和功能的影响（详见下文**对肾脏的影响**）。

尽管在较低的治疗浓度时也可以出现毒性作用，但是血锂浓度在1.5mmol/L左右时很可能就会出现毒性作用。此时需要立即停药，进行严肃认真地处理。

锂盐中毒的征象包括逐渐加重的腹泻、呕吐、食欲减退、肌无力、嗜睡、眩晕、共济失调、耳鸣、视觉模糊、四肢末端和下颌的粗大震颤、肌肉高度敏感、手足舞蹈样运动、构音困难和昏睡。严重过量时血锂浓度将超过2mmol/L，此时的症状包括反射亢进和四肢张力过高、晕厥、中毒性精神病、癫痫发作、多尿、肾衰竭、电解质紊乱、脱水、循环衰竭、昏迷、甚至会出现死亡。

锂盐对妊娠患者的危害将在下文**注意事项**项下的**妊娠**进行讨论。

对血液的影响 在一则报道中，停用锂盐几周后再次给予锂盐治疗的患者出现血小板减少[1]。停止锂盐治疗后血小板计数则显著增加，但是再次给予锂盐治疗血小板计数又开始下降。目前认识到锂盐治疗会导致白细胞增多，这位患者也出现了这一反应。尽管还不明确锂盐治疗是否对白血病有诱导作用，作者还是特别提到早期关于锂盐引起再生障碍性贫血和巨幼红细胞性贫血的研究报道，以及美国药品安全委员会（UK CSM）公布的一个锂盐引起致死性溶血性贫血的案例。

1. Collings S. Thrombocytopenia associated with lithium carbonate. *BMJ* 1992; **305:** 159.

对心血管系统的影响 研究显示，与锂盐有关的心脏不良反应有心动过缓，其原因在于锂盐能引起窦房结功能障碍[1]，而且在停止锂盐治疗后这种不良反应还会持续存在[2]。此外对心脏的不良反应还有室性早搏[3]、房室传导阻滞[4]和T波低平[5]。至于与锂中毒相关的心脏不良反应，详见下文**过量**。

关于锂盐治疗引起心肌炎的讨论，详见下文**对肌肉骨骼系统的影响**。

1. Montalescot G, *et al.* Serious sinus node dysfunction caused by therapeutic doses of lithium. *Int J Cardiol* 1984; **5:** 94–6.
2. Palileo EV, *et al.* Persistent sinus node dysfunction secondary to lithium therapy. *Am Heart J* 1983; **106:** 1443–4.
3. Tangedahl TN, Gau GT. Myocardial irritability associated with lithium carbonate therapy. *N Engl J Med* 1972; **287:** 867–9.
4. Martin CA, Piascik MT. First degree A-V block in patients on lithium carbonate. *Can J Psychiatry* 1985; **30:** 114–16.
5. Demers RG, Heninger GR. Electrocardiographic T-wave changes during lithium carbonate treatment. *JAMA* 1971; **218:**381–6.

对内分泌系统的影响 治疗剂量的锂盐会增加患者罹患甲状腺肿、临床或亚临床型甲状腺功能减退症的风险，虽然这种风险很小，但是很明确。患者同时出现甲状腺肿和临床或亚临床型甲状腺功能减退的情况极为罕见[1～3]。尽管大多数研究都发现锂盐治疗的患者发生甲状腺功能减退的风险高于一般人群，但是各个研究报道的患病率差别很大[2]。研究还显示，锂盐治疗的女性患者出现甲状腺功能减退的概率明显高于男性[2]，而且在锂盐治疗的最初2年内，女性患者出现甲状腺功能减退的风险最大。罹患甲状腺功能减退症的其他明确的危险因素还包括甲状腺疾病的家族史[3]。然而，一项长期的随访研究[4,5]结果却提示与一般人群相比，锂盐治疗的患者中发生甲状腺异常的几率并不高。

如果停药，早期的甲状腺肿和锂盐相关的甲状腺功能减退都是可逆的；如果患者不能停药，需继续锂盐治疗，此时应当辅以左旋甲状腺素治疗。

尽管极少有报道[6]称锂盐治疗的患者中会发生甲状腺功能亢进（也许这种关联性只是一种巧合），但我们还是要记住甲状腺功能亢进可以引发躁狂，也可以被误诊为躁狂。

研究显示接受锂盐治疗的患者，其血钙浓度和甲状旁腺激素水平升高。通常情况下仅仅只是轻微的升高，但在一些患者中就比较严重，出现了甲状旁腺增生[7,8]。

也有的研究报道显示锂盐治疗的患者中出现了糖尿病，但是糖尿病的发生可能并不是锂盐的作用[9]。曾报道一例患者，停用锂盐治疗后出现一过性糖尿病，表现为过度口渴和多尿，并进展为糖尿病性酮症酸中毒，胰岛素治疗7个月后停药[10]。

1. Vincent A, *et al.* Lithium-associated hypothyroidism: a practical review. *Lithium* 1994; **5:** 73–4.
2. Johnston AM, Eagles JM. Lithium-associated clinical hypothyroidism: prevalence and risk factors. *Br J Psychiatry* 1999; **175:** 336–9.
3. Ozpoyraz N, *et al.* Thyroid abnormalities in lithium-treated patients. *Adv Therapy* 2002; **19:** 176–84.
4. Bocchetta A, *et al.* Six-year follow-up of thyroid function during lithium treatment. *Acta Psychiatr Scand* 1996; **94:** 45–8.
5. Bocchetta A, *et al.* Ten-year follow-up of thyroid function in lithium patients. *J Clin Psychopharmacol* 2001; **21:** 594–8.
6. Yamagishi S-I, Yokoyama-Ohta M. A case of lithium-associated hyperthyroidism. *Postgrad Med J* 1999; **75:** 188–9.
7. Nordenström J, *et al.* Hyperparathyroidism associated with treatment of manic-depressive disorders by lithium. *Eur J Surg* 1992; **158:** 207–11.
8. Taylor JW, Bell AJ. Lithium-induced parathyroid dysfunction: a case report and review of the literature. *Ann Pharmacother* 1993; **27:** 1040–3.
9. Pandit MK, *et al.* Drug-induced disorders of glucose tolerance. *Ann Intern Med* 1993; **118:** 529–39.
10. Okosieme OE, *et al.* Transient diabetes associated with withdrawal of lithium therapy. *Diabetes Care* 2006; **29:** 1181.

对眼的影响 研究显示锂盐治疗的患者中有10%的患者出现眼调节功能下降，其中年轻的患者更容易受影响[1]。此外也会出现视物模糊的不良反应，而且多数出现在锂盐治疗的初期，但是随着时间的延长，视物模糊的不良反应可能会有所改善。锂盐也能够影响眼外肌，从而产生复视。此时需要减少锂盐的剂量或者停药。锂盐还能够减少泪腺的分泌，以沉积物的方式通过泪液以更高的浓度进行排泄。在少数病例中这可以导致眼的刺激作用，但是多数情况下，在使用人工泪液后这就没有问题了。在锂盐治疗中偶尔也会出现畏光的不良反应，这可能也与锂盐通过泪液排泄有关。锂盐能够减弱暗适应，这是锂盐的直接神经效应。至于这是否会进一步引起不可逆的黄斑或视网膜变性，还没有得到证实。有几个研究资料显示锂盐沉积物还可以沉积在角膜或结膜，但是这种研究结果十分少见而且证据也不充分。有人认为锂盐能增加患者罹患老年性白内障的风险，但是充分的研究发现这种说法并不可靠。

锂盐能够引起眼球震颤，其中很多类型的眼球震颤是可逆的，在减少药量或停药后可以完全恢复。然而下视性眼球震颤是一种严重的不良反应，常常是不可逆的。在眼球震颤的基础上可以出现罕见的不可逆的振动幻觉。动眼神经危象与锂盐治疗有关，氟哌啶醇可以使之加剧。

锂盐对视觉的一些影响可能是锂盐对机体其他系统的影响的继发效应。但是作为锂盐对甲状腺的继发效应，眼球突出和其他与甲状腺相关的眼病并不常见。锂盐也能够引起脑假瘤伴随的视盘水肿（良性颅内高血压）。大多数病例报道出现在锂盐治疗后的几年内，但有一例个案出现在治疗后的7个月内。也有的报道显示锂盐还有上睑下垂的不良反应，这主要与锂引起的严重的肌无力有关。

1. Fraunfelder FT, *et al.* The effects of lithium on the human visual system. *J Toxicol Cutan Ocul Toxicol* 1992; **11:** 97–169.

对肾脏的影响 多尿伴随烦渴，都是药物造成的肾性尿崩症的症状，这是锂盐对肾的最常见的影响结果；早期的一篇综述[1]显示其发病率为4%～50%。有研究报道，在一些患者中，不可逆的肾损害与肾组织结构改变有关，包括肾小管萎缩、局灶性慢性间质性肾病和局灶性纤维化，肾小球滤过率降低。尽管锂盐长期维持治疗的患者似乎更容易发生进行性尿浓缩功能受损的现象，但是在急性锂中毒的患者中这种现象最为显著。稳定的锂盐维持治疗的患者，如没有发生过急性锂中毒，则发生肾损伤和肾小球滤过率受损的风险极小[1]。

有一个类似的综述认为，很多甚至是所有患者的肾的不良反应都是锂盐的剂量过高所致的[2]（当然这一观点过于简单化了）。其他的研究结果也为锂盐的肾毒性进行辩护，一致的观点认为在长期治疗的过程中，如果控制得当，并不是必然会导致慢性或不可逆的肾损伤[3～5]。

1. Walker RG, Kincaid-Smith P. Kidneys and the fluid regulatory system. In: Johnson FN, ed. *Depression & mania: modern lithium therapy.* Oxford: IRL Press, 1987: 206–13.
2. George CRP. Renal aspects of lithium toxicity. *Med J Aust* 1989; **150:** 291–2.
3. Schou M. Serum lithium monitoring of prophylactic treatment: critical review and updated recommendations. *Clin Pharmacokinet* 1988; **15:** 283–6.
4. Schou M. Lithium treatment of manic-depressive illness: past, present, and perspectives. *JAMA* 1988; **259:** 1834–6.
5. Gitlin M. Lithium and the kidney: an updated review. *Drug Safety* 1999; **20:** 231–43.

对肌肉骨骼系统的影响 锂盐对骨骼肌的影响主要表现为不同程度的肌无力和震颤（详见下文**对神经和神经肌肉系统的影响**项下的内容）。研究报道锂盐能够加剧重症肌无力，也有过急性或亚急性近端肢体痛性肌病（painful proximal myopathy）（可导致肌痛，痛性痉挛，肌纤维抽搐或肌无力）的报道。也有的研究提出肌病与心肌炎之间具有相关性[1]，但是这两者之间是否存在因果关系至今还不清楚。

1. Coulter DM, *et al.* Antipsychotic drugs and heart muscle disorder in international pharmacovigilance: data mining study. *BMJ* 2001; **322:** 1207–9.

对神经和神经肌肉系统的影响 神经毒性是锂盐的一个潜在的不良反应。在锂盐的维持治疗中，其对神经系统的轻微影响能够通过减少锂盐的剂量降到最小，但是对神经系统的严重影响只有立即、全部停药才能消除[1]。锂盐对神经系统的轻微影响主要包括注意力、理解力和短期记忆力受损，出现坐立不安和焦虑、抑郁、快速的细颤和易疲劳。锂盐对神经系统的严重影响可能包括引起认知受损和精神衰退，步态障碍，运动障碍，如舞蹈手足徐动症、肌阵挛和帕金森综合征，癫痫发作，出现小脑受损的体征，脑假瘤（虽然这种情况不多见），神经阻滞药恶性综合征，肌病，轴突性神经病，肌无力综合征以及加剧潜在的神经肌肉病。锂盐对认知的影响（如精神反应迟钝）可能会比较轻微，不引人注意[2]。

锂盐所致的震颤有两种类型[3]。第一种是粗大震颤，在急性锂中毒时急性出现，有小脑受损的体征和帕金森综合征两个部分组成。通常与共济失调、面肌痉挛、肌肉和肢体抽搐、反射亢进和更多的全身性中毒症状相关联。出现这种类型的震颤时，必须要停药或减少药物剂量。第二种类型的震颤更常见，是细颤，通常在正常的治疗浓度范围出现。或者一过性地出现在最初治疗的数天内，或者是作为一种长期稳定的不良反应出现在治疗的后期。有证据表明当出现这种细颤时，把药物剂量稍微减少一点就可能会收到良好的效果。

除了上述的影响之外，研究还报道了锂盐对味觉功能的损害（主要是对黄油和芹菜的味觉）[4]，能够引起言语障碍以及其他少数中毒症状[5~8]。研究还显示锂盐的神经毒性在停药后还至少持续存在 2 个月（SILENT，锂盐所致的不可逆的神经毒性综合征）[9]，通常情况下表现为不同程度的脑器质性综合征，包括小脑功能障碍、锥体外系症状、脑干功能障碍和痴呆。

有关锂盐对神经系统的影响详见上文**对眼的影响**、**对肌肉骨骼系统的影响**以及下文**致癫痫效应**。

1. Sansone ME, Ziegler DK. Brain and nervous system. In: Johnson FN, ed. *Depression & mania: modern lithium therapy.* Oxford: IRL Press, 1987: 240–5.
2. Pachet AK, Wisniewski AM. The effects of lithium on cognition: an updated review. *Psychopharmacology (Berl)* 2003; **170:** 225–34.
3. Johns S, Harris B. Tremor. *BMJ* 1984; **288:** 1309.
4. Himmelhoch JM, Hanin I. Side effects of lithium carbonate. *BMJ* 1974; **4:** 233.
5. Solomon K, Vickers R. Dysarthria resulting from lithium carbonate: a case report. *JAMA* 1975; **231:** 280.
6. Worrall EP, Gillham RA. Lithium-induced constructional dyspraxia. *BMJ* 1983; **286:** 189.
7. McGovern GP. Lithium induced constructional dyspraxia. *BMJ* 1983; **286:** 646.
8. Netski AL, Piasecki M. Lithium-induced exacerbation of stutter. *Ann Pharmacother* 2001; **35:** 961.
9. Adityanjee, *et al.* The syndrome of irreversible lithium-effectuated neurotoxicity. *Clin Neuropharmacol* 2005; **28:** 38–49.

对呼吸的影响 一般情况下，锂盐不会被视为呼吸抑制药，但是在一位稳定的慢性气道阻塞患者开始锂盐治疗后的 3 周左右就发作了一次可逆的呼吸衰竭[1]。意识恢复和高碳酸血症的缓解通常会发生在停药后的 24～36h 内。

1. Weiner M, *et al.* Effect of lithium on the responses to added respiratory resistances. *N Engl J Med* 1983; **308:** 319–22.

对性功能和生育能力的影响 对于大多数患者来说，锂盐似乎并没有对性功能造成影响，但是已有个别的报道发现锂盐导致了阳痿和性欲缺乏[1]。

体外研究显示，当锂盐浓度与精液中分布的浓度相当时，可抑制精子的活力[2]，但是在子宫-阴道黏液中，锂盐不太可能影响到精子的活力[3]。

1. Beeley L. Drug-induced sexual dysfunction and infertility. *Adverse Drug React Acute Poisoning Rev* 1984; **3:** 23–42.
2. Raoof NT, *et al.* Lithium inhibits human sperm motility in vitro. *Br J Clin Pharmacol* 1989; **28:** 715–17.
3. Salas IG, *et al.* Lithium carbonate concentration in cervico-vaginal mucus and serum after repeated oral dose administration. *Br J Clin Pharmacol* 1989; **28:** 751P.

对皮肤和毛发的影响 尽管不一定会比较严重，但是锂盐治疗的患者确实可能会发生皮肤病[1~3]。男性患者可能比女性患者的易感性更高[3]，但早期的研究结果却提示相反的结论。尽管可以在锂盐治疗后的 2、3 周到 7 周或者很多年的时间内发生皮肤病，但是很多皮肤不良反应似乎是在体内血锂浓度一达到最理想的水平时就会出现。研究报道的对皮肤的影响包括银屑病，这一不良反应可能会比较严重，需要停药治疗。另外也可能会出现 Seborrhoeic 皮炎和毛囊角化病，这两种不良反应能够在停药后得以改善。还会在普通粉刺不常累及的部位出现痤疮样皮疹；一般情况下面部很少受累及，或者根本不会被累及。

锂盐对毛发的影响比对皮肤的影响更常见，但不一定很严重。大约有 6% 的患者会出现脱发的不良反应，几乎能看到各种类型的脱发。脱发通常发生在锂盐治疗开始后的几周或几月内。多数情况下尽管锂盐治疗仍在继续，但是毛发通常会再生长，仅有一部分患者需要停药后毛发才能再生长。在一篇锂盐对眼的影响的综述[4]中提到，眉毛和眼睫毛的脱落是一种罕见的不良事件。由锂盐所致的甲状腺功能减退引起的脱发，在甲状腺替代疗法后可以被矫正。

至于锂盐与狼疮的关联性详见下文**狼疮**。

1. Lambert D, Dalac S. Skin, hair and nails. In: Johnson FN, ed. *Depression & mania: modern lithium therapy.* Oxford: IRL Press, 1987: 232–4.
2. Gupta AK, *et al.* Lithium therapy associated with hidradenitis suppurativa: case report and a review of the dermatologic side effects of lithium. *J Am Acad Dermatol* 1995; **32:** 382–6.
3. Yeung CK, Chan HHL. Cutaneous adverse effects of lithium: epidemiology and management. *Am J Clin Dermatol* 2004; **5:** 3–8.
4. Fraunfelder FT, *et al.* The effects of lithium on the human visual system. *J Toxicol Cutan Ocul Toxicol* 1992; **11:** 97–169.

致癫痫效应 在锂盐治疗过程中，出现癫痫发作常常表示出现了锂中毒或者即将会发生锂中毒。然而，也有少数孤立的研究报道中描述了血锂浓度在正常范围内的患者出现癫痫发作的现象[1,2]。

1. Demers R, *et al.* Convulsion during lithium therapy. *Lancet* 1970; **ii:** 315–16.
2. Massey EW, Folger WN. Seizures activated by therapeutic levels of lithium carbonate. *South Med J* 1984; **77:** 1173–5.

狼疮 研究结果发现与对照相比，抗核抗体更多见于接受碳酸锂治疗的患者[1,2]。体内没有抗-DNA 抗体说明他们还没有真正患上系统性红斑狼疮，但是值得慎重考虑的是在患者一旦接受锂盐治疗后就具有了罹患系统性红斑狼疮的风险。有一例报道称，接受锂盐治疗的患者体内存在抗核抗体并伴有狼疮的皮肤病表现[3]。

1. Johnstone EC, Whaley K. Antinuclear antibodies in psychiatric illness: their relationship to diagnosis and drug treatment. *BMJ* 1975; **2:** 724–5.
2. Presley AP, *et al.* Antinuclear antibodies in patients on lithium carbonate. *BMJ* 1976; **2:** 280–1.
3. Shukla VR, Borison RL. Lithium and lupuslike syndrome. *JAMA* 1982; **248:** 921–2.

过量 恶心、呕吐和腹泻是锂中毒常见的早期临床特征，随后出现粗大震颤、肌张力增高、齿轮样强直、肌束震颤和肌阵挛[1]。严重的患者还可能会出现昏迷和癫痫发作，很少看到对心脏影响（Ⅰ度房室传导阻滞和 QRS 和 QT 间期延长）的描述。还可能会注意到患者的眼睁得很大，但是面部表情呆板，不能动也不能说话（睁眼昏迷）。可能会发展为进行肾功能衰竭和肾性尿崩症。

锂盐**急性过量**时[2]，在服药后的 1h 内常常会出现呕吐，因为此时胃内的锂浓度最高，但是大量的锂仍然可以到达全身性循环系统。经过一个潜伏期之后常常会出现典型的临床症状，而胃肠道症状会在随后的时间内再次出现。研究报道过量的临床症状主要与涉及胃肠道和神经系统的症状，包括腹痛、食欲减退、恶心和呕吐、短暂的轻微腹泻、眩晕、震颤、共济失调、言语迟钝、肌阵挛、抽搐、无力和抑郁；一些研究者也提到了肾的症状。此时应当尽快采取有效的解毒措施（详见下文**不良反应的处置**）。

与**慢性锂中毒**有关的症状可能会更严重，神经毒性可能是其独有的临床特征[3,4]。一篇综述的观点是报道的大多数锂中毒都是发生于伴有肾损伤的患者或超高剂量治疗的患者[2]。患者通常会经历几天到数周的前驱期，此时会有轻微的“神经”症状，这是轻微锂中毒的征兆。在一个不可预知的时间，肾功能开始出现恶化，几小时或者最多几天内，患者将会出现严重的锂中毒。在这种情况下，要使患者能够完全地恢复，必须立即停止锂盐治疗，并开始采取有效地解毒措施（详见下文**不良反应的处置**）。发生慢性锂中毒的其他危险因素[3~5]包括合并使用某些药物（详见下文**药物相互作用**），老年患者，存在其他躯体状况如神经性尿崩症和甲状腺功能障碍（详见下文**注意事项**）。

在一系列的锂盐自身中毒或锂盐治疗性中毒的 28 例患者中，表现出的很多临床特征和症状在上文已经进行描述[6]。其他的研究者[7,8]还报道了一些案例，用来说明临床上遇到的急性和慢性锂盐中毒之间的区别。

在锂盐的整个治疗过程中都应对血锂浓度进行常规监测，以确保其浓度不会上升到引起中毒的水平。然而，有一些患者其血锂浓度虽然达到中毒的水平，但是其临床上并没有表现出任何的中毒症状，而另外一些患者在锂盐的治疗浓度范围内，就可能会表现出锂中毒的临床症状和体征[9]。

其他症状也在锂中毒的个案中被提及，包括畏光[10]，涉及几个大关节的急性多关节炎[11]，重症高血压[12]，血栓性深静脉炎[13]，中枢性体温降低[14]和严重的白细胞减少[15]。

1. Proudfoot AT. Acute poisoning with antidepressants and lithium. *Prescribers' J* 1986; **26:** 97–106.
2. Amdisen A. Clinical features and management of lithium poisoning. *Med Toxicol* 1988; **3:** 18–32.
3. Oakley PW, *et al.* Lithium toxicity: an iatrogenic problem in susceptible individuals. *Aust N Z J Psychiatry* 2001; **35:** 833–40.
4. Chen K-P, *et al.* Implication of serum concentration monitoring in patients with lithium intoxication. *Psychiatry Clin Neurosci* 2004; **58:** 25–9.
5. Montagnon F, *et al.* Lithium: poisonings and suicide prevention. *Eur Psychiatry* 2002; **17:** 92–5.
6. Dyson EH, *et al.* Self-poisoning and therapeutic intoxication with lithium. *Hum Toxicol* 1987; **6:** 325–9.
7. Ananth J, *et al.* Acute and chronic lithium toxicity: case reports and a review. *Lithium* 1992; **3:** 139–45.
8. Bailey B, McGuigan M. Lithium poisoning from a poison control center perspective. *Ther Drug Monit* 2000; **22:** 650–5.
9. Stern R. Lithium in the treatment of mood disorders. *N Engl J Med* 1995; **332:** 127–8.
10. Caplan RP, Fry AH. Photophobia in lithium intoxication. *BMJ* 1982; **285:** 1314–15.
11. Black DW, Waziri R. Arthritis associated with lithium toxicity: case report. *J Clin Psychiatry* 1984; **45:** 135–6.
12. Michaeli J, *et al.* Severe hypertension and lithium intoxication. *JAMA* 1984; **251:** 1680.
13. Lyles MR. Deep venous thrombophlebitis associated with lithium toxicity. *J Natl Med Assoc* 1984; **76:** 633–4.
14. Follézou J-Y, Bleibel J-M. Reduction of temperature and lithium poisoning. *N Engl J Med* 1985; **313:** 1609.
15. Green ST, Dunn FG. Severe leucopenia in fatal lithium poisoning. *BMJ* 1985; **290:** 517.

不良反应的处置

对于新近发生的急性的锂盐过量，如果在服药后的 1h 内，就应当立即进行洗胃使胃排空。然而对于缓释制剂的过量来说，洗胃的效果就很有限，因为缓释制剂不在胃内进行分解，会因为体积太大而不能进入洗胃管。此时活性炭也没有用。建议立即进行全肠灌洗，尽管其疗效还未被临床研究所证实。

进一步的处置措施涉及提高肾清除率或有效地加快锂盐的排泄。应当确保充分补液，矫正电解质失衡状态，此时禁止过度利尿或者使用强效利尿药。适当地给予支持性治疗措施可能会改善低血压和抽搐。此时维持水电解质平衡特别重要，因为有发生高钠血症的危险。对有症状的患者进行心电图（ECG）的监测。

在重度中毒时，血液透析是一种可以选择的治疗措施（尤其在伴有肾损伤时）。尽管血液透析能够有效地降低血锂浓度，但是在停用透析时，有出现反跳性血锂浓度回升的风险，此时需要长期反复地进行透析治疗。腹膜透析不如血液透析有效，因此在没有血液透析装备的情况下才会考虑使用腹膜透析。有时血液过滤（haemofiltration）也可以取得良好的效果。

在锂盐的整个治疗过程中都应到对血锂浓度定期地进行监测。一旦血浆和透析液中存在游离状态的锂，就应当对血锂浓度进行监测，并且至少监测 1 周的时间，以便从机体组织延迟扩散所形成的容量差。

由于锂盐的治疗浓度与中毒浓度之间的范围很窄，所以即便是在锂盐的治疗过程中也可能会发生锂中毒。某些情况下，暂时停用锂盐，并给予大量的钠和输注大量的液体都可能会使锂盐的不良反应减轻。处于任何严重的状态或重症锂中毒的患者，可能都需要制订有效的治疗措施，如上面所提到的透析和支持性治疗措施。肠道净化是没有用的。

1. Smith SW, *et al.* Whole-bowel irrigation as a treatment for acute lithium overdose. *Ann Emerg Med* 1991; **20:** 536–9.
2. Okusa MD, *et al.* Clinical manifestations and management of acute lithium intoxication. *Am J Med* 1994; **97:** 383–9.
3. Swartz CM, Jones P. Hyperlithemia correction and persistent delirium. *J Clin Pharmacol* 1994; **34:** 865–70.
4. Tyrer SP. Lithium intoxication: appropriate treatment. *CNS Drugs* 1996; **6:** 426–39.

注意事项

由于锂盐的治疗浓度与中毒浓度之间的范围很窄，所以治疗需要在专科医生的指导下进行，而且应当定期地监测血锂浓度使之处于控制的状态下。应当对正在接受锂盐治疗的患者进行教育，使之能够识别出早期锂中毒的临床症状（详见上文**不良反应**），一旦出现早期锂中毒的症状，能够立即停药并寻求医疗援助。应当警告患者千万不能为了补偿漏服的药量，而在随后的一次服用双次的剂量。另外，患者不应当在没有治疗性监测的情况下，随意地在不同的锂盐组成成分或锂盐制剂之间进行更换，因为它们的生物利用度可能会不同。

对心脏病患者或肾损伤的患者都应当避免使用锂盐。锂盐治疗的过程中都应当定期地监测患者的心功能和肾功能。对艾迪生病或者处于钠失衡状态的患者都应当避免使用锂盐，对极度疲惫或严重脱水的患者也应当避免使用锂盐。

接受锂盐治疗的患者需定期地进行甲状腺功能的检查，因为甲状腺肿和甲状腺功能减退随时可能会发生。对未治疗的甲状腺功能减退症患者应当尽量避免使用锂盐。对重症肌无力的患者应当慎用，因为研究报道显示锂盐会加剧重症肌无力（详见上文**不良反应**项下**对肌内骨骼系统的影响**）。

老年人的肾功能减退，这导致老年人对锂毒性特别地敏感，因此老年人使用锂盐时更应当特别小心。

接受锂盐的患者可能会出现驾驶能力受损或者机械操作技能受损（详见下文**驾驶**）。

在患者出现呕吐、腹泻、介入性感染、出汗过多的痛苦，或者处于其他引起钠过度丢失、从而升高血锂浓度的状态时，需要暂时地减量或停用锂盐。反过来说，增加血钠水平也可能降低血锂浓度。因此接受锂盐治疗的患者都应当保持适当的水摄入量，应当避免因为饮食改变或服用含钠的药物，而使钠的摄入量发生很大的改变，不是增加就是减少。咖啡因的摄入量的显著变化可能会影响到血锂浓度（详见下文**药物相互作用**项下的**黄嘌呤**）。

锂盐疗法应当尽可能地缓慢撤药，经过数周的时间把药量减到最低直至停用，尽可能地减少复发的可能（详见下文**撤药**）。

对妊娠的患者使用锂盐疗法的风险将在下文**妊娠**项中进行描述。如果在妊娠期间使用锂盐治疗，那么需要根据患者已经改变了的肾排泄能力进行剂量的调整。

在大外科手术之前，应当暂时停用24h的锂盐治疗，以保护患者避免发生药物的蓄积（详见下文**麻醉**）。

麻醉 *BNF 59* 认为在大外科手术之前，应当暂时停用24h的锂盐治疗，但是在小手术前，在密切监测水电解质平衡的情况下，可以继续服用正常量的锂盐。之所以能导致锂盐的蓄积是因为麻醉后肾清除率降低的缘故[1]；手术后，当肾功能和水电解质平衡都恢复正常状态时，就应当重新开始锂盐疗法。手术前的晚上患者通常被禁止喝水、进食，但是对于锂盐所致的多尿症患者，如果他们的呕吐物很多，或者他们的意识已经丧失了数小时，那么在手术前的晚上应当给予胃肠外的液体输注。

尽管锂盐可能延长神经肌肉阻滞剂的作用，但是临床上没有证据可以证明锂盐和麻醉药之间有药物相互作用[1]。

1. Schou M, Hippus H. Guidelines for patients receiving lithium treatment who require major surgery. *Br J Anaesth* 1987; **59:** 809–10.

哺乳 锂盐可以分布到母乳中。早期的研究报道提示哺乳的婴儿体内的血锂浓度是其母亲体内血锂浓度的1/3～1/2[1]。然而，有关锂盐治疗的患者是否能够进行哺乳的意见仍不明确。American Academy of Pediatrics[2]认为对于哺乳的女性患者应当慎用锂盐，但是不能够反对这种患者使用锂盐，这种观点也得到了一些作者[3,4]的认同。反过来，英国的很多药厂的厂商和其他的作者[5,6]则建议锂盐治疗的患者应当采用非母乳来喂养婴儿。有的作者[5]建议如果锂盐治疗的患者确实想哺乳，此时应当避免在血锂浓度最高的时刻进行哺乳，而且应当对其婴儿进行密切的观察。如果婴儿一旦出现感染或脱水，母亲就应当立即停药或停止哺乳，因为婴儿对锂盐的不良反应更敏感。

1. Schou M, Amdisen A. Lithium and pregnancy—III, lithium ingestion by children breast-fed by women on lithium treatment. *BMJ* 1973; **2:** 138.
2. American Academy of Pediatrics. The transfer of drugs and other chemicals into human milk. *Pediatrics* 2001; **108:** 776–89. [Retired May 2010] Correction. *ibid.*; 1029. Also available at: http://aappolicy.aappublications.org/cgi/content/full/pediatrics%3b108/3/776 (accessed 24/11/05)
3. Schou M. Lithium treatment during pregnancy, delivery, and lactation: an update. *J Clin Psychiatry* 1990; **51:** 410–13.
4. Sykes PA, *et al.* Lithium carbonate and breast-feeding. *BMJ* 1976; **2:** 1299.
5. Ananth J. Lithium during pregnancy and lactation. *Lithium* 1993; **4:** 231–7.
6. Llewellyn A, *et al.* The use of lithium and management of women with bipolar disorder during pregnancy and lactation. *J Clin Psychiatry* 1998; **59** (suppl 6): 57–64.

囊性纤维化病 一项对8名囊性纤维化病患者和正常对照进行的研究证明囊性纤维化病患者的肾排泄能力明显低于正常对照[1]。作者建议在更多明确的研究数据公布之前，对囊性纤维化病患者处方正常剂量的锂盐时应当很谨慎。

1. Brager NPD, *et al.* Reduced renal fractional excretion of lithium in cystic fibrosis. *Br J Clin Pharmacol* 1996; **41:** 157–9.

驾驶 在英国，Driver and Vehicle Licensing Authority认为严重抑郁症患者存在显著的记忆或注意障碍、易怒、行为障碍或自杀念头，因此在等待医疗部门的鉴定意见期间，都应当停止驾驶[1]。躁狂或轻度躁狂的患者尤其危险，因此在急性期时更应当停止驾驶。经过一段时期的治疗后，对于那些症状缓解并稳定至少3个月，对治疗依从性好，自知力恢复的患者可以考虑重新发放驾驶许可证；另外，这些患者还应当没有任何不利驾驶的药物不良反应。如果在过去的12个月内，有过4次或以上的情绪波动，那么需要在病情稳定至少6个月时再考虑重新发放驾驶许可证。通常要求重型货车和公共服务车辆的驾驶员在重新驾驶前，需要状况良好且病情稳定达到3年。

尽管相对于没有接受药物治疗的患者来说，接受药物治疗的患者的驾驶可能会更安全[3]，但是抗抑郁药物治疗，包括锂盐治疗还都是有危险的[2]。研究报道锂盐对作出选择的反应时间（一种用来评价选择性地对一些信号反应时间的测验）有不良影响[2]，而且影响到造成危险驾驶的程度。另外的研究也发现与没有接受锂盐治疗的老年人相比，接受锂盐治疗的老年患者涉及机动车辆事故的风险明显增加[4]。

1. Driver and Vehicle Licensing Agency. For medical practitioners: at a glance guide to the current medical standards of fitness to drive (issued February 2010). Available at: http://www.dft.gov.uk/dvla/~/media/pdf/medical/at_a_glance.ashx (accessed 16/04/10)
2. Ashton H. Drugs and driving. *Adverse Drug React Bull* 1983; **98:** 360–3.
3. Cremona A. Mad drivers: psychiatric illness and driving performance. *Br J Hosp Med* 1986; **35:** 193–5.
4. Etminan M, *et al.* Use of lithium and the risk of injurious motor vehicle crash in elderly adults: case-control study nested within a cohort. *BMJ* 2004; **328:** 558–9.

妊娠 对于一些认同并接受锂盐治疗的患者，妊娠期间很难作出是否应该继续锂治疗的决定，此时应当对其风险-益处的比率进行认真的考虑。早期的个案报道显示妊娠期间继续锂盐治疗的母亲，出现婴儿先天性异常的风险显著增加，主要累及婴儿的心脏[1]。另外一项研究也证实了这一结果，发现59个先天性异常的儿童的母亲在妊娠期间都在接受锂盐治疗[2]。然而，另外一项是针对138例接受锂盐治疗的妊娠母亲所进行的前瞻性研究，结果显示与对照组相比，其妊娠结局却没有任何的差异[3]。作者认为锂盐并不是一种主要的致畸因素，对于重性情感障碍的妊娠期患者，如果能够进行适当的胎儿筛查试验，就可以继续进行锂盐治疗。随后的一篇综述[4]也认为妊娠期间继续锂盐治疗产生畸形的风险远远低于先前的假设，但是如果有可能的话，对于准备妊娠的女性患者，事先停用锂盐治疗还是一种很明智的选择，或者至少在胚胎发生的时期暂时停用。如果要停用锂盐，就应当缓慢减药直至完全停用以更好地预防复发（详见下文）。

有限的研究资料证实妊娠期间接受锂盐治疗，可能会增加发生巨大儿、早产和围生期死亡率的风险[1,5]。也有在妊娠后三个月发生羊水过多（羊膜内的液体过量）的报道，这是胎儿锂中毒（多尿症和尿崩症）的结果[6,7]。

妊娠期间进行血锂浓度的监测显得尤为重要。因为妊娠期间母亲体内锂的肾清除率不稳定；相对于妊娠初期，在妊娠的后半期，锂的肾清除率逐渐增加到30%～50%，但是分娩后又会出现急剧的下降[1,8]。因此在妊娠期间可以适当增加锂盐的剂量以适应增加了的肾清除率，但是也可能会导致锂中毒[8]。一般来说，在妊娠的最后几天建议停止锂盐治疗[1,9,10]，以减少母体出现锂盐蓄积所致锂中毒的风险，但是在分娩几天后应当重新开始较小剂量的锂盐治疗，因为产后躁狂和抑郁复发的风险会增加[1,10]。

在妊娠的最后几天减少锂盐的治疗量也有助于降低新生儿的血锂浓度，避免出现相关的不良反应[1,9]。研究报道新生儿因暴露于子宫内锂盐的环境中而出现的不良反应包括发绀、昏睡、肌肉松弛、张力过低、张口和吸吮反射弱、喂养问题、心动过缓、心动过速、甲状腺肿、甲状腺功能减退、肾源性糖尿病和黄疸[9~12]；也可以出现撤药症状。

1. Schou M. Lithium treatment during pregnancy, delivery, and lactation: an update. *J Clin Psychiatry* 1990; **51:** 410–13.
2. Källén B, Tandberg A. Lithium and pregnancy: a cohort study on manic-depressive women. *Acta Psychiatr Scand* 1983; **68:** 134–9.
3. Jacobson SJ, *et al.* Prospective multicentre study of pregnancy outcome after lithium exposure during first trimester. *Lancet* 1992; **339:** 530–3.
4. Cohen LS, *et al.* A reevaluation of risk of in utero exposure to lithium. *JAMA* 1994; **271:** 146–50.
5. Troyer WA, *et al.* Association of maternal lithium exposure and premature delivery. *J Perinatol* 1993; **XIII:** 123–7.
6. Krause S, *et al.* Polyhydramnios with maternal lithium treatment. *Obstet Gynecol* 1990; **75:** 504–6.
7. Ang MS, *et al.* Maternal lithium therapy and polyhydramnios. *Obstet Gynecol* 1990; **76:** 517–19.
8. Lemoine J-M. Pregnancy, delivery and lactation. In: Johnson FN, ed. *Depression & mania: modern lithium therapy.* Oxford: IRL Press, 1987: 139–46.
9. Ananth J. Lithium during pregnancy and lactation. *Lithium* 1993; **4:** 231–7.
10. Pinelli JM, *et al.* Case report and review of the perinatal implications of maternal lithium use. *Am J Obstet Gynecol* 2002; **187:** 245–9.
11. Frassetto F, *et al.* Goiter in a newborn exposed to lithium in utero. *Ann Pharmacother* 2002; **36:** 1745–8.
12. Kozma C. Neonatal toxicity and transient neurodevelopmental deficits following prenatal exposure to lithium: another clinical report and a review of the literature. *Am J Med Genet A* 2005; **132:** 441–4.

手术 关于手术患者的注意事项详见上文**麻醉**。

撤药 突然中断锂盐治疗的几天内会出现撤药症状，如焦虑、震颤、疲劳、恶心、出汗、头痛、睡眠障碍、腹泻或视物模糊[1]。这些症状可能完全是一种情感障碍的复发。尽管有关撤药症状的对照研究的结果显然是阴性的，但是缺乏对照研究的研究结果却提出存在锂盐撤药状态的可能。因此明智的选择是逐渐减少锂盐的剂量，而不是突然地从高量直接停用。

终止锂盐治疗最多的担心就是疾病复发。大多数研究证据都证实了这一点，即一般情况下，锂盐治疗终止的最初几周内出现的疾病复发都只是双相障碍复发的一种形式。并不能据此预测患者将会较高的复发率。然而，一些研究[2]发现突然终止锂盐治疗的患者中复发的比率达到50%，他们认为复发的比例太高而不能通过疾病的自然病程来解释。他们和其他的一些研究者[3]建议在为双相障碍患者处方锂盐时应当考虑到这个风险。对于先前锂盐治疗稳定至少18个月的双相障碍患者，与用多于2～4周的时间逐渐停药相比，用不到2周的时间快速撤药出现疾病早期复发的风险明显升高[4]。

1. Goodnick PJ. Terminating treatment. In: Johnson FN, ed. *Depression & mania: modern lithium therapy.* Oxford: IRL Press, 1987: 115–17.
2. Mander AJ, Loudon JB. Rapid recurrence of mania following abrupt discontinuation of lithium. *Lancet* 1988; **ii:** 15–17.
3. Goodwin GM. Recurrence of mania after lithium withdrawal. *Br J Psychiatry* 1994; **164:** 149–52.
4. Faedda GL, *et al.* Outcome after rapid vs gradual discontinuation of lithium treatment in bipolar disorders. *Arch Gen Psychiatry* 1993; **50:** 448–55.

药物相互作用

一些利尿药可能会减少锂排泄，从而导致锂中毒（进一步的细节见下文）。噻嗪类利尿药也可能会显示出矛盾的抗利尿效应。所以对于那些锂盐治疗的患者，应当避免使用利尿药或者慎用；如果必须合用，应当适当地减少锂盐的剂量。其他影响电解质平衡的药物都可能会改变锂盐排泄，因此应当尽可能地避免合用或者谨慎使用。

有关锂盐的药物相互作用将在下文进一步详细讨论。

1. Amdisen A. Lithium and drug interactions. *Drugs* 1982; **24:** 133–9.
2. Beeley L. Drug interactions with lithium. *Prescribers' J* 1986; **26:** 160–2.
3. Harvey NS, Merriman S. Review of clinically important drug interactions with lithium. *Drug Safety* 1994; **10:** 455–63.
4. Finley PR, *et al.* Clinical relevance of drug interactions with lithium. *Clin Pharmacokinet* 1995; **29:** 172–91.

ACEI 研究报道显示锂盐合并ACEI[1~5]，能够使血锂浓度增加，在某些情况下导致锂中毒。尽管一项关于依那普利和锂盐合用的研究[6]显示，健康受试者体内的血锂浓度保持不变，但是多数研究显示ACEI（如卡托普利[2]、依那普利[1,3,5]、赖诺普利[4,5]）和锂盐合用都有此作用。尽管具体的病理机制还不清楚，但是研究结果[7]提示与ACEI对肾素-血管紧张素-醛固酮系统的抑制作用有很大关系。锂的肾排泄依赖于两个因素，即肾小球的滤过作用和近端肾小管内钠的浓度，这两个因素都可以被ACEI所抑制。研究结果[5]还提示ACEI能够抑制血管紧张素Ⅱ的产生，从而通过缺乏渴的刺激而减少水的摄入量，加强尿钠增多引起的血容量不足的趋势。此时需要考虑这一系列的反应给患者所带来的风险[7]，包括肾功能多度依赖于血管紧张素Ⅱ的影响，充血性心力衰竭和血容量不足。

1. Douste-Blazy P, *et al.* Angiotensin converting enzyme inhibitors and lithium treatment. *Lancet* 1986; **i:** 1448.
2. Pulik M, Lida H. Interaction lithium-inhibiteurs de l'enzyme de conversion. *Presse Med* 1988; **17:** 755.
3. Navis GJ, *et al.* Volume homeostasis, angiotensin converting enzyme inhibition, and lithium therapy. *Am J Med* 1989; **86:** 621.
4. Baldwin CM, Safferman AZ. A case of lisinopril-induced lithium toxicity. *DICP Ann Pharmacother* 1990; **24:** 946–7.
5. Correa FJ, Eiser AR. Angiotensin-converting enzyme inhibitors and lithium toxicity. *Am J Med* 1992; **93:** 108–9.
6. DasGupta K, *et al.* The effect of enalapril on serum lithium levels in healthy men. *J Clin Psychiatry* 1992; **53:** 398–400.
7. Mignat C, Unger T. Ace inhibitors: drug interactions of clinical significance. *Drug Safety* 1995; **12:** 334–47.

镇痛药 详见下文**NSAIDs**和**阿片类镇痛药**项下的

内容。

血管紧张素Ⅱ受体拮抗药 已有案例报道接受锂盐治疗的患者，在原有锂盐治疗的基础上加用坎地沙坦[1]、洛沙坦[2]或缬沙坦[3]之后出现锂中毒。其病理机制可能与ACEI相关似（见上文）。

1. Zwanzger P, *et al.*. Lithium intoxication after administration of AT_1 blockers. *J Clin Psychiatry* 2001; **62:** 208–9.
2. Blanche P, *et al.* Lithium intoxication in an elderly patient after combined treatment with losartan. *Eur J Clin Pharmacol* 1997; **52:** 501.
3. Leung M, Remick RA. Potential drug interaction between lithium and valsartan. *J Clin Psychopharmacol* 2000; **20:** 392–3.

抗抑郁药 对于难治性抑郁症，使用锂盐可以增强其他抗抑郁药的疗效。然而，也有一些关于这种合并用药的不良反应的报道。详见**苯乙肼的药物相互作用**项下的**抗抑郁药**（第394页）。

抗癫痫药 一个个案描述了一位合并使用苯妥英和苯巴比妥的患者，虽然其血锂浓度"正常"，但是仍出现了中枢神经系统的毒性[1]。也有的研究对单独使用苯妥英和锂盐的患者的锂中毒的症状进行了报道[2]；出现这些症状时再进行血锂浓度的测定，其结果就已经出现了异常。

合并使用卡马西平和锂盐的患者的神经毒性的研究报道见第454页。卡马西平所致的肾衰竭导致体内血锂浓度达到中毒水平[3]。

1. Speirs J, Hirsch SR. Severe lithium toxicity with "normal" serum concentrations. *BMJ* 1978; **1:** 815–16.
2. MacCallum WAG. Interaction of lithium and phenytoin. *BMJ* 1980; **280:** 610–11.
3. Mayan H, *et al.* Lithium intoxication due to carbamazepine-induced renal failure. *Ann Pharmacother* 2001; **35:** 560–2.

抗菌药 也有的研究报道了接受脱氧土霉素[1]、甲硝唑[2]、大观霉素[3]和四环素[4]的患者偶尔出现过锂中毒。

然而，值得注意的是很多患者同时使用锂盐和四环素并没有出现严重问题，另外四环素可以治疗锂盐所致的痤疮状的斑疹[5]。研究还发现合并使用四环素后[5]，健康对照体内的血锂浓度降低，而不是升高，但是这可能没有临床意义。

1. Miller SC. Doxycycline-induced lithium toxicity. *J Clin Psychopharmacol* 1997; **17:** 54–5.
2. Teicher MH, *et al.* Possible nephrotoxic interaction of lithium and metronidazole. *JAMA* 1987; **257:** 3365–6.
3. Anonymous. Possible adverse drug-drug interaction report: lithium intoxication in a spectinomycin-treated patient. *Int Drug Ther Newslett* 1978; **13:** 15.
4. McGennis AJ. Lithium carbonate and tetracycline interaction. *BMJ* 1978; **1:** 1183.
5. Fankhauser MP, *et al.* Evaluation of lithium-tetracycline interaction. *Clin Pharm* 1988; **7:** 314–17.

抗偏头痛药 当同时使用舒马普坦和锂盐时，可能会增加CNS毒性的风险。关于这方面的评论和建议见第596页。

抗肿瘤药 一名接受顺铂治疗的患者会出现短暂的血锂浓度降低[1]。这究竟是顺铂本身的作用，还是静脉输液和甘露醇的作用，或者是它们的共同作用，其结果还不清楚。然而，虽然对于其他患者，这种相互作用会造成不能进行锂盐的充分治疗的风险，但是对于顺铂治疗的患者，这种相互作用并没有明显的临床意义。

1. Pietruszka LJ, *et al.* Evaluation of cisplatin-lithium interaction. *Drug Intell Clin Pharm* 1985; **19:** 31–2.

抗精神病药和抗焦虑药 对于急性躁狂的控制，锂盐起效太慢不能单独使用，此时必须合并一种抗精神病药物治疗。然而，应当引起注意的是这种联合用药必须谨慎使用，因为可能会发生药物相互作用和不良反应。

氯丙嗪治疗能够增加锂的肾排泄[1]，这就意味着以后停止使用氯丙嗪时，会导致血锂浓度急剧升高[2]。反过来锂盐也能够降低氯丙嗪的血药浓度[3]，对于先前两种药物治疗稳定的患者，突然停用锂盐就会引起氯丙嗪中毒。同时服用氯丙嗪的患者在停用锂盐后出现了心室颤动[4]；提示在将要停用锂盐时，应当适当地减少氯丙嗪的剂量。

虽然早期关于锂盐合并抗精神病药的患者的回顾性研究[10,11]，并没有检测到这些不良反应，但是也有少数几个孤立的报道称，合并使用锂盐和三氟哌噻吨癸酸酯[5]、氟奋乃静癸酸酯[6]或者高剂量的氟哌啶醇[7~9]的患者，出现了神经毒性或脑损伤，表现为谵妄、癫痫发作、脑病或锥体外系反应的发生率增加。在锂盐合并硫利哒嗪[12,13]、舒必利[14]、氯氮平[15]和利培酮[16]的患者中也有神经系统不良反应的报道。虽然这些不良事件与锂盐和抗精神病药的联合应用之间的因果关系还没有完全被证实，但是与对于接受这两类药物联合应用的患者，还是应当监测其神经毒性的症状和体征。

1987年的一篇综述认为锂盐和抗精神病药联合应用所致的神经毒性是一种罕见的不良事件[17]。这种联合用药是否就比单一用药发生不良反应的风险大，这种神经毒性是否是一种独特的诊断单元，或者只是锂中毒的一种不典型表现，或者是神经阻滞药恶性综合征，在这些问题上都还存在着争议。锂盐和氟哌啶醇之间的药物相互作用可能以神经阻滞药恶性综合征的形式表现出来，而锂盐和酚噻嗪类，特别是硫利哒嗪之间的药物相互作用可能以锂中毒的形式表现出来。总之，尽管联合用药的风险很小，但是临床医生还是应当意识到这一点。

尽管报道显示锂盐和地西泮的相互作用导致机体体温过低[18]，但是这可能仅是一例个体特异的反应，而不是一种真正的药物相互作用[17]；一般情况下，认为锂盐和苯二氮䓬类药物的联合应用是很安全的。

1. Sletten I, *et al.* The effect of chlorpromazine on lithium excretion in psychiatric subjects. *Curr Ther Res* 1966; **8:** 441–6.
2. Pakes GE. Lithium toxicity with phenothiazine withdrawal. *Lancet* 1979; **ii:** 701.
3. Rivera-Calimlim L, *et al.* Effect of lithium on plasma chlorpromazine levels. *Clin Pharmacol Ther* 1978; **23:** 451–5.
4. Stevenson RN, *et al.* Ventricular fibrillation due to lithium withdrawal—an interaction with chlorpromazine? *Postgrad Med J* 1989; **65:** 936–8.
5. West A. Adverse effects of lithium treatment. *BMJ* 1977; **2:** 642.
6. Singh SV. Lithium carbonate/fluphenazine decanoate producing irreversible brain damage. *Lancet* 1982; **ii:** 278.
7. Cohen WJ, Cohen NH. Lithium carbonate, haloperidol, and irreversible brain damage. *JAMA* 1974; **230:** 1283–7.
8. Loudon JB, Waring H. Toxic reactions to lithium and haloperidol. *Lancet* 1976; **ii:** 1088.
9. Thomas C, *et al.* Lithium/haloperidol combinations and brain damage. *Lancet* 1982; **i:** 626.
10. Baastrup PC, *et al.* Adverse reactions in treatment with lithium carbonate and haloperidol. *JAMA* 1976; **236:** 2645–6.
11. Prakash R. Lithium-haloperidol combination and brain damage. *Lancet* 1982; **i:** 1468–9.
12. Standish-Barry HMAS, Shelly MA. Toxic neurological reaction to lithium/thioridazine. *Lancet* 1983; **i:** 771.
13. Cantor CH. Encephalopathy with lithium and thioridazine in combination. *Med J Aust* 1986; **144:** 164–5.
14. Dinan TG, O'Keane V. Acute extrapyramidal reactions following lithium and sulpiride co-administration: two case reports. *Hum Psychopharmacol Clin Exp* 1991; **6:** 67–9.
15. Blake LM, *et al.* Reversible neurologic symptoms with clozapine and lithium. *J Clin Psychopharmacol* 1992; **12:** 297–9.
16. Swanson CL, *et al.* Effects of concomitant risperidone and lithium treatment. *Am J Psychiatry* 1995; **152:** 1096.
17. Ross DR, Coffey CE. Neuroleptics and anti-anxiety agents. In: Johnson FN, ed. *Depression & mania: modern lithium therapy.* Oxford: IRL Press, 1987: 167–71.
18. Naylor GJ, McHarg A. Profound hypothermia on combined lithium carbonate and diazepam treatment. *BMJ* 1977; **2:** 22.

苯二氮䓬类 见上文**抗精神病药和抗焦虑药**项下的内容。

钙通道阻滞药 已有锂盐治疗的患者合用维拉帕米后出现神经毒性的报道[1]。此时血锂浓度仍维持在正常的治疗范围内，这可能是锂盐和维拉帕米对神经内分泌的协同作用所致。也有维拉帕米降低血锂浓度的报道[2]。也有锂盐与地尔硫䓬[3]及其他药物的合并用药引起神经毒性的报道。在其他锂盐合并地尔硫䓬的患者中也有诱导精神病发作的报道[4]。

1. Price WA, Giannini AJ. Neurotoxicity caused by lithium-verapamil synergism. *J Clin Pharmacol* 1986; **26:** 717–19.
2. Weinrauch LA, *et al.* Decreased serum lithium during verapamil therapy. *Am Heart J* 1984; **108:** 1378–80.
3. Valdiserri EV. A possible interaction between lithium and diltiazem: case report. *J Clin Psychiatry* 1985; **46:** 540–1.
4. Binder EF, *et al.* Diltiazem-induced psychosis and a possible diltiazem-lithium interaction. *Arch Intern Med* 1991; **151:** 373–4.

中枢兴奋药 一例已经接受锂盐治疗并稳定15个月的患者，在给予马吲哚治疗后的几天内出现锂中毒[1]。

锂盐与西布曲明联合应用有引起CNS毒性的风险，源于两者对5-HT具有协同作用。

1. Hendy MS, *et al.* Mazindol-induced lithium toxicity. *BMJ* 1980; **280:** 684–5.

利尿药 酚噻嗪类利尿药通过抑制远端肾小管对钠的重吸收导致低钠症。随后引起近段肾小管对钠的重吸收增加，如此反复引起血锂浓度升高[1]。锂盐治疗稳定的患者在开始酚噻嗪类利尿药治疗后就面临着发生锂中毒的高风险。在开始利尿药治疗的3～5天内就可以监测到血锂浓度已经达到中毒的水平。髓袢利尿药（呋塞米、布美他尼和依他尼酸）似乎很少引起锂盐的蓄积，但是仍需慎用，尤其是对于那些限制钠的摄入的患者更须慎用[1]。阿米洛利和其他排钾利尿药，似乎都不影响锂的排泄，但是乙酰唑胺能够增加锂的排泄。然而，由于乙酰唑胺的利尿效应是短期的，所以这种相互作用也是暂时性的[1]。

因此对于锂盐治疗稳定的患者，在必须进行利尿治疗时，建议把锂盐的剂量减至原来的25%～50%[1,2]，并且每周测定2次血锂浓度直到再次达到稳定的状态，此时髓袢利尿药（如布美他尼或呋塞米）似乎是更好的选择。

既往的研究文献已经讨论过有关可以观察到的锂盐-利尿药的药物相互作用和注意事项的问题[3]。

1. Beeley L. Drug interactions with lithium. *Prescribers' J* 1986; **26:** 160–3.
2. Ramsay LE. Interactions that matter: diuretics and antihypertensive drugs. *Prescribers' J* 1984; **24:** 60–5.
3. Grau E. Diuretics. In: Johnson FN, ed. *Depression & mania: modern lithium therapy.* Oxford: IRL Press, 1987: 180–3.

胃肠药 碳酸氢钠和锂盐合并使用时，碳酸氢钠能够降低血锂浓度，源于碳酸氢盐阴离子的过度排泄从而增加了锂阳离子的肾排泄[1]。含有氢氧化铝和氢氧化镁与西甲硅油的抗酸药不影响锂的溶解，对体外碳酸锂的溶解度[2]和体内碳酸锂的生物利用度[3]都没有影响。

有一个个案详细地描述了锂盐和卵叶车前子之间可能的药物相互作用，卵叶车前子通过抑制肠内锂的吸收而降低血锂浓度[4]。

当锂盐治疗的患者合并使用止吐药物如甲氧氯普胺时，其发生锥体外系反应的风险增加，发生神经毒性的概率增大。

西沙必利和锂盐的合并使用能够使室性心律失常的风险增加。

1. McSwiggan C. A significant drug interaction. *Aust J Pharm* 1978; **59:** 6.
2. Schiessler DM, *et al.* Effect of antacids on lithium carbonate dissolution and solubility in vitro. *Am J Hosp Pharm* 1983; **40:** 825–8.
3. Goode DL, *et al.* Effect of antacid on the bioavailability of lithium carbonate. *Clin Pharm* 1984; **3:** 284–7.
4. Perlman BB. Interaction between lithium salts and ispaghula husk. *Lancet* 1990; **335:** 416.

单纯性交换树脂 阳离子交换树脂普罗比妥钠可能会降低锂盐的吸收。

甲基多巴 一些情况下，甲基多巴能够引起锂中毒[1~3]。即使血锂浓度维持在治疗范围内，临床上仍有可能出现中毒症状。

1. Byrd GJ. Methyldopa and lithium carbonate: suspected interaction. *JAMA* 1975; **233:** 320.
2. O'Regan JB. Adverse interaction of lithium carbonate and methyldopa. *Can Med Assoc J* 1976; **115:** 385–6.
3. Osanloo E, Deglin JH. Interaction of lithium and methyldopa. *Ann Intern Med* 1980; **92:** 433–4.

肌松药 锂盐合并地西泮时会出现体温过低的症状，详见上文**抗精神病药和抗焦虑药**项下的内容。

有2例接受锂盐和氟哌啶醇治疗的亨廷顿舞蹈病患者，在增加巴氯酚后其运动过度的症状严重恶化[1]。

1. Andén N-E, *et al.* Baclofen and lithium in Huntington's chorea. *Lancet* 1973; **ii:** 93.

神经肌肉阻滞药 锂盐能够延长神经肌肉阻滞药的疗效，详见第1814页。关于手术和麻醉的问题应当进行进一步的讨论，详见上文**注意事项**项下的**麻醉药**。

NSAIDs 锂盐与塞来考昔[1]、双氯芬酸[2]、布洛芬[3,4]、吲哚美辛[5,6]、酮咯酸[7,8]、甲酚那酸[9,10]、萘普生[11]、吡罗昔康[12,13]、罗非考昔[14~16]、噻罗芬酸[17]合用后，会引起肾清除率降低，血锂浓度升高，某些情况下甚至会导致锂中毒。其次，与阿扎丙宗、酮洛芬[18]、帕瑞考昔、保泰松[18]合用也有类似的药物相互作用。然而，与舒林酸[11,19,20]合用并不引起血锂浓度的升高。尽管曾有一个个案报道，合用阿司匹林[21]后患者的血锂浓度升高，但是这一结果并没有在其他患者中得到证实，普遍认为这种药物相互作用不太可能存在[6,22]，而且在这种研究[22]中必须要保证钠平衡，但是那例个案报道却没有控制受试者的饮食。

对锂盐治疗的患者出现的轻微的暂时性疼痛和发热的处置，已有相应的规定，此时暂时给予一定量的阿司匹林的方法很受欢迎，但是对乙酰氨基酚应当是首选的镇痛药[18]。对于长期治疗的患者，舒林酸似乎是最安全的NSAID。应当尽可能地避免使用双氯芬酸、布洛芬、吲哚美辛、酮洛芬、萘普生、保泰松、吡罗昔康，如果必须使用上述药物中的一种，就必须减少目前所使用的锂盐的维持量。也考虑过是否可以使用其他的NSAIDs，但是因为当时没有可以利用的信息，就只能是假定其他的NSAIDs都存在导致血锂浓度升高的潜在风险。

1. Slørdal L, *et al.* A life-threatening interaction between lithium and celecoxib. *Br J Clin Pharmacol* 2003; **55:** 413–14.
2. Reimann IW, Frölich JC. Effects of diclofenac on lithium kinetics. *Clin Pharmacol Ther* 1981; **30:** 348–52.
3. Kristoff CA, *et al.* Effect of ibuprofen on lithium plasma and red blood cell concentrations. *Clin Pharm* 1986; **5:** 51–5.
4. Ragheb M. Ibuprofen can increase serum lithium level in lithium-treated patients. *J Clin Psychiatry* 1987; **48:** 161–3.
5. Frölich JC, *et al.* Indomethacin increases plasma lithium. *BMJ* 1979; **1:** 1115–16.
6. Reimann IW, *et al.* Indomethacin but not aspirin increases plasma lithium ion levels. *Arch Gen Psychiatry* 1983; **40:** 283–6.
7. Langlois R, Paquette D. Increased serum lithium levels due to

ketorolac therapy. *Can Med Assoc J* 1994; **150:** 1455–6.
8. Iyer V. Ketorolac (Toradol®) induced lithium toxicity. *Headache* 1994; **34:** 442–4.
9. Shelley RK. Lithium toxicity and mefenamic acid: a possible interaction and the role of prostaglandin inhibition. *Br J Psychiatry* 1987; **151:** 847–8.
10. MacDonald J, Neale TJ. Toxic interaction of lithium carbonate and mefenamic acid. *BMJ* 1988; **297:** 1339.
11. Ragheb M, Powell AL. Lithium interaction with sulindac and naproxen. *J Clin Psychopharmacol* 1986; **6:** 150–4.
12. Kerry RJ, *et al.* Possible toxic interaction between lithium and piroxicam. *Lancet* 1983; **i:** 418–19.
13. Walbridge DG, Bazire SR. An interaction between lithium carbonate and piroxicam presenting as lithium toxicity. *Br J Psychiatry* 1985; **147:** 206–7.
14. Sajbel TA, *et al.* Pharmacokinetic effects of rofecoxib therapy on lithium. *Pharmacotherapy* 2001; **21:** 380.
15. Lundmark J, *et al.* A possible interaction between lithium and rofecoxib. *J Clin Pharmacol* 2002; **53:** 403–4.
16. Rätz Bravo AE, *et al.* Lithium intoxication as a result of an interaction with rofecoxib. *Ann Pharmacother* 2004; **38:** 1189–93.
17. Alderman CP, Lindsay KSW. Increased serum lithium concentration secondary to treatment with tiaprofenic acid and fosinopril. *Ann Pharmacother* 1996; **30:** 1411–3.
18. Furnell MM. Non-steroidal anti-inflammatory drugs. In: Johnson FN, ed. *Depression & mania: modern lithium therapy.* Oxford: IRL Press, 1987: 183–6.
19. Furnell MM, Davies J. The effect of sulindac on lithium therapy. *Drug Intell Clin Pharm* 1985; **19:** 374–6.
20. Ragheb MA, Powell AL. Failure of sulindac to increase serum lithium levels. *J Clin Psychiatry* 1986; **47:** 33–4.
21. Bendz H, Feinberg M. Aspirin increases serum lithium ion levels. *Arch Gen Psychiatry* 1984; **41:** 310–11.
22. Reimann I. Aspirin increases serum lithium ion levels. *Arch Gen Psychiatry* 1984; **41:** 311.

阿片镇痛药 当锂盐和曲马多合用时，由于这两种药物对 5-HT 有协同作用，所以存在 CNS 毒性的风险。

副交感神经药 锂盐对副交感神经药的影响详见**新斯的明的药物相互作用**，第602页。

黄嘌呤 已有茶碱提高锂的肾清除率，从而降低血锂浓度的研究报道[1]。研究报道 11 位服用锂盐的患者，当把咖啡因从他们的饮食习惯中去掉后，血锂浓度便会升高 24%[2]。对于那些基线时血锂浓度较低的患者，这不会导致锂中毒；但是对于那些基线时血锂浓度就偏高的患者，就可能会发生锂中毒。

1. Cook BL, *et al.* Theophylline-lithium interaction. *J Clin Psychiatry* 1985; **46:** 278–9.
2. Mester R, *et al.* Caffeine withdrawal increases lithium blood levels. *Biol Psychiatry* 1995; **37:** 348–50.

药动学

口服任何一种锂盐时都很迅速被胃肠道吸收，而且吸收完全。制剂的类型可以影响锂的吸收。在口服传统片剂、胶囊或水剂后的 0.5～3h 内可达血浓度高峰；口服缓释制剂后达峰浓度的时间延长，可能在一次服药后的 2～12h 内达血浓度高峰。迅速分布于全身各组织，在 6～10h 内完成全部分布；其中骨骼、甲状腺和脑脊液中的浓度高于血浆浓度。

锂主要通过尿排泄；仅有少量可在粪便、唾液和汗液排泄中检测到。不与血浆蛋白结合。可以通过胎盘分布到乳汁中。肾功能正常的患者的半衰期为 12～24h，但是肾功能低下的患者的半衰期相对延长；老年患者的半衰期可达 36h，肾损伤患者的半衰期长达40～50h。所以治疗开始后的 4～7 天才能达稳态血浓度。

服用既定剂量的锂盐后，血锂浓度的个体差异很大，产生疗效所需的血锂浓度的个体差异也很大。另外血锂浓度还受下列因素的影响，如给药方案（每天一次给药还是分次给药），肾功能，患者的饮食习惯，患者自身的身体状况，血样标本的抽取时间，其他药物如钠盐或利尿药，以及制剂类型和生物利用度。而且，血锂的治疗浓度与中毒浓度之间的范围很窄。所以，不仅要对每位患者的剂量进行滴定，以确保患者保持恒定的恰当的血锂浓度，而且还要严格控制抽取用于监测的血样标本的条件。实际操作中，要求在剂量稳定 4～7 天的前提下，在末次服药后的 12h 抽取血样标本，用来测定血锂浓度。在这种情况下，末次剂量的锂已经分布完全，已达到稳态血浓度。通常情况下，维持期血锂浓度为 0.4～1mmol/L；在血锂浓度超过 1.5mmol/L 时将会出现中毒效应。有关血锂浓度的监测细节详见下文**用途和用法**项下的内容。已有研究者运用一种创伤性较低的检查方法，对其他体液如唾液中的锂浓度进行了评估。然而，结果并不明确，而且在实际操作中，这些方法也不能替代血锂浓度的检测。

1. Ward ME, *et al.* Clinical pharmacokinetics of lithium. *J Clin Pharmacol* 1994; **34:** 280–5.
2. Reiss RA, *et al.* Lithium pharmacokinetics in the obese. *Clin Pharmacol Ther* 1994; **55:** 392–8.
3. Thomsen K, Schou M. Avoidance of lithium intoxication: advice based on knowledge about the renal lithium clearance under various circumstances. *Pharmacopsychiatry* 1999; **32:** 83–6.
4. Sproule BA, *et al.* Differential pharmacokinetics of lithium in elderly patients. *Drugs Aging* 2000; **16:** 165–77.

用法 参照锂的药动学估算锂的需要量。

1. Marken PA, *et al.* Preliminary comparison of predictive and empiric lithium dosing: impact on patient outcome. *Ann Pharmacother* 1994; **28:** 1148–52.
2. Taright N, *et al.* Nonparametric estimation of population characteristics of the kinetics of lithium from observational and experimental data: individualization of chronic dosing regimen using a new Bayesian approach. *Ther Drug Monit* 1994 **16:** 258–69.
3. Sproule BA, *et al.* Fuzzy logic pharmacokinetic modeling: application to lithium concentration prediction. *Clin Pharmacol Ther* 1997; **62:** 29–40.
4. Wright R, Crimson ML. Comparison of three a priori methods and one empirical method in predicting lithium dosage requirements. *Am J Health-Syst Pharm* 2000; **57:** 1698–1702.

囊性纤维化病 文献显示在伴有囊性纤维化病的患者中，锂的肾排泄减低，详见上文**注意事项**。

乳汁中的分布 见上文**注意事项**下锂盐分布到乳汁中的文献。

妊娠 文献显示妊娠期间锂的肾清除率有很大变化，参见上文**注意事项**。

用途和用法

服用任何一种锂盐后，都能释放出很多锂离子，这些锂离子在身体的很多部位都和钠离子竞争。所以锂盐有别于其他抗抑郁药的特点就在于，它有着一种独特的作用和不良反应。虽然对于它的作用机制目前还不甚了解，但是它确实对**躁狂**、**双相障碍**和**复发性单相抑郁**都有很好的疗效。由于锂的治疗浓度和中毒浓度之间的范围很窄，所以通常要在专业医师的指导下用药；而且对于那些无法进行血锂浓度监测的患者，不应当处方锂盐。

锂疗法需要通过测定血锂浓度进行监测，达到既有疗效又不会导致中毒的血锂浓度必须因人而异。有证据表明多数患者在血锂浓度为 0.8mmol/L 或以上时，产生疗效的可能性最大。也有个别的患者在血锂浓度仅有 0.4mmol/L 时就出现了疗效，但是事先根本不可能把这些患者鉴别出来。通常情况下，血锂浓度达到 1.5mmol/L 以上时才会出现中毒效应，但对于少数敏感的患者如老年患者，血锂浓度仅有 1.0mmol/L 时都有可能会出现中毒效应，因此建议把他们的治疗浓度范围调整为 0.4～1mmol/L（这也是维持治疗的浓度范围和老年患者的治疗浓度范围的最低值）。必须教会患者如何识别锂中毒的早期症状（见上文），而且要立即寻求医疗帮助以避免病情进一步的发展。

锂盐的剂量取决于制剂的选择，因为不同的锂盐制剂，其生物利用度差别很大。下面通过一些英国制剂的推荐剂量来说明这个问题：

- *Camcolit* 片剂（*Norgine*，*UK*）含碳酸锂；治疗的起始剂量为每日 1～1.5g；预防的起始剂量为每日 300～400mg。
- *Li-Liquid* 制剂（*Rosemont*，*UK*）含枸橼酸锂；治疗和预防的起始剂量均为每日 1.018～3.054g，分 2 次服用（老年患者或体重低于 50kg 的患者，起始剂量为 509mg，每日 2 次）。
- *Liskonum* 片剂（*GlaxoSmithKline*，*UK*）含碳酸锂；治疗的起始剂量为 450～675mg，每日 2 次（老年患者起始剂量为 225mg，每日 2 次）；预防的起始剂量为 450mg，每日 2 次（老年患者起始剂量为 225mg，每日 2 次）。
- *Priadel* 片剂（*Sanofi Synthelabo*，*UK*）含碳酸锂；治疗和预防的起始剂量均为每日 0.4～1.2g，1 次服用或者分 2 次服用（老年或体重低于 50kg 的患者，起始剂量为每日 200～400mg）。
- *Priadel* 糖浆剂（*Sanofi Synthelabo*，*UK*）含枸橼酸锂；治疗和预防的起始剂量均为每日 1.04～3.12g，分 2 次服用（老年患者或体重低于 50kg 的患者，起始剂量为每日 520mg～1.04g）。

治疗初期可以把一天的剂量分次服用，但是当血锂浓度稳定后，还是应当首选每日 1 次服药的给药方式。

起始剂量治疗 4～7d 后，可以根据测定的血锂浓度调整剂量。必须是在严格控制的状态下抽取的血标本（末次服药后的 12h 抽取血标本）。此后每周进行一次血锂浓度的测定，直到稳定的剂量治疗 4 周为止。之后将监测的频率减为大约每 3 个月测定一次血锂浓度。如果患者的情况发生改变，以致影响了锂的药动学或需要量，就应当重新开始对血锂浓度的密切监测，直至再次达到稳态血浓度。这些能够影响到锂药动学或需要量的情况包括锂制剂的更换，并发症（包括泌尿道感染），躁狂或抑郁相，饮食习惯的改变，体温的变化，妊娠或使用其他药物（特别是保钠制剂和利尿药）。详见上文**注意事项和药物相互作用**。已经发现锂盐的长期使用与甲状腺障碍、轻度的认知和注意障碍有关。所以只有在有明确的治疗指征的情况下，才能采取长期锂盐治疗的措施。此时对患者定期地进行评估，只有在持续有效的情况下，才能继续治疗 3～5 年。

锂盐也用来治疗**攻击性或自残行为**。剂量与上文所描述的复发性情感障碍的预防剂量相当。

尽管有些制剂被用于 12 岁及以上年龄的患者，但锂盐在英国并未被许可用于儿童。*BNFC 2009* 建议在专家的指导下，可以用于治疗躁狂、双相障碍、复发抑郁以及攻击或自伤行为。推荐的用量与上文提到的相似。

在条件允许的情况下，应当尽可能地在几周的时间内缓慢停药，以减轻对疾病复发的担忧。详见上文**注意事项**项下**撤药**。

也有使用其他锂盐制剂治疗精神病性障碍患者的报道，这些锂盐制剂有醋酸盐、葡糖糖酸盐、谷酸盐和硫酸盐。

顺势疗法 用于顺势疗法的碳酸锂名称包括：Lithium carbonicum；Lithium carb；Lith. Carb。用于顺势疗法的枸橼酸锂名称包括：Lithium citricum。

焦虑障碍 锂盐曾被作为增效剂尝试用于强迫性障碍（见第925页）。

双相障碍 在双相障碍的治疗策略中锂盐的主要作用是预防（见第351页）。有时候也被用来控制急性躁狂，但是由于它起效慢，所以通常情况下，都是和抗精神病药一起控制急性躁狂。

1. Aronson JK, Reynolds DJM. Lithium. *BMJ* 1992; **305:** 1273–6.
2. Price LH, Heninger GR. Lithium in the treatment of mood disorders. *N Engl J Med* 1994; **331:** 591–8.
3. Jensen HV, *et al.* Lithium prophylaxis of manic-depressive disorder: daily lithium dosing schedule versus every second day. *Acta Psychiatr Scand* 1995; **92:** 69–74.
4. Jensen HV, *et al.* Twelve-hour brain lithium concentration in lithium maintenance treatment of manic-depressive disorder: daily versus alternate-day dosing schedule. *Psychopharmacology (Berl)* 1996; **124:** 275–8.
5. Maj M, *et al.* Late non-responders to lithium prophylaxis in bipolar patients: prevalence and predictors. *J Affect Disord* 1996; **39:** 39–42.
6. Burgess S, *et al.* Lithium for maintenance treatment of mood disorders. Available in The Cochrane Database of Systematic Reviews; Issue 3. Chichester: John Wiley; 2001 (accessed 24/11/05).
7. Sproule B. Lithium in bipolar disorder: can drug concentrations predict therapeutic effect? *Clin Pharmacokinet* 2002; **41:** 639–60.
8. Geddes JR, *et al.* Long-term lithium therapy for bipolar disorder: systematic review and meta-analysis of randomized controlled trials. *Am J Psychiatry* 2004; **161:** 217–22.
9. Severus WE, *et al.* What is the optimal serum lithium level in the long-term treatment of bipolar disorder—a review? *Bipolar Disord* 2008; **10:** 231–7.
10. Berghöfer A, *et al.* Long-term effectiveness of lithium in bipolar disorder: a multicenter investigation of patients with typical and atypical features. *J Clin Psychiatry* 2008; **69:** 1860–8.
11. Coryell W. Maintenance treatment in bipolar disorder: a reassessment of lithium as the first choice. *Bipolar Disord* 2009; **11** (suppl 2): 77–83.
12. Tondo L, Baldessarini RJ. Long-term lithium treatment in the prevention of suicidal behavior in bipolar disorder patients. *Epidemiol Psichiatr Soc* 2009; **18:** 179–83.

抑郁 锂盐也被用于复发性单相抑郁的治疗和预防，通常是在常规的抗抑郁药无效的情况下应用（见第352页）。对于难治性抑郁症，锂盐常被作为其他抗抑郁药的增效剂来使用。

1. Heit S, Nemeroff CB. Lithium augmentation of antidepressants in treatment-refractory depression. *J Clin Psychiatry* 1998; **59** (suppl 6): 28–33.
2. Bauer M, Dopfmer S. Lithium augmentation in treatment-resistant depression: meta-analysis of placebo-controlled studies. *J Clin Psychopharmacol* 1999; **19:** 427–34. Correction. *ibid.* 2000; **20:** 287.
3. Sackeim HA, *et al.* Continuation pharmacotherapy in the prevention of relapse following electroconvulsive therapy; a randomized controlled trial. *JAMA* 2001; **285:** 1299–1307.
4. Guzzetta F, *et al.* Lithium treatment reduces suicide risk in recurrent major depressive disorder. *J Clin Psychiatry* 2007; **68:** 380–3.
5. Crossley NA, Bauer M. Acceleration and augmentation of antidepressants with lithium for depressive disorders: two meta-analyses of randomized, placebo-controlled trials. *J Clin Psychiatry* 2007; **68:** 935–40.

行为紊乱 有关锂盐用于治疗行为紊乱的儿童患者的描述见第927页。

头痛 锂盐还是治疗丛集性头痛（见第587页）的多种药物之一，在丛集性头痛发作期间，使用锂盐来控制头痛的发作。在一项双盲研究[1]中，发现尽管维拉帕米的不良反应较少，但是锂盐和维拉帕米对丛集性头痛的预防的疗效相当。然而，在随后的安慰剂对照研究[2]中，发现锂盐的疗效并不比安慰剂强，从而导致这项研究提前结束。

1. Bussone G, *et al.* Double blind comparison of lithium and verapamil in cluster headache prophylaxis. *Headache* 1990; **30:** 411–17.
2. Steiner TJ, *et al.* Double-blind placebo-controlled trial of lithium in episodic cluster headache. *Cephalalgia* 1997; **17:** 673–5.

甲状腺功能亢进症 锂盐曾被尝试用于甲状腺功能亢进症的患者（见第2086页），但是它的治疗价值还存在争议，少数情况下，它甚至会引起甲状腺功能亢进（见上文不良反应项下的对内分泌系统的影响）。也有的研究报道，对于 Grave 甲状腺毒症的患者，预防性使用锂盐可用来延长其甲状腺暴露于放射性碘的时间[1]。

1. Bogazzi F, *et al.* Treatment with lithium prevents serum thyroid hormone increase after thionamide withdrawal and radioiodine therapy in patients with Graves' disease. *J Clin Endocrinol Metab* 2002; **87:** 4490–5.

精神分裂症 对于抗精神病药单一治疗无效的精神分裂症（见第928页）或分裂情感性障碍的患者，曾经尝试使用锂盐作为抗精神病药的增效剂。荟萃分析的研究结果提示尽管既往的研究结果并不一致，但是锂盐的增效作用还是有一定的效果，尤其是对于分裂情感性障碍的患者[1]。

然而，显然有更多的患者在研究初期就脱落了，提示可能是不良反应的问题，尤其是有发生药物相互作用的危险，更应当牢记在心，谨慎使用（见上文**药物相互作用**）。

1. Leucht S, *et al.* Lithium for schizophrenia revisited: a systematic review and meta-analysis of randomized controlled trials. *J Clin Psychiatry* 2004; **65:** 177–86.

皮肤病 对于脂溢性皮炎患者，也可以局部应用一些锂盐或者锂的衍生物（特别是琥珀酸锂，见第1529页，葡萄糖酸锂也有可能）制剂。

1. Dreno B, *et al.* Lithium gluconate 8% vs ketoconazole 2% in the treatment of seborrhoeic dermatitis: a multicentre, randomized study. *Br J Dermatol* 2003; **148:** 1230–6.
2. Dréno B, *et al.* Gluconate de lithium gel à 8 p. 100 dans le traitement de la dermatite séborrhéique. *Ann Dermatol Venereol* 2007; **134:** 347–51.

制剂

BP 2010: Lithium Carbonate Tablets; Lithium Citrate Oral Solution; Prolonged-release Lithium Carbonate Tablets;
USP 33: Lithium Carbonate Capsules; Lithium Carbonate Extended-release Tablets; Lithium Carbonate Tablets; Lithium Citrate Syrup.

专利制剂

Arg.: Ceglution; Eskalit; Karlit; Lithiun; ***Austral.:*** Lithicarb; Quilonum; ***Austria:*** Neurolepsin; Quilonorm; ***Belg.:*** Camcolit; Maniprex; Priadel; ***Braz.:*** Carbolim; Carbolitium; Litiocar†; Neurolithium; ***Canad.:*** Carbolith; Duralith; Lithane; ***Chile:*** Cabalex†; Cade L; Carbolit; Carboron; Psicolit; ***Cz.:*** Contemnol†; ***Denm.:*** Litarex; ***Fin.:*** Lito; ***Fr.:*** Lithioderm; Neurolithium†; Teralithe; ***Ger.:*** Hypnorex; leukominerase†; Li 450†; Quilonum; ***Gr.:*** Lithiofor; Milithin; Priadel; ***Hong Kong:*** Camcolit†; Lithicarb; Lithiofor†; ***Hung.:*** Liticarb; ***India:*** Licab; Staleth; ***Indon.:*** Frimania; ***Irl.:*** Camcolit; Priadel; ***Israel:*** Licarbium; ***Ital.:*** Carbolithium; ***Jpn:*** Limas; ***Malaysia:*** Priadel†; ***Mex.:*** Carbolit; Litheum; ***Neth.:*** Camcolit; Litarex; Priadel; ***Norw.:*** Lithionit; ***NZ:*** Lithicarb; Priadel; ***Philipp.:*** Quilonium-R; ***Port.:*** Priadel; ***Rus.:*** Sedalit (Седалит); ***S.Afr.:*** Camcolit; Lentolith†; Quilonum; ***Singapore:*** Camcolit; ***Spain:*** Plenur; ***Swed.:*** Lithionit; ***Switz.:*** Litarex; Lithiofor; Neurolithium†; Priadel; Quilonorm; ***Thai.:*** Licarb; Limed; Lit-300; Phanate†; ***Turk.:*** Kilonum; Lithuril; ***UK:*** Camcolit; Li-Liquid; Liskonum; Lithonate; Priadel; ***USA:*** Eskalith†; Lithobid.

多组分制剂 ***Austral.:*** Caprilate; ***Ger.:*** NeyDop (Revitorgan-Lingual Nr. 97)†; NeyDop N (Revitorgan-Dilutionen N Nr 97)†; Togal Classic; ***Spain:*** Citinoides.

顺势疗法制剂 ***Austria:*** Rheu†; ***Chile:*** Artroplex; ***Fr.:*** Natrum Carbonicum Complexe No 10; Rhus Toxicodendron Compose; Ricinus Compose; ***Ger.:*** Arthriselect; Girheulit HM; Girheulit HOM; Heweurat N; Rheuma-Gastreu R46†; rheuma-loges; ***Switz.:*** Regenaplex Nr. 21c; Regenaplex Nr. 51c.

Lofepramine Hydrochloride（*BANM,USAN,rINNM*）盐酸洛非帕明

Hidrocloruro de lofepramina; Leo-640; Lofépramine, Chlorhydrate de; Lofepramini Hydrochloridum; Lopramine Hydrochloride; WHR-2908A. 5-{3-[*N*-(Chlorophenacyl)-*N*-methylamino]propyl}-10,11-5*H*-dihydrodibenz[*b,f*]azepine hydrochloride.

Лофепрамина Гидрохлорид

$C_{26}H_{27}ClN_2O,HCl$ = 455.4.
CAS — 23047-25-8 (lofepramine); 26786-32-3 (lofepramine hydrochloride).
ATC — N06AA07.
ATC Vet — QN06AA07.
UNII — Z24K96F991.

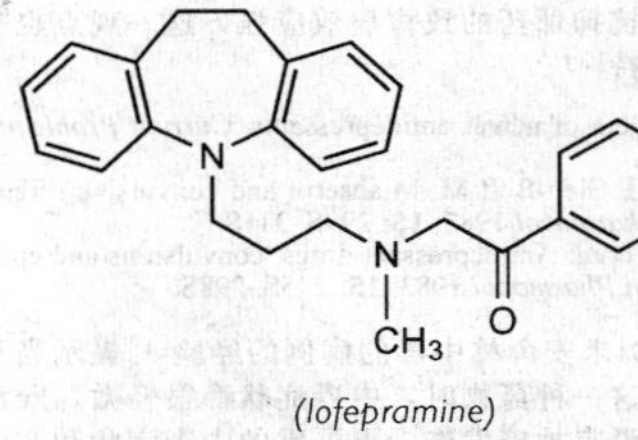

(lofepramine)

Pharmacopoeias. In *Br.*

BP 2010（Lofepramine Hydrochloride） 淡黄白色至绿黄色的粉末，有种微弱的独特的气味。呈现出一种多态现象。极微溶于乙醇和甲醇；微溶于丙酮。贮藏于密闭容器中。避光。

不良反应、处置和注意事项

一般来说，三环类抗抑郁药（见**阿米替林**，第354页）抗毒蕈碱的不良反应的发生率都比较高，但是盐酸洛非帕明抗毒蕈碱的不良反应的发生率较低。洛非帕明避免用于严重肝损伤或严重肾损伤的患者。

对肝脏的影响 见下文阿米替林，第355页。

过量 与早期的三环类抗抑郁药相比，洛非帕明过量时的毒性要小得多[1]。来自英格兰和威尔士国家统计办公室的数据分析结果也显示，洛非帕明过量导致死亡的风险，与 SSRIs 药物过量导致死亡的风险基本相当，差别不明显。普遍认为过量时，SSRIs 药物明显比三环类药物安全[2]。

1. Reid F, Henry JA. Lofepramine overdosage. *Pharmacopsychiatry* 1990; **23:** 23–27.
2. Mason J, *et al.* Fatal toxicity associated with antidepressant use in primary care. *Br J Gen Pract* 2000; **50:** 366–70.

药物相互作用

与三环类抗抑郁药的药物相互作用有关，见**阿米替林**（第357页）。

药动学

洛非帕明快速被胃肠道吸收；口服药物后的 1h 内达血浆浓度高峰。然而，由于洛非帕明的胃肠通过时间较长，因此可能会发生延迟性吸收，尤其是过量时更容易发生延迟性吸收。经过首关效应，主要在肝里脱甲基化，分解成有活性的初级代谢产物，地昔帕明（第 365 页）。代谢途径也包括 *N*-氧化和羟基化。血浆清除半衰期为 5h 左右。洛非帕明主要以其代谢产物的形式经过尿排泄。血浆蛋白的结合率达 99%。洛非帕明分布在乳汁中。

用途和用法

洛非帕明是一种二苯并氮䓬类三环类抗抑郁药，其作用和用途与阿米替林相似（第369页）。它的一种代谢产物是地昔帕明（第365页）。洛非帕明是镇静作用较弱的三环类药物之一。

在抑郁症（第352页）的治疗中，洛非帕明以盐酸化物的形式口服，但是却以碱基的量表达。76.1mg 的盐酸洛非帕明相当于大约 70mg 的洛非帕明。常用量是 70mg 的当量值，每日 2 次或 3 次。

洛非帕明应当逐渐地缓慢撤药以减少出现撤药症状的风险。

老年人的用法 英国注册药品信息显示对于一些老年患者，可能使用低于常规剂量的洛非帕明，就会产生疗效，但是一项针对 46 位各个年龄段的老年抑郁症患者进行的研究结果显示，在治疗 28 天时，70mg 的洛非帕明并不比安慰剂有效[1]。

1. Tan RSH, *et al.* The effect of low dose lofepramine in depressed elderly patients in general medical wards. *Br J Clin Pharmacol* 1994; **37:** 321–4.

制剂

BP 2010: Lofepramine Tablets.

专利制剂

Cz.: Tymelyt†; ***Ger.:*** Gamonil†; ***Gr.:*** Gamonil; ***Irl.:*** Gamanil; ***Port.:*** Deprimil†; ***S.Afr.:*** Emdalen; ***Switz.:*** Gamonil†; ***UK:*** Feprapax†; Gamanil†; Lomont.

Maprotiline（*BAN*，*USAN*，*rINN*）马普替林

Maprotiliini; Maprotilin; Maprotilina; Maprotilinum. 3-(9,10-Dihydro-9,10-ethanoanthracen-9-yl)propyl(methyl)amine; *N*-Methyl-9,10-ethanoanthracene-9(10*H*)-propylamine.

Мапротилин

$C_{20}H_{23}N$ = 277.4.
CAS — 10262-69-8.
ATC — N06AA21.
ATC Vet — QN06AA21.
UNII — 2U1W68TROF.

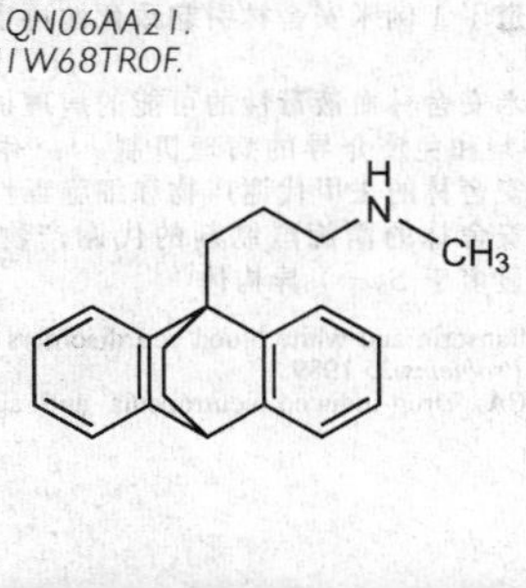

Maprotiline Hydrochloride（*BANM*，*rINNM*）盐酸马普替林

Ba-34276; Hidrocloruro de maprotilina; Maprotiliinihydrokloridi; Maprotilin Hidroklorür; Maprotiline, chlorhydrate de; Maprotilinhidroklorid; Maprotilin-hydrochlorid; Maprotilinhydroklorid; Maprotilini hydrochloridum; Maprotilino hidrochloridas.

Мапротилина Гидрохлорид

$C_{20}H_{23}N,HCl$ = 313.9.
CAS — 10347-81-6.
UNII — 7C8J54PVFI.

Pharmacopoeias. In *Chin.*, *Eur.* (see p.vii), *Jpn*, and *US.*

Ph. Eur. 6. 8（Maprotiline Hydrochloride） 白色或类白色的结晶性粉末。呈现出一种多态现象。微溶于水；溶于乙醇；极微溶于丙酮；略溶于二氯甲烷；易溶于甲醇。

USP 33（Maprotiline Hydrochloride） 白色或接近白色，基本上无味的结晶性粉末。微溶于水；易溶于氯仿和甲醇；几乎不溶于异辛烷。贮藏于密闭容器中。

不良反应、处置和注意事项

马普替林是四环类抗抑郁药，其不良反应与三环类抗抑郁药的不良反应基本相似（见**阿米替林**，第 354 页），但马普替林很少出现抗毒蕈碱的不良反应。

与三环类抗抑郁药相比，马普替林出现皮疹的概率更高。无论既往有没有癫痫病史，都可以出现癫痫发作的不良反应。而且马普替林的剂量越大，出现癫痫发作的风险就越大。因此，对于那些伴有癫痫的患者或者癫痫阈值较低的患者都不应当使用马普替林。

不良反应发生率 1985 年 3 月英国 CSM[1]收到一份有关马普替林不良反应的报告，来自累计 250 万张处方的统计数据，结果如下：抽搐（124 例），肝的反应（4 例），血液病学的反应（8 例）。也有 454 例皮疹报告。

1. CSM. Dangers of newer antidepressants. *Current Problems 15* 1985.

对皮肤的影响 除了有很多马普替林引起皮疹的实例（见上文**不良反应发生率**）外，也有引起皮肤性脉管炎的报道，此时必须立即停药[1]。

1. Oakley AMM, Hodge L. Cutaneous vasculitis from maprotiline. *Aust N Z J Med* 1985; **15:** 256–7.

致癫痫效应 对 186 例既往没有癫痫发作病史的精神病患者进行的回顾性调查，结果发现 32 例服用马普替林的患者中有 5 例患者出现全身强直-阵挛发作，45 例服用三环类抗抑郁药的患者中仅有 1 例患者出现癫痫发作[1]。其余的患者均没有出现癫痫发作，包括服用其他药物的患者和根本没有用药的患者。在出现癫痫发作的那 5 例马普替林治疗的患者中，有 2 例患者的剂量为每日 75～150mg，2 例患者的剂量为每日 200～300mg，另 1 例患者在剂量为每日 150mg 时出现部分复杂性癫痫发作，当剂量增加至每日 300mg 后出现全身强直-阵挛发作。

1. Jabbari B, *et al.* Incidence of seizures with tricyclic and tetracyclic antidepressants. *Arch Neurol* 1985; **42:** 480–1.

过量 马普替林除了出现癫痫发作的比例高于三环类抗抑郁药之外，其过量时的表现与三环类抗抑郁药中毒时的表现类似（见**阿米替林的不良反应**，第354页）。

关于根据过量时的毒性而选择抗抑郁药的讨论详见**抑郁症**（第352页）。

1. Crome P, Newman B. Poisoning with maprotiline and mianserin. *BMJ* 1977; **2:** 260.
2. Curtis RA, *et al.* Fatal maprotiline intoxication. *Drug Intell Clin Pharm* 1984; **18:** 716–20.
3. Knudsen K, Heath A. Effects of self poisoning with maprotiline. *BMJ* 1984; **288:** 601–3.
4. Crome P, Ali C. Clinical features and management of self-poisoning with newer antidepressants. *Med Toxicol* 1986; **1:** 411–20.

卟啉病 卟啉病的患者使用盐酸马普替林是不安全的，因为动物实验显示，盐酸马普替林具有生卟啉的特性。

药物相互作用

马普替林的药物相互作用与三环类抗抑郁药的药物相互作用类似（见**阿米替林**，第357页）。

药动学

马普替林被胃肠道缓慢吸收，吸收完全。口服药物后的 8h 内达血浆浓度高峰。广泛分布于全身各组织，血浆蛋白结合率为 88%～89%。

主要在肝里脱甲基化，分解成为其主要的活性代谢产物，去甲马普替林；马普替林和去甲马普替林的代谢途径包括 *N*-氧化，脂肪族和芳香族的羟基化，形成芳香族甲氧基衍生物。除了去甲马普替林之外，马普替林-*N*-氧化物也具有药理活性。马普替林的平均血浆清

除半衰期为 43h 左右，其活性代谢产物的半衰期更长（平均 60～90h）。马普替林主要以代谢产物的形式经尿排泄，无论是游离状态，还是结合状态；也有一部分通过粪便排泄。

马普替林也分布到乳汁中（见**阿米替林**项下的**哺乳**，第356页）。

1. Maguire KP, *et al*. An evaluation of maprotiline: intravenous kinetics and comparison of two oral doses. *Eur J Clin Pharmacol* 1980; **18:** 249–54.
2. Alkalay D, *et al*. Bioavailability and kinetics of maprotiline. *Clin Pharmacol Ther* 1980; **27:** 697–703.
3. Firkusny L, Gleiter H. Maprotiline metabolism appears to co-segregate with the genetically-determined CYP2D6 polymorphic hydroxylation of debrisoquine. *Br J Clin Pharmacol* 1994; **37:** 383–8.

用途和用法

马普替林是一种四环类抗抑郁药，其作用和用途与三环类抗抑郁药的作用和用途相似（见**阿米替林**，第359页）。马普替林是镇静作用较强的抗抑郁药物之一，但是其抗毒蕈碱的作用很弱。和三环类抗抑郁药一样，马普替林也是一种去甲肾上腺素再摄取抑制药；与中枢肾上腺素（α_1）受体的亲和力也比较弱。

马普替林通常以盐酸化物的形式口服使用，但是它也可以以甲磺酸盐的形式注射使用，以树脂酸盐的口服液形式口服使用。

在抑郁症（见第352页）治疗中，盐酸马普替林口服给药，每日的总药量可 1 次或分次服用。通常以每日 75mg 作为起始剂量，服药 2 周后应当根据临床反应进行剂量调整，必要时逐渐增加药量，每次增加 25mg，最高可增加到每日 150mg。重度抑郁症的住院患者起始剂量可以为每日 100～150mg。对于一些重度抑郁症患者，可能需要增加剂量到每日 225mg。老年患者的推荐起始剂量是每日 25mg，然后根据临床反应逐渐加量至每日 50～75mg。

马普替林应当逐渐停药，以减少引起撤药症状的风险。

制剂

USP 33: Maprotiline Hydrochloride Tablets.

专利制剂

Austria: Ludiomil; ***Belg.:*** Ludiomil; ***Braz.:*** Ludiomil; ***Chile:*** Mapromil†; ***Cz.:*** Ludiomil; Maprotibene†; ***Denm.:*** Ludiomil; Maludil†; ***Fr.:*** Ludiomil; ***Ger.:*** Deprilept†; Ludiomil; Maprolu; ***Gr.:*** Aprotilin; Klimastress; Ludiomil; Retinyl; ***Hung.:*** Ludiomil; Maprolu†; ***Indon.:*** Ludiomil; Ludios; Sandepril; Tilsan; ***Israel:*** Melodil; ***Ital.:*** Ludiomil; ***Malaysia:*** Ludiomil; ***Mex.:*** Ludiomil; ***Neth.:*** Ludiomil†; ***NZ:*** Ludiomil; ***Pol.:*** Ludiomil; ***Port.:*** Ludiomil; ***Rus.:*** Ludiomil (Людиомил); ***S.Afr.:*** Ludiomil; ***Singapore:*** Ludiomil; ***Spain:*** Ludiomil; ***Swed.:*** Ludiomil; ***Switz.:*** Ludiomil; ***Thai.:*** Ludiomil; ***Turk.:*** Ludiomil; Maprotil; ***UK:*** Ludiomil†; ***Ukr.:*** Ludiomil (Людиомил); ***Venez.:*** Ludiomil.

Melitracen Hydrochloride（*USAN*，*rINNM*）盐酸美利曲辛

Hidrocloruro de melitraceno; Mélitracène, Chlorhydrate de; Melitraceni Hydrochloridum; N-7001; U-24973A. 3-(9,10-Dihydro-10,10-dimethyl-9-anthrylidene)propyldimethylamine hydrochloride.

Мелитрацена Гидрохлорид

$C_{21}H_{25}N,HCl = 327.9.$

CAS — 5118-29-6 (melitracen); 10563-70-9 (melitracen hydrochloride).

ATC — N06AA14.

ATC Vet — QN06AA14.

UNII — J3448GKP5W.

(melitracen)

简介

美利曲辛是一种三环类抗抑郁药（见**阿米替林**，第354页）。美利曲辛以盐酸化物的形式口服，但是却以碱基的量表达。28.1mg 的盐酸美利曲辛相当于大约 25mg 的美利曲辛。

美利曲辛与氟哌噻吨（第968页）联合用于抑郁伴焦虑（第352页）的治疗。美利曲辛 10mg，氟哌噻吨 500μg，于早晨和正午口服。某些严重病例，早晨剂量可加倍。每日总剂量，美利曲辛不超过 40mg，氟哌噻吨不超过 2mg。老年患者可在早晨给予美利曲辛 10mg，氟哌噻吨 500μg；严重病例，此剂量可于早晨和正午服用。美利曲辛也单独用于抑郁症的治疗。初始剂量为每日 25mg，分 2～3 次服用，必要时，每日最大剂量可增加到 225mg。

美利曲辛应当逐渐停药，以减少出现撤药症状的风险。

制剂

专利制剂

Austria: Dixeran†; ***Belg.:*** Dixeran†.

多组分制剂 ***Austria:*** Deanxit; ***Belg.:*** Deanxit; ***Hong Kong:*** Anfree; Danxipress; Deanxit; Quali-Xit; ***Singapore:*** Deanxit; ***Spain:*** Deanxit; ***Switz.:*** Deanxit; ***Thai.:*** Deanxit.

Mianserin Hydrochloride（*BANM,USAN,rINNM*）盐酸米安舍林

Hidrocloruro de mianserina; Mianseriinihydrokloridi; Mianserin Hidroklorür; Miansérine, chlorhydrate de; Mianserin-hydrochlorid; Mianserinhydroklorid; Mianserini hydrochloridum; Mianserino hidrochloridas; Mianseryny chlorowodorek; Mianszerin-hidroklorid; Org-GB-94. 1,2,3,4,10,14b-Hexahydro-2-methyldibenzo[*c,f*]pyrazino[1,2-*a*]azepine hydrochloride.

Миансерина Гидрохлорид

$C_{18}H_{20}N_2,HCl = 300.8.$

CAS — 24219-97-4 (mianserin); 21535-47-7 (mianserin hydrochloride).

ATC — N06AX03.

ATC Vet — QN06AX03.

UNII — 2X03TN217S.

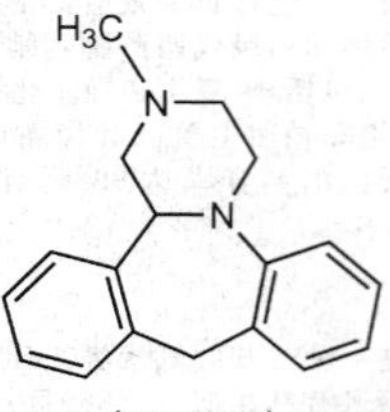

(mianserin)

Pharmacopoeias. In *Eur.* (see p.vii).

Ph. Eur. 6.8（Mianserin Hydrochloride） 白色或类白色结晶性粉末或结晶。略溶于水；微溶于乙醇；可溶于二氯甲烷。1%的水溶液的 pH 值为 4.0～5.5。避光。

不良反应

米安舍林是一种四环类抗抑郁药，与三环类抗抑郁药相比，其抗毒蕈碱和心脏的不良反应都很少，很轻微，但是其他方面的不良反应与三环类药物相类似（见**阿米替林**，第354页）；米安舍林即便是过量时出现心脏毒性的风险也很低。

米安舍林最常见的不良反应是困倦。也有米安舍林引起骨髓抑制的报道，通常表现为白细胞减少，粒细胞减少或缺乏；再生障碍性贫血也有报道。这些血液系统的不良反应通常发生在治疗最初的几周内，尤其是老年人。

已经报道的其他不良反应包括肝功能障碍和黄疸，乳房疾病（男子乳腺发育，乳头压痛和非产后的乳汁分泌）和多关节病。

对血液的影响 自 1976 年到 1988 年底，英国 CSM 已经接收到 239 篇使用米安舍林时出现血液系统不良反应的报道[1]。在这些不良反应的报道中有 68 篇是出现粒细胞缺乏，84 篇是出现粒细胞减少或白细胞减少，很可能是由米安舍林所致；也有 17 篇导致死亡的报道。综合考虑各种形式的处方，结果发现 65 岁以上的老年患者白细胞障碍不良反应发生率更高，但是没有性别差异。这些数据也提示不良反应更多见于治疗最初的 3 个月内。直到 1992 年底，CSM[2]收到的米安舍林所致粒细胞缺乏和中性粒细胞减少的数量已经分别上升到 79 和 105。

也报道了 1 例米安舍林引起致死性再生障碍性贫血的案例[3]。

有关米安舍林血液毒性的可能的病理机制包括直接毒性效应[4]和免疫介导的病理机制[5]。体外研究的证据证实米安舍林的去甲代谢产物和细胞毒性之间显著相关。在米安舍林的消旋酸制剂的代谢产物中，$R(-)$-异构体明显多于 $S(+)$-异构体[6]。

1. CSM. Mianserin and white blood cell disorders in the elderly. *Current Problems 25* 1989.
2. CSM/MCA. Drug-induced neutropenia and agranulocytosis. *Current Problems* 1993; **19:** 10–11.
3. Durrant S, Read D. Fatal aplastic anaemia associated with mianserin. *BMJ* 1982; **285:** 437.
4. O'Donnell JL, *et al*. Possible mechanism for mianserin induced neutropenia associated with saturable elimination kinetics. *BMJ* 1985; **291:** 1375–6.
5. Stricker BHC, *et al*. Thrombocytopenia and leucopenia with mianserin-dependent antibodies. *Br J Clin Pharmacol* 1985; **19:** 102–4.
6. Riley RJ, *et al*. A stereochemical investigation of the cytotoxicity of mianserin metabolites in vitro. *Br J Clin Pharmacol* 1989; **27:** 823–30.

对心血管系统的影响 尽管米安舍林的心脏毒性低于三环类抗抑郁药，但是仍有个别的患者出现了心脏的不良反应。有 2 位老年患者出现了心功能障碍的症状（心力衰竭、心房和心室颤动、心动过缓和频发的心室异常搏动），停药后得以缓解[1]。其中一位患者还出现低钾血症，可能是米安舍林所致。这些均提示先前有心血管疾病病史的老年患者更容易出现心血管系统的问题。其他有关米安舍林诱导的心脏不良反应的报道还包括一位 61 岁的老年男性患者在服用过量的米安舍林后再次出现心室颤动[2]，一位 50 岁的女性患者在服用治疗剂量的米安舍林后出现心动过缓[3]。

1. Whiteford H, *et al*. Disturbed cardiac function possibly associated with mianserin therapy. *Med J Aust* 1984; **140:** 166–7.
2. Haefeli WE, *et al*. Recurrent ventricular fibrillation in mianserin intoxication. *BMJ* 1991; **302:** 415–16.
3. Carcone B, *et al*. Symptomatic bradycardia caused by mianserin at therapeutic doses. *Hum Exp Toxicol* 1991; **10:** 383–4.

对肝脏的影响 1985 年 3 月，英国 CSM 已经收到来自 500 万张处方的 57 篇有关米安舍林对肝的影响的报道。这些不良反应包括黄疸和其他肝功能异常，但是没有导致死亡的报道[1]。

也有关黄疸的病例报道[2～5]，在停药或减量后肝功能又恢复正常。

1. CSM. Dangers of newer antidepressants. *Current Problems 15* 1985.
2. Adverse Drug Reactions Advisory Committee. Mianserin: a possible cause of neutropenia and agranulocytosis. *Med J Aust* 1980; **2:** 673–4.
3. Goldstraw PW, *et al*. Mianserin and jaundice. *N Z Med J* 1983; **96:** 985.
4. Zarski J-P, *et al*. Toxicité hépatique des nouveaux anti-dépresseurs: a propos d'une observation. *Gastroenterol Clin Biol* 1983; **7:** 220–1.
5. Otani K, *et al*. Hepatic injury caused by mianserin. *BMJ* 1989; **299:** 519.

对肌肉骨骼系统的影响 一例患者在开始米安舍林治疗后的 6 天出现了急性多发性关节炎，累及手关节和足关节[1]；当时英国 CSM 已经收到了 19 篇有关米安舍林引起关节炎和关节痛的报道。提示米安舍林对 5-HT 受体的影响可能是出现这些不良反应的原因，见**米氮平**（第386页）。

1. Hughes A, Coote J. Arthropathy associated with treatment with mianserin. *BMJ* 1986; **292:** 1050.

对皮肤的影响 个别的患者出现的与米安舍林有关的皮肤病学不良反应，包括中毒性表皮坏死松解症[1]和多形性红斑[2,3]。

1. Randell P. Tolvon and toxic epidermal necrolysis. *Med J Aust* 1979; **2:** 653.
2. Quraishy E. Erythema multiforme during treatment with mianserin—a case report. *Br J Dermatol* 1981; **104:** 481.
3. Cox NH. Erythema multiforme due to mianserin—a case against generic prescribing. *Br J Clin Pract* 1985; **39:** 293–4.

对舌的影响 2 例患者出现与米安舍林有关的舌炎[1]。另一位患者出现舌炎的同时还出现严重的面部水肿[2]。所有这些患者的症状在停用米安舍林后都得到缓解。

1. de la Fuente JR, Berlanga C. Glossitis associated with mianserin. *Lancet* 1984; **i:** 233.
2. Leibovitch G, *et al*. Severe facial oedema and glossitis associated with mianserin. *Lancet* 1989; **ii:** 871–2.

致癫痫效应 1985 年 3 月英国 CSM 已经收到来自 500 万处方的 64 篇有关米安舍林引起抽搐发作的报道[1]。先前有一篇综述[2]对其中 40 篇的病例进行分析，结果认为仅仅在少数情况下，可以在米安舍林与癫痫发作之间建立一种因果关系。这提示米安舍林的致癫痫效应并不比三环类抗抑郁药的致癫痫效应强，这一观点也被其他综述所支持[3]。

1. CSM. Dangers of newer antidepressants. *Current Problems 15* 1985.
2. Edwards JG, Glen-Bott M. Mianserin and convulsive seizures. *Br J Clin Pharmacol* 1983; **15:** 299S–311S.
3. Richens A, *et al*. Antidepressant drugs, convulsions and epilepsy. *Br J Clin Pharmacol* 1983; **15:** 295S–298S.

过量 100 例米安舍林中毒的病例的经验[1]提示当只服用米安舍林这一种药物时，中毒症状都很轻微，既没有深度昏迷也没有抽搐发作。更严重的中毒症状和 2 例死亡的情况见于服用多重过量的药物的患者。这一结果提

示急性米安舍林过量时的毒性低于三环类抗抑郁药过量时的毒性。这一结论也被一项大规模的随访研究[2]所证实，这是一项对米安舍林和阿米替林过量时企图自杀结局的比较研究。

1. Chand S, *et al.* One hundred cases of acute intoxication with mianserin hydrochloride. *Pharmakopsychiatrie* 1981; **14:** 15–17.
2. Inman WHW. Blood disorders and suicide in patients taking mianserin or amitriptyline. *Lancet* 1988; **ii:** 90–2.

注意事项

与三环类抗抑郁药的注意事项大致相同（见**阿米替林**，第356页）。虽然米安舍林的心脏毒性低于三环类抗抑郁药，但是仍应当慎用于伴有心血管疾病的患者，如心脏传导阻滞或新近心肌梗死后的患者。同样，虽然米安舍林抗毒蕈碱的不良反应很少见，但是对于伴有闭角型青光眼或前列腺增生的患者，仍应当进行密切观察。米安舍林还应当慎用于伴有糖尿病、癫痫、肝肾功能损害的患者；避免用于严重肝病的患者。

在抗抑郁药物治疗的初期应当密切观察患者的病情变化，直至抑郁症状显著改善，因为自杀是抑郁症患者自身固有的风险。详见**抑郁症**（第352页）。在抗抑郁药治疗其他精神障碍的初期，也有可能会出现自杀的想法和行为；所以治疗抑郁症患者的注意事项同样适用于治疗其他精神障碍的患者。

在米安舍林治疗的最初3个月内，建议每4周进行全血细胞计数检查，因为存在骨髓抑制的风险。同样，当米安舍林治疗的患者出现发热、咽喉痛、口炎或者其他感染症状时，都应当立即停药，并进行全血细胞计数检查。米安舍林治疗的老年患者存在着血液系统不良反应的特殊风险。详见上文**不良反应**项下的**对血液的影响**。

英国注册药品信息不推荐米安舍林用于哺乳的患者，但是*BNF 59*却认为米安舍林分布到乳汁中的量太小不足于造成伤害。

卟啉病 盐酸米安舍林对卟啉病患者是不安全的药物，因为动物实验显示米安舍林具有卟啉原的特性。

药物相互作用

建议米安舍林不应当用于那些MAOIs治疗的患者或者停用MAOIs不足14天的患者。停用米安舍林后再开始任何一种引起严重不良反应的药物（苯乙肼）治疗，之间的间隔至少需要1周的时间。与三环类药物（第357页）不同，米安舍林并不降低抗高血压药物胍乙啶、肼屈嗪、普奈罗尔或可乐定的疗效。然而，当米安舍林与抗高血压药物合并使用时，仍建议密切监测血压的变化。当苯妥英治疗的患者也要使用米安舍林时，应当密切监测苯妥英的血药浓度；也有有关苯妥英降低米安舍林的血药浓度的报道（见下文）。当米安舍林与CNS抑制药（如乙醇）、抗焦虑药或抗精神病药合并使用时可能会出现剂量增强作用。

抗癫痫药 6例米安舍林治疗的患者同时接受抗癫痫药物治疗时，米安舍林和去甲米安舍林的血药浓度降低，半衰期缩短。这些抗癫痫药的方案是苯妥英和卡马西平合用，或者苯妥英和苯巴比妥合用[1]。卡马西平单独使用也可能降低米安舍林的血药浓度[2,3]。

米安舍林可能通过降低癫痫发作的阈值而拮抗抗癫痫药的作用。

1. Nawishy S, *et al.* Kinetic interaction of mianserin in epileptic patients on anticonvulsant drugs. *Br J Clin Pharmacol* 1982; **13:** 612P–13P.
2. Leinonen E, *et al.* Effects of carbamazepine on serum antidepressant concentrations in psychiatric patients. *J Clin Psychopharmacol* 1991; **11:** 313–18.
3. Eap CB, *et al.* Effects of carbamazepine coadministration on plasma concentrations of the enantiomers of mianserin and of its metabolites. *Ther Drug Monit* 1999; **21:** 166–70.

药动学

米安舍林迅速被胃肠道吸收，但是经过肝的首关代谢后其生物利用度明显降低。米安舍林的代谢途径包括芳香族的羟基化，*N*-氧化，*N*-脱甲基化。去甲米安舍林和8-羟基米安舍林都具有药理活性。

米安舍林几乎全部以代谢产物的形式经尿排泄，无论游离状态还是结合状态；也有一些通过粪便排泄。

米安舍林广泛分布于全身各组织，几乎全部与血浆蛋白结合。已经发现米安舍林的血浆清除半衰期时相呈双相性，末期的持续时间为6～40h。米安舍林能够透过血脑屏障和胎盘，也可分布到乳汁中。

1. Hrdina PD, *et al.* Mianserin kinetics in depressed patients. *Clin Pharmacol Ther* 1983; **33:** 757–62.
2. Pinder RM, Van Delft AML. The potential therapeutic role of enantiomers and metabolites of mianserin. *Br J Clin Pharmacol* 1983; **15:** 269S–276S.
3. Timmer CJ, *et al.* Absolute bioavailability of mianserin tablets and solution in healthy humans. *Eur J Drug Metab Pharmacokinet* 1985; **10:** 315–23.
4. Begg EJ, *et al.* Variability in the elimination of mianserin in elderly patients. *Br J Clin Pharmacol* 1989; **27:** 445–51.
5. Buist A, *et al.* Mianserin in breast milk. *Br J Clin Pharmacol* 1993; **36:** 133–4.
6. Dahl M-L, *et al.* Stereoselective disposition of mianserin is related to debrisoquin hydroxylation polymorphism. *Clin Pharmacol Ther* 1994; **56:** 176–83.

用途和用法

米安舍林是一种四环类抗抑郁药。看起来没有明显的抗毒蕈碱的特点，但是具有显著的镇静作用。不同于三环类抗抑郁药（见**阿米替林**，第359页），米安舍林并不阻止外周去甲肾上腺素的再摄取；该药可以阻断突触前膜肾上腺素（α_2）受体，增加脑内去甲肾上腺素的周转。在某些脑区，米安设林还是突触后膜5-HT受体的拮抗药。

在抑郁症的治疗中（见第352页），盐酸米安舍林口服的初始剂量为每日30～40mg，然后根据需要再逐渐加量。治疗量通常为每日30～90mg。日剂量可以分配到全天，也可以晚上一次服用。有的患者日剂量高达200mg，分次服用。建议老年患者的初始日剂量不超过30mg，必要时可以缓慢加量。

米安舍林应当逐渐停药以减少出现撤药症状的风险。

制剂

BP 2010: Mianserin Tablets.

专利制剂

Arg.: Lerivon; ***Austral.:*** Lumin; Tolvon; ***Austria:*** Tolvon; ***Belg.:*** Lerivon; ***Braz.:*** Tolvon; ***Chile:*** Athimil; Prevalina; ***Cz.:*** Lerivon; Miabene; ***Denm.:*** Tolmin; Tolvon; ***Fin.:*** Miaxan; Tolvon; ***Fr.:*** Athymil; ***Ger.:*** Hopacem†; Mianeurin; Prisma†; Tolvin; ***Gr.:*** Tolvon; ***Hong Kong:*** Tolvon; ***Hung.:*** Miagen; Tolvon; ***India:*** Depnon; ***Irl.:*** Tolvon†; ***Israel:*** Bonserin; ***Ital.:*** Lantanon; ***Mex.:*** Tolvon; ***Neth.:*** Tolvon; ***Norw.:*** Tolvon; ***NZ:*** Tolvon; ***Pol.:*** Deprexolet; Lerivon; Miansec; Miansegen; Mianserckt†; Norserin; ***Port.:*** Tolvon; ***Rus.:*** Lerivon (Леривон); ***S.Afr.:*** Lantanon; ***Spain:*** Lantanon; ***Swed.:*** Tolvon; ***Switz.:*** Amirine†; Tolvon; ***Thai.:*** Mealin; Omate†; Servin; Tolimed; Tolvon; ***Turk.:*** Tolvon; ***Ukr.:*** Lerivon (Леривон); ***Venez.:*** Athimil†.

Milnacipran Hydrochloride (*BANM, rINNM*) 盐酸米那普仑

F-2207 (milnacipran); Hidrocloruro de milnaciprán; Midalcipran Hydrochloride; Milnacipran, Chlorhydrate de; Milnaciprani Hydrochloridum. (±)-*cis*-2-(Aminomethyl)-*N,N*-diethyl-1-phenylcyclopropanecarboxamide hydrochloride.

Мильнаципрана Гидрохлорид

$C_{15}H_{22}N_2O,HCl = 282.8.$

CAS — 92623-85-3 (milnacipran); 101152-94-7 (milnacipran hydrochloride); 175131-61-0 (milnacipran hydrochloride).

ATC — N06AX17.

ATC Vet — QN06AX17.

UNII — RNZ43O5WW5.

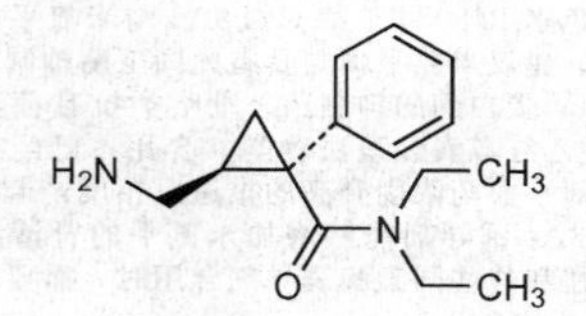

(milnacipran)

简介

盐酸米那普仑是一种5-羟色胺和去甲肾上腺素再摄取抑制药（见**文拉法辛**，第403页），被用于治疗抑郁症（第352页）。常规量是每次50mg，每日2次口服。在治疗纤维肌痛中（见**软组织风湿病**，第13页），盐酸米那普仑应逐渐加量，第一天口服1次12.5mg；第2～3天口服12.5mg，每日2次；第4～7天口服25mg，每日2次；之后增加至50mg，每日2次。根据临床反应有些患者可能需要增加至100mg，每日2次。肾损伤患者的剂量见下文。

米那普仑应当逐渐停药以减少出现撤药综合征的风险。

1. Tignol J, *et al.* Double-blind study of the efficacy and safety of milnacipran and imipramine in elderly patients with major depressive episode. *Acta Psychiatr Scand* 1998; **97:** 157–65.
2. Spencer CM, Wilde MI. Milnacipran: a review of its use in depression. *Drugs* 1998; **56:** 405–27.
3. Rouillon F, *et al.* Milnacipran efficacy in the prevention of recurrent depression: a 12-month placebo-controlled study. *Int Clin Psychopharmacol* 2000; **15:** 133–40.
4. Clerc G. Antidepressant efficacy and tolerability of milnacipran, a dual serotonin and noradrenaline reuptake inhibitor: a comparison with fluvoxamine. *Int Clin Psychopharmacol* 2001; **16:** 145–51.
5. Fukuchi T, Kanemoto K. Differential effects of milnacipran and fluvoxamine, especially in patients with severe depression and agitated depression: a case-control study. *Int Clin Psychopharmacol* 2002; **17:** 53–8.
6. Clauw DJ, *et al.* Milnacipran for the treatment of fibromyalgia in adults: a 15-week, multicenter, randomized, double-blind, placebo-controlled, multiple-dose clinical trial. *Clin Ther* 2008; **30:** 1988–2004. Correction. *ibid.* 2009; **31:** 446.
7. Mease PJ, *et al.* The efficacy and safety of milnacipran for treatment of fibromyalgia: a randomized, double-blind, placebo-controlled trial. *J Rheumatol* 2009; **36:** 398–409. Correction. *ibid.*; 661.

在肾损伤中的用法 盐酸米那普仑的通常剂量可用于轻度肾损伤的患者，须慎用于中度肾损伤的患者。对于肾损伤严重的患者（肌酐清除率5～29ml/min），可给予25mg的口服维持剂量，每日2次。也可根据临床反应增加至50mg，每日2次。该药禁用于终末期肾病。

药物相互作用 抗偏头痛药曾有罕见报道发现5-羟色胺和去甲肾上腺素再摄取抑制药（SNRIs）与5-HT_1受体拮抗药如舒马普坦（第596页）合用时，出现5-羟色胺综合征。

制剂

专利制剂

Arg.: Dalcipran; Ixel; ***Austria:*** Dalcipran; Ixel; ***Braz.:*** Ixel; ***Chile:*** Ixel; Misulvan; ***Cz.:*** Dalcipran†; Ixel; ***Fin.:*** Dalcipran†; Ixel; ***Fr.:*** Ixel; ***Hong Kong:*** Ixel; ***Israel:*** Ixel; ***Jpn:*** Toledomin; ***Pol.:*** Ixel; ***Port.:*** Dalcipran; Ixel; ***Rus.:*** Ixel (Иксел); ***Thai.:*** Ixel; ***Turk.:*** Ixel; ***USA:*** Savella.

Mirtazapine (*BAN, USAN, rINN*) 米氮平

6-Azamianserin; Mepirzapin; Mepirzepine; Mirtatsapiini; Mirtazapin; Mirtazapina; Mirtazapinum; Org-3770. (*RS*)-1,2,3,4,10,14b-Hexahydro-2-methylpyrazino-[2,1-*a*]pyrido[2,3-*c*][2]benzazepine.

Миртазапин

$C_{17}H_{19}N_3 = 265.4.$

CAS — 61337-67-5.

ATC — N06AX11.

ATC Vet — QN06AX11.

UNII — A051Q2099Q (mirtazapine); 8Z5UNK8A61 (mirtazapine hemihydrate).

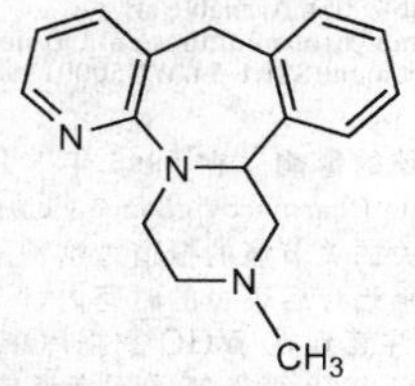

Pharmacopoeias. In *Eur.* (see p.vii) and *US.*

Ph Eur. 6.8 (Mirtazapine) 白色或类白色粉末，有或略有吸湿性。呈现多态性现象。几乎不溶于水；易溶于无水酒精。贮藏于密闭容器中。

USP 33 (Mirtazapine) 是一种无水化合物，或者含有一半分子量的结合水化合物。白色或奶油色的结晶性粉末。几乎不溶于水；溶于溶剂乙醚；略溶于正己烷；易溶于甲醇和甲苯。贮藏于密闭容器中。

不良反应

报道最多的不良反应是增加食欲和体重，引起水肿；治疗最初的几周内通常会出现困倦或镇静的不良反应。不太常见引起眩晕、头痛和肝酶水平升高的报道；有时可能会引起黄疸。其他少见的不良反应有体位性低血压、皮疹、梦魇、激越、躁狂、幻觉、感觉异常、抽搐、震颤、肌阵挛、精神运动性坐立不安（包括静坐不能）、不宁腿综合征、关节痛、肌痛，及可逆的粒细胞缺乏、白细胞减少和粒细胞减少。

与抗抑郁药的使用有关的抗利尿激素分泌可能会导致低钠血症，特别是在老年人当中。

不良反应发生率 Australian Adverse Drug Reations Advisory Committee报道[1]至2003年10月，他们已经收到与米氮平使用有关的不良反应的报道有253例。其中最多见的是水肿（33例），焦虑或易怒（24例），肌痛或关节痛（24例），镇静（23例）和皮肤反应（20例）。其他的不良反应包括运动功能亢进，腹泻，恶心和呕吐。也有16例既往没有癫痫病史的患者出现抽搐发作。也有血液异常的报道，包括8例中性粒细胞减少，6例血小板减少，1例淋巴细胞减少，1例各类细胞减少；绝大多数都是出现在米氮平开始治疗的2个月内。

英格兰开展了一项处方-不良事件监控研究，在英国市场上开始销售米氮平的最初2年内，收集了13554例处方米氮平的患者资料[2]。结果发现，有573例患者出现了807种药物不良反应。其中最常见的不良反应有困倦或镇静（116例），感觉不适、（71例），眩晕（57例），恶心和呕吐（33例），体重增加（31例），头痛或偏头痛（21例）。面部水肿（5例）、过敏反应（3例）、骨髓毒性（2例）和脊髓发育不良（1例）是更加严重的可疑不良反应。

1. Adverse Drug Reactions Advisory Committee (ADRAC). Convulsions and blood dyscrasias with mirtazapine. *Aust Adverse Drug React Bull* 2003; **22:** 18–19. Also available at: http://www.tga.gov.au/adr/aadrb/aadr0310.pdf (accessed 24/11/05)
2. Biswas PN, *et al.* The pharmacovigilance of mirtazapine: results of a prescription event monitoring study on 13 554 patients in England. *J Psychopharmacol* 2003; **17:** 121–6.

对内分泌系统的影响 1例老年女性患者在开始米氮平治疗的4天内出现低钠血症，她当时的用量是15mg，晚上一次给药[1]。除了她的年龄偏大以外，她本身还存在低钠血症的其他危险因素，包括使用利尿药，先前使用文拉法辛治疗时就发生过低钠血症。

1. Roxanas MG. Mirtazapine-induced hyponatraemia. *Med J Aust* 2003; **179:** 453–4.

对精神状态的影响 2003年5月，英国CSM召集了一个专家工作小组，旨在讨论当时正在发生的SSRIs药的安全性问题，尤其是儿童自杀行为的风险问题；会上也对米氮平（另一类5-羟色胺能抗抑郁药）进行了讨论。在2004年12月的最后总结性报道[1]中，专家工作小组的结论是：从CSM收到的实验数据来看，对于18岁以下的青少年和儿童，尽管米氮平没有增加他们出现自杀行为的风险，但是米氮平也没有显示出很好的抗抑郁症疗效。因此，综合考虑米氮平在这些患者抗抑郁症治疗中的风险和收益平衡，不推荐使用该药。类似的推荐意见也发表在EU[2]。

关于成人包括青壮年5-羟色胺能抗抑郁药治疗的自杀风险和自杀相关的不良事件已在**氟西汀**中进行了讨论，第369页。

1. Weller IVD. *Report of the CSM Expert Working Group on the safety of selective serotonin reuptake inhibitor antidepressants.* London: The Stationery Office, 2005.
2. European Medicines Agency. European Medicines Agency finalises review of antidepressants in children and adolescents (issued 25th April, 2005). Available at: http://www.ema.europa.eu/docs/en_GB/document_library/Referrals_document/SSRI_31/WC500013082.pdf (accessed 30/07/10)

对肌肉骨骼系统的影响 在1995年5月至2004年10月，Netherlands Pharmacovigilance Centre Lareb收到8例与米氮平有关的关节痛的报道；这种不良反应通常发生在开始米氮平治疗后很短的时间内，一旦停药即可缓解[1]。作者还注意到在WHO数据库中，截止到2004年3月，已经有4578篇米氮平不良反应的报道，其中有110篇是关节痛。与此相类似的不良反应也见于米安舍林和萘法唑酮，这提示这种不良反应可能与$5-HT_1$或$5-HT_2$受体有关。

1. Passier A, van Puijenbroek E. Mirtazapine-induced arthralgia. *Br J Clin Pharmacol* 2005; **60:** 570–2.

锥体外系反应 2例每晚服用米氮平30mg的患者出现静坐不能的不良反应[1]。其中1例患者在给予氯硝西泮后得以缓解，另1例患者在减少米氮平的剂量至每晚15mg后得以缓解。

1. Girishchandra BG, *et al.* Mirtazapine-induced akathisia. *Med J Aust* 2002; **176:** 242.

5-羟色胺综合征 5-羟色胺综合征（第392页）最多见于两种或两种以上增强中枢5-羟色胺能活性的药物合并使用的情况，这是一种不良反应叠加的表现；在极少的情况下，应用一种5-羟色胺能的药物就可出现了5-羟色胺综合征的不良反应。有1例老年男性患者[1]，他除了每日服用15mg的米氮平，还服用沙丁胺醇、异丙托铵和尼莫地平，尽管这三种药物对5-羟色胺能没有影响，但是他还是出现了5-羟色胺综合征。

1. Hernández JL, *et al.* Severe serotonin syndrome induced by mirtazapine monotherapy. *Ann Pharmacother* 2002; **36:** 641–3.

注意事项

米氮平应当慎用于癫痫患者或者既往有过抽搐发作病史的患者，如果这些疾病（癫痫或抽搐发作）都不稳定，更应当绝对禁止使用米氮平。在肝肾功能受损、心脏疾病如传导紊乱、心绞痛和近期发生的心肌梗死患者中使用该药也需要加以注意；在低血压、糖尿病、精神病和既往有双相障碍病史的患者中使用该药需格外慎重。如果治疗过程中出现黄疸应当立即停药。虽然米氮平仅有微弱的抗毒蕈碱的活性，但是在用于排尿困难、闭角型青光眼和眼内压升高的患者时，仍应当多加注意。

由于米氮平存在抑制骨髓造血的风险，因此治疗过程中患者出现下列症状时都应当引起注意：发热、咽喉痛、口炎或其他感染症状；此时应当立即停药并进行血细胞检查。

米氮平治疗初期，患者通常会感到困倦，如果有明显影响的话，此时患者就不应当驾车或操纵机器。

由于自杀是抑郁症患者自身固有的风险，因此在抗抑郁药治疗的初期应当密切观察患者的病情变化，直至抑郁症状显著改善。详见**抑郁症**（第352页）。在抗抑郁药治疗其他精神障碍的初期，也有可能会出现自杀的想法和行为；所以治疗抑郁症患者的注意事项同样适用于治疗其他精神障碍的患者。

米氮平应当逐渐停药以减少出现撤药症状的风险。

哺乳 在乳汁中可以检测到米氮平[1]；然而在母乳喂养的婴儿体内，米氮平的血药浓度极低（0.2ng/ml），没有检测到不良事件的发生。

1. Aichhorn W, *et al.* Mirtazapine and breast-feeding. *Am J Psychiatry* 2004; **161:** 2325.

儿童 对于青少年和儿童抑郁症患者，不推荐使用米氮平；详见上文**对精神状态的影响**。

妊娠 对9例在妊娠头3个月服用过米氮平治疗的患者进行的随访观察[1]（这些患者中大部分在妊娠期间还服用过其他药物），结果发现7例患者正常分娩，1例患者人工流产，1例患者自然流产。在另一项报道中，1个母亲曾在妊娠期间2个不同时段服用过米氮平，不但成功地缓解妊娠剧吐，还顺利分娩，生下一对健康的双胞胎男孩[2]。出生6个月时对这对双胞胎进行随访观察，结果显示一切正常。

Health Canada曾进行过下列报道，即一些患者在妊娠末期3个月服用过新型抗抑郁药，主要是米氮平，其新生儿在出生时出现了并发症，而且需要延长住院时间、呼吸支持和食管喂养[3]。并发症的症状有癫痫发作、肌肉强直、神经过敏和持续不断的大哭。他们认为这些症状不是米氮平的直接毒性，就可能是米氮平的撤药症状。

1. Yaris F, *et al.* Newer antidepressants in pregnancy: prospective outcome of a case series. *Reprod Toxicol* 2004; **19:** 235–8.
2. Rohde A, *et al.* Mirtazapine (Remergil) for treatment resistant hyperemesis gravidarum: rescue of a twin pregnancy. *Arch Gynecol Obstet* 2003; **268:** 219–21.
3. Health Canada. Health Canada advises of potential adverse effects of SSRIs and other anti-depressants on newborns (issued 9th August 2004). Available at: http://www.hc-sc.gc.ca/ahc-asc/media/advisories-avis/_2004/2004_44-eng.php (accessed 14/08/08)

药物相互作用

米氮平既不应当与MAOI联合使用，也不应当在停用MAOI的2周内使用；在停用米氮平后接受任何一种具有引起严重不良反应的药物（如苯乙肼）治疗之间，至少应当有1周的时间间隔。米氮平与乙醇或苯二氮䓬类药物合用时可能会引起过度镇静的不良反应。

细胞色素P450同工酶CYP3A4与米氮平的代谢有关，因此，建议米氮平慎与具有此同工酶抑制作用的药物［如HIV-蛋白酶的抑制药、吡咯类抗真菌药（如酮康唑）、琥乙红霉素和萘法唑酮］合用；已经有使用酮康唑后米氮平血药浓度升高的报道。相反，卡马西平和其他CYP3A4诱导剂能够增加米氮平的肾清除率，因此米氮平在和这些同工酶诱导剂合用时，需要增加米氮平的剂量。

西咪替丁在一定程度上抑制细胞色素P450同工酶，从而使米氮平的生物利用度提高两倍多；因此米氮平和西咪替丁合用时，必须减少米氮平的剂量。

抗高血压药 关于米氮平与可乐定合用引发高血压危象的报道详见第1203页**抗抑郁药**。

药动学

米氮平很容易被胃肠道吸收，服药后2h左右即可达血浆浓度高峰。血浆蛋白结合率在85%左右。主要在肝内代谢，主要的生物转化途径是脱甲基化和氧化，然后是葡萄糖醛酸苷结合作用；细胞色素P450同工酶包括CYP2D6、CYP1A2和CYP3A4。*N*-脱甲基化的代谢产物具有药理活性。通过尿液（75%）和粪便（15%）排泄。平均消除半衰期为20～40h。动物研究的数据显示米氮平能够透过胎盘。也能够分布到乳汁中。

1. Timmer CJ, *et al.* Clinical pharmacokinetics of mirtazapine. *Clin Pharmacokinet* 2000; **38:** 461–74.

用途和用法

米氮平属于哌嗪氮䓬类衍生物，是米安舍林（见第384页）的一种类似物；它是一种去甲肾上腺素和特异性5-羟色胺的抑制药。它可以通过阻断中枢突触前的肾上腺素能（α_2）受体，间接刺激去甲肾上腺素和5-羟色胺的释放。释放5-羟色胺的效应是由$5-HT_1$受体介导的，因为米氮平对$5-HT_2$和$5-HT_3$受体起阻断作用。服用米氮平的消旋酸化合物之后，其$S(+)$-异构体阻断α_2和$5-HT_2$受体，而$R(-)$异构体阻断$5-HT_3$受体。米氮平对组胺也有潜在的拮抗作用，阻断H_1受体，从而具有镇静的作用；米氮平有很小的抗毒蕈碱作用。

治疗抑郁症（见第352页）时，米氮平的初始剂量是每日15mg口服，然后可以根据临床反应逐渐加量。剂量调整的间隔应当至少1～2周，因为它的半衰期很长。常规的有效量为每日15～45mg。日剂量可一次给药，最好是睡前一次给药，或者分2次给药。米氮平还可以静脉输注。

米氮平应当逐渐停药以减少引起撤药症状的风险。

焦虑障碍 曾经尝试用米氮平治疗焦虑障碍（见第925页），包括强迫性障碍（见第925页），惊恐障碍（见第925页）和创伤后应激障碍（见第926页），并取得了一些成功。

1. Boshuisen ML, *et al.* The effect of mirtazapine in panic disorder: an open label pilot study with a single-blind placebo run-in period. *Int Clin Psychopharmacol* 2001; **16:** 363–8.
2. Davidson JR, *et al.* Mirtazapine vs placebo in posttraumatic stress disorder: a pilot trial. *Biol Psychiatry* 2003; **53:** 188–91.
3. Chung MY, *et al.* Efficacy and tolerability of mirtazapine and sertraline in Korean veterans with posttraumatic stress disorder: a randomized open label trial. *Hum Psychopharmacol* 2004; **19:** 489–94.
4. Koran LM, *et al.* Mirtazapine for obsessive-compulsive disorder: an open trial followed by double-blind discontinuation. *J Clin Psychiatry* 2005; **66:** 515–20.

抑郁症 正如第352页所讨论的内容一样，在不同的抗抑郁药物组别之间，其疗效的差别很小，因此通常根据其不良反应来进行选择用药。米氮平是一种中枢性突触前肾上腺素（α_2）受体拮抗药，因此和三环类抗抑郁药、SSRIs相比，在生物化学检测清单上有点细小的差别；然而，与老的三环类抗抑郁药相比，米氮平和SSRIs一样，引起不良反应的概率要小得多。

1. Kasper S, *et al.* A risk-benefit assessment of mirtazapine in the treatment of depression. *Drug Safety* 1997; **17:** 251–64.
2. Montgomery SA, *et al.* Mirtazapine versus amitriptyline in the long-term treatment of depression: a double-blind placebo-controlled study. *Int Clin Psychopharmacol* 1998; **13:** 63–73.
3. Puzantian T. Mirtazapine, an antidepressant. *Am J Health-Syst Pharm* 1998; **55:** 44–9.
4. Holm KJ, Markham A. Mirtazapine: a review of its use in major depression. *Drugs* 1999; **57:** 607–31.
5. Schatzberg AF, *et al.* Double-blind, randomized comparison of mirtazapine and paroxetine in elderly depressed patients. *Am J Geriatr Psychiatry* 2002; **10:** 541–50.
6. Wade A, *et al.* A randomized, double-blind, 24-week study comparing the efficacy and tolerability of mirtazapine and paroxetine in depressed patients in primary care. *Int Clin Psychopharmacol* 2003; **18:** 133–41.
7. Versiani M, *et al.* Comparison of the effects of mirtazapine and fluoxetine in severely depressed patients. *CNS Drugs* 2005; **19:** 137–46.
8. Watanabe N, *et al.* Multiple Meta-Analyses of New Generation Antidepressants (MANGA) Study Group. Mirtazapine versus other antidepressants in the acute-phase treatment of adults with major depression: systematic review and meta-analysis. *J Clin Psychiatry* 2008; **69:** 1404–15.

恶心和呕吐 曾经有米氮平用于治疗恶心和呕吐方面的研究（见第1622页）。有关米氮平成功治疗妊娠剧吐的讨论详见上文**注意事项**项下的**妊娠**内容。

1. Kast RE. Mirtazapine may be useful in treating nausea and insomnia of cancer chemotherapy. *Support Care Cancer* 2001; **9:** 469–70.
2. Caldis EV, Gair RD. Mirtazapine for treatment of nausea induced by selective serotonin reuptake inhibitors. *Can J Psychiatry* 2004; **49:** 707.
3. Teixeira FV, *et al.* Mirtazapine (Remeron) as treatment for non-mechanical vomiting after gastric bypass. *Obes Surg* 2005; **15:** 707–9.

制剂

BP 2010: Mirtazapine Tablets; Orodispersible Mirtazapine Tablets;
USP 33: Mirtazapine Orally Disintegrating Tablets; Mirtazapine Tablets.

专利制剂

Arg.: Comenter; Mitaxind; Noxibel; Remeron; Tetrazic; ***Austral.:*** Avanza; Axit; Mirtazon; Remeron; ***Austria:*** Lanazapin†; Mirtabene; Mirtaron; Mirtel; Remeron; ***Belg.:*** Remergon; ***Braz.:*** Remeron; ***Canad.:*** Remeron; ***Chile:*** Amirel; Ciblex; Divaril; Promyrtil; Zuleptan; ***Cz.:*** Calixta; Esprital; Mirtabs; Mirtastad; Mirzaten; Remeron; Valdren; ***Denm.:*** Arintapin†; Combar; Miramerck; Mirtazon; Mirtin; Remeron; ***Fin.:*** Mirtachem; Mirtamed†; Mirtaril; Mirtazon; Pharmazapine†; Remeron; ***Fr.:*** Norset; ***Ger.:*** Mirta TAD; MirtaLich; Mirtazelon; Mirtazza†; Remergil; ***Gr.:*** Azapin; Depreram; Mirrador; Remeron; ***Hong Kong:*** Remeron; ***Hung.:*** Mirtadepi; Mirtel; Mirzaten; Mizapin; Remeron; ***India:*** Mirtaz; ***Indon.:*** Remeron; ***Irl.:*** Bexmirt; BexZis; Mirap; Mirtall; Mirtaz; Mirzaten; Tazamel†; Zismirt; Zispin; ***Israel:*** Miro; Remeron; ***Ital.:*** Remeron; ***Malaysia:*** Remeron; ***Mex.:*** Comenter; Mirzalux; Remeron; Zapex; ***Neth.:*** Mirasol; Mirzasna; Remeron; ***Norw.:*** Remeron; ***NZ:*** Remeron; ***Philipp.:*** Mirazep; Remeron; ***Pol.:*** Esprital; Mirtagen; Mirtastad; Mirtor; Mirzaten; Remeron; Remirta; ***Port.:*** Mirpax; Mirtazon; Psidep; Remeron; ***Rus.:*** Mirtazonal (Миртазонал); Mirzaten (Мирзатен); Noxibel (Ноксибел); Remeron (Ремерон); ***S.Afr.:*** Adco-Mirteron; Beron; Remeron; ***Singapore:*** Remeron; ***Spain:*** Afloyan; Rexer; Vastat; ***Swed.:*** Remeron; ***Switz.:*** Remeron; ***Thai.:*** Remeron; ***Turk.:*** Minelza; Mirtaron; Redepra; Remeron; Velorin; ***UK:*** Zispin; ***Ukr.:*** Mirazep (Міразеп); Remeron (Ремерон); ***USA:*** Remeron; ***Venez.:*** Comenter; Remeron.

Moclobemide (*BAN, USAN, rINN*) **吗氯贝胺**

Moclobemida; Moclobémide; Moclobemidum; Moklobemid; Moklobemidi; Ro-11-1163; Ro-11-1163/000. 4-Chloro-*N*-(2-morpholinoethyl)benzamide.

Моклобемид

$C_{13}H_{17}ClN_2O_2 = 268.7.$

CAS — 71320-77-9.

ATC — N06AG02.

ATC Vet — QN06AG02.

UNII — PJ0Y7AZB63.

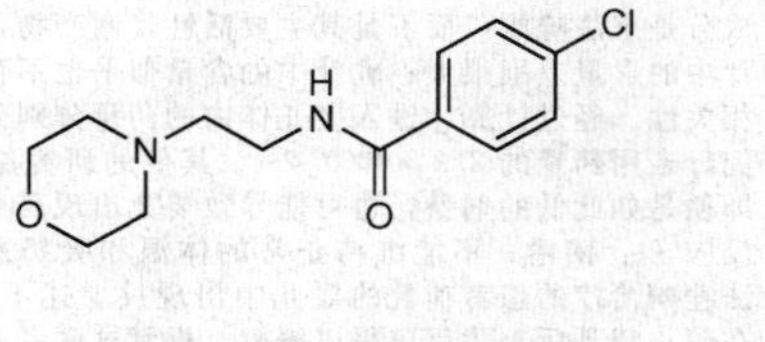

Pharmacopoeias. In *Chin.* and *Swiss.*

不良反应

已经报道的与吗氯贝胺有关的不良反应主要包括睡眠障碍、眩晕、易怒、焦虑感、坐立不安、易激惹和头痛。胃肠道反应包括口干、腹泻、便秘、恶心和呕吐。也有感觉异常、视觉障碍和水肿的报道，皮肤的不良反应包括皮疹、瘙痒症、荨麻疹和潮红。也有的出现意识模糊状态，而且一旦停药后很快恢复。也有极少数的患者出现肝酶升高和溢乳。

也有与抗抑郁药治疗有关的低钠血症的报道，尤其是老年患者。可能的病理机制在于干扰抗利尿激素分泌。

对心血管系统的影响 有少数有关吗氯贝胺治疗的患者出现高血压的报道[1,2]，在这些患者中有一些患者在服用吗氯贝胺的同时也服用其他药物，但吗氯贝胺仍是可疑原因。在停用吗氯贝胺后，血压通常都会恢复正常。

1. Coulter DM, Pillans PI. Hypertension with moclobemide. *Lancet* 1995; **346:** 1032.
2. Boyd IW. Hypertension with moclobemide. *Lancet* 1995; **346:** 1498.

对内分泌系统的影响 一项处方-不良反应事件监测研究发现溢乳与吗氯贝胺显著相关[1]。

1. Dunn NR, *et al.* Galactorrhoea with moclobemide. *Lancet* 1998; **351:** 802.

对肝脏的影响 1 例 85 岁的女性患者在服用吗氯贝胺后 1 周左右就出现肝内胆汁淤积[1]；之前是氟西汀治疗，在换为吗氯贝胺治疗时也没有经过空窗期。尽管当时立即停用吗氯贝胺，但是她还是在出现黄疸之后的 12 天去世。

1. Timmings P, Lamont D. Intrahepatic cholestasis associated with moclobemide leading to death. *Lancet* 1996; **347:** 762–3.

过量 报道的病例[1~3]提示当单独使用吗氯贝胺过量时相对比较安全；仅出现下列一些症状，如胃肠道刺激、易怒、攻击、行为障碍和心动过速。然而，也有死亡病例的报道，尤其是在与其他 5-羟色胺能药物联合使用时[3,4]。

1. Hetzel W. Safety of moclobemide taken in overdose for attempted suicide. *Psychopharmacology (Berl)* 1992; **106:** S127–S129.
2. Myrenfors PG, *et al.* Moclobemide overdose. *J Intern Med* 1993; **233:** 113–15.
3. Isbister GK, *et al.* Moclobemide poisoning: toxicokinetics and occurrence of serotonin toxicity. *Br J Clin Pharmacol* 2003; **56:** 441–50.
4. Giroud C, *et al.* Death following acute poisoning by moclobemide. *Forensic Sci Int* 2004; **140:** 101–7.

注意事项

明确规定吗氯贝胺禁止用于意识模糊状态下的患者及患有嗜铬细胞瘤的患者。还应当避免用于兴奋或易怒的患者，除非与镇静药联合应用。双相障碍的患者服用吗氯贝胺后可能会出现躁狂发作。吗氯贝胺也需要慎用于甲状腺危象的患者，因为理论上具有促发高血压的不良反应。在用于严重肝损害的患者时应当适当减少吗氯贝胺的剂量。

由于自杀是抑郁症患者自身固有的风险，因此在抗抑郁药治疗的初期应当密切观察患者的病情变化，直至抑郁症状显著改善，详见**抑郁症**（第352页）。在抗抑郁药治疗其他精神障碍的初期，也有可能会出现自杀的想法和行为，所以治疗抑郁症患者的注意事项同样适用于治疗其他精神障碍的患者。

虽然通常情况下，吗氯贝胺不太影响患者精神状态的警觉性，但是在对其反应能力进行评估之前，在驾驶或操纵机器时仍应当多加注意。

抗抑郁药，尤其是 MAOIs，都应当逐渐停药以减少出现撤药症状的风险。

哺乳 在一项旨在观察吗氯贝胺在乳汁中分布的研究[1]中，观察了 6 位母亲，服用 300mg 的吗氯贝胺，每日 1 次，在服药后的 24h 内取样进行检测，结果发现乳汁中吗氯贝胺的平均含量是血液中的 0.057%，Ro-12-8095（吗氯贝胺的主要代谢产物）的平均含量是 0.031%。普遍认为如此低的含量不至于伤害到哺乳期的婴儿。英国注册药品信息建议对于哺乳的母亲，仍应当谨慎使用，认真权衡吗氯贝胺的利弊，以防给婴儿带来可能的风险。

1. Pons G, *et al.* Moclobemide excretion in human breast milk. *Br J Clin Pharmacol* 1990; **29:** 27–31.

儿童 有关吗氯贝胺治疗儿童抑郁症的研究资料不充分，而且英国注册药品信息也不推荐吗氯贝胺用于治疗儿童抑郁症。研究显示其他抗抑郁药增加儿童患者出现自杀念头和行为的风险（见**氟西汀**项下**对精神状态的影响**，第370页）。

妊娠 英国注册药品信息建议只有在吗氯贝胺对母亲的益处超过对胎儿任何可能的风险时，才可以在妊娠期间使用吗氯贝胺。

有 1 位患者妊娠期间每日至少服用 300mg 的吗氯贝胺，仍然顺利渡过妊娠期并足月生产了一个健康的婴儿[1]。自该婴儿出生后就对其进行监测，在出生 14 个月后精神运动和躯体状况都发育正常。

1. Rybakowski JK. Moclobemide in pregnancy. *Pharmacopsychiatry* 2001; **34:** 82–3.

撤药 在抗抑郁药如吗氯贝胺规律治疗 8 周或 8 周以上的时间后，突然地停药时很可能会出现撤药症状；*BNF 59* 建议应当在超过 4 周的时间内逐渐减药直至停用，对于长期维持治疗的患者，减药的时间应当更长，甚至可长达 6 个月。

有 1 例 47 岁的女性患者，虽然吗氯贝胺的减量期有 3 天的时间，但是在她完全停药的当天还是出现了撤药症状，如肌肉痛性痉挛、颤抖、头痛、恶心和发热潮红[1]。之前这位患者已经服了 15 个月的吗氯贝胺。

1. Curtin F, *et al.* Moclobemide discontinuation syndrome predominantly presenting with influenza-like symptoms. *J Psychopharmacol* 2002; **16:** 271–2.

药物相互作用

相对于非选择性的单胺氧化酶 A 和 B 抑制药（见**苯乙肼**项下的**药物相互作用**，第393页），可逆的选择性单胺氧化酶 A 抑制药吗氯贝胺的饮食限制问题要宽松得多。然而，英国注册药品信息建议对于吗氯贝胺治疗的患者，还是应当避免使用酪胺含量丰富的食物，因为有些患者可能对酪胺特别敏感。

具有拟交感神经作用、中枢神经镇痛作用或者具有降低食欲作用的药物都不应当与吗氯贝胺联合使用。尽管吗氯贝胺的作用时间短，在停药后通常不再需要太长的药物空窗期，但也不应当与其他抗抑郁药联合使用，详见**苯乙肼**的**药物相互作用**项下的**抗抑郁药**，第394页。在停用三环类（或与其相关的抗抑郁药）或者 SSRI 类（或与其相关的抗抑郁药）抗抑郁药后，都不应当立即开始吗氯贝胺的治疗，至少也要经过 1 周的药物空窗期（帕罗西汀和舍曲林治疗的患者需要 2 周；氟西汀治疗的患者至少需要 5 周的药物空窗期）。在停用非选择性 MAOIs 时也要至少经过 1 周的空窗期后才能开始吗氯贝胺的治疗。如果吗氯贝胺与阿片类镇痛药合用，可能会发生 CNS 兴奋或抑制，如果与 5-羟色胺激动药合用则有可能会出现 CNS 的毒性作用。西咪替丁能够抑制吗氯贝胺的代谢，从而导致其血药浓度升高，因此两药合用时需要减少吗氯贝胺的剂量（见下文）。

抗偏头痛药 吗氯贝胺对 5-羟色胺（5-HT_1）激动药的影响见**舒马普坦**，第596页。

西咪替丁 8 位健康对照在服用 2 周西咪替丁（1g/d）后，体内吗氯贝胺的血浆浓度高峰发生明显的变化，平均从 575ng/ml 升至 787ng/ml；其他与吗氯贝胺吸收和分布有关的参数也都有所变化[1]。提示与西咪替丁合用时需要减少吗氯贝胺的剂量。英国注册药品信息建议与西咪替丁合用时，吗氯贝胺的剂量减至一半。

1. Schoerlin M-P, *et al.* Cimetidine alters the disposition kinetics of the monoamine oxidase-A inhibitor moclobemide. *Clin Pharmacol Ther* 1991; **49:** 32–8.

多巴胺能药 健康对照在合用吗氯贝胺与左旋多巴及苄丝肼时，出现的不良反应包括恶心、呕吐和眩晕[1]；然而，没有明显的血压升高。

当司来吉兰与吗氯贝胺合用时还需要注意观察[1]。司来吉兰的一家生产厂商建议两种药物合用时要注意饮食的限制（见**苯乙肼**，第393页），而吗氯贝胺的生产厂商的意见是避免这种联合用药。

也见**司来吉兰**，第786页。

1. Dingemanse J. An update of recent moclobemide interaction data. *Int Clin Psychopharmacol* 1993; **7:** 167–80.

奥美拉唑 奥美拉唑是细胞色素 P450 同工酶 CYP2C19 的一种抑制剂，通过抑制吗氯贝胺的代谢，使代谢良好的患者血药浓度增加，清除半衰期延长[1]，出现类似于代谢不良者的表现。在代谢不良的患者中，药动学的参数很少受影响。虽然这些相互作用是否会引起临床症状还不确定，但是如果这两种药物合用时，应该格外地注意。

1. Yu K-S, *et al.* Effect of omeprazole on the pharmacokinetics of moclobemide according to the genetic polymorphism of CYP2C19. *Clin Pharmacol Ther* 2001; **69:** 266–73.

阿片类镇痛药 1 位 73 岁的老年女性在静脉输注哌替啶后又服用吗氯贝胺、去甲替林和锂盐，出现了轻微的 5-羟色胺综合征（见第392页）[1]。注册药品信息建议吗氯贝胺不应当与哌替啶合用。

1. Gillman PK. Possible serotonin syndrome with moclobemide and pethidine. *Med J Aust* 1995; **162:** 554.

药动学

吗氯贝胺很迅速被胃肠道吸收，口服药物后的 1h 内即可达血浆浓度高峰。吗氯贝胺吸收完全，但是首关代谢大大降低其生物利用度。吗氯贝胺广泛分布于全身各组织，蛋白结合率为 50%。主要在肝内代谢，部分经细胞色素 P450 同工酶 CYP2C19 和 CYP2D6 代谢。吗氯贝胺的代谢产物和小量的原药经尿排出。吗氯贝胺的血浆清除半衰期为 2～4h。吗氯贝胺分布于乳汁。

1. Mayersohn M, Guentert TW. Clinical pharmacokinetics of the monoamine oxidase-A inhibitor moclobemide. *Clin Pharmacokinet* 1995; **29:** 292–332.
2. Gram LF, *et al.* Moclobemide: a substrate of CYP2C19 and an inhibitor of CYP2C19, CYP2D6, and CYP1A2: a panel study. *Clin Pharmacol Ther* 1995; **57:** 670–7.

用途和用法

吗氯贝胺属于苯酰胺的衍生物，是一种可逆的单胺氧化酶 A（RIMA）抑制药（见**苯乙肼**，第395页），用于治疗抑郁症和社交焦虑障碍。

治疗**抑郁症**时，吗氯贝胺常规的初始剂量是每日 300mg，分次服用。可以根据临床反应加至每日 600mg。一些患者只需服用每日 150mg 的维持量都可能有效。

治疗**社交焦虑障碍**时，吗氯贝胺常规的初始剂量是每日 300mg，3 天以后加到每日 600mg，分 2 次服用。应当持续治疗 8～12 周后再评估其疗效；应当定期地对患者进行评估，以决定下一步需要的治疗方案。

吗氯贝胺应在餐后服用。

对于肝损伤患者（见下文）和正在服用西咪替丁（见上文）的患者，都应当减少吗氯贝胺的剂量。

抗抑郁药，特别是 MAOIs，应当逐渐停药以减少引起撤药症状的风险。

1. Bonnet U. Moclobemide: therapeutic use and clinical studies. *CNS Drug Rev* 2003; **9:** 97–140.

在肝损伤中的用法 对于严重肝损伤的患者，英国注册药品信息建议吗氯贝胺的剂量可能需要减到常规推荐剂量的一半或三分之一（见上文）。

焦虑障碍 关于 MAOIs 在焦虑障碍治疗中的一般应用见**苯乙肼**，第395页。有关焦虑障碍的全部治疗的讨论见第925页。

1. Noyes R, *et al.* Moclobemide in social phobia: a controlled dose-response trial. *J Clin Psychopharmacol* 1997; **17:** 247–54.
2. Neal LA, *et al.* An open trial of moclobemide in the treatment of post-traumatic stress disorder. *Int Clin Psychopharmacol* 1997; **12:** 231–7.
3. Schneier FR, *et al.* Placebo-controlled trial of moclobemide in social phobia. *Br J Psychiatry* 1998; **172:** 70–7.
4. Tiller JW, *et al.* Moclobemide and fluoxetine for panic disorder. *Eur Arch Psychiatry Clin Neurosci* 1999; **249** (suppl 1): S7–S10.
5. Stein DJ, *et al.* Moclobemide is effective and well tolerated in the long-term pharmacotherapy of social anxiety disorder with or without comorbid anxiety disorder. *Int Clin Psychopharmacol* 2002; **17:** 161–70.

抑郁症 正如第352页所讨论的内容一样，在不同的抗抑郁药物组别之间，其疗效的差别很小，因此通常根据其不良反应来进行选择用药。传统的 MAOI 如苯乙肼很少被作为一线抗抑郁药，原因在于它有着饮食上的危险和众多的药物相互作用。相对于不可逆的非选择性的 MAOIs，吗氯贝胺等可逆的单胺氧化酶 A（RIMAs）抑制药是一个安全的选择，不再需要那么多饮食上的限制。

1. Fitton A, *et al.* Moclobemide: a review of its pharmacological properties and therapeutic use in depressive illness. *Drugs* 1992; **43:** 561–96.
2. Angst J, Stabl M. Efficacy of moclobemide in different patient groups: a meta-analysis of studies. *Psychopharmacology (Berl)* 1992; **106** (suppl): S109–S113.
3. Lonnqvist J, *et al.* Moclobemide and fluoxetine in atypical depression: a double-blind trial. *J Affect Disord* 1994; **32:** 169–77.
4. Norman TR, Burrows GD. A risk-benefit assessment of moclobemide in the treatment of depressive disorders. *Drug Safety* 1995; **12:** 46–54.
5. Roth M, *et al.* Moclobemide in elderly patients with cognitive decline and depression: an international double-blind, placebo-controlled trial. *Br J Psychiatry* 1996; **168:** 149–57.
6. Lotufo-Neto F, *et al.* Meta-analysis of the reversible inhibitors of monoamine oxidase type A moclobemide and brofaromine for the treatment of depression. *Neuropsychopharmacology* 1999; **20:** 226–47.

戒烟 在一项双盲、安慰剂对照的平行组研究（parallel-group）的预试验中，入组 88 名吸烟者，结果发现在严重烟依赖者中，吗氯贝胺对其戒烟（见第2292页）有明显的促进作用[1]。

1. Berlin I, *et al.* A reversible monoamine oxidase A inhibitor (moclobemide) facilitates smoking cessation and abstinence in heavy, dependent smokers. *Clin Pharmacol Ther* 1995; **58:** 444–52.

制剂

专利制剂

Austral.: Amira; Arima†; Aurorix; Clobemix; Maosig; Mohexal; ***Austria:*** Aurobemid†; Aurorix; ***Belg.:*** Aurorix; ***Braz.:*** Aurorix; ***Canad.:*** Manerix; ***Chile:*** Aurorix; Inpront†; ***Cz.:*** Apo-Moclob; Aurorix; ***Denm.:*** Aurorix; Moclostad; ***Fin.:*** Aurorix; ***Fr.:*** Moclamine; ***Ger.:*** Aurorix; Moclix†; Moclobeta; Moclodura†; Moclonorm†; ***Gr.:*** Aurorix; ***Hong Kong:*** Aurorix; ***Hung.:*** Aurorix; Maorex; Moclopharm†; Mocrim; ***India:*** Rimarex; ***Indon.:*** Aurorix†; ***Irl.:*** Manerix; ***Israel:*** Mobemide; ***Malaysia:*** Aurorix; ***Mex.:*** Aurorex; Demobal; Feraken†; ***Neth.:*** Aurorix; ***Norw.:*** Aurorix; ***Philipp.:*** Aurorix; ***Pol.:*** Aurorix; Mobemid; Mocloxil; Moklar; ***Port.:*** Aurorix; Zorix; ***S.Afr.:*** Aurorix†; Clorix; Depnil; ***Singapore:*** Aurorix†; Mobemide; ***Spain:*** Manerix; ***Swed.:*** Aurorix; ***Switz.:*** Aurorix; Moclo A; ***Thai.:*** Aurorix; ***Turk.:*** Aurorix; Lobem; ***UK:*** Manerix.

Nefazodone Hydrochloride（*BANM*，*USAN*，*rINNM*）
盐酸奈法唑酮

BMY-13754; Hidrocloruro de nefazodona; MJ-13754-1; Néfazodone, Chlorhydrate de; Nefazodoni Hydrochloridum. 2-{3-[4-(3-Chlorophenyl)piperazin-1-yl]propyl}-5-ethyl-2,4-dihydro-4-(2-phenoxyethyl)-1,2,4-triazol-3-one monohydrochloride.

Нефазодона Гидрохлорид

$C_{25}H_{32}ClN_5O_2$,HCl = 506.5.

CAS — 83366-66-9 (nefazodone); 82752-99-6 (nefazodone hydrochloride).

ATC — N06AX06.

ATC Vet — QN06AX06.

UNII — 27X63J94GR.

(nefazodone)

Pharmacopoeias. In *US.*

USP 33（Nefazodone Hydrochloride） 白色干性粉末。微溶于水和聚乙二醇；易溶于氯仿；可溶于丙二醇。贮藏于密闭容器中。15～30℃温度下贮藏。

不良反应和处置

奈法唑酮最常见的不良反应有无力、口干、恶心、便秘、睡眠过多、眩晕、失眠和头晕。其他不常见的不良反应包括寒战、发热、体位性低血压、运动失调、血管扩张、关节痛、感觉异常、意识混乱、记忆损害、梦境异常、共济失调、弱视和其他视觉障碍。少见晕厥、阴茎异常勃起和抽搐发作的不良反应。也有的患者出现窦性心动过缓。有的患者出现肝毒性（见下文）。

也有与抗抑郁药治疗有关的低钠血症的报道，尤其是老年患者。可能的病理机制为干扰抗利尿激素分泌。

奈法唑酮过量时，最常出现的症状有低血压、眩晕、恶心、呕吐和困倦。过量时采用清除胃内容物的处置方法的疗效还不肯定。对于过量服用 1.5g（成人）或 20mg/kg（儿童）以上的奈法唑酮的患者，应当考虑活性炭的处置办法，而且要在服药后的 1h 内进行。英国注册药品信息建议过量时采取洗胃的处置方法，但是这一方法不太实用，而且只有在气道的通畅受到保护的前提下才能尝试使用。必要时给予支持性治疗。一般认为奈法唑酮过量时，透析、血液灌注、换血以及增加尿排泄的措施都没有益处。

1. Robinson DS, *et al.* The safety profile of nefazodone. *J Clin Psychiatry* 1996; **57** (suppl 2): 31–8.

对肝脏的影响 3 例抑郁症患者服用奈法唑酮后出现 Subfulminant 肝衰竭[1]。其中 2 例患者需要进行肝移植（1 例患者移植失败后死亡）。也有奈法唑酮引起肝炎的报道，恢复后再次用药后又出现阳性表现（positive on rechallenge）[2]。

美国最初的奈法唑酮生产制造商（*Bristol-Myers Squibb*）认为奈法唑酮引起肝酶升高、肝炎、肝衰竭和肝坏死的不良事件很少见，而且这种因果关系也没有被确定。在美国的报道中，奈法唑酮的生产制造商根据多年的治疗资料，估计在为每 25 万～30 万奈法唑酮治疗的患者中有 1 位患者出现肝衰竭导致死亡或者需要肝移植；相对于肝衰竭的本底率，这个比率已经提高了 3～4 倍多[3]。这些患者出现肝衰竭的时间多在治疗的 2 周～6 个月。加拿大的奈法唑酮生产制造商指出[4]截止到 2001 年 6 月，来自全世界销售后监测中心的报道已有 109 例，内容是与奈法唑酮相关的严重的肝不良反应。包括 23 例出现肝衰竭，其中又有 16 例需要肝移植和（或）导致了死亡。绝大多数发生在治疗开始后的 4 个月内，也有一少部分出现在持续治疗长达 2 年时。有一篇综述[5]对 2002 年 12 月前可以查到的研究数据进行了总结，于是在 2003 年 11 月加拿大决定将奈法唑酮撤出市场。随后，那家奈法唑酮生产制造商（*Bristol-Myers Squibb*）将奈法唑酮撤出全球市场。

1. Aranda-Michel J, *et al.* Nefazodone-induced liver failure: report of three cases. *Ann Intern Med* 1999; **130:** 285–8.
2. Schrader GD, Roberts-Thompson IC. Adverse effect of nefazodone: hepatitis. *Med J Aust* 1999; **170:** 452.
3. Jody DM [Bristol-Myers Squibb]. Important drug warning including black box information. Available at: http://www.fda.gov/downloads/Safety/MedWatch/SafetyInformation/SafetyAlertsforHumanMedicalProducts/UCM171084.pdf (accessed 30/07/10)
4. Bristol-Myers Squibb Canada Inc/Linson Pharama Inc. Important safety information on nefazodone HCl: severe and serious hepatic events (issued June 2001). Available at: http://www.hc-sc.gc.ca/dhp-mps/alt_formats/hpfb-dgpsa/pdf/medeff/nefazodone_hpc-cps-eng.pdf (accessed 14/08/08)
5. Bristol-Myers Squibb Canada. Important safety information regarding the discontinuation of sales of nefazodone in Canada (issued October 2003). Available at: http://www.hc-sc.gc.ca/dhp-mps/alt_formats/hpfb-dgpsa/pdf/medeff/bms-nefazodone_hpc-cps-eng.pdf (accessed 14/08/08)

过量 1 位 27 岁的女性患者在企图自杀时一次性服用 3g 的奈法唑酮，但并没有出现严重的中毒症状[1]，她最严重的反应是嗜睡。另 1 位 31 岁的女性患者企图自杀时一次性服用 16.8g 的奈法唑酮和数量不明确的维拉帕米[2]。这位患者出现了昏睡的表现，伴有显著的心动过缓和低血压，在支持性治疗后康复。1 位作者综合报道了临床研究中出现的 7 个过量的案例，均没有出现死亡或永久性后遗症。

The American Association of Poison Control Centres 对 2 年多的时间内 1338 例单一应用奈法唑酮过量的报道结果进行综述，结果发现绝大多数案例要么没有症状，要么症状很轻微，如恶心、呕吐、眩晕和困倦[3]。仅有 2 例患者出现了较为严重的症状。其中 1 例是 11 岁的小男孩，既往有癫痫病史，在开始奈法唑酮治疗后出现几次癫痫发作，当时的剂量是一次 100mg，每日 2 次；另 1 例是 47 岁的男性患者，在故意服用过量的奈法唑酮（具体剂量不清楚）后，出现室性早搏、心动过缓、易怒和低血压。在所有有结局记载的患者中没有发现一例死亡。

1. Gaffney PW, *et al.* Nefazodone overdose. *Ann Pharmacother* 1998; **32:** 1249–50.
2. Catalano G, *et al.* Nefazodone overdose: a case report. *Clin Neuropharmacol* 1999; **22:** 63–5.
3. Benson BE, *et al.* Toxicities and outcomes associated with nefazodone poisoning: an analysis of 1,338 exposures. *Am J Emerg Med* 2000; **18:** 587–92.

注意事项

奈法唑酮不应当用于那些处于肝病活动期或者肝转氨酶水平升高的患者。在治疗期间，患者出现肝损害的症状和体征时都应当对其进行肝损害程度的评估，必要时停药。这些症状和体征包括黄疸、食欲减退、腹痛、转氨酶水平升高或感觉不适。奈法唑酮禁止用于那些先前由于肝毒性而停过相应药物的患者。

奈法唑酮应当慎用于癫痫患者，或者既往有轻性躁狂或躁狂病史的患者。也应当慎用于心血管疾病或脑血管疾病的患者（如近期发生心肌梗死、不稳定心脏病、心绞痛或缺血性发作），因为奈法唑酮可能会通过降低血压而使患者的病情加重。奈法唑酮也应当慎用于脱水或伴有低容量血症的患者，以免促使患者出现低血压。

由于奈法唑酮在结构上与曲唑酮有关，而曲唑酮能引起阴茎异常勃起（见**对性功能的影响**，第400页），美国注册药品信息建议奈法唑酮治疗过程中，任何一位患者出现不适当的或延长的阴茎勃起时，都应当立即停药。

由于自杀是抑郁症患者自身固有的风险，因此在抗抑郁药治疗的初期应当密切观察患者的病情变化，直至抑郁症状显著改善。详见**抑郁症**（第352页）。在抗抑郁药治疗其他精神障碍的初期，也有可能会出现自杀的想法和行为；所以治疗抑郁症患者的注意事项同样适用于治疗其他精神障碍的患者。

奈法唑酮可能损害患者原来熟练的工作能力，如果有影响，就不应当再驾驶或再从事机器操作。

抗抑郁药应当逐渐停药以减少引起撤药症状的风险。

哺乳 一项对 2 位因患有产后抑郁症而服用奈法唑酮的母亲进行的观察研究[1]的结果提示，分布到乳汁中的成分是奈法唑酮，而不是其主要活性代谢产物，而且乳汁中的含量差别很大；乳汁中的含量似乎也不存在剂量相关性。经过计算，进入婴儿体内的药量分别分别是他们母亲用药量的 2.2% 和 0.4%。其他的研究结果提示即便是如此低的剂量，也可能导致婴儿出现严重的临床反应[2]：困倦、不能维持正常的体温和吸奶差，在奈法唑酮治疗的患者哺乳的婴儿中出现过上述不良反应。在停止哺乳后上述反应得以缓解，提示这两者之间具有相关性，即便在婴儿体内奈法唑酮的含量仅为其母亲的 0.45%。

1. Dodd S, *et al.* Nefazodone in the breast milk of nursing mothers: a report of two patients. *J Clin Psychopharmacol* 2000; **20:** 717–18.
2. Yapp P, *et al.* Drowsiness and poor feeding in a breast-fed infant: association with nefazodone and its metabolites. *Ann Pharmacother* 2000; **34:** 1269–72.

儿童 美国注册药品信息认为对于青少年和儿童抑郁症患者，奈法唑酮的治疗安全性和疗效还没有被证实。另外，其他抗抑郁药能够增加这些患者出现自杀念头和行为的风险（见**氟西汀**项下**对精神状态的影响**，第 370 页）。

妊娠 注册药品信息的观点认为只有在奈法唑酮对母亲的治疗益处大于对胎儿的风险时，才能在妊娠期间使用奈法唑酮。

一项多中心研究，对象是 147 位至少在妊娠头 3 个月服用奈法唑酮或曲唑酮的妇女，结果有 121 位婴儿安全出生，20 例自然流产，6 例治疗性流产、2 例出现严重畸形（Hirschsprung 病和神经管缺陷）[1]；没有死胎。奈法唑酮或曲唑酮组与 2 个对照组（一组是服用无致畸形作用的抗抑郁药治疗的抑郁症女性患者，另一组是服用无致畸形作用的药物的正常女性）的相比，两组的妊娠结局之间没有显著的差异。两个抗抑郁药治疗组中出现自然流产的比率高于（但差异无显著性）非抗抑郁药对照组。3 个试验组中，严重畸形的发生率并不比基线的发生率高（1%～3%）。

1. Einarson A, *et al.* A multicentre prospective controlled study to determine the safety of trazodone and nefazodone use during pregnancy. *Can J Psychiatry* 2003; **48:** 106–10.

药物相互作用

奈法唑酮既不应当与 MAOIs 联合使用，也不应当在停用 MAOIs 的 14 天内使用；同样，建议在停用奈法唑酮治疗的 1 周内，不应当使用任何容易引起严重反应的药物（如苯乙肼）。有关与抗抑郁药的合并用药问题的讨论详见**苯乙肼的药物相互作用**项下的**抗抑郁药**，第394页。

体位性低血压是奈法唑酮的一个不良反应，因此，在接受抗高血压治疗的患者中应用该药时需要密切观察血压的变化。

奈法唑酮是细胞色素 P450 同工酶 CYP3A4 的抑制剂，而 CYP3A4 还负责一些苯二氮䓬类药的代谢，因此奈法唑酮可能引起这些药物的血药浓度显著升高。最好避免与阿司咪唑、西沙必利、匹莫奇特和特酚伪麻片（都通过同工酶代谢）合并使用，因为可能会使使这些药物的血药浓度升高，从而增加发生室性心律失常的风险。这个同工酶的其他底物也可能会与奈法唑酮发生相互作用：阿托伐他丁、洛伐他丁和辛伐他丁都应当慎与奈法唑酮合用，因为有少数这种合并用药引起横纹肌溶解症的报道。已经有报道称，正在服用奈法唑酮的患者，合并环孢素或者他克莫司（都是 CYP3A4 的底物）后，环孢素或他克莫司的血药浓度增加。因此建议这两种药物中的任何一种与奈法唑酮合用时，要注意密切监测它们的血药浓度水平。奈法唑酮严禁与加压素 V_2 受体拮抗药托伐普坦（第2348页）合用。

奈法唑酮能够增加地高辛的血药浓度，由于地高辛的治疗指数很窄，因此在必须与奈法唑酮合用时，应当密切监测地高辛的血药浓度。

当氟哌啶醇与奈法唑酮合用时，应当谨慎，因为氟哌啶醇的肾清除率可能会降低。当与奈法唑酮合用时，卡马西平的血药浓度也会增加。更为重要的是，卡马西平会降低奈法唑酮的血药浓度至低于治疗浓度水平，因此不建议这两种药物合并使用。丁螺环酮与奈法唑酮合用时，丁螺环酮的血药浓度显著增加；奈法唑酮的生产制造商建议这两种药物合用时，将丁螺环酮的初始剂量降低。

奈法唑酮和全身麻醉药之间存在着潜在的相互作用，奈法唑酮的生产制造商建议在选择性外科手术前，只要临床上可行，就应当停用奈法唑酮。

苯二氮䓬类药 奈法唑酮与苯二氮䓬类药之间的药物相互作用详见**地西泮**，第960页。

药动学

奈法唑酮迅速经胃肠道吸收，口服药物后的 2h 内可达血浆浓度高峰。食物可以延迟并减少药物吸收，但是不足以引起明显的临床效应。奈法唑酮主要是首关代谢，蛋白结合率在 99%以上；分布广泛。它主要的代谢途径是在肝内 *N*-脱烷基和羟基化，分解成几个代谢产物，其中有 2 个代谢产物具有药理活性，它们是羟基化奈法唑酮和 *m*-氯化苯基哌嗪。主要以代谢产物的形式经尿液（大约 55%）和粪便（20%～30%）排出。其药动学参数与剂量并不呈线性关系。小部分奈法唑酮分布到乳汁中（见上文**哺乳**项下）。

1. Greene DS, Barbhaiya RH. Clinical pharmacokinetics of nefazodone. *Clin Pharmacokinet* 1997; **33:** 260–75.

用途和用法

奈法唑酮为苯基哌嗪类抗抑郁药，结构上与曲唑酮（第401页）相关。阻断突触前神经元对 5-羟色胺的再摄取，拮抗突触后 5-HT_2 受体。不同于曲唑酮，奈法唑酮抑制去甲肾上腺素的再摄取。阻断肾上腺素 α_1 受体，但对多巴胺受体没有明显的作用。与三环类抗抑郁药相比，奈法唑酮并没有很强的抗毒蕈碱作用。

盐酸奈法唑酮用于抑郁症的治疗。一个生产制造商（*Bristol-MyersSpuibb*）已经把奈法唑酮撤出全球市场（见上文**对肝脏的影响**）；然而，在美国，奈法唑酮作为一种非专利制剂仍在使用，可能还有几个其他国家也在使用。常规的初始剂量是每次 100mg，每日 2 次口服，必要时加量，剂量调整至少间隔 1 周的时间，增幅为每日100～200mg，最大量是每次 300 mg，每日 2 次。对于老年患者，应当限制奈法唑酮的用量：建议初始剂量是每次 50 mg，每日 2 次。

抗抑郁药应当逐渐停用以减少引起撤药症状的风险。

奈法唑酮也曾用于治疗焦虑障碍，但是目前首选其他药物。

制剂

USP 33: Nefazodone Hydrochloride Tablets.

专利制剂

Gr.: Nefadon.

Nortriptyline Hydrochloride (*BANM*, *USAN*, *rINNM*) 盐酸去甲替林

38489; Hidrocloruro de nortriptilina; Nortriptilin-hidroklorid; Nortriptilino hidrochloridas; Nortriptyliinihydrokloridi; Nortriptyline, chlorhydrate de; Nortriptylin-hydrochlorid; Nortriptylinhydroklorid; Nortriptylini hydrochloridum; Nortryptyliny chlorowodorek. 3-(10,11-Dihydro-5*H*-dibenzo[*a*,*d*]cyclohepten-5-ylidene)propyl(methyl)amine hydrochloride.

Нортриптилина Гидрохлорид

$C_{19}H_{21}N,HCl = 299.8.$

CAS — 72-69-5 (nortriptyline); 894-71-3 (nortriptyline hydrochloride).

ATC — N06AA10.

ATC Vet — QN06AA10.

UNII — 00FN6IH15D.

(nortriptyline)

Pharmacopoeias. In *Eur.* (see p.vii), *Jpn*, and *US.*

Ph. Eur. 6.8 (Nortriptyline Hydrochloride) 白色或类白色粉末。略溶于水；溶于乙醇和二氯甲烷。避光。

USP 33 (Nortriptyline Hydrochloride) 白色或米色粉末。有微弱的气味。溶于水（1：90），乙醇（1：30），氯仿（1：20）和甲醇（1：10）；几乎不溶于其他液体（如苯酚）及绝大多数有机溶剂。1%水溶液的 pH 值是 5 左右。贮藏于密闭容器中。避光。

不良反应、处置和注意事项

基本同其他三环类抗抑郁药（见**阿米替林**，第354页）。

哺乳 有关三环类抗抑郁药在哺乳患者中应用的评论见**阿米替林**项下的**注意事项**，第356页。

对通气的影响 1 位 61 岁患有肾晚期疾病的男性患者，在服用每日 125mg 的去甲替林后出现严重的通气过度[1]；需要给予机械通气以纠正其严重的呼吸性碱中毒。

1. Sunderrajan S, *et al.* Nortriptyline-induced severe hyperventilation. *Arch Intern Med* 1985; **145:** 746–7.

卟啉病 去甲替林是否具有卟啉原作用，目前的试验证据还不一致，但是普遍认为对于卟啉病患者，使用去甲替林不安全。

药物相互作用

与三环类抗抑郁药有关的药物相互作用，见**阿米替林**，第357页。

药动学

去甲替林是阿米替林主要的活性代谢产物（见第359页）。报道显示去甲替林的血浆清除半衰期长于阿米替林的血浆清除半衰期。在肝内去甲替林更容易经首关代谢分解成具有活性的代谢产物 10-氢氧化去甲替林。

代谢 异喹胍羟基化作用较弱的个体在服用去甲替林时，出现意识模糊状态的风险就比较大[1]。认为这是由于异喹胍和去甲替林的羟基化虽然形式不同，但是有相似的酶代谢机制（细胞色素 P450 同工酶 CYP2D6），这一作用较弱的患者去甲替林的血浆浓度会比较高[2,3]。在对强异喹胍代谢的个体进行治疗性药物监测过程[4]中发现去甲替林的剂量与血浆浓度之间呈非线性（剂量依赖）关系；对于弱异喹胍代谢的个体，似乎不存在这种非线性关系。在羟基化表型和去甲替林血浆浓度之间没有明显的相关性，提示三环类抗抑郁药的脱甲基化和羟基化是由不同的细胞色素 P450 的同工酶介导的[5]。

已有关于去甲替林主要的代谢产物 10-羟基化去甲替林的药动学和药理作用的综述报道[3]。

1. Park BK, Kitteringham NR. Adverse reactions and drug metabolism. *Adverse Drug React Bull* 1987; **122:** 456–9.
2. Nordin C, *et al.* Plasma concentrations of nortriptyline and its 10-hydroxy metabolite in depressed patients—relationship to the debrisoquine hydroxylation metabolic ratio. *Br J Clin Pharmacol* 1985; **19:** 832–5.
3. Nordin C, Bertilsson L. Active hydroxymetabolites of antidepressants: emphasis on E-10-hydroxy-nortriptyline. *Clin Pharmacokinet* 1995; **28:** 26–40.
4. Jerling M, Alván G. Nonlinear kinetics of nortriptyline in relation to nortriptyline clearance as observed during therapeutic drug monitoring. *Eur J Clin Pharmacol* 1994; **46:** 67–70.
5. Bertilsson L, *et al.* Metabolism of various drugs in subjects with different debrisoquine and sparteine oxidation phenotypes. *Br J Clin Pharmacol* 1982; **14:** 602P.

血浆治疗浓度 去甲替林抗抑郁效果最佳的血浆浓度范围为 50～150ng/ml。超出这个范围，去甲替林的疗效就差。对于那些在常规口服剂量范围内无疗效的患者，或是那些由于年龄或其他疾病而使用最小有效剂量的患者（剂量增高会出现风险），监测血浆浓度的作法是非常有用的[1]。

研究结果[2]显示，在去甲替林的血浆总浓度治疗窗内进行治疗，其抗抑郁的有效率可能达 68%以上，体内游离的浓度为 7～10ng/ml。

对于强异喹胍羟基化作用较强的个体，所观察到的去甲替林剂量依赖的动力学特点，见上文**代谢**。

1. Task Force on the Use of Laboratory Tests in Psychiatry. Tricyclic antidepressants—blood level measurements and clinical outcome: an APA task force report. *Am J Psychiatry* 1985; **142:** 155–62.
2. Perry PJ, *et al.* The relationship of free nortriptyline levels to antidepressant response. *Drug Intell Clin Pharm* 1984; **18:** 510.

用途和用法

去甲替林是一种二苯并环庚烯类三环类抗抑郁药，其药理作用和用途与阿米替林相似（见第359页）。它是阿米替林主要的活性代谢产物。它是镇静作用较弱的三环类抗抑郁药之一，其抗毒蕈碱的作用也很弱。

去甲替林以盐酸化物的形式口服，剂量却以碱基的量表达；113.8mg 盐酸去甲替林与 100mg 去甲替林的当量相当。在抑郁症治疗时，从较低的剂量开始，逐渐增加到相当于 75～100mg 去甲替林的剂量，分 3～4 次服用。对于重症抑郁，最大量可以用到每日 150mg。注册药品信息建议在去甲替林的剂量超过每日 100mg 时应当进行血浆浓度的监测；*BNF 59* 认为血浆浓度监测的临床价值还没有被充分证实。青少年和老年患者可给予每日 30～50mg，分次服用。由于去甲替林的半衰期很长，也可以采取每日 1 次的给药方案，通常是晚间服药。去甲替林在儿童中的应用详见下文。

去甲替林应当逐渐停药以减少引起撤药症状的风险。

儿童用法 去甲替林也用于非器质性疾病所致的儿童夜间遗尿症的治疗。对于那些其他治疗方法无效的夜间遗尿症患者，也应当采取药物治疗，而且最好选择在不在家住的期间用药；对于 6 岁以下的儿童不推荐使用三环类抗抑郁药（*BNFC 2009* 建议不用于 7 岁以下的儿童）。关于三环类药物在夜间遗尿中的作用，详见**阿米替林下的排尿障碍**，第359页。推荐剂量为：

- 6～7 岁的儿童（体重为 20～25kg）为 10mg；
- 8～11 岁的儿童（体重为 25～35kg）为 10～20mg；
- 11 岁以上的儿童（体重为 35～54kg）为 25～35mg。

应当在睡前 30min 服药，疗程（包括逐渐停药的时间）不应当超过 3 个月。建议在下一疗程治疗前对患者进行一次全面检查，包括 ECG。

疼痛 对于某些类型的疼痛，给予抗抑郁药（通常是阿米替林或其他三环类抗抑郁药）可缓解症状（见**镇痛药的选择**，第4页）。去甲替林也可以缓解疼痛，并且其不良反应比阿米替林少。*BNF 59* 建议在治疗神经性疼痛时，去甲替林的初始剂量是 10～25mg，晚间一次口服。必要时可增加至每日 75mg。

有关去甲替林在疼痛治疗中应用的参考文献如下。

1. Atkinson JH, *et al.* A placebo-controlled randomized clinical trial of nortriptyline for chronic low back pain. *Pain* 1998; **76:** 287–96.
2. Watson CP, *et al.* Nortriptyline versus amitriptyline in postherpetic neuralgia: a randomized trial. *Neurology* 1998; **51:** 1166–71.

戒烟 去甲替林在戒烟治疗中的应用参见**阿米替林**，第360页。

制剂

BP 2010: Nortriptyline Capsules; Nortriptyline Tablets;
USP 33: Nortriptyline Hydrochloride Capsules; Nortriptyline Hydrochloride Oral Solution.

专利制剂

Austral.: Allegron; ***Austria:*** Nortrilen†; ***Belg.:*** Nortrilen; ***Braz.:*** Nortrip; Pamelor; ***Canad.:*** Aventyl; Norventyl; ***Cz.:*** Nortrilen; ***Denm.:*** Noritren; ***Fin.:*** Noritren; ***Ger.:*** Nortrilen; ***Gr.:*** Nortrilen; ***Hong Kong:*** Nortrilen; ***India:*** Sensival; ***Israel:*** Nortylin; ***Ital.:*** Noritren; ***Neth.:*** Nortrilen; ***Norw.:*** Noritren; ***NZ:*** Norpress; ***Port.:*** Norterol; ***Spain:*** Norfenazin; Paxtibi; ***Swed.:*** Sensaval; ***Switz.:*** Nortrilen; ***Thai.:*** Norline; Nortrilen†; Nortyline; Ortrip; ***UK:*** Allegron; ***USA:*** Aventyl; Pamelor.

多组分制剂 ***Arg.:*** Karile; ***Chile:*** Motitrel†; ***Indon.:*** Motival†; ***Irl.:*** Motival; ***Ital.:*** Dominans; ***Mex.:*** Motival; ***S.Afr.:*** Motival†; ***Spain:*** Tropargal; ***Thai.:*** Cetavol; ***UK:*** Motival†.

Opipramol Hydrochloride (*BANM*, *USAN*, *rINNM*) 盐酸奥匹哌醇

G-33040; Hidrocloruro de opipramol; Opipramol, Chlorhydrate d'; Opipramol Hidroklorür; Opipramoli Dihydrochloridum; Opipramoli Hydrochloridum; Opipramolu dichlorowodorek. 2-[4-(3-5*H*-Dibenz[*b*,*f*]azepin-5-ylpropyl)piperazin-1-yl]ethanol dihydrochloride.

Опипрамола Гидрохлорид

$C_{23}H_{29}N_3O,2HCl = 436.4.$

CAS — 315-72-0 (opipramol); 909-39-7 (opipramol dihydrochloride).

ATC — N06AA05.

ATC Vet — QN06AA05.

UNII — B49OBI656M.

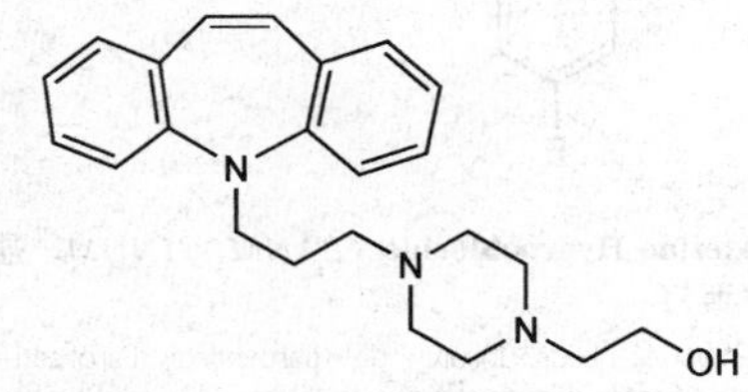

(opipramol)

Pharmacopoeias. In *Pol.*

简介

奥匹哌醇是一种二苯并氮䓬类三环类抗抑郁药（见**阿米替林**，第354页），治疗抑郁症的口服剂量为每日50～300mg。

应当逐渐停用奥匹哌醇以减少引起撤药症状的风险。

制剂

专利制剂

Austria: Insidon; **Ger.:** Insidon; Opipra; Opipram; **Gr.:** Insidon; **Israel:** Oprimol; **Pol.:** Pramolan; Sympramol; **Switz.:** Insidon; **Turk.:** Deprenil; Insidon; Insomin; Inzeton; Opridon; Oprimol†.

Oxitriptan（*rINN*）羟色氨酸

5-HTP; L-5-Hydroxytryptophan; Oxitriptán; Oxitriptanum; Ro-0783/B. L-2-Amino-3-(5-hydroxy-1*H*-indol-3-yl)propionic acid.

Окситриптан

$C_{11}H_{12}N_2O_3$ = 220.2.

CAS — 4350-09-8 (oxitriptan); 56-69-9 (DL-5-hydroxytryptophan).

ATC — N06AX01.

ATC Vet — QN06AX01.

UNII — C1LJO185Q9.

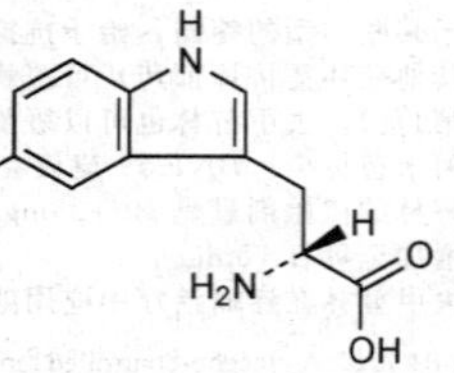

简介

羟色氨酸是5-羟色氨酸的左旋形式，是5-羟色胺的母体。该药与色氨酸（见第402页）一样用于抑郁症的治疗；剂量为每日600mg口服。

羟色氨酸也用于治疗肌阵挛疾病，特别是缺氧后的肌阵挛（第451页），此时的最大剂量为每日1g。该药还可用于治疗神经科疾病，包括偏头痛、疼痛综合征和睡眠障碍，也可作为治疗癫痫和帕金森综合征的辅助用药。

DL-羟色氨酸并不是一种抗抑郁药。

制剂

专利制剂

Cz.: Tript-OH; **Fr.:** Levotonine; **Ital.:** Tript-OH; **Port.:** Cincofarm; **Spain:** Cincofarm; **Switz.:** Tript-OH.

多组分制剂 **Indon.:** Deprex; Menose; **Ital.:** Pincal Notte; **USA:** PowerSleep.

Paroxetine（*BAN, USAN, rINN*）帕罗西汀

BRL-29060; FG-7051; Paroksetiini; Paroxetin; Paroxetina; Paroxétine; Paroxetinum. (−)-*trans*-5-(4-*p*-Fluorophenyl-3-piperidylmethoxy)-1,3-benzodioxole.

Пароксетин

$C_{19}H_{20}FNO_3$ = 329.4.

CAS — 61869-08-7.

ATC — N06AB05.

ATC Vet — QN06AB05.

UNII — 41VRH5220H.

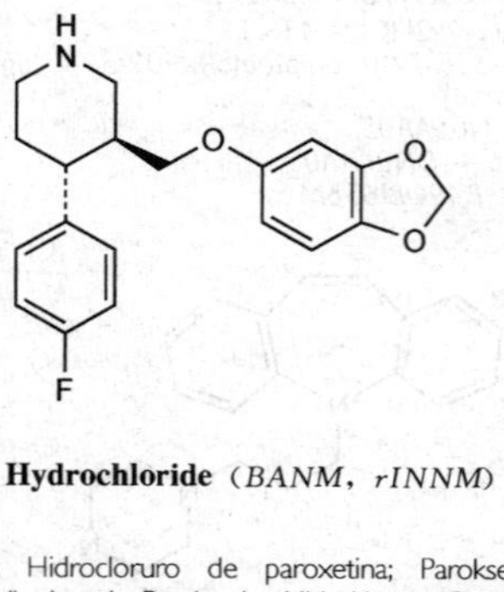

Paroxetine Hydrochloride（*BANM, rINNM*）盐酸帕罗西汀

BRL-29060A; Hidrocloruro de paroxetina; Paroksetiinihydrokloridihemihydraatti; Paroksetin Hidroklorür; Paroksetino hidrochloridas hemihidratas; Paroksetyny chlorowodorek; Paroxetin hydrochlorid; Paroxétine, chlorhydrate de; Paroxétine (chlorhydrate de) hémihydraté; Paroxetine Hydrochloride Hemihydrate; Paroxetinhydrokloridhemihydrat; Paroxetini hydrochloridum; Paroxetini hydrochloridum hemihydricum.

Пароксетина Гидрохлорид

$C_{19}H_{20}FNO_3,HCl,\frac{1}{2}H_2O$ = 374.8.

CAS — 78246-49-8 (anhydrous paroxetine hydrochloride); 110429-35-1 (paroxetine hydrochloride hemihydrate).

UNII — X2ELS050D8 (paroxetine hydrochloride, hemihydrate); 3I3T11UD2S (anhydrous paroxetine hydrochloride).

Pharmacopoeias. In *Eur.* (see p.vii) and *US*, which permit the anhydrous and hemihydrate forms.

Ph. Eur. 6.8（Paroxetine Hydrochloride, Anhydrous）白色或类白色，易潮解的结晶性粉末。呈现多态性现象。微溶于水；略溶于无水乙醇和二氯甲烷；易溶于甲醇。贮藏于密闭容器中，温度不得超过25℃。

Ph. Eur. 6.8（Paroxetine Hydrochloride, Hemihydrate）白色或类白色，结晶性粉末。呈现假多态性现象。微溶于水；略溶于乙醇和二氯甲烷；易溶于甲醇。避光。

USP 33（Paroxetine Hydrochloride） 它是一种无水形式或者含有1/2分子的结合水。白色或米色固体。微溶于水；溶于乙醇和甲醇。以无水的形式贮藏于密闭容器中。

Paroxetine Mesilate（*BANM, rINNM*）甲磺酸帕罗西汀

Mesilato de paroxetina; Paroxétine, Mésilate de; Paroxetine Mesylate (*USAN*); Paroxetini Mesilas.

Пароксетина Мезилат

$C_{19}H_{20}FNO_3,CH_4O_3S$ = 425.5.

CAS — 217797-14-3.

ATC — N06AB05.

ATC Vet — QN06AB05.

UNII — M711N184JE.

注："Asimia"这个名称被用来作为甲磺酸帕罗西汀的商标。

不良反应、处置和注意事项

基本上与SSRIs相同（见**氟西汀**，第368页）。

从UK CSM收到的不良反应报道来看，与其他SSRIs类药物相比，帕罗西汀的锥体外系反应（包括面具脸）和撤药症状更多。详见**氟西汀**的**不良反应**项下的**锥体外系反应**（第371页）及**注意事项**项下的**撤药**（第373页）。

哺乳 有关SSRIs类药物在哺乳期患者中的应用问题详见**氟西汀**的**注意事项**，第371页。

儿童 SSRIs类药物用于18岁以下的儿童和青少年抑郁症时，可增加患者潜在的自杀行为风险；详见**氟西汀**项下的**对精神状态的影响**，第370页。

妊娠 妊娠期间使用SSRIs类药物的风险，帕罗西汀是否比其他SSRIs类药物的致畸风险更高，这些问题详见**氟西汀**（第372页）。

药物相互作用

与SSRIs类药物相关的药物相互作用见**氟西汀**，第373页。

药动学

帕罗西汀很迅速被胃肠道吸收，服药后的5h内可达血浆浓度高峰。主要在肝内进行首关代谢。主要的代谢途径是甲基化和氧化，形成葡萄糖醛酸苷和硫酸盐化合物。帕罗西汀的代谢部分由细胞色素P450同工酶CYP2D6介导。帕罗西汀广泛分布于全身各组织，蛋白结合率为95%左右。帕罗西汀的血浆清除半衰期为21h左右。主要以代谢产物的形式经尿液（64%左右）和粪便（36%）排泄。帕罗西汀分布到乳汁中（见**氟西汀**的**注意事项**项下的**哺乳**，第371页）。

1. Dalhoff K, *et al.* Pharmacokinetics of paroxetine in patients with cirrhosis. *Eur J Clin Pharmacol* 1991; **41:** 351–4.
2. Hiemke C, Härtter S. Pharmacokinetics of selective serotonin reuptake inhibitors. *Pharmacol Ther* 2000; **85:** 11–28.

用途和用法

帕罗西汀属于苯基哌啶衍生物，是一种SSRI，其药理作用和用途与氟西汀相似（见第374页）。通常以盐酸帕罗西汀的形式口服，早晨顿服；也可以以甲磺酸帕罗西汀的形式服用。剂量以碱基的量表达：盐酸帕罗西汀22.8mg或者甲磺酸帕罗西汀25.8mg相当于帕罗西汀20mg。以下涉及的剂量均是指含盐酸帕罗西汀的制剂的用量；甲磺酸帕罗西汀的服用剂量与盐酸帕罗西汀的剂量基本相当。但是其推荐的最大有效剂量尚存在疑问，详见下文**用法**部分。

治疗**抑郁症**时，帕罗西汀的常规剂量是每日20mg，必要时逐渐加量，按照每周增加10mg的方案进行加量，最大可加至每日50mg。

治疗**广泛性焦虑障碍**时，帕罗西汀的初始剂量是每日20mg；进一步的加量方案是每次加量至少间隔1周的时间，每次增加10mg，最大可增至每日50mg。

治疗**强迫症**时，帕罗西汀的初始剂量是每日20mg，按照每周增加10mg的方案逐渐加至常规的维持量每日40mg；有些患者可能需要每日60mg的剂量。

治疗伴有或者不伴有广场恐怖的**惊恐障碍**时，帕罗西汀的初始剂量是每日10mg，然后根据临床反应每周增加10mg；尽管有些患者更宜使用每日60mg的剂量，但是推荐的常规维持量仍是每日40mg。

治疗**创伤后应激障碍**时，推荐的初始剂量也是每日20mg。必要时加量，至少间隔1周的时间进行一次加量，每次增加10mg，最大可加至每日50mg。

治疗**社交焦虑障碍**时，推荐的初始剂量也是每日20mg。必要时加量，间隔几周的时间进行一次加量，每次增加10mg，最大可加至每日50～60mg。

对于老年或体弱的患者，推荐的最大剂量是每日40mg。美国注册药品信息推荐这些患者的初始剂量为每日10mg。对于伴有肝肾损伤的患者，帕罗西汀应当减量，见下文。

在美国也可以见到帕罗西汀的缓释制剂（盐酸盐），用于治疗抑郁症、惊恐障碍和社交焦虑障碍；缓释制剂的最大量可能略大于那些立即释放的制剂的最大量。帕罗西汀的缓释制剂也用于**经前焦虑障碍**的治疗。初始剂量是每日12.5mg，通常是早晨顿服，必要时每日可以增加25mg，至少间隔1周的时间。可以在整个月经周期或者仅在黄体期用药。

帕罗西汀应当逐渐停药以减少引起撤药症状的风险。详见**氟西汀**的**注意事项**下的**撤药**（见第373页）。

1. Wagstaff AJ, *et al.* Paroxetine: an update of its use in psychiatric disorders in adults. *Drugs* 2002; **62:** 655–703. Correction. *ibid.*; 1461.
2. Pae CU, Patkar AA. Paroxetine: current status in psychiatry. *Expert Rev Neurother* 2007; **7:** 107–20. Correction. *ibid.*; 313–14.
3. Tang SW, Helmeste D. Paroxetine. *Expert Opin Pharmacother* 2008; **9:** 787–94.

用法 在英国，根据CSM的观点，帕罗西汀可以使用更高的剂量，但是当帕罗西汀使用较下列常规剂量更高的剂量时，是否就能取得更好的疗效，对此缺乏临床研究证据。

- 抑郁症、广泛性焦虑障碍、社交焦虑障碍、创伤后应激障碍：每日20mg；
- 强迫症、惊恐障碍：每日40mg。

1. CSM/MCA Paroxetine prescribing advice. *Current Problems* 2004; **30:** 3.

在肝肾损伤中的用法 在USA，对于有严重肾或肝损伤的患者，帕罗西汀的初始口服剂量推荐为每日10mg，必要时逐渐加至最大量每日40mg。英国注册药品信息建议这类患者的剂量应当限制在常规治疗范围的最低线。

焦虑障碍 帕罗西汀可用于治疗多种焦虑障碍，包括广泛性焦虑障碍（第925页）、强迫性障碍（第925页）、惊恐障碍（第925页）、创伤后应激障碍（第926页）、社交焦虑障碍（第926页）。该药也曾试用于成人夜惊的治疗（见**睡眠相关运动障碍**，第930页）。

1. Oehrberg S, *et al.* Paroxetine in the treatment of panic disorder: a randomised, double-blind, placebo-controlled study. *Br J Psychiatry* 1995; **167:** 374–9.
2. Zohar J, *et al.* Paroxetine versus clomipramine in the treatment of obsessive-compulsive disorder. *Br J Psychiatry* 1996; **169:** 468–74.
3. Lecrubier Y, *et al.* Long-term evaluation of paroxetine, clomipramine and placebo in panic disorder. *Acta Psychiatr Scand* 1997; **95:** 153–60.
4. Wilson SJ, *et al.* Adult night terrors and paroxetine. *Lancet* 1997; **350:** 185.
5. Stein MB, *et al.* Paroxetine treatment of generalized social phobia (social anxiety disorder). *JAMA* 1998; **280:** 708–13.
6. Baldwin D, *et al.* Paroxetine in social phobia/social anxiety disorder: randomised, double-blind, placebo-controlled study. *Br J Psychiatry* 1999; **175:** 120–6.
7. Baldwin DS. Clinical experience with paroxetine in social anxiety disorder. *Int Clin Psychopharmacol* 2000; **15** (suppl): S19–24.
8. Marshall RD, *et al.* Efficacy and safety of paroxetine treatment for chronic PTSD: a fixed-dose, placebo-controlled study. *Am J Psychiatry* 2001; **158:** 1982–8.
9. Tucker P, *et al.* Paroxetine in the treatment of chronic posttraumatic stress disorder: results of a placebo-controlled, flexible-dosage trial. *J Clin Psychiatry* 2001; **62:** 860–8.
10. Liebowitz MR, *et al.* A randomized, double-blind, fixed-dose comparison of paroxetine and placebo in the treatment of generalized social anxiety disorder. *J Clin Psychiatry* 2002; **63:** 66–74.
11. Stein DJ, *et al.* Efficacy of paroxetine for relapse prevention in social anxiety disorder: a 24-week study. *Arch Gen Psychiatry* 2002; **59:** 1111–18.
12. Stocchi F, *et al.* Efficacy and tolerability of paroxetine for the long-term treatment of generalized anxiety disorder. *J Clin Psychiatry* 2003; **64:** 250–8.
13. Hollander E, *et al.* Acute and long-term treatment and prevention of relapse of obsessive-compulsive disorder with paroxetine. *J Clin Psychiatry* 2003; **64:** 1113–21.

14. Lepola U, *et al.* Controlled-release paroxetine in the treatment of patients with social anxiety disorder. *J Clin Psychiatry* 2004; **65:** 222–9.
15. Sheehan DV, *et al.* Efficacy and tolerability of controlled-release paroxetine in the treatment of panic disorder. *J Clin Psychiatry* 2005; **66:** 34–40.
16. Rickels K, *et al.* Remission of generalized anxiety disorder: a review of the paroxetine clinical trials database. *J Clin Psychiatry* 2006; **67:** 41–7.

抑郁症 如同第352页所述，不同类别的抗抑郁药的疗效差别甚微，通常根据其不良反应的简介进行选择用药。SSRIs类药物如帕罗西汀，由于其不良反应少，过量时更安全，所以它们替代老的三环类抗抑郁药得到广泛应用。

1. Leyman S, *et al.* Paroxetine: post-marketing experience on 4024 depressed patients in Belgium. *Eur J Clin Res* 1995; **7:** 287–96.
2. Rodríguez-Ramos P, *et al.* Effects of paroxetine in depressed adolescents. *Eur J Clin Res* 1996; **8:** 49–61.
3. Franchini L, *et al.* Dose-response efficacy of paroxetine in preventing depressive recurrences: a randomized, double-blind study. *J Clin Psychiatry* 1998; **59:** 229–32.
4. Williams JW, *et al.* Treatment of dysthymia and minor depression in primary care: a randomized controlled trial in older adults. *JAMA* 2000; **284:** 1519–26.
5. Golden RN, *et al.* Efficacy and tolerability of controlled-release and immediate-release paroxetine in the treatment of depression. *J Clin Psychiatry* 2002; **63:** 577–84.
6. Rapaport MH, *et al.* Efficacy of controlled-release paroxetine in the treatment of late-life depression. *J Clin Psychiatry* 2003; **64:** 1065–74.
7. Misri S, *et al.* The use of paroxetine and cognitive-behavioral therapy in postpartum depression and anxiety: a randomized controlled trial. *J Clin Psychiatry* 2004; **65:** 1236–41.
8. Trivedi MH, *et al.* Effectiveness of low doses of paroxetine controlled release in the treatment of major depressive disorder. *J Clin Psychiatry* 2004; **65:** 1356–64.
9. Dunner DL, *et al.* Efficacy and tolerability of controlled-release paroxetine in the treatment of severe depression: post hoc analysis of pooled data from a subset of subjects in four double-blind clinical trials. *Clin Ther* 2005; **27:** 1901–11.
10. Katzman MA, *et al.* Paroxetine versus placebo and other agents for depressive disorders: a systematic review and meta-analysis. *J Clin Psychiatry* 2007; **68:** 1845–59.
11. Barbui C, *et al.* Effectiveness of paroxetine in the treatment of acute major depression in adults: a systematic re-examination of published and unpublished data from randomized trials. *CMAJ* 2008; **178:** 296–305.

热潮红 有些SSRIs如帕罗西汀曾被尝试用于治疗热潮红；详见**氟西汀**，第375页。

疑病症 包括帕罗西汀在内的SSRIs类药物在疑病症中的应用，详见**氟西汀**，第375页。

经前期综合征 帕罗西汀（缓释制剂）用于控制经前期综合征的精神症状和躯体症状（见第2031页）。

1. Cohen LS, *et al.* Paroxetine controlled release for premenstrual dysphoric disorder: a double-blind, placebo-controlled trial. *Psychosom Med* 2004; **66:** 707–13.
2. Landén M, *et al.* Placebo-controlled trial comparing intermittent and continuous paroxetine in premenstrual dysphoric disorder. *Neuropsychopharmacology* 2007; **32:** 153–61.
3. Steiner M, *et al.* Luteal phase administration of paroxetine for the treatment of premenstrual dysphoric disorder: a randomized, double-blind, placebo-controlled trial in Canadian women. *J Clin Psychiatry* 2008; **69:** 991–8.

瘙痒症 帕罗西汀曾被用于治疗非皮肤病学的瘙痒症，并取得一些效果[1]。

1. Zylicz Z, *et al.* Paroxetine in the treatment of severe non-dermatological pruritus: a randomized, controlled trial. *J Pain Symptom Manage* 2003; **26:** 1105–12.

性功能障碍 已有SSRIs类药物引起阳痿或射精障碍等不良反应的报道；有关这些作用在治疗早泄中的潜在应用，详见**氟西汀**，第376页。

制剂

BP 2010: Paroxetine Tablets;
USP 33: Paroxetine Tablets.

专利制剂

Arg.: Afenexil; Aropax; Datevan; Meplar; Neurotrox; Olane; Pamoxet; Paxil; Psicoasten; Sicopax†; Sicotral; Sostel; Tiarix; Xilanic; ***Austral.:*** Aropax; Extine; Oxetine†; Paxtine; ***Austria:*** Allenopar; Ennos; Glaxopar†; Parocetan; Paroglax†; Paroxat; Seroxat; ***Belg.:*** Aropax; Seroxat; ***Braz.:*** Aropax; Arotin; Benepax; Cebrilin; Parox; Paxan; Paxtrat; Pondera; Roxetin; ***Canad.:*** Paxil; ***Chile:*** Aroxat; Bectam; Pamax; Posivyl; Seretran; Traviata; ***Cz.:*** Apo-Parox; Arketis; Parolex; Remood; Seroxat; ***Denm.:*** Serodur†; Seroxat; ***Fin.:*** Optipar; Seroxat; ***Fr.:*** Deroxat; Divarius; ***Ger.:*** Euplix†; Oxet†; ParoLich; Paroxalon; Paroxat; Paroxedura†; Seroxat; Tagonis; ***Gr.:*** Noprilex; Parosat; Paroxia; Paxinol; Prexat; Seroxat; Solben; Stiliden; Taberil; ***Hong Kong:*** Parotin; Seroxat; ***Hung.:*** Apodepi; Paretin; Parogen; Paroxat; Rexetin; Seroxat; Xetanor; ***India:*** Pari; Parotin; Xet; ***Indon.:*** Seroxat†; ***Irl.:*** Meloxat; Paroser; Parox; Paxt; Seroxat; ***Israel:*** Parotin; Paxxet; Seroxat; ***Ital.:*** Dapagut; Daparox; Dropaxin; Eutimil; Serestill†; Sereupin; Seroxat; Stiliden; ***Jpn:*** Paxil; ***Malaysia:*** Seroxat; ***Mex.:*** Apo-Oxpar; Aropax; Ixicrol; Paxil; Tamcere; ***Neth.:*** Seroxat; ***Norw.:*** Seroxat; ***NZ:*** Aropax; Loxamine; ***Philipp.:*** Seroxat; ***Pol.:*** Arketis; Deprozel†; ParoGen; Paromerck†; Paxeratio†; Paxtin; Rexetin; Seroxat; Xetanor; ***Port.:*** Denerval; Dropax; Oxepar†; Paxetil; Paxpar; Ritlemi; Seroxat; Stiliden; Zanoxina; ***Rus.:*** Actaparoxetine (Актапароксетин); Adepress (Адепресс); Paxil (Паксил); Plisil (Плизил); Rexetin (Рексетин); Serestill (Сирестилл); ***S.Afr.:*** Aropax; Deparoc; Parax; Paxil; Sedarin†; Serrapress; Xet; ***Singapore:*** Seroxat; ***Spain:*** Casbol; Daparox; Frosinor; Motivan; Paratonina; Parotur†; Seroxat; Xetin; ***Swed.:*** Euplix†; Paroxiflex; Seroxat; ***Switz.:*** Deroxat; Dexantol†; Parexat; Paronex; Paroxetop; ***Thai.:*** Seroxat; ***Turk.:*** Nokturn; Paxera; Paxil; Paxotin; Seroxat; Xetanor; Zoxapar; ***UK:*** Seroxat; ***Ukr.:*** Rexetin (Рексетин); ***USA:*** Paxil; Pexeva; ***Venez.:*** Paxil.

Phenelzine Sulfate (*pINNM*) 硫酸苯乙肼

Phénelzine, Sulfate de; Phenelzine Sulphate (*BANM*); Phenelzini Sulfas; Sulfato de fenelzina. Phenethylhydrazine hydrogen sulphate.

Фенельзина Сульфат

$C_8H_{12}N_2,H_2SO_4$ = 234.3.

CAS — 51-71-8 (phenelzine); 156-51-4 (phenelzine sulfate).

ATC — N06AF03.

ATC Vet — QN06AF03.

UNII — 2681D7P965.

(phenelzine)

Pharmacopoeias. In *Br.* and *US.*

BP 2010 (Phenelzine Sulfate)。白色粉末或珍珠状的小板，有刺激性气味。易溶于水；几乎不溶于乙醇、氯仿及乙醚。避光。

USP 33 (Phenelzine Sulfate)。白色或淡黄白色粉末，有种特征性气味。易溶于水；几乎不溶于乙醇、氯仿及乙醚。1%水溶液的pH值为1.4～1.9。贮藏于密闭容器中。避热、避光。

不良反应

苯乙肼及其他MAOIs最常见的不良反应有体位性低血压和眩晕发作。其他常见的不良反应有头痛、口干、便秘及其他胃肠道紊乱（包括恶心和呕吐）、水肿。另外也很常见困倦、无力、疲劳感等不良反应，也可能会出现CNS刺激症状，包括易怒、神经过敏、欣快、坐立不安、失眠和癫痫发作。对于易感人群，也可能会诱导精神病发作、轻躁狂或躁狂发作、精神错乱、幻觉或中毒性谵妄。

可能会出现发汗、肌肉震颤、颤搐或反射亢进，过量时可以表现为体温过高和神经肌肉过敏。报道过的其他不良反应还有视物模糊、眼球震颤、皮疹、白细胞减少、性功能紊乱及与饮食不相称的体重增加。还有肼类MAOIs出现黄疸的报道，极少数情况下出现致死性进行性肝细胞坏死。与肼类衍生物相关的周围神经病可能是维生素B_6缺乏的结果。与抗抑郁药使用相关的低钠血症更容易发生于老年患者，其可能的病因机制是抗利尿激素分泌不当。

过量时的症状最初可能会比较轻微，在随后的24～48h病情进一步发展。对于过量症状轻微的患者，经过对症治疗和支持性治疗后，可以在3～4天后康复；但是对于过量症状严重的患者，可能会持续2周的时间。过量时也可以出现CNS抑制症状和困倦，但是CNS兴奋症状会更常见，如易激惹、活动过多、易怒、幻觉或癫痫发作。最终出现呼吸抑制和昏迷。对心血管的影响，虽然更多见的是低血压，但是也有可能出现高血压，有时还伴随剧烈头痛；也有的出现心律失常和末梢循环衰竭。其中大量出汗、体温过高、伴反射亢进的神经肌肉兴奋症状是过量时最突出的临床特征。

MAOIs是最容易引起5-羟色胺综合征的药物（见下文）。如果MAOIs与某些其他药物或某些食物同时使用时，可能会出现严重的高血压危象，有时候是致命性的（见下文**药物相互作用**）。这些反应的特征性表现是剧烈头痛、血压快速升高，有时是延迟升高，之后出现颅内出血或急性心力衰竭。

可逆的单胺氧化酶A（RIMAs）抑制药的不良反应见**吗氯贝胺**，第387页。

不良反应发生率 作者从一项针对苯乙肼和米帕明的比较研究的结果上受到启发，开始怀疑有关MAOIs不良反应的报道，认为是言过其实[1]。在这项比较研究中，苯乙肼的剂量是常规治疗量范围的高限（平均每日77mg），而米帕明的剂量是常规治疗量范围的中等剂量（平均每日139mg）。结果显示两组的不良反应极为相似。例外的是，苯乙肼治疗组困倦的发生率显著高于米帕明组。两组发生自主神经、CNS、心血管或精神病的不良反应的频率没有差别。然而，苯乙肼治疗组由于出现严重不良反应而退出研究的例数显著高于米帕明组由于出现严重不良反应而退出研究的例数。虽然如此，与米帕明相比，苯乙肼仍不失是一种合理的具有良好耐受性的药物。

也有其他有关苯乙肼与反苯环丙胺、米帕明不良反应的比较研究[2,3]。一项涉及198位患者的回顾性综述的结论是虽然苯乙肼治疗出现的不良反应比另外两种药物治疗出现的不良反应多，但是苯乙肼治疗组由于出现不良反应导致的撤药率却低于另外两种药物治疗组。这可能是因为考虑到苯乙肼明确的临床疗效，使得处方医师不愿意终止治疗。

1. Evans DL, *et al.* Early and late side effects of phenelzine. *J Clin Psychopharmacol* 1982; **2:** 208–10.
2. Rabkin J, *et al.* Adverse reactions to monoamine oxidase inhibitors. Part I: a comparative study. *J Clin Psychopharmacol* 1984; **4:** 270–8.
3. Rabkin JG, *et al.* Adverse reactions to monoamine oxidase inhibitors. Part II: treatment correlates and clinical management. *J Clin Psychopharmacol* 1985; **5:** 2–9.

对心血管系统的影响 普遍认为MAOIs引起心血管系统的不良反应相对较少。众所周知在MAOIs与食物或其他药物发生相互作用时可能会出现血压升高的不良反应（见下文**药物相互作用**），但是在这些药物单独使用时，又可能会出现体位性低血压。

一项对14位患者进行的研究[1]结果发现，苯乙肼显著降低患者卧位的收缩压，引起显著地体位性低血压；其中有2位血压受影响的患者需要更换药物。研究中还提到苯乙肼对血压的影响与三环类抗抑郁药对血压的影响是有区别的。虽然三环类抗抑郁药和苯乙肼都能引起体位性低血压，但是三环类抗抑郁药不影响患者卧位的收缩压，而且三环类抗抑郁药对血压的影响高峰出现在治疗的最初1周内，而苯乙肼对血压的影响高峰出现在治疗4周后。另外，这项研究还指出苯乙肼对血压的影响能够随着时间的延长而减弱，而三环类抗抑郁药对血压的影响则没有这种随时间延长而减弱的现象。

1. Kronig MH, *et al.* Blood pressure effects of phenelzine. *J Clin Psychopharmacol* 1983; **3:** 307–10.

对内分泌系统的影响 MAOIs能够引起*高泌乳素血症*[1]，使女性患者出现溢乳[2]。有时候，MAOIs能够引起*稀释性的低钠血症*，病理机制在于MAOIs通过增加抗利尿激素的释放，加强对肾小管的抗利尿作用，从而使体内游离水的肾清除率降低[3]。英国CSM发表评论[4]说，他们已经收到多种抗抑郁药（氟西汀、帕罗西汀、洛非帕明、氯米帕明、米帕明）引起低钠血症的报道，认为任何一种抗抑郁药都容易引发低钠血症，而且通常是在老年患者当中。

1. Slater SL, *et al.* Elevation of plasma-prolactin by monoamine-oxidase inhibitors. *Lancet* 1977; **ii:** 275–6.
2. Segal M, Heys RF. Inappropriate lactation. *BMJ* 1969; **4:** 236.
3. Baylis PH. Drug-induced endocrine disorders. *Adverse Drug React Bull* 1986; No 116: 432–5.
4. CSM/MCA. Antidepressant-induced hyponatraemia. *Current Problems* 1994; **20:** 5–6.

对肝脏的影响 已经发表的MAOIs引起肝毒性的案例报道中，有4位患者出现黄疸[1]，2位患者出现肝衰竭并发展为肝性脑病[2]；这种延迟性反应属于一种超敏反应。

法国药物警戒中心自1977年到1983年，共收到91例抗抑郁药引起肝炎的报道，其中有11例与一种MAOI（异丙烟肼）有关。这11例的反应属于细胞溶解性反应，其中有5例死亡[3]。

有2位患者在苯乙肼治疗4个月后出现暴发性肝功能衰竭[4]；当时已经排除了其他所有导致急性肝损伤的因素。在给予急性肝移植手术后，这2位患者均得以康复。

1. Holdsworth CD, *et al.* Hepatitis caused by the newer amine-oxidase-inhibiting drugs. *Lancet* 1961; **ii:** 621–3.
2. Wilkinson SP, *et al.* Frequency and type of renal and electrolyte disorders in fulminant hepatic failure. *BMJ* 1974; **1:** 186–9.
3. Lefebure B, *et al.* Hépatites aux antidépresseurs. *Therapie* 1984; **39:** 509–16.
4. Gómez-Gil E, *et al.* Phenelzine-induced fulminant hepatic failure. *Ann Intern Med* 1996; **124:** 692–3.

对神经系统的影响 MAOIs对神经系统可以引起一系列的影响。其中困倦是最常见的反应，但有时也会出现CNS兴奋症状，包括易怒、神经过敏和欣快，可以诱发易感人群出现精神病发作。进一步神经病学的反应详见下文**癫痫效应**和**锥体外系反应**。

也有苯乙肼引起周围神经病的报道，而周围神经病的发生往往与维生素B_6缺乏有关[1,2]。虽然有1位患者的神经病变发生在苯乙肼治疗后的11年后[1]，但是大多数患者的神经病变发生在苯乙肼开始治疗后的6周到4个月内[2]。在后续的苯乙肼治疗中辅助补充维生素B_6即可使症状逐渐消失[2]。由于苯乙肼治疗期间强加在患者身上的饮食限制导致维生素B_6摄入不足的可能性不大。导致维生素B_6缺乏的最可能的病理机制在于部分肼与维生素B_6结合成无活性的化合物。

实验条件下，很多药物能够抑制神经肌肉接头的传导，据说苯乙肼能够引起手术后呼吸抑制，可能是通过与神经肌肉阻滞剂的结合发挥协同作用所致[3]。

详见下文**注意事项**下的**麻醉**。

1. Heller CA, Friedman PA. Pyridoxine deficiency and peripheral neuropathy associated with long-term phenelzine therapy. *Am J Med* 1983; **75:** 887–8.
2. Stewart JW, *et al.* Phenelzine-induced pyridoxine deficiency. *J Clin Psychopharmacol* 1984; **4:** 225–6.
3. Lane RJM, Routledge PA. Drug-induced neurological disorders. *Drugs* 1983; **26:** 124–47.

对性功能的影响 已有MAOIs如苯乙肼和反苯环丙胺引起阳痿和不能射精的报道[1,2]。也有苯乙肼引起阴茎异常勃起的报道[3]。也有一些有关MAOIs引起女性性快感缺乏的报道，而且这种影响有给药-剂量[4]相关性。因为性欲缺乏、阳痿本身是抑郁症的常见症状，所以在引起性功能障碍中，很难准确评估药物所起的作用。

1. Simpson GM, *et al.* Effects of anti-depressants on genito-urinary function. *Dis Nerv Syst* 1965; **26:** 787–9.
2. Wyatt RJ, *et al.* Treatment of intractable narcolepsy with a monoamine oxidase inhibitor. *N Engl J Med* 1971; **285:** 987–91.
3. Yeragani VK, Gershon S. Priapism related to phenelzine therapy. *N Engl J Med* 1987; **317:** 117–18.
4. Shen WW, Sata LS. Inhibited female orgasm resulting from psychotropic drugs: a clinical review. *J Reprod Med* 1983; **28:** 497–9.

致癫痫效应 注册药品信息指出癫痫发作是MAOIs的一种不常见的不良反应；可能是过量时的一个临床特征。

1名既往没有癫痫病史，也没有相应的素质因素的患者，在苯乙肼开始治疗后的短时间内出现了1次伴有全身强直-阵挛性发作的典型癫痫大发作[1]。应当看到的一点是临床上其实很少见到苯乙肼引起的癫痫发作。

1. Bhugra DK, Kaye N. Phenelzine induced grand mal seizure. *Br J Clin Pract* 1986; **40:** 173–4.

锥体外系反应 1位患者在苯乙肼开始治疗后的5周左右出现了帕金森综合征。在停药后10天症状逐渐得以缓解。有关苯乙肼引起这些锥体外系反应的病理机制，还在讨论中[1]。

1. Gillman MA, Sandyk R. Parkinsonism induced by a monoamine oxidase inhibitor. *Postgrad Med J* 1986; **62:** 235–6.

低钠血症 见上文**对内分泌系统的影响**。

狼疮 1名患者在服用8个月的硫酸苯乙肼后出现可逆的狼疮样反应[1]。

1. Swartz C. Lupus-like reaction to phenelzine. *JAMA* 1978; **239:** 2693.

过量 MAOIs在过量时也很少导致严重的高血压；血压可能会升高也可能会降低，或者是血压升高或降低两者交替出现。最多见的是患者逐渐出现广泛的肌肉痉挛、牙关紧闭、角弓反张，伴有瞳孔明显散大、皮肤发热和出汗。在过量服药后的16～24h，患者可能会出现致死性的体温过高；死亡前体温可高达42.1～43.8℃。也有的患者会出现弥散性血管内凝血、横纹肌溶解症和急性肾小管坏死[1]。

1. Henry JA. Specific problems of drug intoxication. *Br J Anaesth* 1986; **58:** 223–33.

5-羟色胺综合征 5-羟色胺综合征是药物所致的中枢5-羟色胺能受体活性过度的表现[1～10]。在近期作出涉及5-羟色胺能药物的药物方案调整后，至少出现下列特征性症状中的3种，可认为出现了5-羟色胺综合征[1]：

- 易怒；
- 共济失调；
- 发汗；
- 腹泻；
- 发热；
- 反射亢进；
- 肌阵挛；
- 战栗；
- 精神状态的改变。

对于早期的、轻微的或者亚急性的5-羟色胺综合征患者，严格按照这些标准去判断，可能并不能鉴别出来，此时建议使用一种简单的神经肌肉特征性诊断方法[10]。5-羟色胺综合征应当与由MAOIs和酪胺相互作用所致的高血压危象（见下文**MAOIs与食物的相互作用**）进行鉴别。还应当与神经阻滞药恶性综合征（见第943页）相鉴别[3,8～10]。

虽然有一些患者是在治疗方案调整后的数周后出现5-羟色胺综合征[2]，但是通常5-羟色胺综合征都发生于治疗方案调整后的数分钟内[10]。5-羟色胺综合征的出现和严重程度并不存在剂量相关性[2]，但是却取决于滑膜腔内5-羟色胺升高的程度和持续时间[5]。

5-羟色胺综合征相对不常见，通常症状也比较轻微。然而，也有的出现严重并发症，包括弥散性血管内凝血、严重的体温升高、呼吸衰竭和癫痫发作；其中也有患者死亡的报道。

5-羟色胺综合征可以见于5-羟色胺能药物单一治疗的患者，但是更多见于合并使用这些药物的患者[2,8～10]。过去，**MAOIs**是发生5-羟色胺综合征最常见的致病药物，尤其是当它与其他抗抑郁药联合使用时更容易出现5-羟色胺综合征。其他的抗抑郁药有三环类抗抑郁药，SSRIs类抗抑郁药，5-羟色胺和去甲肾上腺素再摄取抑制药（SNRIs）包括文拉法辛、曲唑酮、锂盐和色胺酸（关于5-羟色胺能抗抑郁药间的联合用药的讨论见下文**MAOIs与其他药物的相互作用**）。MAOIs与阿片类右美沙芬和哌替啶合并使用时也会引起5-羟色胺综合征。这种相互作用可以发生于不可逆的MAOIs和可逆的MAOIs之间，也可以发生于那些选择性的单胺氧化酶A抑制药（如吗氯贝胺），以及非选择性的MAOIs之间[11]。选择性的单胺氧化酶B抑制药司来吉兰，可能也会出现5-羟色胺综合征的问题，因为在高剂量时，这种选择性就会减弱。

随着**SSRIs**的应用日益增加，有关这些药物与其他5-羟色胺能药物（包括圣约翰草的提取物）合用的不良反应的报道也随之增多。

其他具有在某些情况下可以潜在性引起5-羟色胺综合征的**药物**包括止吐药（如昂丹司琼）、丁螺环酮、卡马西平、双氢麦角胺、亚甲二氧苯丙胺、西布曲明、选择性5-羟色胺（5-HT_1）激动药（如舒马普坦）和曲马多[5,8～10]。

如果一种5-羟色胺能药物在另一种5-羟色胺能药物之后使用，而且在第一种药物停用后没有经过充分的**药物空窗期**就开始使用第二种药物，这种情况下也可能会发生5-羟色胺能增强作用。尤其是当第一种药物是不可逆的MAOIs，或者是半衰期较长的药物，如SSRI氟西汀时，更容易出现5-羟色胺能增强作用。

大多数5-羟色胺综合征在停药并给予支持**性治疗**[1～4,8～10]（包括对发热和体温过高进行适当地处理，第10页）后的24h内恢复。苯二氮䓬类药物可能有助于控制易怒、肌阵挛和癫痫发作。虽然非特异性5-羟色胺能拮抗剂赛庚啶的疗效还没有被临床研究所证实[8,10]，但是对于特别严重患者，它还是有一定的应用价值的。二甲麦角新碱也有一些治疗成功的案例[2,3,6]。其他曾经尝试使用的药物包括普萘洛尔、氯丙嗪和丹曲林[2,3,6,8～10]，但不良反应限制了它们的应用。

1. Sternbach H. The serotonin syndrome. *Am J Psychiatry* 1991; **148:** 705–13.
2. Sporer KA. The serotonin syndrome: implicated drugs, pathophysiology and management. *Drug Safety* 1995; **13:** 94–104.
3. Corkeron MA. Serotonin syndrome—a potentially fatal complication of antidepressant therapy. *Med J Aust* 1995; **163:** 481–2.
4. Brown TM, *et al.* Pathophysiology and management of the serotonin syndrome. *Ann Pharmacother* 1996; **30:** 527–33.
5. Gillman PK. Serotonin syndrome: history and risk. *Fundam Clin Pharmacol* 1998; **12:** 482–91.
6. Gillman PK. The serotonin syndrome and its treatment. *J Psychopharmacol* 1999; **13:** 100–109.
7. Mason PJ, *et al.* Serotonin syndrome. Presentation of 2 cases and review of the literature. *Medicine (Baltimore)* 2000; **79:** 201–9.
8. Birmes P, *et al.* Serotonin syndrome: a brief review. *Can Med Assoc J* 2003; **168:** 1439–42.
9. Bilj D. The serotonin syndrome. *Neth J Med* 2004; **62:** 309–13.
10. Boyer EW, Shannon M. The serotonin syndrome. *N Engl J Med* 2005; **352:** 1112–20. Correction. *ibid.* 2007; **356:** 2437.
11. Livingston MG. Interactions with selective MAOIs. *Lancet* 1995; **345:** 533–4.

不良反应的处置

对于MAOIs过量的患者采用胃内容物清除的方法，其疗效还不确定；然而，对于那些服药后1h内的患者，可以口服活性炭，或者对于那些有潜在生命危险的患者，可以通过洗胃的方法来清除胃内容物。主要的处置措施包括强化的对症治疗和支持性治疗，特别注意处理药物对CNS的不良影响，如体温升高（可能会发展为恶性高热），以及对心血管的不良影响。过量后的延迟效应可以发生在过量服药一段时间之后，甚至对于最初无症状的患者都可能会出现延迟效应，因此一定要延长监测时间至少12h。如果MAOIs过量的患者同时还服用其他药物，会使得临床症状更为复杂，从而需要进行更长时间的监测。鉴于MAOIs有很多已知的药物相互作用，对于MAOIs过量时所使用的任何一种治疗药物都应当给予特别的注意。

应当用地西泮来治疗肌痉挛、易怒和癫痫发作。严重的神经肌肉过敏反应可能需要使用竞争性神经肌肉阻滞药（如潘可龙），及气管插管辅助通气。体温过高可能是一个比较特殊的问题；如果单独使用解热药如对乙酰氨基酚和外用冷却的措施后效果不理想，通常会建议使用竞争性神经肌肉阻滞药；也有人建议使用丹曲林。

低血压是一种相对比较常见的症状，对此应当采取静脉输注液体和扩张血容量的措施；而不应当使用血管升压类药物。反过来，MAOIs过量时偶尔也可能会出现高血压危象，此时可以采取缓慢静脉注射酚妥拉明的治疗措施。对于持续的高血压，静脉注射硝酸盐可能有效。

注意事项

对于肝病患者或者既往有肝功能测验异常病史的患者，都不应当使用苯乙肼和其他MAOIs。由于对血压的影响，对于患有充血性心力衰竭、脑血管疾病或者嗜铬细胞瘤的患者，也都不应当使用苯乙肼和其他MAOIs（对于所有使用苯乙肼和其他MAOIs的患者，都应当进行血压的监测。）对于血液病患者或者心血管疾病患者，以及老年患者或易怒的患者，都应当避免使用或者高度谨慎使用MAOIs，因为这些患者可能会对MAOIs的不良反应特别敏感。MAOIs应当慎用于癫痫患者。也应当慎用于糖尿病患者，因为MAOIs是否会改变血糖代谢，以及发生低血糖改变，有关这些问题的研究结果还不一致。对于甲状腺功能亢进症患者，也应当慎用MAOIs，因为可以增加患者对升压胺类药物的敏感性。

在抗抑郁药治疗的初期应当密切观察患者的病情变化，直至抑郁症状显著改善，因为自杀是抑郁症患者自身固有的风险。详见**抑郁症**（第352页）。在抗抑郁药治疗其他精神障碍的初期，也有可能会出现自杀的想法和行为；所以治疗抑郁症患者的注意事项同样适用于治疗其他精神障碍的患者。

如果MAOIs用于缓解双相障碍患者的抑郁，就可能会促使患者向躁狂相的转化，而且这种情况在临床上还通常不被引起重视；同样MAOIs用于缓解精神分裂症患者的抑郁，就可能会加重患者的精神病性症状。

由于MAOIs存在延迟效应，因此在停药后至少14天内，患者不应当服用任何一种已知能与MAOIs引起药物相互作用（见下文**药物相互作用**）的食物或药物。在患者接受任何手术治疗前同样需要一个类似的药物空窗期，虽然不是所有人都认同这种观点，但是最好还是谨慎一些，因为手术中可能会使用到能够与MAOIs发生药物相互作用的麻醉药；当患者需要MAOIs与ECT联合治疗时也应当慎重考虑；详见下文**麻醉药**。MAOIs治疗的患者应当随身携带一张详细记载其治疗方案的卡片；患者及其家属都应当熟知可能会与MAOIs发生药物相互作用的食物和药物，并警惕避免使用这些食物和药物。

对于正在从事驾驶或其他机器作业的患者，应当详细告知其服用的MAOIs可能会改变其警觉行为和状态。出现困倦不良反应的患者不应当再驾驶或操作机器。

MAOIs应当逐渐停药以减少引起撤药症状的风险（见下文）。

可逆的单胺氧化酶A（RIMAs）抑制药的注意事项见**吗氯贝胺**，第387页。

麻醉药 对于三环类抗抑郁药治疗的患者，因ECT或者手术治疗而给予麻醉药之前，应当对其可能发生的药物相互作用进行慎重考虑（见**阿米替林**，第356页），这个原则也通常适用于MAOIs治疗的患者；苯乙肼在注册药品信息中也提到有在ECT之后出现短暂的呼吸和心血管抑制的报道。相对于其他药物与三环类药物的相互作用，其他药物与MAOIs的相互作用可能更多、更严重，而且不应当忽略MAOIs与哌替啶之间的药物相互作用。

有关MAOIs治疗的患者在接受麻醉药之后可能出现的问题，相关综述[1]认为在麻醉药开始之前停用2周左右的MAOIs是不合理的，虽然必须要牢记麻醉药与MAOIs合用具有交感神经活动过度的危险，但是临床上仍有安全的、适宜的麻醉药可供选择。这篇综述还认为在给予麻醉药、ECT和手术期间，继续MAOIs治疗是安全的，虽然对此还存在一些不一致的意见[5]，但这种观点仍然被其他很多人[2～4]所接受。

不管是何种决定，都应当告知麻醉师患者正在服用或者曾经服用的所有药物；当MAOIs治疗的患者需要接受急诊手术时，这点尤其重要。

- 据称MAOIs和阿片类镇痛药之间的药物相互作用有两种不同的形式：一种是兴奋的形式（5-羟色胺综合征，见上文）；另一种是抑制的形式，由呼吸抑制、低血压和昏迷组成，这是MAOI抑制肝微粒体酶，从而使游离的阿片类镇痛药发生蓄积的结果。麻醉时使用的哌替啶与MAOIs的相互作用表现为兴奋的形式，而且通常很严重，常常是致命性的。正是由于这个原因，哌替啶从来不用于MAOIs治疗的患者。吗啡本身不阻断神经元内5-羟色胺的再摄取，但是它的麻醉效应可能与MAOIs发生潜在的相互作用。有一个个案报道了吗啡与MAOIs的药物相互作用，其表现形式是抑制。所以，吗啡是一种可供选择的阿片镇痛药，但是必须使用已经减少的剂量，而且根据临床反应仔细地滴定药量。阿片全碱的疗效并不优于吗啡。虽然在动物身上出现过MAOIs与哌替啶发生了药物相互作用，但是还不清楚在人体是否也会发生这种药物相互作用。美沙酮曾被用于接受MAOIs治疗的患者，没有出现不幸的事件。也有无对照的研究证据表明芬太尼用于接受MAOIs治疗的患者也是安全的。一个案例研究[6]中描述了对于接受MAOIs治疗的患者，使用阿芬他尼的安全性（与异丙酚和阿曲库铵相比），还提到这是首次关于接受MAOIs治疗的患者使用阿芬他尼的研究报道。另一个案例研究[7]又进一步描述了2例苯乙肼治疗的患者，在ECT期间使用阿芬他尼作为麻醉药的安全性（与异丙酚和氯琥珀胆碱相比）。对于1例接受苯乙肼治疗的患者，使用瑞芬他尼作为一种麻醉治疗方案（与七氟醚、维库溴铵、异氟烷相比），也是比较安全的[8]。在另一个个案[9]中，这位患者在继续服用一种MAOI（反苯环丙胺）及一种三环类抗抑郁药（米帕明）和劳拉西泮期间，成功地使用舒芬太尼（与硫喷妥钠、利多卡因、维库溴铵相比）麻醉。

- 作为一种诱导因素[1]，理论上氯胺酮应当避免用于接受MAOIs治疗的患者，虽然临床上还没有这种药物相互作用的报道。还可以看到巴比妥类药物的增强效应。
- 苯乙肼作为一种神经肌肉阻滞药，已经显示出使血浆胆碱酯酶浓度降低的作用，也有延长氯琥珀胆碱的效应的病案报告；而在ECT期间，氯琥珀胆碱效应的延长又可能会导致呼吸暂停，改变抽搐发作。然而，也有1个案例报告了4位在ECT治疗期间（使用氯琥珀胆碱作为神经肌肉阻滞药）服用反苯环丙胺的患者，结果发现与这4位患者先前ECT期间没有服用MAOI时相比，其抽搐的时间长度没有并发生改变[4]。潘可龙用于MAOIs治疗的患者时，在理论上可能存在一定的危险，因为潘可龙能够释放储存的肾上腺素（虽然在MAOIs过量时建议使用潘可龙以缓解症状，见上文**不良反应的处置**），但是阿库氯铵、阿曲库铵或者维库溴铵都是适宜的供选方案[1]。
- 对于接受MAOIs治疗的患者，使用恩氟烷、氟烷、异氟烷和氧化亚氮都会很安全。虽然在理论上，使用氟烷可能会增加肝损害的风险。
- 对于接受MAOIs治疗的患者，给予具有间接的类交感神经作用的药物，会有发生严重甚至致命性高血压的风险；但是给予具有直接的类交感神经作用的药物，如肾上腺素、异丙肾上腺素和去甲肾上腺素，虽然在使用期间应当给予很大的关注，因为可以增强受体的敏感性，但是这些药物仍然都是可靠的升压类药物。

1. Stack CG, *et al.* Monoamine oxidase inhibitors and anaesthesia: a review. *Br J Anaesth* 1988; **60:** 222–7.
2. Hirshman CA, Lindeman K. MAO inhibitors: must they be discontinued before anesthesia? *JAMA* 1988; **260:** 3507–8.
3. Hirshman CA, Lindeman KS. Anesthesia and monoamine oxidase inhibitors. *JAMA* 1989; **261:** 3407–8.
4. Dolenc TJ, *et al.* Electroconvulsive therapy in patients taking monoamine oxidase inhibitors. *J ECT* 2004; **20:** 258–61.
5. Gevirtz C. Anesthesia and monoamine oxidase inhibitors. *JAMA* 1989; **261:** 3407.
6. Powell H. Use of alfentanil in a patient receiving monoamine oxidase inhibitor therapy. *Br J Anaesth* 1990; **64:** 528.
7. Beresford BJ, *et al.* Combination propofol-alfentanil anesthesia for electroconvulsive therapy in patients receiving monoamine oxidase inhibitors. *J ECT* 2004; **20:** 120–2.
8. Ure DS, *et al.* Safe use of remifentanil in a patient treated with the monoamine oxidase inhibitor phenelzine. *Br J Anaesth* 2000; **84:** 414–16.
9. O'Hara JF, *et al.* Sufentanil-isoflurane-nitrous oxide anesthesia for a patient treated with monoamine oxidase inhibitor and tricyclic antidepressant. *J Clin Anesth* 1995; **7:** 148–50.

儿童 苯乙肼不推荐用于16岁以下的儿童青少年抑郁症患者的治疗。另外，有报道称其他抗抑郁药也可增加儿童青少年抑郁症患者出现自杀想法和行为的风险（见**氟西汀**项下**对精神状态的影响**，第370页）。

驾驶 情感障碍本身就可能会损害驾驶技能[1,2]，虽然抗抑郁药物治疗对驾驶可能也存在危险[1]，但是抗抑郁药物治疗的患者与不用药物治疗的患者相比，前者的驾驶会更安全[2]。抗抑郁药引起的动作障碍很大程度上与其的镇静作用有关，一些MAOIs对精神运动性动作有不利的影响[1,2]。

在英国，Driver and Vehicle Licensing Authority (DVLA) 认为所有作用于CNS的药物都会损害警觉性、注意力和驾驶特性，特别是治疗初期及加量期[3]；如果患者出现了对驾驶的不利影响就必须停止驾驶。对于伴有显著的记忆力和注意力障碍、易怒、行为紊乱或自杀念头的严重抑郁症患者，在医学咨询结果出来之前应当停止驾驶。

1. Ashton H. Drugs and driving. *Adverse Drug React Bull* 1983; **98:** 360–3.
2. Cremona A. Mad drivers: psychiatric illness and driving performance. *Br J Hosp Med* 1986; **35:** 193–5.
3. Driver and Vehicle Licensing Agency. For medical practitioners: at a glance guide to the current medical standards of fitness to drive (issued February 2010). Available at: http://www.dft.gov.uk/dvla/~/media/pdf/medical/at_a_glance.ashx (accessed 19/04/10)

ECT 关于接受ECT治疗的患者，应用注意事项见上文**麻醉药**项下的内容。

卟啉病 对于卟啉病患者，苯乙肼被认为是不安全的，因为在动物身上，该药显示出具有生卟啉的作用。

手术 关于手术患者的注意事项见上文**麻醉药**项下的内容。

撤药 在抗抑郁药常规治疗8周或8周以上的时间后，突然停药可以引起撤药症状，而且症状可能会很严重。

与MAOIs撤药有关的撤药症状[1,2]包括胃肠道功能紊乱和全身性躯体症状，如恶心和呕吐、食欲减退、寒战、头痛和眩晕；睡眠障碍表现为失眠、严重梦魇和瞌睡；CNS症状包括恐慌、焦虑、坐立不安、易怒、认知损害、心境不稳、抑郁和自杀观念、轻性躁狂、妄想和幻觉。上述撤药症状中的一些症状，在重新开始低剂量的MAOI治疗时，可以得以控制，但是最好的处理办法仍然是逐渐停药预防撤药症状的出现[2]。*BNF 59* 建议在4周内逐渐减药直至停药，对于那些长期维持治疗的患者，减药期可适当延长至6个月的时间。

MAOI撤药症状的病理生理机制至今还没有完全搞清楚，虽然有的假说认为一些症状是肾上腺素能神经元活动过度[1]的表现，是多巴胺和去甲肾上腺素的过量释放所致[2]。

除反苯环丙胺之外，其他MAOIs的撤药症状都不是药物依赖的结果[1]。无论患者先前有无药物滥用史，接受较高剂量反苯环丙胺治疗的患者都可能产生药物依赖和耐受。在结构上，反苯环丙胺与苯丙胺相似，这可能是其具有一定的成瘾性的原因所在[1]。

1. Anonymous. Problems when withdrawing antidepressives. *Drug Ther Bull* 1986; **24:** 29–30.
2. Dilsaver SC. Withdrawal phenomena associated with antidepressant and antipsychotic agents. *Drug Safety* 1994; **10:** 103–14.

MAOIs与食物的相互作用

MAOIs（如苯乙肼）的最大缺点就是其对单胺氧化酶的抑制作用，并导致单胺类神经递质在体内的蓄积。这就意味着存在酪胺的升压效应，而酪胺就存在于一些常见的食物中。酪胺本身也是通过单胺氧化酶代谢，与MAOIs合用时可以增强其危险性。所以MAOIs与富含升压胺类（如酪胺）的食物的相互作用可以发生在MAOIs治疗的患者，会引发高血压危象。奶酪，特别是陈旧的或者过期的奶酪，肉糜或酵母菌提取物，烂掉的青鱼，腌菜，烤香肠，烟熏的食物，蚕豆荚都发生过这种反应。患者服用MAOIs期间不应当服用上述食物中的任何一种，而且在终止治疗后的至少14天内也不应当服用上述食物中的任何一种。有一些食物仅仅在大量使用时才会引起反应，而且食物内酪胺的含量也随着烹调和储存方法的不同而不同。任何蛋白类食物如肉、鱼或野禽，都易于水解，经过发酵、酸洗、烟熏这些过程或变质后酪氨酸就分解成酪胺。所以应当建议MAOIs治疗的患者只吃新鲜的蛋白类食物。

葡萄酒、啤酒等乙醇饮料以及那些脱乙醇的饮料，乙醇含量都较低，均含有不同数量的酪胺，因此MAOIs治疗的患者最好避免食用。

上述饮食限制都是MAOIs治疗的患者必须要注意的，但是对于可逆的单胺氧化酶A（RIMAs）抑制药（如吗氯贝胺）治疗的患者，就不必如此严格执行（见第387页）。虽然注册药品信息中提到由于一些患者可能会对酪胺特别敏感，所以应当避免大量食用富含酪胺的食物。

当MAOIs治疗的患者食用某些食物时，可能会引起致命的高血压危象。这种观点已经被大家所接受，而且得到证实，从而还出版了很多禁止食用的食物和饮料的清单。然而这种相互作用的危险有点被过分强化或扩大化了，发表的食物和饮料清单也存在过度列举的现象[1~3]；这使得一部分患者降低了对治疗的依从性。

一篇关于MAOIs与酪胺的药物相互作用的综述[1]，讨论并制订出下列监测内容和建议：

- 这种药物相互作用所致的高肾上腺素状态由三种综合征（阵发性剧烈头痛、伴阵发性高血压的心血管症状、脑内出血和死亡）组成，但这三种综合征之间存在明显的交叉重叠。
- 在剂量为每日20～50mg时，反苯环丙胺最常出现这样的药物相互作用，虽然也有少数的报道见于苯乙肼。
- 只有4种绝对禁止食用的药物：陈旧的奶酪、烂掉鱼肉、浓缩的酵母提取液和蚕豆荚。
- 据说有80%的案例报告与奶酪的食用有关，而且都是致命性的。虽然凝乳和全乳干酪不必限制，但是必须禁止食用陈旧的奶酪已经得到共识。关于是否应当限制食用一些常见的食品如酸奶和酸乳酪，目前还没有一致的观点，但是建议限量食用。
- 应禁止食用烂掉的青鱼或烟熏的鱼，因为发生高血压危象的案例已经充分证明了其危险性；此外，在这类食物中检测到的酪胺水平也很高。任何肉类都很危险，除非新鲜的肉类，因为蛋白被细菌蛋白降解后会形成酪胺。
- 浓缩的酵母提取液的主要成分是丰富的酪胺，次要成分是酵母维生素，这两种成分都可以构成危险；面包酵母被认为是安全的。
- 虽然蚕豆本身几乎不具有升压效应，不必禁食，但是蚕豆荚含有酪胺，应禁止食用。
- 还有一些食物，也曾有报道称能够引起高血压反应，但由于缺乏充分的证据，所以没有被列入饮食限制清单，这些食物包括巧克力和咖啡类饮料、酱油、鲜鱼、野禽和水果（食用酪梨和香蕉时需要格外慎重）。

其他有关食物的综述[2,4,5]也提出基本相似的建议。

乙醇性饮料的消费，特别是Chianti葡萄酒（无甜味的意大利红白葡萄酒），往往需要再三考虑，然而，某种类型的饮料（白葡萄酒、红葡萄酒、葡萄蒸馏酒或啤酒）是否安全与其来源有着重要的联系。一项研究[6]结果提示不同的饮料类型（如白葡萄酒、红葡萄酒、Chianti和啤酒）之间，游离的酪胺浓度的平均值差别并不明显（但即便是使用同样原料的同种葡萄酒之间，酪胺浓度的差异有时也可以达到50倍以上）。就啤酒而言，无乙醇或低乙醇含量的啤酒酪胺的含量与乙醇性啤酒酪胺的含量相似[7,8]。接受MAOIs治疗的患者在是否可以饮用乙醇饮料，有关这一问题目前还存在着争议，有些人提倡全面节制，而另一些人则允许适度饮用。

1. Brown C, *et al.* The monoamine oxidase inhibitor-tyramine interaction. *J Clin Pharmacol* 1989; **29:** 529–32.
2. Lippman SB, Nash K. Monoamine oxidase inhibitor update: potential adverse food and drug interactions. *Drug Safety* 1990; **5:** 195–204.
3. Folks DG. Monoamine oxidase inhibitors: reappraisal of dietary considerations. *J Clin Psychopharmacol* 1983; **3:** 249–52.
4. Anonymous. Foods interacting with MAO inhibitors. *Med Lett Drugs Ther* 1989; **31:** 11–12.
5. Gardner DM, *et al.* The making of a user friendly MAOI diet. *J Clin Psychiatry* 1996; **57:** 99–104.
6. Hannah P, *et al.* Tyramine in wine and beer. *Lancet* 1988; **i:** 879.
7. Sandler M. Monoamine oxidase inhibitors and low alcohol or alcohol free drinks. *BMJ* 1990; **300:** 1527.
8. Beswick DT, Rogers ML. Monoamine oxidase inhibitors and low alcohol or alcohol free drinks. *BMJ* 1990; **301:** 179–80.

MAOIs与其他药物的相互作用

MAOIs能够抑制一些胺类药物的代谢（尤其是具有间接的类交感神经作用的药物），从而导致其升压效应的危险性增加。MAOIs也抑制其他的药物代谢酶，所以与其他药物存在众多的药物相互作用。而且，MAOIs还与5-羟色胺能药物有协同作用，可以导致5-羟色胺综合征（见上文**不良反应**）。与食物限制一样，MAOIs与其他药物发生相互作用的危险会在停药后继续持续至少14天。

接受MAOIs治疗的患者在使用一些类交感神经药，如苯丙胺、多巴胺、麻黄碱、左旋多巴、去甲肾上腺素、苯丙醇胺和伪麻黄碱后，出现严重的高血压反应，这是MAOIs增强了这些药物的升压效应所致。同样，在使用具有类交感神经作用的降低食欲的减肥药和中枢神经兴奋药，如芬氟拉明、哌甲酯、匹莫林和芬特明后也出现严重的高血压反应。已有接受MAOIs治疗的患者在服用含有右美沙芬的止咳药后出现死亡的案例报告。虽然还没有临床证据证明含有升上腺素的局麻药和MAOIs之间会发生危险的药物相互作用，但是对于接受MAOIs治疗的患者，如果意外地静脉输注了局麻药，也可能会有危险。已有接受MAOIs治疗的患者在使用了螺环酮后出现血压明显升高的案例报告。

MAOIs对药物代谢酶具有抑制作用，从而可以增强巴比妥类的效应，也可能增强其他催眠药、降糖药和抗毒蕈碱作用的药物的效应。乙醇的代谢也可能被改变，其效应可能被加强；参见上文**MAOIs与食物的相互作用**。注册药品信息提示MAOIs可以增强各种类型的抗高血压药的疗效，包括ACEI、β受体阻滞药、钙通道阻滞药和噻嗪类利尿药，从而具有导致低血压的潜在危险，尽管目前还缺乏有关上述这些药物与MAOIs的药物相互作用的研究证据。一些对交感神经系统具有直接作用的抗高血压药，如胍乙啶、吲哚拉明、甲基多巴，以及过去曾经使用的利血平，都被明确禁止用于接受 MAOIs 治疗的患者，或者是高度慎用；因为两者合用既引发过高血压的反应，也引发过低血压反应。

对于接受 MAOI 治疗的患者，给予哌替啶和其他可能的阿片类镇痛药，也会发生极其严重的反应，甚至是致命性的反应。当必须使用一种阿片类镇痛药时，应当选择对 5-羟色胺再摄取无抑制作用的药物。对于持续接受 MAOIs 治疗的患者，使用麻醉性镇痛药和其他全身麻醉药的讨论见上文**注意事项**项下的**麻醉药**。

氯氮平可能会增强 MAOIs 对 CNS 的影响。

虽然对于难治性抑郁症患者，可以在专家的监护下，联合使用不同类的抗抑郁药，但是也可能会出现严重的不良反应。一般来说，MAOIs 禁用于接受三环类抗抑郁药、SSRIs、5-羟色胺和去甲肾上腺素再摄取抑制药（SNRIs）、丁胺苯丙酮、米氮平、奈法唑酮、瑞波西汀或者曲唑酮治疗的患者。在停用一种抗抑郁药和开始另一种抗抑郁药之间，应当有一个适当的药物空窗期。在停用一种三环类抗抑郁药之后，至少经过 1～2 周的药物空窗期，才能开始一种 MAOI 的治疗。如果停用的那种三环类抗抑郁药是氯米帕明和米帕明，那么药物空窗期就应当是 3 周。如果是停用一种 SSRI，或 SNRI，或瑞波西汀，或奈法唑酮，或曲唑酮，或任何一种相关的抗抑郁药，那么药物空窗期应当是至少 1 周；如果是停用丁胺苯丙酮，或米氮平，或 SSRI 舍曲林，那么药物空窗期就应当延长至 2 周，如果是停用氟西汀，那么药物空窗期至少 5 周，因为氟西汀的血浆清除半衰期很长。反过来，停用 MAOI 治疗后，应当经过 2 周的药物空窗期，才能开始一种三环类抗抑郁药（开始氯米帕明或米帕明治疗前，要经过 3 周的药物空窗期），或一种 SSRI，或一种 SNRI，或丁胺苯丙酮，或米氮平，或瑞波西汀，或任何相关的一种抗抑郁药治疗。有关抗抑郁药联合应用的警告事项详见下文。不同的 MAOI 之间也可以发生药物相互作用。

与可逆的单胺氧化酶 A（RIMAs）抑制药有关的不太严重的药物相互作用，详见**吗氯贝胺的药物相互作用**，第387页。

1. Lippman SB, Nash K. Monoamine oxidase inhibitor update: potential adverse food and drug interactions. *Drug Safety* 1990; **5:** 195–204.
2. Blackwell B. Monoamine oxidase inhibitor interactions with other drugs. *J Clin Psychopharmacol* 1991; **11:** 55–9.
3. Livingston MC, Livingston HM. Monoamine oxidase inhibitors: an update on drug interactions. *Drug Safety* 1996; **14:** 219–27.

抗抑郁药 不同种类的抗抑郁药之间的联合用药能够导致药物相互作用或者使不良反应增加，如发生 5-羟色胺综合征（见上文**不良反应**）。尽管存在这些缺点，但是对于某些耐药的抑郁症患者，某些联合用药还是有益的，当然不是所有人都同意这一观点；缺乏不合适或者有害的证据并不意味着联合用药是安全的，这可能仅仅反映出这是一种未被尝试过的组合。由于联合治疗增加了一些风险，所以必须只有在专家的监护下才能进行。

- 对于难治性抑郁症，在专家的监护下，*MAOI* 与三环类抗抑郁药联合是很常见的联合方案。据称[1]三环类抗抑郁药与 MAOI 抗抑郁药联合使用出现严重不良反应的风险几乎被完全排除，仅限于一些连续性用药，特别是对于一种 MAOI 治疗的患者，联合一种三环类抗抑郁药作为辅助治疗措施时。此时推荐的治疗策略是先经过至少 1 周的药物空窗期，再同时开始两种药物的治疗，并且从低剂量开始，然后再逐渐加量，直至它们单独使用时常规剂量的半量。MAOIs 单独使用时的饮食限制同样适用于抗抑郁药联合治疗方案。

  阿米替林和曲米帕明被认为是与 MAOIs 联用产生药物不良反应最少的三环类抗抑郁药，而苯乙肼和异卡波肼是最安全的 MAOIs。相反，对于这种联合用药，氯米帕明（一种具有 5-羟色胺再摄取抑制作用的三环类抗抑郁药）和米帕明是不合适的[2,3]。氯米帕明和反苯环丙胺的联合用药尤其危险。对于老年患者，可以出现一些 5-羟色胺综合征的临床症状，源于氯米帕明和吗氯贝胺［一种可逆的单胺氧化酶 A 抑制药（RIMA）］之间的药物相互作用[4]。报道显示有 2 例患者过量使用氯米帕明和吗氯贝胺后出现 5-羟色胺综合征，从而导致死亡[5]。当患者从氯米帕明换为吗氯贝胺时，如果没有经过适当的药物空窗期，也可以发生 5-羟色胺综合征[6]。1 位 39 岁的女性患者在联合使用米帕明和吗氯贝胺时出现了 5-羟色胺综合征，尽管这是由于意外服用过量的三环类抗抑郁药物所致[7]。
- 英国 CSM 警告[8]：*SSRIs* 与 *MAOIs* 或其他抗抑郁药物联合使用，可能会导致 5-羟色胺能增强效应。虽然这种增强效应在某些情况下是有益的，但是也可以引起威胁生命的 5-羟色胺综合征。后来在舍曲林和 MAOIs 联合使用的患者中也出现了类似的不良反应报道[9~11]。有 3 例患者在过量服用西肽普兰和吗氯贝胺后出现 5-羟色胺综合征最后导致死亡的病案报道[5]。也有 1 例患者由氟西汀换为吗氯贝胺时，没有经过适当的药物空窗期，出现了 5-羟色胺综合征[6]。有些作者[12]再次报道了吗氯贝胺和 SSRIs 联合用药，有很好的疗效和耐受性。然而，其他作者[13]却报道，这种联合用药虽然对于一些患者来说确实能显著改善其抑郁症状，但是不良反应的发生率也很高，这一结果提示吗氯贝胺与 SSRIs 联合用药只能是难治性抑郁症的一种供选治疗方案。
- 有时候也会选择一种三环类抗抑郁药和一种 SSRI 联合使用以治疗难治性抑郁症。据报道氟伏沙明[14]或氟西汀[15]与三环类抗抑郁药联合使用，会使三环类药物的血浆浓度增加，虽然增加的程度不一。还有氟西汀能使地昔帕明和米帕明的血浆浓度增加 3～4 倍的案例报道。氟伏沙明对地昔帕明血浆浓度的影响最小，但是却能使米帕明的血浆浓度增加 3～4 倍[16]。帕罗西汀可以使地昔帕明的血浆浓度提高 3 倍，但是舍曲林只可以使地昔帕明的血浆浓度升高 30%[16]。然而，有 1 例患者在停用地昔帕明和开始帕罗西汀治疗之间仅仅有 1 天的药物空窗期，结果出现了 5-羟色胺综合征[6]。也有 1 例帕罗西汀和米帕明联合治疗的患者出现 5-羟色胺综合征的报道[17]，还有 1 例舍曲林和阿米替林联合治疗的患者出现 5-羟色胺综合征的报道[18]。也有 2 例帕罗西汀和曲米帕明联合治疗的患者，结果帕罗西汀使曲米帕明的血浆浓度增加 3 倍，导致镇静和体位性低血压的不良反应[19]。另外，由于氟西汀的活性代谢产物诺氟西汀的半衰期很长，所以在停用氟西汀之后的数天或数周内，仍会与三环类药物发生持续的药物相互作用。曾有 1 例西肽普兰和三环类抗抑郁药联合治疗的患者，虽然抗抑郁效果增强了，但是没有观测到西肽普兰对三环类药物血浆浓度的影响[20]。
- 对于难治性抑郁症，可以使用锂盐和色胺酸作为其他抗抑郁药的增效剂。对于苯乙肼与锂盐和色胺酸联合治疗难治性慢性抑郁症患者，已经有成功的案例报告[21]，虽然这种联合治疗方案不太常用，因为有与色氨酸相关的嗜酸细胞增多性肌痛综合征的报道（见第402页）。然而，也有几个 MAOIs 与色胺酸联合治疗的患者出现 5-羟色胺综合征样不良反应的案例报告[22,23]。

  虽然锂盐常常作为三环类抗抑郁药的增效剂用于难治性抑郁症患者的治疗，但是有 1 例阿米替林治疗的患者，在加用锂盐治疗后，出现癫痫发作[24]。也有 1 例氯米帕明和锂盐联合治疗的患者出现 5-羟色胺综合征的报道[25]。也有一些锂盐和三环类或四环类抗抑郁药联合治疗的患者出现严重神经毒性的病例报告[26,27]；这些神经毒性不良反应包括震颤、记忆损害、思维紊乱和幻听。锂盐制剂的生产制造商也称这些联合治疗的患者中，有出现肾性糖尿病症状的案例报告。

  截止到 1989 年，CSM 已经收到 19 例氟伏沙明和锂盐联合治疗的患者出现不良反应的病例报告；其中有 5 例出现癫痫发作，1 例出现高血压[8]。也有帕罗西汀治疗的患者加用锂盐后出现震颤的报道[28]。一般来说，当锂盐与氟西汀、氟伏沙明、帕罗西汀或舍曲林联合使用时，对 CNS 产生毒性作用的风险增加。也有 1 例死亡的病例报道[29]，当时患者由氟西汀换为反苯环丙胺和色胺酸时，没有经过相应的药物空窗期；患者还同时服用一些其他药物。
- 联合使用 5-羟色胺和去甲肾上腺素再摄取抑制药（SNRI）文拉法辛和三环类抗抑郁药，能够使抗毒蕈碱的不良反应增加[30,31]。也有文拉法辛和曲米帕明联合用药后出现癫痫发作的病例报告[32]；此外，也有接受阿米替林、文拉法辛和哌替啶联合治疗的患者出现 5-羟色胺综合征的报道[33]。相似的抗毒蕈碱的不良反应也见于文拉法辛和 SSRI 氟西汀联合治疗的患者[31]；5-羟色胺综合征也见于文拉法辛和帕罗西汀联合治疗的患者[6]。文拉法辛的生产商禁止文拉法辛与 MAOIs 联合用药，因为这种联合用药有引发致命的不良反应的风险。当文拉法辛与异卡波肼[34]、吗氯贝胺[6]、苯乙肼[35]或反苯环丙胺[36]联合使用时，又出现严重不良反应的报道。
- 虽然在化学结构上，曲唑酮与其他抗抑郁药之间没有关联，但是它却具有 5-羟色胺能效应。已有曲唑酮与 SSRI 帕罗西汀联合用药导致 5-羟色胺综合征的病例报道[37]。
- 也有奈法唑酮与氟西汀联合治疗的患者出现 5-羟色胺综合征的报道[38]。也有 1 例患者在逐渐停用使用 6 个多月的奈法唑酮后 2 天开始帕罗西汀的治疗，结果也出现了 5-羟色胺综合征[39]。
- 在接受去甲肾上腺素和特定的 5-羟色胺抗抑郁药米氮平和氟伏沙明联合治疗的患者中，也有类似 5-羟色胺综合征样的症状出现[40]；另一个案例报告[41]显示氟伏沙明可以使米氮平的血浆浓度增加 4 倍。
- 对于接受丁胺苯丙酮和去甲替林联合治疗的患者，丁胺苯丙酮能够提高去甲替林的血浆浓度水平；这种作用在药物再次激发后可以再次出现[42]。
- 有一则关于圣约翰草提取物和帕罗西汀之间的药物相互作用的个案报道[43]，1 名 50 岁的女性患者在自行服用单次剂量的帕罗西汀和圣约翰草提取物后，出现了语无伦次、站立不稳和动作缓慢；后来完全恢复，没有任何后遗症。圣约翰草提取物和 SSRIs 联合用药可能会使 5-羟色胺能的效应增强，从而增加不良反应的发生率。CSM 建议对于接受圣约翰草提取物治疗的患者，如果需要一种 SSRI 药物治疗时，应当停用圣约翰草提取物治疗[44]。圣约翰草提取物和奈法唑酮联合治疗的患者中，也有出现 5-羟色胺综合征的临床症状的报道[45]。

1. Katona CLE, Barnes TRE. Pharmacological strategies in depression. *Br J Hosp Med* 1985; **34:** 168–71.
2. Beaumont G. Drug interactions with clomipramine (Anafranil). *J Int Med Res* 1973; **1:** 480–4.
3. Graham PM, *et al.* Combination monoamine oxidase inhibitor/tricyclic antidepressant interaction. *Lancet* 1982; **ii:** 440.
4. Spigset O, *et al.* Serotonin syndrome caused by a moclobemide-clomipramine interaction. *BMJ* 1993; **306:** 248.
5. Neuvonen PJ, *et al.* Five fatal cases of serotonin syndrome after moclobemide-citalopram or moclobemide-clomipramine overdoses. *Lancet* 1993; **342:** 1419.
6. Chan BSH, *et al.* Serotonin syndrome resulting from drug interactions. *Med J Aust* 1998; **169:** 523–5.
7. Brodribb TR, *et al.* Efficacy and adverse effects of moclobemide. *Lancet* 1994; **343:** 475.
8. CSM. Fluvoxamine and fluoxetine-interaction with monoamine oxidase inhibitors, lithium and tryptophan. *Current Problems 26* 1989. Correction. *ibid. 27* 1989 [hypothermia should have read hyperthermia].
9. Brannan SK, *et al.* Sertraline and isocarboxazid cause a serotonin syndrome. *J Clin Psychopharmacol* 1994; **14:** 144–5.
10. Graber MA, *et al.* Sertraline-phenelzine drug interaction: a serotonin syndrome reaction. *Ann Pharmacother* 1994; **28:** 732–5.
11. Corkeron MA. Serotonin syndrome — a potentially fatal complication of antidepressant therapy. *Med J Aust* 1995; **163:** 481–2.
12. Bakish D, *et al.* Moclobemide and specific serotonin re-uptake inhibitor combination treatment of resistant anxiety and depressive disorders. *Hum Psychopharmacol Clin Exp* 1995; **10:** 105–9.
13. Hawley CJ, *et al.* Combining SSRIs and moclobemide. *Pharm J* 1996; **257:** 506.
14. Bertschy G, *et al.* Fluvoxamine-tricyclic antidepressant interaction: an accidental finding. *Eur J Clin Pharmacol* 1991; **40:** 119–20.
15. Westermeyer J. Fluoxetine-induced tricyclic toxicity: extent and duration. *J Clin Pharmacol* 1991; **31:** 388–92.
16. Ereshefsky L, *et al.* Antidepressant drug interactions and the cytochrome P450 system: the role of cytochrome P450 2D6. *Clin Pharmacokinet* 1995; **29** (suppl 1): 10–19.
17. Weiner AL, *et al.* Serotonin syndrome: case report and review of the literature. *Conn Med* 1997; **61:** 717–21.
18. Alderman CP, Lee PC. Serotonin syndrome associated with combined sertraline-amitriptyline treatment. *Ann Pharmacother* 1996; **30:** 1499–1500.
19. Leinonen E, *et al.* Paroxetine increases serum trimipramine concentration: a report of two cases. *Hum Psychopharmacol Clin Exp* 1995; **10:** 345–7.
20. Baettig D, *et al.* Tricyclic antidepressant plasma levels after augmentation with citalopram: a case study. *Eur J Clin Pharmacol* 1993; **44:** 403–5.
21. Barker WA, *et al.* The Newcastle chronic depression study: results of a treatment regime. *Int Clin Psychopharmacol* 1987; **2:** 261–72.
22. Pare CMB. Potentiation of monoamine oxidase inhibitors by tryptophan. *Lancet* 1963; **ii:** 527–8.
23. Price WA, *et al.* Serotonin syndrome: a case report. *J Clin Pharmacol* 1986; **26:** 77–8.
24. Solomon JG. Seizures during lithium-amitriptyline therapy. *Postgrad Med* 1979; **66:** 145–8.
25. Kojima H, *et al.* Serotonin syndrome during clomipramine and lithium treatment. *Am J Psychiatry* 1993; **150:** 1897.
26. Austin LS, *et al.* Toxicity resulting from lithium augmentation of antidepressant treatment in elderly patients. *J Clin Psychiatry* 1990; **51:** 344–5.
27. Lafferman J, *et al.* Lithium augmentation for treatment-resistant depression in the elderly. *J Geriatr Psychiatry Neurol* 1988; **1:** 49–52.
28. Zaninelli R, *et al.* Changes in quantitatively assessed tremor during treatment of major depression with lithium augmented by paroxetine or amitriptyline. *J Clin Psychopharmacol* 2001; **21:** 190–8.
29. Kline SS, *et al.* Serotonin syndrome versus neuroleptic malignant syndrome as a cause of death. *Clin Pharm* 1989; **8:** 510–14.
30. Benazzi F. Anticholinergic toxic syndrome with venlafaxine-desipramine combination. *Pharmacopsychiatry* 1998; **31:** 36–7.
31. Benazzi F. Venlafaxine drug-drug interactions in clinical practice. *J Psychiatry Neurosci* 1998; **23:** 181–2.
32. Schlienger RG, *et al.* Seizures associated with therapeutic doses of venlafaxine and trimipramine. *Ann Pharmacother* 2000; **34:** 1402–5.
33. Dougherty JA, *et al.* Serotonin syndrome induced by amitriptyline, meperidine, and venlafaxine. *Ann Pharmacother* 2002; **36:** 1647–8.
34. Klysner R, *et al.* Toxic interaction of venlafaxine and isocarboxazid. *Lancet* 1995; **346:** 1298–9.
35. Heister MA, *et al.* Serotonin syndrome induced by administration of venlafaxine and phenelzine. *Ann Pharmacother* 1996; **30:** 84.
36. Hodgman MJ. Serotonin syndrome due to venlafaxine and

maintenance tranylcypromine therapy. *Hum Exp Toxicol* 1997; **16:** 14–17.
37. Reeves RR, *et al.* Serotonin syndrome produced by paroxetine and low-dose trazodone. *Psychosomatics* 1995; **36:** 159.
38. Smith DL, Wenegrat BG. A case report of serotonin syndrome associated with combined nefazodone and fluoxetine. *J Clin Psychiatry* 2000; **61:** 146.
39. John L, *et al.* Serotonin syndrome associated with nefazodone and paroxetine. *Ann Emerg Med* 1997; **29:** 287–9.
40. Demers J, Malone M. Serotonin syndrome induced by fluvoxamine and mirtazapine. *Ann Pharmacother* 2001; **35:** 1217–20.
41. Anttila SAK, *et al.* Fluvoxamine augmentation increases serum mirtazapine concentrations three- to fourfold. *Ann Pharmacother* 2001; **35:** 1221–3.
42. Weintraub D. Nortriptyline toxicity secondary to interaction with bupropion sustained-release. *Depress Anxiety* 2001; **13:** 50–2.
43. Gordon JB. SSRIs and St. John's Wort: possible toxicity? *Am Fam Physician* 1998; **57:** 950, 953.
44. CSM/MCA. Reminder: St John's wort (Hypericum perforatum) interactions. *Current Problems* 2000; **26:** 6–7.
45. Lantz MS, *et al.* St. John's Wort and antidepressant drug interactions in the elderly. *J Geriatr Psychiatry Neurol* 1999; **12:** 7–10.

抗癫痫药 抗抑郁药可能通过降低惊厥发作的域值，从而拮抗抗癫痫药的作用。

英国注册药品信息认为卡马西平应当避免与MAOI合用或者在MAOI停用后的2周内使用，因为卡马西平在结构上与三环类抗抑郁药相似；然而，至今还没有关于卡马西平与MAOI之间不良的药物相互作用的文献证据。同样奥卡西平与MAOI之间也只是理论上存在这种不良的药物相互作用的可能。

抗偏头痛药 MAOIs对5-羟色胺激动药的影响，见舒马普坦，第596页。

抗肿瘤药 MAOIs与六甲蜜胺联合用药的不良反应，见第646页。

多巴胺能药 MAOIs与金刚烷胺，左旋多巴，司来吉兰联合用药的不良反应，分别见第765页，第777页，第787页。

全身麻醉药 接受MAOIs治疗的患者在给予全身麻醉药时可能出现的问题，详见上文**注意事项**中**麻醉药**项下的内容。

人参 接受苯乙肼治疗的患者服用人参后，有2例患者[1,2]出现了不良反应，包括头痛、失眠、发抖和易激惹。

1. Shader RI, Greenblatt DJ. Phenelzine and the dream machine—ramblings and reflections. *J Clin Psychopharmacol* 1985; **5:** 65.
2. Jones BD, Runikis AM. Interaction of ginseng with phenelzine. *J Clin Psychopharmacol* 1987; **7:** 201–2.

组胺 MAOIs对外源性组胺的影响见第2252页。

胰岛素 MAOIs对胰岛素的不良影响，见第425页。

神经肌肉阻滞药 MAOIs对氯琥珀胆碱的影响，详见第1819页。接受MAOIs治疗的患者，在给予麻醉时所用的神经肌肉阻滞剂时，可能会遇到问题，详见上文**注意事项**中**麻醉药**项下的内容。

麻醉性镇痛药 MAOIs和麻醉期间使用的麻醉性镇痛药合用时可能会出现问题，详见上文**注意事项**中**麻醉药**项下的内容。

呼吸兴奋药 MAOIs对多沙普仑的影响，详见第2076页。

药动学

苯乙肼很迅速被胃肠道吸收，服药后2～4h可达血浆浓度高峰。主要在肝内代谢，几乎完全以代谢产物的形式经尿液排出。

用途和用法

单胺氧化酶抑制药（MAOIs）抑制单胺氧化酶的活性，而单胺氧化酶又负责若干生物胺的代谢。单胺氧化酶有2种存在形式：单胺氧化酶A和单胺氧化酶B。单胺氧化酶A优先对肾上腺素、去甲肾上腺素和5-羟色胺进行脱氨代谢，而单胺氧化酶B则优先代谢苄胺和苯乙胺；两种形式的单胺氧化酶都可以对多巴胺和酪胺进行脱氨代谢。

- 传统的MAOIs如苯乙肼、异丙异胺肼、异卡波肼和反苯环丙胺是单胺氧化酶A和单胺氧化酶B的抑制药；除反苯环丙胺对酶的延迟抑制效应少于苯乙肼对酶外，其他传统的MAOIs都是肼类衍生物，与酶的结合都是不可逆的。
- 选择性抑制剂包括司来吉兰（见第786页），是一种不可逆的单胺氧化酶B抑制药，用于治疗帕金森病和抑郁症。氯吉兰，是一种不可逆的单胺氧化酶A抑制药，被作为一种抗抑郁药使用。
- 可逆的单胺氧化酶A抑制药（RIMAs）用于治疗抑郁症，包括吗氯贝胺。

抗抑郁药活性主要存在于单胺氧化酶A抑制药，虽然它们对抑郁症的作用方式还没有完全搞清楚。与非选择性抑制药相比，选择性抑制药的不良反应较少。酪胺可以经单胺氧化酶A和B脱氨代谢，抑制其中一种形式的单胺氧化酶后，这种脱氨代谢虽然有所减少但仍可继续。所以非选择性抑制药必须严格执行的饮食限制，对于选择性抑制药，则不必如此严格。

苯乙肼和其他MAOIs抗抑郁药用于治疗非典型的抑郁症患者，尤其是伴有恐怖特征的抑郁症患者，或者伴有焦虑的抑郁症患者，或者是对其他抗抑郁药无效的抑郁症患者。然而，考虑到使用不可逆的、非选择性的MAOIs发生不良反应的风险较高，所以通常首选其他抗抑郁药。MAOIs作为一种抗抑郁药治疗时，起效时间至少需要1个月。在获得疗效之后，需要继续维持治疗至少6个月（老年患者需要12个月）以避免停药后的复发。有复发性抑郁症病史的患者应当继续维持治疗至少2年的时间。对于老年患者，尤其是应当密切观察，因为老年患者对不良反应的敏感性增加。而且，对于那些不能严格执行饮食限制的患者，给予非选择性单胺氧化酶抑制药治疗，是一种特别不恰当的选择（关于在儿童中的禁忌证，见上文**注意事项**项下内容）。

苯乙肼以硫酸盐的形式口服，但其剂量以碱基的量表达。25.8mg硫酸苯乙肼大约相当于15mg苯乙肼。治疗抑郁症时，常规的初始量是15mg苯乙肼，每日3次；治疗2周后如无效，则增加至15mg，每日4次；严重的住院抑郁症患者的剂量可以加至30mg，每日3次。一旦获得疗效，就应当逐渐减至维持量；有些患者使用15mg，隔日顿服，也可能会继续有效。

苯乙肼应当逐渐停药以减少引起撤药症状的风险。

焦虑障碍 MAOIs曾被用于焦虑障碍的治疗。MAOIs对惊恐障碍可能有效（见第925页）。对社交焦虑障碍也可能有效（见**恐怖性障碍**，第926页），能够改善患者的期待性焦虑和功能残疾。创伤后应激障碍（见第926页）的主要治疗方法是心理治疗，但是MAOIs也不失是一种供选方案，能够有助于减轻患者的创伤性回忆，减少梦魇，抑制"闪回"（flashback）。

1. Buigues J, Vallejo J. Therapeutic response to phenelzine in patients with panic disorder and agoraphobia with panic attacks. *J Clin Psychiatry* 1987; **48:** 55–9.
2. Frank JB, *et al.* A randomized clinical trial of phenelzine and imipramine for posttraumatic stress disorder. *Am J Psychiatry* 1988; **145:** 1289–91.
3. Heimberg RG, *et al.* Cognitive behavioural group therapy vs phenelzine therapy for social phobia: 12 week outcome. *Arch Gen Psychiatry* 1998; **55:** 1133–41.
4. Aarre TF. Phenelzine efficacy in refractory social anxiety disorder: a case series. *Nord J Psychiatry* 2003; **57:** 313–15.

抑郁症 正如第352页所述，不同类别的抗抑郁药之间疗效差别甚微，通常是根据其不良反应来进行选择用药。MAOIs很少作为一线的抗抑郁药，因为它与食物和其他药物之间有危险的相互作用。即使是对非典型的伴有疑病色彩、癔病性或者惊恐特性的抑郁症患者，虽然MAOIs往往特别有效，但通常建议首选其他抗抑郁药。可逆的单胺氧化酶A抑制药（RIMAs）为MAOIs提供了一个很好的选择，它们不需要严格的饮食限制，虽然目前已经证实的是它们对抑郁症相对有效，但是它们可能对整个抑郁谱系障碍都有效。

包括MAOIs在内的不同种类的抗抑郁药联合使用，可治疗难治性抑郁症。然而，这种联合治疗可能会导致不良反应增加，或者出现药物相互作用，而且也被一些人认为是不适当的或者是有争议的，并且需要专家监督用药。详见上文**药物相互作用**项下**抗抑郁药**内容。

过动症 当注意力缺陷多动症（见第2069页）需要药物治疗时，最初的治疗通常选择中枢神经兴奋药。虽然MAOIs也有成功的治疗效果，但是其饮食限制和潜在的药物相互作用限制了它们的临床应用。

偏头痛 需要使用一些药物用来预防偏头痛（第587页），此时普奈洛尔通常是首选。当这些药物治疗无效或者不能耐受时，抗抑郁药（如三环类抗抑郁药）也是一种有效的选择。MAOIs的应用最好限于那些患有严重的难治性偏头痛患者在使用其他预防性治疗药物都无效的情况。

制剂

BP 2010: Phenelzine Tablets;
USP 33: Phenelzine Sulfate Tablets.

专利制剂

Austral.: Nardil; **Belg.:** Nardelzine; **Canad.:** Nardil; **Irl.:** Nardil†; **NZ:** Nardil; **UK:** Nardil; **USA:** Nardil.

Pipofezine Hydrochloride（*rINNM*）盐酸哌泊非嗪

Hidrocloruro de pipofezina; Pipofézine, Chlorhydrate de; Pipofezine Dihydrochloride; Pipofezini Hydrochloridum. 5-Methyl-3-(4-methyl-1-piperazinyl)-5*H*-pyridazino[3,4-*b*][1,4]benzoxazine dihydrochloride.

Пипофезина Гидрохлорид

$C_{16}H_{19}N_5O,2HCl = 370.3.$

CAS — 24886-52-0 (pipofezine); 24853-80-3 (pipofezine hydrochloride).

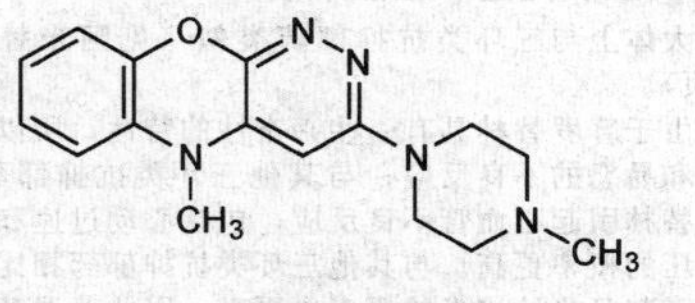

(pipofezine)

简介

哌泊非嗪是一种三环类抗抑郁药物（见**阿米替林**，第354页）。

哌泊非嗪治疗抑郁症（第352页）通常以盐酸盐的形式口服给药，但是剂量以碱基表示，31.1mg盐酸哌泊非嗪相当于25mg哌泊非嗪。起始剂量为每日25～50mg，分2次口服。逐渐增加直至可以耐受常用剂量每日150～200mg，分3～4次口服。如有必要，每日最高用量可达到500mg，分次服用。用于维持治疗时，可使用一种含150mg哌泊非嗪的缓释制剂，每日或隔日服用1次。

哌泊非嗪应当逐渐停药以减少发生撤药症状的风险。

制剂

专利制剂

Rus.: Azaphen (Азафен).

Pirlindole（*rINN*）吡吲哚

Pirlindol; Pirlindolum. 2,3,3a,4,5,6-Hexahydro-8-methyl-1*H*-pyrazino[3,2,1-*jk*]carbazole.

Пирлиндол

$C_{15}H_{18}N_2 = 226.3.$

CAS — 60762-57-4.

UNII — V39YPH45FZ.

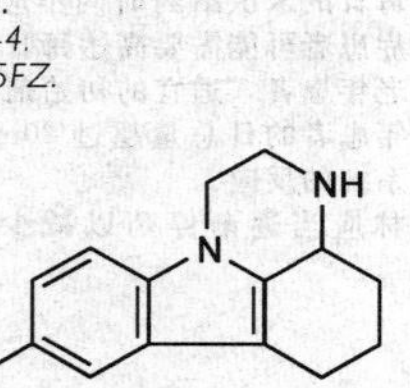

简介

口服吡吲哚用于抑郁症的治疗。

制剂

专利制剂

Port.: Implementor; **Rus.:** Normazidol (Нормазидол); Pyrazidol (Пиразидол); **Ukr.:** Normazidol (Нормазидол).

Protriptyline Hydrochloride（*BANM, USAN, rINNM*）盐酸普罗替林

Hidrocloruro de protriptilina; MK-240; Protriptyline, chlorhydrate de; Protriptylini hydrochloridum. 3-(5*H*-Dibenzo[*a,d*]cyclohept-5-enyl)propyl(methyl)amine hydrochloride.

Протриптилина Гидрохлорид

$C_{19}H_{21}N,HCl = 299.8.$

CAS — 438-60-8 (protriptyline); 1225-55-4 (protriptyline hydrochloride).

ATC — N06AA11.

ATC Vet — QN06AA11.

UNII — 44665V0008.

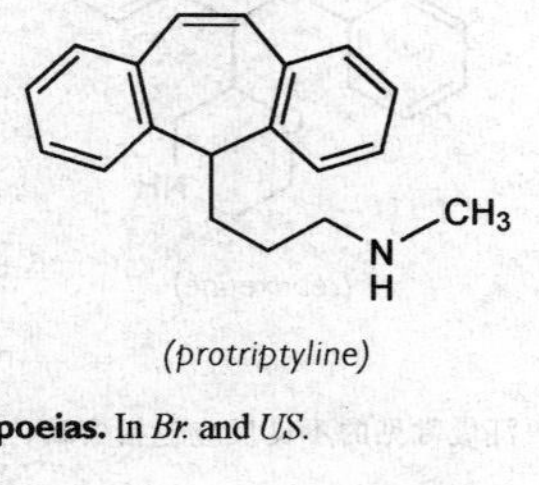

(protriptyline)

Pharmacopoeias. In *Br.* and *US.*

BP 2010 (Protriptyline Hydrochloride) 白色或淡黄白色，无臭或几乎无臭的粉末。易溶于水、乙醇和氯仿；几乎不溶于乙醚。1%水溶液的 pH 值为 5.0～6.5。

USP 33 (Protriptyline Hydrochloride) 白色或淡黄白色，无嗅或至多有轻微的气味。溶于水（1∶2），乙醇（1∶3.5）和氯仿（1∶2.5）；几乎不溶于乙醚。1%水溶液的 pH 值为 5.0～6.5。

不良反应、处置和注意事项

大体上与三环类抗抑郁药类似（见**阿米替林**，第354页）。

由于普罗替林具有一些兴奋性的特性，所以更多见焦虑和易怒的不良反应；与其他三环类抗抑郁药相比，普罗替林引起心血管不良反应，包括心动过速和体位性低血压的概率更高。与其他三环类抗抑郁药相比，普罗替林引起日光性皮炎的概率也更高，因此普罗替林治疗的患者应当避免阳光的直接照射。

药物相互作用

与三环类抗抑郁药有关的药物相互作用见**阿米替林**，第357页。

药动学

普罗替林口服时吸收很好但很慢；口服后 8～12h 才能达血浆浓度高峰。

普罗替林的代谢途径包括 *N*-氧化和羟基化。主要以代谢产物的形式（游离态或者结合态）经尿液排出。

普罗替林广泛分布于全身各组织，广泛地与血浆蛋白和组织蛋白结合。普罗替林的血浆消除半衰期很长，估计在 55～198h，过量时其半衰期可能会更长。

用途和用法

普罗替林属于二苯环庚烯类三环类抗抑郁药，其药理作用和用途与阿米替林相似（见第359页）。普罗替林的镇静作用比其他的三环类抗抑郁药的镇静作用弱，而且可能有一定的兴奋作用，所以特别适用于情感淡漠和孤僻的患者；它的抗毒蕈碱作用中等。

治疗抑郁症时，盐酸普罗替林的口服剂量是 5～10mg，每日 3～4 次。由于它具有潜在的兴奋作用，建议任何剂量的增加都应当先增加早晨的剂量，如果出现失眠，那么每日的末次给药时间不应当迟于下午半晌。严重的抑郁症患者可能需要高达每日 60mg 的剂量。对于青少年和老年患者，适宜的初始剂量是 5mg，每日 3 次；如果老年患者的日总量超过 20mg，建议密切观察患者心血管系统的反应。

普罗替林应当逐渐停药以减少引起撤药症状的风险。

制剂

BP 2010: Protriptyline Tablets;
USP 33: Protriptyline Hydrochloride Tablets.

专利制剂

USA: Vivactil.

Reboxetine Mesilate (*BANM, rINNM*) 甲磺酸瑞波西汀

FCE-20124 (reboxetine or reboxetine mesilate); Mesilato de reboxetina; PNU-155950E; Réboxétine, Mésilate de; Reboxetine Mesylate (*USAN*); Reboxetini Mesilas. (±)-(2*RS*)-2-[(α*RS*)-α-(2-Ethoxyphenoxy)benzyl]morpholine methanesulphonate.

Ребоксетина Мезилат

$C_{19}H_{23}NO_3,CH_4O_3S$ = 409.5.

CAS — 71620-89-8; 98769-81-4 (both reboxetine); 98769-82-5; 98769-84-7 (both reboxetine mesilate).

ATC — N06AX18.

ATC Vet — QN06AX18.

UNII — L94J81YNNY.

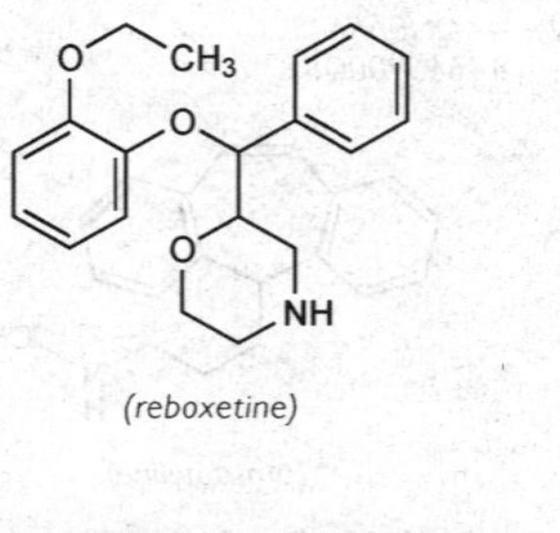

(reboxetine)

不良反应

瑞波西汀最常见的不良反应包括失眠、口干、便秘和出汗增多。其他常见的不良反应有视调节障碍、食欲缺乏、眩晕、畏寒、心动过速、心悸、血管扩张、体位性低血压，泌尿系统不良反应也较常见且多发生于男性，症状包括排尿延迟、尿频、尿不尽感。勃起障碍、射精延迟或疼痛以及睾丸疼痛也较常见。也有发生变应性皮炎、癫痫发作、激越、焦虑、易激惹、幻觉、感觉异常、高血压、攻击行为、四肢末端冰冷、恶心和呕吐的报道。长期治疗的老年患者可致血钾浓度降低。

与抗抑郁药治疗有关的低钠血症，尤其多见于老年患者，其可能的病理机制是影响干扰抗利尿激素分泌。

对体重的影响 一名服用瑞波西汀治疗的女性患者，9 个月体重从 55kg 减少至 43kg[1]。她报告自己尽管仍然保持一日三餐，但总是感到食欲缺乏，无恶心和呕吐。高热量饮食补充未能逆转体重的下降。该不良反应大概出现在瑞波西汀治疗 2 个月后，停药后体重恢复。再次应用瑞波西汀治疗时又出现体重下降。

1. Lu TY-T, *et al.* Profound weight loss associated with reboxetine use in a 44-year-old woman. *Br J Clin Pharmacol* 2005; **60:** 218–20.

对 CNS 的影响 1 位 18 岁的女性患者在瑞波西汀开始治疗几周（初始剂量是每日 2mg，逐渐加至每日 8mg）后出现了睡行症（梦游症）的发作[1]。这位患者儿童期曾有梦游症的病史，不过已经自发缓解；在瑞波西汀的剂量减至每日 4mg 后这些独特的发作也随之停止。

1. Künzel HE, *et al.* Sleepwalking associated with reboxetine in a young female patient with major depression: a case report. *Pharmacopsychiatry* 2004; **37:** 307–8.

对内分泌系统的影响 在 1 位接受瑞波西汀治疗的老年患者[1]中，出现了与瑞波西汀有关的低钠血症，源于干扰抗利尿激素分泌引起的综合征。

1. Ranieri P, *et al.* Reboxetine and hyponatremia. *N Engl J Med* 2000; **342:** 215–16.

对性功能的影响 Australian Adverse Drug Reactions Advisory Committee 已经收到 130 例有关瑞波西汀不良反应的报道[1]；其中有 22 例出现男性性功能障碍，包括射精障碍（7 例），勃起功能障碍（4 例），睾丸痛或睾丸水肿（10 例）。另外，也有 2 例女性患者出现性欲增高。

1. Adverse Drug Reactions Advisory Committee (ADRAC). Genitourinary symptoms with reboxetine. *Aust Adverse Drug React Bull* 2005; **24:** 10. Also available at: http://www.tga.gov.au/adr/aadrb/aadr0506.pdf (accessed 24/11/05)

对泌尿系统的影响 Australian Adverse Drug Reactions Advisory Committee 已经收到 26 例接受瑞波西汀治疗的患者出现泌尿系统症状的报道。这些症状如排尿延迟、尿液减少、尿潴留[1]。虽然绝大多数是男性患者，但是也有 6 例女性患者出现了上述这些症状。

1. Adverse Drug Reactions Advisory Committee (ADRAC). Genitourinary symptoms with reboxetine. *Aust Adverse Drug React Bull* 2005; **24:** 10. Also available at: http://www.tga.gov.au/adr/aadrb/aadr0506.pdf (accessed 24/11/05)

不良反应的处置

瑞波西汀过量后洗胃的益处尚不确定，不过对于瑞波西汀摄入量大于 1mg/kg 且在 1h 内被发现的成人或儿童，可给予活性炭。之后的处理主要包括对症治疗和支持治疗。应监测心率、血压和脉搏。

生殖-泌尿功能障碍 对于瑞波西汀所致的排尿不畅和痛性射精，坦洛新可以成功地进行治疗（见第2117页）。

注意事项

瑞波西汀应当慎用于肝肾功能损害的患者。对于伴有双相障碍、尿潴留、良性前列腺增生、青光眼、既往有癫痫病史或心脏疾病的患者，应当在密切监管下进行瑞波西汀的治疗。

因为自杀是抑郁症患者自身固有的风险，因此在抗抑郁药治疗早期，应当密切观察患者的病情变化，直至抑郁症状得到明显改善。详见**抑郁症**（第352页）。在抗抑郁药治疗其他精神障碍的初期，也有可能会出现自杀的想法和行为；所以治疗抑郁症患者的注意事项同样适用于治疗其他精神障碍的患者。

瑞波西汀可能会损害患者的运动或认知能力或判断力，从而影响其执行操作任务的能力，如果患者的这种能力受损，就不应当再进行驾驶或从事机器操作。

哺乳 在产后抑郁接受治疗的 4 名女性的乳汁中，监测到了低浓度的瑞波西汀[1]。同时在 3 名母乳喂养的婴儿的血浆中也检测到低浓度的药物，在第 4 名婴儿中未检测到。4 名婴儿中均未观察到不良反应。

1. Hackett LP, *et al.* Transfer of reboxetine into breastmilk, its plasma concentrations and lack of adverse effects in the breastfed infant. *Eur J Clin Pharmacol* 2006; **62:** 633–8.

儿童 还没有瑞波西汀治疗儿童抑郁症的研究报道，因此英国注册药品信息不推荐瑞波西汀用于儿童及小于 18 岁的青少年抑郁症的治疗。另外，其他抗抑郁药也显示出增加儿童和青少年出现自杀念头和行为的风险（见**氟西汀**项下**对精神状态的影响**，第370页）。

老年人 英国注册药品信息也不推荐瑞波西汀用于老年抑郁症的治疗，因为缺乏这方面的临床经验。然而，针对 16 例患有卒中后抑郁的老年患者（平均年龄 77.5 岁）所进行的研究结果发现，瑞波西汀 2mg，每日 2 次口服，具有很好的耐受性[1]。

1. Rampello L, *et al.* An evaluation of efficacy and safety of reboxetine in elderly patients affected by "retarded" post-stroke depression: a random, placebo-controlled study. *Arch Gerontol Geriatr* 2005; **40:** 275–85.

妊娠 利用瑞典医学出生登记进行的一项妊娠结局回顾数据显示，有 15 名婴儿为妊娠早期服用过瑞波西汀的孕妇所生[1]。报道有 1 名婴儿患有室间隔缺损。

1. Lennestål R, Källén B. Delivery outcome in relation to maternal use of some recently introduced antidepressants. *J Clin Psychopharmacol* 2007; **27:** 607–13.

药物相互作用

瑞波西汀不应当与 MAOI 联合用药，也不应当在停用 MAOI 之后的 2 周内开始治疗；在停用瑞波西汀治疗后，必须至少经过 1 周的药物空窗期，才能开始应用其他任何一种易于引起严重不良反应的药物（如苯乙肼）进行治疗。瑞波西汀也应当慎与其他降低血压的药物联合使用，因为瑞波西汀有引起体位性低血压的风险。然而，瑞波西汀与麦角类衍生物联合使用能够引起血压升高。由于瑞波西汀存在引起低血钾的可能性，因此，在瑞波西汀与排钾利尿药联合使用时应当慎重考虑。

瑞波西汀主要通过细胞色素 P450 同工酶 CYP3A4 代谢，因此那些可以有效地抑制这种酶活性的药物就可以限制瑞波西汀的消除，瑞波西汀不应与这些药物联合应用，如吡咯类抗真菌药（如酮康唑），大环内酯类抗菌药（如琥乙红霉素），氟伏沙明等。体外试验显示高浓度的瑞波西汀能够抑制 CYP3A4 和 CYP2D6 的活性；然而，体内试验结果提示瑞波西汀不太可能与通过这两种酶代谢的药物发生相互作用。

抗真菌药 当给予酮康唑治疗后，瑞波西汀的血浆浓度水平明显升高[1]。据称这一药物相互作用涉及酮康唑对细胞色素 P450 同工酶 CYP3A4 的抑制作用。

1. Herman BD, *et al.* Ketoconazole inhibits the clearance of the enantiomers of the antidepressant reboxetine in humans. *Clin Pharmacol Ther* 1999; **66:** 374–9.

药动学

瑞波西汀迅速经胃肠道吸收，服药后 2h 左右即可达血浆浓度高峰。血浆蛋白结合率为 97%（老年人为 92%）。体外研究结果显示瑞波西汀通过细胞色素 P450 同工酶 CYP3A4 代谢；主要的代谢途径是脱烷基、羟基化和氧化，然后与葡糖苷酸或硫酸酯结合。主要经尿液（78%）排出，其中 10%以原药的形式排出。其血浆消除半衰期为 13h。动物研究数据提示瑞波西汀能够穿透胎盘，并能分布到乳汁中。

1. Dostert P, *et al.* Review of the pharmacokinetics and metabolism of reboxetine, a selective noradrenaline reuptake inhibitor. *Eur Neuropsychopharmacol* 1997; 7 (suppl 1): S23–S35.
2. Fleishaker JC. Clinical pharmacokinetics of reboxetine, a selective norepinephrine reuptake inhibitor for the treatment of patients with depression. *Clin Pharmacokinet* 2000; **39:** 413–27.
3. Coulomb F, *et al.* Pharmacokinetics of single-dose reboxetine in volunteers with renal insufficiency. *J Clin Pharmacol* 2000; **40:** 482–7.
4. Poggesi I, *et al.* Pharmacokinetics of reboxetine in elderly patients with depressive disorders. *Int J Clin Pharmacol Ther* 2000; **38:** 254–9.

用途和用法

瑞波西汀是一种选择性的强效去甲肾上腺素再摄取抑制药；同时对 5-羟色胺再摄取也有弱抑制效应。该药与毒蕈碱受体的亲和力不明显。治疗抑郁症时以甲磺酸的形式口服，剂量却以碱基的重量表达。甲磺酸瑞波西汀 5.2mg 相当于瑞波西汀 4mg。治疗抑郁症时，瑞波西汀的剂量是每次 4mg，每日 2 次，必要时，治疗 3～4 周后可以增加剂量至每日 10mg；最大剂量不应当超过每日 12mg。对于肝肾损伤的患者，瑞波西汀的剂量应当减量，见下文。瑞波西汀不推荐用于老年患者（见上文**注意事项**）。

抗抑郁药应当逐渐停药以减少引起撤药症状的风险。

在肝肾损伤中的用法 英国注册药品信息建议对于肝肾损害的患者给予较低的初始量瑞波西汀，每次 2mg，每

日 2 次；然后根据患者的耐受性进行加量。

焦虑障碍 瑞波西汀曾经尝试治疗惊恐障碍（第925页），并有一定的疗效，尽管疗效不如 SSRIs。

1. Versiani M, *et al.* Reboxetine, a selective norepinephrine reuptake inhibitor, is an effective and well-tolerated treatment for panic disorder. *J Clin Psychiatry* 2002; **63:** 31–7.
2. Seedat S, *et al.* Reboxetine and citalopram in panic disorder: a single-blind, cross-over, flexible-dose pilot study. *Int Clin Psychopharmacol* 2003; **18:** 279–84.
3. Bertani A, *et al.* Comparison of the treatment with paroxetine and reboxetine in panic disorder: a randomized, single-blind study. *Pharmacopsychiatry* 2004; **37:** 206–10.

抑郁症 正如第352页所述，不同类别的抗抑郁药之间疗效差别甚微，通常是根据其不良反应来进行选择用药。瑞波西汀，一种选择性的去甲肾上腺素再取抑制药，在生物化学检测清单上，与三环类抗抑郁药和 SSRIs 有着轻微的差别；然而，和 SSRIs 一样，瑞波西汀比老的三环类抗抑郁药的不良反应更少，过量时的安全性更高。

1. Versiani M, *et al.* Reboxetine, a unique selective NRI, prevents relapse and recurrence in long-term treatment of major depressive disorder. *J Clin Psychiatry* 1999; **60:** 400–406.
2. Holm KJ, Spencer CM. Reboxetine: a review of its use in depression. *CNS Drugs* 1999; **12:** 65–83.
3. Scates AC, Doraiswamy PM. Reboxetine: a selective norepinephrine reuptake inhibitor for the treatment of depression. *Ann Pharmacother* 2000; **34:** 1302–12.
4. Versiani M, *et al.* Double-blind, placebo-controlled study with reboxetine in inpatients with severe major depressive disorder. *J Clin Psychopharmacol* 2000; **20:** 28–34.
5. Ferguson JM, *et al.* Effects of reboxetine on Hamilton Depression Rating Scale factors from randomized, placebo-controlled trials in major depression. *Int Clin Psychopharmacol* 2002; **17:** 45–51.
6. Andreoli V, *et al.* Reboxetine, a new noradrenaline selective antidepressant, is at least as effective as fluoxetine in the treatment of depression. *J Clin Psychopharmacol* 2002; **22:** 393–9.
7. Montgomery S, *et al.* The antidepressant efficacy of reboxetine in patients with severe depression. *J Clin Psychopharmacol* 2003; **23:** 45–50.

制剂

专利制剂

Austral.: Edronax; ***Austria:*** Edronax; ***Belg.:*** Edronax; ***Braz.:*** Prolift; ***Chile:*** Prolift; ***Cz.:*** Edronax†; ***Denm.:*** Edronax; ***Fin.:*** Edronax; ***Ger.:*** Edronax; Solvex; ***Hung.:*** Edronax; ***India:*** Narebox; ***Irl.:*** Edronax; ***Israel:*** Edronax; ***Ital.:*** Davedax; Edronax; ***Mex.:*** Edronax; ***Norw.:*** Edronax; ***NZ:*** Edronax; ***Pol.:*** Edronax; ***Port.:*** Edronax; ***S.Afr.:*** Edronax; ***Spain:*** Irenor; Norebox; ***Swed.:*** Edronax; ***Switz.:*** Edronax; ***Turk.:*** Edronax; ***UK:*** Edronax; ***Venez.:*** Prolift†.

Sertraline Hydrochloride (*BANM, USAN, rINNM*) 盐酸舍曲林

CP-51974-01; CP-51974-1; Hidrocloruro de sertralina; Sertraline, chlorhydrate de; Sertralini hydrochloridum. (1*S*,4*S*)-4-(3,4-Dichlorophenyl)-1,2,3,4-tetrahydro-1-naphthyl(methyl)amine hydrochloride.

Сертралина Гидрохлорид

$C_{17}H_{17}Cl_2N,HCl = 342.7.$

CAS — 79617-96-2 (sertraline); 79559-97-0 (sertraline hydrochloride).

ATC — N06AB06.

ATC Vet — QN06AB06.

UNII — UTI8907Y6X.

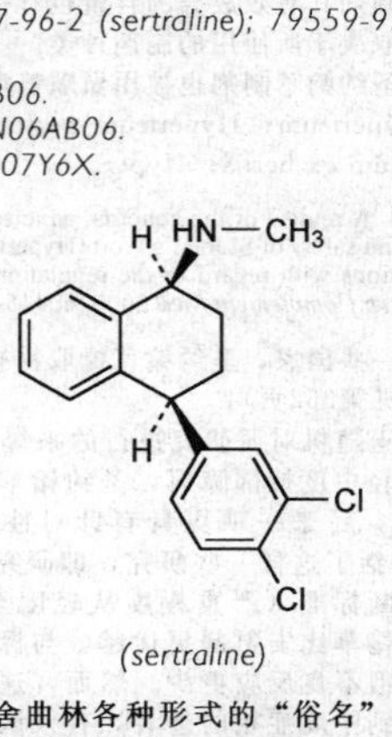

(sertraline)

俗名 下面是舍曲林各种形式的"俗名"（见第vii页）或"俚语"：Z's；Zloft；Zoomers.

Pharmacopoeias. In *Eur.* (see p.vii) and *US.*

Ph. Eur. 6.8 (Sertraline Hydrochloride) 白色或类白色结晶粉末。呈现多态性。微溶于水；难溶于或微溶于无水酒精；微溶于丙酮和异丙基醇。避光。

USP 33 (Sertraline Hydrochloride) 白色或米白色结晶粉末。微溶于水、丙酮和异丙醇；易溶于纯酒精。贮藏于密闭容器中，温度不超过 40℃。避光。

不良反应、处置和注意事项

大体上与 SSRIs 相似（见**氟西汀**，第368页）。有舍曲林引起月经紊乱的报道，也有少数引起多形性红斑和胰腺炎的报道。

舍曲林应当慎用于肝肾损伤的患者；对于肝损伤的患者，应当考虑降低剂量。

哺乳 关于 SSRIs 对于哺乳期患者的使用，见**氟西汀**项下的**注意事项**，第371页。

儿童 SSRIs 治疗 18 岁以下的儿童青少年抑郁症患者时，伴随出现潜在的自杀行为风险增加；详见**氟西汀**项下**对精神状态的影响**，第370页。

药物相互作用

与 SSRIs 有关的药物相互作用，见**氟西汀**，第373页。

药动学

舍曲林在胃肠道缓慢吸收，服药后 4.5～8.4h 可达血浆浓度高峰。主要在肝内进行首关代谢。主要的代谢途径是脱甲基化，分解成无活性的 *N*-去甲舍曲林，有多种细胞色素 P450 同工酶参与这个代谢过程；然后是进一步的代谢和葡糖苷酸结合。舍曲林广泛分布于全身各组织，蛋白结合率为 98% 左右。舍曲林的血浆消除半衰期为 26h 左右；常规口服量治疗 1 周可达稳态浓度。舍曲林主要以代谢产物的形式经尿液和粪便排出，两者的排出量基本相当。舍曲林可分布到乳汁中（见**氟西汀的注意事项下的哺乳**，第371页）。

1. Preskorn SH, ed. Sertraline: a pharmacokinetic profile. *Clin Pharmacokinet* 1997; **32** (suppl 1): 1–55.
2. Hiemke C, Härtter S. Pharmacokinetics of selective serotonin reuptake inhibitors. *Pharmacol Ther* 2000; **85:** 11–28.
3. Wang J-H, *et al.* Pharmacokinetics of sertraline in relation to genetic polymorphism of CYP2C19. *Clin Pharmacol Ther* 2001; **70:** 42–7.
4. DeVane CL, *et al.* Clinical pharmacokinetics of sertraline. *Clin Pharmacokinet* 2002; **41:** 1247–66.
5. Obach RS, *et al.* Sertraline is metabolized by multiple cytochrome P450 enzymes, monoamine oxidases, and glucuronyl transferases in human: an in vitro study. *Drug Metab Dispos* 2005; **33:** 262–70.

用途和用法

舍曲林属于奈胺类衍生物，是一种 SSRI，其药理作用和用途与氟西汀的药理作用和用途相类似（见第374页）。以盐酸舍曲林的形式口服，每日给药 1 次，早晨或晚上顿服，但剂量却以碱基的量表达；56mg 盐酸舍曲林相当于 50mg 舍曲林。

治疗**抑郁症**时，舍曲林的常规初始剂量是每日 50mg，必要时增加药物剂量，每次加量至少间隔 1 周的时间，增幅是 50mg，最大量是每日 200mg。

治疗**强迫症**时，常规初始剂量是每日 50mg。治疗伴有或不伴有广场恐怖的**惊恐障碍**、**社交焦虑障碍**和**创伤后应激障碍**时，常规初始剂量都是每日 25mg，治疗 1 周后加至每日 50mg。之后，所有这些障碍的治疗剂量在必要时都可以增加，每次加量至少间隔 1 周的时间，增幅为 50mg，最大量为每日 200mg。

治疗**月经前焦虑障碍**时，舍曲林的初始剂量为每日 50mg，可以是整个月经周期服药，也可以是仅在黄体期服药。可以每个月经周期增加 50mg，直至最大量每日 150mg 连续性治疗，或者仅在黄体期服用舍曲林每日 100mg。那些仅仅需要在黄体期服用每日 100mg 的患者，在每个治疗期的最初 3 天的用量应为每日 50mg。

一旦达到最佳疗效，就应当降低药物剂量至最低的有效量进行维持治疗。

肝损伤患者的剂量调整以及儿童用法详见下文。

舍曲林应当逐渐停药以减少引起撤药症状的风险。

儿童用法 舍曲林也用于 6 岁及 6 岁以上的儿童青少年强迫症的治疗。对于 6～12 岁的儿童，常规初始口服剂量是每日 25mg；青少年可以从每日 50mg 起始。必要时可以增加剂量，加量方案与成年人相似（见上文）；然而，应当考虑到儿童的体重比较小，相应地进行剂量的调整，以避免使用过高的剂量。

在肝损伤中的用法 在一项单次给药的药动学研究中发现，肝硬化患者对舍曲林的清除率降低[1]。美国注册药品信息称在一小群存在慢性轻度肝损伤（Child-Pugh 评分为 5～8 分）的患者中，每日给予 50mg，连续 21 天，患者暴露于舍曲林的量相当于肝功能正常者的 3 倍。该注册药品信息还提到尚未在中度和重度肝损伤患者中研究舍曲林的作用。如果需要在肝损伤患者中应用舍曲林，建议谨慎使用，应降低用药剂量或频率。英国注册药品信息认为在肝功能明显受损的患者中应禁用舍曲林，因为目前尚无足够的临床信息。

1. Démolis J-L, *et al.* Influence of liver cirrhosis on sertraline pharmacokinetics. *Br J Clin Pharmacol* 1996; **42:** 394–7.

焦虑障碍 舍曲林也被用于治疗各种类型的焦虑障碍（见第925页），包括强迫性障碍（见第925页），惊恐障碍（见第925页），社交焦虑障碍（见**恐怖性障碍**，第926页）和创伤后应激障碍（见第926页）。

1. March JS, *et al.* Sertraline in children and adolescents with obsessive-compulsive disorder: a multicenter randomized controlled trial. *JAMA* 1998; **280:** 1752–6.
2. Londborg PD, *et al.* Sertraline in the treatment of panic disorder. A multi-site, double-blind, placebo-controlled, fixed-dose investigation. *Br J Psychiatry* 1998; **173:** 54–60.
3. Brady K, *et al.* Efficacy and safety of sertraline treatment of posttraumatic stress disorder: a randomized controlled trial. *JAMA* 2000; **283:** 1837–44.
4. Walker JR, *et al.* Prevention of relapse in generalized social phobia: results of a 24-week study in responders to 20 weeks of sertraline treatment. *J Clin Psychopharmacol* 2000; **20:** 636–44.
5. Rynn MA, *et al.* Placebo-controlled trial of sertraline in the treatment of children with generalized anxiety disorder. *Am J Psychiatry* 2001; **158:** 2008–14.
6. Rapaport MH, *et al.* Sertraline treatment of panic disorder: results of a long-term study. *Acta Psychiatr Scand* 2001; **104:** 289–98.
7. Rapaport MH, *et al.* Posttraumatic stress disorder and quality of life: results across 64 weeks of sertraline treatment. *J Clin Psychiatry* 2002; **63:** 59–65.
8. Koran LM, *et al.* Efficacy of sertraline in the long-term treatment of obsessive-compulsive disorder. *Am J Psychiatry* 2002; **159:** 88–95.
9. Zohar J, *et al.* Double-blind placebo-controlled pilot study of sertraline in military veterans with posttraumatic stress disorder. *J Clin Psychopharmacol* 2002; **22:** 190–5.
10. Liebowitz MR, *et al.* Efficacy of sertraline in severe generalized social anxiety disorder: results of a double-blind, placebo-controlled study. *J Clin Psychiatry* 2003; **64:** 785–92.
11. Allgulander C, *et al.* Efficacy of sertraline in a 12-week trial for generalized anxiety disorder. *Am J Psychiatry* 2004; **161:** 1642–9.
12. Friedman MJ, *et al.* Randomized, double-blind comparison of sertraline and placebo for posttraumatic stress disorder in a Department of Veterans Affairs setting. *J Clin Psychiatry* 2007; **68:** 711–20.

抑郁症 正如第352页所述，不同类别的抗抑郁药之间疗效差别甚微，通常是根据其不良反应来进行选择用药。相对于老的三环类抗抑郁药，SSRIs（如舍曲林）是另一种被广泛应用的选择方案，因为它们的不良反应更少，过量时更安全。

1. Stowe ZN, *et al.* Sertraline in the treatment of women with postpartum major depression. *Depression* 1995; **3:** 49–55.
2. Keller MB, *et al.* Maintenance phase efficacy of sertraline for chronic depression: a randomized controlled trial. *JAMA* 1998; **280:** 1665–72.
3. Baca E, *et al.* Sertraline is more effective than imipramine in the treatment of non-melancholic depression: results from a multicentre, randomized study. *Prog Neuropsychopharmacol Biol Psychiatry* 2003; **27:** 493–500.
4. Lepine JP, *et al.* A randomized, placebo-controlled trial of sertraline for prophylactic treatment of highly recurrent major depressive disorder. *Am J Psychiatry* 2004; **161:** 836–42.
5. Moscovitch A, *et al.* A placebo-controlled study of sertraline in the treatment of outpatients with seasonal affective disorder. *Psychopharmacology (Berl)* 2004; **171:** 390–7.
6. Cipriani A, *et al.* Sertraline versus other antidepressive agents for depression. Available in The Cochrane Database of Systematic Reviews; Issue 4. Chichester: John Wiley; 2010 (accessed 02/08/10).

经前期综合征 对于经前期综合征（见第2031页）的女性患者，在整个月经周期连续给予舍曲林治疗，可以有效缓解其精神和躯体症状[1～3]。仅在黄体期给予舍曲林治疗的患者，也有利于缓解其精神和躯体症状[3～7]。

1. Yonkers KA, *et al.* Sertraline in the treatment of premenstrual dysphoric disorder. *Psychopharmacol Bull* 1996; **32:** 41–6.
2. Yonkers KA, *et al.* Symptomatic improvement of premenstrual dysphoric disorder with sertraline treatment: a randomized controlled trial. *JAMA* 1997; **278:** 983–8.
3. Freeman EW, *et al.* Continuous or intermittent dosing with sertraline for patients with severe premenstrual syndrome or premenstrual dysphoric disorder. *Am J Psychiatry* 2004; **161:** 343–51.
4. Young SA, *et al.* Treatment of premenstrual dysphoric disorder with sertraline during the luteal phase: a randomized, double-blind, placebo-controlled crossover trial. *J Clin Psychiatry* 1998; **59:** 76–80.
5. Jermain DM, *et al.* Luteal phase sertraline treatment for premenstrual dysphoric disorder: results of a double-blind, placebo-controlled, crossover study. *Arch Fam Med* 1999; **8:** 328–32.
6. Halbreich U, *et al.* Efficacy of intermittent, luteal phase sertraline treatment of premenstrual dysphoric disorder. *Obstet Gynecol* 2002; **100:** 1219–29.
7. Kornstein SG, *et al.* Low-dose sertraline in the treatment of moderate-to-severe premenstrual syndrome: efficacy of 3 dosing strategies. *J Clin Psychiatry* 2006; **67:** 1624–32.

性功能障碍 已有 SSRIs 引起阳痿或射精障碍不良反应的报道；利用这些不良反应作为早泄的一种潜在的治疗方法，详见**氟西汀**，第376页。

制剂

专利制剂

Arg.: Anilar; Atenix; Bicromil; Celonfex; Deprecalm; Insertec; Irradial; Serlina; Servantax; Vunot†; Zoloft; Zoxx; ***Austral.:*** Concorz; Eleva; Sertra; Setrona; Xydep; Zoloft; ***Austria:*** Adjuvin; Gladem; Sertrext†; Tresleen; ***Belg.:*** Serlain; ***Braz.:*** Assert; Novativ; Sercerin†; Serenata; Seronip†; Tolrest;

Zoloft; ***Canad.:*** Zoloft; ***Chile:*** Altruline; Deprax; Eleval; Emergen; Implicane; Lowfin; Sedoran; Serivo; Seronex; Sertac; Tralinsert†; ***Cz.:*** Adjuvin; Apo-Sertral; Asentra; Serlift; Setaloft; Stimuloton; Zoloft; ***Denm.:*** Zoloft; ***Fin.:*** Zoloft; ***Fr.:*** Zoloft; ***Ger.:*** Gladem; Sertra; Sertra-Isis; Sertralon; Zoloft; ***Gr.:*** Certorun; Enidap; Mycinil; Neurosedine; Serolux; Sertral; Zoloft; Zolotrin; ***Hong Kong:*** Serdep; Stimuloton; Zoloft; ***Hung.:*** Asentra; Camidlin; Gerotralin; Serlift; Serlosane†; Sertadepi; Sertagen; Sertwin†; Setaloft; Stimuloton; Zoloft; ***India:*** Inosert; Serdep; Serta; Xsert; ***Indon.:*** Antipres; Deptral; Fatral; Fridep; Iglodep; Nudep; Serlof; Sernade; Zerlin; Zoloft; ***Irl.:*** Depreger; Lusert; Lustral; Serimel; Serlan; Serlo; Sertraniche; ***Israel:*** Lustral; Serenada; ***Ital.:*** Tatig; Zoloft; ***Malaysia:*** Serlift; Zoloft; ***Mex.:*** Aleval; Altruline; Aluprex; Deptral; Prosertin; Resteral; Serlift; Serolux; Sertex; ***Neth.:*** Asentra; Zoloft; ***Norw.:*** Zoloft; ***NZ:*** Zoloft; ***Philipp.:*** Serenata; Zolodin; Zoloft; Zotral; ***Pol.:*** Apresia; Asentra; Asertin; Luxeta†; Sertagen; Sertahexal†; Setaloft; Setaratio†; Stimuloton; Zoloft; Zotral; ***Port.:*** Aserin; Aserta; Deprilix; Eterim; Gerlina; Luzina; Serlin; Serpax; Sertabal; Sertralpharm; Somidal; Tralin; Zoloft; ***Rus.:*** Asentra (Асентра); Deprefolt (Депрефолт); Seralin (Сералин); Serenata (Серената); Serlift (Серлифт); Stimuloton (Стимулотон); Torin (Торин); Zoloft (Золофт); ***S.Afr.:*** Adco-Zertra; Serdep; Serlife; Sertzol; Zoloft; Zylin; ***Singapore:*** Zoloft; ***Spain:*** Altisben; Aremis; Aserin; Besitran; Depesert†; Lustragen; Lustramerck; Serseitran; Sertrabian; Sertralix; Sertramerck; ***Swed.:*** Zoloft; ***Switz.:*** Gladem†; Seralin; Sertragen; Sertral; Sertrin; Zoloft; ***Thai.:*** Serlift; Sertra; Zoloft; ***Turk.:*** Lustral; Misol; Selectra; Seralin; Serdep; Serotop; Zeleft; ***UK:*** Lustral; ***Ukr.:*** Asentra (Асентра); Serlift (Серлифт); Sertraloft (Сертралофт); Stimuloton (Стимулотон); Zoloft (Золофт); ***USA:*** Zoloft; ***Venez.:*** Conexine; Lusedan; Satil; Serline; Serolux; Tialin; Zoloft.

多组分制剂 ***India:*** Restyl Forte; Restyl Plus.

Setiptiline (*rINN*) 司普替林

Setiptilina; Sétiptiline; Setiptilinum; Teciptiline. 2,3,4,9-Tetrahydro-2-methyl-1*H*-dibenzo[3,4:6,7]cyclohepta[1,2-c]pyridine.

Сетиптилин

$C_{19}H_{19}N = 261.4$.

CAS — 57262-94-9 (setiptiline); 85650-57-3 (setiptiline maleate).

UNII — 7L38105Z6E.

简介

司普替林是一种抗抑郁药，以马来酸盐的形式用于抑郁症的治疗。

制剂

专利制剂

Jpn: Tecipul.

St John's Wort 圣约翰草❶

Hierba de San Juan; Hipérico; Hiperikum; Hyperici herba; Hypericum; Hypericum Perforatum; Johannesört; Johanniskraut; Jonažolių žolė; Mäkikuisma; Millepertuis; Orbáncfű; Třezalková nat'; Ziele dziurawca.

Зверобой Продырявленный

CAS — 548-04-9 (hypericin).

ATC Herb — HN06AW5001 (Hypericum perforatum: flower); HM01AW5010 (Hypericum perforatum: flower); HN06AW5002 (Hypericum perforatum: germ); HM01AW5011 (Hypericum perforatum: herb); HD03WX5008 (Hypericum perforatum: herb); HN06AW5003 (Hypericum perforatum: herb).

UNII — UFH8805FKA (Hypericum perforatum flowering top); XK4IUX8MNB (Hypericum perforatum).

(hypericin)

❶ 中国药典的正规名为贯叶金丝桃。

Pharmacopoeias. In *Eur.* (see p.vii) and *US.*
Eur. also includes a form for homoeopathic preparations.
Swiss also includes monographs for hypericum (fresh flowering tops) and hypericum oil.

Ph. Eur. 6.8 (St John's Wort) 在开花期间收集到的贯叶金丝桃属的全草干燥提取物或者部分切除的干燥提取物。至少含有0.08%的总体金丝桃素，表达为金丝桃素（$C_{30}H_{16}O_8=504.4$），计算方法参照干燥药物。避光。

Ph. Eur. 6.8 (Hypericum for Homoeopathic preparations; Hypericum Perforatum ad Praeparations Homo eopathic 桃属) 在开花期的初期，收集的新鲜的整个的贯叶金丝桃属的提取物。避光。

USP 33 (St. John's Wort) 在开花前或开花期间迅速收集到的贯叶金丝桃属的干燥花尖或者空中部分的提取物。至少含有0.04%的总体金丝桃素（$C_{30}H_{16}O_8=504.4$）和假金丝桃素（$C_{30}H_{16}O_9=520.4$），至少含有0.6%的贯叶金丝桃素（$C_{35}H_{52}O_4=536.8$）。贮藏于密闭容器中。避光。

不良反应和注意事项

已经报道的圣约翰草的不良反应包括胃肠道症状、眩晕、头痛、意识错乱、尿频、过敏反应和疲劳。也有引起光过敏的报道；金丝桃素和类金丝桃素是圣约翰草的组成部分，被认为与上述不良反应有关。

对神经系统的影响 1位患轻度抑郁症的女性患者，圣约翰草治疗期间，在日光照射后出现亚急性多发性神经病；停药后症状得以改善[1]。一名16岁女孩摄入过量圣约翰草后出现了癫痫发作和意识模糊[2]。她已经每日服用大剂量圣约翰草2周，并且就诊前存在舒马普坦过量摄入。

1. Bove GM. Acute neuropathy after exposure to sun in a patient treated with St John's Wort. *Lancet* 1998; **352:** 1121–2.
2. Karalapillai DC, Bellomo R. Convulsions associated with an overdose of St John's wort. *Med J Aust* 2007; **186:** 213–14.

对皮肤的影响 除了出现与圣约翰草相关的光过敏反应的报道[1]之外，还有报道称1位患者出现了严重的红皮症，这位患者使用圣约翰草作为其常规抗抑郁药（度硫平）的辅助治疗措施[2]。这种反应既可见于光照区域，又可见于非光照区域，很可能是由圣约翰草引起的，当然也存在是由两种药物相互作用所致的可能。

1. Lane-Brown MM. Photosensitivity associated with herbal preparations of St John's wort (Hypericum perforatum). *Med J Aust* 2000; **172:** 302.
2. Holme SA, Roberts DL. Erythroderma associated with St John's wort. *Br J Dermatol* 2000; **143:** 1127–8.

躁狂 圣约翰草治疗的患者可出现躁狂发作或轻性躁狂发作[1~3]。

1. Neirenberg AA, *et al.* Mania associated with St John's wort. *Biol Psychiatry* 1999; **46:** 1707–8.
2. Fahmi M, *et al.* A case of mania induced by hypericum. *World J Biol Psychiatry* 2002; **3:** 58–9.
3. Stevinson C, Ernst E. Can St John's wort trigger psychoses? *Int J Clin Pharmacol Ther* 2004; **42:** 473–80.

撤药 1位58岁的女性老年患者在停用圣约翰草治疗的当天，出现了一些症状，如恶心、食欲减退、眩晕、口干、口渴、寒战和疲劳感[1]；之前她已经服用圣约翰草32天。作者认为这些症状是一些撤药症状，在随后的8天内缓解。

1. Dean AJ, *et al.* Suspected withdrawal syndrome after cessation of St John's wort. *Ann Pharmacother* 2003; **37:** 150.

药物相互作用

圣约翰草能够诱导某些药物代谢酶，包括一些细胞色素P450同工酶（特别是CYP3A4），以及转移蛋白P-糖蛋白。已经报道了圣约翰草与下列药物之间出现的临床上重要的药物相互作用，从而导致这两种药物的血浆浓度都降低。这些药物包括环孢素、地高辛、HIV-蛋白抑制药、NNRTIs、口服避孕药、他克莫司、茶碱和华法林。圣约翰草与抗癫痫药之间也存在发生药物相互作用的可能性。另外，停用圣约翰草，可能导致这些与之发生药物相互作用的药物浓度增加，可能还会导致中毒。

包括英国和美国在内的很多国家，圣约翰草制剂不需要被批准为药物，而且制剂之间活性成分的含量也存在很大差别。所以改变制剂类型可能会改变酶诱导的程度。

圣约翰草与已知对5-羟色胺能神经递质有作用的药物联合使用时，会产生协同作用，增加发生不良反应的风险。这些药物包括SSRIs和奈法唑酮（见**抗抑郁药**，第394页）以及用于治疗偏头痛的选择性5-羟色胺（5-HT_1）激动药（见舒马普坦，第596页）。

1. Roby CA, *et al.* St John's Wort: effect on CYP3A4 activity. *Clin Pharmacol Ther* 2000; **67:** 451–7.
2. CSM/MCA. Reminder: St John's Wort (Hypericum perforatum) interactions. *Current Problems* 2000; **26:** 6–7.
3. Dürr D, *et al.* St John's Wort induces intestinal p-glycoprotein/MDR1 and intestinal and hepatic CYP3A4. *Clin Pharmacol Ther* 2000; **68:** 598–604.
4. Wang Z, *et al.* The effects of St John's wort (*Hypericum perforatum*) on human cytochrome P450 activity. *Clin Pharmacol Ther* 2001; **70:** 317–26.
5. Hennessy M, *et al.* St John's Wort increases expression of P-glycoprotein: implications for drug interactions. *Br J Clin Pharmacol* 2002 **53:** 75–82.
6. Henderson L, *et al.* St John's wort (*Hypericum perforatum*): drug interactions and clinical outcomes. *Br J Clin Pharmacol* 2002; **54:** 349–56.
7. Mills E, *et al.* Interaction of St John's wort with conventional drugs: systematic review of clinical trials. *BMJ* 2004; **329:** 27–30.
8. Mannel M. Drug interactions with St John's wort: mechanisms and clinical implications. *Drug Safety* 2004; **27:** 773–97.
9. Whitten DL, *et al.* The effect of St John's wort extracts on CYP3A: a systematic review of prospective clinical trials. *Br J Clin Pharmacol* 2006; **62:** 512–26.

镇痛药 圣约翰草与阿片类镇痛药美沙酮的相互作用见第80页。

抗凝血药 圣约翰草和华法林之间可能的药物相互作用，见第1375页。

抗癫痫药 圣约翰草与一些抗癫痫药之间可能存在相互作用，如卡马西平（见第454页）、苯巴比妥（见第471页）以及苯妥英钠（见第476页）。

抗肿瘤药 圣约翰草与一些抗肿瘤药之间可能会有相互作用，如氨基酮戊酸（见第647页）、伊马替尼（见第702页）和依立替康（见第705页）。

抗病毒药 圣约翰草和HIV-蛋白酶抑制药（如茚地那韦）之间可能的药物相互作用，见第850页。

抗焦虑药 有关圣约翰草与丁螺环酮之间可能的相互作用参见第938页。

强心苷 圣约翰草和地高辛之间可能的药物相互作用，见第1216页。

免疫抑制药 圣约翰草和环孢素或者他克莫司之间可能的药物相互作用，分别见第1742页和第1760页。

口服避孕药 圣约翰草和口服避孕药之间可能的药物相互作用，见第2002页。

维拉帕米 圣约翰草和维拉帕米之间可能的药物相互作用，见第1366页。

黄嘌呤 圣约翰草和茶碱之间可能的药物相互作用，见第1105页。

用途和用法

含有圣约翰草的植物制剂，通常是作为自我药物疗法治疗抑郁症。这种制剂还被提倡用于其他神经障碍的治疗，如失眠、焦虑，特别是绝经期的患者。圣约翰草油已经被作为一种收敛药进行治疗。

不同的制剂其有效成分的含量也有很大区别，因此药物的剂量取决于所使用的制剂种类。

顺势疗法 圣约翰草制剂也被用做顺势疗法药物，其名称包括：Hypericum；Hypericum perforatum；Hypericum perforatum ex herba；Hyper。

1. McIntyre M. A review of the benefits, adverse events, drug interactions, and safety of St John's Wort (Hypericum perforatum): the implications with regard to the regulation of herbal medicines. *J Altern Complement Med* 2000; **6:** 115–24.

抑郁症 在一些国家，圣约翰草提取物被广泛用于抑郁症的治疗（见第352页）。

一项对于随机对照研究进行的系统性综述[1]，结果发现对于轻中度抑郁障碍，圣约翰草提取物的疗效优于安慰剂。后来一项更具有针对性、更系统的综述[2]，仅包括了这样一些研究，即研究中的患者均符合抑郁症诊断标准（严重程度从轻度至重度）。该综述发现圣约翰草比安慰剂更优越，与标准的抗抑郁药疗效相似，但不良反应更少。然而，这些研究大多数包含了轻度到中度症状的患者，有人认为治疗重度抑郁的证据尚不足以得出结论，且标准抗抑郁药的剂量也普遍选择了推荐剂量范围的低限。同样值得注意的是，来自德语国家的研究与其他地区的研究相比，普遍认为圣约翰草优于安慰剂，作者们认为这种区别需要更多研究。

圣约翰草提取物治疗抑郁症的药理作用机制还没有搞清楚。圣约翰草提取物至少含有10种有效成分。金丝桃素，圣约翰草提取物的主要有效成分之一，是第一个被认为有抗抑郁作用的有效成分，因为体外研究显示，金丝桃素对单胺氧化酶有抑制作用。然而，后来的研究结果显示，这种抑制作用充其量是很微弱的，目前普遍的观点认为对单胺氧化酶的抑制作用不是圣约翰草提取物抗抑郁效应的病理机制。更多的近期研究结果提示贯叶金丝桃素是引起圣约翰草提取物抗抑郁效应的主要成分之一[3]。虽然这些研究结果主要来自体外研究，研究显示贯叶金丝桃素能够抑制几个主要神经递质的再摄取，包括5-羟色胺、多巴胺和去甲肾上腺素[4]。

1. Stevinson C, Ernst E. Hypericum for depression: an update of the clinical evidence. *Eur Neuropsychopharmacol* 1999; **9:** 501–5.
2. Linde K, *et al.* St John's wort for major depression. Available in The Cochrane Database of Systematic Reviews; Issue 4. Chichester: John Wiley; 2008 (accessed 24/08/09).
3. Laakmann G, *et al.* St. John's Wort in mild to moderate depression: the relevance of hyperforin for the clinical efficacy. *Pharmacopsychiatry* 1998; **31** (suppl.): 54–9.
4. Chatterjee SS, *et al.* Hyperforin as a possible antidepressant component of hypericum extracts. *Life Sci* 1998; **63:** 499–510.

制剂

Ph. Eur.: St John's Wort Dry Extract, Quantified.

专利制剂

Arg.: Amenicil; Hipax; Hiperinat; ***Austral.:*** Hyperiforte†; Remotiv; Stress-Relax†; ***Austria:*** Esbericum; Helarium†; Hyperiforce; Jarsin; Johanicum; Johni†; Kira; Laif; Lunare†; Perikan; Psychotonin; Remotiv; Solaguttae†; ***Belg.:*** Hyperiplant; Milperinol; Perika; ***Braz.:*** Adprex†; Ciperico; Emotival†; Equilibra†; Felis; Fiotan; Fitovital; Hiperex; Hipericin; Hiperico; Hiperifarma†; Hiperil†; Hipersac; Hyperico†; Hyperigreen; Iperisan; Jarsin†; Motiven; Prazen; Remotiv; Triativ; ***Canad.:*** Hyperiforce; Kira†; Movana†; ***Chile:*** Anxium; Edual†; ***Cz.:*** Cesradyston†; Deprim†; Esbericum†; Felisio†; Helarium†; Hyperikan†; Jarsin; Kira†; Laif; Lubovnik†; Nat Trezalky; Psychotonin Forte†; Remotiv; Trezalka v Nalevovych Sacchich; Trezalkova Nat; Trezalkovy Caj; Turineurin†; ***Fr.:*** Bains Romains†; Dermum†; Mildac; Procalmil; Prosoft; ***Ger.:*** Aristo†; Aristoforat†; Cesradyston; dysto-lux†; Esbericum; Felis; Helarium†; Hewepsychon uno; Hyperforat; Hypericaps†; Hyperimerck†; Hyperpur†; Jarsin; Jo-Sabona†; Kira; Laif; Libertin†; Lomahypericum†; Nervei†; Neuroplant; Neurosporal†; Neurovegetalin; Psychotonin; Remotiv; Sedovegan†; Spilan; Syxal†; Texx; Tonizin; Turineurin†; ***Gr.:*** Neukan; ***Hung.:*** Helarium; Hyperikan†; Klosterfrau Sedinal†; Laif; Modigen; Myrall; Remotiv; ***Indon.:*** Preso†; ***Israel:*** Remotiv; ***Ital.:*** Nervaxon; Proserem; Quiens; Remotive; ***Mex.:*** Hiperikan; Procalm†; Remotiv†; ***Neth.:*** Hyperiplant; ***Pol.:*** Apatinac; Deprim; Hypercaps; Hyperherba; Hyperosedat†; Perhip; Remotiv†; Silenil; ***Port.:*** Alacre; Procalmil; ***Rus.:*** Deprim (Деприм); Doppelherz Nervotonik (Доппельгерц Нервотоник); Helarium (Гелариум); Negrustin (Негрустин); Novo-Passit (Ново-Пассит); ***Spain:*** Animic; Arkocapsulas Hiperico; Hiperico; Hyneurin†; Mediflor; Perika; Quetzal; Vitalium; ***Switz.:*** Hyperforat†; Hyperiforce; HyperiMed; Hyperiplant; Hyperval; Jarsin; Libertin†; Lucilium; Mandal 425; ReBalance; Remotiv; Sanalum; Solevita; Yakona†; ***Turk.:*** Felis†; ***UK:*** Duchy Herbals Hyperi-Lift; HyperiCalm; Hyperiforce; Karma; Karmamood; Kira; Mood Boost; Neuropret; ***Ukr.:*** Deprim (Деприм); Helarium (Гелариум); Neuroplant (Нейроплант); ***Venez.:*** Hyperikan; Kira†; Qual†.

多组分制剂 ***Austral.:*** 3B Beer Belly Buster†; Cimicifuga Compound; Feminine Herbal Complex; Hemidisc; Infant Tonic†; Irontona; Joint & Muscle Cream; Masculine Herbal Complex; Nappy Rash Relief Cream; Nevaton; Olf†; Skin Healing Cream†; Vitatona†; ***Austria:*** Eryval†; Magentee St Severin; Nerventee St Severin; Remifemin plus; Species nervinae†; Vulpuran; Wechseltee St Severin; ***Canad.:*** Cystoforce; Gallexier; Herbal Support for Stressful Lifestyles†; Salusan; Trim-Fit; ***Cz.:*** Alvisan Neo; Cajova Smes pri Redukcni Diete†; Cicaderma; Eugastrin†; Fytokliman Planta; Klosterfrau Aktiv V†; Naturident†; Novo-Passit; Species Nervinae Planta; Stomaran; Zaludecni Cajova Smes; ***Ger.:*** anabol-loges; Arthrodynat P†; Befelka-Oel†; Dolo-cyl; Gastritol; Gutnacht†; Hyperesa; Me-Sabona plus†; Neurapas; Psychotonin-sed; Remifemin plus; Sedariston Konzentrat; Sedariston plus; ***Hung.:*** Depsorin; Gastrosol; Mensesyl; Remifemin Plus; ***Ital.:*** Controller; Hiperogyn; Lenifren; Mithen; Skab 2; ***Malaysia:*** Gyno-Plus; ***Mex.:*** Nordimenty; ***Pol.:*** Cholesol; Diges-Tonic; Doppelherz Energovital Tonik†; Fortestomachicae; Gastrobonisol; Guttae Stomachicae; Herbogastrin; Klosterfrau Aktiv; Krople Zoladkowe; Melisal; Melissed; Nervomix; Perfocrat†; Prostapol; Psychotonisol†; Sedomix; Uroprost; ***Port.:*** Cicaderma; ***Rus.:*** Doppelherz Energotonik (Доппельгерц Энерготоник); Prostanorm (Простанорм); Sibectan (Сибектан); ***Spain:*** Natusor Gastrolen†; Natusor Somnisedan†; ***Switz.:*** Gel a la consoude†; Huile de millepertuis A. Vogel (huile de St. Jean); Hyperiforce comp; Keppur; Kytta Gel†; Malvedrin†; Saltrates Rodell†; Saltrates†; The a l'avoine sauvage de Vollmer†; The d'avoine verte Vollmers; Yakona N†; Ziegella; ***UK:*** Botanova; Outlook; St Johnswort Compound; Tranquil; ***Ukr.:*** Gastritol (Гастритол); Immuno-Ton (Іммуно-Тон); Novo-Passit (Ново-Пассит); Phytolyt (Фитолит); Prostanorm (Простанорм)†; Sedavit (Седавит); ***USA:*** Sunnie; ***Venez.:*** Biomicovo†.

顺势疗法制剂 ***Austral.:*** Arthritis Relief†; Burn Healing Cream†; Sports Ice Joint & Muscle; Trauma Relief†; ***Austria:*** Arnica Komplex; Globuli gegen Sonnenallergie; Memoria; Muliment†; Repisan; Traumeel; Tropfen bei Verletzungen; Valerianaheel; Wirbelsaule- und Gelenkstropfen Nr 2; ***Canad.:*** Aches & Pains; Arnica +; Bumps and Bruises; Calendula +; Calendula Ointment; Capsicum + Arthri-Cream; Cicaderma; Den 141; Formula DM 210; Herpes Soothing Cream; Kids' Teething; Loprax; Traumeel; Valerianaheel Comp; ***Chile:*** Bioactiv Z; ***Cz.:*** Traumeel; ***Fr.:*** Arnica Complexe no 1; Cicaderma; Homeodose†; Hypericum Complexe No 26; Zincum Cyanidum Complexe No 101; ***Ger.:*** Allya†; Antinephrin M†; Atemaron N R30†; Cefakliman N; Chiroplexan H†; Cimicifuga comp†; Dystophan†; Echinacea Ro-Plex (Rowo-415)†; Echtronerval-N†; Hewepsychon Mono; Infi-China†; Kalovowen†; Mulimen S†; Muliment†; Naranofem; Nervenja†; Nervoject F; Nervoregin H; Noxom S†; Paravertebral LWS†; Phonix Urtica-Arsenicum spag; Roth's RKT Tropfen†; Rowo-778 Symphytum Ro-Plex T (Rowo-778)†; Sedacalman; Sensiotin; Traumeel S; Zincum valerianicum-Hevert†; ***Neth.:*** Arnilite; Cephalite; Collite; Dermalite; Enulite; Gynaelite; Hepalite; Hyperilite; Mulimen H; Omnilite; Traumeel; ***Rus.:*** Cicaderma (Цикадерма); Memoria (Мемория); Repisan (Реписан); ***S.Afr.:*** Berberis/Cantharis Comp†; Traumeel S; ***Switz.:*** Nelsons Traumatica; Regenaplex Nr. 12; ***UK:*** Burns Cream; Hypercal; Pyrethrum Spray; ***Ukr.:*** Traumeel S (Траумель С)†; ***USA:*** Preferred Remedies Aches & Pains; Traumeel; ***Venez.:*** Traumeel.

Tianeptine Sodium (*rINNM*) 噻奈普汀

Natrii Tianeptinum; Taneptinum Natricum; Tianeptiininatrium; Tianeptin sodná sůl; Tianeptin Sodyum; Tianeptina sódica; Tianeptine sodique; Tianeptinnatrium; Tianeptin-nátrium; Tianeptino natrio druska; Tianeptinum natricum. The sodium salt of 7-[(3-chloro-6,11-dihydro-6-methyldibenzo[c,f][1,2]thiazepin-11-yl)amino]heptanoic acid S,S-dioxide.

Натрий Тианептин

$C_{21}H_{24}ClN_2NaO_4S = 458.9.$

CAS — 66981-73-5 (tianeptine).

ATC — N06AX14.

ATC Vet — QN06AX14.

(tianeptine)

Pharmacopoeias. In *Eur.* (see p.vii).

Ph. Eur. 6.8 (Tianeptine Sodium) 白色或淡黄色粉末，极易潮解。易溶于水、二氯甲烷、甲醇。贮藏于密闭容器中。

简介

噻奈普汀是一种抗抑郁药，通过增加（而不是抑制）突触前5-羟色胺的再摄取而发挥抗抑郁效应。治疗抑郁症（第352页）时，噻奈普汀的口服剂量是12.5mg，每日3次。对于老年患者，噻奈普汀的口服剂量应当减至每日25mg；对于肾损伤患者的剂量，见下文。

也有孤立的几个有关噻奈普汀治疗期间引发肝炎的案例报道。

滥用 有噻奈普汀误用的报道[1,2]。

1. Leterme L, *et al.* Usage détourné de tianeptine: à propos de cinq cas de surconsommation. *Ann Med Interne (Paris)* 2003; **154:** 2S58–2S63.
2. Kisa C, *et al.* Is it possible to be dependent to tianeptine, an antidepressant? A case report. *Prog Neuropsychopharmacol Biol Psychiatry* 2007; **31:** 776–8.

在肾损伤中的用法 注册药品信息建议对于肾损伤患者，噻奈普汀的口服剂量不应当超过每日25mg。

哮喘 已有噻奈普汀能够改善哮喘患者症状的案例报道[1]。据认为噻奈普汀之所以取得疗效在于它能够降低哮喘患者体内游离的5-羟色胺的高浓度水平。

1. Lechin F, *et al.* The serotonin uptake-enhancing drug tianeptine suppresses asthmatic symptoms in children: a double-blind, crossover, placebo-controlled study. *J Clin Pharmacol* 1998; **38:** 918–25.

抑郁症 有关噻奈普汀在抑郁症（第352页）患者中应用的参考文献如下。

1. Wilde MI, Benfield P. Tianeptine: a review of its pharmacodynamic and pharmacokinetic properties, and therapeutic efficacy in depression and coexisting anxiety and depression. *Drugs* 1995; **49:** 411–39.
2. Ginestet D. Efficacy of tianeptine in major depressive disorders with or without melancholia. *Eur Neuropsychopharmacol* 1997; **7** (suppl 3): S341–S345.
3. Wagstaff AJ, *et al.* Tianeptine: a review of its use in depressive disorders. *CNS Drugs* 2001; **15:** 231–59.
4. Kasper S, Olie JP. A meta-analysis of randomized controlled trials of tianeptine versus SSRI in the short-term treatment of depression. *Eur Psychiatry* 2002; **17** (suppl 3): 331–40.
5. Waintraub L, *et al.* Efficacy and safety of tianeptine in major depression: evidence from a 3-month controlled clinical trial versus paroxetine. *CNS Drugs* 2002; **16:** 65–75.
6. Nickel T, *et al.* Clinical and neurobiological effects of tianeptine and paroxetine in major depression. *J Clin Psychopharmacol* 2003; **23:** 155–68.

药动学

1. Royer RJ, *et al.* Tianeptine and its main metabolite: pharmacokinetics in chronic alcoholism and cirrhosis. *Clin Pharmacokinet* 1989; **16:** 186–91.
2. Carlhant D, *et al.* Pharmacokinetics and bioavailability of tianeptine in the elderly. *Drug Invest* 1990; **2:** 167–72.
3. Demotes-Mainard F, *et al.* Pharmacokinetics of the antidepressant tianeptine at steady state in the elderly. *J Clin Pharmacol* 1991; **31:** 174–8.

制剂

专利制剂

Arg.: Stablon; ***Austria:*** Stablon; ***Braz.:*** Stablon; ***Cz.:*** Coaxil; ***Fr.:*** Stablon; ***Hung.:*** Coaxil; ***India:*** Stablon; ***Indon.:*** Stablon; ***Malaysia:*** Stablon; ***Mex.:*** Stablon; ***Philipp.:*** Stablon; ***Pol.:*** Coaxil; ***Port.:*** Stablon; ***Rus.:*** Coaxil (Коаксил); ***Singapore:*** Stablon; ***Thai.:*** Stablon; ***Turk.:*** Stablon; ***Ukr.:*** Coaxil (Коаксил); ***Venez.:*** Stablon.

Tranylcypromine Sulfate (*rINNM*) 硫酸反苯环丙胺

SKF-385; Sulfato de tranilcipromina; Transamine Sulphate; Tranylcypromine, Sulfate de; Tranylcypromine Sulphate (*BANM*); Tranylcypromini Sulfas. (±)-*trans*-2-Phenylcyclopropylamine sulphate.

Транилципромина Сульфат

$(C_9H_{11}N)_2,H_2SO_4 = 364.5.$

CAS — 155-09-9 (tranylcypromine); 13492-01-8 (tranylcypromine sulfate).

ATC — N06AF04.

ATC Vet — QN06AF04.

UNII — 7ZAT6ES870.

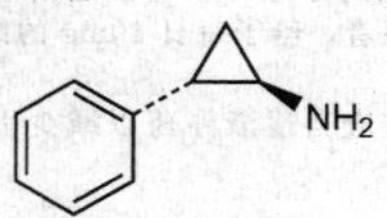

(tranylcypromine)

Pharmacopoeias. In *Br.* and *US.*

BP 2010 (Tranylcypromine Sulfate) 白色或类白色结晶性粉末；无臭，或有肉桂醛的微弱恶臭味。可溶于水；极微溶于乙醇和乙醚；不溶于氯仿。

USP 33 (Tranylcypromine Sulfate) 白色或类白色结晶性粉末。易溶于水；极微溶于乙醇和乙醚；几乎不溶于氯仿。

不良反应、处置和注意事项

大体上同MAOIs（见苯乙肼，第391页）。

反苯环丙胺有兴奋作用，因此如果晚上服药，则容易出现失眠的不良反应。

与其他MAOIs相比，反苯环丙胺更容易引起高血压，但很少引起严重的肝损伤。

依赖性 据报道无论患者先前是否有物质滥用的病史，在反苯环丙胺高剂量治疗时，就有可能出现耐受性和依赖性。详见苯乙肼的注意事项下的撤药，第393页。

对心血管系统的影响 患者虽然更常出现体位性低血压，但是该药也可能会引起高血压。有2例患者仅服用单次剂量的反苯环丙胺后，就出现了高血压危象[1,2]。其中第1例患者可能是由于在反苯环丙胺和它的部分代谢产物——苯丙胺之间发生了自发的相互作用。第2例患者通过高血压激发试验，结果发现了先前未被诊断的嗜铬细胞瘤，这一结果提示在先前报道的MAOIs引起的高血压中，也可能存在这种可能性。

1. Gunn J, *et al.* Hypertensive crisis and broad complex bradycardia after a single dose of monoamine oxidase inhibitor. *BMJ* 1989; **298:** 964.
2. Cook RF, Katritsis D. Hypertensive crisis precipitated by a monoamine oxidase inhibitor in a patient with phaeochromocytoma. *BMJ* 1990; **300:** 614.

卟啉病 对于卟啉病患者，给予反苯环丙胺被认为是不安全的，因为动物试验显示反苯环丙胺具有生卟啉作用。

药物相互作用

与MAOIs有关的药物相互作用见苯乙肼，第393页。联合使用氯米帕明和反苯环丙胺是特别危险的。

药动学

反苯环丙胺迅速易经胃肠道吸收，服药后1～3h即可达血浆浓度高峰。主要以代谢产物的形式经尿液排出。据报道反苯环丙胺的血浆消除半衰期为2.5h左右。

在对9例患者的观察中，发现反苯环丙胺在口服后迅速被胃肠道吸收[1]。在其中7例患者中，吸收的时相呈双相性。该药的清除也很迅速，消除半衰期为1.54～3.15h。给药后的2～7h，静息状态的收缩压和舒张压降低，静息状态的脉搏增快。反苯环丙胺对静息状态收缩压的影响发生的时间取决于反苯环丙胺血浆浓度高峰的达峰时间。给药后的2h达到体位性低血压的最低值和脉搏的最快值。反苯环丙胺血浆浓度的平均值与体位性收缩压降低的平均值及脉搏增快的平均值有关。对于临床上有明显的体位性低血压反应的患者，改变其反苯环丙胺的给药方案以减少血药峰浓度可能会有所收益。

1. Mallinger AG, *et al.* Pharmacokinetics of tranylcypromine in patients who are depressed: relationship to cardiovascular effects. *Clin Pharmacol Ther* 1986; **40:** 444–50.

用途和用法

反苯环丙胺属于环丙胺类衍生物，是一种 MAOI，其药理作用和用途与苯乙肼相类似（见第395页）。它对酶的延迟抑制作用短于苯乙肼对酶的延迟抑制作用。

反苯环丙胺用于抑郁症的治疗，但是正如第352页所述，反苯环丙胺等传统的非选择性的 MAOIs 治疗时具有很多风险，因此其他抗抑郁药往往是首选。反苯环丙胺以硫酸盐的形式口服，但是剂量却以碱基的量表达。硫酸反苯环丙胺 13.7mg 相当于反苯环丙胺 10mg。

反苯环丙胺的常规初始剂量是早晨和下午各服10mg；治疗 1 周后，如果疗效不理想，可以选择把下午的剂量增加至 20mg，或者选择在中午增加 10mg。虽然反苯环丙胺在美国被允许使用的最大量是每日 60mg，但是当剂量加至每日 30mg 时就应当引起高度重视。一旦取得令人满意的疗效，就应当逐渐减少药量至维持量；对于一些患者，给予每日 10mg 的维持量都能持续有效。

反苯环丙胺应当逐渐停药以减少引起撤药症状的风险。

制剂

BP 2010: Tranylcypromine Tablets;
USP 33: Tranylcypromine Tablets.

专利制剂

Arg.: Parnate†; **Austral.:** Parnate; **Braz.:** Parnate; **Canad.:** Parnate; **Cz.:** Parnate†; **Ger.:** Jatrosom N; **Irl.:** Parnate; **NZ:** Parnate; **S.Afr.:** Parnate; **Spain:** Parnate; **USA:** Parnate.

多组分制剂 **Arg.:** Cuait D; Stelapar; **Ital.:** Parmodalin.

Trazodone Hydrochloride (*BANM, USAN, rINNM*) 盐酸曲唑酮

AF-1161; Hidrocloruro de trazodona; Trazodon Hidroklorür; Trazodone, Chlorhydrate de; Trazodoni Hydrochloridum. 2-[3-(4-*m*-Chlorophenylpiperazin-1-yl)propyl]-1,2,4-triazolo[4,3-*a*]-pyridin-3(2*H*)-one hydrochloride.

Тразодона Гидрохлорид

$C_{19}H_{22}ClN_5O,HCl = 408.3.$

CAS — 19794-93-5 (trazodone); 25332-39-2 (trazodone hydrochloride).

ATC — N06AX05.

ATC Vet — QN06AX05.

UNII — 6E8ZO8LRNM.

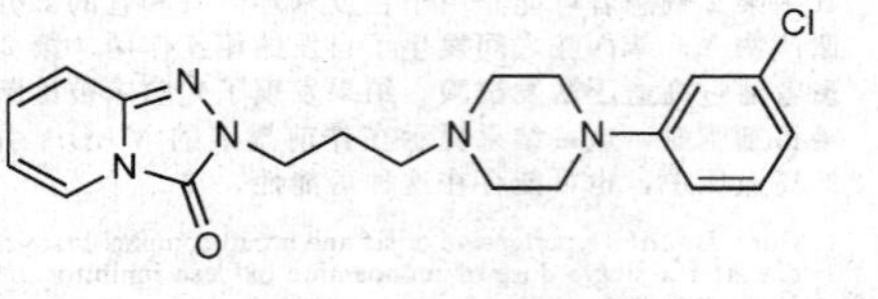

(trazodone)

俗名 下列术语被用于曲唑酮的"俗名"（见第vii页）或者关于曲唑酮的各种俚语：Sleepeasy。

Pharmacopoeias. In *Br.* and *US.*

BP 2010 (Trazodone Hydrochloride) 白色或类白色结晶性粉末。可溶于水；略溶于乙醇；几乎不溶于乙醚。1%水溶液的 pH 值为 3.9～4.5。贮藏于密闭容器中。避光。

USP 33 (Trazodone Hydrochloride) 白色或灰白色的结晶性粉末。略溶于水和氯仿。贮藏于密闭容器中。避光。

不良反应和处置

曲唑酮本身有镇静的特性，虽然困倦的不良反应通常会随着治疗的继续而消失。报道中偶见的其他不良反应包括眩晕、头痛、恶心和呕吐、无力、体重减轻、震颤、口干、心动过缓或心动过速、体位性低血压、水肿、便秘、腹泻、视物模糊、坐立不安、意识错乱状态、失眠和皮疹。虽然在上述种种不良反应中有一些是典型的抗毒蕈碱效应，但是据报道相对于三环类抗抑郁药，曲唑酮的抗毒蕈碱作用很弱。动物研究结果也显示曲唑酮的心脏毒性也弱于三环类抗抑郁药。有阴茎异常勃起的报道。

很少有曲唑酮引起粒细胞缺乏、血小板减少和贫血的案例报道。也很少有引起肝不良反应的病例报道。曲唑酮对肝的不良反应包括黄疸和肝细胞性损害，有时还可能比较严重。偶尔也有引起 5-羟色胺综合征的病例报道。少数患者也可能会出现神经阻滞药恶性综合征。

与抗抑郁药有关的低钠血症尤其多见于老年患者，可能是源于抗利尿激素分泌不当。

过量时的症状包括困倦、眩晕、呕吐、阴茎异常勃起、呼吸停止、癫痫发作和 ECG 改变。清除胃内容物的方法在过量时的治疗价值还不明确。然而，对于过量服用 1g 以上的成年患者（过量服用 150mg 以上的儿童患者），而且发生在服药后 1h 内，可以考虑使用活性炭；对于有生命危险的成年患者，也可以考虑洗胃。之后应当给予适当的对症治疗和支持性治疗。

对心血管系统的影响 虽然相对于三环类抗抑郁药，曲唑酮对心血管的不良反应较少，然而，个别的患者也会出现心血管的不良反应。有 1 例先前患有心血管疾病的患者[1]和 1 例 ECG 正常的患者[2]，给予治疗剂量的曲唑酮时出现了心脏传导阻滞。同样，在有心脏病病史的患者[3,4]和没有心脏病病史的患者[5]中，给予治疗量的曲唑酮时，也有出现室性心律失常的病例报道。也有 1 例患有缺血性心脏病的患者出现了心房颤动的不良反应[6]。

1. Rausch JL, *et al.* Complete heart block following a single dose of trazodone. *Am J Psychiatry* 1984; **141:** 1472–3.
2. Lippmann S, *et al.* Trazodone cardiotoxicity. *Am J Psychiatry* 1983; **140:** 1383.
3. Janowsky D, *et al.* Ventricular arrhythmias possibly aggravated by trazodone. *Am J Psychiatry* 1983; **140:** 796–7.
4. Vlay SC, Friedling S. Trazodone exacerbation of VT. *Am Heart J* 1983; **106:** 604.
5. Johnson BA. Trazodone toxicity. *Br J Hosp Med* 1985; **33:** 298.
6. White WB, Wong SHY. Rapid atrial fibrillation associated with trazodone hydrochloride. *Arch Gen Psychiatry* 1985; **42:** 424.

对眼的影响 1 例口服氯丙嗪和曲唑酮两种药物联合治疗的患者称，每当曲唑酮的剂量超过了氯丙嗪的剂量或与氯丙嗪的剂量相当时，便会出现过度眨眼[1]。当停用曲唑酮，而不是停用氯丙嗪时，在 3 周内即可恢复正常眨眼。

1. Cooper MA, Dening TR. Excessive blinking associated with combined antidepressants. *BMJ* 1986; **293:** 1243.

对肝脏的影响 有 1 例曲唑酮治疗的患者，在剂量增加到 500mg/d 治疗 3 周后，出现了肝细胞-胆汁淤积的肝酶模式（hepatocellular-cholestatic liver enzyme pattern）[1]。在停止曲唑酮治疗后的 4 周，其异常的肝药酶恢复正常。这一案例给我们带来的经验教训是在曲唑酮治疗的最初 4 周，应当密切监测其肝药酶水平。也有 1 例类似的患者，在曲唑酮的剂量仅为 50mg/d 治疗 2 周时，出现了阻塞性黄疸和肝细胞性肝炎[2]，这可能是患者对曲唑酮的一种特异性药物反应。有关曲唑酮引起肝损害的进一步报道，包括 1 例老年患者在曲唑酮 150mg/d 治疗 8 个月左右时，出现了慢性活动性肝炎[3]。另一例老年患者出现了致死性肝坏死，源于曲唑酮和抗精神病药的联合用药所致[4]。此病例报告[4]的作者提到，截止到 1991 年 8 月，英国 CSM 已经收到 14 例曲唑酮引起肝不良反应的病例报道。其中就包括 1 例致死性肝坏死的病例报道。在后来的 2 例曲唑酮引起肝毒性的报道[5]中，其中有 1 例伴有类风湿关节炎的女性患者，在现有药物治疗的基础上加用曲唑酮治疗 18 个月后出现了黄疸。停用所有的药物后患者的黄疸得以改善；然而，一个不经意间进行的曲唑酮激发试验（没有其他任何药物）导致患者再次出现黄疸的症状，再次停用曲唑酮后黄疸症状再次得以缓解。第 2 个案例[6]是 1 位 HIV 阳性的男性患者，开始使用美沙酮、可乐定和曲唑酮作为其戒毒治疗方案的一部分；4 天后出现急性肝炎和胆汁淤积，在停用曲唑酮和可乐定后，症状随之得以缓解。这些作者认为曲唑酮可能是他们的致病原因。

1. Chu AG, *et al.* Trazodone and liver toxicity. *Ann Intern Med* 1983; **99:** 128–9.
2. Sheikh KH, Nies AS. Trazodone and intrahepatic cholestasis. *Ann Intern Med* 1983; **99:** 572.
3. Beck PL, *et al.* Chronic active hepatitis associated with trazodone therapy. *Ann Intern Med* 1993; **118:** 791–2.
4. Hull M, *et al.* Fatal hepatic necrosis associated with trazodone and neuroleptic drugs. *BMJ* 1994; **309:** 378.
5. Fernandes NF, *et al.* Trazodone-induced hepatotoxicity: a case report with comments on drug-induced hepatotoxicity. *Am J Gastroenterol* 2000; **95:** 532–5.
6. Rettman KS, McClintock C. Hepatotoxicity after short-term trazodone therapy. *Ann Pharmacother* 2001; **35:** 1559–61.

对精神状态的影响 相关的报道包括：接受曲唑酮治疗的抑郁症患者出现躁狂[1,2]和有幻觉的精神病[3,4]；神经性贪食症患者接受曲唑酮治疗后出现谵妄[5]；1 例患者在给予曲唑酮-色氨酸治疗其攻击行为时，可能出现了精神病或轻性躁狂[6]的发作。

1. Warren M, Bick PA. Two case reports of trazodone-induced mania. *Am J Psychiatry* 1984; **141:** 1103–4.
2. Arana GW, Kaplan GB. Trazodone-induced mania following desipramine-induced mania in major depressive disorders. *Am J Psychiatry* 1985; **142:** 386.
3. Kraft TB. Psychosis following trazodone administration. *Am J Psychiatry* 1983; **140:** 1383–4.
4. Mizoguchi Y, Monji A. Low-dose-trazodone-induced disorganized type psychosis. *J Neuropsychiatr Clin Neurosci* 2005; **17:** 253–4.
5. Damlouji NF, Ferguson JM. Trazodone-induced delirium in bulimic patients. *Am J Psychiatry* 1984; **141:** 434–5.
6. Patterson BD, Srisopark MM. Severe anorexia and possible psychosis or hypomania after trazodone-tryptophan treatment of aggression. *Lancet* 1989; **i:** 1017.

对性功能的影响 值得注意的是有一些有关曲唑酮引起阴茎异常勃起的病例报告[1,2]。在大多数案例中，阴茎异常勃起发生在曲唑酮常规剂量治疗 1～3 周后。其中有些患者需要手术治疗，有些患者并不能完全康复[1]。一项关于精神药物所致阴茎异常勃起的综述[3]提到，该不良反应可能与药物缺乏足够的抗毒蕈碱活性而又阻断了 α-肾上腺素能受体有关，而曲唑酮的药理学特点正好符合这一标准，所以能够引起这种不良反应。

曲唑酮治疗中也出现了抑制射精[4]，女性[5]和男性[6]性欲增高的案例报告。也有曲唑酮引起阴蒂持续勃起的案例报道[7,8]。

1. CSM. Priapism and trazodone (Molipaxin). *Current Problems 13* 1984.
2. Anonymous. Priapism with trazodone (Desyrel). *Med Lett Drugs Ther* 1984; **26:** 35.
3. Patel AG, *et al.* Priapism associated with psychotropic drugs. *Br J Hosp Med* 1996; **55:** 315–19.
4. Jones SD. Ejaculatory inhibition with trazodone. *J Clin Psychopharmacol* 1984; **4:** 279–81.
5. Gartrell N. Increased libido in women receiving trazodone. *Am J Psychiatry* 1986; **143:** 781–2.
6. Sullivan G. Increased libido in three men treated with trazodone. *J Clin Psychiatry* 1988; **49:** 202–3.
7. Pescatori ES, *et al.* Priapism of the clitoris: a case report following trazodone use. *J Urol (Baltimore)* 1993; **149:** 1557–9.
8. Medina CA. Clitoral priapism: a rare condition presenting as a cause of vulvar pain. *Obstet Gynecol* 2002; **100:** 1089–91.

对皮肤的影响 在曲唑酮引起皮肤病学不良反应的个案报告中，包括破白细胞性血管炎（leucocytoclastic）[1]，多形性红斑[2]，银屑病加剧[3]。

1. Mann SC, *et al.* Leukocytoclastic vasculitis secondary to trazodone treatment. *J Am Acad Dermatol* 1984; **10:** 699–70.
2. Ford HE, Jenike MA. Erythema multiforme associated with trazodone therapy: case report. *J Clin Psychiatry* 1985; **46:** 294–5.
3. Barth JH, Baker H. Generalized pustular psoriasis precipitated by trazodone in the treatment of depression. *Br J Dermatol* 1986; **115:** 629–30.

致癫痫效应 有 2 例曲唑酮治疗的没有癫痫发作史的患者出现了全身强直-阵挛发作[1,2]。

1. Bowdan ND. Seizure possibly caused by trazodone hydrochloride. *Am J Psychiatry* 1983; **140:** 642.
2. Lefkowitz D, *et al.* Seizures and trazodone therapy. *Arch Gen Psychiatry* 1985; **42:** 523.

过量 综述研究结果显示，与三环类抗抑郁药相比，单独使用曲唑酮过量时严重毒性作用的发生率低于前者[1～4]。

在一项涵盖 149 例过量案例的综述[1]中，仅有 10 例患者死亡，其中仅有 1 例是单独服用过量的曲唑酮所致；这例患者的尸检报告显示患者是在稳定时出现了心肌梗死。其他 9 例死亡的患者在生前还服用了未知剂量的乙醇、苯二氮䓬类药物或其他镇静催眠药，这些可能药物可能导致了他们的死亡。在存活下来的 139 例患者中，有 2 例患者出现呼吸停止，2 例患者出现右束支传导阻滞，1 例患者出现阴茎异常勃起，1 例患者出现癫痫发作，1 例患者出现房室传导阻滞，1 例患者出现 T 波倒置。其余的患者有轻微的 CNS 抑制效应。

另一篇综述[2]，39 例单纯服用曲唑酮的患者，过量后无致死案例，然而在剩下的 49 例患者中有 9 例患者死亡，这 49 例患者服用曲唑酮的同时还服用其他药物或乙醇。

关于参照药物过量时的毒性作用而进行抗抑郁药的选择的讨论，见**抑郁症**，第352页。

1. Hassan E, Miller DD. Toxicity and elimination of trazodone after overdose. *Clin Pharm* 1985; **4:** 97–100.
2. Gamble DE, Peterson LG. Trazodone overdose: four years of experience from voluntary reports. *J Clin Psychiatry* 1986; **47:** 544–6.
3. Crome P, Ali C. Clinical features and management of self-poisoning with newer antidepressants. *Med Toxicol* 1986; **1:** 411–20.
4. Gallant DM. Antidepressant overdose: symptoms and treatment. *Psychopathology* 1987; **20** (suppl 1): 75–81.

注意事项

曲唑酮应当慎用于心血管病患者，如缺血性心脏病，也不推荐用于心肌梗死近期恢复的患者。同样，也应当慎用于癫痫患者和严重肝肾损伤的患者。如果患者出现了肝功能异常或血液不调的症状和体征，就应当立即停用曲唑酮治疗。当患者出现了不适当的或者延迟的

阴茎异常勃起时，也应当立即停用曲唑酮治疗。

在抗抑郁药治疗早期，应当密切观察患者的病情变化，直至抑郁症状得到明显改善，因为自杀是抑郁症患者自身固有的风险。详见**抑郁症**，第352页。在抗抑郁药治疗其他精神障碍的初期，也有可能会出现自杀的想法和行为；所以治疗抑郁症患者的注意事项同样适用于治疗其他精神障碍的患者。

曲唑酮治疗初期，患者常感困倦，如果患者受到了影响，就不应当再驾驶和从事机器操作。

和其他抗抑郁药一样，曲唑酮治疗也应当逐渐停药。

哺乳 American Academy of Pediatrics[1]认为，虽然目前曲唑酮对哺乳婴儿的影响还不得而知，但是对于哺乳期的母亲给予曲唑酮治疗还是很令人担心的，因为抗抑郁药能分布到乳液中，所以可能会对婴儿 CNS 功能造成短期和长期影响。

一项针对 6 例哺乳期母亲的研究中，每例均给予 50mg 单一剂量的曲唑酮，结果发现所有的婴儿经由乳液所接受到的曲唑酮中的含量都很低[2]。然而，曲唑酮易分解成有活性的代谢产物，而对这种代谢产物在乳液中的分布程度并不清楚。

1. American Academy of Pediatrics. The transfer of drugs and other chemicals into human milk. *Pediatrics* 2001; **108:** 776–89. [Retired May 2010] Correction. *ibid.*; 1029. Also available at: http://aappolicy.aappublications.org/cgi/content/full/pediatrics%3b108/3/776 (accessed 24/11/05)
2. Verbeeck RK, *et al.* Excretion of trazodone in breast milk. *Br J Clin Pharmacol* 1986; **22:** 367–70.

卟啉病 盐酸曲唑酮用于卟啉病患者被认为是不安全的，因为动物实验结果显示它具有生卟啉作用。

妊娠 英国注册药品信息认为曲唑酮应当避免用于妊娠患者；美国注册药品信息却指出如果曲唑酮对母亲的益处超过对胎儿的风险，就应当给予曲唑酮治疗。

关于曲唑酮在妊娠期患者中应用的多中心研究结果见**奈法唑酮**，第388页。

药物相互作用

对于正在接受 MAOIs 治疗的患者，或者处于停用 MAOIs 治疗后的至少 14 天内的患者，都不应当给予曲唑酮治疗。在停用曲唑酮治疗后的 1 周内，也不推荐给予任何一种容易引起严重反应的药物（如苯乙肼）。有关联合抗抑郁治疗的更多信息，详见**苯乙肼**的**药物相互作用**项下的**抗抑郁药**，第394页。

曲唑酮不太可能改变抗高血压药胍乙啶的抗高血压效应，但却有可能与可乐定发生某些药物相互作用。在和曲唑酮合用时，其他抗高血压药的剂量可能需要适当地减少。

曲唑酮的镇静效应可能会被酒精和其他 CNS 抑制药所增强。曲唑酮和全身麻醉药或曲唑酮和肌松药之间也存在发生这种药物相互作用的可能性。一些注册药品信息则建议，在进行选择性外科手术前（elective surgery），应在临床许可下尽可能长的时间内停用曲唑酮治疗。

曲唑酮能够增加地高辛和苯妥英的血浆浓度，因此一些注册药品信息建议，在地高辛或苯妥英与曲唑酮合用时，应当密切监测地高辛或苯妥英的血浆浓度。

曲唑酮通过细胞色素 P450 同工酶 CYP3A4 代谢，这个同工酶的抑制剂就能限制曲唑酮的清除。因此当曲唑酮与那些已知的 CYP3A4 有效抑制剂，如吡咯类抗真菌药依曲康唑和酮康唑，HIV-蛋白酶抑制剂合用时，需要适当地减少曲唑酮的用量。CYP3A4 诱导剂如卡马西平则可以降低曲唑酮的血浆浓度。

抗凝血药 曲唑酮对华法林的影响，见第1371页。

抗癫痫药 抗抑郁药能够通过降低惊厥发作的阈值拮抗抗癫痫药的作用。

曲唑酮可增加卡马西平（见第454页）和苯妥英（见第476页）的血浆浓度。一些注册药品信息建议，当苯妥英与曲唑酮合用时，应当监测苯妥英的血浆浓度。

抗病毒药 在一项 10 例患者的研究中，给予低剂量的利托那韦（200mg，每日 2 次，服用 2 天）和曲唑酮（50mg，每日 1 次）后，曲唑酮的清除率可降低一半以上，使其峰浓度明显升高[1]。其中有 3 例患者出现不良反应，包括眩晕、恶心、低血压和晕厥。

1. Greenblatt DJ, *et al.* Short-term exposure to low-dose ritonavir impairs clearance and enhances adverse effects of trazodone. *J Clin Pharmacol* 2003; **43:** 414–22.

银杏叶 1 例患有阿尔茨海默病的 80 岁老年女性患者，在给予一种银杏叶制剂和曲唑酮联合治疗 3 天后，出现了昏迷，给予氟马西尼解毒药后恢复[1]。

1. Galluzzi S, *et al.* Coma in a patient with Alzheimer's disease taking low dose trazodone and gingko biloba. *J Neurol Neurosurg Psychiatry* 2000; **68:** 679–80.

药动学

曲唑酮迅速经胃肠道吸收。如果饭后立即服药，可增加胃肠道吸收量，然而，血浆峰浓度较空腹状态时降低；空腹状态下给药，达峰浓度出现在服药后的 1h 左右，而进食时给药，达峰浓度则出现在服药后的 2h 左右。蛋白结合率为 89%～95%。

曲唑酮主要在肝内代谢，其代谢途径包括 *N*-氧化和羟基化。通过细胞色素 P450 同工酶 CYP3A4 代谢成活性代谢产物 *m*-氯苯哌嗪（m-CPP）。曲唑酮几乎全部以代谢产物的形式经尿液排出，或游离状态或结合物的形式；有些可以经由胆汁清除而通过粪便排出。曲唑酮的血浆清除时相呈双相性，终末消除半衰期为5～9h。

有少量的曲唑酮可以分布到乳液中。

1. Bayer AJ, *et al.* Pharmacokinetic and pharmacodynamic characteristics of trazodone in the elderly. *Br J Clin Pharmacol* 1983; **16:** 371–6.
2. Nilsen OG, Dale O. Single dose pharmacokinetics of trazodone in healthy subjects. *Pharmacol Toxicol* 1992; **71:** 150–3.
3. Nilsen OG, *et al.* Pharmacokinetics of trazodone during multiple dosing to psychiatric patients. *Pharmacol Toxicol* 1993; **72:** 286–9.

用途和用法

曲唑酮是一种三苯吡啶衍生物，在化学上与其他种类的抗抑郁药没有相关性。它阻断突触前神经元对 5-羟色胺的再摄取，对 5-HT_1 受体也有作用。曲唑酮也是 5-$HT_{2A/2C}$受体拮抗剂。不同于三环类抗抑郁药的是，曲唑酮不抑制外周去甲肾上腺素的再摄取，虽然它可以间接地促进该递质的释放。曲唑酮阻断中枢 α_1-肾上腺素能受体，但对中枢多巴胺的再摄取没有作用。也没有很明显的抗毒蕈碱性，但是有显著的镇静作用。

在治疗**抑郁症**时，盐酸曲唑酮是口服给药，初始剂量是每日 150mg；必要时可以每隔 3～4 天增加 50mg，直至日剂量达到每日 300～400mg。日剂量可以分次饭后服用，也可以晚上顿服。对于住院的严重抑郁症患者，日剂量可以达 600mg 分次给药。对于老年患者和其他易感患者，建议初始剂量为每日 100mg，这些患者不太可能用到超过每日 300mg 的日剂量。

在治疗**焦虑障碍**（第925页）时，口服盐酸曲唑酮的初始剂量为每日 75mg，必要时加至每日 300mg。

与其他抗抑郁药一样，曲唑酮也应当逐渐停药。

抑郁症 正如第352页所述，不同种类的抗抑郁药的疗效差别甚微，通常根据药物的不良反应来进行选择用药。曲唑酮的生化特性不同于三环类抗抑郁药和 SSRIs 类抗抑郁药的生化特性。

1. Weisler RH, *et al.* Comparison of bupropion and trazodone for the treatment of major depression. *J Clin Psychopharmacol* 1994; **14:** 170–9.

行为障碍 曲唑酮用于各种行为障碍的治疗时，可以产生有益的治疗结果[1～3]，可以控制诸如激越、攻击和分裂的行为紊乱（见第927页）。但是一些研究者[4]也认为在治疗痴呆时，对于那些非精神病性行为障碍的患者，特别是那些症状轻微的患者，或者是对抗精神病药不耐受或无效的患者，曲唑酮有一定价值。然而，关于曲唑酮这种用途的研究证据很少；一项关于曲唑酮治疗痴呆患者的行为和精神病性症状的系统性综述，结果发现随机的安慰剂对照研究的研究证据太少，不足以制订出一个系统的推荐指导原则[5]。还应当引起注意的是，应用曲唑酮可导致发生镇静和体位性低血压的风险增加，尤其是在老年患者当中[4]。

1. Pasion RC, Kirby SG. Trazodone for screaming. *Lancet* 1993; **341:** 970.
2. Lebert F, *et al.* Behavioral effects of trazodone in Alzheimer's disease. *J Clin Psychiatry* 1994; **55:** 536–8.
3. Sultzer DL, *et al.* A double-blind comparison of trazodone and haloperidol for treatment of agitation in patients with dementia. *Am J Geriatr Psychiatry* 1997; **5:** 60–9.
4. Rabins PV, *et al.* APA Work Group on Alzheimer's Disease and other Dementias. Steering Committee on Practice Guidelines. American Psychiatric Association practice guideline for the treatment of patients with Alzheimer's disease and other dementias. Second edition. *Am J Psychiatry* 2007; **164** (12 suppl): 5–56. Also available at: http://www.psychiatryonline.com/pracGuide/loadGuidelinePdf.aspx?file=AlzPG101007 (accessed 23/07/08)
5. Martinon-Torres G, *et al.* Trazodone for agitation in dementia. Available in The Cochrane Database of Systematic Reviews; Issue 3. Chichester: John Wiley; 2004 (accessed 24/11/05).

性功能障碍 曲唑酮引起的不良反应包括阴茎异常勃起（见上文**不良反应**项下的**对性功能的影响**），有一些研究希望将这种不良反应用于治疗勃起障碍（见第2109页）。已有曲唑酮与育亨宾联合用药[1]或者曲唑酮单一用药治疗[2]勃起功能障碍取得疗效的病例报道。然而，这方面的对照性研究却很少，在一篇系统性综述[3]中也提到一些相关的研究要么样本量比较少、研究周期比较短，要么存在方法学上的缺陷。6 项研究数据的荟萃分析[3]结果也没有发现曲唑酮的疗效优于安慰剂，但是组内分析结果提示那些精神性勃起功能障碍的患者和那些曲唑酮日剂量为 150～200mg 的患者的临床结局比较好。

1. Montorsi F, *et al.* Effect of yohimbine-trazodone on psychogenic impotence: a randomized, double-blind, placebo-controlled study. *Urology* 1994; **44:** 732–6.
2. Lance R, *et al.* Oral trazodone as empirical therapy for erectile dysfunction: a retrospective review. *Urology* 1995; **46:** 117–20.
3. Fink HA, *et al.* Trazodone for erectile dysfunction: a systematic review and meta-analysis. *BJU Int* 2003; **92:** 441–6.

物质依赖 有报道曲唑酮具有抗抑郁、抗焦虑的镇静特性，使得它能够有效地治疗各种物质依赖患者的戒断症状，包括乙醇（见第1551页）[1]、可卡因（见第1774页）[2]和苯二氮䓬类药物（见第957页）[3～5]。

1. Le Bon O, *et al.* Double-blind, placebo-controlled study of the efficacy of trazodone in alcohol post-withdrawal syndrome: polysomnographic and clinical evaluations. *J Clin Psychopharmacol* 2003; **23:** 377–83.
2. Small GW, Purcell JJ. Trazodone and cocaine abuse. *Arch Gen Psychiatry* 1985; **42:** 524.
3. Ansseau M, De Roeck J. Trazodone in benzodiazepine dependence. *J Clin Psychiatry* 1993; **54:** 189–91.
4. Rickels K, *et al.* Trazodone and valproate in patients discontinuing long-term benzodiazepine therapy: effects on withdrawal symptoms and taper outcome. *Psychopharmacology (Berl)* 1999; **141:** 1–5.
5. Petrovic M, *et al.* A programme for short-term withdrawal from benzodiazepines in geriatric hospital inpatients: success rate and effect on subjective sleep quality. *Int J Geriatr Psychiatry* 1999; **14:** 754–60.

制剂

BP 2010: Trazodone Capsules; Trazodone Tablets;
USP 33: Trazodone Hydrochloride Tablets.

专利制剂

Arg.: Taxagon; ***Austria:*** Trittico; ***Belg.:*** Nestrolan; Trazolan; ***Braz.:*** Donaren; ***Canad.:*** Desyrel; ***Chile:*** Diapresan; Trant; Trittico; Tronsalan; ***Cz.:*** Trittico AC; ***Fin.:*** Azona; ***Ger.:*** Thombran; ***Gr.:*** Trittico; ***Hong Kong:*** Trittico; ***Hung.:*** Depsan†; Trittico; ***Irl.:*** Molipaxin; ***Israel:*** Trazodil; Trittico; ***Ital.:*** Trittico; ***Mex.:*** Sideril; ***Neth.:*** Trazolan; ***Pol.:*** Trittico; ***Port.:*** Tranzelm; Trazone; Triticum; Zameg; ***Rus.:*** Trittico (Триттико); ***S.Afr.:*** Molipaxin; ***Singapore:*** Trittico; ***Spain:*** Deprax; ***Switz.:*** Trittico; ***Thai.:*** Desirel; Trazo; Zodonrel; Zorel; ***Turk.:*** Desyrel; ***UK:*** Molipaxin; ***USA:*** Desyrel†; Oleptro; ***Venez.:*** Trittico.

Trimipramine（*BAN*，*USAN*，*rINN*）曲米帕明

IL-6001; 7162-RP; Trimeprimine; Trimipramiini; Trimipramin; Trimipramina; Trimipraminum. Dimethyl{3-(10,11-dihydro-5*H*-dibenz[*b*,*f*]azepin-5-yl-2-methyl)propyl}amine.

Тримипрамин

$C_{20}H_{26}N_2$ = 294.4.

CAS — 739-71-9.

ATC — N06AA06.

ATC Vet — QN06AA06.

UNII — 6S082C9NDT.

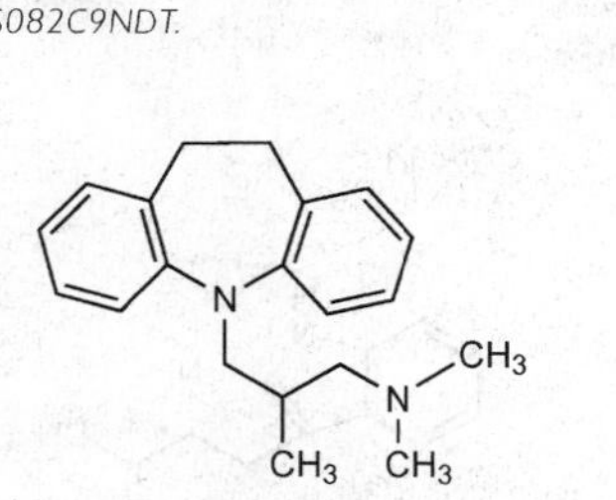

Trimipramine Maleate（*BANM*，*USAN*，*rINNM*）马来酸曲米帕明

Maleato de trimipramina; Trimipramiinimaleaatti; Trimipramin maleinát; Trimipramine Hydrogen Maleate; Trimipramine, maléate de; Trimipramini maleas; Trimipraminmaleat; Trimipramin-maleát; Trimipramino maleatas.

Тримипрамина Малеат

$C_{20}H_{26}N_2,C_4H_4O_4$ = 410.5.

CAS — 521-78-8.

UNII — 269K6498LD.

Pharmacopoeias. In *Eur.* (see p.vii) and *US.*

Ph. Eur. 6.8（Trimipramine Maleate） 白色或类白色结晶性粉末。微溶于水和乙醇。避光。

USP 33（Trimipramine Maleate） 白色或类白色结晶性粉末。微溶于水和乙醇。密封保存。

不良反应、处置和注意事项

大体上与三环类抗抑郁药（见**阿米替林**，第354

页）。

卟啉病　尽管关于曲米帕明卟啉原作用的试验结果尚不一致，认为曲米帕明用于卟啉病患者是不安全的。

药物相互作用

与三环类抗抑郁药相关的药物相互作用见**阿米替林**，第357页。

药动学

口服曲米帕明迅速吸收，服药后的2h即可达血浆浓度高峰。在肝内代谢成主要的活性代谢产物去甲曲米帕明。主要以代谢产物的形式经尿液排出。血浆蛋白结合率为95%左右。血浆消除半衰期为23h左右。

1. Maurer H. Metabolism of trimipramine in man. *Arzneimittelforschung* 1989; **39:** 101–3.
2. Musa MN. Nonlinear kinetics of trimipramine in depressed patients. *J Clin Pharmacol* 1989; **29:** 746–7.

用途和用法

曲米帕明是一种二苯并氮䓬三环类抗抑郁药，其药理作用和用途与阿米替林的药理作用和用途相似（见第359页）。曲米帕明有显著的抗毒蕈碱作用和镇静特性。

曲米帕明以马来酸盐的形式口服，剂量却以碱基的量表达。34.9mg马来酸曲米帕明约相当于25mg曲米帕明。治疗抑郁症时，曲米帕明的常规初始剂量是每日50～75mg，必要时可逐渐增加至每日150～300mg。对于老年患者，英国推荐的初始剂量是每日30～75mg，必要时逐渐加量。在美国，对于老年和青少年患者，可以给予每日50mg的初始量，然后必要时再逐渐增加至最大量每日100mg。曲米帕明可以在一天内分次给药，但是由于它的半衰期比较长，每日1次给药的方案也是合适的，通常是晚上顿服。

曲米帕明也可以以烟酸盐和甲磺酸盐的形式口服；甲磺酸曲米帕明还可以肌内注射。

曲米帕明应逐渐停药以减少引起撤药症状的风险。

制剂

BP 2010: Trimipramine Tablets.

专利制剂

Austral.: Surmontil; ***Canad.:*** Apo-Trimip; Novo-Tripramine; Rhotrimine†; ***Denm.:*** Surmontil; ***Fin.:*** Surmontil; ***Fr.:*** Surmontil; ***Ger.:*** Eldoral†; Herphonal; Stangyl; Trimidura†; Trimineurin; ***Hong Kong:*** Surmontil; ***Hung.:*** Sapilent; ***India:*** Surmontil; ***Irl.:*** Surmontil; ***Israel:*** Surmontil; ***Ital.:*** Surmontil; ***Neth.:*** Surmontil†; ***Norw.:*** Surmontil; ***NZ:*** Surmontil; Tripress; ***Philipp.:*** Surmontil; ***Port.:*** Surmontil†; ***S.Afr.:*** Surmontil; Tydamine; ***Spain:*** Surmontil; ***Swed.:*** Surmontil†; ***Switz.:*** Surmontil; Trimine; ***UK:*** Surmontil; ***USA:*** Surmontil; ***Venez.:*** Surmontil†.

Tryptophan（*BAN*，*USAN*，*rINN*）色氨酸

Triptofán; Triptofanas; Triptófano; Tryptofaani; Tryptofan; L-Tryptophan; Tryptophane; Tryptophanum; W. L-2-Amino-3-(indol-3-yl)propionic acid.

Триптофан

$C_{11}H_{12}N_2O_2$ = 204.2.
CAS — 73-22-3.
ATC — N06AX02.
ATC Vet — QN06AX02.
UNII — 8DUH1N11BX.

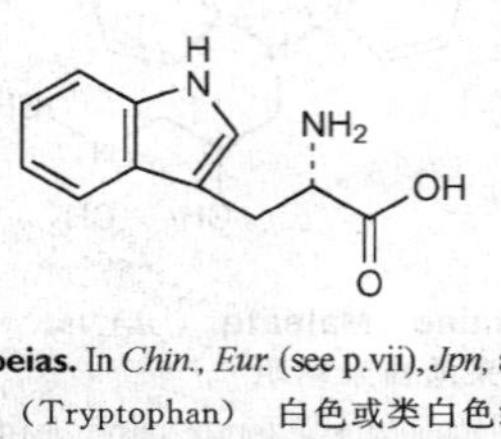

Pharmacopoeias. In *Chin.*, *Eur.* (see p.vii), *Jpn*, and *US*.

Ph. Eur. 6.8（Tryptophan）　白色或类白色结晶性或非结晶性粉末。略溶于水；微溶于乙醇；可溶于稀释的无机酸和稀释的氢氧化物碱性溶液。避光。

USP 33（Tryptophan）　白色或微黄白色结晶或结晶性粉末。溶于热乙醇和稀释的盐酸。1%水溶液的pH值为5.5～7.0。

不良反应

已有含色氨酸的制剂与嗜酸细胞增多性肌痛综合征有关的报道；详见下文。

已经报道的其他不良反应包括恶心、头痛、头晕和困倦。

除了在小鼠膀胱内植入胆固醇球外，还给予*L*-色氨酸口服，便可增加膀胱肿瘤的发生率。然而，只给予高剂量的色氨酸口服时，并不增加其膀胱肿瘤的发生率。

嗜酸细胞增多性肌痛综合征　1989年后期，美国第一次报道了嗜酸细胞增多性肌痛综合征与含色氨酸制剂的使用有关[1]。随后，美国、欧洲和日本相继发表了类似的病例报告。在色氨酸相关的嗜酸细胞增多性肌痛综合征的综述中提到，截止到1990年初，在美国已经报道了1500例以上的病例报告[2,3]。

在1990年初，美国CDC对这一综合征的特征和已经发表的病例报告进行了扼要总结[4]。正如它的名字所示，这个综合征的特征性表现为疲劳无力和肌肉疼痛，虽然常常也会累及多系统脏器和并发生多器官的炎症，包括关节炎、皮肤炎症、结缔组织炎症、肺炎、心肌炎和肝炎。嗜酸细胞增多性肌痛综合征发生于色氨酸治疗很多年后而先前没有产生副作用的患者，症状通常会在几周内发展起来。大多数患者在停用色氨酸后，其嗜酸细胞增多的程度和其他临床表现会缓慢逐渐地改善，但是也有一些患者虽然停用了色氨酸，但是病情仍在继续进展，甚至导致死亡[5～7]。一些患者的炎症需要给予皮质激素。

有些患者在服用含色氨酸的处方药治疗抑郁症的同时还进行一些非处方性食物辅助治疗功能障碍（如失眠、经前期综合征和应激），在这些患者中也有发生嗜酸细胞增多性肌痛综合征的病例报道；但是在接受全胃肠外营养方案（包括含有色氨酸在内的氨基酸制剂）的患者中，没有发生嗜酸细胞增多性肌痛综合征的病例报道。在认识到了这一综合征后，20世纪90年代期间很多国家把含色氨酸的制剂撤出市场，或者对它们的使用进行了严格的限定。

针对上述不良反应的原因目前有各种各样的解释，但因为病例报告涉及了不同生产厂家的药品，因此人们始终没能搞清问题的症结所在。然而，后来的研究证据证实，有问题的色氨酸全来自于日本的一个生产厂家[8～10]。大批的色氨酸从日本进口加工成药品成品，值得注意的是一份报告[9]发现，有一种药品在片剂或胶囊剂生产过程中，通常会把两批或两批以上的色氨酸粉末混合在一起。在这些色氨酸中发现了痕量的污染物[11]。其中被鉴别出的一种污染物是色氨酸[12]。巧合的是，色氨酸中出现这污染物与生产厂家改变生产条件在时间上具有一致性，生产条件的改变包括发酵过程中使用的解淀粉芽孢杆菌菌株的改变和减少用于提纯的木炭的用量[9]。其他的调查研究发现在污染的色氨酸中还存在杆菌肽样缩氨酸[13]。然而，进一步的研究工作[14]并未有力地支持任何污染物引发嗜酸细胞增多性综合征的看法，致病因素仍需要进一步的确证。虽然如此，但是毕竟这种综合征的发生只与一个生产厂家的色氨酸制剂有关，因此在1994年，英国再次引进色氨酸制剂，不过进行了严格的限制，必须在密切监测的情况下才能使用[15]。在2005年1月，英国解除了对使用色氨酸制剂的患者必须进行登记和监测的规定。

1. Anonymous. Eosinophilia-myalgia syndrome—New Mexico. *MMWR* 1989; **38:** 765–7.
2. Troy JL. Eosinophilia-myalgia syndrome. *Mayo Clin Proc* 1991; **66:** 535–8.
3. Milburn DS, Myers CW. Tryptophan toxicity: a pharmacoepidemiologic review of eosinophilia-myalgia syndrome. *DICP Ann Pharmacother* 1991; **25:** 1259–62.
4. Kilbourne EM, *et al.* Interim guidance on the eosinophilia-myalgia syndrome. *Ann Intern Med* 1990; **112:** 85–6.
5. Anonymous. Eosinophilia-myalgia syndrome associated with ingestion of L-tryptophan—United States, through August 24, 1990. *JAMA* 1990; **264:** 1655.
6. Kaufman LD, *et al.* Clinical follow-up and immunogenetic studies of 32 patients with eosinophilia-myalgia syndrome. *Lancet* 1991; **337:** 1071–4.
7. Hertzman PA, *et al.* The eosinophilia-myalgia syndrome: status of 205 patients and results of treatment 2 years after onset. *Ann Intern Med* 1995; **122:** 851–5.
8. Slutsker L, *et al.* Eosinophilia-myalgia syndrome associated with exposure to tryptophan from a single manufacturer. *JAMA* 1990; **264:** 213–17.
9. Belongia EA, *et al.* An investigation of the cause of the eosinophilia-myalgia syndrome associated with tryptophan use. *N Engl J Med* 1990; **323:** 357–65.
10. Varga J, *et al.* The cause and pathogenesis of the eosinophilia-myalgia syndrome. *Ann Intern Med* 1992; **116**: 140–7.
11. Hill RH, *et al.* Contaminants in L-tryptophan associated with eosinophilia myalgia syndrome. *Arch Environ Contam Toxicol* 1993; **25:** 134–42.
12. Mayeno AN, *et al.* Characterization of "peak E", a novel amino acid associated with eosinophilia-myalgia syndrome. *Science* 1990; **250:** 1707–8.
13. Barnhart ER, *et al.* Bacitracin-associated peptides and contaminated L-tryptophan. *Lancet* 1990; **336:** 742.
14. Philen RM, *et al.* Tryptophan contaminants associated with eosinophilia-myalgia syndrome. *Am J Epidemiol* 1993; **138:** 154–9.
15. CSM/MCA. L-Tryptophan (Optimax): limited availability for resistant depression. *Current Problems* 1994; **20:** 2.

注意事项

已经报道色氨酸与嗜酸细胞增多性肌痛综合征有关（见上文）；对于接受色氨酸治疗的患者，如果出现了这一综合征的某些症状，那就应该引起注意了。对于那些先前接受过色氨酸治疗并出现了嗜酸细胞增多性肌痛综合征的患者，不应当再应用该药。

在抗抑郁药治疗早期，应当密切观察患者的病情变化，直至症状得到明显改善，因为自杀是抑郁症患者自身固有的风险。详见**抑郁症**，第352页。在抗抑郁药治疗其他精神障碍的初期，也有可能会出现自杀的想法和行为，所以治疗抑郁症患者的注意事项同样适用于治疗其他精神障碍的患者。

色氨酸治疗的患者可能会感到困倦，当患者有这种感觉时，就不应当再进行驾驶和从事机器操作。有关抗抑郁药对驾驶影响的更详细的内容见**阿米替林**，第页。

维生素B_6缺乏的患者可能会出现色氨酸的代谢异常，因此色氨酸治疗的患者有时候需要补充给予维生素B_6。

药物相互作用

虽然MAOIs治疗的患者加用色氨酸后，肯定会有更好的疗效，但是应当引起注意的是，这种联合治疗可能会引起潜在的药物不良反应。更详细的内容见**苯乙肼**的**药物相互作用**项下的**抗抑郁药**部分，第394页。

色氨酸与5-羟色胺再摄取抑制药联合使用后，会加剧后者的不良反应，促发5-羟色胺综合征（见第392页）。

偶尔也有色氨酸与酚噻嗪类或苯二氮䓬类药物联合使用的患者中出现性欲脱抑制的病例报告。

色氨酸降低左旋多巴的血药浓度的个别报告，见**左旋多巴**的**药物相互作用**项下的**营养药**部分，第778页。

药动学

色氨酸迅速经胃肠道吸收。广泛地与血浆白蛋白结合。在肝内通过色氨酸吡咯酶和色氨酸羟化酶进行代谢。代谢产物包括羟色胺酸（之后被转化成5-羟色胺）和3-氨茴酰丙氨酸衍生物。一些色氨酸被转化成烟酸和烟酰胺。吡哆醇和抗坏血酸分别是色氨酸的脱羧和羟基化代谢的辅因子；吡哆醇应该能够阻止3-氨茴酰丙氨酸代谢产物在体内的蓄积。

1. Green AR, *et al.* The pharmacokinetics of L-tryptophan following its intravenous and oral administration. *Br J Clin Pharmacol* 1985; **20:** 317–21.

用途和用法

色氨酸是一种氨基酸，是日常饮食的一种基本成分。色氨酸和*DL*-色氨酸常被用作食品添加剂。

色氨酸也是5-羟色胺的前体。由于CNS内5-羟色胺的缺失被认为与抑郁症的发病有关，所以色氨酸被用于抑郁症的治疗。由于色氨酸单独治疗抑郁症的疗效不足，所以色氨酸通常被作为抑郁症的辅助治疗措施。有时也会辅助给予维生素B_6和维生素C，因为它们参与5-羟色胺的代谢（见上文**药动学**）。

在很多国家，含有色氨酸的制剂不是被撤出市场，就是在应用上受到严重的限制或限定，这都源于与色氨酸可能会诱发嗜酸细胞增多性肌痛综合征。在英国，色氨酸仅限用作其他抗抑郁药的辅助用药，或者限用于那些足量足疗程的标准抗抑郁药物治疗无效的患者。应当首先由医院专家开始色氨酸的治疗；然后可由社区开具色氨酸处方。

在治疗抑郁症时，色氨酸的常规量是口服1g，每日3次，但是有些患者可能需要6g的日剂量，分次给药。老年患者特别是那些肝肾损伤的患者的需要量更低。

抑郁症　虽然有些研究结果提示色氨酸具有微弱的抗抑郁效应，但是单独使用色氨酸治疗抑郁症（见第352页）是否有效，还不足以从现有的研究证据中得出结论[1]。所以色氨酸主要用作其他抗抑郁药的辅助用药，原因在于色氨酸能够促发它们的抗抑郁效应。虽然有些报道称色氨酸单独应用或与SSRIs或三环类抗抑郁药或MAOIs或锂盐合用，都出现了好的疗效，但这些证据主要限于病例报告和小样本的对照研究[2～4]。

在与色氨酸使用有关的嗜酸细胞增多性肌痛综合征（见上文**不良反应**项下的内容）的病例报告发表后，用于抑郁症治疗的含有色氨酸的制剂就被撤出市场，或者被限制了应用。有关英国对色氨酸制剂限制的细节详见上文**用途和用法**项下的内容。

1. Shaw K, *et al.* Tryptophan and 5-hydroxytryptophan for depression. Available in The Cochrane Database of Systematic Reviews; Issue 1. Chichester: John Wiley; 2002 (accessed 24/11/05).
2. Barker WA, *et al.* The Newcastle chronic depression study: results of a treatment regime. *Int Clin Psychopharmacol* 1987; **2:** 261–72.
3. Smith S. Tryptophan in the treatment of resistant depression—a review. *Pharm J* 1998; **261:** 819–21.

4. Levitan RD, *et al.* Preliminary randomized double-blind placebo-controlled trial of tryptophan combined with fluoxetine to treat major depressive disorder: antidepressant and hypnotic effects. *J Psychiatry Neurosci* 2000; **25:** 337–46.

食品添加剂 已有文献回顾了色氨酸作为食品添加剂的应用[1]。然而，由于色氨酸有可能诱发嗜酸细胞增多性肌痛综合征（见上文**不良反应**），因此很多国家禁止在食品中添加色氨酸。

1. Li Wan Po A, Maguire T. Tryptophan: useful dietary supplement or a health hazard? *Pharm J* 1990; **244:** 484–5.

失眠症 将色氨酸常以食品添加剂的形式用于治疗失眠（见第930页）的作法确实受到了一些欢迎。然而，相比于苯二氮䓬类药等其他催眠药，色氨酸的疗效很难得到证实，因而睡眠研究者对色氨酸的研究热忱也极大地减弱了[1]。还应当引起注意的是，当有病例报告指出色氨酸的使用与嗜酸细胞增多性肌痛综合征（见上文**不良反应**项下的内容）的发生有关后，很多国家就将用于失眠症治疗的色氨酸制剂撤出了药品市场。

1. Lahmeyer HW. Tryptophan for insomnia. *JAMA* 1989; **262:** 2748.

制剂

专利制剂

Austria: Kalma; ***Canad.:*** Tryptan; ***Ger.:*** Ardeydorm; Ardeytropin; Kalma; ***UK:*** Optimax.

多组分制剂 ***Braz.:*** Buclamin†; Organoneuro Optico; Profol; ***Fr.:*** Vita-Dermacide; ***Ital.:*** Brioplus; Fisioreve CM; Pineal; Promelatonin†; Promolax; ***Mex.:*** Aminoyodarsencal; ***Ukr.:*** Gentaxan (Гентаксан); ***USA:*** PDP Liquid Protein.

Venlafaxine Hydrochloride (*BANM, USAN, rINNM*) 盐酸文拉法辛

Hidrocloruro de venlafaxina; Venlafaxine, chlorhydrate de; Venlafaxin-hydrochlorid; Venlafaxini hydrochloridum; Venlafaxinum hydrochloridum; Wenlafaksyny chlorowodorek; Wy-45030. (*RS*)-1-(2-Dimethylamino-1-*p*-methoxyphenylethyl)cyclohexanol hydrochloride.

Венлафаксина Гидрохлорид

$C_{17}H_{27}NO_2,HCl = 313.9.$

CAS — 93413-69-5 (venlafaxine); 99300-78-4 (venlafaxine hydrochloride).

ATC — N06AX16.

ATC Vet — QN06AX16.

UNII — 7D7RX5A8MO.

(venlafaxine)

Pharmacopoeias. In *Eur.* (see p.vii).

Ph. Eur. 6.8 (Venlafaxine Hydrochloride) 白色或类白色粉末。呈现多态现象。易溶于水和甲醇；溶于无水乙醇；微溶于或几乎不溶于丙酮。

不良反应和处置

文拉法辛最常见的不良反应包括恶心、头痛、失眠、嗜睡、口干、眩晕、便秘、性功能障碍、衰弱、出汗和神经过敏。其他常见的不良反应包括食欲减退、腹泻、消化不良、腹痛、焦虑、尿频、视觉障碍、瞳孔放大、血管舒张、呕吐、震颤、感觉异常、肌张力亢进、寒战或发热、心悸、体重增加或减轻、血胆固醇水平升高、激越、梦境异常、意识错乱、关节痛、肌痛、耳鸣、瘙痒、呼吸困难、哈欠和皮疹。也有一些患者可见剂量相关的血压升高。

少见的不良反应包括可逆的肝转氨酶升高、体位性低血压、晕厥、心律失常、心动过速、黏膜出血、瘀斑、幻觉、夜磨牙症、肌肉痉挛、肌阵挛、脱发、味觉改变、尿潴留、月经过多、血管性水肿和光敏反应。

极少见的不良反应包括癫痫发作、溢乳、出血（包括胃肠道出血）、过敏反应、肝炎、多形性红斑、Stevens-Johnson 综合征、共济失调、构音困难、锥体外系反应（包括精神运动性坐立不安和静坐不能）、激活躁狂或轻性躁狂。其他很少见的不良反应还包括血液障碍（如粒细胞缺乏、再生障碍性贫血、中性粒细胞减少症、各类血细胞减少症、血小板减少），QT 间期延长，尖端扭转型室性心动过速，室性心动过速或房颤，横纹肌溶解症，谵妄，胰腺炎和肺嗜酸性细胞增多症。

文拉法辛治疗的患者也可能会出现攻击行为，尤其是在治疗初期和停药时。也有引起自杀观念的病例报道，特别是在儿童当中（见下文**对精神状态的影响**）。

与抗抑郁药使用有关的低钠血症尤其多见于老年人，可能源于干扰抗利尿激素分泌。

在文拉法辛过量时，可能会出现诸如出汗、眩晕、嗜睡、ECG 改变、心律失常和癫痫发作的症状。如果处在过量服药时的 1h 内并且服用药量超过 7mg/kg，可以考虑活性炭治疗；随后应当继以对症治疗和支持性治疗。透析、血液灌注、换血和提高尿液生成的措施都被认为不太可能有效。

对内分泌系统的影响 与其他抗抑郁药相比，使用文拉法辛等 5-羟色胺能抗抑郁药后更易出现与低钠血症相伴的抗利尿激素分泌紊乱综合征（SIADH）；详见**氟西汀**，第369页。

对眼的影响 1 例 45 岁的女性患者，在开始接受文拉法辛治疗后 3 天，出现了急性闭角型青光眼；给予虹膜切开术后得以康复[1]。另 1 例患者是一位 35 岁的男性患者，在文拉法辛开始治疗后 10 天，出现了双眼急性闭角型青光眼[2]。这位患者也在米氮平和舍曲林治疗时都出现了视觉障碍。

1. Ng B, *et al.* Venlafaxine and bilateral acute angle closure glaucoma. *Med J Aust* 2002; **176:** 241.
2. de Guzman MHP, *et al.* Bilateral acute angle closure caused by supraciliary effusions associated with venlafaxine intake. *Med J Aust* 2005; **182:** 121–2.

对毛发的影响 有 3 名女性患者服用文拉法辛后出现了脱发。患者在开始治疗的几周[1]至 5 个月[2]的时间里注意到这种作用。其中 1 名患者是在服用文拉法辛 1 周后注意到脱发，而她在之前使用氟西汀治疗中也有同样的问题[3]。所有 3 名患者的脱发在停止使用文拉法辛后都减轻。其中 2 名患者停药几周后报告头发出现再生[2,3]，但第 3 名患者的头发是否出现再生未见报告[1]。

1. Pitchot W, Ansseau M. Venlafaxine-induced hair loss. *Am J Psychiatry* 2001; **158:** 1159–60.
2. Pereira CE, Goldman-Levine JD. Extended-release venlafaxine-induced alopecia. *Ann Pharmacother* 2007; **41:** 1084.
3. O'Bryan EC, Albanese RP. A case report of fluoxetine- and venlafaxine-induced hair loss. *Prim Care Companion J Clin Psychiatry* 2004; **6:** 181.

对肝脏的影响 1 例 44 岁的女性患者，在开始接受文拉法辛治疗后 6 个月左右，出现了急性肝炎[1]；停用文拉法辛后，患者便得以康复。在另一则报道[2]中，一位 78 岁的老年男性，在加用文拉法辛治疗后 1 个月左右，出现了急性肝炎。同样当停用文拉法辛时，症状便得以缓解。1 名 60 岁的女性患者服用低剂量文拉法辛（每日 75mg）1 个月后发生了肝炎，停药后症状消失，再次用药时又出现症状[3]。另有一位患慢性乙型肝炎的患者在服药期间发生肝炎，排除了其他原因导致的肝炎以及病毒性肝炎的复发，认为与低剂量文拉法辛（每日 37.5mg）有关[4]。

另有 1 例接受文拉法辛治疗的患者，在后来尝试服用过量的舍曲林时出现了肝毒性，见第370页。

1. Horsmans Y, *et al.* Venlaxafine-associated [sic] hepatitis. *Ann Intern Med* 1999; **130:** 944.
2. Cardona X, *et al.* Venlafaxine-associated hepatitis. *Ann Intern Med* 2000; **132:** 417.
3. Phillips BB, *et al.* Hepatitis associated with low-dose venlafaxine for postmenopausal vasomotor symptoms. *Ann Pharmacother* 2006; **40:** 323–7.
4. Sencan I, *et al.* Low-dose venlafaxine-associated liver toxicity in chronic hepatitis. *Ann Pharmacother* 2004; **38:** 352–3.

对精神状态的影响 2003 年 5 月，英国 CSM 召集了一个专家工作小组，旨在讨论当前应用 SSRIs 的安全性问题，特别是该类药物有增加儿童的自杀行为风险；另外也讨论了文拉法辛（另一种 5-羟色胺能抗抑郁药）的安全性问题。中期报告发表于 2003 年 9 月，结论是：从 CSM 收到的实验数据来看，对于 **18 岁以下的儿童**，文拉法辛并不能够有效地治疗其抑郁症；此外，与安慰剂相比，文拉法辛治疗的患者组出现有害结局的风险反而增加，包括自伤和自杀观念的风险增加[1]。CSM 建议文拉法辛不应当用于治疗 18 岁以下的儿童抑郁症。加拿大[2]、欧洲[3]和美国同样发表了类似的警告。CSM 的专家工作小组的终期报告[4]发表于 2004 年 12 月。

专家工作小组关于抗抑郁药治疗**成人**包括年轻人抑郁症的自杀和自杀相关性事件的风险的结论见**氟西汀**，第370页。

1. MHRA. Safety of venlafaxine in children and adolescents under 18 years in the treatment of depressive illness. Epinet message from Professor G Duff, Chairman of Committee on Safety of Medicines (issued 19th September, 2003). Available at: http://www.mhra.gov.uk/home/groups/pl-p/documents/websiteresources/con019501.pdf (accessed 14/08/08)
2. Wyeth Canada. Important safety information regarding the use of Effexor (venlafaxine HCl) tablets and Effexor XR (venlafaxine HCl) capsules in children and adolescents (issued 10th September, 2003). Available at: http://www.hc-sc.gc.ca/dhp-mps/alt_formats/hpfb-dgpsa/pdf/medeff/effexor_hpc-cps-eng.pdf (accessed 14/08/08)
3. EMEA. European Medicines Agency finalises review of antidepressants in children and adolescents (issued 25th April, 2005). Available at: http://www.ema.europa.eu/docs/en_GB/document_library/Referrals_document/SSRI_31/WC500013082.pdf (accessed 02/08/10)
4. Weller IVD. *Report of the CSM expert working group on the safety of selective serotonin reuptake inhibitor antidepressants.* London: The Stationery Office, 2005.

对皮肤的影响 1 例复发性抑郁症患者，在文拉法辛开始治疗后 12 天，出现了 Stevens-Johnson 综合征[1]。她至少还服用了 6 个月的某些其他药物。在停用所有的药物治疗并给予皮质激素静脉注射治疗后，症状得以缓解。服用文拉法辛的患者出现的其他皮肤科不良反应，包括银屑病样掌跖角化病伴甲下角化[2]以及沿光照部位分布的疹性毛细血管扩张症[3]。

1. Weiss NT, *et al.* A possible case of venlafaxine-induced Stevens-Johnson syndrome. *J Clin Psychiatry* 2004; **65:** 1431–3.
2. Dalle S, *et al.* Venlafaxine-associated psoriasiform palmoplantar keratoderma and subungual hyperkeratosis. *Br J Dermatol* 2006; **154:** 999–1000.
3. Vaccaro M, *et al.* Photodistributed eruptive telangiectasia: an uncommon adverse drug reaction to venlafaxine. *Br J Dermatol* 2007; **157:** 822–4.

过量 文拉法辛过量后可能会出现很少见的严重不良反应，包括癫痫发作和 ECG 改变[1~3]，在有些病例中，这甚至会导致死亡[4,5]。有的也可能会出现 5-羟色胺毒性症状[6,7]。

文拉法辛过量时可能不会像某些其他 5-羟色胺能抗抑郁药过量时一样安全。英国数据记录了一些单一药物（伴有或不伴有乙醇）过量时的急性中毒所致的死亡病例资料，回顾了[8]这些数据后发现，就每百万处方患者中死亡的比例（致命性的毒性指数）而言，文拉法辛高于其他 5-羟色胺能抗抑郁药，与一些较低毒性的三环类抗抑郁药相当。

1. White CM, *et al.* Seizure resulting from a venlafaxine overdose. *Ann Pharmacother* 1997; **31:** 178–80.
2. Coorey AN, Wenck DJ. Venlafaxine overdose. *Med J Aust* 1998; **168:** 523.
3. Blythe D, Hackett LP. Cardiovascular and neurological toxicity of venlafaxine. *Hum Exp Toxicol* 1999; **18:** 309–13.
4. Banham NDG. Fatal venlafaxine overdose. *Med J Aust* 1998; **169:** 445, 448.
5. Mazur JE, *et al.* Fatality related to a 30-g venlafaxine overdose. *Pharmacotherapy* 2003; **23:** 1668–72.
6. Oliver JJ, *et al.* Venlafaxine poisoning complicated by a late rise in creatine kinase: two case reports. *Hum Exp Toxicol* 2002; **21:** 463–6.
7. Whyte IM, *et al.* Relative toxicity of venlafaxine and selective serotonin reuptake inhibitors in overdose compared to tricyclic antidepressants. *Q J Med* 2003; **96:** 369–74.
8. Buckley NA, McManus PR. Fatal toxicity of serotoninergic and other antidepressant drugs: analysis of United Kingdom mortality data. *BMJ* 2002; **325:** 1332–3.

5-羟色胺综合征 大多数情况下，5-羟色胺综合征（见第392页）源于两种或两种以上药物不良反应的叠加，使得中枢 5-羟色胺受体活性增加；极少数情况下，单一的一种 5-羟色胺能药物也可引起 5-羟色胺综合征。1 例这样的病例报道[1]称，一位 29 岁的女性患者，在开始接受低剂量的文拉法辛治疗后 3 天，出现了 5-羟色胺综合征的临床症状。然而，这位患者在停用米帕明的当天就开始了文拉法辛的治疗；通常推荐在停用米帕明治疗后，开始另一种具有 5-羟色胺能特性的药物治疗前，应当至少经过 3 周的药物空窗期。

1. Pan J-J, Shen WW. Serotonin syndrome induced by low-dose venlafaxine. *Ann Pharmacother* 2003; **37:** 209–11.

注意事项

文拉法辛不应当用于已知患有严重室性心律失常高风险的患者或未予治疗的高血压患者。应当慎用于那些近期有过心肌梗死发作的患者或那些可能会因心律加快而加剧病情的患者。由于文拉法辛可能导致剂量相关的血压升高，因此治疗期间应当规律监测血压。长期治疗时也应当考虑血胆固醇水平的测定。

文拉法辛应当慎用于那些中重度肝肾损伤的患者，可能需要进行剂量的适当调整。也应当慎用于先前有癫痫病史的患者，应当避免用于癫痫发作不稳定的患者；对于任何出现癫痫发作或使癫痫发作频率增加的患者，都应当停药。文拉法辛也应当慎用于先前有出血病史的患者，或先前有轻性躁狂或躁狂发作史的患者。对于眼内压升高或患有闭角型青光眼风险的患者，都应当密切观察。患者出现皮疹、荨麻疹或与文拉法辛相关的过敏反应时，应当及时告知自己的医生。

在抗抑郁药治疗早期，应当密切观察患者的病情变化，直至抑郁症状得到明显改善，因为自杀是抑郁症患者自身固有的风险。详见**抑郁症**，第352页。在抗抑郁药治疗其他精神障碍的初期，也有可能会出现自杀的想法和行为；所以治疗抑郁症患者的注意事项同样适用于治疗其他精神障碍的患者。

与其他抗抑郁药一样，文拉法辛可能也会损害患者操作任务的性能，当患者受到影响时就不应当再驾驶或进行机器操作。应当告知患者，尤其是老年患者，有可能会出现体位性低血压所致眩晕或重心不稳的风险。

据报道文拉法辛突然停药或突然减量所致的症状包括：疲劳感、嗜睡、头痛、恶心、呕吐、食欲减退、心悸、眩晕、口干、腹泻、失眠、易怒、焦虑、神经过敏、意识错乱、轻性躁狂、感觉异常、出汗和眼花。所以对于文拉法辛治疗1周以上的患者，建议应当至少经过1周的逐渐减药期然后才能停药；对于文拉法辛高剂量治疗6周以上的患者，应当至少经过2周的逐渐减药期然后再停药。应当对所有的患者进行监测以把撤药的风险降到最低。

滥用 有一名患者在服用剂量高达每日3600mg的文拉法辛缓释片后，出现了一种类服用苯丙胺后的欣快感[1]。之后他继续增加文拉法辛的服用量，直到一次服用4050mg时出现了胸痛。经过检查发现，他除了脉搏快、血压高之外，未见其他异常，而且在几天内，脉搏和血压又恢复正常。

1. Sattar SP, *et al.* A case of venlafaxine abuse. *N Engl J Med* 2003; **348:** 764–5.

哺乳 注册药品信息建议文拉法辛不应当用于哺乳期的女性患者。

在3名女性的乳汁中可以明显地检测到文拉法辛和它的代谢产物*O*-去甲文拉法辛[1]；并且在婴儿血浆内也可以测量到去甲文拉法辛。在另一项研究[2]中，对同一组6名哺乳期女性的乳汁和哺乳婴儿的血浆分别进行文拉法辛和*O*-去甲文拉法辛浓度的监测，计算其乳汁/血浆的浓度比值，结果发现在7位哺乳婴儿中，乳汁/血浆文拉法辛浓度的比值是2.5，而乳汁/血浆*O*-去甲文拉法辛浓度的比值是2.74。仅在1位哺乳婴儿中检测到文拉法辛的血浆浓度，而在4位哺乳婴儿中可以检测到*O*-去甲文拉法辛的血浆浓度；但是这些哺乳婴儿都没有出现任何不良反应。虽然如此，作者还是建议当文拉法辛治疗哺乳期患者时，应当慎重观察，尤其是那些哺乳早产儿或很小的新生儿的患者。另有报道也称文拉法辛可分布在乳汁中，且在5名母乳喂养的婴儿血清中检测到*O*-去甲文拉法辛[3,4]。婴儿中未检查出不良反应，故其中一则报道[4]的作者提出使用文拉法辛治疗产后抑郁的产妇不需要常规停止母乳喂养。另一项研究[5]包含13名产妇及其母乳喂养的婴儿，同样在乳汁及婴儿血浆中检测到文拉法辛和去甲文拉法辛。婴儿中无不良反应。

有人认为乳汁中的文拉法辛可能减轻婴儿的撤药症状（参见下文的**妊娠**）

1. Ilett KF, *et al.* Distribution and excretion of venlafaxine and O-desmethylvenlafaxine in human milk. *Br J Clin Pharmacol* 1998; **45:** 459–62.
2. Ilett KF, *et al.* Distribution of venlafaxine and its *O*-desmethyl metabolite in human milk and their effects in breastfed infants. *Br J Clin Pharmacol* 2002; **53:** 17–22.
3. Hendrick V, *et al.* Venlafaxine and breast-feeding. *Am J Psychiatry* 2001; **158:** 2089–90.
4. Berle JØ, *et al.* Breastfeeding during maternal antidepressant treatment with serotonin reuptake inhibitors: infant exposure, clinical symptoms, and cytochrome P450 genotypes. *J Clin Psychiatry* 2004; **65:** 1228–34.
5. Newport DJ, *et al.* Venlafaxine in human breast milk and nursing infant plasma: determination of exposure. *J Clin Psychiatry* 2009; **70:** 1304–10.

儿童 当文拉法辛用于治疗18岁以下的儿童和青少年抑郁症患者时，能够潜在地增加其出现自杀行为的风险；详见上文**对精神状态的影响**。

美国注册药品信息也提到了一些研究结果，即文拉法辛可能对儿童的体重和身高有不良影响。特别是当12岁以下的儿童和较大的儿童相比时，实际的生长速度和期望的生长速度之间的差距在前者表现得更为突出。

妊娠 注册药品信息建议文拉法辛不应当用于妊娠期患者，除非特别需要时。

一项针对150例妊娠头3个月服用文拉法辛的女性患者进行的研究结果显示，有125例安全分娩，18例自然流产，7例治疗性流产，2例出现严重畸形（1例尿道下裂，1例神经管缺陷伴畸形足）[1]。虽然文拉法辛治疗组的自然流产率高于（无显著性）历史对照组的自然流产率，但文拉法辛组出现严重畸形的比率并不高于基线比率（1%～3%）。

有一名整个妊娠期都在服用文拉法辛的母亲，其婴儿在新生儿期出现了撤药症状[2]；这些撤药症状包括坐立不安、高血压、易激惹和哺乳量少。8天内该婴儿得以康复。2名其母亲服用文拉法辛的新生儿出现了癫痫发作[3]，其中1例出生30min时出现唇部咂嘴和伸肢姿态，另1例在出生24h出现多灶性肌阵挛性癫痫发作，这两名婴儿到1岁时均健康。由于没有检测新生儿的血清文拉法辛浓度，因此不能确定该不良反应是由于撤药还是药物毒性。在一项针对妊娠后3个月时服用SSRI类药物或文拉法辛的妇女的回顾性研究（其中9人为服用文拉法辛）中[4]，报道了CNS和呼吸道的不良反应，如动作异常、动作异常、肌肉强直性异常（tonus abnormalities）、烦躁不安、失眠、indrawing、呼吸暂停或心动过缓以及呼吸急促。这些征象通常于出生第一天出现，在足月儿中持续大约3天，早产儿中持续大约5天。

文拉法辛及其代谢产物*O*-去甲文拉法辛可分泌进乳汁（参见上文的**哺乳**），并且有人认为对于整个孕期都服用文拉法辛的母亲来讲，母乳喂养有助于减轻婴儿的撤药症状[5]。

1. Einarson A, *et al.* Pregnancy outcome following gestational exposure to venlafaxine: a multicenter prospective controlled study. *Am J Psychiatry* 2001; **158:** 1728–30.
2. de Moor RA, *et al.* Withdrawal symptoms in a neonate following exposure to venlafaxine during pregnancy. *Ned Tijdschr Geneeskd* 2003; **147:** 1370–2.
3. Pakalapati RK, *et al.* Neonatal seizures from in utero venlafaxine exposure. *J Paediatr Child Health* 2006; **42:** 737–8.
4. Ferreira E, *et al.* Effects of selective serotonin reuptake inhibitors and venlafaxine during pregnancy in term and preterm neonates. *Pediatrics* 2007; **119:** 52–9.
5. Koren G, *et al.* Can venlafaxine in breast milk attenuate the norepinephrine and serotonin reuptake neonatal withdrawal syndrome? *J Obstet Gynaecol Can* 2006; **28:** 299–301.

肾损伤 18例健康对照的文拉法辛终末肾消除半衰期平均值为3.8h，而12例有轻中度肾损害的患者（其肌酐清除率为10～70ml/min）的文拉法辛终末肾消除半衰期平均值延长到5.8h，需要进行血液透析的肾损伤患者的文拉法辛终末肾消除半衰期平均值可达10.6h[1]；相应地，活性代谢产物*O*-去甲文拉法辛在这三组受试中的终末肾消除半衰期平均值分别为11.8h、16.8h和28.5h。由于存在明显的个体差异，所以只有当患者的肌酐清除率少于30ml/min时，文拉法辛和它的活性代谢产物清除率的改变才能明显地显示出来；这些患者的药物清除率会降低55%左右，半衰期延长到2倍以上。由此计算出这些患者的日剂量可以是常规日剂量的一半。

注册药品信息也有相似的建议，见下文**用途和用法**。

1. Troy SM, *et al.* The effect of renal disease on the disposition of venlafaxine. *Clin Pharmacol Ther* 1994; **56:** 14–21.

手术 5-羟色胺能抗抑郁药如文拉法辛，可能有引起手术期间失血增加的风险；详见**氟西汀**，第373页。

撤药 与其他一些5-羟色胺能抗抑郁药相比，文拉法辛更常见撤药反应；详见**氟西汀**，第373页。妊娠期妇女接受文拉法辛治疗，新生儿也可以见到撤药反应，详见上文**妊娠**。

已经报道了一些出现文拉法辛撤药反应的案例[1～3]。

1. Anonymous. Venlafaxine withdrawal reactions. *Med J Aust* 1998; **169:** 91–2.
2. Johnson H, *et al.* Withdrawal reaction associated with venlafaxine. *BMJ* 1998; **317:** 787.
3. Khazaal Y. Mania after venlafaxine withdrawal in a patient with generalized anxiety disorder. *Ann Pharmacother* 2007; **41:** 359–60.

药物相互作用

即便是在专家的监护下，联合使用不同的抗抑郁药对难治性抑郁症患者进行治疗，仍有可能出现不良反应，如*5-羟色胺综合征*（见第392页），在其更严重的表现形式中，5-羟色胺综合征可能代表了神经阻滞药恶性综合征。应用一种抗抑郁药后马上换用另一种抗抑郁药，也有可能会引起不良反应，应当在停用一种类型的抗抑郁药后，经过一个适当的药物空窗期后，再开始另一种类型的抗抑郁药物治疗。文拉法辛不应当与MAOIs联合使用，停用一种MAOI后，至少经过14天的药物空窗期，再开始文拉法辛的治疗。停用文拉法辛后，至少经过7天的药物空窗期，才能开始任何一种易于引起严重反应的药物治疗（如苯乙肼）。详见**苯乙肼的药物相互作用**下的**抗抑郁药**，第394页。当文拉法辛与其他已知有相同神经递质作用的药物联合使用时，也有可能会发生不良反应如5-羟色胺综合征，这是两者协同作用的结果。

文拉法辛有时候也会引发出血性疾病和对血液的其他影响；因此当文拉法辛与其他已知能够影响血小板功能的药物合并使用时需要慎重考虑。

虽然西咪替丁能够抑制文拉法辛的首过肝代谢酶，但是对于活性代谢产物*O*-去甲文拉法辛却没有影响，后者会以更高的浓度出现在血浆中。所以注册药品信息认为，在西咪替丁和文拉法辛合并使用时，只需对老年患者和那些肝损伤的患者或先前就存在高血压的患者进行临床监测。

文拉法辛转化成具有同等活性的代谢产物*O*-去甲文拉法辛，需要由细胞色素P450同工酶CYP2D6所介导。所以那些具有潜在的抑制这一同工酶或充当这一同工酶底物的药物，能够影响文拉法辛以及活性代谢产物的血浆浓度。然而，美国注册药品信息指出，由于活性结合物的总量不被影响，所以这种情况下，通常不需要调整文拉法辛的剂量。文拉法辛还可以被CYP3A4代谢为具有更低活性的代谢产物*N*-去甲文拉法辛。这是一个相对次要的通路，可能出现的具有临床意义的文拉法辛与CYP3A4抑制剂之间的相互作用被认为是很小的。然而，对于CYP2D6代谢低下的患者，CYP3A4的强抑制剂或同时抑制CYP2D6和CYP3A4的药物可显著增高文拉法辛的药物浓度，因此与这类药物合用应当谨慎。

文拉法辛本身对CYP2D6有相对较弱的抑制作用。

抗心律失常药 一名67岁的女性在开始*普罗帕酮*治疗后出现了精神病症状，伴随血清文拉法辛及其代谢产物*O*-去甲文拉法辛浓度增高。当停止给予文拉法辛继而降低剂量重新给药后症状改善，每日50mg的剂量就足以维持血清药物浓度为治疗浓度[1]。

1. Pfeffer F, Grube M. An organic psychosis due to a venlafaxine-propafenone interaction. *Int J Psychiatry Med* 2001; **31:** 427–32.

抗菌药 一名服用文拉法辛的男性在开始使用*阿莫西林-克拉维酸钾*后出现了舌尖刺痛、手指强烈的感觉异常、严重的腹部绞痛、严重腹泻、冷汗、不受控制的发抖和震颤[1]。这些反应持续大约6h。2个月后单次注射阿莫西林-克拉维酸钾再次出现上述症状。该患者称过去没有使用文拉法辛时，也曾使用过阿莫西林-克拉维酸钾，从未出现过类似反应。文拉法辛与阿莫西林-克拉维酸钾合用产生上述5-羟色胺综合征的机制尚未探明。作者也提到，许多必须合用这两种药物的患者并未出现这种反应，也未见其他报道。

曾报道一名服用文拉法辛的老年患者在使用抗菌药包括*利奈唑胺*治疗20天后，出现5-羟色胺综合征[2]。另一报道中，一名服用文拉法辛的患者在静脉注射利奈唑胺8天后发生5-羟色胺综合征[3]。

1. Connor H. Serotonin syndrome after single doses of co-amoxiclav during treatment with venlafaxine. *J R Soc Med* 2003; **96:** 233–4.
2. Jones SL, *et al.* Serotonin syndrome due to co-administration of linezolid and venlafaxine. *J Antimicrob Chemother* 2004; **54:** 289–90.
3. Bergeron L, *et al.* Serotonin toxicity associated with concomitant use of linezolid. *Ann Pharmacother* 2005; **39:** 956–61.

抗偏头痛药 已有罕见报道称5-羟色胺和去甲肾上腺素再摄取抑制药（SNRIs）与5-羟色胺（5-HT_1）激动药（如*舒马普坦*）合用时出现了5-羟色胺综合征（见第596页）。

抗精神病药 关于文拉法辛和抗精神病药合并使用的患者出现神经阻滞药恶性综合征的讨论，见**氯丙嗪的药物相互作用**，第945页。

胃肠药 静脉注射*甲氧氯普胺*后出现的5-羟色胺综合征的迹象被归因为与文拉法辛之间的药物相互作用[1]。该名32岁的女性出现了意识混乱、易激惹、全身发抖、肌阵挛、面部抽搐、出汗、水平眼球震颤、瞳孔散大，停止给予上述两种药物并使用地西泮治疗，2天之内症状缓解。

1. Fisher AA, Davis MW. Serotonin syndrome caused by selective serotonin reuptake-inhibitors–metoclopramide interaction. *Ann Pharmacother* 2002; **36:** 67–71.

司来吉兰 虽然通常建议停用一种MAOI后的14天内，不应当开始文拉法辛的治疗，但是有1例病例报道[1]称，一位患者在停用司来吉兰（一种单胺氧化酶B抑制药）后，经过15天的药物清洗期才开始文拉法辛治疗，仍然出现了5-羟色胺综合征。

1. Gitlin MJ. Venlafaxine, monoamine oxidase inhibitors, and the serotonin syndrome. *J Clin Psychopharmacol* 1997; **17:** 66–7.

药动学

文拉法辛迅速经胃肠道吸收。口服后经过肝首关代谢，主要分解成活性代谢产物*O*-去甲文拉法辛；*O*-去甲文拉法辛的形成由细胞色素P450同工酶CYP2D6介导。同工酶CYP3A4也参与文拉法辛的代谢。其他代谢产物包括*N*-去甲文拉法辛和*N*,*O*-双去甲文拉法辛。

文拉法辛和 *O*-去甲文拉法辛分别在服药后的 2h、4h 左右达血浆浓度高峰。文拉法辛和 *O*-去甲文拉法辛的蛋白结合率分别为 27%、30%。文拉法辛和 *O*-去甲文拉法辛的平均消除半衰期分别为 5h、11h 左右。文拉法辛主要以代谢产物的形式（游离状态或结合状态）经尿液排出；大约有 20% 的文拉法辛经粪便排出。文拉法辛和 *O*-去甲文拉法辛可在羊水和脐带血中被检出，并可分泌进乳汁。

1. Troy SM, *et al.* The pharmacokinetics of venlafaxine when given in a twice-daily regimen. *J Clin Pharmacol* 1995; **35:** 404–9.
2. Troy SM, *et al.* Pharmacokinetics and effect of food on the bioavailability of orally administered venlafaxine. *J Clin Pharmacol* 1997; **37:** 954–61.
3. Ball SE, *et al.* Venlafaxine: in vitro inhibition of CYP2D6 dependent imipramine and desipramine metabolism; comparative studies with selected SSRIs, and effects on human hepatic CYP3A4, CYP2C9 and CYP1A2. *Br J Clin Pharmacol* 1997; **43:** 619–26.
4. McAlpine DE, *et al.* Cytochrome P450 2D6 genotype variation and venlafaxine dosage. *Mayo Clin Proc* 2007; **82:** 1065–8.

妊娠 已有研究在羊水[1,2]和脐带血[1,3]中检出文拉法辛和 *O*-去甲文拉法辛。有关妊娠后 3 个月使用文拉法辛的妇女所产新生儿的不良反应见上文**注意事项**中的**妊娠**。

1. Hostetter A, *et al.* Amniotic fluid and umbilical cord blood concentrations of antidepressants in three women. *Biol Psychiatry* 2000; **48:** 1032–4.
2. Loughhead AM, *et al.* Antidepressants in amniotic fluid: another route of fetal exposure. *Am J Psychiatry* 2006; **163:** 145–7.
3. Rampono J, *et al.* A pilot study of newer antidepressant concentrations in cord and maternal serum and possible effects in the neonate. *Int J Neuropsychopharmacol* 2004; **7:** 329–34.

用途和用法

文拉法辛是一种苯乙胺衍生物，是一种 5-羟色胺和去甲肾上腺素再摄取抑制药（SNRI）；对多巴胺的再摄取也有很弱的抑制作用。体外实验结果显示，文拉法辛与毒蕈碱受体、组胺受体、或 α_1 肾上腺素受体的亲和力很小。文拉法辛以盐酸盐的形式口服，却以碱基的量表达；盐酸文拉法辛 28.3mg 大致相当于文拉法辛 25mg。文拉法辛应与食物一起服用。

文拉法辛用于治疗**抑郁症**。初始日剂量相当于文拉法辛 75mg，分 2～3 次服用。在美国，建议一些患者最好从每日 37.5mg 开始，治疗 4～7 天后，加至每日 75mg。必要时，可逐渐增加剂量，每次最多增加 75mg，通常间隔 2 周或以上加量 1 次。有的患者因为病情严重，剂量可能需要增加得更快，但是 2 次加量的间隔最短不应少于 4 天。对于中度抑郁的患者，每日最高 225mg 的剂量通常有效，但对于重度抑郁的患者，剂量可能需要增加至每日 375mg，分 3 次服用。也可每日服用 1 次缓释制剂。

文拉法辛缓释制剂也可以用于**广泛性焦虑障碍**。推荐的初始剂量是 75mg，每日 1 次口服。在美国，建议一些患者最好从每日 37.5mg 开始，初始剂量连续治疗 4～7 天；然后再增加到每日 75mg。如有必要可继续增加剂量，每次增加 75mg，最大剂量每日 225mg。调整剂量的间隔通常为 2 周或更久，且最少不应小于 4 天。

文拉法辛缓释制剂也被批准用于治疗社交焦虑障碍，剂量与广泛性焦虑障碍的剂量相似（尽管注册药品信息称尚无证据提示剂量超过每日 75mg 能取得更好的疗效）。该药还被批准用于伴或不伴广场恐怖症的**惊恐障碍**，初始剂量为 37.5mg，每日 1 次，服用 7 天，然后增加至每日 75mg。可以继续以每次最多 75mg 的量增加剂量，直至最大剂量每日 225mg。调整剂量的间隔通常为 2 周或更久，且最少不应小于 7 天。

对于肝肾损伤患者需要减量，详见下文。

文拉法辛应当逐渐停药以减少引起撤药症状的风险（见上文**注意事项**）。

在肝损伤中的用法 通常推荐轻度至中度肝损伤患者，文拉法辛的剂量应减少 50%（参见上文**用途和用法**），然后根据反应调整剂量。对于重度肝损伤或肝硬化的患者，应谨慎用药，可能需要更大程度地降低剂量。

在肾损伤中的用法 在英国，注册药品信息称，肾小球率过滤（GFR）在 30ml/min 以上的患者，尽管需要谨慎用药，但不需要改变文拉法辛的用量（参见上文**用途和用法**）。对于 GRF 小于 30ml/min 的患者以及需要血液透析治疗的患者，文拉法辛的剂量应当减少 50%。

在美国，一般建议对于轻度至中度肾损伤患者，文拉法辛的剂量应减少 25%；以及需要血液透析治疗的患者，文拉法辛的剂量应减少 50%。

焦虑障碍 文拉法辛用于治疗广泛性焦虑障碍和社交焦虑障碍（见**恐怖性障碍**，第926页）；对其他各种类型的焦虑障碍（见第925页），如强迫性障碍（见第925页）、惊恐障碍（见第925页）和创伤后应激障碍（见第926页），文拉法辛可能也都有效。

1. Altamura AC, *et al.* Venlafaxine in social phobia: a study in selective serotonin reuptake inhibitor non-responders. *Int Clin Psychopharmacol* 1999; **14:** 239–45.
2. Gelenberg AJ, *et al.* Efficacy of venlafaxine extended-release capsules in nondepressed outpatients with generalized anxiety disorder: a 6-month randomized controlled trial. *JAMA* 2000; **283:** 3082–8.
3. Sheehan DV. Attaining remission in generalized anxiety disorder: venlafaxine extended release comparative data. *J Clin Psychiatry* 2001; **62** (suppl 19): 26–31.
4. Katz IR, *et al.* Venlafaxine ER as a treatment for generalized anxiety disorder in older adults: pooled analysis of five randomised placebo-controlled clinical trials. *J Am Geriatr Soc* 2002; **50:** 18–25.
5. Hollander E, *et al.* Venlafaxine in treatment-resistant obsessive-compulsive disorder. *J Clin Psychiatry* 2003; **64:** 546–50. Correction. *ibid.*; 972.
6. Lenox-Smith AJ, Reynolds A. A double-blind, randomised, placebo controlled study of venlafaxine XL in patients with generalised anxiety disorder in primary care. *Br J Gen Pract* 2003; **53:** 772–7.
7. Boyer P, *et al.* Social adjustment in generalised anxiety disorder: a long-term placebo-controlled study of venlafaxine extended release. *Eur Psychiatry* 2004; **19:** 272–9.
8. Denys D, *et al.* A double-blind switch study of paroxetine and venlafaxine in obsessive-compulsive disorder. *J Clin Psychiatry* 2004; **65:** 37–43.
9. Liebowitz MR, *et al.* Venlafaxine extended release vs placebo and paroxetine in social anxiety disorder. *Arch Gen Psychiatry* 2005; **62:** 190–8.
10. Liebowitz MR, *et al.* A randomized controlled trial of venlafaxine extended release in generalized social anxiety disorder. *J Clin Psychiatry* 2005; **66:** 238–47.
11. Phelps NJ, Cates ME. The role of venlafaxine in the treatment of obsessive-compulsive disorder. *Ann Pharmacother* 2005; **39:** 136–40.
12. Bradwejn J, *et al.* Venlafaxine extended-release capsules in panic disorder: flexible-dose, double-blind, placebo-controlled study. *Br J Psychiatry* 2005; **187:** 352–9.
13. Davidson J, *et al.* Venlafaxine extended release in posttraumatic stress disorder: a sertraline- and placebo-controlled study. *J Clin Psychopharmacol* 2006; **26:** 259–67. Correction. *ibid.*; 473. [dose]
14. Davidson J, *et al.* Treatment of posttraumatic stress disorder with venlafaxine extended release: a 6-month randomized controlled trial. *Arch Gen Psychiatry* 2006; **63:** 1158–65.
15. Ferguson JM, *et al.* Relapse prevention of panic disorder in adult outpatient responders to treatment with venlafaxine extended release. *J Clin Psychiatry* 2007; **68:** 58–68.

抑郁症 正如第352页所述，不同种类的抗抑郁药的疗效相差甚微，通常根据其不良反应来进行选择用药。2004 年 12 月英国 CSM 建议，由于文拉法辛过量时存在发生心血管不良反应和毒性作用的风险（见上文**不良反应和处置**），因此初始治疗和维持治疗都应当在专家监护下进行。在评估更多安全性证据后，2006 年 5 月对上述限制进行了修改，即仅对重度抑郁患者开始文拉法辛治疗时，或住院患者需要给予每日 300mg 以上的剂量时，才需要在专家监护下用药。然而，仍建议将文拉法辛作为二线用药，排在 SSRI 类药物之后。

也应当对文拉法辛的 *O*-去甲代谢产物，去甲文拉法辛（第365页）也用于治疗抑郁症。

1. Morton WA, *et al.* Venlafaxine: a structurally unique and novel antidepressant. *Ann Pharmacother* 1995; **29:** 387–95.
2. Derivan A, *et al.* Venlafaxine: measuring the onset of antidepressant action. *Psychopharmacol Bull* 1995; **31:** 439–47.
3. Wellington K, Perry CM. Venlafaxine extended-release: a review of its use in the management of major depression. *CNS Drugs* 2001; **15:** 643–69.
4. Cohen LS, *et al.* Venlafaxine in the treatment of postpartum depression. *J Clin Psychiatry* 2001; **62:** 592–6.
5. Montgomery SA, *et al.* Venlafaxine versus placebo in the preventive treatment of recurrent major depression. *J Clin Psychiatry* 2004; **65:** 328–36.

热潮红 文拉法辛对热潮红的治疗参见**氟西汀**，第375页。

过动症 当患有注意力缺陷多动症（见第2069页）的患者需要药物治疗时，通常首选中枢兴奋药。对于那些中枢兴奋药治疗无效，或不能耐受的多动症患者，可以使用抗抑郁药；开放性研究中，文拉法辛对成人多动症[1~3]和儿童多动症[4~6]均有效，虽然有一些患者的症状出现恶化。

1. Hedges D, *et al.* An open trial of venlafaxine in adult patients with attention deficit hyperactivity disorder. *Psychopharmacol Bull* 1995; **31:** 779–83.
2. Adler LA, *et al.* Open-label trial of venlafaxine in adults with attention deficit disorder. *Psychopharmacol Bull* 1995; **31:** 785–8.
3. Findling RL, *et al.* Venlafaxine in adults with attention-deficit/hyperactivity disorder: an open clinical trial. *J Clin Psychiatry* 1996; **57:** 184–9.
4. Olvera RL, *et al.* An open trial of venlafaxine in the treatment of attention-deficit/hyperactivity disorder in children and adolescents. *J Child Adolesc Psychopharmacol* 1996; **6:** 241–50.
5. Motavalli Mukaddes N, Abali O. Venlafaxine in children and adolescents with attention deficit hyperactivity disorder. *Psychiatry Clin Neurosci* 2004; **58:** 92–5.
6. Findling RL, *et al.* Venlafaxine in the treatment of children and adolescents with attention-deficit/hyperactivity disorder. *J Child Adolesc Psychopharmacol* 2007; **17:** 433–45.

偏头痛 一项针对紧张性头痛（见第588页）或偏头痛（见第587页）进行的回顾性分析[1]指出文拉法辛缓释制剂能够有效地预防头痛发作。最近的一项随机安慰剂对照研究[2]结果也支持文拉法辛缓释制剂用于预防偏头痛。

1. Adelman LC, *et al.* Venlafaxine extended release (XR) for the prophylaxis of migraine and tension-type headache: a retrospective study in a clinical setting. *Headache* 2000; **40:** 572–80.
2. Ozyalcin SN, *et al.* The efficacy and safety of venlafaxine in the prophylaxis of migraine. *Headache* 2005; **45:** 144–52.

疼痛 文拉法辛可能有助于治疗包括糖尿病性神经病（见第 7 页）[3~5]在内的神经性疼痛综合征（见第 9 页）[1,2]，对于纤维肌痛（见**软组织风湿症**，第 13 页）的治疗，文拉法辛也显示出某些治疗的希望[6]。

1. Sumpton JE, Moulin DE. Treatment of neuropathic pain with venlafaxine. *Ann Pharmacother* 2001; **35:** 557–9.
2. Grothe DR, *et al.* Treatment of pain syndromes with venlafaxine. *Pharmacotherapy* 2004; **24:** 621–9.
3. Davis JL, Smith RL. Painful peripheral diabetic neuropathy treated with venlafaxine HCl extended release capsules. *Diabetes Care* 1999; **22:** 1909–10.
4. Kiayias JA, *et al.* Venlafaxine HCl in the treatment of painful peripheral diabetic neuropathy. *Diabetes Care* 2000; **23:** 699.
5. Rowbotham MC, *et al.* Venlafaxine extended release in the treatment of painful diabetic neuropathy: a double-blind, placebo-controlled study. *Pain* 2004; **110:** 697–706. Correction. *ibid.* 2005; **113:** 248.
6. Sayar K, *et al.* Venlafaxine treatment of fibromyalgia. *Ann Pharmacother* 2003; **37:** 1561–5.

制剂

专利制剂

Arg.: Efexor; Elafax; Ganavax; Mezine; Pramina; Quilarex; Sesaren; ***Austral.:*** Efexor; ***Austria:*** Efectin; ***Belg.:*** Efexor; ***Braz.:*** Efexor; Venlaxin; Venlift; ***Canad.:*** Effexor; ***Chile:*** Depurol; Efexor; Lafaxin; Nervix; Norpilen; Senexon; Sentidol; Sesaren†; Subelan; Venlax; ***Cz.:*** Argofan; Convalemin; Depant; Efectin; Elify; Faxiprol; Lafaxon; Mollome; Nisaxin; Nopekar; Olwexya; Prefaxine; Ranfaxiran; Tifaxin; Velaxin; Venlafab; Venlagamma; ***Denm.:*** Efexor; ***Fin.:*** Efexor; Venlar†; ***Fr.:*** Effexor; ***Ger.:*** Trevilor; ***Gr.:*** Arvifax; Deprevix; Efexor; Elify; Memomax-S; Norafexine; Norezor; Tudor; Ven-Fax; Venlasan; Xadevil; ***Hong Kong:*** Efexor; ***Hung.:*** Arixen; Efectin; Falven; Faxiprol; Fobiven; Jarvis; Nopekar; Olwexya; Velaxin; Venlaxgen; Ventadepress; ***India:*** Flavix; Venlor; Vexor; ***Indon.:*** Efexor; ***Irl.:*** Efaxil; Efexor; Ireven; Vedixal; Velexor; Venex; Venlift; Venlofex; Vensir; ***Israel:*** Efexor; Venla; Viepax; ***Ital.:*** Efexor; Faxine; ***Malaysia:*** Efexor; ***Mex.:*** Benolaxe; Efexor; Odven SBK; ***Neth.:*** Efexor; Elbfaxin; Hafaxin; Jarvis; Kofaxin; Symfaxin; Tifaxin; Vendep; Venfalex; Venlabacher; Venlaburg; Venladem; Venladoz; Venlanofi; Venlaraf; Venlasand; Venlatif; Venlatio; Venlexor; ***Norw.:*** Efexor; ***NZ:*** Efexor; ***Philipp.:*** Efexor; ***Pol.:*** Alventa; Axyven; Efectin; Faxigen; Jarvis; Lafactin; Prefaxine; Symfaxin; Velafax; Velaxin; Venlectine; ***Port.:*** Afax; Bexalov; Desinax; Efexor; Genexin; Pracet; Tubemax; Vedixal; Velax; Venxin; Xapnev; Zarelix; ***Rus.:*** Efevelone (Эфевелон); Velafax (Велафакс); Velaxin (Велаксин); Venlaxor (Венлаксор); ***S.Afr.:*** Efexor; Illovex; Odiven; Venlor; ***Singapore:*** Efexor; ***Spain:*** Dobupal; Vandral; ***Swed.:*** Efexor; ***Switz.:*** Efexor; ***Thai.:*** Efexor; ***Turk.:*** Efexor; Veniba; ***UK:*** Depefex; Efexor; Foraven; Politid; Tifaxin; Tonpular; Venaxx; Venlalic; Winfex; ***Ukr.:*** Velaxin (Велаксин); ***USA:*** Effexor; ***Venez.:*** Efexor; Idoxen; Sesaren.

Vilazodone (*USAN*, *rINN*) 维拉佐酮

EMD-515259; Vilazodona; Vilazodonum. 5-{4-[4-(5-Cyanoindol-3-yl)butyl]-1-piperazinyl}-2-benzofurancarboxamide.

Вилазодон

$C_{26}H_{27}N_5O_2$ = 441.5.

CAS — 163521-12-8.

UNII — S239O2OOV3.

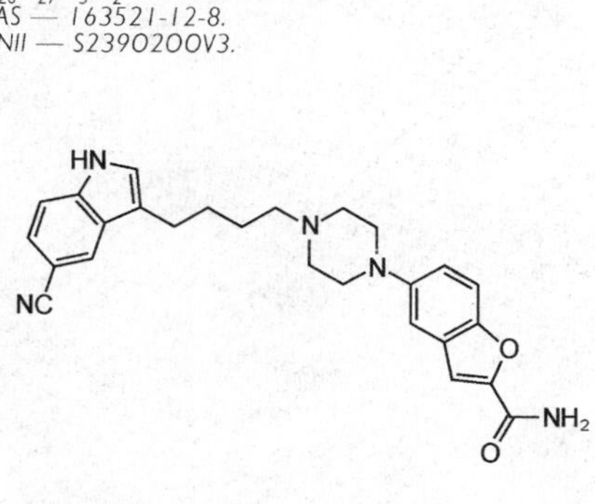

Vilazodone Hydrochloride (*USAN*, *rINNM*) 盐酸维拉佐酮

EMD-68843; Hidrocloruro de vilazodona; SB-659746A; Vilazodone, Chlorhydrate de; Vilazodoni Hydrochloridum.

Вилазодона Гидрохлорид

$C_{26}H_{27}N_5O_2$,HCl = 478.0.

CAS — 163521-08-2.

UNII — U8HTX2GK8J.

简介

维拉佐酮是一种选择性 5-羟色胺再摄取抑制药以

及 5-羟色胺（5-HT）受体 $5\text{-}HT_{1A}$ 亚型的部分激动药。该药用于治疗抑郁症的研究正在进行之中。

1. Rickels K, *et al.* Evidence for efficacy and tolerability of vilazodone in the treatment of major depressive disorder: a randomized, double-blind, placebo-controlled trial. *J Clin Psychiatry* 2009; **70:** 326–33.

Viloxazine Hydrochloride (*BANM, USAN, rINNM*) 盐酸维洛沙秦

Hidrocloruro de viloxazina; ICI-58834; Viloxazine, Chlorhydrate de; Viloxazini Hydrochloridum. 2-(2-Ethoxyphenoxymethyl)morpholine hydrochloride.

Вилоксазина Гидрохлорид

$C_{13}H_{19}NO_3,HCl = 273.8.$

CAS — 46817-91-8 (viloxazine); 35604-67-2 (viloxazine hydrochloride).

ATC — N06AX09.

ATC Vet — QN06AX09.

UNII — OQW30I1332.

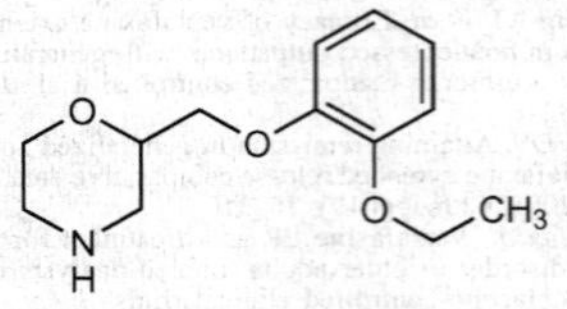

(viloxazine)

简介

维洛沙秦是一种二环类抗抑郁药。与三环类抗抑郁药一样（见阿米替林，第354页），维洛沙秦是一种去甲肾上腺素再摄取抑制药；也能够增加神经元 5-羟色胺的释放。然而，它没有显著的抗毒蕈碱作用、心脏毒性、镇静的特性。

盐酸维洛沙秦已用于抑郁症的治疗。维洛沙秦应当逐渐停药以减少引起撤药症状的风险。

卟啉病 对于卟啉病患者，给予盐酸维洛沙秦被认为是不安全的，因为动物试验显示该药具有生卟啉作用。

制剂

专利制剂

Cz.: Vivalan†; **Fr.:** Vivalan†; **Port.:** Vivalan†.

抗糖尿病药

这一章讲述糖尿病（1 型糖尿病、2 型糖尿病和妊娠糖尿病）及其抗糖尿病治疗，包括口服药和胰岛素。

抗糖尿病药类

α-糖苷酶抑制药

α-糖苷酶抑制药延缓葡萄糖在胃肠道的吸收。此类普遍用于 2 型糖尿病治疗中。

本章描述的药物有：

阿卡波糖	第413页	米格列醇	第432页
伏格列波糖	第445页		

胰淀素类似物

胰淀素是一种胰多肽激素，目前认为它对糖代谢具有调节作用。胰淀素类似物普兰林肽，可延缓胃排空，抑制餐后胰高糖素浓度的升高，抑制食欲。在 1 型和 2 型糖尿病治疗中可以和胰岛素一起使用。

本章描述的药物有：

普兰林肽	第435页

二甲双胍

抗糖尿病药二甲双胍有多重作用，但其主要作用被认为是降低肝脏糖异生并增加外周葡萄糖利用。二甲双胍普遍用于 2 型糖尿病治疗，尤其对于超重患者。抗糖尿病药二甲双胍的更多内容详见第414页。

本章描述的药物有：

丁福明	第415页	二甲双胍	第430页
苯乙双胍片	第434页		

二肽基肽酶-4 抑制药

二肽基肽酶-4 抑制药可抑制肠促胰岛素的降解，从而增加胰岛素的合成和释放以及减少胰高糖素的分泌来影响糖调节平衡。此类药用于治疗 2 型糖尿病。

本章描述的药物有：

阿格列汀	第413页	沙格列汀	第439页
西格列汀	第440页	维格列汀	第444页

胰高糖素样多肽-1 受体激动药

胰高糖素样多肽-1 受体激动药（肠促胰岛素模拟药）在葡萄糖浓度升高时增加胰岛素分泌；同时可以抑制胰高糖素的不适当分泌，延缓胃排空。此类药用于 2 型糖尿病的治疗。

本章描述的药物有：

艾塞那肽	第416页	利拉鲁肽	第430页

胰岛素

胰岛素治疗是 1 型糖尿病的基本治疗，也可用于一些 2 型糖尿病的治疗。人胰岛素（由猪胰岛素经结构调整而来或通过重组 DNA 技术生产而来）已普遍取代牛胰岛素和未经调整的猪胰岛素。胰岛素类似物也在使用。

本章描述的药物有：

胰岛素	第420页

美格列奈类

美格列奈类抗糖尿病药类似磺脲类药物（详见下文），通过抑制 ATP 敏感的钾通道刺激胰腺胰岛素释放。此类药用于 2 型糖尿病治疗。

本章描述的药物有：

米格列奈	第433页	瑞格列奈	第436页
那格列奈	第433页		

磺脲类

磺脲类抗糖尿病药通过抑制 ATP 敏感的钾通道刺激胰腺胰岛素释放，用于 2 型糖尿病治疗。磺脲类抗糖尿病药在第440页有详述。

本章描述的药物有：

醋酸己脲	第413页	格列吡嗪	第419页
氨磺丁脲	第415页	格列喹酮	第419页
氯磺丙脲	第415页	格列生脲	第419页
格列本脲	第417页	格列索脲	第419页
格列波脲	第417页	格列环脲	第419页
格列齐特	第418页	妥拉磺脲	第443页
格列美脲	第418页	甲苯磺丁脲	第443页

噻唑烷二酮类

噻唑烷二酮抗糖尿病药可选择性激动过氧化物酶增殖体活化受体 γ（PPARγ），改善脂肪组织、骨骼肌和肝脏的胰岛素敏感性。此类药用于 2 型糖尿病治疗。

本章描述的药物有：

吡格列酮	第434页	曲格列酮	第444页
罗格列酮	第437页		

糖尿病的治疗

糖尿病

糖尿病是一组糖类代谢异常性疾病，表现为由于胰岛素的分泌发生改变或胰岛素的活性降低或两者兼而有之，使胰岛素的作用降低或缺失。以高血糖为特征。随着疾病进展，组织或血管损伤可以导致视网膜病变、肾病、神经病变、心血管疾病和足部溃疡等严重并发症。

糖尿病可以为若干类型，主要有两种类型，分别是 1 型（胰岛素依赖型糖尿病；IDDM）和 2 型（非胰岛素依赖型糖尿病；NIDDM）。年轻起病（juvenile-onset）的糖尿病有时指 1 型糖尿病和成熟期起病的 2 型糖尿病。

1 型糖尿病是患者很少或没有内源性胰岛素分泌因而需要用外源性胰岛素治疗以维持生存。多数此型糖尿病病例具有自身免疫基础，并且通常在成年以前发病。相关的低胰岛素血症和高胰高血糖素血症常使此型患者有发生酮症和酮症酸中毒的危险。

2 型糖尿病，胰岛素分泌可以表现正常甚至过多（因而 2 型糖尿病不易产生酮症倾向），但仍无法弥补胰岛素抵抗（第426页）。多数 2 型糖尿病肥胖；非肥胖的患者胰岛素主要表现为分泌能力偏低（尽管不像 1 型糖尿病那样低），而不以胰岛素抵抗为主要表现，2 型糖尿病通常发生在中年以后，虽在青少年和儿童时期少见，但也越来越相对普遍。后者尤其是与西方国家的肥胖发生率增加有关。其与心血管疾病密切相关，此两者可能来源于某种共同的先发异常即代谢综合征。

糖尿病的诊断

诊断是根据血葡萄糖浓度在特定情况下超过预定值确定的。患者血糖浓度不正常但没有达到显性糖尿病阈值，可以考虑为*糖耐量受损*（*IGT*）或*空腹血糖受损*（*IFG*），这些都是发展成糖尿病和心血管病的危险因素[1,2]。*糖尿病前期*这一术语指的是 IGT 和 IFG，但 WHO 并不赞同如此使用这术语[1]。静脉血浆葡萄糖测定是诊断试验推荐的方法。毛细血管血浆葡萄糖测定只限于毛细血管取血是唯一可能时；静脉和毛细血管取血在空腹状态时是一致的，但毛细血管非空腹葡萄糖浓度高于静脉测定值。全血的葡萄糖结果与血浆结果不同，取决于不同因素。从全血葡萄糖换算为血浆葡萄糖的指数并不统一。诊断可以采用*口服葡萄糖耐量试验*（OGTT）[1]。这一试验在空腹 12h 后测定血浆葡萄糖浓度，然后口服 75g 葡萄糖（儿童采用 1.75g/kg，最多 75g），再测定服糖后 2h 血浆葡萄糖浓度[3]。国际上曾对是采用 75g 无水葡萄糖还是葡萄糖一水合物产生争议。WHO 的资料显示，75g 标准含量应指无水葡萄糖形式（相当于 82.5g 葡萄糖一水合物）（BP 记载标准葡萄糖；一水化右旋糖）[4]。

糖化血红蛋白（HbA_{1c}）测定不推荐作为常规诊断使用，因为缺乏全球标准化和诊断阈值不确定[1]。尽管如此，因为标准化测定的新方法已开发出来，这一情况已被重新考虑（见下文**监测**项下），而且越来越多的证据显示 HbA_{1c} 与糖尿病长期并发症，尤其是视网膜病变有关。国际专家委员会[5]建议对于非妊娠个体，应在 HbA_{1c}≥6.5%时确诊为糖尿病；除非有临床症状而且葡萄糖浓度高于 11.1mmol/L，否则应重复一次 HbA_{1c} 以明确诊断。委员会也认为测定值在≥6.0%至<6.5%的个体可能是进展为糖尿病的高危人群。

下述推荐的诊断标准，与 WHO[1]和 American Diabetes Association[2]的标准略有不同：

- 空腹静脉葡萄糖≥7.0mmol/L 或 OGTT 糖负荷后血浆葡萄糖≥11.1mmol/L[1,2]（相应的空腹毛细血管血浆葡萄糖值为 7.0mmol/L，OGTT 值为 12.2mmol/L[6]）或 HbA_{1c}≥6.5%[2]。在无症状和不能解释的高血糖存在时，诊断应在之后再次确认；

或

- 口渴、多尿症状加重，不能解释的体重降低，加上随机静脉血浆葡萄糖≥11.1mmol/L[2]。

糖耐量受损（IGT）：

- 空腹静脉血浆葡萄糖<7.0mmol/L 和 OGTT 糖负荷后血浆葡萄糖≥7.8mmol/L 至<11.1mmol/L[1]。

或

- OGTT 糖负荷后静脉血浆葡萄糖 7.8～11.0mmol/L[2]。

空腹血糖受损（IFG）：

- 空腹静脉血浆葡萄糖 6.1～6.9mmol/L 而且 OGTT 糖负荷后（如果测定）<7.8mmol/L[1]；

或

- 空腹静脉血浆葡萄糖 5.6～6.9mmol/L[2]。

HbA_{1c} 升高提示糖尿病的风险增加：

- HbA_{1c} 5.7%～6.4%[7]。

其他指标，如自身抗体（如胰岛素或胰岛细胞抗体）也不作为常规诊断用。

一旦确诊糖尿病，1 型和 2 型的分型可根据临床背景而定。

糖尿病的处置

饮食、运动和适当使用抗糖尿病药，包括胰岛素，对于糖尿病长期治疗都是非常重要的方面。治疗的主要目的是优化血糖控制、降低发生糖尿病并发症的风险（参见下文**糖尿病并发症**）。

饮食调整 饮食控制对 1 型和 2 型糖尿病都很重要[7～12]。饮食调整的目标是维持葡萄糖浓度、血脂和脂蛋白谱以及血压在正常或尽可能接近正常水平，降低大血管病变。所有患者均需要减肥，2 型糖尿病患者减轻体重可以改善胰岛素抵抗，改善糖和脂代谢指标，降低血压。饮食对糖尿病的影响很大，因而所有糖尿病患者都应注意食物成分并调整好自己的饮食，尤其是针对低血糖的饮食治疗。无论是限制蛋白还是极低热量饮食都不推荐使用[10]。高膳食纤维摄入可能也会降低血糖，也可以通过摄入瓜尔胶额外摄入纤维（详见第420页）。减肥药可以作为超重的 2 型糖尿病患者生活方式改变的辅助手段[10]。有证据显示氟西汀、奥利司他和西布曲明可以适当降低体重，氟西汀和奥利司他还有降低糖化血红蛋白的作用，但长期作用还不清楚[13]。一些患者可能适合采用外科减肥方法[7,10]。

运动 应鼓励所有糖尿病患者根据其年龄和体能进行运动[7～9,11,12,14]。运动改善碳水化合物代谢、胰岛素敏感性[15,16]和心血管功能[17]，尽管饮食对减肥和代谢控制更有效，但运动同样也是任何减肥方案中的重要方式[17]。

口服抗糖尿病药 对于多数 2 型糖尿病患者来说，饮食和运动常常不能保证长期控制他们的疾病。需要加入一种口服抗糖尿病药（口服降糖药）使血糖达标。开始用药和调药需要个体化，平衡潜在的长期效益和其他因素（如不良反应和容易使用与否等）。糖尿病不断进展的特性意味着很多患者最终需要联合使用口服治疗，可能还需要加用胰岛素[18]（不同的抗糖尿病药已在上文列出）。

多数 2 型糖尿病患者超重，适合使用双胍（*二甲双胍*）[11,12,18]。它的耐受性良好，单独使用不会引起低血糖，对体重没有影响或体重轻度下降。因有引起乳酸性酸中毒倾向[18]，不应用于肾功能不全者。常规来讲，2 型糖尿病患者在开始口服药治疗时已经过一段饮食调整和增加运动过程[8,12]（通常 3 个月）。但是一项欧洲/美国共识中表达了一种观点，即单纯饮食和运动往往不能使治疗达标，建议诊断时二甲双胍可以与生活方式干预同时开始[18]。

*磺脲类*可作为 2 型糖尿病单药口服治疗的另一类一线用药。此类药通常用于不胖的患者，以及二甲双胍不能耐受或有禁忌证或需要迅速解决高血糖症状情况下[12]。磺脲类在降糖效果方面与二甲双胍相似，但会引起低血糖和体重增加[18]。氯磺丙脲和格列本脲半衰

期较长，因而有引起低血糖增加的趋势，而另一项大型研究报道[19]使用氯磺丙脲发生低血糖的频率比格列本脲少。因而倾向于使用短效磺脲类，如格列齐特、格列美脲和格列吡嗪等[18]。磺脲类可以在单纯使用二甲双胍血糖仍控制不佳时加用[12,18]。在英国糖尿病前瞻性研究（UKPDS）中，用二甲双胍加磺脲类进行强化治疗时产生了一项死亡风险增加的警示性证据[20]，但这一结论在进一步的分析中并未显现，而这一联合用药已普遍使用（也见**磺脲类**的**药物相互作用**项下的**二甲双胍**，第443页）。

尽管其他口服抗糖尿病药通常获批作为 2 型糖尿病单药治疗药物，但当二甲双胍和磺脲类药物不足以满意降糖或不能使用时也常被推荐使用。当二甲双胍和磺脲类适宜联合使用时，*噻唑烷二酮类*可以在二甲双胍或磺脲类基础上加用。当口服药需三药治疗时，常常更倾向于开始或强化胰岛素治疗[18]，但当不适合加胰岛素时，可以考虑在二甲双胍和磺脲类基础上加用噻唑烷二酮类[12]。噻唑烷二酮类可引起体重增加、体液潴留或心衰加重，也可能增加妇女骨折的风险[18,21]。尽管有一些证据显示吡格列酮对心血管结局可能有益，而罗格列酮这方面的风险却是增加的，American Diabetes Association 已经建议不使用噻唑烷二酮类[18]。*美格列奈*与磺脲类具有类似作用机制。瑞格列奈几乎与二甲双胍或磺脲类一样有效，但那格列奈一般认为相对弱效。美格列奈类（氯茴苯酸类）也会有体重增加的危险，但较少引起低血糖[18]。此类药快速起效，作用较短，这些特点对于进餐不规律者可能有好处[12,21]。*二肽基肽酶-4*（*DPP-4*）*抑制药*西格列汀和维格列汀，形成了一类抗糖尿病新药。它们在血糖控制方面似乎略弱效于其他抗糖尿病药[22]，但还缺乏长期的有效性和安全性比较研究[23]。DPP-4 抑制药也许可以在二甲双胍和磺脲类不适宜联合使用时，在此两类药之一的基础上加用此类药[12]。西格列汀可以在二甲双胍和磺脲类两药基础上尚不适于加用胰岛素时加用。当噻唑烷二酮类不适合使用时也可以转而考虑使用 DPP-4 抑制药[12]。DPP-4 抑制药单独使用时，对体重影响不大，不引起低血糖[18]。*α-糖苷酶抑制药*只限于降低碳水化合物的消化和吸收速度，它弱效于二甲双胍或磺脲类[18]。它不引起体重增加或低血糖，但胃肠道不良反应可能限制此类药的使用[18,21]。阿卡波糖也可以考虑作为添加治疗[8]，或在患者不能使用其他口服抗糖尿病药时使用[12]。

在儿童和青少年 1 型糖尿病患者中用口服抗糖尿病药作为胰岛素的辅助治疗方法，已越来越引起人们的兴趣。已经试用过的药物包括改善胰岛素敏感性的二甲双胍和噻唑烷二酮类以及影响碳水化合物吸收的阿卡波糖[24]。但这些治疗方法还没有被确认，需要进一步研究[9]。

胰岛素治疗 总体来说，2 型糖尿病不断进展，多数患者需要多种治疗方法来控制血糖[25]。那些用口服药治疗和饮食治疗不能很好控制血糖的患者需要胰岛素，或加用胰岛素作为补充治疗，或换用胰岛素作为替代治疗。但使用胰岛素更容易发生低血糖并有引起体重增加的趋势，因此 2 型糖尿病使用胰岛素前应先使用口服药治疗[26]。当在口服治疗基础上需加用胰岛素时，二甲双胍通常继续使用[12]。当开始使用胰岛素时，尽管有些建议在有低血糖发生情况时，磺脲类仍可以继续或考虑使用[12]，其他建议仍认为在此情况下应停用磺脲类和美格列奈类（或间断使用后停用）[18]。通常避免胰岛素和噻唑烷二酮类联合使用，因为这样用会增加体液潴留和心衰的风险；尽管如此，英国的指南仍建议如患者之前对噻唑烷二酮类反应相当好而在大剂量使用胰岛素仍无法良好控制血糖情况下，可以考虑胰岛素和吡格列酮联合使用[12]。阿卡波糖在开始胰岛素治疗后仍可继续使用[12]。治疗开始时通常使用基础胰岛素，用长效胰岛素类似物（如地特胰岛素和甘精胰岛素）或中效鱼精蛋白胰岛素[8,12,18]。在睡前单独使用鱼精蛋白胰岛素和口服降糖药（磺脲类、二甲双胍或两种都有）联合使用，与胰岛素单独使用一样有效，而且如果联合使用二甲双胍，体重增加较少[27]。如果 HbA_{1c} 特别高，应考虑每日 2 次使用双相胰岛素[8,12]。当血糖控制仍欠佳或餐时需要灵活掌握时，也可以考虑多次注射方案（基础胰岛素加餐时注射）[8,12,18]。

2 型糖尿病患者如妊娠，在妊娠期应从口服药转换成胰岛素治疗。胰岛素在存在严重应激时可以取代口服治疗，同样也适用于严重感染、创伤或大手术。进一步的讨论参见下文**妊娠**及**外科**部分。

胰岛素对于 2 型糖尿病可能不是必需的，但对于 1 型糖尿病却是不可缺少的，因为后者只有很少或没有内源性胰岛素分泌能力。胰岛素治疗的目的是为了减少糖尿病的慢性并发症，在不发生由于血糖控制过严而产生的低血糖风险前提下，达到最大可能的血糖浓度控制。胰岛素方案的选择受几种因素的影响，包括年龄、生活方式、患者喜好以及代谢目标。许多 1 型糖尿病患者在使用胰岛素治疗不久胰腺 B 细胞功能可以暂时改善。这带来阶段性的部分缓解，即蜜月期，其间只需要小剂量胰岛素（每日 0.5U/kg 或以下）就可以保持良好的控制水平[9,28,29]。尽管如此，随着 B 细胞破坏，胰岛素剂量需要增加来避免高血糖[28]。儿童在生长期胰岛素需要量也会增加，尤其在青春期[28,29]。胰岛素剂量需要结合饮食摄入、运动、血糖监测、低血糖的发生和 HbA_{1c} 考虑[9,28,29]（也见下文**监测**项下）。剂量调整需根据胰岛素和胰岛素类似物的不同作用时间[9,28,29]。每日可能需要 1 次、2 次或 3 次注射双相胰岛素。当前，基础胰岛素方案因可以改善血糖控制而备受推崇。这些方案以中效或长效基础胰岛素（通常于睡前或每日 2 次）结合餐时或加餐时短效或速效胰岛素。已有越来越多的一组患者用持续皮下胰岛素输注治疗结合餐时大剂量这一较适宜的方法替代每日多次胰岛素注射（更多细节参见**胰岛素用途**项下的**强化治疗方案**，第427页）。速效胰岛素类似物于餐后立即给药可以用于年幼的孩子，便于使胰岛素给药和多变的进食相配合。

其他药物治疗 其他不太成熟的药物在糖尿病治疗采用常规方法不能达到满意控制情况下也可以考虑采用。胰岛素加上胰淀素类似物*普兰林肽*可以降低餐后高血糖并改善 1 型和 2 型糖尿病患者的血糖控制[18,21,30]。此药也可以使体重下降，与胰岛素治疗常常引起的体重增加相对应。与胰岛素一样，普兰林肽皮下注射给药，可能会增加胰岛素导致低血糖的风险。胰高糖素样多肽-1（GLP-1）受体激动药*艾塞那肽*可在口服抗糖尿病药基础上加用[12,18]。此药可以改善血糖控制，也可以降低体重，但必须皮下给药[18]。艾塞那肽在与磺脲类一起使用时可能会发生低血糖[21,22]。*利拉鲁肽*是另一种 GLP-1 类似物。*考来维仑*，一种口服胆酸多价螯合物，可以加在 2 型糖尿病使用二甲双胍、磺脲类或胰岛素治疗基础上，并可能对高脂血症患者有额外好处。尽管机制还不清楚，但此药可以增加 HbA_{1c} 的下降。考来维仑据报道对糖尿病患者体重影响很小[31]。多巴胺激动药*溴隐亭*在 2 型糖尿病饮食和运动基础上使用可以改善血糖控制。*钠-葡萄糖共转运子-2 抑制药*达格拉法和舍格列福辛，通过抑制葡萄糖在肾脏的重吸收，增加尿中葡萄糖的排出；此类药用于 2 型糖尿病的研究尚在进行中[32]。

有一些证据显示辅助添加铬可以改善 2 型糖尿病患者的血糖控制[33,34]。但一项系统性综述[34]发现很多此类研究的质量不高，而且分析也因所采用铬的分子式不同而受影响。长期的有效性和安全性还没有完成有关研究。有些报道显示用钒盐，硫酸钒可以改善 2 型糖尿病患者的胰岛素敏感性[35,36]。

胰腺移植 1 型糖尿病患者使用胰岛素控制不好血糖时采用全胰移植有不依赖于胰岛素的报道，胰腺通常与肾脏一起移植（参见**胰腺移植**，第1733页）[37]。胰岛细胞移植是另一种选择。自从有了所谓"埃德蒙顿方案"[38]、相关的免疫移植方案以及采集和制备胰岛细胞技术的改善，更多有经验的中心报道达成了胰岛素的非依赖性[37]。但目前只不过患者从终身依赖胰岛素改为终身依赖于免疫抑制药。如何诱导耐受、使用毒性较小的免疫抑制药以及如何提高胰岛素移植物存活仍是研究的重点[39,40]。*动物试验*的结果提示不用免疫抑制药也可以实现一定程度的控制血糖，通常用血管化的"人工胰腺"承载异体甚至异种胰岛细胞[41]。*多能造血干细胞移植*也在研究中，已有少量患者摆脱胰岛素依赖的报道[42]。

预防 由于显性糖尿病是一个漫长过程的积累，通过调整人群或群组危险因素，或者致力于高危个体以延缓或预防糖尿病进展的方法正在研究中。预防 *1 型糖尿病*的发病或进展的各种策略也正在研究中[43,44]。正在对有危险因素的个体，如 1 型糖尿病患者的一级或二级亲属，采用口服或鼻内使用胰岛素以产生抗原特异性免疫耐受。尽管有些证据提示这种策略可能只对某些特定亚组的个体有用。也有使用非特异性免疫调节药的，但使用烟酰胺或卡介苗接种已证明无效。饮食早期牛奶蛋白接触在有危险因素的婴儿发展成 1 型糖尿病中的作用也在研究中。最近起病的 1 型糖尿病患者，类似的方法也正在研究，以预防胰腺 B 细胞的进一步损毁。已有一些基于热休克蛋白和谷氨酸脱羧酶的令人鼓舞的结果。抗 CD3 单克隆抗体的研究结果也令人鼓舞。还有一些用免疫抑制药如环孢素获得成功，但其使用受到毒性因素顾虑的限制。

*胰岛素抵抗和 2 型糖尿病*的预防策略倾向于减轻体重、调节膳食和运动[45,46]。但药物预防治疗也有可能。一项系统性综述概括了已有良好证据显示用二甲双胍、阿卡波糖和奥利司他可以减少糖尿病的发生，尽管奥利司他的退出率较高；他汀类、雌激素和各种抗高血压药的预防 2 型糖尿病作用的证据还不十分明确。一般认为有些益处似乎是间接的，由于药物减轻体重，这些证据还不确定，尚无法可以推荐这些药物作为糖尿病的预防之用[47]。预防或延缓 IGT、IFG 或 HbA_{1c} 升高的个体发展成 2 型糖尿病的推荐提示，二甲双胍，尽管不是常规使用，可以考虑用于非常高危的患糖尿病的个体（既有 IGT，又有 IFG，肥胖并且年龄低于 60 岁，加上至少一项其他危险因素）[7]。支持使用其他药物的数据相当有限，但有些数据显示阿卡波糖也值得作为考虑之选，而奥利司他对于肥胖的患者也许有效[46]，噻唑烷二酮类看来也有希望[47]，使用罗格列酮中位期为 3 年的研究显示可以降低 IGT 或 IFG 患者糖尿病的发病率[48]。但停药后这一作用即消失[49]。还有一些研究兴趣集中在 ACEI 和血管紧张素Ⅱ受体拮抗药的作用方面。在一些主要观察有心血管疾病患者的心血管结局的大型研究中，次要分析显示降低了新发糖尿病率[50,51]，提示这些药物可能对预防有风险的患者患糖尿病有潜在作用。但雷米普利在其对没有心血管病史的 IGT 或 IFG 的中位期为 3 年的研究中，没能显示有预防糖尿病的作用[52]。鼓励筛查 IGT、IFG、HbA_{1c} 升高者以及糖尿病，尤其是有危险因素的患者[7,8]。

治疗监测

治疗监测是所有糖尿病患者管理必不可少的部分。许多患者在家中规律监测他们的血糖浓度，这对于那些采用胰岛素强化治疗方案、要达到严格血糖控制的患者是必需的。自我监测帮助发现高血糖和低血糖，可以根据饮食和运动指导胰岛素剂量调整[7,9,53]。自我血糖监测对不用胰岛素患者的价值还不清楚，对这些患者实行自我监测的最佳频率和时间还没有确定[7]。使用口服药时提供相关的低血糖信息，可能对评估药物和生活方式发生改变时的血糖控制变化以及病情反复变化时的监测有用[12]。但其对长期血糖控制可能只有少许影响[54]。

患者用血糖仪测指刺毛细血管葡萄糖浓度。频率和时间必须个体化，但有些试验通常分散在全天[7,53]。持续血糖监测采用皮下探测器测定组织间液葡萄糖，后者与血浆葡萄糖相关性很好[7]。这些检测仪可以警示使用者高血糖和低血糖的来临，另外可以提供葡萄糖随时间变化的数据，后者可以供调整胰岛素剂量用或改善长期 HbA_{1c} 控制。但毛细血管血自我检测仪器仍必须经过校对，以帮助做出即刻治疗决定[7,55,56]。无创葡萄糖监测器基于技术范畴，已经开发出来，但由于各种局限性临床使用价值即使有，也还非常有限[56]。尿葡萄糖检测已普遍被血糖检测所取代。但只要其结果可以正确判读，并了解其局限性，尿葡萄糖检测仍然是在血糖检测无法实施时的有用备选方法[57]。更多信息参见**葡萄糖试验**，第2246页。

为了达到糖尿病的良好控制，各种不同的推荐已界定了毛细血管血葡萄糖的目标值，通常餐前测定（空腹状态）和餐后测定（通常在进餐开始后 1～2h 的葡萄糖高峰时）。

- 在英国[9]，成人的推荐目标值，餐前为 4.0～7.0mmol/L，餐后值低于 9.0mmol/L。在美国[7]，餐前值在 3.9～7.2mmol/L，餐后值低于 10mmol/L 为可接受值。国际糖尿病联盟（IDF）的建议更加严格[58]，其建议在安全范畴内，应尽量使血糖降低到接近正常水平，即目标值餐前为 5.5mmol/L 以内，餐后为 7.8mmol/L 以内；
- 儿童的目标与成人不同。尽管血糖控制达到接近正常水平是理想的，年幼的儿童对低血糖的感知能力有限，并有经过反复严重低血糖可能导致永久性认知障碍的危险[7]。在英国，推荐的目标值，餐前血糖为 4.0～8.0mmol/L，餐后血糖为低于 10mmol/L。美国的指南[7]建议根据年龄，6 岁以下的目标值，餐前血糖为 5.6～10mmol/L；6～12 岁，餐前血糖为 5.0～10.0mmol/L；13～19 岁，餐前血糖为 5.0～7.2mmol/L。美国指南同时推荐睡前或夜间血糖的目标值在上述三个年龄组分别为 6.1～11.1mmol/L，5.6～10.0mmol/L 以及 5.0～8.3mmol/L。美国指南也提示餐后血糖测定应在餐前血糖和 HbA_{1c} 测定之间存在矛盾时进行，也可帮助儿童和青少年使用基础-餐时胰岛素方案时进行血糖评测。国际儿童和青少年糖尿病协会（ISPAD）[53]推荐餐前血糖值 5.0～8.0mmol/L，餐后血糖值 5.0～10.0mmol/L，同时睡前目标位 6.7～10mmol/L，夜间血糖目标值为 4.5～9.0mmol/L。

糖尿病门诊也测定糖化血红蛋白（HbA_{1c}），把它作为较长时间的血糖控制和并发症风险指标。一般建议达到治疗目标者，每年至少测定两次，血糖控制不稳定者需要更多测定[7,9,12]。HbA_{1c} 反映了血红蛋白的糖化百分比。有一段时间，国际糖化血红蛋白标准化项目（NGSP）建立了一种测定，基于糖尿病控制和并发症研究（DCCT），已被应用[59]。一项新的特异性增加的参照方法已被国际临床和实验室医学联盟（IFCC）开发出来以校正实验仪器，这一方法的百分比结果比 NGSP 方法低，但可以转换成 NGSP 方法值。2007 年建议为避免临床 HbA_{1c} 的临床结果混淆，HbA_{1c} 结果仍沿用 NGSP 百分比结果（或 DCCT 中采用的）报告，也包括方法学校正单位，暂不用 mmol/mol（每摩尔的总血红蛋白中

HbA_{1c}的毫摩尔数)[59,60]。另外，一项 HbA_{1c}和平均血糖的相关性研究[61]提示有证据支持 HbA_{1c}结果也可以用估计平均血糖（eAG）以 mmol/L 表示[7,60]。

- 对于成人，英国指南[12]推荐一般 2 型糖尿病患者 HbA_{1c}应控制在 6.5%～7.5%。1 型糖尿病患者[9] HbA_{1c}应低于 7.5%，尽管 6.5%或更低也许对于动脉疾病患者更有益。在美国，HbA_{1c}目标值一般定为低于 7.0%，对于糖尿病病程短、预期寿命长、没有显著的心血管疾病的患者可能应该要求达到更低的 HbA_{1c}目标值。IDF[58]建议在安全前提下，尽量降低血糖接近正常水平，建议 HbA_{1c} 的目标应低于 6.5%；
- 对于儿童，英国[9]和 ISPAD[53]建议 HbA_{1c}的目标应低于 7.5%。与血糖目标相似，美国[7]建议实行年龄分层目标，6 岁以内 7.5%～8.5%，6～12 岁低于 8.0%，13～19 岁低于 7.5%。

不太严格的 HbA_{1c}目标值对于有严重低血糖、预期寿命有限、进展性糖尿病并发症、合并症普遍存在或在糖尿病长期存在情况下难以达到一般目标的患者可能较为合适。如果 HbA_{1c}没有达标，而餐前血糖已达标，就应该要求餐后血糖达标[7,12]。

糖化血清蛋白测定，尤其是白蛋白，可以用于反映血糖控制情况，但反映的时间段比血红蛋白短。这一方法对于红细胞生存时间异常患者的血糖测定有用[53]。尿或血酮体测定（用以检测即将发生的酮症酸中毒的方法），应在出现难以控制的高血糖、伴有发热和（或）呕吐、头晕、腹痛或呼吸急促时监测。血酮体测定对诊断酮症酸中毒来说比尿测定更准确[53]。

妊娠

妊娠不良结局包括自发性流产、先天畸形、巨大儿等，糖尿病妇女的发生率高于非糖尿病妇女。改善妊娠糖尿病患者的管理，尤其是妊娠早期，可减少上述事件的发生，但增加的风险仍然存在。糖尿病妇女应计划妊娠，这样在孕前血糖控制可更好[7,62,63]。血糖和 HbA_{1c}（参见下文）推荐值通常比非妊娠患者更接近正常。对低血糖无知觉或无能力应对强化治疗的，有必要采用较宽松的目标[63]。由于快速起效的胰岛素引起低血糖的可能性增加，建议患者进行频繁的自我监测，餐前和餐后以及睡前都需要做[62,63]，偶尔在凌晨 2～4 时做也是推荐的[63]（妊娠的糖尿病患者由于胎儿持续地消耗葡萄糖，而孕母处在相对空腹状态，因而容易发生夜间低血糖）。酮体测试推荐进行，尤其当持续高血糖存在或患者状况不好时，因为糖尿病酮症酸中毒可发展迅速，并且与胎儿不保发生风险高相关[62,63]。

- 英国推荐餐前毛细血管血糖浓度应在 3.5～5.9mmol/L，餐后 1h 血糖浓度应低于 7.8 mmol/L[62]。美国[7]推荐餐前和睡前血糖 3.3～5.4 mmol/L，夜间血糖、餐后血糖 5.4～7.1 mmol/L，每日平均血糖[63]低于 6.2 mmol/L。由于有胎儿生长迟缓的风险，应避免采用更严格的血糖控制（平均血糖低于 4.5～5 mmol/L）[63]；
- HbA_{1c}的推荐目标，英国为 6.1%以下[62]，美国为 6.0%以下[63]。

1 型和 2 型糖尿病患者妊娠时均推荐使用胰岛素。胰岛素方案与非妊娠患者类似，采用基础-餐时大剂量方案或持续皮下胰岛素输入[63]。由于长效胰岛素类似物地特胰岛素和甘精胰岛素的安全性信息有限，低精蛋白胰岛素应作为基础胰岛素成分使用。超短效胰岛素类似物门冬胰岛素和赖脯胰岛素在孕期使用被认为是安全的，并认为可以更好地控制餐后血糖，而比常规胰岛素更少发生低血糖[62,63]。在妊娠的最初三个月胰岛素需要量可能减少，但孕期的随后阶段会倍增至两倍甚至三倍[63]。在分娩中和分娩后应监测毛细血管血糖浓度，而且在胎儿娩出后胰岛素剂量需要立即减少[62]。2 型糖尿病妇女妊娠后通常把口服抗糖尿病药换成胰岛素[63]。但越来越多的证据显示二甲双胍也许在孕期使用是安全的，英国的指南提出，如果二甲双胍改善血糖控制的益处超过了可能的害处，就可以考虑作为胰岛素的辅助或替代治疗。不管怎样，孕期使用口服降糖药还是存在争议；有些人争论说尽管可能越来越多的证据证明了胎儿的安全性，口服治疗还是不足以达到严格的餐后血糖控制[64]。其他人提出口服治疗可以用于药源较差、无法获得胰岛素的情况[65]。

妊娠糖尿病定义为孕期开始或首次发现的葡萄糖不耐受，产后通常消失。但越来越多未被诊断出 2 型糖尿病的妇女在孕期筛查妊娠糖尿病时被查出患有糖尿病[2]。开始筛查的时间取决于危险因素的评估，如年龄、体重指数或体重、既往妊娠糖尿病史、糖尿病家族史以及是否为具有糖尿病高患病率种族等。有风险的妇女应采用 OGTT：50g、75g 或 100g，采用的葡萄糖负荷不同，所建议的诊断标准也不同[2,7,62]。如所示以往有糖尿病的妇女，妊娠糖尿病时，如血糖控制好可以降低发生巨大儿和其他并发症的可能[62,66]。

- 在英国[62]，妊娠期间毛细血管血糖的控制目标，餐前为 3.5～5.9 mmol/L，餐后 1h 血糖低于 7.8 mmol/L。在美国[7,66]，妊娠血糖控制目标，餐前为低于 5.3 mmol/L，餐后血糖目标建议 1h 时低于 7.8 mmol/L，2h 时低于 6.7 mmol/L。但平均血糖保持在低于 4.8 mmol/L 可能增加胎儿生长迟缓的风险。

多数妊娠糖尿病妇女可以单纯通过饮食和运动达到血糖控制[62,66]。但如果控制不够，可以采用胰岛素治疗，使用方法同已有糖尿病妇女妊娠情况[62,66]。英国指南[62]也阐明有足够的证据显示考虑二甲双胍或格列本脲治疗的有效性和安全性，它们可以作为胰岛素的辅助治疗或替代治疗。产后抗糖尿病治疗应立即停止[62]。多数妇女的葡萄糖耐量会恢复正常，但仍建议随诊，因为她们未来患 2 型糖尿病的风险明显增加；有些妇女产后仍是糖尿病或糖耐量低减[7,62,66]。

外科和危重病

与外科、创伤和危重病等有关应激引起的高血糖会增加胰岛素的需要量。胰岛素依赖性糖尿病需要外科手术时通常采用持续静脉胰岛素输入，也有各种方案形成以达到既避免低血糖又避免高血糖的目的。不同的血糖目标被提出，通常保持围手术期血糖在 10.0mmol/L 或 11.0 mmol/L 以下，并且努力使血糖接近正常血糖[67～69]。通常，胰岛素依赖患者在手术前一天应维持平常的日间方案。手术当日，患者应将半量胰岛素作为基础胰岛素皮下注射，对于平时使用甘精胰岛素或持续皮下胰岛素输注者使用平日基础量的全量[67,68]。围手术前胰岛素加入盐水中，通过注射器注射泵以不同的速率静脉输入，另外的通路输入 5%或 10%的葡萄糖。在葡萄糖的输液中可能需要加入氯化钾[69]，或混合胰岛素-葡萄糖-钾输入可能适合[68]。非胰岛素依赖患者应在手术当日停用所有口服治疗；二甲双胍在术前应至少停 24h[67,68]。大手术前可能需要采用静脉输入胰岛素[67,68]或当血糖控制不好时使用[68]。随后当患者恢复进食和正常饮水后可以改成皮下注射胰岛素或口服抗糖尿病药治疗[67,68]，但二甲双胍在手术后或碘化造影剂使用后 48～72h，已证实肾功能正常前应该停用[68]。

危重病患者，包括糖尿病患者的高血糖也需要治疗。但由于存在胰岛素引起低血糖的风险，一些证据显示严格血糖控制可能会增加这些患者的死亡率（也参见**胰岛素下的重症患者**，第428页）。指南[7,70]推荐采用静脉胰岛素输入，对重症监护病房的危重患者持续高血糖的治疗，使血糖控制在 10mmol/L 以内，保持在 7.8～10.0 mmol/L 水平。

1. WHO, International Diabetes Federation. *Definition and diagnosis of diabetes mellitus and intermediate hyperglycemia*. Geneva: WHO, 2006. Available at: http://whqlibdoc.who.int/publications/2006/9241594934_eng.pdf (accessed 21/05/09)
2. American Diabetes Association. Diagnosis and classification of diabetes mellitus. *Diabetes Care* 2010; **33** (suppl 1): S62–S69. Also available at: http://care.diabetesjournals.org/content/33/Supplement_1/S62.full.pdf (accessed 10/05/10) Correction. *ibid.*; e57.
3. WHO. *Laboratory diagnosis and monitoring of diabetes mellitus*. Geneva: WHO, 2002. Available at: http://whqlibdoc.who.int/hq/2002/9241590483.pdf (accessed 21/05/09)
4. WHO. *Definition, diagnosis and classification of diabetes mellitus and its complications*. Geneva: WHO, 1999.
5. International Expert Committee. International Expert Committee report on the role of the A1C assay in the diagnosis of diabetes. *Diabetes Care* 2009; **32**: 1327–34.
6. Asian-Pacific Type 2 Diabetes Policy Group. *Type 2 diabetes: practical targets and treatments*. 3rd ed. Sydney: Health Communications Australia and In Vivo Communications, 2002. Available at: http://www.wpro.who.int/wpdd/downloads/Diabetes_Book.pdf (accessed 21/05/09)
7. American Diabetes Association. Standards of medical care in diabetes—2010. *Diabetes Care* 2010; **33** (suppl 1): S11–S61. Also available at: http://care.diabetesjournals.org/content/33/Supplement_1/S11.full.pdf (accessed 10/05/10) Correction. *ibid.*; 692.
8. International Diabetes Federation. *Global guideline for type 2 diabetes*. Brussels: International Diabetes Federation, 2005. Also available at: http://www.idf.org/webdata/docs/IDF%20GGT2D.pdf (accessed 22/05/09)
9. NICE. Type 1 diabetes: diagnosis and management of type 1 diabetes in children, young people and adults (issued July 2004). Available at: http://www.nice.org.uk/nicemedia/pdf/CG015NICEguideline.pdf (accessed 21/05/09)
10. American Diabetes Association. Nutrition recommendations and interventions for diabetes: a position statement of the American Diabetes Association. *Diabetes Care* 2008; **31** (suppl 1): S61–S78. Correction. *ibid.* 2010; **33**: 1911. Also available at: http://care.diabetesjournals.org/content/31/Supplement_1/S61.full.pdf (accessed 21/05/09)
11. Rosenbloom AL, *et al.* International Society for Pediatric and Adolescent Diabetes. ISPAD clinical practice consensus guidelines 2006—2007: type 2 diabetes mellitus in the child and adolescent. *Pediatr Diabetes* 2008; **9**: 512–26.
Also available at: http://www.ispad.org/FileCenter/3-Rosenbloom_PedDiab_2008.9.512-26.pdf (accessed 21/05/09)
12. National Collaborating Centre for Chronic Conditions/NICE. Type 2 diabetes: the management of type 2 diabetes (issued May 2009). Available at: http://www.nice.org.uk/nicemedia/pdf/CG87NICEGuideline.pdf (accessed 04/06/09)
13. Norris SL, *et al.* Pharmacotherapy for weight loss in adults with type 2 diabetes mellitus. Available in The Cochrane Database of Systematic Reviews; Issue 1. Chichester: John Wiley; 2005 (accessed 21/05/09).
14. Robertson K, *et al.* International Society for Pediatric and Adolescent Diabetes. ISPAD clinical practice consensus guidelines 2006—2007: exercise in children and adolescents with diabetes. *Pediatr Diabetes* 2008; **9**: 65–77.
Also available at: http://www.ispad.org/FileCenter/13-Exercise_Robertson_PedDiab_2008.9.65-77.pdf (accessed 21/05/09)
15. Boulé NG, *et al.* Effects of exercise on glycemic control and body mass in type 2 diabetes mellitus: a meta-analysis of controlled clinical trials. *JAMA* 2001; **286**: 1218–27.
16. American Diabetes Association. Physical activity/exercise and diabetes. *Diabetes Care* 2004; **27** (suppl 1): S58–S62. Also available at: http://care.diabetesjournals.org/content/27/suppl_1/s58.full.pdf (accessed 22/05/09)
17. Sigal RJ, *et al.* Physical activity/exercise and type 2 diabetes: a consensus statement from the American Diabetes Association. *Diabetes Care* 2006; **29**: 1433–8. Also available at: http://care.diabetesjournals.org/content/29/6/1433.full.pdf (accessed 21/05/09)
18. Nathan DM, *et al.* Medical management of hyperglycemia in type 2 diabetes: a consensus algorithm for the initiation and adjustment of therapy: a consensus statement of the American Diabetes Association and the European Association for the Study of Diabetes. *Diabetes Care* 2009; **32**: 193–203. Also available at: http://care.diabetesjournals.org/content/32/1/193.full.pdf (accessed 21/05/09)
19. United Kingdom Prospective Diabetes Study Group. United Kingdom prospective diabetes study (UKPDS) 13: relative efficacy of randomly allocated diet, sulphonylurea, insulin, or metformin in patients with newly diagnosed non-insulin dependent diabetes followed for three years. *BMJ* 1995; **310**: 83–8.
20. UK Prospective Diabetes Study Group. Effect of intensive blood-glucose control with metformin on complications in overweight patients with type 2 diabetes (UKPDS 34). *Lancet* 1998; **352**: 854–65. Correction. *ibid.*; 1558.
21. Krentz AJ, *et al.* New drugs for type 2 diabetes mellitus: what is their place in therapy? *Drugs* 2008; **68**: 2131–62.
22. Amori RE, *et al.* Efficacy and safety of incretin therapy in type 2 diabetes: systematic review and meta-analysis. *JAMA* 2007; **298**: 194–206.
23. Richter B, *et al.* Dipeptidyl peptidase-4 (DPP-4) inhibitors for type 2 diabetes mellitus. Available in The Cochrane Database of Systematic Reviews; Issue 2. Chichester: John Wiley; 2008 (accessed 21/05/09).
24. Jefferies CA, *et al.* Potential adjunctive therapies in adolescents with type 1 diabetes mellitus. *Treat Endocrinol* 2004; **3**: 337–43.
25. Turner RC, *et al.* Glycemic control with diet, sulfonylurea, metformin, or insulin in patients with type 2 diabetes mellitus: progressive requirement for multiple therapies (UKPDS 49). *JAMA* 1999; **281**: 2005–12.
26. United Kingdom Prospective Diabetes Study Group. United Kingdom Prospective Diabetes Study 24: a 6-year, randomized, controlled trial comparing sulfonylurea, insulin, and metformin therapy in patients with newly diagnosed type 2 diabetes that could not be controlled with diet therapy. *Ann Intern Med* 1998; **128**: 165–75.
27. Goudswaard AN, *et al.* Insulin monotherapy versus combinations of insulin with oral hypoglycaemic agents in patients with type 2 diabetes mellitus. Available in The Cochrane Database of Systematic Reviews; Issue 4. Chichester: John Wiley; 2004 (accessed 22/05/09).
28. Silverstein J, *et al.* Care of children and adolescents with type 1 diabetes: a statement of the American Diabetes Association. *Diabetes Care* 2005; **28**: 186–212. Also available at: http://care.diabetesjournals.org/content/28/1/186.full.pdf (accessed 22/05/09)
29. Bangstad H-J, *et al.* International Society for Pediatric and Adolescent Diabetes. ISPAD clinical practice consensus guidelines 2006—2007: insulin treatment. *Pediatr Diabetes* 2007; **8**: 88–102. Also available at: http://www.ispad.org/FileCenter/8-Bangstad_PedDiab_2007,8.88-102.pdf (accessed 21/05/09)
30. Hoogwerf BJ, *et al.* Pramlintide, the synthetic analogue of amylin: physiology, pathophysiology, and effects on glycemic control, body weight, and selected biomarkers of vascular risk. *Vasc Health Risk Manag* 2008; **4**: 355–62.
31. Sonnett TE, *et al.* Colesevelam hydrochloride for the treatment of type 2 diabetes mellitus. *Clin Ther* 2009; **31**: 245–59.
32. Jabbour SA, Goldstein BJ. Sodium glucose co-transporter 2 inhibitors: blocking renal tubular reabsorption of glucose to improve glycaemic control in patients with diabetes. *Int J Clin Pract* 2008; **62**: 1279–84.
33. Ryan GJ, *et al.* Chromium as adjunctive treatment for type 2 diabetes. *Ann Pharmacother* 2003; **37**: 876–85.
34. Balk EM, *et al.* Effect of chromium supplementation on glucose metabolism and lipids: a systematic review of randomized controlled trials. *Diabetes Care* 2007; **30**: 2154–63.
35. Cohen N, *et al.* Oral vanadyl sulfate improves hepatic and peripheral insulin sensitivity in patients with non-insulin-dependent diabetes mellitus. *J Clin Invest* 1995; **95**: 2501–9.
36. Cusi K, *et al.* Vanadyl sulfate improves hepatic and muscle insulin sensitivity in type 2 diabetes. *J Clin Endocrinol Metab* 2001; **86**: 1410–7.
37. Meloche RM. Transplantation for the treatment of type 1 diabetes. *World J Gastroenterol* 2007; **13**: 6347–55.
38. Shapiro AMJ, *et al.* International trial of the Edmonton protocol for islet transplantation. *N Engl J Med* 2006; **355**: 1318–30.
39. Schmied BM, *et al.* Immunosuppressive standards in simultaneous kidney-pancreas transplantation. *Clin Transplant* 2006; **20** (suppl 17): 44–50.
40. Cantarovich D, Vistoli F. Minimization protocols in pancreas transplantation. *Transpl Int* 2009; **22**: 61–8.
41. Fort A, *et al.* Biohybrid devices and encapsulation technologies for engineering a bioartificial pancreas. *Cell Transplant* 2008; **17**: 997–1003.
42. Couri CEB, *et al.* C-Peptide levels and insulin independence following autologous nonmyeloablative hematopoietic stem cell transplantation in newly diagnosed type 1 diabetes mellitus. *JAMA* 2009; **301**: 1573–9.
43. Staeva-Vieira T, *et al.* Translational mini-review series on type 1 diabetes: immune-based therapeutic approaches for type 1 diabetes. *Clin Exp Immunol* 2007; **148**: 17–31. Correction. *ibid.*; **149**: 203.
44. Cernea S, Pozzilli P. New potential treatments for protection of pancreatic B-cell function in Type 1 diabetes. *Diabet Med* 2008; **25**: 1259–67.
45. Nathan DM, *et al.* American Diabetes Association. Impaired fasting glucose and impaired glucose tolerance: implications for

care. *Diabetes Care* 2007; **30**: 753–9. Also available at: http://care.diabetesjournals.org/content/30/3/753.full.pdf (accessed 21/05/09)

46. Alberti KGMM, *et al*. International Diabetes Federation: a consensus on type 2 diabetes prevention. *Diabet Med* 2007; **24**: 451–63.
47. Padwal R, *et al*. A systematic review of drug therapy to delay or prevent type 2 diabetes. *Diabetes Care* 2005; **28**: 736–44.
48. The DREAM (Diabetes REduction Assessment with ramipril and rosiglitazone Medication) Trial Investigators. Effect of rosiglitazone on the frequency of diabetes in patients with impaired glucose tolerance or impaired fasting glucose: a randomised controlled trial. *Lancet* 2006; **368**: 1096–1105. Correction. *ibid*.: 1770.
49. Bilous R. DREAM and ADOPT—rosiglitazone does what it says on the packet. *Diabet Med* 2007; **24**: 107–9.
50. Andraws R, Brown DL. Effect of inhibition of the renin-angiotensin system on development of type 2 diabetes mellitus (meta-analysis of randomized trials). *Am J Cardiol* 2007; **99**: 1006–12.
51. Solski LV, Longyhore DS. Prevention of type 2 diabetes mellitus with angiotensin-converting-enzyme inhibitors. *Am J Health-Syst Pharm* 2008; **65**: 935–40.
52. The DREAM Trial Investigators. Effect of ramipril on the incidence of diabetes. *N Engl J Med* 2006; **355**: 1551–62.
53. Rewers M, *et al*. International Society for Pediatric and Adolescent Diabetes. ISPAD clinical practice consensus guidelines 2006—2007: assessment and monitoring of glycemic control in children and adolescents with diabetes. *Pediatr Diabetes* 2007; **8**: 408–18. Also available at: http://www.ispad.org/FileCenter/7-Rewers_PedDiab_2007.8.408-18.pdf (accessed 21/05/09)
54. Towfigh A, *et al*. Self-monitoring of blood glucose levels in patients with type 2 diabetes mellitus not taking insulin: a meta-analysis. *Am J Manag Care* 2008; **14**: 468–75.
55. Hirsch IB, *et al*. Clinical application of emerging sensor technologies in diabetes management: consensus guidelines for continuous glucose monitoring (CGM). *Diabetes Technol Ther* 2008; **10**: 232–44.
56. Danne T, *et al*. Real-time glucose sensors in children and adolescents with type-1 diabetes. *Horm Res* 2008; **70**: 193–202.
57. International Diabetes Federation. Position statement - urine glucose monitoring (issued March 2005). Available at: http://www.idf.org/node/1241?unode=5A2589 3C-B9D4-4F00-B57A-D27E24AAFB4B (accessed 21/05/09)
58. International Diabetes Federation. Guideline for management of postmeal glucose (issued 2007). Available at: http://www.idf.org/webdata/docs/Guideline_PMG_final.pdf (accessed 21/05/09)
59. Kahn R, Fonseca V. Translating the A1C assay. *Diabetes Care* 2008; **31**: 1704–7.
60. Consensus Committee. Consensus statement on the worldwide standardization of the hemoglobin A1C measurement: the American Diabetes Association, European Association for the Study of Diabetes, International Federation of Clinical Chemistry and Laboratory Medicine, and the International Diabetes Federation. *Diabetes Care* 2007; **30**: 2399–400. Also available at: http://care.diabetesjournals.org/content/30/9/2399.full.pdf (accessed 21/05/09) Also published in *Diabetologia* 2007; **50**: 2042–3. Also available at: http://www.springerlink.com/content/r764780lhv05828v/fulltext.pdf (accessed 21/05/09)
61. Nathan DM, *et al*. The A1c-Derived Average Glucose (ADAG) Study Group. Translating the A1C assay into estimated average glucose values. *Diabetes Care* 2008; **31**: 1473–8. Correction. *ibid*. 2009; **32**: 207.
62. National Collaborating Centre for Women's and Children's Health/NICE. Diabetes in pregnancy: management of diabetes and its complications from pre-conception to the postnatal period (issued March 2008, reissued July 2008). Available at: http://www.nice.org.uk/nicemedia/pdf/CG63NICEGuideline.pdf (accessed 22/05/09)
63. Kitzmiller JL, *et al*. Managing preexisting diabetes for pregnancy: summary of evidence and consensus recommendations for care. *Diabetes Care* 2008; **31**: 1060–79. Also available at: http://care.diabetesjournals.org/content/31/5/1060.full.pdf (accessed 21/05/09)
64. Jovanovic L. Point: oral hypoglycemic agents should not be used to treat diabetic pregnant women. *Diabetes Care* 2007; **30**: 2976–9.
65. Coetzee EJ. Counterpoint: oral hypoglycemic [sic] agents should be used to treat diabetic pregnant women. *Diabetes Care* 2007; **30**: 2980–2.
66. Metzger BE, *et al*. Summary and recommendations of the Fifth International Workshop-Conference on Gestational Diabetes Mellitus. *Diabetes Care* 2007; **30** (suppl 2): S251–S260.
67. Rhodes ET, *et al*. Perioperative management of pediatric surgical patients with diabetes mellitus. *Anesth Analg* 2005; **101**: 986–99.
68. Smiley DD, Umpierrez GE. Perioperative glucose control in the diabetic or nondiabetic patient. *South Med J* 2006; **99**: 580–9.
69. Robertshaw HJ, Hall GM. Diabetes mellitus: anaesthetic management. *Anaesthesia* 2006; **61**: 1187–90. Correction. *ibid*. 2007; **62**: 100.
70. Moghissi ES, *et al*. American Association of Clinical Endocrinologists and American Diabetes Association consensus statement on inpatient glycemic control. *Diabetes Care* 2009; **32**: 1119–31. Also available at: http://care.diabetesjournals.org/content/32/6/1119.full.pdf (accessed 21/05/09) Also published in: *Endocr Pract* 2009; **15**: 353–69. Also available at: http://www.aace.com/pub/pdf/guidelines/InpatientGlycemicControlConsensusStatement.pdf (accessed 21/05/09)

糖尿病并发症

糖尿病患者死亡率和患病率增加的多数原因是随着疾病病程的延长，并发症不断进展的结果，尤其是血糖控制不好时。这些并发症可能由于蛋白质和其他生物大分子在高糖环境下的糖化，蛋白激酶 C 的病理性活化，或通过醛糖还原酶途径增加了山梨醇和其他多元醇的聚积[1~3]，但其他因素对易感性也起着重要作用。在大血管水平，糖尿病易形成高血压和缺血性心脏病，而心脏病是主要死因；对于 2 型糖尿病患者控制血压与控制血糖同样重要。微血管组织损伤是糖尿病肾病和视网膜病变发展的重要因素；这也许对其他主要并发症也起着重要作用，如糖尿病神经病变。胶原异常也可见到。糖尿病血糖控制不好易使患者易患真菌感染。有时几种因素相互作用，神经病变、感染以及由于大血管和微血管病变血流受损等因素可能在糖尿病足病进展中起着重要作用，后者可能最终导致截肢。

糖尿病并发症的预防 人们的多数注意力都放在严格控制血糖是否可以影响糖尿病并发症的发生和发展上。严格血糖控制已经显示出对于 1 型和 2 型糖尿病患者可以减少微血管病变，但对于大血管病变的预防作用还不确实。

糖尿病控制和并发症研究（DCCT）[4]比较了常规胰岛素治疗和持续皮下胰岛素注射或多次注射方案对 1 型糖尿病早期并发症的发生和发展的作用。强化治疗目的是使餐前血糖浓度在 3.9～6.7mmol/L，餐后血糖低于 10 mmol/L，每周一次测定 3a.m. 血糖高于 3.6 mmol/L，每月一次的糖化血红蛋白（HbA_{1c}）测定低于 6.05%。强化胰岛素治疗减少了视网膜病变的发生和发展；同时也降低了微量白蛋白尿、白蛋白尿和临床肾病的发生。心血管和周围血管事件发生的危险也有降低，但这些是基于相对年轻的研究人群的少量事件得出的结论，没有显著统计学意义。强化胰岛素治疗主要的不利之处在于低血糖风险高 3 倍；体重增加也比较多。

当人们已经接受了患者会从强化胰岛素方案中受益这一想法的同时，也需警惕低血糖发生的风险。这种强化治疗有时也不总是必要的，比如患者用常规剂量方案或通过设定可达到的目标并加强患者教育可以维持良好血糖控制时[5]。但强化治疗可以帮助维持 1 型糖尿病患者的自身胰岛素分泌，这与改善代谢控制有关[6]；这意味着应较早开始强化胰岛素治疗。DCCT 结束后，患者又回到他们原来的医疗机构进行糖尿病护理，但仍继续参加这一研究 11 年[7]。尽管超过 90% 的患者想用强化治疗，在这段时间里两组的糖化血红蛋白值还是非常接近，心血管事件、微量白蛋白尿和白蛋白尿的发生情况在既往 DCCT 研究中接受强化治疗的组中较少，这说明强化治疗的有益效果可以长时间保持。

UKPDS 的报告提供了新诊断的 2 型糖尿病的类似证据。这一研究检验了用不同药物加上饮食和运动的强化治疗效果。强化治疗，目的是使空腹血糖浓度低于 6mmol/L，以显著降低微血管并发症（尤其是视网膜病变）的发生。在用磺脲类和胰岛素治疗的强化治疗组未显示出这种效果的差异[8]。用二甲双胍给超重的患者服用带来益处[9]。UKPDS 没有提供出改善血糖控制可以减少大血管疾病的明确证据，尽管有一些减少心肌梗死风险的提示。尽管如此，努力控制血压，采用卡托普利或阿替洛尔作为高血压治疗的一线用药，既可以降低大血管并发症也可以降低微血管并发症的发生[10,11]，提示这一点在 2 型糖尿病治疗中应该优先考虑。在 UKPDS 后，患者重新回到他们自己的医生那里，但仍进一步随诊 10 年。在一年之内，HbA_{1c}在强化组与常规组之间的差异就消失了，但经过 10 年微血管并发症风险降低这一效益仍存在，并且对于那些用磺脲类或胰岛素的患者尤其显著。另外，任何原因引起的心肌梗死和死亡的风险在后续随诊期间变得有显著差异了[12]。两年内，两组之间的血压差异也消失了，不再严格控制血压后，微血管和大血管并发症风险的降低效果也没有了[13]。

严格控制血糖对以前有糖尿病并发症的患者的效果也进行了研究。糖尿病心血管风险控制行动研究（ACCORD）[14]在经过 3.5 年随诊后提前结束，因为对于有心血管病史或有心血管多重危险因素的 2 型糖尿病患者严格控制血糖，并未显著降低主要心血管事件，甚至与全因死亡率增加有关。这一使死亡率增加的原因还不清楚，可能的因素有 HbA_{1c}的低目标值（目标定在低于 6.0%；达到的中位 HbA_{1c}为 6.4%）、HbA_{1c}降低的幅度或速度。糖尿病和血管疾病行动：Preterax（培哚普利和吲达帕胺的复合制剂）和达美康缓释剂的评估（ADVANCE），这一研究是针对有血管疾病病史或危险因素的 2 型糖尿病。强化血糖控制（HbA_{1c} 6.5%），中位随诊 5 年的结果显示出微血管并发症危险的降低，尤其是肾病，但对于大血管事件未发现有显著效果[15]。在一项 ADVANCE 的分项研究中，培哚普利和吲达帕胺固定配方制剂，与安慰剂相比，无论初始血压如何，都可以降低主要微血管和大血管并发症风险；显著减少总体冠心病和肾脏事件，但没有减少脑血管或糖尿病眼病事件[16]。另一项血糖控制研究，退伍军人糖尿病研究（VADT），发现对于血糖控制不好、病程长的 2 型糖尿病患者，HbA_{1c}降到 6.9%，对于降低微血管或大血管并发症没有显著益处[17]。针对广泛大血管病变的患者用吡格列酮进行了研究，认为它可能除了控制血糖之外还有其他益处。吡格列酮大血管事件临床研究（PROactive）目标是 HbA_{1c}低于 6.5%，并鼓励降脂、抗血小板以及降压治疗。经过 3 年，发现对于广义的组合终点包括大血管结局（也包括全因死亡）没有显著益处，但确实报告了仅包括全死因死亡率、非致死性心肌梗死和卒中事件数的组合终点数有显著减少[18]。为了阐明强化血糖控制对 2 型糖尿病心血管结局的益处，一项荟萃分析[19]汇总了 UKPDS、PROactive、ADVANCE、VADT 和 ACCORD 研究，总共纳入了超过 33000 名糖尿病患者。考察分项终点，在非致命性心肌梗死和冠心病事件上有显著降低，但对卒中和全死因死亡率的影响不显著。

2 型糖尿病旁路血管成形术研究（Bypass Angioplasty Revascularisation Investigation 2 Diabetes, BARI2D）[20]纳入了行选择性冠状血管成形术的 2 型糖尿病患者。抗糖尿病治疗目标是使 HbA_{1c}达到低于 7.0%，研究评估了各种治疗对心血管结局的效果。经过大约 5 年的随访，生存率和主要心血管事件在单纯药物治疗或立即血管成形（根据适应证经皮冠脉介入或冠状动脉旁路成形）再加药物治疗两组之间无显著差异。在亚组分析中，立即行旁路成形术外科治疗者与药物治疗者相比，发生主要心血管事件数较少。但行经皮介入者与药物治疗者相比无显著差异。药物治疗的种类（胰岛素增敏剂或提供胰岛素的药物）对结局也没有影响。

餐后葡萄糖浓度与糖尿病并发症的关系正在研究中，对整个人群的流行病学研究提示与大血管疾病和糖负荷后高血糖有关，但对于糖尿病患者证明这一关系的数据较少。也有一些证据显示餐后高血糖与动脉硬化加速有关。致力于餐后葡萄糖浓度的控制是否可以减少或预防心血管并发症，这一点还有待明确[21]。美国糖尿病学会（ADA）[22]建议如果 HbA_{1c}升高，而餐前葡萄糖值在目标范围内，餐后血糖控制目标低于 10.0mmol/L（进餐开始后 1～2h 测定），可能有助于降低 HbA_{1c}。国际糖尿病联盟（IDF）[23]建议餐后 2h 目标接近正常，即低于 7.8mmol/L。推荐的餐前和 HbA_{1c}的目标参见上文**糖尿病的治疗监测**项下。

心血管病 糖尿病患者患心血管病的风险增加，显然单纯强化血糖控制还不足以避免这一并发症[24]。饮食和运动、血压和血脂控制、应用抗血小板治疗、戒烟都是降低糖尿病心血管风险的重要组分。心血管病治疗的更多讨论，参见**降低心血管危险**（第1124页）、**高脂血症**（第1129页）和**高血压**（第1131页）。周围动脉疾病在糖尿病患者中更普遍，这与心血管和脑血管事件风险增加有关，并同时是糖尿病足病的危险因素（参见下文）；糖尿病患者有周围动脉疾病者应强烈建议降低心血管危险因子[25,26]。外周血管病的处置见第1137页。

为了预防微血管和大血管并发症，应积极治疗高血压，血压控制目标一般为低于 130/80mmHg[22,27~30]。尽管饮食和运动在降压治疗中是提倡的，多数糖尿病患者仍需要多种药物治疗。所有主要类别的降压药都可以使用，尽管 ACEI 或血管紧张素Ⅱ受体拮抗药通常作为一线治疗推荐。钙通道阻滞药、利尿药或 β 阻滞药在需要时可以加用。

糖尿病患者容易出现甘油三酯水平以及血清胆固醇谱升高，这与心血管风险增高有关，因而建议治疗血脂异常[27,30]。美国糖尿病学会[22]建议对于没有显性心血管病的患者，低密度脂蛋白（LDL）胆固醇目标应低于 2.6mmol/L；对于有显性心血管病的患者，应达到较低的 1.8mmol/L 的目标。同时建议甘油三酯水平低于 1.7mmol/L，男性高密度脂蛋白（HDL）胆固醇高于 1.0mmol/L，女性高于 1.3mmol/L。他汀类是降低 LDL-C 的药物[22,28,31]。如果他汀类不能耐受或最大剂量不能达标，其他药物如依折麦布、胆酸结合树脂或烟酸可以使用；它们单独使用降低 LDL-C 的作用弱于他汀类，但也许可以和他汀类联合使用[31]。贝特类（如非诺贝特）或烟酸可以用于针对 HDL-C 和甘油三酯。大剂量烟酸可能会影响血糖控制，但中等剂量（每日 0.75～2g）能改善血脂，同时血糖升高尚可[22]。无论基线血脂水平如何，对糖尿病有显性心血管病或无显性心血管病年龄超过 40 岁、有一个或更多其他心血管危险因素的患者都推荐使用他汀类[22]。一项他汀研究的荟萃分析[32]显示糖尿病患者的心血管获益与非糖尿病患者相似，无论血脂谱和血管疾病是否已经存在[32]。非诺贝特的可能获益已提示，并在非诺贝特的 2 型糖尿病干预和事件降低研究（Fenofibrate Intervention and Event Lowering in Diabetes, FIELD）[33]中检验过，研究针对有或没有心血管疾病以及没有脂代谢异常需要治疗的患者。经过 5 年治疗，非诺贝特没有显著降低主要心血管事件，尽管显著降低了非致命性心肌梗死和冠脉血管成形术。一项以 FIELD 研究为主的荟萃分析[34]概括出贝特类降低了 2 型糖尿病心血管事件的发生率，但对死亡率没有显著影响。

抗血小板治疗也被推荐治疗糖尿病心血管风险。阿司匹林被推荐作为有糖尿病心血管疾病患者二级预防用[22,30]，尽管有些研究推荐作为高危者一级预防用[28,29]。由于研究中其他高危群组得出的判断，糖尿病亚组的一级预防研究益处有限，因而这一推荐的证据级别受到挑战[35]。随后专门针对糖尿病患者进行的一级预防研究发现，小剂量阿司匹林并未降低心血管疾病发生的危险[36,37]。美国糖尿病学会随后推荐对至少有一项其他主要危险因素（心血管疾病家族史、高血压、吸烟、血脂异常或白蛋白尿），年龄在 50 岁以上的糖尿病男性和 60 岁以上的糖尿病女性，可以考虑作为一级预防使用[22]。氯吡格雷通常用于那些无法使用阿司匹林的患者[22,30]，它和阿司匹林的联合使用可以用在急性冠脉综合征后一年内[22]。

糖尿病性腹泻 糖尿病患者可以间断出现水样泻，有时又表现为便秘；自主神经变和消化异常以及肠道菌群紊乱可能起着一定作用[38]。可乐定可以用于一些严重病例[39]，奥曲肽已经成功使用[40,41]，但除此之外也推荐使用常规抗腹泻药（第1617页）；广谱抗菌药（尤其是四环素类）可能也有效。四环素对糖尿病性腹泻的作用机制还不清楚，但推荐在疾病初发时用 1 次或 2 次四环素[42]。

糖尿病眼病 糖尿病患者易患失明性眼病，通常表现为白内障或糖尿病视网膜病变。白内障通常需要外科摘除，需要特别注意避免感染。糖尿病视网膜病变可以有“背景期”、非增殖期以及更严重的有新生血管形成的增殖期病变、玻璃体出血和视网膜剥离等各阶段病变。黄斑水肿，以由于血管渗漏导致视网膜增厚为特点，可以发展为视网膜病变的各期[43]。

积极控制血糖和血压可以减少糖尿病视网膜病变的发生和进展[22,43]。患者转成更强化的血糖治疗方案时有可能出现早期短暂性加重，这可能与之前较高的基线 HbA_{1c} 水平以及 HbA_{1c} 下降过快有关[43]。尽管血脂异常也会增加视网膜病变的风险，但还仍然不清楚降脂治疗对预防糖尿病视网膜病变是否有用[43]。FIELD 研究[44]报道了非诺贝特降低了需要激光治疗的需要，但提示这一效果的机制似乎与血浆脂质浓度并不相关。

一旦严重的非增殖性或增殖性视网膜病变已经形成，那么全视网膜激光光凝术对限制疾病进展是有效的，而聚焦式激光治疗也可以用于黄斑水肿[22,43]。当玻璃体出血和牵拉区域在视网膜病变进展将涉及或危及黄斑，而散开或弥散性黄斑水肿对激光没有反应时，外科玻璃体切割术可能会有帮助[43]。对顽固性糖尿病黄斑水肿，玻璃体内注射配置皮质激素曲安奈德可能有效[43,45,46]；玻璃体内植入并释放氟轻松缩酮或地塞米松的方法也研究过[43,46]。但白内障形成和眼内压升高与玻璃体内注射皮质激素有关。为了预防或延缓糖尿病眼病，已经尝试了多种药物，但多数结果不理想；这些药物包括阿司匹林、噻氯匹定、醛糖还原酶、鲁比希陶林和奥曲肽。抑制血管内皮生长因子的药物目前正在研究中，包括培加尼布、贝伐单抗以及雷尼单抗[43]。在有一些证据显示用 ACEI 或血管紧张素Ⅱ受体拮抗药可阻断肾素-血管紧张素系统，在疾病早期对阻断其进展可能有效[47]。

糖尿病足病 周围血管疾病、神经病变、胶原改变以及对感染的易感性可能是糖尿病患者易形成足部损伤的原因。压力部位的溃疡和组织坏死可能会继而出现骨的感染、坏疽和败血症。处置方法包括引流和清除坏死和感染组织，如需要则使用抗菌药[48]。外科清除坏死受损组织已证明可以促进伤口愈合，如新的坏死组织持续形成，还需要重复清除坏死组织。其他有待证实的方法包括用胶原酶进行酶法清创、幼虫（蛆）治疗法等[49]。对轻到中度感染，口服针对革兰阳性菌抗菌药即可，如存在严重威胁肢体的感染时，应考虑广谱使用、从静脉用药开始；一旦细菌培养结果出来，抗菌药治疗就应根据这一结果进行[49~52]。其他各种辅助治疗，可以考虑的针对糖尿病足部溃疡的包括贝卡普勒明、生物工程皮肤替代品、高压氧治疗、负压疗伤法，尽管这些方法的支持证据有限[49,51,53]。粒细胞集落刺激因子作为抗菌药的辅助治疗可能不一定会加速伤口愈合或解决感染，但可以降低截肢率和其他外科需要[54]。糖尿病神经性骨髓炎（夏科氏足）以关节错位、骨折和足底结构破坏为特点，可用制动、减少应激和外科等方法治疗；已有报道在小型研究中使用双磷酸盐可以改善骨转换指标[49]。严格控制血糖十分重要，必要时应使用胰岛素。减少溃疡部位压力（减压）对预防进一步的创伤、促进愈合是必需的；同时需要有效地减轻疼痛和卧床，外科结构重建、改善血液供应对一些病例可能有帮助。最终一些患者仍需要截除全足或部分足[49]。因此预防性护理，规律到足病医生处随诊尤其重要。非诺贝特可能减少 2 型糖尿病患者截肢的可能性，这一点在 FIELD 研究中已提出[55]。尽管下肢血管状态在基线时没有常规检查，那些没有截肢的患者，非诺贝特与无大血管（动脉粥样硬化）病变记录的患者第一次小截肢的风险降低有关；小或大截肢率对那些有大血管病变的患者未见降低。

糖尿病性心脏病 糖尿病可能形成一种心肌病，在无缺血性心脏病和高血压时，以左心室肥大、舒张和收缩功能受损为特征[56,57]。严格控制血糖可以预防或限制心脏病的发生，尽管数据证实这一点有限。在更多特定数据可获得之前，相关心衰（第1127）的处置策略参考非糖尿病患者，可考虑使用 ACEI、血管紧张素Ⅱ受体拮抗药以及 β 受体阻滞药等。其他影响糖尿病患者心脏的情况包括心血管病（参见上文）和心脏自主神经病变（参见下文**糖尿病神经病变**）。

糖尿病肾病 肾病改变与微血管病变有关，高达 30% 的 1 型糖尿病患者和 40% 的 2 型糖尿病患者有此病；糖尿病肾病的第一个临床表现是白蛋白尿，后者是引起终末期肾病的主要原因之一（参见**慢性肾功能衰竭**，第1194页）。

DCCT 的研究结果提示严格血糖控制可降低 1 型糖尿病患者微量白蛋白尿的发生率[4]（具有长期的肾脏获益[58]），对 2 型糖尿病患者，在 UKPDS[8] 和 ADVANCE[15] 研究中也表现出此风险的较少降低。DCCT[4] 和 ADVANCE[15] 也证实严格血糖控制可以延缓已有微量白蛋白尿患者肾病的进展。

一项重要的针对糖尿病肾病的举措是优化血压控制，因为血压的治疗可以减少微量白蛋白尿的风险并延缓其进展[10,22,59]。UKPDS[11] 发现阿替洛尔和卡托普利对 2 型糖尿病患者白蛋白尿的进展具有类似作用。但 ACEI 可能有独立于患者降压[16,60]外或无论糖尿病分型[60]的肾脏保护作用。可能是由于抑制了肾素-血管紧张素系统。已证实对血压正常的 1 型糖尿病患者使用 ACEI 可以减少大量白蛋白尿的发生[61]。除了延缓进展，对于有微量白蛋白尿的患者，ACEI 可以使患者的尿白蛋白分泌率趋于正常[60,61]。也有证据显示 ACEI 可以用于糖尿病肾病的一级预防[62]，尽管一项 5 年的研究从肾脏的结构改变没能证实依那普利或氯沙坦可预防肾病的发生和发展[47]。因为这些原因，ACEI 常常被推荐作为有高血压合并蛋白尿的糖尿病患者的一线治疗[22]。

血管紧张素Ⅱ受体拮抗药已显示出可以延缓微量白蛋白尿和大量蛋白尿的 2 型糖尿病患者的肾病的进展[59,60]，而美国推荐将此药作为 ACEI 同等的一线选择[22]，英国指南指出此类药可以在不能耐受 ACEI 时使用[30]。尽管直接的比较只限于小型研究，ACEI 和血管紧张素Ⅱ受体拮抗药显示出对肾脏结局作用等同[60]。联合使用 ACEI 和血管紧张素Ⅱ受体拮抗药已有报道称减少蛋白尿的作用强于 ACEI 单独使用；但多数研究只是小型和短期的，并与肾小球滤过率下降和血清钾升高有关[63]；一项较大型的多中心研究[64]提示用替米沙坦和雷米普利联合治疗，尽管降低蛋白尿的作用比任一种药单独使用都强，但与较高的肾脏事件发生率有关。

对于贝特类对糖尿病肾病的作用也是一个研究兴趣点。FIELD 研究的第三级研究结果显示使用非诺贝特可以降低 2 型糖尿病患者白蛋白尿的发生和发展[33]。非诺贝特组的白蛋白尿逆转率较高[33]。

膳食蛋白限制（参见**肾功能衰竭**，第1823页）在一些小型研究中证实是有益的，尽管益处较小，对疾病进展有效[65]。有推荐认为考虑到肾病正在进展的情况，除了优化血糖、血压控制外，还应使用 ACEI 和（或）血管紧张素Ⅱ受体拮抗药[22]。

糖尿病神经病变 周围神经病变是糖尿病常见并发症。神经异常的强度和程度与高血糖的程度和时间成比例。感觉运动神经病变（远端对称性多神经病变）的典型表现为手指或足趾的对称性表现。最普遍的症状是感觉丧失，这是糖尿病足病发生的重要危险因素；神经痛和麻木也可发生。自主神经病变影响心血管系统，可以引起心动过速和体位性低血压，并可以增加寂静型心肌梗死发生的风险。其他自主神经病变的表现包括胃肠麻痹、腹泻、膀胱张力弛缓以及勃起功能障碍等[39,66]。单神经病变并不常见，但可以引起非对称性颅神经麻痹、躯干痛或（肢体）近端痛、感觉丧失、肌肉无力和大腿萎缩。多神经病变影响下肢远端、躯干，上肢受累不常见[66]。

DCCT 研究提示严格血糖控制可以显著减少 1 型糖尿病患者临床神经病变的发生[4,67,68]，这一结果在针对 2 型糖尿病进行的 UKPDS 中没有重现[8]。

其他治疗也研究过，主要是预防、治疗或延缓糖尿病神经病变的进展。一些醛糖还原酶抑制药如依帕司他已经研究过，但一项 32 个研究的荟萃分析发现没有令人信服的效果[69]。对于此类药中的一些，严重的不良反应阻止了它们的研发。抗氧化剂烟酸，已研究过它治疗糖尿病神经病变的作用，在一些国家已经作为膳食增补剂。感觉运动神经病变症状的改善在一些短期静脉或大剂量口服药治疗时有报道，但长期的有效性和安全性缺乏[70,71]。另一项短期研究[72]结果提示对心脏自主神经病变有轻度改善。

其他针对糖尿病神经病变的处置主要是针对症状的。三环类抗抑郁药通常用于镇痛，可以是很严重的疼痛；其他选择还可以考虑度洛西汀、卡马西平、加巴喷丁和普瑞巴林[22,30,39]。SSRIs 的研究发现它们要么无效，要么比三环类抗抑郁药效果弱，不应考虑单药使用[39]。抗心律失常药美西律也使用过，但由于缺乏强效数据，此药应限于极度难治性疼痛和无心脏风险时使用。局部使用辣椒碱也可以考虑，但烧灼样感觉限制了它的使用[39]。糖尿病性神经病在第7页也讨论过。

心动过速在出现体位性低血压时可能需要常规使用 β 受体阻滞药[39,73]（参见**氟氢可的松**项下，第1460页），而在到足部的血流受损时使用弹力绷带会起一定作用。促胃肠动力药如甲氧氯普安、西沙必利、多潘立酮或红霉素[30,39,74,75]，对糖尿病胃肠麻痹有效果，但这些药的作用各不相同并且长期使用会受速发型变态反应和不良反应限制。止吐药可以结合胃肠动力药治疗，当症状不易控制时可以考虑内镜或外科干预。糖尿病腹泻的处置在上文已讨论。勃起障碍的处置参见第2099页。

1. Sheetz MJ, King GL. Molecular understanding of hyperglycemia's adverse effects for diabetic complications. *JAMA* 2002; **288:** 2579–88.
2. Goh S-Y, Cooper ME. The role of advanced glycation end products in progression and complications of diabetes. *J Clin Endocrinol Metab* 2008; **93:** 1143–52.
3. Figueroa-Romero C, *et al.* Mechanisms of disease: the oxidative stress theory of diabetic neuropathy. *Rev Endocr Metab Disord* 2008; **9:** 301–14.
4. The Diabetes Control and Complications Trial Research Group. The effect of intensive treatment of diabetes on the development and progression of long-term complications in insulin-dependent diabetes mellitus. *N Engl J Med* 1993; **329:** 977–86.
5. Short R. Implementing the lessons of DCCT. *Diabet Med* 1994; **11:** 220–8.
6. The Diabetes Control and Complications Trial Research Group. Effect of intensive therapy on residual β-cell function in patients with type 1 diabetes in the Diabetes Control and Complications Trial: a randomized, controlled trial. *Ann Intern Med* 1998; **128:** 517–23.
7. The Diabetes Control and Complications Trial/Epidemiology of Diabetes Interventions and Complications (DCCT/EDIC) study research group. Intensive diabetes treatment and cardiovascular disease in patients with type 1 diabetes. *N Engl J Med* 2005; **353:** 2643–53.
8. UK Prospective Diabetes Study Group. Intensive blood-glucose control with sulphonylureas or insulin compared with conventional treatment and risk of complications in patients with type 2 diabetes (UKPDS 33). *Lancet* 1998; **352:** 837–53. Correction. *ibid.* 1999; **354:** 602.
9. UK Prospective Diabetes Study (UKPDS) Group. Effect of intensive blood-glucose control with metformin on complications in overweight patients with type 2 diabetes (UKPDS 34). *Lancet* 1998; **352:** 854–65. Correction. *ibid.*; 1558.
10. UK Prospective Diabetes Study Group. Tight blood pressure control and risk of macrovascular and microvascular complications in type 2 diabetes: UKPDS 38. *BMJ* 1998; **317:** 703–13.
11. UK Prospective Diabetes Study Group. Efficacy of atenolol and captopril in reducing risk of macrovascular and microvascular complications in type 2 diabetes: UKPDS 39. *BMJ* 1998; **317:** 713–20.
12. Holman RR, *et al.* 10-Year follow-up of intensive glucose control in type 2 diabetes. *N Engl J Med* 2008; **359:** 1577–89.
13. Holman RR, *et al.* Long-term follow-up after tight control of blood pressure in type 2 diabetes. *N Engl J Med* 2008; **359:** 1565–76.
14. Action to Control Cardiovascular Risk in Diabetes (ACCORD) Study Group. Effects of intensive glucose lowering in type 2 diabetes. *N Engl J Med* 2008; **358:** 2545–59.
15. ADVANCE Collaborative Group. Intensive blood glucose control and vascular outcomes in patients with type 2 diabetes. *N Engl J Med* 2008; **358:** 2560–72.
16. Patel A, *et al.* ADVANCE Collaborative Group. Effects of a fixed combination of perindopril and indapamide on macrovascular and microvascular outcomes in patients with type 2 diabetes mellitus (the ADVANCE trial): a randomised controlled trial. *Lancet* 2007; **370:** 829–40.
17. Duckworth W, *et al.* VADT Investigators. Glucose control and vascular complications in veterans with type 2 diabetes. *N Engl J Med* 2009; **360:** 129–39. Correction. *ibid.*; **361:** 1024–5, 1028.
18. Dormandy JA, *et al.* Secondary prevention of macrovascular events in patients with type 2 diabetes in the PROactive Study (PROspective pioglitAzone Clinical Trial In macroVascular Events): a randomised controlled trial. *Lancet* 2005; **366:** 1279–89.
19. Ray KK, *et al.* Effect of intensive control of glucose on cardiovascular outcomes and death in patients with diabetes mellitus: a meta-analysis of randomised controlled trials. *Lancet* 2009; **373:** 1765–72.
20. Frye RL, *et al.* BARI 2D Study Group. A randomized trial of therapies for type 2 diabetes and coronary artery disease. *N Engl J Med* 2009; **360:** 2503–15.
21. Charpentier G, *et al.* Should postprandial hyperglycaemia in prediabetic and type 2 diabetic patients be treated? *Drugs* 2006; **66:** 273–86.
22. American Diabetes Association. Standards of medical care in diabetes—2010. *Diabetes Care* 2010; **33** (suppl 1): S11–S61. Also available at: http://care.diabetesjournals.org/content/33/Supplement_1/S11.full.pdf (accessed 10/05/10) Correction. *ibid.*; 692.
23. International Diabetes Federation. Guideline for management of postmeal glucose (issued 2007). Available at: http://www.idf.org/webdata/docs/Guideline_PMG_final.pdf (accessed 11/06/09)
24. Skyler JS, *et al.* Intensive glycemic control and the prevention of cardiovascular events: implications of the ACCORD, ADVANCE, and VA diabetes trials: a position statement of the American Diabetes Association and a scientific statement of the American College of Cardiology Foundation and the American

Heart Association. *Diabetes Care* 2009; **32:** 187–92. Also available at: http://care.diabetesjournals.org/content/32/1/187.full.pdf (accessed 11/06/09) Also published in *J Am Coll Cardiol* 2009; **53:** 298–304. Also available at: http://content.onlinejacc.org/cgi/reprint/53/3/298.pdf (accessed 11/06/09) Also published in *Circulation* 2009; **119:** 351–7. Also available at: http://circ.ahajournals.org/cgi/reprint/119/2/351 (accessed 11/06/09)

25. Marso SP, Hiatt WR. Peripheral arterial disease in patients with diabetes. *J Am Coll Cardiol* 2006; **47:** 921–9.
26. Hamish M, *et al.* Peripheral arterial disease in patients with diabetes mellitus. *Br J Hosp Med* 2008; **69:** 570–4.
27. Buse JB, *et al.* Primary prevention of cardiovascular diseases in people with diabetes mellitus: a scientific statement from the American Heart Association and the American Diabetes Association. *Diabetes Care* 2007; **30:** 162–72. Available at: http://care.diabetesjournals.org/content/30/1/162.full.pdf (accessed 10/06/09) Also published in *Circulation* 2007; **115:** 114–26. Available at: http://circ.ahajournals.org/cgi/reprint/115/1/114 (accessed 10/06/09)
28. Rydén L, *et al.* Task Force on Diabetes and Cardiovascular Diseases of the European Society of Cardiology (ESC). European Association for the Study of Diabetes (EASD). Guidelines on diabetes, pre-diabetes, and cardiovascular diseases: executive summary. *Eur Heart J* 2007; **28:** 88–136. Also available at: http://eurheartj.oxfordjournals.org/cgi/reprint/28/1/88 (accessed 11/06/09)
29. Coccheri S. Approaches to prevention of cardiovascular complications and events in diabetes mellitus. *Drugs* 2007; **67:** 997–1026.
30. National Collaborating Centre for Chronic Conditions/NICE. Type 2 diabetes: the management of type 2 diabetes (issued May 2009). Available at: http://www.nice.org.uk/nicemedia/pdf/CG87NICEGuideline.pdf (accessed 11/06/09)
31. Brunzell JD, *et al.* Lipoprotein management in patients with cardiometabolic risk: consensus statement from the American Diabetes Association and the American College of Cardiology Foundation. *Diabetes Care* 2008; **31:** 811–22. Also available at: http://care.diabetesjournals.org/content/31/4/811.full.pdf (accessed 13/07/09) Also published in *J Am Coll Cardiol* 2008; **51:** 1512–24. Also available at: http://content.onlinejacc.org/cgi/reprint/51/15/1512.pdf (accessed 13/07/09)
32. Cholesterol Treatment Trialists' (CTT) Collaborators. Efficacy of cholesterol-lowering therapy in 18 686 people with diabetes in 14 randomised trials of statins: a meta-analysis. *Lancet* 2008; **371:** 117–25.
33. The FIELD Study Investigators. Effects of long-term fenofibrate therapy on cardiovascular events in 9795 people with type 2 diabetes mellitus (the FIELD study): randomised controlled trial. *Lancet* 2005; **366:** 1849–61. Correction. *ibid.* 2006; **368:** 1415 and 1420.
34. Allemann S, *et al.* Fibrates in the prevention of cardiovascular disease in patients with type 2 diabetes mellitus: meta-analysis of randomised controlled trials. *Curr Med Res Opin* 2006; **22:** 617–23.
35. Nicolucci A, *et al.* AHA/ADA vs. ESC/EASD recommendations on aspirin as a primary prevention strategy in people with diabetes: how the same data generate divergent conclusions. *Eur Heart J* 2007; **28:** 1925–7.
36. Belch J, *et al.* The prevention of progression of arterial disease and diabetes (POPADAD) trial: factorial randomised placebo controlled trial of aspirin and antioxidants in patients with diabetes and asymptomatic peripheral arterial disease. Abridged version: *BMJ* 2008; **337:** 1030–4. Full version: http://www.bmj.com/cgi/reprint/337/oct16_2/a1840 (accessed 11/06/09)
37. Ogawa H, *et al.* Japanese Primary Prevention of Atherosclerosis With Aspirin for Diabetes (JPAD) Trial Investigators. Low-dose aspirin for primary prevention of atherosclerotic events in patients with type 2 diabetes: a randomized controlled trial. *JAMA* 2008; **300:** 2134–41. Correction. *ibid.* 2009; **301:** 1882.
38. Vinik AI, *et al.* Diabetic autonomic neuropathy. *Diabetes Care* 2003; **26:** 1553–79.
39. Duby JJ, *et al.* Diabetic neuropathy: an intensive review. *Am J Health-Syst Pharm* 2004; **61:** 160–73.
40. Murao S, *et al.* Severe diabetic diarrhea successfully treated with octreotide, a somatostatin analogue. *Endocr J* 1999; **46:** 477–8.
41. Meyer C, *et al.* Octreotide treatment of severe diabetic diarrhoea. *Intern Med J* 2003; **33:** 617–18.
42. Clark CM, Lee DA. Prevention and treatment of the complications of diabetes mellitus. *N Engl J Med* 1995; **332:** 1210–17.
43. Mohamed Q, *et al.* Management of diabetic retinopathy: a systematic review. *JAMA* 2007; **298:** 902–16.
44. Keech AC, *et al.* The FIELD study investigators. Effect of fenofibrate on the need for laser treatment for diabetic retinopathy (FIELD study): a randomised controlled trial. *Lancet* 2007; **370:** 1687–97.
45. Ip MS. Intravitreal injection of triamcinolone: an emerging treatment for diabetic macular edema. *Diabetes Care* 2004; **27:** 1794–7.
46. Grover DA, *et al.* Intravitreal steroids for macular edema in diabetes. Available in The Cochrane Database of Systematic Reviews; Issue 1. Chichester: John Wiley; 2008 (accessed 11/06/09).
47. Mauer M, *et al.* Renal and retinal effects of enalapril and losartan in type 1 diabetes. *N Engl J Med* 2009; **361:** 40–51.
48. NICE. Type 2 diabetes: prevention and management of foot problems (issued January 2004). Available at: http://www.nice.org.uk/nicemedia/pdf/CG010NICEguideline.pdf (accessed 10/06/09)
49. Frykberg RG, *et al.* American College of Foot and Ankle Surgeons. Diabetic foot disorders: a clinical practice guideline (2006 revision). *J Foot Ankle Surg* 2006; **45** (suppl): S1–S66. Also available at: http://www.acfas.org/uploadedFiles/Healthcare_Community/Education_and_Publications/Clinical_Practice_Guidelines/DiabeticCPG-small.pdf (accessed 23/08/10)
50. Lipsky BA, *et al.* Diagnosis and treatment of diabetic foot infections. *Clin Infect Dis* 2004; **39:** 885–910.
51. Edmonds M. Diabetic foot ulcers: practical treatment recommendations. *Drugs* 2006; **66:** 913–29.
52. Rao N, Lipsky BA. Optimising antimicrobial therapy in diabetic foot infections. *Drugs* 2007; **67:** 195–214.
53. Papanas N, Maltezos E. Becaplermin gel in the treatment of diabetic neuropathic foot ulcers. *Clin Interv Aging* 2008; **3:** 233–40.
54. Cruciani M, *et al.* Are granulocyte colony-stimulating factors beneficial in treating diabetic foot infections?: a meta-analysis. *Diabetes Care* 2005; **28:** 454–60.
55. Rajamani K, *et al.* The FIELD study investigators. Effect of fenofibrate on amputation events in people with type 2 diabetes mellitus (FIELD study): a prespecified analysis of a randomised controlled trial. *Lancet* 2009; **373:** 1780–8.
56. Hayat SA, *et al.* Diabetic cardiomyopathy: mechanisms, diagnosis and treatment. *Clin Sci (Lond)* 2004; **107:** 539–57.
57. Aneja A, *et al.* Diabetic cardiomyopathy: insights into pathogenesis, diagnostic challenges, and therapeutic options. *Am J Med* 2008; **121:** 748–57.
58. Writing Team for the Diabetes Control and Complications Trial/Epidemiology of Diabetes Interventions and Complications Research Group. Sustained effect of intensive treatment of type 1 diabetes mellitus on development and progression of diabetic nephropathy: the Epidemiology of Diabetes Interventions and Complications (EDIC) study. *JAMA* 2003; **290:** 2159–67.
59. Thomas MC, Atkins RC. Blood pressure lowering for the prevention and treatment of diabetic kidney disease. *Drugs* 2006; **66:** 2213–34.
60. Strippoli GFM, *et al.* Angiotensin converting enzyme inhibitors and angiotensin II receptor antagonists for preventing the progression of diabetic kidney disease. Available in The Cochrane Database of Systematic Reviews; Issue 4. Chichester: John Wiley; 2006 (accessed 11/06/09).
61. The ACE inhibitors in diabetic nephropathy trialist group. Should all patients with type 1 diabetes mellitus and microalbuminuria receive angiotensin-converting enzyme inhibitors? A meta-analysis of individual patient data. *Ann Intern Med* 2001; **134:** 370–9.
62. Strippoli GFM, *et al.* Antihypertensive agents for preventing diabetic kidney disease. Available in The Cochrane Database of Systematic Reviews; Issue 4. Chichester: John Wiley; 2005 (accessed 10/06/09).
63. Jennings DL, *et al.* Combination therapy with an ACE inhibitor and an angiotensin receptor blocker for diabetic nephropathy: a meta-analysis. *Diabet Med* 2007; **24:** 486–93.
64. Mann JF, *et al.* ONTARGET investigators. Renal outcomes with telmisartan, ramipril, or both, in people at high vascular risk (the ONTARGET study): a multicentre, randomised, double-blind, controlled trial. *Lancet* 2008; **372:** 547–53.
65. Robertson LM, *et al.* Protein restriction for diabetic renal disease. Available in The Cochrane Database of Systematic Reviews; Issue 4. Chichester: John Wiley; 2007 (accessed 10/06/09).
66. Said G. Diabetic neuropathy—a review. *Nat Clin Pract Neurol* 2007; **3:** 331–40.
67. The Diabetes Control and Complications Trial Research Group. The effect of intensive diabetes therapy on measures of autonomic nervous system function in the Diabetes Control and Complications Trial (DCCT). *Diabetologia* 1998; **41:** 416–23.
68. Martin CL, *et al.* DCCT/EDIC Research Group. Neuropathy among the diabetes control and complications trial cohort 8 years after trial completion. *Diabetes Care* 2006; **29:** 340–4.
69. Chalk C, *et al.* Aldose reductase inhibitors for the treatment of diabetic polyneuropathy. Available in The Cochrane Database of Systematic Reviews; Issue 4. Chichester: John Wiley; 2007 (accessed 11/06/09).
70. Ziegler D, *et al.* Treatment of symptomatic diabetic polyneuropathy with the antioxidant α-lipoic acid: a meta-analysis. *Diabet Med* 2004; **21:** 114–21.
71. Singh U, Jialal I. Alpha-lipoic acid supplementation and diabetes. *Nutr Rev* 2008; **66:** 646–57.
72. Ziegler D, *et al.* Effects of treatment with the antioxidant α-lipoic acid on cardiac autonomic neuropathy in NIDDM patients: a 4-month randomized controlled multicenter trial (DEKAN study). *Diabetes Care* 1997; **20:** 369–73.
73. Maser RE, Lenhard MJ. Cardiovascular autonomic neuropathy due to diabetes mellitus: clinical manifestations, consequences, and treatment. *J Clin Endocrinol Metab* 2005; **90:** 5896–5903.
74. Camilleri M. Diabetic gastroparesis. *N Engl J Med* 2007; **356:** 820–9. Correction. *ibid.*; **357:** 427.
75. Kuo P, *et al.* Pathophysiology and management of diabetic gastropathy: a guide for endocrinologists. *Drugs* 2007; **67:** 1671–87.

糖尿病急症

胰岛素治疗最常见的并发症是**低血糖**，因而使用胰岛素的患者需要接受了解低血糖的原因、症状和治疗方法的教育。多数患者能识别低血糖的早期征象，从而立即进食蔗糖，这样可以预防更严重的症状发生。昏迷的患者需要静脉给予葡萄糖，如做不到则可以皮下、肌内或静脉给予胰高糖素（但如10min内无反应，仍需使用葡萄糖）。低血糖也可以发生在口服抗糖尿病药的患者，尤其是服用磺脲类药者。有些患者报告，在从动物胰岛素转换成人胰岛素时，低血糖的预警症状会消失，因此如果合适，可以再换回动物胰岛素。但无论怎样，最重要的引起低血糖预警症状消失的因素是低血糖本身，丧失低血糖的感知能力在强化治疗时尤其成问题。无知觉性低血糖在避免低血糖 2～3 周后可被逆转，一些有限的证据提示咖啡因可以改善低血糖的感知能力[1,2]。

更多有关药物引起低血糖的细节分别详见**胰岛素**下的**低血糖**（第423页）和磺脲类抗糖尿病药（第441页），处置见**胰岛素引起的低血糖的处置**（第424页）和**不良反应的处置**（第441页）。

糖尿病酮症酸中毒是由胰岛素绝对或相对缺乏引起的，反调节激素如胰高糖素、儿茶酚胺、皮质醇以及生长激素升高。其表现为高血糖、高酮体血症、代谢性酸中毒、糖尿（可引起渗透性利尿从而产生脱水和电解质异常）；死亡率可以高达所有病例的 1%[3,4]。表现的症状包括口渴、多尿、体重降低、恶心、呕吐、弥漫性腹痛、脱水、乏力和脑功能状态受损（从嗜睡到昏迷）[4]。年幼儿童脑水肿的危险会增加[3,5]。控制不好的糖尿病患者在出现代谢性酸中毒前几天可能会有症状，病情发展迅速，通常在 24h 内发病[4]。糖尿病酮症酸中毒常常发生在存在感染而胰岛素的剂量调整不好时。其他致病因素包括胰岛素停用或胰岛素治疗不当、皮下持续胰岛素输入泵停用、影响碳水化合物代谢的药物、胰腺炎、心肌梗死和卒中等疾病状态[4]。糖尿病酮症酸中毒常常出现在 1 型糖尿病刚诊断时，尤其是年幼儿童[3]。妊娠的糖尿病妇女较易出现糖尿病酮症酸中毒，尤其在孕期的中后三个月，胰岛素抵抗增强使胰岛素需要量增加[6]。

糖尿病酮症酸中毒是需要补液、胰岛素治疗和电解质失衡矫治的医疗急症[3～5,7]。液体需要量因人而异，但治疗常以 0.9%氯化钠输入，之后根据水化状态、血清电解质浓度和尿量调整方案。需要留意避免液体过量输入[4]；在儿童可能加重脑水肿的危险[3]。

可溶性常规胰岛素应在已排除低血钾（参见下文）或治疗后再用。以前曾认为应使用大剂量，但小剂量方案辅以适当的水化和高渗状态的纠正已证实适当并成为目前的推荐治疗方案[3,4]。持续静脉输入是治疗糖尿病酮症酸中毒、提供胰岛素的方法。在美国，有些成人的治疗方案采用初始给予静脉大剂量胰岛素[4]；由于脑水肿风险增加，对儿童认为不必如此用药[3]。为使血浆葡萄糖浓度稳步下降，应调整剂量。当血浆葡萄糖浓度降到大约 11mmol/L 时，成人的胰岛素剂量应减少，并结合静脉输葡萄糖，而通常开始时使用 5%氯化钠；为维持血浆葡萄糖在 8.3～11mmol/L，应调整治疗，直到酮症酸中毒消除[4]。酮症常常比高血糖消除需要更长时间，葡萄糖的使用使胰岛素得以维持，从而在不发生低血糖的情况下清除酮体。对于儿童[3]，应从血糖降到大约 17mmol/L 时开始加用葡萄糖治疗；胰岛素应持续使用，常以同样剂量，血浆葡萄糖维持在这一水平直到酸中毒解除（胰岛素剂量推荐的更多细节，参见**胰岛素**项下**糖尿病急症**，第428页）。频繁皮下注射是另一种规律给胰岛素的方法，但相对静脉输注胰岛素，起效较慢，半衰期延长[4]。在处理不复杂的轻到中度糖尿病酮症酸中毒时，可考虑皮下使用速效胰岛素类似物[3,4]。一旦葡萄糖浓度得以控制、酸中毒完全消除，就可以开始过渡到胰岛素皮下维持治疗方案。但静脉胰岛素在皮下用药未起作用时不应停用，这可能要在皮下注射常规胰岛素后 1～2h[3,4]。

尽管体内钾总储备在糖尿病酮症酸中毒时消减，主要是细胞内池，患者血清钾浓度可以表现正常、升高或降低[3,4]。使用胰岛素纠正酸中毒会使钾回到细胞内，出现血清钾浓度降低；无论血清钾浓度如何，患者通常需要补钾治疗。钾输入补充，在肯定肾功能正常后进行。在高血钾患者，一旦血清钾浓度降到正常范围内即可开始补钾[4]。正常血钾患者，开始胰岛素治疗并开始扩充容量时即应开始补钾[3]。少见出现低血钾的患者，开始补液时就应开始补钾，钾浓度升到正常后再开始使用胰岛素[4]。

静脉使用碳酸氢盐目前常用于虽经补液和胰岛素治疗仍有严重酸中毒的情况。有人[3,4]建议碳酸氢盐应在 pH 值低于 6.9 时使用，使 pH 值达到 7.0 以上。碳酸氢盐治疗会增加低血钾的风险，但钾可以通过输液补充。

磷浓度可受影响，在酮症酸中毒状态与钾浓度变化相似，但关于是否需要常规补磷观点不一。如临床发生显著低血磷，应监测磷浓度并补磷[3,4]。

引起糖尿病酮症酸中毒的原因应经过分析妥善处置。

高渗性高血糖状态（HHS）或非酮症性高渗性高血糖昏迷（HONK）主要发生在老年 2 型糖尿病患者，虽然不如糖尿病酮症酸中毒常见，但死亡率较高[8]。患者表现为严重的高血糖昏迷，而酮体正常；脱水和肾功能受损常见。治疗与糖尿病酮症酸中毒类似，采用静脉用胰岛素（见上文），尽管胰岛素应该减少，一旦血浆葡萄糖浓度降到 17mmol/L 以下就应开始补充葡萄糖。应维持血浆葡萄糖浓度在 11～17mmol/L，直到患者清醒，HHS 解除[4]。HHS 的特点，如脱水和血容量降低、低心输出量、血液黏稠度增加以及很高的血渗透压，可以使患者易于出现血栓。尽管预防性试验肝素可以在血栓高危者使用，但这样做的安全性和有效性还缺乏证据来证实[8]。

1. Dagogo-Jack S. Hypoglycemia in type 1 diabetes mellitus: pathophysiology and prevention. *Treat Endocrinol* 2004; **3:** 91–103.
2. de Galan BE, *et al.* Pathophysiology and management of recurrent hypoglycaemia and hypoglycaemia unawareness in diabetes. *Neth J Med* 2006; **64:** 269–79.
3. Wolfsdorf J, *et al.* Diabetic ketoacidosis in infants, children, and adolescents: a consensus statement from the American Diabetes Association. *Diabetes Care* 2006; **29:** 1150–9. Also available at: http://care.diabetesjournals.org/content/29/5/1150.full.pdf (accessed 29/06/09)
4. Kitabchi AE, *et al.* Hyperglycemic crises in adult patients with diabetes. *Diabetes Care* 2009; **32:** 1335–43.

5. Dunger DB, *et al.* European Society for Paediatric Endocrinology/Lawson Wilkins Pediatric Endocrine Society consensus statement on diabetic ketoacidosis in children and adolescents. Abstract: *Pediatrics* 2004; **113**: 400–401. Full version: http://pediatrics.aappublications.org/cgi/reprint/113/2/e133 (accessed 29/06/09)
6. Kamalakannan D, *et al.* Diabetic ketoacidosis in pregnancy. *Postgrad Med J* 2003; **79**: 454–7.
7. Wolfsdorf J, *et al.* International Society for Pediatric and Adolescent Diabetes. ISPAD Clinical Practice Consensus Guidelines 2006—2007: diabetic ketoacidosis. *Pediatr Diabetes* 2007; **8**: 28–43. Also available at: http://www.ispad.org/FileCenter/10-Wolfsdorf_Ped_Diab_2007,8.28-43.pdf (accessed 29/06/09)
8. Chiasson J-L, *et al.* Diagnosis and treatment of diabetic ketoacidosis and the hyperglycemic hyperosmolar state. *CMAJ* 2003; **168**: 859–66. Correction. *ibid.*; 1241.

Acarbose (*BAN*, *USAN*, *rINN*) 阿卡波糖

Acarbosa; Acarbosum; AG-5421; Akarboosi; Akarbos; Akarbosa; Akarboz; Akarbozė; Bay-g-5421. *O*-{4-Amino-4,6-dideoxy-*N*-[(1*S*,4*R*,5*S*,6*S*)-4,5,6-trihydroxy-3-hydroxymethylcyclohex-2-enyl]-α-D-glucopyranosyl}-(1→4)-*O*-α-D-glucopyranosyl-(1→4)-D-glucopyranose.

Акарбоза

$C_{25}H_{43}NO_{18}$ = 645.6.

CAS — 56180-94-0.

ATC — A10BF01.

ATC Vet — QA10BF01.

UNII — T58MSI464G.

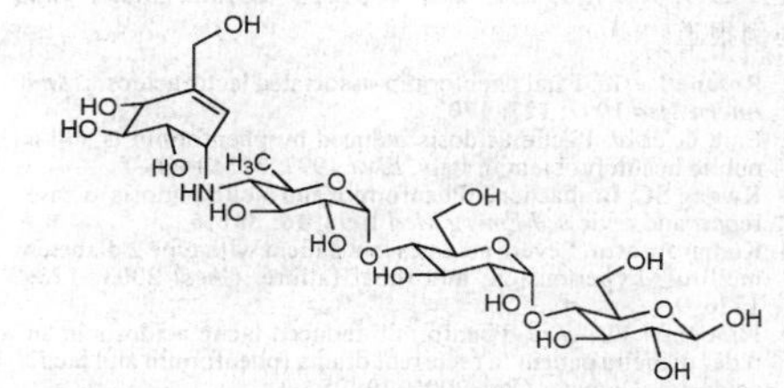

Pharmacopoeias. In *Eur.* (see p.vii) and *US.*

Ph. Eur. 6. 8 (Acarbose) 一种白色或淡黄色，非结晶的吸湿性粉末。极易溶于水；不溶于二氯甲烷；溶于甲醇。5%的水溶液 pH 值是 5.5～7.5。贮藏于密闭容器中。

USP 33 (Acarbose) 由 *Actinoplanes utahensis* 的某些菌株产生。贮藏于密闭容器中。

不良反应

阿卡波糖通常导致胃肠道功能紊乱，特别是在结肠内由于细菌作用于未吸收的糖类而导致胃肠胀气。可能会引起腹胀，腹泻和腹痛。减少剂量和改善饮食习惯可能会减少这些不良反应，而且随着用药时间的延长，不良反应通常亦可消失。罕见肠梗阻的报道。可引起一过性和可逆性肝酶升高，如果肝酶的升高呈持续性，则需停用阿卡波糖；亦罕见黄疸和肝炎的报道。罕有皮肤反应和水肿的报道。

不良反应发生率 制造厂家报道阿卡波糖的不良反应在售后监督研究中的发生情况较以往的临床研究少见[1,2]；这代表了药物剂量的个体化有利于患者对药物的耐受性。

1. Spengler M, Cagatay M. The use of acarbose in the primary-care setting: evaluation of efficacy and tolerability of acarbose by postmarketing surveillance study. *Clin Invest Med* 1995; **18**: 325–31.
2. Mertes G. Safety and efficacy of acarbose in the treatment of type 2 diabetes: data from a 5-year surveillance study. *Diabetes Res Clin Pract* 2001; **52**: 193–204.

对肝脏的影响 有报道患者接受阿卡波糖治疗后出现肝细胞性肝损伤，伴有血清氨基转移酶升高，伴或不伴黄疸[1~4]。停药后症状缓解。

1. Andrade RJ, *et al.* Hepatic injury caused by acarbose. *Ann Intern Med* 1996; **124**: 931.
2. Carrascosa M, *et al.* Acarbose-induced acute severe hepatotoxicity. *Lancet* 1997; **349**: 698–9.
3. Fujimoto Y, *et al.* Acarbose-induced hepatic injury. *Lancet* 1998; **351**: 340.
4. Hsiao S-H, *et al.* Hepatotoxicity associated with acarbose therapy. *Ann Pharmacother* 2006; **40**: 151–4.

对皮肤的影响 1名男性糖尿病患者在开始服用阿卡波糖13天后出现广泛的多形性红斑和嗜酸性粒细胞增多[1]。这种超敏反应已被激发试验所证实。

1. Kono T, *et al.* Acarbose-induced generalised erythema multiforme. *Lancet* 1999; **354**: 396–7.

注意事项

阿卡波糖禁用于炎性肠病，特别是伴有溃疡和胃肠道梗阻，或者易于发生此类情况的患者。患有严重影响消化或吸收的慢性肠病的患者应该避免使用，在这种情况下由于产气的增加可能会促使病情恶化，例如形成疝等。

阿卡波糖同样禁用于有肝损伤的患者，应该监测肝酶水平，特别是在用药的最初 6～12 个月以及服用大剂量药物时。

阿卡波糖单独使用不致产生低血糖，但可能增强磺脲类和胰岛素的药效。如果接受阿卡波糖治疗的患者发生低血糖，需要给予葡萄糖，因为阿卡波糖可以抑制双糖的水解。

药物相互作用

阿卡波糖可能会增强其他抗糖尿病药的作用，包括胰岛素，因此可能需要减少它们各自的剂量。胃肠道吸附剂和消化酶制剂与阿卡波糖同时服用时能减弱阿卡波糖的作用，应该避免。新霉素和考来烯胺可能会增加阿卡波糖的作用，需要减少药物剂量。阿卡波糖可能会抑制地高辛的吸收（见**地高辛的药物相互作用**项下**抗糖尿病药**，第1217页）。

药动学

阿卡波糖被摄入以后，大部分以原形活性药物形式保留在胃肠腔内发挥其药理活性，并且被肠内的酶和菌群所代谢。低于 2%剂量的药物以原形吸收，但大约 35%的药物以代谢物的形式被吸收。阿卡波糖通过尿液和粪便排出体外。

肾损伤 在严重肾功能不全的患者［肌酐清除率低于 $25ml/(min \cdot 1.73m^2)$］中进行药动学研究，发现服药后血浆阿卡波糖峰浓度和浓度-时间曲线下面积增加（分别约为正常肾功能情况下的 5 倍和 6 倍）。此类改变的临床意义尚不明确。

用途和用法

阿卡波糖是 α 糖苷酶，特别是蔗糖酶的抑制剂。它能延缓小肠内糖类的消化和吸收，因此能降低糖类负荷后的血糖浓度。在 2 型糖尿病治疗中（第407页）可以单独用药或者与磺脲类、双胍类或胰岛素联合用药。阿卡波糖可以从小剂量开始，每日 25mg 或 50mg 以减少对胃肠道的干扰。此后逐渐增加至普通剂量 25mg 或 50mg，每日 3 次，并且在进餐前即刻给药。4～8 周后必要时可以将剂量加至 100mg 或 200mg，每日 3 次。美国注册药品信息推荐对于体重 60kg 以内的患者最大剂量为 50mg，每日 3 次；对于更大体重的患者，最大剂量则为 100mg，每日 3 次。阿卡波糖可以作为 1 型糖尿病中胰岛素治疗的辅助用药，并能带来益处。

阿卡波糖还被应用于反应性低血糖、倾倒综合征、某些类型高脂蛋白血症和多囊卵巢综合征的治疗研究中。

1. Salvatore T, Giugliano D. Pharmacokinetic-pharmacodynamic relationships of acarbose. *Clin Pharmacokinet* 1996; **30**: 94–106.
2. Hoffman J, Spengler M. Efficacy of 24-week monotherapy with acarbose, metformin, or placebo in dietary-treated NIDDM patients: the Essen-II study. *Am J Med* 1997; **103**: 483–90.
3. Hollander P, *et al.* Acarbose in the treatment of type I diabetes. *Diabetes Care* 1997; **20**: 248–53.
4. Buse J, *et al.* The PROTECT study: final results of a large multicenter postmarketing study in patients with type 2 diabetes. *Clin Ther* 1998; **20**: 257–69.
5. Scheen AJ. Clinical efficacy of acarbose in diabetes mellitus: a critical review of controlled trials. *Diabetes Metab* 1998; **24**: 311–20.
6. Holman RR, *et al.* A randomized double-blind trial of acarbose in type 2 diabetes shows improved glycemic control over 3 years (UK Prospective Diabetes Study 44). *Diabetes Care* 1999; **22**: 960–4.
7. Riccardi G, *et al.* Efficacy and safety of acarbose in the treatment of type 1 diabetes mellitus: a placebo-controlled, double-blind, multicentre study. *Diabet Med* 1999; **16**: 228–32.
8. Josse RG, *et al.* Acarbose in the treatment of elderly patients with type 2 diabetes. *Diabetes Res Clin Pract* 2003; **59**: 37–42.
9. Van de Laar FA, *et al.* Alpha-glucosidase inhibitors for type 2 diabetes mellitus. Available in The Cochrane Database of Systematic Reviews; Issue 2. Chichester: John Wiley; 2005 (accessed 13/01/09).
10. Hanefeld M, Schaper F. Acarbose: oral anti-diabetes drug with additional cardiovascular benefits. *Expert Rev Cardiovasc Ther* 2008; **6**: 153–63. Correction. *ibid.* 2009; **7**: 330.

糖耐量减低 一项有关糖耐量减低患者的前瞻性研究发现，阿卡波糖能够延缓 2 型糖尿病的发生[1]，且显著降低心血管疾病和高血压的发生率[2]。然而，一项包含上述研究的系统性综述[3]发现，此类研究数据有限，列入文中的另外 4 项研究质量较差。该综述的作者认为，存在证据证明阿卡波糖可降低 2 型糖尿病的发病率，但阿卡波糖对于血糖控制作用有限，而且，此类作用应视为预防、延缓糖尿病的发生还是掩饰糖尿病的存在尚不清楚。作者亦认为需要更多的研究来证实阿卡波糖在此类患者中具有预防心血管事件的作用。

1. Chiasson J-L, *et al.* Acarbose for prevention of type 2 diabetes mellitus: the STOP-NIDDM randomised trial. *Lancet* 2002; **359**: 2072–7.
2. Chiasson J-L, *et al.* Acarbose treatment and the risk of cardiovascular disease and hypertension in patients with impaired glucose tolerance: the STOP-NIDDM trial. *JAMA* 2003; **290**: 486–94.
3. Van de Laar FA, *et al.* Alpha-glucosidase inhibitors for people with impaired glucose tolerance or impaired fasting blood glucose. Available in The Cochrane Database of Systematic Reviews; Issue 4. Chichester: John Wiley; 2006 (accessed 12/01/09).

制剂

专利制剂

Arg.: Glucobay; ***Austral.:*** Glucobay; ***Austria:*** Glucobay; ***Belg.:*** Glucobay; ***Braz.:*** Aglucose; Glucobay; ***Canad.:*** Glucobay; Prandase; ***Chile:*** Glucobay; ***Cz.:*** Glucobay; ***Denm.:*** Glucobay; ***Fin.:*** Glucobay; ***Fr.:*** Glucor; ***Ger.:*** Glucobay; ***Gr.:*** Glucobay; ***Hong Kong:*** Glucobay; ***Hung.:*** Glucobay; ***India:*** Acarbay; Asucrose; Glubose; Glucar; Glucobay; ***Indon.:*** Glucobay; ***Irl.:*** Glucobay; ***Israel:*** Prandase; ***Ital.:*** Glicobase; Glucobay; ***Malaysia:*** Dibose; Glucar; Glucobay; Precose; ***Mex.:*** Glemisal; Glucobay; Incardel; Sincrosa; ***Neth.:*** Glucobay; Glucosane; ***Norw.:*** Glucobay; ***NZ:*** Glucobay; ***Philipp.:*** Glucobay; Gluconase; ***Pol.:*** Glucobay; ***Port.:*** Alsucril; Bluecose; Establix; Glucobay; Linacal; ***Rus.:*** Glucobay (Глюкобай); ***S.Afr.:*** Glucobay; ***Singapore:*** Glucobay; ***Spain:*** Glucobay; Glumida; ***Swed.:*** Glucobay; ***Switz.:*** Glucobay; ***Thai.:*** Glucobay; ***Turk.:*** Arokan; Glucobay; Glynose; ***UK:*** Glucobay; ***Ukr.:*** Glucobay (Глюкобай); ***USA:*** Precose; ***Venez.:*** Glucobay.

Acetohexamide (*BAN*, *USAN*, *rINN*) 醋酸己脲

Acetohexamid; Acetohexamida; Acétohexamide; Acetohexamidum; Asetoheksamidi; Compound 33006. 1-(4-Acetylbenzenesulphonyl)-3-cyclohexylurea.

Ацетогексамид

$C_{15}H_{20}N_2O_4S$ = 324.4.

CAS — 968-81-0.

ATC — A10BB31.

ATC Vet — QA10BB31.

UNII — QGC8W08I6I.

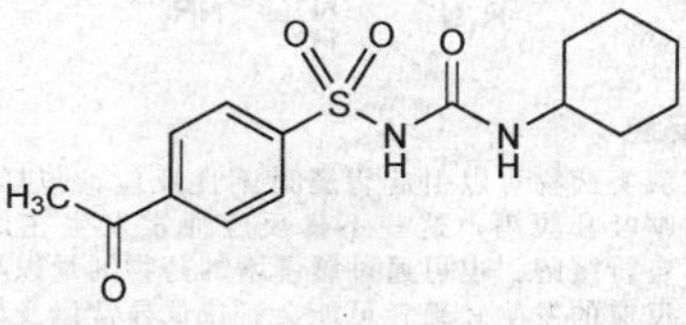

Pharmacopoeias. In *Jpn* and *US.*

USP 33 (Acetohexamide) 白色，无臭，结晶性粉末。不溶于水；溶于乙醇（1∶230），溶于氯仿（1∶210）；溶于吡啶和碱性氢氧化物的稀释液。

简介

对醋酸乙脲是一种磺脲类抗糖尿病药(第440页)。用于 2 型糖尿病的治疗。

制剂

USP 33: Acetohexamide Tablets.

专利制剂

USA: Dymelor†.

Alogliptin Benzoate (*USAN*, *rINNM*) 苯甲酸阿格列汀

Alogliptine, Benzoate de; Alogliptini Benzoas; Benzoato de alogliptina; SYR-322. 6-[(3*R*)-3-Aminopiperidin-1-yl]-1-(2-cyanobenzyl)-3-methylpyrimidin-2,4(1*H*,3*H*)-dione monobenzoate.

Альоглиптина Бензоат

$C_{18}H_{21}N_5O_2,C_7H_6O_2$ = 461.5.

CAS — 850649-61-5 (alogliptin); 850649-62-6 (alogliptin benzoate).

ATC — A10BH04.

ATC Vet — QA10BH04.

UNII — EEN99869SC.

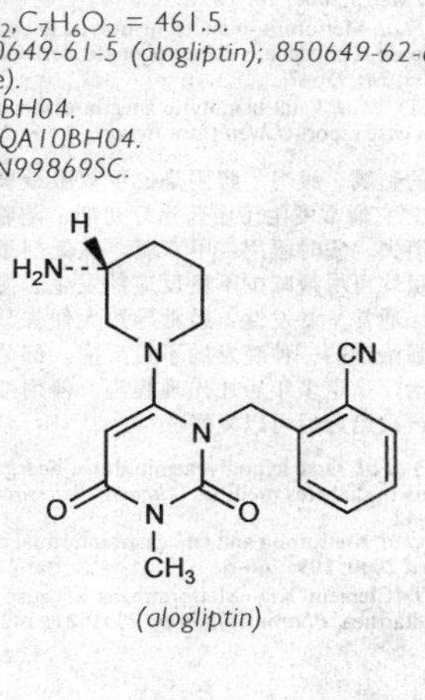

(alogliptin)

简介

与西格列汀（见第440页）类似，苯甲酸阿格列汀是一种二肽基肽酶-4抑制药。目前，该药用于2型糖尿病的治疗正处于研究阶段。

1. Covington P, *et al.* Pharmacokinetic, pharmacodynamic, and tolerability profiles of the dipeptidyl peptidase-4 inhibitor alogliptin: a randomized, double-blind, placebo-controlled, multiple-dose study in adult patients with type 2 diabetes. *Clin Ther* 2008; **30:** 499–512.
2. Christopher R, *et al.* Pharmacokinetics, pharmacodynamics, and tolerability of single increasing doses of the dipeptidyl peptidase-4 inhibitor alogliptin in healthy male subjects. *Clin Ther* 2008; **30:** 513–27.
3. DeFronzo RA, *et al.* Alogliptin Study 010 Group. Efficacy and safety of the dipeptidyl peptidase-4 inhibitor alogliptin in patients with type 2 diabetes and inadequate glycemic control: a randomized, double-blind, placebo-controlled study. *Diabetes Care* 2008; **31:** 2315–7.
4. Pratley RE, *et al.* Alogliptin Study 007 Group. Efficacy and safety of the dipeptidyl peptidase-4 inhibitor alogliptin in patients with type 2 diabetes inadequately controlled by glyburide monotherapy. *Diabetes Obes Metab* 2009; **11:** 167–76.
5. Nauck MA, *et al.* Alogliptin Study 008 Group. Efficacy and safety of adding the dipeptidyl peptidase-4 inhibitor alogliptin to metformin therapy in patients with type 2 diabetes inadequately controlled with metformin monotherapy: a multicentre, randomised, double-blind, placebo-controlled study. *Int J Clin Pract* 2009; **63:** 46–55.

Biguanide Antidiabetics 双胍类抗糖尿病药

Antidiabéticos biguanídicos.

Бигуаниды Антидиабетические

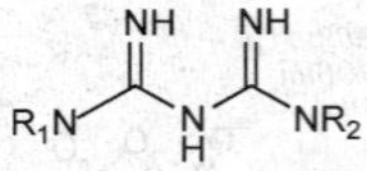

不良反应

双胍类药物可以引起胃肠道不良反应，包括厌食、恶心、呕吐和腹泻；这些不良反应通常发生在用药早期，可自行缓解；也可通过缓慢增加药物剂量以尽量避免不良反应的发生。患者可能会有味觉异常以及体重下降。可能会削弱机体对各种物质的吸收，包括维生素 B_{12}。很少有皮肤反应的报道。

双胍类药物单独应用很少会发生低血糖，但是如果存在其他促发因素或药物时也可能会引发低血糖。

双胍类药物，主要是苯乙双胍可能会引起乳酸性酸中毒，有时是致命的。当服用二甲双胍的患者发生乳酸性酸中毒时，大多是患者存在用药的禁忌证，特别是有肾功能损害时。

一些有争议的报道称，口服苯乙双胍降糖治疗会增加心血管病的死亡率（详见**磺脲类**下**对心血管的影响**，第441页）。

1. Paterson KR, *et al.* Undesired effects of biguanide therapy. *Adverse Drug React Acute Poisoning Rev* 1984; **3:** 173–82.
2. Howlett HCS, Bailey CJ. A risk-benefit assessment of metformin in type 2 diabetes mellitus. *Drug Safety* 1999; **20:** 489–503.

对血液的影响 采用双胍类药物治疗可能会引起巨幼细胞性贫血（见**对胃肠道的影响**项下的**吸收不良**）。少数病例中可以见到二甲双胍诱发溶血导致高胆红素血症和黄疸的报道[1~3]，包括一例进展为大出血、休克以至死亡[4]。

1. Lin K-D, *et al.* Metformin-induced hemolysis with jaundice. *N Engl J Med* 1998; **339:** 1860–1.
2. Kashyap AS, Kashyap S. Haemolytic anaemia due to metformin. *Postgrad Med J* 2000; **76:** 125–6.
3. Meir A, *et al.* Metformin-induced hemolytic anemia in a patient with glucose-6-phosphate dehydrogenase deficiency. *Diabetes Care* 2003; **26:** 956–7.
4. Packer CD, *et al.* Fatal hemolytic anemia associated with metformin: a case report. *J Med Case Reports* 2008; **2:** 300.

对胃肠道的影响 腹泻 腹泻是二甲双胍最被人熟知的不良反应[1]。它通常发生于服药治疗初期，随着服药时间的延长逐渐消失；餐时服用二甲双胍，从低剂量起始逐渐增加药物剂量均可尽量减少不良反应的发生。慢性腹泻表现为稀水样，通常呈暴发性，经常导致大便失禁，这被认为是二甲双胍治疗的一种晚发的不良反应。部分患者在接受二甲双胍治疗稳定多年后才出现腹泻。停用二甲双胍后症状缓解，再次给药后可以复发[2,3]。

1. Bytzer P, *et al.* Oral hypoglycaemic drugs and gastrointestinal symptoms in diabetes mellitus. *Aliment Pharmacol Ther* 2001; **15:** 137–42.
2. Raju B, *et al.* Metformin and late gastrointestinal complications. *Am J Med* 2000; **109:** 260–1.
3. Foss MT, Clement KD. Metformin as a cause of late-onset chronic diarrhea. *Pharmacotherapy* 2001; **21:** 1422–4.

吸收不良 1名58岁的妇女在接受二甲双胍长期治疗后因为维生素 B_{12} 吸收不良出现巨幼细胞性贫血[1]。1名胃切除术后妇女在服用二甲双胍10个月内发生了血清维生素 B_{12} 水平的下降和巨幼细胞性贫血[2]，采用甲钴胺替代治疗，抗糖尿病治疗用那格列奈后得以缓解。

一项对用双胍类药物治疗的患者的调查中[3]，46名服用二甲双胍或苯乙双胍的糖尿病患者中有14名发生了维生素 B_{12} 吸收不良，而二甲双胍更常被提到存在此不良反应。14名患者在停药后仅有7名患者的吸收恢复正常。一项在353名患者中进行的安慰剂对照研究[4]亦发现，服用二甲双胍16周之后患者血清维生素 B_{12} 水平下降，同时叶酸水平下降，同型半胱氨酸水平上升。10名[5]发生二甲双胍相关的维生素 B_{12} 缺乏的患者，在开始用肌注或口服维生素 B_{12} 治疗3个月内，其维生素 B_{12} 浓度和血细胞计数的异常被纠正；2名患者改用其他抗糖尿病药进行治疗。

1. Callaghan TS, *et al.* Megaloblastic anaemia due to vitamin B_{12} malabsorption associated with long-term metformin treatment. *BMJ* 1980; **280:** 1214–15.
2. Fujita H, *et al.* A case of megaloblastic anemia due to vitamin B_{12} deficiency precipitated in a totally gastrectomized type II diabetic patient following the introduction of metformin therapy. *Endocr J* 2003; **50:** 483–4.
3. Adams JF, *et al.* Malabsorption of vitamin B_{12} and intrinsic factor secretion during biguanide therapy. *Diabetologia* 1983; **24:** 16–18.
4. Wulffelé MG, *et al.* Effects of short-term treatment with metformin on serum concentrations of homocysteine, folate and vitamin B12 in type 2 diabetes mellitus: a randomized, placebo-controlled trial. *J Intern Med* 2003; **254:** 455–63.
5. Andrès E, *et al.* Metformin-associated vitamin B_{12} deficiency. *Arch Intern Med* 2002; **162:** 2251–2.

对肝脏的影响 二甲双胍所致肝毒性反应罕见，但二甲双胍引起的严重胆汁淤积性肝炎已有数例报道[1~6]。通常，此类不良反应在起始服用二甲双胍2个月内发生，停药3个月内缓解。

1. Babich MM, *et al.* Metformin-induced acute hepatitis. *Am J Med* 1998; **104:** 490–2.
2. Desilets DJ, *et al.* Cholestatic jaundice associated with the use of metformin. *Am J Gastroenterol* 2001; **96:** 2257–8.
3. Nammour FE, *et al.* Metformin-induced cholestatic hepatitis. *Endocr Pract* 2003; **9:** 307–9.
4. Deutsch M, *et al.* Metformin hepatotoxicity. *Ann Intern Med* 2004; **140:** W25. Available at: http://www.annals.org/cgi/reprint/140/5/W-25.pdf (accessed 05/10/09)
5. Kutoh E. Possible metformin-induced hepatotoxicity. *Am J Geriatr Pharmacother* 2005; **3:** 270–3.
6. Barquero Romero J, Pérez Miranda M. Hepatitis colestásica inducida por metformina. *Gastroenterol Hepatol* 2005; **28:** 257–8.

对胰腺的影响 尽管急性胰腺炎更多的与苯乙双胍相关[1,2]，目前也有几例二甲双胍相关的胰腺炎的报道，这其中肾功能衰竭可能导致了二甲双胍的毒性[3,4]。另有1名服用二甲双胍治疗多囊卵巢综合征的患者在服药48h内发生胰腺炎，而该患者并无肾功能不全[5]。

1. Wilde H. Pancreatitis and phenformin. *Ann Intern Med* 1972; **77:** 324.
2. Chase HS, Mogan GR. Phenformin-associated pancreatitis. *Ann Intern Med* 1977; **87:** 314–15.
3. Mallick S. Metformin induced acute pancreatitis precipitated by renal failure. *Postgrad Med J* 2004; **80:** 239–40.
4. Fimognari FL, *et al.* Metformin-induced pancreatitis: a possible adverse drug effect during acute renal failure. *Diabetes Care* 2006; **29:** 1183.
5. Molina Infante J, *et al.* Pancreatitis aguda tóxica por metformina sin insuficiencia renal. *Med Clin (Barc)* 2008; **131:** 519.

超敏反应 1名59岁的妇女在服用二甲双胍后发生血管炎和肺炎[1]。停用二甲双胍后症状改善，但是再次用药后复发。1名33岁的妇女亦在服用二甲双胍后出现皮肤血管炎，而且停药后缓解，再次用药后复发[2]。

1. Klapholz L, *et al.* Leucocytoclastic vasculitis and pneumonitis induced by metformin. *BMJ* 1986; **293:** 483.
2. Salem CB, *et al.* Rare case of metformin-induced leukocytoclastic vasculitis. *Ann Pharmacother* 2006; **40:** 1685–7.

低血糖 二甲双胍的注册药品信息中描述，单用二甲双胍不会产生低血糖，甚至在药物过量时，但是如果与乙醇或其他降糖药合用时也会引起低血糖。来自英国前瞻性糖尿病研究[1]的3年内部结果表明，二甲双胍相关的低血糖发作较磺脲类药物或胰岛素治疗少见，但是比单独饮食控制多见。对290名服用二甲双胍至少6年的患者进行随访研究发现，每年自我发现的低血糖发作至少1次的患者比例为1.7%，而756名单纯饮食控制患者该比例为0.8%[2]。

1. United Kingdom Prospective Diabetes Study Group. United Kingdom prospective diabetes study (UKPDS) 13: relative efficacy of randomly allocated diet, sulphonylurea, insulin, or metformin in patients with newly diagnosed non-insulin dependent diabetes followed for 3 years. *BMJ* 1995; **310:** 83–8.
2. Wright AD, *et al.* for the UKPDS Group. Hypoglycemia in type 2 diabetic patients randomized to and maintained on monotherapy with diet, sulfonylurea, metformin, or insulin for 6 years from diagnosis: UKPDS73. *J Diabetes Complications* 2006; **20:** 395–401.

乳酸性酸中毒 双胍类抗糖尿病药所引起乳酸性酸中毒的危险性虽小但很明确。大多数早期报道涉及苯乙双胍，因而该产品退出了许多国家的市场，但是苯乙双胍相关的乳酸性酸中毒仍有发生[1~5]。目前被广泛使用的二甲双胍引起的乳酸性酸中毒的危险性因此被人们所关注。然而，二甲双胍所致的乳酸性酸中毒非常罕见：一篇综述的观点认为其发生率每100000名患者中会有3例出现此类情况，这比苯乙双胍减少了20倍[6]。二甲双胍在美国上市后，上述结论与FDA的发现一致：二甲双胍在美国上市场后的1年内，FDA接到66名患者发生二甲双胍相关的乳酸性酸中毒的报告[7]，47名患者的诊断已被证实。这代表其发生率是每100000名患者中约有5例发生此情况。大多数因服用二甲双胍而发生乳酸性酸中毒的患者具有1个或多个诱发的危险因素，例如肾损伤、充血性心力衰竭或其他诱发低氧血症或急性肾衰竭的情况（包括败血症、急性肝功能失代偿、嗜酒、急性心肌梗死或休克[6]）。更多关于该类患者使用二甲双胍的风险的讨论详见下文**心力衰竭**项下内容。一项包括多年使用二甲双胍治疗的超过70000名患者的系统回顾分析认为[8]，没有证据表明把二甲双胍用于即使有禁忌证的患者会增加乳酸性酸中毒发生的危险。在一项对47例个案报道的综述中，二甲双胍和乳酸性酸中毒的关系同样受到质疑[9]。作者认为，这些患者本身具有其他可导致乳酸性酸中毒的危险因素，而且患者的乳酸浓度、二甲双胍浓度和死亡率之间并无关系。因此，二甲双胍的使用与乳酸性酸中毒的发生可能仅是巧合而非因果关系。不过，在没有明显危险因素而使用二甲双胍治疗的患者中，仍有少数乳酸性酸中毒的病例报道[10,11]。

1. Rosand J, *et al.* Fatal phenformin-associated lactic acidosis. *Ann Intern Med* 1997; **127:** 170.
2. Enia G, *et al.* Lactic acidosis induced by phenformin is still a public health problem in Italy. *BMJ* 1997; **315:** 1466–7.
3. Kwong SC, Brubacher J. Phenformin and lactic acidosis: a case report and review. *J Emerg Med* 1998; **16:** 881–6.
4. Kumar A, *et al.* Severe acidosis in a patient with type 2 diabetes mellitus, hypertension, and renal failure. *Chest* 2003; **123:** 1726–9.
5. Fimognari FL, *et al.* Phenformin-induced lactic acidosis in an older diabetic patient: a recurrent drama (phenformin and lactic acidosis). *Diabetes Care* 2006; **29:** 950–1.
6. Chan NN, *et al.* Metformin-associated lactic acidosis: a rare or very rare clinical entity? *Diabet Med* 1999; **16:** 273–81.
7. Misbin RI, *et al.* Lactic acidosis in patients with diabetes treated with metformin. *N Engl J Med* 1998; **338:** 265–6.
8. Salpeter SR, *et al.* Risk of fatal and nonfatal lactic acidosis with metformin use in type 2 diabetes mellitus. Available in The Cochrane Database of Systematic Reviews; Issue 4. Chichester: John Wiley; 2010 (accessed 11/08/10).
9. Stades AME, *et al.* Metformin and lactic acidosis: cause or coincidence? A review of case reports. *J Intern Med* 2004; **255:** 179–87.
10. Silvestre J, *et al.* Metformin-induced lactic acidosis: a case series. *J Med Case Reports* 2007; **1:** 126.
11. Bruijstens LA, *et al.* Reality of severe metformin-induced lactic acidosis in the absence of chronic renal impairment. *Neth J Med* 2008; **66:** 185–90.

不良反应的处置

双胍类药物的急性中毒可以引发乳酸性酸中毒（见**代谢性酸中毒**，第1590页），并且需要强有力的支持治疗。发生低血糖时需要给予葡萄糖或胰高血糖素，常规处理原则见**胰岛素**，第424页。服药过量1h内，具备气道保护条件下，可经口给予活性炭。

过量 参考文献如下。

1. Spiller HA, *et al.* Multicenter case series of pediatric metformin ingestion. *Ann Pharmacother* 2000; **34:** 1385–8.
2. Forrester MB. Adult metformin ingestions reported to Texas poison control centers, 2000—2006. *Hum Exp Toxicol* 2008; **27:** 575–83.

注意事项

双胍类药物不适用于有糖尿病昏迷和酮症酸中毒的患者，也不适用于有严重感染、创伤或其他严重疾病的患者，在这些不能用双胍类药物控制的高血糖状态下，应该采用胰岛素治疗。双胍类药物通常避免用于肾损伤患者，因为它可能促使患者发生乳酸性酸中毒，在整个治疗过程中需要监测肾功能（详见**二甲双胍的注意事项**项下**肾损伤**，第431页）。脱水可能加重肾损伤。在低氧状态下，例如急性心衰、近期心肌梗死或休克都可能增加乳酸性酸中毒发生的风险。在其他情况下，患者服用双胍类药物的同时过量饮酒或有肝功能损伤也可能诱发乳酸性酸中毒。因为造影剂有诱导肾功能损伤的危险，因此部分患者可能需要在使用造影剂检查前暂时停用双胍类药物（详见下文**药物相互作用**项下内容）。

胰岛素适用于妊娠期糖尿病的治疗（有关妊娠期间二甲双胍的使用报道亦参见第431页）。

由于双胍类药物有降低维生素 B_{12} 吸收的可能，因此建议在长期治疗过程中应当每年监测一次维生素 B_{12} 的水平。

驾驶 糖尿病及其并发症以及用于治疗糖尿病的药物均可能影响患者的安全驾驶能力——英国对糖尿病患者的限制，详见**胰岛素**项下（第424页）。

心力衰竭 由于乳酸性酸中毒风险的增加，二甲双胍禁用于合并心力衰竭的糖尿病患者。然而，观察研究的证据表明，尽管该项禁忌证正逐渐被忽视，此类患者中乳酸性酸中毒的发生仍然罕见[1]。二甲双胍在乳酸性酸中毒发生过程中的致病作用亦受到质疑（详见上文**乳酸性酸中毒**项下）。尽管心力衰竭与糖尿病的常合并存在，目前尚缺乏在该类患者中进行的二甲双胍的对照研究。观察性和回顾性研究以及一项小规模前瞻性研究的数据表明，二甲双胍不增加乳酸性酸中毒的风险，而且实际上在任何原因的心力衰竭患者中可能与降低发病率和全死因死亡率相关[1~3]。因此，建议对于合并可代偿的稳定性心力衰竭的糖尿病患者，可谨慎使用二甲双胍[4]。然而，在具有急性或不稳定性心力衰竭症状[4]以及同时具有其他危险因素（如肾损伤）的患者中，二甲双胍仍列为禁忌[1,3]。

1. Tahrani AA, *et al.* Metformin, heart failure, and lactic acidosis: is metformin absolutely contraindicated? *BMJ* 2007; **335:** 508–12.
2. Eurich DT, *et al.* Benefits and harms of antidiabetic agents in patients with diabetes and heart failure: systematic review. Abridged version: *BMJ* 2007; **335:** 497–501. Full version: http://www.bmj.com/cgi/reprint/335/7618/497 (accessed 23/02/09)
3. Roberts F, Ryan GJ. The safety of metformin in heart failure. *Ann Pharmacother* 2007; **41:** 642–6.
4. Inzucchi SE, *et al.* Metformin therapy in patients with type 2 diabetes complicated by heart failure. *Am Heart J* 2007; **154:** e45. Also published in: *Diabetes Care* 2007; **30:** e129.

药物相互作用

双胍类药物与其他降糖药合用会增加低血糖发生的危险，而使用升血糖药物则可以降低双胍类药物的疗效。

关于双胍类药物相互作用的报道通常比磺脲类药物要少。乙醇可以增加乳酸性酸中毒和低血糖发生的危险。如果双胍类药物与可能损害肾功能的药物合用时，需要特别小心。

抗凝血药 二甲双胍对苯丙香豆素活性的影响见**抗糖尿病药**，第1372页。

抗病毒药 有报道1名患者同时服用二甲双胍、去羟肌苷、司他夫定和替诺福韦后发生了致死性的乳酸性酸中毒[1]。

1. Worth L, *et al.* A cautionary tale: fatal lactic acidosis complicating nucleoside analogue and metformin therapy. *Clin Infect Dis* 2003; **37:** 315–16.

西咪替丁 在7名健康者中，西咪替丁可以增加血浆二甲双胍浓度[1]。肾对二甲双胍的清除率下降；原因是在近端肾小管分泌中相互竞争。同时服用二甲双胍和西咪替丁的患者可能需要减少二甲双胍的药物剂量，目的是降低乳酸性酸中毒发生的危险。关于1名患者服用二甲双胍、西咪替丁和奥利司他后发生乳酸性酸中毒的报道，详见下文**奥利司他**项下。

1. Somogyi A, *et al.* Reduction of metformin renal tubular secretion by cimetidine in man. *Br J Clin Pharmacol* 1987; **23:** 545–51.

造影剂 由于存在发生乳酸性酸中毒的风险，对服用双胍类药物的患者需谨慎使用碘造影剂。部分造影剂的注册药品信息中指出需要在造影剂检查前48h停用双胍类药物，并且在检查后停药直至确认肾功能正常为止。然而，部分指南[1~4]并不支持对血清肌酐水平正常和（或）肾小球滤过率大于60ml/min的服用双胍类药物的患者也采用同样的限制措施。此类指南大致建议如下：

- 无合并症和肾功能正常：无需在使用碘化造影剂前停用二甲双胍并且在检查后无需检测血清肌酐水平；
- 有多种合并症并且肾功能正常：需在检查开始时停用二甲双胍，停用48h。除非存在肾损害的风险，此类患者重新使用二甲双胍前再次进行血清肌酐水平检测并不是必需的；
- 肾功能不全：需在检查开始时停用二甲双胍，持续至少48h并确认肾功能稳定后方可重新开始服用二甲双胍。

加拿大指南[1]同时还认为，如果造影剂的量大于100ml，所有服用二甲双胍的患者都需要停用该药48h。

1. Benko A, *et al.* Canadian Association of Radiologists: consensus guidelines for the prevention of contrast-induced nephropathy. *Can Assoc Radiol J* 2007; **58:** 79–87. Correction available at: http://www.car.ca/Files%5CNephropathy.pdf (accessed 22/05/09) [correct version]
2. European Society of Urogenital Radiology. ESUR guidelines on contrast media (version 7.0, issued August 2008). Available at: http://www.esur.org/ESUR_Guidelines_NEW.6.0.html (accessed 22/05/09)
3. Committee on Drugs and Contrast Media. American College of Radiology manual on contrast media (version 7, issued 2010). Available at: http://www.acr.org/SecondaryMainMenuCategories/quality_safety/contrast_manual/FullManual.aspx (accessed 24/08/10)
4. Board of the Faculty of Clinical Radiology; The Royal College of Radiologists. Standards for intravascular contrast agent administration to adult patients, second edition (issued April 2010). Available at: http://www.rcr.ac.uk/docs/radiology/pdf/BFCR%2810%294_Stand_contrast.pdf (accessed 24/08/10)

酮替芬 10名接受双胍类药物治疗的患者（有3名患者显著）在同时服用酮替芬时，血小板计数有降低[1]。在结束酮替芬治疗后几天，计数又恢复正常。然而，研究者们不认为这种作用有临床意义。

1. Doleček R. Ketotifen in the treatment of diabetics with various allergic conditions. *Pharmatherapeutica* 1981; **2:** 568–74.

奥利司他 一项在正常人中进行的研究未发现奥利司他和二甲双胍间明显的相互作用[1]。然而，曾有1名糖尿病妇女在服用二甲双胍、奥利司他以及西咪替丁之后出现了乳酸性酸中毒[2]。作者推测奥利司他诱发的腹泻可能导致肾损伤，从而导致二甲双胍的排泄障碍。另一种可能的解释为，奥利司他促进了二甲双胍的吸收或者肠道里二甲双胍介导的葡萄糖向乳酸的转化。西咪替丁可能促进了上述这些药物间的相互作用，而且还降低了肾对二甲双胍的清除（详见上文**西咪替丁**）。

1. Zhi J, *et al.* Pharmacokinetic evaluation of the possible interaction between selected concomitant medications and orlistat at steady state in healthy subjects. *J Clin Pharmacol* 2002; **42:** 1011–19.
2. Dawson D, Conlon C. Case study: metformin-associated lactic acidosis: could orlistat be relevant? *Diabetes Care* 2003; **26:** 2471–2.

磺脲类 二甲双胍联合磺脲类药物强化治疗方案可以增加死亡率的参考文献见第443页。

用途和用法

双胍类是一类用于治疗2型糖尿病的口服抗糖尿病药（第407页）。当饮食调节不能发挥有效作用时，它们可以作为补充治疗。此外，由于双胍类药物与体重增加不相关，因此更适用于肥胖患者。尽管磺脲类药物（第440页）可能更适用于非肥胖患者，但是当患者对磺脲类药物治疗没有反应时，双胍类药物通常可以作为补充或替代治疗。

双胍类药物的作用机制还不明确。它们不会刺激胰岛素释放，但是又同时要求有一定量的胰岛素存在来发挥其抗糖尿病作用。可能的作用机制包括延缓胃肠道对葡萄糖的吸收，增加胰岛素敏感性，促进细胞摄取葡萄糖以及抑制肝糖原的生成。双胍类药物通常不会降低非糖尿病患者的血糖水平。

高脂血症 尽管有研究发现，双胍类药物能对血脂谱产生有利的影响，但是它对脂代谢的作用还不清楚。对2型糖尿病患者的研究结果进行综述[1]显示，二甲双胍可降低总胆固醇和低密度脂蛋白胆固醇的浓度，且不依赖于血糖控制的水平。对高密度脂蛋白胆固醇的增高作用不明显。有证据显示，二甲双胍可降低血清甘油三酯的水平，可能与血糖控制和二甲双胍剂量相关。然而，该综述发现二甲双胍对脂类的作用通常比较有限，且不认为这种作用会带来心血管终点的重大改善。

1. Wulffelé MG, *et al.* The effect of metformin on blood pressure, plasma cholesterol and triglycerides in type 2 diabetes mellitus: a systematic review. *J Intern Med* 2004; **256:** 1–14.

多囊卵巢综合征 二甲双胍可能影响多囊卵巢综合征的讨论部分见第432页。

Buformin（*USAN*，*pINN*）丁福明

Buformina; Buformine; Buforminum; DBV; W-37. 1-Butylbiguanide.

Буформин

$C_6H_{15}N_5$ = 157.2.

CAS — 692-13-7 (buformin); 1190-53-0 (buformin hydrochloride).

ATC — A10BA03.

ATC Vet — QA10BA03.

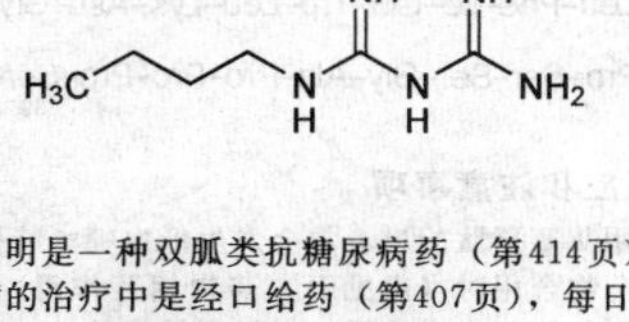

简介

丁福明是一种双胍类抗糖尿病药（第414页）。在2型糖尿病的治疗中是经口给药（第407页），每日剂量可高达300mg。丁福明也可做成盐酸盐。

制剂

专利制剂

Cz.: Adebit†; Silubin†; ***Hung.:*** Adebit; ***Switz.:*** Silubin†.

Carbutamide（*BAN*，*rINN*）氨磺丁脲

BZ-55; Ca-1022; Carbutamida; Carbutamidum; Glybutamide; Karbutamid; Karbutamidi; U-6987. 1-Butyl-3-sulphanilylurea.

Карбутамид

$C_{11}H_{17}N_3O_3S$ = 271.3.

CAS — 339-43-5.

ATC — A10BB06.

ATC Vet — QA10BB06.

UNII — E3K8P4869P.

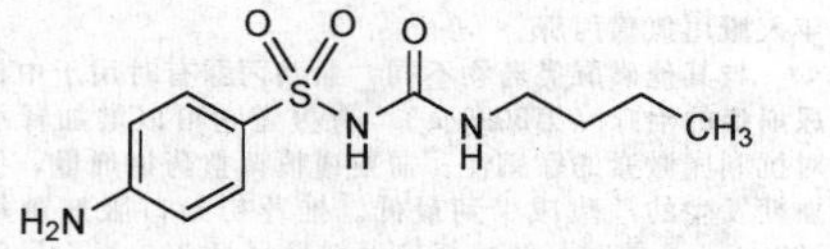

简介

氨磺丁脲是一种磺脲类抗糖尿病药（第440页）。在2型糖尿病治疗中是经口给药（第407页），每日单药剂量为0.5～1g，但是毒性较氯磺丙脲大。

制剂

专利制剂

Fr.: Glucidoral.

Chlorpropamide（*BAN*，*rINN*）氯磺丙脲

Chloropropamid; Chlorpropamid; Chlorpropamidas; Chlorpropamidum; Clorpropamida; Klooripropamidi; Klórpropamid; Klorpropamid. 1-(4-Chlorobenzenesulphonyl)-3-propylurea.

Хлорпропамид

$C_{10}H_{13}ClN_2O_3S$ = 276.7.

CAS — 94-20-2.

ATC — A10BB02.

ATC Vet — QA10BB02.

UNII — WTM2C3IL2X.

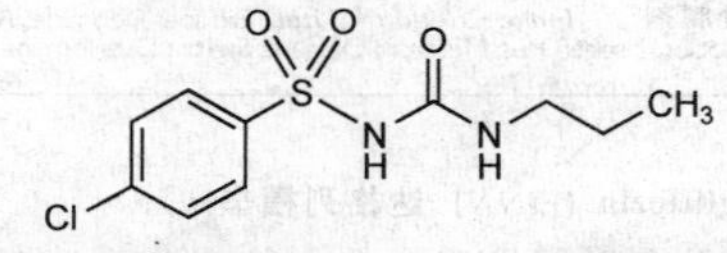

Pharmacopoeias. In *Chin., Eur.* (see p.vii), *Jpn,* and *US.*

Ph. Eur. 6.8（Chlorpropamide） 白色或类白色，结晶性粉末。可呈现多晶现象。几乎不溶于水；溶于乙醇；易溶于丙酮和二氯甲烷；溶于碱性氢氧化物的稀释液。避光。

USP 33（Chlorpropamide） 有轻微臭的白色结晶性粉末。不溶于水；溶于乙醇；略溶于氯仿。

不良反应和处置

参见磺脲类，第440页。

氯磺丙脲可能较其他磺脲类药物更容易引起抗利尿激素不适当分泌综合征，其特征包括水潴留、低钠血症和中枢神经系统效应。接受氯磺丙脲治疗的患者可能会在饮酒后出现颜面部潮红。

注意事项

参见磺脲类，第441页。

由于氯磺丙脲半衰期长会增加低血糖发生的危险，因此老年人和有肾损伤或肝损伤的患者应该避免使用。氯磺丙脲的抗利尿效应可能会给有液体潴留的患者带来问题。

禁食 即使在斋月期间，穆斯林患者也可以谨慎使用部分磺脲类抗糖尿病药，但是氯磺丙脲仍是有禁忌的，见**胰岛素**的**注意事项**项下，第425页。

卟啉病 氯磺丙脲与卟啉病的急性发作有关，因此对卟啉病的患者不安全。

甲状腺疾病 一些生产商建议氯磺丙脲不适用于有甲状腺功能损害的患者，见**磺脲类**项下内容，第442页。

药物相互作用

参见磺脲类，第442页。

氯磺丙脲可能会引起与乙醇摄入相关的明显颜面部潮红。

药动学

氯磺丙脲易于从胃肠道吸收，主要与血浆蛋白结合。半衰期大约35h。约80%在肝内代谢，代谢物和原药通过尿液排泄。氯磺丙脲可以通过胎盘，并且可以在

乳汁中检测到。

用途和用法

氯磺丙脲是一种磺脲类抗糖尿病药（第440页）。药效可持续至少24h，口服治疗**2型糖尿病**（第407页）初始剂量每日250mg，早餐时单次服用。通常于5～7天后调整剂量，每3～5天增加50～125mg，直至最佳维持量，每日剂量为100～500mg；每日剂量超过500mg不会带来更多的益处，应避免每日剂量超过750mg。尽管建议老年人需减少剂量，但是并不建议老年人服用氯磺丙脲。

与其他磺脲类药物不同，氯磺丙脲有时用于中枢性**尿崩症**的治疗（第2099页）。有报道它可以增加肾小管对抗利尿激素的敏感性。需要谨慎调整药物剂量，使低血糖发生的危险减少到最低。推荐初始口服剂量每日100mg，必要时可调整至最大剂量每日350mg，尽管一度也使用过每日高达500mg的剂量。

糖尿病 最初用磺脲类药物就可获得良好血糖控制的2型糖尿病患者，通常最后还是会发生治疗失败，导致血糖失控。UKPDS[1]结果表明，服用格列本脲的患者6年治疗的失败率（48%）较服用氯磺丙脲的失败率高（40%）。这一差别意味着用氯磺丙脲治疗的患者可以延迟1年才需要加用其他的治疗。

1. Matthews DR, *et al.* UKPDS 26: sulphonylurea failure in non-insulin-dependent diabetic patients over six years. *Diabet Med* 1998; **15:** 297–303.

制剂

BP 2010: Chlorpropamide Tablets;
USP 33: Chlorpropamide Tablets.

专利制剂

Arg.: Diabinese; Idle; Trane; ***Braz.:*** Clorprominit†; Clorzin†; Diabecontrol; Diabinese; Glicoben†; Glicorp; Pramidalin; ***Canad.:*** Novo-Propamide; ***Chile:*** Diabinese; ***Gr.:*** Diabinese; ***Hong Kong:*** Diabinese; ***India:*** Copamide; ***Indon.:*** Diabinese; ***Israel:*** Diabinese†; Diabitex; ***Ital.:*** Diabemide; ***Malaysia:*** Propamide; ***Mex.:*** Apoprod; Bioness; Diabiclor†; Diabinese; Insogen; ***Philipp.:*** Diabinese†; ***S.Afr.:*** Diabinese†; Hypomide; ***Singapore:*** Anti-D; Diabinese†; Propamide; ***Spain:*** Diabinese; ***Thai.:*** Decose; Diabeedol; Diabetese; Diabinese; Dibecon; Dibemide; Glycemin; Propamide; ***Turk.:*** Diabinese; ***USA:*** Diabinese†; ***Venez.:*** Dabinese.

多组分制剂 ***India:*** Chlorformin; ***Ital.:*** Bidiabe; Pleiamide; ***Mex.:*** Apometoclor; Insogen Plus; Mellitron; Obinese; ***Switz.:*** Diabiformine.

Dapagliflozin（*rINN*）达格列福辛

BMS-512148; BMS-512148-05 (dapagliflozin compound with propanediol, monohydrate); Dapagliflozina; Dapagliflozine; Dapagliflozinum. (1S)-1,5-Anhydro-1-C-{4-chloro-3-[(4-ethoxyphenyl)methyl]phenyl}-D-glucitol.

Дапаглифлозин

$C_{21}H_{25}ClO_6$ = 408.9.
CAS — 461432-26-8 (dapagliflozin); 960404-48-2 (dapagliflozin compound with propanediol, monohydrate).
UNII — 887K2391VH (dapagliflozin compound with propanediol, monohydrate).

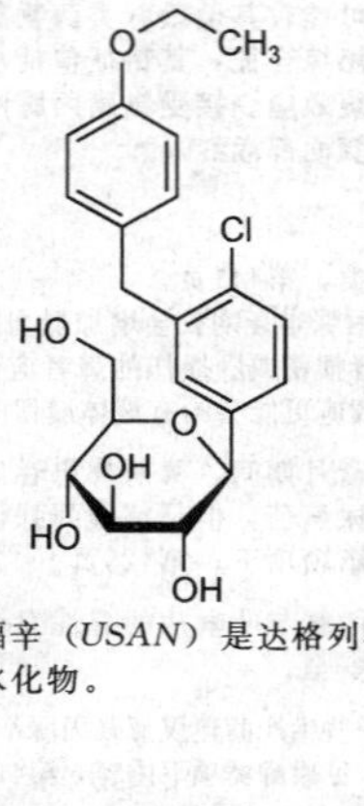

注：达格列福辛（*USAN*）是达格列福辛的一种成分与丙二醇的一水化物。

简介

达格列福辛是钠离子-葡萄糖共转运子2抑制药，目前正被研究用于2型糖尿病的治疗。它通过抑制肾对葡萄糖的重吸收以促进葡萄糖从尿中排泄。

1. Kipnes M. Dapagliflozin: an emerging treatment option in type 2 diabetes. *Expert Opin Invest Drugs* 2009; **18:** 327–34.
2. Brooks AM, Thacker SM. Dapagliflozin for the treatment of type 2 diabetes. *Ann Pharmacother* 2009; **43:** 1286–93.
3. Neumiller JJ, *et al.* Sodium-glucose co-transport inhibitors: progress and therapeutic potential in type 2 diabetes mellitus. *Drugs* 2010; **70:** 377–85.

Epalrestat（*rINN*）依帕司他

Épalrestat; Epalrestatum; ONO-2235. 5-[(Z,E)-β-Methylcinnamylidene]-4-oxo-2-thioxo-3-thiazolidineacetic acid.

Эпалрестат

$C_{15}H_{13}NO_3S_2$ = 319.4.
CAS — 82159-09-9.
UNII — 424DV0807X.

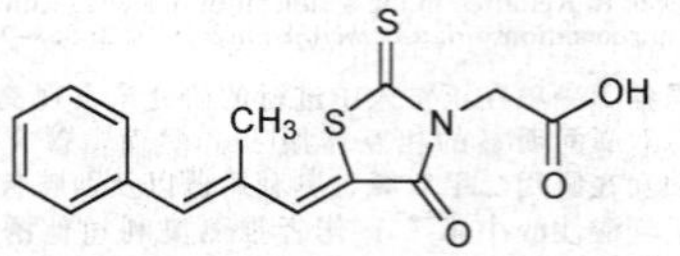

注：名称 Aldonil 已用作依帕司他的商品名。

简介

依帕司他也可以抑制醛糖还原酶的活性，该酶能够催化葡萄糖向山梨醇转化。山梨醇在特定细胞内的蓄积仅仅发生在高血糖状态下，并且可以产生高渗作用，这可能是某些糖尿病并发症的发生机制。醛糖还原酶抑制药对血糖水平不会产生任何影响。依帕司他经口给药，用于治疗糖尿病周围神经病变（详见**糖尿病并发症**，第410页），常用剂量为餐前50mg，每日3次。

1. Goto Y, *et al.* A placebo-controlled double-blind study of epalrestat (ONO-2235) in patients with diabetic neuropathy. *Diabet Med* 1993; **10** (suppl 2): 39S–43S.
2. Uchida K, *et al.* Effect of 24 weeks of treatment with epalrestat, an aldose reductase inhibitor, on peripheral neuropathy in patients with non-insulin-dependent diabetes mellitus. *Clin Ther* 1995; **17:** 460–6.
3. Hotta N, *et al.* Clinical investigation of epalrestat, an aldose reductase inhibitor, on diabetic neuropathy in Japan: multicenter study. *J Diabetes Complications* 1996; **10:** 168–72.
4. Ikeda T, *et al.* Long-term effect of epalrestat on cardiac autonomic neuropathy in subjects with non-insulin dependent diabetes mellitus. *Diabetes Res Clin Pract* 1999; **43:** 193–8.
5. Iso K, *et al.* Long-term effect of epalrestat, an aldose reductase inhibitor, on the development of incipient diabetic nephropathy in type 2 diabetic patients. *J Diabetes Complications* 2001; **15:** 241–4.
6. Hotta N, *et al.* Long-term clinical effects of epalrestat, an aldose reductase inhibitor, on diabetic peripheral neuropathy: the 3-year, multicenter, comparative Aldose Reductase Inhibitor-Diabetes Complications Trial. *Diabetes Care* 2006; **29:** 1538–44.
7. Ramirez MA, Borja NL. Epalrestat: an aldose reductase inhibitor for the treatment of diabetic neuropathy. *Pharmacotherapy* 2008; **28:** 646–55.
8. Maladkar M, *et al.* Efficacy, safety, and tolerability of epalrestat compared to methylcobalamine in patients with diabetic neuropathy. *Int J Diabetes Dev Ctries* 2009; **29:** 28–34.

制剂

专利制剂

Jpn: Kinedak.

Exenatide（*BAN, USAN, rINN*）艾塞那肽

AC-2993; AC-002993; AC-2993A; Exenatida; Exénatide; Exenatidum; LY-2148568; Synthetic Exendin-4.

Эксенатид

$C_{184}H_{282}N_{50}O_{60}S$ = 4186.6.
CAS — 141758-74-9 (exenatide); 141732-76-5 (exendin-4).
ATC — A10BX04.
ATC Vet — QA10BX04.
UNII — 9P1872D4OL.

H–His–Gly–Glu–Gly–Thr–Phe–Thr–Ser–Asp–Leu–
10
Ser–Lys–Gln–Met–Glu–Glu–Glu–Ala–Val–Arg–
20
Leu–Phe–Ile–Glu–Trp–Leu–Lys–Asn–Gly–Gly–
30
Pro–Ser–Ser–Gly–Ala–Pro–Pro–Pro–Ser–NH_2
39

不良反应和注意事项

服用艾塞那肽的患者常会发生低血糖，特别是在与磺脲类药物合用时（也见下文**药物相互作用**）。艾塞那肽可以引起轻至中度的恶心，呈剂量依赖性，大多数患者持续治疗后症状可以减轻。其他不良反应包括呕吐、腹泻、紧张、眩晕、头痛和消化不良。少见的报道还包括乏力、食欲下降、胃食管反流、腹胀或腹痛以及多汗。注射部位发生轻度的反应较为常见。可发生皮疹和超敏反应。曾有引发急性胰腺炎的报道，在此类情况中，需永久禁用艾塞那肽。

罕见服用艾塞那肽的患者出现肾功能改变的报道，包括血清肌酐水平上升、肾功能不全、慢性肾衰加重和急性肾衰（有时需要血液透析）。这些患者中部分同时存在恶心、呕吐和（或）腹泻，可能影响体液平衡状态，或者正在服用已知可影响肾功能或体液平衡状态的药物。

患者可能对艾塞那肽产生抗体，但此种情况通常不影响血糖的控制且抗体滴度可随时间而降低。少部分患者可产生高滴度抗体并可能影响艾塞那肽的效果。

艾塞那肽不适用于1型糖尿病或糖尿病酮症酸中毒的治疗。不建议严重肾损伤（肌酐清除率低于30ml/min）或终末期肾病的患者使用艾塞那肽，此类患者对该药的清除降低，发生胃肠道不良反应的风险增高。对于中度肾损伤（肌酐清除率30～50ml/min）和肾移植的患者艾塞那肽需谨慎使用。尽管尚未对存在严重胃肠道疾病（如胃轻瘫）的患者使用艾塞那肽进行研究，但由于用药后胃肠道不良反应较为常见，通常认为此种情况需避免使用艾塞那肽。

驾驶 糖尿病及其并发症以及用于治疗糖尿病的药物均可能影响患者的安全驾驶能力——英国对糖尿病患者的限制详见**胰岛素**（第424页）项下。

对胰腺的影响 1名69岁的男性在开始艾塞那肽治疗几天后发生了胰腺炎。停用艾塞那肽后，腹痛迅速缓解，血清脂肪酶浓度恢复正常[1]。FDA已收到服用艾塞那肽的患者发生急性胰腺炎的30例报告[2,3]。其中27例存在至少1个急性胰腺炎的其他危险因素，比如胆结石、严重高甘油三酯血症和酗酒。其中22例确认停用艾塞那肽后情况改善，3例再次服药后急性胰腺炎症状重新出现。随后在2008年FDA报道[4]收到6例艾塞那肽相关出血或坏死性胰腺炎的报告；所有患者均需住院治疗，其中2例患者死亡。建议一旦出现急性胰腺炎的症状和体征需停用艾塞那肽，如果胰腺炎的诊断得以确认则禁止再次使用艾塞那肽。对于有胰腺炎病史的患者，需考虑使用其他抗糖尿病药。

1. Denker PS, Dimarco PE. Exenatide (exendin-4)-induced pancreatitis: a case report. *Diabetes Care* 2006; **29:** 471.
2. FDA. Information for healthcare professionals: exenatide (marketed as Byetta) (issued October 2007). Available at: http://www.fda.gov/Drugs/DrugSafety/PostmarketDrugSafetyInformationforPatientsandProviders/ucm124712.htm (accessed 24/08/10)
3. Ahmad SR, Swann J. Exenatide and rare adverse events. *N Engl J Med* 2008; **358:** 1970–1.
4. FDA. Information for healthcare professionals: exenatide (marketed as Byetta) (issued August 2008). Available at: http://www.fda.gov/Drugs/DrugSafety/PostmarketDrugSafetyInformationforPatientsandProviders/ucm124713.htm (accessed 24/08/10)

药物相互作用

当治疗中加用艾塞那肽时，需要减少磺脲类药物的剂量，因为这些药物合用会使低血糖发生的危险性增加。当艾塞那肽与二甲双胍或噻唑烷二酮类合用时，不会增加低血糖的发生。艾塞那肽可能会降低口服药物的吸收程度和吸收率；这种相互作用是不希望发生的，因此口服药物应该在艾塞那肽之前至少1h服用。如果口服药，需在餐时服用，如有可能应尽量在不使用艾塞那肽的一餐或加餐时服用。艾塞那肽和华法林之间可能存在相互作用（见**华法林的药物相互作用**项下**抗糖尿病药**，第1372页）。

药动学

皮下注射艾塞那肽大约2h后可以达到血浆峰浓度。艾塞那肽通过蛋白降解，此后通过肾小球滤过而被肾脏排出，半衰期大约2.4h。因而终末期肾病接受透析的患者的药物清除率是降低的。

1. Kolterman OG, *et al.* Pharmacokinetics, pharmacodynamics, and safety of exenatide in patients with type 2 diabetes mellitus. *Am J Health-Syst Pharm* 2005; **62:** 173–81.
2. Linnebjerg H, *et al.* Effect of renal impairment on the pharmacokinetics of exenatide. *Br J Clin Pharmacol* 2007; **64:** 317–27.
3. Kothare PA, *et al.* Pharmacokinetics, pharmacodynamics, tolerability, and safety of exenatide in Japanese patients with type 2 diabetes mellitus. *J Clin Pharmacol* 2008; **48:** 1389–99.

用途和用法

艾塞那肽是一种从希拉毒蜥蜴（*Heloderma suspectum*，Helodermatidae）的毒液中分离出来的由39个氨基酸合成的肽（exendin-4）的合成形式。这种药物是一种肠降血糖素的类似物，可以作为胰高血糖素样多肽-1受体的激动药在血糖水平升高的情况下增加胰

岛素的分泌；它同样可以抑制胰高血糖素的不适当分泌并且延缓胃排空。对于那些用二甲双胍、一种磺脲类、一种噻唑烷二酮类药物或二甲双胍与磺脲类或噻唑烷二酮类联合使用也不能有效控制血糖的 2 型糖尿病（第407页）患者来说，艾塞那肽可以作为辅助用药。通过皮下注射给药，初始剂量为 5μg，每日 2 次，分别于早餐和晚餐前 60min 内给药，两次用药间隔应大于 6h。如果需要，艾塞那肽的剂量可以在 1 个月后增加至 10μg，每日 2 次。肾损伤情况下艾塞那肽的用法详见下文。

每周注射 1 次的艾塞那肽的长效剂型目前正处于研发中。

1. Ratner RE, *et al.* Long-term effects of exenatide therapy over 82 weeks on glycaemic control and weight in over-weight metformin-treated patients with type 2 diabetes mellitus. *Diabetes Obes Metab* 2006; **8:** 419–28.
2. Zinman B, *et al.* The effect of adding exenatide to a thiazolidinedione in suboptimally controlled type 2 diabetes: a randomized trial. *Ann Intern Med* 2007; **146:** 477–85. Correction. *ibid.*; 896.
3. Cvetković RS, Plosker GL. Exenatide: a review of its use in patients with type 2 diabetes mellitus (as an adjunct to metformin and/or a sulfonylurea). *Drugs* 2007; **67:** 935–54.
4. Klonoff DC, *et al.* Exenatide effects on diabetes, obesity, cardiovascular risk factors and hepatic biomarkers in patients with type 2 diabetes treated for at least 3 years. *Curr Med Res Opin* 2008; **24:** 275–86.
5. Drucker DJ, *et al.* DURATION-1 Study Group. Exenatide once weekly versus twice daily for the treatment of type 2 diabetes: a randomised, open-label, non-inferiority study. *Lancet* 2008; **372:** 1240–50.
6. Gallwitz B. Benefit-risk assessment of exenatide in the therapy of type 2 diabetes mellitus. *Drug Safety* 2010; **33:** 87–100.

作用 相比静脉输注，口服葡萄糖可引发胰腺分泌更多的胰岛素，此种现象称为"肠促胰素效应"。两种与该效应相关的激素为葡萄糖依赖性胰岛素释放多肽（GIP；此前称为"抑胃肽"）和胰高血糖素样多肽-1（GLP-1），均由胃肠道细胞在摄食的刺激下分泌，作用于胰腺或其他组织细胞上特异表达的受体。这两种激素均可刺激胰岛素分泌，促进 B 细胞增殖；GLP-1 还可以抑制胰高糖素分泌，促进胰岛素的生物合成，延缓胃肠道蠕动，减少消化酶的分泌，增加饱感以减少摄食。GIP 和 GLP-1 都可被遍布全身细胞表面的二肽基肽酶-4（DDP-4）迅速降解。

2 型糖尿病患者循环的 GIP 水平为正常或轻度升高；然而其促胰岛素作用降低。GLP-1 水平貌似降低，但其作用仍然存在。因此，研究者更关注于 GLP-1 并研制出两类药物用于 2 型糖尿病的治疗：拥有对 GLP-1 受体长时间拮抗作用的 GLP-1 类似物（肠促胰素类似物），如艾塞那肽，可阻止内源性肠促胰素降解的 DPP-4 抑制药，如西格列汀（见第440页）。

1. Gautier JF, *et al.* Biological actions of the incretins GIP and GLP-1 and therapeutic perspectives in patients with type 2 diabetes. *Diabetes Metab* 2005; **31:** 233–42.
2. Drucker DJ, Nauck MA. The incretin system: glucagon-like peptide-1 receptor agonists and dipeptidyl peptidase-4 inhibitors in type 2 diabetes. *Lancet* 2006; **368:** 1696–1705.
3. Nauck MA. Unraveling the science of incretin biology. *Am J Med* 2009; **122** (6 suppl): S3–S10.

在肾损伤中的用法 严重肾损伤（肌酐清除率低于 30ml/min）或终末期肾病的患者不应使用艾塞那肽，肾移植患者需慎用。中度肾损伤（肌酐清除率 30～50ml/min）的患者亦需慎用艾塞那肽。艾塞那肽引发的恶心、呕吐和一过性低血容量可使肾功能恶化。

制剂

专利制剂

Arg.: Byetta; ***Austral.:*** Byetta; ***Austria:*** Byetta; ***Belg.:*** Byetta; ***Braz.:*** Byetta; ***Chile:*** Byetta; ***Cz.:*** Byetta; ***Denm.:*** Byetta; ***Fr.:*** Byetta; ***Ger.:*** Byetta; ***Gr.:*** Byetta; ***Hong Kong:*** Byetta; ***Hung.:*** Byetta; ***Irl.:*** Byetta; ***Israel:*** Byetta; ***Ital.:*** Byetta; ***Malaysia:*** Byetta; ***Mex.:*** Baietta; ***Neth.:*** Byetta; ***Norw.:*** Byetta; ***NZ:*** Byetta; ***Philipp.:*** Byetta; ***Pol.:*** Byetta; ***Port.:*** Byetta; ***Rus.:*** Byetta (Баета); ***Swed.:*** Byetta; ***Switz.:*** Byetta; ***Turk.:*** Byetta; ***UK:*** Byetta; ***USA:*** Byetta.

Glibenclamide (*BAN*, *rINN*) 格列本脲

Glibenclamida; Glibenclamidum; Glibenklamid; Glibenklamidas; Glibenklamidi; Glybenclamide; Glybenzcyclamide; Glyburide (*USAN*); HB-419; U-26452. 1-{4-[2-(5-Chloro-2-methoxybenzamido)ethyl]benzenesulphonyl}-3-cyclohexylurea.

Глибенкламид

$C_{23}H_{28}ClN_3O_5S$ = 494.0.

CAS — 10238-21-8.

ATC — A10BB01.

ATC Vet — QA10BB01.

UNII — SX6K58TVWC.

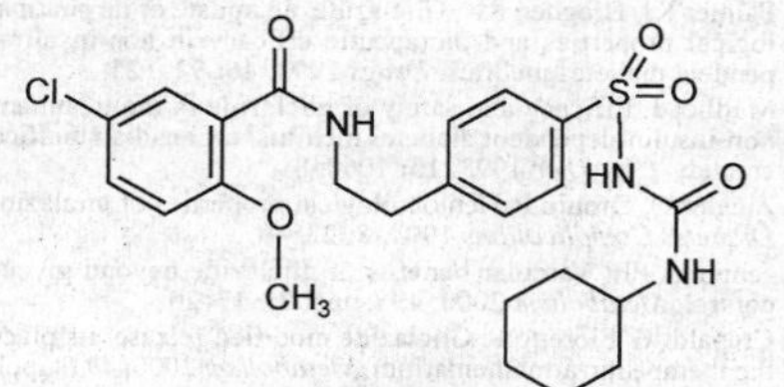

注：名称格列波脲通常被错误地认作格列本脲。

Pharmacopoeias. In *Chin., Eur.* (see p.vii), *Int., Jpn,* and *US.*

Ph. Eur. 6. 8（Glibenoclamide） 白色或类白色，结晶性粉末。几乎不溶于水；微溶于乙醇和甲醇；略溶于二氯甲烷。

USP 33（Glyburide） 贮藏于密闭容器中。

不良反应、处置和注意事项

参见磺脲类，第440页。

2 型糖尿病患者服用格列本脲治疗的失败率要高于氯磺丙脲，见**氯磺丙脲**的**用途和用法**项下**糖尿病**内容，第416页。

低血糖 服用任何磺脲类药物的所有患者都有可能发生严重低血糖（见第441页）；格列本脲的作用时间相对较长，较效果较短的磺脲类药物更易引发严重低血糖。

1983 年的一篇评论[1]分析了 57 份与格列本脲相关的低血糖病例，受累患者平均年龄 70 岁，仅有 1 人的年龄不超过 60 岁。平均剂量是每日 10mg。46 名患者出现了昏迷或意识障碍。这些患者中有 10 人尽管低血糖得以纠正，但仍处于持续昏迷状态，并且于发病后 20 天死亡。作者指出，包括这 57 例在内，格列本脲引起的严重低血糖病例已报道了共 101 例，其中 14 例是致命的。

曾有报道[2]，1 名制药厂工人在吸入格列本脲后出现了低血糖昏迷。

1. Asplund K, *et al.* Glibenclamide-associated hypoglycaemia: a report on 57 cases. *Diabetologia* 1983; **24:** 412–17.
2. Albert F, *et al.* Hypoglycaemia by inhalation. *Lancet* 1993; **342:** 47–8.

卟啉病 格列本脲与卟啉病的急性发作有关，因此对于卟啉病患者来说是不安全的。

妊娠 磺脲类抗糖尿病药通常应避免用于妊娠期糖尿病的治疗。然而，格列本脲可能对妊娠期糖尿病的治疗有一定作用（详见**磺脲类**项下，第442页）。

药物相互作用

参见磺脲类，第442页。

药动学

格列本脲易从胃肠道吸收，通常在 2～4h 达到血浆峰浓度，与血浆蛋白广泛结合。高血糖患者对药物的吸收可能会减慢，并且根据所用制剂的颗粒大小而不同。几乎完全在肝脏中代谢，主要代谢产物仅有非常弱的活性。大约 50% 的药物通过尿液排泄，还有 50% 经胆汁由粪便排出。

1. Coppack SW, *et al.* Pharmacokinetic and pharmacodynamic studies of glibenclamide in non-insulin dependent diabetes mellitus. *Br J Clin Pharmacol* 1990; **29:** 673–84.
2. Jaber LA, *et al.* The pharmacokinetics and pharmacodynamics of 12 weeks of glyburide therapy in obese diabetics. *Eur J Clin Pharmacol* 1993; **45:** 459–63.
3. Hoffman A, *et al.* The effect of hyperglycaemia on the absorption of glibenclamide in patients with non-insulin-dependent diabetes mellitus. *Eur J Clin Pharmacol* 1994; **47:** 53–5.
4. Rydberg T, *et al.* Concentration-effect relations of glibenclamide and its active metabolites in man: modelling of pharmacokinetics and pharmacodynamics. *Br J Clin Pharmacol* 1997; **43:** 373–81.
5. Jönsson A, *et al.* Pharmacokinetics of glibenclamide and its metabolites in diabetic patients with impaired renal function. *Eur J Clin Pharmacol* 1998; **53:** 429–35.
6. Zhou L, *et al.* Contributions of human cytochrome P450 enzymes to glyburide metabolism. *Biopharm Drug Dispos* 2010; **31:** 228–42.

用途和用法

格列本脲是一种磺脲类抗糖尿病药（第440页）。在 2 型糖尿病（第407页）治疗中经口给药，作用时间持续 24h。

在 2 型糖尿病中，常规治疗的初始剂量是每日 2.5～5mg，早餐时用药；每 7 天增加 2.5mg 直到每日 15mg。尽管剂量超过 15mg 以后可能不会带来更多益处，但是仍可用到每日 20mg。每日剂量超过 10mg 时需要分 2 次给药。因为格列本脲的作用时间相对较长，因此老年人最好避免使用。青少年患者的用药剂量详见下文。

有些国家有格列本脲的微粒化制剂，其中药物的颗粒更小，其生物利用度也因而更高。这种制剂（*Glynase PresTab*；*Pharmacia Upjohn*，*USA*）的初始剂量是每日 1.5～3mg，每 7 天可调整增加 1.5mg，直至最大常用剂量每日 12mg。每日剂量超过 6mg 时需要分 2 次给药。

作用 参考文献如下。

1. Gavin JR, ed. Glyburide: new insights into its effects on the beta cell and beyond. *Am J Med* 1990; **89** (suppl 2A): 1–53S.
2. Luzi L, Pozza G. Glibenclamide: an old drug with a novel mechanism of action? *Acta Diabetol* 1997; **34:** 239–44.

儿童用法 尚缺乏磺脲类治疗儿童 2 型糖尿病的经验。通常更倾向于使用双胍类药物二甲双胍。*BNFC 2010/11* 建议应在专业人员指导下开始口服药物治疗，选取短效磺脲类如甲苯磺丁脲，因为相比于短效制剂，长效制剂如格列本脲发生低血糖的风险较高。尽管英国尚未批准格列本脲在儿童中使用，*BNFC 2010/11* 建议格列本脲片可用于 12～18 岁的青少年 2 型糖尿病及少年发病的成人型糖尿病，开始口服剂量为每日 2.5mg，早餐时服用，根据用药反应调整剂量，最大剂量可达每日 15mg。

格列本脲用于新生儿糖尿病治疗的内容，详见**磺脲类**项下**糖尿病**（第443页）。

制剂

BP 2010: Glibenclamide Tablets;
USP 33: Glyburide and Metformin Hydrochloride Tablets; Glyburide Tablets.

专利制剂

Arg.: Agobilina; Benclamid; Broi; Daonil; Diabe Pass; Diabemin; Dismiben; Euglucon; Gardoton; Glaturin; Glentor†; Glibemida; Glidanil; Gliptid; Glitral; GON; Pira; Siruc; ***Austral.:*** Daonil; Glimel; Semi-Daonil†; ***Austria:*** Daonil; Dia-Eptal†; Euglucon; Gilemal†; Glucobene; Glucostad†; Normoglucon; Semi-Euglucon†; ***Belg.:*** Bevoren; Daonil; Euglucon; ***Braz.:*** Aglucil; Benclamin†; Clamiben; Daonil; Diaben; Diabetty's†; Diabexil; Euglucon; Gliben†; Glibenclamon; Glibendiab; Glibexil†; Glicamin; Glionil; Lisaglucon; Uni Gliben†; ***Canad.:*** DiaBeta; Euglucon; Gen-Glybe; Med Glybe; ***Chile:*** Daonil; Euglusid†; Mezalit; ***Cz.:*** Betanase†; Glibenhexal†; Glucobene; Humedia†; Maninil; ***Denm.:*** Daonil; Hexaglucon; ***Fin.:*** Euglamin; Euglucon; Origlucon; Semi-Euglucon†; ***Fr.:*** Daonil; Euglucan†; Hemi-Daonil; Miglucan†; ***Ger.:*** Bastiverit†; duraglucon N†; Euglucon N; Glib-ratiopharm; Glib†; Gliben; Gliben-Puren N†; Glibenbeta; Glibendoc; Glibenhexal; Glimidstada†; Glukovital†; Humedia†; Jutaglucon†; Maninil; Praeciglucon†; Semi-Euglucon N; ***Gr.:*** Asugrin; Daonil; Deroctyl; Diabefar; Euglykon; Ozepal; ***Hong Kong:*** Clamide; CP-Gliben; Daonil; Euglucon†; Gliben†; Gliboral; Glimel; Glitisol; Marglucon; Semi-Daonil†; Semi-Euglucon†; Xeltic; ***Hung.:*** Gilemal; Glucobene; Maninil†; ***India:*** Daonil; Euglucon; Glinil; Glybovin; Semi-Daonil; Semi-Euglucon; ***Indon.:*** Condiabet; Daonil; Glidanil; Glimel; Gluconic; Glulo; Glyamid†; Libronil†; Padonil; Prodiabet†; Prodiamel; Renabetic; Semi-Daonil; Tiabet†; Trodeb†; ***Irl.:*** Daonil; Semi-Daonil; ***Israel:*** Glibetic; Gluben; ***Ital.:*** Daonil; Euglucon; Gliben; Gliboral; ***Jpn:*** Euglucon; ***Malaysia:*** Daonil; Debtan†; Dibelet; Euglucon; Gliben; Glibesyn; Glimide; ***Mex.:*** Abuglib; Apogly; Biojara; Biostin; Daonil; Dibetid; Diglexol; Euglucon; Gadinor; Glemicid; Glibenil; Glibenval; Glicavin; Glicoxem; Glifarcal; Glihexal; Glipar; Glucal; Glucoven; Insusym; Mibeclag; Nadib†; Norboral; Ocrix; Reglusan; ***Neth.:*** Daonil†; Hemi-Daonil†; ***Norw.:*** Daonil†; ***NZ:*** Gliben; ***Philipp.:*** Amecladin; Benglycon; Daonil; Diabitor; Euglodin; Euglotab; Euglucon; Eundin; Gluban; Glymod†; Insol; Lodulce; Orabetic; Semi-Euglucon; Sentionyl†; Sucron; ***Pol.:*** Euclamin; ***Port.:*** Daonil; Euglucon†; Semi-Daonil; Semi-Euglucon†; ***Rus.:*** Betanase (Бетаназ); Glibamide (Глибамид); Glibex (Глибекс); Glidanil (Глиданил); Glimidstada (Глимидстада); Maniglid (Маниглид); Maninil (Манинил); ***S.Afr.:*** Daonil; Diacare; Glycomin; ***Singapore:*** Clamide; Daonil; Dibelet; Glibesyn; Glimel; Glimide; TO Nil; ***Spain:*** Daonil; Euglucon; Glucolon; Norglicem; ***Swed.:*** Daonil; Euglucon; ***Switz.:*** Daonil; Euglucon; glibasan†; Glibenorme; Glibesifar; Melix; Semi-Daonil; Semi-Euglucon†; ***Thai.:*** Benclamin; BNIL; Cytagon†; Daonil; Daono; Debtan; Diabenol; Dibelet; Dibesin; Diclanil; Euglucon; Glamide; Glibetic; Glibic; Gliclamin; Glicon; Glimide; Gluconil; Gluzo; Locose; Manoglucon; Semi-Diabenol; Sugril; TO Nil; Unil; Xeltic; ***Turk.:*** Dianorm; Diyaben; Gliben; ***UAE:*** Glynase; Mini-Glynase; ***UK:*** Daonil; Semi-Daonil†; ***Ukr.:*** Maninil (Манинил); ***USA:*** DiaBeta; Glynase; Micronase†; ***Venez.:*** Daonil; Euglucon; Gliciron.

多组分制剂 ***Arg.:*** DBI Duo; Glucovance; Isloglib; Medobis G; Metformin Duo; ***Austral.:*** Glucovance; ***Belg.:*** Glucovance; ***Braz.:*** Glucovance; ***Chile:*** Bi-Euglucon M; Diabetyl-G; Diaglitab Plus; Fintaxim G; Glicenex Duo; Glifortex-G; Glimet; Glucovance; Glukaut; Hipoglucin DA; ***Cz.:*** Glibomet; Glucovance; ***Fr.:*** Glucovance; ***Gr.:*** Daopar; Normell; ***Hong Kong:*** Gliconorm; Glucovance; ***India:*** Diaforte; Glinil M; ***Indon.:*** Glucovance; ***Ital.:*** Bi-Euglucon M; Gliben F; Glibomet; Gliconorm; Glicorest; Gliformin†; Glucomide; Suguan M; Suguan†; ***Malaysia:*** Glucovance; GlyMet; ***Mex.:*** Apometglu; Bi-Dizalon†; Bi-Euglucon M; Bi-Pradia; Dimefor-G; Duo-Anglucid; Glinorboral; Glucotec; Glucovance; Glunovag G; Imalet; Insusym-Forte; Kontroger; Maviglin; Metixor G; Midapharma; Mifelar-C; Nadib-M; Natisfar; Norfaben M; Sibet-C; Sil-Norboral; Wadil; ***Neth.:*** Glucovance; ***Philipp.:*** Euglo Plus; Glucovance; ***Port.:*** Glucovance; ***Rus.:*** Glibomet (Глибомет); Glucovance (Глюкован); ***S.Afr.:*** Glucovance; ***Singapore:*** Glucovance; ***Switz.:*** Glucovance; ***Thai.:*** Glucovance; ***Turk.:*** Duplax; Glibomet; Glucovance; ***Ukr.:*** Duotrol (Дуотрол); Glibomet (Глибомет); Glucovance (Глюкованс); ***USA:*** Diofen; Glucovance; Glybofen; ***Venez.:*** Bi-Euglucon; Diaformina Plus; Glucovance.

Glibornuride (*BAN*, *USAN*, *rINN*) 格列波脲

Glibornurid; Glibornurida; Glibornuridi; Glibornuridum; Ro-6-4563. 1-[(2*S*,3*R*)-2-Hydroxybom-3-yl]-3-tosylurea; 1-[(2*S*,3*R*)-2-Hydroxybom-3-yl]-3-*p*-tolylsulphonylurea.

Глиборнурид

$C_{18}H_{26}N_2O_4S$ = 366.5.

CAS — 26944-48-9.

ATC — A10BB04.

ATC Vet — QA10BB04.

注：格列波脲这一名称常被错认作格列本脲。

简介

格列波脲是一种磺脲类抗糖尿病药（第440页）。在2型糖尿病（第407页）治疗中是经口给药，剂量是每日12.5～75mg。每日剂量等于或大于50mg时需要分2次给药。

制剂

专利制剂

Austria: Glutril; ***Fr.:*** Glutril; ***Ger.:*** Gluborid†; Glutril†; ***Switz.:*** Gluborid†; Glutril; ***Turk.:*** Glutril.

Gliclazide（*BAN, rINN*）格列齐特

Gliclazida; Gliclazidum; Gliklatsidi; Gliklazid; Gliklazidas; Glyclazide; SE-1702. 1-(3-Azabicyclo[3.3.0]oct-3-yl)-3-tosylurea; 1-(3-Azabicyclo[3.3.0]oct-3-yl)-3-*p*-tolylsulphonylurea.

Гликлазид

$C_{15}H_{21}N_3O_3S$ = 323.4.

CAS — 21187-98-4.

ATC — A10BB09.

ATC Vet — QA10BB09.

UNII — G4PX8C4HKV.

注：名称 Grawnart、Diaglico、Glimiran 和 Glutameal 均已作为格列奇特的商品名。

Pharmacopoeias. In *Chin.* and *Eur.* (see p.vii).

Ph. Eur 6.8（Glicazide） 白色或类白色粉末。几乎不溶于水；微溶于乙醇；略微溶丙酮；易溶于二氯甲烷。

不良反应、处置和注意事项

参见磺脲类，第440页。

BNF 59 建议格列齐特可以适用于有肾功能损害的患者，但是仔细监测血糖浓度是非常重要的，而且应使用足以控制血糖的最小可能剂量。英国注册药品信息中建议格列齐特不应用于有严重肾损伤的患者。

药物相互作用

参见磺脲类，第442页。

药动学

格列齐特容易从胃肠道吸收，并广泛与血浆蛋白结合。半衰期为10～12h。格列齐特大部分在肝内代谢，其代谢产物无显著降糖活性。代谢产物和少部分以原形通过尿液排泄。

1. Kobayashi K, *et al.* Pharmacokinetics of gliclazide in healthy and diabetic subjects. *J Pharm Sci* 1984; **73:** 1684–7.
2. Davis TME, *et al.* Pharmacokinetics and pharmacodynamics of gliclazide in Caucasians and Australian Aborigines with type 2 diabetes. *Br J Clin Pharmacol* 2000; **49:** 223–30.
3. Elliot DJ, *et al.* Identification of the human cytochromes P450 catalysing the rate-limiting pathways of gliclazide elimination. *Br J Clin Pharmacol* 2007; **64:** 450–7.

用途和用法

格列齐特是一种磺脲类抗糖尿病药（第440页）。在2型糖尿病（第407页）治疗中是经口给药，作用时间是12～24h。由于它的作用时间较氯磺丙脲或格列本脲要短，因此可能更适用于老年患者，而长效磺脲类药物使老年患者有发生低血糖的倾向。初始剂量通常是每日40～80mg，早餐时服用，需要时可逐渐加量，直到每日320mg。每日剂量超过160mg时需要分2次给药。青少年的给药剂量详见下文。也有一种缓慢释放的片剂：初始剂量通常是30mg，每日1次，需要时可以30mg为增量逐渐加量，直到每日最大量120mg。缓慢释放剂型增加药量的间隔至少应为1个月，但在没有反应的患者中可缩短至2周。

1. Palmer KJ, Brogden RN. Gliclazide: an update of its pharmacological properties and therapeutic efficacy in non-insulin-dependent diabetes mellitus. *Drugs* 1993; **46:** 92–125.
2. Mailhot J. Efficacy and safety of gliclazide in the treatment of non-insulin-dependent diabetes mellitus: a Canadian multicenter study. *Clin Ther* 1993; **15:** 1060–8.
3. Ziegler O, Drouin P. Hemobiological properties of gliclazide. *J Diabetes Complications* 1994; **8:** 235–9.
4. Jennings PE. Vascular benefits of gliclazide beyond glycemic control. *Metabolism* 2000; **49** (suppl 2): 17–20.
5. Crepaldi G, Fioretto P. Gliclazide modified release: its place in the therapeutic armamentarium. *Metabolism* 2000; **49** (suppl 2): 21–5.
6. McGavin JK, *et al.* Gliclazide modified release. *Drugs* 2002; **62:** 1357–64.
7. Drouin P, Standl E. Diamicron MR Study Group. Gliclazide modified release: results of a 2-year study in patients with type 2 diabetes. *Diabetes Obes Metab* 2004; **6:** 414–21.
8. Ceriello A. Effects of gliclazide beyond metabolic control. *Metabolism* 2006; **55** (suppl 1): S10–S15.
9. Brown N. Is it time to re-assess the role of gliclazide? Targeting insulin resistance in type 2 diabetes patients suboptimally controlled with insulin. *Postgrad Med J* 2006; **82:** 471–5.
10. Zoungas S, *et al.* The efficacy of lowering glycated haemoglobin with a gliclazide modified release-based intensive glucose lowering regimen in the ADVANCE trial. *Diabetes Res Clin Pract* 2010; **89:** 126–33.

儿童用法 尚缺乏磺脲类治疗儿童2型糖尿病的经验，通常更倾向于使用双胍类药物二甲双胍。*BNFC 2010/11* 建议应在专业人员指导下开始口服药物治疗，选取短效磺脲类，因为相比于短效制剂，长效制剂发生低血糖的风险较高。尽管英国尚未批准格列齐特在儿童中使用，*BNFC 2010/11* 建议可将格列齐特用于12～18岁的青少年2型糖尿病及少年发病的成人型糖尿病的治疗。起始口服剂量为每日20mg，早餐时服用，根据用药反应调整剂量，最大剂量可达每日320mg。每日大于160mg的剂量需分2次给药。

制剂

BP 2010: Gliclazide Tablets.

专利制剂

Arg.: Aglucide; Diamicron; Unava; ***Austral.:*** Diamicron; Glyade; Mellihexal; Nidem; Oziclide; ***Austria:*** Diabrezide; Diamicron; ***Belg.:*** Diamicron; Uni Diamicron; ***Braz.:*** Azukon; Diamicron; Erowgliz; Glicaron; ***Canad.:*** Diamicron; ***Chile:*** Dianormax; ***Cz.:*** Diabrezide†; Diadeon; Diaprel; Glyclada; ***Denm.:*** Altermicron; Diamicron; ***Fr.:*** Diamicron; ***Ger.:*** Diamicron; ***Gr.:*** Diabezid; Diamicron; ***Hong Kong:*** CP-Gliz; Diamicron; Diamitex†; Dianorm†; Efton; Glimicron; Gluconox; Glucozide; Glupozide†; Glyade; Glyzyl; Licla; Marclazide; Melicron; Nidem; Pharlinde; Qualizide; Suclear; Sun-Glizide; Vickamicron; ***Hung.:*** Diaprel; Gliclada; Gluctam; ***India:*** Diamicron; Gliza; Glizid; Glycigon; Glycinorm; Glygard; Lycazid; Semi-Glycigon; ***Indon.:*** Diamicron; Fredam; Glicab; Glidabet; Glikamel; Glucodex; Glucored; Glukolos; Glycafor; Linodiab†; Meltika; Nufamicron; Pedab; Tiaglib†; Xepabet; Zumadiac; ***Irl.:*** Diabrezide; Diaclide; Diaglyc; Diamicron; Glydium; Myglyc; ***Ital.:*** Cronemet†; Diabrezide; Diamicron; Dramion; Galtes; Glucobloc; ***Malaysia:*** Diamicron; Dianid; Glimicron; Glucozide; Glyade; Medoclazide; Melicron†; Opglucon; Reclide; Remicron; Sun-Glizide; ***Mex.:*** Diamicron; ***Neth.:*** Diamicron; ***NZ:*** Diamicron; Glizon; ***Philipp.:*** Clibite; Clizid; Diaclid; Diamicron; Dianorm; Glubitor; Gluconil; Glucoprime†; Succedin; Zebet; ***Pol.:*** Diabezidum†; Diabrezide; Diaprel; Diazidan; Glazide; Gliclada; Glinormax; Norsulin†; ***Port.:*** Diadeon; Diamicron; ***Rus.:*** Diabefarm (Диабефарм); Diabest (Диабест)†; Diabeton (Диабетон); Diabinax (Диабинакс); Diatica (Диатика); Glucostabil (Глюкостабил); Glydiab (Глидиаб); Reclide (Реклид)†; ***S.Afr.:*** Adco-Glucomed; Diaglucide; Diamicron; Glycron; Glygard; Ziclin†; ***Singapore:*** Diamicron; Dianorm; Diapro; Glimicron; Glizide; Glucozide; Medoclazide; Melicron; Mexan; ***Spain:*** Diamicron; Uni Diamicron; ***Switz.:*** Diamicron; ***Thai.:*** Beclazide; Cadicon; Clazide; Diabeside; Diabetab; Diacose; Diamaze†; Diamexon; Diamicron; Dianid; Dicaron; Dicron; Diglucron; Dimetus; Gliclabit; Glicron; Glucid; Glucocron; Gluconox; Glucozide; Glycon; Medoclazide; Serviclazide; ***Turk.:*** Betanorm; Diamicron; Efikas; Glazid†; Glikron; Glumikron; Hipoglis; Oramikron; ***UAE:*** Glyzide; ***UK:*** Diaglyk; Diamicron; Zicron; ***Ukr.:*** Diabeton (Диабетон); Diaglizide (Диаглизид); Glioral (Глиорал)†; ***Venez.:*** Diamicron; Glidan; Reclide†.

多组分制剂 ***India:*** Exermet Gz; Glicamet; Glizid-M; Glycigon-M; Glycinorm M; Glygard M; Glyroz; ***Thai.:*** Glizid-M; ***Ukr.:*** Dianorm-M (Діанорм-М).

Glimepiride（*BAN, USAN, rINN*）格列美脲

Glimepirid; Glimepirida; Glimépiride; Glimepiridi; Glimepiridum; Glimepiryd; Hoe-490. 1-({*p*-[2-(3-Ethyl-4-methyl-2-oxo-3-pyrroline-1-carboxamido)ethyl]phenyl}sulfonyl)-3-(*trans*-4-methylcyclohexyl)urea.

Глимепирид

$C_{24}H_{34}N_4O_5S$ = 490.6.

CAS — 93479-97-1.

ATC — A10BB12.

ATC Vet — QA10BB12.

UNII — 6KY687524K.

Pharmacopoeias. In *Eur.* (see p.vii) and *US.*

Ph. Eur. 6.8（Glimepiride） 白色或类白色粉末。可呈多晶现象。几乎不溶于水；微溶于二氯甲烷；溶于二甲基甲酰胺；极微溶于甲醇。

USP 33（Glimepiride）白色或近乎白色粉末。几乎不溶于水；略溶于二氯甲烷；溶于二甲基甲酰胺；微溶于甲醇；溶于稀释的碱性氢氧化物溶液和稀释的酸性溶液中。贮藏温度不超过25℃。

不良反应、处置和注意事项

参见磺脲类，第440页。有些国家建议接受格列美脲治疗的患者进行肝功能和血液学的监测；英国的 *BNF 59* 认为这种监测的实际价值还未被证实。

禁食 对处于斋月期间的穆斯林患者，不改变格列美脲的剂量，而是把每日单次用药的时间从上午改为太阳落山后进餐前，这样并不会增加低血糖事件的发生率[1]。

关于斋月期间禁食的穆斯林患者的糖尿病治疗的更多建议见**胰岛素**的**注意事项**项下，第425页。

1. The Glimepiride in Ramadan (GLIRA) Study Group. The efficacy and safety of glimepiride in the management of type 2 diabetes in Muslim patients during Ramadan. *Diabetes Care* 2005; **28:** 421–2.

药物相互作用

参见磺脲类，第442页。

药动学

格列美脲完全从胃肠道吸收。2～3h达血浆峰浓度，与蛋白高度结合。绝大部分药物经肝脏代谢成两种主要代谢产物。首先经细胞色素P450同工酶CYP2C9代谢形成一种羟基衍生物，进一步经胞浆酶代谢形成一种羧基衍生物。多次给药后的半衰期大约是9h。约60%的药物从尿液中排泄，40%的药物从粪便中排出。

用途和用法

格列美脲是一种磺脲类抗糖尿病药（第440页）。在2型糖尿病（第407页）治疗中经口给药，作用时间长达24h。初始剂量是每日1～2mg，如果需要可以加量，可间隔1～2周增加1～2mg，维持剂量可以加至每日4mg。英国推荐的最大剂量是6mg，而美国推荐的最大剂量是8mg。通常每日服用1次，于早餐或当天第一次主餐时服用。格列美脲的儿童用法详见下文。

1. Langtry HD, Balfour JA. Glimepiride: a review of its use in the management of type 2 diabetes mellitus. *Drugs* 1998; **55:** 563–84.
2. Campbell RK. Glimepiride: role of a new sulfonylurea in the treatment of type 2 diabetes mellitus. *Ann Pharmacother* 1998; **32:** 1044–52.
3. McCall AL. Clinical review of glimepiride. *Expert Opin Pharmacother* 2001; **2:** 699–713.
4. Massi-Benedetti M. Glimepiride in type 2 diabetes mellitus: a review of the worldwide therapeutic experience. *Clin Ther* 2003; **25:** 799–816.
5. Weitgasser R, *et al.* Effects of glimepiride on HbA(1c) and body weight in type 2 diabetes: results of a 1.5-year follow-up study. *Diabetes Res Clin Pract* 2003; **61:** 13–19.
6. Feinbock C, *et al.* Prospective multicentre trial comparing the efficacy of, and compliance with, glimepiride or acarbose treatment in patients with type 2 diabetes not controlled with diet alone. *Diabetes Nutr Metab* 2003; **16:** 214–21.

儿童用法 尚缺乏磺脲类治疗儿童2型糖尿病的经验，通常更倾向于使用双胍类药物二甲双胍。更多关于磺脲类在儿童中的使用详见第443页。格列美脲曾被证实在儿童2型糖尿病的治疗中是安全有效的（平均年龄13.8岁），但相比二甲双胍，格列美脲可导致体重增加[1]。

1. Gottschalk M, *et al.* Glimepiride versus metformin as monotherapy in pediatric patients with type 2 diabetes: a randomized, single-blind comparative study. *Diabetes Care* 2007; **30:** 790–4.

制剂

USP 33: Glimepiride Tablets.

专利制剂

Arg.: Adiuvan; Amaryl; Diabutil; Endial; Glemaz; Gluceride; Glucopirida; Gretilab; Islopir; Lomet; Next Step; ***Austral.:*** Amaryl; Aylide; Diapride; Dimirel; ***Austria:*** Amaryl; Glimestad; ***Belg.:*** Amarylle; ***Braz.:*** Amaryl; Azulix; Bioglic; Diamellitis; Gliansor; Glimepibal; Glimepil; Glimeprid†; Glimeran; Glimesec†; Hipomeril; ***Canad.:*** Amaryl; ***Chile:*** Amaryl; Glemaz; Glix; Glucomet; Taboss; ***Cz.:*** Amarwin†; Amaryl; Amyx; Apo-Glimep; Eglymad; Glemid; Glimegamma; GlimTek; Glymexan; Medoprid; Melyd; Metis; Oltar; ***Denm.:*** Amaryl; ***Fin.:*** Amaryl; Dialosa; Glimendin; Glimespes; Oltar; Pirtad; Priglide; ***Fr.:*** Amarel; ***Ger.:*** Amaryl; Glimegamma; Glimerid†; Magna; ***Gr.:*** Anovis; Dia-Ban; Dialosa; Glimepiron; Glimerid; Glimespes; Glimexin; Glimosa; Glincil; Gliperin; Glirid; Idesal; Mepirid; Nicordilen; Penoza; Pharlecon; Saccharofar; Solosa; Sucryl; Tetig; Tipo II; Toremol; Zutra; ***Hong Kong:*** Amaryl; Diapride; ***Hung.:*** Amagen; Amaryl; Dialosa; Diamitus; Glempid; Glibezid; Glimegamma; GlimeWin†; Glindia; Gliprex; Limeral; Meglimid†; Melyd; Sintecal; ***India:*** Amaryl; Betaglim; Diaglim; Euglim; Glimcip; Glimiprex; Glimitab; Glimulin; Glyree; Glyree M; Karmelitus; ***Indon.:*** Amadiab; Amaryl; Anpiride; Diaglime; Friladar; Glamarol; Glimexal; Gliperid; Glucoryl; Gluvas; Mapryl; Metrix; Norizec; Paride; Relide; ***Irl.:*** Amaryl; ***Israel:*** Amaryl; ***Ital.:*** Amaryl; Solosa; ***Malaysia:*** Amaryl; Ameride; Diapride; Glenix; Glimaryl; Glimin; Glimpid; Glimulin; Miaryl; ***Mex.:*** Amaryl; Diaglim; Diapride; Glimal; Glipiran; Glupropan; Mepiritev; Redu-ST; Zukedib; ***Neth.:*** Amaryl; ***Norw.:*** Amaryl; ***NZ:*** Amaryl; ***Philipp.:*** Acotril; Aforglim; Arya; Azulix; Climeril; Diaglim; Diamex; Diapride; Euglim; Geopride; Getryl; Glimarex; Glimaryl; Glimec; Glimed; Gliperide; Glycobate; Imerid; Mira; Norizec; Solodiab; Solosa; Sulfast; Syngly; ***Pol.:*** Amaryl; Amyx; Apo-Glim; Avaron; Betaglid†; Diaril; Glemid†; Glibetic; Glibezid; Glidiamid; Glimehexal; Glimesan†; GlimTeva; Glindia; Glipid; Limeral; Melyd; Oltar; Pemidal; Symglic; **Port.:** Amaryl; Andissa; Diapiride; Glimial; Gludon; Zopide; **Rus.:** Amaryl (Амарил); Glemaz (Глемаз); Gliamal (Глиамал); Meglimid (Меглимид); **S.Afr.:** Amaryl; Diaglim; Euglim; Glamaryl; Sulphonur; **Singapore:** Amaryl; Diapride; **Spain:** Amaryl; Roname; **Swed.:** Amaryl; **Switz.:** Amaryl; Glimerax; Glimeryle; **Thai.:** Amaryl; **Turk.:** Amaryl; Diaglin; Diameprid; Glimax; Glirid; Mepiriks; Sanprid; **UK:** Amaryl; Niddaryl; **Ukr.:** Amaryl (Амарил); Diameprid (Диамеприд)†; Diapirid (Диапирид); Glibetic (Глибетик); Glipomar (Глипомар); Glirid (Глирид); Oltar (Олтар); **USA:** Amaryl; **Venez.:** Amaryl; Dimavyl; Glimerid.

多组分制剂 **Arg.:** Amaryl Met; Endial Met; **Austria:** Avaglim; **Canad.:** Avandaryl; **Chile:** Avandaryl; **Cz.:** Avaglim; Tandemact; **Denm.:** Avaglim; **Fr.:** Avaglim†; Tandemact; **Ger.:** Avaglim; **Gr.:** Avaglim; **Hung.:** Avaglim; **India:** Betaglim M; Exermet GM; Glimiprex MF; Glimulin-MF; **Indon.:** Amaryl M; Avandaryl; **Irl.:** Avaglim; Tandemact; **Mex.:** Amaryl M; Glimetal; Pime; Rangimet G; **Neth.:** Tandemact; **Norw.:** Avaglim; **Philipp.:** Avandaryl; Solosamet; **Port.:** Avaglim; Tandemact; **Spain:** Avaglim; **Swed.:** Avaglim; **Thai.:** Amaryl M; Avandaryl; **USA:** Avandaryl; Duetact.

Glipizide (*BAN*, *USAN*, *pINN*) 格列吡嗪

CP-28720; Glipitsidi; Glipizid; Glipizida; Glipizidas; Glipizidum; Glipizyd; Glydiazinamide; K-4024. 1-Cyclohexyl-3-{4-[2-(5-methylpyrazine-2-carboxamido)ethyl]benzenesulphonyl}urea.

Глипизид

$C_{21}H_{27}N_5O_4S$ = 445.5.
CAS — 29094-61-9.
ATC — A10BB07.
ATC Vet — QA10BB07.
UNII — X7WDT95N5C.

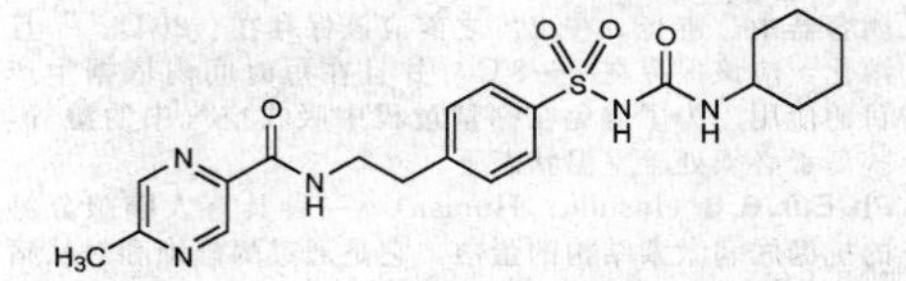

Pharmacopoeias. In *Chin.*, *Eur.* (see p.vii), and *US.*

Ph Eur. 6.8 (Glipizide) 白色或类白色，结晶性粉末。几乎不溶于水和乙醇；极微溶于丙酮和二氯甲烷。溶于稀释的碱性氢氧化物溶液。

USP 33 (Glipizide) 贮藏于密闭容器中。避光。

不良反应、处置和注意事项

参见磺脲类，第440页。

卟啉病 格列吡嗪与卟啉病的急性发作有关，因此对于卟啉病患者来说是不安全的。

药物相互作用

参见磺脲类，第442页。

药动学

格列吡嗪迅速于从胃肠道吸收，服用单次剂量后1～3h达血浆峰浓度。大部分药物与血浆蛋白结合，半衰期为2～4h。格列吡嗪主要在肝内代谢并且大部分以非活性代谢产物形式从尿液排出。

用途和用法

格列吡嗪是一种磺脲类抗糖尿病药（第440页）。在2型糖尿病（第407页）的治疗中是经口给药，作用时间持续24h。初始剂量通常是每日2.5～5mg，于早餐前约30min给药1次。剂量可以间隔数天增加2.5～5mg，直至最大剂量每日20mg。最高曾用至40mg，见下文。每日剂量超过15mg时需要分2次于餐前给药。一些国家已有格列吡嗪的控释剂（*Glucotrol XL*；*pfizer*；*USA*）；这种制剂的剂量通常是每日5～10mg，早餐前单次给药。

用法 尽管格列吡嗪的最大剂量是每日40mg，但是有关大剂量药物的益处的资料却极少。一项关于2型糖尿病患者的小规模研究结果发现，格列吡嗪的剂量超过每天10mg所带来的益处非常少或者没有，而且大剂量药物与血浆胰岛素浓度上升的幅度减少有关，继而血浆葡萄糖水平下降减少[1]。然而，有些资料表明，控释的格列吡嗪与传统剂型不同，有利于血糖控制并可改善胰岛素敏感性[2,3]。

1. Stenman S, *et al.* What is the benefit of increasing the sulfonylurea dose? *Ann Intern Med* 1993; **118:** 169–72.
2. Berelowitz M, *et al.* Comparative efficacy of once-daily controlled-release formulation of glipizide and immediate-release glipizide in patients with NIDDM. *Diabetes Care* 1994; **17:** 1460–4.
3. Leaf E, King JO. Patient outcomes after formulary conversion from immediate-release to extended-release glipizide tablets. *Am J Health-Syst Pharm* 1999; **56:** 454–6.

制剂

BP 2010: Glipizide Tablets;
USP 33: Glipizide and Metformin Hydrochloride Tablets; Glipizide Tablets.

专利制剂

Arg.: Minodiab; **Austral.:** Melizide; Minidiab; **Austria:** Glibenese; Minidiab; **Belg.:** Glibenese; Minidiab; **Braz.:** Glipgen†; Minidiab; **Chile:** Minidiab; Xiprine; **Cz.:** Antidiab†; Glucotrol†; Mediab†; Minidiab; **Denm.:** Glibenese; Mindiab; **Fin.:** Glibenese†; Melizid†; Mindiab; **Fr.:** Glibenese; Minidiab; Ozidia; **Gr.:** Glibenese; Minodiab; **Hong Kong:** Diasef; Glucotrol; Melizide; Minidiab; Sunglucon; **Hung.:** Minidiab; **India:** Diaglip; Glez; Glide; Glucolip; Glynase; Glyzip; **Indon.:** Aldiab†; Glucotrol; Glyzid†; **Irl.:** Glibenese; **Israel:** Gluco-Rite; **Ital.:** Minidiab; **Malaysia:** Dibizide†; Dipazide†; Glix; Melizide; Minidiab; **Mex.:** Glupitel†; Luditec; Minodiab; Pigloss; Prugal; Singloben; **Norw.:** Apamid†; Mindiab; **NZ:** Minidiab; **Philipp.:** Brilizid; Glimax; Glix; Minidiab; **Pol.:** Antidiab; Glibenese; **Port.:** Minidiab; **Rus.:** Glibenese (Глибенез); Minidiab (Минидиаб)†; **S.Afr.:** Minidiab; **Singapore:** Beapizide; Diactin†; Diasef; Glynase; Melizide; Minidiab; **Spain:** Minodiab; **Swed.:** Mindiab; **Switz.:** Glibenese; **Thai.:** Apamid†; Depizide; Diabemin; Diasef; Dipazide; Gipzide; Glibenil; Glimax; Glipimed; Glipizon; Glizide; Glucodiab; Glucotrol; Glycediab; Glygen; GP-Zide; Manpizide; Melizide; Minibit; Minidiab; Namedia; Neodiab; Pezide; Phardiab; Topizide; Tozide; **Turk.:** Glucotrol; Minidiab; **UK:** Glibenese†; Minodiab; **Ukr.:** Glynase (Глінез); **USA:** Glucotrol; **Venez.:** Minidiab.

多组分制剂 **India:** Diaglip M; Metaglez; **Mex.:** Metdual; **Philipp.:** Norsulin; **USA:** Metaglip.

Gliquidone (*BAN*, *rINN*) 格列喹酮

ARDF-26; Glikidon; Glikidoni; Gliquidona; Gliquidonum. 1-Cyclohexyl-3-{4-[2-(3,4-dihydro-7-methoxy-4,4-dimethyl-1,3-dioxo-2(1*H*)-isoquinolyl)ethyl]benzenesulphonyl}urea.

Гликвидон

$C_{27}H_{33}N_3O_6S$ = 527.6.
CAS — 33342-05-1.
ATC — A10BB08.
ATC Vet — QA10BB08.
UNII — C7C2QDD75P.

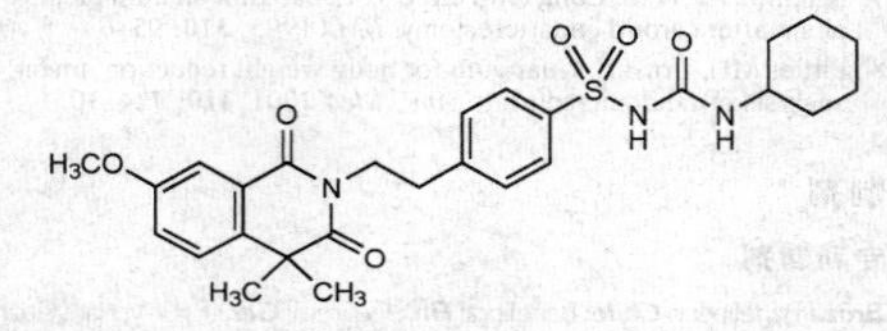

Pharmacopoeias. In *Br.* and *Chin.*

BP 2010 (Gliquidone) 白色或类白色粉末。几乎不溶于水；微溶于乙醇和甲醇；溶于丙酮；易溶于二甲基甲酰胺。

简介

格列喹酮是一种磺脲类抗糖尿病药（第440页）。在2型糖尿病（第407页）治疗中经口给药，初始剂量通常是每日15mg，早餐前约30min给药1次。可以调整增加15mg至常规剂量每日45～60mg，并将总量分成2次或3次不等剂量，最大剂量是与早餐一起在上午服用。不建议单次剂量超过60mg或每日总剂量不超过120mg。

制剂

BP 2010: Gliquidone Tablets.

专利制剂

Austria: Glurenorm; **Belg.:** Glurenorm; **Cz.:** Glurenorm; **Ger.:** Glurenorm; **Gr.:** Devotan; **Hung.:** Glurenorm; **Indon.:** Fordiab; Glidiab; Glurenorm; Lodem; **Ital.:** Glurenor; **Pol.:** Glurenorm; **Port.:** Glurenor†; **Rus.:** Glurenorm (Глюренорм); **Spain:** Glurenor; **Thai.:** Glurenor; **Turk.:** Glurenorm; **UK:** Glurenorm†.

Glisentide (*rINN*) 格列生脲

Glipentide; Glisentida; Glisentidum. 1-Cyclopentyl-3-[*p*-(2-*o*-anisamidoethyl)benzenesulphonyl]urea.

Глизентид

$C_{22}H_{27}N_3O_5S$ = 445.5.
CAS — 32797-92-5.
UNII — 392TQL1E2Z.

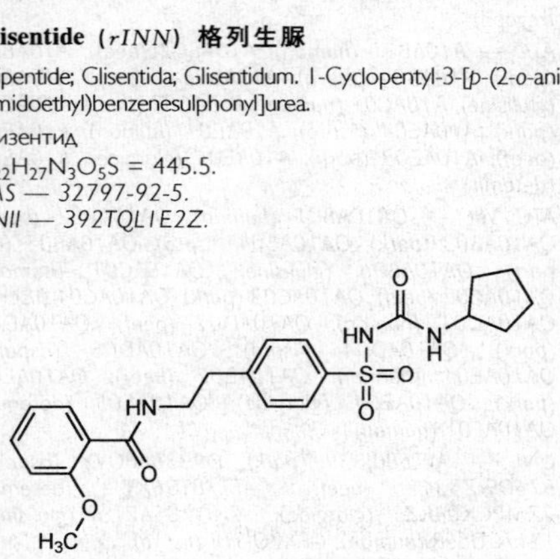

简介

格列生脲是一种磺脲类抗糖尿病药（第440页）。在2型糖尿病（第407页）治疗中是经口给药，初始剂量通常是每日2.5～20mg。

制剂

专利制剂

Spain: Staticum.

Glisolamide (*rINN*) 格列索脲

Glisolamida; Glisolamidum. 1-Cyclohexyl-3-{*p*-[2-(5-methylisoxazole-3-carboxamido)ethyl]benzenesulphonyl}urea.

Глизоламид

$C_{20}H_{26}N_4O_5S$ = 434.5.
CAS — 24477-37-0.
UNII — F83U6T74XR.

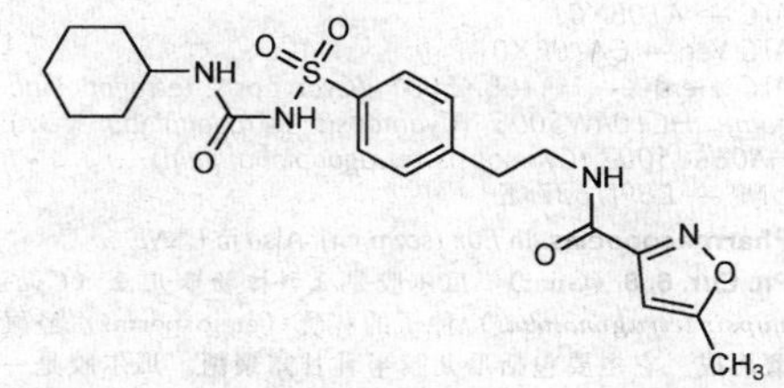

简介

格列索脲是一种磺脲类抗糖尿病药（第440页），应用于2型糖尿病（第407页）的治疗，剂量是每日2.5～20mg。

制剂

专利制剂

Ital.: Diabenor†.

Glybuzole (*rINN*) 格列丁唑

AN-1324; Désaglybuzole; Glibuzol; Glybuzolum; RP-7891. *N*-(5-*tert*-Butyl-1,3,4-thiadiazol-2-yl)benzenesulphonamide.

Глибузол

$C_{12}H_{15}N_3O_2S_2$ = 297.4.
CAS — 1492-02-0.
UNII — 1DJ2B68M2C.

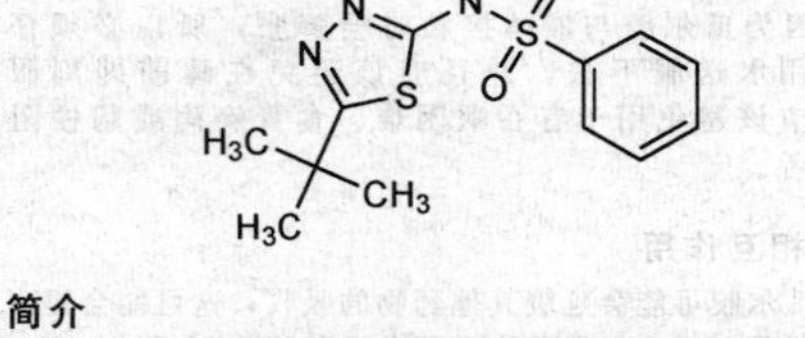

简介

格列丁唑是一种口服抗糖尿病药，其结构与磺脲类药物、双胍类药物和氨苯磺胺嘧啶不同。

制剂

专利制剂

Jpn: Gludiase†.

Glycyclamide (*rINN*) 格列环脲

Gliciclamida; Gliciclamide; Glycyclamidum; K-38; K-386; Tolcyclamide. 1-Cyclohexyl-3-tosylurea; 1-Cyclohexyl-3-*p*-tolylsulphonylurea.

Гликикламид

$C_{14}H_{20}N_2O_3S$ = 296.4.
CAS — 664-95-9.
UNII — C40N4EJY68.

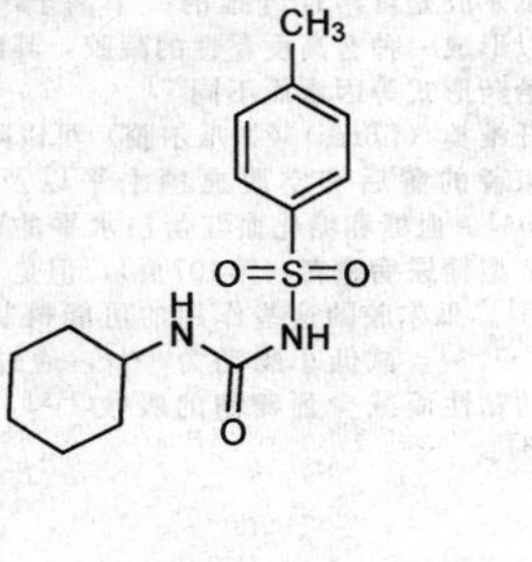

简介

格列环脲是一种磺脲类抗糖尿病药（第440页）。在2型糖尿病治疗中经口给药。

制剂

专利制剂

Ital.: Diaborale†.

Guar Gum 瓜尔胶

Cyamopsidis seminis pulvis; E412; Goma guar; Guar; Guar Flour; Guar Galactomannan; Guar, galactomannane du; Guar galactomannanum; Guar galaktomanan; Guar galaktomannan; Guaras; Guárbab galaktomannán; Guárbabmag-por; Guargalaktomannaani; Guargalaktomannan; Guaro galaktomananas; Jaguar Gum.
Гуаровая Камедь; Гуаровая Смола

CAS — 9000-30-0.
ATC — A10BX01.
ATC Vet — QA10BX01.
ATC Herb — HA10BX5001 (Cyamopsis tetragonoloba: gum); HC10AW5005 (Cyamopsis tetragonoloba: gum); HA06AC5003 (Cyamopsis tetragonoloba: gum).
UNII — E8911637KE.

Pharmacopoeias. In *Eur.* (see p.vii). Also in *USNF.*

Ph. Eur. 6. 8（Guar） 瓜尔胶是豆科植物瓜儿豆（*Cyamopsis tetragonolobus*）种子的胚乳（endosperms）经碾磨而成。它主要包括瓜儿胶半乳甘露聚糖。瓜尔胶是一种白色或近乎白色粉末，溶于水时可以产生一种具有可变黏性的胶浆。几乎不溶于乙醇。

Ph. Eur. 6. 8（Guar Galactomannan） 一种浅黄白色粉末。可溶于冷水和热水中；几乎不溶于有机溶剂。它的主要成分是多糖，由D-半乳糖和D-甘露糖按（1∶1.4）～（1∶2）分子比所组成。其分子包括一条线性主链β-(1→4) -糖苷与吡喃甘露糖连接和一条单链α- (1→6)糖苷与吡喃半乳糖连接。

USNF 28（Guar Gum） 由豆科植物瓜尔豆（*Cyamopsis tetragonolobus*）Leguminosae的胚乳（endosperms）碾磨而得的一种胶质。它主要包括一个高分子量的氢化可力丁（hydrocolloidal）多糖，一种半乳甘露聚糖，由半乳糖和甘露聚糖单位通过糖苷键连接而成。它是一种白色至黄白色无臭粉末。在热水或冷水中分散成一种胶状溶液。

不良反应和注意事项

瓜尔胶可以引起胃肠道功能紊乱，表现为胃肠胀气、腹泻或恶心，特别是在治疗开始时。

因为瓜尔胶与液体接触时会膨胀，所以必须仔细地用水送服下去，并且应该避免在睡前即刻服用。应该避免用于有吞咽困难、食管疾病或肠梗阻的患者。

药物相互作用

瓜尔胶可能会延缓其他药物的吸收；这可能会提出一个问题，就是其他药物必须在瓜尔胶前1h服用。

用途和用法

瓜尔胶作为糖尿病（详见下文）的辅助治疗，由于可以某种程度降低餐后和空腹血糖水平，因此配合饮食、胰岛素或口服降糖药物使用。进餐时或进餐前即刻给药，剂量是5g，每日3次。采用较低的起始剂量可以减少胃肠道不良反应，起始时可在早餐前单次服用5g，持续1周后增加至每日2次，每次5g，必要时再增加至规定的3次剂量。每次服用瓜尔胶颗粒时需要用大约200ml的冷水搅拌。

瓜尔胶也可作为高脂血症的辅助治疗（详见下文），还适用于有倾倒综合征（第1618页）的患者来减慢胃排空。

瓜尔胶还可以用作稠化剂和悬浮剂，以及药片的黏附剂和分解剂。它还被掺入已加工的食品中。

瓜尔胶是可溶性纤维的一个例子[1]。一旦接触水就可以形成一种有高度黏性的凝胶，其黏性依据植物来源或给药形式等因素而不同[2]。

纤维类（fibres）（如瓜尔胶）可以降低正常人和糖尿病患者的餐后和空腹血糖水平以及血浆胰岛素浓度[1,3,4]。血糖和糖化血红蛋白水平的下降可以见于1型和2型**糖尿病患者**（第407页），但是下降的幅度通常较小[3]。瓜尔胶的这些作用的可能机制包括延缓胃的排空[1,3~5]，减低小肠动力[1,4]，通过增加胃肠道内容物的黏性而减少葡萄糖的吸收[1,3]，或抑制胃肠道激素[3]。

瓜尔胶还可以降低血清总胆固醇和低密度脂蛋白（LDL）胆固醇浓度；而高密度脂蛋白（HDL）胆固醇和甘油三酯水平似乎不受影响[4]。最可能的机制是通过结合胆酸减少它们的肠肝循环，这与胆酸多价螯合剂的作用途径相同[3,4]。瓜尔胶亦可能干扰食物中胆固醇的吸收[4,6]。当单独用于**高胆固醇血症**的患者时，瓜尔胶通常可以中等程度地降低血浆胆固醇和LDL胆固醇水平，尽管有些研究还没能证实这一效应。一些研究结果表明，在治疗的8～12周以后这种降低胆固醇的作用有所减弱，但是一项长期研究观察发现，总的血清胆固醇水平下降了17%并且维持了24个月[7]。有些研究结果显示，瓜尔胶与其他调脂药物合用可以进一步降低胆固醇和LDL胆固醇水平[4]。关于高脂血症的常规治疗的讨论见第1129页。

有研究认为瓜尔胶通过增加饱胀感可以降低食欲，但是一项荟萃分析研究显示瓜尔胶不能有效地减轻体重[8]。但是含有瓜尔胶的产品仍然将其作为**减肥疗法**的辅助剂。不提倡它们使用的原因是由于这种药片在到达胃之前有膨胀并导致食管阻塞的风险。

1. Hockaday TDR. Fibre in the management of diabetes 1: natural fibre useful as part of total dietary prescription. *BMJ* 1990; **300:** 1334–6.
2. Ellis PR, *et al.* Guar gum: the importance of reporting data on its physico-chemical properties. *Diabet Med* 1986; **3:** 490–1.
3. Anonymous. Guar gum: of help to diabetics? *Drug Ther Bull* 1987; **25:** 65–7.
4. Todd PA, *et al.* Guar gum: a review of its pharmacological properties, and use as a dietary adjunct in hypercholesterolaemia. *Drugs* 1990; **39:** 917–28.
5. Tattersall R, Mansell P. Fibre in the management of diabetes 2: benefits of fibre itself are uncertain. *BMJ* 1990; **300:** 1336–7.
6. Rideout TC, *et al.* Guar gum and similar soluble fibers in the regulation of cholesterol metabolism: current understandings and future research priorities. *Vasc Health Risk Manag* 2008; **4:** 1023–33.
7. Salenius J-P, *et al.* Long term effects of guar gum on lipid metabolism after carotid endarterectomy. *BMJ* 1995; **310:** 95–6.
8. Pittler MH, Ernst E. Guar gum for body weight reduction: meta-analysis of randomized trials. *Am J Med* 2001; **110:** 724–30.

制剂

专利制剂

Braz.: Benefiber†; ***Chile:*** Benefibra; ***Fin.:*** Guarem; ***Ger.:*** Figur-Verlan; Guar Verlan; Urgo Hydrogel; ***Hong Kong:*** Benefiber; ***Ital.:*** Benefibra; Novafibra; ***NZ:*** Guarcol; ***Spain:*** Fibraguar; Plantaguar; ***Switz.:*** Leiguar; ***UK:*** Resource OptiFibre.

多组分制剂 ***Arg.:*** Green Diet; ***Fr.:*** Carres Parapsyllium†; Moxydar; Mucipulgite; Mulkine; Seroxydar; ***Hung.:*** Lipolest; ***Ital.:*** Cruscasohn; Resource Gelificata; ***Singapore:*** Bios Life; Chitosano; ***Switz.:*** Mucipulgite.

Insulin ⊗ 胰岛素

B28-Asp-Insulin (insulin aspart); HMR-1964 (insulin glulisine); Hoe-901 (insulin glargine); Hoe-71GT (insulin glargine); INA-X14 (insulin aspart); Insuliini; Insülin; Insulin X14 (insulin aspart); Insulina; Insulin; Insulinin; Insulinum; NN-304 (insulin detemir).
Инсулин

CAS — 9004-10-8 (insulin, neutral insulin); 11070-73-8 (bovine insulin); 12584-58-6 (porcine insulin); 11061-68-0 (human insulin); 8063-29-4 (biphasic insulin); 9004-21-1 (globin zinc insulin); 68859-20-1 (insulin argine); 8049-62-5 (insulin zinc suspensions); 53027-39-7 (isophane insulin); 9004-17-5 (protamine zinc insulin); 116094-23-6 (insulin aspart); 9004-12-0 (dalanated insulin); 51798-72-2 (bovine insulin defalan); 11091-62-6 (porcine insulin defalan); 169148-63-4 (insulin detemir); 160337-95-1 (insulin glargine); 207748-29-6 (insulin glulisine); 133107-64-9 (insulin lispro); 874442-57-6 (insulin tregopil);.

ATC — A10AB01 (human); A10AB02 (beef); A10AB03 (pork); A10AB04 (lispro); A10AB05 (aspart); A10AB06 (glulisine); A10AC01 (human); A10AC02 (beef); A10AC03 (pork); A10AC04 (lispro); A10AE01 (human); A10AE02 (beef); A10AE03 (pork); A10AE04 (glargine); A10AE05 (detemir).

ATC Vet — QA10AB01 (human); QA10AB02 (beef); QA10AB03 (pork); QA10AB04 (lispro); QA10AB05 (aspart); QA10AB06 (glulisine); QA10AC01 (human); QA10AC02 (beef); QA10AC03 (pork); QA10AC04 (lispro); QA10AD01 (human); QA10AD02 (beef); QA10AD03 (pork); QA10AD04 (lispro); QA10AD05 (aspart); QA10AE01 (human); QA10AE02 (beef); QA10AE03 (pork); QA10AE04 (glargine); QA10AE05 (detemir); QA10AF01 (human).

UNII — AVT680JB39 (pork); D933668QVX (aspart); 576O91Z534 (beef); 4FT78T86XV (detemir); 2ZM8CX04RZ (glargine); 7XIY785AZD (glulisine); 1Y17CTI5SR (human); GFX7QIS1II (lispro).

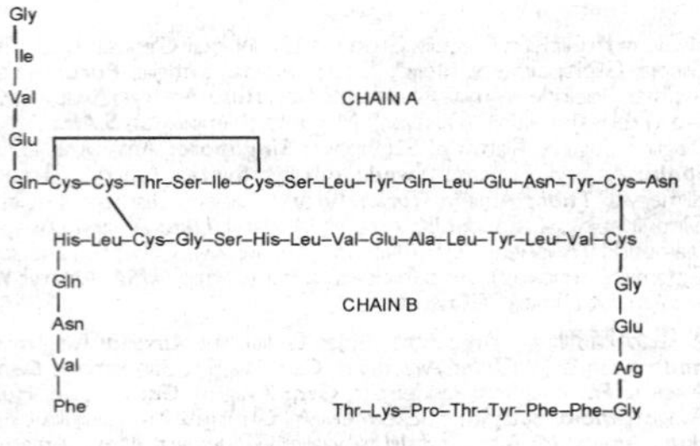

Human insulin

Pharmacopoeias. Most pharmacopoeias have monographs for insulin and a variety of insulin preparations.

Ph. Eur. 6. 8（Insulin，Bovine） 原则上是从牛胰腺中获取并纯化而成的天然抗糖尿病药。一种白色或类白色粉末。几乎不溶于水和无水乙醇。溶于稀释的无机酸，在碱性氢氧化物的稀释溶液中发生分解。贮藏于密闭容器中。避光。在出厂之前应该保存在－20℃。一旦溶化，应该保存在2～8℃，并且在短时间内依据生产目的使用。为了避免在称量过程中吸收空气中的湿气，胰岛素必须处于室温状态下。

Ph. Eur. 6. 8（Insulin，Porcine） 原则上是从猪胰腺中获取并纯化而成的天然抗糖尿病药。一种白色或几乎白色粉末。几乎不溶于水和无水乙醇。溶于稀释的无机酸，在碱性氢氧化物的稀释溶液中发生分解。贮藏于密闭容器中。避光。在出厂之前应该保存在－20℃。一旦溶化，应该保存在2～8℃，并且在短时间内依据生产目的使用。为了避免在称量过程中吸收空气中的湿气，胰岛素必须处于室温状态下。

Ph. Eur. 6. 8（Insulin；Human） 一种具有人胰腺分泌的抗糖尿病激素结构的蛋白。它是通过酶修饰和对从猪的胰腺获得的胰岛素的适当纯化或采用基于重组DNA（rDNA）技术的方法而获得的。一种白色或类白色粉末。几乎不溶于水和乙醇。溶于稀释的无机酸，在碱性氢氧化物的稀释溶液中发生分解。贮藏于密闭容器中。避光。在出厂之前应该保存在－18℃或以下。一旦溶化，应该保存在2～8℃，并且在短时间内依据产品制备特点使用。为了避免在称量过程中吸收空气中的湿气，胰岛素必须处于室温状态下。

Ph. Eur. 6. 8（Insulin Aspart；Insulin Aspartum） 一个含有51个氨基酸的双链肽。A链是由21个氨基酸组成，B链是由30个氨基酸组成。除了在B链的第28位的脯氨酸由门冬氨酸所取代，其一级结构与人胰岛素相同。同人胰岛素一样，门冬胰岛素含有2个链间二硫键和1个链内二硫键。它是基于重组DNA（rDNA）技术而获得的。一种白色或类白色粉末。几乎不溶于pH值为5.1左右的水溶液。在水溶液pH值小于3.5或大于6.5时，其溶解度大于或等于25mg/ml。贮藏于密闭容器中。避光。在制造厂家发货之前应该保存在－18℃或以下。一旦溶化，应该保存在2～8℃，并且在短时间内依据生产目的使用。为了避免在称量过程中吸收空气中的湿气，门冬胰岛素必须在开封前处于室温状态下。

Ph. Eur. 6. 8（Insulin Lispo；Insulinum Lisprum） 一个含有51个氨基酸的双链肽。A链是由21个氨基酸组成，B链是由30个氨基酸组成。它的一级结构与人胰岛素相同，仅有的差别是在B链氨基序列的第28和第29位。人胰岛素B链的第28是脯氨酸，第29位是赖氨酸，而赖脯胰岛素B链的第28位是赖氨酸，第29位是脯氨酸。同人胰岛素一样，赖脯胰岛素含有2个链间二硫键和1个链内二硫键。它是基于重组DNA（rDNA）技术而获得的。一种白色或类白色粉末。不溶于水和乙醇。溶于稀释的无机酸，在碱性氢氧化物的稀释溶液中发生分解。贮藏于密闭容器中。避光。必须保存在－18℃或以下。一旦溶化，赖脯胰岛素应该在短时间内依据生产目的使用。为了避免在称量过程中吸收空气中的湿气，赖脯胰岛素必须在开封前处于室温状态下。

USP 33（Insulin） 是从用做人类食物的健康的牛或猪，或兼有两者的胰腺中获得的一种影响葡萄糖代谢的蛋白质。白色或接近白色的结晶。溶于稀释的酸性和碱性溶液。贮藏于密闭容器中。避光。必须保存在－10～－25℃。

USP 33（Insulin Human） 相当于人胰腺合成的影响糖类（特别是葡萄糖）、脂肪和蛋白质代谢的一种蛋白质。它是通过酶学修饰适当改变猪胰腺来源的胰岛素的氨基酸序列或是采用重组DNA方法进行微生物合成而获得的。贮藏于密闭容器中。避光。必须保存在－10～－25℃。

USP 33（Insulin Lispro） 赖脯胰岛素与人胰岛素结构相同，除了在B链的第28和第29位分别是赖氨酸和脯氨酸，而人胰岛素序列中的这两个位置的氨基酸正好相反。它是采用重组 DNA 方法进生物合成而获得的。白色或接近白色的结晶。溶于稀释的酸性和碱性溶液。贮藏于密闭容器中。避光。必须保存在−10～−25℃。

定义和术语

胰岛素是由胰腺的郎汉斯胰岛的 B 细胞产生的一种激素，它包括 2 个氨基酸链，A 链和 B 链，通过 2 个二硫键联接。不同物种产生的胰岛素有着一样的基础结构，但是肽链的氨基酸序列有所不同。**猪胰岛素**（$C_{256}H_{381}N_{65}O_{76}S_6=5777.5$）和**人胰岛素**（$C_{257}H_{383}N_{65}O_{77}S_6=5807.6$）的不同之处仅仅是 B 链的一个氨基酸，但是与**牛胰岛素**（$C_{254}H_{377}N_{65}O_{75}S_6=5733.5$）与人胰岛素的区别不仅包括 B 链同样这个位置的氨基酸，还包括 A 链的 2 个氨基酸。

在胰腺中，胰岛素的前体是胰岛素原，它是一条名为 C 肽（或联接肽）的多肽链联接 A 链和 B 链组成的多肽链。尽管不同物种的胰岛素可能相似，但是胰岛素原却不相同，因为 C 肽的氨基酸序列和数量可能差别较大。

早期商业化的胰岛素是从牛或猪或牛和猪的胰腺中提取并且仅仅采用重结晶纯化的方法获得的。这种方法获得的胰岛素称为**"常规胰岛素"**，这有别于那些经由更进一步纯化方法获得的胰岛素。提取物经过 1 次重结晶可以被分成 3 个组分，称为"a"、"b"，和"c"组分。"a"组分含有高分子量物质，并且通常在制剂非常不纯时才会出现，因为反复的重结晶可以把大部分此类物质去除掉。"b"组分包括大量的胰岛素原和胰岛素二聚体，而"c"组分则包括胰岛素、胰岛素酯、精氨酸胰岛素和脱酰胺（基）胰岛素。在这些没有进一步纯化的产物中，还可以发现其他胰腺来源的多肽，例如胰高血糖素、胰多肽、生长抑素和血管活性肠肽。凝胶滤过法实质上是减少了胰岛素原的含量，而不能显著减少胰岛素衍生物或胰多肽的含量；经过凝胶过滤法纯化的产物通常被称为**"单峰胰岛素"**。在纯化方法基础上进行离子交换层析能进一步减少胰岛素原的含量，同样也可以减少胰岛素衍生物或胰多肽的污染。在英国，术语**"高度纯化的胰岛素"**和**"单组分胰岛素"**有时被用于那些经过凝胶滤过法和离子交换层析方法获得的胰岛素。在美国，FDA 将那些具有相同工艺且胰岛素原含量小于 10ppm 的制剂定义为**"纯化的胰岛素"**。

目前生产的胰岛素含有一个与人胰岛素相同的氨基酸序列。**人胰岛素（emp）**是通过将猪胰腺来源的胰岛素进行酶学修饰而获得的；有时将其称作半合成人胰岛素。术语**人胰岛素（crb）**被用作那种采用重组 DNA 技术对细菌进行修饰后获得 A 链和 B 链，再将两者进行化学结合而产生的胰岛素。**人胰岛素（prb）**是从重组 DNA 技术修饰的细菌产生的胰岛素原中获得的。**人胰岛素（pyr）**是从重组 DNA 技术修饰的酵母产生的前体中获得的胰岛素。采用重组 DNA 技术获得的人胰岛素有时被称作**生物合成人胰岛素**。

胰岛素或人胰岛素是以各种溶液或混悬液形式提供的注射液（见**表 1**，第422页）。结晶性胰岛素可以制备成 pH 值酸性或中性溶液后用于治疗。**可溶性胰岛素**或**中性胰岛素**是一种短效制剂，必要时可以静脉内给药来控制急症。可溶制剂有时被看作是**"常规胰岛素"**或**"未修饰胰岛素"**；这些名称反映了这种制剂并非为延长胰岛素作用时间而生产。

为了延长胰岛素的作用时间，通常采用两种方法将胰岛素制备成混悬液制剂。第 1 种方法是把胰岛素与能缓慢释放的蛋白物质相络合；例如**鱼精蛋白锌胰岛素**，它含有过量的鱼精蛋白，而**低精蛋白胰岛素**（NPH 胰岛素），它含有等分子量的胰岛素和鱼精蛋白。第二种延长胰岛素作用时间的方法是改变颗粒大小。不同的**胰岛素锌混悬液**就属于这一类。**双相胰岛素**是能提供速效和长效作用的混合物。

化学修饰胰岛素分子可以产生如**达仑胰岛素**（通过去除胰岛素 B 链 C 末端的丙氨酸而成），**地法胰岛素**（通过去除末端苯丙氨酸而成），和硫酸化胰岛素等胰岛素，但是这些胰岛素并没有得到广泛应用。

最近，重组 DNA 技术能够产生具有不同药动学的胰岛素类似物。**赖脯胰岛素**和**门冬胰岛素**就是这样的类似物，它们可以作为可溶性胰岛素的超短效替代制剂，也可以与鱼精蛋白络合而成复合物。**谷赖胰岛素**是另一种超短效类似物。**甘精胰岛素**是一种每日使用 1 次的长效制剂，而**地特胰岛素**则需要每日使用 1 次或 2 次。关于这些制剂更详细的说明可见于标题**胰岛素类似物的用途**，见下文。

稳定性和贮藏

Ph. Eur. 6.8 和 USP 33 都推荐将胰岛素制剂贮藏于冰箱 2～8℃，并且不允许冻结。Ph. Eur. 6.8 要求胰岛素制剂应该避光，而 USP 33 则要求应该避免阳光。目前认为患者不可能遵守如此严格的贮存要求，大部分商业化胰岛素制剂的制造厂家认为，患者将产品贮存在 25℃ 1 个月是可以接受的（需参考不同产品信息）。仍应建议患者不要把他们的药瓶或注射针暴露于高温或阳光下。

应该建议患者在每次抽取使用剂量前摇动混悬液。

胰岛素粉末应该贮藏于密闭容器中并且避光。推荐将其低温贮存。Ph. Eur. 6.8 建议把牛和猪胰岛素贮藏于−20℃，把人胰岛素、门冬胰岛素和赖脯胰岛素贮藏于−18℃或以下；USP 33 要求所有类型胰岛素贮藏于−10～−25℃。并且强调这一温度适用于粉末而非其他制剂；制剂应该避免贮藏在可以导致冻结的环境下。

吸收 胰岛素可吸附于玻璃或塑料制成的给药装置，当这些器具内表面结合位点尚未饱和时，胰岛素输注的总量是相对减少的[1,2]。给药装置的输液管路通畅是经过胰岛素预处理的，例如，50ml 中加入 1U/ml 胰岛素，但更小的容量如 20ml 可能就足够了[1]。过去曾通过在胰岛素溶液中加入白蛋白或聚明胶肽的方法减少胰岛素的吸附，现在此做法已不被建议[3,4]。

由于溶液稀释度高、流速低，胰岛素输注过程中剂量差异的问题在新生儿高血糖治疗中尤为突出[5]。人们调查了不同的方法，发现由于给药装置吸收了胰岛素从而减少了药物剂量。这些方法包括用胰岛素输注来冲洗[6]或启动[7]系统，或者用浓缩的胰岛素溶液预处理输液管道[5]。一项研究比较了不同的方法[8]，结果发现胰岛素输注的差别取决于溶液的浓度、流速、是否加入白蛋白、导管类型和是否预处理或冲洗系统。

1. Goldberg PA, *et al.* "Waste not, want not": determining the optimal priming volume for intravenous insulin infusions. *Diabetes Technol Ther* 2006; **8:** 598–601.
2. Zahid N, *et al.* Adsorption of insulin onto infusion sets used in adult intensive care unit and neonatal care settings. *Diabetes Res Clin Pract* 2008; **80:** e11–e13.
3. Alberti KGMM. Diabetic emergencies. *Br Med Bull* 1989; **45:** 242–63.
4. Sanson TH, Levine SN. Management of diabetic ketoacidosis. *Drugs* 1989; **38:** 289–300.
5. Fuloria M, *et al.* Effect of flow rate and insulin priming on the recovery of insulin from microbore infusion tubing. *Pediatrics* 1998; **102:** 1401–6.
6. Simeon PS, *et al.* Continuous insulin infusions in neonates: pharmacologic availability of insulin in intravenous solutions. *J Pediatr* 1994; **124:** 818–20.
7. Avent M, Whitfield J. Insulin infusions in extremely low birth weight infants. *Pediatrics* 2000; **105:** 915–16.
8. Hewson MP, *et al.* Insulin infusions in the neonatal unit: delivery variation due to adsorption. *J Paediatr Child Health* 2000; **36:** 216–20.

聚集 关于胰岛素聚集问题的讨论部分，参见下文**用法**项下的**强化治疗方案**。

相容性 关于胰岛素间的相容性问题，参见下文**用法**项下的**胰岛素的混合**。

单位

1U 牛胰岛素含有 0.03891mg 的第一国际标准（1986）。1U 猪胰岛素含有 0.03846mg 的第一国际标准物（1986）。1U 人胰岛素含有 0.03846mg 的第一国际标准物（1986）。

不良反应

胰岛素治疗最常见的并发症是低血糖，其发病的速度和持续时间依据制剂类型和使用途径而有所不同。这通常与胰岛素剂量过大，患者遗漏一餐或增加体育锻炼有关。特别是老年患者，或严格控制的糖尿病患者，或长时间站立的糖尿病患者，可能不会出现低血糖发作的早期预兆症状。已有报道，患者从动物胰岛素（特别是牛胰岛素）改为人胰岛素时（见下文**低血糖**项下），有时会有低血糖预兆的减少。由于交感神经活性增加，低血糖的症状包括饥饿、苍白、出汗、心悸、焦虑和发抖。其他症状还包括头痛、视觉障碍（如视物模糊或复视等）、言语含糊、口及手指感觉异常、行为方式的改变以及意识或智力障碍。如果不治疗，低血糖可以导致惊厥和昏迷，这绝不能与高血糖性昏迷相混淆。

胰岛素经皮下给药可能会引起皮下脂肪萎缩或脂肪肥大。脂肪萎缩在用纯化胰岛素治疗中的发生率较传统胰岛素少见；如果已经发生，可以通过在萎缩部位或其周围注射纯化的动物或人胰岛素来逆转萎缩。脂肪肥大通常与在同一部位反复注射有关，尽管不同解剖区域对胰岛素的吸收有差别，还是可以用轮换注射部位来克服。胰岛素治疗常引起体重增加，尤其是强化治疗。治疗开始数周内可能出现一过性视物模糊和外周水肿。

胰岛素常常导致局部或全身超敏反应。局部反应表现为注射部位的红斑和瘙痒，随着治疗的继续通常会消失。全身超敏反应可以引起荨麻疹和血管性水肿，以及非常少见的过敏反应；如果胰岛素持续治疗是必要的，那么需要脱敏治疗。此外，采用纯化胰岛素发生超敏反应的机会较传统胰岛素要少，并且猪胰岛素的抗原性较牛胰岛素要低；人胰岛素和胰岛素类似物的抗原性更低、但仍可出现超敏反应。

许多用胰岛素治疗的患者，无论是动物胰岛素或人胰岛素，均可以产生抗体，但是它的临床意义还不完全清楚。

那些接受胰岛素强化治疗的 1 型糖尿病患者，作为糖尿病控制和并发症试验（DCCT）的组成部分，他们的体重增加最明显，同时还有血甘油三酯和低密度脂蛋白胆固醇含量的增加以及高密度脂蛋白胆固醇水平的下降[1]。这些脂蛋白水平的改变，与血压水平升高，腰臀比增加和胰岛需要量增多一起，类似于胰岛素抵抗的表现，并且预示发生大血管疾病的风险可能会增加。英国前瞻性糖尿病研究结果表明，采用胰岛素治疗的 2 型糖尿病患者与接受其他治疗的患者相比，体重明显增加[2]，但是没有证据显示其对心血管会产生有害的影响。

关于胰岛素持续输注部分的特别问题讨论见下文**用法**项下的**强化治疗方案**。

1. Purnell JQ, *et al.* Effect of excessive weight gain with intensive therapy of type 1 diabetes on lipid levels and blood pressure: results from the DCCT. *JAMA* 1998; **280:** 140–6. Correction. *ibid.*; 1484.
2. UK Prospective Diabetics Study (UKPDS) Group. Intensive blood-glucose control with sulphonylureas or insulin compared with conventional treatment and risk of complications in patients with type 2 diabetes (UKPDS 33). *Lancet* 1998; **352:** 837–53. Correction. *ibid.* 1999; **354:** 602.

致癌性 与普通人群相比，2 型糖尿病患者更易罹患结直肠癌，大部分研究认为患病风险大致增加 30%～40%[1]。使用英国全科医师研究数据库的数据，对一项巢式病例对照研究进行大型回顾性队列研究，其结果表明发生结直肠癌的风险增高与长期使用胰岛素治疗 2 型糖尿病相关[2]。目前猜测高胰岛素血症是结直肠癌的危险因素，而 2 型糖尿病患者进行的胰岛素治疗则可进一步增加该风险[1]。部分人建议在 2 型糖尿病患者中进行结直肠癌的筛查，尤其是对使用胰岛素治疗的患者[1,2]，其他人则认为在提倡广泛的筛查之前需要谨慎收集更多的信息[3]。

数例使用吸入胰岛素的患者出现了原发肺部恶性疾病；详见**给药途径**项下，第426页。

1. Berster JM, Göke B. Type 2 diabetes mellitus as risk factor for colorectal cancer. *Arch Physiol Biochem* 2008; **114:** 84–98.
2. Yang Y-X, *et al.* Insulin therapy and colorectal cancer risk among type 2 diabetes mellitus patients. *Gastroenterology* 2004; **127:** 1044–50.
3. Renehan AG, Shalet SM. Diabetes, insulin therapy, and colorectal cancer. *BMJ* 2005; **330:** 551–2.

对肝脏的影响 一篇报道发现胰岛素过量使用后出现肝肿大，见下文**注意事项**项下的**滥用**。

对皮肤的影响 胰岛素治疗的皮肤反应包括脂肪营养不良（lipodystrophies）和皮肤过敏反应（参见下文**超敏反应**）。随着传统胰岛素的纯化以及重组人胰岛素的发展，胰岛素所致皮肤反应的发生率已显著减少，但人胰岛素和胰岛素类似物引起皮肤反应仍有报道。

脂肪肥大是最常报道的胰岛素治疗引起的皮肤并发症。常表现为皮肤出现包含脂肪细胞的软结节，为重复在一个部位注射所导致[1,2]。由于这些部位的感觉相对麻木，患者更倾向于选取这些部位进行注射[1]，但结节处的胰岛素吸收可能较差[1,3]，导致血糖控制不良[4]。更换注射位点可避免或减少脂肪肥大的发生，避免在受影响部位注射后情况亦可获得改善。使用快速吸收的短效胰岛素类似物刺激作用较小，亦可能减少脂肪肥大的发生。当其他方法无效时，可采取吸脂的方法，但目前经验较少[1,2]。

既往认为注射部位脂肪的减少，也即脂肪萎缩可能是由于免疫反应导致的。此种情况在使用重组人胰岛素之后变得罕见[1,2]。短效和长效胰岛素类似物导致脂肪萎缩均有过报道[2,5～8]。患者被建议避免在受影响部位再次注射，但罕见自发缓解[1]。曾有过在脂肪萎缩部位注射皮质激素获得缓解的成功记录[9]。

曾有报道在胰岛素注射部位产生淀粉样变结节[10]，这些结节可能会被误认为脂肪肥大，但通常淀粉样变结节的硬度较大。

1. Richardson T, Kerr D. Skin-related complications of insulin therapy: epidemiology and emerging management strategies. *Am J Clin Dermatol* 2003; **4:** 661–7.
2. Radermecker RP, *et al.* Lipodystrophy reactions to insulin: effects of continuous insulin infusion and new insulin analogs. *Am J Clin Dermatol* 2007; **8:** 21–8.
3. Johansson U-B, *et al.* Impaired absorption of insulin aspart from lipohypertrophic injection sites. *Diabetes Care* 2005; **28:** 2025–7.
4. Chowdhury TA, Escudier V. Poor glycaemic control caused by insulin induced lipohypertrophy. *BMJ* 2003; **327:** 383–4.

表 1. Ph. Eur.、BP 及 USP 胰岛素制剂

类型	药典欧洲/英国/美国名称(Ph. Eur./BP/USP Title)	别名	性状	pH	普通分类	皮下注射后大概的作用情况		
						起效时间	达峰时间	作用时间
可溶性胰岛素(已知的常规胰岛素或未修饰的胰岛素)	可溶性胰岛素注射液(Ph. Eur. 6.8)	中性胰岛素 中性胰岛素注射液 可溶性胰岛素 胰岛素注射液	牛、猪或人胰岛素溶液	6.9～7.8				
	胰岛素注射液(USP 33)		牛或猪胰岛素，或牛与猪混合胰岛素溶液	7.0～7.8	短效	30min 至 1h	2～5h	6～8h
	人胰岛素注射液(USP 33)		人胰岛素溶液	7.0～7.8				
胰岛素类似物，速效	门冬胰岛素注射液(BP 2010)		可溶性门冬胰岛素	6.9～7.8				
	赖脯胰岛素注射液(BP 2010)		可溶性赖脯胰岛素	6.9～7.8	短效	5～20min	1～3h	2～5h
	赖脯胰岛素注射液(USP 33)		可溶性赖脯胰岛素	7.0～7.8				
双相胰岛素	双相胰岛素注射液(Ph. Eur. 6.8)	双相胰岛素	在猪胰岛素溶液中含有牛胰岛素的结晶混悬液	6.6～7.2				
	双相低精蛋白胰岛素注射液(Ph Eur. 6.8)	双相低精蛋白胰岛素	猪胰岛素或人胰岛素与鱼精蛋白硫酸盐或其他适当的鱼精蛋白络合物的缓冲混悬液，分别存在于猪胰岛素或人胰岛素溶液中	6.9～7.8				
	低精蛋白人胰岛素温悬液和人胰岛素注射液(USP 33)		人胰岛素和鱼精蛋白硫酸盐的缓冲混悬液，存在于人胰岛素溶液中	7.0～7.8				
胰岛素混悬液	低精蛋白胰岛素注射液(Ph. Eur. 6.8)	低精蛋白胰岛素 低精蛋白胰岛素(NPH) 低精蛋白锌胰岛素注射液	牛、猪或人胰岛素与鱼精蛋白硫酸盐或其他适当的鱼精蛋白络合物的混悬液。每 100U 胰岛素包括 300～600μg 鱼精蛋白硫酸盐	6.9～7.8	中效	2h 以内	4～12h	直到 24h
	低精蛋白胰岛素混悬液(USP 33)		锌-胰岛素(牛或猪)结晶和鱼精蛋白硫酸盐的缓冲水混悬液，这种结合方式下的混悬液的固相含有由胰岛素、鱼精蛋白和锌组成的结晶	7.0～7.8				
胰岛素混悬液	人低精蛋白胰岛素混悬液(USP 33)		锌-人胰岛素结晶和鱼精蛋白硫酸盐的缓冲水混悬液，这种结合方式下的混悬液的固相含有由人胰岛素、鱼精蛋白和锌组成的结晶	7.0～7.5				
	注射胰岛素锌混悬液(非结晶态)(Ph. Eur. 6.8)	非结晶 I. Z. S. 胰岛素中效 胰岛素锌混悬液(非结晶态)	牛、猪或人胰岛素与适当锌盐的络合物的混悬液；这是一种几乎不溶于水的形式	6.9～7.8				
	速效胰岛素锌混悬液(USP 33)		牛或猪，或牛和猪的混合物的缓冲水混悬液，用适当的锌盐对胰岛素进行附加修饰，这种形式的固相是非结晶的	7.0～7.8				
	可注射的胰岛素锌混悬液(Ph. Eur. 6.8)	长效胰岛素 I. Z. S. I. Z. S.(混合的) 胰岛素锌混悬液(混合的) 胰岛素锌混悬液	牛或猪，或牛和猪的混合物，或人胰岛素与适当锌盐的混悬液，这种胰岛素是一种几乎不溶于水的形式。将可注射的胰岛素锌混悬液(非结晶)(Ph. Eur. 6.8)和可注射的胰岛素锌混悬液(结晶的)(Ph. Eur. 6.8)以 3∶7 比例混合而成	6.9～7.8				

续表

类型	药典欧洲/英国/美国名称(Ph. Eur./BP/USP Title)	别名	性状	pH	普通分类	皮下注射后大概的作用情况		
						起效时间	达峰时间	作用时间
胰岛素混悬液	胰岛素锌混悬液(USP 33)	胰岛素锌	牛或猪，或牛和猪混合物的缓冲水混悬液，由适当的锌盐对胰岛素进行附加修饰，这种形式下的混悬液的固相是由3份非结晶胰岛素和7份结晶胰岛素混合而成	7.0～7.8	中效或长效	2～3h	6～15h	直到30h
	人胰岛素锌混悬液(USP 33)		人胰岛素的缓冲水混悬液，由适当的锌盐对胰岛素进行附加修饰，这种形式下的混悬液的固相是由3份非结晶胰岛素和7份结晶胰岛素混合而成	7.0～7.8				
	可注射胰岛素锌混悬液（结晶的）(Ph. Eur. 6.8)	结晶的I.Z.S. 超长效胰岛素 胰岛素锌混悬液（结晶态）	牛、猪或人胰岛素与适当锌盐络合物的混悬液，该胰岛素是一种不溶于水的形式	6.9～7.8				
	鱼精蛋白锌胰岛素注射液(BP 2010)	鱼精蛋白锌胰岛素	牛、猪或人胰岛素与鱼精蛋白硫酸盐或其他适当的鱼精蛋白以及氯化锌或其他适当锌盐的络合物的缓冲混悬液	6.9～7.8				
	超长效胰岛素锌混悬液(UPS 33)		牛或猪，或牛和猪的混合物的缓冲水混悬液，用适当的锌盐对胰岛素进行附加修饰，其固相主要是结晶的形式	7.0～7.8	长效	4h	10～20h	直到36h
	超长效人胰岛素锌混悬液(USP 33)		人胰岛素的缓冲水混悬液，用适当的锌盐对胰岛素进行附加修饰，这种混悬液的固相主要是结晶的形式	7.0～7.8				

5. Arranz A, *et al.* A case of lipoatrophy with lispro insulin without insulin pump therapy. *Diabetes Care* 2004; **27:** 625–6.
6. Ampudia-Blasco FJ, *et al.* A case of lipoatrophy with insulin glargine: long-acting insulin analogs are not exempt from this complication. *Diabetes Care* 2005; **28:** 2983.
7. Al-Khenaizan S, *et al.* Lispro insulin-induced lipoatrophy: a new case. *Pediatr Diabetes* 2007; **8:** 393–6.
8. del Olmo MI, *et al.* A case of lipoatrophy with insulin detemir. *Diabetes Res Clin Pract* 2008; **80:** e20–e21.
9. Ramos AJS, Farias MA. Human insulin-induced lipoatrophy: a successful treatment with glucocorticoid. *Diabetes Care* 2006; **29:** 926–7.
10. Nagase T, *et al.* The insulin ball. *Lancet* 2009; **373:** 184.

超敏反应 最常见的针对皮下使用的胰岛素的超敏反应是注射后10～20min开始出现的局限性荨麻疹样反应；弥漫肿胀和红斑等延迟反应在注射后2～3h出现，6～12h达峰，12～24h内消失。也曾发生全身反应，包括过敏反应[1]。由于大量纯化的胰岛素和人胰岛素的引入，超敏反应已经显著减少，但仍有发生[1,2]。1名1型糖尿病患者在把动物胰岛素改成人胰岛素治疗的6个月内，出现了延迟的压迫性荨麻疹，表现为延长压迫后4～6h出现大的风团，并且持续24h[3]。将人胰岛素换回动物胰岛素后患者情况得到改善，再次尝试使用人胰岛素后情况再度变差。曾报道1名儿童在使用人胰岛素后间断出现荨麻疹，同时影响以前注射的部位，而该儿童从未使用动物胰岛素[4]。同样还有对胰岛素类似物产生局部和全身反应的报道[5～7]，但胰岛素类似物亦曾成功使用于有对人胰岛素超敏反应病史的患者[8～10]。

为避免超敏反应可尝试使用不同的胰岛素制剂或者类似物，使用短效胰岛素类似物进行皮下持续灌注曾获得成功。可能需要使用抗组胺药和（或）氢化可的松以缓解症状，在某些情况下一个疗程的胰岛素脱敏可能是必需的[1]。有报道奥马珠单抗改善了1例严重的难治性过敏患者的症状；该患者在使用奥马珠单抗之前首先接受了1个疗程的利妥昔单抗以减少总IgE水平[11]。

曾有在地特胰岛素注射部位出现皮下痛性结节的报道[12～15]。这些反应通常在注射几周后出现，几天后自发缓解；某些个例中首次注射地特胰岛素后即出现反应。

针对胰岛素制剂的超敏反应，可能不仅是由胰岛素本身，还包括制剂的其他组分，如锌[16～18]或鱼精蛋白[19～24]所导致的（参见下文**注意事项**项下**对鱼精蛋白的超敏反应**）。

1. Hoffman AG, *et al.* Type I allergy to insulin: case report and review of localized and systemic reactions to insulin. *Dermatitis* 2008; **19:** 52–8.
2. Schernthaner G. Immunogenicity and allergenic potential of animal and human insulins. *Diabetes Care* 1993; **16** (suppl 3): 155–65.
3. Payne CMER, *et al.* True delayed pressure urticaria induced by human Monotard insulin. *Br J Dermatol* 1996; **134:** 184.
4. Sackey AH. Recurrent generalised urticaria at insulin injection sites. *BMJ* 2000; **321:** 1449.
5. Takata H, *et al.* The human insulin analogue aspart is not the almighty solution for insulin allergy. *Diabetes Care* 2003; **26:** 253–4.
6. Durand-Gonzalez K-N, *et al.* Glargine insulin is not an alternative in insulin allergy. *Diabetes Care* 2003; **26:** 2216.
7. JiXiong X, *et al.* The human insulin analog aspart can induce insulin allergy. *Diabetes Care* 2004; **27:** 2084–5.
8. Airaghi L, *et al.* The insulin analog aspart: a safe alternative in insulin allergy. *Diabetes Care* 2001; **24:** 2000.
9. Yasuda H, *et al.* Human insulin analog insulin aspart does not cause insulin allergy. *Diabetes Care* 2001; **24:** 2008–9.
10. Kara C, *et al.* Successful treatment of insulin allergy in a 1-year-old infant with neonatal diabetes by lispro and glargine insulin. *Diabetes Care* 2005; **28:** 983–4.
11. Yong PFK, *et al.* Rituximab and omalizumab in severe, refractory insulin allergy. *N Engl J Med* 2009; **360:** 1045–7.
12. Darmon P, *et al.* Type III allergy to insulin detemir. *Diabetes Care* 2005; **28:** 2980.
13. Blumer IR. Severe injection site reaction to insulin detemir. *Diabetes Care* 2006; **29:** 946.
14. Stechemesser L, *et al.* Type III allergy to insulin detemir: response to Darmon et al. *Diabetes Care* 2006; **29:** 2758.
15. Sola-Gazagnes A, *et al.* Type I and type IV allergy to the insulin analogue detemir. *Lancet* 2007; **369:** 637–8.
16. Feinglos MN, Jegasothy BV. "Insulin" allergy due to zinc. *Lancet* 1979; **i:** 122–4.
17. Bruni B, *et al.* Case of generalized allergy due to zinc and protamine in insulin preparation. *Diabetes Care* 1986; **9:** 552.
18. Gin H, Aubertin J. Generalized allergy due to zinc and protamine in insulin preparation treated with insulin pump. *Diabetes Care* 1987; **10:** 789–90.
19. Sánchez MB, *et al.* Protamine as a cause of generalised allergic reactions to NPH insulin. *Lancet* 1982; **i:** 1243.
20. Hulshof MM, *et al.* Granulomatous hypersensitivity to protamine as a complication of insulin therapy. *Br J Dermatol* 1992; **127:** 286–8.
21. Kim R. Anaphylaxis to protamine masquerading as an insulin allergy. *Del Med J* 1993; **65:** 17–23.
22. Dykewicz MS, *et al.* Immunologic analysis of anaphylaxis to protamine component in neutral protamine Hagedorn human insulin. *J Allergy Clin Immunol* 1994; **93:** 117–25.
23. Blanco C, *et al.* Anaphylaxis to subcutaneous neutral protamine Hagedorn insulin with simultaneous sensitization to protamine and insulin. *Allergy* 1996; **51:** 421–4.
24. Bollinger ME, *et al.* Protamine allergy as a complication of insulin hypersensitivity: a case report. *J Allergy Clin Immunol* 1999; **104:** 462–5.

脱敏作用 对胰岛素产生皮肤超敏反应的患者在用标准脱敏疗法治疗失败后，可以采用经口途径给予胰岛素来尝试脱敏[1]。还可以口服阿司匹林1.3g（每日3次）以拮抗该反应的血管介质。1周以后，用注射胰岛素进行脱敏治疗可以获得成功。当患者6个月后停止服用阿司匹林时，原有的超敏反应可以再次出现；患者需要永久服用阿司匹林1.3g，每日2次。

1. Holdaway IM, Wilson JD. Cutaneous insulin allergy responsive to oral desensitisation and aspirin. *BMJ* 1984; **289:** 1565–6.

低血糖 低血糖是胰岛素治疗的最主要不良反应，在所有采用胰岛素治疗的患者中，有三分之一的患者会在他们一生的某些时候发生严重的低血糖。为了减少糖尿病并发症的发生而采用强化胰岛素治疗，会增加低血糖发生的危险[1,2]。保持严格血糖控制的患者易于发生"无知觉低血糖"，针对低血糖而产生的正常肾上腺素能反应（症状如苍白、多汗、震颤）在这种情况下是减弱或丧失的[3,4]。这种对即将发生的低血糖缺乏认知的情况与此前反复低血糖发作相关，也随糖尿病病程延长而增加。而且，正常的对低血糖的激素反调节反应在糖尿病患者中存在缺陷。这些因素导致在毫无知觉的情况下出现低血糖和低血糖性神经症状（包括易激惹、视物模糊、嗜睡、癫痫发作和昏迷）。曾发生无合并症的年轻1型糖尿病患者夜间猝死的情况，考虑可能与夜间低血糖相关[4,5]，曾有过低血糖加剧心律失常的罕见情况。

避免发生低血糖2～3周有助于恢复这种认知。患者教育是避免低血糖发生的重要策略，需要强调的部分包括饮食、锻炼和自我监测血糖浓度。胰岛素用法的调整包括餐时使用快速起效的胰岛素类似物以避免餐间低血糖，使用长效（通常无峰）胰岛素类似物或者持续皮下胰岛素输注（CSII）[3,4]以减少夜间低血糖。

在19世纪80年代末期，重组人胰岛素被广泛应用之后，一部分患者抱怨在改用人胰岛素治疗之后，对即将发生的低血糖缺乏认知[6,7]，有报道，那些采用动物胰岛素治疗稳定的患者出现了严重甚至致命的低血糖[6~8]。

这一直都是一个有争议的领域。尽管一些小规模研究认为这其中存在问题，但是没有其他研究证据表明动物胰岛素和人胰岛素之间有差别。一项系统性综述[9]表明，已有的资料不能证明，人胰岛素与动物胰岛素相比会增加低血糖发生的频率或严重程度，或影响低血糖症状。然而，大多数观点认为患者如果愿意，应该继续使用动物胰岛素，那些用动物胰岛素维持良好的患者在没有适当临床依据时不应该换用人胰岛素[8,10~13]，并且只需要认真监测。

低血糖对中枢神经系统产生的长期后遗症已经引起人们的关注。然而，一项关于参加糖尿病控制和并发症试验（DCCT）的患者的报道认为，强化治疗增加低血糖的危险性与神经心理损害无关[14]。然而，存在证据证明严重低血糖与儿童认知障碍（5～6岁前确诊）相关[5]。

关于胰岛素诱导的低血糖的治疗，见下文。

1. The Diabetes Control and Complications Trial Research Group. The effect of intensive treatment of diabetes on the development and progression of long-term complications in insulin-dependent diabetes mellitus. *N Engl J Med* 1993; **329:** 977–86.
2. Egger M, *et al.* Risk of adverse effects of intensified treatment in insulin-dependent diabetes mellitus: a meta-analysis. *Diabet Med* 1997; **14:** 919–28.
3. Dagogo-Jack S. Hypoglycemia in type 1 diabetes mellitus: pathophysiology and prevention. *Treat Endocrinol* 2004; **3:** 91–103.
4. de Galan BE, *et al.* Pathophysiology and management of recurrent hypoglycaemia and hypoglycaemia unawareness in diabetes. *Neth J Med* 2006; **64:** 269–79.
5. Clarke W, *et al.* International Society for Pediatric and Adolescent Diabetes. ISPAD Clinical Practice Consensus Guidelines 2006—2007: assessment and management of hypoglycemia in children and adolescents with diabetes. *Pediatr Diabetes* 2008; **9:** 165–74. Also available at: http://www.ispad.org/FileCenter/11-Hypoglycemia_Clarke_PedDiab_2008,9.165-74.pdf (accessed 20/07/09)
6. Teuscher A, Berger WG. Hypoglycaemia unawareness in diabetics transferred from beef/porcine insulin to human insulin. *Lancet* 1987; **ii:** 382–5.
7. Pickup J. Human insulin: problems with hypoglycaemia in a few patients. *BMJ* 1989; **299:** 991–3.
8. Gale EAM. Hypoglycaemia and human insulin. *Lancet* 1989; **ii:** 1264–6.
9. Airey CM, *et al.* Hypoglycaemia induced by exogenous insulin - 'human' and animal insulin compared. *Diabet Med* 2000; **17:** 416–32.
10. Everett J, Kerr D. Changing from porcine to human insulin. *Drugs* 1994; **47:** 286–96.
11. Gerich JE. Unawareness of hypoglycaemia and human insulin. *BMJ* 1992; **305:** 324–5.
12. Williams G, Patrick AW. Human insulin and hypoglycaemia: burning issue or hot air? *BMJ* 1992; **305:** 355–7.
13. Teuscher A, Kiln MR. Patient-empowerment and free insulin market. *Lancet* 1994; **344:** 1299–1300.
14. The Diabetes Control and Complications Trial Research Group. Effects of intensive diabetes therapy on neuropsychological function in adults in the Diabetes Control and Complications Trial. *Ann Intern Med* 1996; **124:** 379–88.

水肿 严重而急性水肿是胰岛素治疗中罕见的不良反应，大部分发生在初始治疗时[1~7]。它必须与慢性和亚急性水肿相区别，后两者可能是糖尿病进程的并发症表现[2,3]。急性水肿的可能机制是胰岛素对肾小管直接作用或是影响血管通透性所致的钠潴留[5]。水肿通常是自限性的[2,4]，但是对减少胰岛素用量或利尿治疗有反应[1,3,5~7]。

1. Bleach NR, *et al.* Insulin oedema. *BMJ* 1979; **2:** 177–8.
2. Lawrence JR, Dunnigan MG. Diabetic (insulin) oedema. *BMJ* 1979; **2:** 445.
3. Evans DJ, *et al.* Insulin oedema. *Postgrad Med J* 1986; **62:** 665–8.
4. Hirshberg B, *et al.* Natural course of insulin edema. *J Endocrinol Invest* 2000; **23:** 187–8.
5. Kalambokis GN, *et al.* The edematogenic properties of insulin. *Am J Kidney Dis* 2004; **44:** 575–90.
6. Mamoulakis D, *et al.* Insulin-induced oedema in children and adolescents. *J Paediatr Child Health* 2006; **42:** 655–7.
7. Kawashima S, *et al.* Acute progression of severe insulin edema accompanied by pericardial and pleural effusion in a patient with type 2 diabetes. *Diabetes Res Clin Pract* 2008; **81:** e18–e19.

胰岛素引起的低血糖的处置

意识清楚且可以配合的低血糖患者，可以采用口服糖类这种可以迅速吸收的方式，如糖块或含有葡萄糖的饮料；所有糖尿病患者都应该随时携带合适的糖原作为预防措施。

如果患者昏睡或意识丧失，需要持续给予葡萄糖。静脉给予20%葡萄糖溶液50ml或50%葡萄糖溶液25～50ml；浓度越高就越黏稠，且容易刺激静脉。降低浓度也同样有效，并可以减少刺激效应的危险，但是所需容量增加，例如5%葡萄糖500ml，或10%葡萄糖250ml，滴注至患者出现反应。儿童所需剂量更小（例如10%葡萄糖5～10ml/kg）。为了预防持续低血糖，需要反复推注或者开始维持输注。如果患者在推注葡萄糖后数分钟内没有恢复意识，需要考虑有脑水肿的可能性。

如果静脉给予葡萄糖不可行时，可以使用胰高血糖素唤醒患者，使其可自主口服葡萄糖。胰高血糖素可通过静脉给予，但通常经皮下、肌内注射。成人或体重超过25kg的儿童用1mg，体重不足25kg的儿童用500μg。*BNFC 2011/11* 建议新生儿使用胰高血糖素的剂量为20μg/kg。如果患者在10～15min内对胰高血糖素没有反应，不管有种不切实际的情况存在，仍必须静脉给予葡萄糖。胰高血糖素的起效需要患者具备足够的肝糖原储备，而这个条件在某些情况下可能不具备（例如饥饿、肾上腺功能低下、酒精诱导的低血糖或慢性低血糖）。

患者在意识恢复之后，仍需要继续口服糖类直到胰岛素的作用停止，这是对于那些作用时间相对较长的制剂，如低精蛋白胰岛素、一些胰岛素锌混悬液、鱼精蛋白锌胰岛素和长效胰岛素类似物，它们的作用时间可以长达数小时或数天。

糖类 一项对比研究[1]分析了7种不同的口服糖类制剂，在治疗意识清楚的低血糖患者方面的作用，结果没有发现溶液或片剂形式的葡萄糖或蔗糖有治疗效果的差别；其中一种包括葡萄糖、麦芽糖和各种更复杂的糖类的水解多糖溶液（*Glucidex 19*）也参与了常规比较。然而，葡萄糖凝胶和橙汁与其他制剂相比，它们的治疗作用较弱。

1. Slama G, *et al.* The search for an optimized treatment of hypoglycemia: carbohydrates in tablets, solution, or gel for the correction of insulin reactions. *Arch Intern Med* 1990: **150:** 589–93.

胰高血糖素 尽管通常使用葡萄糖静脉注射治疗胰岛素诱导的昏睡或昏迷的低血糖患者，当静脉注射葡萄糖不切实际或不可行时，注射胰高血糖素可作为适宜的替代治疗（参见上文）。在院外需由亲戚或朋友进行注射时，皮下或肌内注射胰高血糖素更为实用[1,2]。

皮下注射低剂量胰高血糖素（也称为"迷你剂量"胰高血糖素）曾成功用于治疗儿童和青少年的急性轻度低血糖，这些儿童和青少年患有1型糖尿病同时合并了胃肠炎或口服葡萄糖吸收效果较差。在两项研究结果形成的草案中，胰高血糖素的使用剂量为2岁以下儿童20μg，每增加1岁剂量增加10μg，对于15岁儿童剂量最大可达150μg[3,4]。

1. Gibbins RL. Treating hypoglycaemia in general practice. *BMJ* 1993; **306:** 600–601.
2. Pearson T. Glucagon as a treatment of severe hypoglycemia: safe and efficacious but underutilized. *Diabetes Educ* 2008; **34:** 128–34.
3. Haymond MW, Schreiner B. Mini-dose glucagon rescue for hypoglycemia in children with type 1 diabetes. *Diabetes Care* 2001; **24:** 643–5.
4. Hartley M, *et al.* Mini-dose glucagon rescue for mild hypoglycaemia in children with type 1 diabetes: the Brisbane experience. *J Paediatr Child Health* 2006; **42:** 108–11.

过量 当低血糖发生是由于胰岛素或胰岛素类似物使用过量而并非治疗剂量时，葡萄糖的需要量更大，使用时间更长[1~4]。同样还需要纠正胰岛素诱导的低血钾。对于超大量使用长效胰岛素，则需要手术切除注射部位的组织[5,6]。

1. Roberge RJ, *et al.* Intentional massive insulin overdosage: recognition and management. *Ann Emerg Med* 1993; **22:** 228–34.
2. Brvar M, *et al.* Prolonged hypoglycaemia after insulin lispro overdose. *Eur J Emerg Med* 2005; **12:** 234–5.
3. Fromont I, *et al.* Prolonged glucose requirements after intentional glargine and aspart overdose. *Diabetes Metab* 2007; **33:** 390–2.
4. Ashawesh K, *et al.* Intentional overdose with insulin glargine. *Am J Health-Syst Pharm* 2009; **66:** 534.
5. Campbell IW, Ratcliffe JG. Suicidal insulin overdose managed by excision of insulin injection site. *BMJ* 1982; **285:** 408–9.
6. Levine DF, Bulstrode C. Managing suicidal insulin overdose. *BMJ* 1982; **285:** 974–5.

注意事项

胰岛素需要量的变化受许多因素的影响。

- 在感染、情绪应激、意外或手术创伤、青春期和妊娠的后6个月等情况下，需要增加胰岛素剂量；
- 在有肾或肝功能损害，或妊娠头3个月时，必须减少使用剂量。

新诊断的糖尿病患者在最初稳定治疗后可以出现胰岛素需要量短暂减少（所谓的蜜月期）。

由于对不同物种来源的胰岛素可能会有不同的反应，应该避免将一个物种的胰岛素换成另一种。在把动物胰岛素（特别是牛胰岛素）换为人胰岛素时，需要减少胰岛素的使用剂量。关于换用人胰岛素引起低血糖问题的讨论见上文**低血糖**项下。在进行过量体育锻炼时同样必须小心：胰岛素剂量和糖类摄入量需根据锻炼强度和时间来调整。过低的胰岛素水平可能不足以对锻炼引起的血糖升高产生反应，而过高的胰岛素水平可减少葡萄糖的释放导致低血糖；锻炼也可以增加胰岛素的吸收。

使用胰岛素需要患者进行治疗的监测，如检测血或尿的葡萄糖含量，以及尿的酮体水平。

对血糖水平有影响的药物可以改变血糖控制情况，继而需要改变胰岛素剂量（见**药物相互作用**项下）。

注意 双相胰岛素、胰岛素锌混悬液、低精蛋白胰岛素、鱼精蛋白锌胰岛素和甘精胰岛素绝不能静脉给药，也不适用于糖尿病酮症酸中毒急症的治疗。

滥用 在胰岛素依赖的糖尿病中，低血糖相关的暂时性反复肝肿大与私自注射额外剂量胰岛素有关。胰岛素过量导致的肝糖原储备增加被认为是肝肿大的原因[1]。血浆C-肽含量的下降或抗胰岛素抗体的存在可以证实滥用胰岛素是从没有接受胰岛素临床治疗患者发生低血糖的原因[2]。胰岛素已经被健身者和其他运动员所滥用[3~5]；长时间的神经低血糖症可以导致严重的脑损伤[3]。有些罕见报道提到错误地使用胰岛素导致低血糖引起神志改变[6]。

1. Asherov J, *et al.* Hepatomegaly due to self-induced hyperinsulinism. *Arch Dis Child* 1979; **54:** 148–9.
2. Grunberger G, *et al.* Factitious hypoglycemia due to surreptitious administration of insulin: diagnosis, treatment, and long-term follow-up. *Ann Intern Med* 1988; **108:** 252–7.
3. Elkin SL, *et al.* Bodybuilders find it easy to obtain insulin to help them in training. *BMJ* 1997; **314:** 1280.
4. Honour JW. Misuse of natural hormones in sport. *Lancet* 1997; **349:** 1786.
5. Evans PJ, Lynch RM. Insulin as a drug of abuse in body building. *Br J Sports Med* 2003; **37:** 356–7.
6. Cassidy EM, *et al.* Insulin as a substance of misuse in a patient with insulin dependent diabetes mellitus. *BMJ* 1999; **319:** 1417–18.

加速吸收 已有报道，一些因素（如热水浴、桑拿浴或使用日光浴）可以加速皮下注射的胰岛素的吸收，可能是因为增加了皮肤的血流[1~4]。因此有发生低血糖的危险[4]。

1. Koivisto VA. Sauna-induced acceleration in insulin absorption from subcutaneous injection site. *BMJ* 1980; **280:** 1411–13.
2. Cüppers HJ, *et al.* Sauna-induced acceleration in insulin absorption? *BMJ* 1980; **281:** 307.
3. Koivisto VA. Sauna-induced acceleration in insulin absorption. *BMJ* 1980; **281:** 621–2.
4. Husband DJ, Gill GV. "Sunbed seizures": a hypoglycaemic hazard for insulin-dependent diabetics. *Lancet* 1984; **ii:** 1477.

肾上腺皮质功能不全 尽管减少胰岛素剂量，2名1型糖尿病患者还是反复发生严重的低血糖，后被证实因为患有艾迪生病[1]。在用氟氢可的松和氢化可的松替代治疗后，这2名患者的胰岛素需要量再次增加。

1. Armstrong L, Bell PM. Addison's disease presenting as reduced insulin requirement in insulin dependent diabetes. *BMJ* 1996; **312:** 1601–2.

驾驶 在英国，所有采用胰岛素治疗的糖尿病患者需要向驾驶员及车辆执照机构（Driver and Vehicle licensing Agency，DVLA）报告他们的状况，再由机构评估他们是否适合驾驶。使用艾塞那肽或口服降糖药的患者申请标准驾驶执照时，只需告知DVLA他们是否患有影响驾驶的相关情况，比如视力下降、腿或足部循环和感觉受损、导致失去控制能力的低血糖发作或者对低血糖的认知受损。采用艾塞那肽或口服降糖药治疗的患者通常允许保留标准的驾驶执照；而那些采用胰岛素治疗的患者的执照是受限制的，必须每1～3年更新一次（经过适当的认证）。应该告诫患者在驾驶过程中有低血糖发作的危险，并且应该告诉患者在发生此类情况下的适当的处理方法（保证安全的情况下停止驾驶，立即摄入糖类，离开驾驶座并且从车上拔出发动机钥匙）。已经发生低血糖性意识丧失的患者或频繁发生低血糖的患者不允许驾驶。此外，一份有效的执照要求必须有足够的视野（包括视野至少120°）。采用饮食控制或口服降糖药治疗的患者正常情况下允许持有驾驶承载重物或乘客车辆的职业驾驶执照，除非患者丧失了此类的能力。然而，使用一种磺脲类药物联合艾塞那肽或格列汀类进行治疗的患者则必须进行个体化评估；而那些采用胰岛素治疗的患者不能驾驶此类车辆，并且限制他们只能驾驶如小卡车等其他车辆[1,2]。

其他不同国家的规章条例差别很大[3]。

1. British Diabetic Association (Diabetes UK). Information sheet: driving and diabetes: July 2008. Available at: https://www.diabetes.org.uk/upload/Driving_Diabetes_9044.pdf (accessed 25/02/09)
2. Driver and Vehicle Licensing Agency. For medical practitioners: at a glance guide to the current medical standards of fitness to drive (issued February 2010). Available at: http://www.dft.gov.uk/dvla/~/media/pdf/medical/at_a_glance.ashx (accessed 15/04/10)
3. DiaMond Project Group on Social Issues. Global regulations on diabetics treated with insulin and their operation of commercial motor vehicles. *BMJ* 1993; **307:** 250–3.

体育锻炼 关于体育锻炼的代谢影响和运动中使用胰岛素治疗的糖尿病患者需要注意的事项前文已进行了讨论[1~4]。

1. Greenhalgh PM. Competitive sport and the insulin-dependent diabetic patient. *Postgrad Med J* 1990; **66:** 803–6.
2. American Diabetes Association. Physical activity/exercise and diabetes. *Diabetes Care* 2004; **27** (suppl 1): S58–S62. Also available at: http://care.diabetesjournals.org/content/27/suppl_1/s58.full.pdf (accessed 18/06/09)
3. Sigal RJ, *et al.* Physical activity/exercise and type 2 diabetes: a consensus statement from the American Diabetes Association. *Diabetes Care* 2006; **29:** 1433–8. Also available at: http://care.diabetesjournals.org/content/29/6/1433.full.pdf (accessed 18/06/09)
4. Robertson K, *et al.* International Society for Pediatric and Adolescent Diabetes. ISPAD Clinical Practice Consensus Guidelines 2006—2007: exercise in children and adolescents with diabetes. *Pediatr Diabetes* 2008; **9:** 65–77.
Also available at: http://www.ispad.org/FileCenter/13-Exercise_Robertson_PedDiab_2008.9.65-77.pdf (accessed 18/06/09)

禁食 减少食物摄入量或改变进餐时间的模式可以影响胰岛素的需要量，并且使患者易于发生低血糖（见上文）。接受抗糖尿病药治疗的穆斯林患者在斋月期间禁食，这个月中发生严重低血糖的危险增高[1]。仅有少部分研究报道了在1型糖尿病患者中进行的胰岛素用法的调整。可行的用法[2,3]为：中效或长效胰岛素每日使用2次，分别在黎明前和日落后的进餐前给予，同时在进餐时给予短效胰岛素；或者可以每日注射1次甘精胰岛素，或者每日注射2次地特胰岛素，加上每次进餐前给予1次速效胰岛素类似物。同时推荐把胰岛素剂量减少至禁食前总量的70%～85%[3]。

保持胰岛素治疗的2型糖尿病患者的处理方案相似，明智地使用中效或长效胰岛素加上餐前1次短效胰岛素。注射1次长效胰岛素类似物（如甘精胰岛素），或日落和黎明以前餐前注射2次低精蛋白胰岛素或结晶胰岛素锌混悬液（lente insulin）或地特胰岛素，这样可以提供适当的并能覆盖个体化使用的剂量。然而，大部分患者仍然需要在日落进餐时追加短效胰岛素来控制大量卡路里的负荷。许多患者也需要在黎明前追加1次短效胰岛素[2]。有研究表明，赖脯胰岛素可以较好的控制斋月期间禁食的2型糖尿病患者的血糖水平[4,5]。

接受口服抗糖尿病药治疗的2型糖尿病患者也需要很谨慎。采用二甲双胍或胰岛素增敏剂格列酮类治疗的患者发生低血糖的危险较低，尽管建议改变二甲双胍服用的时间，在日落进餐前给予全天剂量的三分之二，在黎明进餐前给予剩余的三分之一。短效的促分泌剂（如瑞格列奈或那格列奈）同样可以在每天日落和黎明进餐前服用2次。然而，磺脲类药物应该谨慎使用，由于氯磺丙脲有导致长时间和不可预测的低血糖发生的高度危险性，因此是禁忌使用的[2]。

1. Salti I, *et al.* A population-based study of diabetes and its characteristics during the fasting month of Ramadan in 13 countries: results of the epidemiology of diabetes and Ramadan 1422/2001 (EPIDIAR) study. *Diabetes Care* 2004; **27:** 2306–11.
2. Al-Arouj M, *et al.* Recommendations for management of diabetes during Ramadan. *Diabetes Care* 2005; **28:** 2305–11.
3. Kobeissy A, *et al.* Suggested insulin regimens for patients with type 1 diabetes mellitus who wish to fast during the month of Ramadan. *Clin Ther* 2008; **30:** 1408–15.
4. Akram J, De Verga V. Ramadan Study Group. Insulin lispro (Lys(B28), Pro(B29)) in the treatment of diabetes during the fasting month of Ramadan. *Diabet Med* 1999; **16:** 861–6.
5. Mattoo V, *et al.* A comparison of insulin lispro Mix25 and human insulin 30/70 in the treatment of type 2 diabetes during Ramadan. *Diabetes Res Clin Pract* 2003; **59:** 137–43.

对鱼精蛋白的超敏反应 回顾性研究结果显示，接受含有鱼精蛋白的低精蛋白胰岛素治疗的患者，在心导管检查或心脏手术后用鱼精蛋白拮抗肝素化时，其发生严重过敏反应的危险性增高。危险性增加的程度还不十分清楚，然而，危险性大[1]和危险性小[2,3]的情况都已有报道。一篇综述文献的观点认为，手术患者由于对鱼精蛋白预先致敏和使用较大剂量的概率较高，因此发生反应的危险性较高[3]。产生了针对鱼精蛋白的IgE和IgG抗体被认为是机制之一[4]。

见上文**不良反应**项下的**超敏反应**。

1. Stewart WJ, *et al.* Increased risk of severe protamine reactions in NPH insulin-dependent diabetics undergoing cardiac catheterization. *Circulation* 1984; **70:** 788–92.
2. Levy JH, *et al.* Evaluation of patients at risk for protamine reactions. *J Thorac Cardiovasc Surg* 1989; **98:** 200–204.
3. Vincent GM, *et al.* Protamine allergy reactions during cardiac catheterization and cardiac surgery: risk in patients taking protamine-insulin preparations. *Cathet Cardiovasc Diagn* 1991; **23:** 164–8.
4. Weiss ME, *et al.* Association of protamine IgE and IgG antibodies with life-threatening reactions to intravenous protamine. *N Engl J Med* 1989; **320:** 886–92.

感染 6名因为慢性肾功能不全进行持续性非卧床式腹膜透析的患者，在发生严重细菌性腹膜炎期间，加入透析液中的胰岛素需要量减少[1]。这与大多数糖尿病患者在发生严重感染时需要增加胰岛素剂量相反，这可能是由于间皮组织的破坏增加了对胰岛素的吸收。

1. Henderson IS, *et al.* Decreased intraperitoneal insulin requirements during peritonitis on continuous ambulatory peritoneal dialysis. *BMJ* 1985; **290:** 1474.

月经 在1型糖尿病妇女中观察到，血糖控制水平的变化与月经周期有关。一项包括124名妇女的回顾性研究分析发现[1]，61%的患者报告月经前血糖水平发生了变化，36%的患者调整了胰岛素的使用剂量，通常在月经前需要轻度增加胰岛素剂量，随后在月经期再轻度减少胰岛素剂量。依据平均糖化血红蛋白测量水平，没有证据表明调整胰岛素剂量的妇女较不调整剂量的妇女能够改善血糖控制水平，尽管她们在毛细血管血糖的测量值中存在差别。月经周期相关的食欲和食物消耗的变化可能会引起血糖水平和胰岛素需要量的波动。

1. Lunt H, Brown LJ. Self-reported changes in capillary glucose and insulin requirements during the menstrual cycle. *Diabet Med* 1996; **13:** 525–30.

早晨高血糖 糖尿病患者缺乏正常生理节律的胰岛素释放以应对肝脏在黎明时分产生的葡萄糖峰。因此，使用胰岛素治疗的糖尿病患者其早晨高血糖可能仅由于前夜皮下注射的胰岛素作用减弱所致。相反地，它也可能是夜间低血糖发作后出现的反跳性高血糖，通常由于胰岛素过量在夜间达到峰浓度所致（低血糖后的高血糖或Somogyi现象）。另外，早晨高血糖在没有先前低血糖的情况下出现，这种情况通常称为黎明现象[1,2]。临床上由于治疗方法不同需对这3种作用进行区分。

处理黎明现象和胰岛素作用不足的方法是调整基础胰岛素剂量使其足以覆盖到凌晨4时至8时。治疗方案应个体化，方案包括使用长效胰岛素或胰岛素类似物如甘精胰岛素，或使用持续皮下胰岛素灌注。血糖整体控制水平改善亦可减少黎明现象的发生[2]。当调整饮食和口服药物不足以控制黎明现象时，对于2型糖尿病患者可考虑增加夜间胰岛素剂量[1,2]。控制反跳性高血糖的目的在于避免夜间低血糖，可通过使用无峰的长效胰岛素（如甘精胰岛素），或夜间增加额外的糖类摄入。如果使用中效胰岛素，则可通过将胰岛素使用时间从晚餐前调整到睡觉前来减少低血糖的发生，选取下臀部进行注射也可延缓吸收[1]。如果把反跳性高血糖误认为是黎明现象或仅仅是胰岛素作用不足，增加夜间胰岛素的剂量可以引起更加严重的夜间低血糖。

1. Sheehan JP. Fasting hyperglycemia: etiology, diagnosis, and treatment. *Diabetes Technol Ther* 2004; **6:** 525–33.
2. Carroll MF, Schade DS. The dawn phenomenon revisited: implications for diabetes therapy. *Endocr Pract* 2005; **11:** 55–64.

妊娠 关于妊娠期间糖尿病治疗必须注意的事项的讨论，见第409页。

目前已有2例接受*赖脯胰岛素*治疗控制良好的妇女的孩子发生胎儿畸形的报道[1]。然而，糖尿病妇女所产婴儿的胎儿畸形发生率是增加的。在那个时候，制造厂家了解到采用赖脯胰岛素治疗妇女生产的19名活婴中，1名表现出先天异常[2]。因此，数项回顾性研究[3~8]以及一项前瞻性观察性研究[9]观察了因为已经存在的糖尿病或妊娠期糖尿病而采用赖脯胰岛素治疗的妇女的后代中胎儿畸形的发生率。这些研究包括的病例数从62人到496人不等，没有一项研究资料发现采用赖脯胰岛素治疗的畸形发生率较已报道的使用其他胰岛素的妇女的比例要高。

一项单次剂量的研究结果表明[10]，*门冬胰岛素*在减少妊娠期糖尿病的餐后血糖水平方面是有效的。在患有1型糖尿病[11]或妊娠期糖尿病[12]的妇女中进行的随机研究也未发现使用门冬胰岛素较使用人胰岛素增加先天畸形的发生率。

*甘精胰岛素*对于胎儿可能的影响也曾在糖尿病妊娠或妊娠期糖尿病的妇女身上进行验证。数项回顾性研究[13~16]和一项在115名患有1型糖尿病的妇女中进行的前瞻性观察性研究[17]未发现在妊娠任何阶段使用长效胰岛素类似物可增加胎儿畸形的发生率。一项在1型糖尿病妇女中进行的回顾性病例对照研究[18]的确发现与健康对照相比，妊娠中后期使用甘精胰岛素与胎儿股骨长度小于50百分位发生率增高相关，尽管最终的新生儿身长并不受影响。这个结果与甘精胰岛素对胰岛素样生长因子Ⅰ（IGF-Ⅰ）受体亲和力方面影响的预期相反。该作者亦认为需要更多的研究来证实这个影响。

1. Diamond T, Kormas N. Possible adverse fetal effect of insulin lispro. *N Engl J Med* 1997; **337:** 1009.
2. Anderson JH, *et al.* Possible adverse fetal effect of insulin lispro. *N Engl J Med* 1997; **337:** 1010.
3. Bhattacharyya A, *et al.* Insulin lispro and regular insulin in pregnancy. *Q J Med* 2001; **94:** 255–60.
4. Garg SK, *et al.* Insulin lispro therapy in pregnancies complicated by type 1 diabetes: glycemic control and maternal and fetal outcomes. *Endocr Pract* 2003; **9:** 187–93.
5. Masson EA, *et al.* Pregnancy outcome in type 1 diabetes mellitus treated with insulin lispro (Humalog). *Diabet Med* 2003; **20:** 46–50.
6. Wyatt JW, *et al.* Congenital anomaly rate in offspring of mothers with diabetes treated with insulin lispro during pregnancy. *Diabet Med* 2005; **22:** 803–7.
7. Lapolla A, *et al.* Outcome of pregnancy in type 1 diabetic patients treated with insulin lispro or regular insulin: an Italian experience. *Acta Diabetol* 2008; **45:** 61–6.
8. Aydin Y, *et al.* Is insulin lispro safe in pregnant women: does it cause any adverse outcomes on infants or mothers? *Diabetes Res Clin Pract* 2008; **80:** 444–8.
9. Durnwald CP, Landon MB. A comparison of lispro and regular insulin for the management of type 1 and type 2 diabetes in pregnancy. *J Matern Fetal Neonatal Med* 2008; **21:** 309–13.
10. Pettitt DJ, *et al.* Comparison of an insulin analog, insulin aspart, and regular human insulin with no insulin in gestational diabetes mellitus. *Diabetes Care* 2003; **26:** 183–6.
11. Hod M, *et al.* Fetal and perinatal outcomes in type 1 diabetes pregnancy: a randomized study comparing insulin aspart with human insulin in 322 subjects. *Am J Obstet Gynecol* 2008; **198:** 186.e1–186.e7.
12. Pettitt DJ, *et al.* Efficacy, safety and lack of immunogenicity of insulin aspart compared with regular human insulin for women with gestational diabetes mellitus. *Diabet Med* 2007; **24:** 1129–35.
13. Price N, *et al.* Use of insulin glargine during pregnancy: a case-control pilot study. *BJOG* 2007; **114:** 453–7.
14. Di Cianni G, *et al.* Perinatal outcomes associated with the use of glargine during pregnancy. *Diabet Med* 2008; **25:** 993–6.
15. Smith JG, *et al.* Insulin glargine versus neutral protamine Hagedorn insulin for treatment of diabetes in pregnancy. *Am J Perinatol* 2009; **26:** 57–62.
16. Fang YMV, *et al.* Insulin glargine compared with neutral protamine Hagedorn insulin in the treatment of pregnant diabetics. *J Matern Fetal Neonatal Med* 2009; **22:** 249–53.
17. Gallen IW, *et al.* Survey of glargine use in 115 pregnant women with type 1 diabetes. *Diabet Med* 2008; **25:** 165–9.
18. Imbergamo MP, *et al.* Use of glargine in pregnant women with type 1 diabetes mellitus: a case-control study. *Clin Ther* 2008; **30:** 1476–84.

肾损害 见上文**感染**项下。

吸烟 已有报道，吸烟能够减少胰岛素的吸收，尽管血糖控制情况没有受到显著的影响，但还是有必要调整胰岛素的用量[1]。

1. Zevin S, Benowitz NL. Drug interactions with tobacco smoking: an update. *Clin Pharmacokinet* 1999; **36:** 425–38.

手术 关于手术期间糖尿病治疗的讨论，见第409页。关于应激诱导的高血糖中胰岛素的用法的讨论见下文**重症患者**项下。

旅游 建议糖尿病患者在旅游时，包括在跨越时区时需要调整胰岛素剂量[1~3]。由于胰岛素溶液或混悬液不能被冷冻，因此不能装入飞机的行李仓中。

1. Barry M, Bia F. Advice for the traveling diabetic. *JAMA* 1989; **261:** 1799.
2. Sane T, *et al.* Adjustment of insulin doses of diabetic patients during long distance flights. *BMJ* 1990; **301:** 421–2.
3. Dewey CM, Riley WJ. Have diabetes, will travel. *Postgrad Med* 1999; **105:** 111–13, 117–18, 124–6.

药物相互作用

许多药物可以影响血糖水平并且能够改变胰岛素的需要量。具有降低血糖的活性或可以减少胰岛素需要量的药物包括ACEI、乙醇、合成代谢类固醇、阿司匹林、β受体阻滞药（也可能掩盖低血糖的预兆）、丙吡胺、芬氟拉明、氟西汀、胍乙啶、一些单胺氧化酶抑制药、甲苯达唑、奥曲肽、大剂量磺脲类抗糖尿病药、一些四环素类和三环类抗抑郁类阿米替林。

另一方面，增加胰岛素的需要量可能会见于氯氮䓬、氯丙嗪、一些钙离子通道阻滞药（如地尔硫䓬或硝苯地平）、皮质激素、二氮嗪、锂盐、噻嗪类利尿药和甲状腺激素。

同时可以增加和减少胰岛素需要量的药物有环磷酰胺、异烟肼和口服避孕药。

当增加普兰林肽作为治疗药物时，需要减少餐时胰岛素的剂量以避免低血糖（参见**普兰林肽的不良反应和注意事项**项下，第435页）。

ACEI 尽管合并有高血压或肾病早期表现或两者兼有的糖尿病患者偏好使用ACEI，这类药物可以增加胰岛素敏感性并且减少胰岛素需要量[1,2]。一项对住院患者的调查研究发现[3]，ACEI可以增加接受胰岛素治疗患者发生严重低血糖的危险。然而，一份药物警戒性分析资料[4]和一项病例对照研究[5]都没有发现危险性有增加。

1. Ferriere M, *et al.* Captopril and insulin sensitivity. *Ann Intern Med* 1985; **102:** 134–5.
2. McMurray J, Fraser DM. Captopril, enalapril, and blood glucose. *Lancet* 1986; **i:** 1035.
3. Morris AD, *et al.* ACE inhibitor use is associated with hospitalization for severe hypoglycemia in patients with diabetes. *Diabetes Care* 1997; **20:** 1363–7.
4. Moore N, *et al.* Reports of hypoglycaemia associated with the use of ACE inhibitors and other drugs: a case/non-case study in the French pharmacovigilance system database. *Br J Clin Pharmacol* 1997; **44:** 513–8.
5. Thamer M, *et al.* Association between antihypertensive drug use and hypoglycemia: a case-control study of diabetic users of insulin or sulfonylureas. *Clin Ther* 1999; **21:** 1387–1400.

乙醇 已有报道，1型糖尿病患者大量饮酒后出现严重低血糖发作[1,2]。乙醇能够抑制糖原异生，因此如果饮酒时不进食，它的作用可能会最强；然而，通常的观点认为糖尿病患者进餐时可以适当饮酒。

1. Arky RA, *et al.* Irreversible hypoglycemia. *JAMA* 1968; **206:** 575–8.
2. Potter J, *et al.* Insulin-induced hypoglycaemia in an accident and emergency department: the tip of an iceberg. *BMJ* 1982; **285:** 1180–2.

阿司匹林 阿司匹林可以适当降低血糖浓度，但是在常规镇痛药量下不大可能会出现显著的药物相互作用。一项关于 1 型糖尿病儿童的研究发现，每日服用阿司匹林 1.2g 或 2.4g，连续 3 天，血糖水平平均降低 15%，但是胰岛素的需要量没有显著变化[1]。然而，大剂量阿司匹林（每日 3.5～7.5g）可以减少或者甚至替代所需要的胰岛素[2]。推测其他的水杨酸盐可能也具有同样的特性。

1. Kaye R, *et al.* Antipyretics in patients with juvenile diabetes mellitus. *Am J Dis Child* 1966; **112:** 52–5.
2. Reid J, Lightbody TD. The insulin equivalence of salicylate. *BMJ* 1959; **1:** 897.

β受体阻滞药 有少数报道，包括用胰岛素治疗的患者在服用普萘洛尔或吲哚洛尔时发生了严重的低血糖[1～3]；还有一篇报道噻吗洛尔作为滴眼液使用时也发生了药物相互作用[4]。一些证据表明美托洛尔也有药物相互作用[5]，但是关于选择性较高的β受体阻滞药的证据却很少。由于β受体阻滞药对交感神经系统的影响，低血糖常见的预兆性的症状可能不会出现，因此在患者能够意识到并且处理之前就可能出现严重的症状。

1. Kotler MN, *et al.* Hypoglycaemia precipitated by propranolol. *Lancet* 1966; **ii:** 1389–90.
2. McMurtry RJ. Propranolol, hypoglycemia, and hypertensive crisis. *Ann Intern Med* 1974; **80:** 669–70.
3. Samii K, *et al.* Severe hypoglycaemia due to beta-blocking drugs in haemodialysis patients. *Lancet* 1976; **i:** 545–6.
4. Angelo-Nielsen K. Timolol topically and diabetes mellitus. *JAMA* 1980; **244:** 2263.
5. Newman RJ. Comparison of propranolol, metoprolol, and acebutolol on insulin-induced hypoglycaemia. *BMJ* 1976; **2:** 447–9.

钙通道阻滞药 采用胰岛素治疗的糖尿病患者如果服用地尔硫䓬会使病情恶化[1]。停药后，顽固性高血糖可以得到改善，如果再次从小剂量开始，即使是在一个更易控制的水平，症状还会再次出现。同样也有报道，硝苯地平有致糖尿病的作用[2,3]。然而，关于代谢控制明显紊乱的报道并不常见。

1. Pershadsingh HA, *et al.* Association of diltiazem therapy with increased insulin resistance in a patient with type I diabetes mellitus. *JAMA* 1987; **257:** 930–1.
2. Bhatnagar SK, *et al.* Diabetogenic effects of nifedipine. *BMJ* 1984; **289:** 19.
3. Heyman SN, *et al.* Diabetogenic effect of nifedipine. *DICP Ann Pharmacother* 1989; **23:** 236–7.

干扰素 既往控制良好的糖尿病患者在使用干扰素 α-2a 以后，胰岛素的需要量明显增加[1]。一旦停止干扰素治疗，胰岛素的需要量会迅速减少。

1. Campbell S, *et al.* Rapidly reversible increase in insulin requirement with interferon. *BMJ* 1996; **313:** 92.

口服避孕药 已有报道，胰岛素依赖的糖尿病患者服用各种口服避孕药时，胰岛素的需要量可以增加也可以减少（主要是前者）[1]。然而，在大多数病例中，激素类避孕药对糖尿病控制的影响是适度的或轻微的：有限的资料显示，单用孕激素和联合口服避孕药的影响通常很小[2,3]。

1. Zeller WJ, *et al.* Verträglichkeit von hormonalen Ovulationskemmern bei Diabetikerinnen. *Arzneimittelforschung* 1974; **24:** 351–7.
2. Rådberg T, *et al.* Oral contraception in diabetic women: diabetes control, serum and high density lipoprotein lipids during low-dose progestogen, combined oestrogen/progestogen and non-hormonal contraception. *Acta Endocrinol (Copenh)* 1981; **98:** 246–51.
3. Lunt H, Brown LJ. Self-reported changes in capillary glucose and insulin requirements during the menstrual cycle. *Diabet Med* 1996; **13:** 525–30.

药动学

胰岛素经口途径给药时不具有降低血糖的作用，因为它在胃肠道是没有活性的。

经皮下注射后，胰岛素能够很快地从皮下组织吸收，尽管未修饰的胰岛素在血中的半衰期非常短（仅仅数分钟），由于它们的组分，绝大多数制剂的作用时间都是相当长的（更详细的讨论见下文**用途和用法**）。不同解剖部位的吸收速率取决于局部血流，从腹部吸收较手臂快，而从上臂吸收较臀部或大腿快。体育锻炼可以增加吸收。肌内注射胰岛素后的吸收较皮下快。人胰岛素从皮下组织的吸收稍快于猪或牛胰岛素。

胰岛素的代谢很快，主要在肝内代谢，但是还包括肾和肌肉组织。胰岛素在近端肾小管重吸收，回流入静脉血或被代谢，仅有少部分以原形通过尿液排出。

关于影响胰岛素吸收因素的讨论，见上文**注意事项**项下**加速吸收**以及下文**用途和用法**。

胰岛素抵抗

术语胰岛素抵抗已被传统地用于描述糖尿病患者需要显著增加胰岛素用量的一种状态。目前用于表达更广泛的意义，例如也适用于那些对胰岛素反应低于正常的患者，尽管这些患者中的很多人在临床治疗方面不存在任何困难。胰岛素抵抗尤其常见于肥胖患者；对内源性胰岛素抵抗被认为与这些患者发生 2 型糖尿病有关。胰岛素抵抗常常与血脂异常，高血压和缺血性心脏病有关，这种组合有时被描述为代谢综合征。在妇女中，它可能与多囊卵巢综合征有关。

以胰岛素需要量增加为表现类型的胰岛素抵抗可能的原因包括抗体的形成以及皮下部位的胰岛素吸收不充分。少数有严重胰岛素抵抗的患者对赖脯胰岛素有反应（见下文**用法**项下的**胰岛素类**似物）。

已在胰岛素抵抗患者中观察到，美卡舍明（胰岛素样生长因子Ⅰ）能够改善胰岛素的敏感性（见第1726页）。

1. Moller DE, Flier JS. Insulin resistance—mechanisms, syndromes, and implications. *N Engl J Med* 1991; **325:** 938–48.
2. Eckel RH. Insulin resistance: an adaptation for weight maintenance. *Lancet* 1992; **340:** 1452–3.
3. Clausen JO, *et al.* Insulin resistance: interactions between obesity and a common variant of insulin receptor substrate-1. *Lancet* 1995; **346:** 397–402.
4. Davidson MB. Clinical implications of insulin resistance syndromes. *Am J Med* 1995; **99:** 420–6.
5. Krentz AJ. Insulin resistance. *BMJ* 1996; **313:** 1385–9. Correction. *ibid.* 1997; **314:** 134.
6. Cochran E, *et al.* The use of U-500 in patients with extreme insulin resistance. *Diabetes Care* 2005; **28:** 1240–4. Correction. *ibid.* 2007; **30:** 1035.
7. Kurtz TW. New treatment strategies for patients with hypertension and insulin resistance. *Am J Med* 2006; **119** (suppl 1): S24–S30.
8. Ballani P, *et al.* Clinical experience with U-500 regular insulin in obese, markedly insulin-resistant type 2 diabetic patients. *Diabetes Care* 2006; **29:** 2504–5. Correction. *ibid.* 2007; **30:** 455.
9. Lane WS, *et al.* High-dose insulin therapy: is it time for U-500 insulin? *Endocr Pract* 2009; **15:** 71–9.

用途和用法

胰岛素是在调节糖类，蛋白和脂肪代谢过程中发挥关键作用的一种激素。葡萄糖是胰岛素分泌的主要刺激物，尽管许多其他因子包括氨基酸、儿茶酚胺、胰高血糖素和生长抑素也参与它的调节。胰岛素的分泌并非是持续的，分泌峰值与食物摄入反应有关。

胰岛素通过与胰岛素敏感组织（特别是肝、肌肉和脂肪组织）中特定的细胞表面受体结合，实现其对糖类稳态的重要影响。它能够抑制肝糖生成并且增加外周组织对葡萄糖的利用，因此降低血糖水平。它同样能够抑制脂解作用，因此可以预防酮体的产生。

采用胰岛素治疗对于 1 型糖尿病患者的长期生存至关重要。它对一些 2 型糖尿病患者也是必需的。关于糖尿病的治疗和胰岛素在 1 型和 2 型糖尿病以及妊娠期糖尿病中作用的讨论见第407页。

胰岛素的选择 对不同类型胰岛素和它们组成的描述见上文**定义和术语**项下。包括英国在内的一些国家提供的商业化制剂都已经被标准化为单**浓度**，100U/ml；在其他一些国家中，仍然有使用 40U/ml 这一浓度的，还有一些国家提供浓缩的注射制剂（500U/ml），这样皮下小体积注射就能够给予较大剂量的药物。所有成分的制剂都可以经皮下注射途径给药，大部分可以采用肌内注射的方式，但是仅有可溶性胰岛素和短效类似物可以经静脉**途径**给药。糖尿病患者的长期治疗常常采用皮下注射途径。优先选择针对特定浓度胰岛素进行校准的注射器和针头，单次使用。注射笔装置是将胰岛素贮存于药管中并能测量出所需要的剂量，已经越来越被广泛使用。可溶性胰岛素通过腹膜内给药途径用于持续非卧床式腹膜透析的患者。2007 年底一种吸入用短效胰岛素（*Exubera*；*Pfizer*）产品退市，但其他吸入用胰岛素产品仍在开发中。

各种成分的胰岛素依据皮下注射后的**作用时间**分为短效、中效或者长效。然而，任何特定制剂的确切作用时间是可变的，依赖于很多因素，包括个体化差异、患者产生抗体的情况、使用人胰岛素或动物胰岛素、药物剂量和注射部位。

- 短效胰岛素是指可溶性胰岛素，30min 至 1h 后起效，活性高峰在 2～5h，作用时间为6～8h。一些胰岛素类似物，如赖脯胰岛素和门冬胰岛素也是短效制剂，与可溶性胰岛素相比，起效更快，作用时间更短，有时被称为速效胰岛素。
- 中效胰岛素包括双相胰岛素、低精蛋白胰岛素和非结晶胰岛素锌混悬液。通常情况下，这些药物的起效时间约在 2h 内，活性高峰在 4～12h，作用时间持续至 24h。商业上提供的可溶性胰岛素的混合物和低精蛋白胰岛素通常被归入中效胰岛素的范畴。
- 混合的胰岛素锌混悬液则被归入中效或者长效胰岛素，因为其作用时间可以长达 30h；起效时间通常在 2～3h，活性高峰在 6～15h。
- 长效胰岛素包括结晶的胰岛素锌混悬液和鱼精蛋白锌胰岛素。这些药物的起效时间约在 4h 以后，活性峰值在 10～20h，作用时间长达 36h。胰岛素类似物甘精胰岛素和地特胰岛素也属于长效制剂，但这些类似物的吸收谱更为稳定，仅有少许或无明显的活性作用峰。
- 所有胰岛素经肌内注射给药后，起效时间较快，作用时间较短。

患者应该根据个人的需要选择制剂的种类、使用剂量和注射的频率。无论使用何种组成制剂，所有新诊断的糖尿病患者通常应采用人胰岛素或胰岛素类似物。

控制 每一个患者都必须确定胰岛素的**使用剂量**，尽管不能确定一个精确的剂量范围，但是每日皮下注射的总量达到 1U/kg 可能是适当的。胰岛素需要量可因多种因素而改变（见上文**注意事项**项下），合并胰岛素抵抗（见上文）的患者可能需要很高剂量的胰岛素。必要时应该根据患者常规监测的血糖浓度（偶可参考尿中的浓度）调整胰岛素剂量。在临床实践中，*BNF 59* 建议临床应用上应将患者的血糖浓度控制为 4～9mmol/L（餐前 4～7mmol/L，餐后低于 9mmol/L），偶尔超过这个范围的情况也可以接受。长期血糖控制的情况通过糖化血红蛋白（HbA_{1c}）浓度监测；理想的 HbA_{1c} 水平为 6.5%～7.5%或者更低。然而，不同权威机构的建议各有不同；详见**糖尿病**项下**治疗监测**，第408页。

任何用药**方案**的目的是尽可能模拟适当的内源性胰岛素分泌来获得血糖的最佳控制。许多治疗方案包括使用一种短效可溶性胰岛素和一种中效胰岛素，如低精蛋白胰岛素或混合的胰岛素锌混悬液，通常每日给药 2 次。基础-餐时方案是通过每日多次注射胰岛素来实现血糖的良好控制，通常包括一种中效或长效基础胰岛素（傍晚或每日 2 次）以及三餐前的短效胰岛素。部分患者也可使用持续皮下胰岛素注射（CSII）替代强化治疗。CSII 持续提供稳定的基础胰岛素，同时在每餐前可由患者操作输入大剂量胰岛素。CSII 泵中通常使用短效可溶性胰岛素或胰岛素类似物，有些品牌的可溶性胰岛素由于有阻塞泵管的危险不适合此种治疗；胰岛素混悬液以及长效胰岛素类似物同样不适合此种治疗。采用这种治疗的患者需要经过很好的培训能够进行自我血糖的监测，并且必须任何时候都能及时获得专家的建议。目前认为每日注射 1 次中效或长效胰岛素仅适用于保留部分内源性胰岛素分泌功能但仍需要胰岛素治疗的 2 型糖尿病患者。

酮症酸中毒 胰岛素是糖尿病酮症酸中毒急诊治疗中非常重要的一部分。只可以使用短效可溶性胰岛素。治疗方法包括适当补液，通常在开始阶段输注 0.9%氯化钠，使用钾盐预防或纠正低血钾。尽管其他给药途径也可以使用，但如果可能，还是应该持续静脉输注胰岛素——关于治疗方案的详细内容见下文**糖尿病**项下**糖尿病急症**。因为在正常情况下，胰岛素能够在酮症之前纠正高血糖状态，一旦血糖达到正常有必要继续给予胰岛素，但是需要把补充的液体改为葡萄糖氯化钠注射液，目的是通过补充葡萄糖预防低血糖的发生。

胰岛素及其用法的综述[1～6]。有观点认为所提供的胰岛素制剂过多，应该依据实际情况给予减少[2]，尽管其他人对此存有争议[7]。

1. MacPherson JN, Feely J. Insulin. *BMJ* 1990; **300:** 731–6.
2. Anonymous. Insulin preparations—time to rationalise. *Drug Ther Bull* 1996; **34:** 11–14.
3. American Diabetes Association. Insulin administration. *Diabetes Care* 2004; **27** (suppl 1): S106–S109. Also available at: http://care.diabetesjournals.org/cgi/reprint/27/suppl_1/s106.pdf (accessed 08/07/04)
4. Mooradian AD, *et al.* Narrative review: a rational approach to starting insulin therapy. *Ann Intern Med* 2006; **145:** 125–34.
5. Bell DSH. Insulin therapy in diabetes mellitus: how can the currently available injectable insulins be most prudently and efficaciously utilised? *Drugs* 2007; **67:** 1813–27.
6. Bangstad HJ, *et al.* International Society for Pediatric and Adolescent Diabetes. ISPAD clinical practice consensus guidelines 2006—2007: insulin treatment. *Pediatr Diabetes* 2007; **8:** 88–102. Correction. *ibid.*; 419.
Also available at: http://www.ispad.org/FileCenter/8-Bangstad_PedDiab_2007,8.88-102.pdf (accessed 24/06/09)
7. von Kriegstein E, *et al.* Need for many types of insulin. *Lancet* 1996; **347:** 1045.

用法 **给药途径** 糖尿病患者的长期治疗常常采用**皮下**注射途径通过注射器或胰岛素笔给药。注射深度很重要，因为胰岛素肌内注射的吸收速度远快于皮下注射；由于疏忽使用了肌内注射可能导致每日血糖波动变大[1]。足够深度的垂直注射可导致不经意间的肌内注射，特别是在非肥胖患者。减少肌内注射的技巧包括将胰岛素以45°角而非垂直角度注射到捏起的皮肤褶皱处，以及使用较短的针头[2,3]。与退针过慢相矛盾的是，退针过快也可能引起胰岛素从皮下组织反流，两者均可导致胰岛素吸收剂量的变异[1]。

为了减少局部不良反应，通常需要更换皮下注射胰岛素的解剖部位（见上文**不良反应**）。然而，不同部位的吸收速率不同，这也决定了每日血糖水平变化的情况[4]。例如，在大腿部位皮下注射胰岛素会引起较大范围的波动[5]。有人建议，在同一个解剖区域内更换注射的部位，或者在每日的特定时间尽可能采用同样的解剖区域进行注射[1,4]。

喷射注射器不需要使用针头，而是利用高压将胰岛素注入皮下组织[6,7]。所获得的更强的分散状态使得短效和中效胰岛素能够更快地吸收，因此减少了总体作用时间[6]。轻微疼痛、擦伤和出血可能是它的问题[6~8]。尽管已经面市好几年，有关它们使用的益处和危险的资料仍非常有限，并且没有被广泛使用[7]。然而，一项关于妊娠期糖尿病妇女的小规模研究结果表明，喷射注射器与餐后血糖水平波动减少以及产生胰岛素抗体的发生率较低有关[9]。

胰岛素制剂也可以经过**肌内注射**途径给予。与皮下注射相比，胰岛素的吸收更快。然而，体育锻炼可以引起肌内注射后胰岛素吸收水平较大程度的波动[10]。可溶性胰岛素以及速效胰岛素类似物可以通过**静脉途径**给予；这一途径用于糖尿病酮症酸中毒的治疗，也可以用于手术和分娩过程。

皮下和静脉途径，以及不常用的肌内途径给药都可以用于持续胰岛素输注（见下文**强化治疗方案**）。

胰岛素制剂**经鼻腔内**使用目前正处于研究中[8,11~13]。它们已经被试用于1型和2型糖尿病的治疗，但是生物利用度低且存在波动。吸收增强剂可以促进鼻腔黏膜对胰岛素的吸收，局部不良反应部分取决于它们的刺激性。同样，**口腔含化剂**目前处于研究当中[8,13]，并在一些国家作为短效餐时胰岛素开始使用。

经口将胰岛素**吸入**肺部的装置已被开发出来[8,14~17]。吸入胰岛素用于1型和2型糖尿病患者均能有效实现血糖控制[18~20]。长期研究的证据表明尽管其效果可能略微低于皮下注射，但患者的耐受性较好[18]。吸入胰岛素可作为短效餐前胰岛素用于同时皮下注射中效或长效胰岛素或者口服抗糖尿病药的患者；在2型糖尿病患者中也可单独使用该药物。长期使用吸入胰岛素的安全性方面目前尚缺乏资料，已有报道称其影响肺部并在1型糖尿病患者中导致胰岛素抗体水平的增高。在吸入胰岛素的少数几项临床研究中，实验组出现了数例原发肺部的恶性疾病，发病率高于对照药物组患者。然而，由于病例数过少无法确定这些事件是否与吸入胰岛素相关，而且所有受影响的患者均有吸烟史。尽管其他药物仍在研发中，第一个获得批准上市的吸入药物（*Exubera*；*Pfizer*）已经在2007年底退市。

内源性胰岛素被运送到门静脉系统，然后迅速经过肝脏，大部分胰岛素在那里被提取。上述所有给药途径是使胰岛素进入外周循环，因此有外周高胰岛素血症的危险，这也被认为是动脉粥样硬化并发症的一项危险因素[21]。经过**腹膜内**或**口服**途径给药可以在某种程度上克服这个问题。腹膜给予胰岛素常规用于接受慢性非卧床式腹膜透析的糖尿病患者[22,23]，但是也可以用作持续性给药（见下文**强化治疗方案**）。各种口服胰岛素制剂也正处于研究中[8,12,13,24]。**皮肤**[8,13,25]使用的胰岛素也已经开始试用。

1. Gin H, Hanaire-Broutin H. Reproducibility and variability in the action of injected insulin. *Diabetes Metab* 2005; **31:** 7–13.
2. Tubiana-Rufi N, *et al.* Short needles (8 mm) reduce the risk of intramuscular injections in children with type 1 diabetes. *Diabetes Care* 1999; **22:** 1621–5.
3. Hofman PL, *et al.* An angled insertion technique using 6-mm needles markedly reduces the risk of intramuscular injections in children and adolescents. *Diabet Med* 2007; **24:** 1400–5.
4. Bantle JP, *et al.* Rotation of the anatomic regions used for insulin injections and day-to-day variability of plasma glucose in type 1 diabetic subject. *JAMA* 1990; **263:** 1802–6.
5. Henriksen JE, *et al.* Impact of injection sites for soluble insulin on glycaemic control in type 1 (insulin-dependent) diabetic patients treated with a multiple insulin injection regimen. *Diabetologia* 1993; **36:** 752–8.
6. MacPherson JN, Feely J. Insulin. *BMJ* 1990; **300:** 731–6.
7. Bremseth DL, Pass F. Delivery of insulin by jet injection: recent observations. *Diabetes Technol Ther* 2001; **3:** 225–32.
8. Cefalu WT. Concept, strategies, and feasibility of noninvasive insulin delivery. *Diabetes Care* 2004; **27:** 239–46.
9. Jovanovic-Peterson L, *et al.* Jet-injected insulin is associated with decreased antibody production and postprandial glucose variability when compared with needle-injected insulin in gestational diabetic women. *Diabetes Care* 1993; **16:** 1479–84.
10. Thow J, Home P. Insulin injection technique: depth of injection is important. *BMJ* 1990; **301:** 3–4.
11. Illum L, Davis SS. Intranasal insulin: clinical pharmacokinetics. *Clin Pharmacokinet* 1992; **23:** 30–41.
12. Hoffman A, Ziv E. Pharmacokinetic considerations of new insulin formulations and routes of administration. *Clin Pharmacokinet* 1997; **33:** 285–301.
13. Lassmann-Vague V, Raccah D. Alternatives routes of insulin delivery. *Diabetes Metab* 2006; **32:** 513–22.
14. Patton JS, *et al.* Clinical pharmacokinetics and pharmacodynamics of inhaled insulin. *Clin Pharmacokinet* 2004; **43:** 781–801.
15. Odegard PS, Capoccia KL. Inhaled insulin: Exubera. *Ann Pharmacother* 2005; **39:** 843–53.
16. Guntur VP, Dhand R. Inhaled insulin: extending the horizons of inhalation therapy. *Respir Care* 2007; **52:** 911–22.
17. Neumiller JJ, Campbell RK. Technosphere insulin: an inhaled prandial insulin product. *BioDrugs* 2010; **24:** 165–72.
18. Ceglia L, *et al.* Meta-analysis: efficacy and safety of inhaled insulin therapy in adults with diabetes mellitus. *Ann Intern Med* 2006; **145:** 665–75.
19. Dunn C, Curran MP. Inhaled human insulin (Exubera®): a review of its use in adult patients with diabetes mellitus. *Drugs* 2006; **66:** 1013–32.
20. Pham DQ, *et al.* Inhaled human [rDNA origin] insulin, a novel formulation for diabetes mellitus. *J Clin Pharmacol* 2007; **47:** 890–903.
21. Zinman B. The physiologic replacement of insulin: an elusive goal. *N Engl J Med* 1989; **321:** 363–70.
22. Mak RHK. Impact of end-stage renal disease and dialysis on glycemic control. *Semin Dial* 2000; **13:** 4–8.
23. Quellhorst E. Insulin therapy during peritoneal dialysis: pros and cons of various forms of administration. *J Am Soc Nephrol* 2002; **13** (suppl): S92–S96.
24. Woitiski CB, *et al.* Strategies toward the improved oral delivery of insulin nanoparticles via gastrointestinal uptake and translocation. *BioDrugs* 2008; **22:** 223–37.
25. Cevc G. Transdermal drug delivery of insulin with ultradeformable carriers. *Clin Pharmacokinet* 2003; **42:** 461–74.

胰岛素类似物　大多数胰岛素在药物制剂上以一种六聚体形式存在，在从皮下部位吸收之前需要时间分解为二聚体或单体。通过使用重组DNA技术置换胰岛素分子表面的氨基酸残基已经生成胰岛素类似物，如门冬胰岛素和赖脯胰岛素，它们形成的六聚体较不稳定，因此可较快地被吸收。类似的，改变结构的方法也用于开发长效胰岛素，如地特胰岛素和格鲁辛胰岛素，详见下文。

一种类似物，**赖脯胰岛素**，它的B链第28位和第29位氨基酸分别由赖氨酸和脯氨酸替代。相比于常规人胰岛素，它起效快（15min内），更快达峰，持续作用时间更短（2～5h）。因此，赖脯胰岛素在餐前即刻给药，但如有必要也可在餐后即刻给药。在糖尿病患者的治疗中，赖脯胰岛素对于餐后血糖和糖化血红蛋白（HbA_{1c}）的控制至少不逊于常规胰岛素，且不易导致低血糖[1]。赖脯胰岛素与鱼精蛋白混合后产生一种中效制剂，并且作为双相剂型被提供[1,2]。赖脯胰岛素可在成人、儿童及妊娠期妇女中使用，可用于持续性皮下胰岛素注射（CSII），也可用于酮症酸中毒或在手术中经静脉使用[1]。在少数有严重胰岛素抵抗的病例中可看到对赖脯胰岛素有反应的报道[3,4]。

门冬胰岛素是另一种短效胰岛素类似物，它的B链第28位脯氨酸被门冬氨酸所替代[5,6]。它也在餐前即刻给药，并且至少像常规人胰岛素一样控制餐后血糖水平，也可以使低血糖事件发生减少。与赖脯胰岛素类似，门冬胰岛素也可用于成人、儿童和妊娠期妇女，可用于CSII或静脉途径。门冬胰岛素也与鱼精蛋白混合产生双相制剂[2,7]。

格鲁辛胰岛素是另一种胰岛素类似物，它的B链第3位门冬氨酸被赖氨酸替代，并且B链第29位赖氨酸被谷氨酸所替代[8]。它也能快速起效（大约20min）并且作用时间短（4h），在餐前15～20min或者进餐后20min内给药[9,10]。现已证实格鲁辛胰岛素可有效控制成人糖尿病，但在儿童和孕妇中的应用尚缺乏资料。也可通过CSII或静脉途径给药。

一项系统性综述[11]回顾了对短效胰岛素类似物（门冬胰岛素、格鲁辛胰岛素或赖脯胰岛素）和常规胰岛素进行的比较研究，发现短效类似物在改善成年1型糖尿病患者HbA_{1c}水平方面具有轻度优势。该效果在使用CSII或者干预时间超过3个月的研究中更为明显。在2型糖尿病治疗中未见明显优势。总体低血糖发病率类似，但是类似物组发生严重低血糖的次数较少。然而，长期的类似物治疗对于糖尿病微血管并发症的效果仍有待研究。另一篇综述[12]对双相胰岛素类似物治疗成人2型糖尿病的研究进行了总结，认为双相胰岛素类似物在控制空腹血糖和HbA_{1c}水平方面与双相人胰岛素效果类似，但在降低餐后血糖水平方面更为有效。相比于长效胰岛素类似物和非胰岛素类抗糖尿病药，预混类似物可更好地控制血糖。

重组DNA技术也被用于制造出一种长效基础胰岛素类似物，**甘精胰岛素**，它将胰岛素A链第21位的天冬酰胺酸替换为甘氨酸，并在B链的C末端加进两个天冬酰胺酸分子[13~15]。可以制成pH值是4的溶液，皮下注射给药并且被组织缓冲过程所中和，形成微量沉淀可以减慢甘精胰岛素的释放达24h，不会在浓度或代谢活性上出现显著的高峰。因此，甘精胰岛素每日只需给药一次，可在任意时间给药，但应保持每日给药时间一致。甘精胰岛素较长的作用时间使其在治疗易出现早晨高血糖（见上文）的患者方面具有优势。对照研究发现，与人低精蛋白胰岛素相比，甘精胰岛素作为一种基础-丸剂治疗方案的一部分在血糖控制方面更有效，同时伴随有更少的低血糖事件的发生[15]。然而，一项对成人2型糖尿病研究进行的系统性综述[16]并未发现相比于人低精蛋白胰岛素甘精胰岛素在血糖控制方面具有明显的优势。甘精胰岛素与由参与者自行报告的低血糖事件发生率较低相关，但在经过确认的严重低血糖事件发生率上并无显著差异；低精蛋白胰岛素的体重增加略少于甘精胰岛素。甘精胰岛素可能可应用于儿童，然而目前尚缺乏这方面的研究[15]。

地特胰岛素是另一种长效胰岛素类似物。它是一种中性可溶性人胰岛素类似物，它的B链第30位的氨基酸末端被豆蔻酸，一个^{14}C脂肪酸链所取代。这使得地特胰岛素可以与白蛋白可逆地结合，导致吸收缓慢并且延长及保持代谢效应达24h，使每日1次或2次用药成为可能。与低精蛋白胰岛素相比，地特胰岛素在保持总体血糖控制方面至少同样有效，但患者自身的变异性较小，低血糖的危险性同样或者减少，体重增加也减少了[17~19]。地特胰岛素或许可在儿童中使用，但尚缺乏相关数据和研究[19]。

一项对成人2型糖尿病研究进行的系统性综述[20]发现长效胰岛素类似物（地特或甘精）在血糖控制上的效果与低精蛋白胰岛素类似，但前者可能与低血糖发生率较低相关，包括夜间低血糖事件。作者建议在获得类似物的有效性和安全性方面的数据之前，仍需谨慎使用这些类似物药物。

1. Simpson D, *et al.* Insulin lispro: a review of its use in the management of diabetes mellitus. *Drugs* 2007; **67:** 407–34.
2. Garber AJ. Premixed insulin analogues for the treatment of diabetes mellitus. *Drugs* 2006; **66:** 31–49.
3. Henrichs HR, *et al.* Severe insulin resistance treated with insulin lispro. *Lancet* 1996; **348:** 1248.
4. Lahtela JT, *et al.* Severe antibody-mediated human insulin resistance: successful treatment with the insulin analog lispro. *Diabetes Care* 1997; **20:** 71–3.
5. Chapman TM, *et al.* Insulin aspart: a review of its use in the management of type 1 and 2 diabetes mellitus. *Drugs* 2002; **62:** 1945–81. Correction. *ibid.* 2003; **63:** 512.
6. Reynolds NA, Wagstaff AJ. Insulin aspart: a review of its use in the management of type 1 or 2 diabetes mellitus. *Drugs* 2004; **64:** 1957–74.
7. Raja-Khan N, *et al.* Review of biphasic insulin aspart in the treatment of type 1 and 2 diabetes. *Vasc Health Risk Manag* 2007; **3:** 919–35.
8. Becker RHA, Frick AD. Clinical pharmacokinetics and pharmacodynamics of insulin glulisine. *Clin Pharmacokinet* 2008; **47:** 7–20.
9. Helms KL, Kelley KW. Insulin glulisine: an evaluation of its pharmacodynamic properties and clinical application. *Ann Pharmacother* 2009; **43:** 658–68.
10. Garnock-Jones KP, Plosker GL. Insulin glulisine: a review of its use in the management of diabetes mellitus. *Drugs* 2009; **69:** 1035–57.
11. Siebenhofer A, *et al.* Short acting insulin analogues versus regular human insulin in patients with diabetes mellitus. Available in The Cochrane Database of Systematic Reviews; Issue 2. Chichester: John Wiley; 2006 (accessed 23/06/09).
12. Qayyum R, *et al.* Systematic review: comparative effectiveness and safety of premixed insulin analogues in type 2 diabetes. *Ann Intern Med* 2008; **149:** 549–59.
13. McKeage K, Goa KL. Insulin glargine: a review of its therapeutic use as a long-acting agent for the management of type 1 and 2 diabetes mellitus. *Drugs* 2001; **61:** 1599–1624.
14. Levien TL, *et al.* Insulin glargine: a new basal insulin. *Ann Pharmacother* 2002; **36:** 1019–27.
15. Dunn CJ, *et al.* Insulin glargine: an updated review of its use in the management of diabetes mellitus. *Drugs* 2003; **63:** 1743–78.
16. Bazzano LA, *et al.* Safety and efficacy of glargine compared with NPH insulin for the treatment of type 2 diabetes: a meta-analysis of randomized controlled trials. *Diabet Med* 2008; **25:** 924–32.
17. Chapman TM, Perry CM. Insulin detemir: a review of its use in the management of type 1 and 2 diabetes mellitus. *Drugs* 2004; **64:** 2577–95.
18. Jones MC, Patel M. Insulin detemir: a long-acting insulin product. *Am J Health-Syst Pharm* 2006; **63:** 2466–72. Correction. *ibid.* 2007; **64:** 346.
19. Morales J. Defining the role of insulin detemir in basal insulin therapy. *Drugs* 2007; **67:** 2557–84.
20. Horvath K, *et al.* Long-acting insulin analogues versus NPH insulin (human isophane insulin) for type 2 diabetes mellitus. Available in The Cochrane Database of Systematic Reviews; Issue 2. Chichester: John Wiley; 2007 (accessed 23/06/09).

强化治疗方案　强化胰岛素治疗方案更近似地模拟了生理胰岛素作用模式，是在基础胰岛素浓度基础上加上餐前大剂量胰岛素。这种强化方案用于严格控制血糖，目的是避免出现长期并发症（见第410页）。

强化胰岛素治疗方案在改善患者生活方式和允许进餐时间灵活性方面具有优势。然而，仔细的饮食控制仍是必须保持的，血糖水平的常规检测是这一治疗方案的重要组成部分。因此，患者必须是受到良好的激励，可被信赖的，能够监测自己的血糖水平，并且必须能够24h得到专家的帮助。

在每日**多次注射治疗**方案中，常常在晚上注射中效或长效胰岛素或胰岛素类似物提供基础胰岛素，每次正餐前给予可溶性胰岛素或短效胰岛素类似物。**持续给药**

系统可以被设计为开环或闭环给药系统。开环系统包括一个输注泵，根据手动血糖监测或皮下葡萄糖感受器的持续血糖监测情况来手动设计或控制输注速率。闭环系统（"人造胰腺"）包括一个胰岛素泵、一个葡萄糖感受器和一台用于分析血糖信息并调整胰岛素输注的电脑。持续给药系统通常大多数采用皮下给药途径，但是也可以采用腹膜内、静脉内或肌内注射。

最被广泛使用的**开环**系统是采用外部泵的持续皮下胰岛素输注（CSII）。一个由电池供电的泵经过皮下导管输注可溶性胰岛素或短效类似物，皮下导管的位置每2～3天进行更换。基础输注按照预先设置的速率给予，餐前大剂量则通过操作另外的按键或手工驱动给予[1]。CSII较传统注射治疗能够提供更好的血糖控制[2]，但是在1型糖尿病治疗中其疗效较优化的每天多次注射的方案仅稍有提高[2~6]。它可用于包括儿童在内的所有年龄组[3,4,6~8]，由于年龄较小的儿童中进食不规律且不善于表述低血糖症状，CSII尤其有用[9]。

与常规治疗相比，强化方案与低血糖意识降低和更严重低血糖发作有关[10]。关于CSII相比于每日多次注射的方案是否可降低严重低血糖的风险[6,11]，尽管研究结果各异，但发生了每日多次注射导致的致残性低血糖可能表明应换用CSII[6]。其他并发症包括注射部位的红斑、脓肿或蜂窝织炎，少见的有对于给药装置中的成分发生接触性皮炎，泵功能异常或胰岛素沉淀以及导管阻塞[1]。泵治疗有增加酮症酸中毒发生的危险，如果出现泵失效或胰岛素需要量急剧增加，与传统治疗相比，酮症酸中毒的发生会更快并且更容易出现高钾血症，因为这种情况下没有贮存的胰岛素[1,12]。

开环输注系统的进一步发展已经设计出可植入式胰岛素泵经腹膜输入胰岛素。针对植入泵的生理条件已开发出特殊剂型的胰岛素；如Hoe-21 PH是一种包含高度稳定药剂的浓缩胰岛素溶液。部分研究表明可植入式胰岛素泵能获得较好的血糖控制，相比于强化皮下注射低血糖事件发生率少。与这种治疗相关的主要问题是由于装置内胰岛素聚集导致泵入速率减慢或导管阻塞；这些通常可以用冲洗泵和导管的方法来纠正。植入部位出现的问题包括感染、液体积聚或皮肤增厚。目前的泵体积过大，对于尚未发育到成人体型的儿童和青少年显得不太合适[13]。

闭环持续输注系统通常被限于研究或实验室工作，尽管几种系统的原型已在1型糖尿病患者中进行研究。研发中的系统基于皮下葡萄糖监测和胰岛素输注，或者采用植入泵进行静脉葡萄糖监测和经腹膜胰岛素输注。半闭环系统同样处于研发中，这种系统中可手动实现餐时胰岛素剂量调节[14,15]。

1. Lenhard MJ, Reeves GD. Continuous subcutaneous insulin infusion: a comprehensive review of insulin pump therapy. *Arch Intern Med* 2001; **161:** 2293–2300.
2. Weissberg-Benchell J, *et al.* Insulin pump therapy: a meta-analysis. *Diabetes Care* 2003; **26:** 1079–87.
3. Phillip M, *et al.* Use of insulin pump therapy in the pediatric age-group: consensus statement from the European Society for Paediatric Endocrinology, the Lawson Wilkins Pediatric Endocrine Society, and the International Society for Pediatric and Adolescent Diabetes, endorsed by the American Diabetes Association and the European Association for the Study of Diabetes. *Diabetes Care* 2007; **30:** 1653–62. Also available at: http://care.diabetesjournals.org/content/30/6/1653.full.pdf (accessed 24/06/09)
4. Ludvigsson J, Samuelsson U. Continuous insulin infusion (CSII) or modern type of multiple daily injections (MDI) in diabetic children and adolescents a critical review on a controversial issue. *Pediatr Endocrinol Rev* 2007; **5:** 666–78.
5. Jeitler K, *et al.* Continuous subcutaneous insulin infusion versus multiple daily insulin injections in patients with diabetes mellitus: systematic review and meta-analysis. *Diabetologia* 2008; **51:** 941–51.
6. NICE. Continuous subcutaneous insulin infusion for the treatment of diabetes mellitus (issued July 2008). Available at: http://www.nice.org.uk/nicemedia/pdf/TA151Guidance.pdf (accessed 24/06/09)
7. Barrio Castellanos R, *et al.* Grupo de Trabajo de Diabetes Pediátrica de la Sociedad Española de Endocrinología Pediátrica (SEEP). Documento de consenso sobre tratamiento con infusión subcutánea continua de insulina de la diabetes tipo 1 en la edad pediátrica. *An Pediatr (Barc)* 2010; **72:** 352.e1–4.
8. Kapellen TM, *et al.* Insulin pump treatment in children and adolescents with type 1 diabetes: experiences of the German working group for insulin pump treatment in pediatric patients. *Postgrad Med* 2010; **122:** 98–105.
9. Eugster EA, Francis G, Lawson-Wilkins Drug and Therapeutics Committee. Position statement: continuous subcutaneous insulin infusion in very young children with type 1 diabetes. Abstract: *Pediatrics* 2006; **118:** 1724–5. Full version: http://pediatrics.aappublications.org/cgi/reprint/118/4/e1244 (accessed 24/06/09)
10. Egger M, *et al.* Risk of adverse effects of intensified treatment in insulin-dependent diabetes mellitus: a meta-analysis. *Diabet Med* 1997; **14:** 919–28.
11. Fatourechi MM, *et al.* Hypoglycemia with intensive insulin therapy: a systematic review and meta-analyses of randomized trials of continuous subcutaneous insulin infusion versus multiple daily injections. *J Clin Endocrinol Metab* 2009; **94:** 729–40.
12. Knight G. Risks with continuous subcutaneous insulin infusion can be serious. *BMJ* 2001; **323:** 693–4.
13. Renard E, Schaepelynck-Bélicar P. EVADIAC Group. Implantable insulin pumps: a position statement about their clinical use. *Diabetes Metab* 2007; **33:** 158–66.
14. Hovorka R. Continuous glucose monitoring and closed-loop systems. *Diabet Med* 2006; **23:** 1–12.
15. Hanaire H. Continuous glucose monitoring and external insulin pump: towards a subcutaneous closed loop. *Diabetes Metab* 2006; **32:** 534–8.

胰岛素的混合　使用具有不同作用时间的胰岛素的混合物是为了比单用一种胰岛素获得更接近于正常的血糖变动模式。然而，混合物会出现物理化学变化，发生在混合的当时或者一段时间之后，因此对混合物产生的生理反应较所有成分分开给予是不同的。一项早期的评论建议[1]，来自不同厂家的胰岛素不能混合，因为不同组成可能促使它们互不相容。在制备和使用这种混合物按照固定的程序是非常重要的，制造厂家建议短效胰岛素应该被首先吸入注射器中，这是为了避免长效胰岛素污染药瓶。许多制造厂家已经提供了预混胰岛素，并且可能更好地提供适合患者需要的组成比例。

American Diabetes Association 发布了胰岛素混合的指南[2]，包括：

- 用特定混合方案控制良好的患者应该保持他们标准的剂量制备过程；
- 除非处方医师批准，不能将胰岛素与其他附加药物或稀释剂相混；
- 甘精胰岛素不能与其他形式的胰岛素相混，因为它的稀释液的pH值低；
- 目前提供的低精蛋白胰岛素和短效胰岛素制剂混合可以立即使用或贮存并在以后使用；
- 速效胰岛素（门冬胰岛素、赖脯胰岛素）可以与低精蛋白胰岛素、慢效胰岛素和特慢胰岛素相混合。特慢胰岛素不影响速效胰岛素成分发挥作用；但是如果速效胰岛素与低精蛋白胰岛素混合后可以见到吸收速率有轻度下降，但是生物活性没有下降，而且餐后血糖反应与速效和特慢胰岛素混合物是一样的；
- 速效胰岛素和一种中效或长效胰岛素的混合物必须在进餐前15min内注射；
- 不推荐短效（可溶）胰岛素和慢效胰岛素或特慢胰岛素的混合，因为慢效胰岛素中存在的锌离子可以与短效胰岛素结合并延缓它的作用。结合的程度和速度依据所用的胰岛素而不同，并且不能持续24h达到平衡；如果这种混合应用于患者，应该使混合和注射的间隔标准化；
- 磷酸盐缓冲的胰岛素（例如低精蛋白胰岛素）不能与含锌的胰岛素（慢效胰岛素或特慢胰岛素）相混合，因为磷酸盐会发生沉淀，而且长效胰岛素可以部分并且不能预知地被转化为短效形式。

如果制造厂家的推荐与指南不同，厂家可以改变胰岛素的组成并且应该提供咨询。

1. Fisher BM. Choosing an insulin. *Prescribers' J* 1988; **28:** 138–43. Correction. *ibid.*; 169.
2. American Diabetes Association. Insulin administration. *Diabetes Care* 2004; **27** (suppl 1): S106–S109. Also available at: http://care.diabetesjournals.org/cgi/reprint/27/suppl_1/s106.pdf (accessed 12/10/09)

儿童用法　与成人类似（见上文**用途**），胰岛素用于儿童1型糖尿病的治疗。胰岛素类似物在低龄儿童的使用经验较少。尽管2型糖尿病在儿童中较为罕见，其发病率正逐步上升，部分2型糖尿病儿童同样需要胰岛素以实现血糖控制。

更多胰岛素在儿童中的使用参见下文**糖尿病急症**和**新生儿高血糖**项下。胰岛素诱导的儿童低血糖的治疗参见上文。

重症患者　提倡重症患者在出现应激诱导的高血糖时，无论其是否患有糖尿病，均应严格控制血糖。此前颇具影响力的研究[2]认为严格血糖控制可使患者获益，然而，一项对29项包括8000名内外科成年重症患者在内的研究进行的荟萃分析[1]却获得了不一致的结果。该研究发现使用胰岛素输注将血糖严格控制在8.3mmol/L以下与降低住院期间死亡率无关，却增加了低血糖事件的发生率。另一项荟萃分析[3]仅纳入围手术期使用胰岛素输注的研究（设定或未设定目标血糖），该分析发现严格血糖控制可降低死亡率，但同样增加了低血糖事件。然而，该荟萃分析中大部分的效果均来自前述颇具影响力的研究[2]，由于具有意外的显著的治疗效果，该研究被提前终止；当该项研究从该荟萃分析中剔除之后，胰岛素降低死亡率的获益不再具有统计学意义。

在这些分析之后，一项大型随机研究（NICE-SUGAR）[4]比较了多达6000位进行不同程度血糖控制的重症内外科患者的临床结局，这些患者的目标血糖值被设定为4.5～6mmol/L或高达10.0mmol/L。在该项研究中，严格将血糖控制在较低范围与随机入组后90天内死亡率增高以及低血糖发生率增高相关。纳入NICE-SUGAR的一项后续荟萃分析[5]发现强化胰岛素治疗与整体死亡风险无关。亚组分析发现外科重症监护病房的患者可从中获益，但作者认为对该结果仍需持谨慎态度，因为该亚组患者本身死亡率较低。荟萃分析同样证实强化胰岛素治疗可导致低血糖发生风险增高。

尽管目前认为高血糖对于重症患者危害较大，但具体哪个亚组可从常规进行严格血糖控制中获益尚不明确[6,7]。目标血糖的最佳值、何时及采用何种方法测定血糖浓度、给予胰岛素的最佳途径等方面目前仍存在争议。亦考虑胰岛素诱导的低血糖相关的风险。不同给药配方的效果对于最终结果也有重要影响[5]。

1. Wiener RS, *et al.* Benefits and risks of tight glucose control in critically ill adults: a meta-analysis. *JAMA* 2008; **300:** 933–44. Correction. *ibid.*; **301:** 936.
2. Van den Berghe G, *et al.* Intensive insulin therapy in the critically ill patients. *N Engl J Med* 2001; **345:** 1359–67.
3. Gandhi GY, *et al.* Effect of perioperative insulin infusion on surgical morbidity and mortality: systematic review and meta-analysis of randomized trials. *Mayo Clin Proc* 2008; **83:** 418–30.
4. Finfer S, *et al.* NICE-SUGAR Study Investigators. Intensive versus conventional glucose control in critically ill patients. *N Engl J Med* 2009; **360:** 1283–97.
5. Griesdale DEG, *et al.* Intensive insulin therapy and mortality among critically ill patients: a meta-analysis including NICE-SUGAR study data. *CMAJ* 2009; **180:** 821–7.
6. Lipshutz AKM, Gropper MA. Perioperative glycemic control: an evidence-based review. *Anesthesiology* 2009; **110:** 408–21.
7. Inzucchi SE, Siegel MD. Glucose control in the ICU—how tight is too tight? *N Engl J Med* 2009; **360:** 1346–9.

糖尿病　胰岛素是**1型糖尿病**治疗的主要部分。关于糖尿病治疗的讨论，包括胰岛素使用的内容，见第407页。关于采用胰岛素严格控制血糖在预防1型糖尿病患者发生微血管和大血管并发症的可能作用的讨论见第410页，而关于胰岛素治疗的特定方案和方法的进一步讨论见上文**用法**项下。

糖尿病急症　如第412页所讨论的，**糖尿病酮症酸中毒**和高渗性高血糖状态（HHS）是临床急症并且需要立即用补液和胰岛素进行治疗。钾或磷酸盐替代治疗，可能也是需要的。除非有严重的酸中毒，否则不需要给予碳酸氢盐。另外，在胰岛素治疗中通常需要通过输液进行钾替代治疗以预防低钾血症。

在英国，*BNF 59* 推荐在糖尿病酮症酸中毒的治疗中，应该静脉给予胰岛素，作为可溶性胰岛素的溶液应该以1U/ml经注射泵给予。初始推荐速度是6U/h，如果血糖水平不能以大约每小时5mmol/L的速度下降时，应调整输注速度。如果血糖水平降至大约10mmol/L，应持续给予5%葡萄糖并根据血糖浓度调整胰岛素剂量。应持续输注胰岛素直到患者能够经口进食。

BNFC 2010/11 在儿童糖尿病酮症酸中毒方面提供了部分指导。轻度酮症酸中毒并且脱水程度小于5%的儿童可通过口服补液和皮下胰岛素注射进行治疗。对上述治疗无反应或合并其他临床情况或脱水程度较重者，应通过静脉补液并补充胰岛素。治疗脱水应使用0.9%的氯化钠溶液，以补充损失同时维持超过48h的生理需求的速率给予；休克者需给予10ml/kg的冲击剂量，重复2次。如果治疗反应重复、血钠浓度稳定，可在12h后将液体换为0.45%的氯化钠和5%的葡萄糖。补液至少1h以后才可以开始使用胰岛素；将可溶性胰岛素1U/ml加入0.9%的氯化钠溶液，以每小时0.1U/kg的速度进行输注。一旦血糖浓度下降到14mmol/L（并且血pH值大于7.3），可将输液速度调至每小时0.05U/kg；同时在液体中加入5%或10%的葡萄糖。持续输注液体直至患者可经口进食。在皮下使用胰岛素1h以后或使用短效胰岛素类似物10min以后才可以考虑停止使用胰岛素输注。

美国同样建议静脉使用胰岛素。下文所示的是一套胰岛素治疗成人酮症酸中毒的建议[1]：一旦排除了低钾血症，可通过静脉给予0.1U/kg的可溶性常规胰岛素作为负荷剂量，随后以每小时0.1U/kg进行输注。另一种方案为：以每小时0.14U/kg起始治疗（不给予负荷剂量）。血糖浓度通常以每小时2.5～4mmol/L的速度下降，如果第一个小时下降速度较慢，可提高静脉输注胰岛素的速度（静脉输注胰岛素的方案也可用于**HHS**的患者。）持续输注胰岛素直至血糖浓度降至大约11mmol/L（对于HHS的患者大约17mmol/L）。此时可将胰岛素输注速度降低到每小时0.02～0.05U/kg。对轻中度糖尿病酮症酸中毒的患者，也可使用速效皮下胰岛素类似物，每2h注射0.1U/kg。同样需使用5%葡萄糖进行输注。应维持血糖浓度为8.3～11.0mmol/L（或对于HHS患者为11～17mmol/L）直至代谢紊乱状态缓解。当患者可经口进食，应持续使用静脉胰岛素直至开始维持剂量的皮下胰岛素注射 1～2h 以后。

在美国[2]，糖尿病酮症酸中毒的儿童通常在液体替代治疗之后（通常为 1～2h 之后）开始胰岛素治疗，以每小时 0.1U/kg 进行静脉输注。起始负荷剂量的胰岛素被认为是没有必要的，且可能增加脑水肿的风险。血浆葡萄糖在起始扩容阶段快速下降，此后通常以每小时 3～5mmol/L 的速度下降。对胰岛素敏感性显著的患者，可将胰岛素剂量调整至每小时 0.05U/kg。当血糖浓度降至大约 17mmol/L 时应使用 5% 葡萄糖溶液进行输注，但如果血糖下降速度大于每小时 5mmol/L 则可能需要提前开始使用葡萄糖。如需继续使用胰岛素输注以纠正代谢性酸中毒，可能需要换用更高浓度如 10% 或 12.5% 的葡萄糖溶液以防止低血糖。如不具备静脉输注胰岛素的条件，可考虑每小时或每 2h 通过皮下或肌内注射速效胰岛素类似物。

1. Kitabchi AE, *et al.* Hyperglycemic crises in adult patients with diabetes. *Diabetes Care* 2009; **32:** 1335–43.
2. Wolfsdorf J, *et al.* Diabetic ketoacidosis in infants, children, and adolescents: a consensus statement from the American Diabetes Association. *Diabetes Care* 2006; **29:** 1150–9. Also available at: http://care.diabetesjournals.org/content/29/5/1150.full.pdf (accessed 25/06/09)

2 型糖尿病 胰岛素的传统用法是适用于那些用饮食和口服抗糖尿病药不能控制的 2 型糖尿病患者[1,2]。如果循环中胰岛素与动脉粥样硬化性心血管疾病的症状[3]可能有关，对于外源性胰岛素在已有高胰岛素血症的胰岛素抵抗的患者中的应用已经被人们所关注，但尚无有害的证据[4]。此外，患者改用胰岛素治疗后容易出现体重增加[2]，这常常是肥胖患者们所不希望的。

虽然如此，胰岛素还是 2 型糖尿病患者最常使用的。这很大程度上是因为更倾向于强化治疗方案来实现对血糖的严格控制，正如在 1 型糖尿病患者中所假设的，这样可以抑制糖尿病并发症的发展和进程。来自英国的前瞻性糖尿病研究的报告指出[5~7]，胰岛素是 2 型糖尿病患者有效的治疗选择，并且肯定了强化治疗在延缓微血管并发症中的作用[7,8]，以及患者在初始饮食治疗失败后有必要在胰岛素使用前采用口服药物治疗[9]。

通常在联合应用口服降糖药物后血糖控制仍不满意时启用胰岛素。有人建议尽早开始胰岛素治疗减少高血糖的发生以减缓疾病进程[4,10]。对于 2 型糖尿病患者，最适胰岛素处方的选择受基线高血糖以及其他血糖的控制措施、生活方式以及患者喜好的影响。合适的处方可能包括一次晚间的基础胰岛素注射，一次预混的双相胰岛素或者多次基础-餐时方案的注射[4,10,11]。通常仍继续使用胰岛素增敏剂，如噻唑烷二酮类，尤其是二甲双胍[10,11]。然而，噻唑烷二酮类和胰岛素联用与液体潴留和心力衰竭的风险增加相关[4,11]。胰岛素促泌剂如磺脲类和胰岛素联用则可能降低所需胰岛素的剂量。然而，这种效应可能是暂时的，因为这些药物的起效需要残留的 B 细胞功能，而 B 细胞功能随着疾病进程而降低[11]。夜间单相胰岛素和口服降糖药的联合应用与胰岛素单药治疗相比对于血糖的控制效果类似，如与二甲双胍联用则可减少体重的增加[12]。关于胰岛素类似物在 2 型糖尿病中的应用信息，参见上文**胰岛素类似物**。

关于 2 型糖尿病治疗的进一步讨论见第407页。

1. Tattersall RB, Scott AR. When to use insulin in the maturity onset diabetic. *Postgrad Med J* 1987; **63:** 859–64.
2. Taylor R. Insulin for the non-insulin dependent? *BMJ* 1988; **296:** 1015–16.
3. Stern MP. Do non-insulin-dependent diabetes mellitus and cardiovascular disease share common antecedents? *Ann Intern Med* 1996; **124** (suppl): 110–16.
4. Wyne KL, Mora PF. Insulin therapy in type 2 diabetes. *Endocr Res* 2007; **32:** 71–107.
5. United Kingdom Prospective Diabetes Study Group. United Kingdom prospective diabetes study (UKPDS) 13: relative efficacy of randomly allocated diet, sulphonylurea, insulin, or metformin in patients with newly diagnosed non-insulin-dependent diabetes followed for three years. *BMJ* 1995; **310:** 83–8.
6. Turner R, *et al.* United Kingdom Prospective Diabetes Study 17: a 9-year update of a randomized, controlled trial on the effect of improved metabolic control on complications in non-insulin-dependent diabetes mellitus. *Ann Intern Med* 1996; **124** (suppl): 136–45.
7. UK Prospective Diabetes Study Group. Intensive blood-glucose control with sulphonylureas or insulin compared with conventional treatment and risk of complications in patients with type 2 diabetes (UKPDS 33). *Lancet* 1998; **352:** 837–53. Correction. *ibid.* 1999; **354:** 602.
8. Holman RR, *et al.* 10-Year follow-up of intensive glucose control in type 2 diabetes. *N Engl J Med* 2008; **359:** 1577–89.
9. United Kingdom Prospective Diabetes Study Group. United Kingdom Prospective Diabetes Study 24: a 6-year, randomized, controlled trial comparing sulfonylurea, insulin, and metformin therapy in patients with newly diagnosed type 2 diabetes that could not be controlled with diet therapy. *Ann Intern Med* 1998; **128:** 165–75.
10. Tibaldi J, Rakel RE. Why, when and how to initiate insulin therapy in patients with type 2 diabetes. *Int J Clin Pract* 2007; **61:** 633–44.
11. Raskin P. Why insulin sensitizers but not secretagogues should be retained when initiating insulin in type 2 diabetes. *Diabetes Metab Res Rev* 2008; **24:** 3–13.
12. Goudswaard AN, *et al.* Insulin monotherapy versus combinations of insulin with oral hypoglycaemic agents in patients with type 2 diabetes mellitus. Available in The Cochrane Database of Systematic Reviews; Issue 4. Chichester: John Wiley; 2004 (accessed 27/08/09).

诊断和试验 垂体功能 胰岛素诱导的低血糖可以作为评价下丘脑-垂体功能而提供的一种应激性刺激。胰岛素应激和胰岛素耐受试验已经作为评价生长激素和促皮质素（促肾上腺皮质激素）缺乏的一种标准试验。然而，这个试验是令人不愉快的，并且并非没有风险，在患有缺血性心脏病、有癫痫病史和老年患者中是禁用的；这种试验必须在严密监视下由专业医生执行完成[1~3]。

1. Lange M, *et al.* An audit of the insulin-tolerance test in 255 patients with pituitary disease. *Eur J Endocrinol* 2002; **147:** 41–7.
2. Galloway PJ, *et al.* Safety of the insulin tolerance test. *Arch Dis Child* 2002; **87:** 354–6.
3. Wright D, *et al.* The insulin stress test performed by an experienced endocrine specialist nurse: a safe and reliable procedure. *Clin Endocrinol (Oxf)* 2007; **66:** 755–6.

高钾血症 胰岛素可以促进细胞内对钾的摄取。因此胰岛素联合葡萄糖可以适用于中等到严重高钾血症的治疗（见第1592页）。

心肌梗死 关于胰岛素联合葡萄糖和钾在缺血性心脏病中的作用，包括它能减少血游离脂肪酸的效应的讨论已经强调了它在左室衰竭和心源性休克治疗中的潜在益处[1,2]。在溶血栓药广泛使用前的一项随机对照研究的荟萃分析[3]结果发现，接受葡萄糖-胰岛素-钾溶液治疗的患者的死亡率是下降的；然而，尽管一项队列研究[4]报道葡萄糖-胰岛素-钾溶液在诱导再灌注（溶栓或经皮介入冠脉干预）的患者中可增加获益，这个结果在一项使用标准葡萄糖-胰岛素-钾溶液灌注的大型随机试验中并未得到确认[5,6]。进一步研究[7]发现在进行再灌注治疗的患者中常规使用此种溶液对抢救心肌并无作用，尽管在糖尿病患者中曾报道有部分获益。综述的结论为葡萄糖-胰岛素-钾溶液的输注不能降低急性心肌梗死患者的死亡率[8]，不可作为再灌注的标准附加治疗进行建议[9]。

已有报道，严格血糖控制并在胰岛素-葡萄糖输注之后给予皮下注射胰岛素可以减少患有心肌梗死的糖尿病患者的死亡率[10,11]。一项相同的关于心肌梗死后治疗的研究[12]仅包括 2 型糖尿病患者，这些患者接受常规护理或胰岛素-葡萄糖输注，此后给予长期皮下胰岛素或标准的血糖控制治疗。这一研究由于减慢患者的恢复而被提前终止，但是结果却显示，尽管血糖水平是长期死亡率的一个强而且独立的预测指标，但在血糖控制处于相同水平时，使用长期胰岛素治疗与传统治疗相比并不能改善生存。对该项研究[13]结果的进一步分析发现，正在进行的胰岛素治疗与再发非致死性梗死和卒中相关，尽管原因尚不明确。一项在高血糖的非糖尿病患者中进行的观察性研究[14]发现，强化血糖控制改善该组人群的预后，但另一项研究[15]则未发现获益。然而，该研究中强化治疗组和传统治疗组达到了类似的血糖控制，基于血糖浓度的分析则显示严格的血糖控制可增加获益[1~5]。

关于心肌梗死的传统治疗，见第1135页。

1. Opie LH. Glucose and the metabolism of ischaemic myocardium. *Lancet* 1995; **345:** 1520–1.
2. Taegtmeyer H, *et al.* Metabolic support for the postischaemic heart. *Lancet* 1995; **345:** 1552–5.
3. Fath-Ordoubadi F, Beatt KJ. Glucose-insulin-potassium therapy for treatment of acute myocardial infarction: an overview of randomized placebo-controlled trials. *Circulation* 1997; **96:** 1152–6.
4. Díaz R, *et al.* Metabolic modulation of acute myocardial infarction: the ECLA Glucose-Insulin-Potassium Pilot Trial. *Circulation* 1998; **98:** 2227–34.
5. Mehta SR, *et al.* Effect of glucose-insulin-potassium infusion on mortality in patients with acute ST-segment elevation myocardial infarction: the CREATE-ECLA randomized controlled trial. *JAMA* 2005; **293:** 437–46.
6. Díaz R, *et al.* Glucose-insulin-potassium therapy in patients with ST-segment elevation myocardial infarction. *JAMA* 2007; **298:** 2399–2405.
7. Pache J, *et al.* A randomized evaluation of the effects of glucose-insulin-potassium infusion on myocardial salvage in patients with acute myocardial infarction treated with reperfusion therapy. *Am Heart J* 2004; **148:** e3.
8. Puskarich MA, *et al.* Effect of glucose-insulin-potassium infusion on mortality in critical care settings: a systematic review and meta-analysis. *J Clin Pharmacol* 2009; **49:** 758–67.
9. Kloner RA, Nesto RW. Glucose-insulin-potassium for acute myocardial infarction: continuing controversy over cardioprotection. *Circulation* 2008; **117:** 2523–33.
10. Malmberg K, *et al.* Randomized trial of insulin-glucose infusion followed by subcutaneous insulin treatment in diabetic patients with acute myocardial infarction (DIGAMI Study): effects on mortality at 1 year. *J Am Coll Cardiol* 1995; **26:** 57–65.
11. Malmberg K, *et al.* Prospective randomised study of intensive insulin treatment on long term survival after acute myocardial infarction in patients with diabetes mellitus. *BMJ* 1997; **314:** 1512–15.
12. Malmberg K, *et al.* Intense metabolic control by means of insulin in patients with diabetes mellitus and acute myocardial infarction (DIGAMI 2): effects on mortality and morbidity. *Eur Heart J* 2005; **26:** 650–61.
13. Mellbin LG, *et al.* DIGAMI 2 Investigators. The impact of glucose lowering treatment on long-term prognosis in patients with type 2 diabetes and myocardial infarction: a report from the DIGAMI 2 trial. *Eur Heart J* 2008; **29:** 166–76.
14. Weston C, *et al.* Early impact of insulin treatment on mortality for hyperglycaemic patients without known diabetes who present with an acute coronary syndrome. *Heart* 2007; **93:** 1542–6.
15. Cheung NW, *et al.* The Hyperglycemia: Intensive Insulin Infusion in Infarction (HI-5) study: a randomized controlled trial of insulin infusion therapy for myocardial infarction. *Diabetes Care* 2006; **29:** 765–70.

新生儿高血糖 由于胰岛素生成的延迟或减少，高血糖在发育很不成熟的新生儿中是很常见的。可以采用限制葡萄糖的治疗直到糖耐量获得改善。然而，这样也不能提供足够的葡萄糖来满足基础代谢的需要，采用胰岛素输注可以允许给予足够的葡萄糖。有人建议，最好是使用分开的且容易滴定的溶液经静脉输注胰岛素，因为这些婴儿的需要量是频繁变动的[1]。然而，尚缺乏大型随机对照研究对高血糖治疗的风险获益进行评估[2]。而且，一项早期保护性胰岛素治疗的试验被提前终止了[3]，该研究使用固定剂量的胰岛素和调整剂量的葡萄糖静脉输注以维持正常血糖水平。尽管血糖控制有益，但使用胰岛素治疗的婴儿低血糖发生率增加，出生后 28 天内死亡率增高。

1. Ditzenberger GR, *et al.* Continuous insulin intravenous infusion therapy for VLBW infants. *J Perinat Neonatal Nurs* 1999; **13:** 70–82.
2. Bottino M, *et al.* Interventions for treatment of neonatal hyperglycemia in very low birth weight infants. Available in The Cochrane Database of Systematic Reviews; Issue 1. Chichester: John Wiley; 2009 (accessed 07/04/09).
3. Beardsall K, *et al.* Early insulin therapy in very-low-birth-weight infants. *N Engl J Med* 2008; **359:** 1873–84.

过量使用钙通道阻滞药 已有报道，大剂量胰岛素，以及为了保持它们正常的血浆浓度而联合葡萄糖和钾，在处理用传统治疗方法不能有效控制的钙通道阻滞药过量使用方面有重要的价值（见**硝苯地平**项下**不良反应的处置**，第1299页）。一项包括 13 个已报道病例的评论[1]发现各种剂量的方案都已经被试用。这些方案包括快速注射胰岛素 10～20U，以及以每小时 0.1～1U/kg 的速度持续输注。一篇报道[2]的作者提议的一种治疗方案是，起始静脉快速注射胰岛素 1U/kg，然后以每小时 0.5U/kg 的速度持续输注；必要时可以每小时增加到 1U/kg。一项包含 7 个病例的前瞻性研究[3]将输注剂量提高到每小时 2U/kg。其他研究[4]也表明，由于存在 30～45min 的起效延迟时间，尽早使用高剂量胰岛素联合支持措施是合理的，可减少必须借助有创循环支持的可能。

1. Shepherd G, Klein-Schwartz W. High-dose insulin therapy for calcium-channel blocker overdose. *Ann Pharmacother* 2005; **39:** 923–30.
2. Boyer EW, *et al.* Hyperinsulinemia/euglycemia therapy for calcium channel blocker poisoning. *Pediatr Emerg Care* 2002; **18:** 36–7.
3. Greene SL, *et al.* Relative safety of hyperinsulinaemia/euglycaemia therapy in the management of calcium channel blocker overdose: a prospective observational study. *Intensive Care Med* 2007; **33:** 2019–24.
4. Lheureux PER, *et al.* Bench-to-bedside review: hyperinsulinaemia/euglycaemia therapy in the management of overdose of calcium-channel blockers. *Crit Care* 2006; **10:** 212. Available at: http://ccforum.com/content/pdf/cc4938.pdf (accessed 31/07/09)

制剂

BP 2010: Insulin Aspart Injection; Insulin Lispro Injection; Protamine Zinc Insulin Injection;
Ph. Eur.: Biphasic Insulin Injection; Biphasic Isophane Insulin Injection; Insulin Zinc Injectable Suspension; Insulin Zinc Injectable Suspension (Amorphous); Insulin Zinc Injectable Suspension (Crystalline); Isophane Insulin Injection; Soluble Insulin Injection;
USP 33: Extended Insulin Human Zinc Suspension; Extended Insulin Zinc Suspension; Human Insulin Isophane Suspension and Human Insulin Injection; Insulin Human Injection; Insulin Human Zinc Suspension; Insulin Injection; Insulin Lispro Injection; Insulin Zinc Suspension; Isophane Insulin Human Suspension; Isophane Insulin Suspension; Prompt Insulin Zinc Suspension.

专利制剂

Arg.: Actrapid HM; Apidra; Betalin; Betalin Lenta; Betalin Mix; Betalin NPH; Betasint; Biohulin C; Biohulin N; Densulin; Humalog; Humalog Mix 25 and 50; Humulin 70/30; Humulin L†; Humulin NPH; Humulin R; Humulin U†; Insulatard HM; Insuman N; Insuman R; Lantus; Levemir; Mixtard 30 HM†; Novolin N; Novolin R; NovoMix 30; NovoRapid; ***Austral.:*** Actrapid; Apidra; Humalog; Humalog Mix 25 and 50; Humulin 30/70; Humulin L†; Humulin NPH; Humulin R; Humulin UL†; Hypurin Isophane; Hypurin Neutral; Lantus; Levemir; Mixtard 30/70, 50/50; Monotard†; NovoMix 30; NovoRapid; Protaphane; Ultratard†; ***Austria:*** Actrapid; Apidra; Humalog; Humalog Mix 25 and 50; Huminsulin Basal; Huminsulin Long†; Huminsulin Normal; Huminsulin Profil III; Huminsulin Ultralong†; Insulatard; Insuman Basal; Insuman Comb 15, 25, and 50; Insuman Infusat; Insuman Rapid; Lantus; Levemir; Mixtard 10, 20, 30, 40, and 50; Monotard HM†; NovoMix 30; NovoRapid; Ultratard HM†; ***Belg.:*** Actrapid; Apidra; Humaject 30/70†; Humaject NPH†; Humaject Regular†; Humalog; Humalog Mix 25 and 50; Humuline 30/70; Humuline Long†; Humuline NPH; Humuline Regular; Humuline Ultralong†; Insulatard; Lantus; Levemir; Mixtard 30 and 50; Monotard HM†; NovoMix 30, 50, 70; NovoRapid; Ultratard†; Velosulin†; ***Braz.:*** Actrapid MC†; Biohulin 70/30, 80/20, and 90/10†; Biohulin Lenta†; Biohulin NPH; Biohulin Regular; Biohulin Ultralenta†; Exubera; Humalog; Humalog Mix 25; Humulin 70/30; Humulin Lenta; Humulin NPH; Humulin Regular; Insuman Comb 85N/15R and 75N/25R; Insuman N; Insuman R; Lantus; Levemir; Monotard MC†; Novolin 70/30; Novolin L†; Novolin N; Novolin R; Novolin U†; NovoMix; NovoRapid; Protaphane MC†; ***Canad.:*** Humalog; Humalog Mix 25; Humulin 30/70; Humulin L†; Humulin N; Humulin R; Humulin U†; Hypurin NPH; Hypurin Regular; Iletin II Pork Lente†; Iletin II Pork NPH†; Iletin II Pork Regular†; Lantus; Levemir; Novolin 30/70, 40/60, 50/50; Novolin NPH; Novolin Toronto; NovoMix 30; NovoRapid; ***Chile:*** Actrapid HM; Apidra; Bioinsugen-30/70; Bioinsugen-N; Bioinsugen-R; Humalog; Humalog Mix 25; Humulin 70/30; Humulin L; Humulin N; Humulin R; Insulatard HM; Insuman N; Insuman R; Lantus; Levemir; Mixtard 30 HM; Monotard HM†; NovoMix 30; NovoRapid; Wosulin 30/70†; Wosulin-N†; Wosulin-R†; ***Cz.:*** Actraphane 10, 20, 30, 40, 50; Actrapid; Apidra; Exubera†; Humalog; Humalog Basal; Humalog Mix 25 and 50; Humalog NPL†; Humulin L†; Humulin M3; Humulin N; Humulin R; Humulin U†; Hypurin Bovine Isophane†; Hypurin Bovine Protamin Zink Sulfat†; Hypurin Porcin Neutral†; Insulatard; Insuman Basal; Insuman Comb 15, 25, 30, 50; Insuman Infusat; Insuman Rapid; Lantus; Levemir; Liprolog; Liprolog Basal; Liprolog Mix 25 and 50; Mixtard 10, 20, 30, 40, and 50; Monotard HM†; NovoMix 30, 50, 70; NovoRapid; Optisulin; Protaphane; Ultratard HM†; Velosulin†; ***Denm.:*** Actrapid; Apidra; Humalog; Humalog Mix 25 and 50; Humulin Mix 30/70†; Humulin NPH; Humulin Regular; Insulatard; Insuman Basal; Insuman Comb 25†; Insuman Rapid; Lantus; Levemir; Mixtard 30, 40, and 50; Monotard†; NovoMix 30; NovoRapid; Velosulin†; ***Fin.:*** Actrapid; Humalog; Humalog Mix 25 and 50; Humulin NPH; Humulin Regular; Humutard†; Insuman Basal; Insuman Comb 25; Insuman Infusat; Insuman Rapid; Lantus; Levemir; Mixtard 10, 20, 30, and 50†; Monotard†; NovoMix 30; NovoRapid; Protaphane; Ultratard†; ***Fr.:*** Actrapid; Apidra; Exubera†; Humalog; Humalog Mix 25 and 50; Insulatard; Insuman Basal; Insuman Comb 15, 25, and 50; Insuman Infusat; Insuman Rapid; Insuplant; Lantus; Levemir; Lillypen Rapide†; Mixtard 30; NovoMix 30, 50, 70; NovoRapid; Umuline NPH; Umuline Profil 30; Umuline Rapide; Velosulin†; ***Ger.:*** Actraphane 30, 50; Actrapid; Apidra; B-Insulin†; Berlinsulin H 30/70; Berlinsulin H Basal; Berlinsulin H Normal; Humalog; Humalog Mix 25 and 50; Huminsulin Basal; Huminsulin Normal; Huminsulin Profil III; Insulatard Human†; Insulin Basal; Insulin Comb 30/70; Insulin Monotard HM†; Insulin Novo Semilente MC†; Insulin Rapid; Insulin S†; Insulin SNC†; Insuman Basal; Insuman Comb 15, 25, and 50; Insuman Infusat; Insuman Rapid; Lantus; Levemir; Liprolog; Liprolog Mix 25 and 50; Mixtard 30/70†; Monotard†; NovoMix 30; NovoRapid; Protaphane; Semilente†; Ultratard†; Velosulin†; ***Gr.:*** Actraphane 30; Actraphane HM; Actrapid; Apidra; Exubera; Humalog; Humalog Mix 25 and 50; Humalog NPL; Humulin L; Humulin M1, M2, M3, M4, M5; Humulin NPH; Humulin Regular; Humulin UL; Insuman Basal; Insuman Comb 15, 25, and 50; Insuman Infusat; Insuman Rapid; Lantus; Levemir; Mixtard 10, 20, 30, 40, and 50; Monotard; NovoMix 30; NovoRapid; Protaphane; Ultratard; Velosulin; ***Hong Kong:*** Actrapid HM; Humalog; Humulin 70/30; Humulin L†; Humulin N; Humulin R; Hypurin Isophane; Hypurin Lente; Hypurin Neutral; Hypurin Protamine Zinc; Lantus; Levemir; Mixtard 30 HM; Monotard HM†; NovoMix 30; NovoRapid; Protaphane HM; SciLin M30; SciLin N; SciLin R; Ultratard HM†; ***Hung.:*** Actrapid; Apidra; Humalog; Humalog Mix25 and Mix50; Humulin L†; Humulin M3; Humulin N; Humulin R; Humulin U†; Insulatard; Insulin Monotard†; Insulin Semilente†; Insulin Ultratard†; Insuman Basal; Insuman Comb 15, 25, and 50; Insuman Rapid; Lantus; Levemir; Mixtard 10, 20, 30, 40, and 50; Monotard MC†; NovoMix 30; NovoRapid; ***India:*** Actrapid HM; Actrapid†; Human Monotard; Insulatard HM; Insuman Rapid; Insuman 25/75 and 50/50; Lantus; Lentard; Mixtard 30 and 50; Mixulin; Rapidica; Rapimix; Wosulin N; Wosulin R; Wosulin 30/70 and 50/50; Zinulin; ***Indon.:*** Actrapid; Apidra; Humalog; Humalog Mix 25; Humulin 30/70; Humulin N; Humulin R; Insulatard HM; Lantus; Levemir; Mixtard 30; Monotard HM; NovoMix 30; NovoRapid; Sansulin; ***Irl.:*** Actraphane; Actrapid; Apidra; Humalog; Humalog Mix 25 and 50; Humalog NPL; Humulin I; Humulin Lente†; Humulin M3; Humulin S; Humulin Zn†; Insulatard; Insuman Basal; Insuman Comb 15, 25, and 50; Insuman Infusat; Insuman Rapid; Lantus; Levemir; Liprolog; Liprolog Mix 25 and 50; Mixtard 10, 20, 30, 40, and 50; Monotard†; NovoMix 30, 50, 70; NovoRapid; Optisulin; Ultratard†; ***Israel:*** Actrapid HM; Apidra; Humalog; Humalog Mix 25 and 50; Humalog NPL; Humulin 70/30; Humulin N; Humulin R; Insulatard HM NPH; Lantus; Levemir; Mixtard HM 30, 40, and 50; NovoMix 30, 50, 70; NovoRapid; ***Ital.:*** Actraphane 30, 50; Actrapid; Apidra; Humalog; Humalog Mix 25 and 50; Humalog NPL; Humulin 30/70; Humulin I; Humulin L†; Humulin R; Humulin U†; Lantus; Levemir; Monotard†; NovoMix 30, 50, 70; NovoRapid; Protaphane; Ultratard†; ***Jpn:*** Humacart 3/7†; InnoLet 10R, 20R, 30R, 40R, and 50R; InnoLet N; InnoLet R; Levemir; Monotard†; Novolin 10R, 20R, 30R, 40R, and 50R; Novolin N; Novolin R; Novolin U†; NovoRapid; NovoRapid 30 Mix chu; Penfill N; Penfill R; Penfill 10R, 20R, 30R, 40R, 50R; Velosulin; ***Malaysia:*** Actrapid HM; Humalog; Humalog Mix 25; Humulin 30/70; Humulin L†; Humulin N; Humulin R; Insulatard; Lantus; Levemir; Mixtard 30 HM; NovoMix; NovoRapid; ***Mex.:*** Bonglixan; Glinux 70/30; Glinux-N; Humalog; Humalog Mix 25; Humanilusin; Humulin 70/30; Humulin L†; Humulin N; Humulin R; Insulex; Insuman 100N; Insuman R; Insuman 15R/85N, 25R/75N; Lantus; Levemir; Novolin 30/70; Novolin L†; Novolin N; Novolin R; NovoMix 30; NovoRapid; Prodiabin-N; Shorant; ***Neth.:*** Actraphane 10, 20, 30, 40, 50; Actrapid; Apidra; Exubera; Humalog; Humalog Mix 25 and 50; Humalog NPL; Humuline 30/70; Humuline NPH; Humuline Regular; Insulatard; Insuman Basal; Insuman Comb 15, 25, and 50; Insuman Infusat; Insuman Rapid; Lantus; Levemir; Liprolog; Liprolog Mix 25 and 50; Mixtard 10, 20, 30, 40, and 50; Monotard†; NovoMix 30, 50, 70; NovoRapid; Optisulin; Protaphane; Ultratard†; Velosulin; ***Norw.:*** Actrapid; Apidra; Humalog; Humalog Mix 25; Humulin NPH; Insulatard; Insuman Basal; Insuman Comb 25; Insuman Infusat; Insuman Rapid; Lantus; Levemir; Mixtard 10, 20, 30, 40, and 50†; Monotard†; NovoMix 30; NovoRapid; Ultratard†; ***NZ:*** Actrapid; Apidra; Humalog; Humalog Mix 25 and 50; Humulin 70/30; Humulin L†; Humulin NPH; Humulin R; Insulatard MC; Lantus; Levemir; Mixtard 30 and 50; Monotard; NovoMix 30; NovoRapid; PenMix 10, 20, 30, 40, or 50; Protaphane; Ultratard; Velosulin HM; Velosulin MC; ***Philipp.:*** Actrapid HM; Apidra; Biosulidd L; Humalog; Humulin 70/30; Humulin N (NPH); Humulin R (Regular); Insulatard HM; Lantus; Levemir; Mixtard 30 HM; NovoMix 30; NovoRapid; Ransulin 70/30; Ransulin-N; Ransulin-R; SciLin M30; SciLin N; SciLin R; Wosulin 30/70; ***Pol.:*** Actrapid; Apidra; Gensulin N; Gensulin R; Gensulin M10, M20, M30, M40, or M50; Humaject M3 (30/70)†; Humaject R†; Humalog; Humalog Mix 25 and 50; Humalog NPL; Humulin M3 (30/70); Humulin N; Humulin R; Insulatard; Insulinum Lente; Insulinum Maxirapid; Insulinum Semilente; Insulinum Ultralente†; Insuman Basal; Insuman Comb 25; Insuman Rapid; Lantus; Levemir; Mixtard 10, 20, 30, 40, and 50; NovoMix 30 or 50; NovoRapid; Polhumin Mix -2, -3, -4, -5; Polhumin N; Polhumin R; Ultratard HM†; ***Port.:*** Actraphane 10, 20, 30, 40, 50; Actrapid; Apidra; Exubera†; Humalog; Humalog Mix 25 and 50; Humulin Lenta†; Humulin M3; Humulin NPH; Humulin Regular; Humulin Ultralenta†; Insulatard; Insuman Basal; Insuman Comb 15, 25, 30, 50; Insuman Infusat; Insuman Rapid; Isuhuman Basal†; Isuhuman Comb 25†; Isuhuman Rapid†; Lantus; Levemir; Liprolog; Liprolog Mix 25 and 50; Mixtard 10 , 20, 30, 40, and 50 HM; Monotard†; NovoMix 30, 50, 70; NovoRapid; Optisulin; Protaphane; Ultratard†; Velosulin†; ***Rus.:*** Actrapid HM (Актрапид НМ); Actrapid MC (Актрапид МС)†; Apidra (Апидра); Biosulin N (Биосулин Н); Biosulin R (Биосулин Р); Humalog (Хумалог); Humalog Mix 25 (Хумалог Микс 25); Humulin M3 (Хумулин М3); Humulin NPH (Хумулин НПХ); Humulin Regular (Хумулин Регуляр); Insulidd L (Инсулидд Л)†; Insulidd N (Инсулидд Н)†; Insulidd R (Инсулидд Р)†; Insulin Lt (Инсулин Лт)†; Insulin Maxirapid (Инсулин Максирапид)†; Insuman Basal (Инсуман Базал); Insuman Comb 25 (Инсуман Комб 25); Insuman Rapid (Инсуман Рапид); Insuran NPH (Инсуран НПХ); Insuran R (Инсуран Р); Lantus (Лантус); Levemir (Левемир); Levulin L (Левулин Л)†; Levulin N (Левулин Н)†; Levulin R (Левулин Р)†; Mixtard 30 HM (Микстард 30 НМ); Monotard MC (Монотард МС); NovoMix 30, 50, 70 (НовоМикс 30); NovoRapid (НовоРапид); Protaphane HM (Протафан НМ); Rinsulin NPH (Ринсулин НПХ); Rinsulin R (Ринсулин Р); Rosinsuline R (Росинсулин Р); ***S.Afr.:*** Actraphane HM; Actrapid HM†; Apidra; Biosulin 30/70; Biosulin L; Biosulin N; Biosulin R; Humalog; Humalog Mix 25 and 50; Humulin 30/70; Humulin L†; Humulin N; Humulin R; Insuman Comb; Lantus; Levemir; Mixtard 20/80†; Monotard HM†; NovoMix 30; NovoRapid; Protaphane HM; Ultratard HM†; ***Singapore:*** Actrapid; Humalog; Humalog Mix 25; Humulin 30/70; Humulin L†; Humulin N; Humulin R; Insulatard; Lantus; Levemir; Mixtard 30; NovoMix 30; NovoRapid; ***Spain:*** Actrapid; Apidra; Humalog; Humalog Mix 25 and 50; Humalog NPL; Humaplus 30/70†; Humaplus NPH†; Humaplus Regular†; Humulina 30:70; Humulina NPH; Humulina Regular; Insulatard; Lantus; Levemir; Mixtard 30; Monotard†; NovoMix 30; NovoRapid; Ultratard†; ***Swed.:*** Actrapid; Apidra; Humalog; Humalog Mix 25 and 50; Humulin Mix 30/70; Humulin NPH; Humulin Regular; Insulatard; Insuman Basal; Insuman Comb 25; Insuman Infusat; Insuman Rapid; Lantus; Levemir; Mixtard 10, 20, 30, 40, and 50†; Monotard†; NovoMix 30; NovoRapid; Ultratard†; Velosulin†; ***Switz.:*** Actrapid HM; Actrapid MC†; Apidra; Humalog; Huminsulin Basal (NPH); Huminsulin Normal; Huminsulin Profil III; Huminsulin Ultralong†; Hypurin 30/70 Mix; Hypurin Isophane; Hypurin Neutral; Insulatard HM; Insulatard MC†; Insuman Basal; Insuman Comb 25; Insuman Infusat; Insuman Rapid; Lantus; Levemir; Mixtard 30 MC†; Mixtard HM 30; Monotard HM†; NovoMix 30; NovoRapid; Semilente MC†; Ultratard HM†; Velosulin HM†; ***Thai.:*** Actrapid HM; Gensulin N; Gensulin R; Gensulin M30, M50; Humalog; Humalog Mix 25; Humulin 70/30; Humulin N; Humulin R; Insugen-30/70; Insugen-R; Insulatard; Lantus; Levemir; Mixtard HM; Monotard HM†; NovoMix 30; NovoRapid; ***Turk.:*** Actrapid; Apidra; Humalog; Humalog Mix 25 and 50; Humulin M 70/30 and 80/20; Humulin N; Humulin R; Insulatard; Lantus; Levemir; Mixtard 20, 30, and 40; NovoMix 30, 50, 70; NovoRapid; Orgasulin Mix 30/70†; Orgasulin NPH; ***UAE:*** Jusline 70/30; Jusline N; Jusline R; ***UK:*** Actrapid; Apidra; Exubera†; Humalog; Humalog Mix 25 and 50; Humulin I; Humulin M3; Humulin S; Hypurin 30/70; Hypurin Isophane; Hypurin Lente; Hypurin Neutral; Hypurin Protamine Zinc; Insulatard; Insuman Basal; Insuman Comb 15, 25, and 50; Insuman Rapid; Lantus; Levemir; Mixtard 30†; NovoMix 30; NovoRapid; Pork Actrapid†; Pork Insulatard†; Pork Mixtard 30†; Velosulin†; ***Ukr.:*** Apidra (Эпайдра); Farmsulin H (Фармасулин Н); Lantus (Лантус); Levemir (Левемир); NovoMix 30 (Новомикс 30); NovoRapid (Новорапид); Wosulin 30/70 (Восулин); Wosulin-N (Восулин-Н); Wosulin-R (Восулин-Н-Р); ***USA:*** Apidra; Exubera†; Humalog; Humalog Mix 75/25 and 50/50; Humulin 70/30, 50/50; Humulin L†; Humulin N; Humulin R; Humulin U Ultralente†; Lantus; Lente; Lente Iletin II†; Levemir; Novolin 70/30; Novolin N; Novolin R; NovoLog; NovoLog Mix 70/30†; NPH Iletin II†; Regular Iletin II†; Ultralente; ***Venez.:*** Humalog; Humalog Mix 25; Humulin 70/30; Humulin L†; Humulin N; Humulin R; Insuman N; Insuman R; Lantus; Novolin 70/30†; Novolin L†; Novolin N†; Novolin R†.

Liraglutide (*USAN*, *rINN*) 利拉鲁肽

Liraglutida; Liraglutidum; NN-2211; NNC-901170. N^{26}-(Hexadecanoyl-L-γ-glutamyl)-(34-L-arginine)GLP-1-(7-37)-peptide.

Лираглутид

$C_{172}H_{265}N_{43}O_{51}$ = 3751.2.

CAS — 204656-20-2.

ATC — A10BX07.

ATC Vet — QA10BX07.

UNII — 839I73S42A.

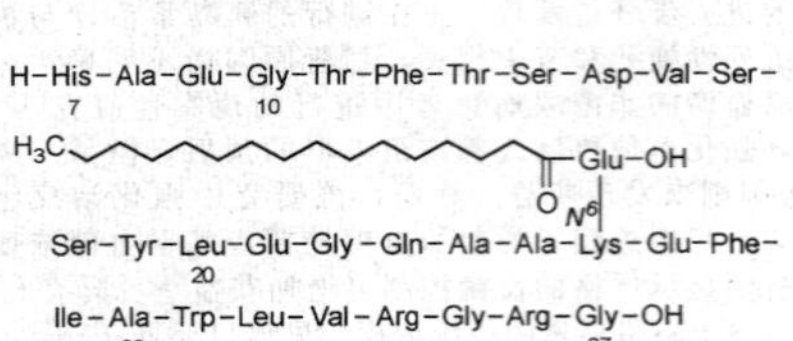

H–His–Ala–Glu–Gly–Thr–Phe–Thr–Ser–Asp–Val–Ser–
7 10
H_3C Glu–OH
O N^6
Ser–Tyr–Leu–Glu–Gly–Gln–Ala–Ala–Lys–Glu–Phe–
20
Ile–Ala–Trp–Leu–Val–Arg–Gly–Arg–Gly–OH
30 37

不良反应和注意事项

如艾塞那肽，见第416页。利拉鲁肽治疗中也曾发生甲状腺的不良反应，尤其是在甲状腺疾病患者中；曾报道过的不良反应包括降钙素水平升高、甲状腺肿大以及甲状腺肿瘤。具有甲状腺髓样癌和多发性内分泌腺瘤病 2 型病史或家族史为利拉鲁肽的禁忌证。合并轻度肾损伤（肌酐清除率 60～90ml/min）的患者使用利拉鲁肽时无需进行剂量调整，但由于尚缺乏足够临床证据，不建议在具有更严重肾功能损伤的患者中使用该药。

药物相互作用

磺脲类药物和利拉鲁肽联用时可增加低血糖风险，因此加用利拉鲁肽时可能需要减少磺脲类药物剂量。二甲双胍和噻唑烷二酮类药物与利拉鲁肽联用时则无需调整剂量。利拉鲁肽对于胃肠道的作用，如对胃排空的轻度延迟作用或致腹泻作用，可影响口服药物的吸收。

药动学

利拉鲁肽在皮下注射后缓慢吸收，8～12h 后达到最高血药浓度。其生物利用度大约为 55％，大于 98％的药物结合于血浆蛋白。尽管尚未发现利拉鲁肽主要清除途径对应的特定器官，其单次皮下注射后代谢和清除的半衰期大约为 13h。

用途和用法

利拉鲁肽是肠促胰肽类激素胰高糖素样肽-1（GLP-1）的类似物，通过作用于胰高糖素样肽-1 受体起到与艾塞那肽类似的作用（见第416页）。在使用二甲双胍、磺脲类、二甲双胍联合磺脲类或噻唑烷二酮类尚不能获得良好血糖控制的 2 型糖尿病（第407页）患者，利拉鲁肽可作为附加治疗。给药途径为皮下注射，每日 1 次，与进餐时间无关，但最好均固定在同一时间给药。使用每日 600μg 的低起始剂量以减轻胃肠道不良反应，但该剂量对于血糖控制无效。至少 1 周以后方可将剂量调整为每日 1.2mg。部分患者可通过进一步将剂量调整为每日 1.8mg 获益，但剂量调整的时间间隔最好在 1 周以上。

1. Nauck M, *et al.* LEAD-2 Study Group. Efficacy and safety comparison of liraglutide, glimepiride, and placebo, all in combination with metformin, in type 2 diabetes: the LEAD (Liraglutide Effect and Action in Diabetes)-2 study. *Diabetes Care* 2009; **32:** 84–90.
2. Garber A, *et al.* LEAD-3 (Mono) Study Group. Liraglutide versus glimepiride monotherapy for type 2 diabetes (LEAD-3 Mono): a randomised, 52-week, phase III, double-blind, parallel-treatment trial. *Lancet* 2009; **373:** 473–81.
3. Marre M, *et al.* LEAD-1 SU Study Group. Liraglutide, a once-daily human GLP-1 analogue, added to a sulphonylurea over 26 weeks produces greater improvements in glycaemic and weight control compared with adding rosiglitazone or placebo in subjects with type 2 diabetes (LEAD-1 SU). *Diabet Med* 2009; **26:** 268–78.
4. Zinman B, *et al.* LEAD-4 Study Investigators. Efficacy and safety of the human glucagon-like peptide-1 analog liraglutide in combination with metformin and thiazolidinedione in patients with type 2 diabetes (LEAD-4 Met+TZD). *Diabetes Care* 2009; **32:** 1224–30. Correction. *ibid.* 2010; **33:** 692.
5. Buse JB, *et al.* LEAD-6 Study Group. Liraglutide once a day versus exenatide twice a day for type 2 diabetes: a 26-week randomised, parallel-group, multinational, open-label trial (LEAD-6). *Lancet* 2009; **374:** 39–47.
6. Croom KF, McCormack PL. Liraglutide: a review of its use in type 2 diabetes mellitus. *Drugs* 2009; **69:** 1985–2004.

肥胖 利拉鲁肽用于肥胖（见第2069页）的治疗尚处于研究阶段[1]。

1. Astrup A, *et al.* Effects of liraglutide in the treatment of obesity: a randomised, double-blind, placebo-controlled study. *Lancet* 2009; **374:** 1606–16. Correction. *ibid.* 2010; **375:** 984.

制剂

专利制剂

Cz.: Victoza; ***Fr.:*** Victoza; ***Irl.:*** Victoza; ***UK:*** Victoza; ***USA:*** Victoza.

Metformin Hydrochloride (*BANM*, *USAN*, *rINNM*) 盐酸二甲双胍

Hidrocloruro de metformina; LA-6023 (metformin or metformin hydrochloride); Metforminihydrokloridi; Metformin Hidroklorür; Metformin hydrochlorid; Metformine, chlorhydrate de; Metformin-hidroklorid; Metforminhydroklorid; Metformini hydrochloridum; Metformino hidrochloridas. 1,1-Dimethylbiguanide hydrochloride.

Метформина Гидрохлорид

$C_4H_{11}N_5$,HCl = 165.6.

CAS — 657-24-9 (metformin); 1115-70-4 (metformin hydrochloride).

ATC — A10BA02.

ATC Vet — QA10BA02.

UNII — 786Z46389E.

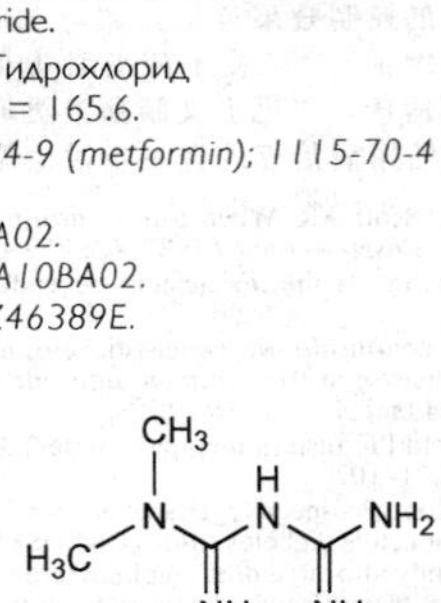

(metformin)

Pharmacopoeias. In *Chin.*, *Eur.* (see p.vii), *Jpn*, and *US*.

Ph. Eur. 6. 8（Metformin Hydrochloride） 白色或类白色结晶。易溶于水；微溶于乙醇；几乎不溶于丙酮和二氯甲烷。

USP 33（Metformin Hydrochloride） 一种白色结晶粉末。易溶于水；微溶于乙醇；几乎不溶于丙酮和二氯甲烷。

不良反应、处置和注意事项

参见双胍类，第414页。

哺乳 基于动物研究，英国和美国的注册药品信息警示

二甲双胍可能会分布于母乳中，如果妇女希望在哺乳的同时接受药物治疗，则必须考虑药物对婴儿的可能影响。然而，一项包括7名在进行哺乳的同时每天平均服用1.5g二甲双胍的妇女的研究发现，乳汁中的浓度大约是母亲血浆浓度的三分之一，因此婴儿每天预计接受的平均剂量是40μg/kg。获取4名婴儿血样：二甲双胍浓度在2名婴儿体内未被检出，而在其他婴儿体内则非常低（是母亲检测值的10%～15%）。依据这些结果，作者认为接受二甲双胍治疗的妇女不需要对哺乳产生顾虑[1]。从其他3项包括13名妇女的研究[2,3]中获得的类似结果进一步表明，二甲双胍分布于乳汁中，其浓度低于母亲血浆浓度，母乳喂养的婴儿所经受的剂量只占母体内剂量非常小的比例。6名母乳喂养的婴儿没有出现二甲双胍相关的不良反应。一项前瞻性研究[4]收集了为治疗多囊卵巢综合征而服用二甲双胍（每日1.5～2.55g）的妇女产下婴儿的数据，包括体重、身高和运动社交能力的发育，随访6个月以上，未发现61名母乳喂养的婴儿和50名配方奶喂养的婴儿间存在差异。

1. Hale TW, *et al.* Transfer of metformin into human milk. *Diabetologia* 2002; **45:** 1509–14.
2. Gardiner SJ, *et al.* Transfer of metformin into human milk. *Clin Pharmacol Ther* 2003; **73:** 71–7.
3. Briggs GG, *et al.* Excretion of metformin into breast milk and the effect on nursing infants. *Obstet Gynecol* 2005; **105:** 1437–41.
4. Glueck CJ, *et al.* Growth, motor, and social development in breast- and formula-fed infants of metformin-treated women with polycystic ovary syndrome. *J Pediatr* 2006; **148:** 628–32.

禁食 斋月期间禁食的穆斯林患者服用二甲双胍所发生的低血糖的风险非常低，建议他们调整服药的时间，见**胰岛素**的**注意事项**项下，第425页。

妊娠 妊娠期间的糖尿病治疗通常倾向于使用胰岛素。然而，仅有少量证据证明对糖尿病妊娠妇女二甲双胍不增加先天畸形的风险[1,2]且对妊娠结局无不良影响[2]。对于妊娠期糖尿病，一项在超过700名妇女中进行的对照研究[3]发现，二甲双胍单用或与胰岛素联用相比单用胰岛素治疗并不增加母亲及新生儿的并发症。尽管二甲双胍组早产（37周之前）的发生率较高，未发现该组其他并发症的增高。

为改善排卵，二甲双胍的使用在多囊卵巢综合征的治疗中正逐步增多。越来越多的证据表明，在这些妇女妊娠前及妊娠过程中使用二甲双胍并不增加先天畸形的风险[1,4～7]，且可降低在多囊卵巢综合征妇女中较为常见的妊娠头3个月自发流产的发生率[4,6,7]。该药亦可能降低此类妇女妊娠期糖尿病的发生率[4,5,7]。

1. Gilbert C, *et al.* Pregnancy outcome after first-trimester exposure to metformin: a meta-analysis. *Fertil Steril* 2006; **86:** 658–63.
2. Hughes RCE, Rowan JA. Pregnancy in women with type 2 diabetes: who takes metformin and what is the outcome? *Diabet Med* 2006; **23:** 318–22.
3. Rowan JA, *et al.* MiG Trial Investigators. Metformin versus insulin for the treatment of gestational diabetes. *N Engl J Med* 2008; **358:** 2003–15. Correction. *ibid.*; **359:** 106.
4. Glueck CJ, *et al.* Pregnancy outcomes among women with polycystic ovary syndrome treated with metformin. *Hum Reprod* 2002; **17:** 2858–64.
5. Glueck CJ, *et al.* Height, weight, and motor-social development during the first 18 months of life in 126 infants born to 109 mothers with polycystic ovary syndrome who conceived on and continued metformin through pregnancy. *Hum Reprod* 2004; **19:** 1323–30.
6. Thatcher SS, Jackson EM. Pregnancy outcome in infertile patients with polycystic ovary syndrome who were treated with metformin. *Fertil Steril* 2006; **85:** 1002–9.
7. Nawaz FH, *et al.* Does continuous use of metformin throughout pregnancy improve pregnancy outcomes in women with polycystic ovarian syndrome? *J Obstet Gynaecol Res* 2008; **34:** 832–7.

肾损伤 由于存在乳酸性酸中毒的风险，通常避免在肾损伤的患者中使用双胍类药物。美国的注册的药品信息警示建议对于血肌酐浓度超过年龄对应的正常上限或存在任何肾损伤证据的患者不应使用二甲双胍。英国的注册药品信息警示建议肌酐清除率低于60ml/min的患者不宜使用二甲双胍。NICE[1]指南建议，对于血肌酐超过130μmol/L或估算的肾小球滤过率低于45ml/(min·1.73m²）的患者二甲双胍的剂量需重新进行评估，血肌酐超过150μmol/L或估算的肾小球滤过率低于30ml/(min·1.73m²）的患者则需停用二甲双胍。

1. National Collaborating Centre for Chronic Conditions/NICE. Type 2 diabetes: the management of type 2 diabetes (issued May 2009). Available at: http://www.nice.org.uk/nicemedia/pdf/CG87NICEGuideline.pdf (accessed 16/06/09)

药物相互作用

参见双胍类，第415页。

药动学

盐酸二甲双胍从胃肠道缓慢的并且不完全吸收；500mg单一剂量的绝对生物利用度是50%～60%，如果与食物一起服用时会稍有下降。血浆中的蛋白结合可忽略不计；二甲双胍以原形经尿液排泄。血浆消除半衰期是2～6h。二甲双胍可通过胎盘并且会有少量分布于乳汁中。

1. Scheen AJ. Clinical pharmacokinetics of metformin. *Clin Pharmacokinet* 1996; **30:** 359–71.
2. Sambol NC, *et al.* Pharmacokinetics and pharmacodynamics of metformin in healthy subjects and patients with noninsulin-dependent diabetes mellitus. *J Clin Pharmacol* 1996; **36:** 1012–21.
3. Charles B, *et al.* Population pharmacokinetics of metformin in late pregnancy. *Ther Drug Monit* 2006; **28:** 67–72.
4. Zolk O. Current understanding of the pharmacogenomics of metformin. *Clin Pharmacol Ther* 2009; **86:** 595–8.
5. Eyal S, *et al.* Pharmacokinetics of metformin during pregnancy. *Drug Metab Dispos* 2010; **38:** 833–40.

用途和用法

盐酸二甲双胍是一种双胍类抗糖尿病药（第414页）。它经口给药，用于2型糖尿病的治疗（见下文），并且是超重患者的首选药物。初始剂量是500mg，每日2次或3次，或者850mg，每日1次或2次，餐中或餐后服用，如果有必要至少间隔1周逐渐增加剂量至每日2～3g；每日3g的剂量与胃肠道不良反应发生率增加相关。胃肠道反应常见于初始治疗时，*BNF 59*推荐开始治疗时早餐给予500mg至少1周，然后增加至500mg，每日2次，与早饭及晚饭同服，至少1周，然后加量至500mg，每日3次；常规最大剂量为每日2g，分次给药。一种缓释剂型已经应用于成人的治疗，它的初始剂量是每日500mg，间隔至少1周可以增加500mg，直到最大剂量2g，每日晚餐时1次给予。如果血糖控制不充分，药物剂量可以分为1g，每日2次进餐时给予。如果需要的剂量超过2g，应该给予标准制剂。儿童与青少年的药物剂量参见下文。

二甲双胍也可制成氯苯氧乙酸盐和双羟萘酸盐。

1. Dunn CJ, Peters DH. Metformin: a review of its pharmacological properties and therapeutic use in non-insulin-dependent diabetes mellitus. *Drugs* 1995; **49:** 721–49.
2. Davidson MB, Peters AL. An overview of metformin in the treatment of type 2 diabetes mellitus. *Am J Med* 1997; **102:** 99–110.
3. Klepser TB, Kelly MW. Metformin hydrochloride: an antihyperglycemic agent. *Am J Health-Syst Pharm* 1997; **54:** 893–903. Correction. *ibid.*; 1335.
4. Kirpichnikov D, *et al.* Metformin: an update. *Ann Intern Med* 2002; **137:** 25–33.
5. Hundal RS, Inzucchi SE. Metformin: new understandings, new uses. *Drugs* 2003; **63:** 1879–94.
6. Goodarzi MO, Bryer-Ash M. Metformin revisited: re-evaluation of its properties and role in the pharmacopoeia of modern antidiabetic agents. *Diabetes Obes Metab* 2005; **7:** 654–65.
7. Stumvoll M, *et al.* Metformin. *Endocr Res* 2007; **32:** 39–57.
8. Scarpello JHB, Howlett HCS. Metformin therapy and clinical uses. *Diab Vasc Dis Res* 2008; **5:** 157–67.

作用 二甲双胍增加胰岛素敏感性、促进细胞对葡萄糖的摄取和抑制肝糖原输出的机制仍不明确。一篇关于二甲双胍作用的综述[1]认为，二甲双胍主要作用于细胞膜水平。在胰岛素抵抗的细胞中，二甲双胍被认为可以纠正胰岛素信号转导中的缺陷，使葡萄糖转运和糖原合成正常化。在高血糖情况下，有报道认为二甲双胍可以提高膜内镶嵌的葡萄糖转运子的活性。已有一些证据表明二甲双胍能够抑制糖基化终末产物的生成，而这些终产物与糖尿病并发症的发生相关[2]。

1. Wiernsperger NF. Membrane physiology as a basis for the cellular effects of metformin in insulin resistance and diabetes. *Diabetes Metab* 1999; **25:** 110–27.
2. Beisswenger P, Ruggiero-Lopez D. Metformin inhibition of glycation processes. *Diabetes Metab* 2003; **29:** 6S95–6S103.

儿童用法 在10岁及以上儿童2型糖尿病患者中，口服盐酸二甲双胍的起始剂量可为500mg或850mg，每日1次，或者500mg，每日2次，餐时或餐后服用。如有必要可缓慢增加剂量，间隔至少1周，直到最大剂量每日2g，分2次或3次给予。在治疗起始阶段，胃肠道不良反应较为常见，*BNFC 2010/11*建议起始剂量为500mg，每日1次；对于8～10岁的儿童建议起始剂量为200mg，每日1次，尽管该种用法在英国未获得许可。缓释剂型在儿童中的使用均未获得许可。

儿童和青少年中2型糖尿病较为罕见，但在各国，尤其是西方国家由于肥胖的流行，其发病率也呈上升趋势。一项在10～17岁2型糖尿病患者中进行的小型安慰剂对照研究[1]发现二甲双胍可改善血糖控制，其不良反应与成人类似。在131名平均年龄为13.8岁的儿童中进行的与格列美脲的对照研究中，二甲双胍也被证实安全有效[2]。在具有2型糖尿病风险的高胰岛素血症的儿童和青少年中进行的二甲双胍的小型研究[3～5]也显示二甲双胍的使用可改善机体成分和空腹胰岛素浓度。

1型糖尿病的青少年在青春期可发生胰岛素抵抗和代谢紊乱。因此，此类患者中在胰岛素治疗的基础上加用二甲双胍可否获益也是研究人员的一个关注点，部分小型研究曾报道二甲双胍的使用可改善血糖控制[6～8]并减少胰岛素用量[6～8]。

在小队列多囊卵巢综合征的青少年中进行的研究报道了使用二甲双胍后睾酮水平降低和月经周期规律性改善[9～11]，以及高胰岛素血症患者胰岛素敏感性的增加[9]。部分但并非全部研究也报道了在改善体重指数[9,11]和多毛症[11]方面的获益。

1. Jones KL, *et al.* Effect of metformin in pediatric patients with type 2 diabetes: a randomized controlled trial. *Diabetes Care* 2002; **25:** 89–94.
2. Gottschalk M, *et al.* Glimepiride versus metformin as monotherapy in pediatric patients with type 2 diabetes: a randomized, single-blind comparative study. *Diabetes Care* 2007; **30:** 790–4.
3. Freemark M, Bursey D. The effects of metformin on body mass index and glucose tolerance in obese adolescents with fasting hyperinsulinemia and a family history of type 2 diabetes. Abstract: *Pediatrics* 2001; **107:** 763–4. Full version: http://pediatrics.aappublications.org/cgi/content/full/107/4/e55 (accessed 25/06/07)
4. Srinivasan S, *et al.* Randomized, controlled trial of metformin for obesity and insulin resistance in children and adolescents: improvement in body composition and fasting insulin. *J Clin Endocrinol Metab* 2006; **91:** 2074–80.
5. Atabek ME, Pirgon O. Use of metformin in obese adolescents with hyperinsulinemia: a 6-month, randomized, double-blind, placebo-controlled clinical trial. *J Pediatr Endocrinol Metab* 2008; **21:** 339–48.
6. Hamilton J, *et al.* Metformin as an adjunct therapy in adolescents with type 1 diabetes and insulin resistance: a randomized controlled trial. *Diabetes Care* 2003; **26:** 138–43.
7. Särnblad S, *et al.* Metformin as additional therapy in adolescents with poorly controlled type 1 diabetes: randomised placebo-controlled trial with aspects on insulin sensitivity. *Eur J Endocrinol* 2003; **149:** 323–9.
8. Urakami T, *et al.* Usefulness of the addition of metformin to insulin in pediatric patients with type 1 diabetes mellitus. *Pediatr Int* 2005; **47:** 430–3.
9. Allen HF, *et al.* Randomized controlled trial evaluating response to metformin versus standard therapy in the treatment of adolescents with polycystic ovary syndrome. *J Pediatr Endocrinol Metab* 2005; **18:** 761–8.
10. Bridger T, *et al.* Randomized placebo-controlled trial of metformin for adolescents with polycystic ovary syndrome. *Arch Pediatr Adolesc Med* 2006; **160:** 241–6.
11. De Leo V, *et al.* Metformin treatment is effective in obese teenage girls with PCOS. *Hum Reprod* 2006; **21:** 2252–6.

糖尿病 英国前瞻性糖尿病研究（UKPDS）的结果显示，采用二甲双胍严格控制血糖可以降低2型糖尿病超重患者糖尿病并发症（见第410页）和死亡的风险[1,2]。这项研究还产生出用二甲双胍加上一种磺脲类药物进行强化治疗的观点（见**药物相互作用**项下，第442页），但进一步的分析并不支持这一观点，而这种联合治疗方案在2型糖尿病（第407页）治疗中已被人们广泛采用。在需要联合或强化治疗的患者中，二甲双胍还可与噻唑烷二酮类[3～6]或胰岛素[7]合用。一项系统性综述[8]发现仅有少数对照研究比较了二甲双胍和另一种口服抗糖尿病药或胰岛素的不同应用组合之间的疗效，其结论为没有特定的组合可提供更有效的血糖控制。

二甲双胍用于高危患者预防2型糖尿病的发生尚处于研究阶段。尽管在糖耐量受损的患者中进行的一项研究[9]表明，虽然平均2.8年的二甲双胍治疗可降低2型糖尿病发生率达31%，强化生活方式的改变事实上更加有效（降低58%的发病率）。相比二甲双胍，生活方式的改变在减少心血管危险因子[10]和代谢综合征发生[11]方面同样更为有效。这些效应的持续性尚不可知，但该研究的随访目前正在进行中。一项荟萃分析[12]同样发现二甲双胍可改善体重、脂质谱和胰岛素抵抗，减少高危患者2型糖尿病的发生，但饮食和运动仍然是糖尿病预防的基础。

人们对于把口服二甲双胍作为接受胰岛素治疗的1型糖尿病患者的辅助治疗产生了一些兴趣[13]，尤其是超重或血糖控制不佳的患者。研究一致认为服用二甲双胍的患者其每日胰岛素总需要量是减少的[14～18]。尽管小型短期研究的结果表明二甲双胍可改善血糖控制[15～17]，持续6个月[14]和12个月[18]的较大规模的研究未发现其在改善糖化血红蛋白（HbA_{1c}）方面有显著差异。体重[18]和体重指数[17]的降低仅在服用二甲双胍1年以上那组可见显著差异。大体上，加用二甲双胍不增加低血糖事件的发生，但一项研究[18]的结果表明，主要事件的严重程度可能增加。对二甲双胍在患有1型糖尿病和青春期胰岛素抵抗的青少年中的应用，也曾有研究报道（见上文**儿童用法**）。

1. UK Prospective Diabetes Study Group. Effect of intensive blood-glucose control with metformin on complications in overweight patients with type 2 diabetes (UKPDS 34). *Lancet* 1998; **352:** 854–65.
2. Holman RR, *et al.* 10-Year follow-up of intensive glucose control in type 2 diabetes. *N Engl J Med* 2008; **359:** 1577–89.
3. Fonseca V, *et al.* Effect of metformin and rosiglitazone combination therapy in patients with type 2 diabetes mellitus: a randomized controlled trial. *JAMA* 2000; **283:** 1695–1702. Correction. *ibid.*; **284:** 1384.
4. Einhorn D, *et al.* Pioglitazone hydrochloride in combination with metformin in the treatment of type 2 diabetes mellitus: a randomized, placebo-controlled study. *Clin Ther* 2000; **22:** 1395–1409.

5. Wellington K. Rosiglitazone/metformin. *Drugs* 2005; **65:** 1581–92.
6. Deeks ED, Scott LJ. Pioglitazone/metformin. *Drugs* 2006; **66:** 1863–77.
7. Avilés-Santa L, *et al.* Effects of metformin in patients with poorly controlled, insulin-treated type 2 diabetes mellitus: a randomized, double-blind, placebo-controlled trial. *Ann Intern Med* 1999; **131:** 182–88.
8. Monami M, *et al.* Comparison of different drugs as add-on treatments to metformin in type 2 diabetes: a meta-analysis. *Diabetes Res Clin Pract* 2008; **79:** 196–203.
9. Diabetes Prevention Program Research Group. Reduction in the incidence of type 2 diabetes with lifestyle intervention or metformin. *N Engl J Med* 2002; **346:** 393–403.
10. Diabetes Prevention Program Research Group. Impact of intensive lifestyle and metformin therapy on cardiovascular disease risk factors in the Diabetes Prevention Program. *Diabetes Care* 2005; **28:** 888–94.
11. Orchard TJ, *et al.* The effect of metformin and intensive lifestyle intervention on the metabolic syndrome: the Diabetes Prevention Program randomized trial. *Ann Intern Med* 2005; **142:** 611–19.
12. Salpeter SR, *et al.* Meta-analysis: metformin treatment in persons at risk for diabetes mellitus. *Am J Med* 2008; **121:** 149–57.
13. Vella S, *et al.* The use of metformin in type 1 diabetes: a systematic review of efficacy. *Diabetologia* 2010; **53:** 809–20.
14. Meyer L, *et al.* The benefits of metformin therapy during continuous subcutaneous insulin infusion treatment of type 1 diabetic patients. *Diabetes Care* 2002; **25:** 2153–8.
15. Gunton JE, Twigg SM. Metformin use as an adjunct to insulin treatment in selected patients with type 1 diabetes mellitus. *Med J Aust* 2003; **178:** 591–2.
16. Khan ASA, *et al.* The effect of metformin on blood glucose control in overweight patients with type 1 diabetes. *Diabet Med* 2006; **23:** 1079–84.
17. Moon RJ, *et al.* The addition of metformin in type 1 diabetes improves insulin sensitivity, diabetic control, body composition and patient well-being. *Diabetes Obes Metab* 2007; **9:** 143–5.
18. Lund SS, *et al.* Effect of adjunct metformin treatment in patients with type-1 diabetes and persistent inadequate glycaemic control: a randomized study. *PLoS One* 2008; **3:** e3363. Available at: http://www.plosone.org/article/info%3Adoi%2F10.1371%2Fjournal.pone.0003363 (accessed 17/08/09)

恶性肿瘤 部分证据表明服用二甲双胍的患者其恶性肿瘤的患病率或死亡率是降低的[1~4]，因此，人们对于二甲双胍可否作为恶性肿瘤的预防药物或者治疗的辅助药物产生了兴趣[5~11]。

1. Libby G, *et al.* New users of metformin are at low risk of incident cancer: a cohort study among people with type 2 diabetes. *Diabetes Care* 2009; **32:** 1620–5.
2. Landman GW, *et al.* Metformin associated with lower cancer mortality in type 2 diabetes: ZODIAC-16. *Diabetes Care* 2010; **33:** 322–6.
3. Bodmer M, *et al.* Long-term metformin use is associated with decreased risk of breast cancer. *Diabetes Care* 2010; **33:** 1304–8.
4. Donadon V, *et al.* Metformin and reduced risk of hepatocellular carcinoma in diabetic patients with chronic liver disease. *Liver Int* 2010; **30:** 750–8.
5. Jiralerspong S, *et al.* Metformin and pathologic complete responses to neoadjuvant chemotherapy in diabetic patients with breast cancer. *J Clin Oncol* 2009; **27:** 3297–3302.
6. Martin-Castillo B, *et al.* Incorporating the antidiabetic drug metformin in HER2-positive breast cancer treated with neo-adjuvant chemotherapy and trastuzumab: an ongoing clinical-translational research experience at the Catalan Institute of Oncology. *Ann Oncol* 2010; **21:** 187–9.
7. Gonzalez-Angulo AM, Meric-Bernstam F. Metformin: a therapeutic opportunity in breast cancer. *Clin Cancer Res* 2010; **16:** 1695–1700.
8. Martin-Castillo B, *et al.* Metformin and cancer: doses, mechanisms and the dandelion and hormetic phenomena. *Cell Cycle* 2010; **9:** 1057–64.
9. Ben Sahra I, *et al.* Metformin in cancer therapy: a new perspective for an old antidiabetic drug? *Mol Cancer Ther* 2010; **9:** 1092–9.
10. Wysocki PJ, Wierusz-Wysocka B. Obesity, hyperinsulinemia and breast cancer: novel targets and a novel role for metformin. *Expert Rev Mol Diagn* 2010; **10:** 509–19.
11. Papanas N, *et al.* Metformin and cancer: licence to heal? *Expert Opin Invest Drugs* 2010; **19:** 913–17.

多囊卵巢综合征 已有研究表明，高胰岛素血症可能在患有多囊卵巢综合征（PCOS，第2013页）妇女中所观察到的刺激卵巢产生异常雄激素的病理生理机制中发挥重要作用。关于PCOS采用二甲双胍的绝大多数早期研究是小规模的、观察性的，并且是短期的、具有混合结果的研究。尽管有报道胰岛素水平有下降，胰岛素敏感性增加以及雄激素浓度得到改善，但是其他研究并没有证实这些作用[1]。此后的随机研究也是小规模的，但有一些是更长期的研究。这些研究报道了肥胖患者的体重下降[2]，胰岛素水平降低[2~4]并且敏感性增加[5]，雄激素和其他激素水平得到改善[2,3,5]，月经模式也得以改善[2,4,5]，但是同样的，这些结果并不一致。研究也报道了二甲双胍可减少多囊卵巢综合征妇女的多毛症，但其作用仅为中度作用，与激素类避孕药类似，不及抗雄激素治疗有效[6,7]。

二甲双胍对于多囊卵巢综合征患者不育症的作用也曾进行研究。早期小规模研究表明二甲双胍单独使用或与枸橼酸氯米芬联用可促进排卵；联用时妊娠率亦有提高[8]。然而，后来的2项大型的安慰剂对照研究发现二甲双胍单独使用或与氯米芬联用并不能改善患有多囊卵巢综合征妇女的排卵、妊娠和活产率[9,10]。一项包含上述2项大型研究的荟萃分析[11]的结论认为，二甲双胍单用或与氯米芬联用在未使用过氯米芬的妇女中并不能提高活产率，但有证据表明在对氯米芬抵抗的妇女加用二甲双胍可提高活产率。基于有限证据的结论表明，在腹腔镜卵巢钻孔或应用卵泡刺激素的情况下加用二甲双胍并无明显获益。在对使用辅助生殖技术（体外授精或单精子胞浆内注射）的研究进行的一项系统性综述[12]发现，加用二甲双胍并不改善活产率、临床妊娠率或流产率。二甲双胍与卵巢过度刺激综合征发生率的降低相关，但可能的机制仍不明晰。

患有多囊卵巢综合征的妇女发生糖耐量受损、2型糖尿病以及代谢综合征其他特征的风险增高。在美国，所有患有多囊卵巢综合征的妇女均推荐考虑使用二甲双胍，特别是超重或肥胖的妇女[13]。尽管二甲双胍可能对这些心血管疾病危险因素有改善作用，目前尚缺乏长期前瞻性的研究证据[7]。

1. Norman RJ, *et al.* Metformin and intervention in polycystic ovary syndrome. *Med J Aust* 2001; **174:** 580–3.
2. Pasquali R, *et al.* Effect of long-term treatment with metformin added to hypocaloric diet on body composition, fat distribution, and androgen and insulin levels in abdominally obese women with and without the polycystic ovary syndrome. *J Clin Endocrinol Metab* 2000; **85:** 2767–74.
3. Nestler JE, Jakubowicz DJ. Decreases in ovarian cytochrome P450c17α activity and serum free testosterone after reduction of insulin secretion in polycystic ovary syndrome. *N Engl J Med* 1996; **335:** 617–23.
4. Morin-Papunen LC, *et al.* Endocrine and metabolic effects of metformin versus ethinyl estradiol-cyproterone acetate in obese women with polycystic ovary syndrome: a randomized study. *J Clin Endocrinol Metab* 2000; **85:** 3161–8.
5. Moghetti P, *et al.* Metformin effects on clinical features, endocrine and metabolic profiles, and insulin sensitivity in polycystic ovary syndrome: a randomized, double-blind, placebo-controlled 6-month trial, followed by open, long-term clinical evaluation. *J Clin Endocrinol Metab* 2000; **85:** 139–46.
6. Cosma M, *et al.* Insulin sensitizers for the treatment of hirsutism: a systematic review and metaanalyses of randomized controlled trials. *J Clin Endocrinol Metab* 2008; **93:** 1135–42.
7. Mathur R, *et al.* Use of metformin in polycystic ovary syndrome. *Am J Obstet Gynecol* 2008; **199:** 596–609.
8. Lord JM, *et al.* Metformin in polycystic ovary syndrome: systematic review and meta-analysis. *BMJ* 2003; **327:** 951–3.
9. Moll E, *et al.* Effect of clomifene citrate plus metformin and clomifene citrate plus placebo on induction of ovulation in women with newly diagnosed polycystic ovary syndrome: randomised double blind clinical trial. Abridged version: *BMJ* 2006; **332:** 1485–8. Full version: http://www.bmj.com/cgi/reprint/332/7556/1485 (accessed 17/06/08) Correction available at: http://www.bmj.com/cgi/content/full/336/7643/0-b (accessed 17/06/08)
10. Legro RS, *et al.* Cooperative Multicenter Reproductive Medicine Network. Clomiphene, metformin, or both for infertility in the polycystic ovary syndrome. *N Engl J Med* 2007; **356:** 551–66.
11. Moll E, *et al.* The role of metformin in polycystic ovary syndrome: a systematic review. *Hum Reprod Update* 2007; **13:** 527–37.
12. Tso LO, *et al.* Metformin treatment before and during IVF or ICSI in women with polycystic ovary syndrome. Available in The Cochrane Database of Systematic Reviews; Issue 2. Chichester: John Wiley; 2009 (accessed 30/06/09).
13. AACE Polycystic Ovary Syndrome Writing Committee. American Association of Clinical Endocrinologists position statement on metabolic and cardiovascular consequences of polycystic ovary syndrome. *Endocr Pract* 2005; **11:** 126–34. Also available at: http://www.aace.com/pub/pdf/guidelines/PCOSpositionstatement.pdf (accessed 30/06/09)

制剂

BP 2010: Metformin Tablets;
USP 33: Glipizide and Metformin Hydrochloride Tablets; Glyburide and Metformin Hydrochloride Tablets; Metformin Hydrochloride Extended-Release Tablets; Metformin Hydrochloride Tablets.

专利制剂

Arg.: Baligluc; DBI AP; Diab Dos; Duburina; Glucaminol; Glucogood; Glucophage; Islotin; Mectin; Medobis; Melgib; Metforal; Oxemet; Redugluc; ***Austral.:*** Diabex; Diaformin; Formet; Glucohexal; Glucomet; Glucophage; Metex; Novomet†; ***Austria:*** Clonarol†; Desugar†; Diabetex; Glucomin†; Glucophage; Meglucon; ***Belg.:*** Glucophage; Metformax; ***Braz.:*** Diaformin; Dimefor; Formet†; Formyn; Glicefor; Glifage; Glucoformin; Meguanin; Metfordin†; Metformed; Metformix; Teutoformin; ***Canad.:*** Glucophage; Glumetza; Glycon; ***Chile:*** Diabetyl; Diaglitab; Fintaxim; Glafornil; Glicenex; Glidanil; Glifortex; Glucophage; Hipoglucin; Oxemet; ***Cz.:*** Adimet; Diaphage; Glucomerck†; Glucophage; Gluformin; Glumetsan; Langerin; Metfirex; Metfogamma; Metfogen; Normaglyc; Siofor; Stadamet; ***Denm.:*** Glucophage; Orabet; ***Fin.:*** Diformin; Glucophage; Metforem; Metgol; Oramet; ***Fr.:*** Diabamyl; Glucophage; Stagid; ***Ger.:*** Biocos; Diabesin; Diabetase; espaformin†; Glucobon; Glucophage; Juformin; Mediabet; Meglucon; Mescorit; Met; Metfodoc†; Metfogamma; Metfor†; Metform†; Metformdoc; MetSurrir†; Siofor; Thiabet†; ***Gr.:*** Glucofree; Glucophage; Glucoplus; Metforil; Sukontrol; ***Hong Kong:*** CP-Metform; Deson; Diabesafe; Diabetmin; Diaformin; Glucomet; Glucomin; Glucophage; Glumet†; Guamet; Melbin; ***Hung.:*** Adimet; Gluformin†; Maformin†; Meforal; Meglucon; Merckformin; Metfogamma; Metrivin†; Stadamet; ***India:*** Bigomet; Emfor; Emnorm; Exermet; Formin; Glumet; Glyciphage; Glyree M; Insumet; Metlong; Walaphage; Xmet; ***Indon.:*** Adecco; Benofomin; Diabex; Diafac; Eraphage; Forbetes; Formell; Gliformin; Glikos; Glucofor; Glucophage; Glucotika; Gludepatic; Glufor†; Glumin; Glunor; Gradiab; Methormyl; Methpica†; Metphar; Nevox; Reglus; Tudiab; Zendiab; Zumamet; ***Irl.:*** Bellformin; Gerformin; Glucophage; Metophage; ***Israel:*** Apophage†; Glucomin; Glucophage; Glufor; ***Ital.:*** Glucophage; Metbay; Metfonorm; Metforal; Metiguanide†; ***Jpn:*** Glycoran; Melbin; ***Malaysia:*** Diabemet†; Diabetmin; Glucomet; Glucophage; Glumet; Riomet; Xmet; ***Mex.:*** Aglumet; Anglucid; Apozemia; Dabex; Debeone; Dimefor; Dinamel; Ficonax; Forlucyl; Glucophage; Glucotec S; Glunovag; Harbamind; Ifor; Meglubet; Melbexa; Metbax; Metixor; Mifelar; Pharmafet; Pre-Dial; Sibet; ***Neth.:*** Diabex; Dianorm†; Finormet†; Glucophage; Glumeff†; Niformina; ***Norw.:*** Glucophage; ***NZ:*** Glucomet; Glucophage†; Metomin†; ***Philipp.:*** Briform; Diafat; Diazen; Euform; Formet; Fornidd; Glucare†; Glucoform; Glucomed; Glucophage; Glucopres; Gludin; Glumet; Glyformin; Horsulin†; Humamet; I-Max; Insunex; Marphage; Mellinix; Metanorm; Neoform; Neomet; Nidcor; Panfor; Sucranorm; Vimetrol†; Xmet; ***Pol.:*** Formetic; Glucophage; Gluformin; Metfogamma; Metformax; Metifor; Metral; Siofor; ***Port.:*** Diabex; Glucophage; Mekoll; Risidon; Romac; Stagid; ***Rus.:*** Bagomet (Багомет); Dianormet (Дианормет); Formetin (Форметин); Formin (Формин Плив); Gliformin (Глиформин); Gliminfor (Глиминфор); Glucophage (Глюкофаж); Metfogamma (Метфогамма); NovoFormin (НовоФормин); Siofor (Сиофор); ***S.Afr.:*** Bigsens; Forminal; Glucophage; Metforal; Metored; Metphage; ***Singapore:*** Diabetmin; Glucophage; Glycomet; Metforal; ***Spain:*** Dianben; ***Swed.:*** Glucophage; ***Switz.:*** Gluconormine†; Glucophage; Metfin; ***Thai.:*** Ammiformin†; Buformin; Deglucos; Deson; Diamet; Diaslim; Formin; Glocoles; Glucino; Gluco; Glucoles†; Glucolyte; Glucomet†; Glucono; Glucophage; Gluformin; Glugenmin; Glugon; Glustress; Glutabloc; Gluzolyte; Macromin†; Maformin; ME-F; Meformed; Metfor; Metforex; Metfron; Metica; Miformin; Pocophage; Poli-Formin; Prophage; Serformin; Siamformet; ***Turk.:*** Diaformin; Glifor; Glucophage; Gluformin; Glukofen; Matofin; ***UAE:*** Dialon; ***UK:*** Bolamyn; Glucophage; Metabet; Metsol; ***Ukr.:*** Diaformin (Диаформин); Glucophage (Глюкофаж); Glycomet (Глікомет)†; Metfogamma (Метфогамма); Panfor (Панфор); Siofor (Сиофор); Tefor (Тефор)†; ***USA:*** Fortamet; Glucophage; Glumetza; Riomet; ***Venez.:*** Diaformina; Dimefor†; Glafornil; Glucaminol; Glucofage.

多组分制剂 ***Arg.:*** Amaryl Met; Avandamet; DBI Duo; Endial Met; Glucovance; Gludex Plus; Isloglib; Janumet; Medobis G; Metformin Duo; Rosiglit-Met; Zomarist Met; ***Austral.:*** Avandamet; Glucovance; Janumet; ***Austria:*** Avandamet; Competact; ***Belg.:*** Avandamet; Glucovance; ***Braz.:*** Avandamet; Glucovance; Starform; ***Canad.:*** Avandamet; ***Chile:*** Avandamet; Bi-Euglucon M; Diabetyl-G; Diaglitab Plus; Fintaxim G; Glicenex Duo; Glifortex-G; Glimet; Glucovance; Glukaut; Hipoglucin DA; Janumet; ***Cz.:*** Avandamet; Competact; Efficib; Eucreas; Glibomet; Glubrava; Glucovance; Icandra; Janumet; Velmetia; Zomarist; ***Denm.:*** Avandamet; Eucreas; ***Fin.:*** Avandamet; ***Fr.:*** Avandamet; Competact; Eucreas; Glucovance; Janumet; Velmetia; ***Ger.:*** Avandamet; Competact; ***Gr.:*** Avandamet; Eucreas; Janumet; Normell; Zomarist; ***Hong Kong:*** Avandamet; Gliconorm; Glucovance; Janumet; ***Hung.:*** Avandamet; Competact; Eucreas; Janumet; Velmetia; ***India:*** Betaglim M; Diaforte; Diaglip M; Exermet GM; Exermet Gz; Exermet P; Glicamet; Glimiprex MF; Glimulin-MF; Glinil M; Glizid-M; Glycigon-M; Glycinorm M; Glygard M; Metaglez; P-Glitz M; Piomed M; Piosafe MF; Roglin-M; Rosicon MF; ***Indon.:*** Amaryl M; Avandamet; Glucovance; ***Irl.:*** Avandamet; Competact; Efficib; Eucreas; Janumet; Velmetia; Zomarist; ***Israel:*** Avandamet; ***Ital.:*** Avandamet; Bi-Euglucon M; Competact; Glibomet; Gliconorm; Glicorest; Glucomide; Pleiamide; Suguan M; ***Malaysia:*** Avandamet; Glucovance; GlyMet; Janumet; ***Mex.:*** Amaryl M; Apometglu; Apometoclor; Avandamet; Bi-Dizalon†; Bi-Euglucon M; Bi-Pradia; Diabamet; Dimefor-G; Duo-Anglucid; Felocor; Galvus Met; Glimetal; Glucotec; Glucovance; Glunovag G; Imalet; Insogen Plus; Insusym-Forte; Kontroger; Maviglin; Mellitron; Metdual; Metixor G; Midapharma; Mifelar-C; Nadib-M; Natisfar; Norfaben M; Obinese; Pime; Rangimet G; Sibet-C; Sil-Norboral; Wadil; ***Neth.:*** Avandamet; Glucovance; ***Norw.:*** Avandamet; Competact; Eucreas; ***Philipp.:*** Avandamet; Euglo Plus; Galvusmet; Glucovance; Janumet; Norsulin; Prialta-Met; Solosamet; ***Pol.:*** Avandamet; ***Port.:*** Avandamet; Competact; Efficib; Eucreas; Glubrava; Glucovance; Icandra; Janumet; Velmetia; Zomarist; ***Rus.:*** Avandamet (Авандамет); Galvus Met (Галвус Мет); Glibomet (Глибомет); Glucovance (Глюкован); ***S.Afr.:*** Glucovance; ***Singapore:*** Avandamet; Glucovance; ***Spain:*** Avandamet; Competact; ***Swed.:*** Avandamet; Competact; ***Switz.:*** Avandamet; Competact; Diabiformine; Glucovance; Janumet; ***Thai.:*** Amaryl M; Avandamet; Glizid-M; Glucovance; Janumet; ***Turk.:*** Avandamet; Duplax; Glibomet; Glucovance; ***UK:*** Avandamet; Competact; Eucreas; Janumet; ***Ukr.:*** Avandamet (Авандамет); Dianorm-M (Діанорм-М); Duotrol (Дуотрол); Glibomet (Глибомет); Glucovance (Глюкованс); ***USA:*** Actoplus Met; Avandamet; Diofen; Glucovance; Glybofen; Janumet; Metaglip; PrandiMet; ***Venez.:*** Avandamet; Bi-Euglucon; Diaformina Plus; Glucovance; Starform.

Miglitol (*BAN*, *USAN*, *pINN*) 米格列醇

Bay-m-1099; Miglitoli; Miglitolum. (2*R*,3*R*,4*R*,5*S*)-1-(2-Hydroxyethyl)-2-(hydroxymethyl)piperidine-3,4,5-triol.

Миглитол

$C_8H_{17}NO_5$ = 207.2.
CAS — 72432-03-2.
ATC — A10BF02.
ATC Vet — QA10BF02.
UNII — 0V5436JAQW.

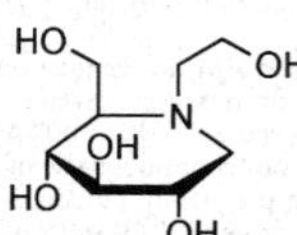

不良反应和注意事项

参见α-糖苷酶抑制药的总论（见**阿卡波糖**，第413页）。

药物相互作用

参见α-糖苷酶抑制药的总论（见**阿卡波糖**，第413页）。米格列醇可能会降低普萘洛尔和雷尼替丁的生物利用度。

药动学

米格列醇在剂量为25mg时可以被完全吸收，但是在剂量为100mg时仅有50%～70%被吸收，并且以原形从尿液中排泄，它的血浆消除半衰期大约是2h。肾损伤患者（肌酐清除率低于25ml/min）血浆米格列醇的浓度升高，但这种效应的意义尚不明确。米格列醇可少量分布于乳汁，估计母乳喂养的婴儿接受的药物剂量为母体的0.4%。

用途和用法

米格列醇是一种α-糖苷酶抑制药，其作用类似阿卡波糖（第413页）。它是经口途径给药用于2型糖尿病的

治疗（第407页），单独或者与一种磺脲类药物合用。常规起始剂量是 25mg，每日 3 次，与餐同服，也可使用更低剂量以减少胃肠道不良反应，从 25mg，每日 1 次，逐渐加量至 25mg，每日 3 次。25mg，每日 3 次的剂量持续 4～8 周之后，可加量至 50mg，每日 3 次，必要时可在 3 个月后另行调整剂量。米格列醇的最大建议剂量是 100mg，每日 3 次。

1. Campbell LK, *et al.* Miglitol: assessment of its role in the treatment of patients with diabetes mellitus. *Ann Pharmacother* 2000; **34:** 1291–1301.
2. Scott LJ, Spencer CM. Miglitol: a review of its therapeutic potential in type 2 diabetes mellitus. *Drugs* 2000; **59:** 521–49.
3. Standl E, *et al.* Improved glycaemic control with miglitol in inadequately-controlled type 2 diabetics. *Diabetes Res Clin Pract* 2001; **51:** 205–13.
4. Chiasson JL, *et al.* The synergistic effect of miglitol plus metformin combination therapy in the treatment of type 2 diabetes. *Diabetes Care* 2001; **24:** 989–94.
5. Van Gaal L, *et al.* Miglitol combined with metformin improves glycaemic control in type 2 diabetes. *Diabetes Obes Metab* 2001; **3:** 326–31.
6. Drent ML, *et al.* Dose-dependent efficacy of miglitol, an alpha-glucosidase inhibitor, in type 2 diabetic patients on diet alone: results of a 24-week double-blind placebo-controlled study. *Diabetes Nutr Metab* 2002; **15:** 152–9.
7. Singh KP, *et al.* Evaluation of the efficacy, safety and tolerability of miglitol in adult Indian patients with uncomplicated type 2 diabetes mellitus. *J Indian Med Assoc* 2007; **105:** 344, 346, 350.
8. Aoki K, *et al.* Comparison of pre- vs. postmeal administration of miglitol for 3 months in type 2 diabetic patients. *Diabetes Obes Metab* 2008; **10:** 970–2.

制剂

专利制剂

Austria: Diastabol; ***Cz.:*** Diastabol; ***Fin.:*** Diastabol†; ***Fr.:*** Diastabol; ***Ger.:*** Diastabol; ***Gr.:*** Diastabol; ***Hung.:*** Diastabol; ***India:*** Diamig; Mignar; ***Irl.:*** Diastabol; ***Mex.:*** Diastabol; ***Neth.:*** Diastabol; ***Pol.:*** Diastabol; ***Port.:*** Diastabol; Limarcan; ***Spain:*** Diastabol; Plumarol; ***Switz.:*** Diastabol; ***USA:*** Glyset.

Mitiglinide (*rINN*) 米格列奈

Mitiglinida; Mitiglinidum. (−)-(2S,3a,7a-*cis*)-α-Benzylhexahydro-γ-oxo-2-isoindolinebutyric acid.

Митиглинид

$C_{19}H_{25}NO_3$ = 315.4.

CAS — 145375-43-5.

ATC — A10BX08.

ATC Vet — QA10BX08.

UNII — D86I0XLB13.

Mitiglinide Calcium (*rINNM*) 米格列奈钙

Calcii Mitiglinidum; KAD-1229; Mitiglinida cálcica; Mitiglinide Calcique; Mitiglinide Calcium Hydrate; S-21403.

Кальций Митиглинид

$C_{38}H_{48}CaN_2O_6,2H_2O$ = 704.9.

CAS — 145525-41-3 (anhydrous mitiglinide calcium); 207844-01-7 (mitiglinide calcium).

ATC — A10BX08.

ATC Vet — QA10BX08.

简介

米格列奈是一种氯苗苯酸类抗糖尿病药（见**瑞格列奈**，第436页），用于 2 型糖尿病（第407页）治疗。

米格列奈钙通常的口服剂量为 10mg，每日 3 次，餐前即刻服用。

1. Yoshihara T, *et al.* Therapeutic efficacy of mitiglinide combined with once daily insulin glargine after switching from multiple daily insulin regimen of aspart insulin and glargine in patients with type 2 diabetes mellitus. *Endocr J* 2006; **53:** 67–72.
2. Kumashiro N, *et al.* Long-term effect of combination therapy with mitiglinide and once daily insulin glargine in patients who were successfully switched from intensive insulin therapy in short-term study. *Endocr J* 2007; **54:** 163–6.
3. Yamada S, *et al.* Effect of combination therapy of a rapid-acting insulin secretagogue (glinide) with premixed insulin in type 2 diabetes mellitus. *Intern Med* 2007; **46:** 1893–7.
4. Malaisse WJ. Mitiglinide: a rapid- and short-acting non-sulfonylurea insulinotropic agent for the treatment of type 2 diabetic patients. *Expert Opin Pharmacother* 2008; **9:** 2691–8.
5. Kaku K, *et al.* Effect of mitiglinide on glycemic control over 52 weeks in Japanese type 2 diabetic patients insufficiently controlled with pioglitazone monotherapy. *Endocr J* 2009; **56:** 739–46.
6. Gao X. Multicentre, double-blind, randomized study of mitiglinide compared with nateglinide in type 2 diabetes mellitus patients in China. *J Int Med Res* 2009; **37:** 812–21.
7. Abe M, *et al.* Efficacy and safety of mitiglinide in diabetic patients on maintenance hemodialysis. *Endocr J* 2010; **57:** 579–86.

制剂

专利制剂

Jpn: Glufast.

Muraglitazar (*USAN*, *rINN*) 莫格他唑

BMS-298585; Muraglitazarum. {[(4-Methoxyphenoxy)carbonyl][4-[2-(5-methyl-2-phenyl-1,3-oxazol-4-yl)ethoxy]benzyl}amino}acetic acid.

Мураглитазар

$C_{29}H_{28}N_2O_7$ = 516.5.

CAS — 331741-94-7.

UNII — W1MKM70WQI.

简介

莫格他唑是一种双重的 α/γ 过氧化物酶体增殖物激活受体（PPAR）激动药。它在 2 型糖尿病治疗中的作用目前正处于研究当中。

1. Rubin CJ, *et al.* Efficacy and safety of muraglitazar: a double-blind, 24-week, dose-ranging study in patients with type 2 diabetes. *Diab Vasc Dis Res* 2009; **6:** 205–15.

不良反应 一份从 5 项研究中获得数据的综述认为，莫格他唑可能与不良心血管事件和心衰的危险性增加有关[1]。

1. Nissen SE, *et al.* Effect of muraglitazar on death and major adverse cardiovascular events in patients with type 2 diabetes mellitus. *JAMA* 2005; **294:** 2581–6.

Nateglinide (*USAN*, *rINN*) 那格列奈

A-4166; AY-4166; DJN-608; Nateglinid; Nateglinida; Natéglinide; Nateglinidi; Nateglinidum; SDZ-DJN-608; Senaglinide; YM-026. (−)-*N*-[(*trans*-4-Isopropylcyclohexyl)carbonyl]-D-phenylalanine.

Натеглинид

$C_{19}H_{27}NO_3$ = 317.4.

CAS — 105816-04-4.

ATC — A10BX03.

ATC Vet — QA10BX03.

UNII — 41X3PWK4O2.

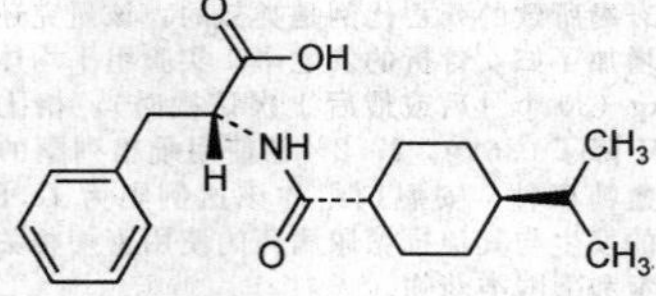

Pharmacopoeias. In *US.*

USP 33（Nateglinide） 一种白色粉末。几乎不溶于水；易溶于乙醇和甲基乙醇；溶于醚；略溶于乙腈和辛醇。贮藏于密闭容器中。

不良反应和注意事项

参见瑞格列奈，第436页。

不良反应发生率 上市后的队列研究收集了 4557 名患者开始那格列奈治疗后前 6 个月的不良反应数据[1]。其中，336 名患者仅使用那格列奈（7.4%），大部分（76%）的患者使用那格列奈和二甲双胍。共有 80 例不良反应被认为是那格列奈引起。胃肠道不适为最常见的不良反应，尤其是腹泻。共有 4 例超敏反应的报道，表现为瘙痒或皮疹。45 例由于那格列奈引起的低血糖中，5 名患者仅使用单药进行治疗，其余患者同时服用其他抗糖尿病药。单发的由那格列奈引起的不良反应包括心悸、雷诺现象、水肿和液体储留。

1. Twaites B, *et al.* Safety of nateglinide as used in general practice in England: results of a prescription-event monitoring study. *Acta Diabetol* 2007; **44:** 233–9.

过量 1 名 30 岁的妇女在服用 3.42g 那格列奈 1h 后测血糖为 2.0mmol/L[1]。该妇女可自行行走，但面容倦怠。那格列奈的低血糖效应持续了 6h，需使用静脉葡萄糖治疗（总剂量为 100g）。

1. Nakayama S, *et al.* Hypoglycemia following a nateglinide overdose in a suicide attempt. *Diabetes Care* 2005; **28:** 227–8.

妊娠 治疗妊娠期糖尿病优先选择胰岛素而非口服降糖药。上市后的研究数据发现了 2 例那格列奈应用于妊娠期的报道[1]。在这 2 例中，那格列奈均只在妊娠头 3 个月使用，配合二甲双胍。1 例妊娠结局为无先天畸形的活产婴。另 1 例中那格列奈在末次月经 3 个月后停药，后续妊娠阶段使用二甲双胍；所产婴儿患有多囊肾。

1. Twaites B, *et al.* Safety of nateglinide as used in general practice in England: results of a prescription-event monitoring study. *Acta Diabetol* 2007; **44:** 233–9.

肾损伤 单剂量药动学研究[1]发现，中度到重度肾损伤［肌酐清除率 15～50ml/(min·1.73m²)］和血液透析对那格列奈的药动学无显著影响。然而，代谢产物 M1 可在多次使用那格列奈的透析患者体内聚集，但可通过透析清楚[2]。M1 是那格列奈的主要代谢产物，与那格列奈相比，具有中度的降血糖活性。对汇总方法获取的数据的分析[3]表明，那格列奈在老年糖尿病患者的有效性和耐受性受肾损伤的影响［平均肌酐清除率 50.9ml/(min·1.73m²)］并不显著。然而，1 名 56 岁肾衰竭进行透析治疗的糖尿病妇女[4]，因服用那格列奈出现了严重的低血糖；导致低血糖的原因归结为 M1 的聚集[4]。由于治疗剂量的那格列奈导致的严重低血糖也曾出现于 1 名 73 岁的患有慢性肾功能衰竭需要透析治疗的糖尿病妇女[5]。在该病例的救治中，使用了奥曲肽（100μg 皮下注射）和静脉葡萄糖治疗。英国和美国的注册药品信息表明肾损伤时无需调整药物剂量，英国的信息同时提示透析患者可能需要调整剂量。

1. Devineni D, *et al.* Pharmacokinetics of nateglinide in renally impaired diabetic patients. *J Clin Pharmacol* 2003; **43:** 163–70.
2. Inoue T, *et al.* Pharmacokinetics of nateglinide and its metabolites in subjects with type 2 diabetes mellitus and renal failure. *Clin Nephrol* 2003; **60:** 90–5.
3. Del Prato S, *et al.* Treatment of patients over 64 years of age with type 2 diabetes: experience from nateglinide pooled database retrospective analysis. *Diabetes Care* 2003; **26:** 2075–80.
4. Nagai T, *et al.* Hypoglycemia due to nateglinide administration in diabetic patient with chronic renal failure. *Diabetes Res Clin Pract* 2003; **59:** 191–4.
5. Sherk DK, Bryant SM. Octreotide therapy for nateglinide-induced hypoglycemia. *Ann Emerg Med* 2007; **50:** 745–6.

药物相互作用

就像其他口服抗糖尿病药那样，那格列奈的效果可能会受到其他药物的影响，无论这些药物是增加或者降低血糖水平（见**磺脲类**，第442页）。

1. Scheen AJ. Drug-drug and food-drug pharmacokinetic interactions with new insulinotropic agents repaglinide and nateglinide. *Clin Pharmacokinet* 2007; **46:** 93–108.

抗菌药 利福平可以降低健康人那格列奈的血浆浓度和半衰期，这可能是通过诱导细胞色素 P450 同工酶 CYP2C9 对其代谢[1]。那格列奈降低血糖的作用不受影响，但是在药动学变化上存在显著的个体间差异，作者认为部分糖尿病患者可能会受此影响。

1. Niemi M, *et al.* Effect of rifampicin on the pharmacokinetics and pharmacodynamics of nateglinide in healthy subjects. *Br J Clin Pharmacol* 2003; **56:** 427–32.

抗真菌药 氟康唑能够增加健康人那格列奈的血浆浓度并延长其半衰期，这可能是通过抑制细胞色素 P450 同工酶 CYP2C9 对它的代谢[1]。那格列奈降低血糖的作用不受影响，但是低剂量的那格列奈已经被采用，作者认为氟康唑可以增强并延长那格列奈在糖尿病患者中的作用。

1. Niemi M, *et al.* Effect of fluconazole on the pharmacokinetics and pharmacodynamics of nateglinide. *Clin Pharmacol Ther* 2003; **74:** 25–31.

调脂药物 一项关于吉非贝齐和伊曲康唑联合使用对那格列奈药动学影响的研究[1]仅显示出有限的药物相互作用。那格列奈的血浆浓度有适当的增加，血糖对那格列奈的反应没有显著变化。这实质上不同于与吉非贝齐和瑞格列奈之间的相互作用（第436页）。

1. Niemi M, *et al.* Coadministration of gemfibrozil and itraconazole has only a minor effect on the pharmacokinetics of the CYP2C9 and CYP3A4 substrate nateglinide. *Br J Clin Pharmacol* 2005; **60:** 208–17.

药动学

那格列奈口服后被快速吸收，1h 内达到血浆峰值浓度，并且绝对生物利用度是 73%，98% 与血浆蛋白结合。它主要通过细胞色素 P450 同工酶 CYP2C9 代谢，而较少部分通过 CYP3C4 代谢。主要代谢物的作用弱于原形。原形和代谢产物主要从尿液中排泄，但大约 10% 从粪便中清除。消除半衰期大约 1.5h。

1. Choudhury S, *et al.* Single-dose pharmacokinetics of nateglinide in subjects with hepatic cirrhosis. *J Clin Pharmacol* 2000; **40:** 634–40.
2. Devineni D, *et al.* Pharmacokinetics of nateglinide in renally impaired diabetic patients. *J Clin Pharmacol* 2003; **43:** 163–70.
3. McLeod JF. Clinical pharmacokinetics of nateglinide: a rapidly-absorbed, short-acting insulinotropic agent. *Clin Pharmacokinet* 2004; **43:** 97–120.
4. Kirchheiner J, *et al.* Influence of CYP2C9 and CYP2D6 polymorphisms on the pharmacokinetics of nateglinide in genotyped healthy volunteers. *Clin Pharmacokinet* 2004; **43:** 267–78.
5. Zhang W, *et al.* Effect of SLCO1B1 genetic polymorphism on the pharmacokinetics of nateglinide. *Br J Clin Pharmacol* 2006; **62:** 567–72.
6. Kalliokoski A, *et al.* Different effects of SLCO1B1 polymorphism on the pharmacokinetics and pharmacodynamics of repaglinide and nateglinide. *J Clin Pharmacol* 2008; **48:** 311–21.

用途和用法

那格列奈，如同瑞格列奈一样（第436页），是一种氯茴苯酸类抗糖尿病药，用于 2 型糖尿病的治疗（第407页）。餐前 30min 内经口途径给予，剂量是 60mg 或 120mg，每日 3 次。如果需要可以加量至 180mg，每日 3 次。如果单独采用下列药物也不能使 2 型糖尿病得到适当的控制时，同样剂量的那格列奈也可以与二甲双胍或一种噻唑烷二酮类药物合用。

尽管在肾损伤时通常不需要调整剂量，曾有过慢性肾功能衰竭患者发生严重低血糖（参加上文）。

1. Dunn CJ, Faulds D. Nateglinide. *Drugs* 2000; **60:** 607–15.
2. Hanefeld M, *et al.* Rapid and short-acting mealtime insulin secretion with nateglinide controls both prandial and mean glycemia. *Diabetes Care* 2000; **23:** 202–7.
3. Horton ES, *et al.* Nateglinide alone and in combination with metformin improves glycemic control by reducing mealtime glucose levels in type 2 diabetes. *Diabetes Care* 2000; **23:** 1660–5.
4. Levien TL, *et al.* Nateglinide therapy for type 2 diabetes mellitus. *Ann Pharmacother* 2001; **35:** 1426–34.
5. Fonseca V, *et al.* Addition of nateglinide to rosiglitazone monotherapy suppresses mealtime hyperglycemia and improves overall glycemic control. *Diabetes Care* 2003; **26:** 1685–90.
6. Campbell IW. Nateglinide—current and future role in the treatment of patients with type 2 diabetes mellitus. *Int J Clin Pract* 2005; **59:** 1218–28.
7. Gerich J, *et al.* PRESERVE-β: two-year efficacy and safety of initial combination therapy with nateglinide or glyburide plus metformin. *Diabetes Care* 2005; **28:** 2093–9.
8. Ristic S, *et al.* Nateglinide or gliclazide in combination with metformin for treatment of patients with type 2 diabetes mellitus inadequately controlled on maximum doses of metformin alone: 1-year trial results. *Diabetes Obes Metab* 2007; **9:** 506–11.
9. Black C, *et al.* Meglitinide analogues for type 2 diabetes mellitus. Available in The Cochrane Database of Systematic Reviews; Issue 2. Chichester: John Wiley; 2007 (accessed 03/04/09).
10. Holman RR, *et al.* NAVIGATOR Study Group. Effect of nateglinide on the incidence of diabetes and cardiovascular events. *N Engl J Med* 2010; **362:** 1463–76. Correction. *ibid.*; 1748.

制剂

USP 33: Nateglinide Tablets.

专利制剂

Arg.: Nateglin†; Starlix; ***Braz.:*** Starlix; ***Canad.:*** Starlix; ***Chile:*** Gluconol; Starlix; ***Cz.:*** Starlix; Trazec†; ***Denm.:*** Starlix†; ***Fin.:*** Starlix; ***Ger.:*** Starlix; ***Gr.:*** Starlix; ***Hung.:*** Starlix; ***India:*** Glinate; ***Indon.:*** Starlix; ***Irl.:*** Starlix; ***Jpn:*** Starsis; ***Malaysia:*** Starlix; ***Mex.:*** Starlix; ***Neth.:*** Starlix; Trazec; ***Norw.:*** Starlix; ***Philipp.:*** Starlix; ***Port.:*** Starlix; Trazec; ***Rus.:*** Starlix (Старликс); ***S.Afr.:*** Starlix; ***Singapore:*** Starlix; ***Spain:*** Starlix; ***Swed.:*** Starlix; ***Switz.:*** Starlix; ***Turk.:*** Incuria; Starlix; ***UK:*** Starlix; ***USA:*** Starlix; ***Venez.:*** Starlix.

多组分制剂 ***Braz.:*** Starform; ***Venez.:*** Starform.

Phenformin Hydrochloride (*BANM, pINNM*) 盐酸苯乙双胍

Fenformina Cloridrato; Hidrocloruro de fenformina; Phenformine, Chlorhydrate de; Phenformini Hydrochloridum. 1-Phenethylbiguanide hydrochloride.

Фенформина Гидрохлорид

$C_{10}H_{15}N_5,HCl = 241.7.$

CAS — 114-86-3 (phenformin); 834-28-6 (phenformin hydrochloride).

ATC — A10BA01.

ATC Vet — QA10BA01.

UNII — 91XC93EU03.

(phenformin)

Pharmacopoeias. In *Chin.*

简介

盐酸苯乙双胍是一种双胍类抗糖尿病药（第414页）。尽管普遍认为它与不能接受的乳酸中毒高发生率相关，且常常是致命的，但是该药仍然在一些国家被用于 2 型糖尿病的治疗。

盐酸苯乙双胍已被牵扯到与口服降糖治疗相关的过量心血管死亡率引发争论的报道（见**磺脲类项下对心血管系统的影响**，第441页）。

制剂

专利制剂

Gr.: Informin; ***India:*** DBI; ***Port.:*** Debeina†.

多组分制剂 ***Gr.:*** Daopar; ***India:*** Chlorformin; ***Ital.:*** Bidiabe; Gliben F; Gliformin†; Suguan†; ***Mex.:*** Glinorboral.

Pioglitazone Hydrochloride (*BANM, USAN, rINNM*) 盐酸吡格列酮

AD-4833 (pioglitazone); Hidrocloruro de pioglitazona; Pioglitazone, Chlorhydrate de; Pioglitazoni Hydrochloridum; U-72107A; U-72107E (pioglitazone). (±)-5-{p-[2-(5-Ethyl-2-pyridyl)-ethoxy]benzyl}-2,4-thiazolidinedione hydrochloride.

Пиоглитазона Гидрохлорид

$C_{19}H_{20}N_2O_3S,HCl = 392.9.$

CAS — 111025-46-8 (pioglitazone); 112529-15-4 (pioglitazone hydrochloride).

ATC — A10BG03.

ATC Vet — QA10BG03.

UNII — JQT35NPK6C.

(pioglitazone)

不良反应和注意事项

参见罗格列酮，第437页。吡格列酮对血脂浓度的影响与罗格列酮的作用不同，见下文。已报道的其他不良反应包括上呼吸道感染、血尿和视觉障碍。心衰患者使用噻唑烷二酮类的注意事项和禁忌证参见**罗格列酮项下对心脏的影响**（第438页）。应该定期监测肝功能，因为已有肝功能异常的个别报道，有肝损伤的患者应该谨慎使用（见下文）。

服用吡格列酮可增加大鼠膀胱癌的发病率，但在小鼠中未观察到此类现象。

不良反应发生率 关于吡格列酮应用于 2 型糖尿病患者预防心血管事件的安慰剂对照 PROactive 研究[1]发现，2605 名服用吡格列酮的患者中有 26.4% 的患者出现水肿，2633 名给予安慰剂的对象中则有 15.1% 出现水肿；心力衰竭的比例则分别为 10.8% 和 7.5%，但 2 组中由于心力衰竭所致的死亡比例是类似的。该研究还发现吡格列酮增加了妇女骨折的发生率。实验组平均体重增长为 3.8kg（30 个月后或最后 1 次访视时），相比安慰剂组体重下降了 0.6kg。27.2% 的使用吡格列酮的患者出现过低血糖事件，安慰剂组的该比例则为 18.8%，但低血糖的发生与其他抗糖尿病药的使用密切相关，尤其是胰岛素和磺脲类药物。

对从超过 12000 名使用吡格列酮的患者中获得的上市后不良事件数据的研究表明，大部分患者至少同时使用另外一种口服抗糖尿病药[2]。最常归因于吡格列酮的可疑不良反应为疲倦、恶心或呕吐、眩晕、头痛、腹泻、水肿、视物模糊、关节痛和体重增加。

1. Dormandy J, *et al.* PROactive investigators. Safety and tolerability of pioglitazone in high-risk patients with type 2 diabetes: an overview of data from PROactive. *Drug Safety* 2009; **32:** 187–202.
2. Kasliwal R, *et al.* Monitoring the safety of pioglitazone: results of a prescription-event monitoring study of 12 772 patients in England. *Drug Safety* 2008; **31:** 839–50.

对血脂的影响 有报道噻唑烷二酮可以影响血脂浓度。短期研究发现与安慰剂相比[1,2]，吡格列酮能降低甘油三酯，并增加高密度脂蛋白（HDL）胆固醇，而对低密度脂蛋白（LDL）胆固醇和总胆固醇的影响非常小或者没有影响。对 4 项单用吡格列酮或联合二甲双胍或一种磺脲类使用 1 年的研究进行的汇总分析也发现，吡格列酮可降低甘油三酯并提高高密度脂蛋白胆固醇的水平[3]。游离脂肪酸浓度和总胆固醇与高密度脂蛋白胆固醇的比值也有所降低。对从曲格列酮换用到另一种噻唑烷二酮类的患者进行的研究表明，换用为吡格列酮的患者脂质谱获得改善[4,5]，但换用为罗格列酮的患者总胆固醇和低密度脂蛋白胆固醇以及甘油三酯显著提高[4]。在超过 800 名 2 型糖尿病和脂代谢紊乱的患者中进行的一项对照研究[6]直接比较了两种噻唑烷二酮类的效果，再次发现对于吡格列酮的反应优于罗格列酮。甘油三酯水平随服用吡格列酮显著降低，服用罗格列酮者则升高，高密度脂蛋白胆固醇随服用吡格列酮的升高较罗格列酮明显，两药对于低密度脂蛋白胆固醇均有升高作用，但服用吡格列酮者较为明显[6]。研究还发现这些药物对于脂蛋白颗粒的浓度和大小有不同的影响[6,7]。

吡格列酮的这些影响是否能够降低 2 型糖尿病患者发生心血管事件的危险性仍不确定，但大规模的前瞻性 PROactive 研究并未证实吡格列酮可降低有大血管病变证据的患者的大血管事件，而且心力衰竭的风险似乎有所增加（见下文**糖尿病并发症**，以及第438页**罗格列酮项下对心脏的影响**）。

1. Kipnes MS, *et al.* Pioglitazone hydrochloride in combination with sulfonylurea therapy improves glycemic control in patients with type 2 diabetes mellitus: a randomized, placebo-controlled study. *Am J Med* 2001; **111:** 10–17.
2. Rosenblatt S, *et al.* The impact of pioglitazone on glycemic control and atherogenic dyslipidemia in patients with type 2 diabetes mellitus. *Coron Artery Dis* 2001; **12:** 413–23.
3. Khan M, *et al.* Effects of pioglitazone on the components of diabetic dyslipidaemia: results of double-blind, multicentre, randomised studies. *Int J Clin Pract* 2004; **58:** 907–12.
4. Gegick CG, Altheimer MD. Comparison of effects of thiazolidinediones on cardiovascular risk factors: observations from a clinical practice. *Endocr Pract* 2001; **7:** 162–9.
5. Khan MA, *et al.* A prospective, randomized comparison of the metabolic effects of pioglitazone or rosiglitazone in patients with type 2 diabetes who were previously treated with troglitazone. *Diabetes Care* 2002; **25:** 708–11.
6. Goldberg RB, *et al.* GLAI Study Investigators. A comparison of lipid and glycemic effects of pioglitazone and rosiglitazone in patients with type 2 diabetes and dyslipidemia. *Diabetes Care* 2005; **28:** 1547–54.
7. Deeg MA, *et al.* GLAI Study Investigators. Pioglitazone and rosiglitazone have different effects on serum lipoprotein particle concentrations and sizes in patients with type 2 diabetes and dyslipidemia. *Diabetes Care* 2007; **30:** 2458–64.

对肝脏的影响 已有个案报道，接受吡格列酮治疗的患者出现肝细胞损伤[1~5]。然而，对医学和药学声明数据库进行回顾性分析并未发现相比罗格列酮、磺脲类或二甲双胍，服用吡格列酮可导致肝功能衰竭或肝炎的风险增加[6]。

英国和美国的注册药品信息推荐在开始用吡格列酮治疗前应该检测肝酶水平；氨基转移酶（ALT）浓度超过正常上限 2.5 倍的患者不能服用吡格列酮。ALT 浓度应该在开始治疗后做定期监测。如果 ALT 浓度升高超过正常上限的 3 倍并且在复查后保持同样的水平时，应该停止吡格列酮的治疗；如果出现黄疸也应该停止治疗。

1. Maeda K. Hepatocellular injury in a patient receiving pioglitazone. *Ann Intern Med* 2001; **135:** 306.
2. May LD, *et al.* Mixed hepatocellular-cholestatic liver injury after pioglitazone therapy. *Ann Intern Med* 2002; **136:** 449–52.
3. Pinto AG, *et al.* Severe but reversible cholestatic liver injury after pioglitazone therapy. *Ann Intern Med* 2002; **137:** 857.
4. Chase MP, Yarze JC. Pioglitazone-associated fulminant hepatic failure. *Am J Gastroenterol* 2002; **97:** 502–3.
5. Farley-Hills E, *et al.* Fatal liver failure associated with pioglitazone. *BMJ* 2004; **329:** 429.
6. Rajagopalan R, *et al.* Comparison of pioglitazone with other antidiabetic drugs for associated incidence of liver failure: no evidence of increased risk of liver failure with pioglitazone. *Diabetes Obes Metab* 2005; **7:** 161–9.

药物相互作用

吡格列酮有多种代谢途径，主要途径为细胞色素 P450 同工酶 CYP2C8。与 CYP2C8 抑制剂吉非贝齐同用时，吡格列酮的浓度-时间曲线下面积（AUC）可增加 3 倍；当与吉非贝齐或类似的 CYP2C8 抑制剂同用时，可能需要减少吡格列酮的剂量。相反，当与细胞色素 P450 的诱导剂利福平联用时，吡格列酮的 AUC 减半，可能需要增加吡格列酮的剂量。

抗菌药 吡格列酮和利福平的药物相互作用，参见**罗格列酮项下**（第438页）。有一篇报道，已经接受口服降糖药包括吡格列酮的患者在使用*加替沙星*时发生了低血糖，第267页。

调脂药物 吡格列酮和吉非贝齐的药物相互作用，参见**罗格列酮项下**（第438页）。

药动学

吡格列酮在口服后快速吸收。2h 内达到血浆峰值浓度，生物利用度超过 80%。超过 99% 的吡格列酮与血浆蛋白结合。它主要经细胞色素 P450 同工酶 CYP2C8 代谢为活性或无活性代谢产物。它从尿液和粪便中排泄，血浆半衰期是 7h。活性代谢产物的半衰期是 24h。

用途和用法

吡格列酮与罗格列酮一样是一种噻唑烷二酮类抗糖

尿病药物（第439页）。它被用于2型糖尿病的治疗（第407页）。它以盐酸吡格列酮的形式给予但是剂量却是以碱基来表示。1.1mg盐酸吡格列酮相当于1mg吡格列酮。它作为单一疗法口服给予，特别是超重的患者或者对二甲双胍有使用禁忌或不能耐受的患者。当单药治疗不充分时，也可以在二甲双胍或一种磺脲类药物或（和）胰岛素治疗的基础上加用吡格列酮（亦见下文**用法**）。常规剂量是15mg或30mg，每日1次。必要时可以增加至最大剂量45mg，每日1次。吡格列酮可与或不与食物同时服用。

1. Diamant M, Heine RJ. Thiazolidinediones in type 2 diabetes mellitus: current clinical evidence. *Drugs* 2003; **63:** 1373–1405.
2. Yki-Järvinen H. Thiazolidinediones. *N Engl J Med* 2004; **351:** 1106–18.
3. Waugh J, *et al.* Pioglitazone: a review of its use in type 2 diabetes mellitus. *Drugs* 2006; **66:** 85–109. Correction. *ibid.*; 340–1.
4. Richter B, *et al.* Pioglitazone for type 2 diabetes mellitus. Available in The Cochrane Database of Systematic Reviews; Issue 4. Chichester: John Wiley; 2006 (accessed 21/03/07).
5. Deeks ED, Scott LJ. Pioglitazone/metformin. *Drugs* 2006; **66:** 1863–77.

用法 尽管吡格列酮已被准许与其他抗糖尿病药合用，法定适应证和用途在每个国家都是不同的。在英国和美国，吡格列酮（*Actos*；*Takeda*）被批准用于单药治疗，单药疗效不足时可与二甲双胍或一种磺脲类药物合用。同时，英国还批准吡格列酮与此两种药物同时联用。然而，英国[1]和欧洲/美国联合的指南[2]并不认可噻唑烷二酮类作为单药使用。在英国，NICE建议两药联用的患者仅在无法联用二甲双胍和磺脲类的情况下（由于药物不耐受或禁忌证，或低血糖的风险或后果无法接受）考虑与噻唑烷二酮类联用。NICE同时建议二甲双胍和磺脲类联用的情况下，增加药物优先考虑胰岛素，仅在患者不接受或不适合使用胰岛素的情况下，考虑使用噻唑烷二酮类[1]。欧洲/美国指南建议二甲双胍单用或与磺脲类联用后，仅在低血糖反应令人无法接受的情况下，可考虑加用吡格列酮[2]。

美国批准吡格列酮与胰岛素联用，在英国，当患者不适宜加用二甲双胍时可考虑此种联用。然而，此种联用与液体储留和心力衰竭的风险增加相关，需密切观察（见**罗格列酮**项下**对心脏的影响**，第438页）。欧洲/美国指南[2]不建议噻唑烷二酮类与胰岛素联用，NICE[1]建议仅在前期使用噻唑烷二酮类有显著降糖效果，或高剂量胰岛素治疗血糖控制仍然不满意的情况下，考虑将吡格列酮与胰岛素联用。

1. National Collaborating Centre for Chronic Conditions/NICE. Type 2 diabetes: the management of type 2 diabetes (issued May 2009). Available at: http://www.nice.org.uk/nicemedia/pdf/CG87NICEGuideline.pdf (accessed 08/07/09)
2. Nathan DM, *et al.* Medical management of hyperglycemia in type 2 diabetes: a consensus algorithm for the initiation and adjustment of therapy: a consensus statement of the American Diabetes Association and the European Association for the Study of Diabetes. *Diabetes Care* 2009; **32:** 193–203.

糖尿病并发症 研究认为尽管噻唑烷二酮类可导致低血糖，它们对于糖尿病大血管并发症具有预防作用（第410页）。在2型糖尿病患者中进行的研究[1,2]表明，吡格列酮可减缓心血管疾病的危险指标——颈动脉内膜中层厚度的增加。吡格列酮还可延缓冠心病患者冠脉粥样硬化的进程[3]。二级预防的PROactive研究[4]发现，与安慰剂对比（添加到其他常用的葡萄糖控制药物中），吡格列酮可降低二级复合终点——所有原因所致的死亡、心肌梗死以及卒中。同时，控制血糖所需的胰岛素的剂量是降低的。然而，更为主要的包含急性冠脉综合征、截肢、冠脉或下肢再血管化在内的初级终点在各组间并无显著差异。亚组分析[5]还发现，吡格列酮降低了具有心肌梗死病史的患者发生致死性和非致死性心肌梗死和急性冠脉综合征的风险。吡格列酮同时可降低再发卒中的风险，但对于初级卒中没有作用[6]。然而，由于缺乏卒中的病理学资料，吡格列酮的此种作用是否适用于所有类型的卒中尚不明确。一项纳入了来自血糖控制研究中包含心血管结局的PROactive数据的荟萃分析[7]发现，吡格列酮显著降低了不同类型2型糖尿病患者的死亡、心肌梗死和卒中的风险。然而，心力衰竭风险是增加的（参见**对心脏的影响**，第438页）。

目前尚不清楚其他噻唑烷二酮类药物是否具有类似的作用，在低风险的患者是否可从中获益[8]。目前已知罗格列酮和吡格列酮对脂质具有不同的作用（见上文），有证据表明罗格列酮对心血管具有不良作用（参见第437页）。

1. Langenfeld MR, *et al.* Pioglitazone decreases carotid intima-media thickness independently of glycemic control in patients with type 2 diabetes mellitus: results from a controlled randomized study. *Circulation* 2005; **111:** 2525–31.
2. Mazzone T, *et al.* Effect of pioglitazone compared with glimepiride on carotid intima-media thickness in type 2 diabetes: a randomized trial. *JAMA* 2006; **296:** 2572–81.
3. Nissen SE, *et al.* PERISCOPE Investigators. Comparison of pioglitazone vs glimepiride on progression of coronary atherosclerosis in patients with type 2 diabetes: the PERISCOPE randomized controlled trial. *JAMA* 2008; **299:** 1561–73.
4. Dormandy JA, *et al.* Secondary prevention of macrovascular events in patients with type 2 diabetes in the PROactive Study (PROspective pioglitAzone Clinical Trial In macroVascular Events): a randomised controlled trial. *Lancet* 2005; **366:** 1279–89.
5. Erdmann E, *et al.* The effect of pioglitazone on recurrent myocardial infarction in 2,445 patients with type 2 diabetes and previous myocardial infarction: results from the PROactive (PROactive 05) Study. *J Am Coll Cardiol* 2007; **49:** 1772–80.
6. Wilcox R, *et al.* PROactive Investigators. Effects of pioglitazone in patients with type 2 diabetes with or without previous stroke: results from PROactive (PROspective pioglitAzone Clinical Trial In macroVascular Events 04). *Stroke* 2007; **38:** 865–73.
7. Lincoff AM, *et al.* Pioglitazone and risk of cardiovascular events in patients with type 2 diabetes mellitus: a meta-analysis of randomized trials. *JAMA* 2007; **298:** 1180–8.
8. Rizza R, *et al.* Commentary on the results and clinical implications of the PROactive study. *Diabetes Care* 2005; **28:** 2965–7.

肝脏疾病 对使用吡格列酮的非酒精性脂肪性肝炎患者进行的小规模研究表明吡格列酮可增加胰岛素的敏感性、改善肝功能、减轻肝脏病理改变[1~3]。然而，体重增加较为常见[1~3]，且在治疗停止以后药物带来的获益无法维持[4]。

1. Promrat K, *et al.* A pilot study of pioglitazone treatment for nonalcoholic steatohepatitis. *Hepatology* 2004; **39:** 188–96.
2. Belfort R, *et al.* A placebo-controlled trial of pioglitazone in subjects with nonalcoholic steatohepatitis. *N Engl J Med* 2006; **355:** 2297–2307.
3. Aithal GP, *et al.* Randomized, placebo-controlled trial of pioglitazone in nondiabetic subjects with nonalcoholic steatohepatitis. *Gastroenterology* 2008; **135:** 1176–84.
4. Lutchman G, *et al.* The effects of discontinuing pioglitazone in patients with nonalcoholic steatohepatitis. *Hepatology* 2007; **46:** 424–9.

恶性肿瘤 关于试验性使用吡格列酮联合罗非考昔和曲磷胺作为抗血管生成用于恶性肿瘤治疗的叙述见**曲磷胺**，第755页。

银屑病 有观点认为通过结合过氧化物酶增殖激活受体γ(PPARγ)，吡格列酮可以在一些情况下发挥抗炎作用，例如慢性斑块状银屑病（第1510页）以及银屑病关节炎（见**脊椎关节病**，第13页）。在一项小规模开放性研究中[1]，5名患者每日口服30mg，其中有4名的慢性斑块状银屑病获得中度改善，并且在开始治疗后的1～3个月出现明确的改善。另外1名患者因为液体潴留而终止治疗。在一项双盲研究中[2]，70名患有中度至重度银屑病患者接受15mg、30mg吡格列酮或安慰剂治疗10周。结果发现吡格列酮比安慰剂治疗获得更多的改善，30mg的剂量比15mg在药效方面略显优势。还有篇报道[3]，一小组银屑病关节炎患者接受大剂量吡格列酮（30mg，每日2次）治疗12周，他们敏感和肿胀的关节得到缓解。液体潴留也有报道。

罗格列酮对于中重度斑块状银屑病的作用也曾进行过研究。两项包含超过2500名患者的大型研究发现，经过12个月的治疗，每日2mg、4mg、8mg或12mg的口服剂量的罗格列酮相比安慰剂并无更多效果。在参与后续44周的扩展研究的患者中也获得了相似的结果。有趣的是，所有组均有所改善，而这是安慰剂反应的证据[4]。

1. Robertshaw H, Friedmann PS. Pioglitazone: a promising therapy for psoriasis. *Br J Dermatol* 2005; **152:** 189–91.
2. Shafiq N, *et al.* Pilot trial: pioglitazone versus placebo in patients with plaque psoriasis (the P6). *Int J Dermatol* 2005; **44:** 328–33.
3. Bongartz T, *et al.* Treatment of active psoriatic arthritis with the PPARγ ligand pioglitazone: an open-label pilot study. *Rheumatology (Oxford)* 2005; **44:** 126–9.
4. Ellis CN, *et al.* Avandia Psoriasis Study Group. Placebo response in two long-term randomized psoriasis studies that were negative for rosiglitazone. *Am J Clin Dermatol* 2007; **8:** 93–102.

再灌注和血管重建操作 噻唑烷二酮类用于经皮冠脉血管成形术后再狭窄的预防，目前尚处于研究中，参见**罗格列酮**项下，第439页。

制剂

专利制剂

Arg.: Actos; Cereluc; Higlucem; Pioglit; Piotamax; ***Austral.:*** Actos; ***Austria:*** Actos; ***Belg.:*** Actos; ***Braz.:*** Actos; ***Canad.:*** Actos; ***Chile:*** Actos; Diabestat†; Tiazac; ***Cz.:*** Actos; Glustin; ***Denm.:*** Actos; ***Fin.:*** Actos; ***Fr.:*** Actos; ***Ger.:*** Actos; ***Gr.:*** Actos; ***Hong Kong:*** Actos; ***Hung.:*** Actos; ***India:*** Diaglit; G-Tase; Glita; Glizone; Opam; P-Glitz; Pepar; Piomed; Piosafe; Piozulin; ***Indon.:*** Actos; Deculin; Pionix; ***Irl.:*** Actos; Glustin; ***Ital.:*** Actos; ***Jpn:*** Actos; ***Malaysia:*** Actos; ***Mex.:*** Zactos; ***Neth.:*** Actos; Glustin; ***Norw.:*** Actos; ***NZ:*** Actos; ***Philipp.:*** Actos; Diabetone; Glizone; Glucozone; Insulact; Piozone; Prialta; Zolid; Zypi; ***Port.:*** Actos; Glustin; ***Rus.:*** Actos (Актос); Diab-Norm (Диаб-Норм); Pioglar (Пиоглар); Pioglit (Пиоглит); ***S.Afr.:*** Actos; ***Spain:*** Actos; Glustin; ***Swed.:*** Actos; ***Switz.:*** Actos; ***Thai.:*** Actos; Utmos; ***Turk.:*** Actos; Dropia; Glifix; Piogtan; Piondia; ***UK:*** Actos; ***Ukr.:*** Nilgar (Нилгар); Pioglar (Пиоглар); Pioz (Піоз)†; ***USA:*** Actos; ***Venez.:*** Actos.

多组分制剂 ***Austria:*** Competact; ***Cz.:*** Competact; Glubrava; Tandemact; ***Fr.:*** Competact; Tandemact; ***Ger.:*** Competact; ***Hung.:*** Competact; ***India:*** Exermet P; P-Glitz M; Piomed M; Piosafe MF; ***Irl.:*** Competact; Tandemact; ***Ital.:*** Competact; ***Mex.:*** Diabamet; ***Neth.:*** Tandemact; ***Norw.:*** Competact; ***Philipp.:*** Prialta-Met; ***Port.:*** Competact; Glubrava; Tandemact; ***Spain:*** Competact; ***Swed.:*** Competact; ***Switz.:*** Competact; ***UK:*** Competact; ***USA:*** Actoplus Met; Duetact.

Pramlintide (*BAN*, *USAN*, *rINN*) 普兰林肽

AC-137; AC-0137 (pramlintide or pramlintide acetate); Pramlintida; Pramlintidum; Tripro-amylin.

Прамлинтид

$C_{171}H_{267}N_{51}O_{53}S_2$ = 3949.4.

CAS — 151126-32-8.

ATC — A10BX05.

ATC Vet — QA10BX05.

UNII — D3FM8FA78T.

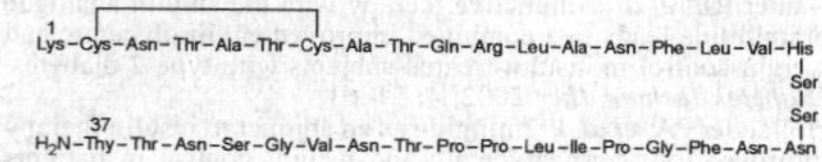

Pramlintide Acetate (*BANM*, *USAN*, *rINNM*) 醋酸普兰林肽

AC-0137 (pramlintide or pramlintide acetate); Acetato de pramlintida; Pramlintide, Acétate de; Pramlintidi Acetas. 25-L-Proline-28-L-proline-29-L-prolineamylin (human) acetate hydrate.

Прамлинтида Ацетат

$C_{171}H_{267}N_{51}O_{53}S_2,xC_2H_4O_2,yH_2O$.

CAS — 196078-30-5.

ATC — A10BX05.

ATC Vet — QA10BX05.

UNII — 726I6TE06G.

配伍禁忌 人们曾将普兰林肽与胰岛素（常规或者单相）在同一个注射器里混合可能导致的效果进行研究[1]。参与该研究的是1型糖尿病患者，在该病例交叉研究中，单次药物被分别注射或者混合后5min内注射。尽管普兰林肽的药动学稍有改变，该改变并无临床意义。然而，作者们提出警告，认为该项研究并未覆盖所有剂型的胰岛素以及所有的临床剂量使用范围，同时此种联用的长期效应亦不明确。普兰林肽的注册药品信息亦提出警告，认为普兰林肽不能与胰岛素混在同一个注射器中，因为这样会使普兰林肽的药动学参数发生改变。

1. Weyer C, *et al.* Properties of pramlintide and insulin upon mixing. *Am J Health-Syst Pharm* 2005; **62:** 816–22.

不良反应和注意事项

普兰林肽单独使用不会导致低血糖发生，但是可以增加胰岛素使用相关的低血糖的危险，特别是在1型糖尿病患者中；严重的低血糖可能会出现在注射普兰林肽后3h内。必须严密监测血糖水平，包括餐前和餐后，并且应该在开始普兰林肽治疗时将胰岛素的剂量减半（见**用途和用法**，下文）。

普兰林肽的其他不良反应包括恶心、呕吐、厌食、头痛、注射部位的反应和过敏。恶心常出现在治疗开始时并且随着时间逐渐而减弱；如果普兰林肽是逐渐增量至维持剂量，其发生率和严重程度都会降低。有胃轻瘫的患者禁用普兰林肽。

药物相互作用

普兰林肽有延迟口服药物吸收的可能性；如果快速起效对口服药物的作用发挥很关键时，这种药物必须在使用普兰林肽之前至少1h或者之后2h给予。同样，普兰林肽可能会干扰那些改变胃肠道运动或吸收的药物的作用。

普兰林肽可以增加胰岛素诱导的低血糖发生的危险（见**不良反应和注意事项**，上文）。

药动学

普兰林肽从皮下注射后的生物利用度是30%～40%，经过大约20min达到血浆峰浓度。它是经肾脏代谢，并且在健康人群中的半衰期大约是48min。

用途和用法

普兰林肽是合成的淀粉样多肽类似物，一种胰腺肽激素，在葡萄糖稳态调节中起着重要作用。它与淀粉样多肽的不同之处在于其第25、第28和第29位的脯氨酸分别被丙氨酸、丝氨酸和丝氨酸所替代。普兰林肽能够延缓胃的排空速率，预防餐后胰高血糖素浓度的升高，并且可以降低食欲。普兰林肽可以用于餐时胰岛素不能有效控制的糖尿病的治疗（第407页）。普兰林肽以醋酸盐形式成药，但剂量却以碱基来表示。

在1型糖尿病患者中，普兰林肽的初始剂量是15μg，主餐前即刻皮下给药。餐前给予的任何速效或短效胰岛素，包括预混胰岛素的剂量应该减半。当临床

上至少 3 天没有出现显著的恶心时，普兰林肽可以15～30μg（或 60μg）的增量维持剂量。一旦达到普兰林肽的维持剂量时，胰岛素的剂量应该进一步调整以获得最佳的血糖控制。

在采用胰岛素治疗的 2 型糖尿病患者中，普兰林肽的初始剂量是 60μg，正餐前即刻皮下给药。当 3～7 天没有出现恶心时，剂量可以增加至 120μg。正如在 1 型糖尿病患者中所描述的，胰岛素的治疗剂量也应该被调整（见上文）。

1. Whitehouse F, *et al.* A randomized study and open-label extension evaluating the long-term efficacy of pramlintide as an adjunct to insulin therapy in type 1 diabetes. *Diabetes Care* 2002; **25:** 724–30.
2. Ratner RE, *et al.* Adjunctive therapy with the amylin analogue pramlintide leads to a combined improvement in glycemic and weight control in insulin-treated subjects with type 2 diabetes. *Diabetes Technol Ther* 2002; **4:** 51–61.
3. Hollander PA, *et al.* Pramlintide as an adjunct to insulin therapy improves long-term glycemic and weight control in patients with type 2 diabetes: a 1-year randomized controlled trial. *Diabetes Care* 2003; **26:** 784–90.
4. Kruger DF, Gloster MA. Pramlintide for the treatment of insulin-requiring diabetes mellitus: rationale and review of clinical data. *Drugs* 2004; **64:** 1419–32.
5. Ratner RE, *et al.* Amylin replacement with pramlintide as an adjunct to insulin therapy improves long-term glycaemic and weight control in type 1 diabetes mellitus: a 1-year, randomized controlled trial. *Diabet Med* 2004; **21:** 1204–12.
6. Edelman S, *et al.* A double-blind, placebo-controlled trial assessing pramlintide treatment in the setting of intensive insulin therapy in type 1 diabetes. *Diabetes Care* 2006; **29:** 2189–95.
7. Riddle M, *et al.* Pramlintide improved glycemic control and reduced weight in patients with type 2 diabetes using basal insulin. *Diabetes Care* 2007; **30:** 2794–9.
8. Singh-Franco D, *et al.* Pramlintide acetate injection for the treatment of type 1 and type 2 diabetes mellitus. *Clin Ther* 2007; **29:** 535–62.
9. Ryan G, *et al.* Review of pramlintide as adjunctive therapy in treatment of type 1 and type 2 diabetes. *Drug Des Devel Ther* 2009; **2:** 203–14.
10. Pencek R, *et al.* Safety of pramlintide added to mealtime insulin in patients with type 1 or type 2 diabetes: a large observational study. *Diabetes Obes Metab* 2010; **12:** 548–51.

肥胖 普兰林肽用于肥胖（第2069页）的治疗尚处于研究中[1～3]。

1. Smith SR, *et al.* Pramlintide treatment reduces 24-h caloric intake and meal sizes and improves control of eating in obese subjects: a 6-wk translational research study. *Am J Physiol Endocrinol Metab* 2007; **293:** E620–7.
2. Smith SR, *et al.* Sustained weight loss following 12-month pramlintide treatment as an adjunct to lifestyle intervention in obesity. *Diabetes Care* 2008; **31:** 1816–23.
3. Dunican KC, *et al.* The role of pramlintide for weight loss. *Ann Pharmacother* 2010; **44:** 538–45.

制剂

专利制剂

USA: Symlin.

Repaglinide (*BAN, USAN, rINN*) 瑞格列奈

AG-EE-6232W; AG-EE-623-ZW; Repaglinid; Repaglinida; Repaglinidas; Répaglinide; Repaglinidi; Repaglinidum. (+)-2-Ethoxy-α-{[(*S*)-α-isobutyl-*o*-piperidinobenzyl]carbamoyl}-*p*-toluic acid; (*S*)-2-Ethoxy-4-{[1-(*o*-piperidinophenyl)-3-methylbutyl]carbamoylmethyl}benzoic acid.

Репаглинид

$C_{27}H_{36}N_2O_4$ = 452.6.

CAS — 135062-02-1.

ATC — A10BX02.

ATC Vet — QA10BX02.

UNII — 668Z8C33LU.

Pharmacopoeias. In *Eur.* (see p.vii) and *US.*

Ph. Eur. 6. 8（Repaglinide） 一种白色或类白色粉末。它呈现出多晶型现象。几乎不溶于水；易溶于二氯甲烷和甲醇。避光。

USP 33（Repaglinide）一种白色至米色固体。溶于甲醇。贮藏于密闭容器中。

不良反应和注意事项

瑞格列奈可以引起胃肠道不良反应，包括腹痛、腹泻、便秘、恶心和呕吐。低血糖可能较常见，但通常是轻度的。背部及关节疼痛也可见报道。罕见不良反应包括超敏反应、血管炎、瘙痒、皮疹、风疹、肝酶升高以及严重的肝功能异常。罕见病例中可以见到与初始治疗相关的血糖水平变化所致的一过性视觉障碍。在接受瑞格列奈和低精蛋白胰岛素治疗的患者中也有罕见的心肌梗死的病例报道；不推荐这种联合治疗。

注意事项与那些采用短效磺脲类药物（第441页）而发生低血糖的患者一样。肝损伤患者需慎用瑞格列奈（调整剂量时需注意延长时间间隔），严重肝损伤时避免使用该药。

不良反应发生率 通过对包含 5731 名患者的上市后数据的分析发现，腹泻、腹痛和恶心是起用瑞格列奈后前 6 个月最常见的不良反应。与第 2～6 个月相比，开始使用瑞格列奈治疗的第 1 个月更为常见的不良反应包括腹泻、恶心、呕吐、腹痛、腹胀、疲乏不适、头痛、偏头痛、头晕以及低血糖。皮疹、视物模糊、心悸以及肝功能异常亦可见报道[1]。

1. Marshall V, *et al.* Safety profile of repaglinide as used in general practice in England: results of a prescription-event monitoring study. *Acta Diabetol* 2006; **43:** 6–13.

滥用 有数起严重的低血糖的报道，其中 1 例伴发癫痫，该患者为年轻男性，重复服用了瑞格列奈[1]。

1. Hirshberg B, *et al.* Repaglinide-induced factitious hypoglycemia. *J Clin Endocrinol Metab* 2001; **86:** 475–7.

驾驶 糖尿病及其并发症以及用于治疗糖尿病的药物均可能影响患者的安全驾驶能力——英国对糖尿病患者的限制详见**胰岛素**项下（第424页）。

对肝脏的影响 有报道瑞格列奈可以引起肝毒性作用[1,2]，包括胆汁淤积性肝炎和伴有瘙痒的黄疸。

1. Nan DN, *et al.* Acute hepatotoxicity caused by repaglinide. *Ann Intern Med* 2004; **141:** 823.
2. López-Garcia F, *et al.* Cholestatic hepatitis associated with repaglinide. *Diabetes Care* 2005; **28:** 752–3.

禁食 关于斋月期间禁食的穆斯林患者服用那格列奈或瑞格列奈可能会伴有较低的低血糖风险的叙述见**胰岛素的注意事项**项下，第425页。

低血糖 接受瑞格列奈治疗的患者中有发生轻度低血糖的报道[1]，尽管有一项研究比较了可变通的瑞格列奈的弹性剂量和固定的格列本脲的剂量，结果所有记录的低血糖事件都出现在格列本脲治疗组中[2]。其他研究发现接受瑞格列奈治疗的患者发生低血糖的比率低于或类似于磺脲类药物[3]。患者因错过一餐而省去一次瑞格列奈时，可以降低低血糖发生的危险。曾有 1 名患者在晚饭后 3h 服用了此餐前漏服的瑞格列奈，产生了严重的低血糖以致癫痫发作[4]。肝功能异常可能增加此类风险。英国的一项基于处方事件监测数据的观察性研究[5]表明，低血糖事件最常发生于开始瑞格列奈治疗的早期。人为原因所致低血糖的报道，参见上文**过量**。

1. Moses RG, *et al.* Flexible meal-related dosing with repaglinide facilitates glycemic control in therapy-naive type 2 diabetes. *Diabetes Care* 2001; **24:** 11–15.
2. Damsbo P, *et al.* A double-blind randomized comparison of meal-related glycemic control by repaglinide and glyburide in well-controlled type 2 diabetic patients. *Diabetes Care* 1999; **22:** 789–94.
3. Culy CR, Jarvis B. Repaglinide: a review of its therapeutic use in type 2 diabetes mellitus. *Drugs* 2001; **61:** 1625–60.
4. Flood TM. Serious hypoglycemia associated with misuse of repaglinide. *Endocr Pract* 1999; **5:** 137–8.
5. Vlckova V, *et al.* Hypoglycaemia with oral antidiabetic drugs: results from prescription-event monitoring cohorts of rosiglitazone, pioglitazone, nateglinide and repaglinide. *Drug Safety* 2009; **32:** 409–18.

妊娠 妊娠期间更倾向于使用胰岛素而非口服降糖药治疗糖尿病。曾有 3 名妇女在妊娠头 6～7 周使用瑞格列奈[1,2]，后转为胰岛素治疗。婴儿足月足体重娩出，无先天畸形。上市后数据的分析发现有 5 例妊娠期间使用瑞格列奈的报道[3]。其中 3 名妊娠结局无先天畸形的报道，1 例结局不详，另 1 例胎儿被诊为 Fraser 综合征，孕 26 周时死产。

1. Napoli A, *et al.* Use of repaglinide during the first weeks of pregnancy in two type 2 diabetic women. *Diabetes Care* 2006; **29:** 2326–7.
2. Mollar-Puchades MA, *et al.* Use of repaglinide on a pregnant woman during embryogenesis. *Diabetes Obes Metab* 2007; **9:** 146–7.
3. Marshall V, *et al.* Safety profile of repaglinide as used in general practice in England: results of a prescription-event monitoring study. *Acta Diabetol* 2006; **43:** 6–13.

药物相互作用

正如其他口服抗糖尿病药一样，瑞格列奈的药效可能会受到其他药物的影响，无论这些药物是升高还是降低血糖水平（见**磺脲类**，第442页）。

影响细胞色素 P450 同工酶 CYP2C8 和 CYP3A4 的药物可以改变瑞格列奈的代谢。瑞格列奈与 CYP2C8 抑制剂吉非贝齐合用时可以使瑞格列奈的清除明显减少，并且发生严重的低血糖反应；英国的注册药品信息中这种组合是被禁用的。瑞格列奈同时还是肝脏通过有机阴离子转运蛋白 OATP1B1 活跃摄取的底物，可受到抑制此种蛋白的药物的影响。

1. Hatorp V, Thomsen MS. Drug interaction studies with repaglinide: repaglinide on digoxin or theophylline pharmacokinetics and cimetidine on repaglinide pharmacokinetics. *J Clin Pharmacol* 2000; **40:** 184–92.
2. Hatorp V, *et al.* Influence of drugs interacting with CYP3A4 on the pharmacokinetics, pharmacodynamics, and safety of the prandial glucose regulator repaglinide. *J Clin Pharmacol* 2003; **43:** 649–60.
3. Scheen AJ. Drug-drug and food-drug pharmacokinetic interactions with new insulinotropic agents repaglinide and nateglinide. *Clin Pharmacokinet* 2007; **46:** 93–108.

抗菌药 一项对健康人群的研究发现[1]，在 5 天疗程利福平的最后一次用药后 12.5h 给予单次剂量瑞格列奈，会引起瑞格列奈的血浆浓度下降，并且半衰期缩短。这一效应归因于利福平对细胞色素 P450 同工酶的诱导作用。另一项研究发现[2]，在 7 天疗程利福平的最后一次用药当时或之后 24h 给予瑞格列奈，对瑞格列奈的影响在第 8 天比第 7 天更明显。作者认为利福平的作用表现为 CYP3A4，可能还包括 CYP2C8 的诱导剂和抑制剂，在停用利福平后它的诱导作用会持续更长时间，并且在 24h 以后会产生更强的作用。

一项对健康人群的研究报道[3]，克拉霉素能够增加瑞格列奈的血浆浓度并且延长其清除半衰期，机制可能是通过抑制 CYP3A4。1 名 80 岁的男性患者，瑞格列奈治疗稳定，在使用克拉霉素治疗 48h 后出现了严重的低血糖反应[4]。在 1 项健康受试者研究中，另一种 CYP3A4 抑制剂泰利霉素也可增加瑞格列奈的血浆浓度，尽管瑞格列奈清除半衰期并未受到显著影响[5]。甲氧苄啶[6]通过抑制 CYP2C8 而具有类似的作用。

一篇关于 1 名接受瑞格列奈治疗的患者在服用加替沙星时发生低血糖的报道，见第267页。

1. Niemi M, *et al.* Rifampin decreases the plasma concentrations and effects of repaglinide. *Clin Pharmacol Ther* 2000; **68:** 495–500.
2. Bidstrup TB, *et al.* Rifampicin seems to act as both an inducer and an inhibitor of the metabolism of repaglinide. *Eur J Clin Pharmacol* 2004; **60:** 109–14.
3. Niemi M, *et al.* The cytochrome P4503A4 inhibitor clarithromycin increases the plasma concentrations and effects of repaglinide. *Clin Pharmacol Ther* 2001; **70:** 58–65.
4. Khamaisi M, Leitersdorf E. Severe hypoglycemia from clarithromycin-repaglinide drug interaction. *Pharmacotherapy* 2008; **28:** 682–4.
5. Kajosaari LI, *et al.* Telithromycin, but not montelukast, increases the plasma concentrations and effects of the cytochrome P450 3A4 and 2C8 substrate repaglinide. *Clin Pharmacol Ther* 2006; **79:** 231–42.
6. Niemi M, *et al.* The CYP2C8 inhibitor trimethoprim increases the plasma concentrations of repaglinide in healthy subjects. *Br J Clin Pharmacol* 2004; **57:** 441–7.

环孢素 环孢素显著提高健康人血浆的瑞格列奈浓度，可能的途径包括抑制细胞色素 P450 同工酶 CYP3A4 以及通过抑制肝脏有机阴离子转运多肽 OATP1B1 来抑制肝脏的摄取[1]。然而，具体的效果上具有很大的变异，考虑与遗传因素相关。因此，此两种药物同时服用可增加低血糖的风险。然后，正常剂量的瑞格列奈也成功地用于肾移植后糖尿病的患者，这些患者服用了包括环孢素在内的免疫抑制药[2]。瑞格列奈与环孢素（7 例中有 1 例）或他克莫司（14 例中有 2 例）同时服用后均可出现低血糖，但程度较轻。然而，作者也指出此类患者的口服抗糖尿病药需从低剂量起始，缓慢调整剂量，密切监测血糖浓度[3]。

1. Kajosaari LI, *et al.* Cyclosporine markedly raises the plasma concentrations of repaglinide. *Clin Pharmacol Ther* 2005; **78:** 388–99.
2. Türk T, *et al.* Repaglinide in the management of new-onset diabetes mellitus after renal transplantation. *Am J Transplant* 2006; **6:** 842–6.
3. Türk T, Witzke O. Pharmacological interaction between cyclosporine A and repaglinide. Is it clinically relevant? *Am J Transplant* 2006; **6:** 2223.

柚子汁 在一项健康人研究中[1]柚子汁可增加瑞格列奈的生物利用度。瑞格列奈的半衰期不受影响，这表明柚子汁通过抑制肠壁细胞色素 P450 同工酶 CYP3A4 抑制了瑞格列奈全身代谢之前的代谢途径。血糖浓度未受影响。

1. Bidstrup TB, *et al.* The impact of CYP2C8 polymorphism and grapefruit juice on the pharmacokinetics of repaglinide. *Br J Clin Pharmacol* 2006; **61:** 49–57.

调脂药物 一项对健康人群的研究发现[1]，吉非贝齐可以显著增加瑞格列奈的血浆浓度，并能增强并延长其降低血糖的作用。这种相互作用在服用 1 次剂量的吉非贝齐之后可持续至少 12h；可能是由于吉非贝齐代谢产物葡萄糖苷酸在肝脏的聚积以及由此所致的对细胞色素 P450 同工酶 CYP2C8 的抑制作用延长[2]导致。另一种较弱的影响是吉非贝齐可通过有机阴离子转运多肽 1B1

来抑制肝脏对瑞格列奈的摄取，此种影响的强度受 OATP1B1 相关基因型的影响[3]。2003 年，EMEA 报告其收到 5 例同时服用瑞格列奈和吉非贝齐的患者发生严重低血糖的报道，因此禁止了此种组合[4]。然而另一项对健康人群的研究发现[5]，瑞格列奈的作用不受苯扎贝特或非诺贝特的影响。

1. Niemi M, *et al.* Effects of gemfibrozil, itraconazole, and their combination on the pharmacokinetics and pharmacodynamics of repaglinide: potentially hazardous interaction between gemfibrozil and repaglinide. *Diabetologia* 2003; **46:** 347–51.
2. Tornio A, *et al.* The effect of gemfibrozil on repaglinide pharmacokinetics persists for at least 12h after the dose: evidence for mechanism-based inhibition of CYP2C8 in vivo. *Clin Pharmacol Ther* 2008; **84:** 403–11.
3. Kalliokoski A, *et al.* Effects of gemfibrozil and atorvastatin on the pharmacokinetics of repaglinide in relation to SLCO1B1 polymorphism. *Clin Pharmacol Ther* 2008; **84:** 488–96.
4. EMEA. EMEA public statement on repaglinide (NovoNorm/Prandin) contraindication of concomitant use of repaglinide and gemfibrozil (issued 21st May, 2003). Available at: http://www.ema.europa.eu/docs/en_GB/document_library/Public_statement/2010/08/WC500095476.pdf (accessed 24/08/10)
5. Kajosaari LI, *et al.* Lack of effect of bezafibrate and fenofibrate on the pharmacokinetics and pharmacodynamics of repaglinide. *Br J Clin Pharmacol* 2004; **58:** 390–6.

药动学

瑞格列奈从胃肠道快速吸收，1h 内达到血浆峰值浓度。平均生物利用度大约是 60%。瑞格列奈与血浆蛋白高度结合，其血浆消除半衰期大约是 1h。它似乎是肝脏通过有机阴离子转运蛋白 OATP1B1 活跃摄取的底物，几乎完全经肝内 P450 同工酶 CYP2C8 和 CYP3A4 代谢。其代谢产物是无活性的，经胆汁排泄。瑞格列奈更高的血浆浓度和延长的半衰期可能会出现在有肾损害（肌酐清除率小于 40ml/min）或有慢性肝病的患者中。

1. Hatorp V, *et al.* Single-dose pharmacokinetics of repaglinide in subjects with chronic liver disease. *J Clin Pharmacol* 2000; **40:** 142–52.
2. Hatorp V. Clinical pharmacokinetics and pharmacodynamics of repaglinide. *Clin Pharmacokinet* 2002; **41:** 471–83.
3. Bidstrup TB, *et al.* CYP2C8 and CYP3A4 are the principal enzymes involved in the human in vitro biotransformation of the insulin secretagogue repaglinide. *Br J Clin Pharmacol* 2003; **56:** 305–14.
4. Niemi M, *et al.* Polymorphism in CYP2C8 is associated with reduced plasma concentrations of repaglinide. *Clin Pharmacol Ther* 2003; **74:** 380–7.
5. Niemi M, *et al.* Polymorphic organic anion transporting polypeptide 1B1 is a major determinant of repaglinide pharmacokinetics. *Clin Pharmacol Ther* 2005; **77:** 468–78.
6. Kalliokoski A, *et al.* Different effects of SLCO1B1 polymorphism on the pharmacokinetics and pharmacodynamics of repaglinide and nateglinide. *J Clin Pharmacol* 2008; **48:** 311–21.

用途和用法

瑞格列奈是一种氯茴苯酸类抗糖尿病药并用于 2 型糖尿病的治疗（第407页）。它的化学结构不同于磺脲类药物，但是却显示出类似的作用模式，同样被表述为胰岛素促泌剂。

瑞格列奈是餐前 30min 内给予，通常为 15min 内。常规起始剂量是 0.5mg；之前接受过降糖治疗的患者的起始剂量是 1mg 或 2mg。剂量调整间隔是 1～2 周，直到餐前 4mg 的最大剂量；每日不能超过总量 16mg。瑞格列奈可以与二甲双胍或一种噻唑烷二酮类药物合用于那些用单一治疗不能适当控制血糖的 2 型糖尿病患者。当给予与二甲双胍联合的剂型时，建议瑞格列奈日最大剂量为 10mg。

1. Moses R, *et al.* Effect of repaglinide addition to metformin monotherapy on glycemic control in patients with type 2 diabetes. *Diabetes Care* 1999; **22:** 119–24.
2. Wolffenbuttel BH, Landgraf R. A 1-year multicenter randomized double-blind comparison of repaglinide and glyburide for the treatment of type 2 diabetes. *Diabetes Care* 1999; **22:** 463–7.
3. Moses RG, *et al.* Flexible meal-related dosing with repaglinide facilitates glycemic control in therapy-naive type 2 diabetes. *Diabetes Care* 2001; **24:** 11–15.
4. Culy CR, Jarvis B. Repaglinide: a review of its therapeutic use in type 2 diabetes mellitus. *Drugs* 2001; **61:** 1625–60.
5. Derosa G, *et al.* Comparison between repaglinide and glimepiride in patients with type 2 diabetes mellitus: a one-year, randomized, double-blind assessment of metabolic parameters and cardiovascular risk factors. *Clin Ther* 2003; **25:** 472–84.
6. Raskin P, *et al.* Combination therapy for type 2 diabetes: repaglinide plus rosiglitazone. *Diabet Med* 2004; **21:** 329–35.
7. Black C, *et al.* Meglitinide analogues for type 2 diabetes mellitus. Available in The Cochrane Database of Systematic Reviews; Issue 2. Chichester: John Wiley; 2007 (accessed 13/03/09).
8. Johansen OE, Birkeland KI. Defining the role of repaglinide in the management of type 2 diabetes mellitus: a review. *Am J Cardiovasc Drugs* 2007; **7:** 319–35.
9. Raskin P. Oral combination therapy: repaglinide plus metformin for treatment of type 2 diabetes. *Diabetes Obes Metab* 2008; **10:** 1167–77.

在肾损伤中的用法 尽管瑞格列奈主要经肝代谢而清除，小规模的药动学研究显示有肾损伤的患者所承受的瑞格列奈浓度可能会增加[1,2]。一项包括 151 名肾功能正常患者和 130 名有不同程度肾损伤患者的大规模标签公开的研究[3]发现，不良反应的发生率不受肾功能的影响。然而，在为期 3 个月的维持治疗阶段的最后，随着肾损伤程度的增加有降低瑞格列奈有效剂量的趋势。美国的注册药品信息上提示瑞格列奈通常的口服起始剂量餐前 500μg 可用于严重肾损伤的患者，可谨慎调整剂量。

1. Marbury TC, *et al.* Pharmacokinetics of repaglinide in subjects with renal impairment. *Clin Pharmacol Ther* 2000; **67:** 7–15.
2. Schumacher S, *et al.* Single- and multiple-dose pharmacokinetics of repaglinide in patients with type 2 diabetes and renal impairment. *Eur J Clin Pharmacol* 2001; **57:** 147–52.
3. Hasslacher C. Safety and efficacy of repaglinide in type 2 diabetic patients with and without impaired renal function. *Diabetes Care* 2003; **26:** 886–91.

制剂

USP 33: Repaglinide Tablets.

专利制剂

Arg.: Cravenorm; Glukenil; NovoNorm; Sestrine; ***Austral.:*** NovoNorm; ***Austria:*** NovoNorm; ***Belg.:*** NovoNorm; ***Braz.:*** Gluconorm; NovoNorm; Prandin; ***Canad.:*** Gluconorm; ***Chile:*** Hipover; NovoNorm; ***Cz.:*** Enyglid; NovoNorm; Prandin; ***Denm.:*** NovoNorm; ***Fin.:*** NovoNorm; ***Fr.:*** NovoNorm; ***Ger.:*** NovoNorm; ***Gr.:*** NovoNorm; ***Hong Kong:*** NovoNorm; ***Hung.:*** NovoNorm; ***India:*** Rapilin; ***Indon.:*** Dexanorm; ***Irl.:*** NovoNorm; Prandin; ***Israel:*** NovoNorm; ***Ital.:*** NovoNorm; ***Malaysia:*** NovoNorm; ***Mex.:*** NovoNorm; Prandin; ***Neth.:*** NovoNorm; Prandin; ***Norw.:*** NovoNorm; ***NZ:*** NovoNorm; ***Philipp.:*** NovoNorm; ***Pol.:*** NovoNorm; ***Port.:*** NovoNorm; Prandin; ***Rus.:*** NovoNorm (НовоНорм); ***S.Afr.:*** NovoNorm; ***Singapore:*** NovoNorm; ***Spain:*** NovoNorm; Prandin; ***Swed.:*** NovoNorm; ***Switz.:*** NovoNorm; ***Thai.:*** NovoNorm; ***Turk.:*** Novade; NovoNorm; ***UK:*** Prandin; ***Ukr.:*** NovoNorm (Новонорм); ***USA:*** Prandin.

多组分制剂 ***USA:*** PrandiMet.

Rosiglitazone (*BAN*, *rINN*) 罗格列酮

Rosiglitatsoni; Rosiglitazon; Rosiglitazona; Rosiglitazonum. (±)-5-{*p*-[2-(Methyl-2-pyridylamino)ethoxy]benzyl}-2,4-thiazolidinedione.

Розиглитазон

$C_{18}H_{19}N_3O_3S$ = 357.4.

CAS — 122320-73-4.

ATC — A10BG02.

ATC Vet — QA10BG02.

UNII — 05V02F2KDG.

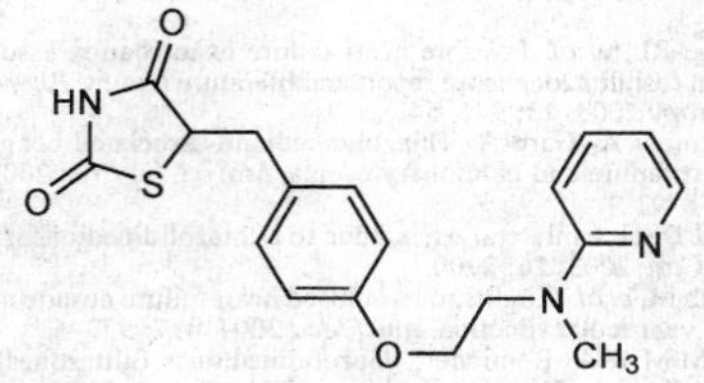

Rosiglitazone Maleate (*BANM*, *USAN*, *rINNM*) 马来酸罗格列酮

BRL-49653-C; Maleato de rosiglitazona; Rosiglitazone, Maléate de; Rosiglitazoni Maleas; Rozigiltazon Maleat.

Розиглитазона Малеат

$C_{18}H_{19}N_3O_3S,C_4H_4O_4$ = 473.5.

CAS — 155141-29-0.

ATC — A10BG02.

ATC Vet — QA10BG02.

UNII — KX2339DP44.

Rosiglitazone Potassium (*BANM*, *rINNM*) 罗格列酮钾

Kalii Rosiglitazonum; Rosiglitazona potásica; Rosiglitazone Potassique.

Калия Розиглитазон

$C_{18}H_{18}N_3O_3SK$ = 396.5.

CAS — 316371-84-3.

ATC — A10BG02.

ATC Vet — QA10BG02.

不良反应和注意事项

低血糖在罗格列酮单药治疗时并不常见，但当与其他口服抗糖尿病药，特别是磺脲类或胰岛素联用时低血糖较为常见。体重的增加与剂量相关，可能由脂肪堆积和液体潴留共同导致。罗格列酮的其他常见不良反应为食欲增加、胃肠道功能紊乱和头痛。血红蛋白和血细胞比容的减少可能与罗格列酮的剂量以及血浆容量的增加相关；起始治疗前血红蛋白浓度就已经偏低的患者发生贫血的风险增加。血脂水平也可能发生变化，包括高甘油三酯血症和轻度到中度的高胆固醇血症。其他已见报道的不良反应包括眩晕、心悸、肌痉挛、背痛、关节痛、感觉异常和脱发。罕见报道包括过敏反应、血管性水肿、皮肤反应（如风疹、瘙痒和皮疹）。罗格列酮也可增加妇女骨折的风险。

罗格列酮能够导致液体潴留，可以加重或诱发心力衰竭。体重迅速增加以及呼吸困难可能提示液体潴留。因此有水肿的患者必须谨慎使用，并且有心力衰竭病史的患者不能使用（见下文）。肾损害可以增加液体潴留和心力衰竭的危险。发生急性冠脉事件的患者应避免使用罗格列酮，因为此种情况具有演变为心力衰竭的可能。已有新发糖尿病黄斑水肿及其恶化同时伴有视力下降的罕见病例报道（见下文**对眼的影响**）。有证据指出，罗格列酮增加心血管风险，因此缺血性心脏病或外周动脉疾病（见下文）的患者不推荐使用该药。必须定期监测肝功能，因为已有肝功能异常的个案报道，并且有肝损害的患者应该谨慎使用该药（见下文**对肝脏的影响**）。

1 型糖尿病或糖尿病酮症酸中毒的患者不适合使用罗格列酮进行治疗。

在由于胰岛素抵抗而无排卵的妇女中，罗格列酮的治疗可以促使排卵的恢复。

驾驶 糖尿病及其并发症以及用于治疗糖尿病的药物均可能影响患者的安全驾驶能力——英国对糖尿病患者的限制详见**胰岛素**项下（第424页）。

对血液的影响 1 名 50 岁的妇女在使用罗格列酮治疗后出现了白细胞和血小板的减少。停药后恢复，再次给药后复发。再次停药后，患者的白细胞和血小板再度恢复正常[1]。1 例罗格列酮导致的免疫性血小板减少症也在停药后恢复[2]。

1. Digman C, *et al.* Leukopenia and thrombocytopenia caused by thiazolidinediones. *Ann Intern Med* 2005; **143:** 465–6.
2. Liu X, *et al.* Rosiglitazone-induced immune thrombocytopenia. *Platelets* 2006; **17:** 143–8.

对骨骼的影响 使用噻唑烷二酮类药物如吡格列酮或罗格列酮与女性患者骨密度降低和骨折风险增加相关。从 1 项比较研究的数据分析（ADOPT）[1]将 4360 名患者随机入组，比较了服用罗格列酮、二甲双胍或者格列苯脲后的血糖控制情况。研究发现女性患者骨折的风险在 3 个组分别为 9.3%、5.1%和 3.5%[2]；男性患者的风险为 3.4%～3.95%，在 3 组间无显著差异。对另一项正在进行中的大型研究进行的分析得出了罗格列酮增加骨折风险的一致结论[2]，罗格列酮厂商提供的包含超过 8100 名使用该药的患者的数据同样显示服用该药的妇女骨折风险增加[3]，增加的风险为每 100 名患者每年 0.8 例。随后进行的一项荟萃分析回顾了 10 项噻唑烷二酮类在糖尿病患者中的研究，分析了相关骨折的数据，虽然这些研究均无前瞻性评价骨折风险的设计[4]。该研究证实了噻唑烷二酮类的使用与总体骨折风险的增加相关。基于提供性别数据的 5 项研究发现，女性骨折的风险增加 2 倍，而男性则无显著增长。

骨折的类型与绝经后疏松相关骨折有所不同，主要分布在上臂、手掌或者足部，而不是髋部或者脊柱[2]。然而，这可能是因为大多数受影响的患者年龄较轻（平均年龄 56 岁）[1]，也有证据显示老年妇女髋和股骨头骨折与噻唑烷二酮类显著相关[4]。一项观察性研究表明，使用噻唑烷二酮类与妇女全身骨密度进行性丢失相关，但在男性中未见相关性[5]。对 ADOPT 结果的进一步分析发现骨折风险的增加在使用罗格列酮治疗 1 年才显现出来，且受影响的妇女中未发现其他特别的危险因素[6]。

1. Kahn SE, *et al.* ADOPT Study Group. Glycemic durability of rosiglitazone, metformin, or glyburide monotherapy. *N Engl J Med* 2006; **355:** 2427–43. Correction. *ibid.* 2007; **356:** 1387–8.
2. GSK, Canada. Increased incidence of fractures in female patients who received long-term treatment with Avandia® (rosiglitazone maleate) tablets for type 2 diabetes mellitus (23rd February 2007). Available at: http://www.hc-sc.gc.ca/dhp-mps/alt_formats/hpfb-dgpsa/pdf/medeff/avandia_hpc-cps_3-eng.pdf (accessed 20/08/08)
3. Takeda, USA. Re observation of an increased incidence of fractures in female patients who received long-term treatment with Actos® (pioglitazone HCl) tablets for type 2 diabetes mellitus (March 2007). Available at: http://www.fda.gov/medwatch/safety/2007/Actosmar0807.pdf (accessed 21/03/07)
4. Loke YK, *et al.* Long-term use of thiazolidinediones and fractures in type 2 diabetes: a meta-analysis. *CMAJ* 2009; **180:** 32–9.
5. Schwartz AV, *et al.* Thiazolidinedione use and bone loss in older diabetic adults. *J Clin Endocrinol Metab* 2006; **91:** 3349–54.
6. Kahn SE, *et al.* Rosiglitazone-associated fractures in type 2 diabetes: an analysis from A Diabetes Outcome Progression Trial (ADOPT). *Diabetes Care* 2008; **31:** 845–51.

对心血管系统的影响 研究表明，除却降低血糖的作用外，噻唑烷二酮类对于糖尿病并发病大血管病变具有保护作用，有证据表明吡格列酮或可改善心血管结局（见**糖尿病并发症**，第435页）。然而，一项汇集了42项研究的荟萃分析[1]发现，与安慰剂或其他抗糖尿病药相比，罗格列酮与心肌梗死风险的增加显著相关，与心血管病因所致死亡的增加呈接近性相关。这项分析的局限性在于这些研究的出发点并不是用于检验心血管结局，大部分的研究规模较小且为短期研究。而且，荟萃分析中剔除了不包含心血管事件记录的研究，这点也受到了质疑。另一项与之对应的分析[2]包含了这些被剔除的研究，通过合适的分析调整，发现心肌梗死和心血管死亡的危险率并无显著差异，无法得出风险增加或者减少的结论。

为了应对由早期的荟萃分析引发的关注，另一项正在进行的为了评价心血管结局而设计的开放标签的研究（RECORD）进行了临时的分析并发表了结果（罗格列酮与二甲双胍或者磺脲类联用与二甲双胍和磺脲类的联用对比）[3]。然而，该数据不足以说明心肌梗死的风险增加；考虑到心血管原因所致总入院或死亡多种因素的影响，其结论也缺乏说服力。后续一项荟萃分析[4]仅限于对4项意向性评估心血管不良反应的长期研究（治疗时间至少12个月）进行分析，其中也包含了临时的RECORD的结果。该研究发现罗格列酮的使用与心肌梗死风险的增加相关，但与心血管死亡率的增加无关。RECORD[5]的最终结果显示，随访5～7年后，罗格列酮并未增加总体心血管疾病的发生率或死亡率，但该数据同样显示心肌梗死的发生率略有增加。但这些发现的影响事实上被大大地削弱，因为心血管事件的发生率远低于预期。后续的荟萃分析认为罗格列酮的风险获益并不尽如人意[6]。出于对罗格列酮心血管安全性的担忧，各国对其应用进行了限制：2010年9月FDA规定罗格列酮仅用于其他药物无法控制的糖尿病[7]，欧洲则禁止了罗格列酮的销售[8]（见下文**用途**）。

与噻唑烷二酮类相关的心力衰竭的风险，见下文**对心脏的影响**。

1. Nissen SE, Wolski K. Effect of rosiglitazone on the risk of myocardial infarction and death from cardiovascular causes. *N Engl J Med* 2007; **356:** 2457–71. Correction. *ibid.*; **357:** 100.
2. Diamond GA, *et al.* Uncertain effects of rosiglitazone on the risk for myocardial infarction and cardiovascular death. *Ann Intern Med* 2007; **147:** 578–81.
3. Home PD, *et al.* RECORD Study Group. Rosiglitazone evaluated for cardiovascular outcomes—an interim analysis. *N Engl J Med* 2007; **357:** 28–38.
4. Singh S, *et al.* Long-term risk of cardiovascular events with rosiglitazone: a meta-analysis. *JAMA* 2007; **298:** 1189–95.
5. Home PD, *et al.* RECORD Study Team. Rosiglitazone evaluated for cardiovascular outcomes in oral agent combination therapy for type 2 diabetes (RECORD): a multicentre, randomised, open-label trial. *Lancet* 2009; **373:** 2125–35.
6. Nissen SE, Wolski K. Rosiglitazone revisited: an updated meta-analysis of risk for myocardial infarction and cardiovascular mortality. *Arch Intern Med* 2010; **170:** 1191–1201.
7. FDA. Avandia (rosiglitazone): REMS - risk of cardiovascular events (issued 23rd September, 2010). Available at: http://www.fda.gov/Safety/MedWatch/SafetyInformation/SafetyAlertsforHumanMedicalProducts/ucm226994.htm (accessed 24/09/10)
8. EMEA. European Medicines Agency recommends suspension of Avandia, Avandamet and Avaglim: anti-diabetes medication to be taken off the market (issued 23rd September, 2010). Available at: http://www.ema.europa.eu/docs/en_GB/document_library/Press_release/2010/09/WC500096996.pdf (accessed 24/09/10)

对眼的影响 美国和加拿大（*GSK*）的制造厂家已经接到上市后关于使用含有罗格列酮产品治疗的患者有糖尿病黄斑水肿发展或恶化的报道；在大多数病例中，还有患者发生周围水肿或液体潴留的报道[1,2]。部分病例在停用药物治疗后，视觉损害得到改善或缓解。已有糖尿病视网膜病变或黄斑水肿的患者必须谨慎使用罗格列酮，如果服用药物时视觉损害继续发展，必须停药并且找眼科医生咨询[2]。一项回顾性综述[3]汇集了30名下肢水肿且有明显临床症状的黄斑水肿的糖尿病患者，评估了记录中他们停用罗格列酮或吡格列酮之后的变化。体重的降低和外周水肿的恢复通常较快（通常在2个月内），而黄斑水肿的恢复则非常缓慢。大部分患者进行了黄斑激光治疗，某些病例由于慢性水肿所致的黄斑损伤、视觉灵敏度在治疗后仍无法恢复。

甲状腺功能正常的患者服用噻唑烷二酮类后，曾有甲状腺眼病加重的报道，尤其是与眶脂肪隔扩张相关的突眼[4,5]。也曾有过无甲状腺疾病、眼眶脂肪和眼外肌正常情况下服用罗格列酮出现突眼的报道[6]。1项在36名患者中进行的小型研究在使用吡格列酮治疗前和治疗6个月后测量患者的突眼度[7]。总体上，突眼度略有增加，但没有1名患者注意到眼睛外观上有任何改变。突眼度的增加更为明显的患者中，既往或目前患有甲状腺疾病、脂联素水平低、服用高剂量吡格列酮的比例明显增多。

1. GSK, USA. Avandia (rosiglitazone maleate), Avandamet (rosiglitazone maleate/metformin HCl): letter to healthcare professionals (issued December 2005). Available at: http://www.fda.gov/downloads/Safety/MedWatch/SafetyInformation/SafetyAlertsforHumanMedicalProducts/UCM153072.pdf (accessed 24/08/10)
2. GSK, Canada. Association of Avandia® and Avandamet® with new onset and/or worsening of macular edema (issued 19th December, 2005). Available at: http://www.hc-sc.gc.ca/dhp-mps/alt_formats/hpfb-dgpsa/pdf/medeff/avandia_avandamet_hpc-cps-eng.pdf (accessed 20/08/08)
3. Ryan EH, *et al.* Diabetic macular edema associated with glitazone use. *Retina* 2006; **26:** 562–70.
4. Starkey K, *et al.* Peroxisome proliferator-activated receptor-γ in thyroid eye disease: contraindication for thiazolidinedione use? *J Clin Endocrinol Metab* 2003; **88:** 55–9.
5. Lee S, *et al.* Thiazolidinedione induced thyroid associated orbitopathy. *BMC Ophthalmol* 2007; **7:** 8.
6. Levin F, *et al.* Rosiglitazone-induced proptosis. *Arch Ophthalmol* 2005; **123:** 119–21.
7. Dorkhan M, *et al.* Treatment with a thiazolidinedione increases eye protrusion in a subgroup of patients with type 2 diabetes. *Clin Endocrinol (Oxf)* 2006; **65:** 35–9.

对心脏的影响 吡格列酮和罗格列酮能够引起外周水肿和肺水肿，这可以加重或诱发心力衰竭；数例病例已对其进行了描述[1～6]。一项大规模回顾性队列研究也发现[7]，使用噻唑烷二酮类药物可以增加心力衰竭发生的危险。已有报道[8]，单一治疗引起的外周水肿的发生率是3%～5%，并且在一种噻唑烷二酮药物与另一种口服抗糖尿病药合用时会有轻度增加。当一种噻唑烷二酮药物与胰岛素合用时，其发生率是15%。心力衰竭的发生率是较低的，但是一种噻唑烷二酮药物与胰岛素合用时，有报道其发生率是2%～3%；然而，1项在已患大血管疾病的糖尿病患者中进行的回顾性研究[9]试图对吡格列酮在预防二级大血管事件中的作用进行探讨，结果发现吡格列酮组心力衰竭的发生率为6%，而安慰剂组心力衰竭的发生率为4%。心力衰竭的死亡率在两组间没有差异。再次分析[10,11]证实了这些数字，后续的综述同样发现噻唑烷二酮类增加心力衰竭的风险[12,13]，但与心血管死亡风险的增加无关[13]。

American Heart Association and American Diabetes Association推荐[8]，有心脏病危险因素或射血分数减低但是没有症状的患者，以及有NYHA Ⅰ级或Ⅱ级心力衰竭的患者，噻唑烷二酮必须从低剂量开始，这只有在有必要时逐渐加量并且需要谨慎监测。患有更严重心力衰竭（Ⅲ级和Ⅳ级）的患者不能使用这些药物治疗。这些建议在美国注册药品信息中有体现。英国注册药品信息禁止有心力衰竭或心力衰竭病史的患者使用吡格列酮或罗格列酮，即使是Ⅰ级或Ⅱ心力衰竭。

对这些联合治疗的限制见下文**用法**。

1. Page RL, *et al.* Possible heart failure exacerbation associated with rosiglitazone: case report and literature review. *Pharmacotherapy* 2003; **23:** 945–54.
2. Kermani A, Garg A. Thiazolidinedione-associated congestive heart failure and pulmonary edema. *Mayo Clin Proc* 2003; **78:** 1088–91.
3. Bell DSH. Unilateral edema due to a thiazolidinedione. *Diabetes Care* 2003; **26:** 2700.
4. Shah M, *et al.* Pioglitazone-induced heart failure despite normal left ventricular function. *Am J Med* 2004; **117:** 973–4.
5. CSM/MHRA. Reminder: thiazolidinediones (glitazones) contraindications. *Current Problems* 2004; **30:** 8.
6. Cheng AYY, Fantus IG. Thiazolidinedione-induced congestive heart failure. *Ann Pharmacother* 2004; **38:** 817–20.
7. Delea TE, *et al.* Use of thiazolidinediones and risk of heart failure in people with type 2 diabetes: a retrospective cohort study. *Diabetes Care* 2003; **26:** 2983–9.
8. Nesto RW, *et al.* Thiazolidinedione use, fluid retention, and congestive heart failure: a consensus statement from the American Heart Association and American Diabetes Association. *Circulation* 2003; **108:** 2941–8.
Also available at: http://circ.ahajournals.org/cgi/reprint/108/23/2941.pdf (accessed 26/03/07) Also published in *Diabetes Care* 2004; **27:** 256–63.
Also available at: http://care.diabetesjournals.org/content/27/1/256.full.pdf (accessed 06/07/09)
9. Dormandy JA, *et al.* Secondary prevention of macrovascular events in patients with type 2 diabetes in the PROactive Study (PROspective pioglitAzone Clinical Trial In macroVascular Events): a randomised controlled trial. *Lancet* 2005; **366:** 1279–89.
10. Rydén L, *et al.* Adjudication of serious heart failure in patients from PROactive. *Lancet* 2007; **369:** 189–90.
11. Erdmann E, *et al.* PROactive investigators. Pioglitazone use and heart failure in patients with type 2 diabetes and preexisting cardiovascular disease: data from the PROactive study (PROactive 08). *Diabetes Care* 2007; **30:** 2773–8.
12. Singh S, *et al.* Thiazolidinediones and heart failure: a teleo-analysis. *Diabetes Care* 2007; **30:** 2148–53.
13. Lago RM, *et al.* Congestive heart failure and cardiovascular death in patients with prediabetes and type 2 diabetes given thiazolidinediones: a meta-analysis of randomised clinical trials. *Lancet* 2007; **370:** 1129–36.

对血脂的影响 罗格列酮和吡格列酮对血浆脂肪具有不同的作用——参见第434页。

对肝脏的影响 已有数个病例对肝毒性进行了描述[1～4]。大多数病例发生在罗格列酮开始治疗的几周或几个月内，少数病例发生在大约1年或更长时间[5～7]。然而，由于共存的疾病和伴随的药物治疗，其中部分病例的因果关系还存有争议[8,9]。

注册药品信息建议，应该在罗格列酮开始治疗前检测肝酶浓度；丙氨酸氨基转移酶（ALT）浓度超过正常值上限2.5倍的患者不能给予罗格列酮，肝酶浓度轻度升高的患者使用该药时也应谨慎。在治疗的过程中，所有患者均应定期检测ALT浓度。如果ALT浓度升高超过正常值上限的3倍并且在复查后保持同样的水平，应该停止罗格列酮的治疗；如果出现黄疸也应该停止治疗。

1. Forman LM, *et al.* Hepatic failure in a patient taking rosiglitazone. *Ann Intern Med* 2000; **132:** 118–21.
2. Al-Salman J, *et al.* Hepatocellular injury in a patient receiving rosiglitazone: a case report. *Ann Intern Med* 2000; **132:** 121–4.
3. Ravinuthala RS, Nori U. Rosiglitazone toxicity. *Ann Intern Med* 2000; **133:** 658.
4. Hachey DM, *et al.* Isolated elevation of alkaline phosphatase level associated with rosiglitazone. *Ann Intern Med* 2000; **133:** 752.
5. Gouda HE, *et al.* Liver failure in a patient treated with long-term rosiglitazone therapy. *Am J Med* 2001; **111:** 584–5.
6. Su D-H, *et al.* Liver failure in a patient receiving rosiglitazone therapy. *Diabet Med* 2006; **23:** 105–6.
7. El-Naggar MHM, *et al.* Late-onset rosiglitazone-associated acute liver failure in a patient with Hodgkin's lymphoma. *Ann Pharmacother* 2008; **42:** 713–8.
8. Freid J, *et al.* Rosiglitazone and hepatic failure. *Ann Intern Med* 2000; **132:** 164.
9. Isley WL, Oki JC. Rosiglitazone and liver failure. *Ann Intern Med* 2000; **133:** 393.

禁食 关于斋月期间禁食的穆斯林患者服用格列酮类可能会伴有较低的低血糖风险的叙述见**胰岛素**的**注意事项**项下，第425页。

妊娠 倾向于使用胰岛素治疗妊娠期糖尿病。罗格列酮可通过胎盘，可在胎儿组织中检测到，但有证据显示胎儿具有代谢此种药物的能力[1]。关于罗格列酮在妊娠期间的临床应用数据有限。曾有8名患有多囊卵巢综合征的妇女使用罗格列酮诱导排卵，并在妊娠前12周服用罗格列酮，没有证据表明她们的婴儿存在先天畸形或发育迟缓[2]。另1例病例中，1名患有糖尿病的妇女在妊娠13～17周期间服用罗格列酮，婴儿亦无畸形[3]。

1. Chan LY-S, *et al.* Placental transfer of rosiglitazone in the first trimester of human pregnancy. *Fertil Steril* 2005; **83:** 955–8.
2. Haddad GF, *et al.* Case series of rosiglitazone used during the first trimester of pregnancy. *Reprod Toxicol* 2008; **26:** 183–4.
3. Kalyoncu NI, *et al.* A case of rosiglitazone exposure in the second trimester of pregnancy. *Reprod Toxicol* 2005; **19:** 563–4.

药物相互作用

吉非贝齐、酮康唑和甲氧苄啶可以增加罗格列酮的血浆浓度。相反的，利福平可以降低罗格列酮的血浆浓度。服用罗格列酮的患者应该谨慎使用这些药物，血糖控制水平也必须被监测。

NSAIDs或胰岛素与罗格列酮合用可以增加水肿和心衰的危险（见上文**对心脏的影响**，以及下文**用法**）。

1. Scheen AJ. Pharmacokinetic interactions with thiazolidinediones. *Clin Pharmacokinet* 2007; **46:** 1–12.

抗菌药 在对健康人群的研究中，利福平可以显著降低罗格列酮[1,2]和吡格列酮[3]的血浆浓度和清除半衰期，机制可能是通过诱导细胞色素P450同工酶CYP2C8对其代谢。相反地，甲氧苄啶能够抑制CYP2C8，并能适当增加罗格列酮的浓度和半衰期[2,4]。

1. Park J-Y, *et al.* Effect of rifampin on the pharmacokinetics of rosiglitazone in healthy subjects. *Clin Pharmacol Ther* 2004; **75:** 157–62.
2. Niemi M, *et al.* Effects of trimethoprim and rifampin on the pharmacokinetics of the cytochrome P450 2C8 substrate rosiglitazone. *Clin Pharmacol Ther* 2004; **76:** 239–49.
3. Jaakkola T, *et al.* Effect of rifampicin on the pharmacokinetics of pioglitazone. *Br J Clin Pharmacol* 2006; **61:** 70–8.
4. Hruska MW, *et al.* The effect of trimethoprim on CYP2C8 mediated rosiglitazone metabolism in human liver microsomes and healthy subjects. *Br J Clin Pharmacol* 2005; **59:** 70–9.

抗真菌药 在健康人中[1]，酮康唑可以增加罗格列酮的血浆浓度和消除半衰期，这可能是通过抑制细胞色素P450同工酶CYP2C8以及对CYP2C9的轻度抑制而引起的。

1. Park J-Y, *et al.* Effect of ketoconazole on the pharmacokinetics of rosiglitazone in healthy subjects. *Br J Clin Pharmacol* 2004; **58:** 397–402.

调脂药物 在健康人中[1]，吉非贝齐可以显著增加罗格列酮的血浆浓度，并且使其半衰期加倍，这可能是因为抑制了其代谢。作者认为这些药物不能一起使用，或者如果开始使用吉非贝齐进行治疗就应该把罗格列酮的剂量至少减半。健康人服用吉非贝齐后，也可观察到吡格列酮的血浆浓度显著增加，半衰期显著延长[2,3]。

患者同时服用贝特类和噻唑烷二酮类后出现的与上述结论相矛盾的血浆高密度脂蛋白胆固醇降低的报道，参见第1188页。

1. Niemi M, *et al.* Gemfibrozil considerably increases the plasma concentrations of rosiglitazone. *Diabetologia* 2003; **46:** 1319–23.
2. Jaakkola T, *et al.* Effects of gemfibrozil, itraconazole, and their combination on the pharmacokinetics of pioglitazone. *Clin Pharmacol Ther* 2005; **77:** 404–14.
3. Deng L-J, *et al.* Effect of gemfibrozil on the pharmacokinetics of pioglitazone. *Eur J Clin Pharmacol* 2005; **61:** 831–6.

药动学

罗格列酮口服后能从胃肠道很好地吸收。一次给药剂量在大约1h后达到血浆峰值浓度，其生物利用度是99%。有99.8%的药物与血浆蛋白结合。罗格列酮被广泛地代谢，主要被细胞色素P450同工酶CYP2C8代谢。它从尿液和粪便排泄，半衰期是3～4h。

罗格列酮可通过胎盘，曾被发现存在于胎儿组织中。

1. Baldwin SJ, *et al.* Characterization of the cytochrome P450 enzymes involved in the in vitro metabolism of rosiglitazone. *Br J Clin Pharmacol* 1999; **48:** 424–32.
2. Chapelsky MC, *et al.* Pharmacokinetics of rosiglitazone in patients with varying degrees of renal insufficiency. *J Clin Pharmacol* 2003; **43:** 252–9.

用途和用法

罗格列酮是一种噻唑烷二酮类抗糖尿病药，它以过氧化物酶增殖激活受体γ（PPARγ）的选择性激动剂的形式发挥作用。可提高脂肪组织、骨骼肌和肝脏的胰岛素敏感性，用于2型糖尿病的治疗（参见第407页）。但由于罗格列酮可增加心血管风险，其应用受到了限制。通常以马来酸罗格列酮的形式给药，但是剂量却是以碱基来表示；1.32mg的马来酸罗格列酮和1.11mg的罗格列酮钾均相当于1mg罗格列酮。它作为单一治疗是经口途径给予，特别是对于超重的患者或者服用二甲双胍有禁忌或不能耐受的患者。当二甲双胍、一种磺脲类药物（或两者联合）治疗不充分时也可以加用罗格列酮。通常避免将胰岛素和罗格列酮联用（见下文用途）。常规起始剂量是每日4mg，单次或分2次给予。如果需要可以在8～12周后将剂量增加至每日8mg的最大量。罗格列酮与食物或不与食物同服均可。

1. Wagstaff AJ, Goa KL. Rosiglitazone: a review of its use in the management of type 2 diabetes mellitus. *Drugs* 2002; **62:** 1805–37.
2. Diamant M, Heine RJ. Thiazolidinediones in type 2 diabetes mellitus: current clinical evidence. *Drugs* 2003; **63:** 1373–1405.
3. Yki-Järvinen H. Thiazolidinediones. *N Engl J Med* 2004; **351:** 1106–18.
4. Czoski-Murray C, *et al.* Clinical effectiveness and cost-effectiveness of pioglitazone and rosiglitazone in the treatment of type 2 diabetes: a systematic review and economic evaluation. *Health Technol Assess* 2004; **8:** 1–91.
5. Wellington K. Rosiglitazone/metformin. *Drugs* 2005; **65:** 1581–92.
6. Deeks ED, Keam SJ. Rosiglitazone: a review of its use in type 2 diabetes mellitus. *Drugs* 2007; **67:** 2747–79.
7. Richter B, *et al.* Rosiglitazone for type 2 diabetes mellitus. Available in The Cochrane Database of Systematic Reviews; Issue 3. Chichester: John Wiley; 2007 (accessed 06/07/09).
8. Anonymous. Glitazones in type 2 diabetes: an update. *Drug Ther Bull* 2008; **46:** 25–9.

用法 尽管罗格列酮已被许可与其他抗糖尿病药合用，但许可的特异性和用途在不同国家之间是有差异的。在英国和美国，罗格列酮（*Avandia*；*GSK*）均被批准用于单药治疗，在单药或双药治疗不充分的患者，罗格列酮可与二甲双胍或磺脲类联用，如有必要可与两者同时联用。然而，英国[1]和欧洲/美国联合指南不认可噻唑烷二酮类的单药治疗。在英国，NICE建议双药治疗仅在患者无法使用二甲双胍联合一种磺脲类的情况下（由于不耐受或存在禁忌证，或低血糖的风险或后果不可接受）可加入一种噻唑烷二酮类。NICE同时建议仅在胰岛素治疗无法接受或无效的情况下，考虑在二甲双胍联合磺脲类的治疗中加入一种噻唑烷二酮类[1]。欧洲/美国联合指南不鼓励此三联治疗中加入罗格列酮，但建议考虑吡格列酮[2]。

通常避免罗格列酮和胰岛素联合应用，因为此种用法可增加心力衰竭和其他心脏不良事件的风险（见上文**对心脏的影响**），尽管注册药品信息上没有明确禁止此种联用。在英国，罗格列酮的注册药品信息上警示仅在特殊情况及密切监视情况下，可在罗格列酮治疗过程中加用胰岛素。在美国，罗格列酮联合胰岛素的应用是不被建议的。欧洲/美国指南[2]中无噻唑烷二酮类联合胰岛素方面的内容，NICE[1]建议仅在特殊情况下可考虑将吡格列酮与胰岛素联用。

1. National Collaborating Centre for Chronic Conditions/NICE. Type 2 diabetes: the management of type 2 diabetes (issued May 2009). Available at: http://www.nice.org.uk/nicemedia/pdf/CG87NICEGuideline.pdf (accessed 08/07/09)
2. Nathan DM, *et al.* Medical management of hyperglycemia in type 2 diabetes: a consensus algorithm for the initiation and adjustment of therapy: a consensus statement of the American Diabetes Association and the European Association for the Study of Diabetes. *Diabetes Care* 2009; **32:** 193–203.

炎性肠病 有证据表明可以过氧化物酶增殖激活受体γ（PPARγ）的配体形式起作用的药物（如罗格列酮）可能为炎性肠病（参见第1620页）的治疗提供一个新的途径。

1. Lewis JD, *et al.* Rosiglitazone for Ulcerative Colitis Study Group. Rosiglitazone for active ulcerative colitis: a randomized placebo-controlled trial. *Gastroenterology* 2008; **134:** 688–95.

肝脏疾病 罗格列酮用于治疗非酒精性脂肪肝的小型研究发现，罗格列酮可提高此类患者的胰岛素敏感性，改善肝功能，缓解肝脏组织学病变[1～3]。然而，体重增加较为常见[1～3]，且此种获益在治疗停止后无法维持[1]。

1. Neuschwander-Tetri BA, *et al.* Improved nonalcoholic steatohepatitis after 48 weeks of treatment with the PPAR-γ ligand rosiglitazone. *Hepatology* 2003; **38:** 1008–17.
2. Wang C-H, *et al.* Safety and effectiveness of rosiglitazone in type 2 diabetes patients with nonalcoholic fatty liver disease. *J Formos Med Assoc* 2006; **105:** 743–52.
3. Ratziu V, *et al.* LIDO Study Group. Rosiglitazone for nonalcoholic steatohepatitis: one-year results of the randomized placebo-controlled Fatty Liver Improvement with Rosiglitazone Therapy (FLIRT) Trial. *Gastroenterology* 2008; **135:** 100–10.

多囊卵巢综合征 胰岛素抵抗是多囊卵巢综合征（PCOS；第2013页）的特征之一，罗格列酮的使用正处于研究中。有报道称罗格列酮可改善PCOS妇女的胰岛素抵抗，降低睾酮浓度，并使性激素结合球蛋白的水平恢复正常。多毛症的缓解、月经周期的正常化以及排卵率的改善均可见报道。许多患有PCOS的妇女体重均为超重或肥胖，有人担忧噻唑烷二酮类药物可加剧体重问题，但据部分研究报道称，服药后此类妇女PCOS的指标改善而体重没有显著增加。患有PCOS的体重较轻的妇女，尽管没有胰岛素抵抗，服药后其症状亦可获得改善。然而，目前的研究规模均较小且为短期研究，还需进一步的研究[1]。

1. Elkind-Hirsch KE. Thiazolidinediones for the therapeutic management of polycystic ovary syndrome: impact on metabolic and reproductive abnormalities. *Treat Endocrinol* 2006; **5:** 171–187.

银屑病 曾有研究将罗格列酮用于治疗慢性斑块状银屑病（参见**吡格列酮**项下，第435页）。

再灌注和血管重建操作 经皮血管成形术后再狭窄是一个特殊的问题，许多药物被研究用于预防再狭窄的发生（第1140页）。有研究认为口服噻唑烷二酮类可降低已施行再血管成形术的糖尿病和非糖尿病患者再次施行该手术的风险，但这些研究均为小规模研究，且部分研究未记录具体使用的支架类型[1]。

1. Riche DM, *et al.* Thiazolidinediones and risk of repeat target vessel revascularization following percutaneous coronary intervention: a meta-analysis. *Diabetes Care* 2007; **30:** 384–8.

制剂

专利制剂

Arg.: Avandia; Diaben; Gaudil; Glimide; Glixmina; Gludex; Rosiglit; ***Austral.:*** Avandia; ***Austria:*** Avandia†; ***Belg.:*** Avandia†; ***Braz.:*** Avandia; ***Canad.:*** Avandia; ***Chile:*** Avandia; ***Cz.:*** Avandia†; ***Denm.:*** Avandia†; ***Fin.:*** Avandia†; ***Fr.:*** Avandia; ***Ger.:*** Avandia†; ***Gr.:*** Avandia†; ***Hong Kong:*** Avandia; ***Hung.:*** Avandia†; ***India:*** Rezult; Roglin; Rosicon; ***Indon.:*** Avandia; ***Irl.:*** Avandia†; ***Israel:*** Avandia; ***Ital.:*** Avandia†; ***Malaysia:*** Avandia; ***Mex.:*** Avandia; ***Neth.:*** Avandia†; ***Norw.:*** Avandia†; ***NZ:*** Avandia; ***Philipp.:*** Avandia; ***Pol.:*** Avandia†; ***Port.:*** Avandia†; ***Rus.:*** Avandia (Авандия); Roglit (Роглит); ***S.Afr.:*** Avandia; ***Singapore:*** Avandia; ***Spain:*** Avandia†; ***Swed.:*** Avandia†; ***Switz.:*** Avandia; ***Thai.:*** Avandia; ***Turk.:*** Avandia; Rosenda; Rosetic; Rositaz; Rosvel; ***UK:*** Avandia†; ***Ukr.:*** Diaglytason (Диаглитазон); Roglit (Роглит); ***USA:*** Avandia; ***Venez.:*** Avandia.

多组分制剂 ***Arg.:*** Avandamet; Gludex Plus; Rosiglit-Met; ***Austral.:*** Avandamet; ***Austria:*** Avaglim†; Avandamet†; ***Belg.:*** Avandamet†; ***Braz.:*** Avandamet; ***Canad.:*** Avandamet; Avandaryl; ***Chile:*** Avandamet; Avandaryl; ***Cz.:*** Avaglim†; Avandamet†; ***Denm.:*** Avaglim†; Avandamet†; ***Fin.:*** Avandamet†; ***Fr.:*** Avaglim†; Avandamet†; ***Ger.:*** Avaglim†; Avandamet†; ***Gr.:*** Avaglim†; Avandamet†; ***Hong Kong:*** Avandamet; ***Hung.:*** Avaglim†; Avandamet†; ***India:*** Glyroz; Roglin-M; Rosicon MF; ***Indon.:*** Avandamet; Avandaryl; ***Irl.:*** Avaglim†; Avandamet†; ***Israel:*** Avandamet; ***Ital.:*** Avandamet†; ***Malaysia:*** Avandamet; ***Mex.:*** Avandamet; ***Neth.:*** Avandamet†; ***Norw.:*** Avaglim†; Avandamet†; ***Philipp.:*** Avandamet; Avandaryl; ***Pol.:*** Avandamet†; ***Port.:*** Avaglim†; Avandamet†; ***Rus.:*** Avandamet (Авандамет); ***Singapore:*** Avandamet; ***Spain:*** Avaglim†; Avandamet†; ***Swed.:*** Avaglim†; Avandamet†; ***Switz.:*** Avandamet; ***Thai.:*** Avandamet; Avandaryl; ***Turk.:*** Avandamet; ***UK:*** Avandamet†; ***Ukr.:*** Avandamet (Авандамет); ***USA:*** Avandamet; Avandaryl; ***Venez.:*** Avandamet.

Ruboxistaurin (*rINN*) 鲁比希陶林

LY-333531; LY-341684 (ruboxistaurin mesilate); Ruboxistaurina; Ruboxistaurine; Ruboxistaurinum. (9*S*)-9-[(Dimethylamino)methyl]-6,7,10,11-tetrahydro-9*H*,19*H*-5,21:12,17-dimethenodibenzo[*e*,*k*]pyrrolo[3,4-*h*][1,4,13]oxadiazacyclohexadecene-18,20-dione.

Рубоксистаурин

$C_{28}H_{28}N_4O_3$ = 468.5.

CAS — 169939-94-0 (ruboxistaurin); 169939-93-9 (ruboxistaurin hydrochloride); 202260-21-7 (ruboxistaurin mesilate).

UNII — 721809WQCP.

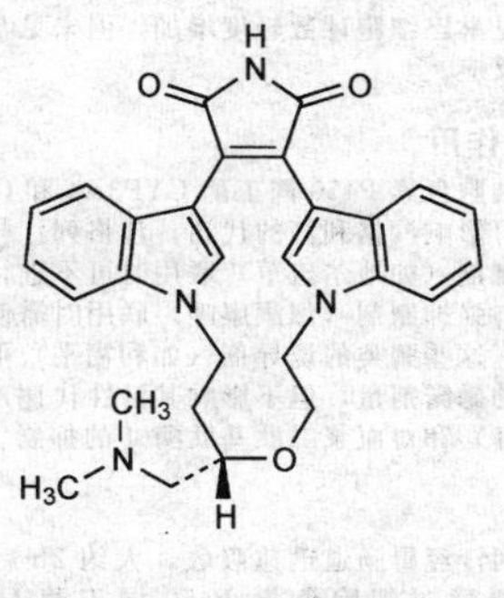

简介

鲁比希陶林是一种口服的蛋白激酶Cβ-异构体的抑制药，后者在糖尿病微血管并发症（第410页）的发生中起重要作用。鲁比希陶林作为糖尿病视网膜病变的辅助治疗正处于研究中。

1. Joy SV, *et al.* Ruboxistaurin, a protein kinase C β inhibitor, as an emerging treatment for diabetes microvascular complications. *Ann Pharmacother* 2005; **39:** 1693–9.
2. Vinik A. The protein kinase C-β inhibitor, ruboxistaurin, for the treatment of diabetic microvascular complications. *Expert Opin Invest Drugs* 2005; **14:** 1547–59.
3. The PKC-DRS Study Group. The effect of ruboxistaurin on visual loss in patients with moderately severe to very severe nonproliferative diabetic retinopathy: initial results of the Protein Kinase C β Inhibitor Diabetic Retinopathy Study (PKC-DRS) multicenter randomized clinical trial. *Diabetes* 2005; **54:** 2188–97.
4. Vinik AI, *et al.* The MBBQ Study Group. Treatment of symptomatic diabetic peripheral neuropathy with the protein kinase C β-inhibitor ruboxistaurin mesylate during a 1-year, randomized, placebo-controlled, double-blind clinical trial. *Clin Ther* 2005; **27:** 1164–80.
5. Aiello LP, *et al.* PKC-DRS 2 Group. Effect of ruboxistaurin on visual loss in patients with diabetic retinopathy. *Ophthalmology* 2006; **113:** 2221–30.
6. The PKC-DMES Study Group. Effect of ruboxistaurin in patients with diabetic macular edema: thirty-month results of the randomized PKC-DMES clinical trial. *Arch Ophthalmol* 2007; **125:** 318–24.
7. Tuttle KR, *et al.* PKC-DRS, PKC-DMES, and PKC-DRS 2 Study Groups. Kidney outcomes in long-term studies of ruboxistaurin for diabetic eye disease. *Clin J Am Soc Nephrol* 2007; **2:** 631–6.
8. Danis RP, Sheetz MJ. Ruboxistaurin: PKC-beta inhibition for complications of diabetes. *Expert Opin Pharmacother* 2009; **10:** 2913–25.

Saxagliptin (*USAN*, *rINN*) 沙格利汀

BMS-477118; BMS-477118-11 (Saxagliptin monohydrate); Saxagliptina; Saxagliptine; Saxagliptinum. (1*S*,3*S*,5*S*)-2-[(2*S*)-2-Amino-2-(3-hydroxyadamantan-1-yl)acetyl]-2-azabicyclo[3.1.0]hexane-3-carbonitrile.

Саксаглиптин

$C_{18}H_{25}N_3O_2$ = 315.4.

CAS — 361442-04-8 (saxagliptin); 945667-22-1 (saxagliptin monohydrate);.

ATC — A10BH03.

ATC Vet — QA10BH03.

UNII — 8I7IO46IVQ (saxagliptin); 9GB927LAJW (saxagliptin monohydrate).

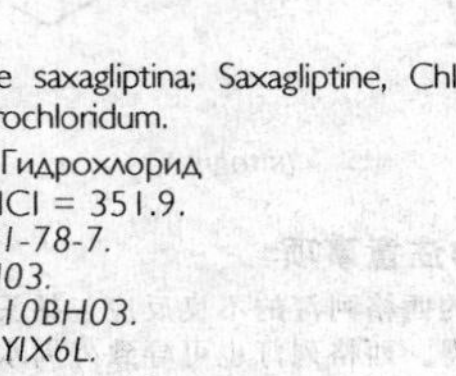

注：沙格列汀（*INN*）指的是无水剂型，而沙格列汀（*USAN*）指的是一水化合物。

Saxagliptin Hydrochloride (*rINNM*) 盐酸沙格利汀

Hidrocloruro de saxagliptina; Saxagliptine, Chlorhydrate de; Saxagliptini Hydrochloridum.

Саксаглиптина Гидрохлорид

$C_{18}H_{25}N_3O_2$,HCl = 351.9.

CAS — 709031-78-7.

ATC — A10BH03.

ATC Vet — QA10BH03.

UNII — Z8J84YIX6L.

不良反应和注意事项

参见磷酸西格列汀，第440页。在服用沙格列汀的

患者中可见淋巴细胞计数轻度增加，但未见与此相关的临床不良反应。

药物相互作用

改变细胞色素 P450 同工酶 CYP3A4 和 CYP3A5 活性的药物可影响沙格利汀的代谢。沙格列汀与这些酶类的中度抑制剂（如地尔硫䓬）联用时可不进行剂量的调整，但当与强抑制剂（如酮康唑）联用时需使用小剂量（见下文）。这些酶类的诱导剂（如利福平）可显著降低沙格利汀的暴露剂量，但不影响其活性代谢产物（5-羟基沙格列汀）和对血浆二肽基肽酶-4 的抑制。

药动学

沙格列汀经胃肠道迅速吸收，大约 2h 后达血药峰浓度。主要通过细胞色素 P450 同工酶 CYP3A4 和 CYP3A5 代谢。其主要代谢产物，5-羟基沙格列汀具有沙格列汀一半的药效，其峰浓度发生在大约 4h 内。沙格列汀及其代谢产物的血浆清除半衰期分别为 2.5h 和 3.1h，均通过尿液排泌；尿液中可能存在部分具有活性的沙格列汀原形。也可通过粪便部分排泌。

用途和用法

与西格列汀（第440页）类似，沙格列汀也是一种二肽基肽酶-4 的抑制药，用于 2 型糖尿病（第407页）的治疗；它可作为单药使用，也可与二甲双胍、一种磺脲类或一种噻唑烷二酮类药物共同使用。沙格列汀以盐酸盐的形式使用，但剂量以无水碱基来表示；2.79mg 的氯化氢沙格列汀相当于 2.5mg 的沙格列汀。通常使用剂量为 2.5mg 或 5mg，每日 1 次，可与或不与食物同服。当与细胞色素 P450 同工酶 CYP3A4 和 CYP3A5 的强抑制剂同时使用，沙格列汀的剂量通常为 2.5mg，每日 1 次。

沙格列汀在肾损伤中的剂量，见下文。

1. Jadzinsky M, *et al.* CV181-039 Investigators. Saxagliptin given in combination with metformin as initial therapy improves glycaemic control in patients with type 2 diabetes compared with either monotherapy: a randomized controlled trial. *Diabetes Obes Metab* 2009; **11:** 611–22.
2. Dhillon S, Weber J. Saxagliptin. *Drugs* 2009; **69:** 2103–14.

在肾损伤中的用法 轻度肾损伤的患者无需调整沙格列汀的剂量。中度或重度肾损伤（肌酐清除率低于或等于 50ml/min），包括终末期肾病需要透析的患者，建议沙格利汀的最大口服剂量为 2.5mg，每日 1 次。沙格列汀应透析后给药。

制剂

专利制剂

Cz.: Onglyza; ***Fr:*** Onglyza; ***UK:*** Onglyza; ***USA:*** Onglyza.

Sitagliptin Phosphate (*BANM USAN*, *rINNM*) 磷酸西格列汀

Fosfato de sitagliptina; MK-0431; MK-431; Ono-5435; Sitagliptine, Phosphate de; Sitagliptini Phosphas. 7-[(3*R*)-3-Amino-4-(2,4,5-trifluorophenyl)butanoyl]-3-(trifluoromethyl)-5,6,7,8-tetrahydro-1,2,4-triazolo[4,3-a]pyrazinemonophosphate monohydrate.

Ситаглиптина Фосфат

$C_{16}H_{15}F_6N_5O,H_3O_4P,H_2O$ = 523.3.

CAS — 486460-32-6 (sitagliptin); 654671-78-0 (sitagliptin phosphate); 654671-77-9 (sitagliptin phosphate monohydrate).

UNII — TS63EW8X6F.

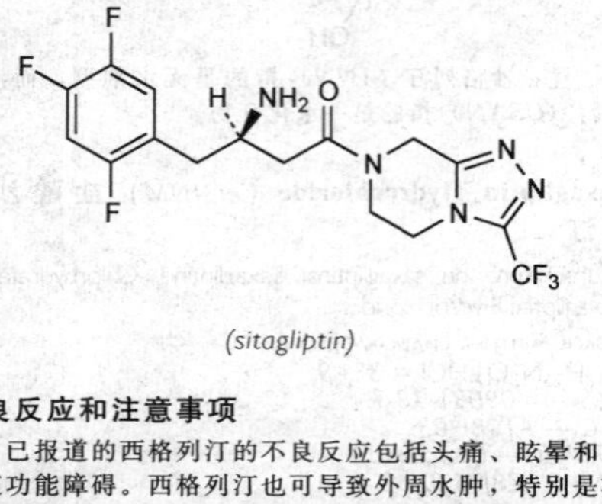

(sitagliptin)

不良反应和注意事项

已报道的西格列汀的不良反应包括头痛、眩晕和胃肠道功能障碍。西格列汀也可导致外周水肿，特别是在同时使用噻唑烷二酮类的患者。曾有过上呼吸道感染和鼻咽炎的报道，但是否具有因果关系尚不可知。皮疹和其他超敏反应包括过敏症、血管性水肿、风疹、皮肤血管炎和 Stevens-Johnson 综合征均可见报道。有过肝酶数值升高和胰腺炎的个别报道，包括出血坏死性胰腺炎。单用西格列汀较少导致低血糖，但它可加剧其他口服抗糖尿病药如磺脲类所导致的低血糖反应。

西格列汀不宜用于 1 型糖尿病或糖尿病酮症酸中毒的治疗。中重度肾功能异常的患者使用西格列汀的需减少剂量。

不良反应发生率 一项汇总分析汇集了 12 项将西格列汀用于单药治疗或与其他口服抗糖尿病药共同服用的研究，一共包括 6139 名患者，治疗时间长达 2 年，使用安慰剂或其他口服抗糖尿病药作为对照[1]。总体上看，西格列汀组和对照组不良反应的发生率无显著差异。服用西格列汀的患者中有大约 13%的患者出现了被定义为可能、很可能或明确药物相关的不良反应；0.2%的患者出现了严重的不良反应。与预计类似，低血糖最常发生于与磺脲类合用组。服用西格列汀而不服用磺脲类的患者，其低血糖发生率为 2.6%，与不服用西格列汀组类似（2.3%）。

1. Williams-Herman D, *et al.* Safety and tolerability of sitagliptin in patients with type 2 diabetes: a pooled analysis. *BMC Endocr Disord* 2008; **8:** 14. Available at: http://www.biomedcentral.com/content/pdf/1472-6823-8-14.pdf (accessed 14/09/09)

驾驶 糖尿病及其并发症以及用于治疗糖尿病的药物均可能影响患者的安全驾驶能力——英国对糖尿病患者的限制详见**胰岛素**项下（第424页）。

药物相互作用

与其他口服抗糖尿病药类似，西格列汀的药效可受独立升高或降低血糖浓度药物的影响。关于西格列汀与他汀类药物可能存在相互作用的报道，参见**辛伐他汀**项下**抗糖尿病药**（第1338页）。

药动学

西格列汀通过胃肠道吸收，口服一次剂量后在 1～4h 后达血药峰浓度，其生物利用度约为 87%。其代谢较少，主要通过细胞色素 P450 同工酶 CYP3A4，其次为 CYP2C8。大约 79%的剂量以原形经尿液排泌。西格列汀的肾排泄包括活跃的小管分泌；它可作为有机阴离子转运子-3 和 P-糖蛋白的底物。其半衰期大约为 12h。

1. Herman GA, *et al.* Pharmacokinetics and pharmacodynamics of sitagliptin, an inhibitor of dipeptidyl peptidase IV, in healthy subjects: results from two randomized, double-blind, placebo-controlled studies with single oral doses. *Clin Pharmacol Ther* 2005; **78:** 675–88.
2. Bergman AJ, *et al.* Pharmacokinetic and pharmacodynamic properties of multiple oral doses of sitagliptin, a dipeptidyl peptidase-IV inhibitor: a double-blind, randomized, placebo-controlled study in healthy male volunteers. *Clin Ther* 2006; **28:** 55–72.
3. Herman GA, *et al.* Pharmacokinetics and pharmacodynamic effects of the oral DPP-4 inhibitor sitagliptin in middle-aged obese subjects. *J Clin Pharmacol* 2006; **46:** 876–86.
4. Vincent SH, *et al.* Metabolism and excretion of the dipeptidyl peptidase 4 inhibitor [^{14}C]sitagliptin in humans. *Drug Metab Dispos* 2007; **35:** 533–8.
5. Chu X-Y, *et al.* Transport of the dipeptidyl peptidase-4 inhibitor sitagliptin by human organic anion transporter 3, organic anion transporting polypeptide 4C1, and multidrug resistance P-glycoprotein. *J Pharmacol Exp Ther* 2007; **321:** 673–83.
6. Bergman AJ, *et al.* Effect of renal insufficiency on the pharmacokinetics of sitagliptin, a dipeptidyl peptidase-4 inhibitor. *Diabetes Care* 2007; **30:** 1862–4.
7. Bergman A, *et al.* Absolute bioavailability of sitagliptin, an oral dipeptidyl peptidase-4 inhibitor, in healthy volunteers. *Biopharm Drug Dispos* 2007; **28:** 315–22.

用途和用法

西格列汀可抑制二肽基肽酶-4，二肽基肽酶-4 是一种负责降解肠降血糖激素、胰高糖素样肽-1（GLP-1）和葡萄糖依赖性促胰岛素多肽（GIP）（肠降血糖激素在糖平衡中的作用，详见第416页**艾塞那肽**项下的作用）的酶。西格列汀可以单药形式，或与二甲双胍、一种磺脲类或一种噻唑烷二酮类药物联合，用于 2 型糖尿病的治疗（第407页）。如双药治疗不够充分，可将西格列汀和二甲双胍以及一种磺脲类或噻唑烷二酮类药物联合作为三联治疗使用。胰岛素治疗不能提供充分的血糖控制的时候可加用西格列汀，同时联用或不联用二甲双胍。

西格列汀以磷酸盐形式给予，但其剂量以碱基计算；128.5mg 的磷酸西格列汀相当于大约 100mg 的西格列汀。通常口服剂量相当于 100mg 的西格列汀，每日 1 次，单药治疗或联合使用。使用西格列汀和二甲双胍的复合剂型时，西格列汀可分成 2 次剂量给药。当与西格列汀联用时，可能需要降低磺脲类药物或胰岛素的剂量。西格列汀可与或不与食物同时服用。肾损伤的患者使用时需调整剂量（见下文）。

1. Lyseng-Williamson KA. Sitagliptin. *Drugs* 2007; **67:** 587–97.
2. Florentin M, *et al.* Sitagliptin in clinical practice: a new approach in the treatment of type 2 diabetes. *Expert Opin Pharmacother* 2008; **9:** 1705–20.
3. Richter B, *et al.* Dipeptidyl peptidase-4 (DPP-4) inhibitors for type 2 diabetes mellitus. Available in The Cochrane Database of Systematic Reviews; Issue 2. Chichester: John Wiley; 2008 (accessed 01/07/09).
4. Williams-Herman D, *et al.* Efficacy and safety of initial combination therapy with sitagliptin and metformin in patients with type 2 diabetes: a 54-week study. *Curr Med Res Opin* 2009; **25:** 569–83.
5. Dhillon S. Sitagliptin: a review of its use in the management of type 2 diabetes mellitus. *Drugs* 2010; **70:** 489–512.

在肾损伤中的用法 西格列汀用于 2 型糖尿病合并肾损伤患者的治疗已进行过研究[1]。美国的注册药品信息提示基于肌酐清除率（CC），肾损伤患者的口服药物剂量需做如下调整：

- 轻度肾损伤（CC≥50ml/min）：无需调整，100mg，每日 1 次；
- 中度肾损伤（CC 30～50ml/min）：50mg，每日 1 次；
- 重度肾损伤（CC<30ml/min）或终末期肾病需要血液透析或腹膜透析：25mg，每日 1 次；给药时间无需参考血液透析时间。

1. Chan JC, *et al.* Safety and efficacy of sitagliptin in patients with type 2 diabetes and chronic renal insufficiency. *Diabetes Obes Metab* 2008; **10:** 545–55.

制剂

专利制剂

Arg.: Januvia; ***Austral.:*** Januvia; ***Austria:*** Januvia; ***Belg.:*** Januvia; ***Braz.:*** Januvia; ***Canad.:*** Januvia; ***Chile:*** Januvia; ***Cz.:*** Januvia; Tesavel; Xelevia; ***Denm.:*** Januvia; ***Fr.:*** Januvia; Xelevia; ***Ger.:*** Januvia; ***Gr.:*** Januvia; Xelevia; ***Hong Kong:*** Januvia; ***Hung.:*** Januvia; Xelevia; ***Indon.:*** Januvia; ***Irl.:*** Januvia; Tesavel; Xelevia; ***Israel:*** Januvia; ***Ital.:*** Januvia; Xelevia; ***Malaysia:*** Januvia; ***Mex.:*** Januvia; ***Neth.:*** Januvia; Tesavel; Xelevia; ***Norw.:*** Januvia; ***NZ:*** Januvia; ***Philipp.:*** Januvia; ***Pol.:*** Januvia; ***Port.:*** Januvia; Tesavel; Xelevia; ***Rus.:*** Januvia (Янувия); ***Singapore:*** Januvia; ***Spain:*** Januvia; ***Swed.:*** Januvia; ***Switz.:*** Januvia; ***Thai.:*** Januvia; ***Turk.:*** Januvia; ***UK:*** Januvia; ***USA:*** Januvia.

多组分制剂 ***Arg.:*** Janumet; ***Austral.:*** Janumet; ***Chile:*** Janumet; ***Cz.:*** Efficib; Janumet; Velmetia; ***Fr.:*** Janumet; Velmetia; ***Gr.:*** Janumet; ***Hong Kong:*** Janumet; ***Hung.:*** Janumet; Velmetia; ***Irl.:*** Efficib; Janumet; Velmetia; ***Malaysia:*** Janumet; ***Philipp.:*** Janumet; ***Port.:*** Efficib; Janumet; Velmetia; ***Switz.:*** Janumet; ***Thai.:*** Janumet; ***UK:*** Janumet; ***USA:*** Janumet.

Sulfonylurea Antidiabetics 磺脲类抗糖尿病药

Antidiabéticos sulfonilureas; Sulphonylurea Antidiabetics.

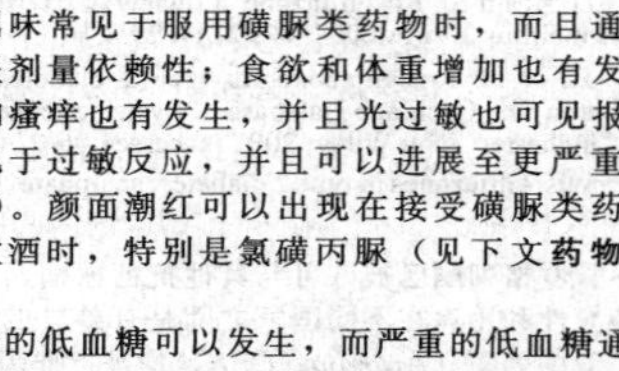

不良反应

胃肠道功能紊乱如恶心、呕吐、烧心、厌食、腹泻和金属味常见于服用磺脲类药物时，而且通常是轻度的并呈剂量依赖性；食欲和体重增加也有发生。皮肤潮红和瘙痒也有发生，并且光过敏也可见报道。皮疹通常见于过敏反应，并且可以进展至更严重的情况（见下文）。颜面潮红可以出现在接受磺脲类药物治疗的患者饮酒时，特别是氯磺丙脲（见下文**药物相互作用**）。

轻度的低血糖可以发生，而严重的低血糖通常提示药物过量并且相对罕见。低血糖更可能见于长效磺脲类药物（如氯磺丙脲和格列本脲），它们与严重的、长时间的、有时甚至是致命的低血糖相关。

其他严重的不良反应还可表现为超敏反应。这包括肝酶值的变化、肝炎、胆汁淤积性黄疸、白细胞减少症、血小板减少症、再生障碍性贫血、粒细胞缺乏症、溶血性贫血、多形性红斑或 Stevens-Johnson 综合征，剥脱性皮炎和结节性红斑。

磺脲类药物，特别是氯磺丙脲，有时候可以诱导抗利尿激素分泌异常综合征（SIADH），其特征是水潴留、低钠血症和中枢神经系统症状。然而，有些磺脲类药物（如格列本脲、格列吡嗪和妥拉磺脲）也有轻度的利尿作用。

有关甲苯磺丁脲的研究认为，磺脲类药物可能与心血管疾病的死亡率增加有关，这已经成为值得探讨的课题（见下文**对心血管系统的影响**）。

1. Paice BJ, *et al.* Undesired effects of the sulphonylurea drugs. *Adverse Drug React Acute Poisoning Rev* 1985; **4:** 23–36.
2. Harrower ADB. Comparative tolerability of sulphonylureas in diabetes mellitus. *Drug Safety* 2000; **22:** 313–20.
3. Salas M, Caro JJ. Are hypoglycaemia and other adverse effects similar among sulphonylureas? *Adverse Drug React Toxicol Rev* 2002; **21:** 205–17.

对血液的影响 有孤立的报道服用磺脲类抗糖尿病药的患者出现了血小板减少症[1,2]。亦可见溶血性贫血的病例报道[3,4]，其中部分患者有 G6PD 缺乏症[5,6]。

1. Israeli A, *et al.* Glibenclamide causing thrombocytopenia and bleeding tendency: case reports and a review of the literature. *Klin Wochenschr* 1988; **66:** 223–4.
2. Cartron G, *et al.* Glimepiride-induced thrombocytopenic purpura. *Ann Pharmacother* 2000; **34:** 120.
3. Nataas OB, Nesthus I. Immune haemolytic anaemia induced by glibenclamide in selective IgA deficiency. *BMJ* 1987; **295:** 366–7.
4. Noto H, *et al.* Glyburide-induced hemolysis in myelodysplastic syndrome. *Diabetes Care* 2000; **23:** 129.
5. Meloni G, Meloni T. Glyburide-induced acute haemolysis in a G6PD-deficient patient with NIDDM. *Br J Haematol* 1996; **92:** 159–60.
6. Vinzio S, *et al.* Glibenclamide-induced acute haemolytic anaemia revealing a G6PD-deficiency. *Diabetes Res Clin Pract* 2004; **64:** 181–3.

对心血管系统的影响 依据大学组糖尿病大纲（UGDP）实施的一项多中心研究报告，与那些接受单纯饮食控制或胰岛素治疗的患者相比，接受甲苯磺丁脲治疗的糖尿病患者的心血管并发症的死亡率是增加的[1]；这种类似的死亡率增加的情况还见于接受苯乙双胍的患者[2]。来自于 UGDP 的报告引起了较长时间的争论，并且在相关研究被详细地重新评估后也没有得到彻底解决[3]。最终在 1984 年，FDA 制定了一项要求，磺脲类口服抗糖尿病药必须在标签上专门注明使用这些药物可能会伴随有心血管疾病死亡率增加的警告[4]。已有的假设认为磺脲类药具有阻止心肌 ATP-敏感钾通道开放的作用[5]，这可能会抵消能够保护心肌抵抗缺血损伤的适应性改变（缺血预适应）[6]。一项最近的回顾性队列研究还发现，在新发的接受治疗的 2 型糖尿病患者中，与二甲双胍治疗相比，磺脲类药物单一治疗伴随有死亡率的增加[7]。一项在因心肌梗死住院的患者中进行的病例对照研究的结果显示，使用较老的磺脲类药物（格列苯脲、格列吡嗪和甲苯磺丁脲）的患者其风险高于使用较新的药物（格列美脲和格列齐特）或非磺脲类药物（主要二甲双胍）的患者[8]。接受胰岛素治疗的患者风险也比较高，未接受任何糖尿病治疗的患者其风险则更高。然而，来自英国前瞻性糖尿病研究的结果并没有显示出与磺脲类药物治疗相关的任何不良的心血管反应[9]。

1. University Group Diabetes Program. Effects of hypoglycemic agents on vascular complications in patients with adult-onset diabetes III: clinical implications of UGDP results. *JAMA* 1971; **218:** 1400–10.
2. University Group Diabetes Program. Effects of hypoglycemic agents on vascular complications in patients with adult-onset diabetes IV: a preliminary report on phenformin results. *JAMA* 1971; **217:** 777–84.
3. Report of the Committee for the Assessment of Biometric Aspects of Controlled Trials of Hypoglycemic Agents. *JAMA* 1975; **231:** 583–600.
4. FDA. Class labeling for oral hypoglycemics. *FDA Drug Bull* 1984; **14:** 16–17.
5. Huupponen R. Adverse cardiovascular effects of sulphonylurea drugs: clinical significance. *Med Toxicol* 1987; **2:** 190–209.
6. Yellon DM, *et al.* Angina reassessed: pain or protector? *Lancet* 1996; **347:** 1159–62.
7. Simpson SH, *et al.* Dose-response relation between sulfonylurea drugs and mortality in type 2 diabetes mellitus: a population-based cohort study. *Can Med Assoc J* 2006; **174:** 169–74.
8. Johnsen SP, *et al.* Risk and short-term prognosis of myocardial infarction among users of antidiabetic drugs. *Am J Ther* 2006; **13:** 134–40.
9. UK Prospective Diabetes Study (UKPDS) Group. Intensive blood-glucose control with sulphonylureas or insulin compared with conventional treatment and risk of complications in patients with type 2 diabetes (UKPDS 33). *Lancet* 1998; **352:** 837–53. Correction. *ibid.* 1999; **354:** 602.

对眼的影响 当糖尿病患者出现双侧视觉缺失达几个月并且接受氯磺丙脲治疗 1 年，在停止治疗后，视力会很快改善并且色觉也会很快恢复[1]。使用氯磺丙脲 5 天可以引起分辨能力轻度下降，并在治疗停止后恢复至基线值。药物诱导的视神经病变也有发生。有一篇报道，1 名 2 型糖尿病患者在开始采用格列本脲每日 10mg 治疗，2 天后发生了近视[2]。视物模糊可以在停用格列本脲后数天得到缓解。

1. Wymore J, Carter JE. Chlorpropamide-induced optic neuropathy. *Arch Intern Med* 1982; **142:** 381.
2. Teller J, *et al.* Accommodation insufficiency induced by glybenclamide. *Ann Ophthalmol* 1989; **21:** 275–6.

对肾脏的影响 有报道 1 名接受氯磺丙脲治疗的患者发生了肾病综合征[1]。血清学检查和肾活检的结果显示肾小球损伤是由一种免疫复合物介导的。肾病综合征和肾小球肾炎可以在停药后缓解。患者还可能会出现斑疹、肝炎和嗜酸性粒细胞增多症等。

1. Appel GB, *et al.* Nephrotic syndrome and immune complex glomerulonephritis associated with chlorpropamide therapy. *Am J Med* 1983; **74:** 337–42.

对肝脏的影响 自 1973 年至 1988 年期间因为药物诱导的急性肝病而在牙买加住院的 53 名患者中，氯磺丙脲引起的就有 8 名[1]。5 名患者发生了肝管胆汁淤积，另外 3 名患者出现了弥漫性肝坏死。1 名出现大片肝坏死的患者最后死亡。与磺脲类抗糖尿病药相关的其他肝脏不良反应包括格列苯脲[2~4]和格列美脲[5,6]所致的肝内胆汁淤积以及格列苯脲[7]、格列美脲[8]和格列齐特[9,10]所致的急性肝炎样反应。曾有过与格列苯脲相关的包括坏死、肝内胆汁淤积和肝炎的混合性肝损伤的报道[11]。亦曾有过与格列苯脲相关的肉芽肿性肝炎的报道[12]。

1. Lee MG, *et al.* Drug-induced acute liver disease. *Postgrad Med J* 1989; **65:** 367–70.
2. Wongpaitoon V, *et al.* Intrahepatic cholestasis and cutaneous bullae associated with glibenclamide therapy. *Postgrad Med J* 1981; **57:** 244–6.
3. Krivoy N, *et al.* Fatal toxic intrahepatic cholestasis secondary to glibenclamide. *Diabetes Care* 1996; **19:** 385–6.
4. Tholakanahalli VN, *et al.* Glibenclamide-induced cholestasis. *West J Med* 1998; **168:** 274–7.
5. Sitruk V, *et al.* Hépatite aiguë cholestatique induite par le glimépiride. *Gastroenterol Clin Biol* 2000; **24:** 1233–4.
6. Chounta A, *et al.* Cholestatic liver injury after glimepiride therapy. *J Hepatol* 2005; **42:** 944–6.
7. Goodman RC, *et al.* Glyburide-induced hepatitis. *Ann Intern Med* 1987; **106:** 837–9.
8. Dusoleil A, *et al.* Hépatite aiguë induite par le glimépiride. *Gastroenterol Clin Biol* 1999; **23:** 1096–7.
9. Dourakis SP, *et al.* Gliclazide-induced acute hepatitis. *Eur J Gastroenterol Hepatol* 2000; **12:** 119–21.
10. Chitturi S, *et al.* Gliclazide-induced acute hepatitis with hypersensitivity features. *Dig Dis Sci* 2002; **47:** 1107–10.
11. Petrogiannopoulos C, Zacharof A. Glibenclamide and liver disease. *Diabetes Care* 1997; **20:** 1215.
12. Saw D, *et al.* Granulomatous hepatitis associated with glyburide. *Dig Dis Sci* 1996; **41:** 322–5.

对甲状腺的影响 见下文**注意事项**项下。

低血糖 低血糖反应可以见于接受磺脲类抗糖尿病药的所有患者，有较长作用时间的磺脲类药物（如氯磺丙脲和格列本脲）较短效药物（如甲苯磺丁脲）更容易引起严重的低血糖[1]。与此类似，新型短效磺脲类药物（如格列波脲、格列齐特和格列吡嗪）同样显示与严重低血糖相关性较低[1~3]。误餐或进餐不规律、老年、肝功能或肾功能不全、药物相互作用均可增加服用磺脲类药物患者发生低血糖的风险[3]。一项小型研究[4]发现罕见的细胞色素 P450 同工酶基因型 CYP2C9 * 2/ * 3 或 CYP2C9 * 3/ * 3 可用于预测多种磺脲类药物的代谢障碍，可能是严重低血糖附加的但并非主要的危险因素。

也见下文**滥用**和**过量**。

1. Shorr RI, *et al.* Individual sulfonylureas and serious hypoglycemia in older people. *J Am Geriatr Soc* 1996; **44:** 751–5.
2. Stahl M, Berger W. Higher incidence of severe hypoglycaemia leading to hospital admission in type 2 diabetic patients treated with long-acting versus short-acting sulphonylureas. *Diabet Med* 1999; **16:** 586–90.
3. Amiel SA, *et al.* Hypoglycaemia in type 2 diabetes. *Diabet Med* 2008; **25:** 245–54.
4. Holstein A, *et al.* Association between CYP2C9 slow metabolizer genotypes and severe hypoglycaemia on medication with sulphonylurea hypoglycaemic agents. *Br J Clin Pharmacol* 2005; **60:** 103–6.

过量 一项分析[1]发现在美国 10 个地区毒物中心的记录的 185 名服用磺脲类药物的儿童中，仅有 56 人出现了低血糖。服药后前 8h 未出现低血糖提示预后良好，建议对可疑误服药物的对象应观察 8h，频繁进行血糖监测并允许随意进口进食。出现低血糖征象或血糖水平低于 3.3mmol/L 的儿童如有必要可静脉给予葡萄糖。其他研究[2]建议，由于经指血取样对于幼童而言过于疼痛，易致精神紧张，因此无症状的被认为已误服磺脲类药物的幼童可仅进行低血糖临床症状的夜间监测。不建议预防性经静脉给予葡萄糖（在低血糖的临床或实验室证据出现之前）[2]，因为这样可延缓低血糖的发生，导致诊治的延误，混淆误服磺脲类药物的诊断。

1. Spiller HA, *et al.* Prospective multicenter study of sulfonylurea ingestion in children. *J Pediatr* 1997; **131:** 141–6.
2. Calello DP, *et al.* Case files of the Medical Toxicology Fellowship Training Program at the Children's Hospital of Philadelphia: a pediatric exploratory sulfonylurea ingestion. *J Med Toxicol* 2006; **2:** 19–24.

不良反应的处置

在磺脲类药物急性中毒时，如果患者有意识，气道可被保护，并且是在摄入 1h 内，可考虑给予活性炭。还可考虑进行胃排空，尤其是在服用了危及生命的剂量之后，但胃排空带来的获益通常较少，如能迅速给予活性炭则给予活性炭。必须紧急处理低血糖；低血糖的常规处理方法在胰岛素项下有描述（第424页）。在低血糖反复发作的病例中，患者应该被持续观察数天。奥曲肽已被用于严重的难治的磺脲类药物诱导低血糖的病例的治疗。

1. Spiller HA. Management of antidiabetic medication in overdose. *Drug Safety* 1998; **19:** 411–24.

奥曲肽 奥曲肽可抑制胰岛素的分泌，因此被尝试用于磺脲类药物过量的治疗（见上文）。该药也曾用于治疗延长的或难以控制的低血糖反应，用于预防误服或合并肾损伤的磺脲类药物治疗的患者低血糖反应的再发。一项对已报道病例的综述[1]发现，奥曲肽通常以皮下注射形式给药，剂量为 40～100μg；通常处方剂量为 50μg，每日 2～3 次。亦有持续静脉输注每小时 1.8μg/kg 的报道。大部分的病例使用奥曲肽治疗的时长为 12～72h，但长效磺脲类药物或缓释剂型所致低血糖则需要将治疗时间延长到数天。末次给奥曲肽后需监测 12～24h 以防低血糖再发。

已有少量儿童经静脉使用奥曲肽的报道[2]。1 名 2 岁 9 个月的女童被给予了 2μg/kg 的起始剂量，随后以每小时 2μg/kg 的速度给药。另 1 例病例中 1 名 12 个月的男童的单次给药剂量为 2.5μg/kg。有研究[1]认为，皮下注射 1～1.25μg/kg 的剂量对于儿童是比较适合的。

也曾进行过在磺脲类药物治疗过程中出现低血糖的患者中（没有患者被认为试图自杀而服用了过量的药物）使用奥曲肽治疗的研究[3]。小规模的对照研究发现，与安慰剂相比，单次皮下使用 75μg 奥曲肽 8h 之后，血浆葡萄糖浓度升高，再发低血糖事件减少。

1. Lheureux PER, *et al.* Bench-to-bedside review: antidotal treatment of sulfonylurea-induced hypoglycaemia with octreotide. *Crit Care* 2005; **9:** 543–9.
2. Rath S, *et al.* Octreotide in children with hypoglycaemia due to sulfonylurea ingestion. *J Paediatr Child Health* 2008; **44:** 383–4.
3. Fasano CJ, *et al.* Comparison of octreotide and standard therapy versus standard therapy alone for the treatment of sulfonylurea-induced hypoglycemia. *Ann Emerg Med* 2008; **51:** 400–406.

注意事项

磺脲类药物不能用于 1 型糖尿病患者。发生酮症酸中毒的 2 型糖尿病患者，以及那些患有严重感染、创伤、或其他用磺脲类药物不可能控制高血糖的严重情况的患者禁用磺脲类药物；这种情况应该采用胰岛素治疗。胰岛素也更适用于孕妇的治疗，尽管人们对将格列苯脲用于妊娠期糖尿病的治疗表现出来越来越多的兴趣（见下文**妊娠**）。

磺脲类药物（如氯磺丙脲和格列本脲）与低血糖发生的危险性增加有关。因此有肾或肝损害的患者应该谨慎或避免使用这些药物，类似的预防措施也适用于那些对这一作用的敏感性增高的其他患者，如老年人、虚弱或营养不良的患者以及那些肾上腺或垂体功能不全的患者。进餐时间不规律、误餐、饮食改变或长时间体育锻炼也可以诱发低血糖。具备低血糖风险的患者需避免使用具有长半衰期的磺脲类药物（如氯磺丙脲和格列苯脲）。如果需要使用磺脲类药物的患者会出现低血糖发生的危险性增加，那么短效药物（如甲苯磺丁脲或格列齐特）会更适合；这两种磺脲类药物主要在肝内灭活，可能会更适合于有肾损伤的患者，尽管如此，认真监测血糖浓度还是非常必要的。

由于存在溶血性贫血的风险，G6PD 缺乏症的患者需慎用磺脲类药物。

滥用 有报道 1 名偷偷服用氯磺丙脲的妇女发生严重的低血糖[1]，最初认为是因为胰岛素瘤，后来发现是因为胰岛母细胞增生症（胰岛细胞增殖）。曾在具有不可解释的低血糖症的患者的血液标本中检出其他磺脲类药物，部分病例可能与人为摄入药物相关[2,3]。

1. Rayman G, *et al.* Hyperinsulinaemic hypoglycaemia due to chlorpropamide-induced nesidioblastosis. *J Clin Pathol* 1984; **37:** 651–4.
2. Kwong PYP, Teale JD. Screening for sulphonylureas in the investigation of hypoglycaemia. *J R Soc Med* 2002; **95:** 381–5.
3. Trenque T, *et al.* Prevalence of factitious hypoglycaemia associated with sulphonylurea drugs in France in the year 2000. *Br J Clin Pharmacol* 2002; **54:** 548.

用法 研究发现磺脲类药物持续高血浆浓度可以导致耐受的发生，因此最大推荐剂量应该降低[1]。而且，对于有胰岛素抵抗的患者，建议加入胰岛素增敏剂类药物以改善组织的葡萄糖转运，而非增加磺脲类药物的剂量[2]。

1. Melander A, *et al.* Is there a concentration-effect relationship for sulphonylureas? *Clin Pharmacokinet* 1998; **34:** 181–8.
2. Rambiritch V, *et al.* Dose-response relationships of sulfonylureas: will doubling the dose double the response? *South Med J* 2007; **100:** 1132–6.

哺乳 在乳汁中可检测到包括氯磺丙脲（第415页）和甲苯磺丁脲（第443页）在内的磺脲类药物。由于此类药物可增加母乳喂养的婴儿发生低血糖的风险，哺乳期间通常避免使用。然而，在一项小型研究[1]中，5 名 2 型糖尿病妇女的乳汁中均检测不到格列苯脲或者格列吡嗪，3 名全母乳喂养的婴儿血糖浓度均为正常。

1. Feig DS, *et al.* Transfer of glyburide and glipizide into breast milk. *Diabetes Care* 2005; **28:** 1851–5.

驾驶 糖尿病及其并发症以及用于治疗糖尿病的药物均可能影响患者的安全驾驶能力——英国对糖尿病患者的限制详见**胰岛素**项下（第424页）。

禁食 建议那些斋月期间禁食的穆斯林患者应当谨慎使用磺脲类药物，禁用氯磺丙脲，见**胰岛素**的**注意事项**下内容，第425页。

卟啉病 磺脲类药物与卟啉病的急性发作有关，并且被认为对卟啉病患者是不安全的。

妊娠 通常倾向于使用胰岛素治疗合并妊娠的糖尿病患者，避免使用磺脲类抗糖尿病药。氯磺丙脲和甲苯磺丁脲可通过胎盘，在部分暴露于这两种药物的新生儿中曾观察到低血糖症状。目前尚缺乏其他磺脲类药物的药动学数据，但部分研究显示格列苯脲通过胎盘的能力较弱[1]。没有充分的证据表明磺脲类药物在妊娠头 3 个月具有致畸作用，但亦缺乏安全性方面的研究[2]。

妊娠糖尿病的治疗通常亦应避免使用磺脲类药物，但人们对这种应用表现出来越来越多的兴趣。研究发现格列苯脲在妊娠期糖尿病中的应用是安全有效的，但大部分的研究均为观察性研究，并未随机化[3,4]。尽管部分作者指出格列苯脲在这方面的应用需要更多的证据[5]，部分指南已建议可将格列苯脲作为胰岛素的附加或者替代药物用于妊娠期糖尿病的治疗[6]。

1. Garcia-Bournissen F, *et al.* Maternal-fetal transport of hypoglycaemic drugs. *Clin Pharmacokinet* 2003; **42:** 303–13.
2. Feig DS, *et al.* Oral antidiabetic agents in pregnancy and lactation: a paradigm shift? *Ann Pharmacother* 2007; **41:** 1174–80.
3. Moore TR. Glyburide for the treatment of gestational diabetes: a critical appraisal. *Diabetes Care* 2007; **30** (suppl): S209–S213.
4. Moretti ME, *et al.* Safety of glyburide for gestational diabetes: a meta-analysis of pregnancy outcomes. *Ann Pharmacother* 2008; **42:** 483–90.
5. Kimber-Trojnar Z, *et al.* Glyburide for the treatment of gestational diabetes mellitus. *Pharmacol Rep* 2008; **60:** 308–18.
6. National Collaborating Centre for Women's and Children's Health/NICE. Diabetes in pregnancy: management of diabetes and its complications from preconception to the postnatal period (issued March 2008, reissued July 2008). Available at: http://www.nice.org.uk/nicemedia/pdf/DiabetesFullGuidelineRevisedJULY2008.pdf (accessed 06/03/09)

甲状腺疾病 磺脲类药物对甲状腺功能的影响存在相反的报道，一些研究认为采用甲苯磺丁脲或氯磺丙脲治疗的患者的甲状腺功能异常的发生率有增加[1]，但是其他研究认为它们没有抗甲状腺的作用[2,3]。因此有些注册药品信息建议有甲状腺功能损害的患者应该避免使用氯磺丙脲。甲状腺功能的改变反过来可以影响血糖的控制——关于甲状腺激素对抗糖尿病药需要量的可能影响见下文**药物相互作用**项下。

1. Hunton RB, *et al.* Hypothyroidism in diabetics treated with sulphonylurea. *Lancet* 1965; **ii:** 449–51.
2. Burke G, *et al.* Effect of long-term sulfonylurea therapy on thyroid function in man. *Metabolism* 1967; **16:** 651–7.
3. Feely J, *et al.* Antithyroid effect of chlorpropamide? *Hum Toxicol* 1983; **2:** 149–53.

药物相互作用

已有报道磺脲类药物与许多药物有相互作用，大部分表现为与对血糖水平有独立影响的药物之间存在药动学相互作用（归因于把抗糖尿病药从血浆蛋白中替换或改变其代谢或排泄）或药理学相互作用。前一种类型主要涉及老的磺脲类药物（如氯磺丙脲和甲苯磺丁脲），尽管如此，还必须意识到新药也可能存在这种相互作用。

- 降糖作用的减弱可能需要增加磺脲类药物的剂量，这是在与肾上腺素、氨鲁米特、氯磺丙脲、皮质激素、二氮嗪、口服避孕药、利福霉素类、噻嗪类利尿药和甲状腺激素等药物之间已经存在的作用或者被认为是具有理论基础的。
- 与 ACEI、乙醇、别嘌醇、某些镇痛药（特别是阿扎丙宗、保泰松和水杨酸盐）、二氮烯五环类抗真菌药（氟康唑、酮康唑和咪康唑）、氯霉素、西咪替丁、克拉霉素、氯贝丁酯和相关复合物、香豆素类抗凝血药、氟喹诺酮类、肝素、单胺氧化酶抑制药、雷尼替丁、苯磺唑酮、磺胺类药物（包括复方磺胺甲噁唑）、四环素类和三环抗抑郁药等药物之间已出现或者可能存在增强降血糖的作用。

β受体阻滞药可通过抑制胰岛素从胰腺释放来降低磺脲类药物的药效；具有心脏选择性的β受体阻滞药此种效应可能低于非选择性的药物。β受体阻滞药也可抑制对于低血糖的正常生理反应，掩盖具有警示作用的典型临床症状。与钙通道阻滞药可能的相互作用目前已有散在的以及观点不同的报道，但是所有的作用所具有的临床意义都是很小的。奥曲肽可抑制磺脲类药物诱导的胰腺胰岛素释放；该作用被用于治疗磺脲类药物过量（参见上文**不良反应的处置**项下）。

乙醇与氯磺丙脲作用后除了能产生降糖作用外，还可以引起不愉快的颜面潮红反应。这种效应很少见于乙醇与其他磺脲类药物的反应中。

1. O'Byrne S, Feely J. Effects of drugs on glucose tolerance in non-insulin-dependent diabetics (part I). *Drugs* 1990; **40:** 6–18.
2. O'Byrne S, Feely J. Effects of drugs on glucose tolerance in non-insulin-dependent diabetics (part II). *Drugs* 1990; **40:** 203–19.
3. Girardin E, *et al.* Hypoglycémies induites par les sulfamides hypoglycémiants. *Ann Med Interne (Paris)* 1992; **143:** 11–17.

ACEI 有散发病例报道，接受磺脲类药物治疗的患者服用 ACEI（主要是卡托普利或依那普利）后出现了显著的低血糖反应[1～3]，两项病例对照研究结果表明这种药物组合可以增加发生严重低血糖的危险[4,5]。然而，其他研究没能在这一问题上发现更多的证据[6～10]。

1. McMurray J, Fraser DM. Captopril, enalapril, and blood glucose. *Lancet* 1986; **i:** 1035.
2. Rett K, *et al.* Hypoglycemia in hypertensive diabetic patients treated with sulfonylureas, biguanides, and captopril. *N Engl J Med* 1988; **319:** 1609.
3. Arauz-Pacheco C, *et al.* Hypoglycemia induced by angiotensin-converting enzyme inhibitors in patients with non-insulin-dependent diabetes receiving sulfonylurea therapy. *Am J Med* 1990; **89:** 811–13.
4. Herings RMC, *et al.* Hypoglycaemia associated with use of inhibitors of angiotensin converting enzyme. *Lancet* 1995; **345:** 1195–8.
5. Morris AD, *et al.* ACE inhibitor use is associated with hospitalization for severe hypoglycemia in patients with diabetes. *Diabetes Care* 1997; **20:** 1363–7.
6. Ferriere M, *et al.* Captopril and insulin sensitivity. *Ann Intern Med* 1985; **102:** 134–5.
7. Passa P, *et al.* Enalapril, captopril, and blood glucose. *Lancet* 1986; **i:** 1447.
8. Winocour P, *et al.* Captopril and blood glucose. *Lancet* 1986; **ii:** 461.
9. Shorr RI, *et al.* Antihypertensives and the risk of serious hypoglycemia in older persons using insulin or sulfonylureas. *JAMA* 1997; **278:** 40–3.
10. Moore N, *et al.* Reports of hypoglycaemia associated with the use of ACE inhibitors and other drugs: a case/non-case study in the French pharmacovigilance system database. *Br J Clin Pharmacol* 1997; **44:** 513–18.

乙醇 磺脲类药物诱导对乙醇的不耐受主要见于氯磺丙脲，但其并不是唯一的[1,2]；这类似于半胱氨酸脱硫酶-乙醇的相互作用，尽管其作用机制是否一样还不十分清楚。乙醇与氯磺丙脲相互作用可以引起颜面潮红。

报道依据乙醇摄入是急性还是慢性可以增加或者降低甲苯磺丁脲的半衰期[3]。乙醇对血糖浓度的影响还有其自身的变化；当乙醇与磺脲类药物同时服用时，其总体趋势是增强降糖作用[2,4]。

1. Fui SNT, *et al.* Epidemiological study of prevalence of chlorpropamide alcohol flushing in insulin dependent diabetes, non-insulin dependent diabetes, and non-diabetics. *BMJ* 1983; **287:** 1509–12.
2. Lao B, *et al.* Alcohol tolerance in patients with non-insulin-dependent (type 2) diabetes treated with sulphonylurea derivatives. *Arzneimittelforschung* 1994; **44:** 727–34.
3. Sellers EM, Holloway MR. Drug kinetics and alcohol ingestion. *Clin Pharmacokinet* 1978; **3:** 440–52.
4. Burge MR, *et al.* Low-dose ethanol predisposes elderly fasted patients with type 2 diabetes to sulfonylurea-induced low blood glucose. *Diabetes Care* 1999; **22:** 2037–43.

镇痛药 接受磺脲类药物（主要报道的是甲苯磺丁脲）治疗的患者服用保泰松[1,2]及相关药物（如阿扎丙宗）[3]后，可以伴有急性低血糖事件发作。其他镇痛药可以增强磺脲类药物的降糖作用，包括吲哚布芬[4]、芬氯酸[5]和水杨酸盐[6,7]。尽管一项对健康人群的研究没有发现任何相互作用[7]，但有一篇报道是 1 名服用格列本脲稳定的糖尿病患者在服用布洛芬后出现了低血糖[8]。

1. Tannenbaum H, *et al.* Phenylbutazone-tolbutamide drug interaction. *N Engl J Med* 1974; **290:** 344.
2. Dent LA, Jue SG. Tolbutamide-phenylbutazone interaction. *Drug Intell Clin Pharm* 1976; **10:** 711.
3. Andreasen PB, *et al.* Hypoglycaemia induced by azapropazone-tolbutamide interaction. *Br J Clin Pharmacol* 1981; **12:** 581–3.
4. Elvander-Ståhl E, *et al.* Indobufen interacts with the sulphonylurea, glipizide, but not with the β-adrenergic receptor antagonists, propranolol and atenolol. *Br J Clin Pharmacol* 1984; **18:** 773–8.
5. Allen PA, Taylor RT. Fenclofenac and thyroid function tests. *BMJ* 1980; **281:** 1642.
6. Richardson T, *et al.* Enhancement by sodium salicylate of the blood glucose lowering effect of chlorpropamide—drug interaction or summation of similar effects? *Br J Clin Pharmacol* 1986; **22:** 43–8.
7. Kubacka RT, *et al.* Effects of aspirin and ibuprofen on the pharmacokinetics and pharmacodynamics of glyburide in healthy subjects. *Ann Pharmacother* 1996; **30:** 20–6.
8. Sone H, *et al.* Ibuprofen-related hypoglycemia in a patient receiving sulfonylurea. *Ann Intern Med* 2001; **134:** 344.

抗菌药 氯霉素可以显著抑制甲苯磺丁脲的代谢并且延长其半衰期[1]，这可以导致低血糖发生。磺胺类药物[2]，包括复方磺胺甲噁唑[3～5]，也可以增强磺脲类药物的降血糖作用。罕有报道，格列本脲治疗稳定的糖尿病患者服用环丙沙星后，患者的格列本脲浓度增加[6]，并出现了低血糖[6,7]。在服用格列苯脲的老年患者中静脉注射左氧氟沙星后引起的严重的长时间低血糖反应是此类患者的一个死因[8]。已服用磺脲类药物的患者（1 例为格列美脲，另 1 例为格列苯脲联合吡格列酮）加用加替沙星后出现低血糖的报道，见第267页。克林霉素可增加格列苯脲[9]和甲苯磺丁脲[10]的吸收。有少数病例是在格列本脲[11,12]或格列吡嗪[11]基础上加用克拉霉素后出现严重的低血糖；肾损伤可能在部分病例中起着重要的作用[11]。

利福平（可能还有其他利福霉素类药物）能够促进甲苯磺丁脲、氯磺丙脲[13,14]和格列本脲[15]的代谢并且减弱它们的作用，因此可能需要增加降糖药物的剂量。对格列吡嗪[15]和格列美脲[16]的作用看起来并不明显，但对格列齐特的影响可能更为明显[17]。在 1 例病例报道中，该患者已服用利福平，但其最终是在格列齐特的常规剂量加倍的基础上，才实现了血糖的控制[18]。

1. Christensen LK, Skovsted L. Inhibition of drug metabolism by chloramphenicol. *Lancet* 1969; **ii:** 1397–9.
2. Soeldner JS, Steinke J. Hypoglycemia in tolbutamide-treated diabetes: report of two cases with measurement of serum insulin. *JAMA* 1965; **193:** 148–9.
3. Wing LMH, Miners JO. Cotrimoxazole as an inhibitor of oxidative drug metabolism: effects of trimethoprim and sulphamethoxazole separately and combined on tolbutamide disposition. *Br J Clin Pharmacol* 1985; **20:** 482–5.
4. Johnson JF, Dobmeier ME. Symptomatic hypoglycemia secondary to a glipizide-trimethoprim/sulfamethoxazole drug interaction. *DICP Ann Pharmacother* 1990; **24:** 250–1.
5. Abad S, *et al.* Possible interaction between gliclazide, fluconazole and sulfamethoxazole resulting in severe hypoglycaemia. *Br J Clin Pharmacol* 2001; **52:** 456–7.
6. Roberge RJ, *et al.* Glyburide-ciprofloxacin interaction with resistant hypoglycemia. *Ann Emerg Med* 2000; **36:** 160–3.
7. Lin G, *et al.* Refractory hypoglycemia from ciprofloxacin and glyburide interaction. *J Toxicol Clin Toxicol* 2004; **42:** 295–7.
8. Friedrich LV, Dougherty R. Fatal hypoglycemia associated with levofloxacin. *Pharmacotherapy* 2004; **24:** 1807–12.
9. Lilja JJ, *et al.* Effects of clarithromycin and grapefruit juice on the pharmacokinetics of glibenclamide. *Br J Clin Pharmacol* 2007; **63:** 732–40.
10. Jayasagar G, *et al.* Effect of clarithromycin on the pharmacokinetics of tolbutamide. *Drug Metabol Drug Interact* 2000; **16:** 207–15.
11. Bussing R, Gende A. Severe hypoglycemia from clarithromycin-sulfonylurea drug interaction. *Diabetes Care* 2002; **25:** 1659–61.
12. Leiba A, *et al.* An unusual case of hypoglycemia in a diabetic patient. *Ann Emerg Med* 2004; **44:** 427–8.
13. Syvälahti EKG, *et al.* Rifampicin and drug metabolism. *Lancet* 1974; **ii:** 232–3.
14. Self TH, Morris T. Interaction of rifampin and chlorpropamide. *Chest* 1980; **77:** 800–801.
15. Niemi M, *et al.* Effects of rifampin on the pharmacokinetics and pharmacodynamics of glyburide and glipizide. *Clin Pharmacol Ther* 2001; **69:** 400–406.
16. Niemi M, *et al.* Effect of rifampicin on the pharmacokinetics and pharmacodynamics of glimepiride. *Br J Clin Pharmacol* 2000; **50:** 591–5.
17. Park J-Y, *et al.* Effect of rifampin on the pharmacokinetics and pharmacodynamics of gliclazide. *Clin Pharmacol Ther* 2003; **74:** 334–40.
18. Kihara Y, Otsuki M. Interaction of gliclazide and rifampicin. *Diabetes Care* 2000; **23:** 1204–5.

抗凝血药 双香豆素可以增加甲苯磺丁脲的血清浓度，可能还包括氯磺丙脲，因此会增强它们的降糖作用。此外，磺脲类药物可能也会影响抗凝血药的作用（第1372页）。

抗癫痫药 关于苯妥英在服用甲苯磺丁脲或妥拉磺脲时的毒性作用，见**苯妥英**项下，第476页。

抗真菌药 有报道服用氟康唑可以增加甲苯磺丁脲的血浆浓度[1]，但是在 29 名接受格列齐特或格列本脲治疗的妇女因外阴阴道炎而服用氟康唑或克霉唑后，没有发现有关低血糖和低血糖症状的证据[2]。一项对健康人群的研究发现，氟康唑可以增加格列美脲的血浆浓度，但是对血糖浓度并没有产生任何显著的影响[3]。然而，有报道 1 名服用氟康唑和格列吡嗪的患者[4]以及另 1 名服用氟康唑、磺胺甲基异噁唑和格列吡嗪的患者[5]都发生了低血糖反应。类似的药物相互作用还见于酮康唑（与甲苯磺丁脲，在健康人群中）[6]和咪康唑（与甲苯磺丁脲，在 1 名糖尿病患者中）[7]，提示应谨慎考虑这些药物组合。

1. Lazar JD, Wilner DK. Drug interactions with fluconazole. *Rev Infect Dis* 1990; **12** (suppl 3): S327–S333.
2. Rowe BR, *et al.* Safety of fluconazole in women taking oral hypoglycaemic agents. *Lancet* 1992; **339:** 255–6.
3. Niemi M, *et al.* Effects of fluconazole and fluvoxamine on the pharmacokinetics and pharmacodynamics of glimepiride. *Clin Pharmacol Ther* 2001; **69:** 194–200.
4. Fournier JP, *et al.* Coma hypoglycémique chez une patiente traitée par glipizide et fluconazole: une possible interaction? *Therapie* 1992; **47:** 446–7.
5. Abad S, *et al.* Possible interaction between gliclazide, fluconazole and sulfamethoxazole resulting in severe hypoglycaemia. *Br J Clin Pharmacol* 2001; **52:** 456–7.
6. Krishnaiah YSR, *et al.* Interaction between tolbutamide and ketoconazole in healthy subjects. *Br J Clin Pharmacol* 1994; **37:** 205–7.

7. Meurice JC, *et al.* Interaction miconazole et sulfamides hypoglycémiants. *Presse Med* 1983; **12:** 1670.

环孢素 关于格列本脲对环孢素血液浓度的影响见**降血糖药**，第1743页。

内皮素受体拮抗药 应避免将格列本脲和波生坦联用。两种药物的血浆浓度可能随着联合使用而降低。然而，这无法解释此前报道过的此两种药物的联用导致肝脏转氨酶水平升高[1]。

1. van Giersbergen PLM, *et al.* In vivo and in vitro studies exploring the pharmacokinetic interaction between bosentan, a dual endothelin receptor antagonist, and glyburide. *Clin Pharmacol Ther* 2002; **71:** 253–62.

二甲双胍 来自英国前瞻性糖尿病研究[1]的结果明显表明，接受二甲双胍和一种磺脲类药物强化治疗的患者的死亡率是增加的。这被认为是人为的（artefactual），因为这并没有被流行病学分析所证实，并且这种组合已在实践中被广泛使用，但还是需要给予一些关注以及更深入的研究。一项对9项观察性研究的荟萃分析[2]发现此种联用增加发生致死性和非致死性心血管事件复合终点的风险，但与心血管死亡率或全死因死亡率分析时，未见显著相关性。作者假设增加的风险与采取药物联合治疗的患者多患有较为严重的糖尿病，其血糖控制水平更易恶化相关；而且，磺脲类药物所致的体重增加可抵消二甲双胍带来的对心血管危险因素有利的体重下降或其他获益。该文亦认为此问题还需要更多的研究。

1. UK Prospective Diabetes Study Group. Effect of intensive blood-glucose control with metformin on complications in overweight patients with type 2 diabetes (UKPDS 34). *Lancet* 1998; **352:** 854–65. Correction. *ibid.*; 1558.

2. Rao AD, *et al.* Is the combination of sulfonylureas and metformin associated with an increased risk of cardiovascular disease or all-cause mortality? A meta-analysis of observational studies. *Diabetes Care* 2008; **31:** 1672–8.

甲状腺激素 有建议糖尿病患者开始甲状腺激素替代治疗时可以增加胰岛素或口服抗糖尿病药的需要量，甲状腺激素对代谢的刺激作用使其看起来并非不合理。关于磺脲类药物对甲状腺功能有争议的影响，见上文**注意事项**项下。

药动学

参考文献如下。

1. Marchetti P, Navalesi R. Pharmacokinetic-pharmacodynamic relationships of oral hypoglycaemic agents: an update. *Clin Pharmacokinet* 1989; **16:** 100–28.

2. Marchetti P, *et al.* Pharmacokinetic optimisation of oral hypoglycaemic therapy. *Clin Pharmacokinet* 1991; **21:** 308–17.

3. Harrower AD. Pharmacokinetics of oral antihyperglycaemic agents in patients with renal insufficiency. *Clin Pharmacokinet* 1996; **31:** 111–19.

代谢 细胞色素P450同工酶CYP2C9是参与多种磺脲类药物代谢的主要酶类，其活性可受基因多态性影响。相比最为常见的野生型CYP2C9＊1/＊1基因携带者，纯合CYP2C9＊3/＊3基因型的健康受试者其磺脲类清除率显著下降，纯合CYP2C9＊2/＊2基因型和杂和基因型携带者的清除能力介于这两者之间[1]。有研究认为基因分型可能是剂量调整的有效工具，其效率最高，且可减少不良反应（见上文**低血糖**）[1]。然而，使用磺脲类药物治疗的糖尿病患者其基因型和血糖以及胰岛素水平的关系目前尚不明确[1,2]，还需进一步的临床研究。

1. Kirchheiner J, *et al.* Effect of genetic polymorphisms in cytochrome P450 (CYP) 2C9 and CYP2C8 on the pharmacokinetics of oral antidiabetic drugs: clinical relevance. *Clin Pharmacokinet* 2005; **44:** 1209–25.

2. Becker ML, *et al.* Cytochrome P450 2C9 *2 and *3 polymorphisms and the dose and effect of sulfonylurea in type II diabetes mellitus. *Clin Pharmacol Ther* 2008; **83:** 288–92.

用途和用法

磺脲类药物是用于2型糖尿病（第407页）治疗的一类口服抗糖尿病药。当饮食调节和运动不能发挥有效作用时，它们可以作为饮食调节及运动的补充治疗，尽管肥胖患者会优先采用双胍类药物二甲双胍。

磺脲类药物通常被表述为胰岛素促泌剂，可能具有几种作用模式，主要通过抑制ATP敏感的钾通道来介导。最初，由功能胰岛B细胞分泌的胰岛素增加。然而，胰岛素分泌随后又会减少，但仍可持续发挥其降糖作用，这可能是因为药物抑制肝糖产生并且增加对任何可利用的胰岛素的敏感性，这也可以解释临床上所观察到的血糖控制的改善。磺脲类药物的作用时间是不同的；药物如甲苯磺丁脲是相对短效的（6～12h），而氯磺丙脲则具有长效作用（超过24h）。

磺脲类药物可以与二甲双胍或其他口服降糖药联合用于那些对单药治疗没有反应的患者；这种联合治疗常常是在考虑加用或改为胰岛素治疗前进行试用（没有禁忌证的情况下）。

1. Rendell M. The role of sulphonylureas in the management of type 2 diabetes mellitus. *Drugs* 2004; **64:** 1339–58.

2. Bell DS. Practical considerations and guidelines for dosing sulfonylureas as monotherapy or combination therapy. *Clin Ther* 2004; **26:** 1714–27.

儿童用法 2型糖尿病在儿童和青少年中的患病率尽管较低，但部分由于肥胖在全球尤其是西方国家的流行，其发病率呈增长趋势。磺脲类药物在儿童中的使用尚缺乏经验，目前更倾向于使用双胍类药物二甲双胍。*BNFC 2010/11* 建议青少年仅在专业人员指导下方可开始口服药物治疗，起始剂量需为成人剂量范围的最低限，根据用药反应进行调整。*BNFC 2010/11* 同时建议由于存在低血糖的风险，通常应避免使用长效磺脲类药物如氯磺丙脲和格列本脲，更倾向于使用短效替代药物如甲苯磺丁脲。

磺脲类药物在新生儿糖尿病中的用法，详见下文。

糖尿病 如果不存在胰岛自身抗体，*新生儿糖尿病*（出生后6个月内诊断的糖尿病）的发生大部分是由于调控胰岛B细胞功能的基因发生了突变。部分新生儿糖尿病是一过性的，最常见的持续性新生儿糖尿病的突变位于 *KCNJ11* 基因，它编码B细胞ATP敏感的钾离子通道的Kir6.2亚基[1]。胰岛素治疗是必需的，由于磺脲类药物可能对该钾离子通道存在作用，人们对磺脲类药物用于新生儿糖尿病的治疗也表现出了兴趣。

有研究记录了磺脲类药物在Kir6.2突变的49名患者中的使用，患者年龄从3个月到36岁不等[2]。大部分患者被给予了格列本脲，少数患者被给予了格列齐特、格列美脲、格列吡嗪或甲苯磺丁脲。住院患者格列苯脲的口服起始剂量从100μg/kg，每日2次开始，每日增加200μg/kg；门诊患者格列苯脲的口服起始剂量为每日100μg/kg，每周增加100μg/kg。随着格列苯脲的剂量逐渐增加，胰岛素的剂量逐渐减少，直至停用胰岛素或格列苯脲的剂量达到每日至少800μg/kg。49名患者中有44名成功换用磺脲类药物进行治疗，平均剂量相当于格列苯脲每日450μg/kg（每日50μg/kg～1.5mg/kg），糖化血红蛋白改善，低血糖时间发生率保持不变。经过一段时间之后，可适当减少磺脲类药物的剂量。总体上，神经病学上的特征如发育迟缓或癫痫在无法换用到磺脲类药物的患者中更为常见。在一组6个月至10岁的10名儿童中，同样记录到类似的成功结果，使用的药物为格列苯脲或格列吡嗪[3]。

ABCC8基因编码B细胞ATP敏感的钾离子通道的磺脲类药物受体1亚基，它的突变可导致一过性或持续性的新生儿糖尿病。患有此种情况的患者也曾从胰岛素治疗成功转换到磺脲类药物治疗，尽管所需的剂量明显低于存在Kir6.2突变的患者。27名2个月至46岁的患者中，平均剂量为每日260μg/kg的格列苯脲（或相当于此剂量的格列齐特、格列吡嗪或甲苯磺丁脲）在23名患者中被证实是有效的[4]。

1. Hattersley A, *et al.* ISPAD Clinical Practice Consensus Guidelines 2006—2007: the diagnosis and management of monogenic diabetes in children. *Pediatr Diabetes* 2006; **7:** 352–60. Also available at: http://www.ispad.org/FileCenter/4-Hattersley_PedDiab_2006.pdf (accessed 01/07/09)

2. Pearson ER, *et al.* Neonatal Diabetes International Collaborative Group. Switching from insulin to oral sulfonylureas in patients with diabetes due to Kir6.2 mutations. *N Engl J Med* 2006; **355:** 467–77.

3. Tonini G, *et al.* Early-Onset Diabetes Study Group of the Italian Society of Paediatric Endocrinology and Diabetology. Sulfonylurea treatment outweighs insulin therapy in short-term metabolic control of patients with permanent neonatal diabetes mellitus due to activating mutations of the KCNJ11 (KIR6.2) gene. *Diabetologia* 2006; **49:** 2210–13.

4. Rafiq M, *et al.* Neonatal Diabetes International Collaborative Group. Effective treatment with oral sulfonylureas in patients with diabetes due to sulfonylurea receptor 1 (SUR1) mutations. *Diabetes Care* 2008; **31:** 204–9.

Tolazamide (*BAN*, *USAN*, *rINN*) 妥拉磺脲

NSC-70762; Tolatsamidi; Tolazamid; Tolazamida; Tolazamidum; U-17835. 1-(Perhydroazepin-1-yl)-3-tosylurea; 1-(Perhydroazepin-1-yl)-3-*p*-tolylsulphonylurea.

Толазамид

$C_{14}H_{21}N_3O_3S$ = 311.4.

CAS — 1156-19-0.

ATC — A10BB05.

ATC Vet — QA10BB05.

UNII — 9LT1BRO48Q.

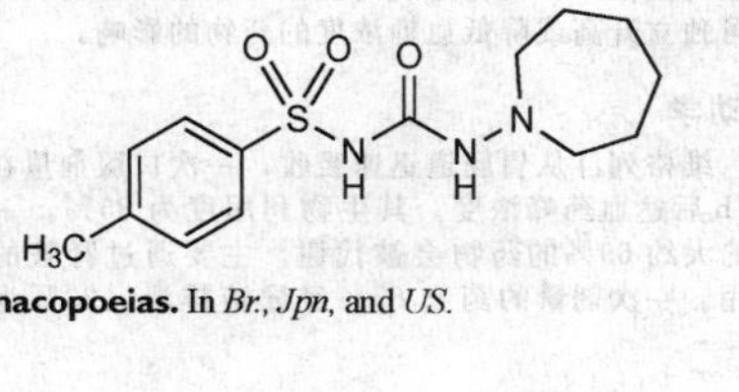

Pharmacopoeias. In *Br.*, *Jpn*, and *US.*

BP 2010（Tolazamide） 一种白色或类白色，无臭或几乎无臭，结晶性粉末。极微溶于水；微溶于乙醇；溶于丙酮；易溶于氯仿。

USP 33（Tolazamide） 一种白色或米色的结晶性粉末，无臭或有轻微的味道。极微溶于水；微溶于乙醇；溶于丙酮；易溶于氯仿。

不良反应、处置和注意事项

参见磺脲类，第440页。

卟啉病 妥拉磺脲与卟啉病的急性发作有关，因此被认为在卟啉病患者中使用是不安全的。

药物相互作用

参见磺脲类，第442页。

药动学

妥拉磺脲从胃肠道缓慢吸收，血浆峰值浓度出现在口服单次剂量后的4～8h，并且大部分与血浆蛋白结合。它的半衰期大约是7h。它在肝内代谢，其代谢产物具有部分降糖活性。大约一次口服剂量的85%主要以代谢产物从尿液排泄。

用途和用法

妥拉磺脲是一种磺脲类抗糖尿病药（第440页）。它在2型糖尿病（第407页）治疗中是经口途径给予，其作用时间至少10h，有时候可以达到20h。常规起始剂量是每日100～250mg，早餐时单次给予。如果需要可以隔周增加100～250mg，至常规最大剂量每日1g；增加更大的剂量可能也不会获得更多的益处。每日剂量超过500mg时应该分次给予。

制剂

BP 2010: Tolazamide Tablets;
USP 33: Tolazamide Tablets.

专利制剂

USA: Tolinase†.

Tolbutamide (*BAN*, *rINN*) 甲苯磺丁脲

Butamidum; Tolbutamid; Tolbutamida; Tolbutamidas; Tolbutamidi; Tolbutamidum; Tolglybutamide. 1-Butyl-3-tosylurea; 1-Butyl-3-*p*-tolylsulphonylurea.

Тольбутамид

$C_{12}H_{18}N_2O_3S$ = 270.3.

CAS — 64-77-7 (tolbutamide); 473-41-6 (tolbutamide sodium).

ATC — A10BB03; V04CA01.

ATC Vet — QA10BB03; QV04CA01.

UNII — 982XCM1FOI.

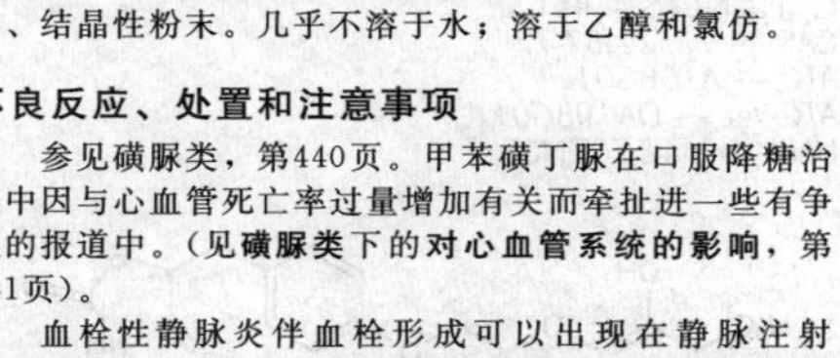

Pharmacopoeias. In *Chin.*, *Eur.* (see p.vii), *Int.*, *Jpn*, and *US.*

Ph. Eur. 6.8（Tolbutamide） 一种白色或类白色结晶性粉末。几乎不溶于水；溶于乙醇和丙酮。溶于氢氧化物的稀释液。

USP 33（Tolbutamide） 一种白色或几乎白色、几乎无臭、结晶性粉末。几乎不溶于水；溶于乙醇和氯仿。

不良反应、处置和注意事项

参见磺脲类，第440页。甲苯磺丁脲在口服降糖治疗中因与心血管死亡率过量增加有关而牵扯进一些有争议的报道中。（见**磺脲类**下的**对心血管系统的影响**，第441页）。

血栓性静脉炎伴血栓形成可以出现在静脉注射甲苯磺丁钠之后，但通常是无痛的并且静脉会逐渐恢复。快速注射可以引起短暂的轻微疼痛或者静脉处的灼热感。

BNF 59 建议甲苯磺丁脲适用于那些有肾损害的患者，但是认真监测血糖浓度仍是必要的，且在血糖控制充分的情况下应使用最小剂量。英国的注册药品信息推荐有严重肾损害的患者禁用。

哺乳 甲苯磺丁脲有相当小的剂量分布于乳汁中[1]。American Academy of Pediatrics[2]声明，尽管通常适合哺乳，但是采用母乳喂养的母亲使用甲苯磺丁脲可以引起新生儿黄疸。

1. Moiel RH, Ryan JR. Tolbutamide orinase in human breast milk. *Clin Pediatr (Phila)* 1967; **6:** 480.
2. American Academy of Pediatrics. The transfer of drugs and other chemicals into human milk. *Pediatrics* 2001; **108:** 776–89. [Retired May 2010] Correction. *ibid.*; 1029. Also available at: http://aappolicy.aappublications.org/cgi/content/full/pediatrics%3b108/3/776 (accessed 08/07/04)

卟啉病 甲苯磺丁脲与卟啉病的急性发作有关，因此被认为在卟啉病患者中使用是不安全的。

药物相互作用

参见磺脲类，第442页。

药动学

甲苯磺丁脲易于从胃肠道吸收，并且广泛地与血浆蛋白结合；其半衰期通常是在4～7h内，但是也可能会更长些。甲苯磺丁脲在肝内被细胞色素P450同工酶CYP2C9羟基化代谢。它主要以有微弱降糖活性的代谢产物从尿液排泄。可以在乳汁中检测到甲苯磺丁脲。

用途和用法

甲苯磺丁脲是一种磺脲类抗糖尿病药（第440页）。口服用于2型糖尿病（第407页）的治疗，它的作用时间大约是10h。

在2型糖尿病治疗中的常规起始剂量是每日1～2g，可以在早餐时单次给予，更常用的方法是分次给予。常规维持剂量的范围是每日0.25～2g。尽管增加更大剂量不大可能使反应改善，但是也有采用每日给予3g的剂量。青少年的使用剂量，参见下文。

甲苯磺丁钠（$C_{12}H_{17}N_2NaO_3S$=292.3）有时被用于诊断胰岛素瘤以及其他胰腺功能障碍的疾病包括糖尿病。1g甲苯磺丁脲以5%的溶液经静脉注射2～3min。1.08g甲苯磺丁钠约相当于1g甲苯磺丁脲。

儿童用法 磺脲类药物用于治疗儿童2型糖尿病尚缺乏经验，通常更倾向于使用双胍类药物二甲双胍。*BNFC 2010/11* 建议应在专业人员指导下开始口服药物治疗，选取短效磺脲类如甲苯磺丁脲，因为相比于短效制剂，长效制剂发生低血糖的风险较高。尽管英国尚未批准格列本脲在儿童中使用，*BNFC 2010/11* 建议甲苯磺丁脲可用于12～18岁的青少年2型糖尿病的治疗，口服剂量为每日0.5～1.5g，最大剂量可达每日2g。可分次给药，进餐时或餐后立刻服用，或在早餐时给予单次剂量。

诊断和试验 参考文献如下。

1. McMahon MM, *et al.* Diagnostic interpretation of the intravenous tolbutamide test for insulinoma. *Mayo Clin Proc* 1989; **64:** 1481–8.
2. Marks V. Diagnosis and differential diagnosis of hypoglycemia. *Mayo Clin Proc* 1989; **64:** 1558–61.

制剂

BP 2010: Tolbutamide Tablets;
USP 33: Tolbutamide for Injection; Tolbutamide Tablets.

专利制剂

Austral.: Rastinon†; ***Cz.:*** Dirastan†; ***Denm.:*** Arcosal; ***Ger.:*** Orabet†; ***Gr.:*** Rastinon; ***Hong Kong:*** Diatol; ***Israel:*** Orsinon; ***Mex.:*** Artosin; Dabetil; Diatelan; Diaval; Flusan; Rastinon; ***NZ:*** Diatol†; ***Pol.:*** Diabetol; ***S.Afr.:*** Tydadex†; ***Singapore:*** Tolmide; ***USA:*** Orinase; Orinase Diagnostic†.

Troglitazone (*BAN*, *USAN*, *rINN*) 曲格列酮

CI-991; CS-045; GR-92132X; Troglitazona; Troglitazonum. (±)-*all-rac*-5-{*p*-[(6-Hydroxy-2,5,7,8-tetramethyl-2-chromanyl)methoxy]benzyl}-2,4-thiazolidinedione.

Троглитазон

$C_{24}H_{27}NO_5S$ = 441.5.
CAS — 97322-87-7.
ATC — A10BG01.
ATC Vet — QA10BG01.
UNII — I66ZZ0ZN0E.

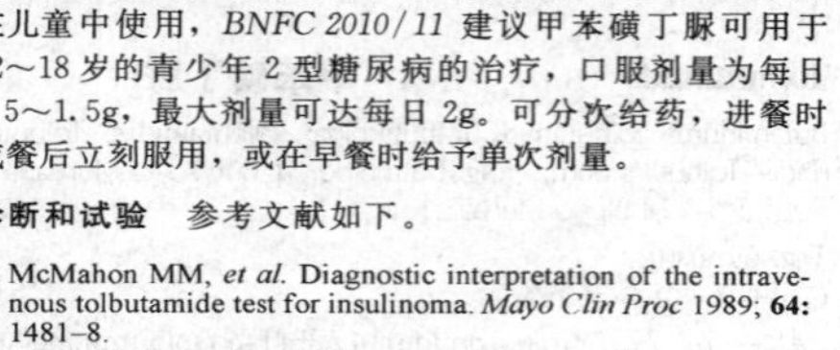

简介

曲格列酮是一种口服噻唑烷二酮类抗糖尿病药（见罗格列酮，第437页）。该药可用于治疗2型糖尿病，但由于存在肝脏毒性而退出市场。

1. Plosker GL, Faulds D. Troglitazone: a review of its use in the management of type 2 diabetes mellitus. *Drugs* 1999; **57:** 409–38.
2. Loi C-M, *et al.* Clinical pharmacokinetics of troglitazone. *Clin Pharmacokinet* 1999; **37:** 91–104.
3. Parulkar AA, *et al.* Nonhypoglycemic effects of thiazolidinediones. *Ann Intern Med* 2001; **134:** 61–71.

对肝脏的影响 至1997年12月，英国CSM[1]获知全球范围内有超过130个对曲格列酮有肝反应的病例（6例致死），尽管只有1例发生在英国。反应出现的平均时间是3个月，但是这些反应发生的频率和存在的隐患危险因素仍不十分清楚。制造商已经自愿把该药撤出了英国。

美国的制造商和FDA在1997年11月推荐[2]了一套常规监测肝功能的方案，并且在1997年12月进行了修订。据估计有2%接受曲格列酮治疗的患者出现肝酶值的升高而被迫中断治疗。截止到1998年6月，FDA[3]已经接到560例关于曲格列酮相关的肝毒性的报道。已经有24个可能是药物导致的肝衰竭的病例；21名患者死亡，3名患者接受了肝移植。美国的制造商在1998年7月和1999年6月再次制订了更加严格的肝功能监测的推荐方案。随后，制造商在2000年3月从澳大利亚、日本和美国撤出了该药。报告给FDA的94份曲格列酮相关的肝衰竭病例的详细临床情况，已被审查[4]。

1. CSM/MCA. Troglitazone (Romozin) withdrawn. *Current Problems* 1997; **23:** 13.
2. Anonymous. Troglitazone and liver injury. *WHO Drug Inf* 1998; **12:** 13.
3. Misbin RI. Troglitazone-associated hepatic failure. *Ann Intern Med* 1999; **130:** 330.
4. Graham DJ, *et al.* Troglitazone-induced liver failure: a case study. *Am J Med* 2003; **114:** 299–306.

制剂

专利制剂

Mex.: Rezulin†.

Vildagliptin (*rINN*) 维格列汀

LAF-237; NVP-LAF-237; Vildagliptina; Vildagliptine; Vildagliptinum. (2*S*)-{[(3-Hydroxyadamantan-1-yl)amino]acetyl}pyrrolidine-2-carbonitrile.

Вильдаглиптин

$C_{17}H_{25}N_3O_2$ = 303.4.
CAS — 274901-16-5.
ATC — A10BH02.
ATC Vet — QA10BH02.
UNII — I6B4B2U96P.

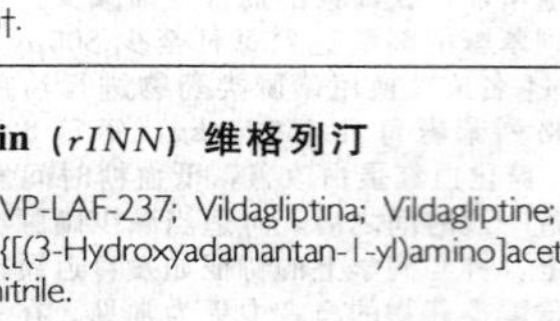

不良反应和注意事项

参见磷酸西格列汀，第440页。也报道过维格列汀相关的关节炎。

有过肝功能异常包括肝炎的罕见病例的报道。肝损伤的患者不宜使用维格列汀；在起用该药物治疗时应检测肝功能，治疗过程中也应监测肝功能（第1年每3个月1次，以后定期随访）。如果ALT或AST的水平持续上升达到或超过3倍正常值上限，或患者出现了黄疸或其他肝功能异常的征象，需停用维格列汀；在这些情况下，不宜再次使用维格列汀。

肾损伤的患者其维格列汀的清除率是下降的，应慎重使用维格列汀。在中重度肾损伤的患者中的使用需等待更多的临床数据。

1. Schweizer A, *et al.* Assessing the cardio-cerebrovascular safety of vildagliptin: meta-analysis of adjudicated events from a large phase III type 2 diabetes population. *Diabetes Obes Metab* 2010; **12:** 485–94.
2. Ligueros-Saylan M, *et al.* An assessment of adverse effects of vildagliptin versus comparators on the liver, the pancreas, the immune system, the skin and in patients with impaired renal function from a large pooled database of phase II and III clinical trials. *Diabetes Obes Metab* 2010; **12:** 495–509.

药物相互作用

与其他口服抗糖尿病药类似，维格列汀的有效性受到可独立升高或降低血糖浓度的药物的影响。

药动学

维格列汀从胃肠道迅速吸收，一次口服剂量在大约1.7h后达血药峰浓度。其生物利用度为85%。一次剂量的大约69%的药物会被代谢，主要通过肾脏的水解作用。一次剂量的药物85%经尿液排泄（23%为药物原形），15%经粪便排泄。维格列汀的清除半衰期经静脉注射大约为2h，口服大约为3h。

1. He Y-L, *et al.* Pharmacokinetics and pharmacodynamics of vildagliptin in patients with type 2 diabetes mellitus. *Clin Pharmacokinet* 2007; **46:** 577–88.
2. He Y-L, *et al.* The absolute oral bioavailability and population-based pharmacokinetic modelling of a novel dipeptidylpeptidase-IV inhibitor, vildagliptin, in healthy volunteers. *Clin Pharmacokinet* 2007; **46:** 787–802.
3. He Y-L, *et al.* The effect of age, gender, and body mass index on the pharmacokinetics and pharmacodynamics of vildagliptin in healthy volunteers. *Br J Clin Pharmacol* 2008; **65:** 338–46.
4. Hu P, *et al.* Pharmacokinetics and pharmacodynamics of vildagliptin in healthy Chinese volunteers. *J Clin Pharmacol* 2009; **49:** 39–49.
5. He H, *et al.* Absorption, metabolism, and excretion of [^{14}C]vildagliptin, a novel dipeptidyl peptidase 4 inhibitor, in humans. *Drug Metab Dispos* 2009; **37:** 536–44.

肝损伤 尽管一次剂量的维格列汀大部分经肾脏水解，肝脏也是维格列汀代谢的一个重要器官。一项小规模的药动学研究[1]与健康受试者相比，发现轻度（Child-Pugh评分为5分或6分）或中度（Child-Pugh评分为7～9分）肝损伤的患者维格列汀的暴露剂量降低，严重肝损伤者（评分为10～12分）暴露量增加。然而，这种差异小于30%，且与肝损伤的程度不符。作者并不认为这种差异具有临床意义，也不认为有必要调整维格列汀的起始治疗剂量。然而，注册药品信息警示肝损伤的糖尿病患者不应使用该药（见上文）。

1. He Y-L, *et al.* The influence of hepatic impairment on the pharmacokinetics of the dipeptidyl peptidase IV (DPP-4) inhibitor vildagliptin. *Eur J Clin Pharmacol* 2007; **63:** 677–86.

用途和用法

与西格列汀类似（第440页），维格列汀也是一种二肽基肽酶-4的抑制药，用于2型糖尿病的治疗（第407页）；它可在二甲双胍、磺脲类或噻唑烷二酮类药物单药治疗无效的时候与这些药物共同使用。当与二甲双胍或一种噻唑烷二酮类药物联用时，其口服剂量为50mg，每日2次；当与磺脲类药物联用时，其剂量为每日50mg，早晨服用。不建议维格列汀每日的总剂量超过100mg。当维格列汀与磺脲类联用时，每日100mg的维格列汀并不比每日50mg的剂量更为有效。维格列汀可与或不与食物同服。

1. Rosenstock J, *et al.* Comparison of vildagliptin and rosiglitazone monotherapy in patients with type 2 diabetes: a 24-week, double-blind, randomized trial. *Diabetes Care* 2007; **30:** 217–23.
2. Pratley RE, *et al.* Management of type 2 diabetes in treatment-naive elderly patients: benefits and risks of vildagliptin monotherapy. *Diabetes Care* 2007; **30:** 3017–22.
3. Bolli G, *et al.* Efficacy and tolerability of vildagliptin vs. pioglitazone when added to metformin: a 24-week, randomized, double-blind study. *Diabetes Obes Metab* 2008; **10:** 82–90.
4. Garber AJ, *et al.* Effects of vildagliptin on glucose control in patients with type 2 diabetes inadequately controlled with a sulphonylurea. *Diabetes Obes Metab* 2008; **10:** 1047–56.
5. Pan C, *et al.* Comparison of vildagliptin and acarbose monotherapy in patients with type 2 diabetes: a 24-week, double-blind, randomized trial. *Diabet Med* 2008; **25:** 435–41.
6. Scherbaum WA, *et al.* Evidence that vildagliptin attenuates deterioration of glycaemic control during 2-year treatment of patients with type 2 diabetes and mild hyperglycaemia. *Diabetes Obes Metab* 2008; **10:** 1114–24.
7. Göke B, *et al.* Efficacy and safety of vildagliptin monotherapy during 2-year treatment of drug-naïve patients with type 2 diabetes: comparison with metformin. *Horm Metab Res* 2008; **40:** 892–5.
8. Croxtall JD, Keam SJ. Vildagliptin: a review of its use in the management of type 2 diabetes mellitus. *Drugs* 2008; **68:** 2387–2409.
9. Ferrannini E, *et al.* Fifty-two-week efficacy and safety of vildagliptin vs. glimepiride in patients with type 2 diabetes mellitus inadequately controlled on metformin monotherapy. *Diabetes Obes Metab* 2009; **11:** 157–66.
10. Blonde L, *et al.* Comparison of vildagliptin and thiazolidinedione as add-on therapy in patients inadequately controlled with metformin: results of the GALIANT trial—a primary care, type 2 diabetes study. *Diabetes Obes Metab* 2009; **11:** 978–86.
11. Banerjee M, *et al.* Vildagliptin in clinical practice: a review of literature. *Expert Opin Pharmacother* 2009; **10:** 2745–57.
12. Matthews DR, *et al.* Vildagliptin add-on to metformin produces similar efficacy and reduced hypoglycaemic risk compared with glimepiride, with no weight gain: results from a 2-year study. *Diabetes Obes Metab* 2010; **12:** 780–9.

制剂

专利制剂

Arg.: Galvus; Zomarist; ***Chile:*** Galvus; ***Cz.:*** Galvus; Jalra; Xiliarx; ***Denm.:*** Galvus; ***Fr.:*** Galvus; ***Gr.:*** Galvus; Jalra; Xiliarx; ***Hung.:*** Galvus; ***Indon.:*** Galvus; ***Irl.:*** Galvus; Jalra; Xiliarx; ***Ital.:*** Galvus; ***Mex.:*** Galvus; ***Neth.:*** Galvus; ***Norw.:*** Galvus; ***Philipp.:*** Galvus; ***Pol.:*** Galvus; ***Port.:*** Galvus; Jalra; Xiliarx; ***Rus.:*** Galvus (Галвус); ***Singapore:*** Galvus; ***UK:*** Galvus.

多组分制剂 ***Arg.:*** Zomarist Met; ***Cz.:*** Eucreas; Icandra; Zomarist; ***Denm.:*** Eucreas; ***Fr.:*** Eucreas; ***Gr.:*** Eucreas; Zomarist; ***Hung.:*** Eucreas; ***Irl.:*** Eucreas; Zomarist; ***Mex.:*** Galvus Met; ***Norw.:*** Eucreas; ***Philipp.:*** Galvusmet; ***Port.:*** Eucreas; Icandra; Zomarist; ***Rus.:*** Galvus Met (Галвус Мет); ***UK:*** Eucreas.

Voglibose (*USAN*, *rINN*) 伏格列波糖

A-71100; AO-128; Voglibosa; Vogliboseum. 3,4-Dideoxy-4-{[2-hydroxy-1-(hydroxymethyl)ethyl]amino}-2-C-(hydroxymethyl)-D-epi-inositol.

Воглибоза

$C_{10}H_{21}NO_7$ = 267.3.

CAS — 83480-29-9.

ATC — A10BF03.

ATC Vet — QA10BF03.

UNII — S77P977AG8.

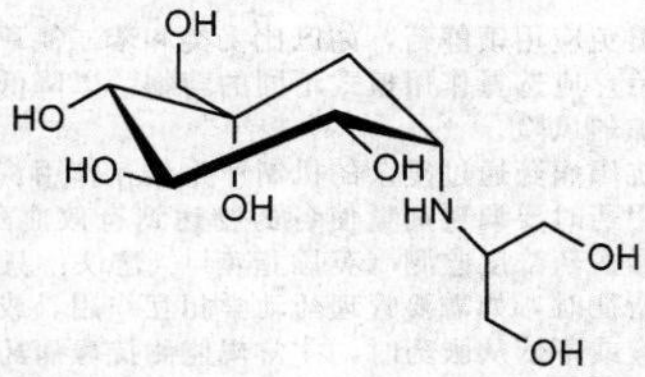

Pharmacopoeias. In *Jpn.*

简介

伏格列波糖是一种α-葡萄糖苷酶抑制药，其特性类似于阿卡波糖（第413页）。它用于2型糖尿病（第407页）的治疗，口服剂量是200～300μg，每日3次，餐前即刻给药。伏格列波糖用于糖耐量受损的患者预防2型糖尿病的发生尚处于研究中。

1. Kawamori R, *et al.* Voglibose Ph-3 Study Group. Voglibose for prevention of type 2 diabetes mellitus: a randomised, double-blind trial in Japanese individuals with impaired glucose tolerance. *Lancet* 2009; **373:** 1607–14.

肝性脑病 伏格列波糖用于治疗肝性脑病（第1619页）已有研究[1]。

1. Uribe M, *et al.* Beneficial effect of carbohydrate maldigestion induced by a disaccharidase inhibitor (AO-128) in the treatment of chronic portal systemic encephalopathy: a double-blind, randomized controlled trial. *Scand J Gastroenterol* 1998; **33:** 1099–1106.

制剂

专利制剂

Jpn: Basen; ***Philipp.:*** Basen; ***Thai.:*** Basen.

抗癫痫药

本章主要讲述用于治疗癫痫、癫痫持续状态和其他惊厥性疾病（convulsive disorders）的药物。

癫痫

癫痫是一类常见的神经系统疾病。每个人一生中发生癫痫的概率为 3%～5%。新生儿、儿童和老年人是最易发病的人群。

定义和分类 痫性发作（epileptic seizure）的定义是大脑神经元的发作性放电，伴随患者本人和旁观者能明显感知的临床症状。临床表现包括运动、感觉、自主神经等症状，可以是功能损害，也可以是完全的意识丧失。运动异常包括惊厥——一种不自主、剧烈、短暂或较长时间的骨骼肌收缩。俗语中常用"fit"一词来描述痫性发作。癫痫即是发作反复出现的一种状态。患者只有在第二次发生非热性惊厥之后才能诊断为癫痫。

下面是国际抗癫痫联盟（ILAE）1981 年[1]和 1989 年[2]提出的关于痫性发作、癫痫和癫痫综合征分类的广义释义。后期提出的修正方案[3]尚未被学术界普遍接受。

- **部分性发作或局灶性发作（部位相关性发作）**是指神经元放电的起始部位局限于脑的一个区域，发作表现取决于异常放电的起始部位。如果不伴有意识丧失，称为单纯部分性发作，如 Jacksonian 癫痫，表现为运动或感觉的异常。如果发作的同时伴有意识丧失则称为复杂部分性发作。部分性发作以前也被称为精神运动性癫痫或颞叶癫痫，但这几个名词并不完全同义，不应该混用。当神经元异常放电波及全脑时，部分性发作可发展为继发性全面发作。
- **全身性发作**的特点是神经元异常放电同时起源于两侧大脑半球，根据是否存在不同惊厥类型分为不同的亚型。

失神发作（小发作）是通常发生于儿童的全身性发作，特点是突然发生的意识丧失，持续数秒。通常伴有各种运动活动，从眨眼到躯干阵挛性抽搐程度不等。不典型失神发作的发病较慢、持续时间较长。

肌阵挛发作是以肌阵挛为运动表现形式的痫性发作（见下文）。

阵挛性发作表现为意识丧失、自主神经症状和全部肌肉的节律性、阵挛性收缩。

强直性发作也表现为意识丧失、自主神经症状，常伴有肢体强直性收缩。强直-阵挛发作（大发作）为全身肌肉的有序性收缩，在强直期，所有肌肉持续痉挛最长达 1min，之后进入有节律的阵挛性抽搐。最后，在一段深度木僵之后进入模糊期，意识逐渐恢复。

失张力性发作是指维持姿势的肌肉张力突然丧失，出现头下垂、跌倒等表现。

部分性和全身性癫痫也可分为**特发性癫痫**、**症状性癫痫**（指癫痫发作有可找到的明确病因）、**隐源性癫痫或可能症状性癫痫**（指明确或可疑的症状性癫痫，但病因还未找到）。

部分性癫痫**综合征**包括 Rolandic 癫痫和枕叶癫痫（都是特发性癫痫）；全身性特发性癫痫综合征包括儿童期失神癫痫、青少年肌阵挛癫痫；隐源性或症状性全面性癫痫综合征包括婴儿痉挛（如 West 综合征）、Lennox-Gastaut 综合征和肌阵挛失神性癫痫。第三大类未分类癫痫包括未明确的癫痫和癫痫综合征。**特殊综合征**包括热性惊厥（见下文）等与特定情况相关的癫痫发作。

一般认为，依据癫痫发作类型进行分类有利于抗癫痫药的选择；而癫痫综合征的分类更有利于决定整体治疗方案并判断远期预后。

癫痫持续状态以前被定义为癫痫发作持续 30min 以上，或者若干不同的发作类型连续出现，中间没有意识清醒期（例外的情况见下文）。

其他惊厥性疾病包括酒精戒断综合征、子痫、先兆子痫、肌阵挛、新生儿癫痫发作、卟啉病，在下文会讨论到。

开始抗癫痫治疗 一次癫痫发作并不足以诊断癫痫，因而并不意味着立即开始抗癫痫治疗。在权衡了癫痫反复发作和治疗不良反应的利弊之后才能作出开始抗癫痫治疗的决定。

- 过早开始抗癫痫治疗意味着患者不必要地暴露于药物副作用之中，如果诊断根本是错误的，还会造成社会负效应，如患者因此被吊销驾照。
- 然而，延误治疗所带来的负面影响也应该考虑到。虽然长久以来人们都担心癫痫发作会损伤大脑并影响智能，甚至会引起死亡，但尚未有足够的证据支持这一观点。与单个或反复发作的癫痫相比，癫痫持续状态可能更容易引起脑损伤或死亡。但对刚确诊的癫痫患者来说，发生癫痫持续状态的危险性还是一个未知数。支持抗癫痫治疗的最具说服力的观点是癫痫发作可能对患者本人和其他人造成伤害，以及患者本人所承受的社会心理压力，如自卑感、焦虑、家庭和就业困难等。

一直以来有一种说法：癫痫招致癫痫。但这并未得到流行病学研究的证实[4]，而且有证据表明，儿童[5]和成人[6]第一次无明显诱因的癫痫发作后，再发风险不高于 50%。此外，在新诊断为全身强直-阵挛发作、未经治疗的儿童中，随访两年发现病程有逐渐好转的趋势，表现为发作间期的逐渐延长[7]。另有研究显示[8]，治疗前发作次数累计少于 10 次的癫痫患者，其癫痫发作控制效果，或者说最终撤销药物治疗的成功可能性，受发作次数的影响很小；发作次数超过 10 次，则完全控制癫痫的可能性减小。相似的研究发现还有，在第一次癫痫发作后立即开始治疗的患者，尽管两年复发率较治疗延迟的患者低，但远期完全控制癫痫的可能性并未见明显提高[6,9～11]。

然而，癫痫是异质性疾病，有研究证实特定的发作类型预后不良[12]。文献报道中反复发作危险性的不同可能与所采用的研究方法不同或者研究对象的重要危险因素不同有关。而且，很少有研究随访患者超过 2～4 年。

因此，到底是早期开始抗癫痫治疗以改善预后，还是推迟治疗或完全不予干预仍存在争论[13～15]。一些神经科医生在患者第一次癫痫发作后并不建议马上开始治疗，而是继续观察直到患者出现反复发作才开始用药。但是如果癫痫发作一开始即混杂多种形式，或者已经存在的神经损害造成发作控制不佳，则另当别论。然而，第一次非惊厥性发作可能不被发现[15]。此外，单独一次部分性发作比全身强直-阵挛发作少见，因此许多医生认为，第一次出现的非惊厥性发作其实是多种癫痫发作形式之一，因此应立即开始治疗。英国指南[16,17]建议在下列一些特殊情况的患者，可以在首次发作后给予抗癫痫治疗；之前有过肌阵挛；失神或部分发作；脑电图呈现明显的癫痫样放电；存在先天性神经缺陷；患者难以接受复发的风险。

抗癫痫药的选择 一旦决定开始治疗就应该针对发作类型选择有效药物，并兼顾药物的副作用[16～30]。

近年来有大量新型抗癫痫药获批，与传统药物同时被应用于癫痫治疗领域，其他药物也相继开发[31,32]。新型药物相对于传统药物的特点刚刚逐步显示出来，临床用药依据的药效学证据有限。许多新型抗癫痫药的优势在于耐受性良好和能够维持患者较高的生活质量，但这一点也没有得到充分论证。由于不同患者对不同症状的感受不同，所以药物的耐受性也因人而异。因此，目前对新型抗癫痫药的用药原则是传统药物疗效不佳时才考虑应用。

癫痫的治疗有一些被广为接受的用药原则：

- 单药治疗与多药治疗相比，首选单药治疗，起始用药要选择单药治疗。逐渐增加剂量，直到控制发作或药物的副作用无法耐受。
- 如果第一种药物治疗失败，倾向于选择第二种一线抗癫痫药作为替代，而不是加用新的药物。如果连续应用两种耐受性良好的抗癫痫药都未能控制发作，则从临床实践的角度可认定为难治性癫痫[27]。
- 换药时要谨慎，增量和减量都须缓慢，当新药加到一定剂量后才可将原药停掉。
- 遇到难治性癫痫需要多药联合治疗时，在可能的情况下应避免应用镇静药，如巴比妥类和苯二氮䓬类。
- 联合治疗应选择作用模式不同的药物，以降低不良反应叠加的风险。
- 许多抗癫痫药通过复杂的机制产生相互作用。因此在联合用药时要调整剂量使各药物达到有效血药浓度；需要做血药浓度监测（英国指南[17]建议：只有存在临床指征时，如需要管理药动学相互作用，或怀疑毒性反应或不依从服药时，才常规监测抗癫痫药的血药浓度）。
- 如果联合用药仍不能产生满意的疗效，则应权衡控制发作和药不良反应，选择使二者达到最佳平衡的治疗方案（无论是单药治疗还是多药联合治疗）继续用药。

大约 60%的初诊癫痫患者对首选或次选一线抗癫痫药的单药治疗会有较好的反应，不会产生明显的不耐受。剩余的 30%～40%可能发展即为难治性癫痫，但多药联合治疗仍可有效[27]。规律、足量的药物治疗仍无效的癫痫则要考虑手术治疗。通过埋植手术进行迷走神经刺激的方法已经证实对有先兆的癫痫发作有效[18,19]。英国指南建议将迷走神经刺激术作为不适于手术的难治性癫痫患者的辅助疗法[16,17]。

部分性发作伴有或不伴有**继发性全身强直-阵挛发作**可用卡马西平或丙戊酸盐，或者新型抗癫痫药拉莫三嗪、奥卡西平治疗[16,17,33]。托吡酯也可应用，单独用药或作为辅助用药都可以（在英国，托吡酯在特定情况下还成为一线药物[17,23]）。其他二线药物包括苯妥英、氯巴占，或新型抗癫痫药加巴喷丁、左乙拉西坦、普瑞巴林、噻加宾、唑尼沙胺等[17,24,33]，但这些药物是单独用药还是辅助用药各个国家不尽相同。其他药物[17]还有乙酰唑胺、氯硝西泮、巴比妥类药物如苯巴比妥或扑米酮，后者由于镇静的不良反应现在已很少应用。氨己烯酸在英国已被批准在其他联合用药失败的癫痫中作为辅助治疗用药。

部分性发作的药物治疗反应速率不如原发性全身强直-阵挛发作（见下文）。有证据显示卡马西平对部分性发作的疗效优于丙戊酸盐[34]。就耐受性和治疗失败时而言，目前一些证据显示赞同拉莫三嗪而不是卡马西平[35,36]，赞同奥卡西平而不是苯妥英[37]。然而，苯妥英对部分性发作的疗效与卡马西平[38]或丙戊酸盐[39]相比未发现显著差异。

钙通道阻滞药，如氟桂利嗪对难治性癫痫，尤其以部分性发作为表现形式的患者疗效不确定[40]。

治疗全身性强直-阵挛发作的**常用**药物有卡马西平、拉莫三嗪或丙戊酸盐。对于原发性全身性癫痫综合征的强直-阵挛发作，丙戊酸盐是首选，但系统性综述还未能对此建立循证医学证据[34,39]。在传统药物不适宜或无效的情况下，托吡酯也可作为首选[17,23]。通常发现丙戊酸盐在治疗全身性癫痫和未分类癫痫比托吡酯耐受更好，比拉莫三嗪更有效[41]。英国临床实践指导中的二线药物包括氯巴占、左乙拉西坦和奥卡西平，其他可考虑应用的药物有乙酰唑胺、氯硝西泮、苯巴比妥、苯妥英和扑米酮[17]。应注意避免用噻加宾和氨己烯酸，因为它们可加重该类癫痫发作[17]。

失神发作治疗首选乙琥胺、丙戊酸盐，其他药物不适合时可选择拉莫三嗪[17,24,42]，但尚未有充分的理论依据[43]。次选药物包括氯巴占、氯硝西泮和托吡酯。卡马西平、加巴喷丁、奥卡西平、苯妥英、噻加宾和氨己烯酸因可加重失神发作而应避免应用[17,42]。由于失神发作主要见于儿童，所以应谨防丙戊酸盐造成的肝毒性。矛盾的是由于失神发作往往与全身性强直-阵挛发作密切相关，丙戊酸盐又是最好的选择，因为它对两种发作都有效；此外丙戊酸盐对不典型失神发作也有效。对于少年型失神性癫痫综合征。左乙拉西坦可成为替代选择[17]。

丙戊酸盐是**肌阵挛癫痫**，包括青少年肌阵挛癫痫的首选药物[44,45]。拉莫三嗪也可治疗青少年肌阵挛癫痫[17,45]，但可能加重某些肌阵挛形式[17,44]；还可考虑应用托吡酯，尤其对于婴儿严重的肌阵挛癫痫（司替戊醇对此可能有效）。二线药物还包括氯巴占和氯硝西泮以及辅助用药左乙拉西坦或吡拉西坦[17]。唑尼沙胺[45]和乙琥胺也曾应用。

传统抗癫痫药可能对**失张力性发作**或**强直性发作**效果不佳，这两种发作形式往往与特殊的癫痫综合征或脑损伤、智能障碍有关。英国指南建议将丙戊酸盐或拉莫三嗪作为一线药物；氯巴占、氯硝西泮、左乙拉西坦或托吡酯作为二线药物。其他曾经用过的药物还有乙酰唑胺，巴比妥类药物如苯巴比妥、而苯妥英也可用于强直性发作[17]。*BNF59* 建议乙琥胺和皮质激素可能有效。

经期癫痫（与月经相关的癫痫）发作是可以预测的，间断性氯巴占治疗可能有效。使用孕激素类、戈那瑞林类似物和氯米芬的激素疗法已有尝试[46]。

Lennox-Gastaut 综合征在儿童早期发病，由于多种发作形式并存，治疗困难；发作极少完全缓解。由于丙戊酸盐的广谱抗癫痫作用而最常用[47]。英国将拉莫三嗪或托吡酯作为丙戊酸盐不适宜情况的一线替代用药。二线药物包括氯巴占、氯硝西泮、乙琥胺和左乙拉西坦[17]。英国批准了可将卢非酰胺作为辅助药应用。非尔氨酯也有应用。该病的最佳治疗方案还不清楚，但任何单药治疗的效果有限[48]。

传统抗癫痫药对**婴儿痉挛症**（如 **West 综合征**）的疗效不佳[49]。英国建议用促肾上腺皮质激素、皮质激素或氨己烯酸治疗[17]。然而，在美国，American Academy of Neurology 认为，尽管促肾上腺皮质激素或氨己烯酸可能有效，但支持性证据仍不足[50]。氨己烯酸作为辅助用药或单药治疗都有效。许多人认为氨已烯酸应替代促肾上腺皮质激素或皮质激素作为首选药物[52~57]，但也有人持不同观点[59,60]，因该药有造成视野缺损的危险[51]。一项系统性综述[61]认为促肾上腺皮质激素或替可克肽，或皮质激素如泼尼松，治疗婴儿痉挛比氨己烯酸更常用；已推荐用高剂量的强的松或氨己烯酸，但促肾上腺皮质激素或替可克肽的最适剂量还不确定。无论如何，氨己烯酸都是结节性硬化造成的婴儿痉挛症的最佳首选药物[58,61,62]。在一些国家，丙戊酸盐单药或与氯硝西泮和（或）维生素 B_6 联合用药被用于早期婴儿痉挛症的治疗[63]。其他二线药物还包括氯巴占、托吡酯[17]、硝西泮[17,57]、非尔氨酯[49,64]和拉莫三嗪[49,64]。药物治疗的远期效果尚不明确[42,50,61]。

儿童抗癫痫药的选择 关于儿童抗癫痫药的应用已有综述[42,64~71]。发作类型仍然是选择治疗方案的依据，但是由于在这一人群中进行临床研究非常困难，所以许多用药原则都缺乏临床依据[66,71~73]。另外，儿童对药物的某些不良反应尤其敏感，如药物对行为、认知和发育的影响。苯巴比妥对行为的影响就很明确[71,74]。不管怎样，儿童药物治疗的大体原则与成人相仿（见上文），但在英国，药物治疗只能由专科医师启动[17]。饮食调节（如生酮饮食）也可尝试[71,75~78]。

抗癫痫药治疗的终止 抗癫痫药的不良反应使得患者在发作间期延长后非常容易自行停药，然而必须重视癫痫复发所造成的实践和社会影响（如失去驾照、事业前途受限）。文献估测的停药后复发率从 12% 到 60% 不等[79,80]。许多此类研究都是在儿童中进行的，成人的资料比较少。由于人群差异，儿童患者中得出的结论并不能代表成人[79]。一项对 25 个研究和 5354 例患者（包括儿童和成人）进行的荟萃分析[81]表明，癫痫完全控制的患者在停用药物治疗后，1 年复发率大概为 25%，2 年复发率为 29%。青少年和成人起病的癫痫与儿童期发病者相比复发的可能性更高。最近一次基于群体的纵向性研究[82]中，148 例从儿童期开始治疗的癫痫患者有 90 例停止抗癫痫治疗，33 例复发，尽管大多数病例 3 年内都会复发，1 例停药 28 年后复发。

尽管上述研究说明癫痫控制后完全撤药是可能成功的，但判断个体的预后仍然很难[11,83]。因此如果患者的谋生手段或生活方式要求完全控制癫痫发作，则应该警告其慎重考虑停药事宜[84]。有关文献已有报道如何判断停药后患者的转归[85~87]。基于癫痫为异质性疾病的特点，人们已经设计出涵盖多种危险因素的评分系统[85,86]。

影响预后的危险因素（有些可能是潜在危险因素的间接指标）包括：

- *发病原因*[79,88] 症状性或隐源性癫痫患者的症状控制较特发性癫痫差，撤药后复发的可能性也更高。
- *发作类型和综合征*[79,80,88] 研究表明一些特定的癫痫发作类型复发的危险性较高，如部分性癫痫、全身性强直-阵挛发作和多种形式混杂的发作。除全身性失神发作外，几乎所有的癫痫发作都可有较高的复发风险，前者预后良好。当考虑撤药问题时，癫痫发作的背景，如癫痫综合征和病因比发作类型本身更重要[79]。撤药效果较好的癫痫综合征包括具有中央颞区棘波的良性儿童期癫痫、儿童失神癫痫、良性新生儿惊厥。尽管青少年肌阵挛癫痫的治疗效果较好，但撤药并不合适，因为复发率达 90%以上。
- *伴随存在的神经和精神异常*[79] 有研究显示，存在精神发育迟滞或其他神经系统功能障碍的患者撤药成功率较低，这些可能也是症状性癫痫的代表特点。然而，精神发育迟滞并不是撤药的禁忌证，在不存在其他危险因素的情况下，撤药可能减轻药物镇静作用对这类患者的影响[79]。
- *发病年龄*[79,80,88] 一些研究已经证实，青春期或成人期起病的癫痫患者撤药后复发的危险性明显增加，而 10~12 岁前发病的癫痫预后较好，后者也可能是特定癫痫综合征或特殊病因的间接指标。
- *缓解期的时限*[79,80,88,89] 儿童癫痫患者发作完全控制至少 2 年以后再开始撤药，则复发的危险大大降低。然而 2 年只是人为界定的一个期限，真正的最佳缓解期并未得到证实[89]。有关成人癫痫患者撤药前症状完全控制时限的指导性文献更是少之又少[89]，临床实践中大多数人支持停药前的无发作期需要至少 2 年[79,80,88]，有些人建议至少 4 年[83]。
- *对治疗的反应*[79] 难治性癫痫，表现为治疗不能完全控制发作或需要联合用药才能控制的癫痫，撤药成功的机会小。治疗前有多种发作形式同时存在的癫痫患者复发的概率也较高。

另外还有一些因素对预后的意义尚未达成共识：

- 抗癫痫药本身是否能影响撤药后的症状复发还不清楚。有人认为苯巴比妥和苯二氮䓬类可能增加复发风险，但支持证据不足[79]。使用丙戊酸盐的预后也比较差[90]。有研究报道，在使用包括卡马西平在内的多药联合治疗时，停用卡马西平可增大复发的风险[91]。应该牢记一点：撤销有肝药酶诱导作用的抗癫痫药可以改变其他同时使用药物的血浆浓度[92]。
- EEG 对于撤药预后的价值也存在争论[79~81,88]。在许多研究中，撤药前存在 EEG 异常是预后的负相关因素，但是并非所有的癫痫患者都可发现异常 EEG，而且一些抗癫痫药可抑制 EEG 的异常，导致假阴性结果的产生[79]。

一旦决定开始撤药，从减量到停药的过程一定要缓慢，尽量降低诱发*撤药癫痫*的可能性。一次只能撤一样药，撤药的先后顺序和撤药速度尚无定论。一般认为逐渐减药的过程若小于 6 个月则复发的风险高[79]。然而也有报道，在应用包括巴比妥类药在内的多药治疗儿童癫痫患者中，6 周或 9 个月两种撤药方案对癫痫复发的影响没有明显差别[93]。总体来说，撤药过快，癫痫复发的危险性增高。临床上撤药时程很少短于 6 个月[79]。必要情况下苯妥英和丙戊酸盐的撤药可以略快（在医院中可数天完成）。

如果撤药后癫痫复发，*重新开始抗癫痫治疗*仍然可以获得显效，而且只要是按计划进行撤药，发病率、死亡率和癫痫持续状态发生的可能性都比较低[79]。当然，极少数患者也可能从此发展为顽固性癫痫[83,94]。

1. Commission on Classification and Terminology of the International League against Epilepsy. Proposal for revised clinical and electroencephalographic classification of epileptic seizures. *Epilepsia* 1981; **22:** 489–501.
   Also available at: http://www.ilae-epilepsy.org/Visitors/Documents/CommissionSeizuresEpilepsia1981.pdf (accessed 01/09/08)
2. Commission on Classification and Terminology of the International League against Epilepsy. Proposal for revised classification of epilepsies and epileptic syndromes. *Epilepsia* 1989; **30:** 389–99. Also available at: http://www.ilae-epilepsy.org/Visitors/Documents/CommissionClassificationEpilepsia1989.pdf (accessed 01/09/08)
3. International League Against Epilepsy (ILAE). A proposed diagnostic schema for people with epileptic seizures and with epilepsy: report of the ILAE Task Force on Classification and Terminology. Available at: http://www.ilae-epilepsy.org/Visitors/Centre/ctf/index.cfm (accessed 09/06/08)
4. Sadzot B. Epilepsy: a progressive disease? *BMJ* 1997; **314:** 391–2.
5. Shinnar S, *et al.* The risk of seizure recurrence after a first unprovoked afebrile seizure in childhood: an extended follow-up. *Pediatrics* 1996; **98:** 216–25.
6. First Seizure Trial Group. Treatment of first tonic-clonic seizure does not improve the prognosis of epilepsy. *Neurology* 1997; **49:** 991–8.
7. van Donselaar CA, *et al.* Clinical course of untreated tonic-clonic seizures in childhood: prospective, hospital based study. *BMJ* 1997; **314:** 401–4.
8. Camfield C, *et al.* Does the number of seizures before treatment influence ease of control or remission of childhood epilepsy? Not if the number is 10 or less. *Neurology* 1996; **46:** 41–4.
9. Marson A, *et al.* Medical Research Council MESS Study Group. Immediate versus deferred antiepileptic drug treatment for early epilepsy and single seizures: a randomised controlled trial. *Lancet* 2005; **365:** 2007–13.
10. Leone MA, *et al.* FIRST Group. Treatment of the first tonic-clonic seizure does not affect long-term remission of epilepsy. *Neurology* 2006; **67:** 2227–9.
11. Shih JJ, Ochoa JG. A systematic review of antiepileptic drug initiation and withdrawal. *Neurologist* 2009; **15:** 122–31.
12. O'Donoghue M, Sander JWAS. Does early anti-epileptic drug treatment alter the prognosis for remission of the epilepsies? *J R Soc Med* 1996; **89:** 245–8.
13. Reynolds EH. Do anticonvulsants alter the natural course of epilepsy? Treatment should be started as early as possible. *BMJ* 1995; **310:** 176–7.
14. Chadwick D. Do anticonvulsants alter the natural course of epilepsy? Case for early treatment is not established. *BMJ* 1995; **310:** 177–8.
15. Pohlmann-Eden B, *et al.* The first seizure and its management in adults and children. *BMJ* 2006; **332:** 339–42.
16. Scottish Intercollegiate Guidelines Network. Diagnosis and management of epilepsy in adults: a national clinical guideline (issued April 2003, updated October 2005). Available at: http://www.sign.ac.uk/pdf/sign70.pdf (accessed 09/06/08)
17. NICE. The epilepsies: the diagnosis and management of the epilepsies in adults and children in primary and secondary care (issued October 2004). Available at: http://www.nice.org.uk/nicemedia/pdf/CG020NICEguideline.pdf (accessed 09/06/08)
18. Brodie MJ, French JA. Management of epilepsy in adolescents and adults. *Lancet* 2000; **356:** 323–9.
19. Smith D, Chadwick D. The management of epilepsy. *J Neurol Neurosurg Psychiatry* 2001; **70** (suppl 2): ii15–ii21.
20. Brodie MJ. Management strategies for refractory localization-related seizures. *Epilepsia* 2001; **42** (suppl 3): 27–30.
21. Sirven JI. Antiepileptic drug therapy for adults: when to initiate and how to choose. *Mayo Clin Proc* 2002; **77:** 1367–75.
22. Anonymous. Drugs for epilepsy. *Treatment Guidelines* 2003; **1:** 57–64.
23. NICE. Newer drugs for epilepsy in adults: Technology Appraisal 76 (issued March 2004). Available at: http://www.nice.org.uk/nicemedia/pdf/TA076fullguidance.pdf (accessed 09/06/08)
24. French JA, *et al.* Efficacy and tolerability of the new antiepileptic drugs, I: treatment of new-onset epilepsy—report of the TTA and QSS Subcommittees of the American Academy of Neurology and the American Epilepsy Society. *Epilepsia* 2004; **45:** 401–9. Also available at: http://www.neurology.org/cgi/reprint/62/8/1252.pdf (accessed 09/06/08)
25. French JA, *et al.* Efficacy and tolerability of the new antiepileptic drugs, II: treatment of refractory epilepsy—report of the TTA and QSS Subcommittees of the American Academy of Neurology and the American Epilepsy Society. *Epilepsia* 2004; **45:** 410–23. Also available at: http://www.neurology.org/cgi/reprint/62/8/1261.pdf (accessed 09/06/08)
26. Beghi E. Efficacy and tolerability of the new antiepileptic drugs: comparison of two recent guidelines. *Lancet Neurol* 2004; **3:** 618–21.
27. Brodie MJ. Medical therapy of epilepsy: when to initiate treatment and when to combine? *J Neurol* 2005; **252:** 125–30.
28. Glauser T, *et al.* ILAE treatment guidelines: evidence-based analysis of antiepileptic drug efficacy and effectiveness as initial monotherapy for epileptic seizures and syndromes. *Epilepsia* 2006; **47:** 1094–1120.
    Also available at: http://www.ilae-epilepsy.org/Visitors/Documents/Guidelines.pdf (accessed 10/06/08)
29. Kwan P, Brodie MJ. Combination therapy in epilepsy: when and what to use. *Drugs* 2006; **66:** 1817–29.
30. Stein MA, Kanner AM. Management of newly diagnosed epilepsy: a practical guide to monotherapy. *Drugs* 2009; **69:** 199–222.
31. Johannessen Landmark C, Johannessen SI. Pharmacological management of epilepsy: recent advances and future prospects. *Drugs* 2008; **68:** 1925–39.
32. Łuszczki JJ. Third-generation antiepileptic drugs: mechanisms of action, pharmacokinetics and interactions. *Pharmacol Rep* 2009; **61:** 197–216.
33. Johannessen SI, Ben-Menachem E. Management of focal-onset seizures: an update on drug treatment. *Drugs* 2006; **66:** 1701–25.
34. Marson AG, *et al.* Carbamazepine versus valproate monotherapy for epilepsy. Available in The Cochrane Database of Systematic Reviews; Issue 3. Chichester: John Wiley; 2000 (accessed 09/06/08).
35. Gamble CL, *et al.* Lamotrigine versus carbamazepine monotherapy for epilepsy. Available in The Cochrane Database of Systematic Reviews; Issue 1. Chichester: John Wiley; 2006 (accessed 09/06/08).
36. Marson AG, *et al.* SANAD Study group. The SANAD study of effectiveness of carbamazepine, gabapentin, lamotrigine, oxcarbazepine, or topiramate for treatment of partial epilepsy: an unblinded randomised controlled trial. *Lancet* 2007; **369:** 1000–15.
37. Muller M, *et al.* Oxcarbazepine versus phenytoin monotherapy for epilepsy. Available in The Cochrane Database of Systematic Reviews; Issue 2. Chichester: John Wiley; 2006 (accessed 09/06/08).
38. Tudur Smith C, *et al.* Carbamazepine versus phenytoin monotherapy for epilepsy. Available in The Cochrane Database of Systematic Reviews; Issue 2. Chichester: John Wiley; 2002 (accessed 09/06/08).
39. Tudur Smith C, *et al.* Phenytoin versus valproate monotherapy for partial onset seizures and generalized onset tonic-clonic seizures. Available in The Cochrane Database of Systematic Reviews; Issue 4. Chichester: John Wiley; 2001 (accessed 09/06/08).
40. Chaisewikul R, *et al.* Calcium antagonists as an add-on therapy for drug-resistant epilepsy. Available in The Cochrane Database of Systematic Reviews; Issue 4. Chichester: John Wiley; 2001 (accessed 09/06/08).
41. Marson AG, *et al.* SANAD Study group. The SANAD study of effectiveness of valproate, lamotrigine, or topiramate for generalised and unclassifiable epilepsy: an unblinded randomised controlled trial. *Lancet* 2007; **369:** 1016–26.
42. Sankar R. Initial treatment of epilepsy with antiepileptic drugs: pediatric issues. *Neurology* 2004; **63** (suppl 4): S30–S39.
43. Posner EB, *et al.* Ethosuximide, sodium valproate or lamotrigine for absence seizures in children and adolescents. Available in The Cochrane Database of Systematic Reviews; Issue 4. Chichester: John Wiley; 2005 (accessed 09/06/08).
44. Wallace SJ. Myoclonus and epilepsy in childhood: a review of treatment with valproate, ethosuximide, lamotrigine and zonisamide. *Epilepsy Res* 1998; **29:** 147–54.
45. Welty TE. Juvenile myoclonic epilepsy: epidemiology, pathophysiology, and management. *Pediatr Drugs* 2006; **8:** 303–10.
46. Herzog AG. Catamenial epilepsy: definition, prevalence pathophysiology and treatment. *Seizure* 2008; **17:** 151–9.
47. Schmidt D, Bourgeois B. A risk-benefit assessment of therapies for Lennox-Gastaut syndrome. *Drug Safety* 2000; **22:** 467–77.
48. Hancock EC, Cross HJ. Treatment of Lennox-Gastaut syndrome. Available in The Cochrane Database of Systematic Re-

views; Issue 3. Chichester: John Wiley; 2009 (accessed 19/11/09).
49. Nabbout R. A risk-benefit assessment of treatments for infantile spasms. *Drug Safety* 2001; **24:** 813–28.
50. Mackay MT, *et al.* Practice parameter: medical treatment of infantile spasms—report of the American Academy of Neurology and the Child Neurology Society. *Neurology* 2004; **62:** 1668–81.
51. Vigabatrin Paediatric Advisory Group. Guideline for prescribing in children has been revised. *BMJ* 2000; **320:** 1404–5.
52. Vigevano F, Cilio MR. Vigabatrin versus ACTH as first-line treatment for infantile spasms: a randomized, prospective study. *Epilepsia* 1997; **38:** 1270–4.
53. Appleton RE. Guideline may help in prescribing vigabatrin. *BMJ* 1998; **317:** 1322. Full version: http://www.bmj.com/cgi/content/full/317/7168/1322 (accessed 09/06/08)
54. Granstrom ML, *et al.* Treatment of infantile spasms: results of a population-based study with vigabatrin as the first drug for spasms. *Epilepsia* 1999; **40:** 950–7.
55. Cossette P, *et al.* ACTH versus vigabatrin therapy in infantile spasms: a retrospective study. *Neurology* 1999; **52:** 1691–4.
56. Appleton RE, *et al.* Randomised, placebo-controlled study of vigabatrin as first-line treatment of infantile spasms. *Epilepsia* 1999; **40:** 1627–33.
57. Anonymous. Managing childhood epilepsy. *Drug Ther Bull* 2001; **39:** 12–16.
58. Verrotti A, *et al.* Update of the medical treatment of West syndrome. *Minerva Pediatr* 2007; **59:** 249–53.
59. Riikonen RS. Steroids or vigabatrin in the treatment of infantile spasms? *Pediatr Neurol* 2000; **23:** 403–8.
60. Lux AL, *et al.* Revised guideline for prescribing vigabatrin in children: guideline's claim about infantile spasms is not based on appropriate evidence. *BMJ* 2001; **322:** 236–7.
61. Hancock EC, *et al.* Treatment of infantile spasms. Available in The Cochrane Database of Systematic Reviews; Issue 4. Chichester: John Wiley; 2008 (accessed 13/08/09).
62. Hancock E, Osborne JP. Vigabatrin in the treatment of infantile spasms in tuberous sclerosis: literature review. *J Child Neurol* 1999; **14:** 71–4.
63. Hamano S-I, *et al.* Long-term follow-up study of West syndrome: differences of outcome among symptomatic etiologies. *J Pediatr* 2003; **143:** 231–5.
64. Morton LD, Pellock JM. Diagnosis and treatment of epilepsy in children and adolescents. *Drugs* 1996; **51:** 399–414.
65. Zupanc ML. Update on epilepsy in pediatric patients. *Mayo Clin Proc* 1996; **71:** 899–916.
66. Neville BGR. Epilepsy in childhood. *BMJ* 1997; **315:** 924–30.
67. Pellock JM. Managing pediatric epilepsy syndromes with new antiepileptic drugs. *Pediatrics* 1999; **104:** 1106–16.
68. Hirtz D, *et al.* Practice parameter: treatment of the child with a first unprovoked seizure—report of the Quality Standards Subcommittee of the American Academy of Neurology and the Practice Committee of the Child Neurology Society. *Neurology* 2003; **60:** 166–75. Also available at: http://www.neurology.org/cgi/reprint/60/2/166.pdf (accessed 09/06/08)
69. NICE. Newer drugs for epilepsy in children: Technology Appraisal 79 (issued April 2004). Available at: http://www.nice.org.uk/nicemedia/pdf/ta079fullguidance.pdf (accessed 09/06/08)
70. Guerrini R. Epilepsy in children. *Lancet* 2006; **367:** 499–524.
71. Wilfong AA. Monotherapy in children and infants. *Neurology* 2007; **69** (suppl 3): S17–S22.
72. Appleton RE. The new antiepileptic drugs. *Arch Dis Child* 1996; **75:** 256–62. Correction. *ibid.* 1997; **76:** 81.
73. Wheless JW, *et al.* Treatment of pediatric epilepsy: European expert opinion, 2007. *Epileptic Disord* 2007; **9:** 353–412.
74. de Silva M, *et al.* Randomised comparative monotherapy trial of phenobarbitone, phenytoin, carbamazepine, or sodium valproate for newly diagnosed childhood epilepsy. *Lancet* 1996; **347:** 709–13.
75. Hemingway C, *et al.* The ketogenic diet: a 3- to 6-year follow-up of 150 children enrolled prospectively. *Pediatrics* 2001; **108:** 898–905.
76. Kossoff EH, *et al.* Efficacy of the ketogenic diet for infantile spasms. *Pediatrics* 2002; **109:** 780–3.
77. Levy RG, Cooper PP. Ketogenic diet for epilepsy. Available in The Cochrane Database of Systematic Reviews; Issue 3. Chichester: John Wiley; 2003 (accessed 09/06/08).
78. Freeman JM, *et al.* The ketogenic diet: one decade later. *Pediatrics* 2007; **119:** 535–43.
79. Britton JW. Antiepileptic drug withdrawal: literature review. *Mayo Clin Proc* 2002; **77:** 1378–88.
80. Specchio LM, Beghi E. Should antiepileptic drugs be withdrawn in seizure-free patients? *CNS Drugs* 2004; **18:** 201–12.
81. Berg AT, Shinnar S. Relapse following discontinuation of antiepileptic drugs: a meta-analysis. *Neurology* 1994; **44:** 601–8.
82. Sillanpää M, Schmidt D. Prognosis of seizure recurrence after stopping antiepileptic drugs in seizure-free patients: a long-term population-based study of childhood-onset epilepsy. *Epilepsy Behav* 2006; **8:** 713–19.
83. Camfield P, Camfield C. When is it safe to discontinue AED treatment? *Epilepsia* 2008; **49** (suppl 9): 25–8.
84. Anonymous. Antiepileptic drug withdrawal—hawks or doves? *Lancet* 1991; **337:** 1193–4.
85. Medical Research Council Antiepileptic Drug Withdrawal Study Group. Prognostic index for recurrence of seizures after remission of epilepsy. *BMJ* 1993; **306:** 1374–8.
86. Camfield C, *et al.* Outcome of childhood epilepsy: a population-based study with a simple predictive scoring system for those treated with medication. *J Pediatr* 1993; **122:** 861–8.
87. Shinnar S, *et al.* Discontinuing antiepileptic drugs in children with epilepsy: a prospective study. *Ann Neurol* 1994; **35:** 534–45.
88. Verrotti A, *et al.* Risk factors for recurrence of epilepsy and withdrawal of antiepileptic therapy: a practical approach. *Ann Med* 2003; **35:** 207–15.
89. Sirven J, *et al.* Early versus late antiepileptic drug withdrawal for people with epilepsy in remission. Available in The Cochrane Database of Systematic Reviews; Issue 3. Chichester: John Wiley; 2001 (accessed 09/06/08).
90. Callaghan N, *et al.* Withdrawal of anticonvulsant drugs in patients free of seizures for two years: a prospective study. *N Engl J Med* 1988; **318:** 942–6.
91. Duncan JS, *et al.* Discontinuation of phenytoin, carbamazepine, and valproate in patients with active epilepsy. *Epilepsia* 1990; **31:** 324–33.
92. Duncan JS, *et al.* Effects of discontinuation of phenytoin, carbamazepine, and valproate on concomitant antiepileptic medication. *Epilepsia* 1991; **32:** 101–15.
93. Tennison MB, *et al.* Discontinuing antiepileptic drugs in children with epilepsy: a comparison of a six-week and a nine-month taper period. *N Engl J Med* 1994; **330:** 1407–10.
94. Camfield P, Camfield C. The frequency of intractable seizures after stopping AEDs in seizure-free children with epilepsy. *Neurology* 2005; **64:** 973–5.

癫痫与哺乳 抗癫痫药可进入母乳之中（许多初次生育的患者对此并不知晓），绝大多数传统抗癫痫药在母乳中的含量比母体血浆浓度低，所以正常用量时哺乳是安全的[1~7]。American Academy of Pediatrics[8]认为，绝大部分的传统抗癫痫药，尤其是卡马西平、乙琥胺、苯妥英和丙戊酸盐等通常可适于哺乳期使用；而苯巴比妥和扑米酮则应谨慎用药，因为在乳儿中可产生明显的不良反应。苯二氮䓬类和巴比妥类药物（包括扑米酮）会在新生儿中产生镇静的不良反应。乙琥胺在乳汁中的浓度很高，会导致婴儿兴奋性增高和吸吮困难。有关新一代抗癫痫药对哺乳的影响文献很少（生产商和英国Drugs in Lactation Advisory Service[9]建议服药期间应避免哺乳）。拉莫三嗪可能在喂哺的婴儿体内蓄积，因为新生儿体内拉莫三嗪的代谢途径尚未发育完全[3,10]。American Academy of Pediatrics[8]认为，服用拉莫三嗪哺乳可能会有隐患。加巴喷丁[11]、左乙拉西坦[12]和托吡酯[13]也可大量进入乳汁，但在喂哺婴儿的血浆中浓度很低。American Academy of Neurology and American Epilepsy Society 尽管注意到[4]加巴喷丁、拉莫三嗪、左乙拉西坦和托吡酯比卡马西平、苯巴比妥、苯妥英和丙戊酸盐转移到乳汁更多（如扑米酮那样），但认为抗癫痫药经乳汁直接暴露的临床影响还没有被充分研究。

1. Hägg S, Spigset O. Anticonvulsant use during lactation. *Drug Safety* 2000; **22:** 425–40.
2. Bar-Oz B, *et al.* Anticonvulsants and breast feeding: a critical review. *Paediatr Drugs* 2000; **2:** 113–26.
3. Crawford P. Epilepsy and pregnancy. *Seizure* 2001; **10:** 212–19.
4. Scottish Intercollegiate Guidelines Network. Diagnosis and management of epilepsy in adults: a national clinical guideline (issued April 2003, updated October 2005). Available at: http://www.sign.ac.uk/pdf/sign70.pdf (accessed 09/06/08)
5. NICE. The epilepsies: the diagnosis and management of the epilepsies in adults and children in primary and secondary care (issued October 2004). Available at: http://www.nice.org.uk/nicemedia/pdf/CG020NICEguideline.pdf (accessed 09/06/08)
6. Anonymous. Antiepileptics, pregnancy and the child. *Drug Ther Bull* 2005; **43:** 13–16. Correction. *ibid.* 72.
7. Crawford P. Best practice guidelines for the management of women with epilepsy. *Epilepsia* 2005; **46** (suppl 9): 117–24.
8. American Academy of Pediatrics. The transfer of drugs and other chemicals into human milk. *Pediatrics* 2001; **108:** 776–89. [Retired May 2010] Correction. *ibid.*; 1029. Also available at: http://aappolicy.aappublications.org/cgi/content/full/pediatrics%3b108/3/776 (accessed 09/06/08)
9. UK Drugs in Lactation Advisory Service. Drugs in lactation guidance: anticonvulsants. Available at: http://www.ukmicentral.nhs.uk/drugpreg/anticonvulsants.asp (accessed 09/06/08)
10. Liporace J, *et al.* Concerns regarding lamotrigine and breast-feeding. *Epilepsy Behav* 2004; **5:** 102–5.
11. Öhman I, *et al.* Pharmacokinetics of gabapentin during delivery, in the neonatal period, and lactation: does a fetal accumulation occur during pregnancy? *Epilepsia* 2005; **46:** 1621–4.
12. Johannessen SI, *et al.* Levetiracetam concentrations in serum and in breast milk at birth and during lactation. *Epilepsia* 2005; **46:** 775–7.
13. Öhman I, *et al.* Topiramate kinetics during delivery, lactation, and in the neonate: preliminary observations. *Epilepsia* 2002; **43:** 1157–60.
14. Harden CL, *et al.* Practice parameter update: management issues for women with epilepsy—focus on pregnancy (an evidence-based review): vitamin K, folic acid, blood levels, and breastfeeding. Report of the Quality Standards Subcommittee and Therapeutics and Technology Assessment Subcommittee of the American Academy of Neurology and American Epilepsy Society. *Neurology* 2009; **73:** 142–9. Also available at: http://www.neurology.org/cgi/reprint/73/2/142 (accessed 18/08/09)

癫痫、认知与情绪 癫痫患者发生认知和行为异常的风险增高，原因是多重的：疾病本身和其基础病理改变、精神社会与环境因素和抗癫痫药的影响，可能都有关[1~8]。儿童尤其易受损：未成熟的大脑反复发作将会对大脑结构和功能的发育产生副作用[8]，进而行为和认知异常可能在相当一段时间内不被发现，但却持续损害发育和学习能力[4,6]。由于问题本身的多因素性以及评估细微认知损害的困难，所以准确进行此方面的研究比较困难、研究结论也很少。仅有的一些研究也存在样本量小、方法学有缺欠等问题[4,6]。实际上在高危人群，如儿童中更需要进行此类研究[5,6]。

抗癫痫药的风险是人们关注的重点，因为风险是可以调控的。避免不必要的多药治疗、使用抗癫痫药的最低有效量、控制药物浓度在治疗范围内、缓慢增加药量，这些措施可以减少认知不良反应的产生。但是也要牢记，恰当的治疗和有效控制发作有时比影响认知的不良反应更重要[4]（一种有趣的观点认为，用拉莫三嗪抑制发作间期 EEG 的异常放电对改善儿童癫痫患者的行为异常可能有帮助[9]）。

最常见的认知不良反应是镇静、嗜睡、注意力分散、记忆减退、失眠和眩晕；成人患者经常出现抑郁（见下文），而儿童则以多动和攻击行为多见[5]（有报道成人也会出现攻击行为[10]）。还有更多对认知能力和神经精神因素的细微影响。由于前面提到过的原因，比较不同抗癫痫药对认知功能的影响非常困难。但是已经达成共识的是：巴比妥类抗癫痫药如苯巴比妥，尤其是在老年人中苯二氮䓬类药物如氯巴占和氯硝西泮对认知的影响最大，表现为觉醒程度降低及大部分认知行为领域损害等[4]。在儿童中，苯巴比妥可能降低智商（IQ），使学习成绩下降[5~7]。其他传统的抗癫痫药（如苯妥英、卡马西平和丙戊酸盐）有相似较小的认知损害作用[2,4~6]。大部分新型抗癫痫药耐受性良好，但托吡酯以及少数情况下的唑尼沙胺会损害认知功能。有不多的资料显示加巴喷丁、拉莫三嗪和氨己烯酸可能有利于提高认知，然而准确评价新型抗癫痫药对认知功能的影响还需要更多的研究资料[1~7]。

Committee on Drugs of the American Academy of Pediatrics[11]提出的有关抗癫痫药对认知功能影响的建议包括：

- 每一种抗癫痫药对认知和行为的影响应当与所有其他潜在的药物不良反应同时考虑；
- 通过询问父母、老师，以及医生自己观察患儿的认知功能、情绪和行为等来实时掌握患儿的行为和学业情况；
- 一旦出现与应用抗癫痫药相关的行为和认知改变，应该重新评估用药的必要性和（或）更换药物的可行性。

母亲应用抗癫痫药对婴儿神经系统发育潜在影响的评论，见下文**癫痫与妊娠**。

与普遍人群相比，癫痫在情绪紊乱（尤其是**抑郁**）患者中更为普遍[12~15]。已认为抗癫痫药可能在加剧情绪紊乱方面起重要作用。一篇综述[16]建议，按照抑郁的危险程度，比较常用的抗癫痫药可进行如下分级：

- 高危（约 10%的患者）
  - 巴比妥类抗癫痫药如苯巴比妥
  - 托吡酯
  - 氨己烯酸
  - 唑尼沙胺（约 7%服用高剂量药物的情绪紊乱患者）
- 中危（4%或更少）
  - 非尔氨酯
  - 左乙拉西坦
  - 噻加宾
- 低危（小于 1%，有一些药物实际上对情绪可能有积极影响）
  - 卡马西平
  - 乙琥胺
  - 加巴喷丁
  - 拉莫三嗪
  - 奥卡西平
  - 苯妥英
  - 普瑞巴林
  - 丙戊酸

2008 年 1 月，FDA 在分析 199 项用抗癫痫药治疗不仅包括癫痫而且包括精神疾病（包括双相障碍和抑郁）以及其他情况（如偏头痛和神经性头痛）的安慰剂-对照研究之后，发布一个警告[17]。该分析涉及 27863 例进行药物治疗的患者和 16029 例对照患者，发现药物治疗组患者有自杀意念和行为的风险度（0.43%）是使用安慰剂患者（0. 22%）的两倍。癫痫患者比有其他情绪紊乱患者的相关风险更高。该分析涉及的药物为：卡马西平、非尔氨酯、加巴喷丁、拉莫三嗪、左乙拉西坦、奥卡西平、普瑞巴林、噻加宾、托吡酯、丙戊酸和唑尼沙胺。然而，FDA 认为，这种增加的风险是除了短期应用之外的所有抗癫痫药均有的一组药物效应。建议处方者和患者及其家人都应该了解这种风险，并且应该警惕行为的变化及其他暗示有自杀意念的警示信号。欧盟[18]也发布了相似的建议。已有综述提及影响癫痫患者自杀意念的风险因素（尤其是抗癫痫药）[19]。

1. Meador KJ. Current discoveries on the cognitive effects of antiepileptic drugs. *Pharmacotherapy* 2000; **20:** 185S–190S.
2. Kwan P, Brodie MJ. Neuropsychological effects of epilepsy and antiepileptic drugs. *Lancet* 2001; **357:** 216–22.
3. Brunbech L, Sabers A. Effect of antiepileptic drugs on cognitive function in individuals with epilepsy: a comparative review of newer versus older agents. *Drugs* 2002; **62:** 593–604.
4. Motamedi G, Meador K. Epilepsy and cognition. *Epilepsy Behav* 2003; **4** (suppl 2): S25–S38.
5. Ortinski P, Meador KJ. Cognitive side effects of antiepileptic drugs. *Epilepsy Behav* 2004; **5** (suppl 1): S60–S65.
6. Loring DW, Meador KJ. Cognitive side effects of antiepileptic drugs in children. *Neurology* 2004; **62:** 872–7.
7. Lagae L. Cognitive side effects of anti-epileptic drugs: the relevance in childhood epilepsy. *Seizure* 2006; **15:** 235–41.
8. Vingerhoets G. Cognitive effects of seizures. *Seizure* 2006; **15:** 221–6.
9. Pressler RM, *et al.* Treatment of interictal epileptiform discharges can improve behavior in children with behavioral prob-

lems and epilepsy. *J Pediatr* 2005; **146:** 112–17.
10. Shehata GA, *et al.* Neuropsychological effects of antiepileptic drugs (carbamazepine versus valproate) in adult males with epilepsy. *Neuropsychiatr Dis Treat* 2009; **5:** 527–33.
11. Committee on Drugs of the American Academy of Pediatrics. Behavioral and cognitive effects of anticonvulsant therapy. *Pediatrics* 1995; **96:** 538–40.
Also available at: http://aappolicy.aappublications.org/cgi/reprint/pediatrics;96/3/538.pdf (accessed 09/06/08)
12. Kobau R, *et al.* Prevalence of self-reported epilepsy or seizure disorder and its associations with self-reported depression and anxiety: results from the 2004 HealthStyles Survey. *Epilepsia* 2006; **47:** 1915–21.
13. Tellez-Zenteno JF, *et al.* Psychiatric comorbidity in epilepsy: a population-based analysis. *Epilepsia* 2007; **48:** 2336–44.
14. Dudra-Jastrzębska M, *et al.* Mood disorders in patients with epilepsy. *Pharmacol Rep* 2007; **59:** 369–78.
15. Kanner AM. Epilepsy and mood disorders. *Epilepsia* 2007; **48** (suppl 9): 20–2.
16. Mula M, Sander JW. Negative effects of antiepileptic drugs on mood in patients with epilepsy. *Drug Safety* 2007; **30:** 555–67.
17. FDA. Suicidal behaviour and ideation and antiepileptic drugs (issued 31st January, 2008, updated 16th December, 2008, and 5th May, 2009).
Available at: http://www.fda.gov/Drugs/DrugSafety/PostmarketDrugSafetyInformationforPatientsandProviders/ucm100190.htm (accessed 14/08/09)
18. MHRA/CHM. Antiepileptics: risk of suicidal thoughts and behaviour. *Drug Safety Update* 2008; **2** (1): 2. Also available at: http://www.mhra.gov.uk/home/idcplg?IdcService=GET_FILE&dDocName=CON023077&RevisionSelectionMethod=Latest (accessed 26/08/08)
19. Kalinin VV. Suicidality and antiepileptic drugs: is there a link? *Drug Safety* 2007; **30:** 123–42.

癫痫与驾驶 癫痫患者的驾驶行为普遍受到限制[1,2]，只有癫痫发作充分控制的患者才被允许继续驾驶机动车。而且，抗癫痫药可以引起中枢神经系统（CNS）不良反应，包括眩晕、困倦等，会影响患者驾驶机动车或操纵机械装置的能力，在刚开始药物治疗的患者中尤其容易出现。

在英国[3]，癫痫发作完全控制 1 年以上，或者仅在睡眠中发作癫痫、清醒期无发作持续 3 年以上的患者可以驾驶机动车（但重型货车或公共交通工具例外）。一般规定，癫痫患者在撤药期间，或撤药后 6 个月期间不能驾驶机动车。重型货车或公共交通工具司机需不服用抗癫痫药 10 年以上才可驾驶。

1. Berg AT, Engel J. Restricted driving for people with epilepsy. *Neurology* 1999; **52:** 1306–7.
2. Ooi WW, Gutrecht JA. International regulations for automobile driving and epilepsy. *J Travel Med* 2000; **7:** 1–4.
3. Driver and Vehicle Licensing Agency. For medical practitioners: at a glance guide to the current medical standards of fitness to drive (issued February 2010). Available at: http://www.dft.gov.uk/dvla/~/media/pdf/medical/at_a_glance.ashx (accessed 15/04/10)

癫痫与妊娠 妊娠期使用抗癫痫药对母婴都可能造成影响[1~10]。

癫痫妇女妊娠期间的病情往往比未妊娠期加重：死胎或新生儿死亡的发生率增高，孕产妇死亡更加常见[3,6]；早产和低出生体重儿的发生率增加[4]；胎儿畸形的危险也明显增高。造成这些现象的原因很复杂，可能有疾病本身的原因、也可能是妊娠期癫痫发作、社会经济因素以及抗癫痫药的影响等[1,3,4,6,11~13]。

单次全身性大发作通常不会对胎儿造成临床危害，但是母体在发作过程中可能出现的跌倒等情况对母婴都会产生威胁，曾有发生胎死宫内的报道。癫痫持续状态与母婴的病死率呈明显相关。

妊娠会使一些妇女的癫痫发作频率增高，原因可能是激素或其他因素的作用，如缺少睡眠；但是一个重要的原因应该是随着妊娠月份的增加，药物的清除与结合发生改变，导致抗癫痫药的血浆浓度下降。对有风险的患者建议进行治疗药物监测[14,15]；American Academy of Neurology and American Epilepsy Society（AAN/AES）[8]特别建议应对卡马西平、拉莫三嗪和苯妥英进行血清浓度监测，如有可能的话，还应监测左乙拉西坦和奥卡西平。然而，对 1882 例女性癫痫患者中 1956 次妊娠［记录于国际抗癫痫药和妊娠登记册（EURAP 研究）］进行的分析[16]显示有 58.3%在整个孕期未出现发作。在分娩期间发作的为 3.5%，其中最常见于妊娠早期有发作者，癫痫持续状态为 1.8%，其中有 1 例为死产，无流产或母亲死亡。作者指出，出版偏倚偏袒了妊娠的不良结局。一篇循证的综述[9]提出，在孕前至少 9 个月的无发作可使孕期保持不发作具有高度可能性（84%～92%）。

癫痫的复杂性决定了很难将药物治疗的副作用与疾病本身带来的危害截然分开。癫痫妇女的后代中发生**严重畸形**的比率增加，这些畸形包括先天性心脏病、神经管缺陷、泌尿生殖系缺陷、口面裂畸形等[1,6]。还有证据显示，妊娠期服用抗癫痫药的妇女生下小孩后，出现上述畸形的比率是普通人群的 2～3 倍；同时服用多种药物或在妊娠头 3 个月服药的孕妇，子女出现畸形的危险性更高[6]。

尽管如此，药物与畸形特异相关性联系的报道还是很有限而且经常不清楚。丙戊酸盐与先天严重畸形的量效相关性已有很多明确报道[6,10~13,17~21]。卡马西平、苯巴比妥和扑米酮也有致畸危险[6,11,12]。苯妥英导致严重畸形的作用的比例似乎不比普通人群高[6]，但却有引起**胎儿抗癫痫药综合征**（fetal antiepileptic syndrome，FAS）的作用，这一点与其他抗癫痫药相似[4]，包括三甲双酮。尽管早期曾报道过与药物相关的综合征，如胎儿乙内酰脲综合征（苯妥英）、胎儿丙戊酸盐综合征，但这些综合征的报道之间有明显的重叠，因而近期综述将这些情况统称为 FAS[4,12]。不同药物引起的表象差异可能很小，随着小儿的成长差异会更趋消失[6]。

新型抗癫痫药对胎儿影响的资料更少。奥卡西平是否会增加畸形的风险还不清楚[6]，有限的资料也没能证实拉莫三嗪[12,21,22]和左乙拉西坦[23]具有高致畸率。有研究提示托吡酯有致畸风险[6]，连同左乙拉西坦和普加巴林在内的这三种药物，由于缺乏人类试验证据，注册药品信息根据动物研究结果建议不要在妊娠期使用。噻加宾和氨己烯酸也应该谨慎用药。非尔氨酯或加巴喷丁致畸性的动物研究资料还很少，但加巴喷丁妊娠期用药已有导致畸形的报道[6]。

英国 Epilepsy and Pregnancy Register 的一项研究[20]观察了患有癫痫的母亲的 3607 次妊娠结局，重要先天性畸形的发生率在抗癫痫药治疗组为 4.2%，在没有用抗癫痫药治疗组为 3.5%；在单药治疗组为 3.7%，在多药治疗组为 6.0%。单药治疗，每种药物的畸形发生率如下：托吡酯 7.1%，丙戊酸盐 6.2%，苯妥英 3.7%，加巴喷丁 3.2%，拉莫三嗪 3.2%，卡马西平 2.2%。在多药治疗方面，包含丙戊酸盐的治疗方案所致的重要先天畸形的风险明显高于不含丙戊酸盐者。拉莫三嗪单药治疗引起的畸形发生与剂量之间有相关性，尽管丙戊酸盐的剂量趋势尚未达到统计学显著性的程度，但在任何单药治疗中，婴儿每日暴露于丙戊酸盐的剂量超过 1g 的畸形发生率最高。作者还指出，拉莫三嗪每日 200mg 以上，其风险无异于每日 1g 或稍小一些的丙戊酸盐。

有数据显示，抗癫痫药可造成婴儿的低出生体重，可能因**宫内发育迟滞**造成；这种情况在多药联合治疗中更容易出现[6]。

苯巴比妥或苯二氮䓬类等药物如果在临近围生期给药还会引起其他情况，包括**新生儿镇静与依赖**。有报道在曾经暴露于丙戊酸钠或苯妥英的婴儿中会出现撤药后的症状。有些抗癫痫药可诱导肝药酶，从而增加维生素 K 缺乏和**新生儿出血**的危险[4,6]。

宫内暴露于抗癫痫药是否会增加儿童远期**神经发育异常**已引起越来越多的关注[3,6,11,12,24,25]。一项对癫痫母亲所生男性青年的群体循证队列研究[26]表明，虽然其胎儿所受影响的具体抗癫痫药的资料不详，但与无癫痫母亲所生者相比，其 IQ 得分较低，其成人身高较矮。大部分证据再一次显示了丙戊酸盐的危险性[6,10~12,27,28]；另有报道提示苯妥英[6,10~12]、卡马西平[6,11,12]和苯巴比妥[10,11]的潜在危险。但是在一篇系统的综述中，作者并未能证实任何抗癫痫药危害神经发育的副作用[24]；另一项研究调查了 182 例应用卡马西平单药治疗的儿童癫痫患者，未发现语言或非语言 IQ 得分的明显降低[29]。

癫痫患者应该接受**孕前指导**，进行个性化治疗[1,2,4,6]。妇女应该进行计划妊娠，了解癫痫发作和抗癫痫药对母婴的潜在危险[6]；已有不少孕妇不恰当停药造成恶果的教训[3]。应该牢记一点，抗癫痫药可以降低口服避孕药的药效，导致计划外怀孕[4,12]。同样也有癫痫患者（男[30,31]女[4,12]都有）出现性功能障碍和生育能力下降的报道。

癫痫妇女如果计划受孕，应遵从一定的指导和原则，包括：

- 如果患者癫痫完全控制已达 2 年以上，可以考虑停用抗癫痫药（停药具体细节，详见上文）。妊娠头 3 个月过后，应该考虑恢复抗癫痫药治疗。
- 如果整个妊娠期不得不持续应用抗癫痫药，那么应该选择单药的最低有效剂量；由于妊娠期间药物在体内代谢分布的变化，药物剂量在原有基础上可能需要增加，分娩后也需要进行必要的剂量调整。
- 应该避免丙戊酸盐每日大剂量应用（$>1g/d$），通过每日 3～4 次给药或者使用调释剂型可以降低峰值血药浓度。
- 由于传统抗癫痫药都有致畸胎的风险，而新药又缺少相关资料，所以一般认为，如果癫痫发作控制良好，没有必要调整原有治疗方案。

对于那些**怀孕后**才就医的癫痫患者，由于几乎都超过了干预期（妊娠头 3 个月），失去了停用任何致畸药物的价值[1,2,6,10]。如果患者怀孕时正在服用卡马西平、苯妥英或丙戊酸盐，则应忠告其胎儿有出现神经管畸形或其他畸形的危险并进行产前筛查。孕前和妊娠头 3 个月充分补充叶酸有利于预防神经管畸形的发生。有人认为，应该将服用抗癫痫药的妇女与曾生育神经管畸形婴儿的妇女等同对待，同样给予叶酸预防性治疗，即每日服用 4mg 或 5mg 叶酸（详见**叶酸**中的**神经管缺陷**，第1843页）。然而 AAN/AES[8]仅建议在孕前和孕期每日至少给予妇女标准补充叶酸 400μg，至于在这些患者中给予更高些的剂量是否会更有效就不得而知了。尽管叶酸可降低苯妥英的血药浓度，但临床上并非严重问题（见**维生素类**，第478页）。

由于具有肝药酶诱导作用的抗癫痫药可能引起新生儿出血，所以给新生儿补充维生素 K 尤为重要[4~6]（详见**维生素 K 缺乏性出血**，第1897页）。有人提倡在孕妇妊娠期的最后 4 周给予口服维生素 K[4]，但是由于依据有限，预防性药量的判断仍不明晰[8,32]。

癫痫孕妇有更高的早产危险，因此产前应用皮质激素治疗是有道理的。孕妇如果服用诱导肝药酶的抗癫痫药，尤应加大皮质激素的用量[1]。

妊娠期癫痫持续状态的处理采用与普通人群相同的方法（见下文）。妊娠后半期首发的癫痫可能是子痫的表现（见下文），应与癫痫鉴别。

1. Crawford P. Epilepsy and pregnancy. *Seizure* 2001; **10:** 212–19.
2. Scottish Intercollegiate Guidelines Network. Diagnosis and management of epilepsy in adults: a national clinical guideline (issued April 2003, updated October 2005). Available at: http://www.sign.ac.uk/pdf/sign70.pdf (accessed 09/06/08)
3. Barrett C, Richens A. Epilepsy and pregnancy: report of an Epilepsy Research Foundation workshop. *Epilepsy Res* 2003; **52:** 147–87.
4. Tatum WO, *et al.* Updates on the treatment of epilepsy in women. *Arch Intern Med* 2004; **164:** 137–45.
5. NICE. The epilepsies: the diagnosis and management of the epilepsies in adults and children in primary and secondary care (issued October 2004). Available at: http://www.nice.org.uk/nicemedia/pdf/CG020NICEguideline.pdf (accessed 09/06/08)
6. Anonymous. Antiepileptics, pregnancy and the child. *Drug Ther Bull* 2005; **43:** 13–16. Correction. *ibid.*; 72.
7. Battino D, Tomson T. Management of epilepsy during pregnancy. *Drugs* 2007; **67:** 2727–46.
8. Harden CL, *et al.* Practice parameter update: management issues for women with epilepsy—focus on pregnancy (an evidence-based review): vitamin K, folic acid, blood levels, and breastfeeding. Report of the Quality Standards Subcommittee and Therapeutics and Technology Assessment Subcommittee of the American Academy of Neurology and American Epilepsy Society. *Neurology* 2009; **73:** 142–9. Also available at: http://www.neurology.org/cgi/reprint/73/2/142 (accessed 18/08/09)
9. Harden CL, *et al.* Practice parameter update: management issues for women with epilepsy—focus on pregnancy (an evidence-based review): obstetrical complications and change in seizure frequency. Report of the Quality Standards Subcommittee and Therapeutics and Technology Assessment Subcommittee of the American Academy of Neurology and American Epilepsy Society. *Neurology* 2009; **73:** 126–32. Also available at: http://www.neurology.org/cgi/reprint/73/2/126 (accessed 18/08/09)
10. Harden CL, *et al.* Practice parameter update: management issues for women with epilepsy—focus on pregnancy (an evidence-based review): teratogenesis and perinatal outcomes. Report of the Quality Standards Subcommittee and Therapeutics and Technology Assessment Subcommittee of the American Academy of Neurology and American Epilepsy Society. *Neurology* 2009; **73:** 133–41. Also available at: http://www.neurology.org/ cgi/reprint/73/2/133 (accessed 18/08/09)
11. Costa LG, *et al.* Structural effects and neurofunctional sequelae of developmental exposure to psychotherapeutic drugs: experimental and clinical aspects. *Pharmacol Rev* 2004; **56:** 103–47.
12. Kaplan PW. Reproductive health effects and teratogenicity of antiepileptic drugs. *Neurology* 2004; **63** (suppl 4): S13–S23.
13. Wyszynski DF, *et al.* Increased rate of major malformations in offspring exposed to valproate during pregnancy. *Neurology* 2005; **64:** 961–5.
14. Adab N. Therapeutic monitoring of antiepileptic drugs during pregnancy and in the postpartum period: is it useful? *CNS Drugs* 2006; **20:** 791–800.
15. Tomson T, Battino D. Pharmacokinetics and therapeutic drug monitoring of newer antiepileptic drugs during pregnancy and the puerperium. *Clin Pharmacokinet* 2007; **46:** 209–19.
16. EURAP Study Group. Seizure control and treatment in pregnancy: observations from the EURAP epilepsy pregnancy registry. *Neurology* 2006; **66:** 354–60.
17. Samrén EB, *et al.* Maternal use of antiepileptic drugs and the risk of major congenital malformations: a joint European prospective study of human teratogenesis associated with maternal epilepsy. *Epilepsia* 1997; **38:** 981–90.
18. Wide K, *et al.* Major malformations in infants exposed to antiepileptic drugs in utero, with emphasis on carbamazepine and valproic acid: a nation-wide, population-based register study. *Acta Paediatr* 2004; **93:** 174–6.
19. Meador KJ, *et al.* NEAD Study Group. In utero antiepileptic drug exposure: fetal death and malformations. *Neurology* 2006; **67:** 407–12.
20. Morrow J, *et al.* Malformation risks of antiepileptic drugs in pregnancy: a prospective study from the UK Epilepsy and Pregnancy Register. *J Neurol Neurosurg Psychiatry* 2006; **77:** 193–8.
21. Vajda FJE, *et al.* Foetal malformations and seizure control: 52 months data of the Australian Pregnancy Registry. *Eur J Neurol* 2006; **13:** 645–54.
22. Cunnington M, *et al.* International Lamotrigine Pregnancy Registry Scientific Advisory Committee. Effect of dose on the frequency of major birth defects following fetal exposure to lamotrigine monotherapy in an international observational study. *Epilepsia* 2007; **48:** 1207–10.
23. Hunt S, *et al.* Levetiracetam in pregnancy: preliminary experience from the UK Epilepsy and Pregnancy Register. *Neurology*

2006; **67:** 1876–9.
24. Adab N, *et al.* Common antiepileptic drugs in pregnancy in women with epilepsy. Available in The Cochrane Database of Systematic Reviews; Issue 3. Chichester: John Wiley; 2004 (accessed 09/06/08).
25. Vinten J, *et al.* Neuropsychological effects of exposure to anticonvulsant medication in utero. *Neurology* 2005; **64:** 949–54.
26. Øyen N, *et al.* Maternal epilepsy and offsprings' adult intelligence: a population-based study from Norway. *Epilepsia* 2007; **48:** 1731–8.
27. Meador KJ, *et al.* NEAD Study Group. Cognitive function at 3 years of age after fetal exposure to antiepileptic drugs. *N Engl J Med* 2009; **360:** 1597–1605.
28. Banach R, *et al.* Long-term developmental outcome of children of women with epilepsy, unexposed or exposed prenatally to antiepileptic drugs: a meta-analysis of cohort studies. *Drug Safety* 2010; **33:** 73–9.
29. Gaily E, *et al.* Normal intelligence in children with prenatal exposure to carbamazepine. *Neurology* 2004; **62:** 28–32.
30. Bauer J, *et al.* Epilepsy syndrome, focus location, and treatment choice affect testicular function in men with epilepsy. *Neurology* 2004; **62:** 243–6.
31. Isojärvi JIT, *et al.* Effect of epilepsy and antiepileptic drugs on male reproductive health. *Neurology* 2004; **62:** 247–53.
32. Hey E. Effect of maternal anticonvulsant treatment on neonatal blood coagulation. *Arch Dis Child Fetal Neonatal Ed* 1999; **81:** F208–F210.

癫痫持续状态

传统癫痫持续状态的定义是持续或反复的癫痫发作超过 30min，中间没有意识清醒期。然而现代观点认为，发作持续超过 5min，或者 2 次及 2 次以上的发作连续出现，中间没有意识恢复即为癫痫持续状态[1~8]。它可发生于任何类型癫痫，其中全身性惊厥是临床最常见的癫痫持续状态[4]，估计死亡率约为 20%，多发于老年人和年幼儿童[1,3,9]。癫痫持续状态是医学急症，发作时间越长越难以控制、致残率与病死率也越高。癫痫发作持续 30min 以上，神经元就会发生永久性损伤[8]。

癫痫持续状态的控制方法在不同的医学中心与国家不尽相同，但基本原则是相通的[1~12]。

- **初始措施**。首先要确保呼吸道通畅，按需给氧；评价心脏和呼吸功能，建立静脉通路；检测血糖，遇有低血糖的情况则用葡萄糖纠正；有酗酒或营养不良的迹象则静脉给予维生素 B_1[1,4~7,11]。
- 抗癫痫治疗一般首先给苯二氮䓬类药物。过去广泛应用的是地西泮，现在更倾向于选用静脉注射劳拉西泮作为一线用药[1~7,9~14,33]，这是由于劳拉西泮的药效更强、抗癫痫作用持续时间更长[6,7,13]。在无法获得静脉注射的劳拉西泮时，可在应用氯硝西泮[15]或地西泮后随即用苯妥英或磷苯妥英[33]来替代。地西泮直肠给药或咪达唑仑含服可在家中或静脉用药不能实现的情况下应用[4,5,12,14,16]（类似环境下发生急性反复性癫痫发作，为了防止演变为癫痫持续状态[17]，也可采用地西泮直肠给药）。咪达唑仑[18,19]和劳拉西泮[20]都可鼻内给药。
- 对已经确诊癫痫的患者，一旦癫痫得到即刻控制后，为了持续控制，其通常的抗癫痫方案为口服或鼻饲给药，或如有必要，可以注射这些药物的静脉注射剂型[4,5]。
- 其他患者或者用苯二氮䓬类未能控制的**癫痫持续状态**患者，通常再从一线抗癫痫药中选药。通常选用静脉给予苯妥英、磷苯妥英或苯巴比妥[1,4,5,7,8]，都可能有效，有时还需要反复给药。尽管有证据显示苯巴比妥比苯妥英控制癫痫更有效[21]，但很多人仍然愿意仅在苯妥英或磷苯妥英疗效不佳时才选用它[1~3,9,10]，这是因为苯巴比妥有严重的呼吸抑制作用。苯妥英或磷苯妥英静脉用药需要进行 ECG 监护[4]。
- 其他一些抗癫痫药也被用于癫痫持续状态的治疗。有些人认为静脉给予丙戊酸盐有效[8,22~24]并已将其用于地区治疗方案，其他药物还有副醛灌肠或深部肌内注射，静脉给予氯美噻唑乙二磺酸酯以前也有应用。*BNF59* 记载，副醛灌肠很少引起呼吸抑制，故在没有复苏装备的情况下可能具有优势。静脉给予利多卡因也是一种选择[1]。对于确诊为惊厥性癫痫持续状态的 3 岁以下的儿童患者，其发作为维生素 B_6 依赖性或反应性者，可试用维生素 B_6[2]。
- 给予苯二氮䓬类和一种一线抗癫痫药后仍持续发作超过 60～90min 者，则临床可认定为**顽固性癫痫持续状态**[1,5,25]。这时应果断地采用全身麻醉，可选用丙泊酚、咪达唑仑或短效巴比妥类麻醉药如戊巴比妥、硫喷妥钠[1,4~10,25,26,33]。咪达唑仑更常用于儿童[15]。在临床或脑电显示的癫痫发作控制后，麻醉用药应维持 12～24h，之后逐渐减量[5,25]。有些人认为，所有经苯二氮䓬类治疗无效的患者都应被认定为顽固性癫痫持续状态，并马上应用丙泊酚或咪达唑仑[6]。
- 其他用于治疗顽固性癫痫持续状态的药物包括吸入麻醉药地氟烷、异氟烷[27]。也有建议应用噻加宾和氯胺酮[6]，还有丙戊酸盐[8,26]；也有左乙拉西坦[28]和托吡酯有效的报道[29~31]。

支持治疗**非惊厥性**癫痫持续状态（NCSE）的证据很少。*BNF 59* 建议，对未完全丧失意识的患者，常用的抗癫痫药应该从一开始就坚持服用，或者重新服用。另外，有建议认为应等同于惊厥性癫痫持续状态用药[6]，尽管并不严重[32]，以静脉给予苯二氮䓬类作为首选控制用药[4~6,11,32,33]。接下来根据癫痫发作类型选择用药。预后取决于病因学和意识水平：难治性非惊厥性癫痫持续状态伴有昏迷者的预后较差，并且不适合全身麻醉[6]。不清醒的患者一般均有较好的结局，而且并不需要考虑急于终止该状态，因此，要更谨慎地应用全身麻醉药[11,32]。

1. Lowenstein DH, Alldredge BK. Status epilepticus. *N Engl J Med* 1998; **338:** 970–6.
2. Appleton R, *et al.* The Status Epilepticus Working Party. The treatment of convulsive status epilepticus in children. *Arch Dis Child* 2000; **83:** 415–19. Also available at: http://adc.bmj.com/cgi/reprint/83/5/415.pdf (accessed 09/06/08)
3. Manno EM. New management strategies in the treatment of status epilepticus. *Mayo Clin Proc* 2003; **78:** 508–18.
4. Scottish Intercollegiate Guidelines Network. Diagnosis and management of epilepsy in adults: a national clinical guideline (issued April 2003, updated October 2005). Available at: http://www.sign.ac.uk/pdf/sign70.pdf (accessed 09/06/08)
5. NICE. The epilepsies: the diagnosis and management of the epilepsies in adults and children in primary and secondary care (issued October 2004). Available at: http://www.nice.org.uk/nicemedia/pdf/CG020NICEguideline.pdf (accessed 09/06/08)
6. Marik PE, Varon J. The management of status epilepticus. *Chest* 2004; **126:** 582–91.
7. Walker M. Status epilepticus: an evidence based guide. *BMJ* 2005; **331:** 673–7.
8. Chen JWY, Wasterlain CG. Status epilepticus: pathophysiology and management in adults. *Lancet Neurol* 2006; **5:** 246–56.
9. Smith BJ. Treatment of status epilepticus. *Neurol Clin North Am* 2001; **19:** 347–69.
10. Chapman MG, *et al.* Status epilepticus. *Anaesthesia* 2001; **56:** 648–59.
11. Meierkord H, *et al.* EFNS guideline on the management of status epilepticus. *Eur J Neurol* 2006; **13:** 445–50.
12. Yoong M, *et al.* Management of convulsive status epilepticus in children. *Arch Dis Child Educ Pract Ed* 2009; **94:** 1–9.
13. Prasad K, *et al.* Anticonvulsant therapy for status epilepticus. Available in The Cochrane Database of Systematic Reviews; Issue 4. Chichester: John Wiley; 2005 (accessed 09/06/08).
14. Appleton R, *et al.* Drug management for acute tonic-clonic convulsions including convulsive status epilepticus in children. Available in The Cochrane Database of Systematic Reviews; Issue 3. Chichester: John Wiley; 2008 (accessed 17/08/09).
15. Hubert P, *et al.* Prise en charge d'un état de mal épileptique de l'enfant (nouveau-né exclu). *Rev Neurol (Paris)* 2009; **165:** 390–7.
16. McIntyre J, *et al.* Safety and efficacy of buccal midazolam versus rectal diazepam for emergency treatment of seizures in children: a randomised controlled trial. *Lancet* 2005; **366:** 205–10.
17. Akinbi MS, Welty TE. Benzodiazepines in the home treatment of acute seizures. *Ann Pharmacother* 1999; **33:** 99–102.
18. Wallace SJ. Nasal benzodiazepines for management of acute childhood seizures? *Lancet* 1997; **349:** 222.
19. Lahat E, *et al.* Intranasal midazolam for childhood seizures. *Lancet* 1998; **352:** 620.
20. Ahmad S, *et al.* Efficacy and safety of intranasal lorazepam versus intramuscular paraldehyde for protracted convulsions in children: an open randomised trial. *Lancet* 2006; **367:** 1591–7.
21. Treiman DM, *et al.* A comparison of four treatments for generalized convulsive status epilepticus. *N Engl J Med* 1998; **339:** 792–8.
22. Campistol J, *et al.* Estado de mal convulsivo en el niño: experiencia con valproato endovenoso, actualización del protocolo de tratamiento. *Rev Neurol* 1999; **29:** 359–65.
23. Peters CNA, Pohlmann-Eden B. Intravenous valproate as an innovative therapy in seizure emergency situations including status epilepticus—experience in 102 adult patients. *Seizure* 2005; **14:** 164–9.
24. Misra UK, *et al.* Sodium valproate vs phenytoin in status epilepticus: a pilot study. *Neurology* 2006; **67:** 340–2.
25. Kälviäinen R, *et al.* Refractory generalised convulsive status epilepticus: a guide to treatment. *CNS Drugs* 2005; **19:** 759–68.
26. Lowenstein DH. The management of refractory status epilepticus: an update. *Epilepsia* 2006; **47** (suppl 1): 35–40.
27. Mirsattari SM, *et al.* Treatment of refractory status epilepticus with inhalational anesthetic agents isoflurane and desflurane. *Arch Neurol* 2004; **61:** 1254–9.
28. Patel NC, *et al.* The use of levetiracetam in refractory status epilepticus. *Seizure* 2006; **15:** 137–41.
29. Towne AR, *et al.* The use of topiramate in refractory status epilepticus. *Neurology* 2003; **60:** 332–4.
30. Bensalem MK, Fakhoury TA. Topiramate and status epilepticus: report of three cases. *Epilepsy Behav* 2003; **4:** 757–60.
31. Perry MS, *et al.* Topiramate loading for refractory status epilepticus in children. *Epilepsia* 2006; **47:** 1070–1.
32. Meierkord H, Holtkamp M. Non-convulsive status epilepticus in adults: clinical forms and treatment. *Lancet Neurol* 2007; **6:** 329–39.
33. Meierkord H, *et al.* European Federation of Neurological Societies. EFNS guideline on the management of status epilepticus in adults. *Eur J Neurol* 2010; **17:** 348–55.

其他惊厥性疾病

其他具有惊厥或癫痫发作特点，但却不是癫痫的疾病描述如下。

酒精戒断综合征 由该病引起的癫痫发作治疗的讨论详见第1551页。

子痫与先兆子痫 先兆子痫是发生于妊娠期的高血压疾病，表现为高血压和蛋白尿，可伴有凝血功能异常、肝功异常和水肿；少数情况下可发展进入惊厥期——子痫。判断先兆子痫的患者是否会进展为子痫是比较困难的。治疗先兆子痫和子痫的首要目标就是要控制高血压（见**高血压**中的**高血压与妊娠**，第1133页），治疗或预防癫痫发作。然而单纯控制血压并不意味着足以预防先兆子痫进展为子痫。

在英国，**治疗**子痫常规应用地西泮、氯美噻唑或苯妥英。由氯丙嗪、哌替啶和（或）异丙嗪构成的冬眠合剂在一些国家被用于先兆子痫和即将发生的子痫。但可产生严重的镇静作用，而且酚噻嗪类一般不用于妊娠晚期。硫酸镁目前是治疗子痫的首选药物[1~3]；它也是美国多年以来治疗子痫的首选用药，因为硫酸镁与其他抗癫痫药相比疗效更好、副作用更少。一项荟萃分析[4]研究总结了 9 项随机临床试验，包括 2390 例先兆子痫患者和 1743 例子痫患者。研究得出结论：硫酸镁比苯妥英或不用药治疗更能有效预防先兆子痫患者的发作。在子痫患者中，硫酸镁比苯妥英、地西泮或冬眠合剂治疗癫痫反复发作更有效，随后的几项系统性综述也证实了这一结果[5~7]。

直到现在仍然没有充分的资料证实抗癫痫药用于预防先兆子痫进展为子痫的好处和害处，但需要用抗癫痫药时，硫酸镁仍然为最佳选择[8~10]。一些评论者建议[11]，基于可能有新生儿毒性，硫酸镁仅限用于严重的先兆子痫或子痫患者。然而，硫酸镁预防子痫的显著获益已被一项大规模的国际性研究[12]证实，而且随访研究证实了硫酸镁并没有增加 18 个月中儿童[13]和 2 年中母亲[14]的死亡率或残疾的危险。

1. Gülmezoglu AM, Duley L. Use of anticonvulsants in eclampsia and pre-eclampsia: survey of obstetricians in the United Kingdom and Republic of Ireland. *BMJ* 1998; **316:** 975–6.
2. Walker JJ. Pre-eclampsia. *Lancet* 2000; **356:** 1260–5.
3. Royal College of Obstetricians and Gynaecologists. The management of severe pre-eclampsia/eclampsia (issued March 2006). Available at: http://www.rcog.org.uk/files/rcog-corp/uploaded-files/GT10aManagementPreeclampsia2006.pdf (accessed 25/08/10)
4. Chien PFW, *et al.* Magnesium sulphate in the treatment of eclampsia and pre-eclampsia: an overview of the evidence from randomised trials. *Br J Obstet Gynaecol* 1996; **103:** 1085–91.
5. Duley L, Gulmezoglu AM. Magnesium sulphate versus lytic cocktail for eclampsia. Available in The Cochrane Database of Systematic Reviews; Issue 3. Chichester: John Wiley; 2000 (accessed 09/06/08).
6. Duley L, Henderson-Smart D. Magnesium sulphate versus phenytoin for eclampsia. Available in The Cochrane Database of Systematic Reviews; Issue 4. Chichester: John Wiley; 2003 (accessed 09/06/08).
7. Duley L, Henderson-Smart D. Magnesium sulphate versus diazepam for eclampsia. Available in The Cochrane Database of Systematic Reviews; Issue 4. Chichester: John Wiley; 2003 (accessed 09/06/08).
8. Duley L, *et al.* Magnesium sulphate and other anticonvulsants for women with pre-eclampsia. Available in The Cochrane Database of Systematic Reviews; Issue 2. Chichester: John Wiley; 2003 (accessed 09/06/08).
9. Sibai BM. Diagnosis, prevention, and management of eclampsia. *Obstet Gynecol* 2005; **105:** 402–10.
10. McCoy S, Baldwin K. Pharmacotherapeutic options for the treatment of preeclampsia. *Am J Health-Syst Pharm* 2009; **66:** 337–44.
11. Bennett P, Edwards D. Use of magnesium sulphate in obstetrics. *Lancet* 1997; **350:** 1491.
12. The Magpie Trial Collaborative Group. Do women with pre-eclampsia, and their babies, benefit from magnesium sulphate? The Magpie Trial: a randomised placebo-controlled trial. *Lancet* 2002; **359:** 1877–90.
13. Magpie Trial Follow-Up Study Collaborative Group. The Magpie Trial: a randomised trial comparing magnesium sulphate with placebo for pre-eclampsia—outcome for children at 18 months. *BJOG* 2007; **114:** 289–99.
14. Magpie Trial Follow-Up Study Collaborative Group. The Magpie Trial: a randomised trial comparing magnesium sulphate with placebo for pre-eclampsia—outcome for women at 2 years. *BJOG* 2007; **114:** 300–9.

高热惊厥 高热惊厥的定义[1]是发生于 6 个月到 5 岁的患儿，由 CNS 以外感染引起的发热导致癫痫发作。经常发生于感染早期的发热上升相，不属于癫痫疾病范围[2,3]。

高热惊厥如果仅限于单次强直或强直-阵挛发作，持续时间少于 15min，不存在任何局灶特点则可认为是良性的（又称为单纯性高热惊厥[4]）。三分之一的良性高热惊厥患儿会有复发[1,2,5]，复发的危险因素包括发病年龄小、直系亲属中有癫痫或高热癫痫病史者，后续发热疾病（subsequent episodes of fever）以及首次发作即为复杂高热惊厥[5]。良性高热惊厥发展为癫痫的可能性不高，但仍然比正常人群高 2～3 倍[2]。除非惊厥反复发作，否则仅需要对症降低体温即可[1,2]，见**发热与高热**（第10页）。

持续超过 15min 以及带有局灶性特点的高热惊厥不能被视为良性惊厥（又称为复杂性高热惊厥[4]），发展为癫痫的风险加大[2,3]。当发作持续时间较长或反复发作时，应静脉或直肠给予地西泮治疗，因为尽管持续痫性放电对大脑造成损伤的可能性很小，但也需要预防[6]。

对存在高热惊厥复发可能性的患儿是否预防性应用抗癫痫药仍存在争论。许多人认为，即使可以预防惊厥复发，仍然不能证明会降低发展为癫痫的可能性[1,2,5]。Royal College of Physicians的一个工作组和British Paediatric Association认为，通过联合分析苯巴比妥和丙戊酸钠预防性用药的研究提示，长期预防性用药并非合理[1]。尽管一些研究者发现，发热初期和中期用苯巴比妥或地西泮作间断性预防治疗可以预防高热惊厥的复发[7]。但是工作组并不建议将此方法作为用药常规[1]。还有研究者发现，用对乙酰氨基酚控制发热，同时间断给予地西泮对预防高热惊厥复发无效[8]。其后的一项荟萃分析[9]研究得出结论，持续性或间断性预防用药由于利并不大于弊，都不建议采用。American Academy of Pediatrics 也支持这一观点[4]。

1. Joint Working Group of the Research Unit of the Royal College of Physicians and the British Paediatric Association. Guidelines for the management of convulsions with fever. *BMJ* 1991; **303:** 634–6. Also available at: http://www.pubmedcentral.nih.gov/picrender.fcgi?artid=1671115&blobtype=pdf (accessed 09/06/08)
2. Smith MC. Febrile seizures: recognition and management. *Drugs* 1994; **47:** 933–44.
3. Sadleir LG, Scheffer IE. Febrile seizures. *BMJ* 2007; **334:** 307–11.
4. Steering Committee on Quality Improvement and Management, Subcommittee on Febrile Seizures American Academy of Pediatrics. Febrile seizures: clinical practice guideline for the long-term management of the child with simple febrile seizures. *Pediatrics* 2008; **121:** 1281–6.
5. Knudsen FU. Febrile seizures: treatment and prognosis. *Epilepsia* 2000; **41:** 2–9.
6. Verity CM. Do seizures damage the brain? The epidemiological evidence. *Arch Dis Child* 1998; **78:** 78–84.
7. Rosman NP, *et al.* A controlled trial of diazepam administered during febrile illnesses to prevent recurrence of febrile seizures. *N Engl J Med* 1993; **329:** 79–84.
8. Uhari M, *et al.* Effect of acetaminophen and of low intermittent doses of diazepam on prevention of recurrences of febrile seizures. *J Pediatr* 1995; **126:** 991–5.
9. Rantala H, *et al.* A meta-analytic review of the preventative treatment of recurrences of febrile seizures. *J Pediatr* 1997; **131:** 922–5.

肌阵挛 肌阵挛是突然发生的短暂、不自主的抽搐动作，可以是局灶性、节段性或全身性的，由肌肉收缩（正性肌阵挛）或抑制/停顿（负性肌阵挛）引起。“肌阵挛”的诊断不具有特异性，所以进一步分类对于决定治疗方案非常重要[1~6]。分类形式有：

- 生理性（见于正常人）；
- 原发性（无明确病因）；
- 癫痫性（以癫痫发作为主）；
- 症状性（以脑病为主，病因包括贮积病、神经变性综合征、中毒、药物诱导的疾病综合征和缺氧）。

在癫痫性肌阵挛中，以癫痫发作（肌阵挛发作，其中运动表现为肌阵挛）为主。其治疗的讨论见上文的**癫痫**。对于特发性肌阵挛，使用氯硝西泮效果好。肉毒素已成功地用于治疗某些类型肌阵挛的痉挛性运动。

肌阵挛还可进一步细分为皮质型、网状结构型或脊髓型。皮质型肌阵挛是属于癫痫的一种类型，对药物治疗反应好，常用药物为丙戊酸盐和（或）氯硝西泮；吡拉西坦或左乙拉西坦作为辅助用药也可应用。网状结构型肌阵挛通常由缺氧或急性脑病引起，可用氯硝西泮治疗。5-羟色胺或5-羟色胺激动药也可试用。缺氧后肌阵挛发生于缺氧昏迷之后，羟色氨酸或5-羟色胺联合卡比多巴可能有疗效，抗癫痫药也可能有效。

1. Caviness JN. Myoclonus. *Mayo Clin Proc.* 1996; **71:** 679–88.
2. Blindauer K. Myoclonus and its disorders. *Neurol Clin North Am* 2001; **19:** 723–34.
3. Agarwal P, Frucht SJ. Myoclonus. *Curr Opin Neurol* 2003; **16:** 515–21.
4. Caviness JN, Brown P. Myoclonus: current concepts and recent advances. *Lancet Neurol* 2004; **3:** 598–607.
5. Andrade DM, *et al.* Treatment options for epileptic myoclonus and epilepsy syndromes associated with myoclonus. *Expert Opin Pharmacother* 2009; **10:** 1549–60.
6. Caviness JN. Pathophysiology and treatment of myoclonus. *Neurol Clin* 2009; **27:** 757–77.

新生儿痫性发作 新生儿痫性发作与癫痫不同，1989年国际癫痫与癫痫综合征国际分类（见上文）中的定义价值不大（一项研究[1]认为，2001年提出的分类可能更有用）。新生儿痫性发作由于表现细微，通常难以辨认[2]。诱因可以有窒息、葡萄糖或电解质紊乱、感染、CNS或脑血管损害、遗传性代谢缺陷，停药或药物中毒等[3~5]。

新生儿痫性发作是新生儿神经系统的急症，迅速诊断与治疗至关重要[3~7]。静脉补充葡萄糖或电解质对治疗可能有好处[4,5]。临床治疗可给予抗癫痫药控制发作，但这一点并未达成共识或有足够的证据支持[2,7]。苯巴比妥或苯妥英应用最广泛[3~6]，有人认为尽管反应速率因人而异，从传统方面苯巴比妥仍应该是新生儿各种类型癫痫的骨干药物[6~8]。如果持续发作，苯妥英可用于辅助治疗[8]。其他曾用药还有卡马西平、左乙拉西坦[9]、苯二氮䓬类[3~5,8,10,11]、利多卡因[3,8,11]和扑米酮[4,5]。维生素 B_6 依赖性癫痫发作可通过常规的大剂量维生素用药控制[4,5]（第1881页）。

1. Mastrangelo M, *et al.* Epileptic seizures, epilepsy and epileptic syndromes in newborns: a nosological approach to 94 new cases by the 2001 proposed diagnostic scheme for people with epileptic seizures and with epilepsy. *Seizure* 2005; **14:** 304–11.
2. Rennie J, Boylan G. Treatment of neonatal seizures. *Arch Dis Child Fetal Neonatal Ed* 2007; **92:** F148–F150.
3. Evans D, Levene M. Neonatal seizures. *Arch Dis Child Fetal Neonatal Ed* 1998; **78:** F70–F75.
4. Hill A. Neonatal seizures. *Pediatr Rev* 2000; **21:** 117–21.
5. Painter MJ, Alvin J. Neonatal seizures. *Curr Treat Options Neurol* 2001; **3:** 237–48.
6. Painter MJ, *et al.* Phenobarbital compared with phenytoin for the treatment of neonatal seizures. *N Engl J Med* 1999; **341:** 485–9.
7. Booth D, Evans DJ. Anticonvulsants for neonates with seizures. Available in The Cochrane Database of Systematic Reviews; Issue 3. Chichester: John Wiley; 2004 (accessed 09/06/08).
8. Boylan GB, *et al.* Second-line anticonvulsant treatment of neonatal seizures: a video-EEG monitoring study. *Neurology* 2004; **62:** 486–8.
9. Shoemaker MT, Rotenberg JS. Levetiracetam for the treatment of neonatal seizures. *J Child Neurol* 2007; **22:** 95–8.
10. Castro Conde JR, *et al.* Midazolam in neonatal seizures with no response to phenobarbital. *Neurology* 2005; **64:** 876–9.
11. Shany E, *et al.* Comparison of continuous drip of midazolam or lidocaine in the treatment of intractable neonatal seizures. *J Child Neurol* 2007; **22:** 255–9.

卟啉病 急性卟啉病发病的高峰期可能出现惊厥（第1390页），随着病情的好转，发作也会停止，所以治疗目标应该是控制原发病。然而也有少数患者在疾病缓解期也反复出现惊厥，此时控制发作是棘手的难题，因为所有的一线抗癫痫药都可能引起卟啉病的急性发作[1,2]。巴比妥类（苯巴比妥、扑米酮），乙内酰脲类（苯妥英、乙苯妥英）、卡马西平和舒噻美用药都有一定的风险。苯二氮䓬类、丙戊酸钠和丙戊酰胺有致卟啉病的作用，但癫痫持续状态可通过地西泮静脉给药控制。必要情况下可谨慎使用丙戊酸盐和氯硝西泮预防发作。硫酸镁用药是安全的，氯美噻唑也比较安全。加巴喷丁和氨己烯酸在少数患者中都有试用，无明显严重副作用，但有在1名迟发性皮肤卟啉病患者中因使用氨己烯酸而引起大疱性皮肤斑疹的报道[3]。在其他较新的抗癫痫药中，奥卡西平也被成功用于1例使用拉莫三嗪而伴有急性卟啉性发作的患者，加巴喷丁和托吡酯可增加肝和尿液胆色素原的浓度[2]。左乙拉西坦已成功用于少数病例[4,5]。其他抗癫痫药如琥珀酰胺类（乙琥胺、甲琥胺、苯琥胺）和噁唑烷二酮类（三甲双酮）的使用也有致病危害。

1. Gorchein A. Drug treatment in acute porphyria. *Br J Clin Pharmacol* 1997; **44:** 427–34.
2. Solinas C, Vajda FJ. Epilepsy and porphyria: new perspectives. *J Clin Neurosci* 2004; **11:** 356–61.
3. Hommel L, *et al.* Acute bullous skin eruption after treatment with vigabatrine. *Dermatology* 1995; **191:** 181.
4. Paul F, Meencke HJ. Levetiracetam in focal epilepsy and hepatic porphyria: a case report. *Epilepsia* 2004; **45:** 559–60.
5. Bilo L, *et al.* Levetiracetam in idiopathic generalised epilepsy and porphyria cutanea tarda. *Clin Drug Investig* 2006; **26:** 357–9.

反射性缺氧发作 反射性缺氧发作的治疗见第1177页。

4-Amino-3-hydroxybutyric Acid γ-氨羟酪酸

Ácido 4-amino-3-hidroxibutírico; γ-Amino-β-hydroxybutyric acid; Buxamin; Gabob; Gamma-amino-beta-hydroxybutyric acid.

4-Амино-3-оксимасляная Кислота

$C_4H_9NO_3$ = 119.1.

CAS — 352-21-6.

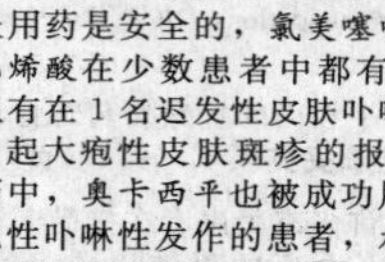

简介

γ-氨羟酪酸对于各种神经性疾病，以及作为癫痫治疗的辅助用药都是有价值的。因其对中枢神经系统和生产激素有益处，故也作为膳食补充剂。与之不同的是，其异构体3-氨基-4-羟基丁酸（GOBAB）具有抗炎和抗真菌作用。

制剂

专利制剂

Arg.: Gabimex; ***Braz.:*** Gamibetal†; ***Ital.:*** Gamibetal; ***Mex.:*** Gamibetal; ***Port.:*** Gabomade†.

多组分制剂 ***Arg.:*** Gabimex Plus; ***Braz.:*** Gamibetal Complex†; ***Chile:*** Gamalate B6; Gamavit B6; ***Ital.:*** Gamibetal Complex; Gamibetal Plus; Parvisedil; ***Mex.:*** Gamibetal Complex†; ***Spain:*** Cefabol†; Dorken; Gamalate B6; Redutona.

Barbexaclone (*rINN*) 巴比沙隆

Barbeksaklon; Barbexaclona; Barbexaclonum. Compound of (−)-*N*,α-Dimethylcyclohexaneethylamine with 5-ethyl-5-phenylbarbituric acid.

Барбексаклон

$C_{12}H_{12}N_2O_3$,$C_{10}H_{21}N$ = 387.5.

CAS — 4388-82-3.

ATC — N03AA04.

ATC Vet — QN03AA04.

UNII — 291GX1YB65.

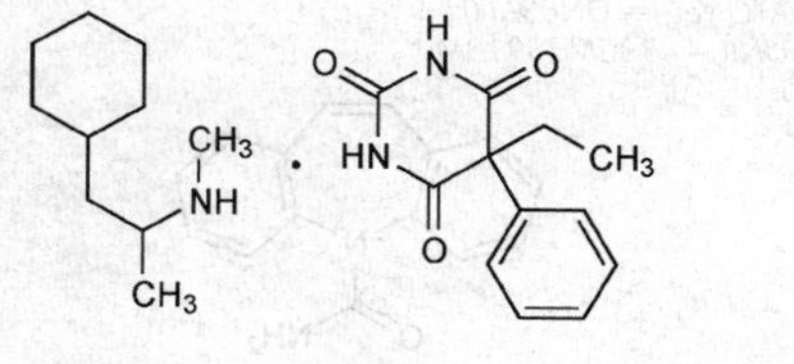

简介

巴比沙隆是左旋环己丙甲胺（见丙己君，第2083页）与苯巴比妥（第471页）的混合物。它用于治疗各种类型的癫痫（第446页）。通常成人剂量是每日200～400mg，分次口服。

制剂

专利制剂

Austria: Maliasin; ***Braz.:*** Maliasin; ***Gr.:*** Maliasin; ***Ital.:*** Maliasin; ***Switz.:*** Maliasin; ***Turk.:*** Maliasin.

Benzobarbital (*rINN*) 苯佐巴比妥

Benzobarbitalum; Benzobarbitone; Benzonal; Benzonalum. 1-Benzoyl-5-ethyl-5-phenylbarbituric acid.

Бензобарбитал

$C_{19}H_{16}N_2O_4$ = 336.3.

CAS — 744-80-9.

UNII — YNJ78BD0AH.

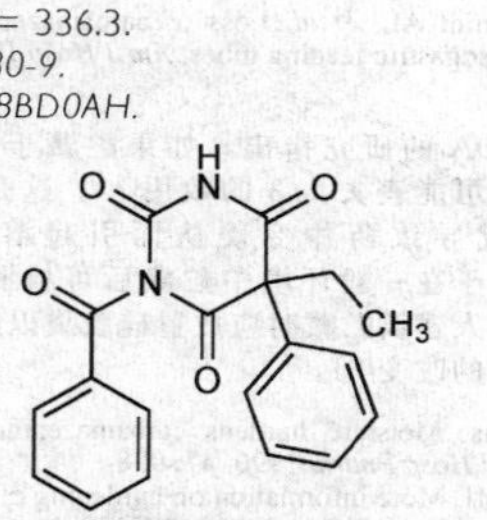

注：Benzonal也作为苯佐那酯（第1480页）的专利名称。

Pharmacopoeias. In *Int.*

简介

苯佐巴比妥是用于治疗癫痫的巴比妥酸盐。

Brivaracetam (*USAN*, *rINN*) 布伐西坦

Brivaracétam; Brivaracetamum; UCB-34714. (2*S*)-2-[(4*R*)-2-Oxo-4-propylpyrrolidin-1-yl]butanamide.

Бриварацетам

$C_{11}H_{20}N_2O_2$ = 212.3.

CAS — 357336-20-0.

UNII — U863JGG2IA.

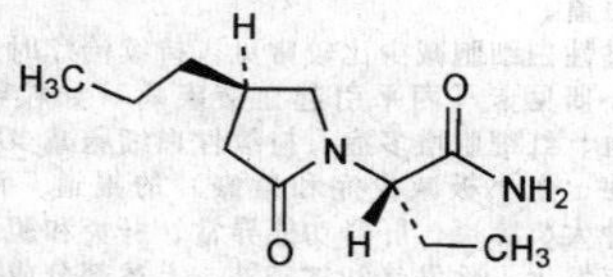

简介

布伐西坦用于治疗各种类型的癫痫（包括进行性肌阵挛性癫痫和部分性发作）正在研究中。

1. Sargentini-Maier ML, *et al.* The pharmacokinetics, CNS pharmacodynamics and adverse event profile of brivaracetam after single increasing oral doses in healthy males. *Br J Clin Pharmacol* 2007; **63:** 680–8.

2. Rolan P, *et al.* The pharmacokinetics, CNS pharmacodynamics and adverse event profile of brivaracetam after multiple increasing oral doses in healthy men. *Br J Clin Pharmacol* 2008; **66:** 71–5.
3. Malawska B, Kulig K. Brivaracetam: a new drug in development for epilepsy and neuropathic pain. *Expert Opin Invest Drugs* 2008; **17:** 361–9.

Carbamazepine (*BAN*, *USAN*, *rINN*) 卡马西平

Carbamazepina; Carbamazépine; Carbamazepinum; G-32883; Karbamatsepiini; Karbamazepin; Karbamazepinas; Karbamazepinum. 5*H*-Dibenz[*b,f*]azepine-5-carboxamide.

Карбамазепин

$C_{15}H_{12}N_2O$ = 236.3.

CAS — 298-46-4.

ATC — N03AF01.

ATC Vet — QN03AF01.

UNII — 33CM23913M.

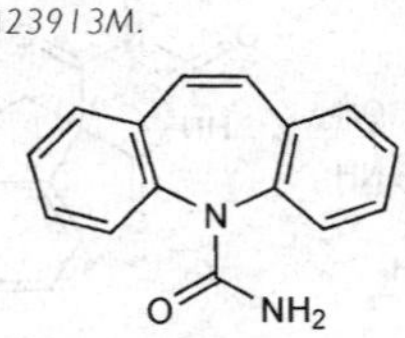

Pharmacopoeias. In *Chin.*, *Eur.* (see p.vii), *Int.*, *Jpn*, and *US.*

Ph. Eur. 6. 8 (Carbamazepine) 白色或类白色结晶性粉末，具有多晶型。极微溶于水；略溶于乙醇和丙酮；易溶于二氯甲烷。贮藏于密闭容器中。

USP 33 (Carbamazepine) 白色或灰白色粉末。几乎不溶于水；溶于乙醇和丙酮。贮藏于密闭容器中。

配伍禁忌 因未稀释的混悬液可被 PVC 鼻饲管吸附[1]，因此卡马西平混悬液需与等体积稀释液混合后方可鼻饲。

FDA 已经接到一份报告：1 名患者先服用卡马西平混悬液（*Tegretol*；*Novartis*，*USA*），随后服用氯丙嗪溶液（*Thorazine*；*GSK*，*USA*），在其粪便排出橘黄色胶块状物。后来的试验表明，将卡马西平混悬液与盐酸甲硫哒嗪溶液（*Mellaril*；*Novartis*，*USA*）混合也可生成橡胶状的橘黄色块状物。

1. Clark-Schmidt AL, *et al.* Loss of carbamazepine suspension through nasogastric feeding tubes. *Am J Hosp Pharm* 1990; **47:** 2034–7.

稳定性 FDA 的研究指出，如果贮藏于潮湿条件下，卡马西平片可能丧失 1/3 的效用[1]。这是由于二水化合物的生成导致药片变硬从而引起溶解和吸收减弱[2,3]。由于在一般环境中贮藏后可检测到二水化合物，因此有人建议贮藏时应放置硅胶袋以避免卡马西平片物理性质的改变[2]。

1. Anonymous. Moisture hardens carbamazepine tablets, FDA finds. *Am J Hosp Pharm* 1990; **47:** 958.
2. Lowes MMJ. More information on hardening of carbamazepine tablets. *Am J Hosp Pharm* 1991; **48:** 2130–1.
3. Wang JT, *et al.* Effects of humidity and temperature on in vitro dissolution of carbamazepine tablets. *J Pharm Sci* 1993; **82:** 1002–5.

不良反应

卡马西平最常见的不良反应，特别是在治疗初期有头晕、困倦或嗜睡以及共济失调。胃肠功能紊乱（如恶心、呕吐）及轻度皮肤反应也较常见。从小剂量开始治疗可使这些反应减到最小。卡马西平血浆药物浓度过高时可出现困倦、小脑和眼球运动功能失调（伴有共济失调、眼球震颤、复视）等症状，持续治疗或减量或分次给药时可能会自发消失。

卡马西平引起全身性红斑疹虽然罕见，但很严重，有可能导致治疗终止。也有引起光敏反应、风疹、秃头、剥脱性皮炎、中毒性表皮坏死松解症、多形性红斑、Stevens-Johnson 综合征、系统性红斑狼疮（见下文）的报道。

一过性白细胞减少比较常见，持续治疗时通常可恢复正常。偶见卡马西平引起血液疾病（如粒细胞缺乏症、贫血、红细胞增多症、持续性白细胞减少症、白细胞增多症、血小板减少症和紫癜）的报道。淋巴结病变、脾肿大、肺炎、肝肾功能异常、肝炎和胆汁淤积型黄疸也有发生。除发热和皮疹外，上述部分或全部反应都可以看做是卡马西平引起的全身性超敏反应。

卡马西平的胃肠道症状比较少见，有口干、腹痛、厌食、腹泻和便秘。偶尔会发生低血钠和水肿。其他报道的不良反应还有感觉异常、头痛、心律失常和心脏传导阻滞、心力衰竭、阳痿、男性不育、男性乳房发育、乳溢血、肌张力异常和伴有震颤的运动障碍。直肠给药有局部刺激。

过量使用时可引起上述的许多不良反应，特别是对中枢神经系统，可导致麻痹、昏迷、抽搐、呼吸抑制和死亡。

在一些罕见病例中，卡马西平可加重混合型癫痫的发作，详见下文的**注意事项**。

也有妊娠期间服用卡马西平的母亲产下先天畸形儿的报道。

对血液的影响 偶见卡马西平引起致死性血液学反应的报道，于是厂商建议服用卡马西平治疗期间应进行广泛的血液监测。然而，由于这些不良反应罕见，因此上述建议受到了质疑，随后厂商又修正了他们的指南（详见下文的**注意事项**）。

已有有关卡马西平血液学效应的研究和病历报告方面综述发表[1]。卡马西平引起的血液学反应的发生率估计每年在 1：10800～1：38000，而另一组报告表明骨髓抑制的发生率在 1：10000～1：50000。再生障碍性贫血的发生率经估算是每年 1：200000。其他研究者指出再生障碍性贫血和粒细胞缺乏症患者每百万人的死亡率是 2.2。然而，卡马西平引起的 27 例再生障碍性贫血（16 例死亡）患者大多数有并发症或接受了合并用药治疗。通常在接受卡马西平治疗的前 3 个月，有 12%的儿童和 7%的成人会发生良性的或无临床意义的白细胞减少，但大多数继续接受治疗的患者症状都有所缓解。大约 2%的患者出现轻微而短暂的血小板减少，也有患者出现短暂的红细胞增多。

综述[1]建议所有患者在治疗前应进行血细胞和血小板计数。白细胞和中性粒细胞降低的患者有发生白细胞减少症的危险，应该在开始治疗的 1～3 个月每 2 周进行一次监测。如果计数进一步下降，应减少剂量或停止治疗。应该注意的是，*BNF59* 怀疑常规监测不能反映快速发生的再生障碍性贫血、粒细胞缺乏症、血小板减少症的发生，因此指导患者及时报告警报症状（见下文的**注意事项**）才能进行最好的监测。

包括卡马西平在内的抗癫痫药对血清叶酸盐的影响见**苯妥英的叶酸缺乏症**项下，第474页。

1. Sobotka JL, *et al.* A review of carbamazepine's hematologic reactions and monitoring recommendations. *DICP Ann Pharmacother* 1990; **24:** 1214–19.

对骨的影响 包括卡马西平在内的抗癫痫药对骨、钙以及维生素 D 代谢的影响见**苯妥英**项下（第474页）。

对电解质的影响 已经有许多有关患者在接受卡马西平治疗期间出现低血钠和水中毒的报道[1~7]。一篇综述[8]认为虽然服用卡马西平的患者有 10%～15%发生低血钠，但几乎都没有症状，也没有严重到引起液体潴留。然而，必须注意将水中毒引起的头晕、恶心和头痛与药物引起的中枢和胃肠道反应区别开[2]。目前机制还不确定。有研究认为服用卡马西平的患者抗利尿激素的分泌增加[3,4,6]，而其他研究的结论则相反[5,9]，卡马西平引起低血钠的作用可部分地被地美环素[5]逆转的这一事实被引用来证明其对肾脏的作用，或者是直接作用于远端小管或者是增加对抗利尿激素的敏感性。卡马西平导致的低血钠发展的危险因素包括：年龄大于 40 岁，应用降钠药以及治疗前低血钠；这种不良反应是否是剂量相关性的仍不明确[7]。

1. Henry DA, *et al.* Hyponatraemia during carbamazepine treatment. *BMJ* 1977; **1:** 83–4.
2. Stephens WP, *et al.* Water intoxication due to carbamazepine. *BMJ* 1977; **1:** 754–5.
3. Ashton MG, *et al.* Water intoxication associated with carbamazepine treatment. *BMJ* 1977; **1:** 1134–5.
4. Smith NJ, *et al.* Raised plasma arginine vasopressin concentration in carbamazepine-induced water intoxication. *BMJ* 1977; **2:** 804.
5. Ballardie FW, Mucklow JC. Partial reversal of carbamazepine-induced water intolerance by demeclocycline. *Br J Clin Pharmacol* 1984; **17:** 763–5.
6. Sørensen PS, Hammer M. Effects of long-term carbamazepine treatment on water metabolism and plasma vasopressin concentration. *Eur J Clin Pharmacol* 1984; **26:** 719–22.
7. Kuz GM, Manssourian A. Carbamazepine-induced hyponatremia: assessment of risk factors. *Ann Pharmacother* 2005; **39:** 1943–6.
8. Mucklow J. Selected side-effects 2: carbamazepine and hyponatraemia. *Prescribers' J* 1991; **31:** 61–4.
9. Stephens WP, *et al.* Plasma arginine vasopressin concentrations and antidiuretic action of carbamazepine. *BMJ* 1978; **1:** 1445–7.

对内分泌系统的影响 卡马西平可以通过酶诱导作用降低甲状腺激素的血清浓度，详见**左甲状腺素的药物相互作用**项下（第2093页）。

卡马西平对男性癫痫患者性功能的影响见**苯妥英**项下（第474页）。

对眼的影响 卡马西平引起的晶状体浑浊很少见[1]。有报道 2 名患者由于长期使用卡马西平出现了视网膜毒性[2]，停止用药后，视觉功能和视网膜形态学变化得到改善。一篇抗癫痫药对眼的影响的综述认为，虽然报道彩色视觉干扰和受损的视觉敏感度与卡马西平治疗有关，但在健康个体中的研究显示结果有争议[3]。

1. Anonymous. Adverse ocular effects of systemic drugs. *Med Lett Drugs Ther* 1976; **18:** 63–4.
2. Nielsen NV, Syversen K. Possible retinotoxic effect of carbamazepine. *Acta Ophthalmol (Copenh)* 1986; **64:** 287–90.
3. Hilton EJR, *et al.* The effect of antiepileptic drugs on visual performance. *Seizure* 2004; **13:** 113–28.

对心脏的影响 一篇卡马西平相关的心脏反应的综述[1]认为，可以根据患者的症状将他们分成两个不同的组。一组主要是年轻患者，过量服用卡马西平后出现无生命危险的窦性心动过速；而另一组是老年女性患者，服用治疗剂量的卡马西平或谨慎提高卡马西平的血药浓度后出现了有生命危险的心动过缓或房室传导阻滞。然而，有 1 名 20 岁的患者发生致命性晕厥的报道，可能是由于心室停搏造成的[2]。卡马西平应避免用于患有传导异常或有肌强直性营养不良的患者，这些患者有可能发生异常情况[1]。

有报道 1 名 59 岁的装有双通道起搏器患者在开始卡马西平治疗躁狂症 5 天后心房和心室的刺激阈值提高[3]。

卡马西平引起致命的嗜酸性心肌炎的报道见下文的**超敏反应**项下。

1. Kasarkis EJ, *et al.* Carbamazepine-induced cardiac dysfunction: characterization of two distinct clinical syndromes. *Arch Intern Med* 1992; **152:** 186–91.
2. Stone S, Lange LS. Syncope and sudden unexpected death attributed to carbamazepine in a 20-year-old epileptic. *J Neurol Neurosurg Psychiatry* 1986; **49:** 1460–1.
3. Ambrosi P, *et al.* Carbamazepine and pacing threshold. *Lancet* 1993; **342:** 365.

对免疫系统的影响 有一些卡马西平引起血丙种球蛋白过少的报道[1~4]。其中一篇报道[2]的作者认为可以判断是卡马西平引起的罕见的不良反应，并且指出英国 CSM 已有 9 例与服用卡马西平有关的血丙种球蛋白过少或丙种球蛋白异常的报道。

1. Moschione Castro APB, *et al.* Secondary hypogammaglobilinemia after use of carbamazepine: case report and review. *Rev Hosp Clin Fac Med Sao Paulo* 2001; **56:** 189–92.
2. Hayman G, Bansal A. Antibody deficiency associated with carbamazepine. *BMJ* 2002; **325:** 1213.
3. Rice CM, *et al.* Recurrent herpes simplex virus encephalitis secondary to carbamazepine induced hypogammaglobulinaemia. *J Neurol Neurosurg Psychiatry* 2007; **78:** 1011–12.
4. Tamada T, *et al.* Secondary bronchiolitis obliterans organising pneumonia in a patient with carbamazepine-induced hypogammaglobulinemia. *Thorax* 2007; **62:** 100.

对肝脏的影响 1990 年的一篇报道提到 499 例卡马西平对肝脏的副作用中大约有一半仅仅是引起肝功能异常[1]，但也有肝功能衰竭[1,2]或肝坏死[3]引起的死亡。可逆性胆管消失综合征与长期服用卡马西平有关[4]。

肝毒性部分是由于卡马西平的抗癫痫药超敏综合征引起的（详见下文）。

1. Hadžić N, *et al.* Acute liver failure induced by carbamazepine. *Arch Dis Child* 1990; **65:** 315–17.
2. Zucker P, *et al.* Fatal carbamazepine hepatitis. *J Pediatr* 1977; **91:** 667–8.
3. Smith DW, *et al.* Fatal hepatic necrosis associated with multiple anticonvulsant therapy. *Aust N Z J Med* 1988; **18:** 575–81.
4. Ramos AMO, *et al.* Reversible vanishing bile duct syndrome induced by carbamazepine. *Eur J Gastroenterol Hepatol* 2002; **14:** 1019–22.

对心理功能的影响 卡马西平治疗可引起少数患者出现急性精神病和偏执症状[1~3]，恐怖症[2]和情绪紊乱，包括躁狂症[4]和抑郁症[5]。1 名长期服用丙戊酸钠的患者在治疗中增加了卡马西平后发生了急性偏执型精神病，随后被诊断为具有分裂人格[3]。与卡马西平有关的非惊厥性癫痫持续状态表现为精神异常，见下文**对神经系统的影响**。抗癫痫治疗对认知不良影响的问题以及精神异常的危险（包括有自杀倾向），在第448页有讨论。

1. Berger H. An unusual manifestation of Tegretol® (carbamazepine) toxicity. *Ann Intern Med* 1971; **74:** 449–50.
2. Mathew G. Psychiatric symptoms associated with carbamazepine. *BMJ* 1988; **296:** 1071.
3. McKee RJW, *et al.* Acute psychosis with carbamazepine and sodium valproate. *Lancet* 1989; **i:** 167.
4. Reiss AL, O'Donnell DJ. Carbamazepine-induced mania in two children: case report. *J Clin Psychiatry* 1984; **45:** 272–4.
5. Gardner DL, Cowdry RW. Development of melancholia during carbamazepine treatment in borderline personality disorder. *J Clin Psychopharmacol* 1986; **6:** 236–9.

对神经系统的影响 **无菌性脑膜炎** 1 名 Sjögren 综合征患者给予卡马西平后发生了无菌性脑膜炎，当停止服用卡马西平后症状减轻，而再次使用后又出现了相同的症状[1]。非 Sjögren 综合征患者出现无菌性脑膜炎也与服用卡马西平有关[2~4]。

1. Hilton E, Stroh EM. Aseptic meningitis associated with administration of carbamazepine. *J Infect Dis* 1989; **159:** 363–4.
2. Simon LT, *et al.* Carbamazepine-induced aseptic meningitis. *Ann Intern Med* 1990; **112:** 627–8.
3. Hemet C, *et al.* Aseptic meningitis secondary to carbamazepine

treatment of manic-depressive illness. *Am J Psychiatry* 1994; **151:** 1393.
4. Dang CT, Riley DK. Aseptic meningitis secondary to carbamazepine therapy. *Clin Infect Dis* 1996; **22:** 729–30.

脑病 据报道，一位71岁的男性发生卡马西平导致的脑病，症状类似克雅病，停止使用卡马西平后，认知下降、动作迟缓，震颤和异常脑电图等表现有所改善[1]。另有报道称[2]，卡马西平与高血氨症的进展和行为改变有关。

1. Horvath J, *et al.* Carbamazepine encephalopathy masquerading as Creutzfeldt-Jakob disease. *Neurology* 2005; **65:** 650–1.
2. Adams EN, *et al.* Carbamazepine-induced hyperammonemia. *Am J Health-Syst Pharm* 2009; **66:** 1468–70.

锥体外系反应 虽然已发现卡马西平与锥体外系反应有关[1~4]，但是它仍然用于运动失常的治疗，见下文的**用途和用法**。

1. Schwartzman MJ, Leppik IE. Carbamazepine-induced dyskinesia and ophthalmoplegia. *Cleve Clin J Med* 1990; **57:** 367–72.
2. Soman P, *et al.* Dystonia—a rare manifestation of carbamazepine toxicity. *Postgrad Med J* 1994; **70:** 54–5.
3. Lee JW. Persistent dystonia associated with carbamazepine therapy: a case report. *N Z Med J* 1994; **107:** 360–1.
4. Stryjer R, *et al.* Segmental dystonia as the sole manifestation of carbamazepine toxicity. *Gen Hosp Psychiatry* 2002; **24:** 114–15.

癫痫持续状态 据报道[1]，卡马西平导致2名患者的非惊厥性癫痫持续状态被误诊为行为和精神失常；当停用卡马西平并用丙戊酸替代后，癫痫发作得到控制，行为异常也得到改善。

1. Marini C, *et al.* Nonconvulsive status epilepticus precipitated by carbamazepine presenting as dissociative and affective disorders in adolescents. *J Child Neurol* 2005; **20:** 693–6.

对皮肤的影响 卡马西平引起的皮疹在一定程度上可能与抗癫痫药超敏综合征有关（详见下文）。在一篇报道[1]中，患者服用非专利制剂而不是专利制剂时发生了多形性红斑。当患者停止服用非专利制剂后症状缓解，而且重新服用专利制剂时症状也未再出现。另有一篇报道，1名6岁男孩单独服用丙戊酸几周后加服卡马西平，5周后出现了Stevens-Johnson综合征[2]，停用卡马西平后患者最终完全恢复。因为丙戊酸并不是致病因素，因此一直在继续服用（见**丙戊酸**项下，第486页）。1名患有Stevens-Johnson综合征的患者在卡马西平治疗过程中，出现了致死性的中毒性表皮坏死松解症[3]，有报道[4]，1名54岁患者服用卡马西平治疗癫痫，发生假性蕈样肉芽肿病伴淋巴细胞渗入真皮以及肝酶活性升高，停药2周后症状消失。

严重皮肤反应很可能是作为某些基因型患者的警告，见下文**注意事项**下的**皮肤反应**。不同抗癫痫药相关皮肤反应的发生，见下文**苯妥英**，第474页。

1. Busch RL. Generic carbamazepine and erythema multiforme: generic-drug nonequivalency. *N Engl J Med* 1989; **321:** 692–3.
2. Keating A, Blahunka P. Carbamazepine-induced Stevens-Johnson syndrome in a child. *Ann Pharmacother* 1995; **29:** 538–9.
3. Huang L-Y, *et al.* Fatal toxic epidermal necrolysis induced by carbamazepine treatment in a patient who previously had carbamazepine-induced Stevens-Johnson syndrome. *J Formos Med Assoc* 2007; **106:** 1032–7.
4. Gül Ü, *et al.* Carbamazepine-induced pseudo mycosis fungoides. *Ann Pharmacother* 2003; **37:** 1441–3.

超敏反应 抗癫痫药的超敏反应包括发热、皮疹、淋巴结病和较少见的肝脾大、嗜酸性粒细胞增多，引起超敏反应的药物包括卡马西平[1~3]等一些抗癫痫药。截至1986年，文献检索[1]仅能找到20篇相关案例，但1975—1990年Australian Adverse Drug Reactions Advisory Committee共报告了22例。有人估计新的芳香族抗惊厥药引起超敏反应的发生率在千分之一到万分之一[2,3]，但真实的发生率由于上报的差异还不能确定。虽然症状可能在服用卡马西平1~8周内的任何时段发生[2]，但大多数发生在开始卡马西平治疗的30天内[1]。对于以前已经致敏的个体，再次用药时1天内即可发生超敏反应。卡马西平、苯巴比妥和苯妥英发生交叉过敏的可能性是75%，出现症状的患者及其近亲在服用这些抗癫痫药时应警告其发生超敏反应的危险[2]。有报道卡马西平和拉莫三嗪之间的可疑的交叉过敏[4]。

1名8岁儿童在卡马西平治疗过程中出现了发热、皮疹、水肿和淋巴结病等血清病的症状后，在其体内检测到了卡马西平抗体[5]。有报道1名15岁的男孩在使用卡马西平单药治疗2周后出现了超敏反应，由于影响了多个系统，临床表现类似于单核细胞增多综合征[6]。停用卡马西平并给予泼尼松后所有症状得到了缓解。有其他因卡马西平超敏反应引起的传染性单核细胞增多综合征的病例[7~9]，作者认为疱疹病毒6或疱疹病毒7感染复发是其中的一个辅助因素，并有卡马西平超敏反应综合征的早期迹象，但还需要更多的研究证实。

1名13岁患者因超敏反应引起了致命的嗜酸性心肌炎，最初的症状类似猩红热[10]。1名21岁妇女服用卡马西平2个月后出现致死的暴发性肝衰竭，早期症状为发热、呼吸急促、血性腹泻、散在皮疹[11]。

1名81岁患者开始卡马西平治疗50天后出现了全身性红皮症伴有肾、肝和骨髓功能障碍（表现为细胞过多和异常红系造血）[12]。因不慎再次给药后症状重复出现。淋巴细胞增生症可能是药物引起的严重反应。

如果出现抗癫痫药超敏反应综合征，建议立即停止使用卡马西平。大多数病例都是这样做的，而且与逐渐减药相比这并不会造成癫痫发作增加[13]。

有报道1名对卡马西平、丙戊酸钠和苯妥英敏感的12岁男孩成功地进行了卡马西平的脱敏治疗[14]。卡马西平的用量从每日0.1mg的小剂量开始，以后每2天剂量加倍，一直增加到每日100mg。用药4周后，剂量逐渐增加到200mg的维持剂量，每日2次。用同样的方法对其他7名患者进行了脱敏，这些患者在第一次接受卡马西平时都出现了明显的皮疹[15]。在6周内达到服用足量的卡马西平进行治疗是没有问题的，但某些人[2]认为脱敏疗法不推荐用于有明确抗癫痫药超敏反应综合征的患者。

1. Anonymous. Anticonvulsants and lymphadenopathy. *WHO Drug Inf* 1991; **5:** 11.
2. Knowles SR, *et al.* Anticonvulsant hypersensitivity syndrome: incidence, prevention and management. *Drug Safety* 1999; **21:** 489–501.
3. Bessmertny O, *et al.* Antiepileptic hypersensitivity syndrome in children. *Ann Pharmacother* 2001; **35:** 533–8.
4. Aouam K, *et al.* Hypersensitivity syndrome induced by anticonvulsants: possible cross-reactivity between carbamazepine and lamotrigine. *J Clin Pharmacol* 2009; **49:** 1488–91.
5. Hosoda N, *et al.* Anticarbamazepine antibody induced by carbamazepine in a patient with severe serum sickness. *Arch Dis Child* 1991; **66:** 722–3.
6. Merino N, *et al.* Multisystem hypersensitivity reaction to carbamazepine. *Ann Pharmacother* 1994; **28:** 402–3.
7. Zeller A, *et al.* Drug hypersensitivity syndrome to carbamazepine and human herpes virus 6 infection: case report and literature review. *Infection* 2003; **31:** 254–6.
8. Aihara Y, *et al.* Carbamazepine-induced hypersensitivity syndrome associated with transient hypogammaglobulinaemia and reactivation of human herpesvirus 6 infection demonstrated by real-time quantitative polymerase chain reaction. *Br J Dermatol* 2003; **149:** 165–9.
9. Oskay T, *et al.* Association of anticonvulsant hypersensitivity syndrome with Herpesvirus 6, 7. *Epilepsy Res* 2006; **70:** 27–40.
10. Salzman MB, *et al.* Carbamazepine and fatal eosinophilic myocarditis. *N Engl J Med* 1997; **336:** 878–9.
11. Syn W-K, *et al.* Carbamazepine-induced acute liver failure as part of the DRESS syndrome. *Int J Clin Pract* 2005; **59:** 988–91. Correction. *ibid.*; 1371.
12. Lombardi SM, *et al.* Severe multisystemic hypersensitivity reaction to carbamazepine including dyserythropoietic anemia. *Ann Pharmacother* 1999; **33:** 571–5.
13. Pirmohamed M, *et al.* Hypersensitivity to carbamazepine and lamotrigine: clinical considerations. *Br J Clin Pharmacol* 2000; **49:** 519P–520P.
14. Smith H, Newton R. Adverse reactions to carbamazepine managed by desensitisation. *Lancet* 1985; **i:** 753.
15. Eames P. Adverse reactions to carbamazepine managed by desensitisation. *Lancet* 1989; **i:** 509–10.

原因不明的癫痫猝死 原因不明的癫痫猝死（SUDEP）是慢性癫痫患者因癫痫引起死亡的常见原因已有报道[1,2]。危险因素包括癫痫早发、频繁的全身性强直-阵挛发作、难治性、频繁更换药和多药疗法。卡马西平的使用也与此相关，但现有的证据还不足，虽然频繁改变剂量导致血浆卡马西平浓度超出治疗范围是一个独立的危险因素。虽然美国FDA要求在处方信息中收集新的抗癫痫药加巴喷丁、拉莫三嗪、噻加宾、托吡酯和唑尼沙胺等引起原因不明的癫痫猝死的特殊危险因素的数据，但舆论界[3]认为这些抗癫痫药都没有显示与原因不明的癫痫猝死相关。原因不明的癫痫猝死的发病与疾病的关系大于某种特殊药物的作用。

1. Walczak T. Do antiepileptic drugs play a role in sudden unexpected death in epilepsy? *Drug Safety* 2003; **26:** 673–83.
2. Nashef L, *et al.* Risk factors in sudden death in epilepsy (SUDEP): the quest for mechanisms. *Epilepsia* 2007; **48:** 859–71.
3. Lathers CM, Schraeder PL. Clinical pharmacology: drugs as a benefit and/or risk in sudden unexpected death in epilepsy? *J Clin Pharmacol* 2002; **42:** 123–36.

系统性红斑狼疮 一篇对卡马西平引起的80例系统性红斑狼疮样综合征个案报道的综述认为系统性红斑狼疮的发生率（少于0.001%）低于原发性狼疮[1]。不断有报道[2~4]，先前没有不良反应的患者，卡马西平治疗8年后，迟发性系统性红斑狼疮的发生率不断上升。卡马西平引起的症状在停止治疗后通常可以缓解。

1. Jain KK. Systemic lupus erythematosus (SLE)-like syndromes associated with carbamazepine therapy. *Drug Safety* 1991; **6:** 350–60.
2. Toepfer M, *et al.* Drug-induced systemic lupus erythematosus after 8 years of treatment with carbamazepine. *Eur J Clin Pharmacol* 1998; **54:** 193–4.
3. Pelizza L, *et al.* Drug-induced systemic lupus erythematosus after 7 years of treatment with carbamazepine. *Acta Biomed* 2006; **77:** 17–19.
4. Amerio P, *et al.* Drug-induced cutaneous lupus erythematosus after 5 years of treatment with carbamazepine. *Eur J Dermatol* 2006; **16:** 281–3.

不良反应的处置

成人和儿童口服摄入超过20mg/kg的卡马西平时，反复口服活性炭不仅可阻止吸收而且有助于消除。如果摄入药物在1h以内可考虑采用洗胃法。支持疗法和对症治疗单独使用即可满足需要，但同时应特别关注纠正缺氧和低血压；重度中毒建议采用血液透析。如果怀疑诊断或使用多剂量口服活性炭，那么监测卡马西平的血药浓度是有效的，这有助于确定重新开始卡马西平治疗时间（见下文的**过量**）。

超敏反应 卡马西平敏感患者如何成功脱敏详见上文**不良反应下的超敏反应**。

过量 卡马西平中毒及处置已有综述[1]。处置主要是支持疗法，同时立即处理好气道和控制癫痫发作。应当给予活性炭，尽管卡马西平过量时建议给予多剂量的活性炭，但必须谨慎保护气道，因为卡马西平抑制肠蠕动会对呼吸造成一定的危险。癫痫发作的患者如果应用苯二氮䓬类无效则应选用苯巴比妥，这种情况下一般不选用苯妥英。低血压较少见，应当给予液体和血管加压素进行治疗，伴有顽固性癫痫发作的低血压应积极治疗，因为它可能导致永久性的神经功能丧失和死亡。

患者心功能状态不稳定、癫痫持续状态并发肠蠕动不足或对多数常规治疗无应答时有必要进行血液透析或血液过滤。然而，有报道[2]认为血浆置换用于治疗急性卡马西平过量时只能除去全血中极少比例的卡马西平，因此不建议使用该法。

由于卡马西平蛋白结合率高，已试用白蛋白增强的持续静脉-静脉血液透析治疗1名摄入1.4g卡马西平的10岁儿童，结果有效[3]。

1. Spiller HA. Management of carbamazepine overdose. *Pediatr Emerg Care* 2001; **17:** 452–6.
2. Kale PB, *et al.* Evaluation of plasmapheresis in the treatment of an acute overdose of carbamazepine. *Ann Pharmacother* 1993; **27:** 866–70.
3. Askenazi DJ, *et al.* Management of a severe carbamazepine overdose using albumin-enhanced continuous venovenous hemodialysis. *Pediatrics* 2004; **113:** 406–9.

注意事项

卡马西平应避免用于房室传导异常的患者，也不能用于有骨髓抑制病史的患者。卡马西平应慎用于有血液病史或对其他药物有血液学反应的患者，以及有心、肝、肾疾病的患者。应告知患者及其家属如何识别卡马西平的血液、肝、皮肤毒性，他们应当知道如果出现诸如发热、咽喉痛、皮疹、口腔溃疡、擦伤或出血等症状时应立即看医生。如果有合适的抗癫痫药可供选择，如果出现严重的、进行性的或有征兆的白细胞减少或有症状显示可能发生Stevens-Johnson综合征或中毒性表皮坏死松解症时，则应当停止使用卡马西平。注册药品信息推荐开始卡马西平治疗前应进行血细胞计数、肝肾功能检查，并且在治疗期间定期监测，但*BNF59*认为监测的结果并不令人满意。治疗期间的临床监测才是最重要的。某些亚洲血统患者严重皮肤反应的危险增加，这类患者在开始使用卡马西平前要检测基因型，相关建议见下文的**皮肤反应**。

混合性癫痫包括一般性失神或非典型的癫痫小发作，需要仔细鉴别，这些患者如果给予卡马西平则会增加全身性发作的危险性。卡马西平也可引起失神和肌阵挛发作的恶化。

停止卡马西平的治疗应谨慎，详见下文的**用途和用法**项下。

因为卡马西平有微弱的抗毒蕈碱作用，因此青光眼患者或眼压升高的患者服用时应谨慎。

滥用 有滥用卡马西平后需要住院治疗的报道[1]。

1. Crawford PJ, Fisher BM. Recreational overdosage of carbamazepine in Paisley drug abusers. *Scott Med J* 1997; **42:** 44–5.

哺乳 虽然有报道[2]接受卡马西平治疗的母亲哺乳婴儿，婴儿出现暂时的淤胆型肝炎，但American Academy of Pediatrics认为其不影响哺乳[1]。

有关抗癫痫药治疗与哺乳的评论见第448页。

1. American Academy of Pediatrics. The transfer of drugs and other chemicals into human milk. *Pediatrics* 2001; **108:** 776–89. [Retired May 2010] Correction. *ibid.*; 1029. Also available at: http://aappolicy.aappublications.org/cgi/content/full/pediatrics%3b108/3/776 (accessed 09/06/08)
2. Frey B, *et al.* Neonatal cholestatic hepatitis from carbamazepine exposure during pregnancy and breast feeding. *Ann Pharmacother* 2002; **36:** 644–7.

驾驶 有关抗癫痫药与驾驶的评论见第449页。

多发性硬化 有报道5名患者在开始用卡马西平治疗阵发性神经系统症状和疼痛时出现了多发性硬化恶化的情况[1]，症状恶化与开始卡马西平治疗有着紧密和短暂的联系，停止治疗后即可缓解。一项3年的随访观察研究[2]发现，36名接受卡马西平治疗的多发性硬化患者中，12名出现了类似复发的神经不良反应。作者认为卡马西平的不良反应和停止治疗率比加巴喷丁和拉莫三嗪更高。

1. Ramsaransing G, *et al.* Worsening of symptoms of multiple sclerosis associated with carbamazepine. *BMJ* 2000; **320:** 1113.
2. Solaro C, *et al.* Antiepileptic medications in multiple sclerosis: adverse effects in a three-year follow-up study. *Neurol Sci* 2005; **25:** 307–10.

卟啉病 卡马西平可引起卟啉病的急性发作，因此对于卟啉病患者是不安全的。

妊娠 有关妊娠期间癫痫治疗的评论见第449页。

胎儿接触到诸如卡马西平等抗癫痫药会增加发生神经管缺陷的危险，已有颅面部和手指异常及不常见的唇腭裂的报道。接触卡马西平的胎儿发生脊柱裂的危险性是1%[1]。卡马西平综合征是指面部异常和轻度精神发育迟缓[2]，这些症状现在被认为是“胎儿抗癫痫药综合征”的表现。卡马西平也有引起新生儿出血的危险。

1. Rosa FW. Spina bifida in infants of women treated with carbamazepine during pregnancy. *N Engl J Med* 1991; **324:** 674–7.
2. Ornoy A, Cohen E. Outcome of children born to epileptic mothers treated with carbamazepine during pregnancy. *Arch Dis Child* 1996; **75:** 517–20.

皮肤反应 FDA发出警告[1]，严重且潜在致死的皮肤反应（如Stevens-Johnson综合征和中毒性表皮坏死松解症）在有HLA等位基因HLB* 1502的患者非常普遍，其在亚洲血统中非常普遍。他们建议，具有这种血统的人在开始卡马西平治疗前应筛查是否有该等位基因的存在，治疗的利弊应给予特殊关注。那些已经服用卡马西平数月没有皮肤反应的患者，无论何种基因型，其进展可能较小。英国的MHRA也提出相似意见[2]。也见下文**苯妥英**，第475页。

1. FDA. Information for healthcare professionals: dangerous or even fatal skin reactions–carbamazepine (marketed as Carbatrol, Equetro, Tegretol, and generics) (issued 12th December, 2007). Available at: http://www.fda.gov/Drugs/DrugSafety/PostmarketDrugSafetyInformationforPatientsandProviders/ucm124718.htm (accessed 25/08/10)
2. MHRA/CHM. Carbamazepine: genetic testing recommended in some Asian populations. *Drug Safety Update* 2008: **1** (9): 5. Available at: http://www.mhra.gov.uk/home/idcplg?IdcService=GET_FILE&dDocName=CON014506&RevisionSelectionMethod=Latest (accessed 09/06/08)

药物相互作用

抗癫痫药之间有着复杂的相互作用，毒性增加但抗癫痫活性并不相应增加。这些相互作用是非常不确定和不可预知的，因此联合治疗时，建议进行血药浓度监测。

卡马西平的代谢不像苯妥英那样容易受到其他药物的抑制，但有些药物通过抑制细胞色素P450同工酶CYP3A4抑制卡马西平的代谢，结果卡马西平的血药浓度和毒性增加。相反，诱导CYP3A4的药物可增加卡马西平的代谢导致其血药浓度降低，有可能降低治疗作用。注册药品信息建议在上述这些情况下卡马西平的剂量应当根据监测的血药浓度结果进行调整。

卡马西平是肝药酶的自身诱导剂，除了可以诱导包括抗菌药（特别是多西环素）、抗凝血药和性激素（特别是口服避孕药）在内的一些药物的代谢外，还可以诱导自身的代谢。卡马西平和苯妥英可相互增强彼此的代谢，苯巴比妥等酶诱导剂同样可增强卡马西平的代谢。

1. Spina E, *et al.* Clinically significant pharmacokinetic drug interactions with carbamazepine: an update. *Clin Pharmacokinet* 1996; **31:** 198–214.

乙醇 乙醇可加重卡马西平的中枢神经系统不良反应，反之亦然。

镇痛药 据报道右丙氧酚可增加卡马西平血清药物浓度[1]和毒性[1,2]，可能与其能抑制卡马西平的代谢有关[1]。

使用有酶诱导作用的抗癫痫药（如卡马西平）会影响对乙酰氨基酚中毒时解救药物的作用阈值，详见第104页。

卡马西平对美沙酮的影响见第80页，对曲马多的影响见第124页。

1. Dam M, Christiansen J. Interaction of propoxyphene with carbamazepine. *Lancet* 1977; **ii:** 509.
2. Yu YL, *et al.* Interaction between carbamazepine and dextropropoxyphene. *Postgrad Med J* 1986; **62:** 231–3.

抗蠕虫药 卡马西平对抗蠕虫药甲苯达唑和吡喹酮的影响分别见第141页和第146页。

抗菌药 有报道抗分枝杆菌药异烟肼[1,2]和大环内酯类抗菌药[3]（如克拉霉素、红霉素和醋竹桃霉素）可使卡马西平血清药物浓度升高和毒性症状增加。据报道，克拉霉素导致1名30岁癫痫患者在卡马西平治疗过程中出现低血钠[4]。用利福平和异烟肼治疗1名怀疑肺结核的44岁妇女双相障碍患者降低了卡马西平的血药浓度，导致轻度躁狂[5]。

卡马西平与异烟肼联合使用可增加异烟肼诱导的肝毒性。

1. Valsalan VC, Cooper GL. Carbamazepine intoxication caused by interaction with isoniazid. *BMJ* 1982; **285:** 261–2.
2. Wright JM, *et al.* Isoniazid-induced carbamazepine toxicity and vice versa. *N Engl J Med* 1982; **307:** 1325–7.
3. Pauwels O. Factors contributing to carbamazepine-macrolide interactions. *Pharmacol Res* 2002; **45:** 291–8.
4. Kanbay M, *et al.* Hyponatremia due to an additive effect of carbamazepine and clarithromycin. *South Med J* 2007; **100:** 222.
5. Zolezzi M. Antituberculosis agents and carbamazepine. *Am J Psychiatry* 2002; **159:** 874.

抗凝血药 卡马西平对华法林的影响见第1372页。

抗抑郁药 与对所有抗癫痫药的作用一样，抗抑郁药通过降低惊厥阈值从而拮抗卡马西平的抗癫痫活性。

抗抑郁药，如地昔帕明[1]、氟西汀[2]、氟伏沙明[3]、奈法唑酮[4]（也可能是曲唑酮[5]）和维路沙嗪[6]能增加卡马西平的血药浓度从而诱发卡马西平的毒性。1名同时服用氟西汀和卡马西平的患者发生了5-羟色胺综合征[7]（见第392页）。锂制剂与卡马西平合用[8,9]，由于协同作用引起了严重的神经毒性。正如报告中指出的那样，如果单用其中一种药物是可以耐受的而且测得的血浆药物浓度也不会超量[9]。然而，也有报道由于卡马西平引起急性肾衰从而使锂制剂达到中毒血清浓度（见第381页）。

由于三环类抗抑郁药在结构上具有相似性，因此注册药品信息建议卡马西平不能用于服用单胺氧化酶抑制药或停止单胺氧化酶治疗尚未超过14天的患者。

圣约翰草有很强的药酶诱导作用（见第398页），所以它能降低卡马西平的血药浓度导致癫痫发作的危险性增高[10]。然而一项在健康受试者的多剂量研究[11]指出，圣约翰草对卡马西平及其活性代谢产物的药动学没有显著影响。

卡马西平对抗抑郁药的影响见**安非他酮**（见第362页）、**氟西汀**（见第373页）、**米安舍林**（见第385页）、**奈法唑酮**（见第388页）和**阿米替林**（见第358页）。

1. Lesser I. Carbamazepine and desipramine: a toxic reaction. *J Clin Psychiatry* 1984; **45:** 360.
2. Pearson HJ. Interaction of fluoxetine with carbamazepine. *J Clin Psychiatry* 1990; **51:** 126.
3. Fritze J, *et al.* Interaction between carbamazepine and fluvoxamine. *Acta Psychiatr Scand* 1991; **84:** 583–4.
4. Ashton AK, Wolin RE. Nefazodone-induced carbamazepine toxicity. *Am J Psychiatry* 1996; **153:** 733.
5. Sánchez Romero A, *et al.* Interaction between trazodone and carbamazepine. *Ann Pharmacother* 1999; **33:** 1370.
6. Scarpello JHB, Cottrell N. Overuse of monitoring of blood concentrations of antiepileptic drugs. *BMJ* 1987; **294:** 1355.
7. Dursun SM, *et al.* Toxic serotonin syndrome after fluoxetine plus carbamazepine. *Lancet* 1993; **342:** 442–3.
8. Andrus PF. Lithium and carbamazepine. *J Clin Psychiatry* 1984; **45:** 525.
9. Chaudhry RP, Waters BGH. Lithium and carbamazepine interaction: possible neurotoxicity. *J Clin Psychiatry* 1983; **44:** 30–1.
10. CSM/MCA. Reminder: St John's wort (Hypericum perforatum) interactions. *Current Problems* 2000; **26:** 6–7.
11. Burstein AH, *et al.* Lack of effect of St John's Wort on carbamazepine pharmacokinetics in healthy volunteers. *Clin Pharmacol Ther* 2000; **68:** 605–12.

抗癫痫药 卡马西平和其他抗癫痫药之间各种有临床意义的相互作用已有报道。

苯巴比妥可降低卡马西平的血清药物浓度，但不影响其对癫痫发作的控制[1,2]，浓度的降低可能是因为其诱导了卡马西平的代谢造成的。

卡马西平与苯妥英的相互作用有些复杂而且结果也不相同。可从卡马西平血药浓度降低的迹象推测苯妥英的诱导代谢的作用[1~3]，反过来也有卡马西平降低和增加苯妥英浓度的报道（见第476页）。虽然上述这些可能性都存在，报道没有说明癫痫是否发作或相互作用是否导致中毒。2名服用卡马西平和苯妥英的患者在逐渐减少苯妥英用量时卡马西平的血药浓度显著增加[4]；1名患者出现了神经中毒的症状。因此作者建议同时服用上述两种药物的患者停服苯妥英时应监测卡马西平的血药浓度。

丙戊酸可增加卡马西平活性环氧化物的血清药物浓度。虽然有人认为其机制[5]是抑制卡马西平-10,11-反二醇的葡萄苷酸化作用，正常情况下环氧化物可能转化成卡马西平-10,11-反二醇，但其实血药浓度的增加主要是因为抑制了环氧化物水解酶催化的水解过程。如果环氧化物浓度显著升高可能会产生不良反应，但一般而言，这种相互作用的临床意义有限。然而，丙戊酰胺（一种丙戊酸的酰胺衍生物）是比丙戊酸强很多的环氧化物水解酶的抑制剂[6~8]，因此会使环氧化物的血浆浓度增加很高而出现临床中毒的迹象[7]。同时服用卡马西平和丙戊酸钠的患者，如果将丙戊酸钠换成丙戊酰胺可能会导致中毒[7]。丙戊酸和丙戊酰胺都不会对母体药物卡马西平的血药浓度产生显著影响。戊诺酰胺，丙戊酰胺的异构体，至少和丙戊酰胺一样能抑制卡马西平环氧化代谢产物的消除[9]。戊诺酰胺虽然具有一些抗癫痫活性，但是却用做抗焦虑药。有关卡马西平和丙戊酸钠合用引起急性精神病的报道，见上文**不良反应**下的**对心理功能的影响**。卡马西平对丙戊酸的影响见第487页。

其他抗癫痫药司替戊醇[10,11]也能抑制卡马西平的代谢，而非尔氨酯能引起卡马西平血药浓度的显著下降，因此需要增加卡马西平的剂量[12]。其他研究[13]表明活性环氧化物浓度的显著增加可抵消母体药物血药浓度降低对治疗效果的影响。但也观察到了卡马西平与拉莫三嗪合用[14]后引起神经毒性。在对照研究中由于卡马西平环氧化物浓度的增高，两种药物能否安全、有效地合用还未得到确证[15]。1名服用卡马西平3年的患者，当合并拉莫三嗪治疗时出现了中毒性表皮坏死松解症[16]，两药都停用时，症状逐渐减轻，据报道，左乙拉西坦也可增加卡马西平的中毒症状[17]，这是相互作用，可能是由于卡马西平与其环氧化物代谢物的血浓度没有改变这一药动学机制。也有报道[18]托吡酯可增加卡马西平的毒性，卡马西平减量时症状缓解。有报道，1名服用维持剂量卡马西平2年的患者，之前没有任何肝毒性征兆，在增加托吡酯辅助治疗后出现了暴发性肝功能衰竭[19]。GABA受体激动药普洛加胺可增加卡马西平环氧代谢物的血浆浓度，可能是抑制了微粒体环氧化物酶[20]。据报道[21]，氨己烯酸可增加卡马西平清除率35%。

卡马西平对乙琥胺的影响见第459页，对拉莫三嗪的影响见第465页，对奥卡西平的影响见第469页，对扑米酮的影响见第480页，对噻加宾的影响见第482页，对托吡酯的影响见第484页。与苯二氮䓬类的相互作用详见下文。

1. Cereghino JJ, *et al.* The efficacy of carbamazepine combinations in epilepsy. *Clin Pharmacol Ther* 1975; **18:** 733–41.
2. Rane A, *et al.* Kinetics of carbamazepine and its 10,11-epoxide metabolite in children. *Clin Pharmacol Ther* 1976; **19:** 276–83.
3. Christiansen J, Dam M. Influence of phenobarbital and diphenylhydantoin on plasma carbamazepine levels in patients with epilepsy. *Acta Neurol Scand* 1973; **49:** 543–6.
4. Chapron DJ, *et al.* Unmasking the significant enzyme-inducing effects of phenytoin on serum carbamazepine concentrations during phenytoin withdrawal. *Ann Pharmacother* 1993; **27:** 708–11.
5. Bernus I, *et al.* The mechanism of the carbamazepine-valproate interaction in humans. *Br J Clin Pharmacol* 1997; **44:** 21–7.
6. Levy RH, *et al.* Inhibition of carbamazepine epoxide elimination by valpromide and valproic acid. *Epilepsia* 1986; **27:** 592.
7. Meijer JWA, *et al.* Possible hazard of valpromide-carbamazepine combination therapy in epilepsy. *Lancet* 1984; **i:** 802.
8. Pisani F, *et al.* Effect of valpromide on the pharmacokinetics of carbamazepine-10,11-epoxide. *Br J Clin Pharmacol* 1988; **25:** 611–13.
9. Pisani F, *et al.* Impairment of carbamazepine-10,11-epoxide elimination by valnoctamide, a valpromide isomer, in healthy subjects. *Br J Clin Pharmacol* 1992; **34:** 85–7.
10. Levy RH, *et al.* Stiripentol level-dose relationship and interaction with carbamazepine in epileptic patients. *Epilepsia* 1985; **26:** 544–5.
11. Cazali N, *et al.* Inhibitory effect of stiripentol on carbamazepine and saquinavir metabolism in human. *Br J Clin Pharmacol* 2003; **56:** 526–36.
12. Albani F, *et al.* Effect of felbamate on plasma levels of carbamazepine and its metabolites. *Epilepsia* 1991; **32:** 130–2.
13. Wagner ML, *et al.* Effect of felbamate on carbamazepine and its major metabolites. *Clin Pharmacol Ther* 1993; **53:** 536–43.
14. Warner T, *et al.* Lamotrigine-induced carbamazepine toxicity: an interaction with carbamazepine-10,11-epoxide. *Epilepsy Res* 1992; **11:** 147–50.
15. Stolarek I, *et al.* Vigabatrin and lamotrigine in refractory epilepsy. *J Neurol Neurosurg Psychiatry* 1994; **57:** 921–4.
16. Mansouri P, *et al.* Toxic epidermal necrolysis associated with concomitant use of lamotrigine and carbamazepine: a case report. *Arch Dermatol* 2005; **141:** 788–9.
17. Sisodiya SM, *et al.* Carbamazepine toxicity during combination therapy with levetiracetam: a pharmacodynamic interaction. *Epilepsy Res* 2002; **48:** 217–19.
18. Mack CJ, *et al.* Interaction of topiramate with carbamazepine: two case reports and a review of clinical experience. *Seizure* 2002; **11:** 464–7.
19. Bjøro K, *et al.* Topiramate and fulminant liver failure. *Lancet* 1998; **352:** 1119.
20. Kroetz DL, *et al.* In vivo and in vitro correlation of microsomal epoxide hydrolase inhibition by progabide. *Clin Pharmacol Ther* 1993; **54:** 485–97.
21. Sánchez-Alcaraz A, *et al.* Effect of vigabatrin on the pharmacokinetics of carbamazepine. *J Clin Pharm Ther* 2002; **27:** 427–30.

抗真菌药 有报道服用卡马西平的患者加用咪康唑后出现了抑郁、肌阵挛和震颤[1]。8名持续服用卡马西平的癫痫患者使用酮康唑后卡马西平的血药浓度显著增加[2]，但环氧化物的浓度没有变化。有报道[3]1名患者在卡马西平治疗中增加氟康唑后血清卡马西平浓度增加3倍，没有产生毒性；但随后的报道[4,5]中，2名患者服用氟康唑时卡马西平浓度稳定。据报道[6]，特比萘芬可能会导致卡马西平中毒。

卡马西平对伊曲康唑的影响见第511页。

1. Loupi E, *et al.* Interactions médicamenteuses et miconazole. *Therapie* 1982; **37:** 437–41.
2. Spina E, *et al.* Elevation of plasma carbamazepine concentrations by ketoconazole in patients with epilepsy. *Ther Drug Monit* 1997; **19:** 535–8.
3. Finch CK, *et al.* Fluconazole-carbamazepine interaction. *South Med J* 2002; **95:** 1099–1100.
4. Nair DR, Morris HH. Potential fluconazole-induced car-

bamazepine toxicity. *Ann Pharmacother* 1999; **33:** 790–2.
5. Ulivelli M, *et al.* Clinical evidence of fluconazole-induced carbamazepine toxicity. *J Neurol* 2004; **251:** 622–3.
6. Baath NS, *et al.* Possible carbamazepine toxicity with terbinafine. *Can J Clin Pharmacol* 2006; **13:** e228–e231.

抗组胺药 特非那定和卡马西平均有高蛋白结合率，因此互相竞争蛋白结合位点。1名接受卡马西平进行癫痫治疗的18岁女性，因鼻炎开始服用特非那定不久即出现了神经毒性反应[1]。血浆中游离卡马西平浓度高于正常，而停用特非那定后又恢复正常。

1. Hirschfeld S, Jarosinski P. Drug interaction of terfenadine and carbamazepine. *Ann Intern Med* 1993; **118:** 907–8.

抗疟药 氯喹和甲氟喹可通过降低惊厥阈值而拮抗卡马西平的抗癫痫作用。

抗原虫药 接受卡马西平治疗双相障碍的患者，在加用甲硝唑治疗憩室炎4天后出现了头晕、复视和恶心[1]。

1. Patterson BD. Possible interaction between metronidazole and carbamazepine. *Ann Pharmacother* 1994; **28:** 1303–4.

抗精神病药 像对所有的抗癫痫药一样，抗精神病药通过降低惊厥阈值而拮抗卡马西平的抗癫痫活性。

据报道在使用卡马西平和洛沙平[1]或喹硫平[2]治疗期间，卡马西平环氧化物的血浆浓度增加，可能是由于卡马西平的代谢被诱导或环氧化物的代谢被抑制造成的[1]。也有报道患者服用氟哌啶醇后卡马西平的血清浓度增加[3]。

卡马西平对抗精神病药的影响见**氯丙嗪**项下，第945页。

1. Collins DM, *et al.* Potential interaction between carbamazepine and loxapine: case report and retrospective review. *Ann Pharmacother* 1993; **27:** 1180–3.
2. Fitzgerald BJ, Okos AJ. Elevation of carbamazepine-10,11-epoxide by quetiapine. *Pharmacotherapy* 2002; **22:** 1500–3.
3. Iwahashi K, *et al.* The drug-drug interaction effects of haloperidol on plasma carbamazepine levels. *Clin Neuropharmacol* 1995; **18:** 233–6.

抗病毒药 利托那韦抑制若干微粒体肝药酶，因此有可能增加卡马西平的血浆药物浓度。利托那韦的注册药品信息中建议两药合用需要进行监测。已有报道利托那韦与卡马西平相互作用而引起卡马西平中毒[1,2]。在一篇报道中[2]，患者也服用了奈非那韦和洛匹那韦，二者皆为细胞色素P450同工酶的底物和抑制药。

卡马西平对HIV-蛋白酶抑制药的影响见第850页。

1. Mateu-de Antonio J, Grau S. Ritonavir-induced carbamazepine toxicity. *Ann Pharmacother* 2001; **35:** 125–6.
2. Bates DE, Herman RJ. Carbamazepine toxicity induced by lopinavir/ritonavir and nelfinavir. *Ann Pharmacother* 2006; **40:** 1190–5.

抗焦虑药 卡马西平与抗焦虑药戊诺酰胺（抗癫痫药丙戊酰胺的异构体）之间可能的相互作用见上文的**抗癫痫药**项下。

也可见下文的**苯二氮䓬类**项下。

苯二氮䓬类 长期接受卡马西平治疗的患者，由于肝药酶的诱导作用苯二氮䓬类的代谢会加强；苯二氮䓬类的血药浓度降低，半衰期缩短，清除率增加[1,2]（见**地西泮的药物相互作用**项下的**抗癫痫药**，第961页）。

某些苯二氮䓬类药也可影响卡马西平。曾有报道，接受卡马西平治疗的一组人员加用氯巴占后，卡马西平血药浓度增高，所以必须减少卡马西平剂量[3]。后来的一项研究[4]显示，氯巴占能中等程度地增加卡马西平的代谢。患者服用卡马西平和氯巴占后，血浆中包括10,11-环氧化在内的卡马西平代谢物与卡马西平母体药物的比值是增加的。

1. Dhillon S, Richens A. Pharmacokinetics of diazepam in epileptic patients and normal volunteers following intravenous administration. *Br J Clin Pharmacol* 1981; **12:** 841–4.
2. Lai AA, *et al.* Time-course of interaction between carbamazepine and clonazepam in normal man. *Clin Pharmacol Ther* 1978; **24:** 316–23.
3. Franceschi M, *et al.* Clobazam in drug-resistant and alcoholic withdrawal seizures. *Clin Trials J* 1983; **20:** 119–25.
4. Muñoz JJ, *et al.* The effect of clobazam on steady state plasma concentrations of carbamazepine and its metabolites. *Br J Clin Pharmacol* 1990; **29:** 763–5.

钙通道阻滞药 服用首剂维拉帕米后的36～96h中，有6名患者在稳态血药浓度时出现了与卡马西平中毒相一致的神经毒性症状[1]。经测定，其中5名患者卡马西平的血浆总浓度平均增加了46%，游离浓度增加了33%，但未观察到血浆蛋白结合率的变化。结果提示维拉帕米能抑制卡马西平的代谢，在一定程度上有重要的临床意义。也有报道[2]患者服用地尔硫䓬而不是硝苯地平也出现了卡马西平的毒性反应。

卡马西平对二氢吡啶类钙通道阻滞药的影响见**硝苯地平**项下，第1300页。

1. Macphee GJA, *et al.* Verapamil potentiates carbamazepine neurotoxicity: a clinically important inhibitory interaction. *Lancet* 1986; **i:** 700–703.
2. Brodie MJ, Macphee GJA. Carbamazepine neurotoxicity precipitated by diltiazem. *BMJ* 1986; **292:** 1170–1.

环孢素 卡马西平对环孢素的影响见第1743页。

皮质激素 卡马西平对皮质激素的影响见第1429页。

达那唑 达那唑与卡马西平合用能使卡马西平的半衰期增加，清除率降低[1]，导致卡马西平的血药浓度增加100%[1,2]，引起一些患者出现毒性反应[2]。

1. Krämer G, *et al.* Carbamazepine-danazol drug interaction: its mechanism examined by a stable isotope technique. *Ther Drug Monit* 1986; **8:** 387–92.
2. Zielinski JJ, *et al.* Clinically significant danazol-carbamazepine interaction. *Ther Drug Monit* 1987; **9:** 24–7.

皮肤科用药 稳定服用卡马西平的患者加用异维A酸后出现了卡马西平及其活性代谢产物的血药浓度下降[1]，然而在使用异维A酸治疗的6周内未观察到不良事件。尽管如此，卡马西平的注册药品信息建议两者合用时监测卡马西平的血药浓度水平。

1. Marsden JR. Effect of isotretinoin on carbamazepine pharmacokinetics. *Br J Dermatol* 1988; **119:** 403–4.

利尿药 有卡马西平与某种利尿药合用（氢氯噻嗪或呋塞米，见**呋塞米**下的**药物相互作用**，第1245页）引起症状性低血钠的报道。乙酰唑胺可增加卡马西平的血清药物浓度[1]。

1. McBride MC. Serum carbamazepine levels are increased by acetazolamide. *Ann Neurol* 1984; **16:** 393.

胃肠药 西咪替丁能引起卡马西平血药浓度暂时升高，大约1周内可恢复到未服用西咪替丁时的数值[1]，并且可以观察到某些不良反应增多。雷尼替丁并不影响卡马西平的血药浓度[2]。某些服用卡马西平和甲氧氯普胺的患者可观察到神经毒性[3]。

1. Dalton MJ, *et al.* Cimetidine and carbamazepine: a complex drug interaction. *Epilepsia* 1986; **27:** 553–8.
2. Dalton MJ, *et al.* Ranitidine does not alter single-dose carbamazepine pharmacokinetics in healthy adults. *Drug Intell Clin Pharm* 1985; **19:** 941–4.
3. Sandyk R. Carbamazepine and metoclopramide interaction: possible neurotoxicity. *BMJ* 1984; **288:** 830.

葡萄柚汁 葡萄柚汁可增加卡马西平的生物利用度和血浆药物浓度[1]。

1. Garg SK, *et al.* Effect of grapefruit juice on carbamazepine bioavailability in patients with epilepsy. *Clin Pharmacol Ther* 1998; **64:** 286–8.

左甲状腺素 卡马西平对左甲状腺素的影响见第2093页。

神经肌肉阻滞药 卡马西平对氯琥珀胆碱的作用见第1819页，对竞争性神经肌肉阻滞药的影响见**阿曲库铵**项下，第1813页。

性激素类 卡马西平对口服避孕药的影响见第2002页，对替勃龙可能的影响见第2065页。也可详见上文的**达那唑**项下。

茶碱 有报道癫痫患者合用茶碱后卡马西平的血药浓度降低了大约50%[1]。造成患者癫痫发作的机制可能是茶碱增加了卡马西平的代谢。

卡马西平对茶碱的影响见第1106页。

1. Mitchell EA, *et al.* Interaction between carbamazepine and theophylline. *N Z Med J* 1986; **99:** 69–70.

维生素类 2名患者服用烟酰后卡马西平的血药浓度增加[1]。包括卡马西平在内的抗癫痫药对于维生素D浓度的影响详见**苯妥英的不良反应**项下的**对骨的影响**，第474页。

1. Bourgeois BFD, *et al.* Interactions between primidone, carbamazepine, and nicotinamide. *Neurology* 1982; **32:** 1122–6.

药动学

卡马西平在胃肠道的吸收缓慢而不规则，生物利用度为85%～100%。大部分经肝细胞色素P450同工酶CYP3A4和CYP2C8代谢。主要代谢产物之一是有活性的卡马西平-10,11-环氧化物。卡马西平几乎完全以其代谢物的形式从尿液排泄，少许经粪便排泄。据报道儿童消除卡马西平的速度比成人快，活性代谢物的蓄积的程度也较成人高。

卡马西平能广泛分布于全身，70%～80%与蛋白结合。卡马西平的自身诱导作用使得多次给药后血浆消除半衰期减少很多。多次用药后的平均血浆消除半衰期是12～24h；儿童较成人短很多。而且卡马西平的代谢容易被其他诱导肝微粒体酶的药物所诱导（见上文的**药物相互作用**项下）。

作为评价疾病的临床辅助手段可进行血浆药物浓度监测，虽然有相当大的变异，通常卡马西平的血浆药物浓度治疗浓度范围是4～12μg/ml（17～50μmol/L）。某些研究者建议测定血浆中卡马西平的游离浓度更可信，也可以测定唾液或泪液中的浓度，它们只含有游离的卡马西平。

卡马西平能够通过胎盘屏障并能分布到乳汁中。

卡马西平的药动学可受到同服的其他抗癫痫药影响（详见上文的**药物相互作用**项下）。

1. Schmidt D, Haenel F. Therapeutic plasma levels of phenytoin, phenobarbital, and carbamazepine: individual variation in relation to seizure frequency and type. *Neurology* 1984; **34:** 1252–5.
2. Bertilsson L, Tomson T. Clinical pharmacokinetics and pharmacological effects of carbamazepine and carbamazepine-10,11-epoxide: an update. *Clin Pharmacokinet* 1986; **11:** 177–98.
3. Gilman JT. Carbamazepine dosing for pediatric seizure disorders: the highs and lows. *DICP Ann Pharmacother* 1991; **25:** 1109–12.
4. Kodama Y, *et al.* In vivo binding characteristics of carbamazepine and carbamazepine-10,11-epoxide to serum proteins in paediatric patients with epilepsy. *Eur J Clin Pharmacol* 1993; **44:** 291–3.
5. Bernus I, *et al.* Early stage autoinduction of carbamazepine metabolism in humans. *Eur J Clin Pharmacol* 1994; **47:** 355–60.
6. Caraco Y, *et al.* Carbamazepine pharmacokinetics in obese and lean subjects. *Ann Pharmacother* 1995; **29:** 843–7.
7. Mahmood I, Chamberlin N. A limited sampling method for the estimation of AUC and C_{max} of carbamazepine and carbamazepine epoxide following a single and multiple dose of a sustained-release product. *Br J Clin Pharmacol* 1998; **45:** 241–6.
8. Cohen H, *et al.* Feasibility and pharmacokinetics of carbamazepine oral loading doses. *Am J Health-Syst Pharm* 1998; **55:** 1134–40.
9. Bondareva IB, *et al.* Population pharmacokinetic modelling of carbamazepine in epileptic elderly patients: implications for dosage. *J Clin Pharm Ther* 2006; **31:** 211–21.
10. Vucićević K, *et al.* Population pharmacokinetic model of carbamazepine derived from routine therapeutic drug monitoring data. *Ther Drug Monit* 2007; **29:** 781–8.
11. Tothfalusi L, *et al.* Exposure-response analysis reveals that clinically important toxicity difference can exist between bioequivalent carbamazepine tablets. *Br J Clin Pharmacol* 2008; **65:** 110–22.
12. Makmor-Bakry M, *et al.* Genetic variants in microsomal epoxide hydrolase influence carbamazepine dosing. *Clin Neuropharmacol* 2009; **32:** 205–12.

用途和用法

卡马西平是具有抗癫痫和精神调节作用的二苯并氮䓬衍生物，用于控制继发性全身强直-阵挛发作、部分性发作以及初期的全身性发作。卡马西平也用于治疗三叉神经痛，在治疗舌咽神经痛和其他神经障碍（如运动性共济失调和多发性硬化）引起的严重疼痛症状方面也获得一定的成功。卡马西平的其他用法还包括用于治疗锂制剂无效的双相障碍。

在**癫痫**的治疗中（见下文），卡马西平的剂量要根据个体的需要进行调整以便有效控制癫痫发作，通常将卡马西平血浆药物浓度控制在4～12μg/ml（17～50μmol/L）。建议卡马西平的初始治疗从小剂量开始以便将不良反应降至最小。推荐的初始口服剂量是100～200mg，每日1～2次。每周日剂量增加200mg，逐渐增加到通常的维持剂量：每日0.8～1.2g，分次服用。偶有患者需要增加到每日2g。

儿童用法详见下文。

卡马西平通常每日分2～4次口服。每日2次的给药方案适合单一治疗，可提高依从性，但可能出现较大的血药浓度波动导致间断性的不良反应。缓释剂型可减小血浆浓度的波动，也可以每日2次服用。患者服用卡马西平的时间和方法应当标准化，因为时间和方法的改变可能会影响吸收进而引起血浆药物浓度的波动。不同的制剂生物利用度不同，应尽量避免改换剂型。

暂时不能口服卡马西平的患者可以通过直肠给药，最大剂量250mg，每6h 1次。当从口服剂型改为栓剂时，剂量应增加约25%，直肠给药不应超过7天。

与其他抗癫痫药一样，停止卡马西平治疗或与其他药物之间进行相互调整都应当逐渐进行，以免增加癫痫发作频率。无癫痫发作的患者是否需要撤药见第446页。

卡马西平治疗三叉神经痛（见下文）常从低口服剂量开始，如100mg，每日2次（虽然英国建议可给到200mg，每日2次），如有需要可逐渐增加剂量。常用的维持剂量是400～800mg，分次服用；在美国，推荐的最大日剂量为1.2g，而英国的注册药品信息认为某些患者如有需要，最大日剂量可达1.6g。当疼痛缓解后，可尝试减少剂量，如有可能可停止治疗，直到下次发作。

治疗**双相障碍**（见下文）时，卡马西平的初始口服剂量是每日400mg，分次服用，必要时可逐渐增加到每日1.6g的最大剂量。常用的维持剂量是每日400～600mg。

用法 卡马西平缓释剂可减少血药浓度的波动[1]，改善癫痫患者的发作控制情况和耐受性[2,3]。该剂型也可考虑用于服用高剂量出现间断性不良反应的患者，还可将服药次数减少到两次或更少，某些患者甚至可以每日1次服药[2,4]。但是该剂型的生物利用度可能会略微低于常规制剂，而且改变剂型时需要调整给药剂量[1]。

1. McKee PJW, *et al.* Monotherapy with conventional and controlled-release carbamazepine: a double-blind, double-dummy comparison in epileptic patients. *Br J Clin Pharmacol* 1991; **32:** 99–104.
2. Anonymous. Carbamazepine update. *Lancet* 1989; **ii:** 595–7.
3. Ryan SW, *et al.* Slow release carbamazepine in treatment of poorly controlled seizures. *Arch Dis Child* 1990; **65:** 930–5.
4. McKee PJW, *et al.* Double dummy comparison between once and twice daily dosing with modified-release carbamazepine in epileptic patients. *Br J Clin Pharmacol* 1993; **36:** 257–61.

儿童用法 在英国，治疗儿童全身性强直-阵挛发作和局部发作，建议卡马西平的口服剂量为每日10～20mg/kg，分次服用。不同年龄儿童推荐的日剂量是：

- 1岁以下，100～200mg；
- 1～5岁，200～400mg；
- 5～10岁，400～600mg；
- 10～15岁，0.6～1g。

和成人一样，儿童也需要从小剂量开始服用卡马西平以便将不良反应降到最小。*BNFC 2010/11* 建议1个月～12岁的儿童初始剂量可给予5mg/kg，每晚服用；或2.5mg/kg，每日2次服用。如果需要的话，每3～7天增加2.5～5.0mg/kg，直到达到维持剂量5mg/kg，每日2～3次服用。尽管推荐最大剂量为1.8mg/kg，年龄稍大一点的儿童可给予常用的成人剂量。

BNFC 2010/11 认为该剂量也可用于三叉神经痛治疗和双相障碍的预防。

卡马西平也可直肠给药，用于暂时不能口服药物的儿童。*BNFC 2010/11* 认为这种途径可用于1个月大的儿童，剂量比相应的口服剂量增加25%，最大剂量250mg，每日4次服用。

双相障碍 卡马西平可作为锂制剂或丙戊酸的替代品治疗双相障碍（见第351页）患者。目前其有效性的研究存在矛盾，虽然某些患者有确切的疗效，但至少有一项早期的研究认为其短期的益处在长期的治疗中不能维持[1]。更多近期的研究结果[2,3]表明锂制剂或丙戊酸一般更有效，但卡马西平可能对非典型的双相障碍患者有作用。卡马西平可与锂制剂合用，尤其是用于那些对两药单用无效的患者，尽管认为合用可能比单药治疗更有效，特别是对于有快速循环（rapid cycling）史的患者[4]，但合并用药可能引起严重的神经毒性，详见上文**药物相互作用**下的**抗抑郁药**。因此某些研究者不再建议卡马西平用于双相障碍的治疗[5]，但最近更多综述[6,7]认为卡马西平仍是一种可行的治疗选择。

1. Frankenburg FR, *et al.* Long-term response to carbamazepine: a retrospective study. *J Clin Psychopharmacol* 1988; **8:** 130–2.
2. Kleindienst N, Greil W. Differential efficacy of lithium and carbamazepine in the prophylaxis of bipolar disorder: results of the MAP study. *Neuropsychobiology* 2000; **42** (suppl 1): 2–10.
3. Vasudev K, *et al.* Carbamazepine and valproate monotherapy: feasibility, relative safety and efficacy, and therapeutic drug monitoring in manic disorder. *Psychopharmacology (Berl)* 2000; **150:** 15–23.
4. Denicoff KD, *et al.* Comparative prophylactic efficacy of lithium, carbamazepine, and the combination in bipolar disorder. *J Clin Psychiatry* 1997; **58:** 470–8.
5. Ferrier IN. Developments in mood stabilisers. *Br Med Bull* 2001; **57:** 179–92.
6. Stoner SC, *et al.* Historical review of carbamazepine for the treatment of bipolar disorder. *Pharmacotherapy* 2007; **27:** 68–88.
7. Ceron-Litvoc D, *et al.* Comparison of carbamazepine and lithium in treatment of bipolar disorder: a systematic review of randomized controlled trials. *Hum Psychopharmacol* 2009; **24:** 19–28.

抑郁症 在治疗耐药性抑郁时可尝试用卡马西平增加抗抑郁药的治疗作用[1～4]（详见第352页）。然而，这种联合治疗可能出现相互作用，详见上文**药物相互作用**下的**抗抑郁药**。

1. De la Fuente JM, Mendlewicz J. Carbamazepine addition in tricyclic antidepressant-resistant unipolar depression. *Biol Psychiatry* 1992; **32:** 369–74.
2. Otani K, *et al.* Carbamazepine augmentation therapy in three patients with trazodone-resistant depression. *Int Clin Psychopharmacol* 1996; **11:** 55–7.
3. Ciusani E, *et al.* Combination therapy with venlafaxine and carbamazepine in depressive patients not responding to venlafaxine: pharmacokinetic and clinical aspects. *J Psychopharmacol* 2004; **18:** 559–66.
4. Zhang Z-J, *et al.* The effectiveness of carbamazepine in unipolar depression: a double-blind, randomized, placebo-controlled study. *J Affect Disord* 2008; **109:** 91–7.

尿崩症 颅性尿崩症通常用抗利尿激素（ADH），一种去氨加压素，进行替代治疗（详见第2099页）。虽然有人认为卡马西平通常无效且有不良反应[1,2]，但卡马西平是可以刺激ADH分泌的药物之一，可每日口服200～400mg。见上文的**不良反应**下的**对电解质的影响**。

1. Seckl J, Dunger D. Postoperative diabetes insipidus. *BMJ* 1989; **298:** 2–3.
2. Singer I, *et al.* The management of diabetes insipidus in adults. *Arch Intern Med* 1997; **157:** 1293–1301.

癫痫 卡马西平是治疗伴或不伴有继发全身性发作（详见第446页）的癫痫局部发作的可选药物之一。也可用于全身性强直-阵挛发作（虽然丙戊酸盐是原发全身性癫痫发作可选的药物），但它有可能加剧失神和肌阵挛性癫痫发作。

半面痉挛 有报道卡马西平有助于半侧颜面痉挛（详见第1082页）的治疗。

呃逆 对顽固性呃逆的治疗作用见**氯丙嗪**项下（第947页），卡马西平对于治疗神经性呃逆尤其是那些多发性硬化患者的呃逆是有效的[1]。有报道卡马西平对3例横膈扑动[2]患者有治疗效果，横膈扑动是一种横膈膜不随意收缩引起的功能紊乱。

1. McFarling DA, Susac JO. Hoquet diabolique: intractable hiccups as a manifestation of multiple sclerosis. *Neurology* 1979; **29:** 797–801.
2. Vantrappen G, *et al.* High-frequency diaphragmatic flutter: symptoms and treatment by carbamazepine. *Lancet* 1992; **339:** 265–7.

过动症 儿童注意力缺陷多动症（详见第2069页）初期治疗是选用有中枢刺激作用的药物，但小型的临床试验的荟萃分析证明卡马西平是有效的[1]。

1. Silva RR, *et al.* Carbamazepine use in children and adolescents with features of attention-deficit hyperactivity disorder: a meta-analysis. *J Am Acad Child Adolesc Psychiatry* 1996; **35:** 352–8.

Lesch-Nyhan 综合征 Lesch-Nyhan 综合征（第948页）的患者可发生严重的自我致残，给予抗癫痫药（如卡马西平）可使症状有所改善[1]。

1. Roach ES, *et al.* Carbamazepine trial for Lesch-Nyhan self-mutilation. *J Child Neurol* 1996; **11:** 476–8.

运动失调 卡马西平是许多对症治疗*舞蹈症*（详见第926页）的药物之一。有卡马西平对于遗传[1,2]或非遗传[3]的舞蹈病都有效的无对照报道。卡马西平也用于治疗左旋多巴或抗毒蕈碱无效的*肌张力障碍*（详见第779页）。虽然卡马西平对某些患者有益，但因为成功率相对较低和有可能发生不良反应，一般并不推荐使用[4]。卡马西平与运动失调有关，见上文**不良反应**中**对神经系统的影响**下的*锥体外系反应*。

卡马西平也用于有*迟发性运动障碍*抵抗的病例（见**锥体外系障碍**项下，第943页）。

1. Roig M, *et al.* Carbamazepine: an alternative drug for the treatment of nonhereditary chorea. *Pediatrics* 1988; **82:** 492–5.
2. García González MM, *et al.* Corea de Sydenham: presentación de un caso tratado con carbamazepina con excelente respuesta clínica. *An Pediatr (Barc)* 2007; **66:** 80–3.
3. Roulet E, Deonna T. Successful treatment of hereditary dominant chorea with carbamazepine. *Pediatrics* 1989; **83:** 1077.
4. Anonymous. Dystonia: underdiagnosed and undertreated? *Drug Ther Bull* 1988; **26:** 33–6.

新生儿癫痫 卡马西平已经尝试用于治疗新生儿癫痫（详见第451页）。

神经性疼痛 除用于缓解三叉神经痛外（详见下文），卡马西平可用来治疗包括糖尿病性神经病（详见第7页）引起的其他神经性疼痛。一项系统性综述提出[1]，2/5服用卡马西平治疗神经性疼痛的患者可适当缓解疼痛，但这只基于少量研究。作者未发现任何关于卡马西平可以治疗急性疼痛的证据。

尝试用卡马西平治疗奥沙利铂（详见**对神经系统的影响**，第726页）引起的疼痛性感觉神经病变，小型研究的结果是矛盾的[2～4]。

1. Wiffen PJ, *et al.* Carbamazepine for acute and chronic pain in adults. Available in the Cochrane Database of Systematic Reviews; Issue 3. Chichester: John Wiley; 2005 (accessed 09/06/08).
2. Eckel F, *et al.* Prophylaxe der Oxaliplatin-induzierten Neuropathie mit Carbamazepin: eine Pilotstudie. *Dtsch Med Wochenschr* 2002; **127:** 78–82.
3. Wilson RH, *et al.* Acute oxaliplatin-induced peripheral nerve hyperexcitability. *J Clin Oncol* 2002; **20:** 1767–74.
4. von Delius S, *et al.* Carbamazepine for prevention of oxaliplatin-related neurotoxicity in patients with advanced colorectal cancer: final results of a randomised, controlled, multicenter phase II study. *Invest New Drugs* 2007; **25:** 173–80.

夜间遗尿 据报道，卡马西平有利于原发性夜间遗尿症的治疗；每晚200mg，15个晚上，显著降低8名儿童夜间遗尿症的发生率。

夜间遗尿的治疗见第2099页

1. Al-Waili NS, *et al.* Effect of carbamazepine on urinary volume and osmolality, water clearance, and serum osmolality in patients with primary enuresis. *Eur Urol* 2006; **50:** 844–9.

精神障碍 卡马西平有精神调节作用，因此被用来治疗几种精神功能紊乱，特别是*双相障碍*（详见上文）。卡马西平也用于多种因素导致的各种紊乱症状的控制，如激动、攻击行为和愤怒[1～4]（详见**行为紊乱**，第927页）。在治疗难治性*精神分裂症*（详见第928页）时，卡马西平作为抗精神病药的辅助用药可产生适度的益处，症状的改善与其情绪稳定效应有关[5]。然而，最近的一项系统性综述表明[6]，尽管基于小型研究，但却发现卡马西平无论用于抗精神病的单一治疗还是辅助治疗，都没有明显效果。作者认为，可进行深入的随机研究。卡马西平也有可能降低抗精神病药的血清药物浓度，导致临床症状的恶化（详见**氯丙嗪**的**药物相互作用**项下，第945页）。卡马西平还可试用于治疗*创伤后应激障碍*[7]（详见第926页）。

1. Mattes JA. Comparative effectiveness of carbamazepine and propranolol for rage outbursts. *J Neuropsychiatr Clin Neurosci* 1990; **2:** 159–64.
2. Gleason RP, Schneider LS. Carbamazepine treatment of agitation in Alzheimer's outpatients refractory to neuroleptics. *J Clin Psychiatry* 1990; **51:** 115–18.
3. Tariot PN, *et al.* Efficacy and tolerability of carbamazepine for agitation and aggression in dementia. *Am J Psychiatry* 1998; **155:** 54–61.
4. Cueva JE, *et al.* Carbamazepine in aggressive children with conduct disorder: a double-blind and placebo-controlled study. *J Am Acad Child Adolesc Psychiatry* 1996; **35:** 480–90.
5. Okuma T. Use of antiepileptic drugs in schizophrenia: a review of efficacy and tolerability. *CNS Drugs* 1994; **1:** 269–84.
6. Leucht S, *et al.* Carbamazepine for schizophrenia. Available in The Cochrane Database of Systematic Reviews; Issue 3. Chichester: John Wiley; 2007 (accessed 09/06/08).
7. Wolf ME, *et al.* Posttraumatic stress disorder in Vietnam veterans: clinical and EEG findings; possible therapeutic effects of carbamazepine. *Biol Psychiatry* 1988; **23:** 642–4.

下肢不宁综合征 下肢不宁综合征（见**睡眠相关运动障碍**，第930页）的病因还不清楚，治疗大部分是经验性的。在一项包括174名患者的双盲试验中，卡马西平组要较安慰剂组更有效[1]。据报道[2]，奥卡西平有利于帕罗西汀引起的下肢不宁综合征的治疗。

1. Telstad W, *et al.* Treatment of the restless legs syndrome with carbamazepine: a double blind study. *BMJ* 1984; **288:** 444–6.
2. Öztürk Ö, *et al.* Oxcarbazepine treatment for paroxetine-induced restless leg syndrome. *Gen Hosp Psychiatry* 2006; **28:** 264–5.

耳鸣 耳鸣（详见第1779页）的治疗是困难的，曾尝试过许多药物。虽然有报道卡马西平对某些患者有效，但由于其不良反应多而很少应用。

三叉神经痛 卡马西平是三叉神经痛（详见第10页）急性期治疗选择的药物。虽然需要逐渐增大剂量而且有发生不良反应的可能，但有70%或更多的患者可收到满意的缓解疼痛的效果。

在英国，虽然还未批准卡马西平用于治疗儿童三叉神经痛，但 *BNFC 2010/11* 建议可试用与治疗癫痫相似的剂量（见上文**儿童用法**）。

撤药综合征 卡马西平已经试用于预防和治疗各种撤药综合征。虽然对后来的研究进行系统的综述[2]没有证据表明卡马西平可用于治疗*可卡因依赖*（详见第1773页），但在一项短期的对照研究[1]中证实抗癫痫药包括卡马西平可减少可卡因的用量。有报道[3,4]某些患者在*撤用苯二氮䓬类*期间服用卡马西平是有益的，但这种辅助治疗不是常用的适应证（详见第957页）。卡马西平已经显示[5,6]其对于治疗*戒酒综合征*（详见第1551页）是有效的，由于预防震颤性谵妄和癫痫发作的有效性数据还有限，因此通常仅推荐卡马西平作为苯二氮䓬类治疗的辅助用药。也有研究[7]将卡马西平作为治疗酒精依赖性的辅助用药。

1. Halikas JA, *et al.* Cocaine reduction in unmotivated crack users using carbamazepine versus placebo in a short-term, double-blind crossover design. *Clin Pharmacol Ther* 1991; **50:** 81–95.
2. Minozzi S, *et al.* Anticonvulsants for cocaine dependence. Available in The Cochrane Database of Systematic Reviews; Issue 2. Chichester: John Wiley; 2008 (accessed 24/07/09).
3. Schweizer E, *et al.* Carbamazepine treatment in patients discontinuing long-term benzodiazepine therapy: effects on withdrawal severity and outcome. *Arch Gen Psychiatry* 1991; **48:** 448–52.
4. Klein E, *et al.* Alprazolam withdrawal in patients with panic disorder and generalized anxiety disorder: vulnerability and effect of carbamazepine. *Am J Psychiatry* 1994; **151:** 1760–6.
5. Malcolm R, *et al.* Double-blind controlled trial comparing carbamazepine to oxazepam treatment of alcohol withdrawal. *Am J Psychiatry* 1989; **146:** 617–21.
6. Stuppaeck CH, *et al.* Carbamazepine versus oxazepam in the treatment of alcohol withdrawal: a double-blind study. *Alcohol Alcohol* 1992; **27:** 153–8.
7. Mueller TI, *et al.* A double-blind, placebo-controlled pilot study of carbamazepine for the treatment of alcohol dependence. *Alcohol Clin Exp Res* 1997; **21:** 86–92.

制剂

BP 2010: Carbamazepine Tablets;
USP 33: Carbamazepine Extended-Release Tablets; Carbamazepine Oral Suspension; Carbamazepine Tablets.

专利制剂

Arg.: Actinerval; Carbagramon; Carbamat; Conformal; Elebe†; Tegretol; ***Austral.:*** Tegretol; Teril; ***Austria:*** Deleptin; Neurotop; Sirtal†; Tegretol; ***Belg.:*** Tegretol; ***Braz.:*** Carmazin; Convulsan; Tegretard; Tegretol; Tegrex; Tegrezin†; Uni Carbamaz; ***Canad.:*** Mazepine; Novo-Carbamaz; Tegretol;

Chile: Eposal; Tegretal; ***Cz.:*** Biston; Neurotop; Tegretol; Timonil; ***Denm.:*** Tegretol; Trimonil; ***Fin.:*** Neurotol; Tegretol; ***Fr.:*** Tegretol; ***Ger.:*** Carba; Carbabeta; Carbadura†; Carbaflux; Carbagamma; Carbium†; espa-lepsin†; Finlepsin; Fokalepsin†; Sirtal†; Tegretal; Timonil; ***Gr.:*** Tegretol; ***Hong Kong:*** Carzepin†; Convulzine; CP-Carba; Tegretol; Teril; ***Hung.:*** Azepal†; Finlepsin†; Neurotop; Stazepine; Tegretol; Timonil; ***India:*** Carbacontin†; Cizetol; Mazetol; Tegrital; ***Indon.:*** Bamgetol; Lepsitol; Tegretol; Teril†; ***Irl.:*** Gericarb; Tegretol; Temporol†; ***Israel:*** Carbi†; Tegretol; Teril; Timonil; ***Ital.:*** Tegretol; ***Malaysia:*** Taver; Tegretol; ***Mex.:*** Apobace†; Bioneuril; Carbalan; Carbasal; Carbaval; Carbazep; Carbazina; Carpin; Cinazel; Clostedal; Deteril†; Neugeron; Neurolep; Sepibest; Tegretol; Trepina†; Ultrepyl; Zepiken; ***Neth.:*** Tegretol; ***Norw.:*** Tegretol; Trimonil; ***NZ:*** Tegretol; Teril; ***Philipp.:*** Carbapsy; Carbilepp†; Epazin; Epikor; Lestremor; Tegrepin; Tegretol; ***Pol.:*** Amizepin; Finlepsin; Neurotop; Tegretol; Timonil; ***Port.:*** Tegretol; ***Rus.:*** Carbalepsin (Карбалепсин); Carbapin (Карбапин)†; Finlepsin (Финлепсин); Mazepine (Мазепин); Tegretol (Тегретол); Zeptol (Зептол); ***S.Afr.:*** Degranol; Tegretol; ***Singapore:*** Carbatol; Neurotop; Tegretol; ***Spain:*** Tegretol; ***Swed.:*** Hermolepsin; Tegretol; Trimonil; ***Switz.:*** Carsol; Neurotop; Tegretol; Timonil; ***Thai.:*** Antafit; Carbatol†; Carbazene; Carmapine; Carpine; Carzepine; Mapezine; Panitol; Taver; Tegretol; Zeptol; ***Turk.:*** Karazepin; Karbalex; Karbasif; Karberol; Kazepin; Tegretol; Teril; ***UAE:*** Fitzecalm; ***UK:*** Arbil; Carbagen; Epimaz; Tegretol; ***Ukr.:*** Finlepsin (Финлепсин); Tegretol (Тегретол); ***USA:*** Carbatrol; Epitol; Equetro; Tegretol; Teril; ***Venez.:*** Convulex; Gabox†; Tanfedin; Tegretol.

Clobazam (*BAN*, *USAN*, *rINN*) 氯巴占

Clobazamum; H-4723; HR-376; Klobatsaami; Klobazam; Klobazamas; LM-2717. 7-Chloro-1,5-dihydro-1-methyl-5-phenyl-1,5-benzodiazepine-2,4(3*H*)-dione.

Клобазам

$C_{16}H_{13}ClN_2O_2$ = 300.7.

CAS — *22316-47-8.*

ATC — *N05BA09.*

ATC Vet — *QN05BA09.*

UNII — *2MRO291B4U.*

Pharmacopoeias. In *Eur.* (see p.vii).

Ph. Eur. 6. 8（Clobazam） 白色或类白色结晶性粉末。微溶于水；略溶于乙醇；易溶于二氯甲烷。

依赖性和撤药

参见地西泮，第957页。

不良反应、处置和注意事项

参见地西泮，第 958 页。

哺乳 苯二氮草类如氯巴占，母亲摄入会导致新生儿处于镇静状态，故应避免母乳喂养。抗癫痫药和哺乳的评论见第448页。

驾驶 有关抗癫痫药与驾驶的评论见第449页。

对月经的影响 月经前偶尔使用氯巴占治疗月经性癫痫可延缓经期[1]。

1. Feely M. Prescribing anticonvulsant drugs 3: clonazepam and clobazam. *Prescribers' J* 1989; **29:** 111–15.

对心理功能的影响 包括氯巴占在内的抗癫痫治疗对认知能力和精神状态的影响，包括自杀倾向的危险，见第448页。

对皮肤的影响 有报道[1]接受氯巴占治疗的患者光照部位发生了中毒性表皮坏死松解症。

1. Redondo P, *et al.* Photo-induced toxic epidermal necrolysis caused by clobazam. *Br J Dermatol* 1996; **135:** 999–1002.

卟啉病 尽管有关生卟啉的证据是矛盾的，但一般认为氯巴占对于卟啉病患者是不安全的。

苯二氮草类在卟啉病中使用的评论见第451页。

妊娠 有关妊娠期间癫痫治疗的评论见第449页。

药物相互作用

参见地西泮，第960页。

抗癫痫药 氯巴占与非尔氨酯和司替戊醇的相互作用见地西泮，第961页。

药动学

氯巴占在胃肠道吸收良好，口服1～4h后可达血浆峰浓度。约85%与血浆蛋白结合。氯巴占有极强的脂溶性，可迅速透过血脑屏障。氯巴占在肝脏通过去甲基和羟基化作用进行代谢：细胞色素 P450 同工酶 CYP2C19 在其代谢中发挥作用。氯巴占是1,5-苯二氮草类，与地西泮等1,4-苯二氮草类不同的是，羟基化发生在 4 位而不是 3 位（见地西泮下的代谢项下，第963页）。氯巴占的原形药及其代谢产物主要由尿液排泄，氯巴占及其主要活性代谢产物 *N*-去甲基氯巴占的平均半衰期分别是 18h 和 42h。

1. Greenblatt DJ, *et al.* Clinical pharmacokinetics of the newer benzodiazepines. *Clin Pharmacokinet* 1983; **8:** 233–52.
2. Ochs HR, *et al.* Single and multiple dose kinetics of clobazam, and clinical effects during multiple dosage. *Eur J Clin Pharmacol* 1984; **26:** 499–503.
3. Kinoshita M, *et al.* Efficacy of low-dose, add-on therapy of clobazam (CLB) is produced by its major metabolite, N-desmethyl-CLB. *J Neurol Sci* 2007; **263:** 44–8.
4. Seo T, *et al.* Impact of CYP2C19 polymorphisms on the efficacy of clobazam therapy. *Pharmacogenomics* 2008; **9:** 527–37.

用途和用法

氯巴占是长效的1,5-苯二氮草类药物，用法与地西泮（1,4-苯二氮草类，见第963页）相似。尽管耐受性和镇静作用（见下文）限制了其使用，但可作为抗癫痫治疗的辅助用药与其他抗癫痫药联合应用。氯巴占也可用于急性焦虑的短期治疗第925页。

作为癫痫的辅助用药，在英国，成人的常规剂量是每日 20～30mg，口服，必要时可增加到每日 60mg 的最大剂量。

儿童用法见下文。

与其他抗癫痫药一样，停止氯巴占的治疗或换用其他抗癫痫药治疗时应逐渐进行以免增加癫痫的发作率。无癫痫发作的患者是否停止抗癫痫治疗见第446页内容以及下文氯硝西泮。

急性焦虑的短期治疗通常每日口服 10～30mg 氯巴占，可分次或晚上 1 次服用。严重焦虑状态的住院患者最大剂量可用至每日 80mg。建议老年患者和虚弱患者从小剂量开始，谨慎增加到每日 10～20mg 的常规剂量。

儿童用法 在英国，氯巴占批准作为 3 岁以上儿童癫痫治疗的辅助用药；剂量不应超过成人剂量（见下文）的一半。或者，根据年龄，*BNFC 2010/11* 建议的口服剂量如下：

- 1 个月～12 岁：初始剂量为 125μg/kg，每日 2 次，每 5 日增加剂量直到常用维持剂量 250μg/kg，每日 2 次。最大剂量为 500μg/kg，每日 2 次；不应超过 15mg，每日 2 次。
- 12～18 岁：初始剂量为 10mg，每日 2 次，每 5 日增加剂量直到常用维持剂量 10～15mg，每日 2 次。剂量不应超过 30mg，每日 2 次。

BNFC 2010/11 建议氯巴占也用于丛集性癫痫，而且在专家的监测下也可作为单药治疗用于月经性癫痫（通常在每次月经前 7～10 天和月经期使用）。

癫痫 苯二氮草类有时可用于治疗癫痫（第446页），但它们的长期使用受到镇静作用、依赖性以及对抗癫痫作用的耐受性等问题的限制。

氯巴占是 1,5-苯二氮草类药物，在一定程度上，比传统苯二氮草类药耐受性好，并被广泛用于癫痫患者的辅助口服治疗[1,2]。氯巴占对于各种年龄患者不同类因的癫痫的部分发作和全身性发作是有效的，也被用于间歇性癫痫的治疗，包括妇女月经性癫痫（发作与月经有关）或偶发的丛集性癫痫，氯巴占也可成功用于治疗儿童难治性癫痫[3～5]、癫痫脑病[6]和 Lennox-Gastaut 综合征[7]。然而一项系统性综述[8]提出，氯巴占可以降低癫痫发作频率并对部分发作性癫痫治疗最有效，但它的最适用人群和时间仍不清楚。

1. Trimble MR. On the use of tranquillisers in epilepsy. *Epilepsia* 2002; **43** (suppl 2): 25–7.
2. Ng Y-T, Collins SD. Clobazam. *Neurotherapeutics* 2007; **4:** 138–44.
3. Munn R, Farrell K. Open study of clobazam in refractory epilepsy. *Pediatr Neurol* 1993; **9:** 465–9.
4. Sheth RD, *et al.* Clobazam for intractable pediatric epilepsy. *J Child Neurol* 1995; **10:** 205–8.
5. Canadian Study Group for Childhood Epilepsy. Clobazam has equivalent efficacy to carbamazepine and phenytoin as monotherapy for childhood epilepsy. *Epilepsia* 1998; **39:** 952–9.
6. Silva RC, *et al.* Clobazam as add-on therapy in children with epileptic encephalopathy. *Can J Neurol Sci* 2006; **33:** 209–13.
7. Conry JA, *et al.* Clobazam in the treatment of Lennox-Gastaut syndrome. *Epilepsia* 2009; **50:** 1158–66.
8. Michael B, Marson AG. Clobazam as an add-on in the management of refractory epilepsy. Available in The Cochrane Database of Systematic Reviews; Issue 2. Chichester: John Wiley; 2008 (accessed 16/06/08).

神经性疼痛 有报道[1]1 名老年患者服用 10mg 氯巴占，每日 3 次，治愈了其他治疗无效的幻肢痛（第 10 页）。

1. Rice-Oxley CP. The limited list: clobazam for phantom limb pain. *BMJ* 1986; **293:** 1309.

制剂

BP 2010: Clobazam Capsules.

专利制剂

Arg.: Clozam; Karidium; ***Austral.:*** Frisium; ***Austria:*** Frisium; ***Belg.:*** Frisium; ***Braz.:*** Frisium; Urbanil; ***Canad.:*** Frisium; ***Chile:*** Grifoclobam; ***Cz.:*** Frisium; ***Denm.:*** Frisium; ***Fin.:*** Frisium; ***Fr.:*** Urbanyl; ***Ger.:*** Frisium; ***Gr.:*** Etaco; Frisium; ***Hong Kong:*** Frisium; ***Hung.:*** Frisium; ***India:*** Frisium; ***Indon.:*** Anxibloc; Asabium; Clobium; Clofritis; Frisium; Proclozam; ***Irl.:*** Frisium; ***Israel:*** Frisium; ***Ital.:*** Frisium; ***Malaysia:*** Frisium; ***Mex.:*** Frisium; ***Neth.:*** Frisium; ***NZ:*** Frisium; ***Pol.:*** Frisium; ***Port.:*** Castilium; Urbanil†; ***S.Afr.:*** Urbanol; ***Singapore:*** Frisium; ***Spain:*** Noiafren; ***Switz.:*** Urbanyl; ***Thai.:*** Frisium; ***UK:*** Frisium; ***Venez.:*** Frisium.

Clonazepam (*BAN*, *USAN*, *rINN*) 氯硝西泮

Clonazépam; Clonazepamum; Klonatsepaami; Klonazepám; Klonazepam; Klonazepamas; Ro-5-4023. 5-(2-Chlorophenyl)-1,3-dihydro-7-nitro-1,4-benzodiazepin-2-one.

Клоназепам

$C_{15}H_{10}ClN_3O_3$ = 315.7.

CAS — *1622-61-3.*

ATC — *N03AE01.*

ATC Vet — *QN03AE01.*

UNII — *5PE9FDE8GB.*

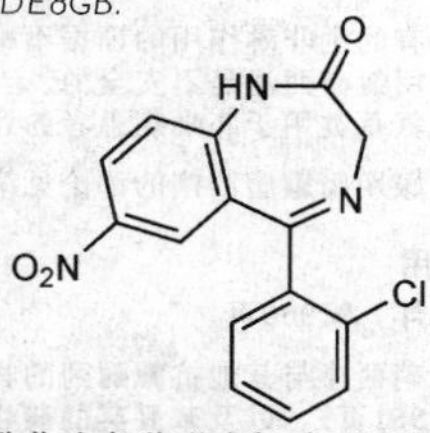

俗名 下列名称作为各种形式氯硝西泮的"俗名"（见第vii页）或俚语：K-Pins；Klondike Bars；Klonnies；Klons；La Roche；Pin；Pins；R2；R-2；Roaches；Roachies；Roche。

Pharmacopoeias. In *Chin.*, *Eur.* (see p.vii), *Jpn*, and *US.*

Ph. Eur. 6. 8（Clonazepam） 淡黄色晶体粉末。几乎不溶于水；微溶于乙醇和甲醇。避光。

USP 33（Clonazepam） 淡黄色粉末，有微弱恶臭。不溶于水；微溶于乙醇和乙醚；略溶于丙酮和氯仿。贮藏于密闭容器中。避光。

吸收 有报道称[1]，使用聚氯乙烯胶管灌注导致氯硝西泮显著损失（24h达50%），其浓度影响氯硝西泮的损失。作者建议使用非聚氯乙烯胶管。

1. Schneider JJ, *et al.* Effect of tubing on loss of clonazepam administered by continuous subcutaneous infusion. *J Pain Symptom Manage* 2006; **31:** 563–7.

依赖性和撤药

参见地西泮，第957页。

滥用 根据对某药物处方数据库的分析，来评价氯硝西泮滥用倾向[1]。

1. Frauger E, *et al.* Estimation of clonazepam abuse liability: a new method using a reimbursed drug database. *Int Clin Psychopharmacol* 2009; **24:** 318–24.

撤药综合征 一项在 40 名癫痫儿童中进行的停止氯硝西泮治疗的研究[1]表明，停药后有 19 人因戒断症状致使癫痫发作频率增加，或者是仅有发作频率增加或者伴有其他症状，但这种影响是短暂的。撤药痉挛由于短促而不一定能识别，因此有可能成为停止无效或有害的氯硝西泮治疗的障碍。氯硝西泮的使用不应超过 3～6 个月，如果得不到明确和稳定的治疗获益应停用。也见下文的用途和用法。

1. Specht U, *et al.* Discontinuation of clonazepam after long-term treatment. *Epilepsia* 1989; **30:** 458–63.

不良反应、处置和注意事项

参见地西泮，第957页。

氯硝西泮主要的不良反应是困倦，50%的患者在开始治疗时可能会出现。唾液和支气管分泌增多可能会引起儿童呼吸方面的问题。静脉使用可引起血栓性静脉炎，以不超过 500μg/min 的速度注入大静脉可避免血栓性静脉炎的发生。应监测呼吸和血压。

停止氯硝西泮的治疗时应谨慎，见上文。

哺乳 母亲服用地西泮、氯硝西泮可能引起新生儿镇静作用，因此需避免哺乳。有关抗癫痫治疗与哺乳的评论见第448页。

驾驶 有关抗癫痫药与驾驶的评论见第449页。

对内分泌系统的影响 1 名 15 个月大的女孩在使用氯硝西泮 500μg，每日 2 次，治疗惊厥 2 个月后发生了第二性征早熟发育[1]，停止使用氯硝西泮后症状缓解。

1. Choonara IA, *et al.* Clonazepam and sexual precocity. *N Engl J Med* 1985; **312:** 185.

对心理功能的影响 包括氯硝西泮在内的抗癫痫治疗对认知能力和精神状态的影响（包括存在自杀倾向的危险）的综述见第448页。

对口腔的影响 1名52岁的妇女使用氯硝西泮治疗后发生了口腔烧灼综合征[1]。当剂量减少时症状有所改善，但仍然不能耐受故停药，3周后症状消失。

1. Culhane NS, Hodle AD. Burning mouth syndrome after taking clonazepam. *Ann Pharmacother* 2001; **35:** 874–6.

对性功能的影响 在氯硝西泮引起性功能障碍的报道[1]中，42名男性患者接受氯硝西泮治疗创伤后应激障碍，其中有18人发生了性功能障碍。17人改用地西泮进行治疗，而另1人改用劳拉西泮治疗后症状消失。

1. Fossey MD, Hamner MB. Clonazepam-related sexual dysfunction in male veterans with PTSD. *Anxiety* 1994-95; **1:** 233–6.

锥体外系障碍 包括氯硝西泮在内的苯二氮䓬类引起的锥体外系障碍参见**地西泮**下的**对神经系统的影响**（第958页）。而氯硝西泮能用于治疗某些锥体外系障碍在下文的**用途和用法**中也有讨论。

卟啉病 因现有的生卟啉作用的证据不一致，一般认为卟啉病患者服用氯硝西泮是不安全的。

有关苯二氮䓬类用于卟啉病患者的评论见第451页。

妊娠 有关妊娠期间癫痫治疗的评论见第449页。

药物相互作用

参见**地西泮**，第960页。

抗癫痫药 氯硝西泮与其他抗癫痫药的相互作用参见**地西泮**项下（第961页），以及**苯妥英**的**药物相互作用**项下的**苯二氮䓬类**（第477页）。

药动学

氯硝西泮口服吸收好，生物利用度为90%；消化后1～4h可达血浆峰浓度。氯硝西泮在肝内被广泛代谢，其主要代谢物是无抗癫痫活性的7-氨基氯硝西泮，少量的代谢物是7-乙酰氨基衍生物和3-羟基衍生物。氯硝西泮几乎全部以游离型或结合型代谢物的形式从肾脏排泄。血浆蛋白结合率约为85%，消除半衰期为20～40h，有时更长。

氯硝西泮的血浆治疗浓度范围还未确定。

氯硝西泮能够透过胎盘屏障，也能分布到乳汁中。

使用其他抗癫痫药会影响氯硝西泮的药动学（见上文**药物相互作用**）。

单一剂量的氯硝西泮健康人群研究发现[1]，氯硝西泮肌内注射比口服吸收慢、变异度大。缓释剂型皮下注射的药动学研究发现[2]，血药浓度稳定，消除期超过13天。

1. Crevoisier C, *et al.* Comparative single-dose pharmacokinetics of clonazepam following intravenous, intramuscular and oral administration to healthy volunteers. *Eur Neurol* 2003; **49:** 173–7.
2. Greenblatt DJ, *et al.* Clonazepam pharmacokinetics: comparison of subcutaneous microsphere injection with multiple-dose oral administration. *J Clin Pharmacol* 2005; **45:** 1288–93.

生物利用度 根据无对照证据[1]，不同的氯硝西泮制剂生物利用度不同，因此临床效果也不一样。

1. Rapaport MH. Clinical differences between the generic and non-generic forms of clonazepam. *J Clin Psychopharmacol* 1997; **17:** 424.

用途和用法

与地西泮（见第963页）相似，氯硝西泮也是苯二氮䓬衍生物，具有显著的抗癫痫作用。

它可用于治疗各种类型的癫痫和癫痫发作（见第446页），包括癫痫持续状态（第450页），但它的慢性作用有时受到耐受性、镇静作用的限制，因此不作为首选。氯硝西泮也可用于治疗肌阵挛（见第451页）及其伴随的运动异常；还可治疗惊恐障碍（见下文**精神异常**）。

癫痫和肌阵挛的治疗从小剂量开始，然后根据反应逐渐增加到最佳剂量。全天的剂量开始可分成3～4次服用，然而一旦达到维持剂量，全天的剂量可在晚上1次服用。在英国，成人初始口服剂量是1mg（老年人是500μg），连续口服4个晚上，每2～4周增加剂量，逐渐增加到常用的维持剂量每日4～8mg；每日最大剂量不超过20mg。在美国，虽然初始剂量可达每日1.5mg，但一般来说推荐剂量与英国相似，建议每3天增加0.5～1.0mg。常规监测氯硝西泮的血药浓度几乎没有意义。

氯硝西泮也可代替其他苯二氮䓬类作为**癫痫持续状态**的急救药物。常用剂量是1mg，缓慢静脉注射，给药时间至少2min以上；或静脉输注给药，必要时重复给药至最大总剂量20mg。

儿童剂量见下文。

与其他抗癫痫药一样，停止氯硝西泮治疗或与其他药物互换时应逐渐进行，以免增加癫痫发作的次数。无癫痫发作的患者是否需要停止服用氯硝西泮见第446页和上文。

治疗**惊恐障碍**时，氯硝西泮的初始剂量是250μg，每日2次口服。3天后每日的总剂量可增加到1mg，少数患者可能需要增加的更多才有效，每日的最大剂量是4mg。为了将困倦减至最低，氯硝西泮可在睡前单剂量服用。停药也需逐渐进行。

用法 一项在7名健康男性中进行的交叉试验[1]测定了经口、鼻内和静脉给药后的氯硝西泮血清药物浓度。结果表明鼻内给药可以代替经口给药用于各种癫痫患者，但初始浓度太低以至于不能推荐它替代静脉给药治疗癫痫持续状态。研究用的鼻内剂型中含有二甲基-β-环糊精作为溶解剂和吸收促进剂。

1. Schols-Hendriks MWG, *et al.* Absorption of clonazepam after intranasal and buccal administration. *Br J Clin Pharmacol* 1995; **39:** 449–51.

儿童用法 用氯硝西泮治疗**癫痫**和**肌阵挛**应从小剂量开始，然后根据反应逐渐增加到最佳剂量。全天的剂量分3次服用，然而一旦达到维持剂量，全天的剂量可在晚上1次服用。或者，*BNFC 2010/11* 建议连续给予初始剂量4个晚上，然后在2～4周内逐渐增加剂量。在英国，婴儿至5岁儿童推荐的初始口服日剂量最大为250μg，大于5岁的儿童则为500μg。根据年龄，常用维持剂量如下：

- 新生儿至1岁（虽然 *BNFC 2010/11* 推荐最小年龄为1个月）：每日0.5～1mg；
- 1～5岁：每日1～3mg；
- 5～12岁：每日3～6mg。

大于12岁的儿童可给予成人常用剂量（见上文）。

如果氯硝西泮对儿童期癫痫的控制不理想或治疗中断了2～3周，则应增加剂量。*BNFC 2010/11* 声明，如有必要，英国注射剂型（*Rivotril*；*Roche*，*UK*）可口服给药；这不适用于其他从别处获得的注射剂型。

在美国，剂量应根据体重给予。婴儿至10岁儿童或体重至30kg的儿童，初始日剂量为10～30μg/kg（最大50μg/kg），分2～3次服用。每3日增加250～500μg，直到维持剂量每日100～200μg/kg，分3次服用。

氯硝西泮也可代替其他苯二氮䓬类作为**癫痫持续状态**的急救药物。儿童常用剂量为500μg，缓慢静脉注射或静脉输注。或者，*BNFC 2010/11* 建议根据年龄使用如下剂量（缓慢静脉注射，给药时间至少2min以上）：

- 新生儿：100μg/kg，必要时24h后重复给药；
- 1个月～12岁儿童：50μg/kg（最大1mg），必要时重复给药。

大于12岁的儿童可给予成人常用剂量（见上文**用途和用法**）。

1个月以上的儿童，以上静脉注射剂量也可按 $10\mu g/(kg \cdot h^{-1})$ 的速度静脉输注，根据反应可将速度调到 $60\mu g/(kg \cdot h^{-1})$ 的最大值。

锥体外系障碍 氯硝西泮对某些锥体外系障碍是有效的。它已用于治疗患有*抽动障碍*如 *Tourette* *综合征*（见第927页）的患者，但来自对照研究中的有效性证据有限[1]。因为没有抗精神病药引起迟发性运动障碍的危险，并且有报道[3]使用氯硝西泮治疗氟哌啶醇导致的成年患者迟发性 Tourette 综合征。所以某些人偏爱使用氯硝西泮而不是氟哌啶醇[2]。氯硝西泮治疗抗精神病药引起的*静坐不能*[4,5]和*运动障碍*[6,7]（见**锥体外系障碍**项下，第926页）有效性以及改善帕金森病患者*发音困难*的证据也是有限的[8]。

1. Goetz CG. Clonidine and clonazepam in Tourette syndrome. *Adv Neurol* 1992; **58:** 245–51.
2. Truong DD, *et al.* Clonazepam, haloperidol, and clonidine in tic disorders. *South Med J* 1988; **81:** 1103–5.
3. Reid SD. Neuroleptic-induced tardive Tourette treated with clonazepam: a case report and literature review. *Clin Neuropharmacol* 2004; **27:** 101–4.
4. Kutcher S, *et al.* Successful clonazepam treatment of neuroleptic-induced akathisia in older adolescents and young adults: a double-blind, placebo-controlled study. *J Clin Psychopharmacol* 1989; **9:** 403–6.
5. Pujalte D, *et al.* A double-blind comparison of clonazepam and placebo in the treatment of neuroleptic-induced akathisia. *Clin Neuropharmacol* 1994; **17:** 236–42.
6. Thaker GK, *et al.* Clonazepam treatment of tardive dyskinesia: a practical GABAmimetic strategy. *Am J Psychiatry* 1990: **147:** 445–51.
7. Shapleske J, *et al.* Successful treatment of tardive dystonia with clozapine and clonazepam. *Br J Psychiatry* 1996; **168:** 516–18.
8. Biary N, *et al.* A double-blind trial of clonazepam in the treatment of parkinsonian dysarthria. *Neurology* 1988; **38:** 255–8.

呃逆 顽固性呃逆的治疗见**氯丙嗪**项下（第947页），氯硝西泮可能也是有效的，特别是对神经性呃逆。

神经性疼痛 *幻肢痛*（见第10页）的治疗是困难的，三环类抗抑郁药和抗癫痫药作用于疼痛的神经病变部分。氯硝西泮单用或与阿米替林[1]合用快速和显著地缓解了2名患撕裂性幻肢痛患者的疼痛。

虽然卡马西平是治疗*三叉神经痛*（第10页）可选用的药物，但氯硝西泮可用于卡马西平不耐受患者。

1. Bartusch SL, *et al.* Clonazepam for the treatment of lancinating phantom limb pain. *Clin J Pain* 1996; **12:** 59–62.

精神异常 尽管在惊恐障碍（第 页）治疗中产生苯二氮䓬类依赖性的风险高于其益处，但氯硝西泮已用于治疗伴或不伴广场恐怖症的惊恐障碍（第925页），在这些患者中已获益，提示具有与阿普唑仑相似的作用[1]。一项文献综述[2]估计了氯硝西泮治疗精神异常的使用范围，发现它对治疗社交焦虑障碍有效（见**恐怖性障碍**，第926页），虽然需要进一步研究。有证据显示氯硝西泮对急性躁狂（见**双相障碍**）有效；也增强SSRIs的抗抑郁治疗效果（第352页）。研究发现[3]，每日3mg的氯硝西泮对抗抑郁作用的增加明显强于较低剂量。最新综述建议[4]，每日服用2～6mg，若2～4周没有反应，停止服用氯硝西泮。

1. Davidson JRT, Moroz G. Pivotal studies of clonazepam in panic disorder. *Psychopharmacol Bull* 1998; **34:** 169–74.
2. Nardi AE, Perna G. Clonazepam in the treatment of psychiatric disorders: an update. *Int Clin Psychopharmacol* 2006; **21:** 131–42.
3. Morishita S, Aoki S. Clonazepam in the treatment of prolonged depression. *J Affect Disord* 1999; **53:** 275–8.
4. Morishita S. Clonazepam as a therapeutic adjunct to improve the management of depression: a brief review. *Hum Psychopharmacol* 2009; **24:** 191–8.

睡眠相关运动障碍 睡眠相关运动障碍（见第930页）包括睡眠行为异常、下肢不宁综合征和睡眠中的周期性手足运动症，其治疗大多为经验性用药，但苯二氮䓬类（如氯硝西泮）经常使用[1]。一项小规模的研究证明氯硝西泮治疗睡眠相关的运动失调（包括磨牙）[5]是有效的[2～4]。

1. Schenck CH, Mahowald MW. Long-term, nightly benzodiazepine treatment of injurious parasomnias and other disorders of disrupted nocturnal sleep in 170 adults. *Am J Med* 1996; **100:** 333–7.
2. Montagna P, *et al.* Clonazepam and vibration in restless legs syndrome. *Acta Neurol Scand* 1984; **69:** 428–30.
3. Peled R, Lavie P. Double-blind evaluation of clonazepam on periodic leg movements in sleep. *J Neurol Neurosurg Psychiatry* 1987; **50:** 1679–81.
4. Saletu M, *et al.* Restless legs syndrome (RLS) and periodic limb movement disorder (PLMD): acute placebo-controlled sleep laboratory studies with clonazepam. *Eur Neuropsychopharmacol* 2001; **11:** 153–61.
5. Saletu A, *et al.* On the pharmacotherapy of sleep bruxism: placebo-controlled polysomnographic and psychometric studies with clonazepam. *Neuropsychobiology* 2005; **51:** 214–25.

僵人综合征 氯硝西泮可替代地西泮治疗僵人综合征（见**肌肉痉挛**项下，第964页）。有报道[1]氯硝西泮对家族性惊恐症（一种罕见的先天性僵人综合征）有效。

1. Ryan SG, *et al.* Startle disease, or hyperekplexia: response to clonazepam and assignment of the gene (STHE) to chromosome 5q by linkage analysis. *Ann Neurol* 1992; **31:** 663–8.

耳鸣 尽管氯硝西泮是用于治疗耳鸣（第1779页）的诸多药物之一，但据报道，由于不良反应而很少用于某些患者。

1. Ganança MM, *et al.* Clonazepam in the pharmacological treatment of vertigo and tinnitus. *Int Tinnitus J* 2002; **8:** 50–3.
2. Albertino S, *et al.* Pulsatile tinnitus: treatment with clonazepam and propranolol. *Rev Bras Otorrinolaringol (Engl Ed)* 2005; **71:** 111–13.

制剂

BP 2010: Clonazepam Injection; Clonazepam Tablets;
USP 33: Clonazepam Oral Suspension; Clonazepam Orally Disintegrating Tablets; Clonazepam Tablets.

专利制剂

Arg.: Alerion; Ciclox; Clonabay; Clonagin; Clonasedan; Clonax; Clonazen 2†; Cloner; Diocam; Edictum; Felanor; Flozepan; Induzepam; Leptic; Miozepam†; Neuryl; Olimer†; Paditex; Placidiax; Riuclonaz†; Rivocler; Rivotril; Sedovanon; Sensaton; Solfidin; Tecepin; ***Austral.:*** Paxam; Rivotril; ***Austria:*** Rivotril; ***Belg.:*** Rivotril; ***Braz.:*** Clonotril; Clopan; Epileptil; Navotrax; Rivotril; Uni Clonazepax; ***Canad.:*** Clonapam; Rivotril; ***Chile:*** Acepran; Celaxin; Clonapam; Clonex; Clozanil; Crismol; Neuryl; Ravotril; Ropsil; Valpax; ***Cz.:*** Antelepsin†; Rivotril; ***Denm.:*** Rivotril; ***Fin.:*** Rivatril; ***Fr.:*** Rivotril; ***Ger.:*** Antelepsin†; Rivotril; ***Gr.:*** Rivotril; ***Hong Kong:*** Rivotril; ***Hung.:*** Clonapam†; Clonogal†; Rivotril; ***India:*** Epitril; Epizam; Ozepam; ***Indon.:*** Riklona; Rivotril; ***Irl.:*** Rivotril; ***Israel:*** Clonex; Rivotril; ***Ital.:*** Rivotril; ***Malaysia:*** Rivotril; ***Mex.:*** Clozer; Kenoket; Kriadex; Rivotril; Zymanta; ***Neth.:*** Rivotril; ***Norw.:*** Rivotril; ***NZ:*** Paxam; Rivotril; ***Philipp.:*** Rivotril; ***Pol.:*** Rivotril; ***Port.:*** Rivotril; ***Rus.:*** Rivotril (Ривотрил); ***S.Afr.:*** Rivotril; ***Singapore:*** Rivotril; ***Spain:*** Rivotril; ***Swed.:*** Iktorivil; ***Switz.:*** Rivotril; ***Thai.:*** Clonaril; Povanil; Rivotril; ***Turk.:*** Rivotril; ***UK:*** Rivotril; ***USA:*** Klonopin; ***Venez.:*** Rivotril.

Eslicarbazepine（*USAN*，*rINN*）艾利卡西平

BIA-2-194; Eslicarbazepina; Eslicarbazépine; Eslicarbazepinum.
(10*S*)-10-Hydroxy-10,11-dihydro-5*H*-dibenzo[*b*,*f*]azepin-5-carboxamide.
Эсликарбазепин

$C_{15}H_{14}N_2O_2$ = 254.3.
CAS — 104746-04-5.
ATC — N03AF04.
ATC Vet — QN03AF04.
UNII — S5VXA428R4.

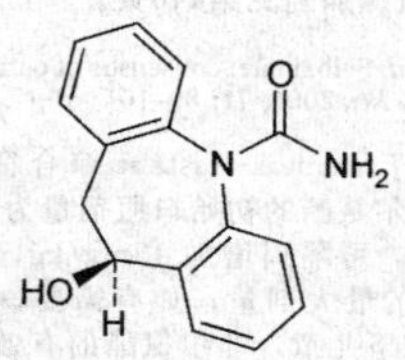

Eslicarbazepine Acetate (*USAN*, *rINN*) **醋酸艾利卡西平**

Acetato de eslicarbazepina; BIA-2-093; Eslicarbazépine, Acétate d'; Eslicarbazepini Acetas; SEP-0002093.

Эсликарбазепин Ацетат
$C_{17}H_{16}N_2O_3$ = 296.3.
CAS — 236395-14-5.
ATC — N03AF04.
ATC Vet — QN03AF04.
UNII — BEA68ZVB2K.

简介

艾利卡西平是一种抗癫痫药，用作 18 岁以上患者伴或不伴继发全身性发作的部分发作性癫痫（第 446 页）的辅助治疗。口服剂型为醋酸盐，剂量按醋酸盐计算。

初始剂量为 400mg，每日 1 次，1～2 周后增至 800mg，每日 1 次。根据反应可继续增加剂量至日 1.2g。

肾损伤患者建议减量（见下文）。

1. Almeida L, *et al.* Single-dose and steady-state pharmacokinetics of eslicarbazepine acetate (BIA 2-093) in healthy elderly and young subjects. *J Clin Pharmacol* 2005; **45:** 1062–6.
2. McCormack PL, Robinson DM. Eslicarbazepine acetate. *CNS Drugs* 2009; **23:** 71–9.
3. Elger C, *et al.* Efficacy and safety of eslicarbazepine acetate as adjunctive treatment in adults with refractory partial-onset seizures: a randomized, double-blind, placebo-controlled, parallel-group phase III study. *Epilepsia* 2009; **50:** 454–63.

在肾损伤中的用法 肌酐清除率（CC）为 30～60ml/min 的患者，艾利卡西平的初始剂量为 400mg，隔天服用，持续 2 周，之后 400mg，每日 1 次；根据反应可继续增加剂量。严重肾损伤患者（CC<30ml/min），由于缺乏数据，不建议使用该药。

肾损伤对醋酸艾利卡西平药动学影响[1]的参考文献如下。

1. Maia J, *et al.* Effect of renal impairment on the pharmacokinetics of eslicarbazepine acetate. *Int J Clin Pharmacol Ther* 2008; **46:** 119–30.

制剂

专利制剂

Cz.: Exalief; Zebinix; **Irl.:** Exalief; Zebinix; **Port.:** Exalief; Zebinix; **UK:** Zebinix.

Ethosuximide (*BAN*, *USAN*, *rINN*) **乙琥胺**

CI-366; CN-10395; Ethosuximid; Éthosuximide; Ethosuximidum; Etosüksimid; Etosuksimidas; Etosuksimidi; Etosuksymid; Etosuximid; Etosuximida; Etoszuximid; NSC-64013; PM-671. 2-Ethyl-2-methylsuccinimide.

Этосуксимид
$C_7H_{11}NO_2$ = 141.2.
CAS — 77-67-8.
ATC — N03AD01.
ATC Vet — QN03AD01.
UNII — 5SEH9X1D1D.

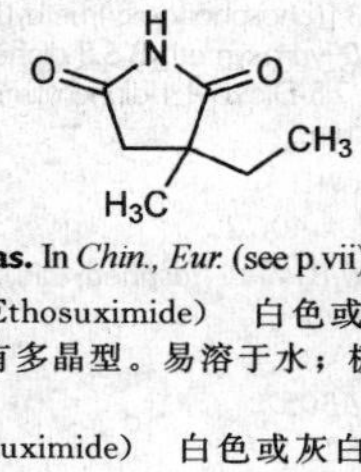

Pharmacopoeias. In *Chin.*, *Eur.* (see p.vii), *Int.*, *Jpn*, and *US.*

Ph. Eur. 6.8（Ethosuximide） 白色或类白色的粉末或蜡状固体，具有多晶型。易溶于水；极易溶于乙醇和二氯甲烷。避光。

USP 33（Ethosuximide） 白色或灰白色结晶性粉末或蜡状固体，有特殊的气味。易溶于水和氯仿；极易溶于乙醇和乙醚；极微溶于石油醚。贮藏于密闭容器中。

不良反应和处置

乙琥胺十分常见的胃肠道不良反应包括恶心、呕吐、腹泻、食欲减退、胃部不适和腹痛；可能发生的反应还包括头痛、疲劳、瞌睡、困倦、头晕、共济失调、呃逆和轻微的欣快感。

罕见运动障碍、个性改变、抑郁、精神病、包括惊梦在内的睡眠障碍、皮疹、多形性红斑或 Stevens-Johnson 综合征、系统性红斑狼疮、畏光、牙龈增生、舌肿大、近视、性欲增强和阴道出血均有报道。血液系统疾病的报道有嗜酸性粒细胞增多症、白细胞减少症、粒细胞缺乏症、血小板减少症和再生障碍性贫血等。意外死亡也有报道。

也有引起肝肾指标异常的报道。

对心理功能的影响 抗癫痫治疗对认知能力和精神状态的影响（包括存在自杀倾向的危险），见第448页。

注意事项

乙琥胺应慎用于有肝肾损伤的患者。虽然监测的实际价值受到质疑，注册药品信息还是建议乙琥胺治疗期间应定期进行肝肾功能检查（有些还建议检测血细胞计数）。应告知患者或其监护人如何识别血液毒性，一旦发现咽喉痛、口腔溃疡、瘀斑和出血等血液中毒迹象时应立即就医。

停止乙琥胺的治疗应谨慎，见下文的**用途和用法**项下。

哺乳 乙琥胺分布到乳汁中的量相当可观，有引起婴儿兴奋性过高和不吮乳的报道。虽然注册药品信息建议避免哺乳，但 American Academy of Pediatrics[1] 认为乙琥胺不影响哺乳。

有关抗癫痫药与哺乳的评论见第448页。

1. American Academy of Pediatrics. The transfer of drugs and other chemicals into human milk. *Pediatrics* 2001; **108:** 776–89. [Retired May 2010] Correction. *ibid.*; 1029. Also available at: http://aappolicy.aappublications.org/cgi/content/full/pediatrics%3b108/3/776 (accessed 09/06/08)

驾驶 有关抗癫痫药与驾驶的评论见第449页。

卟啉病 乙琥胺引发急性卟啉病，因此认为卟啉病患者用此药是不安全的。

妊娠 有关妊娠期间癫痫治疗的评论见第449页。

药物相互作用

抗癫痫药之间有复杂的相互作用，毒性可能增强而抗癫痫效果并不增强。有些相互作用是难以预料的，因此联合用药时建议应经常进行血药浓度监测。

抗菌药 异烟肼增高乙琥胺的血药浓度，也就增加了中毒的危险性。有报道用乙琥胺和丙戊酸钠稳定控制症状的患者服用异烟肼后出现了精神病行为[1]。直到停用乙琥胺和异烟肼时，血浆乙琥胺浓度有大幅度的升高。

1. van Wieringen A, Vrijlandt CM. Ethosuximide intoxication caused by interaction with isoniazid. *Neurology* 1983; **33:** 1227–8.

抗抑郁药 与大多数抗癫痫药一样，抗抑郁药通过降低惊厥阈值而拮抗乙琥胺的抗癫痫作用。

抗癫痫药 因乙琥胺的抗癫痫作用谱有限，患有混合型癫痫的患者需要加用其他抗癫痫药。卡马西平、苯巴比妥和苯妥英都能增加乙琥胺的清除率从而降低其血药浓度[1]。

这一相互作用有临床意义，因此有必要给予高剂量乙琥胺以达到治疗水平。丙戊酸对乙琥胺浓度的影响还不清楚。一项研究[2]表明一旦加用丙戊酸进行联合治疗，乙琥胺的血清浓度显著增加；健康受试者服用丙戊酸也观察到乙琥胺浓度的增加[3]。相反，其他研究表明合用丙戊酸时乙琥胺的血药浓度降低[4]或无显著变化[5,6]。乙琥胺对丙戊酸的影响，见第487页。

1. Giaccone M, *et al.* Effect of enzyme inducing anticonvulsants on ethosuximide pharmacokinetics in epileptic patients. *Br J Clin Pharmacol* 1996; **41:** 575–9.
2. Mattson RH, Cramer JA. Valproic acid and ethosuximide interaction. *Ann Neurol* 1980; **7:** 583–4.
3. Pisani F, *et al.* Valproic acid-ethosuximide interaction: a pharmacokinetic study. *Epilepsia* 1984; **25:** 229–33.
4. Battino D, *et al.* Ethosuximide plasma concentrations: influence of age and associated concomitant therapy. *Clin Pharmacokinet* 1982; **7:** 176–80.
5. Fowler GW. Effect of dipropylacetate on serum levels of anticonvulsants in children. *Proc West Pharmacol Soc* 1978; **21:** 37–40.
6. Bauer LA, *et al.* Ethosuximide kinetics: possible interaction with valproic acid. *Clin Pharmacol Ther* 1982; **31:** 741–5.

抗精神病药 与所有的抗癫痫药一样，抗精神病药通过降低惊厥阈值拮抗乙琥胺的抗癫痫作用。

药动学

乙琥胺易于从胃肠道吸收，在肝脏大部分被羟基化生成无活性的代谢产物。乙琥胺主要以其游离型或结合型代谢物的形式从肾脏排泄，但也有 12%～20% 是以原形排泄。

乙琥胺广泛分布在全身，与血浆蛋白无显著的结合。在成人，乙琥胺的半衰期为 40～60h；儿童则较短，约 30h。

监测血药浓度有助于评价癫痫控制情况，乙琥胺的治疗浓度范围通常是 40～100μg/ml（300～700μmol/L），也可以测定唾液和泪液中的浓度。

乙琥胺能够透过胎盘屏障，并能分泌到乳汁中。

乙琥胺的药动学可受到同服的其他抗癫痫药影响（见上文的**药物相互作用**项下）。

用途和用法

乙琥胺是 2,5-吡咯烷二酮类抗癫痫药，用于治疗失神发作（见下文），也用于治疗肌阵挛发作。乙琥胺对于强直-阵挛发作无效，单独给予混合型癫痫患者乙琥胺可识别是否为强直-阵挛发作。然而偶尔它对强直-阵挛发作也有效。

乙琥胺的血药浓度一般需达到 40～100μg/ml（300～700μmol/L）。初始口服剂量是每日 500mg，根据患者的反应可逐渐增加剂量，通常每 4～7 日增加 250mg。通常每日的剂量为1～1.5g时就能控制癫痫发作，但有些患者可能需要 2g；当剂量超过 1.5g 时必须进行严密监测。高剂量每日应分 2 次給药。

儿童剂量见下文。

与其他抗癫痫药一样，停用乙琥胺的治疗或换用其他药物都需要逐渐进行，以免增加发作频率。无发作患者是否停用抗癫痫药见第446页。

儿童用法 乙琥胺可用于婴儿和儿童的失神发作（癫痫小发作）和肌阵挛发作。在英国，根据年龄推荐的口服剂量如下：

- 6 岁以下：初始剂量是每日 250mg，每隔几天按照常用的每日 20mg/kg 的剂量逐渐增加；某药物（*Emeside*；*chemidex*，*UK*）的注册信息建议剂量不要超过 1g（在美国，3～6 岁儿童的推荐剂量与此相似）。*BNFC 2010/11* 建议，每日剂量分 2 次服用，必要时可分成 3 次服用。
- 6 岁及 6 岁以上：成人常用剂量（见上文）。

癫痫 乙琥胺用于失神发作，它也用于治疗阵挛性、张力缺乏和强直性发作，但对于其他类型的癫痫（第446页）无效。乙琥胺可与其他抗癫痫药合用治疗包括失神在内的混合型癫痫。有人认为乙琥胺可以诱发强直-阵挛发作，但并没有大量的证据证明这一点。早期的一项报告中，85 名接受乙琥胺、甲琥胺和三甲双酮治疗的失神发作患者有 22 人发展成了强直-阵挛发作[1]。另外一个类似报告报道了 7 名接受乙琥胺治疗的患者混合型癫痫恶化[2]。然而，因失神发作患者强直-阵挛发作的发生率较高[3]，因此很难区分这类发作是否是由于乙琥胺的作用造成的。此外，因乙琥胺对强直-阵挛发作无效，它有可能被用来识别患有混合型癫痫患者的非失神因素。一项失神发作患者的回顾性对比不能说明乙琥胺比丙戊酸的全身性强直-阵挛发作的危险性更高[4]。乙琥胺也可尝试性地用来治疗失神性癫痫持续状态（第450页）。

1. Friedel B, Lempp R. Grand-mal-Provokation bei der Behandlung kindlicher petit-mal mit Oxazolidinen oder Succinimiden und ihre therapeutischen Konsequenzen. *Z Kinderheilk* 1962; **87:** 42–51.
2. de Haas AML, Kuilman M. Ethosuximide (α-ethyl-α-methylsuccinimide) and grand mal. *Epilepsia* 1964; **5:** 90–6.
3. Glauser TA. Succinimides: Adverse Effects. In: Levy RG, *et al.*, eds. *Antiepileptic drugs* 5th ed. Philadelphia: Lippincott Williams & Wilkins, 2002; 658–64.
4. Schmitt B, *et al.* Is ethosuximide a risk factor for generalised tonic-clonic seizures in absence epilepsy? *Neuropediatrics* 2007; **38:** 83–7.

制剂

BP 2010: Ethosuximide Capsules; Ethosuximide Oral Solution;
USP 33: Ethosuximide Capsules; Ethosuximide Oral Solution.

专利制剂

Arg.: Zarontin; **Austral.:** Zarontin; **Austria:** Petinimid; Suxinutin; **Belg.:** Zarontin; **Canad.:** Zarontin; **Chile:** Suxinutin; **Cz.:** Petinimid; Suxilep†; **Denm.:** Zarondan; **Fin.:** Suxinutin†; **Fr.:** Zarontin; **Ger.:** Petnidan; Suxilep; Suxinutin†; **Gr.:** Petinimid; Zarontin; **Hung.:** Petnidan; Suxinutin†; **Irl.:** Zarontin; **Ital.:** Zarontin; **Mex.:** Fluozoid; **Neth.:** Ethymal; Zarontin†; **NZ:** Zarontin; **Pol.:** Petinimid; **Rus.:** Suxilep (Суксилеп); **S.Afr.:** Zarontin; **Spain:** Zarontin†; **Swed.:** Suxinutin; **Switz.:** Petinimid; Suxinutin†; **UK:** Emeside; Zarontin; **USA:** Zarontin.

Ethotoin (*BAN*, *rINN*) **乙苯妥英**

Éthotoïne; Ethotoinum; Etotoiini; Etotoin; Etotoína. 3-Ethyl-5-phenylhydantoin.

Этотоин

$C_{11}H_{12}N_2O_2$ = 204.2.

CAS — 86-35-1.

ATC — N03AB01.

ATC Vet — QN03AB01.

UNII — 46QG38NC4U.

Pharmacopoeias. In *US*.

USP 33 (Ethotoin) 白色结晶性粉末。不溶于水；易溶于无水乙醇和氯仿；溶于乙醚。贮藏于密闭容器中。

简介

乙苯妥英是乙内酰脲类抗癫痫药，作用与苯妥英（第473页）相似，但有报道其毒性和疗效较低，现不作为治疗癫痫的主要药物（第446页）。

乙苯妥英口服用于强直-阵挛发作和复杂部分发作，初始剂量每日 1g，可逐渐增加到每日2～3g，分为 4～6 次饭后服用。

用法 乙苯妥英药动学研究[1]表明每 8h 服用 1 次更方便。

1. Browne TR, Szabo GK. A pharmacokinetic rationale for three times daily administration of ethotoin (Peganone). *J Clin Pharmacol* 1989; **29:** 270–1.

卟啉病 乙苯妥英也可引起卟啉病急性发作，因此对卟啉病患者是不安全的。

制剂

USP 33: Ethotoin Tablets.

专利制剂

USA: Peganone.

Felbamate (*USAN*, *rINN*) **非尔氨酯**

AD-03055; Felbamato; Felbamatum; W-554. 2-Phenyl-1,3-propanediol dicarbamate.

Фелбамат

$C_{11}H_{14}N_2O_4$ = 238.2.

CAS — 25451-15-4.

ATC — N03AX10.

ATC Vet — QN03AX10.

UNII — X72RBB02N8.

不良反应

非尔氨酯最常见的不良反应有食欲减退、体重减轻、恶心呕吐、皮疹、失眠、头痛、头晕、嗜睡和复视。罕见的不良反应有再生障碍性贫血或急性肝功能衰竭，但有时是致命的。也有发生 Stevens-Johnson 综合征的报道。

对肾脏的影响 1 名 15 岁的男孩每日接受 3g 非尔氨酯治疗，因非尔氨酯形成了尿道结石引起了尿道阻塞[1]。病历中显示早在 2 年前，患者的尿液中就发现成分不明的尿道结晶。

过量非尔氨酯引起结晶尿的报道见下文。

1. Sparagana SP, *et al.* Felbamate urolithiasis. *Epilepsia* 2001; **42:** 682–5.

对心理功能的影响 抗癫痫治疗对认知能力和精神状态的影响（包括存在自杀倾向的危险），见第448页。

对皮肤的影响 有报道[1]1 名患者在单独服用非尔氨酯治疗复杂部分发作 16 天后发生了中毒性表皮坏死松解症。

1. Travaglini MT, *et al.* Toxic epidermal necrolysis after initiation of felbamate therapy. *Pharmacotherapy* 1995; **15:** 260–4.

过量 1 名 20 岁女性患者服用 18g 非尔氨酯和 12～25g 丙戊酸钠后 4h 出现了言语不清和恶心的症状[1]，接下来的 4～5h 该患者变得好斗、不合作、进行性迟钝，最后需要进行气管插管进行辅助呼吸。12～14h 后非尔氨酯和丙戊酸钠的血浆峰浓度分别是 200μg/ml 和 470μg/ml；18h 后尿液中出现大量肉眼可见的结晶，经鉴定其中含非尔氨酯，患者发展成了肾衰。结晶尿和肾衰经静脉水化治疗有效。在另一个报道中[2]，1 名 3 岁儿童摄入 232mg/kg 非尔氨酯导致头晕、呕吐、结晶尿、血尿和轻微心动过速。摄入 15h 后非尔氨酯血浆浓度为 138μg/ml。输注 0.9%生理盐水和静脉甲氧氯普胺治疗成功未出现肾损伤。

1. Rengstorff DS, *et al.* Felbamate overdose complicated by massive crystalluria and acute renal failure. *J Toxicol Clin Toxicol* 2000; **38:** 667–9.
2. Meier KH, *et al.* Acute felbamate overdose with crystalluria. *Clin Toxicol* 2005; **43:** 189–92.

注意事项

非尔氨酯禁用于有血液病史或肝损伤的患者。由于可能引起致命的再生障碍性贫血或急性肝功能衰竭，因此非尔氨酯仅用于治疗严重的、对其他抗癫痫药无效的癫痫。应告知患者及家属再生障碍性贫血的症状，一旦出现症状立即报告。患者开始治疗前、治疗期间（见下文**用途和用法**下的**癫痫**项下）应定期进行全血细胞计数。再生障碍性贫血也有可能在停药后发生，所以应继续监测患者一段时间。治疗前和治疗中也应定期（1～2周的间隔）进行肝功能检查。如果出现骨髓抑制和肝脏异常的迹象应停止非尔氨酯的使用。

肾损伤患者应谨慎使用非尔氨酯。非尔氨酯可能引起光敏反应，因此应劝告患者服药期间采取防护措施以免暴露在紫外线辐射中。

停止非尔氨酯治疗时应谨慎，见下文的**用途和用法**。

哺乳 有关抗癫痫治疗与哺乳的评论见第448页。

驾驶 有关抗癫痫药与驾驶的评论见第449页。

老年人 老年患者慎用非尔氨酯（见下文的**老年人用法**）。

妊娠 有关妊娠期间癫痫治疗的评论见第449页。

药物相互作用

抗癫痫药之间有着复杂的相互作用，可能会造成毒性增强而抗癫痫活性并不相应增加。这类相互作用变数大而且不可预知，建议联合治疗时应进行血药浓度监测。非尔氨酯的代谢可被苯妥英、苯巴比妥或卡马西平等药酶诱导剂加强；相反，非尔氨酯的半衰期可被加巴喷丁延长。非尔氨酯可抑制或增强其他抗癫痫药的代谢，治疗中加入非尔氨酯时应谨慎。

抗凝血药 非尔氨酯对华法林的影响见第1372页。

抗癫痫药 非尔氨酯对其他抗癫痫药的影响见卡马西平（第454页）、苯巴比妥（第472页）、苯妥英（第476页）、丙戊酸（第487页）。

性激素类 非尔氨酯对口服避孕药的影响见口服避孕药（第2002页）和孕二烯酮（第2037页）。

药动学

非尔氨酯经胃肠道可以很好吸收，口服后 1～6h 达到峰浓度，蛋白结合率 22%～25%。部分在肝脏经羟基化作用和结合作用代谢成无活性的代谢产物。非尔氨酯主要以代谢物和原形（40%～50%）从肾脏排泄，仅有少于 5%的从粪便排泄。终末半衰期为 16～23h。非尔氨酯可以进入乳汁。

临床用药剂量时非尔氨酯的药动学是线性的，血浆治疗浓度是 30～80μg/ml。

非尔氨酯的药动学可受到其他抗癫痫药的影响（见上文的**药物相互作用**项下）。

下文的**用途和用法**中介绍了非尔氨酯在老年人和肾损伤患者中的药动学。

用途和用法

非尔氨酯为氨基甲酸酯类，结构类似甲丙氨酯（第976页），用于治疗癫痫（见下文）。因其毒性，仅用于其他药物无效的重症癫痫。

非尔氨酯口服可用作伴或不伴继发全身性发作的成人难治性部分发作的单药治疗或辅助治疗。在儿童，非尔氨酯则用于 Lennox-Gastaut 综合征引起的发作的辅助治疗（见下文）。

单一用药时，非尔氨酯初始剂量是每日 1.2g，分 3～4次口服。在密切的监测下可逐渐增加日剂量，根据患者的反应可每 2 周增加 600mg，直到增加到每日 2.4g。如果需要的话，此后的剂量可进一步增加，到每日的最大剂量 3.6g。

在辅助治疗中，非尔氨酯的初始剂量与单药相似，但应减少其他抗癫痫药的用量。辅助用药剂量可隔周增加 1.2g，直到每日最大剂量 3.6g。

与其他抗癫痫药一样，停止非尔氨酯治疗或换用其他药物应逐渐进行，以免增加发作频率。无癫痫发作的患者是否撤用抗癫痫药见第446页。

1. Pellock JM, *et al.* Felbamate: consensus of current clinical experience. *Epilepsy Res* 2006; **71:** 89–101.

儿童用法 用于 Lennox-Gastaut 综合征的辅助治疗，2～14岁儿童非尔氨酯的初始口服剂量为每日 15mg/kg，分 3～4 次服用。可隔周增加 15mg/kg，逐渐增加直至每日 45mg/kg 的最大剂量；如有需要，其他抗癫痫药可减量。4 岁以下儿童，非尔氨酯的有效性和耐受性已在讨论[1]。

14 岁及以上的患儿，给予成人通常剂量（见上文），用于伴或不伴继发全身性发作的难治性部分发作的单一治疗或辅助治疗。

1. Grosso S, *et al.* Efficacy and safety of felbamate in children under 4 years of age: a retrospective chart review. *Eur J Neurol* 2008; **15:** 940–6.

老年人用法 老年人可能需要较低的初始剂量和较慢滴定速度。服用单剂量的非尔氨酯后，老年人的血浆浓度和半衰期较年轻受试者高，平均清除率则较低；但多剂量给药后的药动学参数与年轻受试者相似[1]。

1. Richens A, *et al.* Single and multiple dose pharmacokinetics of felbamate in the elderly. *Br J Clin Pharmacol* 1997; **44:** 129–34.

在肾损伤中的用法 一项单剂量的药动学研究[1]表明，肾损伤患者非尔氨酯的初始剂量需要减少，增加剂量时要比肾功能正常的患者更加小心（注册药品信息建议初始和维持剂量减半）。

1. Glue P, *et al.* Single-dose pharmacokinetics of felbamate in patients with renal dysfunction. *Br J Clin Pharmacol* 1997; **44:** 91–3.

癫痫 虽然非尔氨酯在临床试验中能够很好耐受，但也有报道上市后出现虽然罕见但十分严重的不良反应[1,2]。再生障碍性贫血和严重的肝毒性反应往往导致某些患者死亡。尽管没有证据表明这些监测可以避免不良结果，但服用非尔氨酯的患者也应经常进行血细胞计数和监测肝酶。另外，认为接受第一年治疗后发生再生障碍性贫血的危险会降低，但血细胞计数的必要性仍然不清楚[3]。已有描述非尔氨酯成功的长期应用[4]。即使早期监测，再生障碍性贫血和肝损伤也可能是不可逆的[1]。在美国，非尔氨酯限制用于伴或不伴继发全身性发作的难治性部分发作的患者以及作为辅助治疗用于患 Lennox-Gastaut 综合征的儿童。合理用药的指南已经出版[3]。

在第446页中讨论了癫痫的所有治疗。

1. Dichter MA, Brodie MJ. New antiepileptic drugs. *N Engl J Med* 1996; **334:** 1583–90.
2. Appleton RE. The new antiepileptic drugs. *Arch Dis Child* 1996; **75:** 256–62.
3. French J, *et al.* The use of felbamate in the treatment of patients with intractable epilepsy. Report of the Quality Standards Subcommittee of the American Academy of Neurology and the American Epilepsy Society. *Epilepsia* 1999; **40:** 803–8. Also available at: http://www3.interscience.wiley.com/cgi-bin/fulltext/119061174/PDFSTART (accessed 01/09/08)
4. White JR, *et al.* Long-term use of felbamate: clinical outcomes and effect of age and concomitant antiepileptic drug use on its clearance. *Epilepsia* 2009; **50:** 2390–6.

制剂

专利制剂

Arg.: Felbamyl; ***Austria:*** Taloxa; ***Belg.:*** Taloxa; ***Cz.:*** Taloxa†; ***Fr.:*** Taloxa; ***Ger.:*** Taloxa; ***Hung.:*** Taloxa; ***Ital.:*** Taloxa; ***Neth.:*** Taloxa; ***Norw.:*** Taloxa; ***Port.:*** Taloxa; ***Swed.:*** Taloxa; ***Switz.:*** Taloxa; ***USA:*** Felbatol.

Fosphenytoin Sodium (*BANM*, *USAN*, *rINNM*) **磷苯妥英钠**

ACC-9653; ACC-9653-010; CI-982 (fosphenytoin or fosphenytoin sodium); Fosfenitoin Sodyum; Fosfenitoína sódica; Fosphénytoïne Sodique; Natrii Fosphenytoinum; PD-135711-15B. 5,5-Diphenyl-3-[(phosphonooxy)methyl]-2,4-imidazolidinedione disodium; 3 (Hydroxymethyl) 5,5 diphenylhydantoin disodium phosphate; 2,5-Dioxo-4,4-diphenylimidazolidin-1-ylmethyl phosphate disodium.

Натрий Фосфенитоин

$C_{16}H_{13}N_2Na_2O_6P$ = 406.2.

CAS — 93390-81-9 (fosphenytoin); 92134-98-0 (fosphenytoin sodium).

ATC — N03AB05.

ATC Vet — QN03AB05.

UNII — 7VLR55452Z.

(fosphenytoin)

Pharmacopoeias. In *US.*

USP 33 (Fosphenytoin Sodium) 白色至淡黄色固体。易溶于水。7.5%水溶液的 pH 为 8.5～9.5。贮藏于密闭容器中。

稳定性 见下面的参考文献。

1. Fischer JH, *et al.* Stability of fosphenytoin sodium with intravenous solutions in glass bottles, polyvinyl chloride bags, and polypropylene syringes. *Ann Pharmacother* 1997; **31**: 553–9.

不良反应和注意事项

参见**苯妥英**项下，第473页。

静脉给予磷苯妥英可引起严重的心血管反应，有时是致命的。因此，在静脉输注期间应连续监测心电图、血压和呼吸功能，结束静脉输注后应留观患者至少30min。推荐的剂量和给药速度有可能引起低血压，必要时可减慢输注速度或停止药物治疗。磷苯妥英禁用于窦性心动过缓、窦房阻滞、Ⅱ～Ⅲ度房室传导阻滞或 Stokes-Adams 综合征患者。

静脉给予磷苯妥英后可能出现灼伤、瘙痒、感觉异常，尤其是腹股沟部位，减慢输注速度或暂时停止静脉输注可减轻不适。

限制磷酸盐的患者服用磷苯妥英必须谨慎。有肝肾疾病的患者和白蛋白减少的患者磷苯妥英代谢为苯妥英的速度可能会增加，继而增加这些患者发生不良反应的危险。

对心血管系统的影响 英国 CSM[1] 2000 年 5 月宣布全世界已有 21 例与磷苯妥英有关的心搏停止、心室颤动和心跳停止报道。这些病例中有 5 例服用剂量或输注速度超过了推荐的剂量或速度。另外还有 36 例低血压、15 例心动过缓和 10 例不同程度的心脏传导阻滞的报道。大多数反应发生在输注 30min 内。一篇对 1997～2002 年间 FDA Adverse Event Reporting System 收到的因磷苯妥英输注引起的不良反应事件的综述[2]中，确认了 29 例不良心血管事件，包括 10 例死亡。这些报告中，5 例窦性停搏，4 例房室传导阻滞，8 例心搏停止，作者承认大部分患者有严重的混杂因素，包括肾损伤、卒中、急性心肌缺血或梗死、服药过量或感染。

1 名患者在接受相当于 1500mg 苯妥英的磷苯妥英，静脉输注 85min 后，心电图的变化与低钙血症引起的变化一致[3]。而患者最初的血钙是正常的，这提示这一效应可能是由于急性无机磷酸盐毒性引起的。

1. CSM/MCA. Fosphenytoin sodium (Pro-Epanutin): serious arrhythmias and hypotension. *Current Problems* 2000; **26**: 1.
2. Adams BD, *et al.* Fosphenytoin may cause hemodynamically unstable bradydysrhythmias. *J Emerg Med* 2006; **30**: 75–9.
3. Keegan MT, *et al.* Hypocalcemia-like electrocardiographic changes after administration of intravenous fosphenytoin. *Mayo Clin Proc* 2002; **77**: 584–6.

对皮肤的影响 对于携带 HLA 等位基因 HLA-B* 1502 的患者使用磷苯妥英可增加严重皮肤反应的危险性，见**苯妥英**的**注意事项**中的**皮肤反应**项下（第475页）。

卟啉病 苯妥英对于卟啉病患者是不安全的，谨慎起见，这一观点也适用于其前体药物磷苯妥英。

药物相互作用

参见**苯妥英**项下，第475页。

药动学

静脉输注结束和肌内注射 30min 后血浆中磷苯妥英的浓度最高，磷苯妥英的蛋白结合率高（95%～99%），主要为白蛋白，可被饱和。磷苯妥英可从蛋白结合位点置换苯妥英，在注射后 0.5～1h 可使未结合的苯妥英部分增加 30%。磷苯妥英快速、完全水解得到苯妥英，半衰期转变为 15min；1mmol 的磷苯妥英生成 1mmol 的苯妥英，磷酸盐和甲酸盐也一样。苯妥英的代谢产物从尿中排泄。参见苯妥英的药动学（第478页）。

1. Fischer JH, *et al.* Fosphenytoin: clinical pharmacokinetics and comparative advantages in the acute treatment of seizures. *Clin Pharmacokinet* 2003; **42**: 33–58.

用途和用法

磷苯妥英是苯妥英的前体药物（第473页），同样可作为癫痫持续状态（第450页）的急救治疗药物。也用于预防和治疗神经外科手术和头部创伤引起的外伤后继发癫痫（第479页）。在癫痫（第446页）的治疗中也作为口服苯妥英的短期注射用药的代品。

磷苯妥英以钠盐形式服用，磷苯妥英钠的剂量是用苯妥英钠等效剂量（PSE）来表示的；因此，当用磷苯妥英代替苯妥英时无需调整剂量，反之亦然。磷苯妥英可肌内注射或静脉输注，但儿童仅推荐静脉内给药这一给药途径。

按苯妥英钠等效剂量，静脉输注的最大速度不应超过是 150mg/min。静脉输注期间建议连续监测心电图、血压和呼吸功能，输注结束后患者应留观至少 30min。

治疗强直-阵挛发作时，在给予磷苯妥英钠之后，静脉或直肠给予苯二氮䓬类药物（如地西泮、劳拉西泮）。在英国，治疗强直-阵挛性癫痫的苯妥英等效负荷剂量是 15mg/kg，以 100～150mg/min 的速度单次静脉输注。因为不能很快达到苯妥英的峰浓度，所以肌注给药不适用于癫痫持续状态。治疗癫痫发作而不是持续状态的苯妥英等效负荷剂量是 10～15mg/kg，单次肌注给药或以 50～100mg/min 的速度静脉输注。癫痫持续状态和其他癫痫发作的苯妥英等效初始剂量是每日 4～5mg/kg，分 1～2 次肌注给药或以 50～100mg/min 的速度静脉输注，以后的剂量取决于患者的反应和苯妥英的血浆谷浓度值。

肌注给药或以 50～100mg/min 的速度静脉输注磷苯妥英可用连续 5 日口服相当全日剂量的苯妥英替代。

在美国，苯妥英等效负荷剂量允许用到 20mg/kg，初始维持剂量是每日 4～6mg/kg。

儿童剂量见下文。

较低的负荷剂量和（或）输注速度、较低的维持剂量和用药频率对于老年人来说是必要的，英国注册药品信息建议剂量或速度减少 10%～25%。有肝肾损伤的患者或患低蛋白血症的患者不是治疗癫痫持续状态时也应减少相似的剂量（见下文）。

1. Wilder BJ, *et al.* Safety and tolerance of multiple doses of intramuscular fosphenytoin substituted for oral phenytoin in epilepsy or neurosurgery. *Arch Neurol* 1996; **53**: 764–8.
2. Meek PD, *et al.* Guidelines for nonemergency use of parenteral phenytoin products: proceedings of an expert panel consensus process. *Arch Intern Med* 1999; **159**: 2639–44.
3. Heafield MTE. Managing status epilepticus: new drug offers real advantages. *BMJ* 2000: **320**: 953–4.
4. DeToledo JC, Ramsay RE. Fosphenytoin and phenytoin in patients with status epilepticus: improved tolerability versus increased costs. *Drug Safety* 2000; **22**: 459–66.
5. McCleane GJ. Intravenous infusion of fosphenytoin produces prolonged pain relief: a case report. *J Pain* 2002; **3**: 156–8.
6. Fischer JH, *et al.* Fosphenytoin: clinical pharmacokinetics and comparative advantages in the acute treatment of seizures. *Clin Pharmacokinet* 2003; **42**: 33–58.
7. Rudis MI, *et al.* Cost-effectiveness of oral phenytoin, intravenous phenytoin, and intravenous fosphenytoin in the emergency department. *Ann Emerg Med* 2004; **43**: 386–97.
8. Eriksson K, *et al.* Fosphenytoin. *Expert Opin Drug Metab Toxicol* 2009; **5**: 695–701.

儿童用法 在英国，磷苯妥英钠用于治疗 5 岁以上儿童癫痫发作的急救治疗，也用于颅脑外伤或颅脑手术引起创伤后惊厥的治疗。通常静脉给药，剂量用苯妥英钠的等效剂量来使用。

治疗强直-阵挛性癫痫持续状态，负荷剂量以每分钟 2～3mg/kg 的速率静滴，按苯妥英钠等效剂量是 15mg/kg，单次给药；然而，*BNFC 2010/11* 允许剂量是 20mg/kg。除癫痫持续状态外，治疗和预防癫痫发作，负荷剂量以每分钟 1～2mg/kg 的速率静滴，苯妥英钠的等效剂量 10～15mg/kg（单次给药），最大负荷剂量是每分钟 3mg/kg 或是每分钟 150mg，不能超过该值。癫痫持续状态和其他癫痫发作的苯妥英钠等效剂量的初始维持剂量是 4～5mg/kg，每日分 1～4 次注射，速率为每分钟 1～2mg/kg，每分钟不超过 100mg。剂量根据患儿反应和苯妥英钠血药浓度确定。

磷苯妥英钠以每分钟 1～2mg/kg 的速率给予，每分钟不超过 50～100mg，可以代替每日总的口服等效剂量苯妥英钠达 5 天。

那些适用于成人的注意事项也适用于儿童临床参数和血浆苯妥英浓度的监测（见上文）。

在肝损伤或肾损伤中的用法 磷苯妥英转化为苯妥英的速度和程度在肝硬化或肾损伤需透析患者和健康受试者中无显著不同[1]。但在有肝肾损伤的患者中存在磷苯妥英清除率增加和苯妥英达峰时间缩短的趋势。因此，建议给予较低剂量的磷苯妥英或以更慢的速度输注（见上文的注册药品推荐）。

1. Aweeka FT, *et al.* Pharmacokinetics of fosphenytoin in patients with hepatic or renal disease. *Epilepsia* 1999; **40**: 777–82.

制剂

USP 33: Fosphenytoin Sodium Injection.

专利制剂

Austria: Pro-Epanutin†; ***Canad.:*** Cerebyx; ***Denm.:*** Pro-Epanutin; ***Fin.:*** Pro-Epanutin; ***Fr.:*** Prodilantin; ***Gr.:*** Pro-Epanutin; ***Irl.:*** Pro-Epanutin; ***Neth.:*** Pro-Epanutin†; ***Norw.:*** Pro-Epanutin; ***Spain:*** Cereneu†; ***Swed.:*** Pro-Epanutin; ***UK:*** Pro-Epanutin; ***USA:*** Cerebyx.

Gabapentin (*BAN, USAN, rINN*) 加巴喷丁

CI-945; Gabapentiini; Gabapentina; Gabapentine; Gabapentinum; GOE-3450. 1-(Aminomethyl)cyclohexaneacetic acid.

Габапентин

$C_9H_{17}NO_2$ = 171.2.

CAS — 60142-96-3.

ATC — N03AX12.

ATC Vet — QN03AX12.

UNII — 6CW7F3G59X.

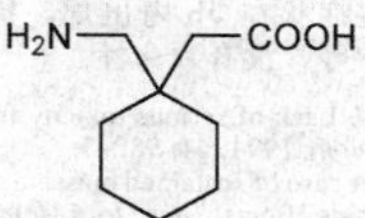

Pharmacopoeias. In *US.*

USP 33 (Gabapentin) 白色到灰白色结晶性固体。易溶于水、酸性和碱性溶液中。2%水溶液的 pH 为6.5～8。

不良反应和注意事项

加巴喷丁最常见的不良反应有瞌睡、头晕、共济失调和疲乏。偶见眼球震颤、震颤、复视、感觉异常、咽炎、鼻炎、发音困难、恶心、呕吐、体重增加、水肿、消化不良、健忘（记忆缺失）、虚弱、感觉异常、关节痛、紫癜、白细胞减少和尿路感染。罕见的不良反应是胰腺炎、肝功能试验改变、多形性红斑、Stevens-Johnson 综合征、肌痛、头痛和糖尿病患者的血糖波动。一般精神症状有混乱、抑郁、神经过敏，罕见有幻觉和重性精神病。其他不良反应包括急性肾衰、过敏反应、脱发、血管性水肿、胸痛、肝炎、黄疸、运动障碍疾病（如手足徐动症）、运动障碍和肌张力障碍、心悸、血小板减少、耳鸣也有报道。

加巴喷丁过量服用，尤其是与其他中枢抑制药合用，可能导致昏迷（见下文）。

加巴喷丁应慎用于有肾损伤及行血液透析的患者。有报道服用加巴喷丁可出现某些尿蛋白试验假阳性的结果。

停止加巴喷丁治疗时应谨慎，见下文的**用途和用法**项下。

不良反应发生率 一项上市后监测的研究[1]中，3100 名患者服用加巴喷丁，最常见的不良反应是困倦和镇静，发生率为 6.7%。其他不良反应的发生率为：头痛，3.6%；疲倦，3.5%；恶心、呕吐，2.6%；头晕，2.4%。较少见的不良反应有皮疹、视觉损害和共济失调。总之，因不良反应停药的患者有 10%。研究中还包含 136 名小于 12 岁儿童的数据，据报道，最常见的治疗相关性不良反应是湿疹、皮疹、呕吐。该研究中，母亲妊娠期间服用过加巴喷丁的 11 名婴儿中，无一人有认知异常。

1. Wilton LV, Shakir S. A postmarketing surveillance study of gabapentin as add-on therapy for 3,100 patients in England. *Epilepsia* 2002; **43**: 983–92.

哺乳 哺乳和妊娠期间加巴喷丁的药动学评论见下文的**药动学**。有关抗癫痫治疗与哺乳的评论见第448页。

致癌性 1990 年一项在啮齿动物中进行的加巴喷丁研究报道，因观察到胰腺肿瘤而暂时停止[1]。然而该肿瘤是良性的，且仅在大剂量时出现，因而认为与人类无关。

1. Ramsay RE. Clinical efficacy and safety of gabapentin. *Neurology* 1994; **44** (suppl 5): S23–S30.

驾驶 有关抗癫痫药与驾驶的评论见第449页。

对骨的影响 抗癫痫药包括加巴喷丁对骨、钙以及维生素 D 的影响见**苯妥英**项下（第474页）。

对肝脏的影响 有报道[1]患者用加巴喷丁 300mg，每日 3 次，治疗糖尿病性神经病变。2 周后出现了阻塞性黄疸。停用加巴喷丁后临床症状和肝功能试验结果都有改善。

1. Richardson CE, *et al.* Gabapentin induced cholestasis. *BMJ* 2002; **325**: 635.

对心理功能的影响 包括加巴喷丁在内的抗癫痫药对认知能力和精神状态（包括自杀倾向的危险）的影响见第448页。

对骨骼肌的影响 一例报道[1]中，1 名糖尿病患者使用加巴喷丁导致横纹肌溶解，伴血尿和急性肾衰，停药后，症状逐渐消失。

1. Bilgir O, *et al.* Gabapentin-induced rhabdomyolysis in a patient with diabetic neuropathy. *Intern Med* 2009; **48:** 1085–7.

对皮肤的影响 与其他抗癫痫药相比，加巴喷丁的皮肤反应较少，见**苯妥英**，第474页。

过量 1名16岁女孩摄入48.9g加巴喷丁后6h出现了头晕的症状，接下来的2h出现嗜睡但可被唤醒[1]。服药8.5h后其血浆加巴喷丁浓度是62μg/ml。到了18h，患者恢复了警觉未再抱怨嗜睡和头晕。在另一报道[2]中，1名肾衰患者不小心接受了3周高剂量的加巴喷丁，血药浓度高达85μg/ml，但无严重的不良反应发生。然而，1名晚期肾病患者在血液透析阶段两次超量服用加巴喷丁，出现了明显的嗜睡和缺氧严重到需要插管；血液透析有助于改善症状[3]。一项加巴喷丁暴露（报告给3个毒物中心）的前瞻性观察研究[4]描述了20名患者的病例系列，这些患者服用加巴喷丁的剂量从35g到50g不等。在这些患者中，12人出现了临床症状，包括困倦、头晕、消化功能紊乱、低血压和温和的心动过速。这些症状在5h内出现，持续不到24h；总体而言，毒性中等，没有致命性。

1. Fischer JH, *et al.* Lack of serious toxicity following gabapentin overdose. *Neurology* 1994; **44:** 982–3.
2. Verma A, *et al.* A case of sustained massive gabapentin overdose without serious side effects. *Ther Drug Monit* 1999; **21:** 615–17.
3. Jones H, *et al.* Gabapentin toxicity requiring intubation in a patient receiving long-term hemodialysis. *Ann Intern Med* 2002; **137:** 74.
4. Klein-Schwartz W, *et al.* Characterization of gabapentin overdose using a poison center case series. *J Toxicol Clin Toxicol* 2003; **41:** 11–15.

妊娠 哺乳和妊娠期间加巴喷丁的药动学评论见下文的**药动学**。

有关妊娠期间癫痫治疗的评论见第449页。

药物相互作用

含有铝和镁的抗酸药可以减少加巴喷丁从胃肠道吸收；因此服用此类抗酸药后至少2h后再服用加巴喷丁。吗啡报道可降低加巴喷丁的清除；因此，对于同时用这两种药物的患者应监测中枢神经系统症状，同时减少药物剂量。西咪替丁可以降低加巴喷丁的肾脏清除率，但注册药品信息认为这无重要的临床意义。加巴喷丁与其他抗癫痫药可能的相互作用见**苯妥英**项下（第475页）和**非尔氨酯**项下（第460页）。

药动学

加巴喷丁通过饱和机制从胃肠道吸收。多次给药后，通常服药2～3h后可达峰浓度，1～2天可达稳态。加巴喷丁几乎不被代谢，绝大多数以原形随尿液排泄，其余随粪便排泄。加巴喷丁广泛分布于全身，但血浆蛋白结合率极低。消除半衰期为5～7h，加巴喷丁可分布到乳汁中。

1. Blum RA, *et al.* Pharmacokinetics of gabapentin in subjects with various degrees of renal function. *Clin Pharmacol Ther* 1994; **56:** 154–9.
2. Elwes RDC, Binnie CD. Clinical pharmacokinetics of newer antiepileptic drugs: lamotrigine, vigabatrin, gabapentin and oxcarbazepine. *Clin Pharmacokinet* 1996; **30:** 403–15.
3. Berry DJ, *et al.* The absorption of gabapentin following high dose escalation. *Seizure* 2003; **12:** 28–36.
4. Carlsson KC, *et al.* A population pharmacokinetic model of gabapentin developed in nonparametric adaptive grid and nonlinear mixed effects modeling. *Ther Drug Monit* 2009; **31:** 86–94.

儿童 一项在1个月～12岁健康的儿童中进行的加巴喷丁单剂量药动学研究[1]结果显示，不同年龄组服药后均在2～3h达到峰浓度，但年龄大于5岁组的平均浓度较高，较年龄小的组大约高出30%。得出的结论为1个月～5岁的儿童加巴喷丁安全有效的初始剂量是每日40mg/kg，年龄在5～12岁的儿童初始剂量是每日30mg/kg（许可剂量见下文的**儿童用法**）。一项癫痫未控制儿童患者（3～15岁）的药动学研究[2]发现，与成人相比，口服加巴喷丁的平均清除高于成人。

1. Haig GM, *et al.* Single-dose gabapentin pharmacokinetics and safety in healthy infants and children. *J Clin Pharmacol* 2001; **41:** 507–14.
2. Tallian KB, *et al.* Pharmacokinetics of gabapentin in paediatric patients with uncontrolled seizures. *J Clin Pharm Ther* 2004; **29:** 511–15.

妊娠和哺乳 研究了6名在妊娠、分娩和哺乳期间服用加巴喷丁的妇女及其子女的药动学[1]。结果提示加巴喷丁可通过胎盘并沉积在胎儿体内，但影响尚不清楚。除了1名婴儿在出生后8h出现发绀和轻度肌张力减退，所有出生儿包括早产儿都平安无事，而且所有婴儿都是健康的。

加巴喷丁可广泛分布到乳汁中，且新生儿比成人的加巴喷丁清除率低，半衰期是14h。然而，母乳喂养婴儿的血药浓度低，相关婴儿剂量估计只有母亲（依体重调整的剂量）的1.3%～3.8%，为每日0.2～1.3mg/kg。婴儿中无不良反应报道。作者认为哺乳期服用加巴喷丁是安全的。

1. Öhman I, *et al.* Pharmacokinetics of gabapentin during delivery, in the neonatal period, and lactation: does a fetal accumulation occur during pregnancy? *Epilepsia* 2005; **46:** 1621–4.

用途和用法

加巴喷丁以单药治疗或联合治疗用于伴或不伴有继发全身性发作的部分癫痫发作。一般认为加巴喷丁对失神发作无效。虽然加巴喷丁是γ-氨基丁酸（GABA）的类似物，但它既不是γ-氨基丁酸的激动剂也不是拮抗剂，加巴喷丁的作用机制目前还不清楚。加巴喷丁也用于治疗神经性疼痛。

在英国，加巴喷丁治疗**癫痫**（见下文）的成人初始剂量是治疗的第一天口服300mg；第二天300mg，每日2次；第三天300mg，每日3次；或者加巴喷丁第一天给予300mg，每日3次，此后的剂量可每2～3天增加300mg，直到有效地控制癫痫症状，通常的剂量范围应在每日0.9～3.6g。最高达每日4.8g也可较好耐受。在美国也使用相同剂量。全日剂量应当等分成3次服用，服药的时间间隔最长不要超过12h。

儿童剂量详见下文。

加巴喷丁治疗成人**神经性疼痛**（见下文）时，剂量应当逐步增加到通常每日1.8g的最大剂量，分3次服用。治疗方式与癫痫的用药剂量相似，有时也用更高剂量。

当与其他抗癫痫药合用时，不管是停用加巴喷丁或是与其他药物进行调整都应当逐渐进行以免增加癫痫发作，注册药品信息建议至少要在7天内逐渐减少剂量不论适应证。无癫痫发作的患者是否需要停止抗癫痫治疗见第446页。

有肾损伤的癫痫患者需要减量，见下文。

加巴喷丁恩那卡比（XP-B135）为加巴喷丁前体药物，现研究用于治疗糖尿病神经痛、疱疹后神经痛和下肢不宁综合征，也用于偏头痛的预防治疗。

儿童用法 在英国，伴或不伴继发性全身性癫痫的治疗，加巴喷丁批准作为6岁以上儿童的*辅助治疗*或12岁以上儿童的单一治疗。加巴喷丁作为*辅助治疗*的初始剂量为每日10～15mg/kg，使用3天直到有效控制癫痫，此时剂量控制在每日25～35mg/kg，分3次给药。最高剂量可到每日50mg/kg，也可耐受。尽管没有批准用于年幼儿童，*BNFC 2010/11* 建议2岁及以上儿童从初始日剂量10mg/kg开始增加，直到常用维持剂量为每日30～70mg/kg，分3次给药；6～12岁儿童建议最大剂量是70mg/kg。年龄稍大一些的儿童可给予成人剂量（见上文），最大剂量为每日3.6g。当作为*单药疗法*时，可给予成人剂量。

在美国，加巴喷丁批准用于3岁及以上儿童的*辅助治疗*。初始剂量同英国；3～4岁儿童的维持剂量为每日40mg/kg，5岁及以上儿童的维持剂量为每日25～35mg/kg。12岁及以上儿童剂量同成人（见上文。）

总剂量分为三次等剂量，最大的给药间隔不超过12h。

药动学研究显示，年幼儿童的初始剂量比年长一些的孩子更高，见上文**药动学**下的**儿童**。

在肾损伤中的用法 有肾损伤或接受血液透析的癫痫患者建议减少加巴喷丁的剂量。英国注册药品信息推荐根据肌酐清除率确定适当的维持剂量并分3次服用：

- 肌酐清除率50～79ml/min：每日600～1800mg；
- 肌酐清除率30～49ml/min：每日300～900mg；
- 肌酐清除率15～29ml/min：隔日300mg到每日600mg；
- 肌酐清除率小于15ml/min：隔日300mg到每日300mg。

接受血液透析的又从未服用过加巴喷丁的患者，推荐的负荷剂量是300～400mg，每4h的透析后剂量是200～300mg。不透析时不给予加巴喷丁（见上文过量）。

肉毒鱼类中毒 加巴喷丁能够缓解肉毒鱼类中毒的某些神经系统症状（见**甘露醇**，第1280页）

癫痫 对常规抗癫痫药耐受的伴有或不伴有继发全身性发作的难治性部分发作可用加巴喷丁作为辅助治疗。在双盲安慰剂对照的研究[1～4]中发现，加用加巴喷丁后，这些患者的发作频率减低。长期疗效也是令人鼓舞的[5～7]。由于加巴喷丁不与其他抗癫痫药发生相互作用，因此特别适合于辅助治疗。加巴喷丁的剂量是根据临床反应进行调整而不是通过血药浓度监测来调整。

加巴喷丁也可单一用药治疗部分性癫痫[8～10]，但其作为辅助药物治疗全身性发作的有效性还不确定。

已经发现作为儿童难治性部分癫痫发作的辅助用药，加巴喷丁是有效的[11]。

1. UK Gabapentin Study Group. Gabapentin in partial epilepsy. *Lancet* 1990; **335:** 1114–17.
2. Sivenius J, *et al.* Double-blind study of gabapentin in the treatment of partial seizures. *Epilepsia* 1991; **32:** 539–42.
3. US Gabapentin Study Group. Gabapentin as add-on therapy in refractory partial epilepsy: a double-blind, placebo-controlled, parallel-group study. *Neurology* 1993; **43:** 2292–8.
4. Anhut H, *et al.* International Gabapentin Study Group. Gabapentin (Neurontin) as add-on therapy in patients with partial seizures: a double-blind, placebo-controlled study. *Epilepsia* 1994; **35:** 795–801.
5. US Gabapentin Study Group. The long-term safety and efficacy of gabapentin (Neurontin®) as add-on therapy in drug-resistant partial epilepsy. *Epilepsy Res* 1994; **18:** 67–73.
6. Sivenius J, *et al.* Long-term study with gabapentin in patients with drug-resistant epileptic seizures. *Arch Neurol* 1994; **51:** 1047–50.
7. Anhut H, *et al.* Long-term safety and efficacy of gabapentin (Neurontin) as add-on therapy in patients with refractory partial seizures. *J Epilepsy* 1995; **8:** 44–50.
8. Ojemann LM, *et al.* Long-term treatment with gabapentin for partial epilepsy. *Epilepsy Res* 1992; **13:** 159–65.
9. Beydoun A, *et al.* Gabapentin monotherapy II: a 26-week, double-blind, dose-controlled multicenter study of conversion from polytherapy in outpatients with refractory complex partial or secondarily generalized seizures. *Neurology* 1997; **49:** 746–52.
10. Chadwick DW, *et al.* A double-blind trial of gabapentin monotherapy for newly diagnosed partial seizures. *Neurology* 1998; **51:** 1282–8.
11. Appleton R, *et al.* Gabapentin as add-on therapy in children with refractory partial seizures: a 12-week, multicentre, double-blind, placebo-controlled study. *Epilepsia* 1999; **40:** 1147–54.

头痛 已有加巴喷丁用于预防*偏头痛*（第587页）并取得疗效的报道[1]。加巴喷丁对于*丛集性头痛*（第587页）的治疗也是有效的[2,3]。并试用于[4]*慢性头痛*和*高原病*（第1129页）[5]相关性头痛的预防。

加巴喷丁的前体药物，加巴喷丁恩卡那比，正处于头痛预防的测试阶段。

1. Mathew NT, *et al.* Efficacy of gabapentin in migraine prophylaxis. *Headache* 2001; **41:** 119–128.
2. Leandri M, *et al.* Drug-resistant cluster headache responding to gabapentin: a pilot study. *Cephalalgia* 2001; **21:** 744–6.
3. Schuh-Hofer S, *et al.* The use of gabapentin in chronic cluster headache patients refractory to first-line therapy. *Eur J Neurol* 2007; **14:** 694–6.
4. Spira PJ, Beran RG. Australian Gabapentin Chronic Daily Headache Group. Gabapentin in the prophylaxis of chronic daily headache: a randomized, placebo-controlled study. *Neurology* 2003; **61:** 1753–9.
5. Jafarian S, *et al.* Gabapentin for prevention of hypobaric hypoxia-induced headache: randomized double-blind clinical trial. *J Neurol Neurosurg Psychiatry* 2008; **79:** 321–3.

呃逆 加巴喷丁已试用于呃逆的治疗[1,2]。难治性呃逆的治疗详见**氯丙嗪**，第947页。

1. Hernández JL, *et al.* Gabapentin for intractable hiccup. *Am J Med* 2004; **117:** 279–81.
2. Alonso-Navarro H, *et al.* Refractory hiccup: successful treatment with gabapentin. *Clin Neuropharmacol* 2007; **30:** 186–7.

热潮红 加巴喷丁对于乳腺癌治疗中出现的热潮红是有效的；一项有420名经历乳腺癌热潮红（包括正在接受积极的化疗，但大多数参加者接受辅助的内分泌疗法）患者参加的研究发现，每日900mg分3次服用加巴喷丁8周是有效的，尽管不是每日300mg的剂量[1]。

有证据表明同样剂量（每日900mg）的加巴喷丁对妇女的更年期热潮红（第2010页）也是有效的[2,3]。另一项随机安慰剂对照研究发现[4]，每日2.4g加巴喷丁治疗绝经后女性热潮红效果与结合雌激素625mg每日服用的疗效相当。一项荟萃分析得出结论[5]，加巴喷丁可降低自然条件下或药物治疗的妇女热潮红的频率和严重程度20%～30%，尽管是以出现头晕、嗜睡等不良反应而导致停药为代价的。

1. Pandya KJ, *et al.* Gabapentin for hot flashes in 420 women with breast cancer: a randomised double-blind placebo-controlled trial. *Lancet* 2005; **366:** 818–24.
2. Guttuso T, *et al.* Gabapentin's effects on hot flashes in postmenopausal women: a randomized controlled trial. *Obstet Gynecol* 2003; **101:** 337–45.
3. Loprinzi CL, *et al.* Phase III trial of gabapentin alone or in conjunction with an antidepressant in the management of hot flashes in women who have inadequate control with an antidepressant alone: NCCTG N03C5. *J Clin Oncol* 2007; **25:** 308–12.
4. Reddy SY, *et al.* Gabapentin, estrogen, and placebo for treating hot flushes: a randomized controlled trial. *Obstet Gynecol* 2006; **108:** 41–8.
5. Toulis KA, *et al.* Gabapentin for the treatment of hot flashes in women with natural or tamoxifen-induced menopause: a systematic review and meta-analysis. *Clin Ther* 2009; **31:** 221–35.

Lesch-Nyhan 综合征 有报道 Lesch-Nyhan 综合征（第948页）患者的严重自我致残倾向可通过给予加巴喷丁等抗癫痫药得到改善[1]。

1. McManaman J, Tam DA. Gabapentin for self-injurious behavior in Lesch-Nyhan syndrome. *Pediatr Neurol* 1999; **20:** 381–2.

运动神经元病 加巴喷丁因可抑制谷氨酸盐的形成，因此有可能用于治疗肌萎缩侧索硬化（见**运动神经元病**，第2321页）。早期研究[1]的结果证明了有效的趋势，然而一项随机试验[2]未能证实加巴喷丁对疾病的进展或症状有何益处。

1. Miller RG, *et al.* Placebo-controlled trial of gabapentin in patients with amyotrophic lateral sclerosis. *Neurology* 1996; **47:** 1383–8.
2. Miller RG, *et al.* Phase III randomized trial of gabapentin in patients with amyotrophic lateral sclerosis. *Neurology* 2001; **56:** 843–8.

多发性硬化 加巴喷丁被发现可用来控制多发性硬化（第858页）患者的疼痛、痉挛、僵直状态[1~6]。它治疗多发性硬化继发的[7]眼球震颤更有效。

1. Mueller ME, *et al.* Gabapentin for relief of upper motor neuron symptoms in multiple sclerosis. *Arch Phys Med Rehabil* 1997; **78:** 521–4.
2. Samkoff LM, *et al.* Amelioration of refractory dysesthetic limb pain in multiple sclerosis by gabapentin. *Neurology* 1997; **49:** 304–5.
3. Solaro C, *et al.* An open-label trial of gabapentin treatment of paroxysmal symptoms in multiple sclerosis patients. *Neurology* 1998; **51:** 609–11.
4. Dunevsky A, Perel AB. Gabapentin for relief of spasticity associated with multiple sclerosis. *Am J Phys Med Rehabil* 1998; **77:** 451–4.
5. Cutter NC, *et al.* Gabapentin effect on spasticity in multiple sclerosis: a placebo-controlled, randomized trial. *Arch Phys Med Rehabil* 2000; **81:** 164–9.
6. Solaro C, *et al.* Gabapentin is effective in treating nocturnal painful spasms in multiple sclerosis. *Multiple Sclerosis* 2000; **6:** 192–3.
7. Shery T, *et al.* The effects of gabapentin and memantine in acquired and congenital nystagmus: a retrospective study. *Br J Ophthalmol* 2006; **90:** 839–43.

神经性疼痛 抗癫痫药是治疗对阿片类镇痛药（见**镇痛药的选择**，第4页）不敏感的神经性疼痛的药物之一。虽然卡马西平似乎是最经常使用的抗癫痫药，但加巴喷丁也可用于治疗神经性疼痛[1~5]，包括中枢性疼痛[6]（见第7页）、复杂区域疼痛综合征（见第7页）、带状疱疹后神经痛[7~9]（见第10页）、三叉神经痛（见第10页）和糖尿病性神经病[10,11]（见第7页）。也用于术后疼痛（见下文）。

一项糖尿病多神经病和带状疱疹后神经痛的小型研究表明，加巴喷丁联合去甲替林治疗神经痛比二者的单独用药效果好[12]。

加巴喷丁的前体药物加巴喷丁恩那卡比用于治疗糖尿病性疼痛和带状疱疹后神经痛正在研究中。

1. Rose MA, Kam PC. Gabapentin: pharmacology and its use in pain management. *Anaesthesia* 2002; **57:** 451–62.
2. Backonja M, Glanzman RL. Gabapentin dosing for neuropathic pain: evidence from randomized, placebo-controlled clinical trials. *Clin Ther* 2003; **25:** 81–104.
3. Wiffen PJ, *et al.* Gabapentin for acute and chronic pain. Available in The Cochrane Database of Systematic Reviews; Issue 3. Chichester: John Wiley; 2005 (accessed 09/06/08).
4. Gilron I. Gabapentin and pregabalin for chronic neuropathic and early postsurgical pain: current evidence and future directions. *Curr Opin Anaesthesiol* 2007; **20:** 456–72.
5. Tzellos TG, *et al.* Efficacy of pregabalin and gabapentin for neuropathic pain in spinal-cord injury: an evidence-based evaluation of the literature. *Eur J Clin Pharmacol* 2008; **64:** 851–8.
6. Schachter SC, Sauter MK. Treatment of central pain with gabapentin: case reports. *J Epilepsy* 1996; **9:** 223–5.
7. Rowbotham M, *et al.* Gabapentin for the treatment of postherpetic neuralgia: a randomized controlled trial. *JAMA* 1998; **280:** 1837–42.
8. Rice ASC, Maton S. Gabapentin in postherpetic neuralgia: a randomised, double blind, placebo controlled study. *Pain* 2001; **94:** 215–24.
9. Singh D, Kennedy DH. The use of gabapentin for the treatment of postherpetic neuralgia. *Clin Ther* 2003; **25:** 852–89.
10. Backonja M, *et al.* Gabapentin for the symptomatic treatment of painful neuropathy in patients with diabetes mellitus: a randomized controlled trial. *JAMA* 1998; **280:** 1831–6.
11. Morello CM, *et al.* Randomized double-blind study comparing the efficacy of gabapentin with amitriptyline on diabetic peripheral neuropathy pain. *Arch Intern Med* 1999; **159:** 1931–7.
12. Gilron I, *et al.* Nortriptyline and gabapentin, alone and in combination for neuropathic pain: a double-blind, randomised controlled crossover trial. *Lancet* 2009; **374:** 1252–61.

帕金森综合征 一项有19名帕金森综合征（第763页）患者参加的双盲研究表明加巴喷丁可以改善帕金森病患者的分级，但对于个体的体征和症状的改善不明显[1]。6名患有进行性核上性麻痹的患者给予加巴喷丁后，有5人的病情发生了恶化。另一有15名伴有运动障碍患者的研究[2]没有发现任何加巴喷丁治疗的显著的临床意义。

1. Olson WL, *et al.* Gabapentin for parkinsonism: a double-blind, placebo-controlled, crossover trial. *Am J Med* 1997; **102:** 60–6.
2. Van Blercom N, *et al.* Effects of gabapentin on the motor response to levodopa: a double-blind, placebo-controlled, crossover study in patients with complicated Parkinson disease. *Clin Neuropharmacol* 2004; **27:** 124–8.

术后镇痛 目前临床上对使用包括加巴喷丁等抗癫痫药在内的镇痛佐剂（见第5页）来调整阿片样物质剂量和术后镇痛疗效的兴趣正在逐渐增加[1,2]。然而，一篇系统性综述认为目前缺乏加巴喷丁有益于急性疼痛的证据，并且给出了对急性疼痛更有效的镇痛药[3]。然而最新的综述发现，围手术期使用加巴喷丁可有效地降低阿片的消耗和减缓术后疼痛；进一步的研究也证实了这点[4]。据说，围手术期使用加巴喷丁还有其他好处，包括缓解术前焦虑、降低插管对血液动力的影响以及缓解术后恶心呕吐症状[5]。

1. Dahl JB, *et al.* 'Protective premedication': an option with gabapentin and related drugs? A review of gabapentin and pregabalin in the treatment of post-operative pain. *Acta Anaesthesiol Scand* 2004; **48:** 1130–6.
2. Dauri M, *et al.* Gabapentin and pregabalin for the acute postoperative pain management: a systematic-narrative review of the recent clinical evidences. *Curr Drug Targets* 2009; **10:** 716–33.
3. Wiffen PJ, *et al.* Gabapentin for acute and chronic pain. Available in The Cochrane Database of Systematic Reviews; Issue 3. Chichester: John Wiley; 2005 (accessed 09/06/08).
4. Tiippana EM, *et al.* Do surgical patients benefit from perioperative gabapentin/pregabalin? A systematic review of efficacy and safety. *Anesth Analg* 2007; **104:** 1545–56.
5. Kong VKF, Irwin MG. Gabapentin: a multimodal perioperative drug? *Br J Anaesth* 2007; **99:** 775–86.

精神障碍 加巴喷丁具有抗精神病的特性，用于治疗精神障碍，包括抗抑郁的治疗[1]（第352页）及创伤后应激障碍的治疗[2]（第926页）。尽管早期开放性的研究[3]发现加巴喷丁对治疗双相障碍（第351页）有益，但随机对照研究仍没有证实这种效果[4~6]。加巴喷丁对社交焦虑症的研究仍在进行（见**惊恐障碍**，第925页）。

1. Yasmin S, *et al.* Adjunctive gabapentin in treatment-resistant depression: a retrospective chart review. *J Affect Disord* 2001; **63:** 243–7.
2. Malek-Ahmadi P. Gabapentin and posttraumatic stress disorder. *Ann Pharmacother* 2003; **37:** 664–6.
3. Maidment ID. Gabapentin treatment for bipolar disorders. *Ann Pharmacother* 2001; **35:** 1264–9.
4. Pande AC, *et al.* Gabapentin in bipolar disorder: a placebo-controlled trial of adjunctive therapy. *Bipolar Disord* 2000; **2:** 249–55.
5. Frye MA, *et al.* A placebo-controlled study of lamotrigine and gabapentin monotherapy in refractory mood disorders. *J Clin Psychopharmacol* 2000; **20:** 607–14.
6. Vieta E, *et al.* A double-blind, randomized, placebo-controlled, prophylaxis study of adjunctive gabapentin for bipolar disorder. *J Clin Psychiatry* 2006; **67:** 473–7.

下肢不宁综合征 下肢不宁综合征（见**睡眠相关运动障碍**，第930页）的病因学不明，其治疗在很大程度上是经验性的。两个小型的随机双盲交叉试验[1,2]发现用加巴喷丁治疗6周可改善症状。虽然患有特发性疾病的患者每日平均有效剂量是1.855g[2]，但进行血液透析的患者，每周3次透析后给予300mg的剂量即可观察到疗效[1]。

加巴喷丁的前体药物加巴喷丁恩那卡用于治疗下肢不宁综合征正在研究中[3,4]。

1. Thorp ML, *et al.* A crossover study of gabapentin in treatment of restless legs syndrome among hemodialysis patients. *Am J Kidney Dis* 2001; **38:** 104–8.
2. Garcia-Borreguero D, *et al.* Treatment of restless legs syndrome with gabapentin: a double-blind, cross-over study. *Neurology* 2002; **59:** 1573–9.
3. Merlino G, *et al.* Gabapentin enacarbil, a gabapentin prodrug for the treatment of the neurological symptoms associated with disorders such as restless legs syndrome. *Curr Opin Investig Drugs* 2009; **10:** 91–102.
4. Bogan RK, *et al.* XP060 Study Group. Long-term maintenance treatment of restless legs syndrome with gabapentin enacarbil: a randomized controlled study. *Mayo Clin Proc* 2010; **85:** 512–21.

软组织风湿病 加巴喷丁对于有纤维肌痛的患者可能有效（第13页）。在一项随机对照研究中，75位受试者要求口服加巴喷丁的剂量为每日1.2～2.4mg，12周后，实验组比安慰剂对照组的平均疼痛得分更高[1]。睡眠质量也提高了，但在各组之间没有明显区别。这些药物耐受性较好。一项包含此研究和4项进一步研究的荟萃分析[2]证实了加巴喷丁有缓解疼痛、提高睡眠的益处，但也显示对抑郁、或焦虑、或疲劳没有效果。

1. Arnold LM, *et al.* Gabapentin in the treatment of fibromyalgia: a randomized, double-blind, placebo-controlled, multicenter trial. *Arthritis Rheum* 2007; **56:** 1336–44.
2. Häuser W, *et al.* Treatment of fibromyalgia syndrome with gabapentin and pregabalin—a meta-analysis of randomized controlled trials. *Pain* 2009; **145:** 69–81.

僵人综合征 加巴喷丁可以改善不能耐受苯二氮䓬类药物治疗的僵人综合征（见**肌肉痉挛**，第964页）患者的症状。

震颤 患有特发性震颤（第1186页）的患者需要有规律的治疗，其首选药物经常是β受体阻滞药，而加巴喷丁也已尝试用于特发性震颤的治疗并获得了一些成功[1~3]。

1. Gironell A, *et al.* A randomized placebo-controlled comparative trial of gabapentin and propranolol in essential tremor. *Arch Neurol* 1999; **56:** 475–80.
2. Ondo W, *et al.* Gabapentin for essential tremor: a multiple-dose, double-blind, placebo-controlled trial. *Mov Disord* 2000; **15:** 678–82.
3. Faulkner MA, *et al.* Gabapentin for the treatment of tremor. *Ann Pharmacother* 2003; **37:** 282–6.

制剂

USP 33: Gabapentin Capsules; Gabapentin Tablets.

专利制剂

Arg.: Abaglin; Alidial; Logistic; Neurontin; Ultraneural; ***Austral.:*** Gabahexal; Gabaran; Gabatine; Gantin; Neurontin; Nupentin; Pendine; ***Austria:*** Gabarex†; Gabatal; Neurontin; ***Belg.:*** Neurontin; ***Braz.:*** Gabaneurin†; Neurontin; Progresse; ***Canad.:*** Neurontin; ***Chile:*** Dineurin; Gabacross; Gabex; Gabictal; Neugabin†; Normatol; Ritmenal; ***Cz.:*** Apo-Gab; Gabagamma; Gabalept; Gabanox; Gabatem; Gabator; Gabenta†; Gordius; Grimodin; Neurontin; Nurabax; ***Denm.:*** Gabadoz; Neuril; Neurontin; ***Fin.:*** Gabaseis†; Gabrion; Geabatan†; Neuril†; Neurontin; ***Fr.:*** Neurontin; ***Ger.:*** Gabagamma; GabaLich; Gabax; Neurontin; ***Gr.:*** Gabantin; Gabapen; Gabental; Gapenten; Neurontin; Neuros; Pentin; Peronten; Seni-Ven; ***Hong Kong:*** Neurontin; ***Hung.:*** Gabagamma; Gordius; Grimodin; Neuroba; Neurontin; ***India:*** Neurontin; ***Indon.:*** Alpentin; Epiven; Gabexal; Galepsi; Ganin; Nepatic; Neurontin; Sipentin; ***Irl.:*** Gabin; Gabture; Neurontin; Neurostil; Rangabax; ***Israel:*** Neurontin; ***Ital.:*** Gabexine; Neurontin; Semerial; Yalipent; ***Malaysia:*** Neurontin; ***Mex.:*** Bapex; Blugat; Compulxine; Gabantin; Gapridol; Neurontin; Nopatic; ***Neth.:*** Neurontin; ***Norw.:*** Neurontin; ***NZ:*** Neurontin; Nupentin; ***Philipp.:*** Calmpent; Gabalept; Gabatin; Gabix; Neurontin; Reinin; ***Pol.:*** Gabax†; Neuran; Neurontin; Sympleptic; ***Port.:*** Anabix; Aneptir; Gabacalma; Gabamox; Mengaptrix; Molnarux; Neurontin; ***Rus.:*** Convalis (Конвалис); Gabagamma (Габагамма); Gapentek (Гапентек); Lepsitin (Лепситин); Neurontin (Нейронтин); Tebantin (Тебантин); ***S.Afr.:*** Epleptin; Neurexal; Neurontin; ***Singapore:*** Neurontin; ***Spain:*** Equipax; Gabamerck; Gabatur; Neurontin; Oxaquin†; ***Swed.:*** Neurontin; ***Switz.:*** Gabantine; Neurontin; ***Thai.:*** Neurontin; Vultin; ***Turk.:*** Gabateva; Gabtin; Neruda; Neurontin; ***UK:*** Neurontin; ***Ukr.:*** Gabagamma (Габагамма); Tebantin (Тебантин); ***USA:*** Gabarone; Neurontin; ***Venez.:*** Neurontin.

多组分制剂 ***Mex.:*** Tremepen.

Lacosamide (*USAN*, *rINN*) 拉可沙胺

ADD-234037; Erlosamida; Erlosamide; Erlosamidum; Harkoseride; Lacosamida; Lacosamidum; SPM-927. (2*R*)-2-(Acetylamino)-*N*-benzyl-3-methoxypropanamide.

Эрлозамид

$C_{13}H_{18}N_2O_3$ = 250.3.

CAS — *175481-36-4.*

ATC — *N03AX18.*

ATC Vet — *QN03AX18.*

UNII — *563KS2PQY5.*

不良反应和注意事项

大多数报道的拉可沙胺不良反应通常都是轻中度反应，包括头晕、头痛、恶心和复视。其他常见报道的不良反应包括抑郁，中枢神经系统异常（如异常共济失调、记忆受损、嗜睡、震颤、眼球震颤、视物模糊、眩晕），胃肠功能紊乱（如呕吐、便秘、胃肠胀气），皮肤瘙痒，步态不齐，哮喘和疲劳。中枢神经系统异常和胃肠功能紊乱的发生随时间的延长而减少。

拉可沙胺延长PR间期具有剂量依赖性，应谨慎用于有心脏传导性疾病或严重心肌疾病（如心肌梗死或心衰病史）的患者。禁忌用于Ⅱ度或Ⅲ度房室传导阻滞患者。

在肾功能不全患者，拉可沙胺应小心使用。

拉可沙胺停药时应谨慎，见下文的**用途和用法**。

哺乳 有关抗癫痫药与哺乳的评论见第448页。

驾驶 有关抗癫痫药与驾驶的评论见第449页。

对心理功能的影响 抗癫痫药对认知功能和精神状态的影响（包括自杀倾向的风险），见第448页。

妊娠 有关妊娠期间癫痫治疗的评论见第449页。

药物相互作用

抗癫痫药之间具有复杂的药物相互作用，这可能导致抗癫痫作用并未增加而毒性增加。这些药物相互作用是变化的、不能预测的，经常建议结合血浆浓度监测。卡马西平、苯妥英、苯巴比妥可降低拉可沙胺的血药浓度。

利福平或圣约翰草为细胞色素P450同工酶的强抑制剂，可降低拉可沙胺的全身暴露。当拉可沙胺与其他延长PR间期或Ⅰ型抗心律失常药联用时应当注意。

药动学

拉可沙胺口服后迅速且完全地吸收。口服的生物利用度是100%，4h内出现峰浓度，3天达到稳定状态。95%通过尿排泄，大约40%以原形排出，小于30%以非活性氧去甲基代谢物排出，小于5%通过粪便排出。拉可沙胺的半衰期大约13h，血液透析可清除拉可沙胺。

拉可沙胺的药动学受其他抗癫痫药的影响（见上文**药物相互作用**）。

用途和用法

拉可沙胺用于16岁及以上的患者，辅助治疗伴或不伴继发性全身发作性癫痫的部分发作。

初始剂量是每日 100mg，一星期后增至 200mg。根据患者反应和药物耐受性可每星期增加 100mg，直至最大剂量 400mg。拉可沙胺每日的总剂量分 2 次，等剂量给药。

当不能口服时，拉可沙胺可以静脉注射与口服相等的剂量，持续 15～60min，注册药品信息建议静脉注射拉可沙胺可长达 5 天。

一些权威机构建议，有肝病和严重肾功能不全的患者应减量（见下文）。

与其他抗癫痫药一起应用时，拉可沙胺的停药或转用其他抗癫痫治疗或从其他抗癫痫治疗转用拉可沙胺时，应逐渐进行，避免癫痫的发作频率增加。注册药品信息建议拉可沙胺每周减量 200mg。有关癫痫失神发作患者的抗癫痫药是否停药的讨论，见第446页。

拉可沙胺也被研究用于治疗纤维肌病、骨关节病和预防偏头痛。

在肝损伤中的用法 尽管英国注册药品信息建议肝损伤患者不需要调整剂量，但美国建议最大剂量为每日口服或静脉注射 300mg；由于缺少相关数据，严重患者不建议使用。

在肾损伤中的用法 对于严重肾损伤患者（肌酐清除率小于或等于 30ml/min）以及处于肾病终末期的患者，英国注册药品信息建议每日口服或静注的最大剂量为 250mg，而美国建议每日的最大剂量是 300mg。

进行血液透析的患者应该在透析结束时补充清晨剂量的 50%。

癫痫 拉可沙胺可用于辅助治疗伴或不伴继发性全身性癫痫（第 446 页）的部分发作，也被用作癫痫持续状态的二线药物。

1. Doty P, *et al.* Lacosamide. *Neurotherapeutics* 2007; **4:** 145–8.
2. Ben-Menachem E, *et al.* Efficacy and safety of oral lacosamide as adjunctive therapy in adults with partial-onset seizures. *Epilepsia* 2007; **48:** 1308–17.
3. Biton V, *et al.* Intravenous lacosamide as replacement for oral lacosamide in patients with partial-onset seizures. *Epilepsia* 2008; **49:** 418–24.
4. Cross SA, Curran MP. Lacosamide: in partial-onset seizures. *Drugs* 2009; **69:** 449–59.
5. Wehner T, *et al.* Six months of postmarketing experience with adjunctive lacosamide in patients with pharmacoresistant focal epilepsy at a tertiary epilepsy center in Germany. *Epilepsy Behav* 2009; **16:** 423–5.
6. Kellinghaus C. Lacosamide as treatment for partial epilepsy: mechanisms of action, pharmacology, effects, and safety. *Ther Clin Risk Manag* 2009; **5:** 757–66.
7. Kellinghaus C, *et al.* Intravenous lacosamide as successful treatment for nonconvulsive status epilepticus after failure of first-line therapy. *Epilepsy Behav* 2009; **14:** 429–31.

神经性疼痛 拉可沙胺用于治疗神经性疼痛[1～3]正在研究中，但它的作用仍未确定[4]。

1. Wymer JP, *et al.* Efficacy and safety of lacosamide in diabetic neuropathic pain: an 18-week double-blind placebo-controlled trial of fixed-dose regimens. *Clin J Pain* 2009; **25:** 376–85.
2. Shaibani A, *et al.* Lacosamide in painful diabetic neuropathy: an 18-week double-blind placebo-controlled trial. *J Pain* 2009; **10:** 818–28.
3. Ziegler D, *et al.* Efficacy and safety of lacosamide in painful diabetic neuropathy. *Diabetes Care* 2010; **33:** 839–41.
4. McCleane G. Lacosamide for pain. *Expert Opin Invest Drugs* 2010; **19:** 1129–34.

制剂

专利制剂

Cz.: Vimpat; **Fr.:** Vimpat; **Gr.:** Vimpat; **Irl.:** Vimpat; **Pol.:** Vimpat; **Port.:** Vimpat; **Rus.:** Vimpat (Вимпат); **UK:** Vimpat; **USA:** Vimpat.

Lamotrigine (*BAN, USAN, rINN*) 拉莫三嗪

BW-430C; Lamotrigiini; Lamotrigin; Lamotrigina; Lamotriginum; Lamotrijin. 6-(2,3-Dichlorophenyl)-1,2,4-triazine-3,5-diyldiamine.

Ламотригин

$C_9H_7Cl_2N_5$ = 256.1.

CAS — 84057-84-1.

ATC — N03AX09.

ATC Vet — QN03AX09.

UNII — U3H27498KS.

Cl Cl N N N H_2N NH_2

Pharmacopoeias. In *Eur.* (see p.vii) and *US.*

Ph. Eur. 6. 8 (Lamotrigine) 白色或类白色粉末。极微溶解于水；微溶于无水乙醇。

USP 33 (Lamotrigine) 白色或奶油色粉末。微溶于水、甲醇、0.1mmol/L 盐酸、丙酮。避光。

不良反应和处置

服用拉莫三嗪的患者可能出现皮疹；曾有报告出现严重的皮肤反应，包括 Stevens-Johnson 综合征和中毒性表皮坏死松解症，尤其是发生在儿童身上，这种皮肤反应通常在治疗开始的前 8 周出现（见下文**对皮肤的影响**）。发热、不适、流行性感冒样症状、嗜睡、淋巴腺病、颜面水肿及罕见的肝异常也有报道。血液恶液质如白细胞减少、中性粒细胞减少和血小板减少有时与皮疹一样都属于过敏综合征的一部分。运动障碍如痉挛、共济失调、眼球震颤和震颤也有发生，拉莫三嗪可能加重帕金森病患者症状。其他不良反应包括：血管性水肿、光过敏、复视、视物模糊、结膜炎、头晕、嗜睡、失眠、头痛、疲倦、恶心和呕吐、激惹和攻击行为、幻觉、焦虑和精神紊乱。罕有狼疮样反应和癫痫发作率增加的报告。

注册药品信息称：接受包括拉莫三嗪在内的多种抗癫痫药治疗的患者，在癫痫持续状态，多器官失调和弥散性血管内凝血等病情快速进展后罕有出现死亡的案例报告；虽然对拉莫三嗪能否引起这些情况还有待确定。有人[1]认为多器官衰竭、弥散性血管内凝血和横纹肌溶解是严重癫痫发作的并发症，而不是因为使用拉莫三嗪治疗引起的。但是也有报告[2]1 名没有全身癫痫发作史的患者在原有抗癫痫药基础上加用拉莫三嗪治疗 14 天后出现弥散性血管内凝血、横纹肌溶解、肾衰竭、斑丘疹和共济失调等症状。对诊疗过程中服用拉莫三嗪的 11316 名患者进行处方事件监测发现 2 例弥散性血管内凝血[3]。

1. Yuen AWC, Bihari DJ. Multiorgan failure and disseminated intravascular coagulation in severe convulsive seizures. *Lancet* 1992; **340:** 618.
2. Schaub JEM, *et al.* Multisystem adverse reaction to lamotrigine. *Lancet* 1994; **344:** 481.
3. Mackay FJ, *et al.* Safety of long-term lamotrigine in epilepsy. *Epilepsia* 1997; **38:** 881–6.

对血液的影响 有报道服用丙戊酸钠治疗的患者加用拉莫三嗪后出现白细胞减少继发感染性休克[1]。也有报告 1 名服用高剂量拉莫三嗪单药治疗的儿童出现粒细胞缺乏症[2]。因为皮疹而停用拉莫三嗪几天后发现血细胞计数显著下降。英国 CSM 随后报道[3]收到来自于全世界的数据与拉莫三嗪相关的有 7 例再生障碍性贫血，12 例骨髓抑制和 20 例全血细胞减少症。考虑到拉莫三嗪的广泛使用，CSM 认为再生障碍性贫血的风险是低的而不建议进行常规血液监测。但是应该提醒医生警惕与骨髓抑制相关的症状和体征。

1. Nicholson RJ, *et al.* Leucopenia associated with lamotrigine. *BMJ* 1995; **310:** 504.
2. de Camargo OAK, Bode H. Agranulocytosis associated with lamotrigine. *BMJ* 1999; **318:** 1179.
3. CSM/MCA. Lamotrigine (Lamictal): rare blood dyscrasias. *Current Problems* 2000; **26:** 4.

对骨的影响 关于抗癫痫药包括拉莫三嗪对骨的影响、对钙及维生素 D 代谢的影响详见**苯妥英**项下（第474页）。

对肝脏的影响 曾有报道 1 名服用丙戊酸钠和卡马西平进行癫痫治疗的患者加服拉莫三嗪后出现致命的暴发性肝功能衰竭[1]。报道的另一个致命的案例[2]是 1 名服用拉莫三嗪治疗双相障碍患者，该患者同时服用其他药物治疗疼痛和失眠。1 名使用拉莫三嗪治疗惊厥的患者发生了超敏反应综合征，表现为可逆的嗜酸性肝炎[3]。其他研究[4]认为暴发性肝炎是抗癫痫药超敏反应综合征的表现。

1. Makin AJ, *et al.* Fulminant hepatic failure induced by lamotrigine. *BMJ* 1995; **311:** 292.
2. Overstreet K, *et al.* Fatal progressive hepatic necrosis associated with lamotrigine treatment: a case report and literature review. *Dig Dis Sci* 2002; **47:** 1921–5.
3. Fix OK, *et al.* Eosinophilic hepatitis caused by lamotrigine. *Clin Gastroenterol Hepatol* 2006; **4:** xxvi.
4. Ouellet G, *et al.* Fulminant hepatitis induced by lamotrigine. *South Med J* 2009; **102:** 82–4.

对肺的影响 1 名 57 岁妇女加用拉莫三嗪进行抗癫痫治疗时发生了浸润性间质性肺炎[1]，停用拉莫三嗪后状况得到恢复。

1. Saravanan N, *et al.* Interstitial pneumonitis during lamotrigine therapy. *Br J Clin Pharmacol* 2005; **60:** 666–7.

对心理功能的影响 有报道[1]在将拉莫三嗪加用于抗癫痫治疗和（或）增加剂量时的1400 患者中，有 6 例发生了急性精神病。停用拉莫三嗪后症状得到恢复，有 1 例复发。与拉莫三嗪使用有关的精神症状已有综述[2]。

一篇关于抗癫痫药包括拉莫三嗪的治疗对*认知功能*和*精神状态*（包括自杀倾向的危险）的影响的综述见第448页。

1. Brandt C, *et al.* Development of psychosis in patients with epilepsy treated with lamotrigine: report of six cases and review of the literature. *Epilepsy Behav* 2007; **11:** 133–9.
2. Villari V, *et al.* Psychiatric symptoms related to the use of lamotrigine: a review of the literature. *Funct Neurol* 2008; **23:** 133–6.

对神经系统的影响 拉莫三嗪治疗的 93 例先天性全身发作性癫痫患者中，5 例成人肌阵挛性发作[1]加重。每个病例，当拉莫三嗪剂量降 25%～50%或停药后这些症状都得到恢复。另外一篇报道中，1 名 17 岁女孩服用丙戊酸钠治疗先天性中央沟癫痫时，加服拉莫三嗪后发病频率突然增加；其他不良反应包括情感不稳定、头痛和困倦[2]。同样，拉莫三嗪停药后情况恢复[2]。

已证实过量服用拉莫三嗪可导致癫痫发作（见下文）。

无菌性脑膜炎与拉莫三嗪的使用有关[3]。1994 年 12 月至 2009 年 11 月，FDA 收到总共 40 例报道，这些症状包括头痛、发热、恶心、呕吐、颈背僵硬、畏光和肌痛，这些症状平均发生在开始治疗的 16 天内。大部分患者在停用拉莫三嗪后恢复，尽管有 15 例患者再次服用该药后很快发生上述症状。

1. Crespel A, *et al.* Lamotrigine associated with exacerbation or de novo myoclonus in idiopathic generalized epilepsies. *Neurology* 2005; **65:** 762–4.
2. Cerminara C, *et al.* Lamotrigine-induced seizure aggravation and negative myoclonus in idiopathic rolandic epilepsy. *Neurology* 2004; **63:** 373–5.
3. FDA. News release: aseptic meningitis risk with use of seizure drug Lamictal (issued 12th August, 2010). http://www.fda.gov/NewsEvents/Newsroom/PressAnnouncements/ucm222212.htm (accessed 24/08/10)

对皮肤的影响 约 2%的患者因皮疹而导致停止拉莫三嗪治疗[1,2]，严重的皮肤反应包括 Stevens-Johnson 综合征和中毒性表皮坏死松解症，在成人中的发生率约 1‰[3,4]。尽管大多数皮疹一旦停用拉莫三嗪后消失，但一些患者留下了永久的瘢痕，甚至出现亡病例报道。发生皮疹总的危险因素与下列因素很有关系：同时服用丙戊酸盐，拉莫三嗪首次剂量超过推荐剂量，或拉莫三嗪剂量的增加超过推荐速度和有抗癫痫诱发皮疹病史。皮疹在儿童身上发生的危险性更高[1,4～6]，据估计发生率在 1/300～1/50。这些皮肤反应通常在治疗开始的前 8 周出现，但是也有早在治疗的第一天发作的，并且也发现有在治疗两年后出现的[7]。在不断出现儿童发生严重皮肤反应的报道后，英国已经修订了适合儿童的推荐剂量以便进一步地减低这种反应的风险[8]。不同抗癫痫药皮疹的相关发生率见**苯妥英**项下，第474页。

1. Mackay FJ, *et al.* Safety of long-term lamotrigine in epilepsy. *Epilepsia* 1997; **38:** 881–6.
2. Messenheimer J, *et al.* Safety review of adult clinical trial experience with lamotrigine. *Drug Safety* 1998; **18:** 281–96.
3. CSM/MCA. Lamotrigine (Lamictal) and serious skin reactions. *Current Problems* 1996; **22:** 12.
4. CSM/MCA. Lamotrigine (Lamictal): increased risk of serious skin reactions in children. *Current Problems* 1997; **23:** 8.
5. Mitchell P. Paediatric lamotrigine use hit by rash reports. *Lancet* 1997; **349:** 1080.
6. Hirsch LJ, *et al.* Predictors of lamotrigine-associated rash. *Epilepsia* 2006; **47:** 318–22.
7. Adverse Drug Reactions Advisory Committee (ADRAC). Lamotrigine and severe skin reactions. *Aust Adverse Drug React Bull* 1997; **16:** 3. Also available at: http://www.tga.health.gov.au/adr/aadrb/aadr9702.htm (accessed 09/06/08)
8. CSM/MCA. Lamotrigine (Lamictal): revised doses for children. *Current Problems* 2000; **26:** 3.

超敏反应 参考怀疑卡马西平与拉莫三嗪之间的交叉过敏案例，见第 453 页。

过量 通过对仅服用拉莫三嗪过量的 493 例患者的评估[1]，两年来 American Association of Poison Control Centers 发现 52.1%的患者没有发生毒性反应。报道的最普通的不良反应是困倦、恶心、呕吐和共济失调。严重不良反应（如惊厥、昏迷和呼吸抑制）的报道率为 0.6%～1.2%；没有死亡病例报道。1 名患者故意服用 1.35g 过量的拉莫三嗪，随后对患者给予洗胃和活性炭处理，没有发现严重的毒性反应[2]。服用拉莫三嗪 1h 后出现的症状包括眼球震颤和肌张力过高。心电监护发现 QRS 间期增宽。另一名患者不慎每日服用 2.7g 过量的拉莫三嗪，4 天后出现低热、红疹和眼眶周水肿等提示超敏反应综合征的症状[3]。患者停用拉莫三嗪和接受激素治疗后恢复。有报道[4]1 名 2 岁儿童服用 800mg 拉莫三嗪后出现全身强直-阵挛发作、震颤、肌无力、共济失调和肌张力过高。给予洗胃和活性炭、咪达唑仑及补液等处理后症状 24h 内消失。因为消除速率慢，拉莫三嗪的血浆浓度处于高的成人治疗范围内（3.8μg/ml）。

1 名 19 个月的幼儿在摄入不明数量的拉莫三嗪后同样发生了广义的癫痫[5]；表现的其他症状包括心动过速和呕吐。服药后 1h 测得拉莫三嗪浓度为 20.3mg/L。通过三甲氧苯酰胺和活性炭治疗，症状在 24h 内缓解。

1. Lofton AL, Klein-Schwartz W. Evaluation of lamotrigine toxicity reported to poison centers. *Ann Pharmacother* 2004; **38:** 1811–15.
2. Buckley NA, *et al.* Self-poisoning with lamotrigine. *Lancet* 1993; **342:** 1552–3.

3. Mylonakis E, *et al.* Lamotrigine overdose presenting as anticonvulsant hypersensitivity syndrome. *Ann Pharmacother* 1999; **33:** 557–9.
4. Briassoulis G, *et al.* Lamotrigine childhood overdose. *Pediatr Neurol* 1998; **19:** 239–42.
5. Thundiyil JG, *et al.* Lamotrigine-induced seizures in a child: case report and literature review. *Clin Toxicol* 2007; **45:** 169–72.

注意事项

拉莫三嗪慎用于有肝损伤或肾损伤的患者。如果患者出现皮疹或流行性感冒样症状等与超敏反应有关的症状时都应该建议其立即就医。为了将发生严重皮肤反应的危险减到最少，剂量不应超过推荐剂量。同时服用丙戊酸盐患者需要特别谨慎，详见下文的**药物相互作用**。

如果发生皮疹、发热、流行性感冒样症状、嗜睡或癫痫发作控制更差，应考虑停用拉莫三嗪。停用拉莫三嗪治疗后需要观察，详见下文的**用途和用法**项下。应避免突然停用拉莫三嗪，除非发生严重的皮肤反应。以前用拉莫三嗪出现过超敏反应的患者不应再次使用。

哺乳 American Academy of Pediatrics[1]认为哺乳期的母亲服用拉莫三嗪可能对婴儿有影响，因为婴儿的血清药物浓度可能达到治疗浓度水平。一病例报道中，4 名母乳喂养的婴儿，母亲服用拉莫三嗪；结果发现出生 10 天后，有 3 名婴儿的血清药浓度大约是母亲的 30%，但是没有发现短期的不良反应，而第四名婴儿血浆中没检测到拉莫三嗪[2]。一项对服用拉莫三嗪的 6 名母亲进行的研究[3]发现，哺乳婴儿的相关剂量是 7.6%（平均绝对剂量是每日 450μg/kg），婴儿血浆浓度是母亲浓度的 18%；没有不良反应报道。作者还表明以前的 12 个病例没有发生不良反应。然而，曾有一篇新生儿严重呼吸暂停的报道[4]，其通过母乳暴露于拉莫三嗪。该婴儿的药物浓度为 4.87μg/ml，这一浓度将近是治疗浓度的上限，通过计算，其从母乳中吸收的量至少为每日 1.15mg/kg。

有关抗癫痫药治疗和哺乳的评论见第448页。

1. American Academy of Pediatrics. The transfer of drugs and other chemicals into human milk. *Pediatrics* 2001; **108:** 776–89. [Retired May 2010] Correction. *ibid.*; 1029. Also available at: http://aappolicy.aappublications.org/cgi/content/full/pediatrics%3b108/3/776 (accessed 09/06/08)
2. Liporace J, *et al.* Concerns regarding lamotrigine and breast-feeding. *Epilepsy Behav* 2004; **5:** 102–5.
3. Page-Sharp M, *et al.* Transfer of lamotrigine into breast milk. *Ann Pharmacother* 2006; **40:** 1470–1.
4. Nordmo E, *et al.* Severe apnea in an infant exposed to lamotrigine in breast milk. *Ann Pharmacother* 2009; **43:** 1893–7.

驾驶 有关抗癫痫药和驾驶的评论见第449页。

肝损伤 与健康受试者相比，中度肝硬化患者拉莫三嗪的药动学没有显著的改变[1]；但是重度肝硬化患者的口服清除率显著减慢而消除半衰期显著延长。

肝硬化患者批准的推荐剂量在下文的**用途和用法**项下已列出。

1. Marcellin P, *et al.* Influence of cirrhosis on lamotrigine pharmacokinetics. *Br J Clin Pharmacol* 2001; **51:** 410–14.

智能缺陷 曾有报道智能上有缺陷的患者服用拉莫三嗪后出现攻击行为[1]。19 例这样的患者 9 例出现攻击行为；5 例停用拉莫三嗪治疗，2 例停用拉莫三嗪治疗后继续重新服用，都同时进行精神病治疗处理。1 例患者对拉莫三嗪减量有反应。

1. Beran RG, Gibson RJ. Aggressive behaviour in intellectually challenged patients with epilepsy treated with lamotrigine. *Epilepsia* 1998; **39:** 280–2.

妊娠 有关妊娠期间癫痫治疗的评论见第449页。拉莫三嗪在妊娠期药动学改变参见下文**药动学**。理论上拉莫三嗪有致畸的风险，因为像丙戊酸盐一样拉莫三嗪也是叶酸的拮抗剂。2002 年拉莫三嗪的生产厂商——*GlaxoSmithKline* 报道[1]了随访了 395 例服用拉莫三嗪的孕妇结果，从 1992 年 9 月～2001 年 9 月来自拉莫三嗪国际妊娠资料登记处，发现有 13 例婴儿出现较重要的出生缺陷，但是这些畸形没有一个特定的模式，所以不能判定是由同一原因引起。168 例在妊娠头三个月接受拉莫三嗪单药治疗的孕妇中，报道有 3 例（1.8%）的婴儿出现出生缺陷。妊娠期同时接受拉莫三嗪和丙戊酸盐治疗而导致较严重的婴儿出生缺陷的频率是 10%，而拉莫三嗪单药治疗的婴儿出生缺陷频率是 4.3%。虽然考虑到由于样本量小而不能排除较严重的出生缺陷频率会有小的升高，但是注意到拉莫三嗪单药治疗后出现的畸形频率与文献报道的癫痫妇女接受抗癫痫药单药治疗后出现的畸形频率没有差异。截止到 2004 年 3 月，785 例接受拉莫三嗪单药治疗孕妇的更新结果，包括 414 例妊娠头三个月服药的，其中有 12 例出现严重的畸形[2]。2006 年 3 月该登记处记录了 802 例在妊娠头三个月单独服用拉莫三嗪的患者有 22 例发生严重的致畸；没有证据表明在每日 400mg 以上时具有剂量相关性[3]。

在 2006 年 8 月，来自 North American Antiepileptic Drug Pregnancy Registry 的制造商的报道[4]，拉莫三嗪与唇腭裂的风险增加相关。在 564 例单独使用拉莫三嗪的妊娠头三个月的患者中，有 5 例发生唇腭裂，发生比例为 8.9‰，而在人群为 0.37‰。然而，主要致畸的总体风险没有增加。通过对其他妊娠登记处的数据分析，2200 例单独使用拉莫三嗪治疗的妊娠头三个月患者，另外有 4 例发生了唇腭裂。

1. Tennis P, Eldridge RR. International Lamotrigine Pregnancy Registry Scientific Advisory Committee. Preliminary results on pregnancy outcomes in women using lamotrigine. *Epilepsia* 2002; **43:** 1161–7.
2. Cunnington M, Tennis P. International Lamotrigine Pregnancy Registry Scientific Advisory Committee. Lamotrigine and the risk of malformations in pregnancy. *Neurology* 2005; **64:** 955–60.
3. Cunnington M, *et al.* International Lamotrigine Pregnancy Registry Scientific Advisory Committee. Effect of dose on the frequency of major birth defects following fetal exposure to lamotrigine monotherapy in an international observational study. *Epilepsia* 2007; **48:** 1207–10.
4. GlaxoSmithKline, Canada. Association of Lamictal® (lamotrigine) with an increased risk of non-syndromic oral clefts (issued 1st August, 2006). Available at: http://www.hc-sc.gc.ca/dhp-mps/alt_formats/hpfb-dgpsa/pdf/medeff/lamictal_2_hpc-cps-eng.pdf (accessed 01/09/08)

肾损伤 一项药动学研究[1]结果表明肾功能受损可能对拉莫三嗪血浆浓度有少许影响。药物主要通过代谢而清除，虽然葡糖苷酸代谢物会蓄积，但是它们是无活性的。然而，拉莫三嗪在该类患者中使用的临床试验不多，所以建议要谨慎用药。

1. Wootton R, *et al.* Comparison of the pharmacokinetics of lamotrigine in patients with chronic renal failure and healthy volunteers. *Br J Clin Pharmacol* 1997; **43:** 23–7.

药物相互作用

抗癫痫药之间的相互作用复杂，毒性可能会增强而抗癫痫活性却没有相应的增加。这种相互作用变异非常大而且不可预测，所以联合治疗时进行血浆药物浓度监测常常是可取的。拉莫三嗪的代谢因卡马西平、苯妥英、苯巴比妥和扑米酮等酶诱导剂而增强，因酶抑制剂丙戊酸盐而减弱（见下文）。

镇痛药 对乙酰氨基酚影响拉莫三嗪的代谢分布但是该相互作用的临床意义有待确定[1]。对乙酰氨基酚减少拉莫三嗪血浆浓度-时间曲线下面积和半衰期，升高尿中拉莫三嗪回收百分比。

1. Depot M, *et al.* Kinetic effects of multiple oral doses of acetaminophen on a single oral dose of lamotrigine. *Clin Pharmacol Ther* 1990; **48:** 346–55.

抗菌药 与利福平同服能显著增加拉莫三嗪的清除率[1]。与利福平同服时拉莫三嗪的尿排泄总量和以葡萄糖醛酸苷形式的排泄量显著高于与安慰剂同服。

1. Ebert U, *et al.* Effects of rifampicin and cimetidine on pharmacokinetics and pharmacodynamics of lamotrigine in healthy subjects. *Eur J Clin Pharmacol* 2000; **56:** 299–304.

抗抑郁药 1 名每日服用拉莫三嗪 200mg 进行维持治疗的癫痫患者主诉[1]：服用舍曲林每日 25mg 治疗创伤后障碍之后意识错乱加重和认知减退；6 周后其拉莫三嗪血浓度从 2.5μg/ml 升至 5.1μg/ml。当拉莫三嗪日剂量调至 100mg、舍曲林日剂量调至 50mg 的后 3 周内，这些不良反应消失，拉莫三嗪血浓度降至 3.1μg/ml。1 名控制不佳的癫痫患者开始每日接受 450mg 拉莫三嗪和 75mg 舍曲林治疗 6 周没出现不良反应，但是拉莫三嗪日剂量升至 600mg，6 周后出现显著的镇静、疲劳和认知减退。该患者的拉莫三嗪血浓度为 19.3μg/ml。随后将拉莫三嗪和舍曲林日剂量分别稳定在 800mg 和 50mg 后，镇静和疲劳减轻且认知功能改善，拉莫三嗪血浓度降至 9.8μg/ml。

1. Kaufman KR, Gerner R. Lamotrigine toxicity secondary to sertraline. *Seizure* 1998; **7:** 163–5.

抗癫痫药 丙戊酸盐能抑制拉莫三嗪的代谢而导致拉莫三嗪浓度升高。该作用对某些癫痫发作的控制是有益的，但需要小心监测因为可能出现毒性反应。接受拉莫三嗪和丙戊酸盐联合治疗的 3 例患者出现致残的震颤，减少拉莫三嗪或丙戊酸盐的剂量后症状消失[1]。

其他报道的拉莫三嗪减量后能消失的中毒症状是镇静、共济失调和疲劳[2]或精神错乱[3]。有报道 3 名接受拉莫三嗪治疗失神性癫痫发作持续状态的患者给予丙戊酸盐（先静脉给予后口服）出现了神经毒性症状。这些患者的拉莫三嗪血清浓度升高了 3～7 倍[4]。曾有报道[5]当患者以丙戊酸钠取代苯妥英与拉莫三嗪联用后出现可逆性脑病，该给药方案维持了几个月令人满意的临床状况。当拉莫三嗪和丙戊酸盐都减量后症状改善。在健康成人身上进行的药动学研究[6,7]试图阐明拉莫三嗪和丙戊酸盐相互作用的机制。同时给予丙戊酸盐时发现拉莫三嗪的清除率降低而暴露和消除半衰期增加。肾清除不受影响，所以研究者[6]提出丙戊酸盐和拉莫三嗪之间存在肝葡萄苷酸化的竞争作用。但是，在治疗血浆浓度的丙戊酸盐存在下，拉莫三嗪的线性动力学没有实质的改变[7]。当将拉莫三嗪加入到正服用其他抗癫痫药的儿童中时得出了类似的观察结果[8]，虽然年龄对药动学的影响的临床相关性有待确定。年轻和同时服用丙戊酸盐都是拉莫三嗪诱导皮肤毒性的危险因子，详见上文的**对皮肤的影响**。

关于同服丙戊酸盐时拉莫三嗪的减量方法见下文的**用途和用法**。

其他抗癫痫药也能影响拉莫三嗪的血浆浓度。与丙戊酸盐相反，卡马西平、苯妥英和苯巴比妥都能诱导拉莫三嗪的消除[9]。其他人已经证实服用苯妥英和其他具有酶诱导作用的抗癫痫药能降低拉莫三嗪的血浆浓度[10]。但是来于另一项研究[11]结果分析提出，苯妥英和卡马西平增加拉莫三嗪清除的临床意义极微小。关于拉莫三嗪与卡马西平相互作用的报道见第454页。也有报道[12]奥卡西平可以降低拉莫三嗪的血清浓度（尽管比卡马西平来说是较小的程度）。但是一项健康人群研究[13]发现奥卡西平并不影响拉莫三嗪的药动学，尽管联合使用经常会发生不良反应（使用相关的严重毒性反应的报道见第470页）。甲琥胺对拉莫三嗪的代谢有显著的诱导作用[12,14]。一项研究表明[14]，同时服用甲琥胺也能显著降低拉莫三嗪血浆浓度。

关于拉莫三嗪对氯硝西泮浓度的影响见第961页。

1. Reutens DC, *et al.* Disabling tremor after lamotrigine with sodium valproate. *Lancet* 1993; **342:** 185–6.
2. Pisani F, *et al.* Interaction of lamotrigine with sodium valproate. *Lancet* 1993; **341:** 1224.
3. Mueller TH, Beeber AR. Delirium from valproic acid with lamotrigine. *Am J Psychiatry* 2004; **161:** 1128–9.
4. Burneo JG, *et al.* Neurotoxicity following addition of intravenous valproate to lamotrigine therapy. *Neurology* 2003; **60:** 1991–2.
5. Hennessy MJ, Wiles CM. Lamotrigine encephalopathy. *Lancet* 1996; **347:** 974–5.
6. Yuen AWC, *et al.* Sodium valproate acutely inhibits lamotrigine metabolism. *Br J Clin Pharmacol* 1992; **33:** 511–13.
7. Anderson GD, *et al.* Bidirectional interaction of valproate and lamotrigine in healthy subjects. *Clin Pharmacol Ther* 1996; **60:** 145–56.
8. Vauzelle-Kervroëdan F, *et al.* Influence of concurrent antiepileptic medication on the pharmacokinetics of lamotrigine as add-on therapy in epileptic children. *Br J Clin Pharmacol* 1996; **41:** 325–30.
9. May TW, *et al.* Serum concentrations of lamotrigine in epileptic patients: the influence of dose and comedication. *Ther Drug Monit* 1996; **18:** 523–31.
10. Battino D, *et al.* Lamotrigine plasma concentrations in children and adults: influence of age and associated therapy. *Ther Drug Monit* 1997; **19:** 620–7.
11. Grasela TH, *et al.* Population pharmacokinetics of lamotrigine adjunctive therapy in adults with epilepsy. *J Clin Pharmacol* 1999; **39:** 373–84.
12. May TW, *et al.* Influence of oxcarbazepine and methsuximide on lamotrigine concentrations in epileptic patients with and without valproic acid comedication: results of a retrospective study. *Ther Drug Monit* 1999; **21:** 175–81.
13. Theis JGW, *et al.* Lack of pharmacokinetic interaction between oxcarbazepine and lamotrigine. *Neuropsychopharmacology* 2005; **30:** 2269–74.
14. Besag FM, *et al.* Methsuximide lowers lamotrigine blood levels: a pharmacokinetic antiepileptic drug interaction. *Epilepsia* 2000; **41:** 624–7.

抗精神病药 拉莫三嗪与阿立哌唑显著的相互作用可导致 Stevens-Johnson 综合征。有报道[1]2 名精神分裂症患者采用拉莫三嗪后发生上述症状，采用支持疗法后都得到恢复。

1. Shen Y-C, *et al.* Concomitant use of lamotrigine and aripiprazole increases risk of Stevens-Johnson syndrome? *Int Clin Psychopharmacol* 2007; **22:** 247–8.

抗病毒药 一项健康人群研究发现[1]利托那韦增效的洛匹那韦降低拉莫三嗪最低稳态血浆浓度约 55%。拉莫三嗪浓度加倍才能达到与单独使用浓度相同。

1. van der Lee MJ, *et al.* Lopinavir/ritonavir reduces lamotrigine plasma concentrations in healthy subjects. *Clin Pharmacol Ther* 2006; **80:** 159–68.

性激素类 对服用拉莫三嗪患者的研究已经表明联合使用口服避孕药[1,2]可能会使拉莫三嗪血浆浓度减半。其他研究发现[3,4]，一周内停止避孕药治疗，拉莫三嗪的血浆浓度会明显增加，患者间的变异在其中一项研究中被提到[3]。如果开始或停用避孕药时拉莫三嗪维持剂量可能需要做重大的调整（见下文），也应该告诫患者在没有咨询她们的医生的情况下不要改变避孕药治疗方案[5]。然而，一项研究[6]证明服用仅含有孕激素类避孕药并没有出现对拉莫三嗪浓度的影响。注册药品信息建议，开始口服避孕药治疗时，对于那些没有同时服用已知能诱导细胞色素 P450 调节的拉莫三嗪代谢药物的孕妇，拉莫三嗪的剂量应提高 2 倍；相反，停服口服避孕药而没同时服用酶诱导剂的孕妇，拉莫三嗪剂量可能需要减半。当开始或停用口服避孕药而同时还服用已知的酶诱导剂时，拉莫三嗪的剂量可能不需要调整。

其他激素制剂与拉莫三嗪同服时也可能需要调整剂量。

左炔诺孕酮的血浆浓度也可能降低，炔雌醇的浓度也可能出现较少程度的降低，也有突然出血和意外妊娠的报道[5]。

1. Sabers A, *et al.* Oral contraceptives reduce lamotrigine plasma levels. *Neurology* 2003; **61:** 570–1.
2. Sidhu J, *et al.* The pharmacokinetic and pharmacodynamic consequences of the co-administration of lamotrigine and a combined oral contraceptive in healthy female subjects. *Br J Clin Pharmacol* 2006; **61:** 191–9.
3. Contin M, *et al.* Variation in lamotrigine plasma concentrations with hormonal contraceptive monthly cycles in patients with epilepsy. *Epilepsia* 2006; **47:** 1573–5.
4. Christensen J, *et al.* Oral contraceptives induce lamotrigine metabolism: evidence from a double-blind, placebo-controlled trial. *Epilepsia* 2007; **48:** 484–9.
5. GlaxoSmithKline, Canada. Important new safety information concerning the antiepileptic, Lamictal (lamotrigine) (issued September 2004). Available at: http://www.hc-sc.gc.ca/dhp-mps/alt_formats/hpfb-dgpsa/pdf/medeff/lamictal_hpc-cps-eng.pdf (accessed 01/09/08)
6. Reimers A, *et al.* Ethinyl estradiol, not progestogens, reduces lamotrigine serum concentrations. *Epilepsia* 2005; **46:** 1414–17.

药动学

拉莫三嗪胃肠道吸收良好，绝对生物利用度达98%。口服给药后约2.5h达血浆峰浓度。拉莫三嗪体内分布广泛，据报道血浆蛋白结合率约55%。在肝内广泛代谢，然后主要以无活性葡糖苷酸结合物形式几乎全部经尿排泄。拉莫三嗪轻度诱导自身代谢，据报道平均清除半衰期为24～35h。报道称，12岁以下的儿童比成人的清除率高些，5岁以下的儿童最高。拉莫三嗪可分布到母乳。

拉莫三嗪的药动学受其他抗癫痫药的影响（详见上文的**药物相互作用**）。

1. Rambeck B, Wolf P. Lamotrigine clinical pharmacokinetics. *Clin Pharmacokinet* 1993; **25:** 433–43.
2. Elwes RDC, Binnie CD. Clinical pharmacokinetics of newer antiepileptic drugs: lamotrigine, vigabatrin, gabapentin and oxcarbazepine. *Clin Pharmacokinet* 1996; **30:** 403–15.
3. Reimers A, *et al.* Lamotrigine in children and adolescents: the impact of age on its serum concentrations and on the extent of drug interactions. *Eur J Clin Pharmacol* 2007; **63:** 687–92.
4. Punyawudho B, *et al.* Population pharmacokinetics of lamotrigine in elderly patients. *J Clin Pharmacol* 2008; **48:** 455–63.

肝损伤 详见上文的**注意事项**项下。

妊娠 妊娠时拉莫三嗪血浆浓度会下降，为控制癫痫恶化，患者的剂量需要调整。

1. Pennell PB, *et al.* The impact of pregnancy and childbirth on the metabolism of lamotrigine. *Neurology* 2004; **62:** 292–5.
2. de Haan G-J, *et al.* Gestation-induced changes in lamotrigine pharmacokinetics: a monotherapy study. *Neurology* 2004; **63:** 571–3.
3. Petrenaite V, *et al.* Individual changes in lamotrigine plasma concentrations during pregnancy. *Epilepsy Res* 2005; **65:** 185–8.
4. Pennell PB, *et al.* Lamotrigine in pregnancy: clearance, therapeutic drug monitoring, and seizure frequency. *Neurology* 2008; **70:** 2130–6.

肾损伤 详见上文的**注意事项**项下。

治疗药物监测 一篇文献综述[1]总结指出拉莫三嗪浓度与毒性或抗癫痫疗效之间明确的关系还没得到证明。因此没建议进行常规治疗药物监测，临床终点仍然是拉莫三嗪剂量调整的最佳指标，而不是血浆浓度。

1. Chong E, Dupuis LL. Therapeutic drug monitoring of lamotrigine. *Ann Pharmacother* 2002; **36:** 917–20.

用途和用法

拉莫三嗪是一种苯基三嗪化合物，主要用于部分性发作和原发性及继发性全身强直-阵挛发作的单药治疗或其他癫痫药的辅助治疗。它还用于与Lennox-Gastaut综合征相关发作的治疗和双相障碍的维持治疗。

下面给出拉莫三嗪用于**癫痫**（见下文）治疗的剂量是英国批准的剂量；美国批准的剂量与之类似，虽然拉莫三嗪在英国的使用限制更多。

- *单药治疗*的首次口服剂量是，每次25mg，每日1次，服用2周；然后每次50mg，每日1次，服用2周；此后剂量以最大增加速度，每1～2周增加50～100mg至常规维持剂量：每日100～200mg，分1次或2次服用。有些患者需达到每日500mg。
- 使用拉莫三嗪作为*辅助治疗*的剂量与单药治疗时剂量相同，但除服用*丙戊酸盐*、*酶诱导剂和抗癫痫药抑制剂*外。
- 拉莫三嗪用于*辅助酶诱导的抗癫痫药*（*不包括丙戊酸盐*）的治疗，成人初始剂量为每次50mg，每日1次，服用2周；然后每次50mg，每日2次，服用2周；此后剂量以最大增加速度，每1～2周增加100mg至常规维持剂量：每日200～400mg，分2次服用。有些患者需达到每日700mg。
- 对*正服用丙戊酸盐者*（不管其他的共用药物），拉莫三嗪的起始剂量是隔天服用25mg，服用2周；然后每日25mg，服用两周；此后剂量以最大增加速度，每1～2周增加25～50mg至常规维持剂量：每日100～200mg，分1次或2次服用。

如果与合用的抗癫痫药之间相互作用不详，如与丙戊酸盐合用时，用拉莫三嗪治疗应该以较小剂量开始。关于开始或停用口服避孕药时需要改变拉莫三嗪维持剂量的评价详见上文的**药物相互作用**下的**性激素类**项下。

儿童剂量见下文。

治疗**双相障碍**（见下文）时，拉莫三嗪*单药治疗*的目标剂量是每日200mg；*正服用丙戊酸盐*的患者拉莫三嗪的目标剂量是每日100mg，对服用酶诱导剂的（*但未服丙戊酸盐*）患者的目标剂量是每日400mg。拉莫三嗪应该与抗癫痫治疗（详见上文）类似，从较小的剂量开始逐渐增加至目标剂量。

不管用于哪种适应证，对伴有肝损伤的患者，拉莫三嗪的剂量应该减量（见下文）。

像其他抗癫痫药一样，停止拉莫三嗪治疗或转用其他抗癫痫药或从其他抗癫痫药转用拉莫三嗪时，拉莫三嗪应该逐渐增量以避免癫痫发作频率增加。关于是否停用没有癫痫发作患者的抗癫痫药治疗的讨论见第446页。癫痫患者，拉莫三嗪应该用至少2周的时间逐渐减量至停药。

对于双相障碍的患者，也建议拉莫三嗪逐步减药，当然，如果出于安全的考虑，也可以考虑直接停药。

儿童用法 拉莫三嗪用于2～12岁儿童部分发作和原发性及继发性全身强直-阵挛发作的辅助治疗，也可用于2～12岁儿童典型失神发作的单药治疗。拉莫三嗪也用于Lennox-Gastaut综合征相关发作。

下面给出的剂量是英国批准的剂量，美国批准的剂量与之相似，虽然拉莫三嗪在英国使用的限制更多。

- *单药治疗*的首次剂量可单次给药或分两次给药，每日300μg/kg，口服2周。然后每日600μg/kg，服用2周。接下来以最大600μg/kg的剂量每1～2周增加至常规维持剂量：每日1～10mg/kg。一些患儿可至15mg/kg。
- 使用拉莫三嗪作为*辅助治疗*者，不包括使用*丙戊酸盐*、*酶诱导剂和抗癫痫药抑制剂*，首次剂量可单次或分两次给药，剂量是每日300μg/kg，口服2周。然后每日600μg/kg，服用2周。接下来以最大600μg/kg的剂量每1～2周增加至常规维持剂量：每日1～10mg/kgo最大剂量可至每日200mg。
- 服用*酶诱导抗癫痫药*（*不包括丙戊酸盐*）者，首次剂量分两次给药，剂量是每日600μg/kg，口服2周。随后2周每日剂量1.2mg/kg。接下来以最大1.2mg/kg的剂量每1～2周增加至常规维持剂量：每日5～15mg/kg，单次服用或分两次服用，最大剂量是每日400mg。
- 服用*丙戊酸盐*的儿童首次拉莫三嗪剂量是150μg/kg，口服2周，然后每日300μg/kg，服用2周。接下来以最大300μg/kg的剂量每1～2周增加至常规维持剂量：每日1～5mg/kg。单次服用或分两次服用，最大剂量可至每日200mg。
- 服用其他可能发生不明相互作用的药物时，辅助治疗拉莫三嗪的剂量参照同时服用丙戊酸盐时的剂量。

如果为儿童计算出日剂量在1～2mg，在治疗的前两周可以隔日服用2mg。如果拉莫三嗪计算出的日剂量小于1mg的话，不应该服用拉莫三嗪。

12岁以上儿童剂量同上文成人剂量。

在肝损伤中的用法 英国注册的拉莫三嗪药品信息建议中度肝损伤（Child-Pugh分级B）患者的剂量应该减少大约50%，严重肝损伤（Child-Pugh分级C）患者减少大约75%。美国注册药品信息建议中度和无腹水的重度肝损伤患者应减少大约25%，严重肝损伤并有腹水的患者减少大约50%。

焦虑障碍 少数研究已经提出拉莫三嗪可能能缓解创伤后应激障碍症状（第926页）。

1. Hertzberg MA, *et al.* A preliminary study of lamotrigine for the treatment of posttraumatic stress disorder. *Biol Psychiatry* 1999; **45:** 1226–9.
2. Hageman I, *et al.* Post-traumatic stress disorder: a review of psychobiology and pharmacotherapy. *Acta Psychiatr Scand* 2001; **104:** 411–22.

双相障碍 一项包括195位患者的多中心安慰剂对照研究，每日口服拉莫三嗪50mg或200mg对经受着严重抑郁发作的双相障碍（第351页）患者产生剂量相关性疗效[1]。其他来源于随机对照试验[2～8]和荟萃分析[9]的资料已经证明了拉莫三嗪对抑郁症状有益（尽管对狂躁无效），相关综述[10～14]支持其使用，尽管有人质疑证据的力度[15]。目前关于双相障碍的治疗指南推荐拉莫三嗪可作为双相抑郁的首选，这项应用在一些国家已得到批准（详见上文的**用途和用法**）。

1. Calabrese JR, *et al.* A double-blind placebo-controlled study of lamotrigine monotherapy in outpatients with bipolar I depression. *J Clin Psychiatry* 1999; **60:** 79–88.
2. Bowden CL, *et al.* Lamotrigine in the treatment of bipolar depression. *Eur Neuropsychopharmacol* 1999; **9** (suppl 4): S113–S117.
3. Calabrese JR, *et al.* A double-blind, placebo-controlled, prophylaxis study of lamotrigine in rapid-cycling bipolar disorder. *J Clin Psychiatry* 2000; **61:** 841–50.
4. Ichim L, *et al.* Lamotrigine compared with lithium in mania: a double-blind randomized controlled trial. *Ann Clin Psychiatry* 2000; **12:** 5–10.
5. Obrocea GV, *et al.* Clinical predictors of response to lamotrigine and gabapentin monotherapy in refractory affective disorders. *Biol Psychiatry* 2002; **51:** 253–60.
6. Bowden CL, *et al.* A placebo-controlled 18-month trial of lamotrigine and lithium maintenance treatment in recently manic or hypomanic patients with bipolar I disorder. *Arch Gen Psychiatry* 2003; **60:** 392–400. Correction. *ibid.* 2004; **61:** 680.
7. Calabrese JR, *et al.* A placebo-controlled 18-month trial of lamotrigine and lithium maintenance treatment in recently depressed patients with bipolar I disorder. *J Clin Psychiatry* 2003; **64:** 1013–24.
8. Nierenberg AA, *et al.* Treatment-resistant bipolar depression: a STEP-BD equipoise randomized effectiveness trial of antidepressant augmentation with lamotrigine, inositol, or risperidone. *Am J Psychiatry* 2006; **163:** 210–16.
9. Geddes JR, *et al.* Lamotrigine for treatment of bipolar depression: independent meta-analysis and meta-regression of individual patient data from five randomised trials. *Br J Psychiatry* 2009; **194:** 4–9.
10. Engle PM, Heck AM. Lamotrigine for the treatment of bipolar disorder. *Ann Pharmacother* 2000; **34:** 258–62.
11. Hurley SC. Lamotrigine update and its use in mood disorders. *Ann Pharmacother* 2002; **36:** 860–73.
12. Goldsmith DR, *et al.* Lamotrigine: a review of its use in bipolar disorder. *Drugs* 2003; **63:** 2029–50.
13. Muzina DJ, *et al.* Lamotrigine and antiepileptic drugs as mood stabilizers in bipolar disorder. *Acta Psychiatr Scand Suppl* 2005; 21–8.
14. Smith LA, *et al.* Effectiveness of mood stabilizers and antipsychotics in the maintenance phase of bipolar disorder: a systematic review of randomized controlled trials. *Bipolar Disord* 2007; **9:** 394–412.
15. van der Loos MLM, *et al.* Lamotrigine bij de behandeling van bipolaire stoornissen: een overzicht. *Tijdschr Psychiatr* 2007; **49:** 95–103.

癫痫 拉莫三嗪可用于癫痫（第446页）的治疗。本品用于部分性癫痫发作伴或不伴有继发性全身性发作以及全身性强直-阵挛发作；虽然丙戊酸盐是后者的首选药，后者与原发全身性癫痫症状有关。本品也推荐用于失神发作，虽然证据基础不是特别强，也可用于青年型肌阵挛性癫痫及试用于强直性发作或无张力性癫痫发作。

单药治疗部分发作伴或不伴有继发性全身发作，拉莫三嗪被认为在治疗失败时间和耐受好于卡马西平（确立的一线药物）[1]。新诊断的部分发作伴或不伴有全身发作的患者中，拉莫三嗪的疗效与卡马西平相似，但有更好的耐受性[2]。对随机安慰剂对照试验的一项系统综述[3]得出结论：拉莫三嗪加入顽固部分性癫痫发作患者现有抗癫痫治疗方案对癫痫发作频率的减少是有效的。

单药治疗原发性全身发作及不可分类的发作[4]，拉莫三嗪在控制发作方面明显差于丙戊酸盐（确立的一线用药），失败概率将近后者2倍。丙戊酸盐在12个月的缓解和延长二次发作的时间方面有明显的疗效。在一项安慰剂对照研究中，发现拉莫三嗪作为儿童[5]和成人[6]难治性原发性全身癫痫发作的辅助治疗是有效的；在不能确定发作类型时用拉莫三嗪治疗是适当的[6]。

拉莫三嗪辅助治疗儿童Lennox-Gastaut综合征也是有效的[7,8]。

已发现拉莫三嗪对于伴有发育不良的儿科难治性癫痫患者，作为辅助治疗有效而且耐受性很好[9]；在这项开放性研究中对失神发作和非典型发作特别有效（拉莫三嗪及其他普通替代药物乙琥胺和丙戊酸盐治疗失神性发作的证据无论如何是较弱的）[10]。

1. Marson AG, *et al.* SANAD Study Group. The SANAD study of effectiveness of carbamazepine, gabapentin, lamotrigine, oxcarbazepine, or topiramate for treatment of partial epilepsy: an unblinded randomised controlled trial. *Lancet* 2007; **369:** 1000–15.
2. Brodie MJ, *et al.* UK Lamotrigine/Carbamazepine Monotherapy Trial Group. Double-blind comparison of lamotrigine and carbamazepine in newly diagnosed epilepsy. *Lancet* 1995; **345:** 476–9.
3. Ramaratnam S, *et al.* Lamotrigine add-on for drug-resistant partial epilepsy. Available in The Cochrane Database of Systematic Reviews; Issue 3. Chichester: John Wiley; 2001 (accessed 09/06/08).
4. Marson AG, *et al.* SANAD Study Group. The SANAD study of effectiveness of valproate, lamotrigine, or topiramate for generalised and unclassifiable epilepsy: an unblinded randomised controlled trial. *Lancet* 2007; **369:** 1016–26.
5. Trevathan E, *et al.* Lamotrigine adjunctive therapy among children and adolescents with primary generalized tonic-clonic seizures. Abstract: *Pediatrics* 2006; **118:** 777–8. Full version: http://www.pediatrics.org/cgi/content/full/118/2/e371 (accessed 09/06/08)
6. Biton V, *et al.* Double-blind, placebo-controlled study of lamotrigine in primary generalized tonic-clonic seizures. *Neurology* 2005; **65:** 1737–43.

7. Donaldson JA, *et al.* Lamotrigine adjunctive therapy in childhood epileptic encephalopathy (the Lennox Gastaut Syndrome). *Epilepsia* 1997; **38:** 68–73.
8. Motte J, *et al.* Lamotrigine for generalized seizures associated with the Lennox-Gastaut syndrome. *N Engl J Med* 1997; **337:** 1807–12. Correction. *ibid.* 1998; **339:** 851–2.
9. Besag FMC, *et al.* Lamotrigine for the treatment of epilepsy in childhood. *J Pediatr* 1995; **127:** 991–7.
10. Posner EB, *et al.* Ethosuximide, sodium valproate or lamotrigine for absence seizures in children and adolescents. Available in The Cochrane Database of Systematic Reviews; Issue 4. Chichester: John Wiley; 2005 (accessed 09/06/08).

偏头痛 病例报告[1]和开放性研究[2,3]建议拉莫三嗪在预防偏头痛预兆是有益处的。

1. d'Onofrio F, *et al.* Basilar-type migraine responsive to lamotrigine: three case reports. *Neurol Sci* 2007; **28:** S239–S241.
2. Pascual J, *et al.* Preventing disturbing migraine aura with lamotrigine: an open study. *Headache* 2004; **44:** 1024–8.
3. Lampl C, *et al.* Lamotrigine reduces migraine aura and migraine attacks in patients with migraine with aura. *J Neurol Neurosurg Psychiatry* 2005; **76:** 1730–2.

运动神经元病 拉莫三嗪曾试用于治疗肌萎缩侧索硬化（见**运动神经元病**，第2321页），但是结果令人失望[1]。

1. Ryberg H, *et al.* A double-blind randomized clinical trial in amyotrophic lateral sclerosis using lamotrigine: effects on CSF glutamate, aspartate, branched-chain amino acid levels and clinical parameters. *Acta Neurol Scand* 2003; **108:** 1–8.

运动障碍疾病 已有报道[1]一项包括 64 例运动症状出现少于 5 年的 Huntington 病（第926页）患者的双盲安慰剂对照研究表明，拉莫三嗪能改善症状并有减少舞蹈症症状的趋势。然而还没有明确的证据表明使用拉莫三嗪 30 个月能够减慢早期 Huntington 病的进程。

1. Kremer B, *et al.* Influence of lamotrigine on progress of early Huntington disease: a randomized clinical trial. *Neurology* 1999; **53:** 1000–11.

神经性疼痛 支持拉莫三嗪用于治疗神经性疼痛的证据不断增多[1]。与卡马西平或苯妥英联用治疗顽固性*三叉神经痛*（第10页）是有效的[2]，已经表明对治疗*HIV相关的末梢感觉神经病变*（第826页）有关疼痛治疗也是有前途的[3]。已经发现对治疗*糖尿病性神经痛*（见第7页）有一定疗效[4]。个案报告[5]和安慰剂对照试验[6]也表明拉莫三嗪对*中枢卒中后疼痛*（第7页）可能有效。最近已有使用拉莫三嗪治疗神经性疼痛的综述[7,8]。基于相同的研究，一篇综述[7]得出的结论是拉莫三嗪治疗各种神经性疼痛是有效的，进一步的研究可证明；而另一篇综述[8]认为不太可能是有效的，进一步研究可能是不公正的。

1. McCleane GJ. Lamotrigine in the management of neuropathic pain: a review of the literature. *Clin J Pain* 2000; **16:** 321–6.
2. Zakrewska JM, *et al.* Lamotrigine (Lamictal) in refractory trigeminal neuralgia: results from a double-blind placebo controlled crossover study. *Pain* 1997; **73:** 223–30.
3. Simpson DM, *et al.* Lamotrigine for HIV-associated painful sensory neuropathies: a placebo-controlled trial. *Neurology* 2003; **60:** 1508–14.
4. Eisenberg E, *et al.* Lamotrigine reduces painful diabetic neuropathy: a randomized, controlled study. *Neurology* 2001; **57:** 505–9.
5. Canavero S, Bonicalzi V. Lamotrigine control of central pain. *Pain* 1996; **68:** 179–81.
6. Vestergaard K, *et al.* Lamotrigine for central post-stroke pain: a randomized controlled trial. *Neurology* 2001; **56:** 184–90.
7. Eisenberg E, *et al.* Lamotrigine for neuropathic pain. *Expert Rev Neurother* 2005; **5:** 729–35.
8. Wiffen PJ, Rees J. Lamotrigine for acute and chronic pain. Available in The Cochrane Database of Systematic Reviews; Issue 2. Chichester: John Wiley; 2007 (accessed 09/06/08).

精神分裂症 一直尝试拉莫三嗪作为难治性精神分裂症[1]的辅助治疗（见第928页），已经有些有利的报道[2~4]，尽管病例数还很少。一项系统性综述[5]表明拉莫三嗪在治疗精神分裂症方面的证据是，很弱的，虽然对症状有积极的影响。但是，一项随后的荟萃分析[6]得出的结论是，在严重的难治性精神分裂症患者上使用大量的拉莫三嗪是有临床意义的。

1. Large CH, *et al.* The potential role of lamotrigine in schizophrenia. *Psychopharmacology (Berl)* 2005; **181:** 415–36.
2. Tiihonen J, *et al.* Lamotrigine in treatment-resistant schizophrenia: a randomized placebo-controlled crossover trial. *Biol Psychiatry* 2003; **54:** 1241–8.
3. Kremer I, *et al.* Placebo-controlled trial of lamotrigine added to conventional and atypical antipsychotics in schizophrenia. *Biol Psychiatry* 2004; **56:** 441–6.
4. Zoccali R, *et al.* The effect of lamotrigine augmentation of clozapine in a sample of treatment-resistant schizophrenic patients: a double-blind, placebo-controlled study. *Schizophr Res* 2007; **93:** 109–16.
5. Premkumar TS, Pick J. Lamotrigine for schizophrenia. Available in the Cochrane Database of Systematic Reviews; Issue 4. Chichester: John Wiley; 2006 (accessed 09/06/08).
6. Tiihonen J, *et al.* The efficacy of lamotrigine in clozapine-resistant schizophrenia: a systematic review and meta-analysis. *Schizophr Res* 2009; **109:** 10–14.

制剂

专利制剂

Arg.: Dafex; Epilepax; Lagotran; Lamictal; Lamirax; Lamocas; Lamotril†; Latrigin; ***Austral.:*** Elmendos; Lamictal; Lamidus; Lamitrin†; Lamogine; Seaze; ***Austria:*** Bipolam†; Gerolamic; Lamictal; Lamotriglax†; ***Belg.:*** Doclamotri; Lambipol; Lamictal; ***Braz.:*** Lamictal; Lamitor; Neural; Neurium; ***Canad.:*** Lamictal; ***Chile:*** Daksol; Flamus; Lafigin; Lamictal; Lomarin; Meganox; Tradox; Trigilab; Trizol; ***Cz.:*** Danoptin†; Epimil; Epiral; Lameton†; Lamictal; Lamiger; Lamogine; Lamolep; Lamotax; Lamotri†; Lamotrix; Latrigil; Plexxo; Rubimar; Triginet†; ***Denm.:*** Lamictal; ***Fin.:*** Lamictal; Trilaburg†; Trilachris†; Trilastar†; ***Fr.:*** Lamicstart; Lamictal; ***Ger.:*** Elmendos; Lamictal; Lamo; Lamo-Q; Lamotriax†; Lamotrig; ***Gr.:*** Dezepil; Lamictal; Lamotrix; ***Hong Kong:*** Lamictal; ***Hung.:*** Epitrigine; Gerolamic; Lamictal; Lamitrin; Lamolep; Plexxo; ***India:*** Lamepil; Lametec; ***Indon.:*** Lamictal; ***Irl.:*** Bymot; Lameutral; Lamictal; Lamoro; Larig; ***Israel:*** Lamictal; Lamodex; Lamogine; ***Ital.:*** Lamictal; ***Malaysia:*** Lamictal; Lamotrix; ***Mex.:*** Lamdra; Lamictal; Latrigin; Limatic; Prilkenzide; Protalgine; ***Neth.:*** Lamictal; Lamitor†; Lamochem†; Lamomont†; Lamopan; Lamotifi†; Plexxo†; Symla; ***Norw.:*** Lamictal; ***NZ:*** Lamictal; Logem; Mogine; ***Philipp.:*** Lamictal; Lamitor; ***Pol.:*** Danoptin†; Epilactal†; Lameptil; Lamexim; Lamia†; Lamilept; Lamitrin†; Lamotrihexal†; Lamotrix; Lamox; Plexxo; Symla; Triginet†; Trogine; ***Port.:*** Lamictal; Lamix; Motrigi; ***Rus.:*** Convulsan (Конвульсан); Lamictal (Ламиктал); Lamitor (Ламитор); Lamolep (Ламолеп); Sazar (Сейзар); Triginet (Тригинет); ***S.Afr.:*** Epitec; Lamictin; Lamidus; Lamitor; ***Singapore:*** Lamictal; ***Spain:*** Crisomet; Labileno; Lamictal; ***Swed.:*** Lamictal; ***Switz.:*** Lamictal; Lamotrine; ***Thai.:*** Lamictal; ***Turk.:*** Lamictal; Pinral; ***UK:*** Lamictal; ***Ukr.:*** Epileptal (Эпилептал); Lameton (Ламетон); Lamictal (Ламиктал); Lamidum (Ламидум); Latriginum (Латриджин); ***USA:*** Epitrogine; Lamictal; ***Venez.:*** Epifon†; Lamictal.

Levetiracetam (*BAN*, *USAN*, *rINN*) 左乙拉西坦

S-Etiracetam; Lévétiracétam; Levetiracetamum; Levetirasetam; SIB-S1; UCB-22059; UCB-L059. (*S*)-2-(2-Oxopyrrolidin-1-yl)butanamide.

Леветирацетам

$C_8H_{14}N_2O_2$ = 170.2.

CAS — *102767-28-2.*

ATC — *N03AX14.*

ATC Vet — *QN03AX14.*

UNII — *44YRR34555.*

Pharmacopoeias. In *US.*

USP 33（Levetiracetam）。

不良反应和注意事项

最常报道与左乙拉西坦有关的不良反应是嗜睡、无力和头晕。食欲减退、腹泻、消化不良、恶心、体重增加或减轻、肌痛、共济失调、头痛、抑郁、情绪不稳定、失眠、神经质、震颤、眩晕、复视和皮疹发生的频率较低。其他不良反应有感觉异常、胰腺炎、肝衰竭和肝炎。轻度感染如普通感冒和上消化道感染的发病率增高曾见报道。有斑秃发生，停止治疗后头发可再生。

其他报道过的不良反应包括行为异常、攻击、生气、焦虑、意识错乱、幻觉、易激惹、精神失常；这些症状在儿童中比成人中更普遍。恶血质（包括中性粒细胞减少症、全血细胞减少症和血小板减少症）可发生。

对于伴有肾损伤和（或）伴有严重肝损伤的患者，左乙拉西坦应慎用，并减量使用。

当停用左乙拉西坦治疗时需要进行监护，也可详见下文的**用途和用法**。

哺乳 有关抗癫痫药治疗与哺乳的评论见第448页。

驾驶 有关抗癫痫药与驾驶的评论见第449页。

对内分泌系统的影响 1 名患者以前使用卡马西平后导致抗利尿激素分泌异常，他使用左乙拉西坦后出现低钠血症[1]。停药后症状消失，再次使用后复发。

关于抗癫痫药对性功能的影响，包括左乙拉西坦失去效果，见**苯妥英**项下，第474页。

1. Nasrallah K, Silver B. Hyponatremia associated with repeated use of levetiracetam. *Epilepsia* 2005; **46:** 972–3.

对肺的影响 1 名 9 岁的女孩在服用增加剂量的左乙拉西坦 2 年后发生弥散性间质性肺炎[1]。停用左乙拉西坦和给予皮质激素治疗后状况解决。

1. Newsome SD, *et al.* Levetiracetam-induced diffuse interstitial lung disease. *J Child Neurol* 2007; **22:** 628–30.

对心理功能的影响 一篇关于抗癫痫药治疗对*认知功能*影响和左乙拉西坦对*精神状态*（包括自杀倾向的危险）的影响的综述见第448页。

对皮肤的影响 相对其他抗癫痫药，左乙拉西坦的皮肤反应不常见。见**苯妥英**项下，第474页。

运动障碍 左乙拉西坦治疗 1 名 58 岁男子 Huntington 舞蹈病时，左乙拉西坦与发生的帕金森症状（包括震颤、动作迟缓和僵硬）有关[1]。停药 7 天内症状消失。期间患者还服用了其他药物，作者认为这些症状可能是由于药物相互作用导致。然而对于左乙拉西坦治疗运动障碍尝试的讨论见下文的**用途和用法**项下。

1. Zesiewicz TA, *et al.* Levetiracetam-induced parkinsonism in a Huntington disease patient. *Clin Neuropharmacol* 2005; **28:** 188–90.

过量 1 名 38 岁妇女摄入 30g 左乙拉西坦，4h 后催吐，6h 后出现缺氧、低血压和呼吸抑制；左乙拉西坦血浆峰浓度为 400μg/ml[1]。该患者通过系统治疗 48h 后恢复，没有后遗症。

1. Barrueto F, *et al.* A case of levetiracetam (Keppra®) poisoning with clinical and toxicokinetic data. *J Toxicol Clin Toxicol* 2002; **40:** 881–4.

妊娠 有关妊娠期间癫痫治疗的评论见第449页。

英国 Epilepsy and Pregnancy Register[1]提供的资料，在 2005 年 7 月从 117 名妊娠头 3 个月接受左乙拉西坦的患者中，39 人为单药治疗、78 人辅助治疗。在前一组中，4 名婴儿发生低出生体重，4 名婴儿在第 37 周或更早出生，后一组中有 10 名婴儿发生低出生体重、18 名在第 37 周或更早出生和 3 名患有先天性畸形。后续的综述[2]提到左乙拉西坦发生畸形的风险是低的。左乙拉西坦在妊娠期间清除率提高，血清浓度监测是值得的，尤其在妊娠的第三个三个月。

1. Hunt S, *et al.* Levetiracetam in pregnancy: preliminary experience from the UK Epilepsy and Pregnancy Register. *Neurology* 2006; **67:** 1876–9.
2. Longo B, *et al.* Levetiracetam use in pregnancy. *Ann Pharmacother* 2009; **43:** 1692–5.

药物相互作用

缺少左乙拉西坦和其他抗癫痫药的显著相互作用的证据，然而，左乙拉西坦对卡马西平的影响见第454页。

药动学

左乙拉西坦经胃肠道迅速吸收，生物利用度几乎100%；口服后通常 1.3h 内血浆浓度达峰值，2 天后达稳态。血浆蛋白结合极微，低于 10%。左乙拉西坦不是完全代谢；大约 25% 的剂量通过羟基化为无活性的代谢产物。大约 95% 的剂量是以原形和代谢产物形式从尿排泄。在成人和 12 岁以上儿童中，血浆消除半衰期报道是约 7h；在更小的儿童中半衰期更短。左乙拉西坦在母乳中有分布。

1. Radtke RA. Pharmacokinetics of levetiracetam. *Epilepsia* 2001; **42** (suppl 4): 24–7.
2. Pellock JM, *et al.* Pharmacokinetic study of levetiracetam in children. *Epilepsia* 2001; **42:** 1574–9.
3. Coupez R, *et al.* Levetiracetam: relative bioavailability and bioequivalence of a 10% oral solution (750 mg) and 750-mg tablets. *J Clin Pharmacol* 2003; **43:** 1370–6.
4. Patsalos PN. Clinical pharmacokinetics of levetiracetam. *Clin Pharmacokinet* 2004; **43:** 707 24.
5. Brockmöller J, *et al.* Pharmacokinetics of levetiracetam in patients with moderate to severe liver cirrhosis (Child-Pugh classes A, B, and C): characterization by dynamic liver function tests. *Clin Pharmacol Ther* 2005; **77:** 529–41.
6. Glauser TA, *et al.* Pharmacokinetics of levetiracetam in infants and young children with epilepsy. *Epilepsia* 2007; **48:** 1117–22.
7. Tomson T, *et al.* Pharmacokinetics of levetiracetam during pregnancy, delivery, in the neonatal period, and lactation. *Epilepsia* 2007; **48:** 1111–16.
8. Hirsch LJ, *et al.* Effect of age and comedication on levetiracetam pharmacokinetics and tolerability. *Epilepsia* 2007; **48:** 1351–9.

用途和用法

左乙拉西坦是吡拉西坦（第347页）的类似物，用于治疗癫痫（第 446 页）批准的适应证、使用的年龄和使用途径，各国都有不同。以下适应证和年龄限制口服使用。左乙拉西坦用作儿童和成人部分发作伴或不伴有继发性全身发作；在英国，允许 1 个月以上儿童使用，而美国严格限制仅在 4 岁及以上儿童。在英国，成人和 16 岁及以上青少年可以单独使用左乙拉西坦治疗部分发作伴或不伴有继发性全身发作。另外，在英国和美国都可以用于辅助治疗成人的肌阵挛性发作和 12 岁及以上孩子的青少年肌阵挛癫痫。还用于辅助治疗原发性全身强直-阵挛发作的成人和先天性全身发作的儿童，在这个适应证方面，英国严格限制在 12 岁及以上的儿童，而美国限制在 6 岁以上。

左乙拉西坦日剂量分 2 次口服。

- *辅助治疗*第一天首次成人剂量是 1g；然后每 2～4 周增加 1g 直至癫痫有效控制，最大日剂量是 3g。

1～6 个月婴儿首剂量是每日 14mg/kg，然后每 2 周增加 14mg/kg 至最大日剂量 42mg/kg 。

6 个月以上和体重低于 50kg 的儿童首剂量是 20 mg/kg，然后每 2 周增加 20mg/kg 至最大日剂量 60mg/kg 。

体重大于 50kg 的儿童和青少年给药剂量同成人（见上文）。

- 当单药治疗时，左乙拉西坦首剂量是每日 500mg，接下来 2 周后增加至日剂量 1g，然后每 2 周增加 500mg 至最大日剂量 3g。

一个改进的缓释制剂是有用的，用于 16 岁及以上患者部分发作的辅助治疗。

当不能口服时，左乙拉西坦可通过静脉注射给予，输注时间大于 15min，剂量与口服类似；同口服剂型一样，静脉的许可用法和年龄的细节在各国都不同。英国注册药品信息表明还没有静脉注射左乙拉西坦超过 4 天的相关经验。

对伴有肾损伤和严重肝损伤的患者推荐减少剂量（见下文）。

像其他抗癫痫药一样，停止左乙拉西坦治疗或转换成其他抗癫痫药或从其他抗癫痫药转换成左乙拉西坦时，左乙拉西坦应该逐渐改变剂量以避免癫痫发作频率增加。英国注册药品信息推荐成人每 2～4 周日剂量减少 1g。大于 6 个月的儿童减量每 2 周不要超过 20mg/kg，小于 6 个月的儿童减量每 2 周不要超过 14mg/kg。关于癫痫没有发作患者是否停用抗癫痫药治疗的讨论详见第446页。

1. De Smedt T, *et al.* Levetiracetam: the profile of a novel anticonvulsant drug—part I: preclinical data. *CNS Drug Rev* 2007; **13:** 43–56.
2. De Smedt T, *et al.* Levetiracetam: part II, the clinical profile of a novel anticonvulsant drug. *CNS Drug Rev* 2007; **13:** 57–78.
3. Crepeau AZ, Treiman DM. Levetiracetam: a comprehensive review. *Expert Rev Neurother* 2010; **10:** 159–71.

儿童用法　在儿童中，左乙拉西坦的许可适应证和剂量，各个国家都不同，见以上的**用途和用法**和下文的**在肾损伤中的用法**。

左乙拉西坦主要用于部分和肌阵挛性发作，经常用于先天性全身发作的辅助治疗，还尝试用于儿童癫痫持续状态（见下文）。一项对服用左乙拉西坦的 122 名从 1 个月到 2 岁儿童［单一给药（48 例）和辅助治疗（74 例）］的回顾性综述[1]发现 70 例发作缓解，其中缓解期较长的病例使用了少于每日 30mg/kg 的左乙拉西坦。一项病例系列报道[2]了 3 名从 2 天至 3 个月婴儿的难治性婴儿癫痫发作的治疗剂量是每日 30mg/kg。

1. Perry MS, Benatar M. Efficacy and tolerability of levetiracetam in children younger than 4 years: a retrospective review. *Epilepsia* 2007; **48:** 1123–7.
2. Shoemaker MT, Rotenberg JS. Levetiracetam for the treatment of neonatal seizures. *J Child Neurol* 2007; **22:** 95–8.

在肝损伤中的用法　轻到中度肝损伤患者不需要调整左乙拉西坦剂量。严重肝损伤时肌酐清除率（CC）可能会低估并发的肾损伤，而英国注册药品信息推荐对于那些肌酐清除率小于 60ml/(min・1.73m²) 的患者应将常规成人维持剂量（见上文）减少 50%。

在肾损伤中的用法　对伴有肾损伤患者建议减少左乙拉西坦的剂量。根据英国和美国注册药品信息，合适的剂量如下，它是以肌酐清除率（CC）/1.73m² 为依据的，分 2 次服用：

- CC 为 50～79ml/min：1～2g；
- CC 为 30～49ml/min：0.5～1.5g；
- CC 小于 30ml/min 时：0.5～1g。
- 接受透析的患者开始左乙拉西坦治疗时可给予 750mg 的负荷剂量，然后每日 1 次，每次 0.5～1g；透析后推荐增服 250～500mg。

英国注册药品信息还给出了适合儿童肾损伤的日剂量：

大于 6 个月的儿童：
- CC 为 50～79ml/min：20～40mg/kg；
- CC 为 30～49ml/min：10～30mg/kg；
- CC 小于 30ml/min：10～20mg/kg。
- 接受透析的患者开始左乙拉西坦治疗时先给予 15mg/kg的负荷剂量，然后每日 1 次，每次 10～20mg/kg；透析后推荐增服 5～10mg/kg。

1～6 个月的儿童：
- CC 为 50～79ml/min：14～28mg/kg；
- CC 为 30～49ml/min：7～21mg/kg。
- CC 小于 30ml/min：7～14mg/kg。
- 接受透析的患者开始左乙拉西坦治疗时先给予 10.5mg/kg 的负荷剂量，然后每日 1 次，每次 7～14mg/kg；透析后推荐增服 3.5～7mg/kg。

剂量通过口服给予，必要时可静脉注射。

也可详见上文严重肝损伤伴有肾损伤患者的推荐剂量。

癫痫　左乙拉西坦用于治疗癫痫（第446页），可以辅助治疗或单独治疗部分发作伴或不伴继发性全身发作[1～6]。还用于辅助治疗肌阵挛性癫痫[7～9]和全身强直-阵挛性发作[10]，尽管后来选择的药物是丙戊酸盐，这与原发性全身发作相关。左乙拉西坦被认为是治疗强直阵挛性发作的二线用药，还尝试用于 Lennox-Gastaut 综合征和青少年失神性发作[11]。在儿童中，左乙拉西坦还尝试用于非痉挛状态的癫痫[12]、婴儿痉挛[13]和严重的肌阵挛性发作初期[14]的辅助治疗，以及部分和全身性发作的单独治疗[15]。

1. Dooley M, Plosker GL. Levetiracetam: a review of its adjunctive use in the management of partial onset seizures. *Drugs* 2000; **60:** 871–93.
2. Chaisewikul R, *et al.* Levetiracetam add-on for drug-resistant localization related (partial) epilepsy. Available in The Cochrane Database of Systematic Reviews; Issue 1. Chichester: John Wiley; 2001 (accessed 09/06/08).
3. Welty TE, *et al.* Levetiracetam: a different approach to the pharmacotherapy of epilepsy. *Ann Pharmacother* 2002; **36:** 296–304.
4. Leach JP. Levetiracetam in the management of epilepsy. *Hosp Med* 2004; **65:** 740–4.
5. Abou-Khalil B. Benefit-risk assessment of levetiracetam in the treatment of partial seizures. *Drug Safety* 2005; **28:** 871–90.
6. Steinhoff BJ, *et al.* The SKATE™ study: an open-label community-based study of levetiracetam as add-on therapy for adults with uncontrolled partial epilepsy. *Epilepsy Res* 2007; **76:** 6–14.
7. Crest C, *et al.* Levetiracetam in progressive myoclonic epilepsy: an exploratory study in 9 patients. *Neurology* 2004; **62:** 640–3.
8. Specchio LM, *et al.* Open label, long-term, pragmatic study on levetiracetam in the treatment of juvenile myoclonic epilepsy. *Epilepsy Res* 2006; **71:** 32–9.
9. Noachtar S, *et al.* Levetiracetam for the treatment of idiopathic generalized epilepsy with myoclonic seizures. *Neurology* 2008; **70:** 607–16.
10. Berkovic SF, *et al.* Placebo-controlled study of levetiracetam in idiopathic generalized epilepsy. *Neurology* 2007; **69:** 1751–60.
11. NICE. The epilepsies: the diagnosis and management of the epilepsies in adults and children in primary and secondary care (issued October 2004). Available at: http://www.nice.org.uk/nicemedia/pdf/CG020fullguideline.pdf (accessed 09/06/08)
12. Trabacca A, *et al.* Levetiracetam in nonconvulsive status epilepticus in childhood: a case report. *J Child Neurol* 2007; **22:** 639–41.
13. Mikati MA, *et al.* Response of infantile spasms to levetiracetam. *Neurology* 2008; **70:** 574–5.
14. Striano P, *et al.* An open-label trial of levetiracetam in severe myoclonic epilepsy of infancy. *Neurology* 2007; **69:** 250–4.
15. Khurana DS, *et al.* Levetiracetam monotherapy in children with epilepsy. *Pediatr Neurol* 2007; **36:** 227–30.

运动障碍　左乙拉西坦可能在运动障碍方面有作用。曾尝试用于抗精神病药诱导的迟发性运动障碍[1～3]，对左旋多巴诱导的迟发性运动障碍[4,5]（见**锥体外系障碍**，第943页）同样有效。左乙拉西坦治疗 Huntington 舞蹈病[6,7]（第926页）和阵发性运动性舞蹈手足徐动症[8]有效的证据有限。

1. Konitsiotis S, *et al.* Levetiracetam in tardive dyskinesia: an open label study. *Mov Disord* 2006; **21:** 1219–21.
2. Meco G, *et al.* Levetiracetam in tardive dyskinesia. *Clin Neuropharmacol* 2006; **29:** 265–8.
3. Woods SW, *et al.* Effects of levetiracetam on tardive dyskinesia: a randomized, double-blind, placebo-controlled study. *J Clin Psychiatry* 2008; **69:** 546–54.
4. Zesiewicz TA, *et al.* Open-label pilot study of levetiracetam (Keppra) for the treatment of levodopa-induced dyskinesias in Parkinson's disease. *Mov Disord* 2005; **20:** 1205–9.
5. Lyons KE, Pahwa R. Efficacy and tolerability of levetiracetam in Parkinson disease patients with levodopa-induced dyskinesia. *Clin Neuropharmacol* 2006; **29:** 148–53.
6. Zesiewicz TA, *et al.* Open-label pilot study of levetiracetam (Keppra) for the treatment of chorea in Huntington's disease. *Mov Disord* 2006; **21:** 1998–2001.
7. de Tommaso M, *et al.* Efficacy of levetiracetam in Huntington disease. *Clin Neuropharmacol* 2005; **28:** 280–4.
8. Chatterjee A, *et al.* Levetiracetam in the treatment of paroxysmal kinesiogenic choreoathetosis. *Mov Disord* 2002; **17:** 614–15.

肌肉痉挛　左乙拉西坦曾尝试成功治疗 Meige 综合征[1]和面痉挛[2]。用于治疗僵人综合征，见下文。

1. Yardimci N, *et al.* Levetiracetam in Meige's syndrome. *Acta Neurol Scand* 2006; **114:** 63–6.
2. Deleu D. Levetiracetam in the treatment of idiopathic hemifacial spasm. *Neurology* 2004; **62:** 2134–5.

精神障碍　左乙拉西坦具有抗精神疾病的作用，并已经用于治疗焦虑障碍[1]（第925页），包括社交恐怖[2,3]（见**恐怖障碍**，第926页）、创伤后应激障碍（第926页）[4]和恐慌症[5]（第926页）。包括病例报告和少量开放性研究的有限证据[6]认为左乙拉西坦治疗双相障碍有效（第351页）。

1. Kinrys G, *et al.* Levetiracetam as adjunctive therapy for refractory anxiety disorders. *J Clin Psychiatry* 2007; **68:** 1010–13.
2. Simon NM, *et al.* An open-label study of levetiracetam for the treatment of social anxiety disorder. *J Clin Psychiatry* 2004; **65:** 1219–22.
3. Stein MB, *et al.* Levetiracetam in generalized social anxiety disorder: a double-blind, randomized controlled trial. *J Clin Psychiatry* 2010; **71:** 627–31.
4. Kinrys G, *et al.* Levetiracetam for treatment-refractory posttraumatic stress disorder. *J Clin Psychiatry* 2006; **67:** 211–14.
5. Papp LA. Safety and efficacy of levetiracetam for patients with panic disorder: results of an open-label, fixed-flexible dose study. *J Clin Psychiatry* 2006; **67:** 1573–6.
6. Muralidharan A, Bhagwagar Z. Potential of levetiracetam in mood disorders: a preliminary review. *CNS Drugs* 2006; **20:** 969–79.

下肢不宁综合征　有报道[1]左乙拉西坦在治疗难治性下肢不宁综合征方面有效（见**睡眠相关运动障碍**，第930页）。

1. Della Marca G, *et al.* Levetiracetam can be effective in the treatment of restless legs syndrome with periodic limb movements in sleep: report of two cases. *J Neurol Neurosurg Psychiatry* 2006; **77:** 566–7.

癫痫持续状态　左乙拉西坦在无抽搐的癫痫持续状态[1]和难治性癫痫持续状态[2～7]方面已经取得疗效，包括儿童在内[5～7]。治疗癫痫持续状态的常规用法见第450页。

1. Rupprecht S, *et al.* Levetiracetam as a treatment option in nonconvulsive status epilepticus. *Epilepsy Res* 2007; **73:** 238–44.
2. Patel NC, *et al.* The use of levetiracetam in refractory status epilepticus. *Seizure* 2006; **15:** 137–41.
3. Eue S, *et al.* Two years of experience in the treatment of status epilepticus with intravenous levetiracetam. *Epilepsy Behav* 2009; **15:** 467–9.
4. Möddel G, *et al.* Intravenous levetiracetam: a new treatment alternative for refractory status epilepticus. *J Neurol Neurosurg Psychiatry* 2009; **80:** 689–92.
5. Kirmani BF, *et al.* Role of intravenous levetiracetam in acute seizure management of children. *Pediatr Neurol* 2009; **41:** 37–9.
6. Abend NS, *et al.* Intravenous levetiracetam in critically ill children with status epilepticus or acute repetitive seizures. *Pediatr Crit Care Med* 2009; **10:** 505–10.
7. Gallentine WB, *et al.* Levetiracetam in children with refractory status epilepticus. *Epilepsy Behav* 2009; **14:** 215–8.

僵人综合征　在一篇报道中[1]，僵人综合征患者的肌肉痉挛（见**肌肉痉挛**项下，第964页）用左乙拉西坦替代丙戊酸盐（怀疑丙戊酸盐诱导帕金森症）治疗后，痉挛发作得到完全控制。2 年以上的随访，认为持续治疗是有益处的。

1. Rüegg SJ, *et al.* Levetiracetam improves paroxysmal symptoms in a patient with stiff-person syndrome. *Neurology* 2004; **62:** 338.

震颤　基本震颤常规治疗的第一个药物通常是 β 受体阻滞药（第1186页）。然而，左乙拉西坦也有成功治疗的病例[1]。有报道左乙拉西坦在治疗继发于多发性僵硬的震颤有益[2]。

1. Bushara KO, *et al.* The effect of levetiracetam on essential tremor. *Neurology* 2005; **64:** 1078–80.
2. Striano P, *et al.* Levetiracetam for cerebellar tremor in multiple sclerosis: an open-label pilot tolerability and efficacy study. *J Neurol* 2006; **253:** 762–6.

制剂

专利制剂

Arg.: Callexe; Keppra; Levron; ***Austral.:*** Keppra; ***Austria:*** Keppra; ***Belg.:*** Keppra; ***Canad.:*** Keppra; ***Chile:*** Ceumid; Keppra; Kopodex; ***Cz.:*** Keppra; ***Denm.:*** Keppra; ***Fin.:*** Keppra; ***Fr.:*** Keppra; ***Ger.:*** Keppra; ***Gr.:*** Keppra; ***Hong Kong:*** Keppra; ***Hung.:*** Keppra; ***India:*** Levroxa; ***Indon.:*** Keppra; ***Irl.:*** Keppra; ***Israel:*** Keppra; ***Ital.:*** Keppra; ***Malaysia:*** Keppra; ***Mex.:*** Keppra; ***Neth.:*** Keppra; ***Norw.:*** Keppra; ***NZ:*** Keppra; ***Philipp.:*** Keppra; ***Pol.:*** Keppra; ***Port.:*** Keppra; ***Rus.:*** Keppra (Кеппра); ***S.Afr.:*** Keppra; ***Singapore:*** Keppra; ***Spain:*** Keppra; ***Swed.:*** Keppra; ***Switz.:*** Keppra; ***Thai.:*** Keppra; ***Turk.:*** Epixx; Keppra; Lev-End; Vetria; ***UK:*** Keppra; ***USA:*** Keppra.

Mephenytoin（*BAN*，*USAN*，*rINN*）美芬妥英

Mefenitoína; Mefenytoiini; Mefenytoin; Mephenetoin; Méphénytoïne; Mephenytoinum; Methantoin; Methoin; NSC-34652; Phenantoin. 5-Ethyl-3-methyl-5-phenylhydantoin.

Мефенитоин

$C_{12}H_{14}N_2O_2$ = 218.3.
CAS — 50-12-4.
ATC — N03AB04.
ATC Vet — QN03AB04.
UNII — R420KW629U.

Pharmacopoeias. In *US.*

USP 33（Mephenytoin）贮藏于密闭容器中。

简介

美芬妥英是乙内酰脲类抗癫痫药，作用与苯妥英（第473页）类似，但毒性更大。因为其潜在的毒性，故不是癫痫（第446页）治疗的主要药物，只是在其他治疗无效时才口服使用。美芬妥英有些不良反应可能与其代谢产物 5-乙基-5-苯基内酰脲（也称作 nirvanol）有关。像苯妥英一样，美芬妥英代谢速率受遗传多态性影响。

卟啉病　美芬妥英与卟啉病急性发作有关联，所以认为美芬妥英用于卟啉病患者是不安全的。

制剂

USP 33: Mephenytoin Tablets.

专利制剂

Austria: Epilan†; ***Cz.:*** Epilan†.

Mesuximide (*BAN*, *rINN*) **甲琥胺**

Mesuksimidi; Mesuximid; Mesuximida; Mésuximide; Mesuximidum; Methsuximide; PM-396. *N*,2-Dimethyl-2-phenylsuccinimide.

Мезуксимид

$C_{12}H_{13}NO_2$ = 203.2.

CAS — 77-41-8.

ATC — N03AD03.

ATC Vet — QN03AD03.

UNII — 0G76K8X6C0.

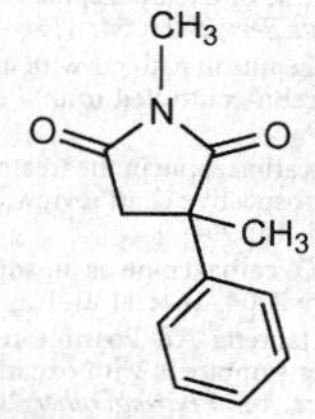

Pharmacopoeias. In *US.*

USP 33 (Methsuximide) 白色至灰白色晶体粉末。无臭或微臭。溶于水（1∶350）；溶于乙醇（1∶3）；溶于氯仿（1∶1）；溶于乙醚（1∶2）。贮藏于密闭容器中。

简介

甲琥胺是琥珀酰亚胺类抗癫痫药，作用与乙琥胺（第459页）类似用于治疗失神性发作；虽然它对复杂部分发作也有一定疗效，但据报道它的耐受性不如乙琥胺，它通常只在其他抗癫痫药治疗无效时使用（见下文）。认为它的活性归功于其主要代谢物——*N*-去甲基甲琥胺。

通常初始剂量是每日 300mg 的单次剂量口服 1 周，然后每隔 1 周增加 300mg，直至根据患者反应调至最佳剂量。建议的最大日剂量为 1.2g，分次服用。

癫痫 甲琥胺用于那些对毒性较低的乙琥胺或丙戊酸盐等无效的失神发作，后两种药是失神发作的一线药物（见第446页）。甲琥胺也已经试用于复杂部分发作和肌阵挛发作。

1. Tennison MB, *et al.* Methsuximide for intractable childhood seizures. *Pediatrics* 1991; **87:** 186–9.
2. Sigler M, *et al.* Effective and safe but forgotten: methsuximide in intractable epilepsies in childhood. *Seizure* 2001; **10:** 120–4.

药物相互作用 关于甲琥胺对拉莫三嗪和丙戊酸的影响，见第465页和第487页。

卟啉病 甲琥胺与卟啉病急性发作有关联，所以认为甲琥胺用于卟啉病患者是不安全的。

制剂

USP 33: Methsuximide Capsules.

专利制剂

Austria: Petinutin†; ***Canad.:*** Celontin; ***Ger.:*** Petinutin; ***Neth.:*** Celontin†; ***Switz.:*** Petinutin; ***USA:*** Celontin.

Methylphenobarbital (*BAN*, *rINN*) **甲苯比妥**

Enphenemalum; Mephobarbital; Methylfenobarbital; Méthylphénobarbital; Methylphenobarbitalum; Methylphenobarbitone; Metilfenobarbitál; Metilfenobarbital; Metilfenobarbitalis; Metylfenobarbital; Metyylifenobarbitaali; Phemitone. 5-Ethyl-1-methyl-5-phenylbarbituric acid.

Метилфенобарбитал

$C_{13}H_{14}N_2O_3$ = 246.3.

CAS — 115-38-8.

ATC — N03AA01.

ATC Vet — QN03AA01.

UNII — 5NC67NU76B.

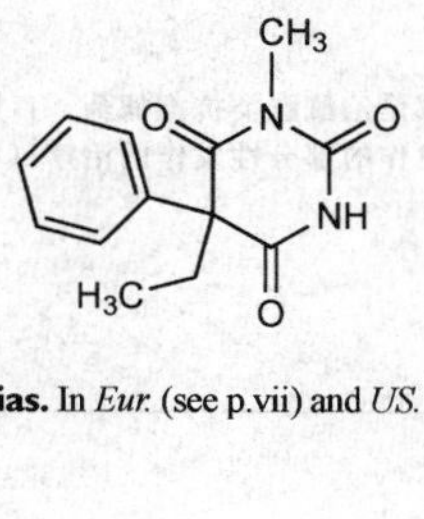

Pharmacopoeias. In *Eur.* (see p.vii) and *US.*

Ph. Eur. 6.8 (Methylphenobarbital) 白色或类白色结晶性粉末或无色晶体。几乎不溶于水；极微溶于无水乙醇。与氢氧化碱和碳酸盐以及铵等形成水溶性化合物。

USP 33 (Mephobarbital) 白色的无臭结晶性粉末。微溶于水、乙醇和乙醚；溶于氯仿；溶于不挥发的碱性氢氧化物和碳酸盐溶液。饱和水溶液石蕊指示呈酸性。

依赖性和撤药、不良反应、处置和注意事项

参见苯巴比妥，第471页。

药物相互作用

参见苯巴比妥，第471页。

药动学

甲苯比妥胃肠道吸收不完全。在肝内脱甲基化为苯巴比妥（第472页）。

用途和用法

甲苯比妥治疗癫痫（第446页）与苯巴比妥（第472页）类似。口服日剂量可以到 600mg。甲苯比妥也可用作镇静药，通常日剂量为 50mg，分 3～4 次服用。

制剂

BP 2010: Methylphenobarbital Tablets;
USP 33: Mephobarbital Tablets.

专利制剂

USA: Mebaral.

多组分制剂 ***Arg.:*** Cumatil L†; ***Ital.:*** Dintoinale; Metinal-Idantoina; Metinal-Idantoina L.

Oxcarbazepine (*BAN*, *USAN*, *rINN*) **奥卡西平**

GP-47680; KIN-493; Okskarbatsepiini; Okskarbazepin; Oxcarbazepin; Oxcarbazepina; Oxcarbazépine; Oxcarbazepinum. 10,11-Dihydro-10-oxo-5*H*-dibenz[*b*,*f*]azepine-5-carboxamide.

Окскарбазепин

$C_{15}H_{12}N_2O_2$ = 252.3.

CAS — 28721-07-5.

ATC — N03AF02.

ATC Vet — QN03AF02.

UNII — VZI5B1W380.

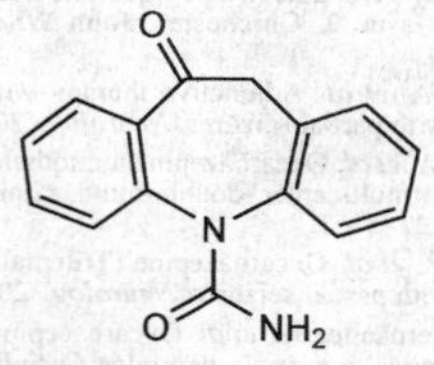

Pharmacopoeias. In *US.*

USP 33 (Oxcarbazepine) 浅橙色膏状物或白色、灰白色粉末。几乎不溶于水；略溶于氯仿；溶于乙酸。贮藏温度为 20～25℃，允许温度范围为 15～30℃。

不良反应、治疗和注意事项

参见卡马西平，第452页。

服用奥卡西平出现超敏反应（如皮疹）（也可见卡马西平项下，第453页）的频率比服用卡马西平少。然而，奥卡西平和卡马西平确实存在交叉过敏（性），25%～30%对卡马西平过敏的患者对奥卡西平也可能出现同样的反应。速发型（Ⅰ型）超敏反应包括皮疹、瘙痒、荨麻疹、血管性水肿可发生于奥卡西平治疗中。有报道患者在首次或随后剂量后发生血管性水肿和涉及喉、声门、嘴唇和眼睑等部位的过敏反应。当发生这些超敏反应时应停止此药治疗。服用奥卡西平也观察到血浆钠浓度降低（见下文的**低钠血症**）。伴有心功能不全和继发心衰的患者应定期进行体重监测，以确定是否有液体潴留。非常罕见的不良反应包括：奥卡西平可能损伤心脏传导，对有心脏传导障碍的患者应该小心地监测。奥卡西平治疗还可能引起胰腺炎，极其罕见。

对伴有肾损伤患者应该减少剂量。

哺乳 有关抗癫痫药治疗与哺乳的评论见第448页。

驾驶 有关抗癫痫药治疗对驾驶影响的评论见第449页。

对血液的影响 虽然奥卡西平引起恶血质如白细胞减少症的概率可能比卡马西平更低，但已有相关的个案报道。在一个案例中，1 名 57 岁女性患者在服用奥卡西平期间出现白细胞减少症和低钠血症[1]；非格司亭治疗后恢复。当服用卡马西平时也注意到出现类似反应。奥卡西平与 1 名 40 岁妇女发生的可逆性的各类细胞减少[2]有关，1 名 63 岁妇女发生的血小板减少症[3]也与之相关。

1. Ryan M, *et al.* Hyponatremia and leukopenia associated with oxcarbazepine following carbamazepine therapy. *Am J Health-Syst Pharm* 2001; **58:** 1637–9.
2. Calamaras MR, *et al.* Pancytopenia associated with the introduction of oxcarbazepine. *J Clin Psychopharmacol* 2007; **27:** 217–18.
3. Mahmud J, *et al.* Oxcarbazepine-induced thrombocytopenia. *Psychosomatics* 2006; **47:** 73–4.

对心理功能的影响 一项关于抗癫痫药治疗对认知能力和奥卡西平对精神状态（包括自杀倾向危险）的影响的综述详见第448页。

对性功能的影响 涉及抗癫痫药包括卡马西平对男性癫痫患者性功能的影响，见**苯妥英**项下的**对内分泌系统影响**，第474页。

低钠血症 与卡马西平相比，在临床剂量范围内，奥卡西平出现低钠血症似乎更显著。据报道[1]15 例奥卡西平取代卡马西平治疗的患者中 12 例出现低钠血症。血浆钠浓度的下降似乎与奥卡西平的剂量相关。在另一报道[2]中，350 例监测血清钠浓度的患者 23%出现低钠血症。厂商声明在 14 个对照研究中：1524 例服用奥卡西平的患者，2.5%的患者出现血钠浓度低于 125mmol/L，对照组没有患者出现低钠血症。大多数患者一直没有症状但有些可能会出现嗜睡、发作频率增加和意识损害[3]。一项最近的研究中[4]，97 例服用奥卡西平的患者发生低血钠 29 例（12 例严重），451 例服用卡马西平的患者中发生低血钠 61 例（13 例严重）。没有发现大剂量奥卡西平与低血钠的发生相关。

已有人建议在开始治疗前应该检测血清钠浓度，而只对老年患者或者需要服用高剂量时才需要常规监测血清钠浓度[5]。注册药品信息建议对之前已经存在与低钠浓度有关的情况和服用已知能干扰钠浓度的其他治疗药物（如非甾体抗炎药和利尿药）时，应考虑监测血钠浓度。

曾有报道[6]1 名 12 岁儿童服用奥卡西平治疗过程中出现严重低钠血症。对该病例回顾后发现该中心的其他 48 名已接受奥卡西平治疗的儿童中有 9 个也出现低钠血症，作者提出儿科患者应该监测钠浓度。又一病例报道[7]，1 名 7 岁男孩由于奥卡西平诱导的低血钠导致可逆性昏迷。

1. Pendlebury SC, *et al.* Hyponatraemia during oxcarbazepine therapy. *Hum Toxicol* 1989; **8:** 337–44.
2. Friis ML, *et al.* Therapeutic experiences with 947 epileptic outpatients in oxcarbazepine treatment. *Acta Neurol Scand* 1993; **87:** 224–7.
3. Steinhoff BJ, *et al.* Hyponatraemic coma under oxcarbazepine therapy. *Epilepsy Res* 1992; **11:** 67–70.
4. Dong X, *et al.* Hyponatremia from oxcarbazepine and carbamazepine. *Neurology* 2005; **65:** 1976–8.
5. Kälviäinen R, *et al.* Place of newer antiepileptic drugs in the treatment of epilepsy. *Drugs* 1993; **46:** 1009–24.
6. Borusiak P, *et al.* Hyponatremia induced by oxcarbazepine in children. *Epilepsy Res* 1998; **30:** 241–6.
7. Paliwal V, *et al.* Oxcarbazepine induced hyponatremic coma. *Neurol India* 2006; **54:** 214–15.

过量 1 名 36 岁男性[1]摄入 30.6g 奥卡西平后没有发生严重毒性。2h 后血清中奥卡西平浓度为 31.6mg/L，相关的活性羟基代谢物血清浓度为 37.2mg/L，其 7h 后达峰值浓度 59.0mg/L，患者有意识，尽管嗜睡，2 天内完全恢复。

1. van Opstal JM, *et al.* Severe overdosage with the antiepileptic drug oxcarbazepine. *Br J Clin Pharmacol* 2004; **58:** 329–31.

妊娠 有关妊娠期间癫痫治疗的评论见第449页。

药物相互作用

抗癫痫药之间的相互作用复杂，毒性可能会增强而抗癫痫活性却没有相应的增加。这种相互作用变异非常大而且不可预测，所以联合治疗时进行血浆药物浓度监测常常是可取的。奥卡西平的活性单羟基代谢物的血浆浓度可能被细胞色素 P450 同工酶的强诱导剂（如卡马西平、苯妥英或苯巴比妥）降低。奥卡西平相比于卡马西平在较少程度上诱导肝酶。然而，奥卡西平及其活性代谢物能抑制细胞色素 P450 同工酶 CYP2C19，高剂量时可能会升高苯巴比妥或苯妥英的血浆浓度。奥卡西平及其活性代谢物也具有诱导 CYP3A4 和 CYP3A5 的活性，从而可能会减少卡马西平（见下文）、二氢吡啶类钙通道阻滞药和口服避孕药等药物的血浆浓度。

1. Sallas WM, *et al.* Pharmacokinetic drug interactions in children taking oxcarbazepine. *Clin Pharmacol Ther* 2003; **74:** 138–49.

抗癫痫药 在一项对接受单药治疗的癫痫患者的研究中[1]：当奥卡西平加入治疗时，单药卡马西平、苯妥英或丙戊酸盐的浓度时间曲线下面积没有改变；只有卡

马西平影响奥卡西平的药动学，引起其活性代谢物羟基卡马西平的曲线下面积减少。以前认为奥卡西平与其他任何抗癫痫药（包括卡马西平）合用不太可能出现临床上相关的药动学相互作用。然而已有报道[2]与奥卡西平（见第476页）合用后血浆苯妥英浓度升高。

有奥卡西平与拉莫三嗪合用出现严重毒性反应的报道[2]。奥卡西平对拉莫三嗪浓度的影响见第465页。

1. McKee PJW, *et al.* A double-blind, placebo-controlled interaction study between oxcarbazepine and carbamazepine, sodium valproate and phenytoin in epileptic patients. *Br J Clin Pharmacol* 1994; **37:** 27–32.
2. Alving J. Case of severe acute intoxication with oxcarbazepine combined with lamotrigine. *Epilepsia* 1994; **35** (suppl 7): 72.

药动学

奥卡西平通过胃肠道完全吸收。在肝内迅速而广泛地代谢为主要的代谢物10,11-二氢-10-羟基-卡马西平，通常称作MHD，它也具有抗癫痫活性。该羟基代谢物在体内广泛分布，40%与血浆蛋白（主要是白蛋白）结合。已有报道奥卡西平血浆半衰期大约2h，而其单羟基代谢物的血浆半衰期大约9h；因而抗癫痫活性的大部分是后者提供的。据报道，儿童的清除率高于成人，4～12岁儿童约为40%，2～4岁儿童约为80%。奥卡西平主要以代谢物形式从尿排泄；不到1%以原形排泄。

奥卡西平及其单羟基代谢物能通过胎盘屏障并分布到乳汁中。

奥卡西平及其单羟基代谢物的药动学受同用的其他抗癫痫药的影响（详见上文的**药物相互作用**项下）。

1. Dickinson RG, *et al.* First dose and steady-state pharmacokinetics of oxcarbazepine and its 10-hydroxy metabolite. *Eur J Clin Pharmacol* 1989; **37:** 69–74.
2. Patsalos PN, *et al.* Protein binding of oxcarbazepine and its primary active metabolite, 10-hydroxycarbazepine, in patients with trigeminal neuralgia. *Eur J Clin Pharmacol* 1990; **39:** 413–15.
3. Kumps A, Wurth C. Oxcarbazepine disposition: preliminary observations in patients. *Biopharm Drug Dispos* 1990; **11:** 365–70.
4. van Heiningen PNM, *et al.* The influence of age on the pharmacokinetics of the antiepileptic agent oxcarbazepine. *Clin Pharmacol Ther* 1991; **50:** 410–19.
5. Elwes RDC, Binnie CD. Clinical pharmacokinetics of newer antiepileptic drugs: lamotrigine, vigabatrin, gabapentin and oxcarbazepine. *Clin Pharmacokinet* 1996; **30:** 403–15.
6. May TW, *et al.* Clinical pharmacokinetics of oxcarbazepine. *Clin Pharmacokinet* 2003; **42:** 1023–42.
7. Rey E, *et al.* Oxcarbazepine pharmacokinetics and tolerability in children with inadequately controlled epilepsy. *J Clin Pharmacol* 2004; **44:** 1290–1300.
8. Flesch G. Overview of the clinical pharmacokinetics of oxcarbazepine. *Clin Drug Investig* 2004; **24:** 185–203.
9. Bring P, Ensom MH. Does oxcarbazepine warrant therapeutic drug monitoring? A critical review. *Clin Pharmacokinet* 2008; **47:** 767–78.

妊娠 有报道奥卡西平活性羟基代谢物的清除率在妊娠时增加[1,2]，在分娩后降低[2]；一项研究报道在妊娠第三个三个月时其血浆浓度下降约36%。但是两项研究的样本量都很小。

1. Christensen J, *et al.* Oxcarbazepine concentrations during pregnancy: a retrospective study in patients with epilepsy. *Neurology* 2006; **67:** 1497–9.
2. Mazzucchelli I, *et al.* Changes in the disposition of oxcarbazepine and its metabolites during pregnancy and the puerperium. *Epilepsia* 2006; **47:** 504–9.

用途和用法

奥卡西平是卡马西平（第455页）的一种衍生物，具有类似的作用。用于伴或不伴继发全身发作的部分性癫痫发作（见下文）的单药治疗或辅助治疗。成人单药治疗和辅助治疗的初始日剂量是600mg，分2次口服。如果需要，此后可以大约每隔1周增加剂量，每次增加剂量不要超过600mg，直到达到想要的临床反应。维持日剂量通常在600mg至1.2g，或作为辅助治疗及从其他抗癫痫药换成本品单独治疗难治性癫痫时可以直到2.4g。

儿童剂量见下文。

伴有肾损伤患者建议减少初始剂量（见下文）。

像其他抗癫痫药一样，停止奥卡西平治疗或不同类型癫痫治疗的转换时，奥卡西平应该逐渐增量以避免癫痫发作增加。关于没有癫痫发作的患者是否停用抗癫痫药治疗的讨论详见第446页。

儿童用法 奥卡西平在儿童中用于单药或辅助治疗伴或不伴继发性全身发作的部分性发作。在英国，6岁及以上儿童（作为单药治疗和辅助治疗）推荐的初始日剂量是8～10mg/kg，分2次口服。如果需要可以增量，大约每隔1周日剂量最大增加10mg/kg，直到达到最大日剂量46mg/kg；辅助治疗的维持日剂量通常大约为30mg/kg。在美国，2岁及以上儿童的辅助治疗（体重低于20kg的可给予双倍剂量）及4岁及以上儿童的单药治疗与英国相似。辅助治疗的最大日剂量为60mg/kg。

在肾损伤中的用法 肌酐清除率小于30ml/min的成人患者，奥卡西平初始日剂量应该为300mg（初始剂量的一半，见上文），每隔1周或更长时间增加剂量。

双相障碍 像相关药物卡马西平（第456页）一样，奥卡西平具有抗躁狂的特性，已经试用于双相障碍（第351页）患者的治疗。有综述[1,2]建议治疗急性躁狂和疑难病患者是有用的；但是证据的基础很弱[3]，需进一步研究。

1. Pratoomsri W, *et al.* Oxcarbazepine in the treatment of bipolar disorder: a review. *Can J Psychiatry* 2006; **51:** 540–5.
2. Popova E, *et al.* Oxcarbazepine in the treatment of bipolar and schizoaffective disorders. *Expert Rev Neurother* 2007; **7:** 617–26.
3. Vasudev A, *et al.* Oxcarbazepine in the maintenance treatment of bipolar disorder. Available in The Cochrane Database of Systematic Reviews; Issue 1. Chichester: John Wiley; 2008 (accessed 09/06/08).

癫痫 奥卡西平用于癫痫（第446页）的治疗，是对不能耐受卡马西平的患者一种可能有效的替代药物。一项系统性综述[1]发现在部分发作方面有相似的效用。

在一项包括新诊断的成人患者的双盲试验[2]中，奥卡西平对部分发作或全身强直-阵挛发作与丙戊酸盐具有相似的疗效和耐受性。奥卡西平对新诊断的部分发作或全身强直-阵挛发作的成人和儿童与苯妥英具有相似的疗效，但能更好地耐受[3,4]。其他随机对照试验和两篇小的系统性综述[5,6]也证实奥卡西平对儿童和成人难治性部分发作辅助治疗[5,7]或单药治疗[6,8～10]的疗效和耐受性。

1. Koch MW, Polman SKL. Oxcarbazepine versus carbamazepine monotherapy for partial onset seizures. Available in The Cochrane Database of Systematic Reviews; Issue 4. Chichester: John Wiley; 2009 (accessed 24/11/09).
2. Christe W, *et al.* A double-blind controlled clinical trial: oxcarbazepine versus sodium valproate in adults with newly diagnosed epilepsy. *Epilepsy Res* 1997; **26:** 451–60.
3. Bill PA, *et al.* A double-blind controlled clinical trial of oxcarbazepine versus phenytoin in adults with previously untreated epilepsy. *Epilepsy Res* 1997; **27:** 195–204.
4. Guerreiro MM, *et al.* A double-blind controlled clinical trial of oxcarbazepine versus phenytoin in children and adolescents with epilepsy. *Epilepsy Res* 1997; **27:** 205–13.
5. Castillo SM, *et al.* Oxcarbazepine add-on for drug-resistant partial epilepsy. Available in The Cochrane Database of Systematic Reviews; Issue 3. Chichester: John Wiley; 2000 (accessed 09/06/08).
6. Muller M, *et al.* Oxcarbazepine versus phenytoin monotherapy for epilepsy. Available in The Cochrane Database of Systematic Reviews; Issue 2. Chichester: John Wiley; 2006 (accessed 09/06/08).
7. Glauser TA, *et al.* Adjunctive therapy with oxcarbazepine in children with partial seizures. *Neurology* 2000; **54:** 2237–44.
8. Beydoun A, *et al.* Oxcarbazepine monotherapy for partial-onset seizures: a multicenter, double-blind, clinical trial. *Neurology* 2000; **54:** 2245–51.
9. Sachdeo R, *et al.* Oxcarbazepine (Trileptal) as monotherapy in patients with partial seizures. *Neurology* 2001; **57:** 864–71.
10. Herranz Fernández JL, *et al.* Oxcarbacepina en monoterapia en 324 pacientes con crisis parciales (estudio TRINOVA). *Rev Neurol* 2004; **39:** 601–6.

神经性疼痛 抗癫痫药是对阿片类镇痛药（见**镇痛药的选择**，第4页）不敏感的神经性疼痛的药物之一。虽然卡马西平似乎是最经常使用的抗癫痫药，但奥卡西平也可用于治疗神经性疼痛[1]，包括糖尿病性神经病[2～4]（第7页）、带状疱疹后神经痛[5,6]（第10页）、复杂区域疼痛综合征[7]（第7页）、舌咽神经痛[8]、奥沙利铂诱导的神经痛[9]（见对**神经系统的影响**，第726页）和三叉神经痛（第10页）。

1. Magenta P, *et al.* Oxcarbazepine is effective and safe in the treatment of neuropathic pain: pooled analysis of seven clinical studies. *Neurol Sci* 2005; **26:** 218–26.
2. Dogra S, *et al.* Oxcarbazepine in painful diabetic neuropathy: a randomized, placebo-controlled study. *Eur J Pain* 2005; **9:** 543–54.
3. Grosskopf J, *et al.* A randomized, placebo-controlled study of oxcarbazepine in painful diabetic neuropathy. *Acta Neurol Scand* 2006; **114:** 177–80.
4. Beydoun S, *et al.* Long-term safety and tolerability of oxcarbazepine in painful diabetic neuropathy. *Acta Neurol Scand* 2007; **115:** 284–8.
5. Criscuolo S, *et al.* Oxcarbazepine (Trileptal®) monotherapy dramatically improves quality of life in two patients with postherpetic neuralgia refractory to carbamazepine and gabapentin. *J Pain Symptom Manage* 2004; **28:** 535–6.
6. Criscuolo S, *et al.* Oxcarbazepine monotherapy in postherpetic neuralgia unresponsive to carbamazepine and gabapentin. *Acta Neurol Scand* 2005; **111:** 229–32.
7. Lalwani K, *et al.* Use of oxcarbazepine to treat a pediatric patient with resistant complex regional pain syndrome. *J Pain* 2005; **6:** 704–6.
8. Luef G, Poewe W. Oxcarbazepine in glossopharyngeal neuralgia: clinical response and effect on serum lipids. *Neurology* 2004; **63:** 2447–8.
9. Argyriou AA, *et al.* Efficacy of oxcarbazepine for prophylaxis against cumulative oxaliplatin-induced neuropathy. *Neurology* 2006; **67:** 2253–5.

精神障碍 在儿童和青少年的病例报告[1,2]和对成人的一项随机、安慰剂对照的研究[3]表明奥卡西平在治疗攻击和行为紊乱（第927页）上是有益的。一项对14名儿童和青少年各种精神和行为障碍的回顾性综述[4]，发现在增加奥卡西平后症状缓解提高了50%。奥卡西平还用于治疗精神分裂症[5]（第928页）和创伤后应激障碍[6]（第926页），用于双相障碍见上文。

1. Kapetanovic S. Oxcarbazepine in youths with autistic disorder and significant disruptive behaviors. *Am J Psychiatry* 2007; **164:** 832–3.
2. Gaudino MP, *et al.* Use of oxcarbazepine for treatment-resistant aggression. *Psychiatr Serv* 2003; **54:** 1166–7.
3. Mattes JA. Oxcarbazepine in patients with impulsive aggression: a double-blind, placebo-controlled trial. *J Clin Psychopharmacol* 2005; **25:** 575–9.
4. Staller JA, *et al.* Oxcarbazepine in the treatment of child psychiatric disorders: a retrospective chart review. *J Child Adolesc Psychopharmacol* 2005; **15:** 964–9.
5. Leweke FM, *et al.* Oxcarbazepine as an adjunct for schizophrenia. *Am J Psychiatry* 2004; **161:** 1130–1.
6. Malek-Ahmadi P, Hanretta AT. Possible reduction in posttraumatic stress disorder symptoms with oxcarbazepine in a patient with bipolar disorder. *Ann Pharmacother* 2004; **38:** 1852–4.

戒断症状和禁忌 奥卡西平已用于许多戒断症状的预防和治疗。虽然没有发现[1]在治疗酒精戒断综合征（第1551页）症状上优于安慰剂。有报道称奥卡西平对预防复发有益[2～4]，并批准了进一步研究。奥卡西平可与泰必利同时服用[5]。也尝试用于苯二氮䓬类药物的戒断[6,7]，但是这样的辅助治疗不明显（第957页）。

1. Koethe D, *et al.* Oxcarbazepine—efficacy and tolerability during treatment of alcohol withdrawal: a double-blind, randomized, placebo-controlled multicenter pilot study. *Alcohol Clin Exp Res* 2007; **31:** 1188–94.
2. Croissant B, *et al.* Oxcarbazepine in alcohol relapse prevention: a case series. *Pharmacopsychiatry* 2004; **37:** 306–7.
3. Croissant B, *et al.* A pilot study of oxcarbazepine versus acamprosate in alcohol-dependent patients. *Alcohol Clin Exp Res* 2006; **30:** 630–5.
4. Martinotti G, *et al.* High and low dosage oxcarbazepine versus naltrexone for the prevention of relapse in alcohol-dependent patients. *Hum Psychopharmacol* 2007; **22:** 149–56.
5. Croissant B, *et al.* Oxcarbazepine in combination with Tiaprid in inpatient alcohol-withdrawal—a RCT. *Pharmacopsychiatry* 2009; **42:** 175–81.
6. Croissant B, *et al.* Scheme-based benzodiazepine detoxification with oxcarbazepine: a case report. *Pharmacopsychiatry* 2005; **38:** 222–3.
7. Croissant B, *et al.* Oxcarbazepine in rapid benzodiazepine detoxification. *Am J Drug Alcohol Abuse* 2008; **34:** 534–40.

制剂

专利制剂

Arg.: Aurene; Oxca†; Oxcazen†; Rupox†; Trileptal; **Austral.:** Trileptal; **Austria:** Trileptal; **Belg.:** Trileptal; **Braz.:** Auram; Oleptal†; Oxcarb; Trileptal; **Canad.:** Trileptal; **Chile:** Oxicodal; Trileptal; Tussdra; **Cz.:** Trileptal; **Denm.:** Apydan; Trileptal; **Fin.:** Apydan; Trileptal; **Fr.:** Trileptal; **Ger.:** Timox; Trileptal; **Gr.:** Trileptal; **Hong Kong:** Trileptal; **Hung.:** Apydan; Trileptal; **India:** Oxcarb; Oxrate; **Indon.:** Barzepin; Prolepsi; Trileptal; **Irl.:** Trileptal; **Israel:** Trexapin; Trileptin; **Ital.:** Tolep; **Malaysia:** Trileptal; **Mex.:** Actinium; Deprectal; Oxetol; Trileptal; **Neth.:** Trileptal; **Norw.:** Trileptal; **NZ:** Trileptal; **Philipp.:** Trileptal; **Pol.:** Apydan; Karbagen; Trileptal; **Port.:** Epilfarmo; Proaxen; Trileptal; Zigabal; **Rus.:** Trileptal (Трилептал); **S.Afr.:** Trileptal; **Spain:** Epilexter; Trileptal; **Swed.:** Trileptal; **Switz.:** Trileptal; **Thai.:** Trileptal; **Turk.:** Apilep; Epsile; Oxilepsi; Trileptal; **UK:** Trileptal; **USA:** Trileptal; **Venez.:** Trileptal.

Pheneturide (*BAN*, *rINN*) 苯丁酰脲

Ethylphenacemide; Feneturida; Phénéturide; Pheneturidum; S-46. (2-Phenylbutyryl)urea.

Фенетурид

$C_{11}H_{14}N_2O_2$ = 206.2.

CAS — 90-49-3.

ATC — N03AX13.

ATC Vet — QN03AX13.

UNII — 878CEJ4HGX.

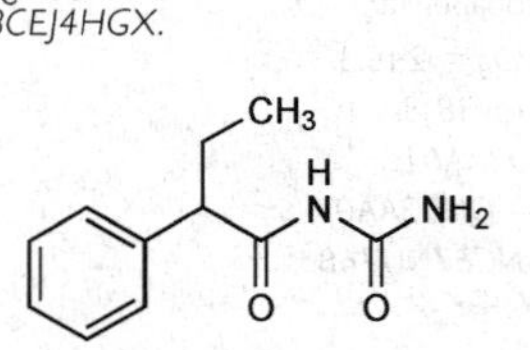

简介

苯丁酰脲是乙酰脲类抗癫痫药，口服用于伴或不伴继发性全身发作的部分性发作的治疗（第446页）。

制剂

专利制剂

Belg.: Laburide.

Phenobarbital (*BAN*, *rINN*) 苯巴比妥

Ácido feniletilbarbitúrico; Fenobarbitaali; Fenobarbitál; Fenobarbital; Fenobarbitalis; Fenobarbitona; Phenemalum; Phénobarbital; Phenobarbitalum; Phenobarbitone; Phenylethylbarbituric Acid; Phenylethylmalonylurea. 5-Ethyl-5-phenylbarbituric acid.

Фенобарбитал

$C_{12}H_{12}N_2O_3 = 232.2$.

CAS — 50-06-6.

ATC — N03AA02.

ATC Vet — QN03AA02.

UNII — YQE403BP4D.

俗名 以下术语是苯巴比妥不同形式的"俗名"（见第vii页）或俚语：Feenies；Phennies；Phenos。

Pharmacopoeias. In *Chin.*, *Eur.* (see p.vii), *Int.*, *Jpn*, *US*, and *Viet.*

Ph. Eur. 6. 8（Phenobarbital） 白色或几乎白色的结晶性粉末或无色结晶。极微溶于水；易溶于乙醇。与碱性氢氧化物和碳酸盐以及铵形成水溶性化合物。

USP 33（Phenobarbital） 白色的无臭有光泽的小结晶或白色结晶性粉末。它可能呈现多晶型现象。溶于水（1∶1000），溶于乙醇（1∶10）；微溶于氯仿；溶于乙醚；溶于非挥发性碱性氢氧化物及碳酸盐溶液。饱和水溶液的 pH 大约为 5。

Phenobarbital Sodium (*BANM*, *rINN*) 苯巴比妥钠

Fenobarbitaalinatrium; Fenobarbital sódico; Fenobarbital sodná sůl; Fenobarbital sodowy; Fenobarbitalio natrio druska; Fenobarbitalnatrium; Fenobarbitál-nátrium; Natrii Phenobarbitalum; Phenemalnatrium; Phénobarbital sodique; Phenobarbitalum natricum; Phenobarbitone Sodium; Sodium Phenylethylbarbiturate; Soluble Phenobarbitone. Sodium 5-ethyl-5-phenylbarbiturate.

Натрий Фенобарбитал

$C_{12}H_{11}N_2NaO_3 = 254.2$.

CAS — 57-30-7.

ATC — N03AA02.

ATC Vet — QN03AA02.

UNII — SW9M9BB5K3.

Pharmacopoeias. In *Chin.*, *Eur.* (see p.vii), *Int.*, and *US.*

Ph. Eur. 6. 8（Phenobarbital Sodium） 白色或类白色有吸湿性的结晶性粉末。易溶于不含二氧化碳的水（含少量二氧化碳的可能不溶）；溶于乙醇；几乎不溶于二氯甲烷。10%水溶液的 pH 不超过 10.2。贮藏于密闭容器中。

USP 33（Phenobarbital Sodium） 片状晶体，或白色结晶性颗粒，或白色粉末。无臭，具吸湿性。极易溶于水；溶于乙醇；几乎不溶于氯仿和乙醚。10%水溶液的 pH 为 9.2～10.2。溶液静置时水解。贮藏于密闭容器中。

配伍禁忌 苯巴比妥钠与很多药物存在配伍禁忌，苯巴比妥可能从含有苯巴比妥钠混合物沉淀析出。这种沉淀作用取决于浓度和 pH 值，也取决于存在的其他溶剂。

稳定性 苯巴比妥的临时口服制剂 10mg/ml 是与 *Ora-Plus* 或是 *Ora-Sweet*、*Ora-Sweet SF*（*Paddock*，*USA*）的 1∶1 混合物。在棕瓶和室温下至少稳定 115 天。[1]

1. Cober MP, Johnson CE. Stability of an extemporaneously prepared alcohol-free phenobarbital suspension. *Am J Health-Syst Pharm* 2007; **64:** 644–6.

依赖性和撤药

参见巴比妥类（见异戊巴比妥，第934页）。

不良反应

与苯巴比妥相关的最常见的不良反应是镇静，但是继续使用后该症状通常变得不那么显著。像其他一些抗癫痫药一样，苯巴比妥可能会导致微弱的情绪改变和认知及记忆损害，这些改变不测试可能看不出。抑郁可能会出现。

长时间服用偶尔能导致叶酸缺乏；罕有巨幼红细胞性贫血的报道。也有一些苯巴比妥干扰维生素 D 代谢的证据。

大剂量时可能会出现眼球震颤和共济失调，典型的巴比妥类诱导的呼吸抑制可能会变得严重。过量能致死；毒性反应包括昏迷、严重的呼吸和心脏抑制、伴有低血压及休克导致的肾衰竭。低体温也可能会出现，恢复期可能会出现相关的发热。曾报道巴比妥酸盐类过量的患者大约 6%出现皮肤水疱（大疱）。

巴比妥类钠盐溶液的 pH 值很高，皮下注射或外渗之后会导致皮肤坏死。静脉注射是危险的，能引起低血压、休克、喉痉挛和呼吸暂停，尤其是给药速度快时。

有小部分的患者会出现过敏反应；据报道服用苯巴比妥的患者 1%～3%出现皮肤反应，最常见的是斑丘疹、麻疹样疹或猩红热样疹。更严重的反应，如剥脱性皮炎、Stevens-Johnson 综合征和中毒性表皮坏死松解症都很罕见。肝炎和肝功能紊乱都曾报道过。

反常兴奋、不安和意识错乱在老年人身上有时可能出现，而易激惹和多动症在儿童身上可能出现。

曾有报道母亲妊娠期间服用苯巴比妥的新生儿出现药物依赖和类似维生素 K 缺乏的症状。已有报道母亲妊娠期间服用苯巴比妥的儿童出现先天畸形，但对该药引起先天畸形这一作用仍存在一些争议。

对血液的影响 关于包括苯巴比妥在内的抗癫痫药对血清叶酸的影响详见**苯妥英**项下，第474页。

对骨的影响 关于包括苯巴比妥在内的抗癫痫药对骨和维生素 D 代谢的影响详见**苯妥英**项下，第474页。

对结缔组织的影响 苯巴比妥和扑米酮的应用与腱膜挛缩、冻肩、Ledderhose 综合征、Peyronie 病、纤维瘤和全身关节痛等[1]的出现相关。

1. Mattson RH, *et al.* Barbiturate-related connective tissue disorders. *Arch Intern Med* 1989; **149:** 911–14.

对内分泌系统的影响 关于抗癫痫药对男性癫痫患者性功能影响的评述详见**苯妥英**项下，第474页。

苯巴比妥类可能通过酶诱导作用减少甲状腺激素的血清浓度，详见**左甲状腺素**的**药物相互作用**项下，第2093页。

对肝脏的影响 关于苯巴比妥对肝脏影响的评述详见**苯妥英**项下，第474页。

对心理功能的影响 关于抗癫痫药（包括苯巴比妥），对认知能力和精神状态（包括自杀倾向的危险）的影响的综述，详见第448页。

抑郁 对接受苯巴比妥或卡马西平进行癫痫治疗的 28 位年龄介于 6～16 岁患者的随访表明接受苯巴比妥出现严重抑郁的比率显著高于接受卡马西平[1]。推荐苯巴比妥治疗尤其应该避免用于有情感障碍的个人史或家族史的患者；如果已经接受治疗的患者应该监测是否出现抑郁症状。

1. Brent DA, *et al.* Phenobarbital treatment and major depressive disorder in children with epilepsy: a naturalistic follow-up. *Pediatrics* 1990; **85:** 1086–91.

不安行为 不安行为被认为是苯巴比妥的不良反应，尤其是儿童和老人。给予苯巴比妥的 40 名儿童的 12 个月随防，并未看到与 45 名接受卡马西平儿童相比有更多的行为方面的不良反应[1]。

1. Banu SH, *et al.* Side effects of phenobarbital and carbamazepine in childhood epilepsy: randomised controlled trial. Abridged version: *BMJ* 2007; **334:** 1207–10. Full version: http://www.bmj.com/cgi/reprint/334/7605/1207 (accessed 09/06/08)

超敏反应 抗癫痫药的超敏综合征，由发热、皮疹、及淋巴结病和较少见的淋巴细胞增加、肝脏及其他器官受累组成，与一些癫痫药（包括苯巴比妥）有关[1,2]。据估计，新接触芳香族抗惊厥药患者出现超敏症状的发生率为 1/1000～1/10000[1,2]，但由于描述和报道的变化，还不能获知准确的发生率。该综合征最易发生在首次接触该药的患者，始发症状可出现在服药后 1～8 周的任何时间点。之前过敏过的患者，反应可能出现在再次给药后的 1 天内。卡马西平、苯巴比妥和苯妥英之间出现交叉反应的可能性大约为 75%，所以出现这种综合征的患者及其近亲应该警告他们用这些药出现与之有关的交叉反应的风险[1]。

1. Knowles SR, *et al.* Anticonvulsant hypersensitivity syndrome: incidence, prevention and management. *Drug Safety* 1999; **21:** 489–501.
2. Bessmertny O, *et al.* Antiepileptic hypersensitivity syndrome in children. *Ann Pharmacother* 2001; **35:** 533–8.

不良反应的处置

治疗苯巴比妥过量时，对服用量 1h 内超过 10mg/kg 的成人和儿童，可重复给予口服活性炭；其目的不仅是阻止吸收，还可促进消除。应该注意保护呼吸道。然后主要的目的是加强对症和支持治疗，特别应关注心血管、呼吸和肾功能的维持以及电解质平衡的维持。

活性炭血液灌注可以考虑用于严重难治的中毒患者；其他旨在积极去除苯巴比妥的方法包括血液透析和碱化尿液，尽管后者似乎不如多次剂量的活性炭。

注意事项

苯巴比妥和其他巴比妥类应该小心用于儿童、老人、衰弱患者、伴有急性疼痛的患者和伴有抑郁症的患者。苯巴比妥应该慎用于伴有肝、肾或呼吸功能等损伤的患者；禁用于严重呼吸抑制的患者。

哺乳 American Academy of Pediatrics[1]认为苯巴比妥应该慎用于哺乳的母亲，因为存在显著的不良反应包括引起授乳婴儿镇静和正铁血红蛋白血症。*BNF 59* 推荐苯巴比妥应该尽可能避免在哺乳期使用。这两个权威机构对扑米酮也提出了类似建议。

有关抗癫痫药治疗和哺乳的评论详见第448页。

1. American Academy of Pediatrics. The transfer of drugs and other chemicals into human milk. *Pediatrics* 2001; **108:** 776–89. [Retired May 2010] Correction. *ibid.*; 1029. Also available at: http://aappolicy.aappublications.org/cgi/content/full/pediatrics%3b108/3/776 (accessed 09/06/08)

驾驶 有关抗癫痫药与驾驶的评论详见第449页。

新生儿 当新生儿口服给予苯巴比妥酏剂时应该小心因为常规剂量可能导致酒精中毒［BP 2010 组成含有 38%（*v*/*v*）的酒精］[1]。水制剂用钠盐比用酸易制成[2]。

1. Colquhoun-Flannery W, Wheeler R. Treating neonatal jaundice with phenobarbitone: the inadvertent administration of significant doses of ethyl alcohol. *Arch Dis Child* 1992; **67:** 152.
2. Leach F. Treating neonatal jaundice with phenobarbitone: the inadvertent administration of significant doses of ethyl alcohol. *Arch Dis Child* 1992; **67:** 152.

卟啉病 苯巴比妥与卟啉病急性发作有关，所以将其用于卟啉病患者认为是不安全的。

妊娠 有关妊娠期间癫痫治疗的评论，见第449页。

服用包括苯巴比妥的抗癫痫药已出现过先天颅面部畸形及先天指（趾）畸形，唇腭裂少见。在子宫内暴露于苯巴比妥可能导致新生婴儿镇静和药物依赖，也可因维生素 K 缺乏导致新生儿出血。

药物相互作用

抗癫痫药之间的相互作用复杂，毒性可能会增强而抗癫痫活性却没有相应的增加。这种相互作用变异非常大而且不可预测，所以联合治疗时进行血浆药物浓度监测常常是可取的。曾有报道丙戊酸盐和苯妥英能引起血浆苯巴比妥（和扑米酮）浓度上升。

中枢神经系统抑制剂包括乙醇能增强苯巴比妥和其他巴比妥类的效应。苯巴比妥和其他巴比妥类通过诱导肝微粒体药物代谢酶而增加代谢率从而可能减少许多药物的活性。

镇痛药 4 名服用苯巴比妥治疗达到稳态的癫痫患者服用右丙氧芬 65mg，每日 3 次，能增加苯巴比妥血清浓度 8%～29%；但是从通常接受的苯巴比妥有效治疗浓度范围来说，这没有重要意义[1]。

关于苯巴比妥对非诺洛芬、美沙酮和哌替啶的影响分别见第54页、第80页和第108页。具有酶诱导作用的抗癫痫药（如苯巴比妥）也影响对乙酰氨基酚中毒时解毒剂使用的阈值，详见第104页。

1. Hansen BS, *et al.* Influence of dextropropoxyphene on steady state serum levels and protein binding of three anti-epileptic drugs in man. *Acta Neurol Scand* 1980; **61:** 357–67.

抗心律失常药 关于巴比妥类如苯巴比妥对丙吡胺、利多卡因和奎尼丁的影响，分别见第1225页、第1777页和第1329页。

抗菌药 苯妥英和苯巴比妥达稳态后再服氯霉素能升高前两药的血清浓度[1]。后来的监测显示氯霉素单独和苯巴比妥同服时出现类似的效应。反过来，苯巴比妥可能影响氯霉素的血清浓度见第229页。

巴比妥类如苯巴比妥和扑米酮可能增强多西环素的代谢[2]。

1. Koup JR, *et al.* Interaction of chloramphenicol with phenytoin and phenobarbital. *Clin Pharmacol Ther* 1978; **24:** 571–5.
2. Neuvonen PJ, *et al.* Effect of antiepileptic drugs on the elimination of various tetracycline derivatives. *Eur J Clin Pharmacol* 1975; **9:** 147–54.

抗凝血药 关于巴比妥类（如苯巴比妥和扑米酮）对华法林和其他香豆素类的影响，详见第1372页。

抗抑郁药 像其他所有抗癫痫药一样，抗抑郁药可能通过降低惊厥阈来拮抗苯巴比妥的抗癫痫活性。

圣约翰草已经证明诱导几个药物代谢酶（见第398页）从而可能减少苯巴比妥血浓度，而增加癫痫发作的风险[1]。

关于苯巴比妥对抗抑郁药的影响，见阿米替林（见**巴比妥酸盐**项下，第358页）、安非他酮（第362页）、氟西汀（第373页）、锂（第381页）和米安舍林（第385页）等项下内容。

单胺氧化酶抑制药对药物代谢酶的抑制可能增强巴比妥类的效应。

1. CSM/MCA. Reminder: St John's wort (Hypericum perforatum) interactions. *Current Problems* 2000; **26:** 6–7.

抗癫痫药 如果苯巴比妥与其他抗癫痫药同服可能会发生药物相互作用，其中可能最显著的是与丙戊酸盐的相互作用。据报道丙戊酸盐可将血浆苯巴比妥浓度升高17%～48%[1]，对一些患者可能必须减少苯巴比妥的剂量[1,2]。丙戊酸盐升高苯巴比妥浓度的机制似乎是抑制苯巴比妥代谢，导致清除率降低[2,3]；丙戊酸盐似乎能同时抑制苯巴比妥的直接*N*-糖苷化和羟基苯巴比妥的O-葡萄苷酸化[4]。然而，苯巴比妥反过来升高丙戊酸盐的清除，而丙戊酸盐的剂量可能也需要调整[5]。

类似复杂的相互作用也存在苯巴比妥和苯妥英之间。苯妥英能升高一些患者的苯巴比妥血浆浓度[6]，因为两药通过同一酶系统代谢从而竞争代谢，但是其他证据提出这种相互作用罕有重要意义[7]。类似地，虽然苯巴比妥诱导苯妥英的代谢，也如上所述苯巴比妥是一种竞争性抑制剂而实际上两效应似乎相抵消，很少需要调整剂量[7～9]。但是苯巴比妥剂量调整可能对一些患者很重要[10]。对1名患者[10]的苯妥英和苯巴比妥的血清浓度进行测定显示与苯妥英同时服用导致血清苯巴比妥浓度显著升高；这种增加是浓度依赖性的。

γ-氨基丁酸激动药——普罗加胺已经报道当与苯巴比妥同时用于健康受试者时会引起苯巴比妥浓度显著升高[11]。

在1名接受苯巴比妥和丙戊酸钠治疗的患者中，当非尔氨酯加入到治疗中时，由于血浆苯巴比妥浓度的升高，观察到神经毒性[12]。苯巴比妥的剂量在开始非尔氨酯治疗前已经减少。来自一项药动学研究的数据[13]指出这种相互作用可能由于非尔氨酯抑制苯巴比妥的羟基化反应。

氨己烯酸已有报道降低一些患者苯巴比妥血浆浓度[14]，虽然剂量改变对这些患者并不是必须的。

大剂量的奥卡西平可能升高苯巴比妥的血浆浓度，但认为这不可能有临床意义[15]；反过来，苯巴比妥可能减少奥卡西平活性代谢物的血浆浓度（第469页）。

关于苯巴比妥对其他抗癫痫药代谢的影响，详见卡马西平（第454页）、地西泮（第961页）、乙琥胺（第459页）、拉莫三嗪（第465页）、噻加宾（第482页）和唑尼沙胺（第492页）等项下内容。

1. Richens A, Ahmad S. Controlled trial of sodium valproate in severe epilepsy. *BMJ* 1975; **4:** 255–6.
2. Patel IH, *et al.* Phenobarbital-valproic acid interaction. *Clin Pharmacol Ther* 1980; **27:** 515–21.
3. Kapetanović IM, *et al.* Mechanism of valproate-phenobarbital interaction in epileptic patients. *Clin Pharmacol Ther* 1981; **29:** 480–6.
4. Bernus I, *et al.* Inhibition of phenobarbitone N-glucosidation by valproate. *Br J Clin Pharmacol* 1994; **38:** 411–16.
5. Perucca E, *et al.* Disposition of sodium valproate in epileptic patients. *Br J Clin Pharmacol* 1978; **5:** 495–9.
6. Morselli PL, *et al.* Interaction between phenobarbital and diphenylhydantoin in animals and in epileptic patients. *Ann N Y Acad Sci* 1971; **179:** 88–107.
7. Eadie MJ, *et al.* Factors influencing plasma phenobarbitone levels in epileptic patients. *Br J Clin Pharmacol* 1977; **4:** 541–7.
8. Cucinell SA, *et al.* Drug interactions in man: lowering effect of phenobarbital on plasma levels of bishydroxycoumarin (Dicumarol) and diphenylhydantoin (Dilantin). *Clin Pharmacol Ther* 1965; **6:** 420–9.
9. Booker HE, *et al.* Concurrent administration of phenobarbital and diphenylhydantoin: lack of an interference effect. *Neurology* 1971; **21:** 383–5.
10. Kuranari M, *et al.* Effect of phenytoin on phenobarbital pharmacokinetics in a patient with epilepsy. *Ann Pharmacother* 1995; **29:** 83–4.
11. Bianchetti G, *et al.* Pharmacokinetic interactions of progabide with other antiepileptic drugs. *Epilepsia* 1987; **28:** 68–73.
12. Gidal BE, Zupanc ML. Potential pharmacokinetic interaction between felbamate and phenobarbital. *Ann Pharmacother* 1994; **28:** 455–8.
13. Reidenberg P, *et al.* Effects of felbamate on the pharmacokinetics of phenobarbital. *Clin Pharmacol Ther* 1995; **58:** 279–87.
14. Browne TR, *et al.* A multicentre study of vigabatrin for drug-resistant epilepsy. *Br J Clin Pharmacol* 1989; **27** (suppl): 95S–100S.
15. Hossain M, *et al.* Drug-drug interaction profile of oxcarbazepine in children and adults. *Neurology* 1999; **52** (suppl 2): A525.

抗真菌药 关于苯巴比妥对灰黄霉素的影响，见第510页。对伊曲康唑的影响，见第511页。

抗肿瘤药 关于苯巴比妥对替尼泊苷的影响，见第749页。

抗原虫药 关于苯巴比妥对甲硝唑的影响，见第809页。

抗精神病药 像其他所有抗癫痫药一样，抗精神病药可通过降低惊厥阈括抗苯巴比妥的抗癫痫活性。

关于苯巴比妥对抗精神病药的影响，见**氯丙嗪**，第945页。

抗病毒药 1名患者稳定服用每日100mg苯巴比妥，在进行HAART治疗（阿巴卡韦、去羟肌苷、利托那韦增效的替拉那韦和恩夫韦肽）4周后，有一次发作[1]。该患者血浆苯巴比妥浓度从16μg/ml降至8μg/ml，需增加苯巴比妥剂量至150mg来恢复其浓度。替拉那韦/利托那韦组成的HAART疗法是主要原因。

关于苯巴比妥对HIV-蛋白酶抑制药的可能影响，见第850页。

1. Bonora S, *et al.* Clinically significant drug interaction between tipranavir-ritonavir and phenobarbital in an HIV-infected subject. *Clin Infect Dis* 2007; **45:** 1654–5.

β受体阻滞药 关于巴比妥类对β受体阻滞药的影响，见**抗焦虑药及抗精神病药**下**β受体阻滞药的相互作用**项下，见第1884页。

钙通道阻滞药 关于苯巴比妥对二氢吡啶类钙通道阻滞药的影响，详见硝苯地平项下（第1300页）；对维拉帕米的影响，见第1366页。

强心药 苯巴比妥可显著加速洋地黄毒苷的代谢，见第1214页。

环孢素 关于苯巴比妥对环孢素的影响，见第1743页。

皮质激素 关于苯巴比妥对皮质激素的影响，见第1429页。

利尿药 10名服用苯巴比妥和附加抗癫痫药的患者当接受呋塞米40mg，每日3次，4周后有8名患者的苯巴比妥血清浓度升高[1]。这可能是14名患者有5名出现嗜睡的原因，其中3名不得不停用呋塞米。

1. Ahmad S, *et al.* Controlled trial of frusemide as an antiepileptic drug in focal epilepsy. *Br J Clin Pharmacol* 1976; **3:** 621–5.

左甲状腺素 关于巴比妥类对左甲状腺素的影响，见第2093页。

孟鲁司特 关于苯巴比妥对孟鲁司特的影响，见第1090页。

性激素类 关于苯巴比妥对口服避孕药中性激素类的影响，见第2002页。

茶碱 关于苯巴比妥对茶碱的影响，详见第1106页。

疫苗 流行性感冒疫苗能引起一些患者血清苯巴比妥浓度持续长时间的升高[1]。

1. Jann MW, Fidone GS. Effect of influenza vaccine on serum anticonvulsant concentrations. *Clin Pharm* 1986; **5:** 817–20.

维生素类 维生素B_6降低了5名患者血清苯巴比妥浓度[1]。叶酸和亚叶酸可能降低苯巴比妥和扑米酮血浆浓度。关于抗癫痫药（包括苯巴比妥）对维生素D浓度的影响，详见**苯妥英的不良反应**项下的**对骨的影响**，第474页。

1. Hansson O, Sillanpaa M. Pyridoxine and serum concentration of phenytoin and phenobarbitone. *Lancet* 1976; **i:** 256.

药动学

像其他巴比妥类一样，苯巴比妥通过胃肠道容易吸收，虽然它相对是非脂溶性的；口服后大约2h，肌内注射后4h内浓度达峰值。

45%～60%的苯巴比妥与血浆蛋白结合，仅部分在肝内代谢。在正常尿pH值的情况下，25%的剂量以原形经尿排泄。血浆半衰期成人为75～120h，而新生儿的延长很多，儿童的则较短（21～75h）。苯巴比妥药动学个体间差异相当大。

苯巴比妥血浆浓度监测已经执行作为评价病情控制一种辅助手段，苯巴比妥血浆浓度有效浓度范围通常引用的是15～40μg/ml（60～180μmol/L）。

苯巴比妥能透过胎盘屏障并分布到母乳。

如果同服其他抗癫痫药会影响苯巴比妥的药动学（见上文的**药物相互作用**项下）。

用途和用法

苯巴比妥是一种巴比妥类药，可以用于控制部分发作和全身性强直-阵挛性发作（见下文）。也用于急症治疗癫痫发作，包括全身发作（见下文）。

应该调整剂量直到个体患者能获得癫痫发作的充分控制；这通常需要血浆浓度为15～40μg/ml（60～180μmol/L）。在英国，口服常用量是每日60～180mg，晚上服用。在美国，日剂量最大可给至300mg。

苯巴比妥钠可以胃肠道外给药作为急性癫痫发作紧急处理的组成部分。在英国，为控制癫痫发作，剂量为10mg/kg，可用到最大量1g，静脉给予。*BNF 59*推荐浓度为200mg/ml的静脉注射液应该以1∶10的比例稀释，输注速度不超过100mg/min。一些国家肌注剂量可为200mg，如果需要，6h后可重复给药。但是，已有人对肌内途径的有效性表示过怀疑，因为肌内途径会延缓到达足够血药浓度，而皮下途径可能引起组织坏死。

儿童剂量见下文。

像其他抗癫痫药一样，停止苯巴比妥治疗或不同类型癫痫治疗的转换时，苯巴比妥应该逐渐增量以避免癫痫发作增加。关于没有癫痫发作患者是否停用抗癫痫药治疗的讨论详见第446页。

苯巴比妥也用作催眠药和镇静药，但首选苯二氮草类药物。

苯巴比妥刺激代谢某些药物和包括胆红素等正常体液成分的肝微粒体酶。正因为如此，所以已经用于减少新生儿黄疸的高血胆红素血症的治疗。

苯巴比妥镁和苯巴比妥二乙铵盐也曾经用于治疗。

Tetrabamate是苯巴比妥、苯巴氨酯和非巴氨酯组成的复合物，但它的使用与肝炎的发生有关。

儿童用法 苯巴比妥可以作为抗癫痫药用于儿童控制部分和全身强直-阵挛发作。还可以作为癫痫持续状态的紧急处理。下面的剂量依据英国*BNFC 2010/2011*推荐。

以下剂量给药途径都是口服，除非标明，根据年龄：

- 新生儿：初始剂量为20mg/kg，缓慢静脉注射，然后2.5～5mg/kg，每日1次，缓慢静脉注射或口服。根据反应调整剂量。
- 1个月至12岁：初始剂量为1～1.5mg/kg，每日2次，如果需要每日增加2mg/kg，直到常规剂量2.5～4mg/kg，每日1次或2次。
- 12～18岁：每日60～180mg。

对于癫痫持续状态，200mg/ml的注射液应该以1∶10的比例稀释，输注时间应在20min以上，输注速度不能超过每分钟1mg/kg。按照年龄给予剂量：

- 新生儿至12岁：初始剂量为20mg/kg，然后2.5～5mg/kg，每日1次或2次。
- 12～18岁：初始剂量为20mg/kg，然后300mg（最大可至1g），每日2次。

脑型疟 不同的研究已经确定抗癫痫药有益于防止脑型疟导致（第566页）的发作和长期神经功能缺陷。单剂量注射3.5～20mg/kg的苯巴比妥对抗惊厥有效[1,2]。但也发现高剂量相关的死亡率增加了一倍[2]。一项包括这两项研究以及其他数据的系统性综述[3]认为不应该常规对脑疟疾患者使用苯巴比妥，因为这可能会增加死亡率。WHO[4]发表意见，不推荐预防性应用抗惊厥药。

如果痉挛确实发生了，WHO[4]指出治疗应与各种原因的反复发作类似。

1. White NJ, *et al.* Single dose phenobarbitone prevents convulsions in cerebral malaria. *Lancet* 1988; **ii:** 64–6.
2. Crawley J, *et al.* Effect of phenobarbitone on seizure frequency and mortality in childhood cerebral malaria: a randomized, controlled intervention study. *Lancet* 2000; **355:** 701–6.
3. Meremikwu MM, Marson AG. Routine anticonvulsants for treating cerebral malaria. Available in The Cochrane Database of Systematic Reviews; Issue 2. Chichester: John Wiley; 2002 (accessed 09/06/08).
4. WHO. *Guidelines for the treatment of malaria*—second edition. Geneva: 2010. Also available at: http://whqlibdoc.who.int/publications/2010/9789241547925_eng.pdf (accessed 08/06/10)

癫痫 苯巴比妥用于部分发作伴或不伴继发性全身发作和原发全身性强直-阵挛发作的癫痫（第446页）治疗。也可试用于非典型失神发作、失张力发作和强直性癫痫发作但对失神发作无效。但是苯巴比妥的有效性受到成人镇静和儿童反常兴奋等问题的限制。也有关于其对儿童行为和认知的影响的担心。因此苯巴比妥常用于对其他抗癫痫药无效的病例，虽然也有些人建议由于其低成本和广谱性使其适合作为发展中国家的一线药物。

1. Pal DK, *et al.* Randomised controlled trial to assess acceptability of phenobarbital for childhood epilepsy in rural India. *Lancet* 1998; **351:** 19–23.
2. Kwan P, Brodie MJ. Phenobarbital for the treatment of epilepsy in the 21st century: a critical review. *Epilepsia* 2004; **45:** 1141–9.
3. Wilmshurst JM, van Toorn R. Use of phenobarbitone for treating childhood epilepsy in resource-poor countries. *S Afr Med J* 2005; **95:** 392, 394, 396.
4. Wang WZ, *et al.* Efficacy assessment of phenobarbital in epilepsy: a large community-based intervention trial in rural China. *Lancet Neurol* 2006; **5:** 46–52.

高热惊厥 苯巴比妥已预防性用于认为处于高热惊厥（第450页）再发高风险的儿童，但不再推荐常规使用。

1. Newton RW. Randomised controlled trials of phenobarbitone and valproate in febrile convulsions. *Arch Dis Child* 1988; **63:** 1189–91.
2. Farwell JR, *et al.* Phenobarbital for febrile seizures: effects on intelligence and on seizure recurrence. *N Engl J Med* 1990; **322:** 364–9. Correction. *ibid.* 1992; **326:** 144.

新生儿戒断综合征 关于苯巴比妥治疗新生儿阿片戒断综合征的治疗，见第97页。

新生儿室内出血 苯巴比妥是已经尝试用于预防出现新生儿心室内出血的（第1017页）几个药物之一。最初的研究[1～3]证明：出生前母亲使用苯巴比妥可能有效，但一项更大的随机研究[4]发现在 610 个妇女中，出生前服用苯巴比妥对心室出血的发病率或严重性没有显示任何疗效。对存活下来的婴儿的随访大约 20 个月，也发现出生前服用苯巴比妥对神经发育没有明显的影响[5]。对这些和其他研究的一项系统性综述[6]得出结论：产前服用苯巴比妥不能常规应用于临床；建议对进一步的试验作方法学的改进。新生儿应用的研究也显示矛盾的结果。一项关于苯巴比妥预防早产新生儿心室出血的系统性评价[7]得出结论：也不建议在婴儿出生后应用苯巴比妥，因为这种使用与人工呼吸的需要增加相关。

1. Kaempf JW, *et al.* Antenatal phenobarbital for the prevention of periventricular and intraventricular hemorrhage: a double-blind, randomized, placebo-controlled, multihospital trial. *J Pediatr* 1990; **117:** 933–8.
2. Barnes ER, Thompson DF. Antenatal phenobarbital to prevent or minimize intraventricular hemorrhage in the low-birthweight neonate. *Ann Pharmacother* 1993; **27:** 49–52.
3. Thorp JA, *et al.* Antepartum vitamin K and phenobarbital for preventing intraventricular hemorrhage in the premature newborn: a randomized, double-blind, placebo-controlled trial. *Obstet Gynecol* 1994; **83:** 70–6.
4. Shankaran S, *et al.* The effect of antenatal phenobarbital therapy on neonatal intracranial hemorrhage in preterm infants. *N Engl J Med* 1997; **337:** 466–71.
5. Shankaran S, *et al.* Neurodevelopmental outcome of premature infants after antenatal phenobarbital exposure. *Am J Obstet Gynecol* 2002; **187:** 171–7.
6. Crowther CA, *et al.* Phenobarbital prior to preterm birth for preventing neonatal periventricular haemorrhage. Available in The Cochrane Database of Systematic Reviews; Issue 1. Chichester: John Wiley; 2010 (accessed 25/08/10).
7. Whitelaw A, Odd D. Postnatal phenobarbital for the prevention of intraventricular hemorrhage in preterm infants. Available in The Cochrane Database of Systematic Reviews; Issue 4. Chichester: John Wiley; 2007 (accessed 09/06/08).

新生儿痫性发作 有些人认为苯巴比妥是治疗新生儿各型癫痫（第451页）的主要药物。在一项研究[1]有 120 位由不同病因引起癫痫发作的新生儿，48 位患者通过以 10～15min 静脉给予苯巴比妥 15～20mg/kg 的初始负荷剂量，发作得以控制；另外 37 名随后每 20～30min 快速注射苯巴比妥 5～10mg/kg 直到血清浓度达到 40μg/ml，发作也得到控制。剩余 35 名新生儿只有 7 名当血清苯巴比妥增至 100μg/ml 时发作得到控制，而 13 名需要加用第二种抗癫痫药（苯妥英或劳拉西泮）才能控制发作，4 名加用第三种抗癫痫药后得到控制。单用苯巴比妥能有效控制大多数新生儿癫痫的再次发作。

苯巴比妥以大约 40mg/kg 的剂量单剂量静脉输注，输注时间大约 1h，预防应用，能有效减少 15 名严重围生期窒息婴儿的癫痫发作率。对照组是只有当临床证明有发作才接受苯巴比妥治疗的婴儿[2]。随后 3 年的随访表明苯巴比妥预防应用还可能改善以后神经系统的状态[2]。然而，随后的一项回顾性队列研究[3]发现婴儿的复发率和发育结局无明显差别，其中 33 人使用预防性的苯巴比妥，而另外 99 人没有使用任何抗癫痫药。

1. Gilman JT, *et al.* Rapid sequential phenobarbital treatment of neonatal seizures. *Pediatrics* 1989; **83:** 674–8.
2. Hall RT, *et al.* High-dose phenobarbital therapy in term newborn infants with severe perinatal asphyxia: a randomized, prospective study with three-year follow-up. *J Pediatr* 1998; **132:** 345–8.
3. Guillet R, Kwon J. Seizure recurrence and developmental disabilities after neonatal seizures: outcomes are unrelated to use of phenobarbital prophylaxis. *J Child Neurol* 2007; **22:** 389–95.

癫痫持续状态 苯巴比妥静脉给药可以代替苯妥英静脉给药治疗癫痫持续状态（第450页）。但不应该应用于最近已口服苯巴比妥或扑米酮的患者。

虽然一项研究[1]提出苯巴比妥与同时服用地西泮和苯妥英一样，用于惊厥性癫痫持续状态的初始治疗有效、安全和实用，但还是倾向于用于对苯二氮䓬类或苯妥英无效的患者。

1. Shaner DM, *et al.* Treatment of status epilepticus: a prospective comparison of diazepam and phenytoin versus phenobarbital and optional phenytoin. *Neurology* 1988; **38:** 202–7.

戒断症状 苯巴比妥在一些中心用于酒精戒断症状（第1551页）的治疗，但相对苯二氮䓬类（另一治疗选择），其安全性较低，且造成潜在的多种药物相互作用。此外，缺乏明确研究，难以评估其使用[1]。然而已有报道其耐药病例[2]。

1. Rodgers JE, Crouch MA. Phenobarbital for alcohol withdrawal syndrome. *Am J Health-Syst Pharm* 1999; **56:** 175–8.
2. Hayner CE, *et al.* Phenobarbital treatment in a patient with resistant alcohol withdrawal syndrome. *Pharmacotherapy* 2009; **29:** 875–8.

制剂

BP 2010: Paediatric Phenobarbital Oral Solution; Phenobarbital Elixir; Phenobarbital Injection; Phenobarbital Sodium Tablets; Phenobarbital Tablets;
USP 33: Phenobarbital Elixir; Phenobarbital Sodium for Injection; Phenobarbital Sodium Injection; Phenobarbital Tablets; Theophylline, Ephedrine Hydrochloride, and Phenobarbital Tablets.

专利制剂

Arg.: Alepsal; Gardenal; Luminal; Luminaletas; Neurogabaf; ***Belg.:*** Gardenal; ***Braz.:*** Barbitron; Carbital; Edhanol; Fenocris; Garbital; Gardenal; Unifenobarb; ***Cz.:*** Gardenal†; Luminal; Phenaemal; Phenaemaletten; ***Denm.:*** Fenemal; ***Fr.:*** Aparoxal; Gardenal; Kaneuron; ***Ger.:*** Luminal; Luminaletten; ***Gr.:*** Gardenal; Kaneuron; Lumidrops; ***Hong Kong:*** Uni-Feno; ***Hung.:*** Sevenal; Sevenaletta; ***India:*** Gardenal; Luminal; Luminalettes†; Phenetone; ***Indon.:*** Sibital; ***Israel:*** Luminal†; ***Ital.:*** Comizial†; Gardenale; Luminale; Luminalette†; ***Mex.:*** Alepsal; Fenabbott†; Sevenal†; ***Norw.:*** Fenemal; ***NZ:*** Gardenal†; ***Philipp.:*** Luminal; ***Pol.:*** Luminalum; ***Port.:*** Bialminal; Luminal; Luminaletas; ***S.Afr.:*** Gardenal†; Lethyl; ***Spain:*** Gardenal; Gratusminal†; Luminal; Luminaletas; ***Swed.:*** Fenemal; ***Switz.:*** Aphenylbarbit; Luminal; ***Thai.:*** Gardenal; Menobarb; Phenobarb; Phenoco; Phenotal; ***Turk.:*** Luminal; Luminaletten; ***USA:*** Luminal; ***Venez.:*** Gardenal.

多组分制剂 ***Arg.:*** Cumatil L†; Lotoquis; ***Belg.:*** Epipropane†; Vethoine; ***Braz.:*** Espasmalgon†; Gamibetal Complex†; Vagostesyl; ***Canad.:*** Bellergal; Diclophen; ***Chile:*** Abalgin; Baldmin; Bufacyl; Ergobelan; Sinpasmon; Valpin; ***Cz.:*** Alnagon; Bellaspon†; Contraspan†; Sanepil†; Spasmoveralgin Neo†; ***Fr.:*** Alepsal; ***Gr.:*** Diphenal; ***Hong Kong:*** Sedral; Uni-Theodal; ***Hung.:*** Atrium†; Germicid-C; Meristin; Radipon†; Troparinum; ***India:*** Alergin; Asmapax; Asthmino†; Broncofol†; Cadiphylate; Dilantin with Phenobarbital†; Epilan C; Garoin; ***Indon.:*** Bellapheen; Ditalin; Piptal; ***Israel:*** Pacetal†; Philinal; Philinet; ***Ital.:*** Gamibetal Complex; Metinal-Idantoina L; ***Jpn:*** Trancolon P; ***Mex.:*** Alepsal Compuesto; Gamibetal Complex†; Paliatil; ***Pol.:*** Bellergot; Milocardin; ***Port.:*** Anti-Asmatico†; Hidantina Composta†; Prelus†; ***Rus.:*** Pagluferal (Паглюферал); Pentabufen (Пентабуфен); Pentalgin-N (Пенталгин-Н); Sedal-M (Седал-М); Sedalgin-Neo (Седальгин-Нео); Tetralgin (Тетралгин); Theophedrinum-N (Теофедрин-Н); Valoserdin (Валосердин); ***S.Afr.:*** Adco-Phenobarbitone Vitalet; Analgen-SA†; Donnatal†; Millerspas; Natrophylline Compound†; Propain Forte; ***Spain:*** Epilantin†; Redutona; ***Thai.:*** Benera; Neuramizone; ***Turk.:*** Bellergal; Para-Nox; Pedimat; ***UAE:*** Alinal†; ***Ukr.:*** Barboval (Барбовал); Corvaldinum (Корвалдин); ***USA:*** Alkabel; Antispasmodic Elixir; Bel-Phen-Ergot S†; Bellacane; Bellamine†; Bellatal; Bellergal-S; Donnatal; Folergot-DF; Hyosophen; Phenerbel-S; Quadrinal; Servira; Susano; Tedrigen; Theodrine; ***Venez.:*** Ervostal; Fedratal†; Fenopol†; Frevag†; Metilfedrin†; Teofedril†; Traveget; Tropifen†.

Phensuximide（*BAN*，*rINN*）苯琥胺

Fensuksimidi; Fensuximid; Fensuximida; Phensuximidum. *N*-Methyl-2-phenylsuccinimide.

Фенсуксимид

$C_{11}H_{11}NO_2$ = 189.2.

CAS — 86-34-0.

ATC — N03AD02.

ATC Vet — QN03AD02.

UNII — 6WVL9C355G.

Pharmacopoeias. In *US.*

USP 33（Phensuximide） 白色至灰白色结晶性粉末。无臭或仅有微臭。微溶于水；溶于乙醇；极易溶于氯仿。贮藏于密闭容器中。

简介

苯琥胺是琥珀酰亚胺类抗癫痫药，作用与乙琥胺（第459页）类似，但据报道疗效比乙琥胺的差。

卟啉病 苯琥胺与卟啉病急性发作有关，所以将其用于卟啉病患者认为是不安全的。

制剂

USP 33: Phensuximide Capsules.

Phenytoin（*BAN*，*USAN*，*rINN*）苯妥英

Difenilhidantoína; Diphenylhydantoin; Fanantina; Fenantoína; Fenitoin; Fenitoína; Fenitoinas; Fenytoiini; Fenytoin; Fenytoina; Phenantoinum; Phénytoïne; Phenytoinum. 5,5-Diphenylhydantoin; 5,5-Diphenylimidazolidine-2,4-dione.

Фенитоин

$C_{15}H_{12}N_2O_2$ = 252.3.

CAS — 57-41-0.

ATC — N03AB02.

ATC Vet — QN03AB02.

UNII — 6158TKW0C5.

Pharmacopoeias. In *Eur.* (see p.vii), *Int.*, *Jpn*, *US*, and *Viet.*

Ph. Eur. 6.8（Phenytoin） 白色或近白色的结晶性粉末。几乎不溶于水；微溶于乙醇；极微溶于二氯甲烷；溶解于碱性氢氧化物稀溶液。

USP 33（Phenytoin） 白色的无味粉末。不溶于水；溶于热乙醇；微溶于冷乙醇、氯仿、乙醚。贮藏于密闭容器中。

Phenytoin Sodium（*BANM*，*rINNM*）苯妥英钠

Diphenin; Fenitoin Sodyum; Fenitoína sódica; Fenitoin-nátrium; Fenitoino natrio druska; Fenytoiininatrium; Fenytoin sodná sůl; Fenytoina sodowa; Fenytoinnatrium; Natrii Phenytoinum; Phénytoïne sodique; Phenytoinum natricum; Soluble Phenytoin.

Натрий Фенитоин

$C_{15}H_{11}N_2NaO_2$ = 274.2.

CAS — 630-93-3.

ATC — N03AB02.

ATC Vet — QN03AB02.

UNII — 4182431BJH.

Pharmacopoeias. In *Chin.*, *Eur.* (see p.vii), *Int.*, *Jpn*, and *US.*

Ph. Eur. 6.8（Phenytoin Sodium） 白色或近白色的微有吸湿性的结晶性粉末。溶于水和乙醇；不溶于二氯甲烷。贮藏于密闭容器中。

USP 33（Phenytoin Sodium） 白色的无味粉末。易潮湿，暴露于空气中逐渐吸收二氧化碳。易溶于水，水溶液由于部分水解和吸收二氧化碳逐渐变得浑浊；易溶于乙醇；几乎不溶于氯仿和乙醚。贮藏于密闭容器中。

配伍禁忌 苯妥英钠只能存在于 pH 为相当于碱性（10～12）的溶液中，已有报道当苯妥英钠与其他药物混合注射[1～6]或静脉输注时[7～10]溶液透明度降低和形成苯妥英结晶沉淀；当加入肠内营养液时发生结合[11]。当不慎以 5%葡萄糖或糖盐水（pH 值 4）配制成苯妥英钠溶液，苯妥英沉淀堵塞了植入性中央静脉导管通路[12,13]。而局部滴注 8.4%的碳酸氢钠可增加溶媒的 pH 值能成功清除这种阻滞。

1. Misgen R. Compatibilities and incompatibilities of some intravenous solution admixtures. *Am J Hosp Pharm* 1965; **22:** 92–4.
2. Patel JA, Phillips GL. A guide to physical compatibility of intravenous drug admixtures. *Am J Hosp Pharm* 1966; **23:** 409–11.
3. Klamerus KJ, *et al.* Stability of nitroglycerin in intravenous admixtures. *Am J Hosp Pharm* 1984; **41:** 303–5.
4. Hasegawa GR, Eder JF. Visual compatibility of dobutamine hydrochloride with other injectable drugs. *Am J Hosp Pharm* 1984; **41:** 949–51.
5. Gayed AA, *et al.* Visual compatibility of diltiazem injection with various diluents and medications during simulated Y-site injection. *Am J Health-Syst Pharm* 1995; **52:** 516–20.
6. Trissel LA, *et al.* Compatibility of propofol injectable emulsion with selected drugs during simulated Y-site administration. *Am J Health-Syst Pharm* 1997; **54:** 1287–92.
7. Bauman JL, *et al.* Phenytoin crystallization in intravenous fluids. *Drug Intell Clin Pharm* 1977; **11:** 646–9.
8. Bauman JL, Siepler JK. Intravenous phenytoin (concluded). *N Engl J Med* 1977; **296:** 111.
9. Cloyd JC, *et al.* Concentration-time profile of phenytoin after admixture with small volumes of intravenous fluids. *Am J Hosp Pharm* 1978; **35:** 45–8.
10. Giacona N, *et al.* Crystallization of three phenytoin preparations in intravenous solutions. *Am J Hosp Pharm* 1982; **39:** 630–4.
11. Miller SW, Strom JG. Stability of phenytoin in three enteral nutrient formulas. *Am J Hosp Pharm* 1988; **45:** 2529–32.
12. Akinwande KI, Keehn DM. Dissolution of phenytoin precipitate with sodium bicarbonate in an occluded central various access device. *Ann Pharmacother* 1995; **29:** 707–9.
13. Tse CST, Abdullah R. Dissolving phenytoin precipitate in central venous access device. *Ann Intern Med* 1998; **128:** 1049.

不良反应

本品不良反应较为常见，但某些不良反应在减量或继续使用后可减轻。常见的不良反应是中枢神经系统相关反应（如头痛、眩晕、震颤、一过性神经质和失眠）和胃肠道功能紊乱（如恶心、呕吐、便秘）；牙龈的触痛和增生常见，尤其多见于年轻患者；还可引起面部痤疮、多毛和粗糙，这对于青少年和妇女尤其具有不良影响。

苯妥英毒性反应表现为小脑、前庭和视觉的反应；而眼球震颤、复视、言语不清和共济失调比较突出。偶见意识模糊、运动障碍和癫痫发作频率加重。中毒浓度时常伴随高血糖症。

过量导致低血压、昏迷和呼吸抑制。静脉输注出现低血压和中枢神经系统抑制，输注过快可能导致心律失常和心律传导受损。注射液呈碱性，注射部位可能出现刺激性和静脉炎。远端肢体水肿、变色、疼痛综合征（紫手套症）已有报道。

患者尤其是儿童长期使用对心理功能和认知具有一定影响。除此之外，有证据表明苯妥英干扰维生素 D 和叶酸的代谢。少数患者在缺少光照的情况下出现佝偻病和骨软化症，但对于苯妥英的这一作用仍有争议。一定比例的患者出现轻度外周神经病变，但一般比较轻微，偶见巨幼红细胞贫血。

轻度过敏反应常见，如麻疹样皮疹伴发热；大疱，

表皮剥脱性、紫癜性皮疹可能是罕见但严重皮肤反应的症状，如系统性红斑狼疮、多形性红斑、Stevens-Johnson 综合征或中毒性表皮坏死松解症等。嗜红细胞增多症、淋巴结病、肝炎、多发性结节性动脉炎和血液疾病（如再生障碍性贫血、白细胞减少症、血小板减少症和粒细胞缺乏）较为罕见，其中一些症状可能是机体发生的超敏反应。

已有报道孕妇服用后可使胎儿发生低凝血酶原血症；孕妇服用后可发生胎儿畸形（详见下文的**注意事项**）。

对血液的影响 *粒细胞缺乏症* 已有报道 1 名 17 岁癫痫患者服用苯妥英和扑米酮治疗时发生致死性粒细胞缺乏症[1]。报道中提到自从 1963 年至 1994 年以来，英国 CSM 已接到 3 例服用苯妥英钠发生致死性粒细胞缺乏症的案例，且 3 例均与扑米酮没有关系。尽管可能存在其他原因（如两药均会导致叶酸缺乏），但最可能的原因是苯妥英的直接毒性作用。关于抗癫痫药对叶酸的影响见下文。

1. Laurenson IF, *et al*. Delayed fatal agranulocytosis in an epileptic taking primidone and phenytoin. *Lancet* 1994, **344**: 332–3.

叶酸缺乏症 抗癫痫药治疗一直伴随着叶酸缺乏。早期的研究发现半数以上长期使用苯妥英、苯巴比妥和扑米酮的患者都存在低浓度的叶酸水平[1,2]。巨幼红细胞增生常见[3]，但临床上巨幼红细胞贫血却很少见。

合并使用抗癫痫药使得很难明确哪一种药物更会导致叶酸缺乏和巨红细胞症，而单一药物治疗有证据显示这种作用将不那么明显[4,5]。尽管有人提出卡马西平对叶酸浓度的影响相对较小，但又有研究发现它的作用与苯妥英相当[5]；不过在此项研究中仅有丙戊酸盐对红细胞内叶酸水平几乎没有或没有影响。

苯妥英和类似药物降低血清叶酸水平的机制还不明确。有充分证据表明在体内和体外都存在谷氨酸吸收降低[6,7]，但与叶酸水平下降相关的药物是酶诱导剂，诱导酶活性增加从而加快叶酸代谢可能是主要原因[2,5,8]。对血液的不良反应也可能是由于超敏反应所致（详见下文）。

1. Horwitz SJ, *et al*. Relation of abnormal folate metabolism to neuropathy developing during anticonvulsant drug therapy. *Lancet* 1968; **i**: 563–5.
2. Maxwell JD, *et al*. Folate deficiency after anticonvulsant drugs: an effect of hepatic enzyme induction? *BMJ* 1972; **1**: 297–9.
3. Wickramasinghe SN, *et al*. Megaloblastic erythropoiesis and macrocytosis in patients on anticonvulsants. *BMJ* 1975; **4**: 136–7.
4. Dellaportas DI, *et al*. Chronic toxicity in epileptic patients receiving single-drug treatment. *BMJ* 1982; **285**: 409–10.
5. Goggin T, *et al*. A comparative study of the relative effects of anticonvulsant drugs and dietary folate on the red cell folate status of patients with epilepsy. *Q J Med* 1987; **NS65** (247): 911–9.
6. Hoffbrand AV, Necheles TF. Mechanism of folate deficiency in patients receiving phenytoin. *Lancet* 1968; **ii**: 528–30.
7. Rosenberg IH, *et al*. Impairment of intestinal deconjugation of dietary folate. *Lancet* 1968; **ii**: 530–2.
8. Kishi T, *et al*. Mechanism for reduction of serum folate by antiepileptic drugs during prolonged therapy. *J Neurol Sci* 1997; **145**: 109–12.

对骨的影响 许多研究表明抗癫痫药对骨、钙和维生素 D 的代谢有影响。卡马西平、苯巴比妥或苯妥英可使钙离子浓度降低和骨矿化水平，显著降低 25-羟胆钙化醇浓度和升高碱性磷酸酶[1]。在这项 226 名门诊癫痫患者研究中发现仅有丙戊酸盐不产生这种作用，多药联合治疗患者的这种作用尤为明显。有限的证据表明缺少光照可加重这些生化的改变。

测量骨密度（BMD）发现治疗癫痫时儿童的骨密度在第一个 1～5 年是下降的，其后逐渐恶化[2]。对接受抗癫痫药单药治疗的儿童的研究[3～5]发现，使用丙戊酸盐可降低骨密度；而使用卡马西平却并没有降低[3,4]。其中一项研究[5]的作者认为，长时间的治疗和高剂量导致较低骨密度，这种作用在 5 岁以下儿童中表现更突出。另一项研究[6]对 54 名男性患者随访 12～29 个月，发现在维生素 D 不缺乏的情况下药物会导致髋骨的骨质丢失。目前还没有证据表明哪一种特定的药物会产生更严重的骨质丢失。危险因子包括治疗时间多于 2 年、年龄超过 40 岁和使用酶诱导的抗癫痫药；骨流失主要发生在那些危险因素相结合的患者上[7]。在一项对 65 岁及以上妇女的大的队列研究[8]中，抗癫痫药的持续使用，特别是苯妥英，几乎使骨流失速度加速。

最近的一篇综述[9]指出，目前还没有关于新型的抗癫痫药（加巴喷定、拉莫三嗪、托吡酯和氨己烯酸）与骨代谢改变相关的报道。然而，已有报道指出长期使用拉莫三嗪可导致身材矮小、骨密度下降和骨形成减少，尤其是与丙戊酸盐合并使用时[10]。但这仍需进一步研究证实[11]。奥卡西平对骨和维生素 D 代谢的影响与卡马西平相似[11]；两种药物都与 25-(OH)-D_3 血清浓度降低和骨流失增加有关。

最近的文献综述[12]认为，到目前为止，大部分研究都受很多因素的限制，如样本量小，可能有选择偏差、缺乏适当的控制、潜在的混杂因素没有调整。然而，长期抗癫痫疗法被发现对骨密度有不利影响，会增加一些患者骨折的危险性；有关不同类型抗癫痫药相对风险的信息很少。作者提出应监测骨骼健康指数、改善生活方式、维持维生素 D 和钙稳态，并防止患者长期治疗。

尽管很少有服用抗癫痫药引起骨代谢异常临床骨软化症的报道[13]。一项在门诊接受 14.5 年抗癫痫药治疗的 20 例癫痫患者的研究表明，没有与骨软化症发生有关的证据，尽管有些证据表明钙代谢改变[14]。另一项研究中，在 19 例住院患者中只发现 1 人有类似的骨软化症，其概率与患有急症但没有使用抗癫痫药的老年患者[15]类似。有证据表明，在一组 30 例接受苯妥英长期治疗的患者中，股骨骨质减少超过一半[16]，高于普通人群，1 名男性患者患有临床骨质疏松症。

对一些研究[7,17,18]的数据和提交给 Yellow Card scheme 的数据进行综述后，英国 MHRA[19]认为长时间的卡马西平、苯妥英、扑米酮和丙戊酸盐治疗可降低骨密度，使长时间固定患者，或日晒时间不够或钙日摄入量不足的患者发生骨质减少、骨质疏松症和骨折的风险增加。另外，卡马西平、苯妥英和扑米酮的治疗与骨软化症风险增加相关。MHRA 建议长期使用抗癫痫药的危险患者应该补充维生素 D。

1. Gough H, *et al*. A comparative study of the relative influence of different anticonvulsant drugs, UV exposure and diet on vitamin D and calcium metabolism in out-patients with epilepsy. *Q J Med* 1986; **NS59** (230): 569–77.
2. Sheth RD, *et al*. Progressive bone deficit in epilepsy. *Neurology* 2008; **70**: 170–6.
3. Sheth RD, *et al*. Effect of carbamazepine and valproate on bone mineral density. *J Pediatr* 1995; **127**: 256–62.
4. Kafalı G, *et al*. Effect of antiepileptic drugs on bone mineral density in children between ages 6 and 12 years. *Clin Pediatr (Phila)* 1999; **38**: 93–8.
5. Öner N, *et al*. Bone mineral metabolism changes in epileptic children receiving valproic acid. *J Paediatr Child Health* 2004; **40**: 470–3.
6. Andress DL, *et al*. Antiepileptic drug-induced bone loss in young male patients who have seizures. *Arch Neurol* 2002; **59**: 781–6.
7. Petty SJ, *et al*. Effect of antiepileptic medication on bone mineral measures. *Neurology* 2005; **65**: 1358–63.
8. Ensrud KE, *et al*. Antiepileptic drug use increases rates of bone loss in older women: a prospective study. *Neurology* 2004; **62**: 2051–7.
9. Pack AM, Morrell MJ. Adverse effects of antiepileptic drugs on bone structure: epidemiology, mechanisms and therapeutic indications. *CNS Drugs* 2001; **15**: 633–42.
10. Guo C-Y, *et al*. Long-term valproate and lamotrigine treatment may be a marker for reduced growth and bone mass in children with epilepsy. *Epilepsia* 2001; **42**: 1141–7.
11. Mintzer S, *et al*. Vitamin D levels and bone turnover in epilepsy patients taking carbamazepine or oxcarbazepine. *Epilepsia* 2006; **47**: 510–15.
12. Petty SJ, *et al*. Anti-epileptic medication and bone health. *Osteoporos Int* 2007; **18**: 129–42.
13. Beghi E, *et al*. Adverse effects of anticonvulsant drugs: a critical review. *Adverse Drug React Acute Poisoning Rev* 1986; **2**: 63–86.
14. Fogelman I, *et al*. Do anticonvulsant drugs commonly induce osteomalacia? *Scott Med J* 1982; **27**: 136–42.
15. Harrington MG, Hodkinson HM. Anticonvulsant drugs and bone disease in the elderly. *J R Soc Med* 1987; **80**: 425–7.
16. Moro-Alvarez MJ, *et al*. Bone disease induced by phenytoin therapy: clinical and experimental study. *Eur Neurol* 2009; **62**: 219–30.
17. Pack AM, *et al*. Bone disease associated with antiepileptic drugs. *Cleve Clin J Med* 2004; **71** (suppl 2): S42–S48.
18. Vestergaard P. Epilepsy, osteoporosis and fracture risk: a meta-analysis. *Acta Neurol Scand* 2005; **112**: 277–86.
19. MHRA/CHM. Antiepileptics: adverse effects on bone. *Drug Safety Update* 2009; **2** (9): 2. Available at: http://www.mhra.gov.uk/home/idcplg?IdcService=GET_FILE&dDocName=CON043810&RevisionSelectionMethod=LatestReleased (accessed 25/08/10)

对内分泌系统和代谢的影响 尽管很难区分疾病本身的影响，有证据证实抗癫痫药可降低年轻男性患者的性能力和生育能力。苯妥英少量通过精液排泄从而影响精子的形态和活力。服用下列药物一种或一种以上：卡马西平、苯妥英、扑米酮和丙戊酸钠，可使男性癫痫患者血浆中游离睾酮的浓度下降[1]。然而，一些证据表明[2]，一些抗癫痫药诱导的引起男性和女性性激素浓度的变化是可逆的。与正常人相比，服用卡马西平、奥卡西平和丙戊酸盐单药治疗患者的精子畸形的发生频率[3]较高。服用丙戊酸盐者还有睾丸体积减小。在抗癫痫药治疗后，女性也有生殖功能改变和生育能力损伤，特别是酶诱导的抗癫痫药和丙戊酸盐[4]。新型抗癫痫药的信息很少。但是一项男性和女性服用卡马西平、拉莫三嗪和左乙拉西坦的对比发现，拉莫三嗪和左乙拉西坦对男性的性功能没有影响，对女性有改善作用[5]。有证据表明，拉莫三嗪对两性都有降低雄烯二酮浓度的作用，服药后女性的普拉睾酮（去氢表雄酮）浓度增加。左乙拉西坦对女性激素没有明显的影响，但与男性雄烯二酮浓度降低有关（认为这可能是疾病的作用，而不是药物的作用）。

5 名男性患者长期接受抗癫痫药治疗，出现了男性乳房发育，其中 1 名患者诉有阳痿，但 5 名患者的性欲都是正常的[6]。苯妥英是所有患者使用的药物，且是 1 名患者使用的唯一药物。

苯妥英在中毒剂量时产生可逆性高血糖，但在治疗剂量使用并不会对糖耐量产生长期影响[7]。矛盾的是，一些报道指出苯妥英可以改善一些患者的胰岛素抵抗现象。曾有一个严重低血糖的病例报道[8]，患者给予静脉注射苯妥英治疗癫痫持续状态；输注 5% 葡萄糖后症状消失，停止苯妥英注射后，没有进一步发生低血糖。

苯妥英可通过酶诱导作用降低甲状腺素的浓度，详见**左旋甲状腺素的药物相互作用**项下（第2093页）。

1. Dana-Haeri J, *et al*. Reduction of free testosterone by antiepileptic drugs. *BMJ* 1982; **284**: 85–6.
2. Lossius MI, *et al*. Reversible effects of antiepileptic drugs on reproductive endocrine function in men and women with epilepsy—a prospective randomized double-blind withdrawal study. *Epilepsia* 2007; **48**: 1875–82.
3. Isojärvi JI, *et al*. Effect of epilepsy and antiepileptic drugs on male reproductive health. *Neurology* 2004; **62**: 247–53.
4. Isojärvi J. Disorders of reproduction in patients with epilepsy: antiepileptic drug related mechanisms. *Seizure* 2008; **17**: 111–19.
5. Svalheim S, *et al*. Differential effects of levetiracetam, carbamazepine, and lamotrigine on reproductive endocrine function in adults. *Epilepsy Behav* 2009; **16**: 281–7.
6. Monson JP, Scott DF. Gynaecomastia induced by phenytoin in men with epilepsy. *BMJ* 1987; **294**: 612.
7. Hurel SJ, Taylor R. Drugs and glucose tolerance. *Adverse Drug React Bull* 1995; **174**: 659–62.
8. Di Gennaro G, *et al*. Hypoglycaemia induced by phenytoin treatment for partial status epilepticus. *J Neurol Neurosurg Psychiatry* 2002; **73**: 349–50.

对肝脏的影响 偶有与苯巴比妥和苯妥英钠相关的肝损害的报道，可能是由于超敏反应；一项早期研究的作者提出，转氨酶暂时升高不需要撤药[1]，但要与抗癫痫药引起的超敏反应的早期症状相鉴别（见下文）。

1. Aiges HW, *et al*. The effects of phenobarbital and diphenylhydantoin on liver function and morphology. *J Pediatr* 1980; **97**: 22–6.

对肺的影响 有一篇服用苯妥英钠发生肺嗜酸性粒细胞增多症和急性呼吸衰竭进行机械通气的报道[1]；其他一些与苯妥英钠相关的肺脏方面的症状也有报道。

1. Mahatma M, *et al*. Phenytoin-induced acute respiratory failure with pulmonary eosinophilia. *Am J Med* 1989; **87**: 93–4.

对心理功能的影响 关于抗癫痫治疗包括苯妥英对认知能力和精神状态（包括自杀倾向的危险）的影响详见第448页。

对皮肤的影响 一项对 1890 例服用抗癫痫药门诊患者的回顾性分析发现，皮肤反应率随药物的不同而不同，风险最高的是卡马西平、拉莫三嗪和苯妥英，最低的是加巴喷丁、左乙拉西坦和丙戊酸盐[1]。总体来说，这项研究中皮肤反应率为 2.8%，下文的**超敏反应**中也有提及（更多细节见苯妥英相关皮肤反应），可出现交叉敏感。在本研究中，过去有服用其他抗癫痫药发生皮疹的患者过敏发生率增至 8.8%。

少见但严重的反应如 Stevens-Johnson 综合征和中毒性表皮坏死松解症也可发生。警告，严重的皮肤反应更有可能发生于特定基因型患者。见下文**注意事项**项下的**皮肤反应**。

有关可能因苯妥英与锌发生的螯合作用而出现的锌缺乏样皮肤反应，见丙戊酸盐（第486页）。

1. Arif H, *et al*. Comparison and predictors of rash associated with 15 antiepileptic drugs. *Neurology* 2007; **68**: 1701–9.

牙龈增生 牙龈增生是一种炎症性、纤维性增生反应，50% 的患者常出现。通常发生于用药的最初几个月，儿童常见；牙釉质并没有减少。机制不明，可能与苯妥英的主要代谢物 5-(4-羟苯基)-5-苯基乙内酰脲有关[1～3]。

1. Ball DE, *et al*. Plasma and saliva concentrations of phenytoin and 5-(4-hydroxyphenyl)-5-phenylhydantoin (HPPH) in relation to gingival overgrowth in epileptic patients. *Br J Clin Pharmacol* 1995; **39**: 539P–588P.
2. Ieiri I, *et al*. Effect of 5-(p-hydroxyphenyl)-5-phenylhydantoin (p-HPPH) enantiomers, major metabolites of phenytoin, on the occurrence of chronic-gingival hyperplasia: in vivo and in vitro study. *Eur J Clin Pharmacol* 1995; **49**: 51–6.
3. Zhou LX, *et al*. Metabolism of phenytoin by the gingiva of normal humans: the possible role of reactive metabolites of phenytoin in the initiation of gingival hyperplasia. *Clin Pharmacol Ther* 1996; **60**: 191–8.

超敏反应 抗癫痫药包括苯妥英常见的超敏反应有发热、皮疹、淋巴结病和少见的淋巴细胞增多、肝功能和其他器官的损害等[1～3]。临床上出现症状有间质性肾炎、贫血、肺间质浸润、血小板减少、嗜酸粒细胞增多症、肌病和弥散性血管内凝血[1,2]。当开始使用芳香族抗癫痫药时，超敏反应的发生率为 1/1000～1/10000[2,3]，但实际的发生率由于表现和报道形式的不同而很难确切估计。通常发生在首次用药之后，一般在用药后 1～8 周开始出现反应，平均为 17～21 天。以前发生超敏反应的患者在二次给药后 1 天内就会发生超敏反应。与卡马西平、苯巴比妥大约有 75% 的交叉反应，使用时应告知患者及其家属这些可能的风险[2]。早期的报道认为黑种人男性患者容易发生超敏反应，并要与常见的轻度全身超敏反应相区别[1]。最近的研究并没有表明种族间在超敏反应的发生率上有明显不同[2]。

大部分症状在停药或对症治疗后消失。由于缺乏对照研究，因此，是否使用激素治疗重型超敏反应一直有争议[1,2]。

苯妥英诱导出现类似于表皮T细胞淋巴瘤的假性淋巴瘤也见报道[2,4]。大部分患者的症状在停药后7～14天消失，而且这种情况不被认为是恶化前兆[2]。然而，一项报道[4]指出患者在停药1年以后皮疹和淋巴结病的症状才消失。

在一项对306名患者的前瞻性研究[5]中发现麻疹样皮疹的发生率为8.5%，且具有季节性，大部分发生于夏季。这似乎并不是对光过敏，可能是由于机体免疫系统的季节性改变所致。

1. Flowers FP, *et al.* Phenytoin hypersensitivity syndrome. *J Emerg Med* 1987; **5:** 103–8.
2. Knowles SR, *et al.* Anticonvulsant hypersensitivity syndrome: incidence, prevention and management. *Drug Safety* 1999; **21:** 489–501.
3. Bessmertny O, *et al.* Antiepileptic hypersensitivity syndrome in children. *Ann Pharmacother* 2001; **35:** 533–8.
4. Harris DWS, *et al.* Phenytoin-induced pseudolymphoma: a report of a case and review of the literature. *Br J Dermatol* 1992; **127:** 403–6.
5. Leppik IE, *et al.* Seasonal incidence of phenytoin allergy unrelated to plasma levels. *Arch Neurol* 1985; **42:** 120–2.

周围神经病变 长期使用本品后常见电生理异常，但有临床意义的外周神经病变罕见[1]。神经系统通常累及感觉神经，损伤通常是轻度或没有症状的[2]。大部分报道的有临床意义的神经病变常发生于多药联合治疗或药物达到中毒浓度[1,3]。尽管存在叶酸缺乏，但在一项52名患者长期使用药物治疗的研究中并没有发现血液中叶酸水平与外周神经病变的发生相关[4]。

1. Bruni J. Phenytoin and other hydantoins: adverse effects. In: Levy RH, *et al.*, eds. *Antiepileptic drugs.* 5th ed. Philadelphia: Lippincott Williams & Wilkins, 2002; 605–10.
2. Argov Z, Mastaglia FL. Drug-induced peripheral neuropathies. *BMJ* 1979; **1:** 663–6.
3. Toth C, Kotecha SA. Prolonged and excessive phenytoin therapy leading to a severe and partially reversible polyneuropathy. *J Peripher Nerv Syst* 2004; **9:** 198–9.
4. Horwitz SJ, *et al.* Relation of abnormal folate metabolism to neuropathy developing during anticonvulsant drug therapy. *Lancet* 1968; **i:** 563–5.

不良反应的处置

对苯妥英中毒的处理主要是支持疗法。反复口服活性炭对在1h为摄入超过20mg/kg的成人和儿童不仅可以减少吸收而且还可以加快排泄。呕吐严重时可通过胃管给予活性炭。服用大量且在1h内者可洗胃。

口服大剂量活性炭可以减少苯妥英的吸收[1,2]，但临床有效程度还不明确[3]。本品过量时使用活性炭血液灌流的意义一直有争议。一项对2例患者[4]使用血液灌流的数据表明其作用是清除药物，但对使用苯巴比妥的患者其效果很难评价。对一例同时使用扑米酮的观察发现，尽管在起始苯妥英的清除效果很好，但很快达到饱和且效果逐渐下降[5]。在对苯妥英中毒后的特点和处理的综述[3]得出结论，支持性治疗是必需的。洗胃和大剂量的活性炭不应常规给予，尽管可能被认为是危及生命的。最有效的用法是药物过量后1h内进行；气道通畅是第一的。体外清除方法（如血液透析、血灌注法、腹膜透析和血浆去除法）并没有益处[3]；但这些程序对肾衰或低白蛋白血症的患者是有益的[6]，这些患者血游离苯妥英浓度是升高的。

1. Weidle PJ, *et al.* Multiple-dose activated charcoal as adjunct therapy after chronic phenytoin intoxication. *Clin Pharm* 1991; **10:** 711–14.
2. Dolgin JG, *et al.* Pharmacokinetic simulation of the effect of multiple-dose activated charcoal in phenytoin poisoning—report of two pediatric cases. *DICP Ann Pharmacother* 1991; **25:** 646–9.
3. Craig S. Phenytoin poisoning. *Neurocrit Care* 2005; **3:** 161–70.
4. Pond S, *et al.* Pharmacokinetics of haemoperfusion for drug overdose. *Clin Pharmacokinet* 1979; **4:** 329–54.
5. Baehler RW, *et al.* Charcoal hemoperfusion in the therapy for methsuximide and phenytoin overdose. *Arch Intern Med* 1980; **140:** 1466–8.
6. De Schoenmakere G, *et al.* Phenytoin intoxication in critically ill patients. *Am J Kidney Dis* 2005; **45:** 189–92.

注意事项

苯妥英在肝内代谢，肝功能损伤的患者使用时应慎重。本品可影响血糖，因此糖尿病患者使用时应注意。蛋白结合率在一些疾病（如尿毒症）和特殊人群（如婴儿、孕妇和老年人）中降低。尽管本品的蛋白结合率较高，但假如肝功能没有受损的话，对其本身没有临床意义。这是因为吸收、分布和代谢过程中血浆游离药物（有药理活性）的浓度或多或少是保持不变的。因此，血浆蛋白结合率改变后并不需要调整药物剂量。通过监测血药浓度，即使发现总的血浆浓度较低但仍然有效，因为这只是因为测定到的结合的药物（没有药理活性）浓度较低而已。

静脉输注的速度要慢且要避免外渗和动脉内给药。窦性心动过缓、心脏传导阻滞和Strokes-Adams综合征的患者避免静脉给药；低血压、心力衰竭或心肌梗死的患者使用时应注意，静脉使用要监测血压和心电图。

告知患者及其家属如何识别血液和皮肤的中毒反应，并建议如果发现有发热、咽喉痛、皮疹、口腔溃疡、碰伤和出血倾向时立即到医院治疗。白细胞减少进行性加重或出现明显的临床症状时应停药并换用其他药物治疗。皮疹加重时应停药，若再次使用出现轻度皮疹就立即停药并避免以后使用。

停药后应加强监护，具体见下文的**用途和用法**。

本品可通过增加三碘甲腺原氨酸的转化，降低循环系统中游离的左旋甲状腺素浓度，干扰甲状腺功能检查。同时本品可降低地塞米松和美替拉酮抑制试验的正常值。

哺乳 American Academy of Peditrics[1]（认为服用本品的患者仍然可哺乳，证实本品通常与哺乳是相容的），尽管早期有哺乳婴儿发生正铁血红蛋白血症的报道。

有关抗癫痫药与哺乳的评论见第448页。

1. American Academy of Pediatrics. The transfer of drugs and other chemicals into human milk. *Pediatrics* 2001; **108:** 776–89. [Retired May 2010] Correction. *ibid.*, 1029. Also available at: http://aappolicy.aappublications.org/cgi/content/full/pediatrics%3b108/3/776 (accessed 09/06/08)

驾驶 关于抗癫痫药与驾驶的评论见第449页。

感染 1名52岁的女患者在每日400mg症状控制效果较好，一次病毒感染后发生中毒反应[1]，血药浓度从16μg/ml上升到51μg/ml。6周后恢复并以每日400mg维持治疗。

1. Levine M, Jones MW. Toxic reaction to phenytoin following a viral infection. *Can Med Assoc J* 1983; **128:** 1270–1.

AIDS AIDS患者伴有肾功能异常或低白蛋白血症可增加游离的药物浓度并发生继发性中毒。1名HIV阳性伴有严重低白蛋白血症和中度肾功能不全的患者其血浆蛋白结合率的改变会导致明显的药物中毒、嗜睡和抽搐样活动[1]。通过对21名患有AIDS的癫痫患者血药浓度监测发现血清总药物浓度低于对照人群，但未结合的药物浓度比例却非常高[2]。这些变化可能是由于低白蛋白血症所致，不过提示对于感染HIV并伴有低白蛋白血症的患者应监测血浆游离药物浓度而非总的药物浓度。

本品可使临界低丙球蛋白血症的HIV阳性患者出现可逆性的低丙球蛋白血症[3]。

1. Toler SM, *et al.* Severe phenytoin intoxication as a result of altered protein binding in AIDS. *DICP Ann Pharmacother* 1990; **24:** 698–700.
2. Burger DM, *et al.* Therapeutic drug monitoring of phenytoin in patients with the acquired immunodeficiency syndrome. *Ther Drug Monit* 1994; **16:** 616–20.
3. Britigan BE. Diphenylhydantoin-induced hypogammaglobulinemia in a patient infected with human immunodeficiency virus. *Am J Med* 1991; **90:** 524–7.

卟啉病 本品可造成急性卟啉病，所以对卟啉病患者是不安全的。

妊娠 有关妊娠期间癫痫治疗的评论详见第449页。

抗癫痫药包括苯妥英可使子宫内的胎儿发生神经管缺陷和其他一些症状，如颅面部和指（趾）的异常；少见唇裂和腭裂。个别发生特异性综合征，如胎儿乙内酰脲综合征。然而，不同的抗癫痫药效果有所重叠。因而现在称为胎儿抗癫痫药综合征。本品具有导致新生儿出血的危险。

皮肤反应 2008年11月，FDA[1]报道，初步的数据分析[2,3]认为亚洲血统具有HLA等位基因HCA-B*1502可能增加使用苯妥英治疗患严重皮肤反应的风险。增加的风险同样适用于磷苯妥英（一种苯妥英的前药）。目前没有足够证据推荐在使用这两种药物之前常规筛查HLA-B*1502。但苯妥英和磷苯妥英应避免给予已知其血统是这种等位基因阳性的患者。相似的建议在英国由MHRA发布[4]。也见**卡马西平**项下，第454页。

1. FDA. Phenytoin (marketed as Dilantin, Phenytek and generics) and fosphenytoin sodium (marketed as Cerebyx and generics)—healthcare professional sheet text version (issued 24th November, 2008). Available at: http://www.fda.gov/Drugs/DrugSafety/PostmarketDrugSafetyInformationforPatientsandProviders/ucm124788.htm (accessed 30/07/09)
2. Man CBL, *et al.* Association between HLA-B*1502 allele and antiepileptic drug-induced cutaneous reactions in Han Chinese. *Epilepsia* 2007; **48:** 1015–18. Correction. *ibid.* 2008; **49:** 941.
3. Locharernkul C, *et al.* Carbamazepine and phenytoin induced Stevens-Johnson syndrome is associated with HLA-B*1502 allele in Thai population. *Epilepsia* 2008; **49:** 2087–91. Correction. *ibid.* 2009; **50:** 971.
4. MHRA/CHM. Phenytoin: risk of Stevens-Johnson syndrome associated with HLA-B*1502 allele in patients of Thai or Han Chinese ethnic origin. *Drug Safety Update* 2010: **3** (6): 2–3. Available at: http://www.mhra.gov.uk/home/idcplg?IdcService=GET_FILE&dDocName=CON068298&RevisionSelectionMethod=LatestReleased (accessed 13/01/10)

药物相互作用

不同的抗癫痫药之间有复杂的相互作用，联用后毒性可能增加而抗癫痫活性却不再增加。相互作用是复杂的且不可预测，因此联合用药时应进行血药浓度监测。

本品的血浆蛋白结合率较高，可被竞争蛋白结合位点的其他药物取代，增加血浆中游离药物（有药理活性）的浓度。若肝功能没有损害的话，游离药物浓度的增加仅有很小的临床意义（详见上文的**注意事项**）。因为苯妥英的代谢是可饱和的，所以可能发生严重的药物相互作用：如即使给予患者轻度抑制苯妥英代谢的药物就可使苯妥英达到中毒浓度。本品为酶诱导剂，可加快一些药物如抗菌药、抗凝血药、激素、奎尼丁和性激素（即口服避孕药）的代谢。

静脉输注可增强多巴胺的降低血压作用和利多卡因等药物的心脏抑制作用。

1. Nation RL, *et al.* Pharmacokinetic drug interactions with phenytoin. *Clin Pharmacokinet* 1990; **18:** 37–60 and 131–150.

麻醉药 1名10岁女性儿童患者使用苯妥英的量为每日3次，一次100mg，服用了5年，在一次使用氟烷麻醉时出现了摆动性眼球震颤的苯妥英中毒症状[1]。72h后测定苯妥英的血药浓度为41μg/ml。认为暂时性肝功能异常是苯妥英代谢下降的主要原因。

1. Karlin JM, Kutt H. Acute diphenylhydantoin intoxication following halothane anesthesia. *J Pediatr* 1970; **76:** 941–4.

镇痛药 各种镇痛药都与本品有相互作用。阿司匹林可与本品竞争与血浆蛋白结合[1,2]，但没有证据表明阿司匹林对苯妥英的代谢有影响且这种作用有临床意义[3,4]。据报道，对乙酰氨基酚对本品的血清浓度无影响[4]。然而，使用具有酶诱导作用的抗癫痫药（如苯妥英）可影响对乙酰氨基酚中毒解救时解毒剂的给药阈值，见（第104页）。溴芬酸可改变本品的药动学，但没有必要在合用时调整剂量[5]。

其他镇痛药和抗炎药也与本品有相互作用。保泰松起初降低本品的血药浓度，随后增高本品药物浓度[4]。保泰松可影响本品的蛋白结合并抑制本品的代谢[6]，从而产生严重的毒性反应[7]。阿扎丙宗是本品代谢的竞争性拮抗剂，与本品的相互作用可导致中毒[8,9]。镇痛和肌松药非尼拉朵可使健康志愿者的苯妥英血清浓度升高，从而可能导致中毒[10]。一例报道联用本品和布洛芬后发生本品中毒[11]，但在9名健康志愿者的研究中发现布洛芬对本品的药动学没有影响[12]。另一报道中，在同时服用塞来昔布的患者中发生了苯妥英毒性[13]。

阿片类镇痛药右丙氧芬可影响本品的代谢并使本品的浓度达到中毒浓度[14]，但这例患者服用的右丙氧芬剂量较高（每日650mg）。关于本品对美沙酮和哌替啶的影响，分别见第80页和第108页。

1. Fraser DG, *et al.* Displacement of phenytoin from plasma binding sites by salicylate. *Clin Pharmacol Ther* 1980; **27:** 165–9.
2. Paxton JW. Effects of aspirin on salivary and serum phenytoin kinetics in healthy subjects. *Clin Pharmacol Ther* 1980; **27:** 170–8.
3. Leonard RF, *et al.* Phenytoin-salicylate interaction. *Clin Pharmacol Ther* 1981; **29:** 56–60.
4. Neuvonen PJ, *et al.* Antipyretic analgesics in patients on antiepileptic drug therapy. *Eur J Clin Pharmacol* 1979; **15:** 263–8.
5. Gumbhir-Shah K, *et al.* Evaluation of pharmacokinetic interaction between bromfenac and phenytoin in healthy males. *J Clin Pharmacol* 1997; **37:** 160–8.
6. Andreasen PB, *et al.* Diphenylhydantoin half-life in man and its inhibition by phenylbutazone: the role of genetic factors. *Acta Med Scand* 1973; **193:** 561–4.
7. Kristensen MB. Drug interactions and clinical pharmacokinetics. *Clin Pharmacokinet* 1976; **1:** 351–72.
8. Roberts CJC, *et al.* Anticonvulsant intoxication precipitated by azapropazone. *Postgrad Med J* 1981; **57:** 191–2.
9. Geaney DP, *et al.* Interaction of azapropazone with phenytoin. *BMJ* 1982; **284:** 1373.
10. Solomon HM, Schrogie JJ. The effect of phenyramidol on the metabolism of diphenylhydantoin. *Clin Pharmacol Ther* 1967; **8:** 554–6.
11. Sandyk R. Phenytoin toxicity induced by interaction with ibuprofen. *S Afr Med J* 1982; **62:** 592.
12. Townsend RJ, *et al.* The effects of ibuprofen on phenytoin pharmacokinetics. *Drug Intell Clin Pharm* 1985; **19:** 447–8.
13. Keeling KL, *et al.* Prolonged elimination half-life of phenytoin in an elderly patient also on celecoxib. *Clin Chem* 2002; **48** (suppl): A52–A53.
14. Kutt H. Interactions between anticonvulsants and other commonly prescribed drugs. *Epilepsia* 1984; **25** (suppl 2): S118–S131.

抗寄生虫药 有关本品与左旋咪唑和氟尿嘧啶的相互作用，详见下文的**抗肿瘤药**。关于本品与甲苯达唑和吡喹酮的相互作用，分别见第141页和第146页。

抗心律失常药 有在用药方案中加入胺碘酮后，苯妥英的血清浓度急剧升高而发生中毒[1,2]的报道。有关本品对胺碘酮的影响，见第1169页。有关本品对其他抗心律失常药的影响见丙吡胺（第1225页）、美西律（第1288

页）、奎尼丁（第1329页）和利多卡因（第1777页）。

1. Gore JM, *et al.* Interaction of amiodarone and diphenylhydantoin. *Am J Cardiol* 1984; **54:** 1145.
2. McGovern B, *et al.* Possible interaction between amiodarone and phenytoin. *Ann Intern Med* 1984; **101:** 650.

抗菌药 本品可与不同的抗菌药产生相互作用，某些相互作用具有一定的临床意义。氯霉素可抑制本品的代谢[2]，使本品的血药浓度中度[1]到明显的升高[2]，从而产生毒性反应[3,4]。相反，本品也可影响氯霉素（见第229页）的血清浓度。

本品可促进多西环素的代谢[5]。

有限的证据表明红霉素可降低本品的清除率[6]，但具有较大的个体差异且临床意义并不明确。另一项研究[7]的结果表明克拉霉素可提高本品的浓度。

本品与异烟肼的相互作用已多有报道，慢乙酰化者较易升高本品的血药浓度并出现中毒症状[8,9]；并至少有1例死亡的报道[10]。慢性乙酰化者血中异烟肼浓度的升高可明显抑制代谢本品的肝脏微粒体酶的活性。

对于环丙沙星对本品血药浓度的影响存在争议。一些报道认为没有影响[11]，另外的报道认为环丙沙星可以降低本品的药物浓度[12~16]或升高药物浓度[17,18]。有报道1名癫痫患者在加用呋喃妥因后本品的血药浓度明显下降并出现癫痫发作[19]。其作用机制尚不清楚，可能是因为减少了本品的吸收并促进了代谢。也有类似报道表明加用苯唑西林的1名癫痫患者，苯妥英钠的浓度出现明显降低并发生癫痫持续状态[20]。其原因可能是由于减少苯妥英的吸收所致。

利福平可明显降低本品的血浆浓度和增加清除率[21,22]；这与异烟肼明显相反且二者合用时可忽略异烟肼对苯妥英的影响，甚至在慢性乙酰化者也是如此[22]。

各种磺胺类药物可降低本品的清除率并延长半衰期；磺胺苯吡唑对本品的代谢抑制作用最强，但磺胺甲噻二唑也可抑制本品的代谢且后者可导致本品的中毒反应[23]。复方磺胺甲噁唑可中度抑制本品的代谢，有报道在服用复方磺胺甲噁唑的癫痫患儿发生本品中毒[24]；但由于患儿同时服用舒噻嗪，因此很难明确是否是由于复方磺胺甲噁唑的作用所致。1名60岁患者发生致命的急性暴发性肝功能衰竭[25]，是由于在其治疗方案中增加了复方磺胺甲噁唑而加重了苯妥英诱导的肝炎。

也可以详见下文的**抗原虫药**。

1. Koup JR, *et al.* Interaction of chloramphenicol with phenytoin and phenobarbital. *Clin Pharmacol Ther* 1978; **24:** 571–5.
2. Christensen LK, Skovsted L. Inhibition of drug metabolism by chloramphenicol. *Lancet* 1969; **ii:** 1397–9.
3. Ballek RE, *et al.* Inhibition of diphenylhydantoin metabolism by chloramphenicol. *Lancet* 1973; **i:** 150.
4. Rose JQ, *et al.* Intoxication caused by interaction of chloramphenicol and phenytoin. *JAMA* 1977; **237:** 2630–1.
5. Neuvonen PJ, *et al.* Effect of antiepileptic drugs on the elimination of various tetracycline derivatives. *Eur J Clin Pharmacol* 1975; **9:** 147–54.
6. Bachmann K, *et al.* Single dose phenytoin clearance during erythromycin treatment. *Res Commun Chem Pathol Pharmacol* 1984; **46:** 207–17.
7. Burger DM, *et al.* Therapeutic drug monitoring of phenytoin in patients with the acquired immunodeficiency syndrome. *Ther Drug Monit* 1994; **16:** 616–20.
8. Brennan RW, *et al.* Diphenylhydantoin intoxication attendant to slow inactivation of isoniazid. *Neurology* 1970; **20:** 687–93.
9. Kutt H, *et al.* Diphenylhydantoin intoxication: a complication of isoniazid therapy. *Am Rev Respir Dis* 1970; **101:** 377–84.
10. Johnson J, Freeman HL. Death due to isoniazid (INH) and phenytoin. *Br J Psychiatry* 1976; **129:** 511.
11. Slavich IL, *et al.* Grand mal epileptic seizures during ciprofloxacin therapy. *JAMA* 1989; **261:** 558–9.
12. Dillard ML, *et al.* Ciprofloxacin-phenytoin interaction. *Ann Pharmacother* 1992; **26:** 263.
13. Pollak PT, Slayter KL. Hazards of doubling phenytoin dose in the face of an unrecognized interaction with ciprofloxacin. *Ann Pharmacother* 1997; **31:** 61–4.
14. Brouwers PJ, *et al.* Ciprofloxacin-phenytoin interaction. *Ann Pharmacother* 1997; **31:** 498.
15. McLeod R, Trinkle R. Unexpectedly low phenytoin concentration in a patient receiving ciprofloxacin. *Ann Pharmacother* 1998; **32:** 1110–11.
16. Otero M-J, *et al.* Interaction between phenytoin and ciprofloxacin. *Ann Pharmacother* 1999; **33:** 251–2.
17. Schroeder D, *et al.* Effect of ciprofloxacin on serum phenytoin concentrations in epileptic patients. *Pharmacotherapy* 1991; **11:** 276.
18. Hull RL. Possible phenytoin-ciprofloxacin interaction. *Ann Pharmacother* 1993; **27:** 1283.
19. Heipertz R, Pilz H. Interaction of nitrofurantoin with diphenylhydantoin. *J Neurol* 1978; **218:** 297–301.
20. Fincham RW, *et al.* Use of phenytoin serum levels in a case of status epilepticus. *Neurology* 1976; **26:** 879–81.
21. Wagner JC, Slama TG. Rifampin-phenytoin drug interaction. *Drug Intell Clin Pharm* 1984; **18:** 497.
22. Kay L, *et al.* Influence of rifampicin and isoniazid on the kinetics of phenytoin. *Br J Clin Pharmacol* 1985; **20:** 323–6.
23. Siersbaek-Nielsen K, *et al.* Sulfamethizole-induced inhibition of diphenylhydantoin and tolbutamide metabolism in man. *Clin Pharmacol Ther* 1973; **14:** 148.
24. Gillman MA, Sandyk R. Phenytoin toxicity and co-trimoxazole. *Ann Intern Med* 1985; **102:** 559.
25. Ilario MJ-M, *et al.* Acute fulminant hepatic failure in a woman treated with phenytoin and trimethoprim-sulfamethoxazole. *Arch Pathol Lab Med* 2000; **124:** 1800–3.

抗凝血药 双香豆素可明显升高本品的血药浓度[1,2]；苯丙香豆素可轻度升高本品血药浓度[2]；不过仅有一例报道显示华法林可诱发本品中毒[3]，其他一些报道表明对于大多数患者，华法林对苯妥英钠的血清浓度没有影响[2]。

关于抗凝血药双香豆素和华法林对本品的影响，见第1372页。

1. Hansen JM, *et al.* Dicoumarol-induced diphenylhydantoin intoxication. *Lancet* 1966; **ii:** 265–6.
2. Skovsted L, *et al.* The effect of different oral anticoagulants on diphenylhydantoin and tolbutamide metabolism. *Acta Med Scand* 1976; **199:** 513–5.
3. Rothermich NO. Diphenylhydantoin intoxication. *Lancet* 1966; **ii:** 640.

抗抑郁药 同对所有抗癫痫药一样，抗抑郁药通过降低惊厥阈而拮抗本品的抗癫痫作用。

2名癫痫患者在以每日75mg米帕明治疗抑郁症3个月后发现本品的血药浓度升高[1]。其中1名患者本品的浓度在几周后逐渐升高且是使用米帕明前治疗时的2倍以上，并出现轻度的中毒症状，停用米帕明后症状减退。有报道使用曲唑酮后升高本品血药浓度并出现中毒反应[2]，因此曲唑酮注册药品信息建议二者联用时应监测本品的血药浓度。氟西汀[3]、氟伏沙明[4,5]、舍曲林[6]和维洛沙秦[7]提高本品的血药浓度，某些患者同时伴有中毒的症状和体征。米安色林的注册药品信息推荐在二者联用时应监测本品的血药浓度。

圣约翰草可诱导一些药物代谢酶的活性（详见第398页），因此可能降低本品的血药浓度而诱发癫痫发作[8]。一些在英国获得许可的药物信息建议本品不应与圣约翰草联用，警告在停用圣约翰草后其作用仍持续2周。

有关本品对抗抑郁药的影响，见**阿米替林**（第358页）、**氟西汀**（第373页）和**锂**（第381页）。

1. Perucca E, Richens A. Interaction between phenytoin and imipramine. *Br J Clin Pharmacol* 1977; **4:** 485–6.
2. Dorn JM. A case of phenytoin toxicity possibly precipitated by trazodone. *J Clin Psychiatry* 1986; **47:** 89–90.
3. Nightingale SL. Fluoxetine labeling revised to identify phenytoin interaction and to recommend against use in nursing mothers. *JAMA* 1994; **271:** 1067.
4. Feldman D, *et al.* Cas clinique d'interaction médicamenteuse entre phénytoïne et fluvoxamine. *J Pharm Clin* 1995; **14:** 296–7.
5. Mamiya K, *et al.* Phenytoin intoxication induced by fluvoxamine. *Ther Drug Monit* 2001; **23:** 75–7.
6. Haselberger MB, *et al.* Elevated serum phenytoin concentrations associated with coadministration of sertraline. *J Clin Psychopharmacol* 1997; **17:** 107–9.
7. Pisani F, *et al.* Elevation of plasma phenytoin by viloxazine in epileptic patients: a clinically significant interaction. *J Neurol Neurosurg Psychiatry* 1992; **55:** 126–7.
8. CSM/MCA. Reminder: St John's wort (Hypericum perforatum) interactions. *Current Problems* 2000; **26:** 6–7.

抗糖尿病药 17名服用本品的患者加用甲苯磺丁脲后发现有短暂的游离苯妥英浓度的升高，但没有出现临床中毒的症状[1]。但在另1名女性癫痫患者联用甲苯磺丁脲和苯妥英后发生中毒反应，尽管此前她曾经联用过这两种药物[2]。

本品的中毒症状也出现[1]于1名患者合用甲磺吖庚脲后。

1. Wesseling H, Mols-Thürkow I. Interaction of diphenylhydantoin (DPH) and tolbutamide in man. *Eur J Clin Pharmacol* 1975; **8:** 75–8.
2. Beech E, *et al.* Phenytoin toxicity produced by tolbutamide. *BMJ* 1988; **297:** 1613–14.

抗癫痫药 本品与其他抗癫痫药存在相互作用，但这些作用往往存在变异性且难以预测。

有关苯二氮䓬类对本品血药浓度影响的讨论，见**地苯二氮䓬**类项下内容。

卡马西平可降低本品的血药浓度[1,2]，但也有报道当两药同时给予时，本品的血药浓度升高[3]。不过本品也可降低卡马西平的血药浓度，见第454页。这些研究并没有表明这种相互作用使癫痫难以控制。

有关本品对乙琥胺的代谢，详见第459页。

非尔氨酯可升高本品的血药浓度，在一些情况下可降低本品的中毒剂量[4,5]。

1名患者在使用苯妥英、卡马西平和氯巴占后加用加巴喷丁，苯妥英的血药浓度升高并出现中毒症状[6]。

本品降低拉莫三嗪的血药浓度，见第465页。

大剂量的奥卡西平可升高本品的血药浓度[7]；注册药品信息建议在大剂量使用奥卡西平时应降低本品的剂量。

苯巴比妥既可诱导本品的代谢，又因为通过相同的酶系统代谢而发生竞争，在临床实践中往往不需要因此改变本品的剂量[8~10]。有关本品对苯巴比妥的代谢的影响，见第472页。本品可加快扑米酮代谢为苯巴比妥，见第480页。

GABA激动药普罗加胺可增加本品的血药浓度[11]，而司替戊醇对本品的清除率产生剂量依赖性的降低作用[12]。

舒噻嗪可明显升高本品的血药浓度，在一些情况下可导致中毒[13]；若二者同时使用应调整本品的用量。

托吡酯可中度增加本品的浓度，但二者合用时可不必调整本品的剂量[14]。有关本品对托吡酯的影响，详见第484页。

本品与丙戊酸盐的相互作用较为复杂。丙戊酸盐可竞争性结合本品的蛋白结合位点，抑制其代谢[15]，前者使得血清中游离的药物浓度增加而总的药物浓度降低[16,17]。大部分研究表明极少的情况下需要调整本品的药量，但可能出现癫痫发作或苯妥英钠中毒反应[15]。有趣的是这种相互作用受到丙戊酸盐血药浓度昼夜节律的影响[18]。丙戊酸盐由普通片剂换为缓释片时，11名患者中有9名患者的本品血药总浓度明显升高，其中2名患者出现了中毒症状[19]。作者推断丙戊酸钠缓释剂型可减小丙戊酸钠血药浓度的日内波动，从而降低本品与丙戊酸盐的替代性相互作用，从而增加苯妥英总的血清浓度。本品也可导致丙戊酸盐的血药浓度下降，见第487页。

在几项研究中，使用氨己烯酸后本品血清浓度可发生缓慢或延迟性的下降[20]，一篇综述指出其浓度可下降20%～30%[20]。尽管一项研究表明本品的血药浓度下降可影响症状的控制，但氨己烯酸的生产厂商认为这没有临床意义[21]。

1. Hansen JM, *et al.* Carbamazepine-induced acceleration of diphenylhydantoin and warfarin metabolism in man. *Clin Pharmacol Ther* 1971; **12:** 539–43.
2. Windorfer A, Sauer W. Drug interactions during anticonvulsant therapy in childhood: diphenylhydantoin, primidone, phenobarbitone, clonazepam, nitrazepam, carbamazepin, and dipropylacetate. *Neuropadiatrie* 1977; **8:** 29–41.
3. Zielinski JJ, *et al.* Carbamazepine-phenytoin interaction: elevation of plasma phenytoin concentrations due to carbamazepine comedication. *Ther Drug Monit* 1985; **7:** 51–3.
4. Sheridan PH, *et al.* Open pilot study of felbamate (ADD03055) in partial seizures. *Epilepsia* 1986; **27:** 649.
5. Wilensky AJ, *et al.* Pharmacokinetics of W-554 (ADD 03055) in epileptic patients. *Epilepsia* 1985; **26:** 602–6.
6. Tyndel F. Interaction of gabapentin with other antiepileptics. *Lancet* 1994; **343:** 1363–4.
7. Hossain M, *et al.* Drug-drug interaction profile of oxcarbazepine in children and adults. *Neurology* 1999; **52** (suppl 2): A525.
8. Morselli PL, *et al.* Interaction between phenobarbital and diphenylhydantoin in animals and in epileptic patients. *Ann N Y Acad Sci* 1971; **179:** 88–107.
9. Cucinell SA, *et al.* Drug interactions in man: 1. lowering effect of phenobarbital on plasma levels of bishydroxycoumarin (Dicumarol) and diphenylhydantoin (Dilantin). *Clin Pharmacol Ther* 1965; **6:** 420–9.
10. Booker HE, *et al.* Concurrent administration of phenobarbital and diphenylhydantoin: lack of an interference effect. *Neurology* 1971; **21:** 383–5.
11. Bianchetti G, *et al.* Pharmacokinetic interactions of progabide with other antiepileptic drugs. *Epilepsia* 1987; **28:** 68–73.
12. Levy RH, *et al.* Stiripentol kinetics in epileptic patients: nonlinearity and interactions. *Epilepsia* 1984; **25:** 657.
13. Hansen JM, *et al.* Sulthiame (Ospolot) as inhibitor of diphenylhydantoin metabolism. *Epilepsia* 1968; **9:** 17–22.
14. Bourgeois BFD. Drug interaction profile of topiramate. *Epilepsia* 1996; **37** (suppl 2): S14–S17.
15. Levy RH, Koch KM. Drug interactions with valproic acid. *Drugs* 1982; **24:** 543–56.
16. Monks A, Richens A. Effect of single doses of sodium valproate on serum phenytoin levels and protein binding in epileptic patients. *Clin Pharmacol Ther* 1980; **27:** 89–95.
17. Perucca E, *et al.* Interaction between phenytoin and valproic acid: plasma protein binding and metabolic effects. *Clin Pharmacol Ther* 1980; **28:** 779–89.
18. Riva R, *et al.* Time-dependent interaction between phenytoin and valproic acid. *Neurology* 1985; **35:** 510–15.
19. Suzuki Y, *et al.* Interaction between valproate formulation and phenytoin concentrations. *Eur J Clin Pharmacol* 1995; **48:** 61–3.
20. Grant SM, Heel RC. Vigabatrin: a review of its pharmacodynamic and pharmacokinetic properties, and therapeutic potential in epilepsy and disorders of motor control. *Drugs* 1991; **41:** 889–926.
21. Browne TR, *et al.* Vigabatrin for refractory complex partial seizures: multicenter single-blind study with long-term follow-up. *Neurology* 1987; **37:** 184–9.

抗真菌药 有许多报道认为本品与抗真菌药咪唑存在着相互作用并会导致本品中毒。最常见的药物是咪康唑[1~3]。三唑类抗真菌药氟康唑[4~6]和伏立康唑[7]也与本品有相互作用[4~6]；这可能由于抗真菌药抑制细胞色素P450酶同工酶的活性[4,7]。

本品可降低吡咯类抗真菌药酮康唑、伏立康唑和伊曲康唑的浓度。

1. Bourgoin B, *et al.* Interaction pharmacocinétique possible phénytoïne-miconazole. *Therapie* 1981; **36:** 347–9.
2. Loupi E, *et al.* Interactions médicamenteuses et miconazole. *Therapie* 1982; **37:** 437–41.
3. Rolan PE, *et al.* Phenytoin intoxication during treatment with parenteral miconazole. *BMJ* 1983; **287:** 1760.
4. Mitchell AS, Holland JT. Fluconazole and phenytoin: a predictable interaction. *BMJ* 1989; **298:** 1315.
5. Howitt KM, Oziemski MA. Phenytoin toxicity induced by fluconazole. *Med J Aust* 1989; **151:** 603–4.
6. Cadle RM, *et al.* Fluconazole-induced symptomatic phenytoin toxicity. *Ann Pharmacother* 1994; **28:** 191–5.
7. Purkins L, *et al.* Coadministration of voriconazole and phenytoin: pharmacokinetic interaction, safety, and toleration. *Br J Clin Pharmacol* 2003; **56** (suppl 1): 37–44.

抗痛风药 磺吡酮的注册药品信息指出其可竞争性结合本品的蛋白结合位点，并抑制肝微粒体酶的活性。最终结果是导致本品的浓度升高并延长其半衰期，给患者造成危害。

1名Lesch-Nyhan综合征的患儿合用别嘌醇后需要减少本品的用量来避免中毒[1]。尽管作者认为在二者联用时应密切注意观察，但他们强调因为这个儿童同时在使用其他抗癫痫药而且他的疾病在其中发挥的作用还未可知，所以将这种相互作用泛化是不利的。

1. Yokochi K, *et al.* Phenytoin-allopurinol interaction: Michaelis-Menten kinetic parameters of phenytoin with and without allopurinol in a child with Lesch-Nyhan syndrome. *Ther Drug Monit* 1982; **4:** 353–7.

抗组胺药 有报道使用氯苯那敏的1名年轻女性患者在使用苯妥英钠后出现昏睡、共济失调、复视、耳鸣和呕吐后枕部头痛[1]。氯苯吡胺可延缓肝脏对本品的代谢从而导致本品的血药浓度升高。

1. Pugh RNH, *et al.* Interaction of phenytoin with chlorpheniramine. *Br J Clin Pharmacol* 1975; **2:** 173–5.

抗高血压药 2名患有高胰岛素血症伴低血糖的患者，服用二氮嗪后本品的血药浓度达不到治疗浓度范围[1]。这可能是由于代谢加快和蛋白结合降低，二氮嗪对本品的诱导可能也起作用。

1. Roe TF, *et al.* Drug interaction: diazoxide and diphenylhydantoin. *J Pediatr* 1975; **87:** 480–4.

抗疟药 抗疟药可通过降低惊厥阈而拮抗本品的抗癫痫作用。

抗肿瘤药 有报道化疗药可降低本品的血药浓度[1~4]；导致某些患者癫痫难以控制[2~4]。其作用可能是化疗药对胃肠道黏膜的损伤而减少本品的吸收。1名患者在服用顺铂、长春碱和博来霉素后本品的吸收仅为平均值的32%，而本品的口服生物利用度据报道在80%以上[3]。曲贝替定可能降低苯妥英的吸收导致癫痫恶化。

左旋咪唑注册药品信息指出使用氟尿嘧啶的患者加用左旋咪唑和苯妥英可升高苯妥英的血药浓度。使用氟尿嘧啶单用或合用叶酸可使长期癫痫治疗患者发生苯妥英中毒[5~7]。类似的相互作用也存在于去氧氟尿嘧啶[8]和卡培他滨[7]（均为氟尿嘧啶前体药），以及包括喃氟啶（氟尿嘧啶前体药）和尿嘧啶的合剂。然而，接受抗癫痫药的患者给予这种制剂联用叶酸时，苯妥英血清浓度有下降[9]。有关本品对白消安的作用详见**白消安的不良反应下对神经系统的影响**，见第658页。有关本品对链佐星和替尼泊苷的影响分别见第742页和第749页。

1. Fincham RW, Schottelius DD. Decreased phenytoin levels in antineoplastic therapy. *Ther Drug Monit* 1979; **1:** 277–83.
2. Bollini P, *et al.* Decreased phenytoin level during antineoplastic therapy: a case report. *Epilepsia* 1983; **24:** 75–8.
3. Sylvester RK, *et al.* Impaired phenytoin bioavailability secondary to cisplatinum, vinblastine, and bleomycin. *Ther Drug Monit* 1984; **6:** 302–5.
4. Grossman SA, *et al.* Decreased phenytoin levels in patients receiving chemotherapy. *Am J Med* 1989; **87:** 505–10.
5. Gilbar PJ, Brodribb TR. Phenytoin and fluorouracil interaction. *Ann Pharmacother* 2001; **35:** 1367–70.
6. Rosemergy I, Findlay M. Phenytoin toxicity as a result of 5-fluorouracil administration. *N Z Med J* 2002; **115:** U124.
7. Brickell K, *et al.* Phenytoin toxicity due to fluoropyrimidines (5FU/capecitabine): three case reports. *Br J Cancer* 2003; **89:** 615–16.
8. Konishi H, *et al.* Probable metabolic interaction of doxifluridine with phenytoin. *Ann Pharmacother* 2002; **36:** 831–4.
9. Veldhorst-Janssen NML, *et al.* Oral tegafur/folinic acid chemotherapy decreases phenytoin efficacy. *Br J Cancer* 2004; **90:** 745.

抗原虫药 有关本品与甲硝唑的相互作用存在争议：一项研究表明甲硝唑对本品的药物浓度和代谢影响较小[1]，也有的研究表明甲硝唑可以抑制本品的代谢[2]。有关本品对甲硝唑的影响详见第809页。

1. Jensen JC, Gugler R. Interaction between metronidazole and drugs eliminated by oxidative metabolism. *Clin Pharmacol Ther* 1985; **37:** 407–10.
2. Blyden GT, *et al.* Metronidazole impairs clearance of phenytoin but not of alprazolam or lorazepam. *Clin Pharmacol Ther* 1986; **39:** 181.

抗精神病药 同所有的抗癫痫药一样，抗精神病药通过降低惊厥阈拮抗本品的抗癫痫作用。有报道2例合用吩噻嗪类药物硫利达嗪的患者出现本品中毒并伴有血药浓度升高[1]。但另外的研究指出硫利达嗪、氯丙嗪或者美索达嗪降低本品的血清浓度[2]。

非噻嗪类抗精神病药洛沙平可降低本品的血清浓度[3]。

有关本品对抗精神病药总体上的影响，详见**氯丙嗪**（第945页）。有关本品对氯氮平的影响，详见第955页。

1. Vincent FM. Phenothiazine-induced phenytoin intoxication. *Ann Intern Med* 1980; **93:** 56–7.
2. Haidukewych D, Rodin EA. Effect of phenothiazines on serum antiepileptic drug concentrations in psychiatric patients with seizure disorder. *Ther Drug Monit* 1985; **7:** 401–4.
3. Ryan GM, Matthews PA. Phenytoin metabolism stimulated by loxapine. *Drug Intell Clin Pharm* 1977; **11:** 428–9.

抗病毒药 齐多夫定可能降低或升高本品的药物浓度。有报道[1]1名癫痫患者在使用齐多夫定进行抗逆转录病毒治疗时，本品的血药浓度下降并导致癫痫复发。在2例儿童增加阿昔洛韦后，其苯妥英和丙戊酸盐浓度下降[2,3]。利托那韦增效的洛匹那韦被报道[4]增加健康者苯妥英的清除率，可能由于肝酶诱导。苯妥英同时增加HIV蛋白酶抑制药的清除率。一病例报道[5]依法韦仑是苯妥英抑制剂，导致苯妥英血浆浓度上升，由于苯妥英的肝酶诱导作用而使依法韦仑治疗水平下降。

有关本品对HIV-蛋白酶抑制药的影响，见（第850页）。

1. Honda M, *et al.* A generalized seizure following initiation of nelfinavir in a patient with human immunodeficiency virus type 1 infection, suspected due to interaction between nelfinavir and phenytoin. *Intern Med* 1999; **38:** 302–3.
2. Parmeggiani A, *et al.* Possible interaction between acyclovir and antiepileptic treatment. *Ther Drug Monit* 1995; **17:** 312–15.
3. Iglesias Iglesias A-A, *et al.* Disminución de la concentración sérica de antiepilépticos durante el tratamiento con aciclovir. *Med Clin (Barc)* 2005; **124:** 355–6.
4. Lim ML, *et al.* Coadministration of lopinavir/ritonavir and phenytoin results in two-way drug interaction through cytochrome P-450 induction. *J Acquir Immune Defic Syndr* 2004; **36:** 1034–40.
5. Robertson SM, *et al.* A potentially significant interaction between efavirenz and phenytoin: a case report and review of the literature. *Clin Infect Dis* 2005; **41:** e15–e18.

抗焦虑药 见下文苯二氮草类项下内容。

苯二氮草类 长期使用本品后可诱导肝脏药物代谢酶的活性而增加苯二氮草类的代谢。与健康志愿者相比，苯二氮草类的半衰期缩短和清除率增加[1,2]。

有零星的报道显示本品与苯二氮草类存在相互作用，但不同的证据之间存在争议。一组科研人员发现合用地西泮[3,4]或氯氮䓬[3]后可升高本品的血清浓度。相反的是，另一项研究发现这些药物可明显降低本品的血清浓度[5]。有报道显示合用后可降低本品的血药浓度并出现中毒症状[3,4,6]，但实际上这种相互作用是很罕见的。氯硝西泮也存在着类似有争议的报道[7~9]。

1. Dhillon S, Richens A. Pharmacokinetics of diazepam in epileptic patients and normal volunteers following intravenous administration. *Br J Clin Pharmacol* 1981; **12:** 841–4.
2. Scott AK, *et al.* Oxazepam pharmacokinetics in patients with epilepsy treated long-term with phenytoin alone or in combination with phenobarbitone. *Br J Clin Pharmacol* 1983; **16:** 441–4.
3. Vajda FJE, *et al.* Interaction between phenytoin and the benzodiazepines. *BMJ* 1971; **1:** 346.
4. Murphy A, Wilbur K. Phenytoin-diazepam interaction. *Ann Pharmacother* 2003; **37:** 659–63.
5. Houghton GW, Richens A. The effect of benzodiazepines and pheneturide on phenytoin metabolism in man. *Br J Clin Pharmacol* 1974; **1:** 344P–345P.
6. Kutt H, McDowell F. Management of epilepsy with diphenylhydantoin sodium: dosage regulation for problem patients. *JAMA* 1968; **203:** 969–72.
7. Eeg-Oloffson O. Experiences with Rivotril® in treatment of epilepsy—particularly minor motor epilepsy—in mentally retarded children. *Acta Neurol Scand* 1973; **49** (suppl 53): 29–31.
8. Johannessen SI, *et al.* Lack of effect of clonazepam on serum levels of diphenylhydantoin, phenobarbital and carbamazepine. *Acta Neurol Scand* 1977; **55:** 506–12.
9. Saavedra IN, *et al.* Phenytoin/clonazepam interaction. *Ther Drug Monit* 1985; **7:** 481–4.

钙通道阻滞药 1名服用苯妥英的患者在加用硝苯地平治疗3周后出现苯妥英药物浓度升高并伴有中毒[1]，停用硝苯地平后症状完全消失。这种相互作用的机制似乎是非常复杂的。类似的作用也存在于地尔硫䓬[2]和伊拉地平[3]。

有关本品对二氢吡啶类钙通道阻滞药的作用，详见**硝苯地平**（第1300页）、**维拉帕米**（第1366页）。

1. Ahmad S. Nifedipine-phenytoin interaction. *J Am Coll Cardiol* 1984; **3:** 1582.
2. Bahls FH, *et al.* Interactions between calcium channel blockers and the anticonvulsants carbamazepine and phenytoin. *Neurology* 1991; **41:** 740–2.
3. Cachat F, Tufro A. Phenytoin/isradipine interaction causing severe neurologic toxicity. *Ann Pharmacother* 2002; **36:** 1399–1402.

强心药 苯妥英对强心药的影响见**地高辛**项下，第1217页。

皮质激素 合用地塞米松能升高[1]或降低[2~4]血清中苯妥英浓度，并且需要调整苯妥英剂量[2~4]。苯妥英对皮质激素的影响见第1429页。

1. Lawson LA, *et al.* Phenytoin-dexamethasone interaction: a previously unreported observation. *Surg Neurol* 1981; **16:** 23–4.
2. Wong DD, *et al.* Phenytoin-dexamethasone: a possible drug-drug interaction. *JAMA* 1985; **254:** 2062–3.
3. Recuenco I, *et al.* Effect of dexamethasone on the decrease of serum phenytoin concentrations. *Ann Pharmacother* 1995; **29:** 935.
4. Lackner TE. Interaction of dexamethasone with phenytoin. *Pharmacotherapy* 1991; **11:** 344–7.

皮肤科用药 关于苯妥英对甲氧沙林的影响，见第1531页。

双硫仑 苯妥英和双硫仑之间存在着证据充分的相互作用，这可能导致临床苯妥英引起中毒[1,2]。这种效应的发生是因为双硫仑对苯妥英代谢的非竞争性抑制[2]，这引起苯妥英半衰期出现显著的升高和清除的下降[3]。

1. Dry J, Pradalier A. Intoxication par la phénytoïne au cours d'une association thérapeutique avec le disulfirame. *Therapie* 1973; **28:** 799–802.
2. Taylor JW, *et al.* Mathematical analysis of a phenytoin-disulfiram interaction. *Am J Hosp Pharm* 1981; **38:** 93–5.
3. Svendsen TL, *et al.* The influence of disulfiram on the half-life and metabolic clearance rate of diphenylhydantoin and tolbutamide in man. *Eur J Clin Pharmacol* 1976; **9:** 439–41.

利尿药 2名用本品或扑米酮和苯巴比妥控制癫痫发作有效的年轻女性患者在加用乙酰唑胺后出现严重的骨软化症[1]。

关于苯妥英等抗癫痫药对呋塞米的影响，见第1245页。

1. Mallette LE. Anticonvulsants, acetazolamide and osteomalacia. *N Engl J Med* 1975; **293:** 668.

多巴胺能药物 有关本品对左旋多巴的影响，见第778页。

肠内和肠外营养药 接受肠内营养治疗和完全肠外营养治疗的患者血药浓度很难达到治疗有效浓度[1,2]。配伍禁忌的研究表明本品可与食物中的成分相结合（详见上文的**配伍禁忌**），这可能可以解释二者共同通过胃管进入时发生的相互作用。但也有报道显示当二者分别从静脉输注的话也可能存在同样的相互作用[2]。对大量的个案报道和研究的综述表明胃肠道营养在这种相互作用中的作用还不明确，这可能是由于缺乏针对患者而不是健康受试者的随机、前瞻性、对照研究[3]。不过大量的研究表明存在着这种现象，所以这不像是偶然的。因此，建议使用本品应进行血药浓度监测以指导治疗，同时可考虑采取一些措施（如摇晃本品与肠胃营养液）可能会减少这种相互作用。

1. Summers VM, Grant R. Nasogastric feeding and phenytoin interaction. *Pharm J* 1989; **243:** 181.
2. Messahel FM, *et al.* Does total parenteral nutrition lower serum phenytoin levels? *Curr Ther Res* 1990; **47:** 1017–20.
3. Au Yeung SC, Ensom MH. Phenytoin and enteral feedings: does evidence support an interaction? *Ann Pharmacother* 2000 **34:** 896–905.

胃肠道药物 本品与抗酸药的相互作用存在着争议。一些研究表明不同的抗酸药可降低本品的口服生物利用度[1,2]，但其他研究无法证明抗酸药可减少本品的吸收[3]。甚至这些发现吸收减少的研究对于不同的药物，结果也存在差异，这暗示碳酸钙可能减少[1]或升高[2]本品的生物利用度。不过其临床意义还不明确，但这提示若二者同时应用的话，应间隔几个小时后使用[4,5]。有报道硫糖铝可降低本品的吸收[6]。

大量文献报道本品与西咪替丁存在相互作用，西咪替丁对本品的清除产生剂量依赖性的降低作用[7]并明显升高本品的血清浓度[8]。也有癫痫患者在加用西咪替丁后出现苯妥英中毒[9,10]以及严重的中性粒细胞减少[11]。尽管有研究发现雷尼替丁[12]和法莫替丁[13]都不会影响本品的药动学，但也有个别报道指出雷尼替丁[14~16]或法莫替丁[17]可升高本品的血浆浓度。

奥美拉唑每日40mg可降低本品的血浆清除率[18]并增加本品的曲线下面积[19]，但有一项研究[20]发现每日20mg奥美拉唑治疗癫痫患者的消化性溃疡并不会对本品的稳态血药浓度有明显影响。

1. Garnett WR, *et al.* Bioavailability of phenytoin administered with antacids. *Ther Drug Monit* 1979; **1:** 435–6.
2. Kulshrestha VK, *et al.* Interaction between phenytoin and antacids. *Br J Clin Pharmacol* 1978; **6:** 177–9.
3. O'Brien LS, *et al.* Failure of antacids to alter the pharmacokinetics of phenytoin. *Br J Clin Pharmacol* 1978; **6:** 176–7.
4. Cacek AT. Review of alterations in oral phenytoin bioavailability associated with formulation, antacids, and food. *Ther Drug Monit* 1986; **8:** 166–71.
5. D'Arcy PF, McElnay JC. Drug-antacid interactions: assessment of clinical importance. *Drug Intell Clin Pharm* 1987; **21:** 607–17.
6. Smart HL, *et al.* The effects of sucralfate upon phenytoin absorption in man. *Br J Clin Pharmacol* 1985; **20:** 238–40.
7. Bartle WR, *et al.* Dose-dependent effect of cimetidine on phenytoin kinetics. *Clin Pharmacol Ther* 1983; **33:** 649–55.
8. Iteogu MO, *et al.* Effect of cimetidine on single-dose phenytoin kinetics. *Clin Pharm* 1983; **2:** 302–4.
9. Phillips P, Hansky J. Phenytoin toxicity secondary to cimetidine administration. *Med J Aust* 1984; **141:** 602.
10. Hetzel DJ, *et al.* Cimetidine interaction with phenytoin. *BMJ* 1981; **282:** 1512.
11. Sazie E, Jaffe JP. Severe granulocytopenia with cimetidine and phenytoin. *Ann Intern Med* 1980; **93:** 151–2.
12. Watts RW, *et al.* Lack of interaction between ranitidine and phenytoin. *Br J Clin Pharmacol* 1983; **15:** 499–500.
13. Sambol NC, *et al.* A comparison of the influence of famotidine

and cimetidine on phenytoin elimination and hepatic blood flow. *Br J Clin Pharmacol* 1989; **27:** 83–7.
14. Bramhall D, Levine M. Possible interaction of ranitidine with phenytoin. *Drug Intell Clin Pharm* 1988; **22:** 979–80.
15. Tse CST, *et al.* Phenytoin concentration elevation subsequent to ranitidine administration. *Ann Pharmacother* 1993; **27:** 1448–51.
16. Tse CST, Iagmin P. Phenytoin and ranitidine interaction. *Ann Intern Med* 1994; **120:** 892–3.
17. Shinn AF. Unrecognized drug interactions with famotidine and nizatidine. *Arch Intern Med* 1991; **151:** 814.
18. Gugler R, Jensen JC. Omeprazole inhibits oxidative drug metabolism: studies with diazepam and phenytoin in vivo and 7-ethoxycoumarin in vitro. *Gastroenterology* 1985; **89:** 1235–41.
19. Prichard PJ, *et al.* Oral phenytoin pharmacokinetics during omeprazole therapy. *Br J Clin Pharmacol* 1987; **24:** 543–5.
20. Andersson T, *et al.* A study of the interaction between omeprazole and phenytoin in epileptic patients. *Ther Drug Monit* 1990; **12:** 329–33.

银杏叶 一个致命的重大发作发生[1]在1名55岁男子身上，他同时服用苯妥英和丙戊酸半钠治疗癫痫，他同时还补充一些非处方药如维生素和中药（包括银杏叶提取物），没有医生的指导。验尸显示2种抗癫痫药浓度范围在有效浓度以下。尽管确切的原因不清楚，作者推测由银杏叶诱导肝药酶可能增加苯妥英和丙戊酸半钠的清除率。

1. Kupiec T, Raj V. Fatal seizures due to potential herb-drug interactions with ginkgo biloba. *J Anal Toxicol* 2005; **29:** 755–8.

免疫抑制药 1名癫痫患者在合用他克莫司后发现本品的血药浓度升高[1]。苯妥英停药直到血药浓度降至正常浓度范围，后小剂量重新使用，而他克莫司持续治疗。此后，本品的浓度一直保持稳定。

有关本品对环孢素的影响，见第1743页。

1. Thompson PA, Mosley CA. Tacrolimus-phenytoin interaction. *Ann Pharmacother* 1996; **30:** 544.

左甲状腺素 本品对左甲状腺素的影响，见第2093页。

肌肉松弛药 有报道[1]1名患者在服用替扎尼定后本品的血药浓度升高。

1. Ueno K, *et al.* Phenytoin-tizanidine interaction. *DICP Ann Pharmacother* 1991; **25:** 1273.

神经肌肉阻滞药 氯琥珀胆碱对本品的影响，详见第1819页。而对竞争性神经肌肉阻滞药的作用详见第1813页。

性激素类 有关本品对口服避孕药的作用，见第2002页。接受激素替代疗法的患者也有类似的作用，见第2009页。

兴奋剂和减肥药 有报道1名5岁患儿服用本品和扑米酮治疗后加用盐酸哌甲酯出现本品和扑米酮的血药浓度升高[1]，而同一篇报道中的其他使用苯巴比妥和苯妥英的两名患儿却没有出现相似的现象，同时在一项对照试验中11名盐酸哌甲酯与抗癫痫药联用的不同年龄患儿中也没有发现类似现象[2]。这种相互作用在大多数患者中是非常少见的。

1. Garrettson LK, *et al.* Methylphenidate interaction with both anticonvulsants and ethyl biscoumacetate. *JAMA* 1969; **207:** 2053–6.
2. Kupferberg HJ, *et al.* Effect of methylphenidate on plasma anticonvulsant levels. *Clin Pharmacol Ther* 1972; **13:** 201–4.

茶碱 大部分研究报道关注本品与茶碱的相互作用。一项在14名健康志愿者的研究发现两药合用后降低本品的血药浓度。而在停用茶碱后本品的血药浓度升高[1]。机制是黄嘌呤通过诱导酶活性的作用机制加快本品的代谢。

有关本品对茶碱的影响，见第1106页。

1. Taylor JW, *et al.* The interaction of phenytoin and theophylline. *Drug Intell Clin Pharm* 1980; **14:** 638.

噻氯匹定 1名44岁服用本品症状控制较好的患者在加用噻氯匹定预防冠状动脉支架后再狭窄时，发生本品的急性中毒[1]。同时这名患者服用了美托洛尔、阿司匹林和短期的洛伐他汀，但噻氯匹定抑制细胞色素P450 CYP2C19酶的活性作用是导致患者出现本品血清浓度升高最可能的原因。同时作者在后来的报道指出[2]噻氯匹定明显抑制6名用苯妥英单一治疗患者的苯妥英清除，再一次支持了细胞色素P450 CYP2C19酶在其中的作用。作者认为若合用噻氯匹定时应调整本品的用量。

类似的相互作用也发生于1名72岁的患者[3]，作者推测既然老年患者噻氯匹定的稳态血药浓度几乎是年轻患者的两倍，所以高浓度的噻氯匹定可能在这种药物相互作用中起一定作用。

1. Donahue SR, *et al.* Ticlopidine inhibition of phenytoin metabolism mediated by potent inhibition of CYP2C19. *Clin Pharmacol Ther* 1997; **62:** 572–7.
2. Donahue S,*et al.* Ticlopidine inhibits phenytoin clearance. *Clin Pharmacol Ther* 1999; **66:** 563–8.
3. Klaassen SL. Ticlopidine-induced phenytoin toxicity. *Ann Pharmacother* 1998; **32:** 1295–8.

疫苗 流感疫苗对本品血清浓度的影响存在着争议。有报道称接种疫苗后本品总的药物浓度出现明显的升高[1]，其原因可能是干扰素的诱导作用和对细胞色素P450酶系统的抑制作用。相反的是，其他的报道认为本品的血药浓度的升高是暂时的和没有意义的[2]或甚至有轻微的下降[3]。一项研究在接种疫苗两天后出现明显的苯妥英血药浓度升高，之后出现血药浓度回到以前的水平但伴随苯妥英的游离血浓度的逐渐和长期的降低[4]。某些癫痫患者本品治疗中接种流感疫苗后可能出现本品的中毒或症状难于控制[5]。

1. Jann MW, Fidone GS. Effect of influenza vaccine on serum anticonvulsant concentrations. *Clin Pharm* 1986; **5:** 817–20.
2. Levine M, *et al.* Increased serum phenytoin concentration following influenza vaccination. *Clin Pharm* 1984; **3:** 505–9.
3. Sawchuk RJ, *et al.* Effect of influenza vaccination on plasma phenytoin concentrations. *Ther Drug Monit* 1979; **1:** 285–8.
4. Smith CD, *et al.* Effect of influenza vaccine on serum concentrations of total and free phenytoin. *Clin Pharm* 1988; **7:** 828–32.
5. Grabenstein JD. Drug interactions involving immunologic agents, part 1: vaccine-vaccine, vaccine-immunoglobulin, and vaccine-drug interactions. *DICP Ann Pharmacother* 1990; **24:** 67–81.

维生素类 在7名癫痫患者服用大剂量的维生素B_6使本品的血药浓度明显下降[1]，这可能说明在本品的代谢中磷酸吡哆醛依赖酶的活性增加。

使用叶酸纠正抗癫痫药相关的叶酸缺乏可导致本品的血清浓度下降并出现癫痫发作频率增加[2~4]。有报道指出这种影响在有高初始苯妥英浓度的受试者中最明显[5]并且与苯妥英代谢增加有关[4,6]。然而，对于大多数患者这种作用没有临床意义[2,5]。有证据显示低剂量的叶酸可保持血中叶酸处于正常水平而不增加癫痫发作的频率[3]。有关本品与叶酸的双向和单向的相互作用也有报道[7]。尽管健康志愿者和患者参与的研究较少，但对数据的评价显示叶酸和苯妥英同时开始使用，可预防叶酸水平的下降并且苯妥英能更快地达到稳态血药浓度。亚叶酸也可降低本品的血药浓度（见上文的**抗肿瘤药**）。

有关抗癫痫药包括本品对维生素D的影响，详见上文**不良反应中对骨的影响**。

1. Hansson O, Sillanpaa M. Pyridoxine and serum concentration of phenytoin and phenobarbitone. *Lancet* 1976; **i:** 256.
2. Baylis EM, *et al.* Influence of folic acid on blood-phenytoin levels. *Lancet* 1971; **i:** 62–4.
3. Inoue F. Clinical implications of anticonvulsant-induced folate deficiency. *Clin Pharm* 1982; **1:** 372–3.
4. Steinweg DL, Bentley ML. Seizures following reduction in phenytoin level after orally administered folic acid. *Neurology* 2005; **64:** 1982.
5. Furlanut M, *et al.* Effects of folic acid on phenytoin kinetics in healthy subjects. *Clin Pharmacol Ther* 1978; **24:** 294–7.
6. Berg MJ, *et al.* Phenytoin and folic acid interaction: a preliminary report. *Ther Drug Monit* 1983; **5:** 389–94.
7. Lewis DP, *et al.* Phenytoin-folic acid interaction. *Ann Pharmacother* 1995; **29:** 726–35.

药动学

苯妥英通过胃肠道吸收速度缓慢，但几乎能够完全吸收。在胃酸性pH值环境中，苯妥英基本是不溶解的，绝大部分在小肠上段吸收；吸收的速率不规则，并受食物影响。肌内注射的吸收较胃肠道的慢。

苯妥英广泛地在肝中被代谢为非活性的代谢产物，主要是5-(4-羟苯基)-5-苯基乙内酰脲。代谢的速率受遗传多态性的影响，也可能受种族特征的影响。有研究表明在妊娠和月经期间代谢速率可增加，随着年龄的增长代谢速率减缓。苯妥英的羟化作用是存在饱和的，这样就很容易被可竞争其代谢途径的药物所抑制。这也是剂量的些许增加就会引起血浆浓度的大幅度上升的原因。苯妥英经过肝肠循环后，主要以游离或结合羟化代谢物形式通过尿排泄。

苯妥英广泛分布于全身，大约90%与血浆蛋白结合，在某些疾病状态或特定患者中（见上文的**注意事项**）这种结合可能会降低。苯妥英的半衰期不恒定，与剂量有关，但在稳态下平均血浆半衰期大约是22h；由于苯妥英抑制自身的代谢，因此可能需要几周的时间血浆药物浓度才能达稳态。

监测血浆浓度可作为评估控制的辅助手段，通常认为苯妥英的治疗范围血浆浓度为10～20μg/ml（40～80μmol/L）；但是对有些患者而言，在此范围之外的血药浓度才能使病情得到控制，这是由于与血浆蛋白的结合率不同，因此有人认为测量血浆中游离的苯妥英浓度更加可靠；由于唾液中只含有游离的苯妥英，已有尝试测量唾液中的药物浓度。

苯妥英能够穿透胎盘屏障，可少量分布在乳汁中。

苯妥英的药动学受其他抗癫痫药的影响（见上文的**药物相互作用**）。

用途和用法

苯妥英是乙内酰脲类抗癫痫药，用于控制部分性癫痫和全身强直-阵挛发作（见下文的**癫痫**）。还可用于癫痫持续状态（见下文）的应急治疗，预防和治疗与神经外科或严重脑部外伤相关的癫痫发作（见下文的**外伤后继发癫痫**），治疗三叉神经痛等。苯妥英是Ⅰb类抗心律失常药，用于治疗心律失常。

苯妥英剂量可用苯妥英或苯妥英钠表示；尽管92mg苯妥英与100mg苯妥英钠大致相当，但分子量的相当并不一定代表生物学意义上的相当。在英国，15ml含90mg苯妥英的口服混悬剂的治疗效果大致与含100mg苯妥英钠的胶囊或片剂相同。美国有含苯妥英125mg的5ml混悬剂。

治疗**癫痫**时应根据不同个体调整药量，最好同时监测血浆药物浓度，以便在控制发作方面获得满意的效果。对许多患者而言，为了能够取得控制疗效苯妥英血药浓度需达到10～20μg/ml（40～80μmol/L），但对有些患者而言在此范围之外的苯妥英血浆药物浓度也可取得控制作用。苯妥英或苯妥英钠口服推荐起始量为每日3～4mg/kg，单次或分次口服；或每日150～300mg；如果需要缓慢逐渐增量至每日600mg。药物剂量增加的最小时间间隔建议为7～10天。服用较高剂量时应特别小心，因为代谢饱和时剂量的小幅增加会导致血药浓度的大幅度上升。通常的维持剂量是每日200～500mg。

使用较小初始剂量的苯妥英进行治疗，意味着可能需要一周多的时间才能获得治疗剂量的血药浓度，有研究表明甚至可能需要几周的时间才能获得稳定的血药浓度。因此最先可以给予负荷剂量，24h后续以维持量。一旦达到药物的稳态血药浓度，由于苯妥英的长消除半衰期，可以每日2次或每晚1次用药。

虽然缺少临床证据，但不同商标的苯妥英以及同一制造商使用的不同配方的生物利用率可能会有所不同，因此患者在变换药物时需要重新建立稳定的血药浓度。

为了减少对胃的刺激，苯妥英应与食物同时服用，或者在进食后服用。服用苯妥英的时间和方式应尽量统一，以便避免因服用时间和服用方式的不同而影响药物的吸收，导致血药浓度的波动。

与其他抗癫痫药相似，苯妥英停药或与其他抗癫痫药互换时应缓慢减量，以避免诱发癫痫发作次数增加。癫痫发作已获得控制的患者是否停用抗癫痫药详见第446页的讨论。

对于强直-阵挛**癫痫持续状态**的治疗，通常先经静脉或直肠给予苯二氮䓬类药物（如安定或劳拉西泮），随后静脉给予苯妥英钠。推荐苯妥英钠剂量为10～15mg/kg缓慢静推或以不超过50mg/min的恒定速度间断静脉输液。此后每隔6～8h口服或经静脉给予100mg的维持剂量。用药速率和剂量应依照体重的不同而增减。

儿童剂量见下文。

苯妥英钠静脉给药过快曾导致患者死亡，因此通过静脉给药时，建议连续监测患者的心电图和血压。

苯妥英钠通过肌肉吸收的速度缓慢且不规律，因此紧急情况下控制癫痫发作时不适用，但某些情况下可用于失去意识或不能口服药物的患者以获得或维持治疗血药浓度。由于肌肉吸收药物速度缓慢，与口服药物相比，要达到稳定血药浓度，肌内注射用药剂量需增加50%。如可能，建议肌内注射时程不超过1周。在从肌内注射向口服药物转变时，应使用肌内注射给药同期初始口服剂量的50%，以便允许肌肉中残留苯妥英钠的吸收。

对于预防和治疗神经外科手术后且未服用苯妥英钠的患者发生癫痫发作，推荐肌内注射剂量为100～200mg，于手术中，每4h一次。术后维持48～72h。然后剂量减至每日300mg的维持剂量，以后根据血浆苯妥英浓度调整剂量。若肌内注射时间超过1周，可以考虑经胃管给药。

儿童用法 苯妥英用于儿童部分或全身强直-阵挛发作。也是急诊室用于控制癫痫发作的药物，同时也可预防神经外科术后或是创伤后癫痫发作。

癫痫患者剂量应该个体化，以达到最佳控制效果。同时需要监测血药浓度。儿童由于代谢较快，可能每千克体重剂量超过成人。在许多患者中，血药浓度需要到10～20μg/ml（40～80μmol/L）以控制发作。但一些患者在此范围外也可控制症状。*BNFC 2010/2011* 推荐婴儿到3个月儿童6～15μg/ml（25～60μmol/L）的浓度是合适的。推荐起始剂量为5mg/kg，分2～3次服用，最大剂量为每日300mg。维持剂量为4～8mg/kg，每日分次服用。或者，*BNFC 2010/2011* 依据年龄推荐的剂量如下：

- 婴儿：起始负荷剂量为18mg/kg，缓慢静脉推注，20～30min推完。然后口服2.5～5mg/kg，每日2次。依据效果调整剂量。最大剂量为7.5mg/kg，每日2次。
- 1个月～12岁儿童：起始口服剂量1.5～2.5mg/kg，

每日2次；然后口服剂量2.5～5mg/kg，每日2次。依据效果调整剂量。最大剂量为7.5mg/kg，每日2次；或每日300mg。

- 12岁以上：同成人用量（见上文）。

癫痫持续状态以及预防和治疗**神经外科手术或创伤后癫痫发作**：*BNFC 2010/2011* 推荐依据年龄静脉注射或静脉滴注：

- 婴儿～12岁儿童：负荷剂量18mg/kg，然后2.5～5mg/kg，每日2次。
- 12～18岁：负荷剂量18mg/kg，然后100mg，每日3～4次。

静脉注射或是滴注速度均不应超过每分钟1mg/kg（最大50mg/min）。

一项对预测癫痫儿童苯妥英浓度方法[1]的比较显示，所有的方法对于预防剂量均有超过10%的误差，因此无论用哪种方法，都应该考虑密切监测血药浓度和临床症状，类似的结论认为应对儿童和婴幼儿进行苯妥英血浆浓度监测[2]。

1. Yuen GJ, *et al.* Phenytoin dosage predictions in paediatric patients. *Clin Pharmacokinet* 1989; **16:** 254–60.
2. Loughnan PM, *et al.* Pharmacokinetic observations of phenytoin disposition in the newborn and young infant. *Arch Dis Child* 1977; **52:** 302–9.

老年人用法 老年人的药动学研究表明药物与血浆蛋白的结合率降低，这并非意味着应改变药物剂量[1]，但有研究表明这些人的新陈代谢降低[2]，所以老年患者为了维持与年轻人相似的血清药物浓度所需药量较低。

1. Patterson M, *et al.* Plasma protein binding of phenytoin in the aged: in vivo studies. *Br J Clin Pharmacol* 1982; **13:** 423–5.
2. Bauer LA, Blouin RA. Age and phenytoin kinetics in adult epileptics. *Clin Pharmacol Ther* 1982; **31:** 301–4.

心律失常 苯妥英通过静脉给药可用于治疗室性心律失常（第1121页），尤其是强心苷过量引发的室性心律失常。尽管这种方法目前显得过时，但在英国苯妥英钠的规定用药剂量是3.5～5mg/kg，以不超过50mg/min的同一速率进行静脉注射，必要时可重复一次。

子痫和先兆子痫 苯妥英曾被用于治疗子痫，但目前更倾向于用硫酸镁，见第450页。

大疱性表皮松解症 不同类型大疱性表皮松解症目前没有直接有效的治疗方法，但有报道表明患者对苯妥英有良好的但不一致的临床反应[1～4]（第1507页）。但是一项双盲对照研究[4]表明，与安慰剂相比较，苯妥英并没有显示出治疗营养不良性表皮松解症有效。

1. Bauer EA, *et al.* Phenytoin therapy of recessive dystrophic epidermolysis bullosa. *N Engl J Med* 1980; **303:** 776–81.
2. Cooper TW, Bauer EA. Therapeutic efficacy of phenytoin in recessive dystrophic epidermolysis. *Arch Dermatol* 1984; **120:** 490–5.
3. Scheinfeld N. Phenytoin in cutaneous medicine: its uses, mechanisms and side effects. *Dermatol Online J* 2003; **9:** 6.
4. Caldwell-Brown D, *et al.* Lack of efficacy of phenytoin in recessive dystrophic epidermolysis bullosa. *N Engl J Med* 1992; **327:** 163–7.

癫痫 尽管其他药物耐受性更好且更易使用（第446页），但长期以来苯妥英一直用于治疗癫痫的局部发作，无论是否伴有继发性全身性发作，苯妥英主要用于全身性强直-阵挛发作的治疗。苯妥英对其他形式的癫痫也有积极的治疗作用，但失神发作和肌阵挛性癫痫除外。

呃逆 苯妥英治疗顽固性呃逆可能有效[1]，尤其是神经性呃逆。顽固性呃逆的治疗见**氯丙嗪**（第947页）。

1. Petroski D, Patel AN. Diphenylhydantoin for intractable hiccups. *Lancet* 1974; **i:** 739.

肌强直 先天性肌强直病[1]是遗传性肌肉功能紊乱病，症状是肌肉僵硬，尤其是在休息后或开始运动时。当需要治疗时，通常用苯妥英或普鲁卡因胺，由于苯妥英耐受性良好因此常常被使用。

1. Gutmann L, *et al.* Myotonia congenita. *Semin Neurol* 1991; **11:** 244–8.

新生儿癫性发作 苯妥英可用于治疗新生儿癫痫发作（第451页）。

神经性疼痛 如果三叉神经痛（第10页）患者对卡马西平无反应或耐受性不好，可单独使用苯妥英或与其他药物联合使用。苯妥英还可用于治疗糖尿病性神经病（第7页）。

外伤后继发癫痫 大约12%的严重脑外伤患者可出现癫痫发作，穿通性枪弹伤患者50%以上可出现癫痫发作[1]。使用抗癫痫药是标准的治疗方法，但就是否能够起到预防发作的作用还存在争议。有证据表明使用苯妥英（和卡马西平或左乙拉西坦）对早期发作（主观地定义为外伤后7天内的发作）可以起到有效的预防作用，但是没有证据表明用这些药物或其他抗癫痫药（如苯巴比妥或丙戊酸盐）对后期癫痫的发作、残疾或死亡[1～7]有预防作用。已有指南对这种用法给出了建议[1,8,9]。研究表明急性脑外伤儿童体内，苯妥英与蛋白的结合度以及苯妥英的代谢有显著改变，因此需要增加剂量[10]。

1. Chang BS, Lowenstein DH. Practice parameter: antiepileptic drug prophylaxis in severe traumatic brain injury. Report of the Quality Standards Subcommittee of the American Academy of Neurology. *Neurology* 2003; **60:** 10–16. Also available at: http://www.neurology.org/cgi/reprint/60/1/10.pdf (accessed 09/06/08)
2. Schierhout G, Roberts I. Anti-epileptic drugs for preventing seizures following acute traumatic brain injury. Available in The Cochrane Database of Systematic Reviews; Issue 4. Chichester: John Wiley; 2001 (accessed 09/06/08).
3. Chadwick D. Seizures and epilepsy after traumatic brain injury. *Lancet* 2000; **355:** 334–5.
4. Temkin NR. Antiepileptogenesis and seizure prevention trials with antiepileptic drugs: meta-analysis of controlled trials. *Epilepsia* 2001; **42:** 515–24.
5. Agrawal A, *et al.* Post-traumatic epilepsy: an overview. *Clin Neurol Neurosurg* 2006; **108:** 433–9.
6. Beghi E. Overview of studies to prevent posttraumatic epilepsy. *Epilepsia* 2003; **44** (suppl 10): 21–6.
7. Jones KE, *et al.* Levetiracetam versus phenytoin for seizure prophylaxis in severe traumatic brain injury. *Neurosurg Focus* 2008; **25:** E3. Also available at: http://thejns.org/doi/pdf/10.3171/FOC.2008.25.10.E3 (accessed 25/11/09)
8. Meek PD, *et al.* Guidelines for nonemergency use of parenteral phenytoin products. *Arch Intern Med* 1999; **159:** 2639–44.
9. Bratton SL, *et al.* Brain Trauma Foundation, American Association of Neurological Surgeons, Congress of Neurological Surgeons, and Joint Section on Neurotrauma and Critical Care, AANS/CNS. Guidelines for the management of severe traumatic brain injury—XIII: antiseizure prophylaxis. *J Neurotrauma* 2007; **24** (suppl 1): S-83–S-86.
   Also available at: https://www.braintrauma.org/pdf/protected/Guidelines_Management_2007w_bookmarks.pdf (accessed 25/08/10)
10. Stowe CD, *et al.* Altered phenytoin pharmacokinetics in children with severe, acute traumatic brain injury. *J Clin Pharmacol* 2000; **40:** 1452–61.

癫痫持续状态 苯二氮䓬类是用来中断癫痫持续状态（第450页）的常用药物。如果这种药物不能控制癫痫发作或者有癫痫重新发作的情况，可静脉给予苯妥英。一旦发作得到了控制，可开始维持抗癫痫治疗。

抗利尿激素分泌失调综合征 苯妥英偶尔用于抗利尿激素分泌失调综合征患者以便抑制脑垂体分泌抗利尿激素，对这种病症的治疗在第2101页讨论。

耳鸣 苯妥英是尝试用于治疗耳鸣（第1779页）的多种药物之一，尽管有报道表明该药物对某些患者有积极的疗效，但由于其不良反应而很少使用。

戒断综合征 苯妥英对于酒精戒断综合征（第1551页）所致癫痫发作的效果不大。使用苯妥英预防[1,2]酒精所致的癫痫反复发作没有作用，因此应选用苯二氮䓬类或氯美噻唑等对此类发作的治疗和预防有效的药物。

双盲研究结果[3]表明，与安慰剂相比，苯妥英能够减少可卡因滥用。最近的综述[4]（包含本研究）表明，支持抗癫痫药（卡马西平、加巴喷丁、拉莫三嗪、苯妥英、噻加宾、托吡酯、丙戊酸盐）用于可卡因依赖患者的证据不足。作者认为这些研究尽管质量较高，但样本量较小。

可卡因滥用在第1772页有论述，可卡因戒药的治疗见第1773页。

1. Chance JF. Emergency department treatment of alcohol withdrawal seizures with phenytoin. *Ann Emerg Med* 1991; **20:** 520–2.
2. Rathlev NK, *et al.* The lack of efficacy of phenytoin in the prevention of recurrent alcohol-related seizures. *Ann Emerg Med* 1994; **23:** 513–8.
3. Crosby RD, *et al.* Phenytoin in the treatment of cocaine abuse: a double-blind study. *Clin Pharmacol Ther* 1996; **59:** 458–68.
4. Minozzi S, *et al.* Anticonvulsants for cocaine dependence. Available in The Cochrane Database of Systematic Reviews; Issue 2. Chichester: John Wiley; 2008 (accessed 31/07/09).

创伤和溃疡 苯妥英可用于促进伤口愈合（第1511页），外用治疗各种溃疡[1～7]和大脓腔[8]取得了令人鼓舞的效果。苯妥英可能通过改变pH值而减少细菌的移植或具有直接抗菌作用[2]。促进伤口愈合也可能由于苯妥英提升了成纤维细胞的增殖并且增加了胶原含量[2]。局部用药时伤口处可能吸收少量的苯妥英[9,10]，必要时需监测药物毒性。一项系统性综述[11]（包括这些研究中的一些）发现，尽管大多数研究的方法学质量不高，但有证据支持将苯妥英用于治疗腿部溃疡、麻风损伤、慢性创伤和糖尿病足溃疡。

1. Muthukumarasamy MG, *et al.* Topical phenytoin in diabetic foot ulcers. *Diabetes Care* 1991; **14:** 909–11.
2. Pendse AK, *et al.* Topical phenytoin in wound healing. *Int J Dermatol* 1993; **32:** 214–17.
3. Anstead GM, *et al.* Phenytoin in wound healing. *Ann Pharmacother* 1996; **30:** 768–75.
4. Adjei O, *et al.* Phenytoin in the treatment of Buruli ulcer. *Trans R Soc Trop Med Hyg* 1998; **92:** 108–9.
5. Rhodes RS, *et al.* Topical phenytoin treatment of stage II decubitus ulcers in the elderly. *Ann Pharmacother* 2001; **35:** 675–81.
6. Bhatia A, *et al.* Topical phenytoin suspension and normal saline in the treatment of leprosy trophic ulcers: a randomized, double-blind, comparative study. *J Dermatolog Treat* 2004; **15:** 321–7.
7. Younes N, *et al.* Wound bed preparation with 10 percent phenytoin ointment increases the take of split-thickness skin graft in large diabetic ulcers. *Dermatol Online J* 2006; **12:** 5. Available at: http://dermatology.cdlib.org/126/pearls/phenytoin/younes.html (accessed 09/06/08)
8. Lodha SC, *et al.* Role of phenytoin in healing of large abscess cavities. *Br J Surg* 1991; **78:** 105–8.
9. Gore R, *et al.* Topical phenytoin. *Pharm J* 1991; **247:** 620.
10. Lewis WG, Rhodes RS. Systemic absorption of topical phenytoin sodium. *Ann Pharmacother* 1994; **28:** 961.
11. Shaw J, *et al.* The clinical effect of topical phenytoin on wound healing: a systematic review. *Br J Dermatol* 2007; **157:** 997–1004.

制剂

BP 2010: Phenytoin Capsules; Phenytoin Injection; Phenytoin Oral Suspension; Phenytoin Tablets;
USP 33: Extended Phenytoin Sodium Capsules; Phenytoin Oral Suspension; Phenytoin Sodium Injection; Phenytoin Tablets; Prompt Phenytoin Sodium Capsules.

专利制剂

Arg.: Epamin; Etoina; Fenigramon; Fenitenk; Lotoquis Simple; Opliphon; ***Austral.:*** Dilantin; ***Austria:*** Epanutin; Epilan-D; Phenhydan†; ***Belg.:*** Diphantoine; Epanutin; ***Braz.:*** Dantalin†; Epelin; Fenital; Feniton; Hidantal; Unifenitoin; ***Canad.:*** Dilantin; Tremytoine; ***Chile:*** Epamin; ***Cz.:*** Epanutin; Epilan-D; Phenhydan†; Sodanton†; ***Fin.:*** Hydantin; ***Fr.:*** Di-Hydan; Dilantin; ***Ger.:*** Epanutin†; Phenhydan; Zentropil; ***Gr.:*** Epanutin; ***Hong Kong:*** Dilantin; Ditoin; ***Hung.:*** Diphedan; Epanutin; ***India:*** Dilantin; Epsolin; Eptoin; ***Indon.:*** Dilantin; Ikaphen; Kutoin; Movileps; Phenilep†; ***Irl.:*** Epanutin; ***Israel:*** Dilantin; Epanutin; ***Ital.:*** Aurantin; Dintoina; ***Malaysia:*** Dilantin; Ditoin; ***Mex.:*** Biodan; Comvufen; Epamin; Fenidantoin S; Feniffler; Fenitron; Hidantoina; ***Neth.:*** Diphantoine; Epanutin; ***Norw.:*** Epinat; ***NZ:*** Dilantin; ***Philipp.:*** Dilantin; Epilantin†; Lantidin; ***Pol.:*** Epanutin; ***Port.:*** Fenitan; Hidantina; ***S.Afr.:*** Epanutin; ***Singapore:*** Dilantin; ***Spain:*** Epanutin; Neosidantoina†; Sinergina; ***Swed.:*** Epanutin; Fenantoin; Lehydan†; ***Switz.:*** Epanutin†; Epilantine†; Phenhydan; ***Thai.:*** Dilantin; Ditoin; Ditomed†; Pepsytoin; Utoin; ***Turk.:*** Epanutin; Epdantoin; Hidantin; Phenhydan; ***UK:*** Epanutin; ***USA:*** Dilantin; Phenytek; ***Venez.:*** Dantoinal; Dilantin; Epamin; Fentoinal.

多组分制剂 ***Arg.:*** Cumatil L†; Lotoquis; ***Belg.:*** Vethoine; ***Braz.:*** Dialudon†; Gamibetal Complex†; ***Cz.:*** Sanepil†; ***Gr.:*** Diphenal; ***India:*** Dilantin with Phenobarbital†; Epilan C; Garoin; ***Indon.:*** Ditalin; ***Ital.:*** Dintoinale; Gamibetal Complex; Metinal-Idantoina; Metinal-Idantoina L; ***Mex.:*** Alepsal Compuesto; Gamibetal Complex†; ***Port.:*** Hidantina Composta†; ***Spain:*** Epilantin†; Redutona.

Pregabalin (*BANUSAN*, *rINN*) 普瑞巴林

CI-1008; PD-144723; Pregabalina; Prégabaline; Pregabalinum.
(*S*)-3-(Aminomethyl)-5-methylhexanoic acid.
Прегабалин
$C_8H_{17}NO_2 = 159.2$.
CAS — 148553-50-8.
ATC — N03AX16.
ATC Vet — QN03AX16.
UNII — 55JG375S6M.

不良反应和注意事项

普瑞巴林最常见的不良反应是眩晕和瞌睡。其他常见的不良反应包括视物模糊、复视、嗜食与体重增加、口干、便秘（偶尔严重）、呕吐、肠胃胀气、欣快、意识错乱、性欲降低、勃起障碍、易激惹、眩晕、共济失调、震颤、发音困难、感觉异常、疲劳和水肿。也经常发生注意力、记忆力、协调力和步法紊乱。晕厥和充血性心力衰竭较少发生。很少有可逆性肾功能衰竭、肌酸激酶浓度升高和横纹肌溶解症的报道。开始使用普瑞巴林不久会有超敏反应发生，包括皮疹、水疱、荨麻疹、呼吸困难和喘息。也有Stevens-Johnson综合征报道。在高剂量普瑞巴林给药的老鼠中发现血管肉瘤的发生率增加。

注册药品信息提示：停止普瑞巴林治疗需要谨慎，无论是否出现停止治疗的指征，参见下文的**用途和用法**。

哺乳 有关抗癫痫治疗与哺乳的评论，见第448页。

驾驶 有关抗癫痫药与驾驶的评论，见第449页。

对心理功能的影响 有关抗癫痫治疗对认知能力的影响，以及普瑞巴林对精神状态（包括自杀倾向的危险）的影响，见第448页。

超敏反应 Australian Adverse Drug Reactions Advisory Committee[1]称，在2007年12月，其资料库中报道的本品不良反应的13%为超敏反应，症状包括过敏、皮疹和血管性水肿。收到的22个报告中，6例妇女在首次服用几个小时内出现症状，14例认为普瑞巴林是唯一怀疑的药物。

1. Adverse Drug Reactions Advisory Committee (ADRAC). Reports of hypersensitivity reactions to pregabalin. *Aust Adverse Drug React Bull* 2007; **26:** 23. Also available at: http://www.tga.gov.au/adr/aadrb/aadr0712.pdf (accessed 09/06/08)

妊娠 有关妊娠期间癫痫治疗的评论，见第449页。

药动学

普瑞巴林口服后吸收很快，1.5h内可达到血浆药物浓度峰值。口服生物利用度约为90%。如果与食物共同服用，吸收速率会降低，但对临床无明显影响；吸收程度不受影响。血药稳态浓度在服药后1～2天内达到。普瑞巴林不与血浆蛋白结合，几乎不经过代谢。大约98%的服用剂量以药物原形经尿排泄出体外。药物平均半衰期为6.3h。普瑞巴林可经血液透析清除。

在大鼠中的研究发现普瑞巴林可分布到乳汁中。参考文献如下。

肾损伤

1. Randinitis EJ, *et al.* Pharmacokinetics of pregabalin in subjects with various degrees of renal function. *J Clin Pharmacol* 2003; **43:** 277–83.

用途和用法

普瑞巴林是抗癫痫药，是用于辅助治疗部分性癫痫发作（无论是否伴有继发性全身发作）的药物（见下文）。也用来治疗全身性焦虑症（见下文）、神经性疼痛（见下文）和纤维肌痛（见下文**软组织风湿病**）。

普瑞巴林每日分2～3次口服。

成年人治疗**癫痫**的初始剂量为每日150mg，根据患者的反应1周后增加到每日300mg，第二周后增加到每日600mg。

在治疗**全身性焦虑症**时，成年人初始剂量为每日150mg，此后每隔一周以150mg的剂量增加，直到每日600mg的最大剂量。

治疗**神经性疼痛**时，在英国成年人初始剂量为每日150mg，根据患者的反应3～7天后增加到每日300mg，再过7天增加到每日600mg。在美国，规定了类似的剂量来治疗糖尿病性神经病变和带状疱疹后神经痛，但是治疗糖尿病性神经病变推荐每日最大剂量为300mg。

治疗纤维肌痛时，起始剂量每日150mg，1周后增加到300mg，如有必要，可加到450mg。

对肾损伤的患者，应减少普瑞巴林剂量，见下文。

与其他抗癫痫药一样，停用普瑞巴林或与其他药之间进行相互调整都应逐渐进行，以免增加癫痫发作频率。无癫痫发作患者是否需要撤药见第446页。

注册药品信息提示，如果停止普瑞巴林的用药，应该用至少1周的时间逐渐停药，无论是否出现相关的指征。

1. Shneker BF, McAuley JW. Pregabalin: a new neuromodulator with broad therapeutic indications. *Ann Pharmacother* 2005; **39:** 2029–37.
2. Tassone DM, *et al.* Pregabalin: a novel gamma-aminobutyric acid analogue in the treatment of neuropathic pain, partial-onset seizures, and anxiety disorders. *Clin Ther* 2007; **29:** 26–48.

在肾损伤中的用法 对肾功能损伤者，应根据肌酐清除率（CC）减少普瑞巴林剂量：

- CC为30～60ml/min：开始日剂量为75mg；最大日剂量为300mg；分2～3次给药；
- CC为15～30ml/min：开始日剂量为25～50mg；最大日剂量为150mg；分2次或1次给药；
- CC<15ml/min：开始日剂量为25mg；最大日剂量为75mg；每日1次给药。

血液透析患者应在每日剂量的基础上，在血液透析每4h后加用一次25～100mg。

焦虑障碍 普瑞巴林用于治疗焦虑障碍（第925页）；还被尝试治疗社交焦虑症（见**恐惧障碍**，第926页）。

1. Pande AC, *et al.* Pregabalin in generalized anxiety disorder: a placebo-controlled trial. *Am J Psychiatry* 2003; **160:** 533–40.
2. Feltner DE, *et al.* A randomized, double-blind, placebo-controlled, fixed-dose, multicenter study of pregabalin in patients with generalized anxiety disorder. *J Clin Psychopharmacol* 2003; **23:** 240–9.
3. Pande AC, *et al.* Efficacy of the novel anxiolytic pregabalin in social anxiety disorder: a placebo-controlled, multicenter study. *J Clin Psychopharmacol* 2004; **24:** 141–9.
4. Rickels K, *et al.* Pregabalin for treatment of generalized anxiety disorder: a 4-week, multicenter, double-blind, placebo-controlled trial of pregabalin and alprazolam. *Arch Gen Psychiatry* 2005; **62:** 1022–30.
5. Owen RT. Pregabalin: its efficacy, safety and tolerability profile in generalized anxiety. *Drugs Today* 2007; **43:** 601–10.

癫痫 普瑞巴林是用于辅助治疗部分性癫痫发作（无论是否伴有继发性全身发作）（第446页）的新药之一，具有良好的耐受性。

1. Hamandi K, Sander JW. Pregabalin: a new antiepileptic drug for refractory epilepsy. *Seizure* 2006; **15:** 73–8.
2. Lozsadi D, *et al.* Pregabalin add-on for drug-resistant partial epilepsy. Available in The Cochrane Database of Systematic Reviews; Issue 1. Chichester: John Wiley; 2008 (accessed 09/06/08).
3. Beydoun A, *et al.* Efficacy and tolerability of pregabalin in partial epilepsy. *Expert Rev Neurother* 2008; **8:** 1013–24.
4. Arain AM. Pregabalin in the management of partial epilepsy. *Neuropsychiatr Dis Treat* 2009; **5:** 407–13.
5. Gil-Nagel A, *et al.* Add-on treatment with pregabalin for partial seizures with or without generalisation: pooled data analysis of four randomised placebo-controlled trials. *Seizure* 2009; **18:** 184–92.
6. Lee BI, *et al.* Pregabalin add-on therapy using a flexible, optimized dose schedule in refractory partial epilepsies: a double-blind, randomized, placebo-controlled, multicenter trial. *Epilepsia* 2009; **50:** 464–74.

神经性疼痛 抗癫痫药可用于治疗神经性疼痛，尤其对于阿片类镇痛药不敏感者（见第4页的**镇痛药的选择**）。尽管卡马西平是最常用的抗癫痫药，普瑞巴林也用于外周神经性疼痛[1]，包括带状疱疹后神经痛[2,3]（第10页）和糖尿病性神经病[4,5]（第7页）。普瑞巴林也可用于中枢神经性疼痛[6,7]（第7页）。在英国，NICE推荐普瑞巴林可作为神经性疼痛的一线或二线治疗药物[8]。一项有关普瑞巴林在急性和慢性疼痛中应用的系统性综述[9]发现，普瑞巴林每日300～600mg对慢性神经性疼痛（糖尿病性神经病、带状疱疹后神经痛、轻度中枢神经性疼痛）以及纤维肌痛（见下文**软组织风湿病**）有明显益处，但仅在少部分患者特别有效，且有效剂量可引起不良反应（如眩晕和失眠）发生频率增加。没有证据显示对急性手术后疼痛有益。

1. Blommel ML, Blommel AL. Pregabalin: an antiepileptic agent useful for neuropathic pain. *Am J Health-Syst Pharm* 2007; **64:** 1475–82.
2. Sabatowski R, *et al.* Pregabalin reduces pain and improves sleep and mood disturbances in patients with post-herpetic neuralgia: results of a randomised, placebo-controlled clinical trial. *Pain* 2004; **109:** 26–35.
3. Frampton JE, Foster RH. Pregabalin: in the treatment of postherpetic neuralgia. *Drugs* 2005; **65:** 111–18.
4. Frampton JE, Scott LJ. Pregabalin: in the treatment of painful diabetic peripheral neuropathy. *Drugs* 2004; **64:** 2813–20.
5. Freeman R, *et al.* Efficacy, safety, and tolerability of pregabalin treatment for painful diabetic peripheral neuropathy: findings from seven randomized, controlled trials across a range of doses. *Diabetes Care* 2008; **31:** 1448–54.
6. Siddall PJ, *et al.* Pregabalin in central neuropathic pain associated with spinal cord injury: a placebo-controlled trial. *Neurology* 2006; **67:** 1792–800.
7. Vranken JH, *et al.* Pregabalin in patients with central neuropathic pain: a randomized, double-blind, placebo-controlled trial of a flexible-dose regimen. *Pain* 2008; **136:** 150–7.
8. NICE. Neuropathic pain: the pharmacological management of neuropathic pain in adults in non-specialist settings (issued March 2010). Available at: http://www.nice.org.uk/nicemedia/live/12948/47949/47949.pdf (accessed 07/06/10)
9. Moore RA, *et al.* Pregabalin for acute and chronic pain in adults. Available in The Cochrane Database of Systematic Reviews; Issue 3. Chichester: John Wiley; 2009 (accessed 25/11/09).

术后镇痛 目前有越来越多的兴趣集中于使用包括抗癫痫药普瑞巴林在内的镇痛辅剂来调节吗啡的剂量和效果，以减轻手术后疼痛[1]（见第5页）。然而，尽管曾有将普瑞巴林用于该目的的研究[1～3]，但一项系统性综述发现无证据支持这种用法（见上文**神经性疼痛**）。

1. Dahl JB, *et al.* 'Protective premedication': an option with gabapentin and related drugs? A review of gabapentin and pregabalin in the treatment of post-operative pain. *Acta Anaesthesiol Scand* 2004; **48:** 1130–6.
2. Tiippana EM, *et al.* Do surgical patients benefit from perioperative gabapentin/pregabalin? A systematic review of efficacy and safety. *Anesth Analg* 2007; **104:** 1545–56.
3. Dauri M, *et al.* Gabapentin and pregabalin for the acute postoperative pain management: a systematic-narrative review of the recent clinical evidences. *Curr Drug Targets* 2009; **10:** 716–33.

软组织风湿病 3项大型多中心对照研究[1～3]显示，每日口服普瑞巴林300～600mg可以有效减轻疼痛和纤维肌痛（第13页）的其他重要症状（如睡眠障碍和疲劳）。本品报道耐受良好，主要不良反应为眩晕和嗜睡。疼痛减轻程度很大程度上并不依赖焦虑或抑郁评分的降低[4,5]。已有关于普瑞巴林用于纤维肌痛的综述[6]。一项系统性综述发现普瑞巴林用于纤维肌痛有一些获益，见上文的**神经性疼痛**。

1. Crofford LJ, *et al.* Pregabalin 1008-105 Study Group. Pregabalin for the treatment of fibromyalgia syndrome: results of a randomized, double-blind, placebo-controlled trial. *Arthritis Rheum* 2005; **52:** 1264–73.
2. Mease PJ, *et al.* A randomized, double-blind, placebo-controlled, phase III trial of pregabalin in the treatment of patients with fibromyalgia. *J Rheumatol* 2008; **35:** 502–14.
3. Crofford LJ, *et al.* Fibromyalgia relapse evaluation and efficacy for durability of meaningful relief (FREEDOM): a 6-month, double-blind, placebo-controlled trial with pregabalin. *Pain* 2008; **136:** 419–31.
4. Arnold LM, *et al.* The effect of anxiety and depression on improvements in pain in a randomized, controlled trial of pregabalin for treatment of fibromyalgia. *Pain Med* 2007; **8:** 633–8.
5. Häuser W, *et al.* Treatment of fibromyalgia syndrome with gabapentin and pregabalin—a meta-analysis of randomized controlled trials. *Pain* 2009; **145:** 69–81.
6. Lyseng-Williamson KA, Siddiqui MAA. Pregabalin: a review of its use in fibromyalgia. *Drugs* 2008; **68:** 2205–23.

制剂

专利制剂

Arg.: Balifibro; Gavin; Lyrica; Plenica; Prebanal; **Austral.:** Lyrica; **Austria:** Lyrica; **Belg.:** Lyrica; **Canad.:** Lyrica; **Chile:** Lyrica; Neurum; Prefaxil; Pregalex; Pregobin; **Cz.:** Lyrica; **Denm.:** Lyrica; **Fin.:** Lyrica; **Fr.:** Lyrica; **Ger.:** Lyrica; **Gr.:** Lyrica; **Hong Kong:** Lyrica; **Hung.:** Lyrica; **India:** Pregab; **Indon.:** Lyrica; **Irl.:** Lyrica; **Israel:** Lyrica; **Ital.:** Lyrica; **Malaysia:** Lyrica; **Mex.:** Lyrica; **Neth.:** Lyrica; **Norw.:** Lyrica; **NZ:** Lyrica; **Philipp.:** Lyrica; **Pol.:** Lyrica; **Port.:** Lyrica; **Rus.:** Lyrica (Лирика); **S.Afr.:** Lyrica; **Singapore:** Lyrica; **Spain:** Lyrica; **Swed.:** Lyrica; **Switz.:** Lyrica; **Thai.:** Lyrica; **Turk.:** Lyrica; **UK:** Lyrica; **Ukr.:** Lyrica (Лирика); **USA:** Lyrica; **Venez.:** Lyrica.

Primidone (*BAN, rINN*) 扑米酮

Desoxifenobarbitona; Hexamidinum; Primaclona; Primaclone; Primidon; Primidona; Primidonas; Primidoni; Primidonum; Prymidon. 5-Ethyl-5-phenylperhydropyrimidine-4,6-dione.

Примидон

$C_{12}H_{14}N_2O_2$ = 218.3.

CAS — 125-33-7.

ATC — N03AA03.

ATC Vet — QN03AA03.

UNII — 13AFD7670Q.

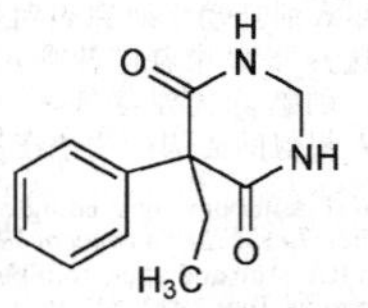

Pharmacopoeias. In *Chin.*, *Eur.* (see p.vii), *Jpn*, and *US.*

Ph. Eur. 6.8（Primidone） 白色或近白色的结晶性粉末。极微溶于水；微溶于乙醇。溶于碱性溶液。

USP 33（Primidone） 白色结晶粉末，无臭。溶于水（1：2000）；溶于乙醇（1：200）；极微溶于多数有机溶剂。

不良反应、处置和注意事项

不良反应与**苯巴比妥**类似，见第471页。

不良反应比苯巴比妥更常见。绝大多数患者很快形成对扑米酮导致的包括共济失调、眩晕、困倦、头痛、恶心呕吐、眼球震颤、皮疹、视觉障碍等不良反应的耐受。

停止扑米酮治疗应小心谨慎，见下文的**用途和用法**。

对血液的影响 使用苯妥英和扑米酮的患者，曾经有发生延迟粒细胞缺乏症的报告，见第474页。

对内分泌系统的影响 关于抗癫痫药对男性癫痫患者性功能的影响，见**苯妥英**项下，见第474页。

过量 扑米酮急性过量后曾有结晶尿的报道[1]，还有关于其他不良反应的7个案例的报道。基于这些报道，结晶尿似乎与血清中扑米酮浓度超过80μg/ml有关。有2个报道的证据表明肾损伤与体内结晶的形成有关。为了减少潜在的肾毒性并促进对结晶的消除，建议有此类结晶形成潜在风险的患者应大量饮水或输液。

1. Lehmann DF. Primidone crystalluria following overdose: a report of a case and an analysis of the literature. *Med Toxicol* 1987; **2:** 383–7.

卟啉病 扑米酮与卟啉病的急性发作有关，因此在卟啉症患者中使用是不安全的。

震颤 特发性震颤患者使用扑米酮时，使用小的初始剂量后有较高的急性不良反应发生率[1]。这可能是因为患者因以前从未使用抗癫痫药而无诱导的肝酶之故。

1. Findley LJ, *et al.* Primidone in essential tremor of the hands and head: a double blind controlled clinical study. *J Neurol Neurosurg Psychiatry* 1985; **48:** 911–15.

药物相互作用

扑米酮在体内部分代谢为苯巴比妥，因此与苯巴比妥相互作用的药物（第471页）对扑米酮可能也发生类似的作用。此外，肝酶诱导性药物可提高扑米酮在体内的代谢，因此有可能提高体内苯巴比妥的浓度。

抗癫痫药 研究表明苯妥英[1]和卡马西平[2]都能提高扑米酮在体内的代谢，当扑米酮与苯妥英共同给药时会发生苯巴比妥中毒[3]现象。有报道[4]表明氯己烯酸能够降低扑米酮血药浓度，但可能无需改变扑米酮的药量。丙戊酸盐能增加扑米酮和苯巴比妥的血药浓度，但患者的反应不完全一致[5～7]。

1. Reynolds EH, *et al.* Interaction of phenytoin and primidone. *BMJ* 1975; **2:** 594–5.
2. Baciewicz AM. Carbamazepine drug interactions. *Ther Drug Monit* 1986; **8:** 305–17.
3. Galdames D, *et al.* Interacción fenitoína-primidona: intoxicación por fenobarbital, en un adulto tratado con ambas drogas. *Rev Med Chil* 1980; **108:** 716–20.
4. Browne TR, *et al.* A multicentre study of vigabatrin for drug-resistant epilepsy. *Br J Clin Pharmacol* 1989; **27** (suppl 1): 95S–100S.
5. Windorfer A, *et al.* Elevation of diphenylhydantoin and primidone serum concentration by addition of dipropylacetate, a new anticonvulsant drug. *Acta Paediatr Scand* 1975; **64:** 771–2.
6. Bruni J. Valproic acid and plasma levels of primidone and derived phenobarbital. *Can J Neurol Sci* 1981; **8:** 91–2.
7. Yukawa E, *et al.* The effect of concurrent administration of sodium valproate on serum levels of primidone and its metabolite phenobarbital. *J Clin Pharm Ther* 1989; **14:** 387–92.

药动学

扑米酮容易被胃肠道吸收，报道表明血浆药物半衰期为10～15h，比其主要活性代谢产物苯乙基丙二酰胺和苯巴比妥的半衰期要短。推荐治疗用血药浓度为5～12μg/ml。以原形（40%）和代谢物的形式经尿排出。

扑米酮在人体内分布广泛，但只部分与血浆蛋白结合。报道的结合率不等，最高达20%。可通过胎盘，乳汁中有分布。

与其他抗癫痫药联用可影响扑米酮的药动学（见上文**药物相互作用**项下）。

用途和用法

扑米酮的抗癫痫作用部分通过代谢成苯巴比妥（第472页）而实现，其本身也有一定的抗癫痫作用。可用于控制部分性癫痫发作（尤其是复杂部分性发作）和全身性强直-阵挛发作（见下文）。扑米酮也用于治疗特发性震颤（见下文）。

扑米酮用于治疗**癫痫**的剂量应根据患者的个体反应来调整。有限的血药浓度相关性提示：血药浓度应达5～12μg/ml（23～55μmol/L）以上。但*BNF59*倾向于监测苯巴比妥的血药浓度。

在英国，推荐起始口服剂量为每日125mg，睡前服用；如需加量则每3天增加125mg，直到达到每日500mg总量，分2次口服。如有必要还可进一步加量，每3天加量250mg，每日最大剂量可达1.5g，分次口服。维持剂量通常为每日0.75～1.5g；维持剂量通常分2次服用。美国推荐剂量类似，但每日最大剂量可达2g。

儿童剂量见下文。

与其他抗癫痫药相似，扑米酮停药或换药应缓慢减量，以防诱发癫痫发作增加。癫痫发作控制良好的患者是否应停用抗癫痫药，请见第446页的讨论。

对**特发性震颤**的患者，扑米酮用药为常规起始剂量每日糖浆50mg或片剂62.5mg；2～3周内逐渐加量，直到每日750mg的最大剂量。

儿童用法 扑米酮可用于控制儿童部分和全身性强直-阵挛发作。在英国，推荐初始口服剂量为125 mg，睡前服用，如有必要，每3天增加125mg，直到达到以下（按年龄）常用维持日剂量（分2次服用）：

- 2岁以下：250 ～ 500 mg；
- 2～5岁：500～ 750 mg；
- 6～9岁：750 ～ 1000 mg。

大一些的儿童同成人常用剂量（见上文）。

在美国，推荐的初始口服剂量低一些，为50mg。每3天剂量加倍，直到10天或更长时间后达到常用维持剂量125～250mg，每日3次（每日10～25mg/kg，分次）。8岁以上儿童同成人常用剂量（见上文）。

癫痫 扑米酮与其代谢产物苯巴比妥，都用于治疗部分性癫痫发作（第446页），无论是否伴有继发全身性发作者。也可用于治疗原发全身性强直-阵挛发作。由于有镇静的副作用，通常在其他抗癫痫药无效的情况下才考虑应用。有研究认为该药对QT间期延长的患者可能比较适用[1]。

1. Christidis D, *et al.* Is primidone the drug of choice for epileptic patients with QT-prolongation? A comprehensive analysis of literature. *Seizure* 2006; **15:** 64–6.

新生儿窒息 一项初步研究显示[1]，对于单独用一线药物黄嘌呤治疗无效的新生儿窒息患者，辅助用扑米酮治疗可能有效。但该结果尚缺乏后续试验的证实。

1. Miller CA, *et al.* The use of primidone in neonates with theophylline-resistant apnea. *Am J Dis Child* 1993; **147:** 183–6.

新生儿癫痫发作 扑米酮在新生儿癫痫发作（第451页）中也有应用。

震颤 特发性震颤的患者在开始正规治疗时通常首选β受体阻滞药（第1186页），但也可尝试应用扑米酮[1]。给予初始剂量后急性不良反应的发生率比较高（详见上文**注意事项**下的**震颤**）。曾有人担心长期应用扑米酮会引起药物耐受，但一项小型研究仅在少数患者中发现了这种药效减弱现象[2]。后来的一项研究显示[3]，每日250mg的效果等同于甚至强于每日750mg的药效，且在接下来的12个月中一直如此。

1. Koller WC, Royse VL. Efficacy of primidone in essential tremor. *Neurology* 1986; **36:** 121–4.
2. Sasso E, *et al.* Primidone in the long-term treatment of essential tremor: a prospective study with computerized quantitative analysis. *Clin Neuropharmacol* 1990; **13:** 67–76.
3. Serrano-Dueñas M. Use of primidone in low doses (250 mg/day) versus high doses (750 mg/day) in the management of essential tremor: double-blind comparative study with one-year follow-up. *Parkinsonism Relat Disord* 2003; **10:** 29–33.

制剂

BP 2010: Primidone Oral Suspension; Primidone Tablets;
USP 33: Primidone Oral Suspension; Primidone Tablets.

专利制剂

Arg.: Mysoline; **Austral.:** Mysoline; **Austria:** Cyral†; Mysoline; **Belg.:** Mysoline; **Braz.:** Mysoline; **Cz.:** Liskantin; Mysoline†; **Fr.:** Mysoline; **Ger.:** Liskantin†; Mylepsinum; Resimatil; **Gr.:** Mysoline; **Hung.:** Sertan; **India:** Mysoline; **Irl.:** Mysoline; **Israel:** Prysoline; **Ital.:** Mysoline; **Mex.:** Mysoline; **Neth.:** Mysoline; **Pol.:** Mizodin; **Port.:** Mysoline; **Rus.:** Hexamidin (Гексамидин); **S.Afr.:** Mysoline; **Singapore:** Mysoline; **Spain:** Mysoline; **Swed.:** Mysoline†; **Switz.:** Mysoline; **Turk.:** Mysoline; **UK:** Mysoline; **USA:** Mysoline; **Venez.:** Mutigan†.

Retigabine (*rINN*) 瑞替加滨

AWD21-360; D-23129; Ezogabine (*USAN*); GKE-841; GW-582892X; Retigabina; Rétigabine; Retigabinum; WAY-143841. Ethyl 2-amino-4-[(*p*-fluorobenzyl)amino]carbanilate.

Ретигабин

$C_{16}H_{18}FN_3O_2$ = 303.3.
CAS — 150812-12-7.
ATC — N03AX21.
UNII — 12G01I6BBU.

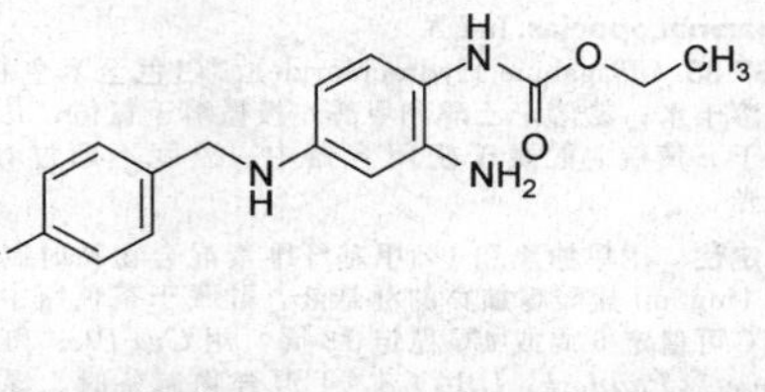

简介

瑞替加滨是一种神经性钾通道开放剂，用于难治性癫痫患者部分癫痫发作的辅助治疗。

1. Hermann R, *et al.* Effects of age and sex on the disposition of retigabine. *Clin Pharmacol Ther* 2003; **73:** 61–70.
2. Blackburn-Munro G, *et al.* Retigabine: chemical synthesis to clinical application. *CNS Drug Rev* 2005; **11:** 1–20.
3. Plosker GL, Scott LJ. Retigabine: in partial seizures. *CNS Drugs* 2006; **20:** 601–8.
4. Porter RJ, *et al.* Retigabine. *Neurotherapeutics* 2007; **4:** 149–54.
5. Porter RJ, *et al.* Randomized, multicenter, dose-ranging trial of retigabine for partial-onset seizures. *Neurology* 2007; **68:** 1197–1204.

Rufinamide (*BAN, USAN, rINN*) 卢非酰胺

60231/4; CGP-33101; E-2080; RUF-331; Rufinamida; Rufinamidum. 1-(2,6-Difluorobenzyl)-1*H*-1,2,3-triazole-4-carboxamide.

Руфинамид

$C_{10}H_8F_2N_4O$ = 238.2.
CAS — 106308-44-5.
ATC — N03AF03.
ATC Vet — QN03AF03.
UNII — WFW942PR79.

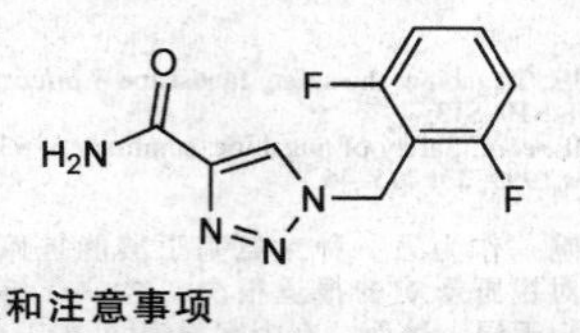

不良反应和注意事项

卢非酰胺常见的不良反应是头痛、头晕、疲劳、嗜睡、恶心和呕吐。其他不良反应包括厌食、体重减轻、焦虑、失眠、眩晕、眼球震颤、震颤、消化不良、便秘和腹泻。也有惊厥发作（包括癫痫持续状态）。淋巴结肿大、肝功能指标异常和血尿、发热和皮疹等超敏反应综合征的症状也有报道。

也可发生QT间期缩短，因此在QT间期缩短的患者或有一过性QT间期缩短家族史的患者谨慎使用。

当停用本品时应谨慎，见下文**用途和用法**。

哺乳 有关抗癫痫治疗与哺乳的评论见第448页。

驾驶 有关抗癫痫药与驾驶的评论见第449页。

对心理功能影响 抗癫痫药对认识能力和精神状态（包括自杀倾向的危险）的影响，见第448页。

妊娠 有关妊娠期间癫痫治疗的评论见第449页。

药物相互作用

抗癫痫药的相互作用较为复杂。可能抗癫痫活性并未增加而毒性增加。这样的相互作用是多样化的和不可预测的。应进行血药浓度监测。卢非酰胺的血浆浓度可被卡马西平、苯巴比妥、苯妥英、氨己烯酸、扑米酮降低。相反，丙戊酸盐可升高本品血药浓度，因此在联合使用时应调整剂量（见下文**用途和用法**）。

卢非酰胺可诱导细胞色素P450同工酶CYP3A4的活性，从而降低通过这一途径代谢的药物的浓度，如口服避孕药等。卢非酰胺可增加苯妥英的稳态血药浓度。

药动学

卢非酰胺口服吸收完全，6h后达到峰浓度。食物可增加本品生物利用度的34%～40%。血浆蛋白结合率为34%，主要是白蛋白。

卢非酰胺脱水后成为无活性代谢产物，半衰期为6～10h，尽管在儿童中报道清除较慢。主要以无活性代谢产物从尿液中排出。

1. Cardot JM, *et al.* The influence of food on the disposition of the antiepileptic rufinamide in healthy volunteers. *Biopharm Drug Dispos* 1998; **19:** 259–62.
2. Perucca E, *et al.* Rufinamide: clinical pharmacokinetics and concentration-response relationships in patients with epilepsy. *Epilepsia* 2008; **49:** 1123–41.

用途和用法

卢非酰胺用于4岁及以上Lennox-Gastaut综合征癫痫患者的辅助治疗（见第446页）。卢非酰胺口服给予，每日2次，与食物同服。

在英国，推荐的起始剂量是体重不超过30kg的患者200mg，依据反应每2天增加200mg到最大剂量每日1g。服用丙戊酸盐的患者最大的推荐剂量是每日600mg。体重超过30kg的患者起始剂量为400mg，依据反应每2天增加400mg。对于体重到50kg的患者可加到每日1.8g。体重70kg为每日2.4g，超过70kg的最大量为每日3.2g。

在美国，初始日剂量为400～800mg，依据反应每2天增加400～800mg，一直加到最大量3.2g。4岁及以上儿童的推荐初始剂量为10mg/kg，依据反应隔日增加10mg/kg，直到最大剂量45mg/kg或是每日3.2g。

与其他抗癫痫药类似，停用或是换用其他抗癫痫药或是从其他抗癫痫药转用卢非酰胺时应逐渐减量，避免癫痫发作频率增加。注册药品信息推荐每2天减25%的用量。对于无癫痫发作患者是否考虑停用抗癫痫药，见第446页。

卢非酰胺可用于部分性或原发性全身强直-阵挛发作的辅助治疗。

1. Jain KK. An assessment of rufinamide as an anti-epileptic in comparison with other drugs in clinical development. *Expert Opin Invest Drugs* 2000; **9:** 829–40.
2. Pålhagen S, *et al.* Rufinamide: a double-blind, placebo-controlled proof of principle trial in patients with epilepsy. *Epilepsy Res* 2001: **43:** 115–24.
3. Deeks ED, *et al.* Rufinamide. *CNS Drugs* 2006; **20:** 751–60.
4. Cheng-Hakimian A, *et al.* Rufinamide: pharmacology, clinical trials, and role in clinical practice. *Int J Clin Pract* 2006; **60:** 1497–501.
5. Glauser T, *et al.* Rufinamide for generalized seizures associated with Lennox-Gastaut syndrome. *Neurology* 2008; **70:** 1950–8.
6. Kluger G, *et al.* Effectiveness and tolerability of rufinamide in children and adults with refractory epilepsy: first European experience. *Epilepsy Behav* 2009; **14:** 491–5.
7. Brodie MJ, *et al.* Rufinamide for the adjunctive treatment of partial seizures in adults and adolescents: a randomized placebo-controlled trial. *Epilepsia* 2009; **50:** 1899–909.
8. Stafstrom CE. Update on the management of Lennox-Gastaut syndrome with a focus on rufinamide. *Neuropsychiatr Dis Treat* 2009; **5:** 547–51.

儿童用法 儿童卢非酰胺的剂量见上文。

制剂

专利制剂

Austria: Inovelon; **Cz.:** Inovelon; **Denm.:** Inovelon; **Ger.:** Inovelon; **Gr.:** Inovelon; **Hung.:** Inovelon; **Irl.:** Inovelon; **Norw.:** Inovelon; **Port.:** Inovelon; **Swed.:** Inovelon; **UK:** Inovelon; **USA:** Banzel.

Stiripentol (*USAN, rINN*) 司替戊醇

BCX-2600; Estiripentol; Stiripentolum. 4,4-Dimethyl-1-[(3,4-methylenedioxy)phenyl]-1-penten-3-ol.

Стирипентол

$C_{14}H_{18}O_3$ = 234.3.
CAS — 49763-96-4.
ATC — N03AX17.
ATC Vet — QN03AX17.

不良反应和注意事项

司替戊醇最常见的不良反应包括厌食、体重减轻、失眠、嗜睡、共济失调、张力过低和张力失调。其他常见不良反应包括恶心、呕吐、好斗、其他一些情绪和行为异常。白细胞减少也比较常见；持续严重的白细胞减少在停药后可以自行消失。光敏感、皮疹、荨麻疹也有发生。肝酶的改变也可发生。

使用本品时应定期监测生长速度、血细胞计数和肝功能。

药物相互作用

司替戊醇是 P450 酶（包括 CYP1A2、CYP2C19 和 CYP3A4）的抑制剂，可降低通过这些酶代谢的药物清除。联合应用这些酶的抑制剂或是诱导剂可能影响司替戊醇的代谢，应警惕。

本品与其他抗癫痫药的相互作用见卡马西平（第454页），地西泮（第961页），苯妥英（第472页）。

用途和用法

司替戊醇与氯巴占、丙戊酸盐合用作为严重肌阵挛患儿难治性全身强直-阵挛发作的辅助治疗。一般认为司替戊醇相比其他药物作用不是很强，然而当联合使用时可降低其他药物的不良反应。

司替戊醇口服给药，起始低剂量使用，通常 3 天后加量，推荐剂量为 50mg/kg，每日 2～3 次，与食物同服（避免乳制品、碳酸饮料、果汁或是含有咖啡因或茶碱的食物或饮料）。一旦开始司替戊醇辅助治疗，如果出现氯巴占严重不良反应或是过量，氯巴占的用量每周减少 25%。丙戊酸盐的用量通常不需要调整，但若有胃肠道反应的迹象，应每周减少丙戊酸盐 30%的药量。

癫痫 一项持续 24 周、包括 10 名儿童患者在内的调查发现，司替戊醇作为辅助用药对不典型失神发作（第446页）有效[1]。进一步的研究表明部分性癫痫[2]和严重肌阵挛性癫痫患儿[2~4]联合用药时使用司替戊醇效果较好。

1. Farwell JR, *et al.* Stiripentol in atypical absence seizures in children: an open trial. *Epilepsia* 1993; **34:** 305–11.
2. Perez J, *et al.* Stiripentol: efficacy and tolerability in children with epilepsy. *Epilepsia* 1999; **40:** 1618–26.
3. Chiron C, *et al.* Stiripentol in severe myoclonic epilepsy in infancy: a randomised placebo-controlled syndrome-dedicated trial. *Lancet* 2000; **356:** 1638–42.
4. Chiron C. Stiripentol. *Expert Opin Invest Drugs* 2005; **14:** 905–11.

制剂

专利制剂

Cz.: Diacomit; **Fr.:** Diacomit; **Irl.:** Diacomit; **Neth.:** Diacomit; **Port.:** Diacomit; **UK:** Diacomit.

Sultiame (*BAN, rINN*) 舒噻美

Riker-594; Sulthiame (*USAN*); Sultiaami; Sultiam; Sultiamo; Sultiamum. 4-(Tetrahydro-2*H*-1,2-thiazin-2-yl)benzenesulphonamide *S,S*-dioxide.

Сультиам

$C_{10}H_{14}N_2O_4S_2$ = 290.4.

CAS — 61-56-3.

ATC — N03AX03.

ATC Vet — QN03AX03.

Pharmacopoeias. In *Jpn.*

简介

舒噻美是碳酸酐酶抑制剂，可用于治疗除失神癫痫以外的绝大部分癫痫（第446页）。通常与其他药物联合使用，大部分药效来自于其对其他抗癫痫药代谢的抑制。

舒噻美口服起始剂量为 100mg，每日 2 次，或者 50mg，每日 3 次，根据患者对药物的反应逐渐加量至 200mg，每日 3 次。治疗 Rolandic 癫痫时推荐药量为每日 5～10mg/kg，并根据反应调整剂量。

药物相互作用 舒噻美对苯妥英的影响详见第476页。

卟啉病 舒噻美与卟啉病急性发作有关，因而用于卟啉病患者不安全。

制剂

专利制剂

Arg.: Ospolot; **Austral.:** Ospolot; **Austria:** Ospolot; **Cz.:** Ospolot; **Ger.:** Ospolot; **Gr.:** Ospolot; **Hung.:** Ospolot; **Israel:** Ospolot; **Switz.:** Ospolot.

Tiagabine Hydrochloride (*BANM, USAN, rINNM*) 盐酸噻加宾

Abbott-70569.1; ABT-569; Hidrocloruro de tiagabina; NNC-05-0328; NO-05-0328; NO-328; Tiagabine, Chlorhydrate de; Tiagabini Hydrochloridum. (–)-(*R*)-1-[4,4-Bis(3-methyl-2-thienyl)-3-butenyl]nipecotic acid hydrochloride.

Тиагабина Гидрохлорид

$C_{20}H_{25}NO_2S_2,HCl$ = 412.0.

CAS — 115103-54-3 (tiagabine); 145821-59-6 (tiagabine hydrochloride).

ATC — N03AG06.

ATC Vet — QN03AG06.

UNII — DQH6T6D8OY.

(tiagabine)

Pharmacopoeias. In *US.*

USP 33 (Tiagabine Hydrochloride) 白色至米色粉末。微溶于水；易溶于乙醇和甲醇；极微溶于氯仿；几乎不溶于 *n*-庚烷。贮藏于密闭容器中，温度不超过 30℃。避光。

稳定性 用单糖浆和 1%甲基纤维素混合物临时制备的含 1mg/ml 盐酸噻加宾的混悬液，贮藏于茶色瓶中，在 25℃可稳定 6 周或 4℃稳定 13 周，用 *Ora-Plus* 和 *Ora-Sweet* (*Paddock, USA*) 1∶1 混合物制备时，混悬液在 25℃可稳定 10 周，或 4℃稳定 13 周。

1. Nahata MC, Morosco RS. Stability of tiagabine in two oral liquid vehicles. *Am J Health-Syst Pharm* 2003; **60:** 75–7.

不良反应

最常见的不良反应包括眩晕、神经过敏、疲倦、瞌睡和震颤。其他曾报道过的不良反应还有易激惹、意识错乱、抑郁、精神症状、注意困难、腹泻、腹痛、恶心、共济失调、情绪不稳和眼球震颤。碰伤、皮疹、言语困难、类流感样症状包括寒战、发热、肌痛和头痛也有报道。偶见视野缺损和血常规化验白细胞减少。

不良反应发生率 有人对 5 项双盲研究、1000 名患者（其中 675 人因难治性部分性癫痫用噻加宾进行联合用药治疗）进行了系统性综述[1]，发现因不良反应而停药的比率不高，噻加宾使用组为 15%、安慰剂对照组为 5%。不良反应为轻至中度，通常与药物剂量有关，为一过性。该文的作者在另外一篇综述中[2]调查了所有的临床试验结果（52 个临床试验，接近 3100 名患者），结果显示噻加宾的使用者因药物不良反应而停药的比率是 21%，通常发生于用药后的前 6 个月。进一步的研究显示，安慰剂对照的辅助研究结果与前期的综述相似。

1. Leppik IE. Tiagabine: the safety landscape. *Epilepsia* 1995; **36** (suppl 6): S10–S13.
2. Leppik IE, *et al.* Safety of tiagabine: summary of 53 trials. *Epilepsy Res* 1999; **33:** 235–46.

对眼的影响 作为另一种 γ-氨基丁酸能抗癫痫药，有关噻加宾对视野影响的报道很少，这一点与氨己烯酸（第490页）不同。然而，有个案报道[1]在 1 名 39 岁双向性精神障碍患者中因长期使用噻加宾而出现视野缺损，停药后视野缺损恢复。

1. Kaufman KR, *et al.* Visual fields and tiagabine: a quandary. *Seizure* 2001; **10:** 525–9.

对心理功能的影响 有关抗癫痫治疗对认识能力的影响，以及噻加宾对精神状态（包括自杀倾向的危险）的影响的综述，见第448页。

对神经系统的影响 有人报道在 3 名使用卡马西平的癫痫患者中加用噻加宾后出现了急性肌张力障碍[1]；反应出现与噻加宾每日加量 20mg 或更多有关。全部患者继续使用相同剂量的噻加宾后肌张力障碍消失，尽管其中一人停用了卡马西平。

使用噻加宾后有出现非惊厥性癫痫持续状态的案例报道[2~4]。然而其中一例案例报道的作者注意到，这种情况的发生率在噻加宾使用组和安慰剂对照组相仿。然而，一项对难治性局限性癫痫住院患者的回顾性分析[5]发现，非惊厥性癫痫持续状态在接受噻加宾治疗的患者中（6.7%）比未接受者（1.1%）更常发生。

FDA 警告在非药物适应证的情况下给非癫痫患者使用噻加宾有诱导癫痫发作的可能[6]。FDA 已收到 30 例因上述原因导致新发癫痫或癫痫持续状态的报告。易感因素包括：使用可降低癫痫发作阈的药物和药物剂量。虽然少数患者使用 4mg/日的小剂量也会诱导癫痫发作，癫痫患者的推荐用药剂量还是考虑到了使用其他具有肝酶诱导作用的抗癫痫药的影响，后者可通过诱导噻加宾代谢使其血浆药物浓度减半。有关非癫痫患者噻加宾过量后发生癫痫持续状态的报道，见下文。

1. Wolańczyk T, Grabowska-Grzyb A. Transient dystonias in three patients treated with tiagabine. *Epilepsia* 2001; **42:** 944–6.
2. Fitzek S, *et al.* Drug-induced nonconvulsive status epilepticus with low dose of tiagabine. *Epileptic Disord* 2001; **3:** 147–50.
3. Skardoutsou A, *et al.* Non-convulsive status epilepticus associated with tiagabine therapy in children. *Seizure* 2003; **12:** 599–601.
4. Vinton A, *et al.* Tiagabine-induced generalised non convulsive status epilepticus in patients with lesional focal epilepsy. *J Clin Neurosci* 2005; **12:** 128–33.
5. Koepp MJ, *et al.* Status epilepticus and tiagabine therapy revisited. *Epilepsia* 2005; **46:** 1625–32.
6. FDA. Tiagabine hydrochloride (marketed as Gabitril): seizures in patients without epilepsy (issued 18 February, 2005). Available at: http://www.fda.gov/Drugs/DrugSafety/PostmarketDrugSafetyInformationforPatientsandProviders/ucm107285.htm (accessed 25/08/10)

过量 1 名 30 岁男性患者同时使用大剂量噻加宾（320mg）和 400mg 苯妥英并未出现严重的中毒反应，仅有一过性的意识程度降低[1]。药物摄入 4h 后噻加宾的血药浓度比普通治疗用量高 30 倍，而苯妥英的血药水平刚刚超过治疗浓度范围。1 名 46 岁的妇女[2]服用 72mg 噻加宾后出现做鬼脸、上肢僵硬和瞳孔扩大。该患者难于沟通且对医生不依从。给予苯二氮䓬类药物后 12h 内症状消失。

癫痫（包括癫痫持续状态）是已知的噻加宾的不良反应（见上文），有报道非癫痫患者服用噻加宾过量后出现癫痫持续状态[3]，包括 1 名 14 岁女孩服用 180mg 出现非惊厥性癫痫持续状态，1 名 18 岁男性患者服用 120mg 噻加宾和 400mg 拉莫三嗪出现肌阵挛性癫痫持续状态[4]。有报道，1 名 2 岁儿童服用 90mg 噻加宾后出现全身性强直-阵挛发作[5]。

一项对由美国一些中毒中心报告的 57 例服用噻加宾过量患者的回顾性综述[6]显示，最常见的不良反应是嗜睡（56%）、发作（37%，包括 5% 癫痫持续状态）、激越（32%）、意识混乱（30%）和昏迷（28%）。其他不良反应包括心动过缓、呼吸抑制、震颤和幻觉，没有死亡的报道。平均发生时间和持续时间是 1.3h 和 9.1h。引起发作的最低剂量是 96mg。

1. Leach JP, *et al.* Deliberate overdose with the novel anticonvulsant tiagabine. *Seizure* 1995; **4:** 155–7.
2. Cantrell FL, *et al.* Intentional overdose with tiagabine: an unusual clinical presentation. *J Emerg Med* 2004; **27:** 271–2.
3. Jette N, *et al.* Tiagabine-induced nonconvulsive status epilepticus in an adolescent without epilepsy. *Neurology* 2006; **67:** 1514–15.
4. Vollmar C, Noachtar S. Tiagabine-induced myoclonic status epilepticus in a nonepileptic patient. *Neurology* 2007; **68:** 310.
5. Kazzi ZN, *et al.* Seizures in a pediatric patient with a tiagabine overdose. *J Med Toxicol* 2006; **2:** 160–2.
6. Spiller HA, *et al.* Retrospective evaluation of tiagabine overdose. *Clin Toxicol* 2005; **43:** 855–9.

注意事项

在肝损伤的患者中噻加宾的肝代谢减低，因而应减少用量和（或）延长给药间期。在肝功能严重损害的患者中应避免使用噻加宾。

在非癫痫患者中使用噻加宾可能增加癫痫发作的危险，见上文的**对神经系统的影响**。

停药应谨慎，见下文的**用途和用法**。

哺乳 有关抗癫痫治疗与哺乳的评论见第448页。

驾驶 有关抗癫痫药与驾驶的评论见第449页。

妊娠 有关妊娠期间癫痫治疗的评论见第449页。

药物相互作用

抗癫痫药之间有复杂的相互作用，有时联合用药后药效没有增加，药物毒性却可能增加。这种药物相互作用变数大、不容易预测，因此联合用药时进行药物血浆药物浓度监测不失为一个好方法。在与诱导细胞色素 P450 肝酶系统的抗癫痫药合用时（如卡马西平、苯巴比妥、苯妥英、扑米酮），噻加宾的肝脏代谢加快，因此血药浓度可下降达三倍。

药动学

噻加宾口服吸收好，生物利用度为89%。食物可减慢吸收速度但不影响吸收量。治疗剂量时吸收与清除的药动学呈线性。噻加宾在体内分布广泛，血浆蛋白结合率达96%。

噻加宾主要在肝内代谢，代谢产物大部分从粪便排出，少量从尿液排出。不足2%的药物以原形清除。血浆清除半衰期为7～9h，在肝药酶诱导剂的作用下，半衰期可下降至2～3h（见上文的**药物相互作用**）。

1. Gustavson LE, Mengel HB. Pharmacokinetics of tiagabine, a γ-aminobutyric acid-uptake inhibitor, in healthy subjects after single and multiples doses. *Epilepsia* 1995; **36:** 605–11.
2. So EL, *et al.* Pharmacokinetics of tiagabine as add-on therapy in patients taking enzyme-inducing antiepilepsy drugs. *Epilepsy Res* 1995; **22:** 221–6.
3. Snel S, *et al.* The pharmacokinetics of tiagabine in healthy elderly volunteers and elderly patients with epilepsy. *J Clin Pharmacol* 1997; **37:** 1015–20.
4. Cato A, *et al.* Effect of renal impairment on the pharmacokinetics and tolerability of tiagabine. *Epilepsia* 1998; **39:** 43–7.
5. Samara EE, *et al.* Population analysis of the pharmacokinetics of tiagabine in patients with epilepsy. *Epilepsia* 1998; **39:** 868–73.

用途和用法

噻加宾是哌啶酸的衍生物，作为辅助用药治疗难治性部分性癫痫发作，伴或不伴继发全身性癫痫发作（第446页）。该药抑制神经元和胶质细胞摄取GABA，因此使受体部位的GABA增加。

英国注册药品信息阐述，盐酸噻加宾是一水化合物。剂型有5mg、10mg和15mg。然而在美国批准上市的是无水型盐酸噻加宾，剂量也是以无水型计算，有2mg、4mg、12mg和16mg四种剂型。因此，英国与美国文献中所描述的药物剂量可能无可比性。

在英国，噻加宾与具有肝药酶诱导作用的抗癫痫药合用时，起始口服日剂量在成人和大于12岁的儿童为5～10mg，单次或分2次服用，必要时每周加量5～10mg。一般维持量为每日30～45mg，分2～3次口服。在不服用肝药酶诱导剂的患者，噻加宾的起始维持药量为每日15～30mg。美国用盐酸噻加宾建议较低的起始剂量。应与餐同服以避免血药浓度过高，从而减少药物不良反应的发生。肝功能损害的患者应降低维持量见下文。

与其他抗癫痫药相似，噻加宾停药或与其他抗癫痫药互换时应缓慢减量，以避免诱发癫痫发作频率增加。英国注册药品信息推荐在2～3周的时间内逐渐减量至停药。癫痫发作已获得控制的患者是否停用抗癫痫药详见第446页的讨论。

在肝损伤中的用法 肝脏轻至中度损伤（Child-Pugh评分5～9）的患者使用噻加宾，维持用量为5～10mg，每日1次或每日2次口服。噻加宾禁用于肝功能严重损害的患者。

双相障碍 一项系统性综述[1,2]认为使用噻加宾治疗双相障碍（见第351页）没有足够证据表明治疗有效。

1. Vasudev A, *et al.* Tiagabine in the treatment of acute affective episodes in bipolar disorder. Available in The Cochrane Database of Systematic Reviews; Issue 3. Chichester: John Wiley; 2006 (accessed 26/11/09).
2. Vasudev A, *et al.* Tiagabine in the maintenance treatment of bipolar disorders. Available in The Cochrane Database of Systematic Reviews; Issue 3. Chichester: John Wiley; 2006 (accessed 26/11/09).

癫痫 对标准治疗无效的难治性部分性癫痫发作，可伴或不伴继发全身性癫痫发作（第446页），噻加宾是可选择的辅助用药之一。其药物耐受性良好。噻加宾是否能用于难治性癫痫持续状态请见第450页。

1. Leach JP, Brodie MJ. Tiagabine. *Lancet* 1998; **351:** 203–7.
2. Adkins JC, Noble S. Tiagabine: a review of its pharmacodynamic and pharmacokinetic properties and therapeutic potential in the management of epilepsy. *Drugs* 1998; **55:** 437–60.
3. Luer MS, Rhoney DH. Tiagabine: a novel antiepileptic drug. *Ann Pharmacother* 1998; **32:** 1173–80.
4. Loiseau P. Review of controlled trials of gabitril (tiagabine): a clinician's viewpoint. *Epilepsia* 1999; **40** (suppl 9): S14–S19.
5. Anonymous. Tiagabine: add-on treatment for partial seizures. *Drug Ther Bull* 2000; **38:** 47–8.
6. Dodrill CB, *et al.* Tiagabine versus phenytoin and carbamazepine as add-on therapies: effects on abilities, adjustment, and mood. *Epilepsy Res* 2000; **42:** 123–32.
7. Crawford P, *et al.* Tiagabine: efficacy and safety in adjunctive treatment of partial seizures. *Epilepsia* 2001; **42:** 531–8.
8. Biraben A, *et al.* Comparison of twice- and three times daily tiagabine for the adjunctive treatment of partial seizures in refractory patients with epilepsy: an open label, randomised, parallel-group study. *Epileptic Disord* 2001; **3:** 91–100.
9. Pereira J, *et al.* Tiagabine add-on for drug-resistant partial epilepsy. Available in the Cochrane Database of Systematic Reviews; Issue 3. Chichester: John Wiley; 2002 (accessed 09/06/08).
10. Arroyo S, *et al.* A randomised open-label study of tiagabine given two or three times daily in refractory epilepsy. *Seizure* 2005; **14:** 81–4.

疼痛 抗癫痫药也是治疗疼痛的常见药物（见**镇痛药的选择**，第4页），噻加宾已试用于治疗慢性疼痛并且有效。

1. Todorov AA, *et al.* Tiagabine and gabapentin for the management of chronic pain. *Clin J Pain* 2005; **21:** 358–61.

精神障碍 噻加宾已试用于治疗*全身性焦虑障碍*[1～3]（第925页）和*重度抑郁障碍伴焦虑*[4]（第352页），结果不同。也用于治疗*创伤后应激障碍*（第926页），在一个病例系列[5]和一项开放性研究[6]中已有一些成功的案例，尽管最新的多中心病例对照研究并没有证实有效[7]；仍需要进一步的研究证实。一项前瞻性研究[8]显示对于焦虑障碍患者噻加宾有效且患者容易耐受。

1. Rosenthal M. Tiagabine for the treatment of generalized anxiety disorder: a randomized, open-label, clinical trial with paroxetine as a positive control. *J Clin Psychiatry* 2003; **64:** 1245–9.
2. Pollack MH, *et al.* The selective GABA reuptake inhibitor tiagabine for the treatment of generalized anxiety disorder: results of a placebo-controlled study. *J Clin Psychiatry* 2005; **66:** 1401–8.
3. Pollack MH, *et al.* Tiagabine in adult patients with generalized anxiety disorder: results from 3 randomized, double-blind, placebo-controlled, parallel-group studies. *J Clin Psychopharmacol* 2008; **28:** 308–16.
4. Carpenter LL, *et al.* Open-label tiagabine monotherapy for major depressive disorder with anxiety. *J Clin Psychiatry* 2006; **67:** 66–71.
5. Taylor FB. Tiagabine for posttraumatic stress disorder: a case series of 7 women. *J Clin Psychiatry* 2003; **64:** 1421–5.
6. Connor KM, *et al.* Tiagabine for posttraumatic stress disorder: effects of open-label and double-blind discontinuation treatment. *Psychopharmacology (Berl)* 2006; **184:** 21–5.
7. Davidson JRT, *et al.* The efficacy and tolerability of tiagabine in adult patients with post-traumatic stress disorder. *J Clin Psychopharmacol* 2007; **27:** 85–8.
8. Schwartz TL, *et al.* An open-label study of tiagabine as augmentation therapy for anxiety. *Ann Clin Psychiatry* 2005; **17:** 167–72.

僵人综合征 曾有一些有趣的报道[1]，在不能耐受地西泮治疗的僵人综合征患者中给予噻加宾可使症状得到改善（见**肌肉痉挛**，第964页）。

1. Murinson BB, Rizzo M. Improvement of stiff-person syndrome with tiagabine. *Neurology* 2001; **57:** 366.

制剂

USP 33: Tiagabine Hydrochloride Oral Suspension.

专利制剂

Austral.: Gabitril; **Austria:** Gabitril; **Belg.:** Gabitril; **Cz.:** Gabitril; **Denm.:** Gabitril; **Fin.:** Gabitril; **Fr.:** Gabitril; **Ger.:** Gabitril; **Gr.:** Gabitril; **Hung.:** Gabitril†; **Irl.:** Gabitril; **Ital.:** Gabitril; **Mex.:** Gabatril†; **Pol.:** Gabitril; **Port.:** Gabitril; **Spain:** Gabitril; **Switz.:** Gabitril; **UK:** Gabitril; **USA:** Gabitril.

Topiramate（*BAN*，*USAN*，*rINN*）托吡酯

KW-6485; McN-4853; RWJ-17021; Topiramaatti; Topiramat; Topiramato; Topiramatum. 2,3:4,5-Di-*O*-isopropylidene-β-D-fructopyranose sulphamate.

Топирамат

$C_{12}H_{21}NO_8S$ = 339.4.

CAS — 97240-79-4.

ATC — N03AX11.

ATC Vet — QN03AX11.

UNII — 0H73WJJ391.

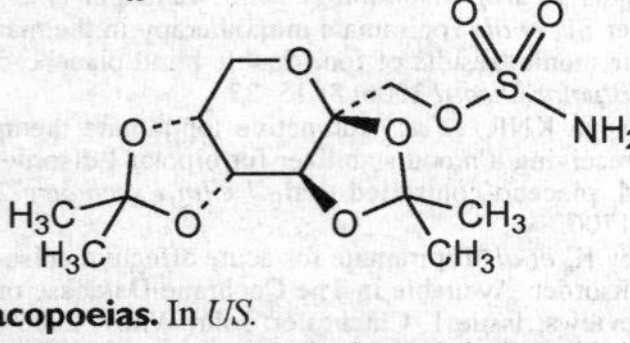

Pharmacopoeias. In *US.*

USP 33（Topiramate） 白色或几乎白色的粉末易溶于二氯甲烷。贮藏于密闭容器中，温度为20～25℃，允许温度范围为15～30℃。避光。

不良反应

托吡酯的药物不良反应包括共济失调、注意力不集中、意识错乱、眩晕、疲倦、感觉异常或感觉减退、困倦、记忆和认知障碍等。激越、焦虑、紧张、情绪不稳和心境障碍也可能出现。其他报道过的不良反应还包括腹痛、食欲减退、虚弱、复视、白细胞减少、恶心、眼球震颤、失眠、精神运动迟滞、语言损害、味觉改变、视觉障碍和体重减轻。引起肾结石的危险性增高，尤其在易感的患者中危险更高。儿童可因排汗减少导致体温升高。偶有因急性近视继发闭角型青光眼的报道。

对骨的影响 抗癫痫药包括托吡酯对骨、钙和维生素D代谢的影响见**苯妥英**项下，第474页。

对电解质的影响 托吡酯药物治疗与代谢性酸中毒有关。临床研究表明托吡酯组血清碳酸氢根浓度持续降低的发生率为23%～67%，而安慰剂对照组为1%～10%[1]。儿童比成人发生酸中毒的危险性更高[1,2]。一项回顾性队列研究发现，在使用托吡酯的成人患者中48%出现血清碳酸氢根浓度降低[3]。通常碳酸氢根浓度在使用托吡酯后很快出现轻到中度的减低，临床可能出现过度换气等症状。抑制碳酸酐酶，导致肾近端小管碳酸氢根重吸收减少，远端肾小管（混合性肾小管酸中毒）分泌 H^+ 浓度增加[4]。同时，除了一些急性反应症状，慢性酸中毒也可导致骨骼和肾钙化的危险。

包括美国注册药品信息在内的一些资料建议，使用托吡酯治疗时应监测基线和周期血清碳酸氢根水平。如果代谢性酸中毒出现或持续存在，可能需要减量或停药；有时也可通过碱化治疗来纠正酸中毒。

1. Janssen-Ortho Inc./Health Canada. Important drug safety information: Topamax (topiramate) use is associated with metabolic acidosis (issued 12 January, 2004). Available at: http://www.hc-sc.gc.ca/dhp-mps/alt_formats/hpfb-dgpsa/pdf/medeff/topamax_3_hpc-cps-eng.pdf (accessed 01/09/08)
2. Philippi H, *et al.* Topiramate and metabolic acidosis in infants and toddlers. *Epilepsia* 2002; **43:** 744–7.
3. Garris SS, Oles KS. Impact of topiramate on serum bicarbonate concentrations in adults. *Ann Pharmacother* 2005; **39:** 424–6.
4. Mirza N, *et al.* Effect of topiramate on acid-base balance: extent, mechanism and effects. *Br J Clin Pharmacol* 2009; **68:** 655–61.

对眼的影响 有报道服用托吡酯的儿童和成人，伴或不伴有继发性闭角型青光眼，发生急性近视[1～3]。到2002年4月为止，英国CSM仅发现了23例发生继发性闭角型青光眼不良反应的病例[4]。通常在开始治疗后1个月出现视敏度降低、眼痛。充血和眼内压增高可伴有或不伴有瞳孔放大。脉络膜渗出导致晶状体和虹膜向前移位。应采取适当的措施降低眼内压，临床上尽快停止使用托吡酯[4]。一项对115例报道托吡酯引起的眼不良反应的综述[5]中描述，83例患者是双眼的不良反应，3例患者是单侧急性闭角型青光眼；其中7例永久性失明。青光眼发生于开始用药后的1～49天，85%的患者发生在用药的前2周。也有急性双侧近视（17例）、脉络膜渗液（9例）、巩膜炎（4例）、眼睑痉挛（2例）、眼球旋转（2例）、肌纤维震颤（1例）的报道。复视和眼球震颤发生于每日至少使用200～400mg的托吡酯。

1. Gubbay SS. The occurrence of drug-induced myopia as a transient side effect of topiramate. *Epilepsia* 1998; **39:** 451.
2. Sen HA, *et al.* Topiramate-induced acute myopia and retinal striae. *Arch Ophthalmol* 2001; **119:** 775–7.
3. Rhee DJ, *et al.* Bilateral angle-closure glaucoma and ciliary body swelling from topiramate. *Arch Ophthalmol* 2001; **119:** 1721–3.
4. CSM/MCA. Topiramate (Topamax): acute myopia and raised intraocular pressure. *Current Problems* 2002; **28:** 4.
5. Fraunfelder FW, *et al.* Topiramate-associated acute, bilateral, secondary angle-closure glaucoma. *Ophthalmology* 2004; **111:** 109–11.

对肝脏的影响 有关在使用卡马西平或丙戊酸盐的癫痫患者中加用托吡酯引起暴发性肝衰竭的报道分别见第454页和第487页**药物相互作用**下的**抗癫痫药**。

对心理功能的影响 包括托吡酯在内的抗癫痫药对*认知能力和精神状态*（包括自杀倾向的危险）影响的综述见第448页。

对神经系统的影响 10.5%的患者出现高热，而服用其他抗癫痫药的患者仅有0.15%的患者出现[1]。小于6岁的儿童每日剂量6mg/kg或更多以及暴露于高温环境，危险性均增加。注册药品信息提醒儿童在温暖和炎热的天气更容易出现排汗减少、体温升高，因而应注意监控。在与其他可引起类似不良反应的药物同时使用时也应该谨慎，这些药物包括碳酸苷酶抑制药和抗毒蕈碱药。

有报道在2例患者中因使用托吡酯造成轻偏瘫，虽已造成神经功能损害，但随着停药症状仍然能够缓解[2]。

1. Ziad EK, *et al.* Age, dose, and environmental temperature are risk factors for topiramate-related hyperthermia. *Neurology* 2005; **65:** 1139–40.
2. Stephen LJ, *et al.* Transient hemiparesis with topiramate. *BMJ* 1999; **318:** 845.

对性功能影响 托吡酯与男性和女性患者性功能障碍[1～3]有关。症状在减量或是停药后均可消失。

1. Holtkamp M, *et al.* Erectile dysfunction with topiramate. *Epilepsia* 2005; **46:** 166–7.
2. Sun C, *et al.* Reversible anorgasmia with topiramate therapy for headache: a report of 7 patients. *Headache* 2006; **46:** 1450–3.
3. Calabrò RS, *et al.* Topiramate-induced erectile dysfunction. *Epilepsy Behav* 2009; **14:** 560–1.

注意事项

肝肾功能损伤的患者慎用托吡酯；大量饮水有利于

预防肾结石，对易感的患者尤其重要。

停药时也应谨慎，见下文的**用途和用法**。

哺乳 有关抗癫痫药治疗与哺乳的评论见第448页。

驾驶 有关抗癫痫药与驾驶的评论见第449页。

妊娠 有关妊娠期间癫痫治疗的评论见第449页。

药物相互作用

抗癫痫药之间有复杂的相互作用，有时联合用药后药效没有增加，药物毒性却可能增加。这种药物相互作用变数大、不容易预测，因此联合用药时做药物血浆药物浓度监测不失为一个好方法。

1. Bialer M, *et al.* Pharmacokinetic interactions of topiramate. *Clin Pharmacokinet* 2004; **43:** 763–80.

抗癫痫药 药动学研究表明[1]，肝酶诱导剂如卡马西平[1~3]、苯巴比妥[2]和苯妥英[1,2]都能降低托吡酯的血浆药物浓度。

托吡酯对苯妥英和卡马西平的影响分别见第476页和第454页。对合用丙戊酸盐引起肝损伤危险增加的报道见第487页。

1. Bourgeois BFD. Drug interaction profile of topiramate. *Epilepsia* 1996; **37:** (suppl 2): S14–S17.
2. Contin M, *et al.* Topiramate therapeutic monitoring in patients with epilepsy: effect of concomitant antiepileptic drugs. *Ther Drug Monit* 2002; **24:** 332–7.
3. Mimrod D, *et al.* A comparative study of the effect of carbamazepine and valproic acid on the pharmacokinetics and metabolic profile of topiramate at steady state in patients with epilepsy. *Epilepsia* 2005; **46:** 1046–54.

强心药 托吡酯对地高辛的影响请见第1217页。

皮质激素 托吡酯对皮质激素的影响见第1429页。

性激素类 包括托吡酯在内的抗癫痫药对口服避孕药的影响请见第2002页。

药动学

托吡酯口服易于吸收，服药后2h达血药浓度峰值。生物利用度不受食物影响。蛋白结合率为9%～17%。女性的药物分布体积是男性一半。托吡酯可通过胎盘屏障并可进入乳汁中。

托吡酯在健康人中的代谢不完全；在服用肝酶诱导药物的患者中50%的药物经肝代谢。主要以原形和代谢物的形式从尿液排出，平均血浆清除半衰期为21h。肾功能正常的患者服药4～8天后达稳态浓度。在肝肾功能损伤的患者中药物清除减低，服药10～15天后才能达到稳态血浆药浓度。儿童药物清除率比成人高，药物清除半衰期较短。

托吡酯的药动学可受其他抗癫痫药影响（见上文的**药物相互作用**）。

1. Perucca E, Bialer M. The clinical pharmacokinetics of the newer antiepileptic drugs: focus on topiramate, zonisamide, and tiagabine. *Clin Pharmacokinet* 1996; **31:** 29–46.
2. Glauser TA, *et al.* Topiramate pharmacokinetics in infants. *Epilepsia* 1999; **40:** 788–91.
3. Öhman I, *et al.* Topiramate kinetics during delivery, lactation, and in the neonate: preliminary observations. *Epilepsia* 2002; **43:** 1157–60.
4. Ferrari AR, *et al.* Influence of dosage, age, and co-medication on plasma topiramate concentrations in children and adults with severe epilepsy and preliminary observations on correlations with clinical response. *Ther Drug Monit* 2003; **25:** 700–8.
5. Battino D, *et al.* Topiramate pharmacokinetics in children and adults with epilepsy: a case-matched comparison based on therapeutic drug monitoring data. *Clin Pharmacokinet* 2005; **44:** 407–16.
6. Britzi M, *et al.* Pharmacokinetic and metabolic investigation of topiramate disposition in healthy subjects in the absence and in the presence of enzyme induction by carbamazepine. *Epilepsia* 2005; **46:** 378–84.
7. Zanotta N, *et al.* Clinical experience with topiramate dosing and serum levels in patients with epilepsy. *Seizure* 2006; **15:** 86–92.
8. Öhman I, *et al.* Pharmacokinetics of topiramate during pregnancy. *Epilepsy Res* 2009; **87:** 124–9.

用途和用法

托吡酯作为氨基磺酸盐类单糖，是难治性部分发作（可伴或不伴继发全身性癫痫发作）、Lennox-Gastaut综合征和原发全身性强直-阵挛发作的辅助治疗。也可用于全身性强直-阵挛发作或部分发作的单药治疗。托吡酯也可用于预防偏头痛。

治疗**癫痫**（见下文），不论是辅助治疗还是单药治疗，托吡酯的起始口服剂量为25～50mg，晚上服用，维持1周后加量；在1～2周的时间内增加25～50mg用药量，直到达到有效剂量。每日剂量超过25mg则应分为2次口服。*联合治疗*的剂量通常为每日200～400mg。*单药治疗*时，每日剂量为100mg至500mg的最大剂量。

儿童剂量见下文。

与其他抗癫痫药相似，托吡酯停药或与其他抗癫痫药互换时应缓慢减量，以避免癫痫发作频率增加。应每周减少日剂量50～100mg。癫痫发作已获得控制的患者是否停用抗癫痫药详见第446页的讨论。

在预防成人**偏头痛**（见下文**头痛**）时，托吡酯的起始口服剂量为每日25mg，晚上服用，维持1周后加量；每周增加25mg，直至常用剂量50mg，每日2次。若停用托吡酯治疗，应每周减少日剂量25～50mg。

如果患者不能耐受上述用药方案，可采用缓慢、小量加量的方法。中重度肾损伤患者无论有无指征，都应减半使用（见上文）。

儿童用法 托吡酯可用于儿童难治性部分发作（可伴或不伴继发全身性癫痫发作）、Lennox-Gastaut综合征和原发全身性强直-阵挛发作的辅助治疗。也可用于新诊断的全身性强直-阵挛发作或部分发作的单药治疗。

在英国，2岁以上儿童*辅助治疗*的初始口服剂量为25mg，晚上1次口服，维持1周后加量，每1～2周增加1～3mg/kg，直到达到有效剂量；高日剂量应分2次给予。尽管日剂量可给到30mg/kg，但一般日剂量在5～9mg/kg即可。

*单药治疗*时，6岁及以上儿童初始口服剂量为每日0.5～1mg/kg，晚上口服，1周后，每1～2周增加0.5～1mg/kg，直到常用日剂量3～6mg/kg，分2次口服；曾有用到每日16mg/kg。

16岁以上儿童推荐使用成人剂量（见上文）。

在美国，批准用于辅助治疗的剂量与英国相似；但单药治疗仅用于10岁及以上儿童，使用剂量同成人。

在肾损伤中的用法 中重度肾损伤的患者达到托吡酯稳态血浆药物浓度的时间比正常人长（见上文的**药动学**），因此可能需要调整给药方案。这类患者应使用正常人的半量治疗。

血液透析的患者应补充日剂量的半量，分次用药（在透析开始和结束时）。

酒精戒断 托吡酯可作为酒精依赖（第1551页）患者达到或维持戒断的辅助治疗[1~5]。

1. Johnson BA, *et al.* Oral topiramate for treatment of alcohol dependence: a randomised controlled trial. *Lancet* 2003; **361:** 1677–85.
2. Johnson BA, *et al.* Topiramate for treating alcohol dependence: a randomized controlled trial. *JAMA* 2007; **298:** 1641–51.
3. Johnson BA, *et al.* Improvement of physical health and quality of life of alcohol-dependent individuals with topiramate treatment: US multisite randomized controlled trial. *Arch Intern Med* 2008; **168:** 1188–99.
4. Olmsted CL, Kockler DR. Topiramate for alcohol dependence. *Ann Pharmacother* 2008; **42:** 1475–80.
5. Kenna GA, *et al.* Review of topiramate: an antiepileptic for the treatment of alcohol dependence. *Curr Drug Abuse Rev* 2009; **2:** 135–42.

双相障碍 稳定情绪的抗癫痫药如卡马西平和丙戊酸盐可代替锂制剂治疗双相障碍（第351页）。在一些有效的案例报道[1,2]后，仍对托吡酯进行过研究，但随机对照研究[3,4]的结果令人失望，而且一项系统性综述[5]发现无论是单药治疗还是辅助治疗，托吡酯有效的证据不足。

1. Teter CJ, *et al.* Treatment of affective disorder and obesity with topiramate. *Ann Pharmacother* 2000; **34:** 1262–5.
2. Erfurth A, Kuhn G. Topiramate monotherapy in the maintenance treatment of bipolar I disorder: effects on mood, weight and serum lipids. *Neuropsychobiology* 2000; **42** (suppl 1): 50–1.
3. Kushner SF, *et al.* Topiramate monotherapy in the management of acute mania: results of four double-blind placebo-controlled trials. *Bipolar Disord* 2006; **8:** 15–27.
4. Chengappa KNR, *et al.* Adjunctive topiramate therapy in patients receiving a mood stabilizer for bipolar I disorder: a randomized, placebo-controlled trial. *J Clin Psychiatry* 2006; **67:** 1698–1706.
5. Vasudev K, *et al.* Topiramate for acute affective episodes in bipolar disorder. Available in The Cochrane Database of Systematic Reviews; Issue 1. Chichester: John Wiley; 2006 (accessed 09/06/08).

癫痫 托吡酯可用于[1~6]治疗癫痫（第446页）的难治性部分发作、原发全身性强直-阵挛发作[7]以及用于有Lennox-Gastaut综合征[8]的患者。在英国，在一定情况下还将其作为一线抗癫痫药。托吡酯使用时逐渐加量可提高药物耐受性，并不延迟药效反应[9]。

托吡酯在婴儿痉挛（如West综合征）[10]、严重肌阵挛性癫痫[11]和青少年肌阵挛性癫痫[12]中也有应用。对失神发作、强直性或失张力性发作可作为二线用药。一项回顾性综述[13]和后来的研究[14,15]认为，托吡酯对顽固性儿童癫痫有效，并且耐受性良好。

托吡酯也曾用于难治性癫痫持续状态[16,17]的替代治疗（第450页）。

1. Sachdeo RC, *et al.* Topiramate: clinical profile in epilepsy. *Clin Pharmacokinet* 1998; **34:** 335–46.
2. Garnett WR. Clinical pharmacology of topiramate: a review. *Epilepsia* 2000; **41** (suppl 1); S61–S65.
3. Glauser TA, *et al.* Topiramate monotherapy in newly diagnosed epilepsy in children and adolescents. *J Child Neurol* 2007; **22:** 693–9.
4. Lyseng-Williamson KA, Yang LPH. Topiramate: a review of its use in the treatment of epilepsy. *Drugs* 2007; **67:** 2231–56.
5. Jette N, *et al.* Topiramate add-on for drug-resistant partial epilepsy. Available in The Cochrane Database of Systematic Reviews; Issue 3. Chichester: John Wiley; 2008 (accessed 27/08/08).
6. Novotny E, *et al.* Randomized trial of adjunctive topiramate therapy in infants with refractory partial seizures. *Neurology* 2010; **74:** 714–20.
7. Biton V. A randomized, placebo-controlled study of topiramate in primary generalized tonic-clonic seizures. *Neurology* 1999; **52:** 1330–7.
8. Sachdeo RC, *et al.* A double-blind, randomized trial of topiramate in Lennox-Gastaut syndrome. *Neurology* 1999; **52:** 1882–7.
9. Biton V, *et al.* Topiramate titration and tolerability. *Ann Pharmacother* 2001; **35:** 173–9.
10. Glauser TA, *et al.* Long-term response to topiramate in patients with West syndrome. *Epilepsia* 2000; **41** (suppl 1): S91–S94.
11. Nieto-Barrera M, *et al.* Topiramate in the treatment of severe myoclonic epilepsy in infancy. *Seizure* 2000; **9:** 590–4.
12. Biton V, Bourgeois BFD. Topiramate in patients with juvenile myoclonic epilepsy. *Arch Neurol* 2005; **62:** 1705–8.
13. Yeung S, *et al.* Topiramate for drug-resistant epilepsies. *Eur J Paediatr Neurol* 2000; **4:** 31–3.
14. Al Ajlouni S, *et al.* The efficacy and side effects of topiramate on refractory epilepsy in infants and young children: a multicenter clinical trial. *Seizure* 2005; **14:** 459–63.
15. Grosso S, *et al.* Efficacy and safety of topiramate in refractory epilepsy of childhood: long-term follow-up study. *J Child Neurol* 2005; **20:** 893–7.
16. Towne AR, *et al.* The use of topiramate in refractory status epilepticus. *Neurology* 2003; **60:** 332–4.
17. Bensalem MK, Fakhoury TA. Topiramate and status epilepticus: report of three cases. *Epilepsy Behav* 2003; **4:** 757–60.

头痛 托吡酯可用于偏头痛（第587页）的预防。安慰剂对照研究[1~5]的结果显示，那些预防性应用托吡酯的患者，偏头痛发作频率明显减少。

托吡酯也用于*丛集性头痛发作*[6]（第587页）和*慢性紧张性头痛*[7]（第588页）的预防。也用于控制*因颅内压升高*（第1140页）引起的头痛。

1. Storey JR, *et al.* Topiramate in migraine prevention: a double-blind, placebo-controlled study. *Headache* 2001; **41:** 968–75.
2. Brandes JL, *et al.* Topiramate for migraine prevention: a randomized controlled trial. *JAMA* 2004; **291:** 965–73.
3. Silberstein SD, *et al.* Topiramate in migraine prevention: results of a large controlled trial. *Arch Neurol* 2004; **61:** 490–5.
4. Silberstein SD, *et al.* Efficacy and safety of topiramate for the treatment of chronic migraine: a randomized, double-blind, placebo-controlled trial. *Headache* 2007; **47:** 170–80.
5. Diener H-C, *et al.* Topiramate reduces headache days in chronic migraine: a randomized, double-blind, placebo-controlled study. *Cephalalgia* 2007; **27:** 814–23.
6. Láinez MJA, *et al.* Topiramate in the prophylactic treatment of cluster headache. *Headache* 2003; **43:** 784–9.
7. Lampl C, *et al.* A prospective, open-label, long-term study of the efficacy and tolerability of topiramate in the prophylaxis of chronic tension-type headache. *Cephalalgia* 2006; **26:** 1203–8.

多汗 托吡酯可以减少出汗（见上文**不良反应**下的**对神经系统的影响**）。有2个使用托吡酯治疗多汗的案例报道[1,2]。

1. Owen DB, Meffert JJ. The suppression of primary palmar-plantar hyperhidrosis by topiramate. *Br J Dermatol* 2003; **148:** 826–7.
2. Hoehn-Saric R. Facial hyperhidrosis-induced social fear alleviated with topiramate. *J Clin Psychiatry* 2006; **67:** 1157.

运动神经元病 曾有人试用托吡酯治疗肌萎缩侧索硬化（见**运动神经元病**，第2321页），但效果不理想[1]。

1. Cudkowicz ME, *et al.* A randomized, placebo-controlled trial of topiramate in amyotrophic lateral sclerosis. *Neurology* 2003; **61:** 456–64.

神经性疼痛 治疗*三叉神经痛*（第10页）首选卡马西平，但托吡酯的治疗效果也很好[1]。也有用于*糖尿病神经病*[2,3]（第7页）、疱疹后疼痛[4]（第10页）和幻肢痛[5]（第10页）。有报道对控制差的癌症患者的神经性疼痛（第6页）有一些益处[6]。

1. Zvartau-Hind M, *et al.* Topiramate relieves refractory trigeminal neuralgia in MS patients. *Neurology* 2000; **55:** 1587–8.
2. Raskin P, *et al.* Topiramate vs placebo in painful diabetic neuropathy: analgesic and metabolic effects. *Neurology* 2004; **63:** 865–73.
3. Donofrio PD, *et al.* Safety and effectiveness of topiramate for the management of painful diabetic peripheral neuropathy in an open-label extension study. *Clin Ther* 2005; **27:** 1420–31.
4. Fowler JA, *et al.* Successful use of topiramate in a patient with severe postherpetic neuralgia. *Ann Pharmacother* 2009; **43:** 139–42.
5. Harden RN, *et al.* Topiramate for phantom limb pain: a time-series analysis. *Pain Med* 2005; **6:** 375–8.
6. Bendaly EA, *et al.* Topiramate in the treatment of neuropathic pain in patients with cancer. *Support Cancer Ther* 2007; **4:** 241–6.

肥胖 托吡酯治疗可以导致体重减轻（见上文**不良反应**），因此试用于辅助治疗肥胖（第2069页）及超重患者；并且也容易耐受。也适用于暴饮暴食者（见下文）。

1. Astrup A, Toubro S. Topiramate: a new potential pharmacological treatment for obesity. *Obes Res* 2004; **12** (suppl): 167S–173S.
2. Kirov G, Tredget J. Add-on topiramate reduces weight in overweight patients with affective disorders: a clinical case series. *BMC Psychiatry* 2005; **5:** 19. Available at: http://www.biomedcentral.com/content/pdf/1471-244X-5-19.pdf (accessed 09/06/08)

3. Khazaal Y, *et al.* Long-term topiramate treatment of psychotropic drug-induced weight gain: a retrospective chart review. *Gen Hosp Psychiatry* 2007; **29:** 446–9.
4. Eliasson B, *et al.* Weight loss and metabolic effects of topiramate in overweight and obese type 2 diabetic patients: randomized double-blind placebo-controlled trial. *Int J Obes* 2007; **31:** 1140–7.
5. Rosenstock J, *et al.* A randomized, double-blind, placebo-controlled, multicenter study to assess the efficacy and safety of topiramate controlled release in the treatment of obese type 2 diabetic patients. *Diabetes Care* 2007; **30:** 1480–6.
6. Cates ME, *et al.* Efficacy of add-on topiramate therapy in psychiatric patients with weight gain. *Ann Pharmacother* 2008; **42:** 505–10.

精神性疾病 托吡酯已试用于治疗一些精神性疾病，包括精神分裂症[1]（第928页）、行为紊乱[2]（第927页）、创伤后应激障碍[3,4]（第926页）和社交焦虑障碍[5]（见**恐怖性障碍**，第926页）。也用于暴饮暴食[6~8]。托吡酯在双相障碍中的用法见上文。

1. Tiihonen J, *et al.* Topiramate add-on in treatment-resistant schizophrenia: a randomized, double-blind, placebo-controlled, crossover trial. *J Clin Psychiatry* 2005; **66:** 1012–15.
2. Nickel MK, *et al.* Topiramate treatment of aggression in female borderline personality disorder patients: a double-blind, placebo-controlled study. *J Clin Psychiatry* 2004; **65:** 1515–19.
3. Berlant JL. Prospective open-label study of add-on and monotherapy topiramate in civilians with chronic nonhallucinatory posttraumatic stress disorder. *BMC Psychiatry* 2004; **4:** 24. Available at: http://www.biomedcentral.com/content/pdf/1471-244X-4-24.pdf (accessed 09/06/08)
4. Alderman CP, *et al.* Topiramate in combat-related posttraumatic stress disorder. *Ann Pharmacother* 2009; **43:** 635–41.
5. Van Ameringen M, *et al.* An open trial of topiramate in the treatment of generalized social phobia. *J Clin Psychiatry* 2004; **65:** 1674–8.
6. Nickel C, *et al.* Topiramate treatment in bulimia nervosa patients: a randomized, double-blind, placebo-controlled trial. *Int J Eat Disord* 2005; **38:** 295–300.
7. Tata AL, Kockler DR. Topiramate for binge-eating disorder associated with obesity. *Ann Pharmacother* 2006; **40:** 1993–7.
8. Claudino AM, *et al.* Double-blind, randomized, placebo-controlled trial of topiramate plus cognitive-behavior therapy in binge-eating disorder. *J Clin Psychiatry* 2007; **68:** 1324–32.

震颤 β受体阻滞药是治疗震颤（第1186页）的首选药物；但托吡酯也可用于治疗震颤[1,2]。

1. Galvez-Jimenez N, Hargreave M. Topiramate and essential tremor. *Ann Neurol* 2000; **47:** 837–8.
2. Ondo WG, *et al.* Topiramate in essential tremor: a double-blind, placebo-controlled trial. *Neurology* 2006; **66:** 672–7.

制剂

USP 33: Topiramate Tablets.

专利制剂

Arg.: Neutop; Topamac; Topictal; Topirex†; Zinalow; ***Austral.:*** Tamate; Topamax; ***Austria:*** Topamax; ***Belg.:*** Topamax; ***Braz.:*** Topamax; ***Canad.:*** Topamax; ***Chile:*** Piracross; Topamax; Topictal; Toprel; ***Cz.:*** Epimaxan; Erravia; Topafis; Topamax; Topilept; Topilex; Topimark; Topiragis; Zidoxer; ***Denm.:*** Epitomax; Topimax; ***Fin.:*** Topimax; ***Fr.:*** Epitomax; ***Ger.:*** Topamax; ***Gr.:*** Letop; Pirantal; Topamac; Topepil; ***Hong Kong:*** Topamax; ***Hung.:*** Epilania; Etopro; Talopam; Topamax; Topepsil; Topilex; ***India:*** Topamac; Topamate; ***Indon.:*** Topamax; ***Irl.:*** Topamax; Topirama; Topit; ***Israel:*** Topamax; Topitrim; ***Ital.:*** Topamax; ***Jpn:*** Topina; ***Malaysia:*** Topamax; ***Mex.:*** Nabianik; Topamax; ***Neth.:*** Epitomax; Erudan; Symtopiram; Topamax; Topilept; Topitex; ***Norw.:*** Topimax; ***NZ:*** Topamax; ***Philipp.:*** Topamax; ***Pol.:*** Epiramat; Epitoram; Erudan; Etopro; Symtopiram; Topamax; Topigen; TopiLek; ***Port.:*** Amlix; Arrosertra; Bluantina; Olandic; Pirepil; Tomix; Topamax; Toptrix; Vermedis; ***Rus.:*** Maxitopir (Макситопир); Topalepsin (Топалепсин); Topamax (Топамакс); Topiromax (Топиромакс); Topsaver (Топсавер); Toreal (Тореал); ***S.Afr.:*** Epitoz; Piramax; Topamax; Toplep; ***Singapore:*** Topamax; ***Spain:*** Bipomax; Topamax; Topibrain; ***Swed.:*** Topimax; ***Switz.:*** Topamax; ***Thai.:*** Topamax; ***Turk.:*** Letop; Topamax; ***UK:*** Topamax; ***Ukr.:*** Epiramat (Эпирамат); Rantopir (Рантопір); Topilepsin (Топилепсин); ***USA:*** Topamax; Topiragen; ***Venez.:*** Topamax.

Trimethadione（*BAN*，*rINN*）三甲双酮

Trimetadion; Trimetadiona; Trimetadionas; Trimetadioni; Trimethadion; Triméthadione; Trimethadionum; Trimethinum; Troxidone. 3,5,5-Trimethyl-1,3-oxazolidine-2,4-dione.

Триметадион

$C_6H_9NO_3$ = 143.1.
CAS — 127-48-0.
ATC — N03AC02.
ATC Vet — QN03AC02.
UNII — R7GV3H6FQ4.

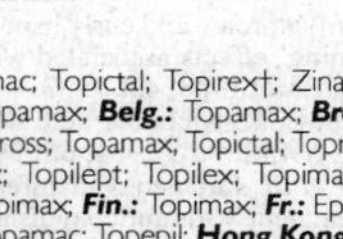

Pharmacopoeias. In *Eur.* (see p.vii), *Int.*, and *Jpn.*

Ph. Eur. 6. 8（Trimethadione） 无色或几乎无色的结晶。可溶于水；易溶于酒精。避光。

简介

三甲双酮是噁唑烷二酮类抗癫痫药，用于治疗对其他抗癫痫药难治的失神发作。然而其毒性较大，因此首选其他药物（见**癫痫**，第446页）。

卟啉病 三甲双酮与卟啉病急性发作有关，因而用于卟啉病患者不安全。

妊娠 妊娠期服用三甲双酮可引起特征性的先天畸形-胎儿三甲双酮综合征。

有关妊娠期间癫痫治疗的评论见第449页。

Valproate 丙戊酸盐

Valproato.

Вальпроат

注：丙戊酸盐是丙戊酸、丙戊酸盐和丙戊酸酯的总称。

Valproic Acid（*BAN*，*USAN*，*rINN*）丙戊酸

Abbott-44089; Acide valproïque; Ácido dipropilacético; Ácido valproico; Acidum valproicum; Kyselina valproová; Valproiinihappo; Valproik Asit; Valproinė rūgštis; Valproinsav; Valproinsyra. 2-Propylvaleric acid; 2-Propylpentanoic acid.

Вальпроевая Кислота

$C_8H_{16}O_2$ = 144.2.
CAS — 99-66-1.
ATC — N03AG01.
ATC Vet — QN03AG01.
UNII — 614OI1Z5WI.

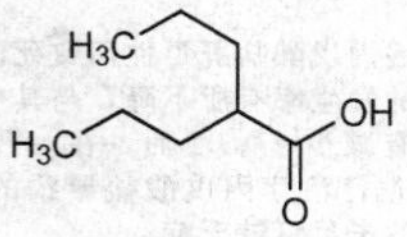

Pharmacopoeias. In *Eur.* (see p.vii) and *US.*

Ph. Eur. 6. 8（Valproic Acid） 无色或微黄色、略黏稠的清亮液体。极微溶于水；可与乙醇和二氯甲烷混合。溶于碱性氢氧化物的稀释液。贮藏于密闭容器中。

USP 33（Valproic Acid） 无色至黄白色、略黏稠的清亮液体，有特殊香味。极微溶于水；易溶于乙醇、丙酮、氯仿、乙醚、甲醇、苯酚、*n*-庚烷、和 1mol/L 浓度的氢氧化钠；微溶于 0.1mol/L 的盐酸。贮藏于密闭玻璃、不锈钢或聚乙烯容器中。

Sodium Valproate（*BANM*，*rINNM*）丙戊酸钠

Abbott-44090; Natrii valproas; Natrio valproatas; Natriumvalproaatti; Natriumvalproat; Nátrium-valproát; Natrium-valproát; NIK-240; Sodium, valproate de; Sodyum Valproat; Valproate de Sodium; Valproate Sodium *(USAN)*; Valproato sódico. Sodium 2-propylvalerate; Sodium 2-propylpentanoate.

Натрий Вальпроат

$C_8H_{15}NaO_2$ = 166.2.
CAS — 1069-66-5.
ATC — N03AG01.
ATC Vet — QN03AG01.
UNII — 5VOM6GYJ0D.

Pharmacopoeias. In *Chin.*, *Eur.* (see p.vii), *Int.*, *Jpn.*, and *US.*

Ph. Eur. 6. 8（Sodium Valproate） 白色或几乎白色，吸湿性、结晶性粉末。极易溶于水；微溶或易溶于乙醇。贮藏于密闭容器中。

USP 33（Divalproex Sodium） 白色或类白色粉末。溶于丙酮；几乎不溶于乙腈；极易溶于氯仿；易溶于乙醚和甲醇。贮藏于密闭容器中。

Valproate Pivoxil（*rINN*）丙戊匹酯

CHF-1504; Valproato de pivoxilo; Valproato pivoxilo; Valproatum Pivoxilum. Hydroxymethyl 2-propylvalerate pivalate.

Вальпроат Пивоксил

$C_{14}H_{26}O_4$ = 258.4.
CAS — 77372-61-3.
ATC — N03AG01.
ATC Vet — QN03AG01.
UNII — 9F5A05A29T.

Valproate Semisodium（*rINN*）丙戊酸半钠

Abbott-50711; Divalproex Sodium *(USAN)*; Semisodium Valproate *(BAN)*; Valproate Semisodique; Valproato semisódico; Valproatum Seminatricum. 2-Propylvaleric acid—Sodium 2-propylvalerate (1:1); Sodium hydrogen bis(2-propylvalerate) oligomer.

Вальпроат Семинатрий

$C_{16}H_{31}NaO_4$ = 310.4.
CAS — 76584-70-8.
ATC — N03AG01.
ATC Vet — QN03AG01.
UNII — 644VL95AO6.

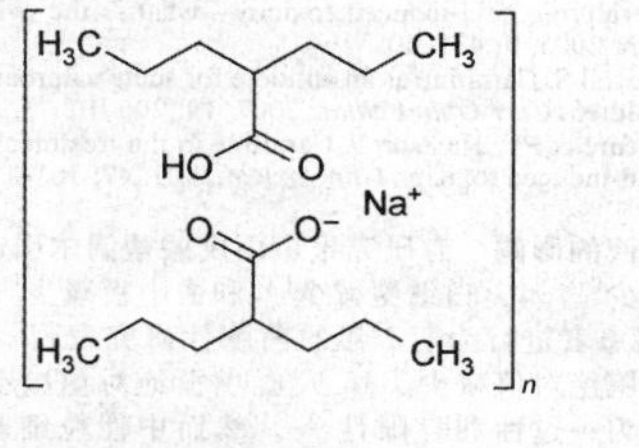

Valpromide（*rINN*）丙戊酸胺

Dipropilacetamida; Dipropylacetamide; Valpromida; Valpromidum. 2-Propylvaleramide.

Вальпромид

$C_8H_{17}NO$ = 143.2.
CAS — 2430-27-5.
ATC — N03AG02.
ATC Vet — QN03AG02.
UNII — RUA6CWU76G.

不良反应

丙戊酸盐最常见的不良反应是胃肠道功能紊乱，尤其在刚开始治疗时容易出现。肠溶片、与餐同服、从小剂量起用等可减少不良反应的发生。丙戊酸盐可促进食欲，体重增加很常见。

少见的不良反应包括水肿、头痛、可逆性出血时间延长和血小板减少。白细胞减少和骨髓抑制也有报道。神经系统不良反应包括共济失调、震颤、镇静、嗜睡、意识错乱，以及更少见的脑病和昏迷。出现这些不良反应通常与起始剂量过大、加药过快或使用其他抗癫痫药有关。极少见锥体外系症状、与脑萎缩有关的可逆性痴呆等。丙戊酸盐还可提高警觉性，一般认为是有益的，但偶尔会产生攻击性、机能亢进和行为异常。也有出现听力丧失。偶尔会出现皮疹，更罕见的情况有多毛症、痤疮、中毒性表皮坏死松解症、Stevens-Johnson 综合征或多形性红斑。可能出现一过性毛发脱落、有时会长出卷发。月经周期紊乱、闭经、男性乳腺发育也偶有报道。

偶有报道出现肝功能异常，包括肝衰竭，通常在用药的前几个月出现，需要停药。有致死的情况。肝转氨酶升高较常见，但通常为一过性，且与药量有关。有时会出现血氨增高，甚至在没有明显肝衰的情况下出现，有时伴随神经系统症状。高甘氨酸血症也有报道。胰腺炎罕有报道，曾有死亡发生。出现急性腹痛则应测查血浆淀粉酶，尽管血清淀粉酶作为诊断指标受到质疑（见下文**对胰腺的影响**）。少数患者会出现可逆性肾小管功能损害（Fanconi 综合征）。

癫痫妇女在妊娠期间服用丙戊酸盐可能造成胎儿的先天畸形。

静脉用药在注射局部可能出现炎症反应和疼痛。

不良反应发生率 在一项研究中[1]，使用丙戊酸钠单药治疗的 88 名儿童患者中有 71 人出现不良反应，尽管这 71 人的用药量明显高于未出现药物不良反应的其余 17 人，但两组之间的血药浓度没有明显差异。

- 56 人出现行为异常，包括易激惹、睡眠延长和加深、睡眠浅、机能亢进、警觉度提高、疲乏、困倦、喜社交、镇静、愉悦、心不在焉、悲伤、攻击性、机敏、温顺等。值得强调的是刺激性反应与抑制性反应同样常见。
- 43 名儿童出现消化异常，厌食、腹痛、恶心和呕吐最常见。腹泻、便秘、食欲增加、体重增加也有出现。除 2 人出现短暂性转氨酶升高外，肝功能和胰腺功能未见异常。
- 神经功能异常有震颤、感觉异常、共济失调，仅见于 4 名患者，较行为异常和消化系统反应少见。
- 其他多种情况还有多饮、多尿、多汗、尿失禁、毛发脱落、毛发颜色或质地改变、皮疹等，见于 23 名儿童患者。
- 出现不良反应的 71 名儿童中有 56 人未予特殊处置，3 人改变了药物剂型（糖浆、片剂、药粒）或用药频率，6 人减量使用，其余 9 人停药。

1. Herranz JL, *et al.* Side effects of sodium valproate in monotherapy controlled by plasma levels: a study in 88 pediatric patients. *Epilepsia* 1982; **23:** 203–14.

卡尼汀缺乏症 长期使用丙戊酸盐偶尔会造成卡尼汀缺

乏（第1833页）。在使用丙戊酸盐的儿童患者中使用卡尼汀替代疗法是否有用还不清楚，但一些神经科医师认为在合适的病例中可以试用，包括出现或具有急性毒性风险（如丙戊酸盐诱导的肝毒性）的患者[1~4]。

1. De Vivo DC, *et al.* L-Carnitine supplementation in childhood epilepsy: current perspectives. *Epilepsia* 1998; **39:** 1216–25.
2. Lheureux PER, *et al.* Science review: carnitine in the treatment of valproic acid-induced toxicity—what is the evidence? *Crit Care* 2005; **9:** 431–40.
3. Russell S. Carnitine as an antidote for acute valproate toxicity in children. *Curr Opin Pediatr* 2007; **19:** 206–10.
4. Lheureux PE, Hantson P. Carnitine in the treatment of valproic acid-induced toxicity. *Clin Toxicol* 2009; **47:** 101–11.

对血液的影响 有研究报道丙戊酸盐偶尔引起中性粒细胞减少[1~3]，白细胞减少[4]和血小板减少[2]。一项对45名患者进行为期1年的前瞻性研究发现，12人中性粒细胞绝对值减少、15人血小板绝对值减少，但上述异常为一过性和自限性[2]。然而中性粒细胞减少，偶尔也会导致[5]停药。一例报道1名45岁男性患者使用丙戊酸半钠8年后出现迟发性中性粒细胞减少，停药后症状消失[6]。丙戊酸盐治疗也可与红细胞发育障碍有关[7,8]。一项研究[9]调查了30例儿童患者，发现丙戊酸盐可产生类似von Willebrand病的表现。其中19人在用药过程中出现轻度出血，7人出血时间异常。服用丙戊酸盐的患者如果要进行手术，或出血时间严重异常，则需要用Ⅷ因子治疗。

包括丙戊酸盐在内的抗癫痫药对血清叶酸的影响详见**苯妥英**（第474页）。

1. Jaeken J, *et al.* Neutropenia during sodium valproate treatment. *Arch Dis Child* 1979; **54:** 986–7.
2. Barr RD, *et al.* Valproic acid and immune thrombocytopenia. *Arch Dis Child* 1982; **57:** 681–4.
3. Vesta KS, Medina PJ. Valproic acid-induced neutropenia. *Ann Pharmacother* 2003; **37:** 819–21.
4. Coulter DL, *et al.* Valproic acid therapy in childhood epilepsy. *JAMA* 1980; **244:** 785–8.
5. Symon DNK, Russell G. Sodium valproate and neutropenia. *Arch Dis Child* 1983; **58:** 235.
6. Stoner SC, *et al.* Delayed-onset neutropenia with divalproex sodium. *Ann Pharmacother* 2008; **42:** 1507–10.
7. MacDougall LG. Pure red cell aplasia associated with sodium valproate therapy. *JAMA* 1982; **247:** 53–4.
8. Watts RG, *et al.* Valproic acid-induced cytopenias: evidence for a dose-related suppression of hematopoiesis. *J Pediatr* 1990; **117:** 495–9.
9. Kreuz W, *et al.* Induction of von Willebrand disease type I by valproic acid. *Lancet* 1990; **335:** 1350–1.

对骨的影响 丙戊酸盐等抗癫痫药对骨和钙离子、维生素D代谢的影响详见**苯妥英**（第474页）。

对内分泌系统的影响 一项早期对238名女性癫痫患者进行的研究显示，丙戊酸盐较其他抗癫痫药更易引起月经不调[1]。那些在20岁之前就开始使用丙戊酸盐的患者中有80%有多囊卵巢和雄激素增多症。最近的一项研究[2]发现，105名服用卡马西平或丙戊酸盐的癫痫妇女，出现多囊卵巢的概率与同龄健康人群没有明显差异，尽管丙戊酸盐可以增加葡萄糖诱导胰腺胰岛素分泌。随后的研究[3~5]和综述[6~9]也证实女性癫痫患者丙戊酸盐治疗对生殖内分泌紊乱和代谢紊乱有影响。但由于癫痫本身也影响内分泌系统，所以并不能说明有因果关系。一些症状如雄激素增多症、月经紊乱、多囊卵巢、体重增加、胰岛素抵抗主要是由于多囊卵巢综合征（第2013页）导致。丙戊酸盐的其他不良反应有低脂血症、低钙血症和甲状腺功能减退症。

抗癫痫药包括丙戊酸盐对男性癫痫患者性功能的影响请见**苯妥英**（第474页）。

1. Isojärvi JIT, *et al.* Polycystic ovaries and hyperandrogenism in women taking valproate for epilepsy. *N Engl J Med* 1993; **329:** 1383–8.
2. Luef G, *et al.* Polycystic ovaries, obesity and insulin resistance in women with epilepsy: a comparative study of carbamazepine and valproic acid in 105 women. *J Neurol* 2002; **249:** 835–41.
3. Betts T, *et al.* A study of anticonvulsant medication on ovarian function in a group of women with epilepsy who have only ever taken one anticonvulsant compared with a group of women without epilepsy. *Seizure* 2003; **12:** 323–9.
4. Mikkonen K, *et al.* Long-term reproductive endocrine health in young women with epilepsy during puberty. *Neurology* 2004; **62:** 445–50.
5. Tan H, *et al.* Valproate-induced insulin resistance in prepubertal girls with epilepsy. *J Pediatr Endocrinol Metab* 2005; **18:** 985–9. Correction. *ibid.*; 1134.
6. Morrell MJ. Reproductive and metabolic disorders in women with epilepsy. *Epilepsia* 2003; **44** (suppl 4): 11–20.
7. Rasgon N. The relationship between polycystic ovary syndrome and antiepileptic drugs: a review of the evidence. *J Clin Psychopharmacol* 2004; **24:** 322–34.
8. Verrotti A, *et al.* Endocrine and metabolic changes in epileptic patients receiving valproic acid. *J Pediatr Endocrinol Metab* 2005; **18:** 423–30.
9. Isojärvi J. Disorders of reproduction in patients with epilepsy: antiepileptic drug related mechanisms. *Seizure* 2008; **17:** 111–19.

对肝脏的影响 早年有一篇综述[1]分析了丙戊酸盐相关的肝毒性损害，对42例致死性肝炎、3例类Reye综合征、22例血氨增高的研究结果显示：

- 在19个临床研究中，血清转氨酶异常的发生率在0%～44%，总计1197名患者的平均发病率为11%。在非致死性病例中，转氨酶活性通常为正常值高限的1～3倍，通常不伴有血清胆红素或碱性磷酸酶升高（严重病例除外）。
- 42例致死性肝炎患者中发病年龄从2.5个月到34岁不等，其中69%在10岁以下。15岁以下的患者男性比例为62.5%，但超过15岁则该比例变为30%。年轻患者的高易感性，尤其是男性儿童，似乎与处方习惯无关。致死病例中有三分之二的患者出现厌食、呕吐、癫痫复发、意识障碍、共济失调等前驱症状。三分之一有肝损伤的症状，包括发热、黄疸、腹水、周围性水肿和易出现淤青。所有的患者都出现肝昏迷。在可以找到资料记载的36名患者中，三分之一的肝损伤发生于1～2个月，仅2名患者发生在5个月以后。在42名致死性肝中毒患者中，36人还同时使用了其他药物，绝大部分为抗癫痫药。
- 发生类Reye综合征的3名患者在症状出现后3周内全部死亡，死亡原因为脑水肿和吸入性肺炎。
- 22名患者有症状性血氨增高，特点为意识障碍、共济失调，但没有明显的肝病表现。停用丙戊酸盐使所有的症状和生化异常消失。血氨增高在无症状患者中也有出现，也发生于大部分接受丙戊酸盐治疗的患者[2]，与肝毒性没有必然联系。

当丙戊酸盐与其他一些药物合用时也会突然出现血氨增高和脑病［见**药物相互作用下的抗菌药**（第487页）和**抗癫痫药**（第487页）］。

多种假说对丙戊酸盐引起的肝毒性进行了详细探讨[3]。

分析美国因丙戊酸盐肝毒性而致死的病例发现，幼儿致死性病例的发生率有所下降，与其他抗癫痫药联合用药的情况也有减少[4]。然而，在一些国家仍有零星报道[5]。用卡尼汀治疗丙戊酸盐导致的肝毒性可能有益处，见上文的**卡尼汀缺乏症**。

1. Powell-Jackson PR, *et al.* Hepatotoxicity to sodium valproate: a review. *Gut* 1984; **25:** 673–81.
2. Chicharro AV, *et al.* The measurement of ammonia blood levels in patients taking valproic acid: looking for problems where they do not exist? *Epilepsy Behav* 2007; **11:** 361–6.
3. Eadie MJ, *et al.* Valproate-associated hepatotoxicity and its biochemical mechanisms. *Med Toxicol* 1988; **3:** 85–106.
4. Dreifuss FE, *et al.* Valproic acid hepatic fatalities: II US experience since 1984. *Neurology* 1989; **39:** 201–7.
5. Koenig SA, *et al.* Valproic acid-induced hepatopathy: nine new fatalities in Germany from 1994 to 2003. *Epilepsia* 2006; **47:** 2027–31.

对心理功能的影响 包括丙戊酸盐在内的抗癫痫药对认知能力和精神状态（包括自杀倾向的危险）影响的综述见第448页。

对神经系统的影响 有报道在1名52岁男性精神分裂症患者中使用丙戊酸钠1～2g，每日1次，结果造成震颤、强直等锥体外系症状，用苯扎托品和苯海索治疗无效[1]。另有报道1名表现为颈、脊柱肌张力障碍的男性患者因使用丙戊酸钠而使主观症状和客观症状明显加重，停药后症状恢复为原来的状态[2]。也有报道[3,4]显示丙戊酸盐抗癫痫治疗可导致帕金森病，开始是隐匿的和渐进性的，在服用药物效果很好的数年后发生。一病例系列报道[4]10例发展为帕金森病的患者中有6例发生认知损害。但大部分病例在停药后症状减轻。

痉挛性发声困难也有报道[5]，减量后症状可消失。

使用丙戊酸钠治疗复杂部分性发作和多种类型癫痫混合存在时还可能引起木僵状态伴EEG异常[6,7]，有人提出，丙戊酸钠治疗某些癫痫时还可能使癫痫发作反常增加。其他一些研究认为丙戊酸钠引起的木僵原因与其致癫痫作用无关[8]。

1. Lautin A, *et al.* Extrapyramidal syndrome with sodium valproate. *BMJ* 1979; **2:** 1035–6.
2. Dick DJ, Saunders M. Extrapyramidal syndrome with sodium valproate. *BMJ* 1980; **280:** 189.
3. Easterford K, *et al.* Reversible parkinsonism with normal β-CIT-SPECT in patients exposed to sodium valproate. *Neurology* 2004; **62:** 1435–7.
4. Masmoudi K, *et al.* Parkinsonism and/or cognitive impairment with valproic acid therapy: a report of ten cases. *Pharmacopsychiatry* 2006; **39:** 9–12.
5. Oh J, *et al.* Spasmodic dysphonia induced by valproic acid. *Epilepsia* 2004; **45:** 880–1.
6. Marescaux C, *et al.* Stuporous episodes during treatment with sodium valproate: report of seven cases. *Epilepsia* 1982; **23:** 297–305.
7. Stecker MM, Kita M. Paradoxical response to valproic acid in a patient with a hypothalamic hamartoma. *Ann Pharmacother* 1998; **32:** 1168–72.
8. Aguglia U, *et al.* Negative myoclonus during valproate-related stupor: neurophysiological evidence of a cortical non-epileptic origin. *Electroencephalogr Clin Neurophysiol* 1995; **94:** 103–8.

对胰腺的影响 早年有人报道了4例丙戊酸盐引发的胰腺炎[1]，文章作者同时回顾了10例报道的相似病例。14例患者（其中2人死亡）中没有任何人出现丙戊酸盐中毒的其他症状。胰腺炎的发病与丙戊酸用药量无关，发病时间最早在用药后1周，最晚在用药后4年半。7名再次用药的患者中有6人再次出现症状。研究认为对无症状患者进行血清淀粉酶监测是不必要的。1994年2月英国CSM对药源性胰腺炎进行了汇总[2]，共收到丙戊酸钠引起的胰腺炎报告29例，其中2人死亡。最近的一项对22例服用丙戊酸盐出现胰腺炎的患儿（2例死亡）的综述[3]发现，治疗持续时间、剂量、血清浓度和多药治疗均不是危险因素。因为复发率很高，作者反对再次服用。血清淀粉酶在39%的患儿中没有诊断意义，作者考虑血清脂肪酶的浓度更可能升高。

1. Wyllie E, *et al.* Pancreatitis associated with valproic acid therapy. *Am J Dis Child* 1984; **138:** 912–14.
2. CSM/MCA. Drug-induced pancreatitis. *Current Problems* 1994; **20:** 2–3.
3. Werlin SL, Fish DL. The spectrum of valproic acid-associated pancreatitis. *Pediatrics* 2006; **118:** 1660–3.

对皮肤、毛发和指甲的影响 有人报道在250名使用丙戊酸钠每日1g的患者中有5人出现卷发，其中3人是在短暂性脱发后新生的卷发[1]。另有个案报道1名女性患者在使用丙戊酸钠连续30个月（最大剂量日3g）后出现卷发，停药后9个月头发恢复至原来的直发[2]。

1名男孩因使用丙戊酸盐引起烟酸缺乏造成类糙皮病样综合征[3]，使用烟酰胺治疗后症状戏剧性地迅速好转。

2名患者因使用抗癫痫药引起血清锌浓度降低，出现表皮锌缺乏的症状[4]。猜测锌缺乏可能与丙戊酸钠的螯合作用有关，苯妥英可能也有类似作用造成吸收不良，丙戊酸盐能诱发吸收不良。

有2名患者因使用丙戊酸钠造成皮肤脉管炎[5]，再次用药可诱发类似症状再次出现。

丙戊酸盐引起的皮疹罕见，可以是抗癫痫药引起的超敏反应综合征（见下文）的一部分。以前曾认为丙戊酸盐引起Stevens-Johnson综合征和中毒性表皮坏死松解症的危险性较其他抗癫痫药小[6]，但目前认为危险性相似。有关丙戊酸盐引起的皮肤反应相比其他抗癫痫药更少见的提示见**苯妥英**（第474页）。

有报道1名女性服用丙戊酸半钠后出现可逆性黄指甲色素沉着[7]。

1. Jeavons PM, *et al.* Valproate and curly hair. *Lancet* 1977; **i:** 359.
2. Gupta AK. 'Perming' effects associated with chronic valproate therapy. *Br J Clin Pract* 1988; **42:** 75–7.
3. Gillman MA, Sandyk R. Nicotinic acid deficiency induced by sodium valproate. *S Afr Med J* 1984; **65:** 986.
4. Lewis-Jones MS, *et al.* Cutaneous manifestations of zinc deficiency during treatment with anticonvulsants. *BMJ* 1985; **290:** 603–4.
5. Kamper AM, *et al.* Cutaneous vasculitis induced by sodium valproate. *Lancet* 1991; **337:** 497–8.
6. Anonymous. Drugs as risk factors in severe cutaneous diseases. *WHO Drug Inf* 1996; **10:** 33–5.
7. Buka R, *et al.* Yellow nail pigmentation following Depakote therapy. *J Drugs Dermatol* 2003; **2:** 545–7.

尿失禁 有人报道2名儿童因使用丙戊酸钠而出现夜间尿失禁[1]，通过减药或重新调整药量可使尿失禁症状好转。有研究[2]认为尿失禁是丙戊酸盐对儿童的不良反应之一，发生率为1%～7%。最可能的解释是丙戊酸盐通过直接作用于一级中枢产生烦渴多饮，或者加深睡眠而造成。

1. Panayiotopoulos CP. Nocturnal enuresis associated with sodium valproate. *Lancet* 1985; **i:** 980–1.
2. Choonara IA. Sodium valproate and enuresis. *Lancet* 1985; **i:** 1276.

超敏反应 抗癫痫药超敏反应综合征包括发热、皮疹、淋巴结肿大和少见的淋巴结囊肿以及肝脏和其他器官的损害，常见于芳香族抗癫痫药。但也有病例报道[1~3]与丙戊酸盐这种非芳香族抗癫痫药有关。一个案例中[1]，1名患者使用卡马西平后出现以上症状，停药后症状消失，但在使用丙戊酸盐2周后症状再次出现。另一报道中[2]，1名2岁的女孩发生致死性暴发性肝炎。

1. Arévalo-Lorido JC, *et al.* Antiepileptic drug hypersensitivity syndrome in a patient treated with valproate. *Br J Clin Pharmacol* 2003; **55:** 415–16.
2. Huang Y-L, *et al.* Fatal sodium valproate-induced hypersensitivity syndrome with lichenoid dermatitis and fulminant hepatitis. *J Am Acad Dermatol* 2003; **49:** 316–19.
3. Roepke S, *et al.* Valproic acid and hypersensitivity syndrome. *Am J Psychiatry* 2004; **161:** 579.

过量 一项队列研究[1]报道了1991年到2001年11月丙戊酸盐中毒的79例患者。其中15例服用的平均剂量为15g，症状为轻度，包括眩晕（2例）、呕吐（4例）、心动过缓（5例）。作者认为服用剂量超过400mg/kg可产生严重的、致死性的不良反应，但这些均不常见。这些严重的毒性包括中枢神经系统抑制、呼吸功能不全和多器官功能不全，也有死亡的报道[2]。2岁以下儿童发生丙戊酸盐诱导的致死性肝毒性的风险极高。有报道[3]1名出生26天的婴儿在服用75mg/kg的丙戊酸盐后42h死亡。

1. Isbister GK, *et al.* Valproate overdose: a comparative cohort study of self poisonings. *Br J Clin Pharmacol* 2003; **55:** 398–404.
2. Eyer F, *et al.* Acute valproate poisoning: pharmacokinetics, alteration in fatty acid metabolism, and changes during therapy. *J Clin Psychopharmacol* 2005; **25:** 376–80.
3. Unal E, *et al.* Fatal valproate overdose in a newborn baby. *Hum Exp Toxicol* 2007; **26:** 453–6.

不良反应的处置

由于丙戊酸及丙戊酸盐经胃肠吸收迅速，所以过量后胃清除作用有限。如服用100mg/kg以上、1h内就诊的成人和儿童可口服活性炭；如果服用有可能威胁生命的剂量（400mg/kg及以上）、1h内就诊的成人可考虑洗胃。尽管极严重中毒可考虑血液透析和（或）血液灌注，但一般给予支持治疗即可。

过量 丙戊酸盐过量时的积极治疗措施包括利尿、灌肠、纳洛酮、血液透析和血液灌注[1,2]，但支持性治疗对于服用25g丙戊酸钠的患者已足够[1]。一项对院外丙戊酸盐中毒处理的共识性指南[3]认为，对无意中摄入超过50mg/kg丙戊酸盐且仅有嗜睡的患者，这样的处理是合适的。对于昏迷患者可使用活性炭或纳洛酮作为入院前处理措施，尽管目前缺乏足够的证据来证明是否有效。

1. Lakhani M, McMurdo MET. Survival after severe self poisoning with sodium valproate. *Postgrad Med J* 1986; **62:** 409–10.
2. Sztajnkrycer MD. Valproic acid toxicity: overview and management. *J Toxicol Clin Toxicol* 2002; **40:** 789–801. Correction. *ibid.* 2003; **41:**215.
3. Manoguerra AS, *et al.* American Association of Poison Control Centers. Valproic acid poisoning: an evidence-based consensus guideline for out-of-hospital management. *Clin Toxicol* 2008; **46:** 661–76.

注意事项

原有肝病或有严重肝损伤家族史的患者禁用丙戊酸盐。3岁以下儿童、有先天代谢或变性疾病、器质性脑病、严重癫痫伴有精神发育迟滞的患者更容易出现肝损伤，应谨慎应用该药。尽量避免与其他抗癫痫药合用，以防加重肝损伤。在用药前和用药后头6个月应监测肝功，尤其在高危人群中更应重视。用药过程中转氨酶升高较常见，通常为一过性，减药后可缓解，但仍要继续临床观察和监测肝功，包括凝血酶原时间等，直至恢复正常。出现凝血酶原时间延长，尤其伴随其他异常情况时，需要停药。如果同时应用水杨酸制剂，则一并停药。一旦出现胰腺炎也要停药。

应告知患者及其看护者如何辨识血液、肝功异常或胰腺炎症状，一旦出现异常马上就诊。

在择期手术前要监测患者的出凝血情况，有些药品说明建议在治疗前和治疗中进行定期监测。

可疑系统性红斑狼疮者慎用丙戊酸盐。

应警告患者体重增加的风险，并采取适当措施避免该类不良反应的出现。

丙戊酸盐停药时要谨慎，见下文的**用途和用法**。

丙戊酸盐的蛋白结合有饱和性，因此血药浓度的变化与用药量相关。药量增加则血药浓度也增加。由于丙戊酸盐部分以酮体的形式排出，因此在糖尿病尿检时可呈假阳性。

严重肾损伤的患者应根据血药浓度调整药量。

哺乳 有报道使用丙戊酸的产妇通过哺乳造成婴儿血小板减少性紫癜和贫血，停止哺乳后婴儿康复[1]。在另外一篇报道中[2]，6名产后哺乳妇女服用的是丙戊酸半钠，她们的婴儿血清丙戊酸盐水平较低，临床未出现任何不良反应。服用丙戊酸钠[3]和丙戊酸[4]的患者也有类似的结果显示。American Academy of Pediatrics 认为[5]，丙戊酸适用于哺乳期妇女。

有关抗癫痫药治疗和哺乳的评论详见第448页。

1. Stahl MMS, *et al.* Thrombocytopenic purpura and anemia in a breast-fed infant whose mother was treated with valproic acid. *J Pediatr* 1997; **130:** 1001–3.
2. Piontek CM, *et al.* Serum valproate levels in 6 breastfeeding mother-infant pairs. *J Clin Psychiatry* 2000; **61:** 170–2.
3. Alexander FW. Sodium valproate and pregnancy. *Arch Dis Child* 1979; **54:** 240.
4. von Unruh GE, *et al.* Valproic acid in breast milk: how much is really there? *Ther Drug Monit* 1984; **6:** 272–6.
5. American Academy of Pediatrics. The transfer of drugs and other chemicals into human milk. *Pediatrics* 2001; **108:** 776–89. [Retired May 2010] Correction. *ibid.*; 1029. Also available at: http://aappolicy.aappublications.org/cgi/content/full/pediatrics%3b108/3/776 (accessed 09/06/08)

驾驶 有关抗癫痫药与驾驶的评论详见第449页。

HIV感染与AIDS 来自小型体外实验的有限数据显示，丙戊酸可能引起HIV病毒的复制[1]。因此一些临床医师建议在使用丙戊酸的HIV阳性患者中应加强对病毒载量的监测。如何利用这种作用减少隐性病毒携带者详见下文的**用途和用法**。

1. Jennings HR, Romanelli F. The use of valproic acid in HIV-positive patients. *Ann Pharmacother* 1999; **33:** 1113–16.

卟啉病 卟啉病患者使用丙戊酸盐不安全，因为该药在动物试验和体外试验中可增加卟啉病的发作。有关丙戊酰胺的说法不一，一些体外试验证实该药可致卟啉病发作。

丙戊酸盐在卟啉病中的应用见第451页。

妊娠 有关妊娠期间癫痫治疗的评论见第449页。

丙戊酸盐等抗癫痫药使胎儿出现神经管缺陷的风险增高，主要表现为颅面、指趾畸形，少见情况还有唇裂、腭裂，这些症状是胎儿抗癫痫药综合征的部分表现之一[1,2]。在随机抽取的17例母亲在孕期使用丙戊酸盐的婴儿中[3]，9人表现为轻度畸形，其中5人同时伴有严重畸形，包括4人中出现的先天性心脏病。在另外一项研究[4]中，研究对象为149名在怀孕最初3个月内使用丙戊酸盐单药治疗的产妇，她们的子女中有16人出现严重畸形（发病危险性是常人的7倍），表现为颅缝早闭、脊柱裂、肺动脉闭锁。一项以人群为基础的对2350名1990～2000年癫痫妇女所生育婴儿的研究[5]发现，母亲在妊娠头3个月单用或是合并用丙戊酸盐，其子代发生先天畸形的危险是未治疗组的4倍，服用剂量超过每日1.5g的风险是10倍。不用丙戊酸盐的卡马西平、奥卡西平或苯妥英单药或多药治疗者，风险均没有增加。

FDA最近报道[6]，来自North American Antiepileptic Drug Pregnancy Registry的资料显示服用抗癫痫药单药治疗的婴儿发生严重畸形的发生率是服用丙戊酸每日平均剂量1g妇女所生育婴儿的10.7%，是服用其他抗癫痫药妇女所生育婴儿的2.9%。在149名孕期服用丙戊酸盐的妇女中，其所生育婴儿中有16例发生严重畸形，包括神经管缺陷、颅面缺陷、心血管系统或其他系统畸形。

妊娠期服用丙戊酸可因纤维蛋白原缺失导致新生儿出血，有时甚至是致命的[7,8]。在22名母亲孕期服用丙戊酸盐的新生儿中，有13人出现低血糖[9]。丙戊酸盐停药症状包括易激惹、神经过敏、肌张力增高、癫痫发作和喂养困难等。

1. Genton P, *et al.* Valproic acid in epilepsy: pregnancy-related issues. *Drug Safety* 2006; **29:** 1–21.
2. Ornoy A. Valproic acid in pregnancy: how much are we endangering the embryo and fetus? *Reprod Toxicol* 2009; **28:** 1–10.
3. Thisted E, Ebbesen F. Malformations, withdrawal manifestations, and hypoglycaemia after exposure to valproate in utero. *Arch Dis Child* 1993; **69:** 288–91.
4. Wyszynski DF, *et al.* Increased rate of major malformations in offspring exposed to valproate during pregnancy. *Neurology* 2005; **64:** 961–5.
5. Artama M, *et al.* Antiepileptic drug use of women with epilepsy and congenital malformations in offspring. *Neurology* 2005; **64:** 1874–8.
6. FDA. Information for healthcare professionals: risk of neural tube birth defects following prenatal exposure to valproate (issued 3rd December, 2009).
Available at: http://www.fda.gov/Drugs/DrugSafety/PostmarketDrugSafetyInformationforPatientsandProviders/DrugSafetyInformationforHeathcareProfessionals/ucm192649.htm (accessed 11/01/10)
7. Majer RV, Green PJ. Neonatal afibrinogenaemia due to sodium valproate. *Lancet* 1987; **ii:** 740–1.
8. Bavoux F, *et al.* Neonatal fibrinogen depletion caused by sodium valproate. *Ann Pharmacother* 1994; **28:** 1307.
9. Ebbesen F, *et al.* Neonatal hypoglycaemia and withdrawal symptoms after exposure in utero to valproate. *Arch Dis Child Fetal Neonatal Ed* 2000; **83:** F124–F129.

药物相互作用

抗癫痫药之间有复杂的相互作用，有时联合用药后药效没有增加，药物毒性却可能增加。这种药物相互作用变数大、不容易预测，因此联合用药时做药物血浆药物浓度监测不失为一个好方法。在与其他可影响凝血功能的药物，如阿司匹林、华法林等合用时应慎用丙戊酸盐。应避免与其他肝毒性药物合用。与其他蛋白结合率高的药物合用时，血浆游离的丙戊酸盐浓度可能增高。

1. Levy RH, Koch KM. Drug interactions with valproic acid. *Drugs* 1982; **24:** 543–56.

镇痛药 1名76岁同时服用阿司匹林325mg的老年妇女，其丙戊酸盐的游离成分增加8倍，从而出现临床中毒症状[1]。阿司匹林可置换丙戊酸盐血浆蛋白结合位点，并通过抑制丙戊酸盐的β-氧化而抑制其代谢。同样的，调查6名癫痫患儿时发现[2]，给予阿司匹林可使丙戊酸盐的游离成分增高、半衰期延长。而且水杨酸制剂在儿童中可增加Reye综合征（第22页）的风险，因此不宜与丙戊酸盐等其他肝毒性药物合用。另外，阿司匹林和丙戊酸盐对凝血和血小板的功能都有影响。

萘普生也有轻度置换丙戊酸蛋白结合位点的作用，但因作用温和对临床影响不大[3]。

1. Sandson NB, *et al.* An interaction between aspirin and valproate: the relevance of plasma protein displacement drug-drug interactions. *Am J Psychiatry* 2006; **163:** 1891–6.
2. Orr JM, *et al.* Interaction between valproic acid and aspirin in epileptic children: serum protein binding and metabolic effects. *Clin Pharmacol Ther* 1982; **31:** 642–9.
3. Grimaldi R, *et al.* In vivo plasma protein binding interaction between valproic acid and naproxen. *Eur J Drug Metab Pharmacokinet* 1984; **9:** 359–63.

抗菌药 曾有报道1名患者使用红霉素而使丙戊酸盐的血药浓度增高，出现中毒症状[1]。

匹氨西林与丙戊酸盐合用理论上有加重肉碱缺乏的可能性。1名72岁的老年女性使用丙戊酸10个月后因尿路感染加用匹美西林，结果出现氨中毒性脑病。分析原因可能是这两种药物都能降低肉碱浓度，后者进一步加重丙戊酸盐所引起的血氨增高[2]。

有患者在治疗过程中使用含厄他培南[3]、亚胺培南[4]、美洛培南[4~8]，结果导致丙戊酸盐的血浆浓度降至治疗水平以下（有时失去控制发作的疗效）。另有报道3名儿童因使用帕尼培南（和倍他米隆）而导致丙戊酸盐浓度的显著降低[9]。MHRA[10]建议，考虑到丙戊酸盐浓度下降快速且明显，不监测血药浓度或调整剂量可能是有益的。因此不推荐碳青霉烯类与丙戊酸或丙戊酸钠合用。

1名患儿因加用异烟肼使血清丙戊酸盐浓度升高，产生丙戊酸盐中毒的症状[11]。该患儿的异烟肼乙酰化速度慢，因此丙戊酸盐的用量必须减量至正常的60%才能维持满意的血清浓度。停用异烟肼后，丙戊酸盐再增加至正常用量。

1. Redington K, *et al.* Erythromycin and valproate interaction. *Ann Intern Med* 1992; **116:** 877–8.
2. Lokrantz C-M, *et al.* Hyperammonemic encephalopathy induced by a combination of valproate and pivmecillinam. *Acta Neurol Scand* 2004; **109:** 297–301.
3. Lunde JL, *et al.* Acute seizures in a patient receiving divalproex sodium after starting ertapenem therapy. *Pharmacotherapy* 2007; **27:** 1202–5.
4. Llinares Tello F, *et al.* Interacción farmacocinética entre ácido valproico y antibióticos carbapenémicos: descripción de tres casos. *Farm Hosp* 2003; **27:** 258–63.
5. De Turck BJG, *et al.* Lowering of plasma valproic acid concentrations during concomitant therapy with meropenem and amikacin. *J Antimicrob Chemother* 1998; **42:** 563–4.
6. Coves-Orts FJ, *et al.* Acute seizures due to a probable interaction between valproic acid and meropenem. *Ann Pharmacother* 2005; **39:** 533–7.
7. Fudio S, *et al.* Epileptic seizures caused by low valproic acid levels from an interaction with meropenem. *J Clin Pharm Ther* 2006; **31:** 393–6.
8. Spriet I, *et al.* Interaction between valproate and meropenem: a retrospective study. *Ann Pharmacother* 2007; **41:** 1130–6.
9. Nagai K, *et al.* Decrease in serum levels of valproic acid during treatment with a new carbapenem, panipenem/betamipron. *J Antimicrob Chemother* 1997; **39:** 295–6.
10. MHRA/CHM. Carbapenems: concomitant use with valproic acid not recommended. *Drug Safety Update* 2010; **3** (10): 4–5. Available at: http://www.mhra.gov.uk/Publications/Safetyguidance/DrugSafetyUpdate/CON081863 (accessed 07/06/10)
11. Jonville AP, *et al.* Interaction between isoniazid and valproate: a case of valproate overdosage. *Eur J Clin Pharmacol* 1991; **40:** 197–8.

抗抑郁药 与其他的抗癫痫药相似，抗抑郁药通过降低惊厥阈值而拮抗丙戊酸盐的抗癫痫作用。

有关氟西汀对丙戊酸盐血清浓度的影响仍有争议，两药联合使用时，一些报道认为会增加丙戊酸盐血清浓度[1~3]，而另一些报道则认为会降低丙戊酸盐血清浓度[4]。

丙戊酸盐对阿米替林的影响见第358页。

1. Sovner R, Davis JM. A potential drug interaction between fluoxetine and valproic acid. *J Clin Psychopharmacol* 1991; **11:** 389.
2. Lucena MI, *et al.* Interaction of fluoxetine and valproic acid. *Am J Psychiatry* 1998; **155:** 575.
3. Cruz-Flores S, *et al.* Valproic toxicity with fluoxetine therapy. *Mo Med* 1995; **92:** 296–7.
4. Droulers A, *et al.* Decrease of valproic acid concentration in the blood when coprescribed with fluoxetine. *J Clin Psychopharmacol* 1997; **17:** 139–40.

抗癫痫药 巴比妥类抗癫痫药苯巴比妥可通过诱导代谢而降低丙戊酸盐的血药浓度[1]，但由于丙戊酸盐同时也抑制苯巴比妥的代谢[2]，使苯巴比妥的血药浓度增高，因此总体抗癫痫效果并未受到明显影响（第472页）。有人认为苯巴比妥还可能增加丙戊酸盐诱导高血氨性脑病的风险[3]。

卡马西平和苯妥英都是肝药酶诱导剂，因此可增加丙戊酸盐的代谢，减低其血药浓度[4~6]。这些作用具有临床意义[7]，丙戊酸盐与这两种药物的相互作用复杂，对代谢和蛋白结合的影响也不一致，因此难以预测临床结果。更多详情请见**卡马西平**（第454页）和**苯妥英**（第476页）。与奥卡西平的相互作用导致丙戊酸盐毒性也有报道[8]。当乙琥胺[9]或甲琥胺[10]加到一些癫痫患者的抗癫痫治疗中时，丙戊酸的血清浓度降低，不同患者间差异较大。

非尔氨酯联合用药可使丙戊酸盐的血药浓度增高[11]。

当托吡酯加到丙戊酸盐耐受良好的患者时，有报道发生可逆性肝损伤[12,13]。二者合用也可引起高氨血症和脑病[14]。

丙戊酸盐可抑制拉莫三嗪的代谢，造成严重的中毒反应，见第465页。一些患者曾出现丙戊酸盐抑制乙琥胺的报道，见第459页。丙戊酸盐可使唑尼沙胺的半衰期缩短，见第492页。

丙戊酸盐与苯二氮草类的相互作用见地西泮项下（第961页）。

1. Perucca E. Pharmacokinetic interactions with antiepileptic drugs. *Clin Pharmacokinet* 1982; **7:** 57–84.
2. Levy RH, Koch KM. Drug interactions with valproic acid. *Drugs* 1982; **24:** 543–56.
3. Segura-Bruna N, *et al.* Valproate-induced hyperammonemic encephalopathy. *Acta Neurol Scand* 2006; **114:** 1–7.
4. Panesar SK, *et al.* The effect of carbamazepine on valproic acid disposition in adult volunteers. *Br J Clin Pharmacol* 1989; **27:** 323–8.
5. Reunanen MI, *et al.* Low serum valproic acid concentrations in epileptic patients on combination therapy. *Curr Ther Res* 1980; **28:** 456–62.
6. Cramer JA, *et al.* Variable free and total valproic acid concentrations in sole- and multi-drug therapy. *Ther Drug Monit* 1986; **8:** 411–15.
7. Jann MW, *et al.* Increased valproate serum concentrations upon carbamazepine cessation. *Epilepsia* 1988; **29:** 578–81.
8. Xiong GL, *et al.* Toxic interaction between valproate and oxcarbazepine: a case detected by the free valproate level. *J Clin Psychopharmacol* 2008; **28:** 472–3.
9. Sälke-Kellermann RA, *et al.* Influence of ethosuximide on valproic acid serum concentrations. *Epilepsy Res* 1997; **26:** 345–9.
10. Besag FMC, *et al.* Methsuximide reduces valproic acid serum levels. *Ther Drug Monit* 2001; **23:** 694–7.
11. Wagner ML, *et al.* The effect of felbamate on valproic acid disposition. *Clin Pharmacol Ther* 1994; **56:** 494–502.
12. Longin E, *et al.* Topiramate enhances the risk of valproate-associated side effects in three children. *Epilepsia* 2002; **43:** 451–4.
13. Bumb A, *et al.* Adding topiramate to valproate therapy may cause reversible hepatic failure. *Epileptic Disord* 2003; **5:** 157–9.
14. Latour P, *et al.* Drug induced encephalopathy in six epileptic patients: topiramate? valproate? or both? *Hum Psychopharmacol* 2004; **19:** 193–203.

抗疟药 甲氟喹可使丙戊酸盐的血清浓度降低[1]；甲氟喹和氯喹通过降低惊厥阈而拮抗丙戊酸盐的抗癫痫作用。

1. Anonymous. Mefloquine for malaria. *Med Lett Drugs Ther* 1990; **32:** 13–14.

抗肿瘤药 曾有报道1名6岁儿童24h内因大剂量输入甲氨蝶呤，造成血清丙戊酸盐浓度显著降低[1]。

1. Schrøder H, Østergaard JR. Interference of high-dose methotrexate in the metabolism of valproate? *Pediatr Hematol Oncol* 1994; **11:** 445–9.

抗精神病药 与其他抗癫痫药相似，抗精神病药可通过降低惊厥阈而拮抗丙戊酸盐的抗癫痫作用。尽管有研究[1]发现利培酮对丙戊酸盐的药动学没有影响[1]，但2个早期的案例报道出现矛盾结论。其中1个报道称，当利培酮加到丙戊酸盐治疗中时，血清丙戊酸盐浓度增加[2]，另1个报道为降低[3]。丙戊酸盐对氯氮平的影响详见第955页。

1. Ravindran A, *et al.* Risperidone does not affect steady-state pharmacokinetics of divalproex sodium in patients with bipolar disorder. *Clin Pharmacokinet* 2004; **43:** 733–40.
2. van Wattum PJ. Valproic acid and risperidone. *J Am Acad Child Adolesc Psychiatry* 2001; **40:** 866–7.
3. Bertoldo M. Valproic acid and risperidone. *J Am Acad Child Adolesc Psychiatry* 2002; **41:** 632.

抗病毒药 2名HIV阳性患者服用丙戊酸盐治疗双相障碍，因其中一位患者正服用依法韦仑[1]，另一位患者服用利托那韦增效的洛匹那韦[2]，结果血浆丙戊酸盐浓度下降，导致躁狂。但早期的一项对少数HIV阳性患者的研究[3]并未发现这些抗病毒药与丙戊酸之间有临床显著意义的相互作用。阿昔洛韦对丙戊酸盐的作用见苯妥英的**药物相互作用**项下，第477页。

丙戊酸盐对齐多夫定的影响详见第881页。

1. Saraga M, *et al.* Reduced valproate plasma levels possible after introduction of efavirenz in a bipolar patient. *Bipolar Disord* 2006; **8:** 415–17.
2. Sheehan NL, *et al.* Possible interaction between lopinavir/ritonavir and valproic acid exacerbates bipolar disorder. *Ann Pharmacother* 2006; **40:** 147–50.
3. DiCenzo R, *et al.* Effects of valproic acid coadministration on plasma efavirenz and lopinavir concentrations in human immunodeficiency virus-infected adults. *Antimicrob Agents Chemother* 2004; **48:** 4328–31.

抗焦虑药 丙戊酸盐与苯二氮草类的相互作用见地西泮（第961页）。丙戊酸盐与喹吡坦的相互作用见第1008页。

钙通道阻滞药 丙戊酸钠对尼莫地平的影响参见硝苯地平项下（第1300页）。

考来烯胺 考来烯胺可减少丙戊酸盐的吸收。

胃肠药 有人研究发现，抗酸药（氢氧化铝和氢氧化镁）在健康人可显著增加丙戊酸盐的生物利用度[1]。其他抗酸制剂（包括碳酸钙、三硅酸铝镁合剂）在同一方面没有显著作用。

另一项研究发现西咪替丁显著增加丙戊酸钠的半衰期，降低其清除率[2]；而雷尼替丁对丙戊酸盐的药动学没有显著影响[2]。

上述药物的相互作用对临床没有显著影响，但其可能性仍然存在，尤其在大量用药的患者。

1. May CA, *et al.* Effects of three antacids on the bioavailability of valproic acid. *Clin Pharm* 1982; **1:** 244–7.
2. Webster LK, *et al.* Effect of cimetidine and ranitidine on carbamazepine and sodium valproate pharmacokinetics. *Eur J Clin Pharmacol* 1984; **27:** 341–3.

银杏叶 有报道苯妥英、丙戊酸半钠合并使用银杏叶时出现致命性癫痫发作，见**苯妥英**（第478页）。

性激素 1名26岁女性服用丙戊酸盐治疗癫痫同时用口服避孕药，结果丙戊酸盐血清浓度降低，相对性激素失活相，性激素活性相使癫痫发作频率增加[1]。随后的一项研究[2]中，9名癫痫女性患者服用丙戊酸盐同时用口服避孕药，结果发现与停药期相比，在避孕期间服用可使总丙戊酸和未结合丙戊酸的口服清除率明显增加。作者认为这种作用是由于炔雌醇对丙戊酸盐葡萄甘酸化的诱导。

1. Herzog AG, *et al.* Serum valproate levels with oral contraceptive use. *Epilepsia* 2005; **46:** 970–1.
2. Galimberti CA, *et al.* Increased apparent oral clearance of valproic acid during intake of combined contraceptive steroids in women with epilepsy. *Epilepsia* 2006; **47:** 1569–72.

药动学

丙戊酸和丙戊酸盐在胃肠道的吸收迅速、完全，与餐同服或餐后服用会减慢吸收速率，但对吸收量没有影响。

丙戊酸在肝内广泛代谢，大部分进行葡萄苷酸化，其余少部分通过多种复杂代谢途径。丙戊酸不会提高自身的代谢，但其他肝微粒酶诱导剂可使其代谢增强。绝大部分以代谢物的形式从尿液排出，小部分通过粪便和呼气排出。

丙戊酸与血浆蛋白的结合广泛，蛋白结合率与血药浓度相关：血药浓度 50μg/ml 时，蛋白结合率为 90%～95%；100μg/ml 时下降为 80%～85%。报道的半衰期从 5～20h 不等。通常联合用药的癫痫患者药物半衰期较短。儿童清除率高于成人。

丙戊酸血药浓度的目标范围是 40～100μg/ml（280～700μmol/L），但是评价癫痫控制效果时常规监测血药浓度的价值不大。

丙戊酸可通过胎盘屏障少量分布于乳汁中。

丙戊酰胺是丙戊酸的酰胺衍生物，较丙戊酸吸收慢、生物利用度略低。丙戊酰胺在肝内可快速、完全地代谢成丙戊酸。

丙戊酸盐的药动学受其他抗癫痫药的影响（见上文的**药物相互作用**）。

1. Zaccara G, *et al.* Clinical pharmacokinetics of valproic acid—1988. *Clin Pharmacokinet* 1988; **15:** 367–89.
2. Bialer M. Clinical pharmacology of valpromide. *Clin Pharmacokinet* 1991; **20:** 114–22.
3. Cloyd JC, *et al.* Valproic acid pharmacokinetics in children IV: effects of age and antiepileptic drugs on protein binding and intrinsic clearance. *Clin Pharmacol Ther* 1993; **53:** 22–9.
4. Yukawa E, *et al.* Population-based investigation of valproic acid relative clearance using nonlinear mixed effects modeling: influence of drug-drug interaction and patient characteristics. *J Clin Pharmacol* 1997; **37:** 1160–7.
5. Dutta S, *et al.* Absolute bioavailability and absorption characteristics of divalproex sodium extended-release tablets in healthy volunteers. *J Clin Pharmacol* 2004; **44:** 737–42.
6. Dutta S, *et al.* Comparative absorption profiles of divalproex sodium delayed-release versus extended-release tablets: clinical implications. *Ann Pharmacother* 2006; **40:** 619–25.
7. Reed RC, *et al.* Every-12-hour administration of extended-release divalproex in patients with epilepsy: impact on plasma valproic acid concentrations. *Epilepsy Behav* 2006; **8:** 391–6.
8. Dutta S, *et al.* Valproate protein binding following rapid intravenous administration of high doses of valproic acid in patients with epilepsy. *J Clin Pharm Ther* 2007; **32:** 365–71.

用途和用法

丙戊酸盐是治疗原发全身性癫痫发作的首选药物，对失神发作和肌阵挛性癫痫发作效果显著，也可用于治疗部分性发作。它的作用复杂，用于癫痫的药理还未完全明确。丙戊酸盐还用于治疗双相障碍的急性躁狂相及预防偏头痛。

药型包括钠盐制剂（丙戊酸半钠、丙戊酸钠），酰胺衍生物（丙戊酰胺），丙戊酸等。也曾有丙戊酸钙和丙戊酸镁。丙戊酸应与餐同服或餐后口服。

治疗**癫痫**（见上文）时应根据个体反应调整药量以取得对癫痫发作的有效控制。血药浓度（见上文的**药动学**）并不能很好反应药效，因此常规监测血药浓度意义不大。

- 丙戊酸钠的推荐起始口服剂量为每日 600mg，分 2 次服用，日剂量每 3 天增加 200mg，直到达到常用量每日 1～2g（每日 20～30mg/kg）。如果仍不能控制癫痫发作，每日最大剂量可达 2.5g。改良的缓释制剂可减少血药浓度的波动。

如果不能口服用药，则可静脉给药，起始静脉给药或从口服改为静脉都可以。推荐 10mg/kg 起始给药，3～5min内静脉注射完成之后，续以静脉输液，必要时剂量可增至最大量每日 2.5g。继续静脉给药应与患者的口服药量相同。在美国，静脉丙戊酸钠的给药剂量与丙戊酸的口服用量相同（见下文）。

- 丙戊酸的推荐起始口服用量为每日 10～15mg/kg，每周增加 5～10mg/kg。英国推荐的最大用量为每日 30mg/kg，美国为每日 60mg/kg。丙戊酸应每日 2～4 次分次口服。
- 丙戊酸半钠口服用量与丙戊酸相同（见上文）。
- 丙戊酸的酰胺衍生物即丙戊酰胺在某些国家也有应用。常用口服剂量为每日 600mg～1.8g，分次口服。

儿童丙戊酸盐剂量详见下文。

与其他抗癫痫药相似，丙戊酸盐停药或换药应缓慢减量，以防诱发癫痫发作频率增加。在癫痫发作控制良好的患者是否应停用抗癫痫药，请见第446页的讨论。

治疗**双相障碍**（见下文）的急性躁狂发作时，丙戊酸半钠口服起始药量与丙戊酸相同，即每日 750mg，分 2～3 次口服。之后要尽可能快速加量（每日 20～30mg/kg）以取得最好疗效，每日最大药量可达 60mg/kg。对服药量超过每日 45mg/kg 的患者应注意监测。一些国家也用丙戊酰胺治疗双相障碍，用药方法与治疗癫痫相同（见上文）。

预防**偏头痛**（见下文**头痛**）时丙戊酸半钠的口服剂量与丙戊酸相同，都是 250mg，每日 2 次，必要时加至每日 1g。

作用 丙戊酸盐的作用复杂，并没有完全阐明。丙戊酸盐可增加中枢 GABA 能神经传递，抑制神经元钠通道，影响细胞信号系统如 Wnt/β-连化蛋白和细胞外信号调节激酶通路，作用于肌醇和花生四烯酸的代谢。除此之外，丙戊酸盐可影响一些基因的转录，至少部分通过其作为组蛋白脱乙酰基酶的直接抑制剂而发挥作用。丙戊酸盐在不同疾病中的临床效应很有可能是这些特性的综合作用[1]。

1. Rosenberg G. The mechanisms of action of valproate in neuropsychiatric disorders: can we see the forest for the trees? *Cell Mol Life Sci* 2007; **64:** 2090–2103.

儿童用法 丙戊酸盐用于治疗儿童原发全身性癫痫发作，对失神发作或肌阵挛性癫痫发作效果显著，也可用于治疗部分性发作。药型包括钠盐制剂（丙戊酸半钠和丙戊酸钠）或丙戊酸。*BNF 2010/11* 建议丙戊酸钠也可用于婴儿痉挛。

体重超过 20kg 的儿童，丙戊酸钠的推荐起始口服剂量为每日 400mg（不论体重如何），分 2 次服用。逐渐增加剂量至每日 20～30mg/kg，如果癫痫控制不好，可增加到最大剂量每日 35mg/kg。体重小于 20kg 的儿童，用量为每日 20mg/kg，分 2 次服用，如有必要可增加到每日 40mg/kg 或更多（见下文）。改良的缓释制剂可减少血药浓度的波动。依据不同的年龄，*BNF 2010/11* 建议以下口服或直肠剂量：

- 新生儿：起始剂量为 20mg/kg，每日 1 次，随后的维持剂量为 10mg/kg，每日 2 次。
- 1 个月～12 岁：起始剂量为 5～7.5mg/kg，每日 2 次，随后的维持剂量为 12.5～15mg/kg，每日 2 次；30mg/kg，每日 2 次可用于婴儿痉挛（见下文）。
- ＞12 岁：同成人常用剂量（见上文）。

当直肠给药时，*BNF 2010/11* 建议用丙戊酸钠口服液，保留 15min。如要必要用水稀释。

口服不能给予时，丙戊酸钠考虑通过静脉给药。常规剂量是每日 20～30mg/kg，静脉注射 3～5min，或静脉输注。如果癫痫控制不好，可增加到每日 40mg/kg 或更多（见下文）。当从口服治疗换为静脉治疗时，静脉的剂量应与口服的剂量一样。

另外，*BNFC 2010/11* 建议婴儿、儿童和不到 18 岁的青少年的剂量为 10mg/kg，每日 2 次，静脉注射。1 个月～12 岁，起始剂量为 10mg/kg，静脉注射，随后的维持剂量为 20～40mg/kg 静脉持续输注。12 岁以上儿童剂量同成人（见上文）。

口服剂量超过每日 20mg/kg 时，不论何种给药途径，均应监测丙戊酸盐血药浓度。若剂量超过每日 40mg/kg 时，应监测患儿临床生化指标和血液学参数。

BNFC 2010/11 建议不同年龄的儿童丙戊酸的剂量应与丙戊酸钠相同（见上文）。在美国，丙戊酸仅限用于 10 岁及以上儿童，剂量同成人。

在美国，丙戊酸半钠可用于治疗 10 岁及以上儿童的癫痫，剂量同成人（见上文）。

双相障碍 丙戊酸盐，尤其是丙戊酸半钠越来越多地作为锂剂替代物被用于治疗双相障碍（第351页）[1~9]。大部分指南将其与锂剂同样作为一线用药，用于每年情感发作周期为4次及以上的快速循环性精神障碍患者；或用于混合或躁狂状态的患者。但一项研究并未证实丙戊酸半钠对快速循环病症有显著作用[9]。一项系统性综述结果显示，选用丙戊酸盐的依据并非来自于其可靠有效的证据[10]。但有证据显示丙戊酸盐对急性躁狂症有效[8]。最近的一项系统性综述认为[11]，丙戊酸盐对急性双相障碍抑郁症状的减轻有效，没有证据显示有增加躁狂发生的风险。然而，该结论是基于小规模的研究，还需要大型对照研究来证实。

1. Pope HG, *et al.* Valproate in the treatment of acute mania: a placebo-controlled study. *Arch Gen Psychiatry* 1991; **48:** 62–8.
2. Joffe RT. Valproate in bipolar disorder: the Canadian perspective. *Can J Psychiatry* 1993; **38** (suppl 2): S46–S50.
3. Schaff MR, *et al.* Divalproex sodium in the treatment of refractory affective disorders. *J Clin Psychiatry* 1993; **54:** 380–4.
4. Bowden CL, *et al.* Efficacy of divalproex vs lithium and placebo in the treatment of mania. *JAMA* 1994; **271:** 918–24. Correction. *ibid.*; 1830.
5. Stoll AL, *et al.* Neurologic factors predict a favorable valproate response in bipolar and schizoaffective disorders. *J Clin Psychopharmacol* 1994; **14:** 311–13.
6. Swann AC, *et al.* Depression during mania: treatment response to lithium or divalproex. *Arch Gen Psychiatry* 1997; **54:** 37–42.
7. Müller-Oerlinghausen B, *et al.* Valproate as adjunct to neuroleptic medication for the treatment of acute episodes of mania: a prospective, randomized, double-blind, placebo-controlled, multicenter study. *J Clin Psychopharmacol* 2000; **20:** 195–203.
8. Macritchie K, *et al.* Valproate for acute mood episodes in bipolar disorder. Available in The Cochrane Database of Systematic Reviews; Issue 1. Chichester: John Wiley; 2003 (accessed 09/06/08).
9. Calabrese JR, *et al.* A 20-month, double-blind, maintenance trial of lithium versus divalproex in rapid-cycling bipolar disorder. *Am J Psychiatry* 2005; **162:** 2152–61.
10. Macritchie K, *et al.* Valproic acid, valproate and divalproex in the maintenance treatment of bipolar disorder. Available in The Database of Systematic Reviews; Issue 3. Chichester: John Wiley; 2001 (accessed 09/06/08).
11. Smith LA, *et al.* Valproate for the treatment of acute bipolar depression: systematic review and meta-analysis. *J Affect Disord* 2010; **122:** 1–9.

库欣综合征 丙戊酸钠也可用于治疗库欣综合征（第2282页）。

癫痫 丙戊酸盐是治疗部分性癫痫、原发性全身强直-阵挛发作、失神发作、肌阵挛性癫痫发作的药物之一（第446页）。但某些适应证尚缺乏确切的证据。由于其抗癫痫谱广泛，因此也是治疗某些癫痫综合征的常用药物，如Lennox-Gastaut综合征。丙戊酸盐对强直性癫痫、失张力性癫痫和婴儿痉挛可能也有效。

1. Mattson RH, *et al.* A comparison of valproate with carbamazepine for the treatment of complex partial seizures and secondarily generalized tonic-clonic seizures in adults. *N Engl J Med* 1992; **327:** 765–71.
2. Richens A, *et al.* A multicentre trial of sodium valproate and carbamazepine in adult onset epilepsy. *J Neurol Neurosurg Psychiatry* 1994; **57:** 682–7.
3. Verity CM, *et al.* A multicentre comparative trial of sodium valproate and carbamazepine in paediatric epilepsy. *Dev Med Child Neurol* 1995; **37:** 97–108.
4. Beydoun A, *et al.* and the Depakote Monotherapy for Partial Seizures Study Group. Safety and efficacy of divalproex sodium monotherapy in partial epilepsy: a double-blind, concentration-response design clinical trial. *Neurology* 1997; **48:** 182–8.
5. Brodie MJ, Mumford JP. Double-blind substitution of vigabatrin and valproate in carbamazepine-resistant partial epilepsy. *Epilepsy Res* 1999; **34:** 199–205.
6. Posner EB, *et al.* Ethosuximide, sodium valproate or lamotrigine for absence seizures in children and adolescents. Available in The Cochrane Database of Systematic Reviews; Issue 4. Chichester: John Wiley; 2005 (accessed 09/06/08).
7. Guerrini R. Valproate as a mainstay of therapy for pediatric epilepsy. *Paediatr Drugs* 2006; **8:** 113–29.
8. Aldenkamp A, *et al.* Role of valproate across the ages: treatment of epilepsy in children. *Acta Neurol Scand* 2006; **184** (suppl): 1–13.
9. Ben-Menachem E, *et al.* Role of valproate across the ages: treatment of epilepsy in adults. *Acta Neurol Scand* 2006; **184** (suppl): 14–27.
10. Perucca E, *et al.* Role of valproate across the ages: treatment of epilepsy in the elderly. *Acta Neurol Scand* 2006; **184** (suppl): 28–37.
11. Marson AG, *et al.* SANAD Study Group. The SANAD study of effectiveness of valproate, lamotrigine, or topiramate for generalised and unclassifiable epilepsy: an unblinded randomised controlled trial. *Lancet* 2007; **369:** 1016–26.
12. Gerstner T, *et al.* Oral valproic acid for epilepsy—long-term experience in therapy and side effects. *Expert Opin Pharmacother* 2008; **9:** 285–92.

锥体外系障碍 丙戊酸盐是具有γ-氨基丁酸能活性的抗癫痫药之一，可用于治疗迟缓性运动障碍（见**锥体外系障碍**，第943页）。

高热惊厥 儿童可使用丙戊酸钠预防高热惊厥（第450页）复发，但常规应用抗癫痫药已不再推荐。

1. Newton RW. Randomised controlled trials of phenobarbitone and valproate in febrile convulsions. *Arch Dis Child* 1988; **63:** 1189–91.

头痛 丙戊酸盐，如丙戊酸半钠，可用于对某些药物如普萘洛尔耐药的顽固性偏头痛（第587页）患者，预防发作[1~7]。在7~16岁的偏头痛患儿中使用丙戊酸盐预防发作已证实有效，并且耐受良好[8,9]。静脉使用丙戊酸盐已试用于治疗急性偏头痛，但一项综述[10]的结论认为不应推荐使用。到目前为止，已发表的研究大多是一些小样本、开放、非对照的研究，所用剂量也各不相同。在一项研究中，丙戊酸盐并没有显示出比其他抗偏头痛药更具优势，疗效还不及丙氯拉嗪。

丙戊酸盐也可用于预防其他药物无效的持续性慢性头痛，包括紧张性头痛（第588页）[11]。

丙戊酸盐也试用于预防丛集性头痛（第587页）。

1. Sørensen KV. Valproate: a new drug in migraine prophylaxis. *Acta Neurol Scand* 1988; **78:** 346–8.
2. Hering R, Kuritzky A. Sodium valproate in the prophylactic treatment of migraine: a double-blind study versus placebo. *Cephalalgia* 1992; **12:** 81–4.
3. Coria F, *et al.* Low-dose sodium valproate in the prophylaxis of migraine. *Clin Neuropharmacol* 1994; **17:** 569–73.
4. Mathew NT, *et al.* Migraine prophylaxis with divalproex. *Arch Neurol* 1995; **52:** 281–6.
5. Kaniecki RG. A comparison of divalproex with propranolol and placebo for the prophylaxis of migraine without aura. *Arch Neurol* 1997; **54:** 1141–5.
6. Erdemoglu AK, Ozbakir S. Valproic acid in prophylaxis of refractory migraine. *Acta Neurol Scand* 2000; **102:** 354–8.
7. Freitag FG. Divalproex in the treatment of migraine. *Psychopharmacol Bull* 2003; **37** (suppl 2): 98–115.
8. Caruso JM, *et al.* The efficacy of divalproex sodium in the prophylactic treatment of children with migraine. *Headache* 2000; **40:** 672–6.
9. Ashrafi MR, *et al.* Sodium valproate versus propranolol in paediatric migraine prophylaxis. *Eur J Paediatr Neurol* 2005; **9:** 333–8.
10. Frazee LA, Foraker KC. Use of intravenous valproic acid for acute migraine. *Ann Pharmacother* 2008; **42:** 403–7.
11. Mathew NT, Ali S. Valproate in the treatment of persistent chronic daily headache: an open label study. *Headache* 1991; **31:** 71–4.

呃逆 丙戊酸可能对顽固性呃逆有效[1]，尤其是神经源性呃逆。顽固性呃逆的治疗详见**氯丙嗪**（第947页）。

1. Jacobson PL, *et al.* Treatment of intractable hiccups with valproic acid. *Neurology* 1981; **31:** 1458–60.

HIV感染与AIDS 上文的**注意事项**中已提到，丙戊酸盐可能引起HIV病毒复制，利用这种作用可减少潜伏的、对药物治疗抵抗的HIV感染静止期CD4+的T细胞。一项研究的初步结果显示[1]，4名HIV阳性接受HAART的患者使用融合抑制剂恩夫韦地强化治疗HIV，并预防丙戊酸盐可能造成的病毒扩散，几周以后开始口服丙戊酸（500~750mg，每日2次）并维持用药3个月。其中有3名患者在恩夫韦地与丙戊酸盐联合使用后，病毒对静止期T细胞的隐性感染率与治疗前相比明显降低。但最近的一项研究[2]发现，9名接受HAART和口服丙戊酸盐至少3个月的HIV阳性患者，其隐性感染T细胞的水平与只接受HAART的患者相似。其他研究[3,4]也认为获益很小或没有。一篇病例报道[5]中描述，1名54岁的男性患者停用已经使用了两年多的HAART和丙戊酸钠时出现了病毒血症的迅速反跳，提示消除隐性感染的益处很小。

1. Lehrman G, *et al.* Depletion of latent HIV-1 infection in vivo: a proof-of-concept study. *Lancet* 2005; **366:** 549–55.
2. Siliciano JD, *et al.* Stability of the latent reservoir for HIV-1 in patients receiving valproic acid. *J Infect Dis* 2007; **195:** 833–6.
3. Sagot-Lerolle N, *et al.* ANRS EP39 study. Prolonged valproic acid treatment does not reduce the size of latent HIV reservoir. *AIDS* 2008; **22:** 1125–9.
4. Archin NM, *et al.* Valproic acid without intensified antiviral therapy has limited impact on persistent HIV infection of resting CD4+ T cells. *AIDS* 2008; **22:** 1131–5.
5. Steel A, *et al.* No change to HIV-1 latency with valproate therapy. *AIDS* 2006; **20:** 1681–2.

恶性肿瘤 丙戊酸盐具有抗肿瘤活性，可能是通过抑制细胞组蛋白脱乙酰基酶的活性发挥作用。常作为其他抗肿瘤药的辅助治疗药物用于各种恶性肿瘤的治疗[1~9]，有一些益处。

1. Bug G, *et al.* Clinical trial of valproic acid and all-trans retinoic acid in patients with poor-risk acute myeloid leukemia. *Cancer* 2005; **104:** 2717–25.
2. Raffoux E, *et al.* Treatment of elderly acute myeloid leukemia with valproic acid and all-trans retinoic acid. *Haematologica* 2005; **90:** 986–8.
3. Pilatrino C, *et al.* Increase in platelet count in older, poor-risk patients with acute myeloid leukemia or myelodysplastic syndrome treated with valproic acid and all-trans retinoic acid. *Cancer* 2005; **104:** 101–9.
4. Chavez-Blanco A, *et al.* Histone acetylation and histone deacetylase activity of magnesium valproate in tumor and peripheral blood of patients with cervical cancer: a phase I study. *Mol Cancer* 2005; **4:** 22.
Full version: http://www.molecular-cancer.com/content/pdf/1476-4598-4-22.pdf (accessed 09/06/08)
5. Münster P, *et al.* Phase I trial of histone deacetylase inhibition by valproic acid followed by the topoisomerase II inhibitor epirubicin in advanced solid tumors: a clinical and translational study. *J Clin Oncol* 2007; **25:** 1979–85.
6. Blum W, *et al.* Phase I study of decitabine alone or in combination with valproic acid in acute myeloid leukemia. *J Clin Oncol* 2007; **25:** 3884–91.
7. Michaelis M, *et al.* Valproic acid as anti-cancer drug. *Curr Pharm Des* 2007; **13:** 3378–93.
8. Duenas-Gonzalez A, *et al.* Valproic acid as epigenetic cancer drug: preclinical, clinical and transcriptional effects on solid tumors. *Cancer Treat Rev* 2008; **34:** 206–22.
9. Bellos F, Mahlknecht U. Valproic acid and all-trans retinoic acid: meta-analysis of a palliative treatment regimen in AML and MDS patients. *Onkologie* 2008; **31:** 629–33.

偏头痛 见上文的**头痛**。

肌肉痉挛 肌肉痉挛的主要治疗方法是理疗和解痉药（第1798页）。丙戊酸盐因具有γ-氨基丁酸活性而被试用。有个案报道[1]，4名不同原因造成的肌肉痉挛患者在原有解痉治疗方案的基础上加用丙戊酸可使肌肉痉挛和疼痛的症状得到改善。上述结果还需要更多的实验证实。

丙戊酸盐也被试用于地西泮治疗无效的僵人综合征（见**肌肉痉挛**，第964页）[2]。

1. Zachariah SB, *et al.* Positive response to oral divalproex sodium (Depakote) in patients with spasticity and pain. *Am J Med Sci* 1994; **308:** 38–40.
2. Spehlmann R, *et al.* Improvement of stiff-man syndrome with sodium valproate. *Neurology* 1981; **31:** 1162–3.

肌阵挛 丙戊酸盐可单独或与氯硝西泮合用治疗皮质性肌阵挛（见第451页）。

神经性疼痛 尽管卡马西平是治疗三叉神经痛（第10页）的药物，但丙戊酸钠可作为治疗卡马西平不能耐受患者的备选抗癫痫药。丙戊酸盐已成功用于治疗疼痛性糖尿病性神经病变[1]（第7页）、疱疹后疼痛（第10页）[2]和神经性癌症疼痛（第6页）[3]。然而，一项安慰剂对照研究[4]并没有证实丙戊酸盐对糖尿病性多神经病疼痛或非糖尿病性多神经病疼痛有效。

1. Kochar DK, *et al.* Sodium valproate for painful diabetic neuropathy: a randomized double-blind placebo-controlled study. *Q J Med* 2004; **97:** 33–8.
2. Kochar DK, *et al.* Divalproex sodium in the management of post-herpetic neuralgia: a randomized double-blind placebo-controlled study. *Q J Med* 2005; **98:** 29–34.
3. Hardy JR, *et al.* A phase II study to establish the efficacy and toxicity of sodium valproate in patients with cancer-related neuropathic pain. *J Pain Symptom Manage* 2001; **21:** 204–9.
4. Otto M, *et al.* Valproic acid has no effect on pain in polyneuropathy: a randomized, controlled trial. *Neurology* 2004; **62:** 285–8.

精神性疾病 丙戊酸盐有抗精神病的作用，被用于治疗双相障碍（见上文），在一些国家作为抗抑郁治疗（第352页）的情感稳定剂使用，治疗难治性抑郁。丙戊酸盐也用于多种疾病症状的控制，如激越、抑郁和暴怒等[1,2]（见**行为紊乱**，第927页）。然而有综述认为，在痴呆患者中小剂量使用丙戊酸盐控制激动症状并未见明确的效果，加大剂量又会产生难以接受的不良反应[3]。有研究报道丙戊酸盐与抗精神病药联合应用有效[4,5]，但是系统性综述再一次质疑这一效果[6]。最近的一项系统性综述[7]发现并无证据支持或反对丙戊酸盐单药或作为抗精神病药的辅助药物治疗精神分裂症（第928页）。丙戊酸盐也曾用于焦虑性疾病，如惊恐障碍[8~10]（第925页）、创伤后应激障碍等[11,12]（第926页）。

1. Geracioti TD. Valproic acid treatment of episodic explosiveness related to brain injury. *J Clin Psychiatry* 1994; **55:** 416–17.
2. Narayan M, *et al.* Treatment of dementia with behavioral disturbances using divalproex or a combination of divalproex and a neuroleptic. *J Clin Psychiatry* 1997; **58:** 351–4.
3. Lonergan E, Luxenberg J. Valproate preparations for agitation in dementia. Available in The Cochrane Database of Systematic Reviews; Issue 3. Chichester: John Wiley; 2009 (accessed 26/11/09).
4. Wassef AA, *et al.* Randomized, placebo-controlled pilot study of divalproex sodium in the treatment of acute exacerbations of chronic schizophrenia. *J Clin Psychopharmacol* 2000; **20:** 357–61.
5. Grove VE, *et al.* Improvement of Huntington's disease with olanzapine and valproate. *N Engl J Med* 2000; **343:** 973–4.
6. Basan A, *et al.* Valproate as an adjunct to antipsychotics for schizophrenia: a systematic review of randomized trials. *Schizophr Res* 2004; **70:** 33–7.
7. Schwarz C, *et al.* Valproate for schizophrenia. Available in The Cochrane Database of Systematic Reviews; Issue 3. Chichester: John Wiley; 2008 (accessed 06/08/09).
8. Primeau F, *et al.* Valproic acid and panic disorder. *Can J Psychiatry* 1990; **35:** 248–50.
9. Keck PE, *et al.* Valproate treatment of panic disorder and lactate-induced panic attacks. *Biol Psychiatry* 1993; **33:** 542–6.
10. Woodman CL, Noyes R. Panic disorder: treatment with valproate. *J Clin Psychiatry* 1994; **55:** 134–6.
11. Fesler FA. Valproate in combat-related posttraumatic stress disorder. *J Clin Psychiatry* 1991; **52:** 361–4.
12. Petty F, *et al.* Valproate therapy for chronic, combat-induced posttraumatic stress disorder. *J Clin Psychopharmacol* 2002; **22:** 100–101.

癫痫持续状态 对于失神癫痫持续状态，首先静脉给予苯二氮䓬类初步控制发作，续以丙戊酸盐维持用药[1]。

预防复发时也可选用丙戊酸盐[2]。丙戊酸盐对惊厥癫痫持续状态（第450页）的作用尚未明确，但主要作为二线或三线药物试用于苯二氮䓬类耐药的患者[3~11]，一些医疗中心将其纳入治疗用药指南中[5]。

1. Bauer J, Elger CE. Management of status epilepticus in adults. *CNS Drugs* 1994; **1:** 26–44.
2. Berkovic SF, *et al.* Valproate prevents the recurrence of absence status. *Neurology* 1989; **39:** 1294–7.
3. Giroud M, *et al.* Use of injectable valproic acid in status epilepticus: a pilot study. *Drug Invest* 1993; **5:** 154–9.
4. Hovinga CA, *et al.* Use of intravenous valproate in three pediatric patients with nonconvulsive or convulsive status epilepticus. *Ann Pharmacother* 1999; **33:** 579–84.
5. Campistol J, *et al.* Estado de mal convulsivo en el niño: experiencia con valproato endovenoso, actualización del protocolo de tratamiento. *Rev Neurol* 1999; **29:** 359–65.
6. Peters CNA, Pohlmann-Eden B. Intravenous valproate as an innovative therapy in seizure emergency situations including status epilepticus—experience in 102 adult patients. *Seizure* 2005; **14:** 164–9.
7. Limdi NA, *et al.* Efficacy of rapid IV administration of valproic acid for status epilepticus. *Neurology* 2005; **64:** 353–5.
8. Misra UK, *et al.* Sodium valproate vs phenytoin in status epilepticus: a pilot study. *Neurology* 2006; **67:** 340–2.
9. Olsen KB, *et al.* Valproate is an effective, well-tolerated drug for treatment of status epilepticus/serial attacks in adults. *Acta Neurol Scand* 2007; **187** (suppl): 51–4.
10. Agarwal P, *et al.* Randomized study of intravenous valproate and phenytoin in status epilepticus. *Seizure* 2007; **16:** 527–32.
11. Mehta V, *et al.* Intravenous sodium valproate versus diazepam infusion for the control of refractory status epilepticus in children: a randomized controlled trial. *J Child Neurol* 2007; **22:** 1191–7.

制剂

BP 2010: Gastro-resistant Sodium Valproate Tablets; Sodium Valproate Oral Solution; Sodium Valproate Tablets;
USP 33: Divalproex Sodium Delayed-Release Tablets; Valproate Sodium Injection; Valproic Acid Capsules; Valproic Acid Syrup.

专利制剂

Arg.: Depakene; Exibral; Logical; Valcote; Valnar; ***Austral.:*** Epilim; Valprease; Valpro; ***Austria:*** Convulex; Depakine; Depakine Chrono; Depakine Chronosphere; ***Belg.:*** Convulex; Depakine; Depakine Chrono; ***Braz.:*** Depakene; Depakote; Epilenil; Torval; Valpakine; Valprene; ***Canad.:*** Depakene; Epiject†; Epival; ***Chile:*** Atemperator; Depakene; DI VP; Neuractin; Valcote; ***Cz.:*** Absenor; Convulex; Convulsofin†; Depakine; Depakine Chrono; Everiden†; Orfiril; ***Denm.:*** Delepsine; Deprakine; Orfiril; ***Fin.:*** Absenor; Deprakine; Deprakine Depot; Orfiril; ***Fr.:*** Depakine; Depakine Chrono; Depakote; Depamide; Micropakine; ***Ger.:*** Convulex; Convulsofin; Ergenyl; Ergenyl Chrono; Ergenyl Chronosphere; Espa-Valept†; Leptilan; Orfiril; Valpro; Valpro Beta; Valprodura†; Valproflux†; Valprolept†; ***Gr.:*** Depakine; Depakine Chrono; Depamide; ***Hong Kong:*** Epilim; Orlept; Valpro; ***Hung.:*** Convulex; Depakine; Depakine Chrono; Everiden†; Orfiril; ***India:*** Diproex; Epilex; Valcontin; Valparin; Valrate; Valtec; ***Indon.:*** Depakene; Depakote; ***Irl.:*** Epilim; Epilim Chrono; Epilim Chronosphere; ***Israel:*** Depalept; Depalept Chrono; Orfiril; Valporal; ***Ital.:*** Depakin; Depakin Chrono; Depamag; Depamide; ***Jpn:*** Depakene; Selenica; ***Malaysia:*** Epilim; Epilim Chrono; Orfiril; ***Mex.:*** Atemperator; Criam; Depakene; Edorame; Epival; Leptilan; Pimiken; Provetal†; Trankitec; Vematina; ***Neth.:*** Convulex†; Depakine; Depakine Chrono; Orfiril; Propymal; ***Norw.:*** Deprakine; Orfiril; ***NZ:*** Epilim; ***Philipp.:*** Aleptiz; Depacon; Depakene; Depakote; Epival; Valparin XR; ***Pol.:*** Absenor; Convulex; Depakine; Depakine Chrono; Depakine Chronosphere; Depamide; Dipromal; Orfiril; Valpro-Ratiopharm Chrono; ValproLek; ***Port.:*** Depakine; Depakine Chrono; Depakine Chronosphere; Diplexil; Diplexil-R; Valprolim†; ***Rus.:*** Apilepsin (Апилепсин)†; Convulex (Конвулекс); Convulsofin (Конвульсофин); Depakine (Депакин); Depakine Chrono (Депакин Хроно); Depakine Chronosphere (Депакин Хроносфера); Encorate (Энкорат); Encorate Chrono (Энкорат Хроно); Valparin XR (Вальпарин XP); ***S.Afr.:*** Convulex; Epilim; ***Singapore:*** Convulex; Epilim; Orfiril; Valparin; ***Spain:*** Depakine; Depakine Crono; Depamide; Milzone; ***Swed.:*** Absenor; Ergenyl; Orfiril; ***Switz.:*** Convulex; Depakine; Depakine Chrono; Orfiril; ***Thai.:*** Depakine; Desorate; Encorate; Oltril; Valparin; Valrem; ***Turk.:*** Convulex; Depakin; Depakin Chrono; ***UAE:*** Valopin; ***UK:*** Convulex; Depakote; Epilim; Epilim Chrono; Episenta; Orlept; ***Ukr.:*** Convulsofin (Конвульсофин); Depakine (Депакин); ***USA:*** Depacon; Depakene; Depakote; Mendatrex; Stavzor; ***Venez.:*** Depakine; Valcote; Valpron.

Vigabatrin (*BAN, USAN, rINN*) 氨己烯酸

4-Amino-5-hexenoic Acid; MDL-71754; RMI-71754; Vigabatriini; Vigabatrina; Vigabatrine; Vigabatrinum; γ-Vinyl Aminobutyric Acid; γ-Vinyl-GABA. 4-Aminohex-5-enoic acid.

Вигабатрин

$C_6H_{11}NO_2$ = 129.2.

CAS — *60643-86-9.*

ATC — *N03AG04.*

ATC Vet — *QN03AG04.*

UNII — *GR120KRT6K.*

COOH
H_2C
NH_2

Pharmacopoeias. In *Br.*

BP 2010（Vigabatrin） 白色或近白色粉末。极易溶于水。

不良反应、处置和注意事项

氨己烯酸的不良反应发生率约为50%，最常见的是困倦、疲乏，儿童中兴奋和激动更常见。这些不良反应的发生率在开始治疗时较高，随着时间推移而降低。其他中枢神经系统相关不良反应还有眩晕、头痛、共济失调、感觉异常、震颤、注意力损害、意识混乱、记忆力损害。其他曾报道过的不良反应有体重增加、胃肠功能紊乱、水肿、脱发、血管性水肿、荨麻疹和皮疹等。血红蛋白和肝酶水平可能降低。偶见显著镇静、木僵和意识混乱，伴有其他脑病的症状。

大约三分之一服用氨己烯酸的患者会出现不可逆性视野缺损，从轻度到重度程度不等，通常发生于用药后数月或数年。视物模糊、复视、眼球震颤较少见。曾有报道出现视网膜病变（如周围性视网膜萎缩），甚至更少见的视神经炎、视神经萎缩（见下文）。开始用药前应检查视野功能，治疗过程中应常规复查（每6个月复查一次较为理想），提醒患者在治疗过程中出现任何新的视力症状都要就诊。氨己烯酸禁用于已有视野缺损的患者。

精神反应如激越、攻击性、易激惹、神经过敏、抑郁、偏执狂反应可发生于原来有或没有精神病史的患者。偶有精神病、轻躁狂和躁狂的报道。应注意观察患者服用氨己烯酸后所出现的任何与不良反应有关的神经功能异常。对于原有精神病、抑郁或行为障碍的患者尤应注意。

氨己烯酸可能加重肌阵挛或失神发作。

氨己烯酸应慎用于老年人和肾功能损害的患者。

停药时要谨慎，详见下文的**用途和用法**。

哺乳 注册药品信息指出，使用氨己烯酸的妇女应停止哺乳。有关哺乳与抗癫痫治疗的评论见第448页。

驾驶 有关抗癫痫药与驾驶的评论见第449页。

氨己烯酸对视敏度的影响尤应注意可能出现的危险情况。

对骨的影响 抗癫痫药包括氨己烯酸对骨、钙离子和维生素D代谢的影响详见**苯妥英**（第474页）。

对眼的影响 最初有人报道3名在原有抗癫痫药治疗方案的基础上加用氨己烯酸的患者，2~3年后出现了双眼严重的视野缩窄[1]。之后陆续有相似的个案报道出现[2~5]。原因可能是周围性视网膜萎缩而非视神经损害。停药后症状虽没有进一步恶化，但也未改善。当时（1997年）厂家的说法[6]是：这是一种少见的不良反应（发生率<0.1%），正在进行深入的临床观察。后来英国CSM证实[7]（1998年3月），自1989年12月以来该组织已收到41例氨己烯酸引起视野缺损的报告，大部分停药后症状未改善。资料显示症状出现于使用氨己烯酸1个月至数年之后，绝大部分停药后视野缺损仍持续存在[8,9]。英国进行的一项处方大事记监测研究（Prescription Event Monitoring Study）[10]的中期报告显示，氨己烯酸很可能或可能与0.2%患者中出现的经客观检查证实的视野缺损有关。然而，此后更多的证据显示视野缺损的发生率似乎更高[11~14]。1999年底药品生产厂家修改了其药品说明，指出视野缺损可见于三分之一的使用者，男性患者出现视野缺损的比例更高[15,16]。是否应该认为累计剂量是一项危险因素仍不清楚[16]，一些研究并未发现其中的联系[17]，但后来的一项开放性标签研究注意到随着治疗时间的延长，危险性增加[18]。

CSM目前认为[14]，氨己烯酸只有在其他联合药物治疗方案都无法奏效时才能由专科医师开具处方。开始用药前应咨询眼科医师并检查视野，治疗过程中每6个月复查一次视野。传统的视野检查法不适于9岁以下的儿童，因此应采取其他方法进行评估。一些儿科医师认为[19]，使用氨己烯酸必须权衡该药可能造成的视野缺损及控制癫痫的重要性之间的利与弊。对无法监控视野情况的小儿，一些人认为利用氨己烯酸控制婴儿痉挛与其不良反应相比更重要[20]。

已有视野缺损的患者禁用氨己烯酸[14,19]。

有一些证据（主要是动物实验研究）显示，视网膜毒性可能与牛磺酸诱导缺乏有关[21]。

1. Eke T, *et al.* Severe persistent visual field constriction associated with vigabatrin. *BMJ* 1997; **314:** 180–1.
2. Wilson EA, Brodie MJ. Severe persistent visual field constriction associated with vigabatrin. *BMJ* 1997; **314:** 1693.
3. Wong ICK, *et al.* Severe persistent visual field constriction associated with vigabatrin. *BMJ* 1997; **314:** 1693–4.
4. Blackwell N, *et al.* Severe persistent visual field constriction associated with vigabatrin. *BMJ* 1997; **314:** 1694.
5. Harding GFA. Severe persistent visual field constriction associated with vigabatrin. *BMJ* 1997; **314:** 1694.
6. Backstrom JT, *et al.* Severe persistent visual field constriction associated with vigabatrin. *BMJ* 1997; **314:** 1694–5.
7. CSM/MCA. Vigabatrin (Sabril) and visual field defects. *Current Problems* 1998; **24:** 1.
8. Hardus P, *et al.* Long term changes in the visual fields of patients with temporal lobe epilepsy using vigabatrin. *Br J Ophthalmol* 2000; **84:** 788–90.
9. Johnson MA, *et al.* Visual function loss from vigabatrin: effect of stopping the drug. *Neurology* 2000; **55:** 40–5.
10. Wilton LV, *et al.* Interim report on the incidence of visual field defects in patients on long term vigabatrin therapy. *Pharmacoepidemiol Drug Safety* 1999; **8** (suppl): S9–S14.
11. Wilton LV, *et al.* Visual field defect associated with vigabatrin: observational cohort study. *BMJ* 1999; **319:** 1165–6.
12. Kälviäinen R, *et al.* Vigabatrin, a gabaergic antiepileptic drug, causes concentric visual defects. *Neurology* 1999; **53:** 922–6.
13. Lawden MC, *et al.* Visual field defects associated with vigabatrin therapy. *J Neurol Neurosurg Psychiatry* 1999; **67:** 716–22.
14. CSM/MCA. Vigabatrin (Sabril): visual field defects. *Current Problems* 1999; **25:** 13.
15. Kälviäinen R, Nousiainen I. Visual field defects with vigabatrin: epidemiology and therapeutic implications. *CNS Drugs* 2001; **15:** 217–30.
16. Wild JM, *et al.* Vigabatrin and epilepsy: lessons learned. *Epilepsia* 2007; **48:** 1318–27.
17. Kinirons P, *et al.* Vigabatrin retinopathy in an Irish cohort: lack of correlation with dose. *Epilepsia* 2006; **47:** 311–17.
18. Wild JM, *et al.* Visual field loss in patients with refractory partial epilepsy treated with vigabatrin: final results from an open-label, observational, multicentre study. *CNS Drugs* 2009; **23:** 965–82.
19. Appleton RE. Guideline may help in prescribing vigabatrin. *BMJ* 1998; **317:** 1322.
20. Harding GFA. Severe persistent visual field constriction associated with vigabatrin. *BMJ* 1998; **316:** 232–3.
21. Jammoul F, *et al.* Taurine deficiency is a cause of vigabatrin-induced retinal phototoxicity. *Ann Neurol* 2009; **65:** 98–107.

对肝脏的影响 体内外研究显示氨己烯酸可抑制血浆丙氨酸氨基转移酶的活性，因此可能掩饰仅表现为转氨酶升高的早期肝损伤[1]。

1. Richens A, *et al.* Evidence for both in vivo and in vitro interaction between vigabatrin and alanine transaminase. *Br J Clin Pharmacol* 1997; **43:** 163–8.

对心理功能的影响 氨己烯酸可引起多种行为异常，包括易激惹、意识混乱和精神性反应等[1~7]。一项双盲对照的药物不良反应研究显示[8]，精神反应的发生率为2.5%；最常见的反应是抑郁，发生率8%~12%。精神症状一般比较轻，减药或逐渐停药后会消失。有2名患者在突然停用氨己烯酸后出现了精神病的表现[9,10]，恢复用药后症状得到改善。目前还不清楚原有精神障碍的患者使用氨己烯酸后是否更易出现精神异常[8,11]。证据显示从小剂量开始使用并未减少精神障碍的发生[11]。

抗癫痫药对认知能力和精神状态（包括自杀倾向的危险）的负面影响详见第448页的讨论。

1. Sander JWAS, Hart YM. Vigabatrin and behaviour disturbances. *Lancet* 1990; **335:** 57.
2. Dam M. Vigabatrin and behaviour disturbances. *Lancet* 1990; **335:** 605.
3. Betts T, Thomas L. Vigabatrin and behaviour disturbances. *Lancet* 1990; **335:** 605–6.
4. Johnston SJ. Vigabatrin and behaviour disturbances. *Lancet* 1990; **335:** 606.
5. Robinson MK, *et al.* Vigabatrin and behaviour disturbances. *Lancet* 1990; **336:** 504.
6. Naumann M, *et al.* Bipolar affective psychosis after vigabatrin. *Lancet* 1994; **343:** 606–7.
7. Martinez AC, *et al.* Vigabatrin-associated reversible acute psychosis in a child. *Ann Pharmacother* 1995; **29:** 1115–17.
8. Levinson DF, Devinsky O. Psychiatric adverse events during vigabatrin therapy. *Neurology* 1999; **53:** 1503–11.
9. Ring HA, Reynolds EH. Vigabatrin and behaviour disturbance. *Lancet* 1990; **335:** 970.
10. Brodie MJ, McKee PJW. Vigabatrin and psychosis. *Lancet* 1990; **335:** 1279.
11. Wong ICK. Retrospective study of vigabatrin and psychiatric behavioural disturbances. *Epilepsy Res* 1995; **21:** 227–30.

对神经系统的影响 有报道2名患者因难治性癫痫加用氨己烯酸后出现了运动行为异常[1]。使用氨己烯酸治疗婴儿痉挛后发现有脑核磁共振成像（MRI）检查异常[2,3]，尤其是每日剂量为125mg/kg或更多的小婴儿。尽管这些异常是暂时的，大部分患儿即使继续治疗症状也会消失，但其临床意义不明确。运动障碍如肌张力障碍、共济失调、肌张力增高与使用氨己烯酸治疗婴儿痉挛有关，MHRA[3]警告如果在氨己烯酸使用过程中出现任何新的运动障碍，应该考虑根据专科医生建议减量或是逐步停药。

一项研究报道[4]，2名使用卡马西平的患者加用氨己烯酸后发生急性脑病，表现为木僵、躁动、易激惹、EEG背景活动减慢。临床症状不能用卡马西平或其环氧化物中毒解释，但不能排除卡马西平与氨己烯酸相互作用引起急性脑病的可能性。有报道[5]称，将氨己烯酸给予1名正接受苯巴比妥治疗的6个月大的女婴时发生了急性脑病。停用氨己烯酸后症状消失。另一项报道显示[6]，有3名使用多种抗癫痫药（不包括卡马西平）的患者加用氨己烯酸后出现急性脑病的表现，停用氨己烯酸后症状完全消失，说明氨己烯酸是引起脑病的原因。文章作者认为，氨己烯酸所引起的急性脑病可能与原有的大脑异常情况有关。注册药品信息指出的药物不良反应危险因素还包括起始药量偏大，加量过快过大以及肾损伤等。

1. Jongsma MJ, *et al.* Reversible motor disturbances induced by vigabatrin. *Lancet* 1991; **338:** 893.
2. Wheless JW, *et al.* Magnetic resonance imaging abnormalities associated with vigabatrin in patients with epilepsy. *Epilepsia* 2009; **50:** 195–205.

3. MHRA/CHM. Vigabatrin for infantile spasms: risk of movement disorders and MRI abnormalities. *Drug Safety Update* 2009; **3** (4): 4. Available at: http://www.mhra.gov.uk/home/idcplg?IdcService=GET_FILE&dDocName=CON062549&RevisionSelectionMethod=LatestReleased (accessed 13/01/10)
4. Sälke-Kellermann A, Baier H. Acute encephalopathy with vigabatrin. *Lancet* 1993; **342:** 185.
5. Haas-Lude K, *et al.* Acute encephalopathy associated with vigabatrin in a six-month-old girl. *Epilepsia* 2000; **41:** 628–30.
6. Sharief MK, *et al.* Acute encephalopathy with vigabatrin. *Lancet* 1993; **342:** 619.

对诊断性试验的影响 氨己烯酸可引起尿中排泄氨基酸的改变，因此可能误导代谢性疾病患者尿筛查的结果[1,2]。

1. Bonham JR, *et al.* Pyroglutamicaciduria from vigabatrin. *Lancet* 1989; **i:** 1452–3.
2. Shih VE, Tenanbaum A. Aminoaciduria due to vinyl-gaba administration. *N Engl J Med* 1990; **323:** 1353.

卟啉病 有关氨己烯酸在卟啉病中的应用详见第451页。

妊娠 有关妊娠期间癫痫治疗的评论见第449页。

氨己烯酸等新型抗癫痫药对胎儿的影响了解很少，但妊娠期使用氨己烯酸孕妇的子代中已有发生先天畸形的报道。

药物相互作用

抗癫痫药之间有复杂的相互作用，有时联合用药后药效没有增加，药物毒性却可能增加。这种药物相互作用变数大、不容易预测，因此联合用药时做药物血浆药物浓度监测不失为一个好方法。

抗癫痫药 氨己烯酸对其他抗癫痫药血浆药物浓度的影响请见卡马西平（第454页）、苯巴比妥（第472页）、苯妥英（第476页）和扑米酮（第480页）。

药动学

氨己烯酸的外消旋化合物口服吸收良好，其非活性的 *R*(－)-异构体的血浆药物浓度明显高于活性的 *S*(＋)-异构体，提示二者的生物利用度有差异。口服剂量中60%～80%以原形形式从尿液中排出，血浆清除半衰期为5～8h。氨己烯酸与血浆蛋白的结合率不高。

氨己烯酸的血药浓度与药效或毒性无明显相关性。儿童药时曲线下面积比成人低，可能需要较高剂量达到治疗血药浓度。

氨己烯酸可透过胎盘并可分布于乳汁中。

1. Rey E, *et al.* Vigabatrin: clinical pharmacokinetics. *Clin Pharmacokinet* 1992; **23:** 267–78.
2. Hoke JF, *et al.* Pharmacokinetics of vigabatrin following single and multiple oral doses in normal volunteers. *J Clin Pharmacol* 1993; **33:** 458–62.
3. Elwes RDC, Binnie CD. Clinical pharmacokinetics of newer antiepileptic drugs: lamotrigine, vigabatrin, gabapentin and oxcarbazepine. *Clin Pharmacokinet* 1996; **30:** 403–15.
4. Vauzelle-Kervroëdan F, *et al.* Pharmacokinetics of the individual enantiomers of vigabatrin in neonates with uncontrolled seizures. *Br J Clin Pharmacol* 1996; **42:** 779–81.
5. Jacqz-Aigrain E, *et al.* Pharmacokinetics of the S(+) and R(−) enantiomers of vigabatrin during chronic dosing in a patient with renal failure. *Br J Clin Pharmacol* 1997; **44:** 183–5.
6. Armijo JA, *et al.* Vigabatrin serum concentration to dosage ratio: influence of age and associated antiepileptic drugs. *Ther Drug Monit* 1997; **19:** 491–8.
7. Tran A, *et al.* Vigabatrin: placental transfer in vivo and excretion into breast milk of the enantiomers. *Br J Clin Pharmacol* 1998; **45:** 409–11.

用途和用法

氨己烯酸是 *γ*-氨基丁酸（GABA）类似物，是 *γ*-氨基丁酸转氨酶的不可逆性抑制物，该酶负责 *γ*-氨基丁酸的降解。对于顽固性部分性发作伴或不伴继发全身性发作的患者，氨己烯酸可作为辅助用药。对婴儿痉挛（如 West 综合征）可用氨己烯酸单药治疗（见下文的**癫痫**）。

氨己烯酸作为辅助治疗的推荐起始口服剂量为每日1g，根据反应和耐受性加量，每周加量500mg，直至每日最大剂量3g。

每日可分2次或1次口服。老年人和有肾损伤的患者需减量服用，尤其是肌酐清除率低于60ml/min者。肾损伤患者的剂量详见下文。

儿童剂量详见下文。

与其他抗癫痫药相似，氨己烯酸停药或与其他抗癫痫药互换时应缓慢减量，以避免诱发癫痫发作频率增加。癫痫发作已获得控制的患者是否停用抗癫痫药详见第446页的讨论。注册药品信息推荐氨己烯酸停药应在2～4周内逐渐减量至停药。

1. Wheless JW, *et al.* Vigabatrin. *Neurotherapeutics* 2007; **4:** 163–72.

儿童用法 氨己烯酸用于儿童部分性发作伴或不伴全身发作以及对其他药物无效时的辅助性治疗。也可单药治疗婴儿痉挛发作（如 West 综合征）。

作为辅助治疗时，氨己烯酸推荐的起始口服剂量为40mg/kg，每日1次或分2次服用。维持剂量根据体重计算：

- 10～15kg：每日0.5～1g；
- 15～30kg：每日1～1.5g；
- 30～50kg：每日1.5～3g；
- ＞50kg：每日2～3g。

另外，根据年龄，*BNFC 2010/11* 建议的口服剂量如下：

- 婴儿～12岁：起始剂量为15～20mg/kg（最大250mg），每日2次；2～3周增加至维持剂量30～40mg/kg，每日2次；最大剂量75mg/kg或1.5g，每日2次，以较小者为准。
- 12～18岁：起始剂量为250mg，每日2次，2～3周增加至维持剂量1～1.5g，每日2次。

氨己烯酸也可直肠给药；在英国，*BNFC 2010/11* 建议1个月以上的儿童可经直肠给药，剂量与根据年龄计算的口服剂量相同（见上文）。使用前用少量水溶解口服粉末。

单药治疗婴儿痉挛，推荐起始口服剂量为每日50mg/kg，根据反应调整剂量。最大量可达每日150mg/kg。*BNFC 2010/11* 建议开始15～25mg/kg，每日2次。根据反应7天后调整剂量。对于婴儿和2岁以下儿童，通常维持剂量为40～50m/kg，每日2次（最大剂量75mg/kg，每日2次）。

在肾损伤中的用法 有肾功能损伤的患者，建议减少氨己烯酸的口服剂量。美国的注册药品信息推荐的依据肌酐清除率（CC）进行的剂量调整如下：

- CC50～80ml/min：减25%的药量；
- CC30～50ml/min：减50%的药量；
- CC10～30ml/min：减75%的药量。

癫痫 氨己烯酸用于难治性癫痫（第446页）的辅助用药。有综述认为[1～4]氨己烯酸对复杂部分性癫痫（可伴或不伴继发全身性发作）最有效，却可能加重肌阵挛癫痫或失神发作。两项多中心研究证实了氨己烯酸作为辅助用药治疗难治性部分性癫痫的有效性[5,6]，该研究包括228名患者（其中46名儿童患者），另一个研究[7]包括52名准备进行癫痫手术评估的患者。然而另一项开放性试验研究显示[8]，对120名联合使用氨己烯酸和其他抗癫痫药达6～8年的难治性癫痫患者进行随访发现，氨己烯酸对严重难治性癫痫的远期预后仅有边界性效果；该研究的早期结论曾认为氨己烯酸是有效的。后来的一项系统性综述[9]认为，尽管有证据显示氨己烯酸可在短期内减少难治性部分性癫痫的发作频率，但其不良反应如视野缺损常见且严重；还需要进一步的研究。

氨己烯酸对治疗婴儿痉挛（如 West 综合征）是有价值的。在192名婴儿痉挛患儿中使用氨己烯酸单药治疗[10]，平均随访7.6个月后发现有131人的发作症状完全停止；37人发作频率减少；24人症状无改善（其中1名用药后病情加重）。一项交叉研究对比了氨己烯酸与促肾上腺皮质激素治疗42名婴儿痉挛症患者的结果，发现二者都有一定的疗效[11]。一项大型多中心研究对比了泼尼松龙和替可克肽（一种合成促皮质激素）与氨己烯酸的疗效[12]，发现前者对初期症状的控制较好，但随访12～14个月后两组疗效基本相当。有综述认为，氨己烯酸对伴有结节性硬化的婴儿痉挛症患者效果最好[13]，而对于其他婴儿痉挛情况的效果略逊一筹[13]。后来的指南[14]试验性推荐氨己烯酸短期治疗婴儿痉挛，包括伴有结节性硬化者。

1. French JA. Vigabatrin. *Epilepsia* 1999; **40** (suppl 5): S11–S16.
2. Gidal BE, *et al.* Vigabatrin: a novel therapy for seizure disorders. *Ann Pharmacother* 1999; **33:** 1277–86.
3. Lewis H, Wallace SJ. Vigabatrin. *Dev Med Child Neurol* 2001 **43:** 833–5.
4. Willmore LJ, *et al.* Vigabatrin: 2008 update. *Epilepsia* 2009; **50:** 163–73.
5. Dalla Bernadina B, *et al.* Efficacy and tolerability of vigabatrin in children with refractory partial seizures: a single-blind dose-increasing study. *Epilepsia* 1995; **36:** 687–91.
6. French JA, *et al.* A double-blind, placebo-controlled study of vigabatrin three g/day in patients with uncontrolled complex partial seizures. *Neurology* 1996; **46:** 54–61.
7. Malmgren K, *et al.* Cost analysis of epilepsy surgery and of vigabatrin treatment in patients with refractory partial epilepsy. *Epilepsy Res* 1996; **25:** 199–207.
8. Walker MC, *et al.* Long term use of lamotrigine and vigabatrin in severe refractory epilepsy: audit of outcome. *BMJ* 1996; **313:** 1184–5.
9. Hemming K, *et al.* Vigabatrin for refractory partial epilepsy. Available in The Cochrane Database of Systematic Reviews; Issue 3. Chichester: John Wiley; 2008 (accessed 12/08/09).
10. Aicardi J, *et al.* Sabril IS Investigator and Peer Review Groups. Vigabatrin as initial therapy for infantile spasms: a European retrospective survey. *Epilepsia* 1996; **37:** 638–42.
11. Vigevano F, Cilio MR. Vigabatrin versus ACTH as first-line treatment for infantile spasms: a randomized, prospective study. *Epilepsia* 1997; **38:** 1270–4.
12. Lux AL, *et al.* The United Kingdom Infantile Spasms Study (UKISS) comparing hormone treatment with vigabatrin on developmental and epilepsy outcomes to age 14 months: a multicentre randomised trial. *Lancet Neurol* 2005; **4:** 712–17.
13. Hancock E, Osborne JP. Vigabatrin in the treatment of infantile spasms in tuberous sclerosis. *J Child Neurol* 1999; **14:** 71–4.
14. Mackay MT, *et al.* Practice parameter: medical treatment of infantile spasms—report of the American Academy of Neurology and the Child Neurology Society. *Neurology* 2004; **62:** 1668–81.

代谢性疾病 氨己烯酸作为 *γ*-氨基丁酸氨基转移酶的不可逆性抑制剂，可用于伴或不伴癫痫的 *γ*-氨基丁酸相关性代谢病[1～5]，但效果尚不确定。有案例报道，在23名琥珀酸半醛脱氢酶缺乏的患者中使用氨己烯酸，有效率为三分之一[4]。

1. Jaeken J, *et al.* Vigabatrin in GABA metabolism disorders. *Lancet* 1989; **i:** 1074.
2. Gibson KM, *et al.* Vigabatrin therapy in patient with succinic semialdehyde dehydrogenase deficiency. *Lancet* 1989; **ii:** 1105–6.
3. Stephenson JBP. Vigabatrin for startle-disease with altered cerebrospinal-fluid free gamma-aminobutyric acid. *Lancet* 1992; **340:** 430–1.
4. Gibson KM, *et al.* The clinical phenotype of succinic semialdehyde dehydrogenase deficiency (4-hydroxybutyric aciduria): case reports of 23 new patients. *Pediatrics* 1997; **99:** 567–74.
5. Leuzzi V, *et al.* Vigabatrin improves paroxysmal dystonia in succinic semialdehyde dehydrogenase deficiency. *Neurology* 2007; **68:** 1320–1.

僵人综合征 有报道[1～3]发现了一些有趣的现象：给不能耐受地西泮的僵人综合征患者使用氨己烯酸可改善症状（见**肌肉痉挛**，第964页）。

1. Vermeij FH, *et al.* Improvement of stiff-man syndrome with vigabatrin. *Lancet* 1996; **348:** 612.
2. Prevett MC, *et al.* Improvement of stiff-man syndrome with vigabatrin. *Neurology* 1997; **48:** 1133–4.
3. Sharoqi IA. Improvement of stiff-man syndrome with vigabatrin. *Neurology* 1998; **50:** 833–4.

戒断综合征 研究[1,2]显示氨己烯酸作为可卡因和去氧麻黄碱依赖的辅助治疗有一些获益；短期使用对视觉的影响不明显[1]。

1. Fechtner RD, *et al.* Short-term treatment of cocaine and/or methamphetamine abuse with vigabatrin: ocular safety pilot results. *Arch Ophthalmol* 2006; **124:** 1257–62.
2. Brodie JD, *et al.* Randomized, double-blind, placebo-controlled trial of vigabatrin for the treatment of cocaine dependence in Mexican parolees. *Am J Psychiatry* 2009; **166:** 1269–77.

制剂

BP 2010: Vigabatrin Oral Powder; Vigabatrin Tablets.

专利制剂

Arg.: Sabril; ***Austral.:*** Sabril; ***Austria:*** Sabril; ***Belg.:*** Sabril; ***Braz.:*** Sabril; ***Canad.:*** Sabril; ***Chile:*** Sabril; ***Cz.:*** Sabril; ***Denm.:*** Sabrilex; ***Fin.:*** Sabrilex; ***Fr.:*** Sabril; ***Ger.:*** Sabril; ***Gr.:*** Sabril; ***Hong Kong:*** Sabril; ***Hung.:*** Sabril; ***Irl.:*** Sabril; ***Israel:*** Sabrilan; ***Ital.:*** Sabril; ***Mex.:*** Sabril; ***Neth.:*** Sabril; Sabrilex; ***Norw.:*** Sabrilex; ***NZ:*** Sabril; ***Pol.:*** Sabril; ***Port.:*** Sabril; ***S.Afr.:*** Sabril; ***Singapore:*** Sabril; ***Spain:*** Sabrilex; ***Swed.:*** Sabrilex; ***Switz.:*** Sabril; ***Turk.:*** Sabril; ***UK:*** Sabril; ***USA:*** Sabril.

Zonisamide（*BAN*，*USAN*，*rINN*）唑尼沙胺

AD-810; CI-912; PD-110843; Zonisamida; Zonisamidum. 1-(1,2-Benzoxazol-3-yl)methanesulphonamide.

Зонизамид

$C_8H_8N_2O_3S$ = 212.2.

CAS — 68291-97-4.

ATC — N03AX15.

ATC Vet — QN03AX15.

UNII — 459384H98V.

Pharmacopoeias. In *US.*

USP 33（Zonisamide） 白色或几乎白色的粉末。溶于甲醇；易溶于二甲基甲酰胺。

不良反应

使用唑尼沙胺最常见的不良反应包括瞌睡、眩晕、厌食。其他常见不良反应包括胃肠道紊乱（如腹痛、便秘、腹泻、消化不良和恶心）、淤血、头痛、易激惹、失眠、焦虑、抑郁以及兴奋或易怒。严重的（有时是致命的）皮肤反应包括多形性红斑、Stevens-Johnson 综合征，中毒性表皮坏死松解症也偶有发生。对于出现不明原因皮疹的患者应考虑停用唑尼沙胺。偶有再生障碍性贫血、粒细胞缺乏症、血小板减少症、白细胞减少症、各类血细胞减少症和白细胞增多症的报道。

代谢性酸中毒与唑尼沙胺治疗有关，通常发生于治疗早期，尽管可在治疗的任何阶段发生。这种不良反应是剂量依赖性的，但在剂量低于每日25mg时就可发

生。发生率和严重程度在年轻患者更高且严重。

其他不良反应包括肾结石（见下文）、肾损伤、胰腺炎、横纹肌溶解症、精神病、精神运动迟滞、注意力减退、言语或语言困难、感觉异常、眼球震颤、复视、体重减轻和疲劳。儿童曾有出现排汗减少、过热（见下文）。

对心理功能的影响 唑尼沙胺等抗癫痫药对认知能力和精神状态（包括自杀倾向的危险）的影响见第448页。

过热 使用唑尼沙胺的患者中曾出现排汗减少和体温过高的现象。截至2001年12月底，美国药物生产厂家得到40例此类情况的报告，其中38例来自投入日本市场前11年期间，2例来自投入美国市场第一年内。许多例报告来自暴露于较高的周围环境温度后，其中有些进展为热射病，但没有死亡病例发生。

生产厂家注意到不良反应在儿童中发生的风险更大，因此需要对使用此药物的儿童进行严密监控，尤其是在温暖或炎热的天气中。当唑尼沙胺与其他能够引发类似不良反应的药物（如碳酸酐酶抑制药和抗毒蕈碱药）[1]共同使用时也需谨慎。

1. O'Brien C [Elan Pharmaceuticals]. Important drug warning. Available at: http://www.fda.gov/downloads/Safety/MedWatch/SafetyInformation/SafetyAlertsforHumanMedicalProducts/UCM171098.pdf (accessed 25/08/10)

肾结石 在使用唑尼沙胺的患者中，美国和欧洲发生肾结石的概率要比日本高。美国的一项研究表明，113名长期接受唑尼沙胺治疗的患者中有4名（3.5%）发展为肾结石[1]，但有家族遗传史的有2人。早期研究资料中，美国与欧洲的700名患者中有13人（1.9%）发生肾结石，而日本的1008名患者中有2人（0.2%）发生肾结石[2]。另一项包括750名患者的综述[3]得出结论，使用唑尼沙胺的患者发生肾结石的风险比普通人群大5～9倍。但后来的研究[4]评估了所有安全性数据（美国和欧洲的临床试验以及医药公司上市后的监测数据），发现肾结石的发生概率较低。有研究报道[5]3例肾结石与唑尼沙胺有关，在使用水化治疗和（或）枸橼酸替代后仍可继续使用唑尼沙胺。

1. Patsalos PN, Sander JWAS. Newer antiepileptic drugs: towards an improved risk-benefit ratio. *Drug Safety* 1994; **11:** 37–67.
2. Peters DH, Sorkin EM. Zonisamide: a review of its pharmacodynamic and pharmacokinetic properties, and therapeutic potential in epilepsy. *Drugs* 1993; **45:** 760–87.
3. Bennett WM. Risk of kidney stones in patients treated with zonisamide. *Neurology* 2002; **58** (suppl 3): A298–A299.
4. Wroe S. Zonisamide and renal calculi in patients with epilepsy: how big an issue? *Curr Med Res Opin* 2007; **23:** 1765–73.
5. Richards KC, *et al.* Continued use of zonisamide following development of renal calculi. *Neurology* 2005; **64:** 763–4.

注意事项

唑尼沙胺是磺胺衍生物，因此对磺胺类药物有过敏史者禁用。

对有肝肾功能损害的患者使用此药要小心谨慎，对肝损伤患者无安全性的数据。对有肾结石危险因素的患者，尤其是对易感人群，使用唑尼沙胺要谨慎，建议大量饮水以增加排尿，以降低发展为肾结石的风险。

在使用唑尼沙胺时建议测定血清碳酸氢根浓度基础值并定时监测。若发生代谢性酸中毒或代谢性酸中毒持续存在，应考虑减量或是停药。若持续治疗仍存在代谢性酸中毒的患者应考虑补碱治疗。使用碳酸酐酶抑制剂的患者谨慎使用唑尼沙胺。

对于用药后出现胰腺炎的患者要监测其胰脂肪酶和淀粉酶水平，并可考虑停止用药。对出现严重肌肉疼痛或无力，无论是否发热，应评估血清肌酸磷酸激酶和醛缩酶水平，如这些酶的水平升高，需要停止使用唑尼沙胺。对使用唑尼沙胺的患者，如果体重减轻或体重低于标准，应适当增加食物摄入量，如确有明显的体重减轻，应停止用药。发生不明原因皮疹的患者应考虑停用唑尼沙胺。

停药时应谨慎，见下文的**用途与用法**。

哺乳 唑尼沙胺分布于母乳中[1]；考虑到唑尼沙胺对婴儿潜在的不良作用，注册药品信息中建议：对于哺乳期的母亲，只有使用唑尼沙胺的益处大于风险时才能使用该药。建议在停用唑尼沙胺治疗1个月后再进行哺乳。有关抗癫痫药治疗与哺乳的评论见第448页。

1. Kawada K, *et al.* Pharmacokinetics of zonisamide in perinatal period. *Brain Dev* 2002; **24:** 95–7.

驾驶 有关抗癫痫药与驾驶的评论见第449页。

妊娠 唑尼沙胺可透过胎盘[1]。有关妊娠期间癫痫治疗的评论见第449页。

1. Kawada K, *et al.* Pharmacokinetics of zonisamide in perinatal period. *Brain Dev* 2002; **24:** 95–7.

药物相互作用

抗癫痫药之间有复杂的相互作用，有时联合用药后药效没有增加，药物毒性却可能增加。这种药物相互作用变数大、不容易预测，因此联合用药时做药物血浆药物浓度监测不失为一个好方法。与可能诱导或抑制细胞色素P450同工酶CYP3A4的药物同时使用会导致血浆中唑尼沙胺浓度的改变。卡马西平、苯妥英或苯巴比妥会减少唑尼沙胺的半衰期；丙戊酸盐也会减少唑尼沙胺的半衰期但程度稍弱。

唑尼沙胺应避免与能引发肾结石的药物同时使用，因为会增加发展为肾结石的风险（见上文的**不良反应**）。当唑尼沙胺与其他已知可以引起热相关紊乱的药物合用时应谨慎，因为可增加发生过热的风险（见上文的**不良反应**）；与碳酸酐酶抑制剂合用时也要谨慎，因为可增加发生代谢性酸中毒的风险（见上文的**注意事项**）。

1. Sills G, Brodie M. Pharmacokinetics and drug interactions with zonisamide. *Epilepsia* 2007; **48:** 435–41.

药动学

唑尼沙胺几乎完全经胃肠道吸收，口服2～6h可达血药浓度峰值。生物利用度几乎是完全的。食物不影响唑尼沙胺的生物利用度但会延迟达到血药浓度峰值的时间。稳态浓度14日内可达到。药物广泛分布于全身组织中。血浆蛋白结合率较低（40%～50%），但能够广泛地与红细胞结合。血浆清除半衰期为63h。

唑尼沙胺通过乙酰化作用形成*N*-乙酰唑尼沙胺，在细胞色素P450同工酶CYP3A4的作用下还原成2-氨磺酰基乙酰酚（SMAP）；这两种代谢物均无活性。主要通过尿液排泄。15%～30%以药物原形排出，15%以*N*-乙酰唑尼沙胺的形式排出，50%以SMAP葡萄糖苷酸形式排出。

唑尼沙胺可透过胎盘并分布于母乳中。

唑尼沙胺药动学受其他共同使用的抗癫痫药的影响（见上文的**药物相互作用**）。

1. Kochak GM, *et al.* Steady-state pharmacokinetics of zonisamide, an antiepileptic agent for treatment of refractory complex partial seizures. *J Clin Pharmacol* 1998; **38:** 166–71.
2. Mimaki T. Clinical pharmacology and therapeutic drug monitoring of zonisamide. *Ther Drug Monit* 1998; **20:** 593–7.
3. Leppik IE. Zonisamide: chemistry, mechanism of action, and pharmacokinetics. *Seizure* 2004; **13** (suppl 1): S5–S9.
4. Sills G, Brodie M. Pharmacokinetics and drug interactions with zonisamide. *Epilepsia* 2007; **48:** 435–41.
5. Okada Y, *et al.* Population estimation regarding the effects of cytochrome P450 2C19 and 3A5 polymorphisms on zonisamide clearance. *Ther Drug Monit* 2008; **30:** 540–3.
6. Oles KS, Bell WL. Zonisamide concentrations during pregnancy. *Ann Pharmacother* 2008; **42:** 1139–41.

用途和用法

唑尼沙胺是苯异噁唑衍生物，用于部分性癫痫（伴或不伴继发全身性发作）的辅助治疗。在一些国家，唑尼沙胺可用于左旋多巴治疗帕金森病的辅助治疗（对标准治疗反应不佳时）。

在英国，18岁以上成年人通常初始口服剂量是每日50mg，分2次服用，1周后增加到每日100mg。此后可以每隔一周加量一次，每次加量不超过100mg，直到达到每日300～500mg的常用剂量，但有些患者对较低剂量即有反应。对于肝肾损伤以及没有接受CYP3A4诱导剂（见上文的**药物相互作用**）的患者，应考虑间隔两周增加剂量。逐步加量完成后，唑尼沙胺可以每日1次或每日2次服用。

在美国，16岁以上患者初始口服剂量通常为每日100mg，至少过2周后增加到每日200mg，每日1次或分2次服用。此后如有必要，可以每隔两周增加100mg，直至达到每日400mg。最大剂量曾用到每日600mg，但没有证据显示剂量超过400mg以后疗效会进一步增加。许多关于唑尼沙胺不良反应的报道表明，每日300mg以上的剂量使不良反应明显增多。

与其他抗癫痫药相似，唑尼沙胺停药或与其他抗癫痫药互换时应缓慢减量，以避免诱发癫痫发作频率增加。英国的注册药品信息推荐每周减量100mg。癫痫发作已获得控制的患者是否停用抗癫痫药详见第446页的讨论。

帕金森病的治疗，常用口服剂量为25mg，每日1次。

双相障碍 唑尼沙胺可能有抗精神病的作用，已试用于双相障碍（第351页）的治疗。

1. Baldassano CF, *et al.* Acute treatment of bipolar depression with adjunctive zonisamide: a retrospective chart review. *Bipolar Disord* 2004; **6:** 432–4.
2. Anand A, *et al.* A preliminary open-label study of zonisamide treatment for bipolar depression in 10 patients. *J Clin Psychiatry* 2005; **66:** 195–8.
3. McElroy SL, *et al.* Open-label adjunctive zonisamide in the treatment of bipolar disorders: a prospective trial. *J Clin Psychiatry* 2005; **66:** 617–24.
4. Ghaemi SN, *et al.* An open prospective study of zonisamide in acute bipolar depression. *J Clin Psychopharmacol* 2006; **26:** 385–8.
5. Wilson MS, Findling RL. Zonisamide for bipolar depression. *Expert Opin Pharmacother* 2007; **8:** 111–13.

癫痫 唑尼沙胺用于难治性癫痫（第446页）的治疗。日本和其他一些国家的研究显示唑尼沙胺的效用主要是辅助治疗部分性发作（伴或不伴继发全身性发作）[1～7]。唑尼沙胺单药治疗时也有效[7～10]。唑尼沙胺对原发全身性癫痫和混合性癫痫的疗效不确定，但对难治性肌阵挛癫痫[11,12]和失神发作[13]的治疗有一定价值。唑尼沙胺可能还可用于癫痫综合征（如Lennox-Gastaut综合征）[14]和婴儿痉挛（如West综合征），但只对少数婴儿痉挛患者进行了研究[15,16]。

1. Peters DH, Sorkin EM. Zonisamide: a review of its pharmacodynamic and pharmacokinetic properties, and therapeutic potential in epilepsy. *Drugs* 1993; **45:** 760–87.
2. Patsalos PN, Sander JWAS. Newer antiepileptic drugs: towards an improved risk-benefit ratio. *Drug Safety* 1994; **11:** 37–67.
3. Leppik IE, *et al.* Efficacy and safety of zonisamide: results of a multicenter study. *Epilepsy Res* 1993; **14:** 165–73.
4. Schmidt D, *et al.* Zonisamide for add-on treatment of refractory partial epilepsy: a European double-blind trial. *Epilepsy Res* 1993; **15:** 67–73.
5. Chadwick DW, Marson AG. Zonisamide add-on for drug-resistant partial epilepsy. Available in The Cochrane Database of Systematic Reviews; Issue 4. Chichester: John Wiley; 2005 (accessed 09/06/08).
6. Brodie MJ, *et al.* Dose-dependent safety and efficacy of zonisamide: a randomized, double-blind, placebo-controlled study in patients with refractory partial seizures. *Epilepsia* 2005; **46:** 31–41.
7. Zaccara G, Specchio LM. Long-term safety and effectiveness of zonisamide in the treatment of epilepsy: a review of the literature. *Neuropsychiatr Dis Treat* 2009; **5:** 249–59.
8. Tosches WA, Tisdell J. Long-term efficacy and safety of monotherapy and adjunctive therapy with zonisamide. *Epilepsy Behav* 2006; **8:** 522–6.
9. Kothare SV, *et al.* Efficacy and safety of zonisamide monotherapy in a cohort of children with epilepsy. *Pediatr Neurol* 2006; **34:** 351–4.
10. Park SP, *et al.* Long-term efficacy and safety of zonisamide monotherapy in epilepsy patients. *J Clin Neurol* 2007; **3:** 175–80.
11. Kyllerman M, Ben-Menachen E. Zonisamide for progressive myoclonus epilepsy: long-term observations in seven patients. *Epilepsy Res* 1998; **29:** 109–14.
12. Vossler DG, *et al.* Zonisamide for the treatment of myoclonic seizures in progressive myoclonic epilepsy: an open-label study. *Epileptic Disord* 2008; **10:** 31–4.
13. Wilfong A, Schultz R. Zonisamide for absence seizures. *Epilepsy Res* 2005; **64:** 31–4.
14. You SJ, *et al.* Clinical efficacy of zonisamide in Lennox-Gastaut syndrome: Korean multicentric experience. *Brain Dev* 2008; **30:** 287–90.
15. Yanai S, *et al.* Treatment of infantile spasms with zonisamide. *Brain Dev* 1999; **21:** 157–61.
16. Lotze TE, Wilfong AA. Zonisamide treatment for symptomatic infantile spasms. *Neurology* 2004; **62:** 296–8.

肥胖 厌食和体重减低与使用唑尼沙胺有关（见上文**不良反应**），已试用于辅助治疗肥胖[1,2]（第2069页），有一些成功的案例。也适用于治疗与肥胖有关的贪吃症[3]。与安非他酮（第363页）合用正在研究中[2]。

1. Gadde KM, *et al.* Zonisamide for weight loss in obese adults: a randomized controlled trial. *JAMA* 2003; **289:** 1820–5.
2. Gadde KM, *et al.* Combination therapy of zonisamide and bupropion for weight reduction in obese women: a preliminary, randomized, open-label study. *J Clin Psychiatry* 2007; **68:** 1226–9.
3. McElroy SL, *et al.* Zonisamide in the treatment of binge eating disorder with obesity: a randomized controlled trial. *J Clin Psychiatry* 2006; **67:** 1897–1906. Correction. *ibid.* 2007; **68:** 172.

帕金森症 唑尼沙胺治疗帕金森病（第763页）已有综述[1]。初期的研究证实，作为左旋多巴的辅助用药，唑尼沙胺可改善运动功能，而且耐受性好。

1. Yang LPH, Perry CM. Zonisamide: in Parkinson's disease. *CNS Drugs* 2009; **23:** 703–11.

制剂

专利制剂

Arg.: Kinaplase; ***Austria:*** Zonegran; ***Cz.:*** Zonegran; ***Denm.:*** Zonegran; ***Fr.:*** Zonegran; ***Ger.:*** Zonegran; ***Gr.:*** Zonegran; ***Hung.:*** Zonegran; ***Indon.:*** Zonegran; ***Irl.:*** Zonegran; ***Ital.:*** Zonegran; ***Jpn:*** Excegran; Trerief; ***Neth.:*** Zonegran; ***Norw.:*** Zonegran; ***Philipp.:*** Zonegran; ***Port.:*** Zonegran; ***Spain:*** Zonegran; ***Swed.:*** Zonegran; ***Switz.:*** Zonegran; ***UK:*** Zonegran; ***USA:*** Zonegran.

抗真菌药

本章主要介绍用于预防和治疗真菌感染（霉菌病）的药物，其中包括以下内容。

- 唑类衍生物，包括：
  - 咪唑类（如酮康唑）；
  - 三唑类（如氟康唑、伊曲康唑、泊沙康唑和伏立康唑）。
- 烯丙基胺类（萘替芬和特比萘芬）。
- 棘白霉素类（如阿尼芬净、卡泊芬净和米卡芬净）。
- 几种多烯类抗菌药（包括两性霉素B和制霉菌素）。
- 其他抗真菌的抗菌药（如灰黄霉素）。
- 其他一些化合物接受造血如阿莫罗芬、环吡酮胺、氟胞嘧啶、卤普罗近、托萘酯和十一烯酸及其盐。

抗真菌药的选择

根据形态和生长方式，真菌可分为酵母菌和霉菌。酵母菌包括念珠菌属和隐球菌属等，而霉菌包括曲霉、皮肤癣菌和毛霉菌目真菌。有些真菌在宿主体内呈类酵母菌型，在体外则呈霉菌型，称为双相型真菌。像芽生菌病、着色芽生菌病、球孢子菌病、组织胞浆菌病、副球孢子菌病和孢子丝菌病都是由双相型真菌引起的疾病。

很多对人体致病的真菌在自然界都是腐生菌，但是当依靠空气传播的真菌到达肺部或者鼻旁窦，或者偶尔被接种到皮肤或角膜则引起感染。除了头皮癣以外大多数真菌感染在患者之间并不传染。诸如芽生菌病、球孢子菌病、组织胞浆菌病和副球孢子菌病等地方性霉菌病是致病性真菌引起的感染，并且可以感染健康人群致病。其他真菌如曲霉、念珠菌、隐球菌、耶氏肺孢子菌等致病性不强，在机体正常防御机制发生改变时才致病，被称为机会性真菌病。真菌病分为三组：浅表、皮下和深部或系统性真菌病。**浅表**真菌病侵袭部位限于表皮、毛发、指（趾）甲和黏膜；**皮下**真菌病局限于皮下组织但可能扩散至周围的骨骼和皮肤；**深部或系统性**真菌病可侵袭器官如肺、脾和脑，或者侵袭全身，并且易发生于免疫缺陷患者。真菌感染局限于身体某一部位称**局限性**真菌病；侵入某一组织则称**侵袭性**真菌病；当感染从原发病灶播散至身体其他器官则称**播散性**真菌病。

理想的抗真菌治疗应该在感染病原体确定后开始，但在病原体被确定或培养出来以前常常需要进行经验性治疗，尤其对于感染发展迅速的免疫缺陷患者。

对主要真菌病的治疗选择将在下文论述。

曲霉病

曲霉病[1]是由曲霉菌属引起的真菌感染，最常见的是烟曲霉，偶尔可见黄曲霉、构巢曲霉、黑曲霉和土曲霉。曲霉病常由吸入感染引起，最常见的为非侵袭性呼吸道疾病，创伤或白内障手术后的眼部也是易感部位，在免疫缺陷患者，曲霉亦可向感染灶的临近组织侵袭或者向远处器官扩散。对于严重的免疫缺陷患者，曲霉病常表现为严重的快速进展的肺部疾病。其他可能侵袭的器官包括心脏（尤其是损伤的或人工瓣膜）、骨骼、脑、肝脏和皮肤。

通常，**侵袭**性曲霉病对治疗的反应差，早期治疗非常重要，必要时需要手术切除。传统的抗真菌疗法是静脉用大剂量两性霉素B[2]，但据报道，对于普通两性霉素B（conventional amphotericin B）的整体反应率只有30%～35%；脂微球两性霉素B（liposomal amphotericin B）可能提高反应率[3,4]。研究表明伏立康唑治疗侵袭性曲霉病优于两性霉素B[5～7]，在对持续性发热和中性粒细胞减少者的经验治疗与两性霉素B疗效相当[8]，静脉滴注或口服伏立康唑现已被推荐用于治疗侵入性肺曲霉病[2,9～11]。脂微球两性霉素B可作为一线治疗的替代选择药物[9]。有报道卡泊芬净治疗侵入性[12]的持续发热和中性粒细胞减少的[13]曲霉菌感染有满意疗效。尽管使用广谱抗真菌药仍持续发热的中性粒细胞减少患者，推荐经验性使用两性霉素B或其脂质体、伊曲康唑、伏立康唑或卡泊芬净[9]。

挽救治疗用药包括伊曲康唑、泊沙康唑、卡泊芬净、米卡芬净和普通两性霉素B或（最好用）脂质两性霉素B（lipid formulations of amphotericin B）[9]，挽救疗法也包括与初治抗真菌药的联合治疗或初治方案不同的其他类抗真菌药联合治疗[9]。一项回顾性综述报道了伏立康唑和卡泊芬净联合用药与伏立康唑单独用药的挽救性治疗结果，联合用药组3个月存活率高于单独用药组[14]。卡泊芬净和伊曲康唑的联合治疗也成功治愈了2例侵袭性曲霉病[15]。

侵袭性肺曲霉病的治疗应至少给药6～12周；对于免疫缺陷患者，给药时间应贯穿整个免疫缺陷期直至病灶清除[9]。对于HIV感染的成人，治疗应至少持续至CD4＋T淋巴细胞计数升至200个/ml，以及有临床应答的证据[10]。

伴有移植物抗宿主病接受造血干细胞移植的患者、以及急性骨髓白血病或脊髓发育不良综合征的患者存在侵袭性曲霉菌感染的高风险，推荐使用泊沙康唑预防真菌感染。使用伊曲康唑有效，但耐受性不佳[2,9,16]。

非侵袭性的曲霉病包括过敏性支气管肺曲霉病，这种对曲霉的高敏感性反应通常发生于哮喘患者；还包括曲霉球，一种生长于肺空洞或鼻旁窦的真菌性肿块或球状物。

治疗**过敏性支气管肺曲霉病**通常选用皮质激素和口服伊曲康唑[9,17]。一项系统性综述[18]指出，伊曲康唑可调节哮喘患者过敏性支气管肺曲霉病的免疫反应，并且可以改善最初4个月的临床疗效。

曲霉球的治疗取决于症状的严重程度，主要有保守治疗、抗真菌药治疗或手术切除。治疗用药可选用伊曲康唑、伏立康唑，也可选用泊沙康唑。对于单纯性曲霉肿患者[9]，手术切除或直接腔内滴注抗真菌药也有效。

慢性坏死性肺曲霉病[19]（Chronic necrotising pulmonary aspergillosis，CNPA）（或亚急性侵袭性肺曲霉病）是一种亚急性感染，多见于具有潜在肺部疾病或具有全身性免疫抑制危险因素的患者。病例报道表明两性霉素B的成功率约50%，腔内用两性霉素B也取得了一定的效果。氟胞嘧啶可单独或与两性霉素B联合应用。有报道伊曲康唑治愈率达70%～90%。也有报道，伏立康唑对于患有慢性肺曲霉病包括一些坏死性疾病的非免疫缺陷患者[20]有效。因此，有证据支持，伊曲康唑以及伏立康唑和泊沙康唑可作为CNPA的替代治疗[9]。由于疗程需延长，与非胃肠道给药相比，选择口服抗真菌药治疗更有利。

眼部曲霉病和其他的眼部真菌感染一样难以治疗；局部用药后，抗真菌药通常不能被很好的吸收，而且感染一旦扩散至玻璃体或前房，则需要结膜下、球内和（或）系统治疗；建议静脉或腔内注射两性霉素B用于治疗眼部曲霉菌感染；腔内注射或全身使用伏立康唑可作为替代治疗。曲霉菌角膜炎治疗包括局部和全身用药，推荐药物包括两性霉素B、伏立康唑或伊曲康唑[9]。对于眼部浅表真菌感染很多药物包括那他霉素、两性霉素B、唑类抗真菌药和磺胺嘧啶银，可单独局部应用或作为系统治疗的辅助药物。对于严重感染，需要手术切除感染组织。

1. Segal BH. Aspergillosis. *N Engl J Med* 2009; **360:** 1870–84.
2. Krishnan-Natesan S, Chandrasekar PH. Current and future therapeutic options in the management of invasive aspergillosis. *Drugs* 2008; **68:** 265–82.
3. White MH, *et al.* Amphotericin B colloidal dispersion vs. amphotericin B as therapy for invasive aspergillosis. *Clin Infect Dis* 1997; **24:** 635–42.
4. Leenders ACAP, *et al.* Liposomal amphotericin B compared with amphotericin B deoxycholate in the treatment of documented and suspected neutropenia-associated invasive fungal infections. *Br J Haematol* 1998; **103:** 205–12.
5. Denning DW, *et al.* Efficacy and safety of voriconazole in the treatment of acute invasive aspergillosis. *Clin Infect Dis* 2002; **34:** 563–71.
6. Herbrecht R, *et al.* Voriconazole versus amphotericin B for primary therapy of invasive aspergillosis. *N Engl J Med* 2002; **347:** 408–15.
7. Steinbach WJ, *et al.* Infections due to Aspergillus terreus: a multicenter retrospective analysis of 83 cases. *Clin Infect Dis* 2004; **39:** 192–8.
8. Walsh TJ, *et al.* Voriconazole compared with liposomal amphotericin B for empirical antifungal therapy in patients with neutropenia and persistent fever. *N Engl J Med* 2002; **346:** 225–34.
9. Walsh TJ, *et al.* Treatment of aspergillosis: clinical practice guidelines of the Infectious Diseases Society of America. *Clin Infect Dis* 2008; **46:** 327–60.
10. CDC. Guidelines for prevention and treatment of opportunistic infections in HIV-infected adults and adolescents: recommendations from the CDC, the National Institutes of Health, and the HIV Medicine Association of the Infectious Diseases Society of America. *MMWR* 2009; **58** (RR-4): 1–207. Also available at: http://www.cdc.gov/mmwr/PDF/rr/rr5804.pdf (accessed 06/01/10)
11. CDC. Guidelines for the prevention and treatment of opportunistic infections among HIV-exposed and HIV-infected children: recommendations from CDC, the National Institutes of Health, the HIV Medicine Association of the Infectious Diseases Society of America, the Pediatric Infectious Diseases Society, and the American Academy of Pediatrics. *MMWR* 2009; **58** (RR-11): 1–166. Also available at: http://www.cdc.gov/mmwr/PDF/rr/rr5811.pdf (accessed 06/01/10)
12. Maertens J, *et al.* Efficacy and safety of caspofungin for treatment of invasive aspergillosis in patients refractory to or intolerant of conventional antifungal therapy. *Clin Infect Dis* 2004; **39:** 1563–71.
13. Walsh TJ, *et al.* Caspofungin versus liposomal amphotericin B for empirical antifungal therapy in patients with persistent fever and neutropenia. *N Engl J Med* 2004; **351:** 1391–1402.
14. Marr KA, *et al.* Combination antifungal therapy for invasive aspergillosis. *Clin Infect Dis* 2004; **39:** 797–802.
15. Rubin MA, *et al.* Caspofungin in combination with itraconazole for the treatment of invasive aspergillosis in humans. *Clin Infect Dis* 2002; **34:** 1160–1.
16. Maschmeyer G, *et al.* Invasive aspergillosis: epidemiology, diagnosis and management in immunocompromised patients. *Drugs* 2007; **67:** 1567–1601.
17. Vlahakis NE, Aksamit TR. Diagnosis and treatment of allergic bronchopulmonary aspergillosis. *Mayo Clin Proc* 2001; **76:** 930–8.
18. Wark P, *et al.* Azoles for allergic bronchopulmonary aspergillosis associated with asthma. Available in The Cochrane Database of Systematic Reviews; Issue 3. Chichester: John Wiley; 2004 (accessed 21/06/05).
19. Saraceno JL, *et al.* Chronic necrotizing pulmonary aspergillosis: approach to management. *Chest* 1997; **112:** 541–8.
20. Camuset J, *et al.* Treatment of chronic pulmonary aspergillosis by voriconazole in nonimmunocompromised patients. *Chest* 2007; **131:** 1435–41.

芽生菌病

芽生菌病（不能与南美的芽生菌病相混淆，见下文的**副球孢子菌病**）是由皮炎芽生菌引起的感染，在北美大多地区流行。吸入该真菌孢子可导致肺部感染，继而可能引起扩散；25%～40%的患者也可感染皮肤、骨骼和泌尿生殖系统。芽生菌病可以感染地方流行区的每一个人，免疫缺陷患者常见播散型疾病（包括中枢神经系统）。

免疫功能正常者的急性肺部感染有时轻微，会自发消退，但有临床症状的患者通常需要治疗。中至重度进行性肺疾病、肺外疾病和所有免疫缺陷患者都要给予治疗[1]。

对于免疫功能正常的患者，轻到中度芽生菌病可口服伊曲康唑；肺部感染的疗程至少6个月，而骨骼感染需12个月。酮康唑或氟康唑可作为备选的唑类口服药（但疗效较差，酮康唑毒性高）。伏立康唑或泊沙康唑尽管可能有效，但疗效尚不明确[1]。不能耐受唑类药物的或病情呈进行性的患者可改用两性霉素B[1]。对于危及生命的疾病（肺部的或肺外的），可静脉用普通或脂质两性霉素B；有些患者一旦病情稳定，可改为口服伊曲康唑。所有中枢神经系统感染患者，无论其感染严重程度如何，都要先静脉注射脂质两性霉素B，疗程4～6周部分患者序贯治疗采用口服唑类抗真菌药方案，包括氟康唑、伊曲康唑或伏立康唑，更倾向推荐使用伏立康唑[2]。口服疗程至少12个月并且直至CSF培养结果正常[1]。

对免疫缺陷患者的初始治疗推荐静脉给予脂质两性霉素B 1～2周或至临床症状改善。一旦初始治疗有效，可转换为口服伊曲康唑至少12个月。有大量文献支持，对于免疫缺陷的患者终生使用伊曲康唑治疗减少了复发和治疗失败的可能。

推荐治疗孕妇芽生菌病使用脂质两性霉素B，孕妇避免使用唑类抗真菌药的原因是致畸性。对于新生儿的治疗，使用普通（去氧胆酸盐）两性霉素B。儿童根据感染的严重程度可以使用两性霉素B或口服伊曲康唑；儿童无需使用脂质两性霉素B的原因是其对普通两性霉素B的耐受性优于成人。

1. Chapman SW, *et al.* Clinical practice guidelines for the management of blastomycosis: 2008 update by the Infectious Diseases Society of America. *Clin Infect Dis* 2008; **46:** 1801–12. Also available at: http://www.journals.uchicago.edu/doi/pdf/10.1086/588300 (accessed 03/07/08)
2. Bariola JR, *et al.* Blastomycosis of the central nervous system: a multicenter review of diagnosis and treatment in the modern era. *Clin Infect Dis* 2010; **50:** 797–804.

念珠菌病

念珠菌是胃肠道、口腔和阴道中常见的共栖真菌；当机体的正常防御机制被破坏以后，念珠菌可致病。白色念珠菌是最常见的感染菌种，其他的念珠菌如光滑念珠菌（光滑球拟酵母菌）、克柔念珠菌、葡萄牙念珠菌、近平滑念珠菌和热带念珠菌也可引起感染，这些念珠菌常被统称为非白色念珠菌。念珠菌病的易感因素包括抗菌治疗、皮肤或黏膜的破损、腹部手术、身体虚弱、糖尿病、妊娠、中性粒细胞减少症和T-细胞免疫缺乏；念珠菌病常见于HIV感染的患者。

念珠菌病分为皮肤黏膜或浅表性、侵袭性（深部器官）和播散性念珠菌病。**皮肤黏膜**的念珠菌病包括口咽、生殖器以及皮肤的感染；口咽和外阴阴道的念珠菌病常被称为鹅口疮。除了少见的慢性皮肤黏膜念珠菌病需要系统治疗以外，大部分浅表性念珠菌病都可以局部用抗真菌药进行治疗，并且应该根据适用于感染部位的制剂情况、药物毒性和疗程选择合适的抗真菌药。

口咽念珠菌病可局部使用克霉唑、咪康唑或制霉菌素，也可口服氟康唑。对于严重免疫缺陷或中到重度感染的患者不能单纯局部用药，还应该考虑口服氟康唑[1~3]。也可口服泊沙康唑或伊曲康唑口服液替代，尤其是对氟康唑耐药的感染[1,3]。对于感染口咽念珠菌的HIV患者，用口服泊沙康唑和氟康唑同样有效。但在停药后的长期获益上泊沙康唑更好[4]，且耐受性较伊曲康唑好[3]。静脉用两性霉素B、伏立康唑和棘白霉素类有效，但仅用于难治性念珠菌感染和不能耐受其他药物的患者[1,3]。

食管念珠菌感染无法局部用药，可口服或静脉用氟康唑[1~3]或伊曲康唑[2,3]。严重的或难治性感染可口服泊沙康唑，口服或静脉用伏立康唑，或静脉用棘白霉素类或两性霉素B[1~3]。

局部用抗真菌乳膏或阴道栓剂治疗**生殖器**念珠菌病效果很好。非复杂性阴道炎可短期局部用唑类药物，如布康唑、克霉唑、益康唑、芬替康唑、异康唑、咪康唑、特康唑、噻康唑或局部制霉菌素，也可口服氟康唑或伊曲康唑[5,6]治疗。占病例总数10%以上的复杂性感染最少需要7～14天的局部用药，或口服一次剂量的氟康唑并72h内重复用药两次[1,5]。非白色念珠菌性的外阴阴道念珠菌病可能对局部用的唑类药物无效，而局部用硼酸或氟胞嘧啶（单独或联用两性霉素B局部用药）常常有效[1]。对于孕妇，推荐局部用唑类药物[5,6]，且疗效比制霉菌素好[7]，疗程7天。复发性阴道念珠菌病需至少6个月[1,5,6]。在美国，推荐初始治疗包括局部用药或口服唑类药物。有建议局部用药疗程延长至7～14天，口服氟康唑可每72h重复一剂，共3剂。推荐每周口服一次氟康唑维持治疗；替代治疗方案为每周2次，每次局部使用克霉唑200mg，或每周1次500mg，或间歇使用其他局部治疗。英国指南[6]推荐，初始治疗口服氟康唑每72h 150mg，共3剂，维持治疗每周1次口服氟康唑150mg。替代初始治疗方案为局部使用唑类制剂10～14天，维持治疗为每周1次使用500mg克霉唑局部治疗，口服氟康唑每日50mg，或每日口服伊曲康唑或酮康唑。包含乳杆菌的酸乳制剂已被用于阴道念珠菌病的治疗和预防，目的在于恢复阴道的正常菌群，但有关证据不多。

一般不推荐进展期HIV感染的患者实施皮肤黏膜念珠菌病的一级预防，这样容易选择耐药念珠菌[2,3]。同样，对于皮肤黏膜的念珠菌病需要进行次级预防的免疫缺陷者，也仅仅限于频繁复发的患者或有高风险进展为侵袭性感染的患者，这些人可口服氟康唑或伊曲康唑[1,3]。

侵袭性和**播散性**念珠菌病需要系统性抗真菌治疗，静脉用两性霉素B联合或不联合氟胞嘧啶是标准的初始治疗方案，但由于氟胞嘧啶对AIDS患者骨髓的毒性作用，现已不常用，除非用于侵袭性感染如脑膜炎和心内膜炎的联合用药治疗。氟康唑、伏立康唑、两性霉素B和棘白霉素类都有效，并且可作为初始抗真菌治疗的备选方案。推荐氟康唑和棘白霉素作为念珠菌治疗的一线药物，虽然棘白霉素类适用于重症感染、近期使用过唑类抗真菌药、或可疑葡萄牙念珠菌或克柔念珠菌感染，普通或脂质两性霉素B适用于治疗难治性真菌感染，或适用于其他抗真菌药不耐受或耐药的患者，也适用于疑似合并念珠菌脑膜炎的患者[1]。对于新生儿播散性念珠菌感染，最好使用两性霉素B治疗，尽管脂质体两性霉素B仅用于新生儿泌尿系统真菌感染，除此之外，脂质两性霉素B不用于新生儿。氟康唑也有效[1,8]。

抗真菌经验治疗适用于发热的中性白细胞减少患者和非中性粒细胞减少伴不明原因发热的、有侵袭性念珠菌感染危险因素的重症患者。对于中性粒细胞减少的患者可考虑使用卡泊芬净、两性霉素B（倾向于使用脂质体两性霉素B）或伏立康唑。伊曲康唑和氟康唑为备选药物，但由于抗真菌谱较窄，后者疗效欠佳。已使用唑类抗真菌药预防的患者不用唑类给予经验治疗[1]。治疗疗程通常持续至症状消失和中性粒细胞恢复正常。对于非中性粒细胞减少的患者，经验治疗使用氟康唑或一种棘白霉素[1]，棘白霉素类用于近期使用过唑类药物或有氟康唑耐药念珠菌感染风险的重症患者。当一线抗真菌药无效，可用两性霉素B替换[1]。

一般情况下，真菌感染的预防不用于非中性粒细胞减少的患者，但有人认为对于有感染高危因素（如重症、中性粒细胞减少或接受实体器官或骨髓移植）的患者[1,9]是适合的。根据有限的证据建议，对于4～6周的低体重新生儿预防使用氟康唑可降低侵袭性真菌感染的风险（包括念珠菌）[10]，有高风险侵袭性念珠菌感染的早产儿和极低体重（低于1000g）新生儿建议常规预防真菌感染[1]。

1. Pappas PG, *et al.* Infectious Diseases Society of America. Clinical practice guidelines for the management of candidiasis: 2009 update by the Infectious Diseases Society of America. *Clin Infect Dis* 2009; **48:** 503–35. Also available at: http://www.journals.uchicago.edu/doi/pdf/10.1086/596757 (accessed 06/01/10)
2. CDC. Guidelines for the prevention and treatment of opportunistic infections among HIV-exposed and HIV-infected children: recommendations from CDC, the National Institutes of Health, the HIV Medicine Association of the Infectious Diseases Society of America, the Pediatric Infectious Diseases Society, and the American Academy of Pediatrics. *MMWR* 2009; **58** (RR-11): 1–166. Also available at: http://www.cdc.gov/mmwr/PDF/rr/rr5811.pdf (accessed 06/01/10)
3. CDC. Guidelines for prevention and treatment of opportunistic infections in HIV-infected adults and adolescents: recommendations from the CDC, the National Institutes of Health, and the HIV Medicine Association of the Infectious Diseases Society of America. *MMWR* 2009; **58** (RR-4): 1–207. Also available at: http://www.cdc.gov/mmwr/PDF/rr/rr5804.pdf (accessed 06/01/10)
4. Vazquez JA, *et al.* A multicenter randomized trial evaluating posaconazole versus fluconazole for the treatment of oropharyngeal candidiasis in subjects with HIV/AIDS. *Clin Infect Dis* 2006; **42:** 1179–86.
5. CDC. Sexually transmitted diseases treatment guidelines 2006. *MMWR* 2006; **55** (RR-11): 1–94. Also available at: http://www.cdc.gov/mmwr/PDF/rr/rr5511.pdf (accessed 28/04/08)
6. Clinical Effectiveness Group, British Association of Sexual Health and HIV. United Kingdom national guideline on the management of vulvovaginal candidiasis (2007; amended July 2008). Available at: http://www.bashh.org/documents/1798 (accessed 14/07/10)
7. Young G, Jewell D. Topical treatment for vaginal candidiasis (thrush) in pregnancy. Available in The Cochrane Database of Systematic Reviews; Issue 4. Chichester: John Wiley; 2001 (accessed 21/06/05).
8. Frattarelli DAC, *et al.* Antifungals in systemic neonatal candidiasis. *Drugs* 2004; **64:** 949–68.
9. Eggimann P, *et al.* Management of Candida species infections in critically ill patients. *Lancet Infect Dis* 2003; **3:** 772–85.
10. Clerihew L, *et al.* Prophylactic systemic antifungal agents to prevent mortality and morbidity in very low birth weight infants. Available in The Cochrane Database of Systematic Reviews; Issue 4. Chichester: John Wiley; 2007 (accessed 08/01/10).

着色芽生菌病

着色芽生菌病（着色真菌病）是侵犯皮肤和皮下组织的慢性真菌感染。在世界范围内都有发病，常见于热带和亚热带地区。着色芽生菌病源于创伤后一定数量的真菌定植，包括紧密着色芽生菌（紧密瓶霉菌）、裴氏着色真菌（裴氏瓶霉菌）、斯干尼弗外瓶柄霉、甄氏外瓶霉、疣状瓶霉、卡氏枝孢霉和播水喙枝孢霉。在早期阶段，病灶很小时，可选择手术切除或冷冻疗法，但手术可能会导致感染扩散。大量药物试验发现，只有大剂量和长疗程伊曲康唑或特比萘芬治疗最有效，但单一药物治疗可能会出现复发和耐药。对单一药物治疗无效患者服用伊曲康唑和特比萘芬（每周用其中一种，轮换治疗，或两种药物同时服用达9个月）有效。局部加热治疗可作为辅助疗法，有助于痊愈。

球孢子菌病

球孢子菌病是由于吸入了粗球孢子菌或*C. posadassi*孢子感染所致，该菌生长于干旱的土壤中，主要分布于美洲的北部、中部和南部的半荒漠地区。球孢子菌感染的俗名有裂谷热、沙漠热和沙漠风湿病。在地方流行区，球孢子菌病是免疫缺陷患者常见的机会性感染。

由于疾病谱宽，对于球孢子菌的治疗必须个体化给药，并考虑感染严重程度和严重疾病的危险因素（尤其是免疫缺陷患者）[1,2]。抗真菌治疗时，一般把口服唑类药物或静脉用两性霉素B作为初始治疗[1~4]，常推荐使用唑类中的伊曲康唑和氟康唑[2,4]，而对一般治疗无效者，使用伏立康唑[5]和泊沙康唑[6,7]有效。两性霉素B通常用于急进性的非脑膜感染的初始治疗，而唑类用于慢性或亚急性感染[1,2]。尽管已有唑类药物和两性霉素B联合应用，但并无证据显示联合用药优于单一抗真菌药治疗[1]。播散性肺炎常见于免疫缺陷患者，初始治疗采用静脉滴注两性霉素B，联用或不联用一种口服唑类药物，但对于轻度感染患者单用口服氟康唑或伊曲康唑即可[2]。氟康唑治疗脑脊膜感染很有效，并且是治疗此类感染最常推荐使用的药物[1~3,5]，伊曲康唑也有较好的疗效；对于进展性感染也可鞘内注射两性霉素B[1~3]。由于球孢子菌性脑脊膜炎和弥散性肺部球孢子菌病具有较高的复发率，建议采用氟康唑或伊曲康唑进行不限期的抑制疗法[1~3]。HIV感染者和诱导治疗结束的实体器官移植患者应终生服用氟康唑或伊曲康唑[2,8]。在HIV感染者完成12个月的抗病毒逆转录药物治疗后，如果没有临床证据表明患者的感染已被控制，并且其CD4+淋巴细胞计数持续大于250个/μl（除外脑脊膜感染或播散性肺部感染患者），则可以停药[2]。推荐处于球孢子菌病流行区的IgM或IgG阳性、CD4+淋巴细胞计数小于250个/μl的HIV感染成人患者进行球孢子菌病初级预防[1,23]；但对可能罹患球孢子菌感染的实体器官移植者可进行初级预防[1,8]。

1. Galgiani JN, *et al.* Infectious Diseases Society of America. Coccidioidomycosis. *Clin Infect Dis* 2005; **41:** 1217–23. Also available at: http://www.journals.uchicago.edu/doi/pdf/10.1086/496991 (accessed 18/07/08)
2. CDC. Guidelines for prevention and treatment of opportunistic infections in HIV-infected adults and adolescents: recommendations from CDC, the National Institutes of Health, and the HIV Medicine Association of the Infectious Diseases Society of America. *MMWR* 2009; **58:** (RR-4): 1–207. Also available at http://www.cdc.gov/mmwr/pdf/rr/rr5804.pdf (accessed 26/11/09)
3. CDC. Guidelines for the prevention and treatment of opportunistic infections among HIV-exposed and HIV-infected children: recommendations from CDC, the National Institutes of Health, the HIV Medicine Association of the Infectious Diseases Society of America, the Pediatric Infectious Diseases Society, and the American Academy of Pediatrics. *MMWR* 2009; **58:** (RR-11): 1–166. Also available at: http://www.cdc.gov/mmwr/pdf/rr/rr5811.pdf (accessed 16/08/10)
4. Anonymous. Antifungal drugs. *Treat Guidel Med Lett* 2009; **7:** 95–102.
5. Parish JM, Blair JE. Coccidioidomycosis. *Mayo Clin Proc* 2008; **83:** 343–8.
6. Stevens DA, *et al.* Posaconazole therapy for chronic refractory coccidioidomycosis. *Chest* 2007; **132:** 952–8.
7. Anstead GM, *et al.* Refractory coccidioidomycosis treated with posaconazole. *Clin Infect Dis* 2005; **40:** 1770–6.
8. Blair JE, Logan JL. Coccidioidomycosis in solid organ transplantation. *Clin Infect Dis* 2001; **33:** 1536–44.

隐球菌病

隐球菌病是由吸入新型隐球菌或格特隐球菌（*C. gattii*）感染所致，该病很少见于免疫功能正常的个体，但对于免疫缺陷患者来说是一个严重的机会感染，这些患者包括HIV感染或接受免疫抑制药治疗的患者。隐球菌感染的部位和严重程度取决于患者的免疫功能，从无症状的肺部感染到严重的中枢神经系统感染或播散性感染，对于HIV患者，主要表现为隐球菌性脑膜炎。

对于免疫功能正常和多数免疫功能受损的患者，轻度的、非脑膜感染包括单纯的肺部或皮肤感染，如需要**治疗**，口服氟康唑有效；免疫功能正常的肺部感染患者可用伊曲康唑、伏立康唑和泊沙康唑替换治疗。疗程持续6～12个月。严重的免疫功能受损患者的轻度感染，可导致播散性疾病，治疗同重度感染用药（见下文）[1]。

对于所有患者，严重的或播散性感染和隐球菌脑膜炎需要阶梯治疗，包括诱导治疗、随后巩固治疗和维持治疗。

- **诱导治疗**以两性霉素B和氟胞嘧啶为基础。
  - HIV感染者[1~3]通常静脉滴注两性霉素B加口服或静脉滴注氟胞嘧啶，疗程至少2周，如果担心肾毒性，可以选用脂质两性霉素B。对氟胞嘧啶不耐受的患者，也可以单独使用普通或脂质体两性霉素B（4～6周），或与氟康唑合用（至少2周）。同样的，对两性霉素B不耐受或复发的患者可考虑使用高剂量氟康唑

（见第508页）与氟胞嘧啶（4～6周）[1～3]，但会带来毒性的高风险。对某些病例，也可考虑氟康唑单药治疗，但一般来说成功率低于使用高剂量的患者[1]。

- 接受实体器官移植者，在已有肾功能不良和频繁使用肾毒性药物患者[1,4]中首选联用脂质两性霉素B和氟胞嘧啶[1,4,5]。单用两性霉素B（脂质体或普通制剂）替换治疗至少用药4～6周[1]。
- 对于非HIV感染者、非器官移植者（包括免疫功能正常），可提供的诱导治疗的证据很少，然而给予脂质两性霉素B或普通两性霉素B制剂与氟胞嘧啶联用至少4周足矣[1]。如单独使用两性霉素B，应该考虑至少延长2周。

- **巩固治疗**在所有严重感染或播散性隐球菌病或隐球菌脑膜炎患者的有效的诱导治疗之后是必需的，通常建议口服或静脉滴注氟康唑8周[1～4]。对于HIV感染患者的替代治疗可用口服伊曲康唑，但应注意其与抗病毒逆转录药物之间的相互作用。
- **维持治疗**方案针对严重病例，应根据患者的免疫功能制订。
- 免疫功能正常、免疫功能受损和非HIV感染的患者应给予口服氟康唑6～12个月的维持治疗[1,4]。
- HIV感染者终生给予维持治疗（二级预防）[1～3]，优先选用氟康唑，替代药物包括口服伊曲康唑[1,3]，或每周静脉滴注两性霉素B[1]。对于接受抗真菌治疗超过至少12个月[1]以及使用高效抗逆转录病毒治疗持续应答超过6个月[3]和无相关隐球菌病症状的患者，则可以停止维持治疗。美国指南[1～3]推荐，若CD4+T淋巴细胞下降至100～200个/μl以下，则需开始启动隐球菌病的次级预防。

初级预防对于HIV感染者[1～3]或实体器官移植术后者[1,4]，一般不推荐，因为与发病后治疗隐球菌感染相比无明显益处，而且可能增加耐药的风险。

1. Perfect JR, *et al.* Clinical practice guidelines for the management of cryptococcal disease: 2010 update by the Infectious Diseases Society of America. *Clin Infect Dis* 2010; **50:** 291–322. Also available at: http://www.journals.uchicago.edu/doi/pdf/10.1086/649858 (accessed 21/01/10)
2. CDC. Guidelines for the prevention and treatment of opportunistic infections among HIV-exposed and HIV-infected children: recommendations from CDC, the National Institutes of Health, the HIV Medicine Association of the Infectious Diseases Society of America, the Pediatric Infectious Diseases Society, and the American Academy of Pediatrics. *MMWR* 2009; **58** (RR-11): 1–166. Also available at: http://www.cdc.gov/mmwr/PDF/rr/rr5811.pdf (accessed 23/12/09)
3. CDC. Guidelines for prevention and treatment of opportunistic infections in HIV-infected adults and adolescents: recommendations from CDC, the National Institutes of Health, and the HIV Medicine Association of the Infectious Diseases Society of America. *MMWR* 2009; **58:** (RR-4): 1–207. Also available at: http://www.cdc.gov/mmwr/pdf/rr/rr5804.pdf (accessed 23/12/09)
4. Singh N, *et al.* Cryptococcosis in solid organ transplant recipients: current state of the science. *Clin Infect Dis* 2008; **47:** 1321–7.
5. Sun HY, *et al.* Lipid formulations of amphotericin B significantly improve outcome in solid organ transplant recipients with central nervous system cryptococcosis. *Clin Infect Dis* 2009; **49:** 1721–8.

皮真菌病

见下文的**皮肤感染**。

心内膜炎

由诸如曲霉菌或念珠菌等真菌引起的感染性心内膜炎比细菌引起的心内膜炎要少得多（第159页）。多发于通过静脉给药吸毒、免疫缺陷[1,2]或有心脏瓣膜植入者[1,3]。

真菌性心内膜炎的死亡率很高，需要给予抗真菌治疗，并且很多病例需要手术切除感染的心脏瓣膜[1～3]。两性霉素B是最常用的药物，通常单独用药，但有些病例也需要与氟胞嘧啶联合应用[1,4～6]或与一种唑类合用[2]；由念珠菌感染引起的心内膜炎也可以用氟康唑或卡泊芬净治疗；由曲霉菌感染引起的心内膜炎推荐用伏立康唑[1]。初始治疗方案应至少持续6周，多数病例应更长些[1,3]。由于停药后复发率高达40%，因此推荐用氟康唑、伊曲康唑、泊沙康唑或伏立康唑（根据感染病原体的敏感性选择）治疗最少2年，个别病例需终生用药进行次级预防。不适合做瓣膜置换手术的患者也可终生采用抑制疗法[3～7]。

1. Elliott TSJ, *et al.* Guidelines for the antibiotic treatment of endocarditis in adults: report of the Working Party of the British Society for Antimicrobial Chemotherapy. *J Antimicrob Chemother* 2004; **54:** 971–81.
2. Habib G, *et al.* Guidelines on the prevention, diagnosis, and treatment of infective endocarditis (new version 2009): the Task Force on the Prevention, Diagnosis, and Treatment of Infective Endocarditis of the European Society of Cardiology (endorsed by the European Society of Clinical Microbiology and Infectious Diseases and the International Society of Chemotherapy for Infection and Cancer). *Eur Heart J* 2009; **30:** 2369–413. Also available at http://eurheartj.oxfordjournals.org/cgi/reprint/30/19/2369.full.pdf+html (accessed 26/11/09)
3. Baddour LM, *et al.* American Heart Association. Infective endocarditis: diagnosis, antimicrobial therapy, and management of complications: a statement for healthcare professionals from the Committee on Rheumatic Fever, Endocarditis, and Kawasaki Disease, Council on Cardiovascular Disease in the Young, and the Councils on Clinical Cardiology, Stroke, and Cardiovascular Surgery and Anesthesia, American Heart Association (endorsed by the Infectious Diseases Society of America). Executive summary. *Circulation* 2005; **111:** 3167–84. Corrections. *ibid.* **112:** 2373; *ibid.* 2007; **115:** e408 and **116:** e547; *ibid.* 2008; **118:** e497. Full version (corrected): http://circ.ahajournals.org/cgi/reprint/111/23/e394.pdf (accessed 26/11/09)
4. Ellis M. Fungal endocarditis. *J Infect* 1997; **35:** 99–103.
5. Ellis ME, *et al.* Fungal endocarditis: evidence in the world literature, 1965-1995. *Clin Infect Dis* 2001; **32:** 50–62.
6. Pierrotti LC, Baddour LM. Fungal endocarditis, 1995-2000. *Chest* 2002; **122:** 302–10.
7. Walsh TJ, *et al.* Treatment of aspergillosis: clinical practice guidelines of the Infectious Diseases Society of America. *Clin Infect Dis* 2008; **46:** 327–60.

眼感染

眼部真菌感染比眼部的细菌或病毒感染少见，但通常很严重，可能导致失明。眼部真菌感染的症状是逐渐显现的，并且多给予了经验性抗菌治疗，因此可能延误诊断；像糖尿病或免疫抑制者自身抵抗力下降，则尤为危险。引起眼部感染最常见的真菌有曲霉菌、念珠菌和镰刀菌，其他的还有芽生菌、隐球菌和孢子丝菌属。角膜感染（角膜炎）最常见，但眼窝、眼睑、泪囊、结膜、巩膜和球内结构都可能被感染。眼窝很少自发感染，多由系统性感染引起，或像毛霉菌病和曲霉病，则由比邻的鼻旁窦组织感染扩散引起[1,2]。

眼部真菌感染治疗困难。由于眼部感染的症状是逐渐显现的，而且多给予了经验性局部抗菌药物或皮质激素治疗，所以容易造成诊断延误。丝状真菌性角膜炎可局部用那他霉素，也可局部用两性霉素B；局部用两性霉素B联合或不联合氟胞嘧啶更适于治疗酵母菌引起的眼部感染。唑类药物有较广的抗真菌谱，如克霉唑、氟康唑、伊曲康唑、酮康唑和咪康唑都可以局部给药。文献报道泊沙康唑和伏立康唑也可用于局部治疗。

局部抗真菌药不能很好的吸收，如感染扩散至眼内则需结膜下、球内或系统性治疗。对于真菌性眼内炎，或眼睛有播散性感染的表现时，如果感染对局部用药反应很差，应考虑进行系统治疗。系统性治疗通常选用静脉用两性霉素B，唑类药物可治疗非严重感染或作为严重感染的辅助治疗。口服氟康唑和酮康唑在角膜、房水和玻璃体中的渗透性比伊曲康唑好。对全身用药无效的感染应玻璃体内注射[3,4]。对复发感染的治疗，有病例报道口服泊沙康唑、伏立康唑系统用药，以及它们与各种局部或玻璃体内注射给药的联合治疗有效。静脉伏立康唑和卡泊芬净联用也有效[5]。

在适当抗真菌治疗下，如果感染不断进展，就需要进行引流或手术切除[1,2]。

1. Kibbler CC, *et al.*, eds. *Principles and practice of clinical mycology.* Chichester: John Wiley, 1996.
2. Thomas PA. Current perspectives on ophthalmic mycoses. *Clin Microbiol Rev* 2003; **16:** 730–97.
3. Sallam A, *et al.* Endogenous *Candida* endophthalmitis. *Expert Rev Anti Infect Ther* 2006; **4:** 675–85.
4. Shah CP, *et al.* Ocular candidiasis: a review. *Br J Ophthalmol* 2008; **92:** 466–8.
5. Hariprasad SM, *et al.* Voriconazole in the treatment of fungal eye infections: a review of current literature. *Br J Ophthalmol* 2008; **92:** 871–8.

组织胞浆菌病

组织胞浆菌病是由荚膜组织胞浆菌引起的系统性感染，这种真菌多生长在组织胞浆菌病流行区的土壤中，尤其是鸟和蝙蝠粪便积聚的地方。真菌孢子被吸入体内而感染。组织胞浆菌病有两型：

- 荚膜组织胞浆菌荚膜变种（*H. capsulatum* var. *capsulatum*）所致的，称美洲型组织胞浆菌病；
- 荚膜组织胞浆菌杜波变种（*H. capsulatum* var. *duboisii*）所致的，称非洲型组织胞浆菌病。

荚膜组织胞浆菌荚膜变种流行于美国的中部地区，那里50%～90%的人被感染。轻微的感染通常没有症状，但也可能发生急性肺部感染。大量的真菌感染是致命的。慢性肺部组织胞浆菌病能引起肺纤维化和空洞形成。广泛浸润网状内皮系统的急性或慢性播散性感染主要见于免疫功能抑制和免疫缺陷患者。

荚膜组织胞浆菌杜波变种见于非洲，可引起慢性播散性组织胞浆菌病，主要表现是位于皮肤和骨骼的局部损害。

严重的急性肺部感染、慢性肺病或播散性感染组织胞浆菌病都需要抗真菌**治疗**。

对于免疫功能正常者和免疫缺陷患者，如果感染不能自行消失但也不危及生命，那么可以口服唑类药物[1,2]。伊曲康唑是首选药物[1～3]。酮康唑疗效一般但毒性大。氟康唑疗效不如伊曲康唑和酮康唑[2～4]，并且美国指南建议，HIV感染患者避免使用氟康唑，泊沙康唑对传统治疗复发的病例有效[2,3]。慢性空洞性肺组织胞浆菌病口服伊曲康唑治疗，疗程至少1年[1]。

对于中重度到重度急性肺部组织胞浆菌病，静脉滴注1～2周脂微球两性霉素B，随后口服伊曲康唑共12周。静脉给普通两性霉素B也可做替代治疗。进展性和播散性的患者也被推荐使用相同的治疗方案，对于这类患者，口服伊曲康唑疗程应持续12个月[1～3]。对于CNS组织胞浆菌病患者应给予4～6周静脉滴注脂微球两性霉素B，随后口服伊曲康唑至少1年[1～3]。对于播散性的免疫缺陷患者包括HIV感染患者，需要不定期地持续维持治疗，一般是每日使用伊曲康唑[1～3]，如果免疫功能正常则不必用药[1]。对于HIV感染的CNS组织胞浆菌病[3]患者以及未经适当治疗复发[1～3]的患者，需要终生用药，用法同上。每周1次静脉滴注两性霉素B也被推荐用于慢性患者的维持性治疗[5]。

初级预防不推荐常规使用伊曲康唑，但对进展期AIDS的成人及青少年患者，尤其是处于高流行区并有感染风险的患者，需使用伊曲康唑进行初级预防[2,3]。

1. Wheat LJ, *et al.* Clinical practice guidelines for the management of patients with histoplasmosis: 2007 update by the Infectious Diseases Society of America. *Clin Infect Dis* 2007; **45:** 807–25. Also available at: http://www.journals.uchicago.edu/doi/pdf/10.1086/521259 (accessed 30/04/08)
2. CDC. Guidelines for prevention and treatment of opportunistic infections in HIV-infected adults and adolescents: recommendations from CDC, the National Institutes of Health, and the HIV Medicine Association of the Infectious Diseases Society of America. *MMWR* 2009; **589:** (RR-4): 1–207. Also available at: http://www.cdc.gov/mmwr/pdf/rr/rr5804.pdf (accessed 07/01/10)
3. CDC. Guidelines for the prevention and treatment of opportunistic infections among HIV-exposed and HIV-infected children: recommendations from CDC, the National Institutes of Health, the HIV Medicine Association of the Infectious Diseases Society of America, the Pediatric Infectious Diseases Society, and the American Academy of Pediatrics. *MMWR* 2009; **58** (RR-11): 1–166. Also available at: http://www.cdc.gov/mmwr/PDF/rr/rr5811.pdf (accessed 07/01/10)
4. Wheat LJ, *et al.* Diagnosis and management of central nervous system histoplasmosis. *Clin Infect Dis* 2005; **40:** 844–52.
5. Anonymous. Antifungal drugs. *Treat Guidel Med Lett* 2009; **7:** 95–102.

免疫受损患者的感染

免疫受损者感染机会增加，包括真菌感染。AIDS患者最常见的真菌感染有新型隐球菌病、耶氏肺孢子菌病和白色念珠菌病，而进行免疫抑制治疗或癌症患者最常感染曲霉菌和念珠菌属真菌；免疫受损患者地方性真菌病的风险也增加，如球孢子菌病、组织胞浆菌病和马菲青霉菌以及一些数量不断增长的少见真菌引起的感染，如镰刀菌属、足放线病菌属和毛孢子菌属等感染。

免疫受损患者的真菌感染通常是侵袭性的或播散性的，治疗开始越早越好。对广谱抗菌药治疗无效的持续发热的中性粒细胞减少症患者，应考虑真菌感染；感染没有确定前，需要开始**经验性治疗**；传统的经验治疗的首选方案是静脉用普通两性霉素B，且疗效和脂质制剂一样；氟康唑、伊曲康唑、伏立康唑和卡泊芬净至少与两性霉素B的疗效相同；有肾功能不全的患者可选用脂质两性霉素B或伏立康唑；对两性霉素B无反应者，可换用伏立康唑、伊曲康唑或卡泊芬净。感染敏感念珠菌的低风险患者可选用氟康唑。

对HIV感染者、癌症或器官移植时伴有的真菌感染的**初级预防**有争议，因为这样可能会选择耐药菌，以及真菌本身对所用药物不敏感，这一点是使用氟康唑尤其需要注意的地方（见**耐药**，第507页），因为氟康唑最常用于初级预防。氟康唑在预防侵袭性念珠菌病有效，但预防曲霉菌感染无效。对具有患侵袭性曲霉病的高风险患者，应首选伊曲康唑、泊沙康唑或伏立康唑进行预防，比如进行移植物抗宿主反应治疗的患者或巨细胞病毒感染的患者。

对于确诊或临床诊断的侵袭性曲霉病或念珠菌病的免疫缺陷者，推荐长期抑制性治疗。当患者粒细胞不再进一步减少时，则可停止**次级预防**。

抗真菌药也用于选择性消化道抗感染治疗（见**重症监护**，第167页）。

对于免疫受损患者特殊真菌感染的治疗和预防在相应的题目下讨论，见**曲霉菌病**、**念珠菌病**、**球孢子菌病**、**隐球菌病**和**组织胞浆菌病**（见上文），以及**肺孢子**

菌肺炎（见下文）。

1. Working Party of the British Society for Antimicrobial Chemotherapy. Therapy of deep fungal infection in haematological malignancy. *J Antimicrob Chemother* 1997; **40:** 779–88.
2. CDC. Guidelines for preventing opportunistic infections among hematopoietic stem cell transplant recipients: recommendations of CDC, the Infectious Disease Society of America, and the American Society of Blood and Marrow Transplantation. *MMWR* 2000; **49** (RR-10): 1–128. Correction. *ibid.* 2004; **53:** 396. Also available at: http://www.cdc.gov/mmwr/PDF/rr/rr4910.pdf (accessed 21/06/05)
3. Johansen HK, Gøtzsche PC. Amphotericin B versus fluconazole for controlling fungal infections in neutropenic cancer patients. Available in The Cochrane Database of Systematic Reviews; Issue 2. Chichester: John Wiley; 2002 (accessed 21/06/05).
4. Gøtzsche PC, Johansen HK. Routine versus selective antifungal administration for control of fungal infections in patients with cancer. Available in The Cochrane Database of Systematic Reviews; Issue 2. Chichester: John Wiley; 2002 (accessed 21/06/05).
5. Klastersky J. Empirical antifungal therapy. *Int J Antimicrob Agents* 2004; **23:** 105–12.
6. Ruhnke M. Mucosal and systemic fungal infections in patients with AIDS: prophylaxis and treatment. *Drugs* 2004; **64:** 1163–80.
7. CDC. Guidelines for prevention and treatment of opportunistic infections in HIV-infected adults and adolescents: recommendations from the CDC, the National Institutes of Health, and the HIV Medicine Association of the Infectious Diseases Society of America. *MMWR* 2009; **58** (RR-4): 1–207. Also available at: http://www.cdc.gov/mmwr/PDF/rr/rr5804.pdf (accessed 06/01/10)
8. CDC. Guidelines for the prevention and treatment of opportunistic infections among HIV-exposed and HIV-infected children: recommendations from CDC, the National Institutes of Health, the HIV Medicine Association of the Infectious Diseases Society of America, the Pediatric Infectious Diseases Society, and the American Academy of Pediatrics. *MMWR* 2009; **58** (RR-11): 1–166. Also available at: http://www.cdc.gov/mmwr/PDF/rr/rr5811.pdf (accessed 06/01/10)
9. Wingard JR. Empirical antifungal therapy in treating febrile neutropenic patients. *Clin Infect Dis* 2004; **39** (suppl 1): S38–S43.
10. Ullmann AJ, *et al.* Posaconazole or fluconazole for prophylaxis in severe graft-versus-host disease. *N Engl J Med* 2007; **356:** 335–47. Correction. *ibid.* 2007; **357:** 428.
11. Girmenia C, *et al.* Prophylaxis and treatment of invasive fungal diseases in allogeneic stem cell transplantation: results of a consensus process by Gruppo Italiano Trapianto di Midollo Osseo (GITMO). *Clin Infect Dis* 2009; **49:** 1226–36.

脑膜炎

真菌性疾病伴有脑膜炎的有曲霉菌病、念珠菌病、球孢子菌病、隐球菌病和组织胞浆菌病（见上文），但是很多真菌性感染都会波及中枢神经系统，尤其在免疫缺陷患者更是如此。各种感染的治疗已在相应题目下讨论，但总体来说，真菌性脑膜炎最初选择的药物是静脉用两性霉素 B，有时联合氟胞嘧啶。

毛霉菌病

毛霉菌病[1~6]是一种少见但具侵袭性且进展迅速的感染，由毛霉菌目真菌感染引起，是接合菌病的一种，有时作为接合菌病的同义词使用。毛霉菌病通常通过真菌孢子吸入获得，创伤或食入真菌也可导致感染。该病常见于免疫缺陷患者或处于高风险代谢性酸中毒（糖尿病控制不佳或肾衰）患者。接受去铁胺治疗的患者毛霉菌感染的风险也增加（见**感染易感性**，第1383页）。如果呼吸道或胃肠道的黏膜感染或刮擦的皮肤感染了*根霉*或*根毛霉菌属*真菌，感染将侵袭局部的深部组织（包括骨骼和中枢神经系统），并具有很强的组织破坏性；毛霉菌病也可能呈播散性。

毛霉菌病的**治疗**包括联合抗真菌治疗、必要时手术清除以及治疗潜在的疾病。侵袭性或播散性感染难以治疗，通常致命。标准的抗真菌疗法是静脉用相对大剂量的两性霉素 B 或低毒高效的[6]脂质两性霉素 B。氟康唑、伊曲康唑、酮康唑、伏立康唑治疗毛霉菌病无效，但据报道，新的三唑类药物泊沙康唑和雷夫康唑具有体外抗接合菌的活性，泊沙康唑已被试用于治疗难治性毛霉菌病。尽管棘白霉素体外对毛霉菌无效，但有小样本研究显示卡泊芬净可提高脂质两性霉素 B 治疗鼻眼窝脑白毛霉菌病的疗效[7]。

1. Lee FY, *et al.* Pulmonary mucormycosis: the last 30 years. *Arch Intern Med* 1999; **159:** 1301–9.
2. Prabhu RM, Patel R. Mucormycosis and entomophthoramycosis: a review of the clinical manifestations, diagnosis and treatment. *Clin Microbiol Infect* 2004; **10** (Suppl 1): 31–47.
3. Greenberg RN, *et al.* Zygomycosis (mucormycosis): emerging clinical importance and new treatments. *Curr Opin Infect Dis* 2004; **17:** 517–25.
4. Spellberg B, *et al.* Novel perspectives on mucormycosis: pathophysiology, presentation, and management. *Clin Microbiol Rev* 2005; **18:** 556–69.
5. Chayakulkeeree M, *et al.* Zygomycosis: the re-emerging fungal infection. *Eur J Clin Microbiol Infect Dis* 2006; **25:** 215–29.
6. Pagano L, *et al.* Zygomycosis: current approaches to management of patients with haematological malignancies. *Br J Haematol* 2009; **146:** 597–606.
7. Reed C, *et al.* Combination polyene-caspofungin treatment of rhino-orbital-cerebral mucormycosis. *Clin Infect Dis* 2008; **47:** 364–71.

足分枝菌病

足分枝菌病[1~4]呈世界性分布，但最常见于热带和亚热带地区，由皮肤创伤引起，通过淋巴系统向周围组织播散，进而破坏结缔组织（筋膜）和骨骼。其特征是无痛的软组织肿胀、窦道分泌真菌和放线菌的菌丝集合体。足是最常见感染部位（占病例的 70%～80%），其次是手（12%）、腿和膝关节，马杜拉足常指足部足分枝菌病。此病由多种致病微生物引起，真菌如*足肿马杜拉菌*、*灰色马杜拉菌*、*鲍氏假阿德利什菌*引起足分枝菌病者被称为真足菌肿。由丝状细菌、放线菌属感染引起的称放线菌性足分枝菌病，在第171页讨论。

真足菌肿不会自发痊愈，且治疗效果差，通常需要手术切除和抗真菌治疗联合处理。伊曲康唑或酮康唑被推荐为抗真足菌病的一线药物，疗程取决于感染的严重程度，从数月到数年不等；伊曲康唑治疗疗效好，复发率低。有病例报道口服伏立康唑长达 16 个月，成功治愈[5~7]。手术前的抗真菌治疗可使病灶局限化和包裹，易于手术切除[1,2]。

1. Fahal AH. Mycetoma: a thorn in the flesh. *Trans R Soc Trop Med Hyg* 2004; **98:** 3–11.
2. Ahmed AOA, *et al.* Mycetoma caused by Madurella mycetomatis: a neglected infectious burden. *Lancet Infect Dis* 2004; **4:** 566–74.
3. Lichon V, Khachemoune A. Mycetoma: a review. *Am J Clin Dermatol* 2006; **7:** 315–21.
4. Ahmed AA, *et al.* Management of mycetoma: major challenge in tropical mycoses with limited international recognition. *Curr Opin Infect Dis* 2007; **20:** 146–51.
5. Oddy MJ, *et al.* Mycetoma of the foot. *Br J Hosp Med* 2009; **70:** 658.
6. Lacroix C, *et al.* Madurella mycetomatis mycetoma treated successfully with oral voriconazole. *Br J Dermatol* 2005; **152:** 1067–8.
7. Loulergue P, *et al.* Short report: successful treatment of black-grain mycetoma with voriconazole. *Am J Trop Med Hyg* 2006; **75:** 1106–7.

指（趾）甲感染

见下文的**皮肤感染**。

副球孢子菌病

副球孢子菌病（南美芽生菌病）由*巴西副球孢子菌*感染引起。该病最常见于中南美洲居民。感染可能是吸入真菌引起，并且可在体内潜伏很长时间。大多数感染没有临床症状，但也有部分为进展性的严重感染，尤其见于免疫缺陷患者。副球孢子菌病通常表现为肺部的慢性感染，播散性感染可侵及皮肤、黏膜、胃肠道、网状内皮系统和肾上腺，可以呈急性或慢性感染。相对轻微的病例可以口服酮康唑或伊曲康唑6～12 个月或更长时间进行治疗[1]。伊曲康唑优于酮康唑，其疗程短，剂量小，复发率低；一项开放研究证实分别口服伏立康唑与伊曲康唑长疗程治疗该病同样有效[2]。严重的病例或对唑类药物无效的病例可静脉用两性霉素 B，后续唑类药物维持治疗[1]，因为有更有效药物，磺胺类药物已很少使用。当唑类药物无法获得时，据报道特比萘芬也可以成功治愈副球孢子菌病[3]。

1. Anonymous. Antifungal drugs. *Treat Guidel Med Lett* 2009; **7:** 95–102.
2. Queiroz-Telles F, *et al.* An open-label comparative pilot study of oral voriconazole and itraconazole for long-term treatment of paracoccidioidomycosis. *Clin Infect Dis* 2007; **45:** 1462–9.
3. Ollague JM, *et al.* Paracoccidioidomycosis (South American blastomycosis) successfully treated with terbinafine: first case report. *Br J Dermatol* 2000; **143:** 188–91.

腹膜炎

真菌性腹膜炎是持续性不卧床腹膜透析、腹部手术或创伤的并发症。通常由酵母菌如*念珠菌*感染引起，很少由霉菌如*曲霉菌*感染引起。真菌性腹膜炎死亡率和患病率高（腹膜粘连等其他并发症妨碍进一步腹膜透析）。其诊断与治疗困难。

真菌性腹膜炎最常选用两性霉素 B 治疗[1~4]，一般采用静脉用药而非腹膜内给药，因为后者会给患者带来痛苦[4]，但静脉给药腹膜透过差[3]。氟康唑、泊沙康唑、伏立康唑、卡泊芬净或氟胞嘧啶可能也有效[3~5]。两性霉素 B 常与氟胞嘧啶联用，尤其作为初始的经验性治疗[3]，即使初始治疗选用氟康唑单用或与氟胞嘧啶联用更好，但仍然保留两性霉素 B 用于免疫抑制的患者或先前有明显的唑类抗真菌药暴光露的患者[4]。尽早拔除腹膜导管可以减少死亡的风险[3]，并且一旦确诊为真菌性腹膜炎更应该迅速拔除，虽然有建议用抗真菌药强力腹膜冲洗可以延迟导管的拔除[4]。导管拔出后给予氟胞嘧啶或氟康唑口服继续治疗[3]。

1. Johnson CC, *et al.* Peritonitis: update on pathophysiology, clinical manifestations, and management. *Clin Infect Dis* 1997; **24:** 1035–47.
2. Bibashi E, *et al.* Fungal peritonitis complicating peritoneal dialysis during an 11-year period: report of 46 cases. *Clin Infect Dis* 2003; **36:** 927–31.
3. Piraino B, *et al.* International Society for Peritoneal Dialysis. ISPD Ad Hoc Advisory Committee. Peritoneal dialysis-related infections recommendations: 2005 update. *Perit Dial Int* 2005; **25:** 107–31. Also available at: http://ispd.org/media/pdf/Copy%20of%20ISPD_Guidelines_2005__2_.pdf (accessed 18/07/08)
4. Matuszkiewicz-Rowinska J. Update on fungal peritonitis and its treatment. *Perit Dial Int* 2009; **29** (suppl 2): S161–S165.
5. Aguado JM, *et al.* Successful treatment of candida peritonitis with fluconazole. *J Antimicrob Chemother* 1994; **34:** 847.

花斑癣

见下文的**皮肤感染**。

肺孢子菌肺炎

肺孢子菌肺炎（Pneumocystis pneumonia，PCP）是由*耶氏肺孢子菌*（以前称*人型卡氏肺孢子虫*，在一个时期内曾认为是原虫）引起。它是机会致病性病原体，通过吸入而感染。免疫功能正常个体很少感染发病，但是对于免疫缺陷患者，可引起间质性肺炎，如果不予治疗将会致命。对于 AIDS 患者（第825页），肺孢子菌肺炎曾经是常见疾病。但是随着全球范围的高效抗逆转录病毒治疗和肺孢子菌肺炎预防的普及，肺孢子菌肺炎发病已经减少，多发于严重的免疫抑制或未接受适当治疗的 HIV 患者。

PCP **治疗**方案的选择：

- 静脉用或口服复方磺胺甲噁唑[1~4]。

备选的用药方案有[1~4]：

- 静脉用喷他脒（重症次选）；
- 口服或静注克林霉素和口服伯氨喹；
- 口服阿托伐醌；
- 口服甲氧苄啶和氨苯砜；
- 雾化吸入喷他脒有时用于治疗轻度至中度感染，但现在因疗效有限且复发率高而多用于预防。

推荐疗程 21 天[1~4]。

静脉用曲美沙特和静脉或口服用亚叶酸可作为标准一线药物治疗无效患者的替代方案[5]。

AIDS 合并肺孢子菌肺炎的患者用复方磺胺甲噁唑辅以亚叶酸治疗失败和死亡的风险较大[3]。复方磺胺甲噁唑和喷他脒联合用药不仅不能增加疗效，反而比单独用药时的毒性要大[6]。

严重感染的患者应该辅以糖皮质激素治疗[1~4]。如果患者有低氧状态，抗真菌治疗开始的同时就要进行激素辅助治疗。

所有 CD4 ＋T 淋巴细胞计数低于 200 个/μl 或有口咽部念珠菌感染病史的 HIV 阳性的青少年和成年人（包括孕妇和进行高效抗逆转录病毒治疗的患者）需要*初级*预防[2,4]。对于 CD4＋T 淋巴细胞计数低于 14%、有 AIDS 限定性疾病史或 CD 4＋T 淋巴细胞计数低于 250 个/μl 的患者，应考虑初级预防[3]。1 岁以内婴儿患 PCP 危险性高，与成人相比，婴儿与幼儿 PCP 可发生在高 CD4＋T 淋巴细胞计数状态。WHO/UNICEF[7] 和美国的治疗指南[3]推荐，低于 18 月龄的婴幼儿，如果其母亲是 HIV 阳性，那么需要在 4～6 周龄时开始接受预防性治疗，治疗需持续到母乳喂养结束，并且确定婴儿是 HIV 阴性以后，或治疗最少持续 1 年。被确认为 HIV 阳性的婴儿应继续进行预防治疗，据年龄、CD4＋T 淋巴细胞计数[3,7]或临床表现而定[7]。在欧洲，某些临床医生倾向于用较消极的治疗，只有确诊 HIV 阳性或HIV 阳性感染发生后，才开始实行预防性治疗[8]。HIV 阴性者中，原发性免疫缺陷者、严重的蛋白质营养不良的患者、器官或干细胞移植的患者、CD4＋的 T 淋巴细胞计数持续低于 200 个/μl 的患者、接受细胞毒药物治疗或免疫抑制治疗的患者，推荐实施肺孢子菌肺炎的初级预防措施[2,9,10]。尤其建议在发生 PCP 风险超过 3% 的情况，如实体器官移植后 6 个月内、骨髓移植后 6 个月内和免疫抑制期间、韦格纳肉芽肿病和急性淋巴细胞白血病进行预防治疗[11]。

所有患者都需要在成功治愈 PCP 后进行*次级*预防[2]。

对于初级和次级预防可选择如下药物[1,3,4]：

- 口服复方磺胺甲噁唑：其优势在于既能抗细菌感染，又可治疗 AIDS 患者常见的机会感染弓形体病[3,4,7]。

对于不能接受复方磺胺甲噁唑的患者可选择如下替代方案[1,2,4]：

- 口服氨苯砜（单独使用，若也要求预防弓形体病联合口服乙胺嘧啶）；

- 雾化用喷他脒；
- 口服阿托伐醌（单独使用，若也要求预防弓形体病，联合口服乙胺嘧啶）。

其他预防性治疗方案包括间隔使用喷他脒、乙胺嘧啶联合磺胺多辛、克林霉素联合伯氨喹，只推荐用于上述的常用药物不能应用时[4]。

在进行抗逆转录病毒治疗时，如果感染 HIV 的成人患者 CD4 ＋T 淋巴细胞计数大于 200 个/μl 超过 3 个月，则可中止初级和次级预防。如果患者的 CD4 ＋的 T 淋巴细胞计数再次低于 200 个/μl，或即使患者的 CD4 ＋的 T 淋巴计数大于 200 个/μl，但 PCP 又复发时，要重新开始初级和次级预防[4,12]。对于儿童患者，停药或重启预防的标准应根据患儿的年龄而定[3]。一项对实体器官移植患者的研究表明[13]，肺移植患者有持续患 PCP 的风险，对这一人群应该给予无限期的预防。

1. Abramowicz M, ed. *Drugs for parasitic infections*. 2nd ed. New Rochelle NY: The Medical Letter, 2010.
2. Thomas CF, Limper AH. Pneumocystis pneumonia. *N Engl J Med* 2004; **350:** 2487–98. Correction. *ibid.*; **351:** 408. [correction to dosage]
3. CDC. Guidelines for the prevention and treatment of opportunistic infections among HIV-exposed and HIV-infected children: recommendations from CDC, the National Institutes of Health, the HIV Medicine Association of the Infectious Diseases Society of America, the Pediatric Infectious Diseases Society, and the American Academy of Pediatrics. *MMWR* 2009; **58** (RR-11): 1–166. Also available at: http://www.cdc.gov/mmwr/PDF/rr/rr5811.pdf (accessed 06/01/10)
4. CDC. Guidelines for prevention and treatment of opportunistic infections in HIV-infected adults and adolescents: recommendations from the CDC, the National Institutes of Health, and the HIV Medicine Association of the Infectious Diseases Society of America. *MMWR* 2009; **58** (RR-4): 1–207. Also available at: http://www.cdc.gov/mmwr/PDF/rr/rr5804.pdf (accessed 06/01/10)
5. Short C-E, *et al.* Trimetrexate and folinic acid: a valuable salvage option for *Pneumocystis jirovecii* pneumonia. *AIDS* 2009; **23:** 1287–90.
6. Glatt AE, Chirgwin K. Pneumocystis carinii pneumonia in human immunodeficiency virus-infected patients. *Arch Intern Med* 1990; **150:** 271–9.
7. WHO. *Management of HIV infection and antiretroviral therapy in infants and children. A clinical manual.* Geneva: WHO, 2006. Available at: http://www.searo.who.int/LinkFiles/AIDS_Management_of_HIV_infection.pdf (accessed 06/01/10)
8. Bernardi S, *et al.* Variable use of therapeutic interventions for children with human immunodeficiency virus type 1 infection in Europe. *Eur J Pediatr* 2000; **159:** 170–5.
9. Sepkowitz KA, *et al.* Pneumocystis carinii pneumonia without acquired immunodeficiency syndrome: more patients, same risk. *Arch Intern Med* 1995; **155:** 1125–8.
10. Yale SH, Limper AH. Pneumocystis carinii pneumonia in patients without acquired immunodeficiency syndrome: associated illnesses and prior corticosteroid therapy. *Mayo Clin Proc* 1996; **71:** 5–13.
11. Green H, *et al.* Prophylaxis for Pneumocystis pneumonia (PCP) in non-HIV immunocompromised patients. Available in The Cochrane Database of Systematic Reviews; Issue 3. Chichester: John Wiley; 2007 (accessed 07/01/10).
12. Trikalinos TA, Ioannidis JPA. Discontinuation of Pneumocystis carinii prophylaxis in patients infected with human immunodeficiency virus: a meta-analysis and decision analysis. *Clin Infect Dis* 2001; **33:** 1901–9.
13. Gordon SM, *et al.*. Should prophylaxis for Pneumocystis carinii pneumonia in solid organ transplant recipients ever be discontinued? *Clin Infect Dis* 1999; **28:** 240–6.

原藻病

原藻病由藻类中的原壁菌属真菌感染引起，通常是*小型无绿藻菌*。人类很少发生这类感染，但小创伤或手术后可感染，导致慢性皮肤损伤，偶尔还会播散。两性霉素 B 是治疗该病最有效的药物[1,2]，也可与口服四环素联合使用[2]。有病例报告伊曲康唑也可成功治愈原藻病[3,4]，对伊曲康唑无效的患者可选用氟康唑[5]，但唑类治疗也有失败病例[2]。对于较局限病灶患者可考虑唑类抗真菌药和手术治疗[1]。

1. Kantrow SM, Boyd AS. Protothecosis. *Dermatol Clin* 2003; **21:** 249–55.
2. Lass-Flörl C, Mayr A. Human protothecosis. *Clin Microbiol Rev* 2007; **20:** 230–42.
3. Tang WYM, *et al.* Cutaneous protothecosis: report of a case in Hong Kong. *Br J Dermatol* 1995; **133:** 479–82.
4. Okuyama Y, *et al.* A human case of protothecosis successfully treated with itraconazole. *Jpn J Med Mycol* 2001; **42:** 143–7.
5. Kim S-T, *et al.* Successful treatment with fluconazole of protothecosis developing at the site of an intralesional corticosteroid injection. *Br J Dermatol* 1996; **135:** 803–6.

呼吸道感染

许多吸入人体的机会致病性真菌可定植于呼吸道。呼吸道真菌感染包括曲霉病、芽生菌病、球孢子菌病、隐球菌病、组织胞浆菌病和副球孢子菌病（见上文）。*耶氏肺孢子菌*是 HIV 感染者肺炎的一个重要原因（见上文）。其他的可导致免疫缺陷患者呼吸道感染的真菌有：*念珠菌属*、*镰刀霉*、*马菲青霉菌*、*波氏假阿利什菌*和*接合菌*（如*无根根霉菌*）。对于免疫功能正常的个体，急性肺部真菌感染具有自限性，无需治疗即可痊愈。严重的、持续性的、进展性的感染或发生于免疫缺陷患者的感染都需要治疗。静脉给药两性霉素 B 是最常选用的方法，但对于轻度至中度感染可口服唑类药物如氟康唑、伊曲康唑或酮康唑。肺部肉芽肿则需要手术切除。HIV 感染所致免疫抑制者，推荐给予长期的抑制治疗。

皮肤感染

最常见的皮肤真菌感染有皮真菌病、花斑癣和念珠菌病。在这里只述及前 2 种，念珠菌病见上文。其他真菌性皮肤感染已在相应的题目下讨论：芽生菌病、着色芽生菌病、足分枝菌病、毛霉菌病、原藻病和孢子丝菌病。真菌感染中，由于播散而侵及皮肤的疾病有曲霉病、球孢子菌病、隐球菌病、组织胞浆菌病和副球孢子菌病。*马菲青霉菌*是少见的引起皮肤感染的真菌。皮肤真菌感染有时可侵袭黏膜、指（趾）甲或皮下组织，而且可以扩展到深部组织，或向其他地方播散，对于免疫抑制患者尤其如此。表浅真菌感染侵及皮肤、指（趾）甲和黏膜，可采用局部或系统的抗真菌治疗[1,2]。

皮真菌病（癣菌病，癣）是由皮肤癣菌感染引起的。皮肤癣菌包括土壤病原体、人和动物的病原体，来自三个菌属——*表皮癣菌属*、*小孢子菌属*和*发癣菌*，湿热的环境和不良卫生习惯可诱发皮真菌病，多发于全球热带和温带地区。

根据侵及部位不同，皮真菌病分类如下：

- 须癣（胡须）；
- 头癣（头皮）；
- 体癣（身体）；
- 股癣（腹股沟）；
- 手癣（手）；
- 足癣（运动员的脚）；
- 甲癣［指（趾）甲］。

毛囊癣（黄癣）是热带地区最常见的慢性感染，很多体癣如叠瓦癣是由叠瓦癣菌感染引起的，流行于远东地区以及南美洲。脓癣是皮真菌病中较严重的一种类型，它是由动物病原体感染引起的，导致深部化脓性的炎性病灶。

对于免疫缺陷患者来说很少发生深部的皮肤真菌病，但这种深部感染可侵及淋巴结、肝脏和脑，并且有生命危险。

无毛皮肤部位患轻微的表浅性皮真菌病，局部治疗有效[3~5]。一些长期局部使用的非特异性药物包括苯甲酸、甲紫和水杨酸，这些非特异性药物大多疗效肯定，而一些老剂型如复方苯甲酸软膏影响美观而被一些新型制剂替代，但对一些轻微感染仍有疗效，尤其在热带地区[6]；由于甲紫可能有致癌作用，限制了其治疗应用（见第1576页）。也有许多特异性的局部用抗皮真菌药物，局部用的唑类药物包括克霉唑、益康唑、酮康唑和咪康唑。环吡酮胺[7]和烯丙胺类抗真菌药萘替芬和特比萘芬[5]也有效，一项系统性综述认为烯丙胺类如特比萘芬在治疗足部真菌感染比唑类疗效更好[5]。氯苯甘醚、托萘酯和十一烯酸盐都是治疗非复杂性皮真菌病的有效药物，但比较它们的相对有效性的研究很少。阿莫罗芬主要用于指（趾）甲感染，但治疗皮肤感染也有效（见下文）。

有些部位感染局部治疗效果差，如大范围感染或重度角质化部位感染[4,8]，这些感染以及播散性感染采用系统治疗更适当。灰黄霉素、酮康唑和伊曲康唑应用最为广泛，特比萘芬对某些类型的癣病的疗效优于伊曲康唑[9,10]，而且特比萘芬的疗程较短[11,12]。特比萘芬的疗效取决于感染病原体的种类[13]。灰黄霉素在长时期的治疗中有些重要的毒性作用，可用于治疗头癣、广泛感染以及播散性感染，或部分指（趾）甲感染患者。灰黄霉素由于抗菌谱较窄，仅限定于对皮肤癣菌有效，因此当短期治疗没有预期疗效，并且要开始更长的疗程之前，有必要先做出准确的诊断。酮康唑抗真菌谱较广，但长期使用会有严重的副作用；伊曲康唑可快速起效，因此疗程较短[4]；其他唑类药物如氟康唑也可能有效[14]。二硫化硒和聚维酮碘洗发剂可作为口服药物治疗头癣的辅助治疗手段，用以提高药物疗效，并控制感染传播[15,16]。对于怀疑真菌感染的患者可选用一种合适的局部用的药物进行治疗[17]。

指（趾）甲感染（**甲癣**）很难治愈[18]。口服灰黄霉素治疗手指甲感染需 6 个月，而趾甲感染需 1 年或更长时间，而且有 60% 的指（趾）甲感染患者对治疗不敏感或复发。口服抗真菌药特比萘芬、伊曲康唑和氟康唑相对于灰黄霉素来说，能更迅速地在指（趾）甲中获得持续有效抗真菌浓度[18,19]。对特比萘芬和伊曲康唑都进行了广泛研究，据报道，两者均可在 12 周或更短的疗程内达到临床和真菌学治愈，且有效患者的比例高，而且起效比灰黄霉素更快。长期的随访显示患者对特比萘芬治疗能保持长期疗效[20~22]。调查显示，特比萘芬的疗效优于伊曲康唑[23~26]，但是这两种药物并不是对所有患者都有效。局部治疗指（趾）甲感染无效，但环吡酮指（趾）甲胶则有效[27]。但一项系统性综述显示治愈率低[5]。阿莫罗芬 5% 甲胶也可能有效[28]，且疗效优于环比酮，尽管证据不足[5]。联用口服伊曲康唑[29]或特比萘芬[30]疗效好。局部使用布替萘芬也有效[5]。还有一种方法是用 40% 的尿素糊剂分解指（趾）甲板，并联合联苯苄唑进行治疗[31]。英国已经出版了甲癣的治疗指南[32]。

花斑癣是由共栖的*糠秕马拉色菌*（*环状糠秕孢子菌*）引起的浅表感染。在热带地区比在温带地区更常见，日光照射可能会诱发感染。花斑癣对局部治疗敏感，可选用唑类抗真菌药或二硫化硒，也可局部应用（但不能口服）特比萘芬或环吡酮[33]。对于免疫缺陷患者，包括接受皮质激素治疗的患者，花斑癣可能会发展为广泛性的感染。对于接受肠外营养的患者，*糠秕马拉色菌*可导致败血症[34]。严重感染需要口服唑类药物[35]，灰黄霉素无效。

其他马拉色菌属真菌感染包括脂溢性皮炎（第1511页）和糠秕孢子菌性毛囊炎，AIDS 患者罹患这两种病时，病情严重，用唑类药物进行局部或系统性治疗是有效的，而且唑类药物是最主要的药物，但治疗后常易复发[36]。

1. Gupta AK, *et al.* Antifungal agents: an overview, part II. *J Am Acad Dermatol* 1994; **30:** 911–33.
2. Piérard GE, *et al.* Treatment and prophylaxis of tinea infections. *Drugs* 1996; **52:** 209–24.
3. Smith EB. Topical antifungal drugs in the treatment of tinea pedis, tinea cruris, and tinea corporis. *J Am Acad Dermatol* 1993; **28:** S24–S28.
4. Degreef HJ, DeDoncker PRG. Current therapy of dermatophytosis. *J Am Acad Dermatol* 1994; **31:** S25–S30.
5. Crawford F, Hollis S. Topical treatments for fungal infections of the skin and nails of the foot. Available in The Cochrane Database of Systematic Reviews; Issue 3. Chichester: John Wiley; 2007 (accessed 04/07/08).
6. Gooskens V, *et al.* Treatment of superficial mycoses in the tropics: Whitfield's ointment versus clotrimazole. *Int J Dermatol* 1994; **33:** 738–42.
7. Bogaert H, *et al.* Multicentre double-blind clinical trials of ciclopirox olamine cream 1% in the treatment of tinea corporis and tinea cruris. *J Int Med Res* 1986: **14:** 210–16.
8. Higgins EM, *et al.* British Association of Dermatologists. Guidelines for the management of tinea capitis. *Br J Dermatol* 2000; **143:** 53–8. Also available at: http://www.bad.org.uk/Portals/_Bad/Guidelines/Clinical%20Guidelines/Tinea%20Capitis.pdf (accessed 16/08/10)
9. Budimulja U, *et al.* A double-blind, randomized, stratified controlled study of the treatment of tinea imbricata with oral terbinafine or itraconazole. *Br J Dermatol* 1994; **130** (suppl 43): 29–31.
10. De Keyser P, *et al.* Two-week oral treatment of tinea pedis, comparing terbinafine (250 mg/day) with itraconazole (100 mg/day): a double-blind, multicentre study. *Br J Dermatol* 1994; **130** (suppl 43): 22–25.
11. Farag A, *et al.* One-week therapy with oral terbinafine in cases of tinea cruris/corporis. *Br J Dermatol* 1994; **131:** 684–6.
12. Hay RJ, *et al.* A comparison of 2 weeks of terbinafine 250 mg/day with 4 weeks of itraconazole 100 mg/day in plantar-type tinea pedis. *Br J Dermatol* 1995; **132:** 604–8.
13. Baudraz-Rosselet F, *et al.* Efficacy of terbinafine treatment of tinea capitis in children varies according to the dermatophyte species. *Br J Dermatol* 1996; **135:** 1011–12.
14. Faergemann J, *et al.* A multicentre (double-blind) comparative study to assess the safety and efficacy of fluconazole and griseofulvin in the treatment of tinea corporis and tinea cruris. *Br J Dermatol* 1997; **136:** 575–7.
15. Allen HB, *et al.* Selenium sulfide: adjunctive therapy for tinea capitis. *Pediatrics* 1982; **69:** 81–3.
16. Givens TG, *et al.* Comparison of 1% and 2.5% selenium sulfide in the treatment of tinea capitis. *Arch Pediatr Adolesc Med* 1995; **149:** 808–11.
17. Anonymous. Management of scalp ringworm. *Drug Ther Bull* 1996; **34:** 5–6.
18. Denning DW, *et al.* Fungal nail disease: a guide to good practice (report of a working group of the British Society for Medical Mycology). *BMJ* 1995; **311:** 1277–81. Also available at: http://www.bmj.com/cgi/content/full/311/7015/1277 (accessed 18/07/08)
19. Gupta AK, Scher RK. Oral antifungal agents for onychomycosis. *Lancet* 1998; **351:** 541–2.
20. De Cuyper C. Long-term evaluation of terbinafine 250 and 500 mg daily in a 16-week oral treatment for toenail onychomycosis. *Br J Dermatol* 1996; **135:** 156–7.
21. Bräutigam M, *et al.* Successful treatment of toenail mycosis with terbinafine and itraconazole gives long term benefits. *BMJ* 1998; **317:** 1084.
22. De Cuyper C, Hindryckx PHFB. Long-term outcomes in the treatment of toenail onychomycosis. *Br J Dermatol* 1999; **141** (suppl 56): 15–20.
23. De Backer M, *et al.* A 12-week treatment for dermatophyte toe onychomycosis: terbinafine 250 mg/day vs itraconazole 200 mg/day—a double-blind comparative trial. *Br J Dermatol* 1996; **134** (suppl 46): 16–17.
24. Bräutigam M, *et al.* Randomised double blind comparison of terbinafine and itraconazole for treatment of toenail tinea infection. *BMJ* 1995; **311:** 919–22. Correction. *ibid.*; 1350.
25. Evans EGV, Sigurgeirsson B. Double blind, randomised study of continuous terbinafine compared with intermittent itraconazole in treatment of toenail onychomycosis. *BMJ* 1999; **318:** 1031–5.
26. Heikkilä H, Stubb S. Long-term results in patients with onychomycosis treated with terbinafine or itraconazole. *Br J Dermatol* 2002; **146:** 250–3.

27. Gupta AK, *et al.* Ciclopirox nail lacquer topical solution 8% in the treatment of toenail onychomycosis. *J Am Acad Dermatol* 2000; **43:** S70–S80.
28. Reinel D. Topical treatment of onychomycosis with amorolfine 5% nail lacquer: comparative efficacy and tolerability of once and twice weekly use. *Dermatology* 1992; **184** (suppl 1): 21–4.
29. Rigopoulos D, *et al.* A randomized trial of amorolfine 5% solution nail lacquer in association with itraconazole pulse therapy compared with itraconazole alone in the treatment of Candida fingernail onychomycosis. *Br J Dermatol* 2003; **149:** 151–6.
30. Baran R, *et al.* A multicentre, randomized, controlled study of the efficacy, safety and cost-effectiveness of a combination therapy with amorolfine nail lacquer and oral terbinafine compared with oral terbinafine alone for the treatment of onychomycosis with matrix involvement. *Br J Dermatol* 2007; **157:** 149–57.
31. Roberts DT, *et al.* Topical treatment of onychomycosis using bifonazole 1% urea/40% paste. *Ann N Y Acad Sci* 1988; **544:** 586–7.
32. Roberts DT, *et al.* British Association of Dermatologists. Guidelines for treatment of onychomycosis. *Br J Dermatol* 2003; **148:** 402–10. Also available at: http://www.bad.org.uk/Portals/_Bad/Guidelines/Clinical%20Guidelines/Onychomycosis.pdf (accessed 16/08/10)
33. Schwartz RA. Superficial fungal infections. *Lancet* 2004; **364:** 1173–82.
34. Dankner WM, *et al.* Malassezia fungemia in neonates and adults: complication of hyperalimentation. *Rev Infect Dis* 1987; **9:** 743–53.
35. Goodless DR, *et al.* Ketoconazole in the treatment of pityriasis versicolor: international review of clinical trials. *DICP Ann Pharmacother* 1991; **25:** 395–8.
36. McGrath J, Murphy GM. The control of seborrhoeic dermatitis and dandruff by antipityrosporal drugs. *Drugs* 1991; **41:** 178–84.

孢子丝菌病

孢子丝菌病由申克孢子丝菌感染引起，申克孢子丝菌生长在土壤和植物中。孢子丝菌病多分布于美洲和非洲，可引起皮肤或皮肤外的疾病，皮肤感染较常见。申克孢子丝菌可能通过破损皮肤进入人体而引起疾病，表现为单一部位的皮肤病变，但感染也可以通过淋巴扩散，引发系列皮肤损伤。皮肤外的孢子丝菌病通常表现为骨关节的感染，偶尔能见到肺部感染的患者，中枢神经系统和眼的感染极少。

孢子丝菌病很少能自发痊愈，大部分患者都需要**治疗**。传统以口服碘化钾治疗皮肤和淋巴孢子丝菌病，但碘化钾在体外没有抗真菌活性，其作用机制尚不清楚。口服伊曲康唑每日 200mg，3～6 个月也有效[1～3]，被一些人[3,4]认为可作为选择治疗。对于治疗反应差的患者使用伊曲康唑口服剂量可增至每日 2 次，每次 200mg；或者给予口服特比萘芬或口服饱和碘化钾溶液。口服氟康唑仅用于治疗使用前述药物不能耐受的患者[4]。

对于骨关节感染的患者，推荐口服伊曲康唑 200mg，每日 2 次，疗程至少 12 个月，可静脉用普通或者脂质两性霉素 B 作为替代疗法。一旦静脉用两性霉素 B 治疗有效，改为口服伊曲康唑 200mg，每日 2 次作为维持治疗[4]。

治疗危及生命的肺部感染、脑膜炎或播散性感染的疗程至少为 12 个月，药物首选静脉用脂微球两性霉素 B，次选静脉用普通两性霉素 B。口服伊曲康唑 200mg，每日 2 次作为维持治疗。不能耐受两性霉素 B 或感染不危及生命的患者可口服伊曲康唑[4]。

对于免疫抑制患者，包括 AIDS 患者，如果免疫功能不能恢复正常，在脑膜孢子丝菌病、播散性孢子丝菌病初始抗感染治疗之后使用口服伊曲康唑每日 200mg 终生维持治疗可能有益[4]。

1. Sharkey-Mathis PK, *et al.* Treatment of sporotrichosis with itraconazole. *Am J Med* 1993; **95:** 279–85.
2. Restrepo A, *et al.* Itraconazole therapy in lymphangitic and cutaneous sporotrichosis. *Arch Dermatol* 1986; **122:** 413–17.
3. Anonymous. Antifungal drugs. *Treat Guidel Med Lett* 2005; **3:** 7–14.
4. Kauffman CA, *et al.* Clinical practice guidelines for the management of sporotrichosis: 2007 update by the Infectious Diseases Society of America. *Clin Infect Dis* 2007; **45:** 1255–65. Also available at: http://www.journals.uchicago.edu/doi/pdf/10.1086/522765 (accessed 30/04/08)

癣

见上文的**皮肤感染**。

Amorolfine (*BAN, USAN, rINN*) 阿莫罗芬

Amorolfiini; Amorolfin; Amorolfina; Amorolfinum; Ro-14-4767/000. (±)-*cis*-2,6-Dimethyl-4-[2-methyl-3-(*p-tert*-pentylphenyl)propyl]morpholine.

Аморольфин

$C_{21}H_{35}NO$ = 317.5.

CAS — 78613-35-1.

ATC — D01AE16.

ATC Vet — QD01AE16.

UNII — AB0BHP2FH0.

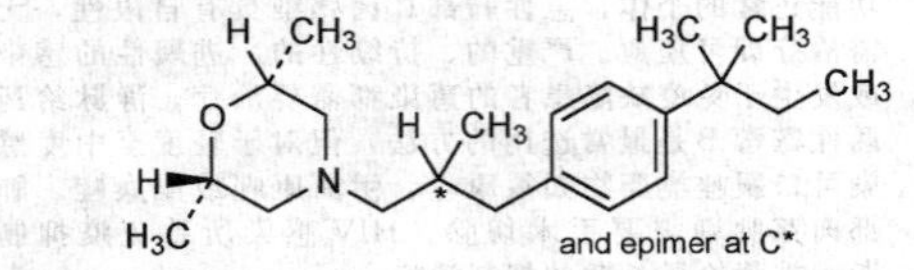

Amorolfine Hydrochloride (*BANM, rINNM*) 盐酸阿莫罗芬

Amorolfine, Chlorhydrate d'; Amorolfini Hydrochloridum; Hidrocloruro de amorolfina; Ro-14-4767/002.

Аморольфина Гидрохлорид

$C_{21}H_{35}NO,HCl$ = 354.0.

CAS — 78613-38-4.

ATC — D01AE16.

ATC Vet — QD01AE16.

UNII — 741YH7379H.

不良反应

皮肤刺激，表现为红斑、瘙痒和烧灼感，局部应用阿莫罗芬后，少见的皮肤严重的反应也有报道。

超敏反应 有报道[1]称阿莫罗芬指甲胶引起接触性皮炎。

1. Pérez-Varela L, *et al.* Dermatitis alérgica de contacto por amorolfina en laca de uñas. *Actas Dermosifiliogr* 2010; **101:** 281–3.

抗菌作用

阿莫罗芬是对吗啉衍生物，它通过干扰固醇的合成而发挥作用，固醇是真菌细胞膜发挥功能所必需的物质。

阿莫罗芬在体外对很多致病真菌和机会致病真菌都有活性，如皮肤癣菌、皮炎芽生菌、念珠菌、荚膜组织胞浆菌和申克孢子丝菌，对曲霉菌也有不确定活性。虽然阿莫罗芬有较强的体外抗真菌活性，但全身用药时却没有活性，这一点使它只在浅表感染局部应用。

用途和用法

阿莫罗芬是对吗啉衍生物，其盐酸盐用于真菌性指（趾）甲感染和皮肤感染（第497页）。局部用药后，吸收极少。

治疗由皮肤癣菌、酵母菌和霉菌引起的指（趾）甲感染，含有 5%阿莫罗芬的凝胶涂在被感染的指（趾）甲上，每周 1 次或 2 次，直到指（趾）甲再生出来，疗程长达 6～12 个月。

治疗皮肤感染，包括皮肤癣菌病，每日 1 次使用含 0.25%阿莫罗芬的乳膏，最少持续 2～3 周（足部感染的治疗长达 6 周），临床治愈后再继续用药 3～5 天。

1. Haria M, Bryson HM. Amorolfine: a review of its pharmacological properties and therapeutic potential in the treatment of onychomycosis and other superficial fungal infections. *Drugs* 1995; **49:** 103–20.
2. Flagothier C, *et al.* New insights into the effect of amorolfine nail lacquer. *Mycoses* 2005; **48:** 91–4.

制剂

专利制剂

Arg.: Loceryl; Locetar†; Micocide A; ***Austral.:*** Loceryl; ***Austria:*** Loceryl; ***Belg.:*** Loceryl; ***Braz.:*** Loceryl; ***Chile:*** Loceryl; ***Cz.:*** Loceryl; ***Denm.:*** Loceryl; ***Fin.:*** Loceryl; ***Fr.:*** Curanail; Loceryl; ***Ger.:*** Loceryl; ***Gr.:*** Loceryl; ***Hong Kong:*** Loceryl; ***Hung.:*** Loceryl; ***Irl.:*** Loceryl; ***Israel:*** Loceryl Lacque; ***Ital.:*** Locetar; ***Jpn:*** Pekiron; ***Malaysia:*** Loceryl; ***Mex.:*** Loceryl; ***Norw.:*** Loceryl; ***NZ:*** Loceryl; ***Philipp.:*** Locetar; ***Pol.:*** Loceryl; ***Port.:*** Locetar; ***Rus.:*** Loceryl (Лоцерил); ***S.Afr.:*** Loceryl; ***Singapore:*** Loceryl; ***Spain:*** Locetar; Odenil; ***Swed.:*** Loceryl; ***Switz.:*** Loceryl; ***UK:*** Curanail; Loceryl; ***Venez.:*** Loceryl.

Amphotericin B (*BANM, rINN*) 两性霉素 B

Amfotericin; Amfotericin B; Amfotericina B; Amfotericinas B; Amfoterisiini; Amfoterisiini B; Amfoterisin; Amfoterisin B; Amfoterycyna b; Amphotericin; Amphotéricine B; Amphotericinum; Amphotericinum B; Anfotericina B.

Амфотерицин В

$C_{47}H_{73}NO_{17}$ = 924.1.

CAS — 1397-89-3.

ATC — A01AB04; A07AA07; G01AA03; J02AA01.

ATC Vet — QA01AB04; QA07AA07; QG01AA03; QJ02AA01.

UNII — 7XU7A7DROE.

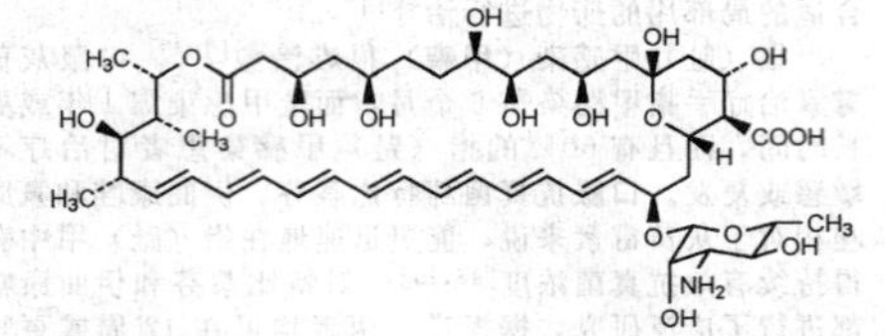

Pharmacopoeias. In *Chin., Eur.* (see p.vii), *Int., Jpn,* and *US.*

Ph. Eur. 6.8 (Amphotericin B; Amphotericin BP 2010) 一种由结节链霉菌产生或通过其他途径获取的抗真菌的多烯类混合物，其主要成分是两性霉素 B，为黄色或橘黄色吸湿性粉末。与参照物比较，每毫克干粉状物质的效价不少于 750 单位。几乎不溶于水和乙醇；溶于二甲基亚砜和丙二醇；微溶于二甲基酰胺；极微溶于甲醇。贮藏于2～8℃的密闭容器中。避光。

USP 33 (Amphotericin B) 是一种黄色至橘黄色，无臭或几乎无臭的粉末。每毫克干粉状两性霉素 B 中至少含有 750μg $C_{47}H_{73}NO_{17}$，口服或局部使用的制剂最多含有 15%的两性霉素 A。不溶于水、无水乙醇、醚、苯和甲苯；溶于二甲基酰胺、二甲基亚砜和丙二醇；微溶于甲醇。贮藏于不高于 8℃的密闭容器中。避光。

1. Kintzel PE, Smith GH. Practical guidelines for preparing and administering amphotericin B. *Am J Hosp Pharm* 1992; **49:** 1156–64.

组方 普通两性霉素 B 注射液是两性霉素 B、脱氧胆酸和适量缓冲液混合而成，溶解成胶态分散体；非普通**脂质两性霉素 B** 注射剂包括脂质两性霉素 B、两性霉素 B 胶样分散体、胆固醇硫酸钠复合物和磷脂复合物。

配伍禁忌 据报道，普通两性霉素 B 和脂质两性霉素 B 和很多药物不相容，因此建议不要与其他药物配伍。不相容是由于 pH 变化或胶态悬浮体破裂引起两性霉素 B 的沉淀。两性霉素 B 加入到 0.9%氯化钠或电解质溶液中也产生沉淀。

虽然肝素与普通两性霉素 B 注射液相容。但是，使用氯化钠稀释的肝素溶液冲洗两性霉素 B 静脉输液插管时要注意。建议用 5%葡萄糖溶液冲洗静脉注射管。

有报道普通两性霉素 B 溶于脂质乳化液的混合制剂稳定性差[1～3]，尽管有报道稳定性好[4～6]。一项研究表明[6]，与轻微搅动相比，剧烈搅动可以增加其稳定性。

1. Ericsson O, *et al.* Amphotericin B is incompatible with lipid emulsions. *Ann Pharmacother* 1996; **30:** 298.
2. Ranchère JY, *et al.* Amphotericin B intralipid formulation: stability and particle size. *J Antimicrob Chemother* 1996; **37:** 1165–9.
3. Heide PE. Precipitation of amphotericin B from iv fat emulsion. *Am J Health-Syst Pharm* 1997; **54:** 1449.
4. Lopez RM, *et al.* Stability of amphotericin B in an extemporaneously prepared iv fat emulsion. *Am J Health-Syst Pharm* 1996; **53:** 2724–7.
5. Owens D, *et al.* Stability of amphotericin B 0.05 and 0.5 mg/mL in 20% fat emulsion. *Am J Health-Syst Pharm* 1997; **54:** 683–6.
6. Shadkhan Y, *et al.* The use of commercially available lipid emulsions for the preparation of amphotericin B-lipid admixtures. *J Antimicrob Chemother* 1997; **39:** 655–8. Correction. *ibid.* 1998; **42:** 413.

注射剂的配制 注射制剂的制造商建议如下：

- **普通两性霉素 B**：注射液使用前用无菌蒸馏水溶解，然后立即用 pH 大于 4.2 以上的 5%葡萄糖溶液稀释至最终浓度。
- **脂微球两性霉素 B**：使用前用无菌蒸馏水溶解，然后通过无菌滤器注入适量的 5%葡萄糖溶液中。
- **两性霉素 B-胆固醇硫酸钠复合物**：迅速加入所需一定容量注射用水，再进一步用 5%葡萄糖溶液稀释至所需浓度。
- **两性霉素 B-磷脂复合物**：注射前必须用 5%葡萄糖溶液稀释至所需终浓度，浓缩的药物用无菌滤器转移入 5%葡萄糖溶液中。

注意：与 0.9%氯化钠注射液混合时两性霉素 B 会出现沉淀。

口服混悬液的稳定性 100mg/ml 两性霉素 B 口服混悬液是由粉末状两性霉素 B（USP）和樱桃味载体制备而成的，pH 维持在 5.3、在温度 22～25℃环境中可稳定保存 93 天[1]。

1. Dentinger PJ, *et al.* Stability of amphotericin B in an extemporaneously compounded oral suspension. *Am J Health-Syst Pharm* 2001; **58:** 1021–4.

不良反应

普通两性霉素 B 是早期仅有可以静脉使用的剂型，脂质两性霉素 B 的出现降低了两性霉素 B 的毒性。下文主要谈及普通两性霉素 B 的不良反应。静脉输注两性霉素 B 后或输注过程中常见的不良反应有：头痛、恶心、呕吐、寒战、发热、不适、肌肉和关节疼痛、食欲减退、腹泻和胃肠道痉挛。偶尔出现以下不良反应：高血压、低血压、心律失常（包括心室纤颤和心脏骤停）、皮疹、面红、过敏样反应（包括支气管痉挛和呼吸困难）、视物模糊、耳鸣、听力丧失、眩晕、胃肠道出血、肝功能障碍、外周神经病变和抽搐。

几乎所有接受两性霉素 B 静脉注射的患者都有一定程度的肾损伤，包括肾小管和肾小球损伤。停药后可能恢复，但可能成为永久性损伤，特别在接受较大累积剂量两性霉素 B（超过 5g）的患者尤其如此；肾小管酸

中毒不伴有全身酸中毒的情况可能出现；用药过程中钾和镁通过尿液的排泄量增加，可引起低钾血症和低镁血症；尿酸排泄量增加和肾钙质沉淀都可能发生。较少资料表明，肾毒性通常伴有低钠血症。提高钠负荷的措施见**不良反应的处置**项下的**肾毒性**。

大多数用药患者都伴有可逆的正细胞正色素性贫血，可能是两性霉素 B 直接抑制了红细胞生成素的产生。血小板减少症、粒细胞减少症、白细胞减少症、粒细胞缺乏症、嗜酸粒细胞增多症和凝血障碍也有极少的报道。

用药的同时接受全身照射的极少数患者可能发生脑白质病。

两性霉素 B 可以刺激静脉内皮引起疼痛或引起注射部位的血栓性静脉炎；外渗可能导致组织损伤。

鞘内注射两性霉素 B，可以引起脑膜刺激，伴随疼痛、视力障碍、尿潴留的神经病变。

一般而言，**脂质**两性霉素 B 的不良反应与普通两性霉素 B 相同，但发生频率和严重程度不及普通两性霉素 B。偶有短暂性可逆性肾脏损伤；但脂质两性霉素 B 对不能接受普通两性霉素 B 治疗的肾损伤患者安全有效；极少发生过敏反应。

两性霉素**局部**应用可能引起局部刺激症状、瘙痒和皮疹。

对心血管系统的影响　据报道，2 例患者使用一般剂量和输液速度普通两性霉素 B 和脂质两性霉素 B 引起室性心律失常，其中 1 例患者发生心脏停停[1]；但心脏毒性在大剂量和高速率输注时更容易发生（见下文**用法**项下的**输注速率**）。据报道，5 例婴幼儿和儿童使用[2] 3.8mg/kg 与 40.8mg/kg 之间超剂量的普通两性霉素 B 引起了心脏停搏，其中 4 例患者死亡。据报道，一例成人无意中连续 2 天过量（5mg/kg）使用普通两性霉素 B 后，发生了致命的心血管毒性反应[3]。另据报道，一例 20 岁男性患者使用普通两性霉素 B 30 天后改用磷脂-两性霉素 B，经过大约 2 个月的治疗后出现可逆性的扩张性心肌病和充血性心力衰竭，停药 6 周后症状消失[4]。另有报道称，由二巯基丁二酸锑钾导致心脏损害的患者如果再接受两性霉素 B 治疗黑热病，那么出现心律失常和心脏停搏的风险增加[5]。因此建议这种患者在使用两性霉素 B 之前有一个至少 10 天的间歇期。

有 1 例患者在输注磷脂-两性霉素 B 复合制剂后发生严重高血压[6]。

1. Aguado JM, *et al.* Ventricular arrhythmias with conventional and liposomal amphotericin. *Lancet* 1993; **342:** 1239.
2. Cleary JD, *et al.* Amphotericin B overdose in pediatric patients with associated cardiac arrest. *Ann Pharmacother* 1993; **27:** 715–19.
3. Burke D, *et al.* Acute amphotericin B overdose. *Ann Pharmacother* 2006; **40:** 2254–9.
4. Danaher PJ, *et al.* Reversible dilated cardiomyopathy related to amphotericin B therapy. *J Antimicrob Chemother* 2004; **53:** 115–17.
5. Thakur CP. Sodium antimony gluconate, amphotericin, and myocardial damage. *Lancet* 1998; **351:** 1928–9.
6. Rowles DM, Fraser SL. Amphotericin B lipid complex (ABLC)-associated hypertension: case report and review. *Clin Infect Dis* 1999; **29:** 1564–5.

对眼的影响　一例系统性红斑狼疮和隐球菌脑膜炎患者在接受 1mg 试验剂量的两性霉素 B 治疗后迅速出现视力丧失，并导致双侧永久性失明[1]。两性霉素 B 可能是主要原因，通过眼底镜检查发现，隐球菌性脑膜炎伴随的视力障碍通常是进展的，并且眼底正常的情况以前并无报道。

1. Li PKT, Lai KN. Amphotericin B induced ocular toxicity in cryptococcal meningitis. *Br J Ophthalmol* 1989; **73:** 397–8.

对肝脏的影响　两性霉素 B 很少对肝脏产生不良影响。一例患者在接受两性霉素 B 总剂量 4.82g、疗程一年多的间歇性治疗后出现严重的肝功能不全[1]。该患者曾同时接受过苯海拉明和两性霉素 B 的静脉输注，而这两者可能不相容。

在接受两性霉素 B 治疗的过程中，部分患者肝功能检查出现异常[2,3]，这种情况需要停药。据报道两性霉素 B 可引起高胆红素血症[4]。另据报道，一例患囊性纤维化病儿童接受普通两性霉素 B 累积剂量 84mg 和脂微球两性霉素 B 168mg 的治疗后，出现可逆性肝毒性和肾毒性[5]。

1. Carnecchia BM, Kurtzke JF. Fatal toxic reaction to amphotericin B in cryptococcal meningo-encephalitis. *Ann Intern Med* 1960; **53:** 1027–36.
2. Miller MA. Reversible hepatotoxicity related to amphotericin B. *Can Med Assoc J* 1984; **131:** 1245–7.
3. Abajo FJ, Carcas AJ. Amphotericin B hepatotoxicity. *BMJ* 1986; **293:** 1243.
4. Olin JL, Spooner LM. Amphotericin B-associated hyperbilirubinemia: case report and review of the literature. *Pharmacotherapy* 2006; **26:** 1011–7.
5. Mohan UR, Bush A. Amphotericin B-induced hepatorenal failure in cystic fibrosis. *Pediatr Pulmonol* 2002; **33:** 497–500.

对肺的影响　有报道称同时接受两性霉素 B 和白细胞[1]或其他血制品[2]治疗的患者才对肺有不良影响，但这一观点很快被否定[3,4]。有报道指出，在没有血制品应用的情况下，两性霉素 B 仍然有肺脏毒性[5]。以脂质乳化剂为载体的两性霉素 B 增加肺部症状的发生率[6]，包括初次用药引起的急性呼吸窘迫。有 3 例患者在脂微球两性霉素 B 输注 1h 过程中出现胸部不适，包括紧缩感、疼痛、呼吸困难和急性缺氧。症状在开始输注后 5～10min 出现，停止输注则症状消失。随后有 2 例可以耐受低速输注[7]。

1. Wright DG, *et al.* Lethal pulmonary reactions associated with the combined use of amphotericin B and leukocyte transfusions. *N Engl J Med* 1981; **304:** 1185–9.
2. Haber RH, *et al.* Acute pulmonary decompensation due to amphotericin B in the absence of granulocyte transfusions. *N Engl J Med* 1986; **315:** 836.
3. Forman SJ, *et al.* Pulmonary reactions associated with amphotericin B and leukocyte transfusions. *N Engl J Med* 1981; **305:** 584–5.
4. Bow EJ, *et al.* Pulmonary complications in patients receiving granulocyte transfusions and amphotericin B. *Can Med Assoc J* 1984; **130:** 593–7.
5. Roncoroni AJ, *et al.* Bronchiolis obliterans possibly associated with amphotericin B. *J Infect Dis* 1990; **161:** 589.
6. Schöffski P, *et al.* Safety and toxicity of amphotericin B in glucose 5% or intralipid 20% in neutropenic patients with pneumonia or fever of unknown origin: randomised study. *BMJ* 1998; **317:** 379–84.
7. Johnson MD, *et al.* Chest discomfort associated with liposomal amphotericin B: report of three cases and review of the literature. *Pharmacotherapy* 1998; **18:** 1053–61.

对体内钾平衡的影响　两性霉素 B 使尿液中钾的排泄量增多引起低钾血症，除此以外，还可能出现高钾血症。一例严重肾损伤的患者在接受两性霉素 B 快速输注（见下文**用法**项下的**输注速率**）后出现了高钾血症。一例患慢性肾功能不全的 2 岁儿童在接受输注时间达 2h 的普通两性霉素 B 治疗时出现高钾血症。还有报道称，一例 4 岁儿童在接受第 3 次两性霉素 B 脂质体复合物后，出现高钾血症和致死性的心脏停搏[1]。

1. Barcia JP. Hyperkalemia associated with rapid infusion of conventional and lipid complex formulations of amphotericin B. *Pharmacotherapy* 1998; **18:** 874–6.

超敏反应　使用普通两性霉素 B 或脂微球两性霉素 B 可能引起过敏样反应[1～3]，其中一些患者随后可以耐受普通两性霉素 B[1,3]。

1. Laing RBS, *et al.* Anaphylactic reactions to liposomal amphotericin. *Lancet* 1994; **344:** 682.
2. Torre I, *et al.* Anaphylactic reaction to liposomal amphotericin B in children. *Ann Pharmacother* 1996; **30:** 1036–7.
3. Vaidya SJ, *et al.* Anaphylactic reaction to liposomal amphotericin B. *Ann Pharmacother* 2002; **36:** 1480–1.

Red man 综合征　一例患者接受两性霉素 B 试验剂量 1mg 后 2 次出现 Red man 综合征（见**万古霉素**，第339页）[1]。

1. Ellis ME, Tharpe W. Red man syndrome associated with amphotericin B. *BMJ* 1990; **300:** 1468.

不良反应的处置

静脉输注普通两性霉素 B 之前，给解热药或抗组胺药可以减少发热反应；静脉输注两性霉素 B 之前或输注过程中，静脉内给氢化可的松同样可以减少发热反应。但是皮质激素不可以随意使用，而且给药剂量应该最小（见下文**药物相互作用**）。英国推荐预防性给解热药或氢化可的松，但仅仅针对曾经出现过急性不良反应而且需要继续接受两性霉素 B 静脉输注的患者（见下文**预防**）。静脉内给哌替啶可以治疗两性霉素 B 引起的寒战。必要时服用止吐药。血液透析无法清除两霉素 B。低钾血症和低镁血症需要给予纠正；适当的水钠补充可以降低肾脏损伤的严重程度。如果无法耐受普通两性霉素 B，那么可以选择脂质两性霉素 B。静脉输注普通两性霉素 B 的同时给予肝素，可以减少血栓性静脉炎的发生。

脂质两性霉素 B 不良反应处置的参考文献如下。

1. Craddock C, *et al.* Best practice guidelines for the management of adverse events associated with amphotericin B lipid complex. *Expert Opin Drug Safety* 2010; **9:** 139–47.

贫血　两性霉素 B 可能引起正细胞正色素性贫血，因为它抑制了红细胞生成素的产生[1,2]。停药后通常可以恢复；但是，如果贫血比较严重，或者无法停药的话，需要给予输血治疗。对于无法停药的患者也可以给予重组红细胞生成素替代输血。

1. MacGregor RR, *et al.* Erythropoietin concentrations in amphotericin B-induced anemia. *Antimicrob Agents Chemother* 1978; **14:** 270–3.
2. Lin AC, *et al.* Amphotericin B blunts erythropoietin response to anemia. *J Infect Dis* 1990; **161:** 348–51.

电解质紊乱　据报道[1]，盐酸阿米洛利与两性霉素 B 联合应用，可以改善低钾血症和低镁血症。但是，盐酸阿米洛利可能引起低钠血症和肾毒性，因此该方案具有潜在的危险性。另一报道表明[2]，给予螺内酯治疗可以预防低血钾的发生。

1. Wazny LD, Brophy DF. Amiloride for the prevention of amphotericin B-induced hypokalemia and hypomagnesemia. *Ann Pharmacother* 2000; **34:** 94–7.
2. Ural AU. Comment: spironolactone prevents amphotericin B-induced hypokalemia in neutropenic patients. *Ann Pharmacother* 2000; **34:** 1488.

肾毒性　一关于减少两性霉素 B 肾毒性措施的综述指出，应该对钠平衡进行监测，必要时补充钠；如果可能，应该避免限盐和避免使用可能导致钠丢失或肾毒性的药物[1]。纠正低钠血症可能逆转两性霉素 B 引起的肾脏损伤[2]。但是确定钠的水平以及对低钠的纠正都应该在给予两性霉素 B 之前进行[3,4]。建议对部分患者补充 150mmol 钠[4]，但不建议常规性给钠以预防低血钠的发生[5]。但是，一项少量病例随机对照研究表明，预防性补钠疗法是有益的，但会促进钾的丢失[6]。尽管保钾利尿药如盐酸阿米洛利或螺内酯可以预防低钾血症，但是一般而言应避免使用利尿药（见上文**电解质紊乱**）[7]。出于保护的原因而使用甘露醇的做法有争议，因此不推荐使用[3,4,8]。尽管没有证据表明两性霉素 B 的隔日疗法可以降低肾毒性，但是该方案已被经常应用[3,4]。

近来，有报道称脂质两性霉素 B 克服了许多慢性肾毒性的问题。甚至对于一些曾经用过普通两性霉素 B 的肾脏损伤病例也适用（见下文**用法**项下的**脂质两性霉素 B**）。

1. Khoo SH, *et al.* Administering amphotericin B—a practical approach. *J Antimicrob Chemother* 1994; **33:** 203–13.
2. Heidemann HT, *et al.* Amphotericin B nephrotoxicity in humans decreased by salt repletion. *Am J Med* 1983; **75:** 476–81.
3. Warda J, Barriere SL. Amphotericin B nephrotoxicity. *Drug Intell Clin Pharm* 1985; **19:** 25–6.
4. Sabra R, Branch RA. Amphotericin B nephrotoxicity. *Drug Safety* 1990; **5:** 94–108.
5. Gardner ML, *et al.* Sodium loading treatment for amphotericin B-induced nephrotoxicity. *DICP Ann Pharmacother* 1990; **24:** 940–6.
6. Llanos A, *et al.* Effect of salt supplementation on amphotericin B nephrotoxicity. *Kidney Int* 1991; **40:** 302–8.
7. Fisher MA, *et al.* Risk factors for amphotericin B-associated nephrotoxicity. *Am J Med* 1989; **87:** 547–52.
8. Bullock WE, *et al.* Can mannitol reduce amphotericin B nephrotoxicity? Double-blind study and description of a new vascular lesion in kidneys. *Antimicrob Agents Chemother* 1976; **10:** 555–63.

预防　对 397 个患者进行回顾性研究以后，针对两性霉素 B 输注反应的预防性措施遭到质疑[1]。最常使用的药物有：苯海拉明、皮质激素、对乙酰氨基酚和肝素。曾经发生两性霉素 B 不良反应的患者在接受后续的两性霉素 B 治疗以前需要适当给予前驱治疗，但这种方案的合理性未得到证明。

1. Goodwin SD, *et al.* Pretreatment regimens for adverse events related to infusion of amphotericin B. *Clin Infect Dis* 1995; **20:** 755–61.

注意事项

尽管很少发生静脉输注两性霉素 B 过敏反应，但是在正式治疗前应该先给患者试验剂量，仔细观察半小时。必须接受两性霉素 B 治疗的患者，如果发生急性毒性反应，可以给予预防性治疗以减轻不良反应，正如上文**不良反应的处置**中提到的一样。为减轻静脉刺激和输注相关的不良反应，普通两性霉素 B 需要慢速输注（见下文**用法**项下的**输注速率**）；接受任何制剂形式的非胃肠道给药的患者都应该监测其肾功能、肝功能、血浆电解质和血液学上的变化。一旦 BUN 或肌酐上升至临床上有价值的水平，则需要中止治疗或降低两性霉素 B 的用量，直至肾功能恢复。或者选用脂质两性霉素 B 进行替换治疗。如果肝功能检查异常的话，需要停药。接受两性霉素 B 治疗的部分患者在输入白细胞后很短时间内或输入过程中出现急性肺反应，尽管两者的相关性被质疑（见上文的**对肺的影响**），但是一些两性霉素 B 的制造商仍然认为两者应该分开给予，并且需要监测这些患者的肺功能。

应该注意不要混淆各种制剂的剂量，尤其应该注意普通两性霉素 B 和脂质两性霉素 B 的用量。各种注射剂型混淆可引起致命超量。

对实验室检查值的影响　有报道脂质两性霉素 B 对血磷浓度分析有影响[1,2]。用药 7 天后和治疗结束 5 天或 6 天[2]，当使用 Synchron-LX-20（*Beckman coulter*）仪器检测，检测值异常升高（高出正常值 2.5mg/dl）。

1. Lane JW, *et al.* Pseudohyperphosphatemia associated with high-dose liposomal amphotericin B therapy. *Clin Chim Acta* 2008; **387:** 145–9.
2. Mendoza D, *et al.* Liposomal amphotericin B as a cause of pseudohyperphosphatemia. *Clin Infect Dis* 2008; **46:** 645–6.

妊娠 有病例报道指出，普通两性霉素 B可以用于治疗妊娠妇女的真菌感染，同时对胎儿没有任何不良反应[1~3]。一篇关于妊娠期抗真菌药应用综述指出[4]，胃肠道外给药的两性霉素 B是妊娠期严重的真菌感染的首选。尽管脂质两性霉素制剂用于妊娠的安全性还未得到肯定，但是据报道，患内脏利什曼病的妊娠期患者于妊娠头三个月或第二个三个月接受了脂微球两性霉素 B的短期治疗，并没有对胎儿造成影响[5,6]。

1. Ismail MA, Lerner SA. Disseminated blastomycosis in a pregnant woman. *Am Rev Respir Dis* 1982; **126:** 350–3.
2. Peterson CM, *et al.* Coccidiodal meningitis and pregnancy: a case report. *Obstet Gynecol* 1989; **73:** 835–6.
3. Dean JL, *et al.* Use of amphotericin B during pregnancy: case report and review. *Clin Infect Dis* 1994; **18:** 364–8.
4. Sobel JD. Use of antifungal drugs in pregnancy: a focus on safety. *Drug Safety* 2000; **23:** 77–85.
5. Pagliano P, *et al.* Visceral leishmaniasis in pregnancy: a case series and a systematic review of the literature. *J Antimicrob Chemother* 2005; **55:** 229–33.
6. Mueller M, *et al.* A comparison of liposomal amphotericin B with sodium stibogluconate for the treatment of visceral leishmaniasis in pregnancy in Sudan. *J Antimicrob Chemother* 2006; **58:** 811–5.

药物相互作用

许多药物相互作用在普通两性霉素 B应用中被观察到。而两性霉素 B脂质体的毒性较小，与其他药物的相互作用可能较弱。

使用肾毒性抗菌药、环孢素或其他有肾毒性的免疫抑制药或胃肠道途径给药的喷他脒可能增加肾脏损伤的可能性。如果可能，接受抗肿瘤药治疗的患者尽量避免使用两性霉素 B。接受两性霉素 B治疗的患者尽可能避免使用利尿药。如果需要使用，那么用药过程中密切监测水电解质的变化情况。两性霉素 B的排钾作用增强神经肌肉阻滞药的疗效，增加毛地毒苷的毒性；皮质激素可能增强两性霉素 B的排钾作用，同时其免疫抑制作用不利于严重真菌感染患者。

两性霉素 B可能增加氟胞嘧啶的毒性，但是两者具有协同效应而应用于严重感染。两性霉素 B与其他抗微生物制剂的协同或拮抗效应见下文**抗微生物作用**。两性霉素 B可能减少扎西他滨从肾脏的清除。

由锑化合物导致心肌损伤的患者使用两性霉素 B时，其心律失常和心脏停搏的危险性增加。具体论述见上文**不良反应**项下的**对心血管系统的影响**。

抗菌作用

两性霉素 B是多烯类抗真菌药，其作用机制是通过与固醇，尤其是麦角固醇结合，干扰敏感真菌细胞膜通透性。据报道，在临床所获得的浓度为抑菌效果。对如下菌属具有抗菌活性：腐化米霉菌、曲霉菌、担子菌团属、皮炎芽生菌、念菌属、粗球孢子菌属、耳霉菌属、新型隐球菌、荚膜组织胞浆菌、毛霉菌属、巴西副球孢子菌属、根霉菌属、红酵母属和申克孢子丝菌。据报道对两性霉素 B敏感的其他微生物包括：海藻原壁菌、利什曼原虫和耐格里原虫。对细菌（包括立克次体）和病毒无抗菌活性。

部分长期使用两性霉素 B的患者体中分离出耐药念珠菌。

微生物学相互作用 唑类 尽管两性霉素 B和唑类药物的协同作用偶有报道，但多数报道集中在两者的拮抗作用上。体外研究表明，唑类药物（阻碍麦角固醇的合成）可以拮抗两性霉素 B的活性（结合在真菌细胞膜的麦角固醇上）[1,2]。动物实验已经证实了两性霉素 B和咪唑类药物酮康唑的拮抗作用，但与三唑类药物氟康唑或伊曲康唑之间作用未得到证实。临床证据表明，唑类药物和两性霉素 B同时使用或作为两性霉素 B的后续治疗方案对严重感染有效，虽然部分患者可能因为使用两性霉素 B而降低了伊曲康唑的血药浓度[3]。但是，反复或长期使用氟康唑的患者出现了耐两性霉素 B和氟康唑的白色念珠菌株[4,5]。

1. Martin E, *et al.* Antagonistic effects of fluconazole and 5-fluorocytosine on candidacidal action of amphotericin B in human serum. *Antimicrob Agents Chemother* 1994; **38:** 1331–8.
2. Sud IJ, Feingold DS. Effect of ketoconazole on the fungicidal action of amphotericin B in Candida albicans. *Antimicrob Agents Chemother* 1983; **23:** 185–7.
3. Pennick GJ, *et al.* Concomitant therapy with amphotericin B and itraconazole: does this combination affect the serum concentration of itraconazole? *Intersci Conf Antimicrob Agents Chemother* 1994; **34:** 39 (A34).
4. Kelly SL, *et al.* Resistance to fluconazole and amphotericin in Candida albicans from AIDS patients. *Lancet* 1996; **348:** 1523–4.
5. Nolte FS, *et al.* Isolation and characterization of fluconazole- and amphotericin B-resistant Candida albicans from blood of two patients with leukemia. *Antimicrob Agents Chemother* 1997; **44:** 196–9.

药动学

两性霉素 B胃肠道不吸收或吸收极少。静脉内给普通胶态状两性霉素 B，通过逐渐增加剂量的给药方案血药浓度峰值达到 0.5～4μg/ml；每日给维持剂量 400～600μg/kg，平均血药浓度可达 500ng/ml。两性霉素 B大量与血浆蛋白结合，并且分布广泛，但仅有很少一部分透过血脑屏障。血浆药物半衰期约 24h；长期使用可增至 15 天。

少量两性霉素 B原形通过尿液缓慢排泄。结束治疗后数周血浆和尿液中还有微量药物存在。两性霉素 B无法通过血液透析清除。

两性霉素 B脂质和普通两性霉素 B的药代动力学差异显著，而且两性霉素 B脂质体相互之间差异显著：

- 脂微球两性霉素 B的临床使用剂量为 1～7.5mg/kg，峰值血药浓度达 8～80μg/ml，大约是普通两性霉素 B的 20 倍。
- 两性霉素 B-胆固醇硫酸钠复合物使用剂量为 0.5～8mg/kg后，其峰值血药浓度为 0.7～6.2μg/ml。
- 两性霉素 B-磷脂复合物每日使用剂量为 5mg/kg，峰值血药浓度 1.7μg/ml。

动物实验表明，脂质两性霉素 B在肾脏中的浓度较普通两性霉素 B低数倍。

儿童和新生儿 给 12 名年龄为 4 月～14 岁儿童普通两性霉素 B每日 0.25～1.5mg/kg，发现年龄与总清除率呈负相关，说明 9 岁以上儿童的剂量可低些[1]。血药浓度峰值达 0.78～10μg/ml，与剂量无关。清除半衰期是（18.1±6.65）h。

一项对 13 例全身真菌感染的新生儿的研究[2]认为，初始剂量 500μg/kg 4～6h 内输注，耐受性较好，比第 1 天 100μg/kg，4～6 天增至每日 500μg/kg 的方案更快达到治疗血清浓度。治疗 5 天后的血药浓度峰值为 0.5～4.0μg/ml，这个浓度可以看成是每日给维持剂量 500μg/kg 所达到的血药浓度。清除半衰期是 14.8h。4 名新生儿在给药间隙未测到药物的清除；其中 1 名新生儿患少尿型肾功能衰竭，另外 3 名血清肌酐浓度增加。5 名新生儿的脑脊液药物浓度是同期血药浓度的40%～90%。

一项比较研究表明[3]，分别给成人、儿童和新生儿每日 1mg/kg 剂量的脂微球两性霉素 B，连续给药 28 天，测得儿童和新生儿的峰值血药浓度明显低于成人。从第 1 天到第 28 天峰值血药浓度分别为：成人 1.02～1.66μg/ml；1～12 岁儿童 0.63～1.10μg/ml；新生儿 0.54～0.73μg/ml。主要因为新生儿分布容积较大，而儿童药物清除率较高。

通过患肝脾念珠菌病的 6 名儿科的癌症患者的队列研究得到了两性霉素 B脂质复合物的药动学情况。给患者每日 2.5mg/kg，连续用药 6 周，总剂量达 105mg/kg[4]。从第 1 次给药到第 7 次给药测得的平均血药浓度和曲线下面积不断增加，而第 7 次到第 42 次则几乎没有变化。这说明在治疗 1 周内就达到了稳态治疗浓度。最后一次给药后的平均血药浓度达 0.50μg/ml，全血药物最大浓度是 1.69μg/ml。

1. Benson JM, Nahata MC. Pharmacokinetics of amphotericin B in children. *Antimicrob Agents Chemother* 1989; **33:** 1989–93.
2. Baley JE, *et al.* Pharmacokinetics, outcome of treatment, and toxic effects of amphotericin B and 5-fluorocytosine in neonates. *J Pediatr* 1990; **116:** 791–7.
3. Kotwani RN, *et al.* A comparative study of plasma concentrations of liposomal amphotericin B (L-AMP-LRC-1) in adults, children and neonates. *Int J Pharm* 2002; **238:** 11–15.
4. Walsh TJ, *et al.* Safety, tolerance, and pharmacokinetics of amphotericin B lipid complex in children with hepatosplenic candidiasis. *Antimicrob Agents Chemother* 1997; **41:** 1944–8.

分布 13 名接受普通两性霉素 B治疗的癌症患者，死亡前测定了两性霉素 B在不同组织器官中的浓度[1]。通过高效液相色谱法（HPLC）和生物学鉴定法测组织器官的药物浓度。高效液相色谱法得到的平均回收率占总剂量的百分比为：肝脏 27.5%，脾脏 5.2%，肺 3.2%，肾脏 1.5%，心脏 0.4%，大脑 0.3%和胰腺 0.2%。每个器官都有一个特殊的累积模式。平均总回收率为 38.8%。胆汁中的平均药物浓度是 7.3μg/ml。通过生物学鉴定法测得的药物浓度明显低于高效液相色谱法测得的药物浓度。通过高效液相色谱法测得的药物浓度高于对念珠菌病或曲霉菌病患者病原体的最小抑菌浓度，但临床疗效却很差；这说明，两性霉素 B在组织中抗真菌活性差。

另一项研究中[2]，给 4 名患隐球菌性脑膜炎的 AIDS 患者静脉注射普通两性霉素 B常规维持剂量 350～1890μg/kg，每周 1～7 次，未在脑脊液中检测到两性霉素 B，但临床疗效很好，这是无法解释的。

胎儿脐带血血清中的药物浓度是产妇血清药物浓度的 37.5%[3]。

1. Collette N, *et al.* Tissue concentrations and bioactivity of amphotericin B in cancer patients treated with amphotericin B-deoxycholate. *Antimicrob Agents Chemother* 1989; **33:** 362–8.
2. Dugoni BM, *et al.* Amphotericin B concentrations in cerebrospinal fluid of patients with AIDS and cryptococcal meningitis. *Clin Pharm* 1989; **8:** 220–1.
3. Ismail MA, Lerner SA. Disseminated blastomycosis in a pregnant woman. *Am Rev Respir Dis* 1982; **126:** 350–3.

半衰期 2 例患播散性组织胞浆菌病的患者接受普通两性霉素治疗后测得药物最终半衰期是 15 天[1]。另一项研究中[2]，每隔日 1 次给 1 例 65 岁患者普通两性霉素 B维持剂量 500μg/kg，历时 1h 以上，测得药物半衰期是 21.5h（基于血液中指数相消除）。给药后 36～48h 后其血药浓度达到平台期 600ng/ml。这表明，隔日给药的方案可能是有效的。

1. Atkinson AJ, Bennett JE. Amphotericin B pharmacokinetics in humans. *Antimicrob Agents Chemother* 1978; **13:** 271–6.
2. Hoeprich PD. Elimination half-life of amphotericin B. *J Infect* 1990; **20:** 173–5.

两性霉素 B脂质体 见参考文献。

1. Janknegt R, *et al.* Liposomal and lipid formulations of amphotericin B: clinical pharmacokinetics. *Clin Pharmacokinet* 1992; **23:** 279–91.
2. Adedoyin A, *et al.* Pharmacokinetic profile of ABELCET (amphotericin B lipid complex injection): combined experience from phase I and phase II studies. *Antimicrob Agents Chemother* 1997; **41:** 2201–8.
3. Adedoyin A, *et al.* A pharmacokinetic study of amphotericin B lipid complex injection (Abelcet) in patients with definite or probable systemic fungal infections. *Antimicrob Agents Chemother* 2000; **44:** 2900–2.
4. Bekersky I, *et al.* Pharmacokinetics, excretion, and mass balance of liposomal amphotericin B (AmBisome) and amphotericin B deoxycholate in humans. *Antimicrob Agents Chemother* 2002; **46:** 828–33.
5. Gubbins PO, *et al.* Pharmacokinetics and buccal mucosal concentrations of a 15 milligram per kilogram of body weight total dose of liposomal amphotericin B administered as a single dose (15 mg/kg), weekly dose (7.5 mg/kg), or daily dose (1 mg/kg) in peripheral stem cell transplant patients. *Antimicrob Agents Chemother* 2009; **53:** 3664–74.
6. Lestner JM, *et al.* Pharmacokinetics and pharmacodynamics of amphotericin B deoxycholate, liposomal amphotericin B, and amphotericin B lipid complex in an in vitro model of invasive pulmonary aspergillosis. *Antimicrob Agents Chemother* 2010; **54:** 3432–41.

用途和用法

两性霉素 B是多烯类抗真菌药。临床上所达到的药物浓度为抑菌浓度。通过静脉输注的方式治疗严重的全身性真菌感染，包括曲霉菌病、芽生菌病、念珠菌病、球孢子菌病、隐球菌病、组织胞浆菌病、毛霉菌病、副球孢子菌病和孢子丝菌病。同时经常用于治疗真菌性心内膜炎、脑膜炎、腹膜炎和严重的呼吸道感染。这些感染最常见于免疫缺陷患者。治疗严重感染可以联用氟孢嘧啶（第508页）。

两性霉素 B也局部用于浅表性念珠菌病；口服可治疗肠道念珠菌病；有感染风险的患者如重症监护患者可选用两性霉素 B进行消化道选择性抗感染（第167页）。

两性霉素 B在治疗局部和全身性真菌感染中的作用在**抗真菌药的选择**中论述（第493页）。

两性霉素 B也有抗原虫的活性，用于治疗由耐格里原虫引起的原发性阿米巴脑膜脑炎，还用于内脏和黏膜皮肤利什曼病（见下文）。

用法和剂量 两性霉素 B与去氧胆酸钠形成胶体复合物，通过静脉输注。由于普通两性霉素 B的毒性作用尤其肾毒性，可以选用脂质两性霉素 B或其他两性霉素 B的复合制剂。使用任何复合制剂前，都要给予试验剂量，仔细观察患者 30min。

静脉输注的具体方式和剂量根据所选的药物的组成而定。不同制剂的剂量不能混淆非常重要；英国制剂的用法见下文。根据感染的情况确定疗程，有时达到数月。剂量以两性霉素 B的量表示。

- 普通两性霉素 B（*Fungizone*，*UK*）：给初始试验剂量（20～30min 输注 1mg）以后，开始治疗时，每日给 250μg/kg，逐渐增加至最大 1mg/kg，严重患者增至 1.5mg/kg 或隔日给药。如果停药时间超过 7 天，则从每日 250μg/kg 重新开始再逐渐加量。用 5%的葡萄糖溶液稀释至浓度为 100μg/ml，需要 2～4h 输注 1 天的剂量，超过 6h 的更慢的注射速度，可以降低急性毒性反应发生率。
- 脂微球两性霉素 B（*AmBisome*，*UK*）：注射初始试验剂量（10min 注射 1mg）后，通常治疗剂量为每日 1mg/kg，必要时可逐渐增加至 3mg/kg。*BNF 59* 建议如必要时可加量至每日 5mg/kg，用葡萄糖溶液稀释至 0.2～2mg/ml，30～60min 输注 1 天的剂量。
- 两性霉素 B-胆固醇硫酸钠复合物（*Amphocil*，*UK*）：

给初始试验剂量（10min 输注 2mg）后，通常治疗剂量为每日 1mg/kg，必要时逐渐增加至 3～4mg/kg。每日甚至可以给 6mg/kg。用 5%葡萄糖溶液稀释至 625μg/ml，输注速率每小时 1～2mg/kg。

- 两性霉素 B-磷脂复合物（*Abelcet*，*UK*）：给初始试验剂量（15min 输注 1mg）后，通常治疗剂量为每日 5mg/kg，输注速率每小时 2.5mg/kg，用 5%葡萄糖溶液稀释成 1mg/ml 混悬液。

儿童剂量见下文。

当严重的脑膜炎患者，特别是静脉输注普通两性霉素 B 无效时，可以考虑鞘膜内注射。初始剂量 25μg，逐渐增加至最大可耐受剂量。通常剂量为 0.25～1mg，每周 2～4 次。

普通两性霉素 B 以 10mg 锭剂或以浓度为 100mg/ml 的悬浮液的形式口服，用于治疗口腔或口周念珠菌病。悬浮液给药剂量为 1ml，每日 4 次；吞咽前应该在口腔中保持尽可能长的时间。锭剂可以在口腔中溶化，每日给药 4 次，必要时可增加至每日 8 锭。抑制肠道念珠菌选用片剂或悬浮液，剂量为 100～200mg，每日 4 次。

普通两性霉素 B 每天进行持续膀胱冲洗可以治疗念珠菌尿，推荐浓度为 1000ml 灭菌水中加入 50mg 普通两性霉素 B，也可尝试间歇性冲洗。

普通两性霉素 B 可以雾化溶液的形式肺部给药；眼睛局部使用、结膜下或玻璃体内注射；皮肤局部使用；通过滴入法作用于体腔；通过关节内注射作用于关节腔。脂微球两性霉素 B 也可吸入用于预防肺曲霉病（见下文）。

用法 脂质两性霉素 B 为降低肾毒性和急性毒性反应，出现了脂质两性霉素 B 制剂。可获得的 3 种脂质类两性霉素 B 包括：

- 脂质体（如 *AmBisome*）[1]；
- 含有二肉豆蔻酰磷脂酰胆碱和二肉豆蔻酰磷脂酰甘油的脂质混合物（如 *Abelcet*）；
- 胆固醇硫酸钠盐与两性霉素 B 构成的胶态分散体（如 *Amphocil*）。

这些药物大大降低了肾毒性，作为普通两性霉素 B 备选药物疗效较好，同时很少产生急性毒性反应。关于脂质两性霉素 B 的综述文章指出，临床上关于脂质两性霉素 B 的研究普遍令人鼓舞[2～11]，尽管这些药物具有不同的剂量、药动学和药效学特征，但是其临床疗效至少与普通两性霉素 B 相同[5,6,11]。

1. Barnes RA, *et al.*, eds. AmBisome: an international workshop. *J Antimicrob Chemother* 2002; **49** (suppl S1): 1–86.
2. Coukell AJ, Brogden RN. Liposomal amphotericin B: therapeutic use in the management of fungal infections and visceral leishmaniasis. *Drugs* 1998; **55:** 585–612.
3. Brogden RN, *et al.* Amphotericin-B colloidal dispersion: a review of its use against systemic fungal infections and visceral leishmaniasis. *Drugs* 1998; **56:** 365–83.
4. Johansen HK, Gøtzsche PC. Amphotericin B lipid soluble formulations versus amphotericin B in cancer patients with neutropenia. Available in The Cochrane Database of Systematic Reviews; Issue 3. Chichester: John Wiley; 2000 (accessed 21/06/05).
5. Dupont B. Overview of the lipid formulations of amphotericin B. *J Antimicrob Chemother* 2002; **49** (Suppl 1): 31–6.
6. Barrett JP, *et al.* A systematic review of the antifungal effectiveness and tolerability of amphotericin B formulations. *Clin Ther* 2003; **25:** 1295–320.
7. Herbrecht R, *et al.* The lipid formulations of amphotericin B. *Expert Opin Pharmacother* 2003; **4:** 1277–87.
8. Fohrer C, *et al.* Apports des derives lipidiques de l'amphotéricine B dans la prise en charge des infections fongiques. *Therapie* 2006; **61:** 235–42.
9. Adler-Moore JP, Proffitt RT. Amphotericin B lipid preparations: what are the differences? *Clin Microbiol Infect* 2008; **14** (suppl 4): 25–36.
10. Bellmann R, *et al.* Clinical roundtable monograph: safety and efficacy of lipid-based amphotericin B. *Clin Adv Hematol Oncol* 2009; **7:** 1–8.
11. Moen MD, *et al.* Liposomal amphotericin B: a review of its use as empirical therapy in febrile neutropenia and in the treatment of invasive fungal infections. *Drugs* 2009; **69:** 361–92.

输注速率 普通两性霉素 B 应至少输注 2h 以上，较长的注射时间对于门诊患者来说极不方便，对于需要接受其他药物静脉注射的患者也相当不适用。脂质两性霉素 B 只需要输注 30～120min，克服了前者的不足。更短时间内输注普通两性霉素 B 的尝试有着不同的结果。少量患者的两项研究表明，没有肾脏损伤的患者 1h 快速输注产生的毒性反应不比 4h 输注产生的毒性反应多[1,2]；然而另一项研究发现[3]，在治疗的最初 5～7 天内，45min 快速输注产生的毒性大于 4h 输注。据报道，快速输注产生的心脏毒性作用包括：一例先前有心脏病的患者发生心房颤动[2]；一例严重肾脏损伤的患者出现心室颤动伴随高钾血症[4]、心动过缓[5]；和无明显危险因素的患者出现扩张性心肌病[6]。27 例肾功能正常的患者未观察到室性心律失常[7]。

相反的，两性霉素 B 24h 持续滴注，比滴注 4h 不良反应少，而且可以显著降低肾毒性[8]。此外，一项对 33 例患者的观察研究表明，持续滴注两性霉素 B 脱氧胆酸盐，从初始剂量为每日 1mg/kg 逐渐增大到 2mg/kg 是安全的，大部分患者可以耐受[9]。

1. Oldfield EC, *et al.* Randomized, double-blind trial of 1- versus 4-hour amphotericin B infusion durations. *Antimicrob Agents Chemother* 1990; **34:** 1402–6.
2. Cruz JM, *et al.* Rapid intravenous infusion of amphotericin B: a pilot study. *Am J Med* 1992; **93:** 123–30.
3. Ellis ME, *et al.* Double-blind randomized study of the effect of infusion rates on toxicity of amphotericin B. *Antimicrob Agents Chemother* 1992; **36:** 172–9.
4. Craven PC, Gremillion DH. Risk factors of ventricular fibrillation during rapid amphotericin B infusion. *Antimicrob Agents Chemother* 1985; **27:** 868–71.
5. Soler JA, *et al.* Bradycardia after rapid intravenous infusion of amphotericin B. *Lancet* 1993; **341:** 372–3.
6. Arswa EL, *et al.* Amphotericin B-induced dilated cardiomyopathy. *Am J Med* 1994; **97:** 560–2.
7. Bowler WA, *et al.* Risk of ventricular dysrhythmias during 1-hour infusions of amphotericin B in patients with preserved renal function. *Antimicrob Agents Chemother* 1992; **36:** 2542–3.
8. Eriksson U, *et al.* Comparison of effects of amphotericin B deoxycholate infused over 4 or 24 hours: randomised controlled trial. *BMJ* 2001; **322:** 579–82.
9. Imhof A, *et al.* Continuous infusion of escalated doses of amphotericin B deoxycholate: an open-label observational study. *Clin Infect Dis* 2003; **36:** 943–51.

儿童用法 对于重症全身真菌感染的儿童，给予与成人相似剂量（见上文）的静脉用普通两性霉素 B 或脂质两性霉素 B 安全有效。*BNFC 2010/11* 建议普通两性霉素 B 和脂微球两性霉素 B 均可用于新生儿，普通两性霉素 B 用法为每日 1mg/kg，每日 1 次，1 周后减量为隔日 1 次。据报道，每日剂量达 1.5mg/kg 依然可以耐受。脂质两性霉素 B 可使用与成人相似的剂量（见上文）。但是，对于低体重早产儿，脂质两性霉素 B 的合适剂量有待确定为根据体重使用与成人相似的剂量安全有效[1～3]。

对于所有儿童和新生儿，*BNFC 2010/11* 建议据体重试验剂量，剂量范围从 100μg/kg 至最大剂量 1mg，对于普通两性霉素 B，试验剂量可作为首次治疗剂量的一部分，两性霉素 B-胆固醇硫酸钠复合物在一些国家可用至最大量 2mg。

预防新生儿肠道念珠菌病可每日 1 次，每次口服 100mg 普通两性霉素口服液。

儿童和新生儿的用药剂量和体内药动学参数见上文。

1. Scarcella A, *et al.* Liposomal amphotericin B treatment for neonatal fungal infections. *Pediatr Infect Dis J* 1998; **17:** 146–8.
2. Weitkamp J-H, *et al.* Candida infection in very low birth-weight infants: outcome and nephrotoxicity of treatment with liposomal amphotericin B (AmBisome). *Infection* 1998; **26:** 11–15.
3. Walsh TJ, *et al.* Amphotericin B lipid complex in pediatric patients with invasive fungal infections. *Pediatr Infect Dis J* 1999; **18:** 702–8.

曲霉病 静脉滴注两性霉素 B 治疗曲霉病有效（见第493页），雾化吸入对于预防肺曲霉病有价值。一项对血液病患者（中性粒细胞减少至少 10 天）的随机安慰剂对照研究表明[1]，每周连续 2 天，每次 12.5mg 吸入脂微球两性霉素 B（至中性粒细胞恢复或用量不超过 12 剂），明显减少了侵入性肺曲霉病事件。

1. Rijnders BJ, *et al.* Aerosolized liposomal amphotericin B for the prevention of invasive pulmonary aspergillosis during prolonged neutropenia: a randomized, placebo-controlled trial. *Clin Infect Dis* 2008; **46:** 1401–8.

利什曼病 第794页论述了内脏和黏膜皮肤利什曼病的治疗使用两性霉素 B。

内脏利什曼病 有证据表明，内脏利什曼病对五价锑剂的反应性降低，两性霉素 B 可作为其替代一线方案须加以评价。WHO 已经把两性霉素 B 作为治疗免疫功能正常的地中海内脏利什曼病患者的一线治疗药物，其方案是：每日给脂微球两性霉素 B 3mg/kg，连续给药 5 天，6 天后给第 6 次剂量[1]。此药在欧洲已被广泛用于一线治疗[2]，美国注册药品信息（*Am-Bisome*；*Gilead*，*USA*）也推荐相似的给药方案：每日给两性霉素 B 3mg/kg，连续给药 5 天，然后第 14 天和第 21 天再次给药。有报道分别给 41 例 14 岁以下的免疫功能正常儿童每日给药 10mg/kg，连续用药 2 天，疗效较好，但是，有 1 例 5 周后复发[3]。

免疫缺陷患者对脂微球两性霉素 B 的反应较慢；每日给脂微球两性霉素 B 1.38～1.58mg/kg，用药 21 天，但接受治疗的 11 例患者中 8 例复发[4]。即使将剂量增加至 4mg/kg，使用 10 天，总疗程增至 38 天，也不能改善其长期疗效。但是，治疗最初的疗效较好[5]，并且上述注册药品信息推荐了这种用药方案。

鉴于该病的频繁复发性，建议把间歇使用两性霉素 B 作为二级预防方案。一项多中心开放的研究是每 21 天用药一次，每次给 3mg/kg，维持 12 个月[6]，结果发现对 50%HIV 感染患者有效。另一项队列研究报道[7]，在接受脂微球两性霉素 B 每日 4mg/kg，连续治疗 5 天，此方案每周 1 次，共 5 周；接下来的二级预防的用法是每 3 周 5mg/kg，在 12 个月时，80%的 HIV 感染患者未复发。然而在 24 个月时，约 45%的患者复发。

两性霉素 B 的疗效在世界的其他地方也有评价。在印度，中等剂量（隔日 500μg/kg）的普通两性霉素 B 疗效较好，无论是对五价锑不敏感的患者[8,9]还是直接把普通两性霉素 B 作为一线治疗药物的患者[10]，都有很好的疗效。如果每天给较高剂量 1mg/kg，用药 20 天后，938 例患者中治愈率达 99%[11]。隔日剂量 1mg/kg，使用 30 天疗效高[12]，另外每日 750μg/kg，使用 15 天也有效[13]。在疗程为 10 天的方案中，第 3、5 或 7 天时，给脂微球两性霉素 B 2mg/kg，临床疗效较好，而且毒性作用很小[14]。该方案等同于一次输注 10mg/kg、7.5mg/kg 或 5mg/kg，或每天输注 0.75～1mg/kg，连续用药 5 天[15～18]。另有方案：给两性霉素 B 脂质体复合物每日 1mg/kg、2mg/kg 或 3mg/kg，连续用药 5 天[19]；或给 5mg/kg1 次或 2 次（隔 5 天）[20]，其疗效较好，但使用较低剂量的部分患者有复发的情况。在巴西，每日分别给 10 例患者胶样体两性霉素 B-胆固醇硫酸钠复合物 2mg/kg，连续用药 5 天则治愈，但 1 例随后复发[21]。WHO 的一项研究指出，在巴西需较印度和肯尼亚需要更加强的治疗[22]。

黏膜皮肤利什曼病 锑剂治疗无效的黏膜皮肤利什曼病选用两性霉素 B 进行治疗。脂微球两性霉素 B 能成功治愈免疫功能正常[23]和免疫缺陷患者[24]的皮肤黏膜利什曼病。

1. Gradoni L, *et al.* Treatment of Mediterranean visceral leishmaniasis. *Bull WHO* 1995; **73:** 191–7.
2. Rosenthal E, *et al.* Le traitement de la leishmaniose viscérale en Europe en 2009: place de l'amphotéricine B liposomale. *Med Mal Infect* 2009; **39:** 741–4.
3. Syriopoulou V, *et al.* Two doses of a lipid formulation of amphotericin B for the treatment of Mediterranean visceral leishmaniasis. *Clin Infect Dis* 2003; **36:** 560–6.
4. Davidson RN, *et al.* Liposomal amphotericin B (AmBisome) in Mediterranean visceral leishmaniasis: a multi-centre trial. *Q J Med* 1994; **87:** 75–81.
5. Russo R, *et al.* Visceral leishmaniasis in HIV infected patients: treatment with high dose liposomal amphotericin B (AmBisome). *J Infect* 1996; **32:** 133–7.
6. López-Vélez R, *et al.* Amphotericin B lipid complex versus no treatment in the secondary prophylaxis of visceral leishmaniasis in HIV-infected patients. *J Antimicrob Chemother* 2004; **53:** 540–3.
7. Molina I, *et al.* Efficacy of liposomal amphotericin B for secondary prophylaxis of visceral leishmaniasis in HIV-infected patients. *J Antimicrob Chemother* 2007; **60:** 837–42.
8. Giri OP. Amphotericin B therapy in kala-azar. *J Indian Med Assoc* 1993; **91:** 91–3.
9. Mishra M, *et al.* Amphotericin versus pentamidine in antimony-unresponsive kala-azar. *Lancet* 1992; **340:** 1256–7.
10. Mishra M, *et al.* Amphotericin versus sodium stibogluconate in first-line treatment of Indian kala-azar. *Lancet* 1994; **344:** 1599–1600.
11. Thakur CP, *et al.* Amphotericin B deoxycholate treatment of visceral leishmaniasis with newer modes of administration and precautions: a study of 938 cases. *Trans R Soc Trop Med Hyg* 1999; **93:** 319–23.
12. Sundar S, *et al.* Amphotericin B treatment for Indian visceral leishmaniasis: conventional versus lipid formulations. *Clin Infect Dis* 2004; **38:** 377–83.
13. Sundar S, *et al.* Amphotericin B treatment for Indian visceral leishmaniasis: response to 15 daily versus alternate-day infusions. *Clin Infect Dis* 2007; **45:** 556–61.
14. Thakur CP, *et al.* Comparison of three treatment regimens with liposomal amphotericin B (AmBisome) for visceral leishmaniasis in India: a randomized dose-finding study. *Trans R Soc Trop Med Hyg* 1996; **90:** 319–22.
15. Sundar S, *et al.* Treatment of Indian visceral leishmaniasis with single or daily infusions of low dose liposomal amphotericin B: randomised trial. *BMJ* 2001; **323:** 419–22.
16. Sundar S, *et al.* Single-dose liposomal amphotericin B in the treatment of visceral leishmaniasis in India: a multicenter study. *Clin Infect Dis* 2003; **37:** 800–4.
17. Sundar S, *et al.* Low-dose liposomal amphotericin B in refractory Indian visceral leishmaniasis: a multicenter study. *Am J Trop Med Hyg* 2002; **66:** 143–6.
18. Sundar S, *et al.* Single-dose liposomal amphotericin B for visceral leishmaniasis in India. *N Engl J Med* 2010; **362:** 504–12.
19. Sundar S, *et al.* Short-course, low-dose amphotericin B lipid complex therapy for visceral leishmaniasis unresponsive to antimony. *Ann Intern Med* 1997; **127:** 133–7.
20. Sundar S, *et al.* Treatment of antimony-unresponsive Indian visceral leishmaniasis with ultra-short courses of amphotericin-B-lipid complex. *Ann Trop Med Parasitol* 1998; **92:** 755–64.
21. Dietze R, *et al.* Treatment of kala-azar in Brazil with Amphocil (amphotericin B cholesterol dispersion) for 5 days. *Trans R Soc Trop Med Hyg* 1995; **89:** 309–11.
22. Berman JD, *et al.* Efficacy and safety of liposomal amphotericin B (AmBisome) for visceral leishmaniasis in endemic developing countries. *Bull WHO* 1998; **76:** 25–32.
23. Sampaio RNR, Marsden PD. Mucosal leishmaniasis unresponsive to glucantime therapy successfully treated with AmBisome. *Trans R Soc Trop Med Hyg* 1997; **91:** 77.
24. Amato VS, *et al.* Mucocutaneous leishmaniasis associated with HIV infection treated successfully with liposomal amphotericin B (AmBisome). *J Antimicrob Chemother* 2000; **46:** 341–2.

原发性阿米巴脑膜脑炎 两性霉素 B 具有体外抗弗氏耐格里阿米巴的活性，推荐治疗由阿米巴原虫引起的原发性阿米巴脑膜脑炎（第792页）。有些病例经静脉内或膜内注射两性霉素 B 后痊愈[1～8]；所有病例都是两性霉素B都和其他抗微生物制剂联合使用，尤其是口服的利福平。

1. Anderson K, Jamieson A. Primary amoebic meningoencephalitis. *Lancet* 1972; **i:** 902–3.
2. Seidel JS, *et al.* Successful treatment of primary amebic meningoencephalitis. *N Engl J Med* 1982; **306:** 346–8.
3. Brown RL. Successful treatment of primary amebic meningoencephalitis. *Arch Intern Med* 1991; **151:** 1201–2.
4. Poungvarin N, Jariya P. The fifth nonlethal case of primary amoebic meningoencephalitis. *J Med Assoc Thai* 1991; **74:** 112–15.
5. Loschiavo F, *et al.* Acute primary meningoencephalitis from entamoeba Naegleria fowleri: report of a clinical case with a favourable outcome. *Acta Neurol (Napoli)* 1993; **15:** 333–40.
6. Wang A, *et al.* Successful treatment of amoebic meningoencephalitis in a Chinese living in Hong Kong. *Clin Neurol Neurosurg* 1993; **95:** 249–52.
7. Jain R, *et al.* Naegleria meningitis: a rare survival. *Neurol India* 2002; **50:** 470–2.
8. Vargas-Zepeda J, *et al.* Successful treatment of Naegleria fowleri meningoencephalitis by using intravenous amphotericin B, fluconazole and rifampicin. *Arch Med Res* 2005; **36:** 83–6.

制剂

BP 2010: Amphotericin Lozenges; Amphotericin Oral Suspension;
USP 33: Amphotericin B Cream; Amphotericin B for Injection; Amphotericin B Lotion; Amphotericin B Ointment.

专利制剂

Arg.: Abelcet; AmBisome; Amphotec; Anfogen†; ***Austral.:*** Abelcet; AmBisome; Amphocil†; Fungilin; Fungizone; ***Austria:*** Abelcet; AmBisome; Ampho-Moronal; Amphocil; ***Belg.:*** Abelcet; AmBisome; Fungizone; ***Braz.:*** Abelcet; AmBisome†; Amphocil; Anforicin B; Fungi B; Fungizon; ***Canad.:*** Abelcet; AmBisome; Amphotec; Fungizone; ***Chile:*** Fungizon; ***Cz.:*** Abelcet; Amphocil; ***Denm.:*** Abelcet; AmBisome; Amphocil; Fungizone; ***Fin.:*** Abelcet; AmBisome; Fungizone; ***Fr.:*** Abelcet; AmBisome; Fungizone; ***Ger.:*** Abelcet; AmBisome; Ampho-Moronal; ***Gr.:*** Abelcet; Aglutin; AmBisome; Amphiprol; Amphocil; Fungizone; ***Hong Kong:*** Abelcet†; AmBisome; Amphocil†; Fungizone; ***Hung.:*** Abelcet; AmBisome; Amphocil; Fungizone; ***India:*** Fungizone; ***Indon.:*** Fungizone; ***Irl.:*** Abelcet; AmBisome; Amphocil; Fungizone; ***Israel:*** AmBisome; Amphocil; Fungilin†; Fungizone†; ***Ital.:*** Abelcet; AmBisome; Fungilin; Fungizone; ***Jpn:*** AmBisome; ***Malaysia:*** Abelcet†; Amphocil; Fungizone; ***Mex.:*** Abelcet; Amfostat; Amphocil; Candipres; Terix; ***Neth.:*** Abelcet; AmBisome; Amphocil; Fungizone; ***Norw.:*** Abelcet; AmBisome; Fungizone; ***NZ:*** Abelcet; AmBisome; Fungilin; Fungizone; ***Philipp.:*** Fungizone; ***Pol.:*** Abelcet; AmBisome; Amphocil; ***Port.:*** Abelcet; AmBisome; Amphocil; Fungizone; ***Rus.:*** AmBisome (АмБизом)†; Amphoglucamin (Амфоглюкамин)†; Fungizone (Фунгизон); ***S.Afr.:*** AmBisome; Fungizone; ***Singapore:*** Abelcet; AmBisome; Amphocil†; Fungizone; ***Spain:*** Abelcet; AmBisome; Amphocil; Fungizona; ***Swed.:*** Abelcet; AmBisome; Amphocil; Fungizone; ***Switz.:*** Abelcet†; AmBisome; Ampho-Moronal; Fungizone; ***Thai.:*** ADPHO; AmBisome; Amphocil; Ampholin; Fungizone; ***Turk.:*** Abelcet; AmBisome; Amphotec; Fungizone; ***UK:*** Abelcet; AmBisome; Amphocil†; Fungilin†; Fungizone; ***USA:*** Abelcet; AmBisome; Amphotec; Fungizone†; ***Venez.:*** Amphotec; Fungizone.

多组分制剂 ***Austria:*** Mysteclin; ***Braz.:*** Anfoterin†; Gino-Teracin; Novasutin; Talsutin; Tericin AT; Tricocilin B; Vagiklin; ***Chile:*** Talseclin†; ***Fr.:*** Amphocycline†; ***Ger.:*** Mysteclin; ***Hong Kong:*** Talsutin†; ***Indon.:*** Talsutin; ***Ital.:*** Anfocort†; ***Malaysia:*** Talsutin†; ***Philipp.:*** Vagimycin; ***S.Afr.:*** Vagmycin†; ***Spain:*** Sanicel; Trigon Topico†; ***Venez.:*** Talsutin†.

Anidulafungin (*USAN*, *rINN*) 阿尼芬净

Anidulafungina; Anidulafungine; Anidulafunginum; LY-303366; V-Echinocandin. (4*R*,5*R*)-4,5-Dihydroxy-*N*²-{[4″-(pentyloxy)-*p*-terphenyl-4-yl]carbonyl}-L-ornithyl-L-threonyl-*trans*-4-hydroxy-L-prolyl-(*S*)-4-hydroxy-4-(*p*-hydroxyphenyl)-L-threonyl-L-threonyl-(3*S*,4*S*)-3-hydroxy-4-methyl-L-proline cyclic (6→1)-peptide; 1-((4*R*,5*R*)-4,5-Dihydroxy-*N*²-{[4″-(pentyloxy)(1,1′:4′,1″-terphenyl)-4-yl]carbonyl}-L-ornithine)-echinocandin B.

Анидулафунгин

$C_{58}H_{73}N_7O_{17}$ = 1140.2.

CAS — 166663-25-8.

ATC — J02AX06.

ATC Vet — QJ02AX06.

UNII — 9HLM53094I.

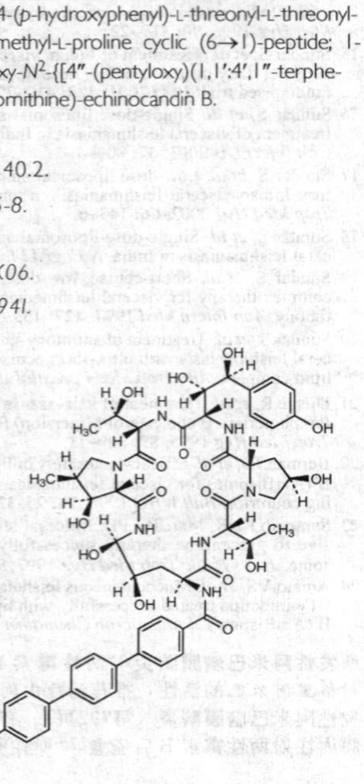

不良反应和注意事项

同卡泊芬净，见第503页。

肝、肾功能不全的患者不必调整用量。

药物相互作用

由于该药物既不通过肝脏细胞色素P450酶系统代谢，又几乎不通过肾脏清除，因此很少与其他药物发生相互作用。

抗菌作用

同卡泊芬净，见第503页。

1. Morace G, *et al.* Anidulafungin, a new echinocandin: in vitro activity. *Drugs* 2009; **69** (suppl 1): 91–4.

药动学

阿尼芬净初次负荷剂量后即可达到稳态血药浓度；系统清除率大约是1L/h，最终半衰期为40～50h。84%阿尼芬净与血浆蛋白结合，其表观分布容积是30～50L。该药不会代谢，但是会缓慢降解为无活性的肽类物质。小于10%的原形药物通过粪便排出，通过尿液排泄的药物不到1%。

1. Dowell JA, *et al.* Population pharmacokinetic analysis of anidulafungin, an echinocandin antifungal. *J Clin Pharmacol* 2004; **44:** 590–8.
2. Benjamin DK, *et al.* Safety and pharmacokinetics of intravenous anidulafungin in children with neutropenia at high risk for invasive fungal infections. *Antimicrob Agents Chemother* 2006; **50:** 632–8.

用途和用法

阿尼芬净是棘白霉素类抗真菌药，具有抗曲霉菌和念珠菌的活性。用于治疗念珠菌血症，食管念珠菌病和其他类型的侵入性念珠菌病。

阿尼芬净以静脉输注的方式给药，其输注速率不应超过1.1mg/min。治疗念珠菌血症和其他类型的念珠菌病的给药方案是第一天给200mg负荷剂量，随后每日100mg；食管念珠菌病则第一天给100mg负荷剂量，随后每日50mg。

1. Murdoch D, Plosker GL. Anidulafungin. *Drugs* 2004; **64:** 2249–58.
2. Vazquez JA, Sobel JD. Anidulafungin: a novel echinocandin. *Clin Infect Dis* 2006; **43:** 215–22.
3. Menichetti F. Anidulafungin, a new echinocandin: effectiveness and tolerability. *Drugs* 2009; **69** (suppl 1): 95–7.

制剂

专利制剂

Austral.: Eraxis; ***Canad.:*** Eraxis; ***Chile:*** Ecalta; ***Cz.:*** Ecalta; ***Denm.:*** Ecalta; ***Ger.:*** Ecalta; ***Gr.:*** Ecalta; ***Hung.:*** Ecalta; ***Irl.:*** Ecalta; ***Malaysia:*** Eraxis; ***Neth.:*** Ecalta; ***Norw.:*** Ecalta; ***Philipp.:*** Eraxis; ***Pol.:*** Ecalta; ***Port.:*** Ecalta; ***Spain:*** Ecalta; ***Swed.:*** Ecalta; ***Thai.:*** Eraxis; ***Turk.:*** Eraxis; ***UK:*** Ecalta; ***USA:*** Eraxis.

Bifonazole (*BAN*, *USAN*, *rINN*) 联苯苄唑

Bay-h-4502; Bifonatsoli; Bifonazol; Bifonazolas; Bifonazolum. 1-(α-Biphenyl-4-ylbenzyl)imidazole.

Бифоназол

$C_{22}H_{18}N_2$ = 310.4.

CAS — 60628-96-8.

ATC — D01AC10.

ATC Vet — QD01AC10.

UNII — QYJ305Z91O.

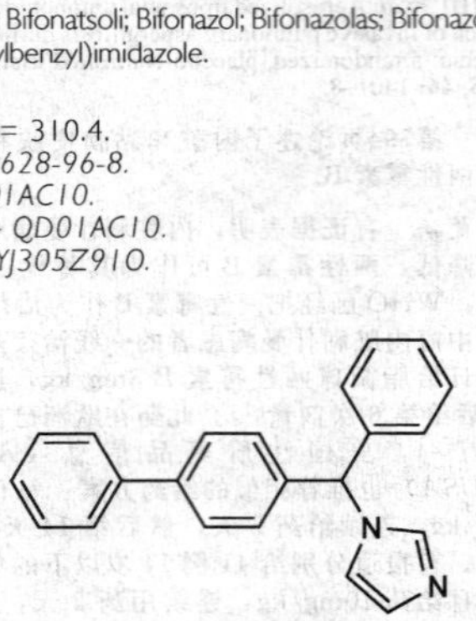

Pharmacopoeias. In *Chin., Eur.* (see p.vii), and *Jpn.*

Ph. Eur. 6. 8 (Bifonazole) 白色或类白色的晶体状粉末，具有多态性。几乎不溶于水；略溶于无水乙醇。

简介

联苯苄唑是咪唑类抗真菌药，具有较广的抗真菌谱；对其敏感的真菌包括：皮肤癣菌、糠秕马拉色菌和念珠菌。同时具有部分抗细菌活性。

联苯苄唑主要局部用于皮肤和指（趾）甲真菌感染（第496页）。每日使用含1%联苯苄唑的乳膏、粉末、溶液或凝胶。疗程通常为2～4周。指（趾）甲真菌感染需要更长疗程，并且在使用前需要40%尿素软膏软化指（趾）甲。

主要的局部反应包括烧灼感和瘙痒。

妊娠期要谨慎选用唑类抗真菌药。见**氟康唑的注意事项**项下的妊娠，第506页。

1. Lackner TE, Clissold SP. Bifonazole: a review of its antimicrobial activity and therapeutic use in superficial mycoses. *Drugs* 1989; **38:** 204–25.
2. Bonifaz A, Ibarra G. Onychomycosis in children: treatment with bifonazole-urea. *Pediatr Dermatol* 2000; **17:** 310–314.
3. Watanabe S, *et al.* A comparative clinical study between 2 weeks of luliconazole 1% cream treatment and 4 weeks of bifonazole 1% cream treatment for tinea pedis. *Mycoses* 2006; **49:** 236–41. Correction. *ibid.*; 441.
4. Linder N, *et al.* Association of high-dose bifonazole administration during early pregnancy and severe limb reduction defects in the newborn. *Birth Defects Res A Clin Mol Teratol* 2010; **88:** 201–4.

制剂

专利制剂

Arg.: Bimicot; Micosol; Sinamida Plus; ***Austral.:*** Canesten Once Daily; Mycospor; ***Austria:*** Canesten Bifonazol; ***Belg.:*** Canestene Derm Bifonazole; Mycospor†; ***Braz.:*** Mycospor; ***Chile:*** Micotopic†; Multifung; Mycosporan; ***Cz.:*** Canespor; Mycospor; ***Fr.:*** Amycor; ***Ger.:*** Bifomyk; Bifon; Canesten Extra; Mycospor; ***Gr.:*** Aeroderma; Bifized; Bifon; Compaser; Fungiderm; Gloryskin; Helpovion; Kavaderm; Myco-flusemidon; Mycospor; Neltolon; Ofniforte; Poulmycin; Rye; ***Hong Kong:*** Canesten Extra; Mycospor†; ***Hung.:*** Canesten Plus; Mycospor†; ***Indon.:*** Mycospor; ***Israel:*** Agispor; ***Ital.:*** Azolmen; Bifazol; ***Mex.:*** Mycospor; ***Neth.:*** Mycospor; ***Pol.:*** Mycospor; ***Port.:*** Mycospor; Topical; ***Rus.:*** Bifosin (Бифосин); Mycospor (Микоспор); ***S.Afr.:*** Mycospor; ***Spain:*** Bifokey; Levelina; Mycospor; ***Swed.:*** Mycosporan; ***Turk.:*** Mycospor; ***Ukr.:*** Bifonal (Бифонал); Mycospor (Микоспор); ***Venez.:*** Mycospor.

多组分制剂 ***Arg.:*** Empecid Pie; Micatex†; Piecidex NF; ***Austria:*** Canesten Bifonazol comp; ***Cz.:*** Mycospor Sada na Nehty; ***Fr.:*** Amycor Onychoset; ***Ger.:*** Canesten Extra Nagelset; Mycospor Nagelset†; ***Hung.:*** Canespro; ***Israel:*** Agispor Onychoset; Comagis; Keratospor; ***Mex.:*** Mycospor Onicoset; ***Pol.:*** Mycospor Onychoset; ***Rus.:*** Mycospor (Микоспор); ***S.Afr.:*** Mycospor Onycho-set†; ***Spain:*** Mycospor Onicoset; ***Turk.:*** Mycospor; ***Ukr.:*** Mycospor Kit (Микоспор Набор); ***Venez.:*** Mycospor Onicoset.

Bromochlorosalicylanilide 溴氯柳苯胺

Bromchlorsalicylanilidum; Bromisalisyylikloorianilidi; Bromoclorosalicilanilida; Bromsalicylkloranilid. 5-Bromo-4′-chlorosalicylanilide; 5-Bromo-*N*-(4-chlorophenyl)-2-hydroxybenzamide.

Бромохлоросалициланилин

$C_{13}H_9BrClNO_2$ = 326.6.

CAS — 3679-64-9.

ATC — D01AE01.

ATC Vet — QD01AE01.

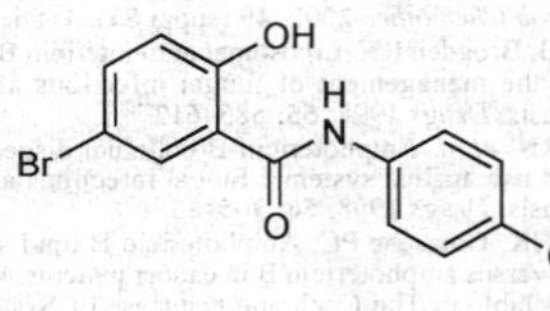

简介

溴氯柳苯胺是溴代水杨酰苯胺类抗真菌药，主要局部使用。可能发生光敏反应。见**溴柳苯胺**，第1557页。

制剂

多组分制剂 ***India:*** Multifungin†.

Butenafine Hydrochloride (*BANM*, *USAN*, *rINNM*) 盐酸布替萘芬

Butenafiinihydrokloridi; Buténafine, Chlorhydrate de; Butenafinhydroklorid; Butenafini Hydrochloridum; Hidrocloruro de butenafina; KP-363. *N*-(*p*-*tert*-Butylbenzyl)-*N*-methyl-1-naphthalenemethylamine hydrochloride; 4-*tert*-Butylbenzyl(methyl)(1-naphthalenemethyl)amine hydrochloride.

Бутенафина Гидрохлорид

$C_{23}H_{27}N,HCl$ = 353.9.

CAS — 101828-21-1 (butenafine); 101827-46-7 (butenafine hydrochloride).

ATC — D01AE23.

ATC Vet — QD01AE23.

UNII — R8XA2029ZI.

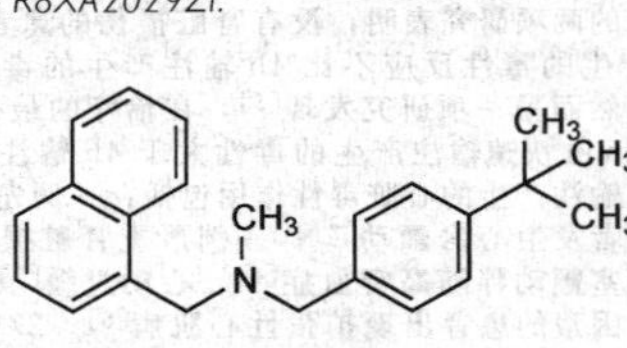

(butenafine)

简介

布替萘芬是苄胺类抗真菌药，与烯丙胺类抗真菌药特比萘芬的作用相似（第520页）。1%盐酸布替萘芬主要局部用于浅表皮肤癣菌感染治疗（见**皮肤感染**，第497页）。

1. McNeely W, Spencer CM. Butenafine. *Drugs* 1998; **55:** 405–12.
2. Singal A. Butenafine and superficial mycoses: current status. *Expert Opin Drug Metab Toxicol* 2008; **4:** 999–1005.

制剂

专利制剂

Arg.: Buticrem†; Ingebut†; **Austria:** Zaxem†; **Chile:** Dermacom; **India:** Butop; Fintop; **Israel:** Mentax; **Jpn:** Mentax; **Mex.:** Derfina; Lexoderil; **Philipp.:** Funcid; **USA:** Lotrimin Ultra; Mentax.

Butoconazole Nitrate (*BANM, USAN, rINNM*) 硝酸布康唑

Butoconazole, Nitrate de; Butoconazoli Nitras; Nitrato de butoconazol; RS-35887; RS-35887-00-10-3. 1-[4-(4-Chlorophenyl)-2-(2,6-dichlorophenylthio)butyl]imidazole mononitrate.

Бутоконазола Нитрат

$C_{19}H_{17}Cl_3N_2S,HNO_3$ = 474.8.

CAS — 64872-76-0 (butoconazole); 64872-77-1 (butoconazole nitrate).

ATC — G01AF15.

ATC Vet — QG01AF15.

UNII — 4805237NP5.

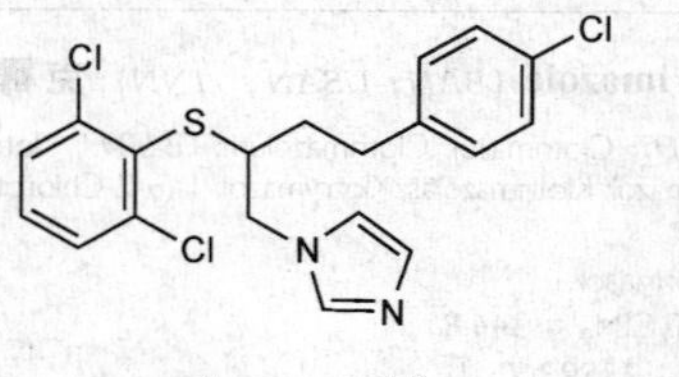

(butoconazole)

Pharmacopoeias. In *US.*

USP 33 (Butoconazole Nitrate) 白色或无色晶体状粉末。几乎不溶于水；微溶于丙酮、乙腈、二氯甲烷和四氢呋喃；极微溶于乙酸乙酯；略溶于甲醇；避光。

不良反应和注意事项

局部反应包括烧灼感和刺激作用；如果阴道内使用，可能引起骨盆或腹部的疼痛或绞痛。

阴道内用药可能影响乳胶避孕工具的效果，因此有必要采取其他避孕方式。

妊娠期要谨慎选用唑类抗真菌药。见**氟康唑的注意事项**项下的**妊娠**，第506页。

对血液的影响 阴道内使用布康唑可能引起严重的可逆性血小板减少[1]。有一例患者阴道内使用克霉唑导致白细胞计数减少，可能是特异体质引起的。

1. Maloley PA, *et al.* Severe reversible thrombocytopenia resulting from butoconazole cream. *DICP Ann Pharmacother* 1990; **24:** 143–4.

抗菌作用

布康唑是咪唑类抗真菌药，其抗真菌活性与酮康唑相似（**酮康唑**，第513页），包括抗念珠菌的活性。

药动学

阴道内用药时，大约一次剂量的5%被体内吸收，血浆半衰期达21～24h。

用途和用法

布康唑是咪唑类抗真菌药，通常局部用于女性外阴阴道念珠菌病的治疗（第494页）。每次阴道内给100mg阴道栓剂或2%乳膏5g，连续用药3天；也可以只使用单次乳膏给药。

制剂

USP 33: Butoconazole Nitrate Vaginal Cream.

专利制剂

Austral.: Gynazole; **Belg.:** Gynomyk; **Braz.:** Gynazole; **Canad.:** Gynazole; **Fr.:** Gynomyk; **Hung.:** Gynazol; **Indon.:** Gynofort; **Malaysia:** Gynofort; **Mex.:** Gynafem†; **Neth.:** Gynomyk; **Pol.:** Gynazol; **Rus.:** Gynofort (Гинофорт); **Singapore:** Gynofort; **Switz.:** Gynazole; **Ukr.:** Gynofort (Гинофорт); **USA:** Gynazole; Mycelex-3.

Caspofungin Acetate (*BANM, USAN, rINNM*) 醋酸卡泊芬净

Acetato de caspofungina; Caspofungine, Acétate de; Caspofungini Acetas; Kaspofungiiniasetaatti; Kaspofunginacetat; L-743873; MK-0991. (4*R*,5*S*)-5-[(2-Aminoethyl)amino]-*N*²-(10,12-dimethyltetradecanoyl)-4-hydroxy-L-ornithyl-L-threonyl-*trans*-4-hydroxy-L-prolyl-(*S*)-4-hydroxy-4-(*p*-hydroxyphenyl)-L-threonyl-*threo*-3-hydroxy-L-ornithyl-*trans*-3-hydroxy-L-proline cyclic (6→1)-peptide diacetate.

Каспофунгина Ацетат

$C_{52}H_{88}N_{10}O_{15},2C_2H_4O_2$ = 1213.4.

CAS — 179463-17-3.

ATC — J02AX04.

ATC Vet — QJ02AX04.

UNII — VUW370O5QE.

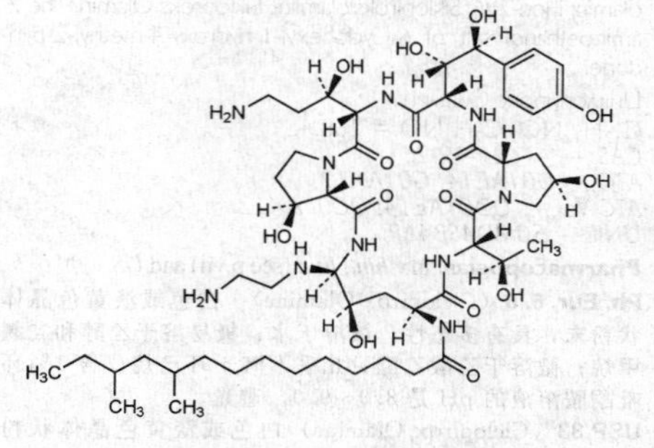

(caspofungin)

不良反应和注意事项

卡泊芬净引起的常见不良反应包括：腹泻、恶心和呕吐、面红、头痛、发热、心动过速和注射部位周围的静脉合并症。组胺介导的可能出现的症状有皮疹、面部肿胀、瘙痒、躁热和支气管痉挛。常见低血钾、红细胞和白细胞计数减少，还可能发生过敏性反应。

有肝毒性病例报道，常见肝酶升高；对于肝功能检查异常的患者要密切监测其病情变化。肝脏损伤的患者应该减少卡泊芬净的使用剂量（见下文）。

哺乳 卡泊芬净可以通过动物的乳汁排泄，但对婴儿的风险低。在英国，注册药品信息建议不用于哺乳妇女，而美国建议谨慎使用。

对皮肤的影响 一名播散性念珠菌感染的老年患者在使用一剂卡泊芬净后，出现严重的中毒性表皮坏死松解症（该症可进展为致命性的，即使用氢化可的松和苯海拉明全身给药治疗也无法挽救）。该患者在之前使用一剂卡泊芬净后就曾出现过短暂皮疹，使用皮质激素和抗阻胺药治疗有效[1]。

1. Lee M-C, *et al.* Caspofungin-induced severe toxic epidermal necrolysis. *Ann Pharmacother* 2010; **44:** 1116–18.

超敏反应 有报道一名对米卡芬净有超敏反应的患者对卡泊芬净发生交叉过敏反应[1]。

1. Patel S, *et al.* Immediate cross-hypersensitivity between micafungin and caspofungin: a case report. *J Oncol Pharm Pract* 2009; **15:** 187–9.

妊娠 动物实验结果显示卡泊芬净能通过胎盘，对大鼠和兔有胚胎毒性，但是在人类没有充足数据。故卡泊芬净通常在孕妇获益高于胎儿风险的情况下使用。

药物相互作用

尽管卡泊芬净不主要通过肝脏细胞色素 P450 酶系统代谢，但是其他具有肝酶诱导作用的药物依然能加速卡泊芬净的清除。与下列药物联用时即出现上述情况：卡马西平、地塞米松、依法韦仑、奈韦拉平、苯妥英和利福平。服用上述药物的患者或临床无效的患者可以考虑增加卡泊芬净的剂量（见下文用途和用法）。

当卡泊芬净与环孢素联用时，卡泊芬净浓度-时间曲线下的面积增加，肝酶升高，因此不建议两者联用，除非获益大于风险。

卡泊芬净可以降低他克莫司的血药浓度，因此建议调整他克莫司的给药剂量，并且进行治疗药物的监测。

抗菌作用

β-1,3-D-葡聚糖是很多真菌细胞壁的重要组分，而卡泊芬净通过抑制β-1,3-D-葡聚糖的合成发挥其抗真菌作用。卡泊芬净具有体外抗曲霉菌的活性，同时有杀灭念珠菌包括非白色念珠菌的活性。

药动学

静脉输注后，卡泊芬净的血浆浓度的降低呈多相性。输注后立即出现短暂的α-相，随后为β-相，半衰期为9～11h；时间更长的是γ-相，半衰期为40～50h。血浆清除率不是依赖于生物转化或排泄，而是药物的分布。血浆中卡泊芬净与血浆蛋白高度结合。卡泊芬净通过水解、乙酰化作用以及类便和尿液代谢和排泄，速度较慢。

用途和用法

卡泊芬净是棘白霉素类抗真菌药，主要用于治疗对其他治疗不敏感或不耐受的侵袭性曲霉病（第493页）的患者。同时还用于侵袭性念珠菌病的治疗（一些国家用于治疗食管念珠菌病），以及经验性治疗中性粒细胞减少症发热患者可能的真菌感染。

使用的卡泊芬净是其醋酸盐，但使用剂量是根据卡泊芬净确定的；77.7mg 醋酸卡泊芬净相当于 70mg 卡泊芬净。通过缓慢输注的方式给药，时间大约为 1h。第一天给负荷剂量 70mg，随后每日给 50mg，负荷剂量不用于治疗食管念珠菌病。体重超过 80kg 的成人和服用肝酶诱导剂、临床疗效不佳的患者，每日给 70mg。肝脏损伤的患者需要降低剂量（见下文）。

1. Letscher-Bru V, Herbrecht R. Caspofungin: the first representative of a new antifungal class. *J Antimicrob Chemother* 2003; **51:** 513–21.
2. Deresinski SC, Stevens DA. Caspofungin. *Clin Infect Dis* 2003; **36:** 1445–57.
3. Denning DW. Echinocandin antifungal drugs. *Lancet* 2003; **362:** 1142–51.
4. McCormack PL, Perry CM. Caspofungin: a review of its use in the treatment of fungal infections. *Drugs* 2005; **65:** 2049–68.
5. Morris MI, Villmann M. Echinocandins in the management of invasive fungal infections, part 1. *Am J Health-Syst Pharm* 2006; **63:** 1693–1703.
6. Morris MI, Villmann M. Echinocandins in the management of invasive fungal infections, part 2. *Am J Health-Syst Pharm* 2006; **63:** 1813–20.
7. Falagas ME, *et al.* Caspofungin for the treatment of fungal infections: a systematic review of randomized controlled trials. *Int J Antimicrob Agents* 2007; **29:** 136–43.
8. Hope WW, *et al.* The pharmacology and clinical use of caspofungin. *Expert Opin Drug Metab Toxicol* 2007; **3:** 263–74.
9. Waters L, Nelson M. The use of caspofungin in HIV-infected individuals. *Expert Opin Invest Drugs* 2007; **16:** 899–908.
10. Lichtenstern C, *et al.* Efficacy of caspofungin in invasive candidiasis and candidemia—de-escalation strategy. *Mycoses* 2008; **51** (suppl 1): 35–46.
11. Heinz WJ, Einsele H. Caspofungin for treatment of invasive aspergillus infections. *Mycoses* 2008; **51** (suppl 1): 47–57.
12. Mu XD, *et al.* Caspofungin in salvage treatment of severe pneumocystis pneumonia: case report and literature review. *Chin Med J (Engl)* 2009; **122:** 996–9.
13. Colombo AL, *et al.* Caspofungin use in patients with invasive candidiasis caused by common non-albicans Candida species: review of the caspofungin database. *Antimicrob Agents Chemother* 2010; **54:** 1864–71.

儿童用法 卡泊芬净用于儿童，疗效及耐受性好[1～6]，在英国批准用于治疗 12 个月以上的儿童所患难治性或对其他疗法不耐受的侵入性曲霉病。还批准用于治疗侵入性念球菌病，用于发热的中性粒细胞减少症并推荐为真菌感染患者的经验治疗。在美国同样批准了上述适应证，且可用于 3 个月的婴儿，也可用于食管念珠菌病。剂量根据体表面积计算，静脉注射时间超过 1h。对于上述适应征，首次负荷剂量 70mg/m²，之后每日 50mg/m²，标准剂量耐受性好，但临床疗效不理想时，可提高剂量至 70mg/m²，婴儿和儿童的单次给药剂量不得超过 70mg。

尽管尚未批准用于新生儿，但有报道指出[4]，10 名患侵袭性念珠菌病的新生儿（9 个为早产儿）用两性霉素 B和（或）氟康唑治疗无效，使用卡泊芬净治疗了平均 4.3 天后，所有患者血液中的念珠菌被成功清除。其中，9 例新生儿最初两天的给药剂量是每日 1mg/kg，随后 2mg/kg，连续用药 15～21 天；其余新生儿使用剂量较低。英国注册药品信息建议基于有限数据，小于 3 个月婴儿、新生儿剂量依据体表面积 25mg/m²。

1. Lehrnbecher T, Groll AH. Experiences with the use of caspofungin in paediatric patients. *Mycoses* 2008; **51** (suppl 1): 58–64.
2. Franklin JA, *et al.* Retrospective study of the safety of caspofungin in immunocompromised pediatric patients. *Pediatr Infect Dis J* 2003; **22:** 747–9.
3. Groll AH, *et al.* Treatment with caspofungin in immunocompromised paediatric patients: a multicentre survey. *J Antimicrob Chemother* 2006; **57:** 527–35.
4. Odio CM, *et al.* Caspofungin therapy of neonates with invasive candidiasis. *Pediatr Infect Dis J* 2004; **23:** 1093–7.
5. Zaoutis TE, *et al.* A prospective, multicenter study of caspofungin for the treatment of documented Candida or Aspergillus infections in pediatric patients. *Pediatrics* 2009; **123:** 877–84.
6. Garnock-Jones KP, Keam SJ. Caspofungin: in pediatric patients with fungal infections. *Paediatr Drugs* 2009; **11:** 259–69.

在肝损伤中的用法 轻微肝损伤的患者不需要调整剂量。中度肝脏损伤（Child-Pugh 评分 7～9）患者初始剂量给 70mg，随后每日给 35mg；严重肝损伤患者的用药剂量还不清楚。

制剂

专利制剂

Arg.: Cancidas; **Austral.:** Cancidas; **Austria:** Cancidas; **Belg.:** Cancidas; **Braz.:** Cancidas; **Canad.:** Cancidas; **Chile:** Cancidas; **Cz.:** Cancidas; **Denm.:** Cancidas; **Fin.:** Cancidas; **Fr.:** Cancidas; **Ger.:** Cancidas; **Gr.:** Cancidas; **Hong Kong:** Cancidas; **Hung.:** Cancidas; **Irl.:** Cancidas; **Israel:** Cancidas; **Ital.:** Cancidas; **Malaysia:** Cancidas; **Neth.:** Cancidas; **Norw.:** Cancidas; **NZ:** Cancidas; **Philipp.:** Cancidas; **Pol.:** Cancidas; **Port.:** Cancidas; **Rus.:** Cancidas (Кансидас); **S.Afr.:** Cancidas; **Singapore:** Cancidas; **Spain:** Cancidas; **Swed.:** Cancidas; **Switz.:** Cancidas; **Thai.:** Cancidas; **Turk.:** Cancidas; **UK:** Cancidas; **USA:** Cancidas; **Venez.:** Cancidas.

Chlormidazole Hydrochloride (*BANM*, *rINNM*) 盐酸氯苄甲咪唑

Chlormidazole, Chlorhydrate de; Chlormidazoli Hydrochloridum; Clomidazole Hydrochloride; Hidrocloruro de clormidazol. 1-(4-Chlorobenzyl)-2-methylbenzimidazole hydrochloride.

Хлормидазола Гидрохлорид

$C_{15}H_{13}ClN_2,HCl = 293.2$.

CAS — 3689-76-7 (chlormidazole); 54118-67-1 (chlormidazole hydrochloride).

ATC — D01AC04.

ATC Vet — QD01AC04.

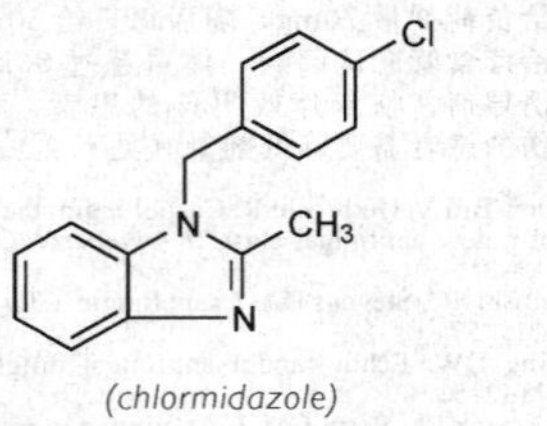

(chlormidazole)

简介

盐酸氯苄甲咪唑是咪唑类抗真菌药，主要局部用于皮肤真菌感染。

妊娠期要谨慎选用唑类抗真菌药。见**氟康唑**的**注意事项**项下的**妊娠**，第506页。

制剂

专利制剂

Pol.: Unifungicid†.

多组分制剂 ***Austria:*** Myco-Synalar†; ***Pol.:*** Polfungicid; ***Switz.:*** Myco-Synalar†.

Chlorphenesin (*BAN*, *pINN*) 氯苯甘醚

Chlorphénésine; Chlorphenesinum; Clorfenesina; Kloorifenesiini; Klorfenesin. 3-(4-Chlorophenoxy)propane-1,2-diol.

Хлорфенезин

$C_9H_{11}ClO_3 = 202.6$.

CAS — 104-29-0.

ATC — D01AE07.

ATC Vet — QD01AE07.

UNII — I670DAL4SZ.

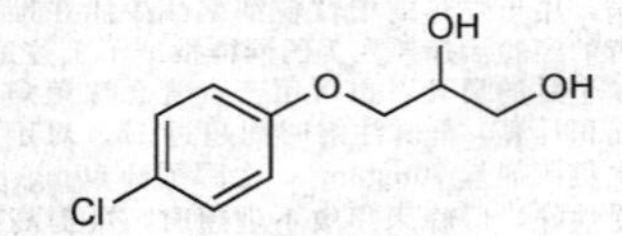

简介

氯苯甘醚具有抗真菌和抗细菌的活性。主要局部用于非复杂性皮肤癣菌感染、其他皮肤感染和阴道感染。

氯苯甘油氨酯还可作为骨骼肌松弛药使用（第1805页）。

不良反应 见参考文献。

1. Brown VL, Orton DI. Two cases of facial dermatitis due to chlorphenesin in cosmetics. *Contact Dermatitis* 2005; **52:** 48–9.

制剂

专利制剂

Canad.: Mycil†; ***India:*** Dermicil.

多组分制剂 ***Austral.:*** ZSC; ***Austria:*** Aleot†; ***Braz.:*** Oto-Betnovate.

Ciclopirox (*BAN*, *USAN*, *rINN*) 环吡酮

Ciclopiroxum; Ciklopiroksas; Ciklopirox; Hoe-296b; Siklopiroksi. 6-Cyclohexyl-1-hydroxy-4-methyl-2-pyridone.

Циклопирокс

$C_{12}H_{17}NO_2 = 207.3$.

CAS — 29342-05-0.

ATC — D01AE14; G01AX12.

ATC Vet — QD01AE14; QG01AX12.

UNII — 19W019ZDRJ.

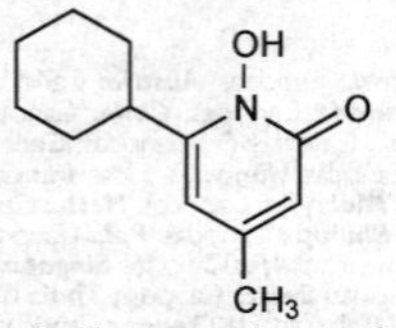

Pharmacopoeias. In *Eur.* (see p.vii) and *US.*

Ph. Eur. 6.8 (Ciclopirox) 白色或黄白色晶体状粉末。微溶于水；易溶于乙醇和二氯甲烷。避光。

USP 33 (Ciclopirox) 白色或微黄白色晶体状粉末。微溶于水；易溶于无水乙醇和二氯甲烷；溶于乙醚。保存温度为15～30℃，避光。

Ciclopirox Olamine (*BANM*, *USAN*, *rINNM*) 环吡酮胺

Ciclopirox olamina; Ciclopirox olaminum; Ciclopiroxi Olaminum; Ciclopiroxolamine; Ciclopiroxum Olaminum; Ciklopiroksas olaminas; Ciklopirox olamin; Ciklopiroxolamin; Ciklopirox-olamin; Hoe-296; Siklopiroksiolamiini; Siklopróks Olamin. The 2-aminoethanol salt of 6-Cyclohexyl-1-hydroxy-4-methyl-2-pyridone.

Циклопирокс Оламин

$C_{12}H_{17}NO_2,C_2H_7NO = 268.4$.

CAS — 41621-49-2.

ATC — D01AE14; G01AX12.

ATC Vet — QD01AE14; QG01AX12.

UNII — 50MD4SB4AP.

Pharmacopoeias. In *Chin.*, *Eur.* (see p.vii) and *US.*

Ph. Eur. 6.8 (Ciclopirox Olamine) 白色或淡黄色晶体状粉末，具有多态性。微溶于水；极易溶于乙醇和二氯甲烷；微溶于乙酸乙酯；几乎不溶于环己烷。含1%环吡酮胺溶液的pH是8.0～9.0。避光。

USP 33 (Ciclopirox Olamine) 白色或淡黄色晶体状粉末。微溶于水；极易溶于乙醇和二氯甲烷；几乎不溶于环己烷。含1%环吡酮胺溶液的pH是8.0～9.0。贮藏于密闭容器中，保存温度为5～25℃。避光。

不良反应

局部使用后可能出现刺激和瘙痒。

抗菌作用

环吡酮具有广的抗真菌谱，它能够抑制大部分的念珠菌、表皮癣菌、小孢子菌和发癣菌。同时具有抗糠秕马拉色菌的活性及抗细菌活性。

用途和用法

环吡酮是局部用于治疗皮肤和指（趾）甲真菌感染的药物，包括皮肤念珠菌病（第494页）、皮肤真菌病、花斑癣（见**皮肤感染**，第497页）和脂溢性皮炎（第1511页）。还可治疗阴道念珠菌病。

皮肤感染每日用药2次，可选用乳膏、凝胶、混悬液、溶液或粉末。一般环吡酮碱和环吡罗司乙醇胺盐都可应用，产品含0.77%环吡酮。

含8%环吡酮碱的保护膜涂液每日1次，用于治疗指（趾）甲真菌感染。

含1%环吡酮碱的洗发水两周使用1次，用于治疗脂溢性皮炎。

1. Gupta AK, Skinner AR. Ciclopirox for the treatment of superficial fungal infections: a review. *Int J Dermatol* 2003; **42** (suppl 1): 3–9.
2. Gupta AK, Nicol KA. Ciclopirox 1% shampoo for the treatment of seborrheic dermatitis. *Int J Dermatol* 2006; **45:** 66–9.

制剂

USP 33: Ciclopirox Olamine Cream; Ciclopirox Olamine Topical Suspension.

专利制剂

Arg.: Loprox; Micopirox; Mycosten; Stieprox; ***Austral.:*** Stieprox; ***Austria:*** Batrafen; Stieprox†; ***Braz.:*** Fungirox†; Gino-Loprox; Loprox; Micolamina; Micoliv†; Stiprox; ***Canad.:*** Loprox; Penlac; Stieprox; ***Chile:*** Batrafen; Fungopirox; Micopirox; Mikium†; Stiprox; ***Cz.:*** Batrafen; Dafnegin; Polinail; Stieprox; ***Denm.:*** Mycofen; Sebiprox; Stieprox†; ***Fin.:*** Stieprox; ***Fr.:*** Mycosquam; Mycoster; Sebiprox; Stiprox; ***Ger.:*** Batrafen; Ciclopoli; Inimur Myko; Nagel Batrafen; Sebiprox; ***Gr.:*** Batrafen; Candimyc; Dafnegin; Myclopir; Mycolacil; Mycomycen; Neo-botacreme; Neo-mycodermol; Rozolam; Stieprox; ***Hong Kong:*** Batrafen; Stieprox; ***Hung.:*** Batrafen; ***India:*** Olamin; Onylac; ***Indon.:*** Batrafen; Loprox; ***Irl.:*** Batrafen; Oilatum Scalp Treatment; Stieprox; ***Israel:*** Batrafen; Ciclodem; ***Ital.:*** Batrafen; Bioginal; Brumixol; Dafnegin; Miclast; Micomicen; Micoxolamina; Sebiprox; Stiprox; ***Malaysia:*** Stieprox; ***Mex.:*** Loprox; Stiprox; ***Neth.:*** Batrafen; Loprox; Sebiprox; ***Norw.:*** Stieprox; ***NZ:*** Batrafen; Stieprox; ***Philipp.:*** Stieprox; ***Pol.:*** Batrafen; Dafnegin; Hascofungin; Mycosten; Pirolam; Stieprox; ***Port.:*** Batrafen; Mycoster; Sebiprox; ***Rus.:*** Batrafen (Батрафен); Dafnegin (Дафнеджин); ***Singapore:*** Stieprox; ***Spain:*** Batrafen†; Ciclochem; Fungowas; Sebiprox; ***Swed.:*** Sebiprox; ***Switz.:*** Batrafen; Dafnegil Neo; Sebiprox; ***Thai.:*** Loprox; Stieprox; ***Turk.:*** Canolen; Nibulen; ***UK:*** Oilatum Scalp Treatment; ***USA:*** Loprox; Penlac; ***Venez.:*** Batrafen.

多组分制剂 ***Arg.:*** Derm's Shampoo; Stieproxal; ***Fr.:*** Kelual DS; Novophane S†; Novophane†; Stiproxal; ***India:*** Flucort-C; ***Israel:*** Ciclodem-C; ***UK:*** Oilatum Scalp Intensive; ***USA:*** CNL Nail Kit.

Climbazole (*BAN*, *rINN*) 氯咪巴唑

Bay-e-6975; Climbazol; Climbazolum; MEB-6401. 1-(*p*-Chlorophenoxy)-1-imidazol-1-yl-3,3-dimethyl-2-butanone.

Климбазол

$C_{15}H_{17}ClN_2O_2 = 292.8$.

CAS — 38083-17-9.

UNII — 9N42CW7I54.

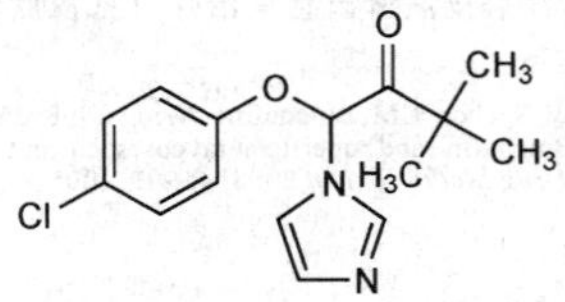

注：氯咪巴唑的商品名为 Crinipan AD。

简介

氯咪巴唑是唑类抗真菌药，主要用于治疗脂溢性皮炎。

妊娠期要谨慎选用唑类抗真菌药。见**氟康唑**的**注意事项**项下的**妊娠**，第506页。

制剂

专利制剂

Mon.: Hegor Climbazole†.

多组分制剂 ***Arg.:*** Mencogrin; Micocert; Micodual; ***Chile:*** Eucerin Shampoo Anticaspa†; Eucerin Shampoo para el Tratamiento de la Caspa; Node DS; Shampoo Anticaspa†; ***Fr.:*** Item Alphazole†; Node DS; Node P; Sebosquam; Squaphane; Squaphane E; Squaphane P; Squaphane S; ***Ital.:*** Cue Soluzione Otologica; Derman-Shampoo AF†; Pitiren; ***Port.:*** Alphazole†; Efluvium Anti-caspa; ***Venez.:*** Node DS; Sensibio DS.

Clotrimazole (*BAN*, *USAN*, *rINN*) 克霉唑

Bay-5097; Clotrimazol; Clotrimazolum; FB-5097; Klotrimatsoli; Klotrimazol; Klotrimazolas; Klotrymazol. 1-(α-2-Chlorotrityl)imidazole.

Клотримазол

$C_{22}H_{17}ClN_2 = 344.8$.

CAS — 23593-75-1.

ATC — A01AB18; D01AC01; G01AF02.

ATC Vet — QA01AB18; QD01AC01; QG01AF02; QJ02AB90.

UNII — G07GZ97H65.

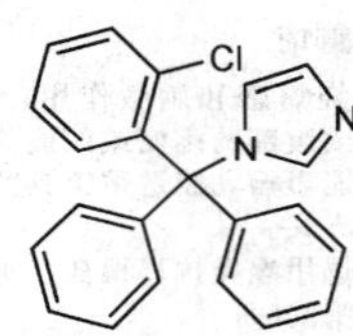

注：克霉唑的复方制剂用下列名称表示：

- Co-climasone(*PEN*)——克霉唑和二丙酸倍他米松。

Pharmacopoeias. In *Chin.*, *Eur.* (see p.vii), *Jpn*, and *US.*

Ph. Eur. 6.8 (Clotrimazole) 白色或浅黄色晶体状粉末。几乎不溶于水；溶于乙醇和二氯甲烷。避光。

USP 33 (Clotrimazole) 白色或浅黄色晶体状粉末。几乎不溶于水；易溶于乙醇、丙酮、氯仿和甲醇。贮藏于密闭容器中。

不良反应和注意事项

口服克霉唑锭剂后，常见的不良反应有恶心、呕吐、口腔异味和瘙痒。还可出现肝酶升高。局部用药后可能出现刺激和烧灼感，偶见接触性过敏性皮炎。

阴道内用药可能影响损害乳胶避孕工具，因此用药期间有必要采取其他避孕方式。

口服克霉唑（但是现在已不再使用这种给药方式）后可能出现胃肠道功能紊乱、肝酶升高、排尿困难和精神抑郁。妊娠期要谨慎选用唑类抗真菌药。见**氟康唑**的**注意事项**项下的**妊娠**，第506页。

抗菌作用

克霉素是一种咪唑类抗真菌药，其抗真菌活性与酮康唑相似（第513页）。

药动学

克霉唑局部使用时通过表皮渗入，但吸收极少。据报道，阴道内给药后吸收3%～10%。克霉唑在肝脏被代谢为无活性物质，通过粪便和尿液排出体外。

用途和用法

克霉唑是咪唑类抗真菌药，局部用于表浅念珠菌病（第494页）、皮肤花斑癣和皮真菌病（见**皮肤感染**，第

497页）。

治疗皮肤真菌感染时，每日给1%乳膏、洗剂、喷雾或溶液2次或3次，疗程为2～4周；1%的粉末可以与乳膏或溶液联用，也用于预防再感染。治疗真菌性外耳炎局部用1%溶液。作为阴道栓剂可治疗外阴阴道念珠菌病，给药方案是：每日100mg，用药6天；每日200mg，用药3天；或一次给药500mg。1%、2%或10%乳膏给药剂量与栓剂相同。必要时，同时治疗男性伴侣的龟头炎。

治疗口咽性念珠菌病的给药方案是：将10mg锭剂溶于口中，每日5次，连续用药14天。接受免疫抑制剂治疗的患者预防口咽性念珠菌病的服药方案是：10mg锭剂溶于口中，每日3次，直至免疫抑制治疗结束。口服克霉唑亦可，但现在几乎被其他唑类抗真菌药所取代。

镰刀细胞病 口服克霉唑治疗镰刀细胞病的问题已有研究（第1013页）。

1. Brugnara C, *et al.* Therapy with oral clotrimazole induces inhibition of the Gardos channel and reduction of erythrocyte dehydration in patients with sickle cell disease. *J Clin Invest* 1996; **97:** 1227–34.

制剂

BP 2010: Clotrimazole Cream; Clotrimazole Pessaries;
USP 33: Clotrimazole and Betamethasone Dipropionate Cream; Clotrimazole Cream; Clotrimazole Lotion; Clotrimazole Lozenges; Clotrimazole Topical Solution; Clotrimazole Vaginal Tablets.

专利制剂

Arg.: Aflorix; Clotri-Q; Clotrix; Dr Scholl's; Empecid; Eximius; Fiasole; Fungocop Premium; Ikolan; Klomazole; Livomonil; Medifungol; Micoclin; Micomax†; Micomazol; Micomazol Deo; Micosep; Micosep B; Micotrim; Mycanden; Panmicol; Permykot; Sinfung; Trimazol; ***Austral.:*** Canesten; Chemists Own Clozole; Clofeme†; Clonea; Femizol†; Tinaderm Extra†; Topizol†; ***Austria:*** Candibene; Canesten; Myko Cordes; Pedikurol; ***Belg.:*** Canestene; Gyno-Canestene†; ***Braz.:*** ABC; Antimicotico Martel; Canesten; Clomazen; Clomazol; Clotigen; Clotren; Clotriderm; Clotrimix†; Clotrizan; Dermobene; Gino-Canesten; Gino-Clotrimix; Kinasten; Miclonazol†; Micosten†; Micotrat; Micotrizol†; Neo Clotrimazyl; ***Canad.:*** Canesten; Clotrimaderm; ***Chile:*** Arnela; Axasol; Canesten; Cestop†; Clotrimin; Cotrisan; Creminem; Fungos; Funzal; Gynocanesten; Konifungil; Novacetol; Telugren; ***Cz.:*** Aknecolor; Baycuten; Candibene; Canesten; Canifug; Clotricyd; Imazol; Jenamazol; Plimycol†; ***Denm.:*** Canesten; ***Fin.:*** Canesten; ***Ger.:*** Antifungol; Benzoderm Myco†; Canesten; Canifug; Cloderm; Clotrigalen; cutistad†; durafungol†; Fungiderm; Fungizid; Gilt; Holfungin†; KadeFungin; Mycofug; Myko Cordes; Mykofungin; Mykohaug; SD-Hermal; Uromykol; ***Gr.:*** Canesten; Factodin; ***Hong Kong:*** Aristen; Can Vag; Canasderm; Candinox; Canesten; Clocreme; Clotri-Denk; Clozole†; Cotren; Fungesten; Fungizid†; Gyne-Lotremin; Gyne-Zole; Kamicin; Lotremin; Mycoril; Synesten; Tricloderm†; ***Hung.:*** Candibene; Canesten; Canifug; ***India:*** Candid; Clocip; Clozol; Imidil; Mycocid; Mycoderm-C; Surfaz; ***Indon.:*** Bernesten; Canesten; Clonitia†; Fungiderm†; Gyne-Lotremin†; Kranos; Lotremin; Medisten†; Trimadan†; ***Irl.:*** Canazole Clotrimazole; Canesten; ***Israel:*** Agisten; Clothree; Clotrimaderm; Fungicare; Myco-Hermal; Oralten; ***Ital.:*** Antimicotico; Canesten; Gyno-Canesten; ***Malaysia:*** Candazole; Candid; Canesten; Clomazole†; Cotren†; Fungicip; Gyne-Lotremin; Gynostatum†; Lotremin; Micoter†; Taraten; ***Mex.:*** Altenal; Candimon; Candiphen; Canesten; Cinabel†; Clocan; Clomacin; Dermasten; Euroderm; Liferzol; Lomecan V; Lotrimin; Rangyn; Tenescan; Toczol; Traxelan; ***Neth.:*** Canesten; Parvemaxol; ***Norw.:*** Canesten; ***NZ:*** Canesten; Clocreme†; Clomazol; Clotrihexal†; Clotrimaderm; ***Philipp.:*** Candid V6; Candiva; Canesten; Canison; Cloxy; Gixaderm; Gynesol; Vaff; Vagizol; Yeastazol; ***Pol.:*** Canesten; ***Port.:*** Candid†; Canesten; Diomicete; Gino-Canesten; Gino-Lotremine; Lotremine; Micolysin; Nalbix; Pan-Fungex; ***Rus.:*** Amyclon (Амиклон); Antifungol (Антифунгол)†; Candibene (Кандибене); Candid (Кандид); Candid V6 (Кандид В6); Canesten (Канестен); Imidil (Имидил); ***S.Afr.:*** A-Por; Canalba; Candaspor; Candizole; Canesten; Canex; Closcript; Covospor; Fungispor; Gyno-Trimaze†; Innospore; Medaspor; Micomisan†; Mycoban†; Mycohexal†; Normospor; Stiemazol†; Trimaze†; Xerasport†; ***Singapore:*** Candazole; Canesten; Cotren; Cristan; Gyne-Lotremin†; Lotremin†; Myco-Hermal; Mycoril; Sastid Anti-Fungal; ***Spain:*** Canesten; Fungidermo†; Gine Canesten; ***Swed.:*** Canesten; ***Switz.:*** Acnecolor; Canestene; Corisol; Fungotox; Gromazol†; Gyno-Canestene; Imazol; Undex au clotrimazole; ***Thai.:*** Caginal; Canadine†; Canasone; Canazol; Candazole; Candex; Candid; Candinox; Canesten; Chingazol; Clomaz; Clotri; Clotricin; Comat†; Comazol; Cotren; CST†; Defungo; Dermaten; Dermizole; Fadae; Fango Cream; Fungi; Fungicon; Fungiderm; Gynebo; Gyno-Clotrin; Kanezin†; Kenet; Klamacin; Lamazone; Lyma; Manomazole; Mycoda; Mycoderm-C; Mycoril; Mycotopic; Mycozole; Myda; Nestic; P-Gyzole; Taraten; Vagizole; Vamazole; Vanesten; Zema; ***Turk.:*** Canesten; Clozol; Fungosten; Gyno-Canesten; ***UK:*** Abtrim†; Canesten; Canesten Combi; Fungederm; ***Ukr.:*** Candibene (Кандибене); Candid (Кандид); ***USA:*** Gyne-Lotrimin; Lotrimin; Lotrimin AF; Mycelex; Mycelex-7; ***Venez.:*** Canesten; Clortilen; Clotrizol; Fugolin; Ginolotricomb; Gyno Canesten; Imazol; Ipalat; Lecibis†; Micozol; Oxisol†; Polik.

多组分制剂 ***Arg.:*** Becortin; Calmurid; Cortispec; Empecid Cort; Hongal; Lotricomb; Micomazol B; Quadriderm; Quiacort G Plus; Vagisan Compuesto; Vitacortil; ***Austral.:*** Canesoral Duo; Hydrozole; ***Austria:*** Myko Cordes; ***Belg.:*** Lotriderm; ***Braz.:*** Baycuten; ***Canad.:*** Lotriderm; ***Chile:*** B-Laboterol; Baycuten; Cestop B†; Clotrimin-B; Creminem-B; Cutanil; Donomix; Locrim; Lotriderm; Novadrel; Novarnela; Telugren Plus; Tribesona; ***Cz.:*** Imacort; Imazol Plus; Lotriderm†; ***Denm.:*** Clotrason; ***Fr.:*** Triazol†; ***Ger.:*** Antifungol; Baycuten HC; Fungidexan; Imazol; Imazol comp; Lotricomb; Myko Cordes Plus†; ***Gr.:*** Lotriderm; ***Hong Kong:*** Becogem†; Candacort; Canesten HC; Clobert-G; Clobeta-G; Clotrim-B; Clotrinolon†; Cobetsol; Dermaclof; Derzid-C; Lozopin†; Synco-CFN†; Triderm; Tridewel; Uni-Quaderm; ***India:*** Candibiotic; Candid B; Candid Ear Drops; Candid-TV; Candiderma; Candiderma +; Cloben-G; Clocip B; Clocip NB; Clomycin†; Cutinorm†; Fourderm AF; NC Derm; Neocip FC; Otek-AC Plus; Sigmaderm; Sofradex-F; Surfaz; Surfaz-SN; Translipo-Triple; ***Indon.:*** Baycuten-N; Heltiskin†; Lotriderm; ***Irl.:*** Canesten HC; Lotriderm; ***Israel:*** Agisten I; Agisten with Aloe Vera; Clotrisone; Hydroagisten; Polycutan; Tevacutan; Triderm; ***Ital.:*** Desamix Effe; Meclon; ***Malaysia:*** Baycuten N; Betamethasone Clo; Candacort; Candid B; Triderm-C; ***Mex.:*** Barmicil Compuesto; Baycuten; Baycuten N; Beclogen; Beclotrin; Betrigen; Clotricina; Gelmicin; Miclobet; Prubagen; Quadriderm NF; Triderm; Xyloderm; ***NZ:*** Canesten Duo; ***Philipp.:*** Baycuten; Candacort; Candibec; Clotrasone; Combiderm; Triderm; ***Pol.:*** Lotriderm; Triderm; ***Port.:*** Baycuten; Beta-Micoter; Flotiran; Quadriderme; ***Rus.:*** Akriderm GK (Акридерм ГК); Candibiotic (Кандибиотик); Candid B (Кандид Б); Candiderm (Кандидерм); Metrogyl Plus (Метрогил Плюс); Triderm (Тридерм); ***S.Afr.:*** Lotriderm; ***Singapore:*** Candacort; Canesten HC; Clotrasone†; Combiderm; Gentriderm; Gentrisone; Modaderm; Neoderm; Saerogenta-A; Triderm; ***Spain:*** Beta Micoter; Clotrasone; ***Switz.:*** Imacort; Imazol; Triderm; ***Thai.:*** Bacda-B; Canasone CB; Canazol-BE; Candacort; Candex Plus; Clotrasone†; Derzid-C; Fada-b; Fango-B; Fungicon; Fungiderm-B; Gynesten-B†; Gynestin; Mycosone-B; Mycozole-B; Myda-B; Myrazole-B; Twina; Zema B; ***Turk.:*** Imazol; ***UK:*** Canesten HC; ***Ukr.:*** Candibiotic (Кандибиотик); Candid B (Кандид-Б); Candiderm (Кандидерм); Triacutan (Триакутан); ***USA:*** Lotrisone; ***Venez.:*** Baycuten N; Lotricomb; Lotrisone; Triderm.

Cloxiquine (*rINN*) 氯羟喹

5-Chloro-8-hydroxyquinoline; Cloxiquina; Cloxiquinum; Cloxyquin (*USAN*). 5-Chloroquinolin-8-ol.

Клоксихин

C_9H_6ClNO = 179.6.

CAS — 130-16-5.

UNII — BPF36H1G6S.

简介

氯羟喹制剂主要用于治疗皮肤真菌性和细菌性感染。它是复方哈喹诺的成分之一，见第271页。

制剂

多组分制剂 ***Austria:*** Decoderm trivalent; ***Indon.:*** Decoderm 3.

Croconazole Hydrochloride (*rINNM*) 盐酸氯康唑

Cloconazole Hydrochloride; Croconazol, Chlorhydrate de; Croconazoli Hydrochloridum; Hidrocloruro de croconazol; 710674-S (croconazole). 1-(1-{*o*-[(*m*-Chlorobenzyl)oxy]phenyl}vinyl)imidazole hydrochloride.

Кроконазола Гидрохлорид

$C_{18}H_{15}ClN_2O,HCl$ = 347.2.

CAS — 77175-51-0 (croconazole).

UNII — I0WFH323HZ.

(croconazole)

Pharmacopoeias. In *Jpn.*

简介

氯康唑是咪唑类抗真菌药，主要局部治疗表浅皮肤念珠菌病、皮真菌病和花斑癣。通常使用1%乳膏或含有其盐酸盐的凝胶。

妊娠期要谨慎选用唑类抗真菌药。见**氟康唑的注意事项**项下的**妊娠**，第506页。

制剂

专利制剂

Austria: Pilzcin†; ***Ger.:*** Pilzcin†; ***Jpn:*** Pilzcin.

Eberconazole Nitrate (*rINNM*) 硝酸依柏康唑

Éberconazole, Nitrate de; Eberconazoli Nitras; Nitrato de eberconazol. (±)-1-(2,4-Dichloro-10,11-dihydro-5*H*-dibenzo[*a*,*d*]cyclohepten-5-yl)imidazole nitrate.

Эберконазола Нитрат

$C_{18}H_{14}Cl_2N_2,NO_3$ = 391.2.

CAS — 128326-82-9 (eberconazole).

(eberconazole)

简介

硝酸依柏康唑是咪唑类抗真菌药，1%乳膏用于局部治疗皮肤表浅性真菌感染。

妊娠期要谨慎选用唑类抗真菌药。见**氟康唑的注意事项**项下的**妊娠**，第506页。

1. del Palacio A, *et al.* A double-blind randomized comparative trial: eberconazole 1% cream versus clotrimazole 1% cream twice daily in Candida and dermatophyte skin infections. *Mycoses* 2001; **44:** 173–80.
2. Repiso Montero T, *et al.* Eberconazole 1% cream is an effective and safe alternative for dermatophytosis treatment: multicenter, randomized, double-blind, comparative trial with miconazole 2% cream. *Int J Dermatol* 2006; **45:** 600–4.

制剂

专利制剂

Spain: Ebernet; Ebertop†; Ebesupol†; ***Turk.:*** Ebernet.

Econazole (*BAN, USAN, rINN*) 益康唑

Econazol; Éconazole; Econazolum; Ekonatsoli; Ekonazol; Ekonazolas. 1-[2,4-Dichloro-β-(4-chlorobenzyloxy)phenethyl]imidazole.

Эконазол

$C_{18}H_{15}Cl_3N_2O$ = 381.7.

CAS — 27220-47-9.

ATC — D01AC03; G01AF05.

ATC Vet — QD01AC03; QG01AF05.

UNII — 6Z1Y2V4A7M.

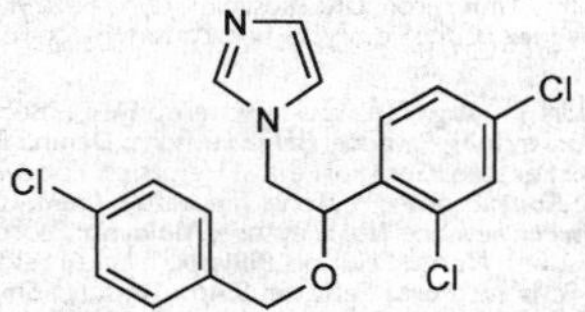

Pharmacopoeias. In *Eur.* (see p.vii).

Ph. Eur. 6.8 (Econazole) 白色或几乎白色粉末。熔点是88～92℃。几乎不溶于水；极易溶于乙醇和二氯甲烷。避光。

Econazole Nitrate (*BANM, USAN, rINNM*) 硝酸益康唑

C-C2470; Éconazole, nitrate d'; Econazoli nitras; Ekonatsolinitraatti; Ekonazolnitrat; Ekonazol-nitrát; Ekonazolo nitratas; Nitrato de econazol; R-14827; SQ-13050. (±)-1-[2,4-Dichloro-β-(4-chlorobenzyloxy)phenethyl]imidazole nitrate.

Эконазола Нитрат

$C_{18}H_{15}Cl_3N_2O,HNO_3$ = 444.7.

CAS — 24169-02-6 (econazole nitrate); 68797-31-9 ((±)-econazole nitrate).

ATC — D01AC03; G01AF05.

ATC Vet — QD01AC03; QG01AF05.

UNII — H438WYN10E.

Pharmacopoeias. In *Chin., Eur.* (see p.vii), and *US.*

Ph. Eur. 6.8 (Econazole Nitrate) 白色或类白色的晶体状粉末。极微溶于水；微溶于乙醇；略溶于二氯甲烷；溶于甲醇。避光。

USP 33 (Econazole Nitrate) 白色或几乎白色粉末，几乎没有气味。极微溶于水和醚；微溶于乙醇；略溶于氯仿。溶于甲醇。避光。

不良反应和注意事项

局部使用硝酸益康唑时，可能出现的局部反应包括烧灼感和局部刺激。接触性皮炎极少见。

阴道内用药可能损害乳胶避孕工具，因此局部用药期间有必要采取其他避孕方式。

妊娠期要谨慎选用唑类抗真菌药。见**氟康唑的注意事项**项下的**妊娠**，第506页。

卟啉病 硝酸益康唑与卟啉病的急性发作有关，卟啉病患者不宜使用益康唑。

抗菌作用

益康唑是咪唑类抗真菌药，其抗菌活性与酮康唑相同（第513页）。

药动学

用于皮肤和阴道时，吸收很少。

用途和用法

益康唑是咪唑类抗真菌药，局部用于治疗表浅念珠菌病（见第494页）、皮真菌病和花斑癣（见**皮肤感染**，第497页）。

治疗皮肤真菌感染时，每日给药 3 次以上，可以选用 1%乳膏、洗液、粉末或溶液，疗程为 2～4 周。栓剂可治疗阴道念珠菌病，每日临睡前用药 150mg，连续给药 3 天；或一次给长效制剂 150mg。阴道内给 1%乳膏 5g，夜用，每日 1 次，用药 2 周。1%乳膏还可治疗外阴感染和龟头炎。

治疗真菌性指（趾）甲感染的给药方案是：1%乳膏或乳液每日 1 次，并覆盖敷料。

益康唑还可作为耳和眼的滴剂使用。

也可使用益康唑磺基水杨酸盐。

制剂

BP 2010: Econazole Cream; Econazole Pessaries.

专利制剂

Arg.: Dermocitran; Excelentia Antimicotico; Micocide; Micolis; Micotex; Novo Paramicon; Sinamida Econazol; ***Austral.:*** Dermazole†; Pevaryl; ***Austria:*** Gyno-Pevaryl; Pevaryl; ***Belg.:*** Gyno-Pevaryl†; Pevaryl; ***Braz.:*** Dermazol; Micostyl; ***Canad.:*** Ecostatin†; ***Chile:*** Micolis; ***Cz.:*** Gyno-Pevaryl; Pevaryl; ***Denm.:*** Pevaryl; ***Fin.:*** Pevaryl; ***Fr.:*** Dermazol; Fongeryl; Fongileine; Gyno-Pevaryl; Mycoapaisyl; Myleugyn; Pevaryl; ***Ger.:*** Epi-Pevaryl; Epi-Pevaryl Pv; Gyno-Pevaryl; ***Gr.:*** Bismultin; Mycobacter; Nectarmicin; Penicomb; Pevaryl; Unifungin; ***Hong Kong:*** Ecomi; Econite†; Ecosone†; Heads Shampoo†; ***Hung.:*** Gyno-Pevaryl; Pevaryl; ***India:*** Ecanol; ***Irl.:*** Ecostatin†; Gyno-Pevaryl; ***Israel:*** Gyno-Pevaryl; Pevaryl; ***Ital.:*** Chemionazolo†; Dermazol; Eco Mi; Ecodergin; Ecorex; Ecosteril; Ganazolo; Ifenec; Micos; Pevaryl; Polinazolo; ***Malaysia:*** Gyno-Pevaryl; ***Mex.:*** Arecolex; Micostyl; Pevaryl; ***Neth.:*** Pevaryl; ***Norw.:*** Pevaryl; ***NZ:*** Ecreme†; Gyno-Pevaryl†; Pevaryl; ***Philipp.:*** Pevaryl; ***Pol.:*** Gyno-Pevaryl; Pevaryl; Pevazol; ***Port.:*** Gyno-Pevaryl; Pevaryl; ***Rus.:*** Ecalin (Экалин)†; Ecodax (Экодакс); Ecomikole (Экомикол)†; Gyno-Pevaryl (Гино-Певарил); Ifenec (Ифенек); ***S.Afr.:*** Ecoderm†; Econal-C†; Gyno-Pevaryl; Pevaryl; ***Singapore:*** Gyno-Pevaryl; ***Spain:*** Ecotam; Gyno-Pevaryl†; Micoespec; Pevaryl†; ***Swed.:*** Pevaryl; ***Switz.:*** Gyno-Pevaryl; Pevaryl; Sebolith†; ***Thai.:*** Econ; ***UK:*** Ecostatin†; Gyno-Pevaryl; Pevaryl; ***USA:*** Spectazole; ***Venez.:*** Gyno-Pevaryl; Gynomiconax†; Miconax; Mizol†; Pevaryl.

多组分制剂 ***Arg.:*** Diflunazol†; Filoderma Plus; Griseocrem; Griseoplus; ***Austria:*** Pevaryl†; Pevisone; ***Belg.:*** Pevisone; ***Denm.:*** Pevisone; ***Fin.:*** Pevisone; ***Fr.:*** Pevisone; ***Ger.:*** Epi-Pevaryl Heilpaste†; Epipevisone; ***Gr.:*** Pevison; ***Hong Kong:*** Ecocort; Pevisone; Triconazole; ***India:*** Cobederm-H†; Ecodax-G; ***Israel:*** Pevisone; ***Ital.:*** Pevisone; ***Malaysia:*** Ecocort; Econazine; Kifugan; Pevisone†; ***Norw.:*** Pevisone; ***Philipp.:*** Nizolex; Pevaryl HP†; Pevisone; ***Pol.:*** Pevisone; ***Port.:*** Pevisone; ***S.Afr.:*** Pevisone; ***Singapore:*** Ecocort; Econazine; Pevisone; ***Swed.:*** Pevisone; ***Switz.:*** Pevaryl†; Pevisone; ***Thai.:*** Ecocort; Ecoderm; Pevisone†; Tricozole; ***UK:*** Econacort†.

Enilconazol（*BAN*，*USAN*，*rINN*）恩康唑

Enilconazol; Énilconazole; Enilconazolum; Enilkonatsoli; Enilkonazol; R-23979. (±)-1-(β-Allyloxy-2,4-dichlorophenethyl)imidazole.

Энилконазол

$C_{14}H_{14}Cl_2N_2O$ = 297.2.

CAS — 35554-44-0.

ATC Vet — QD01AC90.

UNII — 6K0NOF3XQ6.

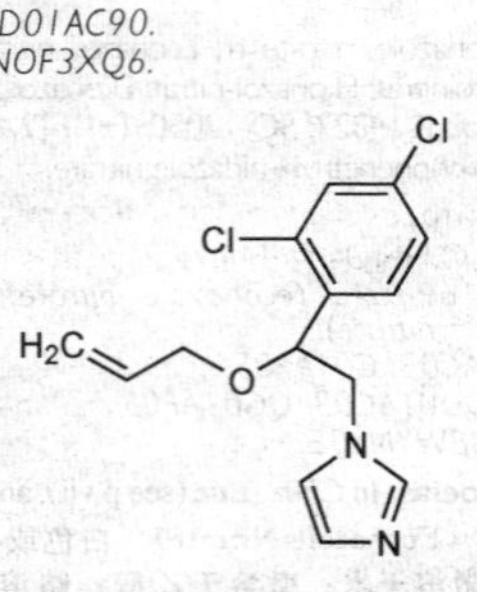

Pharmacopoeias. In *Eur.* (see p.vii) for veterinary use only.

Ph. Eur. 6. 8（Enilconazole for Veterinary Use；Enilconazole Bp（Vet）2010） 澄清的黄色油状液体或固体。极微溶于水；易溶于乙醇、甲醇和甲苯。贮藏于密闭容器中。避光。

简介

恩康唑是咪唑类抗真菌药，主要用于牲畜，局部使用治疗牛、马和狗的皮肤真菌感染。以吸入的方式治疗鸵鸟的曲霉菌病。

Fenticonazole Nitrate（*BANM*，*USAN*，*rINNM*）硝酸芬替康唑

Fenticonazole, nitrate de; Fenticonazoli nitras; Fentikonatsolinitraatti; Fentikonazolnitrat; Fentikonazol-nitrát; Fentikonazolo nitratas; Nitrato de fenticonazol; Rec-15/1476. (±)-1-[2,4-Dichloro-β-{[p-(phenylthio)benzyl]oxy}phenethyl]imidazole mononitrate.

Фентиконазола Нитрат

$C_{24}H_{20}Cl_2N_2OS,HNO_3$ = 518.4.

CAS — 72479-26-6 (fenticonazole); 73151-29-8 (fenticonazole nitrate).

ATC — D01AC12; G01AF12.

ATC Vet — QD01AC12; QG01AF12.

UNII — 8V4JGC8YRF.

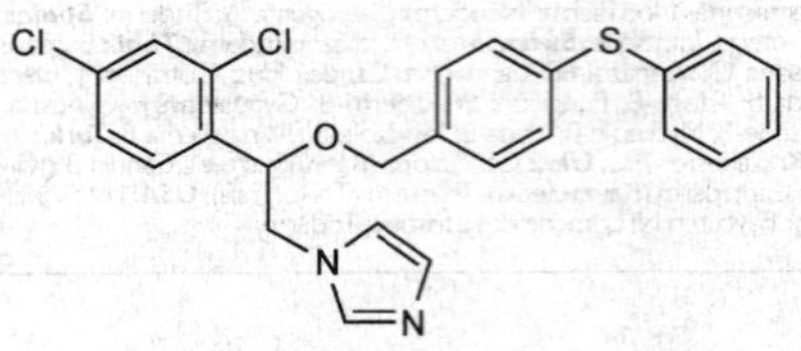

(fenticonazole)

Pharmacopoeias. In *Eur.* (see p.vii).

Ph. Eur. 6. 8（Fenticonazole Nitrate） 白色或类白色的晶体状粉末。几乎不溶于水；略溶于无水乙醇；易溶于二甲基酰胺和甲醇。避光。

不良反应和注意事项

用药后有烧灼感和瘙痒。

阴道内用药可能损坏乳胶避孕工具，因此用药时有必要采取其他避孕方式。

妊娠期要谨慎选用唑类抗真菌药。见**氟康唑的注意事项项下的妊娠**，第506页。

抗菌作用

芬替康唑是咪唑类抗真菌药，对如下真菌有抗真菌活性：*皮肤癣菌、糠秕马拉色菌和白色念珠菌*。

用途和用法

芬替康唑是咪唑类抗真菌药，局部使用其硝酸盐治疗外阴阴道念珠菌病（第494页）。每晚临睡前给 200mg 栓剂，连续用药 3 天；或一次性给剂量 600mg。2%乳膏或溶液可以治疗真菌性皮肤感染。

1. Veraldi S, Milani R. Topical fenticonazole in dermatology and gynaecology: current role in therapy. *Drugs* 2008; **68:** 2183–94.

制剂

专利制剂

Austria: Lomexin; ***Braz.:*** Fentizol; Lomexin; ***Cz.:*** Lomexin; ***Fr.:*** Lomexin; Terlomexin; ***Ger.:*** Fenizolan; Lomexin; ***Gr.:*** Lomexin; ***Hung.:*** Gynoxin; ***Irl.:*** Gynoxin; Lomexin; ***Ital.:*** Falvin; Lomexin; Lorenil; ***Mex.:*** Lomexin; ***Neth.:*** Gynoxin; ***Pol.:*** Gynoxin; ***Port.:*** Lomexin; ***Rus.:*** Lomexin (Ломексин); ***S.Afr.:*** Lomexin; ***Spain:*** Laurimic; Lomexin; Micofulvin†; ***Switz.:*** Mycodermil†; ***Turk.:*** Gyno-Lomexin; ***Venez.:*** Mycofentin.

Fluconazole（*BAN*，*USAN*，*rINN*）氟康唑

Fluconazol; Fluconazolum; Flukonatsoli; Flukonazol; UK-49858. 2-(2,4-Difluorophenyl)-1,3-bis(1*H*-1,2,4-triazol-1-yl)propan-2-ol.

Флуконазол

$C_{13}H_{12}F_2N_6O$ = 306.3.

CAS — 86386-73-4.

ATC — D01AC15; J02AC01.

ATC Vet — QD01AC15; QJ02AC01.

UNII — 8VZV102JFY.

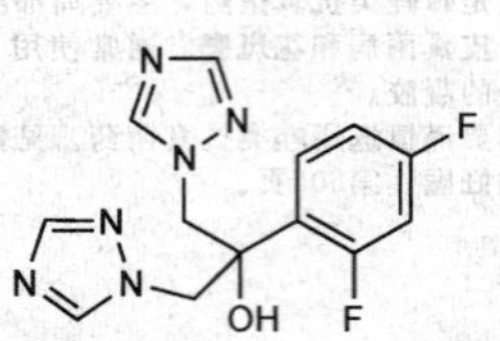

Pharmacopoeias. In *Chin.*, *Eur.* (see p.vii), and *US.*

Ph. Eur. 6. 8（Fluconazole） 白色或类白色吸湿性结晶性粉末，呈多态现象。微溶于水；易溶于甲醇；溶于丙酮。贮藏于密闭容器中。

USP 33（Fluconazole）：白色或类白色的晶体状粉末。微溶于水；溶于乙醇和丙酮；略溶于氯仿和异丙醇；易溶于甲醇；极微溶于甲苯。贮藏于密闭容器中，30℃以下保存。

配伍禁忌和稳定性 见参考文献。

1. Lor E, *et al.* Visual compatibility of fluconazole with commonly used injectable drugs during simulated Y-site administration. *Am J Hosp Pharm* 1991; **48:** 744–6.
2. Couch P, *et al.* Stability of fluconazole and amino acids in parenteral nutrient solutions. *Am J Hosp Pharm* 1992; **49:** 1459–62.
3. Hunt-Fugate AK, *et al.* Stability of fluconazole in injectable solutions. *Am J Hosp Pharm* 1993; **50:** 1186–7.
4. Ishisaka DY. Visual compatibility of fluconazole with drugs given by continuous infusion. *Am J Hosp Pharm* 1994; **51:** 2290 and 2292.

不良反应

氟康唑的不良反应主要是对胃肠道的影响，包括腹痛、腹泻、胃肠胀气、恶心、呕吐和味觉异常。其他不良反应包括头痛、头晕、血小板减少症、高脂血症和肝酶升高。对于有严重基础性疾病如 AIDS 或恶性肿瘤的患者可能引起严重的肝毒性。过敏与血管性水肿罕见。

皮肤反应少见，但表皮松解反应，如中毒性表皮坏死松解症和 Stevens-Johnson 综合征已有报道，AIDS 患者中较常见。

脱发 接受氟康唑治疗的患者尤其是长疗程治疗的患者有时发生脱发[1,2]。

1. Weinroth SE, Tuazon CU. Alopecia associated with fluconazole treatment. *Ann Intern Med* 1993; **119:** 637.
2. Pappas PG, *et al.* Alopecia associated with fluconazole therapy. *Ann Intern Med* 1995; **123:** 354–7.

对电解质平衡的影响 3 例急性髓性白血病的患者应用氟康唑时发生低钾血症[1]。

1. Kidd D, *et al.* Hypokalaemia in patients with acute myeloid leukaemia after treatment with fluconazole. *Lancet* 1989; **i:** 1017.

对心脏的影响 接受氟康唑治疗的患者很少发生 QT 间期延长和尖端扭转型心律失常[1~5]

1. Wassmann S, *et al.* Long QT syndrome and torsade de pointes in a patient receiving fluconazole. *Ann Intern Med* 1999; **131:** 797.
2. Tholakanahalli VN, *et al.* Fluconazole-induced torsade de pointes. *Ann Pharmacother* 2001; **35:** 432–4.
3. Khazan M, Mathis AS. Probable case of torsades de pointes induced by fluconazole. *Pharmacotherapy* 2002; **22:** 1632–7.
4. Pham CP, *et al.* Long QTc interval and torsade de pointes caused by fluconazole. *Ann Pharmacother* 2006; **40:** 1456–61.
5. McMahon JH, Grayson ML. Torsades de pointes in a patient receiving fluconazole for cerebral cryptococcosis. *Am J Health-Syst Pharm* 2008; **65:** 619–23.

对肝脏的影响 少数接受氟康唑治疗的患者发生严重的肝脏损伤，尤其是具有严重的潜在疾病或肝功能异常的患者[1,2]。常见肝酶升高和黄疸的出现[3,4]。少数有严重潜在疾病的患者接受氟康唑治疗后发生肝坏死。通过一例这种患者发现，肝毒性是剂量依赖性的[5]。

1. Wells C, Lever AML. Dose-dependent fluconazole hepatotoxicity proven on biopsy and rechallenge. *J Infect* 1992; **24:** 111–12.
2. Jacobson MA, *et al.* Fatal acute hepatic necrosis due to fluconazole. *Am J Med* 1994; **96:** 188–90.
3. Holmes J, Clements D. Jaundice in HIV positive haemophiliac. *Lancet* 1989; **i:** 1027.
4. Franklin IM, *et al.* Fluconazole-induced jaundice. *Lancet* 1990; **336:** 565.
5. Bronstein J-A, *et al.* Fatal acute hepatic necrosis due to dose-dependent fluconazole hepatotoxicity. *Clin Infect Dis* 1997; **25:** 1266–7.

超敏反应 一例对氟康唑和伊曲康唑过敏的 AIDS 患者成功脱敏[1]。前 7 天逐渐增加氟康唑的口服剂量（初始剂量为每日 5mg），随后每日给维持剂量 400mg。在脱敏过程中以及在报告发表 3 个月以上的时间内未发生不良反应。

1. Takahashi T, *et al.* Desensitization to fluconazole in an AIDS patient. *Ann Pharmacother* 2001; **35:** 642–3.

注意事项

肝功能和肾功能损伤的患者应慎用氟康唑。警惕具有严重潜在疾病如 AIDS 或恶性肿瘤的患者可能出现血液学、肝功能和肾功能异常。尖端扭转型心律失常和 QT 间期延长的病例报道极少，但有心律失常因素患者慎用氟康唑。

大剂量氟康唑可使动物致畸，因此不建议妊娠期应用（见下文妊娠）。

哺乳 氟康唑在母乳中有分布，其浓度与母体血浆中的药物浓度相同[1]，因此注册药品信息不推荐哺乳期妇女使用氟康唑。

一项研究指出[2]，一例用含氟康唑的母乳喂养婴儿 6 周，除乳酸脱氢酶轻度升高外，无其他不良反应。

American Academy of Pediatrics 认为哺乳时可以服用氟康唑[3]。

1. Force RW. Fluconazole concentrations in breast milk. *Pediatr Infect Dis J* 1995; **14:** 235–6.
2. Bodley V, Powers D. Long-term treatment of a breastfeeding mother with fluconazole-resolved nipple pain caused by yeast: a case study. *J Hum Lact* 1997; **13:** 307–11.
3. American Academy of Pediatrics. The transfer of drugs and other chemicals into human milk. *Pediatrics* 2001; **108:** 776–89. [Retired May 2010] Correction. *ibid.*; 1029. Also available at: http://aappolicy.aappublications.org/cgi/content/full/pediatrics%3b108/3/776 (accessed 21/06/05)

妊娠 据报道，大剂量（有毒）*氟康唑、伊曲康唑和酮康唑*对啮齿类动物有致畸作用。虽然人类妊娠期使用这些药物的具体信息极少，但是有报告指出，一例妇女妊

娠期每日服用 400mg 氟康唑，其生育的孩子有严重的颅面部和四肢畸形[1]。虽然这种畸形与 Antley-Bixler 综合征（一种遗传病）相似，但是不排除氟康唑的致畸作用。尽管通过处方事件监测没有发现氟康唑对胎儿的影响[2~5]，但是妊娠期接受 3 个月或更长时间氟康唑治疗的妇女生育的婴儿出现先天畸形已有报道。制造商收集了[6]198 例妊娠头 3 个月接受伊曲康唑治疗的孕妇的信息，婴儿畸形率与对照组无显著差异。一项前自詹性队列研究[7]纳入 206 名妇女，妊娠头 3 个月使用伊曲康唑，和未用药组对比，两组新生儿的先天畸形发生率无显著性差异，但可能增加自然流产率。尽管如此，制造商仍建议妊娠期避免使用氟康唑、伊曲康唑和酮康唑。

注册药品信息称，治疗剂量的伏立康唑可能导致啮齿动物胎儿畸形和胚胎毒性，因此妊娠期间应避免使用，同时育龄期妇女在接受治疗期间应该做好避孕措施。泊沙康唑的制造商也提出了与此相同的建议。

据报道，其他唑类抗真菌药包括布康唑、克霉唑、益康唑、咪康唑、硫康唑、特康唑和噻康唑大剂量使用时，产生啮齿动物胚胎毒性作用，但不导致畸形。这些药物通常局部应用或阴道内使用，其吸收量有所不同。尽管处于妊娠期不是使用这些药物的禁忌，但是妊娠期患者在选用抗真菌药时要考虑到潜在危险。

1. Lee BE, *et al.* Congenital malformations in an infant born to a woman treated with fluconazole. *Pediatr Infect Dis J* 1992; **11:** 1062–4.
2. Rubin PC, *et al.* Fluconazole and pregnancy: results of a prescription event-monitoring study. *Int J Gynecol Obstet* 1992; **37** (suppl): 25–7.
3. Inman W, *et al.* Safety of fluconazole in the treatment of vaginal candidiasis: a prescription-event monitoring study, with special reference to the outcome of pregnancy. *Eur J Clin Pharmacol* 1994; **46:** 115–18.
4. Sørensen HT, *et al.* Risk of malformations and other outcomes in children exposed to fluconazole in utero. *Br J Clin Pharmacol* 1999; **48:** 234–8.
5. Nørgaard M, *et al.* Maternal use of fluconazole and risk of congenital malformations: a Danish population-based cohort study. *J Antimicrob Chemother* 2008; **62:** 172–6.
6. Bar-Oz B, *et al.* Pregnancy outcome after in utero exposure to itraconazole: a prospective cohort study. *Am J Obstet Gynecol* 2000; **183:** 617–20.
7. De Santis M, *et al.* First-trimester itraconazole exposure and pregnancy outcome: a prospective cohort study of women contacting teratology information services in Italy. *Drug Safety* 2009; **32:** 239–44.

肾损伤 肾损伤患者药物剂量的调整见下文**用途和用法**项下的**在肾损伤中的用法**。

药物相互作用

通常，氟康唑与其他药物的相互作用较伊曲康唑和酮康唑少。

利福平与氟康唑同时使用能够降低氟康唑的血药浓度；而氢氯噻嗪可轻微增加氟康唑的血药浓度。

氟康唑可抑制细胞色素 P450 中同工酶 CYP3A4 和 CYP2C9，当与其他需要该酶代谢药物同时使用，可能会影响其他药物的代谢，增加这些药物的血药浓度，如波生坦、环孢素、咪达唑仑、奈韦拉平、阿米替林、去甲替林、苯妥英、利福布汀、磺脲类降糖药、那格列奈和选择性环氧化酶-2 抑制剂如塞来考昔和帕瑞考昔、他克莫司、三唑仑、华法林和齐多夫定。氟康唑能够抑制磺胺甲噁唑毒性代谢产物的生成。

大剂量氟康唑可增加特非那定的血药浓度，这可能导致心电图异常；与阿司咪唑合用时也可能出现类似的情况。氟康唑能够增加西沙必利的血药浓度和毒性；同时，氟康唑与阿司咪唑、西沙必利或特非那定合用时，可能引起心律失常，应予避免。氟康唑与阿米替林合用时，增加阿米替林的血药浓度，可能导致晕厥。

氟康唑能够降低茶碱的清除率；此外，氟康唑可能升高或降低避孕药的血药浓度影响口服避孕药效果。

唑类药物与通过肝酶 P450 同工酶 CYP3A 代谢的药物的相互作用见**伊曲康唑**，第511页。

抗肿瘤药 唑类抗真菌药对环磷酰胺代谢的影响见第671页。

氟喹诺酮类药物 左氧氟沙星和氟康唑均可引起 QT 间期延长；1 例接受血液透析的患者静脉内同时给左氧氟沙星和氟康唑时，发生尖端扭转型心律失常[1]。

1. Gandhi PJ, *et al.* Fluconazole- and levofloxacin-induced torsades de pointes in an intensive care unit patient. *Am J Health-Syst Pharm* 2003; **60:** 2479–83.

硝基呋喃类 有关呋喃妥因与氟康唑相互作用导致肝肺毒性的报道见第292页。

抗菌作用

氟康唑是三唑类抗真菌药，它能够抑制敏感真菌的细胞色素 P450 依赖的酶系统，从而阻止了真菌细胞膜麦角固醇的合成。对如下真菌有抗菌活性：皮炎芽生菌、念珠菌、粗球孢子菌、新型隐球菌、表皮癣菌、荚膜组织胞浆菌、小孢子菌和发癣菌。

长期预防性使用氟康唑导致部分念珠菌出现耐药现象，与其他唑类药物的交叉耐药也有报道。

微生物学相互作用 特比萘芬与氟康唑体外有协同抗白色念珠菌作用[1]。氟康唑与两性霉素 B 同时使用时，后者对前者抗真菌活性的影响见第500页。

1. Barchiesi F, *et al.* In vitro activities of terbinafine in combination with fluconazole and itraconazole against isolates of Candida albicans with reduced susceptibility to azoles. *Antimicrob Agents Chemother* 1997; **41:** 1812–14.

耐药 对氟康唑耐药的念珠菌株不断出现，尤其多见于长期预防性使用氟康唑的免疫缺陷患者[1,2]。这些患者除了耐氟康唑白色念珠菌外[3~5]，较白色念珠菌敏感性低的都柏林念珠菌[5]、光滑念珠菌和克柔念珠菌都在这些患者中发现[6,7]。近期免疫缺陷患者的念珠菌感染更多是由非白色念珠菌所致[8]。有报道称，在氟康唑治疗过程中可能出现光滑念珠菌继发耐药[9,10]。对氟康唑耐药的报道较对酮康唑或伊曲康唑耐药多，可能是氟康唑使用较广泛的原因[4,7]。与其他唑类抗真菌药[11,12]或两性霉素 B[13,14]的交叉耐药也有报道。

据报道，新型隐球菌[15]和荚膜组织胞浆菌[16]也出现了对氟康唑耐药的菌株。一例 HIV 感染的患者在接受氟康唑治疗时发生了荚膜组织胞浆菌病[17]。一例免疫功能正常的且先前没有使用过唑类抗真菌药的患者身上分离出了耐氟康唑的新型隐球菌[18]。

1. Rex JH, *et al.* Resistance of Candida species to fluconazole. *Antimicrob Agents Chemother* 1995; **39:** 1–8.
2. Brion LP, *et al.* Risk of resistance associated with fluconazole prophylaxis: systematic review. *J Infect* 2007; **54:** 521–9.
3. Sandven P, *et al.* Susceptibilities of Norwegian Candida albicans strains to fluconazole: emergence of resistance. *Antimicrob Agents Chemother* 1993; **37:** 2443–8.
4. Johnson EM, *et al.* Emergence of azole drug resistance in Candida species from HIV-infected patients receiving prolonged fluconazole therapy for oral candidosis. *J Antimicrob Chemother* 1995; **35:** 103–14.
5. Ruhnke M, *et al.* Development of simultaneous resistance to fluconazole in Candida albicans and Candida dubliniensis in a patient with AIDS. *J Antimicrob Chemother* 2000; **46:** 291–5.
6. Price MF, *et al.* Fluconazole susceptibilities of Candida species and distribution of species recovered from blood cultures over a 5-year period. *Antimicrob Agents Chemother* 1994; **38:** 1422–4.
7. Odds FC. Resistance of yeasts to azole-derivative antifungals. *J Antimicrob Chemother* 1993; **31:** 463–71.
8. Kanafani ZA, Perfect JR. Resistance to antifungal agents: mechanisms and clinical impact. *Clin Infect Dis* 2008; **46:** 120–8.
9. Hitchcock CA, *et al.* Fluconazole resistance in Candida glabrata. *Antimicrob Agents Chemother* 1993; **37:** 1962–5.
10. Miyazaki H, *et al.* Fluconazole resistance associated with drug efflux and increased transcription of a drug transporter gene, PDH1, in Candida glabrata. *Antimicrob Agents Chemother* 1998; **42:** 1695–1701.
11. Martinez-Suarez JV, Rodriguez-Tudela JL. Patterns of in vitro activity of itraconazole and imidazole antifungal agents against Candida albicans with decreased susceptibility to fluconazole from Spain. *Antimicrob Agents Chemother* 1995; **39:** 1512–16.
12. Goldman M, *et al.* Does long-term itraconazole prophylaxis result in in vitro azole resistance in mucosal Candida albicans isolates from persons with advanced human immunodeficiency virus infection? *Antimicrob Agents Chemother* 2000; **44:** 1585–7.
13. Kelly SL, *et al.* Resistance to fluconazole and amphotericin in Candida albicans from AIDS patients. *Lancet* 1996; **348:** 1523–4.
14. Nolte FS, *et al.* Isolation and characterization of fluconazole- and amphotericin B-resistant Candida albicans from blood of two patients with leukemia. *Antimicrob Agents Chemother* 1997; **41:** 196–9.
15. Venkateswarlu K, *et al.* Fluconazole tolerance in clinical isolates of Cryptococcus neoformans. *Antimicrob Agents Chemother* 1997; **41:** 748–51.
16. Wheat J, *et al.* Hypothesis on the mechanism of resistance to fluconazole in Histoplasma capsulatum. *Antimicrob Agents Chemother* 1997; **41:** 410–14.
17. Pottage JC, Sha BE. Development of histoplasmosis via human immunodeficiency virus infected patient receiving fluconazole. *J Infect Dis* 1991; **164:** 622–3.
18. Omi-Wasserlauf R, *et al.* Fluconazole-resistant Cryptococcus neoformans isolated from an immunocompetent patient without prior exposure to fluconazole. *Clin Infect Dis* 1999; **29:** 1592–3.

药动学

氟康唑口服后吸收良好，口服生物利用度达静脉给药的 90% 以上。健康受试者口服 400mg 氟康唑后，其平均血药浓度峰值达 6.72μg/ml。口服给药 1～2h 达峰值血药浓度。血浆浓度与给药剂量（50～400mg）成比例。多次给药则峰值血药浓度增加；第 5～10 天达稳态血浆浓度，但如果首次给负荷剂量的话，第二天即可达到稳态浓度。

氟康唑在体内的分布广泛，其表观分布容积接近于身体总水量。母乳、关节液、唾液、痰液、阴道黏液和腹水中氟康唑的浓度接近血浆药物浓度。即使没有脑膜炎症，脑脊液中氟康唑的浓度也达到了血浆药物浓度的 50%～90%。蛋白结合率约为 12%。

一次给药剂量的 80% 以原形的形式通过尿液排出，另有 11% 代谢产物也通过尿液排出。氟康唑的消除半衰期是 30h，肾损伤的患者则更长。透析可以清除氟康唑。

1. Debruyne D, Ryckelynek J-P. Clinical pharmacokinetics of fluconazole. *Clin Pharmacokinet* 1993; **24:** 10–27.
2. Debruyne D. Clinical pharmacokinetics of fluconazole in superficial and systemic mycoses. *Clin Pharmacokinet* 1997; **33:** 52–77.
3. Pittrow L, Penk A. Special pharmacokinetics of fluconazole in septic, obese and burn patients. *Mycoses* 1999; **42** (suppl 2): 87–90.
4. Silling G. Fluconazole: optimized antifungal therapy based on pharmacokinetics. *Mycoses* 2002; **45** (suppl 3): 39–41.

烧伤 在 9 例烧伤患者中，氟康唑的半衰期缩短为 24.4h[1]。其清除率 27.5ml/min，比健康受试者高 30%。

1. Boucher BA, *et al.* Fluconazole pharmacokinetics in burn patients. *Antimicrob Agents Chemother* 1998; **42:** 930–3.

儿童和新生儿 见参考文献。

1. Saxén H, *et al.* Pharmacokinetics of fluconazole in very low birth weight infants during the first two weeks of life. *Clin Pharmacol Ther* 1993; **54:** 269–77.
2. Nahata MC, Brady MT. Pharmacokinetics of fluconazole after oral administration in children with human immunodeficiency virus infection. *Eur J Clin Pharmacol* 1995; **48:** 291–3.

分布 口服给药后，氟康唑在唾液中的浓度能够达到治疗口咽念珠菌病和食管念珠菌病的治疗浓度[1,2]，甚至连唾液分泌减少的 AIDS 患者也能达到足够的药物浓度[3]。治疗失败的原因往往是给药剂量不够或真菌耐药，而不是唾液分泌减少[3]。

常规每日给药或每周 1 次给药后，在头发[4]和指（趾）甲[5]可测得有药理学活性的药物浓度。

1. Force RW, Nahata MC. Salivary concentrations of ketoconazole and fluconazole: implications for drug efficacy in oropharyngeal and esophageal candidiasis. *Ann Pharmacother* 1995; **29:** 10–15.
2. Koks CHW, *et al.* Pharmacokinetics of fluconazole in saliva and plasma after administration of an oral suspension and capsules. *Antimicrob Agents Chemother* 1996; **40:** 1935–7.
3. Garcia-Hermoso D, *et al.* Fluconazole concentrations in saliva from AIDS patients with oropharyngeal candidosis refractory to treatment with fluconazole. *Antimicrob Agents Chemother* 1995; **39:** 656–60.
4. Yeates R, *et al.* Accumulation of fluconazole in scalp hair. *J Clin Pharmacol* 1998; **38:** 138–43.
5. Faergemann J. Pharmacokinetics of fluconazole in skin and nails. *J Am Acad Dermatol* 1999; **40** (suppl): S14–S20.

HIV 感染患者 氟康唑在感染 HIV 的患者体中的清除率比免疫功能正常的人低，半衰期更长[1,2]。

1. Tett S, *et al.* Pharmacokinetics and bioavailability of fluconazole in two groups of males with human immunodeficiency virus (HIV) infection compared with those in a group of males without HIV infection. *Antimicrob Agents Chemother* 1995; **39:** 1835–41.
2. McLachlan AJ, Tett SE. Pharmacokinetics of fluconazole in people with HIV infection: a population analysis. *Br J Clin Pharmacol* 1996; **41:** 291–8.

用途和用法

氟康唑是三唑类抗真菌药，用于表浅黏膜（口咽、食管或阴道）念珠菌病和真菌性皮肤感染，还可治疗全身性感染，其中包括全身念珠菌病、球孢子菌病和隐球菌病，同时试用治疗芽生菌病、组织胞浆菌病和孢子丝菌病。氟康唑治疗不同部位真菌感染在相应部分的**抗真菌药的选择**中论述，第493页。氟康唑还用于治疗皮肤利什曼病，详见下文。

口服和静脉氟康唑的剂量相同。静脉输注时，溶液浓度是 2mg/ml，输注速率是 5～10ml/min（300～600ml/h）。在美国，推荐的最大输注速率为 100ml/h。

在英国，治疗**表浅黏膜念珠菌病**（除了生殖器念珠菌病）时，通常的给药剂量是每日 50mg，口服给药；必要时每日 100mg。口咽念珠菌的疗程通常是 7～14 天（除了严重免疫缺陷的患者）；由假牙引起的口腔萎缩性念珠菌病的疗程是 14 天，其他黏膜念珠菌感染包括食管炎的疗程是 14～30 天。

在美国，给药剂量更大，初始剂量是 200mg，随后每日 1 次，每次 100mg；口咽念珠菌病最短疗程是 14 天；食管念珠菌病的最短疗程是 21 天或症状消失后 14 天；必要时，食管念珠菌病的给药剂量可达到 400mg/天。

治疗**生殖道念珠菌病**（阴道念珠菌病或念珠菌性龟头炎）时，一次性口服 150mg 即可。

治疗皮真菌病、花斑癣和**皮肤念珠菌感染**时每日 1 次口服 50mg 氟康唑，用药 6 周。

治疗**全身性念珠菌病、隐球菌性脑膜炎**和其他**隐球菌感染**时可以口服或静脉输注氟康唑，初始剂量是 400mg，随后每日 1 次给 200～400mg；其疗程根据临床和真菌学疗效而定，但隐球菌性脑膜炎最少需要 6～8 周；在美国，推荐脑脊液培养阴性后再治疗 10～12 周。为避免 AIDS 患者急性隐球菌性脑膜炎复发，抗真菌治疗的初始疗程后，需要每日口服或静脉输注 100～200mg 氟康唑。

具有真菌感染危险的免疫缺陷患者可以**预防性**使用氟康唑，每日口服或静脉输注 50～400mg，尽管长期预防性应用可能出现耐药菌株（见下文**间断给药的剂量**）。

肾功能损伤的患者和儿童给药剂量见下文。

1. Grant SM, Clissold SP. Fluconazole: a review of its pharmacodynamic and pharmacokinetic properties, and therapeutic potential in superficial and systemic mycoses. *Drugs* 1990; **39:** 877–916. Correction. *ibid.* **40:** 862.
2. Kowalsky SF, Dixon DM. Fluconazole: a new antifungal agent. *Clin Pharm* 1991; **10:** 179–94.
3. Goa KL, Barradell LB. Fluconazole: an update of its pharmacodynamic and pharmacokinetic properties and therapeutic use in major superficial and systemic mycoses in immunocompromised patients. *Drugs* 1995; **50:** 658–90.
4. Charlier C, *et al.* Fluconazole for the management of invasive candidiasis: where do we stand after 15 years? *J Antimicrob Chemother* 2006; **57:** 384–410.

用法 大剂量 危及生命的真菌感染，氟康唑的给药剂量可以超过注册药品信息的推荐剂量，在一些病例中，甚至作为常规推荐。对于感染 *HIV* 的**隐球菌脑膜炎**患者，每日口服氟康唑 800mg～2g 已作为二线治疗方案。在美国，专家建议[1]如下：

- 与两性霉素 B 合用时，每日 800mg；
- 与氟胞嘧啶合用时，每日至少 800mg，1.2g 更适宜；
- 如单独用药，每日 800mg～2g，1.2g 或更高剂量为宜。

每日口服剂量 800mg 用作非 *HIV* 感染的隐球菌脑膜炎患者的强化治疗[1]。同样剂量也被推荐用于 **CNS 芽生菌病**[2]。一些专家建议[3]起始口服剂量每日 800mg～1g 氟康唑治疗 **CNS 球孢子菌病**，对播散性感染每日用量可高达 2g。治疗**播散性念珠菌病**每日用量 10mg/kg[4]，美国指南建议氟康唑治疗 CNS 感染每日用量 12mg/kg，当治疗新生儿播散性念珠菌病时推荐用量为 12mg/kg[5]。

1. Perfect JR, *et al.* Clinical practice guidelines for the management of cryptococcal disease: 2010 update by the Infectious Diseases Society of America. *Clin Infect Dis* 2010; **50:** 291–322. Also available at: http://www.journals.uchicago.edu/doi/pdf/10.1086/649858 (accessed 16/08/10)
2. Chapman SW, *et al.* Clinical practice guidelines for the management of blastomycosis: 2008 update by the Infectious Diseases Society of America. *Clin Infect Dis* 2008; **46:** 1801–12. Also available at: http://www.journals.uchicago.edu/doi/pdf/10.1086/588300 (accessed 16/08/10)
3. Galgiani JN, *et al.* Infectious Diseases Society of America. Coccidioidomycosis. *Clin Infect Dis* 2005; **41:** 1217–23. Also available at: http://www.journals.uchicago.edu/doi/pdf/10.1086/496991 (accessed 16/08/10)
4. Graninger W, *et al.* Treatment of Candida albicans fungaemia with fluconazole. *J Infect* 1993; **26:** 133–46.
5. Pappas PG, *et al.* Clinical practice guidelines for the management of candidiasis: 2009 update by the Infectious Diseases Society of America. *Clin Infect Dis* 2009; **48:** 503–35. Also available at: http://www.journals.uchicago.edu/doi/pdf/10.1086/596757 (accessed 16/08/10)

间断给药的剂量 免疫缺陷患者持续使用氟康唑导致耐药菌的出现（见上文的**抗菌活性**），以及氟康唑越来越广泛的使用[1]已引起关注。氟康唑在一级和二级预防中的应用仍非常广泛。一些研究者建议采用间断给药的方式[2,3]，但这种方式可能会进一步增加耐药菌产生。

治疗甲癣[4]和头癣[5]可以尝试采用每周 1 次的给药方案。治疗感染 HIV 的口咽部念珠菌病的患者，有报道单次口服 750mg 氟康唑的疗效和耐受性好，作为标准治疗法，口服 150mg，每日 1 次，疗程 2 周[6]。

1. Mangino JE, *et al.* When to use fluconazole. *Lancet* 1995; **345:** 6–7.
2. Singh N, *et al.* Low-dose fluconazole as primary prophylaxis for cryptococcal infection in AIDS patients with CD4 cell counts of ≤ 100/mm³: demonstration of efficacy in a prospective, multicenter trial. *Clin Infect Dis* 1996; **23:** 1282–6.
3. Schuman P, *et al.* Weekly fluconazole for the prevention of mucosal candidiasis in women with HIV infection: a randomized, double-blind, placebo-controlled trial. *Ann Intern Med* 1997; **126:** 689–96.
4. Scher RK, *et al.* Once-weekly fluconazole (150 mg, 300 mg, or 450 mg) in the treatment of distal subungual onychomycosis of the toenail. *J Am Acad Dermatol* 1998; **38:** S77–S86.
5. Gupta AK, *et al.* Once weekly fluconazole is effective in children in the treatment of tinea capitis: a prospective, multicentre study. *Br J Dermatol* 2000; **142:** 965–8.
6. Hamza OJ, *et al.* Single-dose fluconazole versus standard 2-week therapy for oropharyngeal candidiasis in HIV-infected patients: a randomized, double-blind, double-dummy trial. *Clin Infect Dis* 2008; **47:** 1270–6.

儿童用法 氟康唑可用于治疗新生儿和儿童的念珠菌和隐球菌感染（包括脑膜炎），以及预防免疫缺陷患者的真菌感染。也用于治疗儿童皮肤真菌感染。可以口服和静脉给药，静脉滴注的速率不得超过 5～10ml/min。

4 周以上的儿童，建议用量为每日最大剂量 400mg，疗程同成人（见上文**用途和用法**）。

- **黏膜念珠菌病**：起始剂量 3～6mg/kg，之后每日 1 次，每次 3mg/kg。
- **全身性念珠菌病和隐球菌感染**：每日 1 次，每次 6～12mg/kg。
- **预防真菌感染**：如果是免疫缺陷患者，每日 1 次，每次 3～12mg/kg。

新生儿和儿童的剂量相同，但是因为氟康唑的排泄较慢，给药间隔必须延长。英国注册药品信息建议，小于 2 周的新生儿，每 72h 给药一次，2～4 周的新生儿，每 48h 给药一次。

另外，*BNFC 2010/11* 给出了非法定的对于 1 个月以上儿童的建议：

- 治疗**皮癣感染、花斑糠疹、表皮念珠菌病**：每日 1 次口服 3mg/kg（最大剂量 50mg），疗程 6 周。
- 预防 AIDS 患者隐球菌脑膜炎的复发：完成初始治疗后，每日 1 次，口服或静脉滴注，每次 6mg/kg（最大剂量为 200mg）。

氟康唑用于新生儿重症监护的预防用药文献如下[1～7]。

1. Isaacs D. Fungal prophylaxis in very low birth weight neonates: nystatin, fluconazole or nothing? *Curr Opin Infect Dis* 2008; **21:** 246–50.
2. Kaufman DA. Fluconazole prophylaxis: can we eliminate invasive Candida infections in the neonatal ICU? *Curr Opin Pediatr* 2008; **20:** 332–40.
3. Healy CM, Baker CJ. Fluconazole prophylaxis in the neonatal intensive care unit. *Pediatr Infect Dis J* 2009; **28:** 49–52.
4. Manzoni P, *et al.* The use of fluconazole in neonatal intensive care units. *Arch Dis Child* 2009; **94:** 983–7.
5. McGuire W, Clerihew L. The effect of fluconazole prophylaxis in very low birthweight infants is overestimated by before-after studies. *Arch Dis Child Fetal Neonatal Ed* 2010; **95:** F182–F187.
6. Reed BN, *et al.* Fluconazole prophylaxis in high-risk neonates. *Ann Pharmacother* 2010; **44:** 178–84.
7. Kaufman DA. Epidemiology and prevention of neonatal candidiasis: fluconazole for all neonates? *Adv Exp Med Biol* 2010; **659:** 99–119.

在肾损伤中的用法 肾功能损伤患者应该减少氟康唑的给药剂量。第一天，给正常负荷剂量或初始剂量，随后给药剂量根据肌酐清除率（CC）进行调整：

- CC>50ml/min 时，给推荐剂量；
- CC<50ml/min 但未接受透析治疗时，给推荐剂量的 50%；
- 常规接受血液透析的患者透析后给推荐剂量。

肾功能损伤的患者如果采用单次给药的方案，则无需调整给药剂量。

利什曼病 氟康唑已被尝试用于治疗由硕大利什曼原虫引起的皮肤利什曼病（第794页）。在一项随机双盲对照研究中[1]，80 例患者每日口服 200mg 氟康唑，疗程为 6 周。3 个月后，其中 63 例完全治愈，而接受安慰剂治疗的 65 人中，只有 22 人完全治愈。然而另有报道[2]，与安慰剂组比较没有显著性差异。

1. Alrajhi AA, *et al.* Fluconazole for the treatment of cutaneous leishmaniasis caused by Leishmania major. *N Engl J Med* 2002; **346:** 891–5.
2. Morizot G, *et al.* Healing of Old World cutaneous leishmaniasis in travelers treated with fluconazole: drug effect or spontaneous evolution? *Am J Trop Med Hyg* 2007; **76:** 48–52. Correction. *ibid.*; 791.

制剂

USP 33 Fluconazole Injecticn; Fluconazole Tablets.

专利制剂

Arg.: Candimicol; Damicol; Femixol; Flucoginkan; Fluconovag; Fluzol; Fungicil; Fungocina; Fungototal; Honguil Plus; Klonarizol; Klonazol†; Micolis Novo; Mutum; Naxo C; Nifurtox; Niofen; Periplum; Ponaris; Proseda F; Triflucan; ***Austral.:*** Canesoral; Di-Con One; Diflucan; Dizole; Flufeme; Fluzole; Ozole; ***Austria:*** Diflucan; Diflucohexal†; Difluzol; Fluconabene†; Flucosept; Flucozal†; Fungata; ***Belg.:*** Candizole; Diflucan; Fungimed; ***Braz.:*** Candix; Candizol; Celozol†; Farmazol†; Floltec; Flucanil; Flucanol†; Flucazol; Flucocin; Flucodan; Flucoltrix†; Flucomed; Fluconal; Fluconeo; Fluconid; Flucozen†; Flucozix†; Flunal†; Flutec†; Fungnon; Glyflucan; Helmicin; Monipax†; Pantec; Pronazol†; Riconazol; Triazol; Unizol; Zelix; Zolanix; Zolmic; Zolstatin†; Zoltec; Zoltren; ***Canad.:*** Diflucan; ***Chile:*** Diflucan; Felcar; Felsol; Flucoxan; Fluctin; Fungimax; Ibarin; Micofin†; Microvaccin; Plusgin; Tavor; ***Cz.:*** Diflazon†; Diflucan; Fluco†; Forcan; Mycomax; Mycosyst; Mykohexal; ***Denm.:*** Conasol†; Diflucan; Fungal†; ***Fin.:*** Diflucan; ***Fr.:*** Beagyne; Triflucan; ***Ger.:*** Canex†; Canifug Fluco; Diflucan; Fluc†; Flucobeta; Flucoderm; FlucoLich; Flunazul; Fungata; ***Gr.:*** Azoflu; Azzol-S; Dalrich; Falipan; Farviron; Figalol; Flucalit; Flucocaps; Flucodrug; Flucofin; Fluconapen; Flucoran; Flucozol; Flukatril; Flusenil; Fluzomic; Fumecal; Funadel; Fungo; Fungram; Fungustatin; Fungusteril; Fuxilidin; Gynosant; Hadlinol; Medoflucon; Mycazole; Neomycol; Opumyk; Rifagen; Stabilanol; Tierlite; Varmec; Zidonil; ***Hong Kong:*** Diflazon; Diflucan; Flucoric; Flucozal; Fludicon; Forcan†; Lucon; Nofung; Stalene; Vick-Flucan; ***Hung.:*** Dermyc; Diflazon†; Diflucan; Flucohexal; Fluconer; Flucoric†; Mycosyst; Nofung; ***India:*** Flumyc†; Fluzon; Forcan; Logican; Nipcan; Syscan; ***Indon.:*** Cancid†; Candipar; Candizol†; Cryptal; Diflucan; Flucess†; Flucoral; Fludis; Funzela; Govazol; Kifluzol; Zemyc; ***Irl.:*** ByFluc; CanOral; Diflazole; Diflucan; Flucandid†; Flucol; ***Israel:*** Diflucan; Flucanol; Trican; Triflucan; ***Ital.:*** Diflucan; Elazor; Flumicon; Lefunzol; Riflax; Winch; ***Malaysia:*** Avezol; Biozole; Diflucan; Flucon; Fluconol; Fluconic; Flugal; Fukole; Medoflucon; Odaft; Stalene; Zolstan; ***Mex.:*** Afungil; Bioxel; Candizol†; Diflucan; Difusel; Fectrin; Fharder; Fleridux; Flucoxan; Fludisol; Fluhexal†; Flukezol; Fluxes; Fluxicap; Fluzor; Funser; Lanfluzol; Menifar; Neofomiral; Ongicil; Oxifungol; Ranflu; Solarisol; Terplex; Zilrin; Zoldicam; ***Neth.:*** Diflucan; Flucoderm; ***Norw.:*** Diflucan; ***NZ:*** Canesten Fluconazole; Diflucan; Flucazole; ***Philipp.:*** Diflucan; Dyzolor; Exomax; Flucandia; Flucoral; Funzela; Odaft; Reflucan; Syscan; ***Pol.:*** Diflucan; Flucofast; FlucoLEK; Fluconazin; Flumycon; Mycomax; Mycosyst; ***Port.:*** Azoflune†; Diflucan; Fludocel; Maxflin; Reforce; Supremase; ***Rus.:*** Diflazon (Дифлазон); Diflucan (Дифлюкан); Flucostat (Флюкостат); Flucozan (Флукозан); Flucozyd (Флукозид); Flukonorm (Флуконорм); Flumicon (Флюмикон)†; Fungolon (Фунголон)†; Funzole (Фунзол); Medoflucon (Медофлюкон); Mycoflucan (Микофлюкан); Mycomax (Микомакс); Mycosyst (Микосист); Nofung (Нофунг); Syscan (Цискан); ***S.Afr.:*** Diflucan; Difluzole; Flucoric; Fluzol; ***Singapore:*** Diflucan; Medoflucon; Mycorest; Omastin; Stalene; ***Spain:*** Citiges; Diflucan; Lavisa; Loitin; ***Swed.:*** Diflucan; ***Switz.:*** Diflucan; Flucazol; Flucoderm; Fluconax; Flunizol; Mykantol†; ***Thai.:*** Biozole; Diflucan; Flucozole; Fludizol; Flunco; Fluzoral; Funa; Kyrin; Stalene; ***Turk.:*** Biocanol†; Candidin; Flucan; Fluzole; Fulurit; Fungan; Kandizol; Lumen; Triflucan; Trizol; Zolax; ***UK:*** Canesten Oral; Diflucan; ***Ukr.:*** Diflazon (Дифлазон); Diflucan (Дифлюкан); Difluzol (Дифлюзол); Flucoric (Флюкорик); Flunol (Флунол); Mycomax (Микомакс); Mycosyst (Микосист); ***USA:*** Diflucan; ***Venez.:*** Aflumicort; Albesin; Diflucan; Flucess; Flucon; Flunal; Fluval; Fugin; Fungomax; Funizol; Micoflux; Mutum; Zolstan†.

多组分制剂 ***Arg.:*** Gynerium UD; ***Austral.:*** Canesoral Duo; ***India:*** Forcan TZ; Orflaz Kit; Saf Kit; ***Mex.:*** Afumix; ***NZ:*** Canesten Duo; ***Rus.:*** Safocid (Сафоцид).

Flucytosine (*BAN*, *USAN*, *rINN*) 氟胞嘧啶

5-FC; Flucitosina; Flucitozin; Flucitozinas; Flucytosin; Flucytosinum; Flucytozyna; Flusitozin; Flusytosiini; Ro-2-9915. 5-Fluorocytosine; 4-Amino-5-fluoropyrimidin-2(1*H*)-one.

Флуцитозин

$C_4H_4FN_3O$ = 129.1.

CAS — 2022-85-7.

ATC — D01AE21; J02AX01.

ATC Vet — QD01AE21; QJ02AX01.

UNII — D83282DT06.

Pharmacopoeias. In *Chin.*, *Eur.* (see p.vii), *Int.*, *Jpn*, and *US.*

Ph. Eur. 6.8（Flucytosine） 白色或类白色晶体状粉末。略溶于水；微溶于无水乙醇。避光。

USP 33（Flucytosine） 白色或无色晶体状粉末；无臭或有轻微气味。略溶于水；微溶于乙醇；几乎不溶于氯仿和乙醚。贮藏于密闭容器中。避光。

稳定性 用于静脉输注的氟胞嘧啶溶液应该保存在18～25℃环境中。较低温时可能出现沉淀，而较高温时可能降解为氟尿嘧啶。

不良反应

氟胞嘧啶常见的不良反应包括恶心、呕吐、腹泻和皮疹。较少见的不良反应有意识错乱、幻觉、惊厥、头痛、镇静、眩晕、过敏反应、中毒性表皮坏死松解症和心脏毒性作用。肝功能的变化通常是剂量依赖性的，而且是可逆的；也可能出现肝脏毒性反应。可能出现高血钾和周围神经病。

如果氟胞嘧啶血药浓度大于 100μg/ml 或联用两性霉素 B 或伴有肾功能损伤，可能引起骨髓抑制，特别是白细胞减少症和血小板减少。严重的粒细胞缺乏和再生障碍性贫血也有报道。

对血液的影响 氟胞嘧啶的骨髓毒性可能是肠道菌群将氟胞嘧啶转化成氟尿嘧啶所致[1]。在一项实验性研究中[2]，给 6 例患者静脉输注氟胞嘧啶后，测得了氟胞嘧啶的血药浓度，但没有检测到氟尿嘧啶。这可能因为通过静脉输注给药时，肠道菌群无法将氟胞嘧啶转化为氟尿嘧啶。但是，仍有一例患者出现血小板减少症，一例出现白细胞减少症，因此，研究者推测，毒性作用是由氟胞嘧啶本身而不是代谢产物引起的。

1. Pirmohamed M, *et al.* The role of active metabolites in drug toxicity. *Drug Safety* 1994; **11:** 114–44.
2. Vermes A, *et al.* 5-fluorocytosine-related bone-marrow depression and conversion to fluorouracil: a pilot study. *Fundam Clin Pharmacol* 2002; **16:** 39–47.

注意事项

肾功能损伤或血液病患者或骨髓抑制者应慎用氟胞嘧啶。治疗过程中密切监测肝、肾功能和血细胞计数（肾功能损伤患者或血液病患者至少一周监测一次）。减少肾功能损伤患者的给药剂量，每次输注氟胞嘧啶前常规测量其波谷血药浓度（见下文的**用途**）。接受放射治疗或使用其他骨髓抑制的药物时更需要密切监护。

氟胞嘧啶对小鼠有致畸作用。

AIDS 据报道，AIDS 患者应用氟胞嘧啶的过程中，骨髓毒性的发生率很高[1]。但是，一项对 381 例患者的研究发现，接受两性霉素 B 和氟胞嘧啶治疗的患者与接受两性霉素 B 单独治疗的患者，其血液毒性没有增加[2]。通过监测血药浓度可以减少毒性反应[3]，British Society for Antimicrobial Chemotherapy 建议，AIDS 患者的血药浓度应该维持在 25～50μg/ml 范围内[4]。

1. Chuck SL, Sande MA. Infections with Cryptococcus neoformans in the acquired immunodeficiency syndrome. *N Engl J Med* 1989; **321:** 794–9.
2. van der Horst CM, *et al.* Treatment of cryptococcal meningitis associated with the acquired immunodeficiency syndrome. *N Engl J Med* 1997; **337:** 15–21.
3. Viviani MA. Flucytosine—what is its future? *J Antimicrob Chemother* 1995; **35:** 241–4.
4. British Society for Antimicrobial Chemotherapy Working Party. Antifungal chemotherapy in patients with acquired immunodeficiency syndrome. *Lancet* 1992; **340:** 648–51.

妊娠 氟胞嘧啶对一些动物模型的致畸作用已有报道，因此，注册药品信息建议孕妇使用氟胞嘧啶前应该权衡利弊。先天性缺陷可能是氟胞嘧啶在肠道菌群的作用下转化成氟尿嘧啶的缘故。但有报道称，孕妇在妊娠中期[1~4]和后期[5]使用氟胞嘧啶（与或不与两性霉素 B 合用）并没有引起婴儿畸形。

1. Philpot CR, Lo D. Cryptococcal meningitis in pregnancy. *Med J Aust* 1972; **2:** 1005–7.
2. Schönebeck J, Segerbrand E. Candida albicans septicaemia during first half of pregnancy successfully treated with 5-fluorocytosine. *BMJ* 1973; **4:** 337–8.
3. Curole DN. Cryptococcal meningitis in pregnancy. *J Reprod Med* 1981; **26:** 317–19.
4. Chotmongkol V, Siricharoensang S. Cryptococcal meningitis in pregnancy: a case report. *J Med Assoc Thai* 1991; **74:** 421–2.
5. Chen C-P, Wang K-G Cryptococcal meningitis in pregnancy. *Am J Perinatol* 1996; **13:** 35–6.

药物相互作用

氟胞嘧啶通常与两性霉素 B 联用，两性霉素 B 引起肾功能减退从而导致氟胞嘧啶血药浓度增加，毒性增强。尽管如此，一般认为两者联合使用具有协同抗真菌作用。有限的证据表明，阿糖胞苷能降低氟胞嘧啶的血药浓度，并且拮抗其抗真菌活性。

抗菌作用

氟胞嘧啶是氟化嘧啶类抗真菌药。对于敏感真菌，氟胞嘧啶被胞嘧啶脱氨酶转化成氟尿嘧啶，然后融入真菌 RNA 尿嘧啶的位置，阻碍蛋白质的合成；胸腺嘧啶脱氧核苷酸合成酶的活性也被抑制，阻碍真菌 DNA 的合成。

氟胞嘧啶对念珠菌、新型隐球菌、分支孢子菌和产色芽生菌有活性。一些曲霉菌对氟胞嘧啶也敏感。氟胞嘧啶和两性霉素 B 有协同抗念珠菌和新型隐球菌的作用。

念珠菌和新型隐球菌的分离菌株对氟胞嘧啶的原发药耐药率很高。在治疗过程中也可能出现耐药现象，而与两性霉素 B 合用时则很少出现耐药。

药动学

氟胞嘧啶吸收很快，而且几乎全部通过胃肠道吸收；生物利用度达 78%～89%。每 6h 口服 37.5mg/kg，2h 内即可达到 70～80μg/ml 峰值血药浓度；静脉给药时达峰时间更短，峰浓度相似。血药浓度 25～50μg/ml 有最佳治疗效果。氟胞嘧啶广泛分布于组织和体液；脑脊液中的药物浓度是血浆药物浓度的 65%～90%。蛋白结合率 2%～4%。

90%的原形药物通过肾小球过滤排泄；少量氟胞嘧啶被代谢为氟尿嘧啶。少量没有被胃肠道吸收的药物以原形的形式通过粪便排出。肾功能正常者的药物消除半衰期是 2.5～6h；肾功能受损者则消除时间延长。氟胞嘧啶可以通过血液透析或腹膜透析去除。

有文献回顾了氟胞嘧啶的药动学[1~3]。另有报道[3]回顾了使用氟胞嘧啶的 233 例患者（其中包括 33 例新生儿），仅约 20%病例的血药浓度在治疗范围内，40%低于治疗范围（5%未检出），40%超过治疗范围（10%出现毒性反应），结果强调了治疗药物监测的重要性。

1. Daneshmend TK, Warnock DW. Clinical pharmacokinetics of systemic antifungal agents. *Clin Pharmacokinet* 1983; **8:** 17–42.
2. Baley JE, *et al.* Pharmacokinetics, outcome of treatment, and toxic effects of amphotericin B and 5-fluorocytosine in neonates. *J Pediatr* 1990; **116:** 791–7.
3. Pasqualotto AC, *et al.* Flucytosine therapeutic monitoring: 15 years experience from the UK. *J Antimicrob Chemother* 2007; **59:** 791–3.

用途和用法

氟胞嘧啶是氟化嘧啶类抗真菌药，主要用于全身性真菌感染。其治疗方案见**抗真菌药的选择**，第493页。治疗严重全身性念珠菌病和隐球菌性脑膜炎时，通常与两性霉素 B 或氟康唑联用。可用于治疗由敏感真菌引起的其他感染包括着色芽生菌病。

1%氟胞嘧啶注射液通过静脉输注给药，输注时间 20～40min 以上。常用剂量是每日 200mg/kg，分 4 次输注；部分患者每日给 100～150mg/kg 即可。根据25～50μg/ml 波谷血药浓度调整给药剂量。这一点对于 AIDS 患者非常重要，因为其骨髓毒性的风险增加。除隐球菌性脑膜炎需要最少给药 4 个月以上，胃肠道外途径给药很少超过 7 天。肾功能损伤患者的静脉用药剂量见下文。

口服氟胞嘧啶的给药剂量是每日 50～150mg/kg，分 4 次给药。为避免药物积累，需要监测肾功能损伤患者的血药浓度并调整其用药剂量。

儿童用药剂量，见下文。

氟胞嘧啶可局部用于治疗对唑类抗真菌药无效的念珠菌阴道炎，但可能增加耐药问题。

1. Viviani MA. Flucytosine—what is its future? *J Antimicrob Chemother* 1995; **35:** 241–4.
2. Summers KK, *et al.* Therapeutic drug monitoring of systemic antifungal therapy. *J Antimicrob Chemother* 1997; **40:** 753–64.
3. Vermes A, *et al.* Flucytosine: a review of its pharmacology, clinical indications, pharmacokinetics, toxicity and drug interactions. *J Antimicrob Chemother* 2000; **46:** 171–9.

儿童用法 氟胞嘧啶可用于治疗新生儿和儿童的真菌感染，在治疗严重感染如隐球菌脑膜炎或严重全身性念珠菌病时作为两性霉素 B 的辅助用药。*BNFC 2010/11* 推荐口服或静脉滴注时间，静脉滴注时间应超过 20～40min。

- 新生儿：每 12h 给 50mg/kg；
- 1 个月以上的儿童：每 6h 给 50mg/kg；每 6h 给 25～37.5mg/kg 用于治疗敏感真菌的感染是足够的，建议每 6h 给 25mg/kg 用于隐球菌脑膜炎治疗的辅助用药。

在肾损伤中的用法 氟胞嘧啶主要通过肾脏排泄，因此，对于肾功能损伤的患者需要调整给药剂量。

静脉给药的时间间隔需要根据肌酐清除率（CC）进行调整：

静脉输注时：

- CC 为 20～40ml/min，每 12h 给 50mg/kg；
- CC 为 10～20ml/min，每 24h 给 50mg/kg；
- CC＜10ml/min 时，给 50mg/kg，随后的给药剂量根据血药浓度确定，血药浓度不得超过 80μg/ml。

初始口服剂量要以推荐剂量（见上文）下限为准，随后的给药剂量根据药物积聚情况进行调整。

制剂

BP 2010: Flucytosine Tablets;
USP 33: Flucytosine Capsules; Flucytosine Oral Suspension.

专利制剂

Arg.: Ancotil†; ***Austral.:*** Ancotil; ***Austria:*** Ancotil; ***Denm.:*** Ancotil; ***Fr.:*** Ancotil; ***Ger.:*** Ancotil; ***Gr.:*** Ancotil; ***Hong Kong:*** Ancobon; Ancotil; ***Irl.:*** Ancotil; ***Ital.:*** Ancotil; ***Malaysia:*** Ancotil†; ***Neth.:*** Ancotil; ***NZ:*** Alcobon†; Ancotil†; ***Pol.:*** Ancotil; ***Rus.:*** Ancotyl (Анкотил); ***Singapore:*** Ancotil†; ***Swed.:*** Ancotil; ***Switz.:*** Ancotil; ***UK:*** Ancotil; ***USA:*** Ancobon.

Flutrimazole (*BAN*, *rINN*) 氟曲马唑

Flutrimatsoli; Flutrimazol; Flutrimazolas; Flutrimazolum; UR-4056. 1-[*o*-Fluoro-α-(*p*-fluorophenyl)-α-phenylbenzyl]imidazole; (*RS*)-1-(2,4′-Difluorotrityl)imidazole.

Флутримазол

$C_{22}H_{16}F_2N_2$ = 346.4.
CAS — 119006-77-8.
ATC — D01AC16; G01AF18.
ATC Vet — QD01AC16; QG01AF18.
UNII — 776S0UP252.

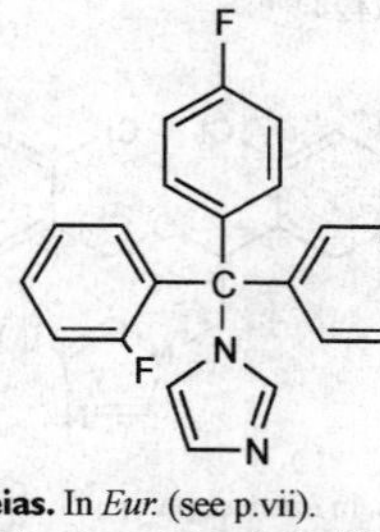

Pharmacopoeias. In *Eur.* (see p.vii).

Ph. Eur. 6.8 (Flutrimazole) 白色或类白色粉末。几乎不溶于水；溶于甲醇；易溶于四氢呋喃。避光。

简介

氟曲马唑是咪唑类抗真菌药，1%乳膏、凝胶、粉末或溶液主要局部用于浅表真菌感染。

妊娠期要谨慎选用唑类抗真菌药。见**氟康唑的注意事项**项下的**妊娠**，第506页。

1. Rigopoulos D, *et al.* Flutrimazole shampoo 1% versus ketoconazole shampoo 2% in the treatment of pityriasis versicolor. A randomised double-blind comparative trial. *Mycoses* 2007; **50:** 193–5.

制剂

专利制剂

Austria: Micetal; ***Braz.:*** Micetal; ***Chile:*** Micetal; ***Cz.:*** Micetal; ***Gr.:*** Topiderm; ***Hung.:*** Micetal; ***Ital.:*** Micetal; ***Mex.:*** Micetal; ***Pol.:*** Micetal; ***Port.:*** Flutrim; ***Spain:*** Flusporan; Funcenal†; Gine Micetal; Micetal.

Fosfluconazole (*BAN*, *rINN*) 膦氟康唑

Fosfluconazol; Fosfluconazolum; UK-292663. 1-(2,4-Difluorophenyl)-2-(1*H*-1,2,4-triazol-1-yl)-1-[(1*H*-1,2,4-triazol-1-yl)methyl]-ethyl dihydrogen phosphate.

Фосфлуконазол

$C_{13}H_{13}F_2N_6O_4P$ = 386.3.
CAS — 194798-83-9.
UNII — 3JIJ299EWH.

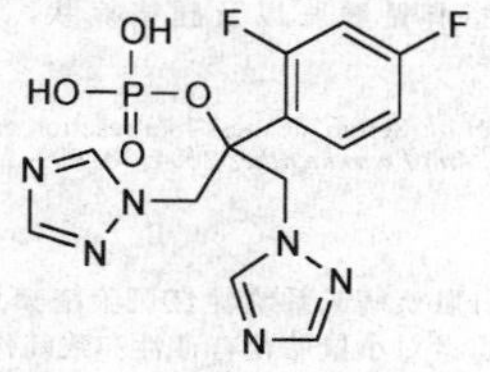

简介

膦氟康唑是氟康唑的磷酸盐前体药物。主要用于全身的真菌感染，包括口腔念珠菌病和 AIDS 患者的复发性隐球菌性脑膜炎。

1. Takahashi D, *et al.* Fosfluconazole for antifungal prophylaxis in very low birth weight infants. *Int J Pediatr* 2009; **2009:** 274768.

制剂

专利制剂

Jpn: Prodif.

Griseofulvin (*BAN*, *rINN*) 灰黄霉素

Curling Factor; Griseofulviini; Griseofulvina; Griséofulvine; Griseofulvinum; Grizeofulvin; Grizeofulvinas; Gryzeofulwina. (2*S*,4′*R*)-7-Chloro-2′,4,6-trimethoxy-4′-methylspiro[benzofuran-2(3*H*),3′-cyclohexene]-3,6′-dione.

Гризеофульвин

$C_{17}H_{17}ClO_6$ = 352.8.
CAS — 126-07-8.
ATC — D01AA08; D01BA01.
ATC Vet — QD01AA08; QD01BA01.
UNII — 32HRV3E3D5.

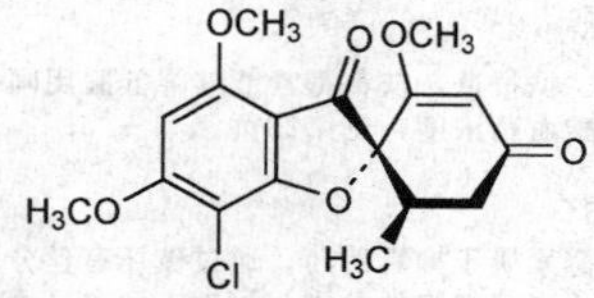

Pharmacopoeias. In *Chin.*, *Eur.* (see p.vii), *Int.*, *Jpn*, *US*, and *Viet.*

Ph. Eur. 6.8 (Griseofulvin) 是灰黄青霉菌产生或通过其他途径获得的一种抗真菌物质。为白色或黄白色粉末，其中最大的粉末颗粒通常只有 5μm，但偶尔大于 30μm。干物质中包含 97%～102% $C_{17}H_{17}ClO_6$。几乎不溶于水；微溶于无水乙醇和甲醇；易溶于二甲基酰胺和四氯乙烷。

USP 33 (Griseofulvin) 白色或乳白色无臭粉末，主要包含直径为 4μm 的颗粒。每毫克灰黄霉素中最少含 900μg $C_{17}H_{17}ClO_6$。极微溶于水；略溶于乙醇；溶于丙酮、氯仿和二甲基酰胺。贮藏于密闭容器中。

不良反应

灰黄霉素引起的不良反应通常轻微而且很快消失，主要包括头痛、皮疹和荨麻疹、口干、味觉改变和胃肠道功能紊乱。血管性水肿、多形性红斑、中毒性表皮坏死松解症、蛋白尿、白细胞减少和其他血液性恶液质、口腔念珠菌病、周围神经病变、光敏和剧烈头痛偶尔出现。其他不良反应包括抑郁、意识错乱、眩晕、共济失调、失眠和疲乏。灰黄霉素可能诱发系统性红斑狼疮，或使之恶化。

灰黄霉素可能具有肝毒性。

对皮肤的影响 一例 19 岁女孩使用了 6 天灰黄霉素和 1 天甲硝唑后，出现严重的中毒性表皮坏死松解症[1]。4 例患者在开始使用灰黄霉素 10 天内即出现了多形性红斑[2,3]。灰黄霉素诱发或加剧系统性红斑狼疮是众所周知的，患者主要表现为皮肤症状，没有肾脏病变，但是一例 16 岁男孩相隔 3 周的时间使用了 2 次灰黄霉素后出现了肾病综合征[4]。

1. Mion G, *et al.* Fatal toxic epidermal necrolysis after griseofulvin. *Lancet* 1989; **ii:** 1331.
2. Rustin MHA, *et al.* Erythema multiforme due to griseofulvin. *Br J Dermatol* 1989; **120:** 455–8.
3. Thami GP, *et al.* Erythema multiforme due to griseofulvin with positive re-exposure test. *Dermatology* 2001; **203:** 84–5.
4. Bonilla-Felix M, *et al.* Nephrotic syndrome related to systemic lupus erythematosus after griseofulvin therapy. *Pediatr Nephrol* 1995; **9:** 478–9.

超敏反应 一例 5 岁的头癣患儿使用灰黄霉素后出现血清病样反应[1]。该病例用药 3 周后出现发热、腿和背部皮疹、手指脚趾肿胀以及腿痛症状，停药后症状消失。

1. Colton RL, *et al.* Serum sickness-like reaction associated with griseofulvin. *Ann Pharmacother* 2004; **38:** 609–11.

注意事项

严重的肝脏疾病或系统性红斑狼疮禁用灰黄霉素。同时，灰黄霉素对小鼠胎儿有毒性和致畸作用。妊娠早期服用灰黄霉素后曾出现连体畸形。因此，妊娠也是使用灰黄霉素的禁忌证之一，服药过程中以及停药后一个月应该避免妊娠。另外，灰黄霉素可能降低口服避孕药的效果，因此在服药过程中应采取其他避孕措施。对哺乳动物细胞的体内外研究数据表明，给药后细胞呈非整倍性，因此接受灰黄霉素治疗的男性患者 6 个月内不应生育。

灰黄霉素可能减弱机体的操作与驾驶能力，据报道可增强乙醇对人体的作用。

卟啉病 灰黄霉素可能诱发卟啉病的急性发作，因此对卟啉病患者是不安全的。

药物相互作用

苯巴比妥可以降低灰黄霉素在胃肠道的吸收。那些可以诱导代谢酶的药物能够降低灰黄霉素的血药浓度。灰黄霉素可以提高一些药物如香豆素类抗凝血药和避孕药的代谢率，降低其使用效果。灰黄霉素还可以增强乙醇对人体的作用。

乙醇 灰黄霉素除了可以增强乙醇对人体的作用外，可能出现严重的戒酒硫样反应[1]。

1. Fett DL, Vukov LF. An unusual case of severe griseofulvin-alcohol interaction. *Ann Emerg Med* 1994; **24:** 95–7.

溴隐亭 据报道，灰黄霉素妨碍人体对溴隐亭的反应，见第771页。

水杨酸盐 据报道，灰黄霉素能够降低服用阿司匹林患者的水杨酸血药浓度，见第23页。

抗菌作用

灰黄霉素属于抑真菌药，通过破坏有丝分裂纺锤体的结构阻止真菌细胞的分裂，同时，可能干扰 DNA 的合成。对普通皮肤癣菌有活性，包括表皮癣菌、小孢子菌和发癣菌。

药动学

胃肠道对灰黄霉素的吸收有差异并且吸收不完全。降低灰黄霉素颗粒的大小或者配合高脂饮食可以增加胃肠道的吸收。用药 4h 内即可达到峰值血药浓度并且维持 10～20h。

大约 84％的灰黄霉素与血浆蛋白结合。灰黄霉素主要储存于角蛋白前体细胞，积聚于皮肤角质层、毛发和指（趾）甲，以阻止真菌进入新生细胞。长期使用皮肤中的药物浓度可达到 12～25μg/g，同时血浆药物浓度达到 1～2μg/ml。消除半衰期是 9～24h，主要由肝脏代谢为 6-去甲基灰黄霉素及其葡萄糖醛酸苷结合物，经尿液排出。灰黄霉素中大量小颗粒通过粪便以原形的形式排除。不到 1％的药物以原形的形式通过尿液排出，部分通过汗液排出。

用途和用法

灰黄霉素通过口服给药用于治疗皮肤癣菌感染。主要用于侵及头皮、毛发、指（趾）甲和皮肤的感染，以及对局部用药不敏感的感染（见**皮肤感染**，第497页）。对足底、手掌和指（趾）甲感染起效较慢。

灰黄霉素的常用剂量是每日 0.5～1g，一次给药或分次给药；所给制剂通常是微晶体的或微型颗粒的。在一些国家当制剂中包含超微晶体或超微型颗粒时，剂量需要减少约 1/4。灰黄霉素饭时和饭后服用。

儿童用药剂量详见下文。

疗程根据角质层的厚度而定：毛发和皮肤感染需要 2～8 周；指甲感染需要 6 个月以上，趾甲感染则需要 1 年或更长的时间。

1％灰黄霉素喷雾可用于足癣的治疗。

1. Fleece D, *et al.* Griseofulvin versus terbinafine in the treatment of tinea capitis: a meta-analysis of randomized, clinical trials. *Pediatrics* 2004; **114:** 1312–15.
2. Gupta AK, *et al.* Meta-analysis: griseofulvin efficacy in the treatment of tinea capitis. *J Drugs Dermatol* 2008; **7:** 369–72.

儿童用法 灰黄霉素通过口服给药可用于治疗局部用药无效或不适宜的儿童皮肤癣菌感染。年龄在 1 个月以上的儿童，*BNFC 2010/11* 和 American Academy of Pediatrics（AAP）[1]推荐的微晶体灰黄霉素给药方案为每日 10～20mg/kg（最大可至 1g），分 1～2 次给药；超微晶体灰黄霉素 AAP 推荐的给药剂量为每日 5～15mg/kg（最大可至 750mg），每日 1 次。断发毛癣菌所致头癣，*BNFC 2010/11* 建议微晶体灰黄霉素每日 15～20mg/kg（最大可至 1g），分 1～2 次给药。

1. American Academy of Pediatrics. *2009 Red Book: Report of the Committee on Infectious Diseases,* 28th ed. Elk Grove Village, Illinois, USA: American Academy of Pediatrics, 2009.

非传染性皮肤病 扁平苔藓的治疗通常选用皮质激素和类视黄醇（见第1507页）；对于侵蚀性扁平苔藓，灰黄霉素可作为局部使用的皮质激素的替代药物[1]。但有些研究者认为没有作用[2]。

据报道，给 5 例色素性紫癜性皮肤病患者每日 500～750mg 灰黄霉素，治疗效果显著[3]。

1. Lamey P-J, Lewis MAO. Oral medicine in practice: white patches. *Br Dent J* 1990; **168:** 147–52.
2. Bagan JV, *et al.* Treatment of lichen planus with griseofulvin. *Oral Surg Oral Med Oral Pathol* 1985; **60:** 608–10.
3. Tamaki K, *et al.* Successful treatment of pigmented purpuric dermatosis with griseofulvin. *Br J Dermatol* 1995; **132:** 159–60.

制剂

BP 2010: Griseofulvin Tablets;
USP 33: Griseofulvin Capsules; Griseofulvin Oral Suspension; Griseofulvin Tablets; Ultramicrosize Griseofulvin Tablets.

专利制剂

Arg.: Grisovin; ***Austral.:*** Grisovin; ***Austria:*** Grisovin†; ***Braz.:*** Fulcin; Sporostatin; ***Canad.:*** Fulvicin†; ***Fr.:*** Grisefuline; ***Ger.:*** Gricin†; Griseo; Likuden M; ***Gr.:*** Grisenova; ***Hong Kong:*** CP-Griseo; ***India:*** Grisactin; Walavin; ***Indon.:*** Fulcin; Fungistop; Griseofort; Grivin; Mycostop†; Rexavin; ***Irl.:*** Grisol; ***Israel:*** Grifulin; ***Ital.:*** Fulcin; Grisovina FP; ***Malaysia:*** Grisuvin; Grivin; Krisovin; Medofulvin†; ***Mex.:*** Fulcin; Fulsivin; Grisovin; ***Philipp.:*** Grisovin; ***Port.:*** Fulcin†; Grisomicon†; Grisovin†; ***S.Afr.:*** Microcidal; ***Singapore:*** Krisovin; Medofulvin†; ***Spain:*** Fulcin; ***Thai.:*** Aofen; Fulvin; Fungivin; Fusovin; Grifulvin; Griseo-Med; Grisflavin; Grisin; Grisovex; Grivin; KB Vinecin; Mycovin; Mycoxyl; Neofulvin; Trivanex; ***Turk.:*** Gefulvin; Grisovin; ***UK:*** Fulsovin; Grisol; ***USA:*** Grifulvin V; Gris-PEG; ***Venez.:*** Fulvin†; Grisovin.

多组分制剂 ***Arg.:*** Griseoplus.

Isoconazole（*BAN*，*USAN*，*rINN*）异康唑

Isoconazol; Isoconazolum; Isokonatsoli; Isokonazol; Izokonazol; Izokonazolas. 1-[2,4-Dichloro-β-(2,6-dichlorobenzyloxy)phenethyl]imidazole.

Изоконазол

$C_{18}H_{14}Cl_4N_2O$ = 416.1.

CAS — 27523-40-6.

ATC — D01AC05; G01AF07.

ATC Vet — QD01AC05; QG01AF07.

UNII — GRI7WFR424.

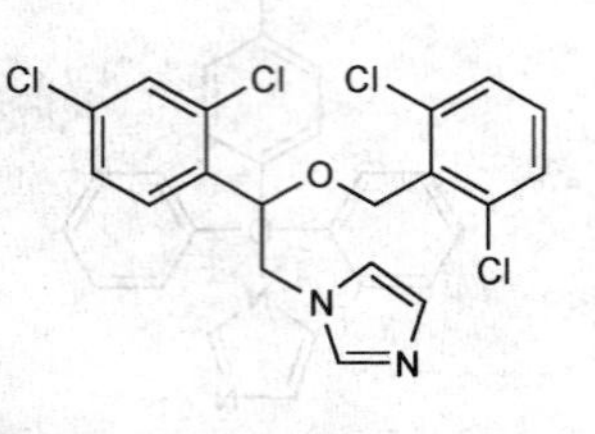

Pharmacopoeias. In *Eur.* (see p.vii).

Ph. Eur. 6.8（Isoconazole） 白色或类白色粉末。几乎不溶于水；易溶于乙醇；极易溶于甲醇。避光。

Isoconazole Nitrate（*BANM*，*rINNM*）硝酸异康唑

Isoconazole, bitrate d'; Isoconazole, Nitrate d'; Isoconazoli nitras; Isokonatsolinitraatti; Isokonazolnitrat; Isokonazol-nitrát; Izokonazol Nitrat; Izokonazol-nitrát; Izokonazolo nitratas; Nitrato de isoconazol; R-15454.

Изоконазола Нитрат

$C_{18}H_{14}Cl_4N_2O,HNO_3$ = 479.1.

CAS — 24168-96-5 (isoconazole mononitrate); 40036-10-0 (isoconazole nitrate).

ATC — D01AC05; G01AF07.

ATC Vet — QD01AC05; QG01AF07.

Pharmacopoeias. In *Eur.* (see p.vii).

Ph. Eur. 6.8（Isoconazole Nitrate） 白色或类白色粉末。极微溶于水；微溶于乙醇；溶于甲醇。避光。

不良反应和注意事项

使用异康唑后可能出现的局部反应包括烧灼感和瘙痒。

阴道内用药可能损害乳胶避孕工具，因此用药期间有必要采取其他避孕方式。

妊娠期要谨慎选用唑类抗真菌药。见**氟康唑**的**注意事项**项下的**妊娠**，第506页。

抗菌作用

异康唑是咪唑类抗真菌药，抗真菌谱较广，对念珠菌、皮肤癣菌和糠秕马拉色菌都有活性。对部分革兰阳性细菌有抗菌活性。

用途和用法

异康唑是咪唑类抗真菌药，其硝酸化物用于局部治疗阴道霉菌病尤其是念珠菌（第494页），还用于皮肤真菌感染（第497页）。阴道感染的给药方案是：阴道栓剂 600mg 单次给药或 300mg 每日 1 次，连续用药 3 天；或给 1％乳膏，连续给药 7 天。皮肤感染选用 1％或 2％乳膏或其他剂型局部给药。

制剂

BP 2010: Isoconazole Pessaries.

专利制剂

Arg.: Isomicot†; Mupaten; ***Austria:*** Gyno-Travogen; Travogen; ***Belg.:*** Travogen; ***Braz.:*** Gino Monipax†; Gino-Isomax; Ginotrax; Gyno-Icaden; Gyno-Mycel†; Gynoplus†; Icaden; Isomax; Micaden; Mycel Gyno; Neo Isocaden; ***Chile:*** Ufarin; ***Fr.:*** Fazol; Fazol G; ***Gr.:*** Travogen; ***Hong Kong:*** Gyno-Travogen†; Travogen; ***Israel:*** Isogen; ***Ital.:*** Isogyn; Travogen; ***Malaysia:*** Travogen; ***Mex.:*** Icaden; Nocazin; ***Philipp.:*** Travogen; ***Pol.:*** Gyno-Travogen†; Travogen; ***Port.:*** Gino-Travogen; ***Rus.:*** Gyno-Travogen (Гино-травоген); Travogen (Травоген); ***Singapore:*** Gyno-Travogen; Travogen; ***Switz.:*** Gyno-Travogen; Travogen; ***Thai.:*** Nacozil†; Travogen; ***Turk.:*** Gyno-Travogen; Travogen; ***Ukr.:*** Gyno-Travogen (Гино-Травоген); Travogen (Травоген); ***Venez.:*** Icaden; Noginox.

多组分制剂 ***Arg.:*** Scheriderm; ***Austria:*** Travocort; ***Belg.:*** Travocort; ***Ger.:*** Travocort; ***Gr.:*** Travocort; ***Hong Kong:*** Travocort; ***Indon.:*** Travocort; ***Irl.:*** Travocort; ***Israel:*** Isocort; Tevaderm; ***Ital.:*** Travocort; ***Malaysia:*** Isoradin; Travocort; ***Mex.:*** Scheriderm; ***Philipp.:*** Travocort; ***Pol.:*** Travocort; ***Port.:*** Travocort; ***Rus.:*** Travocort (Травокорт); ***S.Afr.:*** Maxaderm; Travocort; ***Singapore:*** Travocort; ***Switz.:*** Travocort; ***Thai.:*** Travocort; ***Turk.:*** Travazol; Travocort; ***Ukr.:*** Travocort (Травокорт).

Itraconazole（*BAN*，*USAN*，*rINN*）伊曲康唑

Itraconazol; Itraconazolum; Itrakonatsoli; Itrakonazol; Itrakonazolas; Oriconazole; R-51211. (±)-2-sec-Butyl-4-[4-(4-{4-[(2R*,4S*)-2-(2,4-dichlorophenyl)-2-(1H-1,2,4-triazol-1-ylmethyl)-1,3-dioxolan-4-ylmethoxy]phenyl}-piperazin-1-yl)phenyl]-2,4-dihydro-1,2,4-triazol-3-one.

Итраконазол

$C_{35}H_{38}Cl_2N_8O_4$ = 705.6.

CAS — 84625-61-6.

ATC — J02AC02.

ATC Vet — QJ02AC02.

UNII — 304NUG5GF4.

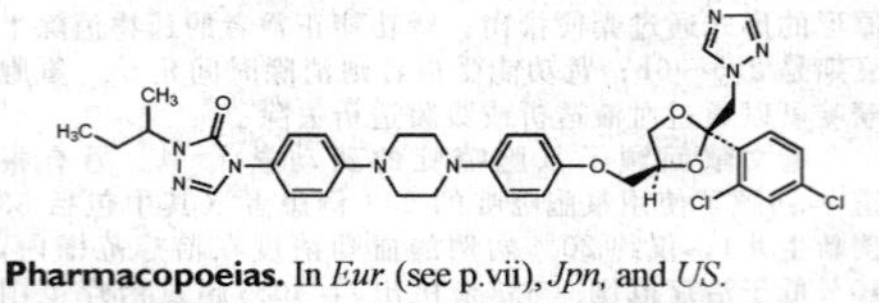

Pharmacopoeias. In *Eur.* (see p.vii), *Jpn*, and *US*.

Ph. Eur. 6.8（Itraconazole） 白色或类白色的粉末。几乎不溶于水；极微溶于乙醇；易溶于二氯甲烷。避光。

USP 33（Itraconazole） 白色或类白色的粉末。几乎不溶于水；极微溶于乙醇；易溶于二氯甲烷；略溶于四氢呋喃。贮藏于密闭容器中。避光。

不良反应

伊曲康唑引起的最常见的不良反应有消化不良、腹痛、恶心、呕吐、便秘、腹泻、头痛和眩晕。包括过敏反应在内的其他不良反应有瘙痒、红斑、荨麻疹遗传性血管性水肿和光敏反应。个别病例服用伊曲康唑后出现 Stevens-Johnson 综合征、中毒性表皮坏死松解症、多形性红斑、剥脱性皮炎以及破白细胞性血管炎。

部分患者出现肝酶的增加、肝炎和胆汁淤积性黄疸，尤其疗程超过 1 个月的患者。但很少有患者出现肝衰竭和死亡。

心力衰竭和肺水肿极少见；包括心律失常和猝死在内的严重的心血管事件的发生，可能是伊曲康唑与其他药物的相互作用引起的（见下文**药物相互作用**）。引起血象异常的不良反应有白细胞减少、中性粒细胞减少以及血小板减少。

长期使用可能导致脱发、水肿和低血钾。部分患者

出现月经紊乱和周围神经病，以及视觉障碍、耳鸣、短暂或永久的听觉丧失。

不良反应发生率 189 例全身真菌感染的患者每日用药 50～400mg，平均疗程 5 个月，患者都有较好的耐受性[1]。其中 86 例患者有潜在性疾病，包括 49 例 AIDS 患者、16 例糖尿病患者和 23 例恶性肿瘤患者；在这些患者中，19 例出现恶心和呕吐；16 例出现高甘油三酯血症；11 例出现低血钾；13 例出现肝酶升高。由于获取的血样不是在禁食状态的得到的，而且高甘油三酯血症本身是 HIV 感染的并发症，因此这里无法评价伊曲康唑引起高甘油三酯血症的作用；2 例男性患者出现乳房发育，其中 1 人同时服用了螺内酯；4 人出现了红斑。

49 例患者每日给 100～400mg 伊曲康唑，用药 39 个月，其中 23 例没有不良反应[2]，6 例出现恶心和呕吐，5 例水肿，2 例出现高血压；而 3 例水肿患者[2]和 1 例高血压患者本身是糖尿病患者。3 例患者停药，1 例是因为呕吐，1 例由于白细胞减少症，另 1 例是由于肾病综合征。出现肾病综合征的患者用药前就有水肿和高血压症状；停药后，症状消失。

1. Tucker RM, *et al.* Adverse events associated with itraconazole in 189 patients on chronic therapy. *J Antimicrob Chemother* 1990; **26:** 561–6.
2. Graybill JR, *et al.* Itraconazole treatment of coccidioidomycosis. *Am J Med* 1990; **89:** 282–90.

对心脏的影响 从 1992 年 9 月伊曲抗唑在美国被批准上市到 2001 年 4 月，FDA 共收到 58 份关于伊曲康唑可能引起心力衰竭的病例报告[1]。其中，28 例入院治疗，13 例死亡。但很难证明其因果关系。43 例患者本身有患心力衰竭的危险因素或疾病，因此混淆了使用伊曲康唑与心力衰竭的关系。几项对于狗和人类的研究表明，静脉输注伊曲康唑有负性肌力作用。

2001 年 8 月英国药品安全委员会（UK CSM）出版了一份类似的警惕性报告[2]。截止到这个时候，全世界大约有 6 千 7 百万患者在接受伊曲康唑的治疗，同时因为口服伊曲康唑有 75 例可疑心力衰竭的病例报告和 63 例出现心力衰竭水肿征象的病例报告；英国只有 1 例可疑心力衰竭的病例报告。药品安全委员会（CSM）认为，伊曲康唑导致心力衰竭的发生率很低，尤其是接受短期治疗（如女性阴道念珠菌病）的健康年轻患者。但老年人、先前存在心脏病患者、有心力衰竭危险因素的患者、接受大剂量和长疗程治疗的患者（如甲癣患者）心力衰竭的风险增加。

因此，药物安全委员会建议，有心力衰竭危险因素的患者应该慎用伊曲康唑[2]。FDA 认为心室功能低下的甲癣患者禁止使用伊曲康唑[1]。

1. Ahmad SR, *et al.* Congestive heart failure associated with itraconazole. *Lancet* 2001; **357:** 1766–7.
2. CSM. Cardiodepressant effect of itraconazole (Sporanox). *Current Problems* 2001; **27:** 11–12.

注意事项

伊曲康唑能够引起啮齿类动物的胎儿畸形，因此，妊娠禁用伊曲康唑。详细论述见**氟康唑的注意事项下妊娠**，第506页。

肝酶升高、活动性肝病或有药物性肝损害史的患者，应避免使用伊曲康唑。存在潜在肝功能异常可能的患者应监测肝功能，对所有使用伊曲康唑的患者都应进行检测。一旦有肝炎的症状出现，需要立即停药。

部分肾功能损伤的患者需要调整用药剂量。注册药品信息告诫，包含高取代羟丙基纤维素的静脉用的剂型不能用于肌酐清除率小于 30ml/min 的患者。

如果出现神经病变，那么立即停药。

对于有心室功能不全的症状或病史的患者，其非严重性真菌感染（如甲癣）应该避免使用伊曲康唑。

AIDS 患者可能出现胃酸过少的症状，从而减少了伊曲康唑的吸收。在这种情况下，酸性饮料（如可乐）和伊曲康唑同时服用可以增加伊曲康唑的吸收。

哺乳 尽管伊曲康唑在母乳中的含量很少，但注册药品信息不推荐接受伊曲康唑治疗的患者继续哺乳。

药物相互作用

具有酶诱导作用的药物如卡马西平、异烟肼、奈韦拉平、苯巴比妥、苯妥英、利福布汀、利福平或圣约翰草能够降低伊曲康唑的血药浓度，从而降低疗效。相反的，酶抑制剂如克拉霉素、红霉素、HIV 蛋白酶抑制剂包括利托那韦则增加伊曲康唑的血药浓度。能够降低胃酸的药物如抗毒蕈碱药、抗酸药、质子泵抑制药和 H_2 受体拮抗药都可能减少伊曲康唑的吸收。

和其他三唑类抗真菌药一样，伊曲康唑是细胞色素 P450 同工酶 CYP3A4 的强效抑制剂，可以使依赖该酶代谢的药物血药浓度增加，不良反应发生率增大。伊曲康唑与这些药物联用需慎重，并要仔细监测。这些药物包括：

- 抗心律失常药，如丙吡胺、多非利特和奎尼丁；
- 抗抑郁药，如瑞波西汀；
- 抗癫痫药，如卡马西平（卡马西平可以降低抗真菌药的血药浓度，详见上文）；
- 抗组胺药，如阿司咪唑、咪唑斯汀、特非那丁；
- 抗疟药，如氯氟菲烷；
- 抗偏头痛药，如双氢麦角胺、麦角新碱、麦角胺、甲麦角胺和依来曲普坦；
- 抗分枝杆菌药，利福布汀（利福布汀也可引起抗真菌药血药浓度的降低）；
- 抗肿瘤药，如白消安、多西他赛、三甲曲沙和长春花碱；
- 抗精神病药，如匹莫齐特和舍吲哚；
- 抗焦虑药和镇静药，如丁螺环酮；
- 苯二氮䓬类，如阿普唑仑、溴替唑仑、地西泮、咪达唑仑和三唑仑；
- 钙通道阻滞药，如苄普地尔、维拉帕米；二氢吡啶类，如非洛地平、硝苯地平和尼索地平（详见下文）；
- 某些皮质激素，如布地奈德、地塞米松、氟替卡松和甲泼尼龙；
- 香豆素类抗凝血药华法林；
- 促胃肠道动力药西沙必利；
- HIV 蛋白酶抑制药，如茚地那韦、利托那韦和沙奎那韦（茚地那韦、利托那韦及二者的复合制剂可以提高抗真菌药的血药浓度，沙奎那韦没有此作用）；
- 免疫抑制药，如环孢素、西罗莫司和他克莫司；
- 阿片类，如阿芬太尼、芬太尼和左醋美沙朵；
- 一些口服降糖药，如瑞格列奈；
- 5 型磷酸二酯酶抑制药西地那非、伐地那非；3 型磷酸二酯酶抑制剂西洛他唑；
- 他汀类（HMG Co-A 还原酶抑制剂），如阿托伐他汀、洛伐他汀和辛伐他汀；
- 后叶加压素受体拮抗药，如考尼伐坦和托伐普坦。

伊曲康唑也是糖蛋白抑制剂，可以引起地高辛等底物的血药浓度的增加。

一些通过 CYP3A4 酶代谢的药物可以延长 QT 间期，增加发生重大心血管事件（如尖端扭转型室性心动过速）的风险，应避免与伊曲康唑联用。这些药物包括：阿司咪唑、苄普地尔、西沙必利、多非利特、左醋美沙朵、咪唑斯汀、匹莫齐特、奎尼丁、舍吲哚和特非那丁。一些药物应避免与伊曲康唑联用，会发生严重不良反应，包括依来曲普坦、麦角胺衍生物、苯二氮䓬类咪达唑仑和三唑仑；另外英国注册药品信息建议口服伊曲康唑时避免使用氯氟菲烷和丙吡胺。与钙通道阻滞药联用可能会增加充血性心力衰竭发生率，尤其是尼索地平，使用伊曲康唑时禁用。与他汀类药物联用可引发肌肉损伤，应避免。

与唑类抗真菌药的相互作用见参考文献。

1. Baciewicz AM, Baciewicz FA. Ketoconazole and fluconazole drug interactions. *Arch Intern Med* 1993; **153:** 1970–6.
2. Lomaestro BM, Piatek MA. Update on drug interactions with azole antifungal agents. *Ann Pharmacother* 1998; **32:** 915–28.
3. Venkatakrishnan K, *et al.* Effects of the antifungal agents on oxidative drug metabolism: clinical relevance. *Clin Pharmacokinet* 2000; **38:** 111–80.

免疫抑制药 一例 68 岁女性患者[1]在使用伊曲康唑与来氟米特 2 个月后出现严重的肝炎，研究者认为是由两种药物肝毒性共同导致的。

1. Legras A, *et al.* Fatal hepatitis with leflunomide and itraconazole. *Am J Med* 2002; **113:** 352–3.

金属离子 一种去羟肌酐剂型构成中包含铝离子和镁离子的缓冲液，因为这种缓冲液可以提高胃中的 pH，所以降低了伊曲康唑的吸收[1]。

1. Moreno F, *et al.* Itraconazole-didanosine excipient interaction. *JAMA* 1993; **269:** 1508.

抗菌作用

伊曲康唑是三唑类抗真菌药，通过抑制敏感真菌的细胞色素 P450 相关酶降低了真菌细胞膜中麦角固醇的合成。伊曲康唑的抗真菌谱比酮康唑更广泛。对很多真菌有抗菌活性，如曲霉菌、皮炎芽生菌、念珠菌、粗球孢子菌、新型隐球菌、表皮癣菌、荚膜组织胞浆菌、糠秕马拉色菌、小孢子菌、巴西副球孢子菌、申克孢子丝菌和发癣菌。伊曲康唑还有一定抗利什曼原虫的活性。

罕有对伊曲康唑的获得性抵抗，但是念珠菌的酮康唑抵抗性菌株对伊曲康唑有交叉抵抗性。

与其他抗微生物药物的相互作用 特比萘芬和伊曲康唑具有体外协同抗白色念珠菌[1]和足分支霉菌[2]的作用。伊曲康唑与两性霉素 B 合用时的抗真菌活性见第500页。

1. Barchiesi F, *et al.* In vitro activities of terbinafine in combination with fluconazole and itraconazole against isolates of Candida albicans with reduced susceptibility to azoles. *Antimicrob Agents Chemother* 1997; **41:** 1812–14.
2. Meletiadis J, *et al.* In vitro interaction of terbinafine with itraconazole against clinical isolates of Scedosporium prolificans. *Antimicrob Agents Chemother* 2000; **44:** 470–2.

耐药 对耐唑类抗真菌药的念珠菌的论述见**氟康唑**项下**抗菌作用**，第507页。从长期预防性使用伊曲康唑的 AIDS 患者体内分离出了对伊曲康唑敏感性降低及对酮康唑交叉耐药的白色念珠菌株[1]。同时出现了烟曲霉菌耐伊曲康唑的菌株[2,3]。

1. Goldman M, *et al.* Does long-term itraconazole prophylaxis result in in vitro azole resistance in mucosal Candida albicans isolates from persons with advanced human immunodeficiency virus infection? *Antimicrob Agents Chemother* 2000; **44:** 1585–7.
2. Denning DW, *et al.* Itraconazole resistance in Aspergillus fumigatus. *Antimicrob Agents Chemother* 1997; **41:** 1364–8.
3. Dannaoui E, *et al.* Acquired itraconazole resistance in Aspergillus fumigatus. *J Antimicrob Chemother* 2001; **47:** 333–340.

药动学

口服伊曲康唑糖衣胶囊或高取代羟丙基纤维素的口服溶液都能通过胃肠道吸收。伊曲康唑胶囊在胃的酸性环境吸收增多；进食时服用胶囊吸收量达到最大。而口服溶液的吸收并不依赖于胃的酸性环境，在禁食状态下吸收的最好。给药后 1.5～5h 即可达到峰值血药浓度，15 天达稳态浓度。据报道，每日给伊曲康唑 200mg，稳态峰值血药浓度达到 2μg/ml。

给药剂量从 100mg 增加至 400mg，生物利用度增加，表明伊曲康唑的代谢具有可饱和性。伊曲康唑蛋白结合率很高，血液循环中仅有 0.2% 的游离药物。伊曲康唑体内分布广泛，但脑脊液中含量很少。在皮肤、脂肪、脓液和其他器官和组织中的药物浓度比同期血药浓度高数倍。停药后，皮肤与黏膜中治疗浓度可以维持 1～4周。母乳中含量甚微。

伊曲康唑主要通过肝脏细胞色素 P450 同工酶 CYP3A4 代谢。其重要代谢产物羟基伊曲康唑与伊曲康唑有相似的抗真菌活性。伊曲康唑无活性的代谢产物通过胆汁和尿液排出体外；3%～18% 以原形药的形式通过粪便排出。少量通过毛发和角质层排出体外。透析无法清除伊曲康唑。

伊曲康唑一次给 100mg，其消除半衰期为 20h，如果连续给药，那么消除半衰期达 30～40h。

用途和用法

伊曲康唑是三唑类抗真菌药，主要通过口服治疗如下真菌感染性疾病：口咽和外阴阴道念珠菌病、花斑癣、局部治疗无效的皮真菌病、甲癣和全身性感染包括曲霉菌病、芽生菌病、念珠菌病、着色芽生菌病、球孢子菌病、隐球孢子菌病、组织胞浆菌病、副球孢子菌病和孢子丝菌病。伊曲康唑还用于预防免疫缺陷患者的真菌感染。有关伊曲康唑治疗不同部位真菌感染的论述见**抗真菌药的选择**，第493页。伊曲康唑还可用于治疗原虫感染，包括棘阿米巴性角膜炎、利什曼病和锥体虫病（详见下文）。

口服溶液和胶囊的给药剂量不同，两者不能相互替换。

在英国，伊曲康唑**口服溶液**用于治疗口腔和食管念珠菌病的给药方案是每日给 200mg，连续给药 1 周；每日可以 1 次口服或最好分 2 次口服，吞咽前溶液需要在口腔中停留 20s。如果给药 1 周后无效，可以继续用药 1 周。在美国，治疗口咽念珠菌病的服药方案和上述方案相同，但食管念珠菌病更倾向于另一替代方案：每日 100mg，最少服用 3 周，必要时，每日的给药剂量调整为 200mg。

在英国，治疗氟康唑不敏感的感染的方案是：每日 2 次给药，每次给 100～200mg，疗程为 2 周；如果依然无效，那么每日 2 次药，每次给 100mg，继续用药 2 周。在美国，推荐方案是：每日 2 次给药，每次给 100mg。

在英国，预防免疫缺陷患者的真菌感染使用伊曲康唑口服溶液，每日给 5mg/kg，分 2 次给药。

下面是口服伊曲康唑**胶囊**的给药剂量。

- 治疗口咽念珠菌病的给药方案是：每日口服 100mg（AIDS 患者或中性粒细胞减少症患者给 200mg），疗程为 15 天。
- 女性阴道念珠菌病的治疗方案是：每日 2 次给药，每次 200mg，用药 1 天即可。
- 花斑癣的给药方案是：每日给 200mg，疗程为 7 天。
- 皮真菌病则每日给 100mg，连续用药 15 天；体癣或股癣则每日给 200mg，用药 7 天；脚癣或手癣则每日给 100mg，疗程为 30 天或每日给药 2 次，每次 200mg，连续用药 7 天。
- 指（趾）甲感染的给药方案是：每日给 200mg，疗程为 3 个月；或采用脉冲式疗法，每日 2 次给药，每次 200mg，连续用药 7 天，停药后 21 天再重复上述给药方案 1 次（指甲感染）或 2 次（趾甲感染）。
- 全身性感染的口服伊曲康唑胶囊，给药方案通常是每日给 100～200mg，每日 1 次；侵袭性或播散性感染包括隐球菌性脑膜炎则每日 2 次给药，每次 200mg。

对于危及生命的严重感染，每日给药 3 次，每次 200mg，连续给药 3 天。中性粒细胞减少症和 AIDS 患者的一级和二级预防的给药方案是每日 200mg，由于其吸收能力受损，必要时每日给药 2 次，每次 200mg，同时监测其血药浓度。一些美国权威机构如 CDC 推荐给这种较大剂量。

伊曲康唑**静脉输注**的方案是：每日 2 次给药，每次 200mg，每次输注 1h，给药 2 天后，改为每日给 200mg。

儿童用药剂量详见下文。

1. Haria M, *et al.* Itraconazole: a reappraisal of its pharmacological properties and therapeutic use in the management of superficial fungal infections. *Drugs* 1996; **51:** 585–620.
2. Pierard GE, *et al.* Itraconazole. *Expert Opin Pharmacother* 2000; **1:** 287–304.
3. Stevens DA (ed). Managing fungal infections in the 21st century: focus on itraconazole. *Drugs* 2001; **61** (suppl 1): 1–56.
4. Slain D, *et al.* Intravenous itraconazole. *Ann Pharmacother* 2001; **35:** 720–9.
5. Boogaerts M, Maertens J. Clinical experience with itraconazole in systemic fungal infections. *Drugs* 2001; **61** (suppl 1): 39–47.
6. Maertens J, Boogaerts M. The place for itraconazole in treatment. *J Antimicrob Chemother* 2005; **56** (suppl 1): i33–i38.
7. Potter M. Strategies for managing systemic fungal infection and the place of itraconazole. *J Antimicrob Chemother* 2005; **56** (suppl 1): i49–i54.
8. Korting HC, Schöllmann C. The significance of itraconazole for treatment of fungal infections of skin, nails and mucous membranes. *J Dtsch Dermatol Ges* 2009; **7:** 11–20.

用法 大剂量 8 例对常规治疗无效的全身性真菌感染患者大剂量疗法的方案是：每日给伊曲康唑 600mg，分 2 次给药，疗程为 3～16 个月[1]。其中 2 例 AIDS 合并隐球菌性脑膜炎的患者治疗失败；2 例患者开始有效，当给药量减少时，复发或发展为进行性疾病。主要的不良反应是低血钾、高血压以及可能因为肾上腺抑制作用而引起的水肿。

1 例大脑曲霉菌病患者的给药方案是：每日 800mg，给药 5 个月以后改为每日 400mg，给药 4 个半月后，大脑损伤完全消失[2]。

1. Sharkey PK, *et al.* High-dose itraconazole in the treatment of severe mycoses. *Antimicrob Agents Chemother* 1991; **35:** 707–13.
2. Sánchez C, *et al.* Treatment of cerebral aspergillosis with itraconazole: do high doses improve the prognosis? *Clin Infect Dis* 1995; **21:** 1485–7.

儿童用法 伊曲康唑治疗儿童头癣[1]的方案是体重低于 20kg 者每日口服 50mg，体重等于或大于 20kg 的儿童每日给 100mg。

一篇关于儿童使用伊曲康唑的综述指出，口服伊曲康唑治疗大部分真菌性浅表性感染都是安全有效的[2]。

伊曲康唑成功治愈了 2 例早产儿播散性念珠菌病，给药方案是每日给 10mg/kg，分 2 次给药，连续用药3～4 周，无不良反应出现[3]。

在英国伊曲康唑口服溶液用于儿童未经批准，胶囊剂也只用于 12 岁以上，但是 *BNFC 2010/11* 建议采用以下**口服**给药方案；与成人不同（详见上文），儿童给药时溶液剂和胶囊剂用法没有差别，且给药形式都是单剂给药（除特别说明外）。

口咽念珠菌感染：

- 1 个月～12 岁的儿童，每日 3～5mg/kg（最大可至 100mg），疗程为 15 天；对伴中性粒细胞减少或 AIDS 的患者，剂量可增至每日 200mg。
- 12～18 岁的儿童，每日 100mg 持续 15 天（伴中性粒细胞减少或 AIDS 的患者可增至 200mg）。

皮肤真菌病：

- 1 个月～12 岁，每日 3～5mg/kg；花斑癣最大剂量可至每日 200mg，持续 7 天；体癣或股癣最高可给予每日 100mg，持续 15 天；足癣或手癣最高可给予每日 100mg，疗程 30 天。
- 12～18 岁，花斑癣每日 200mg，连续用药 7 天；体癣或股癣每日 100mg，连续用药 15 天，或与花斑癣治疗相同；足癣或手癣每日给药 100mg 持续 30 天，或每日 2 次，每次 200mg，疗程 7 天。

甲真菌病，用于 1 岁以上儿童：

- 1～12 岁，每日 5mg/kg（最大可至 200mg），连续用药 7 天，停药后 21 天再重复上述给药方案 1 次（指甲感染）或 2 次（趾甲感染）。
- 12～18 岁，每日 200mg，疗程 3 个月；或每日 2 次，每次 200mg，连续用药 7 天，停药后 21 天再重复上述给药方案 1 次（指甲感染）或 2 次（趾甲感染）。

网状内皮细胞真菌病或全身性真菌感染如曲霉菌病、念珠菌病、隐球菌病（包括隐球菌脑膜炎），以及其他抗真菌药无效的感染：

- 1 个月～18 岁，每次 5mg/kg（最大可至 200mg），每日 1～2 次；每日 2 次的给药剂量应用于侵袭性或散播性感染包括隐球菌脑膜炎。静脉用法见下文。

AIDS 患者预防深部真菌感染的复发或**预防中性粒细胞减少**，当标准治疗方案不适合时：

- 1 个月～18 岁，每日 5mg/kg（最大可至 200mg），每日 1 次，如果伊曲康唑血药浓度太低可增至每日 2 次。

血液恶性肿瘤或骨髓移植患者（可能会出现中性粒细胞减少的患者）的**预防**用药，当标准治疗方案不适合时，建议口服溶液给药方案为：

- 1 个月～18 岁，每日 2.5mg/kg，每日 2 次，在移植或化疗开始前给药，持续至中性粒细胞数恢复。

伊曲康唑在儿童的静脉用法，在英国未得到许可，*BNFC 2010/11* 建议对于**全身性真菌感染**的儿童静脉给药方案如下：

- 1 个月～18 岁，每次 2.5mg/kg（最大可至 200mg），每 12h 1 次，给药 2 天后，改为每日 1 次，疗程不超过 12 天。静脉输液时，用 50ml 的 0.9%氯化钠注射液稀释 250mg 伊曲康唑，滴注时间应超过 60min。

1. Möhrenschlager M, *et al.* Optimizing the therapeutic approach in tinea capitis of childhood with itraconazole. *Br J Dermatol* 2000; **143:** 1011–15.
2. Gupta AK, *et al.* Efficacy and safety of itraconazole use in children. *Dermatol Clin* 2003; **21:** 521–35.
3. Bhandari V, Narang A. Oral itraconazole therapy for disseminated candidiasis in low birth weight infants. *J Pediatr* 1992; **120:** 330.

阿米巴感染 局部或口服使用伊曲康唑可用于治疗棘阿米巴角膜炎（第791页）。

利什曼病 当利什曼病（第794页）需要全身性治疗时，大部分选用五价锑剂。但伊曲康唑也成功治愈了一些**皮肤**利什曼病患者[1～5]。一项系统性综述[6]发现，给予伊曲康唑每日 200mg 治疗利什曼病 6 周，疗效显著高于安慰剂对照组。但是，对于埃塞俄比亚利什曼原虫引起的感染无效[7]。一项实验性研究[8]发现伊曲康唑治疗**黏膜皮肤**利什曼病是有效的；但是另一项研究[9]中发现，伊曲康唑对大部分患者的疗效是非常短暂的。此外，伊曲康唑和特比萘芬联用治疗黑热病后皮肤利什曼病无效（post kala-azar dermol leishmaniasis）[10]。

1. Albanese G, *et al.* Cutaneous leishmaniasis: treatment with itraconazole. *Arch Dermatol* 1989; **125:** 1540–2.
2. Pialoux G, *et al.* Cutaneous leishmaniasis in an AIDS patient: cure with itraconazole. *J Infect Dis* 1990; **162:** 1221–2.
3. Dogra J, Saxena VN. Itraconazole and leishmaniasis: a randomised double-blind trial in cutaneous disease. *Int J Parasitol* 1996; **26:** 1413–15.
4. Consigli J, *et al.* Cutaneous leishmaniasis: successful treatment with itraconazole. *Int J Dermatol* 2006; **45:** 46–9.
5. Baroni A, *et al.* Cutaneous leishmaniasis treated with itraconazole. *Dermatol Ther* 2009; **22** (suppl 1): S27–S29.
6. González U, *et al.* Interventions for Old World cutaneous leishmaniasis. Available in The Cochrane Database of Systematic Reviews; Issue 4. Chichester: John Wiley; 2008 (accessed 31/03/09).
7. Akuffo H, *et al.* The use of itraconazole in the treatment of leishmaniasis caused by Leishmania aethiopica. *Trans R Soc Trop Med Hyg* 1990; **84:** 532–4.
8. Amato VS, *et al.* Use of itraconazole in the treatment of mucocutaneous leishmaniasis: a pilot study. *Int J Infect Dis* 2000; **4:** 153–7.
9. Calvopina M, *et al.* Itraconazole in the treatment of New World mucocutaneous leishmaniasis. *Int J Dermatol* 2004; **43:** 659–63.
10. Khalil EAG, *et al.* Failure of a combination of two antifungal drugs, terbinafine plus itraconazole, in Sudanese post kala-azar dermal leishmaniasis. *Trans R Soc Trop Med Hyg* 1996; **90:** 187–8.

锥形虫病 伊曲康唑单独或与别嘌醇联用治疗美洲锥虫病的疗效较好（第797页）。

制剂

专利制剂

Arg.: Itrac; Micotenk; Nitridazol; Panastat; Salimidin; Sporanox; ***Austral.:*** Sporanox; ***Austria:*** Itrabene; Sporanox; ***Belg.:*** Sporanox; ***Braz.:*** Estiranox; Fungonax; Itraconol; Itracotan; Itrahexal†; Itralex; Itraspor; Itrazol; Neo Itrax; Sporanox; Spozol; Tracnox†; Traconal; Traconax†; Tracozon; Tranazol†; Tratzol†; Traxonol†; ***Canad.:*** Sporanox; ***Chile:*** Itodal; Sporanox; Teramic; ***Cz.:*** Cladostad; Prokanazol; Sporanox; ***Denm.:*** Niddazol; Sporanox; ***Fin.:*** Sporanox; ***Fr.:*** Sporanox; ***Ger.:*** Canifug Itra†; Itracol; Itraconbeta; Itraderm; Sempera; Siros; ***Gr.:*** Assosept-S; Bevonazole; Brovicton; Deratil; Etrel; Fansidol; Flunol; Fungonazol; Fungospor; Idranox; Inrozol; Isoflon; Itrabest; Itracon; Itraconal; Itralfa; Itraproton; Itraspor; Itraviron; Itrazol; Laverio; Lorenzol; Mesmor; Micronazol; Mycodrox; Neo-Candimyk; Prominox; Soprazon; Sporanox; Sporizole; Stas; Sterginox; Zetilox; ***Hong Kong:*** Aranox; Inox; Itracon; Itranstad; Quali-itrazole; Sporacid; Sporanox; ***Hung.:*** Cladostad; Itraconep; Itragen; Omicral; Orungal; ***India:*** Candistat; Canditral; Itracan; ***Indon.:*** Forcanox; Fungitrazol; Furolnok†; Itzol; Nufatrac; Petrazole; Sporacid; Sporanox; Sporax; Spyrocon; Trachon; Tracor; Unitrac; Zitrazol†; ***Irl.:*** Sporanox; ***Israel:*** Itranol; Sporanox; ***Ital.:*** Sporanox; Trazer; Triasporin; ***Jpn:*** Itrizole; ***Malaysia:*** Canditral; Inox; Itracon; Sporanox; Unitrac; ***Mex.:*** Carexan; Conamed; Congox; Derusil; Ergospharma†; Fitocyd; Fuzoltec; Imazol; Iqcona; Isoporum; Isox; Itracosid; Itranax; Lozartil; Rixtal; Seritral; Silicsan; Sinozol; Solmavin; Sporanox; Steitraz; Trax; Z-Fin; Zolken; Zotril; ***Neth.:*** Trisporal; ***Norw.:*** Sporanox; ***NZ:*** Sporanox; ***Philipp.:*** Inox; Sporanox; ***Pol.:*** ItraGen; Orungal; Trioxal; ***Port.:*** Fungizol; Itracic; Sporanox; Unisens; ***Rus.:*** Irunine (Ирунин); Miconihol (Миконихол); Orungal (Орунгал); Orungamin (Орунгамин); Orunit (Орунит); Rumycoz (Румикоз); ***S.Afr.:*** Adco-Sporozole; Sporanox; Trisporal; ***Singapore:*** Canditral; Sporanox; Unitrac; ***Spain:*** Canadiol; Hongoseril; Oromic; Sporanox; ***Swed.:*** Sporanox; ***Switz.:*** Itraderm; Sporanox; ***Thai.:*** Canditral; Icona†; Itra; Itracon; Itrazole; Norspor; Spazol; Sporal; Sporlab; Spomar; ***Turk.:*** Funit; Itraspor; Sporanox; Sporex; ***UK:*** Sporanox; ***Ukr.:*** Funit (Фунит); Itracon (Итракон); Orunzol (Орунзол); ***USA:*** Sporanox; ***Venez.:*** Fungosin; Sporanox.

多组分制剂 ***Mex.:*** Gitrasek; Sepia; Sporasec; ***Venez.:*** Sporasec.

Ketoconazole (*BAN, USAN, rINN*) 酮康唑

Ketoconazol; Kétoconazole; Ketoconazolum; Ketokonatsoli; Ketokonazol; Ketokonazolas; R-41400. (±)-*cis*-1-Acetyl-4-{4-[2-(2,4-dichlorophenyl)-2-imidazol-1-ylmethyl-1,3-dioxolan-4-yl-methoxy]phenyl}piperazine.

Кетоконазол

$C_{26}H_{28}Cl_2N_4O_4$ = 531.4.

CAS — *65277-42-1.*

ATC — *D01AC08; G01AF11; J02AB02.*

ATC Vet — *QD01AC08; QG01AF11; QJ02AB02.*

UNII — *R9400W927I.*

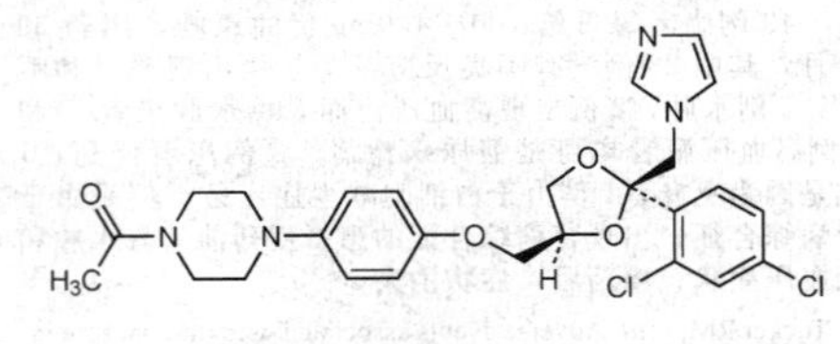

Pharmacopoeias. In *Chin., Eur.* (see p.vii), *Int.,* and *US.*

Ph. Eur. 6.8（Ketoconazole） 白色或类白色粉末。几乎不溶于水；略溶于乙醇；易溶于二氯甲烷；溶于甲醇。避光。

不良反应

口服酮康唑后，最常见的不良反应是胃肠道功能紊乱：3%患者出现恶心和呕吐；1%患者出现腹痛。这些不良反应与用药剂量有关，进食时用药可以减少这些不良反应的发生。10%患者出现短暂的无症状性的肝酶升高；有患者用药后出现肝炎；如果疗程超过 2 周，那么导致肝炎的危险性增加；停药后通常可以逆转，但也曾有过死亡病例。酮康唑可以干扰类固醇的生物合成，尤其大剂量给药时产生不良的内分泌效应，包括男子乳腺发育、少精液症、月经紊乱和肾上腺皮质的抑制。

包括过敏反应在内的其他不良反应，如荨麻疹、血管性水肿和少数病例接受首剂量后出现的过敏反应都有报道。瘙痒、皮疹、脱发、头痛、眩晕、阳痿和嗜睡也可能出现。极少出现血小板减少、感觉异常、颅内压升高、畏光和光敏反应。

局部使用酮康唑可能出现局部刺激症状、皮炎或烧灼感。

对血液的影响 1 例 23 岁女性患者治疗阴道溢液时，接受了 4 天的口服酮康唑治疗后出现致命的再生障碍性贫血[1]。

1. Duman D, *et al.* Fatal aplastic anemia during treatment with ketoconazole. *Am J Med* 2001; **111:** 737.

对内分泌功能的影响 口服酮康唑阻碍了睾酮的合成，阻断了肾上腺对促肾上腺皮质激素的反应，导致了精子缺乏和少精液症、男子乳腺发育、阳痿和性欲低下，以及肾上腺功能不全[1～8]。作为抑制类固醇生成的药物，酮康唑用于控制和治疗皮质醇增多症、内分泌功能紊乱和前列腺癌。进一步的讨论见下文**用途和用法**。

1. DeFelice R, *et al.* Gynecomastia with ketoconazole. *Antimicrob Agents Chemother* 1981; **19:** 1073–4.
2. Pont A, *et al.* High-dose ketoconazole therapy and adrenal and testicular function in humans. *Arch Intern Med* 1984; **144:** 2150–3.
3. White MC, Kendall-Taylor P. Adrenal hypofunction in patients taking ketoconazole. *Lancet* 1985; **i:** 44–5.
4. Dandona P, *et al.* Non-suppression of cortisol secretion by long term treatment with ketoconazole in patients with acute leukaemia. *J Clin Pathol* 1985; **38:** 677–8.
5. Pillans PI, *et al.* Hyponatraemia and confusion in a patient taking ketoconazole. *Lancet* 1985; **i:** 821–2.
6. McCance DR, *et al.* Acute hypoadrenalism and hepatotoxicity after treatment with ketoconazole. *Lancet* 1987; **i:** 573.
7. Best TR, *et al.* Persistent adrenal insufficiency secondary to low-dose ketoconazole therapy. *Am J Med* 1987; **82:** 676–80.
8. Khosla S, *et al.* Adrenal crisis in the setting of high-dose ketoconazole therapy. *Arch Intern Med* 1989; **149:** 802–4.

对肝脏的影响 口服酮康唑对肝脏的影响是很明确的[1～4]。10%患者出现轻微的肝酶升高，而没有肝病的任何体征或症状，发生于治疗过程的任何时期。尽管这一反应在临床上没有重要意义，但是这可能是肝脏进一步损伤的开始，因此需要密切监测肝功能。很少有患者（不到 0.1%）出现有症状的肝脏反应，但是很可能致命；通常有肝细胞结构的破坏和胆汁淤积。有肝病病史、年龄大于 50 岁尤其女性以及长期治疗是导致肝脏损伤的危险因素，因此在治疗过程中监测肝功能以及缩短疗程非常重要。如果肝酶持续升高或出现黄疸或肝炎，那么需要立即停药；有些患者在出现肝脏损伤的症状后继续用药导致了死亡。

1. Janssen PA, Symoens JE. Hepatic reactions during ketoconazole treatment. *Am J Med* 1983; **74:** 80–5.
2. Lewis JH, *et al.* Hepatic injury associated with ketoconazole therapy. *Gastroenterology* 1984; **86:** 503–13.
3. Lake-Bakaar G, *et al.* Hepatic reactions associated with ketoconazole in the United Kingdom. *BMJ* 1987; **294:** 419–21.
4. García Rodríguez LA, *et al.* A cohort study on the risk of acute liver injury among users of ketoconazole and other antifungal drugs. *Br J Clin Pharmacol* 1999; **48:** 847–52.

注意事项

由于酮康唑具有肝毒性，因此有肝脏疾病的患者要避免使用。接受酮康唑治疗的患者要密切监护，以及早发现肝炎症状；疗程在 14 天以上的患者，用药前要接受肝功能检查，治疗过程中至少每月检查一次。实际肾上腺功能不全和边缘肾上腺功能不全的患者应进行肾上腺功能的监测，这些患者长期处于生理应激状态，或在长期治疗中出现肾上腺功能不全的症状和体征。

对动物的研究发现，酮康唑有致畸的作用，因此妊娠期应避免使用。妊娠期要谨慎选用唑类抗真菌药。见**氟康唑的注意事项**项下的**妊娠**，第506页。

AIDS 患者可能出现胃酸过少的症状，从而减少了酮康唑的吸收。在这种情况下，酮康唑与酸性饮料（如可乐饮料）同时服用可以增加吸收。

哺乳 酮康唑通过母乳排泄，因此注册药品信息建议哺乳期间避免口服使用酮康唑。但是，观察到 1 例婴儿的母亲服用酮康唑后，使用母乳的婴儿并未出现不良反应[1]。婴儿暴露于一般剂量的 0.4% 的酮康唑是安全的。因此，American Academy of Pediatrics 认为，服用酮康唑的同时可以进行哺乳[2]。

1. Moretti ME, *et al.* Disposition of maternal ketoconazole in breast milk. *Am J Obstet Gynecol* 1995; **173:** 1625–6.
2. American Academy of Pediatrics. The transfer of drugs and other chemicals into human milk. *Pediatrics* 2001; **108:** 776–89. [Retired May 2010] Correction. *ibid.*; 1029. Also available at: http://aappolicy.aappublications.org/cgi/content/full/pediatrics%3b108/3/776 (accessed 28/06/05)

卟啉病 酮康唑在体外有诱导生成卟啉的作用，因此，卟啉病患者使用酮康唑是不安全的。

药物相互作用

能够降低胃酸的药物如抗毒蕈碱药、抗酸药、H_2 受体拮抗药和质子泵抑制药都可能减少酮康唑的吸收。硫糖铝也降低酮康唑的吸收。酶诱导剂如利福平、异烟肼、依法韦仑、奈韦拉平或苯妥英能够降低酮康唑的血药浓度。同样的，酮康唑可以降低异烟肼和利福平的血药浓度。

酮康唑可以抑制肝脏氧化酶，尤其是细胞色素 P450 同工酶 CYP3A4，作用方式与伊曲康唑相似（详见第511页）。由于这些有相互作用的药物可以协同增加血药浓度，在应用时应避免发生不良反应。

饮酒后服用酮康唑可能发生戒酒硫样反应。酮康唑可能降低口服避孕药效果。

与唑类抗真菌药的相互作用见**伊曲康唑**，第511页。

抗菌作用

酮康唑是咪唑类抗真菌药，干扰麦角固醇的合成从而改变敏感真菌细胞膜的渗透性。临床用药可以达到抑菌浓度。酮康唑的抗真菌谱很广，对如下真菌有活性：皮炎芽生菌、念珠菌、粗球孢子菌、絮状表皮癣菌、荚膜组织胞浆菌、马拉色菌、犬小孢子菌、巴西副球孢子菌、须毛癣菌和红色发癣菌。对一些曲霉菌、新型隐球菌和申克孢子丝菌的一些菌株也有活性。

酮康唑对一些革兰阳性细菌有抗菌活性，还有一定的抗利什曼原虫的活性。

白色念珠菌很少对酮康唑获得性耐药。

与其他抗微生物药物的相互作用 两性霉素 B 与咪唑类药物的相互作用见**两性霉素 B**，第500页。

耐药 对耐唑类抗真菌药的念珠菌的论述见**氟康唑的抗菌作用**，第507页。

药动学

酮康唑在胃肠道中的吸收差异性很大，而且随着胃中 pH 的降低而增加。口服酮康唑 200mg，2h 后即可达到峰值血药浓度 3.5μg/ml。健康受试者对局部或阴道内用药的吸收很少。酮康唑的血浆蛋白结合率达 90%以上，主要结合白蛋白。酮康唑在体内分布广泛，母乳中也有分布，很少进入脑脊液。酮康唑的消除呈二相性，最初的半衰期是 2h，最终半衰期则是 8h。

酮康唑在肝脏内被代谢为无活性的代谢产物。其代谢产物和原形药物主要通过粪便排泄，部分通过尿液排泄。

1. Daneshmend TK, Warnock DW. Clinical pharmacokinetics of ketoconazole. *Clin Pharmacokinet* 1988; **14:** 13–34.
2. Lelawongs P, *et al.* Effect of food and gastric acidity on absorption of orally administered ketoconazole. *Clin Pharm* 1988; **7:** 228–35.
3. Lake-Bakaar G, *et al.* Gastropathy and ketoconazole malabsorption in the acquired immunodeficiency syndrome (AIDS). *Ann Intern Med* 1988; **109:** 471–3.
4. Daneshmend TK. Diseases and drugs but not food decrease ketoconazole 'bioavailability'. *Br J Clin Pharmacol* 1990; **29:** 783–4.
5. Hurwitz A, *et al.* Gastric function in the elderly: effects on absorption of ketoconazole. *J Clin Pharmacol* 2003; **43:** 996–1002.
6. Fitch WL, *et al.* Revisiting the metabolism of ketoconazole using accurate mass. *Drug Metab Lett* 2009; **3:** 191–8.

用途和用法

酮康唑是咪唑类抗真菌药，用药方式主要是局部或口服用药。口服给药主要治疗慢性黏膜皮肤或阴道念珠菌病、胃肠道真菌感染、局部用药无效的皮肤和指（趾）甲的皮肤癣菌感染以及全身性感染包括芽生菌病、念珠菌病、球孢子菌病、组织胞浆菌病和副球孢子菌病。通常还可用于预防免疫缺陷患者的真菌感染，但是，选用最好选用氟康唑或伊曲康唑。由于酮康唑的吸收变异性大，而且起效慢，因此不推荐用于治疗包括真菌性脑膜炎在内的危及生命的感染，以及免疫缺陷患者的严重感染。又由于酮康唑的肝毒性，因此酮康唑只用于治疗对其他药物耐药的非全身性感染。

有关酮唑治疗不同部位真菌感染的论述见**抗真菌药的选择**，第493页。酮康唑也用于治疗包括棘阿米巴性感染和利什曼病在内的原虫感染。还可用于治疗急性呼吸窘迫综合征、高钙血症以及一些内分泌紊乱和恶性肿瘤，详见下文。

酮康唑口服治疗和预防真菌感染的给药剂量通常是每日 200mg，进食时服用。如果疗效不显著，剂量可以调整到每日 400mg；治疗某些感染时可以给更大剂量。治疗通常须持续 2 周，并且须持续到症状消失，真菌培养阴性后 1 周。有些感染的疗程长达数月，增加了肝损伤的危险性。

儿童用法详见下文。

2%酮康唑乳膏用于局部治疗皮肤念珠菌病和皮肤癣菌感染或花斑癣。每日给药 1 次或 2 次，直到症状消失后数天为止。每日使用 2 次含 2%酮康唑的泡沫剂，持续使用 4 周，可用于治疗脂溢性皮炎。每周使用 2 次含 1%或 2%酮康唑的洗发剂，连续使用 2～4 周（或更长），可以治疗头皮屑或脂溢性皮炎。用含 2%酮康唑的洗发剂治疗花斑癣时，需要每日 1 次，连续使用 5 天以上。为预防脂溢性皮炎，可以每 1～2 周用 1 次含 2%酮康唑的洗发剂。为预防花斑癣，在接触日光前需要每日使用 1 次（至多 3 天）含 2%酮康唑的洗发剂。

儿童用法 酮康唑局部用药治疗婴儿和儿童皮肤真菌感染的用法与成人相似。也可口服给药用于局部治疗无效的儿童皮肤真菌感染、指甲感染和慢性皮肤黏膜念珠菌病。口服用法应严格控制，只在其他抗真菌药发生耐药或不耐受时使用。

在英国，体重 15～30kg 的儿童推荐口服给药剂量为 100mg，每日 1 次；体重大于 30kg 的儿童，给药剂量可与成人相同（详见上文）。另外，American Academy of Pediactrics[1] 推荐的给药剂量为 3.3～6.6mg/kg，每日 1 次。

1. American Academy of Pediatrics. *2009 Red Book: Report of the Committee on Infectious Diseases*, 28th ed. Elk Grove Village, Illinois, USA: American Academy of Pediatrics, 2009.

棘阿米巴感染 尽管目前还没有治疗肉芽肿性阿米巴脑炎的方法，但是酮康唑对棘阿米巴原虫有一定活性，目前已被局部用于治疗皮肤病损。口服酮康唑并且局部使用咪康唑可以治疗棘阿米巴角膜炎（第791页）。

急性呼吸窘迫综合征 在两项小型双盲对照研究中[1,2]，两组有呼吸窘迫综合征（ARDS，第1431页）高危因素的患者，一组给酮康唑，另一组给安慰剂。结果发现前者呼吸窘迫综合征的发生率和死亡率低于后者。一篇评论中指出[3]，酮康唑必须达到足够的血药浓度，其作用机制是抑制了白三烯和血栓素的合成[2,3]。但是，在另一项对 234 例患者的研究[4]中发现，在 ARDS 病程的早期给予酮康唑治疗，并没有降低死亡率或者改善预后。一些中心已经出台了关于酮康唑预防 ARDS 的使用指南[5]。

1. Slotman GJ, *et al.* Ketoconazole prevents acute respiratory failure in critically ill surgical patients. *J Trauma* 1988; **28:** 648–54.
2. Yu M, Tomasa G. A double-blind, prospective, randomized trial of ketoconazole, a thromboxane synthetase inhibitor, in the prophylaxis of the adult respiratory distress syndrome. *Crit Care Med* 1993; **21:** 1635–42.
3. Slotman GJ. Ketoconazole: maybe it isn't the magic potion, but ... *Crit Care Med* 1993; **21:** 1642–4.
4. The ARDS Network Authors. Ketoconazole for early treatment of acute lung injury and acute respiratory distress syndrome: a randomized controlled trial. *JAMA* 2000; **283:** 1995–2002.
5. Sinuff T, *et al.* Development, implementation, and evaluation of a ketoconazole practice guideline for ARDS prophylaxis. *J Crit Care* 1999; **14:** 1–6.

着色芽生菌病 作为唑类药物治疗着色芽生菌病，由于不良反应的发生率高，疗效较差，酮康唑已被伊曲康唑取代（第594页），但是酮康唑可以作为其替代药物每日给400～800mg[1]。

1. Chapman SW, *et al.* Clinical practice guidelines for the management of blastomycosis: 2008 update by the Infectious Diseases Society of America. *Clin Infect Dis* 2008; **46:** 1801–12. Also available at: http://www.journals.uchicago.edu/doi/pdf/10.1086/588300 (accessed 03/07/08)

内分泌失调和恶性肿瘤 酮康唑可以阻碍类固醇激素的合成[1]，阻断可的松对肾上腺皮质激素（ACTH）的反应[2]。因此用于治疗一些内分泌失调的疾病。

酮康唑治疗**库欣综合征**（第2282页）是手术或放射治疗的有效辅助疗法或替代治疗方案，其每日的给用剂量达 1200mg[3～6]。

治疗**多毛症**通常选用雄激素拮抗药（见**环丙孕酮**，第2022页），但酮康唑已被尝试用于治疗部分女性的多毛症，给药方案是：每日 300mg[7] 或 400mg[8,9]，其疗效差异很大。

据报道，酮康唑治疗对促性腺激素释放激素类似物不敏感的**性早熟**（第2013页）患者疗效较好。酮康唑可能引起女孩停经、青春期性征减退[10]；对于男孩，减少其睾酮分泌，增加其身高[11～13]。

酮康唑的抗雄激素作用可用于治疗部分患者的**前列腺癌**（第638页）[14～18]。但是还有些耐受性方面的问题[17]，因此通常不作为一线治疗的药物。

酮康唑对于抑制阴茎整形手术患者的**术后勃起**无效[19]。与强的松联合可尝试性应用于控制复发性缺血性**阴茎异常勃起**[20]。

1. Pont A, *et al.* Ketoconazole blocks adrenal steroid synthesis. *Ann Intern Med* 1982; **97:** 370–2.
2. White MC, Kendall-Taylor P. Adrenal hypofunction in patients taking ketoconazole. *Lancet* 1985; **i:** 44–5.
3. Winquist EW, *et al.* Ketoconazole in the management of paraneoplastic Cushing's syndrome secondary to ectopic adrenocorticotropin production. *J Clin Oncol* 1995; **13:** 157–64.
4. Estrada J, *et al.* The long-term outcome of pituitary irradiation after unsuccessful transsphenoidal surgery in Cushing's disease. *N Engl J Med* 1997; **336:** 172–7.
5. Berwaerts JJ, *et al.* Corticotropin-dependent Cushing's syndrome in older people: presentation of five cases and therapeutical use of ketoconazole. *J Am Geriatr Soc* 1998; **46:** 880–4.
6. Chou SC, Lin JD. Long-term effects of ketoconazole in the treatment of residual or recurrent Cushing's disease. *Endocr J* 2000; **47:** 401–6.
7. Venturoli S, *et al.* A prospective randomized trial comparing low dose flutamide, finasteride, ketoconazole, and cyproterone acetate-estrogen regimens in the treatment of hirsutism. *J Clin Endocrinol Metab* 1999; **84:** 1304–10.
8. Sonino N, *et al.* Low-dose ketoconazole treatment in hirsute women. *J Endocrinol Invest* 1990; **13:** 35–40.
9. Venturoli S, *et al.* Ketoconazole therapy for women with acne and/or hirsutism. *J Clin Endocrinol Metab* 1990; **71:** 335–9.
10. Syed FA, Chalew SA. Ketoconazole treatment of gonadotropin independent precocious puberty in girls with McCune-Albright syndrome: a preliminary report. *J Pediatr Endocrinol Metab* 1999; **12:** 81–3.
11. Bertelloni S, *et al.* Long-term outcome of male-limited gonadotropin-independent precocious puberty. *Horm Res* 1997; **48:** 235–9.
12. Soriano-Guillén L, *et al.* Adult height after ketoconazole treatment in patients with familial male-limited precocious puberty. *J Clin Endocrinol Metab* 2005; **90:** 147–51.
13. Almeida MQ, *et al.* Long-term treatment of familial male-limited precocious puberty (testotoxicosis) with cyproterone acetate or ketoconazole. *Clin Endocrinol (Oxf)* 2008; **69:** 93–98.
14. Lowe FC, Bamberger MH. Indications for use of ketoconazole in management of metastatic prostate cancer. *Urology* 1990; **36:** 541–5.
15. Mahler C, *et al.* Ketoconazole and liarozole in the treatment of advanced prostatic cancer. *Cancer* 1993; **71:** 1068–73.
16. Small EJ, *et al.* Ketoconazole retains activity in advanced prostate cancer patients with progression despite flutamide withdrawal. *J Urol (Baltimore)* 1997; **157:** 1204–7.
17. Bok RA, Small EJ. The treatment of advanced prostate cancer with ketoconazole: safety issues. *Drug Safety* 1999; **20:** 451–8.
18. Pettaway CA, *et al.* Neoadjuvant chemotherapy and hormonal therapy followed by radical prostatectomy: feasibility and preliminary results. *J Clin Oncol* 2000; **18:** 1050–7.
19. DeCastro BJ, *et al.* Oral ketoconazole for prevention of postoperative penile erection: a placebo controlled, randomized, double-blind trial. *J Urol (Baltimore)* 2008; **179:** 1930–2.
20. Abern MR, Levine LA. Ketoconazole and prednisone to prevent recurrent ischemic priapism. *J Urol (Baltimore)* 2009; **182:** 1401–6.

高钙血症 酮康唑可用于治疗高钙血症（第1590页）[1,2]。主要是抑制细胞色素 P450 相关的维生素 D 的 1α-羟化作用，从而降低了 1,25-二羟胆钙化醇的浓度。

1. Yavuz H. Familiar drugs for the treatment of hypercalcemia. *J Pediatr* 1998; **133:** 311.
2. Young C, *et al.* Hypercalcaemia in sarcoidosis. *Lancet* 1999; **353:** 374.

利什曼病 正像第794页论述的那样，酮康唑已尝试作为内脏利什曼病的一线和二线治疗的替代方案[1,2]，但疗效不甚理想[3,4]。

酮康唑还用于治疗皮肤利什曼病。酮康唑治疗100多例硕大利什曼病感染的治愈率达到70%，其治疗方案是每日口服200～400mg酮康唑，疗程为4～6周。但是酮康唑对于由热带利什曼原虫、埃塞俄比亚利什曼原虫[5]或圭亚那利什曼原虫[6]引起的感染无效。治疗由巴拿马利什曼原虫引起的皮肤利什曼原虫病可以选用葡萄糖酸锑钠肌内注射，给药20天，也可以选用酮康唑，每日给药600mg，连续给药28天，两者的疗效相同[7]。有人对96例由硕大利什曼原虫和热带利什曼原虫引起的皮肤利什曼病患者做了进一步的对照研究[8]。一种治疗方案是成人每日给600mg酮康唑、儿童给10mg/kg，连续用药30天；另一种方案是损伤区注射葡甲氨锑酸盐，每2周注射1次，疗程为6～8周。经比较，前一治疗方案优于后者。另一项研究表明[9]，治疗由巴西利什曼原虫引起的感染时，酮康唑的疗效不及葡萄糖酸锑钠，而治疗由墨西哥利什曼原虫引起的感染时，酮康唑的疗效优于葡萄糖酸锑钠。

1. Wali JP, *et al.* Ketoconazole in treatment of visceral leishmaniasis. *Lancet* 1990; **330:** 810–11.
2. Wali JP, *et al.* Ketoconazole in the treatment of antimony- and pentamidine-resistant Kala-azar. *J Infect Dis* 1992; **166:** 215–16.
3. Sundar S, *et al.* Ketoconazole in visceral leishmaniasis. *Lancet* 1990; **336:** 1582–3.
4. Rashid JR, *et al.* The efficacy and safety of ketoconazole in visceral leishmaniasis. *East Afr Med J* 1994; **71:** 392–5.
5. Weinrauch L, *et al.* Ketoconazole in cutaneous leishmaniasis. *Br J Dermatol* 1987; **117:** 666–7.
6. Dedet J-P, *et al.* Failure to cure Leishmania braziliensis guyanensis cutaneous leishmaniasis with oral ketoconazole. *Trans R Soc Trop Med Hyg* 1986; **80:** 176.
7. Saenz RE, *et al.* Efficacy of ketoconazole against Leishmania braziliensis panamensis cutaneous leishmaniasis. *Am J Med* 1990; **89:** 147–55.
8. Salmanpour R, *et al.* Comparative study of the efficacy of oral ketoconazole with intra-lesional meglumine antimoniate (Glucantime) for the treatment of cutaneous leishmaniasis. *J Dermatol Treat* 2001; **12:** 159–62.
9. Navin TR, *et al.* Placebo-controlled clinical trial of sodium stibogluconate (Pentostam) versus ketoconazole for treating cutaneous leishmaniasis in Guatemala. *J Infect Dis* 1992; **165:** 528–34.

制剂

USP 33: Ketoconazole Oral Suspension; Ketoconazole Tablets.

专利制剂

Arg.: C-86; Cetonil; Eumicel; Faction; Fangan; Fitonal; Grenfung; Keduo; Ketolef; Ketonazol; Ketozol†; Micoespec; Micoral; Orifungal; Perative; Pitylis; Quadion; Sinamida Accion Caspa; Socosep; Tikl; Triatop†; ***Austral.:*** Hexal Konazol Shampoo†; Nizoral; Sebizole; ***Austria:*** Fungoral; Nizoral; ***Belg.:*** Docketoral; Nizoral; Pelikair; ***Braz.:*** Aciderm; Arcolan; Candiderm; Candoral; Cetocona†; Cetoconalab; Cetoderm; Cetohexal†; Cetomed; Cetomicoss†; Cetomizol; Cetonax; Cetoneo; Cetonil; Cetonin; Cetozan†; Cetozaz†; Cetozol†; Dermitrat; Fungoral†; Ketomicol†; Ketonan†; Ketonazol; Lozan; Miconan; Micoral; Nizoral; Nizoretic; Noriderm; Noronal; Sioconazol†; Tonazox†; Zanoc; Zolmicol; ***Canad.:*** Ketoderm; Nizoral; Nu-Ketocon; ***Chile:*** Arcolane; Biogel; Eprofil†; Fungarest; Fungium; Ketonil†; Soridermal; TKC; ***Cz.:*** Asquam; Nizoral; Orozanol†; ***Denm.:*** Kezoral†; Nizoral; ***Fin.:*** Konact; Nizoral; ***Fr.:*** Ketoderm; Ketolium†; Nizoral; ***Ger.:*** Nizoral; Terzolin; ***Gr.:*** Abba; Adenosan; Aquarius; Botaderm; Cezolin; Ebersept; Flidaphen; Fungoral; Ilgem; Libroman; Lovegin; Mycofebrin; Neo-egmol; Nyoxep; Reprol; Scalpin; Sostatin; Tonsil; Vafluson; Zemidral; ***Hong Kong:*** CP-Keto; Dezor; Diazon; Fluzoral†; Fungazol†; Funginox; Ketovid; Ketozol; Ketozole; Larry; Nizoral; Pristine; Pristinex; Stada K†; Synizoral; Ziconal; ***Hung.:*** Ketospor; Nizoral; ***India:*** Arcolane; Danfree; Danruf; Funazole†; Fungicide; Hyphoral; Keto; ***Indon.:*** Anfuhex†; Dermaral; Dexazol; Dysfungal†; Fexazol; Formyco; Funet; Fungasol; Fungoral; Interzol; Ketomed; Lusanoc; Micoticum†; Muzoral; Mycoderm; Mycoral; Mycozid; Nizol†; Nizoral; Nofung; Picamic†; Profungal; Solinfec; Sporex; Thicazol; Wizol; Zoloral; Zoralin; Zumazol†; ***Irl.:*** Ketopine; Ketozol; Nizoral; ***Israel:*** Nizoral; ***Ital.:*** Nizoral; Triatop; ***Malaysia:*** Dezor; Diazon; Fungazol; Funginox; Ketozole†; Kezoral; Larry; Nizoral; Pristine; Pristinex; Sebizole†; Sunazol†; Yucomy; ***Mex.:*** Akorazol; Apo-Kesol†; Biozoral; Conazol; Cremosan; Ergomicon; Eurolat; Fomiral; Fungipar; Fungoral; Fungosine†; Hispazzon; Honzil; Ketofar; Ketomed; Ketomizol; Ketoril; Konaderm; Konaturil; Lemyken†; Lizovag; Messelzol; Mi-Ke-Sons; Micoser; Micozol; Mycocil; Mycodib; Nastil; Nazolfarm; Nazoltec; Nizoral; Onofin-K; Prenalon; Remecon; Strizole; Termizol; Tiniasil; Tiniazol; Tocomizol†; Toconal; Tolcrem; Tomiko; Triatop; ***Neth.:*** Nizoral; ***Norw.:*** Fungoral; Konazal; ***NZ:*** Daktagold; Ketopine; Nizoral; Sebizole; ***Philipp.:*** Conatab; Dezor; Donaxene; Ketovid; Konazole; Kozec; Nizoral; Reduff; ***Pol.:*** Fungores; Nizoral; Noell; ***Port.:*** Farmorol; Frisolac†; Micopar†; Nizale; Nizoral; Rapamic†; Tedol; ***Rus.:*** Livarole (Ливарол); Mycoket (Микокет); Mycosoral (Микозорал); Nizoral (Низорал); Oronazol (Ороназол); Sebozole (Себозол); ***S.Afr.:*** Adco-Dermed; Ketazol; Kez; Nizcreme; Nizoral; Nizorelle†; Nizovules†; Nizshampoo; ***Singapore:*** Antanazol; Beatoconazole; Dezor; Diazon; Ketozole; Kezoral; Nicozone; Ninazol; Nitozol; Nizoral; Pristine; Pristinex; Sebizole; Yucomy; ***Spain:*** Fungarest; Fungo Farmasierra; Fungo Zeus; Keto-Cure; Ketoderma†; Ketoisdin; Medezol; Micoticum; Panfungol; ***Swed.:*** Fundan; Fungoral; Ketoson; Kezol; ***Switz.:*** Keto-med; Ketozol; Lur; Nizoral; Terzolin; ***Thai.:*** AC-FA; Chintaral; Chintoral; Dandril; Dezor; Diazon; Fungazol; Fungiderm-K; Funginox; Fungizin; Kandex; Kara; Katsin; Kazinal; Kenalyn; Kenazol; Kenazole†; Kenoral; Ketazol†; Ketazon; Ketocine; Ketolan; Ketomed; Ketonazole; Ketopac; Ketoral; Ketosil; Ketozal; Kezole; Kezon; Konaz; Konazol; Lama†; Larry; Manoketo; Masarol; Mizoco; Mizoron; Mycella†; Myco; Myco-shampoo; Mycoral; Nazole; Ninazol; Nizoral; Nora; Pasalen; SP-Keto; Sporaxyl; Sporoxyl; Triatop†; ***Turk.:*** Fungoral; Keto; Ketoderm; Ketoral; Konazol; Nizoral; ***UK:*** Daktarin Gold; Dandrazol; Dandrid; Nizoral; ***Ukr.:*** Kenazole (Кеназол); Ketodin (Кетодин); Ketozoral (Кетозорал); Livarol (Ливарол); ***USA:*** Extina; Nizoral; Xolegel; ***Venez.:*** Arcolane; Danfree†; Freetop; Kenazol; Ketazol; Ketocoval†; Ketomed; Napox†; Nizoral; Noractin†; Topstar†.

多组分制剂 ***Arg.:*** Bactisona†; Butimerin Complex; Ciprocort; Dercotex; Dermoperative; Duo Minoxi†; Gentacler; Gynerium; Ketohair†; Linfol Dermico; Magicrem; Micozol Compuesto†; Microsona C; Ovogin; Start NP†; Torgyn Duo; Tricur; Tridermal; Triefect†; ***Braz.:*** Betazol Cort; Candicort; Capel; Celocort; Cetobeta; Cetocort; Cetocorten; Cimecort; Emscort; Naderm; Novacort; Trok; Trok-N; ***India:*** Hyphoral; Scalpe; ***Ital.:*** Keto Z; Ketomousse; ***Malaysia:*** Ketoplus; ***Mex.:*** Femisan; Loffymix; Trexen Duo; ***Philipp.:*** Scalpex; ***Rus.:*** Keto Plus (Кето Плюс); ***Thai.:*** Nizoral Cool; ***Ukr.:*** Keto Plus (Кето Плюс); ***USA:*** Xolegel CorePak; Xolegel Duo.

Lanoconazole (*rINN*) 拉诺康唑

Lanoconazol; Lanoconazolum; Latoconazole; NND-318; TJN-318. (±)-α-[(*E*)-4-(*o*-Chlorophenyl)-1,3-dithiolan-2-ylidene]imidazole-1-acetonitrile.

Ланоконазол

$C_{14}H_{10}ClN_3S_2$ = 319.8.

CAS — 101530-10-3.

UNII — 4E785831IF.

简介

拉诺康唑是咪唑类抗真菌药，主要用于局部治疗皮肤真菌性感染，每日使用1次1%乳膏、软膏或溶液。妊娠期要谨慎选用唑类抗真菌药。见**氟康唑的注意事项**项下的**妊娠**，第506页。

超敏反应 有关于拉诺康唑和鲁利康唑交叉过敏的报道，见第514页。

制剂

专利制剂

Jpn: Astat; ***Port.:*** Micoder†.

Liranaftate (*rINN*) 林拉萘酯

Liranaftato; Liranaftatum; M-732; Piritetrate. *O*-5,6,7,8-Tetrahydro-2-naphthyl 6-methoxy-*N*-methylthio-2-pyridinecarbamate.

Лиранафтат

$C_{18}H_{20}N_2O_2S$ = 328.4.

CAS — 88678-31-3.

UNII — 5253IGO5X3.

简介

林拉萘酯是一种与托西拉酯（见第522页）有关的抗真菌药，用于治疗浅表皮肤真菌感染（见第497页），给药方案是浓度2%的霜剂或溶液剂，每日1次。

制剂

专利制剂

Jpn: Zefnart.

Luliconazole (*USAN*, *rINN*) 鲁利康唑

Luliconazole; Luliconazolum; NND-502; PR-2699. (−)-(*E*)-[(4*R*)-4-(2,4-Dichlorophenyl)-1,3-dithiolan-2-ylidene](1*H*-imidazol-1-yl)acetonitrile.

Луликоназол

$C_{14}H_9Cl_2N_3S_2$ = 354.3.

CAS — 187164-19-8.

UNII — RE91AN4S8G.

简介

鲁利康唑是咪唑类抗真菌药，局部给予1%的溶液剂或霜剂，用于治疗皮肤真菌感染。

超敏反应 进行皮肤过敏试验时发现，2例接触鲁利康唑后发生过敏性皮肤炎的患者，与拉诺康唑存在交叉过敏反应，但与其他几种咪唑类抗真菌药不存在交叉过敏现象[1,2]。

1. Shono M. Allergic contact dermatitis from luliconazole. *Contact Dermatitis* 2007; **56:** 296–7.
2. Tanaka T, *et al.* Allergic contact dermatitis from luliconazole: implication of the dithioacetal structure. *Acta Derm Venereol* 2007; **87:** 271–2.

制剂

专利制剂

Jpn: Lulicon.

Mepartricin (*BAN*, *USAN*, *rINN*) 美帕曲星

Mepartricina; Mépartricine; Mepartricinum; Methylpartricin; SN-654; SPA-S-160.

Мепартрицин

CAS — 11121-32-7.

ATC — A01AB16; D01AA06; G01AA09; G04CX03.

ATC Vet — QA01AB16; QD01AA06; QG01AA09; QG04CX03.

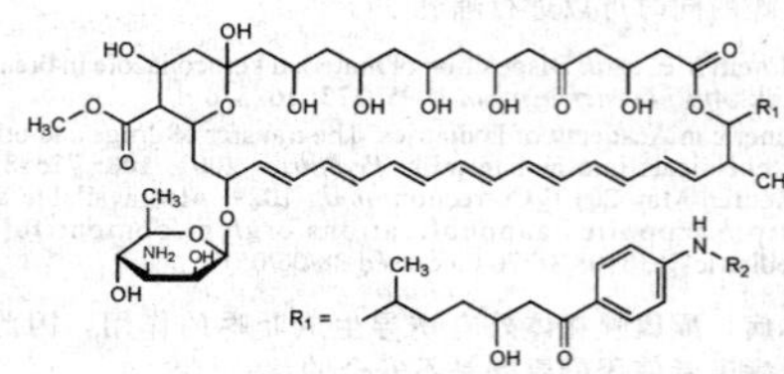

Mepartricin A: $R_2 = CH_3$

Mepartricin B: $R_2 = H$

简介

美帕曲星是两种多烯类抗真菌药甲酯的混合物，是由金黄色链霉菌菌株生成的，具有抗真菌和抗原虫活性。其阴道栓剂和乳膏可以治疗阴道念珠菌病和滴虫病。乳膏还用于治疗表浅念珠菌病。也可以使用口服剂型十二烷基硫酸钠美帕曲星。每日口服美帕曲星40mg可以治疗前列腺疾病。

前列腺疾病 研究表明[1,2]，口服美帕曲星是治疗良性前列腺增生（常规治疗方法见第2098页）的有效方法，给药剂量通常是每日40mg[2]。美帕曲星可以抑制胆固醇、雌二醇和雄激素结合于前列腺。另一研究表明[3]，相同剂量的美帕曲星可以缓解慢性前列腺炎或慢性骨盆疼痛综合征（见**前列腺炎**，第2100页）的症状。

1. Tosto A, *et al.* A double-blind study of the effects of mepartricin in the treatment of obstruction due to benign prostatic hyperplasia. *Curr Ther Res* 1995; **56:** 1270–75.
2. Denis L, *et al.* Double-blind, placebo-controlled trial to assess the efficacy and tolerability of mepartricin in the treatment of BPH. *Prostate* 1998; **37:** 246–52.
3. De Rose AF, *et al.* Role of mepartricin in category III chronic nonbacterial prostatitis/chronic pelvic pain syndrome: a randomized prospective placebo-controlled trial. *Urology* 2004; **63:** 13–16.

制剂

专利制剂

Austria: Iperplasin; Prostec†; ***Belg.:*** Tricandil†; ***Cz.:*** Ipertrofan; ***Ital.:*** Ipertrofan; Tricandil; ***Philipp.:*** Ipertrofan; ***Pol.:*** Ipertrofan; ***Port.:*** Iperplasin; Ipertrofan; Tricandil.

多组分制剂 ***Braz.:*** Tricangine†.

Micafungin Sodium (*USAN*, *rINNM*) 米卡芬净钠

FK-463; Micafungina sódica; Micafungine Sodique; Natrii Micafunginum. 5-((1*S*,2*S*)-2-{(2*R*,6*S*,9*S*,11*R*,12*R*,14a*S*,15*S*,16*S*,20*S*,23*S*,25a*S*)-20-[(1*R*)-3-Amino-1-hydroxy-3-oxopropyl]-2,11,12,15-tetrahydroxy-6-[(1*R*)-1-hydroxyethyl]-16-methyl-5,8,14,19,22,25-hexaoxo-9-[(4-{5-[4-(pentyloxy)phenyl]isoxazol-3-yl}benzoyl)amino]tetracosahydro-1*H*-dipyrrolo[2,1-*c*:2′,1′-*l*][1,4,7,10,13,16]hexaazacyclohenicosin-23-yl}-1,2-dihydroxyethyl)-2-hydroxyphenyl sodium sulfate.

Натрий Микафунгин

$C_{56}H_{70}N_9NaO_{23}S$ = 1292.3.

CAS — 235114-32-6 (micafungin); 208538-73-2 (mi-

cafungin sodium).
ATC — J02AX05.
ATC Vet — QJ02AX05.
UNII — IS1UP79R56.

不良反应

不良反应见**卡泊芬净**，第503页。使用米卡芬净的患者，极少出现包括急性血管内溶血和溶血性贫血在内的溶血不良反应。使用米卡芬净可能会引起严重的肝功能不全，甚至致命，小于1岁的儿童更容易发生肝损伤。服用米卡芬净后偶有肾功能不全或急性肾衰竭报道。

超敏反应 1例发生米卡芬净超敏反应的患者，对卡泊芬净存在交叉过敏现象。详见第503页。

注意事项

如果患者使用米卡芬净的过程中或之后出现肝、肾功能的异常，那么需要密切监测其肝、肾功能的变化情况。在大鼠实验中，给予米卡芬净3个月或更长疗程，发生肝肿瘤病变。尽管人的发生风险尚不明确，但对于严重肝功能损伤、慢性肝病以及使用其他肝毒性或遗传毒性药物的患者，由于具有潜在的发生恶性肿瘤的风险，在使用米卡芬净时要特别注意。

药物相互作用

米卡芬净钠能够增加两性霉素 B、伊曲康唑、硝苯地平和西罗莫司的浓度-时间曲线下的面积。

抗菌作用

见**卡泊芬净**，第503页。

药动学

口服剂型的米卡芬净主要通过胃肠道被吸收。其蛋白结合率达99%以上，主要与血浆白蛋白结合。

米卡芬净主要通过芳香基硫酸酯酶代谢为它的邻苯二酚的形式，然后通过邻苯二酚甲基转移酶进一步代谢为甲基化结构。米卡芬净通过细胞色素 P450 同工酶可以羟基化。

用药28天后，大约71%的药物经粪便排出，12%经尿液排出体外。据报道，其半衰期平均为14.0～17.2h。

用途和用法

米卡芬净是棘白霉素类抗真菌药，其一般属性与卡泊芬净（第503页）相似。主要用于预防和治疗念珠菌病以及在有些国家治疗曲霉菌病。治疗念珠菌病的给药方案是：每日给米卡芬净的钠盐 50mg，通过静脉输注的方式给药。治疗食管念珠菌病的推荐剂量是每日150mg。对于侵袭性念珠菌感染，包括念珠菌性败血症或播散性感染，推荐的给药剂量为100mg，每日1次。如果临床治疗效果不理想，可以增加到200mg，每日1次。曲霉菌病的推荐剂量是每日50～150mg。对于严重的或复发性疾病，米卡芬净的剂量可增至每日300mg。每日给接受造血干细胞移植或中性粒细胞减少超过10天的患者50mg米卡芬净可以预防念珠菌病。

儿童用法见下文。英国注册药品信息建议，体重不到40kg的成人给药剂量同儿童剂量。

1. Denning DW. Echinocandin antifungal drugs. *Lancet* 2003; **362:** 1142–51.
2. Jarvis B, *et al.* Micafungin. *Drugs* 2004; **64:** 969–84.
3. Carver PL. Micafungin. *Ann Pharmacother* 2004; **38:** 1707–21.
4. van Burik JA, *et al.* Micafungin versus fluconazole for prophylaxis against invasive fungal infections during neutropenia in patients undergoing hematopoietic stem cell transplantation. *Clin Infect Dis* 2004; **39:** 1407–16.
5. Chandrasekar PH, Sobel JD. Micafungin: a new echinocandin. *Clin Infect Dis* 2006; **42:** 1171–8.
6. Fritz JM, *et al.* Micafungin for the prophylaxis and treatment of Candida infections. *Expert Rev Anti Infect Ther* 2008; **6:** 153–62.
7. Cross SA, Scott LJ. Micafungin: a review of its use in adults for the treatment of invasive and oesophageal candidiasis, and as prophylaxis against Candida infections. *Drugs* 2008; **68:** 2225–55.
8. Horn DL, *et al.* Factors related to survival and treatment success in invasive candidiasis or candidemia: a pooled analysis of two large, prospective, micafungin trials. *Eur J Clin Microbiol Infect Dis* 2010; **29:** 223–9.
9. Bormann AM, Morrison VA. Review of the pharmacology and clinical studies of micafungin. *Drug Des Devel Ther* 2009; **3:** 295–302.

儿童用法 在英国，米卡芬净可用于婴儿和儿童，治疗侵袭性念珠菌病，以及预防造血干细胞移植术后或中性粒细胞减少超过10天的念珠菌感染。对16岁以上儿童，还可用于治疗食管念珠菌病。依据体重的推荐给药剂量如下，静脉滴注给药时间应长于1h。

- 侵袭性念珠菌病：2mg/kg，每日1次；疗效不佳时，剂量可加倍。
- 食管念珠菌病：3mg/kg，每日1次。
- 念珠菌病的预防：1mg/kg，每日1次。

体重在40kg以上的儿童，给药剂量同成人。

1. Carter NJ, Keating GM. Micafungin: a review of its use in the prophylaxis and treatment of invasive Candida infections in pediatric patients. *Paediatr Drugs* 2009; **11:** 271–91.
2. Lehrnbecher T, Groll AH. Micafungin: a brief review of pharmacology, safety, and antifungal efficacy in pediatric patients. *Pediatr Blood Cancer* 2010; **55:** 229–32.

制剂

专利制剂

Cz.: Mycamine; **Fr.:** Mycamine; **Gr.:** Mycamine; **Hong Kong:** Mycamine; **Hung.:** Mycamine; **Indon.:** Mycamine; **Irl.:** Mycamine; **Jpn:** Funguard; **Philipp.:** Mycamine; **Pol.:** Mycamine; **Port.:** Mycamine; **Thai.:** Mycamine; **UK:** Mycamine; **USA:** Mycamine.

Miconazole (*BAN, rINN*) 咪康唑

Miconazol; Miconazolum; Mikonatsoli; Mikonazol; Mikonazolas; R-18134. 1-[2,4-Dichloro-β-(2,4-dichlorobenzyloxy)phenethyl]-imidazole.

Миконазол

$C_{18}H_{14}Cl_4N_2O = 416.1.$

CAS — 22916-47-8.

ATC — A01AB09; A07AC01; D01AC02; G01AF04; J02AB01; S02AA13.

ATC Vet — QA01AB09; QA07AC01; QD01AC02; QG01AF04; QJ02AB01; QS02AA13.

UNII — 7NNO0D7S5M.

Pharmacopoeias. In *Eur.* (see p.vii), *Jpn*, and *US.*

Ph. Eur. 6.8（Miconazole） 白色或类白色粉末，具有多态性。熔点83～87℃。极微溶于水；溶于乙醇；易溶于甲醇。避光。

USP 33（Miconazole） 白色或淡黄色粉末，可能具有多态性。熔点为78～88℃。不溶于水；可溶于乙醇（1∶9.5）；溶于氯仿（1∶2），溶于乙醚（1∶15），溶于异丙醇（1∶4），溶于甲醇（1∶5.3），溶于丙二醇（1∶9）；易溶于丙酮和二甲基甲酰胺。保存温度为25℃，允许在15～30℃范围内。避光。

Miconazole Nitrate（*BANM, USAN, rINNM*）硝酸咪康唑

Miconazole, nitrate de; Miconazoli nitras; Mikonatsolinitraatti; Mikonazol Nitrat; Mikonazolnitrat; Mikonazol-nitrát; Mikonazolo nitratas; Mikonazolu azotan; Nitrato de miconazol; R-14889.

Миконазола Нитрат

$C_{18}H_{14}Cl_4N_2O,HNO_3 = 479.1.$

CAS — 22832-87-7.

ATC — A01AB09; A07AC01; D01AC02; G01AF04; J02AB01; S02AA13.

ATC Vet — QA01AB09; QA07AC01; QD01AC02; QG01AF04; QJ02AB01; QS02AA13.

UNII — VW4H1CYW1K.

Pharmacopoeias. In *Chin., Eur.* (see p.vii), *Int., Jpn*, and *US.*

Ph. Eur. 6.8（Miconazole Nitrate） 白色或类白色粉末。极微溶于水；微溶于乙醇；略溶于甲醇。避光。

USP 33（Miconazole Nitrate） 白色或类白色的晶体状粉末。没有或有轻微气味。按1∶6250溶于水，溶于乙醇（1∶312），溶于氯仿（1∶525），溶于异丙醇（1∶1408），溶于甲醇（1∶75），溶于丙二醇（1∶119）；易溶于二甲基亚砜；溶于二甲基酰胺；不溶于乙醚。避光。

不良反应

口服咪康唑后较常见的不良反应是恶心和呕吐，长期给药时可能出现腹泻。过敏反应和肝炎极少见。

局部使用咪康唑硝酸盐时可能出现局部刺激症状和光敏反应。接触性皮炎也有报道。

静脉输注咪康唑后可能出现的不良反应有：静脉炎、恶心、呕吐、腹泻、食欲减退、瘙痒、皮疹、发热反应、面红、嗜睡和低血钠。其他的不良反应还有高脂血症、红细胞聚集、贫血和血小板增多。咪康唑快速输注可能出现短暂的心动过速和其他心律失常（见下文**对心脏的影响**）。极少见的不良反应包括急性精神病、关节痛和过敏反应，多数此类反应主要是因为注射器含聚乙二醇蓖麻子油类（第1970页）。

对心脏的影响 1例心脏移植患者的侵袭性真菌感染在静脉输注咪康唑的过程中出现心动过缓、进展为致命的心室纤维颤动和心脏停搏[1]。

1. Coley KC, Crain JL. Miconazole-induced fatal dysrhythmia. *Pharmacotherapy* 1997; **17:** 379–82.

过量 1例病例报告中指出[1]，有人误将500mg当成了50mg给1例婴儿输注，输注10～15min后，婴儿出现全身强直-阵挛性惊厥。

1. Coulthard K, *et al.* Convulsions after miconazole overdose. *Med J Aust* 1987; **146:** 57–8.

注意事项

肝脏损伤患者应该避免使用咪康唑进行全身用药。咪康唑阴道内给药可能损害乳胶避孕工具，因此在使用期间有必要采取其他避孕方式。

大剂量的咪康唑对动物有胎儿毒性作用，因此不推荐妊娠期使用。妊娠期要谨慎选用唑类抗真菌药。见**氟康唑的注意事项项下的妊娠**，第506页。

卟啉病 咪康唑在体外能够促进卟啉生成，因此卟啉病患者使用咪康唑是不安全的。

药物相互作用

有些药物主要通过细胞色素 P450 同工酶 CYP3A4 和 CYP2C9 代谢，咪康唑能够抑制这些药物的代谢。对这些药物的作用机制与氟康唑（第507页）的作用机制相似。咪康唑可以增强口服抗凝血药、磺脲类降糖药和苯妥英的活性，或增加它们的血药浓度。咪康唑与卡马西平联用可能出现不良反应。

口服咪康唑与可能延长 QT 间期的 CYP3A4 的药物如阿司咪唑、西沙必利、多非利特、氯氟菲烷、咪唑斯汀、匹莫齐特、奎尼丁、舍吲哚以及特非那定联用时，可能导致心律失常，因此应该避免联用。

抗凝血药 口服给药[1]、阴道内给药[2]或局部给药[3]，咪康唑都能够增强香豆素类抗凝血药的活性。Australian Adverse Drug Reactions Advisory Committee 于2002年12月收到了18份关于咪康唑提高华法林活性的病例报告，在使用咪康唑口服凝胶剂1～2周内即出现了上述现象[4]。

1. Ortín M, *et al.* Miconazole oral gel enhances acenocoumarol anticoagulant activity: a report of three cases. *Ann Pharmacother* 1999; **33:** 175–7.
2. Lansdorp D, *et al.* Potentiation of acenocoumarol during vaginal administration of miconazole. *Br J Clin Pharmacol* 1999; **47:** 225–26.
3. Devaraj A, *et al.* Interaction between warfarin and topical miconazole cream. *BMJ* 2002; **325:** 77.
4. Australian Adverse Drug Reactions Advisory Committee (ADRAC). Miconazole oral gel elevates INR—a reminder. *Aust Adverse Drug React Bull* 2002; **21:** 14. Available at: http://www.tga.gov.au/adr/aadrb/aadr0212.pdf (accessed 28/06/05)

抗菌作用

咪康唑是咪唑类抗真菌药，其抗菌活性与酮康唑（第513页）相似。对曲霉菌、新型念珠菌、波氏假绒毛霉菌和一些革兰阳性菌包括葡萄球菌和链球菌有活性。

1. Barasch A, Griffin AV. Miconazole revisited: new evidence of antifungal efficacy from laboratory and clinical trials. *Future Microbiol* 2008; **3:** 265–9.

与其他抗微生物药物的相互作用 一项体外研究表明，咪康唑与过氧苯甲酰有协同抗葡萄球菌和短小棒状杆菌的活性[1]。

唑类药物与两性霉素 B 的相互作用见第500页。

1. Vanden Bossche H, *et al.* Synergism of the antimicrobial agents miconazole and benzoyl peroxide. *Br J Dermatol* 1982; **107:** 343–8.

药动学

咪康唑在胃肠道中的吸收并不完全。每日给药1g剂量大约4h后达峰值血药浓度1μg/ml。大于90%的药物与血浆蛋白结合。

咪康唑经肝脏代谢为无活性的代谢产物。1 次口服剂量的 10%～20%在 6 天内以代谢产物的形式经由尿液排出；50%口服给药剂量的药物以原形的形式通过粪便排出。咪康唑的消除动力学呈三相性，其生物学半衰期大约是 24h。

咪康唑几乎不能通过血液透析消除。局部使用咪康唑硝酸盐时，皮肤和黏膜都吸收甚少。

1. Daneshmend TK, Warnock DW. Clinical pharmacokinetics of systemic antifungal drugs. *Clin Pharmacokinet* 1983; **8:** 17–42.

用途和用法

咪康唑是咪唑类抗真菌药，咪康唑或咪康唑硝酸盐主要用于治疗表浅念珠菌病（第494页）、皮肤的皮肤癣菌感染和花斑癣（第497页）。咪康唑通过静脉输注的给药方式治疗播散性真菌感染，但更常用其他唑类药物进行治疗。

口服咪康唑凝胶剂（咪康唑含量为 20mg/g 即 24mg/ml）用于预防和治疗口咽和肠道念珠菌病。一般成人用药方案是每日给药 4 次，每次 5～10ml（等于每日给药的总剂量为 15mg/kg）。咪康唑口服凝胶剂可用于治疗口腔病变，给药方式为直接涂抹。咪康唑也可用于治疗免疫缺陷患者的口咽念珠菌病，每日给具有黏膜黏性的口腔含片 1 次，每次 1 片（含 50mg 咪康唑）。

每日给 2 次 2%咪康唑硝酸盐乳膏、洗剂或粉末可以治疗真菌性皮肤感染，包括念珠菌病、皮真菌病和花斑癣。也可治疗真菌性指甲感染，每日 1 次或 2 次。治疗阴道念珠菌病的给药方案是：每日给 2%乳膏 5g，用药 10～14 天；或每日给药 2 次，连续用药 7 天。咪康唑硝酸盐阴道栓剂的给药方案是每日给 100mg，用药 7～14 天；或每日给药 2 次，用药 7 天；或每日给 200mg 或 400mg，连续用药 3 天；或一次性给 1200mg。

儿童用法详见下文。

儿童用法 咪康唑可用于预防和治疗儿童的口咽和肠道念珠菌病。在英国，4 个月以上的儿童可服用以下许可剂量的口服凝胶剂（含咪康唑 20mg/g）：

- 4 个月～2 岁：每日给药 2 次，每次 2.5ml；
- 2～6 岁：每日给药 2 次，每次 5ml；
- 大于 6 岁：每日给药 4 次，每次 5ml。

尽管咪康唑还没有被批准用于更小的儿童，但 *BNFC 2010/11* 建议 1 个月以上的儿童可每日给药 2 次，每次 2.5ml。

BNFC 2010/11 建议对于新生儿，咪康唑口服凝胶剂只用于口腔感染，每日 2～4 次，每次 1ml。

咪康唑硝酸盐可局部用于治疗儿童真菌性皮肤感染及真菌性指甲感染，用法与成人相似（详见上文）。

棘阿米巴角膜炎 咪康唑用于局部治疗棘阿米巴角膜炎（第791页）。

皮肤病 含有一种唑类抗真菌药如酮康唑或咪康唑以及可的松的外用制剂可以治疗脂溢性皮炎（第1511页）。含有 2%咪康唑硝酸盐和 5%过氧苯甲酰的乳膏可以治疗痤疮（第1505页）。

制剂

BP 2010: Miconazole and Hydrocortisone Acetate Cream; Miconazole and Hydrocortisone Cream; Miconazole and Hydrocortisone Ointment; Miconazole Cream; Miconazole Oromucosal Gel;
USP 33: Miconazole Injection; Miconazole Nitrate Cream; Miconazole Nitrate Topical Powder; Miconazole Nitrate Vaginal Suppositories.

专利制剂

Arg.: Daktarin; Deralbine; Gynotran; Miconol; Micopul; Micotgez; Micotral; Micotrim P; Monizol; Nedis; ***Austral.:*** Daktarin; Hairscience Anti-Dandruff; Resolve; Resolve Thrush; Resolve Tinea; ***Austria:*** Daktarin; Gyno-Daktarin†; ***Belg.:*** Daktarin; Gyno-Daktarin; Tibozole; Zimycan†; ***Braz.:*** Amicozol; Anfugitarin; Biodol†; Ciconazol; Dakgran; Daknax†; Daktarin; Daktazol; Ginedak; Gino-Daczol; Ginotarin; Gyno-Daktarin; Micofim; Micogyn; Micotarin; Micotrin; Micozen; Mycosin; Vodol; ***Canad.:*** Micatin; Micozole; Monistat; Monistat Derm; ***Chile:*** Daktarin; ZeaSorb AF†; ***Cz.:*** Daktarin†; ***Denm.:*** Brenazol†; Brentan; ***Fin.:*** Daktarin; Gyno-Daktarin; Loramyc; Medizol†; Zimycan†; ***Fr.:*** Daktarin; Gyno-Daktarin; Loramyc; ***Ger.:*** Castellani mit Miconazol; Daktar; Decomyk†; Derma-Mykotral; Fungur M; Gyno-Daktar; Gyno-Mykotral; InfectoSoor; Micobeta; Micotar; Mykoderm; Mykoderm Mund-Gel; Mykotin; Vobamyk; ***Gr.:*** Crimak; Daktarin; Fantersol; Gnostoderm; Iristop; Medacter; Mezolitan; Untano; ***Hong Kong:*** BF-Micozo; Daktarin; Dermon; Funga†; Microtin; Tinazol; Uni-Mizole; Zarin; ***India:*** Daktarin; Gyno-Daktarin; Micogel; Zole; ***Indon.:*** Daktarin; Daktazol; Fungares; Micoskin; Micrem; Moladerm; Mycorine†; Sporend; Zolagel; ***Irl.:*** Daktarin; Gyno-Daktarin; ***Israel:*** Daktarin; Fungiderm; Gyno-Daktarin; Pitrion; ***Ital.:*** Daktarin; Miconal; Micotef; Miderm; Nizacol; Pivanozolo†; Prilagin; ***Jpn:*** Florid; ***Malaysia:*** Antifungal; Becarin; Daktarin; Decozol; Dermon; Resolve; Zarin; ***Mex.:*** Aloid; Biodantyl-C; Daktarin; Dermifun†; Falernol; Fucoderm; Fungicrem†; Fungiquim; Ginazol†; Gyno-Daktarin; Hipo Femme; K-Mizol; Lotrimin AF; Micoffen; Nacomic; Neomicol; Nimicon; Niscamil; Oz Crema; Vigasil; ***Neth.:*** Daktarin; Dermacure; Gyno-Daktarin; Kruidvat Antischimmelcreme; Loramyc; Zimycan; ***Norw.:*** Daktar; ***NZ:*** Daktarin; Fungo†; Hairscience Antidandruff†; Micozole; Micreme; Monistat; ***Philipp.:*** Daktarin; De-Ol; Defungin; Fungtopic; Micoson; Monistat; ***Pol.:*** Daktarin; Gyno-Femidazol; Miconal; ***Port.:*** Daktarin; Gyno-Daktarin; Micane†; Zimycan; ***Rus.:*** Daktarin (Дактарин)†; Gynezol (Гинезол); Micoson (Микозон); ***S.Afr.:*** Covarex; Daktarin; Dermazole; Gyno-Daktarin; Gynospor†; ***Singapore:*** Antifungal; Daktarin; Decozol; Hairscience†; Liconar; Micon; Minazol; Mycoban; Resolve; Zarin; ***Spain:*** Daktarin; Fungisdin; Pasedon; Tremix†; ***Swed.:*** Daktar; ***Switz.:*** Daktarin; Monistat; Sebolox; ***Thai.:*** Daktarin; Dermon; Funcort; Funga; Fungi-M; Fungisil; Liconar†; Mic; Micazin; Mysocort; Nikarin; Noxraxin; Podakrin; Ranozol; Skindure; Tara; ***Turk.:*** Fungucit; Lotrimin; Miko-Penetran; ***UAE:*** Gyno-Mikozal; Mikozal; ***UK:*** Daktarin; Gyno-Daktarin; Loramyc; ***USA:*** Absorbine Antifungal Foot Powder†; Aloe Vesta; Breezee Mist Antifungal†; Cruex; Desenex Liquid Spray; Desenex Powder†; Femizol-M†; Fungoid; Lotrimin AF; M-Zole†; Maximum Strength Desenex Antifungal†; Micatin; Monistat; Neosporin AF; Podactin; Prescription Strength Desenex†; Ting; Triple Paste AF; Vagistat-3; ZeaSorb AF; ***Venez.:*** Canidazol†; Daktarin; Drinax†; Gyno-Daktarin.

多组分制剂 ***Arg.:*** Adenil; Betacort Plus; Blamy; Ciprocort; Colpofilin Max; Cuta Crema; Daktozin; Delisan; Denvercrem; Dermizol Trio; Dermosona; Factor Dermico; Genamic; Gentasol; Ginal Cent; Ginkan; Gynormal; Hifamonil Crema; Ladylen; Lazar-Cort Complex; Linfol Cicatrizante; Macril; Mailen; Miklogen; Monizol Cort; Monizol Cort Crema; Neo Pelvicillin; Ovufem; Ovumix; Pentol; Protiderm; Septigyn; Tribiocort; Triliver; Triplex; Vagicural Plus; ***Austral.:*** Daktozin; Resolve; Resolve Nappy Rash; Resolve Plus; Resolve Tinea; ***Austria:*** Acne Plus; Vobaderm; ***Belg.:*** Acneplus; Daktacort; Daktozin; ***Braz.:*** Amplium-G; Anfugine; Daktozin; Facyl M; Gino-Pletil; Ginosutin-M; Tizonil M†; Trinizol M†; ***Chile:*** Doxifen; Famidal; Ginecopast; Ginecopast Dual; Ginedazol; Ginedazol Dual; Medidos; Mizonase; ***Cz.:*** Daktozin†; Klion-D; Mycosolon†; ***Denm.:*** Brentacort; ***Fin.:*** Daktacort; ***Fr.:*** Squaphane; Squaphane E; Squaphane P; Squaphane S; ***Ger.:*** Acne Plus; Decoderm tri; InfectoSoor; Micotar ZP; Vobaderm; ***Gr.:*** Antimycotic; Catrigel; Combi; Conazol; Daktodor; Decoderm Trivalente-N; Domycotin; Edmudo; Expectein; Feminella; Finicort; Flenazole; Flumicomplex; Fluniprol; Flunovon; Fosemyk; Fumicon; Iflerit; Micoflup; Micogen; Mifler†; Milfer; Oxigon; Panderm; Panmyk; Sarmel; Verdal; ***Hong Kong:*** Axcel Fungicort; Conazole; Daktacort; Fungo Soothing Balm†; Hydro-Funga†; Micosone; Uni-Mizole-HC; Zaricort; ***Hung.:*** Klion-D; Mycosolon; ***India:*** Betamil-GM; Betamil-M; Betnederm GM; Betnovate-GM; Betnovate-M; Candizole-T†; Cloderm-GM; Daktacort; Eumosone-M; Flucort-MZ; Flucreme-NM; Lobate-GM; Lobate-M; Micogel F; Stecort-NM†; Tenovate M; Valbet; Zole-F; ***Indon.:*** Benoson M; Brentan; Daktarin Diaper; Thecort; Zolacort; Zolagel Diaper; ***Irl.:*** Daktacort; ***Israel:*** Daktacort; ***Ital.:*** Acnidazil; ***Malaysia:*** Daktacort; Decocort; Miconazole H†; Neo-Penotran; Zaricort; ***Mex.:*** Bebektin; Daktacort; Gynotran; ***Neth.:*** Acnecare; Daktacort; ***Norw.:*** Cortimyk; Daktacort; ***NZ:*** Daktacort; Micreme H; ***Philipp.:*** Acne Plus; Daktacort; Neo-Penotran; ***Pol.:*** Daktacort†; Mycosolon; ***Port.:*** Daktacort; Zacne; ***Rus.:*** Klion-D (Клион-Д); Mycosolon (Микозолон); Neo-Penotran (Нео-Пенотран); ***S.Afr.:*** Acneclear; Acnidazil; Daktacort; Trialone†; ***Singapore:*** Conazole; Daktacort; Decocort; Micon-H; Neo-Penotran; Tri-Micon; Zaricort; ***Spain:*** Bexicortil; Blastoestimulina; Brentan; Nutracel; ***Swed.:*** Cortimyk; Daktacort; ***Switz.:*** Acne Creme Plus; Daktacort; Decoderm bivalent; ***Thai.:*** Daktacort; Decocort; Fungisil-T; Kelaplus; Ladocort; Lymarin; Tara-Plus; Timi; Trimicon; ***Turk.:*** Ekze-Mant; Gynotran; Neo-Penotran; Nidazol-M; Pers-Mant; ***UK:*** Acorvio Plus; Daktacort; Daktacort HC; ***Ukr.:*** Klion-D (Клион-Д); Mycosolon (Микозолон); Neo-Penotran (Нео-Пенотран); ***USA:*** Fungoid HC; Vusion; ***Venez.:*** Daktozin.

Naftifine Hydrochloride (*BANM*, *USAN*, *rINNM*) 盐酸萘替芬

AW-105-843; Hidrocloruro de naftifina; Naftifin Hidroklorür; Naftifine, Chlorhydrate de; Naftifini Hydrochloridum; Naftifungin Hydrochloride; SN-105-843 (naftifine). (*E*)-*N*-Cinnamyl-*N*-methyl(1-naphthylmethyl)amine hydrochloride.

Нафтифина Гидрохлорид

$C_{21}H_{21}N,HCl$ = 323.9.
CAS — 65472-88-0 (naftifine); 65473-14-5 (naftifine hydrochloride).
ATC — D01AE22.
ATC Vet — QD01AE22.
UNII — 25UR9N9041.

(naftifine)

Pharmacopoeias. In *US.*

USP 33 (Naftifine Hydrochloride) 贮藏于密闭容器中。

简介

盐酸萘替芬是丙烯胺衍生物（见**特比萘芬**，第520页），对皮肤癣菌具有杀菌作用，但对念珠菌只有抑菌作用。

1%盐酸萘替芬每日局部使用 1 次或 2 次，可治疗真菌性皮肤感染，尤其是皮真菌病（见**皮肤感染**，第497页）。

烧灼感或刺痒等局部反应可能出现。

1. Gupta AK, *et al.* Naftifine: a review. *J Cutan Med Surg* 2008; **12:** 51–8.

制剂

USP 33: Naftifine Hydrochloride Cream; Naftifine Hydrochloride Gel.

专利制剂

Austria: Benecut†; Exoderil; ***Canad.:*** Naftin; ***Cz.:*** Exoderil; ***Ger.:*** Exoderil; ***Gr.:*** Exoderil; ***Hong Kong:*** Exoderil; ***Hung.:*** Exoderil; ***Indon.:*** Exoderil; ***Israel:*** Exodril; ***Ital.:*** Suadian; ***Malaysia:*** Exoderil; ***Pol.:*** Exoderil; ***Rus.:*** Exoderil (Экзодерил); ***Spain:*** Micosona; ***Turk.:*** Exoderil; ***Ukr.:*** Exoderil (Экзодерил); ***USA:*** Naftin.

Natamycin (*BAN*, *USAN*, *pINN*) 那他霉素

Antibiotic A-5283; CL-12625; E235; Natamicina; Natamycine; Natamycinum; Natamycyna; Natamysiini; Pimaricin; Pimarisin.

Натамицин

$C_{33}H_{47}NO_{13}$ = 665.7.
CAS — 7681-93-8.
ATC — A01AB10; A07AA03; D01AA02; G01AA02; S01AA10.
ATC Vet — QA01AB10; QA07AA03; QD01AA02; QG01AA02; QS01AA10.
UNII — 8O0C852CPO.

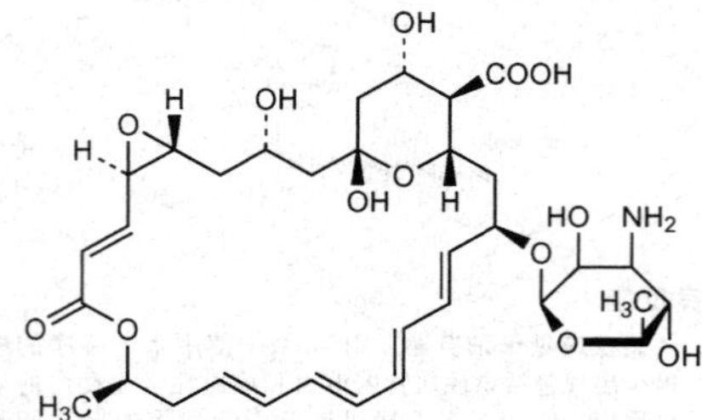

Pharmacopoeias. In *Jpn, Pol.,* and *US.*

USP 33（Natamycin） 米色到乳白色粉末，可能包含 3mol 水。几乎不溶于水；溶于冰醋酸和二甲基酰胺，微溶于甲醇。1%混悬液的 pH 是 5.0～7.5。贮藏于密闭容器中。避光。

不良反应和注意事项

口服给药可能引起胃肠道功能紊乱，局部使用可能引起局部刺激症状。

卟啉病 那他霉素能够引起卟啉病的急性发作，因此用于卟啉病患者是不安全的。

抗菌作用

那他霉素是一类对念珠菌和梭霉菌有抗菌活性的多烯类抗真菌药，此外还有抗原生动物阴道毛滴虫的活性。

药动学

那他霉素通过胃肠道几乎不吸收，局部用药时皮肤和黏膜吸收极少。眼部用药后，在角质基膜而非眼内液达到治疗浓度；很少有全身吸收。

用途和用法

那他霉素是由纳塔尔链霉菌产生的多烯类抗真菌药。主要局部治疗念珠菌病（第494页）和真菌性角膜炎（见**眼感染**，第495页）。也用于治疗阴道毛滴虫病（第796页）。

治疗由敏感真菌包括腐皮镰刀菌引起的眼睑炎、结膜炎或角膜炎可以使用 5%眼用混悬液和 1%软膏。

每 4～6h 口服 10mg 那他霉素锭剂可以治疗口腔念珠菌病。口服那他霉素片剂可以治疗肠道念珠菌病。那他霉素还可局部治疗皮肤真菌感染和阴道念珠菌感染和阴道滴虫病。

制剂

USP 33: Natamycin Ophthalmic Suspension.

专利制剂

Arg.: Natacyn; ***Cz.:*** Pimafucin; ***Fin.:*** Pimafucin; ***Ger.:*** Pima Biciron N; Pimafucin; ***Hong Kong:*** Natacyn; ***Hung.:*** Pimafucin; ***India:*** Natadrops; ***Indon.:*** Fukricin; ***Ital.:*** Natafucin†; ***Malaysia:*** Natacyn; ***Mex.:*** Miconacina; ***Neth.:*** Pimafucin; ***Pol.:*** Pimafucin; ***Rus.:*** Piamfucin (Пимафуцин)†; Pimafucin (Пимафуцин); ***S.Afr.:*** Natacyn; ***Singapore:*** Natacyn; ***Thai.:*** Natacyn; ***Turk.:*** Pimafucin; ***Ukr.:*** Pimafucin (Пимафуцин); ***USA:*** Natacyn.

多组分制剂 ***Cz.:*** Pimafucort; ***Fin.:*** Pimafucort; ***Hung.:*** Pimafucort; ***Neth.:*** Pimafucort; ***NZ:*** Pimafucort; ***Pol.:*** Pimafucort; ***Port.:*** Pimafucort; ***Rus.:*** Pimafucort (Пимафукорт); ***Ukr.:*** Pimafucort (Пимафукорт).

Neticonazole Hydrochloride (*rINNM*) 盐酸奈替康唑

Hidrocloruro de neticonazol; Néticonazole, Chlorhydrate de; Neticonazoli Hydrochloridum; SS-717. (*E*)-1-{2-(Methylthio)-1-[*o*-(pentyloxy)phenyl]vinyl}imidazole hydrochloride.

Нетиконазола Гидрохлорид

$C_{17}H_{22}N_2OS,HCl$ = 338.9.
CAS — 130726-68-0 (neticonazole); 130773-02-3 (neticonazole hydrochloride).

(neticonazole)

简介

奈替康唑是咪唑类抗真菌药，其1%盐酸化物主要用于局部治疗表浅真菌感染。

制剂

专利制剂

Jpn: Atolant.

Nystatin (*BAN*, *USAN*, *rINN*) 制霉菌素

Fungicidin; Nistatin; Nistatina; Nistatinas; Nisztatin; Nystatiini; Nystatine; Nystatinum; Nystatyna.

Нистатин

CAS — 1400-61-9.

ATC — A07AA02; D01AA01; G01AA01.

ATC Vet — QA07AA02; QD01AA01; QG01AA01.

UNII — BDF1O1C72E (nystatin); W1LX4T91WI (nystatin A_1).

(nystatin A_1)

Pharmacopoeias. In *Eur.* (see p.vii), *Int.*, *Jpn*, *US*, and *Viet.*

Ph. Eur. 6. 8 (Nystatin)：制霉菌素是一类通过诺尔斯链霉菌发酵得到的抗真菌药。主要包括四烯类物质，主要成分是制霉菌素 A_1。其效价不低于 4400U/mg，如果是口服用药，则效价不低于 5000U/mg，这些都是以干粉状制霉菌素计算。制霉菌素是一种黄色或浅褐色的吸湿性粉末。几乎不溶于水和乙醇；易溶于二甲基酰胺和二甲基亚砜；微溶于甲醇。贮藏于密闭容器中。避光。

USP 33 (Nystatin)：制霉菌素是由诺尔斯链霉菌（链霉菌科）产生的两种或多种物质组成的一种混合物。制剂的效价不低于4400U/mg，口服混悬液的临时制剂的效价则不低于5000U/mg。制霉菌素是一种黄色到淡褐色具有谷类气味的吸湿性粉末；不能长时间暴露于光、热和空气中。几乎不溶于水和乙醇；不溶于氯仿和醚；易溶于二甲基酰胺和二甲基亚砜；微溶或略溶于甲醇、*n*-丁醇和*n*-丙醇。3%混悬液的 pH 是 6.0～8.0。贮藏于密闭容器中。避光。

不良反应

口服药物后偶尔会出现恶心、呕吐和腹泻。可能发生口部刺激症状、光敏反应和皮疹包括荨麻疹。很少出现史蒂芬强森综合征。局部用药时很少出现局部刺激症状。

对皮肤的影响 据报道，3例患者口服制霉菌素后发生扩散性脓疱疹[1]。随后的敏感性测试发现是（Ⅳ型）迟发性过敏反应。

1. Küchler A, *et al.* Acute generalized exanthematous pustulosis following oral nystatin therapy: a report of three cases. *Br J Dermatol* 1997; **137:** 808–11.

注意事项

阴道内给药可能影响损害乳胶避孕工具，因此治疗过程中有必要采取其他避孕方式。

抗菌作用

制霉菌素是多烯类抗真菌药，可以影响敏感真菌细胞膜的通透性。主要是通过结合到真菌细胞膜上的固醇类物质上主要是麦角固醇而发挥作用。主要对念珠菌有抗菌活性。

药动学

制霉菌素肠道内吸收极少，局部给药时，皮肤和黏膜也不能吸收。

用途和用法

制霉菌素是多烯类抗真菌药，主要用于预防和治疗皮肤和黏膜念珠菌病（见第494页）。以不同的用药方案和抗菌药物同时服用可以抑制过度生长的肠道菌丛，还是选择性肠道净化的用药之一（见**重症监护**，第167页）。

治疗肠道或食管念珠菌病时，每日口服片剂或胶囊500000U或1000000U，分3次或4次。

治疗口腔病变时，每日给锭剂或混悬液100000U，分4次。所给药物应该尽量长时间接触病损处，给药1h内禁食禁物。在美国，每日给混悬液400000～600000U，分4次；如果给锭剂，则200000～400000U，分4次或5次。

接受广谱抗菌药治疗的患者，预防肠道念珠菌病的服药方案是：每日给片剂1000000U。

儿童详细用药剂量，见下文。

治疗阴道感染时，每日给阴道栓剂或阴道霜剂100000～200000U，疗程为14天或更长。治疗表皮损伤时，每日给软膏、凝胶、乳膏或扑粉（100000U/g）2～4次。

胃肠道外给药的脂质体制霉菌素正处于研究中。

儿童用法 口服制霉菌素用于预防和治疗婴儿及儿童的黏膜念珠菌感染。也可局部用于皮肤念珠菌病。

治疗肠道念珠菌病，每日口服100000U，分4次给。*BNFC 2010/11* 建议1个月以上免疫缺陷的儿童应使用更大剂量（每日500000U，分4次给）（参见下文的念珠菌病）。制霉菌素口服混悬液局部用于治疗口腔病变，在英国，注册药品信息建议婴儿和儿童每日100000U，分4次给。在美国，婴儿每日200000U，分4次给。更大的儿童每日400000U或600000U，分4次给。制剂应尽可能长时间的接触感染部位。

母亲患阴道念珠菌病的婴儿每日服用100000U制霉菌素可以预防口腔感染。曾经也研究过使用口服制霉菌素预防新生儿或出生体重极低的婴儿发生侵入性真菌感染[1]，如念珠菌病，研究中常规给药剂量为每日100000U，分3次给。

1. Austin N, *et al.* Prophylactic oral/topical non-absorbed antifungal agents to prevent invasive fungal infection in very low birth weight infants. Available in The Cochrane Database of Systematic Reviews; Issue 4. Chichester: John Wiley; 2009 (accessed 01/12/09).

念珠菌病 一对14项研究[1]（12项预防和2项治疗）的综述报告指出，不推荐免疫抑制患者使用制霉菌素预防和治疗念珠菌病。实际上，这样的患者最好使用氟康唑（见第494页）。尽管如此，仍然有建议制霉菌素是极低出生体重婴儿（1.5kg以下）预防用药更好的选择[2]。

1. Gøtzsche PC, Johansen HK. Nystatin prophylaxis and treatment in severely immunodepressed patients. Available in The Cochrane Database of Systematic Reviews; Issue 4. Chichester: John Wiley; 2002 (accessed 28/06/05).

2. Isaacs D. Fungal prophylaxis in very low birth weight neonates: nystatin, fluconazole or nothing? *Curr Opin Infect Dis* 2008; **21:** 246–50.

制剂

BP 2010: Nystatin Ointment; Nystatin Oral Suspension; Nystatin Pastilles; Nystatin Pessaries; Nystatin Tablets;

USP 33: Nystatin and Triamcinolone Acetonide Cream; Nystatin and Triamcinolone Acetonide Ointment; Nystatin Cream; Nystatin for Oral Suspension; Nystatin Lotion; Nystatin Lozenges; Nystatin Ointment; Nystatin Oral Suspension; Nystatin Tablets; Nystatin Topical Powder; Nystatin Vaginal Suppositories; Nystatin Vaginal Tablets; Nystatin, Neomycin Sulfate, Gramicidin, and Triamcinolone Acetonide Cream; Nystatin, Neomycin Sulfate, Gramicidin, and Triamcinolone Acetonide Ointment; Oxytetracycline and Nystatin Capsules; Oxytetracycline and Nystatin for Oral Suspension; Tetracycline Hydrochloride and Nystatin Capsules.

专利制剂

Arg.: Candermil; Candidias; Dipni; Micostatin; Neostatin; Nistagrand; Nistamed; Nistat; ***Austral.:*** Mycostatin; Nilstat; ***Austria:*** Candio; Mycostatin; Nystaderm; ***Belg.:*** Nilstat; Sterostatine†; ***Braz.:*** Albistin†; Candistatin†; Canditrat; Hidrotiazida†; Inofungin; Kandistat; Kolpazol†; Micostal; Micostalab; Micostatin; Neo Mistatin; Neostatin; Nicostat; Nidazolin; Nifatin†; Nistagen†; Nistagyn; Nistanil†; Nistatin; Nistaval; Nistax†; Nistomic; Tricocet; ***Canad.:*** Candistatin†; Mycostatin†; Nadostine†; Nyaderm; ***Chile:*** Micostatin; Nistoral; ***Cz.:*** Fungicidin; ***Denm.:*** Mycostatin; ***Fin.:*** Mycostatin; ***Fr.:*** Mycostatine; ***Ger.:*** Adiclair; Biofanal; Candio-Hermal; Lederlind; Moronal; Mykoderm Heilsalbe; MykoPosterine N†; Mykundex; Mykundex mono; Nystaderm; ***Gr.:*** Mycostatin; Nystamont†; Nystamysyn; ***Hong Kong:*** Christatin; Lystin; Mycostatin; ***India:*** Mycostatin; ***Indon.:*** Candistin; Cazetin; Enystin; Fungatin; Kandistatin; Mycostatin; Nymiko; Nystin; ***Irl.:*** Mycostatin; ***Ital.:*** Mycostatin; ***Malaysia:*** Mikostat; Mycostatin; ***Mex.:*** Aponistan V; Bistatin V; Mibesan-S; Micostatin; Nistan; Nistaquim; Nizin-V; ***Norw.:*** Mycostatin; ***NZ:*** Mycostatin; Nilstat; ***Philipp.:*** Afunginal; Maicostat; Mycostatin; ***Port.:*** Mycostatin; ***S.Afr.:*** Candacide; Canstat; Mycostatin; Nystacid; ***Singapore:*** Mycostatin†; ***Spain:*** Mycostatin; ***Swed.:*** Mycostatin; ***Switz.:*** Multilind; Mycostatine; ***Thai.:*** Mycostatin; Tystatin; ***Turk.:*** Fungostatin; Mikostatin; ***UAE:*** Mikostat; ***UK:*** Nystamont†; Nystan; ***USA:*** Mycostatin; Nilstat; Nystop; Pedi-Dri; ***Venez.:*** Micostatin; Nistafesa†; Romalina†.

多组分制剂 ***Arg.:*** Bacticort Complex; Bexon; Biotaer Gamma†; Biotaer Nebulizable; Dermadex NN; Farm-X Duo; Fasigyn Nistatina; Flagystatin; Kenacomb; Linfol; Min O; Naxo TV; Neocolpoben†; Nistinol†; O-Biol; O-Biol P; Pelvicillin NF; Polygynax; Tratomax; Vagilen; ***Austral.:*** Kenacomb; Otocomb Otic; ***Austria:*** Mycostatin V†; Mycostatin-Zinkoxid; Topsym polyvalent†; ***Belg.:*** Mycolog; ***Braz.:*** Benzevit; Bio-Vagin; Colpagex-N; Colpatrin; Colpist; Colpistar; Colpistatin; Colpolase; Dermodex; Dermokin; Dermostatin; Donnagel; Flagyl Nistatina; Fungimax; Ginec†; Ginestatin; Gynax-N; Londerm-N; Minegyl C/Nistatina†; Mud; Naxogin Composto; Neolon D; Nistazol†; Omcilon-A M; Oncileg; Onciplus; Oxyderme; Poliginax; Pratiderm; Tricolpex; Tricomax; Trivagel N; Vagi Biotic; Vagimax; Vagitrin-N; ***Canad.:*** Flagystatin; Kenacomb†; ratio-Triacomb; Viaderm-KC; ***Chile:*** Multilind; Naxogin Compositum; Naxogin Dos†; Nistaglos; ***Cz.:*** Macmiror Complex; Polygynax; ***Denm.:*** Kenalog Comp med Mycostatin; ***Fin.:*** Flagyl Comp; ***Fr.:*** Auricularum; Mycolog†; Polygynax; Polygynax Virgo; Tergynan; ***Ger.:*** Candio-Hermal Plus; Jellin polyvalent†; Lokalison-antimikrobiell Creme N; Moronal V; Multilind; Mykoproct sine; Mykundex Heilsalbe; Nystaderm comp; Nystalocal; Penanyst†; Topsym polyvalent†; Volonimat Plus N; ***Gr.:*** Auricularum; Beclomycin; Bioderm; Dermochrom; Kenacomb; ***Hong Kong:*** Anlina; Clonetin; Dermawell; Kenacomb; Macmiror Complex; Neoclobet; Polygynax; Triacomb†; Uni-Quaderm; ***India:*** Kenacomb; ***Indon.:*** Fasigyn-Nystatin†; Fladystin; Flagystatin; Gynoxa; Myco-Z; Naxogin Complex; Neo Gynoxa; New Kenacomb; Provagin; Trichostatic; Vagistin; ***Irl.:*** Kenacomb†; Nystaform; Nystaform-HC; Timodine; Tinaderm-M†; ***Israel:*** Auricularum†; Dermacombin; Kenacomb†; ***Ital.:*** Assocort; Fasigin N; Macmiror Complex; ***Malaysia:*** Kenacomb; ***Mex.:*** Acenil; Bidrozil; Decadron con Nistatina; Dermalog-C; Flagystatin V; Kenacomb; Macmiror Complex V; Metrofur; Micostatin Baby; Novageon; Nysmosons-V; Promibasol-Plus†; Vagitrol-V; ***Neth.:*** Mycolog; ***NZ:*** Kenacomb; Viaderm-KC; ***Philipp.:*** Dermovate-NN; Flagystatin; Kenacomb; Lidex NGN; ***Pol.:*** Macmiror Complex; Triacomb; ***Port.:*** Dafnegil; Dermovate-NN†; Kenacomb†; ***Rus.:*** Gyterna (Гитерна); Macmiror Complex (Макмирор Комплекс); Polygynax (Полижинакс); Tergynan (Тержинан); ***S.Afr.:*** Hiconcil-NS†; Kenacomb†; Riostatin†; Tetrex-F†; ***Singapore:*** Flagystatin; Kenacomb†; Polygynax; ***Spain:*** Interderm; Intradermo Cort Ant Fung†; Milrosina Nistatina†; Positon; ***Swed.:*** Kenacombin Novum; ***Switz.:*** Dermovate-NN†; Multilind; Mycolog N; Mycolog†; Nystacortone†; Nystalocal; Topsym polyvalent; ***Thai.:*** Dermacombin; Gynecon; Gynecon-T; Gynoco; Gynova†; Gyonep; Gyracon†; Kenacomb; Nystin; Quinradon-N†; Vagicin; VG Med; ***Turk.:*** Macmiror Complex; ***UAE:*** Mikostat Baby Ointment; Panderm; ***UK:*** Dermovate-NN; Nystaform; Nystaform-HC; Timodine; Tinaderm-M†; Tri-Adcortyl†; Trimovate; ***Ukr.:*** Meratin Combi (Мератин Комби)†; Micogynax (Микожинакс); Tergynan (Тержинан); ***USA:*** Myco-Biotic II; Myco-Triacet II; Mycogen II; Mycolog-II; Myconel; NGT; Tri-Statin II; ***Venez.:*** Halcicomb; Kenacomb.

Omoconazole Nitrate (*USAN*, *rINNM*) 硝酸奥莫康唑

10-80-07; Nitrato de omoconazol; Omoconazole, Nitrate d'; Omoconazoli Nitras. (*Z*)-1-{2,4-Dichloro-β-[2-(*p*-chlorophenoxy)ethoxy]-α-methylstyryl}imidazole nitrate.

Омоконазола Нитрат

$C_{20}H_{17}Cl_3N_2O_2,HNO_3$ = 486.7.

CAS — 74512-12-2 (omoconazole); 83621-06-1 (omoconazole nitrate).

ATC — D01AC13; G01AF16.

ATC Vet — QD01AC13; QG01AF16.

UNII — 15LTY5STY6.

(omoconazole)

简介

奥莫康唑是咪唑类抗真菌药，局部治疗皮肤真菌感染（第497页）和阴道念珠菌病（第494页）。1%硝酸奥莫康唑软膏、粉末或溶液可局部治疗皮肤念珠菌病、皮真菌病和花斑癣。治疗阴道念珠菌病的给药方案是：每日给阴道栓剂150mg，连续给药6天；或每日给300mg，连续给药3天；或给一次剂量900mg。

阴道内给药可能损坏乳胶避孕工具。

妊娠期要谨慎选用唑类抗真菌药。见**氟康唑的注意事项**项下的妊娠，第506页。

制剂

专利制剂

Austria: Afongan†; ***Fr.:*** Fongamil; Fongarex; ***Gr.:*** Afongan; Fongamil; ***Hung.:*** Mikogal; ***Mex.:*** Afongan†; ***Port.:*** Afongan†; Fongamil; ***Rus.:*** Mikogal (Микогал); ***Ukr.:*** Micogal (Микогал).

Oxiconazole Nitrate (*BANM*, *USAN*, *rINNM*) 硝酸奥昔康唑

Nitrato de oxiconazol; Oxiconazole, Nitrate d'; Oxiconazoli Nitras; Ro-13-8996; Ro-13-8996/001; Ro-13-8996/000 (oxiconazole); SGD-301-76; ST-813. 2′,4′-Dichloro-2-imidazol-1-ylacetophenone (*Z*)-*O*-(2,4-dichlorobenzyl)oxime mononitrate.

Оксиконазола Нитрат
$C_{18}H_{13}Cl_4N_3O,HNO_3$ = 492.1.
CAS — 64211-45-6 (oxiconazole); 64211-46-7 (oxiconazole nitrate).
ATC — D01AC11; G01AF17.
ATC Vet — QD01AC11; QG01AF17.
UNII — RQ8UL4C17S.

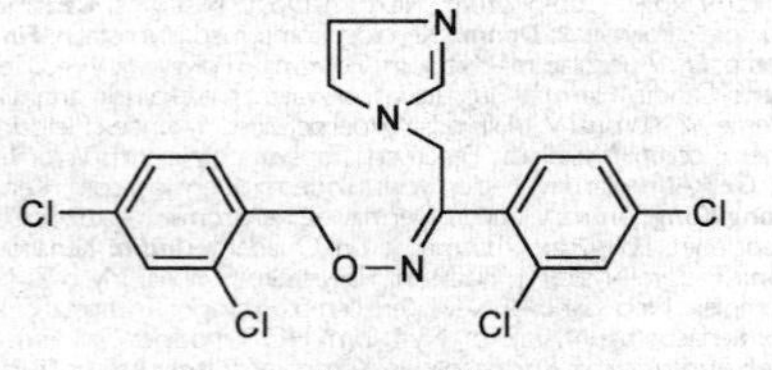

(oxiconazole)

简介

奥昔康唑是咪唑类抗真菌药，相当于1%奥昔康唑的奥昔康唑硝酸化物乳膏、溶液或粉末可用于局部治疗真菌性皮肤感染（第497页）。相当于600mg奥昔康唑的硝酸奥昔康唑阴道栓剂可用于治疗阴道念珠菌病（第494页）。

可能引起的局部反应包括烧灼感和瘙痒。阴道内给药可能损坏乳胶避孕工具。

妊娠期要谨慎选用唑类抗真菌药。见**氟康唑**的注意事项项下的**妊娠**，第506页。

1. Jegasothy BV, Pakes GE. Oxiconazole nitrate: pharmacology, efficacy, and safety of a new imidazole antifungal agent. *Clin Ther* 1991; **13:** 126–41.

制剂

专利制剂

Arg.: Oxistat†; ***Austria:*** Gyno-Liderman†; Liderman; Oceral†; ***Braz.:*** Micotin; Oceral; Oxipelle; Oxitrat†; ***Canad.:*** Oxizole†; ***Cz.:*** Gyno-Myfungar†; Myfungar; ***Fr.:*** Fonx; ***Ger.:*** Myfungar; ***Mex.:*** Myfungar; Oxistat; ***Rus.:*** Myfungar (Мифунгар); ***Spain:*** Salongo; ***Switz.:*** Oceral; ***Turk.:*** Oceral; ***Ukr.:*** Myfungar (Мифунгар); ***USA:*** Oxistat.

多组分制剂 ***India:*** Zoderm.

Parconazole Hydrochloride (*USAN*, *rINNM*) 盐酸帕康唑

Hidrocloruro de parconazol; Parconazole, Chlorhydrate de; Parconazoli Hydrochloridum; R-39500. *cis*-1-{[2-(2,4-Dichlorophenyl)-4-[(2-propynyloxy)methyl]-1,3-dioxolan-2-yl]methyl}-1*H*-imidazole hydrochloride.

Парконазола Гидрохлорид
$C_{17}H_{16}Cl_2N_2O_3$. HCl = 403.7.
CAS — 61400-59-7 (parconazole); 68685-54-1 (parconazole); 62973-77-7 (parconazole hydrochloride).
UNII — 8IF7HES548.

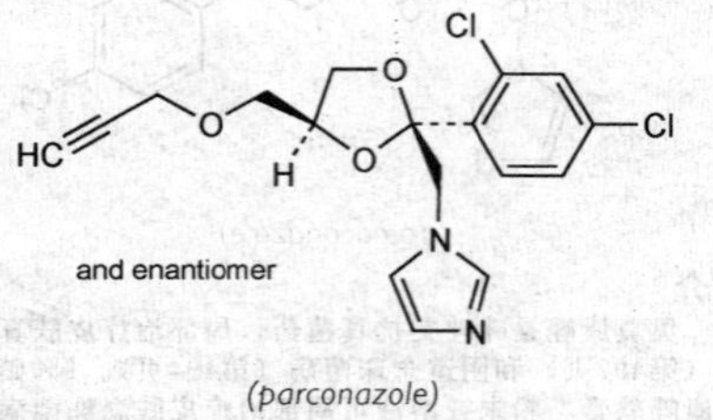

and enantiomer

(parconazole)

简介

盐酸帕康唑主要用于治疗禽畜的胃肠道念珠菌病。

Pentamycin 喷他霉素

Fungichromin; Lagosin; Pentamicina.

Пентамицин
$C_{35}H_{58}O_{12}$ = 670.8.
CAS — 6834-98-6.
ATC — G01AA11.
ATC Vet — QG01AA11.

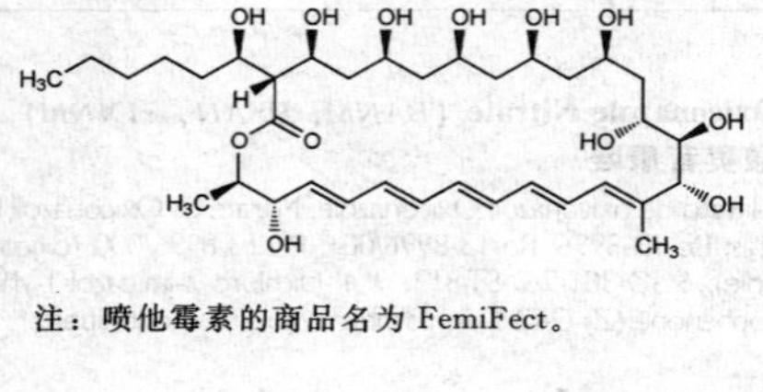

注：喷他霉素的商品名为FemiFect。

简介

喷他霉素是由戊霉素轮丝链霉菌产生的多烯类抗真菌药，主要用于治疗阴道念珠菌病和阴道毛滴虫病。

1. Frey Tirri B, *et al.* Safety, tolerability and pharmacokinetics of intravaginal pentamycin. *Chemotherapy* 2010; **56:** 190–6.

Posaconazole (*BAN*, *USAN*, *rINN*) 泊沙康唑

Posaconazol; Posaconazolum; Sch-56592. 4-{p-[4-(p-{[(3*R*,5*R*)-5-(2,4-Difluorophenyl)tetrahydro-5-(1*H*-1,2,4-triazol-1-ylmethyl)-3-furyl]methoxy}phenyl)-1-piperazinyl]phenyl}-1-[(1*S*,2*S*)-1-ethyl-2-hydroxypropyl]-Δ^2-1,2,4-triazolin-5-one.

Позаконазол
$C_{37}H_{42}F_2N_8O_4$ = 700.8.
CAS — 171228-49-2.
ATC — J02AC04.
ATC Vet — QJ02AC04.
UNII — 6TK1G07BHZ.

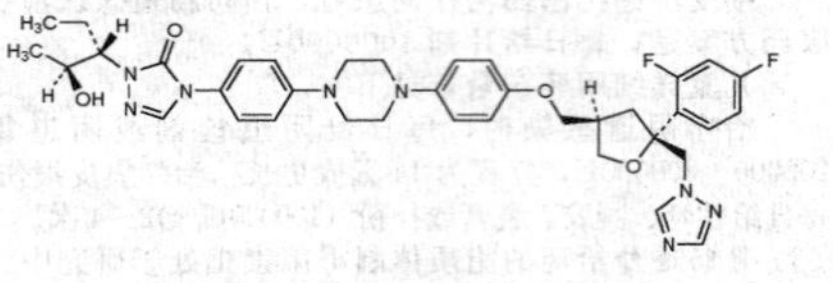

不良反应

恶心和头痛是泊沙康唑引起的最常见的不良反应。其他的还包括腹痛、食欲减退、无力、背痛、腹泻、消化不良、眩晕、口干、皮肤干燥、劳累、发热、胃肠胀气、面红、失眠、嗜中性粒细胞减少症、感觉异常、瘙痒、皮疹、嗜睡和呕吐。有些患者尤其有严重的潜在疾病的患者可能出现肝酶升高以及少见的更严重的肝毒性（包括死亡病例）。很少出现超敏反应和过敏反应包括Stevens-Johnson综合征。

注意事项

唑类药物可能引起QT间期延长，因此注册药品信息建议具有发生心律失常危险因素的患者应该慎用泊沙康唑。用药过程中出现肝功能检查异常的患者应该给予监测，以防造成肝脏进一步损伤。

哺乳 英国注册药品信息不推荐哺乳过程中服用泊沙康唑。

妊娠 动物实验发现，泊沙康唑有致畸作用和胚胎毒性作用，因此不建议妊娠期使用。妊娠期要谨慎选用唑类抗真菌药。见**氟康唑注意事项**项下的**妊娠**，第506页。英国注册药品信息建议，育龄期妇女在服用泊沙康唑过程中应该采取有效的避孕措施。

药物相互作用

泊沙康唑是通过尿苷二磷酸葡萄糖醛酸转移酶UGT1A4代谢的，并且是p-糖蛋白的底物。使用具有抑制该代谢途径的酶的作用的药物（如克拉霉素、红霉素、环孢素和维拉帕米）能够增加泊沙康唑的血药浓度；相反的，使用酶的诱导剂（见下文）则可以降低其血药浓度。利福布汀和苯妥英可以降低泊沙康唑的血药浓度，此外，利福平、卡马西平、扑米酮和苯巴比妥也有相似的作用。西咪替丁能够减少胃酸的产生，降低泊沙康唑的吸收，从而减少了其血药浓度。其他H_2受体拮抗药和质子泵抑制药也能够降低其血药浓度。

泊沙康唑是细胞色素P450同工酶CYP3A4的抑制剂，因此泊沙康唑可以增加经由此酶代谢的药物的血药浓度。泊沙康唑可以降低阿司咪唑、西沙必利、卤泛群、匹莫齐特、奎尼丁和特非那丁的血药浓度，与这些药物合用可能引起心律失常包括尖端扭转型室性心动过速。泊沙康唑不能与麦角生物碱类药物如麦角胺和氢化麦角胺合用，因为有引起麦角中毒的危险。在英国，不能同时与HMG-CoA还原酶抑制药，如阿托伐他汀、洛伐他汀、辛伐他汀合用，因为可能引起横纹肌融解。但美国注册药品信息提出如果考虑降低他汀类的剂量，也可以考虑同时使用。泊沙康唑可以提高环孢素、西罗莫司和他克莫司的血药浓度，因此合用时需要降低环孢素和他克莫司的给药剂量，同时监测其血药浓度，但禁止西罗莫司与泊沙康唑合用。泊沙康唑与环孢素合用时也应该降低环孢素的给药剂量，同时监测其血药浓度。口服降糖药如磺胺类药物与泊沙康唑联用时，有必要密切监测患者血糖。下列药物与泊沙康唑合用时同样需要降低其给药剂量：钙通道阻滞药、地高辛、长春花碱和地西泮类药物（如阿普唑仑、咪达唑仑和三唑仑）。此外，泊沙康唑还可以提高HIV蛋白酶抑制药和非核苷逆转录酶抑制药的血药浓度。

泊沙康唑在对其他药物有影响的同时也可能受到其他药物的影响，如环孢素（泊沙康唑和环孢素的血药浓度都增加）和利福布汀（泊沙康唑和利福布汀的浓度都减少，但有些病例的利福布汀浓度是增加的）。

更多关于唑类与细胞色素P450同工酶CYP3A4代谢的药物的相互作用的信息见**伊曲康唑**，第511页。

与唑类抗真菌药的相互作用见**伊曲康唑**，第511页。

抗菌作用

泊沙康唑是三唑类抗真菌药，能够抑制敏感真菌的羊毛甾醇14α-去甲基化酶（CYP51），从而减少了真菌细胞膜上麦角固醇的合成。泊沙康唑对如下真菌有抗菌活性：念珠菌、曲霉菌、粗球孢子菌、裴氏着色菌以及梭霉菌属和结合霉菌的一些菌株。

有使用泊沙康唑经验性治疗或预防患者突破性真菌感染的报道[1~3]。

1. Rieger C, *et al.* Breakthrough infection of Trichosporon asahii during posaconazole treatment in a patient with acute myeloid leukaemia. *Eur J Clin Microbiol Infect Dis* 2007; **26:** 843–5.
2. Kishel JJ, Sivik J. Breakthrough invasive fungal infection in an immunocompromised host while on posaconazole prophylaxis: an omission in patient counseling and follow-up. *J Oncol Pharm Pract* 2008; **14:** 189–93.
3. Lekakis LJ, *et al.* Fatal rhizopus pneumonia in allogeneic stem cell transplant patients despite posaconazole prophylaxis: two cases and review of the literature. *Biol Blood Marrow Transplant* 2009; **15:** 991–5.

药动学

泊沙康唑一次给药或多次给药的同时给脂肪餐，其药动学是线性的。每日给药超过800mg后，其血药浓度不会再随着剂量的增加而增加了。泊沙康唑通过胃肠道吸收很慢，同时在体内的分布很广泛。口服给药5h后出现峰值血药浓度。多剂量给药时，7～10天后达到稳态血药浓度。血浆蛋白结合率超过98%。

在泊沙康唑的消除过程中，代谢所占的比例很小；主要的循环代谢产物是葡萄糖醛酸结合物，少部分是氧化产物。泊沙康唑的消除较缓慢，其平均消除半衰期是35h。通过粪便排泄（77%）是其主要的消除途径。泊沙康唑给药剂量的66%是以原形的形式通过粪便排出的，而14%的药物是通过尿液排出的，但仅有微量药物是以原形的形式排出。

1. Courtney R, *et al.* Pharmacokinetics, safety, and tolerability of oral posaconazole administered in single and multiple doses in healthy adults. *Antimicrob Agents Chemother* 2003; **47:** 2788–95.
2. Krishna G, *et al.* Posaconazole plasma concentrations in juvenile patients with invasive fungal infection. *Antimicrob Agents Chemother* 2007; **51:** 812–8.
3. Dodds Ashley ES, *et al.* Pharmacokinetics of posaconazole administered orally or by nasogastric tube in healthy volunteers. *Antimicrob Agents Chemother* 2009; **53:** 2960–4.
4. Moton A, *et al.* Pharmacokinetics of a single dose of the antifungal posaconazole as oral suspension in subjects with hepatic impairment. *Curr Med Res Opin* 2010; **26:** 1–7.
5. Li Y, *et al.* Pharmacokinetic/pharmacodynamic profile of posaconazole. *Clin Pharmacokinet* 2010; **49:** 379–96.

用途和用法

泊沙康唑是口服三唑类抗真菌药，主要治疗口咽念珠菌病，也治疗对其他药物耐药或不敏感的患者的侵袭性曲霉病、着色芽生菌病、球孢子菌病、镰刀菌病和足分枝菌病。具有侵入性真菌感染高风险的长期中性粒细胞减少症患者也可用泊沙康唑预防真菌感染。

泊沙康唑的口服剂型是混悬剂；应在正常进食的同时口服药物，无法进食的患者与肠内营养剂同时服用。

泊沙康唑治疗**口咽念珠菌病**，第一天给予负荷剂量200mg，之后13天每日给药100mg。对于伊曲康唑和（或）氟康唑不能控制的口咽念珠菌病，每日给药400mg，分2次给。

难治性**侵入性全身性真菌感染**的患者，每日400mg，分2次给。不能进食或使用肠内营养剂的患者，每日200mg，分4次给。

预防侵入性真菌感染，推荐剂量为每日200mg，分3次给，直到中性粒细胞或免疫抑制恢复。使用肿瘤化疗药物的血液系统恶性肿瘤患者以及造血干细胞移植患者，应在预期中性粒细胞减少发病前数天开始治疗，直到中性粒细胞计数上升到500个/mm^3后7天停止治疗。

1. Herbrecht R. Posaconazole: a potent, extended-spectrum triazole anti-fungal for the treatment of serious fungal infections. *Int J Clin Pract* 2004; **58:** 612–24.
2. Segal BH, *et al.* Posaconazole as salvage therapy in patients with chronic granulomatous disease and invasive filamentous fungal infection. *Clin Infect Dis* 2005; **40:** 1684–8.
3. Keating GM. Posaconazole. *Drugs* 2005; **65:** 1553–67.
4. Raad II, *et al.* Safety of long-term oral posaconazole use in the

treatment of refractory invasive fungal infections. *Clin Infect Dis* 2006; **42**: 1726–34.
5. Nagappan V, Deresinski S. Posaconazole: a broad-spectrum triazole antifungal agent. *Clin Infect Dis* 2007; **45**: 1610–7.
6. Frampton JE, Scott LJ. Posaconazole: a review of its use in the prophylaxis of invasive fungal infections. *Drugs* 2008; **68**: 993–1016.
7. Rachwalski EJ, *et al.* Posaconazole: an oral triazole with an extended spectrum of activity. *Ann Pharmacother* 2008; **42**: 1429–38.
8. Morris MI. Posaconazole: a new oral antifungal agent with an expanded spectrum of activity. *Am J Health-Syst Pharm* 2009; **66**: 225–36.
9. Cornely OA, *et al.* Current experience in treating invasive zygomycosis with posaconazole. *Clin Microbiol Infect* 2009; **15** (suppl 5): 77–81.
10. Bhattacharya M, *et al.* Posaconazole. *J Postgrad Med* 2010; **56**: 163–7.

制剂

专利制剂

Austral.: Noxafil; ***Austria:*** Noxafil; ***Belg.:*** Noxafil; ***Canad.:*** Posanol; ***Chile:*** Noxafil; ***Cz.:*** Noxafil; ***Denm.:*** Noxafil; ***Fr.:*** Noxafil; ***Ger.:*** Noxafil; ***Gr.:*** Noxafil; ***Hung.:*** Noxafil; ***Irl.:*** Noxafil; ***Ital.:*** Noxafil; ***Neth.:*** Noxafil; ***Norw.:*** Noxafil; ***NZ:*** Noxafil; ***Pol.:*** Noxafil; ***Port.:*** Noxafil; ***Spain:*** Noxafil; ***Swed.:*** Noxafil; ***Switz.:*** Noxafil; ***UK:*** Noxafil; ***USA:*** Noxafil.

Propionic Acid 丙酸

Ácido propiónico; E280; E283 (potassium propionate); Kwas propionowy; Propanoico, ácido. Propanoic acid.

Пропионовая Кислота

$C_2H_5.CO_2H = 74.08.$

CAS — 79-09-4.

UNII — JHU490RVYR.

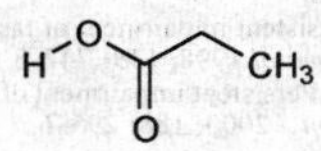

Pharmacopoeias. In *Fr.* Also in *USNF.*

USNF 28（Propionic Acid） 油状液体，具有轻微的刺激性腐臭气味。能够与水、乙醇和其他有机溶剂混溶。贮藏于密闭容器中。

Calcium Propionate 丙酸钙

E282. Calcium propanoate.

Пропионат Кальция

$(C_3H_5O_2)_2Ca = 186.2.$

CAS — 4075-81-4 (anhydrous calcium propionate); 56744-45-7 (calcium propionate monohydrate).

UNII — 8AI80040KW.

Pharmacopoeias. In *USNF.*

USNF 28（Propionic Acid） 白色结晶。溶于水（1∶3）。10%水溶液的 pH 值是 7.5～10.5。贮藏于密闭容器中。

Sodium Propionate 丙酸钠

E281; Natrii propionas; Natrio propionatas; Natriumpropionaatti; Natriumpropionat; Nátrium-propionát; Propionan sodný; Propionato de sodio; Sodium, propionate de. Sodium propanoate.

Пропионат Натрия

$C_3H_5NaO_2 = 96.06.$

CAS — 137-40-6 (anhydrous sodium propionate); 6700-17-0 (sodium propionate hydrate).

ATC — S01AX10.

ATC Vet — QA16QA02; QS01AX10.

UNII — DK6Y9P42IN.

Pharmacopoeias. In *Eur.* (see p.vii). Also in *USNF.*

Ph. Eur. 6. 8（Sodium Propionate） 微吸湿性的无色结晶或白色或类白色粉末。易溶于水；略溶于乙醇；几乎不溶于二氯甲烷。2%水溶液的 pH 是7.8～9.2。贮藏于密闭容器中。

USNF 28（Sodium Propionate） 无色透明的结晶或颗粒状粉末，没有气味或有轻微的乙基丁酸气味。在潮湿空气中易被潮解。溶于水（1∶1），溶于沸水（1∶0.65），溶于乙醇（1∶24）；几乎不溶于氯仿和醚。贮藏于密闭容器中。

简介

丙酸及其盐是抗真菌药，丙酸钙和丙酸钠可与其他抗微生物制剂联合治疗皮肤癣菌感染，丙酸钠滴眼剂也在使用。

丙酸及其钙盐、钠盐和钾盐作为真菌抑制剂用于烘烤业。

制剂

专利制剂

Ital.: Propionat.

多组分制剂 ***Arg.:*** Cicatrol; Farm-X; Fungicida†; Hipoglos Cicatrizante; Novo Miconol; Piecidex†; ***Austral.:*** Mycoderm; ***Austria:*** Dermowund; ***Braz.:*** Andriodermol; Colpagex-N; Gynax-N; Micotox†; Vagitrin-N; ***Canad.:*** Amino-Cerv†; ***Chile:*** Fittig Antimicotico; ***Fr.:*** Angispray; Dermacide; Otoralgyl a la phenylephrine†; ***Gr.:*** Buccasept; Dermacide; ***Hong Kong:*** Mycoderm; ***Indon.:*** Decyline; ***Israel:*** Otomycin; ***Malaysia:*** Mycoderm; ***S.Afr.:*** Neopan†; ***USA:*** Amino-Cerv; Prophyllin; ***Venez.:*** Diodonato†.

Pyrrolnitrin (*USAN*, *rINN*) 吡咯尼群

52230; NSC-107654; Pirrolnitrina; Pyrrolnitrine; Pyrrolnitrinum. 3-Chloro-4-(3-chloro-2-nitrophenyl)pyrrole.

Пирролнитрин

$C_{10}H_6Cl_2N_2O_2 = 257.1.$

CAS — 1018-71-9.

ATC — D01AA07.

ATC Vet — QD01AA07.

UNII — N0P24B6EDQ.

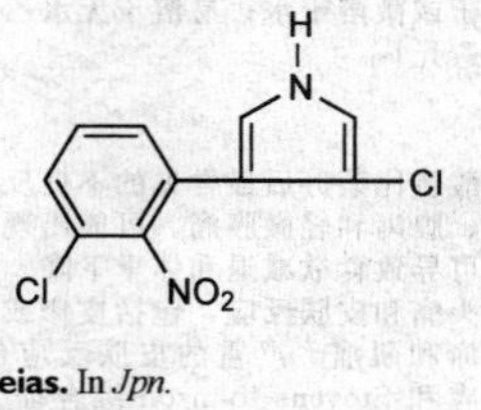

Pharmacopoeias. In *Jpn.*

简介

吡咯尼群是由椰毒假单孢菌产生的抗真菌药，主要局部治疗表浅真菌感染。

制剂

专利制剂

Ital.: Micutrin†.

多组分制剂 ***Ital.:*** Micutrin Beta†; ***Port.:*** Pirrolfungin†.

Ravuconazole (*pINN*) 雷夫康唑

BMS-207147; ER-30346; Ravuconazol; Ravuconazolum. 4-{2-[(1*R*,2*R*)-2-(2,4-Difluorophenyl)-2-hydroxy-1-methyl-3-(1*H*-1,2,4-triazol-1-yl)propyl]-4-thiazolyl}-benzonitrile.

Равуконазол

$C_{22}H_{17}F_2N_5OS = 437.5.$

CAS — 182760-06-1.

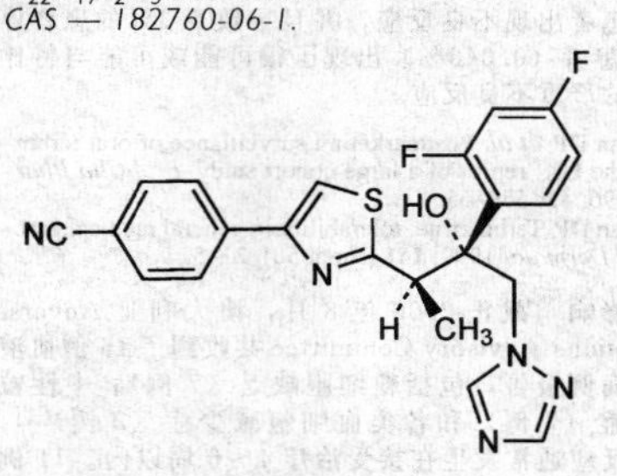

简介

雷夫康唑是三唑类抗真菌药，其抗真菌谱比氟康唑和伊曲康唑宽。用于全身性感染正在研究中。雷夫康唑的一种前体药物 E-1224 用于治疗美洲锥虫病也正在研究中。

1. Urbina JA, *et al.* In vitro and in vivo activities of ravuconazole on Trypanosoma cruzi, the causative agent of Chagas disease. *Int J Antimicrob Agents* 2003; **21**: 27–38.
2. Gupta AK, *et al.* A phase I/II randomized, double-blind, placebo-controlled, dose-ranging study evaluating the efficacy, safety and pharmacokinetics of ravuconazole in the treatment of onychomycosis. *J Eur Acad Dermatol Venereol* 2005; **19**: 437–43.
3. Pasqualotto AC, *et al.* Novel triazole antifungal drugs: focus on isavuconazole, ravuconazole and albaconazole. *Curr Opin Investig Drugs* 2010; **11**: 165–74.

Sertaconazole Nitrate (*BANM*, *rINNM*) 硝酸丝他康唑

Nitrato de sertaconazol; Sertaconazole, nitrate de; Sertaconazoli nitras; Sertakonatsolinitraatti; Sertakonazol Nitrat; Sertakonazol-nitrat; Sertakonazol-nitrát; Sertakonazolo nitratas; Szertakonazol-nitrát. (±)-1-{2,4-Dichloro-β-[(7-chlorobenzo[*b*]thien-3-yl)-methoxy]phenethyl}imidazole nitrate.

Сертаконазола Нитрат

$C_{20}H_{15}Cl_3N_2OS,HNO_3 = 500.8.$

CAS — 99592-32-2 (sertaconazole); 99592-39-9 (sertaconazole nitrate).

ATC — D01AC14.

ATC Vet — QD01AC14.

UNII — 1DV0541OM5.

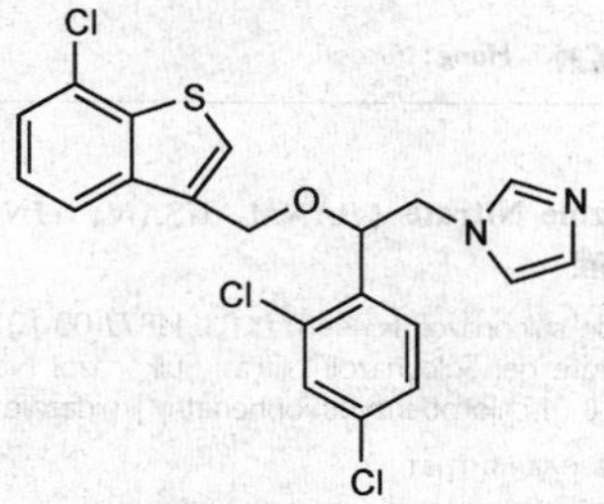

(sertaconazole)

Pharmacopoeias. In *Eur.* (see p.vii).

Ph. Eur. 6. 8（Sertaconazole Nitrate） 白色或类白色粉末。几乎不溶于水；略溶于乙醇和二氯甲烷；溶于甲醇。避光。

简介

丝他康唑是咪唑类抗真菌药，2%硝酸丝他康唑乳膏、凝胶、溶液或粉末可局部治疗表浅念珠菌病、皮真菌病、脂溢性皮炎和花斑癣。治疗阴道念珠菌病的给药方案是：每日给 2%阴道乳膏，连续给药 7 天或 8 天；或一次给阴道栓剂 300mg 或 500mg。

妊娠期要谨慎选用唑类抗真菌药。见**氟康唑的注意事项项下的妊娠**，第506页。阴道内给唑类抗真菌药可能损坏乳胶避孕工具。

1. Croxtall JD, Plosker GL. Sertaconazole: a review of its use in the management of superficial mycoses in dermatology and gynaecology. *Drugs* 2009; **69**: 339–59.

制剂

专利制剂

Arg.: Zalain†; ***Braz.:*** Gyno Zalain; Zalain; ***Chile:*** Tromderm; Zalain; ***Cz.:*** Zalain†; ***Ger.:*** Mykosert; Zalain; ***Gr.:*** Fuganol; ***Hong Kong:*** Zalain; ***Hung.:*** Zalain; ***Indon.:*** Dermofix; ***Ital.:*** Sertacream; Sertaderm; Sertadie; Sertagyn; ***Mex.:*** Ertaczo; ***Mon.:*** Monazol; ***Philipp.:*** Zalain; ***Port.:*** Dermofix; Sertopic; ***Rus.:*** Zalain (Залаин); ***Singapore:*** Zalain; ***Spain:*** Dermofix; Dermoseptic; Gine Zalain; Ginedermofix; Zalain; ***Thai.:*** Zalain; ***Turk.:*** Zalain; ***Ukr.:*** Zalain (Залаин); ***USA:*** Ertaczo; ***Venez.:*** Zalain.

Siccanin (*rINN*) 西卡宁

Sicanina; Siccanine; Siccaninum. (13a*S*)-1,2,3,4,4aβ,5,6,6a,-11bβ,13bβ-Decahydro-4-4-6aβ,9-tetramethyl-13*H*-benzo[*a*]-furo[2,3,4-*mn*]xanthen-11-ol.

Сикканин

$C_{22}H_{30}O_3 = 342.5.$

CAS — 22733-60-4.

UNII — L702S858Z6.

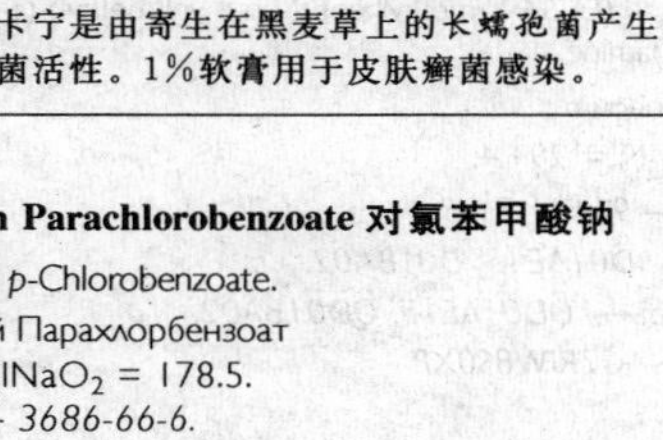

Pharmacopoeias. In *Jpn.*

简介

西卡宁是由寄生在黑麦草上的长蠕孢菌产生的，具有抗真菌活性。1%软膏用于皮肤癣菌感染。

Sodium Parachlorobenzoate 对氯苯甲酸钠

Sodium *p*-Chlorobenzoate.

Натрий Парахлорбензоат

$C_7H_4ClNaO_2 = 178.5.$

CAS — 3686-66-6.

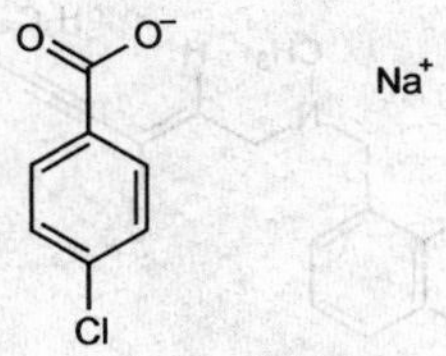

简介

对氯苯甲酸钠具有抗真菌活性，4%对氯苯甲酸钠粉用于治疗真菌性皮肤感染（见第497页）。

制剂

多组分制剂 ***Hung.:*** Mycosid.

Sulconazole Nitrate（*BANM, USAN, rINNM*）硝酸硫康唑

Nitrato de sulconazol; RS-44872; RS-44872-00-10-3; Sulconazole, Nitrate de; Sulconazoli Nitras; Sulkonazol Nitrat. 1-[2,4-Dichloro-β-(4-chlorobenzyl)thiophenethyl]imidazole nitrate.

Сульконазола Нитрат

$C_{18}H_{15}Cl_3N_2S,HNO_3$ = 460.8.

CAS — 61318-90-9 (sulconazole); 61318-91-0 (sulconazole nitrate).

ATC — D01AC09.

ATC Vet — QD01AC09.

UNII — 1T89100D5U.

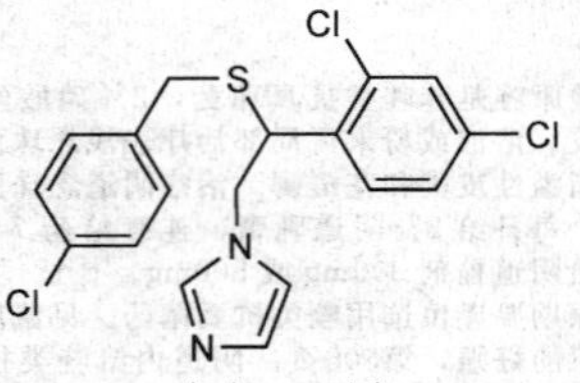

(sulconazole)

Pharmacopoeias. In *Fr.* and *US.*

USP 33（Sulconazole Nitrate） 白色或类白色结晶状粉末。可溶于水（1∶3333），溶于乙醇（1∶100），溶于丙酮（1∶130），溶于氯仿（1∶333），溶于二氯甲烷（1∶286），溶于二噁烷（1∶2000），溶于甲醇（1∶71），溶于吡啶（1∶10），溶于甲苯（1∶2000）。避光。

不良反应和注意事项

硫康唑可引起的局部反应包括起泡、烧灼感、瘙痒和红斑。

妊娠期要谨慎选用唑类抗真菌药。见**氟康唑**的**注意事项**项下的**妊娠**，第506页。

抗菌作用

硫康唑对皮肤癣菌、念珠菌和糠秕马拉色菌有抗菌活性。

用途和用法

硫康唑是咪唑类抗真菌药，局部用1%硝酸盐乳膏或溶液，每日1次或2次治疗真菌性皮肤感染包括皮肤癣菌感染和花斑癣（详见**皮肤感染**，第497页）和念珠菌病（第494页）。

制剂

专利制剂

Arg.: Antifungal; Minot†; ***Belg.:*** Myk-1; ***Fr.:*** Myk; ***Gr.:*** Suldisyn; ***Neth.:*** Myk-1; ***Turk.:*** Exelderm; ***UK:*** Exelderm†; ***USA:*** Exelderm.

Terbinafine（*BAN, USAN, rINN*）特比萘芬

SF-86-327; SF-86327; Terbinafiini; Terbinafin; Terbinafina; Terbinafinum. (*E*)-6,6-Dimethylhept-2-en-4-ynl(methyl)-(1-naphthylmethyl)amine.

Тербинафин

$C_{21}H_{25}N$ = 291.4.

CAS — 91161-71-6.

ATC — D01AE15; D01BA02.

ATC Vet — QD01AE15; QD01BA02.

UNII — G7RIW8S0XP.

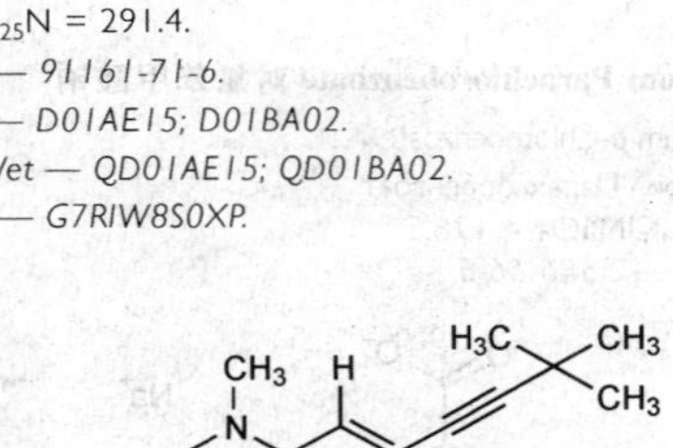

Terbinafine Hydrochloride（*BANM, rINNM*）盐酸特比萘芬

Hidrocloruro de terbinafina; Terbinafiinihydrokloridi; Terbinafin Hidroklorür; Terbinafine, chlorhydrate de; Terbinafin-hydrochlorid; Terbinafinhydroklorid; Terbinafini hydrochloridum; Terbinafiny chlorowodorek.

Тербинафина Гидрохлорид

$C_{21}H_{26}ClN$ = 327.9.

CAS — 78628-80-5.

ATC — D01AE15; D01BA02.

ATC Vet — QD01AE15; QD01BA02.

UNII — 012C11ZU6G.

Pharmacopoeias. In *Eur.* (see p.vii) and *US.*

Ph. Eur. 6. 8（Terbinafine Hydrochloride） 白色或类白色粉末。极微溶于或微溶于水；易溶于无水乙醇和甲醇；微溶于丙酮。避光。

USP 33（Terbinafine Hydrochloride） 白色或类白色粉末。极微溶于或微溶于水；易溶于无水乙醇和甲醇；微溶于丙酮。避光。

不良反应

口服盐酸特比萘芬后最常见的不良反应是胃肠功能紊乱如恶心、腹泻和轻微腹痛。可能出现味觉缺失或紊乱，严重时可导致食欲减退和体重下降。其他常见的不良反应包括头痛和皮肤反应，包括皮疹或荨麻疹，有时伴有关节疼痛和肌痛。严重的皮肤反应包括血管性水肿、光敏反应和 Stevens-Johnson 综合征。极少数情况下可能引起中毒性表皮坏死松解症。可能出现肝功能不全伴有胆汁阻塞、肝炎或黄疸的情况，很少有肝功能衰竭的患者，但有时甚至导致死亡或有必要进行肝移植。这些情况在无论之前有没有肝脏疾病，都可能出现。其他较少见的不良反应包括感觉异常、感觉减退、眩晕、不适、疲劳和脱发。血液学异常包括中性粒细胞减少症、血小板减少症、粒细胞缺乏和全血细胞减少症。较罕见的还有精神方面的异常包括抑郁和焦虑，以及皮肤和系统性红斑狼疮病情恶化。

局部给药后可能引起局部反应。

不良反应发生率 通过对 10000 例患者[1]的上市后监察表明不良反应发生率如下：胃肠道症状 4.7%、皮肤病学方面的反应 3.3%、中枢神经系统的症状（通常是头疼）1.8%、味觉障碍 0.6%和短暂的肝功能异常 0.1%。可能或极可能与特比萘芬相关的严重不良反应包括血管性水肿、支气管痉挛、多形性红斑、延伸性卒中和一侧腿水肿。综合这一研究和 3 项进一步的深入研究[2]的 25884 例患者资料都证实了上述结果。总之，10.5%的患者出现不良反应，并且导致 5.3%的患者停药。12 例患者（0.046%）出现了很可能或可能与特比萘芬有关的严重不良反应。

1. O'Sullivan DP, *et al.* Postmarketing surveillance of oral terbinafine in the UK: report of a large cohort study. *Br J Clin Pharmacol* 1996; **42:** 559–65.
2. O'Sullivan DP. Terbinafine: tolerability in general medical practice. *Br J Dermatol* 1999; **141** (suppl 56): 21–5.

对血液的影响 截止 2006 年 8 月，澳大利亚 Adverse Drug Reactions Advisory Committee 共收到了 16 例血液学异常的病例报告，包括粒细胞缺乏（7 例）、中性粒细胞减少症（7 例）和各类血细胞减少症（2 例）[1]。这些不良反应通常发生在接受治疗 4～6 周以内。11 例患者痊愈，其中 4 例在停药后 1 周内即痊愈。但 1 例 79 岁患者在开始治疗 2 月后出现粒细胞缺乏，并且死于感染性休克。

1. Adverse Drug Reactions Advisory Committee (ADRAC). Life threatening blood dyscrasias with oral terbinafine. *Aust Adverse Drug React Bull* 2006; **25:** 15. Also available at: http://www.tga.gov.au/adr/aadrb/aadr0608.pdf (accessed 02/05/08)

对眼的影响 美国制造商指出，口服特比萘芬可能引起玻璃体和视网膜的某些变化，但目前尚不清楚这些变化的意义。

对唾液腺的影响 1 例 38 岁男性患者因服用特比萘芬而患双侧腮喉痈[1]。来自制造商和 UK CSM 的资料表明，这种症状也可能发生于其他患者，只是非常罕见。最近，1 例 80 岁女性患者在接受特比萘芬治疗时出现了严重的药物反应的合并症唾液腺炎，同时伴有嗜酸性粒细胞增多和全身性的合并症（DRESS——一种超敏反应）[2]。该患者还有严重的口腔干燥、泪腺肿胀、眼干和角膜炎。

1. Torrens JK, McWhinney PH. Parotid swelling and terbinafine. *BMJ* 1998; **316:** 440–1.
2. Abecassis S, *et al.* Severe sialadenitis: a new complication of drug reaction with eosinophilia and systemic symptoms. *J Am Acad Dermatol* 2004; **51:** 827–30.

对皮肤的影响 偶尔有接受特比萘芬治疗的患者出现严重的皮肤反应，包括多形性红斑[1,2]、红皮病[1]、严重的风疹[1]、糠疹[1]、银屑病恶化[1,3]、Hallopeau 持续性肢端皮炎[4]、大疱性天疱疮[5]、急性扩散性脓疱病[6,7]和红斑狼疮[8~11]。在这些患者中有些人有自身免疫性疾病的病史[2,10]。这表明自身免疫性疾病是发生严重不良反应的危险因素[2]。也有报道发生光敏反应[12]。

1. Gupta AK, *et al.* Cutaneous adverse effects associated with terbinafine therapy: 10 case reports and a review of the literature. *Br J Dermatol* 1998; **138:** 529–32.
2. Goeteyn V, *et al.* Is systemic autoimmune disease a risk factor for terbinafine-induced erythema multiforme? *Br J Dermatol* 2000; **142:** 578–9.
3. Wilson NJE, Evans S. Severe pustular psoriasis provoked by oral terbinafine. *Br J Dermatol* 1998; **139:** 168.
4. Nishiwaki F, *et al.* Acrodermatitis continua of Hallopeau due to oral terbinafine. *Br J Dermatol* 2007; **157:** 1073–4.
5. Aksakal BA, *et al.* Oral terbinafine-induced bullous pemphigoid. *Ann Pharmacother* 2003; **37:** 1625–7.
6. Beltraminelli HS, *et al.* Acute generalized exanthematous pustulosis induced by the antifungal terbinafine: case report and review of the literature. *Br J Dermatol* 2005; **152:** 780–3.
7. Ibrahimi OA, *et al.* Terbinafine-induced acute generalized exanthematous pustulosis (AGEP) responsive to high dose intravenous corticosteroid. *Dermatol Online J* 2009; **15** (9): 8.
8. Murphy M, Barnes L. Terbinafine-induced lupus erythematosus. *Br J Dermatol* 1998; **138:** 708–9.
9. Brooke R, *et al.* Terbinafine-induced subacute cutaneous lupus erythematosus. *Br J Dermatol* 1998; **139:** 1132–3.
10. Holmes S, Kemmett D. Exacerbation of systemic lupus erythematosus induced by terbinafine. *Br J Dermatol* 1998; **139:** 1133.
11. Hill VA, *et al.* Subacute lupus erythematosus-like eruption due to terbinafine: report of three cases. *Br J Dermatol* 2003; **148:** 1056.
12. Spiewak R. Systemic photoallergy to terbinafine. *Allergy* 2010; **65:** 1071–2.

对味觉的影响 接受特比萘芬治疗的患者中有 0.6%出现味觉障碍或丧失。一旦停药，症状会慢慢消失，但也可能造成永久性的味觉减退[1,2]。

1. Bong JL, *et al.* Persistent impairment of taste resulting from terbinafine. *Br J Dermatol* 1998; **139:** 747–8.
2. Duxbury AJ, *et al.* Persistent impairment of taste associated with terbinafine. *Br Dent J* 2000; **188:** 295–6.

注意事项

特比萘芬不能用于有肝脏疾病的患者，任何患者在接受特比萘芬治疗前都要接受肝功能检查。如果临床上或生化指标表明肝毒性出现，那么要立即停药。一旦出现进展性皮疹，也需要立即停药。同时，银屑病患者慎用特比萘芬。

注册药品信息不推荐肾损害患者使用特比萘芬，但是一些权威已经发布了给药剂量指导（见下文**用途和用法**项下**在肾损害中的用法**）。

哺乳 特比萘芬可以经过母乳排泄，因此，注册药品信息规定哺乳期禁止使用特比萘芬。

药物相互作用

特比萘芬是通过细胞色素 P450 代谢的，抑制特比萘芬代谢的药物如西咪替丁可以增加特比萘芬的血药浓度；细胞色素 P450 酶的诱导剂如利福平则能够降低特比萘芬的血药浓度。口服避孕药和特比萘芬同时服用时，可能出现月经不调包括突发性出血。

特比萘芬可以抑制由细胞色素 P450 同工酶 CYP2D6 介导的代谢反应，因此，它能够影响主要由这个酶代谢的药物的血药浓度，如三环类抗抑郁药、抗心律失常药（如氟卡尼和普罗帕酮）、β 受体阻滞药、选择性 5-羟色胺再吸收抑制剂和 B 型单胺氧化酶抑制剂。

特比萘芬对其他药物的作用，见咖啡因（第1081页）、卡马西平（第454页）、环孢素（第1743页）、三环类抗抑郁药（第358页）、茶碱（第1106页）和华法林（第1372页）。

抗菌作用

特比萘芬是丙烯胺衍生物，具有较广的抗真菌谱。通过抑制真菌固醇的合成发挥其抗真菌作用。特比萘芬对皮肤癣菌、霉菌、某些双相型真菌和某些酵母菌有抗菌活性。

与其他抗微生物制剂的相互作用 体外研究发现特比萘芬和氟康唑或伊曲康唑合用，对白色念珠菌病时具有相加和协同作用，这些菌株对唑类药物的敏感性降低[1]。特比萘芬还可以加强唑类药物抗足分枝菌[2]和抗原生动物巴西利什曼原虫[3]的活性。

1. Barchiesi F, *et al.* In vitro activities of terbinafine in combination with fluconazole and itraconazole against isolates of Candida albicans with reduced susceptibility to azoles. *Antimicrob Agents Chemother* 1997; **41:** 1812–14.
2. Meletiadis J, *et al.* In vitro interaction of terbinafine with itraconazole against clinical isolates of Scedosporium prolificans. *Antimicrob Agents Chemother* 2000; **44:** 470–2.
3. Rangel H, *et al.* Naturally azole-resistant Leishmania braziliensis promastigotes are rendered susceptible in the presence of terbinafine: comparative study with azole-susceptible Leishmania mexicana promastigotes. *Antimicrob Agents Chemother* 1996; **40:** 2785–91. Correction. *ibid.* 1997; **41:** 496.

药动学

盐酸特比萘芬在胃肠道能够被很好的吸收。由于其首关效应，特比萘芬的生物利用度大约是 40%。口服 250mg 特比萘芬后，2h 内可达到平均峰值血药浓度 1μg/ml。10～14 天达稳态血药浓度。稳态血药浓度比一次剂量后的峰值血药浓度高 25%。特比萘芬广泛与血浆蛋白结合。特比萘芬在皮肤角质层、甲板和毛发的浓度明显高于在血浆中的浓度。特比萘芬在乳汁中也有分布。

特比萘芬在肝脏代谢为没有活性的代谢产物，主要通过尿液排泄。血浆清除半衰期 17～36h 不等。在长期用药患者，最终半衰期达 400h，可能表明该药从皮肤和脂肪组织中清除。停止治疗后，特比萘芬在指（趾）甲中的杀真菌浓度可维持数周。患有肝肾疾病的患者其药物清除率可能改变。局部使用特比萘芬时，吸收不足 5%。

1. Kovarik JM, *et al.* Multiple-dose pharmacokinetics and distribution in tissue of terbinafine and metabolites. *Antimicrob Agents Chemother* 1995; **39:** 2738–41.

用途和用法

特比萘芬是丙烯胺类抗真菌药，口服盐酸特比萘芬可以治疗皮肤和指（趾）甲皮肤癣菌感染（第496页）。口服剂量是按特比萘芬计算的，1.13g 盐酸特比萘芬大约相当于 1g 特比萘芬。盐酸特比萘芬还可以治疗皮肤的皮真菌病、花斑癣（见**皮肤感染**，第497页）和皮肤念珠菌病（第494页）。

治疗股癣每日 1 次口服 250mg 特比萘芬，用药 2～4 周；脚癣需要用药 6 周以上；治疗体癣感染需要一个为期 4 周的疗程。每日使用 1 次或 2 次 1%盐酸特比萘芬乳膏、凝胶或溶液，连续用药 1～2 周，则可以治疗体癣和股癣；脚癣推荐治疗 1 周。治疗皮肤念珠菌病和花斑癣的疗程为 2 周。

治疗指（趾）甲皮肤癣菌感染需要口服相当于 250mg 特比萘芬的药物，每日 1 次，用药 6～12 周，但趾甲感染的疗程更长。

肾功能损伤的患者需减少给药剂量（见下文）。

1. Balfour JA, Faulds D. Terbinafine: a review of its pharmacodynamic and pharmacokinetic properties, and therapeutic potential in superficial mycoses. *Drugs* 1992; **43:** 259–84.
2. Abdel-Rahman SM, Nahata MC. Oral terbinafine: a new antifungal agent. *Ann Pharmacother* 1997; **31:** 445–56.
3. McClellan KJ, *et al.* Terbinafine: an update of its use in superficial mycoses. *Drugs* 1999; **58:** 179–202.
4. Darkes MJ, *et al.* Terbinafine: a review of its use in onychomycosis in adults. *Am J Clin Dermatol* 2003; **4:** 39–65.
5. Fleece D, *et al.* Griseofulvin versus terbinafine in the treatment of tinea capitis: a meta-analysis of randomized, clinical trials. *Pediatrics* 2004; **114:** 1312–15.
6. Gupta AK, *et al.* The use of terbinafine in the treatment of onychomycosis in adults and special populations: a review of the evidence. *J Drugs Dermatol* 2005; **4:** 302–8.
7. Revankar SG, *et al.* Use of terbinafine in rare and refractory mycoses. *Future Microbiol* 2008; **3:** 9–17.
8. Krishnan-Natesan S. Terbinafine: a pharmacological and clinical review. *Expert Opin Pharmacother* 2009; **10:** 2723–33.

儿童用法 在英国，尽管特比萘芬还没有被批准用于儿童，但是 *BNFC 2010/11* 建议如下口服用药剂量，用于治疗 1 岁以上儿童的指（趾）甲和皮肤癣菌感染：

- 体重 10～20kg：每日给特比萘芬 62.5mg，每日 1 次；
- 体重 20～40kg：每日 125mg，每日 1 次；
- 体重超过 40kg：每日 250mg，每日 1 次。

头癣的疗程通常是 4 周；股癣是 2～4 周；体癣 4 周；脚癣可能增至 6 周。指（趾）甲感染的疗程通常是 6 周到 3 个月，但趾甲感染偶尔可能需要更长时间。

文献中也报道了类似的给药方案[1,2]。一项回顾性研究指出，特比萘芬治疗儿童头癣和甲癣是安全有效的[3]。

肾功能损害的儿童需减少给药剂量（详见下文）。

1. Jones TC. Overview of the use of terbinafine (Lamisil) in children. *Br J Dermatol* 1995; **132:** 683–9.
2. Fuller LC, *et al.* A randomized comparison of 4 weeks of terbinafine vs 8 weeks of griseofulvin for the treatment of tinea capitis. *Br J Dermatol* 2001; **144:** 321–7.
3. Gupta AK, *et al.* The efficacy and safety of terbinafine in children. *J Eur Acad Dermatol Venereol* 2003; **17:** 627–40.

在肾损伤中的用法 尽管英国注册药品信息并不推荐肾功能损伤患者使用特比萘芬，但 *BNF 59* 以及 *BNFC 2010/11* 建议每 1.73m² 肾小球滤过率小于 50ml/min 时，成人及儿童推荐剂量（详见上文）应当减半。

利什曼病 1 例 HIV 阳性的患者患皮肤利什曼病（第794页）、体癣和甲癣。为治疗体癣和甲癣每日服用 250mg 特比萘芬，对于皮肤利什曼病则表现出很好的疗效[1]。在一项实验性研究中[2]，每日 125mg（年龄 5～15 岁的患者）或 250mg（年龄 15 岁以上），每日 2 次，给药 4 周后有很好的治疗效果。

1. González-Rupérez J, *et al.* Remission of localized cutaneous leishmaniasis in a HIV-positive patient using systemic terbinafine. *Dermatology* 1997; **194:** 85–6.
2. Bahamdan KA, *et al.* Terbinafine in the treatment of cutaneous leishmaniasis: a pilot study. *Int J Dermatol* 1997; **36:** 59–60.

非皮肤癣菌真菌感染 口服特比萘芬治疗如下感染可能有效：指（趾）甲和口腔念珠菌感染[1～3]、曲霉病、着色芽生菌病、副球孢子菌病和孢子丝菌病[3,4]。

1. Nolting S, *et al.* Terbinafine in onychomycosis with involvement by non-dermatophytic fungi. *Br J Dermatol* 1994; **130** (suppl 43): 16–21.
2. Segal R, *et al.* Treatment of Candida nail infection with terbinafine. *J Am Acad Dermatol* 1996; **35:** 958–61.
3. Pérez A. Terbinafine: broad new spectrum of indications in several subcutaneous and systemic and parasitic diseases. *Mycoses* 1999; **42** (suppl 2): 111–4.
4. Francesconi G, *et al.* Terbinafine (250 mg/day): an effective and safe treatment of cutaneous sporotrichosis. *J Eur Acad Dermatol Venereol* 2009; **23:** 1273–6.

脂溢性皮炎 特比萘芬被尝试用于治疗脂溢性皮炎（第1511页）。60 例患者随机接受每日 250mg 特比萘芬治疗或接受每日 2 次安慰剂乳膏治疗，连续给药 4 周[1]。特比萘芬组的临床症状得到改善，治疗后可维持 8 周。这表明，口服特比萘芬可以有效治疗脂溢性皮炎，可能因为特比萘芬有抗卵圆形马拉色菌（卵状糠秕孢子菌）的活性以及一些抗炎活性。但是该项研究的方法学受到质疑[2]，需要进一步进行研究。在一项对 661 例患者深入的、非对照研究中[3]，每日给特比萘芬 250mg，每月 12 天给药，疗程为 3 个月。结果表明，间歇性口服特比萘芬可以有效治疗脂溢性皮炎，至少对严重的或难治性皮炎有效。1%特比萘芬乳膏可用于局部治疗[4]。

1. Scaparro E, *et al.* Evaluation of the efficacy and tolerability of oral terbinafine (Daskil®) in patients with seborrhoeic dermatitis: a multicentre, randomized, investigator-blinded, placebo-controlled trial. *Br J Dermatol* 2001; **144:** 854–7.
2. Faergemann J. Treatment of seborrhoeic dermatitis with oral terbinafine? *Lancet* 2001; **358:** 170.
3. Cassano N, *et al.* Oral terbinafine for the treatment of seborrheic dermatitis in adults. *Int J Dermatol* 2002; **41:** 821–2.
4. Gündüz K, *et al.* Efficacy of terbinafine 1% cream on seborrhoeic dermatitis. *J Dermatol* 2005; **32:** 22–5.

制剂

USP 33: Terbinafine Oral Suspension.

专利制剂

Arg.: Fungueal; Lamisil; Maditez; Piecidex NF; Repliderm; Sinamida Terbinafina; Tacna; Terbi-Derm; Terekol; Terfin; ***Austral.:*** Lamisil; SolvEasy; Tamsil; Terbihexal; Zabel; ***Austria:*** Amisan; Amykal; Daskil; Lamisil; Myconafin; Myconormin; Terbiderm; Terbinac; ***Belg.:*** Lamisil; ***Braz.:*** Binafin†; Funtyl; Lamisil; Micosil; ***Canad.:*** Lamisil; ***Chile:*** Dermoxyl; Dicil; Donter; Elater; Farbicil; Finex; Lamisil; Micoset; Micostop†; Mucivil; Terfex; Terfin; ***Cz.:*** Atifan; Brinaf†; Lamisil; Mycodekan; Onychon; Tefine; Terbihexal†; Terbisil†; Terbistad; Terfimed; Verbinaf†; Zonesis; ***Denm.:*** Finigen; Funginix; Lamisil; ***Fin.:*** Fungis; Fungorin; Lamisil; ***Fr.:*** Fungster; Lamisil; Lamisilate; LamisilDermgel; ***Ger.:*** Amiada; Dermatin; Lamisil; Myconormin; Octosan; Onymax; Terbiderm; Terbigalen; Terbina-Q; ***Gr.:*** Anaplas; Chemiderm; Demsil; Drogenil; Ealk; Flixid; Frezylin; Funger; Fungitherapy; Lamiderm; Lamigen; Lamisil; Mycutol; Optimus; Pavlinox; Pro-Misil; Romiver; Seralon; Soluterb; Teranfis; Terbafin; Terbigram; Terbin; Terbiprol; Terbiskin; Terbisol; Terfinil; Terfinor; Termisil; Ternafinol; Thateron; Vifaderm; ***Hong Kong:*** Lamisil; Terbifin; ***Hung.:*** Lamigard; Lamisil; Myconafine; Terbigen; Terbiner; Terbisil; Terfin; Tineal; ***India:*** Exifine; Lamisil; Terbifin†; ***Indon.:*** Interbi; Lamisil; Termisil; ***Irl.:*** Fungafine; Fungasil; Lamater; Lamisil; Lanafine; Nailderm; Terbasil; Ternaf; ***Israel:*** Dermasil; Lamisil; Patir Cream; ***Ital.:*** Daskil; Lamisil; Onymax; ***Malaysia:*** Dermafin; Exifine; Lamisil; Lisim†; ***Mex.:*** Binafex; Erbitrax; Fyterdin; Lamisil; Losil; Mycelvan; Sebifin; Unasal; Xilatril; ***Neth.:*** Binanidda; Finanidda; Finavita†; Fungitif†; Lamisil; Niddafin; Niddavita; Terbiderm; Terbinavita; Terfungin†; Tiebinafin†; Vitabin; ***Norw.:*** Lamisil; ***NZ:*** Lamisil†; Terbafin†; ***Philipp.:*** Lamifen; Lamisil; ***Pol.:*** Afugin; Erfin; Lamisil; Lamisilatt; Myconafine; Onymax; Tenasil; Terbiderm; TerbiGen; Terbisil; Undofen Max; Verbinaf; Zelefion; ***Port.:*** Arrolina; Daskyl; Fungil; Fungster; Lamisil; Termycol; ***Rus.:*** Atifin (Атифин); Binafin (Бинафин); Exifine (Экзифин); Fungoterbine (Фунготербин); Lamican (Ламикан); Lamisil (Ламизил); Lamitel (Ламитель); Medofloran (Медофлоран); Miconorm (Миконорм); Terbifin (Тербифин); Terbinox (Тербинокс); Terbisil (Тербизил); Termicon (Термикон); ***S.Afr.:*** Dermax; Lamisil; Lamispor; Nafin; Terbane; Terbicil; ***Singapore:*** Lamisil; ***Spain:*** Fungicare; Lamicosil; Lamisil; Talixane; Tighum; ***Swed.:*** Lamisil; ***Switz.:*** Lamisil; Myconormin; Onymax; Terbifil; Terbinax; Tineafine; ***Thai.:*** EU 2000; Lamisil; ***Turk.:*** Corbinal; Laminox; Lamisil; Mikonafin; Mycocur; Myconaf; Tekfin; Terafin; Terbin; Terbisil; Terbonile; Terminus; Tigal; ***UK:*** Lamisil; ***Ukr.:*** Exifine (Экзифин); Fungoterbine (Фунготербин); Lamicon (Ламикон); Lamisil (Ламизил); Myconorm (Міконорм); Terbisil (Тербизил); ***USA:*** Desenex-Max; Lamisil; Terbinex; ***Venez.:*** Exifine†; Funtopic†; Lamisil; Nafina; Terfex.

Terconazole（*BAN*，*USAN*，*rINN*）特康唑

R-42470; Terconazol; Terconazolum; Terkonatsoli; Terkonazol; Terkonazolas; Triaconazole. 1-{4-[[2-(2,4-Dichlorophenyl)-*r*-2-(1*H*-1,2,4-triazol-1-ylmethyl)-1,3-dioxolan-*c*-4-yl]methoxy]phenyl}-4-isopropylpiperazine.

Терконазол

$C_{26}H_{31}Cl_2N_5O_3$ = 532.5.

CAS — 67915-31-5.

ATC — G01AG02.

ATC Vet — QG01AG02.

UNII — 0KJ2VE664U.

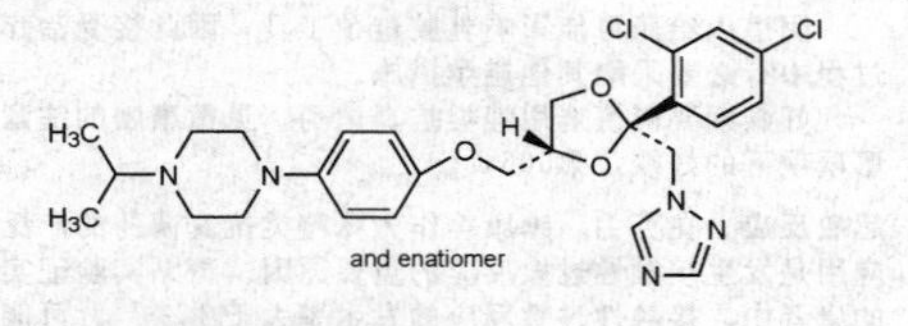

Pharmacopoeias. In *Eur.* (see p.vii). and *US.*

Ph. Eur. 6.8（Terconazole） 白色或类白色粉末。具有多态性。几乎不溶于水；略溶于乙醇和丙酮；易溶于二氯甲烷。避光。

USP 33（Terconazole） 白色或类白色粉末。几乎不溶于水；略溶于乙醇；易溶于二氯甲烷；溶于丙酮。避光。

不良反应

阴道给药的局部反应包括烧灼感和瘙痒。其他不良反应包括痛经以及生殖器、躯体和腹部疼痛。有些患者出现头痛、发热、寒战和低血压等 Flu-like 综合征，多出现于使用阴道栓剂 80mg 以上的患者。

Flu-like 综合征 参考文献如下。

1. Moebius UM. Influenza-like syndrome after terconazole. *Lancet* 1988; **ii:** 966–7.

注意事项

阴道内给药可能影响乳胶避孕工具，因此接受治疗过程中有必要采取其他避孕措施。

妊娠期要谨慎选用唑类抗真菌药。见**氟康唑的注意事项**项下的**妊娠**，第506页。

抗菌作用

特康唑是三唑衍生物，通过干扰正常真菌细胞膜的通透性发挥作用。在体外，特康唑具有抗念珠菌和其他真菌的活性，同时有抗菌活性，但没有抗阴道菌丛如乳酸杆菌的活性。

药动学

阴道内给药后，5%～16%的特康唑被吸收。全身给药所吸收的药物通过肝脏代谢，经尿液和粪便排出体外。

用途和用法

特康唑是三唑类抗真菌药，局部治疗外阴阴道念珠菌病（第494页）。阴道内给药方案是临睡前给 40mg（0.8%阴道乳膏）或 80mg（阴道栓剂），连续给药 3 天或每日给 20mg（0.4%乳膏），连续给药 7 天。

制剂

专利制剂

Belg.: Gyno-Terazol†; ***Braz.:*** Ginconazol†; Gyno-Fungix; Tecomax; ***Canad.:*** Terazol; ***Mex.:*** Fungistat; ***S.Afr.:*** Terazol†; ***Switz.:*** Gyno-Terazol†; ***USA:*** Terazol; Zazole†; ***Venez.:*** Fungistat.

多组分制剂 ***Mex.:*** Gynoclin-V.

Tioconazole（*BAN*，*USAN*，*rINN*）噻康唑

Tioconazol; Tioconazolum; Tiokonatsoli; Tiokonazol; Tiokonazolas; UK-20349. 1-[2,4-Dichloro-β-(2-chloro-3-thenyloxy)phenethyl]imidazole.

Тиоконазол

$C_{16}H_{13}Cl_3N_2OS$ = 387.7.

CAS — 65899-73-2.

ATC — D01AC07; G01AF08.

ATC Vet — QD01AC07; QG01AF08.

UNII — S57Y5X1117.

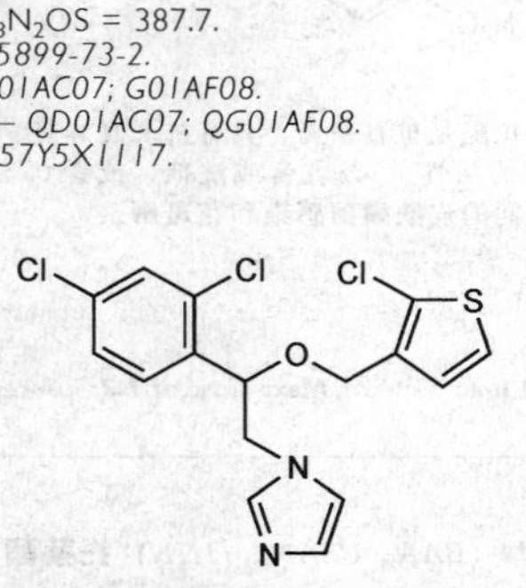

Pharmacopoeias. In *Eur.* (see p.vii) and *US.*

Ph. Eur. 6.8（Tioconazole） 白色或类白色结晶状粉末。极微溶于水；易溶于乙醇；极易溶于二氯甲烷。避光。

USP 33（Tioconazole） 贮藏于密闭容器中。

不良反应和注意事项

噻康唑引起的局部反应包括烧灼感、瘙痒和红斑。

阴道内给药可能影响乳胶避孕工具，因此接受治疗过程中有必要采取其他避孕措施。

妊娠期要谨慎选用唑类抗真菌药。见氟康唑的注意事项项下的妊娠，第506页。

超敏反应 在芬兰，噻康唑作为咪唑类抗真菌药的广泛应用是发生接触性过敏反应的重要原因。斑贴实验证实的患者中，接触性过敏反应的发生率大于1%[1]。可能与其他咪唑类衍生物有交叉反应。

1. Heikkilä H, *et al.* A study of 72 patients with contact allergy to tioconazole. *Br J Dermatol* 1996; **134:** 678–80.

抗菌作用

噻康唑是咪唑类抗真菌药，具有广谱的抗真菌活性，包括抗皮肤癣菌、糠秕马拉色菌和白色念珠菌的活性。噻康唑在体外有抗革兰阳性菌的活性。

用途和用法

噻康唑是咪唑类抗真菌药，主要治疗表浅念珠菌病（第494页）、皮真菌病和花斑癣（见皮肤感染，第497页）。

治疗阴道念珠菌病时，给一次剂量的阴道栓剂或阴道软膏300mg。

1%乳膏、洗剂或粉末可局部治疗表浅真菌感染。28%溶液可以治疗指（趾）甲感染，但首选全身治疗方案。

制剂

BP 2010: Tioconazole Cream; Tioconazole Nail Solution.

专利制剂

Arg.: Honguil; Niofen; Tiomicol; Trosyd; ***Austria:*** Trosyd; ***Braz.:*** Gino Conazol; Gino Tralen; Neo Tionazol; Tioconax; Tionazen†; Tralen; ***Canad.:*** Gynecure†; ***Chile:*** Telset; ***Fin.:*** Gyno-Trosyd; Trosyd; ***Fr.:*** Gyno-Trosyd; Trosyd; ***Ger.:*** Mykontral; ***Gr.:*** Cotinazin; ***Hong Kong:*** Gyno-Trosyd; Trosyd; ***Indon.:*** Prodermal; Trosyd; ***Irl.:*** Trosyl; ***Ital.:*** Gino-Trosyd†; Trosyd; ***Malaysia:*** Gyno-Trosyd; Trosyd; ***Philipp.:*** Trosyd; ***Port.:*** Gino-Trosyd; Trosyd; ***S.Afr.:*** Gyno-Trosyd†; Trosyd; ***Singapore:*** Gyno-Trosyd; Trosyd; ***Spain:*** Onicozol; Trosderm; Trosid; ***Switz.:*** Gyno-Trosyd†; Trosyd; ***Thai.:*** Trosyd; ***Turk.:*** Dermo-Rest; Dermo-Trosyd; Gyno-Trosyd; Tiocan; Tiocell; Tioderma; ***UK:*** Trosyl; ***Ukr.:*** Dermo-Rest (Дермо-Рест)†; ***USA:*** Vagistat-1; ***Venez.:*** Gino-Tralen; Tralen.

多组分制剂 ***Braz.:*** Cartrax; Duozol; Gynben; Gynomax; Gynopac; Seczol; Takil; Travogyn; ***Fin.:*** Trosycort; ***Mex.:*** Fasigyn VT; ***Switz.:*** Trosyd†; ***Turk.:*** Gynomax; ***Ukr.:*** Dermo-Rest (Дермо-Рест)†.

Tolciclate（*USAN*，*rINN*）托西拉酯

K-9147; KC-9147; Tolciclato; Tolciclatum. *O*-(1,2,3,4-Tetrahydro-1,4-methano-6-naphthyl) *m,N*-dimethylthiocarbanilate.

Тольциклат

$C_{20}H_{21}NOS$ = 323.5.

CAS — 50838-36-3.

ATC — D01AE19.

ATC Vet — QD01AE19.

UNII — T3TZ02X2AZ.

简介

托西拉酯是抗真菌药，具有抗表皮癣菌、小孢子菌和发癣菌的活性。1%乳膏或洗剂，或者0.5%粉末可以治疗不同的皮肤癣菌感染和花斑癣。

制剂

专利制剂

Gr.: Tolmicil; ***Ital.:*** Tolmicen†; ***Mex.:*** Kilmicen†; ***NZ:*** Tolmicen; ***Port.:*** Tolmicen†.

Tolnaftate（*BAN*，*USAN*，*rINN*）托萘酯

Sch-10144; Tolnaftaatti; Tolnaftát; Tolnaftat; Tolnaftatas; Tolnaftato; Tolnaftatum. O-2-Naphthyl *m,N*-dimethylthiocarbanilate; *O*-Naphthalen-2-yl methyl(3-methylphenyl)carbamothioate.

Тольнафтат

$C_{19}H_{17}NOS$ = 307.4.

CAS — 2398-96-1.

ATC — D01AE18.

ATC Vet — QD01AE18.

UNII — 06KB629TKV.

Pharmacopoeias. In *Eur.* (see p.vii), *Jpn*, and *US.*

Ph. Eur. 6. 8（Tolnaftate） 白色或黄白色粉末。几乎不溶于水；极微溶于乙醇；易溶于丙酮和二氯甲烷。避光。

USP 33（Tolnaftate） 白色或乳白色细粉末，有轻微气味。几乎不溶于水；微溶于乙醇；易溶于丙酮和氯仿；略溶于醚。贮藏于密闭容器中。

不良反应

皮肤反应包括刺激症状和接触性皮炎，但很少出现。

抗菌作用

托萘酯可以抑制表皮皮肤癣菌、小孢子菌、发癣菌和糠秕马拉色菌的生长。但是，对念珠菌和细菌没有活性。

用途和用法

托萘酯是一种抗真菌药，1%凝胶、溶液、粉末、软膏或乳膏可以预防和局部治疗表浅皮肤癣菌感染和花斑癣（见皮肤感染，第497页）。给药方案是：每日用药2次，疗程为2～6周。必要时可重复治疗。

制剂

USP 33: Tolnaftate Cream; Tolnaftate Gel; Tolnaftate Topical Aerosol; Tolnaftate Topical Powder; Tolnaftate Topical Solution.

专利制剂

Austral.: Antifungal Foot Deodorant†; Curatin†; Ringworm Ointment; Tinaderm; Tineafax; ***Canad.:*** Absorbine Jr Antifungal; Athlete's Foot; Avon Footworks; Fungicure; Pitrex; Proclearz; Scholl Athlete's Foot; Tinactin; Zea-Sorb AF; ***Chile:*** Tinaderm†; ***Fr.:*** Sporiline; ***Ger.:*** Tinatox; Tonoftal†; ***Gr.:*** Tinaderm; ***Hong Kong:*** Aftate†; ***Hung.:*** Athletes Foot†; Chinofungin; Digifungin; ***India:*** Tinaderm; Tolnaderm†; ***Indon.:*** Naftate†; ***Irl.:*** Mycil; Scholl Athlete's Foot; Tinaderm; ***Israel:*** Athletes Foot; Pitrex; Tinasol; ***Ital.:*** Tinaderm†; ***Malaysia:*** Dermoplex Antifungal; Myco-Aid; Tinaderm†; Tolnaderm; ***Mex.:*** Excelsior; Tinaderm; Tinoxal; ***NZ:*** Tinaderm†; ***Philipp.:*** Tinactin; Tolnaderm; ***Port.:*** Tinaderme; ***S.Afr.:*** Tinaderm; ***Singapore:*** Scholl Athlete's Foot; Tinaderm†; ***Spain:*** Micoisdin†; Tinaderm†; ***Thai.:*** Ezon-T; Tonaf; Tono†; ***Turk.:*** Mikoderm; Tinactin; ***UK:*** Mycil; Scholl Athlete's Foot; Tinaderm; ***USA:*** Aftate; Blis-To-Sol; Dr Scholl's Athlete's Foot; Genaspor; Lamisil AF Defense; Podactin; Quinsana Plus; Tinactin; Ting; ***Venez.:*** Tinaderm; Tolnaftan.

多组分制剂 ***Arg.:*** Bacticort Complex; Cevaderm; ***Austral.:*** Mycil Healthy Feet; ***Braz.:*** Cremederme; Permut; Polidemms; Quadriderm; Quadrihexal; Quadrikin; Quadrilon; Quadriplus; Qualiderm; Tetraderm; ***Gr.:*** Helpogen; ***Hong Kong:*** Alox; Alphate; Aselan; Dermafacte; Ezon-T; Mycil†; Mycostop; Quadriderm; Triditol-G; ***India:*** Fourderm; Quiss; Surfaz-SN; ***Irl.:*** Mycil; Tinaderm-M†; ***Israel:*** Phytoderm Compositum; ***Malaysia:*** Elan-Forte; ***Philipp.:*** Quadriderm; Quadrotopic; ***S.Afr.:*** Quadriderm; ***Singapore:*** Quadriderm†; ***Spain:*** Cuatroderm; ***Switz.:*** Quadriderm†; Undex; ***Thai.:*** Alber T; Dermaheu; Dertec; Ezon-T; Quadriderm; Spectroderm; ***UK:*** Mycil; Tinaderm-M†; ***USA:*** Absorbine Athletes Foot Care†; Dermasept Antifungal.

Triacetin（*rINN*）三醋汀

E1518; Glicerin-triacetát; Glycerol Triacetate; Glycerolum Triacetas; Glyceryl Triacetate; Triacetato de glicerilo; Triacetina; Triacetinas; Triacétine; Triacetinum; Triacetyna; Triasetiini. 1,2,3-Propanetriol triacetate.

Триацетин

$C_9H_{14}O_6$ = 218.2.

CAS — 102-76-1.

UNII — XHX3C3X673.

Pharmacopoeias. In *Eur.* (see p.vii) and *US.*

Ph. Eur. 6. 8（Triacetin） 澄清、无色、微黏的油性液体。溶于水，可以与无水乙醇和甲苯混溶。贮藏于密闭容器中。

USP 33（Triacetin） 无色、稍微油性的液体，有轻微的脂肪的气味。溶于水；微溶于二硫化碳；可与乙醇、氯仿和醚混溶。贮藏于密闭容器中。

简介

三醋汀能够解离出醋酸而具有抗真菌活性。主要局部治疗表浅皮肤癣菌感染。其口服剂型为增塑剂。

三醋汀能够破坏人造丝织物。此外，三醋汀不能接触金属。

制剂

专利制剂

多组分制剂 ***Braz.:*** Micosan†; ***Hong Kong:*** Ezon-T; ***Thai.:*** Alber T; Ezon-T.

Trimetrexate Glucuronate（*BANM*，*USAN*，*rINNM*）葡萄糖酸三甲曲沙

CI-898 (trimetrexate); Glucuronato de trimetrexato; JB-11 (trimetrexate); NSC-352122; NSC-249008 (trimetrexate); NSC-328564 (trimetrexate); Trimétrexate, Glucuronate de; Trimetrexati Glucuronatum. 5-Methyl-6-(3,4,5-trimethoxyanilinomethyl)quinazoline-2,4-diyldiamine mono-D-glucuronate.

Триметрексата Глюкуронат

$C_{19}H_{23}N_5O_3,C_6H_{10}O_7$ = 563.6.

CAS — 52128-35-5 (trimetrexate); 82952-64-5 (trimetrexate glucuronate).

ATC — P01AX07.

UNII — L137U4A79K.

(trimetrexate)

简介

三甲曲沙是二氢叶酸还原酶抑制剂，它的一般性质与甲氨蝶呤相似（见第713页）。它与亚叶酸联合治疗免疫缺陷患者，尤其是艾滋病患者其他药物治疗无效的中度或严重的肺孢子菌肺炎（见第496页）。在治疗剂量，机体选择性将三甲曲沙转运入耶氏肺孢子菌，而不转运亚叶酸。因此，亚叶酸可以在不抑制三甲曲沙抗菌活性的情况下保护宿主细胞不受到三甲曲沙细胞毒性的损害。另外，三甲曲沙还作为抗肿瘤药治疗各种实体瘤。

三甲曲沙是以葡萄糖醛酸结合物形式存在的，但给药剂量是以葡萄糖酸三甲曲沙计算。1.53mg葡萄糖酸三甲曲沙相当于1mg三甲曲沙。主要通过静脉内给药，输注时间为60～90min。治疗肺孢子菌性肺炎的给药方案是：每日45mg/m²，给药21天，同时给亚叶酸24天。亚叶酸的具体给药方案详见亚叶酸项下用途和用法（第1845页）。治疗过程中，一周至少进行2次血液学检查，同时根据检查结果调整三甲曲沙和亚叶酸的给药剂量，同时监测肝肾功能和血红蛋白含量的变化。与齐多夫定或其他骨髓抑制药物合用时，需中断这些药物的使用，以保证三甲曲沙的剂量充足。

1. Fulton B, *et al.* Trimetrexate: a review of its pharmacodynamic and pharmacokinetic properties and therapeutic potential in the treatment of Pneumocystis carinii pneumonia. *Drugs* 1995; **49:** 563–76.
2. Short CE, *et al.* Trimetrexate and folinic acid: a valuable salvage option for Pneumocystis jirovecii pneumonia. *AIDS* 2009; **23:** 1287–90.

制剂

专利制剂

Gr.: Neutrexin; ***USA:*** Neutrexin†.

Undecenoic Acid 十一烯酸

Acide Undécylénique; Ácido undecenoico; Acidum undecylenicum; 10-Hendecenoic Acid; Kyselina undecylenová; Undecilénico, ácido; Undecileno rūgštis; Undecilénsav; Undecylenic Acid; Undecylensyra; Undesenoatlar; Undesilenatlar; Undesyleenihappo. Undec-10-enoic acid.

Ундеценовая Кислота

$C_{11}H_{20}O_2$ = 184.3.

CAS — 112-38-9.

ATC — D01AE04.

ATC Vet — QD01AE04.

UNII — K3D86KJ24N.

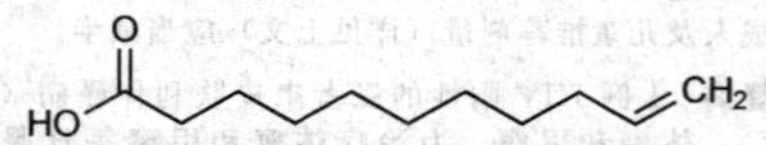

Pharmacopoeias. In *Chin.*, *Eur.* (see p.vii), and *US.*

Ph. Eur. 6. 8（Undecylenic Acid; Undecenoic Acid BP

2010） 无色或浅黄色液体，或白色或浅黄色结晶状固体。几乎不溶于水；易溶于乙醇和含脂肪的精油。贮藏于非金属容器中。避光。

USP 33（Undecylenic Acid） 无色至浅黄色液体，有特殊气味。几乎不溶于水；能够分别与乙醇、氯仿、醚、苯以及混合性的挥发油相混溶。贮藏于密闭容器中。避光。

Calcium Undecenoate 十一烯酸钙

Calcium Undecylenate (USAN); Undecenoato de calcio; Undecilenato de calcio. Calcium di(undec-10-enoate).

Ундециленат Кальция

$(C_{11}H_{19}O_2)_2Ca$ = 406.6.

ATC — D01AE04.

ATC Vet — QD01AE04.

UNII — 77YW1RTU8V.

Pharmacopoeias. In *US.*

USP 33（Calcium Undecylenate）具有特殊气味的细粉末，不含粗颗粒。几乎不溶于水、冷乙醇、丙酮、氯仿和醚；微溶于热乙醇。

Zinc Undecenoate 十一烯酸锌

Cinko undecilenatas; Çinko Undesilenat; Cink-undecilenát; Sinkkiundesylenaatti; Undecenoato de zinc; Undecilenato de zinc; Undecilinato de Zinco; Undecylenan zinečnatý; Zinc Undecylenate; Zinc, undécylénate de; Zinci undecylenas; Zinkundecylenat. Zinc di(undec-10-enoate).

Ундециленат Цинка

$(C_{11}H_{19}O_2)_2Zn$ = 431.9.

CAS — 557-08-4.

ATC — D01AE04.

ATC Vet — QD01AE04.

UNII — 388VZ25DUR.

Pharmacopoeias. In *Chin., Eur.* (see p.vii), and *US.*

Ph. Eur. 6. 8（Zinc Undecylenate；Zinc Undecenoate BP 2010） 白色或类白色细粉末。几乎不溶于水和乙醇。避光。

USP 33（Zinc Undecylenate） 白色细粉末。几乎不溶于水和乙醇。

不良反应

局部使用十一烯酸或十一烯酸盐时，很少出现局部刺激症状。

抗菌作用

十一烯酸及其衍生物有一些抗致病真菌的活性，如*表皮皮肤癣菌、发癣菌和小孢子菌*。

用途和用法

十一烯酸及其锌盐主要是预防和局部治疗表浅皮真菌病，尤其脚癣（详见**皮肤感染**，第497页）。十一烯酸的用药浓度是2%～5%，十一烯酸锌是20%。使用时有乳膏、软膏、溶液和粉末等剂型，并且可以相互配合使用。十一烯酸钙的使用剂型是10%～15%的粉末。

其他十一烯酸盐和衍生物包括甲基、苯基和丙基十一烯酸、十一烯酸单乙醇胺磺酸二钠（disodium sufosuccinated undecenoic acid monoethanolamide）和十一烯酸单乙醇胺及二乙醇胺用法与上述的相似。

一项系统性综述指出[1]，十一烯酸局部治疗皮肤和指（趾）甲的真菌性感染是有效的，尽管缺乏与其他典型的抗真菌药相比较的研究资料。

1. Crawford F, Hollis S. Topical treatments for fungal infections of the skin and nails of the foot. Available in The Cochrane Database of Systematic Reviews; Issue 3. Chichester: John Wiley; 2007 (accessed 07/07/08).

制剂

USP 33: Compound Undecylenic Acid Ointment.

专利制剂

Arg.: Bentophyto; Dermazinc; Sinamida Pies; Umasam; ***Austria:*** Crino Cordes; Mayfung†; Pelsana Med; ***Canad.:*** Desenex†; ***Cz.:*** Mykoseptin; ***Fr.:*** Mycodecyl; ***Hung.:*** Lubex; ***Indon.:*** Decyline; Topix†; Undecyl; ***Irl.:*** Caldesene; Desenex; ***Israel:*** Undecyl; ***Mex.:*** Derman; ***Pol.:*** Mykodermina; Unguentum Undecylenicum; ***Rus.:*** Mykoseptin (Микосептин); ***S.Afr.:*** Mycota; ***Switz.:*** Fungex†; Lubex; Turexan Creme; Turexan Douche; ***Turk.:*** Undo-Pate; Utalk†; ***UK:*** Mycota; ***Ukr.:*** Mykoseptin (Микосептин); ***USA:*** Blis-To-Sol; Cruex; Decylenes; Desenex; DiabetiDerm; Elon Dual Defense; Protectol; Undelenic.

多组分制剂 ***Arg.:*** Bentophyto; Bifena; Champucaid; Cicatrol; Dettonjab; Farm-X; Fungicida†; Fungocop; Hipoglos Cicatrizante; Laurinol Plus; Novo Miconol; Piecidex†; ***Austral.:*** Pedoz; Sebitar; Seborrol†; ***Austria:*** Dequafungan†; Mycopol; Pelsana Med; Salvyl†; ***Braz.:*** Andriodermol; Micosan†; Micotox†; Micoz†; ***Canad.:*** Feet Athletes Foot and Antifungal; ***Chile:*** Fittig Antimicotico; Hansaplast Footcare†; NP-27; ***Cz.:*** Hexadecyl†; ***Fr.:*** Paps; ***Ger.:*** Skinman Soft; ***Gr.:*** Ekzegamma; Hemorrocort; Undex; ***Hong Kong:*** Acnederm†; Fungifax†; Sebitar; ***Hung.:*** Pedimed; Pelsano Med; Squa-med; ***Indon.:*** Decyline; Mikorex†; Skintex†; ***Irl.:*** Pedamed; ***Israel:*** Acti Talc; Fungimon; Pedisol; Pitrisan; ***Ital.:*** Balta Intimo†; Foot Zeta; Genisol; Micofoot; Propast; ***Malaysia:*** Sebitar; ***Mex.:*** Micotex; ***NZ:*** Grans Remedy; Sebitar; Seborrol†; ***Pol.:*** Undofen; ***Port.:*** Edoltar†; Micaveen; ***S.Afr.:*** AF; Mycota†; ***Singapore:*** Sebitar; ***Switz.:*** Crimanex; Ederphyt; Fungex†; Pelsano; Pruri-med; Sebo Shampooing†; Trosyd†; Turexan Emulsion†; Undex; ***Turk.:*** Fungecyl; Undo-Talk; ***UK:*** Ceanel; Healthy Feet; Monphytol†; Mycota; ***Ukr.:*** Dermo-Rest (Дермо-Рест)†; ***USA:*** Breezee Mist Foot Powder; Dermasept Antifungal; Gordochom; Phicon-F; ***Venez.:*** Diodonato†.

Voriconazole (*BAN, USAN, rINN*) 伏立康唑

UK-109496; Voriconazol; Voriconazolum; Vorikonazol. (2R,3S)-2-(2,4-Difluorophenyl)-3-(5-fluoropyrimidin-4-yl)-1-(1,2,4-triazol-1-yl)butan-2-ol.

Вориконазол

$C_{16}H_{14}N_5F_3O$ = 349.3.

CAS — 137234-62-9.

ATC — J02AC03.

ATC Vet — QJ02AC03.

UNII — JFU09I87TR.

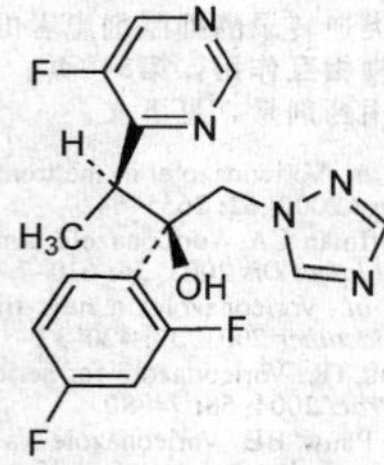

不良反应

伏立康唑最常见的不良反应包括视觉障碍、发热、皮疹、恶心、呕吐、腹泻、腹痛、头痛、败血症、呼吸障碍和周围性水肿。还有一些严重的肝脏反应包括死亡。较少出现的皮肤反应包括多形性红斑、Stevens-Johnson综合征和中毒性表皮坏死松解症。可能出现光敏反应，尤其多见于长疗程治疗过程中。

伏立康唑引起的其他较常见的不良反应包括寒战、Flu-like综合征、哮喘、背痛、胸痛、注射部位反应、面部水肿、低血压、鼻窦炎、肝功能变化、黄疸、唇炎、血液病、低血钾、低血糖、眩晕、幻觉、意识错乱、抑郁、焦虑、震颤、亢奋、感觉异常、瘙痒、脱发、剥脱性皮炎、急性肾功能衰竭和血尿症。很少出现超敏反应包括过敏反应。

对血液的影响 1例患者使用伏立康唑后出现发热、白细胞增多和嗜酸性粒细胞增多[1]。

1. Vishnubhotla P, *et al.* Fever and eosinophilia associated with voriconazole. *Ann Pharmacother* 2004; **38:** 900–901.

对心脏的影响 1例15岁患者接受伏立康唑常规剂量治疗3周后，出现心动过缓伴QT间期延长和无症状性扭转型室性心动过速发作[1]。停止所有药物治疗后，再给小剂量伏立康唑时仍引起上述反应。

1. Alkan Y, *et al.* Voriconazole-induced QT interval prolongation and ventricular tachycardia: a non-concentration-dependent adverse effect. *Clin Infect Dis* 2004; **39:** e49–e52.

对肝脏的影响 1例使用高剂量口服伏立康唑治疗曲霉后出现了肝毒性（肝酶值>正常上限的10倍）和严重的皮肤反应的患者在之后使用静脉注射伏立康唑治疗没有再次出现不良反应[1]。尽管可能有其他的解释，但作者认为，由于首过效应，口服可能导致更高浓度的潜在有毒代谢产物。

1. Alffenaar JW, *et al.* Intravenous voriconazole after toxic oral administration. *Antimicrob Agents Chemother* 2010; **54:** 2741–2.

对心理功能的影响 有报道称[1,2]，有些患者在接受伏立康唑治疗过程中出现幻觉（幻听或幻视）。在一项研究中，接受伏立康唑治疗的415例患者中18例出现幻视（4.3%）；而接受两性霉素B治疗的422例患者中，只有2例出现幻视（0.5%）[1]。

1. Walsh TJ, *et al.* Voriconazole compared with liposomal amphotericin B for empirical antifungal therapy in patients with neutropenia and persistent fever. *N Engl J Med* 2002; **346:** 225–34.
2. Agrawal AK, Sherman LK. Voriconazole-induced musical hallucinations. *Infection* 2004; **32:** 293–5.

注意事项

接受伏立康唑治疗过程中可能出现急性肾功能衰竭，因此治疗过程中要监测肾功能。在开始治疗前和治疗过程中也要对肝功能进行监测。肝功能损伤的患者要慎用伏立康唑，同时调整给药剂量（见下文的**用途和用法**）。为避免光敏反应的发生，患者在治疗过程中要避免日照。治疗过程中可能出现视觉障碍从而给患者造成影响，因此患者要避免开车或操作危险器械。另外，任何患者，无论是否出现视觉障碍，都不可以夜晚开车；如果伏立康唑的疗程超过28天，则需要监测其视功能。因为伏立康唑与QT间期延长有关，因此有发生心律失常危险因素的患者要慎用伏立康唑。任何的电解质紊乱都应给予纠正，必要时应在使用伏立康唑治疗前纠正。即使使用不同的输液管，伏立康唑静脉制剂也不能与浓电解质输液或血液制品同时使用。

在动物试验中发现，伏立康唑有致畸性和胚胎毒性作用，因此妊娠期禁止服用伏立康唑。妊娠期要谨慎选用唑类抗真菌药，见**氟康唑的注意事项**项下的**妊娠**，第506页。注册药品信息建议育龄期妇女接受伏立康唑治疗过程中要采取必要的避孕措施。

药物相互作用

伏立康唑是由细胞色素P450同工酶CYP2C19、CYP2C9和CYP3A4代谢的。使用这些酶的抑制剂或诱导剂可以分别提高和降低伏立康唑的血药浓度。利福平可以降低伏立康唑的血药浓度，卡马西平、苯巴比妥和圣约翰草也有类似的作用。因此，不推荐伏立康唑与上述药物合用。

伏立康唑能够增加其他由细胞色素P450同工酶CYP2C19、CYP2C9和CYP3A4代谢的药物的血药浓度，如阿司咪唑、西沙必利、匹莫齐特、奎尼丁和特非那定，由于与上述药物联用有引起心律失常包括尖端扭转型室性心动过速的危险，因此不能同时服用。伏立康唑与麦角生物碱类药物如麦角胺和双氢麦角胺合用可能引起麦角中毒，因此两者联用属配伍禁忌。伏立康唑能够增加西罗莫司和他克莫司的血药浓度。伏立康唑和西罗莫司联用是配伍禁忌，在降低他克莫司的给药剂量并且监测其血药浓度的前提下，可以与伏立康唑联用。环孢素也需如此。同样的，美沙酮与伏立康唑联用时，也要降低其给药剂量并监测其血药浓度。伏立康唑能够影响口服抗凝血药的血药浓度，与华法林联用时凝血酶原时间延长，因此需要给予监测。伏立康唑与口服降糖药如磺脲类药物联用时，要密切监测患者的血糖变化。如果他汀类药物、钙通道阻滞药、长春花碱和一些地西泮类药物（如咪达唑仑和三唑仑）的血药浓度增加，那么有必要降低其给药剂量。

伏立康唑与其他药物的相互作用可能是两者都受到影响，如苯妥英和利福布汀（伏立康唑的血药浓度降低而苯妥英或利福布汀的血药浓度则升高）。如果伏立康唑需要与苯妥英或利福布汀合用，那么建议增加伏立康唑的给药剂量。伏立康唑和奥美拉唑联用时，两者的血药浓度都升高，因此，需要减少奥美拉唑的给药剂量。

伏立康唑能够抑制非核苷逆转录酶抑制药的代谢，而这些药物要么抑制伏立康唑的代谢（如地拉夫定），要么诱导伏立康唑的代谢（如依法韦仑和奈韦拉平）。如果不能避免伏立康唑与依法韦仑联合使用，建议增加伏立康唑的剂量并且减少依法韦仑的剂量。同样的，伏立康唑可以抑制HIV蛋白酶抑制药（如沙奎那韦、安泼那韦和那非那韦）的代谢，这些药物反过来又抑制伏立康唑的代谢。大剂量（400mg，每日2次）利托那韦可以显著降低伏立康唑的血药浓度，因此两者联用是配伍禁忌。小剂量利托那韦（100mg，每日2次）也有相同的作用，因此应该尽可能避免两者联用。印第那韦可能不会与伏立康唑发生相互作用。

更多关于唑类与细胞色素P450同工酶CYP3A4代谢的药物的相互作用的信息详见**伊曲康唑**，第511页。

与唑类抗真菌药的相互作用详见**伊曲康唑**，第511页。

抗菌作用

伏立康唑是三唑类抗真菌药，可以抑制敏感真菌的细胞色素P450依赖的酶类，从而减少了真菌细胞膜上麦角固醇的合成。伏立康唑的抗真菌谱很广，包括*念珠菌属*（包括对氟康唑耐药的菌株）、*曲霉菌*、*足放线病菌*和*梭霉菌*。

有报告称，伏立康唑可以用于预防或经验性治疗免疫缺陷患者的突破性结合菌病和其他真菌感染[1~6]。

1. Marty FM, *et al.* Breakthrough zygomycosis after voriconazole treatment in recipients of hematopoietic stem-cell transplants. *N Engl J Med* 2004; **350:** 950–2.
2. Siwek GT, *et al.* Invasive zygomycosis in hematopoietic stem cell transplant recipients receiving voriconazole prophylaxis. *Clin Infect Dis* 2004; **39:** 584–7.
3. Imhof A, *et al.* Breakthrough fungal infections in stem cell transplant recipients receiving voriconazole. *Clin Infect Dis* 2004; **39:** 743–6.
4. Oren I. Breakthrough zygomycosis during empirical voriconazole therapy in febrile patients with neutropenia. *Clin Infect Dis* 2005; **40:** 770–1.
5. Vigouroux S, *et al.* Zygomycosis after prolonged use of voriconazole in immunocompromised patients with hematologic disease: attention required. *Clin Infect Dis* 2005; **40:** e35–e37.
6. Trifilio S, *et al.* Breakthrough fungal infections after allogeneic hematopoietic stem cell transplantation in patients on prophylactic voriconazole. *Bone Marrow Transplant* 2007; **40:** 451–6.

药动学

伏立康唑代谢具有可饱和性，因此其药代动力学是非线性的。伏立康唑可以迅速的几乎完全的经胃肠道吸收。口服一次剂量后，1～2h出现峰值血药浓度。伏立康唑的血浆蛋白结合率约为58%。同时，伏立康唑能透入脑脊液。

伏立康唑主要通过肝脏的细胞色素P450同工酶CYP2C19代谢，主要的代谢产物是无活性的N-氧化物。体外研究表明，伏立康唑的代谢通过同工酶CYP2C19和CYP3A4进行。约80%的伏立康唑通过尿液排泄。

1. Purkins L, *et al.* Pharmacokinetics and safety of voriconazole following intravenous- to oral-dose escalation regimens. *Antimicrob Agents Chemother* 2002; **46:** 2546–53.
2. Johnston A. The pharmacokinetics of voriconazole. *Br J Clin Pharmacol* 2003; **56** (suppl 1): 1.
3. Walsh TJ, *et al.* Pharmacokinetics and safety of intravenous voriconazole in children after single- or multiple-dose administration. *Antimicrob Agents Chemother* 2004; **48:** 2166–72.
4. Theuretzbacher U, *et al.* Pharmacokinetic/pharmacodynamic profile of voriconazole. *Clin Pharmacokinet* 2006; **45:** 649–63.
5. Brüggemann RJ, *et al.* Therapeutic drug monitoring of voriconazole. *Ther Drug Monit* 2008; **30:** 403–11.
6. Berge M, *et al.* Voriconazole pharmacokinetic variability in cystic fibrosis lung transplant patients. *Transpl Infect Dis* 2009; **11:** 211–9.
7. Scholz I, *et al.* Pharmacokinetics, metabolism and bioavailability of the triazole antifungal agent voriconazole in relation to CYP2C19 genotype. *Br J Clin Pharmacol* 2009; **68:** 906–15.
8. Johnson HJ, *et al.* Voriconazole pharmacokinetics in liver transplant recipients. *Antimicrob Agents Chemother* 2010; **54:** 852–9.
9. Neely M, *et al.* Voriconazole pharmacokinetics and pharmacodynamics in children. *Clin Infect Dis* 2010; **50:** 27–36.
10. Pasqualotto AC, *et al.* Voriconazole therapeutic drug monitoring: focus on safety. *Expert Opin Drug Safety* 2010; **9:** 125–37.

用途和用法

伏立康唑是三唑类抗真菌药，主要用于免疫缺陷患者，治疗其侵袭性曲霉病（第493页）、非粒细胞减少患者的念珠菌血症（第494页）、严重的耐氟康唑的侵袭性念珠菌病、食管念珠菌病和由*足放线病菌*和*梭霉菌*引起的严重的真菌感染。

伏立康唑可以口服给药亦可静脉给药。伏立康唑也用于局部治疗某些真菌和原虫眼感染，常见剂型是1%伏立康唑滴眼液（详见下文）。

薄膜衣片口服制剂需要在饭前1h或饭后1h服用；口服混悬剂需要在饭前至少1h或饭后1～2h给药。

在开始给药的24h中，每12h给一次**口服负荷剂量**，具体剂量如下：

- 体重大于40kg的成年人或青少年：400mg。
- 体重小于40kg：200mg。

随后的**口服维持剂量**如下：

- 体重大于40kg的成年人或青少年：200mg，每日2次。如果疗效不显著可以增至300mg，每日2次。
- 体重小于40kg：100mg，每日2次；如果疗效不显著可以增至150mg，每日2次。

在美国，注册药品信息不推荐给食管念珠菌病患者负荷剂量；其维持剂量与上述相同，疗程最少14天，症状消失后至少需要7天继续给药。

伏立康唑的**静脉内**给药时的**负荷剂量**如下：

- 成人和青少年：6mg/kg，每12h一次，持续24h；

静脉维持剂量如下所示。

- 成年人和青少年：4mg/kg，每日2次；如下一些情况应给较低剂量3mg/kg，每日2次：非粒细胞减少的念珠菌血症患者、深部组织的念珠菌感染患者和不能耐受较高剂量的患者。

静脉输注的最大给药速率每小时3mg/kg，输注时间超过1～2h。在英国，注册药品信息推荐静脉给药的疗程不要超过6个月。

肝肾功能损伤患者需要调整给药剂量（见下文）。有明显的药物相互作用时也需要调整伏立康唑的剂量。增加的口服维持剂量为400mg，当伏立康唑必须分别与苯妥英或利福布汀合用时，增加为350mg，每日2次；体重小于40kg的患者，推荐剂量为200mg，每日2次。对于静脉给药，推荐维持剂量增加为5mg/kg，每日2次。服用非核苷类逆转录酶抑制剂患者的推荐剂量详见**抗真菌药**项下**药物相互作用**，第840页。

儿童的详细用药剂量，见下文。

1. Muijsers RBR, *et al.* Voriconazole: in the treatment of invasive aspergillosis. *Drugs* 2002; **62:** 2655–64.
2. Johnson LB, Kauffman CA. Voriconazole: a new triazole antifungal agent. *Clin Infect Dis* 2003; **36:** 630–7.
3. Pearson MM, *et al.* Voriconazole: a new triazole antifungal agent. *Ann Pharmacother* 2003; **37:** 420–32.
4. Gothard P, Rogers TR. Voriconazole for serious fungal infections. *Int J Clin Pract* 2004; **58:** 74–80.
5. Donnelly JP, De Pauw BE. Voriconazole—a new therapeutic agent with an extended spectrum of antifungal activity. *Clin Microbiol Infect* 2004; **10** (suppl 1): 107–17.
6. Scott LJ, Simpson D. Voriconazole: a review of its use in the management of invasive fungal infections. *Drugs* 2007; **67:** 269–98.
7. Ta M, *et al.* The role of voriconazole in the treatment of central nervous system blastomycosis. *Ann Pharmacother* 2009; **43:** 1696–700.
8. Thompson GR, Lewis JS. Pharmacology and clinical use of voriconazole. *Expert Opin Drug Metab Toxicol* 2010; **6:** 83–94.

儿童用法 在英国，伏立康唑被批准用于2岁以上儿童治疗侵入性曲霉病、非中性粒细胞减少患者的念珠菌血症、严重的耐氟康唑的侵入性念珠菌病以及由*足放线病菌*和*梭霉菌*引起的严重感染。口服给药时，推荐口服混悬液200mg，每日2次；混悬液需要至少在饭前1h或饭后2h给药。静脉给药时，推荐剂量为7mg/kg，每日2次，给药速率不超过每小时3mg/kg；不能耐受较高剂量的儿童4mg/kg，每日2次。

尽管在美国伏立康唑没有被批准用于儿童，但American Academy of Pediatrics建议可以口服或静脉给药7mg/kg，每日2次[1]。口服给药时，在开始给药的24h内，每12h给一次负荷剂量10mg/kg。

1. American Academy of Pediatrics. *2009 Red Book: Report of the Committee on Infectious Diseases,* 28th ed. Elk Grove Village, Illinois, USA: American Academy of Pediatrics, 2009.

在肝损伤中的用法 当急性肝脏损伤患者接受伏立康唑治疗时无需调整给药剂量；但慢性肝病患者需要调整用药剂量。轻度到中度肝硬化（Child-Pugh分级为A和B）可以接受伏立康唑的口服或静脉用药标准负荷剂量（见上文**用途和用法**），但维持剂量减半。严重肝硬化（Child-Pugh分级为C）的给药剂量还没有确定。

在肾损伤中的用法 肾脏损伤患者接受口服伏立康唑治疗时无需调整剂量。肌酐清除率小于50ml/min的患者应该口服给药而不是静脉给药，因为静脉给药可能引起注射剂内赋形物磺丁基-β-环糊精钠（SBECD）的堆积。如果某些患者采用了静脉给药的方式，那么应该密切监测血清肌酐的变化情况，一旦血清肌酐含量增加，应该考虑改为口服给药。

尽管伏立康唑可以经过血液透析去除，但是接受血液透析的患者无需调整用药剂量。

眼感染 无论是单独使用或与其他疗法相结合，伏立康唑已被研究用于各种类型的真菌性眼感染[1]。1%伏立康唑滴眼液已成功的用于一线治疗1例由*白色念珠菌*引起的角膜炎的患者[2]。曾有报道1例使用那他霉素局部治疗后复发的患者局部使用伏立康唑有效的抢救治疗*尖端赛多孢子菌*（*Scedosporium apiospermum*）角膜炎[3]。此外，局部加口服伏立康唑联合局部用那他霉素、局部用两性霉素B及全身使用酮康唑能有效治疗难治性*烟曲霉*角膜炎[4]。

曾尝试将局部用伏立康唑作为对洗必泰和己脒定标准治疗无效的棘阿米巴角膜炎的辅助治疗[5]。使用1%伏立康唑滴眼液治疗的3只眼睛中，2只眼睛达到了临床治愈。基质内注射伏立康唑成功的治疗了复发的1只眼睛的感染。

1. Hariprasad SM, *et al.* Voriconazole in the treatment of fungal eye infections: a review of current literature. *Br J Ophthalmol* 2008; **92:** 871–8.
2. Al-Badriyeh D, *et al.* Successful use of topical voriconazole 1% alone as first-line antifungal therapy against Candida albicans keratitis. *Ann Pharmacother* 2009; **43:** 2103–7.
3. Al-Badriyeh D, *et al.* Successful salvage treatment of Scedosporium apiospermum keratitis with topical voriconazole after failure of natamycin. *Ann Pharmacother* 2009; **43:** 1139–42.
4. Mehta H, *et al.* Voriconazole for the treatment of refractory Aspergillus fumigatus keratitis. *Indian J Ophthalmol* 2008; **56:** 243–5.
5. Bang S, *et al.* Treatment with voriconazole in 3 eyes with resistant Acanthamoeba keratitis. *Am J Ophthalmol* 2010; **149:** 66–9.

制剂

专利制剂

Arg.: Vfend; ***Austral.:*** Vfend; ***Austria:*** Vfend; ***Belg.:*** Vfend; ***Braz.:*** Vfend; ***Canad.:*** Vfend; ***Chile:*** Vfend; ***Cz.:*** Vfend; ***Denm.:*** Vfend; ***Fin.:*** Vfend; ***Fr.:*** Vfend; ***Ger.:*** Vfend; ***Gr.:*** Vfend; ***Hong Kong:*** Vfend; ***Hung.:*** Vfend; ***Indon.:*** Vfend; ***Irl.:*** Vfend; ***Israel:*** Vfend; ***Ital.:*** Vfend; ***Malaysia:*** Vfend; ***Mex.:*** Vfend; ***Neth.:*** Vfend; ***Norw.:*** Vfend; ***NZ:*** Vfend; ***Philipp.:*** Vfend; ***Pol.:*** Vfend; ***Port.:*** Vfend; ***S.Afr.:*** Vfend; ***Singapore:*** Vfend; ***Spain:*** Vfend; ***Swed.:*** Vfend; ***Switz.:*** Vfend; ***Thai.:*** Vfend; ***Turk.:*** Vfend; ***UK:*** Vfend; ***Ukr.:*** Vfend (Вифенд); ***USA:*** Vfend; ***Venez.:*** Vorcum.

抗痛风药

本章介绍痛风和高尿酸血症的治疗及其主要治疗药物。

痛风和高尿酸血症

尿酸是人体内源性和外源性嘌呤的代谢终产物。尿酸过剩（血浆中检测为尿酸钠），形成**高尿酸血症**。当患者血浆尿酸盐浓度超过下列水平时，可考虑为高尿酸血症：

- 男性和绝经后女性超过 0.42mmol/L（7mg/dl）；
- 绝经前女性超过 0.36mmol/L（6mg/dl）。

尿酸过剩可由尿酸盐生成过多或排泄不足引起。它受遗传和环境因素的影响，分为原发性（主要为特发性的）和继发性两种。过量饮食性嘌呤的摄入、某些癌症或相关治疗，或者较罕见的嘌呤代谢酶缺陷都可引起尿酸盐生成增加。肾脏病、高血压或某些药物（如噻嗪类利尿药）的摄入，都可引起尿酸盐排泄的减少。其他可促成高尿酸血症的因素包括高脂血症、肥胖症、饮酒和铅暴露。

在如此高的浓度下，有尿酸单钠一水合物结晶形成及在滑膜液和各种组织中沉积的危险。然而，有些患者出现过饱和血浆尿酸盐浓度而没有任何结晶沉积，有些没有显著的高尿酸血症却遭受沉积带来的痛苦。

滑膜液中尿酸盐结晶的存在会导致受累关节的炎症反应，通常发生在跖趾底部（足痛风）。随之发生的剧痛、触痛、红斑和肿胀构成**急性炎症痛风性关节炎**的临床表现。反复的急性发作可能与包括受累关节及关节周围的多个部位可见或可触及的结晶沉积（**痛风石**）有关。多种刺激后，痛风石向滑膜液释放尿酸盐结晶，引起炎症进一步急性发作，导致**慢性痛风石性痛风**。关节内和关节周围的痛风石可引起渐进性关节腐蚀，如不治疗可导致致残的**慢性痛风性关节炎**。在极少数情况下，肾脏受尿酸盐沉积、尿酸结石或结石（尿酸肾石病或尿结石）影响致痛风性肾病。

治疗目的是：

- 缓解急性发作；
- 阻止将来的发作；
- 降低血浆尿酸盐浓度。

通过控制肥胖、调整饮食和酒精摄入可降低血浆尿酸盐的浓度。药物治疗可缓解急性发作的疼痛，但是高尿酸血症的长期治疗通常只在有痛风反复发作或累及肾脏时才考虑（见下文的**慢性痛风**）。

急性痛风 急性炎症性痛风性关节炎发作最好尽快用一种 NSAID 治疗。阿司匹林或其他水杨酸盐不适用，因为它们可增加血浆尿酸盐浓度。治疗从一种 NSAID 的高剂量开始，患者有反应时再降低剂量。通常在 1～2 周内可停止用药。秋水仙碱是一个有效的替代药，可以单独或与一种 NSAID 同用。当这些药对于某些人为禁忌药时，NSAID 或秋水仙碱的另一个替代药是口服或肌注的皮质激素。用于急性单关节痛风或者用于多关节痛风患者辅助治疗时，关节内注射皮质激素是有效的；在注射前应该排除关节感染。静脉注射、肌内注射或皮下注射促肾上腺皮质激素也可单独或辅助应用。急性痛风的其他治疗包括辅助镇痛和局部冰敷。用于慢性痛风的药物（别嘌醇或促尿酸排泄药）在急性发作时不能开始使用，因为它们可加剧和延长急性发作（见下文）。

慢性痛风 如果慢性痛风反复急性发作或者发展为痛风石性痛风，或者有尿酸盐生成过多导致的肾脏并发症，就需高尿酸血症的长期治疗。急性发作期或此后的 2～3 周都不能开始**降低尿酸盐的治疗**，因为尿酸盐浓度的波动可能延长目前的发作或启动一个新的发作。治疗包括抑制尿酸的生成或促进尿酸由尿排出，以维持血清尿酸浓度处在或低于 0.3～0.36mmol/L 的水平。由尿酸盐生成过多引起的高尿酸血症用别嘌醇治疗，它可抑制与嘌呤代谢有关的黄嘌呤氧化酶。与尿酸排泄不足相关的高尿酸血症可用别嘌醇或一种促尿酸排泄药，如丙磺舒或磺吡酮治疗。别嘌醇是最常用的一线治疗药，如无效，可联用或改用促尿酸排泄药。别嘌醇还被用于有肾尿酸盐沉积或尿酸肾结石的患者，因为它可减少尿石症。非布索坦是一个最近介绍的黄嘌呤氧化酶抑制药的替代物。

这两种治疗都会引起尿酸盐结晶从已形成的痛风石上游离出来，与血浆尿酸盐浓度下降一样，可进一步促发痛风的急性发作。因此，从尿酸盐降低治疗开始到血浆尿酸盐已经降至可以接受的浓度后至少 1 个月内，患者还要给予一种 NSAID 或秋水仙碱用作**预防**；推荐的预防给药期可长达 6 个月。

一旦高尿酸血症得到矫正，患者应继续接受别嘌醇或促尿酸排泄药的治疗。如果在维持治疗期内出现急性发作，应当继续治疗以避免尿酸盐浓度出现波动，急性发作按常规方法治疗。

受到慢性痛风石性痛风严重影响的患者才不得不考虑外科手术。

关于痛风和痛风治疗的文献如下。

1. Agudelo CA, Wise CM. Gout: diagnosis, pathogenesis, and clinical manifestations. *Curr Opin Rheumatol* 2001; **13:** 234–9.
2. Schlesinger N, Schumacher HR. Gout: can management be improved? *Curr Opin Rheumatol* 2001; **13:** 240–4.
3. Terkeltaub RA. Gout. *N Engl J Med* 2003; **349:** 1647–55.
4. Rott KT, Agudelo CA. Gout. *JAMA* 2003; **289:** 2857–60.
5. Snaith ML, Adebajo AO. Gout and hyperuricaemia. In: Snaith ML, ed. *ABC of rheumatology.* 3rd ed. London: BMJ Publishing Group, 2004: 39–44.
6. Anonymous. Gout in primary care. *Drug Ther Bull* 2004; **42:** 37–40.
7. Schlesinger N. Management of acute and chronic gouty arthritis: present state-of-the-art. *Drugs* 2004; **64:** 2399–2416.
8. Wortmann RL. Recent advances in the management of gout and hyperuricemia. *Curr Opin Rheumatol* 2005; **17:** 319–24.
9. Underwood M. Gout. *Clin Evid* 2005; **13:** 1435–44.
10. Suresh E. Diagnosis and management of gout: a rational approach. *Postgrad Med J* 2005; **81:** 572–9.
11. Stamp L, *et al.* Gout in solid organ transplantation: a challenging clinical problem. *Drugs* 2005; **65:** 2593–2611.
12. Choi HK, *et al.* Pathogenesis of gout. *Ann Intern Med* 2005; **143:** 499–516.
13. Lee SJ, *et al.* Recent developments in diet and gout. *Curr Opin Rheumatol* 2006; **18:** 193–8.
14. Teng GG, *et al.* Pathophysiology, clinical presentation and treatment of gout. *Drugs* 2006; **66:** 1547–63.
15. Underwood M. Diagnosis and management of gout. *BMJ* 2006; **332:** 1315–19.
16. Zhang W, *et al.* EULAR evidence based recommendations for gout. Part II: Management. Report of a task force of the EULAR Standing Committee for International Clinical Studies Including Therapeutics (ESCISIT). *Ann Rheum Dis* 2006; **65:** 1312–24.
17. Jordan KM, *et al.* British Society for Rheumatology and British Health Professionals in Rheumatology Standards, Guidelines and Audit Working Group (SGAWG). British Society for Rheumatology and British Health Professionals in Rheumatology guideline for the management of gout. *Rheumatology (Oxford)* 2007; **46:** 1372–4. Also available at: http://rheumatology.oxfordjournals.org/cgi/reprint/46/8/1372 (accessed 22/04/08)
18. Schlesinger N. Overview of the management of acute gout and the role of adrenocorticotropic hormone. *Drugs* 2008; **68:** 407–15.

Allopurinol (*BAN, USAN, rINN*) 别嘌醇

Allopürinol; Allopurinoli; Allopurinolum; Allopurynol; Alopurinol; Alopurinolis; BW-56-158; HPP; NSC-1390.

Аллопуринол

$C_5H_4N_4O$ = 136.1.

CAS — 315-30-0 (allopurinol); 17795-21-0 (allopurinol sodium).

ATC — M04AA01.

ATC Vet — QM04AA01.

UNII — 63CZ7GJN5I.

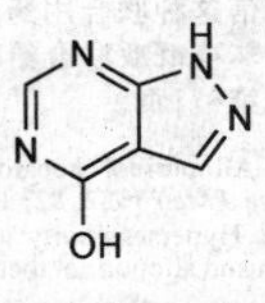

性状 别嘌醇是 1*H*-吡唑［3,4-*d*］嘧啶-4-醇和 1,5-二氢-4*H*-吡唑［3,4-*d*］嘧啶-4-酮的互变异构混合物。

Pharmacopoeias. In *Chin., Eur.* (see p.vii), *Int., Jpn,* and *US.*

Ph. Eur. 6. 8（Allopurinol） 白色或近白色粉末。极微溶于水和乙醇；溶于碱性氢氧化物的稀释溶液。

USP 33（Allopurinol） 松散白色至近白色粉末，仅有微臭。极微溶于水和乙醇；几乎不溶于氯仿和乙醚；溶于氢氧化钾和氢氧化钠溶液。

配伍禁忌 当别嘌醇钠以 3mg/ml 溶于 0.9%氯化钠的溶液中时，与硫酸阿米卡星、两性霉素 B、卡莫司汀、头孢噻肟钠、氮芥、盐酸氯丙嗪、盐酸西咪替丁、氯林可霉素磷酸酯、阿糖胞苷、达卡巴嗪、盐酸柔红霉素、盐酸苯海拉明、盐酸多柔比星、盐酸多西环素、达哌啶醇、氟哌利多、氟尿苷、硫酸庆大霉素、乳酸氟哌啶醇、盐酸羟嗪、盐酸伊达比星、亚胺培南/西司他丁钠、甲泼尼龙、盐酸甲氧氯普胺、盐酸二甲胺四环素、盐酸纳布啡、硫酸萘替米星、盐酸昂丹司琼、盐酸哌替啶、丙氯拉嗪、异丙嗪、碳酸氢钠、链佐星、硫酸妥布霉素和长春瑞滨有配伍禁忌[1]。

1. Trissel LA, Martinez JF. Compatibility of allopurinol sodium with selected drugs during simulated Y-site administration. *Am J Hosp Pharm* 1994; **51:** 1792–9.

不良反应

别嘌醇最普遍的不良反应是皮疹。皮疹通常是斑丘疹或瘙痒，有时是紫癜，更严重超敏反应也可出现，包括剥脱性皮疹、Stevens-Johnson 综合征和中毒性表皮坏死松解症。因此建议如果皮疹出现立即停用别嘌醇（见下文的**注意事项**）。超敏反应的进一步症状包括发热和畏寒、淋巴结病、白细胞减少或白细胞增多、嗜曙红细胞增多、关节痛和可导致肾和肝损伤的脉管炎，以及非常罕见的癫痫发作。这些超敏反应可能是严重的，甚至是致命的，对肝肾损伤的患者特别危险。

肝毒性和肝功能改变体征也可在不是高度敏感的患者中发现。血液学反应包括血小板减少、再生障碍性贫血、粒细胞缺乏症和溶血性贫血。

许多其他不良反应罕有记录，包括感觉异常、周围神经病、脱发、男性乳腺发育、高血压、味觉障碍、恶心、呕吐、腹痛、腹泻、头痛、不适、困倦、眩晕和视觉障碍。痛风患者在用别嘌醇开始治疗时可能有急性发作的增加，虽然发作通常在几个月后消退。

不良反应发生率 一项涉及 29524 例住院患者的 Boston Collaborative Drug Surveillance Program 发现除了皮肤反应之外，1835 例接受别嘌醇（1.8%）治疗的患者中有 33 例有不良反应。这些反应与剂量相关，最常见的是血液学的不良反应（11 例患者，0.6%），腹泻（5 例患者，0.3%）和药热（5 例患者，0.3%）。肝毒性报道有 3 例患者（0.2%）。2 例患者对别嘌醇可能发生超敏反应[1]。

一项包括 1748 例门诊患者的进一步分析表明获准住院治疗的患者没有急性血液病、皮肤病或超敏反应的病例。虽然发现有肝病，但不认为与别嘌醇相关。只有 2 例患者的肾病可能是由别嘌醇引起的[2]。

1. McInnes GT, *et al.* Acute adverse reactions attributed to allopurinol in hospitalised patients. *Ann Rheum Dis* 1981; **40:** 245–9.
2. Jick H, Perera DR. Reactions to allopurinol. *JAMA* 1984; **252:** 1411.

对血液的影响 除了 Boston Collaborative Drug Surveillance Program 中记录的白细胞减少、血小板减少、溶血性贫血和血液凝固异常等血液学异常情况外[1]，再生障碍性贫血也曾有报道，有时是在有肾损伤的患者中[2]。纯红细胞再生障碍性贫血也有报道[3,4]。

1. McInnes GT, *et al.* Acute adverse reactions attributed to allopurinol in hospitalised patients. *Ann Rheum Dis* 1981; **40:** 245–9.
2. Anonymous. Allopurinol and aplastic anaemia. *WHO Drug Inf* 1989; **3:** 26.
3. Lin Y-W *et al.* Acute pure red cell aplasia associated with allopurinol therapy. *Am J Hematol* 1999; **61:** 209–11.
4. Chao S-C, *et al.* Hypersensitivity syndrome and pure red cell aplasia following allopurinol therapy in a patient with chronic kidney disease. *Ann Pharmacother* 2005; **39:** 1552–6.

对眼的影响 一些病例报道提示别嘌醇的使用和白内障的形成之间有联系[1]，但是包括使用别嘌醇的 51 例患者的详细眼科调查没有证实这一联系[2]。然而，大量老年患者回顾性病例-对照研究的结论是长期或高剂量别嘌醇治疗的确增加白内障摘出术的危险性[3]。

1. Fraunfelder FT, *et al.* Cataracts associated with allopurinol therapy. *Am J Ophthalmol* 1982; **94:** 137–40.
2. Clair WK, *et al.* Allopurinol use and the risk of cataract formation. *Br J Ophthalmol* 1989; **73:** 173–6.
3. Garbe E, *et al.* Exposure to allopurinol and the risk of cataract extraction in elderly patients. *Arch Ophthalmol* 1998; **116:** 1652–6.

对皮肤的影响 皮肤反应是别嘌醇最常见的不良反应。一项报道统计在超过 16 年期间的 215 例不良反应

的记录中有 188 例（87.4%）是与皮肤或黏膜相关的[1]。Boston Collaborative Drug Surveillance Program对在 1975～1982 年的 15438 位住院患者资料的分析中检测到 784 例用药者中有 6 例由别嘌醇引起的过敏性皮肤反应[2]。在别嘌醇出现皮肤反应以后，使用了脱敏法[3]和替代药物[4]。

别嘌醇引起严重皮肤反应的发生可能作为一般的超敏反应的一部分（见下文的**超敏反应**）。1970～1990 年年底文献综述显示，101 例别嘌醇超敏反应综合征中有 94 例涉及皮肤[5]。皮肤反应包括多形性红斑、Stevens-Johnson 综合征、中毒性表皮坏死松解症或弥散性斑丘疹和剥脱性皮炎；101 例患者中有 27 例死亡。在一项包括 13 例接受别嘌醇治疗出现这些皮肤反应的患者的病例对照研究中，伴随别嘌醇出现中毒性表皮坏死松解症或 Stevens-Johnson 综合征相对危险性高（经计算为 5.5）[6]。此危险性不是随时间的过去而一成不变的，它在治疗最初两个月时较高。在这两个月中估计的过度危险性为每周每百万使用者中有 1.5 例。在另一个包括 Stevens-Johnson 综合征或中毒性表皮坏死松解症的 379 个患者的病例对照研究[7]中发现：别嘌醇是最经常与这些反应相关的药物。这个危险好像再次显示只出现在短期应用时（少于 8 周），且在每日服用 200mg 或更多的患者中更严重[1]。

1. Vinciullo C. Allopurinol hypersensitivity. *Med J Aust* 1984; **141:** 449–50.
2. Bigby M, *et al.* Drug-induced cutaneous reactions. *JAMA* 1986; **256:** 3358–63.
3. Fam AG, *et al.* Efficacy and safety of desensitization to allopurinol following cutaneous reactions. *Arthritis Rheum* 2001; **44:** 231–8.
4. Fam AG. Difficult gout and new approaches for control of hyperuricemia in the allopurinol-allergic patient. *Curr Rheumatol Rep* 2001; **3:** 29–35.
5. Arellano F, Sacristán JA. Allopurinol hypersensitivity syndrome: a review. *Ann Pharmacother* 1993; **27:** 337–43.
6. Roujeau J-C, *et al.* Medication use and the risk of Stevens-Johnson syndrome or toxic epidermal necrolysis. *N Engl J Med* 1995; **333:** 1600–1607.
7. Halevy S, *et al.* EuroSCAR Study Group. Allopurinol is the most common cause of Stevens-Johnson syndrome and toxic epidermal necrolysis in Europe and Israel. *J Am Acad Dermatol* 2008; **58:** 25–32.

超敏反应 别嘌醇的皮肤反应较常见（见上文**对皮肤的影响**），可能发生部分超敏反应。以剥脱性皮炎伴有嗜酸性粒细胞增多症、并发肝炎和间质性肾炎为特征的 DRESS 综合征（药疹伴嗜酸性粒细胞增多症和全身症状）[1,2]已有描述。这个综合征的发病机制还没有完全清楚，但可能与代谢物奥昔嘌呤的蓄积有关。危险因子包括肾损伤和使用噻嗪类利尿药[1,2]。发生了此综合征的患者已经通过立即停用别嘌醇和使用皮质激素得到成功治疗[1,2]。

1. Tausche A-K, *et al.* The Janus faces of allopurinol—allopurinol hypersensitivity syndrome. *Am J Med* 2008; **121:** e3–e4.
2. Markel A. Allopurinol hypersensitivity and DRESS syndrome. *Am J Med* 2008; **121:** e25.

注意事项

别嘌醇不应用于治疗痛风的急性发作；另外，在急性发作期不应以任何目的而开始使用别嘌醇治疗。然而，已经接受别嘌醇治疗的患者出现急性发作时则继续使用，对急性发作分别处理。

如果任何皮肤反应或其他超敏反应体征出现应当立即停止治疗。

- 当轻微皮肤反应已消除时可尝试以低剂量谨慎再次使用（见上文**对皮肤的影响**）；
- 对曾有其他形式超敏反应的患者不应再次使用别嘌醇。

有肾或肝损伤的应当减少剂量。建议正接受高血压或心功能不全治疗者要谨慎，他们可能也有肾损伤。

为减少肾黄嘌呤沉积的危险性需要足量液体摄入（每日 2～3L）。以中性或微碱性尿为宜。

哺乳 别嘌醇及其代谢产物（奥昔嘌醇），可分泌入乳汁，注册药品信息建议哺乳期妇女应当慎用别嘌醇，虽然母乳喂养的婴儿血浆中可检测到奥昔嘌醇，6 周的别嘌醇母体治疗期间婴儿没有显示出不良反应[1]。American Academy of Pediatrics 表明没有载入文件的别嘌醇的问题，并认为其使用通常与哺乳是协调的[2]。

1. Kamilli I, Gresser U. Allopurinol and oxypurinol in human breast milk. *Clin Investig* 1993; **71:** 161–4.
2. American Academy of Pediatrics. The transfer of drugs and other chemicals into human milk. *Pediatrics* 2001; **108:** 776–89. [Retired May 2010] Correction. *ibid.*; 1029. Also available at: http://aappolicy.aappublications.org/cgi/content/full/pediatrics%3b108/3/776 (accessed 26/05/04)

药物相互作用

能增加尿酸浓度的药物可降低别嘌醇的效果。阿司匹林和水杨酸盐具有这种活性，通常应当避免用于高尿酸血症和痛风。曾报道同时使用别嘌醇和 ACEI 或噻嗪类利尿药的患者超敏反应增加，并可能还有其他不良反应，尤其是肾损伤的患者。

硫唑嘌呤和巯嘌呤的代谢可被别嘌醇抑制，当任意一个与别嘌醇共同给药时，它们的剂量应当显著降低以避免潜在的有生命威胁的毒性。还有别嘌醇增加其他药物的活性以及可能增加其毒性的报道，包括某些抗微生物药、某些抗凝血药、某些其他的抗肿瘤药、环孢素、某些磺酰脲类抗糖尿病药、茶碱和阿糖腺苷。

ACEI 已报道在一些慢性肾衰患者有别嘌醇和卡托普利之间显著的相互作用。在引入别嘌醇后发生致命 Stevens-Johnson 综合征的一个病例被认为是由卡托普利的增强作用所致[1]。另一例患者出现以发热、关节痛和肌痛为特征的超敏反应，被认为是由卡托普利或其某个代谢产物引起的，加入别嘌醇可增强反应[2]。如果别嘌醇与卡托普利一起使用时建议要谨慎，尤其对于慢性肾衰患者。

1. Pennell DJ, *et al.* Fatal Stevens-Johnson syndrome in a patient on captopril and allopurinol. *Lancet* 1984; **i:** 463.
2. Samanta A, Burden AC. Fever, myalgia, and arthralgia in a patient on captopril and allopurinol. *Lancet* 1984; **i:** 679.

抗酸药 3 位长期血液透析患者同时给予别嘌醇和氢氧化铝时，别嘌醇不能降低血尿酸浓度。然而，如果别嘌醇在使用氢氧化铝前 3h 给药，的确可产生预期的尿酸浓度的下降[1]。

1. Weissman I, Krivoy N. Interaction of aluminium hydroxide and allopurinol in patients on chronic hemodialysis. *Ann Intern Med* 1987; **107:** 787.

抗菌药 当别嘌醇与氨苄西林或阿莫西林同时使用时皮疹发生率增加。进一步的详情参见**氨苄西林**（第 194 页）。

抗凝血药 别嘌醇对双香豆素、苯丙香豆素和华法林的作用参见**华法林**（第1372页）。

抗癫痫药 别嘌醇可能抑制苯妥英代谢的报道参见**抗痛风药**（第477页）。

抗痛风药 尿酸排泄药可能增加奥昔嘌醇（别嘌醇的主要活性代谢产物）的肾消除。如与别嘌醇共同使用时，苯溴马隆减低奥昔嘌醇的血浆浓度约 40%，尽管别嘌醇自身的血浆浓度不受影响[1]。这种相互作用没关系，因为在降低尿酸血清浓度方面联合使用比单独使用别嘌醇更有效。注册药品信息建议，当增加尿酸排泄药时应在个体用药的基础上再评价别嘌醇的剂量。

曾有报道称丙磺舒可降低口服别嘌醇核苷的消除率[2]。一个健康者的药动学研究表明[3]，同时给予别嘌醇和丙磺舒可明显降低奥昔嘌呤的浓度；但这种联合的降低尿酸血症作用比单独使用任何一种药物都强。

1. Müller FO, *et al.* The effect of benzbromarone on allopurinol/oxypurinol kinetics in patients with gout. *Eur J Clin Pharmacol* 1993; **44:** 69–72.
2. Were JBO, Shapiro TA. Effects of probenecid on the pharmacokinetics of allopurinol riboside. *Antimicrob Agents Chemother* 1993; **37:** 1193–6.
3. Stocker SL, *et al.* Pharmacokinetic and pharmacodynamic interaction between allopurinol and probenecid in healthy subjects. *Clin Pharmacokinet* 2008; **47:** 111–18.

抗肿瘤药 别嘌醇抑制巯嘌呤的代谢，如果与别嘌醇同用则需要的巯嘌呤剂量显著降低，为通常剂量的 1/4～1/3。也有别嘌醇和其他抗肿瘤药之间相互作用的报道。有报道称他莫昔芬使 1 例男性患者别嘌醇诱导的轻度慢性肝毒性加剧[1]。有叙述称接受别嘌醇和喷司他丁治疗导致一位患者因高敏感性脉管炎而死亡。尽管不能确定这一作用是归咎于单独的其中一种药物还是两种药物的相互作用，仍确信这种联合用药不应采用[2]。

有关别嘌醇和环磷酰胺联合给药的患者骨髓毒性发生率增加的报道见第671页。

1. Shah KA, *et al.* Allopurinol hepatotoxicity potentiated by tamoxifen. *N Y State J Med* 1982; **82:** 1745–6.
2. Steinmetz JC, *et al.* Hypersensitivity vasculitis associated with 2-deoxycoformycin and allopurinol therapy. *Am J Med* 1989; **86:** 499.

抗病毒药 别嘌醇对去羟肌苷的作用见第838页。

免疫抑制药 别嘌醇抑制硫唑嘌呤的代谢产物巯嘌呤的代谢。如果与别嘌醇联用，硫唑嘌呤的剂量需要显著下降至常用剂量的 1/4～1/3。使用巯嘌呤也需慎用（见上文的**抗肿瘤药**）。别嘌醇对环孢素浓度（显著增加）的作用见第1743页。

黄嘌呤 别嘌醇对咖啡因和茶碱的药动学作用，分别参见第1081页和第1106页。

药动学

高达 90% 的别嘌醇口服剂量快速从胃肠道吸收；它的血浆半衰期为 1～2h。别嘌醇的主要代谢产物是奥昔嘌醇，也是黄嘌呤氧化酶的抑制剂，在正常肾功能的患者中其血浆半衰期约为 15h 或更长时间，且其血浆半衰期可因肾损伤而大大地被延长。别嘌醇和奥昔嘌醇都共轭形成它们各自的核糖核苷。别嘌醇和奥昔嘌醇不与血浆蛋白结合。

主要通过肾排泄，但是排泄缓慢，因为奥昔嘌醇经过肾小管重吸收。约每日剂量的 70% 以奥昔嘌醇通过尿排泄，10% 以别嘌醇排泄；延长使用可改变这些比例，因为别嘌醇抑制其自身代谢。剂量的剩余部分从粪中排泄。在乳汁中也检测到别嘌醇和奥昔嘌醇。

1. Murrell GAC, Rapeport WG. Clinical pharmacokinetics of allopurinol. *Clin Pharmacokinet* 1986; **11:** 343–53.
2. Turnheim K, *et al.* Pharmacokinetics and pharmacodynamics of allopurinol in elderly and young subjects. *Br J Clin Pharmacol* 1999; **48:** 501–9.
3. Day RO, *et al.* Clinical pharmacokinetics and pharmacodynamics of allopurinol and oxypurinol. *Clin Pharmacokinet* 2007; **46:** 623–44.

用途和用法

别嘌醇用于治疗与慢性痛风相关的高尿酸血症（第525页）、急性尿酸肾病、复发性尿酸石形成、某些酶病症或癌症（见第609页**肿瘤溶解综合征**）。它不用于无症状的高尿酸血症。别嘌醇也用于草酸钙沉积（存在高尿酸尿）和 2,8-二羟腺嘌呤尿症引起的肾结石的治疗（见下文的**肾结石**）。别嘌醇有潜在的通过阻断自由基产生而减少氧化应激的能力，也是肾存液的一种成分。另外，别嘌醇有抗原虫药活性并已用于利什曼病和美洲锥虫病。

别嘌醇用于**痛风和高尿酸血症**以阻断黄嘌呤氧化酶，从而阻断次黄嘌呤氧化为黄嘌呤及黄嘌呤氧化为尿酸。尿的嘌呤负荷，正常的几乎完全是尿酸，因而被划分为次黄嘌呤、黄嘌呤和尿酸，每一个都有其独立的溶解度。这导致血浆和尿中尿酸盐和尿酸浓度减少到一个理想程度，即一水合尿酸单钠或尿酸沉积物溶解或阻断形成。低浓度时别嘌醇作为黄嘌呤氧化酶的竞争性抑制剂起作用，高浓度时作为非竞争性抑制剂。然而，它的大部分活性归因于代谢产物黄嘌呤氧化酶的非竞争性抑制剂奥昔嘌醇。

别嘌醇用于慢性痛风，纠正高尿酸血症，降低急性发作的可能性，预防慢性痛风的后遗症。首先，它能通过溶解沉积物增加尿酸盐和尿酸血浆浓度。这可促发或加剧急性发作，因此在急性发作完全消退以前不应启用别嘌醇，并且治疗应当以低剂量开始，而后逐渐增加；在纠正高尿酸血症以后，应该给予一种 NSAID（不是阿司匹林或水杨酸盐）或秋水仙碱至少 1 个月。可能需要几个月充分耗尽尿酸水平以控制急性发作。

建议的别嘌醇起始剂量为每日口服 100mg，每周以 100mg 的量逐渐增加，直至血浆尿酸盐浓度降低至 0.36mmol/L(6mg/dl) 或更少。每日 100～300mg 的剂量范围对于轻度痛风患者就足够了，对于中度、严重痛风石性痛风患者可达到 600mg。每日最大推荐剂量在美国是 800mg，在英国是 900mg。使用的单次每日剂量可达 300mg；更大的量应分次服用以减少胃刺激的危险性。饭后服用别嘌醇也将使胃刺激降到最小。患者应当维持足量的液体摄入以阻止肾黄嘌呤沉积。

肾损伤的患者应当降低别嘌醇的剂量（见下文）。

当用于阻止尿酸性肾病伴随癌症治疗时，在开始癌症治疗前 2 或 3 天使用，每日通常 600～800mg。高液体摄入是必需的。对癌症或癌症化学治疗继发的高尿酸血症，别嘌醇的维持剂量与用于痛风的剂量相似，并根据反应给药。

不能口服别嘌醇的患者（通常为癌症患者），可将别嘌醇钠溶于 0.9% 氯化钠或 5% 葡萄糖内静脉输注。成人推荐剂量相当于每日 200～400mg/m² 的别嘌醇，最大达到每日 600mg。别嘌醇钠 116.2mg 相当于 100mg 别嘌醇。

为了控制高尿酸尿患者再发性草酸钙**肾结石**，推荐别嘌醇的口服剂量是每日 200～300mg，并在随后 24h 尿内尿酸盐排泄的基础上进行调节。

儿童剂量，见下文**儿童用法**。

儿童用法 别嘌醇对儿童的主要用途是伴随癌症或癌症化学治疗或酶病的高尿酸血症。使用剂量有不同：在英国，15 岁以下儿童建议每日 10～20mg/kg 的剂量，最大到每日 400mg；而在美国，6 岁以下儿童剂量为每日 150mg，6～10 岁儿童每日 300mg，如果需要，48h 后调整。

在肝损伤中的用法 英国注册药品信息推荐降低肝损伤患者的别嘌醇口服剂量，并在治疗早期阶段定期进行肝功能监测。

在肾损伤中的用法 别嘌醇及其活性代谢产物奥昔嘌醇的排泄主要通过肾，因此肾损伤时应根据肌酐消除率（CC）降低剂量。

在美国建议以下剂量用于口服和静脉内的使用。

- CC10～20ml/min：每日 200mg；
- CC<10ml/min：每日不超过 100mg；
- CC<3ml/min：也可考虑更长的给药间隔。

在英国，推荐有肾损伤的患者每日口服最大起始剂量为 100mg，只有效果不充分时才增加剂量。建议严重肾功能不全的患者剂量每日小于 100mg 或剂量 100mg 但给药间隔超过 1 天。由于低肌酐消除率值的不精确，建议如果有用于监测的设备，应当调节别嘌醇剂量使血浆奥昔嘌醇浓度维持在 100μmol/L(15.2μg/ml)。建议对于每周需要透析 2 次或 3 次的患者，替代剂量为仅在每次透析后立即使用 300～400mg 别嘌醇。

新西兰一项包括 227 例用别嘌醇治疗患者的研究说明，在这样的患者中维持适当剂量存在困难[1]。采用的指导方针建议基于 CC 的维持剂量如下：

- 低于 10ml/min：每 3 天 100mg；
- 10ml/min：每 2 天 100mg；
- 20ml/min：每日 100mg；
- 40ml/min：每日 150mg；
- 60ml/min：每日 200mg。

但是，大部分（227 例中的 183 例）采用推荐的剂量或低于该剂量。在 214 个病例中，他们的血清尿酸浓度是可接受的，只有 48 个达到或低于 0.36mmol/L。给予高于推荐剂量的患者中达到可接受的血清尿酸浓度的患者的比例（38%）高于指导方针推荐剂量患者的比例（19%）。尽管指导方针对于起始剂量是有用的，但更长时间的应用可能导致对高尿酸血症的控制不适当。

1. Dalbeth N, *et al.* Dose adjustment of allopurinol according to creatinine clearance does not provide adequate control of hyperuricemia in patients with gout. *J Rheumatol* 2006; **33:** 1646–50.

心绞痛 别嘌醇对心绞痛（第 1118 页）的明显抗缺血作用已被证实。一项有 60 例慢性稳定性心绞痛患者参与的随机研究发现，与安慰剂相比高剂量别嘌醇能明显改善运动的耐受性[1]。其机制是促进了心肌氧和 ATP 的平衡，并可能改善冠状血管血流和降低左心室后负荷。

1. Noman A, *et al.* Effect of high-dose allopurinol on exercise in patients with chronic stable angina: a randomised, placebo controlled crossover trial. *Lancet* 2010; **375:** 2161–7.

双相障碍 一个双盲研究在 141 个实际被诊断为带有或不带有精神病特征的狂躁症双相障碍（第351页）成人中进行。患者接受锂和随机口服别嘌醇每日 600mg，口服双嘧达莫或安慰剂。对随机给予别嘌醇的狂躁症的改善明显，并与尿酸浓度的降低相关，提示嘌呤系统功能障碍在狂躁症中的作用[1]。

1. Machado-Vieira R, *et al.* A double-blind, randomized, placebo-controlled 4-week study on the efficacy and safety of the purinergic agents allopurinol and dipyridamole adjunctive to lithium in acute bipolar mania. *J Clin Psychiatry* 2008; **69:** 1237–45.

诊断和测试 鸟氨酸氨甲酰基转移酶缺乏可导致严重的中枢神经系统异常，甚至死亡，妇女成为这种遗传性酶缺陷携带者的危险性的鉴定已被记述[1]。酶缺陷引起可刺激乳清酸核苷合成的氨甲酰磷酸聚集。测试依赖别嘌醇的单剂量给药，别嘌醇可大大增加携带者乳清酸核苷的尿排泄。然而，目前突变分析更普遍用于确立诊断。

1. Hauser ER, *et al.* Allopurinol-induced orotidinuria. *N Engl J Med* 1990; **322:** 1641–5. Correction. *ibid.* 1997; **336:** 1335.

Duchenne 肌营养不良 使用别嘌醇试图增加 Duchenne 肌营养不良（第1440页）的肌肉 ATP 的对照研究从治疗上没有显示任何益处[1～3]。

1. Stern LM, *et al.* The progression of Duchenne muscular dystrophy: clinical trial of allopurinol therapy. *Neurology* 1981; **31:** 422–6.
2. Hunter JR, *et al.* Effects of allopurinol in Duchenne's muscular dystrophy. *Arch Neurol* 1983; **40:** 294–9.
3. Bertorini TE, *et al.* Chronic allopurinol and adenine therapy in Duchenne muscular dystrophy: effects on muscle function, nucleotide degradation, and muscle ATP and ADP content. *Neurology* 1985; **35:** 61–5.

癫痫 对一些有严重或顽固性癫痫（第446页）的患者，当在抗癫痫的治疗中加用别嘌醇时，癫痫发作频率的减少已被记述[1～4]。虽然作用方式未知，但已注意到患者不是高尿酸血症，并且别嘌醇也不影响已存在的抗癫痫药的血浆浓度[1]。但其他未见到益处[5]。

1. DeMarco P, Zagnoni P. Allopurinol and severe epilepsy. *Neurology* 1986; **36:** 1538–9.
2. Tada H, *et al.* Clinical effects of allopurinol on intractable epilepsy. *Epilepsia* 1991; **32:** 279–83.
3. Zagnoni PG, *et al.* Allopurinol as an add-on therapy in refractory epilepsy—a double-blind placebo-controlled randomised study. *Epilepsia* 1994; **35:** 107–12.
4. Togha M, *et al.* Allopurinol as adjunctive therapy in intractable epilepsy: a double-blind and placebo-controlled trial. *Arch Med Res* 2007; **38:** 313–16.
5. Coppola G, Pascotto A. Double-blind, placebo-controlled, cross-over trial of allopurinol as add-on therapy in childhood refractory epilepsy. *Brain Dev* 1996; **18:** 50–2.

高血压 高血压（第1131页）可能与高尿酸血症相关。在一个双盲交叉的研究中，30 个轻微高血压、血清尿酸浓度为 6mg/100ml 或更高、没有进行任何抗高血压治疗的青少年随机每日 2 次口服别嘌醇 200mg 或安慰剂 4 周，别嘌醇治疗与明显的降低收缩期和舒张期血压相关[1]。

1. Feig DI, *et al.* Effect of allopurinol on blood pressure of adolescents with newly diagnosed essential hypertension: a randomized trial. *JAMA* 2008; **300:** 924–32.

器官和组织移植 在肾移植的免疫抑制治疗中已采用隔天加用别嘌醇 25mg[1]，报道称可减少急性排斥反应的频率。这种效应可能的解释是别嘌醇抑制自由基生成的能力（见下文的**氧化应激**）。器官和组织移植、用于免疫抑制用药法中更常用的药物在第1728页中讨论。应当注意别嘌醇与硫唑嘌呤（见**药物相互作用**项下**免疫抑制药**）和环孢素（第1742页）之间有相互作用。

1. Chocair P, *et al.* Low-dose allopurinol plus azathioprine/cyclosporin/prednisolone, a novel immunosuppressive regimen. *Lancet* 1993; **342:** 83–4.

氧化应激 通过对黄嘌呤氧化酶的抑制作用，别嘌醇能阻止缺血后再灌注期间超氧自由基的生成。因此，别嘌醇减少氧化应激的能力已在大量的临床情况下作过研究。

在一项小规模特发性扩张型心肌病患者的研究中[1]，短期冠状动脉内的别嘌醇通过减少左心室收缩的需氧量来改善心肌功能。

进行冠状动脉旁路移植手术的患者手术期间支持使用别嘌醇以降低住院死亡率、心律失常的发生率、缺血性事件数和收缩力，尽管结果在所有研究中不一致[2]。

已发现给予别嘌醇的慢性心力衰竭的患者内皮功能障碍的改善[3,4]。

针对经历心脏手术的新生儿的大量研究中[5]发现，别嘌醇使那些有左心发育不全综合征的新生儿癫痫发作和心脏事件降低。没有发现对不严重形式的先天性心脏病新生儿有益处，认为可使不利的手术结果或再灌注损伤的危险性更低。在大量研究中与对照组比较，别嘌醇也不能降低早产儿脑室周围白质软化（被认为代表发展中的脑缺血性梗死形成）的发生率[6]。同样的，别嘌醇不减少急性心肌梗死患者梗死扩散的发生率[7]。

别嘌醇限制氧自由基生成的可能性也已使得别嘌醇钠成为 University of Wisconsin solution［UW 溶液；Belzer 溶液（商业上以 *Viaspan* 有售）］包括的一种成分，用于移植器官的保存[8]。

使用别嘌醇的初步研究显示其在自由基生成、脑血容量和严重窒息新生儿脑电活动的有益作用[9]。但是一项包含该研究和另 2 项研究的关于此类婴儿的系统性综述[10]不能确定别嘌醇是否可以产生重要的临床益处。

别嘌醇可能在心绞痛上有价值的证据见上文。

1. Cappola TP, *et al.* Allopurinol improves myocardial efficiency in patients with idiopathic dilated cardiomyopathy. *Circulation* 2001; **104:** 2407–11.
2. Weimert NA, *et al.* Allopurinol as a cardioprotectant during coronary artery bypass graft surgery. *Ann Pharmacother* 2003; **37:** 1708–11.
3. Doehner W, *et al.* Effects of xanthine oxidase inhibition with allopurinol on endothelial function and peripheral blood flow in hyperuricaemic patients with chronic heart failure: results from 2 placebo-controlled studies. *Circulation* 2002; **105:** 2619–24.
4. Farquharson CAJ, *et al.* Allopurinol improves endothelial dysfunction in chronic heart failure. *Circulation* 2002; **106:** 221–6.
5. Clancy RR, *et al.* Allopurinol neurocardiac protection trial in infants undergoing heart surgery using deep hypothermic circulatory arrest. *Pediatrics* 2001; **108:** 61–70.
6. Russell GAB, Cooke RWI. Randomised controlled trial of allopurinol prophylaxis in very preterm infants. *Arch Dis Child Fetal Neonatal Ed* 1995; **73:** F27–F31.
7. Parmley LF, *et al.* Allopurinol therapy of ischemic heart disease with infarct extension. *Can J Cardiol* 1992; **8:** 280–6.
8. Southard JH, Belzer FO. Organ preservation. *Annu Rev Med* 1995; **46:** 235–47.
9. Van Bel F, *et al.* Effect of allopurinol on postasphyxial free radical formation, cerebral haemodynamics, and electrical brain activity. *Pediatrics* 1998; **101:** 185–93.
10. Chaudhari T, McGuire W. Allopurinol for preventing mortality and morbidity in newborn infants with suspected hypoxic-ischaemic encephalopathy. Available in The Cochrane Database of Systematic Reviews; Issue 2. Chichester: John Wiley; 2008 (accessed 14/07/08).

前列腺炎 虽然已报道在一项小型研究中慢性前列腺炎（第2100页）患者使用别嘌醇有益处[1]，但一篇系统性综述[2]发现没有别的令人满意的有益处的证据，并且认为最初研究结果的临床相关性不清楚。

1. Persson BE, *et al.* Ameliorative effect of allopurinol on nonbacterial prostatitis: a parallel double-blind controlled study. *J Urol (Baltimore)* 1996; **155:** 961–4.
2. McNaughton Collins M, Wilt T. Allopurinol for chronic prostatitis. Available in The Cochrane Database of Systematic Reviews; Issue 4. Chichester: John Wiley; 2002 (accessed 18/05/06).

原虫感染 别嘌醇已被广泛用作 Old World 内脏利什曼原虫病（第794页）治疗[1,2]的五价锑剂的辅助剂，特别是在单独使用锑剂有可能抗性时，尽管有益程度已被怀疑[3]。曾与其他药物（如喷他脒[4]或唑类抗真菌药[5～8]）一起用于包括移植患者[7]或 AIDS 患者[5]，或对锑剂在其他方面难以耐受的患者[8]。别嘌醇也曾被单独[9,10]或与其他药物共同试用于 Old World[11～13]和 New World[14～16]皮肤或黏膜皮肤利什曼病；结果是不确定的，尤其是后者。对于利什曼病，别嘌醇通常以每日口服剂量 15～20mg/kg 分 3 次给药，治疗持续约 30 天[3,4,11,12]。

在不确定的慢性查格斯病（美国锥虫病，第797页）采用别嘌醇的研究中，在某些情况下[17～20]但不是全部[21]看到了有益的结果。可能比伊曲康唑的作用差，且不良反应更多。别嘌醇典型剂量是每日口服 8.5mg/kg，持续 60 天[17,19,20]；对于慢性疾病更高的剂量（每日 900mg）是无效的[21]。

别嘌醇选择性抗寄生虫的作用归因于它进入原虫而不是哺乳动物的嘌呤再利用途径。这导致三磷酸腺苷的高毒性类似物——4-氨基吡唑嘧啶核糖核苷三磷酸的形成，可掺入核糖核酸。别嘌醇的这种作用是与人的一种次要代谢产物别嘌醇核苷而不是与人的主要代谢产物奥昔嘌醇共有的。因此，一些用别嘌醇核苷而不是别嘌醇做的研究，试图通过避免宿主介导的失活而增强活性[22]。

1. di Martino L, *et al.* Low dosage combination of meglumine antimoniate plus allopurinol as first choice treatment of infantile visceral leishmaniasis in Italy. *Trans R Soc Trop Med Hyg* 1990; **84:** 534–5.
2. Gradoni L, *et al.* Treatment of Mediterranean visceral leishmaniasis. *Bull WHO* 1995; **73:** 191–7.
3. Singh NKP, *et al.* Combination therapy in kala-azar. *J Assoc Physicians India* 1995; **43:** 319–20.
4. Das VNR, *et al.* A randomized clinical trial of low dosage combination of pentamidine and allopurinol in the treatment of antimony unresponsive cases of visceral leishmaniasis. *J Assoc Physicians India* 2001; **49:** 609–13.
5. Raffi F, *et al.* Use of an itraconazole/allopurinol combination for the treatment of visceral leishmaniasis in a patient with AIDS. *Clin Infect Dis* 1995; **21:** 1338–9.
6. Torrus D, *et al.* Fluconazole plus allopurinol in treatment of visceral leishmaniasis. *J Antimicrob Chemother* 1996; **37:** 1042–3.
7. Hueso M, *et al.* The renal transplant patient with visceral leishmaniasis who could not tolerate meglumine antimoniate-cure with ketoconazole and allopurinol. *Nephrol Dial Transplant* 1999; **14:** 2941–3.
8. Kuyucu N, *et al.* Successful treatment of visceral leishmaniasis with allopurinol plus ketoconazole in an infant who developed pancreatitis caused by meglumine antimoniate. *Pediatr Infect Dis J* 2001; **20:** 455–7.
9. Halbert AR, *et al.* Allopurinol for Old World cutaneous leishmaniasis. *Pediatr Dermatol* 1995; **12:** 287–8.
10. D'Oliveira A, *et al.* Evaluating the efficacy of allopurinol for the treatment of cutaneous leishmaniasis. *Int J Dermatol* 1997; **36:** 938–40.
11. Esfandiarpour I, Alavi A. Evaluating the efficacy of allopurinol and meglumine antimoniate (Glucantime) in the treatment of cutaneous leishmaniasis. *Int J Dermatol* 2002; **41:** 521–4.
12. Momeni AZ, Aminjavaheri M. Successful treatment of non-healing cases of cutaneous leishmaniasis, using a combination of meglumine antimoniate plus allopurinol. *Eur J Dermatol* 2003; **13:** 40–3.
13. Esfandiarpour I, Dabiri SH. Treatment of cutaneous leishmaniasis recidivans with a combination of allopurinol and meglumine antimoniate: a clinical and histologic study. *Int J Dermatol* 2007; **46:** 848–52.
14. Velez I, *et al.* Inefficacy of allopurinol as monotherapy for Colombian cutaneous leishmaniasis: a randomized, controlled trial. *Ann Intern Med* 1997; **126:** 232–6.
15. Martinez S, *et al.* Treatment of cutaneous leishmaniasis with allopurinol and stibogluconate. *Clin Infect Dis* 1997; **24:** 165–9.
16. Llanos-Cuentas A, *et al.* Efficacy of sodium stibogluconate alone and in combination with allopurinol for treatment of mucocutaneous leishmaniasis. *Clin Infect Dis* 1997; **25:** 677–84.
17. Apt W, *et al.* Treatment of chronic Chagas' disease with itraconazole and allopurinol. *Am J Trop Med Hyg* 1998; **59:** 133–8.
18. Amato Neto V. Etiological treatment for infection by Trypanosoma cruzi. *Rev Inst Med Trop Sao Paulo* 1999; **41:** 211–3.
19. Apt W, *et al.* Itraconazole or allopurinol in the treatment of chronic American trypanosomiasis: the regression and prevention of electrocardiographic abnormalities during 9 years of follow-up. *Ann Trop Med Parasitol* 2003; **97:** 23–9.
20. Apt W, *et al.* Itraconazole or allopurinol in the treatment of chronic American trypanosomiasis: the results of clinical and parasitological examinations 11 years post-treatment. *Ann Trop Med Parasitol* 2005; **99:** 733–41.
21. Rassi A, *et al.* Specific treatment for Trypanosoma cruzi: lack of efficacy of allopurinol in the human chronic phase of Chagas disease. *Am J Trop Med Hyg* 2007; **76:** 58–61.
22. Shapiro TA, *et al.* Pharmacokinetics and metabolism of allopurinol riboside. *Clin Pharmacol Ther* 1991; **49:** 506–14.

肾结石 联合减少饮食嘌呤摄入、高液体摄入和枸橼酸钾，别嘌醇可用于防止高尿酸血症患者草酸钙肾结石（第2101页）的复发[1,2]。也主张别嘌醇用于治疗与腺嘌呤磷酸核糖转移酶活性缺失相关的 2,8-二羟腺嘌呤（2,8-DHA）肾结石。

1. Ettinger B, *et al.* Randomized trial of allopurinol in the prevention of calcium oxalate calculi. *N Engl J Med* 1986; **315:** 1386–9.
2. Sorensen CM, Chandhoke PS. Hyperuricosuric calcium nephrolithiasis. *Endocrinol Metab Clin North Am* 2002; **31:** 915–25.

结节病 虽然皮质激素仍是结节病（第1443页）的主要治疗药物，其他药物很多是二线药物，但有报道称通过使用别嘌醇在皮肤病上产生益处[1~3]。

1. Brechtel B, *et al.* Allopurinol: a therapeutic alternative for disseminated cutaneous sarcoidosis. *Br J Dermatol* 1996; **135:** 307–9.
2. Antony F, Layton AM. A case of cutaneous acral sarcoidosis with response to allopurinol. *Br J Dermatol* 2000; **142:** 1052–3.
3. Bregnhoej A, Jemec GB. Low-dose allopurinol in the treatment of cutaneous sarcoidosis: response in four of seven patients. *J Dermatol Treat* 2005; **16:** 125–7.

精神分裂症 已经假设嘌呤能神经传递在精神分裂症（第928页）中起作用，作为一个可能的辅助治疗，别嘌醇已经被进行研究，有某些有益的证据，特别是对于具有顽固的阳性症状的患者[1]。

1. Buie LW, *et al.* Allopurinol as adjuvant therapy in poorly responsive or treatment refractory schizophrenia. *Ann Pharmacother* 2006; **40:** 2200–4.

皮肤病 反应穿通性胶原病（RPC）是这样一种情况，变化了的胶原通过表皮被清除；可能是遗传的或者是获得的。4 例患者中有 3 例用抗生素和口服及局部使用皮质激素难治疗，用别嘌醇后在降低新损伤、改善存在损伤和减少瘙痒方面有明显的改善，第 4 例患者在综述前因不相关的原因死亡[1]。

1. Hoque SR, *et al.* Acquired reactive perforating collagenosis: four patients with a giant variant treated with allopurinol. *Br J Dermatol* 2006; **154:** 759–62.

制剂

BP 2010: Allopurinol Oral Suspension; Allopurinol Tablets;
USP 33: Allopurinol Oral Suspension; Allopurinol Tablets.

专利制剂

Arg.: Alfadiman; Puritenk; ***Austral.:*** Allohexal†; Allosig; Capurate†; Progout; Zyloprim; ***Austria:*** Allostad; Gewapurol; Gichtex; Purinol; Urosin; Zyloric; ***Belg.:*** Alpuric; Docallopu; Zyloric; ***Braz.:*** Labopurinol†; Lopurax; Uricemil†; Zilopur; Zyloric; ***Canad.:*** Alloprin; Novo-Purol; Zyloprim; ***Chile:*** Talol; Urogotan A; Zyloric; ***Cz.:*** Apurol†; Milurit; Purinol; ***Denm.:*** Abopur†; Apurin†; Hexanurat; ***Fin.:*** Allonol; Apurin; Arturic; Zyloric; ***Fr.:*** Zyloric; ***Ger.:*** Allo; Allo-Efeka†; Allo-Purent†; Allobeta; Bleminol; Cellidrin; dura AL†; Epidropal; Foligan; Jenapurinol†; Milurit†; Remid; Uribenz; Zyloric; ***Gr.:*** Arsol; Gealgica; Petrazyc; Purigan; Soluric; Stradumel; Zylapour; Zyloric; ***Hong Kong:*** Allopin; Amol; Marinol; Milurit; Progout; Purinol; Synpurinol; Zyloric†; ***Hung.:*** Harpagin†; Milurit; ***India:*** Ciploric; Zyloric; ***Indon.:*** Algut†; Aluric; Benoxuric; Hycemia†; Isoric; Licoric; Llanol†; Nilapur; Ponuric; Pritanol; Puricemia; Reucid; Rinolic; Sinoric; Tylonic; Urica; Uricnol; Xanturic; Zyloric; ***Irl.:*** Alopur; Purinol; Tipuric; Zyloric; ***Israel:*** Allonil; Zylol†; Zyloric†; ***Ital.:*** Allurit; Zyloric; ***Malaysia:*** Zyloric; ***Mex.:*** Acyprin; Alzoprim; Apo-Tinolet; Atisuril; Bionol; Darzune; Etindrax; Unizuric; Zyloprim; ***Neth.:*** Apurin†; Zyloric; ***Norw.:*** Allopur; Arturic†; Zyloric; ***NZ:*** Allohexal†; Allorin; Progout; ***Philipp.:*** AL; Allocor; Allurase; Alpurase; Elavil; Llanol; Lopric; Loricid; Prinol; Purinase; Purispec; Puristen; Synol; Trianol; Urinol; Xanurace; Zyloprim; ***Pol.:*** Allupol; Milurit; Zyloric; ***Port.:*** Alosfar†; Uriprim; Zurim; Zyloric; ***Rus.:*** Purinol (Пуринол); ***S.Afr.:*** Lonol; Puricos; Redurate†; Urinol†; Zyloprim; ***Singapore:*** Progout; Zyloric; ***Spain:*** Zyloric; ***Swed.:*** Zyloric; ***Switz.:*** allobasan†; Allopur; Cellidrine; Mephanol; Sigapurol N†; Uriconorme; Zyloric; ***Thai.:*** Alinol; Allo; Allonol; Allopin; Allonic; Apnol; Apurol†; Chinnol; Medoric†; Puricin†; Puride; Uricad; Valeric†; Xandase; Xanol; Zylic; Zyloric; ***Turk.:*** Allo-Unik; Allogut; Urikoliz; ***UK:*** Caplenal; Cosuric; Rimapurinol; Zyloric; ***Ukr.:*** Allohexal (Аллогексал); ***USA:*** Aloprim; Zyloprim; ***Venez.:*** Aluprol†; Aluron; Zyloric.

多组分制剂 ***Arg.:*** Artrex; Colpuril; Xuric-A; ***Austria:*** Allobenz; Duovitan†; Gichtex plus; ***Belg.:*** Comburic†; ***Ger.:*** Allo.comp.; Harpagin†; ***Ital.:*** Uricodue†; ***Philipp.:*** Allomaron; ***S.Afr.:*** Allomaron†; ***Thai.:*** Allomaron†.

Benzbromarone (*BAN*, *USAN*, *rINN*) 苯溴马隆

Bensbromaron; Bentsbromaroni; Benzbromaron; Benzbromarona; Benzbromaronum; L-2214; MJ-10061. 3,5-Dibromo-4-hydroxyphenyl 2-ethylbenzofuran-3-yl ketone.

Бензбромарон

$C_{17}H_{12}Br_2O_3$ = 424.1.
CAS — 3562-84-3.
ATC — M04AB03.
ATC Vet — QM04AB03.
UNII — 4POG0RL69O.

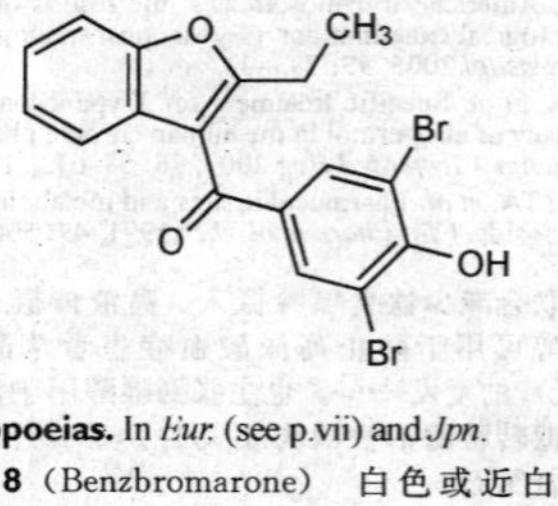

Pharmacopoeias. In *Eur.* (see p.vii) and *Jpn.*

Ph. Eur. 6. 8（Benzbromarone） 白色或近白色结晶性粉末。几乎不溶于水；微溶于乙醇；易溶于丙酮和二氯甲烷。避光。

不良反应

苯溴马隆可引起胃肠道不良反应，特别是腹泻。它可促使痛风急性发作，引起尿酸肾结石和肾绞痛。曾出现肝毒性，可致命，已建议肝功能的监测。

对肝脏的影响 苯溴马隆引起的肝损伤已有报道[1~4]，可致命。

1. Van Der Klauw MM, *et al.* Hepatic injury caused by benzbromarone. *J Hepatol* 1994; **20:** 376–9.
2. Anonymous. Benzbromarone and hepatitis. *WHO Drug Inf* 2000; **14:** 29.
3. Wagayama H, *et al.* Fatal fulminant hepatic failure associated with benzbromarone. *J Hepatol* 2000; **32:** 874.
4. Arai M, *et al.* Fulminant hepatic failure associated with benzbromarone treatment: a case report. *J Gastroenterol Hepatol* 2002; **17:** 625–6.

对肺的影响 苯溴马隆与药物诱导的嗜酸性粒细胞肺炎和肺泡出血的发生有关[1]。在停止该药和采用皮质激素治疗后症状可解除。

1. Hara A, *et al.* Drug-induced eosinophilic pneumonia with pulmonary alveolar hemorrhage caused by benzbromarone. *Intern Med* 2010; **49:** 435–8.

注意事项

苯溴马隆应当避免用于中度或重度肾损伤的患者、有尿酸肾结石的患者和那些尿中尿酸排泄率大于700mg/24h的患者。类似其他促尿酸排泄药，使用苯溴马隆的治疗不应在痛风的急性发作期开始。同样的，应当维持足量的液体摄入以减少尿酸肾结石的危险性；另外，可考虑尿的碱化。

卟啉病 苯溴马隆用于卟啉病患者被认为是不安全的，因为它在体外系统显示产生卟啉。

药物相互作用

阿司匹林和其他水杨酸盐拮抗苯溴马隆的作用。苯溴马隆可增加香豆素口服抗凝血药的抗凝血活性（见华法林下的药物相互作用，第1372页）。

抗痛风药 提到苯溴马隆在别嘌醇主要活性代谢产物奥昔嘌醇消除率上的作用，认为没有临床意义，参见别嘌醇下的药物相互作用（第526页）。

药动学

苯溴马隆只是部分从胃肠道吸收，单剂量口服后2～4h达到血浆浓度峰值。苯溴马隆广泛地与血浆蛋白结合。它在肝被代谢，主要在粪便排泄；少部分出现在尿中。

1. Maurer H, Wollenberg P. Urinary metabolites of benzbromarone in man. *Arzneimittelforschung* 1990; **40:** 460–2.
2. Walter-Sack I, *et al.* Variation of benzbromarone elimination in man—a population study. *Eur J Clin Pharmacol* 1990; **39:** 173–6.

用途和用法

苯溴马隆是通过阻止肾小管重吸收作用减少尿酸血浆浓度的尿酸排泄药。苯溴马隆也可增加肠道尿酸排除。尽管由于肝毒性的报道在很多国家已经退出使用，它曾被用于治疗与慢性痛风相关的高尿酸血症（第525页）。

苯溴马隆不用于治疗痛风的急性发作，如果在发作期给药可加重和延长痛风的急性作用；因此直到急性发作已消退以前不应开始治疗。

通常口服剂量是每日 50～200mg。一种 NSAID 或秋水仙碱应开始就给药以减少急性痛风的危险性。应维持足量的液体摄入。低剂量苯溴马隆（20mg）也以与别嘌醇成联合产物的形式被使用。

1. Hanvivadhanakul P, *et al.* Efficacy of benzbromarone compared to allopurinol in lowering serum uric acid level in hyperuricemic patients. *J Med Assoc Thai* 2002; **85** (suppl 1): S40–S47.
2. Kumar S, *et al.* Benzbromarone therapy in management of refractory gout. *N Z Med J* 2005; **118:** U1528.
3. Lee M-HH, *et al.* A benefit-risk assessment of benzbromarone in the treatment of gout. Was its withdrawal from the market in the best interest of patients? *Drug Safety* 2008; **31:** 643–65.
4. Reinders MK, *et al.* Efficacy and tolerability of urate-lowering drugs in gout: a randomised controlled trial of benzbromarone versus probenecid after failure of allopurinol. *Ann Rheum Dis* 2009; **68:** 51–6.

制剂

专利制剂

Austria: Uricovac†; ***Braz.:*** Narcaricina†; ***Hung.:*** Harpagin†; ***Jpn:*** Urinorm; ***Neth.:*** Desuric; ***Spain:*** Urinorm; ***Thai.:*** Benarone; Narcaricin†.

多组分制剂 ***Austria:*** Allobenz; Duovitan†; Gichtex plus; ***Belg.:*** Comburic†; ***Ger.:*** Allo.comp.; Harpagin†; ***Philipp.:*** Allomaron; ***S.Afr.:*** Allomaron†; ***Thai.:*** Allomaron†.

Benziodarone (*BAN*, *rINN*) 苯碘达隆

Benciodarona; Bentsiodaroni; Benziodaron; Benziodaronum; L-2329. 2-Ethylbenzofuran-3-yl 4-hydroxy-3,5-di-iodophenyl ketone.

Бензиодарон

$C_{17}H_{12}I_2O_3$ = 518.1.
CAS — 68-90-6.
ATC — C01DX04.
ATC Vet — QC01DX04.
UNII — 75CL65GTYR.

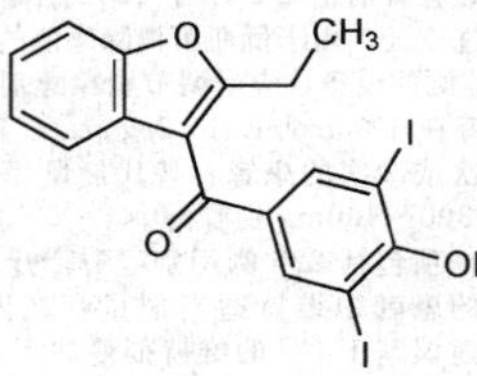

简介

苯碘达隆是在结构上与苯溴马隆（见上文）相关的促尿酸排泄药，以每日 100mg 的常用量口服给药用于减少慢性痛风中的高尿酸血症。

苯碘达隆与黄疸和甲状腺疾病有关。

制剂

多组分制剂 ***Ital.:*** Uricodue†.

Colchicine 秋水仙碱

Colchicina; Colchicinum; Kolchicin; Kolchicinas; Kolkicin; Kolkisiini; Kolşisin. (*S*)-*N*-(5,6,7,9-Tetrahydro-1,2,3,10-tetramethoxy-9-oxobenzo[α]heptalen-7-yl)acetamide.

Колхицин

$C_{22}H_{25}NO_6$ = 399.4.
CAS — 64-86-8.
ATC — M04AC01.
ATC Vet — QM04AC01.
UNII — SML2Y3J35T.

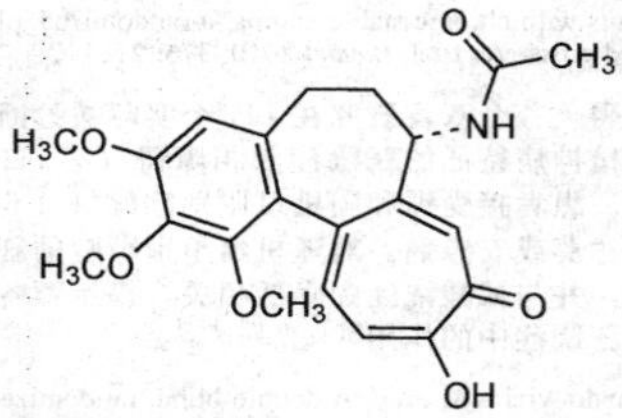

性状 秋水仙碱是从不同种的 *Colchicum* 属中得到的生物碱。

Pharmacopoeias. In *Chin.*, *Eur.* (see p.vii), *Int.*, *Jpn*, and *US*.
Chin. also has a monograph for colchicine amide.

Ph. Eur. 6. 8（Colchicine） 黄白色非结晶或结晶性粉末。极易溶于水，从浓溶液中以倍半水合物快速重结晶；易溶于乙醇和氯仿。避光。

USP 33（Colchicine） 从各种秋水仙属和其他属获得的生物碱。淡黄色至淡绿黄色非结晶性片状、粉末或结晶性粉末。无味或近乎无味，遇光变黑。溶于水（1：25），溶于乙醚（1：220）；易溶于乙醇和氯仿。贮藏于密闭容器中。避光。

不良反应和处置

口服秋水仙碱最常见的不良反应包括胃肠道反应，可能与其抗有丝分裂作用相关。腹泻、恶心、呕吐、腹痛通常是最初的毒性体征，通常是秋水仙碱治疗应当停止或降低剂量的指征。更大的剂量可引起严重腹泻、胃肠出血、皮疹、肾和肝损伤。

很少在长期治疗中出现表现为粒细胞缺乏症、血小板减少症和再生障碍性贫血的骨髓抑制，也很少有周围神经病变、肌病、皮疹，弥散性血管内凝血和脱发。有致死性各类血细胞减少症的报道。

静脉注射后的不良反应包括心律失常和局部反应（如血栓性静脉炎和神经炎）。外渗物可引起组织坏死。

口服秋水仙碱急性过量的症状在 6h 内经常不出现。最初的毒性体征是恶心、呕吐和腹泻；也可出现咽喉、胃和皮肤的烧灼感。腹泻可能是严重的、出血性的，并伴随血管损伤或麻痹性肠梗阻，会导致脱水、低血压和

休克。可出现多器官衰竭，征候为中枢神经系统毒性（错乱、谵妄或昏迷）、骨髓抑制、肝细胞损害、肌肉损伤、神经病变、呼吸性窘迫、心肌抑制和肾损伤。中毒性表皮坏死溶解样反应也有报道。死亡可归咎于呼吸抑制、心血管性虚脱或各类血细胞减少症后的脓毒症。在存活的患者中，脱发、白细胞增多反跳和口腔炎在急性超剂量后10天左右可出现。致死剂量是不同的：7mg秋水仙碱已导致死亡，而更大剂量后也可恢复。

当处理秋水仙碱过量给药或急性中毒患者时应当密切监测一段时间以注意延迟发生的症状。成人急性中毒1h内通过灌胃使胃排空；假如还没有开始呕吐，摄入超过300μg/kg秋水仙碱的成人和儿童应当给予多次剂量的活性炭。治疗主要是对症的和支持性的，并注意控制呼吸、维持血压和循环以及液体和电解质失衡的校正。

对神经肌肉系统的影响 秋水仙碱引起的肌神经病变可能是接受常规剂量秋水仙碱的肾功能减退患者中一个普遍但未被认识的情况[1]。尽管骨骼肌和外周神经都受影响，但肌病是最突出的，伴随的轴突性神经病较轻微。这种情况通常呈现近侧肌无力，并始终伴随血清肌酸激酶浓度升高。秋水仙碱停药可导致这些症状在几周内自发性缓解，但是多发性神经病的消退缓慢。近侧肌肉的检查显示显著的异常自发活动，由于这种情况的特点，最初常常可能被误诊为是多发性肌炎或尿毒症。一篇文献综述[2]认为肾损伤是秋水仙碱诱导肌病发生的主要危险因素，建议对这些患者调整剂量。

还有报道建议秋水仙碱诱导的肌病可在有正常肾功能的患者中发生。

有1位肾功能正常但有慢性酒精诱导肝病的患者在接受了短期秋水仙碱治疗后便发生了异常的肌神经病。这位患者也使用了甲苯磺丁脲，其微粒体酶抑制活性可能加剧秋水仙碱的毒性[3]。肝和肝功能正常的患有家族性地中海热的青少年由于使用秋水仙碱发生肌病。停用秋水仙碱后肌病得到改善，当以一个更低的剂量再开始用时又复发了[4]。

致横纹肌溶解也已有报道[5,6]。

1. Kuncl RW, *et al.* Colchicine myopathy and neuropathy. *N Engl J Med* 1987; **316:** 1562–8.
2. Wilbur K, Makowsky M. Colchicine myotoxicity: case reports and literature review. *Pharmacotherapy* 2004; **24:** 1784–92.
3. Besana C, *et al.* Colchicine myoneuropathy. *Lancet* 1987; **ii:** 1271–2.
4. Sayarlioglu M, *et al.* Colchicine-induced myopathy in a teenager with familial Mediterranean fever. *Ann Pharmacother* 2003; **37:** 1821–4.
5. Chattopadhyay I, *et al.* Colchicine induced rhabdomyolysis. *Postgrad Med J* 2001; **77:** 191–2.
6. Boomershine KH. Colchicine induced rhabdomyolysis. *Ann Pharmacother* 2002; **36:** 824–6.

对生殖系统的影响 英国注册药品信息声明秋水仙碱在某种治疗情况下可严重影响精子生成。动物资料已显示秋水仙碱高剂量时可阻止精子发生并导致精子缺乏。然而，临床实践中，男性不育症似乎在给予秋水仙碱的患者中不普遍，在一些病例中可能与潜在疾病而不是药物更相关[1]。同样的，虽然建议秋水仙碱不用于妊娠头3个月，但它可改善有家族性地中海热的妇女的受孕率，受孕和妊娠期使用秋水仙碱相对安全[1]（也见下文的**妊娠**项下）。

1. Mijatovic V, *et al.* Familial Mediterranean fever and its implications for fertility and pregnancy. *Eur J Obstet Gynecol Reprod Biol* 2003; **108:** 171–6.

不恰当用法 静脉内使用秋水仙碱与严重或致死性不良反应相关（见下文**用法**）。尽管没有批准口服或非肠道途径用于背痛，静脉注射秋水仙碱显然被用于这类适应证的替代药物。在2008年2月，FDA收到50个不良反应的报告，包括23例死亡，与未批准使用静脉注射秋水仙碱有关。死亡报道中3例与化合物秋水仙碱制剂错误有关，比在标签上说明的剂量大了8倍。潜在的致死作用包括嗜中性粒细胞减少症、血小板减少症、各类血细胞减少症、急性肾衰竭和充血性心力衰竭[1,2]。

1. FDA. FDA takes action to stop the marketing of unapproved injectable drugs containing colchicine (issued 6th February 2008). Available at: http://www.fda.gov/bbs/topics/NEWS/2008/NEW01791.html (accessed 21/04/08)
2. FDA. Questions and answers about FDA's enforcement action against unapproved injectable colchicine products (issued 6th February 2008). Available at: http://www.fda.gov/cder/drug/unapproved_drugs/colchicine_qa.htm (accessed 21/04/08)

过量 参考文献如下。

1. McIntyre IM, *et al.* Death following colchicine poisoning. *J Forensic Sci* 1994; **39:** 280–6.
2. Hood RL. Colchicine poisoning. *J Emerg Med* 1994; **12:** 171–7.
3. Baud FJ, *et al.* Brief report: treatment of severe colchicine overdose with colchicine-specific Fab fragments. *N Engl J Med* 1995; **332:** 642–5.
4. Critchley JAJH, *et al.* Granulocyte-colony stimulating factor in the treatment of colchicine poisoning. *Hum Exp Toxicol* 1997; **16:** 229–32.
5. Milne ST, Meek PD. Fatal colchicine overdose: report of a case and review of the literature. *Am J Emerg Med* 1998; **16:** 603–8.
6. Kubler PA. Fatal colchicine toxicity. *Med J Aust* 2000; **172:** 498–9.
7. Harris R, *et al.* Colchicine-induced bone marrow suppression: treatment with granulocyte colony-stimulating factor. *J Emerg Med* 2000; **18:** 435–40.
8. Mullins ME, *et al.* Fatal cardiovascular collapse following acute colchicine ingestion. *J Toxicol Clin Toxicol* 2000; **38:** 51–4.
9. Arroyo MP, *et al.* Toxic epidermal necrolysis-like reaction secondary to colchicine overdose. *Br J Dermatol* 2004; **150:** 581–8.
10. Ataş B, *et al.* Four children with colchicine poisoning. *Hum Exp Toxicol* 2004; **23:** 353–6.
11. Miller MA, *et al.* Colchicine-related death presenting as an unknown case of multiple organ failure. *J Emerg Med* 2005; **28:** 445–8.
12. Borras-Blasco J, *et al.* Acute renal failure associated with an accidental overdose of colchicine. *Int J Clin Pharmacol Ther* 2005; **43:** 480–4.

注意事项

对蓄积毒性特别敏感的年长或操劳过度的患者应在密切监测下给予秋水仙碱。对于有心脏、肝、肾或胃肠道疾病的患者也应当谨慎使用。秋水仙碱应避免用于血液病患者。通常也应避免在妊娠期使用，因为已知它对动物有致畸作用，并且已有人类胎儿染色体损伤危险的一些建议。

秋水仙碱不应通过皮下或肌内注射给药，因其可引起严重局部刺激。

哺乳 秋水仙碱分布入母乳[1~3]，有些人已推荐哺乳前在单次剂量后等待8h[2]或12h[3]以使对婴儿的暴露最小。然而，由于在这些报道中没有说明在婴儿方面的不良反应，American Academy of Pediatics认为母乳喂养时使用它通常是相容的[4]。

1. Milunsky JM, Milunsky A. Breast-feeding during colchicine therapy for familial Mediterranean fever. *J Pediatr* 1991; **119:** 164.
2. Guillonneau M, *et al.* Colchicine is excreted at high concentrations in human breast milk. *Eur J Obstet Gynecol Reprod Biol* 1995; **61:** 177–8.
3. Ben-Chetrit E, *et al.* Colchicine in breast milk of patients with familial Mediterranean fever. *Arthritis Rheum* 1996; **39:** 1213–17.
4. American Academy of Pediatrics. The transfer of drugs and other chemicals into human milk. *Pediatrics* 2001; **108:** 776–89. [Retired May 2010] Correction. *ibid.*; 1029. Also available at: http://aappolicy.aappublications.org/cgi/content/full/pediatrics%3b108/3/776 (accessed 26/05/04)

妊娠 由于动物的致畸性，秋水仙碱在妊娠时不适合使用。然而，它也曾用于有家族性地中海热妇女的妊娠期（见下文的**用途**项下）。新生儿畸形率没有增加，在130个后代中没有检测到问题[1]。

1. Rabinovitch O, *et al.* Colchicine treatment in conception and pregnancy: two hundred thirty-one pregnancies in patients with familial Mediterranean fever. *Am J Reprod Immunol* 1992; **28:** 245–6.

药物相互作用

秋水仙碱是P糖蛋白和细胞色素P450同工酶CYP3A4的底物。它们的抑制剂能够增加秋水仙碱的血液浓度和潜在的毒性：当秋水仙碱与克拉霉素、红霉素、环孢素或钙通道拮抗药（如维拉帕米和地尔硫䓬）一起给药时，有生命危险和致死性的药物相互作用已经报道。对于肾和肝功能正常的患者，如果治疗需要P糖蛋白抑制剂或强CYP3A4抑制剂，秋水仙碱的剂量需要调整（见下文**用途和用法**）。对于肾和肝损伤的患者这样的联合应该避免。

秋水仙碱与他汀类、氯贝特、环孢素或地高辛一起服用的患者已报道有肌病和横纹肌溶解症的发生。

噻嗪类利尿药能够增加血清尿酸和干扰秋水仙碱的活性。秋水仙碱能够减少维生素B_{12}的吸收。

心血管药 肌肉毒性是秋水仙碱和他汀类的一个已知的不良反应，一起给药时危险性可能增加，特别是对于肾功能受损伤者。急性肌病在给予秋水仙碱和氟伐他汀[1]、普伐他汀[2]或辛伐他汀的慢性肾损伤患者中有报道[3,4]，当阿托伐他汀加入到长期秋水仙碱治疗中时，一名有肾病综合征但肾功能正常的患者发生了横纹肌溶解症[5]。当洛伐他汀加入到秋水仙碱治疗中时，另一名肾功能正常的患者发生了肌病[6]。由于许多他汀类药物与秋水仙碱一样是通过细胞色素P450同工酶CYP3A4代谢的，这也许是一个可能的机制[1,2,6]。然而，氟伐他汀和普伐他汀是通过不同的同工酶消除的。其他可能的机制是协同性肌病[1,4]或干扰由P糖蛋白介导的转运[2,5]。

四肢轻瘫发生于使用秋水仙碱和维拉帕米的一名患者，被认为是由于药动学相互作用增加了血清和脑脊液中秋水仙碱浓度[7]。

1. Atasoyu EM, *et al.* Possible colchicine rhabdomyolysis in a fluvastatin-treated patient. *Ann Pharmacother* 2005; **39:** 1368–9.
2. Alaylı G, *et al.* Acute myopathy in a patient with concomitant use of pravastatin and colchicine. *Ann Pharmacother* 2005; **39:** 1358–61.
3. Hsu W-C, *et al.* Colchicine-induced acute myopathy in a patient with concomitant use of simvastatin. *Clin Neuropharmacol* 2002; **25:** 266–8.
4. Baker SK, *et al.* Cytoskeletal myotoxicity from simvastatin and colchicine. *Muscle Nerve* 2004; **30:** 799–802.
5. Tufan A, *et al.* Rhabdomyolysis in a patient treated with colchicine and atorvastatin. *Ann Pharmacother* 2006; **40:** 1466–9.
6. Torgovnick J, *et al.* Colchicine and HMG Co-A reductase inhibitors induced myopathy—a case report. *Neurotoxicology* 2006; **27:** 1126–7.
7. Tröger U, *et al.* Tetraparesis associated with colchicine is probably due to inhibition by verapamil of the P-glycoprotein efflux pump in the blood-brain barrier. *BMJ* 2005; **331:** 613. Correction. *ibid.* 2006; **332:** 882.

环孢素 如果秋水仙碱与环孢素同用须谨慎。肌病或横纹肌溶解症[1]可能是个问题，尤其在移植患者[2]或有肾损伤的患者中[3]。1名肾移植患者用秋水仙碱治疗后出现血液环孢素浓度增加和肾毒性[4]。

1. Arellano F, Krupp P. Muscular disorders associated with cyclosporin. *Lancet* 1991; **337:** 915.
2. Simkin PA, Gardner GC. Colchicine use in cyclosporine treated transplant recipients: how little is too much? *J Rheumatol* 2000; **27:** 1334–7.
3. Rumpf KW, Henning HV. Is myopathy in renal transplant patients induced by cyclosporin or colchicine? *Lancet* 1990; **335:** 800–1.
4. Menta R, *et al.* Reversible acute cyclosporin nephrotoxicity induced by colchicine administration. *Nephrol Dial Transplant* 1987; **2:** 380–1.

葡萄柚汁 一名8岁的有家族地中海热的女孩，每天饮用大量葡萄柚汁，发生了接近致死的秋水仙碱毒性[1]。

1. Goldbart A, *et al.* Near fatal acute colchicine intoxication in a child: a case report. *Eur J Pediatr* 2000; **159:** 895–7.

大环内酯类 有报道在使用秋水仙碱和克拉霉素[1,2]或红霉素[3]时发生威胁生命的或致死性的秋水仙碱毒性。FDA的一个安全数据分析发现，与秋水仙碱治疗口服剂量有关的死亡有近半报道涉及同时使用克拉霉素的患者[4]。对116名给予两种药的患者的一项回顾性研究得出结论是，克拉霉素增加秋水仙碱毒性的危险，尤其是对有肾损伤的患者，这两种药物不应同时使用[5]。

1. Dogukan A, *et al.* Acute fatal colchicine intoxication in a patient on continuous ambulatory peritoneal dialysis (CAPD): possible role of clarithromycin administration. *Clin Nephrol* 2001; **55:** 181–2.
2. Rollot F, *et al.* Acute colchicine intoxication during clarithromycin administration. *Ann Pharmacother* 2004; **38:** 2074–7.
3. Caraco Y, *et al.* Acute colchicine intoxication—possible role of erythromycin administration. *J Rheumatol* 1992; **19:** 494–6.
4. FDA. Information for healthcare professionals: new safety information for colchicine (marketed as Colcrys) (issued 30th July, 2009). Available at: http://www.fda.gov/Drugs/DrugSafety/PostmarketDrugSafetyInformationforPatientsandProviders/ucm174382.htm (accessed 10/09/09)
5. Hung IFN, *et al.* Fatal interaction between clarithromycin and colchicine in patients with renal insufficiency: a retrospective study. *Clin Infect Dis* 2005; **41:** 291–300.

甲苯磺丁脲 肝病患者使用甲苯磺丁脲可能加重秋水仙碱的毒性，见上文的**对神经肌肉系统的影响**项下。

药动学

口服秋水仙碱血浆浓度2h内达到峰值。绝对生物利用度报道约为45%。秋水仙碱从胃肠道的吸收被认为受到P糖蛋白外排作用的限制，秋水仙碱是其底物。在肾、肝和脾发现有高浓度吸收的秋水仙碱。在肝内通过细胞色素P450同工酶CYP3A4脱甲基化为2个初级代谢产物，2-*O*-去甲基秋水仙碱和3-*O*-去甲基秋水仙碱（分别是2-DMC和3-DMC），和1个次级代谢产物，10-*O*-去甲基秋水仙碱（也称为秋水仙酰胺）。代谢产物的血浆浓度是很微量的。有肠肝循环发生。主要的消除途径是通过粪便中的肝胆管排泄。在正常肾功能的患者肾排泄估计为秋水仙碱消除的10%～20%。平均消除半衰期约为28h。秋水仙碱可穿过胎盘和分布到乳汁。

1. Rochdi M, *et al.* Pharmacokinetics and absolute bioavailability of colchicine after iv and oral administration in healthy human volunteers and elderly subjects. *Eur J Clin Pharmacol* 1994; **46:** 351–4.
2. Ferron GM, *et al.* Oral absorption characteristics and pharmacokinetics of colchicine in healthy volunteers after single and multiple doses. *J Clin Pharmacol* 1996; **36:** 874–83.

用途和用法

秋水仙碱用于急性痛风（第525页）的缓解和急性发作的预防，尤其在用别嘌醇或促尿酸排泄药治疗的最初几个月中。秋水仙碱在急性痛风中产生非常明显的反应，其机制可能为减少对尿酸盐结晶的炎症反应；这个作用可归因于多种作用，包括减少白细胞活性。它不是一种镇痛药，对尿酸的血液浓度或尿酸的排泄没有影响。秋水仙碱也有抗有丝分裂活性。

秋水仙碱用于治疗家族性地中海热，也用于几种其他情况，包括淀粉样变性病、Behcet综合征、特发性血小板减少性紫癜、心包炎、原发性胆汁性肝硬变和坏疽性脓皮症。

秋水仙碱如果用于**痛风**的急性发作，那么治疗应当尽可能快地开始，预期12h内就有作用。在英国推荐口服剂量以1mg开始，随后每2～3h服用500μg，直到疼痛缓解或胃肠道不良反应出现（也见下文的**用法**）。总剂量应不超过6mg。在另一个周期给予之前至少应经过3天。在美国，开始口服剂量是1.2mg，而后是600μg/h。急性发作的最大总剂量是1.8mg/h。

当秋水仙碱与细胞色素P450同工酶CYP3A4强抑制剂一起给予时，或者在秋水仙碱治疗的14天内使用这些药物时，在美国推荐降低秋水仙碱口服剂量为600μg，随后300μg/h。当使用中等强度的CYP3A4抑制剂时，推荐秋水仙碱单一剂量1.2mg，当给予P糖蛋白抑制剂时，推荐秋水仙碱单一剂量600μg。在3天之内不要重复治疗周期。

尽管很多国家不再批准，以前秋水仙碱有时在2～5min内以1mg或2mg剂量静脉注射给药，如果需要，每6h增加0.5mg或1mg的剂量，直到24h内总剂量不超过4mg；一旦这种秋水仙碱的总量已经给予，至少7天内不应通过任何途径给予更多的剂量。应当避免静脉途径给药的观点（见下文的**用法**）。

在英国，秋水仙碱也用来预防痛风；口服剂量是500μg，每日2次或3次。

对于**家族性地中海热**，美国的秋水仙碱注册药品信息中推荐口服剂量为每日1.2～2.4mg（可分为2次）；如果需要可在每日300μg的增量范围内调节。

当秋水仙碱与强细胞色素P450同工酶CYP3A4抑制剂或P糖蛋白抑制剂一起给予时，或在秋水仙碱治疗的14天内使用这些药物，推荐减少最大口服日剂量为600μg，可分为2次给予。当使用中等强度的CYP3A4抑制剂时，推荐使用最大日剂量口服秋水仙碱1.2mg，也可分2次给予。

尽管在英国秋水仙碱未批准用于家族性地中海热，*BNF 59* 仍建议每日口服0.5～2mg作为预防。

对于有肝或肾损伤的儿童或患者的推荐剂量，见下文。

1. Lange U, *et al.* Current aspects of colchicine therapy: classical indications and new therapeutic uses. *Eur J Med Res* 2001; **6:** 150–60.
2. Schlesinger N, *et al.* Colchicine for acute gout. Available in The Cochrane Database of Systematic Reviews; Issue 4. Chichester: John Wiley; 2006 (accessed 21/04/08).
3. Nuki G. Colchicine: its mechanism of action and efficacy in crystal-induced inflammation. *Curr Rheumatol Rep* 2008; **10:** 218–27.

用法 尽管在英国建议**口服**秋水仙碱以1mg开始，随后每2～3h 500μg用于急性痛风治疗，但许多风湿病学家认为这是过量的；更提倡以500μg每日不超过3次的低剂量给药方案[1]。在美国，推荐总口服剂量为1.8mg，因为研究发现低剂量（1.2mg接续单剂量600μg）和高剂量（1.2mg接续每小时600μg治疗6h）秋水仙碱治疗方案具有相似的效果，但明显地看到低剂量方案的不良反应较小[2]。

静脉注射秋水仙碱的安全性受到质疑，已经建议：尽管秋水仙碱的作用没有疑问，但由于其严重或致死不良反应，不应使用[3,4]。在未批准应用期间，静脉注射秋水仙碱的致死事故的报道，见上文的**不恰当用法**。

1. Morris I, *et al.* Colchicine in acute gout. *BMJ* 2003; **327:** 1275–6.
2. FDA. Information for healthcare professionals: new safety information for colchicine (marketed as Colcrys) (issued 30th July, 2009). Available at: http://www.fda.gov/Drugs/DrugSafety/PostmarketDrugSafetyInformationforPatientsandProviders/ucm174382.htm (accessed 10/09/09)
3. Morris I, *et al.* Colchicine in acute gout. *BMJ* 2004; **328:** 289.
4. Schlesinger N. Reassessing the safety of intravenous and compounded injectable colchicine in acute gout treatment. *Expert Opin Drug Safety* 2007; **6:** 625–9.

儿童用法 在美国，秋水仙碱被批准用于儿童治疗家族性地中海热。以下的日剂量按年龄口服给药：

- 4～6岁：300μg～1.8mg；
- 6～12岁：900μg～1.8mg；
- 12岁以上：给予成人剂量，见上文。

在肝损伤中的用法 尽管在慢性肝损伤中秋水仙碱的清除率可能明显降低，肝硬化患者采用600μg每日2次口服秋水仙碱长期治疗可以很好地耐受。

当秋水仙碱用于急性痛风时，美国注册药品信息认为肝损伤患者不需降低剂量，但是建议应该密切监测不良反应。有严重肝损伤的患者治疗周期的重复不应超过每2周1次和考虑替代治疗。

对于家族性地中海热，美国注册药品信息建议：轻度到中度肝损伤的患者密切监测不良反应。对于严重肝损伤患者，可以考虑降低剂量。

对于使用P糖蛋白抑制剂或强细胞色素P450同工酶CYP3A4抑制剂的肝损伤患者不应使用秋水仙碱。

在肾损伤中的用法 当秋水仙碱用于急性痛风，美国注册药品信息建议对于肌酐清除率（CC）为10～50ml/min的患者降低剂量或增加剂量之间的间隔，禁止应用于有严重肾损伤的患者（CC低于10ml/min），或正在透析的患者。在美国，轻度到中度肾损伤患者（CC30～80ml/min），不需要考虑降低剂量；严重肾损伤患者（CC低于30ml/min）也不需要降低剂量，但是治疗周期重复不能超过每2周1次。对于透析的患者，治疗痛风的推荐总剂量应降低到单剂量口服600μg，重复用药不能超过2周1次。以前建议CC为10～50ml/min的患者静脉注射剂量应当降低50%，CC<10ml/min的患者不适合使用，但在很多国家，这样的产品不再被批准。

对于家族性地中海热，美国注册药品信息建议：轻度到中度肾损伤的患者（CC30～80ml/min）应密切监测；可能需要降低秋水仙碱的剂量。对于严重肾损伤的患者（CC低于30ml/min）或透析的患者，推荐秋水仙碱的起始口服剂量为300μg，在增加任何剂量之后要密切监测。

对于使用P糖蛋白抑制剂或强细胞色素P450同工酶CYP3A4抑制剂的肾损伤的患者，不应使用秋水仙碱。

淀粉样变性病 众所周知，秋水仙碱对继发于家族性地中海热的淀粉样变性病（第711页）有效，在那里的结果提示由于肾淀粉样沉积物导致逆转肾病变化的可能性（见下文）。然而，发现对初期淀粉样变性病，苯丙氨酸氮芥和强的松的联合治疗比单独使用秋水仙碱更有效[1]，并且一项随后的研究[2]发现标准治疗加秋水仙碱没有好处。秋水仙碱抗淀粉样作用的机制尚不清楚。

1. Skinner M, *et al.* Treatment of 100 patients with primary amyloidosis: a randomised trial of melphalan, prednisone, and colchicine versus colchicine only. *Am J Med* 1996; **100:** 290–8.
2. Kyle RA, *et al.* A trial of three regimens for primary amyloidosis: colchicine alone, melphalan and prednisone, and melphalan, prednisone, and colchicine. *N Engl J Med* 1997; **336:** 1202–7.

Behcet综合征 Behcet综合征（第1433页）曾用很多药物治疗过。只要有可能，在开始全身治疗之前应当尝试对局部损伤的局部治疗。在许多国家，推荐用皮质激素作全身治疗，但是秋水仙碱也曾被广泛使用。已经记述对大多数症状包括关节炎、眼和皮肤表现都有有益的反应，尽管一篇系统性综述病疑秋水仙碱的有效性[1]。在这种情况下的作用机制应该是基于对多形核白细胞和其他细胞的作用[2]。秋水仙碱也曾与皮质激素一起用于急性恶化，随后用秋水仙碱维持治疗[3]；秋水仙碱联合阿司匹林也被推荐用于急性疾病[4]，并且也曾尝试过秋水仙碱联合苄星青霉素[5]。

1. Saenz A, *et al.* Pharmacotherapy for Behcet's syndrome. Available in The Cochrane Database of Systematic Reviews; Issue 2. Chichester: John Wiley; 1998 (accessed 27/04/05).
2. Schattner A. Colchicine—expanding horizons. *Postgrad Med J* 1991; **67:** 223–6.
3. Rakover Y, *et al.* Behcet disease: long-term follow-up of three children and review of the literature. *Pediatrics* 1989; **83:** 986–92.
4. Wechsler B, Piette JC. Behçet's disease. *BMJ* 1992; **304:** 1199–1200.
5. Çalgüneri M, *et al.* Effect of prophylactic benzathine penicillin on mucocutaneous symptoms of Behçet's disease. *Dermatology* 1996; **192:** 125–8.

家族性地中海热 家族性地中海热（复发或阵发性多浆膜炎；周期性疾病）是一种遗传性疾病，主要影响西班牙犹太人或阿拉伯人、亚美尼亚人或土耳其人[1,2]。其特点是表现出急性腹痛发作、发热和腹膜炎的体征，通常在24～48h内自发性消退。可能出现胸膜炎的胸痛、关节炎、皮疹、心包炎和头痛。然而，最危险的并发症是AA淀粉样变性（见第711页），能导致肾病综合征、肾衰和死亡。

家族性地中海热用秋水仙碱治疗[1～3]。秋水仙碱不能阻止已形成的发作，但是预防性给药可减少发作频率，阻止淀粉样变性，逆转蛋白尿。发作通常用NSAIDs治疗[2,3]，或者在严重病例，用阿片类[3]治疗。据称使用哌唑嗪也可能有好处[4]，但是干扰素-α改善作用的初期报告还没有证实[2]。阿那白滞素也进行了观察[5]。

1. Ben-Chetrit E, Levy M. Familial Mediterranean fever. *Lancet* 1998; **351:** 659–63.
2. Drenth JPH, van der Meer JWM. Hereditary periodic fever. *N Engl J Med* 2001; **345:** 1748–57.
3. Kallinich T, *et al.* Colchicine use in children and adolescents with familial Mediterranean fever: literature review and consensus statement. *Pediatrics* 2007; **119:** e474–e483. Also available at:http://pediatrics.aappublications.org/cgi/reprint/119/2/e474 (accessed 21/04/08)
4. Kataoka H, *et al.* Treating familial Mediterranean fever with prazosin hydrochloride. *Ann Intern Med* 1998; **129:** 424–5.
5. Roldan R, *et al.* Anakinra: new therapeutic approach in children with Familial Mediterranean Fever resistant to colchicine. *Joint Bone Spine* 2008; **75:** 504–5.

特发性血小板减少性紫癜 在特发性血小板减少性紫癜中（第1437页），对标准疗法不显示疗效的少数患者对秋水仙碱有部分或完全的反应[1,2]，建议进行更进一步的研究[2,3]。

1. Strother SV, *et al.* Colchicine therapy for refractory idiopathic thrombocytopenic purpura. *Arch Intern Med* 1984; **144:** 2198–2200.
2. Bonnotte B, *et al.* Efficacy of colchicine alone or in combination with vinca alkaloids in severe corticoid-resistant thrombocytopenic purpura: six cases. *Am J Med* 1999; **107:** 645–6.
3. McMillian R. Therapy for adults with refractory chronic immune thrombocytopenic purpura. *Ann Intern Med* 1997; **126:** 307–14.

间质性肺病 对于非特异性肺纤维化患者，秋水仙碱是皮质激素治疗的一个潜在的替代物（见**间质性肺病**，第1438页）。但是有益的程度，如果有的话，也是不清楚的，尽管秋水仙碱的确好像比皮质激素治疗更安全和有更好的耐受性[1]。

1. Davies HR, *et al.* Immunomodulatory agents for idiopathic pulmonary fibrosis. Available in The Cochrane Database of Systematic Reviews; Issue 2. Chichester: John Wiley; 2003 (accessed 27/04/05).

心包炎 复发性心包炎轻症患者可用秋水仙碱治疗，作为NSAID治疗的一种辅助药[1～3]。它也能提供有效的预防作用，使皮质激素逐渐减量，而皮质激素通常保留给严重急性发作的治疗[2,3]。该药也曾成功用于儿童[4]。在一项标签公开的研究中，与单独用常规治疗相比，秋水仙碱加在阿司匹林或泼尼松的常规治疗中显著降低复发性心包炎首次发作患者的复发率[5]。另一项标签公开的研究使用辅助性的秋水仙碱治疗急性心包炎的首次发作，得到相似的结果[6]。对于有两次或以上复发的急性心包炎患者，秋水仙碱在预防复发上非常有效[7]。在用皮质激素预治疗的患者中，在秋水仙碱治疗期间和治疗之后复发患者的比例明显更高，秋水仙碱治疗的持续时间也明显更长。

1. Millaire A, *et al.* Treatment of recurrent pericarditis with colchicine. *Eur Heart J* 1994; **15:** 120–4.
2. Adler Y, *et al.* Colchicine treatment for recurrent pericarditis: a decade of experience. *Circulation* 1998; **97:** 2183–5.
3. Oakley CM. Myocarditis, pericarditis and other pericardial diseases. *Heart* 2000; **84:** 449–54.
4. Yazigi A, *et al.* Colchicine for recurrent pericarditis in children. *Acta Paediatr Scand* 1998; **87:** 603–4.
5. Imazio M, *et al.* Colchicine as first-choice therapy for recurrent pericarditis: results of the CORE (COlchicine for REcurrent pericarditis) trial. *Arch Intern Med* 2005; **165:** 1987–91.
6. Imazio M, *et al.* Colchicine in addition to conventional therapy for acute pericarditis: results of the COlchicine for acute PEricarditis (COPE) trial. *Circulation* 2005; **112:** 2012–16.
7. Artom G, *et al.* Pretreatment with corticosteroids attenuates the efficacy of colchicine in preventing recurrent pericarditis: a multi-centre all-case analysis. *Eur Heart J* 2005; **26:** 723–7.

阴茎纤维性海绵体炎 据报道有阴茎纤维性海绵体炎的男性使用秋水仙碱有益。小型研究显示秋水仙碱在减少阴茎勃起时的疼痛方面非常有效[1]。也有建议将维生素E和秋水仙碱的联合使用作为早期疾病可供选择的疗法[2]。

1. Kadioğlu A, *et al.* Treatment of Peyronie's disease with oral colchicine: long-term results and predictive parameters of successful outcome. *Int J Impot Res* 2000; **12:** 169–75.
2. Prieto Castro RM, *et al.* Combined treatment with vitamin E and colchicine in the early stages of Peyronie's disease. *BJU Int* 2003; **91:** 522–4.

原发性胆汁性肝硬变 原发性胆汁性肝硬变（第2354页）是没有特殊疗法的慢性进行性肝病，通常药物治疗效果微弱或大多数无效。评论者记述[1～3]有几个研究已采用秋水仙碱，尽管生化参数已改变，但在临床症状或肝组织学方面没有发现有益作用。一项秋水仙碱和甲氨蝶呤的比较研究显示虽然两种药物都改善生化试验结果和症状，对甲氨蝶呤的反应更强[4]。一些研究者认为秋水仙碱、甲氨蝶呤和熊去氧胆酸的联合治疗可能比单一疗法更有希望[2]。

1. Heathcote EJ. Evidence-based therapy of primary biliary cirrhosis. *Eur J Gastroenterol Hepatol* 1999; **11:** 607–15.
2. Holtmeier J, Leuschner U. Medical treatment of primary biliary cirrhosis and primary sclerosing cholangitis. *Digestion* 2001; **64:** 137–50.
3. Gong Y, Gluud C. Colchicine for primary biliary cirrhosis. Available in The Cochrane Database of Systematic Reviews; Issue 2. Chichester: John Wiley; 2004 (accessed 27/04/05).
4. Kaplan MM, *et al.* A prospective trial of colchicine and methotrexate in the treatment of primary biliary cirrhosis. *Gastroenterology* 1999; **117:** 1173–80.

坏疽性脓皮症 有2名患者已成功用秋水仙碱治疗伴随

炎性肠病的坏疽性脓皮症（第1510页）[1,2]。秋水仙碱在3名脓皮症伴随家族性地中海热的患者中也有益处[3]。其他报道包括在自发性坏疽性脓皮症中低剂量秋水仙碱的使用[4]。

1. Paolini O, *et al.* Treatment of pyoderma gangrenosum with colchicine. *Lancet* 1995; **345:** 1057–8.
2. Rampal P, *et al.* Colchicine in pyoderma gangrenosum. *Lancet* 1998; **351:** 1134–5.
3. Lugassy G, Ronnen M. Severe pyoderma associated with familial Mediterranean fever: favourable response to colchicine in three patients. *Am J Med Sci* 1992; **304:** 29–31.
4. Kontochristopoulos GJ, *et al.* Treatment of pyoderma gangrenosum with low-dose colchicine. *Dermatology* 2004; **209:** 233–6.

制剂

BP 2010: Colchicine Tablets;
USP 33: Colchicine Injection; Colchicine Tablets; Probenecid and Colchicine Tablets.

专利制剂

Arg.: Xuric; ***Austral.:*** Colgout; Lengout; ***Braz.:*** Cixin; Colchin; Colchis; Colcitrat; ***Hong Kong:*** Colcina†; Colgout; CP-Colchi; ***Hung.:*** Colchicum-Dispert; ***India:*** Goutnil; ***Indon.:*** Recolfar; ***Malaysia:*** Goutnil†; ***Mex.:*** Colchiquim; Sixol; Ticolcin; ***NZ:*** Colgout; ***Philipp.:*** Goutnil; ***Thai.:*** Cochic; Colchily; Colcine; Colcitex; Goutichine; Koji; Prochic; Tolchicine; Zoric; ***Turk.:*** Colchicum-Dispert; Kolsin; ***USA:*** Colcrys.

多组分制剂 ***Arg.:*** Artrex; Colchimax; Colpuril; Xuric-A; ***Fr.:*** Colchimax; ***Mex.:*** Butayonacol; ***Spain:*** Colchimax; ***USA:*** ColBenemid.

顺势疗法制剂 ***Ger.:*** Agnesin†; Anore rheumatic N; Arthribosan B 31†; Cefarheumin S.

Colchicum 秋水仙

Colchico; Colchique.
Безвременник
UNII — 7SUW9D360K.

简介

秋水仙，草场番红花的干燥成熟籽粒或干燥秋水仙球茎，含有秋水仙碱（第528页），同样用于急性痛风的预防和缓解。

它还包括一些草药制剂。

顺势疗法 秋水仙以下述名字作为顺势疗法药物应用：Colchicinum；Colchicum autumnale；Colchicum tuber；Colch. at。

中毒 *Colchicum autumnale* 与一种蒜 *Allium ursinum* 非常相似，尤其是在叶的外观上，并且两种植物每年同时期在同一区域生长。偶然食入 *C. autumnale* 后[1~6]有秋水仙碱中毒的报道，有些是致命的。野生植物餐后胃肠炎患者应当考虑秋水仙碱中毒。

1. Brnčić N, *et al.* Accidental plant poisoning with Colchicum autumnale: report of two cases. *Croat Med J* 2001; **42:** 673–5.
2. Sannohe S, *et al.* Colchicine poisoning resulting from accidental ingestion of meadow saffron (Colchicum autumnale). *J Forensic Sci* 2002; **47:** 1391–6.
3. Gabrscek L, *et al.* Accidental poisoning with autumn crocus. *J Toxicol Clin Toxicol* 2004; **42:** 85–8.
4. Brvar M, *et al.* Case report: fatal poisoning with Colchicum autumnale. *Crit Care* 2004; **8:** R56–R59.
5. Brvar M, *et al.* Acute poisoning with autumn crocus (Colchicum autumnale L.). *Wien Klin Wochenschr* 2004; **116:** 205–8.
6. Sundov Z, *et al.* Fatal colchicine poisoning by accidental ingestion of meadow saffron-case report. *Forensic Sci Int* 2005; **149:** 253–6.

制剂

专利制剂

Ger.: Colchysat.

多组分制剂 ***Chile:*** Uroknop; ***Ger.:*** Unguentum lymphaticum; ***Venez.:*** Linfoderm.

顺势疗法制剂 ***Austria:*** Colchicum Med Complex†; Daram†; Pulsatilla Med Complex†; Rheu†; ***Canad.:*** Arnica-Heel Comp; Backache Ledum†; Homeo-Form AR; Hyalgesic LBP; Indigestion†; Renelix; ***Chile:*** Arnica Compuesta; Artroplex; ***Fr.:*** Basilicum Complexe No 96; Berberis Complexe No 83; L 8; Ledum Complexe No 81; Momordica Complexe No 109; Rhus Toxicodendron Complexe No 80; Urarthone; ***Ger.:*** Alho-Arthrosan N; Arthrifid S†; Arthrorell; Berberis N Oligoplex; Colchicum comp†; Colchicum Complex; Doloject; G1-Injektopas; Girha "Schuh"†; Girheulit HM; Girheulit HOM; Harnsauretropfen F; Hewerheum N; Lymphdiaral; Poly-Arthrisan M; Restructa SN†; Rheucostan P; rheuma-loges; Rheuma-Pasc; Rheumodoron 2; Salicort-R†; Sanguisorbis N†.

Febuxostat (*USAN*, *rINN*) 酚丁酶抑素

Febuxostatum; TMX-67. 2-[3-Cyano-4-(2-methylpropoxy)phenyl]-4-methylthiazole-5-carboxylic acid.
Фебуксостат
$C_{16}H_{16}N_2O_3S = 316.4.$
CAS — 144060-53-7.
ATC — M04AA03.
ATC Vet — QM04AA03.
UNII — 101V0R1N2E.

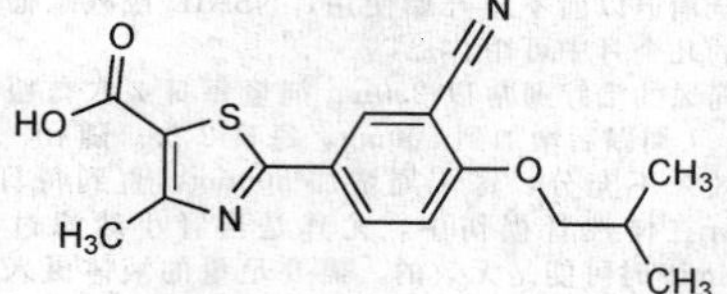

不良反应

酚丁酶抑素最普通的不良反应是肝功能异常、腹泻、头痛、恶心和皮疹。肝功能应该定期监测；肝炎和胆结石已有报道。报道的不常见的不良反应包括：胃肠道的不良反应（如腹痛和便秘）、疲劳、水肿、口渴、轻偏瘫、吉兰-巴雷综合征、焦虑、抑郁、面红、头昏、感觉异常、嗜睡、失眠、味觉变化、耳鸣、眩晕、听觉缺失、视物模糊、超敏反应、带状疱疹感染、电解质紊乱、高血糖、高脂血症、糖尿病、肾衰、肾石病、血尿、尿频、皮炎、荨麻疹、瘙痒症、皮肤色素沉着的变化、光过敏和肌肉骨骼反应（如关节痛和肌痛）。血液病症包括贫血、白細胞减少症和血小板减少症。可发生异常凝血试验。血栓栓塞事件，如心肌梗死和卒中已有报道，心律失常、心绞痛、低血压、高血压和心悸也有报道。呼吸系统不良反应包括咳嗽、支气管炎、呼吸困难、上呼吸道感染。可发生勃起障碍、乳房疼痛、男性乳房发育。有头发颜色和生长类型改变的报道，脱发也有报道。

注意事项

在痛风急性发作时不应使用酚丁酶抑素治疗，但是当急性发作发生在已经接受药物的患者和急性发作已分别治疗时，治疗通常继续进行。为了控制继发于肿瘤或癌症化疗的高尿酸血症，不推荐使用酚丁酶抑素。不推荐用于缺血性心脏病或充血性心力衰竭患者的治疗。

药物相互作用

已知抑制黄嘌呤氧化酶可增加巯基嘌呤或硫唑嘌呤的浓度，所以不推荐酚丁酶抑素与这些药一起使用。相似地，当酚丁酶抑素与茶碱一起给药时要注意监测茶碱浓度。

酚丁酶抑素通过尿苷二磷酸葡萄糖苷基转移酶系统代谢，这个系统的抑制剂或诱导剂可能影响酚丁酶抑素的暴露。在开始用葡萄糖苷酸化强诱导剂治疗时，血清尿酸应监测1～2周。

药动学

酚丁酶抑素口服后能快速很好地吸收。尽管药物与高脂肪食物一起服用可降低血浆峰浓度和暴露，但认为没有临床意义，酚丁酶抑素可在有或没有食物情况下服用。血浆蛋白结合率大约为99%。酚丁酶抑素通过尿苷二磷酸葡萄糖苷基转移酶（UDPGT）系统的结合反应和细胞色素P450同工酶系统的氧化反应被广泛代谢；活性代谢产物主要由UGT1A1、UGT1A8、UGT1A9，以及CYP1A1、CYP1A2、CYP2C8或CYP2C9形成。酚丁酶抑素平均末端半衰期为5～8h。约有一半的剂量通过尿液排泄，另一半通过粪排泄。

用途和用法

酚丁酶抑素是非嘌呤的黄嘌呤氧化酶选择性抑制剂。它可用来治疗慢性痛风患者的高尿酸血症。在欧洲，推荐的口服剂量是80mg，每日1次。如果血清尿酸约为6mg/100ml，2～4周后，剂量可增加到120mg，每日1次。在美国，酚丁酶抑素开始给予40mg，每日1次；如果血清尿酸为6mg/100ml，或者约2周后，剂量可以增加到80mg，每日1次。

开始时，酚丁酶抑素可能增加血浆尿酸盐和尿酸的浓度，一次痛风的急性发作完全控制之前治疗不应该开始；在开始使用酚丁酶抑素后，一种NSAID或秋水仙碱应该至少给予6个月。

对于肝和肾损伤的推荐剂量，见下文。

1. Schumacher HR. Febuxostat: a non-purine, selective inhibitor of xanthine oxidase for the management of hyperuricaemia in patients with gout. *Expert Opin Invest Drugs* 2005; **14:** 893–903.
2. Becker MA, *et al.* Febuxostat compared with allopurinol in patients with hyperuricemia and gout. *N Engl J Med* 2005; **353:** 2450–61. Correction. *ibid.* 2006; **354:** 1533.
3. Khosravan R, *et al.* Pharmacokinetics, pharmacodynamics and safety of febuxostat, a non-purine selective inhibitor of xanthine oxidase, in a dose escalation study in healthy subjects. *Clin Pharmacokinet* 2006; **45:** 821–41.
4. Bruce SP. Febuxostat: a selective xanthine oxidase inhibitor for the treatment of hyperuricemia and gout. *Ann Pharmacother* 2006; **40:** 2187–94.
5. Khosravan R, *et al.* The effect of age and gender on pharmacokinetics, pharmacodynamics, and safety of febuxostat, a novel nonpurine selective inhibitor of xanthine oxidase. *J Clin Pharmacol* 2008; **48:** 1014–24.
6. Schumacher HR, *et al.* Effects of febuxostat versus allopurinol and placebo in reducing serum urate in subjects with hyperuricemia and gout: a 28-week, phase III, randomized, double-blind, parallel-group trial. *Arthritis Rheum* 2008; **59:** 1540–8.
7. Hair PI, *et al.* Febuxostat. *Drugs* 2008; **68:** 1865–74.
8. NICE. Febuxostat for the management of hyperuricaemia in people with gout (TA164, issued December 2008). Available at: http://www.nice.org.uk/nicemedia/pdf/TA164Guidance.pdf (accessed 07/01/09)
9. Edwards NL. Febuxostat: a new treatment for hyperuricaemia in gout. *Rheumatology (Oxford)* 2009; **48** (suppl 2): ii15–ii19.
10. Ernst ME, Fravel MA. Febuxostat: a selective xanthine-oxidase/xanthine-dehydrogenase inhibitor for the management of hyperuricemia in adults with gout. *Clin Ther* 2009; **31:** 2503–18.
11. Becker MA, *et al.* The urate-lowering efficacy and safety of febuxostat in the treatment of the hyperuricemia of gout: the CONFIRMS trial. *Arthritis Res Ther* 2010; **12:** R63.
12. Schlesinger N. New agents for the treatment of gout and hyperuricemia: febuxostat, puricase, and beyond. *Curr Rheumatol Rep* 2010; **12:** 130–4.

在肝损伤中的用法 与肝功能正常的患者相比，轻度肝损伤（Child-Pugh分级A）或中度肝损伤（Child-Pugh分级B）患者酚丁酶抑素的暴露没有明显的改变[1]。欧洲注册药品信息说明：对于轻度肝损伤患者推荐的酚丁酶抑素的口服剂量是每日80mg。对于中度损伤没有推荐剂量；对于严重肝损伤（Child-Pugh分级C）的患者，酚丁酶抑素的功效和安全性还没有研究。在美国，对于轻度或中度肝损伤的患者可不用调节剂量；由于缺少数据，对于严重损伤提出谨慎的告诫。

1. Khosravan R, *et al.* The effect of mild and moderate hepatic impairment on pharmacokinetics, pharmacodynamics, and safety of febuxostat, a novel nonpurine selective inhibitor of xanthine oxidase. *J Clin Pharmacol* 2006; **46:** 88–102.

在肾损伤中的用法 相对于正常肾功能的患者，轻度、中度或严重肾损伤的患者，酚丁酶抑素的血浆峰浓度没有改变；但是，严重肾损伤的患者，浓度-时间曲线下面的平均面积是增加的。欧洲和美国注册药品信息说明：对于轻度或中度肾损伤的患者没有考虑剂量调节，但是在严重的肾损伤患者（肌酐清除率小于30ml/min），功效和安全性还没有评价。

一项研究发现[1]：尽管对于肾损伤程度增加的患者酚丁酶抑素和它的代谢物暴露一般较高，不管其肾功能如何，尿酸的降低是同等的。

1. Mayer MD, *et al.* Pharmacokinetics and pharmacodynamics of febuxostat, a new non-purine selective inhibitor of xanthine oxidase in subjects with renal impairment. *Am J Ther* 2005; **12:** 22–34.

制剂

专利制剂

Cz.: Adenuric; ***Fr.:*** Adenuric; ***Irl.:*** Adenuric; ***Jpn:*** Uloric; ***Port.:*** Adenuric; ***UK:*** Adenuric; ***USA:*** Uloric.

Probenecid (*BAN*, *rINN*) 丙磺舒

Probenecidas; Probénécide; Probenecidum; Probenesid; Probenesidi. 4-(Dipropylsulphamoyl)benzoic acid.
Пробенецид
$C_{13}H_{19}NO_4S = 285.4.$
CAS — 57-66-9.
ATC — M04AB01.
ATC Vet — QM04AB01.
UNII — PO572Z7917.

Pharmacopoeias. In *Chin.*, *Eur.* (see p.vii), *Int.*, *Jpn*, and *US*.

Ph. Eur. 6.8（Probenecid） 白色或近白色结晶性粉末或小结晶。几乎不溶于水；微溶于无水乙醇；溶于丙酮。

USP 33（Probenecid） 白色或近白色、细微、近乎无味、结晶性粉末。几乎不溶于水和稀酸；溶于乙醇、丙酮、氯仿和稀碱。

不良反应和处置

丙磺舒可能引起恶心、呕吐、食欲减退、头痛、牙龈痛、面红、脱发、眩晕、贫血和尿频。曾出现伴随发热、皮炎、瘙痒症、荨麻疹、少见的过敏症和Stevens-Johnson综合征等超敏反应。曾有白细胞减少症、肝坏死、肾病综合征和再生障碍性贫血的报道。溶血性贫血也曾出现过，可能与G6PD缺乏症有关。

当用于慢性痛风时，尤其在治疗的前几个月中，丙磺舒可能促使急性发作。尿酸肾结石（有或没有血尿），可能出现肋椎痛和肾绞痛。

大量的超剂量丙磺舒引起对中枢神经系统的刺激作用，伴有惊厥和由呼吸衰竭引起的死亡。重度超剂量给药应当采用灌胃和对症治疗处理。

注意事项

丙磺舒治疗在痛风的急性发作期不应开始使用；然而当已经使用该药的患者发生急性发作时通常继续治疗，对急性发作分别治疗。丙磺舒也不适用于继发于癌症和癌症化学治疗的高尿酸血症的控制。丙磺舒不应给予有尿酸肾结石或血液病病史的患者。对有消化性溃疡病史的患者应当谨慎给药。在有肾损伤的患者中，丙磺舒不应用作一种抗微生物药的辅助用药，并且在有严重肾损伤的患者中，它对痛风是无效的。

为减少痛风患者尿酸肾结石的危险性，需要足量的液体摄入（每日 2～3L），并且如果可能，尤其在治疗的前几个月中，可用碳酸氢钠或枸橼酸钾碱化尿液。

在某些使用丙磺舒的患者的尿液中发现一种还原物，可能在一些尿糖检测中给出假阳性结果。丙磺舒减少某些碘化造影剂的排泄，可通过减少氨马尿酸、酚磺酞和磺溴酞的排泄来干扰实验室试验。

滥用 有研究称一些使用禁用的促同化激素类的运动员使用丙磺舒试图抑制类固醇的尿排泄用以避免被尿筛选试验检出[1]。World Anti-Doping Agency 在竞赛中和竞赛外的运动员禁止使用的物质中包括丙磺舒。

1. Anonymous. Does probenecid mask steroid use? *Pharm J* 1987; **239:** 299.

卟啉病 丙磺舒在有卟啉病的患者中是不安全的，虽然卟啉类固醇生成的试验证据不一致。

药物相互作用

如果患者也使用增加尿酸血药浓度的药物，如利尿药或吡嗪酰胺，需要增加丙磺舒的剂量。水杨酸盐（包括阿司匹林）与丙磺舒互相拮抗，不应同时给药。丙磺舒也可影响许多其他的药物。通过抑制肾小管分泌作用，对于由该途径排泄的药物丙磺舒有潜力增加其毒性和（或）增加其治疗作用。在一些情况下，降低剂量对于抵消毒性的增加是必要的，与用甲氨蝶呤的情况一样。某些联合用药应当避免，如与酮咯酸同用。相反地，丙磺舒可与一些抗微生物药（如青霉素类和头孢菌素类）同用以增加它们的作用。

排泄改变也可增加其他抗微生物药（对氨水杨酸、共轭的磺胺类药物、氨苯砜、美罗培南、一些奎诺酮类、利福平）、某些抗病毒药物（阿昔洛韦、更昔洛韦、扎西他滨、齐多夫定，可能还有泛昔洛韦）、某些苯二氮䓬类（阿地唑仑、劳拉西泮和硝西泮）、某些 ACEI 抑制剂（卡托普利和依那普利）、某些 NSAIDs（二氟尼柳、吲哚美辛、酮洛芬、甲氯灭酸的结合碱、萘普生）、对乙酰氨基酚和磺酰尿类降糖药的血清浓度。这种相互作用的临床意义不完全清楚，虽然应当牢记这些药物的剂量需要下降的可能性。

已有报道称接受丙磺舒的患者需要降低用于麻醉诱导的硫喷妥钠的剂量。丙磺舒可增加咪达唑仑麻醉的诱导速度。

减少某些药物的尿浓度能减少它们在某种疾病中的活性，这在泌尿道感染中使用的呋喃妥因或一些奎诺酮类，以及在胱氨酸尿症中使用的青霉胺中可能发生。

别嘌醇 当丙磺舒和别嘌醇一起给药时，丙磺舒可增加别嘌醇的清除，尽管有增加降低血尿酸的作用（见**别嘌醇下的抗痛风药**，第526页）。

药动学

丙磺舒从胃肠道完全吸收，单次给药后 2～4h 达到血浆浓度峰值。它广泛地与血浆蛋白结合（85%～95%）。血浆半衰期是剂量依赖性的，范围在 5～8h。丙磺舒可通过胎盘。它通过肝代谢，主要以代谢产物在尿中排泄。原形丙磺舒的排泄在碱性尿中增加。

用途和用法

丙磺舒是一种用于治疗与慢性痛风相关的高尿酸血症的尿酸排泄药（第525页）；它也用于治疗利尿药引起的高尿酸血症。它作为一些抗微生物药的辅助药物用于减少它们的肾小管排泄，与抗病毒的西多福韦共用以减少肾毒性。

丙磺舒在**慢性痛风**和**高尿酸血症**中用于抑制尿酸的肾小管重吸收，因此增加尿酸的尿排泄，降低血浆尿酸盐浓度，最终减少组织中的尿酸盐沉积物。因此丙磺舒用于尿酸排泄降低而不是尿酸盐生成增加引起的高尿酸血症，不用于与癌症或癌症治疗相关的高尿酸血症。

丙磺舒没有镇痛或抗炎作用，对急性痛风无效。最初，它可通过溶解沉积物增加尿酸盐和尿酸的血浆浓度。这可触发或加重急性发作，因此丙磺舒在急性发作已完全消退以前不应开始使用，NSAID 或秋水仙碱在最初的几个月中可用。

痛风的治疗通常以 250mg 剂量每日 2 次口服给药开始，1 周以后增加到 500mg，每日 2 次。随后，如果治疗效果不充分，每 4 周增加 500mg，直到每日 2g。丙磺舒在慢性肾损伤中，尤其是当肾小球滤过率＜30ml/min 时可能是无效的。需要足量的液体摄入以降低尿酸肾结石的危险。

当患者已脱离急性发作至少 6 个月时，假如血浆尿酸盐浓度在可接受的限度内，每日剂量可以每 6 个月 500mg 的量逐渐减少，直到最小有效维持剂量，该剂量是不确定的。

尤其是在治疗重度或有耐药性的感染时，丙磺舒也可用作**抗微生物药治疗的辅助药**。丙磺舒减少青霉素和大部分头孢菌素类的肾小管排泄，使它们的血浆浓度增加到 4 倍。通常用于减少青霉素和头孢菌素类的肾小管排泄的剂量是 500mg，每日 4 次，在疑有肾损伤的年长患者中更少些。当肾损伤足以延缓抗微生物药的排泄时，不应给予丙磺舒。

儿童剂量见下文的**儿童用法**。

在淋病的单次剂量治疗中，丙磺舒的单次剂量 1g 与适宜的口服抗微生物药同时口服给药，或在注射抗微生物药前至少 30min 给药（第181页）。

与西多福韦同用的丙磺舒给药剂量见第836页。

儿童用法 2 岁及以上儿童和体重小于 50kg 的儿童，丙磺舒的推荐口服初始剂量为 25mg/kg（700mg/m^2）；随后每日 40mg/kg（或 1.2g/m^2），分 4 次给药。体重大于 50kg 的儿童，推荐同成人剂量（见上文的**用途和用法**）。

制剂

BP 2010: Probenecid Tablets;
USP 33: Ampicillin and Probenecid for Oral Suspension; Probenecid and Colchicine Tablets; Probenecid Tablets.

专利制剂

Austral.: Pro-Cid; ***Canad.:*** Benuryl; ***Fr.:*** Benemide; ***Gr.:*** Benemid; ***India:*** Bencid; ***Mex.:*** Benecid; ***Norw.:*** Probecid; ***S.Afr.:*** Proben; ***Swed.:*** Probecid; ***Switz.:*** Santuril; ***Thai.:*** Benacid; Bencid; ***USA:*** Benemid†.

多组分制剂 ***USA:*** ColBenemid.

Used as an adjunct in: ***Braz.:*** Emicilin; Gonol; ***Spain:*** Blenox†.

Sulfinpyrazone（*BAN*，*rINN*）磺吡酮

G-28315; Sulfinpirazona; Sulfinpirazonas; Sulfinpyratsoni; Sulfinpyrazon; Sulfinpyrazonum; Sulphinpyrazone; Sulphoxyphenylpyrazolidine; Szulfinpirazon. 1,2-Diphenyl-4-(2-phenylsulphinylethyl)pyrazolidine-3,5-dione.

Сульфинпиразон

$C_{23}H_{20}N_2O_3S$ = 404.5.

CAS — 57-96-5.

ATC — M04AB02.

ATC Vet — QM04AB02.

UNII — V6OFU47K3W.

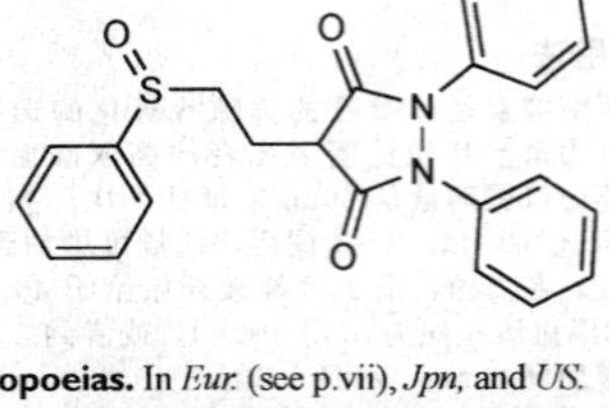

Pharmacopoeias. In *Eur.* (see p.vii), *Jpn*, and *US*.

Ph. Eur. 6.8（Sulfinpyrazone） 白色或近白色粉末。极微溶于水；微溶于乙醇；溶于碱性氢氧化物的稀释溶液。避光。

USP 33（Sulfinpyrazone） 白色至近白色粉末。几乎不溶于水和石油醚；溶于乙醇和丙酮；微溶于稀释碱。

不良反应和处置

磺吡酮最常见的不良反应涉及胃肠道，包括恶心、呕吐、腹泻和腹痛。它可引起胃出血或加重已有的消化性溃疡。皮疹已有报道，可能与超敏反应相关。较少报道发生再生障碍性贫血、粒细胞缺乏症、白细胞减少症和血小板减少症，也少有肝酶值增高、黄疸、肝炎、肾损伤、水钠潴留和急性肾衰的报道。

当用于慢性痛风时，尤其在治疗的最初几个月中，磺吡酮可促发急性发作，并有发生尿酸肾结石的风险。

过量的症状包括低血压、急性肾衰、心律失常、呼吸系统疾病、惊厥和昏迷，以及胃肠道反应。如果是在症状出现 1h 内服用大量药物，过量的治疗包括使用活性炭，随后对症和支持性治疗。

对肾脏的影响 尽管接受磺吡酮治疗痛风[1]的患者偶有肾衰的报道，多数这种病例出现在那些用于心肌梗死治疗的患者[2,3]。过量用药后或有血管内血容量耗损的患者也可出现急性肾衰[4,5]。

1. Durham DS, Ibels LS. Sulphinpyrazone-induced acute renal failure. *BMJ* 1981; **282:** 609.
2. Boelaert J, *et al.* Sulphinpyrazone-induced decrease in renal function: a review of reports with discussion of pathogenesis. *Acta Clin Belg* 1982; **37:** 368–75.
3. Lijnen P, *et al.* Decrease in renal function due to sulphinpyrazone treatment early after myocardial infarction. *Clin Nephrol* 1983; **19:** 143–6.
4. Florkowski CM, *et al.* Acute non-oliguric renal failure secondary to sulphinpyrazone overdose. *J Clin Pharm Ther* 1992; **17:** 71.
5. Walls M, *et al.* Acute renal failure due to sulfinpyrazone. *Am J Med Sci* 1998; **315:** 319–21.

注意事项

在痛风的急性发作期不应开始使用磺吡酮；然而，当已经使用该药的患者出现急性发作通常可继续治疗，急性发作另行处理。磺吡酮不适于控制与癌症或癌症化学治疗相关的高尿酸血症。

磺吡酮用于肾损伤或心脏衰竭的患者应当注意，不适合用于有严重肾或肝损伤的患者。也不适合用于有血恶液质或凝血障碍的患者，以及有尿酸肾结石、消化性溃疡病或有此类病史的患者。

磺吡酮不应给予对磺吡酮或对其他吡唑衍生物（如保泰松）过敏的患者；也不应给予已被阿司匹林或其他有前列腺素合成酶抑制活性的药物引起超敏反应的患者。

为减少尿酸肾结石的危险，需要足量的液体摄入（每日 2～3L）；也可考虑用碳酸氢钠或枸橼酸钾碱化尿液。建议患者进行定期的全血细胞计数以检测任何血液学异常情况。

包括氨马尿酸或酚磺酞肾的功能试验可能无效。

卟啉病 磺吡酮在有卟啉病的患者中是不安全的，因为它在体外系统已显示有生卟啉作用。

药物相互作用

如果与增加尿酸浓度的其他药物（如利尿药或吡嗪酰胺）同用，磺吡酮的剂量可能需要增加。磺吡酮和水杨酸盐（包括阿司匹林）是相互拮抗的，不应一起使用。当磺吡酮与其他抑制血小板功能的药物（如阿司匹林等）同用时，也可增加出血危险。

磺吡酮的肾小管分泌作用被丙磺舒抑制，虽然很少有临床作用。因为磺吡酮类似丙磺舒，抑制弱有机酸的小管分泌，可预期与青霉素类的相互作用，虽然不认为该作用在临床上是有用的。

磺吡酮可使某些药物的作用更有效。这种类型最显著的相互作用包括华法林、醋硝香豆素和其他可能的香豆素抗凝血药（第1372页）。患者使用磺吡酮和这类抗凝血药应当监测凝血酶原时间，抗凝血药的剂量应当适时减少。同样的，磺吡酮可使苯妥英（见**抗痛风药**，第477页）、一些磺胺类药物和磺脲类药物的作用更强。

相反地，磺吡酮可增加茶碱（第1106页）的代谢并减少其活性。

药动学

磺吡酮易从胃肠道吸收。约 98%与血浆蛋白结合，血浆半衰期为 2～4h。磺吡酮在肝中部分代谢，有些代谢产物是有活性的。在长期治疗中，磺吡酮诱导其自身的代谢。原形药和代谢物主要在尿中排泄。

1. Bradbrook ID, *et al.* Pharmacokinetics of single doses of sulphinpyrazone and its major metabolites in plasma and urine. *Br J Clin Pharmacol* 1982; **13:** 177–85.
2. Schlicht F, *et al.* Pharmacokinetics of sulphinpyrazone and its major metabolites after a single dose and during chronic treatment. *Eur J Clin Pharmacol* 1985; **28:** 97–103.

用途和用法

磺吡酮是一种尿酸排泄药，用于治疗与慢性痛风相关的高尿酸血症（第525页）。它也有抗血小板的活性。

磺吡酮用于慢性痛风以抑制尿酸的肾小管重吸收，增加尿酸的尿排泄，降低血浆尿酸盐浓度，最终减少组织中的尿酸盐沉积。因此它在由尿酸排泄减少而不是尿酸盐生成增加引起的高尿酸血症中更有价值，不用于与癌症或癌症治疗相关的高尿酸血症。

磺吡酮没有镇痛或抗炎作用，在急性痛风中没有价值。最初，它可通过溶解沉积物增加尿酸盐和尿酸的血浆浓度。这可触发或加剧急性发作，因此，在急性发作完全消退以前，不应给予磺吡酮，在最初的几个月中可给予一种 NSAID 或秋水仙碱。

在英国，磺吡酮的口服初始剂量是每日 100～200mg（美国以前允许到每日 200mg，每日 2 次，尽管

已不再使用），随餐或奶服用。在1～3周中逐渐增加剂量，直到达到600mg的每日剂量，如果需要，最多可以给到每日800mg。血浆尿酸盐浓度已经控制以后，每日维持剂量可降至200mg。需要足量的液体摄入以阻止尿酸肾结石的形成。

抗血小板治疗 磺吡酮可抑制血小板功能，从而抑制血栓形成。由抗血小板志愿者联盟所做的一项荟萃分析已显示磺吡酮在闭塞性血管疾病[1]高危的患者中可减少心肌梗死、卒中和血管死亡的危险性，也减少经历动脉再灌注和血管形成术过程中患者发生闭塞的危险[2]。然而，像在降低心血管危险讨论中的那样，阿司匹林还是最广泛用于抗血小板治疗的药物，见第1124页。

1. Antiplatelet Trialists' Collaboration. Collaborative overview of randomised trials of antiplatelet therapy—I: prevention of death, myocardial infarction, and stroke by prolonged antiplatelet therapy in various categories of patients. *BMJ* 1994; **308:** 81–106.
2. Antiplatelet Trialists' Collaboration. Collaborative overview of randomised trials of antiplatelet therapy—II: maintenance of vascular graft or arterial patency by antiplatelet therapy. *BMJ* 1994; **308:** 159–68.

制剂

BP 2010: Sulfinpyrazone Tablets;
USP 33: Sulfinpyrazone Capsules; Sulfinpyrazone Tablets.

专利制剂

Gr.: Eryfrace; ***Ital.:*** Enturen; ***Port.:*** Sulfinona†; ***Thai.:*** Sulfin; ***UK:*** Anturan†; ***USA:*** Anturane†.

Tisopurine (*rINN*) 巯异嘌呤

MPP; Thioallopurinol; Thiopurinol; Tisopurina; Tisopurinum. 1*H*-Pyrazolo[3,4-*d*]pyrimidine-4-thiol.
Тизопурин
$C_5H_4N_4S$ = 152.2.
CAS — 5334-23-6.
ATC — M04AA02.
ATC Vet — QM04AA02.
UNII — 79F912R16M.

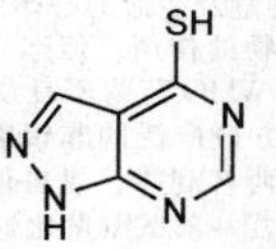

简介

巯异嘌呤为别嘌醇的结构类似物，是一种尿酸合成的抑制剂。它用于治疗与高尿酸血症相关的疾病（第525页），包括痛风，口服剂量为每日100～400mg。

制剂

专利制剂

Austria: Exuracid.

Urate Oxidase 尿酸氧化酶

CB-8129; Urato oxidasa; Uricasa; Uricase.
Уратоксидаза
CAS — 9002-12-4.
ATC — M04AX01.
ATC Vet — QM04AX01.

Pegloticase (*USAN*, *rINN*)

Pegloticasa; Pègloticase; Pegloticasum.
Пэглотиказа
CAS — 885051-90-1.
ATC — M04AX02.
ATC Vet — QM04AX02.

Rasburicase (*BAN*, *USAN*, *rINN*) 拉布立酶

Rasburicasa; Rasburicasum; Rasburikaasi; Rasburikas; Rasburikaz; SR-29142.
Разбуриказа
CAS — 134774-45-1.
ATC — V03AF07.
ATC Vet — QV03AF07.
UNII — 08GY9K1EUO.

性状 拉布立酶是尿酸氧化酶的重组形式。

不良反应

拉布立酶最严重的不良反应有超敏反应，包括过敏症、皮疹、支气管痉挛、鼻炎、荨麻疹、低血压、呼吸困难以及胸痛和紧迫感。溶血和正铁血红蛋白血症也有报道。其他不良反应有恶心、呕吐、腹痛、便秘、腹泻、头痛、发热、呼吸性窘迫、脓毒症、中性粒细胞减少症和黏膜炎。

注意事项

如果超敏反应、正铁血红蛋白血症或溶血形成，拉布立酶治疗应立即、永久性停药。拉布立酶不适合用于有G6PD缺乏或其他已知可引起溶血性贫血的细胞代谢疾病的患者；在尿酸氧化为尿囊素的过程中产生的氢过氧化物可在这些患者中引起溶血性贫血。G6PD缺乏高危的患者在使用拉布立酶之前应筛选。

用途和用法

拉布立酶是尿酸氧化酶的重组形式，使尿酸氧化为尿囊素。用于与恶性肿瘤治疗相关的严重高尿酸血症（第525页）的治疗和预防。拉布立酶用0.9%的氯化钠稀释到终体积50ml，静脉输注30min以上。推荐剂量为每日单次剂量200μg/kg。治疗的持续时间可为5～7天。

儿童剂量，见下文的儿童用法。

Pegloticase是一个重组的、尿酸氧化酶聚乙二醇化的形式。正在研究它治疗与慢性痛风相关的、用传统的降低尿酸方法难于治疗的高尿酸血症。尿酸氧化酶的天然形式也在应用。

儿童用法 拉布立酶以与成人相同剂量在儿童中应用，治疗和预防与恶性肿瘤治疗相关的严重高尿酸血症（见上文的用途和用法）。有关拉布立酶在儿童肿瘤溶解综合征中应用的进一步讨论，见下文。

痛风 拉布立酶已成功用于治疗对别嘌醇过敏患者的痛风[1,2]。对于有治疗抗性疾病的患者，Pegloticase也成功降低血浆尿酸浓度[3]，尽管还需要更多的证据来评价它的危险性和获益[4]。

1. Vogt B. Urate oxidase (rasburicase) for treatment of severe tophaceous gout. *Nephrol Dial Transplant* 2005; **20:** 431–3.
2. Richette P, Bardin T. Successful treatment with rasburicase of a tophaceous gout in a patient allergic to allopurinol. *Nat Clin Pract Rheumatol* 2006; **2:** 338–42.
3. Sundy JS, *et al.* Pegloticase Phase 2 Study Investigators. Reduction of plasma urate levels following treatment with multiple doses of pegloticase (polyethylene glycol-conjugated uricase) in patients with treatment-failure gout: results of a phase II randomized study. *Arthritis Rheum* 2008; **58:** 2882–91.
4. Anderson A, Singh JA. Pegloticase for chronic gout. Available in The Cochrane Database of Systematic Reviews; Issue 3. Chichester: John Wiley; 2010 (accessed 10/05/10).

肿瘤溶解综合征 肿瘤溶解综合征（第609页）代表了对治疗敏感的肿瘤细胞在细胞分解产物的大量释放后造成的生化紊乱；高尿酸血症是主要的特点。拉布立酶对有白血病或淋巴瘤的儿童和青年人的高尿酸血症的预防或治疗有效，这些患者表现出异常的高尿酸血浆浓度或有大量肿瘤细胞负荷[1]。对治疗大部分可很好地耐受；输注后3h，有一位患者发生恶心和呕吐，一位患者经历支气管痉挛和低氧血症。在121例评估的患者中有17位可见拉布立酶的抗体。对被认为处于肿瘤溶解综合征的显著高危的儿童[2]和成人[2,3]的进一步研究证实了其安全性和有效性。对处于肿瘤溶解高危的血液学恶性肿瘤儿童[4]，拉布立酶静脉内给药可比口服别嘌醇得到更快速的控制和更低的血浆尿酸水平。在第14天没有检测到拉布立酶的抗体。据报道对3例急性成淋巴细胞白血病儿童，口服别嘌醇和拉布立酶单次给药可控制高尿酸血症，虽然亚临床肿瘤溶解明显[5]。拉布立酶也用于婴儿的肿瘤溶解综合征。曾有一例患儿，生命第21天开始对成神经细胞瘤诱导化疗，2天后，给予单一剂量的拉布立酶；血清尿酸转为正常，化疗完成，没有另外的事故。另一患儿，患有急性成淋巴细胞白血病和肾功能障碍，呈现肿瘤溶解综合征，静脉给予6个剂量的拉布立酶和强力的支持治疗，但在生命的第7天死于合并症[6]。综述[7,8]总结认为，拉布立酶在快速和充分降低尿酸浓度上是高效的。也有些建议认为甚至在高危患者中，更短的治疗持续时间（1～3天，而非5天）也可能是有效的。

1. Pui C-H, *et al.* Recombinant urate oxidase for the prophylaxis or treatment of hyperuricemia in patients with leukaemia or lymphoma. *J Clin Oncol* 2001; **19:** 697–704.
2. Pui C-H, *et al.* Recombinant urate oxidase (rasburicase) in the prevention and treatment of malignancy-associated hyperuricemia in pediatric and adult patients: results of a compassionate-use trial. *Leukemia* 2001; **15:** 1505–9.
3. Coiffier B, *et al.* Efficacy and safety of rasburicase (recombinant urate oxidase) for the prevention and treatment of hyperuricemia during induction chemotherapy of aggressive non-Hodgkin's lymphoma: results of the GRAAL1 (Groupe d'Etude des Lymphomes de l'Adulte Trial on Rasburicase Activity in Adult Lymphoma) study. *J Clin Oncol* 2003; **21:** 4402–6.
4. Goldman SC, *et al.* A randomized comparison between rasburicase and allopurinol in children with lymphoma or leukemia at high risk for tumor lysis. *Blood* 2001; **97:** 2998–3003.
5. Lee ACW, *et al.* Treatment of impending tumor lysis with single-dose rasburicase. *Ann Pharmacother* 2003; **37:** 1614–17.
6. McNutt DM, *et al.* Rasburicase for the management of tumor lysis syndrome in neonates. *Ann Pharmacother* 2006; **40:** 1445–50.
7. Bessmertny O, *et al.* Rasburicase: a new approach for preventing and/or treating tumor lysis syndrome. *Curr Pharm Des* 2005; **11:** 4177–85.
8. Oldfield V, Perry CM. Rasburicase: a review of its use in the management of anticancer therapy-induced hyperuricaemia. *Drugs* 2006; **66:** 529–45.

制剂

专利制剂

Austral.: Fasturtec; ***Austria:*** Fasturtec; ***Belg.:*** Fasturtec; ***Braz.:*** Fasturtec; ***Canad.:*** Fasturtec; ***Cz.:*** Fasturtec; ***Denm.:*** Fasturtec; ***Fin.:*** Fasturtec; ***Fr.:*** Fasturtec; ***Ger.:*** Fasturtec; ***Gr.:*** Fasturtec; ***Hong Kong:*** Fasturtec; ***Hung.:*** Fasturtec; ***Irl.:*** Fasturtec; ***Ital.:*** Fasturtec; ***Neth.:*** Fasturtec; ***Norw.:*** Fasturtec; ***NZ:*** Fasturtec; ***Pol.:*** Fasturtec; ***Port.:*** Fasturtec; ***Singapore:*** Fasturtec; ***Spain:*** Fasturtec; ***Swed.:*** Fasturtec; ***Switz.:*** Fasturtec; ***Turk.:*** Fasturtec; ***UK:*** Fasturtec; ***USA:*** Elitek; ***Venez.:*** Fasturtec.

抗组胺药

组胺的外周作用主要是由 H_1 和 H_2 这两类受体介导的。H_1 受体介导的作用包括收缩平滑肌、扩张毛细血管、增加毛细血管的通透性。组胺对血管平滑肌的作用既有通过 H_2 受体介导的，也有通过 H_1 受体介导的。H_2 受体介导的其他作用还包括强心和加快心率以及较为特殊的组胺刺激胃酸分泌的作用。此外，包括CNS和外周神经在内的一些系统中还发现了 H_3 受体的存在。据推测，这类 H_3 受体可能在神经元释放组胺和其他神经递质的过程中起着自身调节作用。最近还发现了 H_4 受体。

"抗组胺药"这个名称通常专指组胺 H_1 受体拮抗药，在本书中也按照惯例采用这个名称。以西咪替丁（第1637页）为代表的 H_2 受体拮抗药将在**胃肠药**章节中进行介绍。H_3 受体拮抗药现正处于研究阶段。

老的抗组胺药伴有烦人的镇静和抗毒蕈碱作用，因此，一般被称为"镇静类抗组胺药"。新型抗组胺药基本上消除了这些不良反应，也就相应地被称为"非镇静类抗组胺药"，包括阿伐斯汀、西替利嗪和氯雷他定。

绝大部分抗组胺药根据其化学结构可以分为以下6类。

- 烷基胺类：这类药物具有典型的显著镇静作用，尽管有可能会出现反常刺激作用，尤其在儿童应用时。这类药物是强效的 H_1 受体拮抗药。溴苯那敏和氯苯那敏是典型的烷基胺类药物，阿伐斯汀是非镇静的烷基胺类抗组胺药。
- 乙醇胺类：乙醇胺类衍生物具有明显的镇静和抗毒蕈碱作用，但胃肠道不良反应的发生率较低。例如氯马斯汀和苯海拉明就属于这类药物。
- 乙二胺类：这类药物是选择性的 H_1 受体拮抗药。可引起中度镇静作用（尽管具有较弱的CNS作用）、胃部不适以及皮肤致敏。例如，安他唑啉和美吡拉敏。
- 吩噻嗪类：吩噻嗪类抗组胺药具有显著的镇静作用，明显的止吐和抗毒蕈碱作用。会出现光敏反应。异丙嗪是典型的吩噻嗪类药物。
- 哌嗪类：这类抗组胺药具有中度镇静和显著的止吐作用。哌嗪类衍生物包括西替利嗪、赛克力嗪和羟嗪。其中西替利嗪较该类中其他药物的镇静作用要弱。
- 哌啶类：哌啶类药物对 H_1 受体具有高度的选择性，可引起中度或轻度的镇静作用。例如阿扎他定、赛庚啶以及非镇静类抗组胺药氯雷他定。

应该注意的是，尽管上面介绍了每一类药物所具有特征性的药理学特性，但抗组胺药的很多作用是因人因药而异的，特别是一些新型的非镇静类抗组胺药可能和同类的镇静类抗组胺药具有相同的化学结构。

1. Hill SJ, *et al.* International Union of Pharmacology. XIII. Classification of histamine receptors. *Pharmacol Rev* 1997; **49:** 253–78.
2. Esbenshade TA, *et al.* The histamine H_3 receptor: an attractive target for the treatment of cognitive disorders. *Br J Pharmacol* 2008; **154:** 1166–81.
3. Huang JF, Thurmond RL. The new biology of histamine receptors. *Curr Allergy Asthma Rep* 2008; **8:** 21–7.
4. Thurmond RL, *et al.* The role of histamine H1 and H4 receptors in allergic inflammation: the search for new antihistamines. *Nat Rev Drug Discov* 2008; **7:** 41–53.

超敏反应　超敏反应（hypersensitivity）可以定义为导致组织损伤的一种过度的或者不恰当的免疫应答反应。超敏反应通常分为四型（Ⅰ型～Ⅳ型），但也有人可能认为这种分类方式过于简单，因为对于某个患者出现超敏反应而言，常常需要一种以上类型的超敏反应才能解释。所有这四型反应都需要患者对特定抗原有个预致敏的过程。"过敏"（allergy）这个名词最初是用于描述所有这些类型的超敏反应，同时也包括了诱导个体出现免疫性的过程。如今，这个名词更常用于指Ⅰ型超敏反应。

Ⅰ型即速发超敏反应，是已致敏个体暴露于抗原（过敏原）后出现的反应，更确切地说，某个个体首次暴露于抗原后产生了特异性抗体，主要是免疫球蛋白E（immunoglobulin E，IgE），这些抗体结合在肥大细胞和嗜碱性粒细胞的表面。以后再次暴露时，抗原和抗体结合导致肥大细胞和嗜碱性粒细胞脱颗粒释放介质。其中既有预合成的介质，例如组胺和趋化因子，也有新合成的介质，例如白三烯、血小板活化因子和前列腺素。尽管Ⅰ型超敏反应通常被描述成一种急性的、短暂的反应，但在临床上，累及皮肤和支气管的Ⅰ型超敏反应也常常会出现迟发相和一些更持久的反应。例如，下文中将讨论的过敏性结膜炎、过敏性鼻炎、荨麻疹和血管性水肿以及过敏性休克都属于Ⅰ型超敏反应。

Ⅱ型即细胞表面超敏反应，是由循环抗体，主要是免疫球蛋白G（immunoglobulin G，IgG）和免疫球蛋白M（immunoglobulin M，IgM）与特定细胞或组织表面的抗原相互作用后引起的反应。这种相互作用引起补体、吞噬细胞和杀伤细胞的活化导致细胞损伤或裂解。输血反应、某些药物诱发的血液疾病以及很多自身免疫性疾病都属于Ⅱ型超敏反应。

Ⅲ型即免疫复合物超敏反应，是由结合或循环抗原与循环抗体，主要是IgG和IgM（可以是可溶性或者颗粒性的）结合后产生免疫复合物引起的反应。这种免疫复合物能触发多种炎症过程，包括补体活化、肥大细胞和嗜碱性粒细胞释放介质以及血小板聚集。Ⅲ型超敏反应的例子包括血清病、一些自身免疫和肿瘤性疾病、2型麻风反应（见**麻风**，第168页）以及对类似微生物那样的某些颗粒性抗原的反应，尤其是发生在肺部。

Ⅳ型即细胞介导或迟发超敏反应，是由抗原和致敏T淋巴细胞相互作用引起的反应。T淋巴细胞释放淋巴因子后，随之导致炎症。Ⅳ型超敏反应通常在接触抗原至少24h后发生。用于敏感性检测的结核菌素试验、接触性皮炎以及某些对慢性感染性疾病的反应例如1型麻风反应（第168页）都属于Ⅳ型超敏反应。

类过敏反应（anaphylactoid）（伪过敏反应，pseudoallergic）产生的症状与过敏反应（见下文）的症状类似，但它是由一种尚不清楚的、非免疫学机制直接激发组胺释放引起的反应。因此不需要存在对触发因素，通常是某种药物的预暴露过程。

抗组胺药的不良反应

镇静类抗组胺药最常见的不良反应是抑制CNS，影响的程度可以从轻微的嗜睡至昏睡不醒，包括疲乏、头晕眼花、共济失调（尽管偶尔可能会出现反常刺激，特别是在大剂量使用以及儿童或老年人中使用时）。如果出现了这些镇静不良反应，再继续用药数天后可能会自行减轻。非镇静类抗组胺药通常很少或者不引起嗜睡（也可见**镇静**，下文）。

镇静类抗组胺药较常见的其他不良反应包括头痛、精神运动障碍和抗毒蕈碱作用，例如口干、呼吸道分泌物黏稠、视物模糊、排尿困难或者尿潴留、便秘和增加胃反流等。大多数非镇静类抗组胺药通常很少或者不引起抗毒蕈碱作用。

抗组胺药偶见的胃肠道不良反应包括恶心、呕吐、腹泻或者上腹疼痛。具有抗5-羟色胺效应的药物，例如赛庚啶，可能会增加食欲导致体重增加，但是，其他一些抗组胺药也有引起食欲缺乏的报道。

绝大部分抗组胺药偶尔都有心悸和心律失常的报道，但非镇静类抗组胺药阿司咪唑和特非那定独特的缺点就是会发生罕见的、危险的室性心律失常，这是限制这两种药物使用的重要因素（见下文**注意事项**）。

抗组胺药有时会引起皮疹和超敏反应（包括支气管痉挛、血管性水肿和过敏反应），相关药物之间还可能出现交叉过敏。光敏性有时也是一个问题，特别是吩噻嗪类抗组胺药容易出现。

血液系统异常，包括粒细胞减少、白细胞减少、溶血性贫血以及血小板减少，虽然罕见，但也有报道。同样也曾发现过黄疸，特别是吩噻嗪类抗组胺药。

曾报道过的抗组胺药的其他不良反应还包括惊厥、发汗、肌痛、感觉异常、锥体外系作用、震颤、睡眠障碍、抑郁、精神错乱、耳鸣、低血压和脱发。

尽管有报道提出，使用某些抗组胺药，特别是哌嗪类衍生物有可能会导致人类胎儿畸形，但两者之间的因果关系已经基本上被否定了，详见下文**注意事项**下的**妊娠**。

某些抗组胺药由于具有CNS的作用，也存在被滥用的情况。

应用于皮肤的外用制剂类型的抗组胺药偶见皮肤致敏，皮肤大面积外用药物曾有全身性不良反应的报道。

过量使用镇静类抗组胺药会伴有抗毒蕈碱作用、锥体外系反应和CNS作用。当对CNS的刺激作用超过了抑制作用时，这在儿童或老年人多见，会导致共济失调、兴奋、震颤、精神病、幻觉和惊厥，而且还可能出现高热。随之有可能引起深度昏迷和循环呼吸衰竭。在成人，CNS抑制较常见的表现为嗜睡、昏迷和惊厥，重者可进展致呼吸衰竭和循环衰竭。过量使用非镇静类抗组胺药时的抗毒蕈碱作用不明显，但阿司咪唑和特非那定具有一个独特的问题，就是会引起危险的室性心律失常（见下文），即使在轻度过量时也可能发生，这限制了这些药物的使用。

1. Simons FER. H_1-receptor antagonists: comparative tolerability and safety. *Drug Safety* 1994; **10:** 350–80.
2. Horak F, Stübner UP. Comparative tolerability of second generation antihistamines. *Drug Safety* 1999; **20:** 385–401.

心律失常　阿司咪唑和特非那定罕见室性心律失常的报道，特别是与血药浓度的升高有关。有关的详细资料和特殊警告见**阿司咪唑**（第539页）和**特非那定**（第562页）。人们怀疑这种危及生命的心律失常可能是非镇静类抗组胺药这一类药物的作用，但迄今为止，尚没有证据证明这一点。来自WHO药物不良反应数据库的数据[1]显示，5种当时应用最广泛的非镇静类抗组胺药（阿伐斯汀、阿司咪唑、西替利嗪、氯雷他定和特非那定）均有心脏事件的报道，一项试图量化这种危险性的研究[2]认为，尽管绝对危险性仍然较低，但整体来说使用这些药物后出现室性心律失常的可能性会增加4倍。但是另外一些中心[3]提出证据指出，仅有阿司咪唑和特非那定被证实存在确切的因果关系。此外，目前只发现了阿司咪唑和特非那定引起心脏毒性的可能机制[4]。在体外，这两种药物能够阻断心脏的钾通道，从而导致QT间期延长，而这是发展成室性心律失常的一个危险因素。关于氯雷他定和西替利嗪的研究[5]均未发现这两种药物在体外能阻断钾通道，据此推测，地氯雷他定和左西替利嗪也同样应该没有这种作用，然而，一些证据表明，高浓度的咪唑斯汀在体外[6]能够阻断钾通道（尽管有一项小规模研究发现，健康受试者服用正常剂量4倍的药物未发现对心脏传导有不良反应）[7]。一份有关心律失常的病例报告[8]显示，一例已存在QT间期延长的患者服用非索非那定后似乎没有出现伴随的阻断钾通道的表现[9]。

1. Lindquist M, Edwards IR. Risks of non-sedating antihistamines. *Lancet* 1997; **349:** 1322. Correction. *ibid.*; 1482.
2. de Abajo FJ, García Rodríguez LA. Risk of ventricular arrhythmias associated with nonsedating antihistamine drugs. *Br J Clin Pharmacol* 1999; **47:** 307–13.
3. Himmel MH, *et al.* Dangers of non-sedating antihistamines. *Lancet* 1997; **350:** 69.
4. Salata JJ, *et al.* Cardiac electrophysiological actions of the histamine H_1-receptor antagonists astemizole and terfenadine compared with chlorpheniramine and pyrilamine. *Circ Res* 1995; **76:** 110–19.
5. Woosley RL. Cardiac actions of antihistamines. *Ann Rev Pharmacol Toxicol* 1996; **36:** 233–52.
6. Taglialatela M, *et al.* Inhibition of HERG1 K^+ channels by the novel second-generation antihistamine mizolastine. *Br J Clin Pharmacol* 2000; **131:** 1081–8.
7. Chaufour S, *et al.* Study of cardiac repolarization in healthy volunteers performed with mizolastine, a new H_1-receptor antagonist. *Br J Clin Pharmacol* 1999; **47:** 515–20.
8. Pinto YM, *et al.* QT lengthening and life-threatening arrhythmias associated with fexofenadine. *Lancet* 1999; **353:** 980.
9. Scherer CR, *et al.* The antihistamine fexofenadine does not affect I_{Kr} currents in a case report of drug-induced cardiac arrhythmia. *Br J Clin Pharmacol* 2002; **137:** 892–900.

Reye综合征　关于在儿童中抗组胺药和Reye综合征之间可能联系的评论，见第22页。

镇静　抑制CNS是镇静类抗组胺药一个常见的不良反应，镇静作用的程度可以从轻度嗜睡至昏睡不醒。在白天出现镇静作用是个问题，尤其是对于驾车或者操作机器的人更是麻烦。如果出现了镇静作用，通常在起始用药时程度最为明显，继续使用数天后一般可以减轻。抗组胺药的镇静作用可以增强乙醇或其他 CNS 抑制剂的镇静作用。很多研究试图定量和比较各种老的抗组胺药的镇静效果，但结果差异很大，很难作出一个分类。理论上镇静作用的发生、发生程度、持续时间是由以下一些因子决定的，包括血脑屏障的穿透性以及药物对中枢与外周组胺 H_1 受体的相对亲和力。一般而言，乙醇胺类和吩噻嗪类抗组胺药引起的镇静作用最强。

由于存在这些问题，人们开发了非镇静类抗组胺药。这些化合物穿透 CNS 的作用较弱和（或）对外周组胺 H_1 受体比对中枢的具有更高的亲和力。有关阿伐斯汀[1]、阿司咪唑[2]、非索非那定[3]、氯雷他定[4]和特非那定[5]的研究普遍认为，这些药物与老的抗组胺药相比，在镇静发生率和相关的 CNS 作用方面均较低，且和安慰剂相当。处方事件监测表明，非索非那定和氯雷他定的镇静作用要弱于阿伐斯汀或者西替利嗪，尽管这四种药物的发生率均很低[6]。一项研究[7]比较了阿伐斯汀、特非那定和苯海拉明对驾车行为的影响，发现特非那定对驾车行为没有明显影响。阿伐斯汀的作用是剂量相关的，但在正常治疗剂量时仅有轻微的影响，而苯海拉明对驾车行为的所有测定指标均有显著影响。另一项研究[8]发现，非索非那定对驾车行为的影响与安慰剂相当。关于特非那定[5]的研究发现，镇静的发生率并不会随着加大剂量或者延长疗程而显著增加。西替利嗪似乎比氯雷他定或特非那定的镇静作用更强，但要弱于老的抗组胺药，而且这种作用似乎是剂量依赖的[9]。有限的数据表明氮䓬斯汀[10]出现嗜睡的发生率和特非那定相当。观察发现，使用美喹他嗪的推荐剂量 5mg，每日 2 次时，引起镇静的发生率与特非那定相当[5]。但当剂量增加至 10mg 每日 2 次时，确实有镇静作用[11]。其他声称不会产生烦人的镇静作用的新型抗组胺药还包括依巴斯汀、依匹斯汀、咪唑斯汀和司他斯汀。

一篇研究驾驶员的综述[12]将抗组胺药分成以下几类：

- 第一代（例如氯马斯汀、苯海拉明和曲普利啶），对驾驶能力具有明显损害。
- 第二代（阿伐斯汀、西替利嗪、依巴斯汀、依美斯汀、氯雷他定、咪唑斯汀和特非那定），影响程度较为轻微，超过正常剂量时有明显损害。
- 第三代（左西替利嗪、非索非那定），似乎会产生轻微的损害或者没有。

一些研究指出非镇静类抗组胺药似乎并不会增强乙醇和其他 CNS 抑制剂的作用。

少数患者在使用非镇静类抗组胺药治疗时也出现过嗜睡。因此在驾车或者操作机器前应注意，一般在使用几个治疗剂量以后就可以明确药物对于特定患者是否有影响。

1. Bojkowski CJ, *et al.* Acrivastine in allergic rhinitis: a review of clinical experience. *J Int Med Res* 1989; **17** (suppl 2): 54B–68B.
2. Anonymous. Astemizole—another non-sedating antihistamine. *Med Lett Drugs Ther* 1989; **31:** 43–4.
3. Hindmarch I, *et al.* A double-blind, placebo-controlled investigation of the effects of fexofenadine, loratadine and promethazine on cognitive and psychomotor function. *Br J Clin Pharmacol* 1999; **48:** 200–206.
4. Clissold SP, *et al.* Loratadine: a preliminary review of its pharmacodynamic properties and therapeutic efficacy. *Drugs* 1989; **37:** 42–57.
5. McTavish D, *et al.* Terfenadine: an updated review of its pharmacological properties and therapeutic efficacy. *Drugs* 1990; **39:** 552–74.
6. Mann RD, *et al.* Sedation with "non-sedating" antihistamines: four prescription-event monitoring studies in general practice. *BMJ* 2000; **320:** 1184–6.
7. Ramaekers JG, O'Hanlon JF. Acrivastine, terfenadine and diphenhydramine effects on driving performance as a function of dose and time after dosing. *Eur J Clin Pharmacol* 1994; **47:** 261–6.
8. Weiler JM, *et al.* Effects of fexofenadine, diphenhydramine, and alcohol on driving performance: a randomized, placebo-controlled trial in the Iowa driving simulator. *Ann Intern Med* 2000; **132:** 354–63.
9. Spencer CM, *et al.* Cetirizine: a reappraisal of its pharmacological properties and therapeutic use in selected allergic disorders. *Drugs* 1993; **46:** 1055–80.
10. McTavish D, Sorkin EM. Azelastine: a review of its pharmacodynamic and pharmacokinetic properties, and therapeutic potential. *Drugs* 1989; **38:** 778–800.
11. Brandon ML. Newer non-sedating antihistamines: will they replace older agents? *Drugs* 1985; **30:** 377–81.
12. Verster JC, Volkerts ER. Antihistamines and driving ability: evidence from on-the-road driving studies during normal traffic. *Ann Allergy Asthma Immunol* 2004; **92:** 294–303. Corrections. *ibid.*; 675 and *ibid.* 2005; **94:** 409–10.

抗组胺药的注意事项

镇静类抗组胺药的一个主要不良反应是嗜睡，出现者不应驾车或操作机器，还应避免饮酒。非镇静类抗组胺药尽管嗜睡罕见，但也会发生且可能影响从事技能工作的能力。

由于镇静类抗组胺药具有抗毒蕈碱作用，因此在闭角型青光眼、尿潴留、前列腺增生或幽门十二指肠梗阻的情况下应慎用。非镇静类抗组胺药中的抗毒蕈碱作用并不是一个突出的问题。

患者服用抗组胺药后偶见惊厥的报道提示在癫痫患者中用药应注意。

很多抗组胺药以活性代谢产物的形式通过尿液排泄，因此在肾功能损伤的患者中减少剂量可能是必须的（见药物各论中的特殊建议）。肝功能损伤的患者使用时也需要注意，特别是吩噻嗪类抗组胺药（有关详细资料，见第942页，**氯丙嗪项下对肝脏的影响**），最重要的是*非镇静类抗组胺药*中的阿司咪唑和特非那定（在高血药浓度时可能出现危险的室性心律失常）。另外还应注意的是，阿司咪唑和特非那定应避免和其他容易干扰它们肝脏代谢的药物合并使用，否则有可能增加发生心律失常的危险性，并且禁用于心脏病、已知或怀疑 QT 间期延长、低钾血症或其他电解质失衡的患者。详细资料见**阿司咪唑**（第539页）和**特非那定**（第562页）。

由于新生儿对抗毒蕈碱作用的敏感性较高，因此不应给予抗组胺药。另外还有建议指出，低龄儿童不应使用抗组胺药［见**儿童**（下文）、**异丙嗪**（第561页）和**阿利马嗪**项下（第538页）］。老年患者对抗组胺药很多不良反应的敏感性也较高，特别应该避免在治疗体位性眩晕时不当使用抗组胺药（见下文**眩晕**）。

含有抗组胺药的局部制剂不应用于破损或者湿疹部位的皮肤。

一些大规模研究未发现胎儿畸形与妊娠期服用抗组胺药之间存在任何确切的联系（见下文**妊娠**）。

哮喘 抗组胺药在哮喘[1]处理方面被认为是无效的，由于担心抗组胺药可能会引起气道阻塞，因此哮喘患者常常禁忌使用抗组胺药。但是，抗组胺药诱发的气道阻塞在临床上是很罕见的，很多哮喘患者能够耐受同时使用的抗组胺药治疗而没有明显不良反应。据此 American Academy of Allergy and Immunology 建议，除非以前发生过不良反应，否则哮喘不是使用抗组胺药的禁忌证，FDA 也不再针对哮喘患者使用非处方抗组胺药提出警示[2]。

1. Meltzer EO. To use or not to use antihistamines in patients with asthma. *Ann Allergy* 1990; **64:** 183–6.
2. FDA. Cold, cough, allergy, bronchodilator, and antiasthmatic drug products for over-the-counter human use: final monograph for OTC antihistamine drug products: final rule. *Fed Regist* 1992; **57:** 58369–70.

儿童 在 2004 年，FDA[1]回顾了自 1969 年至 2003 年间它接收到的所有关于儿童（年龄从出生至 16 岁）使用异丙嗪出现严重不良事件的报告。在 125 例报告中，38 例是呼吸抑制、呼吸暂停或心脏骤停；29 例是锥体外系肌张力障碍；24 例是其他 CNS 反应，15 例是癫痫或癫痫样发作；12 例是皮肤病学反应；5 例是神经阻滞药恶性综合征。这些报告中包括了 22 例年龄在 1.5 个月至 2 岁患儿出现呼吸抑制的病例，其中 7 例是致死性的。在这 22 例中，用药剂量范围为 0.45～6.4mg/kg。所有给药途径（口服、直肠和肠道外）均发生过严重后果。由于具有潜在的致死性呼吸抑制，美国的盐酸异丙嗪注册药品信息目前禁止在 2 岁以下儿童用该药；对于 2 岁及 2 岁以上儿童用药提出黑框警示，建议使用最低有效剂量并避免与其他具有呼吸抑制作用的药物合用。英国的吩噻嗪类抗组胺药注册药品信息，例如异丙嗪和阿利马嗪，也提出警告，这些药物不应用于 2 岁以下儿童，*BNFC 2009* 建议像这类的镇静类抗组胺药，由于安全性尚未明确，除非在专科医师指导下，否则不应用于 2 岁以下的儿童。

对于儿童使用咳嗽和感冒制剂的安全性问题也存在疑虑，这些制剂中含有抗组胺药、镇咳药、祛痰药和拟交感神经减充血药的任一种或多种联合。一项系统性综述[2]也发现在急性咳嗽方面没有充分证据支持或反对非处方（over-the-counter，OTC）药物制剂的疗效。2008 年年初，FDA[3]和 MHRA[4]均建议非处方类的咳嗽和感冒制剂不应用于 2 岁以下儿童。他们提出警告，这些药物具有潜在的危险性以及可能有危及生命的不良反应，同时这些药物充其量也仅是发挥缓解症状的作用。他们还提出建议，如果 2 岁以上儿童使用这些药品，应严格按照推荐剂量使用并且精确量取，且只能使用一种制剂以避免出现同一药物或类似药物的过量。FDA 一份有关这些制剂在大龄儿童（年龄 2～11 岁）中应用的综述正在总结中。然而，在 2008 年 10 月，大多数美国制造商自愿修订了治疗咳嗽和感冒 OTC 制剂的药物标签，注明不适用于 4 岁以下儿童[5]。2009 年年初，MHRA[6]通过进一步综述后建议治疗咳嗽和感冒的 OTC 制剂不应用于 6 岁以下儿童，因为没有充足证据表明它们的有效性，而且这些制剂还能引起不良反应，例如过敏反应、睡眠障碍和幻觉。对于 6～12 岁儿童，这些制剂也应仅用于二线治疗，并且使用不超过 5 天；MHRA 还认为，尚需要进一步的研究来证实在这个年龄组的应用。关于 MHRA 推荐的咳嗽和感冒症状治疗，见**咳嗽**（第1476页）。

有关吩噻嗪类抗组胺药与婴儿猝死综合征之间的关联也做了研究，见第560页。

1. Starke PR, *et al.* Boxed warning added to promethazine labeling for pediatric use. *N Engl J Med* 2005; **352:** 2653.
2. Smith SM, *et al.* Over-the-counter medications for acute cough in children and adults in ambulatory settings. Available in The Cochrane Database of Systematic Reviews; Issue 1. Chichester: John Wiley; 2008 (accessed 15/04/08).
3. FDA. FDA releases recommendations regarding use of over-the-counter cough and cold products (issued 17th January, 2008). Available at: http://www.fda.gov/NewsEvents/Newsroom/PressAnnouncements/2008/ucm116839.htm (accessed 17/08/10)
4. MHRA/CHM. Updated advice—over-the-counter cough and cold medicines for children. *Drug Safety Update* 2008; **1** (9): 9. Available at: http://www.mhra.gov.uk/home/idcplg?IdcService=GET_FILE&dDocName=CON014506&RevisionSelectionMethod=Latest (accessed 15/04/08)
5. FDA. FDA statement following CHPA's announcement on nonprescription over-the-counter cough and cold medicines in children (issued 8th October, 2008). Available at: http://www.fda.gov/NewsEvents/Newsroom/PressAnnouncements/2008/ucm116964.htm (accessed 17/08/10)
6. MHRA. Press release: better medicines for children's coughs and colds (issued 28th February, 2009). Available at: http://www.mhra.gov.uk/NewsCentre/Pressreleases/CON038902 (accessed 06/04/09)

妊娠 抗组胺药常用于妊娠期的止吐治疗，但围绕这种用法及其对胎儿可能的危害仍存在不少疑虑。*Debendox* 是在这方面被研究的最为广泛的一个制剂，它含有多西拉敏、双环维林和吡哆醇，在有些国家也被称为 *Bendectin*。1976 年美国将双环维林从这个制剂中剔除，随后其他国家也相应地剔除，1983 年由于受到上诉的威胁，这个产品从市场中撤出[1]。至那时为止，*Debendox* 已在全世界使用了超过 27 年，超过 3300 万孕妇使用过该制剂[1]。

最初关注这个药物是因为无对照报道指出，婴儿出现畸形的母亲曾在妊娠期服用了 *Debendox*[2,3]。一项关于 1369 例畸形婴儿和 2968 例健康对照婴儿的研究找到了证据[4]，结果显示出生前使用了 3 种成分的复方制剂 *Bendectin* 与幽门狭窄危险性的增加有关，还可能与心脏瓣膜缺陷有关。其他研究也提示口腔裂（oral clefts）[5]、胃肠道闭锁[6]、生殖道畸形[7]的发生率增加，但这种增加程度通常都是很轻微的。目前尚没有观察到一个全面的畸形发生模式，且很多大型的研究未能确认使用多西拉敏与先天畸形之间的相关性[8～13]。

一项有 11481 例孕妇参加的前瞻性研究发现，尽管有些证据表明服用曲美苄胺的患者中出现了一些过多的先天性畸形，但在妊娠期给予处方丙氯拉嗪、美克洛嗪、赛克力嗪或者 *Bendectin* 的妇女中并没有增加严重的先天性畸形发生率或者围生期死亡率[14]。

围生期合作计划[15]在 1958～1965 年间监测了 50282 例儿童的母亲。其中，5401 例使用了抗组胺药，1309 例在妊娠期初 4 个月内使用了吩噻嗪类药物。尽管结果提示呼吸道畸形与非尼拉敏、腹股沟疝与美克洛嗪、腹股沟疝或泌尿生殖道畸形与苯海拉明、心血管畸形与吩噻嗪类药物等这些畸形与药物之间存在微弱的联系，但没有证据表明畸形与使用了这些药物有关。这项研究还发表了一份报道[16]指出，吩噻嗪类药物对围生期死亡率、出生体重以及 4 岁时的 IQ 积分都没有任何影响。围生期合作计划同时也注意到心血管缺陷和腹股沟疝与使用茶苯海明之间存在的联系[15]。

1981 年，英国 CSM[17]和美国 FDA[18]均在进行文献综述后作出结论认为，尽管没有科学的证据表明出生缺陷增加与 *Debendox* 有关，但不能完全排除存在致畸的危险性。随后在 1999 年，FDA 又发表了综述[19]声明关于撤出市场的原因，即证据表明并不是因为安全性或有效性方面的原因而从市场上撤出这个复方制剂。在一些国家由多西拉敏和吡哆醇组成的复方制剂仍可用于治疗妊娠期的恶心和呕吐。曾有研究表明呕吐本身不会导致畸形发生[20]。

有报道发现 10 例患者出现的胎儿畸形与美克洛嗪和吡哆醇组成的复方制剂有关[21]，由此引发人们对美克洛嗪进行了其他的一些研究，但最终这些研究均不支持这篇最初的报道[22～24]。

1. Merrell Pharmaceuticals. Production of Debendox to stop. *Lancet* 1983; **i:** 1395.
2. Paterson DC. Congenital deformities associated with Bendectin. *Can Med Assoc J* 1977; **116:** 1348.
3. Donnai D, Harris R. Unusual fetal malformations after antiemetics in early pregnancy. *BMJ* 1978; **1:** 691–2.
4. Eskenazi B, Bracken MB. Bendectin (Debendox) as a risk factor for pyloric stenosis. *Am J Obstet Gynecol* 1982; **144:** 919–24.

5. Golding J, *et al.* Maternal anti-nauseants and clefts of lip and palate. *Hum Toxicol* 1983; **2:** 63–73.
6. Jick H, *et al.* First-trimester drug use and congenital disorders. *JAMA* 1981; **246:** 343–6.
7. Gibson GT, *et al.* Congenital anomalies in relation to the use of doxylamine/dicyclomine and other antenatal factors: an ongoing prospective study. *Med J Aust* 1981; **i:** 410–4.
8. Shapiro S, *et al.* Antenatal exposure to doxylamine succinate and dicyclomine hydrochloride (Bendectin) in relation to congenital malformations: perinatal mortality rate, birth weight, and intelligence quotient score. *Am J Obstet Gynecol* 1977; **128:** 480–5.
9. Harron DWG, *et al.* Debendox and congenital malformations in Northern Ireland. *BMJ* 1980; **281:** 1379–81.
10. Fleming DM, *et al.* Debendox in early pregnancy and fetal malformation. *BMJ* 1981; **283:** 99–101. Correction. *ibid.* 2010; **340:** 1196.
11. Mitchell AA, *et al.* Birth defects related to Bendectin use in pregnancy 1: Oral clefts and cardiac defects. *JAMA* 1981; **245:** 2311–14.
12. Mitchell AA, *et al.* Birth defects in relation to Bendectin use in pregnancy. *Am J Obstet Gynecol* 1983; **147:** 737–42.
13. Winship KA, *et al.* Maternal drug histories and central nervous system anomalies. *Arch Dis Child* 1984; **59:** 1052–9.
14. Milkovich L, van den Berg BJ. An evaluation of the teratogenicity of certain antinauseant drugs. *Am J Obstet Gynecol* 1976; **125:** 244–8.
15. Heinonen OP, *et al. Birth defects and drugs in pregnancy.* Massachusetts: Publishing Sciences Group, 1977.
16. Slone D, *et al.* Antenatal exposure to the phenothiazines in relation to congenital malformations, perinatal mortality rate, birth weight, and intelligence quotient score. *Am J Obstet Gynecol* 1977; **128:** 486–8.
17. CSM. Data sheet change—Debendox. *Current Problems 6* 1981.
18. FDA. Indications for Bendectin narrowed. *FDA Drug Bull* 1981; **11** (1).
19. FDA. Determination that Bendectin was not withdrawn from sale for reasons of safety or effectiveness. Available at: http://www.fda.gov/OHRMS/DOCKETS/98fr/080999e.pdf (accessed 08/04/04)
20. Klebanoff MA, Mills JL. Is vomiting during pregnancy teratogenic? *BMJ* 1986; **292:** 724–6.
21. Watson GI. Meclozine ("Ancoloxin") and foetal abnormalities: preliminary report by the epidemic observation unit of the College of General Practitioners. *BMJ* 1962; **ii:** 1446.
22. Lenz W. How can the teratogenic action of a factor be established in man? *South Med J* 1971; **64** (suppl 1): 41–7.
23. Greenberg G, *et al.* Maternal drug histories and congenital abnormalities. *BMJ* 1977; **2:** 853–6.
24. Shapiro S, *et al.* Meclizine in pregnancy in relation to congenital malformations. *BMJ* 1978; **i:** 483.

抗组胺药的药物相互作用

镇静类抗组胺药可能会增强 CNS 抑制剂的镇静效果，包括乙醇、巴比妥类、催眠药、阿片类镇痛药、抗焦虑镇静药和抗精神病药。非镇静类抗组胺药与这些药物的相互作用程度要小一些，它们似乎不会加强乙醇的作用，但也应避免过量使用。

与其他抗毒蕈碱药物如阿托品和某些抗抑郁药（包括三环类和 MAOIs）合用时，镇静类抗组胺药还具有额外的抗毒蕈碱作用。

当非镇静类抗组胺药阿司咪唑和特非那定与那些容易干扰它们在肝脏代谢的药物、其他潜在致心律失常药物（包括那些延长 QT 间期的药物或者那些可能引起电解质失衡的药物）一起合用时可能会发生危险的室性心律失常。详细资料见**阿司咪唑**（第539页）和**特非那定**（第563页）。

曾经有人提出，某些镇静类抗组胺药可能会掩盖耳毒性药物，如氨基糖苷类抗菌药引起损伤后的警报信号。

抗组胺药可以抑制过敏原浸出物（第2172页）的皮肤组胺反应，在皮肤试验前应停药数天。抗组胺药对外源性组胺的作用，见第2252页。

抗组胺药的用途

组胺活化组胺 H_1 受体后可引起血管扩张、毛细血管通透性增加、皮肤红晕和瘙痒反应，以及在某种程度上，还能收缩支气管和胃肠道的平滑肌。组胺 H_1 受体拮抗药（在本书中称为"抗组胺药"）在体内通过竞争性、可逆性地封闭组织中的组胺 H_1 受体位点，能够减轻或消除组胺的主要作用，它们并不能灭活组胺或阻止其合成，在大多数情况下，也不能阻止其释放（尽管有些药物声称具有稳定肥大细胞的特性）。

很多镇静类抗组胺药可能还兼有抗毒蕈碱作用、肾上腺素能拮抗作用、5-羟色胺拮抗作用和局部麻醉作用。一些还具有阻断钙通道的活性。

抗组胺药主要用于缓解如荨麻疹性**皮疹**和**鼻部过敏**等具有Ⅰ型超敏反应（见上文）特征的病症，但由于它们还具有其他伴随的药理学功能，因此也用于缓解很多其他疾病的症状（如瘙痒、恶心和呕吐）。

抗组胺药能改善或缓解很多**季节性过敏性鼻炎**（"枯草热"）患者的症状。能减轻流涕和喷嚏（及眼部症状，例如结膜炎），但对缓解鼻充血的作用可能较弱。这种缓解效果与症状的严重程度和性质有关，一般症状较轻时效果较好。非镇静类抗组胺药首选用于控制白天症状，而镇静类抗组胺药首选用于夜间治疗。抗组胺药可能对**血管运动性鼻炎**也有治疗作用，尽管事实上该病大多并不是一种过敏状态。在咳嗽和**感冒**的对症治疗时，镇静类抗组胺药是市场上很常用的药物，且一般都与一种减充血剂组成复方制剂使用，但这在实际上没有多大的治疗效果。

抗组胺药能预防**荨麻疹**的发生，常用于治疗荨麻疹性皮疹和轻度的**血管性水肿**。也可作为肾上腺素的辅助药物用于**过敏反应**和严重血管性水肿的紧急治疗。但是，抗组胺药不适用于控制因 ABO 血型不合引起的输血反应。

镇静类抗组胺药能减轻过敏和非过敏来源的**瘙痒**，但主要用于特应性湿疹相关的瘙痒。非镇静类抗组胺药由于很难穿透血脑屏障，因此也就无法缓解非过敏来源的瘙痒。

镇静类抗组胺药具有明显的止吐效果，常用于控制因多种前庭疾病导致的**恶心和呕吐**。对于运动病，如果能够接受严重的嗜睡（或者甚至睡眠），可以给予镇静类抗组胺药治疗，如茶苯海明或异丙嗪，但一般可以首选镇静作用稍弱的抗组胺药，如赛克力嗪、桂利嗪或者美克洛嗪。除了建议的特效治疗药物桂利嗪以外，镇静类抗组胺药同样也可用于控制**梅尼埃病**及相关疾病所伴随的眩晕和恶心。镇静类抗组胺药在缓解**偏头痛**引起的恶心和呕吐方面也有着重要的作用，在一些国家的市场上，可采用含有布克力嗪或者赛克力嗪的复方制剂治疗偏头痛。赛庚啶由于具有 5-羟色胺拮抗作用和阻断钙通道的活性，因此在预防偏头痛方面可能有一定的价值。镇静类抗组胺药在妊娠呕吐短期治疗方面的作用非常有限，但目前认为仅有恶心就给予治疗是不恰当的。镇静类抗组胺药也曾用于麻醉操作的**术前用药**，以及预防术后恶心和呕吐。

一些抗组胺药由于具有很强的镇静作用，例如苯海拉明和异丙嗪，可作为治疗偶发**失眠**的药物在市场销售，但由于药物作用维持的时间较长，可能引起宿醉效应。某些抗组胺药还有局部应用的制剂，用于缓解**昆虫叮咬**，但几乎没有证据支持这种治疗具有任何的实际价值，而且这样使用可能会降低致敏。

1. Simons FER, Simons KJ. Clinical pharmacology of new histamine H_1 receptor antagonists. *Clin Pharmacokinet* 1999; **36:** 329–52.
2. Slater JW, *et al.* Second-generation antihistamines: a comparative review. *Drugs* 1999; **57:** 31–47.
3. Simons FER. Advances in H_1-antihistamines. *N Engl J Med* 2004; **351:** 2203–17.
4. Golightly LK, Greos LS. Second-generation antihistamines: actions and efficacy in the management of allergic disorders. *Drugs* 2005; **65:** 341–84.

麻醉

吩噻嗪类抗组胺药可用于麻醉的术前用药（第1700页），可以减轻外科和产科手术过程中的焦虑情绪，但目前常规使用更多的是苯二氮䓬类药物。尽管如此，镇静类抗组胺药，例如异丙嗪和赛克力嗪在控制术后呕吐（见下文）方面确实有一定的作用。阿利马嗪已被批准用于儿童的术前用药，尽管在单独给药情况下，如果术后仍有疼痛，可能会引起坐立不安。

过敏反应

过敏反应（anaphylaxis）通常是由各种变应原，例如药物、食物和昆虫毒液引起的Ⅰ型（速发型）超敏反应（见上文）。但是，一些其他的免疫学机制或者非免疫学机制也可能诱发临床上同样的反应（以前被称为类严重过敏反应）。症状包括红斑、瘙痒、荨麻疹以及血管性水肿，喉部或者会厌水肿可能导致呼吸道阻塞。重度反应可以出现胃肠道紊乱、支气管痉挛、低血压和昏迷。

过敏反应是一种医学急症，需要紧急给予肾上腺素治疗（见**过敏反应和过敏性休克**项下，第1162页）。抗组胺药在治疗过敏反应方面的应用仍存在一些争议。在紧急治疗期间，抗组胺药不太可能具有挽救生命的作用，绝对不应单独使用。但是，在使用肾上腺素以后，可以再给予肌内注射或者缓慢静脉注射一种 H_1 受体拮抗药，并且在以后的 24～48h 可重复给予，例如氯苯那敏或苯海拉明，用于对抗组胺介导的血管扩张和支气管收缩。使用抗组胺药治疗过敏反应的一些轻微症状见各个分症状中的讨论内容，例如**瘙痒**（见下文）以及**荨麻疹和血管性水肿**（见下文）。

血管性水肿

见下文**荨麻疹和血管性水肿**项下。

哮喘

抗组胺药一般不在哮喘的治疗中应用（第1072页）。对 1980 年以后发表的双盲随机安慰剂对照试验进行了一项荟萃分析[1]，尽管认为这些研究的质量通常都较差，但分析结果不支持在哮喘治疗中使用抗组胺药。

1. Van Ganse E, *et al.* Effects of antihistamines in adult asthma: a meta-analysis of clinical trials. *Eur Respir J* 1997; **10:** 2216–24.

结膜炎

过敏性结膜炎是一种Ⅰ型超敏反应（见上文）。通常是季节性的，但由于变应原的不同，例如室内尘螨，也可能常年出现症状。过敏性结膜炎的常见症状有瘙痒、流泪和烧灼感，通常还合并有鼻炎（见下文）。各种病原微生物也可以引起结膜炎（见**眼感染**，第162页）。

在过敏性结膜炎的治疗中，最重要的是避免不必要的吸入性变应原暴露。由于本病的发病机制中有很多炎症介质参与，因此没有一个药物是完全有效的。全身性应用镇静类和非镇静类抗组胺药能有效地减轻过敏症状，防止发作。通常依据对镇静程度的不同需求来选择药物。眼科抗组胺药制剂（如安他唑啉、氮草斯汀、依美斯汀、左卡巴斯汀和奥罗他定）也可以用于治疗急性发作。眼用皮质激素可以减轻炎症，但由于存在发生局部不良反应的危险，例如白内障或升高眼内压，应仅限于重症患者，使用不超过 5～7 天。肥大细胞稳定剂，包括酮替芬、洛度沙胺、奈多罗米和色甘酸钠也已广泛用于预防，一些抗组胺药也具有稳定肥大细胞的特性。双氯芬酸和酮咯酸滴眼剂可用于治疗过敏性结膜炎。由收敛剂（如硫酸锌）和拟交感神经药或其他结膜减充血药（如萘甲唑啉）组成的复方制剂也可用于缓解症状。

1. Ciprandi G, *et al.* Drug treatment of allergic conjunctivitis: a review of the evidence. *Drugs* 1992; **43:** 154–76.
2. Hingorani M, Lightman S. Therapeutic options in ocular allergic disease. *Drugs* 1995; **50:** 208–21.
3. McGill JI, *et al.* Allergic eye disease mechanisms. *Br J Ophthalmol* 1998; **82:** 1203–14.
4. Bielory L. Ocular allergy guidelines: a practical treatment algorithm. *Drugs* 2002; **62:** 1611–34.
5. Bielory L, *et al.* Efficacy and tolerability of newer antihistamines in the treatment of allergic conjunctivitis. *Drugs* 2005; **65:** 215–28.
6. Bielory L, Friedlaender MH. Allergic conjunctivitis. *Immunol Allergy Clin North Am* 2008; **28:** 43–58, vi.
7. del Cuvillo A, *et al.* Allergic conjunctivitis and H1 antihistamines. *J Investig Allergol Clin Immunol* 2009; **19** (suppl 1): 11–8.
8. Wong AH, *et al.* Seasonal and perennial allergic conjunctivitis. *Recent Pat Inflamm Allergy Drug Discov* 2009; **3:** 118–27.

咳嗽和感冒

镇静类抗组胺药常常被用在复方制剂中来治疗咳嗽和感冒（分别见第1476页和第820页）。这类药物镇咳作用的机制可能与减弱胆碱能神经传导有关或者也可能仅仅是由于它们镇静作用的影响，减少鼻腔分泌物对于治疗因鼻后滴注引起的咳嗽有一定的作用。抗组胺药能减少支气管分泌物，继而可能形成黏稠的黏液栓，因此不能用于治疗排痰性咳嗽。白天给药时，抗组胺药的镇静作用可能是比较麻烦的问题，但对于夜间咳嗽可能在短期内是有利的。

儿童应慎用含有抗组胺药的咳嗽和感冒制剂，且通常应避免用于低龄儿童（详见第535页）。然而，抗组胺药可能在治疗儿童花粉季节出现的急性过敏性咳嗽方面是有效的。也可以与过敏原避免和鼻内皮质激素一起，用于治疗儿童慢性清嗓型咳嗽和过敏性鼻炎症状[1]。

1. Shields MD, *et al.* British Thoracic Society Cough Guideline Group. Recommendations for the assessment and management of cough in children. *Thorax* 2008; **63** (suppl III): iii1–iii15. Also available at: http://www.brit-thoracic.org.uk/Portals/0/Clinical%20Information/Cough/Guidelines/cough_in_children.pdf (accessed 01/08/08)

食物过敏

食物过敏（食物超敏反应）这个名称应该专指那些证实存在有免疫学机制的反应，例如像坚果引起的反应。食物不耐受是用于描述一种非免疫学的反应。食物过敏可以是由Ⅰ型（速发型）超敏反应，也可能是Ⅲ型（免疫复合物型）超敏反应（见上文）引起的。食物过敏的治疗以鉴定和避免接触致敏的食物过敏原为中心。制订个体化的饮食，教育患者了解过敏原的可能的隐蔽来源。药物治疗在预防食物过敏方面的价值非常有限，曾使用过口服色甘酸钠，但关于有效性方面没有确切的结论。

无意中暴露于某种过敏原后导致过敏反应（第1162页）需要立即用肾上腺素治疗。较轻微的症状可以用抗组胺药和皮质激素控制。过敏原免疫疗法（第2173页）在食物过敏的常规治疗中没有作用。

1. Sampson HA. Food allergy. *JAMA* 1997; **278:** 1888–94.
2. Bindslev-Jensen C. Food allergy. *BMJ* 1998; **316:** 1299–1302.
3. Høst A, *et al.* Dietary products used in infants for treatment and prevention of food allergy: joint statement of the European Soci-

ety for Paediatric Allergology and Clinical Immunology (ESPACI) Committee on Hypoallergenic Formulas and the European Society for Paediatric Gastroenterology, Hepatology and Nutrition (ESPGHAN) Committee on Nutrition. *Arch Dis Child* 1999; **81:** 80–4. Also available at: http://adc.bmj.com/cgi/reprint/81/1/80 (accessed 14/04/08)

4. David TJ. Adverse reactions and intolerance to foods. *Br Med Bull* 2000; **56:** 34–50.
5. Sicherer SH. Food allergy. *Lancet* 2002; **360:** 701–10.
6. Joint Task Force on Practice Parameters, American Academy of Allergy, Asthma and Immunology, American College of Allergy, Asthma and Immunology, and Joint Council of Allergy, Asthma and Immunology. Food allergy: a practice parameter. *Ann Allergy Asthma Immunol* 2006; **96** (suppl 2): S1–S68. Also available at: http://www.jcaai.readyportal.net/file_depot/0-10000000/20000-30000/27387/folder/63948/Food_Allergy_2006.pdf (accessed 14/04/08)
7. Lack G. Clinical practice. Food allergy. *N Engl J Med* 2008; **359:** 1252–60.

枯草热

枯草热是过敏性鼻炎的季节性表现形式，常同时合并结膜炎的症状。治疗为对症处理，治疗方法见上文**结膜炎**和下文**鼻炎**中的讨论内容。

失眠

一些老的镇静类抗组胺药包括苯海拉明和异丙嗪，都曾向公众推广用于治疗偶发失眠（第930页），尽管这些药物作用维持的时间较长，可能引起宿醉效应。异丙嗪曾广泛应用于儿童，尽管通常认为在这个年龄组使用催眠药是不正当的。此外，由于吩噻嗪类药物与婴儿猝死综合征（见**异丙嗪的不良反应**项下，第560页）之间可能的联系，也促使人们不建议在低龄儿童中使用这类抗组胺药。

梅尼埃病

梅尼埃病是以发作性眩晕、进行性听力下降和耳鸣（第1779页）为特征的迷路（内耳）疾病。本病多见于中年人，男女患病率大致相等。主要病理学特征是内淋巴液过多导致膜迷路内压力升高（内淋巴积水）。症状在数周内呈丛集性发作，然后间隔数周或数月的缓解期。

治疗目标是减轻症状，尽可能地保护听力。因此评价疾病的进展程度，特别是听力下降的程度尤为重要。除了常规的听力检查以外，可能还要采用药理学手段评估耳蜗功能障碍的程度。如给予患者口服高渗甘油，通过渗透性利尿作用减少内淋巴液体积，任何暂时性的听力改善都说明了损伤的可逆性。但是这个试验有些不良反应，某些患者可能无法接受。试验中也可以用尿素代替甘油。在本病的可逆阶段，为了诱发患者出现短暂的听力下降，可给予静脉内使用乙酰唑胺，暂时增加内淋巴压力，以用于诊断。

疾病早期出现急性眩晕发作的治疗药物与其他任何原因引起的眩晕使用的药物是一致的（见下文）。

由于推测迷路局部缺血是本病的病因之一，因此提倡使用血管扩张药进行维持治疗。倍他司汀是一种组胺的类似物，也可用于治疗。为了减少内淋巴腔内的液体体积，传统治疗还包括限制饮食中的钠盐，给予利尿药（如氢噻嗪、呋塞米和氢氯噻嗪）。

随着疾病的进展，可能需要用氨基糖苷类药物进行前庭消融术。全身性使用链霉素治疗由于存在加剧听力下降及其他严重不良反应的危险，使用受到限制。目前首选鼓室内使用庆大霉素治疗，90%的患者眩晕症状能得到改善，虽然与全身性使用链霉素相比，加剧听力下降的发生率较低，但仍然需要冒一定的风险。

对于内科干预难以奏效的梅尼埃病患者，还可以选择进行手术治疗。

1. Saeed SR, *et al.* Ménière's disease. *Br J Hosp Med* 1994; **51:** 603–12.
2. Brookes GB. The pharmacological treatment of Ménière's disease. *Clin Otolaryngol* 1996; **21:** 3–11.
3. Claes J, Van de Heyning PH. Medical treatment of Ménière's disease: a review of literature. *Acta Otolaryngol* 1997; suppl 526: 37–42.
4. Saeed SR. Diagnosis and treatment of Ménière's disease. *BMJ* 1998; **316:** 368–72.
5. Thai-Van H, *et al.* Ménière's disease: pathophysiology and treatment. *Drugs* 2001; **61:** 1089–1102.
6. Hawthorne M. Menière's disease: myths and realities. *Br J Hosp Med* 2005; **66:** 508–10.
7. Coelho DH, Lalwani AK. Medical management of Ménière's disease. *Laryngoscope* 2008; **118:** 1099–1108.
8. Sajjadi H, Paparella MM. Ménière's disease. *Lancet* 2008; **372:** 406–14.

偏头痛

抗组胺药在偏头痛的治疗中具有一些作用（第587页）。那些具有止吐作用的抗组胺药，例如布克力嗪和赛克力嗪可用于缓解偏头痛伴随的恶心和呕吐，用于初治偏头痛的复方镇痛制剂中都含有这些常用的成分。

而那些具有抗 5-羟色胺作用的抗组胺药，包括赛庚啶和氟桂利嗪，也曾用于偏头痛的预防。

恶心和呕吐

关于各种不同类型恶心和呕吐治疗方面的详细讨论内容见第1622页。

老的抗组胺药，例如桂利嗪、赛克力嗪、茶苯海明、美克洛嗪和异丙嗪都是一些主要的用于治疗**运动病**的药物。这些药物具有相似的药效，但在起效时间、作用维持时间以及嗜睡等不良反应的严重程度方面可能有些差异。如果希望有镇静效果，可以选用茶苯海明和异丙嗪，否则，就可以优先选用镇静作用稍弱的抗组胺药，例如桂利嗪、赛克力嗪或者美克洛嗪。由于止吐药的预防作用要优于治疗作用，因此运动病的治疗目标就是预防其发生，如果可以采用注射方法，那么肌内注射异丙嗪也是一种有效的治疗。抗组胺药治疗运动病的效果可能要稍弱于抗毒蕈碱的东莨菪碱（第1654页），但耐受性较后者要好。非镇静类抗组胺药，由于很难穿透进入 CNS，因此对于运动病的治疗可能是无效的。

为了减少甲氧氯普胺伴随的锥体外系反应，在控制**癌症化疗**相关恶心呕吐的止吐方案中也含有苯海拉明，而且它还可以改善整体的止吐效果。在**姑息治疗**中应用赛克力嗪作为止吐药物。

作为阿片类药物的补充，赛克力嗪还可用于术前给药，同时还能有效地预防和治疗**术后恶心和呕吐**。异丙嗪也可用于预防和治疗术后恶心和呕吐，但具有明显的镇静作用。苯海拉明同样也有预防效果。

妊娠早期出现的恶心不需要药物治疗，除非在很罕见的情况下出现剧烈呕吐时，则需要在专家指导下使用抗组胺药，如异丙嗪。关于妊娠期采取止吐治疗风险的讨论见上文**抗组胺药的注意事项**项下。

中耳炎

尽管急性中耳炎（第173页）和渗出性中耳炎通常都要给予抗菌药治疗，但本病可能不经治疗而自行缓解。单独或联合使用抗组胺药和减充血剂，常广泛用于儿童急性中耳炎及其相关呼吸道症状的对症治疗，但研究未能证实这种治疗的益处，因此不建议使用这些药物[1]。而且确实有研究[2]发现，氯苯那敏作为辅助治疗反而延长了中耳渗出的持续时间。

1. Griffin G, *et al.* Antihistamines and/or decongestants for otitis media with effusion (OME) in children. Available in The Cochrane Database of Systematic Reviews; Issue 4. Chichester: John Wiley; 2006 (accessed 07/03/07).
2. Chonmaitree T, *et al.* A randomized, placebo-controlled trial of the effect of antihistamine or corticosteroid treatment in acute otitis media. *J Pediatr* 2003; **143:** 377–85.

瘙痒

镇静类抗组胺药常常用于缓解多种病因引起的瘙痒（第1509页）。这类药物能有效缓解荨麻疹（见下文）相关的瘙痒，而且还能用于一些皮肤疾病，例如特应性湿疹相关的瘙痒（第1506页），但治疗效果要稍弱一些。对于后者抗组胺药都用于控制夜间瘙痒症状以及复发性重度瘙痒。

关于瘙痒确切的病理生理学目前仍不清楚[1~3]。尽管在特应性湿疹中组胺释放与瘙痒有关，但在其他皮肤疾病中，还有一些另外的炎症因子参与其中。而且在感知瘙痒过程中，CNS 也起着一定的作用。因此，对于抗组胺药具有的 CNS 镇静作用和阻断外周组胺受体作用，这两种作用方式在这些疾病中的相对作用仍然存在争议。尽管一般都认为镇静作用在其中占主导地位，但镇静类抗组胺药在治疗湿疹方面的效果似乎要弱于荨麻疹的治疗。此外，有报道指出氯马斯汀虽然有明显的镇静作用，但没有任何止痒效果。关于非镇静类抗组胺药的研究还没有定论，大多数药物对特应性湿疹相关的瘙痒没有效果，仅有一项较早期的研究发现，在应用局部皮质激素和润肤剂的基础上，加上阿伐斯汀或者特非那定后会有轻微的改善[4]。有人怀疑是否任何抗组胺药在治疗瘙痒方面都有这么大的益处[5]。

1. Krause L, Shuster S. Mechanism of action of antipruritic drugs. *BMJ* 1983; **287:** 1199–1200.
2. Advenier C, Queille-Roussel C. Rational use of antihistamines in allergic dermatological conditions. *Drugs* 1989; **38:** 634–44.
3. Greaves MW, Wall PD. Pathophysiology of itching. *Lancet* 1996; **348:** 938–40.
4. Doherty V, *et al.* Treatment of itching in atopic eczema with antihistamines with a low sedative profile. *BMJ* 1989; **298:** 96.
5. Anonymous. Oral antihistamines for allergic disorders. *Drug Ther Bull* 2002; **40:** 59–62. Correction. *ibid.*; 2003; **41:** 24.

鼻炎

鼻炎从病因上，可分为过敏性鼻炎和非过敏性鼻炎。过敏性鼻炎是一种Ⅰ型超敏反应（见上文），可以同时引起速发相（喷嚏、流涕和鼻充血）和迟发相（鼻充血）两种反应。鼻炎可以是季节性的（如枯草热），也有常年性的，在某些患者，常常还伴有结膜炎（见上文）。非过敏性鼻炎也可以分为嗜酸细胞增多性非过敏性鼻炎和非嗜酸细胞增多性非过敏性鼻炎两类。后者还用过血管运动性鼻炎这个名词，但最好避免使用这个名词，因为没有确切的证据表明本病存在血管运动功能障碍。

在**过敏性鼻炎**的治疗中，避免不必要的过敏原暴露是最重要的。但大多数患者都不太可能做到这一点，这就需要采用一些药物治疗的方式。在鼻炎的发病机制中，有大量的炎症因子参与其中，因此没有一种单独的药物能够完全有效地缓解症状。

- 一些抗组胺药虽然能有效地减少鼻腔分泌物，减轻鼻痒、喷嚏和眼部症状（如结膜炎），但在缓解鼻充血方面效果较弱。目前，轻度和（或）间歇性过敏性鼻炎首选治疗药物是非镇静类口服抗组胺药，例如阿伐斯汀、西替利嗪、依巴斯汀、非索非那定、氯雷他定和咪唑斯汀。同时这些药物也可用于那些经预防性使用鼻内皮质激素或色甘酸钠（见下文）后出现突破症状时的治疗。由于抗组胺药在达到血药浓度峰值后的数小时才能发挥最大效应，因此这些药物应在炎症反应达到峰值之前预先使用。大部分抗组胺药在适合局部治疗的浓度时通常是无效的，同时也有潜在致敏的可能，因此不适合鼻内或眼部局部用药。但安他唑啉盐类、氮草斯汀和左卡巴斯汀可用于鼻内局部治疗控制症状，作为口服抗组胺药的替代治疗。一般认为这些局部制剂的效果要弱于鼻内皮质激素，但可能要强于色甘酸类。
- 在过敏性鼻炎中，局部皮质激素的作用包括减轻炎症、降低毛细血管的通透性、减少黏液产生以及收缩血管，而且可以同时抑制过敏原暴露后引起的速发相和迟发相反应。皮质激素是预防中重度和（或）持续性过敏性鼻炎的一线治疗药物。在季节性过敏性鼻炎中，这类药物至少应在花粉季节前 2 周就开始应用，然后规律使用至季节结束。可用于鼻内治疗的药物包括倍氯米松、布地奈德、氟尼缩松、氟替卡松、莫米松和曲安西龙。在推荐剂量，局部不良反应轻微且是一过性的，不会出现全身性反应的风险，而且水剂型喷雾剂引起的局部反应要少于压力型气雾剂。口服或肠道外使用皮质激素治疗过敏性鼻炎仅适用于特殊情况下的短期治疗，尽管有些人对这一应用也存在争议。
- 肥大细胞稳定药，如酮替芬、奈多罗米和色甘酸钠，它们的主要作用被认为是通过稳定肥大细胞膜，阻止从致敏肥大细胞中释放炎症介质。这些药物可以作为过敏性鼻炎的预防治疗中皮质激素的替代药，而且可能更适合儿童治疗。同时在控制轻中度症状方面也有效。
- 白三烯受体拮抗药孟鲁司特的治疗效果与抗组胺药相当，在一些国家已被批准用于季节性过敏性鼻炎的治疗。
- 鼻内拟交感神经药，如去氧肾上腺素、萘甲唑啉、羟甲唑啉和赛洛唑啉可用于过敏性鼻炎的短期治疗，缓解严重的鼻充血，这种严重鼻充血可引起疼痛，并且会阻止色甘酸钠或者皮质激素类药物传输到达黏膜表面。口服拟交感类减充血剂（如伪麻黄碱和苯丙醇胺）较局部应用拟交感类药物的作用要弱，且不良反应可能会比较麻烦。
- 异丙托溴铵具有局部的副交感阻断作用，可以减少鼻黏膜过多的水样分泌物，因此鼻内使用异丙托溴铵可用于流涕症状患者的辅助治疗。

过敏原免疫疗法（第2173页）常常仅适用于重度过敏性鼻炎，而且经敏感试验显示对一种过敏原敏感，且这种过敏原的暴露是不可避免的或者对症治疗无效的。

非过敏性鼻炎尽管与过敏性鼻炎在病因学上有着不同的机制，但在治疗方式上是一致的。局部皮质激素常作为一线治疗，尤其是以鼻充血为主要表现时。抗组胺药的应用受到很大限制，除了镇静类抗组胺药由于具有抗毒蕈碱作用因此可用于减少鼻腔分泌物，非镇静类抗组胺药相对是无效的。如果流涕是患者较突出的症状，鼻内应用异丙托品是有效的。尽管也有使用鼻内拟交感类药物治疗，但一般情况下最好避免使用，因为这种药物具有引起反跳性充血的风险。口服拟交感类药物治疗在很大程度上是无效的。

其他可以试用的治疗还包括局部使用辣椒素诱导局部脱敏以及用盐水和碳酸氢钠溶液进行鼻腔冲洗。

1. International Rhinitis Management Working Group. International consensus report on the diagnosis and management of rhinitis. *Allergy* 1994; **49** (suppl 19): 1–34.
2. Scadding GK. Chronic non-infectious, non-allergic rhinitis. *Prescribers' J* 1996; **36:** 93–101.
3. Parikh A, Scadding GK. Seasonal allergic rhinitis. *BMJ* 1997; **314:** 1392–5.
4. Naclerio R, Soloman W. Rhinitis and inhalant allergens. *JAMA* 1997; **278:** 1842–8.

5. Durham S. Summer hay fever. *BMJ* 1998; **316:** 843–5.
6. Mackay IS, Durham SR. Perennial rhinitis. *BMJ* 1998; **316:** 917–20.
7. van Cauwenberge P, *et al.* European Academy of Allergology and Clinical Immunology. Consensus statement on the treatment of allergic rhinitis. *Allergy* 2000; **55:** 116–34. Also available at: http://www.eaaci.net/attachments/903_Treatment.pdf (accessed 17/08/10)
8. Bousquet J, *et al.* Management of allergic rhinitis symptoms in the pharmacy (2002 workshop). Available at: http:// www.whiar.org/docs/ARIA_Pharm_Guide.pdf (accessed 14/04/08)
9. Meltzer EO. Evaluation of the optimal oral antihistamine for patients with allergic rhinitis. *Mayo Clin Proc* 2005; **80:** 1170–6.
10. Plaut M, Valentine MD. Allergic rhinitis. *N Engl J Med* 2005; **353:** 1934–44.
11. Prenner BM, Schenkel E. Allergic rhinitis: treatment based on patient profiles. *Am J Med* 2006; **119:** 230–7.
12. Lehman JM, Blaiss MS. Selecting the optimal oral antihistamine for patients with allergic rhinitis. *Drugs* 2006; **66:** 2309–19.
13. Laine C, *et al.* In the clinic: allergic rhinitis. *Ann Intern Med* 2007; **146:** ITC4-1–ITC4-16. Correction. *ibid.* 2008; **149:** 596.
14. Lehman JM, Lieberman PL. Office-based management of allergic rhinitis in adults. *Am J Med* 2007; **120:** 659–63.
15. Scadding GK, *et al.* British Society for Allergy and Clinical Immunology. BSACI guidelines for the management of allergic and non-allergic rhinitis. *Clin Exp Allergy* 2008; **38:** 19–42. Also available at: http://www3.interscience.wiley.com/cgi-bin/fulltext/119410075/PDFSTART (accessed 01/08/08)

荨麻疹和血管性水肿

大部分荨麻疹或血管性水肿（第1511页）的患者用口服抗组胺药治疗通常都会有一定的效果，尤其在缓解瘙痒方面。但是如果患者病情严重，特别是当出现了喉水肿时，则是过敏反应的急症，需要立即使用肾上腺素治疗（见**过敏反应和过敏性休克**，第1162页）。此外，有时也需要使用大剂量的抗组胺药治疗，其中Ⅰ型超敏反应来源的荨麻疹和医源性荨麻疹的治疗反应要比物理性荨麻疹的效果好一些。如果荨麻疹频繁发作，可以预防性地使用抗组胺药。镇静类抗组胺药，例如氯苯那敏和苯海拉明，曾广泛用于治疗荨麻疹，但目前一般首选非镇静类抗组胺药。羟嗪主要用于治疗皮肤划痕症和胆碱能性荨麻疹。赛庚啶尽管可能出现刺激食欲的问题，但通常还是作为治疗寒冷性荨麻疹时选用的药物。

一些兼有拮抗 H_1 受体和稳定肥大细胞作用的药物，例如酮替芬、奥沙米特和阿扎他定，在荨麻疹的治疗中也有效。稳定肥大细胞的作用尚不明确。

除非是轻度荨麻疹，否则局部治疗罕有疗效，局部使用抗组胺药可能有发生致敏的风险。

1. Monroe EW. Chronic urticaria: review of nonsedating H_1 antihistamines in treatment. *J Am Acad Dermatol* 1988; **19:** 842–9.
2. Theoharides TC. Histamine$_2$ (H_2)-receptor antagonists in the treatment of urticaria. *Drugs* 1989; **37:** 345–55.
3. Advenier C, Queille-Roussel C. Rational use of antihistamines in allergic dermatological conditions. *Drugs* 1989; **38:** 634–44.
4. Mann KV, *et al.* Nonsedating histamine H_1-receptor antagonists. *Clin Pharm* 1989; **8:** 331–44.
5. Greaves MW, Sabroe RA. Allergy and the skin: urticaria. *BMJ* 1998; **316:** 1147–50.
6. Monroe E. Review of H1 antihistamines in the treatment of chronic idiopathic urticaria. *Cutis* 2005; **76:** 118–26.
7. Dibbern DA. Urticaria: selected highlights and recent advances. *Med Clin North Am* 2006; **90:** 187–209.

眩晕

眩晕是前庭病症的一种症状，表现为周围环境旋转感或者静止物体运动感。而头晕眼花则是一个更为广义的名词，尽管有时会把头晕眼花当作眩晕的同义词。

包括脑血管疾病、癫痫、头部外伤、恶性肿瘤、梅尼埃病、偏头痛、多发性硬化和感染性疾病等很多疾病都可能会影响前庭系统产生眩晕。运动病会导致眩晕。耳毒性药物也同样可能引起前庭损伤和突发眩晕。

应该对出现眩晕症状的患者进行详细的检查，明确任何潜在的病因。治疗方面采取简单的措施从视觉、本体感觉和前庭感受器方面改善综合感觉传入这种方法证实是有效的，特别是对于老年人，本身就存在姿势的不稳定性，应该避免不适当的处方药物。这些具体措施包括改善视觉灵敏度，平衡性锻炼和使用助行器具。

抗组胺药是用于治疗急性眩晕的最广泛的药物。除了作用于中枢以外，这类药物还可以直接作用于内耳。产生这种疗效的原因可能是药物的抗毒蕈碱作用。抗毒蕈碱药，特别是东莨菪碱，在治疗眩晕方面具有很长的历史。用于治疗眩晕的抗组胺药包括布克力嗪、赛克力嗪、茶苯海明、苯海拉明、美克洛嗪和异丙嗪。桂利嗪和氟桂利嗪尽管没有任何明显的抗毒蕈碱作用，但也可用于治疗眩晕，它们的作用可能是因为药物能够阻断钙通道。酚噻嗪类药物，例如丙氯拉嗪同样也可用于控制各种因素相关的呕吐。急性重症发作时还可给予包括地西泮在内的苯二氮䓬类药物治疗。但是对于具有慢性症状的患者长期使用这些药物值得商榷。

血管扩张药在治疗血管因素引起的眩晕中可能有效。以前还广泛采用组胺肠道外或舌下给药治疗，此外至今还提倡使用倍他司汀治疗，尤其是对于梅尼埃病相关的眩晕。烟醇也曾用过。

1. Rascol O, *et al.* Antivertigo medications and drug-induced vertigo: a pharmacological review. *Drugs* 1995; **50:** 777–91.
2. Luxon LM. Vertigo: new approaches to diagnosis and management. *Br J Hosp Med* 1996; **56:** 519–20 and 537–41.
3. Luxon LM. Assessment and management of vertigo. *Prescribers' J* 1998; **38:** 87–97.
4. Baloh RW. Vertigo. *Lancet* 1998; **352:** 1841–6.
5. Hain TC, Uddin M. Pharmacological treatment of vertigo. *CNS Drugs* 2003; **17:** 85–100.
6. Zajonc TP, Roland PS. Vertigo and motion sickness. Part II: Pharmacologic treatment. *Ear Nose Throat J* 2006; **85:** 25–35.
7. Macleod D, McAuley D. Vertigo: clinical assessment and diagnosis. *Br J Hosp Med* 2008; **69:** 330–4.

Acrivastine (*BAN, USAN, rINN*) 阿伐斯汀

Acrivastin; Acrivastina; Acrivastinum; Akrivastiini; Akrivastin; BW-825C. (*E*)-3-{6-[(*E*)-3-Pyrrolidin-1-yl-1-*p*-tolylprop-1-enyl]-2-pyridyl}acrylic acid.

Акривастин

$C_{22}H_{24}N_2O_2$ = 348.4.

CAS — 87848-99-5.

ATC — R06AX18.

ATC Vet — QR06AX18.

UNII — A20F9XAI7W.

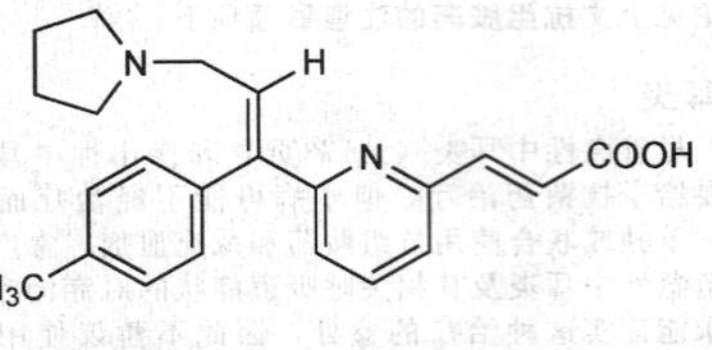

不良反应和注意事项

参见非镇静类抗组胺药，第534页。肾损伤患者慎用阿伐斯汀，英国注册药品信息建议该药不应用于明显肾损伤的患者，而其他国家的药品信息，如以瑞士为例，禁用于肌酐清除率低于50ml/min的患者。对曲普利啶敏感的患者禁用阿伐斯汀。

镇静 见第534页关于抗组胺药镇静作用的讨论内容。

药物相互作用

参见非镇静类抗组胺药，第536页。

药动学

阿伐斯汀口服后经胃肠道吸收良好，约在1.5h达到血浆峰浓度。阿伐斯汀的血浆半衰期约为1.5h，而且在很大程度上，该药物似乎不能穿透血脑屏障。阿伐斯汀及其活性代谢产物主要通过尿液排泄。

用途和用法

阿伐斯汀是一种在结构上和曲普利啶相关的非镇静类抗组胺药。该药物不具有任何明显的镇静作用或抗毒蕈碱作用。可用于对症缓解过敏性疾病，如鼻炎（第537页）和各种类型的荨麻疹（第538页），口服给药剂量为8mg，每日3次，而且还可与一种减充血药（如盐酸伪麻黄碱）配伍使用。

制剂

专利制剂

Austria: Semprex†; ***Cz.:*** Semprex†; ***Denm.:*** Benadryl; ***Fin.:*** Benadryl; ***Hong Kong:*** Semprex; ***Ital.:*** Semprex; ***Malaysia:*** Semprex†; ***Neth.:*** Semprex; ***Philipp.:*** Semprex; ***Rus.:*** Semprex (Семпрекс); ***S.Afr.:*** Semprex; ***Singapore:*** Semprex; ***Swed.:*** Semprex; ***Switz.:*** Semprex; ***Turk.:*** Semprex; ***UK:*** Benadryl Allergy Relief.

多组分制剂 ***Austria:*** Duact†; ***Denm.:*** Duact; ***Fin.:*** Duact; ***Turk.:*** Duact; ***UK:*** Benadryl Plus; ***USA:*** Semprex-D.

Alimemazine Tartrate (*BANM, rINNM*) 酒石酸阿利马嗪

Alimémazine, Tartrate d'; Alimemazini Tartras; Tartrato de alimemazina; Trimeprazine Tartrate. *NN*-Dimethyl-2-methyl-3-(phenothiazin-10-yl)propylamine tartrate.

Алимемазина Тартрат

$(C_{18}H_{22}N_2S)_2,C_4H_6O_6$ = 747.0.

CAS — 84-96-8 (alimemazine); 4330-99-8 (alimemazine tartrate).

ATC — R06AD01.

ATC Vet — QR06AD01.

UNII — 362NW1LD6Z.

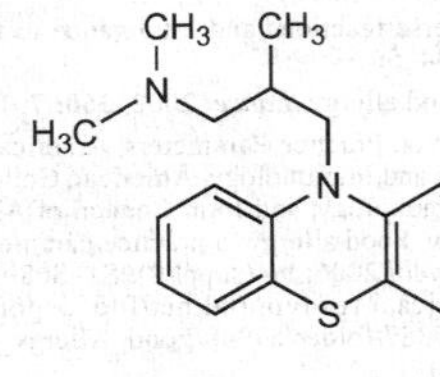

(alimemazine)

Pharmacopoeias. In *Br., Fr., Jpn,* and *US.*

BP 2010（Alimemazine Tartrate） 白色或略乳白色粉末。光照条件下会变黑。易溶于水；略溶于乙醇；极微溶于乙醚。2%水溶液的pH值为5.0～6.5。避光。

USP 33（Trimeprazine Tartrate） 白色至米色，无臭，结晶性粉末。溶于水（1：2），溶于乙醇（1：20），溶于氯仿（1：5），溶于乙醚（1：1800）；极微溶于苯。贮藏于密闭容器中。避光。

不良反应和注意事项

参见镇静类抗组胺药，第534页。

儿童 儿童口服酒石酸阿利马嗪后有不良反应的报道。用于术前给药时曾发生过致死性的恶性高热[1]和严重的心血管功能减退[2]，用于术后镇静时出现过严重的呼吸和CNS抑制[3]。这3例报道的给药剂量范围为2.4～4.4mg/kg。尽管未经证实，吩噻嗪类镇静药与婴儿猝死综合征之间可能存在某种联系（见**盐酸异丙嗪**，第560页）。在英国，酒石酸阿利马嗪不再被批准用于儿童短期镇静治疗，并建议禁用于2岁以下的婴儿（也可见下文**儿童用法**）。用于2～7岁儿童术前给药的最大推荐口服剂量为2mg/kg。还有这样一个警告[4]，在儿童的诊断和治疗性操作时，为了达到深度镇静而使用的阿利马嗪与延长嗜睡时间有关，这时应采取与全身麻醉时类似的监护、空腹和操作后护理的标准。

1. Moyes DG. Malignant hyperpyrexia caused by trimeprazine. *Br J Anaesth* 1973; **45:** 1163–4.
2. Loan WB, Cuthbert D. Adverse cardiovascular response to oral trimeprazine in children. *BMJ* 1985; **290:** 1548–9.
3. Mann NP. Trimeprazine and respiratory depression. *Arch Dis Child* 1981; **56:** 481–2.
4. Cray SH, Hinton W. Sedation for investigations: prolonged effect of chloral and trimeprazine. *Arch Dis Child* 1994; **71:** 179.

妊娠 有关妊娠期使用抗组胺药的讨论内容，包括关于吩噻嗪类药物的研究，见第535页。

药物相互作用

参见镇静类抗组胺药，第536页。

用途和用法

阿利马嗪属吩噻嗪类衍生物，是一种具有止吐作用和明显镇静作用的镇静类抗组胺药。该药也具有一些抗毒蕈碱作用。主要用于缓解荨麻疹（第538页）和瘙痒（第537页），另外，在英国，该药还被批准用于儿童的术前给药。阿利马嗪也用于复方制剂中作为咳嗽的对症治疗（第536页）。

酒石酸阿利马嗪采用口服给药。在英国，给药剂量以酒石酸阿利马嗪计，而其他一些国家则以相当量的阿利马嗪计量。25mg酒石酸阿利马嗪约相当于20mg阿利马嗪。

- 在英国，酒石酸阿利马嗪用于缓解**荨麻疹和瘙痒**的给药剂量是10mg，每日2次或3次；难治性患者最高可至每日100mg。老年患者为10mg，每日1次或2次。
- 在美国，即使考虑到该药是以阿利马嗪计量，用药剂量仍偏低。常用剂量为相当于阿利马嗪2.5mg，每日4次。但目前看来，在美国已无法得到该药的专利制剂。

关于儿童剂量，见下文。

儿童用法 酒石酸阿利马嗪可用于儿童，缓解**荨麻疹和瘙痒**。在英国，2岁以上儿童可口服2.5～5mg，每日3次或4次。尽管有观点认为阿利马嗪禁用于低龄儿童（见上文），而且在英国也未被批准用于该年龄组，*BNFC 2009* 建议，只有在专科医生的观察下，6个月～2岁的儿童可给予250μg/kg（最高为2.5mg），每日3次或4次。

在英国，用于**术前给药**时，2～7岁儿童通常的推荐剂量是在操作前1～2h口服最大至2mg/kg。

麻醉 用于儿童的麻醉术前给药（第536页）时，如果不愿选择其他吩噻嗪类抗组胺药较常用的肠道外给药途径，则可首选口服给药的酒石酸阿利马嗪。但也曾有过在儿童中发生不良反应的报道（见上文**不良反应和注意事项**项下），在英国，酒石酸阿利马嗪没有被批准用于2岁以内的婴儿。

失眠 抗组胺药，例如酒石酸阿利马嗪可作为苯二氮䓬类的替代药物用于治疗短期失眠（第537页），尤其是对于儿童而言。但药物具有抗毒蕈碱的不良反应可能会引起麻烦。

为了试图改变睡眠障碍儿童的睡眠模式，曾采用短期大剂量给予酒石酸阿利马嗪的治疗方法[1,2]。但是在儿童中也出现过不良反应的报道（见上文**不良反应和注意事项**项下）。在英国，该药品的适应证已不再包括儿童的短期镇静治疗，且禁用于2岁以下的婴儿。

1. Valman HB. ABC of 1 to 7 (revised): sleep problems. *BMJ* 1987; **294:** 828–30.
2. Anonymous. What can be done for night waking in children? *Lancet* 1987; **ii:** 948–9.

制剂

BP 2010: Alimemazine Tablets; Paediatric Alimemazine Oral Solution; Strong Paediatric Alimemazine Oral Solution;
USP 33: Trimeprazine Tartrate Syrup; Trimeprazine Tartrate Tablets.

专利制剂

Austral.: Vallergan; ***Belg.:*** Theralene; ***Canad.:*** Panectyl; ***Fr.:*** Theralene; ***Irl.:*** Vallergan; ***Neth.:*** Nedeltran; ***Norw.:*** Vallergan; ***NZ:*** Vallergan; ***Rus.:*** Teraligen (Тералиджен); ***S.Afr.:*** Vallergan; ***Spain:*** Variargil; ***Swed.:*** Theralen; ***UK:*** Vallergan.

多组分制剂 ***Fr.:*** Sirop Teyssedre.

Antazoline (*BAN*, *rINN*) 安他唑啉

Antatsoliini; Antazolin; Antazolina; Antazolinum. *N*-Benzyl-*N*-(2-imidazolin-2-ylmethyl)aniline.

Антазолин

$C_{17}H_{19}N_3$ = 265.4.
CAS — 91-75-8.
ATC — R01AC04; R06AX05.
ATC Vet — QR01AC04; QR06AX05.
UNII — DHA8014SS1.

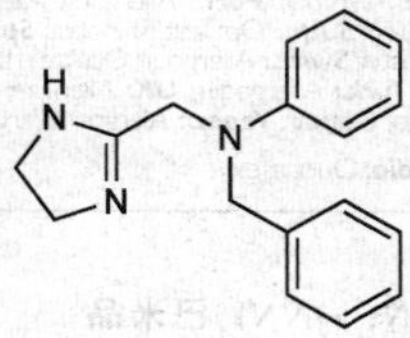

Antazoline Hydrochloride (*BANM*, *rINNM*) 盐酸安他唑啉

Antatsoliinihydrokloridi; Antazolin hydrochlorid; Antazoline, chlorhydrate d'; Antazolin-hidroklorid; Antazolinhydroklorid; Antazolini Hydrochloricum; Antazolini hydrochloridum; Antazolinium Chloride; Antazolino hidrochloridas; Antazoliny chlorowodorek; Hidrocloruro de antazolina; Imidamine Hydrochloride; Phenazolinum.

Антазолина Гидрохлорид

$C_{17}H_{19}N_3,HCl$ = 301.8.
CAS — 2508-72-7.
ATC — R01AC04; R06AX05.
ATC Vet — QR01AC04; QR06AX05.
UNII — FP8Q8F72JH.

Pharmacopoeias. In *Chin.* and *Eur.* (see p.vii).

Ph. Eur. 6.8（Antazoline Hydrochloride） 白色或类白色结晶性粉末。略溶于水；溶于乙醇；微溶于二氯甲烷。

Antazoline Mesilate (*BANM*, *rINNM*) 甲磺酸安他唑啉

Antazoline, Mésilate d'; Antazoline Mesylate; Antazoline Methanesulphonate; Antazolini Mesilas; Antazoliny mezylan; Imidamine Mesylate; Mesilato de antazolina.

Антазолина Мезилат

$C_{17}H_{19}N_3,CH_3SO_3H$ = 361.5.
CAS — 3131-32-6.
ATC — R01AC04; R06AX05.
ATC Vet — QR01AC04; QR06AX05.
UNII — KU470J7TY6.

Pharmacopoeias. In *Pol.*

Antazoline Phosphate (*BANM*, *rINNM*) 磷酸安他唑啉

Antazolin Fosfat; Antazoline, Phosphate d'; Antazolini Phosphas; Fosfato de antazolina; Imidamine Phosphate.

Антазолина Фосфат

$C_{17}H_{19}N_3,H_3PO_4$ = 363.3.
CAS — 154-68-7.
ATC — R01AC04; R06AX05.
ATC Vet — QR01AC04; QR06AX05.
UNII — VPR5FPH326.

Pharmacopoeias. In *US.*

USP 33（Antazolin Phosphate） 白色至米色结晶性粉末。溶于水；儿乎不溶于乙醚和苯；略溶于甲醇。2%水溶液的pH值为4.0～5.0。贮藏于密闭容器中。

Antazoline Sulfate (*rINNM*) 硫酸安他唑啉

Antazoline, Sulfate d'; Antazoline Sulphate *(BANM)*; Antazolini Sulfas; Imidamine Sulphate; Sulfato de antazolina.

Антазолина Сульфат

$(C_{17}H_{19}N_3)_2H_2SO_4,2H_2O$ = 664.8.
CAS — 24359-81-7 (anhydrous antazoline sulfate).
ATC — R01AC04; R06AX05.
ATC Vet — QR01AC04; QR06AX05.
UNII — 6T74107212.

注：上述分子式是摘录自 *It. p.*。其他资料来源的分子式是 $C_{17}H_{19}N_3$，H_2SO_4。

Pharmacopoeias. In *It.*

不良反应和注意事项

参见抗组胺药，第534页。

超敏反应 有报道，口服安他唑啉后引起的超敏反应可引起急性间质性肺炎（出现发热、皮疹和呼吸困难）[1]和免疫性血小板减少性紫癜[2]。

1. Pahissa A, *et al.* Antazoline-induced allergic pneumonitis. *BMJ* 1979; **2:** 1328.
2. Nielsen JL, *et al.* Immune thrombocytopenia due to antazoline (Antistina). *Allergy* 1981; **36:** 517–19.

用途和用法

安他唑啉属乙二胺类衍生物，是一种用于治疗过敏性结膜炎（第536页）的局部使用的抗组胺药。在滴眼剂中，该药有盐酸盐、磷酸盐或者硫酸盐等多种盐类形式，最常用的浓度是0.5%，甲磺酸盐也可以使用。安他唑啉盐类常与一种血管收缩药物（如盐酸或硝酸萘甲唑啉或者盐酸赛洛唑啉）一起使用。

安他唑啉的盐酸盐和硫酸盐可局部给药，用于治疗轻微的皮肤刺激，但同其他抗组胺药一样，外用时存在致敏的危险。盐酸盐类还可用于口服。

制剂

多组分制剂 ***Austral.:*** Albalon-A; Antistine-Privine; In A Wink Allergy†; ***Austria:*** Histophtal†; ***Belg.:*** Zincfrin Antihistaminicum†; ***Canad.:*** Albalon-A; Zincfrin-A; ***Chile:*** Bacitopic Compuesto†; Nasomin; Oftalirio; Red Off Plus; Rinobanedif; Spersallerg; ***Cz.:*** Sanorin-Analergin; Spersallerg; ***Denm.:*** Ansal; Antistina-Privin; Sesal†; ***Fin.:*** Antistin-Privin†; ***Ger.:*** Allergopos N; Antistin-Privin; Spersallerg; ***Gr.:*** Spersallerg; Zincfrin-A; ***Hong Kong:*** Spersallerg; Vista-Tone; ***Hung.:*** Spersallerg; ***Indon.:*** Indofrin-A†; ***Irl.:*** Otrivine-Antistin; RBC†; ***Israel:*** Antistin-Privin†; ***Ital.:*** Antistin-Privina; ***Malaysia:*** Alergoftal†; Napha A; Spersallerg; ***Mex.:*** Midazol Ofteno; Zincfrin-A; ***Norw.:*** Spersallerg; ***NZ:*** Otrivine-Antistin†; ***Philipp.:*** Spersallerg; ***Pol.:*** Dermophenazol; Oftophenazol; Rhinophenazol; Spersallerg; ***Port.:*** Alergiftalmina; ***Rus.:*** Sanorin-Analergin (Санорин-аналергин); Spersallerg (Сперсаллерг); ***S.Afr.:*** Albalon-A†; Antistin-Privin; Covosan†; Gemini; Oculerge; Spersallerg; Zincfrin-A†; ***Singapore:*** Antistin-Privin; Spersallerg; ***Spain:*** Alergoftal; ***Swed.:*** Antasten-Privin; ***Switz.:*** Antistin-Privin; Spersallerg; ***Thai.:*** Allergis; Antazallerge; Histaoph; Opsil-A; Spersallerg; ***Turk.:*** Alergoftal; Sulfarhin; ***UK:*** Otrivine-Antistin; ***Ukr.:*** Sanorin-Analergin (Санорин-Аналергин); ***USA:*** Antazoline-V; Geneye AC Allergy†; Vasocon-A.

Astemizole (*BAN*, *USAN*, *rINN*) 阿司咪唑

Astemitsoli; Astemizol; Astemizolas; Astémizole; Astemizolum; Asztemizol; MJD-30. 1-(4-Fluorobenzyl)-2-{[1-(4-methoxyphenethyl)-4-piperidyl]amino}benzimidazole.

Астемизол

$C_{28}H_{31}FN_4O$ = 458.6.
CAS — 68844-77-9.
ATC — R06AX11.
ATC Vet — QR06AX11.
UNII — 7HU6337315.

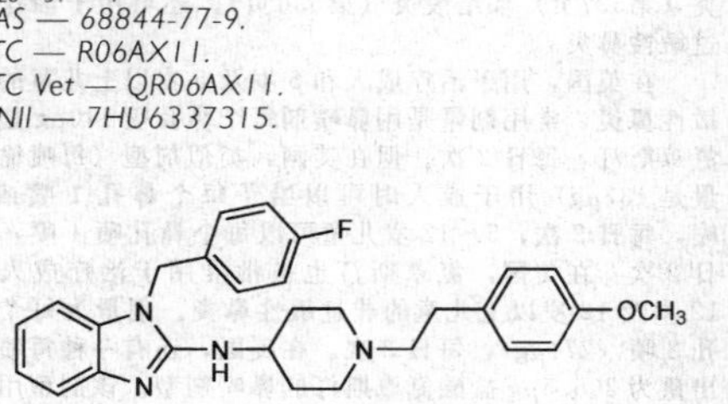

注：阿司咪唑及其代谢产物 tecastemizole（norastemizole）两者都可以用 R-43512 这个编码表示。

Pharmacopoeias. In *US.*

USP 33（Astemizole） 贮藏于密闭容器中。

不良反应和注意事项

参见非镇静类抗组胺药，第534页。有报道，阿司咪唑会增加食欲和体重。

阿司咪唑罕见室性心律失常，包括尖端扭转型室性心动过速，特别是与血药浓度升高时相关（见下文的**心律失常**），因此该药已从大部分国家的市场中撤出。为了降低出现这种心律失常的危险，使用时**严禁**超过批准的推荐剂量，**禁**用于心脏病或严重肝病、低钾血症或其他电解质失衡或者已知或可疑QT间期延长的患者。正在使用易于抗阿司咪唑肝代谢的药物、其他潜在的致心律失常药物包括那些延长QT间期的药物以及可能导致电解质失衡的药物的患者也**禁用**该药物（见下文的**药物相互作用**）。

心律失常 尽管最初报道这种严重危及生命的心血管不良反应，包括尖端扭转型室性心动过速和其他室性心律失常主要发生在阿司咪唑明显过量时，但在每日20～30mg的较低剂量，对于那些具有可能的易感因素的患者甚至在低至每日10mg时，也会罕见发生这种反应。有一报道[1]发现，一名15岁女孩出现了阿司咪唑诱发的尖端扭转型室性心动过速，虽然她声称连续10周每日服用10mg，但药动学数据非常符合短期内服用大剂量的药物。还有个别报道是儿童意外过量服用阿司咪唑后出现心脏毒性[2～4]。

英国CSM提出了一些建议以减少严重心律失常发生的危险[5～7]（详见上文的**不良反应**）；尽管如此，后来该药还是从英国和很多其他国家撤出。有观点认为，患者一旦发生晕厥应立即停用阿司咪唑，并要进行包括监测ECG在内的适当的临床评价，因为在某些病例中，晕厥常先于或伴随严重心律失常的出现。服用阿司咪唑的患者出现抽搐也可能与心血管不良反应有关[8]。

研究认为，阿司咪唑诱发室性心律失常是通过抑制心脏钾通道引起的，因为抑制钾通道后会导致QT间期延长，而这是发生心律失常的一个危险因素[9]。更深入的讨论内容，见第534页。

1. Simons FER, *et al.* Astemizole-induced torsade de pointes. *Lancet* 1988; **ii:** 624.
2. Hoppu K, *et al.* Accidental astemizole overdose in young children. *Lancet* 1991; **338:** 538–40.
3. Tobin JR, *et al.* Astemizole-induced cardiac conduction disturbances in a child. *JAMA* 1991; **266:** 2737–40.
4. Wiley JF, *et al.* Cardiotoxic effects of astemizole overdose in children. *J Pediatr* 1992; **120:** 799–802.
5. CSM. Ventricular arrhythmias due to terfenadine and astemizole. *Current Problems 35* 1992.
6. CSM/MCA. Drug-induced prolongation of the QT interval. *Current Problems* 1996; **22:** 2.
7. CSM/MCA. Astemizole (Hismanal): only available on prescription. *Current Problems* 1999; **25:** 2.
8. Clark A, Love H. Astemizole-induced ventricular arrhythmias: an unexpected cause of convulsions. *Int J Cardiol* 1991; **33:** 165–7.
9. Rankin AC. Non-sedating antihistamines and cardiac arrhythmia. *Lancet* 1997; **350:** 1115–16.

过量 阿司咪唑过量会伴有严重的心脏事件（见上文的**心律失常**），处置主要是支持治疗。给予活性炭可防止阿司咪唑从胃肠道吸收[1]，但由于阿司咪唑可被迅速吸收，因此一旦中毒后应尽快给予治疗。血液透析似乎并不能增加阿司咪唑的清除。

1. Laine K, *et al.* The effect of activated charcoal on the absorption and elimination of astemizole. *Hum Exp Toxicol* 1994; **13:** 502–5.

卟啉病 由于在体外系统中，阿司咪唑具有生卟啉的作用，据此认为，卟啉病患者使用阿司咪唑是不安全的。

镇静 关于抗组胺药中镇静作用的讨论内容，见第534页。

药物相互作用

参见非镇静类抗组胺药，第536页。

由于存在增加严重室性心律失常的危险，阿司咪唑不应与抑制其肝代谢的药物合用。这些药物包括咪唑和三唑类抗真菌药，例如酮康唑和伊曲康唑，大环内酯类抗菌药克拉霉素、红霉素、醋竹桃霉素以及其他可能的大环内酯类药物。与特非那定（第563页）类似，其他可能的药物还包括5-羟色胺再摄取抑制剂、HIV蛋白酶抑制剂、NNRTIs和齐留通。葡萄柚汁也可能会抑制阿司咪唑的代谢，应避免两者同时服用。

应避免与其他潜在的致心律失常药物（包括那些延长QT间期的药物）合用，例如抗心律失常药物、三环类抗抑郁药、抗疟药卤泛群和奎宁、抗精神病药、西沙必利和β受体阻滞药索他洛尔等，同样，会引起电解质

失衡（例如低钾血症）的利尿药也应避免使用。不建议同时使用特非那定和阿司咪唑。

药动学

阿司咪唑可从胃肠道迅速吸收，但食物会降低药物的吸收。首关代谢作用广泛，因此原药的血浆浓度很低。阿司咪唑加上代谢物的血浆浓度经 4～8 周达到稳态。阿司咪唑的代谢是由细胞色素 P450 酶系统中的 CYP3A4、CYP2D6 和 CYP2A6 同工酶介导的。阿司咪唑及其代谢物在稳态时的消除半衰期约为 19 天。阿司咪唑原药和血浆蛋白高度结合，在很大程度上似乎并不能穿透血脑屏障。阿司咪唑的主要代谢产物去甲阿司咪唑（desmethylastemizole），具有阻断组胺 H_1 受体的活性作用；tecastemizole（norastemizole）是另一个活性代谢产物。阿司咪唑的代谢产物缓慢通过尿液和粪便排泄，且具有肠肝再循环过程。实际上，口服药物是绝不会以原形排泄的。

用途和用法

阿司咪唑属哌啶类衍生物，是一种作用维持时间很长的非镇静类抗组胺药。该药没有明显的镇静或抗毒蕈碱作用。阿司咪唑可用于缓解过敏性疾病的症状，包括鼻炎（第537页）和结膜炎（第536页）以及皮肤疾病［如荨麻疹（第538页）］。由于存在发生不良反应的危险，阿司咪唑制剂如今已从大部分国家的市场中撤出。

阿司咪唑口服给药，每次 10mg，每日 1 次。由于在高剂量时会出现心律失常的危险，因此严禁超过该剂量。

阿司咪唑的活性代谢产物，tecastemizole（norastemizole）已被研究用于治疗过敏性鼻炎。

制剂

USP 33: Astemizole Tablets.

专利制剂

Cz.: Hismanal†; ***Gr.:*** Leanimol; Maxirgot; Mibiron; Tulipe-R; Tyrenol; Varivenot; Waruzol; ***India:*** Astizole†; Stemiz; ***Mex.:*** Adistan†; Alerfur†; Alerken; Alermi; Aleztem; Anerzol; Antagon 1†; Astemina†; Astesen; Aztemin†; Aztil; Aztrolen; Biostan; Dexodin†; Emdar†; Emizol; Farmidal S; Fustermizol; Ginomizol†; Histalino; Histaser; Novasten; Practizol; Ulcoid-Zol†; Urtigen†; ***Port.:*** Perifer H1†; ***Venez.:*** Asemin†; Corexan†; Histalong†; Prevant†.

Azatadine Maleate (*BANM, USAN, rINNM*) 马来酸阿扎他定

Atsatadiinimaleaatti; Azatadine, Maléate d'; Azatadini Maleas; Azatadinmaleat; Maleato de azatadina; Sch-10649. 6,11-Dihydro-11-(1-methyl-4-piperidylidene)-5*H*-benzo[5,6]cyclohepta[1,2-*b*]pyridine dimaleate.

Азатадина Малеат

$C_{20}H_{22}N_2,2C_4H_4O_4$ = 522.5.

CAS — 3964-81-6 (azatadine); 3978-86-7 (azatadine maleate).

ATC — R06AX09.

ATC Vet — QR06AX09.

UNII — F3Q391WTX7.

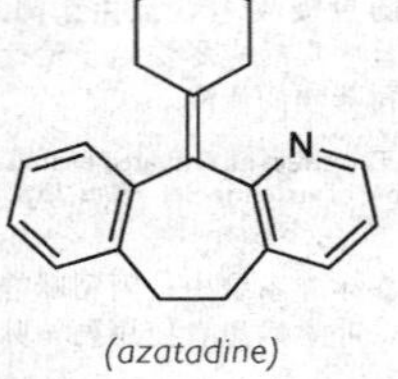

(azatadine)

Pharmacopoeias. In *US.*

USP 33（Azatadine Maleate） 白色至浅乳酪色，无臭粉末。易溶于水、乙醇、氯仿和甲醇；几乎不溶于乙醚和苯。

简介

马来酸阿扎他定是一种与赛庚啶密切相关的哌啶类衍生物。该药是一种作用维持时间较长的镇静类抗组胺药（第534页）；同时也具有抗毒蕈碱和抗 5-羟色胺的特点。

马来酸阿扎他定可用于缓解过敏性疾病的症状，包括鼻炎（第537页）和荨麻疹（第538页）；还可用于其他瘙痒性皮肤疾病及昆虫叮咬反应。该药通常的口服给药剂量为 1mg，每日 2 次；必要时也可给予 2mg，每日 2 次。儿童给药剂量，见下文。阿扎他定也可与一种减充血药（如硫酸伪麻黄碱）同时使用。

儿童用法 6～12 岁儿童可给予马来酸阿扎他定口服 0.5～1mg，每日 2 次，用于对症缓解过敏性疾病，包括鼻炎和荨麻疹。

锥体外系障碍 有报道，一例患者在 24h 内口服马来酸阿扎他定 20～30mg 出现了急性张力障碍反应[1]。静脉注射 2mg 苯扎托品后症状得到逆转。

1. Joske DJL. Dystonic reaction to azatadine. *Med J Aust* 1984; **141:** 449.

制剂

USP 33: Azatadine Maleate Tablets.

专利制剂

Austral.: Zadine†; ***Canad.:*** Optimine†; ***Gr.:*** Nalomet; ***Hong Kong:*** Zadine†; ***Malaysia:*** Zadine†; ***NZ:*** Zadine†; ***Singapore:*** Zadine†; ***Spain:*** Lergocil†.

多组分制剂 ***Braz.:*** Cedrin; ***Canad.:*** Trinalin†; ***Gr.:*** Nalomet-D; ***Spain:*** Atiramin†; Idulanex†; ***USA:*** Rynatan†.

Azelastine Hydrochloride (*BANM, USAN, rINNM*) 盐酸氮䓬斯汀

A-5610 (azelastine or azelastine hydrochloride); Atselastiinihydrokloridi; Azelastin Hidroklorür; Azélastine, chlorhydrate d'; Azelastin-hydrochlorid; Azelastinhydroklorid; Azelastini hydrochloridum; Azelastino hidrochloridas; E-0659 (azelastine or azelastine hydrochloride); Hidrocloruro de azelastina; W-2979M (azelastine or azelastine hydrochloride). 4-(*p*-Chlorobenzyl)-2-(hexahydro-1-methyl-1*H*-azepin-4-yl)-1(2*H*)-phthalazinone monohydrochloride.

Азеластина Гидрохлорид

$C_{22}H_{24}ClN_3O,HCl$ = 418.4.

CAS — 58581-89-8 (azelastine); 79307-93-0 (azelastine hydrochloride).

ATC — R01AC03; R06AX19; S01GX07.

ATC Vet — QR01AC03; QR06AX19; QS01GX07.

UNII — 0L591QR10I.

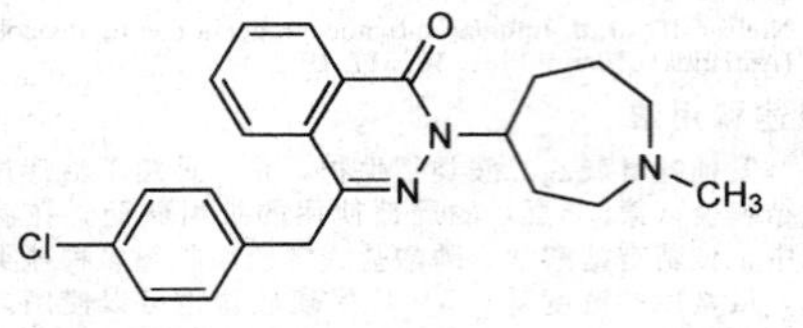

(azelastine)

Pharmacopoeias. In *Eur.* (see p.vii) and *Jpn.*

Ph. Eur. 6.8（Azelastine Hydrochloride） 白色或类白色，结晶性粉末。略溶于水；溶于无水乙醇和二氯甲烷。

不良反应和注意事项

参见抗组胺药，第534页。

鼻内给药时有刺激鼻黏膜和味觉障碍的报道，在一些患者中还出现了困倦、头痛和口干。眼部用药后也可能出现味觉障碍。

药动学

氮䓬斯汀每个鼻内剂量中约 40% 达到体循环。经由肝代谢消除，主要通过粪便排泄。

氮䓬斯汀口服给药时，能迅速且几乎完全被吸收，血浆峰浓度出现在 4～5h 内。氮䓬斯汀经过肝代谢，主要代谢物去甲氮䓬斯汀具有抗组胺活性。氮䓬斯汀的消除半衰期约为 25h，多次口服给药后，可能是由于去甲基代谢产物的蓄积效应，可延长至 35.5h。氮䓬斯汀及其代谢产物主要通过粪便排泄，也可经尿液排泄。

用途和用法

盐酸氮䓬斯汀这种抗组胺药除了具有固有的阻断组胺 H_1 受体活性以外，似乎还能抑制肥大细胞释放炎症介质。局部给药可用于缓解过敏性疾病的症状，包括鼻炎（第537页）和结膜炎（第536页）。还可用于治疗非过敏性鼻炎。

在英国，用于治疗成人和 5 岁及 5 岁以上儿童的过敏性鼻炎，常用剂量是用鼻喷剂每个鼻孔喷 140μg 盐酸氮䓬斯汀，每日 2 次。但在美国，类似剂型（每喷输出量是 137μg）用于成人时可以给予每个鼻孔 1 喷或 2 喷，每日 2 次；5～12 岁儿童可以每个鼻孔喷 1 喷，每日 2 次。在美国，氮䓬斯汀也被批准用于治疗成人和 12 岁及 12 岁以上儿童的非过敏性鼻炎。剂量为每个鼻孔 2 喷（274μg），每日 2 次。在美国，还有一种每喷输出量为 205.5μg 盐酸氮䓬斯汀的鼻喷剂型。该剂型用于治疗成人和 12 岁及 12 岁以上儿童的过敏性鼻炎的剂量为每个鼻孔 1 喷或 2 喷，每日 2 次，或者每鼻孔 2 喷，每日 1 次。

对于**结膜炎**，氮䓬斯汀在英国被批准用于治疗和预防成人和 4 岁及 4 岁以上儿童的季节性过敏性结膜炎以及成人和 12 岁及 12 岁以上儿童的常年性过敏性结膜炎。在美国，被批准用于治疗成人和 3 岁及 3 岁以上儿童的过敏性结膜炎。与患者年龄和适应证无关，结膜炎的给药剂量均是用 0.05% 溶液滴眼，每日 2 次，病情严重时可增至每日 4 次。

盐酸氮䓬斯汀还可用于口服。

1. Lenhard G, *et al.* Double-blind, randomised, placebo-controlled study of two concentrations of azelastine eye drops in seasonal allergic conjunctivitis or rhinoconjunctivitis. *Curr Med Res Opin* 1997; **14:** 21–8.
2. Sabbah A, Marzetto M. Azelastine eye drops in the treatment of seasonal allergic conjunctivitis or rhinoconjunctivitis in young children. *Curr Med Res Opin* 1998; **14:** 161–70.
3. Duarte C, *et al.* Treatment of severe seasonal rhinoconjunctivitis by a combination of azelastine nasal spray and eye drops: a double-blind, double-placebo study. *J Investig Allergol Clin Immunol* 2001; **11:** 34–40.
4. Canonica GW, *et al.* Topical azelastine in perennial allergic conjunctivitis. *Curr Med Res Opin* 2003; **19:** 321–9.
5. Lee TA, Pickard AS. Meta-analysis of azelastine nasal spray for the treatment of allergic rhinitis. *Pharmacotherapy* 2007; **27:** 852–9.
6. Bernstein JA. Azelastine hydrochloride: a review of pharmacology, pharmacokinetics, clinical efficacy and tolerability. *Curr Med Res Opin* 2007; **23:** 2441–52.
7. Lee C, Corren J. Review of azelastine nasal spray in the treatment of allergic and non-allergic rhinitis. *Expert Opin Pharmacother* 2007; **8:** 701–9.
8. Anonymous. Azelastine (Astepro) nasal spray for allergic rhinitis. *Med Lett Drugs Ther* 2009; **51:** 29–30.

儿童用法 盐酸氮䓬斯汀在儿童中的用量与成人用量相似（见上文）。

制剂

专利制剂

Arg.: Alager; Allergodil; Brixia; Xanaes; ***Austral.:*** Azep; Eyezep; ***Austria:*** Allergodil; Allergospray; Lasticom†; Oculastin†; ***Belg.:*** Allergodil; Otrivine Anti-Allergie; ***Braz.:*** Azelast†; Rino-Azetin†; Rino-Lastin; ***Chile:*** AZ Ofteno; Brixia; ***Cz.:*** Allergodil; ***Denm.:*** Allergodil; ***Fin.:*** Lastin; Oculastin; ***Fr.:*** Alerdual†; Allergodil; Prorhinite; ***Ger.:*** Allergodil; Loxin†; Vividrin akut Azelastin; ***Gr.:*** Afluon; ***Hong Kong:*** Azep; ***Hung.:*** Allergodil; ***India:*** Azep; ***Irl.:*** Optilast; Rhinolast; ***Israel:*** Optilast; Rhinolast; ***Ital.:*** Allergodil; Lasticom; ***Mex.:*** Amsler; Astelin; AZ Ofteno; ***Neth.:*** Allergodil; Oculastin; Otrivin neusallergie azelastine; ***Norw.:*** Azelvin; Lastin; ***NZ:*** Eyezep; ***Philipp.:*** Azelone; Azep; ***Pol.:*** Allergodil; ***Port.:*** Allergodil; Azep; Oculastin; ***Rus.:*** Allergodil (Аллергодил); ***S.Afr.:*** Optilast; Rhinolast; ***Spain:*** Afluon; Corifina; ***Swed.:*** Azelvin; Lastin; ***Switz.:*** Allergodil; Oculastin†; Otrivin rhume des foins; ***Thai.:*** Azep†; ***Turk.:*** Allergodil†; ***UK:*** Aller-Eze; Optilast; Rhinolast; ***USA:*** Astelin; Astepro; Optivar; ***Venez.:*** Alergot; Allergodil; AZ; Brixia.

多组分制剂 ***India:*** Duonase.

Bamipine (*BAN, rINN*) 巴米品

Bamipiini; Bamipin; Bamipina; Bamipinum. *N*-Benzyl-*N*-(1-methyl-4-piperidyl)aniline.

Бамипин

$C_{19}H_{24}N_2$ = 280.4.

CAS — 4945-47-5.

ATC — D04AA15; R06AX01.

ATC Vet — QD04AA15; QR06AX01.

UNII — Y6BHZ28O92.

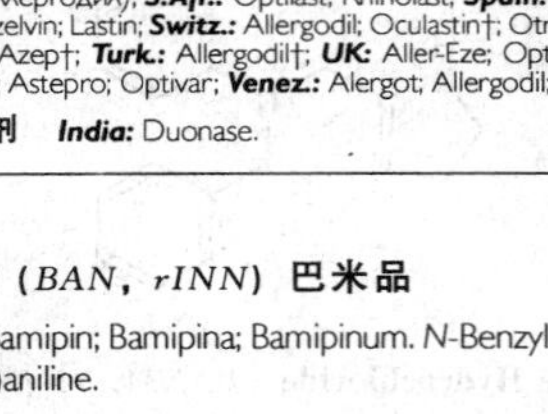

简介

巴米品是一种具有明显镇静作用的镇静类抗组胺药（第534页）。

巴米品及其盐类常主要用于缓解过敏性疾病的症状，例如荨麻疹（第538页）和瘙痒性皮肤病。盐酸巴米品可用于口服。巴米品、乳酸巴米品和水杨酸巴米品均可以用于局部给药。

制剂

专利制剂

Austria: Soventol; ***Ger.:*** Soventol; ***Gr.:*** Soventol; ***Neth.:*** Soventol; ***Pol.:*** Soventol.

多组分制剂 ***India:*** Multifungin H; Multifungin†; Soventol†.

Bepotastine (*USAN*, *rINN*) **贝他斯汀**

Bepotastina; Bépotastine; Bepotastinum; Betotastine. (+)-4-{[(*S*)-*p*-Chloro-α-2-pyridylbenzyl]oxy}-1-piperidinebutyric acid.

Бепотастин

$C_{21}H_{25}ClN_2O_3$ = 388.9.

CAS — 125602-71-3; 190786-43-7.

UNII — HYD2U48IAS.

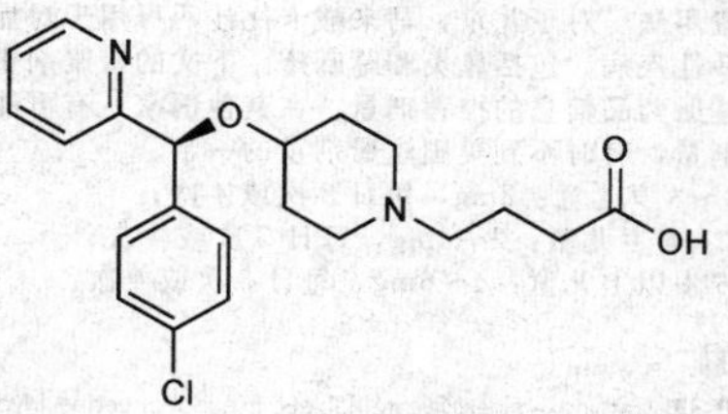

Bepotastine Besilate (*rINNM*) **苯磺酸贝他斯汀**

BB; Bépotastine, Bésilate de; Bepotastine Besylate (*USAN*); Bepotastini Besilas; Besilato de bepotastina; Betotastine Besilate; TAU-284.

Бепотастина Безилат

$C_{21}H_{25}ClN_2O_3, C_6H_6O_3S$ = 547.1.

CAS — 190786-44-8.

UNII — 6W18MO1QR3.

简介

贝他斯汀是一种抗组胺药（第534页），常采用其苯磺酸盐治疗过敏性鼻炎和对症缓解荨麻疹和瘙痒性皮肤病。通常的口服剂量是苯磺酸贝他斯汀 10mg，每日2次。

苯磺酸贝他斯汀也可用于治疗成人和2岁及2岁以上儿童的过敏性结膜炎：以1.5%溶液滴入每侧受累眼中，每日2次。

1. Lyseng-Williamson KA. Oral bepotastine: in allergic disorders. *Drugs* 2010; **70:** 1579–91.

制剂

专利制剂

Jpn: Talion; ***USA:*** Bepreve.

Bisulepin 二硫庚定

4-[3-(Dimethylamino)propylidene]-4,9-dihydrothieno[2,3-*b*]benzo[*e*]thiepin.

Бисулепин

$C_{17}H_{19}NS_2$ = 301.5.

CAS — 5802-61-9 (bisulepin); 1154-12-7 (bisulepin hydrochloride).

UNII — 595726R32U.

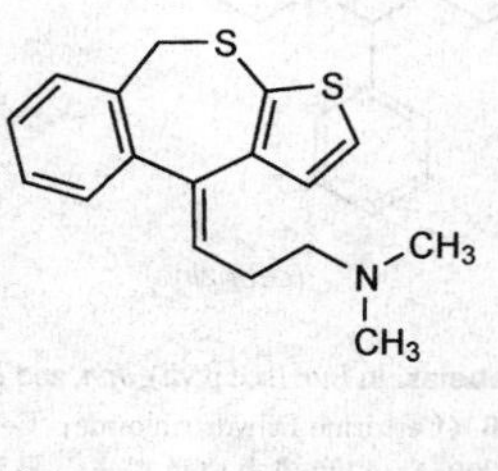

简介

二硫庚定是一种口服抗组胺药，其盐酸盐同样也可用于治疗。

制剂

专利制剂

Cz.: Dithiaden; ***Hung.:*** Dithiaden†.

Bromazine Hydrochloride (*BANM*, *rINNM*) **盐酸溴马秦**

Bromazine, Chlorhydrate de; Bromazini Hydrochloridum; Bromodiphenhydramine Hydrochloride; Hidrocloruro de bromazina. 2-(4-Bromobenzhydryloxy)-*NN*-dimethylethylamine hydrochloride.

Бромазина Гидрохлорид

$C_{17}H_{20}BrNO,HCl$ = 370.7.

CAS — 118-23-0 (bromazine); 1808-12-4 (bromazine hydrochloride).

ATC — R06AA01.

ATC Vet — QR06AA01.

UNII — 202J683U97.

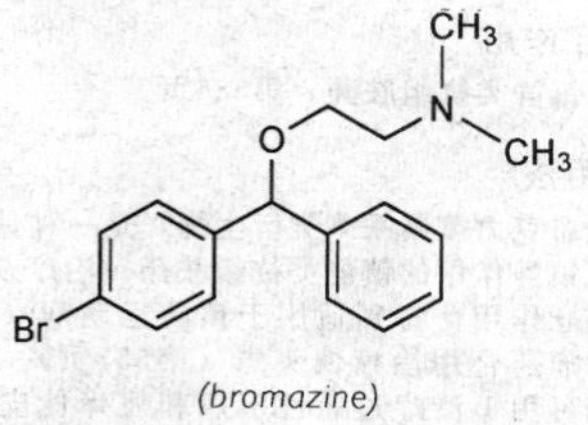

(bromazine)

Pharmacopoeias. In *US.*

USP 33 (Bromodiphenhydramine Hydrochloride) 白色至浅黄色结晶性粉末，有微臭。溶于水（>1∶1），溶于乙醇和氯仿（1∶2），溶于乙醚（1∶3500），溶于异丙醇（1∶31）；不溶于石油醚。贮藏于密闭容器中。

简介

盐酸溴马秦属乙醇胺类衍生物，是一种具有抗毒蕈碱作用和显著镇静作用的镇静类抗组胺药（第534页）。常被用于复方制剂中，对症治疗咳嗽和感冒。

制剂

USP 33: Bromodiphenhydramine Hydrochloride and Codeine Phosphate Oral Solution; Bromodiphenhydramine Hydrochloride Elixir.

多组分制剂 ***USA:*** Ambenyl Cough Syrup†; Amgenal Cough†; Bromotuss with Codeine†.

Brompheniramine Maleate (*BANM*, *rINNM*) **马来酸溴苯那敏**

Bromfeniramin Maleat; Bromfeniraminmaleat; Brómfeniramin-maleát; Bromfeniramin-maleinát; Bromfeniramino maleatas; Bromifeniramiinimaleaatti; Bromphéniramine, maléate de; Brompheniramini maleas; Maleato de bromfeniramina; Parabromdylamine Maleate. (±)-3-(4-Bromophenyl)-*NN*-dimethyl-3-(2-pyridyl)propylamine hydrogen maleate.

Бромфенирамина Малеат

$C_{16}H_{19}BrN_2,C_4H_4O_4$ = 435.3.

CAS — 86-22-6 (brompheniramine); 980-71-2 (brompheniramine maleate).

ATC — R06AB01.

ATC Vet — QR06AB01.

UNII — IXA7C9ZN03.

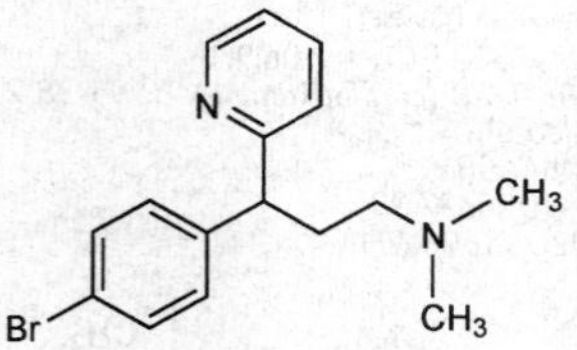

(brompheniramine)

Pharmacopoeias. In *Eur.* (see p.vii) and *US.*

Ph. Eur. 6.8 (Brompheniramine Maleate) 白色或类白色结晶性粉末。溶于水；易溶于乙醇、二氯甲烷和甲醇。1%水溶液的pH值为4.0～5.0。避光。

USP 33 (Brompheniramine Maleate) 白色，无臭结晶性粉末。溶于水（1∶5），溶于乙醇和氯仿（1∶15）；微溶于乙醚和苯。1%水溶液的pH值为4.0～5.0。贮藏于密闭容器中。避光。

配伍禁忌 有报道，马来酸溴苯那敏和某些泛影酸盐、胆影酸盐和碘他拉酸盐存在配伍禁忌。

Dexbrompheniramine Maleate (*BANM*, *rINNM*) **马来酸右溴苯那敏**

Dexbromphéniramine, Maléate de; Dexbrompheniramini Maleas; Maleato de dexbromfeniramina.

Дексбромфенирамина Малеат

CAS — 2391-03-9.

ATC — R06AB06.

ATC Vet — QR06AB06.

UNII — BPA9UT29BS.

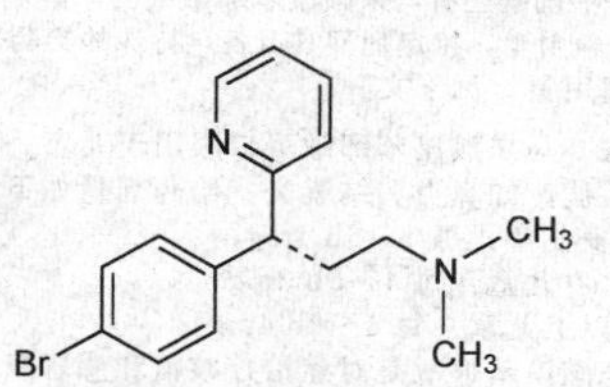

(dexbrompheniramine)

Pharmacopoeias. In *US.*

USP 33 (Dexbrompheniramine Maleate) 白色，无臭，结晶性粉末。该药存在两种晶型，一种晶型在106～107℃开始熔化，另一种在112～113℃熔化。两种晶型的混合物可能在105～113℃开始熔化。溶于水（1∶1.2），溶于乙醇（1∶2.5），溶于氯仿（1∶2），溶于乙醚（1∶3000）。1%水溶液的pH值约为5。贮藏于密闭容器中。避光。

不良反应和注意事项

参见镇静类抗组胺药，第534页。

哺乳 American Academy of Pediatrics[1]规定，尽管该药通常和哺乳没有冲突，但哺乳期母亲使用含有马来酸右溴苯那敏和伪麻黄碱的制剂后会导致婴儿哭闹、易激惹和睡眠模式不良。

1. American Academy of Pediatrics. The transfer of drugs and other chemicals into human milk. *Pediatrics* 2001; **108:** 776–89. [Retired May 2010] Correction. *ibid.*; 1029. Also available at: http://aappolicy.aappublications.org/cgi/content/full/pediatrics%3b108/3/776 (accessed 08/04/04)

对血液的影响 一例34岁酗酒男性出现的粒细胞缺乏可能与溴苯那敏治疗有关[1]。

1. Hardin AS, Padilla F. Agranulocytosis during therapy with a brompheniramine-medication. *J Arkansas Med Soc* 1978; **75:** 206–8.

锥体外系障碍 有使用包括马来酸溴苯那敏或马来酸右溴苯那敏在内的抗组胺药后出现面部运动障碍的报道[1,2]。

1. Thach BT, *et al.* Oral facial dyskinesia associated with prolonged use of antihistaminic decongestants. *N Engl J Med* 1975; **293:** 486–7 (brompheniramine maleate, chlorpheniramine maleate, and phenindamine tartrate).
2. Barone DA, Raniolo J. Facial dyskinesia from overdose of an antihistamine. *N Engl J Med* 1980; **303:** 107 (dexbrompheniramine maleate).

戒断症状 有长期使用马来酸溴苯那敏治疗中断后出现戒断症状的报道[1]。一例患者20年来几乎每日均服用48mg该药物，在中断治疗后48h内出现了震颤、恶心、抑郁和非发热型出汗，随后几周后症状缓解。

1. Kavanagh GM, *et al.* Withdrawal symptoms after discontinuation of long-acting brompheniramine maleate. *Br J Dermatol* 1994; **131:** 913–14.

药物相互作用

参见镇静类抗组胺药，第536页。

药动学

口服马来酸溴苯那敏后经胃肠道吸收良好。血浆峰浓度出现在大约5h内。有报道消除半衰期约为25h。原形药物及代谢物主要通过尿液排泄。

1. Simons FER, *et al.* The pharmacokinetics and antihistaminic effects of brompheniramine. *J Allergy Clin Immunol* 1982; **70:** 458–64.
2. Paton DM, Webster DR. Clinical pharmacokinetics of H_1-receptor antagonists (the antihistamines). *Clin Pharmacokinet* 1985; **10:** 477–97.

用途和用法

马来酸溴苯那敏属烷基胺类衍生物，是一种具有抗毒蕈碱和中度镇静作用的镇静类抗组胺药。

溴苯那敏是一种外消旋混合物，右溴苯那敏是右旋异构体，按质量计其活性大约是溴苯那敏的2倍。马来酸溴苯那敏和马来酸右溴苯那敏可用于缓解过敏性疾病的症状，主要是鼻炎（第537页）和结膜炎（第536页）。它们也是对症治疗咳嗽和感冒（第536页）复方制剂中的常用成分。鞣酸溴苯那敏也有类似的用途。

马来酸溴苯那敏通常的口服剂量是每4～6h 4mg。也可采用皮下注射、肌内注射或缓慢静脉注射途径给药。

马来酸右溴苯那敏常作为含有伪麻黄碱的减充血制剂中的一个成分。在这些口服的复方制剂中，马来酸右溴苯那敏的剂量是 6mg，不超过每日 2 次。

在一些国家还有马来酸溴苯那敏或马来酸右溴苯那敏的口服缓释剂型，特定剂型具有各自特殊的给药剂量。

儿童用量，见下文。

儿童用法 马来酸溴苯那敏可口服用于儿童，对症缓解过敏性疾病，如鼻炎和结膜炎；给药剂量如下：

- 2～6 岁儿童：每 4～6h 1mg；
- 6～12 岁儿童：每 4～6h 2mg；
- 12 岁以上儿童：每 4～6h 4mg。

马来酸溴苯那敏是对症治疗咳嗽和感冒复方制剂中的一个常用成分。但是，这类制剂应慎用于儿童，通常禁用于低龄儿童，详见第535页。

制剂

BP 2010: Brompheniramine Tablets;
USP 33: Brompheniramine Maleate Elixir; Brompheniramine Maleate Injection; Brompheniramine Maleate Tablets; Dexbrompheniramine Maleate and Pseudoephedrine Sulfate Oral Solution.

专利制剂

Fr.: Dimegan; ***Gr.:*** Dimetane; ***Hong Kong:*** Bromiton; ***Malaysia:*** Bomex; ***Thai.:*** Babycold†; Bomine; Bromma; Bromphen; Bromsin; Dimetane†; ***USA:*** Alahist IR; Bidhist†; J-Tan; Lodrane 12; Lodrane 24; Oraminic II; P-Tex.

多组分制剂 ***Arg.:*** Factus; ***Austral.:*** Dimetapp; Dimetapp DM; ***Braz.:*** Bialerge; Decongex Plus; Decongex Plus Expectorante†; Dimetapp; Winter AP; ***Canad.:*** Cold And Allergy Liquid; Cold Syrup; Dimetane Expectorant C; Dimetane Expectorant DC; Dimetapp; Dimetapp Chewables for Kids; Dimetapp Cold†; Dimetapp DM Cough & Cold; Dimetapp Oral Infant Cold & Fever Drops†; Dimetapp Oral Infant Drops†; Dimetapp-C; DM Cough and Cold; Drixoral; Drixoral Day/Night; Drixtab; Extra Strength Cold Syrup; Extra Strength DM Cough and Cold; Oral Infant Cold Drops; ***Cz.:*** Disophrol; ***Fin.:*** Disofrol†; ***Fr.:*** Dimetane Expectorant Enfant†; ***Gr.:*** Dimetapp; Dimetapp New; Disofrin; ***Hong Kong:*** America; B.P.P.; BPP Cough Syrup; Brom-PP†; Brom-Ramine Compound; Bromhexine Compound†; Bromphenex; DF Multi-Symptom†; Dimaxin†; Dimeta-2; Dimetapp; Drixoral†; Eascold; Eurotapp; Fastolin; Fludane; Futalin; Futara; Mecostop; Unihist; Vidatapp Forte†; Vidatapp†; ***Hung.:*** Disophrol†; ***Indon.:*** Alco Plus; Alco Plus DMP; Drixoral; ***Irl.:*** Dimotane Co†; Ilvico; ***Malaysia:*** Rinafort; Unihist; ***Mex.:*** Afrinex†; Cripofen; Dimetapp; Sedalmerck Flu; ***NZ:*** Dimetapp; Dimetapp DM Cold & Cough; ***Philipp.:*** Dimerrin; Dimetapp; DMT; Hisdec; Nasatapp; Nostero†; Pediatapp; Penbrosol; PPB; Remedril; Rhinodec; Rhinotapp; Snizee; Solvamin; Zeditapp; ***Pol.:*** Disophrol; ***Port.:*** Constipal; Ilvico N; ***S.Afr.:*** Dimetapp; Ilvico†; ***Singapore:*** Dimetapp; Drixoral†; Rinafort; ***Spain:*** Disofrol; Ilvico; ***Swed.:*** Disofrol; ***Switz.:*** Disofrol; ***Thai.:*** Asiatapp; Bepeno; Bepeno-G; Bluco; Bromavon†; Bromceryl; Bromesep Elixir; Bromesep Expectorant; Bromesep Syrup; Bromiphed; Bromlamine; Bromped; Bromsuno; Bromtussia; Brontus; Centapp; Chintacold; Cold-tab; Coldate; Cotapp; Cotapp Expectorant; Daminate; Decon; Dimetapp; Ditap; Leffrin; Meditapp; Meditapp Expectorant†; MEXY; Minra; Nartap; Nased; Nasorest; Nasorest Expectorant; Nasotapp; Pharcold; Pharfed; Phenmine; Polamine; Polydine; Polydrop; Postap Expectorant†; Postap†; Rhinadine†; Sinufen; Topamine; Unihist; ***Turk.:*** Disophrol; ***UK:*** Dimotane Co; Dimotane Expectorant; ***USA:*** 12 Hour Antihistamine Nasal Decongestant; 12 Hour Cold; Accuhist; Accuhist DM Pediatric; Accuhist PDX; Alacol DM†; Alahist DM; Allent; Anaplex DM; Anaplex HD†; B-Vex PD; Balacall DM; BP New Allergy DM†; BPM PE DM; Brofed; Brom/PE/DM; Bromadine-DM; Bromaline DM; Bromarest DX; Bromatan-DM; Bromatane DX; Bromdex D; Bromfed; Bromfed-DM; Bromfed-PD; Bromfenex†; Bromhist; Bromhist PDX; Bromhist-DM; Bromhist-NR; Bromphen DX Cough; Brompheniramine Cough; Brotapp DM; Brovex ADT; BroveX CB; BroveX CBX; Brovex PB; BroveX PB C; BroveX PB CX; BroveX PB DM; Brovex PD; Brovex PEB DM; BroveX PSB; BroveX PSB DM; C-Tan D; Carbodex DM; Childrens Dimaphen DM Cold & Cough; Coldec DM; Comtrex Acute Head Cold; CPB WC; Cytuss-HC NR†; Dallergy DM; DEKA; Dexaphen-SA; Dimetapp; Dimetapp Cold & Fever; Dimetapp DM; Dimetapp Nighttime Flu; Disobrom; Disophrol; Dristan Allergy; Dristan Cold Maximum Strength Multi-symptom Formula; Drixomed†; Drixoral; Drixoral Cold & Allergy; Drixoral Cold & Flu; Drixoral Plus; Drocon-CS; EndaCof-AC; EndaCof-DH; Endafed; Histacol DM†; Histussin HC; Iofed; J-COF DHC; J-Tan D; J-Tan D HC†; Lodrane; Lodrane 12D; Lodrane D; LoHist-DM; Lortuss DM†; M-End PE; M-END WC; Mar-Cof BP; Maximum Strength Dristan Cold; Myphetane DX†; Nalex AC; Neo DM; P-Hist DM; PBM Allergy; Pediahist DM; Poly-Tussin AC; Poly-Tussin DHC; Q-Tapp DM; Respahist; Respahist-II; Resperal-DM; Rondamine-DM; Rondec†; Seradex-LA; Sildec-DM; Sinadrin PE; Sinadrin Plus; Sinuhist; Sym-Pak II; Tanabid; Touro A & H; Touro Allergy; Tusdec-DM; Tusnel-HC†; Tussall; ULTRAbrom; VaZol-D; Vazotab; Vazotan; Vazotuss HC†; Zotex-PE; ***Venez.:*** Dimetapp; Ilvico; Metorfedrin.

Buclizine Hydrochloride (*BANM*, *USAN*, *rINNM*) 盐酸布克力嗪

Buclizine, Chlorhydrate de; Buclizini Hydrochloridum; Buklizin Hidroklorür; Hidrocloruro de buclizina; NSC-25141; UCB-4445. (*RS*)1-(4-*tert*-Butylbenzyl)-4-(4-chlorobenzhydryl)piperazine dihydrochloride.

Буклизина Гидрохлорид

$C_{28}H_{33}ClN_2,2HCl = 505.9.$

CAS — 82-95-1 (buclizine); 129-74-8 (buclizine hydrochloride).

ATC — R06AE01.

ATC Vet — QR06AE01.

UNII — 58FQD093NU.

(buclizine)

Pharmacopoeias. In *Br.*

BP 2010 (Buclizine Hydrochloride) 白色或浅微黄色结晶性粉末。几乎不溶于水；极微溶于乙醇；略溶于氯仿和丙二醇。

不良反应和注意事项

参见镇静类抗组胺药，第534页。

药物相互作用

参见镇静类抗组胺药，第536页。

用途和用法

盐酸布克力嗪属哌嗪类衍生物，是一种具有抗毒蕈碱和中度镇静作用的镇静类抗组胺药。治疗方面主要是利用其止吐作用，特别适用于预防运动病（第537页）以及和镇痛药合用治疗偏头痛（第587页）。在一些国家，该药可用于治疗过敏性疾病和瘙痒性皮肤病（第538页）。布克力嗪也可用于治疗前庭系统疾病伴随的眩晕（第538页），尽管在这些疾病中的治疗价值未经证实。

对于大多数适应证，常用剂量为每日 25mg 或 50mg；重症患者最高可用到每日 100mg。

用于治疗偏头痛时，盐酸布克力嗪可在症状开始发作或患者预知症状即将发作时给予，常用剂量为 12.5mg。

儿童用量，见下文。

儿童用法 5～12 岁的儿童可每日口服盐酸布克力嗪 12.5～30mg，用于过敏性疾病的治疗，以及作为一种止吐药，例如用于治疗运动病。

盐酸布克力嗪也可在偏头痛的治疗中与镇痛药合用；10～14 岁的儿童可在头痛开始发作时，或者预知即将发作时给予 6.25mg。

年长儿童可给予成人的常用剂量（见上文）。

制剂

专利制剂

Belg.: Longifene; ***Braz.:*** Buclina; Postafen; ***Fr.:*** Aphilan†; ***Hong Kong:*** Longifene†; ***India:*** Longifene; ***Malaysia:*** Longifene†; ***Port.:*** Buclina†; Postafeno†; ***S.Afr.:*** Longifene; ***Turk.:*** Longifene; ***USA:*** Bucladin-S Softab†.

多组分制剂 ***Braz.:*** Apetibe†; Apetil; Buclamin†; Buclifen-Vit†; Buclimax; Bucliplex†; Carnabol; Complevit; Klizin; Nutri-Ped†; Nutrimaiz SM; Pepsivit†; Pondusvitam; Profol; Propan†; ***Irl.:*** Migraleve; ***Israel:*** Migraleve; ***Philipp.:*** Appebon; Appebon with Iron; Appetason; Appetite Plus; Appetite with Iron; Biotermin AS; Ferlette; Medifortan-AS; Pediafortan-AS; Propan; Propan with Iron; Regeron-E Plus; ***Port.:*** Migraleve; ***S.Afr.:*** Vomifene; ***Spain:*** Migraleve; ***Switz.:*** Migraleve; ***UK:*** Migraleve; ***Venez.:*** Dexapostafen.

Carbinoxamine Maleate (*BANM*, *rINNM*) 马来酸卡比沙明

Carbinoxamine, Maléate de; Carbinoxamini Maleas; Karbinoksamin Maleat; Maleato de carbinoxamina. 2-[4-Chloro-α-(2-pyridyl)benzyloxy]-*NN*-dimethylethylamine hydrogen maleate.

Карбиноксамина Малеат

$C_{16}H_{19}ClN_2O,C_4H_4O_4 = 406.9.$

CAS — 486-16-8 (carbinoxamine); 3505-38-2 (carbinoxamine maleate).

ATC — R06AA08.

ATC Vet — QR06AA08.

UNII — 02O55696WH.

(carbinoxamine)

Pharmacopoeias. In *US.*

USP 33 (Carbinoxamine Maleate) 白色，无臭，结晶性粉末。溶于水（>1∶1），溶于乙醇和氯仿（1∶1.5），溶于乙醚（1∶8300）。1%水溶液的 pH 值为 4.6～5.1。贮藏于密闭容器中。避光。

不良反应和注意事项

参见镇静类抗组胺药，第534页。

药物相互作用

参见镇静类抗组胺药，第536页。

用途和用法

马来酸卡比沙明属乙醇胺类衍生物，是一种具有抗毒蕈碱作用、明显镇静作用和 5-羟色胺拮抗作用的镇静类抗组胺药。马来酸卡比沙明可用于缓解过敏性疾病的症状，例如鼻炎（第537页），也是对症治疗咳嗽和普通感冒（第536页）复方制剂中的常用成分。

不同制剂间的马来酸卡比沙明的推荐剂量可能有所不同，美国注册药品信息建议，马来酸卡比沙明的常用口服剂量为 4～8mg，每日 3 次或 4 次。在其他国家，有可能使用低剂量，有时不到美国注册剂量的一半。

儿童用量，见下文。卡比沙明-磺化二乙烯苯-乙烯苯共聚物（polistirex）也可采用口服给药。

儿童用法 对于儿童，马来酸卡比沙明可用于对症治疗过敏性疾病，包括鼻炎和荨麻疹。下文的口服剂量是美国注册药品信息的推荐剂量；在其他国家，有可能使用低剂量，有时不到美国注册剂量的一半。

- 2～3 岁儿童：2mg，每日 3 次或 4 次；
- 3～6 岁儿童：2～4mg，每日 3 次或 4 次；
- 6 岁以上儿童：4～6mg，每日 3 次或 4 次。

制剂

USP 33: Carbinoxamine Maleate Tablets; Pseudoephedrine Hydrochloride, Carbinoxamine Maleate, and Dextromethorphan Hydrobromide Oral Solution.

专利制剂

Arg.: Omega 100; ***Mon.:*** Allergefon†; ***Thai.:*** Histin; ***USA:*** Carboxine†; Histex CT; Histex I/E; Histex PD; Palgic; Pediatex.

多组分制剂 ***Arg.:*** Aseptobron C; Omega 100 Expectorante†; Torfan H†; ***Austria:*** Rhinopront; ***Braz.:*** Afebrin†; Gegrip†; Naldecon; Naldecon Bebe; Naldecon Noite; Nasaliv; Neolefrin; Neolefrin Baby; Resprin; ***Chile:*** Matinor; Rhinopront†; Rinofrim†; ***Cz.:*** Rhinopront†; Rhinotussal†; ***Gr.:*** Rhinopront; Rhinopront-S; Rondec; ***Hong Kong:*** Became; Coritussal†; Metoplex†; Rhinopront†; ***Hung.:*** Rhinopront†; ***India:*** Clistin; ***Indon.:*** Kenantist; ***Malaysia:*** Became; ***Mex.:*** Lentostamin†; Prindex†; ***Singapore:*** Became; ***Spain:*** Rinomax; ***Switz.:*** Rhinopront†; Rhinotussal†; ***Thai.:*** Rhinar; Rhinohist; ***Turk.:*** Rhinopront; Rhinotussal; ***UAE:*** Fluzal†; ***USA:*** Andehist DM†; Aridex; Carbiset; Carbodec; Carbodec DM; Carbodex DM; Carboxine-PSE; Coldec D; Cordron-D; Cordron-DM; Cydec DM†; Cydec†; Dacex-A; Decahist-DM†; DMax; Histex HC†; Nacon; Norel LA; Palgic DS; Palgic-D; Pediatex-D; Pediatex-DM; Pseudo-Car DM; Rondec; Sildec-DM; Trituss-A; XiraHist DM; ***Venez.:*** Aurimel†; Resprin; Rhinopront†; Rondec†; Sondinal†.

Cetirizine Hydrochloride (*BANM*, *USAN*, *rINNM*) 盐酸西替利嗪

Cetirizin-dihidroklorid; Cetirizin-dihydrochlorid; Cetirizindihydroklorid; Cétirizine, Chlorhydrate de; Cétirizine, dichlorhydrate de; Cetirizini dihydrochloridum; Cetirizini Hydrochloridum; Cetirizino dihidrochloridas; Cetyryzyny dichlorowodorek; Hidrocloruro de cetirizina; P-071; Setiritsiinidihydrokloridi; Setirizin Hidroklorür; UCB-P071. The dihydrochloride of 2-[4-(4-chlorobenzhydryl)piperazin-1-yl]ethoxyacetic acid.

Цетиризина Гидрохлорид

$C_{21}H_{25}ClN_2O_3,2HCl = 461.8.$

CAS — 83881-51-0 (cetirizine); 83881-52-1 (cetirizine hydrochloride).

ATC — R06AE07.

ATC Vet — QR06AE07.

UNII — 64O047KTOA.

(cetirizine)

Pharmacopoeias. In *Eur.* (see p.vii), *Jpn*, and *US.*

Ph. Eur. 6. 8 (Cetirizine Dihydrochloride; Cetirizine Hydrochloride BP 2005) 白色或类白色粉末。易溶于水；几乎不溶于丙酮和二氯甲烷。5%水溶液的 pH 值为 1.2～1.8。避光。

USP 33 (Cetirizine Hydrochloride) 白色至类白色粉末。易溶于水；几乎不溶于丙酮和二氯甲烷。5%水溶液的pH 值为 1.2～1.8。贮藏于密闭容器中。避光，防潮。

不良反应和注意事项

参见非镇静类抗组胺药，第534页。肝损伤或肾损伤患者应慎用西替利嗪。

心律失常 在健康人群中研究[1]西替利嗪对 ECG 的影响，结果发现，剂量增加至常用推荐剂量的 6 倍不会延长 QT 间期。此外，美国 FDA[2]和比利时制造商的代理人[3]均未发现西替利嗪和室性心律失常的发生之间

存在任何联系。但是后来有一个报道[4]，一例伴有低钾血症并正在进行血液透析的慢性肾功能衰竭患者，在过量使用西替利嗪后出现了尖端扭转型室性心动过速。也可参见第534页。

1. Sale ME, *et al.* The electrocardiographic effects of cetirizine in normal subjects. *Clin Pharmacol Ther* 1994; **56:** 295–301.
2. Himmel MH, *et al.* Dangers of non-sedating antihistamines. *Lancet* 1997; **350:** 69.
3. Coulie P, *et al.* Non-sedating antihistamines and cardiac arrhythmias. *Lancet* 1998; **351:** 451.
4. Renard S, *et al.* Torsades de pointes induites par surdosage en cétirizine. *Arch Mal Coeur Vaiss* 2005; **98:** 157–61.

对肝脏的影响 一例因特应性皮炎而长期服用西替利嗪治疗的23岁男性患者出现了致命性的肝炎[1]。该患者经泼尼松龙治疗后痊愈。

还有报道发现，一例26岁男性患者出现的复发性急性肝炎与其治疗季节性过敏性鼻炎而短期使用的西替利嗪有关[2]。

1. Watanabe M, *et al.* Severe hepatitis in a patient taking cetirizine. *Ann Intern Med* 2001; **135:** 142–3.
2. Pompili M, *et al.* Recurrent acute hepatitis associated with use of cetirizine. *Ann Pharmacother* 2004; **38:** 1844–7.

超敏反应 据报道，西替利嗪引起的超敏反应可表现为荨麻疹[1,2]和固定性药疹[3]。

1. Karamfilov T, *et al.* Cetirizine-induced urticarial reaction. *Br J Dermatol* 1999; **140:** 979–80.
2. Calista D, *et al.* Urticaria induced by cetirizine. *Br J Dermatol* 2001; **144:** 196.
3. Inamadar AC, *et al.* Multiple fixed drug eruptions due to cetirizine. *Br J Dermatol* 2002; **147:** 1025–6.

镇静 关于抗组胺药镇静作用的讨论，见第534页。

药物相互作用

参见非镇静类抗组胺药，第536页。由于西替利嗪似乎很少经肝代谢，且致心律失常（见上文的**心律失常**）的可能性很小，因此相对于其他非镇静类抗组胺药，如阿司咪唑和特非那定而言，该药发生药物相互作用的可能性较小。

抗凝血药 有一篇关于西替利嗪和醋硝香豆素间相互作用的报道，详见**华法林**的**药物相互作用**项下，第1372页。

药动学

西替利嗪口服给药后可经胃肠道迅速吸收，且在约1h内出现血浆峰浓度。食物会推迟血药浓度的达峰时间，但不会降低药物的吸收量。西替利嗪能和血浆蛋白高度结合，消除半衰期约为10h。该药可从母乳中检出。西替利嗪大多以原形主要经尿液排泄。在很大程度上，该药似乎不能穿透血脑屏障。

1. Awni WM, *et al.* Effect of haemodialysis on the pharmacokinetics of cetirizine. *Eur J Clin Pharmacol* 1990; **38:** 67–9.
2. Desager JP, *et al.* A pharmacokinetic evaluation of the second-generation H₁-receptor antagonist cetirizine in very young children. *Clin Pharmacol Ther* 1993; **53:** 431–5.
3. Pitsiu M, *et al.* Retrospective population pharmacokinetic analysis of cetirizine in children aged 6 months to 12 years. *Br J Clin Pharmacol* 2004; **57:** 402–11.
4. Hussein Z, *et al.* Retrospective population pharmacokinetics of levocetirizine in atopic children receiving cetirizine: the ETAC® study. *Br J Clin Pharmacol* 2005; **59:** 28–37.

用途和用法

盐酸西替利嗪属哌嗪类衍生物，它是羟嗪（第553页）的代谢产物，也是一种具有一定的稳定肥大细胞活性的、长效、非镇静类抗组胺药。该药在常用剂量引起嗜睡的可能性似乎较低，且几乎不存在任何抗毒蕈碱活性。

盐酸西替利嗪用于缓解包括鼻炎（第537页）和慢性荨麻疹（第538页）在内的过敏性疾病症状。该药通常的口服给药剂量是10mg，每日1次；或者5mg，每日2次，尽管在美国，有时也用每日5mg作为起始剂量。

该药也可与减充血药（如盐酸伪麻黄碱）合用。

儿童用量，见下文。肝损伤或肾损伤患者使用西替利嗪时应减量，见下文。

1. Curran MP, *et al.* Cetirizine: a review of its use in allergic disorders. *Drugs* 2004; **64:** 523–61.

儿童用法 在英国，西替利嗪被批准用于治疗2岁及2岁以上儿童的过敏性鼻炎和荨麻疹；在美国，可用于治疗6个月及以上儿童的常年性过敏性鼻炎和荨麻疹，以及2岁及2岁以上儿童的季节性过敏性鼻炎。

不考虑适应证，批准的盐酸西替利嗪口服剂量如下：

- 6～23个月的儿童：2.5mg，每日1次，对于12个月及以上的儿童可增加至最大剂量2.5mg，每日2次；
- 2～5岁儿童：每日5mg单剂服用，或分成2剂服用；
- 6岁及6岁以上儿童：每日10mg单剂服用，或分成2剂服用。

美国注册药品信息还建议，2岁及2岁以上儿童可使用上述剂量的一半作为起始剂量，每日1次，必要时可增加剂量。

在英国，西替利嗪未被批准用于2岁以下儿童；但是，*BNFC 2009* 推荐可给予1～2岁儿童的剂量是250μg/kg，每日2次。

肝损伤或肾损伤中的剂量调整，见下文。

在肝损伤或肾损伤中的用法 对于肝损伤或肾损伤的成人，美国注册药品信息推荐盐酸西替利嗪的口服剂量应为5mg，每日1次。6～11岁的儿童，美国药品信息建议用量应低于西替利嗪的推荐剂量。在英国，肾损伤的成人和儿童建议使用正常推荐剂量的一半。

制剂

USP 33: Cetirizine Hydrochloride Oral Solution.

专利制剂

Arg.: Atopix; Cabal; Cetidac; Cetizine; Cetriler; Salvalerg; Stopaler; Zyrtec; ***Austral.:*** Alzene; Zilarex; Zodac; Zyrtec; ***Austria:*** Alerid†; Cetiderm†; Cetirhexal; Cetiristad; ratioAllerg; Reactine†; Rigix†; Tirizin; Virlix†; Zyrtec; ***Belg.:*** Histimed; Hyperpoll; Reactine; Zyrtec; ***Braz.:*** Aletir; Cetihexal†; Cetrizin; Zetalerg†; Zetir; Zinetrin; Zyrtec; ***Canad.:*** Allergy Relief; Reactine; ***Chile:*** Alertop; Coolips; Findaler; Histalen; Histax; Nonaler; Remitex; Rigotax; Sanaler; Sixacina; Zyrtec; ***Cz.:*** Alerid; Analergin; Cerex; Letizen; Parlazin; Reactine; Virlix†; Zodac; Zyrtec; ***Denm.:*** Alnok; Asytec†; Benaday; Cidron†; Gardex†; Vialerg; Virlix†; Zyrtec; ***Fin.:*** Alzyr; Cidron†; Gardex†; Heinix; Histanova; Histec; Lomfast; Senirex; Siterin†; Zyrtec; ***Fr.:*** Actifed Allergie; Alairgix; Humex Allergie; Humex Rhinite Allergique†; Reactine; Virlix; Zyrtec; Zyrtecset; ***Ger.:*** Cetalerg†; Ceterifug; Ceti-Puren; Ceti†; Cetiderm; Cetidura†; Cetil†; CetiLich; Cetirigamma; Cetirlan†; Reactine; Zetir†; Zyrtec; ***Gr.:*** Agelmin; Alenstran; Alergoxal; Arzedyn; Auroxizine; Bebexin; Blezamont; Cetialfa; Cetiram; Cetirgen; Cetril; Ceziren; Cirizine; Dermizin; Enahimine; Gentiran; Habitek; Hamiltosin; Histafren; Kilsol; Lambeta; Ralizon; Remezine; Rezerc; Spatanil; Tasker; Telarix; Vitinelin; Zeda; Zepholin; Ziptek†; Znupril; ***Hong Kong:*** Adezio; Cerotec; Cetihis; Cetirin; Cety†; Histacet; Histazine†; Marizine; Rhinil; Ricam; Ryvel†; Sancotec; Simtec; Sunizine; Vick-Tec; Vick-Zyrt†; Zertine; Zicet†; Zyrtec; ***Hung.:*** Alerid; Cetigen; Cetrin; Cetripharm†; Merzin†; Parlazin; Revicet; Zyrtec; ***India:*** Alerid; Cetcip; Ceticad; Cetriwal; Cetrizet; Cetrizine; CTZ; Elgnil; LGNil; Rinitrin; Zyrtec; ***Indon.:*** Betarhin; Cerini; Cetinal; Cetrixal; Cetryn†; Cetymin†; Estin; Falergi; Histrine; Incidal-OD; Intrizin; Lerzin; Ozen; Risina; Rydian; Ryvel; Ryzen; Ryzicor; Ryzo; Tiriz; Zenriz; ***Irl.:*** Cetirelief Allergy; Cetricure; Cetrine; Histek; Reactine; Tiritek Allergy; Zirpine; Zirtek; Zirtek Plus; Zirtene; Zynor†; ***Israel:*** Allergy-Care; Histazine; Zyllergy; ***Ital.:*** Cerchio; Formistin; Kruzin; Rinalgit; Stamidix; Virlix†; Zirtec; ***Jpn:*** Zyrtec; ***Malaysia:*** Adezio; Alatrol; Ceritec; Cetihis; Ricam; Simtec; Zicet†; Zyrtec; ***Mex.:*** Apoliz; Cethexal; Cetitev; Dercetina; Kenicet; Namitace; Reactine; Trizinet; Virlix; Visertral; Zyrtec; ***Neth.:*** Reactine; Revalintabs; Zyrtec; ***Norw.:*** Acura†; Reactine; Zyrtec; ***NZ:*** Razene; Zyrtec; ***Philipp.:*** Aforvir; Allerkid; Allermed; Alnix; Askey; Brellercet†; Cet-10; Cetimin; Cetriz; Cetyrol; H-One; Histamed; Medan; Prixlae; Recozin; Rhinitrin; Ricam; Sigrel; Texzine; Unizef; Virlix; Virtec; Virtex; Zerlex; Zetrix; Zinex; Zyrrigin; Zyrtec; ***Pol.:*** Acer; Allermed; Alero; Alerzina; Allertec; Amertil; Ceratio; CetAlergin; Cetiozone; Cetrivax; Cetrizen; Cetyryzyna†; Letizen; Virlix; Zyrtec; Zyx; ***Port.:*** Cetix; Cinaz; Rinair; Rinoliber; Virlix; Zyrtec; ***Rus.:*** Alerza (Алерза); Allertec (Аллертек); Analergin (Аналергин); Cetirinax (Цетиринак); Cetrine (Цетрин); Letizen (Летизен); Parlazin (Парлазин); Zetrinal (Зетринал); Zodac (Зодак); Zyncet (Зинцет); Zyrtec (Зиртек); ***S.Afr.:*** Allecet; Allermine; Betek; Sinutab Sinus Allergy; Texa; Zetop; Zyncet; Zyrtec; ***Singapore:*** Adezio; Agelmin†; Allertec†; Alzytec; Cetihis; Cetrine; Rhizin†; Sancotec; Terizin; Zyrtec; ***Spain:*** Alercina; Alerlisin; Cetimerck; Coulergin; Ratioalerg; Reactine; Reactine Plus; Virlix; Zyrtec; ***Swed.:*** Acura; Alerid†; Cidron; Reactine†; Zyrlex; ***Switz.:*** Cerzine; Cet eco; Cetallerg; Cetrine; Hista-X; Histatec; Tobin†; Triofan Allergie; Zyrtec; ***Thai.:*** Alerest; Aller-Go; Allercet†; Cetihis; Cetinac; Cetizin; Cetrimed; Cetrine; Cetrizet; Cetrizin; Cettec; Ceza; Cintar; Cistamine; Cyzine; Fatec; Histec; Histica; Incidal-OD†; Mantab; One-Trex; Ormist; Rentrex; Rhitecin; Rizetec; Setin; Sutac; Sytrex; Terzine; Tizine; Triz; Unicet†; Zensil; Zermed; Zertine; Zetecine; Zittec; Zymed; Zyrac; Zyrazine; Zyrcon; Zyrex; Zyril; Zyrlergic; Zyrtec; Zytizine; ***Turk.:*** Allerset; Cetiteva; Cetityrol; Cetryn; Hitrizin; Ressital; Rynset; Setiral; Virlix; Yenizin; Zyrtec; ***UAE:*** Cetralon; ***UK:*** AllerTek; Benadryl Allergy Oral Solution; Benadryl One A Day; Hayfever & Allergy Relief; Hayfever Relief; Piriteze; Pollenshield; Zirtek; ***Ukr.:*** Allertek (Аллертек); Analergin (Аналергин); Cetrine (Цетрин); Zetrynal (Цетринал); Zodac (Зодак); Zyrtec (Зиртек); ***USA:*** Zyrtec; ***Venez.:*** Celay; Cetirex; Cetirivax; Cetral; Cetrine†; Talzic; Virlix†; Zyrtec.

多组分制剂 ***Arg.:*** Cabal-D; Cetriler D; Zyrtec-D; ***Austria:*** Cirrus†; ***Belg.:*** Cirrus; Reactine Pseudoephedrine; ***Braz.:*** Zyrtec-D; ***Canad.:*** Reactine Allergy & Sinus; ***Chile:*** Alertop-D; Findaler-D; Histalen D; Remitex D; Rigotax-D; Sanaler-D; Zyrtec-D†; ***Cz.:*** Pronose†; ***Fin.:*** Cirrus; ***Fr.:*** Actifed-duo; Humex Rhinite Allergique; ***Ger.:*** Reactine duo; Zyrtec Duo†; ***Hong Kong:*** Cirrus†; Zyrtec-D; ***Hung.:*** Zyrtec-D; ***India:*** Alerid Cold; Alerid D; Amcold; Cheston Cold; ***Indon.:*** Cirrus; ***Ital.:*** Naristar; Reactine; ***Malaysia:*** Cirrus†; Zyrtec-D; ***Mex.:*** Virlix-D†; Zyrtec-D†; ***NZ:*** Zyrtec Decongestant†; ***Pol.:*** Cirrus; Zyrtec D; ***Port.:*** Cirrus; ***Singapore:*** Cirrus†; Zyrtec-D; ***Spain:*** Stopcold; Virlix Plus; ***Thai.:*** Zyrtec-D; ***Turk.:*** Cirrus; ***Ukr.:*** Milistam Multisymptomic (Мілістан Мультисимптомный)†; ***USA:*** All Day Allergy-D; Zyrtec-D; ***Venez.:*** Cetirivax D; Zyrtec-D.

Chlorcyclizine Hydrochloride (*BANM*, *rINNM*) 盐酸氯环力嗪

Chlorciklizino hidrochloridas; Chlorcyclizine, chlorhydrate de; Chlorcyclizini hydrochloridum; Chlorcyclizinium Chloride; Chlorcyklizin-hydrochlorid; Hidrocloruro de clorciclizina; Kloorisyklitsiinihydrokloridi; Klórciklizin-hidroklorid; Klorcyklizinhydroklorid. 1-(4-Chlorobenzhydryl)-4-methylpiperazine hydrochloride.

Хлорциклизина Гидрохлорид

$C_{18}H_{21}ClN_2,HCl = 337.3.$

CAS — 82-93-9 (chlorcyclizine); 1620-21-9 (chlorcyclizine hydrochloride).

ATC — R06AE04.

ATC Vet — QR06AE04.

UNII — NPB7A7874U.

(chlorcyclizine)

Pharmacopoeias. In *Eur.* (see p.vii).

Ph. Eur. 6.8 (Chlorcyclizine Hydrochloride) 白色或类白色结晶性粉末。易溶于水和二氯甲烷；溶于乙醇。1%水溶液的pH值为5.0～6.0。避光。

简介

盐酸氯环力嗪属哌嗪类衍生物，是一种镇静类抗组胺药（第534页）。口服给药用于对症缓解各种超敏反应，也可被当作止吐药物使用。该药物还有局部用制剂，但与其他抗组胺药一样，存在致敏的风险。

双-甲乙基萘磺酸氯环力嗪可当做与地布酸钠（第1500页）类似的抑制咳嗽药物使用。

制剂

多组分制剂 ***Fin.:*** Anervan; ***Israel:*** Temigran; ***Neth.:*** Primatour; ***Norw.:*** Anervan; ***Spain:*** Diminex Antitusigeno; ***Swed.:*** Anervan; Exolyt; ***USA:*** Nasotuss.

Chloropyramine Hydrochloride (*BANM*, *rINNM*) 盐酸氯吡拉敏

Chloropyramine, Chlorhydrate de; Chloropyramini Hydrochloridum; Halopyramine Hydrochloride; Hidrocloruro de cloropiramina. *N*-(4-Chlorobenzyl)-*N'N'*-dimethyl-*N*-(2-pyridyl)ethylenediamine hydrochloride.

Хлоропирамина Гидрохлорид

$C_{16}H_{20}ClN_3,HCl = 326.3.$

CAS — 59-32-5 (chloropyramine); 6170-42-9 (chloropyramine hydrochloride).

ATC — D04AA09; R06AC03.

ATC Vet — QD04AA09; QR06AC03.

UNII — FWA92Z14NN.

(chloropyramine)

简介

盐酸氯吡拉敏是一种属于乙二胺类衍生物的抗组胺药（第534页）。可用于口服给药，每次25mg，每日3次或4次，或者20～40mg肌内注射给药。

制剂

专利制剂

Hung.: Suprastin; ***Mex.:*** Avapena; ***Rus.:*** Suprastin (Супрастин); ***Ukr.:*** Suprastin (Супрастин).

Chlorphenamine Maleate (*BANM*, *rINNM*) 马来酸氯苯那敏

Chlorfenamin-maleinát; Chlorfenamino maleatas; Chlorfenaminy maleinian; Chlorphénamine, maléate de; Chlorphenamini maleas; Chlorpheniramine Maleate; Chlorprophenpyridamine Maleate; Kloorifenamiinimaleaatti; Klorfenaminmaleat; Klórfenamin-maleát; Maleato de clorfenamina. (±)-3-(4-Chlorophenyl)-*NN*-dimethyl-3-(2-pyridyl)propylamine hydrogen maleate.

Хлорфенамина Малеат

$C_{16}H_{19}ClN_2,C_4H_4O_4 = 390.9.$

CAS — 132-22-9 (chlorphenamine); 113-92-8 (chlorphenamine maleate).

ATC — R06AB04.

ATC Vet — QR06AB04.

UNII — V1Q0O9OJ9Z.

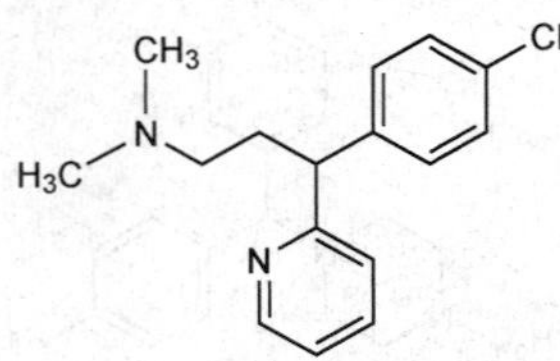

(chlorphenamine)

Pharmacopoeias. In *Chin.*, *Eur.* (see p.vii), *Int.*, *Jpn*, *US*, and *Viet.*

Ph. Eur. 6. 8（Chlorphenamine Maleate） 白色或类白色结晶性粉末。易溶于水；溶于乙醇。避光。

USP 33（Chlorpheniramine Maleate） 白色，无臭，结晶性粉末。溶于水（1∶4），溶于乙醇和氯仿（1∶10）；微溶于乙醚和苯。水溶液的 pH 值为 4～5。贮藏于密闭容器中。避光。

配伍禁忌 有报道，马来酸氯苯那敏与氯化钙、硫酸卡那霉素、重酒石酸去甲肾上腺素、戊巴比妥钠以及胆影葡胺之间存在配伍禁忌。

Dexchlorpheniramine Maleate（*BANM*，*rINNM*）马来酸右氯苯那敏

Dekschlorfeniramino maleatas; Dekskloorifeniramiinimaleaatti; Dexchlorfeniramin-maleinát; Dexchlorphenamine Maleate; Dexchlorphéniramine, Maléate de; Dexchlorpheniramini maleas; Dexklorfeniraminmaleat; Dexklórfeniramin-maleát; Maleato de dexclorfeniramina.

Дексхлорфенирамина Малеат

CAS — 25523-97-1 (dexchlorpheniramine); 2438-32-6 (dexchlorpheniramine maleate).

ATC — R06AB02.

ATC Vet — QR06AB02.

UNII — B10YD955QW.

(dexchlorpheniramine)

Pharmacopoeias. In *Eur.* (see p.vii), *Jpn*, and *US.*

Ph. Eur. 6. 8（Dexchlorpheniramine Maleate） 白色或类白色结晶性粉末。极易溶于水；易溶于乙醇、二氯甲烷和甲醇。1%水溶液的 pH 值为 4.5～5.5。避光。

USP 33（Dexchlorpheniramine Maleate） 白色，无臭，结晶性粉末。溶于水（1∶1.1），溶于乙醇（1∶2），溶于氯仿（1∶1.7），溶于乙醚（1∶2500）；微溶于苯。1%水溶液的 pH 值为 4.0～5.0。贮藏于密闭容器中。避光。

不良反应和注意事项

参见镇静类抗组胺药，第534页。可能会引起剥脱性皮炎。注射时有刺激性，引起一过性低血压或 CNS 刺激作用。

对血液的影响 有些旧的、个别的报道发现，使用马来酸氯苯那敏后出现血恶液质（blood dyscrasias），包括粒细胞缺乏[1,2]、血小板减少[3]、全血细胞减少[4]和再生障碍性贫血[5]。使用马来酸右氯苯那敏后发生溶血性贫血[6]。其中有些病例出现的反应和使用抗组胺药之间的联系值得怀疑[7]。

1. Shenfield G, Spry CJF. Unusual cause of agranulocytosis. *BMJ* 1968; **ii:** 52–3.
2. Hardin AS. Chlorpheniramine and agranulocytosis. *Ann Intern Med* 1988; **108:** 770.
3. Eisner EV, *et al.* Chlorpheniramine-dependent thrombocytopenia. *JAMA* 1975; **231:** 735–6.
4. Deringer PM, Maniatis A. Chlorpheniramine-induced bone-marrow suppression. *Lancet* 1976; **i:** 432.
5. Kanoh T, *et al.* Aplastic anaemia after prolonged treatment with chlorpheniramine. *Lancet* 1977; **i:** 546–7.
6. Duran-Suarez JR, *et al.* The I antigen as an immune complex receptor in a case of haemolytic anaemia induced by an antihistaminic agent. *Br J Haematol* 1981; **49:** 153–4.
7. Spry CJF. Chlorpheniramine-induced bone-marrow suppression. *Lancet* 1976; **i:** 545.

对感觉的影响 有报道，氯苯那敏会影响嗅觉和味觉[1]。

1. Schiffman SS. Taste and smell in disease. *N Engl J Med* 1983; **308:** 1275–9.

锥体外系障碍 马来酸氯苯那敏经口服给药后出现面部运动障碍的报道[1,2]。

1. Thach BT, *et al.* Oral facial dyskinesia associated with prolonged use of antihistaminic decongestants. *N Engl J Med* 1975; **293:** 486–7.
2. Davis WA. Dyskinesia associated with chronic antihistamine use. *N Engl J Med* 1976; **294:** 113.

药物相互作用

参见镇静类抗组胺药，第536页。

抗癫痫药 有关氯苯那敏对苯妥英影响的一例报道，见第477页。

药动学

马来酸氯苯那敏经胃肠道吸收相对缓慢，口服给药后 2.5～6h 达到血浆峰浓度。生物利用度低，有报道值为 25%～50%。氯苯那敏的首关代谢作用似乎相当明显。循环中大约有 70%的氯苯那敏和血浆蛋白结合。氯苯那敏的药动学个体差异很大，报道的半衰期范围为 2～43h。氯苯那敏在体内分布广泛，并可进入 CNS。

马来酸氯苯那敏代谢广泛。代谢产物包括去甲基氯苯那敏和双去甲基氯苯那敏（didesmethylchlorphenamine）。原形药物和代谢产物主要经尿液排泄，并与尿液 pH 值和尿流率有关。粪便中仅能检出痕量药物。

有报道，作用维持时间为 4～6h，相比根据药动学参数得到的预计值要短一些。

据报道，该药在儿童中的吸收较成人更快更广泛，清除更快，半衰期也更短。

1. Rumore MM. Clinical pharmacokinetics of chlorpheniramine. *Drug Intell Clin Pharm* 1984; **18:** 701–7.
2. Paton DM, Webster DR. Clinical pharmacokinetics of H_1-receptor antagonists (the antihistamines). *Clin Pharmacokinet* 1985; **10:** 477–97.
3. Yasuda SU, *et al.* The roles of CYP2D6 and stereoselectivity in the clinical pharmacokinetics of chlorpheniramine. *Br J Clin Pharmacol* 2002; **53:** 519–25.

用途和用法

马来酸氯苯那敏属烷基胺类衍生物，是一种能引起中等程度镇静作用的镇静类抗组胺药，同时还有抗毒蕈碱活性。

氯苯那敏是一种外消旋混合物，右氯苯那敏是右旋异构体，其活性按质量计大约是氯苯那敏的两倍。

马来酸氯苯那敏和马来酸右氯苯那敏可用于缓解过敏性疾病的症状，包括荨麻疹和血管性水肿（第538页）、鼻炎（第537页）、结膜炎（第536页）和瘙痒性皮肤病（第537页）。它们也是对症治疗咳嗽和感冒（第536页）复方制剂中的常用成分。静脉内使用氯苯那敏可作为过敏性休克（第536页）急救时的辅助治疗。

马来酸氯苯那敏口服给药剂量为 4mg，每 4～6h 给药 1 次，直至最大剂量每日 24mg。该药也可肌内、皮下或者持续 1min 以上缓慢静脉注射给药。这些给药途径的常用剂量为 10～20mg，24h 内的总剂量一般不应超过 40mg。

马来酸右氯苯那敏口服给药剂量为 2mg，每 4～6h 给药 1 次，直至最大剂量每日 12mg。

儿童用量，见下文。

在一些国家还有马来酸氯苯那敏或马来酸右氯苯那敏的口服缓释剂型，特定剂型具有各自特殊的给药剂量。

在有些国家，马来酸右氯苯那敏还可以局部应用，但与其他抗组胺药一样，存在致敏的风险。氯苯那敏-磺化二乙烯苯-乙烯苯共聚物（polistirex）（一种磺化二乙烯苯-乙烯苯共聚物复合物）、鞣酸氯苯那敏和鞣酸右氯苯那敏均可采用口服给药，用法与马来酸盐类似。

儿童用法 对于儿童，马来酸氯苯那敏可口服给药，用于对症缓解过敏性疾病，如鼻炎和荨麻疹；给药剂量如下：

- 1～2 岁儿童：1mg，每日 2 次；
- 2～6 岁儿童：1mg，每 4～6h 1 次；
- 6～12 岁儿童：2mg，每 4～6h 1 次。

在英国，马来酸氯苯那敏未被批准用于 1 岁以下的儿童。但是，*BNFC 2009* 建议 1 个月～2 岁的儿童可给予 1mg，每日 2 次。

马来酸氯苯那敏可通过持续 1min 以上缓慢静脉注射给药，作为一种过敏性休克急救时的辅助治疗。该药也可通过肌内、皮下或者缓慢静脉注射给药，用于过敏的对症处理。肠道外的给药剂量如下：

- 1 个月～1 岁儿童：250μg/kg；
- 1～5 岁儿童：2.5～5mg；
- 6～12 岁儿童：5～10mg。

还有一种给药方法，对于年龄在 1～18 岁以内的儿童和青少年可给予单次剂量 200μg/kg。必要时，可重复肌内或静脉注射，直至 24h 内 4 次。

马来酸右氯苯那敏通常用于过敏性鼻炎的治疗，口服给药剂量如下：

- 2～6 岁儿童：500μg，每 4～6h 1 次；
- 6～12 岁儿童：1mg，每 4～6h 1 次。

马来酸氯苯那敏和马来酸右氯苯那敏是对症治疗咳嗽和感冒复方制剂中的常用成分。但是这类制剂应慎用于儿童，一般禁用于低龄儿童，详见第535页。

疟疾 用氯喹（见对皮肤的影响，第572页）后引起瘙痒的疟疾患者可试用氯苯那敏，但另外还发现，氯苯那敏本身对治疗氯喹耐药的疟疾有一定的辅助意义。早期研究指出，氯苯那敏是一些药物中唯一能够在体外逆转分离出恶性疟原虫中氯喹耐药的药物。后来在尼日利亚儿童中进行的临床研究发现，氯苯那敏与氯喹[1～6]或阿莫地喹[7]合用能增加疗效。疟疾整体治疗的讨论内容见第566页。

1. Sowunmi A, *et al.* Enhanced efficacy of chloroquine-chlorpheniramine combination in acute uncomplicated falciparum malaria in children. *Trans R Soc Trop Med Hyg* 1997; **91:** 63–7.
2. Sowunmi A, Oduola AMJ. Comparative efficacy of chloroquine/chlorpheniramine combination and mefloquine for the treatment of chloroquine-resistant Plasmodium falciparum malaria in Nigerian children. *Trans R Soc Trop Med Hyg* 1997; **91:** 689–93.
3. Sowunmi A, *et al.* Comparative efficacy of chloroquine plus chlorpheniramine and pyrimethamine/sulfadoxine in acute uncomplicated falciparum malaria in Nigerian children. *Trans R Soc Trop Med Hyg* 1998; **92:** 77–81.
4. Sowunmi A, *et al.* Comparative efficacy of chloroquine plus chlorpheniramine and halofantrine in acute uncomplicated falciparum malaria in Nigerian children. *Trans R Soc Trop Med Hyg* 1998; **92:** 441–5.
5. Okonkwo CA, *et al.* Effect of chlorpheniramine on the pharmacokinetics of and response to chloroquine of Nigerian children with falciparum malaria. *Trans R Soc Trop Med Hyg* 1999; **93:** 306–11.
6. Ogungbamigbe TO, *et al.* Chloroquine resistant Plasmodium falciparum malaria in Osogbo Nigeria: efficacy of amodiaquine + sulfadoxine-pyrimethamine and chloroquine + chlorpheniramine for treatment. *Mem Inst Oswaldo Cruz* 2008; **103:** 79–84.
7. Falade CO, *et al.* Enhanced efficacy of amodiaquine and chlorpheniramine combination over amodiaquine alone in the treatment of acute uncomplicated Plasmodium falciparum malaria in children. *Med Princ Pract* 2008; **17:** 197–201.

制剂

BP 2010: Chlorphenamine Injection; Chlorphenamine Oral Solution; Chlorphenamine Tablets;
USP 33: Acetaminophen, Chlorpheniramine Maleate, and Dextromethorphan Hydrobromide Tablets; Chlorpheniramine Maleate and Phenylpropanolamine Hydrochloride Extended-release Capsules; Chlorpheniramine Maleate and Phenylpropanolamine Hydrochloride Extended-release Tablets; Chlorpheniramine Maleate and Pseudoephedrine Hydrochloride Extended-release Capsules; Chlorpheniramine Maleate and Pseudoephedrine Hydrochloride Oral Solution; Chlorpheniramine Maleate Extended-release Capsules; Chlorpheniramine Maleate Injection; Chlorpheniramine Maleate Syrup; Chlorpheniramine Maleate Tablets; Dexchlorpheniramine Maleate Syrup; Dexchlorpheniramine Maleate Tablets.

专利制剂

Arg.: Afeme; Alergidryl; Alergitrat; Qura Plus; ***Austral.:*** Polaramine; ***Austria:*** Polaramin; ***Belg.:*** Polaramine; ***Braz.:*** Alergonil; Alergovalle†; Alergyo; Alermine†; Deflux†; Dexclor†; Dexlerg†; Dexmin†; Expectamin F; Histamin; Hystin; Polamin†; Polaramine; Polaratin; Polaren; Polaryn; ***Canad.:*** Chlor-Tripolon; Novo-Pheniram; ***Chile:*** Clorprimeton; Nipolen; Prodel; Scadan; ***Denm.:*** Polaramin; ***Fr.:*** Polaramine; ***Ger.:*** Polaronil; ***Gr.:*** Istamex; Istaminol; Losmanin; Polaramine; ***Hong Kong:*** Allermin†; Antamin; Antihist; Apomin†; Chloramine; Chlorminol; Chlorpyrimine; Coriton; Dapriton; Dex Antihist; Flentist; Horamine; Kenyamine†; Marpeniramine; Medifen†; Pirimat†; Polaramine; Rhiniramine; Synchloramin†; Tromine; Uni-Dexmine; Uni-Ramine; ***India:*** Cofton; ***Indon.:*** Chlorphenon†; Cohistan; CTM; Dehista; Orphen; Pehachlor; Polamec†; Polaramine; Polarist†; Polofar†; ***Irl.:*** Piriton; ***Israel:*** Ahiston; Anaphyl†; ***Ital.:*** Polaramin; Trimeton; ***Malaysia:*** Chloramine†; Chlormine; Chlorpyrimine; Dex-Antihist†; Dexchloramine; Polaramine; Somin; Zoramine; ***Mex.:*** Alerdil; Antadex-H; Blendox†; Cloro-Trimeton; Cronal; Docsi; Hierbal; Histadryl; ***Neth.:*** Polaramine; ***Norw.:*** Phenamin; Polaramin; ***NZ:*** Histafen; Polaramine; ***Philipp.:*** Antamin; Barominic; Chlor-Trimeton; Chlormin; Metromine; Valemine; Virgomine†; ***Port.:*** Trenelone; ***S.Afr.:*** Allergex; Allerhist; Polaramine†; Rhineton; ***Singapore:*** Chloramine; Chlorpyrimine; Dexchloramine; Dextramine; Piriton; Polaramine; Rhiniramine; Somin; ***Spain:*** Antihistaminico; Polaramine; ***Swed.:*** Polaramin; ***Switz.:*** Polaramine; ***Thai.:*** Allergen; Allergin; Aly; Arc-Chlor; Chlophe; Chlorahist; Chloramine; Chloramine-S; Chlordon; Chlorleate; Chlorphencap; Chlorpheno; Chlorpyrimine; Cohistan†; Hisdaron; Histatab; Histatapp; Icolid Plus; Ilcid; KB Ramine; Kloramin; Patarphen; Piriton†; Pophen; Sinchlormine; Suramine; ***UAE:*** Chlorohistol; ***UK:*** Allercalm; Allergy Relief; Allerief; Calimal; Hayleve; Piriton; Pollenase Antihistamine; ***Ukr.:*** Glycodin (Глікодин)†; ***USA:*** Aller-Chlor; Allergy; Allergy Relief; Chlo-Amine; Chlor-Pro; Chlor-Trimeton; ChlorTan; Ed-Chlor-Tan; Efidac 24 Chlorpheniramine; PediaCare Allergy Formula; Pediatan†; Pediox-S; QDALL AR; TanaHist PD; Teldrin; ***Venez.:*** Clorotrimeton; Inquiramin†; Liramin.

Chlorphenoxamine Hydrochloride（*BANM*，*rINNM*）盐酸氯苯沙明

Chlorphénoxamine, Chlorhydrate de; Chlorphenoxamini Hydrochloridum; Hidrocloruro de clorfenoxamina; Klorfenoksamin

Hidroklorür. 2-(4-Chloro-α-methylbenzhydryloxy)-NN-dimethylethylamine hydrochloride.

Хлорфеноксамина Гидрохлорид

$C_{18}H_{22}ClNO,HCl = 340.3$.

CAS — 77-38-3 (chlorphenoxamine); 562-09-4 (chlorphenoxamine hydrochloride).

ATC — D04AA34; R06AA06.

ATC Vet — QD04AA34; QR06AA06.

UNII — 5I159322PY.

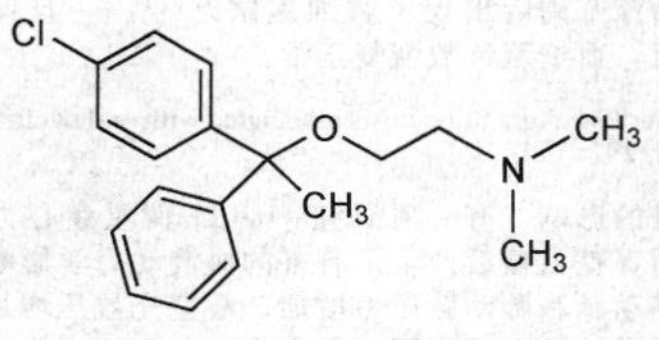

(chlorphenoxamine)

简介

氯苯沙明与苯海拉明（第549页）是同类药物，具有抗毒蕈碱和抗组胺特性。用于治疗恶心、呕吐和眩晕，以前用于帕金森综合征的对症治疗。氯苯沙明也可用于治疗超敏反应。

制剂

专利制剂

Ger.: Systral; ***Gr.:*** Systral; ***Indon.:*** Systral†; ***Philipp.:*** Systral; ***Port.:*** Systral; ***Thai.:*** Systral; ***Turk.:*** Sistral; Systral.

多组分制剂 ***Austria:*** Spirbon; ***S.Afr.:*** Analgen-SA†.

Cinnarizine (*BAN*, *USAN*, *rINN*) 桂利嗪

Cinarizin; Cinarizina; Cinarizinas; Cinnarizin; Cinnarizinum; Cynaryzyna; 516-MD; R-516; R-1575; Sinarizin; Sinnaritsiini. 1-Benzhydryl-4-cinnamylpiperazine; (*E*)-1-(Diphenylmethyl)-4-(3-phenylprop-2-enyl)piperazine.

Циннаризин

$C_{26}H_{28}N_2 = 368.5$.

CAS — 298-57-7.

ATC — N07CA02.

ATC Vet — QN07CA02.

UNII — 3DI2E1X18L.

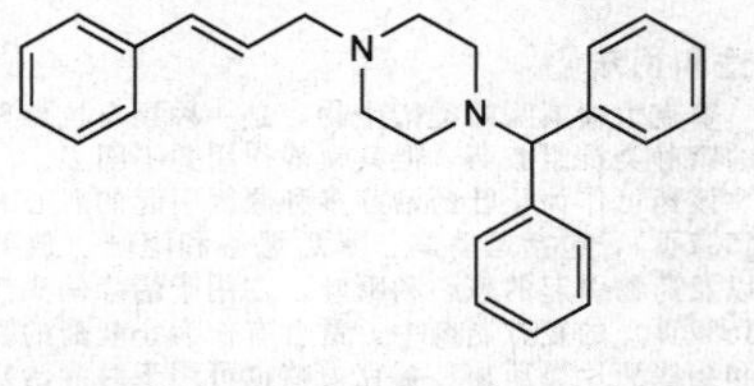

Pharmacopoeias. In *Chin.* and *Eur.* (see p.vii).

Ph. Eur. 6.8（Cinnarizine） 白色或类白色粉末。几乎不溶于水，微溶于乙醇和甲醇，溶于丙酮，易溶于二氯甲烷。避光。

不良反应和注意事项

参见镇静类抗组胺药，第534页。使用桂利嗪后罕见有锥体外系症状的报道，有时伴有压抑的感觉。

低血压患者应慎用大剂量桂利嗪，因为该药可能会进一步降低血压。

锥体外系障碍 关于使用桂利嗪后出现锥体外系功能失调的参考资料，见氟桂利嗪，第552页。

超敏反应 有报道[1]，一例72岁老年女性服用桂利嗪后出现免疫学意义上的类天疱疮样扁平苔藓。停止治疗后皮损开始消失，但再用桂利嗪激发引起了严重瘙痒和色素皮损的复发。以后还报道过一例[2]。

1. Miyagawa S, *et al.* Lichen planus pemphigoides-like lesions induced by cinnarizine. *Br J Dermatol* 1985; **112:** 607–13.
2. Ramallal M, *et al.* Lichenoid eruption associated with cinnarizine use. *Pharm World Sci* 2002; **24:** 215–16.

卟啉病 在动物试验中桂利嗪具有生卟啉的作用，因此卟啉病患者使用桂利嗪是不安全的。

耳鸣 Spanish System of Pharmacovigilance 收到钙通道阻滞药与耳鸣有关的报道[1]，其中有些报道中的患者，包括一例与桂利嗪相关的，还同时使用了其他耳毒性药物。据说 WHO 还有一些关于包括桂利嗪在内的钙通道阻滞药与耳鸣相关的额外报道。

1. Narváez M, *et al.* Tinnitus with calcium-channel blockers. *Lancet* 1994; **343:** 1229–30.

体重增加 有一份4例患者用桂利嗪治疗1～2年后出现体重增加的报道[1]，且所有这些体重增加的病例都伴有食欲增加。

1. Navarro-Badenes J, *et al.* Weight-gain associated with cinnarizine. *Ann Pharmacother* 1992; **26:** 928–30.

药物相互作用

参见镇静类抗组胺药，第536页。

药动学

桂利嗪经胃肠道吸收，且口服给药后2～4h出现血药峰浓度。药物在体内代谢，半衰期为3～6h。桂利嗪主要以原形通过粪便排泄，在尿液中以排泄代谢产物为主。

用途和用法

桂利嗪是一种具有抗组胺、镇静和阻断钙通道活性的哌嗪类衍生物。用于对症缓解梅尼埃病和其他前庭系统疾病（第538页）引起的恶心和眩晕，还可预防和治疗运动病（第537页）。也用于各种周围和脑血管疾病的治疗。

在英国，用于眩晕和前庭疾病治疗的常用口服剂量是30mg，每日3次。用于运动病则在开始旅行前2h一次服用30mg，必要时可在旅行期间每隔8h再服用15mg。在其他欧洲国家，治疗眩晕和前庭疾病时，可每次用药75mg，每日1次或2次。用于脑血管病时也可给予75mg，每日1次；用于周围血管病时，每日2次或3次。

儿童用量，见下文。

1. Shupak A, *et al.* Cinnarizine in the prophylaxis of seasickness: laboratory vestibular evaluation and sea study. *Clin Pharmacol Ther* 1994; **55:** 670–80.

儿童用法 桂利嗪在5～12岁儿童中可口服给药，用于控制前庭疾病时可给予单次剂量15mg，每日3次。用于运动病，在开始旅行前2h一次服用15mg，必要时可在旅行期间每隔8h再服用7.5mg。

制剂

专利制剂

Arg.: Dismaren; Fabracin; Folcodal; Natropas; Stugeron; ***Austria:*** Cinnabene; Pericephal; Stutgeron; ***Belg.:*** Stugeron; ***Braz.:*** Antigeron; Cinaran†; Cinarivert†; Cinarix†; Cinazin†; Cinazon; Civertim; Cronogeron; Ductogeron; Fluxon; Laberitin†; Labigeron; Nerizina†; Stugerina†; Stugeron; Vertigeron; Verzum; Vessel†; ***Chile:*** Cinergil; Siridone; Stugeron; ***Cz.:*** Cinedil†; Cinnabene; Stugeron; ***Denm.:*** Sepan; ***Gr.:*** Derozin; Geronik; Libotasin; Stugeron; ***Hong Kong:*** Medozine†; Mosion-6; Stugeron; Urizine; ***Hung.:*** Stugeron; ***India:*** Avidazine†; Cintigo; Diziron; Stugeron; Vertiron; ***Indon.:*** Merron; Nariz; Perifas; Stugeron; Vertizine; ***Irl.:*** Stugeron; ***Israel:*** Stunarone; ***Ital.:*** Cinazyn; Stugeron; Toliman; ***Malaysia:*** Celenid†; Cinna; Cinnaron; Stugeron; Uphageron; ***Mex.:*** Bulasan; Ceretec; Cisaken; Dilateron-F; Dilper-INA; Karilex; Oblant; Reynaven; Stugeron; Venoxil; Winpar; ***Philipp.:*** Cinamin; Cinarin; Dizzinon; Niziran; Stugeron; Vertisin; ***Port.:*** Cinon; Stugeron; ***Rus.:*** Phezam (Фезам); Stugeron (Структум); Stugesin (Стугезин); ***S.Afr.:*** Purazine†; Stugeron; ***Singapore:*** Celenid; Cinna; Cinnar; Cinnaron; Stugeron; Vertigon; ***Spain:*** Stugeron; ***Switz.:*** Cerepar; Cinnageron; Cinnamed†; Stugeron; ***Thai.:*** Bugeron; C-Pela; C-Ricin; Celenid†; Cenai; Cerebroad; Ceremin; Cinerine; Cinna; Cinnar; Cinnarin; Cinnarine; Cinnatab; Cinnaza; Cinrizine; Fageron; KB Gyding; Linazine; Manoron; Medozine†; Naricin; Narizine; Nazine; Siarizine; Silicin; Sorebral; Stugeron; Stugin; Stuno†; Sturon; Urizine; Vernarin; ***Turk.:*** Sefal; ***UK:*** Cinaziere†; Stugeron; ***Ukr.:*** Stugeron (Стугерон); ***Venez.:*** Cinaren; Cinarin; Sinver; Stugeron; Vericin.

多组分制剂 ***Arg.:*** Cadencial Plus; Cinacris; Difusil; Ribex; ***Austria:*** Cinnarplus†; ***Belg.:*** Touristil; ***Braz.:*** Coldrin; Exit; Forgrip†; Sureptil; ***Cz.:*** Arlevert; ***Fin.:*** Rinomar; ***Ger.:*** Arlevert; ***Hong Kong:*** C-Sik†; Cinnasin; SE-25; ***Hung.:*** Arlevert; ***India:*** Vertigil; ***Irl.:*** Arlevert; ***Neth.:*** Arlevert; Primatour; ***Rus.:*** Combitropil (Комбитропил); Omaron (Омарон); Piracezine (Пирацезин); ***Spain:*** Clinadil; Clinadil Compositum†; Diclamina; ***Swed.:*** Rinomar; ***Thai.:*** Cinnapac; ***UK:*** Arlevert; ***Ukr.:*** Cinatropil (Цинатропил); Neuro-Norm (Нейро-Норм); Phezam (Фезам).

Clemastine Fumarate (*BANM*, *USAN*, *rINNM*) 富马酸氯马斯汀

Clémastine, fumarate de; Clemastini fumaras; Fumarato de clemastina; HS-592 (clemastine); Klemastiinifumaraatti; Klemastin fumarát; Klemastin Hidrojen Fumarat; Klemastinfumarat; Klemastino fumaratas; Klemastyny fumaran; Klemasztin-fumarát; Meclastine Fumarate; Mecloprodine Fumarate. (+)-(2*R*)-2-{2-[(*R*)-4-Chloro-α-methylbenzhydryloxy]ethyl}-1-methylpyrrolidine hydrogen fumarate.

Клемастина Фумарат

$C_{21}H_{26}ClNO,C_4H_4O_4 = 460.0$.

CAS — 15686-51-8 (clemastine); 14976-57-9 (clemastine fumarate).

ATC — D04AA14; R06AA04.

ATC Vet — QD04AA14; QR06AA04.

UNII — 19259EGQ3D.

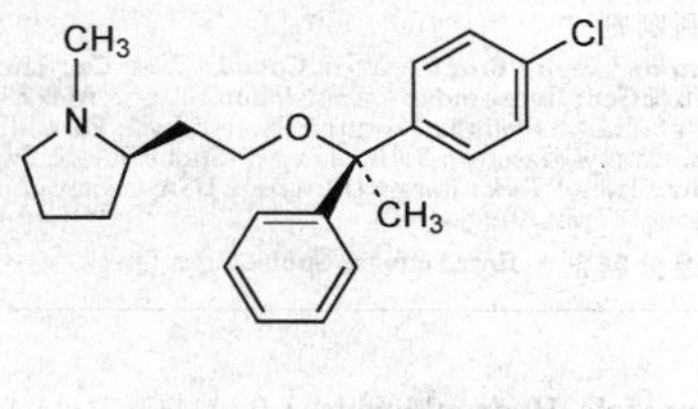

(clemastine)

Pharmacopoeias. In *Chin.*, *Eur.* (see p.vii), *Jpn*, and *US*.

Ph. Eur. 6.8（Clemastine Fumarate） 白色或类白色结晶性粉末。极微溶于水；略溶于乙醇（70%）；微溶于乙醇（50%）和甲醇。10%悬浮水溶液的pH值为3.2～4.2。

USP 33（Clemastine Fumarate） 无色至微黄色，无臭，结晶性粉末。极微溶于水；极微溶于氯仿；微溶于甲醇。10%悬浮水溶液的pH值为3.2～4.2。贮藏于温度不超过25℃的密闭容器中。避光。

不良反应和注意事项

参见镇静类抗组胺药，第534页。

哺乳 American Academy of Pediatrics[1]认为哺乳期母亲应慎用氯马斯汀，因为该药与婴儿出现的不良反应有关。1例10周龄的母乳喂养婴儿在母亲开始用氯马斯汀治疗后12h出现嗜睡、易激惹、高声调的哭闹、颈项僵硬和拒食[2]。在母乳中可以检测出氯马斯汀。停药后当天，该婴儿开始恢复，并可正常喂养。

1. American Academy of Pediatrics. The transfer of drugs and other chemicals into human milk. *Pediatrics* 2001; **108:** 776–89. [Retired May 2010] Correction. *ibid.*; 1029. Also available at: http://aappolicy.aappublications.org/cgi/content/full/pediatrics%3b108/3/776 (accessed 08/04/04)
2. Kok THHG, *et al.* Drowsiness due to clemastine transmitted in breast milk. *Lancet* 1982; **i:** 914–15.

卟啉病 氯马斯汀与卟啉病的急性发作有关，因此认为卟啉病患者使用氯马斯汀是不安全的。

药物相互作用

参见镇静类抗组胺药，第536页。

药动学

富马酸氯马斯汀可经胃肠道迅速且几乎完全吸收，口服给药后在2～4h内出现血药峰浓度。原形药物和代谢产物主要经尿液排泄。据报道，消除半衰期约为21h。氯马斯汀可分泌入母乳中。

1. Schran HF, *et al.* The pharmacokinetics and bioavailability of clemastine and phenylpropanolamine in single-component and combination formulations. *J Clin Pharmacol* 1996; **36:** 911–22.

用途和用法

富马酸氯马斯汀属乙醇胺类衍生物，是一种具有抗毒蕈碱和中度镇静特性的镇静类抗组胺药。据报道，该药的作用维持时间为10～12h。可用于缓解过敏性疾病的症状，包括荨麻疹和血管性水肿（第538页）、鼻炎（第537页）和结膜炎（第536页）以及瘙痒性皮肤病（第537页）。

氯马斯汀在治疗时使用其富马酸盐，但以碱基表示药物剂量。富马酸氯马斯汀1.34mg约相当于1mg氯马斯汀碱基。常用口服剂量为1mg，每日2次。最大可给至每日6mg，尤其是在用于荨麻疹和血管性水肿的治疗时。

用于急性过敏反应时，富马酸氯马斯汀还可采用肌内注射或缓慢静脉注射给药，日总剂量相当于4mg氯马斯汀，预防时可静脉注射2mg。

儿童用量，见下文。

富马酸氯马斯汀也可局部给药，但同其他抗组胺药一样，存在致敏的危险。

儿童用法 富马酸氯马斯汀可用于儿童，对症缓解过敏性疾病，包括鼻炎、血管性水肿和瘙痒性皮肤病。口服给药剂量，以氯马斯汀表示如下：

- 1～3岁儿童，250～500μg，每日2次；
- 3～6岁儿童，500μg，每日2次；
- 6～12岁儿童，0.5～1mg，每日2次。

1岁及1岁以上儿童，也可采用肌内给药，剂量相当于每日25μg/kg氯马斯汀，分成2次注射。

制剂

BP 2010: Clemastine Oral Solution; Clemastine Tablets;
USP 33: Clemastine Fumarate Tablets.

专利制剂

Austria: Tavegyl†; ***Braz.:*** Agasten; ***Canad.:*** Tavist; ***Cz.:*** Tavegyl; ***Denm.:*** Tavegyl; ***Ger.:*** Tavegil; ***India:*** Clamist; ***Indon.:*** Tavegyl; ***Mex.:*** Tavist; ***Neth.:*** Tavegil; Tavegyl; ***Philipp.:*** Marsthine; Tavegyl; Tavist; ***Port.:*** Tavegyl; Tavist; ***Rus.:*** Tavegyl (Тавегил); ***S.Afr.:*** Tavegyl†; ***Spain:*** Tavegil; ***Swed.:*** Tavegyl; ***Switz.:*** Tavegyl; ***Turk.:*** Tavegyl; ***UK:*** Tavegil; ***USA:*** Contac 12 Hour Allergy; Dayhist-1; Tavist Allergy.

多组分制剂 ***Braz.:*** Emistin; ***Spain:*** Dexa Tavegil.

Clemizole Hydrochloride (*BANM*, *rINNM*) 盐酸克立咪唑

AL-20; Clémizole, Chlorhydrate de; Clemizoli Hydrochloridum; Hidrocloruro de clemizol. 1-(4-Chlorobenzyl)-2-(pyrrolidin-1-ylmethyl)benzimidazole hydrochloride.

Клемизола Гидрохлорид

$C_{19}H_{20}ClN_3,HCl = 362.3$.

CAS — 442-52-4 (clemizole); 1163-36-6 (clemizole hydrochloride).

UNII — 85W6I13D8M.

(clemizole)

简介

盐酸克立咪唑是一种镇静类抗组胺药（第534页）。可用于缓解过敏性疾病和瘙痒性皮肤病的症状，也可用在对症治疗普通感冒的复方制剂中。六氯酚、硫酸钠以及十一酸盐类形式的克立咪唑还与皮质激素和局部麻醉药一起组成应用于局部和直肠的外用制剂，但同其他抗组胺药一样，存在致敏的危险。

见第238页克咪西林霉素的用途。

制剂

多组分制剂 ***Braz.:*** Ultraproct; ***Hong Kong:*** Ultraproct†; ***Indon.:*** Ultraproct†; ***Thai.:*** Apracur; Scheriproct†.

Clocinizine Hydrochloride (*rINNM*) 盐酸氯西尼嗪

Chlorcinnazine Dihydrochloride; Clocinizine, Chlorhydrate de; Clocinizini Hydrochloridum; Hidrocloruro de clonizina. 1-(4-Chlorobenzhydryl)-4-cinnamylpiperazine dihydrochloride.

Клоцинизина Гидрохлорид

$C_{26}H_{27}ClN_2,2HCl = 475.9$.

CAS — 298-55-5 (clocinizine).

UNII — AE8KM1QU3Q.

(clocinizine)

简介

盐酸氯西尼嗪属哌嗪类衍生物，是一种口服抗组胺药（第534页），常与减充血药组成复方制剂，对症治疗上呼吸道疾病。

制剂

多组分制剂 ***Spain:*** Senioral.

Cyclizine (*BAN*, *rINN*) 赛克力嗪

Ciclizina; Cyclizinum; Cyklizin; Siklizin; Syklitsiini. 1-Benzhydryl-4-methylpiperazine.

Циклизин

$C_{18}H_{22}N_2 = 266.4$.

CAS — 82-92-8.

ATC — R06AE03.

ATC Vet — QR06AE03.

UNII — QRW9FCR9P2.

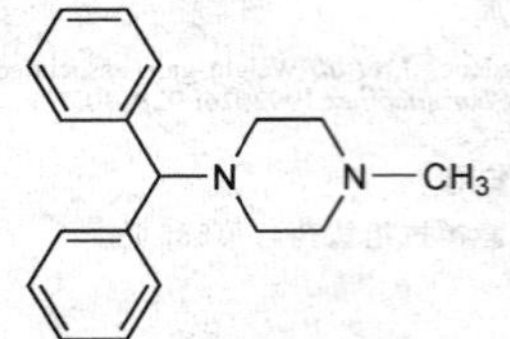

Pharmacopoeias. In *Br.*

BP 2010 (Cyclizine) 白色或乳白色结晶性粉末。几乎不溶于水。可溶于大多数有机溶剂和稀酸。熔点约107℃。饱和水溶液的 pH 值为 7.6～8.6。

Cyclizine Hydrochloride (*BANM*, *rINNM*) 盐酸赛克力嗪

Ciklizin-hidroklorid; Ciklizino hidrochloridas; Cyclizine, chlorhydrate de; Cyclizini hydrochloridum; Cyklizin hydrochlorid; Cyklizinhydroklorid; Hidrocloruro de ciclizina; Syklitsiinihydrokloridi.

Циклизина Гидрохлорид

$C_{18}H_{22}N_2,HCl = 302.8$.

CAS — 303-25-3.

ATC — R06AE03.

ATC Vet — QR06AE03.

UNII — W0O1NHP4WE.

Pharmacopoeias. In *Eur.* (see p.vii) and *US.*

Ph. Eur. 6.8 (Cyclizine Hydrochloride) 白色或类白色结晶性粉末。微溶于水和乙醇。2%乙醇和水体积比（2∶3）溶液的 pH 值为 4.5～5.5。避光。

USP 33 (Cyclizine Hydrochloride) 白色，无臭，结晶性粉末或无色小结晶。可溶于水和乙醇（1∶115），溶于氯仿（1∶75），不溶于乙醚。2%乙醇和水体积比（2∶3）溶液的 pH 值为 4.5～5.5。贮藏于密闭容器中。避光。

Cyclizine Lactate (*BANM*, *rINNM*) 乳酸赛克力嗪

Cyclizine, Lactate de; Cyclizini Lactas; Lactato de ciclizina.

Циклизина Лактат

$C_{18}H_{22}N_2,C_3H_6O_3 = 356.5$.

CAS — 5897-19-8.

ATC — R06AE03.

ATC Vet — QR06AE03.

UNII — 861R00J986.

Pharmacopoeias. *Br.* includes an injection of cyclizine lactate.

配伍禁忌 有报道，乳酸赛克力嗪与盐酸土霉素、盐酸金霉素、青霉素和 pH 值在 6.8 或以上的溶液之间存在配伍禁忌。

Cyclizine Tartrate (*BANM*, *rINNM*) 酒石酸赛克力嗪

Cyclizine, Tartrate de; Cyclizini Tartras; Tartrato de ciclizina.

Циклизина Тартрат

$C_{18}H_{22}N_2,C_4H_6O_6 = 416.5$.

ATC — R06AE03.

ATC Vet — QR06AE03.

不良反应和注意事项

参见镇静类抗组胺药，第534页。

赛克力嗪可能会加剧重症心力衰竭。注射时可能引起低血压。

滥用 由于该药具有欣快作用，因此存在滥用赛克力嗪片剂或同时滥用该药和阿片类药物的情况[1～7]。该药可以口服或用于注射。有人提出，当赛克力嗪和阿片类药物合用治疗慢性疼痛时可能导致依赖[8]。有报道指出，癌症患者通过注射赛克力嗪用于控制化疗或疾病相关的恶心时存在滥用[9]。

1. Gott PH. Cyclizine toxicity—intentional drug abuse of a proprietary antihistamine. *N Engl J Med* 1968; **279:** 596.
2. Kahn A, Harvey GJ. Increasing misuse of cyclizine. *Pharm J* 1985; **235:** 706.
3. Atkinson MK. Misuse of cyclizine. *Pharm J* 1985; **235:** 773.
4. Halpin D. Misuse of cyclizine. *Pharm J* 1985; **235:** 773.
5. Council of the Pharmaceutical Society of Great Britain. Sales of preparations containing cyclizine. *Pharm J* 1985; **235:** 797.
6. Ruben SM, *et al.* Cyclizine abuse among a group of opiate dependents receiving methadone. *Br J Addict* 1989; **84:** 929–34.
7. Bassett KE, *et al.* Cyclizine abuse by teenagers in Utah. *Am J Emerg Med* 1996; **14:** 472–4.
8. Hughes AM, Coote J. Cyclizine dependence. *Pharm J* 1986; **236:** 130.
9. Bailey F, Davies A. The misuse/abuse of antihistamine antiemetic medication (cyclizine) by cancer patients. *Palliat Med* 2008; **22:** 869–71.

对血液的影响 1例患者使用赛克力嗪 50mg，每日 3 次，治疗 6 周后出现了粒细胞缺乏[1]。一旦停用赛克力嗪后，血细胞计数恢复正常。

1. Collier PM. Agranulocytosis associated with oral cyclizine. *BMJ* 1986; **292:** 174.

对心脏的影响 有一项研究[1]，11 例重症心力衰竭患者使用赛克力嗪后产生了有害的血液动力学影响，包括体循环动脉和肺动脉压力增加、心室充盈压增加、抵消二醋吗啡的扩血管作用。有人提出，急性心肌梗死或重症心力衰竭患者应禁用赛克力嗪。

1. Tan LB, *et al.* Detrimental haemodynamic effects of cyclizine in heart failure. *Lancet* 1988; **i:** 560–1.

对肝脏的影响 1例 8 岁女孩在口服盐酸赛克力嗪每日 25mg 后出现了两次黄疸发作。作者认为“超敏性肝炎”是引起患者症状的原因[1]。

1. Kew MC, *et al.* "Hypersensitivity hepatitis" associated with administration of cyclizine. *BMJ* 1973; **2:** 307.

卟啉病 赛克力嗪用于卟啉病患者被认为是不安全的。

妊娠 有关妊娠期使用抗组胺药的讨论内容，包括关于赛克力嗪的研究，见第535页。

药物相互作用

参见镇静类抗组胺药，第536页。

赛克力嗪可能会中和阿片类药物的血液动力学益处（见上文**对心脏的影响**），因此在使用赛克力嗪和一种阿片类镇痛药组成的复方制剂时应考虑这一点。

全身麻醉药 赛克力嗪术前给药与巴比妥类全身麻醉药之间可能的相互作用见**硫戊比妥钠**，第1715页。

药动学

赛克力嗪可经胃肠道吸收，2h 内起效。报道的作用维持时间约为 4h。赛克力嗪经肝代谢后生成相对无活性的代谢产物去甲赛克力嗪（norcyclizine）。赛克力嗪和去甲赛克力嗪的血浆消除半衰期均为 20h。在 24h 内，经尿液排泄的药物剂量不到总口服剂量的 1%。

用途和用法

赛克力嗪属哌嗪类衍生物，是一种具有抗毒蕈碱活性的镇静类抗组胺药，但其镇静作用并不明显。

该药可作为止吐药治疗多种原因引起的恶心和呕吐（第537页），包括运动病、术后恶心和呕吐、放射治疗后以及药物引起的恶心和呕吐。在用于治疗偏头痛发作（第587页）的复方制剂中，常含有作为止吐药的赛克力嗪和某些阿片类药物。赛克力嗪也可用于对症治疗梅尼埃病和其他前庭功能疾病引起的眩晕（第538页）。

用于治疗恶心和呕吐时，盐酸赛克力嗪常用的口服给药剂量为 50mg，最多每日用药 3 次，但必要时可在 24h 内给药不超过 200mg。用于运动病预防时，首剂应在旅行前约 30min 给予。

赛克力嗪的乳酸盐可肌内或静脉给药。乳酸赛克力嗪的用药剂量同口服给药盐酸赛克力嗪。用于预防术后恶心和呕吐时，首剂乳酸赛克力嗪应在估计手术结束前约 20min 给予。

尽管在英国没有得到批准，但对于实名登记的患者还可以采用赛克力嗪栓剂治疗。

儿童用量，见下文。

赛克力嗪盐类可当做止吐药与吗啡或地匹哌酮组成复方制剂，姑息治疗时可能需要这种固定配方的阿片类制剂，但不适合用于长期治疗。也可见上文**药物相互作用**项下。

儿童用法 用于 6～12 岁儿童治疗恶心和呕吐时，可给予盐酸赛克力嗪 25mg，口服，最多每日 3 次；年长儿童可给予成人的常用剂量（见上文）。尽管在英国没有得到批准，但 *BNFC 2009* 建议，1 个月～6 岁的儿童可给予 0.5～1mg/kg（最大剂量为 25mg），最多每日给药 3 次。

在英国，乳酸赛克力嗪注射剂未被批准用于儿童。但 *BNFC 2009* 建议，可使用下述剂量进行 24h 以上的连续静脉或皮下输液：

- 1 个月～2 岁儿童：3mg/kg；
- 2～5 岁儿童：50mg；
- 6～12 岁儿童：75mg；
- 12～18 岁儿童：150mg。

赛克力嗪在特定的生产厂家还可制成栓剂使用，但同样，在英国这种给药途径未被批准。*BNFC 2009* 建议可采用下述直肠给药剂量，最多每日 3 次：

- 2～6 岁儿童：12.5mg；
- 6～12 岁儿童：25mg；
- 12～18 岁儿童：50mg。

制剂

BP 2010: Cyclizine Injection; Cyclizine Tablets; Dipipanone and Cyclizine Tablets;
USP 33: Cyclizine Hydrochloride Tablets.

专利制剂

Austria: Echnatol; ***Denm.:*** Marzine; ***Fin.:*** Marzine; ***India:*** Medazine; ***Irl.:*** Valoid; ***Neth.:*** Kruidvat Reistabletten; ***Norw.:*** Marzine; ***NZ:*** Marzine†; Nausicalm; Valoid; ***S.Afr.:*** Aculoid; Covamet†; Medazine; Nauzine; Triazine; Valoid; ***Switz.:*** Marzine; ***UK:*** Valoid; ***USA:*** Bonine for Kids; Marezine.

多组分制剂 ***Austria:*** Echnatol B_6; Migril†; ***Fin.:*** Vertipam; ***Hong Kong:*** Wellconal†; ***Irl.:*** Cyclimorph; ***Neth.:*** Ercycof†; ***S.Afr.:*** Cyclimorph; Migril; Wellconal; ***UK:*** Cyclimorph; Diconal; Migril.

Cyproheptadine Hydrochloride (*BANM*, *rINNM*) 盐酸赛庚啶

Ciproheptadin-hidroklorid; Ciproheptadino hidrocloridas; Cyproheptadine, chlorhydrate de; Cyproheptadin-hydrochlorid seskvihydrát; Cyproheptadinhydroklorid; Cyproheptadini hydrochloridum; Cyproheptadini Hydrochloridum Sesquihydricum; Hidrocloruro de ciproheptadina; Siproheptadin Hidroklorür; Syproheptadiinihydrokloridi. 4-(5*H*-Dibenzo[*a*,*d*]cyclohepten-5-ylidene)-1-methylpiperidine hydrochloride sesquihydrate.

Ципрогептадина Гидрохлорид

$C_{21}H_{21}N,HCl,1\frac{1}{2}H_2O = 350.9.$

CAS — 129-03-3 (cyproheptadine); 969-33-5 (anhydrous cyproheptadine hydrochloride); 41354-29-4 (cyproheptadine hydrochloride sesquihydrate).

ATC — R06AX02.

ATC Vet — QR06AX02.

UNII — NJ82J0F8QC.

(cyproheptadine)

Pharmacopoeias. In *Chin.*, *Eur.* (see p.vii), *Jpn*, and *US*.

Ph. Eur. 6.8（Cyproheptadine Hydrochloride） 白色或微黄色结晶性粉末。微溶于水；略溶于乙醇；易溶于甲醇。避光。

USP 33（Cyproheptadine Hydrochloride） 白色至微黄色，无臭或几乎无臭，结晶性粉末。可溶于水（1∶275），溶于乙醇（1∶35），溶于氯仿（1∶26），溶于甲醇（1∶1.5）；几乎不溶于乙醚。

不良反应和注意事项

参见镇静类抗组胺药，第534页。赛庚啶可能会增加食欲和体重。

滥用 1例患者连续5年每日口服赛庚啶约180mg后出现药物依赖[1]。

1. Craven JL, Rodin GM. Cyproheptadine dependence associated with an atypical somatoform disorder. *Can J Psychiatry* 1987; **32:** 143–5.

对神经系统的影响 1例9岁儿童为了预防偏头痛，服用赛庚啶4mg，每日2次后出现了幻觉、焦虑等抗毒蕈碱毒性的表现[1]。

1. Watemberg NM, *et al.* Central anticholinergic syndrome on therapeutic doses of cyproheptadine. *Pediatrics* 1999; **103:** 158–60.

对诊断试验的干扰 8例健康受试者用赛庚啶后，低血糖诱发生长激素分泌水平降低5%～97%[1]。这一结果提示，根据生长激素对胰岛素诱发低血糖的反应性来检测垂体功能前应停用赛庚啶治疗。

英国注册药品信息中称，赛庚啶可能会导致尿液或血清中三环类抗抑郁药测试结果的假阳性。

1. Bivens CH, *et al.* Inhibition of hypoglycaemia-induced growth hormone secretion by the serotonin antagonists cyproheptadine and methysergide. *N Engl J Med* 1973; **289:** 236–9.

药物相互作用

参见镇静类抗组胺药，第536页。

抗抑郁药 有报道认为赛庚啶能降低 *SSRIs* 的疗效，见氟西汀项下，第373页。赛庚啶可干扰三环类抗抑郁药的诊断试验，见上文。

药动学

盐酸赛庚啶经胃肠道吸收后，在体内几乎被完全代谢。代谢产物以结合物形式主要经尿液排泄，也有部分经粪便排泄。

用途和用法

赛庚啶属哌啶类衍生物，是一种具有抗毒蕈碱、拮抗5-羟色胺和钙通道阻断活性的镇静类抗组胺药。该药的盐酸盐可用于对症治疗过敏性疾病，包括荨麻疹和血管性水肿（第538页）、鼻炎（第537页）和结膜炎（第536页）以及瘙痒性皮肤病（第537页）。其他用途还包括偏头痛的治疗（第537页）。盐酸赛庚啶虽以倍半水化合物形式给药，但其剂量以无水化合物形式表示。无水盐酸赛庚啶10mg约相当于倍半水盐酸赛庚啶11mg。

用于过敏性疾病和瘙痒时，口服给药起始剂量为4mg，每日3次，必要时可调整剂量。治疗时需要的平均剂量为每日12～16mg，分3次或4次服用，但偶尔在必要时最多为每日32mg。身体衰弱的老年患者不建议使用赛庚啶。儿童用量，见下文。

赛庚啶每次4mg可用于预防和治疗偏头痛以及其他血管性头痛，并可在30min后重复。如果有效，患者症状常在用药8mg后得到缓解，但在4～6h内不应超过这个剂量。维持剂量为每4～6h给予4mg。

其他可用于口服的赛庚啶盐类包括乙酰天冬氨酸、天冬氨酸、环己氨磺酸盐、乳清酸盐、醋茶碱盐（7-theophyllineacetate）以及吡哆醛磷酸盐类。

儿童用法 用于2～6岁儿童的过敏性疾病和瘙痒时，盐酸赛庚啶的口服给药剂量为2mg，每日2次或3次。必要时，可增至最大剂量每日12mg。对于7～14岁儿童，可给予4mg，每日2次或3次，最大剂量至每日16mg。

腹型偏头痛 赛庚啶可试用于儿童腹型偏头痛的预防性治疗（见苯噻啶，第594页）。

心绞痛 2例对钙通道阻滞药和硝酸盐类这种标准治疗无效的变异型心绞痛（第1118页）患者，用赛庚啶治疗有效[1]。5-羟色胺是引起冠状血管痉挛一个重要的内分泌介质，赛庚啶治疗有效是由于该药具有拮抗5-羟色胺的活性。

1. Schecter AD, *et al.* Refractory Prinzmetal angina treated with cyproheptadine. *Ann Intern Med* 1994; **121:** 113–14.

食欲障碍 赛庚啶被当作食欲刺激剂广泛使用，包括治疗神经性食欲缺乏和恶病质（见甲地孕酮项下，第2046页），但长期使用后对于体重增加似乎没有多大价值，因此一般不再推荐使用。需要关注的是，在某些发展中国家，赛庚啶被宣传成一种食欲刺激剂，从而被不合理地使用[1]。

1. Anonymous. Cyproheptadine: no longer promoted as an appetite stimulant. *WHO Drug Inf* 1994; **8:** 66.

类癌综合征 神经内分泌肿瘤（第641页）的管理主要是对症治疗。盐酸赛庚啶这种5-羟色胺拮抗药在缓解如腹泻这类症状方面的作用有限，且如今可能会首选生长抑素类似物治疗[1]。有时还采用肝栓塞术缓解类癌综合征的症状[2]，该药和芬克洛宁、抑肽酶、甲泼尼龙和抗菌药一起可有效预防操作过程中肿瘤代谢物释放引起的并发症。有少数报道发现，类癌肿瘤经赛庚啶治疗后，除了能控制症状以外，还能使肿瘤消退[3,4]。

1. Caplin ME, *et al.* Carcinoid tumour. *Lancet* 1998; **352:** 799–805.
2. Maton PN, *et al.* Role of hepatic arterial embolisation in the carcinoid syndrome. *BMJ* 1983; **287:** 932–5. Correction to dosage. ibid.; 1664.
3. Harris AL, Smith IE. Regression of carcinoid tumour with cyproheptadine. *BMJ* 1982; **285:** 475.
4. Leitner SP, *et al.* Partial remission of carcinoid tumor in response to cyproheptadine. *Ann Intern Med* 1989; **111:** 760–1.

5-羟色胺综合征 增加5-羟色胺能（serotonergic）药物剂量，或者未经过一个适当的洗脱期就更换抗抑郁治疗，会导致患者出现5-羟色胺综合征（第392页），采用赛庚啶治疗有效[1,2]。

1. Lappin RI, Auchincloss EL. Treatment of the serotonin syndrome with cyproheptadine. *N Engl J Med* 1994; **331:** 1021–2.
2. McDaniel WW. Serotonin syndrome: early management with cyproheptadine. *Ann Pharmacother* 2001; 35: 870–3.

性功能障碍 赛庚啶可用于治疗SSRIs引起的性功能障碍（见氟西汀项下对性功能的影响，第370页），但可能会降低SSRI的疗效。

制剂

BP 2010: Cyproheptadine Tablets;
USP 33: Cyproheptadine Hydrochloride Syrup; Cyproheptadine Hydrochloride Tablets.

专利制剂

Austral.: Periactin; ***Austria:*** Periactin; ***Belg.:*** Periactin; ***Braz.:*** Periatin; Preptin†; ***Chile:*** Viternum; ***Cz.:*** Peritol; ***Denm.:*** Periactin†; ***Fr.:*** Periactine; ***Ger.:*** Peritol; ***Gr.:*** Istam-Far; Kulinet; Periactin; ***Hong Kong:*** Appetin; CH Syrup; Cyprodine; Cyprogin; Uni-Heptadine; ***Hung.:*** Peritol; ***India:*** Apenorm; Ciplactin; Peritol; Practin; ***Indon.:*** Alphahist†; Apeton; Cydifar†; Cylat†; Ennamax; Esprocy; Glocyp; Heptasan; Lexahist; Poncohist; Profut†; Prohessen; Pronicy; Sinapdin†; ***Irl.:*** Periactin; ***Ital.:*** Periactin; ***Mex.:*** Viternum; ***Neth.:*** Periactin; ***NZ:*** Periactin; ***Pol.:*** Peritol; ***Port.:*** Trimetabol†; Viternum; ***Rus.:*** Peritol (Перитол); ***S.Afr.:*** Cipla-Actin; Periactin; ***Singapore:*** Cyprotin; Periactin; Pilian; ***Spain:*** Klarivitina†; Periactin; Viternum; ***Swed.:*** Periactin; ***Thai.:*** Anpro; Cycodine; Cyheptine; Cyprocap; Cyprodine; Cyprogin; Cypronam; Cyprono; Cypropicco; Cyprosian; Cyprotec; Hepdine†; Periactin; Polytab; ***Turk.:*** Prakten; Sipraktin; ***UK:*** Periactin; ***Ukr.:*** Peritol (Перитол); ***Venez.:*** Cyprodin; Eptacor†; Periactin†.

多组分制剂 ***Arg.:*** Apeplus; Apetitol Forte; Ciprocort; Ciprovit Calcio; Ciprovit Energizante; Ciprovit Magnesico; Mikesan; Potencil†; Sudevil Vita; ***Braz.:*** Apetivit BC; Apetiviton BC; Apevitin BC; Apmed; Bonapetit†; Cobactin; Cobaglobal; Cobavit; Cobavital; Polivitam†; Trimetabol; ***Chile:*** Apetrol; Orodina; Peracon; Revil; Rodepan; Viternum Vitaminado; ***Hong Kong:*** Calbolex; Calibo Chewable; Lysinevita; Petina Compound†; Tres Orix Forte; Tricavita; Vigueur; ***Ital.:*** Carpantin†; ***Mex.:*** Ciprolisina; Pangavit Pediatrico; Rocavit; ***Spain:*** Anti Anorex Triple; Covitasa B12; Desarrol; Enoton†; Glotone†; Medenorex; Pantobamin; Pranzo; Stolina; Tonico Juventus; Trimetabol; Troforex Pepsico; Vita Menal; ***Ukr.:*** Trimetabol (Триметабол); ***Venez.:*** Cipromet†; Cyprodex.

Deptropine Citrate (*BANM*, *rINNM*) 枸橼酸地普托品

Citrato de deptropina; Deptropiinisitraatti; Deptropincitrat; Deptropin-citrát; Deptropine, citrate de; Deptropini citras; Deptropino citratas; Dibenzheptropine Citrate. (1*R*,3*r*,5*S*)-3-(10,11-Dihydro-5*H*-dibenzo[*a*,*d*]cyclohepten-5-yloxy)tropane dihydrogen citrate.

Дептропина Цитрат

$C_{23}H_{27}NO,C_6H_8O_7 = 525.6.$

CAS — 604-51-3 (deptropine); 2169-75-7 (deptropine citrate).

ATC — R06AX16.

ATC Vet — QR06AX16.

UNII — 05LW13XKKR.

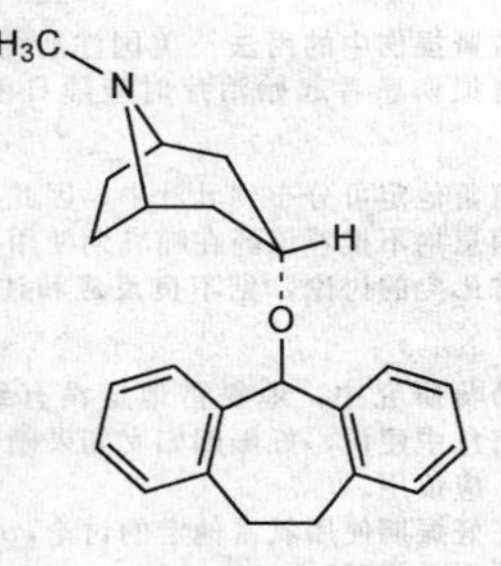

(deptropine)

Pharmacopoeias. In *Eur.* (see p.vii).

Ph. Eur. 6.8（Deptropine Citrate） 白色或类白色，微结晶性粉末。极微溶于水和无水乙醇；几乎不溶于二氯甲烷。饱和水溶液的pH值为3.7～4.5。避光。

简介

枸橼酸地普托品是一种具有明显抗毒蕈碱作用的镇静类抗组胺药（第534页）。口服给药，主要用于治疗呼吸道疾病。

Desloratadine (*BAN*, *USAN*, *rINN*) 地氯雷他定

Descarboethoxyloratadine; Descarboetoxiloratadina; Desloratadin; Desloratadina; Desloratadinum; Sch-34117. 8-Chloro-6,11-dihydro-11-(4-piperidylidene)-5*H*-benzo[5,6]cyclohepta[1,2-*b*]pyridine.

Дезлоратадин

$C_{19}H_{19}ClN_2 = 310.8.$

CAS — 100643-71-8.

ATC — R06AX27.

ATC Vet — QR06AX27.

UNII — FVF865388R.

简介

地氯雷他定为氯雷他定（第555页）的主要活性代谢产物，是一种非镇静类抗组胺药。地氯雷他定可用于缓解过敏性疾病的症状，包括鼻炎（第537页）和荨麻疹（第538页）。

地氯雷他定口服给药剂量为5mg，每日1次。

该药也可与减充血药合用，如硫酸伪麻黄碱。

儿童以及在肝损伤或肾损伤中的用量，见下文。

1. McClellan K, Jarvis B. Desloratadine. *Drugs* 2001; **61:** 789–96.
2. Simons FER, ed. Desloratadine: clinical pharmacokinetics of a novel H_1 receptor antagonist. *Clin Pharmacokinet* 2002; **41** (suppl 1): 1–44.
3. Limon L, Kockler DR. Desloratadine: a nonsedating antihistamine. *Ann Pharmacother* 2003; **37:** 237–46. Correction. *ibid.*; 454.
4. Murdoch D, *et al.* Desloratadine: an update of its efficacy in the management of allergic disorders. *Drugs* 2003; **63:** 2051–77.
5. Berger WE. The safety and efficacy of desloratadine for the management of allergic disease. *Drug Safety* 2005; **28:** 1101–18.
6. Canonica GW, *et al.* Efficacy of desloratadine in the treatment of allergic rhinitis: a meta-analysis of randomized, double-blind, controlled trials. *Allergy* 2007; **62:** 359–66.
7. Layton D, *et al.* Examining the tolerability of the non-sedating antihistamine desloratadine: a prescription-event monitoring study in England. *Drug Safety* 2009; **32:** 169–79.

儿童用法 在英国，地氯雷他定被批准用于治疗1岁及1岁以上儿童的过敏性鼻炎和荨麻疹；在美国，可用于治疗6个月及以上儿童的常年性过敏性鼻炎和荨麻疹，以及2岁及2岁以上儿童的季节性过敏性鼻炎。

不考虑适应证，地氯雷他定的口服给药剂量如下：

- 6～11个月的儿童：1mg，每日1次；
- 1～5岁儿童：1.25mg，每日1次；
- 6～11岁儿童：2.5mg，每日1次。

1. Gupta S, *et al.* Pharmacokinetics of desloratadine in children between 2 and 11 years of age. *Br J Clin Pharmacol* 2007; **63:** 534–40.
2. Gupta SK, *et al.* Desloratadine dose selection in children aged 6 months to 2 years: comparison of population pharmacokinetics between children and adults. *Br J Clin Pharmacol* 2007; **64:** 174–84.

在肝损伤或肾损伤中的用法 美国注册药品信息建议，肝损伤或肾损伤患者起始治疗时应隔日使用地氯雷他定5mg。

哺乳 地氯雷他定可分布到乳汁中，因此英国和美国的注册药品信息均不推荐该药在哺乳期使用。有关在哺乳期使用氯雷他定的讨论，见**不良反应和注意事项**项下，第555页。

妊娠 在动物研究中，地氯雷他定没有致畸作用；但是，药品信息中建议，妊娠期妇女如果确实需要使用地氯雷他定，应慎用。

有关在妊娠期使用氯雷他定的讨论，见**不良反应和注意事项**项下，第555页。

制剂

专利制剂

Arg.: Aerius; Delorat; Desaler; Deslo; Frenaler; Hexaler; Novo Alerpriv; ***Austral.:*** Aerius; Claramax; ***Austria:*** Aerius; ***Belg.:*** Aerius; ***Braz.:*** Desalex; ***Canad.:*** Aerius; ***Chile:*** Aerius; D-Histaplus; Deslocross; Despeval; Despex; Mailen; Neo Larmax; Neoclaritine; Neohysticlar; Rinaid; Rinofilax; ***Cz.:*** Aerius; Azomyr; Neoclarityn; ***Denm.:*** Aerius; ***Fin.:*** Aerius; ***Fr.:*** Aerius; ***Ger.:*** Aerius; ***Gr.:*** Aerius; Neoclarityn; ***Hong Kong:*** Aerius; ***Hung.:*** Aerius; ***India:*** D-Loratin; Des-OD; Deslor; ***Indon.:*** Aerius; ***Irl.:*** Aerius; Azomyr; Neoclarityn; ***Israel:*** Aerius; ***Ital.:*** Aerius; Azomyr; ***Malaysia:*** Aerius; ***Mex.:*** Aviant; Azomyr; ***Neth.:*** Aerius; Azomyr; Neoclarityn; ***Norw.:*** Aerius; ***NZ:*** Aerius; Claramax; ***Philipp.:*** Aerius; ***Pol.:*** Aerius; ***Port.:*** Aerius; Azomyr; Neoclarityn; ***Rus.:*** Aerius (Эриус); ***S.Afr.:*** Dazit; Deselex; ***Singapore:*** Aerius; Desalex†; ***Spain:*** Aerius; Azomyr; ***Swed.:*** Aerius; ***Switz.:*** Aerius; ***Thai.:*** Aerius; ***Turk.:*** Aerius; Doxafin; Lordes; ***UK:*** Neoclarityn; ***Ukr.:*** Aerius (Эриус); ***USA:*** Clarinex; ***Venez.:*** Aerius; Desalex; Deslorat; Esparflin; Mailen.

多组分制剂 ***Arg.:*** Frenaler Cort; Hexaler Plus; ***Belg.:*** Aerinaze; ***Cz.:*** Aerinaze; ***Gr.:*** Aerinaze; ***Irl.:*** Aerinaze; ***Port.:*** Aerinaze; ***USA:*** Clarinex-D.

Dimenhydrinate（*BAN*, *rINN*）茶苯海明

Chloranautine; Dimenhidrinát; Dimenhidrinat; Dimenhidrinatas; Dimenhidrinato; Dimenhydramina; Dimenhydrinaatti; Dimenhydrinát; Dimenhydrinat; Diménhydrinate; Dimenhydrinatum; Diphenhydramine Teoclate; Diphenhydramine Theoclate. The diphenhydramine salt of 8-chlorotheophylline.

Дименгидринат

$C_{17}H_{21}NO,C_7H_7ClN_4O_2$ = 470.0.

CAS — 523-87-5.

ATC — R06AA02.

ATC Vet — QR06AA02.

UNII — JB937PER5C.

Pharmacopoeias. In *Chin.*, *Eur.* (see p.vii), *Jpn*, and *US*.

Ph. Eur. 6.8（Dimenhydrinate） 白色或类白色结晶性粉末或无色结晶。熔点102～106℃。微溶于水；易溶于乙醇。饱和水溶液的pH值为7.1～7.6。

USP 33（Dimenhydrinate） 白色，无臭，结晶性粉末。微溶于水；易溶于乙醇和氯仿；略溶于乙醚。

配伍禁忌 据报道，茶苯海明与很多化合物溶液之间存在配伍禁忌，其中最可能遇到的药物包括：氨茶碱、格隆溴铵、氢化可的松琥珀酸钠、盐酸羟嗪、胆影葡胺、某些吩噻嗪类药物以及某些可溶性巴比妥类。

不良反应和注意事项

参见镇静类抗组胺药，第534页。

对眼的影响 每隔4h给予茶苯海明100mg，用药3次后发现辨色力、夜视力、反应时间和立体视觉受到影响[1]。

1. Luria SM, *et al.* Effects of aspirin and dimenhydrinate (Dramamine) on visual processes. *Br J Clin Pharmacol* 1979; **7:** 585–93.

卟啉病 曾发现茶苯海明与卟啉病的急性发作有关，因此认为卟啉病患者使用茶苯海明是不安全的。

妊娠 有关妊娠期使用抗组胺药的讨论内容，包括应用茶苯海明与心血管缺陷或腹股沟疝之间可能的联系，见第535页。

药物相互作用

参见镇静类抗组胺药，第536页。

用途和用法

茶苯海明属乙醇胺类衍生物，是一种具有抗毒蕈碱和明显镇静作用的镇静类抗组胺药。主要被当作止吐药物用于运动病（第537页）的预防和治疗。也可用于对症治疗梅尼埃病和其他前庭系统疾病（见**眩晕**，第538页）引起的恶心和眩晕。

茶苯海明的常用口服剂量为50～100mg，每日用药3次或4次。用于预防运动病时，首次剂量至少应在旅行前30min给予。

茶苯海明可以肠道外给药，常用剂量为50mg，浓度为5%用于肌内注射，0.5%用于缓慢静脉注射（通常在2min以上）。

儿童用量，见下文。

茶苯海明也可直肠给药。

儿童用法 茶苯海明可用于儿童，对症治疗各种原因相关的恶心和呕吐。根据年龄，口服给药剂量如下：

- 2～6岁儿童：12.5～25mg，每6～8h一次，至日最大剂量75mg；
- 6～12岁儿童：25～50mg，每6～8h一次，至日最大剂量150mg。

用于预防运动病时，首次剂量至少应在旅行前30min给予。

还有一种给药方法，儿童使用茶苯海明肌内注射时，每次剂量为1.25mg/kg，每日4次，至日最大剂量300mg。

12岁及12岁以上的儿童和青少年可给予成人的常用剂量，见上文。

制剂

BP 2010: Dimenhydrinate Tablets;

USP 33: Dimenhydrinate Injection; Dimenhydrinate Syrup; Dimenhydrinate Tablets.

专利制剂

Arg.: Agirax; Dr Amin; Dramamine; Vertigmine; ***Austral.:*** Dramamine†; ***Austria:*** Emedyl; Nausex†; Travel-Gum; Vertirosan; ***Belg.:*** Paranausine; Vagomine†; ***Braz.:*** Dimedril†; Dramamine; Dramavit†; Dramin; Emebrid†; Neodrin; ***Canad.:*** Anti-Nauseant†; Anti-Nausee; Childrens Motion Sickness Liquid; Dinate; Gravol; Motion Sickness; Nauseatol; Novo-Dimenate; Travamine†; Travel Tabs; ***Chile:*** Mareamin; ***Cz.:*** Travel-Gum; ***Denm.:*** Anautin†; ***Fr.:*** Dramamine†; Nausicalm; ***Ger.:*** Reisegold†; Reisetabletten; Rodavan S†; RubieMen†; Superpep; Vertigo-Vomex; Vomacur; Vomex A; ***Gr.:*** Baderol; Dravom; Drimen; Retager; Travelgum; Vertirosan; Vomex A; ***Hong Kong:*** Dimate†; Dimenate; Garcol; Gravol; Gravolvick; Neo-Diphenamine; Novomin; Setmenate; Synavol; Uni-Hydrin; ***Hung.:*** Daedalon; Daedalonetta; ***India:*** Draminate; Gravol; ***Indon.:*** Dramamine; Stopmun†; ***Irl.:*** Dramamine†; ***Israel:*** Travamin; ***Ital.:*** Lomarin; Motozina; Travelgum; Valontan; Xamamina; ***Malaysia:*** Dimenate; Dramamine†; Driminate; Hydrinate; Novomin; Zoranate; ***Mex.:*** Apo-Mina; Dimicaps; Dramamine; Dramit-GB; Unitril†; Vomisin; ***NZ:*** Dramamine†; ***Philipp.:*** Emes; Gravol; ***Pol.:*** Aviomarin; ***Port.:*** Dramamine†; Dramінal; Enjomin; Viabom; Vomidrine; ***Rus.:*** Dramina (Драмина); ***Singapore:*** Dimenate; Dramamine†; Novomin; ***Spain:*** Biodramina; Cinfamar; Contramareo†; Travel Well; ***Swed.:*** Amosyt; Calma; ***Switz.:*** Antemin; Trawell; ***Thai.:*** Denim; Dimenine; Dimeno; Dimin; Dimonate; Divomit; Dramamine; Dramine; Gravol; KB Dramine; Motivan; Nausamine†; Navamin; Phrachedi; Vominar†; ***Turk.:*** Anti-Em; Dramamine; Xamamina; ***UAE:*** Dizinil; ***Ukr.:*** Dramina (Драмина); ***USA:*** Calm-X†; Dimetabs; Dinate; Dramamine; Dramanate; Dymenate; Hydrate†; Triptone; ***Venez.:*** Dramamine†; Viajesan.

多组分制剂 ***Austral.:*** Travacalm; ***Austria:*** Neo-Emedyl; Synkapton; Vertirosan Vitamin B_6; ***Braz.:*** Dramavit B6†; Dramin B6; Dramin B6 DL; Nausicalm†; Nausilon B6; ***Canad.:*** Gravergol; ***Cz.:*** Arlevert; Migraeflux; ***Fr.:*** Mercalm; ***Ger.:*** Arlevert; Migraeflux N†; Migraeflux orange N†; ***Gr.:*** Vertigo-Vomex; ***Hong Kong:*** Rhinocap†; ***Hung.:*** Arlevert; ***Indon.:*** Dramasine; ***Irl.:*** Arlevert; ***Mex.:*** Bomine; ***Neth.:*** Arlevert; ***Spain:*** Acetuber; Biodramina Cafeina; Cinfamar Cafeina; Saldeva; Salvarina; Sin Mareo x 4†; ***Switz.:*** Agorhino†; Antemin compositum; Coop Vitality; Dragees contre les maux de voyage; Dramamine-compositum†; Gem Voyage Dragees contre les maux de voyage; Rhin-X; Rhinocap†; Rotpunkt Apotheke dragees contre les maux de voyage; Tesero Voyage; Trawell compositum†; ***Thai.:*** Roxine; ***UK:*** Arlevert.

Dimetindene Maleate（*BANM*, *rINNM*）马来酸二甲茚定

Dimethindene Maleate *(USAN)*; Dimethpyrindene Maleate; Dimethylpyrindene Maleate; Dimetindeenimaleaatti; Dimetinden Maleat; Dimétindène, maléate de; Dimetindeni maleas; Dimetindenmaleat; Dimetindén-maleát; Dimetinden-maleinát; Dimetindeno maleatas; Maleato de dimetindeno; NSC-107677; Su-6518. *NN*-Dimethyl-2-{3-[1-(2-pyridyl)ethyl]-1*H*-inden-2-yl}-ethylamine hydrogen maleate.

Диметиндена Малеат

$C_{20}H_{24}N_2,C_4H_4O_4$ = 408.5.

CAS — 5636-83-9 (dimetindene); 3614-69-5 (dimetindene maleate).

ATC — D04AA13; R06AB03.

ATC Vet — QD04AA13; QR06AB03.

UNII — 6LL60J9E0O.

(dimetindene)

Pharmacopoeias. In *Eur.* (see p.vii).

Ph. Eur. 6.8（Dimetindene Maleate） 白色至类白色结晶性粉末。微溶于水；溶于甲醇。避光。

简介

马来酸二甲茚定属烷基胺类衍生物，是一种镇静类抗组胺药（第534页），具有轻度镇静作用，据报道还有稳定肥大细胞的性质。用于缓解过敏性疾病的症状，包括荨麻疹和血管性水肿（第538页）、鼻炎（第537页）以及瘙痒性皮肤病（第537页）。该药也可用于复方制剂中对症治疗咳嗽和感冒（第536页）。

马来酸二甲茚定口服给药剂量为每次1～2mg，每日3次，还可采用缓释制剂。该药也可采用静脉内给药途径。浓度为0.1%的马来酸二甲茚定凝胶剂或洗剂可以局部使用，但与其他抗组胺药一样，存在致敏的风险。鼻用复方制剂中马来酸二甲茚定的浓度为0.025%。

制剂

专利制剂

Austria: Fenistil; ***Belg.:*** Fenistil; ***Cz.:*** Fenistil; ***Ger.:*** Fenistil; ***Gr.:*** Fenistil; Specisun; ***Hung.:*** Fenistil; ***India:*** Foristal; ***Indon.:*** Fenistil; ***Israel:*** Fenistil; ***Ital.:*** Fenistil; ***Neth.:*** Fenistil; ***Philipp.:*** Fenistil; ***Pol.:*** Fenistil; ***Port.:*** Fenistil; Neostil†; ***Rus.:*** Fenistil (Фенистил); ***Spain:*** Fenistil; ***Switz.:*** Fenistil; ***Thai.:*** Fenistil; ***Turk.:*** Fenistil; ***Ukr.:*** Fenistil (Фенистил); ***Venez.:*** Fenistil†.

多组分制剂 ***Arg.:*** Vibragel; ***Austria:*** Trimedil compositum; Vibrocil; ***Belg.:*** Vibrocil; ***Braz.:*** Gripen; Trimedal; ***Cz.:*** Vibrocil; ***Gr.:*** Vibrocil-S; ***Hung.:*** Otrivin Allergia; Vibrocil; ***Israel:*** Vibrocil; ***Ital.:*** Vibrocil†; ***Pol.:*** Otrivin Allergy; ***Port.:*** Vibrocil; ***Rus.:*** Vibrocil (Виброцил); ***S.Afr.:*** Vibrocil; Vibrocil-S; ***Switz.:*** Vibrocil; ***Ukr.:*** Vibrocil (Виброцил).

Dimetotiazine Mesilate（*BANM*, *rINNM*）甲磺酸二甲替嗪

Dimethothiazine Mesylate; Dimétotiazine, Mésilate de; Dimetotiazini Mesilas; Fonazine Mesylate *(USAN)*; IL-6302 (dimetotiazine);

Mesilato de dimetotiazina; 8599-RP (dimetotiazine). 10-(2-Dimethylaminopropyl)-*NN*-dimethylphenothiazine-2-sulphonamide methanesulphonate.

Диметотиазина Мезилат

$C_{19}H_{25}N_3O_2S_2,CH_3SO_3H$ = 487.7.

CAS — 7456-24-8 (dimetotiazine); 7455-39-2 (dimetotiazine mesilate).

ATC — N02CX05.

ATC Vet — QN02CX05.

UNII — B28V86NGNK.

(dimetotiazine)

简介

甲磺酸二甲替嗪属吩噻嗪类衍生物，是一种镇静类抗组胺药（第534页）。用于对症缓解超敏反应、瘙痒性皮肤病以及治疗包括偏头痛在内的头痛。

制剂

专利制剂

Indon.: Migristene†; **Mex.:** Migristene.

Diphenhydramine (*BAN*, *rINN*) 苯海拉明

Benzhydramine; Difenhidramina; Difenhydramiini; Difenhydramin; Diphénhydramine; Diphenhydraminum. 2-Benzhydryloxy-*NN*-dimethylethylamine.

Дифенгидрамин

$C_{17}H_{21}NO$ = 255.4.

CAS — 58-73-1.

ATC — D04AA32; R06AA02.

ATC Vet — QD04AA32; QR06AA02.

UNII — 8GTS82S83M.

Pharmacopoeias. In *Jpn*.
Jpn also includes Diphenhydramine Tannate.

Diphenhydramine Citrate (*BANM*, *rINNM*) 枸橼酸苯海拉明

Benzhydramine Citrate; Citrato de difenhidramina; Diphénhydramine, Citrate de; Diphenhydramini Citras.

Дифенгидрамина Цитрат

$C_{17}H_{21}NO,C_6H_8O_7$ = 447.5.

CAS — 88637-37-0.

ATC — D04AA32; R06AA02.

ATC Vet — QD04AA32; QR06AA02.

UNII — 4OD433S209.

Pharmacopoeias. In *US*.

USP 33（Diphenhydramine Citrate） 贮藏于密闭容器中。避光。

Diphenhydramine Di(acefyllinate) (*rINNM*) 二醋茶碱苯海拉明

Benzhydramine Di(acefyllinate); Bietanautine; Di(acefilinato) de difenhidramina; Diphénhydramine Diacéfylline; Diphenhydramine Di(acephyllinate); Diphenhydramini Diacefyllinas. Diphenhydramine bis(theophyllin-7-ylacetate).

Дифенгидрамина Диацефиллинат

$C_{17}H_{21}NO,2C_9H_{10}N_4O_4$ = 731.8.

CAS — 6888-11-5.

ATC — D04AA32; R06AA02.

ATC Vet — QD04AA32; QR06AA02.

注：单醋茶碱苯海拉明和乙苄海明（ethylbenzhydramine）都可以用 Etanautine 这个名称表示，其中乙苄海明是一种抗毒蕈碱药物，以前用于帕金森综合征的对症治疗。

Diphenhydramine Hydrochloride (*BANM*, *rINNM*) 盐酸苯海拉明

Benzhydramine Hydrochloride; Difenhidramin Hidroklorür; Difenhidramin-hidroklorid; Difenhidramino hidrochloridas; Difenhydramiinihydrokloridi; Difenhydramin-hydrochlorid; Difenhydraminhydroklorid; Difenhydraminy chlorowodorek; Dimedrolum; Diphénhydramine, chlorhydrate de; Diphenhydramini hydrochloridum; Diphenhydraminium Chloride; Hidrocloruro de difenhidramina.

Дифенгидрамина Гидрохлорид

$C_{17}H_{21}NO,HCl$ = 291.8.

CAS — 147-24-0.

ATC — D04AA32; R06AA02.

ATC Vet — QD04AA32; QR06AA02.

UNII — TC2D6JAD40.

Pharmacopoeias. In *Chin.*, *Eur.* (see p.vii), *Jpn*, and *US*.
Jpn also includes Diphenhydramine Tannate.

Ph. Eur. 6. 8（Diphenhydramine Hydrochloride） 白色或类白色结晶性粉末。极易溶于水；易溶于乙醇。5%水溶液的 pH 值为 4.0～6.0。避光。

USP 33（Diphenhydramine Hydrochloride） 白色，无臭，结晶性粉末。光照条件下缓慢变黑。可溶于水（1∶1），溶于乙醇和氯仿（1∶2），溶于丙酮（1∶50）；极微溶于乙醚和苯。其溶液对石蕊显中性。贮藏于密闭容器中。避光。

配伍禁忌 有报道，盐酸苯海拉明与两性霉素 B、头孢美唑钠、头孢噻吩钠、氢化可的松琥珀酸钠、某些可溶性巴比妥类、某些造影剂以及碱溶液或强酸溶液之间存在配伍禁忌。

不良反应和注意事项

参见镇静类抗组胺药，第534页。

滥用 有滥用盐酸苯海拉明的报道。

1. Anonymous. Is there any evidence that Benylin syrup is addictive? *BMJ* 1979; **1:** 459.
2. Smith SG, Davis WM. Nonmedical use of butorphanol and diphenhydramine. *JAMA* 1984; **252:** 1010.
3. Feldman MD, Behar M. A case of massive diphenhydramine abuse and withdrawal from use of the drug. *JAMA* 1986; **255:** 3119–20.
4. de Nesnera AP. Diphenhydramine dependence: a need for awareness. *J Clin Psychiatry* 1996; **57:** 136–7.
5. Dinndorf PA, *et al.* Risk of abuse of diphenhydramine in children and adolescents with chronic illnesses. *J Pediatr* 1998; **133:** 293–5.

锥体外系障碍 有报道，苯海拉明可引起张力障碍性锥体外系反应。

1. Lavenstein BL, Cantor FK. Acute dystonia: an unusual reaction to diphenhydramine. *JAMA* 1976; **236:** 291.
2. Santora J, Rozek S. Diphenhydramine-induced dystonia. *Clin Pharm* 1989; **8:** 471.
3. Roila F, *et al.* Diphenhydramine and acute dystonia. *Ann Intern Med* 1989; **111:** 92–3.

过量 评价 136 例（其中 1 例为致死性）苯海拉明中毒情况时发现，药物的血浆浓度与症状的发作频率或程度相关[1]。最常见的症状是意识减退、精神病、癫痫发作、抗毒蕈碱症状（如瞳孔散大、心动过速）、快速型心律失常、呼吸衰竭也曾见过。更近期的一项研究也证实了剂量与症状发生频率和程度呈正相关[2]，这项研究还发现当使用苯海拉明剂量在 1g 或以上时，更容易引起严重的症状。

还有报道[3,4]发现，口服苯海拉明过量会出现横纹肌溶解的不良反应。1 例 9 岁男孩大量使用含有苯海拉明的洗剂后产生急性谵妄，同时伴有视听幻觉[5]，3 例水痘-带状疱疹感染儿童在局部使用苯海拉明后也出现类似的不良反应（这些儿童中有 2 例还在同时口服苯海拉明）[6]。

1. Köppel C, Tenczer J. Clinical symptomatology of diphenhydramine overdose: an evaluation of 136 cases in 1982 to 1985. *Clin Toxicol* 1987; **25:** 53–70.
2. Radovanovic D, *et al.* Dose-dependent toxicity of diphenhydramine overdose. *Hum Exp Toxicol* 2000; **19:** 489–95.
3. Hampel G, *et al.* Myoglobinuric renal failure due to drug-induced rhabdomyolysis. *Hum Toxicol* 1983; **2:** 197–203.
4. Haas CE, *et al.* Rhabdomyolysis and acute renal failure following an ethanol and diphenhydramine overdose. *Ann Pharmacother* 2003; **37:** 538–42.
5. Filloux F. Toxic encephalopathy caused by topically applied diphenhydramine. *J Pediatr* 1986; **108:** 1018–20.
6. Chan CYJ, Wallander KA. Diphenhydramine toxicity in three children with varicella-zoster infection. *DICP Ann Pharmacother* 1991; **25:** 130–2.

卟啉病 曾发现苯海拉明与卟啉病的急性发作有关，因此认为卟啉病患者使用苯海拉明是不安全的。

妊娠 1 例妊娠妇女接受每日 150mg 盐酸苯海拉明治疗瘙痒性皮疹，其婴儿在出生 5 天后出现腹泻和全身发抖[1]。这种戒断症状延迟出现的表现被认为是由于在刚出生数天内葡糖醛酸基结合酶活性降低导致的。

有关妊娠期使用抗组胺药的讨论内容，包括腹股沟疝或生殖泌尿道畸形与苯海拉明暴露之间可能的联系，见第535页。还可见下文的**药物相互作用**，一项关于围生期死亡与替马西泮和苯海拉明之间可能相关的报道。

1. Parkin DE. Probable Benadryl withdrawal manifestations in a new-born infant. *J Pediatr* 1974; **85:** 580.

药物相互作用

参见镇静类抗组胺药，第536页。

苯海拉明能抑制细胞色素 P450 同工酶 CYP2D6，这个酶参与了某些 β 受体阻滞药包括美托洛尔和抗抑郁药文拉法辛的部分代谢作用。

苯二氮䓬类药物 有一个报道[1]提出，苯海拉明能降低替马西泮的代谢，这可能促成了母亲服用这些药物出现围生期死亡。

1. Kargas GA, *et al.* Perinatal mortality due to interaction of diphenhydramine and temazepam. *N Engl J Med* 1985; **313:** 1417–18.

药动学

盐酸苯海拉明经胃肠道吸收良好，但明显的首关代谢作用似乎会影响全身利用度。口服给药后 1～4h 出现血浆峰浓度。苯海拉明在体内分布广泛，可进入 CNS。该药可透过胎盘，且在母乳中也可以检测到。苯海拉明能和血浆蛋白高度结合，代谢广泛。该药以代谢产物形式主要经尿液排泄，少量以原形排出。报道的消除半衰期范围为 2.4～9.3h。

1. Glazko AJ, *et al.* Metabolic disposition of diphenhydramine. *Clin Pharmacol Ther* 1974; **16:** 1066–76.
2. Paton DM, Webster DR. Clinical pharmacokinetics of H_1-receptor antagonists (the antihistamines). *Clin Pharmacokinet* 1985; **10:** 477–97. (includes studies indicating a correlation between plasma concentrations and both antihistaminic and sedative effects).
3. Simons KJ, *et al.* Diphenhydramine: pharmacokinetics and pharmacodynamics in elderly adults, young adults, and children. *J Clin Pharmacol* 1990; **30:** 665–71.
4. Scavone JM, *et al.* Pharmacokinetics and pharmacodynamics of diphenhydramine 25 mg in young and elderly volunteers. *J Clin Pharmacol* 1998; **38:** 603–9.

用途和用法

苯海拉明属乙醇胺类衍生物，是一种具有抗毒蕈碱和显著镇静特征的镇静类抗组胺药。用于对症缓解过敏性疾病，包括荨麻疹和血管性水肿（第538页）、鼻炎（第537页）和结膜炎（第536页）以及瘙痒性皮肤病（第537页）。还可利用其止吐特点治疗恶心和呕吐（第537页），特别是用于预防和治疗运动病（该药至少应在旅行前 30min 给予）以及治疗各种原因引起的眩晕（第538页）。该药在用于控制帕金森综合征（第763页）以及药物诱发的锥体外系障碍（第943页）(但应该注意的是，苯海拉明本身也存在引起锥体外系症状的可能性）时，是利用了其抗毒蕈碱的特性。苯海拉明具有显著的中枢镇静作用，可当做催眠药物用于治疗短期失眠（第537页）。该药是对症治疗咳嗽和感冒（第536页）复方制剂，或者是含有镇痛药，特别是对乙酰氨基酚的复方制剂中的常用成分。苯海拉明可以肠道外给药，作为过敏性休克（第536页）急救时的辅助治疗或者在不适合口服治疗时采用。

对于大多数适应证而言，盐酸苯海拉明常用口服给药剂量为 25～50mg，每日 3 次或 4 次；最大剂量约为每日 300mg。50mg 的给药剂量可作为催眠药使用。

当不适合采用口服治疗时，浓度为 1% 或 5% 的盐酸苯海拉明还可以采用深部肌内注射或静脉注射途径给药。常用剂量为 10～50mg，但也曾经给予过每次 100mg 的剂量。24h 内不应超过 400mg。

儿童用量，见下文。

盐酸苯海拉明也可局部给药，常用制剂的药物含量为 1%～2%，但与其他抗组胺药一样，存在致敏的风险。

枸橼酸苯海拉明具有催眠作用，可在晚上口服含有 76mg 该药的复方制剂。二醋茶碱苯海拉明可作为止吐药，用于预防和治疗运动病。常用口服给药剂量为90～135mg，必要时可在间隔至少 6h 以上重复使用，至日最大剂量 540mg。

其他用于治疗的苯海拉明盐类包括口服给药的磺化二乙烯苯-乙烯苯共聚物（polistirex）、水杨酸盐和鞣酸盐，直肠给药的甲溴盐以及局部给药的甲硫酸盐。

茶苯海明（第548页）即苯海拉明的茶氯酸盐，甲硫美芬铵即苯海拉明的甲硫甲酸盐。

儿童用法 盐酸苯海拉明可用于对症缓解儿童的过敏性疾病，例如鼻炎。也可用于预防和治疗运动病（至少应在旅行前 30min 给予该药）。苯海拉明也可与含有镇痛药，特别是对乙酰氨基酚组成的复方制剂使用。该药可

以肠道外给药，作为过敏性休克急救时的辅助治疗或者在不适合口服治疗时采用。

对于大多数适应证，盐酸苯海拉明的口服给药剂量如下：

- 2～6 岁儿童：6.25mg，每 4～6h 一次；
- 6～12 岁儿童：12.5～25mg，每 4～6h 一次。

当不适合口服治疗时，盐酸苯海拉明还可以采用深部肌内注射或静脉注射途径给药。儿童用量为每日 5mg/kg，分 4 次给药，至 24h 内最大剂量为 300mg。

苯海拉明是对症治疗咳嗽和感冒复方制剂中的常用成分。但是这类制剂应慎用于儿童，一般禁用于低龄儿童，详见第535页。

制剂

BP 2010: Diphenhydramine Oral Solution;
USP 33: Acetaminophen and Diphenhydramine Citrate Tablets; Acetaminophen, Diphenhydramine Hydrochloride, and Pseudoephedrine Hydrochloride Tablets; Diphenhydramine and Pseudoephedrine Capsules; Diphenhydramine Hydrochloride Capsules; Diphenhydramine Hydrochloride Elixir; Diphenhydramine Hydrochloride Injection.

专利制剂

Arg.: Alermina; Amodormin; Benadryl; Caladryl D; Fabolergic; Fadalex; Histaler; Klonadryl; Mudantos H†; Nelfigen; TheraFlu Alergia; ***Austral.:*** Snuzaid; Unisom; ***Austria:*** Calmaben; Dermodrin; Dibondrin; Histaxin; Noctor; ***Belg.:*** Azaron; Benylin†; Diphamine; Nuicalm†; Nustasium; R Calm; ***Braz.:*** Difenidrin; ***Canad.:*** Aller-Aide; Allerdryl; Allergy Elixir; Allergy Formula; Allergy Tablets; Allernix; Anti-Itch; Benadryl; Benylin Night Cough; Calmex; Children's Allergy Formula; Diphenist; Dormax; Dormex; Dormiphen; Extra Stength Sleep Aid; Insomnal; Jack & Jill Bedtime; Jack & Jill Thin Strips Cough & Cold; Nadryl; Neo Citran Nighttime Cough; Night Cough; Nytol; Simply Sleep; Sleep Aid; Sleep-Eze D; Sominex; Triaminic Thin Strips Nighttime Cough & Runny Nose; Unisom; ***Chile:*** Jaquedryl; Somol; ***Cz.:*** Benadryl N†; Psilo-Balsam; ***Fr.:*** Butix; Nautamine; ***Ger.:*** Betadorm D; Dolestan; Dormutil N†; Emesan†; Halbmond†; Hevert-Dorm; Moradorm; nervo OPT N; S.8†; Sedativum-Hevert†; Sediat; Sedopretten; Sleepia†; Vivinox Sleep; ***Gr.:*** Benadryl; ***Hong Kong:*** Benadryl†; Bendol; Bendrol; Calmitch; Calox†; Diphenamine; Histergan; Hydramine Cream†; Unisom†; ***Hung.:*** Psilo-Balsam; ***India:*** Benadryl; Cofryl; ***Indon.:*** Arcodryl; Benadryl†; Otede; Paradryl; Recodryl; Sidiadryl†; Valdres; ***Israel:*** Nytol; ***Ital.:*** Aliserin; Allergan; ***Mex.:*** Benadryl; Bionaryl; Bonanoti; Drafen; Glicodril; Histadryl; Indumir; Lurispan; Nytol; Ulcoid; Unisom†; ***NZ:*** Unisom; ***Philipp.:*** Alerace; Allerin AH; Benadryl Antihistamine; Benaxil; Dramelin; Tussicon; ***Port.:*** Benaderma; Benergina; Codilergi; Nytol†; ***Rus.:*** Psilo-Balsam (Псило-Бальзам); ***S.Afr.:*** Betasleep; Sleepeze-PM†; ***Singapore:*** Benocten†; Paxidorm; ***Spain:*** Benadryl; Neosayomol; Nytol; Sonodor; ***Swed.:*** Desentol; ***Switz.:*** Bedorma†; Benocten; Comprimes somniferes "S"†; Nardyl Sommeil; Sleepia†; ***Thai.:*** Benadryl; Codiphen; Sedatab; Sedi; Tussodryl; ***Turk.:*** Allenik†; Allerjin; Benadryl; Benison; Difedrin; Fenotral; ***UAE:*** Amydramine II; ***UK:*** Adult Chesty Cough; Child Chesty Cough; Dreemon; Histergan; Mandalyn Paediatric; Nightcalm; Nytol; Paxidorm; Sleep Aid; Sleepeaze; ***Ukr.:*** Psilo-Balsam (Псило-Бальзам); ***USA:*** 40 Winks; Aler-Dryl; AllerMax; Altaryl Childrens Allergy; Banophen Allergy; Ben-Tann†; Benadryl; Benadryl Allergy; Benadryl Childrens Allergy; Benadryl Itch; Childrens PediaCare Nighttime Cough; Compoz Night-time Sleep Aid; Derma-Pax; Dermamycin; Diphen AF; Diphenhist; Dormin; Dytan; Dytuss; Genahist; Maximum Strength Sleepinal; Maximum Strength Unisom SleepGels; Miles Nervine; Nytol; Scot-Tussin Allergy; Siladryl; Silphen; Simply Sleep; Sleep-Ettes D; Sleepwell 2-nite; Snooze Fast; Sominex; Triaminic Cough & Runny Nose; Tusstat; Twilite; Unisom SleepMelts; ***Venez.:*** Benadryl; Di-Fedril†; Ystal†.

Diphenylpyraline Hydrochloride (*BANM*, *rINNM*) 盐酸二苯拉林

Diphénylpyraline, Chlorhydrate de; Diphenylpyralini Hydrochloridum; Hidrocloruro de difenilpiralina. 4-Benzhydryloxy-1-methylpiperidine hydrochloride.

Дифенилпиралина Гидрохлорид

$C_{19}H_{23}NO,HCl$ = 317.9.

CAS — 147-20-6 (diphenylpyraline); 132-18-3 (diphenylpyraline hydrochloride).

ATC — R06AA07.

ATC Vet — QR06AA07.

UNII — G9FU7F1E87.

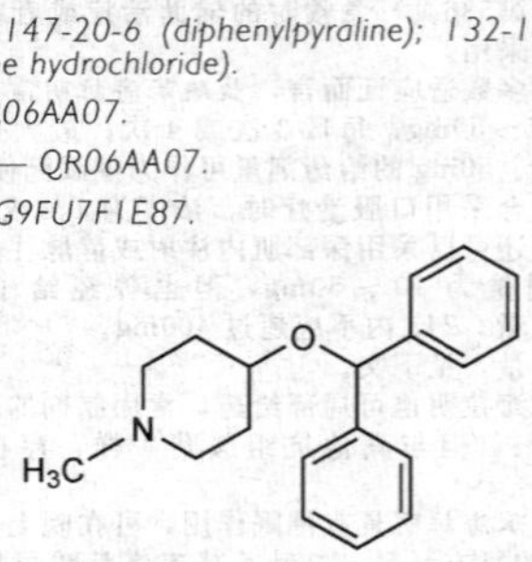

(diphenylpyraline)

Pharmacopoeias. In *Br.*

BP 2010（Diphenylpyraline Hydrochloride） 白色或类白色，无臭或几乎无臭粉末。易溶于水、乙醇和氯仿；几乎不溶于乙醚。

简介

盐酸二苯拉林属哌啶类衍生物，是一种具有抗毒蕈碱和明显镇静特征的镇静类抗组胺药（第534页）。

用于对症缓解过敏性疾病，包括鼻炎（第537页）和瘙痒性皮肤病（第537页）。该药也可用于对症治疗咳嗽和普通感冒（第536页）复方制剂中。二苯拉林和盐酸二苯拉林均可局部给药，但与其他抗组胺药一样，存在致敏的风险。

茶氯酸二苯拉林即哌海茶碱（第560页）。

1. Graham G, Bolt AG. Half-life of diphenylpyraline in man. *J Pharmacokinet Biopharm* 1974; **2:** 191–5 (ranged from 24 to 40 hours).

制剂

专利制剂

Gr.: Arbid-S.

多组分制剂 ***Austria:*** Arbid†; Astronautal†; Eucillin; Prurimix; Tropoderm†; ***Belg.:*** Bicold†; Rhini-San; ***Canad.:*** Creo-Rectal; Vito Bronches†; ***Cz.:*** Proctospre†; Prurimix†; ***Ger.:*** Proctospre†; Tempil N; ***Hong Kong:*** Phenahist; ***India:*** Cinaryl; Eskold; Eskold Expectorant; ***Mex.:*** Flumil; ***S.Afr.:*** Actophlem; Eskornade†; Solphyllex; Theophen Comp; ***Switz.:*** Arbid.

Doxylamine Succinate (*BANM*, *rINNM*) 琥珀酸多西拉敏

Doksilamin Süksinat; Doksilamino-vandenilio sukcinatas; Doksylamiinivetysuksinaatti; Doxilamin-hidrogén-szukcinát; Doxylamine Hydrogen Succinate; Doxylamine, hydrogénosuccinate de; Doxylamine, Succinate de; Doxylamin-hydrogen-sukcinát; Doxylamini hydrogenosuccinas; Doxylamini Succinas; Doxylaminium Succinate; Doxylaminvätesuccinat; Histadoxylamine Succinate; Succinato de doxilamina. *NN*-Dimethyl-2-[α-methyl-α-(2-pyridyl)benzyloxy]ethylamine hydrogen succinate.

Доксиламина Суксинат

$C_{17}H_{22}N_2O,C_4H_6O_4$ = 388.5.

CAS — 469-21-6 (doxylamine); 562-10-7 (doxylamine succinate).

ATC — R06AA09.

ATC Vet — QR06AA09.

UNII — V9BI9B5YI2.

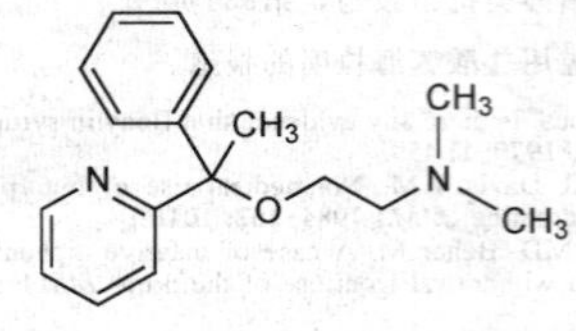

(doxylamine)

Pharmacopoeias. In *Eur.* (see p.vii) and *US.*

Ph. Eur. 6. 8（Doxylamine Hydrogen Succinate; Doxylamine Succinate BP 2010） 白色或类白色粉末。极易溶于水；易溶于乙醇。

USP 33（Doxylamine Succinate） 白色或乳白色粉末，有特异臭。溶于水（1：1），溶于乙醇和氯仿（1：2），溶于乙醚（1：370）；极微溶于苯。避光。

不良反应和注意事项

参见镇静类抗组胺药，第534页。围绕在妊娠期使用含有多西拉敏的复方制剂产品的争议，见第535页的讨论内容。

过量 一项评价 109 例多西拉敏中毒的研究[1]，没有发现摄取的药物量或血浆浓度与症状发作频率或程度有关。最常见的症状是意识减退。精神病行为、癫痫发作和抗毒蕈碱症状（如心动过速和瞳孔散大）也曾见到。有 1 例患者出现横纹肌溶解同时伴有一过性的肾功能损伤。这个研究组还在评论[2]时提到，442 例多西拉敏过量的患者中有 7 例出现了横纹肌溶解，且与血浆中的肌酸肌酶升高及肌红蛋白尿有关，这提示多西拉敏对横纹肌有直接的毒性作用。

1. Köppel C, *et al.* Poisoning with over-the-counter doxylamine preparations: an evaluation of 109 cases. *Hum Toxicol* 1987; **6:** 355–9.
2. Köppel C, *et al.* Rhabdomyolysis in doxylamine overdose. *Lancet* 1987; **i:** 442–3.

药物相互作用

参见镇静类抗组胺药，第536页。

药动学

琥珀酸多西拉敏经口服给药后 2～3h 出现血浆峰浓度。报道的消除半衰期约为 10h。

1. Friedman H, *et al.* Clearance of the antihistamine doxylamine: reduced in elderly men but not in elderly women. *Clin Pharmacokinet* 1989; **16:** 312–16.

用途和用法

琥珀酸多西拉敏属乙醇胺类衍生物，是一种具有抗毒蕈碱和显著镇静特征的镇静类抗组胺药。

琥珀酸多西拉敏可用于瘙痒性皮肤病（第537页），对症缓解超敏反应，也可作为催眠药物治疗短期失眠（第537页），或作为复方制剂中的一个成分用于对症治疗咳嗽和普通感冒（第536页）。

一般来说，该药已不再用于治疗早期妊娠时出现的恶心和呕吐（在妊娠期使用含有多西拉敏的复方制剂产品的争议见第535页）。

使用琥珀酸多西拉敏时口服剂量最多为每次 25mg，每 4～6h 给药 1 次，至每日最大剂量 150mg。常用的催眠剂量为睡前半小时内口服 25mg，但在必要时可增加至 50mg。

制剂

USP 33: Acetaminophen, Dextromethorphan Hydrobromide, Doxylamine Succinate, and Pseudoephedrine Hydrochloride Oral Solution; Doxylamine Succinate Syrup; Doxylamine Succinate Tablets.

专利制剂

Austral.: Dozile; Restavit; ***Canad.:*** Unisom-2; ***Chile:*** Calmex; Dorminoctil; Nocpaz†; Trimepaz†; Zarcop; ***Cz.:*** Hoggar N†; ***Fr.:*** Donormyl; Lidene; Noctyl; ***Ger.:*** Gittalun; Hoggar Night; Mereprine; Munleit†; SchlafTabs; Sedaplus; ***Hong Kong:*** Sominar; ***Israel:*** Sleep Aid; Tonight; Unisom†; ***NZ:*** Dozile; ***Philipp.:*** Unisom; ***Port.:*** Dormidina; ***Rus.:*** Donormyl (Донормил); ***S.Afr.:*** Equi-Sleep†; Restwel; Somnil; ***Spain:*** Dormidina; ***Switz.:*** Sanalepsi N; ***Thai.:*** Hoggar N; Sominar; ***Turk.:*** Unisom; ***Ukr.:*** Donormyl (Донормил); ***USA:*** Aldex AN; Doxytex; Unisom SleepTabs.

多组分制剂 ***Arg.:*** Epidac; ***Austral.:*** Analgesic/Calmative†; Chemists Own Dolased Day/Night Pain Relief; Codalgin Plus; Dimetapp Cold & Flu Night Relief; Dimetapp Cold, Cough & Flu; Dolased; Fiorinal; Maxydol; Mersyndol; Ordov Migradol†; Panadeine Plus†; Panalgesic; Tensodeine; ***Austria:*** Wick Erkaltungs-Saft fur die Nacht; Wick Hustensaft; ***Belg.:*** Pholco-Mereprine; ***Braz.:*** Broncolex†; EMS Expectorante; Hytos Plus; Revenil; Revenil Dospan; Revenil Expectorante; Silencium; Silomat Plus†; ***Canad.:*** Buckley's Nighttime Cold and Sinus; Cold & Flu Nighttime; Cold Flu Relief; Dalmacol; Diclectin; Medicament Sinus pour La Nuit; Mersyndol with Codeine; Neo Citran Cold & Flu†; Night Relief Cold & Flu; Nighttime; Nighttime Cold & Flu; Nighttime Cold & Flu Relief; Nitetime Cold Medicine; Nyquil Sinus; ratio-Calmydone; Regular Strength Sinus Medication; Sinus Medication Night; Tylenol Cold and Flu Nighttime; Tylenol Sinus (Nighttime Relief)†; Vicks Nyquil Cold & Flu; Zicam Multi-Symptom Cold & Flu Nighttime; ***Cz.:*** Wick Medinait†; ***Fr.:*** DolirhumePro; ***Ger.:*** Paedisup†; Wick Medinait; ***India:*** Doxinate; Rest-Aid; Vominate; ***Indon.:*** Dexmolex; Siladex†; ***Irl.:*** Syndol; ***Ital.:*** Vicks Medinait; ***NZ:*** Mersyndol; ***Pol.:*** Tabcin Impakt; ***Port.:*** Nausefe; ***S.Afr.:*** Abflex; Acurate; Adco-Dol; Asic; B-Dol; Betapyn; Cepacol; Codoxol; Doxsyn†; Lenapain; Nethaprin Dospan; Nethaprin Expectorant†; Nomopain†; Paxidal†; Pynclear†; Pynstop; Sedapain†; Sedinol†; Syndol; Tensopyn; Vicks Medinite†; ***Spain:*** Cariban; Medinait; ***Switz.:*** Vicks Medinait; ***Turk.:*** Vicks MediNait; ***UK:*** Painex; Propain Plus; Syndol; Vicks Medinite; ***USA:*** Alka-Seltzer Plus Day & Night Cold; Alka-Seltzer Plus Night Cold; Alka-Seltzer Plus Night-Time Cold; All-Nite Cold Formula; Genite; Night Time Cold/Flu Relief; Nite Time Cold Formula; NyQuil Hot Therapy; NyQuil Nighttime Cold/Flu; Nytcold Medicine; Vicks NyQuil LiquiCaps; Vicks NyQuil Multi-Symptom Cold Flu Relief; Vicks NyQuil Sinex; ***Venez.:*** Mercindol.

Ebastine (*BAN*, *USAN*, *rINN*) 依巴斯汀

Ebastiini; Ebastin; Ebastina; Ebastinas; Ébastine; Ebastinum; LAS-W-090; W-090. 4′-*tert*-Butyl-4-[4-(diphenylmethoxy)piperidino]butyrophenone.

Эбастин

$C_{32}H_{39}NO_2$ = 469.7.

CAS — 90729-43-4.

ATC — R06AX22.

ATC Vet — QR06AX22.

UNII — TQD7Q784P1.

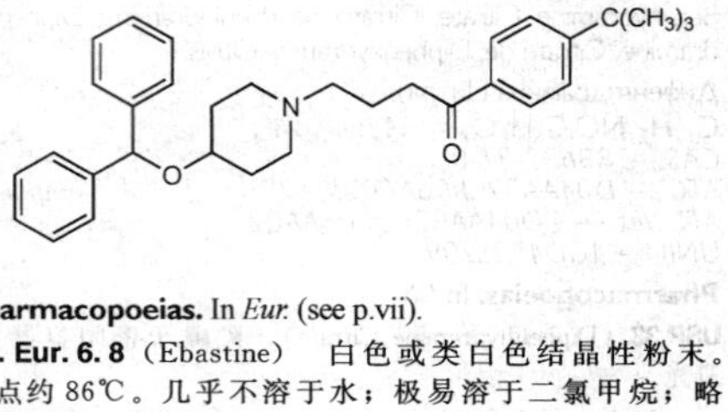

Pharmacopoeias. In *Eur.* (see p.vii).

Ph. Eur. 6. 8（Ebastine） 白色或类白色结晶性粉末。熔点约 86℃。几乎不溶于水；极易溶于二氯甲烷；略溶于甲醇。避光。

简介

依巴斯汀属哌啶类衍生物，是一种长效的非镇静类抗组胺药（第534页）。该药没有明显的镇静或抗毒蕈碱作用。

依巴斯汀可用于缓解包括鼻炎（第537页）在内的过敏性疾病以及瘙痒性皮肤病（第537页）的症状。常用口服给药剂量为每日 10～20mg。该药也可与一种减充血药同时使用，如盐酸伪麻黄碱。

1. Luria X. Comparative clinical studies with ebastine: efficacy and tolerability. *Drug Safety* 1999; **21** (suppl 1): 63–7.
2. Hurst M, Spencer CM. Ebastine: an update of its use in allergic disorders. *Drugs* 2000; **59:** 981–1006.

3. Lasseter KC, *et al.* Pharmacokinetics and safety of ebastine in patients with impaired hepatic function compared with healthy volunteers: a phase I open-label study. *Clin Pharmacokinet* 2004; **43**: 121–9.

4. Noveck RJ, *et al.* Pharmacokinetics and safety of ebastine in healthy subjects and patients with renal impairment. *Clin Pharmacokinet* 2007; **46**: 525–34.

5. Sastre J. Ebastine in allergic rhinitis and chronic idiopathic urticaria. *Allergy* 2008; **63** (suppl 89): 1–20.

制剂

专利制剂

Belg.: Estivan; ***Braz.:*** Ebastel; ***Chile:*** Ebastel†; ***Cz.:*** Kestine†; ***Denm.:*** Durfin; Kestine; ***Fin.:*** Kestine; ***Fr.:*** Kestin; Kestinlyo; ***Ger.:*** Ebastel; ***Gr.:*** Kestine; ***Hong Kong:*** Kestine†; ***Irl.:*** Kestine; ***Ital.:*** Clever; Kestine; ***Jpn:*** Ebastel; ***Mex.:*** Evastel; Pinaval-T; ***Neth.:*** Kestine; Netan; ***Norw.:*** Kestine; ***Philipp.:*** Aleva; ***Port.:*** Ebastion; Estivan; Kestine; Ribastex; ***Rus.:*** Kestine (Кестин); ***S.Afr.:*** Kestine; ***Singapore:*** Kestine; ***Spain:*** Alastina; Bactil; Ebastel; ***Swed.:*** Kestine; ***Turk.:*** Kestine; ***Venez.:*** Ebastel.

多组分制剂 ***Braz.:*** Ebastel D; ***Mex.:*** Evastel-D; ***Philipp.:*** Co-Aleva; ***Spain:*** Rino Ebastel; Rinobactil.

Embramine Hydrochloride (*BANM*, *rINNM*) 盐酸恩布拉敏

Embramine, Chlorhydrate d'; Embramini Hydrochloridum; Embraminium Chloratum; Hidrocloruro de embramina; Mebrophenhydramine Hydrochloride; Mebrophenhydraminium Chloratum. 2-(4-Bromo-α-methylbenzhydryloxy)-*NN*-dimethylethylamine hydrochloride.

Эмбрамина Гидрохлорид

$C_{18}H_{22}BrNO,HCl = 384.7.$

CAS — 3565-72-8 (embramine); 13977-28-1 (embramine hydrochloride); 21661-63-2 (embramine teoclate).

UNII — 7BJ3V657VC.

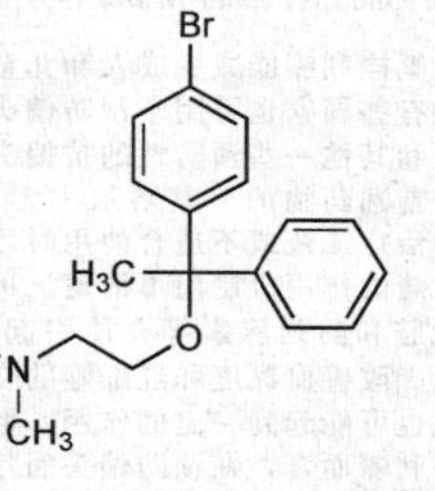

(embramine)

简介

盐酸恩布拉敏属乙醇胺类衍生物，是一种镇静类抗组胺药（第534页）。盐酸恩布拉敏和茶氯酸恩布拉敏可口服给药，产生抗组胺和止吐作用。

制剂

专利制剂

Cz.: Medrin; ***India:*** Mebryl.

Emedastine Fumarate (*BANM*, *rINNM*) 富马酸依美斯汀

AL-3432A; Emedastiinidifumaraatti; Emedastin difumarát; Emedastin Fumarat; Emedastindifumarat; Emedastine Difumarate (*USAN*); Émédastine, difumarate d'; Émédastine, Fumarate d'; Emedastini difumaras; Emedastini Fumaras; Emedastyny difumaran; Fumarato de emedastina; KB-2413; KG-2413; LY-188695. 1-(2-Ethoxyethyl)-2-(hexahydro-4-methyl-1*H*-1,4-diazepin-1-yl)benzimidazole fumarate (1:2).

Эмедастина Фумарат

$C_{17}H_{26}N_4O,2C_4H_4O_4 = 534.6.$

CAS — 87233-61-2 (emedastine); 87233-62-3 (emedastine fumarate).

ATC — S01GX06.

ATC Vet — QS01GX06.

UNII — 42MB94QOSM.

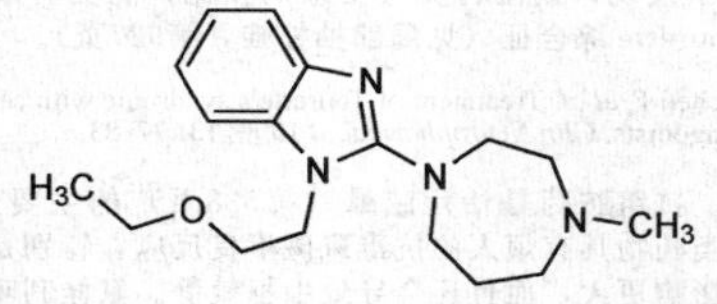

(emedastine)

Pharmacopoeias. In *Eur.* (see p.vii) and *US.*

Ph. Eur. 6.8（Emedastine Difumarate） 白色或淡黄色粉末。具有同质多晶型现象。溶于水；略溶于无水乙醇；极微溶于丙酮。0.2%水溶液的 pH 值为 3.0～4.5。避光。

USP 33（Emedastine Difumarate） 白色至微黄色结晶性粉末。溶于水。0.2%水溶液的 pH 值为 3.0～4.5。贮藏于密闭容器中。避光。

不良反应和注意事项

参见抗组胺药，第534页。

有报道，在使用依美斯汀滴眼剂后出现眼角膜浸润、局部刺激、畏光、鼻炎和头痛。如果发生眼角膜浸润应终止治疗。

药动学

依美斯汀可经胃肠道吸收，口服给药后约 3h 出现血浆峰浓度。眼部应用依美斯汀后也可被少量吸收。该药主要经肝代谢，产生两种主要的代谢产物，5-羟依美斯汀和 6-羟依美斯汀，然后连同少量原形药物一起经尿液排泄。据报道，口服给药和局部给药的消除半衰期分别为 7h 和 10h。

用途和用法

依美斯汀是一种抗组胺药。其含量相当于 0.05% 依美斯汀的富马酸盐滴眼剂，可用于缓解过敏性结膜炎（第536页）的症状，用量为每日滴眼 2 次。该药也可用于口服，治疗过敏性鼻炎（第537页）、荨麻疹（第538页）和瘙痒性皮肤病（第537页），常用剂量为每日服用其富马酸盐 2～4mg，分 2 次服用。

制剂

USP 33: Emedastine Ophthalmic Solution.

专利制剂

Austria: Emadine; ***Belg.:*** Emadine; ***Braz.:*** Emadine; ***Canad.:*** Emadine; ***Cz.:*** Emadine; ***Denm.:*** Emadine; ***Fin.:*** Emadine; ***Fr.:*** Emadine†; ***Ger.:*** Emadine; ***Gr.:*** Emadine; ***Hong Kong:*** Emadine; ***Hung.:*** Emadine; ***Irl.:*** Emadine; ***Israel:*** Emadine; ***Ital.:*** Emadine; ***Jpn:*** Daren; Remicut; ***Malaysia:*** Emadine; ***Neth.:*** Emadine; ***Norw.:*** Emadine; ***Pol.:*** Emadine; ***Port.:*** Emadine; ***S.Afr.:*** Emadine; ***Spain:*** Emadine; ***Swed.:*** Emadine; ***Switz.:*** Emadine; ***Thai.:*** Emadine; ***Turk.:*** Emadine; ***UK:*** Emadine; ***USA:*** Emadine.

Epinastine Hydrochloride (*rINNM*) 盐酸依匹斯汀

Épinastine, Chlorhydrate d'; Epinastine, chlorhydrate d'; Epinastini hydrochloridum; Hidrocloruro de epinastina; WAL-801-Cl. 3-Amino-9,13b-dihydro-1*H*-dibenz[*c,f*]imidazo[1,5-*a*]azepine hydrochloride.

Эпинастина Гидрохлорид

$C_{16}H_{15}N_3,HCl = 285.8.$

CAS — 80012-43-7 (epinastine).

ATC — R06AX24; S01GX10.

ATC Vet — QR06AX24; QS01GX10.

UNII — GFM415S5XL.

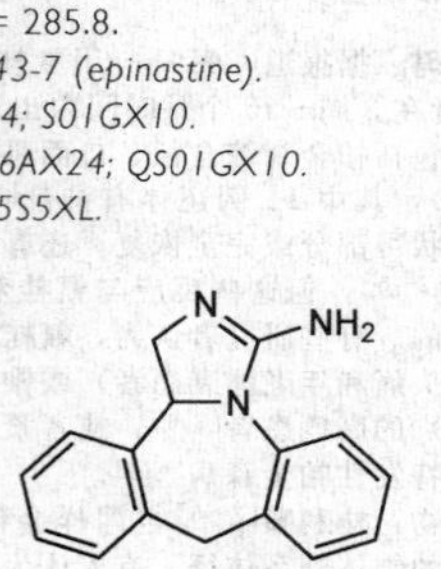

(epinastine)

Pharmacopoeias. In *Eur.* (see p.vii).

Ph. Eur. 6.8（Epinastine Hydrochloride） 白色或类白色、吸湿性结晶性粉末。易溶于水和甲醇；微易溶于乙腈；略溶于二氯甲烷。贮藏于密闭容器中。

简介

盐酸依匹斯汀是一种抗组胺药（第534页），据报道，该药没有明显的镇静作用。可口服给药，用于过敏性鼻炎和瘙痒性皮肤病的治疗。该药还有滴眼剂，用于缓解过敏性结膜炎的症状，用量为每日 2 次，常用浓度为 0.05%。

1. Sarashina A, *et al.* Population pharmacokinetics of epinastine, a histamine H_1 receptor antagonist, in adults and children. *Br J Clin Pharmacol* 2005; **59**: 43–53.

制剂

专利制剂

Arg.: Alket; Epioftal; Flurinol; Relestat; ***Austria:*** Relestat; ***Belg.:*** Relestat; ***Braz.:*** Talerc; ***Chile:*** Flurinol; Relestat; ***Cz.:*** Purivist; ***Fr.:*** Purivist; ***Ger.:*** Relestat; ***Gr.:*** Relestat; ***Hong Kong:*** Relestat; ***Hung.:*** Relestat; ***Irl.:*** Relestat; ***Israel:*** Relestat; ***Ital.:*** Relestat; ***Jpn:*** Alesion; ***Mex.:*** Flurinol; ***Neth.:*** Relestat; ***Pol.:*** Relestat; ***Port.:*** Relestat; ***S.Afr.:*** Relestat; ***Spain:*** Relestat; ***Swed.:*** Relestat; ***Switz.:*** Relestat; ***Thai.:*** Relestat; ***Turk.:*** Relestat; ***UK:*** Relestat; ***USA:*** Elestat; ***Venez.:*** Flurinol.

多组分制剂 ***Arg.:*** Flurinol D; ***Mex.:*** Flurinol D.

Fexofenadine Hydrochloride (*BANM*, *USAN*, *rINNM*) 盐酸非索非那定

Feksofenadiinihydrokloridi; Feksofenadin Hidroklorür; Fexofénadine, chlorhydrate de; Fexofenadinhydroklorid; Fexofenadini hydrochloridum; Hidrocloruro de fexofenadina; MDL-16455A; Terfenadine Carboxylate Hydrochloride. (±)-*p*-{1-Hydroxy-4-[4-(hydroxydiphenylmethyl)-piperidino]butyl}-α-methylhydratropic acid hydrochloride.

Фексофенадина Гидрохлорид

$C_{32}H_{39}NO_4,HCl = 538.1.$

CAS — 138452-21-8.

ATC — R06AX26.

ATC Vet — QR06AX26.

UNII — 2S068B75ZU.

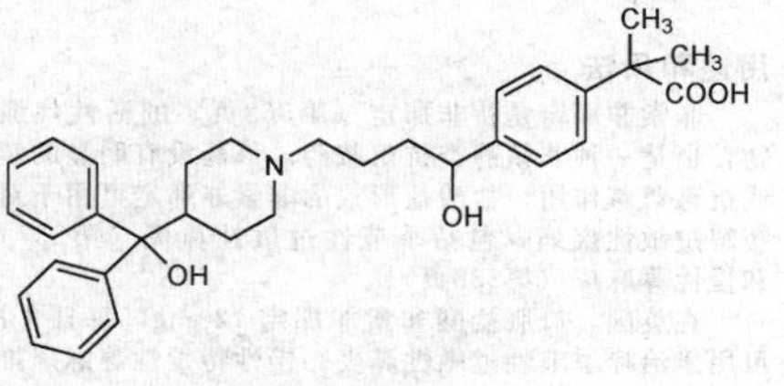

(fexofenadine)

Pharmacopoeias. In *Eur.* (see p.vii) and *US.*

Ph. Eur. 6.8（Fexofenadine Hydrochloride） 白色或类白色粉末。微溶于水；易溶于甲醇；极微溶于丙酮。具有同质多晶型现象。

USP 33（Fexofenadine Hydrochloride） 贮藏温度 20～25℃，短期内可允许在 15～30℃。避光。

不良反应和注意事项

参见非镇静类抗组胺药，第534页。

心律失常 一例 67 岁男性连续 2 个月每日服用 180mg 非索非那定后出现晕厥[1]。尽管在未服非索非那定前，该患者的 ECG 已显示有 QT 间期延长的趋势，但用药后 QT 间期异常延长，且一旦停药后间期缩短。而且再次激发结果仍为阳性。非索非那定制造商的意见[2]认为，该患者在服用药物前就已经存在发生心律失常的危险。

在健康受试者中研究[3]非索非那定对 ECG 的影响，每日剂量最多至 480mg（治疗季节性过敏性鼻炎推荐剂量的 4 倍）不会延长 QT 间期。也可见第534页。

1. Pinto YM, *et al.* QT lengthening and life-threatening arrhythmias associated with fexofenadine. *Lancet* 1999; **353**: 980.

2. Giraud T. QT lengthening and arrhythmias associated with fexofenadine. *Lancet* 1999; **353**: 2072.

3. Pratt CM, *et al.* Cardiovascular safety of fexofenadine HCl. *Am J Cardiol* 1999; **83**: 1451–4.

哺乳 当母亲接受非索非那定治疗时，未发现其母乳喂养的婴儿出现不良反应，American Academy of Pediatrics[1]据此认为，哺乳期一般可以使用该药物。

也可见特非那定的不良反应和注意事项项下，第562页。

1. American Academy of Pediatrics. The transfer of drugs and other chemicals into human milk. *Pediatrics* 2001; **108**: 776–89. [Retired May 2010] Correction. *ibid.*; 1029. Also available at: http://aappolicy.aappublications.org/cgi/content/full/pediatrics%3b108/3/776 (accessed 08/04/04)

银屑病 曾有报道[1]发现，使用非索非那定后出现银屑病恶化。

1. Saraswat A, Saraswat M. Pustular exacerbation of psoriasis due to fexofenadine. *Clin Exp Dermatol* 2006; **31**: 477–8.

药物相互作用

参见非镇静类抗组胺药，第536页。

当和红霉素或酮康唑合用时，非索非那定的血浆浓度会升高，但与特非那定不同，注册药品信息声明，这种情况与对 QT 间期的不良反应无关。

含有氢氧化铝和氢氧化镁的抗酸剂会降低非索非那

定的吸收。果汁包括葡萄柚汁可能会降低非索非那定的生物利用度，两者应避免同时服用。

葡萄柚汁 参考文献如下。

1. Dresser GK, *et al*. Effect of grapefruit juice volume on the reduction of fexofenadine bioavailability: possible role of organic anion transporting polypeptides. *Clin Pharmacol Ther* 2005; **77**: 170–7.

药动学

非索非那定口服给药后可被迅速吸收，在2～3h内出现血浆峰浓度。有60%～70%与血浆蛋白结合。非索非那定几乎很少被代谢：被代谢的药物大约占总剂量的5%，其中主要是经肠道黏膜代谢，有0.5%～1.5%的药物剂量经肝细胞色素P450系统进行生物转化。有报道，消除半衰期约为14h，但在肾损伤患者中时间可能会延长。该药物主要经粪便排泄，仅有10%通过尿液排泄。非索非那定似乎不能穿透血脑屏障。

非索非那定是特非那定的代谢产物，在使用特非那定患者的母乳中也同样可以检测到该成分。

1. Russell T, *et al*. Pharmacokinetics, pharmacodynamics, and tolerance of single- and multiple-dose fexofenadine hydrochloride in healthy male volunteers. *Clin Pharmacol Ther* 1998; **64**: 612–21.
2. Devillier P, *et al*. Clinical pharmacokinetics and pharmacodynamics of desloratadine, fexofenadine and levocetirizine: a comparative review. *Clin Pharmacokinet* 2008; **47**: 217–30.

用途和用法

非索非那定是特非那定（第562页）的活性代谢产物，也是一种非镇静类抗组胺药。该药没有明显的镇静或抗毒蕈碱作用。盐酸盐形式的非索非那定可用于对症缓解过敏性疾病，包括季节性过敏性鼻炎（第537页）和慢性荨麻疹（第538页）。

在英国，口服盐酸非索非那定120mg，每日1次，可用于治疗季节性过敏性鼻炎；慢性特发性荨麻疹推荐剂量是180mg，每日1次。美国注册药品信息建议对于这两种适应证均采用60mg，每日2次；或者180mg，每日1次。

非索非那定也可与减充血药合用，如盐酸伪麻黄碱。

儿童、肾损伤患者中的用量，见下文。

1. Markham A, Wagstaff AJ. Fexofenadine. *Drugs* 1998; **55**: 269–74.
2. Simpson K, Jarvis B. Fexofenadine: a review of its use in the management of seasonal allergic rhinitis and chronic idiopathic urticaria. *Drugs* 2000; **59**: 301–21.
3. Kawashima M, *et al*. Review of fexofenadine in the treatment of chronic idiopathic urticaria. *Int J Dermatol* 2002; **41**: 701–6.
4. Meeves SG, Appajosyula S. [Aventis, USA]. Efficacy and safety profile of fexofenadine HCl: a unique therapeutic option in H1-receptor antagonist treatment. *J Allergy Clin Immunol* 2003; **112** (suppl): S69–S77.
5. Mansfield LE. Once-daily immediate-release fexofenadine and sustained-release pseudoephedrine combination: a new treatment option for allergic rhinitis. *Expert Opin Pharmacother* 2006; **7**: 941–51.

儿童用法 盐酸非索非那定可用于治疗儿童的季节性过敏性鼻炎，口服剂量为30mg，每日2次；在英国，该药被批准用于6～11岁的儿童，但是在美国，可以用到低至2岁的儿童。

在美国，非索非那定也批准用于儿科的慢性特发性荨麻疹。6个月至不到2岁儿童的给药剂量为15mg，每日2次；年长儿童可给予30mg，每日2次。

在肾损伤儿童中的推荐剂量见下文。

在肾损伤中的用法 美国注册药品信息建议，肾损伤成人患者中盐酸非索非那定起始口服剂量应减至60mg，每日1次。对于肾损伤儿童患者，2～11岁的起始剂量应减至30mg，每日1次，6个月至不到2岁则为15mg，每日1次。

英国药品信息建议，非索非那定应慎用于肾损伤患者；但是，同时也指出用于这些患者时剂量调整不是必须的。

制剂

USP 33: Fexofenadine Hydrochloride and Pseudoephedrine Hydrochloride Extended-Release Tablets; Fexofenadine Hydrochloride Capsules; Fexofenadine Hydrochloride Tablets.

专利制剂

Arg.: Alercas; Alerfedine; Allegra; ***Austral.:*** Allerfexo; Fexal; Fexotabs; Telfast; Xergic; ***Austria:*** Telfast; ***Belg.:*** Telfast; ***Braz.:*** Allegra; Allexofedrin; Altiva; ***Canad.:*** Allegra; ***Chile:*** Aerodan†; Alexia; Allegra; Fenax; ***Cz.:*** Afexil; Ewofex; Telfast; ***Denm.:*** Nefoxef†; Telfast; ***Fin.:*** Alterfast; Nefoxef; Telfast; ***Fr.:*** Telfast; ***Ger.:*** Telfast; ***Hong Kong:*** Telfast; Zafil; ***Hung.:*** Altiva; Fexgen; Fexofep; Telfast; ***India:*** Alernex; Allegra; Fexigra; Fexofen; Fexova; Odifex; ***Indon.:*** Telfast; ***Irl.:*** Telfast; ***Israel:*** Telfast; ***Ital.:*** Telfast; ***Malaysia:*** Fexofin; Telfast; ***Mex.:*** Aldifex; Allegra; Gebenir; ***Neth.:*** Telfast; ***Norw.:*** Telfast; ***NZ:*** Telfast; Xergic; ***Philipp.:*** Fenafex; Fexet; Fexoral; Histofen; Neofex; Rhinogan; Sensitin; Telfast; ***Pol.:*** Fexofast; Telfast; Telfexo; ***Port.:*** Fexocare; Telfast; ***Rus.:*** Fexadin (Фексадин); Telfast (Телфаст); ***S.Afr.:*** Fastway; Fexaway; Fexo; Fexofast; Telfast; ***Singapore:*** Telfast; ***Spain:*** Telfast; ***Swed.:*** Telfast; ***Switz.:*** Telfast; ***Thai.:*** Bosnum; Fenafex; Fexofast; Fexotine; Telfast; ***Turk.:*** Feksine; Fexadyne; Fexavil; Fexofen; Mayfex; Telfast; Vivafeks; ***UK:*** Telfast; ***Ukr.:*** Altiva (Алтива); Fexofast (Фексофаст); Telfast (Телфаст); ***USA:*** Allegra; ***Venez.:*** Allegra; Fexidine; Fexoril; Rinolast.

多组分制剂 ***Arg.:*** Alercas D; Alerfedine D; Allegra-D; ***Austral.:*** Telfast Decongestant; ***Braz.:*** Allegra-D; Fexo-D; ***Canad.:*** Allegra-D; ***Chile:*** Alexia D; Allegra-D; ***Hong Kong:*** Telfast-D; ***Indon.:*** Telfast Plus; ***Malaysia:*** Altiva-D; Telfast-D; ***Mex.:*** Allegra-D; ***Singapore:*** Telfast-D; ***Thai.:*** Telfast D; ***USA:*** Allegra-D; ***Venez.:*** Allegra-D; Rinolast D.

Flunarizine Hydrochloride (*BANM, USAN, rINNM*)
盐酸氟桂利嗪

Flunaritsiinidihydrokloridi; Flunarizin-dihydrochlorid; Flunarizindihydroklorid; Flunarizine, Chlorhydrate de; Flunarizine, dichlorhydrate de; Flunarizini dihydrochloridum; Flunarizini Hydrochloridum; Flunarizino dihidrochloridas; Hidrocloruro de flunarizina; R-14950. *trans*-1-Cinnamyl-4-(4,4′-difluorobenzhydryl)piperazine dihydrochloride.

Флунаризина Гидрохлорид

$C_{26}H_{26}F_2N_2,2HCl = 477.4.$

CAS — 52468-60-7 (flunarizine); 30484-77-6 (flunarizine hydrochloride).

ATC — N07CA03.

ATC Vet — QN07CA03.

UNII — C11102TO53.

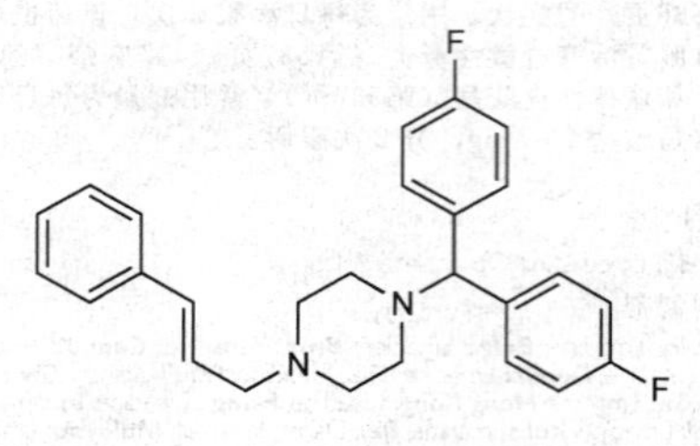

(flunarizine)

Pharmacopoeias. In *Chin.* and *Eur.* (see p.vii).

Ph. Eur. 6.8（Flunarizine Dihydrochloride） 白色或类白色吸湿性粉末。微溶于水、乙醇和二氯甲烷；略溶于甲醇。贮藏于密闭容器中。避光。

不良反应和注意事项

参见镇静类抗组胺药，第534页。氟桂利嗪可引起的不良反应包括体重增加、锥体外系症状（有时伴有抑郁）以及罕见的溢乳。

锥体外系障碍 据报道，每日应用氟桂利嗪10～40mg的12例患者在3周～15个月时间内出现了锥体外系的运动体征（包括帕金森综合征、口面肌迟发性运动障碍和静坐不能），其中11例还伴有抑郁[1]。停用氟桂利嗪后这些症状可部分或完全恢复。还有其他一些报道也有类似反应[2～5]，但这些反应与氟桂利嗪之间的关系未必是可靠的。有些研究者认为，氟桂利嗪常被用于那些抑郁（偏头痛和年老体衰患者）或锥体外系症状（年老体衰患者）的高危患者[2,6]，或者氟桂利嗪可能会掩盖亚临床的特发性帕金森病[6,7]。

相关药物，桂利嗪[3～5]也同样会伴有包括帕金森综合征在内的锥体外系体征。有人认为，由于桂利嗪相对氟桂利嗪的半衰期较短，且亲脂性较低，因此前者发生这种不良反应的可能性比后者要小[3]。

1. Chouza C, *et al*. Parkinsonism, tardive dyskinesia, akathisia, and depression induced by flunarizine. *Lancet* 1986; **i**: 1303–4.
2. Meyboom RHB, *et al*. Parkinsonism, tardive dyskinesia, akathisia, and depression induced by flunarizine. *Lancet* 1986; **ii**: 292.
3. Laporte J-R, Capella D. Useless drugs are not placebos: lessons from flunarizine and cinnarizine. *Lancet* 1986; **ii**: 853–4.
4. Laporte J-R, Capella D. Useless drugs are not placebos. *Lancet* 1987; **i**: 1324.
5. Teive HAG, *et al*. Flunarizine and cinnarizine-induced parkinsonism: a historical and clinical analysis. *Parkinsonism Relat Disord* 2004; **10**: 243–5.
6. Amery W. Side-effects of flunarizine. *Lancet* 1986; **i**: 1497.
7. Benvenuti F, *et al*. Side-effects of flunarizine. *Lancet* 1986; **ii**: 464.

卟啉病 由于盐酸氟桂利嗪在体外系统中具有生卟啉的作用，因此认为，卟啉病患者使用该药物是不安全的。

药物相互作用

参见镇静类抗组胺药，第536页。

与肝酶诱导剂（如卡马西平、苯妥英和丙戊酸盐）合用，可能会产生药物相互作用，加速氟桂利嗪代谢，这时可能需要增加氟桂利嗪的用量。

药动学

盐酸氟桂利嗪经胃肠道吸收良好，口服给药后2～4h达到血浆峰浓度。盐酸氟桂利嗪具有极高的亲脂性，血浆蛋白结合率超过90%。该药似乎可被广泛代谢，代谢产物主要通过胆汁排泄。盐酸氟桂利嗪的消除半衰期约为18天。

用途和用法

氟桂利嗪是桂利嗪的二氟化衍生物。该药具有抗组胺、镇静和阻断钙通道的活性。盐酸氟桂利嗪可用于预防偏头痛、治疗眩晕和前庭功能障碍以及周围和脑血管疾病。对于经标准治疗无效的癫痫患者，该药也可用作辅助的抗癫痫治疗。

氟桂利嗪以盐酸盐形式口服给药，但用碱基表示药物剂量。11.8mg盐酸氟桂利嗪约相当于10mg氟桂利嗪。常用剂量为每日5～10mg，为了减轻嗜睡的不良反应，一般在晚上给药。

癫痫 包括氟桂利嗪在内，数种具有阻断钙通道活性的药物都曾被研究用于癫痫（第446页）的辅助治疗。一些个别研究报道认为有效，但系统性综述[1]的结论认为尽管氟桂利嗪可能对于降低癫痫发作频率有微效，但证据并不令人信服，而且可能是因为该药的耐受性较差，停药率也较为明显，因此不推荐该药当作辅助抗癫痫药使用。此外，氟桂利嗪的药动学特征过于复杂，无论如何在临床上也不能当作抗癫痫药使用[2]。

1. Chaisewikul R, *et al*. Calcium antagonists as an add-on therapy for drug-resistant epilepsy. Available in The Cochrane Database of Systematic Reviews; Issue 4. Chichester: John Wiley; 2001 (accessed 13/06/05).
2. Hoppu K, *et al*. Flunarizine of limited value in children with intractable epilepsy. *Pediatr Neurol* 1995; **13**: 143–7.

偏头痛 氟桂利嗪能减少成人和儿童患者偏头痛的发作频率，在有些国家也可用于预防偏头痛（第587页）。该药的疗效和其他一些预防性的抗偏头痛药相当，其中包括常作为首选药物的普萘洛尔[1～4]，但人们通常都在一线药物治疗无效或不适合使用时才使用该药物。该药治疗偏头痛的作用机制尚不清楚。可能的机制是抑制包括5-羟色胺和前列腺素等介质引起的血管痉挛、抑制细胞低氧、改善血黏度和红细胞的变形能力。阻断钙通道的活性也可能起到一定的作用，但其他钙通道阻滞药相比氟桂利嗪而言，在预防偏头痛疗效方面（见**硝苯地平**，第1302页）证据的可信度更低。

病例报告显示，氟桂利嗪有助于预防儿童交替性肢体偏瘫这种罕见的疾病[5,6]，但随后一项对12例儿童进行的研究[7]没有得到一个结论性的结果。后来还有一项长期研究[8]发现，给予9例偏瘫儿童长达5年的氟桂利嗪治疗，有7例出现发作持续时间缩短，3例发作频率减少，但仅有1例症状发作达到完全消失。

关于抗组胺药在治疗偏头痛中作用的概括性讨论见第537页。

1. Todd PA, Benfield P. Flunarizine: a reappraisal of its pharmacological properties and therapeutic use in neurological disorders. *Drugs* 1989; **38**: 481–99.
2. Andersson K-E, Vinge E. β-Adrenoceptor blockers and calcium antagonists in the prophylaxis and treatment of migraine. *Drugs* 1990; **3**: 355–73.
3. Soelberg Sørensen P, *et al*. Flunarizine versus metoprolol in migraine prophylaxis: a double-blind, randomized parallel group study of efficacy and tolerability. *Headache* 1991; **31**: 650–7.
4. Gawel MJ, *et al*. Comparison of the efficacy and safety of flunarizine to propranolol in the prophylaxis of migraine. *Can J Neurol Sci* 1992; **19**: 340–5.
5. Casaer P, Azou M. Flunarizine in alternating hemiplegia in childhood. *Lancet* 1984; **ii**: 579.
6. Curatolo P, Cusmai R. Drugs for alternating hemiplegic migraine. *Lancet* 1984; **ii**: 980.
7. Casaer P. Flunarizine in alternating hemiplegia in childhood. An international study in 12 children. *Neuropediatrics* 1987; **18**: 191–5.
8. Silver K, Andermann F. Alternating hemiplegia of childhood: a study of 10 patients and results of flunarizine treatment. *Neurology* 1993; **43**: 36–41.

Tourette综合征 一个由7例患者参加的小样本非盲法研究[1]发现，氟桂利嗪与安慰剂相比，能更有效地治疗Tourette综合征（见**局部抽搐症**，第927页）。

1. Micheli F, *et al*. Treatment of Tourette's syndrome with calcium antagonists. *Clin Neuropharmacol* 1990; **13**: 77–83.

眩晕 抗组胺药是治疗眩晕（第538页）的主要药物。但这类药物具有烦人的抗毒蕈碱不良反应，特别是对老年人影响更大，而且还会导致中枢镇静。氟桂利嗪虽然可能会引起中枢镇静，但它没有抗毒蕈碱作用。

制剂

专利制剂

Arg.: Bercetina; Coromert; Flufenal; Mondus; Niflucan; Sibelium; ***Austria:*** Amalium†; Flunarium†; Sibelium; ***Belg.:*** Flunarimed; Flunatop; Kelamigra†; Sibelium; ***Braz.:*** Flunarin; Fluvert; Fluzix†; Sibelium; Vertigium; Vertix; ***Canad.:*** Sibelium†; ***Chile:*** Flerox†; Fluxus; Irrigor; Sibelium; Zentralin; ***Cz.:*** Sibelium; ***Denm.:*** Sibelium; ***Fr.:*** Sibelium; ***Ger.:*** Flunavert; Natil-N; Sibelium†; ***Gr.:*** Sibelium; ***Hong Kong:*** Fludan; ***Hung.:*** Sibelium; ***India:*** Migarid; Nomigrain; ***Indon.:*** Bartolium; Cevadil; Degrium; Dizilium†; Frego; Seremig; Sibelium; Siberid; Silum; Sinral; Unalium; Xepalium; ***Irl.:*** Sibelium; ***Ital.:*** Flugeral; Flunagen; Fluxarten; Gradient; Issium; Sibelium; Vasculene†; ***Malaysia:*** Fludan; Forknow; Migarid; Sibelium; ***Mex.:*** Axilin†; Fasolan; Nafluryl; Sibelium; ***Neth.:*** Sibelium; ***Philipp.:*** Flumig; Flunariz; Sibelium; ***Port.:*** Sibelium; Vasilium; Zinasen; ***S.Afr.:*** Sibelium; ***Singapore:*** Forknow; Narizine; Sibelium; ***Spain:*** Flerudin; Flurpax; Sibelium; ***Switz.:*** Sibelium; ***Thai.:*** Cebrium; Cedelate; Fabelium; Finelium; Floxin; Flubelin; Flucilium; Fludan; Flulium†; Flunamed; Flunaric; Flunarium; Flunaza†; Flunazine†; Fluricin; Furin; Hexilium; Liberal; Medilium†; Poli-Flunarin; Sibelium; Simoyiam; Sobelin; Sovelium; Vanid; Vertilium; Zelium; ***Turk.:*** Sibelium; ***Venez.:*** Fludil; Sibelium.

多组分制剂

Arg.: Sibelium Plus; ***Braz.:*** Vertizine D.

Homochlorcyclizine Hydrochloride（*BANM*，*rINNM*）盐酸高氯环秦

Hidrocloruro de homoclorciclizina; Homochlorcyclizine, Chlorhydrate d'; Homochlorcyclizini Hydrochloridum. 1-(4-Chlorobenzhydryl)perhydro-4-methyl-1,4-diazepine dihydrochloride.

Гомохлорциклизина Гидрохлорид

$C_{19}H_{23}ClN_2,2HCl = 387.8.$

CAS — 848-53-3 (homochlorcyclizine); 1982-36-1 (homochlorcyclizine hydrochloride).

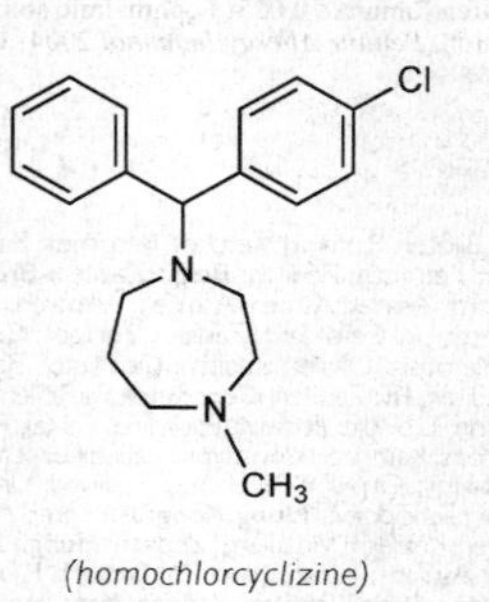

(homochlorcyclizine)

Pharmacopoeias. In *Jpn.*

简介

盐酸高氯环秦属哌嗪类衍生物，是一种具有抗毒蕈碱和中度镇静作用的镇静类抗组胺药（第534页）。该药可用于对症缓解过敏性疾病，包括荨麻疹（第538页）和鼻炎（第537页）以及瘙痒性皮肤病（第537页）。口服给药剂量为10～20mg，每日3次。

制剂

专利制剂

Hong Kong: Homoclomin†; ***Indon.:*** Homoclomin; ***Jpn:*** Homoclomin; ***Thai.:*** Homoclomin†.

Hydroxyzine（*BAN*，*rINN*）羟嗪

Hidroxizina; Hydroksitsiini; Hydroxizin; Hydroxyzinum. (*RS*)-2-{2-[4-(*p*-Chloro-α-phenylbenzyl)piperazin-1-yl]ethoxy}ethanol.

Гидроксизин

$C_{21}H_{27}ClN_2O_2 = 374.9.$

CAS — 68-88-2.

ATC — N05BB01.

ATC Vet — QN05BB01.

UNII — 30S50YM8OG.

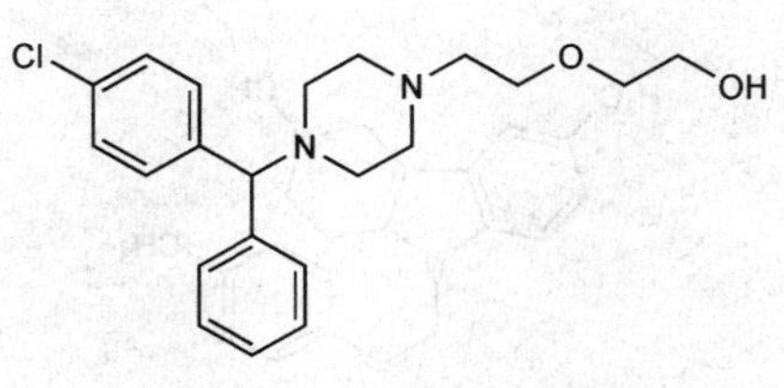

Hydroxyzine Embonate（*BANM*，*rINNM*）双羟萘酸羟嗪

Embonato de hidroxizina; Hydroxyzine, Embonate d'; Hydroxyzine Pamoate; Hydroxyzini Embonas; Pamoato de hidroxizina. 2-{2-[4-(4-Chlorobenzhydryl)piperazin-1-yl]ethoxy}ethanol 4,4'-methylenebis(3-hydroxy-2-naphthoate).

Гидроксизина Эмбонат

$C_{21}H_{27}ClN_2O_2,C_{23}H_{16}O_6 = 763.3.$

CAS — 10246-75-0.

ATC — N05BB01.

ATC Vet — QN05BB01.

UNII — M20215MUFR.

Pharmacopoeias. In *Jpn* and *US.*

USP 33（Hydroxyzine Pamoate） 浅黄色几乎无臭粉末。水、氯仿和乙醚中的溶解度均小于（1：1000），溶于乙醇（1：700），溶于二甲基甲酰胺（1：10），溶于10mol/L的氢氧化钠溶液（1：3.5）；几乎不溶于甲醇。贮藏于密闭容器中。

Hydroxyzine Hydrochloride（*BANM*，*rINNM*）盐酸羟嗪

Hidrocloruro de hidroxizina; Hidroksizin Hidroklorür; Hidroksizino hidrochloridas; Hidroxizin-hidroklorid; Hydroksitsiinihydrokloridi; Hydroxizinhydroklorid; Hydroxyzin dihydrochlorid; Hydroxyzine, chlorhydrate d'; Hydroxyzini Dihydrochloridum; Hydroxyzini hydrochloridum.

Гидроксизина Гидрохлорид

$C_{21}H_{27}ClN_2O_2,2HCl = 447.8.$

CAS — 2192-20-3.

ATC — N05BB01.

ATC Vet — QN05BB01.

UNII — 76755771U3.

Pharmacopoeias. In *Eur.* (see p.vii), *Jpn*, and *US.*

Ph. Eur. 6. 8（Hydroxyzine Hydrochloride） 白色或类白色，结晶性，吸湿性粉末。易溶于水和乙醇；极微溶于丙酮。贮藏于密闭容器中。避光。

USP 33（Hydroxyzine Hydrochloride） 白色，无臭，粉末。溶于水（1：1），溶于乙醇（1：4.5），溶于氯仿（1：13）；微溶于丙酮；几乎不溶于乙醚。贮藏于密闭容器中。

配伍禁忌 有报道，盐酸羟嗪与氨茶碱、青霉素、琥珀酸氯霉素钠、茶苯海明、盐酸多柔比星（一种脂质体剂型）、硫利达嗪和某些可溶性巴比妥类之间存在配伍禁忌。

稳定性 研究[1]发现，在4℃和25℃时，盐酸羟嗪、盐酸氯丙嗪和盐酸哌替啶的混合物可以稳定地保存在玻璃或塑料注射器中达366天。

1. Conklin CA, *et al.* Stability of an analgesic-sedative combination in glass and plastic single-dose syringes. *Am J Hosp Pharm* 1985; **42:** 339–42.

不良反应和注意事项

参见镇静类抗组胺药，第534页。

有报道，羟嗪在用于肌内注射时会引起明显的局部不适。静脉内使用时与溶血有关。

心律失常 抗焦虑治疗时的盐酸羟嗪用量会引起ECG异常，尤其是T波改变，这与硫利达嗪及三环类抗抑郁药中出现的反应类似[1]。

1. Hollister LE. Hydroxyzine hydrochloride: possible adverse cardiac interactions. *Psychopharmacol Comm* 1975; **1:** 61–5.

对性功能的影响 一例32岁男性为了治疗皮疹，在服用两个剂量羟嗪后出现阴茎勃起时间延长（阴茎异常勃起）[1]。据推测，这种反应可能由羟嗪的代谢产物引起，因为它在结构上与一种已知能引起阴茎勃起的药物曲唑酮的代谢产物相似。

1. Thavundayil JX. *et al.* Prolonged penile erections induced by hydroxyzine: possible mechanism of action. *Neuropsychobiology* 1994; **30:** 4–6.

对皮肤的影响 4例儿童因坐立不安采用盐酸羟嗪治疗后发生了阴茎部位的固定性药疹[1]。所有患者在停药后得到恢复，且随后的再次激发结果均为阳性。

1. Cohen HA, *et al.* Fixed drug eruption of the penis due to hydroxyzine hydrochloride. *Ann Pharmacother* 1997; **31:** 327–9.

动脉内注射 意外的动脉内注射羟嗪曾导致肢端坏死，受累肢体的指（趾）进行了截肢术[1]。

1. Hardesty WH. Inadvertent intra-arterial injection. *JAMA* 1970; **213:** 872.

肝病 有建议[1]认为，用于缓解原发性胆汁性肝硬化患者的瘙痒时，羟嗪的用量仅需要每日1次。在8例原发性胆汁性肝硬化患者中，羟嗪及其代谢产物西替利嗪的平均血浆消除半衰期分别延长为36.6h和25.0h。

1. Simons FER, *et al.* The pharmacokinetics and pharmacodynamics of hydroxyzine in patients with primary biliary cirrhosis. *J Clin Pharmacol* 1989; **29:** 809–15.

卟啉病 羟嗪与卟啉病的急性发作有关，因此认为该药对于卟啉病患者是不安全的。

药物相互作用

参见镇静类抗组胺药，第536页。

西咪替丁 一项在16例患者中进行的药动学研究注意到西咪替丁增加了羟嗪血药浓度[1]。这种联合用药通常会比单用羟嗪对组胺皮肤反应产生的抑制更大，但差异不显著。

1. Simons FER, *et al.* Effect of the H_2-antagonist cimetidine on the pharmacokinetics and pharmacodynamics of the H_1-antagonists hydroxyzine and cetirizine in patients with chronic urticaria. *J Allergy Clin Immunol* 1995; **95:** 685–93.

药动学

羟嗪可经胃肠道迅速吸收，然后被代谢。代谢产物包括具有抗组胺作用的西替利嗪（第543页）。有报道，消除半衰期约为20h。

1. Paton DM, Webster DR. Clinical pharmacokinetics of H_1-receptor antagonists (the antihistamines). *Clin Pharmacokinet* 1985; **10:** 477–97.

肝病 有关原发性胆汁性肝硬化患者中羟嗪半衰期延长的参考资料，见上文**不良反应和注意事项**项下。

用途和用法

羟嗪属哌嗪类衍生物，是一种具有抗毒蕈碱和明显镇静特征的镇静类抗组胺药，同时该药也是一种止吐剂，主要用作抗焦虑药（第925页），可参见下文的**焦虑症**。该药也用作术前和术后给药的辅助药物（见**麻醉**，第536页）、用于瘙痒（第537页）和荨麻疹（第538页）的治疗以及在治疗癌症疼痛（第6页）中作为阿片类镇痛药的辅助药物。

盐酸盐或双羟萘酸盐形式的羟嗪都可以用于口服治疗，剂量都用盐酸盐表示。170mg双羟萘酸羟嗪约相当于100mg盐酸羟嗪。

常用口服剂量：用于焦虑的短期治疗，50～100mg，每日4次；用于瘙痒，起始剂量为晚上服用25mg，必要时增至25mg，每日3～4次；用于术前或术后镇静，50～100mg。

盐酸羟嗪还可用于深部肌内注射。为了迅速控制焦虑或兴奋，起始肌内注射剂量为50～100mg，需要时可每隔4～6h重复该剂量。对于其他适应证，如果无法口服给药，肌内注射剂量为25～100mg。羟嗪禁止静脉注射给药，因为可能会引起溶血。

儿童用量，见下文。在肝损伤或肾损伤的患者中应减少剂量，见下文。

儿童用法 羟嗪可用于儿童治疗瘙痒，以盐酸盐表示的口服给药剂量如下：

- 6个月～6岁儿童：起始剂量每日5～15mg，必要时增加至每日50mg，分次服用；
- 6～12岁儿童：起始剂量每日15～25mg，必要时增加至每日50～100mg，分次服用。

还有一种给药方法，每日1mg/kg，分次服用，年龄1～6岁儿童的最大剂量为每日2.5mg/kg，6岁以上儿童的最大剂量为每日2mg/kg。

用于儿童术前或术后镇静的口服剂量为600μg/kg；或者另一种方法，给予1.1mg/kg单次剂量的肌内注射。

12岁及12岁以上的儿童和青少年可给予成人的常用剂量，见上文。

在肝损伤或肾损伤中的用法 对于肝损伤患者，英国注册药品信息建议，羟嗪的每日口服总剂量应减少33%。对于中度或重度肾损伤患者，建议减少50%的剂量。

焦虑症 尽管羟嗪可用于焦虑症的治疗，但没有多少证据支持该药能够有效地治疗焦虑患者[1]，因此，*BNF 59*认为仅使用抗组胺药的镇静作用来治疗焦虑是不恰当的。

1. Ballenger JC, *et al.* Consensus statement on generalized anxiety disorder from the International Consensus Group on Depression and Anxiety. *J Clin Psychiatry* 2001; **62** (suppl 11): 53–8. Available at: http://www.psychiatrist.com/private/supplenet/v62s11/v62s1108.pdf (accessed 15/08/08)

制剂

USP 33: Hydroxyzine Hydrochloride Injection; Hydroxyzine Hydrochloride Syrup; Hydroxyzine Hydrochloride Tablets; Hydroxyzine Pamoate Capsules; Hydroxyzine Pamoate Oral Suspension.

专利制剂

Arg.: Ataraxone; Hyderax; ***Austria:*** Atarax; ***Belg.:*** Atarax; ***Braz.:*** Hixizine; Prurizin; ***Canad.:*** Atarax; ***Chile:*** Dalun; Fasarax; ***Cz.:*** Atarax; ***Denm.:*** Atarax; ***Fin.:*** Atarax; ***Fr.:*** Atarax; ***Ger.:*** AH 3 N; Atarax; Elroquil N†; ***Gr.:*** Atarax; Ictinal; Iremofar; ***Hong Kong:*** Atarax; Qualidrozine; Vatarax; ***Hung.:*** Atarax; ***India:*** Atarax; ***Indon.:*** Bestalin; Iterax; ***Irl.:*** Ucerax; ***Israel:*** Otarex; ***Ital.:*** Atarax; ***Malaysia:*** Atarax; ***Mex.:*** Atarax; ***Neth.:*** Atarax; Navicalm†; ***Norw.:*** Atarax; ***NZ:*** Serecid; ***Philipp.:*** Iterax; ***Pol.:*** Atarax; ***Port.:*** Atarax; Coraphene; ***Rus.:*** Atarax (Атаракс); ***S.Afr.:*** Aterax; Neurax; ***Singapore:*** Atarax; Hizin; Phymorax; ***Spain:*** Atarax; ***Swed.:*** Atarax; ***Switz.:*** Atarax; ***Thai.:*** Abacus; Actadon; Allerax; Antipru; Antizine; Atalog; Atano; Atarax; Cerax; Dormirax; Drazine; Hadarax; Histan; Hiszine; Hizin; Honsa; Hydrox; Hydroxin†; Hyzine; Katrax; Masarax†; Polizine; Postarax†; R-Rax; Taraxin; Trandrozine; Unamine; Xyzine; ***Turk.:*** Atarax; Validol; Vistaril; ***UK:*** Atarax; Ucerax; ***USA:*** Vistaril.

多组分制剂 ***Austria:*** Diligan†; ***Braz.:*** Marax; ***Ger.:*** Diligan†; ***India:*** Marax; ***Port.:*** Diligan†; Vesparax†; ***S.Afr.:*** Geratar†; ***Spain:*** Calmoplex; Dolodens; ***Ukr.:*** Distonin (Дистонин); ***USA:*** Hydrophed; Marax; Theomax DF; ***Venez.:*** Marax†.

Isothipendyl Hydrochloride (*BANM, rINNM*) 盐酸异西喷地

Hidrocloruro de isotipendil; Isothipendyl, Chlorhydrate d'; Isothipendyli Hydrochloridum. *NN*-Dimethyl-1-(pyrido[3,2-*b*][1,4]-benzothiazin-10-ylmethyl)ethylamine hydrochloride.

Изотипендила Гидрохлорид

$C_{16}H_{19}N_3S,HCl = 321.9.$

CAS — 482-15-5 (isothipendyl); 1225-60-1 (isothipendyl hydrochloride).

ATC — D04AA22; R06AD09.

ATC Vet — QD04AA22; QR06AD09.

UNII — 953AP1LBV8.

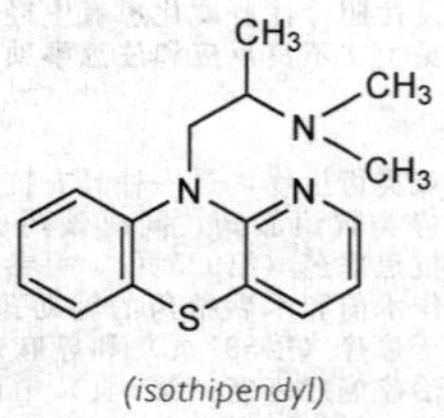

(isothipendyl)

简介

盐酸异西喷地是一种杂氮吩噻嗪类抗组胺药（第534页），可局部应用治疗超敏反应和瘙痒性皮肤病，但与其他抗组胺药一样，有致敏风险。该药还可用于口服和直肠给药。

制剂

专利制剂

Arg.: Actapront; ***Braz.:*** Andantol; ***Fr.:*** Apaisyl; Sedermyl; ***Indon.:*** Andantol; ***Israel:*** Thiodantol; ***Ital.:*** Calmogel; ***Mex.:*** Andantol.

多组分制剂 ***Indon.:*** Nipe; Transpulmin.

Ketotifen Fumarate (*BANM, USAN, rINNM*) 富马酸酮替芬

Fumarato de ketotifeno; HC-20511 (ketotifen); Ketotifeenivetyfumaraatti; Ketotifen Hydrogen Fumarate; Kétotifène, Fumarate de; Kétotifène, hydrogénofumarate de; Ketotifen-fumarát; Ketotifén-hidrogén-fumarát; Ketotifeni Fumaras; Ketotifeni hydrogenofumaras; Ketotifeno-vandenilio fumaratas; Ketotifenvätefumarat. 4-(1-Methylpiperidin-4-ylidene)-4*H*-benzo[4,5]cyclohepta-[1,2-*b*]thiophen-10(9*H*)-one hydrogen fumarate.

Кетотифена Фумарат

$C_{19}H_{19}NOS,C_4H_4O_4 = 425.5.$

CAS — 34580-13-7 (ketotifen); 34580-14-8 (ketotifen fumarate).

ATC — R06AX17; S01GX08.

ATC Vet — QR06AX17; QS01GX08.

UNII — HBD503WORO.

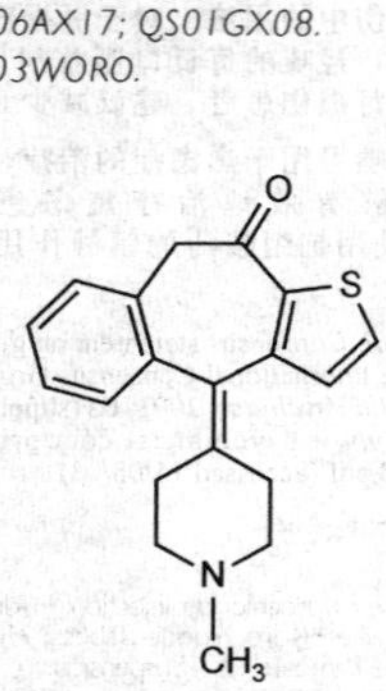

(ketotifen)

Pharmacopoeias. In *Chin., Eur.* (see p.vii), and *Jpn.*

Ph. Eur. 6. 8 (Ketotifen Hydrogen Fumarate; Ketotifen Fumarate BP 2010) 白色至棕黄色细结晶性粉末。略溶于水；极微溶于乙腈；微溶于甲醇。

不良反应和注意事项

参见抗组胺药，第534页；嗜睡可能是个问题，口干和头晕可能在开始治疗时出现，但通常随着继续用药而缓解。体重增加和CNS刺激也有报道。有个别的病例报道出现严重的皮肤反应、膀胱炎和肝炎。眼局部给药后出现刺激，疼痛和点状角膜炎常有报道。

用于哮喘患者时应观察与使用色甘酸钠（第1099页）类似的注意事项。酮替芬可能需要数周时间才能发挥最佳疗效；在开始酮替芬治疗后，严禁突然撤回原有的抗哮喘治疗。该药不能用于治疗急性哮喘发作。

过量 有报道8例患者过量使用酮替芬，剂量范围10～120mg[1]。症状包括嗜睡、意识模糊、呼吸困难、心动过缓或心动过速、定向障碍和抽搐。有6例患者进行了洗胃，所有8例患者均在支持治疗后12h内恢复。

在一篇总结21例药物过量的综述中（包括上述那些报道过的病例），制造商指出在低于20mg剂量时没有出现过严重体征或症状报道，且没有出现过死亡病例[2]。报道出现的最严重的副作用包括意识丧失、抽搐、心动过缓和心动过速、以及严重低血压反应。管理措施主要是支持和对症治疗。

1. Jefferys DB, Volans GN. Ketotifen overdose: surveillance of the toxicity of a new drug. *BMJ* 1981; **282:** 1755–6.
2. Le Blaye I, *et al.* Acute ketotifen overdosage: a review of present clinical experience. *Drug Safety* 1992; **7:** 387–92.

药物相互作用

参见镇静类抗组胺药，第536页。

少数接受口服抗糖尿病药和酮替芬联合治疗的患者中，出现了可逆性的血小板计数下降，这种现象提示应避免这些药物的联合使用。

药动学

富马酸酮替芬经口服给药后几乎从胃肠道完全吸收，但由于肝脏的首关代谢，因此报道的生物利用度仅50%左右。口服给药后2～4h出现血浆峰浓度。该药主要以非活性代谢产物和少量原形药物形式经尿液排泄；终端消除半衰期约为21h。

用途和用法

酮替芬是一种镇静类抗组胺药（第536页），同时兼有与色甘酸钠（第1099页）类似的稳定肥大细胞的活性。该药可用于治疗过敏性疾病，如鼻炎（第537页）和结膜炎（第536页）。酮替芬还可用于哮喘的预防管理，但可能需要数周时间才能发挥最佳疗效；该药不能用于治疗急性哮喘发作。

酮替芬以富马酸盐形式给药，但剂量用碱基表示；1.38mg富马酸酮替芬约相当于1mg酮替芬。

富马酸酮替芬的口服给药剂量相当于酮替芬1mg，每日2次，与食物同服，必要时可增至2mg，每日2次；如果出现有困倦问题，在开始治疗前几天，每晚服用0.5～1mg可能更好一些。

富马酸酮替芬也可局部应用，例如，相当于0.025%酮替芬的滴眼剂，每日2次给药。

儿童用量，见下文。

作用 酮替芬的抗变态反应活性据认为是不依赖于其抗组胺特性[1]。这可能是由于其对血小板活化因子（platelet-activating factor，PAF）的反应具有作用[2]。但是PAF在哮喘发病机制中的意义已有争议。

1. Greenwood C. The pharmacology of ketotifen. *Chest* 1982; **82** (suppl): 45S–8S.
2. Morley J, *et al.* Effects of ketotifen upon responses to platelet activating factor: a basis for asthma prophylaxis. *Ann Allergy* 1986; **56:** 335–40.

儿童用法 富马酸酮替芬可用于治疗儿童的过敏性疾病，如鼻炎（第537页）和结膜炎（第536页），也可用于哮喘的预防管理。3岁以上儿童的口服给药剂量相当于酮替芬1mg，每日2次，与食物同服。6个月～3岁儿童，给药剂量相当于酮替芬500μg，每日2次。

富马酸酮替芬也可局部应用，3岁以上儿童可给予相当于0.025%酮替芬的滴眼剂，每日2次。

哮喘 有关酮替芬在哮喘（第1072页）治疗中的疗效的研究结果并不一致；尽管有些研究发现酮替芬具有缓解症状的效果[1～4]，以及能够减少其他抗哮喘药物的使用[2,4]，而另一些研究则报道没有显著的益处[5,6]，英国的哮喘管理指南认为酮替芬是无效的[7]。一项系统性综述[8]发现，酮替芬有利于改善轻中度哮喘患儿的哮喘和喘息的控制，但注意到在综述的有一些文献中具有较高水平的特应性患病率，这意味着此结论可能不适合推广至普通的哮喘患儿。一项在定义为"哮喘前期"（即具有发生哮喘的高危风险）儿童中的研究发现，酮替芬长期治疗能降低发生哮喘的风险[9]。

1. Paterson JW, *et al.* Evaluation of ketotifen (HC20-511) in bronchial asthma. *Eur J Clin Pharmacol* 1983; **25:** 187–93.
2. Tinkelman DG, *et al.* A multicenter trial of the prophylactic effect of ketotifen, theophylline, and placebo in atopic asthma. *J Allergy Clin Immunol* 1985; **76:** 487–97.
3. Miraglia Del Giudice M, *et al.* Study of the efficacy of ketotifen treatment in asthmatic children under 3 years of age. *Curr Ther Res* 1986; **40:** 685–93.
4. Rackham A, *et al.* A Canadian multicenter study with Zaditen (ketotifen) in the treatment of bronchial asthma in children aged 5 to 17 years. *J Allergy Clin Immunol* 1989; **84:** 286–96.
5. White MP, *et al.* Ketotifen in the young asthmatic—a double-blind placebo-controlled trial. *J Int Med Res* 1988; **16:** 107–13.
6. Volovitz B, *et al.* Efficacy and safety of ketotifen in young children with asthma. *J Allergy Clin Immunol* 1988; **81:** 526–30.
7. Scottish Intercollegiate Guidelines Network/British Thoracic Society. British guideline on the management of asthma: a national clinical guideline (issued May 2008, revised June 2009). Available at: http://www.sign.ac.uk/pdf/sign101.pdf (accessed 06/08/09)
8. Bassler D, *et al.* Ketotifen alone or as additional medication for long-term control of asthma and wheeze in children. Available in The Cochrane Database of Systematic Reviews; Issue 1. Chichester: John Wiley; 2004 (accessed 14/04/08).
9. Bustos GJ, *et al.* Prevention of asthma with ketotifen in preasthmatic children: a three-year follow-up study. *Clin Exp Allergy* 1995; **25:** 568–73.

结膜炎 见参考文献。

1. Martin AP, *et al.* The effect of ketotifen on inflammatory markers in allergic conjunctivitis: an open, uncontrolled study. *BMC Ophthalmol* 2003; **3:** 2. Available at: http://www.biomedcentral.com/content/pdf/1471-2415-3-2.pdf (accessed 17/08/10)
2. Kidd M, *et al.* Efficacy and safety of ketotifen eye drops in the treatment of seasonal allergic conjunctivitis. *Br J Ophthalmol* 2003; **87:** 1206–11.
3. Ganz M, *et al.* Ketotifen fumarate and olopatadine hydrochloride in the treatment of allergic conjunctivitis: a real-world comparison of efficacy and ocular comfort. *Adv Therapy* 2003; **20:** 79–91.
4. Abelson MB, *et al.* Efficacy and safety of single- and multiple-dose ketotifen fumarate 0.025% ophthalmic solution in a pediatric population. *Pediatr Allergy Immunol* 2004; **15:** 551–7.

制剂

专利制剂

Arg.: Antilerg; Bilozen; Biomira†; Ketocev; Respimex; Zaditen; ***Austral.:*** Zaditen; ***Austria:*** Ketotisan; Zaditen; ***Belg.:*** Zaditen; ***Braz.:*** Asdron; Asmalergin; Asmanon†; Asmax; Asmen; Asmifen; Asmofen; Biatos; Broncoten†; Profilasmim-Ped†; Uni Cetotifen†; Zaditen; Zetitec†; ***Canad.:*** Zaditen; Zaditor; ***Chile:*** Ketotisin; Oftaler; Zaditen; ***Cz.:*** Ketof; Zaditen; ***Denm.:*** Zaditen; ***Fin.:*** Zaditen; ***Fr.:*** Zaditen; ***Ger.:*** Ketof; Padiatifen; Zaditen; Zatofug†; ***Gr.:*** Demetofrin; Dovidin; Ecradin; Eucycline; Fental; Firmapol; Frenasma; Isocaren; K-Drops; Kathricol; Klevistamin; Labelphen; Lavoptik; Meni-drops; Nostimex; Noxtor; Orpidix; Pellexeme; Sudaved; Urpem; Zaditen; Zeoklamin; Zethrinal; Zidofen; ***Hong Kong:*** Amitone; Asmafen; Asmaten†; Astifen; Dhatifen; Ketifen†; Vidatifen†; Zaditen; ***Hung.:*** Zaditen; ***India:*** Ketasma; ***Indon.:*** Astifen†; Intifen; Nortifen; Prevas†; Profilas; Scanditen; Zaditen; ***Irl.:*** Zaditen; ***Israel:*** Profiten; Zaditen; ***Ital.:*** Alleal; Allerket; Bentifen; Chetofen; Chetotifene; Ketoftil; Sosefen; Stamifen; Zaditen; ***Malaysia:*** Asmafen; Asumalife; Denerel; Dhatifen; Ketifen; Licoften; Xidanef†; Zaditen; ***Mex.:*** Asmaral-K; Biotifen; Cantel; Kasmal; Kedrop; Keraffler; Ketaxal†; Nemodine; Nomotec; Osaten; Pretifen; Saluket-H1; Ventisol; Zaditen; ***Neth.:*** Bentifen; Zaditen; ***Norw.:*** Zaditen; ***NZ:*** Asmafen†; Zaditen; ***Philipp.:*** Zadec; Zaditen; ***Pol.:*** Zaditen; ***Port.:*** Bentifen; Cipanfeno; Quefeno†; Zaditen; ***Rus.:*** Zaditen (Задитен); Zetifen (Зетифен)†; ***S.Afr.:*** Adco-Zetofen; Ketohexal†; Zaditen; ***Singapore:*** Asumalife; Beatifen; Denerel; Dhatifen; Erliten†; Tofen; Zaditen; ***Spain:*** Ketasma†; Zaditen; Zasten; ***Swed.:*** Zaditen; ***Switz.:*** Zaditen; ***Thai.:*** Asmanoc†; Denerel†; Ibis; Katifen; Kenefen; Keten; Ketifen†; Keto; Ketofen; Medkofen†; Politifen; Sukafen; Sykofen; TM Fen; Zadino; Zaditen; Zetofen; Zytofen; ***Turk.:*** Astafen; Fumast; Mitofen; Zaditen; ***UAE:*** Asmafort; ***UK:*** Zaditen; ***Ukr.:*** Zaditen (Задитен); ***USA:*** Alaway; Claritin Eye; Zaditor; ***Venez.:*** Cosolve; Ketoptic; Ketotisin; Musibon†; Zaditen.

多组分制剂 ***Arg.:*** Fatigan Bronquial†; Hyalcrom NF; ***Mex.:*** Hyalcrom NF.

Latrepirdine (*USAN, rINN*) 拉屈匹定

BRN-0622478; Dimebol; Dimebolin; Dimeboline; Dimebon; Dimebone; Latrepirdina; Latrépirdine; Latrepirdinum; PF-1913539. 2,3,4,5-Tetrahydro-2,8-dimethyl-5-[2-(6-methyl-3-pyridinyl)ethyl]-1*H*-pyrido[4,3-*b*]indole.

Димеболин

$C_{21}H_{25}N_3 = 319.4.$

CAS — 3613-73-8 (latrepirdine); 14292-23-0 (latrepirdine x-hydrochloride).

UNII — OD9237K1Z6.

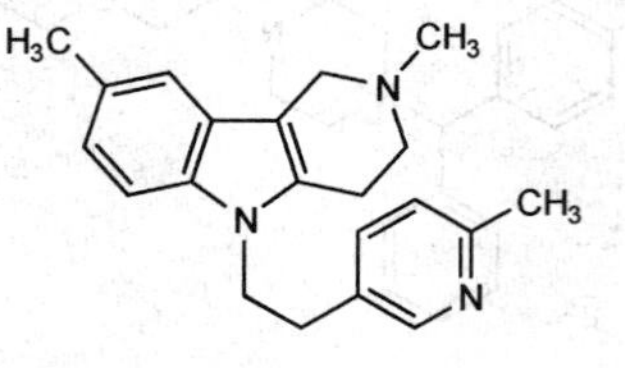

简介

拉屈匹定是一种被报道也具有神经保护作用的抗组胺药。正在研究其二盐酸盐用于治疗阿尔茨海默病（见痴呆，第342页）和Huntington病。

1. Doody RS, *et al.* Effect of dimebon on cognition, activities of daily living, behaviour, and global function in patients with mild-to-moderate Alzheimer's disease: a randomised, double-blind, placebo-controlled study. *Lancet* 2008; **372:** 207–15.
2. Kieburtz K, *et al.* A randomized, placebo-controlled trial of latrepirdine in Huntington disease. *Arch Neurol* 2010; **67:** 154–60.

Levocabastine Hydrochloride (*BANM*, *USAN*, *rINNM*) 盐酸左卡巴斯汀

Hidrocloruro de levocabastina; Lévocabastine, chlorhydrate de; Levocabastini hydrochloridum; Levokabastiinihydrokloridi; Levokabastin-hydrochlorid; Levokabastinhydroklorid; Levokabastino hidrochloridas; Levokabasztin-hidroklorid; R-50547. (−)-*trans*-1-[*cis*-4-Cyano-4-(*p*-fluorophenyl)cyclohexyl]-3-methyl-4-phenylisonipecotic acid hydrochloride.

Левокабастина Гидрохлорид

$C_{26}H_{29}FN_2O_2$,HCl = 457.0.

CAS — 79516-68-0 (levocabastine); 79547-78-7 (levocabastine hydrochloride); 79449-98-2 (cabastine).

ATC — R01AC02; S01GX02.

ATC Vet — QR01AC02; QS01GX02.

UNII — 124XMA6YEI.

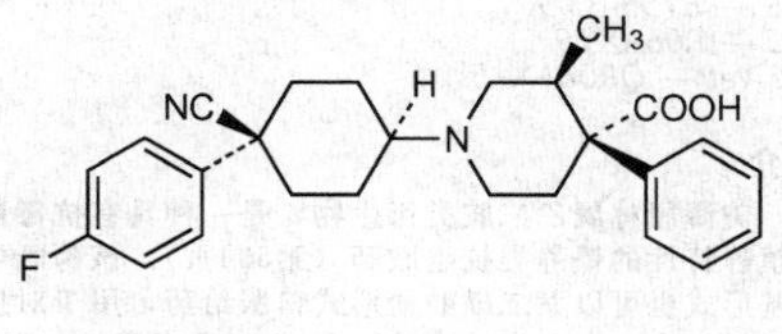

(levocabastine)

注：卡巴斯汀（*rINN*）是左卡巴斯汀的外消旋化合物。

Pharmacopoeias. In *Eur.* (see p.vii) and *US.*

Ph. Eur. 6. 8（Levocabastine Hydrochloride） 白色或类白色粉末。几乎不溶于水；微溶于乙醇和0.2%的氢氧化钠溶液；略溶于甲醇。避光。

USP 33（Levocabastine Hydrochloride） 避光。

不良反应和注意事项

参见抗组胺药，第534页。报道的左卡巴斯汀滴眼剂最常见不良反应包括眼部暂时的刺痛和烧灼感、荨麻疹、呼吸困难、嗜睡和头痛。应用于鼻腔时会出现头痛、鼻腔刺激、嗜睡和疲乏。明显肾损伤患者不建议使用左卡巴斯汀鼻喷剂。

药动学

左卡巴斯汀经鼻腔或眼部给药后均可被吸收。据估计，鼻腔给药和眼部给药的全身生物利用度分别是60%～80%和30%～60%。但血浆峰浓度的绝对值低。血浆蛋白结合率约55%。有报道，各种给药途径的消除半衰期为35～40h。左卡巴斯汀主要通过肾清除，70%以原形药物排泄，10%以无活性的乙酰葡糖醛酸代谢产物排泄，余下20%则以原形经粪便排泄。

经眼部和鼻腔给药后可在母乳中发现痕量的左卡巴斯汀。

1. Heykants J, *et al.* The pharmacokinetic properties of topical levocabastine: a review. *Clin Pharmacokinet* 1995; **29:** 221–30.

用途和用法

左卡巴斯汀属哌啶类衍生物，是一种能快速起效的长效强效的镇静类抗组胺药。相当于0.05%左卡巴斯汀的盐酸左卡巴斯汀滴眼剂或鼻喷剂可局部应用，分别用于治疗成人和9岁及以上儿童的过敏性结膜炎（第536页）和鼻炎（第537页），用量为每日2次。必要时这两种情况下的用药次数均可增至每日3次或4次。如果治疗3天内症状无改善，建议停药。

1. Noble S, McTavish D. Levocabastine: an update of its pharmacology, clinical efficacy and tolerability in the topical treatment of allergic rhinitis and conjunctivitis. *Drugs* 1995; **50:** 1032–49.
2. Doughty MJ. Levocabastine, a topical ocular antihistamine available as a pharmacy medicine – a literature review. *Pharm J* 2002; **268:** 367–70.

儿童用法 儿童用药剂量，见上文。

制剂

专利制剂

Arg.: Histimet; ***Austral.:*** Livostin; ***Austria:*** Livostin; ***Belg.:*** Livostin; ***Braz.:*** Livostin; ***Canad.:*** Livostin; ***Chile:*** Livostin; ***Cz.:*** Livostin; ***Denm.:*** Livostin; ***Fin.:*** Livostin; ***Fr.:*** Levophta; ***Ger.:*** Levophta†; Livocab; ***Gr.:*** Livostin; ***Hung.:*** Livostin†; ***Israel:*** Livostin; ***Ital.:*** Levostab; Livocab; Livostin; ***Jpn:*** Livostin; ***Mex.:*** Livostin; ***Neth.:*** Livocab; ***Norw.:*** Livostin; ***NZ:*** Livostin; ***Port.:*** Livostin; ***S.Afr.:*** Livostin; Sinumax Allergy; ***Spain:*** Bilina; Livocab; ***Swed.:*** Livostin; ***Switz.:*** Livostin; ***Thai.:*** Livostin†; ***Turk.:*** Livostin†; ***Venez.:*** Livostin.

Levocetirizine (*BAN*, *USAN*, *rINN*) 左西替利嗪

Levocetirizina; Lévocétirizine; Levocetirizinum. (2-{4-[(*R*)-*p*-Chloro-α-phenylbenzyl]-1-piperazinyl}ethoxy)acetic acid.

Левоцетиризин

$C_{21}H_{25}ClN_2O_3$ = 388.9.

CAS — 130018-77-8.

ATC — R06AE09.

ATC Vet — QR06AE09.

UNII — 6U5EA9RT2O.

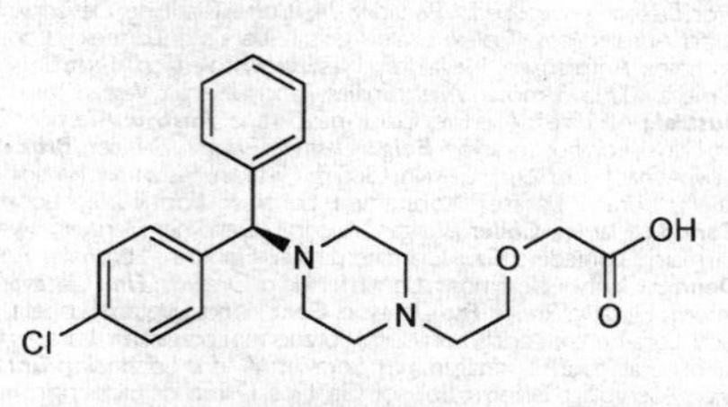

Levocetirizine Hydrochloride (*BANM*, *rINNM*) 盐酸左西替利嗪

Hidrocloruro de levocetirizina; Lévocétirizine, Chlorhydrate de; Levocetirizine Dihydrochloride (*USAN*); Levocetirizini Hydrochloridum; UCB-28556.

Левоцетиризина Гидрохлорид

$C_{21}H_{25}ClN_2O_3$,2HCl = 461.8.

CAS — 130018-87-0.

ATC — R06AE09.

ATC Vet — QR06AE09.

UNII — SOD6A38AGA.

简介

左西替利嗪是西替利嗪（第542页）的*R*-型异构体，两者用法类似，均是以盐酸盐形式给药，用于对症缓解过敏性疾病，包括鼻炎（第537页）和慢性荨麻疹（第538页）。盐酸左西替利嗪的常用口服剂量为5mg，每日1次。美国注册药品信息建议应在晚上服用，对有些患者每次2.5mg可能更为合适。

儿童或者肾损伤患者中的用量，见下文。

1. Scheinfeld N. The new antihistamines—desloratadine and levocetirizine: a review. *J Drugs Dermatol* 2002; **1:** 311–16.
2. Tillement JP, *et al.* Compared pharmacological characteristics in humans of racemic cetirizine and levocetirizine, two histamine H1-receptor antagonists. *Biochem Pharmacol* 2003; **66:** 1123–6.
3. Horak F, *et al.* Levocetirizine has a longer duration of action on improving total nasal symptoms score than fexofenadine after single administration. *Br J Clin Pharmacol* 2005; **60:** 24–31.
4. Nettis E, *et al.* Levocetirizine in the treatment of chronic idiopathic urticaria: a randomized, double-blind, placebo-controlled study. *Br J Dermatol* 2006; **154:** 533–8.
5. Hair PI, Scott LJ. Levocetirizine: a review of its use in the management of allergic rhinitis and skin allergies. *Drugs* 2006; **66:** 973–96.
6. Devillier P, *et al.* Clinical pharmacokinetics and pharmacodynamics of desloratadine, fexofenadine and levocetirizine: a comparative review. *Clin Pharmacokinet* 2008; **47:** 217–30.

儿童用法 盐酸左西替利嗪口服给药可用于对症缓解儿童的过敏性鼻炎和慢性特发性荨麻疹，尽管在不同国家间批准的用药剂量有些差异。

在英国，2～6岁儿童可给予每日2.5mg，分2次服用；6岁以上儿童可给予成人剂量5mg，每日1次。

在美国，盐酸左西替利嗪被批准用于对症治疗2岁及2岁以上儿童的季节性过敏性鼻炎，以及6个月及6个月以上儿童的常年性过敏性鼻炎和慢性特发性荨麻疹。给药剂量要低于英国的用药剂量，6个月～5岁儿童，每晚1.25mg；6～11岁儿童，每晚2.5mg；5mg，每日1次的成人剂量仅用于12岁及12岁以上儿童。

肾损伤儿童中的用量，见下文。

在肾损伤中的用法 在肾损伤患者中，尽管不同国家间的推荐有差异，但均应根据不同的肌酐清除率水平，减少盐酸左西替利嗪的用量。下列是英国推荐的成人口服剂量和美国推荐的成人和12岁及以上儿童的口服剂量：

- CC 50～79ml/min：英国5mg，每日1次；美国2.5mg，每日1次；
- CC 30～49ml/min：英国5mg，隔日1次；美国2.5mg，隔日1次；
- CC 10～29ml/min：英国5mg，每3天1次；美国2.5mg，每3天或4天1次；
- CC小于10ml/min及透析患者：英国和美国均禁用。

缺乏肾损伤儿童中使用左西替利嗪的数据。英国注册药品信息建议，应根据患者肾脏清除率和体重，个体化调整给药剂量。

制剂

专利制剂

Arg.: Analerg; Cetimer L; Levomine; Supraler; ***Austral.:*** Xyzal; ***Austria:*** Xyzall; ***Belg.:*** Xyzall; ***Braz.:*** Zyxem; ***Chile:*** Alerfix; Degraler; Dofitex; Levorigotax; Neo Alertop; Xuzal; ***Cz.:*** Cezera; Lavaz; Lecivriens; Levozine; Sintir; Volnostin; Xyzal; Zenaro; ***Denm.:*** Xyzal; ***Fin.:*** Levrix†; Xyzal; ***Fr.:*** Xyzall; ***Ger.:*** Xusal; ***Gr.:*** Xozal; ***Hong Kong:*** Xyzal; ***Hung.:*** Lertazin; Novocetrin; Xyzal; ***India:*** L-Cetridoc; Leset; Levorid; Teczine; ***Indon.:*** Xyzal; ***Irl.:*** Muntel; Rinozal; Xyzal; ***Ital.:*** Xyzal; ***Malaysia:*** Xyzal; ***Mex.:*** Xuzal; Zyxem; ***Neth.:*** Sopras†; Virdos; Xyzal; ***Norw.:*** Xyzal; ***Philipp.:*** Xyzal; ***Pol.:*** Xyzal; ***Port.:*** Levrix; Xyzal; ***Rus.:*** Xyzal (Ксизал); ***S.Afr.:*** Xyzal; ***Singapore:*** Xyzal; ***Spain:*** Muntel; Sopras†; Xazal; ***Switz.:*** Xyzal; ***Thai.:*** Xyzal; ***Turk.:*** Crebros; Xyzal; ***UK:*** Xyzal; ***Ukr.:*** Aleron (Алерон); ***USA:*** Xyzal.

多组分制剂 ***India:*** Levorid D.

Loratadine (*BAN*, *USAN*, *rINN*) 氯雷他定

Loratadiini; Loratadin; Loratadina; Loratadinum; Loratadyna; Sch-29851. Ethyl 4-(8-chloro-5,6-dihydro-11*H*-benzo[5,6]cyclohepta[1,2-*b*]pyridin-11-ylidene)piperidine-1-carboxylate.

Лоратадин

$C_{22}H_{23}ClN_2O_2$ = 382.9.

CAS — 79794-75-5.

ATC — R06AX13.

ATC Vet — QR06AX13.

UNII — 7AJO3BO7QN.

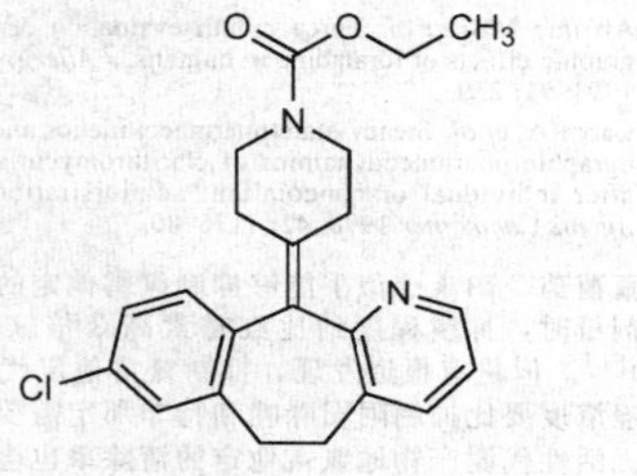

Pharmacopoeias. In *Eur.* (see p.vii) and *US.*

Ph. Eur. 6. 8（Loratadine） 白色或类白色的结晶性粉末。具有同质多晶型现象。几乎不溶于水；易溶于丙酮和甲醇。

USP 33（Loratadine） 白色至灰白色粉末。不溶解于水，易溶于丙酮、氯仿、甲醇和甲苯。

不良反应和注意事项

参见非镇静类抗组胺药，第534页。

哺乳 哺乳期母亲服用氯雷他定后，未发现她们母乳喂养的婴儿出现任何不良反应，因此，American Academy of Pediatrics[1]认为，该药通常和哺乳之间不存在冲突。但是，英国注册药品信息中建议哺乳期母亲禁用氯雷他定。

一项研究[2]报道，6例妇女单次口服40 mg氯雷他定，48h后约有0.03%的药物以氯雷他定及其活性代谢产物地氯雷他定的形式分泌到了母乳中。

1. American Academy of Pediatrics. The transfer of drugs and other chemicals into human milk. *Pediatrics* 2001; **108:** 776–89. [Retired May 2010] Correction. *ibid.*; 1029. Also available at: http://aappolicy.aappublications.org/cgi/content/full/pediatrics%3b108/3/776 (accessed 08/04/04)
2. Hilbert J, *et al.* Excretion of loratadine in human breast milk. *J Clin Pharmacol* 1988; **28:** 234–9.

对肝脏的影响 2例过敏性鼻炎患者[1]接受每日10 mg氯雷他定治疗后出现了严重的肝坏死性炎症损伤。尽管在停药后两人均得到恢复，但有1例患者需要进行肝移植术，恢复的时间延长。

药品信息提到，罕有肝功能异常的报道，包括黄疸、肝炎和肝坏死。

1. Schiano TD, *et al.* Subfulminant liver failure and severe hepatotoxicity caused by loratadine use. *Ann Intern Med* 1996; **125:** 738–40.

妊娠 英国的药品信息中不推荐在妊娠期使用氯雷他定。

分析1994～2001年的瑞典医学出生登记收集的数据显示，在早期妊娠中暴露于氯雷他定的一组2780例新生儿中，发生15例尿道下裂[1]。作者发现，使用氯雷他定后引起婴儿尿道下裂的个体危险度较小（不到1%），对于人群中这些特殊病例的归因危险度也较低。

美国CDC也对来自国家出生缺陷预防计划的数据进行了分析[2]，他们发现，妊娠妇女在妊娠初期服用氯雷他定不会增加出生婴儿出现二度或三度尿道下裂的危险性。此外，一项早期的多中心前瞻性研究[3]中，161例妇女在早期妊娠服用中位数剂量为每日10 mg的氯雷他定，结果发现，这样用药不会导致先天畸形的危险性显著增加。

1. Källén B, Olausson PO. Monitoring of maternal drug use and infant congenital malformations: does loratadine cause hypospadias? *Int J Risk Safety Med* 2001; **14:** 115–19.
2. CDC. Evaluation of an association between loratadine and hypospadias — United States, 1997-2001. *MMWR* 2004; **53:** 219–21. Also available at: http://www.cdc.gov/mmwr/PDF/wk/mm5310.pdf (accessed 11/05/04)
3. Moretti ME, *et al.* Fetal safety of loratadine use in the first trimester of pregnancy: a multicenter study. *J Allergy Clin Immunol* 2003; **111:** 479–83.

镇静 见第534页关于抗组胺药镇静作用的讨论内容。

药物相互作用

参见非镇静类抗组胺药，第536页。

氯雷他定经细胞色素P450同工酶CYP3A4和CYP2D6代谢。因此与那些能抑制肝酶或这些肝酶代谢的药物配伍，可能会导致两种药物的任一种血浆浓度发生改变或者引起不良反应。已知能抑制这些酶类中任一种的药物包括西咪替丁、红霉素、酮康唑、奎尼丁、氟康唑和氟西汀。

抗菌药 制造商的存档数据显示，红霉素能抑制氯雷他定代谢。但即使给予大剂量氯雷他定，也没有像非镇静类抗组胺药阿司咪唑（第539页）和特非那定（第563页）那样导致心脏传导异常[1]。同样，克拉霉素似乎也能抑制氯雷他定及其活性代谢产物地氯雷他定的代谢[2]。

1. Affrime MB, *et al.* Three month evaluation of electrocardiographic effects of loratadine in humans. *J Allergy Clin Immunol* 1993; **91:** 259.
2. Carr RA, *et al.* Steady-state pharmacokinetics and electrocardiographic pharmacodynamics of clarithromycin and loratadine after individual or concomitant administration. *Antimicrob Agents Chemother* 1998; **42:** 1176–80.

抗真菌药 酮康唑似乎能够抑制氯雷他定的代谢，在治疗剂量时，抑制程度约比红霉素高3倍（见上文**抗菌药**）[1]。但是有报道发现，抑制氯雷他定代谢需要的酮康唑浓度要比抑制阿司咪唑和特非那定需要的浓度高得多。活性代谢产物地氯雷他定的清除率也会降低。

1. Brannan MD, *et al.* Effects of various cytochrome P450 inhibitors on the metabolism of loratadine. *Clin Pharmacol Ther* 1995; **57:** 193.

胃肠药 尽管没有发现任何有意义的临床影响，但西咪替丁对氯雷他定的代谢似乎也有抑制作用，同时也能减少其活性代谢产物地氯雷他定的清除率[1]。

1. Brannan MD, *et al.* Effects of various cytochrome P450 inhibitors on the metabolism of loratadine. *Clin Pharmacol Ther* 1995; **57:** 193.

药动学

氯雷他定口服给药后可经胃肠道迅速吸收，约在1h出现血浆峰浓度。如果在进食时服药，会增加生物利用度，但会延迟血浆浓度的达峰时间。氯雷他定经广泛代谢，主要代谢产物地氯雷他定（第547页）具有强效的抗组胺活性。报道的氯雷他定和地氯雷他定的平均消除半衰期分别为8.4h和28h。约98%的氯雷他定与血浆蛋白结合，地氯雷他定的结合率稍低。在母乳中可检测到氯雷他定及其代谢产物，但似乎在很大程度上不会穿透血脑屏障。一次给药后，大部分药物以活性代谢产物形式经尿液和粪便等量排泄。

肾损伤 严重肾损伤患者对氯雷他定的处置似乎没有明显变化，血液透析看来也不是一种能从体内去除氯雷他定或者其代谢产物地氯雷他定的有效手段[1]。

1. Matzke GR, *et al.* Pharmacokinetics of loratadine in patients with renal insufficiency. *J Clin Pharmacol* 1990; **30:** 364–71.

用途和用法

氯雷他定是与阿扎他定有关的一种哌啶类衍生物，也是一种没有明显抗毒蕈碱活性的长效非镇静类抗组胺药。可用于缓解过敏性疾病的症状，包括鼻炎（第537页）和慢性荨麻疹（第538页）。该药也可与减充血药同时使用，如硫酸伪麻黄碱。

氯雷他定用法为每次口服10mg，每日1次；或者，也可给予5mg，每12h 1次。在儿童或者肝损伤或肾损伤患者中的用量，见下文。

1. Haria M, *et al.* Loratadine: a reappraisal of its pharmacological properties and therapeutic use in allergic disorders. *Drugs* 1994; **48:** 617–37.

儿童用法 氯雷他定口服给药可用于对症缓解儿童的季节性过敏性鼻炎和慢性特发性荨麻疹。按照年龄，给药剂量如下：

- 2～5岁，5mg，每日1次；
- 6岁及6岁以上，常用成人剂量，见上文。

在肝损伤或肾损伤儿童中的用量，见下文。

在肝损伤或肾损伤中的用法 美国的药品信息中建议，肝功能衰竭或肾损伤（肾小球滤过率低于30ml/min）的成人和6岁以上儿童患者，氯雷他定的起始口服剂量应为隔日给予10mg；2岁及2岁以上的低龄儿童，剂量为隔日给予5mg。

制剂

BP 2010: Loratadine Tablets;
USP 33: Loratadine Oral Solution; Loratadine Tablets.

专利制剂

Arg.: Aerotina; Alergiano; Alergipan; Alermuc; Alerpriv; Algistop†; Aseptobron Descongestivo; Bedix; Benadryl 24; Biloina; Clarityne; Devedryl; Excelentia Antialergico; Hisplex; Lisaler; Loisan; Loralivio; Loratex†; Loratine†; Loremex Antialergico; Megalorat; Nastizol Antialergico†; Niltro; Nularef; Omega 100 L; Pulmosan Aller; Sinaler; Tabcin Alergia; Vagran; Vixidone L; ***Austral.:*** Alledine†; AllerEze; Claratyne; Lorano; ***Austria:*** Allernon; Clarityn; Lictyn; Lorano; Loratyn†; ***Belg.:*** Claritine; Rupton; Sanelor; ***Braz.:*** Alergaliv; Atinac†; Clarilerg†; Claritin; Clistin†; Histadin; Histamix†; Loradine; Loralerg; Loranil; Lorasc†; Loratamed; Loremix; Loritil; Neo Loratadin; ***Canad.:*** Claritin; ***Chile:*** Alergan; Alledryl; Clarityne; Frenaler; Hysticlar; Larmax†; Lontadex; ***Cz.:*** Claritine; Erolin; Flonidan; Loranol†; Roletra; ***Denm.:*** Clarityn; Geklimon†; Loritin†; Mildin; Oratyn†; ***Fin.:*** Clarityn; Geklimon†; Histadin; Tuulix; ***Fr.:*** Clarityne; ***Ger.:*** Lisino; Livotab†; Lobeta; Lora-Lich; Lora-Puren; Lora†; Loraclar†; Loraderm; Loragalen†; Loralerg†; Lorano; Loratadura†; Loratagamma†; Loravis†; Vividrin Loratadin†; ***Gr.:*** Allerdrug; Allergofact; Biliranin; Bollinol; Clarityne; Difmedol; Helporigin; Hobatadine; Horestyl; Igir; Latoren; Lora; Loratab; Novacloxab; Ralinet; Ristotadin; Tirlor; Utel; Zelmar; ***Hong Kong:*** Allertyn; Ambrace†; Carin; Clarinet; Clarityne; CP-Loradine; Erolin; Ezede; Loradin; Loranox; Loraton; Loratyn; Lorita; Lotadine†; Lotin; Marlora; Rinityn; Rotifar†; Sunadine; Voratadine†; ***Hung.:*** Claritine; Erolin; Flonidan; Lorano; Roletra; ***India:*** Awayke†; Loratin; Lorfast; Loridin; Lorin; ***Indon.:*** Alermitis; Allohex; Alloris; Anhissen†; Anlos; Clarihis; Claritin; Clatatin; Cronitin; Folerin; Hislorex†; Histaritin†; Imunex†; Inclarin; Klinset; Lergia†; Lesidas; Logista; Lolergi; Loran; Lorapharm†; Lorihis; Nosedin; Nufalora; Prohistin; Pylor; Rahistin; Rihest; Safetin†; Sohotin; Tinnic; Winatin; Xepalodin; ***Irl.:*** Clarityn; Histaclar; Lorat; ***Israel:*** Allergyx; Lorastine; Loratrim; ***Ital.:*** Alorin†; Clarityn; Fristamin; ***Jpn:*** Claritin; ***Malaysia:*** Carin; Clarityne; Ezede; Loradine; Loratyn†; Ridamin; Roletra; Tirlor; ***Mex.:*** Alerfin; Aludix; Antilergal; Biodin; Biolorat; Clarityne; Curyken; Dimegan; Dissen; Ditana; Doralan; Dotagil; Dymaten; Efectine; Fartadin; Grimeral; Histina; Histox; HL-ysta; Inigrin; Laritol; Lertamine; Lictyn; Liferamin; Lotan; Lotinex; Lotos; Lovarin; Neoalexil; Nidatar; Quimtadine; Rodakin; Roletra; Sensibit; Serralsina; Sitinir; Urtisin; Vincidal; ***Neth.:*** Allerfre; Claritine; Kruidvat Hooikoortstabletten; Lorastad; Otrivin neusallergie loratadine; Sanelor†; ***Norw.:*** Clarityn; Versal†; ***NZ:*** Claratyne; Lora-Tabs; Loraclear; ***Philipp.:*** Allerta; Clarihist; Claritin; Flamitin; Immunix; Lergicyl†; Loradex†; Loradine; Lorahist; Lorano; Loratyne; Lordam; Lordane; Loren; Lorfast; Lorid; Onemin; Prevahist; Rinityn; Toral; Zylohist; ***Pol.:*** Alerfan; Aleric; Claritine; Flonidan; Lorafast; Lorahexal†; Loram†; Loratan; Loratine; Nalergine; Rotadin; ***Port.:*** Alerdaune; Alertrin; Claritine; Crizin; Evertine; Histadin; Loraxine; Profenox; Zolargene; ***Rus.:*** Alerpriv (Алерприв); Clargotil (Кларготил); Clarisens (Кларисенс); Claritine (Кларитин); Clarotadine (Кларотадин); Erolin (Эролин); Klallergine (Кламлергин); Klarfast (Кларфаст); Klaridol (Кларидол); Klarifer (Кларифер); Lomilan (Ломилан); Lorahexal (Лорагексал); Lorid (Лорид); Loridin (Лоридин); Lotaren (Лотарен); ***S.Afr.:*** Adco-Lorahist; Clarinese; Clarityne; Laura; Lorano†; Lorfast; Pollentyme; Rhinigine; Rohist; ***Singapore:*** Allertyn; Ardin; Carin; Clarityne; Ezede; Histalor; Lorfast; Loridin; Lotadine; Ridamin; Rinityn; Roletra; Tirlor; ***Spain:*** Civeran; Clarityne; Velodan; ***Swed.:*** Clarityn; Versal; ***Switz.:*** Claritine; Lora Allergie; Lorado; Loratine; ***Thai.:*** Alertyne; Aller-Tab; Allerdine; Allersil; Aridine; Botidine; Caradine; Carinose; Clalodine; Clarid; Claridine; Clarigy; Claritex; Claritino; Clarityne; Fatyne; Halodin; Hisracon; Histadine; Kalidin; Klaryne; Lindine; Logadine; Lolergy; Loracine; Loradine; Loragis; Loranox; Lorapac; Lordin; Loridin; Lorin; Lorita; Lorsedin; Lortadine; Lotidyne; Ridamin; Rityne; Roletra; Tiradine; Tirlor†; ***Turk.:*** Alarin; Claritine; Histadin; Loradif; Lorantis; Loritine; Ritin; ***UAE:*** Loratin; ***UK:*** Clarityn; ***Ukr.:*** Agistam (Агистам); Flonidan (Флонидан)†; Lorano (Лорано); Lorizan (Лоризан)†; ***USA:*** Alavert; Claritin; Non-Drowsy Allergy; Tavist ND†; ***Venez.:*** Alerdina; Alertidine†; Biolorat; Clarityne; Loradin†; Lorat; Loraval; Lorex; Loriden; Lotal; Polaramine Reformulado; Proactin†; Tirlor.

多组分制剂 ***Arg.:*** Alerpriv D; Bedix-D; Benadryl 24 D; Celestamine-L; Ciprocort D; Ciprocort L; Clarifriol; Clarityne Cort; Clarityne D; Cortistamin L; Decidex Plus; Dexaprof D; Histamino Corteroid L; Ideobron; Ideogrip; Lisaler Beta; Loisan-D; Lorabrox; Loremex Antigripal; Loremex Descongestivo; Nastizol-L; Novo-Nastizol†; Nularef Cort; Nularef-D; Paracetamol Grip NF; Pulmonix Grip; Pulmonix Plus; Sinaler B; Sinaler D; Toraxan; Vagran D; Vixidone LB; ***Austral.:*** Clarinase; ***Austria:*** Clarinase; ***Belg.:*** Clarinase; ***Braz.:*** Alergaliv D; Claritin-D; Cloratadd D; Histadin D; Histamix D; Loralerg-D; Loranil D; Loremix D; Neofedrin; ***Canad.:*** Chlor-Tripolon ND; Claritin Allergy & Sinus; Claritin Extra†; Liberator; ***Chile:*** Alledryl D; Clarinase; Frenaler-D; Larmax D†; Lertamine; Lertamine Extra†; Lontadex D†; Rinomex; ***Cz.:*** Clarinase; ***Denm.:*** Clarinase; ***Fin.:*** Clarinase; ***Fr.:*** Clarinase†; ***Gr.:*** Clarityne D; ***Hong Kong:*** Clariflu; Clarinase; Rhinos; ***Hung.:*** Clarinase; ***India:*** Loratin D; Lorfast-D; Loridin-D; ***Indon.:*** Aldisa; Clarinase; Glanos†; Rhinos; ***Israel:*** Clarinase; ***Malaysia:*** Carinox; Clarinase; ***Mex.:*** Alerfin Ex; Alvium†; Alviumito†; Alviumthe†; Bisincof; Bramin†; Bronar; Broquixol; Celestamine NS; Clariflu; Clarifriol; Clarityne D; Coricidin Expec; Dimegan D; Doralan-Ax; Efectine D; Farmalor; Fluxibit; Gralddep; Laritol D; Laritol Ex; Laritol G; Lertamine D; Linfarden; Lyrsedin; Neoalexil P†; Quimtadine DSQ†; Quimtafriol†; Sensibit D; Sensibit D-NF; Sensibit XP; Sibilex; Tadinar-C; Tamex; Tavexyl; TheraFlu 24; TheraFlu N 12; TheraFlu TD; ***Philipp.:*** Claricort; Clarinase; Loraped; Rhinase†; Rhinos; ***Pol.:*** Clarinase; ***Port.:*** Claridon; ***Rus.:*** Antigrippin-Maximum (Антигриппин-Максимум); ***S.Afr.:*** Clarityne D†; Demazin NS; ***Singapore:*** Clarinase; ***Spain:*** Narine; ***Thai.:*** Clarinase; ***Turk.:*** Clarinase; ***USA:*** Alavert Allergy & Sinus D; Allergy Relief & Nasal Decongestant; Claritin-D; Loratadine D; ***Venez.:*** Ambroclar; Celestamincort; Claricort; Claridex; Claridexultra; Clariflu; Clarigrip; Clarinase†; Fedyclar; Lokarin; Loracert; Rinase†.

Mebhydrolin (*BAN*, *rINN*) 美海屈林

Mebhidrolina; Mebhydroline; Mebhydrolinum. 5-Benzyl-1,2,3,4-tetrahydro-2-methyl-γ-carboline.

Мебгидролин
$C_{19}H_{20}N_2$ = 276.4.
CAS — 524-81-2.
ATC — R06AX15.
ATC Vet — QR06AX15.
UNII — 9SUK9B7XVY.

Mebhydrolin Napadisilate (*BANM*, *rINNM*) 萘二磺酸美海屈林

Diazolinum; Mebhydrolin Napadisylate; Mebhydrolin Naphthalenedisulphonate; Mebhydroline, Napadisilate de; Mebhydrolini Napadisilas; Napadisilato de mebhidrolina. Mebhydrolin naphthalene-1,5-disulphonate.

Мебгидролина Нападизилат
$(C_{19}H_{20}N_2)_2,C_{10}H_8O_6S_2$ = 841.0.
CAS — 6153-33-9.
ATC — R06AX15.
ATC Vet — QR06AX15.

简介

美海屈林属乙二胺类衍生物，是一种具有抗毒蕈碱和镇静特性的镇静类抗组胺药（第534页）。该药既可以碱基形式也可以萘二磺酸盐形式口服给药，用于对症缓解过敏性疾病，包括荨麻疹、鼻炎以及瘙痒性皮肤病。有致粒细胞减少和粒细胞缺乏的报道。

制剂

专利制剂

Indon.: Biolergy†; Gabiten; Histapan; Incitin†; Interhistin; Tralgi; Zoline; ***Israel:*** Cidalin†; ***Rus.:*** Diazolin (Диазолин); ***S.Afr.:*** Fabahistin†; ***Thai.:*** Dalhis†; Dayhist; Manocidal; Manoeidai†; Medal; Posidol.

多组分制剂 ***Rus.:*** Diacine (Диацин).

Meclozine Hydrochloride (*BANM*, *pINNM*) 盐酸美克洛嗪

Hidrocloruro de meclozina; Meclizine Hydrochloride; Meclizinium Chloride; Méclozine, chlorhydrate de; Meclozini Dihydrochloridum; Meclozini hydrochloridum; Meklotsiinihydrokloridi; Meklozin Hidroklorür; Meklozin-dihydrochlorid; Meklozin-hidroklorid; Meklozinhydroklorid; Meklozino hidrochloridas; Meklozyny chlorowodorek; Parachloramine Hydrochloride. 1-(4-Chlorobenzhydryl)-4-(3-methylbenzyl)piperazine dihydrochloride.

Меклозина Гидрохлорид
$C_{25}H_{27}ClN_2,2HCl$ = 463.9.
CAS — 569-65-3 (meclozine); 1104-22-9 (anhydrous meclozine hydrochloride); 31884-77-2 (meclozine hydrochloride monohydrate).
ATC — R06AE05.
ATC Vet — QR06AE05.
UNII — L997QXC9J1 (anhydrous meclizine hydrochloride); HDP7W44CIO (meclizine hydrochloride monohydrate).

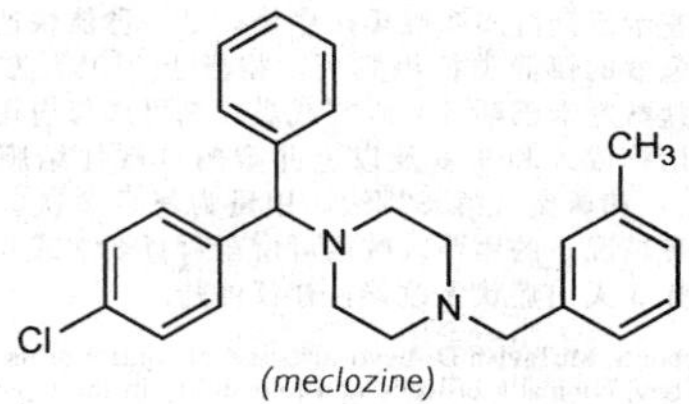

(meclozine)

Pharmacopoeias. In *Chin.* and *Eur.* (see p.vii).
US specifies the monohydrate.

Ph. Eur. 6.8（Meclozine Hydrochloride） 黄色或微黄白色结晶性粉末。微溶于水；溶于乙醇和二氯甲烷。贮藏于密闭容器中。

USP 33（Meclozine Hydrochloride） 一水化合物为白色或浅微黄色结晶性粉末，有微臭。几乎不溶于水和乙醚；易溶于氯仿、吡啶以及酸-乙醇-水的混合液；微溶于稀酸和乙醇。贮藏于密闭容器中。

不良反应和注意事项

参见镇静类抗组胺药，第534页。有关妊娠期使用抗组胺药的报道，包括美克洛嗪，见第535页。

药物相互作用

参见镇静类抗组胺药，第536页。

用途和用法

盐酸美克洛嗪属哌嗪类衍生物，是一种具有抗毒蕈碱和中度镇静特性的镇静类抗组胺药。治疗主要是利用其维持达24h的止吐作用。盐酸美克洛嗪可用于预防和治疗包括运动病（第537页）在内的各种疾病引起的恶心和呕吐，用于对症治疗梅尼埃病和其他前庭系统疾病引起的眩晕（第538页）。盐酸美克洛嗪还可用于对症缓解超敏反应和瘙痒性皮肤病（第537页）。

治疗运动病时，盐酸美克洛嗪的常用口服剂量为25～50mg，可在旅行前一晚，或在旅行前约1h服用，必要时每24h重复；治疗眩晕和前庭系统疾病时，最多可至每日100mg，分次服用。儿童用量，见下文。

盐酸美克洛嗪和美克洛嗪碱基均可采用直肠给药途径，用量与口服时相似。

儿童用法 盐酸美克洛嗪口服给药可用于预防和治疗儿童的运动病。下列剂量应在旅行前一晚，或在旅行前约1h服用，必要时每24h重复：

- 2～6岁儿童：6.25mg，每日1次；
- 6～12岁儿童：12.5mg，每日1次。

年长儿童和青少年可给予成人常用剂量，见上文。

制剂

USP 33: Meclizine Hydrochloride Tablets.

专利制剂

Belg.: Agyrax; Postafene; ***Braz.:*** Meclin; ***Canad.:*** Bonamine; ***Chile:*** Bonamina; ***Cz.:*** Postafen†; ***Denm.:*** Postafen; ***Fin.:*** Postafen; ***Fr.:*** Agyrax; ***Ger.:*** Peremesin N†; Postadoxin N†; Postafen†; ***Gr.:*** Emetostop; Postafene; ***Hong Kong:*** Postafene†; Sea Far; ***Irl.:*** Sea-Legs; ***Mex.:*** Chiclida; Marenin; ***Neth.:*** Suprimal; ***Norw.:*** Peremesin†; Postafen; ***NZ:*** Sea-Legs; ***Philipp.:*** Bonamine; Dizitab; Nodiz; Postadoxine; ***Port.:*** Navicalm; ***Rus.:*** Bonine (Бонин)†; ***Spain:*** Chiclida; Dramine; Navicalm; ***Swed.:*** Postafen; ***Switz.:*** Duremesan†; ***Turk.:*** Postadoxine; ***UK:*** Sea-Legs; ***USA:*** Antivert; Antrizine; Bonine; Dizmiss; Dramamine II; Meni-D.

多组分制剂 ***Austria:*** Contravert B_6; Diligan†; ***Ger.:*** Diligan†; ***Hong Kong:*** Navidoxine†; ***India:*** Diligan; Pregnidoxin; ***Malaysia:*** Becoloxin†; ***Mex.:*** Bonadoxina; Bonalen; Bonazin; Emediba†; Liatriz; Meclifar; Meclison; Pidoxina; Vo-Remi; ***Neth.:*** Emesafene; ***Port.:*** Diligan†; ***S.Afr.:*** Geratar†; ***Switz.:*** Duremesan†; Itinerol B_6; ***UK:*** Traveleeze; ***Venez.:*** Bonadoxina; Etizil†; Mebax†.

Mepyramine (*BAN*, *rINN*) 美吡拉敏

Mepiramina; Mepyramiini; Mepyramin; Mépyramine; Mepyraminum; Pyranisamine; Pyrilamine. 2-(*N*-*p*-Anisyl-*N*-2-pyridylamino)ethyldimethylamine.

Мепирамин

$C_{17}H_{23}N_3O$ = 285.4.

CAS — 91-84-9.

ATC — D04AA02; R06AC01.

ATC Vet — QD04AA02; QR06AC01.

UNII — HPE317O9TL.

Mepyramine Hydrochloride (*BANM*, *rINNM*) 盐酸美吡拉敏

Hidrocloruro de mepiramina; Mépyramine, Chlorhydrate de; Mepyramini Hydrochloridum; Pyranisamine Hydrochloride; Pyrilamine Hydrochloride.

Мепирамина Гидрохлорид

$C_{17}H_{23}N_3O,HCl$ = 321.8.

CAS — 6036-95-9.

ATC — D04AA02; R06AC01.

ATC Vet — QD04AA02; QR06AC01.

UNII — 5T3R4P0I14.

Mepyramine Maleate (*BANM*, *rINNM*) 马来酸美吡拉敏

Maleato de mepiramina; Mepiramin Maleat; Mepiramin-maleát; Mepiramino maleatas; Mepyramiinimaleaatti; Mepyramin maleinát; Mépyramine, maléate de; Mepyramini maleas; Mepyraminmaleat; Pyranisamine Maleate; Pyrilamine Maleate. Mepyramine hydrogen maleate.

Мепирамина Малеат

$C_{17}H_{23}N_3O,C_4H_4O_4$ = 401.5.

CAS — 59-33-6.

ATC — D04AA02; R06AC01.

ATC Vet — QD04AA02; QR06AC01.

UNII — R35D29L3ZA.

Pharmacopoeias. In *Eur.* (see p.vii) and *US.*

Ph. Eur. 6.8（Mepyramine Maleate） 白色或浅微黄色结晶性粉末。极易溶于水；易溶于乙醇。熔点99～103℃。2%水溶液的pH值为4.9～5.2。避光。

USP 33（Pyrilamine Maleate） 白色结晶性粉末，通常有轻微臭。溶于水（1∶0.5），溶于乙醇（1∶3），溶于无水乙醇（1∶15），溶于氯仿（1∶2）；微溶于乙醚和苯。其溶液对石蕊显酸性。贮藏于密闭容器中。避光。

不良反应和注意事项

参见镇静类抗组胺药，第534页。

药物相互作用

参见镇静类抗组胺药，第536页。

用途和用法

美吡拉敏属乙二胺类衍生物，是一种具有抗毒蕈碱和镇静特性的镇静类抗组胺药。马来酸美吡拉敏可用于对症缓解超敏反应和瘙痒性皮肤病（第537页）。马来酸美吡拉敏也是对症治疗咳嗽和普通感冒（第536页）复方制剂中的常用成分。

含有2%马来酸美吡拉敏的乳膏可局部应用，治疗昆虫叮咬、超敏反应和瘙痒性皮肤病，但同任何一种抗组胺药一样，有致敏的危险。该药还可用于滴眼剂。

马来酸美吡拉敏可在晚上口服，作为催眠药用于失眠的短期治疗（第537页）。

在某些国家，马来酸美吡拉敏可肠道外使用。盐酸美吡拉敏也可采用肠道外或直肠给药。鞣酸美吡拉敏和醋茶碱美吡拉敏可用于口服。

制剂

BP 2010: Mepyramine Tablets;
USP 33: Pyrilamine Maleate Tablets.

专利制剂

Austral.: Relaxa-Tabs†; ***Braz.:*** Alergitanil; ***Hong Kong:*** Anthisan; Antihist; ***Irl.:*** Anthisan; Boots Bite & Sting Relief Antihistamine; ***NZ:*** Anthisan; ***S.Afr.:*** Anthisan; Antihist; Mepyraderm; Mepyrimal; ***Spain:*** Fluidasa; ***UK:*** Anthisan; ***USA:*** Pyrlex†.

多组分制剂 ***Arg.:*** Bajumol†; Drynisan; Everfem; Fadanasal; Piracalamina; ***Austral.:*** Neo-Diophen†; ***Belg.:*** Nortussine; ***Braz.:*** Alergitrat†; Alergo Glucalbet†; Beclase; Benistina†; Benzomel†; Conidrin; Expectussin†; Gripanil†; Gripsay; Killgrip†; Naridrin; Nariflux; Nasogrip†; Posdrink; ***Canad.:*** Extra Strength Multi-Symptom PMS Relief; Hycomine; Jack and Jill; Menstrual Midol; Midol Extra Strength†; Midol PMS Extra Strength†; Multi-Symptom PMS Relief; Pamprin; Prefrin A; ratio-Theo-Bronc; Relievol PMS; Tylenol Menstrual; ***Chile:*** Alerzona†; Dolo-Esan Periodo Menstrual; Kitadol Periodo Menstrual; Minfaden; Panagesic Periodo Menstrual; Predual; Rinolergan; Tapsin Periodo Menstrual; ***Fr.:*** Nortussine; ***Gr.:*** Prefrin A; ***Hong Kong:*** Alox; Alphate; Aselan; Easiko†; ***Irl.:*** Wasp-Eze; ***Israel:*** Aforinol†; Alnase; Phenyphrine-Azol; ***Ital.:*** Balsamina Kroner†; Triaminic†; Vasofen; ***Malaysia:*** Prefrin A†; ***Mex.:*** Femsedin Kutz; Lentostamin†; ***Pol.:*** Kato-Nasal; Pro-Miss; ***Port.:*** Antigrippine; Naso-Prieulina†; Profrin-A†; Solpic†; ***Rus.:*** Femizol (Фемизол); ***S.Afr.:*** Adco-Metaxol; Codef; Codomill†; Colcaps†; Coughcod; Docsed; Flucol†; Histodor; Medituss†; Sinu-Flu†; ***Singapore:*** Prefrin A†; ***Spain:*** Amplidermis†; Pectobal Dextro†; ***Switz.:*** Calpred†; Demostan N†; Escogripp sans codeine†; Euceta Pic†; Fenipic; Histacyl Compositum†; Histacylettes†; Parapic; Stilex; ***Thai.:*** Antergan; ***Turk.:*** Peditus; Stilex; ***UAE:*** Profinal FM; ***UK:*** Anthisan Plus; Wasp-Eze; ***USA:*** 4-Way Fast Acting; Albatussin; C-Tanna 12D; Calamycin; Codal-DH†; Codal-DM; Codimal DM; Codimal PH†; Conal; Corzall Plus; De-Chlor MR†; Deconsal CT; Duonate; Gelhist; HC Derma-Pax; Midol Maximum Strength Multi-Symptom Menstrual; Midol Pre-Menstrual Syndrome; Myci-Spray; MyHist-DM; MyHist-PD; Nalex-A 12; Nalfrx; ND-Gesic; P-Hist; P-Tanna; Pamprin; Poly-Histine†; Premsyn PMS; Pro-Red AC; Pro-Red†; Pyrichlor PE; Pyril DM; Pyrlex CB; R-Tanna; R-Tannamine; R-Tannate; Rectagene Medicated Rectal Balm; Resperal; Rhinatate; Robitussin Night Relief; Ryna-12; Rynesa 12S; Soothaderm; Tanoral; Tri-Tannate; Tricodene Cough & Cold; Triotann; Triplex AD; Tritan; Tussi-12 D; Tussi-12D S; Tussplex; Viravan; Viravan-DM; Viravan-P; Viravan-PDM; Z-Xtra; Zotex-C; Zotex-D; ***Venez.:*** Fesanol†; Metilcodin†; Metilfedrin†; Pi-Fedrin; Pinazo.

Mequitazine (*BAN*, *rINN*) 美喹他嗪

LM-209; Mekitatsiini; Mekitazin; Mequitazina; Méquitazine; Mequitazinum. 10-(Quinuclidin-3-ylmethyl)phenothiazine.

Мехитазин

$C_{20}H_{22}N_2S$ = 322.5.

CAS — 29216-28-2.

ATC — R06AD07.

ATC Vet — QR06AD07.

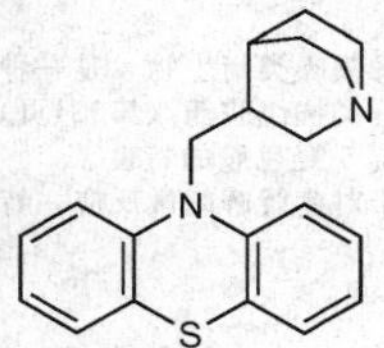

Pharmacopoeias. In *Jpn.*

不良反应和注意事项

参见镇静类抗组胺药，第534页。

镇静 关于抗组胺药中镇静作用的讨论内容，见第534页。当按照推荐剂量5mg，每日2次使用美喹他嗪时，镇静的发生率似乎和特非那定相当。但当给予每次10mg，每日2次时，会出现镇静作用。

药物相互作用

参见镇静类抗组胺药，第536页。

抗菌药 关于1例患者使用螺旋霉素和美喹他嗪后出现尖端扭转型室性心动过速的报道，见螺旋霉素的药物相互作用项下细胞色素P450同工酶，第316页。

药动学

美喹他嗪从胃肠道吸收后，经过代谢，原形药物和代谢产物主要通过胆汁排泄。

用途和用法

美喹他嗪属吩噻嗪类衍生物，是一种具有抗毒蕈碱和轻度镇静特性的镇静类抗组胺药。

美喹他嗪可用于对症缓解过敏性疾病，包括荨麻疹（第538页）、鼻炎（第537页）和结膜炎（第536页）以及瘙痒性皮肤病（第537页）。常用口服剂量为5mg，每日2次。

制剂

专利制剂

Arg.: Primalan; ***Chile:*** Mircol; ***Fr.:*** Primalan; Quitadrill; ***Ger.:*** Metaplexan; ***Gr.:*** Istalar; ***Mex.:*** Primalan; ***Philipp.:*** Primalan; ***Port.:*** Primalan; ***Rus.:*** Primalan (Прималан); ***Spain:*** Mircol.

Methdilazine (*BAN*, *rINN*) 甲地嗪

Metdilatsiini; Metdilazin; Metdilazina; Methdilazinum; Metodilazina. 10-(1-Methylpyrrolidin-3-ylmethyl)phenothiazine.

Метдилазин

$C_{18}H_{20}N_2S$ = 296.4.

CAS — 1982-37-2.

ATC — R06AD04.

ATC Vet — QR06AD04.

UNII — 4Q13LY9Z8X.

Methdilazine Hydrochloride (*BANM*, *rINNM*) 盐酸甲地嗪

Hidrocloruro de metodilazina; Methdilazine, Chlorhydrate de; Methdilazini Hydrochloridum.

Метдилазина Гидрохлорид

$C_{18}H_{20}N_2S,HCl$ = 332.9.

CAS — 1229-35-2.

ATC — R06AD04.

ATC Vet — QR06AD04.

UNII — T0GS002UEZ.

Pharmacopoeias. In *US.*

USP 33（Methdilazine Hydrochloride） 微黄褐色结晶性粉末，有特征性微臭。溶于水或乙醇（1∶2），溶于氯仿（1∶6），溶于0.1mol/L盐酸或0.1mol/L氢氧化钠溶液（1∶1）；几乎不溶于乙醚。1%水溶液的pH值为4.8～6.0。贮藏于密闭容器中。避光。

简介

甲地嗪属吩噻嗪类衍生物，是一种具有抗毒蕈碱和镇静作用的镇静类抗组胺药（第534页）。也有报道认为甲地嗪具有拮抗5-羟色胺的特性。

该药可用于对症缓解超敏反应，特别是用于控制瘙痒性皮肤疾病。

制剂

USP 33: Methdilazine Hydrochloride Syrup; Methdilazine Hydrochloride Tablets.

专利制剂

Austral.: Dilosyn†; **India:** Dilosyn.

多组分制剂 **India:** Dilosyn Expectorant.

Mizolastine (*BAN*, *rINN*) 咪唑斯汀

Mitsolastiini; Mizolastin; Mizolastina; Mizolastinum; SL-85.0324-00. 2-{1-[1-(4-Fluorobenzyl)-1*H*-benzimidazol-2-yl]-4-piperidyl(methyl)amino}pyrimidin-4(1*H*)-one.

Мизоластин

$C_{24}H_{25}FN_6O = 432.5.$

CAS — 108612-45-9.

ATC — R06AX25.

ATC Vet — QR06AX25.

UNII — 244O1F90NA.

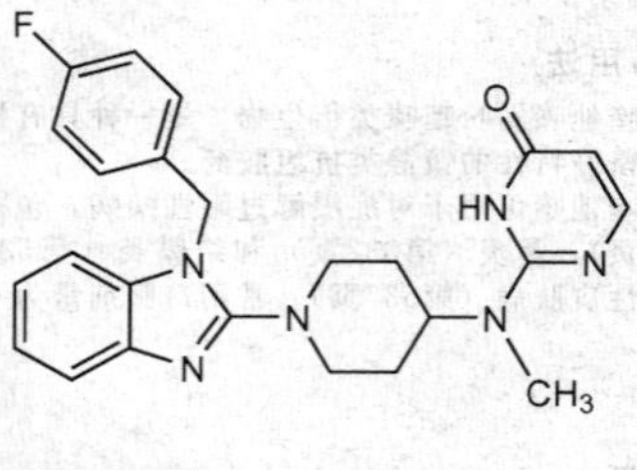

不良反应和注意事项

参见非镇静类抗组胺药，第534页。咪唑斯汀仅有轻微延长QT间期的作用（见**心律失常**，第534页），且未发现该药和心律失常相关。但是，制造商警告说，禁止具有明显心脏病或肝病、低钾血症或其他电解质失衡或者已知或可疑QT间期延长的患者使用咪唑斯汀。也应避免与其他易于干扰咪唑斯汀肝代谢的药物或者其他潜在的致心律失常的药物合用（见下文**药物相互作用**项下）。

药物相互作用

参见非镇静类抗组胺药，第536页。有报道，与红霉素和酮康唑配伍，咪唑斯汀的血浆浓度会中度升高。制造商指出，该药禁忌与大环内酯类抗菌药或全身用药的咪唑类抗真菌药合用。他们还建议，禁止咪唑斯汀与其他已知会延长QT间期的药物，如Ⅰ类和Ⅲ类抗心律失常药物合用。

与咪唑斯汀肝代谢酶的强效抑制剂或底物合用应谨慎，这些药物包括西咪替丁、环孢素和硝苯地平。

药动学

咪唑斯汀可经胃肠道迅速吸收，约1.5h后出现血浆峰浓度。血浆蛋白结合率约98%。平均消除半衰期约为13h。咪唑斯汀主要通过葡糖醛酸化进行代谢，还有一些其他代谢途径，如经细胞色素P450同工酶CYP3A4代谢，该药经代谢后形成无活性的羟基化代谢产物。

1. Rosenzweig P, *et al.* Pharmacodynamics and pharmacokinetics of mizolastine (SL 85.0324), a new nonsedative H_1 antihistamine. *Ann Allergy* 1992; **69:** 135–9.
2. Lebrun-Vignes B, *et al.* Clinical pharmacokinetics of mizolastine. *Clin Pharmacokinet* 2001; **40:** 501–7.

用途和用法

咪唑斯汀是一种长效的非镇静类抗组胺药。该药没有明显的抗毒蕈碱作用，据报道，具有稳定肥大细胞的特性。咪唑斯汀可用于对症缓解过敏性疾病，包括鼻炎（第537页）、结膜炎（第536页）和如荨麻疹（第538页）在内的皮肤疾病。口服给药剂量为10mg，每日1次。

1. Leynadier F, *et al.* Efficacy and safety of mizolastine in seasonal allergic rhinitis. *Ann Allergy Asthma Immunol* 1996; **76:** 163–8.
2. Brostoff J, *et al.* Efficacy of mizolastine, a new antihistamine, compared with placebo in the treatment of chronic idiopathic urticaria. *Allergy* 1996; **51:** 320–5.
3. Stern MA, *et al.* Can an antihistamine delay appearance of hayfever symptoms when given prior to pollen season? *Allergy* 1997; **52:** 440–4.

制剂

专利制剂

Austria: Mizollen†; **Belg.:** Mistamine†; Mizollen; **Cz.:** Mizollen†; **Denm.:** Mizollen†; **Fin.:** Mizollen†; **Fr.:** Mizollen; **Ger.:** Mizollen; Zolim; **Gr.:** Mizollen; Oriens; **Hung.:** Mizollen†; **India:** Elina; **Israel:** Mizollen; **Ital.:** Mizollen; Zolistam; **Mex.:** Mistamine; **Neth.:** Mizollen; **Pol.:** Mizollen†; **Port.:** Mistamine†; Mizollen; Zolistam; **S.Afr.:** Mizollen; **Spain:** Mizolen; Zolistan; **Swed.:** Mizollen; **Switz.:** Mizollen; **UK:** Mizollen.

Moxastine Teoclate (*rINNM*) 茶氨酸莫沙斯丁

Mephenhydramine Theoclate; Mephenhydrinate; Moxastine, Téoclate de; Moxastine Theoclate; Moxastini Teoclas; Teoclato de moxastina. 2-(1,1-Diphenylethoxy)-*N*,*N*-dimethylethylamine 8-chlorotheophyllinate.

Моксастина Теоклат

$C_{18}H_{23}NO,C_6H_7ClN_4O_2 = 472.0.$

CAS — 3572-74-5 (moxastine); 21661-62-1 (moxastine teoclate).

UNII — J566J1RZ9J.

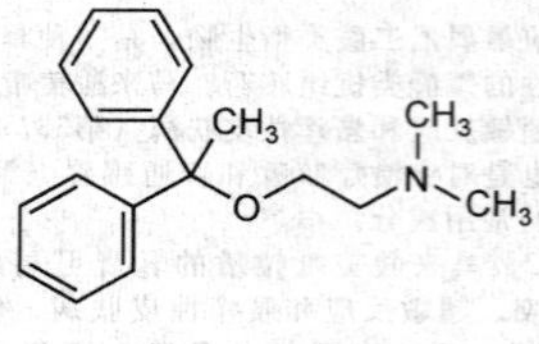

(moxastine)

简介

茶氨酸莫沙斯丁是一种具有止吐作用的抗组胺药。可用于治疗梅尼埃病和其他前庭系统疾病相关的恶心和眩晕，也可用于预防和治疗运动病。

制剂

专利制剂

Cz.: Kinedryl.

多组分制剂 **Cz.:** Nokinal†.

Niaprazine (*rINN*) 尼普拉嗪

1709-CERM; Niaprazina; Niaprazinum. *N*-[3-(4-*p*-Fluorophenylpiperazin-1-yl)-1-methylpropyl]nicotinamide.

Ниапразин

$C_{20}H_{25}FN_4O = 356.4.$

CAS — 27367-90-4.

ATC — N05CM16.

ATC Vet — QN05CM16.

UNII — R2H3YN6E3L.

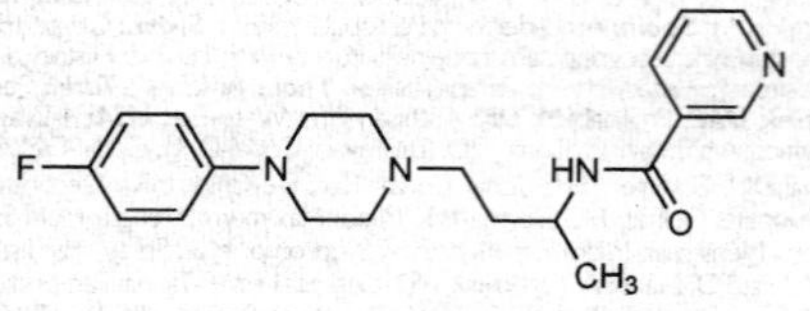

简介

尼普拉嗪属哌嗪类衍生物，是一种可用于儿童镇静和催眠的抗组胺药（第534页）。常用剂量为晚上口服1mg/kg。

制剂

专利制剂

Fr.: Nopron; **Ital.:** Nopron.

Olopatadine Hydrochloride (*BANM*, *USAN*, *pINN*) 盐酸奥罗他定

ALO-4943A; Hidrocloruro de olopatadina; KW-4679; Olopatadin Hidroklorür; Olopatadine, Chlorhydrate d'; Olopatadini Hydrochloridum. 11-[(*Z*)-3-(Dimethylamino)propylidene]-6,11-dihydrodibenz[*b*,*e*]oxepin-2-acetic acid hydrochloride.

Олопатадина Гидрохлорид

$C_{21}H_{23}NO_3,HCl = 373.9.$

CAS — 113806-05-6 (olopatadine); 140462-76-6 (olopatadine hydrochloride).

ATC — R01AC08; S01GX09.

ATC Vet — QS01GX09.

UNII — 2XG66W44KF.

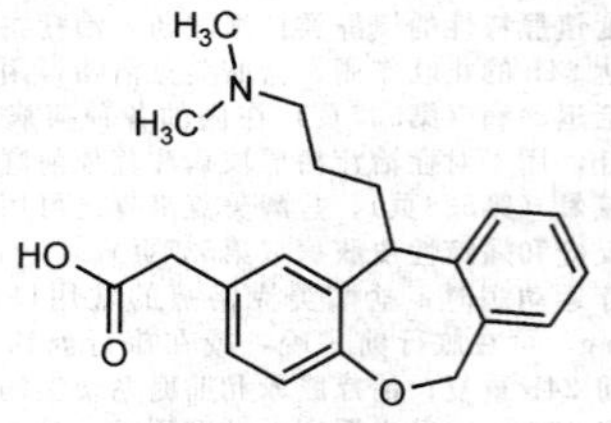

(olopatadine)

Pharmacopoeias. In *US.*

USP 33 (Olopatadine Hydrochloride) 白色，结晶性粉末。略溶于水；极微溶于无水乙醇；极易溶于甲酸。1%水溶液的pH值在2.0～4.0。贮藏于密闭容器中。避光。

不良反应和注意事项

参见抗组胺药，第534页。眼部使用可能会出现头痛和眼部刺痛或烧灼感。鼻内使用时，常见的不良反应包括口苦、头痛和鼻衄。两种给药途径均有困倦的报道。

药动学

奥罗他定经鼻内给药后吸收；平均全身生物利用度是57%。据认为眼部使用后很少吸收。血浆蛋白结合率为55%。根据口服药动学研究，报道的消除半衰期为8～12h。该药的60%～70%主要经肾脏以原形药物形式消除；约17%从粪便排泄。

动物研究中，奥罗他定经口服给药可从乳汁中检测到。

用途和用法

盐酸奥罗他定是一种具有稳定肥大细胞特性的抗组胺药。相当于0.1%奥罗他定碱基含量的滴眼剂可用于治疗过敏性结膜炎（第536页），用量为每日2次；或者，也采用0.2%滴眼剂，用量为每日1次。用于治疗季节性过敏性鼻炎（第537页）时，常用剂量为每鼻孔喷1.33mg的盐酸奥罗他定鼻喷剂，每日2次。儿童用量，见下文。

1. Abelson MB. A review of olopatadine for the treatment of ocular allergy. *Expert Opin Pharmacother* 2004; **5:** 1979–94.
2. McGill JI. A review of the use of olopatadine in allergic conjunctivitis. *Int Ophthalmol* 2004; **25:** 171–9.
3. Abelson MB, *et al.* Efficacy of olopatadine ophthalmic solution 0.2% in reducing signs and symptoms of allergic conjunctivitis. *Allergy Asthma Proc* 2007; **28:** 427–33.
4. Abelson MB, *et al.* Efficacy of once-daily olopatadine 0.2% ophthalmic solution compared to twice-daily olopatadine 0.1% ophthalmic solution for the treatment of ocular itching induced by conjunctival allergen challenge. *Curr Eye Res* 2007; **32:** 1017–22.
5. Shah SR, *et al.* Effects of olopatadine hydrochloride nasal spray 0.6% in the treatment of seasonal allergic rhinitis: a phase III, multicenter, randomized, double-blind, active- and placebo-controlled study in adolescents and adults. *Clin Ther* 2009; **31:** 99–107.

儿童用法 奥罗他定滴眼剂可用于治疗3岁及3岁以上儿童的过敏性结膜炎，用量与成人相同（见上文）。对于季节性过敏性鼻炎，6～11岁儿童的给药剂量为每鼻孔喷665μg的盐酸奥罗他定鼻喷剂，每日2次。

制剂

USP 33: Olopatadine Hydrochloride Ophthalmic Solution.

专利制剂

Arg.: Olopat; Patanol; **Austral.:** Patanol; **Belg.:** Opatanol; **Braz.:** Patanol; **Canad.:** Patanol; **Chile:** Patanol; **Cz.:** Opatanol; **Denm.:** Opatanol; **Fin.:** Opatanol; **Fr.:** Opatanol; **Ger.:** Opatanol; **Gr.:** Opatanol; **Hong Kong:** Patanol; **Hung.:** Opatanol; **Indon.:** Patanol; **Irl.:** Opatanol; **Israel:** Patanol; **Ital.:** Opatanol; **Jpn:** Allelock; Patanol; **Malaysia:** Patanol; **Mex.:** Patanol; **Neth.:** Opatanol; **Norw.:** Opatanol; **NZ:** Patanol; **Philipp.:** Pataday; Patanol; **Pol.:** Opatanol; **Port.:** Opatanol; **Rus.:** Opatanol (Опатанол); **S.Afr.:** Patanol; **Singapore:** Patanol; **Spain:** Opatanol; **Swed.:** Opatanol; **Switz.:** Opatanol; **Thai.:** Patanol; **Turk.:** Patanol; **UK:** Opatanol; **Ukr.:** Opatanol (Опатанол); **USA:** Pataday; Patanase; Patanol; **Venez.:** Patanol.

Oxatomide (*BAN*, *USAN*, *rINN*) 奥沙米特

Oksatomidi; Oxatomid; Oxatomida; Oxatomidum; R-35443. 1-[3-(4-Benzhydrylpiperazin-1-yl)propyl]benzimidazolin-2-one.

Оксатомид
$C_{27}H_{30}N_4O$ = 426.6.
CAS — 60607-34-3.
ATC — R06AE06.
ATC Vet — QR06AE06.
UNII — J31IL9Z2EE.

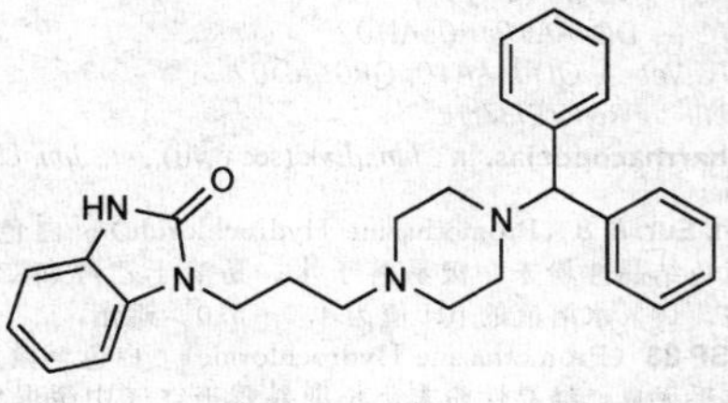

简介

奥沙米特属哌嗪类衍生物，是一种镇静类抗组胺药（第534页），据报道，还有稳定肥大细胞的特性。该药可用于对症缓解过敏性疾病，包括荨麻疹（第538页）、鼻炎（第537页）和结膜炎（第536页）。奥沙米特可以无水化合物或一水化合物形式给药，但剂量均以无水化合物形式表示。一水奥沙米特 1.04mg 约相当于无水奥沙米特 1mg。常用口服剂量为 30mg，每日 2 次。其水合物形式也可局部给药，但与其他抗组胺药一样，存在致敏的风险。

对神经系统的影响 6 例儿童经奥沙米特治疗后出现了急性张力障碍反应和长时间的意识障碍[1]。患者意识障碍程度从嗜睡和瞌睡至类似脑炎的临床表现，有 3 例持续时间达 2 天或 2 天以上。检测了其中 3 例患者的奥沙米特血浆浓度，结果均偏高，尽管其中有 2 例是按照推荐剂量服药的。

1. Casteels-Van Daele M, *et al.* Acute dystonic reactions and long-lasting impaired consciousness associated with oxatomide in children. *Lancet* 1986; **i:** 1204–5.

制剂

专利制剂

Arg.: Fensedyl; Tinset; ***Austria:*** Tinset; ***Chile:*** Tinset; ***Fr.:*** Tinset†; ***Gr.:*** Tinset; ***Indon.:*** Oxtin; Tinset; ***Ital.:*** Tinset; ***Jpn:*** Celtect; ***Mex.:*** Tinset; ***Neth.:*** Tinset; ***Port.:*** Tinset; ***S.Afr.:*** Tinset; ***Spain:*** Cobiona; Oxatokey; ***Thai.:*** Tinset.

多组分制剂 ***Arg.:*** Causalon Bronquial; Causalon Grip; Letondal.

Oxomemazine (*rINN*) 奥索马嗪

Oxomemazina; Oxomémazine; Oxomemazinum; RP-6847; Trimeprazine *SS*-Dioxide. 10-(3-Dimethylamino-2-methylpropyl)-phenothiazine 5,5-dioxide.
Оксомемазин
$C_{18}H_{22}N_2O_2S$ = 330.4.
CAS — 3689-50-7.
ATC — R06AD08.
ATC Vet — QR06AD08.
UNII — 305MB38V1C.

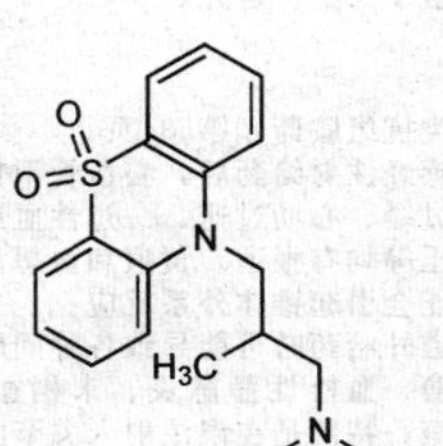

Oxomemazine Hydrochloride (*rINNM*) 盐酸奥索马嗪

Hidrocloruro de oxomemazina; Oxomémazine, Chlorhydrate d'; Oxomemazini Hydrochloridum.
Оксомемазина Гидрохлорид
$C_{18}H_{22}N_2O_2S,HCl$ = 366.9.
CAS — 4784-40-1.
ATC — R06AD08.
ATC Vet — QR06AD08.
Pharmacopoeias. In *Fr.*

简介

奥索马嗪属吩噻嗪类衍生物，是一种镇静类抗组胺药（第534页），可用于对症缓解超敏反应和瘙痒性皮肤病（第537页）。该药也是对症治疗咳嗽和普通感冒（第536页）复方制剂中的一个成分。

奥索马嗪口服给药剂量范围每日为 5～13mg，分次服用。该药也可采用直肠给药途径。盐酸奥索马嗪口服用法与此类似。

制剂

专利制剂

Fr.: Toplexil; ***Neth.:*** Toplexil; ***Switz.:*** Toplexil N.

多组分制剂 ***Belg.:*** Toplexil; ***Braz.:*** Expec; Iodesin; Kl-Expectorante; Tiratosse†; Toplexil; Tussol†; ***Gr.:*** Toplexil; ***Indon.:*** Comtusi; Toplexil; ***Israel:*** Oxacatin; Toplexil†; ***Switz.:*** Toplexil†.

Phenindamine Tartrate (*BANM, USAN, rINNM*) 酒石酸苯茚胺

Phenindamine Acid Tartrate; Phénindamine, Tartrate de; Phenindamini Tartras; Phenindaminium Tartrate; Tartrato de fenindamina. 1,2,3,4-Tetrahydro-2-methyl-9-phenyl-2-azafluorene hydrogen tartrate; 2,3,4,9-Tetrahydro-2-methyl-9-phenyl-1*H*-indeno[2,1-*c*]pyridine hydrogen tartrate.
Фениндамина Тартрат
$C_{19}H_{19}N,C_4H_6O_6$ = 411.4.
CAS — 82-88-2 (phenindamine); 569-59-5 (phenindamine tartrate).
ATC — R06AX04.
ATC Vet — QR06AX04.
UNII — 28725X3PV8.

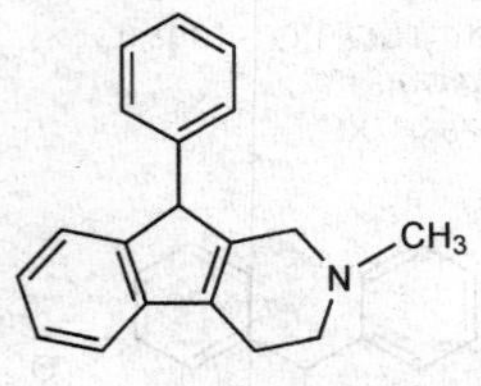

(phenindamine)

Pharmacopoeias. In *Br.*

BP 2010 (Phenindamine Tartrate) 白色或类白色，无臭或几乎无臭，多孔粉末。略溶于水；微溶于乙醇；几乎不溶于氯仿和乙醚。1%水溶液的 pH 值为 3.4～3.9。避光。

简介

苯茚胺属哌啶类衍生物，是一种镇静类抗组胺药（第534页），但对某些个体可能具有轻微的兴奋作用。常用其酒石酸盐对症缓解过敏性疾病，包括荨麻疹、鼻炎，也可作为对症治疗咳嗽和普通感冒复方制剂中的一个成分。

制剂

专利制剂

USA: Nolahist†.

多组分制剂 ***USA:*** P-V-Tussin†.

Pheniramine (*BAN, rINN*) 非尼拉敏

Feniramiini; Feniramin; Feniramina; Phéniramine; Pheniraminum; Prophenpyridamine. *NN*-Dimethyl-3-phenyl-3-(2-pyridyl)propylamine.
Фенирамин
$C_{16}H_{20}N_2$ = 240.3.
CAS — 86-21-5.
ATC — R06AB05.
ATC Vet — QR06AB05.
UNII — 134FM9ZZ6M.

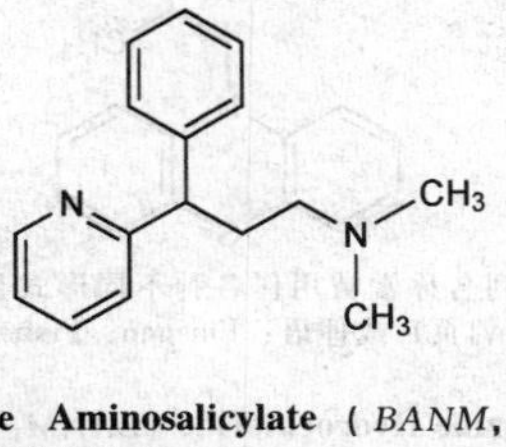

Pheniramine Aminosalicylate (*BANM, rINNM*) 氨基水杨酸非尼拉敏

Aminosalicilato de feniramina; Pheniramine *p*-Aminosalicylate; Pheniramine 4-Aminosalicylate; Phéniramine, Aminosalicylate de; Pheniramine Para-aminosalicylate; Pheniramini Aminosalicylas. Pheniramine 4-amino-2-hydroxybenzoate.
Фенирамина Аминосалицилат
$C_{16}H_{20}N_2,C_7H_7NO_3$ = 393.5.
CAS — 3269-83-8.
ATC — R06AB05.
ATC Vet — QR06AB05.

Pheniramine Maleate (*BANM, USAN, rINNM*) 马来酸非尼拉敏

Feniramiinimaleaatti; Feniramin Hidrojen Maleat; Feniramin Maleat; Feniramin maleinát; Feniraminmaleat; Feniramin-maleát; Feniramino maleatas; Maleato de feniramina; Phéniramine, maléate de; Pheniramini maleas; Pheniraminium Maleate; Prophenpyridamine Maleate. Pheniramine hydrogen maleate.
Фенирамина Малеат
$C_{16}H_{20}N_2,C_4H_4O_4$ = 356.4.
CAS — 132-20-7.
ATC — R06AB05.
ATC Vet — QR06AB05.
UNII — NYW905655B.

Pharmacopoeias. In *Eur.* (see p.vii) and *US.*

Ph. Eur. 6.8 (Pheniramine Maleate) 白色或类白色结晶性粉末。极易溶于水；易溶于乙醇、二氯甲烷和甲醇。熔点106～109℃。1%水溶液的 pH 值为 4.5～5.5。避光。

USP 33 (Pheniramine Maleate) 白色结晶性粉末，微有类胺臭。溶于水和乙醇。1%水溶液的 pH 值为 4.5～5.5。

不良反应和注意事项

参见镇静类抗组胺药，第534页。

滥用 口服非尼拉敏滥用的参考文献如下。

1. Jones IH, *et al.* Pheniramine as an hallucinogen. *Med J Aust* 1973; **1:** 382–6.
2. Csillag ER, Landauer AA. Alleged hallucinogenic effect of a toxic overdose of an antihistamine preparation. *Med J Aust* 1973; **1:** 653–4.
3. Buckley NA, *et al.* Pheniramine—a much abused drug. *Med J Aust* 1994; **160:** 188–92.

妊娠 有关妊娠期使用抗组胺药的讨论内容，包括非尼拉敏，见第535页。

药物相互作用

参见镇静类抗组胺药，第536页。

药动学

在 6 例健康受试者中研究非尼拉敏及其代谢产物 *N*-去甲基非尼拉敏和 *N*-二去甲基非尼拉敏的药动学[1]。口服氨基水杨酸非尼拉敏后，1～2.5h 达到非尼拉敏的血浆峰浓度。马来酸非尼拉敏静脉内给药和口服给药的终末半衰期范围分别为 8～17h 和 16～19h。经静脉内给药或口服给药后，尿液中包括原形药物和代谢产物在内的非尼拉敏的回收总量分别为 68%～94%和 70%～83%。

1. Witte PU, *et al.* Pharmacokinetics of pheniramine (Avil®) and metabolites in healthy subjects after oral and intravenous administration. *Int J Clin Pharmacol Ther Toxicol* 1985; **23:** 59–62.

用途和用法

非尼拉敏属烷基胺类衍生物，是一种具有抗毒蕈碱和中度镇静特性的镇静类抗组胺药。

其马来酸盐可用于过敏性疾病的对症缓解，包括荨麻疹和血管性水肿（第538页）、鼻炎（第537页）、结膜炎（第536页）以及瘙痒性皮肤病（第537页）。还可利用该药的止吐性质预防和控制运动病（第537页）。马来酸非尼拉敏也可作为对症治疗咳嗽和普通感冒（第536页）复方制剂中的一个成分。在眼部或鼻部制剂中，该药还可与减充血药合用。

马来酸非尼拉敏口服给药的最大剂量约为 45mg，每日 3 次。在有些国家，马来酸非尼拉敏还可肠道外给药。

其他盐类，如氨基水杨酸盐、盐酸盐和鞣酸盐也都可以使用。

制剂

USP 33: Naphazoline Hydrochloride and Pheniramine Maleate Ophthalmic Solution.

专利制剂

Austral.: Avil; ***Austria:*** Avil†; ***India:*** Avil; ***Indon.:*** Avil; ***Turk.:*** Avil; ***UAE:*** Histol.

多组分制剂 ***Arg.:*** Mira Klonal; Mirus; Refenax Colirio; ***Austral.:*** Avil Decongestant†; Naphcon-A; Visine Allergy with Antihistamine; ***Austria:*** Neo Citran; ***Belg.:*** Naphcon-A; ***Braz.:*** Claril; ***Canad.:*** Ak Vernacon; Calmylin Ace; Citron Chaud DM; Diopticon A; Diorouge; Dristan; Hot Lemon; Hot Lemon Cough and Colds Relief DM; Hot Lemon Relief; Hot Lemon Relief for Cough and Cold; Hot Lemon Relief for Symptoms of Cold and Flu Extra; Naphcon-A; Neo Citran Calorie Reduced†; Neo Citran Cold & Flu; Neo Citran DM; Neo Citran Extra Strength; Opcon-A; Pulmorphan; Pulmorphan Pediatrique; Rhume et de la Grippe; Rhume et de la Toux; Robitussin AC; TheraFlu Cold & Flu; Visine Advance Allergy; ***Chile:*** Clarimir F; Dessolets; Miral; Mirus†; Naphcon-A; ***Cz.:*** Fervex; ***Fr.:*** Fervex; ***Ger.:*** Konjunktival Thilo†; ***Hong Kong:*** Dristan Nasal Spray; Fortolin Nite; Konjunktival; Naphcon-A; Opcon-A; ***Hung.:*** Fervex; Neo Citran; ***India:*** Avil Expectorant; Cof Q; Cosavil†; Dristan Nasal Drops†; ***Indon.:*** Flamergi; Isotic Azora; Naphcon-A; ***Israel:*** Tussosedan; ***Ital.:*** Nafcon A†; Senodin-AN†; Stillergy; Tetramil; Triaminic Flu; Triaminic†; ***Malaysia:*** Naphcon-A; ***Mex.:*** Eyrasil; Istasol; Mirus; Opcon-A; Solutina; ***NZ:*** Naphcon-A; Visine Allergy; ***Philipp.:*** Decocon A; Irazol; Naphcon-A; Optaphen; Vistallerg; ***Pol.:*** Fervex; Theraflu ExtraGRIP; ***Rus.:*** Rinicold HotMix (Риниколд ХотМикс); Rinzasip (Ринзасип); Rinzasip with Vitamin C (Ринзасип с Витамином С); Stopgripan (Стопгрипан); TheraFlu Flu and Cold (ТераФлю от Гриппа и Простуды Экстра); ***S.Afr.:*** Calasthetic; Coff-Up†; Degoran; Dristan Decongestant Nasal Mist†; ***Singapore:*** Naphcon-A; ***Switz.:*** Neo Citran Grippe/refroidissement; ***Thai.:*** Naphcon-A; ***Turk.:*** Antibeksin; ***UAE:*** Histol Exp†; ***Ukr.:*** Grippocitron (Гриппоцитрон); Milistan Hot Tea for Children Orange (Мілістан Гарячий Чай Для Дітей Зі Смаком Апельсина)†; Milistan Hot Tea lemon (Мілістан Гарячий Чай Зі Смаком Лимона)†; Rinza Hotsip (Ринза); Rinza Hotsip with Vitamin C (Ринза Хотсип с Витамином С); Theraflu (Терафлю); Theraflu Extra (Терафлю Экстра); TheraFlu Flu and Cold (Терафлю Від Грипу Та Застуди); ***USA:*** Dristan Nasal Spray; Nafazair A†; Naphazoline Plus†; Naphcon-A; Naphoptic-A; Ocuhist; Opcon-A; Poly-Histine†; Scot-Tussin Original 5-Action; TheraFlu Cold & Cough; Tussirex; Visine-A; ***Venez.:*** Robitessin AC†; Soluclear; Tempragrip.

Phenyltoloxamine Citrate (*BANM*, *rINNM*) 枸橼酸苄苯醇胺

C-5581H (phenyltoloxamine); Citrato de feniltoloxamina; Phényltoloxamine, Citrate de; Phenyltoloxamini Citras; Phenyltoloxamine Citrate; PRN (phenyltoloxamine). 2-(2-Benzylphenoxy)-*NN*-dimethylethylamine dihydrogen citrate.

Фенилтолоксамина Цитрат

$C_{17}H_{21}NO,C_6H_8O_7$ = 447.5.

CAS — 92-12-6 (phenyltoloxamine); 1176-08-5 (phenyltoloxamine citrate).

UNII — 8UE48MJH8M.

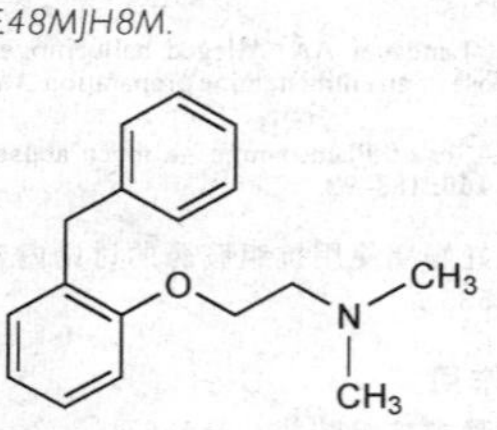

(phenyltoloxamine)

Pharmacopoeias. In *US.*

USP 33 (Phenyltoloxamine Citrate) 白色结晶性粉末。极易溶于沸水；微溶于冷水和乙醇；几乎不溶于冷的丙酮、溶剂乙醚和甲苯。1%水溶液的 pH 值为3.2～4.2。

简介

枸橼酸苄苯醇胺属乙醇胺类衍生物，是一种镇静类抗组胺药（第534页）。常与一种减充血药或镇痛药组成复方制剂用于口服给药。枸橼酸苄苯醇胺也可用于鼻部制剂。苄苯醇胺 polistirex（一种磺化二乙烯苯-乙烯苯共聚物复合物）也可用于口服。

制剂

多组分制剂 ***Austria:*** Codipront; ***Braz.:*** Afebrin†; Setux; Setux Expectorante; ***Canad.:*** Tussionex; ***Chile:*** Matinor; Rinofrim†; Sinutab; Tossin†; ***Cz.:*** Codipront†; ***Fr.:*** Biocidan; Netux†; ***Hong Kong:*** Codipront; ***Indon.:*** Codipront; Codipront cum Expectorant; ***Israel:*** Codivis; ***Philipp.:*** Sinutab PE; ***Port.:*** Codipront; ***S.Afr.:*** Adco-Sinal Co; Dequa-Flu; Pholtex Linctus; Sinustop with Codeine†; Sinustop†; Sinutab with Codeine; Sinutab†; Suncodin; ***Switz.:*** Codipront; Codipront cum Expectorans†; ***Turk.:*** Benzoleks; ***USA:*** Aceta-Gesic; Anabar; Be-Flex Plus; BP Poly-650; By-Ache; Cafgesic Forte; Chlorex-A†; Combiflex; Combiflex ES†; Comhist LA; Digex; Digex NF; Durabac Forte; Duraxin; Flextra; Hyflex†; Lagesic; Levacet; Lobac†; Major-gesic; Mobigesic†; Momentum; Nalex-A; Norel SR; Paingesic; Percogesic; Phenylgesic; Poly-Histine†; Relagesic; Staflex; Tetra-Mag; ***Venez.:*** Codipront; Efoxamina†.

Pimethixene (*rINN*) 匹美噻吨

BP-400; Piméthixène; Pimethixenum; Pimetixene; Pimetixeno. 9-(1-Methyl-4-piperidylidene)thioxanthene.

Пиметиксен

$C_{19}H_{19}NS$ = 293.4.

CAS — 314-03-4.

ATC — R06AX23.

ATC Vet — QR06AX23.

UNII — T46J20J26F.

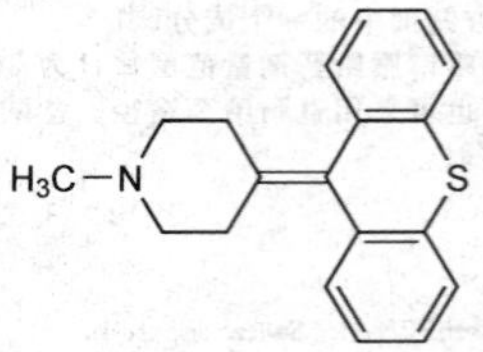

简介

据报道，匹美噻吨是一种镇静类抗组胺药（第534页），同时也是5-羟色胺的抑制剂。该药用于治疗儿童咳嗽时，常用口服剂量为每日1.8～5.5mg。还可当做镇静药物治疗呼吸系统疾病。

制剂

专利制剂

Braz.: Ansiotex; Muricalm; Sonin†; ***Fr.:*** Calmixene.

多组分制剂 ***Braz.:*** Santussal.

Piprinhydrinate (*BAN*, *rINN*) 哌海茶碱

Diphenylpyraline Teoclate; Diphenylpyraline Theoclate; Piprinhidrinato; Piprinhydrinatum. The diphenylpyraline salt of 8-chlorotheophylline; 4-Benzhydryloxy-1-methylpiperidine salt of 8-chlorotheophylline.

Пипрингидринат

$C_{19}H_{23}NO,C_7H_7ClN_4O_2$ = 496.0.

CAS — 606-90-6.

UNII — SI78RFJ7XI.

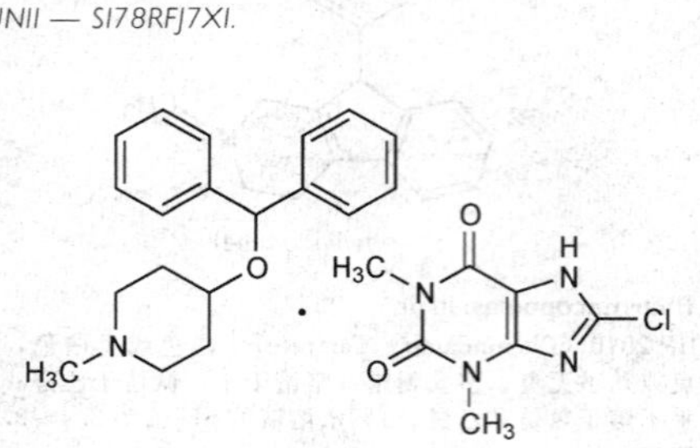

简介

哌海茶碱属哌啶类衍生物，是一种口服给药的抗组胺药（第534页），常作为复方制剂中的一个成分，用于对症缓解咳嗽和普通感冒。

制剂

专利制剂

Thai.: Plokon†.

多组分制剂 ***Austria:*** Waldheim Influvidon†.

Promethazine (*BAN*, *rINN*) 异丙嗪

Prometatsiini; Prometazin; Prometazina; Prométhazine; Promethazinum. Dimethyl (1-methyl-2-phenothiazin-10-ylethyl)amine.

Прометазин

$C_{17}H_{20}N_2S$ = 284.4.

CAS — 60-87-7.

ATC — D04AA10; R06AD02.

ATC Vet — QD04AA10; QR06AD02.

UNII — FF28EJQ494.

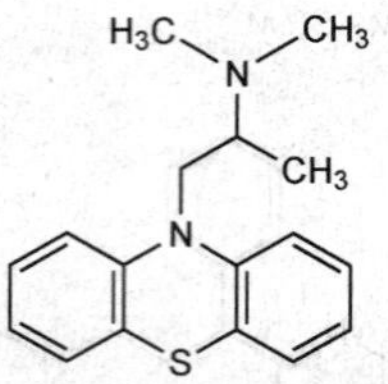

俗名 下列名称常被用作各种不同形式异丙嗪的"俗名"（见第ⅶ页）或俚语：Finegan；Finnagan。

Promethazine Hydrochloride (*BANM*, *rINNM*) 盐酸异丙嗪

Diprazinum; Hidrocloruro de prometazina; Proazamine Chloride; Prometatsiinihydrokloridi; Prometazin Hidroklorür; Prometazin-hidroklorid; Prometazinhydroklorid; Prometazino hidrochloridas; Prometazyny chlorowodorek; Prométhazine, chlorhydrate de; Promethazin-hydrochlorid; Promethazini hydrochloridum; Promethazinium Chloride.

Прометазина Гидрохлорид

$C_{17}H_{20}N_2S,HCl$ = 320.9.

CAS — 58-33-3.

ATC — D04AA10; R06AD02.

ATC Vet — QD04AA10; QR06AD02.

UNII — R61ZEH7I1I.

Pharmacopoeias. In *Chin.*, *Eur.* (see p.vii), *Int.*, *Jpn*, *US*, and *Viet.*

Ph. Eur. 6.8 (Promethazine Hydrochloride) 白色或微黄色结晶性粉末。极易溶于水；易溶于乙醇和二氯甲烷。10%水溶液的 pH 值为 4.0～5.0。避光。

USP 33 (Promethazine Hydrochloride) 白色至微黄色，几乎无臭，结晶性粉末。长期暴露于空气中缓慢氧化，变成蓝色。易溶于水、热无水乙醇和氯仿；几乎不溶于丙酮、乙醚和乙酸乙酯。5%水溶液的 pH 值为 4.0～5.0。贮藏于密闭容器中。避光。

吸附 研究显示，盐酸异丙嗪可被吸附到各种玻璃、塑料容器和输液装置上[1～4]。影响吸附程度的因素包括特定的待测材质和溶液的 pH 值。

1. Kowaluk EA, *et al.* Interactions between drugs and polyvinyl chloride infusion bags. *Am J Hosp Pharm* 1981; **38:** 1308–14.
2. Kowaluk EA, *et al.* Interactions between drugs and intravenous delivery systems. *Am J Hosp Pharm* 1982; **39:** 460–7.
3. Rhodes RS, *et al.* Stability of meperidine hydrochloride, promethazine hydrochloride, and atropine sulfate in plastic syringes. *Am J Hosp Pharm* 1985; **42:** 112–5.
4. Martens HJ, *et al.* Sorption of various drugs in polyvinyl chloride, glass, and polyethylene-lined infusion containers. *Am J Hosp Pharm* 1990; **47:** 369–73.

配伍禁忌 盐酸异丙嗪溶液与碱性物质存在配伍禁忌，两者配伍后会形成不溶性的异丙嗪碱基沉淀。有报道，与盐酸异丙嗪存在配伍禁忌的化合物包括氨茶碱、巴比妥类、青霉素盐、羧苄西林钠、氯霉素琥珀酸钠、氯噻嗪钠、头孢美唑钠、头孢哌酮钠、头孢替坦二钠、茶苯海明、盐酸多柔比星（一种脂质体剂型）、呋塞米、肝素钠、氢化可的松琥珀酸钠、甲氧西林钠、硫酸吗啡、盐酸纳布啡和某些造影剂及肠外营养液。

Promethazine Teoclate (*BAN*, *rINN*) 异丙嗪茶氯酸盐

Prométhazine, Téoclate de; Promethazine Theoclate; Promethazini Teoclas; Teoclato de prometazina. The promethazine salt of 8-chlorotheophylline .

Прометазина Теоклат

$C_{17}H_{20}N_2S,C_7H_7ClN_4O_2$ = 499.0.

CAS — 17693-51-5.

ATC — D04AA10; R06AD02.

ATC Vet — QD04AA10; QR06AD02.

UNII — S5PUP23U26.

Pharmacopoeias. In *Br.*

BP 2010 (Promethazine Teoclate) 白色或类白色的无臭或几乎无臭粉末。极易溶于水；略溶于乙醇；易溶于氯仿；几乎不溶于乙醚。避光。

不良反应

参见镇静类抗组胺药，第534页。

盐酸异丙嗪经注射给药后，心血管不良反应更为常见，包括心动过缓、心动过速、一过性血压轻微升高以及偶见的低血压等均有报道。黄疸和血恶液质也有过报道，大剂量可能会引起锥体外系反应。

异丙嗪肠道外给药时可能导致各种问题，从疼痛和烧灼感，到麻痹、血栓性静脉炎、末梢血管的严重痉挛、坏死和坏疽；特别是在误注射入关节腔内后容易出现这些不良反应。

过量 年龄分别为44个月和16个月的2名婴儿局部应用2%异丙嗪乳膏，其用量在12.9～26mg/kg，用药后患儿出现中毒性神经系统综合征，包括 CNS 抑制、急性兴奋运动的表现、共济失调和视幻觉，另外还有外周抗毒蕈碱效应[1]。年龄较大的婴儿还在1h前口服了10mg羟嗪。

1. Shawn DH, McGuigan MA. Poisoning from dermal absorption of promethazine. *Can Med Assoc J* 1984; **130:** 1460–1.

婴儿猝死综合征 尽管一些早期的报道提出，使用吩噻嗪类抗组胺药与婴儿猝死综合征（sudden infant death syndrome，SIDS）之间可能存在某种联系，但这并没有得到证实。一项最初的报道，7例 SIDS 婴儿中有4例在死亡前使用了阿利马嗪，自此以后发现了一系列的 SIDS 受害者的孪生同胞中，因给予异丙嗪出现严重呼吸暂停（apnoeic）危象[1]，这些研究者为了调查鼻咽

炎和吩噻嗪类药物在这种综合征中所起的作用，还分别对 52 例 SIDS 受害者、36 例濒临死亡婴儿（那些在睡眠中出现过严重的无法解释的发绀或苍白发作事件的婴儿）以及 175 例对照婴儿进行了研究[2]。结果发现，这 3 组患者中婴儿咽炎的发生率没有差别，但 SIDS 组（23%）和濒临死亡组（22%）这两组婴儿中给予吩噻嗪的比例要高于对照组（2%）。在以后的一项研究中[3]，他们发现，4 例健康婴儿用异丙嗪治疗 3 天后，尽管中枢性和阻塞性睡眠呼吸暂停发作的持续时间并没有变化且一般较短，仍为 3～10s，但发生率增加了。一份代表 European Commission 的报道[4]，其结论指出，国家药物监测中心已证实婴儿猝死和用药无关。一般而言，任何镇静类药物，都可能会伴有呼吸暂停的危险，尤其在过量时[4]。以前还认为，吩噻嗪类药物诱发高热是导致 SIDS 的原因之一[5]。

有关儿童使用抗组胺药的一般性注意事项，见第535页。

1. Kahn A, Blum D. Possible role of phenothiazines in sudden infant death. *Lancet* 1979; **ii:** 364–5.
2. Kahn A, Blum D. Phenothiazines and sudden infant death syndrome. *Pediatrics* 1982; **70:** 75–8.
3. Kahn A, *et al.* Phenothiazine-induced sleep apneas in normal infants. *Pediatrics* 1985; **75:** 844–7.
4. Cockfield. Phenergan, Theralene, Algotropyl—drugs responsible for the death of new-born babies. *Off J EC* 1986; **29:** C130/25–6.
5. Stanton AN. Sudden infant death syndrome and phenothiazines. *Pediatrics* 1983; **71:** 986–7.

注意事项

参见镇静类抗组胺药，第535页。

由于盐酸异丙嗪有发生严重刺激作用和组织损伤的风险，因此静脉注射时必须缓慢且非常小心，避免溢出或误注射入动脉内。首选深部肌内注射，但可能会引起疼痛；异丙嗪禁用于皮下注射。

有报道，该药会导致某些妊娠试验假阴性和假阳性的结果。

麻醉 8 例健康受试者静脉内给予 25mg 异丙嗪后，食管下括约肌张力降低，胃食管反流的发生率增加[1]。因此，异丙嗪有可能会增加麻醉诱导期或恢复期胃内容物的反流和误吸。这种作用应该是异丙嗪具有的抗毒蕈碱作用的结果。

1. Brock-Utne JG, *et al.* The action of commonly used antiemetics on the lower oesophageal sphincter. *Br J Anaesth* 1978; **50:** 295–8.

儿童 有人提出，吩噻嗪类镇静药物与婴儿猝死综合征之间可能存在某种联系，但这并没有得到证实（见上文**不良反应**项下）。目前英国和美国的观点是，异丙嗪禁用于 2 岁以下儿童。

卟啉病 由于动物或体外系统中均发现异丙嗪具有生卟啉的作用，因此认为卟啉病患者使用该药是不安全的。

妊娠 有关妊娠期使用抗组胺药的讨论内容，包括关于吩噻嗪类药物的研究，见第535页。

肾损伤 1 例慢性肾功能衰竭患者用异丙嗪治疗后，出现了吩噻嗪类药物诱导的中毒性精神病[1]。

1. McAllister CJ, *et al.* Toxic psychosis induced by phenothiazine administration in patients with chronic renal failure. *Clin Nephrol* 1978; **10:** 191–5.

药物相互作用

参见镇静类抗组胺药，第536页。

药动学

异丙嗪经口服或肌内给药后吸收良好。尽管口服给药后由于肝脏的首关代谢程度高，全身生物利用度较低，但这两种途径一次给药后均可在 2～3h 出现血浆峰浓度。异丙嗪能透过血脑屏障和胎盘，并可分泌入乳汁。报道的血浆蛋白结合率范围为 76%～93%。异丙嗪在体内经过广泛代谢，主要生成异丙嗪亚砜，同时还有 *N*-去甲基异丙嗪（*N*-desmethylpromethazine）。该药主要以代谢产物形式通过尿液和胆汁缓慢排泄。有报道，消除半衰期为 5～14h。

1. Taylor G, *et al.* Pharmacokinetics of promethazine and its sulphoxide metabolite after intravenous and oral administration to man. *Br J Clin Pharmacol* 1983; **15:** 287–93.
2. Paton DM, Webster DR. Clinical pharmacokinetics of H_1-receptor antagonists (the antihistamines). *Clin Pharmacokinet* 1985; **10:** 477–97.
3. Stavchansky S, *et al.* Bioequivalence and pharmacokinetic profile of promethazine hydrochloride suppositories in humans. *J Pharm Sci* 1987; **76:** 441–5.
4. Strenkoski-Nix LC, *et al.* Pharmacokinetics of promethazine hydrochloride after administration of rectal suppositories and oral syrup to healthy subjects. *Am J Health-Syst Pharm* 2000; **57:** 1499–1505.

用途和用法

异丙嗪属吩噻嗪类衍生物，是一种具有抗毒蕈碱、明显镇静以及某种程度 5-羟色胺拮抗特性的镇静类抗组胺药。该药常采用其盐酸盐或茶氯酸盐形式给药。双羟萘酸异丙嗪和马来酸异丙嗪也可用于口服给药。异丙嗪二氧化物（二氧异丙嗪）的盐酸盐形式可用于滴眼剂和滴鼻剂。据报道该药的抗组胺活性可维持 4～12h。

盐酸异丙嗪可用于对症缓解过敏性疾病，包括荨麻疹和血管性水肿（第538页）、鼻炎（第537页）和结膜炎（第536页）以及瘙痒性皮肤病（第537页）。该药静脉内使用可作为过敏性休克（第536页）急救时的辅助治疗。

利用盐酸异丙嗪和异丙嗪茶氯酸盐具有的止吐作用，还可预防和治疗多种原因引起的恶心和呕吐，例如运动病、药物诱发呕吐以及术后呕吐（第537页）。它们也可用于对症治疗梅尼埃病和其他前庭系统疾病（见**眩晕**，第538页）引起的恶心和眩晕。由于盐酸异丙嗪具有镇静和缓解忧虑的作用，因此还可用作外科和产科的术前和术后给药（见**麻醉**，第536页），且通常与盐酸哌替啶一起使用。盐酸异丙嗪可用于夜间镇静治疗（见**失眠**，第537页）。

盐酸异丙嗪是对症治疗咳嗽和普通感冒（第536页）复方制剂中一个常见的成分。

以下剂量是指**口服给药**途径的用量：

- 治疗*过敏性疾病*，盐酸异丙嗪常用剂量为每晚 1 次 25mg，必要时增至 25mg，每日 2 次。由于该药具有显著镇静作用，因此更适合在晚上用药，除此以外其他可选择的用法是 10～20mg，每日 2 次或 3 次。
- 用于*失眠*的短期治疗，盐酸异丙嗪每晚 1 次，20～50mg，但由于作用维持时间较长，服药次日的嗜睡可能会相当明显。
- 用于*运动病*的预防，盐酸异丙嗪用量为 20mg 或 25mg，旅行前一晚服用，必要时次日早上同样剂量再服一次。茶氯酸盐的用法类似。异丙嗪茶氯酸盐用于预防运动病时，晚上每次服用 25mg，或在旅行前 1～2h 服用 25mg。
- 用于*迷路炎*等多种原因引起的恶心和呕吐，每晚服用异丙嗪茶氯酸盐 25mg 一般就足够了，必要时还可增至每晚服用 50mg 或 75mg，或 25mg 每日 2～3 次，日最大剂量为 100mg。
- 用于*严重的妊娠期呕吐*，*BNF 59* 推荐剂量为，每晚服用异丙嗪茶氯酸盐 25mg，必要时可增至最大剂量为 100mg。

盐酸异丙嗪还可采用栓剂形式经**直肠**途径给药。剂量与口服途径类似。

25mg/ml 或 50mg/ml 的盐酸异丙嗪溶液可以采用深部肌内注射用于**肠道外**给药。该药浓度不超过 25mg/ml 时，也可缓慢静脉注射或注射入流动的输液管道内，但通常都会稀释到 2.5mg/ml。输注速度不应超过 25mg/min。除了治疗恶心和呕吐以外，所有其他适应证通常的肠道外给药剂量均为 25～50mg，且不应超过 100mg。治疗恶心和呕吐时，可一次给予 12.5～25mg，至少间隔 4h 以上才能重复给药，但通常 24h 内不超过 100mg。

儿童用量，见下文。

异丙嗪也可**局部给药**用于缓解皮肤超敏性疾病和烧伤，但同其他抗组胺药一样，有可能引起皮肤致敏。

儿童用法 异丙嗪可用于儿童**口服**，根据年龄、适应证及所使用的盐类决定用药剂量。

用于*过敏性疾病*，盐酸异丙嗪的给药剂量如下：

- 2～5 岁儿童：每日 5～15mg，1 次或分 2 次服用；
- 5～10 岁儿童：每日 10～25mg，1 次或分 2 次服用。

用于*夜间镇静或术前给药*，盐酸异丙嗪的给药剂量如下：

- 2～5 岁儿童：15～20mg；
- 5～10 岁儿童：20～25mg。

用于预防*运动病*，盐酸异丙嗪可以在旅行前一晚服用，必要时次日晨起（6～8h 后）重复，给药剂量如下：

- 2～5 岁儿童：5mg；
- 5～10 岁儿童：10mg。

年龄为 5～10 岁的儿童还可口服异丙嗪茶氯酸盐用于预防运动病，剂量为每日 12.5mg，长途旅行可在旅行前一晚服用，短途旅行则可在旅行前 1～2h 服用。

年龄为 5～10 岁儿童也可采用异丙嗪茶氯酸盐每日 12.5～37.5mg，用于*迷路炎*等原因引起的恶心和呕吐。

10 岁以上儿童可给予异丙嗪口服，用量与成人剂量类似（见上文）。

用于 5～10 岁儿童的*过敏性疾病*或*镇静*时，还可采用盐酸异丙嗪深部**肌内**注射，用量为 6.25～12.5mg。年长儿童可给予成人的常用剂量（见上文）。

尽管在英国未被批准用于 2 岁以下儿童，*BNFC 2009* 建议，1 个月～12 岁儿童可给予盐酸异丙嗪用于*监护病房条件下的镇静*。推荐剂量为 0.5～1mg/kg（最大剂量为 25mg），每日 4 次，可采用深部**肌内注射**或**缓慢静脉注射**，并根据用药反应调整剂量。12～18 岁的青少年可给予 25～50mg，每日 4 次。

镇静 有关使用氯丙嗪、异丙嗪和哌替啶组成的冬眠合剂的参考资料以及儿童中应考虑其他选择的这种观点，见哌替啶项下，第109页。

制剂

BP 2010: Promethazine Hydrochloride Tablets; Promethazine Injection; Promethazine Oral Solution; Promethazine Teoclate Tablets;
USP 33: Promethazine Hydrochloride Injection; Promethazine Hydrochloride Suppositories; Promethazine Hydrochloride Syrup; Promethazine Hydrochloride Tablets.

专利制剂

Arg.: Fenergan; ***Austral.:*** Avomine; Fenezal; Phenergan; ***Belg.:*** Phenergan; ***Braz.:*** Alergiderm; Alergosan†; Fenergan; Pamergan; Profergan; Prometazol; ***Canad.:*** Histantil; Phenergan†; ***Cz.:*** Prothazin; ***Denm.:*** Phenergan; ***Fr.:*** Phenergan; ***Ger.:*** Atosil; Closin; Eusedon mono†; Proneurin; Prothanon; ***Gr.:*** Phenergan; Titanox; ***Hong Kong:*** Anvomin; Fenamin; Fenazin†; Promin; Synvomin†; Uni-Prozine; Xepagan; ***Hung.:*** Pipolphen; ***India:*** Avomine; Emin; Phenergan; ***Indon.:*** Nufapreg; Phenergan†; ***Irl.:*** Phenergan; ***Israel:*** Prothiazine; ***Ital.:*** Fargan; Farganesse; Fenazil; ***Malaysia:*** Zoralix; ***Norw.:*** Phenergan; ***NZ:*** Allersoothe; Avomine; Phenergan; ***Philipp.:*** Metagon; Phenerzin; Zinmet; ***Pol.:*** Diphergan; Polfergan; ***Port.:*** Fenergan; ***Rus.:*** Pipolphen (Пипольфен); Pipolzine (Пипользин); ***S.Afr.:*** Avomine; Brunazine†; Daralix†; Lenazine; Phenergan; Prohist; Receptozine; ***Singapore:*** Xepagan; ***Spain:*** Fenergan Topico; Frinova; ***Swed.:*** Lergigan; ***Thai.:*** Meta; Phenergan†; Procodyl; Titanox†; ***UAE:*** Histaloc; ***UK:*** Avomine; Phenergan; Sominex; Ziz; ***Ukr.:*** Pipolphen (Пиполфен); ***USA:*** Phenadoz; Phenergan; Promethegan; ***Venez.:*** Diven†; Fenergan†.

多组分制剂 ***Austral.:*** Painstop Night-Time Pain Reliever; Panquil†; Phensedyl†; Tixylix Night; ***Braz.:*** Dorilen; Doriless; Fenergan Expectorante; Lisador; ***Cz.:*** Coldrex Nite; ***Fr.:*** Algotropyl; Fluisedal; Rhinathiol Promethazine; Transmer†; Tussisedal; ***Ger.:*** Prothazin; ***Hong Kong:*** Against Cough; Coughlin; Dhasedyl; Double 'P' Syrup; Ephedyl-DM; Ephedyl†; Ephendyln; Fendil; Fendyl†; Marsedyl; Marsedyl II; Methorsedyl; Nosazine; P.E.D.; PEC; Pecolin; Phensedyn; Pholix; Procodine†; Promethazine Compound Linctus; Prosedyl; Rhinathiol Promethazine; Sedylin; Super Cough†; Tripe P; Wel-Coplex; ***Hung.:*** Tardyl†; ***India:*** Tixylix; ***Indon.:*** Berlifed; Halmezin; Neo Davenol†; Phenadex; Prome; Promedex; Promethazine Ikapharmindo; ***Irl.:*** Night Nurse; ***Israel:*** Promethazine Expectorants; Prothiazine Expectorant; ***Ital.:*** Nuleron; Tachinotte; ***Malaysia:*** Axcel Dextrozine; Dextrodyl; Dextromethorphan Compound; Dhasedyl DM; Hosedyl DM; Mucoease Plus; Mucoprom; Phensedyl Dry Cough; Rhinathiol Promethazine; Russedyl Plus; SCMC Promethazine†; Sedilix DM; ***NZ:*** Phensedyl Dry Family Cough†; Tixylix; ***Rus.:*** Prothiazine Expectorant (Протиазин Экспекторант); ***S.Afr.:*** Acustop†; Adco-Kiddipayne; Adco-Salterpyn; Antipyn†; Ban Pain; Brunacod†; Colcaps†; Dequa-Coff; Fevapar†; Go-Pain; Goldgesic†; Histodor; Infacet†; Infapain Forte; Kid-Eeze†; Lenazine Forte; Lentogesic; Medipyn; Megapyn; Mepromol†; Painagon; Pedpain†; Phensedyl; Pynmed; Stilpane; Stopayne; Tenston; Tixylix; Vacudol†; ***Singapore:*** Beacodyl; Cophadyl; Cophadyl-E; Dhasedyl; Dhasedyl DM; Procodin; Promedyl; Rhinathiol Promethazine; Sedilix; Sedilix DM; Unisedyl†; ***Spain:*** Actithiol Antihist; Fenergan Expectorante; Psicosoma Solucion; ***Swed.:*** Lergigan comp; ***Switz.:*** Lysedil†; Nardyl†; Rhinathiol Promethazine; ***Thai.:*** Codyl; Decos; Nordyl; Nortuss; Phencodin; Poly-Cof; Teradyl†; ***Turk.:*** Artu; ***UAE:*** Flukit; ***UK:*** Day & Night Nurse; Night Nurse; Pamergan P100; Tixylix Night-Time†; ***USA:*** Meprozine; Pentazine VC with Codeine; Phenameth DM; Pherazine DM; Pherazine VC; Pherazine VC with Codeine; Pherazine with Codeine; Prometh VC Plain; Prometh with Dextromethorphan; Promethazine VC with Codeine; ***Venez.:*** Preveral con Codeina; Preveral con Dextrometorfano.

Propiomazine (*BAN*, *USAN*, *rINN*) 丙酰马嗪

CB-1678 (propiomazine or propiomazine maleate); Propiomatsiini; Propiomazin; Propiomazina; Propiomazinum; Wy-1359 (propiomazine or propiomazine maleate). 1-[10-(2-Dimethylaminopropyl)phenothiazin-2-yl]propan-1-one.

Пропиомазин

$C_{20}H_{24}N_2OS$ = 340.5.
CAS — 362-29-8.
ATC — N05CM06.
ATC Vet — QN05CM06.
UNII — 242Z0PM79Y.

Propiomazine Hydrochloride (*BANM*, *rINNM*) 盐酸丙酰马嗪

Hidrocloruro de propiomazina; Propiomazine, Chlorhydrate de; Propiomazini Hydrochloridum.

Пропиомазина Гидрохлорид

$C_{20}H_{24}N_2OS,HCl$ = 376.9.
CAS — 1240-15-9.
ATC — N05CM06.
ATC Vet — QN05CM06.
UNII — 70BO17YR03.

Propiomazine Maleate (*BANM*, *rINNM*) 马来酸丙酰马嗪

CB-1678 (propiomazine or propiomazine maleate); Maleato de propiomazina; Propiomazine Hydrogen Maleate; Propiomazine,

Maléate de; Propiomazini Maleas; Wy-1359 (propiomazine or propiomazine maleate).

Пропиомазина Малеат

$C_{20}H_{24}N_2OS,C_4H_4O_4$ = 456.6.

CAS — 3568-23-8.

ATC — N05CM06.

ATC Vet — QN05CM06.

简介

丙酰马嗪属吩噻嗪类衍生物，是一种镇静类抗组胺药（第534页）。可利用其镇静和止吐作用治疗失眠（第537页）及恶心和呕吐（第537页）。

丙酰马嗪以马来酸盐形式给药，但剂量用碱基表示，1.3mg马来酸丙酰马嗪约相当于1mg丙酰马嗪。盐酸盐的剂量以盐类形式表示。

用于催眠治疗时，每晚口服给药剂量相当于25～50mg。

盐酸丙酰马嗪可用于肠道外给药。

制剂

专利制剂

Swed.: Propavan.

Quifenadine Hydrochloride (*rINNM*) 盐酸奎非那定

Hidrocloruro de quifenadina; Quifénadine, Chlorhydrate de; Quifenadini Hydrochloridum. α,α-Diphenyl-3-quinuclidinemethanol hydrochloride.

Хифенадина Гидрохлорид

$C_{20}H_{23}NO,HCl$ = 329.9.

CAS — 10447-39-9 (quifenadine); 10447-38-8 (quifenadine hydrochloride).

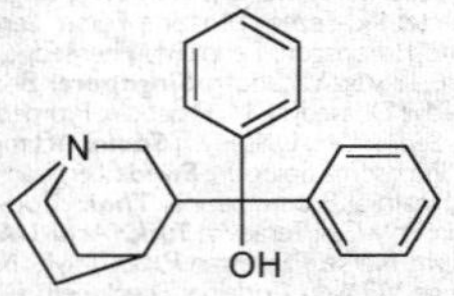

(quifenadine)

简介

奎非那定的盐酸盐是一种可用于口服的抗组胺药。

制剂

专利制剂

Rus.: Phencarol (Фенкарол); ***Ukr.:*** Phencarol (Фенкарол).

Rupatadine (*rINN*) 卢帕他定

Rupatadina; Rupatadinum. 8-Chloro-6,11-dihydro-11-{1-[(5-methyl-3-pyridyl)methyl]-4-piperidylidene}-5*H*-benzo[5,6]cyclohepta[1,2-*b*]pyridine.

Рупатадин

$C_{26}H_{26}ClN_3$ = 416.0.

CAS — 158876-82-5.

ATC — R06AX28.

ATC Vet — QR06AX28.

UNII — 2AE8M83G3E.

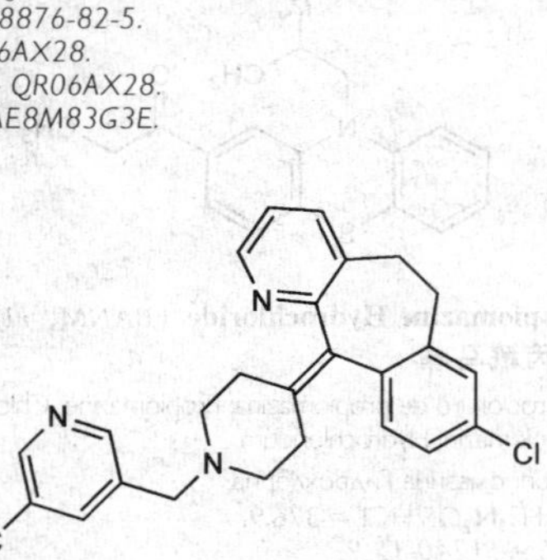

Rupatadine Fumarate (*rINNM*) 富马酸卢帕他定

Fumarato de rupatadina; Rupatadine, Fumarate de; Rupatadini Fumaras; UR-12592. Fumarate. 8-Chloro-6,11-dihydro-11-{1-[(5-methyl-3-pyridyl)methyl]-4-piperidylidene}-5*H*-benzo[5,6]-cyclohepta(1,2-*b*)pyridine (*E*)-2-butenedioate.

Рупатадина Фумарат

$C_{26}H_{26}ClN_3,C_4H_4O_4$ = 532.0.

CAS — 182349-12-8.

ATC — R06AX28.

ATC Vet — QR06AX28.

简介

卢帕他定是一种具有拮抗血小板活化因子(plateletactivatingfactor，PAF）活性的抗组胺药，可用于治疗过敏性鼻炎（第537页）和慢性特发性荨麻疹（第538页）。该药以富马酸盐形式给药，但剂量用碱基表示；富马酸卢帕他定12.8mg相当于卢帕他定约10mg。常用口服剂量相当于卢帕他定10mg，每日1次。

1. Izquierdo I, *et al.* Rupatadine: a new selective histamine H1 receptor and platelet-activating factor (PAF) antagonist: a review of pharmacological profile and clinical management of allergic rhinitis. *Drugs Today* 2003; **39:** 451–68.
2. Keam SJ, Plosker GL. Rupatadine: a review of its use in the management of allergic disorders. *Drugs* 2007; **67:** 457–74.
3. Fantin S, *et al.* International Rupatadine study group. A 12-week placebo-controlled study of rupatadine 10 mg once daily compared with cetirizine 10 mg once daily, in the treatment of persistent allergic rhinitis. *Allergy* 2008; **63:** 924–31.
4. Valero A, *et al.* Safety of rupatadine administered over a period of 1 year in the treatment of persistent allergic rhinitis: a multicentre, open-label study in Spain. *Drug Safety* 2009; **32:** 33–42.

对心血管系统的影响 注册药品信息表明，对卢帕他定的心脏安全性已有评价；在使用高达10倍正常剂量的卢帕他定时，对ECG没有不良影响。不过，仍建议卢帕他定应慎用于以下患者，如已知QT间期延长、未纠正的低血钾、或者有心动过缓或急性心肌缺血等情况的患者。

一篇研究西班牙和葡萄牙自发报告计划数据的综述发现，服用卢帕他定的患者中有5例出现了心脏节律受到干扰[1]。这种影响包括心悸和心动过速，以及1例老年患者出现的尖端扭转型室性心动过速。

1. Carvajal A, *et al.* Heart rhythm disturbances associated with rupatadine: a case series from the Spanish and Portuguese pharmacovigilance systems. *Clin Pharmacol Ther* 2009; **85:** 481–4.

制剂

专利制剂

Arg.: Rupafin; ***Braz.:*** Rupafin; ***Cz.:*** Tamalis; ***Fr.:*** Wystamm; ***Gr.:*** Rupafin; ***Irl.:*** Rupafin; ***Port.:*** Rinialer; ***Spain:*** Alergoliber; Rinialer; Rupafin; ***Turk.:*** Rupafin; ***UK:*** Rupafin.

Sequifenadine (*rINN*) 赛非那定

Bicarphene (sequifenadine or sequifenadine hydrochloride); Bikarfen (sequifenadine or sequifenadine hydrochloride); Sequifenadina; Séquifénadine; Sequifenadinum. α,α-Di-o-tolyl-3-quinuclidinemethanol.

Сехифенадин

$C_{22}H_{27}NO$ = 321.5.

CAS — 57734-69-7.

UNII — C7Q3TBR3FP.

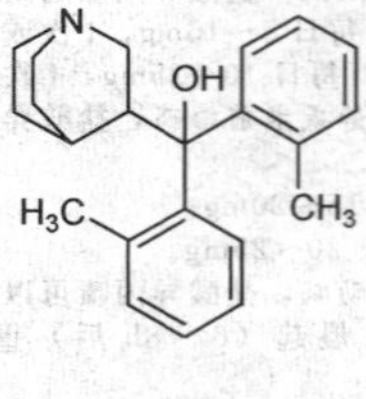

简介

赛非那定是一种广泛用于过敏性疾病治疗的抗组胺药。常用剂量为口服50～100mg，每日2次或3次。赛非那定也报道具有抗5-羟色胺的特性。

制剂

专利制剂

Rus.: Histafen (Гистафен); ***Ukr.:*** Gistaphen (Гистафен).

Terfenadine (*BAN, USAN, rINN*) 特非那定

MDL-9918; RMI-9918; Terfenadiini; Terfenadin; Terfenadina; Terfenadinas; Terfénadine; Terfenadinum. 1-(4-*tert*-Butylphenyl)-4-[4-(α-hydroxybenzhydryl)piperidino]butan-1-ol.

Терфенадин

$C_{32}H_{41}NO_2$ = 471.7.

CAS — 50679-08-8.

ATC — R06AX12.

ATC Vet — QR06AX12.

UNII — 7BA5G9Y06Q.

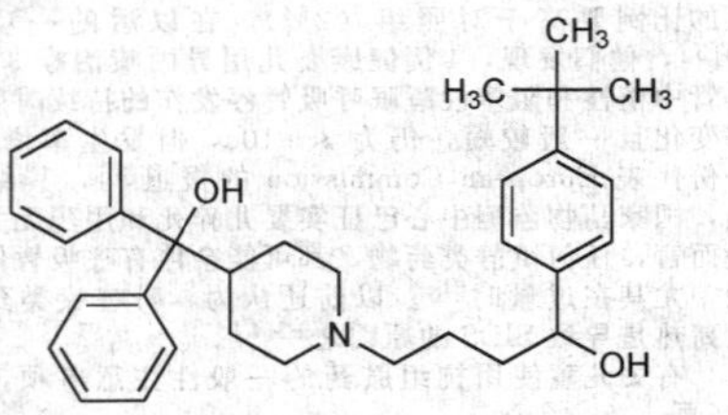

Pharmacopoeias. In *Eur.* (see p.vii).

Ph. Eur. 6.8 (Terfenadine) 白色或类白色结晶性粉末。具有同质多晶型现象。极微溶于水和稀盐酸；易溶于二氯甲烷；可溶于甲醇。避光。

不良反应和注意事项

参见非镇静类抗组胺药，第534页。有报道会引起多形性红斑和溢乳。

应用特非那定后发生室性心律失常，包括尖端扭转型室性心动过速较为罕见，尤其与血药浓度的升高有关（见下文**心律失常**）。为了降低发生这种心律失常的危险，使用特非那定时不应超过推荐剂量，且应**避免**用于以下患者：患有心脏病或明显肝病、低钾血症或其他电解质失衡或者已知或可疑QT间期延长的患者。**禁忌**与下列药物合用：易干扰特非那定肝代谢的药物、其他潜在的致心律失常药物（包括那些延长QT间期的药物）以及可能会导致电解质失衡的药物（见下文**药物相互作用**）。如果出现心悸、头晕眼花、晕厥或惊厥，应停用特非那定，并检查患者是否有潜在的心律失常。

脱发症 1例24岁患者在使用特非那定时伴随脱发[1]。当停止治疗后头发可再生。

1. Jones SK, Morley WN. Terfenadine causing hair loss. *BMJ* 1985; **291:** 940.

心律失常 当特非那定用量超过推荐剂量时[1]，会发生包括尖端扭转型室性心动过速在内的室性心律失常，而使用正常剂量患者如果因药物或者肝病削弱了特非那定的代谢，则也会出现这种反应。还有报道，一例推测为过量使用特非那定的患者出现了全身性惊厥和ECG的奎宁样反应[2]。因此，为了降低发生严重心律失常的风险，包括英国CSM[3,4]在内的一些机构均制订了建议（详见上文**不良反应和注意事项**）。如果患者在使用特非那定后出现晕厥、心悸、头晕眼花或惊厥，应立即停用特非那定，并评估患者是否有潜在的心律失常。

研究[5]显示，这种室性心律失常是由特非那定本身引起的，而非其活性代谢产物非索非那定（第551页）。特非那定可抑制心肌钾通道，导致QT间期延长，而后者是发生心律失常的一个危险因素，但西替利嗪、非索非那定和氯雷他定这些非镇静类抗组胺药未证实存在这种作用[5,6]（还可见第534页）。

1. MacConnell TJ, Stanners AJ. Torsades de pointes complicating treatment with terfenadine. *BMJ* 1991; **302:** 1469.
2. Davies AJ, *et al.* Cardiotoxic effect with convulsions in terfenadine overdose. *BMJ* 1989; **298:** 325.
3. CSM. Ventricular arrhythmias due to terfenadine and astemizole. *Current Problems 35* 1992.
4. CSM/MCA. Drug-induced prolongation of the QT interval. *Current Problems* 1996; **22:** 2.
5. Woolsey RL, *et al.* Mechanism of the cardiotoxic actions of terfenadine. *JAMA* 1993; **269:** 1532–6.
6. Rankin AC. Non-sedating antihistamines and cardiac arrhythmia. *Lancet* 1997; **350:** 1115–16.

哺乳 母亲接受特非那定治疗后，其母乳喂养的婴儿未出现任何不良反应，American Academy of Pediatrics[1]因此认为，用药时可以哺乳。

一项有4例健康哺乳期妇女参加的研究[2]发现，每12h给予60mg特非那定，连续48h，母乳中没有检测出特非那定，其活性代谢产物非索非那定分泌量也有限。

1. American Academy of Pediatrics. The transfer of drugs and other chemicals into human milk. *Pediatrics* 2001; **108:** 776–89. [Retired May 2010] Correction. *ibid.*; 1029. Also available at: http://aappolicy.aappublications.org/cgi/content/full/pediatrics%3b108/3/776 (accessed 08/04/04)
2. Lucas BD, *et al.* Terfenadine pharmacokinetics in breast milk in lactating women. *Clin Pharmacol Ther* 1995; **57:** 398–402.

对肝脏的影响 一例患者在17个月内间断应用特非那定后，出现了3次急性黄疸型肝炎发作[1]。停药以后，

肝功能检测结果恢复正常。此外，还报道有 2 例患者[2]应用特非那定后伴随出现胆汁淤积型肝炎。撤药后，肝功能同样也恢复正常。Boston Collaborative Drug Surveillance Program 的一项研究[3]，总结了 210683 例给予处方特非那定的患者，结论是使用特非那定与重要的特发性肝病之间罕有联系。作者发现，仅有 3 例患者的急性肝病不能排除与特非那定之间存在因果关系，因为这些患者同时还接受了一种肝毒性药物治疗，且最后都完全恢复。

1. Larrey D, *et al.* Terfenadine and hepatitis. *Ann Intern Med* 1985; **103:** 634.
2. Sahai A, Villeneuve JP. Terfenadine-induced cholestatic hepatitis. *Lancet* 1996; **348:** 552–3.
3. Myers MW, Jick H. Terfenadine and risk of acute liver disease. *Br J Clin Pharmacol* 1998; **46:** 251–3.

对神经系统的影响 有报道，给予单剂量特非那定后对 CNS 没有镇静作用[1]，但有其他不良反应，包括焦虑、心悸和失眠。英国制造商认为，临床研究中发现这些不良反应的发生率与使用安慰剂后类似[2]。

曾有研究者报道，一例患者使用特非那定[3]后出现了全身性强直-阵挛发作，随后报道说该患者以后又出现了第二次不明原因的癫痫发作[4]，因此后来认为特非那定可能并不是引起患者首次癫痫发作的原因。过量使用特非那定后有惊厥的报道（见上文**心律失常**项下）。

老的抗组胺药具有镇静作用，而包括特非那定在内的非镇静类抗组胺药这种作用的发生率较低，关于这些讨论内容见**镇静**（第534页）。

1. Napke E, Biron P. Nervous reactions after first dose of terfenadine in adults. *Lancet* 1989; **ii:** 615–16.
2. Masheter HC. Nervous reactions to terfenadine. *Lancet* 1989; **ii:** 1034.
3. Tidswell P, d'Assis-Fonseca A. Generalised seizure due to terfenadine. *BMJ* 1993; **307:** 241.
4. Tidswell P, d'Assis-Fonseca A. Generalised seizure due to terfenadine. *BMJ* 1993; **307:** 736.

超敏反应 据报道，108 例皮肤反应与使用特非那定有关，这些反应包括皮疹、荨麻疹、血管性水肿、光敏反应和手足脱皮[1]。

1. Stricker BHCh, *et al.* Skin reactions to terfenadine. *BMJ* 1986; **293:** 536.

卟啉病 特非那定与卟啉病的急性发作有关，因此，用于卟啉病患者是不安全的。

药物相互作用

参见非镇静类抗组胺药，第536页。

由于会增加严重室性心律失常的发生危险，特非那定不应与抑制其肝代谢的药物合用。这些药物包括三唑和咪唑类抗真菌药（如伊曲康唑和酮康唑），大环内酯类抗菌药（包括克拉霉素、红霉素、交沙霉素和醋竹桃霉素），链阳性菌素（streptogramin）类抗菌药奎奴普丁/达福普汀，5-羟色胺再摄取抑制药西酞普兰、氟西汀、氟伏沙明、奈法唑酮和帕罗西汀，HIV 蛋白酶抑制剂 NNRTIs 地拉韦啶和依法韦仑以及齐留通。葡萄柚汁也可能会抑制特非那定的代谢，应避免两者同时服用。

应避免与其他潜在的致心律失常药物（包括那些延长 QT 间期的药物）合用，例如抗心律失常药物、三环类抗抑郁药、抗疟药卤泛群和奎宁、抗精神病药、西沙必利、普罗布考、羟乙磺酸喷他脒以及 β 受体阻滞药索他洛尔，同样，会引起电解质失衡，尤其是低钾血症的利尿药也应避免使用。不建议同时使用特非那定和阿司咪唑。

1. Kivistö KT, *et al.* Inhibition of terfenadine metabolism: pharmacokinetic and pharmacodynamic consequences. *Clin Pharmacokinet* 1994; **27:** 1–5.

抗菌药 药动学研究显示，大环内酯类抗菌药红霉素[1]和克拉霉素[2]能干扰特非那定的代谢，导致其蓄积。特非那定的高血药浓度会伴随 QT 间期延长，有报道，特非那定与红霉素[3]或者醋竹桃霉素[4]合用的患者会出现心律失常，如尖端扭转型室性心动过速。

1. Honig PK, *et al.* Changes in the pharmacokinetics and electrocardiographic pharmacodynamics of terfenadine with concomitant administration of erythromycin. *Clin Pharmacol Ther* 1992; **52:** 231–8.
2. Honig P, *et al.* Effect of erythromycin, clarithromycin and azithromycin on the pharmacokinetics of terfenadine. *Clin Pharmacol Ther* 1993; **53:** 161.
3. Biglin KE, *et al.* Drug-induced torsades de pointes: a possible interaction of terfenadine and erythromycin. *Ann Pharmacother* 1994; **28:** 282.
4. Fournier P, *et al.* Une nouvelle cause de torsades de pointes: association terfenadine et troleandomycine. *Ann Cardiol Angeiol (Paris)* 1993; **42:** 249–52.

抗抑郁药 有报道，2 例患者同时使用氟西汀和特非那定后出现了心脏异常[1,2]。与此类似，奈法唑酮和特非那定合用会导致 QT 间期延长[3]。

1. Swims MP. Potential terfenadine-fluoxetine interaction. *Ann Pharmacother* 1993; **27:** 1404–5.
2. Marchiando RJ, Cook MD. Probable terfenadine-fluoxetine-associated cardiac toxicity. *Ann Pharmacother* 1995; **29:** 937–8.
3. Abernethy DR, *et al.* Loratadine and terfenadine interaction with nefazodone: both antihistamines are associated with QTc prolongation. *Clin Pharmacol Ther* 2001; **69:** 96–103.

抗癫痫药 有关特非那定与卡马西平相互作用的参考资料，见第455页。

抗真菌药 药动学研究显示，伊曲康唑[1]和酮康唑[2]能干扰特非那定代谢导致蓄积。特非那定的高血药浓度会伴随 QT 间期延长，有报道特非那定与酮康唑[3]或者伊曲康唑[1,4]合用的患者会出现心律失常，例如尖端扭转型室性心动过速。虽然有一项药动学研究[5]发现，特非那定与氟康唑的相互作用可能无临床意义，因为这种相互作用的机制看来与特非那定的代谢产物有关，这就不会导致具有心脏毒性的母体化合物蓄积，但实际上未必都是如此。对少数具有异常特非那定代谢模式的患者进行研究，发现当特非那定与大剂量氟康唑合用时，特非那定浓度升高且伴有 ECG 异常[6]。

1. Pohjola-Sintonen S, *et al.* Itraconazole prevents terfenadine metabolism and increases risk of torsades de pointes ventricular tachycardia. *Eur J Clin Pharmacol* 1993; **45:** 191–3.
2. Honig PK, *et al.* Terfenadine-ketoconazole interaction: pharmacokinetic and electrocardiographic consequences. *JAMA* 1993; **269:** 1513–18.
3. Monahan BP, *et al.* Torsades de pointes occurring in association with terfenadine use. *JAMA* 1990; **264:** 2788–90.
4. Crane JK, *et al.* Syncope and cardiac arrhythmia due to an interaction between itraconazole and terfenadine. *Am J Med* 1993; **95:** 445–6.
5. Honig PK, *et al.* The effect of fluconazole on the steady-state pharmacokinetics and electrocardiographic pharmacodynamics of terfenadine in humans. *Clin Pharmacol Ther* 1993; **53:** 630–6.
6. Cantilena LR, *et al.* Fluconazole alters terfenadine pharmacokinetics and electrocardiographic pharmacodynamics. *Clin Pharmacol Ther* 1995; **57:** 185.

钙通道阻滞药 有关特非那定与硝苯地平相互作用的参考资料，见第1300页。

葡萄柚汁 一项在健康受试者中进行的研究[1]，连续 7 天给予特非那定和葡萄柚汁会引起血浆中特非那定浓度升高、QT 间期延长。当特非那定在服用葡萄柚汁 2h 前给予时，这种作用就不太明显，但对于某些患者这种变化还是可以量化的。另一个研究给予健康受试者单剂量的特非那定和葡萄柚汁，未发现 QT 间期改变[2]。但是，由于药动学的个体间差异很大，因此作者推论认为给予单剂量药物后也可能出现 QT 间期延长。这种相互作用的可能机制是抑制了特非那定经细胞色素 P450 同工酶 CYP3A4 的代谢。

1. Benton RE, *et al.* Grapefruit juice alters terfenadine pharmacokinetics, resulting in prolongation of repolarization on the electrocardiogram. *Clin Pharmacol Ther* 1996; **59:** 383–8.
2. Rau SE, *et al.* Grapefruit juice-terfenadine single-dose interaction: magnitude, mechanism, and relevance. *Clin Pharmacol Ther* 1997; **61:** 401–9.

药动学

特非那定经胃肠道迅速吸收，约在 2h 内出现血浆峰浓度。该药是一种前药，在肝中经过广泛的首关代谢，生成活性代谢产物羧酸衍生物非索非那定（第551页）。另一个主要代谢产物是无活性的哌啶甲醇衍生物。特非那定的血浆蛋白结合率约为 97%，有报道，非索非那定的蛋白结合程度较低。特非那定在很大程度上似乎不能透过血脑屏障，在母乳中非索非那定的可检出量有限，而母体药物则未能检出。据报道，特非那定的消除半衰期为 16～23h。代谢产物以及痕量的原形药物经尿液和粪便排泄。

1. Eller MG, *et al.* Pharmacokinetics of terfenadine in healthy elderly subjects. *J Clin Pharmacol* 1992; **32:** 267–71.

用途和用法

特非那定属哌啶类衍生物，是一种非镇静类抗组胺药。该药没有明显的抗毒蕈碱作用。可用于对症缓解过敏性疾病，包括鼻炎（第537页）和结膜炎（第536页）以及皮肤病，如荨麻疹（第538页）。

特非那定的口服最大剂量为每日 120mg，可以每次 60mg，每日 2 次，也可在早上一次服用 120mg。用于鼻炎和结膜炎时推荐的起始剂量为每日 60mg，1 次服用或分成 2 次服用。

在肾损伤患者中的用量见下文。

在肾损伤中的用法 肌酐清除率在 40ml/min 以下的患者，建议特非那定用量为每日常用剂量（见上文）的一半。

制剂

BP 2010: Terfenadine Oral Suspension; Terfenadine Tablets.

专利制剂

Cz.: Lotanax†; Tergal†; Teridin†; ***Denm.:*** Terfin†; ***Ger.:*** Hisfedin†; Terfedura†; Terfemundin†; ***Gr.:*** Sminosan; Syneptine; Terfedin; Tricosal; Voromin; ***Hong Kong:*** Hisdane†; Histafen†; Tamagon†; Vida Fenadine†; ***India:*** Trexyl; ***Indon.:*** Alpenaso†; Histastop†; Terfin; ***Ital.:*** Allerzil†; ***Malaysia:*** Tamagon†; ***Port.:*** Triludan†; ***S.Afr.:*** Fendin†; Triludan†; ***Spain:*** Cyater†; Rapidal†; Ternadin; ***Turk.:*** Teradin†; ***Venez.:*** Terfanil†; Tetram†; Tirfen†.

多组分制剂 ***India:*** Tusant; ***Indon.:*** Rhinofed; ***Malaysia:*** Trexydin†; ***Venez.:*** Rinodrina†; Rinotirfen†.

Thenyldiamine Hydrochloride (*BANM*, *rINNM*) 盐酸西尼二胺

Hidrocloruro de tenildiamina; Thényldiamine, Chlorhydrate de; Thenyldiamini Hydrochloridum; Thenyldiaminium Chloride. *NN*-Dimethyl-*N′*-(2-pyridyl)-*N′*-(3-thenyl)ethylenediamine hydrochloride.

Тенилдиамина Гидрохлорид

$C_{14}H_{19}N_3S,HCl = 297.8.$

CAS — 91-79-2 (thenyldiamine); 958-93-0 (thenyldiamine hydrochloride).

UNII — 7ZQC1892H9.

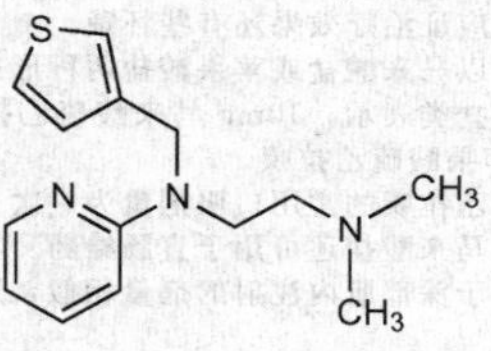

(thenyldiamine)

简介

盐酸西尼二胺属乙二胺类衍生物，是一种抗组胺药（第534页）。作为对症治疗咳嗽和普通感冒复方制剂中的一个成分，可口服用药。

制剂

多组分制剂 ***Ital.:*** NTR.

Thiethylperazine (*BAN*, *USAN*, *rINN*) 硫乙拉嗪

Thiéthylpérazine; Thiethylperazinum; Tietilperazina; Tietylperazin; Tietyyliperatsiini. 2-Ethylthio-10-[3-(4-methylpiperazin-1-yl)-propyl]phenothiazine.

Тиэтилперазин

$C_{22}H_{29}N_3S_2 = 399.6.$

CAS — 1420-55-9.

ATC — R06AD03.

ATC Vet — QR06AD03.

UNII — 8ETK1WAF6R.

Thiethylperazine Malate (*BANM*, *rINNM*) 苹果酸硫乙拉嗪

Malato de tietilperazina; Thiéthylpérazine, Malate de; Thiethylperazini Malas.

Тиэтилперазина Малат

$C_{22}H_{29}N_3S_2,2C_4H_6O_5 = 667.8.$

CAS — 52239-63-1.

ATC — R06AD03.

ATC Vet — QR06AD03.

UNII — HP46XK89XB.

Thiethylperazine Maleate (*BANM*, *USAN*, *rINNM*) **马来酸硫乙拉嗪**

GS-95; Maleato de tietilperazina; NSC-130044; Thiethylperazine Dimaleate; Thiéthylpérazine, Maléate de; Thiethylperazini Maleas.

Тиэтилперазина Малеат

$C_{22}H_{29}N_3S_2,2C_4H_4O_4$ = 631.8.

CAS — 1179-69-7.

ATC — R06AD03.

ATC Vet — QR06AD03.

UNII — RUK64CF26E.

Pharmacopoeias. In *Swiss* and *US.*

USP 33 (Thiethylperazine Maleate) 微黄色粒状粉末，无臭或最多有微臭。可溶于水（1∶1700），溶于乙醇（1∶530），几乎不溶于氯仿和乙醚；微溶于甲醇。0.1%水溶液的pH值为2.8～3.8。贮藏于密闭容器中。避光。

配伍禁忌 有报道，马来酸硫乙拉嗪注射剂和盐酸纳布啡之间存在配伍禁忌[1]。

1. Jump WG, *et al.* Compatibility of nalbuphine hydrochloride with other preoperative medications. *Am J Hosp Pharm* 1982; **39:** 841–3.

简介

硫乙拉嗪是具有一个哌嗪侧链的吩噻嗪类衍生物，也是一种镇静类抗组胺药（第534页），可作为止吐剂用于控制手术操作和癌症治疗相关的恶心和呕吐（第537页）。该药也可用于眩晕（第538页）和运动病的治疗，尽管对这些适应证治疗效果还有些怀疑。

硫乙拉嗪以马来酸盐或苹果酸盐两种形式给药，剂量均以相应的盐类表示。10mg马来酸硫乙拉嗪约相当于10.53mg苹果酸硫乙拉嗪。

马来酸硫乙拉嗪的常用口服剂量为一次6.5mg，最多每日3次。马来酸盐还可用于直肠给药。苹果酸盐的口服剂量与用于深部肌内注射的剂量相似，这一点是不切实际的。

制剂

USP 33: Thiethylperazine Maleate Suppositories; Thiethylperazine Maleate Tablets.

专利制剂

Austria: Torecan†; ***Chile:*** Torecan; ***Cz.:*** Torecan; ***Hung.:*** Torecan; ***Ital.:*** Torecan; ***Mex.:*** Torecan; ***Pol.:*** Torecan; ***Rus.:*** Torecan (Торекан); ***Spain:*** Torecan; ***Swed.:*** Torecan; ***Switz.:*** Torecan; ***USA:*** Torecan†.

Thonzylamine Hydrochloride (*BANM*, *USAN*, *rINNM*) **盐酸松齐拉敏**

Hidrocloruro de tonzilamina; Thonzylamine, Chlorhydrate de; Thonzylamini Hydrochloridum. *N-p*-Anisyl-*N'N'*-dimethyl-*N*-(pyrimidin-2-yl)ethylenediamine hydrochloride.

Тонзиламина Гидрохлорид

$C_{16}H_{22}N_4O,HCl$ = 322.8.

CAS — 91-85-0 (thonzylamine); 63-56-9 (thonzylamine hydrochloride).

ATC — D04AA01; R01AC06; R06AC06.

ATC Vet — QD04AA01; QR01AC06; QR06AC06.

UNII — 6K9YKD48Y4.

(*thonzylamine*)

简介

盐酸松齐拉敏属乙二胺类衍生物，是一种可用于对症缓解超敏性疾病的抗组胺药（第534页）。该药可口服给药，以及作为一种软膏剂局部应用，与其他抗组胺药一样，使用软膏剂时存在皮肤致敏的风险。该药还可用作鼻部制剂治疗鼻塞，也可用作滴眼剂与一种血管收缩药物（如硝酸萘甲唑啉）合用，用于治疗过敏性结膜炎。

制剂

专利制剂

Ital.: Tonamil†.

多组分制剂 ***Ital.:*** Ascotodin; Collirio Alfa Antistaminico; Imidazyl Antistaminico; Iristamina; Narlisim; Pupilla Antistaminico; ***Port.:*** Narizima.

Trimethobenzamide Hydrochloride (*rINNM*) **盐酸曲美苄胺**

Hidrocloruro de trimetobenzamida; Triméthobenzamide, Chlorhydrate de; Trimethobenzamidi Hydrochloridum; Trimetobenzamid Hidroklorür. *N*-[4-(2-Dimethylaminoethoxy)benzyl]-3,4,5-trimethoxybenzamide hydrochloride.

Триметобензамида Гидрохлорид

$C_{21}H_{28}N_2O_5,HCl$ = 424.9.

CAS — 138-56-7 (trimethobenzamide); 554-92-7 (trimethobenzamide hydrochloride).

UNII — WDQ5P1SX7Q.

(*trimethobenzamide*)

Pharmacopoeias. In *US.*

USP 33 (Trimethobenzamide Hydrochloride) 白色结晶性粉末，微有酚臭。溶于水（1∶2），溶于乙醇（1∶59），溶于氯仿（1∶67），溶于乙醚（1∶720）；不溶于苯。

不良反应和注意事项

参见镇静类抗组胺药，第534页。如果患者有任何程度的肾损伤，均应考虑调整剂量。

已注意到有肌内注射部位疼痛和直肠给药后局部刺激作用。

妊娠 有关妊娠期使用抗组胺药的讨论内容，包括暴露于曲美苄胺母亲的出生婴儿中发生过多的先天畸形的一些证据，见第535页。

药物相互作用

参见镇静类抗组胺药，第536页。

药动学

曲美苄胺的最大血浆浓度出现在肌内注射后约30min，口服给药后约45min。一次口服300mg与一次肌内注射200mg，两者之间具有相似的相对生物利用度。在48～72h内，单次药物剂量中有30%～50%以原形从尿液排泄。平均消除半衰期为7～9h。

用途和用法

盐酸曲美苄胺属乙醇胺类衍生物，是一种镇静类抗组胺药，可作为止吐药用于控制恶心和呕吐（第537页），包括术后恶心和呕吐。

常用剂量为口服300mg，或深部肌内注射200mg，每日3次或4次。2007年，由于直肠用曲美苄胺产品缺乏有效性证据，FDA命令停止上市和销售该产品。

制剂

USP 33: Trimethobenzamide Hydrochloride Capsules; Trimethobenzamide Hydrochloride Injection.

专利制剂

Turk.: Ametik; Anti-Vomit; Emedur; Vomet; Vomitin; ***USA:*** T-Gen†; Tebamide†; Ticon; Tigan; Trimazide†.

多组分制剂 ***Turk.:*** Emedur; ***USA:*** Emergent-Ez; Tigan†; Triban†.

Tripelennamine Citrate (*BANM*, *rINNM*) **枸橼酸曲吡那敏**

Citrato de tripelenamina; Tripélennamine, Citrate de; Tripelennamini Citras; Tripelennaminium Citrate. *N*-Benzyl-*N'N'*-dimethyl-*N*-(2-pyridyl)ethylenediamine dihydrogen citrate.

Трипеленнамина Цитрат

$C_{16}H_{21}N_3,C_6H_8O_7$ = 447.5.

CAS — 91-81-6 (tripelennamine); 6138-56-3 (tripelennamine citrate).

ATC — D04AA04; R06AC04.

ATC Vet — QD04AA04; QR06AC04.

UNII — 30OC46A3J9.

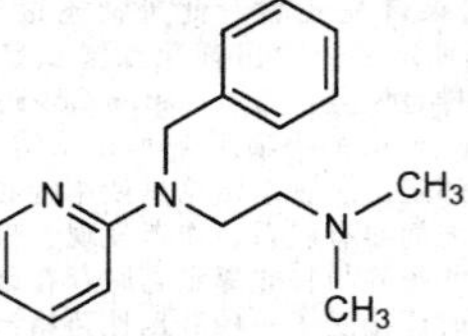

(*tripelennamine*)

Tripelennamine Hydrochloride (*BANM*, *rINNM*) **盐酸曲吡那敏**

Hidrocloruro de tripelenamina; Tripélennamine, Chlorhydrate de; Tripelennamini Hydrochloridum; Tripelennaminium Chloride.

Трипеленнамина Гидрохлорид

$C_{16}H_{21}N_3,HCl$ = 291.8.

CAS — 154-69-8.

ATC — D04AA04; R06AC04.

ATC Vet — QD04AA04; QR06AC04.

UNII — FWV8GJ56ZN.

Pharmacopoeias. In *US.*

USP 33 (Tripelennamine Hydrochloride) 白色结晶性粉末。光照条件下缓慢变黑。溶于水（1∶1），溶于乙醇和氯仿（1∶6），溶于丙酮（1∶350）；不溶于乙醚、乙酸乙酯和苯。其溶液对石蕊几乎显中性。避光。

简介

曲吡那敏属乙二胺类衍生物，是一种具有抗毒蕈碱和中度镇静特性的镇静类抗组胺药（第534页）。可用于对症缓解超敏反应。该药也可用于复方制剂中，对症治疗咳嗽和普通感冒（第536页）。

用于口服的曲吡那敏可以是枸橼酸盐或盐酸盐形式。盐酸曲吡那敏也可局部应用于皮肤，但与其他抗组胺药一样，存在致敏的风险。

滥用 单独使用曲吡那敏[1]或者与喷他佐辛混合（即通常所称的T's and blues）[2～4]后静脉内滥用的资料。

1. Addington J, el-Guebaly N. Intravenous tripelennamine abuse in schizophrenia. *Can J Psychiatry* 1996; **41:** 63.
2. Showalter CV. T's and blues: abuse of pentazocine and tripelennamine. *JAMA* 1980; **244:** 1224–5.
3. von Almen WF, Miller JM. "Ts and Blues" in pregnancy. *J Reprod Med* 1986; **31:** 236–9.
4. McGwier BW, *et al.* Acute myocardial infarction associated with intravenous injection of pentazocine and tripelennamine. *Chest* 1992; **101:** 1730–2.

过量 为了治疗1例8岁儿童的严重毒常春藤中毒，在躯干和四肢喷洒了2.1375g盐酸曲吡那敏后，出现了严重的中毒反应，包括兴奋、幻觉和肌阵挛发作[1]。吸入气溶胶喷雾剂喷出的细雾可能会引起这种反应，但对于这例患者，在暴露后3h开始出现首发反应，表明经多发皮损的经皮吸收可能在其中起着重要作用。但因疏忽大意，随后又用盐酸苯海拉明和盐酸异丙嗪治疗，导致这种最初的反应持续了很久。

1. Schipior PG. An unusual case of antihistamine intoxication. *J Pediatr* 1967; **71:** 589–91.

制剂

USP 33: Tripelennamine Hydrochloride Tablets.

专利制剂

Austria: Azaron; ***Canad.:*** Vagin-X; ***Cz.:*** Azaron†; ***Fin.:*** Etono; ***Ger.:*** Azaron; ***Indon.:*** Tripel; ***Neth.:*** Azaron; ***Spain:*** Azaron; ***USA:*** Vaginex†.

多组分制剂 ***Arg.:*** Quemicetina Nasal Compuesta; ***Braz.:*** Alergitrat†; ***Ital.:*** Anticorizza†; ***Pol.:*** Viosept; ***Ukr.:*** Viosept (Виосепт); ***USA:*** Di-Delamine.

Triprolidine Hydrochloride (*BANM*, *rINNM*) **盐酸曲普利啶**

Hidrocloruro de triprolidina; Triprolidine, Chlorhydrate de; Triprolidini Hydrochloridum. (*E*)-2-[3-(Pyrrolidin-1-yl)-1-*p*-tolylprop-1-enyl]pyridine hydrochloride monohydrate.

Трипролидина Гидрохлорид

$C_{19}H_{22}N_2,HCl,H_2O$ = 332.9.

CAS — 486-12-4 (triprolidine); 550-70-9 (anhydrous triprolidine hydrochloride); 6138-79-0 (triprolidine hydrochloride monohydrate).

ATC — R06AX07.

ATC Vet — QR06AX07.

UNII — YAN7R5L890.

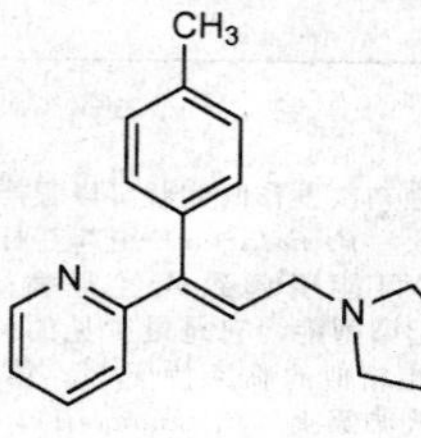

(triprolidine)

Pharmacopoeias. In *Br.* and *US.*

BP 2010 (Triprolidine Hydrochloride) 白色，无臭或几乎无臭，结晶性粉末。易溶于水和乙醇；极易溶于氯仿；几乎不溶于乙醚。

USP 33 (Triprolidine Hydrochloride) 白色结晶性粉末。仅有轻微的、但令人不愉快的臭。溶于水（1：2.1），溶于乙醇（1：1.8），溶于氯仿（1：1），溶于乙醚（1：2000）。其溶液对石蕊显碱性。贮藏于密闭容器中。避光。

不良反应和注意事项

参见镇静类抗组胺药，第534页。英国的阿伐斯汀药品信息警告，对曲普利啶敏感的患者禁用阿伐斯汀。

哺乳 母亲接受曲普利啶治疗后，未发现其母乳喂养婴儿有任何不良反应，American Academy of Pediatrics[1]据此认为，用药时通常可以哺乳。

有一项关于3例妇女口服曲普利啶和伪麻黄碱的复方制剂后两种药物排泄的研究[2]，在1例受试者中发现，乳汁中曲普利啶的浓度能达到类似血浆中水平，而其他受试者中则稍低于血浆浓度。经计算，24h内分泌入乳汁的药物占摄入药量的0.06%～0.2%。所有这3例妇女乳汁中的伪麻黄碱浓度均高于血浆浓度。

1. American Academy of Pediatrics. The transfer of drugs and other chemicals into human milk. *Pediatrics* 2001; **108:** 776–89. [Retired May 2010] Correction. *ibid.*; 1029. Also available at: http://aappolicy.aappublications.org/cgi/content/full/pediatrics%3b108/3/776 (accessed 30/01/04)
2. Findlay JWA, *et al.* Pseudoephedrine and triprolidine in plasma and breast milk of nursing mothers. *Br J Clin Pharmacol* 1984; **18:** 901–6.

药物相互作用

参见镇静类抗组胺药，第536页。

药动学

曲普利啶由胃肠道吸收后，经过代谢，形成一种羧化衍生物，约占尿液排泄药量的一半。报道的半衰期从3h至5h不等，或更长。曲普利啶可分泌入乳汁。

1. Paton DM, Webster DR. Clinical pharmacokinetics of H_1-receptor antagonists (the antihistamines). *Clin Pharmacokinet* 1985; **10:** 477–97.
2. Miles MV, *et al.* Pharmacokinetics of oral and transdermal triprolidine. *J Clin Pharmacol* 1990; **30:** 572–5.

用途和用法

盐酸曲普利啶属烷基胺类衍生物，是一种具有抗毒蕈碱和轻度镇静作用的镇静类抗组胺药。可用于对症缓解过敏性疾病，包括荨麻疹（第538页）和鼻炎（第537页）以及瘙痒性皮肤病（第537页）。该药通常与盐酸伪麻黄碱组成复方制剂用于治疗鼻炎，也可用于其他复方制剂对症治疗咳嗽和普通感冒（第536页）。

该药用于口服，常用剂量为2.5mg，最多每日4次。

鞣酸曲普利啶的用法类似。

盐酸曲普利啶也可局部应用于皮肤，但与其他抗组胺药一样，存在致敏的风险。

制剂

BP 2010: Triprolidine Tablets;
USP 33: Triprolidine and Pseudoephedrine Hydrochlorides Syrup; Triprolidine and Pseudoephedrine Hydrochlorides Tablets; Triprolidine Hydrochloride Syrup; Triprolidine Hydrochloride Tablets.

专利制剂

Israel: Pro-Actidil†; ***Spain:*** Pro-Actidil†; ***UAE:*** Sedofan T; ***USA:*** Zymine.

多组分制剂 ***Arg.:*** Actifedrin; ***Austral.:*** Actifed CC Junior†; Actifed†; Codral Original Day & Night Cold & Flu; Sudafed Sinus Day & Night Relief; Sudafed Sinus Pain & Allergy Relief; ***Belg.:*** Actifed; ***Braz.:*** Actifedrin; Trifedrin; ***Canad.:*** Actifed; Actifed Plus; CoActifed; ratio-Cotridin; ratio-Cotridin Expectorant; ***Chile:*** Actifedrin; Actifedrin Antitusivo; ***Cz.:*** Trifed Expectorant†; Trifed†; ***Fr.:*** Actifed; ***Ger.:*** Rhinopront Kombi; ***Gr.:*** Actifedon; ***Hong Kong:*** Actifed Compound; Actifed†; Antifort; Decofed; Fedac; Fedac Compound; Prolifed; Setprodine†; Syncofit Compound; Syncofit†; Uni-Fedra; Uni-Fedra Compound; Uni-Fedra DM; Vidalidine†; ***India:*** Actifed; Actifed DM; Actifed Plus; Actiflu; Actiflu Plus; Ascoril-D; Deletus; Deletus D; Nocold Plus; Teguphen; ***Indon.:*** Actifed; Actifed DM; Actifed Expectorant; Actigesic†; Alerfed; Crofed; Eflin; Flutrop; Lapifed; Lapifed DM; Lapifed Expectorant; Librofed; Nasafed Plus†; Nasafed†; Nichofed; Nostel; Protifed†; Quantidex; Stop Cold; Tremenza; Trifed; Trifedrin; Trifedrin Plus; Valved; Valved DM; Zentra; ***Irl.:*** Actifed; Actifed Chesty†; Actifed Compound†; Benylin Childrens Cough and Cold; Benylin Dual Action Dry; ***Israel:*** Actifed DM†; Cold-Care; Histafed; Histafed Comp; Histafed Expectorant; Histamine-Care; ***Ital.:*** Actifed; Actifed Composto; Actigrip; ***Malaysia:*** Actifed; Actifed DM; Actifed Expectorant; Actihist Expectorant†; Actihist-Co†; Actihist†; Axcel Tridine; Beatafed; Cough-EN; Deco Expectorant; Deco Syrup; Decol†; Fedac; Pabron Cold & Flu; Pabron Cough & Sinus; Pabron Cough-D; Peace; Pseudoephedrine T; Rhynacol†; ***Mex.:*** Actifed; Actifed DM; Giparlix; ***NZ:*** Actifed; Codral Daytime/Nightime†; Sudafed Day/Nightime Relief; Sudafed Sinus Pain & Allergy Relief; ***Pol.:*** Acatar Acti-Tabs; Actifed; Actitrin; ***Port.:*** Actifed; Dinaxil; ***S.Afr.:*** Actifed Cold; Actifed Cold & Fever†; Actifed Dry Cough Regular; Actifed Dry Cough Sugar Free; Acuflu P; Acugest Co†; Acugest DM†; Acugest Expect†; Acugest†; Acutussive; Adco-Flupain; Adco-Muco Expect; Adco-Neofed; Adco-Tussend; Betafed; Coryx; Endcol Cough Linctus†; Endcol DM†; Endcol Expectorant†; Fludactil Co; Fludactil†; Linctifed; Medifed; Merck-Cough Linctus†; Merck-Expectorant†; Merck-Fed; Sinuclear; Tixylix Flu†; Trifen; ***Singapore:*** Actifed; Actifed Compound; Actifed DM; Actifed Expectorant; Beactafed; Beactafed Co; Cough-EN; Fedac; Fedac Compound; Peacef; Unitifed†; ***Spain:*** Iniston Antitusivo y Descongestivo; Iniston Descongestivo; Iniston Expectorante y Descongestivo; ***Thai.:*** A-fed; Actifed; Actifed Compound†; Actifed DM; Actil; Actiplex; Adulfed; Clinikold; Cofed; Coldifed; Colidin; Colidine; Consudine; Decolfed; Fafed; Hiscifed; KB Pophedin; Medifed; Medofed; Milafed; Nasifed; Nasolin; Nostrilet; Pacifed; Policol; Policold; Polyfed; Pondactil; Profed; Prophedin; Sidan; Sinusaid; SP-Fed; Sudophrine; Sufed; Suphedrine; Trifed; Triofed; Tripo; Triprodrine; Trisodine; Vefed; Vesprolid-HCl; ***Turk.:*** A-ferin; Actidem; Actifed; ***UAE:*** Sedofan; Sedofan DM; ***UK:*** Benylin Childrens Coughs & Colds; Multi-Action Actifed; Multi-Action Actifed Chesty Coughs Expectorant; Multi-Action Actifed Dry Coughs; Sudafed Plus; ***Ukr.:*** Actifed (Актифед); Trifed (Трайфед); Trifed-Expectroant (Трайфед-Экспекторант); ***USA:*** Actagen; Actagen-C Cough; Actifed; Actifed Cold & Allergy; Actifed Cold & Sinus; Actifed Plus; Allercon; Allerfrim; Allerfrim with Codeine; Allerphed; Altafed; Aprodine; Aprodine with Codeine; Bayer Select Night Time Cold; Cenafed Plus†; Genac; Hist-PSE; Silafed; Trifed-C Cough; Triofed; Tripohist D; Triposed; Zymine HC†; Zymine-D; ***Venez.:*** Actifed†.

Tritoqualine (*rINN*) 曲托喹啉

L-554; Tritocualina; Tritoqualinum. 7-Amino-4,5,6-triethoxy-3-(5,6,7,8-tetrahydro-4-methoxy-6-methyl-1,3-dioxolo[4,5-g]isoquinolin-5-yl)phthalide.

Тритоквалин

$C_{26}H_{32}N_2O_8$ = 500.5.
CAS — 14504-73-5.
ATC — R06AX21.
ATC Vet — QR06AX21.

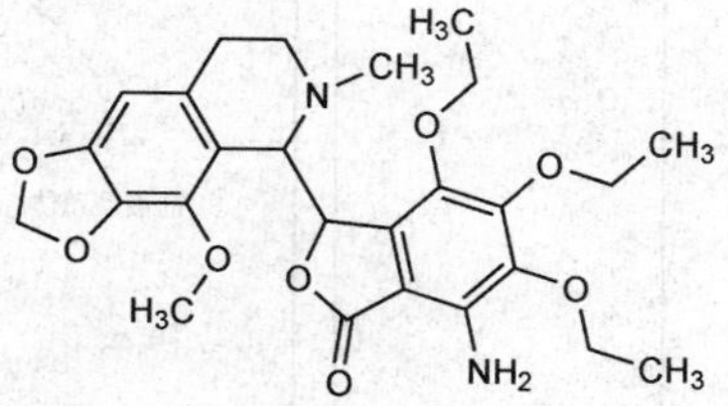

简介

曲托喹啉能抑制催化组氨酸向组胺转化的组氨酸脱羧酶。该药不作用于组胺 H_1 受体，在治疗剂量时无镇静或抗毒蕈碱作用。该药具有抗组胺药（第534页）用途，可用于对症缓解超敏反应包括过敏性鼻炎和荨麻疹，口服给药的常用剂量为每日200～600mg，分2次或3次服用。

制剂

专利制剂

Austria: Hypostamin†; ***Fr.:*** Hypostamine.

抗疟药

本章描述用于治疗及预防人类最严重原虫性感染之一疟疾的主要药物。估计全球有 40% 的人群处于疟疾的威胁下，其临床感染的病例已超过 5 亿，而且经常是非常严重的，且每年有（1～3）百万人死于此病。WHO 制订的疟疾战略性控制及管理的指导原则在不断地进行修订。控制疟疾的措施包括避免蚊子的叮咬，应用抗疟药进行预防及在发生任何感染时立即进行治疗，也包含传播媒介的控制，现在已认识到在许多国家根除传播媒介是无法实现的目标。

疟疾

疟疾是一种严重且有潜在致死性疾病，特别是在恶性疟的情况下（见下文），尤其是在无免疫力的人中（患者可根据以往或最近从未接触疟原虫的感染而分为无免疫力或有长期接触史而成为有半免疫力或免疫力的两种）。在世界的许多地区存在这样一个问题，即全球性参与由 WHO、United Nations Development Programme、UNICEF 及 World Bank 创建的平抑疟疾的规划（Roll Back Malaria）[1]，其目标是要在 2015 年以前显著降低世界疟疾的负荷量，并在实际上消除可预防的因疟疾引起的死亡。疟疾的及时诊断和有效治疗是具有决定意义的[2,3]。

传统上，疟疾是由 4 种疟原虫中任何一种虫体引起的感染。恶性疟原虫（*Plasmodium falciparum*）引起的恶性疟（恶性间日疟或亚间日疟），这是其最严重的类型，而且在无免疫力的患者如不能及时治疗可引起死亡。其他 3 种疟原虫引起的称为"良性"疟疾：间日疟原虫（*P. vivax*）引起间日疟（良性间日疟），它分布甚广，虽然它在初次发作时症状可以很严重，但极少致死；三日疟原虫（*P. malariae*）引起三日疟，它通常是轻度的，但也可能引起致死性肾病；卵型疟原虫（*P. ovale*）引起卵型疟，它是最少见的一种良性疟疾，且产生与间日疟相似的临床特征[4]。第 5 种虫种，通常见于猴的诺氏疟原虫（*P. knowlesi*），在最近作为疟疾的一种病因（称为猴疟），在东南亚森林地区返回旅行者中出现[2]。该生物体在显微镜下与三日疟原虫非常相像，但其在某些患者中可引起严重感染和快速临床恶化，还有个别致死的报道。

疟原虫的**生活史**是复杂的，包含在蚊（媒介）体内的有性期（孢子增殖）及人体内的无性期（裂体增殖）（见图 1）。

- 人体内的感染来自已感染疟原虫的雌性按蚊叮咬时释出的子孢子。它也偶可由其他途径获得，通过胎盘的先天性感染或者通过输血、针头损伤或器官移植而获得。
- 在已感染的蚊叮咬后，疟原虫子孢子迅速进入肝实质细胞内，并在那里进行红细胞外或红细胞前期裂体增殖，形成许多组织裂殖体。在它们成熟后肝细胞破裂时，向血流释出成千上万的裂殖子。
- 进入红细胞内的裂殖子转变为滋养体，它们又产生许多血液裂殖体，在它们成熟后血球破裂并将裂殖子释入血液循环中，它们又可以感染其他红细胞。
- 这被称为红细胞内循环，而且是周期性释出裂殖子，这与疟疾的特征性周期性发热有关。
- 在几次红细胞内循环后，根据疟原虫的种类，一些红内期虫体发育成为有性的配子体。当雌蚊叮咬时吸入含有配子体的感染性血液后，配子体在蚊体内进行有性增殖期，进而完成其生活史。
- 在间日疟原虫及卵型疟原虫的感染中，有些子孢子进入肝细胞后可成为潜伏性组织期称为休眠子，它们与疟疾的复发有关。

由持续潜伏的组织期产生的再发作称为复发，而由持续残存的红细胞内期疟原虫引起的重新发作称为复燃。在恶性疟或三日疟时并不出现真正的复发。

蚊(媒介)
孢子增殖
[有性期]
人(宿主)
裂体增殖
无性期
血液
子孢子
组织裂殖体
休眠子
配子体
卵囊
裂殖子
血液裂殖体
滋养体
肝脏
红细胞
[红细胞内裂体增殖]
[红细胞外裂体增殖]

图 1 疟原虫的生活史

表 1 主要的抗疟药

抗疟药基因	主要药物	作用
4-氨基喹啉类	氯喹 羟氯喹 阿莫地喹	快速作用的杀血液裂殖体药。有一些杀配子体的作用
8-氨基喹啉类	伯氨喹 他非诺喹	杀组织裂殖体药。也具有杀配子体的作用。及对虫体生活史中其他期的一些作用
青蒿素及其衍生物类（倍半萜内酯类）	蒿甲醚 二氢青蒿素　青蒿琥酯	杀血液裂殖体药
双胍类	氯胍 氯丙胍	杀组织裂殖体药和慢作用的杀血液裂殖体药。有一些杀孢子体药的作用。二氢叶酸还原酶的抑制药
二氨基嘧啶类	乙胺嘧啶	杀组织裂殖体药和慢作用的杀血液裂殖体药。有一些杀孢子体药的作用。二氢叶酸还原酶的抑制药。通常与抑制叶酸合成途径不同阶段的抗疟药（磺胺类或氨苯砜类）一起使用，以形成具有协同作用的合剂
二氯苯亚甲啶类（dichlorobenzylidines）	本芴醇	杀血液裂殖体药
羟萘酚醌类（hydroxynaphthoquinones）	阿托伐醌	杀血液裂殖体药。通常与氯胍合用
林可酰胺类（lincosamides）	克林霉素	杀血液裂殖体药。有一些杀组织裂殖体作用
4-甲醇喹啉类（4-methanolquinolines）	金鸡纳碱 奎宁，奎尼丁 甲氟喹	快速作用杀血液裂殖体药。有一些杀配子体的作用 杀血液裂殖体药
9-菲甲醇类（9-phenanthrenemethanols）	卤泛群	杀血液裂殖体药
磺胺类	磺胺多辛 磺胺林 （sulfametopyrazine①）	杀血液裂殖体药。双氢蝶酸盐（dihydropteroate）及叶酸盐合成抑制剂。通常与乙胺嘧啶合用
砜类	氨苯砜	杀血液裂殖体药。叶酸盐合成抑制剂。通常与乙胺嘧啶合用
四环素类	多西环素 四环素	杀血液裂殖体药。有一些杀组织裂殖体作用

① 即 sulfalene。

疟疾的临床表现

疟疾的临床症状是多样的，并且是非特异性的，他们通常包括发热、疲乏、无力、头痛、肌肉疼痛及出汗，约 20% 的患者出现呕吐，少于 5% 的患者出现轻度腹泻。当其感染进一步发展时，脾脏逐渐肿大，患者可出现贫血和血小板减少症。随着虫体数目的增多，成熟的虫体和含有疟色素的白细胞数的增多[5]，而其预后也恶化了。重症恶性疟可以合并急性肾功能衰竭、肺水肿及脑功能不全。由于疟疾的临床征象不具有诊断价值，WHO 还推荐[3]在抗疟治疗开始前，所有患者必须具有寄生虫学上的确诊，不论应用显微镜检查或快速诊断试验（基于特异性寄生虫抗原或酶）。如在临床上疑诊为疟疾，虽不能获得检测这些试验，无论如何也不应停止治疗。任何在 2 个月前曾到过疟疾流行区的患者都必须考虑为疟疾，直到证实为其他疾病时为止。

抗疟药

抗疟药可以根据其所影响虫体生活史的分期来进行分类。例如：

杀血液裂殖体药（blood schizontocides）作用于疟疾的临床症状直接相关的红细胞内期，它们能临床治愈或抑制所有 4 种疟原虫敏感株所引起的感染，但由于它们对红细胞外期没有作用，所以不能达到卵型疟或间日疟的根治。

杀组织裂殖体药（tissue schizontocides）作用于虫体的红细胞外期，并用作防止其侵入红细胞的病因性预防，或用作根治间日疟或卵型疟的抗复发性药物。

杀配子体药（gametocytocides）可消灭虫体的有性体，从而阻断其感染传播给蚊媒。

杀孢子体药（sporontocides）对人体宿主内的配子体无直接作用，但可阻止蚊体内的孢子增殖。

抗疟药也可根据其所属的化学基团来进行分类，后者决定了它们所作用的虫体生活史中。根据其药物基团及活性来分类的主要抗疟药已列于表 1。

萘基酚啶（naphthyridine）的衍生物咯萘啶是一种正在研究中的抗疟药，喹诺酮类抗菌药及 4-哌嗪喹啉（4-piperazinoquinoline）和羟哌喹啉的衍生物哌喹和羟哌喹的抗疟活性也进行过研究。9-氨基吖啶（9-aminoacridine）类，如米帕林（mepacrine，阿的平）已不用于治疗疟疾。

抗疟药的不同作用机制允许抗疟药物的联合应用，以增强其疗效。这种联合用药通常用来增强相互的作用，例如通常作用于虫体叶酸代谢途径的连续步骤（如乙胺嘧啶与磺胺多辛或氨苯砜合用）。或者当药物作用于虫体生活史不同期时，则联合用药可以是互补性的（如氯喹与伯氨喹一起应用以达到对间日疟原虫感染或卵型疟原虫感染的根治）。这种联合用药的理论基础可以是增强其疗效，尤其在抗药性已成为问题时（见下文），或试图延缓对相关的一种或多种药物抗药性时。

抗药性

对恶性疟原虫、间日疟原虫及三日疟原虫对抗疟药的抗药性已得到证明，并已见于包括青蒿素及其衍生物在内的所有各类抗疟药，因其抗药性已在东南亚一些在地方（特别是在柬埔寨-泰国边境）报告了[3,6~8]。现在恶性疟原虫对氯喹的抗药性实际上已见于除中美洲及加勒比海某些地区外的各恶性疟传播区[3,9]。恶性疟原虫对氯胍及乙胺嘧啶的抗药性在许多流行区是很明显的，氯胍与乙胺嘧啶的交叉抗药性也已经出现。恶性疟原虫对乙胺嘧啶-磺胺多辛合剂（*Fansidar*）的抗药性已在东南亚迅速蔓延，但也已见于世界其他地区，包括南美洲、中国南部及非洲[3,9]。对甲氟喹的抗药性在东南亚的一些地区是常见的，而且认为已通过移居的工人将对甲氟喹的抗药性传播至印度和孟加拉国。其抗药性也已出现在南美洲的亚马逊河地区及散发地出现在非洲，但总的来说临床上对甲氟喹的抗药性在东南亚以外的地区是极少见的[3,9]。也已注意到对奎宁和卤泛群的抗药性。在一些甲氟喹治疗无效的患者中出现对卤泛群疗效的降低，证明已出现对卤泛群及甲氟喹间的交叉抗药性[9]。恶性疟原虫对多种药抗药性的出现，使选择有效的预防和治疗更为困难了。

对多种药物抗药性的定义是对3种或以上来自不同化学类别的抗疟化合物出现抗药性，其中两种类别是4-氨基喹啉类（如氯喹）及二氨基嘧啶类［如乙胺嘧啶-磺胺多辛（*Fansidar*)］。多种药物的抗药性已经在东南亚（尤其是沿泰国与缅甸和柬埔寨交界的边境地区）和亚马逊流域出现[2,3]。

在许多地区间日疟原虫已对乙胺嘧啶-磺胺多辛（*Fansidar*）迅速地产生抗药性，而且世界上已有几个地区报告了对氯喹及伯氨喹的抗药性[3,9]。无论如何在东南亚、印度次大陆、朝鲜半岛、中东、东北非洲及南美洲和中美洲的大部分地区[3]，它对氯喹仍然是敏感的。近来已在印度尼西亚观察到三日疟原虫对氯喹的抗药性[3]。

对抗药性的地理分布及程度的了解，在选择恰当的防治措施和制订合理使用抗疟药的方针是很重要的。根据当地抗药性的模式，选择有效的药物及药物组合，可防止或明显减慢抗药性的产生。联合应用不同作用机制的抗疟药，可防止不加选择和无控制的使用药物，并通过完全顺应正确的抗疟药剂量方案，确保了很高的治愈率。控制疟疾的策略也需要包括其他措施，如媒介控制和健康教育[10]。

疟疾的治疗

恰当地根据感染地区抗药性特异模式的流行情况，选择一种杀血液裂殖体药来治疗疟疾。在间日疟及卵型疟（见下文）的情况下，继之以一种杀组织裂殖体药进行治疗是必要的，以防止复发。

抗疟药通常是口服给药，虽然对重症或有合并症的恶性疟患者（见下文），为了获得快速的疗效，进行胃肠道外给药的疗法是必要的，但应在病情适宜时转换为经口疗法[3]。在仅有极少医疗设备及无法进行胃肠道外给药或可能被延误治疗的地方，则可以使用青蒿素或青蒿琥酯栓剂治疗。

恶性疟的治疗　除了少数几个仍然对氯喹敏感的暴露环境外，现在世界绝大部分地区的恶性疟原虫是耐氯喹的，因此氯喹已不再适用于治疗。对乙胺嘧啶-磺胺多辛（*Fansidar*）的抗药性也已见于那些曾使用它替代氯喹的绝大多数国家[4]。

对无合并症的恶性疟（症状性疟疾而无重症征象及生命器官功能障碍的证据），WHO[3]推荐，在全部疟疾流行区应用以青蒿素为基础的联合药物疗法（ACT）。这种联合用药包括青蒿素或其一种衍生物与一种长期配合药配对应用，而配合药的抗药性程度决定了一线ACT特异地选择用于一个国家或地区。一个疗程至少需3天，这是获得最佳疗效的要求。所推荐的ACT是：

- 蒿甲醚-本芴醇（*Riamet*）；
- 青蒿琥酯及阿莫地喹（用于对阿莫地喹抗药性低的地区）；
- 青蒿琥酯及乙胺嘧啶-磺胺多辛（*Fansidar*）（用于乙胺嘧啶-磺胺多辛的疗效仍然高的地区）；
- 青蒿琥酯及甲氟喹；
- 二氢青蒿素及哌喹。

由于抗药性不断地扩散到成分药，如氯喹、阿莫地喹及乙胺嘧啶-磺胺多辛（*Fancidar*），WHO已不推荐使用以非青蒿素为基础的联合用药作为治疗疟疾的一线药物。推荐用于失败时（在开始治疗的14天内）的二线方案是：

- 已知在该地区有效的替代性ACT；
- 青蒿琥酯与四环素、多西环素或克林霉素（应用7天）；
- 奎宁与四环素、多西环素或克林霉素（应用7天）。

British Infection Society[11]和Health Protection Agency Advisory Committee on Malaria Prevention in UK travellers[12]推荐在非流行区治疗无合并症恶性疟或混合感染时，使用以下的一组药物：

- 口服硫酸奎宁加多西环素或克林霉素的连续治疗；
- 阿托伐醌-氯胍（*Malarone*）；
- 蒿甲醚-本芴醇（*Riamet*）。

在美国，CDC[13]推荐在氯喹敏感地区感染的无合并症恶性疟，可以用口服氯喹来治疗。羟氯喹可用作替代药。在耐氯喹地区感染的患者，使用以下的一组药物进行治疗：

- 硫酸奎宁加多西环素、四环素或克林霉素（多西环素或四环素，一般是指获得更多有关疗效的资料）；
- 阿托伐醌-氯胍（*Malarone*）；
- 蒿甲醚-本芴醇（*Coartem*）；
- 甲氟喹（虽然它仅限用于因治疗剂量时伴发高发的严重神经精神反应，且当其他3种选择中有一种不能应用时使用）。

在重症或有合并症的恶性疟，包括脑型疟时，需要进行胃肠道外给药的治疗，以使能尽快地达到足够的血药浓度[3]。胃肠道外给药时，必须对病人进行严密的监护；当病人的病情许可时应尽早地改为口服抗疟药。

在疟疾流行区，推荐静脉内或肌内注射青蒿琥酯作为一线治疗，如不能获得胃肠外应用的青蒿琥酯，则缓慢且速度受控制的静脉内或肌内注射奎宁是一种可以接受的替代疗法；静脉注射奎尼丁则认为比奎宁毒性更大，因而仅在无法获得其他有效的胃肠外药物时应用。

在转移至一个适宜的医疗机构可延迟静脉疗法的地方，则推荐肌内注射青蒿琥酯、蒿甲醚或奎宁，或直肠内放置青蒿琥酯（栓）作为转移前的治疗。在不可能转移的地方，直肠内治疗应持续到患者能接受口服药物[3]。

胃肠外疗法应持续至少24h，此后当患者能接受口服疗法，必须继续并完成有效的后续口服药物方案，及其合适的替代药是[3]：

- 青蒿琥酯与阿莫地喹；
- 蒿甲醚与本芴醇；
- 二氢青蒿素与哌喹；
- 青蒿琥酯与磺胺嘧啶-乙胺嘧啶；
- 奎宁与克林霉素或多西环素。

英国的权威机构推荐在非流行区使用经静脉内给予奎宁加口服多西环素或口服克林霉素的疗法[11,12]，在特定的多数重症患者，如他们对奎宁疗法无效，可能被对奎宁耐药的恶性疟感染或对奎宁禁忌的患者，可应用静脉注射青蒿琥酯。在美国[13]应用静脉注射奎尼丁葡萄糖酸盐以替代静脉注射奎宁，并与多西环素、四环素或克林霉素合用；如果需要，CDC则推荐在危急情况下也可静脉注射青蒿琥酯。

重症或有合并症疟疾患者的支持疗法应直接针对降低高热、控制惊厥、维持液体平衡及纠正低血糖症。重症疟疾常伴发迅速发展的贫血，生活在高传播地区血红蛋白浓度低于5g/100ml（血细胞比容低于15%）或生活在低传播地区血红蛋白水平低于7g/100ml（血细胞比容为20%）的儿童，则推荐输血[3]。虽然交换性输血的好处尚未在对比研究中得到证实，但对虫体密度超过10%的患者或有脑型疟，肾脏合并症或急性呼吸窘迫综合征，英国及美国的指导原则仍推荐考虑使用[12,13]。并不推荐预防性使用抗惊厥药，而且静脉或肌内注射苯巴比妥可引起呼吸停止而增加死亡率[3]。由于铁可能与脑型疟的发病机制有关，所以铁螯合剂去铁胺曾被使用于标准的抗疟疗法中，但尚未获得任何明显的益处，且WHO曾反对使用它[3]。皮质类固醇激素在治疗脑性疟的重要性的无对照的报告并未被对照研究所证实，而且他们在处理这种病情时并不占有地位[3,14]。其他的措施如应用超免疫血清对肿瘤坏死因子（TNF）的单克隆抗体也均是不成功的。

良性疟疾的治疗。良性疟疾通常是由间日疟原虫所引起，较少由卵型疟原虫或三日疟原虫引起，它可引起虚弱，但通常要比恶性疟轻。对间日疟原虫和卵型疟原虫的治疗包括根治：即治愈红细胞内期和肝脏期的感染，以防止复发和复燃。三日疟原虫的治疗并不包括根治，因为在感染期间并不产生休眠子。氯喹通常仍是治疗的首选药［但耐氯喹的间日疟已在一些地区曾有报告——值得注意的是巴布亚新几内亚、印度尼西亚、缅甸及瓦努阿图（Vanuatu）。对三日疟及诺氏疟的治疗单用氯喹或羟氯喹已足够；对那些由间日疟原虫或卵型疟原虫引起的感染，需加入杀组织裂殖体药，通常为伯氨喹以达到根治[3,11~13]。在使用ACT作为一线药物治疗恶性疟的地区，它们也可以作为氯喹的替代药与伯氨喹一起治疗间日疟原虫感染，但青蒿琥酯与乙胺嘧啶-磺胺多辛（*Fansidar*）是例外，因间日疟原虫对乙胺嘧啶-磺胺多辛（*Fansidar*）已迅速产生抗药性[3]。WHO[3]推荐对耐氯喹的间日疟原虫可以用一种ACT（以阿莫地喹、甲氟喹或哌喹为基础）治疗，继之以伯氨喹根治，CDC[13]则推荐对单一氯喹疗法无反应或耐氯喹疟疾患者，应以硫酸奎宁加多西环素（或四环素）或阿托伐醌-氯胍（*Malarone*），继之以伯氨喹根治，替代疗法为甲氟喹继之以伯氨喹根治。英国[12]的指南推荐用治疗无合并症恶性疟3种方案中的一种（见上文）来治疗耐药性间日疟。由于居住在流行区的患者有再感染的可能性，因而不适于进行根治，所以WHO[3]推荐根治只限于居住在传播很低或无传播地区的患者，且它可试用于流行发生期间，但应延迟至再感染危险性较低的流行期后。其他患者则应在发生复发或再感染时单以再一疗程氯喹治疗。重症间日疟则应用于治疗重症和有合并症的恶性疟相同的方法进行治疗（见上文）[3]。

妊娠期间疟疾的治疗　妊娠期间患疟疾尤为危险，而且此病的严重性常超过治疗的潜在危险性。妊娠期的疟疾感染可引起母亲的贫血、流产、早产、先天性疟疾、低体重婴儿及新生儿死亡[2,13,15]。居住在疟疾传播低或不稳定地区的孕妇存在很低或无获得性免疫力，因而比同一地区未孕妇女发生重症疟疾的危险性似要大2～3倍[3,13]，然而居住在疟疾高传播流行区的人常能获得部分免疫力。

对居住在流行区的孕妇来说，在妊娠头3个月时无合并症的恶性疟的治疗，可以使用奎宁加后续克林霉素的治疗（或当无克林霉素时单用奎宁）。目前有关妊娠头3个月使用青蒿素衍生物治疗的资料是很有限的；然而如一线治疗失败或不能获得时可应用青蒿琥酯加克林霉素。在妊娠中期或晚期，可以使用ACT（二氢青蒿素加哌喹除外）已知是有效的，或青蒿琥酯或奎宁，加后续克林霉素的治疗[3]。对发生在妊娠头3个月时重症疟疾的治疗，可使用奎宁或青蒿琥酯[2,3]；然而必须小心患者在使用奎宁时，不要发生低血糖症。在妊娠中期或晚期，青蒿素衍生物（尤其是青蒿琥酯）是治疗重症疟疾的首选药物[2,3]。

在非流行区，孕期患无合并症恶性疟时推荐使用奎宁加后续克林霉素的疗法[11~13,16]。在对一线药物治疗无法耐受或无其他治疗选择时，阿托伐醌-氯胍（*Malarone*）、蒿甲醚-本芴醇（*Coartem*）或甲氟喹可以用作替代疗法[13,16]。虽然大剂量的氯喹疗法曾伴发胎儿的异常，但广泛的临床经验提示它是安全的；然而由于其抗药性，所以它的治疗价值是极有限的。尽管耐氯喹间日疟必须应用奎宁来进行治疗，但对在氯喹敏感地区感染的疟疾和非恶性疟的孕妇，CDC仍推荐使用口服氯喹疗法，羟氯喹可作为替代药物。耐氯喹的间日疟则应以奎宁进行治疗[13]。由于母亲和胎儿存在发生药物性血管内溶血的危险性，因而在孕期患间日疟或卵型疟的患者，其根治疗法必须推迟至产后进行[13,15]，在孕期的剩余几周内可每周服用氯喹[3]。WHO推荐氯喹或阿莫地喹治疗感染间日疟的孕妇[2]。对于重症疟疾的治疗则与居住在流行区妇女的治疗相似[16]（见上文）。

如若对其他需用药物的适应性出现不同的意见时，那么治疗就会发生困难。由于四环素对骨骼的生长及牙齿有不良影响，所以它是禁用的。

脾肿大综合征的治疗　有少数人在感染疟原虫后产生慢性反应过度的疟疾性脾肿大综合征，这是一种异常的免疫学反应，以往称为热带性脾肿大综合征。按惯例患者首先接受与病原性虫种相适应的全疗程抗疟药化疗，继之进行漫长且可能是终生的化学预防；无论如何在一项312例患者的研究中提示给予乙胺嘧啶与亚叶酸治疗30天，可以使肿大的脾脏迅速缩小，并至少可持续3个月[17]。

疟疾的预防

疟疾的化学预防可涉及对感染的绝对预防（病因性预防）或抑制虫血症及其症状（临床性预防）。病因性预防是由杀组织裂殖体药所提供，它可消灭虫体的红细胞外期。临床性预防则由杀组织裂殖体药所提供，假若连续使用直到全部虫体的红细胞外期被消灭，它最终会产生抑制性治愈。在恶性疟原虫感染时，这将在最后一次感染性叮咬后大约1个月后达到。但由于存在迟发型红细胞外期（休眠子），所以在使用标准的临床预防方案后仍会出现间日疟原虫及卵形疟原虫的复发。

耐氯喹及耐其他抗疟药恶性疟原虫的流行不断增多，加之一些方案的毒性作用逐渐增多的事实，使疟疾预防方案的推荐变得越来越困难了。目前应用的任何化学预防方案不能保证绝对的防护，因此对避免感染性蚊媒叮咬方法（如使用保护性服装、蚊帐、昆虫驱除剂和杀虫剂）的重要性和有效性必须加以强调[2,10]。WHO推荐以下防护蚊叮咬的措施：

- 尤其在黄昏至拂晓时常易被蚊叮咬，应在暴露皮肤处涂敷有效的昆虫驱除剂；
- 在房屋的居室内门和窗上设置屏幕；
- 在夜间使用蚊帐，最好已浸泡过除虫菊酯类杀昆虫剂，如苄氯菊酯或溴氰菊酯；
- 以及使用抗蚊喷雾器或杀昆虫剂喷淋器，或夜间在卧室内使用蚊香。

多项研究已表明浸泡杀昆虫剂的蚊帐可有效地降低死亡率[18]。除这些措施外，旅行者必须被告知即使已定期应用化学预防，在第一周后（尤其在3个月内）直到可能的暴露后1年内，任何的发热都应看作为疟疾感染，并立即去寻求医疗咨询。一些权威机构劝告旅行者必须备有抗疟药，以便在无法得到及时的医疗服务时进行紧急性自我治疗（备用治疗）（见下文）。

化学预防应保留为那些高危人群特别是无免疫力的访问者使用；在具有免疫力或半免疫力的人群除怀孕妇女外已不再推荐普遍地使用化学预防。对老年人、孕妇及儿童来说，必须仔细考虑将去旅行的地区是否出现恶性疟疾是绝对必要的。WHO特别劝告怀孕妇女不要前往有疟疾传播的地区旅行，并且也反对携带婴儿及幼儿去恶性疟原虫流行区[2]。对化学预防的建议必须依据对特定地区中疟原虫虫株的出现和易感性的了解。由于高度、季节性温度变化及雨量的局部变化、城市化程度及许多其他因素进一步使其结果更为复杂化了。WHO对照各国国家卫生行政机构所提供的信息，而定期发布这方面的信息以协助国际旅行者了解当前的形势；相似的信息也由当地的热带病专业机构在国家层次上提供。然而其形势太复杂了，以至建议也会不相同的。各种权威机构公布的建议往往适用于短期逗留，如需要涵盖长期的话则必须寻求专家的建议。

通常推荐化学预防应在接触疟疾前大约1周开始（甲氟喹可更长些），如果不可能在最早的时机内给予的话，那么应在接触前1～2天，以保证患者能耐受药物。化学预防应持续整个暴露期，并至少一直到离开疟疾地区后4周，但阿托伐醌-氯胍（*Malarone*）则是例外，它可在离开后1周停药。

预防方案 根据感染的危险性及当地医疗条件的可利用度和标准，WHO[2]对无免疫力的旅行者推荐的化学预防及（或）备用治疗为：

- 在任何疟疾传播的危险性有限的地区，不需要化学预防，但预防蚊虫叮咬的措施还是需要的；
- 在没有恶性疟原虫或仍对氯喹敏感，或存在间日疟原虫危险性的地区，旅行者可以服用氯喹作为预防；
- 在存在间日疟原虫及恶性疟原虫危险性，以及出现对氯喹耐药的地区，旅行者可以服用氯喹加氯胍；
- 在存在恶性疟原虫高危险性及存在耐多种药物的地区，或存在低度至中度恶性疟原虫危险性，但存在高度对多种药耐药的地区，推荐应用甲氟喹、多西环素或阿托伐醌-氯胍（*Malarone*）。这些推荐主要针对局部形式的耐药。

WHO[2]也推荐对少量旅行者在疑及患疟疾（症状发作后的24h内）而不能获得及时治疗时，有必要提供一疗程的自我治疗（**备用治疗**）。必须给予清晰的指导，而且进行备用治疗的人应尽早寻求医疗建议，且重新开始任何预防并完成其疗程。在此基础上作出预防的选择（详见上文），并进一步决定对备用治疗的选择。因而可以应用以下治疗方案中的一种：

- 蒿甲醚-本芴醇（*Riamet*）；
- 阿托伐醌-氯胍（*Malarone*）；
- 奎宁加多西环素或克林霉素。

在每一种事例中，除用甲氟喹的预防外，应在首次备用治疗剂后1周重新开始预防，前者则应在最后一次奎宁治疗剂量至少12h后重新开始。

在美国由CDC[19]提供预防的推荐。对氯喹敏感的疟疾，推荐的替代药包括单独应用氯喹（或羟氯喹）、阿托伐醌-氯胍（*Malarone*），多西环素或甲氟喹。当去主要传播间日疟原虫流行区的短期旅行者并无G6PD缺乏症时，也可考虑给予伯氨喹。对所有耐氯喹疟疾地区，推荐单独应用3种替代药，甲氟喹、多西环素或阿托伐醌-氯胍（*Malarone*）。阿托伐醌-氯胍（*Malarone*）被推荐用作紧急备用治疗。对较长期暴露在复发性疟疾流行区返回的人，也主张在预防的最后2周内使用伯氨喹，作假定性抗复发疗法（或终端性预防），以防止由间日疟原虫或卵形疟原虫引起的复发。

英国的专家[20]也已出版了对疟疾预防的指导原则，在恶性疟原虫对氯喹敏感的地区，旅行者可服用氯喹或氯胍来预防。在轻度耐氯喹的地区，旅行者可以服用氯喹加氯胍，而当旅行者进入高度感染危险性或耐氯喹的地区，则可服用甲氟喹、多西环素或阿托伐醌-氯胍（*Malarone*）来预防。对进入氯喹敏感地区而未采取预防用药或用氯胍作预防的旅行者，推荐使用氯喹作备用治疗。在耐氯喹的地区则推荐阿托伐醌-氯胍（*Malarone*）、蒿甲醚-本芴醇（*Riamet*）或奎宁加多西环素作备用治疗。

疟疾的疫苗正在进行研发中，目前已有数种正在进行临床评估（见第2141页）。

妊娠期的预防 在妊娠期内预防用药的选择是有限的，而在可能时怀孕的妇女或可能将怀孕的妇女应避免去疟疾流行区旅行（也见上文）。对无法避免而去流行区旅行的孕妇，在少数几个恶性疟原虫对氯喹敏感的地区可以单独服用氯喹来预防，或在存在抗药性的地区则使用氯胍作预防[2]。叶酸盐辅助剂（每日5mg叶酸）需与氯胍一起服用。在妊娠头3个月内通常避免服用甲氟喹，而在妊娠中期和晚期则可以使用，但CDC[19]及英国[20,21]的指南认为尤其是在恶性疟高危险性的地区，在妊娠头3个月内可以慎用甲氟喹。绝大多数专家认为多西环素、阿托伐醌-氯胍（*Malarone*）或伯氨喹对孕妇是禁用的；*BNF59*认为在妊娠期内应避免使用阿托伐醌-氯胍（*Malarone*），除非没有适宜的替代药。未怀孕的育龄妇女在完成甲氟喹预防后3个月及多西环素预防后1周内，必须避免妊娠。

对那些生活在流行区的孕妇，常规的抗疟药已表明可降低产前的疟原虫血症；首次及第2次妊娠时严重的产前贫血及围生期的死亡，而且新生儿的体重可以得到改善[22]。WHO[10]推荐在恶性疟传播稳定的地区，孕妇也应进行间歇性抗疟药的预防性治疗（IPT），通常使用的是乙胺嘧啶-磺胺多辛（*Fansidar*）。首次剂量应在妊娠中期有胎动感后给予，而以后的剂量至少应相隔1个月才能给予。为了取得最大的效益，IPT应给予2～3剂。关于在孕期应用乙胺嘧啶的进一步信息见第582页**乙胺嘧啶的注意事项**。孕妇及其新生儿也必须睡在以杀昆虫剂处理过的蚊帐内[10]。在低或不稳定的疟疾传播地区，那里的孕妇对疟疾只有低度免疫力，所以推荐使用以杀昆虫剂处理的蚊帐，及对有发热和疟疾性疾病的孕妇进行及时的个案处理。此外所有孕妇都应服用铁及叶酸盐辅助剂。

哺乳期的预防 通常公认多数抗疟药分布至母乳及所喂养婴儿的量太小而不至于引起危害，而且也太小而不需要防护[2,19]。但在哺乳期是禁用多西环素的。对阿托伐醌-氯胍（*Malarone*）的建议是不一致的：在英国，它是禁用的，但如无法获得合适的替代药时，它是可以应用的[20]，但在美国，当婴儿体重超过5kg时可以给予[19]。甲氟喹在哺乳期母亲中用可能是安全的[20]。

儿童的预防 氯喹和氯胍可按比例递减的剂量给予各种年龄的儿童，但替代药物的选择则有严格的限制，尤其是在幼儿，并必须考虑他们前去疟疾地区旅行是否绝对必要（也请参阅以上）。如若去耐氯喹恶性疟地区，对体重在5kg或以上的儿童和婴儿则使用甲氟喹可以是一种选择，而阿托伐醌-氯胍（*Malarone*）则可用于体重在11kg或以上的儿童，CDC则认为婴儿至少在5kg以上可以应用。对小于8岁的儿童禁用多西环素，而有些国家则对使用年龄限制要高一些，如在英国[2,19,21]。

癫痫患者的预防 英国的指导原则[20]建议氯喹及甲氟喹均不适用于有癫痫史患者的预防。在无氯喹抗药性的地区推荐单独使用氯胍。在耐氯喹的高危地区，可考虑使用阿托伐醌-氯胍（*Malarone*）或多西环素，但多西环素的代谢可受到抗癫痫药的影响。氨苯砜与乙胺嘧啶（*Maloprim*）被认为对有癫痫史的旅行者，特别是儿童具有特殊的价值，但现在英国已不能再使用。

感染HIV旅行者的预防 感染人免疫缺陷病毒（HIV）的旅行者可以常规服用氯喹作抗疟预防，但必须充分地认识到它潜在的免疫抑制作用；也可以使用氯胍、甲氟喹或多西环素。虽然获得性免疫缺陷综合征（AIDS）（艾滋病）患者对磺胺药有越来越多的发生不良反应的危险性，但在不能获得替代药时仍可用合剂如乙胺嘧啶-磺胺多辛（*Fansidar*）作备用治疗。

1. WHO. Roll Back Malaria: a global partnership. Available at: http://www.rollbackmalaria.org (accessed 21/08/09)
2. WHO. *International travel and health*. 2010 ed. Available at: http://www.who.int/ith/en (accessed 09/07/10)
3. WHO. *Guidelines for the treatment of malaria; second edition*. Geneva: WHO, 2010. Available at: http://whqlibdoc.who.int/publications/2010/9789241547925_eng.pdf (accessed 09/07/10)
4. Greenwood BM, *et al.* Malaria. *Lancet* 2005; **365:** 1487–98.
5. White NJ. The treatment of malaria. *N Engl J Med* 1996; **335:** 800–806.
6. Noedl H, *et al.* Evidence of artemisinin-resistant malaria in western Cambodia. *N Engl J Med* 2008; **359:** 2619–20.
7. Dondorp AM, *et al.* Artemisinin resistance in Plasmodium falciparum malaria. *N Engl J Med* 2009; **361:** 455–67.
8. Noedl H, *et al.* Artemisinin-resistant malaria in Asia. *N Engl J Med* 2009; **361:** 540–1.
9. Bloland PB. *Drug resistance in malaria*. Geneva: WHO, 2001. Available at: http://www.who.int/csr/resources/publications/drugresist/malaria.pdf (accessed 17/06/08)
10. WHO. Strategic orientation paper on prevention and control of malaria; for national and international programme officers involved in malaria control at country level; first edition. Geneva: WHO, 2005. Available at: http://whqlibdoc.who.int/hq/2005/WHO_HTM_MAL_2005.1105.pdf (accessed 04/08/10)
11. British Infection Society. Algorithm for initial assessment and management of malaria in adults (issued February 2007). Available at: http://www.britishinfection.org/drupal/sites/default/files/MalariaAlgorithm07.pdf (accessed 04/08/10)
12. Lalloo DG, *et al.*, HPA Advisory Committee on Malaria Prevention in UK Travellers. UK malaria treatment guidelines. *J Infect* 2007; **54:** 111–21. Correction. [primaquine dose]. Corrected version available at: http://www.hpa.org.uk/web/HPAwebFile/HPAweb_C/1194947343507 (accessed 25/05/10)
13. CDC. Treatment guidelines: treatment of malaria (guidelines for clinicians) (issued June 2009). Available at: http://www.cdc.gov/malaria/resources/pdf/clinicalguidance.pdf (accessed 04/08/10)
14. Prasad K, Garner P. Steroids for treating cerebral malaria. Available in The Cochrane Database of Systematic Reviews; Issue 3. Chichester: John Wiley; 1999 (accessed 17/05/05).
15. Orton L, Omari AAA. Drugs for treating uncomplicated malaria in pregnant women. Available in The Cochrane Database of Systemic Reviews; Issue 4. Chichester: John Wiley; 2008 (accessed 24/08/09).
16. Royal College of Obstetricians and Gynaecologists. Green-top guideline no. 54B: the diagnosis and treatment of malaria in pregnancy (issued April 2010). Available at: http://www.rcog.org.uk/files/rcog-corp/GTG54bDiagnosisTreatmentMalaria0410.pdf (accessed 09/07/10)
17. Manenti F, *et al.* Treatment of hyperreactive malarial splenomegaly syndrome. *Lancet* 1994; **343:** 1441–2.
18. Lengeler C. Insecticide-treated bed nets and curtains for preventing malaria. Available in The Cochrane Database of Systematic Reviews; Issue 2. Chichester: John Wiley; 2004 (accessed 18/08/05).
19. CDC. Malaria. In: *The Yellow Book: CDC Health Information for International Travel; 2010*. Available at: http://wwwnc.cdc.gov/travel/yellowbook/2010/chapter-2/malaria.aspx (accessed 28/09/09)
20. Chiodini P, *et al.* HPA Advisory Committee on Malaria Prevention in UK Travellers. Guidelines for malaria prevention in travellers from the United Kingdom (issued 01/07). Available at: http://www.hpa.org.uk/web/HPAwebFile/HPAweb_C/1203496943523 (accessed 17/06/08)
21. Royal College of Obstetricians and Gynaecologists. Green-top guideline no. 54A: the prevention of malaria in pregnancy (issued April 2010). Available at: http://www.rcog.org.uk/files/rcog-corp/GTG54aPreventionMalariaPregnancy0410.pdf (accessed 09/07/10)
22. Garner P, Gülmezoglu AM. Drugs for preventing malaria in pregnant women. Available in The Cochrane Database of Systematic Reviews; Issue 4. Chichester: John Wiley; 2006 (accessed 24/08/09).

Amodiaquine (*BAN, rINN*) 阿莫地喹

Amodiactin; Amodiaquina; Amodiaquinum. 4-(7-Chloro-4-quinolylamino)-2-(diethylaminomethyl)phenol.

Амодиахин

$C_{20}H_{22}ClN_3O$ = 355.9.

CAS — 86-42-0.

ATC — P01BA06.

UNII — 220236ED28.

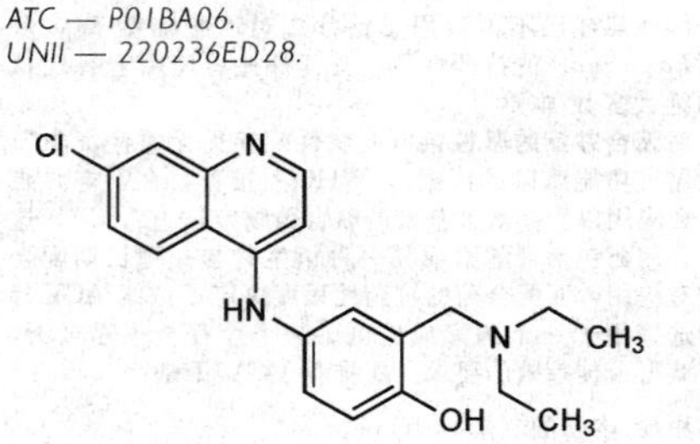

Pharmacopoeias. In *Int.* and *US.*

USP 33 (Amodiaquine) 非常淡的黄色至浅棕黄色，无臭的粉末。几乎不溶于水；微溶于乙醇；略溶于1.0N盐酸。贮藏于密闭容器中。

Amodiaquine Hydrochloride (*BANM*, *rINNM*) 盐酸阿莫地喹

Amodiaquine, Chlorhydrate d'; Amodiaquini Hydrochloridum; Hidrocloruro de amodiaquina. 4-(7-Chloro-4-quinolylamino)-2-(diethylaminomethyl)phenol dihydrochloride dihydrate.

Амодиахина Гидрохлорид

$C_{20}H_{22}ClN_3O,2HCl,2H_2O$ = 464.8.

CAS — 69-44-3 (anhydrous amodiaquine hydrochloride); 6398-98-7 (amodiaquine hydrochloride dihydrate).

ATC — P01BA06.

UNII — K6PW2S574L.

Pharmacopoeias. In *Fr., Int.,* and *US.*

USP 33 (Amodiaquine Hydrochloride) 黄色，无臭的结晶性粉末。溶于水（1：25）和乙醇（1：78）；极微溶于氯仿、乙醚及苯。贮藏于密闭容器中。

吸附 关于在膜过滤时，盐酸阿莫地喹从溶液中损失的情况见**氯喹**，第571页。

不良反应及注意事项

参见第571页**氯喹**，阿莫地喹曾伴发肝炎，而它用于疟疾预防时伴发较高发生率的粒细胞缺乏症。

不良反应发生率 早期个别应用阿莫地喹引起重度中性粒细胞减少症的报道[1]，通常见于以抗炎症剂量治疗类风湿关节炎时，但在 1986 年 3 月结束的 12 个月期间，英国、美国及瑞士总共报告 23 例粒细胞缺乏症患者，其中 7 例死亡。这些患者几乎全部使用此药的剂量为每周 400mg，使用 3～24 周[1]。其中有些患者出现肝损害[1]，而且也已有其他阿莫地喹预防用药时伴发肝毒性的报告[2]。对提交英国 CSM[3]资料的审查提示氨酚喹不良反应的发生率大概是严重反应为 1/1700，血液障碍为 1/2200，严重肝障碍为 1/15650 和致死性反应为 1/15650。相比之下，在法国[4]使用者粒细胞缺乏症的发生率估计为 1/25000。在全世界[4]严重反应的危险性为 1/1000～1/5000。制药商报道，在 1985～1991 年使用阿莫地喹作预防期间，已有 42 例发生严重不良反应的病例，其中有 28 例粒细胞缺乏症（9 例死亡）及 14 例肝炎（3 例死亡）病例[5]。

相比之下，当阿莫地喹用于治疗时发生的不良反应的危险性较预防疟疾时似更低些，由于治疗时的疗程相对地更短些，因而比预防时累积的药物剂量要更低些[6]。某些群体处于较高的危险性，一项在乌干达儿童治疗疟疾时的群组研究[7]，以阿莫地喹合并青蒿琥酯的治疗中，感染 HIV 的儿童中要比未感染 HIV 的儿童中发生中性粒细胞减少症的危险性要更高一些（分别为 44%与 6%），在接受抗逆转录病毒治疗（尤其是含有齐多夫定）的儿童危险性更高。

曾有人提议对一些其他过程中自动氧化作用所产生的阿莫地喹醌亚胺（amodiaquine quinone imine）引起的免疫学反应，可以部分地解释阿莫地喹比氯喹更易引起粒细胞缺乏症的原因[8,9]。

阿莫地喹的急性毒性反应也与氯喹者有所不同，还没有在阿莫地喹过量服用后发生心血管症状的报道[10]，而且阿莫地喹中毒也远比氯喹中毒为少见。不过曾有服用大剂量阿莫地喹后发生晕厥、痉挛状态、惊厥及非自主运动的报道[10]。

1. Anonymous. Amodiaquine and agranulocytosis. *WHO Drug Inf* 1987; **1:** 5–6.
2. Larrey D, *et al.* Amodiaquine-induced hepatitis. *Ann Intern Med* 1986; **104:** 801–3.
3. Phillips-Howard PA, West LJ. Serious adverse drug reactions to pyrimethamine–sulphadoxine, pyrimethamine–dapsone and to amodiaquine in Britain. *J R Soc Med* 1990; **83:** 82–5.
4. Anonymous. Development of recommendations for the protection of short-stay travellers to malaria endemic areas: memorandum from two WHO meetings. *Bull WHO* 1988; **66:** 177–96.
5. Olliaro P, *et al.* Systematic review of amodiaquine treatment in uncomplicated malaria. *Lancet* 1996; **348:** 1196–1201.
6. Olliaro P. Disease and drug interactions: treating malaria with artesunate plus amodiaquine in patients also receiving treatment for concomitant HIV infection. *Clin Infect Dis* 2008; **46:** 992–3.
7. Gasasira AF, *et al.* High risk of neutropenia in HIV-infected children following treatment with artesunate plus amodiaquine for uncomplicated malaria in Uganda. *Clin Infect Dis* 2008; **46:** 985–91.
8. Winstanley PA, *et al.* The toxicity of amodiaquine and its principal metabolites towards mononuclear leucocytes and granulocyte/monocyte colony forming units. *Br J Clin Pharmacol* 1990; **29:** 479–85.
9. Park BK, Kitteringham NR. Drug–protein conjugation and its immunological consequences. *Drug Metab Rev* 1990; **22:** 87–144.
10. Jaeger A, *et al.* Clinical features and management of poisoning due to antimalarial drugs. *Med Toxicol* 1987; **2:** 242–73.

妊娠 在一项评估 900 例孕妇（在她们妊娠中期或晚期中）应用阿莫地喹或阿莫地喹合并磺胺多辛-乙胺嘧啶的安全性及疗效的研究报告[1]，在单用氯喹、磺胺多辛-乙胺嘧啶、阿莫地喹及阿莫地喹加磺胺多辛-乙胺嘧啶治疗者，一直到第 28 天以 PCR 校正的寄生虫学阴性者，分别为 14%、11%、3%及 0%。没有报告发生严重的不良反应。

WHO 认为阿莫地喹可以作为氯喹的替代药，用于治疗妊娠时间日疟原虫引起的疟疾（见第568页**疟疾**项下的**妊娠期间疟疾的治疗**）。

1. Tagbor H, *et al.* Efficacy, safety, and tolerability of amodiaquine plus sulphadoxine-pyrimethamine used alone or in combination for malaria treatment in pregnancy: a randomised trial. *Lancet* 2006; **368:** 1349–56.

药动学

盐酸阿莫地喹很快地自胃肠道吸收。在肝内通过细胞色素 P450 的同工酶 CYP2C8 使阿莫地喹迅速转化为活性代谢产物去乙基阿莫地喹，仅有微量的阿莫地喹以原形药自尿中排出。去乙基阿莫地喹的消除半衰期为 1～10 天或更长。在服用后数月，其尿中仍可测出阿莫地喹及去乙基阿莫地喹。

1. Winstanley P, *et al.* The disposition of amodiaquine in man after oral administration. *Br J Clin Pharmacol* 1987; **23:** 1–7.
2. White NJ, *et al.* Pharmacokinetics of intravenous amodiaquine. *Br J Clin Pharmacol* 1987; **23:** 127–35.
3. Winstanley PA, *et al.* The disposition of amodiaquine in Zambians and Nigerians with malaria. *Br J Clin Pharmacol* 1990; **29:** 695–701.
4. Krishna S, White NJ. Pharmacokinetics of quinine, chloroquine and amodiaquine: clinical implications. *Clin Pharmacokinet* 1996; **30:** 263–99.
5. Gil JP. Amodiaquine pharmacogenetics. *Pharmacogenomics* 2008; **9:** 1385–90.
6. Navaratnam V, *et al.* Tolerability and pharmacokinetics of non-fixed and fixed combinations of artesunate and amodiaquine in Malaysian healthy normal volunteers. *Eur J Clin Pharmacol* 2009; **65:** 809–21.
7. Stepniewska K, *et al.* Population pharmacokinetics of artesunate and amodiaquine in African children. *Malar J* 2009; **8:** 200.
8. Jullien V, *et al.* Population pharmacokinetics and pharmacodynamic considerations of amodiaquine and desethylamodiaquine in Kenyan adults with uncomplicated malaria receiving artesunate-amodiaquine combination therapy. *Antimicrob Agents Chemother* 2010; **54:** 2611–7.

用途和用法

阿莫地喹是一种 4-氨基喹啉类抗疟药，具有与氯喹（第574页）相似的作用。虽然对阿莫地喹的抗药性已经产生，而且在阿莫地喹间也已出现部分的交叉抗药性。但它对氯喹敏感的恶性疟原虫株与氯喹一样有效。并且对一些耐氯喹虫株也有效，为了防止抗药性虫株的发生和播散，WHO 曾推荐在阿莫地喹治疗无合并症的恶性疟时与青蒿素衍生物（如青蒿琥酯）一起使用。由于产生对阿莫地喹的抗药性及其主要毒性反应，所以并不推荐将其用于预防疟疾。

阿莫地喹是以其盐酸盐作口服，但其剂量则是以阿莫地喹的碱基来表达，260mg 阿莫地喹盐酸盐相当于 200mg 阿莫地喹碱基。在治疗恶性疟及无合并症的耐氯喹间日疟时，在成人及 5 个月和以上的儿童中推荐在 3 天内（每日 10mg/kg，共 3 天）服用，总剂量为 30mg/kg。间日疟的治疗必须继之以伯氨喹进行根治。

已开发出一种固定剂量的阿莫地喹和青蒿琥酯（ASAQ）合剂产品，以增强患者的信心，并避免单一药物疗法，因而降低了发生耐药的危险性，并已在一些国家中可以获得这种产品。

1. Olliaro P, Mussano P. Amodiaquine for treating malaria. Available in The Cochrane Database of Systematic Reviews; Issue 2. Chichester: John Wiley; 2003 (accessed 17/05/05).
2. McIntosh HM, Jones KL. Chloroquine or amodiaquine combined with sulfadoxine-pyrimethamine for treating uncomplicated malaria. Available in The Cochrane Database of Systematic Reviews; Issue 4. Chichester: John Wiley; 2005 (accessed 18/07/06).
3. Bukirwa H, Critchley J. Sulfadoxine-pyrimethamine plus artesunate versus sulfadoxine-pyrimethamine plus amodiaquine for treating uncomplicated malaria. Available in The Cochrane Database of Systematic Reviews; Issue 1. Chichester: John Wiley; 2006 (accessed 18/07/06).
4. Zwang J, *et al.* Efficacy of artesunate-amodiaquine for treating uncomplicated P. falciparum malaria in Sub-Saharan Africa: a multi-centre analysis. *Malar J* 2009; **8:** 203.
5. Faye B, *et al.* Efficacy and tolerability of artesunate-amodiaquine (Camoquin plus®) versus artemether-lumefantrine (Coartem®) against uncomplicated *Plasmodium falciparum* malaria: multisite trial in Senegal and Ivory Coast. *Trop Med Int Health* 2010; **15:** 608–13.
6. Kauss T, *et al.* Fixed artesunate-amodiaquine combined pre-formulation study for the treatment of malaria. *Int J Pharm* 2010; **395:** 198–204.

儿童用法 阿莫地喹可用于 5 个月及以上的儿童，以治疗无合并症的恶性疟；或无合并症、耐氯喹的间日疟；剂量与成人相同（见上文）。

在儿童中应用含阿莫地喹疗法的参考文献如下。

1. Cairns M, *et al.* Amodiaquine dosage and tolerability for intermittent preventive treatment to prevent malaria in children. *Antimicrob Agents Chemother* 2010; **54:** 1265–74.
2. Mbacham WF, *et al.* Efficacy of amodiaquine, sulphadoxine-pyrimethamine and their combination for the treatment of uncomplicated *Plasmodium falciparum* malaria in children in Cameroon at the time of policy change to artemisinin-based combination therapy. *Malar J* 2010; **9:** 34.

制剂

USP 33: Amodiaquine Hydrochloride Tablets.

专利制剂

Fr.: Flavoquine; ***India:*** Basoquin†; Camoquin†; Ipcaquin†.

多组分制剂 ***Belg.:*** Amonate; ***China:*** Artemodi; ***India:*** Larimal†.

Artemisinin Derivatives 青蒿素衍生物

Artemisinina, derivados.

Artemether (*BAN*, *USAN rINN*) 蒿甲醚

Artemeetteri; Artemeter; Artemetero; Artéméther; Artemetherum; Dihydroartemisinin Methyl Ether; Dihydroqinghaosu Methyl Ether; *o*-Methyldihydroartemisinin; SM-224. (3*R*,5a*S*,6*R*,8a*S*,9*R*,10*S*,12*R*,12a*R*)-Decahydro-10-methoxy-3,6,9-trimethyl-3,12-epoxy-12*H*-pyrano[4,3-*j*]-1,2-benzodioxepin.

Артеметер

$C_{16}H_{26}O_5$ = 298.4.

CAS — 71963-77-4.

ATC — P01BE02.

UNII — C7D6T3H22J.

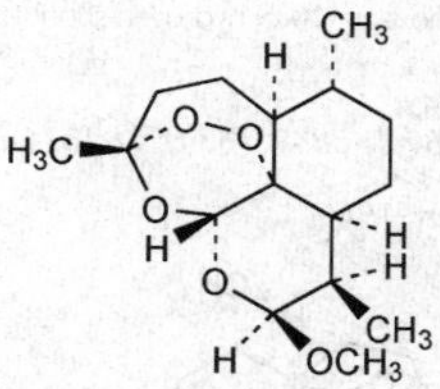

Pharmacopoeias. In *Chin.* and *Int.*

Artemisinin (*rINN*) 青蒿素

Arteannuin; Artemisinina; Artémisinine; Artemisinine; Artemisininum; Huanghuahaosu; Qinghaosu. (3*R*,5a*S*,6*R*,8a*S*,9*R*,12*S*,12a*R*)-Octahydro-3,6,9-trimethyl-3,12-epoxy-12*H*-pyrano[4,3-*j*]-1,2-benzodioxepin-10(3*H*)-one.

Артемизинин

$C_{15}H_{22}O_5$ = 282.3.

CAS — 63968-64-9.

ATC — P01BE01.

UNII — 9RMU91N5K2.

Pharmacopoeias. In *Chin., Int.,* and *Viet.*

Artemotil (*rINN*) 蒿乙醚

Artémotil; Artemotilo; Artemotilum; Beta-arteether; Dihydroartemisinin Ethyl Ether; Dihydroqinghaosu Ethyl Ether; SM-227. (3*R*,5a*S*,6*R*,8a*S*,9*R*,10*S*,12*R*,12a*R*)-Decahydro-10-ethoxy-3,6,9-trimethyl-3,12-epoxy-12*H*-pyrano[4,3-*j*]-1,2-benzodioxepin.

Артемотил

$C_{17}H_{28}O_5$ = 312.4.

CAS — 75887-54-6.

ATC — P01BE04.

UNII -XGL7GFB9YI.

Pharmacopoeias. In *Int.*

Artenimol (*USAN*, *rINN*) **二氢青蒿素**

Arténimol; Artenimolum; Dihydroartemisinin; Dihydroqinghaosu. (3*R*,5a*S*,6*R*,8a*S*,9*R*,10*S*,12*R*,12a*R*)-Decahydro-3,6,9-trimethyl-3,12-epoxy-12*H*-pyrano[4,3-*j*]-1,2-benzodioxepin-10-ol.

Артенимол

$C_{15}H_{24}O_5$ = 284.3.

CAS — 81496-81-3.

ATC — P01BE05.

UNII — 6A9O50735X.

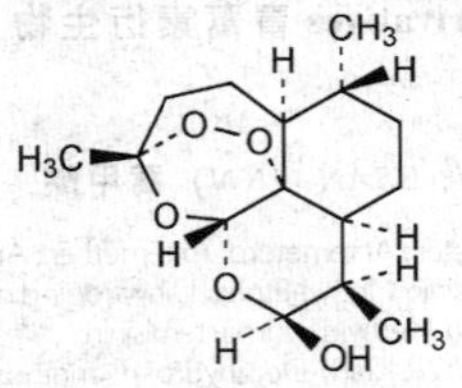

Pharmacopoeias. In *Chin.* and *Int.*

Artesunate (*BAN*, *USAN*, *rINN*) **青蒿琥酯**

Artésunate; Artesunato; Artesunatum. (3*R*,5a*S*,6*R*,8a*S*,9*R*,10*S*,12*R*,12a*R*)-Decahydro-3,6,9-trimethyl-3,12-epoxy-12*H*-pyrano-[4,3-*j*]-1,2-benzodioxepin-10-ol hydrogen succinate.

Артезунат

$C_{19}H_{28}O_8$ = 384.4.

CAS — 83507-69-1; 88495-63-0; 182824-33-5.

ATC — P01BE03.

UNII — 60W3249T9M.

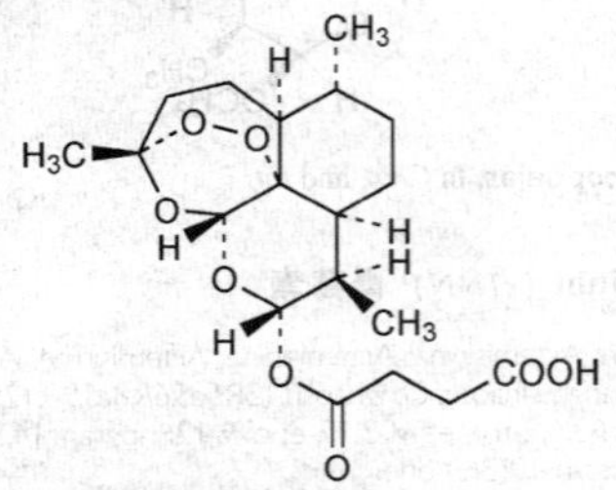

Pharmacopoeias. In *Int.* and *Viet.*

Sodium Artesunate (*BANM*, *rINNM*) **青蒿琥酯钠**

Artésunate de Sodium; Artesunato sódico; Dihydroartemisinin Hemisuccinate Sodium; Dihydroqinghaosu Hemisuccinate Sodium; Natrii Artesunatum; SM-804. (3*R*,5a*S*,6*R*,8a*S*,9*R*,10*S*,12*R*,12a*R*)-Decahydro-3,6,9-trimethyl-3,12-epoxy-12*H*-pyrano-[4,3-*j*]-1,2-benzodioxepin-10-ol hydrogen succinate sodium.

Натрий Артезунат

$C_{19}H_{27}O_8Na$ = 406.4.

不良反应及注意事项

一般地说对青蒿素及其衍生物耐受良好，虽曾有轻度胃肠道功能紊乱（包括恶心、呕吐、腹泻及腹痛）、瘙痒及皮疹、头痛、耳鸣、中性粒细胞减少症、肝酶值的升高及包括 QT 间期延长的心电图异常的报道。有些胃肠外应用的青蒿素衍生物是在芝麻油中配制的，后者偶可引起严重的过敏反应。

在动物中给予高剂量后，曾见到严重的神经毒性作用。

青蒿素衍生物伴发不良反应的综合性参考文献如下。

1. Price R, *et al.* Adverse effects in patients with acute falciparum malaria treated with artemisinin derivatives. *Am J Trop Med Hyg* 1999; **60:** 547–55.
2. Medhi B, *et al.* Pharmacokinetic and toxicological profile of artemisinin compounds: an update. *Pharmacology* 2009; **84:** 323–32.
3. Efferth T, Kaina B. Toxicity of the antimalarial artemisinin and its dervatives [sic]. *Crit Rev Toxicol* 2010; **40:** 405–21.

对血液的影响 患者在应用蒿甲醚-本芴醇后发生严重溶血性贫血的报道，并提及在感染 HIV 的患者中以阿莫地喹-青蒿琥酯治疗时发生中性粒细胞减少症，见第579页及第568页。

对心脏的影响 曾报道在 34 例接受口服蒿甲醚 4 天的患者中，有 10 例出现心动过缓[1]。

1. Karbwang J, *et al.* Comparison of oral artemether and mefloquine in acute uncomplicated falciparum malaria. *Lancet* 1992; **340:** 1245–8.

对肝脏的影响 曾在一例服用辅助性草药提供的青蒿素，每日 7.5mg/kg，共 10 天[1]的患者中报告过急性肝炎，此患者的症状及肝功能试验在停药 2 周后恢复正常。这种辅助性药物的分析肯定了青蒿素的存在和量，而且缺乏其他污染物或有药理活性的成分。

1. CDC. Hepatitis temporally associated with an herbal supplement containing artemisinin – Washington, 2008. *MMWR* 2009; **58:** 854–6.

对神经系统的影响 曾报道给动物蒿乙醚或蒿甲醚后出现神经毒性。[1]体外研究[2]表明二氢青蒿素，（当前使用的青蒿素衍生物通常的代谢产物），是有神经毒性的。曾报告 1 例口服青蒿琥酯 5 天疗程后，出现以共济失调及言语模糊不清为表现的急性大脑功能障碍病例[3]。据报道[4]1 例患者误诊为疟疾，在以青蒿琥酯治疗 5 个疗程的 10 天疗法及 1 个疗程 10 天的氯喹治疗后出现震颤、共济失调、不安、焦虑、反射亢进和强直状态（第572页）。在停药后症状明显好转，而认为神经毒性是由于多次疗程青蒿素累积的结果，虽然氯喹的应用也可能起到促进的作用。

1. Brewer TG, *et al.* Neurotoxicity in animals due to arteether and artemether. *Trans R Soc Trop Med Hyg* 1994; **88** (suppl 1): 33–6.
2. Wesche DL, *et al.* Neurotoxicity of artemisinin analogs in vitro. *Antimicrob Agents Chemother* 1994; **38:** 1813–19.
3. Miller LG, Panosian CB. Ataxia and slurred speech after artesunate treatment for falciparum malaria. *N Engl J Med* 1997; **336:** 1328.
4. Franco-Paredes C, *et al.* Neurotoxicity due to antimalarial therapy associated with misdiagnosis of malaria. *Clin Infect Dis* 2005; **40:** 1710–1.

妊娠 青蒿琥酯或蒿甲醚曾被用于治疗泰国患耐多种药恶性疟的 83 名孕妇，在 73 次妊娠分娩出的活婴儿中，无 1 例有任何先天性异常[1]，有 16 名女性在妊娠头 3 个月给予青蒿琥酯，其中 12 名正常生产，1 例失去随访及 3 名自发性流产。

在一份包含 45 名妇女在其妊娠中期或晚期，以蒿甲醚或蒿甲醚加甲氟喹治疗其耐多种药恶性疟的研究中[2]，其新生儿没有出现不良反应。肌内注射蒿甲醚也用于治疗东部苏丹的 28 名孕妇的耐氯喹/奎宁恶性疟。蒿甲醚在 1 名妇女的妊娠头 3 个月，12 名在妊娠中期及 15 名在妊娠晚期给予。1 名婴儿在第 32 周时出生，但在 6h 后死亡，其余婴儿均足月出生，并没有先天性缺陷的报告[3]。

WHO[4]推荐在妊娠中期和晚期以胃肠道外给药治疗重症恶性疟时，在可得到供应的地方首选青蒿琥酯，而蒿甲醚是次要选择，在妊娠头 3 个月内青蒿琥酯可考虑为一种选择，直到获得更多的证据。

1. McGready R, *et al.* Artemisinin derivatives in the treatment of falciparum malaria in pregnancy. *Trans R Soc Trop Med Hyg* 1998; **92:** 430–3.
2. Sowunmi A, *et al.* Randomised trial of artemether versus artemether and mefloquine for the treatment of chloroquine/sufadoxine[sic]-pyrimethamine-resistant falciparum malaria during pregnancy. *J Obstet Gynaecol* 1998; **18:** 322–7.
3. Adam I, *et al.* Artemether in the treatment of falciparum malaria during pregnancy in eastern Sudan. *Trans R Soc Trop Med Hyg* 2004; **98:** 509–13.
4. WHO. *International travel and health.* 2010 ed. Available at: http://www.who.int/ith/en (accessed 09/07/10)

药物相互作用

如可能的话，应避免青蒿素衍生物与可延长 QT 间期的药物一起使用，在青蒿素衍生物与具有这种倾向的其他抗疟药一起使用时要谨慎。

有报道青蒿素是细胞色素 P450 同工酶 CYP1A2 的潜在抑制剂[1]，可与通过此酶代谢的药物（如茶碱）相互作用。相反，青蒿素也被认为是 CYP2A6 的诱导剂[2]，虽然其中的临床意义还不清楚。

1. Bapiro TE, *et al.* Artemisinin and thiabendazole are potent inhibitors of cytochrome P450 1A2 (CYP1A2) activity in humans. *Eur J Clin Pharmacol* 2005; **61:** 755–61.
2. Asimus S, *et al.* Artemisinin and CYP2A6 activity in healthy subjects. *Eur J Clin Pharmacol* 2008; **64:** 283–92.

葡萄柚汁 如与葡萄柚汁一起服用的话，可增加口服蒿甲醚的生物利用度[1]。

1. van Agtmael MA, *et al.* The effect of grapefruit juice on the time-dependent decline of artemether plasma levels in healthy subjects. *Clin Pharmacol Ther* 1999; **66:** 408–14.

药动学

口服蒿甲醚后约 3h，肌内注射蒿甲醚后约 6h 及直肠给予青蒿素后约 11h 达血浆浓度峰值。青蒿素的衍生物（但不是青蒿素）全部迅速水解为不同程度的活性代谢产物二氢青蒿素。青蒿素在肝脏内进行代谢，主要通过细胞色素 P450 的同工酶 CYP2B6，且在较少程度上经 CYP3A4 及 CYP2A6。已报告的消除半衰期在青蒿琥酯静脉给药后为 45min，青蒿素直肠给药后约 4h 及肌内注射或口服蒿甲醚后 4～11h。已发表蒿乙醚的药动学资料极少，但其消除半衰期看来要长于蒿甲醚。

1. White NJ, *et al.* Clinical pharmacokinetics and pharmacodynamics of artemether-lumefantrine. *Clin Pharmacokinet* 1999; **37:** 105–25.
2. Svensson US, Ashton M. Identification of the human cytochrome P450 enzymes involved in the in vitro metabolism of artemisinin. *Br J Clin Pharmacol* 1999; **48:** 528–35.
3. Navaratnam V, *et al.* Pharmacokinetics of artemisinin-type compounds. *Clin Pharmacokinet* 2000; **39:** 255–70.
4. Gautam A, *et al.* Pharmacokinetics and pharmacodynamics of endoperoxide antimalarials. *Curr Drug Metab* 2009; **10:** 289–306.

用途和用法

青蒿素是一种从中国传统地用于治疗疟疾的草药黄花蒿（*Artemisia annua*），分离出来的倍半萜内酯（sesquiterpene lactone）。它是一种对间日疟原虫和对氯喹敏感或耐药的恶性疟原虫株具有活性的强有力且快速作用的杀血液裂殖体药。青蒿素曾以口服或直肠给药来治疗疟疾（见下文），其治疗方案常经验地以口服剂量每日 10～40mg/kg，而疗程的天数不同。不过它在实际上已完全为其衍生物如青蒿甲醚及青蒿琥酯所替代。

以下的剂量是由 WHO 推荐用于治疗无合并症的恶性疟。

青蒿琥酯，在与其他抗疟药（阿莫地喹、甲氟喹或乙胺嘧啶-磺胺多辛）合用时，口服剂量为每日 4mg/kg，每日 1 次，共 3 天。也可每日服用相同剂量的**二氢青蒿素**，每日 1 次，并与哌喹合用。

蒿甲醚是与本芴醇一起口服，专门的给药方案的详情见**本芴醇**项下，第576页。

对重症疟疾时胃肠道外用药，WHO 推荐静脉内或肌内注射**青蒿琥酯** 2.4mg/kg，12h 及 24h 后重复给予，此后每日 1 次，患者在胃肠道外给药至少 24h 后应改用合适的口服方案（见第566页），而且完成整个疗程的口服疗法。或者，在美国，推荐在 0、12h、24h 及 48h 静脉注射 2.4mg/kg，后续治疗则应用阿托伐醌-氯胍（*Malarone*）、多西环素、克林霉素或甲氟喹。

蒿乙醚也可用于治疗重症恶性疟；其建议的方案是初次剂量为 4.8mg/kg，平均分配给双侧前腿，继之在 6h、24h、48h 及 72h 后给予 1.6mg/kg（交替注射入大腿）。对儿童中剂量的详情见下文。

一种固定剂量含青蒿琥酯及阿莫地喹（ASAQ）的合剂产品已经开发，以增进患者信心及避免单一疗法，因而降低发生耐药的危险性，且已可在一些国家内获得。

青蒿素的其他衍生物正在进行研究或商业性开发中（见下文**青蒿素衍生物的用法**）。

1. McIntosh HM, Olliaro P. Artemisinin derivatives for treating uncomplicated malaria. Available in The Cochrane Database of Systematic Reviews; Issue 2. Chichester: John Wiley; 1999 (accessed 17/05/05).
2. McIntosh HM, Olliaro P. Artemisinin derivatives for treating severe malaria. Available in The Cochrane Database of Systematic Reviews; Issue 2. Chichester: John Wiley; 2000 (accessed 17/05/05).
3. Olliaro PL, Taylor WR. Developing artemisinin based drug combinations for the treatment of drug resistant falciparum malaria: a review. *J Postgrad Med* 2004; **50:** 40–4.
4. Ashley EA, White NJ. Artemisinin-based combinations. *Curr Opin Infect Dis* 2005; **18:** 531–6.
5. Davis TME, *et al.* Artemisinin-based combination therapies for uncomplicated malaria. *Med J Aust* 2005; **182:** 181–5.
6. Bukirwa H, Critchley J. Sulfadoxine-pyrimethamine plus artesunate versus sulfadoxine-pyrimethamine plus amodiaquine for treating uncomplicated malaria. Available in The Cochrane Database of Systematic Reviews; Issue 1. Chichester: John Wiley; 2006 (accessed 18/07/06).
7. Aweeka FT, German PI. Clinical pharmacology of artemisinin-based combination therapies. *Clin Pharmacokinet* 2008; **47:** 91–102.
8. Rosenthal PJ. Artesunate for the treatment of severe falciparum malaria. *N Engl J Med* 2008; **358:** 1829–36.
9. Sinclair D, *et al.* Artemisinin-based combination therapy for treating uncomplicated malaria. Available in The Cochrane Database of Systematic Reviews; Issue 3. Chichester: John Wiley; 2009 (accessed 01/09/09).
10. Douglas NM, *et al.* Artemisinin combination therapy for vivax malaria. *Lancet Infect Dis* 2010; **10:** 405–16.

青蒿素衍生物的用法 为了克服青蒿素难溶于水的性质，曾试用若干剂型及途径。也曾开发几种具有更适宜的药学特性且更有用的衍生物，特别是甲基乙醚的衍生物蒿甲醚及乙基乙醚衍生物蒿乙醚，它们是脂溶性更高；半琥珀酸酯的钠盐即青蒿琥酯钠，它可溶于水，但其在水溶液中的稳定性较差；以及青蒿亚麻钠（sodium artelinate），后者在水中溶解且较稳定。其他曾研究过的衍生物包括阿替夫林及 αβ 蒿乙醚（αβarteether）。

有几种青蒿素衍生物的制剂可从商业途径或组织研究的机构（如 WHO）获得。它们包括蒿甲醚、青蒿琥酯、青蒿素本身及二氢青蒿素的口服制剂；蒿乙醚、蒿甲醚及青蒿琥酯的肌内注射制剂；青蒿亚麻酸（artelinic acid）和青蒿琥酯的静脉注射制剂及青蒿素、青蒿琥酯和二氢青蒿素的栓剂。

儿童用法 青蒿素的衍生物可用于婴儿及儿童治疗无合并症恶性疟及重症疟疾；目前应用的主要衍生物是青蒿琥酯及蒿甲醚。对无合并症恶性疟，WHO 推荐与用于成人相同的青蒿素衍生物，及相同的每千克体重剂量

（见上文），所选择的特定合剂会受配合剂的安全性及耐受性所影响。

对治疗重症疟疾，WHO[1]推荐开始时用胃肠道外给药，并尽可能早地转换至口服疗法，以完成 1 个 7 天疗法（也必须给予克林霉素的后续疗法）。推荐以下的胃肠道外给药剂量：

- 青蒿琥酯 2.4mg/kg 静脉或肌内注射，12h 及 24h 后重复给予，此后每日 1 次；
- 蒿甲醚 3.2mg/kg，肌内注射，此后继之每日 1.6mg/kg。

或者，美国[2]推荐青蒿琥酯 4 剂方案，在 0、12h、24h 及 48h 静脉注射 2.4mg/kg，［继之应用阿托伐醌-氯胍（*Malarone*）、克林霉素或甲氟喹治疗］，用于治疗重症疟疾。

一项系统性综述[3]表明青蒿素合剂的口服剂型（颗粒、口服悬液或分散片），专门为儿科设计的剂型，改进了疗法的耐受性，并不减少疗效。

1. WHO. *Guidelines for the treatment of malaria; second edition* Geneva: WHO, 2010. Available at: http://whqlibdoc.who.int/publications/2010/9789241547925_eng.pdf (accessed 09/07/10)
2. American Academy of Pediatrics. *2009 Red Book: Report of the Committee on Infectious Diseases,* 28th ed. Elk Grove Village, Illinois, USA: American Academy of Pediatrics, 2009.
3. Kurth F, *et al.* Do paediatric drug formulations of artemisinin combination therapies improve the treatment of children with malaria? A systematic review and meta-analysis. *Lancet Infect Dis* 2010; **10:** 125–32.

疟疾 疟疾的综合性处理及当前青蒿素衍生物的推荐方案已在第566页中讨论，为了延迟对这些化合物抗药性的发生，WHO 曾推荐它们的使用应严格限制于耐多种药的疟疾地区，而且它们不应用于预防。然而已对常规治疗产生了抗药性，现在已使 WHO 推荐在这种环境中使用包含青蒿素衍生物（以青蒿素为基础的联合疗法，也称为 ACTs）的联合疗法作为疟疾的一线治疗。现推荐下列联合疗法：

- 蒿甲醚-本芴醇；
- 青蒿琥酯加阿莫地喹；
- 青蒿琥酯加乙胺嘧啶-磺胺多辛（*Fansidar*）；
- 青蒿琥酯加甲氟喹；
- 二氢青蒿素加哌喹。

在治疗急性无合并症疟疾时，青蒿素衍生物通常是口服给药的。使用的药曾是青蒿素、蒿甲醚或青蒿琥酯。在治疗重症疟疾时通常必须从胃肠道外给药，WHO[1]推荐在成人及儿童静脉或肌内注射青蒿琥酯，或在儿童肌内注射蒿甲醚作为奎宁治疗重症疟疾时的替代药。一项系统性综述[2]建议静脉内给予青蒿琥酯作为成人治疗重症疟疾的首选药，尤其是在亚洲感染的情况下。直肠给予青蒿琥酯的治疗是成功的，并且 WHO[1]推荐在不能获得胃肠道外疗法时使用。

1. WHO. *Guidelines for the treatment of malaria; second edition.* Geneva: WHO, 2010. Available at: http://whqlibdoc.who.int/publications/2010/9789241547925_eng.pdf (accessed 09/07/10)
2. Jones KL, *et al.* Artesunate versus quinine for treating severe malaria. Available in The Cochrane Database of Systematic Reviews; Issue 4. Chichester: John Wiley; 2007 (accessed 05/06/08).

血吸虫病 在以青蒿琥酯钠治疗疟疾时，发现患者感染曼氏血吸虫的强度降低，[1]促使进一步研究应用青蒿素衍生物来控制血吸虫病（第130页）。一项在曼氏血吸虫阴性的儿童中进行的双盲空白对照研究[2]，发现口服蒿甲醚的儿童其感染率显著降低，恶性疟原虫的感染也有明显的下降。在中国进行的一些研究肯定了蒿甲醚或青蒿琥酯对抗日本血吸虫的益处[3]，这些研究通常是与吡喹酮一起进行的。然而在一项随机双盲安慰剂对照研究[4]中，以蒿甲醚加吡喹酮的综合疗法在治疗急性疾病时并不比单用吡喹酮更有效。

1. De Clercq D, *et al.* Efficacy of artesunate against Schistosoma mansoni infections in Richard Toll, Senegal. *Trans R Soc Trop Med Hyg* 2000; **94:** 90–1.
2. Utzinger J, *et al.* Oral artemether for prevention of Schistosoma mansoni infection: randomised controlled trial. *Lancet* 2000; **355:** 1320–5.
3. Xiao S-H. Development of antischistosomal drugs in China, with particular consideration to praziquantel and the artemisinins. *Acta Trop* 2005; **96:** 153–67.
4. Hou XY, *et al.* A randomized, double-blind, placebo-controlled trial of safety and efficacy of combined praziquantel and artemether treatment for acute schistosomiasis japonica in China. *Bull WHO* 2008; **86:** 788–95.

制剂

专利制剂

Belg.: Arinate; Artesiane; **Braz.:** Paluther; Plasmotrim; **China:** Cotecxin; **Gr.:** Artemax; **India:** Betamotil; E Mal; Falcigo; Falcinil; Larinate; Larither; Mosether; Rapither-AB; **Neth.:** Artecef; **Thai.:** Plasmotrim†.

多组分制剂 **Austral.:** Riamet; **Austria:** Riamet†; **Belg.:** Amonate; Co-Arinate; Co-Artesiane; Riamet; **China:** Artemodi; Duo-Cotecxin; **Cz.:** Riamet; **Fr.:** Riamet; **Ger.:** Riamet; **Gr.:** Riamet; **India:** Artemal†; Larimal†; **Indon.:** Coartem; **Neth.:** Riamet; **Norw.:** Riamet†; **Philipp.:** Coartem; **Port.:** Falcitrim; Riamet; **S.Afr.:** Coartem; **Swed.:** Riamet; **Switz.:** Riamet; **Thai.:** Coartem; **UK:** Riamet; **USA:** Coartem.

Chloroquine (*BAN, rINN*) 氯喹

Chlorochin; Chloroquinum; Cloroquina; Klorokiini; Klorokin. 4-(7-Chloro-4-quinolylamino)pentyldiethylamine; 7-Chloro-4-(4-diethylamino-1-methylbutylamino)quinoline.

Хлорохин

$C_{18}H_{26}ClN_3 = 319.9.$

CAS — 54-05-7.

ATC — P01BA01.

UNII — 886U3H6UFF.

Pharmacopoeias. In *US.*

USP 33（Chloroquine） 白色或微黄色、无臭的结晶性粉末。熔点 87～92℃。极微溶于水；溶于氯仿、乙醚及稀酸。贮藏温度 25℃，允许的范围为 15～30℃。

Chloroquine Hydrochloride（*BANM, rINNM*）盐酸氯喹

Chloroquine, Chlorhydrate de; Chloroquini Hydrochloridum; Hidrocloruro de cloroquina.

Хлорохина Гидрохлорид

$C_{18}H_{26}ClN_3,2HCl = 392.8.$

CAS — 3545-67-3.

ATC — P01BA01.

UNII — NT0J0815S5.

Pharmacopoeias. *US* includes an injection.

Chloroquine Phosphate（*BANM, rINNM*）磷酸氯喹

Chingaminum; Chlorochin-difosfát; Chlorochinium Phosphoricum; Chlorochinum Diphosphoricum; Chlorochiny fosforan; Chlorokvino fosfatas; Chloroquine, phosphate de; Chloroquini Diphosphas; Chloroquini phosphas; Fosfato de cloroquina; Khingamin; Klorokiinifosfaatti; Klorokinfosfat; Klorokin-foszfát; Quingamine; SN-7618.

Хлорохина Фосфат

$C_{18}H_{26}ClN_3,2H_3PO_4 = 515.9.$

CAS — 50-63-5.

ATC — P01BA01.

UNII — 6E17K3343P.

Pharmacopoeias. In *Chin., Eur.* (see p.vii), *Int., US,* and *Viet.*

Ph. Eur. 6.8（Chloroquine Phosphate） 白色或类白色、吸湿的结晶性粉末。它以两种形式存在，一种在约 195℃熔解，另一种在约 218℃熔解。易溶于水；极微溶于乙醇及甲醇。10%水溶液的 pH 为 3.8～4.3。贮藏于密闭容器中。避光。

USP 33（Chloroquine Phosphate） 白色、无臭的结晶性粉末，它在光线下缓慢地变色。它存在两种多态形式，一种在 193～195℃间熔解，另一种在 210～215℃间熔解；两种多态的混合物在 193～215℃熔解。易溶于水；几乎不溶于乙醇、氯仿及乙醚。其溶液的 pH 约 4.5。

Chloroquine Sulfate（*rINNM*）硫酸氯喹

Chlorochin-sulfát monohydrát; Chlorochiny siarczan; Chlorokvino sulfatas; Chloroquine, sulfate de; Chloroquine Sulphate (*BANM*); Chloroquini sulfas; Chloroquini Sulfas Monohydricus; Chloroquini Sulphas; Klorokiinisulfaatti; Klorokinsulfat; Klorokin-szulfát; RP-3377; Sulfato de cloroquina.

Хлорохина Сульфат

$C_{18}H_{26}ClN_3,H_2SO_4,H_2O = 436.0.$

CAS — 132-73-0 (anhydrous chloroquine sulfate).

ATC — P01BA01.

UNII — 0E48649K6N.

Pharmacopoeias. In *Eur.* (see p.vii) and *Int.*

Ph. Eur. 6.8（Chloroquine Sulphate） 白色或类白色结晶性粉末。易溶于水及甲醇；极微溶于乙醇。8%水溶液的 pH 为 4.0～5.0。贮藏于密闭容器中。避光。

吸附 使用低浓度磷酸氯喹或硫酸氯喹的研究表明，氯喹呈现与几种用于医疗设备及膜过滤器的材料，包括纯碱玻璃及各种塑料［如醋酸纤维素、丙酸纤维素、甲基丙烯酸酯、丁二烯苯乙烯、聚丙烯、聚氯乙烯（PVC）、乙烷乙烯基醋酸盐（ethylvinyl acetate）及聚乙烯等］，显示 pH 值依赖的结合。[1,3]虽然这种作用可能与临床上使用的剂量并无关联[4]，但实验室工作人员在进行测定及敏感性试验时，必须认识到氯喹在由这些材料制造的设备中配制或贮存时，可能出现其浓度的明显降低[2,3]。这种作用在硼硅酸盐玻璃或聚苯乙烯中最小，因而建议它们可能更适合于这种操作[2,3]。

相似的吸附也曾在盐酸阿莫地喹、盐酸甲氟喹或硫酸奎宁的溶液用膜过滤时报告过。[1]

1. Baird JK, Lambros C. Effect of membrane filtration of antimalarial drug solutions on in vitro activity against Plasmodium falciparum. *Bull WHO* 1984; **62:** 439–44.
2. Yahya AM, *et al.* Binding of chloroquine to glass. *Int J Pharmaceutics* 1985; **25:** 217–23.
3. Yahya AM, *et al.* Investigation of chloroquine binding to plastic materials. *Int J Pharmaceutics* 1986; **34:** 137–43.
4. Martens HJ, *et al.* Sorption of various drugs in polyvinyl chloride, glass, and polyethylene-lined infusion containers. *Am J Hosp Pharm* 1990; **47:** 369–73.

不良反应

以剂量方案的氯喹治疗及预防疟疾时出现的不良反应，通常要比以较大剂量长期治疗类风湿关节炎者为少见且较轻。

常见的氯喹不良反应，包括头痛、各种皮疹、瘙痒及胃肠道功能紊乱（如恶心、呕吐及腹泻）。较少见的有精神变化，包括精神病样发作及幻觉、妄想、焦虑和激动、失眠、抑郁及人格改变。曾报道过出现多发性神经炎及惊厥。

曾出现过视力障碍，如视物模糊及聚焦困难，但它们较常见于使用较大剂量时，那时它们可伴发角膜病变或视网膜病变，将在下文**对眼的影响**中讨论。角膜的病变通常以角膜浑浊的形式出现，且在停用氯喹后可逆转。视网膜病变是氯喹对眼引起的最严重不良反应，且能引起严重的视力损伤。这些变化可能是不可逆转的，甚至可在停用氯喹后继续发展。那些较长时间服用大剂量氯喹的患者，具有发生视网膜病变的高度危险性。

其他因长期服药而出现少见的不良反应，包括脱发、头发色素的变白、黏膜及皮肤浅蓝黑色的色素沉着、光敏感、耳鸣、听力减退、神经性聋、神经肌肉病及肌病（包括心肌病）。

偶有血液障碍的报道，包括全血细胞减少症、再生障碍性贫血、可逆性粒细胞缺乏症、血小板减少症及粒细胞减少症。

也偶有肝功能变化的报道，包括肝炎及肝功能试验的异常。

氯喹的胃肠道外疗法可能是冒险的，而且快速静脉内给药或使用大剂量时，可以引起心血管的毒性及其他急性超剂量的症状。

急性超剂量给予氯喹是极度危险的，而且可在数小时内死亡。初起症状包括头痛、胃肠道功能紊乱、嗜睡及头晕。低血钾症可在进食氯喹后数小时内发生，而视力障碍可以是戏剧性地突然丧失视力。然而超剂量氯喹的主要反应是以低血压及心律失常的心血管毒性反应发展到心血管性虚脱、惊厥、心脏及呼吸骤停、昏迷及死亡。

对血液的影响 3 名使用氯喹的患者伴发了再生障碍性贫血，[1]2 名接受过几个月的治疗，其中 1 名开始时以氯喹治疗盘状红斑性狼疮，后来又以之治疗脑型疟，最后发现患有急性原粒细胞性白血病。第 3 名患者在使用短疗程氯喹治疗疟疾后 3 周发生再生障碍性贫血。

1. Nagaratnam N, *et al.* Aplasia and leukaemia following chloroquine therapy. *Postgrad Med J* 1978; **54:** 108–12.

对眼的影响 氯喹及羟氯喹对眼的主要不良反应是角膜病变及视网膜病变。

角膜病变以角膜的沉淀为特征，可发生在开始治疗的数周内。不过患者往往是无症状的，有不到 50%受影响的患者诉视觉症状，如畏光、光周围有晕轮或视物模糊。角膜病变在停止治疗后是完全可逆转的，而且通常不认为是继续治疗的禁忌证[1]。

视网膜病变潜在地更为严重。其后果在停止治疗后仍是无法预测的，且其改变是不可逆转的或甚至进一步发展[2,3]。也曾报道[4]，迟发性视网膜病变在患者终止治疗多年后发生。已报告的视网膜病变发生率依据所用的方法学和标准而有所不同[1,5,6]。从对长期抗疟治疗患者的研究[1]中，了解到当氯喹（磷酸盐）（每日 250mg，共 1 年），总量累积至 100g 时，可出现视网膜病变，当其总量增加至超过 300g 时，其发生的危险性也明显地增加了。治疗类风湿关节炎的经验也提示视网膜毒性的发生是与剂量相关的。其累积的总剂量、治疗的持续时间及患者的年龄，均可影响视网膜毒性的发生[7,8]，而其每日的剂量可能是其最重要的因素[9]。曾有建议当每日剂量在磷酸氯喹最高至 4.0mg/kg（等

于氯喹碱基接近每日 2.5 mg/kg）或硫酸羟氯喹最高至 6.5mg/kg 时，发生视网膜损害的危险性小[9]。在肥胖的患者则应根据瘦人的体重标准来计算剂量，以避免给予过多的剂量。视网膜病变似极少伴发于推荐用于预防疟疾的每周氯喹剂量[10,11]。

在英国，由 Royal College of Ophthalmologists 召集的回顾小组[12]作出有关风湿病和皮肤病医师使用该药的**推荐意见**。由于尚无充分资料来提供最大的安全剂量，所以氯喹仅限于其他优选药物无效时使用，由于无足够的资料来建议安全的每日剂量或累积剂量，从而在尚未出版对氯喹的指导原则时，以下的推荐仅与羟氯喹有关：

- 在开始以羟氯喹治疗（最大每日剂量为 6.5 mg/kg 瘦人体重）前测定的基准应包含检测肾和肝功能，询问患者在未用眼镜纠正前的视力受损状况和记录近距视敏度。
- 此后必须每年对患者进行监测，包括询问视力方面的症状，重新核查其视敏度和对已出现受损的视力进行检测。
- 在治疗前或治疗期间察觉问题时，则应把患者转诊给眼科专家。
- 接受长期羟氯喹治疗的患者，在连续治疗 5 年后必须进行非经常性眼科复查。

氯喹的英国注册药品信息对连续接受大剂量 1 年以上或超过 3 年每周治疗或服用总量超过 100g 或 1.6g/kg 的患者，推荐每隔 3～6 个月进行 1 次眼科检查。

1. Bernstein HN. Ophthalmologic considerations and testing in patients receiving long-term antimalarial therapy. *Am J Med* 1983; **75** (suppl 1A): 25–34.
2. Ogawa S, *et al.* Progression of retinopathy long after cessation of chloroquine therapy. *Lancet* 1979; **i:** 1408.
3. Easterbrook M. Ocular effects and safety of antimalarial agents. *Am J Med* 1988; **85** (suppl 4A): 23–9.
4. Ehrenfeld M, *et al.* Delayed-onset chloroquine retinopathy. *Br J Ophthalmol* 1986; **70:** 281–3.
5. Finbloom DS, *et al.* Comparison of hydroxychloroquine and chloroquine use and the development of retinal toxicity. *J Rheumatol* 1985; **12:** 692–4.
6. Morsman CDG, *et al.* Screening for hydroxychloroquine retinal toxicity: is it necessary? *Eye* 1990; **4:** 572–6.
7. Elman A, *et al.* Chloroquine retinopathy in patients with rheumatoid arthritis. *Scand J Rheumatol* 1976; **5:** 161–6.
8. Marks JS, Power BJ. Is chloroquine obsolete in treatment of rheumatic disease? *Lancet* 1979; **i:** 371–3.
9. Mackenzie AH. Dose refinements in long-term therapy of rheumatoid arthritis with antimalarials. *Am J Med* 1983; **75** (suppl 1A): 40–5.
10. Breckenridge A. Risks and benefits of prophylactic antimalarial drugs. *BMJ* 1989; **299:** 1057–8.
11. Lange WR, *et al.* No evidence for chloroquine-associated retinopathy among missionaries on long-term malaria chemoprophylaxis. *Am J Trop Med Hyg* 1994; **51:** 389–92.
12. Bourke B *et al.* Royal College of Ophthalmologists, British Association of Dermatologists, and British Society for Rheumatology. Hydroxychloroquine and ocular toxicity: recommendations on screening (October 2009).
Available at: http://www.bad.org.uk/Portals/_Bad/Guidelines/Clinical%20Guidelines/Hydroxychloroquine_and_Ocular_Toxicity_final%20Oct%202009.pdf (accessed 04/08/10)

对葡萄糖代谢的影响 在以奎宁治疗时，曾出现过低血糖症（见第584页），一般并不认为它会伴发于氯喹治疗；然而曾有报告在 1 名患者应用氯喹治疗银屑病关节炎时出现反应性低血糖症[1]。也曾报告在 1 名非糖尿病患者，服用羟氯喹治疗类风湿关节炎时，出现复发性低血糖症[2]。

1. Abu-Shakra M, Lee P. Hypoglycemia: an unusual adverse reaction to chloroquine. *Clin Exp Rheumatol* 1994; **12:** 95.
2. Cansu DÜ, Korkmaz C. Hypoglycaemia induced by hydroxychloroquine in a non-diabetic patient treated for RA. *Rheumatology (Oxford)* 2008; **47:** 378–9.

对心脏的影响 在疟疾患者[1]及健康人中的研究[2]表明胃肠道外使用氯喹时伴发的急性心血管毒性与早期分布时相的瞬时高血浆浓度有关；这些结果证实了剂量速率是发生这种毒性的主要决定性因素。心脏传导的异常（包括心脏传导阻滞及突发性心脏停搏），也曾见于长期接受口服氯喹[3,4]的疗法，包括用于治疗红斑狼疮[5,6]，以及超量服用或滥用氯喹的患者[7]。在 2 名氯喹或羟氯喹伴发心肌病患者的心内膜心肌活体组织学变化，与氯喹诱发肌肉病的骨骼肌病变完全相同[8]（也见下文**对肌肉的影响**）。

1. White NJ, *et al.* Parenteral chloroquine for treating falciparum malaria. *J Infect Dis* 1987; **155:** 192–201.
2. Looareesuwan S, *et al.* Cardiovascular toxicity and distribution kinetics of intravenous chloroquine. *Br J Clin Pharmacol* 1986; **22:** 31–6.
3. Ogola ESN, *et al.* Chloroquine related complete heart block with blindness: case report. *East Afr Med J* 1992; **69:** 50–2.
4. Aslanger E, Altun I. Sudden cardiac arrest in a patient taking chloroquine. *Resuscitation* 2009; **80:** 285–6.
5. Piette J-C, *et al.* Chloroquine cardiotoxicity. *N Engl J Med* 1987; **317:** 710–11.
6. Baguet J-P, *et al.* Chloroquine cardiomyopathy with conduction disorders. *Heart* 1999; **81:** 221–3.
7. Ihenacho HNC, Magulike E. Chloroquine abuse and heart block in Africans. *Aust N Z J Med* 1989; **19:** 17–21.
8. Ratliff NB, *et al.* Diagnosis of chloroquine cardiomyopathy by endomyocardial biopsy. *N Engl J Med* 1987; **316:** 191–3.

对心理功能的影响 在 1 名健康人服用标准的 3 天疗程口服氯喹以治疗恶性疟原虫引起的疟疾，作为临床研究的一部分，发生了严重的精神反应（人格解体及焦虑），在完成疗程后 3 周，她仍有严重的精神集中问题，而在 4 个月后，她的症状逐渐缓解[1]。

1. Telgt DS, *et al.* Serious psychiatric symptoms after chloroquine treatment following experimental malaria infection. *Ann Pharmacother* 2005; **39:** 551–4.

对肌肉的影响 氯喹所诱发的肌病是以进行性虚弱及近端肌肉萎缩为特征，且能在几周至几年的疗程后隐袭地发生[1]。经常有轻度感觉的变化、腱反射减弱和神经传导异常，研究提示伴发了末梢神经病变。在停止治疗后，肌病是可逆的，但其恢复可能需要几个月。也可出现心肌病变（见上文**对心脏的影响**）。在应用羟氯喹时也有相似影响的报道[2]，在一项对 4405 例风湿性疾病患者的回顾性综述中，有 214 例接受氯喹或羟氯喹治疗，而其中 3 例发生了肌病[3]。

1. Mastaglia FL. Adverse effects of drugs on muscle. *Drugs* 1982; **24:** 304–21.
2. Estes ML, *et al.* Chloroquine neuromyotoxicity. *Am J Med* 1987; **82:** 447–55.
3. Avina-Zubieta JA, *et al.* Incidence of myopathy in patients treated with antimalarials: a report of three cases and a review of the literature. *Br J Rheumatol* 1995; **34:** 166–70.

对神经系统的影响 除神经病变外（见上文**对肌肉的影响**），氯喹对神经系统的其他不良反应包括锥体外系症状和其他非自主动作[1,2]（曾用以治疗疟疾的患者中）、眼颤[3]（在 1 例长期治疗类风湿关节炎的患者中）和惊厥[4,5]及癫痫的非惊厥状态[6]（在预防疟疾的患者中）的孤立性报告。

1. Umez-Eronini EM, Eronini EA. Chloroquine induced involuntary movements. *BMJ* 1977; **1:** 945–6.
2. Singhi S, *et al.* Chloroquine-induced involuntary movements. *BMJ* 1977; **2:** 520.
3. Marks JS. Motor polyneuropathy and nystagmus associated with chloroquine phosphate. *Postgrad Med J* 1979; **55:** 569.
4. Fish DR, Espir MLE. Convulsions associated with prophylactic antimalarial drugs: implications for people with epilepsy. *BMJ* 1988; **297:** 526–7.
5. Fish DR, Espri MLE. Malaria prophylaxis and epilepsy. *BMJ* 1988; **297:** 1267.
6. Mülhauser P, *et al.* Chloroquine and nonconvulsive status epilepticus. *Ann Intern Med* 1995; **123:** 76–7.

对皮肤的影响 在服用氯喹治疗疟疾的患者中，瘙痒很常见，且可因太严重而放弃治疗。瘙痒可在服药后数小时出现，但通常在 72h 内自动缓解。虽通常认为抗组胺药是无效的[1,2]，但有少数患者可得到一些缓解[3]。曾有人声称瘙痒在黑色人种患者中发生率较高，但这仅反映被调查者以黑人患者较多。发生这种反应的原因尚不清楚，但其明显较高的发生率提示可能有遗传学基础[4]或与氯喹对黑色素的亲和力有关[2]。氯喹的主要代谢产物单去乙基氯喹（monodesethy chloroquine）也与之有关联[5]，虽也有些证据提示氯喹在瘙痒的患者中代谢较慢[6]。在尼日利亚对 1100 名患者的调查[1]中发现有 74%患者在抗疟治疗时出现瘙痒，其中 61%对氯喹、30%对阿莫地喹、2.5%对乙胺嘧啶—磺胺多辛和 6.5%对全部 3 种药有反应。在尼日利亚的另一项研究中[4]，瘙痒的发生率对氯喹为 14%（56 名患者中 8 名），对阿莫地喹为 27%（14/52）及对卤泛群为 13%（7/53），而接受奎宁治疗的 52 名患者或接受甲氟喹的 82 名患者中无一人出现瘙痒。相比之下，在泰国的一项研究中 1189 名氯喹治疗的患者中，仅 1.9%报道出现瘙痒[7]。

曾报告过发生于氯喹更为严重的皮肤反应，包括中毒性表皮坏死松解症[8,9]、多形性红斑[10]及 *Stevens-Johnson* 综合征[11]，虽然氯喹的致病性作用并不总是很清楚，由于其中有些患者也接受过其他抗疟药，且有时其剂量也不很恰当。在最近 1 例中毒性表皮坏死松解症的病例[12]中，其可能的病因是单独用于疟疾预防的氯喹。1 名接受放疗的年轻患者，在口服氯喹治疗疟疾的第 3 天出现了局限性大疱疹及迅速发展的湿性脱皮[13]。为了讨论服用乙胺嘧啶与磺胺多辛的患者中发生多形性红斑时氯喹的可能作用，见第581页**乙胺嘧啶**项下**磺胺类药物的不良反应**。

1. Ajayi AA, *et al.* Epidemiology of antimalarial-induced pruritus in Africans. *Eur J Clin Pharmacol* 1989; **37:** 539–40.
2. Osifo NG. Chloroquine-induced pruritus among patients with malaria. *Arch Dermatol* 1984; **120:** 80–2.
3. Okor RS. Responsiveness of chloroquine-induced pruritus to antihistamine therapy—clinical survey. *J Clin Pharm Ther* 1990; **15:** 147–50.
4. Sowunmi A, *et al.* Pruritus and antimalarial drugs in Africans. *Lancet* 1989; **ii:** 213.
5. Essien EE, *et al.* Chloroquine disposition in hypersensitive and non-hypersensitive subjects and its significance in chloroquine-induced pruritus. *Eur J Drug Metab Pharmacokinet* 1989; **14:** 71–7.
6. Ademowo OG, *et al.* The disposition of chloroquine and its main metabolite desethylchloroquine in volunteers with and without chloroquine-induced pruritus: evidence for decreased chloroquine metabolism in volunteers with pruritus. *Clin Pharmacol Ther* 2000; **67:** 237–41.
7. Bussaratid V, *et al.* Frequency of pruritus in Plasmodium vivax malaria patients treated with chloroquine in Thailand. *Trop Doct* 2000; **30:** 211–14.
8. Kanwar AJ, Singh OP. Toxic epidermal necrolysis—drug induced. *Indian J Dermatol* 1976; **21:** 73–7.
9. Phillips-Howard PA, Warwick Buckler J. Idiosyncratic reaction resembling toxic epidermal necrolysis caused by chloroquine and Maloprim. *BMJ* 1988; **296:** 1605.
10. Steffen R, Somaini B. Severe cutaneous adverse reactions to sulfadoxine-pyrimethamine in Switzerland. *Lancet* 1986; **i:** 610.
11. Bamber MG, *et al.* Fatal Stevens-Johnson syndrome associated with Fansidar and chloroquine. *J Infect* 1986; **13:** 31–3.
12. Boffa MJ, Chalmers RJG. Toxic epidermal necrolysis due to chloroquine phosphate. *Br J Dermatol* 1994; **131:** 444–5.
13. Rustogi A, *et al.* Unexpected skin reaction induced by radiotherapy after chloroquine use. *Lancet Oncol* 2006; **7:** 608–9.

过量 氯喹过量的不良反应，见下文**不良反应的处置**。

不良反应的处置

急性氯喹过量是能迅速致死，并且应立即开始强化的对症性支持疗法。第一步必须维持充分的呼吸及纠正任何心血管系统的紊乱。早期同时使用肾上腺素与地西泮（见下文），可将氯喹的心脏毒性减至最小及控制心律失常。对曾在 1h 内摄入超过 20mg/kg 氯喹碱基的成人或儿童口服活性炭，并将活性炭留置在胃中以限制对其进一步的吸收。应静脉内给予碳酸氢钠以纠正代谢性酸中毒。增加氯喹排出的其他方法（如透析）可能很少有用。

过量 氯喹过量是最严重和最常见的抗疟药中毒原因，而且氯喹常被用于自杀。严重的毒性表现可在进食药物后 1～3h 内出现，而且死亡常在 2～3h 内发生。其主要临床症状是神经系统、呼吸系统及心血管系统的毒性作用[1]，死亡常由于与氯喹直接作用于心肌有关的心脏骤停[2]。氯喹的安全界限很低，20mg/kg 的剂量即被认为是有毒性的，而且 30mg/kg 可以是致死。在一些已发表的研究中其死亡率为 10%～30%[1]。

英国 *Poisons Information Service* 通常并不推荐洗胃，但他们建议成人如在 1h 内服用有潜在威胁生命的过量氯喹，则可考虑洗胃。不过曾特别提到这样做之前，必须纠正严重的心血管紊乱及放置人工通气设备，因为在插入胃管时可诱发突发性心脏停搏或惊厥；诱发呕吐是禁忌的，因可发生吸入肺部的危险性[1]。

活性炭曾被推荐用来限制存留在肠道内氯喹的吸收[3]。试图增加排除氯喹的措施（如尿的酸化、血液透析、腹膜透析或交换性输血等），在处理过量中没有证据表明是有效的。尿中的排除比输入渗透压性溶液或酸化作用更要取决于血液动力学的状态。血液灌注或血液透析所能达到的任何清除与正常人体的清除相比是低的[1]。

尚不太清楚即使纠正低钾血症是必不可少的，但在其中毒初始阶段传导障碍仍存在时，应避免给钾。低钾血症的程度可能与氯喹中毒的严重程度相关，而且对诊断是有用的[4]。然而氯喹诱发的低钾血症可能是由于运输依赖的机制，而不是真正的缺钾，且过度热忱地纠正有可能会引起高钾血症[4]。

由于对重度氯喹中毒尚无有效的处理办法，有一组工作人员曾在早期试用机械性通气，并与静脉给予肾上腺素及大剂量地西泮一起，来对抗其心脏毒性，得到了可喜的结果[2]。最初地西泮曾在动物研究中显示可降低氯喹的心脏毒性，并曾有几份有效的临床报告。曾有人认为在心律失常发作前常规使用肾上腺素治疗严重氯喹中毒是有益的[2]。在英国，氯喹的注册药品信息建议在开始时静脉输入肾上腺素，剂量为每分钟 250ng/kg，并以每分钟 250 ng/kg 的增量直到恢复恰当的收缩压，及静脉输入地西泮，其剂量为 2 mg/kg，历时 30min 作为负荷剂量，继之以每日 1～2mg/kg，达 2～4 天。

与处理氯喹过量相似的措施对羟氯喹过量也有效[5]。

1. Jaeger A, *et al.* Clinical features and management of poisoning due to antimalarial drugs. *Med Toxicol* 1987; **2:** 242–73.
2. Riou B, *et al.* Treatment of severe chloroquine poisoning. *N Engl J Med* 1988; **318:** 1–6.
3. Neuvonen PJ, *et al.* Prevention of chloroquine absorption by activated charcoal. *Hum Exp Toxicol* 1992; **11:** 117–20.
4. Clemessy J-L, *et al.* Hypokalaemia related to acute chloroquine ingestion. *Lancet* 1995; **346:** 877–80.
5. Jordan P, *et al.* Hydroxychloroquine overdose: toxicokinetics and management. *J Toxicol Clin Toxicol* 1999; **37:** 861–4.

注意事项

剂量过多的氯喹及羟氯喹会伴发视网膜或视野的变化，而且要谨慎地观察以使这种毒性反应减至最小，这些已在上文**不良反应**项下**对眼的影响**中讨论过。也可对视力调节有暂时性影响。

在有肝或肾受损或严重胃肠道功能紊乱、银屑病史或神经系统障碍（尤其是有癫痫史）的患者中使用氯喹时必须谨慎（见下文不要用于疟疾预防的劝告）。在重症肌无力患者使用氯喹时必须非常谨慎，因可加重其病情。有G6PD缺乏的患者在以氯喹治疗时必须注意有无发生溶血性贫血。在延长氯喹治疗期间必须定期检测的全血细胞计数。在妊娠期使用氯喹虽曾有伴发胎儿异常的报道，但必须考虑疟疾的危险性要更大一些，所以撤除氯喹用于疟疾治疗或预防的做法是不正确的。

重要的是在静脉内给予氯喹时必须缓慢地输入（具有代表性的为每小时0.8～1.25mg/kg）否则便可产生严重的心脏毒性。

哺乳 氯喹可分布到母乳中，但其量并未达到足以为婴儿提供化学预防疟疾的剂量（见下文**药动学**）。此外在接受氯喹的母亲以母乳喂养的婴儿中，并未观察到其毒性反应，而且American Academy of Pediatrics认为[1]这种情况通常是适合母乳喂养。

1. American Academy of Pediatrics. The transfer of drugs and other chemicals into human milk. *Pediatrics* 2001; **108:** 776–89. [Retired May 2010] Correction. *ibid.*; 1029. Also available at: http://aappolicy.aappublications.org/cgi/content/full/pediatrics%3b108/3/776 (accessed 16/04/04)

癫痫 在4名既往健康及2名有癫痫发作史的患者以氯喹预防疟疾时伴发惊厥的报告后[1,2]，曾建议必须对有癫痫史而即将旅行的人发出这种危险性的警告。虽然起初认为[3]这种情况并不应限制氯喹的使用，但英国的疟疾专家建议对癫痫的患者应避免将其用于预防疟疾。[4]

1. Fish DR, Espir MLE. Convulsions associated with prophylactic antimalarial drugs: implications for people with epilepsy. *BMJ* 1988; **297:** 526–7.
2. Fish DR, Espir MLE. Malaria prophylaxis and epilepsy. *BMJ* 1988; **297:** 1267.
3. Hellgren U, Rombo L. Malaria prophylaxis and epilepsy. *BMJ* 1988; **297:** 1267.
4. Chiodini P, *et al.* HPA Advisory Committee on Malaria Prevention in UK Travellers. Guidelines for malaria prevention in travellers from the United Kingdom (issued 01/07). Available at: http://www.hpa.org.uk/web/HPAwebFile/HPAweb_C/1203496943523 (accessed 17/06/08)

卟啉病 虽然在卟啉病患者中氯喹是安全的，但有些权威认为其使用是有争议的。乙胺嘧啶在卟啉病患者中也是安全的。用于预防的其他药（如氨苯砜和磺胺多辛及含有它们的合剂）在卟啉病患者中肯定是禁忌的。奎宁在卟啉病患者中已证明是安全的，而细胞培养试验提示氯胍和甲氟喹也可能是安全的。

氯喹曾被试用于治疗迟发性皮肤卟啉病患者，但这可能伴发肝毒性（见下文**用法**项下）。

妊娠 由于有几例出现听力及视力缺陷的报道[1]，已引起关切氯喹的潜在性致畸作用。在整个孕期曾每周接受300mg氯喹的妇女产出的169名婴儿中有2例有出生时的缺陷，与对照组从未接受过抗疟药母亲的454名婴儿中4例相比较，其差异并无显著性。这些资料提示推荐用于预防剂量的氯喹并不是强力致畸剂，而且其已被证实抗疟作用的益处超过了其任何可能的低度致畸性的危险。而且曾有报告与对照组相比，孕期的氯喹预防用药并不影响新生儿的出生体重[2]。

1. Wolfe MS, Cordero JF. Safety of chloroquine in chemosuppression of malaria during pregnancy. *BMJ* 1985; **290:** 1466–7.
2. Cot M, *et al.* Effect of chloroquine chemoprophylaxis during pregnancy on birth weight: results of a randomized trial. *Am J Trop Med Hyg* 1992; **46:** 21–7.

银屑病关节炎 曾推荐不要应用氯喹及羟氯喹治疗银屑病性关节炎，因会出现皮肤病变的加剧。有些患者可进一步发生全身性红皮病，并继之发展成剥脱性皮炎[1]。不过对这种已报道过的不良反应尚有争议[2,3]。

1. Slagel GA, James WD. Plaquenil-induced erythroderma. *J Am Acad Dermatol* 1985; **12:** 857–62.
2. Luzar MJ. Hydroxychloroquine in psoriatic arthropathy: exacerbations of psoriatic skin lesions. *J Rheumatol* 1982; **9:** 462–4.
3. Sayers ME, Mazanec DJ. Use of antimalarial drugs for the treatment of psoriatic arthritis. *Am J Med* 1992; **93:** 474–5.

肾损伤 虽然在有肾损伤时氯喹的排出时间延长了，但在治疗疟疾时并不需要调整剂量。相似地除在有严重肾损伤的患者外，在用氯喹作预防时也并不需要减少剂量。当要给有肾损伤的患者较长时间用药时，则倾向于将其剂量减少。

药物相互作用

如氯喹与卤泛群（见第575页）或其他可致心律失常的药物（如胺碘酮和莫西沙星）一起使用时，诱发室性心律失常的危险性增大了。当氯喹与甲氟喹一起使用时，发生惊厥的危险性增加。氯喹的吸收可被抗酸药或白陶土所降低，在应用任何这些药物时必须与氯喹的给药相隔至少4h。其代谢可被西咪替丁所抑制。

半乳糖苷酶 对氯喹与α或β半乳糖苷酶A一起使用的警告见第2347页。

抗癫痫药 氯喹可通过降低惊厥阈而对抗抗癫痫药卡马西平和丙戊酸盐的活性。

抗疟药 氯喹不能与卤泛群一起使用，因后者可延长QT间期，从而增加诱发心律失常的可能性（见第575页）。氯喹与甲氟喹一起使用会增加惊厥的危险。氯喹与氯胍一起服用会增加氯胍相关口腔溃疡的发生率[1]。氯喹与其他抗疟药一起使用时，其活性会受到影响。当奎宁与氯喹一起使用时是相互对抗的[2]。氯喹与奎宁、甲氟喹、阿莫地喹、青蒿素或乙胺嘧啶-磺胺多辛的混合物在体外对恶性疟原虫的作用是相对抗的[3]。

1. Drysdale SF, *et al.* Proguanil, chloroquine, and mouth ulcers. *Lancet* 1990; **335:** 164.
2. Hall AP. Quinine and chloroquine antagonism in falciparum malaria. *Trans R Soc Trop Med Hyg* 1973; **67:** 425.
3. Stahel E, *et al.* Antagonism of chloroquine with other antimalarials. *Trans R Soc Trop Med Hyg* 1988; **82:** 221.

抗菌药 一名既往能耐受单独氯喹的妇女，在以氯喹和甲硝唑一起治疗时出现急性肌张力障碍的反应[1]。氯喹也可降低氨苄西林在胃肠道内的吸收（见第194页）。

1. Achumba JI, *et al.* Chloroquine-induced acute dystonic reactions in the presence of metronidazole. *Drug Intell Clin Pharm* 1988; **22:** 308–10.

环孢素 曾有报道氯喹可增加环孢素血浆浓度（见第1743页）。

地高辛 曾有报告羟氯喹可增加地高辛的血浆浓度（见第1217页）。

胃肠药 患者往往愿意将氯喹与食物、抗酸药或其他胃肠道药一起服用，以减轻其对胃肠道的刺激。药剂与食物一起服用可能是有利的，因可增加氯喹的吸收[1,2]。然而抗酸药或白陶土必须相隔至少4h才能服用，因其可减少氯喹的吸收[3,4]。

在使用西咪替丁和氯喹时应非常小心，因西咪替丁可显著降低氯喹的代谢及排出，并可增加其分布量[5]，不过雷尼替丁很少影响氯喹的药动学[6]。

1. Tulpule A, Krishnaswamy K. Effect of food on bioavailability of chloroquine. *Eur J Clin Pharmacol* 1982; **23:** 271–3.
2. Lagrave M, *et al.* The influence of various types of breakfast on chloroquine levels. *Trans R Soc Trop Med Hyg* 1985; **79:** 559.
3. McElnay JC, *et al.* In vitro experiments on chloroquine and pyrimethamine absorption in the presence of antacid constituents or kaolin. *J Trop Med Hyg* 1982; **85:** 153–8.
4. McElnay JC, *et al.* The effect of magnesium trisilicate and kaolin on the in vivo absorption of chloroquine. *J Trop Med Hyg* 1982; **85:** 159–63.
5. Ette EI, *et al.* Chloroquine elimination in humans: effect of low-dose cimetidine. *J Clin Pharmacol* 1987; **27:** 813–16.
6. Ette EI, *et al.* Effect of ranitidine on chloroquine disposition. *Drug Intell Clin Pharm* 1987; **21:** 732–4.

左甲状腺素 对一份有关氯喹与左甲状腺素可能相互作用的报道，见第2093页。

吡喹酮 有一份与氯喹一起服用时可能降低吡喹酮生物利用度的报道，见第146页。

疫苗 虽然曾有报告氯喹可降低对人类二倍体狂犬病疫苗的抗体应答（见第2153页），但并未发现氯喹的预防会改变对其他用于常规计划免疫接种（破伤风、白喉、麻疹、脊髓灰质炎、伤寒和卡介苗）疫苗的免疫应答[1,2]。

1. Greenwood BM. Chloroquine prophylaxis and antibody response to immunisation. *Lancet* 1984; **ii:** 402–3.
2. Wolfe MS. Precautions with oral live typhoid (Ty 21a) vaccine. *Lancet* 1990; **336:** 631–2.

药动学

氯喹口服后迅速且完全地从胃肠道吸收。肌内注射或皮下注射后也被迅速吸收。它被广泛地分布到身体各组织内，而且分布广泛，表现分布容积量大，它在有些组织（如肾、肝、肺及脾）内积聚相当高的浓度，而且与含有黑色素的细胞（如眼和皮肤）内者坚固地结合。它也能通过胎盘。氯喹从体内很慢地排出，而且在停止治疗后，它仍可在组织内持续存在几个月甚至几年。

氯喹在肝内充分地被代谢为主要是单去乙基氯喹及较小量的双去乙基氯喹（二去乙基氯喹）和其他代谢产物。已报告单去乙基氯喹对恶性疟原虫有一些活性。氯喹和其代谢产物从尿中排泄，其中约半数的剂量是以原形药出现，约10%为单去乙基代谢产物。氯喹及其单去乙基代谢产物均可分布到母乳中。

1. Krishna S, White NJ. Pharmacokinetics of quinine, chloroquine and amodiaquine: clinical implications. *Clin Pharmacokinet* 1996; **30:** 263–99.
2. Ducharme J, Farinotti R. Clinical pharmacokinetics and metabolism of chloroquine: focus on recent advancements. *Clin Pharmacokinet* 1996; **31:** 257–74.
3. Obua C, *et al.* Population pharmacokinetics of chloroquine and sulfadoxine and treatment response in children with malaria: suggestions for an improved dose regimen. *Br J Clin Pharmacol* 2008; **65:** 493–501.
4. Lee SJ, *et al.* Chloroquine pharmacokinetics in pregnant and nonpregnant women with vivax malaria. *Eur J Clin Pharmacol* 2008; **64:** 987–92.
5. Karunajeewa HA, *et al.* Pharmacokinetics of chloroquine and monodesethylchloroquine in pregnancy. *Antimicrob Agents Chemother* 2010; **54:** 1186–92.

氯喹被迅速地从胃肠道吸收，但其口服后血浆浓度峰值却可差异很大[1]。健康成人口服片剂相当于300mg氯喹碱基后平均3.6h达到的平均血浆浓度为76ng/mL[2]；在给予无合并症的疟疾患儿相当于10mg/kg剂量后，其血浆浓度峰值在2h后达到250ng/ml[3]；健康儿童给予相似剂量后5h获得平均峰值为134 ng/ml[4]。在患重症恶性疟儿童经鼻胃管用药后也可产生治疗的浓度[5]。

如氯喹与食物[6,7]以及一些饮料[8]一起服用，可增加其口服后的生物利用度，而且也可被患者的健康状态所影响；其平均值从疟疾患者[9]中的约70%到健康成人[2]中的78%或89%。虽然在中度营养不良的成人[10]中口服后其生物利用度并无变化，但曾有报道在患kwashiorkor（蛋白缺乏）病的儿童中它有明显的减少[4]。

对使用氯喹栓剂的初步研究表明，虽然直肠的生物利用度低于口服氯喹时的半数，但它仍可达到持久的治疗浓度[11]。

氯喹在皮下或肌内注射后也很快被吸收。且在30min内达到其平均血浆浓度的峰值[5,9,12]。

氯喹具有大而明显的分布容积。看来有必要以一种多室模型来描述氯喹的分布动态[2,13]。在静脉给药后由于氯喹从估计要比总分布容积要小几个量级的中央房室分派出来，因而出现了血浆浓度多幂次的下降[5,14]。若未谨慎地控制胃肠道外输送药物总速率的话，那么这种缓慢地从中央房室分布出来，便可产生氯喹短暂的高心脏毒性的浓度。

已报告的氯喹与蛋白质相结合的平均值为58%～64%[15,16]。氯喹也与血小板和粒细胞相结合，因而使其血浆浓度仅为全血的10%～15%[17]。若在分析时轻柔的离心并未去除这些细胞，那么将会报道出不正确的高血浆浓度。此外，当血清中测定的氯喹浓度高于血浆中者时，可能是由于在血液凝固时从血小板中释放出氯喹，关键是要说明究竟是以全血，还是以血清或彻底分离的血浆进行的分析。

大约50%的氯喹是在肝内代谢的，主要形成为*N*-去烷基的代谢产物单去乙基氯喹，较少量的双去乙基氯喹、7-氯-4-氨基喹啉和*N*-氧化产物。其中有些代谢产物促成氯喹并发的心脏毒性。在一项研究中发现7-氯-4-氨基喹啉的血浆浓度峰值要比未改变的氯喹者要高两倍，尽管其形成的量相对地要小些；这些看来是由于其形成较快及较长的消除半衰期[18]。

已有报道42%～47%的平均药量以未改变的氯喹和7%～12%以单去乙基氯喹自尿中排泄[2]。各种估计氯喹的终末半衰期为数天至2个月，但由于其缓慢地从组织中释出，使其在1年后仍可测到小量[18,19]。

1. Hellgren U, *et al.* On the question of interindividual variations in chloroquine concentrations. *Eur J Clin Pharmacol* 1993; **45:** 383–5.
2. Gustafsson LL, *et al.* Disposition of chloroquine in man after single intravenous and oral doses. *Br J Clin Pharmacol* 1983; **15:** 471–9.
3. Adelusi SA, *et al.* Kinetics of the uptake and elimination of chloroquine in children with malaria. *Br J Clin Pharmacol* 1982; **14:** 483–7.
4. Walker O, *et al.* Single dose disposition of chloroquine in kwashiorkor and normal children—evidence for decreased absorption in kwashiorkor. *Br J Clin Pharmacol* 1987; **23:** 467–72.
5. White NJ, *et al.* Chloroquine treatment of severe malaria in children: pharmacokinetics, toxicity, and new dosage recommendations. *N Engl J Med* 1988; **319:** 1493–1500.
6. Tulpule A, Krishnaswamy K. Effect of food on bioavailability of chloroquine. *Eur J Clin Pharmacol* 1982; **23:** 271–3.
7. Lagrave M, *et al.* The influence of various types of breakfast on chloroquine levels. *Trans R Soc Trop Med Hyg* 1985; **79:** 559.
8. Mahmoud BM, *et al.* Significant reduction in chloroquine bioavailability following coadministration with the Sudanese beverages aradaib, karkadi and lemon. *J Antimicrob Chemother* 1994; **33:** 1005–9.
9. White NJ, *et al.* Parenteral chloroquine for treating falciparum malaria. *J Infect Dis* 1987; **155:** 192–201.
10. Tulpule A, Krishnaswamy K. Chloroquine kinetics in the undernourished. *Eur J Clin Pharmacol* 1983; **24:** 273–6.
11. WHO. Severe and complicated malaria. 2nd ed. *Trans R Soc Trop Med Hyg* 1990; **84** (suppl 2): 1–65.
12. Phillips RE, *et al.* Divided dose intramuscular regimen and single dose subcutaneous regimen for chloroquine: plasma concentrations and toxicity in patients with malaria. *BMJ* 1986; **293:** 13–16.
13. Frisk-Holmberg M, *et al.* The single dose kinetics of chloroquine and its major metabolite desethylchloroquine in healthy subjects. *Eur J Clin Pharmacol* 1984; **26:** 521–30.
14. Looareesuwan S, *et al.* Cardiovascular toxicity and distribution kinetics of intravenous chloroquine. *Br J Clin Pharmacol* 1986; **22:** 31–6.
15. Walker O, *et al.* Characterization of chloroquine plasma protein binding in man. *Br J Clin Pharmacol* 1983; **15:** 375–7.
16. Ofori-Adjei D, *et al.* Protein binding of chloroquine enantiomers and desethylchloroquine. *Br J Clin Pharmacol* 1986; **22:** 356–8.
17. Gustafsson LL, *et al.* Pitfalls in the measurement of chloroquine concentrations. *Lancet* 1983; **i:** 126.
18. Ette EI, *et al.* Pharmacokinetics of chloroquine and some of its metabolites in healthy volunteers: a single dose study. *J Clin Pharmacol* 1989; **29:** 457–62.
19. Gustafsson LL, *et al.* Chloroquine excretion following malaria prophylaxis. *Br J Clin Pharmacol* 1987; **24:** 221–4.

母乳中的分布 研究[1,2]已提示母亲在接受氯喹治疗疟疾时的哺乳是安全的。虽然氯喹及其单去乙基代谢产物可分布到其母乳中，但曾估计为婴儿所消耗的量要远低于治疗范围，且需要对其婴儿进行单独的化学预防。

看来尚无服用适合于预防或治疗疟疾的羟氯喹剂量后，它被分泌到乳汁中的资料，但已从 2 名每日接受羟氯喹 400mg 治疗系统性红斑狼疮或类风湿关节炎母亲的乳汁中检测到此药[3,4]。有一组科研人员在以体重为基础的计算中，估计 1 名 9 个月的婴儿通过母乳喂养能接受约 2%母亲的剂量[3]。

1. Ogunbona FA, *et al.* Excretion of chloroquine and desethylchloroquine in human milk. *Br J Clin Pharmacol* 1987; **23:** 473–6.
2. Akintonwa A, *et al.* Placental and milk transfer of chloroquine in humans. *Ther Drug Monit* 1988; **10:** 147–9.
3. Nation RL, *et al.* Excretion of hydroxychloroquine in human milk. *Br J Clin Pharmacol* 1984; **17:** 368–9.
4. Østensen M, *et al.* Hydroxychloroquine in human breast milk. *Eur J Clin Pharmacol* 1985; **28:** 357.

用途和用法

氯喹是一种 4-氨基喹啉类抗疟药，用于治疗和预防疟疾（见第566页），以及治疗肝阿米巴病（见第791页）。它也可用于治疗炎症性疾病（如类风湿关节炎、系统性红斑狼疮），以及结节病、多种皮肤病及迟发性卟啉病。它也曾被作为标准治疗脑恶性肿瘤的辅助药。对这些应用的详细信息见下文。

氯喹用于预防和治疗由卵形疟原虫、间日疟原虫和三日疟原虫的敏感株引起的疟疾，它也用于治疗恶性疟原虫敏感株引起的疟疾，但重要的是要记住现在世界上大多数恶性疟原虫已对氯喹产生抗药性，因而已不再应用它来进行治疗。氯喹是一种快速作用的杀血液裂殖体药，并伴有一些对卵形疟原虫、间日疟原虫、三日疟原虫配子体及恶性疟原虫未成熟配子体的杀配子体活性，由于它对疟原虫的红细胞外期没有活性，因此它不能达到对间日疟或卵型疟的根治。氯喹抗血液裂殖体的作用机制仍不很清楚，但它可通过提高疟原虫寄生细胞的虫泡内 pH 而影响虫体消化血红蛋白。它也可干扰虫体核蛋白的合成。

氯喹可以磷酸盐、硫酸盐或盐酸盐给予。其剂量通常用氯喹碱基来表示，并作为一般性指导：

- 300mg 氯喹碱基相当于 500mg 磷酸氯喹或 400mg 硫酸氯喹；
- 40mg 氯喹碱基相当于 50mg 盐酸氯喹。

氯喹与食物一起服用时，其口服后的生物利用度增加。

由间日疟原虫、卵型疟原虫、三日疟原虫及少数仍然对氯喹敏感的恶性疟原虫所引起的疟疾的**治疗**，其对成人及儿童通常的口服总剂量相当于 25mg/kg 氯喹碱基，分 3 天服用。此总剂量曾以多种方式给予。有一种方式是在给予 10mg/kg 后 6～8h 再给 5mg/kg，然后在此后 2 天每日给予 5mg/kg；或者头 2 天每日给予 10mg/kg，第 3 天则给予 5mg/kg。有时成人的剂量并不以体重来表示，而是先给予 600mg，6～8h 后再给予 300mg，然后在其后 2 天，每日给予 300mg。

当患者不能口服药物，又需要应用氯喹时，可注射给药。优先选择静脉途径给药，且以缓慢速度输液是必要的，其所需的剂量为 25mg/kg，分几次输液，历时 30～32h。当患者恢复到足以口服氯喹时，应停止静脉输入的方案，而开始口服疗法。

在无恶性疟原虫或少数几个仍对氯喹敏感的地区，为**预防疟疾**可在暴露开始前 1 周至整个暴露期，直到离开后至少 4 周，每周给予相当于 300mg 氯喹碱基的剂量。对儿童则推荐每周 5mg/kg 的剂量（也见下文的**疟疾**项下）。在耐氯喹疟疾地区，但为低感染危险区可给予氯喹与氯胍，而在高感染危险区则推荐替代性抗疟药的方案。

在治疗**肝阿米巴病**时，氯喹与杀肠道阿米巴药一起使用。其通常的剂量是每日相当于 600mg 氯喹碱基共 2 天，然后每日 300mg，共 2～3 周。

在氯喹用于长期治疗的病情，如类风湿关节炎或红斑狼疮时，肥胖患者的剂量则应依据瘦者体重来计算，以避免过量。

在**类风湿关节炎**时，对治疗的效应可能在 6 个月之前并不明显，但如若到那时仍未有改善，则应停止治疗。其通常的剂量是每日相当于 150mg 氯喹碱基（最大为每日 2.5mg/kg）。有关风湿病专家使用的注意事项和指南见上文**对眼的影响**项下。

在处理盘状和系统性红斑狼疮时，每日给予相当于 150mg 氯喹碱基的剂量（最大剂量为 2.5mg/kg）。

在处理光敏感性皮肤红斑时，在暴露于强烈光线期间成人可每日给予相当于氯喹碱基 150～300mg。

儿童的剂量详见下文。

儿童用法 在儿童中，口服氯喹可以用于治疗及预防疟疾，以及处理某些炎症性疾病。它可以磷酸盐、硫酸盐或盐酸盐服用，但其剂量通常以氯喹碱基来表达。

治疗间日疟原虫、卵型疟原虫、三日疟原虫及少数仍对氯喹敏感的恶性疟原虫引起的疟疾，可以服用以下方案中总剂量为 25mg/kg 氯喹碱基的 3 天疗法：

- 初次 10mg/kg，以后 6～8h 5mg/kg，然后在以后的 2 天中 5mg/kg，每日 1 次；
- 10mg/kg，每日 1 次，服用 2 天，然后在第 3 天服用 5mg/kg。

在无恶性疟原虫或恶性疟原虫对氯喹仍敏感的地区**疟疾的预防**，可给予儿童每周剂量为 5mg/kg（至每剂最大剂量 310mg）；预防应在暴露于疟疾前 1 周开始，而且延续至 4 周后。或者，英国的疟疾专家[1]建议其以后的每周剂量以成人剂量（见上文）的分数为基础，请注意对大于 6 个月的儿童，体重是要比年龄更好的指标：

- 6kg 以下（3～12 周）：成人剂量的 1/8；
- 6～9.9kg（3～11 个月）：成人剂量的 1/4；
- 10～15.9kg（1～3 岁 11 个月）：成人剂量的 3/8；
- 16～24.9kg（4～7 岁 11 个月）：成人剂量的 1/2；
- 25～44.9kg（8～12 岁 11 个月）：成人剂量的 3/4；
- 大于 45kg（13 岁及以上）：全部成人的剂量。

在处理**类风湿关节炎、光敏感性皮肤红斑及盘状红斑狼疮或系统性红斑狼疮**时，氯喹可以口服，剂量最高至每日 3mg/kg。

1. Chiodini P, *et al.* HPA Advisory Committee on Malaria Prevention in UK Travellers. Guidelines for malaria prevention in travellers from the United Kingdom (issued 01/07). Available at: http://www.hpa.org.uk/web/HPAwebFile/HPAweb_C/1203496943523 (accessed 04/09/09)

炎症性疾病 氯喹及羟氯喹具有抗炎症的性质，且它们曾被试用或应用于常具有免疫学基础的一系列炎症性疾病有效，但它们极少成为这些疾病的一线治疗药物。这些病包括类风湿关节炎及系统性红斑狼疮（见**羟氯喹**项下，第 576 页）、溃疡性结肠炎[1]、婴儿间质性肺炎[2,3]、哮喘[4]、颞动脉炎[5]及多种皮肤病（见下文）。它在这些疾病中的作用方式尚不清楚。研究的结果尚有争议，但看来氯喹及羟氯喹可能具有一些免疫抑制作用[6,7]。

1. Mayer L, Sachar DB. Efficacy of chloroquine in the treatment of inflammatory bowel disease. *Gastroenterology* 1988; **94:** A293.
2. Springer C, *et al.* Chloroquine treatment in desquamative interstitial pneumonia. *Arch Dis Child* 1987; **62:** 76–7.
3. Kerem E, *et al.* Sequential pulmonary function measurements during treatment of infantile chronic interstitial pneumonitis. *J Pediatr* 1990; **116:** 61–7.
4. Dewey A, *et al.* Chloroquine as a steroid sparing agent for asthma. Available in The Cochrane Database of Systematic Reviews; Issue 4. Chichester: John Wiley; 2003 (accessed 08/10/09).
5. Le Guennec P, *et al.* Management of giant cell arteritis: value of synthetic antimalarial agents: a retrospective study of thirty six patients. *Rev Rhum* 1994; **61:** 423–8.
6. Bygbjerg IC, Flachs H. Effect of chloroquine on human lymphocyte proliferation. *Trans R Soc Trop Med Hyg* 1986; **80:** 231–5.
7. Prasad RN, *et al.* Immunopharmacology of chloroquine. *Trans R Soc Trop Med Hyg* 1987; **81:** 168–9.

脑恶性肿瘤 氯喹是一种强烈的 DNA 嵌入剂及溶酶体酶的抑制剂[1]。作为结果，人们曾对其放射及化学疗法的细胞毒性的致敏能力感兴趣，特别是在患多态性成胶质细胞瘤（GBM）的患者，对其治疗已在**脑恶性肿瘤**项中描述，第627页。

在一项随意、双盲、安慰剂对照研究[2]中涉及 30 例 GBM 患者，在其标准治疗方案包括外科、放疗及化疗［用卡莫司汀］中加入长期氯喹治疗，结果平均存活时间为 24 个月，与之相比，那些没有氯喹治疗的患者仅存活 11 个月。其后的一项回顾性研究[3]观察 41 例以氯喹作为常规疗法的选择性辅助剂，与对照组相比也观察到相似的存活期延长。

1. Munshi A. Chloroquine in glioblastoma–new horizons for an old drug. *Cancer* 2009; **115:** 2380–3.
2. Sotelo J, *et al.* Adding chloroquine to conventional treatment for glioblastoma multiforme: a randomized, double-blind, placebo-controlled trial. *Ann Intern Med* 2006; **144:** 337–43.
3. Briceño E, *et al.* Institutional experience with chloroquine as an adjuvant to the therapy for glioblastoma multiforme. *Surg Neurol* 2007; **67:** 388–91.

迟发性皮肤卟啉病 使用氯喹及羟氯喹治疗迟发性皮肤卟啉病有效（第1390页），以及低剂量（如 125mg 磷酸氯喹或 200mg 硫酸羟氯喹，每周 2 次）曾被认为在不适于静脉切开术的患者中是有用的[1～4]。然而这些药物可引起尿中卟啉的急性增加及肝脏卟啉含量的下降曾伴发不同程度的肝毒性[5,6]，而使其他一些人更愿应用脱铁氨[7]。

1. Grossman ME, *et al.* Porphyria cutanea tarda. *Am J Med* 1979; **67:** 277–86.
2. Cainelli T, *et al.* Hydroxychloroquine versus phlebotomy in the treatment of porphyria cutanea tarda. *Br J Dermatol* 1983; **108:** 593–600.
3. Ashton RE, *et al.* Low-dose oral chloroquine in the treatment of porphyria cutanea tarda. *Br J Dermatol* 1984; **111:** 609–13.
4. Stölzel U, *et al.* Hemochromatosis (HFE) gene mutations and response to chloroquine in porphyria cutanea tarda. *Arch Dermatol* 2003; **139:** 309–13.
5. Scholnick PL, *et al.* The molecular basis of the action of chloroquine in porphyria cutanea tarda. *J Invest Dermatol* 1973; **61:** 226–32.
6. Rossmann-Ringdahl I, Olsson R. Porphyria cutanea tarda: effects and risk factors for hepatotoxicity from high-dose chloroquine treatment. *Acta Derm Venereol* 2007; **87:** 401–5.
7. Rocchi E. Treatment of porphyria cutanea tarda. *Br J Dermatol* 1987; **116:** 139–40.

类风湿关节炎 关于使用氯喹治疗类风湿关节炎，见**羟氯喹**项下第576页。

结节病 氯喹及羟氯喹曾被作为皮质激素疗法的替代药，或作为辅助药试用于治疗结节病（第1443页）。

1. O'Leary TJ, *et al.* The effects of chloroquine on serum 1,25-dihydroxyvitamin D and calcium metabolism in sarcoidosis. *N Engl J Med* 1986; **315:** 727–30.
2. Adams JS, *et al.* Effective reduction in the serum 1,25-dihydroxyvitamin D and calcium concentration in sarcoidosis-associated hypercalcemia with short-course chloroquine therapy. *Ann Intern Med* 1989; **111:** 437–8.
3. DeSimone DP, *et al.* Granulomatous infiltration of the talus and abnormal vitamin D and calcium metabolism in a patient with sarcoidosis: successful treatment with hydroxychloroquine. *Am J Med* 1989; **87:** 694–6.
4. Jones E, Callen JP. Hydroxychloroquine is effective therapy for control of cutaneous sarcoidal granulomas. *J Am Acad Dermatol* 1990; **23:** 487–9.
5. Zic JA, *et al.* Treatment of cutaneous sarcoidosis with chloroquine: review of the literature. *Arch Dermatol* 1991; **127:** 1034–40.
6. Baltzan M, *et al.* Randomized trial of prolonged chloroquine therapy in advanced pulmonary sarcoidosis. *Am J Respir Crit Care Med* 1999; **160:** 192–7.

蝎蜇 在加纳[1]曾以胃肠道外应用的氯喹 2.5ml（161mg）做局部浸润，以减轻蝎蜇所引起的疼痛（第2157页）。

1. Yenli EM, *et al.* Managing scorpion stings in the tropics: chloroquine as an effective drug. *Trop Doct* 2010; **40:** 119–20.

皮肤病 除它们用于治疗红斑狼疮之外，羟氯喹及氯喹曾被试用于若干其他皮肤病，其中包括多形性光疹[1]（见**光敏性疾病**，第1508页）、扁平苔藓[2,3]（第1507页）、皮肌炎的皮肤症状（第1435页）、结节性红斑[4,5]及复发性多形红斑（第1507页）。它也试用于轻 2 型麻风反应（**麻风性结节红斑**，见**麻风**第168页）。

1. Murphy GM, *et al.* Hydroxychloroquine in polymorphic light eruption: a controlled trial with drug and visual sensitivity monitoring. *Br J Dermatol* 1987; **116:** 379–86.
2. Mostafa WZ. Lichen planus of the nail: treatment with antimalarials. *J Am Acad Dermatol* 1989; **20:** 289–90.
3. De Argila D, *et al.* Isolated lichen planus of the lip successfully treated with chloroquine phosphate. *Dermatology* 1997; **195:** 284–5.
4. Alloway JA, Franks LK. Hydroxychloroquine in the treatment of chronic erythema nodosum. *Br J Dermatol* 1995; **132:** 661–2.
5. Jarrett P, Goodfield MJD. Hydroxychloroquine and chronic erythema nodosum. *Br J Dermatol* 1996; **134:** 373.

系统性红斑狼疮 关于使用氯喹治疗皮肤和系统性红斑狼疮见**羟氯喹**，第576页。

制剂

BP 2010: Chloroquine Phosphate Tablets; Chloroquine Sulphate Injection; Chloroquine Sulphate Tablets;
USP 33: Chloroquine Hydrochloride Injection; Chloroquine Phosphate Tablets.

专利制剂

Arg.: Nivaquine; ***Austral.:*** Chlorquin†; ***Austria:*** Resochin; ***Belg.:*** Nivaquine; ***Braz.:*** Clopirim†; Diclokin; Quinacris; ***Canad.:*** Aralen†; ***Cz.:*** Delagil; ***Denm.:*** Malarex†; ***Fin.:*** Heliopar; ***Fr.:*** Nivaquine; ***Ger.:*** Resochin; Weimerquin; ***Gr.:*** Demoquine; ***Hong Kong:*** Chlorocin; Syncoquin†; ***Hung.:*** Delagil; ***India:*** Clokit; Emquin; Lariago; Maliago; Melubrin; Nivaquine-P; Resochin; ***Indon.:*** Avloclor†; Malarex; Mexaquin†; Resochin; Riboquin; ***Irl.:*** Avloclor; ***Israel:*** Avloclor†; ***Mex.:*** Aralen; Maclorex†; Paluken†; ***Neth.:*** Nivaquine; ***NZ:*** Chlorquin; Nivaquine†; ***Philipp.:*** Aralen†; Chlorofoz; Chloromax; Clorkin; ***Pol.:*** Arechin; ***Port.:*** Resochina; ***Rus.:*** Delagil (Делагил); ***S.Afr.:*** Daramal†; Mirquin; Nivaquine; Plasmoquine; ***Singapore:*** Malarex; ***Spain:*** Resochin; ***Switz.:*** Chlorochin; Nivaquine; ***Thai.:*** Chewoquine; Diroquine; Genocin; Malacin; Maliaquine†; Nitaquin; P-Roquine; Sinmoquin; ***UK:*** Avloclor; Malarivon; Malaviron; Nivaquine; ***Ukr.:*** Delagil (Делагил); ***USA:*** Aralen.

多組分制剂 ***Fr.:*** Savarine; ***Thai.:*** Chewoquine SC.

Chlorproguanil Hydrochloride (*BANM, rINNM*)

盐酸氯丙胍

Chlorproguanil, Chlorhydrate de; Chlorproguanili Hydrochloridum; Hidrocloruro de clorproguanil; M-5943. 1-(3,4-Dichlorophenyl)-5-isopropylbiguanide hydrochloride.

Хлорпрогуанила Гидрохлорид

$C_{11}H_{15}Cl_2N_5,HCl = 324.6.$

CAS — 537-21-3 (chlorproguanil); 15537-76-5 (chlorproguanil hydrochloride).

UNII — 6T04V14CU9.

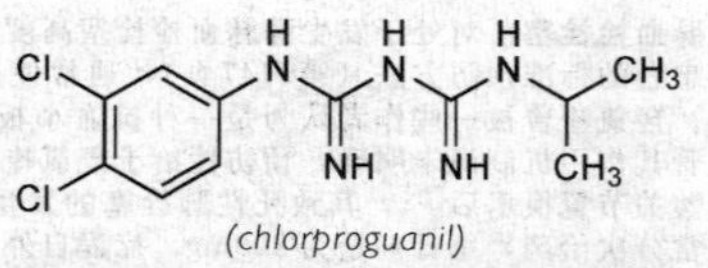

(chlorproguanil)

注：Lapdap 及 Dacart 曾分别用作为固定剂量的氯丙胍与氨苯砜及氯丙胍与氨苯砜和青蒿琥酯合剂的商品名。

简介

氯丙胍是一种双胍类抗疟药，用于与氯胍（第580页）相似的疟疾预防。有时它与氨苯砜作为一种固定剂量的合剂使用。也曾研究与氨苯砜和青蒿琥酯一起的合剂用以治疗疟疾。然而合剂曾在 G6PD 缺乏病患者中伴发血红蛋白浓度的降低。

1. Bukirwa H, *et al.* Chlorproguanil-dapsone for treating uncomplicated malaria. Available in The Cochrane Database of Systematic Reviews; Issue 4. Chichester: John Wiley; 2004 (accessed 17/05/05).
2. Fanello CI, *et al.* A randomised trial to assess the efficacy and safety of chlorproguanil/dapsone + artesunate for the treatment of uncomplicated Plasmodium falciparum malaria. *Trans R Soc Trop Med Hyg* 2008; **102:** 412–20.
3. Owusu-Agyei S, *et al.* An open label, randomised trial of artesunate+amodiaquine, artesunate+chlorproguanil-dapsone and artemether-lumefantrine for the treatment of uncomplicated malaria. *PLoS One* 2008; **3:** e2530.
4. Fanello CI, *et al.* High risk of severe anaemia after chlorproguanil-dapsone+artesunate antimalarial treatment in patients with G6PD (A-) deficiency. *PLoS One* 2008; **3:** e4031.
5. Premji Z, *et al.* Chlorproguanil-dapsone-artesunate versus artemether-lumefantrine: a randomized, double-blind phase III trial in African children and adolescents with uncomplicated Plasmodium falciparum malaria. *PLoS One* 2009; **4:** e6682.
6. Tiono AB, *et al.* Chlorproguanil-dapsone-artesunate versus chlorproguanil-dapsone: a randomized, double-blind, phase III trial in African children, adolescents, and adults with uncomplicated *Plasmodium falciparum* malaria. *Am J Trop Med Hyg* 2009; **81:** 969–78.

Halofantrine Hydrochloride (*BANM, USAN, rINNM*) 盐酸卤泛群

Halofantriinihydrokloridi; Halofantrin hydrochlorid; Halofantrine, Chlorhydrate d'; Halofantrine, chlorhydrate de; Halofantrin-hidroklorid; Halofantrinhydroklorid; Halofantrini hydrochloridum; Halofantrino hidrochloridas; Hidrocloruro de halofantrina; WR-171669. (*RS*)-3-Dibutylamino-1-(1,3-dichloro-6-trifluoromethyl-9-phenanthryl)propan-1-ol hydrochloride; 1,3-Dichloro-α-[2-(dibutylamino)ethyl]-6-trifluoromethyl-9-phenanthrene-methanol hydrochloride.

Галофантрина Гидрохлорид

$C_{26}H_{30}Cl_2F_3NO,HCl = 536.9.$

CAS — 69756-53-2 (halofantrine); 36167-63-2 (halofantrine hydrochloride); 66051-63-6 (±-halofantrine).

ATC — P01BX01.

UNII — H77DL0Y630.

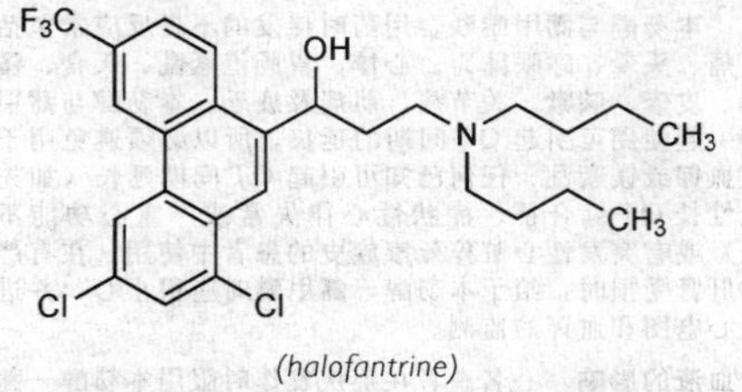

(halofantrine)

Pharmacopoeias. In *Eur.* (see p.vii).

Ph. Eur. 6.8 (Halofantrine Hydrochloride) 一种白色或类白色粉末。呈多型性。几乎不溶于水；略溶于乙醇；易溶于甲醇。避光。

不良反应及注意事项

卤泛群的不良反应包括腹泻、腹痛、恶心、呕吐、瘙痒及皮疹。也曾报告过出血清转氨酶的短暂升高、血管内溶血及过敏性反应。卤泛群可损害心脏，特别是延长 QT 间期。曾报告过出现严重的室性心律失常，且曾发生死亡。因此在已知有 QT 间期延长的患者或那些有心脏病或有先天性 QT 延长家族史者及那些有不明原因晕厥发作、维生素 B_1 缺乏、电解质紊乱、服用其他致心律失常的药物的患者中，它是禁忌的（也见下文**对心脏的影响和药物相互作用**）。

在孕期或哺乳期不推荐使用卤泛群。它不应在饱食时服用，因为可增加其生物利用度，从而增加了发生毒性的危险性；在服用卤泛群后，应避免进食脂肪餐 24h。

对血液的影响 卤泛群曾伴发急性血管内溶血[1,2]。

1. Vachon F, *et al.* Halofantrine and acute intravascular haemolysis. *Lancet* 1992; **340:** 909–10.
2. Mojon M, *et al.* Intravascular haemolysis following halofantrine intake. *Trans R Soc Trop Med Hyg* 1994; **88:** 91.

对心脏的影响 在给予卤泛群的患者中曾有 PR[1,2]及 QT[1~5]间期延长的报道，且有发生致死性心脏骤停[1,5]及尖端扭转型室性心动过速[4]的个案报道。在 1994 年英国 CSM[6]曾提到大多数使用推荐剂量卤泛群的患者出现 QT 间期的延长，而且在全世界已有 14 份有关卤泛群伴发心律失常的报道；已知有 8 例患者死亡。为了降低发生心律失常的危险性，他们强调卤泛群不能与膳食一起服用，不能与其他可引发心律失常的药物［如奎宁、氯喹和甲氟喹；三环类抗抑郁药；抗精神病药；某些抗心律失常药；及抗组胺药（如特非那定和阿司咪唑）或可引起电解质紊乱的药物一起使用。他们也提出不应将此药给予已知有 QT 间期延长的患者或任何类型伴发 QT 间期延长或室性心律失常的心脏病（如冠心病、心肌病或先天性心脏病）患者。有些科研人员[2]建议在卤泛群开始治疗前，对全部患者进行心电图检查。其他作者[7]发现治疗前的心电图检查很少能预测治疗期间发生 QT 延长。儿童在以标准剂量[8]治疗时，能发生严重的心脏反应。最近的一项综述[9]（包含制造商资料库的材料）中，对发生于 1988～2005 由于卤泛群伴发心脏毒性而死亡的 35 例（包括 5 例儿童）的分析发现，绝大多数病例中存在诱发因素，如原有的心脏病、高于推荐剂量或与其他能引起 QT 间期延长的药物一起应用。作者们一再强调在那些仍应用卤泛群的国家，在开处方前（尤其在妇女）必须核查禁忌证。

1. Nosten F, *et al.* Cardiac effects of antimalarial treatment with halofantrine. *Lancet* 1993; **341:** 1054–6.
2. Monlun E, *et al.* Cardiac complications of halofantrine: a prospective study of 20 patients. *Trans R Soc Trop Med Hyg* 1995; **89:** 430–3.
3. Castot A, *et al.* Prolonged QT interval with halofantrine. *Lancet* 1993; **341:** 1541.
4. Monlun E, *et al.* Prolonged QT interval with halofantrine. *Lancet* 1993; **341:** 1541–2.
5. Anonymous. Halofantrine: revised data sheet. *WHO Drug Inf* 1993; **7:** 66–7.
6. CSM/MCA. Cardiac arrhythmias with halofantrine (Halfan). *Current Problems* 1994; **20:** 6.
7. Matson PA, *et al.* Cardiac effects of standard-dose halofantrine therapy. *Am J Trop Med Hyg* 1996; **54:** 229–31.
8. Sowunmi A, *et al.* Cardiac effects of halofantrine in children suffering from acute uncomplicated falciparum malaria. *Trans R Soc Trop Med Hyg* 1998; **92:** 446–8.
9. Bouchaud O, *et al.* Fatal cardiotoxicity related to halofantrine: a review based on a worldwide safety data base. *Malar J* 2009; **8:** 289.

对皮肤的影响 卤泛群与其他抗疟药伴发瘙痒的对比见第572页**氯喹的不良反应**项下**对皮肤的影响**。

药物相互作用

卤泛群可延长 QT 间期，因而不应与其他具有潜在地诱发心律失常的药物一起使用，特别是抗疟药（如甲氟喹、氯喹和奎宁）、三环类抗抑郁药、酚噻嗪类抗精神病药、一些抗心律失常药［包括胺碘酮、丙吡胺、氟卡尼、普鲁卡因胺、奎尼丁及β受体阻滞药（如索他洛尔）］、西沙必利及抗组胺药（如阿司咪唑和特非那定）。而且卤泛群也不应与能引起电解质紊乱（如利尿药）或人免疫缺陷病毒（HIV）蛋白酶抑制药一起使用。

葡萄柚汁 12 名健康者的研究中，卤泛群与葡萄柚汁一起服用时，其生物利用度增加，而这又加重了卤泛群相关的 QT 延长[1]。因而建议在使用卤泛群期间，禁忌服用葡萄柚汁。

1. Charbit B, *et al.* Pharmacokinetic and pharmacodynamic interaction between grapefruit juice and halofantrine. *Clin Pharmacol Ther* 2002; **72:** 514–23.

四环素 在 8 名同时服用四环素的健康人中，其卤泛群的血浆浓度也增高了[1]。

1. Bassi PU, *et al.* Effects of tetracycline on the pharmacokinetics of halofantrine in healthy volunteers. *Br J Clin Pharmacol* 2004; **58:** 52–5.

药动学

卤泛群口服后缓慢且不稳定地被吸收，虽然在 1h 内它可在血液循环中出现，但它的浓度峰值却在 3～7h 内出现。在与食物特别是高脂肪含量的食物一起或进食后服用时，卤泛群的生物利用度增加了，由于具有发生心脏毒性的危险性，所以它必须在空腹时服用。卤泛群的消除半衰期个体间变异很大，但一般为 1～2 天。卤泛群在肝内代谢，其主要代谢产物是去丁基卤泛群，它具有与母体化合物相似的活性。卤泛群主要通过粪便排泄。

1. Karbwang J, Na Bangchang K. Clinical pharmacokinetics of halofantrine. *Clin Pharmacokinet* 1994; **27:** 104–19.
2. Watkins WM, *et al.* Halofantrine pharmacokinetics in Kenyan children with non-severe and severe malaria. *Br J Clin Pharmacol* 1995; **39:** 283–7.
3. Ohrt C, *et al.* Pharmacokinetics of an extended-dose halofantrine regimen in patients with malaria and in healthy volunteers. *Clin Pharmacol Ther* 1995; **57:** 525–32.

用途和用法

卤泛群是一种曾用于治疗无合并症耐氯喹恶性疟及耐氯喹间日疟（见第566页）的 9-菲甲醇类抗疟药。卤泛群是一种杀血液裂殖体药，但它对红细胞外期则无活性。它的价值受其无法预测的生物利用度及心脏毒性所限制。它不应用于曾用甲氟喹作预防（对心脏的危害见上文**对心脏的影响**）的地区。卤泛群也不应用于预防疟疾，而且不再被推荐用作备用治疗。

在治疗疟疾时，曾在空腹时口服 500mg 盐酸卤泛群，3 剂，每次间隔 6h。第 2 个疗程应在 1 周后给予很少或不再接触疟疾的患者。

儿童的剂量详见下文。

儿童用法 卤泛群曾用于从 1 岁开始的儿童治疗无合并症的耐氯喹恶性疟或耐氯喹间日疟。曾推荐总剂量约为 24mg/kg，分为 3 剂，间隔 6h 给予；体重超过 40kg 的儿童可按成人剂量给予（见上文）。

制剂

专利制剂

Fr.: Halfan; ***Port.:*** Halfan; ***S.Afr.:*** Halfan; ***Spain:*** Halfan†.

Hydroxychloroquine Sulfate (*rINNM*) 硫酸羟氯喹

Hydroxychloroquine, Sulfate d'; Hydroxychloroquine Sulphate (*BANM*); Hydroxychloroquini Sulfas; Oxichlorochin Sulphate; Sulfato de hidroxicloroquina; Win-1258-2. 2-{*N*-[4-(7-Chloro-4-quinolylamino)pentyl]-*N*-ethylamino}ethanol sulphate.

Гидроксихлорохина Сульфат

$C_{18}H_{26}ClN_3O,H_2SO_4 = 434.0.$

CAS — 118-42-3 (hydroxychloroquine); 747-36-4 (hydroxychloroquine sulfate).

ATC — P01BA02.

UNII — 8Q2869CNVH.

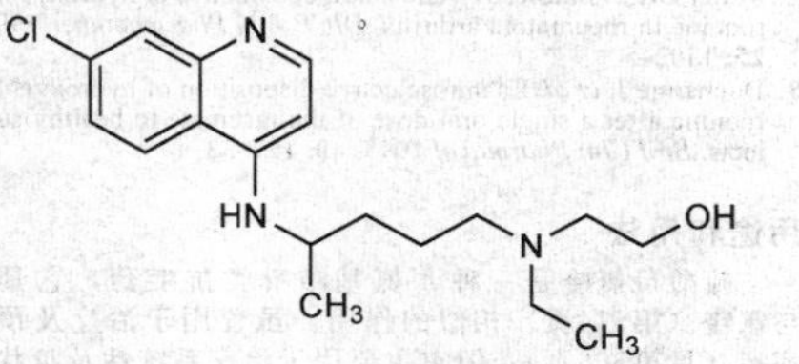

(hydroxychloroquine)

Pharmacopoeias. In *Br.* and *US.*

BP 2010 (Hydroxychloroquine Sulphate) 一种白色或几乎白色、无臭或几乎无臭的结晶性粉末。易溶于水；几乎不溶于乙醇、氯仿及乙醚。1%水溶液的 pH 为 3.5～5.5。避光。

USP 33 (Hydroxychloroquine Sulfate) 一种白色或几乎白色、无臭的结晶性粉末。它有两种形态，其通常的形态熔于 240℃及另一种熔于 198℃。易溶于水；几乎不溶于乙醇、氯仿及乙醚。其水溶液的 pH 为 4.5。避光。

不良反应、处置及注意事项

同氯喹，第571页。

哺乳 在人乳中检测到羟氯喹[1,2]，但在所哺乳的婴儿中并未观察到不良反应，而且 American Academy of Pediatrics[3]认为它通常是适合于哺乳。

1. Nation RL, *et al.* Excretion of hydroxychloroquine in human milk. *Br J Clin Pharmacol* 1984; **17:** 368–9.
2. Østensen M, *et al.* Hydroxychloroquine in human breast milk. *Eur J Clin Pharmacol* 1985; **28:** 357.
3. American Academy of Pediatrics. The transfer of drugs and other chemicals into human milk. *Pediatrics* 2001; **108:** 776–89. [Retired May 2010] Correction. *ibid.*; 1029. Also available at: http://aappolicy.aappublications.org/cgi/content/full/pediatrics%3b108/3/776 (accessed 19/04/04)

对眼的影响 氯喹及羟氯喹对眼的不良反应主要是引起角膜病变及视网膜病变。参见视网膜病变，如在第571页**氯喹**项下叙述的那样，对进行长期治疗的患者必须观察的注意事项。

1. Jones SK. Ocular toxicity and hydroxychloroquine: guidelines for screening. *Br J Dermatol* 1999; **140:** 3–7.
2. Tripp JM, Maibach HI. Hydroxychloroquine-induced retinopathy: a dermatologic perspective. *Am J Clin Dermatol* 2006; **7:** 171–5.
3. Tehrani R, *et al.* Ocular toxicity of hydroxychloroquine. *Semin Ophthalmol* 2008; **23:** 201–9.
4. Wolfe F, Marmor MF. Rates and predictors of hydroxychloroquine retinal toxicity in patients with rheumatoid arthritis and systemic lupus erythematosus. *Arthritis Care Res (Hoboken)* 2010; **62:** 775–84.

对葡萄糖代谢的影响 对葡萄糖代谢的影响见第572页**氯喹**项下。

过量 文献[1~4]有关于羟氯喹过量的处理。其处理主要依据对氯喹过量的处理（第572页）。

1. Marquardt K, Albertson TE. Treatment of hydroxychloroquine overdose. *Am J Emerg Med* 2001; **19:** 420–4.
2. Ling Ngan Wong A, *et al.* Hydroxychloroquine overdose: case report and recommendations for management. *Eur J Emerg Med* 2008; **15:** 16–8.
3. Olgers TJ, *et al.* Ernstige intoxicatie met hydroxychloroquine, met hemodynamische instabiliteit: casuistische ondersteuning voor behandeling met diazepam. *Ned Tijdschr Geneeskd* 2008; **152:** 509–12.
4. Gunja N, *et al.* Survival after massive hydroxychloroquine overdose. *Anaesth Intensive Care* 2009; **37:** 130–3.

妊娠 在对以羟氯喹治疗的 90 名妇女 133 次妊娠的一项研究中[1]，其妊娠的结局与对照组 53 名妇女 70 次妊娠相比较，并未发现有统计学差异。从而得出结论，认为这些发现是支持在孕期内羟氯喹治疗安全性的初步证据，而且在已妊娠的系统性红斑狼疮患者应继续维持其治疗。最近的一项综述[2]也得出结论，在孕期应用羟氯喹治疗自身免疫性疾病时，并不增加发生先天性缺陷、自发性流产、胎儿死亡或早产的危险性。

1. Costedoat-Chalumeau N, *et al.* Safety of hydroxychloroquine in pregnant patients with connective tissue diseases: a study of one hundred thirty-three cases compared with a control group. *Arthritis Rheum* 2003; **48:** 3207–11.
2. Sperber K, *et al.* Systematic review of hydroxychloroquine use in pregnant patients with autoimmune diseases. *Pediatr Rheumatol Online J* 2009; **7:** 9.

药物相互作用

参见氯喹，第573页。

药动学

羟氯喹的药动学与氯喹相似（见第573页）

1. Tett SE, *et al.* Bioavailability of hydroxychloroquine tablets in healthy volunteers. *Br J Clin Pharmacol* 1989; **27:** 771–9.
2. Miller DR, *et al.* Steady-state pharmacokinetics of hydroxychloroquine in rheumatoid arthritis. *DICP Ann Pharmacother* 1991; **25:** 1302–5.
3. Ducharme J, *et al.* Enantioselective disposition of hydroxychloroquine after a single oral dose of the racemate to healthy subjects. *Br J Clin Pharmacol* 1995; **40:** 127–33.

用途和用法

硫酸羟氯喹是一种 4-氨基喹啉类抗疟药，它具有与氯喹（第574页）相似的作用。虽曾用于治疗及预防疟疾（见第566页），但它主要用于治疗系统性及盘状红斑狼疮和类风湿关节炎。它曾试用于预防静脉血栓栓塞。对这些应用的更多信息见下文。此外，羟氯喹曾与氯喹同样地用于治疗迟发性皮肤卟啉病、结节病及各种皮肤病（更多的信息见**氯喹**项下，第573页）。

硫酸羟氯喹用于口服。

在**红斑性狼疮及类风湿关节炎**时，治疗效应在 6 个月前可能不明显，但如若到那时仍无改善，则应停止治疗。在英国其治疗开始时通常以每日 400mg，分次与进餐一起服用。在美国推荐的开始剂量，治疗类风湿关节炎时为每日 400～600mg，及治疗红斑狼疮时为 400mg，每日 1 次或 2 次。然后剂量减至最小有效量作为维持量，这在通常是每日 200～400mg，但必须不得超过每日 6.5mg/kg（或每日 400mg，两者之间取其较小者）。为了避免在肥胖患者中的过量，必须特别小心地依据瘦者体重来计算其剂量，更多细节见第571页**氯喹**中**对眼的影响**项下。

也使用相同剂量的硫酸羟氯喹来治疗**光敏感性皮疹**，但其治疗仅应在对光最大暴露期间进行。

硫酸羟氯喹可在无法获得氯喹时用于治疗及预防**疟疾**，对其的限制与氯喹相同。在美国用于预防疟疾的准许剂量是每 7 天服用 400mg。预防需在暴露于疟疾期间前 2 周开始，而且持续至暴露结束后 8 周；如若不可能有 2 周的导入期，则可应用首剂负荷量 800mg，在间隔 6h 分 2 次给予。在治疗急性疟疾发作时，曾应用一剂 800mg，继之 6～8h 后再给 400mg，此后的 2 天内，每天给予 400mg；作为替代方案可给予单剂 800mg。

儿童剂量详见下文。

儿童用法 硫酸羟氯喹可在婴儿及儿童中口服，以治疗某些炎症性疾病，而且也可用于预防和治疗疟疾，其范围同氯喹（见**氯喹**的**用途和用法**，第574页）。

治疗**类风湿关节炎**（青少年特发性关节炎）、盘状或系统性**红斑狼疮**及**光敏感性皮疹**；英国注册药品信息建议在婴儿和儿童可依据理想体重给予口服剂量高达每日 6.5mg/kg（或每日 400mg，无论用哪种方案，选较小的剂量）。

治疗疟疾，美国注册药品信息推荐婴儿及儿童可口服首剂 13mg/kg（至最高 800mg），继之在 6h、24h 及 48h 后给予 6.5mg/kg（最高至 400mg）。**预防**应在暴露于疟疾前 2 周开始，持续至结束暴露后 8 周；如若不可能有 2 周的导入期，则首剂可给予负荷剂量 13mg/kg（最高至 800mg），间隔 6h，分 2 次给予。

糖尿病 应用氯喹及羟氯喹时报告发生低血糖的效应（见**氯喹**项下，**对葡萄糖代谢的影响**，第572页），曾对这些药能否改善糖耐量或处于糖尿病高危患者感兴趣。在一项前瞻性、多中心、观察 21 年的研究[1]，包括 4905 例类风湿关节炎患者，在服用羟氯喹的患者比未服用者中伴发糖尿病的发生率明显为低（分别为 1000 例患者中 5.2 例对 8.9 例）。其相对引起糖尿病的危险性随着应用羟氯喹的时间增加而进行性下降。

1. Wasko MCM, *et al.* Hydroxychloroquine and risk of diabetes in patients with rheumatoid arthritis. *JAMA* 2007; **298:** 187–93.

炎症性疾病 在一系列炎症性疾病中使用羟氯喹及氯喹见第574页**氯喹**及下文的**类风湿关节炎**。

迟发性皮肤卟啉病 有关使用羟氯喹治疗迟发性皮肤卟啉病见第574页**氯喹**的**用途和用法**项下。

类风湿关节炎 羟氯喹及氯喹作为改变疾病的抗风湿病药物（DMARDs），用于治疗**类风湿关节炎**（第12页），以试图抑制软骨侵蚀的速率或改变其疾病的病程[1]。它们的疗效较其他缓解疾病的抗风湿病药（DMARDs）者差，但它们通常较易耐受，因而可被选择用于较轻型的患者[2]。抗疟药与其他 DMARDs 尤其是甲氨蝶呤及柳氮磺吡啶一起使用时，可得到额外的益处[3~5]，尽管其不良反应更为常见些，有关减少其视网膜病变发生率的注意事项，见第571页**氯喹**的**不良反应**中**对眼的影响**项下。

通常用于维持的最低有效剂量可最大地减少其毒性，在硫酸羟氯喹时此剂量不应超过每日 6.5mg/kg 瘦者体重。常用的每日剂量是 200mg 或 400mg，但有一项研究指出使用较大的剂量并没有多大的益处[6]。

使用抗疟药治疗**青少年特发性关节炎**（第11页）的经验是有限的，而且其结果也是不肯定的[7,8]。

也曾报道氯喹及羟氯喹也曾报告用于治疗**复发性风湿病**[9~11]。

1. Suarez-Almazor ME, *et al.* Antimalarials for treating rheumatoid arthritis. Available in The Cochrane Database of Systematic Reviews; Issue 4. Chichester: John Wiley; 2000 (accessed 17/05/05).
2. HERA Study Group. A randomized trial of hydroxychloroquine in early rheumatoid arthritis: the HERA study. *Am J Med* 1995; **98:** 156–68.
3. Clegg DO, *et al.* Safety and efficacy of hydroxychloroquine as maintenance therapy for rheumatoid arthritis after combination therapy with methotrexate and hydroxychloroquine. *J Rheumatol* 1997; **24:** 1896–1902.
4. O'Dell JR. Triple therapy with methotrexate, sulfasalazine, and hydroxychloroquine in patients with rheumatoid arthritis. *Rheum Dis Clin North Am* 1998; **24:** 465–77.
5. O'Dell JR, *et al.* Treatment of rheumatoid arthritis with methotrexate and hydroxychloroquine, methotrexate and sulfasalazine, or a combination of the three medications: results of a two-year, randomized, double-blind, placebo-controlled trial. *Arthritis Rheum* 2002; **46:** 1164–70.
6. Pavelka K, *et al.* Hydroxychloroquine sulphate in the treatment of rheumatoid arthritis: a double blind comparison of two dose regimens. *Ann Rheum Dis* 1989; **48:** 542–6.
7. Brewer EJ, *et al.* Penicillamine and hydroxychloroquine in the treatment of severe juvenile rheumatoid arthritis. *N Engl J Med* 1986; **314:** 1269–76.
8. Grondin C, *et al.* Slow-acting antirheumatic drugs in chronic arthritis of childhood. *Semin Arthritis Rheum* 1988; **18:** 38–47.
9. Richardson MR, Zalin AM. Treatment of palindromic rheumatism with chloroquine. *BMJ* 1987; **294:** 741.
10. Hanonen P, *et al.* Treatment of palindromic rheumatism with chloroquine. *BMJ* 1987; **294:** 1289.
11. Youssef W, *et al.* Palindromic rheumatism: a response to chloroquine. *J Rheumatol* 1991; **18:** 35–7.

结节病 氯喹及羟氯喹曾作为皮质激素疗法的替代药或辅助药试用于治疗结节病（第1443页）。有关羟氯喹的应用，见**氯喹**（第574页）。

皮肤病 有关在多种皮肤疾病中应用羟氯喹，见**氯喹**（第574页）。

系统性红斑狼疮 抗疟药曾被广泛地用于治疗红斑狼疮（第1444页），特别是其皮肤的表现，虽然其许多证据是依据病例系列和报道[1]。羟氯喹是被最广泛地应用的药物[1,2]，因认为其不良反应较氯喹要少，尽管氯喹的效益通常在治疗开始后几周内即已很明显，反之羟氯喹的任何效益却需 2 个月以后才能见到。对皮肤以外的疾病，抗疟药往往需与其他药物联合应用；并且治疗可能要持续多年。有关降低发生视网膜病变危险性的注意事项，见第571页**氯喹**的**不良反应**项下**对眼的影响**。从一项病例对照研究的结果表明长期羟氯喹治疗在 SLE 患者中可以改善生存率，有些作者认为其被过少应用了[3]。

1. Wozniacka A, McCauliffe DP. Optimal use of antimalarials in treating cutaneous lupus erythematosus. *Am J Clin Dermatol* 2005; **6:** 1–11.
2. Costedoat-Chalumeau N, *et al.* Hydroxychloroquine dans le traitement du lupus: le renouveau. *Rev Med Interne* 2008; **29:** 735–7.
3. Alarcón GS, *et al.* Effect of hydroxychloroquine on the survival of patients with systemic lupus erythematosus: data from LUMINA, a multiethnic US cohort (LUMINA L). *Ann Rheum Dis* 2007; **66:** 1168–72.

静脉血栓栓塞 对处于发生静脉血栓栓塞高度危险性外科患者的标准预防方法（第1147页），通常使用抗凝血药。羟氯喹曾被一些作者认为是一种抗血小板制剂[1]，尽管其作用机制尚未明确，预防性给予羟氯喹的患者在全髋关节置换术后[2]，其致死性肺栓塞的发生率降低；通常分次给药，每日剂量为 800mg，疗程自外科手术的前一天直至出院，也曾应用过更大一些的剂量。

1. Antiplatelet Trialists' Collaboration. Collaborative overview of randomised trials of antiplatelet therapy—III: reduction in venous thrombosis and pulmonary embolism by antiplatelet prophylaxis among surgical and medical patients. *BMJ* 1994; **308:** 235–46.
2. Loudon JR. Hydroxychloroquine and postoperative thromboembolism after total hip replacement. *Am J Med* 1988; **85:** (suppl 4A): 57–61.

制剂

BP 2010: Hydroxychloroquine Tablets;
USP 33: Hydroxychloroquine Sulfate Tablets.

专利制剂

Arg.: Axokine; Evoquin; Metirel; Narbon; Plaquenil; Polireumin; ***Austral.:*** Plaquenil; ***Austria:*** Plaquenil†; ***Belg.:*** Plaquenil; ***Braz.:*** Plaquinol; Reuquinol; ***Canad.:*** Apo-Hydroxyquine; Plaquenil; ***Chile:*** Plaquinol; ***Cz.:*** Plaquenil; ***Denm.:*** Ercoquin; Plaquenil; ***Fin.:*** Oxiklorin; ***Fr.:*** Plaquenil; ***Ger.:*** Quensyl; ***Gr.:*** Plaquenil; ***Hong Kong:*** Plaquenil; ***India:*** HCQS; ***Irl.:*** Plaquenil; ***Israel:*** Plaquenil; ***Ital.:*** Plaquenil; ***Malaysia:*** Plaquenil; ***Mex.:*** Plaquenil; ***Neth.:*** Plaquenil; ***Norw.:*** Plaquenil; ***NZ:*** Plaquenil; ***Philipp.:*** Plaquenil; ***Port.:*** Plaquinol; ***Rus.:*** Immard (Иммард); Plaquenil (Плаквенил); ***Singapore:*** Plaquenil; ***Spain:*** Dolquine; ***Swed.:*** Plaquenil; ***Switz.:*** Plaquenil; ***Thai.:*** Hydroquin; Plaquenil; ***UK:*** Plaquenil; ***Ukr.:*** Immard (Иммард); Plaquenil (Плаквенил); ***USA:*** Plaquenil†; ***Venez.:*** Plaquinol.

Lumefantrine (*BAN*, *USAN*, *rINN*) 本芴醇

Benflumelol; Benflumetol; Lumefantrina; Luméfantrine; Lumefantrinum. 2,7-Dichloro-9-[(4-chlorophenyl)methylene]-α-[(dibutylamino)methyl]-9*H*-fluorene-4-methanol.

Лумефантрин

$C_{30}H_{32}Cl_3NO$ = 528.9.

CAS — 82186-77-4.

UNII — F38R0JR742.

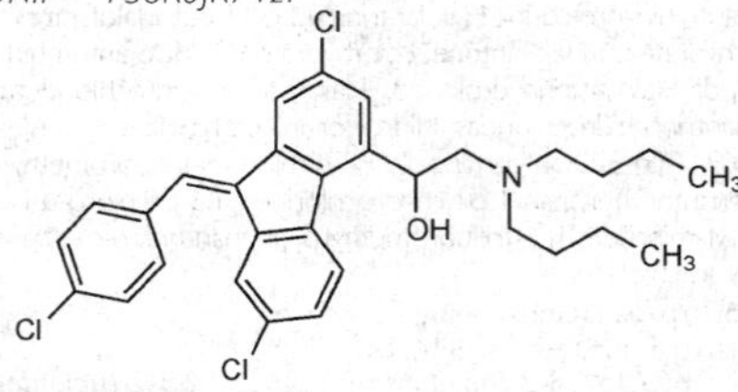

Pharmacopoeias. In *Chin.*

不良反应及注意事项

本芴醇与蒿甲醚联合用药时伴发的不良反应常包括头痛、头晕、睡眠障碍、心悸、胃肠道紊乱、厌食、瘙痒、皮疹、咳嗽、关节痛、肌痛及疲乏。本芴醇与蒿甲醚一起使用可引起 QT 间期的延长，所以必须避免用于有血钾或镁紊乱、任何已知可引起 QT 间期延长（如先天性长 QT 综合征、症状性心律失常或严重心功能不全）或有突发性心脏猝死家族史的患者中使用。在有严重肝肾受损时，给予本芴醇一蒿甲醚时应很小心，并进行心电图和血钾的监测。

对血液的影响 一名患者在疟疾发作时服用本芴醇一蒿甲醚 8 片后，出现严重溶血性贫血[1]，需皮质素、输血及血液透析治疗。一般认为它与已知能引起溶血的其他抗疟药具有分子的相似性，其致病性药物可能是本芴醇。

1. Mérat S, *et al.* Case report: combination artemether-lumefantrine and haemolytic anaemia following a malarial attack. *Trans R Soc Trop Med Hyg* 2003; **97:** 433–4.

药物相互作用

本芴醇与蒿甲醚一起使用时应避免用于正在服用可引起 QT 间期延长药物（如卤泛群、奎宁及甲氟喹）的患者。对以前曾用过卤泛群的患者，注册药品信息建议至少过 1 个月后才可开始服用本芴醇与蒿甲醚的合剂。此合剂在服用任何为细胞色素酶 CYP2D6 所代谢，特别是那些可影响心脏的药物（包括阿米替林、氯米帕明、氟卡尼、米帕明及美托洛尔）。本芴醇的长消除半衰期（见下文**药动学**），在停用本芴醇后不久，开始服用有潜在性相互作用的药时必须小心。

药动学

口服剂量后本芴醇的生物利用度是不稳定的，在滞后时间达 2h 后开始吸收，并且在与食物，特别是与高脂肪餐一起给予时，其生物利用度大大地增加。其血浆浓度峰值在 6～8h 后出现。本芴醇几乎完全与蛋白质结

合。一般认为它主要在肝内代谢，而从粪便中排出。曾报告在疟疾患者中，其消除半衰期为4～6天。

1. White NJ, *et al.* Clinical pharmacokinetics and pharmacodynamics of artemether-lumefantrine. *Clin Pharmacokinet* 1999; **37:** 105–25.
2. Ezzet F, *et al.* Pharmacokinetics and pharmacodynamics of lumefantrine (benflumetol) in acute falciparum malaria. *Antimicrob Agents Chemother* 2000; **44:** 697–704.
3. Tarning J, *et al.* Population pharmacokinetics of lumefantrine in pregnant women treated with artemether-lumefantrine for uncomplicated *Plasmodium falciparum* malaria. *Antimicrob Agents Chemother* 2009; **53:** 3837–46.

用途和用法

本芴醇是一种二氯苯亚甲基衍生物，常与蒿甲醚（第570页）一起口服给药，以治疗无合并症的恶性疟的疟疾（第566页）。在有些国家，此合剂也用于治疗耐氯喹的非恶性疟。它是一种具有作用相对缓慢的杀血液裂殖体药，但它的作用持续时间比蒿甲醚要长一些。此合剂以6剂方案给予，每剂含本芴醇480mg及蒿甲醚80mg。其首剂在诊断时给予，继之在8h、24h、36h、48h及60h后给予。

儿童的剂量详情见下文。

1. Omari AAA, *et al.* Artemether-lumefantrine (six-dose regimen) for treating uncomplicated falciparum malaria. Available in The Cochrane Database of Systematic Reviews; Issue 4. Chichester: John Wiley; 2005 (accessed 19/07/06).
2. Omari AAA, *et al.* Artemether-lumefantrine (four-dose regimen) for treating uncomplicated falciparum malaria. Available in The Cochrane Database of Systematic Reviews; Issue 2. Chichester: John Wiley; 2006 (accessed 19/07/06).
3. Kokwaro G, *et al.* Artemether/lumefantrine in the treatment of uncomplicated falciparum malaria. *Expert Opin Pharmacother* 2007; **8:** 75–94.
4. Adjei GO, *et al.* Artemether-lumefantrine: an oral antimalarial for uncomplicated malaria in children. *Expert Rev Anti Infect Ther* 2009; **7:** 669–81.

儿童用法 婴儿与儿童可口服本芴醇，与蒿甲醚一起服用以治疗**无合并症的恶性疟**。在有些国家此合剂也用于治疗**耐氯喹非恶性疟**的疟疾。总共6剂，在诊断时开始服用，以后在8h、24h、36h、48h及60h后重复服用。所推荐的剂量按体重如下：

- 5～14kg：本芴醇120mg与蒿甲醚20mg；
- 15～24kg：本芴醇240mg与蒿甲醚40mg；
- 25～34kg：本芴醇360mg与蒿甲醚60mg；
- 超过35kg：与成人剂量相同（见上文）。

制剂

多组分制剂 ***Austral.:*** Riamet; ***Austria:*** Riamet†; ***Belg.:*** Co-Artesiane; Riamet; ***Cz.:*** Riamet; ***Fr.:*** Riamet; ***Ger.:*** Riamet; ***Gr.:*** Riamet; ***Indon.:*** Coartem; ***Neth.:*** Riamet; ***Norw.:*** Riamet†; ***Philipp.:*** Coartem; ***Port.:*** Riamet; ***S.Afr.:*** Coartem; ***Swed.:*** Riamet; ***Switz.:*** Riamet; ***Thai.:*** Coartem; ***UK:*** Riamet; ***USA:*** Coartem.

Mefloquine Hydrochloride (*BANM*, *USAN*, *rINNM*) 盐酸甲氟喹

Hidrocloruro de mefloquina; Meflochin-hydrochlorid; Meflokiini-hydrokloridi; Meflokin-hidroklorid; Meflokinhydroklorid; Meflokvino hidrochloridas; Méfloquine, chlorhydrate de; Mefloquini hydrochloridum; Ro-21-5998 (mefloquine); Ro-21-5998/001 (mefloquine hydrochloride); WR-142490 (mefloquine). (*RS*)-[2,8-Bis(trifluoromethyl)-4-quinolyl]-(*SR*)-(2-piperidyl)methanol hydrochloride.

Мефлохина Гидрохлорид

$C_{17}H_{16}F_6N_2O,HCl$ = 414.8.

CAS — 53230-10-7 (mefloquine); 51773-92-3 (mefloquine hydrochloride).

ATC — P01BC02.

UNII — 5Y9L3636O3.

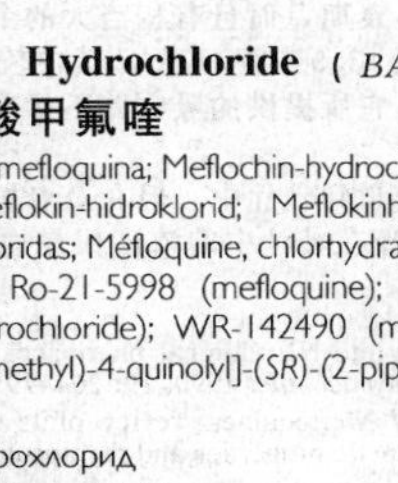

(mefloquine)

Pharmacopoeias. In *Eur.* (see p.vii), *Int.*, and *US.*

Ph. Eur. 6.8（Mefloquine Hydrochloride） 一种白色或微黄色结晶性粉末。呈多形性。极微溶于水；溶于乙醇；易溶于甲醇。避光。

USP 33（Mefloquine Hydrochloride） 一种白色或微黄色结晶性粉末。呈多型性。极微溶于水；溶于乙醇；易溶于甲醇。贮藏于温度为15～300℃的密闭容器中。避光。

吸附 有关在经膜过滤时盐酸甲氟喹从溶液中丢失的情况，见**氯喹**，第571页。

稳定性 有一份盐酸甲氟喹在水中光解作用的报告[1]。

1. Tønnesen HH, Grislingaas A-L. Photochemical stability of biologically active compounds II: photochemical decomposition of mefloquine in water. *Int J Pharmaceutics* 1990; **60:** 157–62.

不良反应

由于甲氟喹具有长的消除半衰期，其不良反应可在最后一次给药后出现或持续存在达数周。

甲氟喹最常见的不良反应有恶心、腹泻、呕吐、腹痛、厌食、头痛、嗜睡及睡眠障碍、显著的失眠及梦魇。也可出现头晕、眩晕及平衡失调，以及在极少数病例中停药后仍可持续数月。

也曾报道过甲氟喹引起神经或精神障碍，其中包括感觉及运动性神经病变、震颤、共济失调、视觉障碍、耳鸣及听力受损、惊厥、焦虑、抑郁、精神错乱、幻觉、惊恐发作、情绪不稳、攻击行为及激动和急性精神病。曾报道有少见的自杀意愿。

其他的不良反应包括皮疹、瘙痒及荨麻疹、脱发、肌无力、肌痛、肝功能障碍及极少见的血小板减少症和白细胞减少症。曾有极少见的多形性红斑及Stevens-Johnson综合征，偶有过敏反应。心血管系统的不良反应包括低血压、高血压、心动过速或心悸、心动过缓、QT延长及其他不重要的心电图改变。曾有房室传导阻滞的个案报道。

不良反应发生率 在每周接受250mg盐酸甲氟喹作化学预防疟疾的134名士兵中，所报道不良反应发生的频率为腹泻（48%）、恶心（13%）、呕吐（2%）、头痛（13%）及头晕（7%）[1]。在接受盐酸甲氟喹剂量为15mg/kg的全部7名健康人中出现的症状，包括眩晕、恶心、头晕及头昏目眩[2]。制造商们报道以750mg甲氟喹治疗疟疾的患者头晕占24%，1000mg治疗的患者头晕占38%，1500mg治疗的患者占96%；若将其剂量分为2次，间隔8h服用，则能降低头晕的发生率[3]。一项涉及3673名患者的回顾性研究中，发现接受25mg/kg甲氟喹治疗的疟疾患者发生厌食、恶心、呕吐、头晕和睡眠障碍者要比接受15mg/kg者多1.1～1.4倍，若将其较高的剂量分开给予，如15mg/kg后16～24h再给予10mg/kg，则呕吐的发生率可减少40%[4]。脱水患者发生不良反应的发生率要高些[5]。

曾有人担心甲氟喹的不良反应尤其是神经精神方面的反应，可能限制其在预防疟疾中的应用。但如在以下**对神经系统影响**项下讨论的那样，其不良反应的发生并不比其他预防方案要高。

1. Arthur JD, *et al.* Mefloquine prophylaxis. *Lancet* 1990; **335:** 972.
2. Patchen LC, *et al.* Neurologic reactions after a therapeutic dose of mefloquine. *N Engl J Med* 1989; **321:** 1415.
3. Stürchler D, *et al.* Neuropsychiatric side effects of mefloquine. *N Engl J Med* 1990; **322:** 1752–3.
4. ter Kuile FO, *et al.* Mefloquine treatment of acute falciparum malaria: a prospective study of non-serious adverse effects in 3673 patients. *Bull WHO* 1995; **73:** 631–42.
5. Perry IC. Malaria prophylaxis. *BMJ* 1995; **310:** 1673.

对血液的影响 曾报道1名疟疾患者在以1250mg疗程的甲氟喹治疗后48h出现粒细胞缺乏症[1]，此患者在以往曾每周服用250mg甲氟喹，共7周并无任何不良反应。曾报道1例患者在服用2次标准的每周剂量甲氟喹预防疟疾后，发生血栓性血小板减少性紫癜[2]，在进行血浆除去法后症状得到好转。

1. Hennequin C, *et al.* Agranulocytosis during treatment with mefloquine. *Lancet* 1991; **337:** 984.
2. Fiaccadori E, *et al.* Thrombotic-thrombocytopenic purpura following malaria prophylaxis with mefloquine. *J Antimicrob Chemother* 2006; **57:** 160–1.

对肝脏的影响 曾报道1名近来为预防疟疾而每周接受250mg甲氟喹，共5周后发生急性脂肪肝的患者[1]，在停用甲氟喹及补充液体、电解质和白蛋白后症状消退。在另1名已有轻度肝损伤的患者[2]在接受每周250mg甲氟喹6周疗程后出现转氨酶急性升高，并发急性肝炎的报道。

1. Grieco A, *et al.* Acute fatty liver after malaria prophylaxis with mefloquine. *Lancet* 1999; **353:** 295–6.
2. Gotsman I, *et al.* Mefloquine-induced acute hepatitis. *Pharmacotherapy* 2000; **20:** 1517–19.

对肺的影响 曾报告1例患者在口服单剂250mg甲氟喹预防疟疾后，发生急性肺炎而住院[1]，其病情在停药后缓慢地消失，但在4个月后再次接受甲氟喹后复发，并导致入住重症监护病房。此后也曾报道1例以甲氟喹预防疟疾，伴发嗜酸性粒细胞增多性肺炎的病例[2]。

在1989年5月至2008年1月间，美国FDA接到13份报告并发于接受甲氟喹用于治疗或预防剂量后出现肺炎的报告[3]。虽然大多数患者在停药后完全恢复，但有1例4岁儿童死亡。抗菌性治疗在许多病例中无效，虽有1/3的患者在肾上腺皮质激素治疗后好转，提示有过敏性病因的可能性。

1. Soentjens P, *et al.* Mefloquine-induced pneumonitis. *J Travel Med* 2006; **13:** 172–4.
2. Katsenos S, *et al.* Mefloquine-induced eosinophilic pneumonia. *Pharmacotherapy* 2007; **27:** 1767–71.
3. FDA. Mefloquine Hydrochloride (marketed as Lariam and generics): pneumonitis. *FDA Drug Safety Newsletter* 2008; **1:** 41–3. Available at: http://www.fda.gov/Drugs/DrugSafety/DrugSafetyNewsletter/ucm120613.htm#mefloquine_hydrochloride (accessed 08/09/09)

对神经系统的影响 甲氟喹的使用曾伴发神经精神性反应[1]，虽对其发生的频率报告有种种数字。英国CSM所引用的数字[2]在预防剂量时的严重反应为1/1000～1/2000。而相似地，制造商报告接受甲氟喹作预防的患者中1/1000会经历严重问题。其他一些作者则认为严重反应的发生率是极低的[3]，其发生率约为1/8000。制造商们报告服用甲氟喹作预防的患者中，绝大部分反应出现在首次剂量后，因而他们提议在服用首次剂量后即进行监测，可以监测出40%处于发生神经精神反应危险性的患者[4]，有些权威机构认为75%以上对甲氟喹的这种反应在第3次剂量前最为明显[5]。这样便可在旅行前鉴定对甲氟喹预防耐受性的问题。对用于化学预防抗疟药的相对耐受性已有许多讨论。在两项无对照的问卷研究中其中一项在旅游者[6]及另一项在美国Peace Corps志愿者[7]中进行，调查不良事件包括神经精神事件的发生率，甲氟喹与氯喹的发生率是相类似的。然而最近在旅行者[8]中进行的问卷调查，虽然所报告的不良事件在甲氟喹与氯喹加氯胍的发生率是相似的，但神经精神不良事件在接受甲氟喹者中明显地更为常见。在两项均在军人中进行随机双盲对照试验中[9,10]，在每周接受甲氟喹者与接受氯喹者（与或不与氯胍共用）CNS症状的发生率并无显著差异，在这些研究的一项中[10]，接受每日负荷剂量甲氟喹共3天的亚群最初具有较高一些的CNS事件发生率。一份对10项对照性试验的综述中[11]，发现甲氟喹和替代性预防方案间的中途停药率及不良反应发生率并没有显著差异，但甲氟喹似比其他药更易引起失眠及疲乏。妇女（尤其是首次应用甲氟喹者，或那些具有低BMI者[12]）发生不良反应的危险性可能比男人更大些，而且WHO评论认为这些不良反应的发生可能意味着，只有职业动机性非常明确的职业亚群或处于感染耐氯喹恶性疟高度危险性的个人，才愿意继续用甲氟喹进行预防[13]。

在以高一些剂量进行治疗时要比用作预防时更常出现神经精神反应。有人曾估计总体上8000名甲氟喹使用者中有一人遭遇这种反应，用于治疗要比用于预防的发生率高60倍[14]。其他曾使用过甲氟喹近14000次治疗的工作者，计算严重神经精神反应总的发生率是1/1754次治疗；因而看来以甲氟喹治疗后出现的严重神经精神反应可能比用于预防时高10倍[15]。

一种伴发于甲氟喹治疗的严重神经病变综合征，以激动、谵妄、木僵、高热、瞳孔散大及全身性僵硬为临床表现，对毒扁豆碱的治疗反应迅速，提示有中枢性抗胆碱能性病因[16]。

已在恶性疟恢复时观察到一种具有个体特性的疟疾后神经病变综合征（包括一种急性精神错乱状态或急性精神病、惊厥及震颤），而且看来与甲氟喹有极强的联系，虽然它并不是其唯一的危险因素[17]。尽管其危险性被认为是无法接受的，但仍作出推荐[17]，在存在有效替代药的地方，初步治疗重症恶性疟后不应再使用甲氟喹了。

已有3例报道在甲氟喹预防后，从全身麻醉中恢复时出现了谵妄[18]。

1. Toovey S. Mefloquine neurotoxicity: a literature review. *Travel Med Infect Dis* 2009; **7:** 2–6.
2. CSM. Mefloquine (Lariam) and neuropsychiatric reactions. *Current Problems* 1996; **22:** 6.
3. Croft AMJ, World MJ. Neuropsychiatric reactions with mefloquine chemoprophylaxis. *Lancet* 1996; **347:** 326.
4. Stürchler D, *et al.* Neuropsychiatric side effects of mefloquine. *N Engl J Med* 1990; **322:** 1752–3.
5. Bradley DJ, Bannister B. Guidelines for malaria prevention in travellers from the United Kingdom for 2003. *Commun Dis Public Health* 2003; **6:** 180–99. Also available at: http://www.hpa.org.uk/cdph/issues/CDPHvol6/No3/6(3)p180-99.pdf (accessed 06/07/06)
6. Steffen R, *et al.* Mefloquine compared with other malaria chemoprophylactic regimens in tourists visiting East Africa. *Lancet* 1993; **341:** 1299–1303.
7. Lobel HO, *et al.* Long-term malaria prophylaxis with weekly mefloquine. *Lancet* 1993; **341:** 848–51.
8. Barrett PJ, *et al.* Comparison of adverse events associated with use of mefloquine and combination of chloroquine and proguanil as antimalarial prophylaxis: postal and telephone survey of travellers. *BMJ* 1996; **313:** 525–8. Correspondence. *ibid.*; 1552–4.

9. Croft AMJ, *et al.* Side effects of mefloquine prophylaxis for malaria: an independent randomized controlled trial. *Trans R Soc Trop Med Hyg* 1997; **91:** 199–203.
10. Boudreau E, *et al.* Tolerability of prophylactic Lariam regimens. *Trop Med Parasitol* 1993; **44:** 257–65.
11. Croft A, Garner P. Mefloquine to prevent malaria: a systematic review of trials. *BMJ* 1997; **315:** 1412–16. Correspondence. *ibid.* 1998; **316:** 1980–1.
12. van Riemsdijk MM, *et al.* Low body mass index is associated with an increased risk of neuropsychiatric adverse events and concentration impairment in women on mefloquine. *Br J Clin Pharmacol* 2004; **57:** 506–12.
13. Anonymous. Mefloquine effectiveness impaired by high withdrawal rates. *WHO Drug Inf* 1998; **12:** 7–8.
14. Weinke T, *et al.* Neuropsychiatric side effects after the use of mefloquine. *Am J Trop Med Hyg* 1991; **45:** 86–91.
15. Luxemburger C, *et al.* Mefloquine for multidrug-resistant malaria. *Lancet* 1991; **338:** 1268.
16. Speich R, Haller A. Central anticholinergic syndrome with the antimalarial drug mefloquine. *N Engl J Med* 1994; **331:** 57–8.
17. Mai NTH, *et al.* Post-malaria neurological syndrome. *Lancet* 1996; **348:** 917–21.
18. Gullahorn GM, *et al.* Anaesthesia emergence delirium after mefloquine prophylaxis. *Lancet* 1993; **341:** 632.

对食管的影响 1例患者的食管溃疡及另外4例中的食管不舒适，都归咎于吞咽甲氟喹片剂时所用液体太少[1]。

1. Phillips M. Antimalarial mefloquine. *Med J Aust* 1994; **161:** 227–8.

对皮肤的影响 使用甲氟喹预防疟疾时曾并发个别病例的 Stevens-Johnson 综合征[1]、重症面部损害[2]、剥脱性皮炎[3]、中毒性表皮坏死松解症[4]及皮肤血管炎[5]。

各种抗疟药诱发瘙痒发生率的比较，见第572页**氯喹**。

1. Van den Enden E, *et al.* Mefloquine-induced Stevens-Johnson syndrome. *Lancet* 1991; **337:** 683.
2. Shlim DR. Severe facial rash associated with mefloquine. *JAMA* 1991; **266:** 2560.
3. Martin GJ, *et al.* Exfoliative dermatitis during malarial prophylaxis with mefloquine. *Clin Infect Dis* 1993; **16:** 341–2.
4. McBride SR, *et al.* Fatal toxic epidermal necrolysis associated with mefloquine antimalarial prophylaxis. *Lancet* 1997; **349:** 101.
5. White AC, *et al.* Cutaneous vasculitis associated with mefloquine. *Ann Intern Med* 1995; **123:** 894.

过量 曾报告1例患者因疏忽而在6天内接受5.25g甲氟喹后，出现心、肝及神经系统症状[1]，在停用甲氟喹后全部症状迅速消失。

1. Bourgeade A, *et al.* Intoxication accidentelle à la méfloquine. *Presse Med* 1990; **19:** 1903.

注意事项

在以甲氟喹治疗时不应从事需要敏捷协调的工作（如驾驶），或至少要在3周以后才能进行；在用于预防的情况下，服用此药时必须行事谨慎，直到停药后至少3周。在有精神病（包括抑郁症）或惊厥性疾病史的患者应禁止使用甲氟喹来预防疟疾，在有肝受损的患者中可出现其血浆浓度的增高，在预防期间出现提示精神障碍的症状时，应停止使用甲氟喹，而用替代性抗疟药取代。甲氟喹在动物中是可致畸的，因而在孕期中最好避免使用它；然而在耐氯喹恶性疟原虫流行区，WHO表示在妊娠中期和晚期可为预防疟疾而正常地服用甲氟喹。曾推荐妇女在服用甲氟喹时及此后3个月内也必须避免怀孕。而且母亲在服用甲氟喹时不应哺乳。在肾受损及有心脏传导障碍的患者中，使用甲氟喹时必须谨慎。

卟啉病 在卟啉病患者中使用抗疟药问题的讨论及甲氟喹在哪种患者是安全的评论，见第573页**氯喹**的**注意事项**下。

妊娠 甲氟喹注册药品信息报道，它在啮齿动物中是能致畸形的，但它对人类影响的信息很有限。WHO[1]引用泰国的一项研究，甲氟喹及奎宁对妊娠的结局，两者间并无差异，但在头3个月中治疗患者的数目太小，因而在此期妊娠中使用时应保持在其最小的剂量。制造商所收集在妊娠头3个月内接触甲氟喹的更多自发性报道，揭示在358次妊娠中有24例胎儿异常及17例自发性流产或稽留流产，虽然未确定其病因性关联[2]，和制造商稍后的一项包含1627份在孕期接触药物报告的研究，看来其先天性畸形的发生率与未接触此药的妇女者相似[3]。在53名因疏忽大意而在孕期内服用甲氟喹的陆军后勤妇女中，其妊娠的结局是清楚的，其中17例选择性流产，12例自发性流产，1例葡萄胎妊娠及23例健康活产，并没有出现重要的先天性畸形[4]，其自发性流产的发生率是相当高的[4]。一项包含236名在孕期头3个月接受一种抗疟药孕妇的前瞻性出生队列的研究，并未表明曾服用甲氟喹的妇女与服用其他抗疟药的妇女相比较，其自发性流产或发生异常的危险性有所增加，而且其自发性流产率与本底率相类似[5]。

对甲氟喹安全性的信心增加了，而且WHO现已认为甲氟喹是适用于妊娠中期和晚期的疟疾预防[6]。WHO已表明并不推荐将它用于孕期的头3个月期，这是受其安全性信息有限。英国的权威机构认为甲氟喹只有在获得恶性疟高危险区，妊娠头3个月只有极为必要时才适用，但因疏忽而使用甲氟喹并非终止妊娠的指征[7]。

在预防使用本药期间及此后3个月内应避免怀孕。

1. WHO. Practical chemotherapy of malaria: report of a WHO scientific group. *WHO Tech Rep Ser 805* 1990. Also available at: http://libdoc.who.int/trs/WHO_TRS_805.pdf (accessed 18/06/05)
2. Palmer KJ, *et al.* Mefloquine: a review of its antimalarial activity, pharmacokinetic properties and therapeutic efficacy. *Drugs* 1993; **45:** 430–75.
3. Vanhauwere B, *et al.* Post-marketing surveillance of prophylactic mefloquine (Lariam®) use in pregnancy. *Am J Trop Med Hyg* 1998; **58:** 17–21.
4. Smoak BL, *et al.* The effects of inadvertent exposure of mefloquine chemoprophylaxis on pregnancy outcomes and infants of US Army service women. *J Infect Dis* 1997; **176:** 831–3.
5. Phillips-Howard PA, *et al.* Safety of mefloquine and other antimalarial agents in the first trimester of pregnancy. *J Travel Med* 1998; **5:** 121–6.
6. WHO. *International travel and health.* 2010 ed. Available at: http://www.who.int/ith/ (accessed 09/07/10)
7. Chiodini P, *et al.* HPA Advisory Committee on Malaria Prevention in UK Travellers. Guidelines for malaria prevention in travellers from the United Kingdom (issued 01/07). Available at: http://www.hpa.org.uk/web/HPAwebFile/HPAweb_C/1203496943523 (accessed 17/06/08)

药物相互作用

卤泛群不应与甲氟喹一起或其最后一剂的15周内服用，因可增加诱发危险性及潜在致死性心律失常的可能，已在第573页讨论过。同样地，酮康唑与甲氟喹一起或其后服用可以增加甲氟喹的血清浓度及其消除半衰期，潜在地增加QT间期的延长及心律失常的危险性。当甲氟喹与氯喹、奎尼丁或奎宁一起使用时，可增加发生惊厥的危险性。

乙醇 已有病例报告[1]，患者在与甲氟喹同时饮入大量乙醇后出现神经精神障碍，在禁酒后这种反应消失。

1. Wittes RC, Saginur R. Adverse reaction to mefloquine associated with ethanol ingestion. *Can Med Assoc J* 1995; **152:** 515–17.

抗菌药 在健康人中的研究已表明氨苄西林[1]或四环素[2]能增加甲氟喹的血液浓度，或与利福平同时应用可降低甲氟喹的血液浓度和降低其消除半衰期[3]。3名非癫痫患者在接受甲氟喹和喹诺酮类抗菌药（如环丙沙星、氧氟沙星或司帕沙星）后，发生了惊厥[4]。

1. Karbwang J, *et al.* Effect of ampicillin on mefloquine pharmacokinetics in Thai males. *Eur J Clin Pharmacol* 1991; **40:** 631–3.
2. Karbwang J, *et al.* Effect of tetracycline on mefloquine pharmacokinetics in Thai males. *Eur J Clin Pharmacol* 1992; **43:** 567–9.
3. Ridtitid W, *et al.* Effect of rifampin on plasma concentrations of mefloquine in healthy volunteers. *J Pharm Pharmacol* 2000; **52:** 1265–9.
4. Mangalvedhekar SS, *et al.* Convulsions in non-epileptics due to mefloquine-fluoroquinolone co-administration. *Natl Med J India* 2000; **13:** 47.

抗抑郁药 甲氟喹注册药品信息表明，服用三环类抗抑郁药的患者使用甲氟喹，在理论上可使QT间期延长。

抗癫痫药 注册药品信息说明甲氟喹通过降低抗癫痫药（包括卡马西平、苯巴比妥及苯妥英）的血浆浓度而降低了对癫痫发作的控制。甲氟喹对**丙戊酸**的影响，见第487页。其对**卡马西平**的影响，见第546页。

抗组胺药 甲氟喹与抗组胺药一起给予，在理论上可促使QT间期的延长，然而这并不被认为是绝对的禁忌证。

抗疟药 已经确定卤泛群与甲氟喹一起或其后使用都是禁忌的，因为有发生危急的心律失常的危险性。甲氟喹及其他相关化合物（如奎宁、奎尼丁及氯喹）只有在严密的医疗监护下才可一起使用。这是由于其可能相加的心脏毒性；也有增加发生惊厥的危险性。

在健康人中进行的一项研究提示使用伯氨喹可以增加甲氟喹的血液浓度，因而可以增加甲氟喹不良反应的发生率[1]，但其他研究并未报道此项药物相互作用[2]。

1. MacLeod CM, *et al.* Interaction of primaquine with mefloquine in healthy males. *J Clin Pharmacol* 1990; **30:** 841.
2. Karbwang J, *et al.* Pharmacokinetics of mefloquine in the presence of primaquine. *Eur J Clin Pharmacol* 1992; **42:** 559–60.

抗精神病药 甲氟喹与吩噻嗪或匹莫齐特一起使用，在理论上可促使QT间期延长，虽然这并不被认为是绝对禁忌证。

心血管药 曾劝告在服用抗心律失常药、β受体阻滞药、钙通道阻滞药或洋地黄的患者中使用甲氟喹时必须非常谨慎，直到对其心脏毒性的危险性有了更多的了解，因为这些药物在理论上可以促使QT间期的延长。已有报告在甲氟喹与胺碘酮一起给药时，其发生室性心律失常的危险性增加。有一名服用普萘洛尔的患者给予单剂甲氟喹后出现了心肺骤停[1]。

1. Anonymous. Mefloquine for malaria. *Med Lett Drugs Ther* 1990; **32:** 13–14.

胃肠药 与甲氧氯普胺一起使用时，可增加甲氟喹的血浆浓度[1]。

1. Na Bangchang K, *et al.* The effect of metoclopramide on mefloquine pharmacokinetics. *Br J Clin Pharmacol* 1991; **32:** 640–1.

疫苗 不幸的是，已发表有关在接种伤寒疫苗后使用甲氟喹具有争议意见，详见第2161页。

药动学

甲氟喹的药动学可被疟疾感染所改变，其方式与奎宁相似，主要影响在于其分布容积和综合清除率均降低了。

甲氟喹自胃肠道内吸收良好，但在达到血浆浓度峰值所需的时间存在明显的个体差异。约98%的甲氟喹与血浆蛋白相结合，并且报告在红细胞内有高浓度。它广泛地分布于全身。

甲氟喹具有较长的消除半衰期，已报告在一些患者中其均值约为21天，虽然像甲氟喹其他的药动学资料一样，所报告的数字具有相当大的变异，低于治疗浓度的甲氟喹可在血液中持续数月。甲氟喹在肝内代谢。剂量的一小部分自尿中排出，并且在动物中的研究提示甲氟喹及其代谢产物主要通过胆汁及粪便排泄。

小量的甲氟喹可分布在母乳中。

甲氟喹的药动学研究揭示，有几个参数具有很大的个体间变异，并有证据表明，种群间也有差异[1,2]。口服后甲氟喹被健康人和无合并症的疟疾患者很好地吸收[3,4]。在有合并症的疟疾患者中通过鼻胃途径能获得足够的血液浓度，但在病情严重的患者中不能完全依赖此种途径的[5]，因为吸收可能是不完全的[1]。甲氟喹具有大的表观分布容积，但在患疟疾时它下降了[6,7]。在儿童给予已压碎片剂且与葡萄糖浆混合的甲氟喹与磺胺多辛和乙胺嘧啶后，其最大血液甲氟喹浓度更高，而且要比成人相当剂量更短一些时间达到[8]。在患无合并症疟疾的孕妇中其血浆浓度要比非孕妇低，而其表观分布容积则更高[9]。每周1次的甲氟喹预防剂量导致动态平衡状态，而在10次时仍无后续积聚的证据[10]。

甲氟喹在肝内被大量地代谢[11]为2,8-双（三氟甲基）-4-喹啉羧酸［Ro-21-5104］[12]，但此代谢产物看来对恶性疟原虫是无活性的[13]，仅有小比例的剂量从尿中排出[14]，而且在动物中的研究提示甲氟喹及其代谢产物主要经胆汁和粪便中排出[1]。甲氟喹具有非常长的血浆消除半衰期，而且有相当大的个体差异，所引用的均值范围从13.9～27.5天，其中较小的数字与所用的配方有关，它所提供的吸收并不像现在正使用的制剂那样好[1]。

甲氟喹可分布到乳汁中，但在2名妇女中的单剂研究[15]提示甲氟喹在乳汁中的浓度仅是血浆浓度的一小部分。

1. Karbwang J, White NJ. Clinical pharmacokinetics of mefloquine. *Clin Pharmacokinet* 1990; **19:** 264–79.
2. Palmer KJ, *et al.* Mefloquine: a review of its antimalarial activity, pharmacokinetic properties and therapeutic efficacy. *Drugs* 1993; **45:** 430–75.
3. Karbwang J, *et al.* The pharmacokinetics of mefloquine when given alone or in combination with sulphadoxine and pyrimethamine in Thai male and female subjects. *Eur J Clin Pharmacol* 1987; **32:** 173–7.
4. Looareesuwan S, *et al.* Studies of mefloquine bioavailability and kinetics using a stable isotope technique: a comparison of Thai patients with falciparum malaria and healthy caucasian volunteers. *Br J Clin Pharmacol* 1987; **24:** 37–42.
5. Chanthavanich P, *et al.* Intragastric mefloquine is absorbed rapidly in patients with cerebral malaria. *Am J Trop Med Hyg* 1985; **34:** 1028–36.
6. Juma FD, Ogeto JO. Mefloquine disposition in normals and in patients with severe Plasmodium falciparum malaria. *Eur J Drug Metab Pharmacokinet* 1989; **14:** 15–17.
7. Karbwang J, *et al.* A comparison of the pharmacokinetics of mefloquine in healthy Thai volunteers and in Thai patients with falciparum malaria. *Eur J Clin Pharmacol* 1988; **35:** 677–80.
8. Singhasivanon V, *et al.* Pharmacokinetic study of mefloquine in Thai children aged 5-12 years suffering from uncomplicated falciparum malaria treated with MSP or MSP plus primaquine. *Eur J Drug Metab Pharmacokinet* 1994; **19:** 27–32.
9. Na Bangchang K, *et al.* Mefloquine pharmacokinetics in pregnant women with acute falciparum malaria. *Trans R Soc Trop Med Hyg* 1994; **88:** 321–3.
10. Pennie RA, *et al.* Steady state pharmacokinetics of mefloquine in long-term travellers. *Trans R Soc Trop Med Hyg* 1993; **87:** 459–62.
11. WHO. Severe and complicated malaria. 2nd ed. *Trans R Soc Trop Med Hyg* 1990; **84** (suppl 2): 1–65.
12. Panisko DM, Keystone JS. Treatment of malaria—1990. *Drugs* 1990; **39:** 160–89.

13. Håkanson A, *et al.* Comparison of the activity in vitro of mefloquine and two metabolites against Plasmodium falciparum. *Trans R Soc Trop Med Hyg* 1990; **84:** 503–4.
14. Schwartz DE, *et al.* Urinary excretion of mefloquine and some of its metabolites in African volunteers at steady state. *Chemotherapy* 1987; **33:** 305–8.
15. Edstein MD, *et al.* Excretion of mefloquine in human breast milk. *Chemotherapy* 1988; **34:** 165–9.

用途和用法

甲氟喹是一种与奎宁相关的 4-甲醇喹啉类抗疟药。它是一种杀血液裂殖体药，可有效地对抗各种类型的疟疾，其中包括耐氯喹或耐多种药的恶性疟原虫株，尽管有些虫株是天然耐甲氟喹的。它用于治疗无合并症的恶性疟及耐氯喹的间日疟，也可用于预防疟疾（见下文）。甲氟喹也用于青蒿素衍生物治疗急性恶性疟后，以降低其发生复燃的危险性。

甲氟喹是以其盐酸盐作口服的，但因其剂量的表达方式不同而有可能引起混乱。在英国及其他各地，剂量是以其碱基来表示，250mg 碱基的剂量当于 274mg 盐酸甲氟喹。在美国，其剂量是以盐酸盐来表示，所以 250mg 的剂量仅相当于 228mg 碱基；因而美国的剂量要比其他地方少 10%。

治疗无免疫力旅行者的无并发症疟疾，WHO 推荐甲氟喹碱基 25mg/kg 的剂量平分方案，首剂 15mg/kg，继之在以后的 6～24h 给 10mg/kg。然而 *BNF 59* 特别提到由于涉及耐药且在良性疟疾的情况下，可应用较为耐受的其他疗法，因而甲氟喹极少用于治疗恶性疟或耐氯喹良性疟疾。

在流行区治疗无合并症恶性疟，WHO 推荐甲氟喹 25mg/kg 与青蒿琥酯 3 日疗法一起应用（见第570页），甲氟喹的剂量也可与以上相同的剂量平分方案给予，或 8. 3mg/kg 每日 1 次，共 3 天。

疟疾的预防，曾推荐 250mg 甲氟喹碱基每周 1 次，预防至少需在 1 周前开始，但最好在进入疟区前 2～3 周开始，持续至少到离开后 4 周。

更多的信息及儿童剂量详见下文。

儿童用法 甲氟喹可以经口给予婴儿及儿童用于预防及治疗无合并症的恶性疟及耐氯喹间日疟，尽管它并未被批准用于年龄小于 3 个月或体重低于 5kg 的婴儿。

对治疗无免疫力旅行者的无合并症恶性疟，WHO[1] 推荐 25mg/kg 甲氟喹碱基，以剂量平分方案给予首剂 15mg/kg，继之在 6～24h 后给予 10mg/kg。

对在**流行区治疗无合并症恶性疟**，WHO[2] 推荐甲氟喹 25mg/kg 与青蒿琥酯 3 天疗法一起给予（见第570页），甲氟喹的剂量可以如上文的平分剂量方案给予，或 8. 3mg/kg 每日 1 次，共 3 天。

对**预防**的推荐剂量是基于 5mg/kg 甲氟喹碱基，作为每周单剂给予体重在 5kg 以上的儿童[1]。在英国[3] 应用的典型方案为每周 1 次，给予体重在 5kg 及 3 个月以上的婴儿及儿童，其剂量如下：

- 5～15. 9kg（3 个月～3 岁 11 个月）：62. 5mg；
- 16～24. 9kg（4 岁～7 岁 11 个月）：125mg；
- 25～44. 9kg（8 岁～12 岁 11 个月）：187. 5mg；
- 45kg 以上：用成人剂量（见上文）。

1. WHO. *International travel and health.* 2010 ed. Available at: http://www.who.int/ith/en/ (accessed 09/07/10)
2. WHO. *Guidelines for the treatment of malaria; second edition.* Geneva: WHO, 2010. Available at: http://whqlibdoc.who.int/publications/2010/9789241547925_eng.pdf (accessed 09/07/10)
3. Chiodini P, *et al.* HPA Advisory Committee on Malaria Prevention in UK Travellers. Guidelines for malaria prevention in travellers from the United Kingdom (issued 01/07). Available at: http://www.hpa.org.uk/web/HPAwebFile/HPAweb_C/1203496943523 (accessed 08/08/09)

疟疾 疟疾的全面治疗与预防以及甲氟喹在当前推荐中的地位已在第566页中讨论。

治疗 临床研究已表明甲氟喹对耐氯喹或耐多种药的恶性疟的治疗有效，因而在通常情况下是不需要的。

甲氟喹已被广泛地用作治疗耐氯喹或耐多种药恶性疟原虫株方案的替代药。现在它也与青蒿素衍生物一起用于治疗耐多种药的恶性疟（见第571页）。

由于目前尚无甲氟喹胃肠道外用药的配方，因此它仅用于能口服药物的患者，从而不适于单独治疗重症感染。甲氟喹经鼻胃途径给药可以产生足够的血液浓度，但在病情严重的患者则不能依赖此种途径[1]。在胃肠道外给予奎宁的患者中若要给予甲氟喹，则推荐必须在最后一剂奎宁后间隔 12h 才可给药，以避免发生毒性作用。

WHO[2] 考虑用于治疗无合并症恶性疟时主要用作备用药，以相似的剂量用于紧急的自我治疗疟疾，尽管甲氟喹并未被 WHO 推荐为一线方案药物。

预防 曾希望能将甲氟喹保留作为治疗疟疾的药物，但由于对化学预防方案的抗药性越来越增多，因而已导致它被广泛地用于疟疾的预防。WHO 推荐[2] 甲氟喹应仅用于有高度危险性和耐药性恶性疟的地区，或中度至低度危险性但高度耐药性恶性疟的地区。对成人每周给予相当于 250mg 甲氟喹碱基，在出发前 1～3 周开始服药，持续至整个暴露期间，直到离开疟疾地区后 4 周。在暴露前 2～3 周开始甲氟喹的预防，则可以在旅行前察觉其可能的不良反应（见上文对**神经系统的影响**，关注其神经毒性）。现在已认为甲氟喹的预防可以为期 1 年，以替代以往的 3 个月限期。

在疟疾预防期间突发疟疾的事件中，在症状发作前与其他方式预防时所见到的相比[3]，可能延迟了几个月。如甲氟喹已用于预防，则它不应再被用于治疗。

1. Chanthavanich P, *et al.* Intragastric mefloquine is absorbed rapidly in patients with cerebral malaria. *Am J Trop Med Hyg* 1985; **34:** 1028–36.
2. WHO. *International travel and health.* 2010 ed. Available at: http://www.who.int/ith/en (accessed 09/07/10)
3. Day JH, Behrens RH. Delay in onset of malaria with mefloquine prophylaxis. *Lancet* 1995; **345:** 398.

制剂

专利制剂

Arg.: Tropicur; **Austral.:** Lariam; **Austria:** Lariam; **Belg.:** Lariam; **Braz.:** Mephaquin; **Canad.:** Lariam; **Chile:** Lariam; **Cz.:** Lariam; Mephaquin†; **Denm.:** Lariam; **Fin.:** Lariam; **Fr.:** Lariam; **Ger.:** Lariam; **Gr.:** Lariam; **Hong Kong:** Lariam; Mephaquin; **Hung.:** Lariam; **India:** Larimef; Mefliam; Mefloc; Meflotas; **Irl.:** Lariam; **Israel:** Lariam; Mephaquin; **Ital.:** Lariam; **Malaysia:** Lariam; Mephaquin; **Neth.:** Lariam; **Norw.:** Lariam; **NZ:** Lariam; **Philipp.:** Lariam; **Port.:** Meflomax; Mephaquin; **S.Afr.:** Lariam; Mefliam; **Singapore:** Lariam†; Mephaquin; **Swed.:** Lariam; **Switz.:** Lariam; Mephaquine; **Thai.:** Mephaquin†; Mequin; **UK:** Lariam; **Ukr.:** Lariam (Ларіам)†; Mephaquin (Мефахин); **USA:** Lariam†.

多组分制剂 **Port.:** Falcitrim.

Piperaquine Phosphate 磷酸哌喹

Piperaquina, fosfato de; Piperaquini Phosphas; 13228 RP, 1,3-Bis[1-(7-chloro-4-quinolyl)-4′-piperazinyl]propane.

Пиперахина Фосфат

$C_{29}H_{32}Cl_2N_6,4H_3PO_4,4H_2O = 999.6.$

CAS — 85547-56-4.

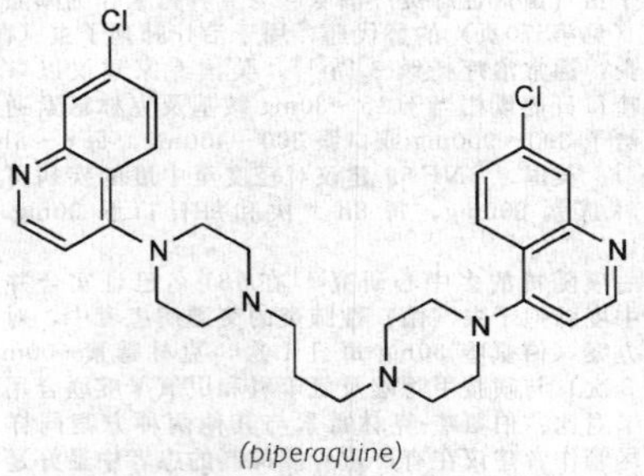

(piperaquine)

Pharmacopoeias. In *Chin.*

简介

磷酸哌喹是一种 4-哌嗪喹啉类衍生物，它曾在治疗和预防恶性疟中进行过研究。WHO 推荐与二氢青蒿素联合疗法作为治疗无合并症恶性疟及耐氯喹间日疟的一种选择：哌喹的口服剂量为每日 18mg/kg，共 3 天，用于治疗上述病情。哌喹二氢青蒿素及甲氧啶的合剂（*Artecom*）和青蒿素、哌喹及伯氨喹的合剂（*Artequick*）已在一些国家中可以得到。

1. Davis TME, *et al.* Piperaquine: a resurgent antimalarial drug. *Drugs* 2005; **65:** 75–87.
2. Ahmed T, *et al.* Safety, tolerability, and single- and multiple-dose pharmacokinetics of piperaquine phosphate in healthy subjects. *J Clin Pharmacol* 2008; **48:** 166–75.
3. Karunajeewa HA, *et al.* A trial of combination antimalarial therapies in children from Papua New Guinea. *N Engl J Med* 2008; **359:** 2545–57.
4. Tangpukdee N, *et al.* Efficacy of Artequick versus artesunate-mefloquine in the treatment of acute uncomplicated falciparum malaria in Thailand. *Southeast Asian J Trop Med Public Health* 2008; **39:** 1–8.
5. Chinh NT, *et al.* Pharmacokinetics and bioequivalence evaluation of two fixed-dose tablet formulations of dihydroartemisinin and piperaquine in Vietnamese subjects. *Antimicrob Agents Chemother* 2009; **53:** 828–31.
6. Zwang J, *et al.* Safety and efficacy of dihydroartemisinin-piperaquine in falciparum malaria: a prospective multi-centre individual patient data analysis. *PLoS One* 2009; **4:** e6358.

制剂

多组分制剂 **China:** Duo-Cotecxin.

Primaquine Phosphate（*BANM*, *rINNM*）磷酸伯氨喹

Difosfato de Primaquina; Fosfato de primaquina; Primachin difosfát; Primachina Fosfato; Primachini Phosphas; Primakiinidifosfaatti; Primakindifosfat; Primakin-difoszfát; Primakvino difosfatas; Primaquine Diphosphate; Primaquine, diphosphate de; Primaquine, Phosphate de; Primaquini diphosphas; Primaquini Phosphas; Primaquinum Phosphoricum; SN-13,272. (*RS*)-8-(4-Amino-1-methylbutylamino)-6-methoxyquinoline diphosphate.

Примахина Фосфат

$C_{15}H_{21}N_3O,2H_3PO_4 = 455.3.$

CAS — 90-34-6 (primaquine); 63-45-6 (primaquine phosphate).

ATC — P01BA03.

UNII — H0982HF78B.

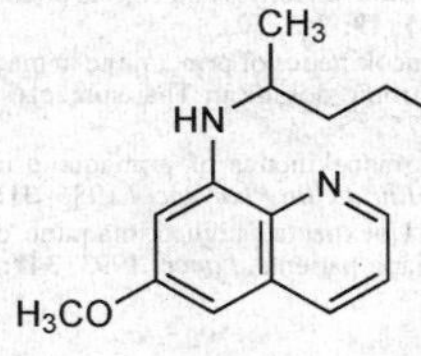

(primaquine)

Pharmacopoeias. In *Chin.*, *Eur.* (see p.vii), *Int.*, *US*, and *Viet.*

Ph. Eur. 6.8（Primaquine Diphosphate） 一种橙色结晶性粉末。溶于水；几乎不溶于乙醇。避光。

USP 33（Primaquine Phosphate） 一种橙红色、无臭的结晶性粉末。溶于水（1∶15）；不溶于氯仿及乙醚。石蕊试纸呈酸性。避光。

不良反应

治疗剂量时伯氨喹的不良反应通常很小，但如在空腹时服药则常有腹痛及胃部不适，较大剂量时可引起恶心及呕吐。偶可出现正铁血红蛋白血症。患 G6PD 缺乏病者可出现溶血性贫血（见下文）。其他少见的反应，包括轻度贫血及白细胞增多症。偶曾报告过高血压及心律失常。伯氨喹偶可产生白细胞减少症或粒细胞缺乏症，通常是在药物过量后发生，并发于过量的其他反应，包括胃肠道症状、溶血性贫血及伴有发绀的正铁血红蛋白血症。

在使用伯氨喹后曾报告过范围很广泛的不良反应[1]，但有些包括瘙痒及视力调节障碍被认为没有足够证据或可疑地归咎于此药。

急性血管内溶血是伯氨喹最严重的毒性作用，尤其对 G6PD 缺乏患者，红细胞葡萄糖代谢的磷酸戊糖通道的其他缺陷或一些类型血红蛋白病患者中更易发生。在 G6PD 缺乏的个体中其溶血的严重程度直接与缺乏的程度和所给予伯氨喹的剂量有关。标准疗程的伯氨喹在非洲变异体的患者中通常产生中度及自限性贫血，而在有地中海及相关的亚洲变异体患者中溶血反应能引起进行性血红蛋白血症及血红蛋白尿，它们可能是致命的。由于伯氨喹有诱发溶血反应的危险性及对胃肠道损害。尽可能将伯氨喹的治疗推迟到杀血液裂殖体药控制疟疾急性期后再进行。

1. Clyde DF. Clinical problems associated with the use of primaquine as a tissue schizontocidal and gametocytocidal drug. *Bull WHO* 1981; **59:** 391–5.

注意事项

在有倾向于发生粒细胞减少症的任何严重全身性疾病，如类风湿关节炎或红斑狼疮急性发作的患者中，使用伯氨喹时必须非常小心。G6PD 缺乏者也应慎用本品，如出现溶血反应的征象或正铁血红蛋白血症时，应停止伯氨喹的治疗，并必须定期监测血细胞计数。

妊娠 在孕妇中以伯氨喹对间日疟或卵型疟的根治疗法，必须推迟到产后进行。

1. Panisko DM, Keystone JS. Treatment of malaria—1990. *Drugs* 1990; **39:** 160–89.

药物相互作用

伯氨喹不应与易诱发溶血或抑制骨髓的药物一起使用。在理论上米帕林（阿的平）可增高伯氨喹的血浆浓度，而引发毒性作用的危险性较高，并已建议这些药物不应一起使用。

抗疟药 尽管伯氨喹对甲氟喹药动学的影响尚不肯定（见第578页**甲氟喹**），但在健康人中伯氨喹的药动学并不被甲氟喹所改变[1]。一项在疟疾患者中进行的研究表明奎宁降低了伯氨喹的血浆浓度，虽然其相互作用的

临床重要性则并不清楚[1]。

1. Edwards G, *et al.* Interactions among primaquine, malaria infection and other antimalarials in Thai subjects. *Br J Clin Pharmacol* 1993; **35:** 193–8.

药动学

伯氨喹容易从胃肠道吸收，其血浆浓度峰值在服药后1～2h后出现，并迅速减少，已报道的消除半衰期为3～6h。它被广泛地分布到全身组织内。

伯氨喹在肝内迅速代谢，其主要代谢产物是羧基伯氨喹，在重复用药时，羧基伯氨喹可在血浆中积聚。小量以原形药自尿中排出。

1. Fletcher KA, *et al.* Studies on the pharmacokinetics of primaquine. *Bull WHO* 1981; **59:** 407–12.
2. White NJ. Clinical pharmacokinetics of antimalarial drugs. *Clin Pharmacokinet* 1985; **10:** 187–215.
3. Mihaly GW, *et al.* Pharmacokinetics of primaquine in man, I: studies of the absolute bioavailability and effects of dose size. *Br J Clin Pharmacol* 1985; **19:** 745–50.
4. Ward SA, *et al.* Pharmacokinetics of primaquine in man, II: comparison of acute vs chronic dosage in Thai subjects. *Br J Clin Pharmacol* 1985; **19:** 751–5.
5. Bhatia SC, *et al.* Pharmacokinetics of primaquine in patients with P. vivax malaria. *Eur J Clin Pharmacol* 1986; **31:** 205–10.
6. Rønn A, Bygbjerg I. Unexpected high primaquine concentrations in acutely ill malaria patients. *Lancet* 1993; **341:** 305.

用途和用法

伯氨喹是一种8-氨基喹啉类抗疟药，它作为一种杀组织裂殖体药，有效地对抗所有类型疟原虫的肝内期。它用以根治间日疟及卵型疟。它也具有对抗肺孢子虫（菌）属的一些作用，而且与克林霉素一起，用于治疗肺孢子虫（菌）性肺炎。更多的信息见下文。

磷酸伯氨喹是口服药，其剂量以碱基来表示，26.4mg磷酸伯氨喹相当于15mg伯氨喹碱基。

在用作间日疟或卵型疟根治时，必须首先给予一疗程杀血液裂殖体药以杀死红细胞内的虫体。然后经口给予磷酸伯氨喹，通常以每日剂量相当于15mg（或250μg/kg）碱基进行治疗，共14天，但也有可能需要更大的剂量或更长的疗程以克服有些间日疟原虫株的抗药性（见下文）。WHO曾建议对患无合并症疟疾的旅行者，在东南亚（尤其是印度尼西亚）及大洋洲感染者，其剂量应增加至每日500μg/kg。英国*BNF 59*建议每日15mg（或250μg/kg）适用于治疗卵型引起的疟疾，而治疗间日疟原虫引起的感染时，则增加至每日30mg（或500μg/kg）。

对有G6PD缺乏者曾建议每7天1次，口服高达45mg（或750μg /kg），连续8周，以使溶血反应的发生减少至最小（但见上文不良反应项下）。

儿童剂量详见下文。

伯氨喹也是杀配子体的药，曾建议单次口服750μg/kg（最大剂量为45mg），与一种杀血液裂殖体的青蒿素衍生物为基础的联合方案以控制其流行，特别是在有潜在疟疾再感染的地区。

1. Vale N, *et al.* Primaquine revisited six decades after its discovery. *Eur J Med Chem* 2009; **44:** 937–53.

儿童用法 伯氨喹可口服用于根治儿童中卵型疟或间日疟原虫引起的疟疾，其剂量以伯氨喹碱基表示，而且WHO[1]建议250μg/kg（至最高15mg）。每日1次，共14天；在东南亚及大洋洲，其剂量应增加至500μg/kg（最高为30mg）。英国*BNFC 2010/11*曾推荐较低剂量适用于治疗卵型疟，而其较高剂量则需用于治疗间日疟原虫引起的疟疾。

虽然对应用伯氨喹的较低剂量的界限并没有正式设立[2]，但*BNFC 2010/11*提议它可用于年龄在6个月以上的儿童。伯氨喹应避免用于重症G6PD缺乏病患者，然而在较轻的G6PD缺乏病患者，每日500～750μg/kg，每7天1剂，共8周，未曾发现有害的反应[3]（*BNFC 2010/11*也曾评论此方案是安全的，但其建议每日总剂量不应超过45mg）。

1. WHO. *Guidelines for the treatment of malaria; second edition.* Geneva: WHO, 2010. Available at: http://whqlibdoc.who.int/publications/2010/9789241547925_eng.pdf (accessed 27/07/10)
2. WHO. *International travel and health.* 2010 ed. Available at: http://www.who.int/ith/en (accessed 04/08/10)
3. WHO. *WHO model formulary for children: based on the second model list of essential medicines for children 2009.* Geneva: WHO, 2010. Available at: http://www.who.int/selection_medicines/list/WMFc_2010.pdf (accessed 27/07/10)

疟疾 疟疾的全面治疗和预防以及伯氨喹在当前推荐中的地位已在第566页讨论过。

尽管通常成功地使用口服伯氨喹来根治良性疟疾，但间日疟（并非卵型疟）的耐药性已在世界一些地区成为已知的问题[1,2]，且已经出现无效的情况。已建议在任何地方感染间日疟时应考虑应用较高一些剂量的伯氨喹（15mg每日2次，共14天，在设定体重为70kg的人中给予总剂量为6mg/kg）[1~4]，而且这是英国的标准性推荐（见上文）。一项系统综述[5]得出结论：如与氯喹一同使用，每日15mg，14天疗程的伯氨喹用于预防间日疟比5天疗程更有效。5天疗程的伯氨喹加氯喹的疗效并不比单用氯喹更好。

在亚马逊地区对伯氨喹的不同反应是由于片剂批号间与批号内伯氨喹含量有相当大的变化，伯氨喹的含量范围为所标明含量的19%～168%[6]。

在美国，CDC[7]曾建议在预防结束时，使用伯氨喹进行推测性抗复发治疗（或终止性预防），以防止从复发性疟疾流行区长期暴露后返回的人群中，由于间日疟原虫或卵型疟原虫引起的复发。在那些曾服用氯喹、多西环素或甲氟喹作预防的人群中，通常在预防的最后2周服用伯氨喹，但在必要时也可在结束后立即服用。在用阿托伐醌加氯胍作预防时，最好在最后7天给予伯氨喹，但也可在阿托伐醌加氯胍预防结束时给予14天。推荐用于终止预防的伯氨喹，每日口服剂量在成人为30mg，在儿童为500μg/kg。

伯氨喹也曾试用于预防恶性疟和间日疟，在无G6PD缺乏病的爪哇人曾使用1年而产生有效的保护，而且耐受良好[8]。它在哥伦比亚军人中的预防也是有效的，也曾注意到在离开流行区后1周可以停止伯氨喹的预防[9]。

1. Ajdukiewicz KM, Ong EL. Management of vivax malaria with low sensitivity to primaquine. *J Infect* 2007; **54:** 209–11.
2. Beeching NJ, *et al.* Management of vivax malaria with primaquine. *J Infect* 2007; **55:** 282.
3. Doherty JF, *et al.* Treatment of Plasmodium vivax malaria—time for a change? *Trans R Soc Trop Med Hyg* 1997; **91:** 76.
4. Baird JK, Hoffman SL. Primaquine therapy for malaria. *Clin Infect Dis* 2004; **39:** 1336–45.
5. Galappaththy GNL, *et al.* Primaquine for preventing relapses in people with Plasmodium vivax malaria. Available in The Cochrane Database of Systematic Reviews; Issue 1. Chichester: John Wiley; 2007 (accessed 14/03/08).
6. Petralanda I. Quality of antimalarial drugs and resistance to Plasmodium vivax in Amazonian region. *Lancet* 1995; **345:** 1433.
7. CDC. Malaria. In: *The Yellow Book: CDC Health Information for International Travel; 2010.* Available at: http://wwwn.cdc.gov/travel/yellowbook/2010/chapter-2/malaria.aspx (accessed 08/09/09)
8. Fryauff DJ, *et al.* Randomised placebo-controlled trial of primaquine for prophylaxis of falciparum and vivax malaria. *Lancet* 1995; **346:** 1190–3.
9. Soto J, *et al.* Primaquine prophylaxis against malaria in nonimmune Colombian soldiers: efficacy and toxicity. *Ann Intern Med* 1998; **129:** 241–4.

肺孢子虫（菌）性肺炎 伯氨喹与克林霉素作为磺胺甲噁唑（见第570页）的替代药，用于治疗肺孢子虫（菌）性肺炎，通常治疗持续3周[1]。美国专家建议以口服伯氨喹每日剂量相当于15～30mg碱基及克林霉素通常静脉给予600～900mg或口服300～450mg，每6～8h 1次[2,3]。英国，*BNF 59*建议对轻度至中度的疾病可口服克林霉素600mg，每8h 1次和每日口服30mg伯氨喹。

一项随机的多中心研究[4]在181名已证实合并轻度至中度肺孢子虫（菌）性肺炎的艾滋病患者中，对后者的方案（伯氨喹30mg每日1次，克林霉素600mg，每日3次）与磺胺甲噁唑及氨苯砜和甲氧苄啶联合用药进行了对比。伯氨喹-克林霉素与其他两种方案同样有效，尽管作者建议在有严重骨髓抑制的患者中最好避免这种联合用药。

通常并不推荐伯氨喹与克林霉素用于预防，虽然已有试用的报告[5]。一项对接受预防的患者记录的回顾性研究[6]，发现克林霉素与伯氨喹要比磺胺甲噁唑或氨苯砜的疗效为差，虽然这可能部分是由于剂量不足。

1. Benfield T, *et al.* Second-line salvage treatment of AIDS-associated Pneumocystis jirovecii pneumonia: a case series and systematic review. *J Acquir Immune Defic Syndr* 2008; **48:** 63–7.
2. Abramowicz M, ed. *Drugs for parasitic infections.* 2nd ed. New Rochelle NY: The Medical Letter 2010.
3. CDC. Guidelines for prevention and treatment of opportunistic infections in HIV-infected adults and adolescents: recommendations from CDC, the National Institutes of Health, and the HIV Medicine Association of the Infectious Diseases Society of America. *MMWR* 2009; **589:** (RR-4): 1–207. Also available at http://www.cdc.gov/mmwr/pdf/rr/rr5804.pdf (accessed 09/09/09)
4. Safrin S, *et al.* Comparison of three regimens for treatment of mild to moderate Pneumocystis carinii pneumonia in patients with AIDS: a double-blind, randomized trial of oral trimethoprim-sulfamethoxazole, dapsone-trimethoprim, and clindamycin-primaquine. *Ann Intern Med* 1996; **124:** 792–802.
5. Kay R, DuBois RE. Clindamycin/primaquine therapy and secondary prophylaxis against Pneumocystis carinii pneumonia in patients with AIDS. *South Med J* 1990; **83:** 403–4.
6. Barber BA, *et al.* Clindamycin/primaquine as prophylaxis for Pneumocystis carinii pneumonia. *Clin Infect Dis* 1996; **23:** 718–22.

制剂

USP 33: Primaquine Phosphate Tablets.

专利制剂

Austral.: Primacin; ***Braz.:*** Primakinder; ***India:*** Malirid; PMQ-INGA; Primacip.

Proguanil Hydrochloride（*BANM, rINNM*）盐酸氯胍

Bigumalum; Chloriguane Hydrochloride; Chloroguanide Hydrochloride; Hidrocloruro de proguanil; Proguanide Hydrochloride; Proguaniilihydrokloridi; Proguanil, chlorhydrate de; Proguanil hydrochlorid; Proguanil-hidroklorid; Proguanilhydroklorid; Proguanili hydrochloridum; Proguanilo hidrochloridas; RP-3359; SN-12,837. 1-(4-Chlorophenyl)-5-isopropylbiguanide hydrochloride.

Прогуанила Гидрохлорид

$C_{11}H_{16}ClN_5,HCl = 290.2.$

CAS — 500-92-5 (proguanil); 637-32-1 (proguanil hydrochloride).

ATC — P01BB01.

UNII — R71Y86M0WT.

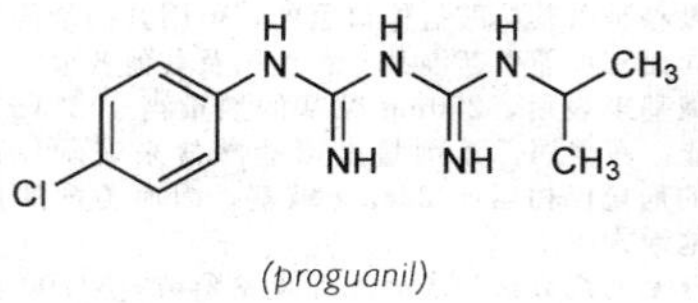

(proguanil)

Pharmacopoeias. In *Eur.* (see p.vii), *Int.*, and *US.*

Ph. Eur. 6. 8（Proguanil Hydrochloride） 白色或类白色结晶性粉末。微溶于水；略溶于无水乙醇；几乎不溶于二氯甲烷。避光。

USP 33（Proguanil Hydrochloride） 一种白色结晶性粉末。微溶于水；略溶于乙醇；几乎不溶于二氯甲醇。避光。

稳定性 虽然**Ph. Eur. 6. 8**指出盐酸氯胍应避光，但稳定性的研究[1,2]提示它是一种非常稳定的化合物，在热和光化学的应力下仅有少量形成其主要分解产物4-氯苯胺。

1. Owoyale JA, Elmarakby ZS. Effect of sunlight, ultraviolet irradiation and heat on proguanil. *Int J Pharmaceutics* 1989; **50:** 219–21.
2. Taylor RB, *et al.* A chemical stability study of proguanil hydrochloride. *Int J Pharmaceutics* 1990; **60:** 185–90.

不良反应和注意事项

除轻度胃部不耐受、腹泻及一些口腔溃疡的报告外，常用剂量的盐酸氯胍极少伴发不良反应。曾有罕见的过敏反应，包括荨麻疹及血管神经性水肿的报告。也曾报告过罕见的癫痫发作及精神病事件的病例。曾在有严重肾损伤的患者中出现过血液学的改变。过量时可产生上腹部不适、呕吐及对肾脏的刺激而导致血尿。

在有肾损伤的患者中使用氯胍时应谨慎，其剂量也应相应地减少（见下文**用途和用法**项下）。

氯胍可在妊娠时服用，但英国的指导原则推荐也应同时给予叶酸补充剂（每日5mg叶酸），然而氯胍与阿托伐醌的组合由于缺乏有关阿托伐醌安全性的资料而应避免使用。

对氯胍与阿托伐醌合用时伴发的不良反应及注意事项见第799页项下。

在1985年以前，氯胍通常以每日100mg的剂量用于疟疾的预防而很少出现不良反应，虽然当剂量增加到每日200mg时，严重的不良反应也并没有增多，但当它开始与氯喹合用时，曾有发生可逆性口腔溃疡增多的报道[1]，氯喹可能加重了这种反应[2]。也有报告使用氯胍的妇女出现可逆性脱发及在男性和妇女中出现皮肤脱屑的报道[3]。

在有肾损伤的患者中氯胍蓄积，曾伴发巨细胞贫血和全血细胞减少症[4,5]。

1. Peto TEA. Toxicity of antimalarial drugs. *J R Soc Med* 1989; **82** (suppl 17): 30–4.
2. Drysdale SF, *et al.* Proguanil, chloroquine, and mouth ulcers. *Lancet* 1990; **335:** 164.
3. Hanson SN, *et al.* Hairloss and scaling with proguanil. *Lancet* 1989; **i:** 225.
4. Boots M, *et al.* Megaloblastic anemia and pancytopenia due to proguanil in patients with chronic renal failure. *Clin Nephrol* 1982; **18:** 106–8.
5. Jolink H, *et al.* Pancytopenia due to proguanil toxicity in a returning traveller with fever. *Eur J Clin Pharmacol* 2010; **66:** 811–12.

卟啉病 在卟啉病患者中应用抗疟药问题的讨论，及在哪种患者中使用氯胍可能是安全的评论见573页**氯喹**的**注意事项**。

药物相互作用

抗抑郁药 氟伏沙明可通过对细胞色素P450同工酶CYP2C19的抑制作用而有效地阻止氯胍至其活性代谢产物环氯胍的代谢[1]。

1. Jeppesen U, *et al.* The CYP2C19 catalyzed bioactivation of proguanil is abolished during fluvoxamine intake. *Eur J Clin Pharmacol* 1997; **52** (suppl): A134.

华法林 一名对华法林已稳定的患者在服用氯胍预防疟疾后出现血尿及高凝血酶原比率的报告，见第1372页。

药动学

氯胍在口服剂量后很容易地从胃肠道吸收，其血浆浓度峰值在4h内出现。氯胍在肝内代谢为具有活性的代谢产物环氯胍。环氯胍的血浆浓度峰值出现在服用母药后约1h。氯胍及环氯胍的消除半衰期均约为20h。40%～60%的氯胍自尿中排出，其中60%为原形药和30%为环氯胍，也有一些经粪便排出。小量氯胍可分布到母乳中（不足以为婴儿提供化学预防）。

早期的研究发现氯胍从胃肠道吸收良好，其血浆浓度峰值出现在其后约4h[1]。较近的研究中表明氯胍的血浆浓度峰值在2～4h内达到[2～4]。75%的氯胍与血浆蛋白质相结合[5]。氯胍在肝[3]内代谢为其活性代谢产物环氯胍及p-氯苯双胍，后者无活性。环氯胍的血浆浓度峰值在服用氯胍后5.3h出现[4]。不像氯胍和p-氯苯双胍那样，环氯胍并不在红细胞内集中，因而环氯胍在血浆和全血中的浓度是相同的[4]。氯胍及环氯胍的消除半衰期约为20h[3,4]，一份早期研究的综述表明40%～60%的氯胍从尿中排出，其中60%以原形药，30%为环氯胍和8%为p-氯苯双胍[1]。一次剂量的氯胍中大约10%从粪便排出[1]。然而曾报道这些数值变异很大，而且对氯胍代谢至环氯胍的能力也有很大的个体差异[3,6,7]。在代谢较差者中氯胍预防疟疾的效果可能较差，虽然这尚未得到最后的证实[8]，无论如何其他因素，如缺乏防蚊的保护措施及疟原虫对其的敏感程度可能更为重要些[9]。

环氯胍的血浆浓度在妊娠晚期可降低[10]。

1. White NJ. Clinical pharmacokinetics of antimalarial drugs. *Clin Pharmacokinet* 1985; **10:** 187–215.
2. Kelly JA, *et al.* The kinetics of proguanil during prophylaxis. *Trans R Soc Trop Med Hyg* 1986; **80:** 338.
3. Watkins WM, *et al.* Variability in the metabolism of proguanil to the active metabolite cycloguanil in healthy Kenyan adults. *Trans R Soc Trop Med Hyg* 1990; **84:** 492–5.
4. Wattanagoon Y, *et al.* Single dose pharmacokinetics of proguanil and its metabolites in healthy subjects. *Br J Clin Pharmacol* 1987; **24:** 775–80.
5. Jaeger A, *et al.* Clinical features and management of poisoning due to antimalarial drugs. *Med Toxicol* 1987; **2:** 242–73.
6. Ward SA, *et al.* Inter-subject variability in the metabolism of proguanil to the active metabolite cycloguanil in man. *Br J Clin Pharmacol* 1989; **27:** 781–7.
7. Helsby NA, *et al.* The multiple dose pharmacokinetics of proguanil. *Br J Clin Pharmacol* 1993; **35:** 653–6.
8. Mberu EK, *et al.* Japanese poor metabolizers of proguanil do not have an increased risk of malaria chemoprophylaxis breakthrough. *Trans R Soc Trop Med Hyg* 1995; **89:** 658–9.
9. Skjelbo E, *et al.* Chloroguanide metabolism in relation to the efficacy in malaria prophylaxis and the S-mephenytoin oxidation in Tanzanians. *Clin Pharmacol Ther* 1996; **59:** 304–11.
10. Wangboonskul J, *et al.* Single dose pharmacokinetics of proguanil and its metabolites in pregnancy. *Eur J Clin Pharmacol* 1993; **44:** 247–51.

用途和用法

氯胍是一种双胍类化合物，其在体内代谢为活性抗疟药环氯胍之前，仅具有很小的抗疟活性。环氯胍像乙胺嘧啶那样抑制疟原虫的二氢叶酸还原酶，从而破坏了虫体的核酸合成。环氯胍对疟原虫的红细胞前期具有活性，而且它是一种作用缓慢的杀血液裂殖体药。它也具有一些杀孢子体的活性，致使配子体对蚊媒不具有感染性。

氯胍的使用价值已被其迅速产生的抗药性所限制。

口服氯胍是以其盐酸盐与氯喹或阿托伐醌一起用于疟疾的化学预防。环氯胍对红细胞内期疟原虫的杀裂殖体的作用太慢，以致环氯胍或氯胍难以单独用于治疗疟疾，然而盐酸氯胍联合阿托伐醌可用于治疗无合并症的恶性疟（第566页）。

在与氯喹联合*预防*疟疾时，通常成人氯胍每日的剂量为200mg，餐后服。在与250mg阿托伐醌联合用于预防时，盐酸氯胍的每日剂量为100mg。对旅行者的化学预防，一般推荐应在暴露于疟疾前一周开始，如若不可能时则可在旅行前1～2天开始。用药应持续整个暴露期，而且至少要到离开疟疾地区后4周（在氯胍与阿托伐醌一起使用时则为1周）。

在*治疗*无合并症恶性疟时，成人剂量为盐酸氯胍400mg与阿托伐醌1g，每种药均经口作为单次剂量给予，连续3天。

儿童预防和治疗疟疾的剂量见下文。

环氯胍以往也曾以碳酸乙酯的油悬剂作肌内注射。

1. McKeage K, Scott LJ. Atovaquone/proguanil: a review of its use for the prophylaxis of Plasmodium falciparum malaria. *Drugs* 2003; **63:** 597–623.
2. Marra F, *et al.* Atovaquone-proguanil for prophylaxis and treatment of malaria. *Ann Pharmacother* 2003; **37:** 1266–75.
3. Nakato H, *et al.* A systematic review and meta-analysis of the effectiveness and safety of atovaquone proguanil (Malarone) for chemoprophylaxis against malaria. *J Antimicrob Chemother* 2007; **60:** 929–36.

儿童用法 在儿童中氯胍与氯喹一起用于**疟疾预防**的推荐剂量是不同的。英国的疟疾专家[1]根据成人每日剂量200mg，建议以下的儿童口服预防剂量：

- 6.0kg以下（年龄0～12周）：1/8成人剂量；
- 6～9.9kg（3～11个月）：1/4成人剂量；
- 10～15.9kg（1岁至3岁11个月）：3/8成人剂量；
- 16～24.9kg（4岁至7岁11个月）：1/2成人剂量；
- 25～44.9kg（8岁至12岁11个月）：3/4成人剂量；
- 45kg及以上（13岁或以上）：成人剂量。

他们指明在大于6个月的儿童，体重要比年龄对剂量更具有指导意义。

对儿童也可将氯胍与**阿托伐醌**一起用于**预防**疟疾，依据成人每日剂量100mg盐酸氯胍，其剂量如下：

- 体重在11～20kg的儿童：1/4成人剂量；
- 21～30kg：1/2成人剂量；
- 31～40kg：3/4成人剂量；
- 40kg以上：成人剂量。

与阿托伐醌一起**治疗**疟疾的氯胍剂量，依据成人每日剂量400mg盐酸氯胍，其每日剂量如下：

- 体重在5～8kg的儿童：1/8成人剂量
- 9～10kg：3/16成人剂量；
- 11～20kg：1/4成人剂量；
- 21～30kg：1/2成人剂量；
- 31～40kg：3/4成人剂量；
- 40kg及以上：成人剂量。

1. Chiodini P, *et al.* HPA Advisory Committee on Malaria Prevention in UK Travellers. Guidelines for malaria prevention in travellers from the United Kingdom (issued 01/07). Available at: http://www.hpa.org.uk/web/HPAwebFile/HPAweb_C/1203496943523 (accessed 17/06/08)

在肾损伤中的用法 氯胍通过肾排泄，因此在肾损伤患者中应减少剂量或避免使用。曾依据肌酐清除率（CC），推荐以下的口服剂量：

- CC 20～59ml/min：每日100mg；
- CC 10～19ml/min：隔日50mg；
- CC<10ml/min：每周1次，50mg。

制剂

BP 2010: Proguanil Tablets.

专利制剂

Austral.: Paludrine; ***Austria:*** Paludrine; ***Belg.:*** Paludrine; ***Denm.:*** Paludrine†; ***Fin.:*** Paludrine†; ***Fr.:*** Paludrine; ***Ger.:*** Paludrine; ***India:*** Laveran; ***Irl.:*** Paludrine†; ***Israel:*** Paludrine†; ***Ital.:*** Paludrine; ***Neth.:*** Paludrine; ***Norw.:*** Paludrine†; ***Port.:*** Paludrine†; ***S.Afr.:*** Paludrine†; ***Singapore:*** Paludrine; ***Swed.:*** Paludrine; ***Switz.:*** Paludrine†; ***UK:*** Paludrine.

多组分制剂 ***Austral.:*** Malarone; ***Austria:*** Malarone; Promal†; ***Belg.:*** Malarone; ***Canad.:*** Malarone; ***Cz.:*** Malarone; ***Denm.:*** Malarone; ***Fin.:*** Malarone; ***Fr.:*** Malarone; Savarine; ***Ger.:*** Malarone; ***Gr.:*** Malarone; ***Hong Kong:*** Malarone; ***Hung.:*** Malarone; ***Irl.:*** Malarone; ***Israel:*** Malarone; ***Ital.:*** Malarone; ***Malaysia:*** Malarone; ***Neth.:*** Malarone; ***Norw.:*** Malarone; ***NZ:*** Malarone; ***Pol.:*** Malarone; ***Port.:*** Malarone; ***S.Afr.:*** Malanil; ***Singapore:*** Malarone; ***Spain:*** Malarone; ***Swed.:*** Malarone; ***Switz.:*** Malarone; ***UK:*** Malarone; ***USA:*** Malarone.

Pyrimethamine (*BAN*, *rINN*) 乙胺嘧啶

BW-50-63; Pirimetamin; Pirimetamina; Pirimetaminas; Pirymetamina; Pyrimetamiini; Pyrimetamin; Pyrimethamin; Pyriméthamine; Pyrimethaminum; RP-4753. 5-(4-Chlorophenyl)-6-ethylpyrimidine-2,4-diyldiamine.

Пириметамин

$C_{12}H_{13}ClN_4$ = 248.7.

CAS — 58-14-0.

ATC — P01BD01.

UNII — Z3614QOX8W.

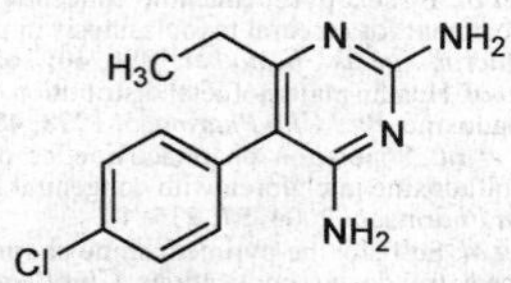

Pharmacopoeias. In *Chin., Eur.* (see p.vii), *Int., US,* and *Viet.*

Ph. Eur. 6.8（Pyrimethamine） 一种几乎白色或无色结晶性粉末。几乎不溶于水；微溶于乙醇。避光。

USP 33（Pyrimethamine） 一种白色、无味、结晶性粉末。几乎不溶于水；溶于乙醇（1：200）及氯仿（1：125）；微溶于丙酮。贮藏于密闭容器中。避光。

不良反应和处置

长期使用乙胺嘧啶，如单独用于疟疾的预防那样，由于其干扰叶酸代谢能引起抑制造血。也可出现皮疹及过敏反应。

较大剂量，如用于治疗弓形虫病那样，可引起胃肠道症状（如萎缩性舌炎、腹痛及呕吐），血液学反应（如巨细胞贫血、白细胞减少症、血小板减少症及全血细胞减少症）也较易出现。也曾报告过CNS的反应，包括头痛、头晕及失眠。

在接受乙胺嘧啶与其他抗疟药一起使用的患者中，也曾报告过肺嗜酸性粒细胞增多症。乙胺嘧啶与磺胺多辛（*Fansidar*）组合使用时曾出现过严重且有时致死的反应，包括多形红斑、Stevens-Johnson综合征及中毒性表皮坏死松解症，也曾有肝毒性的个案报道。在乙胺嘧啶与氨苯砜（*Maloprim*）合用时较常出现粒细胞缺乏症，而且也曾有死亡病例的报道。

乙胺嘧啶急性过量能引起胃肠道反应及CNS的刺激，伴有呕吐、兴奋及惊厥。随之出现心动过速、呼吸抑制、循环性虚脱及死亡。过量的治疗是对症性处理。

与氨苯砜合用的不良反应 在1972—1988年间，英国CSM曾收到由于乙胺嘧啶与氨苯砜（*Maloprim*）合用后出现反应的76份报告，其中40份（53%）被认为是严重的，包括6例死亡[1]。其发生率估计严重反应为1/9100及死亡为1/60200。严重的血液障碍（包括粒细胞缺乏症、粒细胞减少症或白细胞减少症）见于15例患者（估计其发生率为1/20000），其中5例死亡。其余死亡病例中1例为心肌炎的患者。3例患者出现因正铁血红蛋白血症引起的发绀。呼吸障碍（如肺嗜酸粒细胞增多症、流感样综合征及呼吸困难）见于6例患者。在4例患者中皮肤障碍为其主要反应，包括表皮坏死松解症、血管神经性水肿及大疱症。也有报道4例患者有肝障碍。使用乙胺嘧啶-氨苯砜的3名孕妇娩生出畸形儿，其中1例为死胎。4名患者中的其他反应包括惊厥、癫痫加剧、胰腺炎或全身性变态反应。

一篇对21例因使用乙胺嘧啶-氨苯砜而发生粒细胞缺乏症患者的综述[2]认为，虽然粒细胞缺乏症在单独服用乙胺嘧啶或氨苯砜的患者中极为罕见，似乎由其组合引起的粒细胞缺乏症是对氨苯砜的特异体质性反应，并为乙胺嘧啶所加剧。在明确剂量的18例患者中12例曾服用乙胺嘧啶-氨苯砜合剂，每周2次，每次1片，已是一倍于每周1次、每次1片的推荐剂量的2倍。在死亡的9例患者中6例服用1片，每周2次，1例患者服用1片，每周1次；其余患者的剂量未明确。19例患者中16例的症状发作时间在治疗开始后7～9周。

有人认为乙胺嘧啶与氨苯砜合用可产生一定程度的免疫抑制，而使用者对普通感染更为易感。军队新兵中接受合剂者要比未接受抗疟预防者在非特异性上呼吸道感染发生率上要更高一些[3]。

肺嗜酸粒细胞增多症也曾发生在服用乙胺嘧啶与氨苯砜组合的患者中，但如同在服用乙胺嘧啶与磺胺多辛组合（见下文）或乙胺嘧啶与氯喹组合时，患者曾有肺毒性的相似报告，曾提示乙胺嘧啶可能是其致病因素[4]。

1. Phillips-Howard PA, West LJ. Serious adverse drug reactions to pyrimethamine–sulphadoxine, pyrimethamine–dapsone and to amodiaquine in Britain. *J R Soc Med* 1990; **83:** 82–5.
2. Hutchinson DBA, *et al.* Agranulocytosis associated with Maloprim: review of cases. *Hum Toxicol* 1986; **5:** 221–7.
3. Lee PS, Lau EYL. Risk of acute non-specific upper respiratory tract infections in healthy men taking dapsone–pyrimethamine for prophylaxis against malaria. *BMJ* 1988; **296:** 893–5.
4. Davidson AC, *et al.* Pulmonary toxicity of malaria prophylaxis. *BMJ* 1988; **297:** 1240–1.

与磺胺类合用时的不良反应 严重且潜在致死性皮肤反应，如多形红斑、Stevens-Johnson综合征及中毒性表皮坏死松解症曾并发于作为疟疾预防的乙胺嘧啶与磺胺多辛联合用药（*Fansidar*）。英国[(1)]、美国[(2)]及瑞典[(3)]的调查中所报告的这些反应的发生率不同，但产生相同的结果，而瑞士[4]的一次调查发现较低的发生率。对乙胺嘧啶-磺胺多辛严重反应总发生率在英国估计为1/2100，严重反应估计在英国为1/4900，美国为1/5000～1/8000，瑞典为1/10000，瑞士为1/150000，及其死亡率在英国为1/11100，美国为1/11000～1/25000，瑞典为1/35000，在瑞士则无死亡病例报道。瑞士的调查中研究人员曾提议美国报道高发生率的皮肤反应可能与氯喹同时治疗有关，但对此尚有争论[5]。英国调查的作者[1]提出瑞士报告较低的发生率可能是由于对所用药量估计的方法不同有关。此种毒性是否由于联合使用乙胺嘧啶及磺胺多辛尚不清楚，如同在莫桑比克[6]估计伴发于单独使用磺胺多辛的致死性反应频率为1/50000。

曾有因乙胺嘧啶-磺胺多辛合剂单独使用或与氯喹一起使用时，其他严重或威胁生命的反应的个案报告，包括肝毒性[7～9]（在英国[1]估计发生率为1/11100），致死性多系统毒性[10]、药物热及光照性皮炎[11]、粒细胞缺乏症[11]及类似Sezary综合征的红皮病[12]。也曾出现严重的肺部反应[3,13]，但如同在乙胺嘧啶与其他抗疟药（包括氨苯砜）一起使用时也曾报道过类似的反应，它也提示乙胺嘧啶是其致病因素（见上文**与氨苯砜合用时的不良反应**）。曾报告在1例接受乙胺嘧啶与磺胺嘧啶治疗弓形虫病的患者[14]，出现高氨血症和卡

尼汀缺乏症并伴有精神状态的衰退。

1例接受乙胺嘧啶与磺胺嘧啶治疗的CNS弓形虫病患者[15]，出现严重的巨细胞贫血。经停止乙胺嘧啶并给予口服叶酸和单次输入血小板治疗。

对由于各种抗疟药包括乙胺嘧啶与磺多辛组合诱发的瘙痒的发生率进行了比较，详见572页**氯喹**项下**对皮肤的影响**。

1. Phillips-Howard PA, West LJ. Serious adverse drug reactions to pyrimethamine–sulphadoxine, pyrimethamine–dapsone and to amodiaquine in Britain. *J R Soc Med* 1990; **83:** 82–5.
2. Miller KD, *et al.* Severe cutaneous reactions among American travelers using pyrimethamine–sulfadoxine (Fansidar®) for malaria prophylaxis. *Am J Trop Med Hyg* 1986; **35:** 451–8.
3. Hellgren U, *et al.* Adverse reactions to sulphadoxine–pyrimethamine in Swedish travellers: implications for prophylaxis. *BMJ* 1987; **295:** 365–6.
4. Steffen R, Somaini B. Severe cutaneous adverse reactions to sulfadoxine–pyrimethamine in Switzerland. *Lancet* 1986; **i:** 610.
5. Rombo L, *et al.* Does chloroquine contribute to the risk of serious adverse reactions to Fansidar? *Lancet* 1985; **ii:** 1298–9.
6. Hernborg A. Stevens-Johnson syndrome after mass prophylaxis with sulfadoxine for cholera in Mozambique. *Lancet* 1985; **ii:** 1072–3.
7. Lazar HP, *et al.* Fansidar and hepatic granulomas. *Ann Intern Med* 1985; **102:** 722.
8. Wejstal R, *et al.* Liver damage associated with Fansidar. *Lancet* 1986; **i:** 854–5.
9. Zitelli BJ, *et al.* Fatal hepatic necrosis due to pyrimethamine–sulfadoxine (Fansidar). *Ann Intern Med* 1987; **106:** 393–5.
10. Selby CD, *et al.* Fatal multisystemic toxicity associated with prophylaxis with pyrimethamine and sulfadoxine (Fansidar). *BMJ* 1985; **290:** 113–14.
11. Olsen VV, *et al.* Serious reactions during malaria prophylaxis with pyrimethamine–sulfadoxine. *Lancet* 1982; **ii:** 994.
12. Langtry JAA, *et al.* Erythroderma resembling Sézary syndrome after treatment with Fansidar and chloroquine. *BMJ* 1986; **292:** 1107–8.
13. Svanbom M, *et al.* Unusual pulmonary reaction during short term prophylaxis with pyrimethamine–sulfadoxine (Fansidar). *BMJ* 1984; **288:** 1876.
14. Sekas G, Harbhajan PS. Hyperammonemia and carnitine deficiency in a patient receiving sulfadiazine and pyrimethamine. *Am J Med* 1993; **95:** 112–13.
15. Chute JP, *et al.* Severe megaloblastic anemia complicating pyrimethamine therapy. *Ann Intern Med* 1995; **122:** 884–5.

过量 曾有婴儿乙胺嘧啶过量的报道。

1. Akinyanju O, *et al.* Pyrimethamine poisoning. *BMJ* 1973; **4:** 147–8.
2. Elmalem J, *et al.* Les accidents graves lors de la prescription de pyriméthamine chez les nourrissons traités pour une toxoplasmose. *Therapie* 1985; **40:** 357–9.
3. Duveau E, *et al.* Convulsion liée à un surdosage en pyriméthamine. *Arch Pediatr* 1996; **3:** 286–7.

注意事项

乙胺嘧啶可加重亚临床性叶酸缺乏症，而且不应将它给予有叶酸缺乏症病状（如巨细胞贫血）的患者。在长期治疗时需要做血细胞计数，而且在使用大剂量乙胺嘧啶（如治疗弓形虫病）时，应每周2次检查血细胞计数。亚叶酸并不干扰乙胺嘧啶对疟疾或弓形虫病的作用，它用于预防由乙胺嘧啶引起的血液学毒性，如若在孕期给予乙胺嘧啶，则尤其推荐使用亚叶酸（叶酸可作为亚叶酸的替代药用于疟疾，但它可干扰乙胺嘧啶对弓形虫病的作用）。有关在孕期使用的更多信息见下文。

在有肾或肝损伤的患者中给予乙胺嘧啶时应谨慎。当有惊厥性疾病的患者需接受大剂量（如治疗弓形虫病）时，推荐从小剂量开始。

当乙胺嘧啶与磺胺类药或氨苯砜一起使用时，通常适用于这些药的注意事项也必须进行观察（见第322页**磺胺甲噁唑**及第249页**氨苯砜**），而且若出现任何皮肤反应、咽喉痛或呼吸短促时，则应立即停止治疗。

哺乳 乙胺嘧啶可分布到母乳中[1]，但尚无在母乳喂养的婴儿中出现不良反应的报道，American Academy of Pediatrics认为母乳喂养与使用乙胺嘧啶作疟疾预防是相容的[2]。无论如何此婴儿应避免接触其他叶酸拮药。在以大剂量乙胺嘧啶用于治疗弓形虫病时，分布到母乳中的药量足以干扰所喂养婴儿的叶酸代谢。

1. Edstein MD, *et al.* Excretion of chloroquine, dapsone and pyrimethamine in human milk. *Br J Clin Pharmacol* 1986; **22:** 733–5.
2. American Academy of Pediatrics. The transfer of drugs and other chemicals into human milk. *Pediatrics* 2001; **108:** 776–89. [Retired May 2010] Correction. *ibid.*; 1029. Also available at: http://aappolicy.aappublications.org/cgi/content/full/pediatrics%3b108/3/776 (accessed 19/04/04)

卟啉病 对在卟啉病患者中使用乙胺嘧啶问题的讨论及乙胺嘧啶对这种患者是安全的评论，见第572页**氯喹**的**注意事项**项下。

妊娠 曾担心在孕期内使用乙胺嘧啶，因它曾在动物研究中表明有致畸性[1]。在一份报告中的死产婴儿中有严重的先天性缺陷，是由于在孕早期使用乙胺嘧啶[2]，但这种联想被认为是有问题的[3]。与乙胺嘧啶和氨苯砜有关的先天性畸形已列于上文及**氨苯砜**的**不良反应**项下。

其他学者[4]建议以乙胺嘧啶-磺胺多辛间歇性预防疟疾的疗法在孕期具有相当安全的形象。WHO认为乙胺嘧啶组合可用于妊娠头3个月后治疗弓形虫病[5]，虽认为乙胺嘧啶-磺胺多辛在妊娠中期或晚期使用是安全的，但认为可能由于逐渐增强的耐药性而无效[6]。

1. Anonymous. Pyrimethamine combinations in pregnancy. *Lancet* 1983; **ii:** 1005–7. Correction. *ibid.*; 1378.
2. Harpey J-P, *et al.* Teratogenicity of pyrimethamine. *Lancet* 1983; **ii:** 399.
3. Smithells RW, Sheppard S. Teratogenicity of Debendox and pyrimethamine. *Lancet* 1983; **ii:** 623–4.
4. Peters PJ, *et al.* Safety and toxicity of sulfadoxine/pyrimethamine: implications for malaria prevention in pregnancy using intermittent preventive treatment. *Drug Safety* 2007; **30:** 481–501.
5. WHO. *WHO model formulary.* Geneva: WHO, 2008. Also available at: http://www.who.int/selection_medicines/list/WMF2008.pdf (accessed 19/10/09)
6. WHO. *Guidelines for the treatment of malaria; second edition.* Geneva: WHO, 2010. Available at: http://whqlibdoc.who.int/publications/2010/9789241547925_eng.pdf (accessed 09/07/10)

药物相互作用

乙胺嘧啶与其他叶酸拮抗药如磺胺甲噁唑、甲氧苄啶、甲氨蝶呤或苯妥英一起使用时，它们可以加重对骨髓的抑制。

劳拉西泮 在5名接受劳拉西泮与乙胺嘧啶的患者中有2人出现轻度肝毒性的征象，似可证实用对这些药一起给予时可引起肝毒性的怀疑。当其分别使用时，2名患者均能耐受每一种药[1]。

1. Briggs M, Briggs M. Pyrimethamine toxicity. *BMJ* 1974; **1:** 40.

齐多夫定 在体外及动物中的研究提示齐多夫定可降低乙胺嘧啶治疗弓形虫性脑炎的疗效[1]。此外曾有报告使用乙胺嘧啶与磺胺多辛合剂（*Fansidar*），延长了齐多夫定的血清半衰期[2]，如若与这些药一起使用时，则齐多夫定的剂量必须调整。

1. Israelski DM, *et al.* Zidovudine antagonizes the action of pyrimethamine in experimental infection with Toxoplasma gondii. *Antimicrob Agents Chemother* 1989; **33:** 30–4.
2. Klein RS. Prophylaxis of opportunistic infections in individuals infected with HIV. *AIDS* 1989; **3** (suppl 1): S161–S173.

药动学

乙胺嘧啶几乎完全从胃肠道内吸收，且其血浆浓度峰值约200ng/ml，在一次口服25mg后2～6h达峰值。它主要在肾、肺、肝及脾内集中，80%～90%与血浆蛋白质相结合。

乙胺嘧啶在肝内代谢，而经肾缓慢地排泄，其平均血浆半衰期约4天，在尿中曾测到其数种代谢产物。乙胺嘧啶可通过胎盘，它也可分布于母乳中（见上文**注意事项**中**哺乳**项下）。

1. White NJ. Clinical pharmacokinetics of antimalarial drugs. *Clin Pharmacokinet* 1985; **10:** 187–215.
2. Cook IF, *et al.* Race-linked differences in serum concentrations of dapsone, monoacetyldapsone and pyrimethamine during malaria prophylaxis. *Trans R Soc Trop Med Hyg* 1986; **80:** 897–901.
3. Weiss LM, *et al.* Pyrimethamine concentrations in serum and cerebrospinal fluid during treatment of acute toxoplasma encephalitis in patients with AIDS. *J Infect Dis* 1988; **157:** 580–3.
4. Hellgren U, *et al.* Plasma concentrations of sulfadoxine-pyrimethamine, mefloquine and its main metabolite after regular malaria prophylaxis for two years. *Trans R Soc Trop Med Hyg* 1991; **85:** 356–7.
5. Winstanley PA, *et al.* The disposition of oral and intramuscular pyrimethamine/sulphadoxine in Kenyan children with high parasitaemia but clinically non-severe falciparum malaria. *Br J Clin Pharmacol* 1992; **33:** 143–8.
6. Newton CRJC, *et al.* A single dose of intramuscular sulfadoxine-pyrimethamine as an adjunct to quinine in the treatment of severe malaria: pharmacokinetics and efficacy. *Trans R Soc Trop Med Hyg* 1993; **87:** 207–10.
7. Jacobson JM, *et al.* Pyrimethamine pharmacokinetics in human immunodeficiency virus-positive patients seropositive for Toxoplasma gondii. *Antimicrob Agents Chemother* 1996; **40:** 1360–5.
8. Klinker H, *et al.* Plasma pyrimethamine concentrations during long-term treatment for cerebral toxoplasmosis in patients with AIDS. *Antimicrob Agents Chemother* 1996; **40:** 1623–7.
9. Trenque T, *et al.* Human maternofoetal distribution of pyrimethamine-sulphadoxine. *Br J Clin Pharmacol* 1998; **45:** 179–80.
10. Trenque T, *et al.* Population pharmacokinetics of pyrimethamine and sulfadoxine in children with congenital toxoplasmosis. *Br J Clin Pharmacol* 2004; **57:** 735–41.
11. Barnes KI, *et al.* Sulfadoxine-pyrimethamine pharmacokinetics in malaria: pediatric dosing implications. *Clin Pharmacol Ther* 2006; **80:** 582–96.
12. Karunajeewa HA, *et al.* Pharmacokinetic properties of sulfadoxine-pyrimethamine in pregnant women. *Antimicrob Agents Chemother* 2009; **53:** 4368–76.
13. Nyunt MM, *et al.* Pharmacokinetics of sulfadoxine and pyrimethamine in intermittent preventive treatment of malaria in pregnancy. *Clin Pharmacol Ther* 2010; **87:** 226–34.

用途和用法

乙胺嘧啶是一种二氨基嘧啶类抗疟药，与磺胺药一起用于治疗疟疾（见第566页）和弓形虫病（见下文）。乙胺嘧啶与磺胺多辛也曾试用于治疗放线菌性足分支菌病和预防肺孢子虫（菌）性肺炎。乙胺嘧啶单独或与磺胺多辛一起曾试用于治疗放线菌性足分支菌病和预防肺孢子虫（菌）性肺炎及用于治疗等孢球虫病。对这些用法的更多信息见下文。

乙胺嘧啶通过抑制疟原虫的二氢叶酸还原酶而发挥其抗疟活性，从而间接地阻止了疟原虫的核酸合成。它有效地对抗疟原虫的红细胞前期，而且也具有缓慢作用的杀血液裂殖体药；它也有某些杀孢子体活性，但它并不阻止配子体的形成，亦可使它们对蚊媒不具感染性。它主要对恶性疟原虫有效，但对间日疟原虫只具有一些活性。

疟原虫对其抗药性的产生已迫使乙胺嘧啶放弃其独自在疟疾中的使用。现在已经使用乙胺嘧啶与长效磺胺药，如磺胺多辛或磺胺林的组合，尽管对它们也已产生了抗药性。

在治疗无合并症**恶性疟**时，口服乙胺嘧啶和磺胺多辛以固定的1∶20组合（*Fansidar*）。WHO推荐单剂乙胺嘧啶75mg加磺胺多辛1.5g与青蒿琥酯一起给予，共3天，在易感区或不能获得青蒿琥酯的地方，阿莫地喹可与乙胺嘧啶—磺胺多辛一起使用。

儿童剂量详见下文。

乙胺嘧啶与磺胺林的组合也曾用于治疗疟疾。

乙胺嘧啶及乙胺嘧啶组合已不再推荐用于疟疾的预防。乙胺嘧啶-磺胺多辛（*Fansidar*）及与氨苯砜按1∶8的比例组合（*Maloprim*）曾用于耐氯喹或多种药的地区，虽然现已更喜欢选用其他抗疟药。

乙胺嘧啶与磺胺药（如磺胺嘧啶）一起用药治疗**弓形虫病**。或者，乙胺嘧啶可与克林霉素一起给药，治疗艾滋病合并弓形虫病而无法耐受磺胺药的患者。使用的详细剂量方案见下文。

儿童用法 乙胺嘧啶口服与磺胺多辛一起（作为固定剂量的组合*Fansidar*）可用于年龄在2个月及以上的婴儿及儿童以治疗**无合并症的恶性疟**。WHO[1]推荐口服单剂乙胺嘧啶1.25mg/kg（与磺胺多辛25mg/kg）与3天治疗方案的青蒿琥酯一起应用。或者美国注册药品信息提供以下基于体重的推荐剂量，用于年龄在2个月及以上的儿童：

- 5～10kg：乙胺嘧啶12.5 mg与磺胺多辛250 mg；
- 11～20kg：乙胺嘧啶25 mg与磺胺多辛500mg；
- 21～30kg：乙胺嘧啶37.5mg与磺胺多辛750mg；
- 31～45kg：乙胺嘧啶50mg与磺胺多辛1g；
- 45kg以上：同成人剂量。

在婴儿及儿童中，乙胺嘧啶也可与磺胺嘧啶一起用于治疗弓形虫病。更多细节见**磺胺嘧啶的用途和用法**，见第250页。

1. WHO. *Guidelines for the treatment of malaria; second edition.* Geneva: WHO, 2010. Available at: http://whqlibdoc.who.int/publications/2010/9789241547925_eng.pdf (accessed 09/07/10)

等孢球虫病 等孢球虫病（第793页）一般对复方磺胺甲噁唑反应良好，但在免疫妥协的患者如艾滋病患者中有较高的复发率，而需要一些维持疗法。复方磺胺甲噁唑960mg每周3次或每周给予25mg乙胺嘧啶与500mg磺胺多辛是同样有效的维持方案[1]。乙胺嘧啶单独给药，每日剂量50～75mg合并叶酸的疗法可能对磺胺过敏的患者有用[2]。

1. Pape JW, *et al.* Treatment and prophylaxis of Isospora belli infection in patients with the acquired immunodeficiency syndrome. *N Engl J Med* 1989; **320:** 1044–7.
2. Weiss LM, *et al.* Isospora belli infection: treatment with pyrimethamine. *Ann Intern Med* 1988; **109:** 474–5.

疟疾 疟疾的全面治疗和预防及乙胺嘧啶-磺胺多辛（*Fansidar*）在当前推荐中的地位已在第566页讨论了。

足分支菌病 有关使用乙胺嘧啶作为治疗放线菌足分支菌病的一部分，见第171页足**分支菌病**项下。

肺孢子虫（菌）性肺炎 涉及乙胺嘧啶与氨苯砜或磺胺多辛用于预防肺孢子虫（菌）性肺炎及讨论常规的预防及治疗，见第496页。应用剂量的详情见**氨苯砜的用途和用法**，第250页。

弓形虫病 乙胺嘧啶通常与磺胺嘧啶或其他合适的磺胺药一起治疗弓形虫病（第795页），包括新生儿先天性弓性虫病的治疗（见**磺胺嘧啶**项下**儿童用法**，第319页的剂量），然而对母亲及胎儿感染的治疗在不同国家间可以不同。叶酸用于以防止这些治疗方案所伴发的巨细胞贫血。

在美国，治疗感染HIV的成人及青少年的机会性感染的指导准则[1]中考虑乙胺嘧啶加磺胺嘧啶作为对弓形虫性脑炎初次治疗选择及推荐以下以体重为基础的剂量，至少服用6周。

- 低于60kg：乙胺嘧啶200mg口服，继之每日50mg加磺胺嘧啶每日1g口服，每6h 1次；
- 60kg或以上：乙胺嘧啶每日200mg口服，继之每日75mg加磺胺嘧啶1.5g口服，每6h 1次。

乙胺嘧啶与克林霉素是无法耐受磺胺药的患者的替代药，更多信息见**克林霉素**项下，第240页。

其他曾试与乙胺嘧啶一起使用的药，包括阿奇霉素[2]、克拉霉素[3]及多西环素[4,5]。

对于长期维持疗法，美国的指导准则推荐口服乙胺嘧啶，每日1次与磺胺嘧啶每日2～8g，分2或4剂口服；如有需要，克林霉素可作为磺胺嘧啶的替代药。或者，乙胺嘧啶每日25mg与阿托伐醌750mg，每6～12h口服1次。

虽然并不认为是典型的一线疗法，然而乙胺嘧啶也可与阿托伐醌或氨苯砜用于主要预防弓形虫病的以下治疗方案[1]：

- 25mg每日1次，与阿托伐醌1.5g，每日1次；
- 50mg每周1次，与氨苯砜50mg，每日1次；
- 75mg每周1次，与氨苯砜200mg，每周1次（但此方案可能很难耐受[1]）。

每周给予一次乙胺嘧啶与磺胺多辛对骨髓移植的受者是有益的[7]。

1. CDC. Guidelines for prevention and treatment of opportunistic infections in HIV-infected adults and adolescents: recommendations from CDC, the National Institutes of Health, and the HIV Medicine Association of the Infectious Diseases Society of America. *MMWR* 2009; **58:** (RR-4): 1–207. Also available at: http://www.cdc.gov/mmwr/pdf/rr/rr5804.pdf (accessed 15/09/09)
2. Saba J, *et al.* Pyrimethamine plus azithromycin for treatment of acute toxoplasmic encephalitis in patients with AIDS. *Eur J Clin Microbiol Infect Dis* 1993; **12:** 853–6.
3. Fernandez-Martin J, *et al.* Pyrimethamine-clarithromycin combination therapy of acute Toxoplasma encephalitis in patients with AIDS. *Antimicrob Agents Chemother* 1991; **35:** 2049–52.
4. Morris JT, Kelly JW. Effective treatment of cerebral toxoplasmosis with doxycycline. *Am J Med* 1992; **93:** 107–8.
5. Hagberg L, *et al.* Doxycycline and pyrimethamine for toxoplasmic encephalitis. *Scand J Infect Dis* 1993; **25:** 157–60.
6. Opravil M, *et al.* Once-weekly administration of dapsone/pyrimethamine vs. aerosolized pentamidine as combined prophylaxis for Pneumocystis carinii pneumonia and toxoplasmic encephalitis in human immunodeficiency virus-infected patients. *Clin Infect Dis* 1995; **20:** 531–41.
7. Foot ABM, *et al.* Prophylaxis of toxoplasmosis infection with pyrimethamine/sulfadoxine (Fansidar) in bone marrow transplant recipients. *Bone Marrow Transplant* 1994; **14:** 241–5.

制剂

BP 2010: Pyrimethamine Tablets;
USP 33: Pyrimethamine Tablets; Sulfadoxine and Pyrimethamine Tablets.

专利制剂

Arg.: Daraprim; ***Austral.:*** Daraprim; ***Austria:*** Daraprim†; ***Belg.:*** Daraprim; ***Braz.:*** Daraprim; ***Canad.:*** Daraprim; ***Chile:*** Daraprim; ***Fr.:*** Malocide; ***Ger.:*** Daraprim; ***Gr.:*** Daraprim; ***Hong Kong:*** Daraprim; ***Malaysia:*** Fansidar; ***Mex.:*** Daraprim; ***Neth.:*** Daraprim; ***Pol.:*** Daraprim; ***S.Afr.:*** Daraprim; ***Spain:*** Daraprim; ***Switz.:*** Daraprim; ***Thai.:*** Daraprim†; ***UK:*** Daraprim; ***USA:*** Daraprim.

多组分制剂

Austral.: Fansidar; Maloprim†; ***Belg.:*** Co-Arinate; Dafrafin; Malastop†; ***Braz.:*** Fansidar; ***Denm.:*** Fansidar†; ***Fr.:*** Fansidar; ***Gr.:*** Fansidar; ***India:*** Artemal†; Laridox; Pyralfin; Pyramet; Rimodar; ***Indon.:*** Fansidar; Plasmodin; Suldox; ***Irl.:*** Fansidar†; ***Israel:*** Fansidar; ***Ital.:*** Metakelfin; ***Malaysia:*** Madomine; ***Philipp.:*** Fansidar; ***S.Afr.:*** Fansidar; ***Singapore:*** Pyrisone; ***Switz.:*** Fansidar; ***Thai.:*** Vinsilar; ***UK:*** Fansidar; ***Ukr.:*** Fansidar (Фансидар)†; ***USA:*** Fansidar†.

Pyronaridine Phosphate (*rINNM*) 磷酸咯萘啶

Fosfato de pironaridina; Malaridine Phosphate; Pyronaridine, Phosphate de; Pyronaridini Phosphas. 7-Chloro-2-methoxy-10-[3,5-bis(pyrrolidinomethyl)-4-hydroxyanilino]benzo-[*b*]-1,5-naphthyridine phosphate.

Пиронаридина Фосфат

$C_{29}H_{32}ClN_5O_2,4H_3PO_4$ = 910.0.

CAS — 74847-35-1 (pyronaridine); 76748-86-2 (pyronaridine phosphate).

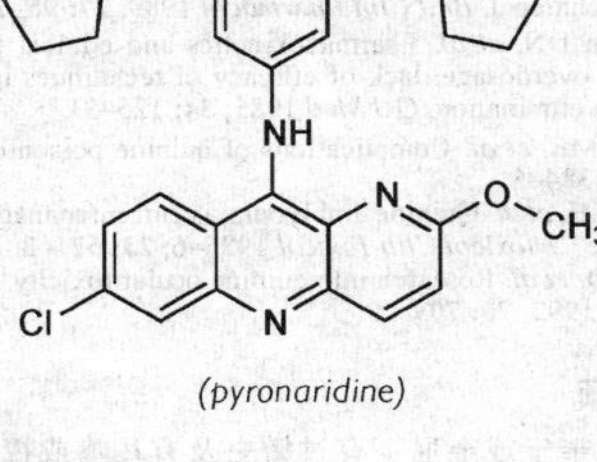

(pyronaridine)

Pharmacopoeias. In *Chin.*

简介

咯萘啶是一种萘啶类衍生物，在中国用于治疗间日疟及耐氯喹恶性疟。也曾在非洲及泰国研究过咯萘啶的使用。咯萘啶与青蒿琥酯的组合也正在研究中。咯萘啶以其磷酸盐口服，或肌内注射或静脉注射给药。

1. Shao B-R. A review of antimalarial drug pyronaridine. *Chin Med J* 1990; **103:** 428–34.
2. Shao B-R, *et al.* A 5-year surveillance of sensitivity in vivo of Plasmodium falciparum to pyronaridine/sulfadoxine/pyrimethamine in Diaoluo area, Hainan province. *Southeast Asian J Trop Med Public Health* 1991; **22:** 65–7.
3. Chen C, *et al.* Studies on a new antimalarial compound: pyronaridine. *Trans R Soc Trop Med Hyg* 1992; **86:** 7–10.
4. Winstanley P. Pyronaridine: a promising drug for Africa? *Lancet* 1996; **347:** 2–3.
5. Ringwald P, *et al.* Randomised trial of pyronaridine versus chloroquine for acute uncomplicated falciparum malaria in Africa. *Lancet* 1996; **347:** 24–8.
6. Looareesuwan S, *et al.* Pyronaridine. *Lancet* 1996; **347:** 1189–90.
7. Anonymous. Pyronaridine: yet another promising antimalarial substance from China. *WHO Drug Inf* 1996; **10:** 9–10.
8. Looareesuwan S, *et al.* Clinical study of pyronaridine for the treatment of acute uncomplicated falciparum malaria in Thailand. *Am J Trop Med Hyg* 1996; **54:** 205–9.
9. Ringwald P, *et al.* Efficacy of oral pyronaridine for the treatment of acute uncomplicated falciparum malaria in African children. *Clin Infect Dis* 1998; **26:** 946–53.
10. Vivas L, *et al.* Anti-malarial efficacy of pyronaridine and artesunate in combination in vitro and in vivo. *Acta Trop* 2008; **105:** 222–8.
11. Ramharter M, *et al.* Fixed-dose pyronaridine-artesunate combination for treatment of uncomplicated falciparum malaria in pediatric patients in Gabon. *J Infect Dis* 2008; **198:** 911–9.
12. Tshefu AK, *et al.* Pyronaridine-artesunate Study Team. Efficacy and safety of a fixed-dose oral combination of pyronaridine-artesunate compared with artemether-lumefantrine in children and adults with uncomplicated Plasmodium falciparum malaria: a randomised non-inferiority trial. *Lancet* 2010; **375:** 1457–67.

Quinine (*BAN*) 奎宁

Chinina; Chininum; Kiniini; Kinin; Quinina. (8*S*,9*R*)-6′-Methoxycinchonan-9-ol; (α*R*)-α-(6-Methoxy-4-quinolyl)-α-[(2*S*,4*S*,5*R*)-(5-vinylquinuclidin-2-yl)]methanol.

Хинин

$C_{20}H_{24}N_2O_2$ = 324.4.

CAS — 130-95-0 (anhydrous quinine).
ATC — P01BC01.
UNII — A7V27PHC7A.

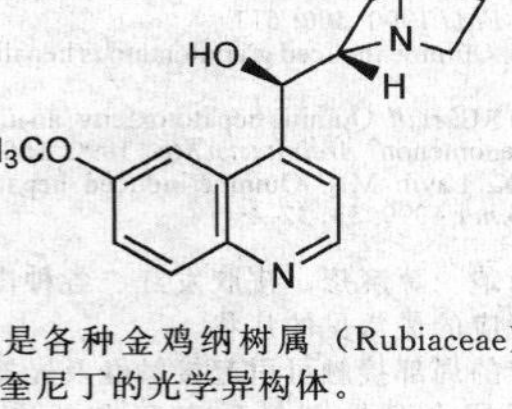

性状 奎宁是各种金鸡纳树属（Rubiaceae）的主要生物碱。它是奎尼丁的光学异构体。

Quinine Bisulfate 二硫酸盐奎宁

Chininum Bisulfuricum; Neutral Quinine Sulphate; Quinina, bisulfato de; Quinine Acid Sulphate; Quinine Bisulphate (*BANM*); Quinini Bisulfas.

Двусернокислый Хинин; Хинина Бисульфат

$C_{20}H_{24}N_2O_2,H_2SO_4,7H_2O$ = 548.6.

CAS — 549-56-4 (anhydrous quinine bisulfate).
ATC — P01BC01.
UNII — GNS0IV2R3N.

Pharmacopoeias. In *Br., Int.,* and *Viet.*

BP2010（Quinine Bisulfate） 无色结晶或一种白色结晶性粉末。它在干燥空气中风化。易溶于水；略溶于乙醇。1%水溶液的pH为2.8～3.4。避光。

Quinine Dihydrochloride (*BANM*) 二盐酸奎宁

Chinini Dihydrochloridum; Neutral Quinine Hydrochloride; Quinina, dihidrocloruro de; Quinine Acid Hydrochloride; Quinini Dihydrochloridum.

Двухлористоводородный Хинин; Хинина Дигидрохлорид

$C_{20}H_{24}N_2O_2,2HCl$ = 397.3.

CAS — 60-93-5.
ATC — P01BC01.

Pharmacopoeias. In *Br., Chin.,* and *Int.*
Viet. includes the injection.

BP 2010（Quinine Dihydrochloride）白色或类白色粉末。极易溶于水；溶于乙醇。3%水溶液的pH为2.0～3.0。避光。

Quinine Etabonate 碳酸乙酯奎宁

Euquinina; Euquinine; Quinina, etilcarbonato de; Quinine Ethyl Carbonate.

Хинина Этабонат

$C_{23}H_{28}N_2O_4$ = 396.5.

CAS — 83-75-0.
ATC — P01BC01.

Pharmacopoeias. In *Jpn.*

Quinine Hydrobromide (*BANM*) 氢溴酸奎宁

Basic Quinine Hydrobromide; Chinini Bromidum; Quinina, hidrobromuro de; Quinine Monohydrobromide.

Хинина Гидробромид

$C_{20}H_{24}N_2O_2,HBr,H_2O$ = 423.3.

CAS — 549-49-5 (anhydrous quinine hydrobromide).
ATC — P01BC01.
UNII — VWF36Q4G6V.

Pharmacopoeias. In *Fr.*

Quinine Hydrochloride (*BANM*) 盐酸奎宁

Basic Quinine Hydrochloride; Chinin hydrochlorid dihydrát; Chinini hydrochloridum; Chininii Chloridum; Chininium Chloratum; Chinino hidrochloridas; Chininum Hydrochloricum; Chininy chlorowodorek; Kiniinihydrokloridi; Kinin-hidroklorid; Kininhydroklorid; Quinina, hidrocloruro de; Quinine, chlorhydrate de; Quinine Monohydrochloride; Quinini Hydrochloridum; Quinini Hydrochloridum Dihydricum.

Хинина Гидрохлорид

$C_{20}H_{24}N_2O_2,HCl,2H_2O$ = 396.9.

CAS — 130-89-2 (anhydrous quinine hydrochloride); 6119-47-7 (quinine hydrochloride dihydrate).
ATC — P01BC01.
UNII — 711S8Y0T33 (quinine hydrochloride dihydrate); 7CS0WNO31M (anhydrous quinine hydrochloride).

Pharmacopoeias. In *Eur.* (see p.vii), *Int., Jpn,* and *Viet.*

Ph. Eur. 6. 8（Quinine Hydrochloride） 白色或类白色或无色、无臭、细丝状针样结晶，常组成簇。溶于水；易溶于乙醇。1%水溶液的pH为6.0～6.8。避光。

Quinine Sulfate 硫酸奎宁

Basic Quinine Sulphate; Chinin sulfát dihydrát; Chinini sulfas; Chinino sulfatas; Chininum Sulfuricum; Chininy siarczan; Kiniinisulfaatti; Kininsulfat; Kinin-szulfát; Quinina, sulfato de; Quinine, sulfate de; Quinine Sulphate (*BANM*); Quinini Sulfas; Quinini Sulfas Dihydricus.

Хинина Сульфат

$(C_{20}H_{24}N_2O_2)_2,H_2SO_4,2H_2O$ = 782.9.

CAS — 804-63-7 (anhydrous quinine sulfate); 6119-70-6 (quinine sulfate dihydrate).
ATC — P01BC01.
UNII — KF7Z0E0Q2B.

Pharmacopoeias. In *Chin., Eur.* (see p.vii), *Int., Jpn, US,* and *Viet.*

Ph. Eur. 6. 8（Quinine Sulphate） 一种白色或类白色结晶性粉末，或细而无色针状结晶。微溶于水，略溶于沸水及乙醇。1%水悬液的pH为5.7～6.6。避光。

USP 33（Quinine Sulfate） 它是从金鸡纳树属的树皮中获得的一种生物碱的硫酸盐。白色、无臭、细针样结晶，通常无光泽，制成轻且易压缩的团块。它暴露于光时变暗。溶于水（1：500）及乙醇（1：120）；略溶于沸水中；微溶于氯仿；易溶于80℃的乙醇及氯仿和无水乙醇（2：1）的混合物中；极微溶于乙醚。其饱和水溶液是中性的，或石蕊纸呈碱性。避光。

吸附 有关在膜过滤时从溶液中丢失的硫酸奎宁，见第571页**氯喹**。

不良反应

奎宁或其盐类在通常治疗剂量时，可引起一系列症状称为金鸡纳反应，轻型者以耳鸣、听力障碍、头痛、恶心及视力障碍为特征，较重者的表现有呕吐、腹痛、腹泻及眩晕。

金鸡纳反应也可在对奎宁过敏的患者服用小剂量后出现，但在这些患者中最常出现的反应是伴有剧烈瘙痒的荨麻疹及皮肤发红。其他反应包括发热、皮疹及呼吸困难。血管神经性水肿也可出现。而且也能突然发生哮喘。也曾报告过血小板减少症及其他血液障碍。血小板减少性紫癜曾并发于对奎宁的过敏。血红蛋白尿症较为罕见。

奎宁的其他不良反应包括低血糖症、低凝血酶原血症及肾功能衰竭。

药物过量可能是致命的，过量的主要症状包括胃肠道反应、眼毒性、CNS紊乱及心脏毒性。视力障碍（包括突然失明），通常是可缓慢地逆转的，但可有残留的损害。过量将在下文讨论。奎宁能产生与奎尼丁相类似的心血管毒性，包括传导障碍、心律失常、心绞痛症状及低血压导致心脏骤停和循环衰竭，快速静脉内给予奎宁可引起严重或甚至致死性心血管毒性。

大剂量奎宁可诱发流产，曾在用奎宁引产失败后报告过胎儿的先天性畸形，特别是视神经和听神经的畸形。无论如何，在孕妇患有威胁生命的疟疾时，不应拒绝使用奎宁（也见下文**注意事项**中**妊娠**项下）。

肌内注射奎宁是有刺激性的，并可引起疼痛、灶性坏死及形成脓肿；在有些患者中可发生肌强直（见下文**用途和用法**中**疟疾**项下）。

对血液的影响 Sweden Adverse Drug Reaction Committee 在1966—1975年间收到43份由于奎宁或奎尼丁引起的*血小板减少症*的报告[1]和Boston Reaction Drug Surveillance Program在1972—1981年间研究的患者中有11份相类似的报告[2]。美国FDA随后收到由于奎宁诱发血小板减少症而死亡的2例患者的详细资料[3]。直到2004年10月，Australian Adverse Drug Reactions Advisory Committee已收到228例血小板减少症包括6例死亡的报告[4]。在美国FDA连续收到严重不良事件的报告，包括死亡，不论努力限制使用奎宁以对存在毒性的担心，在2005年4月至2008年10月间，收到国内24份严重血液不良事件的报告，其中87.5%是需要住院的血小板减少症。其发生毒性的平均时间及平均剂量分别为13.5天和每日325mg[4]。奎宁诱发的血小板减少症似为一种过敏反应，而且含奎宁作苦味剂浓度低到20μg/ml的饮料，在既往对奎宁过敏的人中促发了血小板减少性紫癜[5]。

虽然奎宁能引起*溶血反应*，但对不规则剂量的奎宁使疟疾患者易于发生*黑尿热*的传统观点存在怀疑，后者是一种综合征，具有严重溶血性贫血、血红蛋白尿、少尿及肾功能衰竭[6]。其中一些受影响的患者有G6PD缺乏病[6]。使用奎宁也曾伴发溶血性尿毒症综合征[7~9]及有凝血障碍和肾损伤的全血细胞减少症[10,11]。

曾有报告在对奎宁过敏的患者使用奎宁后，发生*弥散性血管内凝血*（*DIC*）包括1例死亡的报告[12~14]。在1例患者[14]中的过敏反应非常像败血症的报道[15]。

曾有奎宁引起粒细胞缺乏症的个案报道[15]。

1. Böttiger LE, *et al.* Drug-induced blood dyscrasias. *Acta Med Scand* 1979; **205:** 457–61.
2. Danielson DA, *et al.* Drug-induced blood disorders. *JAMA* 1984; **252:** 3257–60.
3. Adverse Drug Reactions Advisory Committee (ADRAC). Quinine indications—cramps deleted. *Aust Adverse Drug React Bull* 2004; **23:** 20. Also available at: http://www.tga.gov.au/adr/aadrb/aadr0410.htm (accessed 01/11/04)
4. FDA. Quinine sulfate (marketed as Qualaquin): off-label (not approved by FDA) use of quinine. *FDA Drug Safety Newsletter* 2009; **2:** 11–13. Also available at: http://www.fda.gov/downloads/Drugs/DrugSafety/DrugSafetyNewsletter/UCM168579.pdf (accessed 10/09/09)
5. Murray JA, *et al.* Bitter lemon purpura. *BMJ* 1979; **2:** 1551–2.
6. WHO. Severe and complicated malaria. 2nd ed. *Trans R Soc Trop Med Hyg* 1990; **84** (suppl 2): 1–65.
7. Hagley MT, *et al.* Hemolytic-uremic syndrome associated with ingestion of quinine. *Am J Nephrol* 1992; **12:** 192–5.
8. Gottschall JL, *et al.* Quinine-induced immune thrombocytopenia with hemolytic uremic syndrome: clinical and serological findings in nine patients and review of literature. *Am J Hematol* 1994; **47:** 283–9.
9. McDonald SP, *et al.* Quinine-induced hemolytic uremic syndrome. *Clin Nephrol* 1997; **47:** 397–400.
10. Maguire RB, *et al.* Recurrent pancytopenia, coagulopathy, and renal failure associated with multiple quinine-dependent antibodies. *Ann Intern Med* 1993; **119:** 215–17.
11. Schmitt SK, Tomford JW. Quinine-induced pancytopenia and coagulopathy. *Ann Intern Med* 1994; **120:** 90–1.
12. Spearing RL, *et al.* Quinine-induced disseminated intravascular coagulation. *Lancet* 1990; **336:** 1535–7.
13. Barr E, *et al.* Recurrent acute hypersensitivity to quinine. *BMJ* 1990; **301:** 323.
14. Schattner A. Quinine hypersensitivity simulating sepsis. *Am J Med* 1998; **104:** 488–90.
15. Sutherland R, *et al.* Quinine-induced agranulocytosis: toxic effect of quinine bisulphate on bone marrow cultures in vitro. *BMJ* 1977; **1:** 605–7.

对耳的影响 虽然已知的耳毒性反应（如耳鸣或耳聋）是奎宁可能的不良反应，也可出现可逆性听力丧失。在一组工作者[1]中发现对高频率的听力减退最为常见，而在另一组[2]则发现听力丧失在所测定的频率范围内是相等的，而且似与奎宁的血浆浓度有关。

1. Roche RJ, *et al.* Quinine induces reversible high-tone hearing loss. *Br J Clin Pharmacol* 1990; **29:** 780–2.
2. Karlsson KK, *et al.* Audiometry as a possible indicator of quinine plasma concentration during treatment of malaria. *Trans R Soc Trop Med Hyg* 1990; **84:** 765–7.

对眼的影响 已很了解奎宁过量后的眼毒性（见下文），但也曾有2例在认为是常规疗法时出现失明的报道[1]。

1. Waddell K. Blindness from quinine as an antimalarial. *Trans R Soc Trop Med Hyg* 1996; **90:** 331–2.

对葡萄糖代谢的影响 现在已认识到低血糖是恶性疟常见的并发症，而且往往伴有较差的预后。看来，儿童、孕妇及重症患者特别易处于其危险之中。重要的是要认识到低血糖可能比脑型疟更易发生昏迷的原因。抗疟疗法也可诱发低血糖；首次发生低血糖事件是在接受奎宁[1~3]或静脉注射奎尼丁[4]的患者中发现的，虽然其他作者并未发现奎宁可导致发生低血糖[5~6]。

也曾有报告以奎宁治疗腿痉挛时诱发低血糖[7]。

1. White NJ, *et al.* Severe hypoglycemia and hyperinsulinemia in falciparum malaria. *N Engl J Med* 1983; **309:** 61–6.
2. Okitolonda W, *et al.* High incidence of hypoglycaemia in African patients treated with intravenous quinine for severe malaria. *BMJ* 1987; **295:** 716–18.
3. Looareesuwan S, *et al.* Quinine and severe falciparum malaria in late pregnancy. *Lancet* 1985; **ii:** 4–8.
4. Phillips RE, *et al.* Hypoglycaemia and antimalarial drugs: quinidine and release of insulin. *BMJ* 1986; **292:** 1319–21.
5. Taylor TE, *et al.* Blood glucose levels in Malawian children before and during the administration of intravenous quinine for severe falciparum malaria. *N Engl J Med* 1988; **319:** 1040–7.
6. Kawo NG, *et al.* The metabolic effects of quinine in children with severe and complicated Plasmodium falciparum malaria in Dar es Salaam. *Trans R Soc Trop Med Hyg* 1991; **85:** 711–13.
7. Limburg PJ, *et al.* Quinine-induced hypoglycemia. *Ann Intern Med* 1993; **119:** 218–19.

对心脏的影响 奎宁过量后的心脏毒性早已是公认的，而且在用治疗剂量时发现QT间期延长。曾有报道在一名老年患者治疗恶性疟时，缓慢地静脉输入标准剂量奎宁时出现伴有QT延长的致死性心室颤动[1]。曾注意到患者在开始奎宁治疗前，其QT间期即已有些延长，而且她的游离奎宁浓度异常地升高，尽管其奎宁总浓度被认为是在治疗范围内。

1. Bonington A, *et al.* Fatal quinine cardiotoxicity in the treatment of falciparum malaria. *Trans R Soc Trop Med Hyg* 1996; **90:** 305–7.

对肾脏的影响 见上文**对血液的影响**。

对肝脏的影响 虽然肝炎曾伴发于奎尼丁疗法（见第1329页），但看来有几份报告是由于使用奎宁而引起的肝毒性。曾报告有2例服用奎宁的患者出现肉芽肿性肝炎[1,2]，但对这些病例中第1例的诊断曾引起了争议，因其组织学所见更倾向于非特异性反应性肝炎的指征[3]。在另1例患者[4]中报告由于对奎宁过敏而引起的肝毒性。更有1例服用奎宁治疗夜间腿痉挛的患者[5]在24h内出现了肝毒性的症状。

1. Katz B, *et al.* Quinine-induced granulomatous hepatitis. *BMJ* 1983; **286:** 264–5.
2. Mathur S, *et al.* Quinine induced granulomatous hepatitis and vasculitis. *BMJ* 1990; **300:** 613.
3. Nirodi NS. Quinine induced granulomatous hepatitis. *BMJ* 1983; **286:** 647.
4. Punukollu RC, *et al.* Quinine hepatotoxicity: an underrecognized or rare phenomenon? *Arch Intern Med* 1990; **150:** 1112–13.
5. Farver DK, Lavin MN. Quinine-induced hepatotoxicity. *Ann Pharmacother* 1999; **33:** 32–4.

对皮肤的影响 荨麻疹、皮肤发红、各种皮疹及瘙痒是奎宁过敏反应的最常见的症状。

与奎宁的局部接触可引起接触性及光接触性变态反应，但在服用全身性剂量后奎宁也可诱发光敏性反应[1~3]。曾有报告因从过度消费的滋补液中摄入奎宁而发生光敏性反应[4]。也曾报告过湿疹样皮炎[1]、水肿及红斑[5]、色素过度沉着[6]和扁平苔藓[5]。对光毒性[5]及对光过敏反应[1]，并曾提议过两者的发生机制。曾报告过与奎宁治疗夜间痉挛有关的致死性皮肤脉管炎[7]。

对各种抗疟药诱发瘙痒发生率的比较，见第572页**氯喹**项下。

1. Ljunggren B, Sjövall P. Systemic quinine photosensitivity. *Arch Dermatol* 1986; **122:** 909–11.
2. Ljunggren B, *et al.* Systemic quinine photosensitivity with photoepicutaneous cross-reactivity to quinidine. *Contact Dermatitis* 1992; **26:** 1–4.
3. Hickey JR, *et al.* Photoallergic reaction to systemic quinine sulphate. *Contact Dermatitis* 2007; **57:** 384–6.
4. Wagner GH, *et al.* 'I'll have mine with a twist of lemon': quinine photosensitivity from excessive intake of tonic water. *Br J Dermatol* 1994; **131:** 734–5.
5. Ferguson J, *et al.* Quinine induced photosensitivity: clinical and experimental studies. *Br J Dermatol* 1987; **117:** 631–40.
6. Rosen T, Aponte C. Cutaneous hyperpigmentation due to chronic quinine ingestion. *Cutis* 2005; **75:** 114–6.
7. Price EJ, *et al.* Quinine-induced cutaneous vasculitis. *Br J Clin Pract* 1992; **46:** 138–9.

超敏反应 有关奎宁伴发的超敏反应，见上文**对血液的影响、对肝脏的影响**和**对皮肤的影响**。

过量 金鸡纳反应可在奎宁治疗剂量时出现，其症状包括恶心、呕吐、耳鸣、耳聋、头痛、血管扩张及轻度视觉障碍。这些症状也可见于急性药物过量，但其视觉障碍可以是严重的，且可有CNS障碍及心脏毒性作用。其致死量或致死性奎宁血浆浓度尚未确定，但曾有成人在服用2～8g及儿童在服用1g剂量后死亡的报道[1]。一份对165例急性奎宁中毒的分析[2]披露：21%无症状、47%有恶心伴或不伴呕吐、42%有视觉障碍、38%有耳鸣、23%有其他听觉障碍、23%有窦性心动过速及8%有其他ECG异常。14%的患者报告有轻度意识受损，然而7例（4%）患者有较深度的昏迷，5例死亡的患者中有4例发生难治性室性心律失常及第5例有Jacksonian癫痫发作，继之出现心脏骤停。另一份分析[3]对发生于苏格兰1997—2002年96例奎宁中毒的报告，注意到中毒的形式没有改变；6例在进食10g或更多后出现中度至重度中毒。故意的过量在年龄为11～30岁的患者中最为常见；年龄在10岁或以下的儿童处于误食的最大危险性中，但中毒常由于其量较小而不严重。听力及眼的毒性似与剂量相关的。

眼毒性反应包括视物模糊、色觉受损、视野缩窄及完全失明[2,4]。症状的发生在摄入后几小时至一天或以上[2,4]。所提示的奎宁眼毒性发生的机制包括对视网膜血管系统的作用而引起缺血或对视网膜的直接毒性作用[4]。在一组患者中视觉的丧失[4]伴发于血浆奎宁浓度超过10μg/ml。然而在另一组则认为血浆奎宁浓度对预测视力障碍是一项不精确的指标[2]。视力恢复的速度和程度是不同的。在奎宁中毒后发生视力障碍的70例患者中有39例随后诉述有一完全失明期[2]，在其中19例患者残留永久性视力缺损，但无1例有双侧永久性失明。有视物模糊的全部31例患者完全恢复了视力。

一般认为奎宁对心肌的作用类似于奎尼丁，但它并不很强[1]。室性心动过速及次要的ECG变化是其最常见的心血管反应，重度中毒时可出现传导异常和室性节律失常。室性心动过速最常伴发心源性休克或循环虚脱。也可出现低钾血症[1]。

1. Jaeger A, *et al.* Clinical features and management of poisoning due to antimalarial drugs. *Med Toxicol* 1987; **2:** 242–73.
2. Boland ME, *et al.* Complications of quinine poisoning. *Lancet* 1985; **i:** 384–5.
3. Langford NJ, *et al.* Quinine intoxications reported to the Scottish Poisons Information Bureau 1997-2002: a continuing problem. *Br J Clin Pharmacol* 2003; **56:** 576–8.
4. Dyson EH, *et al.* Death and blindness due to overdose of quinine. *BMJ* 1985; **291:** 31–3.

不良反应的处置

奎宁或其盐类的急性过量时，对摄入超过相当于30mg/kg奎宁碱基或在一名小于5岁的儿童，摄入任何量的成人或儿童在1h以内可给予多次剂量的活性炭；在成人中也可考虑给予洗胃。目的在于加快奎宁排出的其他措施大多是无效的。治疗大多是对症性的，而且集中注意维持血压、呼吸和肾功能，以及治疗心律失常。

曾应用血管扩张药及星状神经节封闭来防止或逆转视力障碍，但很少有证据来支持这种疗法。

由于奎宁具有抗毒蕈碱的作用，曾提议胃的排空可能会延迟，而相当数量的药物可在超过通常的4h自胃内排除[1]。其他作者认为洗胃的价值是值得怀疑的，因为奎宁会被迅速吸收，且在住院前常出现呕吐[2]。然而在健康人及中毒患者中的研究提示口服活性炭可以增加奎宁的排除[3,4]。其他增加排除的方法可能是无效的。一项涉及16名奎宁中毒患者的研究中强迫性酸性利尿、血液透析、血液灌注或血浆置换对增加奎宁的排除均是无效的[5]。

星状神经节封闭曾被推荐用以防止或逆转视网膜的损害，其理论基础在于奎宁诱发的眼毒性可以由视网膜小动脉的缩窄所引起。然而临床研究未能发现足够的改善以证明其使用的正确性[6,7]。静脉注射亚硝酸盐在2名患者中产生了有益的效应[8]。

1. Boland M, Volans G. ABC of poisoning: miscellaneous drugs. *BMJ* 1984; **289:** 1361–5.
2. Jaeger A, *et al.* Clinical features and management of poisoning due to antimalarial drugs. *Med Toxicol* 1987; **2:** 242–73.
3. Lockey D, Bateman DN. Effect of oral activated charcoal on quinine elimination. *Br J Clin Pharmacol* 1989; **27:** 92–4.
4. Prescott LF, *et al.* Treatment of quinine overdosage with repeated oral charcoal. *Br J Clin Pharmacol* 1989; **27:** 95–7.
5. Bateman DN, *et al.* Pharmacokinetics and clinical toxicity of quinine overdosage: lack of efficacy of techniques intended to enhance elimination. *Q J Med* 1985; **54:** 125–31.
6. Boland ME, *et al.* Complications of quinine poisoning. *Lancet* 1985; **i:** 384–5.
7. Dyson EH, *et al.* Quinine amblyopia: is current management appropriate? *J Toxicol Clin Toxicol* 1985–6; **23:** 571–8.
8. Moore D, *et al.* Research into quinine ocular toxicity. *Br J Ophthalmol* 1992; **76:** 703.

注意事项

在对奎宁或奎尼丁有过敏史及有耳鸣或视神经炎的患者中，使用奎宁及其盐类是禁忌的。它们不该应用于存在溶血的患者。在有心房纤颤、心脏传导阻滞的患者使用时，必须非常小心。奎宁应避免用于有重症肌无力的患者，因为它可以加重他们的病情。

妊娠在疟疾患者中通常并不认为是使用奎宁的禁忌证。

因奎宁与促使黑尿热的发生有牵连，所以它通常在已有发作的患者中是禁忌的。奎宁也可在有些类型的G6PD缺乏病患者中引起溶血，所以必须非常小心地使用。

重要的是在静脉内给予奎宁时，必须缓慢地输入，并对患者严密观察心脏毒性的征象。也应进行监测血糖浓度。肌内使用时伴发的问题，将在下文**用途和用法**中**疟疾**项下讨论。

哺乳 虽然奎宁可以小量地分布入母乳中[1]，但 American Academy of Pediatrics 认为使用奎宁与母乳喂养是相容的[2]。

1. Phillips RE, *et al.* Quinine pharmacokinetics and toxicity in pregnant and lactating women with falciparum malaria. *Br J Clin Pharmacol* 1986; **21:** 677–83.
2. American Academy of Pediatrics. The transfer of drugs and other chemicals into human milk. *Pediatrics* 2001; **108:** 776–89. [Retired May 2010] Correction. *ibid.*; 1029. Also available at: http://aappolicy.aappublications.org/cgi/content/full/pediatrics%3b108/3/776 (accessed 19/04/04)

肝病 见下文**药动学**。

卟啉病 对在卟啉病患者中使用抗疟药问题的讨论，及在这种患者中使用奎宁认为是安全的评论，见第573页**氯喹**的**注意事项**项下。

妊娠 在过去大剂量奎宁曾用作堕胎药，引起对其在妊娠时使用的关注，但在重症恶性疟妇女处于妊娠晚期时使用，并未发现有催产作用的证据[1]。

通常在试图引产时曾见到先天性异常，包括听神经及视神经的损伤，但 WHO[2]认为在孕期使用正常治疗剂量的奎宁是安全的（虽在妊娠中期和妊娠晚期低血糖问题意味着更愿选用青蒿素衍生物）。曾有报告在孕期最后 17 周饮用大量含奎宁滋补液的母亲，其婴儿出现由于停用奎宁而引起的颤动现象[3]。

因疟疾在孕期有可能是危急的，且对其母亲及婴儿造成威胁，所以在缺乏恰当替代药时，停止奎宁治疗是不正确的。然而在治疗疟疾时，孕妇处于来自低血糖加剧或奎宁诱发高胰岛素血症的特别危险中（见上文**不良反应**中对**葡萄糖代谢的影响**）。

1. Looareesuwan S, *et al.* Quinine and severe falciparum malaria in late pregnancy. *Lancet* 1985; **ii:** 4–8.
2. WHO. *Guidelines for the treatment of malaria; second edition.* Geneva: WHO, 2010. Available at: http://whqlibdoc.who.int/publications/2010/9789241547925_eng.pdf (accessed 09/07/10)
3. Evans ANW, *et al.* The ingestion by pregnant women of substances toxic to the foetus. *Practitioner* 1980; **224:** 315–19.

肾损伤 见下文**药动学**。

药物相互作用

由于奎宁分享了奎尼丁的许多作用，因而奎尼丁与其他药物（见第1329页）间所见的相互作用也可在奎宁中出现。两者均对骨骼肌有作用，且可加强与神经肌肉阻滞作用药物的效应（见第1813页**抗心律失常药**）。如奎宁与卤泛群（见第575页）或其他致心律失常药（如胺碘酮）、抗组胺药（阿司咪唑及特非那定）、西沙必利及抗精神病药（匹莫齐特）一起使用时，存在增加诱发室性心律失常的危险性。在奎宁与甲氟喹一起使用时，可以增加发生惊厥的危险性。

抗菌药 曾报道过在同时服用利福平的患者中可增加奎宁的排泄[1]。

1. Wanwimolruk S, *et al.* Marked enhancement by rifampicin and lack of effect of isoniazid on the elimination of quinine in man. *Br J Clin Pharmacol* 1995; **40:** 87–91.

金刚烷胺 一份奎宁降低金刚烷胺肾清除率的报道，见第765页**抗心律失常药**。

抗凝血药 奎宁能引起低凝血酶原血症，因而可增强抗凝血药的作用。在一份报道中，摄入大量含奎宁的滋补液后，华法林的剂量必须减少（见第1369页）。

抗疟药 在用于治疗恶性疟时，奎宁与氯喹可以是对抗性的（见第573页）。奎宁减少伯氨喹的血浆浓度的一份报道，见第579页。

心血管药 曾有报告奎尼丁增加血清地高辛的浓度（见第1216页**抗心律失常药**下的**奎尼丁**），而且奎宁可降低身体总的地高辛清除率（见第1217页**抗疟药**）。有一份奎宁抑制氟卡尼代谢的报道，见第1242页。

组胺 H_2 受体拮抗药 在健康人中的研究曾报告西咪替丁降低奎宁的清除率，并延长其消除半衰期；雷尼替丁则没有明显的作用[1]。

1. Wanwimolruk S, *et al.* Effects of cimetidine and ranitidine on the pharmacokinetics of quinine. *Br J Clin Pharmacol* 1986; **22:** 346–50.

免疫抑制药 有一份奎宁降低环孢素血浆浓度的报道，见第1743页。

吸烟 在健康人的单剂研究提示奎宁的血浓度在烟瘾大的人要比不吸烟者中低，潜在地削弱其疗效[1]。

1. Wanwimolruk S, *et al.* Cigarette smoking enhances the elimination of quinine. *Br J Clin Pharmacol* 1993; **36:** 610–14.

药动学

奎宁的药动学明显地受到疟疾感染的影响，其主要的变化是降低其表观分布容积及其清除率。

奎宁迅速地且几乎完全地从胃肠道内吸收，且其在循环中的浓度峰值在口服其硫酸盐或二硫酸盐后的 1～3h 达到。在健康人中约 70%与血浆蛋白质相结合，而且在疟疾患者中升至 90%或更高。奎宁广泛地分布于全身。曾报告在脑型疟患者 CSF 中达到的浓度为血浆浓度的 2%～7%。

奎宁在肝内充分地代谢，并且迅速地从尿中排泄。估计从尿中排出的原形药比例为 5%～20%。在酸性尿中排泄增多。其在健康人中的消除半衰期约 11h，但在疟疾患者中可以延长。小量的奎宁也在胆汁及唾液中出现。

奎宁可通过胎盘，并可分布到母乳中（见上文**哺乳**）。

1. White NJ. Clinical pharmacokinetics of antimalarial drugs. *Clin Pharmacokinet* 1985; **10:** 187–215.
2. Supanaranond W, *et al.* Disposition of oral quinine in acute falciparum malaria. *Eur J Clin Pharmacol* 1991; **40:** 49–52.
3. Wanwimolruk S, *et al.* Pharmacokinetics of quinine in young and elderly subjects. *Trans R Soc Trop Med Hyg* 1991; **85:** 714–17.
4. Dyer JR, *et al.* The pharmacokinetics and pharmacodynamics of quinine in the diabetic and non-diabetic elderly. *Br J Clin Pharmacol* 1994; **38:** 205–12.
5. Sowunmi A, Salako LA. Effect of dose size on the pharmacokinetics of orally administered quinine. *Eur J Clin Pharmacol* 1996; **49:** 383–6.
6. Krishna S, White NJ. Pharmacokinetics of quinine, chloroquine and amodiaquine: clinical implications. *Clin Pharmacokinet* 1996; **30:** 263–99.
7. Boele van Hensbroek M, *et al.* Quinine pharmacokinetics in young children with severe malaria. *Am J Trop Med Hyg* 1996; **54:** 237–42.
8. Zhang H, *et al.* Evidence for involvement of human CYP3A in the 3-hydroxylation of quinine. *Br J Clin Pharmacol* 1997; **43:** 245–52.
9. Viriyayudhakorn S, *et al.* Pharmacokinetics of quinine in obesity. *Trans R Soc Trop Med Hyg* 2000; **94:** 425–8.
10. Pukrittayakamee S, *et al.* Quinine pharmacokinetic-pharmacodynamic relationships in uncomplicated falciparum malaria. *Antimicrob Agents Chemother* 2003; **47:** 3458–63.
11. Abdelrahim II, *et al.* Pharmacokinetics of quinine and its metabolites in pregnant Sudanese women with uncomplicated Plasmodium falciparum malaria. *J Clin Pharm Ther* 2007; **32:** 15–9.

在肝病中的用法 曾报告在急性乙型肝炎患者静脉内给予单一剂量后[1]，奎宁清除率降低，并且其消除半衰期延长。这些结果提示在即使肝功能恢复正常的肝炎患者给予多次剂量后，奎宁的积聚量可以增多。另一项研究[2]发现中度慢性肝病的患者口服奎宁后，其半衰期延长，但对其总的清除率并没有影响。

1. Karbwang J, *et al.* The pharmacokinetics of quinine in patients with hepatitis. *Br J Clin Pharmacol* 1993; **35:** 444–6.
2. Auprayoon P, *et al.* Pharmacokinetics of quinine in chronic liver disease. *Br J Clin Pharmacol* 1995; **40:** 494–7.

在肾损伤中的用法 因尿中的清除率仅占奎宁总清除率的 20%，所以在重症恶性疟和急性肾功能衰竭的患者中报告的高血浆浓度，似可能与疟疾的严重程度及所伴随的药动学变化有关，而不是肾小球滤过率的降低[1]。在 6 例慢性肾功能衰竭的患者口服单剂量后，奎宁的药动学有明显的改变[2]。这些变化包括半衰期的延长，但肾功能衰竭的严重程度与奎宁清除率受损程度之间，并没有明确的关联。

1. White NJ. Clinical pharmacokinetics of antimalarial drugs. *Clin Pharmacokinet* 1985; **10:** 187–215.
2. Rimchala P, *et al.* Pharmacokinetics of quinine in patients with chronic renal failure. *Eur J Clin Pharmacol* 1996; **49:** 497–501.

用途和用法

奎宁是一种金鸡纳树皮的生物碱及一种 4-甲醇喹啉类抗疟药。它是一种对恶性疟原虫、间日疟原虫、卵型疟原虫及三日疟原虫具有活性的快速作用的杀血液裂殖体药。它对三日疟原虫及间日疟原虫的配子体有效，但对成熟的恶性疟原虫配子体则无效。奎宁的确切作用机制并不清楚，但它可干扰疟原虫溶酶体的功能或核酸的合成。由于它对红细胞外期并没有活性，因此并不能根治间日疟或卵型疟。由于对氯喹抗药性的逐渐扩展，已使奎宁恢复成为治疗恶性疟的重要药物。奎宁通常并不用于预防疟疾。奎宁也用于治疗原虫感染的巴贝虫病及缓解夜间腿痉挛。

奎宁具有轻度镇痛及解热的性质，因而有时被包含在用于缓解伤风及流感的制剂中。用于此目的其他盐类，包括樟脑磺酸盐及葡萄糖酸盐。

奎宁也被用作苦味剂及调味香料。

奎宁应用的更多信息见下文。

奎宁以其若干盐类给予，而 100mg 无水奎宁相当于大约：

- 169mg 二硫酸奎宁；
- 122mg 二盐酸奎宁；
- 122mg 碳酸乙酯奎宁；
- 130mg 氢溴酸奎宁；
- 122mg 盐酸奎宁；
- 121mg 硫酸奎宁。

治疗**疟疾**时经口给予奎宁，通常为其硫酸盐、盐酸盐或二盐酸盐，或以二盐酸盐作胃肠道外使用；其碳酸乙酯盐有时也用于口服，因为不像其他奎宁盐类均是剧苦的，而它是无味的。它们均含有同等量的奎宁，而且它们中任何一种均以"奎宁盐"作剂量；但二硫酸盐不属于这种情况，它含有小一些剂量的奎宁。甲酸奎宁有时以胃肠道外给予。

治疗恶性疟一疗程的奎宁通常持续 7 天，而且伴随克林霉素、四环素或多西环素的继续治疗；对无合并症感染的治疗应选用口服途径给予。其通常口服剂量是 600mg 奎宁盐，每 8h 1 次，共 7 天。

在重症或有合并症的恶性疟或患者不能口服药物时，奎宁应以缓慢地静脉输入的胃肠道外方法给予，但这可能是有危险性的，且患者通常需要监护，特别是对心脏毒性征象的观察。治疗应尽快改换成口服，以完成其疗程。为了以胃肠道外给药迅速地达到治疗浓度，往往给予奎宁首剂负荷量，继之给予维持量。WHO 推荐的静脉给药方案，首剂负荷量为二盐酸奎宁 20mg/kg（最大为 1.4g），在 4h 内给予，维持量性输液在 8h 后开始，从前次输注开始时算起。或者在重症监护病房内，可在 30min 内给予首剂负荷量 7mg/kg，随之立即给予首次维持性输液，后者含有 10 mg/kg（最大为 700 mg），在 4h 内给予，每 8h 1 次。如患者已在前 24h 内接受过奎宁、奎尼丁、甲氟喹或卤泛群，则不应给予负荷量。如胃肠道外治疗需要超过 48h，则二盐酸奎宁的维持量应减少至 5～7 mg/kg。

如不可能静脉输入时，二盐酸奎宁曾以肌内给药，剂量包括负荷量与静脉给予时相同，药物应以 0.9%氯化钠稀释至二盐酸盐的浓度为 60～100 mg/ml，而且其总剂量分作两处注射，选择各侧大腿的前侧（并不是臀部）。无论如何，肌内注射可有刺激性，且其安全性及疗效值得关注（见下文**疟疾**）

对儿童中剂量的详情及在肾损伤时使用剂量的建议见下文。

当用于缓解夜间**腿痉挛**时，奎宁在夜间给予 200～300mg 的硫酸盐或二硫酸盐，口服。也曾用苯甲酸奎宁。

儿童用法 奎宁可以在儿童中口服以治疗**无合并症**的恶性疟，或在疟疾严重时或不可能口服治疗时作胃肠道外输入，其剂量以奎宁的盐类表达。

治疗无合并症疟疾时，10mg/kg 口服，每 8h 1 次[1]，可服用 7 天，与克林霉素作继续治疗[2]。在需要胃肠道外治疗时，奎宁可以缓慢地静脉内输液给予，其速度不超过 5mg/kg/h，但在不可能时，也可考虑经肌内途经给予[2]。胃肠道外给药的剂量及用法同成人（见上文）。

1. WHO. *WHO model formulary for children: based on the second model list of essential medicines for children 2009.* Geneva: WHO, 2010. Available at: http://www.who.int/selection_medicines/list/WMFc_2010.pdf (accessed 19/07/10)
2. WHO. *Guidelines for the treatment of malaria; second edition.* Geneva: WHO, 2010. Available at: http://whqlibdoc.who.int/publications/2010/9789241547925_eng.pdf (accessed 19/07/10)

在肾损伤中的用法 在严重肾受损时奎宁可以蓄积，而 WHO[1]曾建议在这种患者中，如重症肾功能衰竭，在治疗后 48h 仍继续治疗的话，则奎宁的剂量应减少1/3。一些注册药品信息也推荐：当严重慢性肾损害的患者需要口服奎宁时，通常的剂量可作为初次负荷剂量给予，继之以 12h 的间歇后给予通常剂量的一半。在英国，*BNF 59* 建议在严重肾功能衰竭时静脉内给予奎宁，其维持剂量应减少至 5～7mg/kg 奎宁盐，每 8h 1 次。

在进行血液透析或血液过滤的患者中，则不需要调整剂量。

1. WHO. *Guidelines for the treatment of malaria; second edition.* Geneva: WHO, 2010. Available at: http://whqlibdoc.who.int/publications/2010/9789241547925_eng.pdf (accessed 09/07/10)

巴贝虫病 虽然对巴贝虫病尚没有确认的特异性疗法（见第 792 页），但奎宁和克林霉素的组合曾用于治疗[1,2]。所建议的剂量见**克林霉素**项下第240页。曾报告在 1 例对奎宁与克林霉素无效的患者，而使用奎宁与阿奇霉素有效[3]。

1. Abramowicz M., ed. *Drugs for parasitic infections*. 2nd ed. New Rochelle NY: The Medical Letter. 2010.
2. Wormser GP, *et al.* The clinical assessment, treatment, and prevention of Lyme disease, human granulocytic anaplasmosis, and babesiosis: clinical practice guidelines by the Infectious Diseases Society of America. *Clin Infect Dis* 2006; **43:** 1089–1134. Also available at: http://www.journals.uchicago.edu/doi/pdf/10.1086/508667 (accessed 17/06/08)
3. Shaio MF, Yang KD. Response of babesiosis to a combined regimen of quinine and azithromycin. *Trans R Soc Trop Med Hyg* 1997; **91:** 214–15.

调味品 Joint FAO/WHO Expert Committee on Food Additives 断定软饮料中奎宁水平高至 100 mg/L（奎宁碱基），并不与毒理学的担心有关[1]。无论如何由于在有些个体有发生过敏反应的可能性，委员会推荐应告知消费者食品或饮料中存在奎宁。

1. FAO/WHO. Evaluation of certain food additives and contaminants: forty-first report of the joint FAO/WHO expert committee on food additives. *WHO Tech Rep Ser 837* 1993.

疟疾 奎宁在恶性疟的治疗中起着重要作用（见第566页）。在口服药物后 1h 内呕吐所丢失的奎宁，应补充额外剂量[1]。在重症感染时，奎宁应以二盐酸盐缓慢地经静脉输液给予[1]，如不能获得静脉内使用剂型的奎宁时，奎尼丁可用作为替代药；更多的详情见**奎尼丁的用途及用法**项下，第1330页。

若不能获得静脉输液的设备，包括监测设备时，则奎宁可以作深部肌内注射[2]。负荷剂量的二盐酸奎宁 20mg/kg，分别在不同部位注射，随后 10mg/kg，每 8h 1 次[2]，也曾用过间隔 12h 1 次。患者应尽快地转换成口服疗法。由于担心其安全性及疗效，因此对使用肌内注射曾有过争论。无论如何，一些研究已表明它能安全地用于重症感染的成人及儿童[3~6]。肌内注射奎宁可以有刺激性的，而且可引起疼痛、灶性坏死及形成脓肿；有些患者发生坏死性肌强直[7]。曾有人提议某些反应可能与制剂配制中使用乌拉坦或其他刺激性物质有关。二盐酸奎宁的稀释溶液 60 mg/ml 调整至中性 pH，疼痛要比通常未稀释的制剂 300mg/ml 为轻。

如没有奎宁胃肠道外给药的设备，则重症疟疾患者应口服或鼻胃管给予奎宁。

奎宁在以前曾标准地使用含有高一些浓度的金鸡纳生物碱，而且这些生物碱的混合物可以有协同作用[8]；在实践中表明这些混合物在治疗耐氯喹恶性疟时，并不比单独使用奎宁更有效[9]。

1. WHO. *WHO model formulary*. Geneva: WHO, 2008. Available at: http://www.who.int/selection_medicines/list/WMF2008.pdf (accessed 07/04/09)
2. WHO. *Guidelines for the treatment of malaria; second edition*. Geneva: WHO, 2010. Available at: http://whqlibdoc.who.int/publications/2010/9789241547925_eng.pdf (accessed 09/07/10)
3. Wattanagoon Y, *et al.* Intramuscular loading dose of quinine for falciparum malaria: pharmacokinetics and toxicity. *BMJ* 1986; **293:** 11–13. Correction. *ibid.*; 362.
4. Mansor SM, *et al.* The safety and kinetics of intramuscular quinine in Malawian children with moderately severe falciparum malaria. *Trans R Soc Trop Med Hyg* 1990; **84:** 482–7.
5. Waller D, *et al.* The pharmacokinetic properties of intramuscular quinine in Gambian children with severe falciparum malaria. *Trans R Soc Trop Med Hyg* 1990; **84:** 488–91.
6. Schapira A, *et al.* Comparison of intramuscular and intravenous quinine for the treatment of severe and complicated malaria in children. *Trans R Soc Trop Med Hyg* 1993; **87:** 299–302.
7. Yen LM, *et al.* Role of quinine in the high mortality of intramuscular injection tetanus. *Lancet* 1994; **344:** 786–7.
8. Druilhe P, *et al.* Activity of a combination of three cinchona bark alkaloids against Plasmodium falciparum in vitro. *Antimicrob Agents Chemother* 1988; **32:** 250–4.
9. Bunnag D, *et al.* A combination of quinine, quinidine and cinchonine (LA 40221) in the treatment of chloroquine resistant falciparum malaria in Thailand: two double-blind trials. *Trans R Soc Trop Med Hyg* 1989; **83:** 66.

肌肉痉挛 奎宁（通常为硫酸奎宁或二硫酸盐）在传统上曾被用于治疗夜间痛性痉挛（第1798页），但曾担心其疗效和潜在的不良反应，尤其是在老年人。以美国为例，FDA 已规定奎宁产品不得再用于治疗夜间痛性痉挛[1,2]。相似的禁令也已在澳大利亚出台[3]。荟萃分析[4,5]断定，虽然奎宁在能走动的患者中治疗夜间痛性痉挛是有效的，但也应记住其发生严重不良反应的危险性。曾建议对患者进行严密的监护，直到奎宁疗效的评估至少经历 4 周的考验。有些作者[6]曾建议治疗应每隔 3 个月停止 1 次，以观察治疗是否仍有需要。

曾有报告奎宁治疗血液透析引发的痛性痉挛（第1593页）有效[7,8]，但适于相似的担心。

1. FDA. Drug products for the treatment and/or prevention of nocturnal leg muscle cramps for over-the-counter human use. *Fed Regist* 1994; **59:** 43234–52.
2. Nightingale SL. Quinine for nocturnal leg cramps. *ACP J Club* 1995; **123:** 86.
3. Adverse Drug Reactions Advisory Committee (ADRAC). Quinine indications—cramps deleted. *Aust Adverse Drug React Bull* 2004; **23:** 20. Also available at: http://www.tga.gov.au/adr/aadrb/aadr0410.htm (accessed 01/11/04)
4. Man-Son-Hing M, Wells G. Meta-analysis of efficacy of quinine for treatment of nocturnal leg cramps in elderly people. *BMJ* 1995; **310:** 13–17.
5. Man-Son-Hing M, *et al.* Quinine for nocturnal leg cramps: a meta-analysis including unpublished data. *J Gen Intern Med* 1998; **13:** 600–606.
6. Anonymous. Quinine for nocturnal leg cramps? *Drug Ther Bull* 1996; **34:** 7–8.
7. Kaji DM, *et al.* Prevention of muscle cramps in haemodialysis patients by quinine sulphate. *Lancet* 1976; **ii:** 66–7.
8. Roca AO, *et al.* Dialysis leg cramps; efficacy of quinine versus vitamin E. *ASAIO J* 1992; **38:** M481–M485.

制剂

BP 2010: Quinine Bisulphate Tablets; Quinine Dihydrochloride Intravenous Infusion; Quinine Sulphate Tablets;
USP 33: Quinine Sulfate Capsules; Quinine Sulfate Tablets.

专利制剂

Arg.: Circonyl; ***Austral.:*** Biquinate†; Quinate; Quinbisul; Quinsul; ***Braz.:*** Palukin; Paluquina†; ***Denm.:*** Kinin; ***Fr.:*** Quinoforme; Surquina; ***Ger.:*** Limptar N; ***Gr.:*** Kinin†; ***Hong Kong:*** Q200; Q300; Quinbisul; ***India:*** Cinkona; Quinarsol; Quininga; ***Indon.:*** Euchinin; ***NZ:*** Q200; Q300; ***Philipp.:*** Malarin; ***Swed.:*** Kinin; ***Thai.:*** Alquinn; Genin; ***USA:*** Qualaquin†.

多组分制剂

Austria: Dilatol-Chinin†; Iromin-Chinin-C; Limptar†; Seltoc; ***Braz.:*** Monotrean; Monotrean B6; ***Fin.:*** Crampiton; Relapamil; ***Fr.:*** Dinacode†; Hexaquine; Okimus; Quinimax; ***Ger.:*** Togal Classic; ***Hung.:*** Nicobrevin; ***Irl.:*** Anadin; Nicobrevin; ***Neth.:*** Aflukin C; ***NZ:*** Nicobrevin; ***Rus.:*** Analgin-Chinin (Анальгин-Хинин); ***S.Afr.:*** Ilvico†; ***Spain:*** Brota Rectal Balsamico; ***UK:*** Nicobrevin; ***Venez.:*** Fosquival†.

顺势疗法制剂 ***Canad.:*** Pertudoron 1; ***Fr.:*** Selenium Complexe No 99; ***Ger.:*** Arthribosan B 31†; Oto-cyl Ho-Len-Complex Spiraphant†.

Tafenoquine (*BAN*, *rINN*) 他非诺喹

Tafenoquina; Tafénoquine; Tafenoquinum; WR-238605. (±)-8-[(4-Amino-1-methylbutyl)amino]-2,6-dimethoxy-4-methyl-5-[(α,α,α-trifluoro-*m*-tolyl)oxy]quinoline; (*RS*)-N^4-[2,6-Dimethoxy-4-methyl-5-(3-trifluoromethylphenoxy)quinolin-8-yl]pentane-1,4-diamine.

Тафенохин

$C_{24}H_{28}F_3N_3O_3$ = 463.5.
CAS — 106635-80-7.
UNII — 262P8GS9L9.

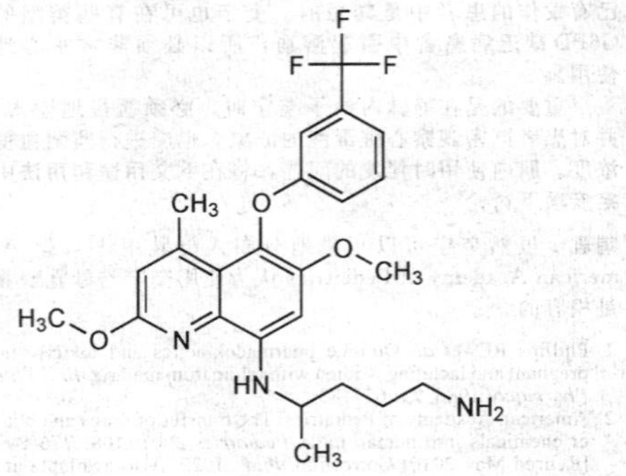

简介

他非诺喹是一种 8-氨基喹啉类抗疟药。它作为一种杀组织裂殖体药，而且正在研究其琥珀酸盐用作对间日疟的根治和阻止其复发；它也可具有预防恶性疟的作用。

1. Walsh DS, *et al.* Randomized dose-ranging study of the safety and efficacy of WR 238605 (tafenoquine) in the prevention of relapse of Plasmodium vivax malaria in Thailand. *J Infect Dis* 1999; **180:** 1282–7.
2. Lell B, *et al.* Malaria chemoprophylaxis with tafenoquine: a randomised study. *Lancet* 2000; **355:** 2041–5.
3. Shanks GD, *et al.* A new primaquine analogue, tafenoquine (WR 238605), for prophylaxis against Plasmodium falciparum malaria. *Clin Infect Dis* 2001; **33:** 1968–74.
4. Nasveld P, *et al.* Comparison of tafenoquine (WR238605) and primaquine in the post-exposure (terminal) prophylaxis of vivax malaria in Australian Defence Force personnel. *Trans R Soc Trop Med Hyg* 2002; **96:** 683–4.
5. Hale BR, *et al.* A randomized, double-blind, placebo-controlled, dose-ranging trial of tafenoquine for weekly prophylaxis against Plasmodium falciparum. *Clin Infect Dis* 2003; **36:** 541–9.
6. Walsh DS, *et al.* Randomized trial of 3-dose regimens of tafenoquine (WR238605) versus low-dose primaquine for preventing Plasmodium vivax malaria relapse. *Clin Infect Dis* 2004; **39:** 1095–1103.
7. Walsh DS, *et al.* Efficacy of monthly tafenoquine for prophylaxis of Plasmodium vivax and multidrug-resistant P. falciparum malaria. *J Infect Dis* 2004; **190:** 1456–63.
8. Charles BG, *et al.* Population pharmacokinetics of tafenoquine during malaria prophylaxis in healthy subjects. *Antimicrob Agents Chemother* 2007; **51:** 2709–15.
9. Elmes NJ, *et al.* The efficacy and tolerability of three different regimens of tafenoquine versus primaquine for post-exposure prophylaxis of Plasmodium vivax malaria in the Southwest Pacific. *Trans R Soc Trop Med Hyg* 2008; **102:** 1095–101.
10. Leary KJ, *et al.* A randomized, double-blind, safety and tolerability study to assess the ophthalmic and renal effects of tafenoquine 200 mg weekly versus placebo for 6 months in healthy volunteers. *Am J Trop Med Hyg* 2009; **81:** 356–62.
11. Nasveld PE, *et al.* Tafenoquine Study Team. Randomized, double-blind study of the safety, tolerability, and efficacy of tafenoquine versus mefloquine for malaria prophylaxis in nonimmune subjects. *Antimicrob Agents Chemother* 2010; **54:** 792–8.

抗偏头痛药

本章将综述头痛，特别是偏头痛和丛集性头痛的治疗及常用药物。头痛的机制还不完全明确，可能包括神经血管的改变（如偏头痛和丛集性头痛）、肌肉的收缩（紧张性头痛）、神经损害（神经痛）、直接的脑外伤、感染（脑膜炎）或牵涉痛（鼻窦炎、牙痛、眼睛疾病）。头痛有时也是许多药物的不良反应，与其矛盾的是，这些药物中有些又是用来治疗头痛的。国际头痛学会（International Headache Society）出版了有助于诊断各种类型头痛的指南。患者可能同时患有多种头痛，需要把每种头痛分开治疗。

1. Headache Classification Subcommittee of the International Headache Society. The international classification of headache disorders: 2nd edition. *Cephalalgia* 2004; **24** (suppl 1): 9–160. Also available at: http://onlinelibrary.wiley.com/doi/10.1111/cha.2004.24.issue-s1/issuetoc (accessed 12/08/10)

丛集性头痛

丛集性头痛（偏头痛性神经痛、组胺性头痛、Horton综合征）的病因学并不清楚，但是起因可能是神经血管的原因[1~5]。患者有一个或多个短暂的强烈单侧头痛的疾病发作经历，通常在每天的同一时间（经常在晚上）。同时伴有自觉症状，如结膜充血或流泪、瞳孔缩小或眼睑下垂、鼻塞或流涕、前额或面部出汗、眼睑水肿。发作期坐立不安是其特征。疾病发病时期叫作丛集（cluster）期，它可能持续数周或数月。在典型的发作形式中，丛集期过后是持续数月或数年的缓解期；但在极少的慢性发作形式中，患者丛集期可能持续1年以上，中间可有短暂的缓解期。酒精、组胺或硝酸甘油等物质可能在丛集期诱发头痛发作，在缓解期却不会。有人推测睡眠呼吸紊乱[6]和机体耗能增加[7]也可能触发丛集性头痛。

在丛集期急性发作的个体**治疗**是困难的，因为头痛是短暂的，并且口服镇痛药不可能迅速吸收并起效[1,3,4]。所有患者都可考虑使用吸入100%的氧气[8,9]。这是迅速、有效的中止发作的方法，但是实施起来很难。有些人认为皮下注射舒马普坦是丛集性头痛发作的紧急治疗的选择[4,5,8~10]。也可以鼻内给予舒马普坦或佐米曲坦[4,8,10]，尽管疗效不佳。对于不能耐受皮下或鼻内用舒马普坦和氧气或者更愿意口服治疗的患者可口服佐米曲坦[4]。如果患者症状无改善，可以考虑鼻内滴利多卡因[8,9]。这种方法虽然有一定疗效，但大多数患者的疼痛并不能完全缓解[1,3,4,9]。鼻内给予二氢麦角胺[1,4]和吸入麦角胺也可用来治疗急性发作，但通常在急诊才备有注射用二氢麦角胺[4]。

由于每次发作很难控制，那么一旦丛集期开始，通过**预防性**治疗可能更有效地控制丛集性头痛。如果1周内可能的最大剂量对患者无效时，有人建议改用或联合使用预防性治疗[10]。通常认为预防治疗可选用维拉帕米[1,4,8~10]，特别是那些有慢性长期迁延的丛集期患者[5]。锂对上述情况或疾病的慢性期也可能有效[9,10]。尽管缺乏相关研究，有些人还是认为口服皮质激素对于预防丛集性头痛[8,10]，包括那些持续时间短（少于2个月）的头痛是有效的[5]。美西麦角、苄噻啶和丙戊酸也可以用于治疗[1,3,5,9]。如果发作可以预测的话[10]，可以直肠给予麦角胺进行丛集性头痛的短期治疗，但不建议长期使用[4,9]。

其他正在研究的药物有加巴喷丁、褪黑素、托吡酯[4,5]。

发作性偏头痛是丛集性头痛中较少见的一种，主要表现为发作频率高和每次发作持续时间短。它的特征之一是对吲哚美辛的反应是不变的，这也有助于疾病的诊断。

1. Dodick DW, Capobianco DJ. Treatment and management of cluster headache. *Curr Pain Headache Rep* 2001; **5:** 83–91.
2. Zakrzewska JM. Cluster headache: review of literature. *Br J Oral Maxillofac Surg* 2001; **39:** 103–13.
3. Ekbom K, Hardebo JE. Cluster headache: aetiology, diagnosis and management. *Drugs* 2002; **62:** 61–9.
4. Matharu MS, *et al.* Management of trigeminal autonomic cephalgias and hemicrania continua. *Drugs* 2003; **63:** 1637–77.
5. May A. Cluster headache: pathogenesis, diagnosis, and management. *Lancet* 2005; **366:** 843–55.
6. Chervin RD, *et al.* Sleep disordered breathing in patients with cluster headache. *Neurology* 2000; **54:** 2302–6.
7. Blau JN, Engel HO. A new cluster headache precipitant: increased body heat. *Lancet* 1999; **354:** 1001–2.
8. Scottish Intercollegiate Guidelines Network. Diagnosis and management of headache in adults (issued November 2008). Available at: http://www.sign.ac.uk/pdf/sign107.pdf (accessed 26/01/09)
9. Halker R, *et al.* Cluster headache: diagnosis and treatment. *Semin Neurol* 2010; **30:** 175–85.
10. British Association for the Study of Headache. Guidelines for all healthcare professionals in the diagnosis and management of migraine, tension-type, cluster and medication-overuse headache. 3rd edn. (issued 18th January, 2007). Available at: http://216.25.88.43/upload/NS_BASH/BASH_guidelines_2007.pdf (accessed 12/08/10)

药物过度使用性头痛

过度使用药物如麦角胺、曲坦类和镇痛药（包括阿片类以及含有咖啡因和布他比妥的复方制剂）来治疗头痛或偏头痛可使有头痛倾向的患者产生依赖性和反常的慢性日常头痛[1~4]。除了既往史有偏头痛的患者偶尔有这样的头痛，规律应用镇痛药治疗其他疾病时，并不表现这种头痛[1]。过度使用药物引起的头痛，也指使用药物反弹、镇痛药滥用或者镇痛药诱发的头痛，这些头痛很难治疗，通过停药可以缓解，但是原发的头痛可能仍然存在，可能恢复到以前的发作形式。此外，突然停药可使头痛恶化，产生其他的撤药症状。这可能使得患者重新开始治疗以缓解头痛，这就形成了恶性循环。

门诊患者的治疗选择是逐渐或突然停用[5]过度使用的药物。如果头痛是由于服用普通镇痛药或曲坦类药物引起的，建议马上停药；如果是阿片类药物引起的，则建议逐渐停药[6]。症状加重可给予萘普生、泼尼松龙或阿米替林来控制[5,6]。替代药有长效的NSAID或肌内注射双氢麦角胺，已经用于麦角胺或镇痛药的撤药治疗[7,8]。然而，撤药综合征可能持续达2周，麦角胺或镇痛药的解毒需要住院治疗；静脉给予胃复安和反复静脉给予双氢麦角胺可能分别控制恶心、呕吐和难治性头痛[7]。尽管有报道曲坦类药物可快速撤药且没有明显的撤药反应，但与麦角胺或镇痛药相比，曲坦类药物在更小剂量即可更快地产生头痛[1]。

预防过度使用药物引起的头痛，一般的建议为限制这种药物的使用频率[1,3,4,7]，且偏头痛的患者一周多于2天发生头痛时，就应开始预防性治疗[3,5]。

1. Limmroth V, Katsarava Z. Medication overuse headache. *Curr Opin Neurol* 2004; **17:** 301–6.
2. Headache Classification Subcommittee of the International Headache Society. The international classification of headache disorders: 2nd edition. *Cephalalgia* 2004; **24** (suppl 1): 9–160. Also available at: http://onlinelibrary.wiley.com/doi/10.1111/cha.2004.24.issue-s1/issuetoc (accessed 12/08/10)
3. Smith TR, Stoneman J. Medication overuse headache from antimigraine therapy: clinical features, pathogenesis and management. *Drugs* 2004; **64:** 2503–14.
4. Anonymous. Management of medication overuse headache. *Drug Ther Bull* 2010; **48:** 2–6.
5. British Association for the Study of Headache. Guidelines for all healthcare professionals in the diagnosis and management of migraine, tension-type, cluster and medication-overuse headache. 3rd edn. (issued 18th January, 2007). Available at: http://216.25.88.43/upload/NS_BASH/BASH_guidelines_2007.pdf (accessed 12/08/10)
6. Scottish Intercollegiate Guidelines Network. Diagnosis and management of headache in adults (issued November 2008). Available at: http://www.sign.ac.uk/pdf/sign107.pdf (accessed 26/01/09)
7. Silberstein SD, Young WB. Analgesic rebound headache. *Drug Safety* 1995; **13:** 133–44.
8. Zed PJ, *et al.* Medication-induced headache: overview and systematic review of therapeutic approaches. *Ann Pharmacother* 1999; **33:** 61–72.

偏头痛

偏头痛的特征是头痛周期性发作，典型的可持续4~72h。发作持续时间超过72h的被认为是偏头痛持续状态。头痛通常是单侧搏动性痛，活动时加重，头痛剧烈可影响日常活动；常常伴有恶心、呕吐或其他胃肠道紊乱，也有畏光和畏声。先兆性偏头痛（典型偏头痛）的特征有视觉或感觉症状的先兆，持续不超过1h。头痛常在先兆后立即发生或在先兆后1h内发生，但也可能与先兆同时出现。此外，有时先兆并不伴随头痛。大约75%的偏头痛患者没有先兆（常见偏头痛），这是更普遍的形式。前驱症状发生在偏头痛发作（伴有或不伴有先兆）之前。家族性偏瘫性偏头痛是少见的综合征，在这种疾病中，语言障碍、意识错乱和偏瘫可能发生在有先兆的偏头痛之前或伴随发生。基底动脉型偏头痛是另一种有先兆的少见偏头痛形式，它有脑干的异常或枕叶伴随症状，如意识水平下降、眩晕、共济失调、构音困难和复视。

有人认为偏头痛是神经血管性头痛。传统的观点认为，颅内血管收缩是偏头痛先兆的原因，颅外血管舒张是头痛的原因。但是，似乎血管事件继发于神经性改变和血管活性物质［如5-羟色胺（serotonin，5-HT）、儿茶酚胺、组胺、激肽、神经肽如降钙素基因相关肽（calcitonin gene-related peptide，CGRP）和前列腺素］的释放。

有几种因素促使偏头痛发作，包括焦虑、身体和情绪的压力、睡眠方式的变化、强光、禁食、某些食物和月经。月经性偏头痛还没有明确的定义，但是认为它发生在月经周期前后，并且发作时没有先兆。避孕药、雌激素和硝酸甘油联合口服使用也可能促使偏头痛发生。如果这些诱发偏头痛的因素能够被识别并加以避免，那么偏头痛的发作频率就会降低。安静、黑暗和睡眠可以使头痛减轻，睡眠预示着恢复。

偏头痛的**治疗**可以在开始阶段根据疾病个体的严重程度进行相应治疗（分层治疗），或者先给予普通镇痛药，然后根据患者的反应进行调整（阶梯治疗）。在英国，阶梯治疗似乎越来越多地采用。

如果在发作早期服用普通的**镇痛药**（对乙酰氨基酚或阿司匹林和其他NSAIDs）还是有效的；弱阿片类镇痛药如可待因，有时也存在于口服复合制剂中。然而，多数人认为最好避免频繁使用阿片类药物，特别是那些经常头痛的患者，以降低由于药物使用过度引起的头痛的发生风险。其他与镇痛药合用抗偏头痛的制剂包括咖啡因和拟交感血管收缩药异美汀。镇痛药物的分散片或泡腾片由于吸收迅速更受欢迎。

如果偏头痛的初始治疗被延误了，那么，由于胃肠郁积、恶心和呕吐，口服药的吸收就要受到影响。在抗偏头痛复方制剂中通常含有**止吐药**，如布克力嗪和赛克力嗪。必要时也建议给予**胃动力药**甲氧氯普胺和多潘立酮。治疗偏头痛的复方制剂中经常含有这些成分。胃动力药也有促进胃排空和正常蠕动的好处。如果恶心和呕吐很明显，直肠给药就很有必要了。

对普通镇痛药（如NSAIDs）无效的头痛可以用特殊的抗偏头痛药，如选择性$5\text{-}HT_1$激动药（如舒马普坦）或麦角衍生物麦角胺和双氢麦角胺；吸收差和不良反应限制了麦角衍生物的使用，通常更愿意用选择性$5\text{-}HT_1$激动药。

$5\text{-}HT_1$激动药可有效缓解偏头痛发作时的疼痛和恶心。有许多**曲坦类**药物可应用。患者的特点和偏好由于使用药物的不同而不同，有时是不能预料的。在24~48h内，一些患者头痛经常反复，通常在第二次给药时出现反应。要发现各个患者最适合的曲坦类药物须进行反复试验并加以修正；也要考虑制剂组方的不同。曲坦类药物没有必要用于那些主要危险因素为心血管疾病或正患有心血管疾病的患者。曲坦药物主要的风险是它们潜在的冠状血管收缩作用，且曲坦类药物并不比其他药物安全。也有使用曲坦类引起药物滥用性头痛的报道。

目前，麦角胺衍生物很少用于偏头痛的治疗。如果要使用**麦角胺**，它就应在第一次疼痛先兆时应用；越早给予，治疗效果越好。由于它的口服生物利用度差，在偏头痛发作期间还可能下降。有时可舌下含服麦角胺，或者直肠给药。麦角胺可使恶心、呕吐加重；可用甲氧氯普胺、多潘立酮，严重患者用吩噻嗪类药氯丙嗪或丙氯拉嗪。如果胃肠外给药，可以应用双氢麦角胺；也可以鼻腔内给药，但对这种方案没有经验。单药治疗无效的患者可以联合用药，如普通镇痛药与曲坦类联用，对持续的发作有效。

迅速发生严重偏头痛的患者可**胃肠外**给予双氢麦角胺或舒马普坦。有些人认为注射甲氧氯普胺是首选治疗。也可肌注双氯芬酸。如果对这些药没有反应，多巴胺拮抗药（如氯丙嗪或丙氯拉嗪）注射给药可有效缓解急性偏头痛发作的疼痛。长期发作（偏头痛状态）可静脉给予双氢麦角胺与甲氧氯普胺。在特效抗偏头痛药物中，萘普生和双氯芬酸是推荐的首选药物，用于治疗偏头痛和紧张性头痛的长时间发作。

其他药物可以单独使用或联合使用，这些药包括皮质激素或哌替啶。利多卡因可静脉给药用于偏头痛的紧急治疗；鼻内给予利多卡因也在试用。提倡阿片激动-拮抗药（agonist-antagonist）布托啡诺通过鼻内气雾给予，但是即便这样，它在治疗中的位置仍没有确立。其他正在研究的药物包括肉毒素A和CGRP拮抗药；静脉给予丙戊酸已经显示出可以终止急性发作的希望。

治疗指南已经列出**儿童和青少年**偏头痛的治疗。急性期治疗，对于6岁及6岁以上儿童，布洛芬和对乙酰氨基酚是有效的；12 岁及 12 岁以上的患者，可鼻内气雾给予舒马普坦。

终止治疗无效或偏头痛发作频繁的患者，或者发作频率低但疼痛严重且持续时间长的患者，应进行**预防治疗**。如果发作比 1 个月 1～2 次还要频繁，有些人建议预防治疗。预防治疗可以降低发作的严重程度和频率，但不能使它完全消失，患者仍然需要另外的终止治疗或对症治疗。预防性用药有应用范围，这说明偏头痛发病机制还不明确。在评价药物疗效之前，预防用药要有足够的周期，这是非常重要的；一般建议为 6～8 周，一旦达到最佳疗效，每隔3～6个月就应对是否继续预防用药进行再评价。治疗最好在 2～3 周逐渐停止。

主要的预防用药是 **β 受体阻滞药**、三环类**抗抑郁药**、**抗癫痫药**托吡酯和丙戊酸盐。普萘洛尔经常作为预防用药的选择。倦怠是最常见的不良反应。其他与普萘洛尔同样有效且没有内在拟交感活性的 β 受体阻滞药，还包括阿替洛尔、美托洛尔、纳多洛尔和噻吗洛尔。β 受体阻滞药可能与一些 5-HT 激动药和麦角胺相互作用，应该引起注意。三环类抗抑郁药，特别是阿米替林，尽管可能发生抗毒蕈碱的不良反应，应在晚上逐渐增加给药剂量，有利于预防偏头痛，特别是有抑郁或紧张性头痛的患者。丙戊酸盐也可用于偏头痛的预防。恶心是最常见的副作用。托吡酯是主要的丙戊酸盐的替代药。体重减轻和感觉异常是报道的主要不良反应。托吡酯和丙戊酸盐特别适用于那些有癫痫或躁狂和抑郁双向情感紊乱的患者。

其他药物也用于偏头痛的预防：钙通道阻滞药氟桂利嗪有明显效果，已经建议在儿童中使用，维拉帕米也是很有用的，但是其他钙通道阻滞药，如地尔硫䓬、硝苯地平或尼莫地平的证据缺乏说服力。NSAIDs 也许值得一试。苯噻啶是一种抗组胺药和 5-HT 拮抗药，已广泛使用，但其有效性的证据有限；它可用于儿童。美西麦角，5-HT 拮抗药的使用已经减少，因为严重不良反应，特别是腹膜后纤维化。MAOIs 如苯乙肼偶尔也使用，但是最好用于其他预防治疗难以控制的严重病例。赛庚啶是一种抗组胺药和 5-HT 拮抗药，已经用于偏头痛的预防治疗，特别是儿童。其他用于预防的偏头痛的药物包括菊科蜂斗菜（butterbur）、可乐定、环扁桃酯、吲哚拉明、野甘菊和麦角衍生物甲麦角林。用镁和核黄素已经得出阳性结果。研究显示能够防止偏头痛发作的药物有：巴氯芬、坎地沙坦、赖诺普利、孟鲁司特和文拉法辛。尽管最初的结果有希望，但应用 SSRIs 或肉毒杆菌毒素 A 的证据还很有限。

1. Ferrari MD. Migraine. *Lancet* 1998; **351:** 1043–51.
2. Anonymous. Managing migraine. *Drug Ther Bull* 1998; **36:** 41–4.
3. Diener H-C, *et al.* A practical guide to the management and prevention of migraine. *Drugs* 1998; **56:** 811–24.
4. Bartleson JD. Treatment of migraine headaches. *Mayo Clin Proc* 1999; **74:** 702–8.
5. Tfelt-Hansen P, *et al.* Triptans in migraine: a comparative review of pharmacology, pharmacokinetics and efficacy. *Drugs* 2000; **60:** 1259–87.
6. Lipton RB, *et al.* Stratified care vs step care strategies for migraine: the Disability in Strategies of Care (DISC) study, a randomised trial. *JAMA* 2000; **284:** 2599–2605.
7. Silberstein SD. Practice parameter: evidence-based guidelines for migraine headache (an evidence-based review)— report of the Quality Standards Subcommittee of the American Academy of Neurology. *Neurology* 2000; **55:** 754–62. Correction. *ibid.* 2001; **56:** 142. Also available at http://www.neurology.org/cgi/reprint/55/6/754 (accessed 31/05/06)
8. Ferrari MD, *et al.* Oral triptans (serotonin 5-$HT_{1B/1D}$ agonists) in acute migraine treatment: a meta-analysis of 53 trials. *Lancet* 2001; **358:** 1668–75.
9. Rapaport AM, Tepper SJ. Triptans are all different. *Arch Neurol* 2001; **58:** 1479–80.
10. Jamieson DG. The safety of triptans in the treatment of patients with migraine. *Am J Med* 2002; **112:** 135–40.
11. Goadsby PJ, *et al.* Migraine—current understanding and treatment. *N Engl J Med* 2002; **346:** 257–70.
12. Cady R, Dodick DW. Diagnosis and treatment of migraine. *Mayo Clin Proc* 2002; **77:** 255–61.
13. Steiner TJ, Fontebasso M. Headache. *BMJ* 2002; **325:** 881–6.
14. Snow V, *et al.* Pharmacologic management of acute attacks of migraine and prevention of migraine headache. *Ann Intern Med* 2002; **137:** 840–9.
15. Silberstein SD. Migraine. *Lancet* 2004; **363:** 381–91.
16. Anonymous. Managing migraine in children. *Drug Ther Bull* 2004; **42:** 25–8.
17. Colman I, *et al.* Parenteral metoclopramide for acute migraine: meta-analysis of randomised controlled trials. *BMJ* 2004; **329:** 1369–72.
18. Lewis D, *et al.* Practice parameter: pharmacological treatment of migraine headache in children and adolescents—report of the American Academy of Neurology Quality Standards Subcommittee and the Practice Committee of the Child Neurology Society. *Neurology* 2004; **63:** 2215–24. Also available at: http://www.neurology.org/cgi/reprint/63/12/2215.pdf (accessed 11/04/05)
19. Chronicle E, Mulleners W. Anticonvulsant drugs for migraine prophylaxis. Available in The Cochrane Database of Systematic Reviews; Issue 3. Chichester: John Wiley; 2004 (accessed 15/05/06).
20. Moja L, *et al.* Selective serotonin re-uptake inhibitors (SSRIs) for preventing migraine and tension-type headaches. Available in The Cochrane Database of Systematic Reviews; Issue 3. Chichester: John Wiley; 2005 (accessed 27/01/09).
21. Goadsby PJ. Recent advances in the diagnosis and management of migraine. *BMJ* 2006; **332:** 25–9.
22. Tozer BS, *et al.* Prevention of migraine in women throughout the life span. *Mayo Clin Proc* 2006; **81:** 1086–91.
23. British Association for the Study of Headache. Guidelines for all healthcare professionals in the diagnosis and management of migraine, tension-type, cluster and medication-overuse headache. 3rd edn. (issued 18th January, 2007). Available at: http://216.25.88.43/upload/NS_BASH/BASH_guidelines_2007.pdf (accessed 12/08/10)
24. Eiland LS, *et al.* Pediatric migraine: pharmacologic agents for prophylaxis. *Ann Pharmacother* 2007; **41:** 1181–90.
25. Suthisisang C, *et al.* Efficacy of low-dose ibuprofen in acute migraine treatment: systematic review and meta-analysis. *Ann Pharmacother* 2007; **41:** 1782–91.
26. Colman I, *et al.* Parenteral dexamethasone for acute severe migraine headache: meta-analysis of randomised controlled trials for preventing recurrence. *BMJ* 2008; **336:** 1359–61.
27. Goadsby PJ, *et al.* Migraine in pregnancy. *BMJ* 2008; **336:** 1502–4.
28. Scottish Intercollegiate Guidelines Network. Diagnosis and management of headache in adults (issued November 2008). Available at: http://www.sign.ac.uk/pdf/sign107.pdf (accessed 26/01/09)
29. Evers S, *et al.* European Federation of Neurological Societies. EFNS guideline on the drug treatment of migraine—revised report of an EFNS task force. *Eur J Neurol* 2009; **16:** 968–81. Also available at: http://www.efns.org/fileadmin/ user_upload/guidline_papers/EFNS_guideline_2009_drug_treatment_of_migraine.pdf (accessed 28/07/10)

硬脊膜穿刺后头痛

头痛的处理与腰椎穿刺或脊柱麻醉有关，见**局部麻醉药**下的**硬脊膜穿刺后头痛**，第1766页。

紧张性头痛

紧张性头痛也指肌肉收缩性头痛，可能是最常见的头痛类型。其特点是双侧性头痛，与偏头痛持续性且非搏动性头痛不同，患者经常描述这种疼痛就像头部有一根绳子紧绷着一样。许多因素可加重这类头痛，包括心理压力或肌肉紧张。许多患者也有焦虑或抑郁的相关症状。紧张性头痛和偏头痛经常同时存在，也就是联合或混合性头痛。一些患者仅有单独的紧张性头痛急性发作（短暂性紧张性头痛），但是有些患者可能发展成难以治疗的慢性紧张性头痛。

治疗的目的是消除可以确定的潜在病因。如果肌肉收缩是疼痛的主导因素，那么普通按摩有助于治疗。非阿片类镇痛药，如阿司匹林或其他 NSAIDs 和对乙酰氨基酚，可用于个别急性头痛发作，但是应避免过量使用镇痛药，因为其可导致对其他治疗抵抗的慢性头痛（见上文**药物过度使用性头痛**）。应避免阿片单独使用或与其他镇痛药联合使用。在紧张性头痛影响睡眠时，催眠镇静药有时与镇痛药联合使用，但因为可能导致药物滥用，它们在慢性头痛时应避免使用。在紧张性头痛治疗中，肌肉松弛药可能没有效果。尽管有些患者反映是有效的，但结果通常是令人失望的。其他正在研究的药物还有丙戊酸盐和肉毒杆菌毒素 A。

可取的控制慢性紧张性头痛的**预防**方法是常规短期使用镇痛药。三环类抗抑郁药，特别是阿米替林，被认为是首选药物，尽管其有效性还不够完善。其作用模式还不清楚，似乎不依赖与其他任何抗抑郁药的作用。在大多数病例中，小剂量就可改善症状，但是有抑郁存在的情况下，应给予起到抗抑郁作用的足量。增加 β 受体阻滞药，如普萘洛尔，有时对一些有偏头痛症状的患者是有效的。

1. Silberstein SD. Tension-type and chronic daily headache. *Neurology* 1993; **43:** 1644–9.
2. Kumar KL, Cooney TG. Headaches. *Med Clin North Am* 1995; **79:** 261–86.
3. Anonymous. Management of tension-type headache. *Drug Ther Bull* 1999; **37:** 41–4.
4. Lenaerts ME. Pharmacoprophylaxis of tension-type headache. *Curr Pain Headache Rep* 2005; **9:** 442–7.
5. Schulte-Mattler WJ, Martinez-Castrillo JC. Botulinum toxin therapy of migraine and tension-type headache: comparing different botulinum toxin preparations. *Eur J Neurol* 2006; **13** (suppl 1): 51–4.
6. Anttila P. Tension-type headache in childhood and adolescence. *Lancet Neurol* 2006; **5:** 268–74.
7. Mathew NT. Tension-type headache. *Curr Neurol Neurosci Rep* 2006; **6:** 100–105.
8. British Association for the Study of Headache. Guidelines for all healthcare professionals in the diagnosis and management of migraine, tension-type, cluster and medication-overuse headache. 3rd edn. (issued 18th January 2007). Available at: http://216.25.88.43/upload/NS_BASH/BASH_guidelines_2007.pdf (accessed 12/08/10)
9. Loder E, Rizzoli P. Tension-type headache. *BMJ* 2008; **336:** 88–92.
10. Scottish Intercollegiate Guidelines Network. Diagnosis and management of headache in adults (issued November 2008). Available at: http://www.sign.ac.uk/pdf/sign107.pdf (accessed 26/01/09)

Almotriptan Malate (*BANM*, *USAN*, *rINNM*) 苹果酸阿莫曲坦

Almotriptan, Malate d'; Almotriptani Malas; LAS-31416 (almotriptan); Malato de almotriptán; PNU-180638E. 1-[({3-[2-(Dimethylamino)ethyl]indol-5-yl}methyl)sulfonyl]pyrrolidine malate (1:1).

Альмотриптана Малат

$C_{17}H_{25}N_3O_2S,C_4H_6O_5$ = 469.6.

CAS — 154323-57-6 (almotriptan); 181183-52-8 (almotriptan malate).

ATC — N02CC05.

ATC Vet — QN02CC05.

UNII — PJP312605E.

(almotriptan)

不良反应和注意事项

与**舒马普坦**相似，第595页。

由于阿莫曲坦的肝清除率可能会受到显著影响，所以，有严重肝损伤的患者不应使用。对轻中度肝损伤的患者，应慎用并减小剂量。严重肾损伤的患者，也应减小阿莫曲坦剂量。

对磺胺类药物超敏的患者，在理论上对阿莫曲坦也会出现相似的反应。

不良反应发生率 一项 2500 多名偏头痛患者参加的研究结果显示，阿莫曲坦的不良反应是少见的[1]。最常见的不良反应是头晕、恶心和呕吐、头痛、感觉异常、疲劳和困倦，所有这些发生率低于 3%。在 2 项大型Ⅲ期研究中，胸部症状的发生率是 0.2%。

1. Dodick DW. Oral almotriptan in the treatment of migraine: safety and tolerability. *Headache* 2001; **41:** 449–55.

药物相互作用

与**舒马普坦**相似，第596页。

药动学

口服后 1～3h，阿莫曲坦血药浓度达峰值，生物利用度为 70%。蛋白结合率约为 35%。阿莫曲坦主要由单胺氧化酶 A 型代谢为无活性的吲哚乙酸衍生物，很少一部分被细胞色素氧化酶 P450 同工酶 CYP3A4 和 CYP2D6 代谢为无活性的 γ-氨基丁酸衍生物。口服剂量 75%以上由尿液排泄，其他由粪便排泄。尿液中40%～50%、粪便中 5%的药物以原形排出。健康人血浆消除半衰期为 3.5h，严重肾损伤者为 7h。

在大鼠的研究中发现，阿莫曲坦也在乳汁中分布。

1. Jansat JM, *et al.* Absolute bioavailability, pharmacokinetics, and urinary excretion of the novel antimigraine agent almotriptan in healthy male volunteers. *J Clin Pharmacol* 2002; **42:** 1303–10.
2. McEnroe JD, Fleishaker JC. Clinical pharmacokinetics of almotriptan, a serotonin 5-$HT_{1B/1D}$ receptor agonist for the treatment of migraine. *Clin Pharmacokinet* 2005; **44:** 237–46.

用途和用法

阿莫曲坦是一种选择性 5-HT_1 激动药，用途和用法与舒马普坦相似（第597页）。它用于偏头痛发作的头痛期治疗。不能用于疾病的预防。阿莫曲坦以苹果酸盐形式口服给药，根据它的碱基表示剂量；8.75mg 苹果酸阿莫曲坦相当于阿莫曲坦 6.25mg。

在英国阿莫曲坦常用剂量是 12.5mg，而在美国则是 6.25mg 或 12.5mg。如果无效，对于相同发作不给予第二剂量。在初始反应后的 24h 内如果症状再次出现，那么至少间隔 2h 后，可第二次给予药物。在 24h 内只能给 2 次药物。肝肾损伤时的给药剂量见下文。

1. Holm KJ, Spencer CM. Almotriptan. *CNS Drugs* 1999; **11:** 159–64.
2. Keam SJ, *et al.* Almotriptan: a review of its use in migraine. *Drugs* 2002; **62:** 387–414.

在肝肾损伤中的用法 有肝损伤或严重肾损伤的患者，

24h 内口服阿莫曲坦的剂量不能超过 12.5 mg；起始剂量可从 6.25 mg 开始。对有严重肝损伤的患者，禁用阿莫曲坦。

偏头痛 不同曲坦类药物对偏头痛的相对获益比较，见**舒马普坦**，第597页。

1. Balbisi EA. Efficacy and safety of almotriptan malate for migraine. *Am J Health-Syst Pharm* 2002; **59:** 2184–93.
2. Dodick DW. A review of the clinical efficacy and tolerability of almotriptan in acute migraine. *Expert Opin Pharmacother* 2003; **4:** 1157–63.
3. Dowson AJ. Oral almotriptan: practical uses in the acute treatment of migraine. *Expert Rev Neurother* 2004; **4:** 339–48.
4. Mathew NT. Efficacy and tolerability of almotriptan in controlled clinical trials. *Eur Neurol* 2005; **53** (suppl 1): 29–33.
5. Pascual J. Efficacy and tolerability of almotriptan in postmarketing surveillance studies. *Eur Neurol* 2005; **53** (suppl 1): 34–40.
6. Dahlof CG, *et al.* Efficacy, speed of action and tolerability of almotriptan in the acute treatment of migraine: pooled individual patient data from four randomized, double-blind, placebo-controlled clinical trials. *Cephalalgia* 2006; **26:** 400–8.
7. Diener H-C. A review of recent clinical experience with almotriptan. *Drugs* 2006; **66** (suppl 3): 17–25.
8. Chen LC, Ashcroft DM. Meta-analysis examining the efficacy and safety of almotriptan in the acute treatment of migraine. *Headache* 2007; **47:** 1169–77.
9. Goadsby PJ, *et al.* Early vs. non-early intervention in acute migraine-'Act when Mild (AwM)': a double-blind, placebo-controlled trial of almotriptan. *Cephalalgia* 2008; **28:** 383–91. Correction. *ibid.*; 679.
10. Linder SL, *et al.* Efficacy and tolerability of almotriptan in adolescents: a randomized, double-blind, placebo-controlled trial. *Headache* 2008; **48:** 1326–36.

制剂

专利制剂

Austria: Almogran; **Belg.:** Almogran; **Canad.:** Axert; **Denm.:** Almogran; **Fin.:** Almogran; **Fr.:** Almogran; **Ger.:** Almogran; **Gr.:** Amignul; **Irl.:** Almogran; **Ital.:** Almogran; Almotrex; **Neth.:** Almogran; **Norw.:** Almogran; **Port.:** Almogran; Amignul†; **Spain:** Almogran; Amignul; **Swed.:** Almogran; **Switz.:** Almogran; **UK:** Almogran; **USA:** Axert.

Alpiropride (*rINN*) 阿吡必利

Alpiroprida; Alpiropridum. (±)-N-[(1-Allyl-2-pyrrolidinyl)methyl]-4-amino-5-(methylsulfamoyl)-o-anisamide.

Альпироприд

$C_{17}H_{26}N_4O_4S$ = 382.5.

CAS — 81982-32-3.

UNII — I768UW0XSI.

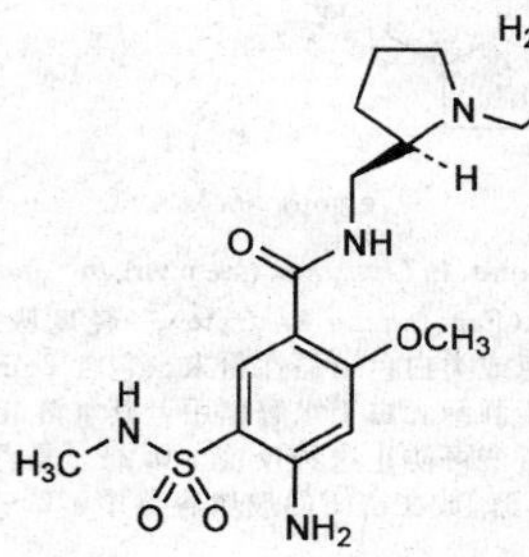

简介

阿吡必利是多巴胺拮抗药，口服给药以治疗和预防偏头痛。

制剂

专利制剂

Port.: Rivistel†.

Dihydroergotamine (*BAN, rINN*) 双氢麦角胺

Dihidroergotamina; Dihydroergotamiini; Dihydroergotamin; Dihydroergotaminum. (5′S,8R)-5′-Benzyl-9,10-dihydro-12′-hydroxy-2′-methyl-3′,6′,18-trioxoergotaman.

Дигидроэрготамин

$C_{33}H_{37}N_5O_5$ = 583.7.

CAS — 511-12-6.

ATC — N02CA01.

ATC Vet — QN02CA01.

UNII — 436O5HM03C.

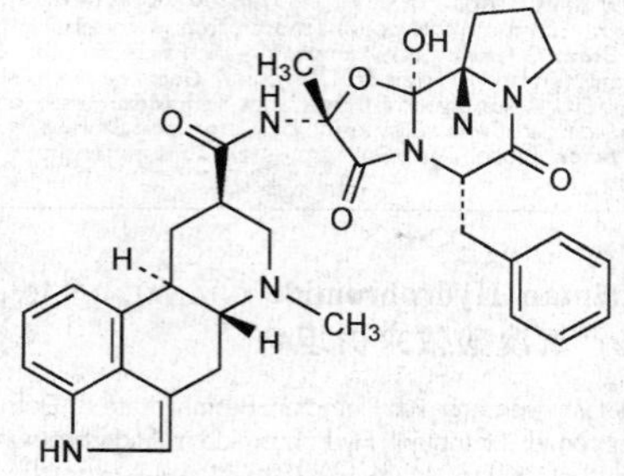

Dihydroergotamine Mesilate (*BANM, rINNM*) 甲磺双氢麦角胺

Dihidroergotamin-mezilát; Dihidroergotamino mesilatas; Dihydroergotamiinimesilaatti; Dihydroergotamine, mésilate de; Dihydroergotamine Mesylate (*USAN*); Dihydroergotamine Methanesulphonate; Dihydroergotamini mesilas; Dihydroergotaminmesilat; Dihydroergotamin-mesylát; Dihydroergotaminy mezylan; Mesilato de dihidroergotamina.

Дигидроэрготамина Мезилат

$C_{33}H_{37}N_5O_5,CH_4O_3S$ = 679.8.

CAS — 6190-39-2.

ATC — N02CA01.

ATC Vet — QN02CA01.

UNII — 81AXN7R2QT.

Pharmacopoeias. In *Eur.* (see p.vii), *Jpn*, and *US.*

Ph. Eur. 6.8 (Dihydroergotamine Mesilate) 无色晶体或白色或类白色结晶性粉末。微溶于水或乙醇；略溶于甲醇。0.1%水溶液的 pH 值为 4.4～5.4。避光。

USP 33 (Dihydroergotamine Mesylate) 白色至微黄色粉末，或米色至淡红色粉末，有微弱臭。可溶于水（1∶125）、乙醇（1∶90）、氯仿（1∶175）和乙醚（1∶2600）。0.1%水溶液的 pH 值为 4.4～5.4。避光。

Dihydroergotamine Tartrate (*BANM, rINNM*) 酒石酸双氢麦角胺

Dihidroergotamino tartratas; Dihidroergotamin-tartarát; Dihydroergotamiinitartraatti; Dihydroergotamine, tartrate de; Dihydroergotamini tartras; Dihydroergotamin-tartarát; Dihydroergotamintartrat; Tartrato de dihidroergotamina.

Дигидроэрготамина Тартрат

$(C_{33}H_{37}N_5O_5)_2,C_4H_6O_6$ = 1317.4.

CAS — 5989-77-5.

ATC — N02CA01.

ATC Vet — QN02CA01.

Pharmacopoeias. In *Eur.* (see p.vii).

Ph. Eur. 6.8 (Dihydroergotamine Tartrate) 无色晶体或白色或类白色结晶性粉末。极微溶于水中；略溶于乙醇。0.1%混悬水溶液的 pH 值为 4.0～5.5。避光。

不良反应和处置

与**酒石酸麦角胺**相似，第591页，但甲磺双氢麦角胺的血管收缩作用可能不明显，恶心和呕吐发生的频率比酒石酸麦角胺低。双氢麦角胺似乎没有机体依赖性。

对心血管系统的影响 对于在联用肝素预防血栓栓塞的患者中，使用双氢麦角胺发生血管痉挛的风险，目前报道的观点还不统一。在这种治疗过程中，血管痉挛或坏死的作用已经有几个报道[1~4]。一项有 147290 名患者的奥地利研究，用本药预防血栓栓塞，由于麦角中毒引起的并发症在同时使用双氢麦角胺和肝素的 61092 名患者中为 142 例（0.23%）[5]。然而，其他[6]观察到的 5100 名外伤患者联合用药后，仅有 1 例（0.02%）血管痉挛。1989 年，Swedish Adverse Drug Reactions Advisory Comittee[7]报告，截止到 1987 年 9 月末，药品生产厂商收到 201 份使用 Orstanorm（双氢麦角胺＋利多卡因）和肝素的患者发生血管痉挛反应的报告。这些患者有 59%发生永久的损害。外伤手术患者发生血管痉挛的概率会更高，这些患者的预后通常要比其他患者差。由于这种永久损害的风险似乎与疗程长短有关，委员会推荐这种药物使用不应超过 7 天。

1. van den Berg E, *et al.* Ergotism leading to threatened limb amputation or to death in two patients given heparin-dihydroergotamine prophylaxis. *Lancet* 1982; **i:** 955–6.
2. van den Berg E, *et al.* Vascular spasm during thromboembolism prophylaxis with heparin-dihydroergotamine. *Lancet* 1982; **ii:** 268–9.
3. Monreal M, *et al.* Skin and muscle necrosis during heparin-dihydroergotamine prophylaxis. *Lancet* 1984; **ii:** 820.
4. Kilroy RA, *et al.* Vascular spasm during heparin-dihydroergotamine prophylaxis. *Clin Pharm* 1987; **6:** 575–7.
5. Gatterer R. Ergotism as complication of thromboembolic prophylaxis with heparin and dihydroergotamine. *Lancet* 1986; **ii:** 638–9.
6. Schlag G, *et al.* Risk/benefit of heparin-dihydroergotamine thromboembolic prophylaxis. *Lancet* 1986; **ii:** 1465.
7. Swedish Adverse Drug Reaction Advisory Committee. Dihydroergotamine + lidocaine – vasospasm. *Bull Swed Adverse Drug React Advisory Committee* 1989; (54): 1.

纤维化 关于使用双氢麦角胺引起的纤维化，见**马来酸美西麦角**，第593页。

注意事项

见**酒石酸麦角胺**，第591页。

心血管疾病 心血管疾病特殊的禁忌证和注意事项，见**麦角胺**，第591页。

卟啉病 患者卟啉病急性发作与双氢麦角胺有关，卟啉病患者使用双氢麦角胺是不安全的。

药物相互作用

与**麦角胺**相似（第591页）。

应该避免与其他血管收缩药合用，包括麦角胺和舒马普坦的偏头痛辅助治疗。

药动学

双氢麦角胺口服后 1～2h 达到血药浓度峰值，肌内注射 30min 后达峰值，皮下注射需要 15～45min，鼻腔给药需要 45～55min。然而，双氢麦角胺口服后的生物利用度非常低，有报道低于 0.1%～1.5%。尽管在胃肠道双氢麦角胺不完全吸收，但是生物利用度低的主要原因在起初的首过代谢。鼻内给药的生物利用度是 43%。双氢麦角胺的血浆蛋白结合率是90%～95%。

双氢麦角胺经过广泛代谢，主要的代谢产物是具有活性的 8′-β-羟基双氢麦角胺。这种代谢产物的血浆浓度比双氢麦角胺高。进一步氧化产生同样有活性的 8′,10′-双羟基双氢麦角胺。同时也形成其他代谢产物。大部分药物以代谢产物的形式排出，主要由胆汁排出；5%～10%以原形由尿排出。双氢麦角胺的消除分为两相。两相半衰期分别为 1～2h 和 22～32h。

1. Little PJ, *et al.* Bioavailability of dihydroergotamine in man. *Br J Clin Pharmacol* 1982; **13:** 785–90.
2. Müller-Schweinitzer E. Pharmacological actions of the main metabolites of dihydroergotamine. *Eur J Clin Pharmacol* 1984; **26:** 699–705.
3. de Marées H, *et al.* Relationship between the venoconstrictor activity of dihydroergotamine and its pharmacokinetics during acute and chronic oral dosing. *Eur J Clin Pharmacol* 1986; **30:** 685–9.
4. Humbert H, *et al.* Human pharmacokinetics of dihydroergotamine administered by nasal spray. *Clin Pharmacol Ther* 1996; **60:** 265–75.

用途和用法

双氢麦角胺是一种半合成麦角生物碱，与麦角胺（第592页）相比，它有较弱的催产和血管收缩作用。作为 5-HT_1 激动药，它有抗偏头痛的作用。用于偏头痛和丛集性头痛的治疗，也用于治疗体位性低血压。还可用于血栓栓塞性疾病的预防（见下文）。

双氢麦角胺的甲磺酸盐通常皮下给药、肌内注射或静脉注射，也可以经鼻腔或口腔雾化给药。

为了治疗偏头痛和急性丛集性头痛发作，甲磺双氢麦角胺经常皮下或肌内注射给药，给药剂量为 1mg，如有必要 30～60min 后可重复给药，累积最大日剂量为 3mg。要想很快达到预期效果，可以静脉给药 0.5～1mg，累积最大日剂量为 2mg。任何通路注射给药，每周总剂量不能超过 6mg。治疗急性偏头痛发作时，0.4%甲磺双氢麦角胺的通常鼻腔胃药剂量是 500μg 喷入每个鼻孔，15min 后再每个鼻孔喷 500μg。每次发作鼻腔给药总剂量不超过 2mg，在美国，24h 最大剂量为 3mg，在 7 日周期内为 4mg，而在其他一些国家最大日剂量达 4mg，7 日周期量最大为 12mg。有些国家治疗急性偏头痛发作时，可口服给药，一日可给药 10mg。有些国家预防偏头痛时，可口服小剂量。

甲磺双氢麦角胺可单独使用或与盐酸依替福林（第1237页）合用治疗体位性低血压，常用口服量为每日 10mg，分次服用。有些患者可服药 40～60mg。

酒石酸双氢麦角胺与甲磺双氢麦角胺用法相似。

药物过度使用性头痛 双氢麦角胺可用于治疗药物过度使用性头痛（第587页），包括麦角胺撤药症状。

偏头痛和丛集性头痛 那些应用镇痛药无效的急性偏头痛发作（第587页），胃肠外给药双氢麦角胺，特别是合用止吐药对可能发展为严重或难治性偏头痛的患者也是

一种治疗选择[1~3]，但通常选择舒马普坦终止发作。鼻内[4,5]给药也可应用；在有些国家，可口服给药。在一项对照研究中，皮下注射双氢麦角胺要比皮下注射舒马普坦缓解偏头痛作用慢，但是头痛复发次数要少[6]。其他研究表明，鼻内给予双氢麦角胺不如皮下[5]或鼻内[7]给予舒马普坦有效。

双氢麦角胺也用于丛集性头痛的治疗（第587页），通常在抢救设施中备药，可终止每次头痛发作。

1. Scott AK. Dihydroergotamine: a review of its use in the treatment of migraine and other headaches. *Clin Neuropharmacol* 1992; **15:** 289–96.
2. Silberstein SD, Young WB. Safety and efficacy of ergotamine tartrate and dihydroergotamine in the treatment of migraine and status migrainosus. *Neurology* 1995; **45:** 577–84.
3. Colman I, *et al.* Parenteral dihydroergotamine for acute migraine headache: a systematic review of the literature. *Ann Emerg Med* 2005; **45:** 393–401.
4. Ziegler D, *et al.* Dihydroergotamine nasal spray for the acute treatment of migraine. *Neurology* 1994; **44:** 447–53.
5. Touchon J, *et al.* A comparison of subcutaneous sumatriptan and dihydroergotamine nasal spray in the acute treatment of migraine. *Neurology* 1996; **47:** 361–5.
6. Winner P, *et al.* A double-blind study of subcutaneous dihydroergotamine vs subcutaneous sumatriptan in the treatment of acute migraine. *Arch Neurol* 1996; **53:** 180–4.
7. Boureau F, *et al.* A clinical comparison of sumatriptan nasal spray and dihydroergotamine nasal spray in the acute treatment of migraine. *Int J Clin Pract* 2000; **54:** 281–6.

体位性低血压 双氢麦角胺可用于难治性体位性低血压患者（第1460页）。有时与拟交感神经药物（如依替福林）一起使用。胃肠外给予双氢麦角胺后，直立性血压持续升高，但总外周阻力和平卧血压也升高[1]。双氢麦角胺不能预防餐后低血压，可能因为它并不能收缩内脏静脉血管，但合用咖啡因可以克服这一缺点。双氢麦角胺的主要缺点是口服无效或效果很小，虽然目前有一些证据表明口服酒石酸麦角胺可能有价值。

双氢麦角胺被推荐用于硬脑膜外麻醉[2]或脊柱麻醉[3]引起的低血压，常见的处理方法在**局部麻醉药的不良反应的处置**中进行了论述（第1766页）。它也试用于血液透析引起的低血压的处理[4]。

1. Anonymous. Management of orthostatic hypotension. *Lancet* 1987; **i:** 197–8.
2. Mattila M, *et al.* Dihydroergotamine in the prevention of hypotension associated with extradural anaesthesia. *Br J Anaesth* 1985; **57:** 976–82.
3. Critchley LAH, Woodward DK. Haemodynamic effects of three doses of dihydroergotamine during spinal anaesthesia. *Br J Anaesth* 2001; **87:** 499–501.
4. Milutinovic S. Dihydroergotamin in der Behandlung von Patienten mit symptomatischer Hypotonie während Dauerhämodialyse. *Arzneimittelforschung* 1987; **37:** 554–6.

静脉血栓栓塞 外科手术有较高静脉血栓栓塞风险，标准预防方法是应用抗凝血药，肝素或低分子肝素已被广泛的应用。（第1147页）。双氢麦角胺可通过容量血管收缩降低静脉淤血，应用肝素时[1]，还可加强术后预防。双氢麦角胺与低分子肝素联合应用和双氢麦角胺与肝素的联合应用显示的效果相似[2,3]。尽管双氢麦角胺可增强肝素的效果，但是美国National Institutes of Health协商会议发出警告，双氢麦角胺血管收缩作用有潜在危险，禁止使用[4]（见上文**不良反应和处置**项下的**对心血管系统的影响**）。

1. Lindblad B. Prophylaxis of postoperative thromboembolism with low dose heparin alone or in combination with dihydroergotamine: a review. *Acta Chir Scand* 1988; (suppl 543): 31–42.
2. Sasahara AA, *et al.* Low molecular weight heparin plus dihydroergotamine for prophylaxis of postoperative deep vein thrombosis. *Br J Surg* 1986; **73:** 697–700.
3. Haas S, *et al.* Prophylaxis of deep vein thrombosis in high risk patients undergoing total hip replacement with low molecular weight heparin plus dihydroergotamine. *Arzneimittelforschung* 1987; **37:** 839–43.
4. NIH Consensus Development. Prevention of venous thrombosis and pulmonary embolism. *JAMA* 1986; **256:** 744–9.

制剂

USP 33: Dihydroergotamine Mesylate Injection.

专利制剂

Austral.: Dihydergot; ***Austria:*** Detemes; DHE; Dihydergot; Divegal†; Ergont; Ergovasan; Migranal; ***Belg.:*** Diergo; Dihydergot; Dystonal; ***Canad.:*** Migranal; ***Cz.:*** Clavigrenin†; Dihydergot; ***Fin.:*** Orstanorm; ***Fr.:*** Ikaran; Seglor; Tamik; ***Ger.:*** Agit; Angionorm; DET MS spezial†; DET MS†; DHE; Dihytamin†; Ergantont†; Ergomimet†; Ergont†; Ergotam; Verladyn; ***Gr.:*** Bobinum; Cozetamin; Dihydergot; Hemocinol; Pervone; Tusedon; Verteblan; Yugovasin; ***India:*** Dihydergot†; Migranil; ***Indon.:*** Dihydergot†; ***Ital.:*** Diidergot; Ikaran†; Seglor; ***Mex.:*** Dihydergot; ***Neth.:*** Migranal; ***Port.:*** Seglor; ***Spain:*** Dihydergot; ***Swed.:*** Orstanorm; ***Switz.:*** Dihydergot; Ergotonine; Ikaran†; ***Thai.:*** Poligot†; ***USA:*** DHE; Migranal; ***Venez.:*** Dihydergot.

多组分制剂 ***Arg.:*** Polper Vascular; ***Austria:*** Agilan; Defluina†; Dihydergot†; Effortil comp; Hypodyn; Tonopan; Troparin compositum†; Venotop; ***Braz.:*** Cefalium; Cefaliv; Enxak; Migraliv; Parcel; Tonopan; ***Chile:*** Emagrim; Migratapsin; Migrax; ***Fr.:*** Diergospray; ***Ger.:*** Agit plus†; Dihydergot plus; Effortil plus; Ergolefrin†; Ergomimet plus†; ***Mex.:*** Parsel; Tonopan; ***Spain:*** Tonopan; ***Switz.:*** Dihydergot; Dihydergot plus; Effortil plus; Tonopan†; ***Venez.:*** Brudol; Difen; Dol; Ivagan; Letydol; Parsel; Tainol†.

Eletriptan Hydrobromide (*BANM*, *USAN*, *rINNM*) 氢溴酸依来曲坦

Eletriptaanihydrobromidi; Élétriptan, Bromhydrate d'; Eletriptanhydrobromid; Eletriptani Hydrobromidum; Hidrobromuro de eletriptán; UK-116044-04. 3-{[(R)-1-Methyl-2-pyrrolidinyl]methyl}-5-[2-(phenylsulfonyl)ethyl]indole hydrobromide.

Элетриптана Гидробромид

$C_{22}H_{26}N_2O_2S,HBr = 463.4.$

CAS — 143322-58-1 (eletriptan); 177834-92-3 (eletriptan hydrobromide).

ATC — N02CC06.

ATC Vet — QN02CC06.

UNII — M41W832TA3.

(eletriptan)

不良反应和注意事项

与舒马普坦相似，第595页。

肝肾功能严重损伤的患者不应使用依来曲坦。依来曲坦可以使肾损伤患者的血压不良反应增加，因此，轻中度肾损伤者应减少剂量。轻中度肝损伤者不用调整剂量。

哺乳 依来曲坦可进入乳汁。注册药品信息表明，8名妇女单次口服80mg的依来曲坦，24h后0.02%的剂量进入到乳汁。虽然如此，建议哺乳妇女在使用依来曲坦时要注意；治疗后24h内不哺乳可减少婴儿接触依来曲坦。

药物相互作用

与舒马普坦相似，第596页。

依来曲坦不能与细胞色素P450同工酶CYP3A4的潜在抑制药合用，如红霉素和酮康唑；以上药物联合使用后，依来曲坦血浆浓度明显增加。建议使用这些药物后72h内最好不要服用依来曲坦。

药动学

依来曲坦口服吸收迅速，并且吸收率较好（至少81%），生物利用度约50%。1.5h达血浆峰浓度。蛋白结合率85%。主要通过肝脏细胞色素酶P450同工酶CYP3A4代谢。依来曲坦非肾清除约90%，血浆消除半衰期为4h。少量在母乳中分布。

1. Shah AK, *et al.* Pharmacokinetics and safety of oral eletriptan during different phases of the menstrual cycle in healthy volunteers. *J Clin Pharmacol* 2001; **41:** 1339–44.
2. Shah AK, *et al.* The pharmacokinetics and safety of single escalating oral doses of eletriptan. *J Clin Pharmacol* 2002; **42:** 520–7.
3. Milton KA, *et al.* Pharmacokinetics, pharmacodynamics, and safety of the 5-$HT_{1B/1D}$ agonist eletriptan following intravenous and oral administration. *J Clin Pharmacol* 2002; **42:** 528–39.

用途和用法

氢溴酸依来曲坦是选择性5-羟色胺（5-HT_1）激动药，与舒马普坦的作用和用途相似（第597页）。用于偏头痛急性头痛期发作的治疗。不能用于预防治疗。依来曲坦以氢溴酸盐口服给药，剂量根据碱基来表示。24.2mg氢溴酸依来曲坦相当于20mg依来曲坦。

常规剂量是40mg；如果无效，对于同样的头痛不再给予第二次剂量。如果在首次给药后有反应，24h内症状再次出现，则第二次给药至少要间隔2h。随后的头痛可以给药80mg，但在24h内不能重复给药。肾损伤时的给药剂量见下文。

在肾损伤中的用法 在英国，推荐口服20mg的依来曲坦治疗伴有轻中度肾损伤的偏头痛患者。每日极量为40mg。依来曲坦不能用于严重肾损伤患者。

偏头痛 不同曲坦类药物对偏头痛的相对获益比较，见舒马普坦，第597页。

1. Mathew NT, *et al.* Tolerability and safety of eletriptan in the treatment of migraine: a comprehensive review. *Headache* 2003; **43:** 962–74.
2. Takiya L, *et al.* Safety and efficacy of eletriptan in the treatment of acute migraine. *Pharmacotherapy* 2006; **26:** 115–28.
3. McCormack PL, Keating GM. Eletriptan: a review of its use in the acute treatment of migraine. *Drugs* 2006; **66:** 1129–49.
4. Sandrini G, *et al.* Eletriptan: a review and new perspectives. *Expert Rev Neurother* 2006; **6:** 1413–21.

制剂

专利制剂

Austria: Relpax; ***Belg.:*** Relert; ***Canad.:*** Relpax; ***Chile:*** Relpax; ***Cz.:*** Relpax; ***Denm.:*** Relpax; ***Fin.:*** Relert; ***Fr.:*** Relpax; ***Ger.:*** Relpax; ***Gr.:*** Relpax; ***Hung.:*** Relpax; ***Irl.:*** Relpax; ***Israel:*** Relert; ***Ital.:*** Relpax; ***Mex.:*** Relpax; ***Neth.:*** Relpax; ***Norw.:*** Relpax; ***Pol.:*** Relpax; ***Port.:*** Relert; ***Rus.:*** Relpax (Релпакс); ***S.Afr.:*** Relpax; ***Singapore:*** Relpax; ***Spain:*** Relert†; Relpax; ***Swed.:*** Relpax; ***Switz.:*** Relpax; ***Turk.:*** Relpax; ***UK:*** Relpax; ***USA:*** Relpax.

Ergotamine Tartrate (*BANM*, *rINNM*) 酒石酸麦角胺

Ergotamiinitartraatti; Ergotamin Tartarat; Ergotamin Tartrat; Ergotamine, tartrate d'; Ergotamini tartras; Ergotamino tartratas; Ergotamin-tartarát; Ergotamintartrat; Ergotaminy winian; Tartrato de ergotamina. (5′S)-12′-Hydroxy-2′-methyl-5′-benzylergotaman-3′,6′,18-trione tartrate; (5′S)-12′-Hydroxy-2′-methyl-3′,6′,18-trioxo-5-benzylergotaman (+)-tartrate.

Эрготамина Тартрат

$(C_{33}H_{35}N_5O_5)_2,C_4H_6O_6 = 1313.4.$

CAS — 113-15-5 (ergotamine); 379-79-3 (ergotamine tartrate).

ATC — N02CA02.

ATC Vet — QN02CA02.

UNII — MRU5XH3B48.

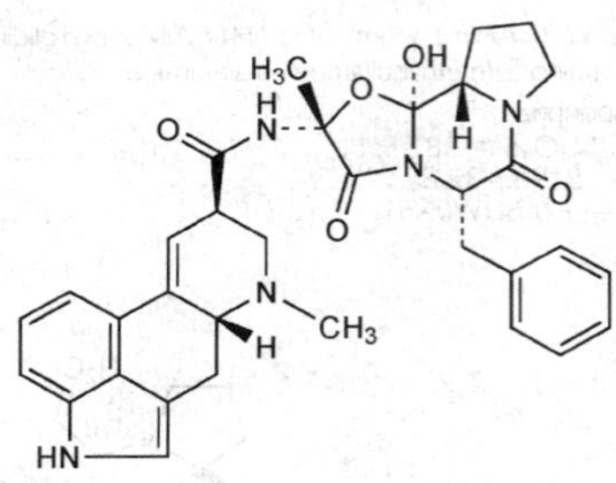

(ergotamine)

Pharmacopoeias. In *Chin.*, *Eur.* (see p.vii), *Int.*, *Jpn*, and *US*.

Ph. Eur. 6.8（Ergotamine Tartrate） 轻度吸湿性，无色晶体或白色或类白色结晶性粉末。包含2分子结晶化甲醇。微溶于酒精。由于水解作用，其水溶液逐渐变浑浊；添加酒石酸可防止这种反应。0.25%悬浮液的pH值为4.0～5.5。放在密闭的玻璃容器中，2～8℃贮藏。避光。

USP 33（Ergotamine Tartrate） 无色无臭的晶体，或白色或微黄白色结晶性粉末。溶于水（1∶3200），但是有少量酒石酸时，仅为1∶500；溶于乙醇（1∶500）。贮藏温度不超过8℃。避光。

溶液稳定性 参考文献如下。

1. Kreilgård B, Kisbye J. Stability of ergotamine tartrate in aqueous solution. *Arch Pharm Chemi (Sci)* 1974; **2:** 1–13 and 38–49.

不良反应

麦角胺的不良反应主要归因于它对中枢神经系统作用或静脉血管的收缩作用及可能导致血栓形成的作用。

治疗剂量常引起恶心和呕吐，是麦角胺直接作用的结果；有些患者会有腹痛。还会有肢体无力、肌痛和手指或足趾麻木和刺痛。高敏患者偶有局部水肿和瘙痒。如果血管收缩作用加重，就应停止治疗。易感患者，特别是败血症、肝病、肾病或闭塞性外周血管疾病患者，常用量就可能表现出急性或慢性中毒体征。

急性过量症状包括恶心、呕吐、腹泻、极度口渴、发冷、针刺感、皮肤瘙痒、脉搏增快或减弱、高血压或低血压、休克、精神错乱、抽搐和意识不清；死亡也有报道。麦角胺的慢性中毒可发生外周血管收缩或心血管疾病的其他症状，也可能延迟出现。麦角

胺的慢性中毒可能由于治疗剂量过大，或者患者为麦角胺敏感者，会发生严重循环障碍。四肢，特别是足部和下肢麻木、冰凉、刺痛、苍白或发绀，伴有肌肉疼痛；受累肢体可能无脉。最终发展为足趾坏疽，有时手指也会发生。心绞痛、心动过速或心动过缓、高血压或低血压均有报道。心肌梗死很少发生。过量使用时可出现胸膜和腹膜纤维化，而心瓣膜纤维化很少见。可发生慢性难治性头痛（反跳性头痛），是由麦角胺依赖性头痛发展而来的主要撤药症状（见下文**注意事项**）。其他不良反应包括意识错乱和抽搐。脑、眼、肠道和肾脏静脉血管收缩很少见。有报道，当过量使用含有麦角胺的栓剂后发生肛门直肠溃疡，有时会引起直肠坏疽和狭窄或直肠阴道瘘。

对心血管系统的影响 有与麦角胺有关的心血管不良反应的报道[1~9]，有致死的报道。

1. Joyce DA, Gubbay SS. Arterial complications of migraine treatment with methysergide and parenteral ergotamine. *BMJ* 1982; **285:** 260–1.
2. Corrocher R, *et al.* Multiple arterial stenoses in chronic ergot toxicity. *N Engl J Med* 1984; **310:** 261.
3. Fisher PE, *et al.* Ergotamine abuse and extra-hepatic portal hypertension. *Postgrad Med J* 1985; **61:** 461–3.
4. Deviere J, *et al.* Ischemic pancreatitis and hepatitis secondary to ergotamine poisoning. *J Clin Gastroenterol* 1987; **9:** 350–2.
5. Galer BS, *et al.* Myocardial ischemia related to ergot alkaloids: a case report and literature review. *Headache* 1991; **31:** 446–50.
6. Redfield MM, *et al.* Valve disease associated with ergot alkaloid use: echocardiographic and pathologic correlations. *Ann Intern Med* 1992; **117:** 50–2.
7. Lazarides MK, *et al.* Severe facial ischaemia caused by ergotism. *J Cardiovasc Surg* 1992; **33:** 383–5.
8. Hillis W, MacIntyre PD. Drug reactions: sumatriptan and chest pain. *Lancet* 1993; **341:** 1564–5. Correction. *ibid.*; **342:** 1310.
9. Zavaleta EG, *et al.* St. Anthony's fire (ergotamine induced leg ischemia)—a case report and review of the literature. *Angiology* 2001; **52:** 349–56.

纤维化 关于应用麦角胺引起纤维化，见**马来酸美西麦角**，第593页。

不良反应的处置

急性麦角胺中毒要对症治疗。虽然洗胃的效果还不能肯定，但是对摄入中毒剂量（成人大于 125mg/kg）的患者或摄入任何剂量的儿童，合并周围血管疾病、缺血性心脏病、严重感染或肝、肾损伤的成人，如果摄入时间在 1h 内，可以使用活性炭吸附减少其吸收。而对摄入对生命存在潜在威胁的剂量而且摄入时间在 1h 内的患者，洗胃是可供选用方法之一。慢性中毒者，停用麦角胺对有些患者来说是最重要的。

在急性和慢性中毒时，必须维持机体受损部位足够的循环通畅，以避免坏疽的发生。当发生严重血管痉挛时，血管扩张药（如硝普钠）可以静脉输注给予。有人提倡最小量的肝素和右旋糖酐 40 也可给予有血栓症危险的患者。严重缺血性疼痛者可给予镇痛药。

心血管不良反应 硝普钠可用于严重麦角胺中毒，有扩张血管、降低血压的作用；但是，如果低血压是中毒症状时，应谨慎使用。尽管有报道经动脉输入可以治疗麦角胺引起的缺血[5,6]，通常静脉输入[1~4]；预防监测的详细资料见第1343页。

还有许多药可用于治疗麦角胺引起的循环障碍。有口服的卡托普利[7]，动脉输入的前列地尔[8,9]和静脉输入的硝酸甘油[10,11]。

1. Carliner NH, *et al.* Sodium nitroprusside treatment of ergotamine-induced peripheral ischemia. *JAMA* 1974; **277:** 308–9.
2. Andersen PK, *et al.* Sodium nitroprusside and epidural blockade in the treatment of ergotism. *N Engl J Med* 1977; **296:** 1271–3.
3. Eurin B, *et al.* Ergot and sodium nitroprusside. *N Engl J Med* 1978; **298:** 632–3.
4. Carr P. Self-induced myocardial infarction. *Postgrad Med J* 1981; **57:** 654–5.
5. O'Dell CW, *et al.* Sodium nitroprusside in the treatment of ergotism. *Radiology* 1977; **124:** 73–4.
6. Whitsett TL, *et al.* Nitroprusside reversal of ergotamine-induced ischemia. *Am Heart J* 1978; **96:** 700.
7. Zimran A, *et al.* Treatment with captopril for peripheral ischaemia induced by ergotamine. *BMJ* 1984; **288:** 364.
8. Levy JM, *et al.* Prostaglandin E_1 for alleviating symptoms of ergot intoxication: a case report. *Cardiovasc Intervent Radiol* 1984; **7:** 28–30.
9. Horstmann R, *et al.* Kritische Extremitätenischämie durch Ergotismus: Behandlung mit intraarterieller Prostaglandin-E_1-Infusion. *Dtsch Med Wochenschr* 1993; **118:** 1067–71.
10. Husum B, *et al.* Nitroglycerin infusion for ergotism. *Lancet* 1979; **ii:** 794–5.
11. Tfelt-Hansen P, *et al.* Nitroglycerin for ergotism: experimental studies in vitro and in migraine patients and treatment of an overt case. *Eur J Clin Pharmacol* 1982; **22:** 105–9.

注意事项

麦角胺禁用于严重或难治性高血压、卒中、严重或持续性败血症、外周血管疾病、缺血性心脏病、颞动脉炎、甲状腺功能亢进症及肝肾损伤者。麦角胺也禁用于基底动脉性偏头痛和偏瘫性偏头痛。酒石酸麦角胺应慎用于贫血患者。因为其子宫收缩作用，麦角胺禁用于孕妇（见下文）。

应提醒患者注意在推荐剂量范围内使用麦角胺。一些药物过量的症状与偏头痛的症状相似。肢体末梢的麻木或刺痛常常提示应该停用麦角胺。尽管麦角胺以限定的周期用于预防偶尔发生的丛集性头痛，但它不能用于其他情况的预防，因为延长使用会引起坏疽。即使坚持使用推荐剂量，常规使用麦角胺也会发生依赖（见下文）。

头晕和焦虑也有报道；如果有影响，患者应该避免驾驶或操作机器。

哺乳 American Academy of Pediatrics 认为，应该警告哺乳期的母亲慎用包括麦角胺在内的所有药物[1]，应注意哺乳母亲使用治疗偏头痛的剂量会引起婴儿的呕吐、腹泻和抽搐。英国注册药品信息推荐，要避免在哺乳期使用麦角胺；原形药和代谢物在乳汁中的分布表现出麦角胺对婴儿的危险，反复使用麦角胺会减弱泌乳。

1. American Academy of Pediatrics. The transfer of drugs and other chemicals into human milk. *Pediatrics* 2001; **108:** 776–89. [Retired May 2010] Correction. *ibid.*, 1029. Also available at: http://aappolicy.aappublications.org/cgi/content/full/pediatrics%3b108/3/776 (accessed 27/01/09)

心血管疾病 在美国，双氢麦角胺禁用于缺血性心脏病和其他心血管疾病（例如难治性高血压、外周动脉疾病、冠状动脉血管痉挛）患者。有缺血性心脏病家族史的患者，绝经后妇女或大于 40 岁男性，或有其他缺血性危险因素者（如高血压病、高胆固醇血症、吸烟、糖尿病、肥胖）也不推荐使用，除非心血管评估排除这些疾病。预防和禁忌证与 5-羟色胺（5-HT_1）激动药舒马普坦相似（第596页），这也适用于其他治疗偏头痛的麦角衍生物，如麦角胺。

在其他国家，关于有心肌缺血危险因素的患者使用麦角衍生物的警示就没有这么严格，虽然警示明显是可取的。

依赖性 当麦角胺每周使用超过 2 天时，即使全天或每周的剂量是推荐使用剂量[1]，依赖性仍可隐匿性发展。个例报道显示，成瘾状态的特征是：可预知和不可抑制的药物使用模式、耐药副作用的出现、停药时发生撤药综合征。麦角胺依赖的患者，每天或者几乎每天都要忍受偏头痛，通常指药物过量性头痛或“反跳式头痛”，这些只能用麦角胺来缓解。麦角胺停药 24～48h 后，头痛加重伴自主神经紊乱，持续 72h 甚至更长。关于其他药物过量引起的头痛（第591页），可采取支持和对症来治疗撤药综合征。

1. Saper JR. Ergotamine dependency—a review. *Headache* 1987; **27:** 435–8.

卟啉病 麦角胺与卟啉病的急性发作有关，因此认为卟啉病患者使用麦角胺不安全。

妊娠 由于麦角胺有子宫收缩作用，禁用于妊娠妇女。*Cafergot* 栓剂（酒石酸麦角胺 2mg 和咖啡因 100mg）偶然给予妊娠 39 周孕妇后引起子宫收缩和胎儿心动过速[1]。由于怀疑胎盘剥离，实施了急诊剖宫产术，但没有发现胎盘后出血的明显体征。分娩后婴儿很快恢复正常，其后 10 年发育正常[2]。

有报道，1 例早产儿空肠闭锁是由于母亲在妊娠期每天使用 *Cafergot* 片，相当于酒石酸麦角胺 6～8mg。2 例 Möbius 综合征（由于颅神经核发育不全所致的面部麻痹）都是母亲在妊娠头 3 个月使用过麦角胺[3,4]。第一例报道中[3]，因疏忽母亲在 1～2h 内使用了 3 次 *Cafergot* 栓剂，同时出现了子宫收缩和阴道出血。第二例母亲在妊娠前 8 周常规使用 2mg 麦角胺栓剂。

1. de Groot ANJA, *et al.* Ergotamine-induced fetal stress: review of side effects of ergot alkaloids during pregnancy. *Eur J Obstet Gynecol Reprod Biol* 1993; **51:** 73–7.
2. Graham JM, *et al.* Jejunal atresia associated with Cafergot ingestion during pregnancy. *Clin Pediatr (Phila)* 1983; **22:** 226–8.
3. Graf WD, Shepard TH. Uterine contraction in the development of Möbius syndrome. *J Child Neurol* 1997; **12:** 225–7.
4. Smets K, *et al.* Ergotamine as a possible cause of Möbius sequence: additional clinical observation. *J Child Neurol* 2004; **19:** 398.

药物相互作用

麦角胺的血管收缩作用可被拟交感神经药物加强，如肾上腺素。在使用麦角胺同时使用 β 受体阻滞药也会增加外周血管收缩的危险。麦角胺由细胞色素酶 P450 同工酶 CYP3A4 代谢，因此，不能与这种酶的有效抑制药合用；与三唑类抗真菌药合用，或与大环内酯类抗菌药合用，如红霉素和克拉霉素，或与 HIV 蛋白酶抑制药合用，包括茚地那韦和利托那韦，可增加麦角胺浓度，引起麦角中毒。与四环素类合用也可能增加麦角胺的风险，所以应该避免联用。

停用 5-HT_1 激动药几个小时以后，才能使用麦角胺，因为有延长血管痉挛反应的附加危险；至少 6h 后才考虑给予阿莫曲坦、利扎曲坦、舒马普坦和佐米曲坦，至少 24h 后才能给予依来曲坦、夫罗曲坦和那拉曲坦。相反，患者已经使用麦角胺药物：阿莫曲坦、依来曲坦、夫罗曲坦、那拉曲坦、利扎曲坦、舒马普坦和佐米曲坦，在开始应用 5-羟色胺激动药之前，要推迟一段时间。停用含有麦角胺的药物 24h 以后，才能使用。

抗菌药 患者除给予麦角胺外，加用红霉素，从轻度麦角中毒[1]到严重血管痉挛[2]的急性反应均有报道。也有服用酒石酸麦角胺和克拉霉素[3,4]或醋竹桃霉素[5]引起急性麦角中毒的报道。理论上可能是存在与阿奇霉素相似的相互作用。红霉素[6]或醋竹桃霉素[7]与双氢麦角胺同时使用引起麦角中毒也有报道。

1. Lagier G, *et al.* Un cas d'ergotisme mineur semblant en rapport avec une potentialisation de l'ergotamine par l'éthylsuccinate d'érythromycine. *Therapie* 1979; **34:** 515–21.
2. Ghali R, *et al.* Erythromycin-associated ergotamine intoxication: arteriographic and electrophysiologic analysis of a rare cause of severe ischemia of the lower extremities and associated ischemic neuropathy. *Ann Vasc Surg* 1993; **7:** 291–6.
3. Horowitz RS, *et al.* Clinical ergotism with lingual ischemia induced by clarithromycin-ergotamine interaction. *Arch Intern Med* 1996; **156:** 456–8.
4. Ausband SC, Goodman PE. An unusual case of clarithromycin associated ergotism. *J Emerg Med* 2001; **21:** 411–13.
5. Matthews NT, Havill JH. Ergotism with therapeutic doses of ergotamine tartrate. *N Z Med J* 1979; **89:** 476–7.
6. Leroy F, *et al.* Dihydroergotamine-erythromycin-induced ergotism. *Ann Intern Med* 1988; **109:** 249.
7. Franco A, *et al.* Ergotisme aigu par association dihydroergotamine-triacétyloléandomycine. *Nouv Presse Med* 1978; **7:** 205.

抗抑郁药 已经有关于 5-羟色胺综合征（第392页）的独立报道[1]，这些患者在使用双氢麦角胺的同时还使用阿米替林、米帕明、帕罗西汀或舍曲林。

1. Mathew NT, *et al.* Serotonin syndrome complicating migraine pharmacotherapy. *Cephalalgia* 1996; **16:** 323–7.

抗偏头痛药 已经有 2 例患者服用美西麦角并且静脉给予大剂量的麦角胺治疗丛集性头痛而发生动脉闭塞的报道。应避免联合用药。应用麦角胺作为辅助抗偏头痛的药物，不推荐使用双氢麦角胺。

服用 β 受体阻滞药和抗偏头痛药引起动脉血管收缩的报道见下文。也见上文**药物相互作用**中关于 5-羟色胺（5-HT_1）激动药（如舒马普坦）的血管收缩作用的危险。

1. Joyce DA, Gubbay SS. Arterial complications of migraine treatment with methysergide and parenteral ergotamine. *BMJ* 1982; **285:** 260–1.

抗病毒药 在治疗 HIV 感染时，已经有报道麦角胺和抗病毒联合治疗引起患者麦角胺中毒。有人提出麦角中毒可能是由于抑制麦角胺代谢引起，由利托那韦抑制有 4 例[1~4]，茚地那韦 1 例[5]，奈非那韦 1 例[6]。其中使用利托那韦的 1 例患者[4]，在表现出中毒症状之前，服用 3 片 1mg 的麦角胺超过 4 天，出现脑血管病体征，最后发展为不可逆的昏迷。

地拉韦啶或依法韦仑可抑制麦角生物碱的代谢。

1. Caballero-Granado FJ, *et al.* Ergotism related to concurrent administration of ergotamine tartrate and ritonavir in an AIDS patient. *Antimicrob Agents Chemother* 1997; **41:** 1207.
2. Montero A, *et al.* Leg ischemia in a patient receiving ritonavir and ergotamine. *Ann Intern Med* 1999; **130:** 329–30.
3. Liaudet L, *et al.* Severe ergotism associated with interaction between ritonavir and ergotamine. *BMJ* 1999; **318:** 771.
4. Pardo Rey C, *et al.* Irreversible coma, ergotamine, and ritonavir. *Clin Infect Dis* 2003; **37:** e72–e73.
5. Rosenthal E, *et al.* Ergotism related to concurrent administration of ergotamine tartrate and indinavir. *JAMA* 1999; **281:** 987.
6. Mortier E, *et al.* Ergotism related to interaction between nelfinavir and ergotamine. *Am J Med* 2001; **110:** 594.

β 受体阻滞药 当常规 1 天使用 2 次 *Cafergot* 栓剂（麦角胺和咖啡因）时，辅助使用普萘洛尔后[1]，有病例报道出现外周血管收缩。采取这种联合用药时，有时也无并发症，认为主要是酒石酸麦角胺的超剂量使用引起外周血管收缩，而不是由于麦角胺和普萘洛尔相互作用引起的[2]。然而，当美西麦角与普萘洛尔，氧烯洛尔与麦角胺联合使用之后，有引起动脉血管收缩的报道[3]。因此，这种联合用药应慎重。

1. Baumrucker JF. Drug interaction—propranolol and Cafergot. *N Engl J Med* 1973; **288:** 916–17.
2. Diamond S. Propranolol and ergotamine tartrate. *N Engl J Med* 1973; **289:** 159.
3. Venter CP, *et al.* Severe peripheral ischaemia during concomitant use of beta blockers and ergot alkaloids. *BMJ* 1984; **289:** 288–9.

硝酸甘油 已有报道，对于体位性低血压患者，硝酸甘油可增加口服双氢麦角胺的生物利用度和血浆浓度[1]。

1. Bobik A, *et al.* Low oral bioavailability of dihydroergotamine and first-pass extraction in patients with orthostatic hypotension. *Clin Pharmacol Ther* 1981; **30:** 673–9.

他克莫司 麦角胺可通过细胞色素酶 P450 同工酶抑制他克莫司的代谢（第1760页）。

药动学

麦角胺在胃肠道吸收很少，偏头痛发作期间，胃潴留的发生会进一步减少吸收。较高肝脏代谢的首过效应使生物利用度也减少。麦角胺直肠或吸入给药可克服这一作用，改善吸收，但生物利用度仍然约为5%甚至更低。舌下腺吸收麦角胺很少。不管哪种给药途径，麦角胺的生物利用度存在很大的个体差异。麦角胺口服和直肠给药剂型中常包含咖啡因，以改善麦角胺的吸收，尽管是否应该这样还不十分清楚。使用像甲氧氯普胺这样的药物有时是为了缓解胃潴留，促进麦角胺的吸收。

麦角胺的血浆蛋白结合率为93%～98%。麦角胺在肝脏经细胞色素酶 P450 同工酶 CYP3A4 被大量代谢；主要代谢物经胆汁分泌排泄。约4%的给药剂量经尿排泄。一些代谢物有药理活性。麦角胺的消除分两相；报道两相半衰期分别为 2h 和 21h，麦角胺或它的代谢物可在乳汁中检测到。

1. Schmidt R, Fanchamps A. Effect of caffeine on intestinal absorption of ergotamine in man. *Eur J Clin Pharmacol* 1974; **7:** 213–16.
2. Eadie MJ. Ergotamine pharmacokinetics in man: an editorial. *Cephalalgia* 1983; **3:** 135–8.
3. Perrin VL. Clinical pharmacokinetics of ergotamine in migraine and cluster headache. *Clin Pharmacokinet* 1985; **10:** 334–52.

用途和用法

麦角胺是来源于麦角的生物碱（第1909页）。有明显的血管收缩作用和 5-羟色胺（5-HT）受体部分激动作用；它也有较强的子宫收缩作用，尽管比麦角新碱作用弱（第1909页）。用于偏头痛和丛集性头痛，也试用于体位性低血压。

麦角胺通常以酒石酸盐的形式使用。常口服给药，也可以舌下、直肠或吸入给药。以前是皮下或肌内注射。咖啡因有时与麦角胺一起给药，以改善麦角胺的吸收，尽管是否应该这样做还不十分清楚。止吐药盐酸赛克力嗪有时与麦角胺制成复合制剂。

麦角胺用于对非阿片镇痛药无反应的偏头痛。然而，它的不良反应限制了它在疾病治疗与预防方面的使用。当偏头痛发作时，越早使用效果越好，尤其在前驱期。

酒石酸麦角胺口服的常规剂量是 1～2mg，如果需要，半小时后可重复给药。24h 内不超过 6mg，尽管有些注册药品信息推荐 24h 不超过 4mg，其他注册药品信息推荐每次发作不超过 8mg。在连续 24h 疗程给药时，2 个疗程之间最小时间的间隔推荐为 4 天。1 周的最大剂量限制在 12mg 内，尽管有些推荐的最低 1 周量为 8mg。建议患者每月使用麦角胺不超过 2 个疗程。相同的剂量可舌下给药。

酒石酸麦角胺可做成栓剂直肠给药，特别是口服无效或不能口服时使用。酒石酸麦角胺直肠给药的剂量是 2mg，如果必要可 1h 后重复给药。通常 24h 内不超过 4mg，1 周不超过 8mg，在连续 24h 疗程给药时，2 个疗程之间的间隔至少 4 天。

麦角胺用于丛集性头痛单次发作的治疗，治疗剂量与治疗偏头痛相似。也用于丛集期头痛发作的预防，通常每日给药从低剂量开始直到 2 周，从口腔或直肠给药（见下文）。

偏头痛和丛集性头痛 麦角胺以前是用于治疗对非阿片类镇痛药无效的偏头痛急性发作主要药物之一（第587页）。但曲坦 5-羟色胺（5-HT_1）激动药（如舒马普坦）效果更好。因为麦角胺可加重在偏头痛发作过程中出现的恶心呕吐，所以，同时给予止吐药也是非常必要的。在偏头痛发作期间，较差的口服生物利用度会进一步降低，麦角胺有时可舌下含服、直肠或吸入给药。不良反应限制了它在单独发作情况下的使用，也阻止其长期用于预防偏头痛。

麦角胺在治疗丛集性头痛（第587页）中的用法与在丛集期间的单次头痛发作治疗相似。在丛集期头痛的预防中，麦角胺也是口服或直肠给药，从低剂量开始，直至 2 周。用于预防的治疗方案是：在预料发作前或在入睡前预防夜间发作，可 1～2h 内持续给予 1～2mg 酒石酸麦角胺。酒石酸麦角胺预防丛集性头痛的最大总剂量还没有像治疗偏头痛那样确定。每周麦角胺通常给药 5～6 天，这样可以评价患者丛集期是否结束。

1. Silberstein SD, Young WB. Safety and efficacy of ergotamine tartrate and dihydroergotamine in the treatment of migraine and status migrainosus. *Neurology* 1995; **45:** 577–84.
2. Tfelt-Hansen P, *et al.* Ergotamine in the acute treatment of migraine: a review and European consensus. *Brain* 2000; **123:** 9–18.

体位性低血压 麦角胺和双氢麦角胺可用于难治性体位性低血压（第1460页）。麦角胺[1]被认为选择性要比双氢麦角胺差（第589页），它对静脉血容量和外周阻力均有影响[2,3]。但麦角胺口服生物利用度要比双氢麦角胺高[2]。有报道，经吸入[3,4]或直肠[5]给予麦角胺可成功治疗体位性低血压。

1. Anonymous. Management of orthostatic hypotension. *Lancet* 1987; **i:** 197–8.
2. Ahmad RAS, Watson RDS. Treatment of postural hypotension: a review. *Drugs* 1990; **39:** 74–85.
3. Tonkin AL, Wing LMH. Hypotension: assessment and management. *Med J Aust* 1990; **153:** 474–85.
4. Stumpf JL, Mitrzyk B. Management of orthostatic hypotension. *Am J Hosp Pharm* 1994; **51:** 648–60.
5. Toh V, *et al.* Ergotamine use in severe diabetic autonomic neuropathy. *Diabet Med* 2006; **23:** 574–6.

制剂

BP 2010: Frgotamine Sublingual Tablets;
USP 33: Ergotamine Tartrate and Caffeine Suppositories; Ergotamine Tartrate and Caffeine Tablets; Ergotamine Tartrate Inhalation Aerosol; Ergotamine Tartrate Injection; Ergotamine Tartrate Tablets.

专利制剂

Austria: Ergokapton; ***Chile:*** Jaquedryl; ***Ger.:*** ergo sanol spezial N†; Ergo-Kranit Migrane; ***Hung.:*** Ergam; ***Ital.:*** Ergotan; ***Philipp.:*** Avamigran; ***Thai.:*** Ergosia; Gynaemine; ***USA:*** Ergomar.

多组分制剂 ***Arg.:*** Cafergot; Cefalex Plus; Ibu-Tetralgin; Ibumar Migra†; Ibupirac Migra; Integrobe Plus; Jaquedryl†; Migra Dioxadol; Migra Dorixina; Migral; Migral Compositum; Migral II; Mikesan; Solacil; Tetralgin; Tetralgin Novo; ***Austral.:*** Cafergot; ***Austria:*** Avamigran; Cafergot†; Migril†; Secokapton†; Synkapton; ***Belg.:*** Cafergot; ***Braz.:*** Migrane; Neogrein; Ormigrein; ***Canad.:*** Bellergal; Cafergot; Ergodryl; Gravergol; ***Chile:*** Cafergot-PB†; Cefalmin; Cinabel; Clonalgin Compuesto; Ergobelan; Ergonef; Esamigran; Fredol; Migra-Nefersil; Migragesic; Migranol; Migratam; Ultrimin; ***Cz.:*** Bellaspon†; ***Denm.:*** Ergokoffin; Gynergen Comp†; ***Fin.:*** Anervan; ***Fr.:*** Gynergene Cafeine; ***Ger.:*** Cafergot N; Migratan S†; ***Gr.:*** Cafergot; Medalidon; ***Hong Kong:*** Cafergot; ***Hung.:*** Kefalgin; ***India:*** Migranil; ***Indon.:*** Bellapheen; Cafergot; Ericaf; ***Irl.:*** Migranat†; ***Israel:*** Cafergot; Temigran; ***Ital.:*** Cafergot; Virdex; ***Malaysia:*** Cafergot†; ***Mex.:*** Cafergot; Caftar; Ergocaf; Optium; Sydolil; Trinergot; ***Neth.:*** Cafergot; Ercycof†; ***Norw.:*** Anervan; ***NZ:*** Cafergot; ***Pol.:*** Bellergot; Coffecorn; ***Port.:*** Avamigran†; Migretil; ***S.Afr.:*** Cafergot; Cafergot-PB†; Migril; ***Singapore:*** Cafergot; ***Spain:*** Cafergot; Hemicraneal; ***Swed.:*** Anervan; Cafergot†; ***Switz.:*** Bellagotin†; Cafergot; Cafergot-PB; ***Thai.:*** Avamigran; Benera; Cafergot; Degran; Migana; Neuramizone; Poligot-CF; Polygot; Tofago; ***Turk.:*** Avmigran; Bellergal; Cafergot; Ergafein; ***UK:*** Cafergot; Migril; ***Ukr.:*** Nomigren (Номигрен); ***USA:*** Bel-Phen-Ergot S†; Bellamine†; Bellergal-S; Cafatine; Cafatine-PB; Cafergot; Ercaf; Folergot-DF; Phenerbel-S; ***Venez.:*** Cafergot†; Ervostal; Migradorixina; Traveget.

Feverfew 龙牙草

Camomille, grande; Matricaria; Mattram; Nať kopretiny řimbaby; Őszi margitvirág; Reunuspäivänkakkara; Tanaceti parthenii herba; Tanaceto; Vaistinių skaistenių žolė.

Девичья Трава; Пиретрум Девичий

ATC Herb — HN02CW5005 (Tanacetum parthenium: leaf).

UNII — 6GE7Z0761K (Tanacetum parthenium); Z64FK7P217 (Tanacetum parthenium leaf).

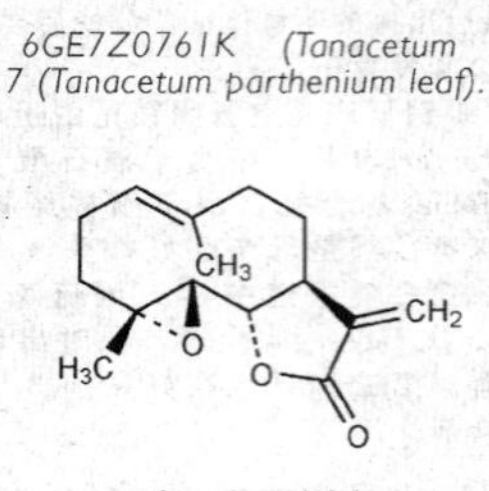

(parthenolide)

Pharmacopoeias. In *Eur.* (see p.vii) and in *US. US* also describes Powdered Feverfew.

Ph. Eur. 6.8 (Feverfew) *Tanacetum parthenium* 的整个或气生干叶部分。以干燥药计，至少含有 0.2% 的银胶菊内酯（parthenolide）($C_{15}H_{20}O_3=248.3$)。具有樟脑样臭。避光。

USP 33 (Feverfew) 由 *Tanacetum parthenium*（紫菀科）的干燥叶组成，当开花时采摘。贮藏在干燥处。避光。

不良反应和注意事项

服用龙牙草后有报道出现口腔溃疡和疼痛，可能是由于致敏作用引起；如果发生龙牙草致敏应该停药。接触性皮炎也有报道。龙牙草也有促使流产的作用，妊娠者不应使用。

对血液的影响 已有报道表明，龙牙草有增加手术过程中或正在服用抗凝血药患者的出血危险。但是，尽管在体外实验或动物实验中报道龙牙草有抑制血小板聚集的作用，一项临床研究综述[1]表明龙牙草没有明显影响血液系统安全参数。

1. Pittler MH, Ernst E. Feverfew for preventing migraine. Available in The Cochrane Database of Systematic Reviews; Issue 1. Chichester: John Wiley; 2004 (accessed 27/04/05).

药物相互作用

已经有报道表明龙牙草可增强抗凝血药的作用（见上文对血液的影响）。

用途和用法

龙牙草是由 *Tanacetum parthenium*（柴菀科）的干燥叶组成。龙牙草是用于预防偏头痛的传统的草药。它的作用主要是由于这种植物中含有倍半萜内酯，特别是银胶菊内酯。在一些国家使用干燥叶粉状制剂，它的标准是提供至少 0.2% 的银胶菊内酯。推荐剂量为每日口服 250mg。更低的剂量，每日 100mg，也应用过。

偏头痛 龙牙草是用于治疗偏头痛的传统的草药（第587页）。标准冻干粉叶的研究在预防和改善偏头痛发作方面，显示出不同结果。系统性综述[1,2]建议它对预防偏头痛的效果还有待进一步研究明确。

1. Vogler BK, *et al.* Feverfew as a preventive treatment for migraine: a systematic review. *Cephalalgia* 1998; **18:** 704–8.
2. Pittler MH, Ernst E. Feverfew for preventing migraine. Available in The Cochrane Database of Systematic Reviews; Issue 1. Chichester: John Wiley; 2004 (accessed 27/04/05).

类风湿关节炎 龙牙草是用于治疗关节炎的传统草药，但是，虽然在体外研究中有抗炎作用，临床实验[1]发现对类风湿关节炎并没有作用。

1. Pattrick M, *et al.* Feverfew in rheumatoid arthritis: a double blind, placebo controlled study. *Ann Rheum Dis* 1989; **48:** 547–9.

制剂

专利制剂

Austral.: Herbal Headache Relief†; ***Braz.:*** Enxamed; Tanaceto; Tenliv; ***Canad.:*** Tanacet; ***Pol.:*** Mariomigran†; ***UK:*** DiaFeverfew; DiaMigraine; Migraherb; Tanacet.

多组分制剂 ***Austral.:*** Albizia Complex; Extralife Arthri-Care†; Extralife Migrai-Care†; Guaiacum Complex†; ***Ital.:*** Neuralta Migren.

顺势疗法制剂 ***Cz.:*** Nemagran†; ***Fr.:*** Poconeol no 43.

Frovatriptan (*BAN*, *rINN*) 夫罗曲坦

Frovatriptaani; Frovatriptán; Frovatriptanum; SB-209509AX (frovatriptan or frovatriptan succinate); VML-251 (frovatriptan or frovatriptan succinate). (6*R*)-5,6,7,8-Tetrahydro-6-methylamino-carbazole-3-carboxamide.

Фроватриптан

$C_{14}H_{17}N_3O=243.3.$

CAS — 158747-02-5.

ATC — N02CC07.

ATC Vet — QN02CC07.

UNII — H82Q2D5WA7.

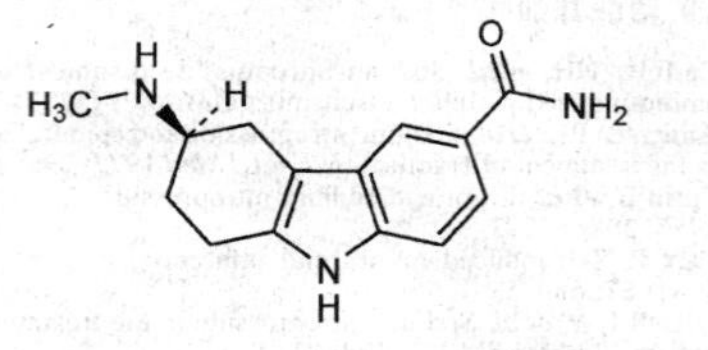

Frovatriptan Succinate (*BANM*, *USAN*, *rINNM*) 琥珀酸夫罗曲坦

Frovatriptan, Succinate de; Frovatriptani Succinas; SB-209509AX (frovatriptan or frovatriptan succinate); Succinato de frovatriptán; VML-251 (frovatriptan or frovatriptan succinate).

Фроватриптана Суксинат

$C_{14}H_{17}N_3O,C_4H_6O_4,H_2O=379.4.$

CAS — 158930-17-7.

ATC — N02CC07.

ATC Vet — QN02CC07.

UNII — D28J6W18HY.

不良反应和注意事项

与舒马普坦相似，第595页。

夫罗曲坦不能用于严重肝损伤患者。轻中度肝损伤患者，不需调整剂量。

药物相互作用

与舒马普坦相似，第596页。

夫罗曲坦由细胞色素 P450 同工酶 CYP1A2 代谢，氟伏沙明为该酶的有效抑制剂，可使夫罗曲坦的血中浓度增加 27%～49%。

药动学

口服后，夫罗曲坦 2～4h 达血浆峰浓度，男性的生物利用度大约为 20%，女性为 30%。食物可使达峰时间延迟 1h。夫罗曲坦的蛋白结合率为 15%。它主要由细胞色素 P450 同工酶 CYP1A2 代谢。约 32%的口服剂量由尿排出，62%由粪便排出。血浆消除半衰期约为 26h。

在大鼠的研究中发现，夫罗曲坦在乳汁中分布。

1. Buchan P, *et al.* Clinical pharmacokinetics of frovatriptan. *Headache* 2002; **42** (suppl 2): S54–S62.
2. Elkind AH, *et al.* Pharmacokinetics of frovatriptan in adolescent migraineurs. *J Clin Pharmacol* 2004; **44:** 1158–65.

用途和用法

夫罗曲坦是选择性 5-羟色胺（5-HT_1）激动药，用法与舒马普坦相似（第597页）。用于偏头痛发作的头痛期治疗。不能用于预防。夫罗曲坦以琥珀酸盐口服给药，但剂量以碱基表述；3.9mg 的琥珀酸夫罗曲坦约相当于 2.5mg 的夫罗曲坦。

推荐剂量是 2.5mg；如果无效，对于同样的头痛发作不给予第二次剂量。在首次有效后，如果症状复发，至少间隔 2h 后，可重复给药。在英国，24h 内夫罗曲坦最大剂量是 5mg，而在美国，最大日剂量为 7.5mg。

1. Markus F, Mikko K. Frovatriptan review. *Expert Opin Pharmacother* 2007; **8:** 3029–33.

偏头痛 不同曲坦类药物对偏头痛的相对获益比较，见**舒马普坦**，第597页。

1. Rapoport A, *et al.* Dose range-finding studies with frovatriptan in the acute treatment of migraine. *Headache* 2002; **42** (suppl 2): S74–S83.
2. Ryan R, *et al.* Clinical efficacy of frovatriptan: placebo-controlled studies. *Headache* 2002; **42** (suppl 2): S84–S92.
3. Poolsup N, *et al.* Efficacy and tolerability of frovatriptan in acute migraine treatment: systematic review of randomized controlled trials. *J Clin Pharm Ther* 2005; **30:** 521–32.

制剂

专利制剂

Austria: Eumitan; ***Canad.:*** Frova; ***Cz.:*** Fromen; Recur; ***Denm.:*** Migard; ***Fin.:*** Migard; Tigreat; ***Fr.:*** Isimig; Tigreat; ***Ger.:*** Allegro; ***Gr.:*** Migard; Migralin; Pitunal; ***Irl.:*** Frovex; ***Ital.:*** Auradol; Rilamig; ***Neth.:*** Fromirex; Migard; ***Port.:*** Dorlise; Migard; ***Spain:*** Forvey; Perlic; ***Switz.:*** Menamig; ***Turk.:*** Newart; ***UK:*** Migard; ***USA:*** Frova.

Iprazochrome（*rINN*）异丙佐罗

Ipratsokromi; Iprazochromum; Iprazocromo; Iprazokrom. 3-Hydroxy-1-isopropyl-5,6-indolinedione 5-semicarbazone.

Ипразохром

$C_{12}H_{16}N_4O_3$ = 264.3.
CAS — 7248-21-7.
ATC — N02CX03.
ATC Vet — QN02CX03.
UNII — 903A9K181P.

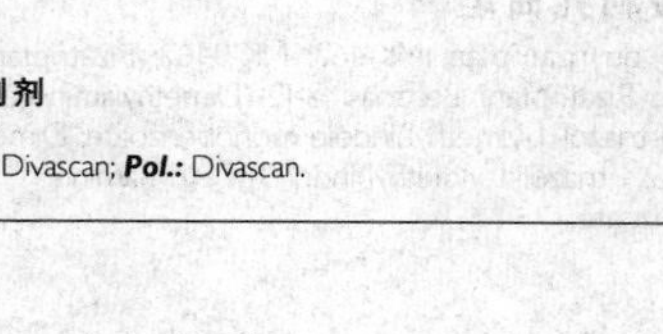

简介

异丙佐罗是 5-羟色胺拮抗药用于偏头痛的预防（第587页）和糖尿病视网膜病的治疗。常规剂量为 2.5～5mg，每日 3 次。

制剂

专利制剂

Hung.: Divascan; ***Pol.:*** Divascan.

Methysergide（*BAN*，*USAN*，*rINN*）美西麦角

1-Methyl-D-lysergic Acid Butanolamide; Méthysergide; Methysergidum; Metisergida; Metysergid; Metysergidi. *N*-[1-(Hydroxymethyl)propyl]-1-methyl-D-lysergamide; 9,10-Didehydro-*N*-[1-(hydroxymethyl)propyl]-1,6-dimethylergoline-8β-carboxamide.

Метизергид

$C_{21}H_{27}N_3O_2$ = 353.5.
CAS — 361-37-5.
ATC — N02CA04.
ATC Vet — QN02CA04.
UNII — XZA9HY6Z98.

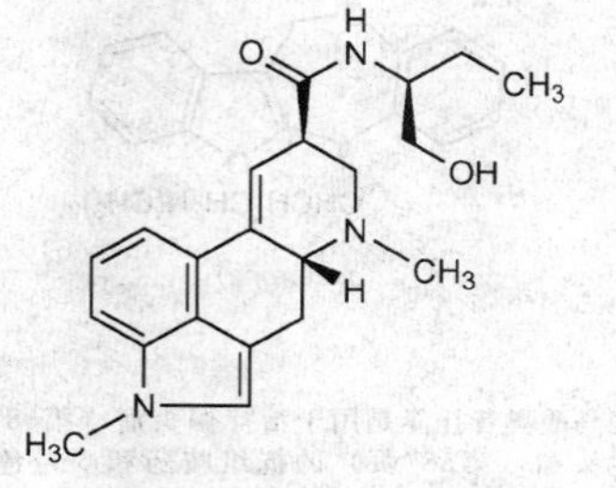

Methysergide Maleate（*BANM*，*rINNM*）马来酸美西麦角

Maleato de metisergida; Méthysergide, Maléate de; Methysergidi Maleas.

Метизергида Малеат

$C_{21}H_{27}N_3O_2,C_4H_4O_4$ = 469.5.
CAS — 129-49-7.
ATC — N02CA04.
ATC Vet — QN02CA04.
UNII — 2U7H1466GH.

Pharmacopoeias. In *Br.* and *US.*

BP 2010（Methysergide Maleate） 白色或类白色结晶性粉末，也可为黄色或粉红色；无臭或几乎无臭。微溶于水或乙醇；不溶于氯仿和乙醚。0.2%水溶液的 pH 值为 3.7～4.7。贮藏温度为 2～8℃。避光。

USP 33（Methysergide Maleate） 白色至微黄白色或微红白色结晶性粉末。无臭或轻微臭。溶于水（1∶200）、乙醇（1∶165）及氯仿（1∶3400）。几乎不溶于乙醚。1∶500 溶液的 pH 值为 3.7～4.7。贮藏于 2～8℃的密闭容器中。避光。

不良反应

胃肠道反应（如恶心、呕吐、胃灼热和腹痛）以及头晕和嗜睡通常在首次使用马来酸美西麦角治疗时出现。报道的其他中枢神经系统反应包括共济失调，失眠、虚弱、烦躁不安、头晕眼花、欣快感和幻觉。外周或局部水肿、腿抽筋和体重增加都有发生，偶尔会有皮疹、脱发、关节肌肉疼痛、中性粒细胞减少症和红细胞增多症发生。体位性低血压和心动过速也已经被发现。已有心肌梗死的报道，特别是合并有缺血性疾病或同时服用其他缩血管药物的患者，这两种情况都是美西麦角治疗的禁忌证。

当与麦角胺合用时（第591页），有些患者发生动脉痉挛，表现为四肢感觉异常或心绞痛。如果出现这些症状，尽管突然停药后反跳性头痛可能发作，也应停用美西麦角。下肢血管供血不足可表现为动脉痉挛或纤维化改变。当出现外周循环损伤时应该停止治疗。患者长期治疗可发生腹膜后纤维化，伴有腹部血管或输尿管梗阻、肺纤维化和心瓣膜纤维化改变。如果发生纤维化，应立即停用美西麦角。腹膜后纤维化通常是可逆的，但其他纤维化改变较难逆转。

纤维化 纤维化与长期使用马来酸美西麦角相关。在一项早期报道中[1]，27 名患有腹膜后纤维化的患者都是由于使用了 9～54 个月的美西麦角，剂量为每日 2～28mg。停药后，其中 13 名患者纤维化部分或全部消除。有几例加用了泼尼松的患者，几天后症状就开始改善。其他 14 例患者接受手术治疗；几例连续使用美西麦角的患者术后治疗比较困难。7 名患者有心脏杂音，在治疗停止后，有 3 名患者全部或部分的恢复。有些患者纤维化改变可影响大动脉、心脏瓣膜和肺组织。其他的报道有 48 名正接受美西麦角治疗的患者[2]心内膜纤维化表现为心脏杂音。当停止使用美西麦角后，有 27 名患者的杂音逐渐减弱。9 名患者有腹膜后纤维化，2 名患者有胸膜纤维化。已经描述过 1 名患者有髂静脉纤维化[3]。

与麦角胺酒石酸或双氢麦角胺有关的几例有腹膜后纤维化的患者已经被注意到[1]。这两种药长期大量使用会引起腹膜后纤维化或其他纤维化疾病[4~7]。

1. Graham JR, *et al.* Fibrotic disorders associated with methysergide therapy for headache. *N Engl J Med* 1966; **274:** 359–68.
2. Bana DS, *et al.* Cardiac murmurs and endocardial fibrosis associated with methysergide therapy. *Am Heart J* 1974; **88:** 640–55.
3. Bucci JA, Manoharan A. Methysergide-induced retroperitoneal fibrosis: successful outcome and two new laboratory features. *Mayo Clin Proc* 1997; **72:** 1148–50.
4. Lepage-Savary D, Vallières A. Ergotamine as a possible cause of retroperitoneal fibrosis. *Clin Pharm* 1982; **1:** 179–80.
5. Robert M, *et al.* Fibrotic processes associated with long-term ergotamine therapy. *N Engl J Med* 1984; **311:** 601 and 602.
6. Damstrup L, Jensen TT. Retroperitoneal fibrosis after long-term daily use of ergotamine. *Int Urol Nephrol* 1986; **18:** 299–301.
7. Malaquin F, *et al.* Pleural and retroperitoneal fibrosis from dihydroergotamine. *N Engl J Med* 1989; **321:** 1760.

不良反应的处置

与麦角胺酒石酸相似，第591页。

如果发生了纤维化，应立即停用马来酸美西麦角。虽然可能需要手术，但皮质激素已经用于治疗纤维化。

注意事项

与麦角胺酒石酸相似，第591页。

另外，马来酸美西麦角的禁忌证有瓣膜性心脏病、肺部和胶原性疾病、输尿管疾病、下肢静脉炎和蜂窝织炎以及糖尿病。有消化性溃疡的患者应慎用，因为它可增加胃酸分泌。应严密监护患者。美西麦角不能连续给药 6 个月，并应逐渐减量（见下文**用途和用法**）。然而，如果纤维化症状或动脉痉挛发展，就应立即停药。

卟啉病 美西麦角用于卟啉病是不安全的，因为在动物和体外实验中已有卟啉病的报道。

药物相互作用

在偏头痛治疗过程中，包括麦角碱在内的药物相互作用在**麦角胺**项下进行了讨论（第591页）。

药动学

马来酸美西麦角在胃肠道迅速吸收，服药 1h 内达最大血浆浓度。66%与血浆蛋白结合。美西麦角有明显的首过效应，经肝脏代谢为甲麦角新碱（第1909页）。口服剂量的 50%以原形药和代谢产物由肾脏排出。美西麦角的消除分为两相。两相半衰期分别为 2.7h 和 10h。

1. Bredberg U, *et al.* Pharmacokinetics of methysergide and its metabolite methylergometrine in man. *Eur J Clin Pharmacol* 1986; **30:** 75–7.

用途和用法

马来酸美西麦角是半合成麦角碱。它是有效的 5-羟色胺拮抗药，与麦角胺相比，有较弱的血管收缩和子宫收缩作用。它还可用于预防严重的复发偏头痛（第587页）和丛集期的头痛发作（第587页），虽然因为药物不良反应，它的使用在减少。本品对于急性头痛治疗是无效的。

美西麦角以马来酸盐的形式口服给药，但是剂量通常根据碱基来表示；1.33mg 的马来酸美西麦角相当于 1mg 的美西麦角。通常每日剂量为 2～6mg，分次与餐同服。建议起始剂量为睡前 1mg，逐渐增加剂量的间隔应超过 2 周；应选择最小有效量。在一些国家剂量以马来酸盐形式表示，常规剂量每日为 4～8mg。因为不良反应高发，仔细和规律的观察患者是非常重要的，应在医院的监测下进行治疗。如果 3 周后，证明治疗仍然无效，那么进一步治疗很可能无效。当超过 6 个月时，就不必继续治疗，应在 2～3 周内逐渐减量直至停药，停药后至少过 1 个月再评价。有人认为疗程不应超过 3 个月且没有间隔。

大剂量马来酸美西麦角也用于控制与类癌综合征相关的腹泻（见**神经内分泌肿瘤**，第641页），其剂量相当于每日美西麦角 12～20mg。

作为一种 5-羟色胺拮抗药，认为美西麦角有助于逆转 5-羟色胺综合征（第392页）。

1. Koehler PJ, Tfelt-Hansen PC. History of methysergide in migraine. *Cephalalgia* 2008; **28:** 1126–35.

制剂

BP 2010: Methysergide Tablets;
USP 33: Methysergide Maleate Tablets.

专利制剂

Austral.: Deseril; ***Belg.:*** Deseril; ***Braz.:*** Deserila; ***Canad.:*** Sansert†; ***Fr.:*** Desernil; ***Neth.:*** Deseril; ***S.Afr.:*** Deseril†; ***UK:*** Deseril.

Naratriptan Hydrochloride (*BANM*, *USAN*, *rINNM*) 盐酸那拉曲坦

GR-85548A; GR-85548X (naratriptan); Hidrocloruro de naratriptán; Naratriptan, Chlorhydrate de; Naratriptani Hydrochloridum. *N*-Methyl-3-(1-methyl-4-piperidyl)indole-5-ethanesulfonamide hydrochloride.

Наратриптана Гидрохлорид

$C_{17}H_{25}N_3O_2S,HCl = 371.9.$

CAS — 121679-13-8 (naratriptan); 121679-19-4 (naratriptan hydrochloride); 143388-64-1 (naratriptan hydrochloride).

ATC — N02CC02.

ATC Vet — QN02CC02.

UNII — 10X8X4P12Z.

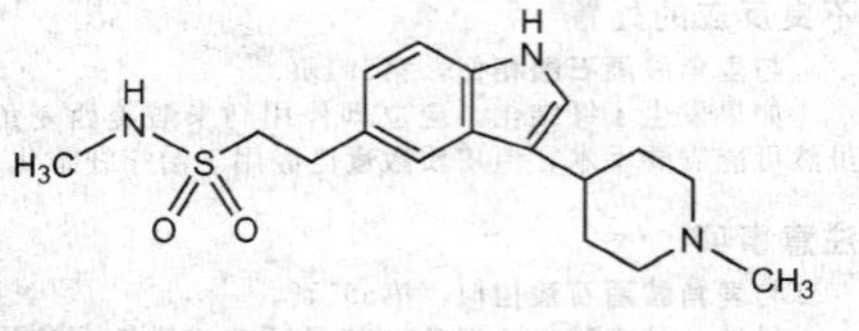

(naratriptan)

Pharmacopoeias. In *US.*

USP 33 (Naratriptan Hydrochloride) 白色至淡黄色固体。溶于水。贮藏于密闭容器中，温度不超过30℃。

不良反应和注意事项

与舒马普坦相似，第595页。

那拉曲坦不能用于有严重肝肾损伤的患者（肌酐清除率<15ml/min），轻中度肝肾损伤者应慎用。磺胺类过敏患者使用那拉曲坦时可能出现同样反应。

药物过度使用性头痛 那拉曲坦和药物过度使用性头痛的相关性报道，见舒马普坦的不良反应，第595页。

药物相互作用

与舒马普坦相似，第596页。

药动学

那拉曲坦口服2～3h达血药浓度峰值，生物利用度在男性为63%，在女性为74%。血浆蛋白结合率为29%。那拉曲坦部分经肝脏细胞色素酶P450同工酶代谢。50%以原形经肾脏排泄，30%以无活性的代谢物经肾脏排出。消除半衰期为6h，肝肾损伤患者的半衰期明显延长。

在大鼠的研究发现，那拉曲坦可分布到乳汁中。

用途和用法

那拉曲坦是一种选择性5-羟色胺（5-HT1）激动药，作用与用途与舒马普坦相似（第597页）。用于偏头痛急性期发作的治疗。它不应该用于预防。那拉曲坦以盐酸盐口服给药，剂量根据碱基表达；1.11mg的盐酸那拉曲坦相当于1mg的那拉曲坦。

在英国，那拉曲坦的推荐剂量为2.5mg，美国为1～2.5mg。如果使用初始剂量后没有效果，同样发作不第2次给药。如果在初次有效后症状复发，在间隔4h后，可重复给药，24h最大剂量为5mg。肝肾损伤时的剂量见下文。

在肝损伤和肾损伤中的用法 那拉曲坦禁用于严重的肝肾损伤患者（肌酐清除率<15ml/min）。轻中度肝肾损伤患者，24h推荐最大剂量为2.5mg，起始剂量要从低剂量开始。

偏头痛 不同曲坦类药物对偏头痛的相对获益比较，见舒马普坦，第597页。

1. Ashcroft DM, Millson D. Naratriptan for the treatment of acute migraine: meta-analysis of randomised controlled trials. *Pharmacoepidemiol Drug Safety* 2004; **13:** 73–82.

制剂

USP 33: Naratriptan Hydrochloride Oral Suspension; Naratriptan Tablets.

专利制剂

Arg.: Naramig; ***Austral.:*** Naramig; ***Austria:*** Antimigrin; Naramig; ***Belg.:*** Naramig; ***Braz.:*** Naramig; ***Canad.:*** Amerge; ***Chile:*** Miragran; Naramig; ***Cz.:*** Naramig; ***Denm.:*** Naragran; ***Fin.:*** Naramig; ***Fr.:*** Naramig; ***Ger.:*** Formigran; Naramig; ***Gr.:*** Naramig; ***Hung.:*** Naramig†; ***Irl.:*** Naramerg; Naramig; ***Israel:*** Naramig; ***Mex.:*** Naramig†; ***Neth.:*** Naramig; ***Norw.:*** Naramig; ***NZ:*** Naramig; ***Port.:*** Naramig; ***Rus.:*** Naramig (Нарамиг); ***S.Afr.:*** Naramig; ***Singapore:*** Naramig; ***Spain:*** Naramig; ***Swed.:*** Naramig; ***Switz.:*** Naramig; ***Turk.:*** Naramig; ***UK:*** Naramig; ***USA:*** Amerge.

Oxetorone Fumarate (*USAN*, *rINNM*) 富马酸奥昔托隆

Fumarato de oxetorona; L-6257; Oxétorone, Fumarate d'; Oxetoroni Fumaras. 3-(6,12-Dihydrobenzofuro[3,2-c][1]benzoxepin-6-ylidene)-*NN*-dimethylpropylamine hydrogen fumarate.

Оксеторона Фумарат

$C_{21}H_{21}NO_2,C_4H_4O_4 = 435.5.$

CAS — 26020-55-3 (oxetorone); 34522-46-8 (oxetorone fumarate).

ATC — N02CX06.

ATC Vet — QN02CX06.

UNII — 5SYZ8I05SH.

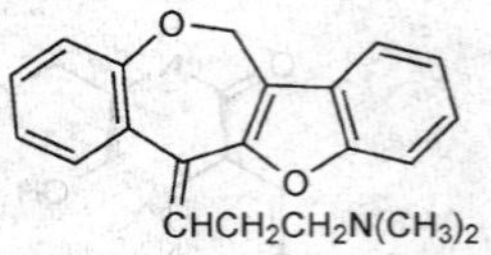

$CHCH_2CH_2N(CH_3)_2$

(oxetorone)

简介

富马酸奥昔托隆是用于治疗偏头痛（第587页）和丛集性头痛（第587页）的抗组胺药和5-羟色胺拮抗药，口服剂量每日最大可达180mg。有报道富马酸奥昔托隆可导致啮齿类动物乳房组织细胞增生和子宫内膜侵蚀性改变。

制剂

专利制剂

Belg.: Nocertone; ***Cz.:*** Nocertone†; ***Fr.:*** Nocertone; ***Gr.:*** Nocertone.

Pizotifen (*BAN*, *rINN*) 苯噻啶

BC-105; Pitsotifeeni; Pizotifène; Pizotifeno; Pizotifenum; Pizotyline *(USAN)*. 9,10-Dihydro-4-(1-methylpiperidin-4-ylidene)-4*H*-benzo[4,5]cyclohepta[1,2-*b*]thiophene.

Пизотифен

$C_{19}H_{21}NS = 295.4.$

CAS — 15574-96-6.

ATC — N02CX01.

ATC Vet — QN02CX01.

UNII — 0BY8440V3N.

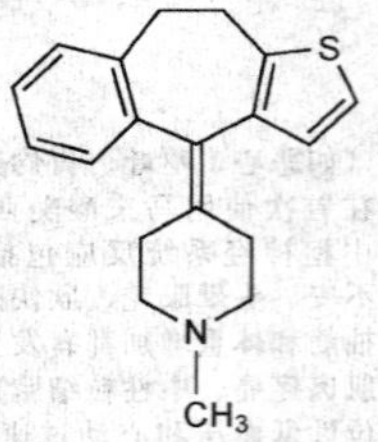

Pharmacopoeias. In *Chin.*

Pizotifen Malate (*BANM*, *rINNM*) 苹果酸苯噻啶

Malato de pizotifeno; Pizotifen Hydrogen Malate; Pizotifène, Malate de; Pizotifeni Malas; Pizotyline Malate.

Пизотифена Малат

$C_{19}H_{21}NS,C_4H_6O_5 = 429.5.$

CAS — 5189-11-7.

ATC — N02CX01.

ATC Vet — QN02CX01.

Pharmacopoeias. In *Br.*

BP 2010 (Pizotifen Malate) 白色或淡黄色、无臭或几乎无臭的结晶性粉末。极微溶于水；微溶于乙醇和氯仿；略溶于甲醇。避光。

不良反应和注意事项

总体上与镇静类抗组胺药相似，第534页。服用苯噻啶可增加食欲和体重。也可以引起困倦。

不良反应发生率 47名严重偏头痛患者每日服用1～2mg苯噻啶后，有22名患者出现不良反应[1]。这些不良反应包括体重增加（15例）、肌痛或痉挛（3例）、双腿发沉或多动腿（3例）、体液潴留（3例）、困倦（2例）、更加频繁的轻度疼痛（2例）、面部潮红（1例）、性欲减低（1例）、癫痫恶化（1例）和多梦（2例）。有11名患者由于不良反应而需要停药。

1. Peet KMS. Use of pizotifen in severe migraine: a long-term study. *Curr Med Res Opin* 1977; **5:** 192–9.

药物相互作用

总体上与镇静类抗组胺药相似，第536页。

抗高血压药 已有关于正在服用*Debrisoquine*的患者开始服用苯噻啶后血压失控的报道[1]，厂商建议，由于苯噻啶的化学结构与三环类抗抑郁药相似，它可以相同的方式产生抗肾上腺素能阻滞作用。

1. Bailey RR. Antagonism of debrisoquine sulphate by pizotifen (Sandomigran). *N Z Med J* 1976; **1:** 449.

药动学

苯噻啶胃肠道吸收好，在单次口服剂量后，5h达血浆浓度峰值。血浆蛋白结合率超过90%。苯噻啶被大量代谢。超过一半的剂量以代谢物形式从尿中排出；相当部分从粪便排出。苯噻啶的主要代谢产物（共轭*N*-葡萄糖醛酸）消除半衰期很长，大约为23h。

在动物实验中发现，苯噻啶在乳汁中分布。

用途和用法

苯噻啶是镇静类抗组胺药（第534页），具有较强的5-羟色胺拮抗药和较弱的抗胆碱药的特点。它也具有拮抗色胺的作用。苯噻啶通常以苹果酸盐形式来使用，预防偏头痛和丛集期头痛发作。对急性发作治疗效果差。苹果酸苯噻啶的剂量根据碱基来表示；1.45mg苹果酸苯噻啶相当于1mg苯噻啶。

通常成人剂量是每日1.5mg，分3次或晚上1次口服。从首次剂量500μg逐渐增加剂量，有利于避免困倦。每日剂量为500μg～4.5mg；单次剂量不能超过3mg。

儿童详细剂量，见下文。

盐酸苯噻啶也用于偏头痛的治疗。

儿童用法 预防偏头痛和丛集期头痛发作，大于2岁的儿童最大剂量可每日1.5mg，但晚上最大的一次剂量不能超过1mg。从首次剂量500μg逐渐增加剂量可避免困倦。

腹型偏头痛 腹型偏头痛反复发病主要见于儿童，其特点是腹部正中间疼痛可持续72h。疼痛足以影响正常的活动，可伴有面色苍白、食欲减退、恶心和呕吐[1,2]。睡眠，有时呕吐，可终止发作。

苯噻啶可有效预防儿童腹型偏头痛的腹痛[3]。用普萘洛尔和赛庚啶预防治疗也有效果[4]。

1. Headache Classification Subcommittee of the International Headache Society. The international classification of headache disorders: 2nd edition. *Cephalalgia* 2004; **24** (suppl 1): 9–160. Also available at: http://onlinelibrary.wiley.com/doi/10.1111/cha.2004.24.issue-s1/issuetoc (accessed 12/08/10)
2. Russell G, *et al.* The child with recurrent abdominal pain: is it abdominal migraine? *Br J Hosp Med* 2007; **68:** M110–M113.
3. Symon DNK, Russell G. Double blind placebo controlled trial of pizotifen syrup in the treatment of abdominal migraine. *Arch Dis Child* 1995; **72:** 48–50.
4. Worawattanakul M, *et al.* Abdominal migraine: prophylactic treatment and follow-up. *J Pediatr Gastroenterol Nutr* 1999; **28:** 37–40.

偏头痛和丛集性头痛 苯噻啶广泛地用于偏头痛预防治疗（第587页），但治疗效果的证据有限。它也被用于丛集性头痛的治疗以防止丛集期头痛发作（第587页）。

1. Cleland PG, *et al.* Studies to assess if pizotifen prophylaxis improves migraine beyond the benefit offered by acute sumatriptan therapy alone. *Eur Neurol* 1997; **38:** 31–8.
2. Barnes N, Millman G. Do pizotifen or propranolol reduce the frequency of migraine headache? *Arch Dis Child* 2004; **89:** 684–5.

制剂

BP 2010: Pizotifen Tablets.

专利制剂

Arg.: Sandomigran; ***Austral.:*** Sandomigran; ***Belg.:*** Sandomigran; ***Braz.:*** Sandomigran; ***Canad.:*** Sandomigran; ***Cz.:*** Sandomigran; ***Denm.:*** Sandomigrin; ***Fr.:*** Sanmigran; ***Ger.:*** Mosegor†; ***Gr.:*** Mosegor; ***Hong Kong:*** Sandomigran; ***Hung.:*** Sandomigran†; ***Indon.:*** Lysagor; ***Irl.:*** Sanomigran; ***Ital.:*** Sandomigran; ***Malaysia:*** Sandomigran; ***Neth.:*** Sandomigran; ***NZ:*** Sandomigran; ***Philipp.:*** Litec; Mor-Vita; Mosegor; ***Pol.:*** Polomigran; ***S.Afr.:*** Sandomigran; ***Spain:*** Mosegor; Sandomigran; ***Swed.:*** Sandomigrin; ***Switz.:*** Mosegor; ***Thai.:*** Anorsia; Bozo; Manzofen; Migrin; Mosegor; Moselar; Mozifen-EF; Pizomed; Zofen; ***Turk.:*** Sandomigran; ***UK:*** Sanomigran; ***Venez.:*** Sandomiran†.

多组分制剂 ***Philipp.:*** Appetens; Mosegor Vita.

Rizatriptan Benzoate (*BANM*, *USAN*, *pINNM*) 苯甲酸利扎曲坦

Benzoato de rizatriptán; MK-462; MK-0462; Rizatriptan, Benzoate de; Rizatriptani Benzoas. 3-[2-(Dimethylamino)ethyl]-5-(1*H*-1,2,4-triazol-1-ylmethyl)indole monobenzoate; Dimethyl{2-[5-(1*H*-1,2,4-triazol-1-ylmethyl)indol-3-yl]ethyl}amine monobenzoate.

Ризатриптана Бензоат
$C_{15}H_{19}N_5,C_7H_6O_2$ = 391.5.
CAS — 144034-80-0 (rizatriptan); 145202-66-0 (rizatriptan benzoate).
ATC — N02CC04.
ATC Vet — QN02CC04.
UNII — WR978S7QHH.

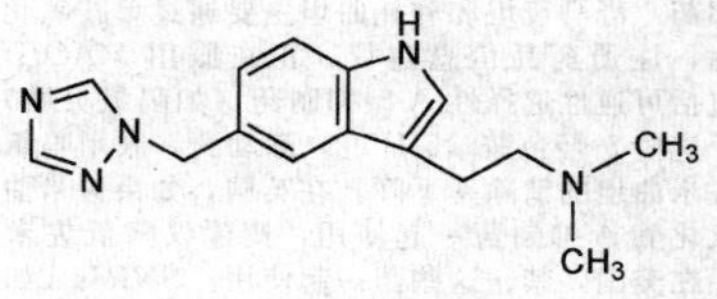

(rizatriptan)

不良反应和注意事项

与舒马普坦相似，第595页。应用利扎曲坦发生中毒性表皮坏死松解症的已有报道。

利扎曲坦不能用于有严重肝肾损伤的患者，轻中度肝肾损伤患者慎用。

药物相互作用

与舒马普坦相似，第596页。

普萘洛尔可增加利扎曲坦的血浆浓度，建议同时使用这两种药时，应减少利扎曲坦剂量（见下文用途和用法）。

药动学

口服利扎曲坦后，1～2.5h 达血药浓度峰值，取决于药物剂型的不同。生物利用度为40%～45%。食物可延长片剂达峰时间，大约延长 1h。血浆蛋白结合率低（14%）。

利扎曲坦主要被单胺氧化酶 A 型代谢为无活性的吲哚乙酸衍生物。形成很少的活性代谢物 *N*-单脱甲基-利扎曲坦。也产生其他少量的代谢物。约 14%的口服剂量以原形利扎曲坦形式从尿液排出，51%以吲哚乙酸代谢物形式排出，1%以 *N*-单脱甲基-利扎曲坦形式排出。血浆半衰期 2～3h。

在大鼠实验中发现利扎曲坦在乳汁中分布。

1. Lee Y, *et al.* Pharmacokinetics and tolerability of oral rizatriptan in healthy male and female volunteers. *Br J Clin Pharmacol* 1999; **47:** 373–8.
2. Goldberg MR, *et al.* Rizatriptan, a novel 5-$HT_{1B/1D}$ agonist for migraine: single- and multiple-dose tolerability and pharmacokinetics in healthy subjects. *J Clin Pharmacol* 2000; **40:** 74–83.
3. Vyas KP, *et al.* Disposition and pharmacokinetics of the antimigraine drug, rizatriptan, in humans. *Drug Metab Dispos* 2000; **28:** 89–95.
4. Swan SK, *et al.* Pharmacokinetic profile of rizatriptan 10-mg tablet and 10-mg orally disintegrating tablet administered with or without water in healthy subjects: an open-label, randomized, single-dose, 3-period crossover study. *J Clin Pharmacol* 2006; **46:** 172–8.

用途和用法

利扎曲坦是选择性 5-羟色胺（5-HT_1）拮抗药，作用和用途与其他曲坦类药物相似（第596页）。它用于偏头痛发作头痛期的紧急治疗。不能用于预防。利扎曲坦以苯甲酸盐的形式给药。剂量按照碱基的形式表示；14.53mg 苯甲酸利扎曲坦相当于 10mg 利扎曲坦。

在英国，利扎曲坦口服常规剂量为 10mg。如果无效，对于相同的疼痛发作不能给予第二剂量。如果在首次给药有效后，症状再次出现，在间隔至少 2h 后，可再给予 10mg。在美国，起始剂量为 5mg 或 10mg。英国 24h 内推荐给予最大剂量为 20mg，美国为 30mg。同时服用普萘洛尔的患者，推荐利扎曲坦减少 5mg，24h 最大剂量英国为 10mg，美国为 15mg。同时建议两种药物至少分开 2h 服用。肝肾损伤患者的剂量，见下文。

在肝损伤或肾损伤中的用法 轻中度肝肾损伤患者，利扎曲坦应减为 5mg。如果首次给药有效，症状再发，至少间隔 2h，第二次可再给予 5mg。英国推荐 24h 内最大给药剂量为 10mg。利扎曲坦不能用于有严重肝肾损伤的患者。

偏头痛 不同曲坦类药物对偏头痛的相对获益比较，见舒马普坦，第596页。

1. Dooley M, Faulds D. Rizatriptan: a review of its efficacy in the management of migraine. *Drugs* 1999; **58:** 699–723. Correction. *ibid.* 2000; **59:** 179.
2. Wellington K, Plosker GL. Rizatriptan: an update of its use in the management of migraine. *Drugs* 2002; **62:** 1539–74.
3. Pascual J. A review of rizatriptan, a quick and consistent 5-HT1B/1D agonist for the acute treatment of migraine. *Expert Opin Pharmacother* 2004; **5:** 669–77.
4. Ahonen K, *et al.* A randomized trial of rizatriptan in migraine attacks in children. *Neurology* 2006; **67:** 1135–40.
5. Cady R, *et al.* Efficacy of Rizatriptan 10 mg administered early in a migraine attack. *Headache* 2006; **46:** 914–24.
6. Mannix LK. A review of the 5-HT1B/1D agonist rizatriptan: update on recent research and implications for the future. *Expert Opin Pharmacother* 2008; **9:** 1001–11.

制剂

专利制剂

Austria: Maxalt; Rizalief†; ***Belg.:*** Maxalt; ***Braz.:*** Maxalt; ***Canad.:*** Maxalt; ***Chile:*** Maxalt; ***Cz.:*** Maxalt†; ***Denm.:*** Maxalt; ***Fin.:*** Maxalt; ***Fr.:*** Maxalt; ***Ger.:*** Maxalt; ***Gr.:*** Maxalt; Modinol; ***Hung.:*** Maxalt†; ***India:*** Rizact; ***Israel:*** Rizalt; ***Ital.:*** Maxalt; Rizaliv; ***Mex.:*** Maxalt†; ***Neth.:*** Maxalt; Rizatan; ***Norw.:*** Maxalt; ***NZ:*** Maxalt; ***Pol.:*** Maxalt; ***Port.:*** Maxalt; Migrof; ***S.Afr.:*** Maxalt; ***Spain:*** Maxalt; ***Swed.:*** Maxalt; ***Switz.:*** Maxalt; ***Turk.:*** Maxalt; ***UK:*** Maxalt; ***USA:*** Maxalt; ***Venez.:*** Maxalt.

Sumatriptan (*BAN, rINN*) 舒马普坦

GR-43175X; Sumatriptaani; Sumatriptán; Sumatriptanum. 3-(2-Dimethylaminoethyl)indol-5-yl-*N*-methylmethanesulfonamide.
Суматриптан
$C_{14}H_{21}N_3O_2S$ = 295.4.
CAS — 103628-46-2.
ATC — N02CC01.
ATC Vet — QN02CC01.
UNII — 8R78F6L9VO.

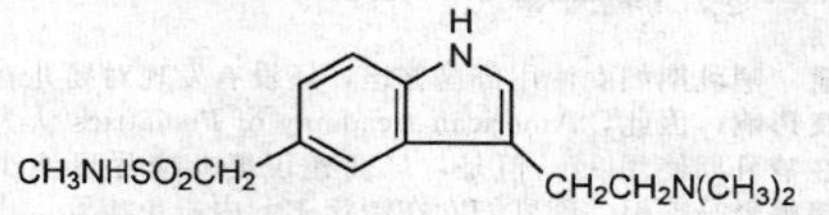

Pharmacopoeias. In *Br.* and *US.*

Bp 2010（Sumatriptan） 白色至淡黄色粉末。极微溶于水。避光。

USP 33（Sumatriptan） 白色至淡黄色粉末。极微溶于水。贮藏于密闭容器中，温度低于 30℃。不可冷冻。避光。

Sumatriptan Succinate (*BANM, USAN, rINNM*) 琥珀酸舒马普坦

GR-43175C; SN-308; Succinato de sumatriptán; Sumatriptaanisuksinaatti; Sumatriptan, succinate de; Sumatriptani Succcinas; Sumatriptani succinas; Sumatriptano sukcinatas; Sumatriptansuccinat; Sumatriptan-sukcinát; Sumatriptanum Succinas; Sumatryptanu bursztynian; Szumatriptánszukcinát.
Суматриптана Сукцинат
$C_{14}H_{21}N_3O_2S,C_4H_6O_4$ = 413.5.
CAS — 103628-47-3 (sumatriptan hemisuccinate); 103628-48-4 (sumatriptan succinate).
ATC — N02CC01.
ATC Vet — QN02CC01.
UNII — J8BDZ68989.

Pharmacopoeias. In *Eur.* (see p.vii) and *US.*

Ph. Eur. 6.8（Sumatriptan Succinate） 白色或几乎白色粉末。易溶于水；几乎不溶于二氯甲烷；略溶于甲醇。1%水溶液的 pH 值为 4.5～5.3。避光。

USP 33（Sumatriptan Succinate） 白色或类白色粉末。易溶于水；略溶于甲醇；几乎不溶于二氯甲烷。贮藏于密闭容器中，温度低于 30℃。不可冷冻。避光。

稳定性 琥珀酸舒马普坦片压碎溶于 3 种不同的果汁中，制成浓度为 5mg/ml 舒马普坦口服溶液，在温度 4℃、避光贮藏条件下，稳定性可至少维持 21 天[1]。

1. Fish DN, *et al.* Stability of sumatriptan succinate in extemporaneously prepared oral liquids. *Am J Health-Syst Pharm* 1997; **54:** 1619–22.

不良反应

5-羟色胺拮抗药舒马普坦最常见的不良反应是头晕、面部潮红、无力、困倦和疲劳感。也可发生恶心和呕吐。呼吸困难和知觉障碍，包括感觉异常和感觉减退也有报道。疼痛或沉重感、发热或发冷、压迫感或紧迫感也经常报道，这些感觉可影响到身体的任何部位，包括咽喉和胸部，有时很强烈。这些症状可能由血管痉挛引起，偶尔可导致严重的心血管事件，如心律失常、心肌缺血或心肌梗死。也有服用舒马普坦后引起脑血管事件的单独报道。治疗后可迅速发生短暂性血压增高。低血压、心动过缓或过速、心悸、外周血管疾病（雷诺综合征）和缺血性肠炎也有报道。视觉障碍也有报道。

舒马普坦致药物过度使用性头痛也有报道，停用药物是必要的。舒马普坦偶尔会引起肝功能的轻微损伤。舒马普坦少有引起癫痫的报道。超敏反应有皮疹，甚至少有的过敏性反应。

注射部位短暂性疼痛通常发生于舒马普坦皮下注射之后；针刺感、灼烧感、红斑、瘀斑和出血也有报道。有报道鼻腔内使用后出现鼻黏膜和喉头刺激和鼻衄。

不良反应发生率 一项荷兰的上市后调查显示[1]，1187 名患者使用舒马普坦后引起的最常见的不良发应是感觉异常（11.7%）、头晕（8.1%）、沉重感（8.0%）、胸痛（7.9%）、恶心和呕吐（7.3%）、困倦/镇静（7.0%）、面部潮红（5.1%）、疲乏感（4.6%）、喉头紧缩感（3.3%）、头痛（3.1%）、注射部位反应（3.0%）、心悸（2.8%）、腹痛（2.6%）、肌痛（2.4%）和呼吸困难（2.2%）。

曲坦类药物的安全性和耐药性已有综述[2]。

1. Ottervanger JP, *et al.* Adverse reactions attributed to sumatriptan: a postmarketing study in general practice. *Eur J Clin Pharmacol* 1994; **47:** 305–9.
2. Nappi G, *et al.* Tolerability of the triptans: clinical implications. *Drug Safety* 2003; **26:** 93–107.

对心血管系统的影响 舒马普坦注射液上市约 10 个月后，英国 CMS 指出，已经收到 34 例关于胸痛和胸部紧缩感的报道和 2 例心肌缺血的报道[1]。同时，Netherland Centre for moniforing of Adverse Reactions to Drugs 宣布收到 12 例胸痛和心绞痛报告与口服舒马普坦有关[2]。一项基于荷兰普通从业医师的后期上市后监测数据表明，1727 名患者中发生胸痛的为 1.3%[3]，这个数据低于早期研究，但在随后的 1187 张调查问卷中有 7.9% 的患者有胸痛[4]。Australian Adverse Drug Reactions Advisory Comittee（ADRAC）[5] 声明，自从 1992 年中期舒马普坦上市以后，到 1994 年 12 月共收到 114 例关于胸痛的报告。大多数患者很快恢复，有 2 名患者死亡。第一例患者在冠状动脉解剖后发生了致命的心肌梗死，但是与舒马普坦的因果关系仍不清楚。第二例患者在胸痛发生后几个小时内发展成肥厚性梗阻性心肌病，导致心脏停搏。

一组工作者[6]研究皮下给予 16mg 舒马普坦的不良反应，他们认为胸痛症状可能是由于舒马普坦对食管的作用引起的，但其他人持反对意见[7]。ADRAC[5] 认为 1994 年 12 月收集的 28 例喉头紧缩感报告中的反应与胸痛反应不同，可能是由于食管运动节律变化引起。

有几例报道提供了舒马普坦心血管不良反应的每个病例的详细情况，包括心律失常（室性心动过速[8]、室性纤维颤动[8,9]或房性纤维颤动[10,11]）、急性心肌梗死[12～19]和不稳定型心绞痛[20]。大多数患者与皮下给予舒马普坦有关，但口服后可引起心肌梗死[4,17～19]，和心律失常（有时为致命性）[9,11]。没有诱发因素的急性心肌梗死和心律失常也有报道[9,12,17～19]。

由英国厂商提供的公开报道的与胸痛有关数据的综述[21]认为，舒马普坦引起的血管收缩后的心肌缺血的危险性很小。但是，应注意在**注意事项**项下给出的禁忌证和注意。最近，英国 General Practice Research Database 发表在 2004 年超过 63500 例偏头痛患者的研究[22]发现，给予 5-羟色胺激动药不增加患者心血管死亡事件的风险。

1. CSM. Sumatriptan (Imigran) and chest pain. *Current Problems 34* 1992.
2. Stricker BHC. Co[illegible] vasospasm and sumatriptan. *BMJ* 1992; **305:** 118.
3. Ottervanger JP, *et al.* Postmarketing study of cardiovascular adverse reactions associated with sumatriptan. *BMJ* 1993; **307:** 1185.
4. Ottervanger JP, *et al.* Adverse reactions attributed to sumatriptan: a postmarketing study in general practice. *Eur J Clin Pharmacol* 1994; **47:** 305–9.
5. Boyd IW, Rohan AP. Sumatriptan-induced chest pain. *Lancet* 1994; **344:** 1704–5.
6. Houghton LA, *et al.* Is chest pain after sumatriptan oesophageal in origin? *Lancet* 1994; **344:** 985–6.
7. Hood S, *et al.* Sumatriptan-induced chest pain. *Lancet* 1994; **344:** 1500–1.
8. Curtin T, *et al.* Cardiorespiratory distress after sumatriptan given by injection. *BMJ* 1992; **305:** 713–14.
9. Laine K, *et al.* Fatal cardiac arrhythmia after oral sumatriptan. *Headache* 1999; **39:** 511–12.
10. Morgan DR, *et al.* Atrial fibrillation associated with sumatriptan. *BMJ* 2000; **321:** 275.
11. Devadathan S, Gunning M. Atrial fibrillation following oral sumatriptan administration. *Int J Cardiol* 2006; **107:** 112–3.
12. Ottervanger JP, *et al.* Transmural myocardial infarction with sumatriptan. *Lancet* 1993; **341:** 861–2.
13. Kelly KM. Cardiac arrest following use of sumatriptan. *Neurology* 1995; **45:** 1211–13.
14. O'Connor P, Gladstone P. Oral sumatriptan-associated transmural myocardial infarction. *Neurology* 1995; **45:** 2274–6.
15. Mueller L, *et al.* Vasospasm-induced myocardial infarction with sumatriptan. *Headache* 1996; **36:** 329–31.
16. Main ML, *et al.* Cardiac arrest and myocardial infarction imme-

diately after sumatriptan injection. *Ann Intern Med* 1998; **128:** 874.
17. Hack JB. Oral sumatriptan-induced myocardial infarction. *J Toxicol Clin Toxicol* 2004; **42:** 309–11.
18. Anghileri E, *et al.* Acute myocardial infarction after sumatriptan administration for cluster headache. *Neurol Sci* 2006; **26:** 456–9.
19. Weir RA, *et al.* Myocardial infarction after oral sumatriptan use in a woman with normal coronary arteries. *Am J Med* 2007; **120:** A13. Available at: http://download.journals.elsevierhealth.com pdfs/journals/0002-9343/PIIS0002934307004743.pdf (accessed 17/03/09)
20. Walton-Shirley M, *et al.* Unstable angina pectoris associated with Imitrex therapy. *Cathet Cardiovasc Diagn* 1995; **34:** 188.
21. Hillis WS, MacIntyre PD. Drug reactions: sumatriptan and chest pain. *Lancet* 1993; **341:** 1564–5. Correction. *ibid.*; **342:** 1310.
22. Hall GC, *et al.* Triptans in migraine: the risks of stroke, cardiovascular disease, and death in practice. *Neurology* 2004; **62:** 563–8.

对脑血管系统的影响 皮下给予舒马普坦后引起脑血管不良反应已有报道，包括轻偏瘫[1]，脑卒中[2,3]和脑出血[4]。口服舒马普坦发生脑血管痉挛也有报道[5]。但是英国 General Practice Research Database 超过 63500 例偏头痛患者的研究[6]发现，给予 5-羟色胺激动药不增加患者脑卒中事件的风险。

1. Luman W, Gray RS. Adverse reactions associated with sumatriptan. *Lancet* 1993; **341:** 1091–2.
2. Cavazos J, *et al.* Sumatriptan-induced stroke in sagittal sinus thrombosis. *Lancet* 1994; **343:** 1105–6.
3. Meschia JF, *et al.* Reversible segmental cerebral arterial vasospasm and cerebral infarction: possible association with excessive use of sumatriptan and Midrin. *Arch Neurol* 1998; **55:** 712–14.
4. Edwards KR, *et al.* Intracerebral hemorrhage associated with sumatriptan. *Headache* 1995; **35:** 309.
5. Dash S, *et al.* Cerebral vasospasm from sumatriptan. *Neurology* 2004; **63:** 2128.
6. Hall GC, *et al.* Triptans in migraine: the risks of stroke, cardiovascular disease, and death in practice. *Neurology* 2004; **62:** 563–8.

对胃肠道的影响 有少数患者使用舒马普坦后出现缺血性肠炎和肠系膜缺血[1~3]，2 例在给药后几个小时内反复出现[2]，有些短暂性发作与上文推荐的每日最大剂量有关[2]。

食管狭窄或喉头紧缩感也有报道，可能是由于直接作用于食管引起的（见上文**对心血管系统的影响**）。

1. Knudsen JF, *et al.* Ischemic colitis and sumatriptan use. *Arch Intern Med* 1998; **158:** 1946–8.
2. Liu JJ, Ardolf JC. Sumatriptan-associated mesenteric ischemia. *Ann Intern Med* 2000; **132:** 597.
3. Naik M, *et al.* Sumatriptan-associated ischemic colitis. *Dig Dis Sci* 2002; **47:** 2015–16.

对呼吸系统的影响 见下文**注意事项**项下的**哮喘**。

超敏反应 厂商注明了舒马普坦的反应（如皮疹）和很少见的过敏性反应。公开报道的有皮下注射舒马普坦 5min 后引起血管性水肿[1]，口服或皮下给药 20～24h 出现荨麻疹[2]。

1. Dachs R, Vitillo J. Angioedema associated with sumatriptan administration. *Am J Med* 1995; **99:** 684–5.
2. Pradalier A, *et al.* Delayed urticaria with sumatriptan. *Cephalalgia* 1996; **16:** 280–1.

药物过度使用性头痛 舒马普坦的误用会出现与镇痛药和麦角胺复合使用相似的药物过度使用性头痛的危险（第587页）。有报道[1~3]，患者使用一日或多日剂量的舒马普坦来控制偏头痛。许多患者有滥用其他抗偏头痛药物的用药史，用舒马普坦来预防头痛的复发。舒马普坦的误用是由于成瘾还是头痛复发见**麦角胺**，其原因并不明确。一项 952 例服用舒马普坦的上市后研究发现有 36 例（4%）每日使用或每周至少 10 次使用舒马普坦。这种过量使用与药物效果差有关，而与头痛复发无关[4]。一项研究[5]和一项有趣的报道[6]表明烦躁不安和淡漠镇静很可能与舒马普坦有关，而不仅仅像吗啡一样产生欣快感或其他与药物滥用有关的反应。

其他 5-羟色胺（5-HT_1）激动药，包括那拉曲坦和佐米曲坦的药物过度使用性头痛也有报道[7]。

1. Osborne MJ, *et al.* Is there a problem with long term use of sumatriptan in acute migraine? *BMJ* 1994; **308:** 113.
2. Kaube H, *et al.* Sumatriptan. *BMJ* 1994; **308:** 1573–4.
3. Gaist D, *et al.* Misuse of sumatriptan. *Lancet* 1994; **344:** 1090.
4. Ottervanger JP, *et al.* Pattern of sumatriptan use and overuse in general practice. *Eur J Clin Pharmacol* 1996; **50:** 353–5.
5. Sullivan JT, *et al.* Psychoactivity and abuse potential of sumatriptan. *Clin Pharmacol Ther* 1992; **52:** 635–42.
6. Bakshi R, Yan-Go FL. Prolonged marijuana-like dysphoria after subcutaneous sumatriptan. *Ann Pharmacother* 1996; **30:** 683.
7. Limmroth V, *et al.* Headache after frequent use of serotonin agonists zolmitriptan and naratriptan. *Lancet* 1999; **353:** 378.

注意事项

舒马普坦和其他 5-羟色胺激动药都应仅用于偏头痛或丛集性头痛诊断明确的患者，或者排除其他可能的严重的神经系统疾病才可使用。不能作为预防用药和用于有基底部偏头痛、偏瘫性偏头痛或眼源性偏头痛的患者。

5-羟色胺激动药禁用于未控制的高血压病、缺血性心脏病（冠状动脉性疾病）、心肌梗死病史、冠脉痉挛（Prinzmetal 心绞痛）、外周血管性疾病、有过脑血管意外或短暂性脑缺血发作。绝经期后妇女，40 岁以上的男性和有缺血性心脏病危险因素的患者，在使用 5-羟色胺激动药之前应排除未识别的心血管疾病。如果在使用药物期间发生胸痛和紧缩感，应进行适当的调查。舒马曲坦不能静脉使用，因其可使冠状血管痉挛的危险增加。

使用 5-羟色胺激动药后可引起困倦，因此患者不能开车或者进行机器操作。

有肝肾损伤的患者应慎用舒马普坦，如果损伤严重要避免使用。

使用舒马普坦个别有癫痫发作的报道，因此，对有癫痫病史或其他诱发癫痫发作的疾病应慎用。对磺胺类过敏的患者使用舒马普坦可出现相似的反应。

哮喘 厂商对 75 项舒马普坦临床研究的数据进行了综述，其中共包括 12701 名患者，表明[1]哮喘相关的不良反应发生率与患者疾病状态无关。更早些时候，在报道 2 例支气管痉挛和 1 例哮喘患者（该患者在舒马普坦研究过程中死亡，虽然她在死亡前 1 个月并未使用舒马普坦）后，人们开始关注哮喘患者使用舒马普坦的安全性。

1. Lloyd DK, Pilgrim AJ. The safety of sumatriptan in asthmatic migraineurs. *Cephalalgia* 1993; **13:** 201–4.

哺乳 哺乳期妇女使用舒马普坦，还没有发现对婴儿有不良影响，因此，American Academy of Pediatrics 认为可在哺乳期使用[1]。但是，厂商建议婴儿应尽可能少的接触舒马普坦，哺乳妇女在治疗 12h 内避免哺乳。

已有人研究舒马普坦 6mg 皮下注射后，在 5 名哺乳期妇女乳汁中的分布情况[2]。乳汁中舒马普坦平均总回收量为 14.4μg 或为药量的 0.24%。按照体重调整剂量来计算，婴儿可接受的最大剂量为母亲剂量的 3.5%。

1. American Academy of Pediatrics. The transfer of drugs and other chemicals into human milk. *Pediatrics* 2001; **108:** 776–89. [Retired May 2010] Correction. *ibid.*; 1029. Also available at: http://aappolicy.aappublications.org/cgi/content/full/pediatrics%3b108/3/776 (accessed 01/06/04)
2. Wojnar-Horton RE, *et al.* Distribution and excretion of sumatriptan in human milk. *Br J Clin Pharmacol* 1996; **41:** 217–21.

脑血管疾病 1 例上矢状窦血栓患者出现头痛，被误诊为偏头痛变异，结果在几分钟内第二次皮下注射舒马普坦 6mg 后发展为皮质脑卒中[1]。在使用舒马普坦前，诊断偏头痛或丛集性头痛的类型是非常重要的。对于任何有不稳定脑血管疾病或颅内压增高的患者应慎用。此外，当第一次给药后无效，没有临床证据表明第二次给药会减轻头痛。

1. Cavazos J, *et al.* Sumatriptan-induced stroke in sagittal sinus thrombosis. *Lancet* 1994; **343:** 1105–6.

妊娠 舒马普坦可通过胎盘；但是只有非常小的量到达胎儿。文献报道[1]，妊娠期暴露于舒马普坦的孕妇与常规不暴露组相比没有增加风险。但是在妊娠期只有证明对胎儿的利益大于风险时才能使用舒马普坦。

1. Hilaire ML, *et al.* Treatment of migraine headaches with sumatriptan in pregnancy. *Ann Pharmacother* 2004; **38:** 1726–30.

药物相互作用

舒马普坦和其他 5-羟色胺激动药都不能与麦角胺或有关复合剂（包括美西麦角）同时使用，因为可以增加血管痉挛反应的风险。此外，对已经使用麦角胺或复合剂：舒马普坦、阿莫曲坦、依来曲坦、夫罗曲坦、那拉曲坦、利扎曲坦或佐米曲坦的患者，在开始使用 5-羟色胺激动药之前，应认真考虑推迟使用，至少在停用与麦角胺有关的制剂 24h 后，才能应用。相反地，在停用上述药物至少 6h 后，才能使用麦角胺。依来曲坦、夫罗曲坦和那拉曲坦至少停用 24h 后，才能使用麦角胺。5-羟色胺激动药不能同时使用。

舒马普坦或利扎曲坦不能与 MAOI 联用，至少应停药 2 周后再用。有人认为与选择性单胺氧化酶 B 型抑制药司来吉兰合用不引起相互作用，第786页。对于佐米曲坦与单胺氧化酶 A 型抑制药（如吗氯贝胺）联合使用引起的并发症观点不一致。在英国，注册药品信息建议，当同时使用单胺氧化酶 A 型抑制药时，佐米曲坦的最大剂量应降低。然而，在美国却禁止这样的联合使用。有关曲坦 5-羟色胺（5-HT_1）激动药与 SSRIs 联合使用或与 5-羟色胺和去甲肾上腺素再吸收抑制药（SNRIs）联合使用相关的 5-羟色胺综合征的报道非常少，也可见下文**抗抑郁药**。

口服舒马普坦似乎可以延缓胃排空，并且影响其他药物的吸收，它的延迟作用影响了偏头痛患者对乙酰氨基酚的吸收，这是作出上述判断的依据[1]。

1. Rani PU, *et al.* Sumatriptan delays paracetamol absorption in migraine patients. *Clin Drug Invest* 1996; **11:** 300–304.

抗抑郁药 舒马普坦和利扎曲坦主要通过单胺氧化酶 A 型代谢，注册药品信息建议，正在服用 *MAOIs* 的患者，包括可逆性选择性 A 型抑制药（如吗氯贝胺），不能给予这些 5-羟色胺（5-HT_1）激动药。服用吗氯贝胺后，佐米曲坦的清除率下降，在英国，如果佐米曲坦与单胺氧化酶 A 抑制药一起使用，则建议降低佐米曲坦剂量；在美国，禁止这些药一起使用。*SNRIs*（如氟西汀）可与 5-羟色胺（5-HT_1）激动药相互作用，有增加 5-羟色胺综合征的危险（第392页），还提示锂与舒马普坦可能发生相似的相互作用。然而，一篇舒马普坦与 MAOIs、SSRIs 或锂使用的综述发现使 5-羟色胺综合征风险增加的证据很少[1]。得出结论，多数患者可以耐受舒马普坦与 SSRIs 或锂联合使用。因为目前曲坦类药物与 SSRIs 或 *5-羟色胺和去甲肾上腺素再吸收抑制药*（SNRIs）联用引起 5-羟色胺综合征的报道很少，所以曲坦类药物注册药品信息建议：当这种联用是临床上需要时，建议对患者进行适当的观察，特别是开始治疗或增加剂量及增加基他组胺药物时。佐米曲坦的注册药品信息建议，如果与氟伏沙明合用，应减少佐米曲坦的剂量，因为后者可通过对细胞色素 P450 同工酶 CYP1A2 的作用，抑制佐米曲坦的代谢。

*圣约翰草*与曲坦类药物联合使用之后，5-羟色胺能增强使不良反应发生率增加已有报道[2]。建议患者如果正用 5-羟色胺（5-HT_1）激动药治疗，停用圣约翰草是有必要的。

1. Gardner DM, Lynd LD. Sumatriptan contraindications and the serotonin syndrome. *Ann Pharmacother* 1998; **32:** 33–8.
2. CSM/MCA. Reminder: St John's wort (Hypericum perforatum) interactions. *Current Problems* 2000; **26:** 6–7.

抗偏头痛药 为了预防偏头痛已口服*双氢麦角胺*的患者，在偏头痛的急性治疗中，虽然皮下注射舒马普坦的有效性和耐受性对他们没有显示有影响[1]，但是，口服双氢麦角胺的生物利用度低，并不能认为胃肠外使用双氢麦角胺和舒马普坦是安全的[2]。注册药品信息建议舒马普坦禁止与*麦角胺*或其他相关复合物联合使用，同时建议在停用麦角胺或相关复合物 24h 后，才能使用（见上文**药物相互作用**）。

已有报道[3]，1 名血压已经控制的停经前妇女，没有已知的冠状动脉疾病，在皮下注射舒马普坦几小时后口服*美西麦角*，发生了的急性心肌梗死。

1. Henry P, *et al.* Subcutaneous sumatriptan in the acute treatment of migraine in patients using dihydroergotamine as prophylaxis. *Headache* 1993; **33:** 432–5.
2. Campbell JK. [Editor's comment]. *Headache* 1993; **33:** 435.
3. Liston H, *et al.* The association of the combination of sumatriptan and methysergide in myocardial infarction in a premenopausal woman. *Arch Intern Med* 1999; **159:** 511–13.

抗精神病药 关于舒马普坦和洛沙平之间潜在的相互作用，详见**氯丙嗪**项下的内容，第946页。

药动学

舒马普坦口服吸收迅速但不完全，经过首过代谢后，绝对生物利用度低，大约为 14%。口服后大约 2h 内血浆浓度达峰值。皮下给药的生物利用度高很多（96%），给药后 25min 内浓度达峰。鼻内给药后的生物利用度只有皮下给药的 16%，给药后大约 1.5h 时达峰。血浆蛋白结合率低，为 14%～21%。

舒马普坦的消除半衰期大约 2h。舒马普坦在肝内广泛代谢，主要通过单胺氧化酶 A 型代谢，主要以失活的吲哚乙酸类似物及其葡萄糖醛酸苷结合物从尿中排泄。舒马普坦及其代谢物也出现在粪便中。少量的舒马普坦可分布到乳汁中（详见上文**哺乳**）。

1. Scott AK. Sumatriptan clinical pharmacokinetics. *Clin Pharmacokinet* 1994; **27:** 337–44.
2. Lacey LF, *et al.* Single dose pharmacokinetics of sumatriptan in healthy volunteers. *Eur J Clin Pharmacol* 1995; **47:** 543–8.
3. Fuseau E, *et al.* Clinical pharmacokinetics of intranasal sumatriptan. *Clin Pharmacokinet* 2002; **41:** 801–11.
4. Moen MD, Keating GM. Sumatriptan fast-disintegrating/rapid-release tablets. *Drugs* 2006; **66:** 883–90.

用途和用法

舒马普坦为选择性 5-HT 受体激动药，作用于 5-HT_1 受体引起脑动脉收缩。像舒马普坦这类药物，也就是大家熟悉的曲坦类药物，主要作用于 5-HT_{1B} 和 5-

HT_{1D}亚型受体，因此有时参考$5HT_{1B/1D}$受体拮抗药。

舒马普坦用于偏头痛和丛集性头痛急性发作的治疗。但不用于预防。可以琥珀酸盐的形式口服或皮下注射，及以碱基的形式鼻内给药。剂量是以碱基的形式表示的；70mg的琥珀酸舒马普坦相当于约50mg的舒马普坦。

舒马普坦用于**偏头痛**急性发作的治疗时应该尽可能在头痛一发作后就用，但其疗效不依赖于开始治疗之前发作持续的时间。如果任何给药途径首次给药后均无效，对于同一发作不应该再次给药。

- 18岁及以上的成年人通过口服给药，在英国的推荐剂量是50mg，虽然有些患者可能需要100mg。大约30min后出现临床反应。如果始初反应后症状再次复发，可间隔至少2h再次给药，且24h内的剂量不能超过300mg。在美国可能服用更低的剂量25mg，虽然有些患者需要50mg或100mg。如果头痛复发或者如果总的日剂量没超过推荐最大剂量200mg，而患者只有部分的反应时可以继续服用第二次剂量，最多100mg。两次给药之间推荐的最少时间间隔为2h。关于儿童和肝损伤患者的口服剂量详见下文。
- 鼻内给药15min内能出现临床反应。在英国，18岁及以上的成年人单次剂量20mg，通过一侧鼻腔给药，虽然对于有些患者10mg就可能有效。在美国，可以用5mg、10mg或20mg的剂量。如果症状复发，可给予第二次剂量，但至少应在第一次给药后2h。24h内总剂量不超过40mg。对于青少年鼻内给药剂量，见下文。
- 18岁及以上的患者可以自己皮下注射舒马普坦，单次剂量为6mg；临床反应可能10～15min后出现。如果症状复发，可再次注射6mg，但至少与第一次给药时间间隔1h；24h内总剂量不超过12mg。在美国，如果不良反应是剂量依赖性的，也可给予4mg的单次剂量。有6mg无针皮下给药系统。

对**丛集性头痛**急性发作的治疗，琥珀酸舒马普坦通过皮下注射给药，剂量与用于偏头痛治疗相似。

儿童用法 舒马普坦可用于治疗儿童和青少年的急性**偏头痛**。虽然，在英国没有批准儿科口服使用，但是*BNFC 2010/11*建议：6～10岁儿童单次口服剂量为25mg，10～12岁儿童单次口服剂量为50mg，12～18岁儿童单次口服剂量为50～100mg。如果起效后症状再次发作，可以至少间隔2h后再次重复剂量。10～18岁儿童也可以给成人常规皮下给药剂量（见上文）。

在英国，鼻内用舒马普坦也可用于12～17岁的青少年，单次剂量10mg，通过一侧鼻腔给药；和用于成人一样，如果24h内症状复发，可以再次给药，至少间隔2h，24h总剂量不超过20mg。*BNF 2010/11*建议，可以用成人常规剂量（见上文）治疗12岁及以上儿童，虽然没有得到批准。

如果任何途径给药没有反应，同样发作禁止再次给药。

舒马普坦也尝试治疗急性**丛集性头痛**。*BNF 2010/11*建议10～18岁儿童要以皮下注射与成人相似剂量（见上文），或者，12～18岁儿童可以鼻内给予与青少年偏头痛批准剂量相似剂量。

在肝损伤中的用法 舒马普坦应该慎用于有肝损伤的患者。认为口服最大量为50mg是适当的。不应该用于严重肝损伤患者。

高原病 舒马普坦已尝试于预防急性高山病，在一项小的研究取得了一定成功[1]（第1129页）。

1. Jafarian S, *et al.* Sumatriptan for prevention of acute mountain sickness: randomized clinical trial. *Ann Neurol* 2007; **62:** 273–7.

偏头痛和丛集性头痛 已经综述了舒马普坦和其他曲坦类药在治疗丛集性头痛（第587页）和偏头痛（第587页）时的用法[1~9]。

对于**偏头痛**，认为对非阿片类镇痛药无效的急性发作的治疗，5-羟色胺（$5-HT_1$）激动药优于麦角胺。

临床上有几种不同的曲坦类药。一项包括53个试验（包含24089患者）的荟萃分析和一项关于5个曲坦类药和舒马普坦的直接比较试验的单独分析都发现比安慰剂更有效[5]。根据上市推荐的剂量，所有口服曲坦类（阿莫曲坦、依立曲坦、那拉曲坦、利扎曲坦、舒马普坦和佐米曲坦）都是有效的而且能很好耐受。认为阿莫曲坦、依立曲坦或利扎曲坦能提供持续控制疼痛的最大可能性。一篇关于在美国可得的5种曲坦类药疗效的综述也显示它们的2h疼痛缓解的有效率是相当的[6]。阿莫曲坦12.5mg提供高耐受性和好的疗效；依立曲坦80mg提供高的疗效和低的复发率；利扎曲坦10mg与持续和快速的疼痛消失有关[5]。夫罗曲坦不包括在这些分析里，但是公开可获的数据表明疗效很低。只有舒马普坦，虽然有胃肠外使用的剂型但6mg皮下注射仍然是急性发作治疗的最快和最有效的药物[5]。

起始对舒马普坦有效的患者有21%～57%在24～48h内头痛复发；这可能部分与其半衰期短有关。这种复发通常对第二次给药有效[10,11]，但是如果首次给药就无效，那么对同一发作随后的给药是无益的，因而不必再次给药。认为[12]当偏头痛发作期的任何时间给舒马普坦都是有效的，但是在偏头痛先兆出现期就给药的益处很少，因为它不能影响先兆和阻止或延迟头痛的发生[13]。重复或长期应用似乎与疗效降低不相关[14,15]。关于舒马普坦与药物过度使用性头痛之间的关系详见上文**不良反应**项下。

舒马普坦的有效性在经期偏头痛中也得到保持，经期偏头痛是相比与非经期偏头痛对治疗的反应更少的一种状态[16]。夫罗曲坦[17]、利扎曲坦[18]和佐米曲坦[19]也对经期偏头痛有效。

儿童皮下应用的经验也有报道[20]。一项对12～17岁青少年鼻内给予舒马普坦的随机、安慰剂对照的研究[21]结果给出了舒马普坦对这一年龄组患者中的疗效、耐受性和安全性证据；这也让人觉得鼻腔喷雾可能尤其适合青少年患者应用。鼻内给予舒马普坦也已试用用于更年轻的儿童（8岁及以上），也有些获得成功[22]。

皮下应用舒马普坦也显示对**丛集性头痛**患者的头痛急性发作的缓解是有效的。研究中75%的患者接受6mg皮下注射15min内获得缓解[23,24]；发现应用更大的剂量并没有益处。长期疗效似乎可以得到维持[25]，但是发现在有些患者中出现暂时的发作频率增加的意义仍需确定[26]。它似乎对丛集期头痛的预防没有作用[27]。发现另一对不定期丛集性头痛治疗有效的曲坦类药是佐米曲坦[28]。

1. Fullerton T, Gengo FM. Sumatriptan: a selective 5-hydroxytryptamine receptor agonist for the acute treatment of migraine. *Ann Pharmacother* 1992; **26:** 800–8.
2. Hsu VD. Sumatriptan: a new drug for vascular headache. *Clin Pharm* 1992; **11:** 919–29.
3. Bateman DN. Sumatriptan. *Lancet* 1993; **341:** 221–4.
4. Perry CM, Markham A. Sumatriptan: an updated review of its use in migraine. *Drugs* 1998; **55:** 889–922.
5. Ferrari MD, *et al.* Oral triptans (serotonin $5-HT_{1B/1D}$ agonists) in acute migraine treatment: a meta-analysis of 53 trials. *Lancet* 2001; **358:** 1668–75.
6. Jamieson DG. The safety of triptans in the treatment of patients with migraine. *Am J Med* 2002; **112:** 135–40.
7. Rapoport AM, Tepper SJ. Triptans are all different. *Arch Neurol* 2001; **58:** 1479–80.
8. McCrory DC, Gray RN. Oral sumatriptan for acute migraine. Available in The Cochrane Database of Systematic Reviews; Issue 3. Chichester: John Wiley; 2003 (accessed 27/04/05).
9. Law S, *et al.* Triptans for acute cluster headache. Available in The Cochrane Database of Systematic Reviews; Issue 4. Chichester: John Wiley; 2010 (accessed 27/07/10).
10. Ferrari MD, *et al.* Oral sumatriptan: effect of a second dose, and incidence and treatment of headache recurrences. *Cephalalgia* 1994; **14:** 330–8.
11. Dahlöf C. Headache recurrence after subcutaneous sumatriptan and early treatment. *Lancet* 1992; **340:** 909.
12. Ferrari MD. Sumatriptan in the treatment of migraine. *Neurology* 1993; **43** (suppl 3): S43–S47.
13. Bates D, *et al.* Sumatriptan Aura Study Group. Subcutaneous sumatriptan during the migraine aura. *Neurology* 1994; **44:** 1587–92.
14. Cady RK, *et al.* Efficacy of subcutaneous sumatriptan in repeated episodes of migraine. *Neurology* 1993; **43:** 1363–8.
15. Tansey MJB, *et al.* Long-term experience with sumatriptan in treatment of migraine. *Eur Neurol* 1993; **33:** 310–15.
16. Solbach MP, Waymer RS. Treatment of menstruation-associated migraine headache with subcutaneous sumatriptan. *Obstet Gynecol* 1993; **82:** 769–72.
17. Silberstein SD, *et al.* A randomized trial of frovatriptan for the intermittent prevention of menstrual migraine. *Neurology* 2004; **27:** 261–9.
18. Silberstein SD, *et al.* Rizatriptan in the treatment of menstrual migraine. *Obstet Gynecol* 2000; **96:** 237–42.
19. Loder E, *et al.* Efficacy and tolerability of oral zolmitriptan in menstrually associated migraine: a randomized, prospective, parallel-group, double-blind, placebo-controlled study. *Headache* 2004; **44:**120–30.
20. Linder SL. Subcutaneous sumatriptan in the clinical setting: the first 50 consecutive patients with acute migraine in a pediatric neurology office practice. *Headache* 1996; **36:** 419–22.
21. Winner P, *et al.* A randomized, double-blind, placebo-controlled study of sumatriptan nasal spray in the treatment of acute migraine in adolescents. *Pediatrics* 2000; **106:** 989–997.
22. Ahonen K, *et al.* Nasal sumatriptan is effective in treatment of migraine attacks in children: a randomized trial. *Neurology* 2004; **62:** 883–7.
23. The Sumatriptan Cluster Headache Study Group. Treatment of acute cluster headache with sumatriptan. *N Engl J Med* 1991; **325:** 322–6.
24. Ekbom K, *et al.* Subcutaneous sumatriptan in the acute treatment of cluster headache: a dose comparison study. *Acta Neurol Scand* 1993; **88:** 63–9.
25. Ekbom K, *et al.* Cluster headache attacks treated for up to three months with subcutaneous sumatriptan (6 mg). *Cephalalgia* 1995; **15:** 230–6.
26. Hardebo JE. Subcutaneous sumatriptan in cluster headache: a time study of the effect on pain and autonomic symptoms. *Headache* 1993; **33:** 18–21.
27. Monstad I, *et al.* Preemptive oral treatment with sumatriptan during a cluster period. *Headache* 1995; **35:** 607–13.
28. Bahra A, *et al.* Oral zolmitriptan is effective in the acute treatment of cluster headache. *Neurology* 2000; **54:** 1832–39.

制剂

BP 2010: Sumatriptan Injection; Sumatriptan Nasal Spray; Sumatriptan Tablets;
USP 33: Sumatriptan Nasal Spray; Sumatriptan Succinate Oral Suspension.

专利制剂

Arg.: Imigran; Micranil; Migraneitor; ***Austral.:*** Imigran; Sumagran; Sumatab; Suvalan; ***Austria:*** Glaxotriptan†; Imigran; ***Belg.:*** Finigraine; Imitrex; ***Braz.:*** Imigran; Sumax; ***Canad.:*** Imitrex; ***Chile:*** Imigran; Somatran; ***Cz.:*** Cinie; Dolorstad; Imigran; Rosemig; Sumamigren; Sumigra; ***Denm.:*** Imigran; ***Fin.:*** Cinie; Imigran; Oriptan; Sumaratio; ***Fr.:*** Imigrane; Imiject; ***Ger.:*** Imigran; ***Gr.:*** Altaxa; Forcet; Imigran; Precipitan; Sutriptan; ***Hong Kong:*** Imigran; ***Hung.:*** Cinie; Illument†; Imigran; Triptagram; ***India:*** Suminat; ***Indon.:*** Cetatrex; Imitrex†; Triptagic; ***Irl.:*** Imigran; Imitag; Migrastat; Sumagran; Sumatran; Suvalan; ***Israel:*** Imitrex; Sumatridex; ***Ital.:*** Imigran; Sumigrene†; ***Malaysia:*** Imigran; Sumitran; ***Mex.:*** Fermig; Imigran; Sumitrex; Tebegran; ***Neth.:*** Imigran; Sumalin; Sumarix; ***Norw.:*** Imigran; ***NZ:*** Imigran; MyGran; Sumagran; ***Philipp.:*** Imigran; Sumigran; ***Pol.:*** Cinie; Imigran; Sumamigren; Sumigra; Triptagram; ***Port.:*** Diletan†; Imigran; Imigranradis; ***Rus.:*** Amigrenin (Амигренин); Imigran (Имигран); Mygrepam (Мигрепам); Sumamigren (Сумамигрен); Sumitran (Сумитран); ***S.Afr.:*** Imigen; Imigran; Migrex; Triptam; ***Singapore:*** Imigran; ***Spain:*** Arcoiran†; Dolmigral†; Imigran; ***Swed.:*** Imigran; ***Switz.:*** Imigran; ***Thai.:*** Imigran; ***Turk.:*** Imigran; Sumatran; ***UK:*** Imigran; ***Ukr.:*** Antimigren (Антимигрен-Здоровье); Sumamigren (Сумамигрен); ***USA:*** Imitrex; Sumavel; ***Venez.:*** Imigran; Migraval.

多组分制剂 ***USA:*** Treximet.

Telcagepant（*USAN*，*rINN*）替卡吉泮

MK-0974; Telcagépant; Telcagepantum. *N*-[(3*R*,6*S*)-6-(2,3-Difluorophenyl)hexahydro-2-oxo-1-(2,2,2-trifluoroethyl)-1*H*-azepin-3-yl]-4-(2,3-dihydro-2-oxo-1*H*-imidazo[4,5-*b*]pyridin-1-yl)-1-piperidinecarboxamide.

Телкагепант

$C_{26}H_{27}F_5N_6O_3 = 566.5.$

CAS — 781649-09-0.

UNII — D420649ALL.

Telcagepant Potassium（*USAN*，*rINNM*）替卡吉泮钾

Kalii Telcagepantum; Telcagepant potásico; Telcagépant Potassique. *N*-[(3*R*,6*S*)-6-(2,3-Difluorophenyl)hexahydro-2-oxo-1-(2,2,2-trifluoroethyl)-1*H*-azepin-3-yl]-4-(2,3-dihydro-2-oxo-1*H*-imidazo[4,5-*b*]pyridin-1-yl)-1-piperidinecarboxamide potassium, compound with ethanol (1:1:1).

Телкагепант Калия

$C_{26}H_{26}F_5KN_6O_3,C_2H_6O = 650.7.$

CAS — 953077-35-5.

UNII — L303VER2NG.

简介

替卡吉泮是一种降钙素基因相关肽（CGRP）受体拮抗药。正被研究用于治疗急性偏头痛。

1. Ho TW, *et al.* Efficacy and tolerability of MK-0974 (telcagepant), a new oral antagonist of calcitonin gene-related peptide receptor, compared with zolmitriptan for acute migraine: a randomised, placebo-controlled, parallel-treatment trial. *Lancet* 2008; **372:** 2115–23.
2. Tepper SJ, Stillman MJ. Clinical and preclinical rationale for CGRP-receptor antagonists in the treatment of migraine. *Headache* 2008; **48:** 1259–68.
3. Connor KM, *et al.* Randomized, controlled trial of telcagepant for the acute treatment of migraine. *Neurology* 2009; **73:** 970–7.

Zolmitriptan（*BAN*，*USAN*，*rINN*）佐米曲坦

311C90; Tsolmitriptaani; Zolmitriptán; Zolmitriptanum. (*S*)-4-{3-[2-(Dimethylamino)ethyl]indol-5-ylmethyl}-1,3-oxazolidin-2-one.

Золмитриптан

$C_{16}H_{21}N_3O_2 = 287.4.$

CAS — 139264-17-8.

ATC — N02CC03.
ATC Vet — QN02CC03.
UNII — 2FS66TH3YW.

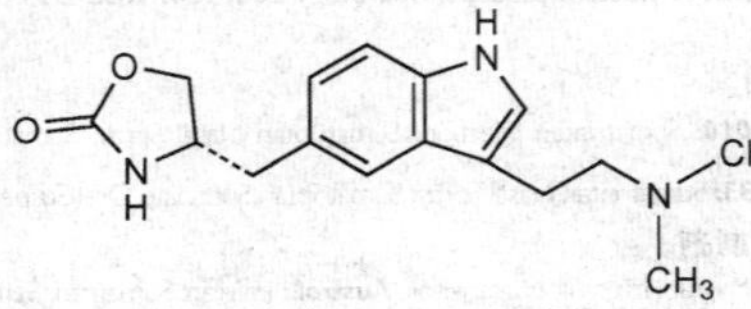

不良反应和注意事项

与舒马普坦相似，第596页。

佐米曲坦也应该避免用于 Wolf-Parkinson-White 综合征或与心脏副传导通道有关的心律失常患者中。也应该慎用于中度至重度肝损伤患者。

缺血 已报道1例50岁女性患者出现与佐米曲坦应用相关的脊髓损害[1]；临床特征提示损害是缺血梗死。

1. Vijayan N, Peacock JH. Spinal cord infarction during use of zolmitriptan: a case report. *Headache* 2000; **40**: 57–60.

药物过度使用性头痛 关于佐米曲坦与药物过度使用性头痛之间的关系，详见舒马普坦不良反应项下，第597页。

药物相互作用

与舒马普坦相似，第597页。

佐米曲坦在肝脏中代谢，主要通过 CYP450 同工酶 CYP1A2 代谢，也经过单胺氧化酶 A 型代谢。同服西咪替丁（一种常见的 P450 抑制药）的患者，佐米曲坦 24h 的最大推荐剂量应该减少（详见下文**用途和用法**）。如果与其他药物同时应用的话，如氟伏沙明和环丙沙星，它们抑制 CYP1A2，佐米曲坦剂量应进行相似的减量。关于佐米曲坦与单胺氧化酶 A 型抑制药（如吗氯贝胺）同用时的观点不同。在英国，注册药品信息推荐当与单胺氧化酶 A 型抑制药同服时佐米曲坦的最大剂量应该减少（详见下文**用途和用法**），而在美国这种联用是被禁止的。

1. Dixon R, *et al.* The metabolism of zolmitriptan: effects of an inducer and an inhibitor of cytochrome P450 on its pharmacokinetics in healthy volunteers. *Clin Drug Invest* 1998; **15**: 515–22.

β受体阻滞药 一项研究中，在12例健康受试者中普萘洛尔升高血浆佐米曲坦的浓度，但是认为这种改变没有足够的临床意义来证明两药合用期间调整剂量是正当的[1]。

1. Peck RW, *et al.* The interaction between propranolol and the novel antimigraine agent zolmitriptan (311C90). *Br J Clin Pharmacol* 1997; **44**: 595–9.

药动学

佐米曲坦口服和鼻内给药的绝对生物利用度大约40%，口服后1.5～3h后血浆浓度达峰，具体时间取决于剂型，鼻腔喷雾大约3h达峰。血浆蛋白结合率大约25%。佐米曲坦经肝代谢，主要代谢为吲哚乙酸，以及 *N*-氧化物和 *N*-去甲基类似物。动物研究中 *N*-去甲基代谢物（183C91）的活性比母体化合物的更大，推测该代谢物可能促成佐米曲坦发挥疗效。佐米曲坦的主要代谢物主要通过细胞色素 P450 同工酶 CYP1A2 进行代谢，同时单胺氧化酶 A 型负责对 *N*-去甲基代谢物进行进一步的代谢。60%以上剂量经尿排泄，主要是以吲哚乙酸的形式，约30%通过粪便排泄，主要以原形药物形式。消除半衰期为2.5～3h，但肝病患者延长。

在大鼠中的研究发现该药分布到乳汁。

1. Dixon R, *et al.* The pharmacokinetics and effects on blood pressure of multiple doses of the novel anti-migraine drug zolmitriptan (311C90) in healthy volunteers. *Br J Clin Pharmacol* 1997; **43**: 273–81.
2. Seaber E, *et al.* The absolute bioavailability and metabolic disposition of the novel antimigraine compound zolmitriptan (311C90). *Br J Clin Pharmacol* 1997; **43**: 579–87.
3. Peck RW, *et al.* The pharmacodynamics and pharmacokinetics of the $5HT_{1B/1D}$-agonist zolmitriptan in healthy young and elderly men and women. *Clin Pharmacol Ther* 1998; **63**: 342–53.
4. Dixon R, *et al.* A comparison of the pharmacokinetics and tolerability of the novel antimigraine compound zolmitriptan in adolescents and adults. *J Child Adolesc Psychopharmacol* 1999; **9**: 35–42.
5. Yates R, *et al.* Pharmacokinetics, dose proportionality, and tolerability of single and repeat doses of a nasal spray formulation of zolmitriptan in healthy volunteers. *J Clin Pharmacol* 2002; **42**: 1244–50.

用途和用法

佐米曲坦是选择性 5-羟色胺（$5-HT_1$）受体激动药，作用和用途与舒马普坦（第597页）相似。佐米曲坦用于偏头痛急性发作的治疗。佐米曲坦不应该用作预防用。

英国推荐的剂量是2.5mg口服。预期1h内出现临床反应。如果24h内症状持续或复发，可给予第二次剂量，但是与第一次给药至少间隔2h。如果患者服用2.5mg的剂量时头痛没有达到满意的缓解，随后的发作可能需要5mg的剂量进行治疗。佐米曲坦24h内的最大剂量是10mg。美国推荐的剂量比英国的稍微低些；剂量为1.25mg或2.5mg，24h内的最大剂量为10mg。

当鼻内给药后，15min内出现临床反应。常用单次剂量是5mg，通过一侧鼻腔给药。如果24h内症状持续或复发，可以第二次给药，但至少与第一次给药间隔2h，一天的极量为10mg。

对于同服某些药物的患者建议减少剂量（见上文**药物相互作用**）。对于同时服用西咪替丁或单胺氧化酶 A 型抑制药（虽然在美国禁止本品与单胺氧化酶 A 型抑制药同服）的患者，24h内佐米曲坦最大剂量应该为5mg。对同服像氟伏沙明和环丙沙星等药物的患者，也建议需要相似的减少剂量，因为这些药物抑制细胞色素 P450 同工酶 CYP1A2。

关于儿童剂量、在肝损伤或肾损伤患者中的剂量详见下文。

儿童用法 虽然在英国没有批准应用于儿童，但是 *BNF C2010/11* 建议佐米曲坦可应用于12～18岁的儿童，用于治疗急性丛集性头痛（仅鼻内给药）或偏头痛。剂量与成人类似（见上文）。

在肝损伤中的用法 一项[1]研究指出，虽然对于中度或严重肝损伤患者的初次剂量不需要减少，但是对于严重肝损伤患者反复给药可能出现药物蓄积，因此其总的日剂量应该减少。

在英国，对于伴有中度至严重肝损伤的患者，注册药品信息推荐24h内最大的口服剂量为5mg。美国推荐的剂量小于2.5mg。

1. Dixon R, *et al.* Effect of hepatic impairment on the pharmacokinetics of zolmitriptan. *J Clin Pharmacol* 1998; **38**: 694–701.

在肾损害中的用法 虽然佐米曲坦及其代谢物在伴有中度至严重肾损伤患者中的肾清除率降低了[1]，但是结果的影响不太可能有临床意义，所以对于伴有肾损伤的患者没有必要调整佐米曲坦的剂量。

1. Gillotin C, *et al.* No need to adjust the dose of 311C90 (zolmitriptan), a novel anti-migraine treatment in patients with renal failure not requiring dialysis. *Int J Clin Pharmacol Ther* 1997; **35**: 522–6.

偏头痛和丛集性头痛 不同曲坦类药物对偏头痛的相对益处比较，见舒马普坦，第597页。

1. Spencer CM, *et al.* Zolmitriptan: a review of its use in migraine. *Drugs* 1999; **58**: 347–74.
2. Bahra A, *et al.* Oral zolmitriptan is effective in the acute treatment of cluster headache. *Neurology* 2000; **54**: 1832–9.
3. Dowson AJ, Charlesworth B. Review of zolmitriptan and its clinical applications in migraine. *Expert Opin Pharmacother* 2002; **3**: 993–1005.
4. Charlesworth BR, *et al.* Speed of onset and efficacy of zolmitriptan nasal spray in the acute treatment of migraine: a randomised, double-blind, placebo-controlled, dose-ranging study versus zolmitriptan tablet. *CNS Drugs* 2003; **17**: 653–67.
5. Dowson AJ, *et al.* Tolerability and consistency of effect of zolmitriptan nasal spray in a long-term migraine treatment trial. *CNS Drugs* 2003; **17**: 839–51.
6. Lewis DW, *et al.* Adolescent Migraine Steering Committee. Efficacy of zolmitriptan nasal spray in adolescent migraine. *Pediatrics* 2007; **120**: 390–6.
7. Rapoport AM, *et al.* Zolmitriptan nasal spray in the acute treatment of cluster headache: a double-blind study. *Neurology* 2007; **69**: 821–6. Correction. *ibid.*; 2029.

制剂

专利制剂

Arg.: Zomigon; **Austral.:** Zomig; **Austria:** Zomig; **Belg.:** Zomig; **Braz.:** Zomig; **Canad.:** Zomig; **Cz.:** Zolmiles; Zomig; **Denm.:** Zomig; **Fin.:** Zomig; **Fr.:** Zomig; Zomigoro; **Ger.:** AscoTop; **Gr.:** Zomigon; **Hong Kong:** Zomig; **Hung.:** Zomig; **Irl.:** Zolmiles; Zomig; **Israel:** Zomig; **Ital.:** Zomig; **Mex.:** Zomig; **Neth.:** Zomig; **Norw.:** Zomig; **Philipp.:** Zomig; **Pol.:** Zomig; **Port.:** Zomig; **Rus.:** Zomig (Зомиг); **S.Afr.:** Zomig; **Singapore:** Zomig; **Spain:** Flezol†; Zomig; **Swed.:** Zomig; **Switz.:** Zomig; **Thai.:** Zomig; **Turk.:** Gravis; Zomig; **UK:** Zomig; **Ukr.:** Zolmigren (Золмигрен); **USA:** Zomig; **Venez.:** Zomig.

抗肌无力药

本章包括用于治疗重症肌无力和与神经肌肉疾病相关的抗胆碱酯酶作用的药物。其他在肌无力治疗中起重要作用的药物有皮质激素（第1425页）以及在**抗肿瘤药**（第606页）和**免疫抑制药**（第1728页）章节讨论的一些具有免疫抑制作用的药物。

Eaton-Lambert 肌无力综合征

Eaton-Lambert 肌无力综合征是一种罕见的神经肌肉接头的自身免疫性（auto-immune）疾病。与重症肌无力（见下文）不同，重症肌无力患者是因自身抗体影响乙酰胆碱受体，而 Eaton-Lambert 肌无力综合征患者的抗体作用于突触前，从而减少乙酰胆碱的释放。肌无力（weakness）主要影响近端肌肉，特别是四肢的肌肉，呼吸肌和眼肌通常不受累。自觉症状较常见包括口干、便秘和无力。一半以上的患者伴有肺小细胞癌。肿瘤的成功治疗常常可以改善一些症状。

Eaton-Lambert 肌无力综合征的对症治疗包括使用增强神经肌肉接头对乙酰胆碱利用的药物。单独使用抗胆碱酯酶药治疗效果不佳，应用可以增加乙酰胆碱释放的阿芳吡啶有较好效果，特别是与抗胆碱酯酶药（如吡啶斯的明）合用时效果更好。相似的药物（如胍和氨吡啶）的应用由于严重的不良反应受到限制。当阿芳吡啶不可用时，小剂量胍可与吡啶斯的明联合使用。尽管联合应用有一些改进，但是不良反应的发生率，特别是胃肠反应，仍然很高。免疫抑制药硫唑嘌呤和皮质激素也可用于治疗，与重症肌无力的治疗不同，皮质激素的应用不会短期加重症状。血浆交换或大剂量静脉内常规免疫球蛋白已用于严重的肌无力患者。

1. Newsom-Davis J. Myasthenia gravis and the Lambert-Eaton myasthenic syndrome. *Prescribers' J* 1993; **33:** 205–12.
2. Oh SJ, *et al.* Low-dose guanidine and pyridostigmine: relatively safe and effective long-term symptomatic therapy in Lambert-Eaton myasthenic syndrome. *Muscle Nerve* 1997; **20:** 1146–52.
3. Seneviratne U, de Silva R. Lambert-Eaton myasthenic syndrome. *Postgrad Med J* 1999; **75:** 516–20.
4. Pascuzzi RM. Myasthenia gravis and Lambert-Eaton syndrome. *Ther Apher* 2002; **6:** 57–68.
5. Sanders DB. Lambert-Eaton myasthenic syndrome: diagnosis and treatment. *Ann N Y Acad Sci* 2003; **998:** 500–8.
6. Newsom-Davis J. Lambert-Eaton myasthenic syndrome. *Rev Neurol (Paris)* 2004; **160:** 177–80.
7. Maddison P, Newsom-Davis J. Treatment for Lambert-Eaton myasthenic syndrome. Available in The Cochrane Database of Systematic Reviews; Issue 2. Chichester: John Wiley; 2005 (accessed 15/02/06).

重症肌无力

重症肌无力是一种以神经肌肉传导缺陷的自身免疫障碍为特征的疾病，随之发生肌肉无力。它是由于产生针对神经肌肉接头处成分的自身抗体所致。在大多数患者中，存在乙酰胆碱烟碱型受体的抗体。然而，10%～15%的患者有所谓的“血清反应阴性的肌无力”，这些人体内可能存在抗其他成分的自身抗体，如肌肉特有的酪氨酸激酶（MuSK），这样的患者的比例在眼肌无力（仅指眼外肌无力）的患者中相对较高。许多患者患有胸腺疾病，有些是胸腺瘤。这些疾病可以症状的分布和严重程度以及是否有胸腺瘤和发病年龄来分类。肌无力的其他类型包括短暂的新生儿肌无力，这是由于抗体通过胎盘屏障，症状可持续1～6周，他们的母亲是肌无力患者或者由青霉胺诱导的肌无力或先天性肌无力（见**阿芳吡啶**项下，第600页）。

重症肌无力的诊断

抗体试验仍然是重症肌无力诊断的金标准。通常首先要检测患者对抗胆碱酯酶药的反应性。在静脉给予阿托品之前先用依酚氯铵（腾喜龙试验）是最常用的抗胆碱酯酶试验，因为它起效迅速并且作用持续时间短。偶尔也会发生严重的不良反应，所以，只有当用于气管内插管和保持气道通畅的设备可即刻使用时，才能进行这项试验。阳性结果是快速及暂时的肌力增强。有时作为诊断性试验，也要反复进行神经刺激（如抗胆碱酯酶试验），但不是专门为诊断重症肌无力而进行的。计算机断层扫描或磁共振成像都可用于检测胸腺瘤。

重症肌无力的治疗

- 对症治疗用抗胆碱酯酶药，吡啶斯的明和新斯的明是最常用的药物。尽管在最初应用的几天内，迅速起效的新斯的明显示出一些优势，但是大多数患者更喜欢用吡啶斯的明，因为毒蕈碱的不良反应少且作用时间长。要达到最佳的治疗效果，需要调整药物的剂量，但是肌力可能不会恢复到正常，一些患者必须忍受一定程度的肌无力。对不同部位的肌肉有不同的作用，应调整剂量使延髓和呼吸肌得到最佳的治疗效果。一般地，抗胆碱酯酶药只能部分缓解症状，如继续治疗，它们的作用趋于消失。过量可导致“胆碱能危象”（见**新斯的明的不良反应**，第601页）。依酚氯铵可用来证明患者是剂量不足或剂量过大。
- 皮质激素是用于治疗的主要的免疫抑制药。假设患者的肌无力症状很重，且可忽略皮质激素治疗的不良反应时，皮质激素对于眼肌无力的患者是非常有用的，这些患者对抗胆碱酯酶药和胸腺切除术的反应很差。许多人用泼尼松龙都从低剂量开始，如每日或隔日 5～20mg，以减少类固醇诱导的肌无力恶化的风险，根据治疗后的反应缓慢增加剂量，通常在几周后可以看到症状的改善。其他人为了更快获得治疗效果而采取较激进的治疗方案，从大剂量开始，如每日用泼尼松龙 60～80mg。无论使用哪种方法，一旦取得临床效果，治疗方案就应调整为隔日给药，当患者症状缓解后，药物也应缓慢减量。服用皮质激素治疗的患者应减量使用抗胆碱酯酶药，如果抗胆碱酯酶药的剂量不减少，肌无力的症状可能会在开始治疗的几周内恶化（见**新斯的明的药物相互作用**，第602页）。皮质激素几乎不可能完全撤药，但是有些患者可能用隔日 1 次 10mg 而维持较满意的状态。如果低剂量皮质激素不能缓解症状，可考虑加用硫唑嘌呤，每日 2～3mg/kg。
- 治疗中增加硫唑嘌呤可使皮质激素和抗胆碱酯酶药的剂量减少。当有皮质激素应用禁忌证或单独使用皮质激素的效果不佳时，可以应用硫唑嘌呤。但是它起效要比皮质激素慢，通常不单独使用。对标准联合用药无效的一些患者应用环孢素是有效的，但是它的严重不良反应，包括肾毒性，可能会限制其使用。反应时间与皮质激素相似。其他药物如环磷酰胺、吗替麦考酚酯和甲氨蝶呤也用于治疗，与他克莫司联合应用的疗效已经有报道。但是，最近的系统性综述发现，只有少数随机对照研究将免疫抑制药用于重症肌无力的治疗，并且是短期治疗。有限的证据表明，除了单独使用环磷酰胺，单独使用环孢素或与皮质激素联合使用外，其他的免疫抑制药对重症肌无力没有明确有益的证据。
- 血浆置换为疾病提供了一个显著但短暂的改善方法，当其他治疗刚起效时，血浆置换为肌无力危象提供了有效的短期治疗措施来改善疾病恶化患者的症状，但目前并没有证据表明反复血浆置换与免疫抑制药联合应用优于单独应用免疫抑制药。大剂量静脉内给予常规免疫球蛋白可以获得同样的短期效果；但是，系统性综述结果认为需要进一步研究来证明这一点。
- 凡是能够耐受手术的患者都可以进行胸腺切除术，除非他们的症状很轻，或是单纯的眼肌疾病，或发病较晚，或血清反应阴性。青春期前的儿童要避免进行胸腺切除术，因为关系到他们的生长发育和免疫系统的发育，建议他们在青春期可以用抗胆碱酯酶药对症治疗，疾病可能会自发地改善。在胸腺切除术后，无胸腺瘤的约 80%的患者症状有望缓解或改善，尽管这需要几年时间。那些有胸腺瘤的患者效果较差。

1. Evoli A, *et al.* A practical guide to the recognition and management of myasthenia gravis. *Drugs* 1996; **52:** 662–70.
2. Yi Q, Lefvert AK. Current and future therapies for myasthenia gravis. *Drugs Aging* 1997; **11:** 132–9.
3. Newsom-Davis J. Myasthenia gravis. *Prescribers' J* 2000; **40:** 93–8.
4. Vincent A, *et al.* Myasthenia gravis. *Lancet* 2001; **357:** 2122–8.
5. Pascuzzi RM. Myasthenia gravis and Lambert-Eaton syndrome. *Ther Apher* 2002; **6:** 57–68.
6. Vincent A, Drachman DB. Myasthenia gravis. *Adv Neurol* 2002; **88:** 159–88.
7. Richman DP, Agius MA. Treatment of autoimmune myasthenia gravis. *Neurology* 2003; **61:** 1652–61.
8. Thanvi BR, Lo TCN. Update on myasthenia gravis. *Postgrad Med J* 2004; **80:** 690–700.
9. Saperstein DS, Barohn RJ. Management of myasthenia gravis. *Semin Neurol* 2004; **24:** 41–8.
10. Kothari MJ. Myasthenia gravis. *J Am Osteopath Assoc* 2004; **104:** 377–84.
11. Romi F, *et al.* Myasthenia gravis: clinical, immunological, and therapeutic advances. *Acta Neurol Scand* 2005; **111:** 134–41.
12. Schwendimann RN, *et al.* Management of myasthenia gravis. *Am J Ther* 2005; **12:** 262–8.
13. Schneider-Gold C, *et al.* Corticosteroids for myasthenia gravis. Available in The Cochrane Database of Systematic Reviews; Issue 2. Chichester: John Wiley; 2005 (accessed 15/02/06).
14. Benatar M, Kaminski H. Medical and surgical treatment for ocular myasthenia. Available in The Cochrane Database of Systematic Reviews; Issue 2. Chichester: John Wiley; 2006 (accessed 26/05/06).
15. Hart IK, *et al.* Immunosuppressive agents for myasthenia gravis. Available in The Cochrane Database of Systematic Reviews; Issue 4. Chichester: John Wiley; 2007 (accessed 24/01/08).
16. Gajdos P, *et al.* Intravenous immunoglobulin for myasthenia gravis. Available in The Cochrane Database of Systematic Reviews; Issue 1. Chichester: John Wiley; 2008 (accessed 28/05/08).

Ambenonium Chloride（*BAN*，*rINN*）安贝氯铵

Ambenonii Chloridum; Ambénonium, Chlorure d'; Ambenoniumklorid; Ambenoniumkloridi; Ambestigmini Chloridum; Cloruro de ambenonio; Win-8077. *N,N'*-Oxalylbis(*N*-2-aminoethyl-*N*-2-chlorobenzyldiethylammonium) dichloride.

Амбенония Хлорид

$C_{28}H_{42}Cl_4N_4O_2$ = 608.5.

CAS — 7648-98-8 (ambenonium); 115-79-7 (anhydrous ambenonium chloride); 52022-31-8 (ambenonium chloride tetrahydrate).

ATC — N07AA30.

ATC Vet — QN07AA30.

UNII — 51FOB87G3I (ambenonium chloride); 9T1OT01KW1 (ambenonium chloride tetrahydrate).

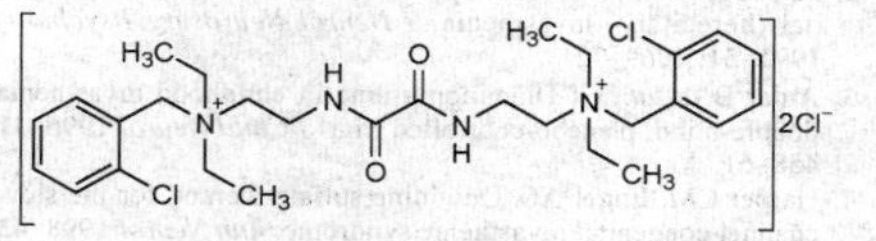

Pharmacopoeias. In *Jpn.*

不良反应、处置和注意事项

参见**新斯的明**（第601页）。

与新斯的明相比，安贝氯铵产生较少毒蕈碱的不良反应。超剂量服用只有轻度风险警告，常规把阿托品和安贝氯铵联合使用的方法是禁忌的，因为过量所致的毒蕈碱症状可能被抑制，出现更为严重的烟碱反应（随意肌的肌束震颤和麻痹）。

药动学

安贝氯铵很少从胃肠道吸收，不能被胆碱酯酶水解。

用途和用法

安贝氯铵是一种季铵化合物，可以可逆地抑制胆碱酯酶的活性，作用活性与新斯的明（第602页）相似，但是作用较持久。安贝氯铵口服用于治疗重症肌无力（第599页），常规剂量为 5～25mg，每日 3～4 次，可根据反应调整用量。用于不能耐受新斯的明或吡啶斯的明的患者。

制剂

专利制剂

Cz.: Mytelase; ***Fr.:*** Mytelase; ***Gr.:*** Mytelase; ***Hung.:*** Mytelase; ***Pol.:*** Mytelase; ***Swed.:*** Mytelase; ***USA:*** Mytelase.

Amifampridine（*rINN*）阿芳吡啶

Amifampridina; Amifampridinum; 3,4-Diaminopyridine. Pyridine-3,4-diamine.

Амифампридин

$C_5H_7N_3$ = 109.1.

CAS — 54-96-6.

ATC — N07XX05.

ATC Vet — QN07XX05.

UNII — RU4S6E2G0J.

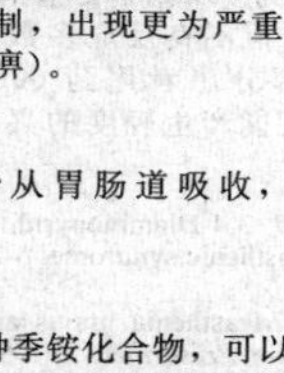

简介

阿芳吡啶与氨吡啶（第601页）有相似的作用和用

途，但据报道能更有效地促进神经末梢释放乙酰胆碱。适用于 Eaton-Lambert 肌无力综合征（见下文）和其他情况的肌无力。也可用于多发性硬化和肉毒中毒。阿芳吡啶以磷酸盐形式给药，但剂量以碱基表示。治疗成人 Eaton-Lambert 重症肌无力综合征的推荐剂量为初始每日口服 15mg，分 3～4 次给药；剂量可以每 4 天或每 5 天增加 5mg，直至每日最大剂量 60mg。肝肾功能受损患者的剂量见下文。

据报道，阿芳吡啶可致心律失常，故在开始服用阿芳吡啶时及之后每年应监测心电图。阿芳吡啶不能用于先天性 QT 间期延长的患者。有阿芳吡啶引起癫痫发作的单独报道，因此不能用于有癫痫病史的患者。

在肝肾损伤中的用法 对于中度至重度肝肾损伤患者，推荐的口服初始剂量是每日 5mg；轻度肝肾损伤患者，口服初始剂量为每日 10mg。剂量可以每周 5mg 的速度增加。

先天性肌无力症 先天性或遗传性肌无力症是一种罕见的异源性疾病，与多种神经肌肉传导缺陷有关，包括突触前乙酰胆碱酯酶释放的损伤、突触后乙酰胆碱受体的异常或乙酰胆碱酯酶分泌不足[1]。症状可能同重症肌无力（第599页）相似，但是没有免疫学异常。尽管某些类型可能对抗胆碱酯酶药有应答，但治疗效果往往不能令人满意。一项在 16 例患者中进行的实验表明，单独使用阿芳吡啶或联合抗胆碱酯酶药还是有效的[2]。安慰剂对照实验中，11 例先天性肌无力患者给予阿芳吡啶治疗，有 5 例临床有改善，而安慰剂组 11 例中只有 3 例有改善[3]。也有应用硫酸奎尼丁治疗慢通道先天性肌无力综合征有效的报道[4]。

1. Engel AG. Congenital myasthenic syndromes. *Neurol Clin North Am* 1994; **12:** 401–37.
2. Palace J, *et al.* 3,4-Diaminopyridine in the treatment of congenital (hereditary) myasthenia. *J Neurol Neurosurg Psychiatry* 1991; **54:** 1069–72.
3. Anlar B, *et al.* 3,4-Diaminopyridine in childhood myasthenia: double-blind, placebo-controlled trial. *J Child Neurol* 1996; **11:** 458–61.
4. Harper CM, Engel AG. Quinidine sulfate therapy for the slow-channel congenital myasthenic syndrome. *Ann Neurol* 1998; **43:** 480–4.

Eaton-Lambert 肌无力综合征 每日口服高达 100mg 的阿芳吡啶[1,2]对于治疗有运动和自主神经障碍症状的 Eaton-Lambert 肌无力综合征（第 599 页）是有效的。但也有一些研究者推荐每日最高剂量为 80mg，因为高剂量会增加癫痫发作的危险性[3]（英国注册药品信息推荐的最大日剂量为 60mg）。尽管有因药物中毒引起心跳骤停的报道[4]，但不良反应多数表现轻微，主要与剂量有关[1]。大部分患者用药 60min 后出现感觉异常[1～3]。阿芳吡啶能产生轻度的兴奋效应，一些患者会有入睡困难。

1. McEvoy KM, *et al.* 3,4-Diaminopyridine in the treatment of Lambert-Eaton myasthenic syndrome. *N Engl J Med* 1989; **321:** 1567–71.
2. Newsom-Davis J. Myasthenia gravis and the Lambert-Eaton myasthenic syndrome. *Prescribers' J* 1993; **33:** 205–212.
3. Sanders DB, *et al.* A randomized trial of 3,4-diaminopyridine in Lambert-Eaton myasthenic syndrome. *Neurology* 2000; **54:** 603–7.
4. Boerma CE, *et al.* Cardiac arrest following an iatrogenic 3,4-diaminopyridine intoxication in a patient with Lambert-Eaton myasthenic syndrome. *J Toxicol Clin Toxicol* 1995; **33:** 249–51.

多发性硬化 阿芳吡啶已被尝试应用于治疗多发性硬化（第588页）。在一项 36 例多发性硬化患者参与的交叉实验中[1]，与安慰剂相比，每日给予最高剂量 100mg 可在很大程度上改善腿无力的症状，但是在大多数患者中应用极限剂量时可出现感觉异常和腹痛的不良反应。一项系统性综述认为[2]，使用阿芳吡啶对症治疗多发性硬化是否有效还不能定论，同时还就该领域的发表偏倚问题进行了评述。

1. Bever CT, *et al.* Treatment with oral 3,4-diaminopyridine improves leg strength in multiple sclerosis patients: results of a randomized, double-blind, placebo-controlled, crossover trial. *Neurology* 1996; **47:** 1457–62.
2. Solari A, *et al.* Aminopyridines for symptomatic treatment in multiple sclerosis. Available in The Cochrane Database of Systematic Reviews; Issue 4. Chichester: John Wiley; 2002 (accessed 15/02/06).

制剂

专利制剂

UK: Firdapse.

Distigmine Bromide (*BAN, rINN*) 溴地斯的明

BC-51; Bispyridostigmine Bromide; Bromuro de distigmina; Distigmiinibromidi; Distigminbromid; Distigmine, Bromure de; Distigmini Bromidum; Hexamarium Bromide. 3,3′-[*N,N′*-Hexamethylenebis(methylcarbamoyloxy)]bis(1-methylpyridinium bromide).

Дистигмина Бромид

$C_{22}H_{32}Br_2N_4O_4$ = 576.3.

CAS — 15876-67-2.

ATC — N07AA03.

ATC Vet — QN07AA03.

UNII — 750F36OP6J.

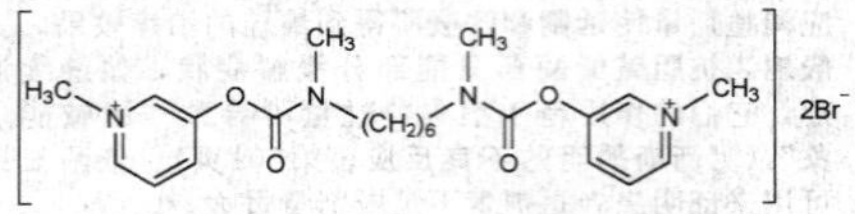

Pharmacopoeias. In *Jpn.*

不良反应、处置和注意事项

参见新斯的明（第601页）。地斯的明的抗胆碱酯酶作用持久，由此引起的不良反应也持续较长时间，若需要用阿托品治疗，需持续给药至少 24h。地斯的明可刺激子宫引起宫缩，英国注册药品信息建议孕妇避免使用。

药物相互作用

参见新斯的明（第602页）。

药动学

地斯的明很少从胃肠道吸收。

用途和用法

地斯的明是一种季铵化合物，与新斯的明（第602页）的活性相似，可以可逆地抑制胆碱酯酶的活性，但是作用更持久。单剂量肌内注射 9h 后可达到最大的抑制血浆胆碱酯酶活性的作用，并可持续约 24h。

尽管极少被使用，但溴地斯的明口服可与短效的拟副交感神经药合用于治疗**重症肌无力**（第599页），对于正用拟副交感神经药治疗的患者更倾向于用吡啶斯的明。初始剂量每日 5mg，早餐前 30min 服用，必要时每隔 3～4 天可增加剂量，直至每日最大剂量 20mg。儿童剂量详见下文。

地斯的明是用于预防和治疗**手术后胃肠道轻瘫**的几种药物之一（见**胃肠动力不足**，第1617页）。也用于**手术后尿潴留**（第2100页），尽管已经被留置导尿管法取代。每日在早餐前 30min 口服 5mg。相同的剂量每日或隔日口服给药也可用于**神经性膀胱功能障碍**的治疗。

地斯的明也可肌注给药。

儿童用法 尽管较少应用，溴地斯的明也可用于口服治疗儿童重症肌无力，剂量根据患儿年龄调整，每日最大剂量为 10mg。

制剂

专利制剂

Austria: Ubretid†; ***Cz.:*** Ubretid; ***Fin.:*** Ubretid†; ***Ger.:*** Ubretid; ***Gr.:*** Ubretid; ***Hong Kong:*** Ubretid; ***Hung.:*** Ubretid†; ***Neth.:*** Ubretid; ***Pol.:*** Ubretid; ***Rus.:*** Ubretid (Убретид); ***Singapore:*** Ubretid; ***Switz.:*** Ubretid; ***UK:*** Ubretid.

Edrophonium Chloride (*BAN, rINN*) 依酚氯铵

Cloruro de edrofonio; Edrofonio chloridas; Edrofonium-chlorid; Edrofoniumklorid; Edrofoniumkloridi; Edrofonyum Klorür; Edrophonii chloridum; Édrophonium, chlorure d'. Ethyl(3-hydroxyphenyl)dimethylammonium chloride.

Эдрофония Хлорид

$C_{10}H_{16}ClNO$ = 201.7.

CAS — 312-48-1 (edrophonium); 116-38-1 (edrophonium chloride).

UNII — QO611KSM5P.

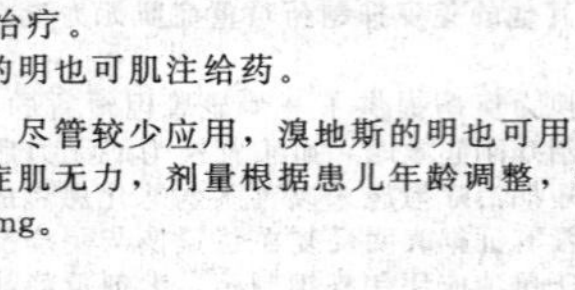

Pharmacopoeias. In *Eur.* (see p.vii), *Int.*, *Jpn*, and *US*.

Ph. Eur. 6.8（Edrophonium Chloride） 白色或类白色结晶性粉末。极易溶于水；易溶于乙醇；不溶于二氯甲烷。10%水溶液的 pH 值为 4.0～5.0。避光。

USP 33（Edrophonium Chloride） 白色无臭结晶性粉末。溶于水（1∶0.5），溶于乙醇（1∶5）；不溶于氯仿和乙醚。10%水溶液几乎无色，pH 值为 4.0～5.0。

不良反应、处置和注意事项

参见新斯的明（第601页）。

药物相互作用

参见新斯的明（第602页）。

用途和用法

依酚氯铵是一种季铵化合物，是一种可逆的胆碱酯酶抑制药。抑制胆碱酯酶的活性与新斯的明（第602页）相似，但是对骨骼肌的影响更明显。本品起效快，但是作用持续时间很短。对于重症肌无力的患者，可以立即改善症状、增强肌力。但这些效果通常只持续 5～15min，之后典型症状会再次出现。因为其为短效的药物，故不适用于重症肌无力的常规治疗。

依酚氯铵用于**重症肌无力**（第599页）的诊断以及鉴别其他抗胆碱酯酶药治疗重症肌无力是否过度或不足。

- *常规的诊断程序*是静脉注射 2mg，如果 30～45s 内无不良反应发生，则追加注射 8mg 的依酚氯铵。

  当静脉注射依酚氯铵有困难时可改为肌内注射，常规剂量为 10mg。当做诊断试验时会出现严重的毒蕈碱类反应，可用阿托品拮抗，因此须常备阿托品。
- *判断治疗不足或过度治疗*，可试验性静脉注射 1～2mg 依酚氯铵，用来鉴别重症肌无力的严重症状是由于应用抗胆碱酯酶药过量还是治疗不足。如果治疗不足，依酚氯铵可立即改善这些症状，如果过度治疗，胆碱能危象将会加重。注册药品信息推荐在最后一次的治疗剂量完成 1h 后进行测试，但是 *BNF 59* 推荐应在下一次给药前进行测试。此试验必须在有气管插管和能控制通气功能的设备条件下才能进行。

依酚氯铵起初被应用于麻醉时**神经肌肉阻滞的逆转**。在英国，用于逆转竞争性神经肌肉阻滞药的作用时，推荐剂量为 500～700μg/kg，持续几分钟静脉注射，同时或给予硫酸阿托品 7μg/kg 后使用。在美国，给予依酚氯铵 10mg 历时 30～45s，需要时可重复，直至最大剂量 40mg。短效的作用限制了依酚氯铵的应用。患者接受去极化神经肌肉阻滞药治疗时，如琥珀胆碱，可能发生长时间窒息；此时可静脉注射依酚氯铵 10mg 及阿托品以明确这种反应是否由Ⅱ相阻滞引起（第1819页）。

儿童剂量详见下文。

溴化依酚氯铵和氯化依酚氯铵的用法相似。

儿童用法 依酚氯铵用于治疗儿童重症肌无力，用法与成人相似（见上文**用途和用法**）。

- 在英国，*常规的诊断程序*是静脉注射 20μg/kg，如果 30s 内无不良反应发生，则继续静脉注射 80μg/kg。*BNFC 2010/11* 建议此剂量可用于 1 个月～12 岁的儿童。较大的儿童可给予成人的常规剂量。在美国，体重＜34kg 的儿童总剂量为 5mg；对于体重更大的儿童，建议使用 10mg，开始给予剂量的 1/5，接着每 30～45s 增加 1mg；对于婴儿，推荐的总剂量为 500μg。如静脉注射有困难，依酚氯铵可肌注给药；体重＜34kg 的儿童给予 2mg，体重更大的儿童给予 5mg。
- *为判断是治疗不足或过度治疗*，*BNFC 2010/11* 建议 1 个月～12 岁的儿童，在给予下一次胆碱酯酶前静脉注射 20μg/kg 依酚氯铵。年龄较大的儿童可给予成人常规剂量。

用于麻醉时**神经肌肉阻滞的逆转**，在英国，儿童剂量同成人，*BNFC 2010/11* 建议 1 个月以上儿童均可使用这样的剂量。

神经肌肉阻滞的逆转 关于依酚氯铵是否比新斯的明更适合逆转短效竞争性神经肌肉阻滞剂残留的阻滞作用，见**新斯的明的用途和用法**项下，第602页。

蛇咬伤 蛇咬伤后应用抗胆碱酯酶活性药物的情况，见**新斯的明的用途和用法**项下，第603页。

河豚毒素中毒 由河豚毒素引起的中毒的处置主要是对症治疗和支持治疗，河豚毒素是在许多海洋动物身上发现的一种有热稳定性的神经肌肉阻滞毒素，如河豚。报道显示[1,2]，静脉注射抗胆碱酯酶药（如依酚氯铵或新斯的明）在逆转河豚毒素引起的神经肌肉阻滞的效果的报道仍有争议。尽管报道指出抗胆碱酯酶药可能只缓解由河豚毒素引起的部分阻滞，但是一些研究者认为[3]，因为目前没有特异性解毒药物来拮抗河豚毒素，凡是能改善症状的方法都应该尝试。

1. Chew SK, *et al.* Anticholinesterase drugs in the treatment of tetrodotoxin poisoning. *Lancet* 1984; **ii:** 108.
2. Tibballs J. Severe tetrodotoxic fish poisoning. *Anaesth Intensive Care* 1988; **16:** 215–17.
3. Karalliedde L. Management of puffer fish poisoning. *Br J Anaesth* 1995; **75:** 500.

制剂

BP 2010: Edrophonium Injection;
USP 33: Edrophonium Chloride Injection.

专利制剂

Canad.: Enlon†; Tensilon; ***Gr.:*** Anticude; ***Singapore:*** Tensilon†; ***Spain:*** Anticude; ***USA:*** Enlon; Enlon-Plus; Reversol; Tensilon†.

Fampridine (*USAN*, *rINN*) 氨吡啶

Dalfampridine (*USAN*); EL-970; Fampridina; Fampridinum. 4-Aminopyridine; 4-Pyridinamine.

Фампридин

$C_5H_6N_2$ = 94.11.

CAS — 504-24-5.

ATC — N07XX07.

UNII — BH3B64OKL9.

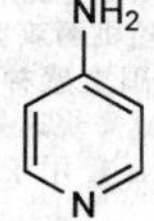

简介

氨吡啶促进神经末梢释放乙酰胆碱，静脉注射用于逆转竞争性神经肌肉阻滞药的作用。口服或静脉注射试用于神经功能失调的治疗，如 Eaton-Lambert 肌无力综合征（第599页）、吉兰-巴雷综合征（第2148页）、多发性硬化（见下文）、脊髓损伤和阿尔茨海默病（见**痴呆**，第342页），以及逆转肉毒杆菌中毒（第2127页）患者的神经肌肉阻滞。在美国，一种氨吡啶的口服缓释剂型被批准用于治疗伴有行走困难的多发性硬化；最大剂量为10mg，每日2次。对于脊髓损伤患者，每日30～50mg。

氨吡啶也被考虑作为特异性解毒剂，用于钙通道阻滞药中毒时的解救（见**硝苯地平的不良反应的处置**项下的过量，第1299页）。

临床试验研究中的不良反应包括泌尿系统感染、失眠、癫痫发作、感觉错乱、头晕、头痛和恶心。氨吡啶禁用于有癫痫病史的患者，或中度至重度肾损伤患者。

1. Ter Wee PM, *et al.* 4-Aminopyridine and haemodialysis in the treatment of verapamil intoxication. *Hum Toxicol* 1985; **4:** 327–9.
2. Davidson M, *et al.* 4-Aminopyridine in the treatment of Alzheimer's disease. *Biol Psychiatry* 1988; **23:** 485–90.
3. Hansebout RR, *et al.* 4-Aminopyridine in chronic spinal cord injury: a controlled, double-blind, crossover study in eight patients. *J Neurotrauma* 1993; **10:** 1–18.
4. Hayes KC, *et al.* Pharmacokinetics of an immediate-release oral formulation of fampridine (4-aminopyridine) in normal subjects and patients with spinal cord injury. *J Clin Pharmacol* 2003; **43:** 379–85.
5. Smith W, *et al.* Single-dose pharmacokinetics of sustained-release fampridine (fampridine-SR) in healthy volunteers and adults with renal impairment. *J Clin Pharmacol* 2010; **50:** 151–9.

多发性硬化 氨吡啶对钾离子通道有阻断作用，试用于治疗多发性硬化以改善脱髓鞘纤维的传导。研究报道显示，其可以改善运动、灵活度和视力，但是只有很少数的患者参与该研究。一项系统性综述[1]尚不能得出其安全性和有效性的结论，因为在该领域存在出版偏倚的问题。然而，其他多中心随机对照研究[2,3]和包括2项这类研究的系统性综述[4]显示氨吡啶可提高部分患者的行走能力；美国已批准了这个适应证。

1. Solari A, *et al.* Aminopyridines for symptomatic treatment in multiple sclerosis. Available in The Cochrane Database of Systematic Reviews; Issue 4. Chichester: John Wiley; 2002 (accessed 15/02/06).
2. Goodman AD, *et al.* Fampridine MS-F202 Study Group. Dose comparison trial of sustained-release fampridine in multiple sclerosis. *Neurology* 2008; **71:** 1134–41.
3. Goodman AD, *et al.* Fampridine MS-F203 Investigators. Sustained-release oral fampridine in multiple sclerosis: a randomised, double-blind, controlled trial. *Lancet* 2009; **373:** 732–8.
4. Korenke AR, *et al.* Sustained-release fampridine for symptomatic treatment of multiple sclerosis. *Ann Pharmacother* 2008; **42:** 1458–65.

过量 一例8个月大的男婴在服用达20mg的氨吡啶后，曾经出现了戏剧性的角弓反张样姿势和蠕虫状的舌自发性收缩[1]，并且出现心动过速和急促呼吸。该男婴在应用苯二氮䓬类药物后症状减轻。

有3例多发性硬化的成年患者[2]在服用了配错的片剂（每片含90.1～125.6mg氨吡啶而不是规定的10mg）数分钟到数小时后出现了癫痫持续状态。尽管在使用苯二氮䓬类和苯妥英治疗后快速恢复，但留下了慢性神经系统障碍。

1. Velez L, *et al.* Opisthotonic posturing with neuromuscular irritability attributable to 4-aminopyridine ingestion by a healthy pediatric patient. Abstract: *Pediatrics* 2003; **111:** 192–3. Full version: http://pediatrics.aappublications.org/cgi/content/full/111/1/e82 (accessed 15/02/06)
2. Burton JM, *et al.* 4-Aminopyridine toxicity with unintentional overdose in four patients with multiple sclerosis. *Neurology* 2008; **71:** 1833–4.

制剂

专利制剂

USA: Ampyra.

Ipidacrine (*rINN*) 依匹达克林

Amiridin (base or hydrochloride); Ipidacrina; Ipidacrinum; NIK-247 (hydrochloride). 9-Amino-2,3,5,6,7,8-hexahydro-1*H*-cyclopenta[*b*]quinoline.

Ипидакрин

$C_{12}H_{16}N_2$ = 188.3.

CAS — 62732-44-9 (ipidacrine); 90043-86-0 (ipidacrine hydrochloride); 118499-70-0 (ipidacrine hydrochloride monohydrate).

UNII — CV71VTP0VN.

简介

依匹达克林，他克林的类似物（第349页），是胆碱酯酶抑制药。用于治疗各种神经系统疾病，包括中枢神经系统和周围神经系统疾病、脱髓鞘疾病、重症肌无力（第599页）和其他肌无力综合征，阿尔茨海默病（见**痴呆**，第342页）和胃肠乏力。对于肌无力综合征，口服20～40mg，每日最多给药5次。对于阿尔茨海默病，常规剂量是10～20mg，每日给药2～3次，但剂量可逐渐增加至每日200mg，分次给予。

依匹达克林也可以盐酸盐形式注射给药。

制剂

专利制剂

Rus.: Axamon (Аксамон); Neiromidin (Нейромидин); ***Ukr.:*** Neiromidinum (Нейромидин).

Neostigmine (*BAN*) 新斯的明

Neostigmiini; Neostigmin; Neostigmina; Neostigminum. 3-(Dimethylcarbamoyloxy)trimethylanilinium ion.

$C_{12}H_{19}N_2O_2$ = 223.3.

CAS — 59-99-4.

ATC — N07AA01; S01EB06.

ATC Vet — QA03AB93; QN07AA01; QS01EB06.

UNII — 3982TWQ96G.

Neostigmine Bromide (*BANM*, *pINN*) 溴新斯的明

Bromuro de neostigmina; Bromuro de Sinstigmina; Neostig. Brom.; Neostigmiinibromidi; Neostigminbromid; Néostigmine, bromure de; Neostigmini bromidum; Neostigminii Bromidum; Neostigminium-bromid; Neostigmino bromidas; Neostigminum Bromatum; Neosztigmin-bromid; Synstigminium Bromatum.

Неостигмина Бромид

$C_{12}H_{19}BrN_2O_2$ = 303.2.

CAS — 114-80-7.

ATC — N07AA01; S01EB06.

ATC Vet — QN07AA01; QS01EB06.

UNII — 005SYP50G5.

Pharmacopoeias. In *Chin., Eur.* (see p.vii), *Int.,* and *US.*

Ph. Eur. 6.8（Neostigmine Bromide） 易潮解、无色结晶或白色或类白色结晶性粉末。极易溶于水；易溶于乙醇。避光保存。

USP 33（Neostigmine Bromide） 贮藏于密闭容器中。

稳定性参考文献如下。

1. Porst H, Kny L. Kinetics of the degradation of neostigmine bromide in aqueous solution. *Pharmazie* 1985; **40:** 713–17.

Neostigmine Metilsulfate (*BANM*) 甲硫酸新斯的明

Neostig. Methylsulph.; Neostigmiinimetilsulfaatti; Neostigmina, metilsulfato de; Neostigmine Methylsulfate; Neostigmine Methylsulphate; Néostigmine, métilsulfate de; Neostigmini metilsulfas; Neostigminii Metilsulfas; Neostigminium-methylsulfát; Neostigminmetilsulfat; Neostigminmetylsulfat; Neostigmino metilsulfatas; Neostygminy metylosiarczan; Neosztigmin-metilszulfát; Proserinum.

$C_{13}H_{22}N_2O_6S$ = 334.4.

CAS — 51-60-5.

ATC — N07AA01; S01EB06.

ATC Vet — QN07AA01; QS01EB06.

UNII — 98IMH7M386.

Pharmacopoeias. In *Chin., Eur.* (see p.vii), *Int., Jpn,* and *US.*

Ph. Eur. 6.8（Neostigmine Metilsulfate） 易潮解、无色结晶或白色或类白色结晶性粉末。极易溶于水；易溶于乙醇。贮藏于密闭容器中。避光。

USP 33（Neostigmine Mehylsulfate） 贮藏于密闭容器中。

不良反应

新斯的明的不良反应主要是由于过量的胆碱能刺激，多数为流涎、恶心和呕吐、腹部绞痛和腹泻。曾有过敏反应报道，皮疹可能与使用溴化物的盐有关。新斯的明很少能透过血脑屏障，所以CNS反应仅发生在大剂量使用时。

过量可导致"胆碱能危象"，特征包括毒蕈碱和烟碱样两种效应。这些效应包括大量流汗、流泪、胃肠道蠕动增加、不自主地排便和排尿或是有小便的欲望、缩瞳、睫状肌痉挛、眼球震颤、心动过缓和其他的心律失常、低血压、肌肉抽搐、肌束震颤、虚弱、瘫痪、胸闷、喘息、支气管分泌增加并伴随支气管收缩。CNS反应包括共济失调、抽搐、昏迷、言语不清、好动、激越和恐惧。由于毒蕈碱、烟碱和中枢的综合效应，或心脏骤停，最后由于呼吸衰竭死亡。

曾有报道由于烟碱对交感神经节的刺激，可急剧地使血压升高和心率加快，特别是当给予阿托品拮抗毒蕈碱效应时（见下文**不良反应的处置**项下）。

重症肌无力患者用药过量时引起的其他症状可能是轻微的或没有表现，但主要的"胆碱能危象"的症状是肌无力加重，这必须与重症肌无力疾病本身恶化引起的肌无力区分开（肌无力危象）。

拟副交感神经局部应用于缩瞳的不良反应在**毛果芸香碱**项下讨论（第1795页）。

不良反应的处置

如果患者口服了致命剂量的新斯的明并在1h内，应立即洗胃进行排空，并给予活性炭吸附来减少新斯的明的吸收，必要时事先采取措施维持呼吸道通畅，同时应给予1～2mg常用剂量的硫酸阿托品，最好静脉注射，也可肌注，必要时可重复给药来控制毒蕈碱样症状，最大推荐剂量为4mg。阿托品不能拮抗烟碱样效应，包括肌无力和瘫痪。应该使用小剂量的竞争性神经肌肉阻滞药来控制肌肉的抽搐，可应用胆碱酯酶复活药，建议解磷定和阿托品联合使用（第1401页）。必要时给予更多的支持治疗。

注意事项

新斯的明禁用于机械性胃肠梗阻、尿路梗阻和腹膜炎患者。最近有过肠道或膀胱手术的患者和有支气管哮喘的患者应该极慎用。有心血管疾病的患者，包括心律失常、心动过缓、最近有心肌梗死和低血压，以及有迷走神经兴奋、癫痫、甲状腺功能亢进症、帕金森病、肾损伤或消化道溃疡等疾病的患者，应该小心使用。当注射新斯的明时，应该备有阿托品。阿托品可以拮抗过量的毒蕈碱样作用，应比新斯的明提前给予，也可同时给予，来预防或使毒蕈碱样的不良反应最小化，但是这可能会掩盖药物过量时最初的症状，从而可能导致胆碱能危象。

英国注册药品信息建议，由于妊娠期的重症肌无力患者病情容易波动，应该更加严格地使用此药以避免用药过量引起的胆碱能危象。曾有报道，新生儿肌无力与妊娠期用药过量有关。虽然新斯的明分布到乳汁的量非常少，但是母乳喂养的婴儿也应被监护。

在一些情况下应避免口服大剂量的新斯的明，如可增加新斯的明在胃肠道吸收的情况。应该避免用于已知对新斯的明过敏的患者，溴新斯的明中的溴离子可能会

引起很多过敏反应。

拟交感神经系统药物用于缩瞳的注意事项见**毛果芸香碱**（第1795页）。

神经肌肉疾病 在1例肌强直性肌营养不良症患者中，残留的非去极化的神经肌肉阻滞只有部分被新斯的明和阿托品所逆转，随着这两种药第二次剂量的给予，表现出完全的神经肌肉阻滞[1]。在另1例有进展性肌营养不良病史的患者中，应用新斯的明来逆转残留的非去极化的神经肌肉阻滞时，非直接性的肌肉刺激引起肌强直的反应应答上升。对新斯的明和其他抗胆碱酯酶药的反应类型和程度，在有神经肌肉疾病的患者中不能被预见。

1例血清阴性的眼肌型重症肌无力患者曾经对新斯的明和维库溴胺有超敏反应[2]。神经肌肉阻滞剂的剂量及其拮抗药在重症肌无力患者中应用时，不管病情严重程度如何，均应谨慎调整剂量。

1. Buzello W, *et al.* Hazards of neostigmine in patients with neuromuscular disorders: report of two cases. *Br J Anaesth* 1982; **54:** 529–34.
2. Kim J-M, Mangold J. Sensitivity to both vecuronium and neostigmine in a sero-negative myasthenic patient. *Br J Anaesth* 1989; **63:** 497–500.

药物相互作用

有神经肌肉阻滞作用的药物，如氨基糖苷类、克林霉素、多黏菌素、环丙烷和吸入性卤化剂麻醉药，可能会拮抗新斯的明的作用。还有如奎宁、氯喹、羟氯喹、奎尼丁、普鲁卡因胺、普罗帕酮、锂制剂和β受体阻滞药等可潜在地加重重症肌无力症状的药物，能减弱拟副交感神经药的治疗效果。接受β受体阻滞药治疗的患者给予新斯的明，会延长发生心动过缓的时间。抗胆碱酯酶药，如新斯的明，可抑制氯琥珀胆碱的代谢，延长其作用时间，加强其作用，所以不推荐联合使用。

因为毒性可能增加，对于重症肌无力需接受新斯的明系统化治疗，同时又需应用眼科抗胆碱酯酶药（如依可碘酯）的患者应特别小心观察。

抗毒蕈碱样作用的药物（如阿托品）可拮抗新斯的明引起的毒蕈碱样效应。

β受体阻滞药 曾经有几个关于接受β受体阻滞药治疗的患者给予新斯的明或毒扁豆碱时引起心动过缓和低血压的报道[1~4]。但是在8例联合应用β受体阻滞药与吡啶斯的明的患者中进行的一项研究，并没有发现患者心率发生明显改变[5]。β受体阻滞药会潜在地加重重症肌无力患者的症状，从而可能会减弱拟副交感神经药治疗的效果。

1. Sprague DH. Severe bradycardia after neostigmine in a patient taking propranolol to control paroxysmal atrial tachycardia. *Anesthesiology* 1975; **42:** 208–10.
2. Seidl DC, Martin DE. Prolonged bradycardia after neostigmine administration in a patient taking nadolol. *Anesth Analg* 1984; **63:** 365–7.
3. Baraka A, Dajani A. Severe bradycardia following physostigmine in the presence of beta-adrenergic blockade: a case report. *Middle East J Anesthesiol* 1984; **7:** 291–3.
4. Eldor J, *et al.* Prolonged bradycardia and hypotension after neostigmine administration in a patient receiving atenolol. *Anaesthesia* 1987; **42:** 1294–7.
5. Arad M, *et al.* Safety of pyridostigmine in hypertensive patients receiving beta blockers. *Am J Cardiol* 1992; **69:** 518–22.

钙通道阻滞药 钙通道阻滞药（如维拉帕米）与神经肌肉阻滞药合用时，可更强地加重肌肉阻滞的作用，而且这种作用不能被新斯的明逆转（对新斯的明耐受）[1]，但可以被依酚氯铵逆转[2]。

1. van Poorten JF, *et al.* Verapamil and reversal of vecuronium neuromuscular blockade. *Anesth Analg* 1984; **63:** 155–7.
2. Jones RM, *et al.* Verapamil potentiation of neuromuscular blockade: failure of reversal with neostigmine but prompt reversal with edrophonium. *Anesth Analg* 1985; **64:** 1021–5.

皮质激素 虽然单独使用糖皮质激素可改善肌无力患者的肌力强度，但是联合使用甲基强的松龙和新斯的明或吡啶斯的明的患者，会出现肌无力症状恶化，产生深度的肌无力而需要辅助通气[1]。由于这种联合用药治疗的不良反应通常发生在被期望的有益的药效出现之前，因此建议糖皮质激素应与其交替使用，并且应该从小剂量开始，逐渐增加剂量到最佳的疗效[2]。

1. Brunner NG, *et al.* Corticosteroids in management of severe, generalized myasthenia gravis: effectiveness and comparison with corticotrophin therapy. *Neurology* 1972; **22:** 603–10.
2. Jubiz W, Meikle AW. Alterations of glucocorticoid actions by other drugs and disease states. *Drugs* 1979; **18:** 113–21.

药动学

新斯的明是一种季铵化合物，以溴化物的形式给药，很少经胃肠道吸收。可以甲硫酸的形式经胃肠外给药，胃肠外给药后新斯的明迅速被消除，以原形和代谢物从尿中排出。新斯的明被胆碱酯酶水解，也在肝脏代谢。人血清蛋白结合率为15%～25%，极少渗透进入CNS。新斯的明能通过胎盘屏障，很少量分布到乳汁中。

当口服新斯的明时，吸收很少，且不规则。3例肌无力患者单剂量口服30mg新斯的明，1～2h达血浆峰浓度，平均血浆半衰期为0.87h，口服生物利用度为1%～2%[1]。同样，在另一项研究中，尽管患者的数量有限，静脉注射[1]或肌内注射[2]甲硫酸新斯的明后，获得的平均血浆半衰期分别为0.89h和1.2h[1]。新斯的明消除的主要方式是代谢和经胆汁排泄[2]。单剂量后24h内约80%的剂量经尿排出，其中约50%的剂量以原形排出，约15%以3-羟苯三甲铵（3-hydroxyphenyltrimethylammonium）代谢物形式排出[2]。虽然研究发现平均血浆消除半衰期新生儿（0.65h）和儿童（0.8h）比成人（1.12h）短，但并未影响其拮抗神经肌肉阻滞作用的持续效应[3]。关于肾切除患者的半衰期，见下文的**在肾损伤中的用法**。

1. Aquilonius S-M, *et al.* A pharmacokinetic study of neostigmine in man using gas chromatography–mass spectrometry. *Eur J Clin Pharmacol* 1979; **15:** 367–71.
2. Somani SM, *et al.* Kinetics and metabolism of intramuscular neostigmine in myasthenia gravis. *Clin Pharmacol Ther* 1980; **28:** 64–8.
3. Fisher DM, *et al.* The neuromuscular pharmacology of neostigmine in infants and children. *Anesthesiology* 1983; **59:** 220–5.

用途和用法

新斯的明是一种季铵类化合物，它能抑制胆碱酯酶的活性，因此能延长和加强乙酰胆碱的生理活性（第1788页）。它也许可以对骨骼肌肌纤维产生直接的作用。新斯的明拮抗胆碱酯酶的活性是可逆的。

新斯的明用于治疗重症肌无力，也作为依氯酚铵的替代物成为重症肌无力的诊断用药（第599页），也可以用于麻醉时逆转竞争性神经肌肉阻滞药产生的神经肌肉阻滞（见下文）。也用于麻痹性肠梗阻的处置。新斯的明曾用于纠正术后尿潴留（第2100页），但已逐渐被留置导尿管取代。也曾用于眼内压较低的青光眼的治疗和降低眼外科手术后眼压的升高，尽管需要缩瞳时通常已经使用其他拟副交感神经药。

新斯的明以溴化物和甲硫酸的形式使用。新斯的明溴化物经口服或滴眼的方式给药，甲硫酸新斯的明以肌注、静脉和皮下注射的形式给药。

注册药品信息显示，500μg的甲硫酸新斯的明静脉注射给药相当于1～1.5mg甲硫酸新斯的明肌内或皮下注射，或相当于15mg溴新斯的明口服给药。

用于治疗**重症肌无力**，根据临床疗效，口服溴新斯的日总剂量为75～300mg，分次服用，必要时根据反应晚上加服。一天中较大剂量部分应在出现较重的疲劳时给予。大多数患者能够承受的最大日剂量是180mg。有些患者不能实现口服给药，可以用甲硫酸新斯的明肌内注射、静脉注射或皮下注射分次给予，每次0.5～2.5mg，日总剂量通常为5～20mg。

用于**逆转**竞争性神经肌肉阻滞药产生的**神经肌肉阻滞作用**，在英国，通常成人批准静脉注射剂量为50～70μg/kg，历时超过60s。在美国，应用较低剂量0.5～2mg。还可以给予额外剂量新斯的明，直到肌力恢复正常，但总量不能超过5mg。应该很好地保持患者呼吸道通气通畅直到呼吸功能完全恢复正常。为拮抗毒蕈碱样作用，成人在给予新斯的明之前或同时应静脉给予0.6～1.2mg的硫酸阿托品。建议有心动过缓存在时，阿托品应在给予新斯的明几分钟前给予。格隆溴铵可以作为硫酸阿托品替代品。

用于治疗麻痹性**肠梗阻**和**术后尿潴留**，可口服15～30mg溴新斯的明，更常用的是皮下或肌内注射0.5～2.5mg甲硫酸新斯的明。

儿童剂量详见下文。

儿童用法 新斯的明的儿童用法与成人相似（见上文**用途和用法**）。

用于治疗**重症肌无力**，对于6岁以下儿童，溴新斯的明口服初始剂量为7.5mg；对于6～12岁儿童，初始口服剂量为15mg。可根据患儿反应调节剂量，日总剂量通常为15～90mg，每日分数次服用。

如口服治疗不可行，12岁以下儿童可肌注或皮下注射甲硫酸新斯的明200～500μg，一天中可适当间隔重复给药。

对于12岁以上儿童，所有用药途径的剂量均同成人。

用于治疗新生儿重症肌无力，英国注册药品信息指出甲硫酸新斯的明可初始肌注100μg，接着通常每2～4h给予50～250μg，或30μg/kg。*BNFC 2010/11* 建议使用更大剂量：初始剂量每6～8h肌内注射或皮下注射150μg/kg，必要的话，最大剂量每4h 300μg/kg。*BNFC 2010/11* 建议的另一种方法是溴新斯的明初始口服剂量1～2mg，接着每4h给予1～5mg。对于所有的给药途径，一般在进食前30min给予。8周以上婴儿极少需要进行这种治疗。

用于**逆转**竞争性神经肌肉阻滞药引起的**神经肌肉阻滞**，儿童使用的剂量与成人相似；*BNFC 2010/11* 推荐的剂量是对于新生儿到18岁青少年，静脉注射50μg/kg（最大剂量2.5mg），如果需要，再给予25μg/kg。为对抗毒蕈碱作用，新生儿和儿童可同时或在给予新斯的明之前静脉注射硫酸阿托品20μg/kg（最大剂量1.2mg）。格隆溴铵可用于替代阿托品。

治疗儿童麻痹性**肠梗阻**或**术后尿潴留**，可口服溴新斯的明2.5～15mg，更常用的是皮下或肌内注射甲硫酸新斯的明0.125～1mg。

在肾损伤中的用法 对于肾损伤患者，新斯的明的剂量需要进行调整。研究发现对于肾功能正常的患者，新斯的明的平均血浆消除半衰期为79.8min，而对于肾切除患者，半衰期延长到181.1min[1]。

1. Cronnelly R, *et al.* Renal function and the pharmacokinetics of neostigmine in anesthetized man. *Anesthesiology* 1979; **51:** 222–6.

胃肠蠕动减少 拟副交感神经药可促进胃收缩并促进肠蠕动，曾用于与胃肠道动力不足（第1617页）相关的情况。曾报道静脉注射新斯的明用于治疗拟副交感神经功能紊乱引起的急性结肠假性梗阻时取得很好的疗效[1,2]。这种结果在随机的双盲试验中也得到很好的证实[3]。因此，建议拟副交感神经药在结肠减压或保守治疗失败需进行手术或需快速处理临床情况前就应该尝试使用[3]。新斯的明也曾用于由于肠道蠕动功能障碍引起的严重便秘[4,5]。

1. Hutchinson R, Griffiths C. Acute colonic pseudo-obstruction: a pharmacological approach. *Ann R Coll Surg Engl* 1992; **74:** 364–7.
2. Stephenson BM, *et al.* Parasympathomimetic decompression of acute colonic pseudo-obstruction. *Lancet* 1993; **342:** 1181–2.
3. Ponec RJ, *et al.* Neostigmine for the treatment of acute colonic pseudo-obstruction. *N Engl J Med* 1999; **341:** 137–41.
4. Miller LS. Neostigmine for severe constipation with spinal cord lesions. *Ann Intern Med* 1984; **101:** 279.
5. Thurtle OA, *et al.* Intractable constipation in malignant phaeochromocytoma: combined treatment with adrenergic blockade and cholinergic drugs. *J R Soc Med* 1984; **77:** 327–8.

局部麻醉 鞘内注射新斯的明可以作为辅助药物加入脊髓局麻药或阿片类药中，延长区域性镇痛作用，并改善血液动力的稳定性[1]。一项关于这种用法的系统性综述研究发现，在围手术期和围生期时，尽管新斯的明剂量用到500μg时可一定程度上增加镇痛效果，但它并没有改善血液动力学稳定性，不良反应反而大幅度增加，甚至在低剂量时也如此。因此此种用途弊大于利。

1. Ho, KM, *et al.* Use of intrathecal neostigmine as an adjunct to other spinal medications in perioperative and peripartum analgesia: a meta-analysis. *Anaesth Intensive Care* 2005; **33:** 41–53.

神经肌肉阻滞的逆转 抗胆碱酯酶药常用于手术后拮抗残留的长效竞争性神经肌肉阻滞药产生的神经肌肉阻滞作用。然而，在使用中效阻滞药（如阿曲库铵和维库溴铵）及短效阻滞药（如美维库铵）时，是否可减少甚至停用抗胆碱酯酶药仍存在争议[1~3]。

减少抗胆碱酯酶药用量可减少不良反应的发生。尽管还不明确停用新斯的明的逆转是否可减少恶心和呕吐的发生[3,4]，但可避免新斯的明在肠吻合中的其他不良反应。一位评论者[1]认为新型氨基甾体阻滞药在恢复时间上有较宽的变动，如罗库溴铵，当应用这些药物时，至少要使用小剂量抑碱酯酶抑制药。然而，还是建议如果能对神经肌肉阻滞密切监测，并且这种阻滞已处于恢复过程中，在使用苄基异喹啉阻滞药（如阿曲库铵或美维库铵）后，还是最好使用小剂量1.25mg的新斯的明。对于儿童，即使已经使用新型氨基甾体阻滞药，也应该使用更小剂量的抗胆碱酯酶药，但在阻滞药（如美维库铵）使用后则可能不需要了。

其他人认为仅在临床上认为必须使用时，使用新斯的明逆转。在一项研究[4]中有这样一组数据，68%的人接受罗库溴铵同时接受新斯的明，只有10%接受美维库铵的人反对同时接受新斯的明。

有人建议，鉴于依酚氯铵比新斯的明的作用持续时间短，可能比新斯的明更适合用于拮抗中、短效神经肌肉阻滞药导致的残留的神经肌肉阻滞作用，特别是依酚氯铵比新斯的明更适合与美维库铵联用。新斯的明抑制代谢美维库铵的血浆胆碱酯酶，应用新斯的明理论上会延迟患者恢复的速度，尽管实际上这种现象极少发生[1]。另外，依酚氯铵对迷走神经的作用较小，起效较快，因此与新斯的明相比其恶心和呕吐的发生率低[5]。新斯的明在临床上能够明显起到神经肌肉阻滞作用，特别是对于神经肌肉的功能已经有很大程度恢复的患者[6,7]。但依酚氯铵却没有这种效果[8]。依酚氯铵产生的拮抗作用是不充分的，也是不可靠的，特别是在深度阻滞之后[9,10]。

1. Hunter JM. Is it always necessary to antagonize residual neuromuscular block? Do children differ from adults? *Br J Anaesth* 1996; **77:** 707–9.
2. Fawcett WJ. Neuromuscular block in children. *Br J Anaesth* 1997; **78:** 627.
3. Fuchs-Buder T, Mencke T. Use of reversal agents in day care procedures (with special reference to postoperative nausea and vomiting). *Eur J Anaesthesiol* 2001; **18** (suppl 23): 53–9.
4. Joshi GP, *et al.* The effects of antagonizing residual neuromuscular blockade by neostigmine and glycopyrrolate on nausea and vomiting after ambulatory surgery. *Anesth Analg* 1999; **89:** 628–31.
5. Watcha MF, *et al.* Effect of antagonism of mivacurium-induced neuromuscular block on postoperative emesis in children. *Anesth Analg* 1995; **80:** 713–17.
6. Hughes R, *et al.* Neuromuscular blockade by neostigmine. *Br J Anaesth* 1979; **51:** 568P.
7. Payne JP, *et al.* Neuromuscular blockade by neostigmine in anaesthetized man. *Br J Anaesth* 1980; **52:** 69–75.
8. Astley BA, *et al.* Electrical and mechanical responses after neuromuscular blockade with vecuronium, and subsequent antagonism with neostigmine or edrophonium. *Br J Anaesth* 1987; **59:** 983–8.
9. Caldwell JE, *et al.* Antagonism of profound neuromuscular blockade induced by vecuronium or atracurium: comparison of neostigmine with edrophonium. *Br J Anaesth* 1986; **58:** 1285–9.
10. Mirakhur RK, *et al.* Antagonism of vecuronium-induced neuromuscular blockade with edrophonium or neostigmine. *Br J Anaesth* 1987; **59:** 473–7.

蛇咬伤 蛇咬伤的一般处置在第2158页讨论。来自印度的大量报道都表明抗胆碱酯酶药在治疗蛇咬伤引起的中枢神经中毒方面是有益的，但却没有关于眼镜蛇与金环蛇咬伤间的鉴别，缺乏对照试验以及其他治疗信息的不足使这些报道权威性弱化[1]。然而，两项双盲试验研究显示，依酚氯铵治疗菲律宾眼镜蛇（*Naja naja philippinensis*）咬伤比安慰剂[2]和抗蛇毒血清（*antivenom*）[3]效果好。曾报道[4]新斯的明在治疗被阿根廷珊瑚蛇（*Micrurus frontalis*）（一种珊瑚蛇）咬伤的两名患者中逆转麻痹有效。同样，新斯的明治疗被亚洲眼镜蛇（*Asiatic cobra*）（*Naja naja kaouthia*）[5]咬伤后的另一名患者时，患者康复的疗效非常显著。抗胆碱酯酶药在治疗某些蛇咬伤预期效果不是很大，这些蛇毒液中含有作用于突触前的神经性毒素，包括亚洲金环蛇、澳大利亚虎蛇和盾尖钩蛇（taipan）[6]。尽管在个体患者中有治疗有效的各种报道[7]，但总的结果是不一致的[2,8]。但是，推荐在任何种类蛇咬伤后患者有神经症状存在时，试验性剂量的依酚氯铵应先于阿托品前给予，而且如果症状改善，也可以给予长效的抗胆碱酯酶药（如新斯的明）[2,3]。

1. Reid HA. Venoms and antivenoms. *Trop Dis Bull* 1983; **80:** 23.
2. Watt G, *et al.* Positive response to edrophonium in patients with neurotoxic envenoming by cobras (Naja naja philippinensis). *N Engl J Med* 1986; **315:** 1444–8.
3. Watt G, *et al.* Comparison of Tensilon® and antivenom for the treatment of cobra-bite paralysis. *Trans R Soc Trop Med Hyg* 1989; **83:** 570–3.
4. Vital Brazil O, Vieira RJ. Neostigmine in the treatment of snake accidents caused by Micrurus frontalis: report of two cases. *Rev Inst Med Trop Sao Paulo* 1996; **38:** 61–7.
5. Gold BS. Neostigmine for the treatment of neurotoxicity following envenomation by the Asiatic cobra. *Ann Emerg Med* 1996; **28:** 87–9.
6. Brophy T, Sutherland SK. Use of neostigmine after snake bite. *Br J Anaesth* 1979; **51:** 264–5.
7. Warrell DA, *et al.* Severe neurotoxic envenoming by the Malayan krait Bungarus candidus (Linnaeus): response to antivenom and anticholinesterase. *BMJ* 1983; **286:** 678–80.
8. Trevett AJ, *et al.* Failure of 3,4-diaminopyridine and edrophonium to produce significant clinical benefit in neurotoxicity following the bite of Papuan taipan (Oxyuranus scutellatus carini). *Trans R Soc Trop Med Hyg* 1995; **89:** 444–6.

河豚中毒 关于使用新斯的明治疗由于食用河豚而引起的河豚中毒，参见**依酚氯铵**的**用途和用法**项下，第600页。

制剂

BP 2010: Neostigmine Injection; Neostigmine Tablets;
USP 33: Neostigmine Bromide Tablets; Neostigmine Methylsulfate Injection.

专利制剂

Arg.: Fadastigmina; Prostigmin; ***Austral.:*** Prostigmin†; ***Austria:*** Normastigmin; Prostigmin; ***Belg.:*** Prostigmine; Robinul-Neostigmine; ***Braz.:*** Normastig; Prostigmine; ***Canad.:*** Prostigmin; ***Chile:*** Prostigmine†; ***Cz.:*** Syntostigmin; ***Denm.:*** Robinul-Neostigmin; ***Fin.:*** Glycostigmin; Robinul-Neostigmin; ***Fr.:*** Prostigmine; ***Ger.:*** Neostig; ***Gr.:*** Normastigmin; Prostigmine; ***Hung.:*** Stigmosan; ***India:*** Tilstigmin; ***Indon.:*** Prostigmin; ***Israel:*** Prostigmine†; ***Ital.:*** Intrastigmina; Prostigmina; ***Mex.:*** Prostigmine; ***Neth.:*** Prostigmin; ***Norw.:*** Robinul-Neostigmin; ***Philipp.:*** Prostig; Prostigmin; ***Pol.:*** Polstigminum; ***Port.:*** Intrastigmina; Prostigmine†; ***Spain:*** Prostigmine; ***Swed.:*** Robinul-Neostigmin; ***Switz.:*** Prostigmin; Robinul-Neostigmine; ***Thai.:*** Prostigmin; ***Turk.:*** Plantigmin; ***UK:*** Robinul-Neostigmine†; ***USA:*** Neostigmine Min-I-Mix; Prostigmin.

多组分制剂 ***Austria:*** Normastigmin mit Pilocarpin; Pilostigmin Puroptal†; ***Ger.:*** Syncarpin-N†.

Pyridostigmine Bromide (*BAN, rINN*) 溴吡斯的明

Bromuro de piridostigmina; Piridostigmin Bromür; Piridostigmino bromidas; Piridosztigmin-bromid; Pyridostig. Brom.; Pyridostigmiinibromidi; Pyridostigminbromid; Pyridostigmine, bromure de; Pyridostigmini bromidum; Pyridostigminii Bromidum; Pyridostigminium-bromid. 3-Dimethylcarbamoyloxy-1-methylpyridinium bromide.

Пиридостигмина Бромид

$C_9H_{13}BrN_2O_2$ = 261.1.

CAS — 155-97-5 (pyridostigmine); 101-26-8 (pyridostigmine bromide).

ATC — N07AA02.

ATC Vet — QN07AA02.

UNII — KVI301NA53.

Pharmacopoeias. In *Chin., Eur.* (see p.vii), *Int., Jpn,* and *US.*

Ph. Eur. 6. 8（Pyridostigmine Bromide） 白色或类白色易潮解的结晶性粉末。极易溶于水和乙醇。贮藏于密闭容器中。避光。

USP 33（Pyridostigmine Bromide） 白色或类白色易吸湿的结晶性粉末，有特殊臭。易溶于水、乙醇和氯仿；几乎不溶于乙醚；微溶于石油醚。贮藏于密闭容器中。

不良反应、处置和注意事项

参见**新斯的明**（第601页），在治疗时吡啶斯的明的毒蕈碱样不良反应发生率较新斯的明低。

哺乳 两名哺乳期妇女在使用吡啶斯的明作为重症肌无力维持治疗时，药物出现在乳汁中，此时母体血药浓度在36%～113%[1]，两名婴儿按每千克体重计算其吸收的量，仅为母亲摄入量的0.1%或更低。哺乳期妇女使用该药物治疗并不妨碍哺乳，至少每日剂量在180～300mg是安全的。

在这项研究的基础上，American Academy of Pediatrics认为[2]，哺乳期妇女可以使用吡啶斯的明。

1. Hardell L-I, *et al.* Pyridostigmine in human breast milk. *Br J Clin Pharmacol* 1982; **14:** 565–7.
2. American Academy of Pediatrics. The transfer of drugs and other chemicals into human milk. *Pediatrics* 2001; **108:** 776–89. [Retired May 2010] Correction. *ibid.*; 1029. Also available at: http://aappolicy.aappublications.org/cgi/content/full/pediatrics%3b108/3/776 (accessed 15/02/06)

对关节的影响 一名中年妇女口服溴吡斯的明，每日5次，每次60mg，几年之后出现两侧的臀部、膝、足趾和肩膀关节痛和痛觉过敏[1]。停用溴吡斯的明后症状消失。重新使用出现相同的阳性症状。

1. Rostedt A, Stålberg E. Joint pain and hyperalgesia due to pyridostigmine bromide in a patient with myasthenia gravis. *Neurology* 2004; **62:** 835–6.

精神病 一名重症肌无力患者接受大剂量溴吡斯的明治疗，该患者出现术后精神症状，经诊断是溴中毒[1]，但是这种诊断受到质疑[2]。

1. Rothenberg DM, *et al.* Bromide intoxication secondary to pyridostigmine bromide therapy. *JAMA* 1990; **263:** 1121–2.
2. Senecal P-E, Osterloh J. Confusion from pyridostigmine bromide: was there bromide intoxication? *JAMA* 1990; **264:** 454–5.

肾损伤 在使用溴吡斯的明逆转竞争性神经肌肉阻滞药引起的神经肌肉阻滞作用的患者中，与5名具有正常肾功能的患者相比，5名肾移植后患者吡啶斯的明的药动学过程没有显著不同。然而，4名肾切除患者药物消除半衰期显著延长而血浆清除率显著降低[1]。显示大约75%的吡啶斯的明的血浆清除依赖肾功能。

1. Cronnelly R, *et al.* Pyridostigmine kinetics with and without renal function. *Clin Pharmacol Ther* 1980; **28:** 78–81.

药物相互作用

参见**新斯的明**（第602页）。

药动学

溴吡斯的明很少从胃肠道吸收，能被胆碱酯酶水解并且从肝脏代谢，吡啶斯的明大多以原形和代谢物从尿中排出，可通过胎盘屏障，极少量可进入乳汁（见上文**哺乳**），几乎不能透过CNS。

有人认为[1]吡啶斯的明的药动学研究数据由于统计方法不同或不合适的血浆样本贮存条件而存在多样性，建议样品应该酸化并贮存在−75℃。11名健康受试者口服60mg吡啶斯的明后显示平均终末消除半衰期为200min，最高血药浓度出现在用药1～5h后。10名健康受试者静脉输注4mg吡啶斯的明后的平均终末消除半衰期为97min[1]。口服生物利用度为11.5%～18.9%。一项早期研究发现食物对生物利用度的影响不明显但可推迟血药浓度达峰时间[2]。大约75%的吡啶斯的明的血浆清除依赖肾功能[3]。三种代谢物之一的3-羟基-*N*-甲基吡啶已从服用吡啶斯的明的患者尿中鉴别、分离出来[4]。

1. Breyer-Pfaff U, *et al.* Pyridostigmine kinetics in healthy subjects and patients with myasthenia gravis. *Clin Pharmacol Ther* 1985; **37:** 495–501.
2. Aquilonius S-M, *et al.* Pharmacokinetics and oral bioavailability of pyridostigmine in man. *Eur J Clin Pharmacol* 1980; **18:** 423–8.
3. Cronnelly R, *et al.* Pyridostigmine kinetics with and without renal function. *Clin Pharmacol Ther* 1980; **28:** 78–81.
4. Somani SM, *et al.* Pyridostigmine in man. *Clin Pharmacol Ther* 1972; **13:** 393–9.

用途和用法

吡啶斯的明是一种季铵化合物，作用活性与新斯的明（第602页）类似。是一种可逆的胆碱酯酶抑制药，但比新斯的明起效慢，持续时间长。以溴化物形式给予。

吡啶斯的明主要用于重症肌无力（第599页）的治疗，尽管对新生儿肌无力作用不如新斯的明。也用于麻痹性肠梗阻的治疗。吡啶斯的明有时用于逆转由竞争性神经肌肉阻滞药产生的神经肌肉阻滞作用，但通常作用不如新斯的明令人满意。吡啶斯的明也被用作预防用药，用来拮抗神经毒气造成的对神经肌肉的影响（见下文）。吡啶斯的明曾用于治疗术后尿潴留（第2100页），但已逐渐被留置导尿管法取代。

用于治疗**重症肌无力**，英国规定口服日总剂量为300mg～1.2g，然而，*BNF 59* 规定日总剂量不得超过450mg，以避免受体下调。也提示每日服用吡啶斯的明超过360mg的患者需要更激进的治疗。美国口服使用的剂量较英国高，每日高限可达1.5g。

每日药物剂量应该分次使用，必要时，根据患者的反应加用夜间用药；而在一天内较大剂量应在出现较重疲乏症状时给予。

使用吡啶斯的明控释片时，一般每日1～2次，但不易做到个体化给药。如有必要，可进行肌内注射或对严重病例进行慢速静脉注射。但静脉注射比较危险，如果使用必须准备阿托品，用来拮抗可能出现的一些毒蕈碱样的不良反应。

用于**逆转**由竞争性神经肌肉阻滞药产生的**神经肌肉阻滞作用**，静脉注射100～250μg/kg（10～20mg）同时或之前静脉注射硫酸阿托品0.6～1.2mg，用来拮抗毒蕈碱样的不良反应。格隆溴胺也可用来替代阿托品。

在美国，吡啶斯的明被批准作为预防用药，用来拮抗军事战争中神经毒气 *soman* 产生的对神经肌肉的影响；推荐剂量为口服30mg，每8h 1次，开始服用时间至少在暴露于 *soman* 几个小时之前，如果神经中毒已经发生，则禁用吡啶斯的明，而应立即使用阿托品和解磷定为患者治疗。

治疗**麻痹性肠梗阻**和**术后尿潴留**，溴吡斯的明的使用剂量为口服60～240mg。

儿童剂量详见下文。

儿童用法 吡啶斯的明的儿童用法与成人相似（见上文**用途和用法**）。

在英国，用于治疗**重症肌无力**，对于6岁以下儿童，溴吡啶斯的明口服初始剂量为30mg；6～12岁儿童，初始口服剂量为60mg，一天中可重复给药。接着可按每日15～30mg的增量逐渐增加剂量直到获得满意的疗效，通常日剂量在30～360mg。*BNFC 2010/11* 建议的是：1个月～12岁儿童，初始剂量为每日口服1～1.5mg/kg，逐渐增加到每日7mg/kg，分6次给予，通常日剂量为30～360mg。年龄更大的儿童可给予成人常规剂量。在美国，推荐剂量为每日7mg/kg，分5～6次

给予。

治疗新生儿肌无力的剂量为肌内注射 50～150μg/kg 或口服 5mg，每 4～6h 1 次。*BNFC 2010/11* 建议的是按照新生儿体重口服给药：初始剂量为 1～1.5mg/kg，逐渐增加剂量至最大 10mg，一天内可重复给予，餐前 30～60min 服用。超过 8 周的婴儿极少需要治疗。

治疗麻痹性**肠梗阻**和**术后尿潴留**，儿童的剂量为 15～60mg，口服。

胃肠道蠕动功能减弱 拟副交感神经药（如吡啶斯的明）能促进胃收缩并促进肠蠕动，曾用于与胃肠道动力不足（第1617页）有关的情况。

通常剂量为每次 60mg，每日最多 3 次。吡啶斯的明曾用于缓解帕金森病患者肠蠕动功能受损导致的严重便秘[1]。

1. Sadjadpour K. Pyridostigmine bromide and constipation in Parkinson's disease. *JAMA* 1983; **249:** 1148.

生长激素分泌不足 尽管刺激儿童生长激素分泌的实验的价值受到质疑（见**生长迟缓**，第1717页），吡啶斯的明联合生长释放素（somatorelin）可用来做诊断试验，以区别生长激素严重分泌不足的成人和正常受试者[1]，该试验有效且可重复。但对年龄超过 55 岁的患者无效[2]。生长释素联合精氨酸常作为胰岛素耐受试验这一金标准的替代试验[1]。

1. Ghigo E, *et al.* Diagnostic and therapeutic uses of growth hormone-releasing substances in adult and elderly subjects. *Baillieres Clin Endocrinol Metab* 1998; **12:** 341–58.
2. Vierhapper H, *et al.* The use of the pyridostigmine growth hormone-releasing hormone stimulation test to detect growth hormone deficiency in patients with pituitary adenomas. *Metabolism* 2002; **51:** 34–7.

神经毒气中毒 吡啶斯的明可预防性用于遭受抑制乙酰胆碱酯酶的神经毒气攻击的士兵（第2290页）[1]。吡啶斯的明可逆地作用于乙酰胆碱酯酶，使乙酰胆碱酯酶推迟释放[1～3]，从而起到了一定的保护作用，吡啶斯的明的预防作用大大提高了暴露于 *soman* 后的士兵用阿托品和解磷定治疗的效果，但是吡啶斯的明单独使用无效，而且对其他神经毒剂均无拮抗作用[1]。每 8h 给予 30mg 吡啶斯的明可提供最佳水平的保护作用[2]，尽管使用此剂量时不良反应也会同时出现，但不会影响士兵的战斗力[4]。然而，在一些暴露于某些潜在的有毒物质包括吡啶斯的明[5]的退伍军人中出现了更多的神经系统症状，被称为 Gulf War 综合征，这些症状被认为可能与暴露于一组有机磷化合物和胆碱酯酶抑制药（如吡啶斯的明）[6]后引起的有机磷酸盐所致的多发性神经病变有关。一项在母鸡[7]（一种对抗胆碱酯酶药敏感的物种）中进行的研究发现，当吡啶斯的明和避蚊胺、合成除虫菊酯杀虫剂苄氯菊酯一起使用时出现了加重的神经中毒症状。

1. United States Army. *Medical management of chemical casualties handbook*, 3rd ed. Aberdeen, Maryland: Medical Research Institute of Chemical Defense; 1999. Also available at: http://www.brooksidepress.org/Products/OperationalMedicine/DATA/operationalmed/Manuals/RedHandbook/001TitlePage.htm (accessed 15/02/06)
2. Ministry of Defence. *Medical manual of defence against chemical agents.* London: HMSO, 1987. (JSP312).
3. Anonymous. Prevention and treatment of injury from chemical warfare agents. *Med Lett Drugs Ther* 2002; **44:** 1–4.
4. Keeler JR, *et al.* Pyridostigmine used as a nerve agent pretreatment under wartime conditions. *JAMA* 1991; **266:** 693–5.
5. The Iowa Persian Gulf Study Group. Self-reported illness and health status among gulf war veterans: a population-based study. *JAMA* 1997; **277:** 238–45.
6. Haley RW, Kurt TL. Self-reported exposure to neurotoxic chemical combinations in the gulf war: a cross-sectional epidemiologic study. *JAMA* 1997; **277:** 231–7.
7. Abou-Donia MB, *et al.* Neurotoxicity resulting from coexposure to pyridostigmine bromide, DEET, and permethrin: implications of gulf war chemical exposure. *J Toxicol Environ Health* 1996; **48:** 35–56.

体位性低血压 吡啶斯的明曾用于体位性低血压的治疗研究（第1460页）。一项包含4个单剂量试验和一项跟踪调查的综述[1]（包括 106 名患者并大致报道了血流动力学参数的改善）指出，缺乏长期的证据支持常规使用吡啶斯的明可治疗体位性低血压。

1. Gales BJ, Gales MA. Pyridostigmine in the treatment of orthostatic intolerance. *Ann Pharmacother* 2007; **41:** 314–18.

脊髓灰质炎后遗症 虽然有报道称[1]，一些患者服用吡啶斯的明可以减少脊髓灰质炎后遗症的疲劳症状，但一项双盲安慰剂对照研究未发现任何有益的效果[2]，服用的剂量[3]包括每次 30mg，逐渐增加至大约 60mg，每日 3 次，但不良反应发生也较普遍。

1. Trojan DA, Cashman NR. Anticholinesterases in post-poliomyelitis syndrome. *Ann N Y Acad Sci* 1995; **753:** 285–95.
2. Trojan DA, *et al.* A multicenter, randomized, double-blinded trial of pyridostigmine in postpolio syndrome. *Neurology* 1999; **53:** 1225–33.
3. Thorsteinsson G. Management of postpolio syndrome. *Mayo Clin Proc* 1997; **72:** 627–38.

制剂

BP 2010: Pyridostigmine Tablets;
USP 33: Pyridostigmine Bromide Injection; Pyridostigmine Bromide Syrup; Pyridostigmine Bromide Tablets.

专利制剂

Arg.: Mestinon; Piridos†; ***Austral.:*** Mestinon; ***Austria:*** Mestinon; ***Belg.:*** Mestinon; ***Braz.:*** Mestinon; ***Canad.:*** Mestinon; ***Chile:*** Mestinon; ***Cz.:*** Mestinon; ***Denm.:*** Mestinon; ***Fin.:*** Mestinon; ***Fr.:*** Mestinon; ***Ger.:*** Kalymin; Mestinon; ***Gr.:*** Mestinon; ***Hong Kong:*** Mestinon; ***Hung.:*** Mestinon; ***India:*** Distinon; ***Indon.:*** Mestinon; ***Irl.:*** Mestinon; ***Israel:*** Mestinon; ***Ital.:*** Mestinon; ***Malaysia:*** Mestinon; ***Mex.:*** Mestinon; ***Neth.:*** Mestinon; ***Norw.:*** Mestinon; ***NZ:*** Mestinon; ***Philipp.:*** Mestinon; ***Pol.:*** Mestinon; ***Port.:*** Mestinon; ***Rus.:*** Kalymin (Калимин); ***S.Afr.:*** Mestinon; ***Singapore:*** Mestinon; ***Spain:*** Mestinon; ***Swed.:*** Mestinon; ***Switz.:*** Mestinon; ***Thai.:*** Mestinon; Pyrimine; ***Turk.:*** Mestinon; ***UK:*** Mestinon; Nerve Agent Pre-Treatment Tablet Set L1A1; ***USA:*** Mestinon; ***Venez.:*** Mestinon.

抗肿瘤药

抗肿瘤药通常用于不能采用手术治疗或放射治疗、抑或已经证明采用这些治疗无效的恶性肿瘤的治疗中，一般作为手术或是放射治疗的辅助手段。例如在白血病的治疗中利用抗肿瘤药作为初期治疗。采用抗肿瘤药的治疗方法已经在某些恶性肿瘤的治疗中取得了显著的疗效并且在其他一些治疗中能够用来改善患者的症状以及延长患者的生存期。

用于恶性肿瘤治疗的经典细胞毒类药物主要包括烷化剂和抗代谢药两大类。**烷化剂**主要包括氮芥、乙烯亚胺类化合物和烷基磺酸盐类化合物。其他具有烷化作用的化合物包括多种亚硝基脲类化合物。顺铂和达卡巴嗪的作用方式类似于此类化合物。

抗代谢药主要分为叶酸、嘌呤和嘧啶拮抗剂。

一些天然产物或其衍生物被用作**细胞核分裂阻滞剂**，包括长春碱类和紫杉烷类化合物。**拓扑异构酶抑制剂**能干扰DNA复制过程中的螺旋与解螺旋过程。具有这些作用的化合物包括鬼臼毒素类衍生物（如依托泊苷）和喜树碱类衍生物（如依立替康和托泊替康）。

一些**抗生素**如蒽环类、博来霉素、丝裂霉素C具有干扰核酸合成的作用，也能被用作抗肿瘤药。

本章节中还提到了**其他类药物**，它们能通过多种途径影响肿瘤细胞的生长和增殖从而具有抗肿瘤活性。对肿瘤的生物学行为有了进一步的理解后，开发了许多新药，如伊马替尼等**酪氨酸激酶抑制药**及其他种类。某些肿瘤表达内源性性激素受体，因此多种**激素拮抗剂**（如**芳香酶抑制剂**）被用于肿瘤的治疗中。

近年来针对恶性肿瘤的免疫学治疗吸引了越来越多的研究者的目光，许多**单克隆抗体**已经被开发出来或者正在开发过程中。利用生物反应效应物如白介素，以及开发和寻找拮抗个体新生瘤的疫苗已经成为研究课题。

糖皮质激素（见**皮质激素**一章，第1454页）与抗肿瘤药联合用于恶性肿瘤的治疗，特别是急性白血病和淋巴瘤。其他用于肿瘤治疗的药物还包括**性激素**（第1994页）和**放射性药物**（第1988页）。

不良反应

抗肿瘤药产生的急性反应通常包括恶心和呕吐，有时症状非常严重。另外，此类化合物大多数具有刺激性和腐蚀性，所以能在给药部位产生局部疼痛、刺激反应以及炎症反应。产生的外渗物质能导致溃疡和坏死，也可能产生超敏反应。

大多数由抗肿瘤药产生的不良反应是治疗作用的延伸，药物不仅仅作用于肿瘤细胞，通常对于所有的快速分化的细胞都有影响。相对于正常细胞，抗肿瘤药选择性作用于肿瘤细胞且使其难以恢复，并且药物的剂量经过精确控制和时间控制，从而最大程度上扩大这种选择性的作用。

因此，多数抗肿瘤药的不良反应来源于组织中具有相当分化速度的正常细胞，例如骨髓、淋巴网状内皮细胞组织、胃肠黏膜、皮肤和生殖腺以及胎儿。不良反应不会在几天或者数周就能表现出来，而是取决于所用的药物和药物分散的速度以及药物的蓄积程度。一般说来，由药物的给药剂量所决定的常见严重不良反应通常为骨髓抑制作用。由于抗肿瘤药对不同种类的白细胞的作用产生对正常免疫系统的抑制，患者将出现严重的炎症易感性反应。

抗肿瘤药在针对相应的高敏感肿瘤的治疗中快速杀伤大量的细胞将产生大量的降解物质，这些物质可能导致高尿酸血症以及尿酸性肾病所致的急性肾功能衰竭（肿瘤溶解综合征）。

另外，某些抗肿瘤药产生一些特异性的毒性，这些毒性和它们的抗肿瘤作用并不密切相关。例如蒽环类产生的心脏毒性、顺铂的肾毒性及博来霉素对肺的不良作用。另一方面，这些毒性作用又能够累积，从而限制了药物的终生给药剂量。

很长的一段时间内，患者经过成功的抗肿瘤药化疗以后，可能产生续发的恶性肿瘤，提示抗肿瘤药本身可能也具有致癌性。另外，大多数具有潜在的致畸和致突变作用的药物，用于孕妇特别是在妊娠早期可能导致流产、发育障碍以及胎儿畸形。

致癌性

已经有明确的证据表明一些抗肿瘤药本身具有致癌性，但这非常难以控制，因为它们可在原发肿瘤疾病、联合化疗以及联合放疗中发挥治疗作用[1]。

已经证明多数的**烷化剂**[2~5]同续发恶性肿瘤相关，例如亚硝基脲、拓扑异构酶Ⅱ抑制剂**鬼臼毒素类衍生物**（如依托泊苷和替尼泊苷）[2,3,5,6]和**蒽环类**[7]。白血病，特别是急性髓性白血病是续发性疾病最常见的形式[1~3]。由使用烷化剂所导致的白血病一般在治疗5~7年后产生，并且通常产生白血病前期的脊髓发育不良而使发病提前[2,3]。亚硝基脲也是能诱发续发性白血病的药物，另外白消安和美法仑被认为比环磷酰胺更具有致白血病的作用[3]。另一种与续发性肿瘤相关的药物是丙卡巴肼[3,4,8,9]。由鬼臼毒素类衍生物所致的白血病具有更短的潜伏期，一般为2~3年，具有骤发相而不具有骨髓增生异常相[2,3]。**抗代谢药**如甲氨蝶呤具有致癌性的证据还不足，虽然有建议称它们可以作为共致癌物[10]。已经有报道表明氟达拉滨的抗肿瘤治疗伴随有脊髓发育不良和急性髓性白血病[11]，虽然对使用嘌呤核苷类似物克拉屈滨和氟达拉滨的观察并没有发现它们能使续发性肿瘤的危险性显著增加，但是针对此类药物的长期跟踪观察仍然是必须的[12]。抗代谢类药如甲氨蝶呤、克拉屈滨和氟达拉滨具有免疫抑制的作用，它们能导致Epstein-Barr病毒相关淋巴瘤的发生[12,13]。

实体肿瘤也可能作为续发性肿瘤而发生，例如环磷酰胺治疗非霍奇金淋巴瘤所产生的膀胱癌[4,14]以及使用烷化剂后所致的骨肉瘤、乳腺癌和肺癌[4,7,15]。高剂量蒽环类也使发生肉瘤的风险增加。鬼臼毒素类衍生物使发生肺癌的风险增加，而**铂类**治疗使继发大肠癌、肾癌的风险增加[7]。铂类衍生物如卡铂和顺铂在大样本的临床观察实验中发现与续发性白血病的发生具有剂量关系[16,17]。药物联用也可能导致白血病，例如顺铂和多柔比星的联用[18]以及蒽环类疗法[19]。

不同研究中对于**危险性**的评估方法是不同的，并且有多种的计算方式，使它们之间的相互比较变得不可行。续发性肿瘤的影响因素包括：与抗肿瘤药合用的化学治疗药物、某些综合疗法、环境中暴露的致癌物、先天遗传性因素、人种、开始肿瘤诊断和治疗的年龄，性别以及一些不可避免的偶然因素[2,3,20]。

续发性急性髓性白血病危险因素主要与抗肿瘤药的**蓄积剂量**相关[2]。在有续发性白血病风险的患者中，霍奇金病受到最广泛的研究。累计10年的续发性髓性白血病的发病率从1%以下到10%不等[2,3]。使用MOPP类药物（氮芥、长春新碱、丙卡巴肼和去氢可的松）则具有最高的危险性，并且其危险程度随氮芥的蓄积剂量的变化而变化[2,3]。经脾切除术和脾脏放疗且治疗时年龄在45岁以上的患者患白血病的危险性提高了两倍[2]。霍奇金病患者发生续发性实体瘤（如肺癌）亦归因于MOPP等方案的治疗。进行辅助治疗的乳腺癌患者发生继发性急性白血病的风险随美法仑和环磷酰胺累积剂量的增加而增加[2,3]。对于多发性骨髓瘤的患者，若长期使用美法仑，其患续发性白血病的危险性增加[2,3]。对于睾丸癌的患者，当鬼臼毒素类衍生物达到累积剂量时（大于$2g/m^2$的依托泊苷），其患续发性白血病危险性增加[2,3]。而另外的一些综述[21]却提出使用依托泊苷和替尼泊苷达到蓄积剂量时与患者产生的续发性白血病没有关系，并建议在对于这些患者的治疗中其他药物却有更高的诱发续发性肿瘤的危险性。另外有大量的证据表明在自体干细胞移植术后使用大剂量的烷化剂和（或）蒽环类会增加续发性脊髓发育不良和白血病的危险性，且5年的蓄积发病率在9%左右[2]。然而，并没有明确的证据表明是否存在由大剂量药物治疗或者先期化疗所导致的骨髓损伤[2,3]。

放疗是一种已经被确认的导致续发性肿瘤的因素。但是对于多大程度的化疗和**放疗**结合才能增加续发性白血病的危险性，以及剂量和治疗药物如何影响这种作用仍然不明确[3]。同样的，对于引起续发性实体肿瘤的这种联合治疗模式的作用也不明确，尽管已经知道某些抗肿瘤药在放化疗中具有增强这种诱发作用[4]。

对于多数病例而言，续发性肿瘤的危险性比那些不能够完全治疗或者是未能治疗的原发疾病要低得多[2,4]，但是续发性肿瘤更具抵抗治疗的性质和更强的攻击性[3,22]，所以在使用烷化剂和鬼臼毒素类衍生物治疗非肿瘤疾病时应该考虑这些药物具有诱导恶性肿瘤的作用[3]，并且设计合理的肿瘤治疗方案越来越具有挑战性。

1. Curtis RE, *et al.* Risk of leukemia associated with the first course of cancer treatment: an analysis of the surveillance, epidemiology, and end results program experience. *J Natl Cancer*

Inst 1984; **72:** 531–44.
2. Kollmannsberger C, *et al.* Risk of secondary myeloid leukemia and myelodysplastic syndrome following standard-dose chemotherapy or high-dose chemotherapy with stem cell support in patients with potentially curable malignancies. *J Cancer Res Clin Oncol* 1998; **124:** 207–14.
3. Leone G, *et al.* Therapy related leukemias: susceptibility, prevention and treatment. *Leuk Lymphoma* 2001; **41:** 255–76.
4. Travis LB. Therapy-associated solid tumors. *Acta Oncol* 2002; **41:** 323–33.
5. Dickerman JD. The late effects of childhood cancer therapy. *Pediatrics* 2007; **119:** 554–68. Correction. *ibid.*; 1045.
6. Hawkins MM, *et al.* Epipodophyllotoxins, alkylating agents, and radiation and risk of secondary leukaemia after childhood cancer. *BMJ* 1992; **304:** 951–8.
7. Hudson MM, *et al.* High-risk populations identified in Childhood Cancer Survivor Study investigations: implications for risk-based surveillance. *J Clin Oncol* 2009; **27:** 2405–14.
8. Kaldor JM, *et al.* Leukemia following Hodgkin's disease. *N Engl J Med* 1990; **322:** 7–13.
9. Lee IP, Dixon RL. Mutagenicity, carcinogenicity and teratogenicity of procarbazine. *Mutat Res* 1978; **55:** 1–14.
10. Zumtobel U, *et al.* Widespread cutaneous carcinomas associated with human papillomaviruses 5, 14 and 20 after introduction of methotrexate in two long-term PUVA-treated patients. *Dermatology* 2001; **202:** 127–30.
11. Micallef INM, *et al.* Therapy-related myelodysplasia and secondary acute myelogenous leukemia after high-dose therapy with autologous hematopoietic progenitor-cell support for lymphoid malignancies. *J Clin Oncol* 2000; **18:** 947–55.
12. Van Den Neste E, *et al.* Second primary tumors and immune phenomena after fludarabine or 2-chloro-2′-deoxyadenosine treatment. *Leuk Lymphoma* 2001; **40:** 541–50.
13. Kamel OW, *et al.* Brief report: reversible lymphomas associated with Epstein-Barr virus occurring during methotrexate therapy for rheumatoid arthritis and dermatomyositis. *N Engl J Med* 1993; **328:** 1317–21.
14. Nilsson S, Ullén A. Chemotherapy-induced bladder cancer. *Scand J Urol Nephrol* 2008; **42**(suppl 218): 89–92.
15. Neglia JP, *et al.* Second malignant neoplasms in five-year survivors of childhood cancer: Childhood Cancer Survivor Study. *J Natl Cancer Inst* 2001; **93:** 618–29.
16. Travis LB, *et al.* Risk of leukemia after platinum-based chemotherapy for ovarian cancer. *N Engl J Med* 1999; **340:** 351–7.
17. Travis LB, *et al.* Treatment-associated leukemia following testicular cancer. *J Natl Cancer Inst* 2000; **92:** 1165–71.
18. Kaldor JM, *et al.* Leukemia following chemotherapy for ovarian cancer. *N Engl J Med* 1990; **322:** 1–6.
19. Levine MN, *et al.* Randomized trial of intensive cyclophosphamide, epirubicin, and fluorouracil chemotherapy compared with cyclophosphamide, methotrexate, and fluorouracil in premenopausal women with node-positive breast cancer. *J Clin Oncol* 1998; **16:** 2651–8.
20. Meadows AT, *et al.* Second neoplasms in survivors of childhood cancer: findings from the Childhood Cancer Survivor Study cohort. *J Clin Oncol* 2009; **27:** 2356–62.
21. Smith MA, *et al.* Secondary leukemia or myelodysplastic syndrome after treatment with epipodophyllotoxins. *J Clin Oncol* 1999; **17:** 569–77.
22. Neugut AI, *et al.* Poor survival of treatment-related acute nonlymphocytic leukemia. *JAMA* 1990; **264:** 1006–8.

对染色体的影响 在使用大剂量联合化疗治疗的患者的血液淋巴细胞中能观察到染色体的裂隙、断裂和结构的重排，并且这种现象在停止治疗数年后依然可见。对于一定剂量的细胞毒药物，评价它的遗传损伤作用比较敏感的方法是检验姊妹染色体交换（SCE）增加的速率[1]。一项研究[2]表明当给予苯丁酸氮芥后，随药物剂量的增加，细胞应对基因损伤的能力增强，因此，SCE 能够较好地反映在整个治疗过程中的蓄积毒性。

对于采用化疗治疗而导致急性髓性白血病的患者，常见的染色体损伤包括 13 号染色体的缺失、5 号和 7 号染色体完全丧失或者 5 号和 7 号染色体的部分缺失。另外抑癌基因 p53 的分子构型改变也已被发现[3]。在使用拓扑异构酶Ⅱ抑制剂的治疗中发现了染色体 11 和 21 的平衡易位[3,4]。

另见下文**对生育能力的影响**。

1. Anonymous. Drugs that can cause cancer. *Lancet* 1984; **i:** 261–2.
2. Palmer RG, *et al.* Chlorambucil-induced chromosome damage to human lymphocytes is dose-dependent and cumulative. *Lancet* 1984; **i:** 246–9.
3. Leone G, *et al.* Therapy related leukemias: susceptibility, prevention and treatment. *Leuk Lymphoma* 2001; **41:** 255–76.
4. Rowley JD, Olney HJ. International workshop on the relationship of prior therapy to balanced chromosome aberrations in therapy-related myelodysplastic syndromes and acute leukemia: overview report. *Genes Chromosomes Cancer* 2002; **33:** 331–45.

对膀胱的影响

环磷酰胺（第670页）和异环磷酰胺（第699页）是抗肿瘤药中对膀胱不良反应最大的药物，另外白消安（第658页）、苯丁酸氮芥（第665页）、达卡巴嗪（第674页）和丝裂霉素 C（第720页）对膀胱也有一定的副作用。

对血液的影响

骨髓抑制 骨髓抑制是大多数细胞毒类抗肿瘤药常见的不良反应，是最重要的剂量限制性不良反应，但是近年来其重要性由于支持性疗法的使用，以及采用集落刺激因子和外周血干细胞抑制术而降低。

所有血液相关的细胞因素（见**血细胞生成**，第1011页）都可能被抗肿瘤药所影响，导致各类血细胞减少症，只不过一些病例的毒性主要集中在个别种类的细胞上。另外，在循环系统中，白细胞和血小板的半衰期较红细胞短。因此，骨髓抑制的最主要表现是白细胞减少，增加感染的危险性。另外，血小板减少也是骨髓抑制的常见表现。贫血较少见，可能伴随有骨髓中的巨幼红细胞的改变。

骨髓抑制的发生、持续时间和严重程度随使用的抗肿瘤药的不同而不同。细节请参阅相关的专论。对于骨髓抑制的治疗，包括合理治疗方案的讨论见下文**不良反应的处置**项下。

也参见下文**对免疫应答的影响**。

对体重的影响

抗肿瘤药对胃肠道产生影响可导致食欲减退、吸收不良和营养不良，从而使体重降低。一项大型的儿童肿瘤幸存者的队列研究[1]发现，全身照射、烷化剂、蒽环类治疗与女性的低体重有关，而男性低体重则与腹腔放疗、较早的治疗年龄和烷化剂、蒽环类治疗相关。但是在对于乳腺癌的治疗中却意外发现抗肿瘤治疗导致了体重的增加[2]。这种体重增加多见于绝经期前的妇女，以及那些接受多药合用治疗的患者和那些需要长期服药的患者。一项对于绝经期前的患病妇女的研究表明运动量的减少可能是导致体重增加的主要原因[3]。后续的一个小样本的研究发现，使用基于多柔比星和环磷酰胺，联合或不联合使用紫杉醇的辅助治疗方案都不会导致显著的体重增加，尽管这些患者在体型上可能有不利的变化[4]。体重增加在儿童白血病的长期随访调查中也非常多见[1,5,6]。原因包括头颅照射[1,7]、皮质激素治疗[7]，尽管有人认为体重增加更多是与患者的个体差异有关，而非与他们所接受的治疗有关[8]。

1. Diller L, *et al.* Chronic disease in the Childhood Cancer Survivor Study cohort: a review of published findings. *J Clin Oncol* 2009; **27:** 2339–55.
2. Demark-Wahnefried W, *et al.* Why women gain weight with adjuvant chemotherapy for breast cancer. *J Clin Oncol* 1993; **11:** 1418–29.
3. Demark-Wahnefried W, *et al.* Changes in weight, body composition, and factors influencing energy balance among premenopausal breast cancer patients receiving adjuvant chemotherapy. *J Clin Oncol* 2001; **19:** 2381–9.
4. Freedman RJ, *et al.* Weight and body composition changes during and after adjuvant chemotherapy in women with breast cancer. *J Clin Endocrinol Metab* 2004; **89:** 2248–53.
5. Birkebæk NH, Clausen N. Height and weight pattern up to 20 years after treatment for acute lymphoblastic leukaemia. *Arch Dis Child* 1998; **79:** 161–4.
6. Nysom K, *et al.* Degree of fatness after treatment for acute lymphoblastic leukaemia in childhood. *J Clin Endocrinol Metab* 1999; **84:** 4591–6.
7. Dickerman JD. The late effects of childhood cancer therapy. *Pediatrics* 2007; **119:** 554–68. Correction. *ibid.*; 1045.
8. Razzouk BI, *et al.* Obesity in survivors of childhood acute lymphoblastic leukemia and lymphoma. *J Clin Oncol* 2007; **25:** 1183–9.

对骨和关节的影响

骨质疏松症是化疗所导致的急性[1]或迟发的[2]并发症，但是因为多药物的治疗方案以及骨质疏松本身的多种致病因素，很难确定单一药物对骨质疏松产生的具体影响[3]。骨丢失的一个主要原因可能是放疗、手术去势、激素治疗、化疗[2]引起的性腺功能减退。这些也是各种肿瘤治疗方案的要素，如乳腺癌、前列腺癌和睾丸癌，淋巴瘤和血液学恶性肿瘤。尤其在使用环磷酰胺、氮芥、苯丁酸氮介、白消安、丝裂霉素或丙卡巴肼的治疗中可能导致卵巢功能发育不全，因此女性患者具有潜在的致骨质疏松的危险[2,3]。男性某种程度上能免于这种化学治疗产生的性腺发育不全，因为产生睾丸酮的细胞复制非常缓慢[3]。乳腺癌的内分泌治疗（如雌激素受体调节剂、芳香化酶抑制剂）和前列腺癌的去势治疗都可以导致骨质疏松[2,4,5]。

另外，一些药物表现出对骨的直接作用，例如甲氨蝶呤能够促进骨吸收但是抑制骨的形成作用从而导致骨软化障碍[2,3]。儿童急性淋巴细胞白血病的缓解期重复使用甲氨蝶呤单药可以导致疼痛、骨质疏松症和骨折[6]。其他类药物如多柔比星，发现了动物骨的毒性作用[3]。骨髓移植中所应用的大剂量化疗方案可能会直接作用于骨髓母细胞，是骨量减少的原因[7]。

有报道表明皮质激素能降低成骨细胞的活性从而导致骨的丧失，其作用可以在给予苯丁酸氮芥治疗后减轻。令人惊讶的是，皮质激素在大多数治疗方案中并没有提到它的骨丧失作用，可能是因为治疗周期一般较短[3]。然而在采用大剂量治疗的急性淋巴细胞白血病的年轻患者中骨质疏松和结构改变非常常见[6,8,9]。但是，产生骨质疏松类疾病可能也有其他多种因素如放化疗等的共同作用。在成人和儿童的白血病和实体肿瘤的皮质激素治疗中有产生骨质疏松的报道[8,10~12]。另外，青少年患者发生骨质疏松的危险性更大，因为他们正处于骨成熟期[8,10]。

肿瘤治疗的间接作用也会影响骨骼健康，包括甲状旁腺功能亢进症、低维生素 D 血症、低磷酸盐血症、胃肠道并发症和高泌乳素血症[2]。一项关于白血病儿童的研究表明，化疗对于胃肠和肾的营养限制将导致体内钙和镁同时缺失并致使骨矿物质的异常转化[13]。异环磷酰胺导致的肾小管损伤引起肾磷酸盐丢失将导致骨质疏松[2,3]。低磷酸盐血症与骨质变化和矿物质代谢有关，在使用酪氨酸激酶抑制剂时也可见到，如伊马替尼、索拉非尼和舒尼替尼[2]。

1. Arikoski P, *et al.* Reduced bone density at completion of chemotherapy for a malignancy. *Arch Dis Child* 1999; **80:** 143–8.
2. Stava CJ, *et al.* Skeletal sequelae of cancer and cancer treatment. *J Cancer Surviv* 2009; **3:** 75–88.
3. Pfeilschifter J, Diel IJ. Osteoporosis due to cancer treatment: pathogenesis and management. *J Clin Oncol* 2000; **18:** 1570–93.
4. Guise TA. Bone loss and fracture risk associated with cancer therapy. *Oncologist* 2006; **11:** 1121–31.
5. Bjarnason NH, *et al.* Adverse bone effects during pharmacological breast cancer therapy. *Acta Oncol* 2008; **47:** 747–54.
6. Sala A, Barr RD. Osteopenia and cancer in children and adolescents: the fragility of success. *Cancer* 2007; **109:** 1420–31.
7. Banfi A, *et al.* High-dose chemotherapy shows a dose-dependent toxicity to bone marrow osteoprogenitors: a mechanism for post-bone marrow transplantation osteopenia. *Cancer* 2001; **92:** 2419–28.
8. Strauss AJ, *et al.* Bony morbidity in children treated for acute lymphoblastic leukemia. *J Clin Oncol* 2001; **19:** 3066–72.
9. van der Sluis IM, *et al.* Altered bone mineral density and body composition, and increased fracture risk in childhood acute lymphoblastic leukemia. *J Pediatr* 2002; **141:** 204–10.
10. Mattano LA, *et al.* Osteonecrosis as a complication of treating acute lymphoblastic leukemia in children: a report from the Children's Cancer Group. *J Clin Oncol* 2000; **18:** 3262–72.
11. Winquist EW, *et al.* Nontraumatic osteonecrosis after chemotherapy for testicular cancer: a systematic review. *Am J Clin Oncol* 2001; **24:** 603–6.
12. Diller L, *et al.* Chronic disease in the Childhood Cancer Survivor Study cohort: a review of published findings. *J Clin Oncol* 2009; **27:** 2339–55.
13. Atkinson SA, *et al.* Mineral homeostasis and bone mass in children treated for acute lymphoblastic leukemia. *J Pediatr* 1989; **114:** 793–800.

对心血管系统的影响

血管栓塞 癌症患者罹患血管栓塞的危险性增加，并且血管栓塞可能是恶性肿瘤的早期临床表现[1,2]。肿瘤相关性静脉血栓的临床危险因素包括肿瘤的类型、分期、合并症及治疗相关情况，比如住院和全身化疗[3]。在许多化疗治疗方案中报道了深部静脉栓塞和肺动脉栓塞的情况。关于乳腺癌的研究发现使用辅助化疗能显著增加静脉血管栓塞的危险性[4]。一例采用门冬酰胺酶治疗急性淋巴细胞白血病的病例报道了静脉血管栓塞（包括中枢神经系统血管栓塞）危险会增加[4]（见**门冬酰胺酶**项下**对血液的影响**，第650页）。包含贝伐单抗、雷利度胺和沙利度胺的治疗方案也报道过很高的静脉血栓发生率[3,5]。在多种治疗方案中报道了动脉栓塞，包括急性心肌梗死、卒中和外周动脉栓塞的发生[4,5]。抗肿瘤药所致的此类作用可能与激活凝血作用、对抗凝血蛋白作用和纤维蛋白溶解作用的抑制以及对血管内皮组织的直接毒性作用相关[1,4]。

一些报道发现了博来霉素和顺铂以及其他长春生物碱或鬼臼毒素衍生物合用时出现的动脉和静脉血管栓塞[6~8]。这种合用疗法常用于睾丸癌，有报道表明它能导致血管痉挛如心绞痛[9]和雷诺综合征[10,11]，不过有关血管栓塞和血管痉挛的关系的证据还不足[6]。

有报道表明在男性生殖细胞癌症且伴随有肝转移或者接受大剂量的地塞米松治疗作为止吐治疗的患者，其患血管栓塞的危险性增高[12]。

许多组织提出了预防和治疗肿瘤相关性静脉血栓的问题。总的来说，除了有禁忌证时，住院治疗和手术治疗的癌症患者都应预防性抗凝，低分子肝素或未分级肝素或磺达肝素均可使用。能自由活动的患者可不预防用药，但进行含雷利度胺或沙利度胺方案化疗的多发性骨髓瘤患者除外[13]。对于血管栓塞的治疗多采用肝素治疗和长期的采用华法林作为后续预防性治疗（或者低分子量的肝素[14]），但是一项多中心随机研究发现低分子肝素较口服抗凝血药显著降低了复发静脉血栓的风险，且并不增加出血的风险[15]。因此现在许多学者推荐低分子肝素作为肿瘤相关性静脉血栓患者的一线和后续用药[13,14]。患动脉血栓的患者需要肝素和华法林或者抗血小板药治疗[16]。

为抗肿瘤治疗提供静脉通路而进行的导管置管也可能与血栓栓塞并发症有关[17,18]。预防性使用低剂量的华法林或者低分子肝素将降低血栓的危险性[18]。

1. Falanga A, Donati MB. Pathogenesis of thrombosis in patients with malignancy. *Int J Hematol* 2001; **73:** 137–44.
2. Lyman GH, Khorana AA. Cancer, clots and consensus: new understanding of an old problem. *J Clin Oncol* 2009; **27:** 4821–6.
3. Khorana AA, Connolly GC. Assessing risk of venous thromboembolism in the patient with cancer. *J Clin Oncol* 2009; **27:** 4839–47.
4. Lee AYY, Levine MN. The thrombophilic state induced by therapeutic agents in the cancer patient. *Semin Thromb Hemost* 1999; **25:** 137–45.
5. Zangari M, *et al.* Thrombotic events in patients with cancer receiving antiangiogenesis agents. *J Clin Oncol* 2009; **27:** 4865–73.
6. Cantwell BMJ, *et al.* Thromboembolic events during combination chemotherapy for germ cell malignancy. *Lancet* 1988; **ii:** 1086–7.

7. Hall MR, *et al.* Thromboembolic events during combination chemotherapy for germ cell malignancy. *Lancet* 1988; **ii:** 1259.
8. Garstin IWH, *et al.* Arterial thrombosis after treatment with bleomycin and cisplatin. *BMJ* 1990; **300:** 1018.
9. Rodriguez J, *et al.* Angina pectoris following cisplatin, etoposide, and bleomycin in a patient with advanced testicular cancer. *Ann Pharmacother* 1995; **29:** 138–9.
10. Vogelzang NJ, *et al.* Raynaud's phenomenon: a common toxicity after combination chemotherapy for testicular cancer. *Ann Intern Med* 1981; **95:** 288–92.
11. Pechère M, *et al.* Fingertip necrosis during chemotherapy with bleomycin, vincristine and methotrexate for HIV-related Kaposi's sarcoma. *Br J Dermatol* 1996; **134:** 378–9.
12. Weijl NI, *et al.* Thromboembolic events during chemotherapy for germ cell cancer: a cohort study and review of the literature. *J Clin Oncol* 2000; **18:** 2169–78.
13. Khorana AA, *et al.* Venous thromboembolism prophylaxis and treatment in cancer: a consensus statement of major guidelines panels and call to action. *J Clin Oncol* 2009; **27:** 4919–26.
14. Lee A, Levine M. Treatment of venous thromboembolism in cancer patients. *Cancer Control* 2005; **12** (suppl 1): 17–21.
15. Lee AYY, *et al.* Randomized Comparison of Low-Molecular-Weight Heparin versus Oral Anticoagulant Therapy for the Prevention of Recurrent Venous Thromboembolism in Patients with Cancer (CLOT) Investigators. Low-molecular-weight heparin versus a coumarin for the prevention of recurrent venous thromboembolism in patients with cancer. *N Engl J Med* 2003; **349:** 146–53.
16. Sutherland DE, *et al.* Thromboembolic complications of cancer: epidemiology, pathogenesis, diagnosis, and treatment. *Am J Hematol* 2003; **72:** 43–52.
17. Monreal M, Davant E. Thrombotic complications of central venous catheters in cancer patients. *Acta Haematol (Basel)* 2001; **106:** 69–72.
18. Verso M, Agnelli G. Venous thromboembolism associated with long-term use of central venous catheters in cancer patients. *J Clin Oncol* 2003; **21:** 3665–75.

对电解质的影响

体液和电解质紊乱在癌症患者中非常普遍[1~4]，这些可能是由疾病进程本身或者治疗手段如手术、化疗、抗菌药和利尿药所引起的。化疗所致的电解质紊乱的机制主要包括食欲减退，呕吐和腹泻导致胃肠道电解质丢失，胃肠黏膜损伤导致肠吸收减弱，直接的肾毒性导致肾性电解质损失，抗利尿激素分泌异常综合征或类似情况。颈部手术所致的甲状旁腺功能减退症也能影响电解质的平衡，并伴随有高磷酸酯酶血症和低钙血症。同电解质紊乱的急性体征和症状一样，电解质稳态的变化将导致异常的骨转化（见上文**对骨和关节的影响**）。由化学治疗所破坏的细胞所释放的内含物能导致高尿酸血症、高磷酸酯酶血症、高血钾症和低血钙症（见**肿瘤溶解综合征**）。

顺铂（第667页）、环磷酰胺（第670页）和异环磷酰胺（见**对肾脏的影响**，第699页）所致的电解质紊乱都有相关报道。西妥昔单抗（第664页）可致低镁血症。

1. Kapoor M, Chan GZ. Fluid and electrolyte abnormalities. *Crit Care Clin* 2001; **17:** 503–29.
2. Filippatos TD, *et al.* Alterations in electrolyte equilibrium in patients with acute leukemia. *Eur J Haematol* 2005; **75:** 449–60.
3. Miltiadous G, *et al.* Causes and mechanisms of acid-base and electrolyte abnormalities in cancer patients. *Eur J Intern Med* 2008; **19:** 1–7.
4. Lameire N, *et al.* Acute renal problems in the critically ill cancer patient. *Curr Opin Crit Care* 2008; **14:** 635–46.

对胃肠道的影响

除食欲减退、恶心和呕吐外（见下文），许多抗肿瘤药能导致胃肠道紊乱，有时还很严重。黏膜炎症（黏膜炎）（如口腔炎及直肠炎症）是非常常见的，发病症状为黏膜细胞变性、口腔干燥、吸收功能受损以及腹泻。在某些情况下胃肠道的损伤可能发展为溃疡、出血和穿孔。便秘是长春花碱常见的问题。

放射治疗的使用能够增加某些药物对胃肠道的毒性作用。某些抗肿瘤药治疗方案导致的中性粒细胞减少能够引起续发性的胃肠道紊乱，如与感染有关的口腔炎症和胃肠感染。

1. Gibson RJ, Keefe DMK. Cancer chemotherapy-induced diarrhoea and constipation: mechanisms of damage and prevention strategies. *Support Care Cancer* 2006; **14:** 890–900.
2. Richardson G, Dobish R. Chemotherapy induced diarrhea. *J Oncol Pharm Pract* 2007; **13:** 181–98.
3. Cherny NI. Evaluation and management of treatment-related diarrhea in patients with advanced cancer: a review. *J Pain Symptom Manage* 2008; **36:** 413–23.
4. Sonis ST. Regimen-related gastrointestinal toxicities in cancer patients. *Curr Opin Support Palliat Care* 2010; **4:** 26–30.

艰难梭状芽孢杆菌感染 抗肿瘤药的治疗有时能够导致艰难梭状芽孢杆菌所致胃肠道疾病的发生，在没有抗菌药治疗的情况下也会发生[1]。大多数患者接受了多重药物治疗，如甲氨蝶呤、氟尿嘧啶、环磷酰胺和多柔比星等，从另一方面反应了他们的使用频率。一项回顾性的分析[2]发现，一组急性白血病患者接受骨髓移植后出现了预期的艰难梭状芽孢杆菌感染所致的腹泻，并且他们中的一些人使用了低剂量化疗药物，据此推测，使用高剂量化疗药物的患者将被更加严密地隔离以降低医院感染的危险性。另外一个有875例患者出现骨髓抑制的化疗案例[3]中有61例出现艰难梭状芽孢杆菌感染所致的腹泻，在这61例患者中有36%接受了高剂量的阿糖胞苷，在这61患者中有35位也预先接受了静脉注射抗菌药。

关于此类疾病治疗的讨论参见**抗菌药性结肠炎**，第163页。

1. Anand A, Glatt AE. Clostridium difficile infection associated with antineoplastic chemotherapy: a review. *Clin Infect Dis* 1993; **17:** 109–13.
2. Hornbuckle K, *et al.* Determination and validation of a predictive model for Clostridium difficile diarrhea in hospitalized oncology patients. *Ann Oncol* 1998; **9:** 307–11.
3. Gorschlüter M, *et al.* Clostridium difficile infection in patients with neutropenia. *Clin Infect Dis* 2001; **33:** 786–91.

黏膜炎 口腔黏膜炎目前是采用化疗手段和骨髓移植的患者以及口腔放射治疗的患者所出现的最严重的不良反应[1~3]。除了疼痛和吞咽困难之外，成为溃疡的黏膜炎部位也为感染物质的进入提供了窗口，体重下降和营养不良使免疫功能进一步受损；如果症状非常严重，将使整个治疗过程不得不中断。在患者接受强烈的化疗或者是局部或全身的放射治疗之前，应当对口腔消除感染源和慢性刺激的功能做一个评价。已知的产生黏膜毒性的危险因素包括吸烟、不良口腔卫生、年龄、女性和之前的抗肿瘤治疗，但最重要的危险因素还是治疗本身。氟尿嘧啶、甲氨蝶呤和依托泊苷都可以增加发生黏膜炎的风险，尤其是剂量密集方案如TAC（多西他赛、多柔比星、环磷酰胺）严重。静脉输注氟尿嘧啶为基础的方案比标准CHOP方案（环磷酰胺、多柔比星、长春新碱、泼尼松）或静推的氟尿嘧啶方案的风险小。药物的剂量和时间安排也对黏膜炎的发生起重要作用[4]。关于预防和治疗黏膜炎的更多评价，参见下文**不良反应的处置**。

1. Calman FMB, Langdon J. Oral complications of cancer. *BMJ* 1991; **302:** 485–6.
2. Sonis ST. Mucositis as a biological process: a new hypothesis for the development of chemotherapy-induced stomatotoxicity. *Oral Oncol* 1998; **34:** 39–43.
3. Sonis ST, *et al.* The Mucositis Study Section of the Multinational Association of Supportive Care in Cancer and the International Society for Oral Oncology. Perspectives on cancer therapy-induced mucosal injury: pathogenesis, measurement, epidemiology, and consequences for patients. *Cancer* 2004; **100** (suppl): 1995–2025.
4. Jones JA, *et al.* Epidemiology of treatment-associated mucosal injury after treatment with newer regimens for lymphoma, breast, lung, or colorectal cancer. *Support Care Cancer* 2006; **14:** 505–15.

恶心和呕吐 恶心和呕吐对于大多数患者来说是抗肿瘤药产生的最常见不良反应，代表了治疗的主要缺点。有试验表明，预计的呕吐主要发生在患者面对医务人员或者是针头时。因此这些问题可能严重影响进一步的治疗。

抗肿瘤药或者细胞毒类药物可能通过作用于神经中枢的化学感受器触发区和外周神经如胃肠道神经末梢从而产生催吐作用。多种神经递质与此类作用相关，如乙酰胆碱、组胺、脑啡呔、多巴胺和5-羟色胺（5-HT）。大脑皮质对呕吐产生相应的反应。抗肿瘤药并不都是通过相同的途径导致呕吐，但是5-HT_3受体机制在急性顺铂诱导的呕吐的发病机制中起重要作用。止吐药甲氧氯普胺具有5-HT拮抗活性，当给予高剂量时能够拮抗顺铂所致的呕吐，因此特殊的5-HT_3拮抗药如昂丹司琼具有良好的抗呕吐的作用。当5-HT_3效果降低时可能有其他机制存在。

一些患者对呕吐的反应较其他人敏感。而抗肿瘤药产生呕吐作用的能力具有不同的严重程度和发生率，并且大数决定于使用剂量、给药途径和药物的服用计划。一些联合治疗方案可能产生比单独用药更加严重的致呕吐作用。

- 顺铂、达卡巴嗪、放线菌素D、氮芥、大剂量环磷酰胺和链佐星对于大多数患者可能导致严重的呕吐。
- 紫杉烷类药物、多柔比星、适度剂量的环磷酰胺和大剂量的甲氨蝶呤能导致中等程度的呕吐。
- 长春碱类、氟尿嘧啶、低剂量的甲氨蝶呤、苯丁酸氮芥、博来霉素和依托泊苷具有低程度致吐的可能。

呕吐的起始和持续过程随药物的不同而不同。在给予顺铂4～8h后即可产生呕吐，呕吐能持续48h或更长，并且有持久的恶心感和有时呕吐能持续数天。在给予氮芥后，呕吐可能会在0.5～2h内发生，而环磷酰胺给予后存在一个9～18h的呕吐潜伏期，但是它们所致的呕吐持续时间都不如顺铂所致的呕吐持续时间长。急性呕吐（指发生于服药24h内的呕吐）一般比迟发性呕吐（发生于化学治疗24h后）更加易于控制。关于化学疗法导致的恶心和呕吐的治疗的讨论见第1622页。

对心脏的影响

关于抗肿瘤药心脏毒性的综述已非常多[1~6]。常见的心血管并发症包括左心室功能障碍、心力衰竭、心肌缺血或梗死、QT间期延长、心律失常、心动过缓、血栓栓塞（见上文**对心血管系统的影响**），高血压也很常见。心脏毒性是蒽环类最主要的剂量限制因素，例如多柔比星、柔红霉素（见**多柔比星**下的**对心脏的影响**，第680页）。其他类抗肿瘤药也具有心脏毒性，如烷化剂环磷酰胺和异环磷酰胺，抗代谢药卡培他滨和氟尿嘧啶，紫杉类，酪氨酸激酶抑制药以及单克隆抗体贝伐单抗和曲妥珠单抗。安吖啶能引起心律失常，并且有时是致命性的。与对心脏的作用类似，毛细血管渗漏综合征和心律失常在白细胞介素-2的作用下发生。白消安、卡莫司汀、顺铂、阿糖胞苷、依托泊苷、丝裂霉素、喷司他丁和长春新碱的心脏毒性也偶有报道。

与抗肿瘤药相关的血管栓塞参见上文**对心血管系统的影响**。

1. Pai VB, Nahata MC. Cardiotoxicity of chemotherapeutic agents: incidence, treatment and prevention. *Drug Safety* 2000; **22:** 263–302.
2. Floyd JD, *et al.* Cardiotoxicity of cancer therapy. *J Clin Oncol* 2005; **23:** 7685–96.
3. Simbre VC, *et al.* Cardiotoxicity of cancer chemotherapy: implications for children. *Paediatr Drugs* 2005; **7:** 187–202.
4. Sereno M, *et al.* Cardiac toxicity: old and new issues in anti-cancer drugs. *Clin Transl Oncol* 2008; **10:** 35–46.
5. Anderson B, Sawyer DB. Predicting and preventing the cardiotoxicity of cancer therapy. *Expert Rev Cardiovasc Ther* 2008; **6:** 1023–33.
6. Yeh ETH, Bickford CL. Cardiovascular complications of cancer therapy: incidence, pathogenesis, diagnosis, and management. *J Am Coll Cardiol* 2009; **53:** 2231–47.

对免疫应答的影响

淋巴细胞由位于骨髓中的干细胞或者是其他部位如胸腺的干细胞所产生，它们参与体液和细胞介导的免疫作用。大多数的抗肿瘤药对骨髓具有抑制作用（见上文**对血液的影响**），其抑制作用因它们的给药剂量和使用时间而有很大的不同。免疫抑制作用能够降低患者对感染的抵抗能力并且牵涉到恶性肿瘤的发生。并且，对于疫苗的敏感性也相对降低，还可能出现由活体病毒疫苗导致的全身感染（见**药物相互作用**，第2122页）。

关于针对免疫反应和与免疫反应相关的感染的免疫抑制剂治疗的讨论参见**皮质激素**，第1427页。

对肾脏的影响

肾毒性是顺铂（第667页）、异环磷酰胺（第699页）和甲氨蝶呤（第713页）已经明确的不良反应，但是其他抗肿瘤药也能导致肾毒性，包括亚硝基脲类（见如司**莫司汀**，第740页）、丝裂霉素（由于溶血性尿毒症综合征，第720页）、阿扎胞苷、吉西他滨、喷司他丁[1]。其他有肾毒性的抗肿瘤药，包括阿地白介素（第703页）、贝伐单抗（第653页）和伊马替尼（第701页），见各自的各论。

1. Kintzel PE. Anticancer drug-induced kidney disorders: incidence, prevention and management. *Drug Safety* 2001; **24:** 19–38.

对肝脏的影响

抗肿瘤药引起的肝毒性范围很广。中毒性肝炎（肝细胞损害）的表现可以从无症状的转氨酶升高到肝细胞坏死引起的肝衰竭。其他的肝毒性表现为胆汁淤积、脂肪变性、肝静脉闭塞性疾病（VOD）和肝肿瘤。判断肝毒性的最重要指标是肝脏活检，因为某些肝脏病变时肝功能可以正常[1]。不同化疗药物的肝毒性已有综述[1~4]。一些抗肿瘤药的肝毒性偶有报道，包括阿那曲唑（第649页）、氨鲁米特（第646页）、比卡鲁胺（第654页）、白消安（第658页）、达卡巴嗪（第674页）、放线菌素D（第675页）、多柔比星（第681页）、厄洛替尼（第684页）、氟尿苷（第688页）、氟他胺（第692页）、吉姆单抗（第696页）、羟基脲（第697页）、伊马替尼（第701页）、甲氨蝶呤（第713页）、丝裂霉素（第720页）、米托蒽醌（第722页）、奥沙利铂（第726页）、他莫昔芬（第745页）、硫鸟嘌呤（第750页）和曲妥珠单抗（第754页）。然而药物与不良反应之间的关系却常常难以确定。

药物使用与症状表现的短暂关系是十分重要的，在许多病例中不推荐再次给药，因为肝毒性再次出现时往往更加严重[1]。放化疗连用可以增加肝毒性[4,5]。肝毒性并不仅仅针对患者，有文献报道了3例肿瘤病房护士肝损伤的病例[6]。

造血干细胞移植前应用大剂量化疗药物预处理可导致VOD[3~5]。其他可导致VOD的抗肿瘤药包括烷化剂、抗代谢药和联合化疗，尤其是经过肝脏代谢的药物[4]。

1. Rodriguez-Frias EA, Lee WM. Cancer chemotherapy I: hepatocellular injury. *Clin Liver Dis* 2007; **11:** 641–62.
2. Ménard DB, *et al.* Antineoplastic agents and the liver. *Gastroenterology* 1980; **78:** 142–64.
3. Field KM, *et al.* Part I: Liver function in oncology: biochemistry and beyond. *Lancet Oncol* 2008; **9:** 1092–1101.
4. Floyd J, *et al.* Hepatotoxicity of chemotherapy. *Semin Oncol* 2006; **33:** 50–67.
5. King PD, Perry MC. Hepatotoxicity of chemotherapy. *Oncologist* 2001; **6:** 162–76.
6. Sotaniemi EA, *et al.* Liver damage in nurses handling cytostatic agents. *Acta Med Scand* 1983; **214:** 181–9.

对肺的影响

给予博来霉素治疗的患者有大约10%出现了肺纤维化的肺损伤，并且有1%～2%是致命的。在临床上，一般在药物治疗数月后即可出现咳嗽和呼吸困难。这种反应是剂量依赖性的，大约在总剂量为400000IU（400USP单位），但是一般给予较低剂量就能出现，并且老年患者更加容易出现。在使用联合化疗治疗模式或放疗时更容易出现这种损伤，另外博来霉素导致的沉淀性肺水肿在多年后仍需要使用补氧治疗[1]。相对容易治疗的超敏反应肺炎，也有相关的报道[2]。

除博来霉素之外其他抗肿瘤药产生的肺损伤也有相关报道[1,3,4]。烷化剂类的环磷酰胺具有低于1%的致肺损伤的发病率，但是当其作为联合用药治疗的成分或者是辅助放疗时，其发病率将升高。白消安能使约4%的患者通常在开始治疗多年以后产生隐匿性的肺纤维化，并且能使治疗所需的时间延长。一些文献报道了苯丁酸氮芥和美法仑能导致间质性肺炎的病例，但非常罕见。烷化剂诱导的纤维化的患者的预后非常不乐观，大约有50%的死亡率或者更高。

抗代谢药甲氨蝶呤能产生类似过敏性肺炎的症状，患者的发病率达到7%，有时候会出现胸膜炎和由肺水肿导致的急性呼吸系统衰竭，但是其具体机制是否与超敏反应有关还不清楚，并且其症状可逆，一般不需要停止使用抗肿瘤药。大剂量的阿糖胞苷也能导致肺水肿。吉西他滨（第695页）在给予胸廓放射治疗时能导致间质性肺炎并且产生潜在的危及生命的症状。

其他的能产生肺毒性的抗肿瘤药有丝裂霉素（一般低于10%的发病率，当联合用药时发病率增加），长春花碱类（一般联合药物治疗，常导致急性呼吸衰竭），氯脲菌素，丙卡巴肼，替尼泊苷也可能有类似作用。亚硝基脲类，特别是卡莫司汀已经被确认为肺毒性物，它能导致隐匿性慢性肺纤维化，一些研究报道有30%的发病率并且有高死亡率，其产生肺毒性的蓄积剂量可达1.4g/m²，虽然其产生毒性的蓄积剂量低至240mg/m²就已经出现了。症状的发作时间通常可能很晚，有文献报道了一些患者在儿童时期给予卡莫司汀治疗17年后才出现相应的症状[5]。利妥昔单抗（第737页）也有报道其能导致肺炎和肺纤维化，并且致命性的肺部疾病也可能在使用了厄洛替尼（第684页）的患者身上出现。

1. Abid SH, *et al.* Radiation-induced and chemotherapy-induced pulmonary injury. *Curr Opin Oncol* 2001; **13:** 242–8.
2. Holoye PY, *et al.* Bleomycin hypersensitivity pneumonitis. *Ann Intern Med* 1978; **88:** 47–9.
3. Twohig KJ, Matthay RA. Pulmonary effects of cytotoxic agents other than bleomycin. *Clin Chest Med* 1990; **11:** 31–54.
4. Fennell DA, Rudd RM. Pulmonary toxicity and cancer treatment. *Hosp Med* 2004; **65:** 462–5.
5. O'Driscoll BR, *et al.* Active lung fibrosis up to 17 years after chemotherapy with carmustine (BCNU) in childhood. *N Engl J Med* 1990; **323:** 378–82.

对心理功能的影响

化疗联合治疗能导致心理疾病的出现（焦虑、抑郁、行动改变），在成人[1]和儿童[2]都有发现。患者接受癌症化学治疗不可避免地将承受一定的精神压力，一定程度上伴随着治疗过程中产生的不良反应。患者应该被明确告知治疗的目的以及其可能出现的结果，使其产生的不良反应减小到最低，从而使精神压力最小化[3]。化学治疗通常能引起认知缺损[4~7]，从而影响记忆、推理、集中和语言能力的正常功能。药物可能具有直接的中枢神经不良反应或者间接地影响大脑的功能如通过类似贫血等不良反应。大量的研究检验了妇女乳腺癌化疗患者的认知缺损，但是仍然有其他类型的肿瘤患者同样有认知缺损，他们描述为"化学脑"或者"化学困惑"。

一些抗肿瘤药能单独产生精神病症状，包括甲氨蝶呤（第714页），米托坦（第721页）和长春花碱类（见**长春碱类**，第578页）。在许多病例中，这些症状被归因于直接的中枢神经毒性（见下文**对神经系统的影响**）。

1. Maguire GP, *et al.* Psychiatric morbidity and physical toxicity associated with adjuvant chemotherapy after mastectomy. *BMJ* 1980; **281:** 1179–80.
2. Dolgin MJ, *et al.* Behavioral distress in pediatric patients with cancer receiving chemotherapy. *Pediatrics* 1989; **84:** 103–10.
3. Brinkley D. Emotional distress during cancer chemotherapy. *BMJ* 1983; **286:** 663–4.
4. Tannock IF, *et al.* Cognitive impairment associated with chemotherapy for cancer: report of a workshop. *J Clin Oncol* 2004; **22:** 2233–9.
5. Minisini A, *et al.* What is the effect of systemic anticancer treatment on cognitive function? *Lancet Oncol* 2004; **5:** 273–82.
6. Cavaliere R, Schiff D. Neurologic toxicities of cancer therapies. *Curr Neurol Neurosci Rep* 2006; **6:** 218–26.
7. Weiss B. Chemobrain: a translational challenge for neurotoxicology. *Neurotoxicology* 2008; **29:** 891–8.

对神经系统的影响

前文已经提到了各种抗肿瘤药的神经毒性[1~5]。神经毒性可以是中枢性的或者是周围性的，也可能是某些药物的剂量限制毒性[3,5]。更多细节见药物各论。

中枢神经系统毒性可表现为不同程度的脑病[5,6]。能引起中枢神经系统毒性的药物包括甲氨蝶呤、长春新碱、异环磷酰胺、阿糖胞苷、氟达拉滨、氟尿嘧啶、顺铂和紫杉烷类[5]。某些药物可以导致心理状态的改变，见上文**对心理功能的影响**。主要引起周围神经系统毒性的是铂类化合物、长春花碱类、紫杉烷类和其他药物如硼替佐米[3,4,7]。周围神经病变可以表现为感觉性的、运动性的或者是混合性（感觉运动性）的[8]。以下两种类型很常见：一种是感到疼痛的感觉神经损伤（见于铂类化合物），另一种是伴有或不伴有自主神经受损的混合性神经损伤（常见于长春新碱和紫杉烷类）[5,8]。

在一些病例中，这些作用可能通过特殊的作用途径，例如鞘内途径[4]。放射治疗也能够引起神经系统的损伤，并且与化疗联用时可能会导致更多的不良反应[6]。

1. Verstappen CCP, *et al.* Neurotoxic complications of chemotherapy in patients with cancer: clinical signs and optimal management. *Drugs* 2003; **63:** 1549–63.
2. Lee JJ, Swain SM. Peripheral neuropathy induced by microtubule-stabilizing agents. *J Clin Oncol* 2006; **24:** 1633–42.
3. Cavaliere R, Schiff D. Neurologic toxicities of cancer therapies. *Curr Neurol Neurosci Rep* 2006; **6:** 218–26.
4. Windebank AJ, Grisold W. Chemotherapy-induced neuropathy. *J Peripher Nerv Syst* 2008; **13:** 27–46.
5. Sioka C, Kyritsis AP. Central and peripheral nervous system toxicity of common chemotherapeutic agents. *Cancer Chemother Pharmacol* 2009; **63:** 761–7.
6. Perry A, Schmidt RE. Cancer therapy-associated CNS neuropathology: an update and review of the literature. *Acta Neuropathol* 2006; **111:** 197–212.
7. Visovsky C, *et al.* Putting evidence into practice: evidence-based interventions for chemotherapy-induced peripheral neuropathy. *Clin J Oncol Nurs* 2007; **11:** 901–13.
8. Walker M, Ni O. Neuroprotection during chemotherapy: a systematic review. *Am J Clin Oncol* 2007; **30:** 82–92.

对耳的影响 一些抗肿瘤药具有耳毒性[1]，例如长春新碱和长春碱，顺铂尤其能导致高发病率的失聪和耳鸣。另外氮芥和博来霉素具有潜在的耳毒性。

1. Seligmann H, *et al.* Drug-induced tinnitus and other hearing disorders. *Drug Safety* 1996; **14:** 198–212.

对生育能力的影响

染色体 如果患者给予抗肿瘤药治疗后仍然能生育，那么胎儿的染色体损伤和胎儿发育异常或者流产的概率不会显著增加。一项关于儿童癌症患者的幸存者的研究报告[1]表明，对于妊娠的不利结果集中在某一类群体的幸存者中。采用腹部放疗术治疗的 Wilms 瘤的女性幸存者（有或没有化学治疗）表现出流产、低体重新生儿和新生儿死亡等并发症的危险性增加。对于采用放疗和化疗的霍奇金病的女性幸存者和一部分男性幸存者表现出流产的危险性增加，但是单独使用放疗或者化疗，流产的危险性却不增加。对于其他的疾病，尽管数据有限，但是从一定程度上说明了幸存者出现有害妊娠反应的危险性并没有增加。关于儿童肿瘤幸存者的研究[2]发现，接受过盆腔照射的妇女的后代更易早产、出生时体重低、或胎儿小于胎龄。而接受多柔比星和柔红霉素治疗是出现低体重儿的独立危险因素，与放疗无关。接受过高剂量脑放疗或脑脊髓放疗的妇女发生流产的风险增高。一般而言，男性儿童肿瘤幸存者的配偶怀孕的结果与患者之前接受的治疗无关，但是非烷化剂化疗会增加新生儿低体重的风险。

关于儿童癌症幸存者下一代出现先天性畸形的危险性，大多数研究表明不会出现大量的较多部位的畸形或者较小部位的畸形[1~3]。并且对于下一代罹患癌症的概率是否增加也没有确切的证据。但是，在大量研究中的个别病例存在，另外不均一的治疗手段的使用，使单个药物的作用可能被掩盖。长期的跟踪观察，增加儿童到成年接受成功的化学治疗幸存者样本的数量是必须的。

对于成年患者来说，化学治疗后出现有害妊娠结局和下一代出现先天性畸形的证据也相对缺乏。在一个给予妇女单用或联用甲氨蝶呤的治疗妊娠期滋养层肿瘤的样本中，没有证据证明其能导致有害的妊娠结局和其他异常情况。一个来自加拿大的大样本试验[4]包括了85000对育有先天性异常孩童的夫妇，仍然不能证明父母在接受放射治疗和烷化剂治疗后将导致后代先天性畸形的危险性增加[5]。虽然出现这样具有安慰意义的结果，但是仍然建议接受化学治疗的妇女需至少延迟一年再生育从而使受损的发育成熟的卵子被排出[6]，并且监测那些接受细胞毒药物后在短期内要受孕患者是必要的[3]。

也见上文**致癌性**下的**对染色体的影响**。

1. Blatt J. Pregnancy outcome in long-term survivors of childhood cancer. *Med Pediatr Oncol* 1999; **33:** 29–33.
2. Green DM, *et al.* Ovarian failure and reproductive outcomes after childhood cancer treatment: results from the Childhood Cancer Survivor Study. *J Clin Oncol* 2009; **27:** 2374–81.
3. Meirow D, Schiff E. Appraisal of chemotherapy effects on reproductive outcome according to animal studies and clinical data. *J Natl Cancer Inst Monogr* 2005; **34:** 21–5.
4. Rustin GJS, *et al.* Pregnancy after cytotoxic chemotherapy for gestational trophoblastic tumours. *BMJ* 1984; **288:** 103–6.
5. Dodds L, *et al.* Case-control study of congenital anomalies in children of cancer patients. *BMJ* 1993; **307:** 164–8.
6. Walden PAM, Bagshawe KD. Pregnancies after chemotherapy for gestational trophoblastic tumours. *Lancet* 1979; **ii:** 1241.

性腺 已有关于细胞毒药物对性腺影响的综述[1~7]。抗肿瘤药能损伤男性患者的曲细精管，导致睾丸萎缩、精子数量下降、活度降低。由于睾丸间细胞的损伤导致睾丸酮的分泌也可能降低。对于女性患者来说，细胞毒药物作用于卵巢，产生失活的原卵泡致使排卵失败、月经过少或者闭经。另外内分泌功能紊乱可导致性欲衰退以及出现绝经期症状。损伤的程度可能取决于药物本身和用药剂量、患者的年龄和性别。对于女性来说，治疗时的年龄是一个非常重要的因素，年纪大的女性患者（35～40岁或更大）相对敏感，这可能与随年龄增加卵母细胞的减少相关。

不同抗肿瘤药（单独使用）的毒性指标业已公布[4~6]，尽管剂量在其中也有一定影响。使用烷化剂（白消安、苯丁酸氮芥、氮芥、环磷酰胺、异环磷酰胺、美法仑）、亚硝基脲类（卡莫司汀、洛莫司汀）和丙卡巴肼致性腺损伤的风险较高。中等风险度的药物包括卡铂、顺铂、多柔比星。低等风险度的药物包括博来霉素、放线菌素D、氟尿嘧啶、巯嘌呤、甲氨蝶呤、长春碱、长春新碱。

在治疗霍奇金病采用联合化疗的治疗方法，将在男性和女性患者上都导致严重的性腺损伤。氮芥和丙卡巴肼被认为是导致不育的主要原因。有证据表明现今广泛采用的ABVD疗法（多柔比星、博来霉素、长春碱和达卡巴嗪）比较早期的MOPP疗法（氮芥、长春新碱、丙卡巴肼和泼尼松）所导致的性腺毒性要低得多。急性淋巴细胞白血病患者给予联合化疗治疗后，也观测到了迟发的性腺功能障碍。如果在青春期前采用治疗手段，女孩比男孩发病的危险性要低。

生殖保留的技术之前已有综述[3~6,8]。现有的成功率最高的技术是男性精子保存（精子库）和女性IVF的卵子保存。其他帮助女性保留生育能力的方法尝试较少，正在研究当中，包括为将来培育试管婴儿进行的卵子保存，性腺组织细胞保存以备自体移植，口服避孕药或促性腺激素释放激素抑制卵巢功能。但是这些技术对于儿童患者没有任何帮助，因为开始治疗前他们的性腺尚未发育成熟。

1. Goldman S, Johnson FL. Effects of chemotherapy and irradiation on the gonads. *Endocrinol Metab Clin North Am* 1993; **22:** 617–29.
2. Kovacs GT, Stern K. Reproductive aspects of cancer treatment: an update. *Med J Aust* 1999; **170:** 495–7.
3. Thomson AB, *et al.* Late reproductive sequelae following treatment of childhood cancer and options for fertility preservation. *Best Pract Res Clin Endocrinol Metab* 2002; **16:** 311–34.
4. Wallace WHB, *et al.* Fertility preservation for young patients with cancer: who is at risk and what can be offered? *Lancet Oncol* 2005; **6:** 209–18. Correction. *ibid.*; 922.
5. Magelssen H, *et al.* The effects of cancer and cancer treatments on male reproductive function. *Nat Clin Pract Urol* 2006; **3:** 312–22.
6. Lee SJ, *et al.* American Society of Clinical Oncology recommendations on fertility preservation in cancer patients. *J Clin Oncol* 2006; **24:** 2917–31. Correction. *ibid.*; 5790.
7. Walshe JM, *et al.* Amenorrhea in premenopausal women after adjuvant chemotherapy for breast cancer. *J Clin Oncol* 2006; **24:** 5769–79.
8. Fallat ME, Hutter J. American Academy of Pediatrics Committee on Bioethics. American Academy of Pediatrics Section on Hematology/Oncology. American Academy of Pediatrics Section on Surgery. Preservation of fertility in pediatric and adolescent patients with cancer. *Pediatrics* 2008; **121:** e1461–e1469. Also available at: http://pediatrics.aappublications.org/cgi/reprint/121/5/e1461 (accessed 23/02/10)

性功能 男性患者接受化学治疗后，常常伴随有性欲减退和性能力降低[1,2]，这种情况能持续到治疗结束[1]。然而，常常难以区别的是这种作用是来源于疾病本身还是患者对于药物的反应，至少有一个研究表明了霍奇金病治疗前的性腺功能损伤[2]。勃起功能障碍可能来源于盆腔手术或者是该部位的放射治疗[3]。女性性欲减退的证据比较难找到，但是化学治疗后，内分泌功能的失调将导致性欲缺乏和出现绝经期症状[4]。

1. Chapman RM, *et al.* Cyclical combination chemotherapy and gonadal function: retrospective study in males. *Lancet* 1979; **i:** 285–9.
2. Chapman RM, *et al.* Male gonadal dysfunction in Hodgkin's disease: a prospective study. *JAMA* 1981; **245:** 1323–8.
3. Costabile RA. Cancer and male sexual dysfunction. *Oncology (Huntingt)* 2000; **14:** 195–205.
4. Shalet SM. Effects of cancer chemotherapy on gonadal function of patients. *Cancer Treat Rev* 1980; **7:** 141–52.

对皮肤、毛发和指甲的影响

秃头常见于多数抗肿瘤药的治疗中，特别是多柔比星和其他蒽环类、环磷酰胺、异环磷酰胺、依托泊苷或替尼泊苷、紫杉烷类如紫杉醇、托泊替康，能产生严重的脱发。烷化剂和一些抗生素抗肿瘤药常伴有皮肤的色素沉着、指甲的色素沉着、在头发、牙齿中也可能发生。一些药物如紫杉烷类能导致指甲营养的缺乏。某些药物能和紫外线或者X线共同作用，并增强其对皮肤的作用，且能引起色素沉着、光敏作用或者在甲氨蝶呤作用下的紫外线烧伤。抗肿瘤药产生的超敏反应可能导致包括过敏性皮疹、血管性水肿和瘙痒在内的皮肤反应。另外，一些刺激或具有腐蚀性的药物出现外渗物后，还能产生一些局部反应。最后，一定的药物能产生相应的特异的皮肤病学相关的反应：西妥昔单抗可引起痤疮样滤泡样皮疹，博来霉素能导致过度角质化和巩膜的损伤，放线菌素D能导致红斑丘疹或类似于脓毒性栓子的脓疱样皮疹。氟尿嘧啶能导致日光性角化病的炎症反应，普卡霉素能导致特异的冲洗样面红症。手足综合征也是某些抗肿瘤药导致的不良反应之一。

见下文**局部毒性**。参考文献能在一些专论中找到。

手足综合征 手足综合征（PPE）由伴随化学治疗[1,2]而来，常常表现为手掌和足底的麻刺感，几天后发展为灼烧疼痛和易辨别的肿胀和红斑。在严重病例中表现为脱屑、溃疡、发疱和严重的疼痛。这些反应表现出明显的毒性作用并且似乎具有剂量依赖性，与药物达峰浓度和总蓄积浓度相关。最能产生PPE或其他相似综合征的药物有卡培他滨（第660页）、阿糖胞苷（第673页）、多西他赛（第679页）、多柔比星尤其是多柔比星脂质体（第681页）和氟尿嘧啶（第679页）。酪氨酸激酶抑制药如拉帕替尼（第707页）、索拉非尼（第741页）和舒尼替尼（第743页）也发生PPE。有报道表明贝伐单抗（第653页）、顺铂（见**超敏反应**，第667页）、环磷酰胺（第670页）、依沙匹隆（第706页）和甲氨蝶呤（第714页）也能产生类似的作用。通常采用控制药物的剂量、增加给药间隔或者撤药直至症状消失来消除PPE。全身给予皮质激素和维生素 B_6 被用来预防和治疗PPE，局部的二甲亚砜能治疗多柔比星脂质体所致的PPE。

1. Nagore E, *et al.* Antineoplastic therapy-induced palmar plantar erythrodysesthesia ('hand-foot') syndrome: incidence, recognition and management. *Am J Clin Dermatol* 2000; **1:** 225–34.
2. Webster-Gandy JD, *et al.* Palmar-plantar erythrodysesthesia (PPE): a literature review with commentary on experience in a cancer centre. *Eur J Oncol Nurs* 2007; **11:** 238–46.

高尿酸血症

抗肿瘤药产生的嘌呤是形成高尿酸血症的主要原因（第535页），高尿酸血症也是肿瘤溶解综合征的重要组成部分，见下文。

局部毒性

局部毒性归因于静脉注射癌症治疗可能导致的局部刺激作用、外渗物坏死以及超敏反应。**静脉刺激**（表现为血管痉挛和疼痛或血管内皮化学灼伤）导致疼痛、长期无菌静脉炎，主要由药物（如卡莫司汀）或者是药物的分散剂（如乙醇）所引发。有报道表明，氟尿嘧啶、卡莫司汀、长春瑞滨和氮芥能特异性地产生刺激作用和静脉炎。

一些接受外周静脉注射的患者出现**外渗物**（见下文）的症状，疼痛随有疼痛、红斑和注射部位的肿大。严重的坏死需要采用外科手术进行治疗，特异性地对于那些采用抗生素抗肿瘤药（如多柔比星）治疗的患者。

局部的**超敏反应**往往是自我限制的，要同外渗物区别开来。在超敏反应中，注射部位没有肿大样变化，并且疼痛是比较迟钝的感受性疼痛，一般延血管边缘分布，而与外渗物作用产生的显著的刺激相区分开来。

肿瘤溶解综合征

肿瘤溶解综合征表现为对抗肿瘤治疗作用敏感的肿瘤细胞降解而释放的大量细胞降解物质导致的机体生化反应的失调状态。释放的大量降解物质远远超过了机体正常的清除和代谢机制所允许的程度，其主要疾病特征是血钾过高，高尿酸血症和高磷酸酯酶血症，并伴随有低钙血症。临床主要表现为由尿酸性肾病和肾钙质沉着所导致的肾损伤和血钾异常所致的心律失常。此综合征多见于大量对于化疗敏感的疾病的治疗或者是那些预先存在肾损伤和高尿酸血症的患者。其在Burkitt淋巴瘤、淋巴母细胞性淋巴瘤或急性白血病患者非常常见。有报道证实一些实体肿瘤如生殖细胞瘤、小细胞肺癌或神经母细胞瘤的患者也能出现此综合征，对化学治疗不具有正常的快速反应的乳腺癌患者，也有报道发生此综合征。关于预防和治疗的讨论，参见**不良反应的处置**，见下文。

1. Kalemkerian GP, *et al.* Tumor lysis syndrome in small cell carcinoma and other solid tumors. *Am J Med* 1997; **103:** 363–7.
2. Jeha S. Tumor lysis syndrome. *Semin Hematol* 2001; **38** (suppl 10): 4–8.
3. Baeksgaard L, Sørensen JB. Acute tumor lysis syndrome in solid tumors–a case report and review of the literature. *Cancer Chemother Pharmacol* 2003; **51:** 187–92.

不良反应的处置

高强度的支持性疗法对于预防和控制抗肿瘤药导致的不良反应是必须的。止吐剂的使用应能降低且具有预防恶心和呕吐的可能，因为呕吐一旦成为一种条件反应，止吐剂将不再起作用。口腔护理的目的是能使口腔炎症的作用最小化（见**黏膜炎**），同时皮质激素或者必要的营养补充对于食欲减退的患者都是非常有必要的。化学疗法所致的腹泻也需要治疗（见下文）。

尝试阻止脱发的发生的新技术已取得了一定的成功（见下文）。头皮止血带和局部低温被用来使皮肤中静脉注射后抗肿瘤药的浓度降至最低。但是，这种方法可能为癌细胞制造了一个避难所，所以它不能被用于白血病和其他循环系统恶性肿瘤疾病的治疗。

治疗骨髓抑制具有特殊意义的重要性。集落刺激因子和依泊汀可以用来促进血液构成元素的重建（见下文**贫血**）。输注血液制品有时是必要的；输注粒性白细胞来治疗那些使用抗菌药无效的感染，虽然这种方法的价值还在讨论中，但是输注血小板或者如白介素-11等生长因子可能对治疗血小板减少引起的出血有价值。

抗肿瘤药导致的外渗物能引发严重的反应，一旦发现出现外渗物现象，一定要立即中止输液，另外也需要停止给予药物，但是具体的治疗细节仍然在讨论中。一旦溃疡形成，手术治疗就是必需的了。

高尿酸血症继发于白血病和淋巴瘤的患者中的肿瘤溶解综合征，可使用别嘌醇或者拉布立酶（rasburicase）或者足够多的水合剂和尿的碱化剂来达到阻止高尿酸血症的发生（见下文**肿瘤溶解综合征**）。良好的水合剂能够将顺铂和甲氨蝶呤的肾毒性作用降至最低。

特殊的治疗方法可用于相应的抗肿瘤药产生的不良反应（如采用亚叶酸钙来减少甲氨蝶呤的毒性，或使用美司钠来控制环磷酰胺或异环磷酰胺的膀胱毒性）。特殊不良反应的具体治疗细节参见相关文献。

脱发

为了避免或者降低化学治疗所诱发的脱发，一般采用止血带来限制头皮部位的血液供应或者使用局部低体温的方法[1]。这两种方法的原理都是基于采用降低脱发部位的血液供应而暂时地降低毛囊对于抗肿瘤药的暴露，所以对于那些使用半衰期短、药物的有效成分以及代谢物能够很快从体内清除的药物的患者来说，他们的脱发将相对轻一些。

关于使用头皮止血带的研究始于20世纪70年代，但是发现头部不适是主要的不良反应。虽然人们根据化疗药的疗效来定义该药物或者治疗方法是否成功，但是使用了头皮止血带产生的不良反应却使这种定义变得困难了，所以止血带技术逐渐被局部的体温控制技术所替代。

不同化疗方案导致脱发的程度也各不相同，通常导致脱发的药物包括：蒽环类、环磷酰胺、异环磷酰胺、依托泊苷和托泊替康、伊立替康、紫杉烷类、长春地辛和长春瑞滨[2]。大多数关于局部低体温方法的研究目的在于改善多柔比星所诱导的脱发症[1]，但是不同的化疗给药方案，不同的治疗设备以及不同的暴露时间，导致了不同研究中使用低体温法产生不同的治疗效果，但是使用该方法一般来说具有良好的治疗效果，特别是针对给予单一给药化疗的病例。化学药物的剂量对低体温法的治疗效果有一定影响，例如当多柔比星的剂量提高到超过50mg[1]时，使用该方法的效果就相对降低了。有报道称保持低温超过90min效果更好。理论上，低温持续的时间应该与药物及其活性代谢产物的半衰期有关[2]。在治疗过程中可能产生头痛和寒冷耐受不良的症状，但是总的来说患者对局部低体温法的耐受程度较好。

虽然这些治疗手段可能给循环恶性肿瘤细胞提供一个"避难所"，并且有转移的危险性，且有在使用低体温治疗后出现肿瘤头皮转移的报道[1~3]。血液系统恶性肿瘤患者禁用此治技术，并且进行根治性治疗的患者能否应用也有很大争议[2]。有人建议局部低温疗法仅限于那些单药姑息化疗的患者，以及那些极少转移到头皮的实体瘤患者[1]。

在美国，有商业机构曾计划设计局限性的局部低体温设备，但是于1990年被FDA叫停，主要原因包括该治疗手段的效果，潜在的为癌细胞提供"避难所"以及干扰药物从头部向其他部位的分散。但是该机构仍然在其他国家推行其设备。

目前有关药理学应用的研究很有限[2]，关于使用米诺地尔来降低因使用含有多柔比星的化疗药物治疗出现的脱发症的长期治疗参见第1290页。

1. Dorr VJ. A practitioner's guide to cancer-related alopecia. *Semin Oncol* 1998; **25:** 562–70.
2. Trüeb RM. Chemotherapy-induced alopecia. *Semin Cutan Med Surg* 2009; **28:** 11–14.
3. Forsberg SA. Scalp cooling therapy and cytotoxic treatment. *Lancet* 2001; **357:** 1134.

骨髓抑制

使用化学治疗手段治疗出现骨髓抑制的癌症患者需要修改后续治疗周期的给药方案或者延迟和降低剂量，虽然这种方法有时候被认为能降低抗肿瘤药的治疗作用。

许多具有骨髓抑制作用的抗肿瘤药的说明书上会明确标示，当出现中性粒细胞减少或者血小板减少症状的时候，需要立即停药直至白细胞恢复到3000～3500个/mm^3 的水平，血小板恢复到100000个/mm^3 的水平。但是在实际上，大多数的医疗人员在血象低于这个水平下仍持续性的给予常规治疗。这种治疗的价值受使用该治疗手段在将来是否会形成疗效下降或者是否能达到治愈的意图（保持持续的治疗强度对某些病例是非常重要的）或者缓解的目的（当防止药物的毒性作用成为根本目的）的影响，所以治疗方案设计要能包含将来的治疗路线以及能够为后来的治疗提供参考。然而，仍然有报道[1]建议通常在中性粒细胞计数在1500个/mm^3 同时血小板计数高于100000个/mm^3 时采用合适的控制性治疗。

关于造血生长因子在贫血、中性粒细胞减少症和血小板减少症中的治疗指南参见下文。

1. Summerhayes M, Daniels S. *Practical chemotherapy: a multidisciplinary guide.* Oxford: Radcliffe Medical Press, 2003.

贫血 化学治疗药物导致的贫血可以使用输入血红细胞（第1045页），或使用依泊汀（第1028页）或者达依泊汀（新型红细胞生成素）（第1025页）[1~4]。即便是患者不缺铁，补充铁剂对接受红细胞生成治疗的肿瘤患者也是有益的[3]。

关于依泊汀和达依泊汀的使用方法已经被American Society of Clinical Oncology和American Society of Aaematology[5]共同编制成章，并且美国National Comprehensive Cancer Network也将其纳入系统中[4]。在治疗化疗药物导致的贫血中，使用依泊汀或达依泊汀能促进血红蛋白的合成，而降低血红细胞的输入量，但是这种方法是否能改善症状以及提高生活质量需要进一步的研究。推荐当血红蛋白降低到10g/dl或更低时使用依泊汀或达依泊汀。对于那些血红蛋白含量在10～12g/dl的患者，其使用依泊汀决定于具体的临床情况，例如患者是否出现与贫血相关的严重不良反应，包括那些心肺容量不足的老年患者或者具有潜在冠状动脉疾病的患者[5]。在英国，除以下情况外，依泊汀及其类似物并不是治疗化疗相关性贫血的常规推荐[3]，严重贫血甚至危及生命的患者或不能接受输血的患者可使用此药与静脉铁剂联合应用，或者接受含铂方案化疗的卵巢癌妇女在血红蛋白降至8g/dl以下时可用此药。

1. Littlewood TJ. Management options for cancer therapy-related anaemia. *Drug Safety* 2002; **25:** 525–35.
2. Bohlius J, *et al.* Erythropoietin or darbepoetin for patients with cancer. Available in The Cochrane Database of Systematic Reviews; Issue 3. Chichester: John Wiley; 2006 (accessed 26/01/10).
3. NICE. Epoetin alfa, epoetin beta and darbepoetin alfa for cancer treatment-induced anaemia (TA 142, issued May 2008). Available at: http://www.nice.org.uk/nicemedia/pdf/TA142Guidance.pdf (accessed 26/01/10)
4. National Comprehensive Cancer Network. Clinical practice guidelines in oncology: cancer- and chemotherapy-induced anemia (version 1.2011). Available at: http://www.nccn.org/professionals/physician_gls/PDF/anemia.pdf(accessed 12/07/10)
5. Rizzo JD, *et al.* Use of epoetin and darbepoetin in patients with cancer: 2007 American Society of Clinical Oncology/American Society of Hematology clinical practice guideline update. *J Clin Oncol* 2008; **26:** 132–49. Correction. *ibid.*; 1192. Also published in *Blood* 2008; **111:** 25–41. Correction. *ibid.*; 3909. Also available at: http://jco.ascopubs.org/cgi/reprint/26/1/132 (accessed 26/01/10)

中性粒细胞减少症 使用粒细胞集落刺激因子（G-CSF）或粒细胞-巨噬细胞集落刺激因子（GM-CSF）单独或与自身骨髓移植术或外周血干细胞合用能够显著恢复由于使用高剂量的化疗药物治疗所导致的中性粒细胞减少症［见**非格司亭**（第1038页）和**莫拉司亭**（第1040页）］。非格司亭和培非司亭的用法之前已有综述[1,2]。

预防性应用这类药物可使患者耐受更强的化疗，包括剂量密集化疗（见下文），也可使更多患者接受化疗。

American Society of Clinical Oncology 提供了在接受化学治疗的患者中使用集落刺激因子（CSFs）的具体细则[3]。在现今的治疗经验中，来自于发热性的中性粒细胞减少形成的感染性死亡是非常少见的，并且其发病率对于采用化疗药物治疗而没有预防性治疗的患者很少有超过 20%，但是发热性中性粒细胞减少导致患者的入院时间延长，使患者的治疗更加复杂或可能导致后续用药剂量的降低或延迟。集落刺激因子能够显著地减低发热性中性粒细胞的发病率，但是使用 CSF 治疗后能出现良好预后的证据还是非常少。

- 对初治的患者一般不推荐用 CSFs 进行**初期预防**性治疗，除非致死性中性粒细胞减少发生的风险大于 20%，或者风险虽然小于 20%，但出现了骨髓功能损害或并发症提示患者存在高危因素（即使在这种情况下改善生存的证据亦不足）。
- 没有具体的证据表明采用 CSFs 进行**后续预防性**治疗能产生良好的临床疗效。当患者之前出现偶发的发热性中性白细胞减少时，一般采用减少化疗药物剂量的方法来控制。
- 对于偶发中心粒细胞减少症患者的辅助**治疗**，当患者不存在发热状态时不推荐使用 CSFs 进行常规治疗，并且有大量的证据反对使用常规治疗来针对不严重的发热和发热引起的中性粒细胞降低的患者。对于那些发热性中性粒细胞降低的高危患者，其药物使用需要周密考虑。
- 虽然使用 CSFs 治疗能适当**增加**化疗药物的使用**剂量-强度/密度**，但是其仍然要在临床试验所许可的范围内，因为有限的数据表明仅在某些特殊条件下，CSFs 支持的剂量密集化疗可以有更多的生存获益。不推荐将这种方法用于**放化疗**联用的患者。
- 对于**血液学恶性肿瘤**（如急性髓性白血病）患者，应在诱导化疗后应用 CSFs（年龄 55 岁以上最可能获益），或在巩固化疗后应用，对于急性淋巴母细胞白血病应在初始诱导或缓解后的化疗后应用。骨髓异常增生综合征、严重中性粒细胞减少或反复感染的患者有可能从 CSFs 治疗中获益，但对于难治性或复发性髓性白血病则不一定有益。
- 推荐 CSFs 用于**祖细胞移植术**的辅助治疗，其能帮助动员外周造血干细胞，加快自体移植细胞的移动。
- 对弥漫性侵袭性淋巴瘤**老年患者**进行根治性化疗时发生致死性中性粒细胞减少和感染的机会增加，而减量可能导致有效率下降和生存时间缩短。所以对于年龄大于 65 岁的患者推荐预防性应用 CSFs。
- 虽然成人的用药指南基本适用于**儿童**，但值得注意的是，对急性淋巴母细胞性白血病的患儿，预防应用 CSFs 有继发髓样白血病和骨髓异常增生综合征的可能。

由美国 National Comprehensive Cancer Network[4] 编写的指南对于 CSFs 的使用范围放宽，他们推荐所有的出现发热性中性粒细胞降低的危险性超过 20%或由于中性粒细胞减少影响治疗的患者都需要使用 CSFs 作为预防，对于那些危险性在 10%～20%的患者是否使用 CSFs 将根据实际情况进行考虑。危险因素的影响因子包括使用的化疗药物的种类、患者自身的年龄、疾病种类、疾病程度、既往化疗或放疗、健康状况和体力状态等因素。

中性粒细胞减少症患者感染的治疗参见**免疫受损患者的感染**，第166页。

1. Marangolo M, *et al.* Dose and outcome: the hurdle of neutropenia (Review). *Oncol Rep* 2006; **16:** 233–48.
2. Renwick W, *et al.* Use of filgrastim and pegfilgrastim to support delivery of chemotherapy: twenty years of clinical experience. *BioDrugs* 2009; **23:** 175–86.
3. Smith TJ, *et al.* American Society of Clinical Oncology. 2006 Update of recommendations for the use of white blood cell growth factors: an evidence-based clinical practice guideline. *J Clin Oncol* 2006; **24:** 3187–3205. Also available at: http://www.jco.org/cgi/reprint/24/19/3187 (accessed 18/01/10)
4. National Comprehensive Cancer Network. Clinical practice guidelines in oncology: myeloid growth factors (version 1.2010). Available at: http://www.nccn.org/professionals/physician_gls/PDF/myeloid_growth.pdf (accessed 18/01/10)

血小板减少症 化疗药物导致的血小板减少症可以通过化疗药物减量或延迟给药来缓解，并根据用药的不同和血小板减少的程度对治疗进行调整[1]，严重的血小板减少可输注血小板以快速纠正（第1043页）。重组的促血小板生成素[2]（第1050页），白介素-3（第1039页），白介素-6 在体内能增加血小板的数量。白介素-11 药物如奥普瑞白介素（第1041页），能降低化疗药物导致的血小板减少[1,3,4]。也有文献报道白介素-1（第2259页）可预防和治疗血小板减少。艾曲波帕（第1026页）和罗米司亭（第1045页）也在研究中[1]。

American Society of Clinical Oncology 已经编写了关于血小板输注的指南[5]。他们建议预防性的血小板输注用于骨髓功能损伤所致的血小板减少症，以减少当血小板数量低至临界数量以下可能导致的出血的危险性。这个临界值与患者的临床诊断、临床情况和治疗方式相关。急性白血病、造血干细胞移植和实体瘤患者推荐的阈值是 10000 个/mm³。有出血症状、高热、血小板数量迅速下降、凝血状态异常、膀胱癌接受冲击治理的患者和那些坏死性实体瘤出现区域性出血现象的患者其阈值升高到 20000 个/mm³。

1. Vadhan-Raj S. Management of chemotherapy-induced thrombocytopenia: current status of thrombopoietic agents. *Semin Hematol* 2009; **46** (suppl 2): S26–S32.
2. Vadhan-Raj S, *et al.* Recombinant human thrombopoietin attenuates carboplatin-induced severe thrombocytopenia and the need for platelet transfusions in patients with gynecologic cancer. *Ann Intern Med* 2000; **132:** 364–8.
3. Gordon MS, *et al.* A phase I trial of recombinant human interleukin-11 (Neumega rhIL-11 growth factor) in women with breast cancer receiving chemotherapy. *Blood* 1996; **87:** 3615–24.
4. Isaacs C, *et al.* Randomized placebo-controlled study of recombinant human interleukin-11 to prevent chemotherapy-induced thrombocytopenia in patients with breast cancer receiving dose-intensive cyclophosphamide and doxorubicin. *J Clin Oncol* 1997; **15:** 3368–77.
5. Schiffer CA, *et al.* Platelet transfusion for patients with cancer: clinical practice guidelines of the American Society of Clinical Oncology. *J Clin Oncol* 2001; **19:** 1519–38. Also available at: http://www.jco.org/cgi/reprint/19/5/1519.pdf (accessed 18/01/10)

腹泻

接受化疗药物治疗的患者需要对腹泻出现的初期、发展期和严重期进行密切的观察。轻中度腹泻可通过饮食调节或洛哌丁胺缓解。严重的腹泻常常伴随有严重的腹部绞痛、恶心和呕吐、体质减弱、发热、败血病、中性粒细胞减少、出血或者脱水，这种情况需要更加有力的治疗手段包括静脉内补液，奥曲肽和抗生素进行治疗[1~3]。

1. Benson AB, *et al.* Recommended guidelines for the treatment of cancer treatment-induced diarrhea. *J Clin Oncol* 2004; **22:** 2918–26.
2. Richardson G, Dobish R. Chemotherapy induced diarrhea. *J Oncol Pharm Pract* 2007; **13:** 181–98.
3. Cherny NI. Evaluation and management of treatment-related diarrhea in patients with advanced cancer: a review. *J Pain Symptom Manage* 2008; **36:** 413–23.

外渗物

外渗物指非胃肠道给药的药物进入皮下后出现的渗漏。外渗物导致的损伤从轻微的红斑到溃疡，另外在某些情况下若处理不当将会出现严重的坏死。抗肿瘤药根据其性质的不同能产生不同的外渗物损伤[1]。

- *腐蚀性抗肿瘤药*能引起疼痛、炎症和局部皮肤的发疱、组织坏死。这些药物包括安吖啶、蒽环类（多柔比星及其衍生物）、卡莫司汀、达卡巴嗪、放线菌素 D、丝裂霉素 C、氮芥、紫杉醇、普卡霉素、链佐星和长春生物碱。
- *皮肤脱落症*能导致炎症和脱皮，但是一般很少导致组织坏死。这些药物包括顺铂、多西他赛、米托蒽醌、奥沙利铂和托泊替康。
- 碳铂、依立替康和鬼臼毒素衍生物（依托泊苷和替尼泊苷）是具有*刺激性*药物的代表，它们能诱发感染和刺激反应，但是很少导致组织崩落。氟尿嘧啶、甲氨蝶呤和雷替曲塞能导致局部组织的轻到中度炎症。

避免外渗物的发生的主要方法包括使用中心线（central line）给药途径或者使用最近路程的插管进行给药，例如具有腐蚀性的药物一般采用迅速的静脉输注给药。当静脉插管困难时，可使用硝酸甘油来使血管扩张而使插管容易进入。给药部位需要经常检查，并且患者需要经常报告出现的不良反应。

当外渗物出现时，外渗的成分需立即被清除，以防药物的浸润作用。除此之外，对于外渗物的处理办法并不是特别规范的，其相关报告不能提供有说服力的证据。静脉或者皮下注射皮质激素（通常是氢化可的松）有些报告推荐，但是有些却又认为这种方法无效或者能产生不良的后果。局部应用 1%的氢化可的松被推荐用于炎症皮肤的治疗，抗组胺药，有必要的话联合口服镇痛药也可用于此类病症的治疗。在大多数病例中，采用冷敷和冰袋的方法是合理的。然而在出现紫杉烷类药物，长春生物碱类药物或顺铂导致的外渗时，推荐采用热水袋和透明脂酸酶以提高皮肤的吸收。同样地，当出现鬼臼毒素类衍生物导致的大量外渗情况时，也可使用上述的方法。

使用特异性的解毒药还存在争议，因为少有药物能通过验证，且其中一些药物（如使用 8.4%碳酸氢钠治疗蒽环类导致的外渗）的毒性作用大于其治疗作用。小剂量的（2.1%）碳酸氢钠导致短暂的浸润，当使用抽吸术治疗蒽环类，卡莫司汀和普卡霉素导致的外渗数分钟后即可出现，并且持续较长时间。广泛采用的处理蒽环类和丝裂霉素导致的外渗的方法是利用局部给予二甲亚砜处理 6h，有时可合用 1%的氢化可的松软膏。右雷佐生也用于治疗蒽环类药物的外渗。3%～4%的硫代硫酸钠溶液被用于顺铂、放线菌素 D 和氮芥导致的外渗部位的浸润。

对于外渗的治疗，手术治疗的作用不可忽视。当其他方法不能阻止外渗导致的组织损伤时，手术显得尤为重要。但是对于采用早期手术治疗以除去药物包块组织，以预防其向溃疡和坏死发展的方法还在讨论中。盐清洗和吸脂术也逐步发展起来，用于去除药物和非活组织从而阻止死皮的形成。

其他关于外渗物的治疗参见下列文献[1~6]：

1. Stanley A. Managing complications of chemotherapy administration. In: Allwood M, *et al.*, eds. *The Cytotoxics Handbook*. 4th ed. Oxford: Radcliffe Medical Press, 2002: 119–93.
2. Dorr RT. Antidotes to vesicant chemotherapy extravasations. *Blood Rev* 1990; **4:** 41–60.
3. Gault DT. Extravasation injuries. *Br J Plast Surg* 1993; **46:** 91–6.
4. Bertelli G. Prevention and management of extravasation of cytotoxic drugs. *Drug Safety* 1995; **12:** 245–55.
5. Kassner E. Evaluation and treatment of chemotherapy extravasation injuries. *J Pediatr Oncol Nurs* 2000; **17:** 135–48.
6. Ener RA, *et al.* Extravasation of systemic hemato-oncological therapies. *Ann Oncol* 2004; **15:** 858–62.

超敏反应

肿瘤患者对某些化疗药物（包括紫杉烷类、铂类和单克隆抗体）超敏反应的脱敏方案已有描述[1]。

1. Castells M. Rapid desensitization for hypersensitivity reactions to chemotherapy agents. *Curr Opin Allergy Clin Immunol* 2006; **6:** 271–7.

黏膜炎

用于预防抗肿瘤药所致的黏膜炎的药物也很多，它们能够改变口腔黏膜对于药物的暴露、调节上皮的增殖、减低感染的概率和黏膜炎并发症的概率[1]。一些药物在小样本试验中限制了有限的治疗作用，如苄卡明、β-胡萝卜素、粒细胞巨噬细胞集落刺激因子、聚维酮碘、溴丙胺太林、维生素 E 和维甲酸。另有一些药物的作用效果不好，如阿昔洛韦、别嘌醇、地诺前列酮、谷氨酰胺、米索前列醇、己酮可可碱和一些杀菌物。

一项大型系统性综述[2]发现有些药物有微效，包括氨磷汀、苄达明、磷酸钙、蜂蜜、水解酶、依司加南和硫酸锌；冰袋局部冷敷以及中药也有些好处。临床操作标准[3]提到，使用局部冷却能阻止推注氟尿嘧啶或依达曲沙引起的口腔炎症；雷尼替丁和奥美拉唑可防止环磷酰胺、甲氨蝶呤和氟尿嘧啶或氟尿嘧啶联用或不联用叶酸治疗所致的上腹痛；氨磷汀能治疗化疗放疗联合治疗非小细胞肺癌所导致的食管炎。帕利夫明可以预防血液病肿瘤患者自体干细胞移植前使用高剂量化疗和全身照射产生的口腔黏膜炎，接受高剂量美法仑治疗的患者可采用局部降温疗法。

对于黏膜炎的治疗和预防存在着量上的交叉，一项关于治疗策略的系统性综述提出[4]，局部性使用别嘌醇，或粒细胞-巨噬细胞集落刺激因子可改善化疗引起的黏膜炎的症状；但是这些证据是不可靠的。影响黏膜炎病程的因素多种多样，所以任何一种预防或治疗方案都不可能适用所有患者。

1. Knox JJ, *et al.* Chemotherapy-induced oral mucositis: prevention and management. *Drugs Aging* 2000; **17:** 257–67.
2. Worthington HV, *et al.* Interventions for preventing oral mucositis for patients with cancer receiving treatment. Available in The Cochrane Database of Systematic Reviews; Issue 4. Chichester: John Wiley; 2007 (accessed 16/07/08).
3. Keefe DM, *et al.* The Multinational Association of Supportive Care in Cancer and the International Society for Oral Oncology. Updated clinical practice guidelines for the prevention and treatment of mucositis. *Cancer* 2007; **109:** 820–31. Also available at: http://www3.interscience.wiley.com/cgi-bin/fulltext/114078093/PDFSTART (accessed 16/07/08)
4. Clarkson JE, *et al.* Interventions for treating oral mucositis for patients with cancer receiving treatment. Available in The Cochrane Database of Systematic Reviews; Issue 2. Chichester: John Wiley; 2007 (accessed 26/01/10).

恶心和呕吐

关于化疗药物导致的恶心和呕吐的详细讨论见第1622页。

神经毒性

对神经毒性的处理包括预防、功能恢复、对症治疗[1]。许多保护神经的药也在试验：氨磷汀、卡尼汀、促红细胞生成素、谷氨酰胺、谷胱甘肽和维生素 E[1~4]。药物治疗也根据预防神经毒性的要求而调整，并要求对症支持治疗[1]。疼痛的处理与其他神经病理性疼痛的处理类似[1]。非药理学的干预也在研究中[2]。

1. Windebank AJ, Grisold W. Chemotherapy-induced neuropathy. *J Peripher Nerv Syst* 2008; **13:** 27–46.
2. Visovsky C, *et al.* Putting evidence into practice: evidence-based interventions for chemotherapy-induced peripheral neuropathy. *Clin J Oncol Nurs* 2007; **11:** 901–13.

3. Walker M, Ni O. Neuroprotection during chemotherapy: a systematic review. *Am J Clin Oncol* 2007; **30:** 82–92.
4. Cavaletti G, Marmiroli P. The role of growth factors in the prevention and treatment of chemotherapy-induced peripheral neurotoxicity. *Curr Drug Saf* 2006; **1:** 35–42.

骨质疏松症

肿瘤治疗引起的骨质丢失较妇女绝经后的骨质丢失和男性的年龄相关性骨质丢失要更加迅速和严重。但是治疗的方式却大致相同。详细内容见骨质疏松症（见第1050页）。

1. Michaud LB, Goodin S. Cancer-treatment-induced bone loss, part 1. *Am J Health-Syst Pharm* 2006; **63:** 419–30.
2. Michaud LB, Goodin S. Cancer-treatment-induced bone loss, part 2. *Am J Health-Syst Pharm* 2006; **63:** 534–46.
3. Guise TA. Bone loss and fracture risk associated with cancer therapy. *Oncologist* 2006; **11:** 1121–31.

血栓栓塞

关于动静脉血栓的处理见上文**对心血管系统的影响**。

肿瘤溶解综合征

针对肿瘤溶解综合征的治疗主要是采用水合剂、对异常代谢作用的校正以及肾衰竭的支持性疗法[1~3]。大剂量的等渗氯化钠溶液能降低尿酸、酸性磷酸盐和钾的蓄积，建议对所有的具有该综合征危险性的患者使用，不过对于体液容积超载的患者例外。对于急性血钾过多的治疗一般采用稳定心脏瓣膜的药物，如葡萄糖酸钙、细胞内钙调节剂胰岛素（与葡萄糖合用）或可吸入的 β_2 受体激动药，或者给予利尿药和利用透析达到排钾的作用。对于高尿酸血症的治疗[1,3,4]，别嘌醇可以预防性地降低尿酸的形成，而拉布立酶能通过促进尿酸的氧化来预防或治疗高尿酸血症。适当的水合剂，与碳酸氢钠合用，从而提高尿的碱化作用，可增加肾脏对尿酸的排泄。

1. Davidson MB, *et al.* Pathophysiology, clinical consequences, and treatment of tumor lysis syndrome. *Am J Med* 2004; **116:** 546–54.
2. Cairo MS, Bishop M. Tumour lysis syndrome: new therapeutic strategies and classification. *Br J Haematol* 2004; **127:** 3–11.
3. Coiffier B, *et al.* Guidelines for the management of pediatric and adult tumor lysis syndrome: an evidence-based review. *J Clin Oncol* 2008; **26:** 2767–78.
4. Holdsworth MT, Nguyen P. Role of i.v. allopurinol and rasburicase in tumor lysis syndrome. *Am J Health-Syst Pharm* 2003; **60:** 2213–24.

注意事项

鉴于抗肿瘤药的严重毒性和可能存在的致癌性，它们应被归为治疗严重和危及生命类疾病的药物，并且必须在有经验的专门机构医务人员的指导下方可使用。

此类药物能导致普遍的免疫抑制和骨髓抑制反应，并且在它们的使用过程中伴随病原性微生物感染危险的增加，且这种感染的治疗效果可能被降低。因此，在可能的条件下出现急性感染的患者不得使用产生免疫抑制的药物，当出现感染后，应当考虑降低剂量或停止用药直至感染被控制。关于接种疫苗患者使用此类药物的注意事项参见下文的**药物相互作用**。关于治疗免疫抑制患者的感染的讨论见第166页。对于体质状态不好的患者另外需要特殊的护理要求。

血细胞计数和血红蛋白检测需定时进行以确定出现骨髓抑制的始发期。当给予放射治疗或其他抗肿瘤药治疗已经出现骨髓抑制时要特别注意患者的反应，看情况对给药剂量进行调整。治疗后出现血细胞数量改变取决于使用的给药方式以及治疗策略（见**骨髓抑制**）。一些局部的给药方案，包括使用集落刺激因子，也应该要仔细考证后方可使用。

虽然抗肿瘤药致畸的阳性证据并不适用于所有的药物，但是孕妇应当禁止使用该类药物，至少在妊娠的头三个月不得使用，哺乳期妇女在服药期间不得哺乳。因为一些药物能导致持久的不育，所以保留男性患者的精子样本或者女性患者的卵子样本在开始治疗前是有必要的。

许多抗肿瘤药具有腐蚀性和刺激性。必须注意它们可能产生外渗而导致严重的疼痛和组织损伤。在使用该类药物时要注意皮肤和眼睛的保护；它们是禁止吸入的。在一些国家有如何正确使用抗肿瘤药的注意事项的成文规定。

对于特殊药物的特殊注意事项参加相关专论。

老年人用法

老年患者使用抗肿瘤药需考虑由于年龄的关系而导致的生理状态的改变，例如肝肾功能的减退、造血功能的降低、胃肠和心脏功能的降低。其他需要考虑的因素表现在使用特殊药物出现的可能的药物作用[1~9]。老年患者的肿瘤性疾病一般都被忽略了，因为有观念认为这些疾病不具备攻击性[10]。而化疗药物的副作用可能更加剧烈[1,2,10,11]。老年患者一般会被从药物的临床研究中剔除，主要原因为医生的偏好、操作规程对并发症的严格限制和患者生理状态比较差等因素[12]。但是有证据表明年纪大的患者和年轻的患者具有相同的对于化疗药物的耐受力[1,2]。然而化疗药物对老年患者的作用的研究至今非常缺乏[4,10]，导致选择合适治疗药物剂量相当困难，即使已经有大量的努力来弥补目前数据的不足[2,4,5]。老年患者对于药物的反应不尽相同，但不能因为他们处于老龄而不使用药物进行治疗。

1. Kimmick GG, *et al.* Cancer chemotherapy in older adults: a tolerability perspective. *Drugs Aging* 1997; **10:** 34–49.
2. Lichtman SM, Skirvin JA. Pharmacology of antineoplastic agents in older cancer patients. *Oncology (Huntingt)* 2000; **14:** 1743–55.
3. Wildiers H, *et al.* Pharmacology of anticancer drugs in the elderly population. *Clin Pharmacokinet* 2003; **42:** 1213–42.
4. Lichtman SM, *et al.* International Society of Geriatric Oncology Chemotherapy Taskforce: evaluation of chemotherapy in older patients—an analysis of the medical literature. *J Clin Oncol* 2007; **25:** 1832–43.
5. Hurria A, Lichtman SM. Pharmacokinetics of chemotherapy in the older patient. *Cancer Control* 2007; **14:** 32–43.
6. Lichtman SM, Boparai MK. Anticancer drug therapy in the older cancer patient: pharmacology and polypharmacy. *Curr Treat Options Oncol* 2008; **9:** 191–203.
7. Balducci L. Pharmacology of antineoplastic medications in older cancer patients. *Oncology (Williston Park)* 2009; **23:** 78–85.
8. Balducci L. Supportive care in elderly cancer patients. *Curr Opin Oncol* 2009; **21:** 310–17.
9. Gillison TL, Chatta GS. Cancer chemotherapy in the elderly patient. *Oncology (Williston Park)* 2010; **24:** 76–85.
10. Balducci L, Beghe' C. Cancer and age in the USA. *Crit Rev Oncol Hematol* 2001; **37:** 137–45.
11. Muss HB. Older age—not a barrier to cancer treatment. *N Engl J Med* 2001; **345:** 1128–9.
12. Townsley CA, *et al.* Systematic review of barriers to the recruitment of older patients with cancer onto clinical trials. *J Clin Oncol* 2005; **23:** 3112–24.

在家中的用法

在家中口服抗肿瘤药（如卡培他滨和替加氟）的患者不能得到住院患者同样条件的监测，因此他们应该密切注意药物产生的不良反应，因为这些药物依然可能导致严重的毒性。家中用药的问题包括：不依从性、与其他药物和食物相冲突、用药错误。然而许多患者较静脉给药更倾向于口服用药，这些问题可以通过与患者更好的沟通和进行患者教育得以改善。

1. Bleyer WA, Danielson MG. Oral cancer chemotherapy in paediatric patients: obstacles and potential for development and utilisation. *Drugs* 1999; **58** (suppl 3): 133–40.
2. Hollywood E, *et al.* Nursing strategies for patients on oral chemotherapy. *Oncology (Williston Park)* 2001; **15** (1 suppl 2): 37–9.
3. Borner M, *et al.* Answering patients' needs: oral alternatives to intravenous therapy. *Oncologist* 2001; **6** (suppl 4): 12–16.
4. Gerbrecht B-M. Current Canadian experience with capecitabine: partnering with patients to optimize therapy. *Cancer Nurs* 2003; **26:** 161–7.
5. Gerbrecht B-M, Kangas T. Implications of capecitabine (Xeloda) for cancer nursing practice. *Eur J Oncol Nurs* 2004; **8** (suppl 1): S63–S71.
6. Bartel SB. Safe practices and financial considerations in using oral chemotherapeutic agents. *Am J Health-Syst Pharm* 2007; **64** (9 suppl 5): S8–S14.
7. Aisner J. Overview of the changing paradigm in cancer treatment: oral chemotherapy. *Am J Health-Syst Pharm* 2007; **64** (9 suppl 5): S4–S7.

避孕

BNF 59 推荐使用子宫内器具避孕的患者应当注意药物或疾病产生的免疫抑制，因为可能使感染的风险增加。此类器具禁用于免疫抑制患者。

管理

抗肿瘤药大多都具有或有潜在的毒性，所以在取用时应十分小心。许多国家关于此类药物的取用、重配和处理都有官方或者专门机构出具的指导原则，大多数药品都应该具有基于此指导原则的取用方法[1]。

推荐的常用方法：

- 经专业人士予以配置。
- 配置需在特殊设计的区域里进行，以保护个人和环境，例如安全橱。
- 操作人员需穿防护服，如手套，眼镜和面罩（手套根据其抵抗浸入的程度而有所区分，根据它的厚度，制造的材料和所处置的药物[1,2]）。
- 废弃物需放置在专门的隔离容器中，并在明显部位表示其内容（若是患者体液或排泄物含有一定量的抗肿瘤药，以及一些可能被污染的纺织品都要作为危险品来处理[3,4]）。
- 针对意外的污染泄漏应配有适当的处理过程。
- 暴露在抗肿瘤药的医务人员应当被记录和监测。
- 妊娠医务人员尽可能避免接触此类药物。

1. Allwood M, *et al.* eds. *The Cytotoxics Handbook.* 4th ed. Oxford: Radcliffe Medical Press, 2002.
2. Connor TH. Permeability of nitrile rubber, latex, polyurethane, and neoprene gloves to 18 antineoplastic drugs. *Am J Health-Syst Pharm* 1999; **56:** 2450–3.
3. Harris J, Dodds LJ. Handling waste from patients receiving cytotoxic drugs. *Pharm J* 1985; **235:** 289–91.
4. Cass Y, Musgrave CF. Guidelines for the safe handling of excreta contaminated by cytotoxic agents. *Am J Hosp Pharm* 1992; **49:** 1957–8.

妊娠

抗肿瘤药可能利用其免疫抑制的性质用于孕妇的自身免疫疾病和针对癌症的治疗，癌症可并发于千分之一的妊娠期患者[1~3]。虽然在妊娠过程中可能会避免使用致畸药物，但是其对母亲造成的危险性要胜于胚胎异常所形成的危险性[1]。

不良反应出现的高发期为妊娠的头 3 个月[1~4]，有 10%～20%的胎儿在这段时间内会形成畸形，而普通的胎儿形成畸形的概率只有 3%[1]。畸形也与受孕年龄有关。胎儿在其器官形成期（受孕 2～8 周后）最容易受到药物的伤害，心脏、神经管和四肢受到的伤害要早于腭和耳。在器官形成后期，眼、生殖器、造血系统和中枢神经系统仍容易受到伤害[3]。

妊娠中后期胎儿受到的药物暴露伤害相对较小，但是其造成死胎、胎儿生长抑制、早产和母体和胎儿的骨髓抑制的风险非常高[1~3]。

关于抗肿瘤药对于发育的延迟作用没有具体的证据。尽管有人关注早产和低出生体重可能会导致生长发育迟缓和智力发育障碍[5]，一个样本数有限的长期跟踪随访中并未发现畸形存在[3~5]。同样地，抗肿瘤药作用于母体能导致胎儿出现神经母细胞瘤或甲状腺癌。异卵双生的双胞胎，暴露在同样的子宫环境下，仍然很健康[3]。没有关于下一代的续发性白血病的报道，但是其长期的危险性仍然存在[3]。

药物的致畸作用决定于药物的暴露时间、剂量和影响胎盘传递的性质[3]，以及药物本身的作用。在抗肿瘤药中，烷化剂和抗代谢药的危险性最强，尤其是氨蝶呤、氟尿嘧啶和甲氨蝶呤[1,2,6]。长春生物碱和多柔比星造成的危险性要相对低一些[2,3]，而且前者在动物身上也产生了致畸性[1]。其他的药物如白消安[1]、苯丁酸氮芥[1,6]、氮芥[1]、环磷酰胺[1,6]、阿糖胞苷[1]、巯嘌呤[6]和鬼臼毒素衍生物[1]也有一定的致畸性和潜在的致畸作用。沙利度胺及其同类药物的问题已了解清楚。

对于妊娠期间的给药剂量并没有明确的规定，但是母体生理功能的改变能引起药动学的变化[1~3]。这样可能增加了药物的毒性或降低了疗效[2]。并没有明显的证据支持在妊娠过程中出现的不良反应能够被掩盖，或许可能降低药物在血液中的浓度峰值或者单体药物的蓄积作用[3]。分娩三周以前必须禁止使用具有骨髓抑制作用的抗肿瘤药，这样母亲不会出现中性粒细胞减少和血小板减少[1~3]。同样地，受孕 35 周以后也要禁止使用抗肿瘤药，此时顺产更易发生。分娩时间对于新生儿非常关键，分娩期间短时间给予药物，可能导致药物不能及时排出从而延长胎儿暴露于药物的时间[1~3]。

另外对于长期的职业性暴露于抗肿瘤药的人员也可能对其胎儿产生严重的不良反应，例如妊娠期的护理人员。一份 650 例芬兰护士的调查表明，那些在妊娠头 3 个月暴露于抗肿瘤药的护士流产的概率要高一倍[7]。并且这个调查指出这个不良结果居然比癌症患者的流产率还要高[8,9]，并且这些癌症患者大概还处于更大的暴露剂量。另一份含有 2815 例护理和药学工作人员的 7094 例妊娠调查也得到了相同的结果[10]。一份研究表明，职业性暴露于抗肿瘤药的护士出现异位妊娠的概率较高，但是异位妊娠发病较少（734 例妊娠中见 15 例），这表明抗肿瘤药的作用存在一定的偶然性[11]。大量病例的研究表明[12]没有发现异位妊娠增加的证据，并在过去建议职业暴露于高浓度的抗肿瘤药中能解释以前的研究。另外，关于给予抗肿瘤药的妇女没有这样的报道。

见上文**对生育能力的影响**。

1. Buekers TE, Lallas TA. Chemotherapy in pregnancy. *Obstet Gynecol Clin North Am* 1998; **25:** 323–9.
2. Falkenberry SS. Cancer in pregnancy. *Surg Oncol Clin N Am* 1998; **7:** 375–97.
3. Cardonick E, Iacobucci A. Use of chemotherapy during human pregnancy. *Lancet Oncol* 2004; **5:** 283–91.
4. Gwyn K. Children exposed to chemotherapy in utero. *J Natl Cancer Inst Monogr* 2005; 69–71.
5. Partridge AH, Garber JE. Long-term outcomes of children exposed to antineoplastic agents in utero. *Semin Oncol* 2000; **27:** 712–26.
6. Østensen M, Ramsey-Goldman R. Treatment of inflammatory rheumatic disorders in pregnancy: what are the safest treatment options? *Drug Safety* 1998; **19:** 389–410.
7. Selevan SG, *et al.* A study of occupational exposure to antineoplastic drugs and fetal loss in nurses. *N Engl J Med* 1985; **313:** 1173–8.
8. Kalter H. Antineoplastic drugs and spontaneous abortion in nurses. *N Engl J Med* 1986; **314:** 1048–9.
9. Mulvihill JJ, Stewart KR. Antineoplastic drugs and spontaneous abortion in nurses. *N Engl J Med* 1986; **314:** 1049.
10. Valanis B, *et al.* Occupational exposure to antineoplastic agents: self-reported miscarriages and stillbirths among nurses and pharmacists. *J Occup Environ Med* 1999; **41:** 632–8.
11. Saurel-Cubizolles MJ, *et al.* Ectopic pregnancy and occupational exposure to antineoplastic drugs. *Lancet* 1993; **341:** 1169–71.
12. Bouyer J, *et al.* Ectopic pregnancy and occupational exposure of hospital personnel. *Scand J Work Environ Health* 1998; **24:** 98–103.

药物相互作用

抗肿瘤药对胃肠黏膜有影响，所以它们具有和其他口服药物相互作用的能力。抗肿瘤药产生的免疫抑制作用能降低疫苗的反应，而且还可能导致给予活体疫苗后出现的全身感染。所以应避免使用活体疫苗。

许多抗肿瘤药是细胞色素 P450 异构酶的抑制剂，另外一些药物还能被这些酶所代谢，因此由于抗肿瘤药之间或者是抗肿瘤药和其他药物之间的相互作用，将使药物的效能降低。

个别药物的相互作用将在专论中阐述。

1. Le Blanc GA, Waxman DJ. Interaction of anticancer drugs with hepatic monooxygenase enzymes. *Drug Metab Rev* 1989; **20:** 395–439.
2. Loadman PM, Bibby MC. Pharmacokinetic drug interactions with anticancer drugs. *Clin Pharmacokinet* 1994; **26:** 486–500.
3. Kivistö KT, *et al.* The role of human cytochrome P450 enzymes in the metabolism of anticancer agents: implications for drug interactions. *Br J Clin Pharmacol* 1995; **40:** 523–30.
4. McLeod HL. Clinically relevant drug-drug interactions in oncology. *Br J Clin Pharmacol* 1998; **45:** 539–44.
5. Beijnen JH, Schellens JHM. Drug interactions in oncology. *Lancet Oncol* 2004; **5:** 489–96.
6. Singh BN, Malhotra BK. Effects of food on the clinical pharmacokinetics of anticancer agents: underlying mechanisms and implications for oral chemotherapy. *Clin Pharmacokinet* 2004; **43:** 1127–56.
7. Riechelmann RP, Saad ED. A systematic review on drug interactions in oncology. *Cancer Invest* 2006; **24:** 704–12.
8. Harmsen S, *et al.* The role of nuclear receptors in pharmacokinetic drug-drug interactions in oncology. *Cancer Treat Rev* 2007; **33:** 369–80.
9. Riechelmann RP, Del Giglio A. Drug interactions in oncology: how common are they? *Ann Oncol* 2009; **20:** 1907–12.

抗癫痫药

一项回顾性调查的结果表明，急性淋巴细胞白血病的儿童接受长期的抗癫痫药治疗后，对多种抗白血病药的清除能力增加，从而使药物的治疗作用下降[1]。在治疗脑肿瘤或脑转移瘤时，常导致患者惊厥。所以在选择抗癫痫药时要注意药物的相互作用。这个论题已有综述[2,3]。

1. Relling MV, *et al.* Adverse effect of anticonvulsants on efficacy of chemotherapy for acute lymphoblastic leukaemia. *Lancet* 2000; **356:** 285–90.
2. Vecht CJ, *et al.* Treating seizures in patients with brain tumors: drug interactions between antiepileptic and chemotherapeutic agents. *Semin Oncol* 2003; **30** (suppl 19): 49–52.
3. Ruggiero A, *et al.* Interactions between antiepileptic and chemotherapeutic drugs in children with brain tumors: is it time to change treatment? *Pediatr Blood Cancer* 2010; **54:** 193–8.

抗病毒药

抗逆转录病毒药和抗肿瘤药的相互作用已经被研究[1]。虽然临床证据仍然非常缺乏，但是 HIV-蛋白酶抑制药和 NNRTI 类能抑制和诱导细胞色素 P450 同工酶，从而影响一些抗肿瘤药的作用，包括紫杉烷类、长春生物碱类和环磷酰胺。

1. Antoniou T, Tseng AL. Interactions between antiretrovirals and antineoplastic drug therapy. *Clin Pharmacokinet* 2005; **44:** 111–45.

抗氧化剂

抗氧化剂和抗肿瘤药之间可能的相互作用之前已阐述[1]。理论上抗氧化剂可能降低抗肿瘤药的效果，作者列举了 3 个例子：

- 乙酰半胱氨酸，不能与顺铂和多柔比星联用。
- 红橘素，一种黄酮类化合物，不能与他莫昔芬联用。
- β-胡萝卜素，不能与氟尿嘧啶联用。

除了这些相互作用的例子外，尚无其他的体内研究证明天然抗氧化剂与抗肿瘤药相冲突。

1. Lamson DW, Brignall MS. Antioxidants in cancer therapy; their actions and interactions with oncologic therapies. *Altern Med Rev* 1999; **4:** 304–29.

对其他药物的作用

抗肿瘤药对下列药物具有影响：

- 地高辛（减少吸收，见第1217页）；
- 口服抗凝血药（增加或减少药效，见**华法林**，第1372页）。
- 苯妥英（增加或减少药效，见第477页）；
- 氯琥珀胆碱（延迟作用，见第1819页）；
- 疫苗（降低反应，见第2122页）。

中草药

抗肿瘤药和中草药的潜在相互作用已有综述[1,2]。这些作用一般都缺乏证据，总的说来都是从中草药和其他药物的作用外推而来。

1. Sparreboom A, *et al.* Herbal remedies in the United States: potential adverse interactions with anticancer agents. *J Clin Oncol* 2004; **22:** 2489–2503.
2. Yeung KS, Gubili J. Clinical guide to herb-drug interactions in oncology. *J Soc Integr Oncol* 2007; **5:** 113–17.

药动学

许多抗肿瘤药在体内或个体间受不同的因素影响，药动学也各不相同。年龄、疾病状况、药物的相互作用都可以影响药物的吸收、分布、代谢和排泄。基因多态性对药物的影响也在研究中，但是这些信息对指导临床用药的作用有限。人们尝试各种方法包括修改药物的使用方法和检测患者用药来提高治疗效果和减少毒性。这些方法包含了人群药动学模型和个人药动学模型。比如卡铂的使用要基于患者的肾小球滤过率（见**用法**，第662页），对某种基因型的患者伊立替康的毒性高（见**遗传性因素**，第705页）。

1. Schrijvers D. Role of red blood cells in pharmacokinetics of chemotherapeutic agents. *Clin Pharmacokinet* 2003; **42:** 779–91.
2. Tomita M, *et al.* Effect of haemodialysis on the pharmacokinetics of antineoplastic drugs. *Clin Pharmacokinet* 2004; **43:** 515–27.
3. Fleischhack G, *et al.* Pharmacokinetics following intraventricular administration of chemotherapy in patients with neoplastic meningitis. *Clin Pharmacokinet* 2005; **44:** 1–31.
4. de Jonge ME, *et al.* Individualised cancer chemotherapy: strategies and performance of prospective studies on therapeutic drug monitoring with dose adaptation: a review. *Clin Pharmacokinet* 2005; **44:** 147–73.
5. Undevia SD, *et al.* Pharmacokinetic variability of anticancer agents. *Nat Rev Cancer* 2005; **5:** 447–58.
6. Scripture CD, *et al.* Modulation of cytochrome P450 activity: implications for cancer therapy. *Lancet Oncol* 2005; **6:** 780–9.
7. Bosch TM, *et al.* Genetic polymorphisms of drug-metabolising enzymes and drug transporters in the chemotherapeutic treatment of cancer. *Clin Pharmacokinet* 2006; **45:** 253–85.
8. Yong WP, *et al.* The role of pharmacogenetics in cancer therapeutics. *Br J Clin Pharmacol* 2006; **62:** 35–46.
9. Hurria A, Lichtman SM. Pharmacokinetics of chemotherapy in the older patient. *Cancer Control* 2007; **14:** 32–43.
10. Alnaim L. Therapeutic drug monitoring of cancer chemotherapy. *J Oncol Pharm Pract* 2007; **13:** 207–21.
11. Hunter RJ, *et al.* Dosing chemotherapy in obese patients: actual versus assigned body surface area (BSA). *Cancer Treat Rev* 2009; **35:** 69–78.
12. Phan VH, *et al.* Ethnic differences in drug metabolism and toxicity from chemotherapy. *Expert Opin Drug Metab Toxicol* 2009; **5:** 243–57.

作用

绝大多数的抗癌化疗药物都是针对肿瘤细胞的发生发展的过程，并且利用药物作用于这种过程而起效。

细胞分裂后，子细胞进入生长期 **G_1 期**，一般根据不同组织有不同的持续时间。随后是 DNA 合成的时期，**S 期**，这期间有一定数量的染色体倍增。然后是合成后期，或者分裂前期，称为 **G_2 期**，最后是细胞的有丝分裂，**M 期**。分裂后的细胞存在两条途径，一是又进入分裂循环，一是进入动态的非分裂的静止期，**G_0 期**，但是对于什么作用使"静止"的细胞又重新进入分裂循环，仍然没有充分了解。

不同种类的肿瘤细胞分裂速度不同，Burkitt 淋巴瘤和急性淋巴细胞白血病的倍增时间小于 5 天，同样的精原细胞淋巴瘤的平均倍增时间却是 20 天，小细胞肺癌在 50 天左右，结肠癌和进行期乳腺癌分别在 100 天和 150 天左右。肿瘤的倍增时间也可能随特殊的肿瘤类型而有很大的不同。多数常见肿瘤相对敏感的正常组织来说增殖非常缓慢，包括那些肿瘤来源的组织，并且当形成较大的瘤块以后增殖速度可能大幅下降。这样在化学治疗后使正常的细胞能比肿瘤细胞有更快的恢复速度，并符合周期用药理论。致命性的肿瘤其肿瘤细胞数量达到或超过 1×10^{12} 个，相当于 1kg 重量的组织，并且它经过了大约 40 次倍增。

细胞毒药物的细胞杀伤作用一般来说是治疗的第一步，所以一定给药剂量的抗肿瘤药能杀伤固定比例的肿瘤细胞而不是固定数量的细胞。因此，当一个药物能杀伤 99% 的肿瘤细胞但是却能从含有 10^{12} 个细胞的肿瘤体中留下 10^{10} 个细胞，但从含有 10^4 个细胞的肿瘤体中留下 10^2 个细胞，从而说明了肿瘤的早期治疗的重要性。

细胞毒类药物可能损伤细胞的生殖完整性。一些药物在细胞的特定生长周期具有作用。抗代谢药能干扰 DNA 的合成，例如羟基脲类能作用于细胞的 S 期，而长春碱类药物能影响细胞微管的功能从而作用细胞于 M 期。其他药物例如烷化剂、蒽环类和顺铂没有特异的细胞周期选择性，但是此类药物主要作用于 DNA，因此它们比影响细胞分裂的药物要强。另外现在的理论认为大多数的抗肿瘤药都能导致细胞的凋亡（程序性死亡）。一些药物，如博来霉素或长春碱也具有使细胞周期停止在特异的时期，而且能使肿瘤细胞处在分化的同一时期，使敏感期细胞的数量最大化（针对特异性的药物时）。然而，这种作用还没有比较成功的前期实验的支持。

一些药物并不是直接作用于肿瘤细胞而是增加肿瘤细胞对于其他治疗手段的敏感性，这些药物包括放射敏感剂（具有时间效应关系）和感光剂如卟菲尔钠（porfimer sodium），用于光动力学疗法。

除攻击细胞的增殖以外，随着关于肿瘤细胞的分子生物学的研究不断深入，从其他可能途径治疗肿瘤的药物也逐渐开发出来。一些单克隆抗体能与特异性的细胞表面蛋白或受体结合从而启动免疫系统的识别而杀伤肿瘤细胞（靶向治疗）；抗肿瘤疫苗已经在研制。也有用抑制血管生成来控制肿瘤生长。其他方法包括诱导肿瘤细胞分化为非致瘤性状态，通过处理细胞凋亡和细胞信号转导抑制非正常生长因子、端粒酶和其他癌基因产物（包括核酶或反义核苷酸化合物来抑制信使 RNA）的表达，预防和抑制转移来控制肿瘤的发展。基因治疗（第2241页）也是一种正在考虑中的治疗模式。

肿瘤治疗新模式的参考文献如下。

1. Cox AD. Farnesyltransferase inhibitors: potential role in the treatment of cancer. *Drugs* 2001; **61:** 723–32.
2. Miller KD, *et al.* Redefining the target: chemotherapeutics as antiangiogenics. *J Clin Oncol* 2001; **19:** 1195–1206.
3. Kerbel RS. Clinical trials of antiangiogenic drugs: opportunities, problems, and assessment of initial results. *J Clin Oncol* 2001; **19** (suppl): 45s–51s.
4. Dermime S, *et al.* Cancer vaccines and immunotherapy. *Br Med Bull* 2002; **62:** 149–62.
5. Pirollo KF, *et al.* Antisense therapeutics: from theory to clinical practice. *Pharmacol Ther* 2003; **99:** 55–77.
6. Kerbel RS. Antiangiogenic drugs and current strategies for the treatment of lung cancer. *Semin Oncol* 2004; **31** (suppl 1): 54–60.
7. Bianco R, *et al.* Key cancer cell signal transduction pathways as therapeutic targets. *Eur J Cancer* 2006; **42:** 290–4.
8. Chernajovsky Y, *et al.* Fighting cancer with oncolytic viruses. *BMJ* 2006; **332:** 170–2.
9. Shapiro GI. Cyclin-dependent kinase pathways as targets for cancer treatment. *J Clin Oncol* 2006; **24:** 1770–83.
10. Eastman A, Perez RP. New targets and challenges in the molecular therapeutics of cancer. *Br J Clin Pharmacol* 2006; **62:** 5–14.
11. Dangoor A, *et al.* Cancer vaccines: a clinical perspective. *Br J Hosp Med* 2006; **67:** 365–9.
12. Jordan CT, *et al.* Cancer stem cells. *N Engl J Med* 2006; **355:** 1253–61.
13. Eccles SA, Welch DR. Metastasis: recent discoveries and novel treatment strategies. *Lancet* 2007; **369:** 1742–57.
14. Hinnen P, Eskens FALM. Vascular disrupting agents in clinical development. *Br J Cancer* 2007; **96:** 1159–65.
15. Hsieh AC, Moasser MM. Targeting HER proteins in cancer therapy and the role of the non-target HER3. *Br J Cancer* 2007; **97:** 453–7.
16. Press MF, Lenz H-J. EGFR, HER2 and VEGF pathways: validated targets for cancer treatment. *Drugs* 2007; **67:** 2045–75.
17. Croce CM. Oncogenes and cancer. *N Engl J Med* 2008; **358:** 502–11.
18. Ciardiello F, Tortora G. EGFR antagonists in cancer treatment. *N Engl J Med* 2008; **358:** 1160–74.
19. Newsome BW, Ernstoff MS. The clinical pharmacology of therapeutic monoclonal antibodies in the treatment of malignancy; have the magic bullets arrived? *Br J Clin Pharmacol* 2008; **66:** 6–19.
20. Roy R, *et al.* Matrix metalloproteinases as novel biomarkers and potential therapeutic targets in human cancer. *J Clin Oncol* 2009; **27:** 5287–97.
21. Lane AA, Chabner BA. Histone deacetylase inhibitors in cancer therapy. *J Clin Oncol* 2009; **27:** 5459–68.
22. Kim LC, *et al.* Src kinases as therapeutic targets for cancer. *Nat Rev Clin Oncol* 2009; **6:** 587–95.
23. Schwock J, *et al.* Targeting focal adhesion kinase signaling in tumor growth and metastasis. *Expert Opin Ther Targets* 2010; **14:** 77–94.

耐药

对于抗肿瘤药的耐药是限制抗肿瘤药使用的一个重要原因。耐药可能来源于肿瘤本身或者在化学治疗期间就能产生。后者是复发的一个重要原因，或者出现过度预处理的恶性肿瘤，将不易治疗。

肿瘤细胞出现耐药的机制非常复杂并且没有完全研究清楚，但是可以表现为以下几个方面：

- 组织缺氧或者是药物不能完全到达大块的实体肿瘤的中心部位。
- 肿瘤中一小部分细胞分化为对抗肿瘤药的细胞。
- 细胞内作用的降低和抗肿瘤药外排作用的增加。
- 代谢物降解增加和抗肿瘤药活性降低。
- 目的酶的表达增加。
- 通过生化途径的代谢作用对抗肿瘤药的干扰。
- DNA 损伤的修复能力增强。
- 抑制细胞凋亡的基因表达增加。

这些作用机制可能在某个时期被解决。对于改变和抑制肿瘤耐药作用的研究也越来越多，出现了一些化合物如伐司朴达、维拉帕米、奎尼丁和环孢素，它们能抑制 P 糖蛋白的作用，P 糖蛋白是一种位于细胞膜上的外排泵（efflux pump），是 ATP 结合盒药物运载体中的一个。能将一定类别的细胞毒药物排出细胞外从而与肿瘤的多药耐药（MDR）相关。然而出于相同的目的，一些药物在治疗过程中是必需的，它们能够克服一定的耐药作用并且能保证抗肿瘤药对于正常细胞的毒性作用不会被增强。

假如肿瘤的耐药性具有遗传性（Gold-Coldman 假说），那么肿瘤越大、时间越长，其耐药性就相对越高。这样将确证手术和放射治疗的有益之处，并且尽早开始化疗。

抗耐药药物

一些化合物据报道在体外[1,2]有能够逆转抗肿瘤药的多药耐药作用，包括以下几种药物：

- 维拉帕米及其对映异构体和类似物如 Ro-11-2933。
- 其他钙通道阻滞药，包括普尼拉明、地尔硫䓬、硝苯地平类似物（如尼卡地平和苄普地尔）。
- 多种酚噻嗪类化合物和噻吨类化合物，包括三氟比拉嗪、噻吨的反异构体。
- 蒽环类结构类似物和长春生物碱。
- 黄体酮和其他类固醇激素（如他莫昔芬）。
- 环孢素和几个其非免疫抑制药类似物（如伐司朴达）。
- 杂环类药物，包括胺碘酮、奎尼丁、普萘洛尔、利血平、育亨宾、双嘧达莫、红霉素、头孢哌酮和头孢曲松。

然而这些在体外有良好抗耐药作用的化合物在体内不一定能产生较好的效果。有报道称利用维拉帕米治疗小细胞肺癌[3]和骨髓瘤[4]不能产生有益作用，而第二代 P 糖蛋白抑制剂伐司朴达与细胞毒药物产生了不可预计的相互作用[5]。无论如何，P 糖蛋白抑制剂和 ATP 结合盒药物转运体已在研发中，药物泰里奎达已进入临床实验阶段。有人认为肿瘤细胞的生长依赖于干细胞的一种恶性等价物，而这种等价物有多重耐药性，正因如此，只克服耐药而不伤害正常干细胞十分困难[7]。

1. Ford JM, Hait WN. Pharmacology of drugs that alter multidrug resistance in cancer. *Pharmacol Rev* 1990; **42:** 155–99.
2. Krishna R, Mayer LD. Multidrug resistance (MDR) in cancer: mechanisms, reversal using modulators of MDR and the role of MDR modulators in influencing the pharmacokinetics of anticancer drugs. *Eur J Pharm Sci* 2000; **11:** 265–83.
3. Milroy R, *et al.* A randomised clinical study of verapamil in addition to combination chemotherapy in small cell lung cancer. *Br J Cancer* 1993; **68:** 813–18.
4. Dalton WS, *et al.* A phase III randomized study of oral verapamil as a chemosensitizer to reverse drug resistance in patients with refractory myeloma: a Southwest Oncology Group Study. *Cancer* 1995; **75:** 815–20.
5. Thomas H, Coley HM. Overcoming multidrug resistance in cancer: an update on the clinical strategy of inhibiting P-glycoprotein. *Cancer Control* 2003; **10:** 159–65.
6. Lee CH. Reversing agents for ATP-binding cassette drug transporters. *Methods Mol Biol* 2010; **596:** 325–40.
7. Donnenberg VS, Donnenberg AD. Multiple drug resistance in cancer revisited: the cancer stem cell hypothesis. *J Clin Pharmacol* 2005; **45:** 872–7.

抗肿瘤药的选择

下文描述了一些主要恶性肿瘤的治疗方案，特别是联合化疗方案。

表 1（第613页）列出了已经公布的一些常见的联合化疗方案。应根据患者情况和毒性作用调整剂量（特别是在后续的治疗周期中），虽然治疗费用可能比较高。治疗手段可能随不同治疗机构而有轻微的变化以及在持续的癌症治疗中使用所需要的变化。这些治疗必须在专业中心的指导下进行。同样的缩写在不同的治疗手段中用来表示不同的药物，或者是用相同的药物给予不同的剂量或者不同的给药途径，读者可以借助其他文献查询具体的情况。

表 1　常见的化疗治疗方案

治疗方案	药物和用药方法	给药周期	适应证	参考文献
ABCM	多柔比星：第 1 天静脉注射 30mg/m²； 卡莫司汀：第 1 天静脉注射 30mg/m²； 环磷酰胺：第 22～25 天口服 100mg/m²； 美法仑：第 22～25 天口服 6mg/m²	42 天	多发性骨髓瘤	[1]
ABVD	多柔比星：第 1、15 天静脉注射 25mg/m²； 博来霉素：第 1、15 天静脉注射(b) 10000IU/m²； 长春碱：第 1、15 天静脉注射 6mg/m²； 达卡巴嗪：第 1、15 天静脉注射 375mg/m²	28 天	淋巴瘤	[2,3]
AC	多柔比星：第 1 天静脉注射 60mg/m²； 环磷酰胺：第 1 天静脉注射 600mg/m²	21 天(4 个周期，一些用到了 8 个周期)	乳腺癌	[4～6]
AC＋紫杉醇	同上，另加 紫杉醇：第 1 天静脉注射 175mg/m²	21 天(或更长 4 个周期)	乳腺癌	[7]
AC＋曲妥珠单抗	多柔比星：第 1 天静脉注射 60mg/m²； 环磷酰胺：第 1 天静脉注射 600mg/m²； 曲妥珠单抗：第 1 天静脉注射 4mg/kg 的起始剂量，然后每周一次静脉注射 2mg/kg	21 天(6 个周期)	乳腺癌(HER2 高表达)	[8]
ACE	多柔比星：第 1 天静脉注射 45mg/m²； 环磷酰胺：第 1 天静脉注射 1g/m²； 依托泊苷：第 1～5 天静脉注射 50mg/m²	21 天	小细胞肺癌	[9]
AT	多柔比星：第 1 天静脉注射 60mg/m²； 紫杉醇：第 1 天静脉注射 200mg/m²	21 天(4 个周期)	乳腺癌	[4]
AT	多柔比星：第 1 天静脉注射 50mg/m²； 多西他赛：第 1 天静脉注射 75mg/m²	21 天(长至 8 个周期)	乳腺癌(转移性)	[5]
BEAM(小 BEAM)	卡莫司汀：第 1 天静脉注射 60mg/m²； 依托泊苷：第 2～5 天静脉注射 75mg/m²； 阿糖胞苷：第 2～5 天静脉注射 100mg/m²，每日 2 次； 美法仑：第 6 天静脉注射 30mg/m²	28～42 天	淋巴瘤(补救)	[10]
BEP	博来霉素：第 2、9、16 天静脉注射(b) 30000IU； 依托泊苷：第 1～5 天静脉注射 100mg/m²； 顺铂：第 1～5 天静脉注射 20mg/m²	21 天(4 个周期)	睾丸癌	[11]
CAF	环磷酰胺：第 1 天静脉注射 500mg/m²； 多柔比星：第 1 天静脉注射 50mg/m²； 氟尿嘧啶：第 1 天静脉注射 500mg/m²	21 天	乳腺癌	[12]
CAP	环磷酰胺：第 1 天静脉注射 750mg/m²； 多柔比星：第 1 天静脉注射 50mg/m²； 泼尼松：第 1～5 天静脉注射 40mg/m²	28 天	慢性淋巴细胞白血病	[13]
CAP	环磷酰胺：第 1 天静脉注射 500mg/m²； 多柔比星：第 1 天静脉注射 50mg/m²； 顺铂：第 1 天静脉注射 50mg/m²(根据肿瘤来源不同而改变剂量为 600mg/m²，45mg/m² 和 50mg/m²)	21 天(6 个周期)	卵巢癌	[14,15]
CAV	环磷酰胺：第 1 天静脉注射 900mg/m²； 多柔比星：第 1 天静脉注射 45mg/m²； 长春新碱：第 1 天静脉注射 2mg	21 天(6 个周期)	小细胞肺癌	[16]
CHOP	环磷酰胺：第 1 天静脉注射 750mg/m²； 多柔比星：第 1 天静脉注射 50mg/m²； 长春新碱：第 1 天静脉注射 1.4mg/m²(最多 2mg)； 泼尼松：第 1～5 天口服 100mg	21 天(6～8 个周期)	淋巴瘤、慢性淋巴细胞白血病	[17,18]

续表

治疗方案	药物和用药方法	给药周期	适应证	参考文献
CMF	环磷酰胺：第 1～14 天口服 100mg/m²； 甲氨蝶呤：第 1、8 天静脉注射 40mg/m²； 氟尿嘧啶：第 1、8 天静脉注射 600mg/m²	28 天	乳腺癌	[6,19]
CMF	环磷酰胺：第 1 天静脉注射 600mg/m²； 甲氨蝶呤：第 1 天静脉注射 40mg/m²； 氟尿嘧啶：第 1 天静脉注射 600mg/m²	21 天	乳腺癌	[20]
CMF	环磷酰胺：第 1 天静脉注射 750mg/m²； 甲氨蝶呤：第 1、8 天静脉注射 40mg/m² 氟尿嘧啶：第 1、8 天静脉注射 600mg/m²	28 天	乳腺癌	[6]
CMV	顺铂：第 2 天静脉注射 100mg/m²； 甲氨蝶呤：第 1、8 天静脉注射 30mg/m²； 长春碱：第 1、8 天静脉注射 4mg/m²	21 天	膀胱癌	[21]
COP(CVP)	环磷酰胺：第 1 天静脉注射 800mg/m²； 长春新碱：第 1 天静脉注射 2mg； 泼尼松：第 1～5 天静脉注射 60mg/m²，然后第 6～8 天逐渐减量	21 天(6 个周期)	淋巴瘤(最初的报道用 14 天的周期)	[22]
CP	顺铂：第 1 天静脉注射 100mg/m²；和环磷酰胺：第 1 天静脉注射 600mg/m²； 或 卡铂：第 1 天静脉注射 300mg/m²；和环磷酰胺：第 1 天静脉注射 600mg/m²	28 天(6 个周期)	卵巢癌	[23]
CT	顺铂：第 1 天静脉注射 50mg/m²； 托泊替康：第 1～3 天静脉注射 750μg/m²	21 天	子宫癌	[72]
CYVADIC	环磷酰胺：第 1 天静脉注射 500mg/m²； 长春新碱：第 1、5 天静脉注射[a] 1.5mg/m²； 多柔比星：第 1 天静脉注射 50mg/m²； 达卡巴嗪：第 1～5 天静脉注射 250mg/m²	21 天	肉瘤(其他的疗法有在第一天使用长春新碱)	[24]
Dartmouth 治疗法	达卡巴嗪：第 1～3 天、第 22～24 天静脉注射 220mg/m²； 顺铂：第 1～3 天、第 22～24 天静脉注射 25mg/m²； 卡莫司汀：第 1 天静脉注射 150mg/m²； 他莫昔芬：口服 10mg，每日 2 次	42 天	黑色素瘤(转移性)	[25,26]
DCF	多西他赛：第 1 天静脉注射 75mg/m²； 顺铂：第 1 天静脉注射 75mg/m²； 氟尿嘧啶：第 1～5 天持续静脉注射 750mg/m²	21 天	胃癌	[75]
DHAP	地塞米松：第 1～4 天口服或静脉注射 40mg； 阿糖胞苷：第 2 天静脉输注 2g/m²，3h，12h 后重复一次； 顺铂：第 1 天后静脉输注 100mg/m²，24h	21～28 天	淋巴瘤(补救作用)	[27]
EAP	依托泊苷：第 4～6 天静脉注射 120mg/m²； 多柔比星：第 1、7 天静脉注射 20mg/m²； 顺铂：第 2、8 天静脉注射 40mg/m²	21～28 天	胃癌	[28,29]
EC	依托泊苷：第 1～3 天静脉注射 100mg/m²； 卡铂：第 1 天静脉注射 450mg/m²	28 天	小细胞肺癌	[30]
EC	依托泊苷：第 1～3 天静脉注射 100mg/m²； 卡铂：第 1 天静脉注射 325mg/m²	21 天	非小细胞肺癌	[31]
ECF	表柔比星：第 1 天静脉注射 50mg/m²； 顺铂：第 1 天静脉注射 60mg/m²； 氟尿嘧啶：每日静脉注射 200mg/m²	21 天(最多 8 个周期)	胃癌	[32]
EDAP	依托泊苷：第 1～4 天持续静脉注射 100～200mg/m²； 地塞米松：第 1～5 天口服或静脉注射 40mg； 阿糖胞苷：第 5 天静脉注射 1g/m²； 顺铂：第 1～4 天持续静脉注射 20mg/m²	21～28 天	多发性骨髓瘤、淋巴瘤	[33]
EMA-CO(EMA-EP)	依托泊苷：第 1、2 天静脉注射 100mg/m²； 甲氨蝶呤：第 1 天静脉输注 12h，300mg/m²； 亚叶酸：从第 2 天起口服或肌内注射 15mg，每日 2 次，给药 4 次； 放线菌素 D：第 1、2 天静脉注射 500μg 另加 环磷酰胺：第 8 天静脉注射 600mg/m² 和 长春新碱：第 8 天静脉注射[a] 1mg/m² 或 依托泊苷：第 8 天静脉注射 150mg/m² 和 顺铂：第 8 天静脉注射 75mg/m²	14 天	妊娠期滋养层癌	[34]
EOX	表柔比星：第 1 天静脉注射 50mg/m²； 奥沙利铂：第 1 天静脉注射 130mg/m²； 卡培他滨：第 1～21 天口服 1.25g/m²	21 天	食管胃癌	[74]

续表

治疗方案	药物和用药方法	给药周期	适应证	参考文献
EP(PE)	依托泊苷:第1～3天静脉注射80mg/m^2； 顺铂:第1天静脉注射80mg/m^2	21天	小细胞肺癌(标准剂量,另有其他方法存在)	[35]
EP(PE)	依托泊苷:第1～5天静脉注射80mg/m^2； 顺铂:第1～5天27mg/m^2	21天	小细胞肺癌(高剂量)	[35]
EP(PE)	依托泊苷:第1天静脉注射100mg/m^2,然后第2～4天口服200mg/m^2； 顺铂:第1天静脉注射75mg/m^2	21天	小细胞肺癌	[36]
EPOCH	依托泊苷:第1～4天持续静脉注射50mg/m^2； 长春新碱:第1～4天持续静脉注射[a]400μg/m^2； 多柔比星:第1～4天持续静脉注射10mg/m^2； 环磷酰胺:第5天静脉注射750mg/m^2； 泼尼松:第1～5天静脉注射60mg/m^2	21天	淋巴瘤(补救)	[37]
ESHAP	依托泊苷:第1～4天静脉注射40mg/m^2； 甲泼尼龙:第1～5天静脉注射250～500mg; 顺铂:第1～4天静脉注射25mg/m^2； 阿糖胞苷:第5天静脉注射2g/m^2	21～28天(最多8个循环)	淋巴瘤(补救)	[38]
FAM	氟尿嘧啶:第1、8、29、36天静脉注射600mg/m^2； 多柔比星:第1、29天静脉注射30mg/m^2； 丝裂霉素:第1天静脉注射10mg/m^2	56天	胃癌、前列腺癌	[39～41]
FAMTX	氟尿嘧啶:第1天静脉注射1.5g/m^2； 多柔比星:第15天静脉注射30mg/m^2； 甲氨蝶呤:第1天静脉注射1.5g,第1天静脉注射,在氟尿嘧啶使用前1h给予; 亚叶酸:在给予甲氨蝶呤24h后使用,每6h 1次,15mg/m^2口服,为期3天	28天	胃癌	[29,32]
FOLFIRI	依立替康:第1天静脉注射180mg/m^2； 亚叶酸:第1天静脉注射200mg/m^2； 氟尿嘧啶:第1天静脉注射400mg/m^2,然后持续静脉输注2.4g/m^2(如果能耐受的话可以从第3个疗程开始增加剂量到3g/m^2),历时46h	14天	结肠直肠癌	[69]
FOLFOX4	奥沙利铂:第1天静脉注射85mg/m^2； 亚叶酸:第1、2天静脉注射200mg/m^2； 氟尿嘧啶:第1、2天先静脉推注400mg/m^2,然后持续静脉输注600mg/m^2	14天	结肠直肠癌(配合FOLFOX6疗法,见下文,同时存在其他不同的FOLFOX疗法与贝戈单抗和西妥昔单抗合用)	[70]
FOLFOX6	奥沙利铂:第1天静脉注射100mg/m^2； 亚叶酸:第1天静脉注射200mg/m^2； 氟尿嘧啶:第1天先静脉推注400mg/m^2,然后持续静脉输注2.4g/m^2(如果能耐受的话可以从第3个疗程开始增加剂量到3g/m^2),历时46h	14天	结肠直肠癌	[69]
5FU/亚叶酸	氟尿嘧啶:第1～5天静脉注射370mg/m^2； 亚叶酸:第1～5天静脉注射200mg/m^2	28～35天	结肠直肠癌	[42]
5FU/亚叶酸(Mayo疗法,Poon疗法)	氟尿嘧啶第1～5天静脉注射425mg/m^2； 亚叶酸:第1～5天静脉注射20mg/m^2	28～35天	胃癌、结肠直肠癌	[42,43]
5FU/亚叶酸(de Gramont疗法)	氟尿嘧啶:第1、2天静脉推注400mg/m^2然后静脉输液600mg/m^2； 亚叶酸:第1、2天静脉注射200mg/m^2	14天	结肠直肠癌	[44]
吉西他滨+顺铂	吉西他滨:第1、8、15天静脉注射1g/m^2； 顺铂:第2天静脉注射70mg/m^2	28天	膀胱癌(转移期)	[45]
Hyper-CVAD	A方案 环磷酰胺:第1～3天每12h静脉注射300mg/m^2； 多柔比星:第4天静脉注射50mg/m^2； 长春新碱:第4、11天静脉注射2mg; 地塞米松:第1～4天和第11～14天静脉注射或口服40mg CNS预防 甲氨蝶呤:第2天鞘膜内给予12mg; 阿糖胞苷:第8天鞘膜内给予100mg B方案 甲氨蝶呤:第1天静脉输注200mg/m^2 2h,然后800mg/m^2,历时24h; 亚叶酸:在甲氨蝶呤给予24h后静脉注射15mg,每6h连续8个剂量(可以增加至静脉注射50mg,每6h 1次,如果甲氨蝶呤的水平较高); 甲泼尼龙:第1～3天每12h静脉注射50mg; 阿糖胞苷:第2、3天每12h 3g/m^2	4个A方案疗程和4个B方案疗程交替使用,并尽量缩短疗程周期,A疗程的数量根据出现中枢神经性疾病的危险程度而改变	淋巴瘤、成人畸形淋巴白血病(治疗方案存在某些改动,例如在A治疗方案中采用60mg/m^2的柔红霉素代替多柔比星,在B方案中取消甲泼尼龙和增加口服重碳酸盐,另外简化甲氨蝶呤和亚叶酸的剂量,且一般在A方案中口服的美司钠一般被省略了)	[48]

续表

治疗方案	药物和用药方法	给药周期	适应证	参考文献
ICE(ICbE)	异环磷酰胺：第1天静脉注射 $5g/m^2$ 达24h以上（和美司钠合用）； 卡铂：第1天静脉注射 $400mg/m^2$； 依托泊苷：第1～3天静脉注射 $100mg/m^2$	28天(6个周期)	小细胞肺癌	[46]
IFL(Douillard 1-week regimen)	依立替康：第1天静脉注射 $80mg/m^2$； 氟尿嘧啶：第1天持续静脉输注 $2.3g/m^2$； 亚叶酸：第1天静脉注射 $500mg/m^2$	7天	结肠直肠癌	[71]
IFL(Douillard 2-week regimen)	依立替康：第1天静脉注射 $180mg/m^2$； 氟尿嘧啶：第1、2天持续静脉注射推注 $400mg/m^2$，然后持续静脉输注 $600mg/m^2$； 亚叶酸：第1、2天静脉注射 $200mg/m^2$	14天	结肠直肠癌	[71]
IFL(Saltz疗法)	依立替康：静脉注射 $125mg/m^2$； 氟尿嘧啶：静脉注射 $500mg/m^2$； 亚叶酸：静脉注射 $20mg/m^2$； 所有药每周1次，连续4周	42天	结肠直肠癌	[47]
M2	长春新碱：第1天静脉注射[(a)] $30\mu g/kg$； 卡莫司汀：第1天静脉注射 $500\mu g/kg$； 环磷酰胺：第1天静脉注射10mg/kg； 美法仑：第1～4天口服 $250\mu g/kg$ 或第1～7天口服 $100\mu g/kg$，或第1～10天口服 $100\mu g/kg$； 泼尼松：第1～7天口服1mg/kg，然后如出现高钙血症或骨类疾病则逐渐减量至21天时中断	35天	多发性骨髓瘤	[49]
MACOP-B	甲氨蝶呤：第8、36、64天静脉注射 $400mg/m^2$（先给予 $100mg/m^2$ 的推注，然后给予 $300mg/m^2$ 静脉注射，4h以上）； 亚叶酸：从给予甲氨蝶呤后24h开始，分6个剂量每6h口服15mg； 多柔比星：第1、15、29、43、57、71天静脉注射 $50mg/m^2$； 环磷酰胺：第1、15、29、43、57、71天静脉注射 $350mg/m^2$； 长春新碱：第8、22、36、50、64、78天静脉注射[(a)] $1.4mg/m^2$； 博来霉素：第22、50、78天静脉注射[(b)] $10000IU/m^2$； 泼尼松：每日口服75mg，持续10周，然后逐渐减量超过15天	12周	淋巴瘤	[50]
MCF	丝裂霉素：第1天静脉注射 $7mg/m^2$（最多14mg）； 顺铂：第1、22天静脉注射 $60mg/m^2$； 氟尿嘧啶：每日持续静脉注射 $300mg/m^2$	42天	食管胃癌	[76]
MIC	丝裂霉素：第2天静脉注射 $6mg/m^2$； 异环磷酰胺：第2天静脉注射 $3g/m^2$； 顺铂：第1天静脉注射 $120mg/m^2$	21天	非小细胞肺癌	[51]
MIC	丝裂霉素：第1天静脉注射 $6mg/m^2$； 异环磷酰胺：第1天静脉注射 $3g/m^2$； 顺铂：第1天静脉注射 $50mg/m^2$	21天	非小细胞肺癌	[52]
MOPP	氮芥：第1、8天静脉注射 $6mg/m^2$； 长春新碱：第1、8天静脉注射 $1.4mg/m^2$（最大2mg）； 丙卡巴肼：第1～14天口服 $100mg/m^2$； 泼尼松：第1、4疗程时，第1～14天口服 $40mg/m^2$	28天(6个周期)	淋巴瘤、霍奇金病	[3,53]
M-VAC	甲氨蝶呤：第1、15、22天静脉注射 $30mg/m^2$； 长春碱：第2、15、22天静脉注射 $3mg/m^2$； 多柔比星：第2天静脉注射 $30mg/m^2$； 顺铂：第2天静脉注射 $70mg/m^2$	常为28天	膀胱癌	[45,54,55]
MVP	丝裂霉素：第1、2周期的第1天，第3周期的第15天静脉注射 $8mg/m^2$； 长春碱：第1周期的第1天静脉注射 $4mg/m^2$，第1周期的第8天静脉注射 $2mg/m^2$，第1周期的第15、22天静脉注射 $4.5mg/m^2$，第2周期及以后各周期的1、15天静脉注射 $4.5mg/m^2$； 顺铂：第1天静脉注射 $120mg/m^2$	28天	非小细胞肺癌(新辅助疗法)	[56]
MVP	丝裂霉素：第1、2周期的第1天，第3周期的第15天静脉注射 $8mg/m^2$； 长春酰胺：第1、8、15、22天，第2周期的第1天，然后每2周直至15周静脉注射 $3mg/m^2$； 顺铂：第1天静脉注射 $120mg/m^2$，持续3个周期	28天	非小细胞肺癌(新辅助疗法)	[56,57]

续表

治疗方案	药物和用药方法	给药周期	适应证	参考文献
MVP	丝裂霉素:第1、2周期的第1天,第3周期的第15天静脉注射8mg/m²; 长春瑞滨:每周一次共16周静脉注射25mg/m²; 顺铂:第1天静脉注射120mg/m²,共3个周期	28天	非小细胞肺癌(新辅助疗法)	[57]
PAC	顺铂:第1天静脉注射50mg/m²; 多柔比星:第1天静脉注射50mg/m²; 环磷酰胺:第1天静脉注射500mg/m²	21天(最多8个周期)	胸腺瘤	[58]
紫杉醇+卡铂	紫杉醇:第1天静脉注射175mg/m²; 卡铂:第1天静脉注射,并根据Calvert处方调整剂量的AUC为7.5mg/(ml·min)	21天(6个周期)	卵巢癌	[59]
紫杉醇+顺铂	紫杉醇:第1天持续静脉注射135mg/m²,超过24h; 顺铂:第1天静脉注射75mg/m²	21天(6个周期)	卵巢癌	[60]
紫杉醇(标准)+曲妥珠单抗	紫杉醇:第1天静脉注射175mg/m²; 曲妥珠单抗:第1天静脉注射4mg/kg的负荷剂量,然后每周2mg/kg	21天	乳腺癌(HER2过表达)	[8]
紫杉醇(每周)+曲妥珠单抗	紫杉醇:第1天静脉注射90mg/m²; 曲妥珠单抗:第1天静脉注射4mg/kg的负荷剂量,然后每周2mg/kg	7天	乳腺癌(HER2过表达)	[61]
PCV	丙卡巴肼:第8~21天口服60mg/m²; 洛莫司汀:第1天口服110mg/m²; 长春新碱:第8、28天静脉注射(a) 1.4mg/m²	42~56天	神经胶质瘤(辅助)	[62]
PE	见EP			
ProMACE-CytaBOM	泼尼松:第1~14天口服60mg/m²; 多柔比星:第1天静脉注射25mg/m²; 环磷酰胺:第1天静脉注射650mg/m²; 依托泊苷:第1天静脉注射120mg/m²; 阿糖胞苷:第8天静脉注射300mg/m²; 博来霉素:第8天静脉注射(b) 5000IU/m²; 长春新碱:第8天静脉注射(a) 1.4mg/m²; 甲氨蝶呤:第8天静脉注射120mg/m²; 亚叶酸:给予甲氨蝶呤后24h,每6h口服25mg/m²,给药4次	21天	淋巴瘤	[63]
PVB	见VBP			
SMF	链佐星:第1、8、29、36天静脉注射1g/m²; 丝裂霉素:第1天静脉注射10mg/m²; 氟尿嘧啶:第1、8、29、36天静脉注射600mg/m²	56天	前列腺癌	[41]
Stanford V疗法	多柔比星:第1、15天静脉注射25mg/m²; 长春碱:第1、15天静脉注射6mg/m²; 氮芥:第1天静脉注射6mg/m²; 长春新碱:第8、22天静脉注射1.4mg/m²(最大2mg); 博来霉素:5000IU第8、22天静脉注射(b) IU/m²; 依托泊苷:第15、16天静脉注射60mg/m²; 泼尼松:10周内隔日口服40mg/m²,后减量至隔日口服10mg	28天(3个周期)	霍奇金	[64]
TAP	多柔比星:第1天静脉注射45mg/m²; 顺铂:第1天静脉注射50mg/m²; 紫杉醇:第2天静脉注射160mg/m²	21天(c)(最多7个周期)	子宫内膜癌	[73]
VAD	长春新碱:第1~4天静脉注射400μg; 多柔比星:第1~4天静脉注射9mg/m²; 地塞米松:第1~4、9~12、17~20天口服40mg	28天(通常4个周期)	多发性骨髓瘤	[65]
VBAP	长春新碱:第1天静脉注射1mg; 卡莫司汀:第1天静脉注射30mg/m²; 多柔比星:第1天静脉注射30mg/m²; 泼尼松:第1~4天口服60mg/m²;或羟嗪:(一般给予100mg口服剂量)	21天或28天	多发性骨髓瘤	[66,67]
VBP	长春碱:第1、2天静脉注射150μg/kg; 博来霉素:第2、9、16天静脉注射(b) 30000IU; 顺铂:第1~5天静脉注射20mg/m²	21天	生殖细胞(卵巢、睾丸)癌	[11]

续表

治疗方案	药物和用药方法	给药周期	适应证	参考文献
VCMP	长春新碱：第 1 天静脉注射 1mg； 美法仑：第 1～4 天口服 9mg/m^2； 环磷酰胺：第 1 天静脉注射 500mg/m^2； 泼尼松或羟嗪：第 1～4 天口服 60mg/m^2	28 天	多发性骨髓瘤	[67]
VeIP	长春碱：第 1、2 天静脉注射 110μg/kg； 异环磷酰胺：第 1～5 天静脉注射 1.2g/m^2（与美司钠合用）； 顺铂：第 1～5 天静脉注射 20mg/m^2	21 天（4 个周期）	生殖细胞（卵巢、睾丸）癌	[68]
VIP	依托泊苷：第 1～5 天静脉注射 75mg/m^2； 异环磷酰胺：第 1～5 天静脉注射 1.2/m^2（与美司钠合用）； 顺铂：第 1～5 天静脉注射 20mg/m^2	21 天（4 个周期）	生殖细胞（卵巢、睾丸）癌	[68]

(a) 为了减轻神经毒性一般认为长春新碱的总剂量不超过 2mg，虽然早期的文献并没有涉及到。

(b) 博来霉素的使用剂量在表中以国际单位（IU）表示，但是在初期的文献中剂量一般以 mg-效价和 USP 单位来表示。1 个 mg-效价或 USP 单位等同于 1000 国际单位。

(c) 该方案一定要有血液学支持（在第 3～12 天皮下用非格司亭）。

1. MacLennan ICM, *et al.* Combined chemotherapy with ABCM versus melphalan for treatment of myelomatosis. *Lancet* 1992; **339:** 200–205.
2. Bonadonna G, Santoro A. ABVD chemotherapy in the treatment of Hodgkin's disease. *Cancer Treat Rev* 1982; **9:** 21–35.
3. Canellos GP, *et al.*. Chemotherapy of advanced Hodgkin's disease with MOPP, ABVD, or MOPP alternating with ABVD. *N Engl J Med* 1992; **327:** 1478–84.
4. Pouillart P, *et al.* Final results of a phase II randomized, parallel study of doxorubicin/cyclophosphamide (AC) and doxorubicin/Taxol® (paclitaxel) (AT) as neoadjuvant treatment of local-regional breast cancer. *Proc Am Soc Clin Oncol* 1999; **18:** 73.
5. Nabholtz J-M, *et al.* Docetaxel and doxorubicin compared with doxorubicin and cyclophosphamide as first-line chemotherapy for metastatic breast cancer: results of a randomized, multicenter, phase III trial. *J Clin Oncol* 2003; **21:** 968–75.
6. Fisher B, *et al.* Two months of doxorubicin-cyclophosphamide with and without interval reinduction therapy compared with 6 months of cyclophosphamide, methotrexate, and fluorouracil in positive-node breast cancer patients with tamoxifen-nonresponsive tumors: results from the National Surgical Adjuvant Breast and Bowel Project B-15. *J Clin Oncol.* 1990; **8:** 1483–96.
7. Henderson IC, *et al.* Improved outcomes from adding sequential paclitaxel but not from escalating doxorubicin dose in an adjuvant chemotherapy regimen for patients with node-positive primary breast cancer. *J Clin Oncol* 2003; **21:** 976–83.
8. Slamon DJ, *et al.* Use of chemotherapy plus a monoclonal antibody against HER2 for metastatic breast cancer that overexpresses HER2. *N Engl J Med* 2001; **344:** 783–92.
9. Aisner J, *et al.* Doxorubicin, cyclophosphamide and VP16-213 (ACE) in the treatment of small cell lung cancer. *Cancer Chemother Pharmacol* 1982; **7:** 187–93.
10. Colwill R, *et al.* Mini-BEAM as salvage therapy for relapsed or refractory Hodgkin's disease before intensive therapy and autologous bone marrow transplantation. *J Clin Oncol* 1995; **13:** 396–402.
11. Williams SD, *et al.* Treatment of disseminated germ-cell tumors with cisplatin, bleomycin, and either vinblastine or etoposide. *N Engl J Med* 1987; **316:** 1435–40.
12. Smalley RV, *et al.* A comparison of cyclophosphamide, adriamycin, 5-fluorouracil (CAF) and cyclophosphamide, methotrexate, 5-fluorouracil, vincristine, prednisone (CMFVP) in patients with metastatic breast cancer: a Southeastern Cancer Study Group project. *Cancer* 1977; **40:** 625–32.
13. The French Cooperative Group on Chronic Lymphocytic Leukemia. Comparison of fludarabine, cyclophosphamide/doxorubicin/prednisone, and cyclophosphamide/doxorubicin/vincristine/prednisone in advanced forms of chronic lymphocytic leukemia: preliminary results of a controlled clinical trial. *Semin Oncol* 1993; **20** (suppl 7): 21–3.
14. de Oliveira CF, *et al.* Randomized comparison of cyclophosphamide, doxorubicin and cisplatin (CAP) versus cyclophosphamide and doxorubicin (CA) for the treatment of advanced ovarian cancer (ADOVCA): a EORTC Gynecological Cancer Cooperative Group study. *Eur J Gynaecol Oncol* 1990; **11:** 323–30.
15. The ICON Collaborators. ICON2: randomised trial of single-agent carboplatin against three-drug combination of CAP (cyclophosphamide, doxorubicin, and cisplatin) in women with ovarian cancer. *Lancet* 1998; **352:** 1571–6.
16. Feld R, *et al.* Combined modality induction therapy without maintenance chemotherapy for small cell carcinoma of the lung. *J Clin Oncol* 1984; **2:** 294–304.
17. McKelvey EM, *et al.* Hydroxyldaunomycin (Adriamycin) combination chemotherapy in malignant lymphoma. *Cancer* 1976; **38:** 1484–93.
18. Fisher RI, *et al.* Comparison of a standard regimen (CHOP) with three intensive chemotherapy regimens for advanced non-Hodgkin's lymphoma. *N Engl J Med* 1993; **328:** 1002–6.
19. Bonadonna G, *et al.* Combination chemotherapy as an adjuvant treatment in operable breast cancer. *N Engl J Med* 1976; **294:** 405–10.
20. Weiss RB, *et al.* Adjuvant chemotherapy after conservative surgery plus irradiation versus modified radical mastectomy: analysis of drug dosing and toxicity. *Am J Med* 1987; **83:** 455–63.
21. Harker WG, *et al.* Cisplatin, methotrexate, and vinblastine (CMV): an effective chemotherapy regimen for metastatic transitional cell carcinoma of the urinary tract. A Northern California Oncology Group study. *J Clin Oncol* 1985; **3:** 1463–70.
22. Luce JK, *et al.* Combined cyclophosphamide, vincristine, and prednisone therapy of malignant lymphoma. *Cancer* 1971; **28:** 306–17.
23. Alberts DS, *et al.* Improved therapeutic index of carboplatin plus cyclophosphamide versus cisplatin plus cyclophosphamide: final report by the Southwest Oncology Group of a phase III randomized trial in stages III and IV ovarian cancer. *J Clin Oncol* 1992; **10:** 706–17.
24. Yap B-S, *et al.* Cyclophosphamide, vincristine, adriamycin, and DTIC (CYVADIC) combination chemotherapy for the treatment of advanced sarcomas. *Cancer Treat Rep* 1980; **64:** 93–8.
25. McClay EF, *et al.* Combination chemotherapy and hormonal therapy in the treatment of malignant melanoma. *Cancer Treat Rep* 1987; **71:** 465–9.
26. Chapman PB, *et al.* Phase III multicenter randomized trial of the Dartmouth regimen versus dacarbazine in patients with metastatic melanoma. *J Clin Oncol* 1999; **17:** 2745–51.
27. Velasquez WS, *et al.* Effective salvage therapy for lymphoma with cisplatin in combination with high-dose Ara-C and dexamethasone (DHAP). *Blood* 1988; **71:** 117–22.
28. Preusser P, *et al.* Phase II study with the combination etoposide, doxorubicin and cisplatin in advanced measurable gastric cancer. *J Clin Oncol* 1989; **7:** 1310–17.
29. Kelsen D, *et al.* FAMTX versus etoposide, doxorubicin, and cisplatin: a random assignment trial in gastric cancer. *J Clin Oncol* 1992; **10:** 541–8.
30. Viren M, *et al.* Carboplatin and etoposide in extensive small cell lung cancer. *Acta Oncol* 1994; **33:** 921–4.
31. Klastersky J, *et al.* A randomized study comparing cisplatin or carboplatin with etoposide in patients with advanced non-small-cell lung cancer: European Organization for Research and Treatment of Cancer Protocol 07861. *J Clin Oncol* 1990; **8:** 1556–62.
32. Waters JS, *et al.* Long-term survival after epirubicin, cisplatin and fluorouracil for gastric cancer: results of a randomized trial. *Br J Cancer* 1999; **80:** 269–72.
33. Barlogie B, *et al.* Etoposide, dexamethasone, cytarabine, and cisplatin in vincristine, doxorubicin, and dexamethasone-refractory myeloma. *J Clin Oncol* 1989; **7:** 1514–17.
34. Newlands ES, *et al.* Results with the EMA/CO (etoposide, methotrexate, actinomycin D, cyclophosphamide, vincristine) regimen in high risk gestational trophoblastic tumours, 1979 to 1989. *Br J Obstet Gynaecol* 1991; **98:** 550–7.
35. Ihde DC, *et al.* Prospective randomized comparison of high-dose and standard-dose etoposide and cisplatin chemotherapy in patients with extensive-stage small-cell lung cancer. *J Clin Oncol* 1994; **12:** 2022–34.
36. Sundstrom S, *et al.* Cisplatin and etoposide regimen is superior to cyclophosphamide, epirubicin, and vincristine regimen in small-cell lung cancer: results from a randomized phase III trial with 5 years' follow-up. *J Clin Oncol* 2002; **20:** 4665–72.
37. Gutierrez M, *et al.* Role of a doxorubicin-containing regimen in relapsed and resistant lymphomas: an 8-year follow-up study of EPOCH. *J Clin Oncol* 2000; **18:** 3633–42.
38. Velasquez WS, *et al.* ESHAP—an effective chemotherapy regimen in refractory and relapsing lymphoma: a 4-year follow-up study. *J Clin Oncol* 1994; **12:** 1169–76.
39. Macdonald JS, *et al.* 5-Fluorouracil, doxorubicin and mitomycin (FAM) combination chemotherapy for advanced gastric cancer. *Ann Intern Med* 1980; **93:** 533–6.
40. Cullinan SA, *et al.* A comparison of three chemotherapeutic regimens in the treatment of advanced pancreatic and gastric carcinoma: fluorouracil vs fluorouracil and doxorubicin vs fluorouracil, doxorubicin, and mitomycin. *JAMA* 1985; **253:** 2061–7.
41. The Gastrointestinal Tumor Study Group. Phase II studies of drug combinations in advanced pancreatic carcinoma: fluorouracil plus doxorubicin plus mitomycin C and two regimens of streptozotocin plus mitomycin C plus fluorouracil. *J Clin Oncol* 1986; **4:** 1794–8.
42. Poon MA, *et al.* Biochemical modulation of fluorouracil: evidence of significant improvement of survival and quality of life in patients with advanced colorectal carcinoma. *J Clin Oncol* 1989; **7:** 1407–18.
43. Rubin J, *et al.* Phase II trials of 5-fluorouracil and leucovorin in patients with metastatic gastric or pancreatic carcinoma. *Cancer* 1996; **78:** 1888–91.
44. de Gramont A, *et al.* A review of GERCOD trials of bimonthly leucovorin plus 5-fluorouracil 48-h continuous infusion in advanced colorectal cancer: evolution of a regimen. *Eur J Cancer* 1998; **34:** 619–26.
45. von der Maase H, *et al.* Gemcitabine and cisplatin versus methotrexate, vinblastine, doxorubicin, and cisplatin in advanced or metastatic bladder cancer: results of a large, randomized, multinational, multicenter, phase III study. *J Clin Oncol* 2000; **17:** 3068–77.
46. Smith IE, *et al.* Carboplatin, etoposide, and ifosfamide as intensive chemotherapy for small-cell lung cancer. *J Clin Oncol* 1990; **8:** 899–905.
47. Saltz LB, *et al.* Irinotecan plus fluorouracil and leucovorin for metastatic colorectal cancer. *N Engl J Med* 2000; **343:** 905–14.
48. Kantarjian HM, *et al.* Results of treatment with hyper-CVAD, a dose-intensive regimen, in adult acute lymphocytic leukemia. *J Clin Oncol* 2000; **18:** 547–61.
49. Case DC, *et al.* Improved survival times in multiple myeloma treated with melphalan, prednisone, cyclophosphamide, vincristine and BCNU: M-2 protocol. *Am J Med* 1977; **63:** 897–903.
50. Klimo P, Connors JM. MACOP-B chemotherapy for the treatment of diffuse large-cell lymphoma. *Ann Intern Med* 1985; **102:** 596–602.
51. Crinò L, *et al.* Chemotherapy of advanced non-small-cell lung cancer: a comparison of three active regimens. A randomized trial of the Italian Oncology Group for Clinical Research. *Ann Oncol* 1995; **6:** 347–53.
52. Cullen MH, *et al.* Mitomycin, ifosfamide and cis-platin in non-small cell lung cancer: treatment good enough to compare. *Br J Cancer* 1988; **58:** 359–61.
53. DeVita VT, *et al.* Combination chemotherapy in the treatment of advanced Hodgkin's disease. *Ann Intern Med* 1970; **73:** 881–95.
54. Sternberg CN, *et al.* Preliminary results of M-VAC (methotrexate, vinblastine, doxorubicin and cisplatin) for transitional cell carcinoma of the urothelium. *J Urol (Baltimore)* 1985; **133:** 403–7.
55. Loehrer PJ, *et al.* A randomized comparison of cisplatin alone or in combination with methotrexate, vinblastine, and doxorubicin in patients with metastatic urothelial carcinoma: a cooperative group study. *J Clin Oncol* 1992; **10:** 1066–73.
56. Pisters KMW, *et al.* Pathologic complete response in advanced non-small-cell lung cancer following preoperative chemotherapy: implications for the design of future non-small-cell lung cancer combined modality trials. *J Clin Oncol* 1993; **11:** 1757–62.
57. Pérol M, *et al.* Multicenter randomized trial comparing cisplatin-mitomycin-vinorelbine versus cisplatin-mitomycin-vindesine in advanced non-small cell lung cancer. *Lung Cancer* 1996; **14:** 119–34.
58. Loehrer PJ, *et al.* Cisplatin plus doxorubicin plus cyclophosphamide in metastatic or recurrent thymoma: final results of an intergroup trial. *J Clin Oncol* 1994; **12:** 1164–8.
59. Coleman RL, *et al.* Carboplatin and short-infusion paclitaxel in high-risk and advanced-stage ovarian carcinoma. *Cancer J Sci Am* 1997; **3:** 246–53.
60. McGuire WP, *et al.* Cyclophosphamide and cisplatin compared with paclitaxel and cisplatin in patients with stage III and stage IV ovarian cancer. *N Engl J Med* 1996; **334:** 1–6.
61. Seidman AD, *et al.* Weekly trastuzumab and paclitaxel therapy for metastatic breast cancer with analysis of efficacy by HER2 immunophenotype and gene amplification. *J Clin Oncol* 2001; **19:** 2587–95.
62. Levin VA, *et al.* Superiority of post-radiotherapy adjuvant chemotherapy with CCNU, procarbazine, and vincristine (PCV) over BCNU for anaplastic gliomas: NCOG 6G61 final report. *Int J Radiat Oncol Biol Phys* 1990; **18:** 321–4.
63. Longo DL, *et al.* Superiority of ProMACE-CytaBOM over ProMACE-MOPP in the treatment of advanced diffuse aggressive lymphoma: results of a prospective randomized trial. *J Clin Oncol* 1991; **9:** 25–38.
64. Bartlett NL, *et al.* Brief chemotherapy, Stanford V, and adjuvant radiotherapy for bulky or advanced-stage Hodgkin's disease: a preliminary report. *J Clin Oncol* 1995; **13:** 1080–8.
65. Barlogie B, *et al.* Effective treatment of advanced multiple myeloma refractory to alkylating agents. *N Engl J Med* 1984; **310:** 1353–6.
66. Bonnet J, *et al.* Vincristine, BCNU, doxorubicin, and prednisone (VBAP) combination in the treatment of relapsing or resistant multiple myeloma: a Southwest Oncology Group study. *Cancer Treat Rep* 1982; **66:** 1267–71.
67. Bladé J, *et al.* Increased conventional chemotherapy does

not improve survival in multiple myeloma: long-term results of two PETHEMA trials including 914 patients. *Hematol J* 2001; **2:** 272–8.

68. Loehrer PJ, *et al.* Salvage therapy in recurrent germ cell cancer: ifosfamide and cisplatin plus either vinblastine or etoposide. *Ann Intern Med* 1988; **109:** 540–6.
69. Tournigand C, *et al.* FOLFIRI followed by FOLFOX6 or the reverse sequence in advanced colorectal cancer: a randomized GERCOR study. *J Clin Oncol* 2004; **22:** 229–37.
70. Rothenberg ML, *et al.* Superiority of oxaliplatin and fluorouracil–leucovorin compared with either therapy alone in patients with progressive colorectal cancer after irinotecan and fluorouracil–leucovorin: interim results of a phase III trial. *J Clin Oncol* 2003; **21:** 2059–69.
71. Douillard JY, *et al.* Irinotecan combined with fluorouracil compared with fluorouracil alone as first-line treatment for metastatic colorectal cancer: a multicentre randomised trial. *Lancet* 2000; **355:** 1041–7.
72. Long HJ, *et al.* Randomized phase III trial of cisplatin with or without topotecan in carcinoma of the uterine cervix; a Gynecologic Oncology Group Study. *J Clin Oncol* 2005; **23:** 4626–33.
73. Fleming GF, *et al.* Phase III trial of doxorubicin plus cisplatin with or without paclitaxel plus filgrastim in advanced endometrial carcinoma: a Gynecologic Oncology Group Study. *J Clin Oncol* 2004; **22:** 2159–66.
74. Cunningham D, *et al.* Upper Gastrointestinal Clinical Studies Group of the National Cancer Research Institute of the United Kingdom. Capecitabine and oxaliplatin for advanced esophagogastric cancer. *N Engl J Med* 2008; **358:** 36–46.
75. Van Cutsem E, *et al.* V325 Study Group. Phase III study of docetaxel and cisplatin plus fluorouracil compared with cisplatin and fluorouracil as first-line therapy for advanced gastric cancer: a report of the V325 Study Group. *J Clin Oncol* 2006; **24:** 4991–7.
76. Ross P, *et al.* Prospective randomized trial comparing mitomycin, cisplatin, and protracted venous-infusion fluorouracil (PVI 5-FU) with epirubicin, cisplatin, and PVI 5-FU in advanced esophagogastric cancer. *J Clin Oncol* 2002; **20:** 1996–2004.

化学治疗的功能

WHO 于 1999 年在一份有关癌症的化疗的咨询会议文件的补充材料中[1]列出了被认为是合理治疗恶性肿瘤的所必需的一些化合物的名单。

这个名单将这些化合物分为 3 大类（注：名单用楷体字标注的化合物在 1994 年前发表的名单中没有提到）：

- 17 种被用于治疗能够治愈癌症的或者那些能够达到满意的成本-疗效比例的药物（博来霉素、苯丁酸氮芥、顺铂、环磷酰胺、阿糖胞苷、放线菌素 D、柔红霉素、多柔比星、依托泊苷、氟尿嘧啶、巯嘌呤、甲氨蝶呤、泼尼松龙、丙卡巴肼、他莫昔芬、长春碱和长春新碱）
- 12 种能在一定的临床病例中达到较好治疗效果的药物（白消安、卡铂、氟他胺、亚叶酸、戈那瑞林类似物、干扰素-α、美法仑、甲地孕酮、丝裂霉素、米托蒽醌、紫杉醇、长春瑞滨）
- 13 种被判定为有效脱离癌症治疗的非必须药物（氨鲁米特、阿那曲唑、六甲蜜胺、卡莫司汀、达卡巴嗪、多西他赛、表柔比星、吉西他滨、异环磷酰胺、伊立替康、洛莫司汀、雷替曲塞和托泊替康）。

WHO 认为对于诸如肝细胞癌和肺癌等肿瘤，应优先采用如乙型肝炎病毒免疫疗法和烟草控制此类的预防性治疗[1]。

尽管目前为止化疗在某些选定的条件下已经取得了实际有效的成绩，但是从 20 世纪 80 年代和 90 年代开始一些肿瘤学家们提出其难以达到他们允诺的结果。Braverman[2]于 1991 年指出，对于绝大多数患者来说他们的医疗方案应该限制在符合他们的疾病症状以及考虑到临终关怀程序，从而最大程度上限制使用抗肿瘤药和进行新型作用机制或改良剂性药物的研究，此观点在他后来的报道中也有反复提到[3]。其他学者也提出类似观点，诸如对大多数成年肿瘤患者的错误治疗方案[4]，并指出在临床试验或者是专门的治疗中心之外大量的使用化疗药物是欠妥的[5,6]。Bailar 和 Smith 于 1986 年在一份统计学报告中提出，"抗癌战争"正在消失，取而代之的是预防手段，因为它们可能产生比治疗更好的疗效[7]。除某些领域的进展之外，一份 1994 年结束的最新的综述也得出了相同的结论[8]。但另外有观点认为癌症预防的手段并未达到良好的效果[9]。

这样的观点当然引起了广泛的争论，一些学者认为发展使用佐剂和强化疗法以及继续研发新型药物是非常重要且不可忽视的[10~14]。然而大量日益丰富的关于癌症分子生物学的知识，特别是生物反应调节物的使用[11,15]或基因治疗[16]都仿佛承认化学治疗方案将得到更进一步的发展。在以后的几年之内，一些研究用药已成熟，新的抗肿瘤药已上市。除了那些讨论是否因为增加了给药剂量而导致疗效提高的争论之外[17,18]，目前为止，仅有关于一些针对白血病和淋巴瘤治疗有显著疗效的报道[1]。

另有建议指出破坏肿瘤细胞的治疗方案从肿瘤学和微生物学来说可能是错误的，更加恰当的治疗手段应该是恢复自身的细胞控制机制，使患者在肿瘤存在的条件下也能继续存活。随着关于恶性肿瘤本身是一类程序性的机制且包含有肿瘤细胞和微环境的复杂的相互作用，因此针对恢复细胞生长的调节可能成为一种有效的癌症治疗手段。虽然这些理论在现阶段仍是理论性的推测[9,19,20]，但是已经有一些成功的药物如伊马替尼和曲妥珠单抗，让我们看到了这种趋势的希望。

1. Sikora K, *et al.* Essential drugs for cancer therapy: a World Health Organization consultation. *Ann Oncol* 1999; **10:** 385–90.
2. Braverman AS. Medical oncology in the 1990s. *Lancet* 1991; **337:** 901–2.
3. Braverman AS. Chemotherapeutic failure: resistance or insensitivity? *Ann Intern Med* 1993; **118:** 630–2.
4. Kearsley JH. Cytotoxic chemotherapy for common adult malignancies: the emperor's new clothes revisited? *BMJ* 1986; **293:** 871–6.
5. Milsted RAV, *et al.* Cancer chemotherapy—what have we achieved? *Lancet* 1980; **i:** 1343–6.
6. Mead GM. Chemotherapy for solid tumours: routine treatment not yet justified. *BMJ* 1995; **310:** 246–7.
7. Bailar JC, Smith EM. Progress against cancer? *N Engl J Med* 1986; **314:** 1226–32.
8. Bailar JC, Gornik HL. Cancer undefeated. *N Engl J Med* 1997; **336:** 1569–74.
9. Sporn MB. The war on cancer. *Lancet* 1996; **347:** 1377–81.
10. Tobias JS. Medical oncology in the 1990s. *Lancet* 1991; **337:** 1220.
11. Chabner BA, Rothenberg ML. Medical oncology in the 1990s. *Lancet* 1991; **338:** 576–7.
12. Chabner BA. Biological basis for cancer treatment. *Ann Intern Med* 1993; **118:** 633–7.
13. Cunningham D. Chemotherapy for solid tumours; important progress in treatment. *BMJ* 1995; **310:** 247–8.
14. Kramer BS, Klausner RD. Grappling with cancer—defeatism versus the reality of progress. *N Engl J Med* 1997; **337:** 931–4.
15. Malpas JS. Oncology. *Postgrad Med J* 1990; **66:** 80–93.
16. Lemoine NR, Sikora K. Interventional genetics and cancer treatment. *BMJ* 1993; **306:** 665–6.
17. Hryniuk W. Will increases in dose intensity improve outcome: pro. *Am J Med* 1995; **99** (suppl 6A): 69S–70S.
18. Souhami RL. Will increases in dose intensity improve outcome: con. *Am J Med* 1995; **99** (suppl 6A): 71S–76S.
19. Astrow AB. Rethinking cancer. *Lancet* 1994; **343:** 494–5.
20. Schipper H, *et al.* A new biological framework for cancer research. *Lancet* 1996; **348:** 1149–51.

恶性肿瘤的治疗

妊娠期滋养层细胞肿瘤

妊娠期滋养层细胞肿瘤来源于滋养层细胞，由早期胚胎分化而来；与受孕及妊娠有关，影响育龄期妇女。可分为癌前阶段如葡萄胎（完全性或部分性葡萄胎）和恶性阶段（妊娠滋养细胞肿瘤）包括侵袭性葡萄胎（恶性葡萄胎）、绒毛膜癌和滋养层细胞肿瘤[1~6]。葡萄胎是非正常受孕导致的广泛的滋养层的一些致死性的变化。完全性葡萄胎和部分葡萄胎有不同的组织学和基因表型，但都有父系基因的过度表达[1,2,7]。妊娠滋养细胞肿瘤可继发于任何形式的妊娠[1,2,6]，但是主要继发于完全性或部分性葡萄胎妊娠[3]。完全性葡萄胎妊娠和部分性葡萄胎妊娠继发恶性滋养细胞肿瘤的风险分别为 15%和 0.5%[3,5,7]。所有这些肿瘤均可以分泌人绒毛膜促性腺激素（hCG），通过尿液和血清检测对于疾病的诊断和疗效的监测具有重要的意义[1,4,5,7]。

滋养细胞肿瘤的侵袭性有所不同，像绒毛膜癌具有高度侵袭性；但是如果根据已知的风险分类给予了恰当的治疗，能够获得非常好的预后。导致不良预后的因素包括 hCG 数值很高、肝或者脑转移、初始的单药化疗方案无效以及高龄因素[3~5,8]。目前的治疗手段，包括局部转移的放疗，实际上可以使 100%的局限和超过 80%的晚期患者得到治愈。

完全性葡萄胎清宫术后，对有发生持续性妊娠期滋养细胞肿瘤风险的患者，以往进行预防性化疗，但对这种治疗是存有争议的，有致死性的个案报道。大部分人认为这样做的风险太大，因为密切随访的情况下持续性滋养细胞肿瘤的发生率和致死率很低[1,4]。

在**低风险疾病**的患者中，通常选择甲氨蝶呤或放线菌素 D 单药化疗[1~3,5,6,9]。治疗选择有地域差异[9,10]，所以缺乏可比的数据[3]。肌内注射甲氨蝶呤通常采取隔日给药，或者每周给药，亚叶酸解救可要可不要[3~6,9,10]。现行的静脉注射放线菌素 D 的方案有几种，有人认为每日给药较脉冲式给药更有效[3,5]。一篇归纳了 4 项随机临床研究的系统性综述认为脉冲式静脉注射放线菌素 D 优于甲氨蝶呤每周给药[10]。尽管放线菌素 D 的缓解率略高于甲氨蝶呤，但是毒性更大[4]，而且甲氨蝶呤的给药方式更简单，许多人更倾向把甲氨蝶呤联合亚叶酸作为一线用药[5]。两种药交替用药或序贯用药的方式都有人尝试[4,9]。

不管一线使用哪一种药，在耐药时都可换成另一种药单药治疗[3,5]。如果仍然耐药，则考虑用联合化疗，方案与高风险疾病的类似[4]。

联合方案 EMA-CO（依托泊苷、甲氨蝶呤、放线菌素 D、环磷酰胺和长春新碱）可能是目前对于**高危**患者的首选治疗[2~6,8,11]。甲氨蝶呤、放线菌素 D 和依托泊苷联合也是常用的方案[2,3,5]。在美国，甲氨蝶呤、放线菌素 D、加上环磷酰胺或苯丁酸氮芥的三药联合作为标准方案已应用多年[1,4]，但毒性较大，生存率低[2,4]。然而，具有可比性的数据还很少，更具优势的联合方案尚有待建立[1,4,8]。对于化疗抗拒的患者，补救方案 EMA-EP 用依托泊苷和顺铂代替了 EMA-CO 中的环磷酰胺和长春新碱[3,5,11,12]。其他方案有依托泊苷和顺铂联合博来霉素（BEP）或异环磷酰胺（VIP）[3,11,12]。

脑转移通常用局部放射治疗，同时给予全身化疗。也可用改良的 EMA-CO，即全身输注高剂量甲氨蝶呤，并鞘内注射甲氨蝶呤[1,2,4,5,11]。肝转移可以用放射治疗、局部化疗栓塞或手术切除[2,4,11]。

胎盘滋养细胞肿瘤患者对化疗相对不敏感，最好的治疗是早期子宫切除术[2,5]。对于复发或转移性病变，EMA-EP 可能比 EMA-CO 更有效[13]。更多相关的信息以及其他常见方案见表 1（第613页）。

1. Soper JT, *et al.* American College of Obstetricians and Gynecologists. Diagnosis and treatment of gestational trophoblastic disease: ACOG Practice Bulletin No. 53. *Gynecol Oncol* 2004; **93:** 575–85.
2. El-Helw LM, Hancock BW. Treatment of metastatic gestational trophoblastic neoplasia. *Lancet Oncol* 2007; **8:** 715–24.
3. Ngan S, Seckl MJ. Gestational trophoblastic neoplasia management: an update. *Curr Opin Oncol* 2007; **19:** 486–91.
4. Soper JT. Gestational trophoblastic disease. *Obstet Gynecol* 2006; **108:** 176–87.
5. Sarwar N, *et al.* Gestational trophoblastic neoplasia: the management of relapsing patients and other recent advances. *Curr Oncol Rep* 2004; **6:** 476–82.
6. Royal College of Obstetricians and Gynaecologists. Guideline no. 38: the management of gestational trophoblastic disease (issued February 2010). Available at: http://www.rcog.org.uk/files/rcog-corp/GT38ManagementGestational0210.pdf (accessed 12/07/10)
7. Sebire NJ, Seckl MJ. Gestational trophoblastic disease: current management of hydatidiform mole. Abridged version: *BMJ* 2008; **337:** a1193. Full version: http://www.bmj.com/cgi/content/full/337/aug15_1/a1193 (accessed 18/03/09) Correction. *ibid.*; a1473.
8. Deng L, *et al.* Combination chemotherapy for high-risk gestational trophoblastic tumour. Available in The Cochrane Database of Systematic Reviews; Issue 2. Chichester: John Wiley; 2009 (accessed 13/07/09).
9. Osborne R, Gerulath A. What is the best regimen for low-risk gestational trophoblastic neoplasia? A review. *J Reprod Med* 2004; **49:** 602–16.
10. Alazzam M, *et al.* First line chemotherapy in low risk gestational trophoblastic neoplasia. Available in The Cochrane Database of Systematic Reviews; Issue 1. Chichester: John Wiley; 2009 (accessed 18/03/09).
11. Lurain JR. Advances in management of high-risk gestational trophoblastic tumors. *J Reprod Med* 2002; **47:** 451–9.
12. Lurain JR, Nejad B. Secondary chemotherapy for high-risk gestational trophoblastic neoplasia. *Gynecol Oncol* 2005; **97:** 618–23.
13. Behtash N, Karimi Zarchi M. Placental site trophoblastic tumor. *J Cancer Res Clin Oncol* 2008; **134:** 1–6.

组织细胞综合征

组织细胞综合征包括一系列的组织细胞（如巨噬细胞和树突状细胞）增生的疾病[1]。Langerhans 细胞组织细胞增生症是一种以 CD1a 阳性 Langerhans 细胞（一种树突状细胞）异常增殖为表现的疾病[2]。这种术语过去用于描述 Langerhans 细胞组织细胞增生症的不同的临床表现，包括组织细胞增生症 X、Ⅱ型组织细胞增生症、嗜酸细胞性肉芽肿、Hand-schuller-Christian 综合征和 Letterer-Siwe 病，但现在这些已经不再使用[3]。Langerhans 细胞组织细胞增生症主要发生于儿童，病因尚不明确；没有确定其是否是恶性肿瘤[2,4,5]。

Langerhans 细胞组织细胞增生症的临床表现有显著的差异，包括骨痛、体重减轻、发热、皮疹、呼吸困难或气促、多饮多尿、淋巴结病、牙龈肥大、共济失调和记忆障碍[2,5]。根据器官受侵状况，可分为局部（或单系统）病变与弥漫（或多系统）病变[1,4]。根据受侵部位的数目可进一步将单系统病变分为单灶病变和多灶病变[1]。根据具体受侵器官可将多系统病变进一步分为低危组和高危组（高危器官包括造血系统、肺、肝和脾）[1,5,6]。该病的后遗症包括糖尿病尿崩症、生长迟缓、认知障碍和残疾[1,2,4]。发病率和预后取决于受累器官的数目及这些受累器官的正常功能是否受到影响[1]。**单系统病变**通常有一些良性过程，单灶病变往往可自行好转。但是，如果是骨骼病变未能自愈或自愈前出现骨折或畸形或已丧失功能，则须进行刮除术、损伤部位皮质激素治疗或放射治疗[1,4,5]。多发骨病变的患者适合进行全身化疗，推荐方案是长春碱联合泼尼松或泼尼松龙[2,4,6]，此化疗同样可用于高危的单灶病变[6]。同样，单一的皮肤病变无需治疗即可自愈，或是通过手术、局部使用皮质激素、甲氧沙林联合 UV 照射，或局部使用氮芥[1,4,5,7]。

多系统病变的治疗仍有争议，部分人推荐一线治疗使用高剂量泼尼松或单药化疗，但联合化疗可能有效率更高，复发减少[1]。最常用的药物是 6～12 个月的皮质激素或长春碱，有报道显示巯嘌呤和甲氨蝶呤亦有效[4]。一项对照研究显示，应用长春碱或依托泊苷 6 个月治疗儿童多系统病变，两者疗效相当[8]。后续的研究显示长春碱与依托泊苷联合的疗效并不优于长春碱单药（联合皮质激素或巯嘌呤）[2,4,6]。全身皮质激素治疗已经应用于儿童皮肤病变[7]或多系统病变及成人肺部 Langerhans 细胞组织细胞增生症[9]。对联合治疗无效的患者可以考虑多种治疗方案，包括环孢素[4,7]、沙利度胺[7]和高剂量化疗联合骨髓干细胞移植[2,4,5]。克拉屈滨应用于多系统病变，疗效不尽相同[5,7]。对于复发或难治的病变，克拉屈滨密集方案和高剂量阿糖胞苷可能有效[2]。抗 CD1 单克隆抗体[1,5]将来有望用于改善治疗和诊断。

1. Satter EK, High WA. Langerhans cell histiocytosis: a review of the current recommendations of the Histiocyte Society. *Pediatr Dermatol* 2008; **25:** 291–5.
2. Gasent Blesa JM, *et al.* Langerhans cell histiocytosis. *Clin Transl Oncol* 2008; **10:** 688–96.
3. Favara BE, *et al.* Contemporary classification of histiocytic disorders. The WHO Committee on Histiocytic/Reticulum Cell Proliferations and Reclassification Working Group of the Histiocyte Society. *Med Pediatr Oncol* 1997; **29:** 157–66.
4. Henter JI, *et al.* Histiocyte disorders. *Crit Rev Oncol Hematol* 2004; **50:** 157–74.
5. Stockschlaeder M, Sucker C. Adult Langerhans cell histiocytosis. *Eur J Haematol* 2006; **76:** 363–8.
6. Windebank K, Nanduri V. Langerhans cell histiocytosis. *Arch Dis Child* 2009; **94:** 904–8.
7. Chu T. Langerhans cell histiocytosis. *Australas J Dermatol* 2001; **42:** 237–42.
8. Gadner H, *et al.* A randomized trial of treatment for multisystem Langerhans' cell histiocytosis. *J Pediatr* 2001; **138:** 728–34. Correction. *ibid.*; **139:** 170.
9. Vassallo R, *et al.* Pulmonary Langerhans'-cell histiocytosis. *N Engl J Med* 2000; **342:** 1969–78.

急性白血病

急性白血病是影响造血前体细胞的恶性肿瘤。相对比较少见（为 1/100000～3/100000），一些类型急性白血病与辐射、致癌物或致癌反转录病毒有关，并且特定的个体显示出了遗传易感性，但大多数病因不明。

在原发的单一事件或多事件后，受损细胞的子代没有进行正常分化却在失控状态下进行增殖。结果血液及骨髓中不成熟的细胞（胚细胞）积聚，取代了功能正常的血细胞。

急性白血病可以大致分为**急性淋巴细胞白血病**（ALL），可导致淋巴细胞系恶性增殖，以及**急性髓系白血病**（AML），即所谓的急性髓细胞样白血病或急性非淋巴细胞白血病，影响髓样细胞系。这一大类疾病还可以有不同的分法。ALL 可以通过免疫表型再分为 B 细胞系或 T 细胞系；以往形态学上可以分为 L1，L2，L3 型。AML 广泛采用的是法-美-英（FAB）分法。通过细胞系和分化的程度进行区分：

- M0，AML 未分化型；
- M1，AML 微分化型；
- M2，AML 分化型；
- M3，急性早幼粒细胞白血病；
- M4，急性粒-单核细胞白血病；
- M5，急性单核细胞白血病；
- M6，急性红白血病；
- M7，急性巨核细胞白血病。

但是通过细胞遗传学以及分子学的分析，基因型的认识在白血病的治疗方面已越来越重要。因此，在 WHO 的支持已经提出一种修订的分类方法，综合了形态学、免疫表型、基因型、生物学和临床特征。在这种分类中[1,2]，AML 分为 4 种主要类型：

- AML 伴有再发的细胞遗传学易位；
- AML 伴有相关脊髓发育不良特征；
- AML，与治疗相关；
- AML 未有特殊说明。

新发和继发 AML 是常用的名称，但是并没有标准定义。有人建议新发 AML 是指患者无骨髓发育不良综合征、骨髓增殖异常病史或无暴露于潜在致白血病基因因素中的经历。继发 AML 则是指 AML 继发于上述疾病或确有暴露于致白血病基因的经历[3]。

在淋巴细胞系统肿瘤的 WHO 分类中，采纳了修订欧美淋巴瘤（REAL）分类，其中急性淋巴母细胞白血病和淋巴母细胞淋巴瘤是具有不同表现的同一种疾病[1]。

急性白血病通常表现为疲劳、贫血、感染（由于粒细胞减少）和易出现皮下瘀斑或出血（主要由于血小板减少）。尽管 AML 骨髓发育不良可以持续几个月或几年，但发病时常常迅猛。可以出现骨痛、肝脏增大、脾脏和淋巴细胞浸润。其他脏器也可能受累，并且出现代谢紊乱，包括高尿酸血症、低钠血症和低钾血症。

未治疗的急性白血病通常在几个月内死亡。但是治疗后在预期生存方面可出现较大的差异，一些病例可以获得长期的缓解。

1. Harris NL, *et al.* World Health Organization classification of neoplastic diseases of the hematopoietic and lymphoid tissues: report of the clinical advisory committee meeting–Airlie House, Virginia, November 1997. *J Clin Oncol* 1999; **17:** 3835–49.
2. Vardiman JW, *et al.* The World Health Organization (WHO) classification of the myeloid neoplasms. *Blood* 2002; **100:** 2292–2302.
Also available at: http://bloodjournal.hematologylibrary.org/cgi/reprint/100/7/2292.pdf (accessed 06/08/09)
3. Cheson BD, *et al.* Revised recommendations of the International Working Group for Diagnosis, Standardization of Response Criteria, Treatment Outcomes, and Reporting Standards for Therapeutic Trials in Acute Myeloid Leukemia. *J Clin Oncol* 2003; **21:** 4642–9.

急性淋巴细胞白血病 经过现代化疗方法，超过 80% 的儿童和 30%～40% 的成人急性淋巴细胞白血病（ALL）患者能够获得长期的无病生存[1～3]。尽管关于预后因素缺乏共识，但通常认为年龄小于 1 岁或大于 10 岁以及诊断时白细胞数目较高的患者有着较高的复发风险[2～4]。这些因素可能反映了特殊基因型的存在。ALL 的特点是染色体易位激活了特殊的基因。虽然基因异常不能完全提示疗效，但确实可以提供预后信息。一般地，如超二倍体、TEL-AML1 基因融合或 t（1；19）/E2A-PBX1 基因融合等基因改变的患者预后最好。而那些 t（9；22）/BCR-ABL 融合基因（费城染色体）或 t（4；11）/MLL-AF4 基因融合的患者则预后较差。超过 50% 的 T 细胞 ALL 的基因活化改变包含 NOTCH1，该基因可编码调节正常 T 细胞生长的受体[4]。

T 细胞或前体 B 细胞 ALL 的标准治疗通常为分几个阶段，共 2～3 年[1～5]：

- 短期的诱导缓解治疗；
- 强化（巩固）治疗；
- 预防中枢神经系统受累的治疗，从诱导治疗阶段开始进行，有时会长期持续；
- 延长持续（维持）阶段，有时包括重新诱导治疗[1,2]。

成熟 B 细胞 ALL（Burkitt 白血病或淋巴瘤，见下文 **Burkitt 淋巴瘤**）各个治疗阶段用药不同，不需维持治疗期[1,4]。

诱导治疗的目的是达到完全缓解，对治疗缓慢出现的早期缓解提示预后较差[2,3]。在诱导治疗后进行微小残留疾病进行评估对于判断预后有重要作用[2,3,5]。

标准诱导治疗方案包括长春新碱和皮质激素（泼尼松龙、泼尼松、地塞米松）、儿童患者联合门冬酰胺酶、成人患者联合蒽环类如多柔比星或柔红霉素[2,3]。但是，使用4～5 种药物——通常为长春新碱、一种皮质激素、门冬酰胺酶、一种蒽环类、联合或不联合环磷酰胺进行强化诱导治疗被认为具有更高的缓解率和更长的缓解期[5]。伊马替尼用于费城染色体阳性的 ALL 可显著提高诱导缓解率和无病生存期[4]。

在诱导治疗方案中，与泼尼松龙相比，地塞米松改善了生存，降低了中枢神经系统中的复发率[2,3]，并且增加剂量能够获得更好的骨髓缓解[6]。但是地塞米松的剂量应谨慎，因为大剂量地塞米松可能会导致迟发的并发症，并会增加感染的发生率和死亡率[5]。也有报道使用来源于埃希杆菌属的门冬酰胺酶比来源于菊欧文菌的门冬酰胺酶[7]可能获得更好的无事件生存，并且培冬酰酶可能比门冬酰胺酶更有效[8]。但是，门冬酰胺酶的剂量密度和用药时间似乎比门冬酰胺酶的种类选择更重要[4]。

如果不进行针对脑膜的中枢神经系统的治疗，大约 60% 的儿童和 35% 的成人将会发生脑膜复发。有效的预防治疗能够使中枢神经系统复发率降低至少于 5%[2,9]。标准治疗包括头颅照射和鞘内注射甲氨蝶呤。但是，由于头颅照射的神经毒性和第二脑肿瘤的发生，应进行单用化疗的研究，特别是对于儿童患者[5,9,10]。治疗方案包括鞘内注射甲氨蝶呤、高剂量全身应用甲氨蝶呤，或使用甲氨蝶呤、阿糖胞苷和一种皮质激素的三药鞘内化疗[2]。这些治疗方案在诱导治疗阶段开始并在之后的延长治疗阶段间断进行。早期进行三药联合强化鞘内化疗对于预防中枢神经系统复发可能比较重要，而且成功的中枢神经系统治疗还能够预防骨髓复发[11]。头颅照射对于高复发风险的患者是必要的[2,4,9]。

强化（巩固）治疗指获得完全缓解之后继续进行强化化疗。虽然强化治疗阶段的重要性毫无争议，但是对于强化治疗的最佳治疗方案和持续时间并无共识[2,4]。在强化化疗方案中包括高剂量的阿糖胞苷、依托泊苷、替尼泊苷、高剂量甲氨蝶呤、巯嘌呤、硫鸟嘌呤，以及在诱导治疗阶段使用过的抗肿瘤药；通常联合 4～5 种药物治疗。UKALL 试验 X 表明在诱导治疗开始后加入5～20 周的强化治疗（使用阿糖胞苷、依托泊苷、硫鸟嘌呤和柔红霉素），5 年无病生存率增加到 71%，而仅接受维持治疗的 5 年无病生存率为 57%[10]。在儿童患者中也能看到这种生存受益，并且治疗失败的风险较低。进一步的强化治疗能够使那些初次治疗显效较慢的或复发风险较高的儿童患者受益[12]。

继续（维持）治疗通常在缓解后进行 2～3 年[1～5,10]。标准的联合治疗方案包括硫嘌呤每日给药，甲氨蝶呤每周给药[2～4]。很多方案用于**再次诱导**治疗（重复诱导治疗）[2,4]，这种强化治疗可改善预后[3]。

通常认为患者在维持治疗后 4 年保持缓解状态则很少会发生复发，可以认为已经被治愈。

停止治疗后出现复发的患者通常可以获得**第二次缓解**，一般是重复给予初次的诱导治疗方案。但是如果在治疗期间发生复发，则预后较差，而且化疗可能不会带来长期的获益。但氯法拉滨单药治疗在一些耐药或复发的 ALL 患者可以获得缓解[13,14]。研究有望改善初治疗效的新药有：奈拉滨、sphingosomal、长春新碱、新的 BCR-ABL 抑制剂。

干细胞移植（第1729页）在 ALL 治疗中的作用有争议。比较骨髓移植与加强化疗的研究结果不尽相同[4]。因此，同种基因移植通常用于经诱导治疗后未获得完全缓解[2～4]和费城染色体阳性 ALL（即使经酪氨酸激酶抑制剂治疗过，仍为高危）[3,4]的高危患者。由于缺乏 HLA-配型家族供体，所以正在进行自体净化骨髓移植的研究或者使用非配型的家族供体的骨髓；但是，这些治疗方式都已经证实并不比化疗有效[3,15]。研究显示经过配型的无关供者或者脐带血移植与配型的家族供者移植的疗效相当[4]。

1. Apostolidou E, *et al.* Treatment of acute lymphoblastic leukaemia: a new era. *Drugs* 2007; **67:** 2153–71.
2. Stanulla M, Schrappe M. Treatment of childhood acute lymphoblastic leukemia. *Semin Hematol* 2009; **46:** 52–63.
3. Gökbuget N, Hoelzer D. Treatment of adult acute lymphoblastic leukemia. *Semin Hematol* 2009; **46:** 64–75.
4. Pui C-H, *et al.* Acute lymphoblastic leukaemia. *Lancet* 2008; **371:** 1030–43.
5. Pui C-H, Evans WE. Treatment of acute lymphoblastic leukemia. *N Engl J Med* 2006; **354:** 166–78.
6. Schwartz CL, *et al.* Improved response with higher corticosteroid dose in children with acute lymphoblastic leukemia. *J Clin Oncol* 2001; **19:** 1040–6.
7. Ronghe M, *et al.* Remission induction therapy for childhood acute lymphoblastic leukaemia: clinical and cellular pharmacology of vincristine, corticosteroids, L-asparaginase and anthracyclines. *Cancer Treat Rev* 2001; **27:** 327–37.
8. Avramis VI, *et al.* A randomized comparison of native Escherichia coli asparaginase and polyethylene glycol conjugated asparaginase for treatment of children with newly diagnosed standard-risk acute lymphoblastic leukemia: a Children's Cancer Group study. *Blood* 2002; **99:** 1986–94. Correction. *ibid.*; **100:** 1531.
9. Pui C-H. Acute lymphoblastic leukemia in children. *Curr Opin Oncol* 2000; **12:** 3–12.
10. Vora A. Acute lymphoblastic leukemia: optimizing treatment strategies in children. *Pediatr Drugs* 2002; **4:** 405–16.
11. Estlin EJ, *et al.* Consolidation therapy for childhood acute lymphoblastic leukaemia: clinical and cellular pharmacology of cytosine arabinoside, epipodophyllotoxins and cyclophosphamide. *Cancer Treat Rev* 2001; **27:** 339–50.
12. Nachman JB, *et al.* Augmented post-induction therapy for children with high-risk acute lymphoblastic leukemia and a slow response to initial therapy. *N Engl J Med* 1998; **338:** 1663–7.
13. Jeha S, *et al.* Clofarabine, a novel nucleoside analog, is active in pediatric patients with advanced leukemia. *Blood* 2004; **103:** 784–9.
14. Jeha S. New therapeutic strategies in acute lymphoblastic leukemia. *Semin Hematol* 2009; **46:** 76–88.
15. Aricò M, *et al.* Outcome of treatment in children with Philadelphia chromosome-positive acute lymphoblastic leukemia. *N Engl J Med* 2000; **342:** 998–1006.

急性髓性白血病 急性髓性白血病（AML）的治疗是有争议的，因为正常干细胞前体对药物治疗比较敏感，而针对骨髓白血病细胞克隆的治疗导致部分正常干细胞池的破坏。不论怎样，AML 的治疗应该基于临床研究[1～3]，治疗包括诱导化疗和巩固化疗，应尽早明确哪些患者应该进行造血干细胞移植[3]。

强化治疗通常可以**诱导缓解**。最多 80% 的年轻患者和大约 50% 的老年患者（AML 占大多数）可以获得完全缓解，但是在诱导治疗过程中患者会出现严重的中性粒细胞减少，而缓解率在某种程度上取决于标准的支持治疗。有不良预后因素如体力状态评分较低、继发于骨髓发育不良或抗肿瘤药治疗后的 AML、白细胞计数较高、多药耐药以及不利的细胞遗传学的患者缓解率较低[4,5]。确定的治疗方案是以阿糖胞苷为基础联合蒽环类柔红霉素[1～4,6～9]。尽管与柔红霉素[10]相比应首选伊达比星，特别是在年轻成年患者[8]，但在儿童患者伊达比星没有增加疗效反而增加毒性[11,12]。除柔红霉素外可以选择米托蒽醌[8,10]，但很少有证据证明[1,4,10,12]在诱导治疗方案中一种蒽环类优于另外一种。在含有阿糖胞苷和柔红霉素的诱导治疗方案中加入依托泊苷或硫鸟嘌呤，对于成人和儿童患者有效率[13,14]相似，但是在老年患者诱导方案中加入硫鸟嘌呤比依托泊苷有效[15]。

正如急性淋巴细胞白血病的治疗一样（见上文），急性髓性白血病有采用更强烈的诱导治疗的趋势[6,14]。高剂量阿糖胞苷与标准剂量相比可能改善了细胞遗传学特征较佳的年轻患者的生存，但在老年患者中神经毒性大于任何获益[10]；这些患者可以选择阿糖胞苷和氟达拉滨联合治疗[5]。一些指南将低强度治疗（皮下注射阿糖胞苷、阿扎胞苷或地西他滨）或中等强度诱导治疗（联合氯法拉滨）作为年龄大于60岁患者的治疗选择[8]。造血生长因子的应用仍有争议，一些人认为可以将其作为密集化疗的辅助治疗[3,8]，而另一部分人则反对将其作为AML的常规治疗[1]。

在诱导治疗一旦出现缓解后，为阻止出现复发应进行巩固治疗或**缓解后治疗**[1,6,10]，包括进一步化疗，同种基因异体或自体骨髓移植（见**造血干细胞移植**，第1729页）[1,3,7~9]。缓解后的最佳治疗尚未达成共识[3,7,8]。一些人建议对中低风险的患者进行高剂量阿糖胞苷化疗，其他患者则建议行同种异体干细胞移植[3,7,8]。非成骨髓细胞化疗联合同种异体干细胞移植可能是老年患者的替代治疗选择[3,5,7~9,16]。

复发或未获得完全缓解的患者需要进行**补救**治疗，标准补救治疗方案包括高剂量阿糖胞苷或氟达拉滨联合阿糖胞苷[7,8]。同种异体干细胞移植同样可用于补救治疗或用于二线或缓解后的治疗[3,7,8]。参加临床研究亦可作为一种选择[7,8]。吉姆单抗奥佐米星曾用于治疗老年患者[1,9]，但该药现在已从美国市场撤出。低剂量**维持化疗**（阿糖胞苷和硫鸟嘌呤）可以改善无病生存，但总生存并未获益[4]。AML患者没有必要进行长期的维持治疗[1,6,12,14]。老年患者因为虚弱或其他临床因素导致不能进行标准治疗或研究性治疗，常给予口服羟基脲进行**姑息**性治疗，低剂量阿糖胞苷亦可能能获益[1,2,7~9]，老年患者应用伊达比星联合依托泊苷可获得较好疗效[5]。

其他正在研究的治疗AML的药物包括氯法拉滨、阿扎胞苷、伊马替尼和地西他滨[2,7~9,12,14]。环孢素类似物伐司朴达是一种多药耐药抑制剂，正在研究当中，但与严重的早期死亡有关[17]。

急性早幼粒细胞白血病（APL）是AML的一个亚型，占成人AML的10%[18]。把APL同其他亚型区别开是很重要的，因为大多数APL患者可通过合适的治疗达到治愈[10]。尽管大多数APL患者在维甲酸单药治疗后能够获得完全缓解，但缓解期短而且大多数患者会复发[19]。维甲酸联合化疗（蒽环类和阿糖胞苷）组成的诱导治疗与单纯化疗相比能够改善无事件生存[18,20]。证据显示大多数患者可不用阿糖胞苷[19,21]，低危或中危患者的标准治疗为维甲酸联合一种蒽环类[8,10,22]，没有证据显示哪一种蒽环类优于其他蒽环类[19,22]。对于高危患者应联合阿糖胞苷治疗[8]。

巩固治疗用于完全缓解后的患者[8,19,20]，方案常含有蒽环类。虽然大多数研究含有阿糖胞苷，但是它的作用仍有待商榷[18,19,21]，标准的巩固治疗仍为维甲酸联合一种蒽环类[8]。高危患者的诱导治疗也许应该加用阿糖胞苷[8,22]。三氧化二砷联合维甲酸进行诱导和巩固治疗也是有效的[8,10]，并且此方案可以作为不能耐受蒽环类患者的替代方案[8,22]。单药三氧化二砷可作为一线治疗，但是仅用于化疗禁忌的患者[20]。

巩固治疗后获得分子缓解的患者，建议进行至多2年的维甲酸维持治疗，联合或不联合持续的低剂量化疗（巯嘌呤和甲氨蝶呤）[8,20,21]。对于复发风险高的患者（如白细胞数增高的患者和老年患者）[19,21]，维持治疗更可显著获益。巩固治疗后仍分子学阳性的患者推荐应用三氧化二砷治疗[8,20]，三氧化二砷亦可作为复发患者的治疗选择[8,18~22]，尤其是一年内应用过维甲酸的患者。获得二次缓解的患者可以考虑应用自体或同种异体造血干细胞移植[8,18,19,21,23]。吉姆单抗奥佐米星虽然尚未明确其疗效[20,23]，但可作为复发患者的治疗选择。对于有移植可能的患者要谨慎使用[8]。人工合成维甲酸他米巴罗汀（AM-80）用于维甲酸诱导治疗获得完全缓解后复发患者的再诱导治疗[24]。

维甲酸的疗效之所以被认同，是因为在APL患者中染色体的异常导致出现了异常的视黄酸受体。使其他亚型的AML，甚至其他肿瘤也能够进行分化的药物的开发也是一个长期而艰巨的任务。

1. Milligan DW, *et al.* British Committee for Standards in Haematology. Guidelines on the management of acute myeloid leukaemia in adults. *Br J Haematol* 2006; **135:** 450–74. Also available at: http://www.bcshguidelines.com/pdf/bjh_6314.pdf (accessed 07/08/09)
2. Estey E. Acute myeloid leukemia and myelodysplastic syndromes in older patients. *J Clin Oncol* 2007; **25:** 1908–15.
3. Fey M, Dreyling M. ESMO Guidelines Working Group. Acute myeloblastic leukemia in adult patients: ESMO clinical recommendations for diagnosis, treatment and follow-up. *Ann Oncol* 2009; **20** (suppl 4): iv100–iv101. Also available at: http://annonc.oxfordjournals.org/cgi/reprint/20/suppl_4/iv100.pdf (accessed 26/05/10)
4. Tallman MS. Therapy of acute myeloid leukemia. *Cancer Control* 2001; **8:** 62–78.
5. Jackson GH, Taylor PRA. Acute myeloid leukaemia: optimising treatment in elderly patients. *Drugs Aging* 2002; **19:** 571–81.
6. Arceci RJ. Progress and controversies in the treatment of pediatric acute myelogenous leukemia. *Curr Opin Hematol* 2002; **9:** 353–60.
7. Estey E, Döhner H. Acute myeloid leukaemia. *Lancet* 2006; **368:** 1894–1907.
8. National Comprehensive Cancer Network. Clinical practice guidelines in oncology: acute myeloid leukaemia (version 3.2010). Available at: http://www.nccn.org/professionals/physician_gls/PDF/aml.pdf (accessed 13/07/10)
9. Craig CM, Schiller GJ. Acute myeloid leukemia in the elderly: conventional and novel treatment approaches. *Blood Rev* 2008; **22:** 221–34.
10. Jabbour EJ, *et al.* Adult acute myeloid leukemia. *Mayo Clin Proc* 2006; **81:** 247–60.
11. O'Brien TA, *et al.* Results of consecutive trials for children newly diagnosed with acute myeloid leukemia from the Australian and New Zealand Children's Cancer Study Group. *Blood* 2002; **100:** 2708–16.
12. Rubnitz JE, *et al.* Acute myeloid leukemia. *Pediatr Clin North Am* 2008; **55:** 21–51.
13. Hann IM, *et al.* Randomized comparison of DAT versus ADE as induction chemotherapy in children and younger adults with acute myeloid leukemia: results of the Medical Research Council's 10th AML trial (MRC AML10). *Blood* 1997; **89:** 2311–18.
14. Loeb DM, Arceci RJ. What is the optimal therapy for childhood AML? *Oncology (Huntingt)* 2002; **16:** 1057–66.
15. Goldstone AH, *et al.* Attempts to improve treatment outcomes in acute myeloid leukemia (AML) in older patients: the results of the United Kingdom Medical Research Council AML11 trial. *Blood* 2001; **98:** 1302–11.
16. Stone RM. The difficult problem of acute myeloid leukemia in the older adult. *CA Cancer J Clin* 2002; **52:** 363–71.
17. Baer MR, *et al.* Phase 3 study of the multidrug resistance modulator PSC-833 in previously untreated patients 60 years of age and older with acute myeloid leukemia: Cancer and Leukemia Group B Study 9720. *Blood* 2002; **100:** 1224–32.
18. Jurcic JG, *et al.* Diagnosis and treatment of acute promyelocytic leukemia. *Curr Oncol Rep* 2007; **9:** 337–44.
19. Tallman MS, *et al.* Acute promyelocytic leukemia: evolving therapeutic strategies. *Blood* 2002; **99:** 759–67.
20. Sanz MA. Treatment of acute promyelocytic leukemia. *Hematology (Am Soc Hematol Educ Program)* 2006; 147–55.
21. Tallman MS, Nabhan C. Management of acute promyelocytic leukemia. *Curr Oncol Rep* 2002; **4:** 381–9.
22. Sanz MA, *et al.* Management of acute promyelocytic leukemia: recommendations from an expert panel on behalf of the European LeukemiaNet. *Blood* 2009; **113:** 1875–91.
23. Mantadakis E, *et al.* A comprehensive review of acute promyelocytic leukemia in children. *Acta Haematol (Basel)* 2008; **119:** 73–82.
24. Tobita T, *et al.* Treatment with a new synthetic retinoid, Am80, of acute promyelocytic leukemia relapsed from complete remission induced by all-trans retinoic acid. *Blood* 1997; **90:** 967–73.

慢性白血病

慢性白血病大致可以分为淋巴细胞系受侵和髓细胞系受侵。

*淋巴细胞系*受侵包括慢性淋巴细胞白血病（CLL），其中B细胞占95%，T细胞占5%；还包括B细胞受侵的毛细胞白血病。修订欧美淋巴瘤分类[1]和计划中的WHO血液系统恶性肿瘤分类[2]认为，淋巴细胞白血病和相同细胞类型的淋巴瘤是具有不同临床表现的同一种疾病。因此B细胞CLL和B细胞小淋巴细胞性淋巴瘤是同一疾病。影响髓系的慢性肿瘤包括骨髓增殖异常的慢性髓性白血病（CML）、真红细胞增多症、原发血小板增多症和骨髓发育不良综合征。上述所有类型均可转化为急性髓性白血病。

1. Harris NL, *et al.* A revised European-American classification of lymphoid neoplasms: a proposal from the International Lymphoma Study Group. *Blood* 1994; **84:** 1361–92. Also available at: http://bloodjournal.hematologylibrary.org/cgi/reprint/84/5/1361.pdf (accessed 07/08/09)
2. Harris NL, *et al.* World Health Organization classification of neoplastic diseases of the hematopoietic and lymphoid tissues: report of the clinical advisory committee meeting–Airlie House, Virginia, November 1997. *J Clin Oncol* 1999; **17:** 3835–49.

慢性淋巴细胞白血病 慢性淋巴细胞白血病（CLL）通常发生在60岁以上人群，尽管在远东地区很少见，但在西方国家发病率大约占白血病的30%。CLL和小淋巴细胞淋巴瘤（SLL）是同一种疾病的不同表现形式[1]。CLL的分期根据美国Rai分期和欧洲Binet分期，二者都有预后的意义[1~8]。其临床过程不同：低危患者（Rai O期；Binet A期）中位生存期大约10年，而高危患者（Rai Ⅲ/Ⅳ期；Binet C期）中位生存期约1.5年；中危患者中位生存期约6年[2,3,9]。免疫球蛋白IGHV基因的突变状态可影响预后，突变状态的替代标识包括CD38和ZAP-70可进一步将危险因素分层[7,10~13]。

惰性病变的低危和中危患者通常在症状和体征出现进展以后，才会进行细胞毒药物的治疗[2,3,5~10,13]。在这类患者中，有研究显示对于早期CLL立即化疗在10年生存方面比延迟化疗没有显著性获益或不利[14]。高危或晚期患者通常需要立即化疗。

需要**治疗**时，可有多种治疗选择。多年来，持续或间断应用苯丁酸氮芥（联合或不联合泼尼松）是CLL的主要治疗方案，缓解率为40%～70%[10,12,15]。以烷化剂为基础的联合化疗方案如COP或CVP（环磷酰胺、长春新碱和泼尼松或泼尼松龙）、CAP（环磷酰胺、多柔比星和泼尼松或泼尼松龙）或CHOP（环磷酰胺、多柔比星、长春新碱和泼尼松或泼尼松龙）并不优于单药使用苯丁酸氮芥[4,6,15]。

后续研究发现氟达拉滨较烷化剂为基础的方案可获得更好的缓解率，但是并未显示总生存的获益[6~8,10~12,15]。氟达拉滨联合其他药物正在研究中，氟达拉滨联合苯丁酸氮芥毒性较大[1,7,15]，氟达拉滨联合环磷酰胺较苯丁酸氮芥单药或氟达拉滨单药可提高缓解率并延长无进展生存期[8,11,13,15]。因此，氟达拉滨联合环磷酰胺常作为初治患者的推荐治疗方案[10]，尤其是一般状况较好的患者。苯丁酸氮芥单药或氟达拉滨单药仍是合适的一线治疗选择[1,9,12,13]。有并发症或PS评分较差的难以耐受氟达拉滨为基础方案的患者可选择CVP或CHOP方案[1]。

苯达莫司汀是一种烷化剂，较苯丁酸氮芥可获得更好的缓解率和无进展生存期，在一些国家已被批准作为一线单药治疗，但尚无与其他一线治疗方案相比的数据[1]。其他嘌呤类似物治疗CLL正在研究中。克拉屈滨联合或不联合皮质激素与氟达拉滨单药疗效相当[11]。克拉屈滨联合环磷酰胺与克拉屈滨单药疗效相似[11]。一些人建议将克拉屈滨联合化疗方案作为一线治疗选择[9]，而另外一些人则不推荐在一线治疗时把克拉屈滨作为氟达拉滨的常规替代[6]。

单克隆抗体阿仑单抗和利妥昔单抗联合其他药物治疗CLL正在研究中[5,6,10,11,16]。利妥昔单抗联合氟达拉滨（FR方案）临床疗效尤其显著[7,10,12,15]，FCR方案（氟达拉滨、环磷酰胺和利妥昔单抗）显示出较高的总体缓解率[1,11,17]，一些人考虑将FCR作为合适的一线治疗选择[1,9,12,13]。然而，其他人则认为利妥昔单抗联合氟达拉滨（加或不加环磷酰胺）的应用仍有待进一步证实[6]。嘌呤类似物喷司他丁联合环磷酰胺和利妥昔单抗（PCR方案）显示出较高的缓解率，亦可作为ALL的初治治疗方案[1,8,12,13]。虽然一些人建议将利妥昔单抗单药作为老年患者或有并发症患者的初治治疗方案[1,12]，但另一些人不建议将其用于CLL的初治患者[6]。同样的，阿仑单抗也许可以用于细胞遗传学异常的预后较差的患者的一线治疗[1,7,9,10]，或者用于氟达拉滨为基础的方案诱导治疗后的巩固治疗[10,11,17]。但是，也有人不建议将阿仑单抗用于CLL初治患者[6]，并且部分人反对将其用于巩固治疗阶段，因为有感染并发症和CMV再激活的危险[15]。

虽然研究正在进行并且研究的参与者似乎能获益，但是并没有明确的证据显示巩固治疗和维持治疗优于复发后的治疗[8]。复发后的治疗取决于初治治疗的缓解期[6,7,14]。若初治缓解时间长，则诱导治疗后可再次获得缓解[7,9]。也可尝试另一种替代的药物，或联合用药再加或不加单克隆抗体[1,7,9,11]。单用单克隆抗体可作为一种治疗选择[1,9]，尤其是化疗耐药的患者，可应用阿仑单抗、奥法默单抗、剂量密集的利妥昔单抗。阿仑单抗联合利妥昔单抗亦可作为一种选择[1]。更多的常规化疗方案的信息见表1（第613页）。

造血干细胞移植（HSCT）治疗CLL正在研究中[7]。自体HSCT尚不能治愈CLL[11,13,15]，复发是不可避免的[10]。同种异体HSCT的原则包括移植物对抗白血病和干细胞不受侵[11]，使CLL有治愈的可能性[6,13]。但是移植相关死亡率非常高。非成髓方案在研究中[6,7,10,11,15]。异体HSCT建议用于未缓解的年轻患者、嘌呤类似物治疗后早期复发的患者、嘌呤类似物为基础的治疗或异体HSCT治疗后2年内复发的患者或细胞遗传学异常的预后较差的患者[10]。

其他正在研究的治疗CLL的药物有硼替佐米[10]、丹尼白介素[10]、来那度胺[7,10,18]、鲁米昔单抗[7,10]、奥利默森钠[10]和沙利度胺[18]。

1. National Comprehensive Cancer Network. Clinical practice guidelines in oncology: non-Hodgkin's lymphomas (version 1.2010). Available at: http://www.nccn.org/professionals/physician_gls/PDF/nhl.pdf (accessed 26/05/10)
2. Hamblin TJ. Achieving optimal outcomes in chronic lymphocytic leukaemia. *Drugs* 2001; **61:** 593–611.
3. Schriever F, Huhn D. New directions in the diagnosis and treatment of chronic lymphocytic leukaemia. *Drugs* 2003; **63:** 953–69.
4. Andritsos L, Khoury H. Chronic lymphocytic leukemia. *Curr Treat Options Oncol* 2002; **3:** 225–31.
5. Shanafelt TD, Call TG. Current approach to diagnosis and management of chronic lymphocytic leukemia. *Mayo Clin Proc* 2004; **79:** 388–98.
6. British Society of Haematology. Guidelines on the diagnosis and management of chronic lymphocytic leukaemia. *Br J Haematol* 2004; **125:** 294–317. Also available at: http://www.bcshguidelines.com/pdf/chronicLL_050504.pdf (accessed 15/05/09)
7. Dighiero G, Hamblin TJ. Chronic lymphocytic leukaemia. *Lancet* 2008; **371:** 1017–29.
8. Nabhan C, *et al.* Controversies in the front-line management of chronic lymphocytic leukemia. *Leuk Res* 2008; **32:** 679–88.

9. Eichhorst B, *et al.* ESMO Guidelines Working Group. Chronic lymphocytic leukemia: ESMO minimum clinical recommendations for diagnosis, treatment and follow-up. *Ann Oncol* 2009; **20** (suppl 4): iv102–iv104. Also available at: http://annonc.oxfordjournals.org/cgi/reprint/20/suppl_4/iv102.pdf (accessed 26/05/10)
10. Auer RL, *et al.* Emerging therapy for chronic lymphocytic leukaemia. *Br J Haematol* 2007; **139:** 635–44.
11. Yee KWL, O'Brien SM. Chronic lymphocytic leukemia: diagnosis and treatment. *Mayo Clin Proc* 2006; **81:** 1105–29.
12. Shanafelt TD, *et al.* Narrative review: initial management of newly diagnosed, early-stage chronic lymphocytic leukemia. *Ann Intern Med* 2006; **145:** 435–47.
13. Zent CS, Kay NE. Chronic lymphocytic leukemia: biology and current treatment. *Curr Oncol Rep* 2007; **9:** 345–52.
14. CLL Trialists' Collaborative Group. Chemotherapeutic options in chronic lymphocytic leukemia: a meta-analysis of the randomized trials. *J Natl Cancer Inst* 1999; **91:** 861–8.
15. Kasamon YL, Flinn IW. Management of symptomatic, untreated chronic lymphocytic leukemia. *Blood Rev* 2007; **21:** 143–56.
16. Mavromatis B, Cheson BD. Monoclonal antibody therapy of chronic lymphocytic leukemia. *J Clin Oncol* 2003; **21:** 1874–81.
17. Wierda WG, *et al.* Novel immune-based treatment strategies for chronic lymphocytic leukemia. *J Clin Oncol* 2005; **23:** 6325–32.
18. Chanan-Khan A, Porter CW. Immunomodulating drugs for chronic lymphocytic leukaemia. *Lancet Oncol* 2006; **7:** 480–8.

慢性髓性白血病 慢性髓细胞（骨髓内细胞）或慢性粒细胞白血病（CML）是一种少见病，通常发生在老年患者，占所有成人白血病 15%。超过 90%的病例血细胞中有染色体的异常，即费城染色体（Ph），由发生在 9 号和 22 号染色体长臂的基因易位导致，形成 BCR-ABL 融合基因。这种基因的产物 BCR-ABL 蛋白导致了白血病。Ph 阴性病变（非典型 CML）预后较差，有些分类系统把它归入另外一种疾病[1~3]。

CML 的发生有 3 个时期，通常在慢性期诊断，慢性期可能会持续多年，若不治疗，可发展为进展期。通常情况下，经过加速期的过渡，进展期快速发展为致命的危险期（危象期）[1,3~7]。

伊马替尼是一种 BCR-ABL 蛋白酪氨酸激酶抑制剂，使 CML 的治疗有革命性的转变[1~5,8~10]。干扰素和 STI571（IRIS）的国际随机研究显示，对新诊断的**慢性期** CML，伊马替尼优于干扰素-α 联合低剂量阿糖胞苷[11,12]。随访发现大多数患者缓解期持久[13]，因此，伊马替尼成为 CML 慢性期的标准初治方案[14]。但尚未确定合适的治疗剂量，高剂量伊马替尼正在研究中[4,8]。因为停止伊马替尼后常会复发，因此敏感患者是否应继续治疗尚未明确[1,8,10]。此外耐药也是个问题[2,3,5,7~9,15~17]。对于伊马替尼初始治疗未缓解的患者或血液学复发的患者，可选择增加伊马替尼剂量，或应用二代酪氨酸激酶抑制剂如达沙替尼或尼洛替尼，也可以考虑同种异体造血干细胞移植（HSCT）或试验性治疗[1,3,6,7,10,14,18]。对于不能耐受伊马替尼或其他酪氨酸激酶抑制剂的患者，干扰素-α（单用或与低剂量阿糖胞苷联用）或羟基脲也可能是合理的选择[1,2,4,8,10]。

早期同种异体 HSCT（第1729页）由于移植物对抗白血病使得 CML 有潜在治愈的可能，但是常伴随较高的发病率和死亡率，包括移植物抗宿主病[9]。因此，伊马替尼较 HSCT 更适合应用于 CML 慢性期的一线治疗[1,14]。对于同胞供体 HLA 相同[4,5,10]的年轻患者或高疾病风险低移植风险的患者[2]，HSCT 仍是合适的治疗选择。且多数人建议先进行一段时间的伊马替尼治疗，因为伊马替尼治疗的疗效可提示 HSCT 的适应证是强还是弱[6,8~10]。正在进行的增加供体来源选择（如 HLA 匹配的非亲缘供体和脐带血）促进了 HLA 分型技术，减少了非成骨髓细胞治疗的毒性，使得 HSCT 的应用更广泛[1,5]。自体 HSCT 亦在研究当中，但是相比干扰素为基础的治疗并无优势[8]。HSCT 治疗后复发的患者可进行供体淋巴细胞输注、酪氨酸激酶抑制剂或干扰素-α 治疗[1,2,10]。

虽然干扰素-α 不再是一线治疗，但是相对于白消安或羟基脲而言，干扰素-α 可延长大多数患者的生存期[19]。并且干扰素-α 联合低剂量阿糖胞苷可提高缓解率，只不过毒性较干扰素-α 单药亦有增加[20]。羟基脲比白消安疗效和耐受性均较好[21]。

偶有患者发病时即为**进展期**，这种早发生的危象期患者可进行一线伊马替尼或其他酪氨酸激酶抑制剂治疗，之后进行同种异体 HSCT[4,8]。应该对诊断时为加速期的患者口服伊马替尼进行更长期的研究[8]。而在伊马替尼治疗中发展为进展期的患者，可选择达沙替尼或尼洛替尼、HSCT 或试验性治疗[1]。

关于治疗 CML 的研究包括新的酪氨酸激酶抑制剂如博舒替尼、非激酶抑制剂如高三尖杉酯碱、法尼基转移酶抑制剂如洛那法尼和替吡法尼、低甲基药物如阿扎胞苷和地西他滨、组蛋白脱乙酰基酶抑制剂和疫苗[5,17,18]。伊马替尼与其他药物的联合应用正在研究中[2]。

1. National Comprehensive Cancer Network. Clinical practice guidelines in oncology: chronic myelogenous leukemia (version 2.2010). Available at: http://www.nccn.org/professionals/physician_gls/PDF/cml.pdf (accessed 26/05/10)
2. Hehlmann R, *et al.* European LeukemiaNet. Chronic myeloid leukaemia. *Lancet* 2007; **370:** 342–50.
3. Kantarjian HM, *et al.* New insights into the pathophysiology of chronic myeloid leukemia and imatinib resistance. *Ann Intern Med* 2006; **145:** 913–23.
4. Goldman J. British Committee for Standards in Haematology. Recommendations for the management of BCR-ABL-positive chronic myeloid leukaemia.
Available at: http://www.bcshguidelines.com/pdf/CML_guidelines_270707.pdf (accessed 01/04/09)
5. Quintás-Cardama A, Cortes JE. Chronic myeloid leukemia: diagnosis and treatment. *Mayo Clin Proc* 2006; **81:** 973–88.
6. Schiffer CA. BCR-ABL tyrosine kinase inhibitors for chronic myelogenous leukemia. *N Engl J Med* 2007; **357:** 258–65.
7. Marshall HM, Hammond JM. Treatment options in imatinib-resistant chronic myelogenous leukemia. *Ann Pharmacother* 2008; **42:** 259–64.
8. Baccarani M, *et al.* European LeukemiaNet. Evolving concepts in the management of chronic myeloid leukemia: recommendations from an expert panel on behalf of the European LeukemiaNet. *Blood* 2006; **108:** 1809–20. Also available at: http://bloodjournal.hematologylibrary.org/cgi/reprint/108/6/1809 (accessed 07/08/09)
9. Goldman JM, Melo JV. Chronic myeloid leukemia—advances in biology and new approaches to treatment. *N Engl J Med* 2003; **349:** 1451–64.
10. Goldman JM. How I treat chronic myeloid leukemia in the imatinib era. *Blood* 2007; **110:** 2828–37.
11. O'Brien SG, *et al.* Imatinib compared with interferon and low-dose cytarabine for newly diagnosed chronic-phase chronic myeloid leukemia. *N Engl J Med* 2003; **348:** 994–1004.
12. Hughes TP, *et al.* Frequency of major molecular responses to imatinib or interferon alfa plus cytarabine in newly diagnosed chronic myeloid leukemia. *N Engl J Med* 2003; **349:** 1423–32.
13. Druker BJ, *et al.* IRIS Investigators. Five-year follow-up of patients receiving imatinib for chronic myeloid leukemia. *N Engl J Med* 2006; **355:** 2408–17.
14. Baccarani M, Dreyling M. ESMO Guidelines Working Group. Chronic myelogenous leukemia: ESMO clinical recommendations for diagnosis, treatment and follow-up. *Ann Oncol* 2009; **20** (suppl 4): iv105–iv107.
Also available at: http://annonc.oxfordjournals.org/cgi/reprint/20/suppl_4/iv105.pdf (accessed 26/05/10)
15. Paterson SC, *et al.* Is there a cloud in the silver lining for imatinib? *Br J Cancer* 2003; **88:** 983–7.
16. Gambacorti-Passerini CB, *et al.* Molecular mechanisms of resistance to imatinib in Philadelphia-chromosome-positive leukaemias. *Lancet Oncol* 2003; **4:** 75–85.
17. Cortes J, Kantarjian H. New targeted approaches in chronic myeloid leukemia. *J Clin Oncol* 2005; **23:** 6316–24. Correction. *ibid.*; 9034.
18. Jabbour E, *et al.* Suboptimal response to or failure of imatinib treatment for chronic myeloid leukemia: what is the optimal strategy? *Mayo Clin Proc* 2009; **84:** 161–9.
19. Chronic Myeloid Leukemia Trialists' Collaborative Group. Interferon alfa versus chemotherapy for chronic myeloid leukemia: a meta-analysis of seven randomized trials. *J Natl Cancer Inst* 1997; **89:** 1616–20.
20. Lindauer M, Fischer TH. Interferon-α combined with cytarabine in chronic myelogenous leukemia—clinical benefits. *Leuk Lymphoma* 2001; **41:** 523–33.
21. Hehlmann R, *et al.* Randomized comparison of busulfan and hydroxyurea in chronic myelogenous leukemia: prolongation of survival by hydroxyurea. *Blood* 1993; **82:** 398–407.

毛细胞白血病 毛细胞白血病较少见，病程缓慢，以 B 淋巴细胞增生为主，表现为白细胞带有突出的鞭毛、各类血细胞减少、脾大。许多患者无临床症状，在出现症状前进行早期治疗并无明显优势[1,2]。一般脾切除作为初始治疗，但缓解时间较短。大多数病例，应用一年的干扰素 α-2a 或干扰素 α-2b 至少可以获得部分缓解，治疗一旦停止，又有发生复发的倾向[1,3,4]。

应用类嘌呤药物克拉屈滨和喷司他丁可取得较好的疗效，并且已经成为一线治疗药物[1,3~8]。短期治疗后可获得至少 50%的缓解率[3,4,7~10]。毒性一般可以耐受[3]。这些药物之间无交叉耐药；克拉屈滨对于对喷司他丁耐药或难以接受的患者也有较好的疗效[1,3]，其他人也将喷司他丁用于克拉屈滨耐药的患者[6]。虽然嘌呤类似物可以获得长期的无病生存期，但是并不能治愈疾病，很多患者会复发，提示治疗后仍有病变残余[7,10]。对于复发患者，推荐再次使用初治方案治疗[1,7]。对于嘌呤类似物耐药或治疗后复发的患者可选择干扰素-α[1,4]。一些报道显示复发、难治[1,3,4,7,8,10,11]或有残余病变[10]的患者应用利妥昔单抗可获得缓解，并且建议对于克拉屈滨和喷他司丁失败的患者可应用利妥昔单抗[6,7]。其他还在研究中的免疫治疗包括：阿仑单抗与重组免疫毒素 LMB-2 和 BL22[4,7,8,10]。

1. Mey U, *et al.* Advances in the treatment of hairy-cell leukaemia. *Lancet Oncol* 2003; **4:** 86–94.
2. Goodman GR, *et al.* Hairy cell leukemia: an update. *Curr Opin Hematol* 2003; **10:** 258–66.
3. Savoie L, Johnston JB. Hairy cell leukemia. *Curr Treat Options Oncol* 2001; **2:** 217–24.
4. Riccioni R, *et al.* Hairy cell leukemia. *Curr Treat Options Oncol* 2007; **8:** 129–34.
5. Ravandi F, O'Brien S. Chronic lymphoid leukemias other than chronic lymphocytic leukemia: diagnosis and treatment. *Mayo Clin Proc* 2005; **80:** 1660–74.
6. Golomb HM. Hairy cell leukemia: treatment successes in the past 25 years. *J Clin Oncol* 2008; **26:** 2607–9.
7. Gidron A, Tallman MS. Hairy cell leukemia: towards a curative strategy. *Hematol Oncol Clin North Am* 2006; **20:** 1153–62.
8. Dearden C, Else M. Hairy cell leukemia. *Curr Oncol Rep* 2006; **8:** 337–42.
9. Goodman GR, *et al.* Extended follow-up of patients with hairy cell leukemia after treatment with cladribine. *J Clin Oncol* 2003; **21:** 891–6.
10. Grever MR. How I treat hairy cell leukemia. *Blood* 2010; **115:** 21–8.
11. Thomas DA, *et al.* Rituximab in relapsed or refractory hairy cell leukemia. *Blood* 2003; **102:** 3906–11.

骨髓增生异常综合征 骨髓增生异常综合征是一种以造血功能不良为特征的造血系统低度恶性肿瘤，表现为贫血、中性粒细胞减少，血小板减少等不同症状。一般认为是一种隐匿的白血病或类白血病，在某些病例可以转化为急性髓性白血病（AML）。

骨髓增生异常综合征的临床表现变化多样，因此对每个病例的预后评价对决定治疗计划非常重要[1,2]。对于少数有 HLA 匹配供体的年轻患者，通过同种基因异体造血干细胞移植（HSCT）可以有治愈可能[1,3~8]。对于老年且不能采用标准治疗方案的患者，采用降低强度的移植准备治疗方案进行治疗，其结果尚在观察之中[5,7~9]。无合适供体的患者可以选择自体 HSCT[7]。

对于没有明显临床表现的患者最好采用保守治疗，包括观察和支持治疗（输血，抗菌或重组人红细胞生成素加集落刺激因子）[1~4,7~9]。可采用铁螯合治疗那些因为输血导致的铁超负荷（第1383页）的患者[2,7,9]。当血中促红细胞生成素较低、对红细胞生成素和（或）集落刺激因子没有反应时，可考虑应用阿扎胞苷、地西他滨或来那度胺。来那度胺对 5q 染色体缺失的患者有效[6,8,10~13]，并推荐为这些患者的一线治疗方案[2,9]。当患者的血清促红细胞生成素高于 500mU/ml 时，对免疫抑制疗法疗效较好，应该给予抗淋巴细胞免疫球蛋白加或不加环孢素，或单用环孢素[2,9]。免疫抑制疗法疗效差的患者应该给予阿扎胞苷、地西他滨、来那度胺、试验药物或考虑同种异体 HSCT[2]。阿扎胞苷或地西他滨也可用于血细胞数严重减少的患者，若无疗效，可试用免疫抑制疗法、试验药物或同种异体 HSCT[2]。

治疗晚期和已经转变为急性白血病的骨髓增生异常综合征的方案与急性白血病的强化治疗方案相似（见第620页），但缓解率较低[1,3,4]且常复发[9]。很多患者年龄较大，身体状态较差，不能承受强制化疗。这些患者可以给予单纯的支持治疗和造血生长因子治疗[9]。低强度化疗（如阿扎胞苷或地西他滨）可应用于这类患者[2]，但效果有限[1,3]。其他治疗骨髓增生异常综合征的抗肿瘤药和免疫调节药包括组蛋白脱乙酰基酶抑制剂如丙戊酸和伏立诺他、法尼基转移酶抑制剂、氨磷汀、三氧化二砷、沙利度定和托泊替康[1,3,5,7,9,14,15]，其疗效还在观察中[3]。试图诱导细胞分化的治疗效果令人失望[3]。

1. Paquette RL. Diagnosis and management of aplastic anemia and myelodysplastic syndrome. *Oncology (Huntingt)* 2002; **16** (suppl): 153–61.
2. National Comprehensive Cancer Network. Clinical practice guidelines in oncology: myelodysplastic syndromes (version 2.2010). Available at: http://www.nccn.org/professionals/physician_gls/PDF/mds.pdf (accessed 10/06/10)
3. Steensma DP, Tefferi A. The myelodysplastic syndrome(s): a perspective and review highlighting current controversies. *Leuk Res* 2003; **27:** 95–120.
4. List AF. New approaches to the treatment of myelodysplasia. *Oncologist* 2002; **7** (suppl 1): 39–49.
5. Mufti G, *et al.* Myelodysplastic syndrome. *Hematology (Am Soc Hematol Educ Program)* 2003; 176–99.
6. Koppel A, Schiller G. Myelodysplastic syndrome: an update on diagnosis and therapy. *Curr Oncol Rep* 2008; **10:** 372–8.
7. Santini V, *et al.* Treatment options in myelodysplastic syndromes: a new frontier. *J Chemother* 2008; **20:** 291–6.
8. Stone RM. How I treat patients with myelodysplastic syndromes. *Blood* 2009; **113:** 6296–6303.
9. Steensma DP, Bennett JM. The myelodysplastic syndromes: diagnosis and treatment. *Mayo Clin Proc* 2006; **81:** 104–30.
10. List A, *et al.* Efficacy of lenalidomide in myelodysplastic syndromes. *N Engl J Med* 2005; **352:** 549–57.
11. Nimer SD. Clinical management of myelodysplastic syndromes with interstitial deletion of chromosome 5q. *J Clin Oncol* 2006; **24:** 2576–82.
12. List A, *et al.* Myelodysplastic Syndrome-003 Study Investigators. Lenalidomide in the myelodysplastic syndrome with chromosome 5q deletion. *N Engl J Med* 2006; **355:** 1456–65.
13. Nimer SD. Myelodysplastic syndromes. *Blood* 2008; **111:** 4841–51.
14. Zorat F, Pozzato G. Thalidomide in myelodysplastic syndromes. *Biomed Pharmacother* 2002; **56:** 20–30.
15. Gore SD, Hermes-DeSantis ER. Future directions in myelodysplastic syndrome: newer agents and the role of combination approaches. *Cancer Control* 2008; **15** (suppl): 40–9.

真性红细胞增多症 真性红细胞增多症是一种费城染色体阴性的慢性骨髓增殖性疾病[1]，约 95%的患者存在 JAK2 基因突变[1~3]。其特征是红细胞数量增加、红细胞聚集，常伴白细胞和血小板的增加、脾肿大[1,4]。这是一种老年性疾病，发病中位年龄约为 60 岁[4]。症状与血细胞增多导致的血液高黏度有关，患者通常表现为动脉或静脉血栓（脑血管事件、心肌梗死、肺栓塞），有时会表现为出血，多为皮肤或胃肠道出血[1,4]。

若不治疗，则会有较高的发病率和死亡率，患者可出现骨髓纤维变进而转变为危象期和急性髓性白血病[1,4]。因此，**治疗**的目的是减少血栓和出血风险、尽量减小恶性转变机会及处理并发症或怀孕[4]。

治疗的主要方法是定期进行静脉切开术以维持正常的血细胞比容[5,6]，同时予以低剂量阿司匹林（每日40～100mg）[1,7]，此剂量足够减少血栓发生而又不增加出血风险[8]。对于栓塞风险较低的年轻人，无需进行其他治疗。对于栓塞风险较高的患者，除需进行静脉切开术之外，还应考虑骨髓抑制的治疗。以前常用苯丁酸氮芥，因其可能会导致白血病[4~6]，所以现在已经基本被停用。对于预期寿命小于10年的患者，放射性^{32}P比较适合，并且效果较好，不良反应较少[5]。但同烷化剂类似，它可能增加患继发恶性肿瘤的风险[6]。年轻患者可使用羟基脲[1,4,6]、白消安[5,6]或在某些国家可使用哌泊溴烷[5]等骨髓抑制治疗，因为导致白血病的风险较低。但有证据表明[9]上述药物也有导致白血病的风险，特别是在联合用药时[7,10]，有人建议白消安和哌泊溴烷仅用于老年患者[1,4]。非细胞毒性药物，如干扰素-α，也有一定的疗效[1,4~7,9]，更适合用于需要治疗的年轻患者[4,5]。阿那格雷是另一种抗血小板药，也可用于真性红细胞增多症的治疗，它可有效控制血小板数量，但并不能控制真性红细胞增多症的进展，有些患者难以耐受其不良反应而限制了应用[4]。

1. Penninga EI, Bjerrum OW. Polycythaemia vera and essential thrombocythaemia: current treatment strategies. *Drugs* 2006; **66:** 2173–87.
2. Campbell PJ, Green AR. The myeloproliferative disorders. *N Engl J Med* 2006; **355:** 2452–66.
3. McMullin MF, *et al.* National Cancer Research Institute, Myeloproliferative Disorder Subgroup; British Committee for Standards in Haematology. Amendment to the guideline for diagnosis and investigation of polycythaemia/erythrocytosis. *Br J Haematol* 2007; **138:** 821–2.
Also available at: http://www.bcshguidelines.com/pdf/polycythaemia_amendment_07.pdf (accessed 02/04/09)
4. McMullin MF, *et al.* General Haematology Task Force of the British Committee for Standards in Haematology. Guidelines for the diagnosis, investigation and management of polycythaemia/erythrocytosis. *Br J Haematol* 2005; **130:** 174–95. Also available at: http://www.bcshguidelines.com/pdf/polycythaemia_05.pdf (accessed 02/04/09)
5. Tefferi A. Polycythemia vera: a comprehensive review and clinical recommendations. *Mayo Clin Proc* 2003; **78:** 174–94.
6. Solberg LA. Therapeutic options for essential thrombocythemia and polycythemia vera. *Semin Oncol* 2002; **29** (suppl 10): 10–15.
7. Finazzi G, Barbui T. Evidence and expertise in the management of polycythemia vera and essential thrombocythemia. *Leukemia* 2008; **22:** 1494–1502.
8. Squizzato A, *et al.* Antiplatelet drugs for polycythaemia vera and essential thrombocythaemia. Available in The Cochrane Database of Systematic Reviews; Issue 2. Chichester: John Wiley; 2008 (accessed 06/06/08).
9. Spivak JL. The optimal management of polycythaemia vera. *Br J Haematol* 2002; **116:** 243–54.
10. Tefferi A, *et al.* A clinical update in polycythemia vera and essential thrombocythemia. *Am J Med* 2000; **109:** 141–9.

原发性血小板增多症 原发性血小板增多症是一种少见的费城染色体阴性的骨髓增生性疾病，由于血小板生成异常而引起血液中血小板增多[1]。50%～60%的患者有JAK2基因突变[2]。与其他骨髓增生性疾病不同，常发生于老年[3]，通常患者的寿命接近正常[3,4]。患者表现为微血管堵塞，如红斑性肢痛（烧灼痛和手足红斑），感觉异常或偏头痛；动静脉栓塞（脑血管栓塞、心肌梗死、肺栓塞）。有栓塞病史和60岁以上的患者发生栓塞的风险最高。少于10%的患者最终进入消耗期，表现为纤维化和骨髓再生不良，或转化为急性白血病。

栓塞风险低和无症状的患者通常不需要治疗[5]，但就何时需要开始**治疗**目前尚存在争议[6]。一些人认为只要没有禁忌证，即使是无症状的患者，初始给予预防性的抗凝治疗也是合理的。低剂量阿司匹林（每日40～100mg）有效并且不增加出血风险。有急性微血管症状的患者可以给予高剂量阿司匹林（每日100～300mg）[1]。对于高栓塞风险的患者，可应用减少血小板的药物，包括细胞毒性药物[1,6,7]。放射性^{32}P和烷化剂如白消安或哌泊溴烷，上述药物因可能导致白血病[1,3,7]，现在已很少应用。因为羟基脲可减少栓塞事件的发生[5,7,8]，而且因导致白血病的风险较低，更倾向于使用羟基脲，但仍有致白血病的可能[3,4,6~9]。年轻人有增加治疗相关白血病的风险，因此建议优先使用非细胞毒性药物。一些非细胞毒性药物也可以减少血小板的数量。阿那格雷[3,4]常用于替代羟基脲[1,5~8]，但在比较阿司匹林联合阿那格雷或羟基脲两种方案后，其价值还有待商榷[10]。尽管血小板减少数量两者相似，但应用阿那格雷的患者出现动脉栓塞、出血和转变为骨髓纤维化（静脉栓塞的概率降低）的风险更高。干扰素-α也可以减少血小板的数量[4~7]，对于需要终身治疗的年轻患者是一个很好的选择[1]。并且适用于孕妇的治疗[1,3,5,6,8]。造血干细胞移植适用于晚期且病情复杂的年轻患者[6]。

1. Penninga EI, Bjerrum OW. Polycythaemia vera and essential thrombocythaemia: current treatment strategies. *Drugs* 2006; **66:** 2173–87.
2. Campbell PJ, Green AR. The myeloproliferative disorders. *N Engl J Med* 2006; **355:** 2452–66.
3. Andersson BS. Essential thrombocythemia: diagnosis and treatment, with special emphasis on the use of anagrelide. *Hematology* 2002; **7:** 173–7.
4. Briere J, Guilmin F. Management of patients with essential thrombocythemia: current concepts and perspectives. *Pathol Biol (Paris)* 2001; **49:** 178–83.
5. Finazzi G, Barbui T. Evidence and expertise in the management of polycythemia vera and essential thrombocythemia. *Leukemia* 2008; **22:** 1494–1502.
6. Schafer AI. Thrombocytosis. *N Engl J Med* 2004; **350:** 1211–19.
7. Tefferi A, Murphy S. Current opinion in essential thrombocythemia: pathogenesis, diagnosis, and management. *Blood Rev* 2001; **15:** 121–31.
8. Solberg LA. Therapeutic options for essential thrombocythemia and polycythemia vera. *Semin Oncol* 2002; **29** (suppl 10): 10–15.
9. Finazzi G, Barbui T. Efficacy and safety of hydroxyurea in patients with essential thrombocythemia. *Pathol Biol (Paris)* 2001; **49:** 167–9.
10. Harrison CN, *et al.* Hydroxyurea compared with anagrelide in high-risk essential thrombocythemia. *N Engl J Med* 2005; **353:** 33–45.

淋巴瘤

恶性淋巴瘤是淋巴细胞恶性增殖导致的疾病。这些细胞起初位于淋巴结内，但由于其分布广泛，因此淋巴瘤可以发生于结节外或淋巴系统外的组织，如肺、胃肠道和皮肤。

淋巴瘤包括一系列的异种疾病，有两种主要亚型：霍奇金病和非霍奇金淋巴瘤（NHL）。霍奇金病的细胞来源不明；非霍奇金淋巴瘤有80%来自B细胞单克隆恶性增殖，其余来自T细胞和未分化细胞。

恶性淋巴瘤的治疗很大程度上取决于对其组织学特征的判断，特别是NHL取决于其亚型和分级。NHL有多种分类方法，National Cancer Institute Working Formulation目前被广泛采用[1]。在这种分类法中，NHL被分为：

- 低度恶性，包括小淋巴细胞型、滤泡性小裂细胞型、滤泡性小裂细胞与大细胞混合型淋巴瘤；
- 中度恶性，包括滤泡性大细胞型、弥漫性大细胞型、弥漫性小裂细胞型、弥漫性混合型淋巴瘤；
- 高度恶性，包括大细胞免疫母细胞型、淋巴母细胞型、小无裂细胞型（包括Burkitt）淋巴瘤。

International Lymphoma Study Group提出修订的欧美淋巴瘤（REAL）分类[2]，并由WHO赞助正式出版[3]。这种方法根据B细胞、T细胞和自然杀伤细胞以及霍奇金淋巴瘤进行分类。在这种分类中，B细胞淋巴瘤包括B细胞小淋巴细胞淋巴瘤、MALT淋巴瘤、滤泡性淋巴瘤（占成人NHL的35%，儿童少见）、弥漫大B细胞淋巴瘤（占成人NHL的30%，儿童NHL的5%）、Burkitt淋巴瘤（成人少见，占儿童NHL的30%）和Waldenstrom巨球蛋白血症（淋巴浆细胞淋巴瘤）。浆细胞骨髓瘤（多发性骨髓瘤）也是一种B细胞恶性肿瘤。T细胞淋巴瘤包括前T淋巴母细胞淋巴瘤（成人中少见，占儿童NHL的45%）和蕈样肉芽肿病；霍奇金淋巴瘤还可以分为结节淋巴细胞为主型和经典型（结节硬化型和混合细胞型）。

1. Anonymous. Lymphoma classification—where now? *Lancet* 1992; **339:** 1084–5.
2. Harris NL, *et al.* A revised European-American classification of lymphoid neoplasms: a proposal from the International Lymphoma Study Group. *Blood* 1994; **84:** 1361–92.
3. Harris NL, *et al.* World Health Organization classification of neoplastic diseases of the hematopoietic and lymphoid tissues: report of the clinical advisory committee meeting-Airlie House, Virginia, November 1997. *J Clin Oncol* 1999; **17:** 3835–49.

霍奇金病 在多数病例中，霍奇金病（霍奇金淋巴瘤）的组织学特征为存在一种特殊类型的巨细胞——Reed-Sternberg细胞。男性多于女性，在西方虽然没有明显年龄分布特征，但在儿童和老年人比较常见。

常表现为无痛性的一个或多个淋巴结肿大，常见于颈部和腋下。三分之一的患者还伴有发热、体重下降、夜间盗汗，这些都提示预后不良。在晚期患者，可表现为器官浸润以及各种感染合并症。肿块可压迫重要器官。

霍奇金病可通过放疗、化疗或二者联合进行治疗。根据肿瘤的大小和组织学类型、患者年龄，特别是临床分期来选择治疗方案[1]。Ann Arbor分类法（Cotswold修正）将Hodgkin病分为4期：

- Ⅰ期 单个淋巴结区域或淋巴结外部位受累；
- Ⅱ期 膈肌同侧的淋巴结或淋巴结外部位受累；
- Ⅲ期 膈肌两侧的淋巴结（包括脾）或淋巴结外部位受累；
- Ⅳ期 淋巴结广泛转移，包括一个或多个淋巴结外器官或组织。

每个阶段还根据是否存在前述的全身症状而分为A和B亚型[1~3]。X代表巨大肿块。E代表有单个淋巴结外部位受累[2,3]。霍奇金病治疗后生存率普遍较好。并且强调个体化治疗来降低早期或晚期患者治疗相关的并发症[1]。根据预后和治疗的考虑，患者被分为以下三组：早期治疗效果好（局限的）（ⅠA或ⅡA，无巨大肿块），早期治疗效果中等或不好（ⅠB或ⅡB，有巨大肿块）和晚期Ⅲ和Ⅳ期的三个部分。

对于Ⅰ、Ⅱ和ⅢA期的治疗，单独**放疗**是治疗成年局限患者的标准治疗方法，特别是对那些预后较好的患者。但单独放疗有一定的复发率，并且有继发肿瘤的风险。放疗加化疗虽然不能延长总生存[4]，但是可以降低复发率，因此，对于早期疗效好的患者，联合治疗模式是优先方案[1~3,5~10]。虽然最佳化疗方案和放疗剂量尚未明确，但是，最常用的是ABVD和StanfordⅤ方案（详见下文）[1,7]。单纯ABVD方案化疗也有应用[1,7,8,11]，单纯放疗可用于因并发症不能耐受化疗的高选择的患者[1]。联合治疗模式也可用于早期疗效不佳的患者，仍然使用ABVD[1,2,5~10]或StanfordⅤ方案[1]。

晚期患者的治疗一般应选择单独**化疗**，一些方案也加用放疗巩固[1,7]，但是否加用放疗的价值尚有争议。荟萃分析和系统性综述发现化疗加用放射治疗并未增加生存率，但对消除肿块和清除残余病灶具有一定的作用[4,7,12]。

目前有一些4联用药的标准**方案**可以选择：2种方案交替或在同一疗程中选择含有七八种药物的混合方案，但影响化疗结果的最重要的因素是药物的剂量强度。

最早成功的4联用药方案是MOPP联合化疗（氮芥、长春新碱、丙卡巴肼和泼尼松或泼尼松龙）。还有一些根据MOPP修改的治疗方法，可能效果相同且毒性更小。包括氮芥替代为苯丁酸氮芥或环磷酰胺（分别为LOPP或COPP）、长春新碱替代为长春碱（MVPP）以及氮芥和长春新碱同时被替换成苯丁酸氮芥和长春碱（ChlVPP）。然而，MOPP方案的替代方案——非交叉耐药的多柔比星、博来霉素、长春碱和达卡巴嗪联合用药（ABVD）被发现与MOPP的疗效相同，但可减少导致不孕和继发性白血病的风险。随后报道了与单独使用MOPP方案相比，单独使用ABVD或ABVD/MOPP的疗效更好，并且ABVD已成为治疗晚期霍奇金病的标准治疗方案的基础[1,3,7~11,13,14]。StanfordⅤ方案（多柔比星、长春碱、氮芥、长春新碱、博来霉素、依托泊苷和泼尼松联合巩固放疗）也用于晚期的初始治疗[1]。

最近进行的提高ABVD或MOPP疗效的尝试集中于强化剂量的混合方案。德国的霍奇金病研究组发现与ABVD/MOPP方案相比，博来霉素、依托泊苷、多柔比星、环磷酰胺、长春新碱、丙卡巴肼和泼尼松（BEACOPP）混合方案的疗效更好。增加BEACOPP的剂量尽管会增加毒性，但仍可最大程度的提高总生存[15]。增加剂量的BEACOPP可考虑用于高风险患者的治疗[1,7,17]。

复发患者**解救治疗**要根据初次治疗方式和出现复发的时间间隔来决定。需要解救治疗的患者分为4组：

- 最初经放疗后复发者，标准化疗方案有效；
- 标准化疗方案治疗后从未达到完全缓解者，预后很差，适合强化解救化疗方案联合自体造血干细胞移植（HSCT）；
- 初次缓解期超过一年者，其中一部分患者再次采用标准治疗仍可缓解，还可以考虑进行强化的解救化疗和HSCT；
- 初次治疗的缓解期很短不足一年，可以在解救化疗和HSCT前用标准治疗以减小肿块体积[2,16]。

常见的解救方案包括BEAM或小剂量BEAM（卡莫司汀、依托泊苷、阿糖胞苷和美法仑）、DHAP（地塞米松、高剂量阿糖胞苷和顺铂）、ESHAP（依托泊苷、甲泼尼龙、高剂量阿糖胞苷和顺铂）、ICE（异环磷酰胺、卡铂和依托泊苷）或以吉西他滨为基础的方案[1,7,11,17]。更多的常规化疗方案见表1（第613页）。尽管有人认为可以选择解救化疗和自体HSCT来治疗复发患者[2,7,11,14,17]，但其他人[4]认为应该明确这种治疗是否可以提高总生存。

霍奇金病的**免疫治疗**研究包括抗CD20单克隆抗体利妥昔单抗、其他单克隆抗体、还有一些针对CD25和CD30的放射标记的单抗[3,5,7,11,17]。

1. National Comprehensive Cancer Network. Clinical practice guidelines in oncology: Hodgkin lymphoma (version 1.2010). Available at: http://www.nccn.org/professionals/physician_gls/PDF/hodgkins.pdf (accessed 27/05/10)

2. Fung HC, Nademanee AP. Approach to Hodgkin's lymphoma in the new millennium. *Hematol Oncol* 2002; **20:** 1–15.
3. Yung L, Linch D. Hodgkin's lymphoma. *Lancet* 2003; **361:** 943–51.
4. Brandt L, *et al.* A systematic overview of chemotherapy effects in Hodgkin's disease. *Acta Oncol* 2001; **40:** 185–97.
5. Connors JM, *et al.* Hodgkin's lymphoma: basing the treatment on the evidence. *Hematology (Am Soc Hematol Educ Program)* 2001; **1:** 178–93.
6. Josting A, Diehl V. Early-stage Hodgkin's disease. *Curr Oncol Rep* 2001; **3:** 279–84.
7. Engert A, *et al.* ESMO Guidelines Working Group. Hodgkin's lymphoma: ESMO clinical recommendations for diagnosis, treatment and follow-up. *Ann Oncol* 2009; **20** (suppl 4): iv108–iv109.
Also available at: http://annonc.oxfordjournals.org/cgi/reprint/20/suppl_4/iv108.pdf (accessed 27/05/10)
8. Evens AM, *et al.* Treatment of Hodgkin lymphoma: the past, present, and future. *Nat Clin Pract Oncol* 2008; **5:** 543–56.
9. Raemaekers JMM, van der Maazen RWM. Hodgkin's lymphoma: news from an old disease. *Neth J Med* 2008; **66:** 457–66.
10. Diehl V, Fuchs M. Early, intermediate and advanced Hodgkin's lymphoma: modern treatment strategies. *Ann Oncol* 2007; **18** (suppl 9): ix71–ix79.
11. Bartlett NL. Modern treatment of Hodgkin lymphoma. *Curr Opin Hematol* 2008; **15:** 408–14.
12. Loeffler M, *et al.* Meta-analysis of chemotherapy versus combined modality treatment trials in Hodgkin's disease. *J Clin Oncol* 1998; **16:** 818–29.
13. Tesch H, *et al.* Treatment of advanced stage Hodgkin's disease. *Oncology* 2001; **60:** 101–9.
14. Connors JM. State-of-the-art therapeutics: Hodgkin's lymphoma. *J Clin Oncol* 2005; **23:** 6400–8.
15. Diehl V, *et al.* Standard and increased-dose BEACOPP chemotherapy compared with COPP-ABVD for advanced Hodgkin's disease. *N Engl J Med* 2003; **348:** 2386–95. Correction. *ibid.* 2005; **353:** 744.
16. Glossmann J-P, *et al.* New treatments for Hodgkin's disease. *Curr Treat Options Oncol* 2002; **3:** 283–90.
17. Cashen AF, Bartlett NL. Salvage regimens for Hodgkin lymphoma. *Clin Adv Hematol Oncol* 2008; **6:** 517–24.

非霍奇金淋巴瘤 非霍奇金淋巴瘤是一组不尽相同的恶性肿瘤，在生物学行为、预后和治疗上有很大的区别[1]。可以通过恶性程度（低、中或高）、细胞来源（B细胞、T细胞或NK细胞）和组织学（见淋巴瘤）的资料对其进行分类。最新的WHO分类，仍按细胞来源分类，不再将非霍奇金淋巴瘤作为一种单独的临床疾病[1]。非霍奇金淋巴瘤包括Burkitt淋巴瘤、MALT淋巴瘤和蕈样肉芽肿病，下面将对其分别加以讨论。

淋巴瘤的常见表现是淋巴结病变，在低度恶性淋巴瘤潜伏时间较长。可能出现发热、夜间盗汗和体重下降的症状。也可以累及淋巴结以外的器官，很多症状与肿块对器官的压迫有关。T细胞淋巴瘤与同类型的B细胞型相比，预后更差。肿块较大、病变累及骨髓和胃肠道、血清乳酸脱氢酶升高都是预后不良的因素。分期在某种程度上并非像在霍奇金病中对治疗和预后起重要性作用。

滤泡淋巴瘤是最常见的惰性非霍奇金淋巴瘤[2,3]。根据生发中心母细胞数目将组织学分为3个等级，其中3级是恶性度最高的级别，治疗上同弥漫大B细胞淋巴瘤（见下文）[1,4,5]。其他滤泡淋巴瘤根据患者是局限期还是播散期（晚期）治疗差别很大[1]。

放疗即可治愈少数病变局限的患者[2,5~10]，大多数可以长期无病生存，复发率很低[2]。放疗同时加用化疗并未被证实可以延长缓解期和提高总生存[1,7]。放疗后治疗无效患者应该按疾病广泛播散的方案治疗[1]。甚至对于很难治愈的晚期疾病[2,6,8,10]，尽管最终可能会转化为更加凶险进程[2]，滤泡性淋巴瘤的病程仍然可以持续很长时间，中位生存期可达8年或以上[4,6,9]。

晚期疾病的治疗不能改善生存，在出现需要治疗的症状前，应采用停止治疗的保守疗法[1,3,6,7,9,11]。联合化疗加上利妥昔单抗可提高总有效率，延长缓解时间，延长无进展生存时间，因此，一些人[1,10]建议利妥昔单抗联合化疗（化学免疫治疗）作为一线治疗方案，但是对于有乙型肝炎的患者需要慎用[1]。

利妥昔单抗也可以联合苯达莫司汀或氟达拉滨[1]，明确可加用利妥昔单抗的化疗方案有CHOP（环磷酰胺、多柔比星、长春新碱和泼尼松）、CVP（环磷酰胺、长春新碱和泼尼松）或氟达拉滨为基础的方案如FCM（氟达拉滨、环磷酰胺和米托蒽醌）或FND（氟达拉滨、米托蒽醌和地塞米松）[1,3,5,10]。利妥昔单抗单药可用于低危患者或不能耐受加强化学免疫治疗的老年患者或体弱患者[1,10]，单药烷化剂如苯丁酸氮芥或环磷酰胺也是这些患者的选择[1]。利妥昔单抗维持治疗正在研究中，报道显示利妥昔单抗维持治疗可获益，但是合适的剂量和持续时间尚未确定[12]。

化疗联合干扰素-α作为一线治疗方案尚存在争议。然而，有文献报道与含有蒽环类药物的方案一同使用干扰素-α时，可提高缓解率[6,11]，但还未证实能够延长生存[7]。用干扰素-α进行维持治疗可以提高无病生存，但前提是在初始化疗时要达到完全缓解[2,6]。总体而言，对10项研究的荟萃分析发现[13]，干扰素-α延长缓解期和提高生存的能力依赖于是否采用相对较强的化疗方案，给药剂量至少为500万U（至少3600万U/月）。

应用放射物标记的单克隆抗体如托西莫单抗和替伊莫单抗的放射免疫治疗也可作为一线治疗[1,5]，但骨髓抑制是个问题[9,14]，还有实际应用上的问题。一些人考虑可将放射免疫治疗作为老年或体弱患者的初始治疗选择[1]。

惰性淋巴瘤的复发通常是不可避免的，根据初始治疗方案的疗效来决定解救方案的选择。解救方案有化学免疫治疗（化疗方案与一线方案不同）、放疗免疫治疗（见上文）、单药利妥昔单抗或一种烷化剂[1,3,5,10]。大剂量化疗后进行自体或同种基因异体造血干细胞移植（HSCT）可能是治疗复发病例的较好选择[1,3,4,7,10]。对于同种基因异体HSCT的患者，应考虑采用非清髓性的方法[1,3,10]。

中度至高度恶性淋巴瘤最常见的类型为**弥漫大B细胞淋巴瘤**（DLCL）[1]，具有高度的侵袭性。1/3的DLCL患者发病时为局部病变[15]，治疗可选择CHOP（见上文）加利妥昔单抗加或不加放疗[1,4,16,17]。很多人认为CHOP加利妥昔单抗（R-CHOP）是晚期病变的标准治疗方案[1,4,16]，有些人则认为蒽环类为基础的方案也是可以选择的，如剂量调整的R-EPOCH方案（利妥昔单抗、依托泊苷、泼尼松、长春新碱、环磷酰胺和多柔比星）[1]。高剂量化疗联合自体HSCT试用于病变广泛的侵袭性非霍奇金淋巴瘤的初始治疗，但仍在研究中[1,11,15,17,18]。

复发的患者常采用解救化疗方案，如DHAP（地塞米松、阿糖胞苷和顺铂）、ICE（异环磷酰胺、卡铂、依托泊苷）、ESHP或ESHAP（依托泊苷、甲泼尼龙、阿糖胞苷、顺铂）、GDP（吉西他滨、地塞米松和顺铂）、GemOx（吉西他滨和奥沙利泊）或MINE（米托蒽醌、异环磷酰胺、美司钠和依托泊苷）；上述方案可加或不加利妥昔单抗[1]。对解救方案有效的患者适合高剂量的化疗和自体HSCT[1,2,17,19]，但是当对解救化疗抗拒时，其作用尚未明确[19]，而且对于那些疾病进展的患者来说，则无法从目前可采用的标准治疗方案中获益[1]。为了提高自体HSCT治疗后的疗效，在原方案的基础上加用放射免疫治疗（见上文）正在研究中，自体HSCT也处于研究阶段。

对于不能进行移植治疗的患者并无标准治疗方法[19]；可选用利妥昔单抗单药治疗，二线化疗方案如R-EPOCH或EPOCH、CEPP（环磷酰胺、依托泊苷、泼尼松、丙卡巴肼）加或不加利妥昔单抗、来那度胺、姑息性放疗或试验性治疗[1]。

更多的常用化疗方案见表1（第613页）。

高度恶性淋巴瘤如**前体T淋巴母细胞淋巴瘤**（T-LBL）和Burkitt淋巴瘤的侵袭性程度很高，如不治疗，生存期仅为数周，主要发生在儿童和青年人，常广泛累及骨髓、外周血和中枢神经系统。淋巴母细胞淋巴瘤的治疗参考急性淋巴母细胞白血病（见上文）的治疗方案，包括对中枢神经系统的预防性治疗[1]。

B细胞淋巴瘤的疫苗正在研究中。

1. National Comprehensive Cancer Network. Clinical practice guidelines in oncology: non-Hodgkin's lymphoma (version 1.2010). Available at: http://www.nccn.org/professionals/physician_gls/PDF/nhl.pdf (accessed 27/05/10)
2. Hauke RJ, Armitage JO. A new approach to non-Hodgkin's lymphoma. *Intern Med* 2000; **39:** 197–208.
3. Van Hende V, Offner F. Treatment of follicular lymphoma—a review. *Acta Clin Belg* 2007; **62:** 408–18.
4. Ansell SM, Armitage J. Non-Hodgkin lymphoma: diagnosis and treatment. *Mayo Clin Proc* 2005; **80:** 1087–97.
5. Bendandi M. Aiming at a curative strategy for follicular lymphoma. *CA Cancer J Clin* 2008; **58:** 305–17.
6. Reiser M, Diehl V. Current treatment of follicular non-Hodgkin's lymphoma. *Eur J Cancer* 2002; **38:** 1167–72.
7. Brandt L, *et al.* A systematic overview of chemotherapy effects in indolent non-Hodgkin's lymphoma. *Acta Oncol* 2001; **40:** 213–23.
8. Evans LS, Hancock BW. Non-Hodgkin lymphoma. *Lancet* 2003; **362:** 139–46.
9. Hiddemann W, *et al.* Treatment strategies in follicular lymphomas: current status and future perspectives. *J Clin Oncol* 2005; **23:** 6394–9.
10. Dreyling M. ESMO Guidelines Working Group. Newly diagnosed and relapsed follicular lymphoma: ESMO clinical recommendations for diagnosis, treatment and follow-up. *Ann Oncol* 2009; **20** (suppl 4): iv119–iv120. Also available at: http://annonc.oxfordjournals.org/cgi/reprint/20/suppl_4/iv119.pdf (accessed 27/05/10)
11. Fisher RI. Overview of non-Hodgkin's lymphoma: biology, staging, and treatment. *Semin Oncol* 2003; **30** (suppl 4): 3–9.
12. van Oers MHJ. Rituximab maintenance therapy: a step forward in follicular lymphoma. *Haematologica* 2007; **92:** 826–33.
13. Rohatiner AZS, *et al.* Meta-analysis to evaluate the role of interferon in follicular lymphoma. *J Clin Oncol* 2005; **23:** 2215–23.
14. Fanale MA, Younes A. Monoclonal antibodies in the treatment of non-Hodgkin's lymphoma. *Drugs* 2007; **67:** 333–50.
15. Ng AK. Diffuse large B-cell lymphoma. *Semin Radiat Oncol* 2007; **17:** 169–75.
16. Coiffier B. State-of-the-art therapeutics: diffuse large B-cell lymphoma. *J Clin Oncol* 2005; **23:** 6387–93.
17. Tilly H, Dreyling M. ESMO Guidelines Working Group. Diffuse large B-cell non-Hodgkin's lymphoma: ESMO clinical recommendations for diagnosis, treatment and follow-up. *Ann Oncol* 2009; **20** (suppl 4): iv110–iv112. Also available at: http://annonc.oxfordjournals.org/cgi/reprint/20/suppl_4/iv110.pdf (accessed 27/05/10)
18. Godwin JE, Fisher RI. Diffuse large-cell lymphomas: a review of therapy. *Clin Lymphoma* 2001; **2:** 155–63.
19. Kenkre VP, Smith SM. Management of relapsed diffuse large B-cell lymphoma. *Curr Oncol Rep* 2008; **10:** 393–403.

AIDS相关淋巴瘤 非霍奇金淋巴瘤常常是AIDS晚期的并发症，在HIV感染者中发生概率是正常人的60倍[1]。组织学上通常属于弥漫性大细胞性淋巴瘤（见上文**非霍奇金淋巴瘤**）或小无裂细胞淋巴瘤（Burkitt淋巴瘤）[1~3]。有50%携带Epstein-Barr病毒[4]。其他的AIDS相关淋巴瘤中枢神经系统为原发性中枢神经系统淋巴瘤（见下文），通常都感染Epstein-Barr病毒[1,2]。最近原发性渗液淋巴瘤或体腔淋巴瘤已经被确认为主要与人疱疹病毒8型相关[1,2]。尽管霍奇金淋巴瘤没有被定义为AIDS相关淋巴瘤，但流行病学调查显示它与HIV感染相关[2]。应用HAART治疗HIV感染（第825页）是否可以通过改善免疫功能而降低霍奇金淋巴瘤的风险尚不清楚[5]，或者相反的，通过延长患者的生存期而增加了患淋巴瘤的可能性。但AIDS相关淋巴瘤的发生率在出现HAART后是明显降低的[1,3,5]。有证据表明，当已经患有淋巴瘤的患者进行抗病毒治疗时，肿瘤也有所缓解[4]。

大多数AIDS相关的非霍奇金淋巴瘤发病时病变广泛，常有结外受侵[1,2]。对此病尚无最佳治疗方案[3]。联合化疗方案包括CHOP（环磷酰胺、多柔比星、长春新碱和泼尼松）、CDE（环磷酰胺、多柔比星和依托泊苷）和剂量调整的EPOCH方案（依托泊苷、泼尼松、长春新碱、环磷酰胺和多柔比星）[1,3,5,6]。也有报道应用M-BACOD方案（甲氨蝶呤、博来霉素、多柔比星、环磷酰胺、长春新碱和地塞米松）[1]，此方案的低剂量调整方案与标准剂量疗效相当[7]。HAART应该在化疗中还是化疗后给予仍有一些争议[2,6]，但多数人建议HAART治疗与化疗同时进行[2,6]，因为这样比单用化疗对免疫功能的抑制更轻微些[5]。

加用利妥昔单抗尚在研究中，但是结果令人失望，报道显示加用利妥昔单抗后中性粒细胞减少性败血症和死亡有所增加[3,5]。但是，一些人认为加用利妥昔单抗较单用化疗疗效增加，而且对这些患者可以适当给予预防性抗病毒治疗，这样就安全了[6]。化疗时使用集落刺激因子可以减少中性粒细胞减少症和发热，但对总体的缓解率和生存时间没有影响[1]。大多数研究应用了粒细胞-巨噬细胞集落刺激因子，但这可能促进HIV-1的复制[1]。

AIDS相关淋巴瘤复发对解救化疗有效的患者给予高剂量化疗和自体造血干细胞移植也许会治疗成功[6]。

相对于HIV阴性患者，HIV阳性的霍奇金淋巴瘤患者更容易有以下特点：如病期晚，伴结外受侵，合并EB病毒感染。超过50%患者有骨髓受侵。在尚无HAART治疗之时，感染HIV的淋巴瘤患者中位生存时间是1～2年。但有了HAART治疗后，治疗疗效有一定的提高，虽然最佳治疗方案还无法确定。已尝试BEACOPP（博来霉素、依托泊苷、多柔比星、环磷酰胺、长春新碱、丙卡巴肼、泼尼松）和Stanford Ⅴ等治疗方案进行治疗[2]。

更多有关一般化疗方案的信息见表1（第613页）。

1. Kersten MJ, Van Oers RHJ. Management of AIDS-related non-Hodgkin's lymphomas. *Drugs* 2001; **61:** 1301–15.
2. Cheung MC, *et al.* AIDS-related malignancies: emerging challenges in the era of highly active antiretroviral therapy. *Oncologist* 2005; **10:** 412–26.
3. National Comprehensive Cancer Network. Clinical practice guidelines in oncology: non-Hodgkin's lymphoma (version 1.2010). Available at: http://www.nccn.org/professionals/physician_gls/PDF/nhl.pdf (accessed 28/05/10)
4. Hermans P. Opportunistic AIDS-associated malignancies in HIV-infected patients. *Biomed Pharmacother* 2000; **54:** 32–40.
5. Stebbing J, *et al.* The evidence-based treatment of AIDS-related non-Hodgkin's lymphoma. *Cancer Treat Rev* 2004; **30:** 249–53.
6. Levine AM. Management of AIDS-related lymphoma. *Curr Opin Oncol* 2008; **20:** 522–8.
7. Kaplan LD, *et al.* Low-dose compared with standard-dose m-BACOD chemotherapy for non-Hodgkin's lymphoma associated with human immunodeficiency virus infection. *N Engl J Med* 1997; **336:** 1641–8.

Burkitt淋巴瘤 Burkitt淋巴瘤是一种来源于B细胞的小无裂细胞淋巴瘤（SNCL），侵袭性较强，伴有*c-myc*瘤基因的染色体易位。在非高发区的儿童非霍奇金淋巴瘤中，此病占到50%以上。临床上分为3种类型：第一种是高发区Burkitt淋巴瘤，大多数发生于赤道附近的非洲地区和新几内亚岛的儿童，几乎都伴有EB病毒感染，多累及颌骨和其他面部骨骼，可发生骨髓和CNS受侵。相反的，第二种散发的Burkitt淋巴瘤大多数发生于发达国家，发生于肠道和上呼吸道的淋巴组织。第三种是免疫缺陷型，见于HIV感染患者，少数见于移植后患者。后两种类型的成人患者典型表现是结外病变，最常累及腹部，症状包括腹痛、胃肠道出血、恶心、呕吐或假阑尾炎。可发生骨髓和CNS受侵，颌骨受侵极少，只有约1/3的患者EB病毒阳性。

治疗Burkitt淋巴瘤的主要方法是化疗。短时、剂量密集化疗方案可延长生存期，儿童患者通常可获得完全缓解，预后较好，长期无病生存期通常超过80%[1]。成人患者的预后欠佳，但是随着与儿童治疗类似的密集方案的应用增加，预后有改善，约一半的成人患者可通过密集化疗治愈[2,3]。

治疗低危患者的常用方案有CODOS-M（环磷酰胺、长春新碱、多柔比星、高剂量甲氨蝶呤），治疗高危患者的有交替IVAC方案（异环磷酰胺、依托泊苷和高剂量阿糖胞苷）[2~5]。Hyper-CVAD方案（环磷酰胺、长春新碱、多柔比星、地塞米松交替甲氨蝶呤和阿糖胞苷）也用于成年患者[2~6]。剂量调整的EPOCH方案（依托泊苷、泼尼松、长春新碱、环磷酰胺和多柔比星）也建议用于低危患者或难以耐受更强治疗的高危患者[4]。试图加用利妥昔单抗以改善缓解率和延长生存期[2~7]，初步结果是有希望的。阿糖胞苷和甲氨蝶呤可鞘内注射预防CNS受侵[2~4]。

复发或**难治**的Burkitt淋巴瘤尚缺乏研究，不知道最佳治疗方案[2,3]。用于补救化疗的药物有高剂量甲氨蝶呤和高剂量阿糖胞苷或依托泊苷加顺铂[2]。联合方案较好的有顺铂、阿糖胞苷或异环磷酰胺，尤其是这些药物一线未使用过时[3]。自体或异体造血干细胞移植在Burkitt淋巴瘤的作用仍有争议[5,7]，可以考虑用于复发或难治的患者[2~4]。有报道显示高剂量化疗后进行自体干细胞移植较单纯化疗可延长生存期。报道显示异体移植较自体移植复发率低，但移植相关死亡率较高[7]。

1. Cairo MS, *et al.* Burkitt's and Burkitt-like lymphoma in children and adolescents: a review of the Children's Cancer Group experience. *Br J Haematol* 2003; **120:** 660–70.
2. Evens AM, Gordon LI. Burkitt's and Burkitt-like lymphoma. *Curr Treat Options Oncol* 2002; **3:** 291–305.
3. Blum KA, *et al.* Adult Burkitt leukemia and lymphoma. *Blood* 2004; **104:** 3009–20.
4. National Comprehensive Cancer Network. Clinical practice guidelines in oncology: non-Hodgkin's lymphomas (version 1.2010). Available at: http://www.nccn.org/professionals/physician_gls/PDF/nhl.pdf (accessed 28/05/10)
5. Aldoss IT, *et al.* Adult Burkitt lymphoma: advances in diagnosis and treatment. *Oncology (Williston Park)* 2008; **22:** 1508–17.
6. Levine AM. Management of AIDS-related lymphoma. *Curr Opin Oncol* 2008; **20:** 522–8.
7. Yustein JT, Dang CV. Biology and treatment of Burkitt's lymphoma. *Curr Opin Hematol* 2007; **14:** 375–81.

原发CNS淋巴瘤 原发CNS淋巴瘤是一种侵袭性强的发生于脑、脊髓、软脑膜或眼的非霍奇金淋巴瘤[1,2]，占所有脑原发肿瘤的0.5%～5%（详见**脑恶性肿瘤**，第627页）。与HIV感染关系密切（详见上文*AIDS相关淋巴瘤*）。患者通常表现为神经症状如轻偏瘫或言语障碍症、精神状态改变、颅内压增高的症状和行为改变[1,2]。眼部病变称为原发眼内淋巴瘤。常被误诊为葡萄膜炎，并应与全身淋巴瘤眼眶受侵相区别[1,3,4]。

原发CNS淋巴瘤的**治疗**包括皮质激素、放疗和化疗。虽然皮质激素如地塞米松可短期内缓解症状，但它可能干扰组织病理学诊断，因此在组织活检前应避免使用[1,2]。这类肿瘤对放射线敏感，但是放疗的时间是有争议的。大多数人建议放疗置于化疗后，因为血脑屏障被肿瘤破坏，在放疗前用药最好[2]。其他人基于有限的疗效和潜在的迟发神经毒性，反对进行一线放疗，对于甲氨蝶呤为基础的化疗获得完全缓解的年轻患者也许可以从巩固放疗中获益[1,5]。

虽然最佳联合化疗方案尚不明确[1,5]，但是化疗可以显著延长无病生存期和总生存期[2]。高剂量甲氨蝶呤似乎是最有效的药物并被推荐为一线用药，加或不加其他药物如阿糖胞苷[1,2,5]。以CHOP为基础（环磷酰胺、多柔比星、长春新碱和泼尼松或泼尼松龙）的方案神经毒性增加但是并无疗效，可能是因为无法透过完整的血脑屏障所致[1,2]，因此，认为CHOP样方案治疗原发CNS淋巴瘤无效[1]。

相对较长时间缓解后（长于1年）的复发患者，重复使用甲氨蝶呤为基础的方案是合理的。初始治疗未获得缓解或很快复发的患者，推荐放疗加或不加化疗[2]，备选的药物有利妥昔单抗、替莫唑胺、托泊替康或顺铂、阿糖胞苷和地塞米松三药联合[2]。高剂量化疗后给予自体造血干细胞移植（HSCT）正在研究中，作为一线治疗的应用尚缺乏证据支持[1]，但是，有报道显示对复发或难治的患者有疗效[6]。

原发眼内淋巴瘤的最佳治疗方案尚不知道[3]，甚至对可推荐的治疗方法也有争议[1]，可供的治疗选择有眼放疗、玻璃体内注射甲氨蝶呤、联合物理疗法和全身甲氨蝶呤为基础的方案化疗[1,3,4]。高剂量化疗联合自体HSCT正在试验中[1,4]，在研药物有利妥昔单抗和曲磷胺[1,3,5]。

1. Marcus R, *et al.* British Committee for Standards in Haematology. Guidelines on the diagnosis and management of adult patients with primary CNS lymphoma (PCNSL) and primary intraocular lymphoma (PIOL). Available at: http://www.bcshguidelines.com/pdf/PCNSL_guidelines.pdf (accessed 18/05/09)
2. National Comprehensive Cancer Network. Clinical practice guidelines in oncology: central nervous system cancers (version 1.2010). Available at: http://www.nccn.org/professionals/physician_gls/PDF/cns.pdf (accessed 28/05/10)
3. Grimm SA, *et al.* Primary intraocular lymphoma: an International Primary Central Nervous System Lymphoma Collaborative Group Report. *Ann Oncol* 2007; **18:** 1851–5.
4. Grimm SA, *et al.* Primary CNS lymphoma with intraocular involvement: International PCNSL Collaborative Group Report. *Neurology* 2008; **71:** 1355–60.
5. DeAngelis LM. Primary central nervous system lymphoma: a curable brain tumor. *J Clin Oncol* 2003; **21:** 4471–3.
6. Soussain C, *et al.* Société Française de Greffe de Moëlle Osseuse-Thérapie Cellulaire. Intensive chemotherapy followed by hematopoietic stem-cell rescue for refractory and recurrent primary CNS and intraocular lymphoma: Société Française de Greffe de Moëlle Osseuse-Thérapie Cellulaire. *J Clin Oncol* 2008; **26:** 2512–18.

MALT淋巴瘤 边缘带B细胞黏膜相关淋巴组织淋巴瘤（MALT淋巴瘤）常发生在胃，也可以发生在唾液腺、乳腺、甲状腺、眼或肺。它倾向于惰性病变长期局限，但可转化成侵袭型。胃MALT淋巴瘤的临床表现不尽相同且无特异性，包括腹痛、消化不良、呕吐和胃出血。

大多数胃部的MALT淋巴瘤都与*幽门螺旋杆菌*的感染有关[1~4]。感染可刺激胃部MALT的形成，而该细菌在正常淋巴组织中并不存在，有证据表明它可以间接的刺激胃部肿瘤生长。如**消化性溃疡**中所述（第1624页），通过抗细菌和抑酸治疗清除*幽门螺旋杆菌*，可以使大多数患者胃部的MALT淋巴瘤消退[1,2,4,5]。肿瘤缓解可能较慢，并且清除幽门螺杆菌后，淋巴瘤并非都能完全消退；但清除*幽门螺杆菌*可以抑制但并非一定消除肿瘤克隆。只有黏膜和黏膜下层的淋巴瘤在消除*幽门螺杆菌*后可以消退，也可以复发[1]。因此对于早期MALT淋巴瘤并且有*幽门螺杆菌*感染者，只需抗菌治疗，长期随访胃镜[2~4,6,7]。对于没有*幽门螺杆菌*感染的、清除细菌后肿瘤不缓解的和对于那些病情较重的MALT晚期淋巴瘤患者目前还没有标准的治疗方案。

局部病变可选择放射治疗[2,4,6,7]，若有放疗禁忌证而病变为早期，可考虑应用利妥昔单抗单药治疗[2]。手术切除仅限于特殊的临床情况[2]，如处理并发症或局部的顽固病变[3,4]。晚期病变推荐单药或联合化疗[2,7]，但尚无明确的标准化疗方案[4]。可选的药物包括烷化剂如环磷酰胺或苯丁酸氮芥、嘌呤类似物如克拉屈滨或氟达拉滨[3,4,7]。对于病变侵袭性较强的年轻患者偶可应用蒽环类为基础的方案[3]。利妥昔单抗也是一种选择，可单药或与化疗联合[2~4,7]。

已经证明，筛查和治疗*幽门螺杆菌*感染是一种防治胃癌的有效的方法[8]。

对非胃肠道的低度恶性MALT淋巴瘤，如果病变局限，可通过手术或放疗治疗，如果病变进展，可联合一种或联合多种化疗药物（同其他低度恶性霍奇金淋巴瘤的治疗，见上文）进行治疗[2~4,6]。

1. Schechter NR, Yahalom J. Low-grade MALT lymphoma of the stomach: a review of treatment options. *Int J Radiat Oncol Biol Phys* 2000; **46:** 1093–1103.
2. National Comprehensive Cancer Network. Clinical practice guidelines in oncology: non-Hodgkin's lymphoma (version 1.2010). Available at: http://www.nccn.org/professionals/physician_gls/PDF/nhl.pdf (accessed 28/05/10)
3. Cohen SM, *et al.* Non-Hodgkin's lymphoma of mucosa-associated lymphoid tissue. *Oncologist* 2006; **11:** 1100–1117.
4. Morgner A, *et al.* Therapy of gastric mucosa associated lymphoid tissue lymphoma. *World J Gastroenterol* 2007; **13:** 3554–66.
5. Wotherspoon AC, *et al.* Mucosa-associated lymphoid tissue lymphoma. *Curr Opin Hematol* 2002; **9:** 50–5.
6. Bertoni F, Zucca E. State-of-the-art therapeutics: marginal-zone lymphoma. *J Clin Oncol* 2005; **23:** 6415–20.
7. Zucca E, Dreyling M. ESMO Guidelines Working Group. Gastric marginal zone lymphoma of MALT type: ESMO clinical recommendations for diagnosis, treatment and follow-up. *Ann Oncol* 2009; **20** (suppl 4): iv113–iv114. Also available at: http://annonc.oxfordjournals.org/cgi/reprint/20/suppl_4/iv113.pdf (accessed 28/05/10)
8. Peterson WL, *et al.* Helicobacter pylori-related disease. *Arch Intern Med* 2000; **160:** 1285–91.

套细胞淋巴瘤 套细胞淋巴瘤非常少见，是B细胞来源的侵袭性淋巴瘤，大多数患者有染色体t（11；14）易位。患者通常年龄较大，多为男性，多数发现时已为晚期病变，临床特点有发热、体重减轻、盗汗和胃肠道症状[1,2]。

套细胞淋巴瘤无标准**治疗**方案[3,4]。仅有少数患者为*局部病变*，放疗可显著延长无进展生存期，被推荐为一线治疗方案，可加或不加化疗[1,3]。

*晚期病变*推荐进行全身化疗，但是不能治愈[1,3]。一线治疗推荐利妥昔单抗加化疗[1,3,5]。化疗方案有：CHOP（环磷酰胺、多柔比星、长春新碱和泼尼松）、HyperCVAD/MA（环磷酰胺、长春新碱、多柔比星、地塞米松交替甲氨蝶呤和阿糖胞苷）、EPOCH（依托泊苷、泼尼松、长春新碱、环磷酰胺和多柔比星）[1~3,5]。更多的常用化疗方案见表1（第613页）。对于无严重并发症的年轻患者可选择高剂量同步放化疗并给予自体造血干细胞移植（HSCT）巩固治疗[1,3,5,6]。异体HSCT有治愈的可能性，但是仅适合少数患者且并发症的发生率高，死亡率亦较高[1,2,6]。不能耐受强化治疗的患者，有人推荐使用CHOP加或不加利妥昔单抗[3]，或含蒽环类或氟达拉滨的方案[1]。

初始治疗后复发或进展的患者可应用苯达莫司汀（加或不加利妥昔单抗）、硼替佐米、来那度胺、含嘌呤类似物的方案（加或不加利妥昔单抗）、驮瑞塞尔或沙利度胺（单药或加利妥昔单抗）[1,3,5,6]。复发和难治的患者，正在进行放疗免疫治疗联合放射物标记的单克隆抗体替伊莫单抗和托西莫单抗的研究[1,2,5,6]。异体HSCT也许可以应用于一线治疗后复发的合适的患者[1,2,6]。

1. Weigert O, *et al.* Current management of mantle cell lymphoma. *Drugs* 2007; **67:** 1689–1702.
2. Schmidt C, Dreyling M. Therapy of mantle cell lymphoma: current standards and future strategies. *Hematol Oncol Clin North Am* 2008; **22:** 953–63.
3. National Comprehensive Cancer Network. Clinical practice guidelines in oncology: non-Hodgkin's lymphoma (version 1.2010). Available at: http://www.nccn.org/professionals/physician_gls/PDF/nhl.pdf (accessed 28/05/10)
4. Gill S, Ritchie D. Therapeutic options in mantle cell lymphoma. *Leuk Lymphoma* 2008; **49:** 398–409.
5. Witzig TE. Current treatment approaches for mantle-cell lymphoma. *J Clin Oncol* 2005; **23:** 6409–14.
6. Dreyling M, *et al.* European MCL Network. Current treatment standards and future strategies in mantle cell lymphoma. *Ann Oncol* 2008; **19** (suppl 4): iv41–iv44. Also available at: http://annonc.oxfordjournals.org/cgi/reprint/19/suppl_4/iv41.pdf (accessed 10/08/09)

蕈样肉芽肿病 蕈样肉芽肿病是最常见的皮肤T细胞淋巴瘤，共有3期，可重叠或同时发生：

- 前蕈病红斑期或斑点期，以类似银屑病的痒疹为特点，可持续数年甚至数十年；
- 浸润期或斑块期，在此期斑点增厚形成颜色较深的斑块，并有明显的T细胞浸润；
- 肿瘤期，病变继续变大并溃烂。最后，病变累及内脏，或因皮肤破坏而继发可能致命的败血症。

有些蕈样肉芽肿病表现为广泛的红皮症，伴有血中T细胞的异常，被称为Sézary综合征。

蕈样肉芽肿病有很多种治疗方法，但对照实验尚未能评价出其价值。**治疗**应根据疾病的分期和累及的范围决定[1~9]。在*红斑期*，患者病变局限，进展缓慢时预后较好（中位生存时间与年龄相关），可以采用局部治疗。局部治疗包括软化剂、皮质激素、卡莫司汀、维甲酸贝沙罗汀或他扎罗汀以及咪喹莫特[1,2,6~10]。当局部治疗效果不理想或不能耐受时，可采用光动力疗法，如UVB光，或补骨脂素加UVA光（PUVA）[1,2,8]。蕈样肉芽肿病对光很敏感，对于局限的斑片或孤立的红斑采用其他治疗无效时，局部的X线照射，或电子束放疗可以取得疗效[2,3,6~8]。

对于广泛*红斑或斑块期*最初也可以采用局部治疗，如采用氮芥或PUVA[1,6]。广泛皮肤受侵者不建议局部使用维甲酸，因为会导致局部刺激[6]，对于单一疗法效果不佳者，可采用联合治疗如氮芥加光疗[1]，或PUVA加干扰素-α[1,3,7]。也可以应用全身皮肤电子束放疗，但这不能广泛应用，只能用一次[3]，一般用于厚的斑块或对其他局部治疗无效的患者[1~3]。

在*肿瘤期*，初始治疗通常使用上面提到的联合治疗[1,4,7]。也可选择全身维甲酸类（如阿维A、贝沙罗汀、异维A酸或维甲酸）、干扰素类、伏立诺他、拉米地辛、丹尼白介素或低剂量甲氨蝶呤[6]。全身化疗可以缓解累及皮肤外的顽固性和晚期疾病，但缓解期较短[1,2,6]。也可以考虑单独应用脂质体阿霉素、吉西他滨、苯丁酸氮芥、喷司他丁、依托泊苷、环磷酰胺和替莫唑胺[6]。联合方案包括CHOP（环磷酰胺、多柔比星、长春新碱和泼尼松），CVP（CHOP不含多柔比星），CAVE（环磷酰胺、多柔比星、长春新碱和依托泊苷）[1]，或EPOCH（依托泊苷、泼尼松、长春新碱、多柔比星和环磷酰胺）[8]。更多的常用化疗方案见表1（第613页）。

有红皮病的蕈样肉芽肿病治疗比较相似，除非不能进行皮肤照射或低剂量照射，因为照射可引起严重脱皮[1]。体外的光分离置换法可能会对有红皮病的蕈样肉芽肿病治疗有效[1,3,5,6,10]。

对于顽固的或复发的蕈样肉芽肿病可以采用更新的治疗方法，包括丹尼白介素、贝沙罗汀和伏立诺地[2,4,5]。自体造血干细胞移植（HSCT）的经验有限。

对于多种治疗方案治疗后进展或难治的晚期病变患者可以考虑异体 HSCT[6]。阿仑单抗已应用于晚期或难治的蕈样肉芽肿病或 Sezary 综合征[4,6,8]。

1. Kim YH, Hoppe RT. Mycosis fungoides and the Sézary syndrome. *Semin Oncol* 1999; **26:** 276–89.
2. Siegel RS, *et al.* Primary cutaneous T-cell lymphoma: review and current concepts. *J Clin Oncol* 2000; **18:** 2908–25.
3. Whittaker SJ, *et al.* Joint British Association of Dermatologists and U.K. Cutaneous Lymphoma Group guidelines for the management of primary cutaneous T-cell lymphomas. *Br J Dermatol* 2003; **149:** 1095–1107. Also available at: http://bad.org.uk/Portals/_Bad/Guidelines/Clinical%20Guidelines/Cutaneous%20T%20Cell%20Lymphoma.pdf (accessed 15/04/09)
4. Hwang ST, *et al.* Mycosis fungoides and Sézary syndrome. *Lancet* 2008; **371:** 945–57.
5. Perez A, Whittaker S. Cutaneous T-cell lymphoma. *Br J Hosp Med* 2006; **67:** 178–83.
6. National Comprehensive Cancer Network. Clinical practice guidelines in oncology: non-Hodgkin's lymphoma (version 1.2010). Available at: http://www.nccn.org/professionals/physician_gls/PDF/nhl.pdf (accessed 28/05/10)
7. Willemze R, Dreyling M. ESMO Guidelines Working Group. Primary cutaneous lymphoma: ESMO clinical recommendations for diagnosis, treatment and follow-up. *Ann Oncol* 2009; **20** (suppl 4): iv115–iv118.
Also available at: http://annonc.oxfordjournals.org/cgi/reprint/20/suppl_4/iv115.pdf (accessed 28/05/10)
8. Keehn CA, *et al.* The diagnosis, staging, and treatment options for mycosis fungoides. *Cancer Control* 2007; **14:** 102–11.
9. Berthelot C, *et al.* Skin directed therapy for mycosis fungoides: a review. *J Drugs Dermatol* 2008; **7:** 655–66.
10. Lansigan F, Foss FM. Current and emerging treatment strategies for cutaneous T-cell lymphoma. *Drugs* 2010; **70:** 273–86.

Waldenstrom 巨球蛋白血症 Waldenstrom 巨球蛋白血症（原发性巨球蛋白血症）是一种少见的 B 细胞增殖性疾病，特点是淋巴浆细胞浸润骨髓并分泌过多的免疫球蛋白 M（IgM）。患者多年龄较大，男性居多。患者通常无症状，但可表现为虚弱、乏力、外周神经病、贫血、肝脾肿大和淋巴结病。有些发展为高黏血症（表现为口鼻出血，视力障碍和视网膜出血，神经功能障碍如头痛、眩晕、听力丧失和比较少见的心功能衰竭）。

无症状的患者无需治疗，可维持数年。需要治疗时，一线选择包括烷化剂、核苷类似物（如克拉屈滨或氟达拉滨）或单克隆抗体利妥昔单抗联合上述药物使用[1~9]。联合方案包括核苷类似物加利妥昔单抗或环磷酰胺，或上述三种药物联合。环磷酰胺为基础的方案加利妥昔单抗也可以，如 R-CHOP（利妥昔单抗、环磷酰胺、多柔比星、长春新碱和泼尼松）或 DRC（地塞米松、利妥昔单抗和环磷酰胺）。利妥昔单抗可加用沙利度胺，此方案或 DRC 方案适用于主要不良反应为血细胞减少的患者。

如果大多数患者在**初始治疗**时能用上利妥昔单抗可能更好，如果病变需要尽快控制，则环磷酰胺为基础的方案比较合适[7]。对于高 IgM 聚集和黏滞性过高的高危患者，并不推荐利妥昔单抗单药治疗[2,3,5]，尽管这对于低危病变和伴有并发症的患者是个合适的治疗选择[7]。苯丁酸氮芥在 Waldenstrom 巨球蛋白血症中的应用减少[8]，但是对于低危病变和伴有并发症的老年患者可以考虑单药使用[7]。

高剂量化疗后自体造血干细胞移植（HSCT）对于选择性的患者有效[2,5]，非清髓的异体 HSCT 正在研究中[2,7,9,10]。虽然很多患者因为年龄太大而不能耐受高剂量化疗[5,10]，但是初始治疗仍可以考虑自体 HSCT[7]。若考虑进行 HSCT，则建议限制使用烷化剂和核苷类似物[2,3,6,7,9]，或在应用这些药物之前收集好干细胞[2]。一项回顾性研究发现，核苷类似物的应用增加了转变为高级别淋巴瘤的风险[11]。

疾病稳定时可停止治疗，**复发**后再开始治疗[3]。复发后方案的选择取决于一线曾经用过的方案、缓解的程度和时间以及其他多种因素如患者年龄、对治疗的耐受性和是否考虑 HSCT[7]。初始治疗缓解期相对较长（6～12 个月）的患者可以再次使用原方案。而进展较早的患者推荐使用一线的其他药物或联合化疗方案[3,7]。合适的二线或三线药物有硼替佐米、沙利度胺（加或不加地塞米松）、HSCT 或阿仑单抗[3,7]，但是有些人认为因为较高的治疗相关死亡，这些后面的治疗是难以实施的[8]。雷利度胺治疗 Waldenstrom 巨球蛋白血症正在研究中[3,8,9]，小样本研究报道干扰素-a 治疗可获益[2,6,10]。

血浆去除法可治疗有症状的高黏患者[1,3~6,10]。大剂量的皮质激素可用于治疗副蛋白沉积所致的全身性血管炎[6]。脾切除虽然很少应用，但可以治疗脾肿大和肝脾综合征[1,6]。

1. Desikan R, *et al.* Waldenström's macroglobulinaemia: current therapy and future approaches. *BioDrugs* 2002; **16:** 201–7.
2. Dimopoulos MA, *et al.* Diagnosis and management of Waldenström's macroglobulinemia. *J Clin Oncol* 2005; **23:** 1564–77.
3. National Comprehensive Cancer Network. Clinical practice guidelines in oncology: multiple myeloma (version 2.2009). Available at: http://www.nccn.org/professionals/physician_gls/PDF/myeloma.pdf (accessed 17/04/09)
4. Rajkumar SV, *et al.* Monoclonal gammopathy of undetermined significance, Waldenström macroglobulinemia, AL amyloidosis, and related plasma cell disorders: diagnosis and treatment. *Mayo Clin Proc* 2006; **81:** 693–703. Correction. *ibid.*; 1509.
5. Johnson SA, *et al.* Haemato-Oncology Task Force of the British Committee for Standards in Haematology. Guidelines on the management of Waldenström macroglobulinaemia. *Br J Haematol* 2006; **132:** 683–97.
Also available at: http://www.bcshguidelines.com/pdf/waldenstroms_151106.pdf (accessed 21/04/09)
6. Gertz MA. Waldenström's macroglobulinemia: a review of therapy. *Leuk Lymphoma* 2002; **43:** 1517–26.
7. Dimopoulos MA, *et al.* Update on treatment recommendations from the Fourth International Workshop on Waldenström's Macroglobulinemia. *J Clin Oncol* 2009; **27:** 120–6.
8. Leleu X, *et al.* Update on therapeutic options in Waldenström macroglobulinemia. *Eur J Haematol* 2009; **82:** 1–12.
9. Vijay A, Gertz MA. Waldenström macroglobulinemia. *Blood* 2007; **109:** 5096–5103.
10. Johnson SA, *et al.* Waldenström's macroglobulinaemia. *Blood Rev* 2002; **16:** 175–84.
11. Leleu X, *et al.* Increased incidence of transformation and myelodysplasia/acute leukemia in patients with Waldenström macroglobulinemia treated with nucleoside analogs. *J Clin Oncol* 2009; **27:** 250–5.

浆细胞肿瘤 *多发性骨髓瘤* 是 B 细胞来源（包括异常浆细胞）的淋巴细胞增生性疾病。涉及不正常的浆细胞前体的出现，在老年人中常见，约占所有恶性肿瘤的 1%。黑人中常见，男性多于女性。

异常细胞增殖抑制了正常造血细胞，导致贫血、免疫抑制和增加了严重感染的风险。最具特点的并发症是骨破坏，主要由于大量破骨细胞刺激因子的释放导致骨质疏松症、骨溶解、骨折、骨痛和继发的高钙血症。另外，浆细胞释放大量的单克隆免疫球蛋白，特别是副蛋白，可以导致高黏血症，某种情况下干扰血小板的功能。各种原因引起的肾衰竭和因压迫所引起的神经症状也很常见。

目前用现有的治疗不能治愈多发性骨髓瘤，**治疗**主要是延长生命和减轻症状[1,2]。那些稳定的、无症状的、隐匿的骨髓瘤或良性单克隆免疫球蛋白病患者在疾病恶化前可以观察，无需治疗[1~3]，早期治疗可以抑制病情进展，但总生存和缓解率不受影响[4]。

症状明显患者的治疗取决于是否适合进行造血干细胞移植（HSCT）和风险评估[5]。高剂量化疗联合自体 HSCT 较标准化疗可以提高缓解率、无事件生存和总生存[6]。特别是小于 55 岁的患者获益最大[7]。有些人认为标准剂量的化疗方案更适用于大于 70 岁的患者的初始治疗[8]，但其他综述得出的结论认为自体 HSCT 对于大多数 65 岁以上患者是安全的[6,9]，治疗指南也建议对于一般状态好和并发症较少的患者[2]可以考虑。二次移植是指患者计划接受第二次自体 HSCT[1,10]，因为有证据显示一次移植后未获得缓解的患者有机会从第二次移植中获得缓解[11]。一些人建议第一次移植后未达到很好的部分缓解的患者进行二次移植[12]，因此，一些移植中心常规收集足够两次移植的干细胞[1,10,13,14]。但是，二次移植的好处已经受到挑战，因为第一次自体 HSCT 后使用新的诱导药物作为巩固治疗有很好疗效[15]。异体 HSCT 也已用于多发性骨髓瘤，有时用于自体 HSCT 后，但是很少有患者适合行异体 HSCT，而且所用的清髓方案使得移植相关并发症和死亡率很高，非清髓方案（小型异体 HSCT）正在研究中[5,10~13]。

虽然 VAD（长春新碱、多柔比星和地塞米松）方案作为诱导方案应用多年，但是现在更为推荐新的方案[3,5,10,15,16]。大多数推荐的方案里包含地塞米松，它也可以单独应用[1,16]。沙利度胺加地塞米松已经成为标准的诱导方案，其他方案包括雷利度胺加地塞米松，或是以硼替佐米为基础的方案[1,3,5,10,12,15,16]。一些人认为 VAD 不如新的方案疗效好[16]，DVD 即是用脂质体多柔比星代替 VAD 方案中的多柔比星[1,16]。

给予高剂量环磷酰胺和粒细胞集落刺激因子后可以采集外周干细胞[6,8]。有人认为应在干细胞采集后再用烷化剂和干扰素-α[8]，因为早期烷化剂或亚硝脲药物治疗可能干扰干细胞的动员[1,10,12,13]，导致移植成功率低[7,9]。标准的移植前治疗方案是使用高剂量美法仑[3,6,8~10,13]。已不再推荐进行全身放疗，因为同单药高剂量美法仑相比，放疗联合低剂量美法仑导致毒性增大但没有显著的生存获益[6,7,9]。同样，随机试验的显示，输注含骨髓瘤细胞的未被净化的干细胞没有显示出治疗的益处[17]。

当不能实施移植或不适宜移植时，**化疗**可以缓解病情和延长生存。标准的一线治疗方案是口服美法仑和皮质激素，通常是泼尼松或泼尼松龙[1~3,9,10,13~16]。这个 MP 方案可以使一半的患者有效，延长中位生存时间至 2～3 年[1,9]。虽然口服皮质激素与单药美法仑相比，有延长生存时间的倾向，但对其作用仍存有争议[6]。单独应用大剂量的地塞米松也可以缓解病情[9]。环磷酰胺也是有效的[6]，已经取代美法仑[2,3]。美法仑、地塞米松加用沙利度胺（MPT 方案）可获得更好的缓解率和无进展生存，建议作为不适合 HSCT 的老年患者的标准诱导方案[3,5]，但是其毒性也较 MP 方案增加[12,16,18]。与之类似，MPV 或 MPB（美法仑、地塞米松加用硼替佐米）缓解率和总生存较单用 MP 有所提高[1,5,16]，也被推荐为诱导方案。美法仑、地塞米松加用雷利度胺尚在研究中[5]。其他诱导方案包括 HSCT 所用的诱导方案，如沙利度胺加地塞米松、雷利度胺加地塞米松或 VAD 或 DVD 方案[1]。

皮质激素或干扰素**维持**治疗似乎并不能增加临床获益[5,10,15,19]。沙利度胺可作为维持治疗[1,19]应用于二次 HSCT 后未获得完全缓解的患者[15,18]，尽管最佳的维持时间长短尚不明确[19]。维持治疗的目的是延长 HSCT 后的缓解时间，新药的应用使之成为可能[15]。雷利度胺和硼替佐米作为维持治疗方案正在研究中[1,19]。一些人建议高危患者移植后应用雷利度胺维持治疗直到疾病进展。沙利度胺维持亦可获益，但其不良反应稍大[12]。

对于初治缓解失败或后期**复发**的患者，可以考虑不同的治疗方案[1]。若在初始治疗后 6 个月以上复发，建议再次使用初治方案，但若在完全缓解后 6 个月以内复发的患者建议更换方案[16]。硼替佐米可以获得较好的疗效[1,2]，建议单药使用或加用地塞米松或脂质体多柔比星[1,16]。其他方案包括地塞米松单药、沙利度胺加或不加地塞米松、雷利度胺加或不加地塞米松、苯达莫司汀单药、高剂量环磷酰胺或环磷酰胺-VAD、DCEP（地塞米松、环磷酰胺、依托泊苷和顺铂）或 DT-PACE（地塞米松、沙利度胺、顺铂、多柔比星、环磷酰胺和依托泊苷）方案[1,16]。更多的常用化疗方案见表 1（第613页）。

虽然化疗作用于浆细胞克隆，可以使全身症状减轻，使病情得到控制，但**支持治疗和对症治疗**也很重要。二膦酸盐如氯膦酸盐、氨羟二磷酸二钠、唑来膦酸可以有效地减少骨相关并发症[20,21]，建议用于骨病患者[1,2,14,22]。有人建议双磷酸盐治疗获得缓解或稳定的患者用药两年后应停药[22,23]。放疗可以治疗严重的骨和脊髓损害，减轻难以控制的骨痛[1,9]。依泊汀可以改善贫血和减少输血[1,6,8,9]。肾功能不全或高钙血症（后者的处理办法见第1590页）患者应大量摄入液体。有感染发生时应使用强效的抗菌药（见**免疫缺陷患者的感染**，第166页），血浆置换可以减轻血液黏稠综合征[1,8,10]。

正在研究中的治疗多发性骨髓瘤的药物还有奥利默森、伏立诺他和三氧化二砷[13,14]。

1. National Comprehensive Cancer Network. Clinical practice guidelines in oncology: multiple myeloma (version 3.2010). Available at: http://www.nccn.org/professionals/physician_gls/PDF/myeloma.pdf (accessed 28/05/10)
2. Smith A, *et al.* UK Myeloma Forum; Nordic Myeloma Study Group; British Committee for Standards in Haematology. Guidelines on the diagnosis and management of multiple myeloma 2005. *Br J Haematol* 2006; **132:** 410–51.
Also available at: http://www.bcshguidelines.com/pdf/multiplemyeloma0206.pdf (accessed 23/04/09)
3. Harousseau J-L, Dreyling M. ESMO Guidelines Working Group. Multiple myeloma: ESMO clinical recommendations for diagnosis, treatment and follow-up. *Ann Oncol* 2009; **20** (suppl 4): iv97–iv99.
Also available at: http://annonc.oxfordjournals.org/cgi/reprint/20/suppl_4/iv97.pdf (accessed 28/05/10)
4. He Y, *et al.* Early versus deferred treatment for early stage multiple myeloma. Available in The Cochrane Database of Systematic Reviews; Issue 1. Chichester: John Wiley; 2003 (accessed 23/04/09).
5. Kyle RA, Rajkumar SV. Multiple myeloma. *Blood* 2008; **111:** 2962–72.
6. Kumar A, *et al.* Management of multiple myeloma: a systematic review and critical appraisal of published studies. *Lancet Oncol* 2003; **4:** 293–304.
7. Imrie K, *et al.* The role of high-dose chemotherapy and stem-cell transplantation in patients with multiple myeloma: a practice guideline of the Cancer Care Ontario Practice Guidelines Initiative. *Ann Intern Med* 2002; **136:** 619–29.
8. Kyle RA. Update on the treatment of multiple myeloma. *Oncologist* 2001; **6:** 119–24.
9. Rajkumar SV, *et al.* Current therapy for multiple myeloma. *Mayo Clin Proc* 2002; **77:** 813–22.
10. Rajkumar SV, Kyle RA. Multiple myeloma: diagnosis and treatment. *Mayo Clin Proc* 2005; **80:** 1371–82.
11. Sirohi B, Powles R. Multiple myeloma. *Lancet* 2004; **363:** 875–87.
12. Kumar SK, *et al.* Management of newly diagnosed symptomatic multiple myeloma: updated Mayo Stratification of Myeloma and Risk-Adapted Therapy (mSMART) consensus guidelines. *Mayo Clin Proc* 2009; **84:** 1095–1110.
13. Kyle RA, Rajkumar SV. Multiple myeloma. *N Engl J Med* 2004; **351:** 1860–73. Correction. *ibid.* 2005; **352:** 1163.
14. Schwartz RN, Vozniak M. Current and emerging treatments for multiple myeloma. *J Manag Care Pharm* 2008; **14** (suppl S): S12–S18.
15. San-Miguel J, *et al.* Individualizing treatment of patients with myeloma in the era of novel agents. *J Clin Oncol* 2008; **26:** 2761–6.
16. Saad AA, *et al.* Treatment of multiple myeloma in the targeted therapy era. *Ann Pharmacother* 2009; **43:** 329–38.
17. Stewart AK, *et al.* Purging of autologous peripheral-blood stem cells using CD34 selection does not improve overall or progression-free survival after high-dose chemotherapy for multiple myeloma: results of a multicenter randomized controlled trial. *J Clin Oncol* 2001; **19:** 3771–9.
18. Palumbo A, *et al.* Thalidomide for treatment of multiple myelo-

ma: 10 years later. *Blood* 2008; **111:** 3968–77.
19. Harousseau JL. Maintenance treatment in multiple myeloma. *Ann Oncol* 2008; **19** (suppl 4): iv54–iv55.
20. McCloskey EV, *et al.* The clinical and cost considerations of bisphosphonates in preventing bone complications in patients with metastatic breast cancer or multiple myeloma. *Drugs* 2001; **61:** 1253–74.
21. Mhaskar R, *et al.* Bisphosphonates in multiple myeloma. Available in The Cochrane Database of Systematic Reviews; Issue 3. Chichester: John Wiley; 2010 (accessed 02/06/10).
22. Kyle RA, *et al.* American Society of Clinical Oncology 2007 clinical practice guideline update on the role of bisphosphonates in multiple myeloma. *J Clin Oncol* 2007; **25:** 2464–72. Also available at: http://jco.ascopubs.org/cgi/reprint/25/17/2464 (accessed 23/04/09)
23. Lacy MQ, *et al.* Mayo clinic consensus statement for the use of bisphosphonates in multiple myeloma. *Mayo Clin Proc* 2006; **81:** 1047–53.

恶性积液

组织间液的容量是由毛细血管浸润、渗透压和静水压的平衡来控制的。恶性肿瘤可以通过毛细血管堵塞和淋巴管引流堵塞打破这种平衡，同时还可以因转移种植引起多余的体液渗出。恶性积液多数为肺、乳腺、卵巢恶性肿瘤和淋巴瘤所引起。症状多样，而积液本身可能没有症状；胸腔和心包积液都可以引起咳嗽、胸膜炎性疼痛、呼吸困难、心包积液还可以引起心包填塞。腹腔积液可以导致恶性腹水。

治疗恶性积液的主要目的是减轻症状，部分取决于肿瘤分型，患者的状态和预后[1~4]。如果肿瘤对化疗敏感，全身化疗可以治疗积液[1,4,5]。同样，放疗对射线敏感肿瘤所致的心包积液有效[3]。单纯的引流（胸腔穿刺术、腹腔穿刺术或心包穿刺术）可以减轻症状，但积液还会出现[2,3]，可是对预后非常差的患者或预计生存时间有限的患者而言，能够减轻症状已经足够了[4]。应用胸膜腔内置管使得抽液很方便并最低限度地减少了相关损伤，还可能引起自发胸膜固定[4]。对于恶性腹水，腹腔穿刺术通常可以暂时减轻症状，利尿药的作用相对有限，但螺内酯（加或不加袢利尿药）对于某些患者可能有效[6]。对于其他难治性肿瘤患者，应用袢利尿药后采用硬化剂应为首选治疗。

*硬化疗法*的原理是在胸腔或心包腔注入硬化剂后可以促进膜的炎症反应和纤维粘连，使膜之间相互粘连，消除积液腔内的空间。对于胸腔积液，硬化疗法成功的关键是，之前要抽净胸腔内的积液，使肺完全扩张并贴到胸膜上。对于胸腔内局部积液的患者，可以使用胸膜内溶栓药如链激酶来改善引流[1,7]。

很多药物被用来做硬化治疗，最常见的是四环素类（多西环素和四环素）、博来霉素或滑石粉。三种药物的选择存在争议，哪种更好意见不一[1,2,4,7,8]。但一项系统综述[9]发现滑石粉是恶性胸腔积液的硬化剂选择，其他应用的硬化剂成功率不一，包括干扰素-α、米帕林、米托蒽醌、溶血链球菌素、聚维酮碘、硝酸银、小棒杆菌和金黄色葡萄球菌超抗原[8]。将积液引流出来后，通过引流管注入少量液态的硬化剂（50~100ml）[5]。滑石粉也可用粉末注入的途径给药（不是膏剂），但需要在全麻后手术进行。硬化疗法导致的炎症性疼痛，可应用一些局麻药或镇痛药[2,7]。对于硬化疗法失败的或不适宜进行硬化疗法的患者，可以用外科的方法处理积液[1,3,6]。

1. Antunes G, *et al.* British Thoracic Society. BTS guidelines for the management of malignant pleural effusions. *Thorax* 2003; **58** (suppl 2): ii29–ii38. Also available at: http://thorax.bmj.com/cgi/reprint/58/suppl_2/ii29.pdf (accessed 27/04/09)
2. Heffner JE, Klein JS. Recent advances in the diagnosis and management of malignant pleural effusions. *Mayo Clin Proc* 2008; **83:** 235–50.
3. Karam N, *et al.* Diagnosis and management of chronic pericardial effusions. *Am J Med Sci* 2001; **322:** 79–87.
4. Uzbeck MH, *et al.* Management of malignant pleural effusions. *Adv Therapy* 2010; **27:** 334–47.
5. Khaleeq G, Musani AI. Emerging paradigms in the management of malignant pleural effusions. *Respir Med* 2008; **102:** 939–48.
6. Becker G, *et al.* Malignant ascites: systematic review and guideline for treatment. *Eur J Cancer* 2006; **42:** 589–97.
7. Spector M, Pollak JS. Management of malignant pleural effusions. *Semin Respir Crit Care Med* 2008; **29:** 405–13.
8. Heffner JE. Diagnosis and management of malignant pleural effusions. *Respirology* 2008; **13:** 5–20.
9. Shaw P, Agarwal R. Pleurodesis for malignant pleural effusions. Available in The Cochrane Database of Systematic Reviews; Issue 1. Chichester: John Wiley; 2004 (accessed 27/04/09).

膀胱恶性肿瘤

膀胱癌在欧美的发病率在恶性肿瘤中居第四或第五位，超过90%的膀胱癌是移行细胞癌。约2/3发生于男性，中位诊断年龄是65岁。已知的危险因素包括吸烟、接触化学物质如苯胺染料，以及有放疗史。在发病率较高的国家，血吸虫病也是膀胱鳞状上皮细胞癌的重要发病原因。多数患者表现为血尿，也可表现为尿频、排尿困难。

泌尿道上皮肿瘤可分为三种：浅表型、侵袭型和转移型，预后和治疗各不相同[1]。大约70%病变未侵及肌层（浅表型），25%已侵及肌层，5%已转移[2]。

未侵及肌层的肿瘤分为低级别癌、侵及黏膜（Ta）及黏膜下（T1）和高级别原位癌（CIS）[1,2]。原发肿瘤或复发病变的标准治疗是手术，即经尿道切除术（TUR）。为了延长缓解期，减少肿瘤复发，TUR后尽快进行抗肿瘤药膀胱灌注（预防性或辅助性膀胱内治疗）[1~3]。有效的药物包括丝裂霉素、多柔比星、依托泊苷和塞替派，几种药物疗效相当，治疗的选择主要是根据不良反应[2,4]。免疫调节剂BCG也用于膀胱内治疗并获得较好疗效[2]。通常TUR后24h内膀胱注入单种化疗药，这对于Ta的低级别肿瘤而言足矣[1,4]。患者的预后因素和肿瘤复发风险决定了是否需要进一步行膀胱内辅助治疗[4]。治疗的最佳持续时间和用药强度尚未明确[4]。

化疗可以降低复发率，但不能减少进展[2,4]。对于高级别肿瘤或高进展风险的肿瘤，一些人认为BCG是更好的治疗选择[1]，也可以选用丝裂霉素[1]。CIS通常选用BCG抗肿瘤治疗[1,5]，完全缓解的患者也可以选用BCG行维持治疗[1,5]。对于复发或顽固的病变可以二次给予BCG或丝裂霉素。

若有肿瘤残余，可以考虑行膀胱切除术，也可膀胱内注入不同的药物（丝裂霉素、戊柔比星或BCG加干扰素-α）替代膀胱切除术。若肿瘤进展，建议行根治性膀胱切除术[1]。应用卟菲尔钠的光动力学治疗或5-氨基乙酰丙酸正在研究中[6]。

对于没有远处转移的**侵及肌层**的膀胱癌的治疗还存在争议，常规治疗是围绕根治性手术的治疗[1,2,7]。患者通常在术前（新辅助）或术后（辅助）进行全身化疗以延长生存期[1,5,7]。新辅助化疗可明显地延长生存[3]，但常规进行辅助化疗证据不足[5]。辅助化疗的应用取决于预后因素和是否已行新辅助化疗[1]。经选择的患者可以考虑保留膀胱的方法，如膀胱部分切除后行放疗、化疗或放化疗[1,7]。

最佳的化疗方案尚未确定，但通常包括顺铂、吉西他滨或甲氨蝶呤。代表方案有吉西他滨加顺铂、CMV（顺铂、甲氨蝶呤和长春碱）或MVAC（甲氨蝶呤、长春碱、多柔比星和顺铂）[1,5]。更多的常用化疗方案见表1（第613页）。

不能切除或向远处**转移**的肿瘤，或以后出现远处转移的肿瘤通常进行全身化疗加或不加放疗[1]。对于预后好的患者，可以采用联合方案如M-VAC或CMV。吉西它滨、紫杉烷类和顺铂的不同组合均有效[1,7]。吉西他滨联合顺铂的效果与M-VAC相似，并且耐受性更好，有些人认为对于晚期患者该方案作为首选[1,8]。不能接受顺铂化疗的患者可进行以紫杉烷类为基础的化疗[1]。尚无标准的二线治疗方案，所以鼓励患者参加临床试验；一线方案决定二线方案的选择，可缓解的治疗选择有单药博来霉素、氟尿嘧啶、顺铂、卡铂、多西他赛、多柔比星、吉西他滨、异环磷酰胺、甲氨蝶呤、紫杉醇、培美曲塞或长春碱[1]。正在研究的新药包括表皮生长因子受体抑制剂如西妥昔单抗和血管生成抑制剂如贝伐单抗和舒尼替尼[9]。

1. National Comprehensive Cancer Network. Clinical practice guidelines in oncology: bladder cancer including upper tract tumors and urothelial carcinoma of the prostate (version 2.2010). Available at: http://www.nccn.org/professionals/physician_gls/PDF/bladder.pdf (accessed 02/06/10)
2. Parekh DJ, *et al.* Superficial and muscle-invasive bladder cancer: principles of management for outcomes assessments. *J Clin Oncol* 2006; **24:** 5519–27.
3. Bellmunt J, *et al.* ESMO Guidelines Working Group. Invasive bladder cancer: ESMO clinical recommendations for diagnosis, treatment and follow-up. *Ann Oncol* 2009; **20** (suppl 4): iv79–iv80. Also available at: http://annonc.oxfordjournals.org/cgi/reprint/20/suppl_4/iv79.pdf (accessed 10/08/09)
4. Babjuk M, *et al.* European Association of Urology. Guidelines on TaT1 (non-muscle invasive) bladder cancer (updated March 2009). Available at: http://www.uroweb.org/fileadmin/tx_eauguidelines/2009/Full/TaT1_BC.pdf (accessed 21/08/09)
5. Scottish Intercollegiate Guidelines Network. Management of transitional cell carcinoma of the bladder (guideline number 85, issued December 2005). Available at: http://www.sign.ac.uk/pdf/sign85.pdf (accessed 11/06/08)
6. Hall MC, *et al.* Bladder cancer clinical guideline update panel. Guideline for the management of nonmuscle invasive bladder cancer (stages Ta, T1, and Tis): 2007 update. Available at: http://www.auanet.org/content/guidelines-and-quality-care/clinical-guidelines/main-reports/bladcan07/chapter1.pdf (accessed 13/07/10)
7. Stenzl A, *et al.* European Association of Urology. Guidelines on bladder cancer: muscle-invasive and metastatic (updated March 2008). Available at: http://www.uroweb.org/fileadmin/tx_eauguidelines/2008/Full/Muscle-Invasive_BC.pdf (accessed 01/12/08)
8. Garcia JA, Dreicer R. Systemic chemotherapy for advanced bladder cancer: update and controversies. *J Clin Oncol* 2006; **24:** 5545–51.
9. Agarwal N, Hussain M. Management of bladder cancer: current and emerging strategies. *Drugs* 2009; **69:** 1173–87.

骨恶性肿瘤

骨的恶性肿瘤可分为原发于骨的恶性肿瘤或其他肿瘤转移到骨。原发性骨肿瘤较少，通常是肉瘤（详见**骨肉瘤**，第642页）。多发性骨髓瘤（第626页）也可累及骨。乳腺癌、前列腺癌和肺癌常有骨转移。

骨肿瘤常有并发症，包括癌痛（常规治疗详见第6页）、活动受限、骨折、骨髓浸润、脊髓或神经根压迫和高钙血症[1~3]。最常见的转移部位是中轴骨包括脊柱、肋骨和长骨的近端。

骨转移的治疗目的主要是缓解症状、减轻疼痛、保留功能、减少骨折风险和稳定骨骼。治疗需要多种手段，包括放疗、手术和全身化疗[2,4~6]。

放疗对局部转移性骨痛有很好的姑息疗效[2,3]，70%的患者可以通过外照射得到缓解。放疗也可以预防或治疗骨折，以及预防脊髓压迫[2]。骨示踪放射性物质如^{186}铼、^{32}磷、^{153}钐、^{89}锶也可用于姑息性治疗骨痛，或作为外照射的辅助治疗[2,4,5,7]。有报道显示射频消融术治疗骨痛也有效，但是禁用于脊柱转移，因为太靠近脊髓和神经根[3]。

由于大量的骨质丢失，骨的结构不稳定，需要一定的结构**支撑**，可选择体外铸型固定或支持物固定。外科内固定和固定装置也可治疗和预防骨折[2]。还可能需要手术切除或异丁烯甲酯骨水泥修补。术后放疗用于预防骨折[2]和减少并发症[3]。

骨转移瘤会导致局部骨溶解，因此可以应用不同的**骨吸收抑制剂**，不仅能纠正恶性高钙血症（第1049页），还可以缓解骨痛，降低骨折发生的风险。对于骨转移太广泛、局部放疗不能解决的，应用其他镇痛药不能缓解的严重骨痛患者，双磷酸盐治疗有效[8]。有综述得出结论：双磷酸盐可显著减少骨转移并发症（脊髓压迫除外）[9,10]。治疗指南显示，对于已经有骨破坏溶解的患者疗效最明显[11]。但6个月以上的治疗才能获得骨事件的获益[9]。虽然骨转移患者临床治疗应该使用双磷酸盐，但双磷酸盐的最佳应用时间、治疗计划及治疗持续时间均未明确[3,6,9,12,13]。建议确诊骨转移时开始应用，直到不再有临床相关事件时停止，这不影响生存期[10]。一些人建议疾病进展时仍继续应用双磷酸盐，但是另一些人建议更改为更强的双磷酸盐或停止使用[9]。乳腺癌患者无骨转移证据时不建议应用双磷酸盐治疗[11]。没有证据显示哪种双磷酸盐疗效高于其他[11]，氯膦酸盐、伊班膦酸盐、帕米膦酸和唑来膦酸都可用[1,2,6,9,11,13]。这些药物通过静脉给药较口服给药更能显著降低骨相关事件[3,10]。

有趣的是，应用二膦酸盐可预防骨转移的发生；但它的初步结果还存在争议，还需要有更大样本量的对照试验加以证明[11]。一些研究正在进行中[12]。

如果原发肿瘤对化疗敏感，则应该应用全身**抗肿瘤治疗**。乳腺癌和前列腺癌的患者通常优先应用激素治疗[2]，可以有效控制骨转移的症状。

正在研究的新药有狄诺塞麦和阿曲生坦[1,6]。

1. Cremers S, Garnero P. Biochemical markers of bone turnover in the clinical development of drugs for osteoporosis and metastatic bone disease: potential uses and pitfalls. *Drugs* 2006; **66:** 2031–58.
2. Berenson JR, *et al.* Treatment strategies for skeletal complications of cancer. *Cancer Biol Ther* 2006; **5:** 1074–7.
3. Wilkinson AN, *et al.* Managing skeletal related events resulting from bone metastases. Abridged version: *BMJ* 2008; **337:** a2041. Full version: http://www.bmj.com/cgi/section_pdf/337/nov03_1/a2041.pdf (accessed 13/01/09)
4. McEwan AJB. Use of radionuclides for the palliation of bone metastases. *Semin Radiat Oncol* 2000; **10:** 103–114.
5. Dewar JA. Managing metastatic bone pain. *BMJ* 2004; **329:** 812–13.
6. Petrut B, *et al.* Pharmacotherapy of bone metastases in breast cancer patients. *Expert Opin Pharmacother* 2008; **9:** 937–45.
7. Finlay IG, *et al.* Radioisotopes for the palliation of metastatic bone cancer: a systematic review. *Lancet Oncol* 2005; **6:** 392–400.
8. Wong R, Wiffen PJ. Bisphosphonates for the relief of pain secondary to bone metastases. Available in The Cochrane Database of Systematic Reviews; Issue 2. Chichester: John Wiley; 2002 (accessed 12/05/05).
9. Gainford MC, *et al.* Recent developments in bisphosphonates for patients with metastatic breast cancer. *BMJ* 2005; **330:** 769–73.
10. Ross JR, *et al.* Systematic review of role of bisphosphonates on skeletal morbidity in metastatic cancer. Abridged version: *BMJ* 2003; **327:** 469. Full version: http://www.bmj.com/cgi/reprint/327/7413/469 (accessed 12/06/08) Correction. *ibid.* 2004; **328:** 384.
11. Hillner BE, *et al.* American Society of Clinical Oncology 2003 update on the role of bisphosphonates and bone health issues in women with breast cancer. *J Clin Oncol* 2003; **21:** 4042–57. Correction. *ibid.* 2004; **22:** 1351. Also available at: http://www.jco.ascopubs.org/cgi/reprint/21/21/4042 (accessed 13/01/09)
12. Aapro M, *et al.* Guidance on the use of bisphosphonates in solid tumours: recommendations of an international expert panel. *Ann Oncol* 2008; **19:** 420–32.
13. Michaelson MD, Smith MR. Bisphosphonates for treatment and prevention of bone metastases. *J Clin Oncol* 2005; **23:** 8219–24.

脑恶性肿瘤

成人颅内肿瘤最常见的是脑转移瘤，脑转移瘤是原发脑肿瘤的10倍[1]。最常转移到脑的是肺癌、乳腺癌和黑色素瘤[1]，还有结直肠癌、肾癌和腺癌[2,3]。急性白血病（详见**急性淋巴细胞白血病**，第620页）或淋巴瘤（详见 **CNS 淋巴瘤**，第625页）患者 CNS 受侵也较常见。儿童和成人所患原发脑肿瘤的发生率和自然病程存在显著的差异，成人脑肿瘤以神经胶质瘤常见[4]，根据组织学结构分为：星形细胞瘤、少突神经胶质瘤和少突星形细胞瘤[5]。星形细胞瘤按级别分为：Ⅰ（纤维细胞瘤）、Ⅱ（弥漫星形细胞瘤）、Ⅲ（间变星形细胞瘤）、Ⅳ（多形性胶质母细胞瘤），后两种最常见，为恶性肿瘤[4,6]。儿童原发脑肿瘤以低级别星形细胞瘤[7]和髓母细胞瘤最常见[8]。

原发性和转移性颅内肿瘤的症状主要表现为对脑组织的局部压迫和损害（如局灶性癫痫发作和神经缺陷）、脑结构的移位（如小脑幕裂孔疝引起的动眼神经不全麻痹）以及颅内压的升高（如意识障碍和视盘水肿）。可有记忆丧失和行为改变。常见症状是头痛、恶心、呕吐。

原发脑肿瘤的标准治疗为手术和放疗[4,5,8,9]。内科治疗通常包括抗癫痫药控制癫痫发作、皮质激素如地塞米松控制瘤周水肿、抗凝治疗处理静脉血栓以及针对疲劳的治疗[4,6]。

手术通常用于解除压迫和脑水肿、明确诊断、减少皮质激素的应用并且尽可能多的切除肿瘤[1,4,6,10]。影像引导下手术切除是安全的，尽管有人认为这增加了手术切除的范围[4,8]，而另一些人则认为这对神经胶质瘤的治疗效果并没有达到预期的那么好[10]。手术切除对延长生存期的意义尚有争议[4,10]，有些证据表明广泛切除可以延长生存期[1,4]，但这可能存在偏差[10]，因为选择的患者是年轻的适于手术的患者。

辅助放疗已经普遍应用于成人和儿童恶性肿瘤术后[1,4～6,8,10]，但开始放疗的时间尚未达成一致[10]。应用近距离放疗（放射活性物质植入）或立体定向放疗手术（一种应用高剂量放射束的技术）以增加肿瘤放疗剂量的方法并不能改善生存[4]。

*局部化疗*是将卡莫司汀浸润过的生物可降解聚合物在术中注入手术腔，证据显示其可以延长初治或复发恶性脑胶质瘤患者的生存期[1,9,10]。一些人建议将局部化疗用于高级别病变最大限度切除后[1]，而其他人则认为局部化疗较单纯辅助化疗并无明显获益[6]。

对原发性恶性脑肿瘤，辅助*全身化疗*的作用还不清楚，在某种程度上是由于一直没有找到一种能够很好的透过血-脑屏障的药物，直到替莫唑胺得到应用，此前的常用治疗主要包括亚硝脲类如卡莫司汀和洛莫司汀[1,5,11]。PCV 方案（丙卡巴肼＋洛莫司汀＋长春新碱），是胶质瘤行切除术和放射治疗后的常用方案[5,10]。一项关于比较高级别星形细胞瘤辅助化疗加放疗与单独放疗疗效比较的大型随机试验，发现 PCV 方案未能带来更多的受益[12]，使得该方案的疗效受到质疑。然而，一项包括该试验和另外 11 项规模稍小的临床研究的荟萃分析发现，给予一定方案的辅助化疗（通常以亚硝脲类为主）可一般程度的改善成年高级别胶质瘤患者的生存率[13]。替莫唑胺——一种口服的烷化剂，最初也被用来治疗复发的胶质瘤[5]。对于新诊断的恶性胶质瘤患者，放疗后或放疗同时加用替莫唑胺可改善生存率[14]，并已在胶质瘤的治疗中很大程度上取代了亚硝脲类[1,4,6,9,11,15,16]。二线治疗药物有伊立替康、顺铂或卡铂及以铂类为基础的方案[1,5]。贝伐单抗加伊立替康可用于复发的患者[1,6,16]。

对于**儿童**患者，手术切除的范围与生存期相关，主要的治疗目标是最大限度地保证手术安全[17,18]。小龄儿童和大龄儿童脑肿瘤的生物学似乎是不同的[17,19]。化疗可用来推迟放疗或用来减少放疗的剂量和频率，或者完全避免使用放疗，因为放疗可破坏神经系统的发育[7,17～21]。通常，大于 3 岁的患儿可以在术后给予减量的脑脊柱照射，而小于 3 岁的患儿即使是高危患者也应尽量避免放疗[18]。

儿童常用的联合化疗包括顺铂或卡铂、环磷酰胺、依托泊苷、异环磷酰胺、洛莫司汀、甲氨蝶呤、丙卡巴肼、托泊替康、长春新碱或长春碱[17,19,20]。替莫唑胺和奥沙利铂值得进一步研究[19]。不同的肿瘤类型对化疗的敏感性不同。

自体造血干细胞移植（第1729页）也用于不同的儿童脑肿瘤，以限制化疗的不良反应，最大限度地提高化疗剂量[17～21]。其疗效有争议，似乎取决于肿瘤的类型。预处理方案以噻替派、白消安或美法仑为基础，还有高剂量联合化疗方案[17,20,21]。鞘内化疗（药物如甲氨蝶呤）也有应用[19]。

由于现有的治疗原发性脑肿瘤的方案远非最佳结果，因此需要继续尝试不同的方案[1]。方法包括：优化目前的方案、研究不同化疗药物的联合以及找出可以更好通过血脑屏障的办法[5]。其他在研究的治疗方法包括单靶点或多靶点激酶抑制剂、毒素配体螯合物、反义寡核苷酸和基因治疗。

全脑放疗（WBRT）是大多数**脑转移**患者的常用治疗[1,2,22]。手术加 WBRT 适于单个脑转移灶的患者，尤其是全身病变已被控制的预后较好的患者[1,2]。立体定向放射手术（加或不加 WBRT）可用于孤立转移灶却不适合手术的患者[1,2,22,23]。

传统认为化疗对脑转移患者的治疗作用有限[2,23]。因为血脑屏障限制了化疗药物进入病变部位，尤其是大分子低脂溶性的药物。但是，脑转移病变似乎部分破坏了血脑屏障，全身化疗可以使这些患者获益，尤其是初治患者或者没有经过很多药物治疗的患者[2,3,22,23]。有报道指出应限制皮质激素的使用，因为它可以修复已破坏的血脑屏障[3]。虽然很多脑转移瘤对化疗不很敏感[1]，但原发肿瘤对化疗的敏感性是决定疗效的重要因素[2,3,22,23]。此外，如果曾经用过化疗，则使用该药物治疗脑转移瘤可能会导致病变进展或耐药[3,22]。因此，选择药物时要考虑曾经用过的化疗方案[3]。除了常规化疗方案（见表 1，第613页）治疗原发脑肿瘤，其他治疗脑转移瘤的药物包括替莫唑胺（加或不加放疗）、卡培他滨、高剂量甲氨蝶呤、吉非替尼、伊立替康和托泊替康。放射增敏药物有钆类似物和莫特沙芬钆[1～3,22,23]。

脑肿瘤疫苗（DCVax®-脑）也在研究中。

1. National Comprehensive Cancer Network. Clinical practice guidelines in oncology: central nervous system cancers (version 1.2010). Available at: http://www.nccn.org/professionals/physician_gls/PDF/cns.pdf (accessed 02/06/10)
2. Langer CJ, Mehta MP. Current management of brain metastases, with a focus on systemic options. *J Clin Oncol* 2005; **23:** 6207–19.
3. Shah GD, Abrey LE. Chemotherapy for brain metastases: breast, gynecologic and non-melanoma skin malignancies. *Cancer Treat Res* 2007; **136:** 185–97.
4. Wen PY, Kesari S. Malignant gliomas in adults. *N Engl J Med* 2008; **359:** 492–507. Correction. *ibid.*; 877.
5. Mathieu D, Fortin D. Chemotherapy and delivery in the treatment of primary brain tumors. *Curr Clin Pharmacol* 2007; **2:** 197–211.
6. Stupp R, Roila F. ESMO Guidelines Working Group. Malignant glioma: ESMO clinical recommendations for diagnosis, treatment and follow-up. *Ann Oncol* 2009; **20** (suppl 4): iv126–iv128. Also available at: http://annonc.oxfordjournals.org/cgi/reprint/20/suppl_4/iv126.pdf (accessed 10/08/09)
7. Karajannis M, *et al.* Treatment of pediatric brain tumors. *J Cell Physiol* 2008; **217:** 584–9.
8. Pizer B, Clifford S. Medulloblastoma: new insights into biology and treatment. *Arch Dis Child Educ Pract Ed* 2008; **93:** 137–44.
9. Reardon DA, *et al.* Recent advances in the treatment of malignant astrocytoma. *J Clin Oncol* 2006; **24:** 1253–65.
10. Aoki T, *et al.* Management of glioblastoma. *Expert Opin Pharmacother* 2007; **8:** 3133–46.
11. Fadul CE, *et al.* Cytotoxic chemotherapeutic management of newly diagnosed glioblastoma multiforme. *J Neurooncol* 2008; **89:** 339–57.
12. Medical Research Council Brain Tumour Working Party. Randomized trial of procarbazine, lomustine, and vincristine in the adjuvant treatment of high-grade astrocytoma: a Medical Research Council Trial. *J Clin Oncol* 2001; **19:** 509–18.
13. Glioma Meta-analysis Trialists (GMT) Group. Chemotherapy for high-grade glioma. Available in The Cochrane Database of Systematic Reviews; Issue 3. Chichester: John Wiley; 2002 (accessed 16/05/05).
14. Stupp R, *et al.* Radiotherapy plus concomitant and adjuvant temozolomide for glioblastoma. *N Engl J Med* 2005; **352:** 987–96.
15. van den Bent MJ, *et al.* Recent developments in the use of chemotherapy in brain tumours. *Eur J Cancer* 2006; **42:** 582–8.
16. Stupp R, *et al.* Chemoradiotherapy in malignant glioma: standard of care and future directions. *J Clin Oncol* 2007; **25:** 4127–36.
17. Kalifa C, Grill J. The therapy of infantile malignant brain tumors: current status? *J Neurooncol* 2005; **75:** 279–85.
18. Puget S, Rutka JT. Malignant brain tumors: two steps forward. *Clin Neurosurg* 2007; **54:** 4–9.
19. Grill J, Bhangoo R. Recent development in chemotherapy of paediatric brain tumours. *Curr Opin Oncol* 2007; **19:** 612–15.
20. Wolff JEA, Finlay JL. High-dose chemotherapy in childhood brain tumors. *Onkologie* 2004; **27:** 239–45.
21. Dallorso S, *et al.* EBMT-PDWP. Evolving role of myeloablative chemotherapy in the treatment of childhood brain tumours. *Bone Marrow Transplant* 2005; **35** (suppl 1): S31–S34.
22. Oh Y, Stewart DJ. Systemic therapy for lung cancer brain metastases: a rationale for clinical trials. *Oncology (Williston Park)* 2008; **22:** 168–78.
23. Lin NU, *et al.* CNS metastases in breast cancer. *J Clin Oncol* 2004; **22:** 3608–17.

乳腺恶性肿瘤

乳腺癌是女性最常见的恶性肿瘤。25 岁以下少见，发病随年龄增加，但绝经后发病增长减慢。危险因素包括家族史（有遗传 BRCA1 或 BRCA2 突变者危险性更高），生殖激素因素如月经初潮早、绝经晚、未生育和高龄初产。口服避孕药和绝经后 HRT 也与小的过度风险相关（见**致癌性**，第1994页；**乳腺**，第2005页）。

原位癌（DCIS）是指肿瘤局限于乳腺腺管内而无外侵。浸润性乳腺癌可分成三种：

- 早期乳腺癌（可手术，早期，Ⅰ期/Ⅱ期）；
- 局部晚期乳腺癌（不能手术的局部病变，Ⅲ期）；
- 或是晚期乳腺癌（转移性，Ⅳ期）。

乳腺癌具有明显的异质性，因此其临床过程也显著不同；患者年龄和月经状态、肿瘤大小和分级、腋窝淋巴结或皮肤受累情况以及激素受体状况决定肿瘤范围和侵袭情况，因此对治疗的预后有重要的意义[1]。推荐早期检测雌激素受体（ER）状态和 HER2（人表皮生长因子受体 2）过表达状态，因为它们决定了对一些特定治疗的疗效[1～3]。孕激素受体（PR）状态也应该进行检测，尽管英国指南反对早期乳腺癌患者常规进行此项检测[2]。

通过乳腺摄影，约 20% 的乳腺癌诊断为**原位癌**（DCIS）[4～7]，其治疗在某些方面还存在争议。大多数原位癌的患者接受保乳手术[1,8]，而传统首选的乳房切除术现在仍是高危患者的选择[1,4～6]。放疗能够降低复发率和疾病出现进展期病变的风险（尽管并没有改善生存），所以通常推荐在成功进行保乳手术后进行[1,7～9]；放疗对于一部分患者是无效的，但如何界定这部分人群尚存在争议。研究显示他莫昔芬辅助治疗在减少复发的作用上结果不一[5,6]，而且不能证明对生存有影响。英国指南反对原位癌患者进行他莫昔芬辅助治疗[2]，但有人推荐对选择性的患者（如 ER 阳性的原位癌[1,9]、年轻患者和没有潜在不良反应的高风险患者）采用他莫昔芬辅助治疗[7]。辅助治疗使用更新的雌激素调节剂阿那曲唑正在研究过程中[5～7]。

早期患者（Ⅰ期或Ⅱ期；肿瘤相对较小没有或只有局限的淋巴结浸润）预后很好。**首选**手术治疗[1,2,9,10]。采用保乳手术或者乳腺切除术[1,9,11]。大肿块的患者（之后有可能行保乳术）应该考虑新辅助化疗，目的是降低肿瘤期别，但没有证据显示有生存有益[1,11,12]。化疗方案同辅助化疗方案（见下文）[1]。保乳术后的推荐采用辅助放疗，因为可以降低局部复发率。乳腺癌术后有 4 个及以上淋巴结阳性的也被认为是高复发风险，也推荐放疗[1,9,11]。

进一步辅助治疗包括应用细胞毒药物进行化疗或激素治疗加卵巢切除或卵巢抑制，目的是根除导致复发的微小转移灶。Early Breast Cancer Trialist's Collaborative Group（EBCTCG）进行的研究确定了辅助治疗的益处并尝试分析哪些患者可以获益最大，以及那种方案最佳。这些分析[13]以及国家外科乳腺和大肠辅助项目 B-14 和 B-20 研究[14]进行了 15 年的随访，并已经得出结论：

- 所有的早期乳腺癌患者都能够从辅助化疗中获益（尽管获益程度不同）；
- 获益随着时间有所增加，在有复发倾向的患者中有一部分可以通过辅助治疗治愈；
- 对于 50 岁以下患者，6 个月含蒽环类药物的化疗能够降低年死亡率约为 38%，诊断时 50～69 岁患者约为 20%（研究中极少数 70 岁以上患者也给予化疗进行获益的评估）；
- 这种生存获益在很大程度上并不依赖于雌激素受体（ER）情况、淋巴结情况或其他肿瘤特征；
- 含有蒽环类化疗方案优于不含此类药物方案；
- ER 阳性乳腺癌患者使用他莫昔芬 5 年后降低了年死亡率约 31%，这种获益在很大程度上并不依赖于年龄、其他肿瘤特征或化疗的应用；
- 联合化疗和他莫昔芬进一步增加了生存获益：ER 阳性中年患者在接受 6 个月含蒽环类药物化疗后再进行 5 年他莫昔芬辅助治疗后，其 15 年的死亡率大约减少了一半；
- 卵巢去势（手术或放疗）或通过戈那瑞林类似物进行卵巢功能抑制也能够降低乳腺癌死亡率，但这种获益仅体现在未给予其他辅助治疗的情况下。

尽管这些数据有助于治疗的选择，但是获益的程度在预后较好的患者会有所降低；对于预后最好的病例（小肿块且无局部淋巴结）其增加的获益过小而不需进行辅助治疗[1]。个体化的全身辅助治疗对于患者十分重要，单纯的年龄和临床特征不足以进行治疗的决策，恰当的预后指标也应该在考虑范围内[14,15]。激素敏感（ER 阳性或 PR 阳性）的肿瘤患者可单独应用激素治疗或加上化疗。对激素不敏感的肿瘤患者（ER 阴性或 PR 阴性），化疗会取得更好的疗效，且不需要接受激素治疗[1,9]。此外，绝大多数 HER2 过表达患者还应该接受曲妥珠单抗的辅助治疗[1,9]，因为研究显示无病生存和总生存得到提高[16,17]，而且此获益不依赖于 ER 的状态。但要考虑到心脏毒性[18,19]。

含蒽环类药物的辅助**化疗**方案被广泛应用，并取代了原有的方案如 CMF（环磷酰胺、甲氨蝶呤和氟尿嘧啶）而变为 FAC 或 CAF（环磷酰胺、多柔比星和氟尿嘧啶）、AC（多柔比星和环磷酰胺）以及类似的改良方案。对于 HER2 阳性的患者，含蒽环类的方案似乎优于不含蒽环类方案[1,19]。EBCTCG 分析含有蒽环类药物的方案之间并没有显示出有效性的差异[13]，但是含有表柔比星的方案在很多医院更受欢迎，主要是因为与多柔比星相比心脏毒性更低，因而可以给予更高的剂量[10]。紫杉烷类药物（多西他赛或紫杉醇）加入含蒽环类药物方案中改善了无病生存和总生存[19~21]（英国指南建议采用多西他赛而不是用紫杉醇[2]）。

降低剂量强度导致生存缩短，这也引发了更高剂量可以更多受益的假设，特别是对那些具有高危复发因素的患者。但是，尽管一些高剂量化疗联合干细胞支持治疗取得了阳性结果，但是随机试验并没有显示高剂量化疗优于标准剂量化疗[22,23]。

激素治疗只对激素敏感患者有效，并且结果分析表明5年的他莫昔芬治疗已成为ER阳性患者的标准治疗[1,10]。但是，对于绝经后的女性，有证据显示5年的阿那曲唑治疗可以有效替代他莫昔芬[24]，并且2年随访发现来曲唑治疗能够进一步降低复发风险[25]。在2～3年他莫昔芬治疗后换用芳香化酶抑制剂（阿那曲唑、依西美坦或来曲唑）与连续应用他莫昔芬的比较研究中，前者可延长无病生存期，但其中有些研究提示可延长总生存，而另一些研究则提示对生存没有影响[1,26]。此外，尽管不提倡超过5年的他莫昔芬治疗，但是5年他莫昔芬治疗后换用芳香化酶抑制剂治疗可以显著获益[27]。因此对于绝经后的女性，芳香化酶抑制剂可以一开始就用、序贯用或额外加用[1,2,9,26,28]，并且英国指南建议[2]，他莫昔芬作为初始治疗仅用于对芳香化酶抑制剂有禁忌的患者，但也有人质疑这种治疗选择[29]。

额外加用或序贯治疗的最佳用药时间还未确定，但是美国指南允许在他莫昔芬治疗5年后，再用5年芳香化酶抑制剂治疗[1]。对于不能耐受芳香化酶抑制剂的患者，单独延长他莫昔芬治疗时间也是可接受的[30]，并且有一些初步的证据显示10年的他莫昔芬治疗效果要优于5年的他莫昔芬治疗[19]，当然需要密切监视子宫内膜癌的发生[30]。有人建议在非甾体抑制剂（如阿那曲唑或来曲唑）治疗失败后，乳腺癌患者仍可能会对甾体芳香化酶抑制剂（如依西美坦）敏感[27]，但尚无确切的证据显示各芳香化酶抑制剂之间的疗效或毒性有区别[1]。

绝经前ER阳性患者用芳香化酶抑制剂进行激素治疗是无效的[1,9,19]，他莫昔芬可单药治疗，也可联合卵巢抑制（使用戈那瑞林类似物）或卵巢去势（通过卵巢切除术或放疗）[1,2,9,31]。

手术、放疗和化疗/激素治疗的最佳顺序已做过研究。大多数人认为化放疗同步（化疗同时给予放疗）毒性太大，尽管有些人建议化疗选用CMF方案。因此，更多人愿意选择辅助化疗后再进行放疗的序贯治疗方案[1]。尽管很多研究在进行，但是他莫昔芬应在放疗同时用还是在放疗后用仍不确定[32]，美国指南认为其中任何一种均可[1]。对于需要化疗和激素治疗的患者，推荐先化疗再激素治疗[1]。

局部晚期乳腺癌（Ⅲ期）很少可以按照高危早期乳腺癌进行治疗，因为他们一般不能先进行手术治疗（见上文）。对于不能手术的患者，标准治疗是采用以蒽环类药物为主的术前化疗后，肿瘤缩小到可以进行手术治疗，并可以对治疗进行有效性的评估并再进行随后治疗[1,8]。手术后可以进行放疗和辅助化疗，对于ER阳性的患者随后应进行激素治疗。HER2过表达的患者应进行曲妥珠单抗辅助治疗。选择辅助化疗方案时应考虑到新辅助所用的化疗方案。对于新辅助化疗后未获得缓解，仍不能手术的患者，可试用全身化疗和（或）放疗[1,2]。

晚期（Ⅳ期）或转移治疗的目的是姑息治疗和延长生命；现有的治疗方案通常是不可能治愈的[1,33]，应基于患者的前期治疗和患者自身因素来选择合适的治疗[19]。对于ER阳性、局限期或无症状的患者应首选**激素治疗**：美国的指南提倡对绝经后的患者一线激素治疗首选一种芳香化酶抑制剂（阿那曲唑、来曲唑或依西美坦）或抗雌激素药（通常是他莫昔芬）。二线治疗药物包括氟维司群、托瑞米芬、孕激素类如甲羟孕酮、雄激素如氟甲睾酮，或雌激素如炔雌醇[1,28]。绝经前患者应进行卵巢去势（通过手术或放疗）或用戈那瑞林类似物抑制卵巢，然后将患者作为绝经后患者进行治疗。一线激素治疗应坚持到病情进展或出现了不能耐受的不良反应，应进行2种方案的激素治疗。如果以上治疗失败或出现有症状的内脏转移，患者应进行化疗。英国指南与此类似，绝经后妇女选用芳香化酶抑制剂治疗，没有用过他莫昔芬的绝经前患者采用他莫昔芬和卵巢抑制治疗，而用过他莫昔芬的绝经前患者可单纯卵巢抑制治疗[3]。

对于ER阴性、非局部肿瘤、有症状的内脏转移或ER阳性但对激素治疗不敏感的难治性患者，建议进行**化疗**[1,3,33]。

紫杉烷类，特别是多西他赛（被认为是转移性乳腺癌的参考药物[34]）的疗效被公认是出色的[35]，并且蒽环类（多柔比星、表柔比星和同类的药物米托蒽醌）也在广泛应用[1]，但也有一项系统性综述认为它们在肿瘤缓解方面获益但没有改善生存[36]。以铂类为主的化疗方案的获益还不确定[37]。卡培他滨、吉西他滨和长春瑞滨也是有效的药物[1,3,33]。

目前非常不确定是否联合化疗优于单药序贯化疗。尽管一项针对老方案的系统性综述认为联合化疗可以获益[38]，但通常的标准中治疗的目的是治愈[34]，一些人并不认为联合化疗获益的证据具有说服力，而且联合化疗的毒性也有所增加[1,33]。但是，已经形成的方案，包括CMF和不同的含蒽环类或紫杉类的方案都在使用中[1,8]，还有新的联合方案如吉西他滨联合紫杉醇，或长春瑞滨联合表柔比星，或紫杉醇联合贝伐单抗[1]。伊沙匹隆加或不加卡培他滨也可选择[1,39]。在HER2过度表达的患者中，化疗加入了曲妥珠单抗[1,33]；与单用化疗相比获益显著[34]，尽管与蒽环类药物联合应用增加了出现心脏毒性的风险[1]。英国指南建议，若有CNS之外的转移，应停止曲妥珠单抗治疗，但是如果病变进展仅限于CNS，曲妥珠单抗可以继续使用[3]。卡培他滨联合拉帕替尼可用于曲妥珠单抗难治的患者[1,33]。

更多的常规化疗方案见表1（第613页）。

强化治疗联合自体骨髓移植或干细胞移植可以取得更高的缓解率。但是随机试验的结果是令人失望的，系统性综述发现对转移性乳腺癌进行干细胞支持的高剂量化疗没有改善总生存状况[40]。

对发生骨转移的患者采用二膦酸盐治疗减少了骨痛和骨相关并发症如骨折、脊髓压迫和高钙血症（见**骨恶性肿瘤**，上文）。放疗也可以治疗骨痛以及脑转移（见**脑恶性肿瘤**，上文）。

1. National Comprehensive Cancer Network. Clinical practice guidelines in oncology: breast cancer (version 2.2010). Available at: http://www.nccn.org/professionals/physician_gls/PDF/breast.pdf (accessed 02/06/10)
2. NICE. Early and locally advanced breast cancer: diagnosis and treatment (Clinical Guideline 80, issued February 2009). Available at: http://www.nice.org.uk/nicemedia/pdf/CG80NICEGuideline.pdf (accessed 20/07/09)
3. NICE. Advanced breast cancer: diagnosis and treatment (Clinical Guideline 81, issued February 2009). Available at: http://www.nice.org.uk/nicemedia/pdf/CG81NICEGuideline.pdf (accessed 20/07/09)
4. Burstein HJ, *et al.* Ductal carcinoma in situ of the breast. *N Engl J Med* 2004; **350:** 1430–41.
5. Leonard GD, Swain SM. Ductal carcinoma in situ, complexities and challenges. *J Natl Cancer Inst* 2004; **96:** 906–20.
6. Mokbel K. Contemporary treatment of ductal carcinoma in situ of the breast. *Med Sci Monit* 2005; **11:** RA86–RA93.
7. Sakorafas GH, *et al.* Recent advances and current controversies in the management of DCIS of the breast. *Cancer Treat Rev* 2008; **34:** 483–97.
8. Moulder S, Hortobagyi GN. Advances in the treatment of breast cancer. *Clin Pharmacol Ther* 2008; **83:** 26–36.
9. Kataja V, Castiglione M. ESMO Guidelines Working Group. Primary breast cancer: ESMO clinical recommendations for diagnosis, treatment and follow-up. *Ann Oncol* 2009; **20** (suppl 4): iv10–iv14. Also available at: http://annonc.oxfordjournals.org/cgi/reprint/20/suppl_4/iv10.pdf (accessed 10/08/09)
10. Melville S, Heycock L. Treatment of early breast cancer. *Pharm J* 2007; **279:** 357–60.
11. Turner NC, Jones AL. Management of breast cancer—part I. Abridged version: *BMJ* 2008; **337:** a421. Full version: http://www.bmj.com/cgi/section_pdf/337/jul04_1/a421.pdf (accessed 26/02/09)
12. Wolff AC, Davidson NE. Primary systemic therapy in operable breast cancer. *J Clin Oncol* 2000; **18:** 1558–69.
13. Early Breast Cancer Trialists' Collaborative Group. Effects of chemotherapy and hormonal therapy for early breast cancer on recurrence and 15-year survival: an overview of the randomised trials. *Lancet* 2005; **365:** 1687–1717.
14. Fisher B, *et al.* Treatment of lymph-node-negative, oestrogen-receptor-positive breast cancer: long-term findings from National Surgical Adjuvant Breast and Bowel Project randomised clinical trials. *Lancet* 2004; **364:** 858–68.
15. Muss HB, *et al.* Adjuvant chemotherapy in older and younger women with lymph node-positive breast cancer. *JAMA* 2005; **293:** 1073–81.
16. Engel RH, Kaklamani VG. HER2-positive breast cancer: current and future treatment strategies. *Drugs* 2007; **67:** 1329–41.
17. Houssami N, *et al.* The prevention, detection, and management of breast cancer. *Med J Aust* 2006; **184:** 230–4.
18. Hortobagyi GN. Trastuzumab in the treatment of breast cancer. *N Engl J Med* 2005; **353:** 1734–6.
19. Turner NC, Jones AL. Management of breast cancer—part II. Abridged version: *BMJ* 2008; **337:** a540. Full version: http://www.bmj.com/cgi/section_pdf/337/jul11_2/a540.pdf (accessed 26/02/09)
20. Nowak AK, *et al.* Systematic review of taxane-containing versus non-taxane-containing regimens for adjuvant and neoadjuvant treatment of early breast cancer. *Lancet Oncol* 2004; **5:** 372–80.
21. Martin M, *et al.* Adjuvant docetaxel for node-positive breast cancer. *N Engl J Med* 2005; **352:** 2302–13.
22. Hortobagyi GN. What is the role of high-dose chemotherapy in the era of targeted therapies? *J Clin Oncol* 2004; **22:** 2263–6.
23. Farquhar C, *et al.* High dose chemotherapy and autologous bone marrow or stem cell transplantation versus conventional chemotherapy for women with early poor prognosis breast cancer. Available in The Cochrane Database of Systematic Reviews; Issue 3. Chichester: John Wiley; 2005 (accessed 23/02/09).
24. ATAC Trialists' Group. Results of the ATAC (Arimidex, Tamoxifen, Alone or in Combination) trial after completion of 5 years' adjuvant treatment for breast cancer. *Lancet* 2005; **365:** 60–2.
25. The Breast International Group (BIG) 1-98 Collaborative Group. A comparison of letrozole and tamoxifen in postmenopausal women with early breast cancer. *N Engl J Med* 2005; **353:** 2747–57.
26. Winer EP, *et al.* American Society of Clinical Oncology technology assessment on the use of aromatase inhibitors as adjuvant therapy for postmenopausal women with hormone receptor-positive breast cancer: status report 2004. *J Clin Oncol* 2005; **23:** 619–29. Also available at: http://www.jco.org/cgi/reprint/23/3/619.pdf (accessed 23/02/09)
27. Strasser-Weippl K, Goss PE. Advances in adjuvant hormonal therapy for postmenopausal women. *J Clin Oncol* 2005; **23:** 1751–9.
28. Pruthi S, *et al.* A multidisciplinary approach to the management of breast cancer, part 2: therapeutic considerations. *Mayo Clin Proc* 2007; **82:** 1131–40.
29. Seruga B, Tannock IF. Up-front use of aromatase inhibitors as adjuvant therapy for breast cancer: the emperor has no clothes. *J Clin Oncol* 2009; **27:** 840–2.
30. Bedard PL, Cardoso F. Recent advances in adjuvant systemic therapy for early-stage breast cancer. *Ann Oncol* 2008; **19** (suppl 5): v122–v127.
31. Dellapasqua S, *et al.* Adjuvant endocrine therapy for premenopausal women with early breast cancer. *J Clin Oncol* 2005; **23:** 1736–50.
32. Whelan T, Levine M. Radiation therapy and tamoxifen: concurrent or sequential? That is the question. *J Clin Oncol* 2005; **23:** 1–4.
33. Cardoso F, Castiglione M. ESMO Guidelines Working Group. Locally recurrent or metastatic breast cancer: ESMO clinical recommendations for diagnosis, treatment and follow-up. *Ann Oncol* 2009; **20** (suppl 4): iv15–iv18. Also available at: http://annonc.oxfordjournals.org/cgi/reprint/20/suppl_4/iv15.pdf (accessed 11/08/09)
34. Hamilton A, Hortobagyi G. Chemotherapy: what progress in the last 5 years? *J Clin Oncol* 2005; **23:** 1760–75. Correction. *ibid.*; 5851.
35. Ghersi D, *et al.* Taxane containing regimens for metastatic breast cancer. Available in The Cochrane Database of Systematic Reviews; Issue 2. Chichester: John Wiley; 2005 (accessed 23/02/09).
36. Lord S, *et al.* Antitumour antibiotic containing regimens for metastatic breast cancer. Available in The Cochrane Database of Systematic Reviews; Issue 4. Chichester: John Wiley; 2004 (accessed 23/02/09).
37. Carrick S, *et al.* Platinum containing regimens for metastatic breast cancer. Available in The Cochrane Database of Systematic Reviews; Issue 2. Chichester: John Wiley; 2004 (accessed 23/02/09).
38. Carrick S, *et al.* Single agent versus combination chemotherapy for metastatic breast cancer. Available in The Cochrane Database of Systematic Reviews; Issue 2. Chichester: John Wiley; 2009 (accessed 20/07/09).
39. Pronzato P. New therapeutic options for chemotherapy-resistant metastatic breast cancer: the epothilones. *Drugs* 2008; **68:** 139–46.
40. Farquhar C, *et al.* High dose chemotherapy and autologous bone marrow or stem cell transplantation versus conventional chemotherapy for women with metastatic breast cancer. Available in The Cochrane Database of Systematic Reviews; Issue 3. Chichester: John Wiley; 2005 (accessed 23/02/09).

乳腺癌的预防 乳腺癌危险因素的确定（见下文），特别是对导致高危因素的特殊基因的认识使得乳腺癌可以有效地进行预防。目前的选择，除了常规筛查检测早期病变，还包括手术、药物治疗（见下文）以及可能的某些生活方式的改变[1~7]。预防性双侧乳房切除和输卵管-卵巢切除可以减少中高危女性和BRCA1/2基因突变妇女的乳腺癌发病率[2,4~7]。因此建议有高危因素（如有遗传因素、有小叶原位癌病史或胸部受过射线）的妇女行乳房切除术[2]。两侧的输卵管-卵巢切除通常仅用于有明确或高度怀疑BRCA1/2基因突变的女性[2,4,7]。

生活方式改变与患乳腺癌的风险没有必然联系[2]，并且也没有证据显示特别的饮食成分能有效降低患乳腺癌的风险[7]。但是，评估认为罹患乳腺癌的风险为中高危的女性，应尽量避免酒精和减少酗酒，绝经后的女性减轻体重有利于降低患乳腺癌的风险[2,7]。

作为早期乳腺癌辅助治疗的一部分，使用他莫昔芬可以减少另外一侧乳腺癌的发生风险。这提示了预防性应用他莫昔芬可以阻止有危险因素的妇女发生乳腺癌，已有试验在对这种假说进行验证。这些研究并不是没有争议的，因为在健康妇女中使用他莫昔芬同乳腺癌患者使用的风险/获益是不同的。第一个报道的是美国National Surgical Adjuvant Breast and Bowel Project (NSABP) P-1试验[8]，将13388名妇女随机分入5年的他莫昔芬或安慰剂治疗组。参加者年龄在60岁或以上有小叶原位癌的病史，或者5年预期乳腺癌风险大于1.66%（根据一级亲属乳腺癌的人数、以前乳腺活检的次数、不典型增生的存在和生殖因素进行评价）。在这项研究中接受他莫昔芬治疗的妇女显著的减少了侵袭性乳腺癌的发生率达49%（每1000名接受治疗的妇女可预防出现乳腺癌21.4例）。非侵袭性乳腺癌的发生率也减少到相似的程度。他莫昔芬减少了雌激素受体（ER）阳性而不是ER阴性的肿瘤的发生。他莫昔芬的不良事件包括中等程度的增加了子宫内膜癌和血管事件（卒中和肺动脉栓塞）的风险。尽管这些研究开育过早，但所有患者完成了5年他莫昔芬的治疗并随访至7年，结果显示他莫昔芬治疗停止后的2年内患乳腺癌的概率相对恒定[9]。欧洲2个较小规模的试验并没有证实他莫昔芬预防乳腺癌发生的益处。英国的试验[8]中的妇女有乳腺癌的一级家族史，她们的中位年龄比美国的试验要小。意大利试验[10]中的妇女是子宫切除术后并没有乳腺癌相关危险因素，并且它的规模还没有足够的把握可以反映出他莫昔芬的作用。在这项研究的5年的治疗完全随访[11]结果中并没有发现他莫昔芬组和安慰剂组在乳腺癌发生率的差别。进行亚组分析时发现ER阳性乳腺癌高危因素的妇女可以从他莫昔芬治疗中获益，而且这一群体中应用HRT的妇女可以显著获益。但是，这一群体研究中的并没有经过随机化，因此这些结论需要进行确认。英国进行了一项研究[12]，对直系亲属有乳腺癌病史的女性（参加者中位年龄比美国研究的年轻）给予8年的他莫昔芬或安慰剂口服，尽管初步的结论显示他莫昔芬对预防乳腺癌并没有益处，但是中位随访至13年的结果显示，他莫昔芬确实减少了患ER阳性乳腺癌的风险[13]。更长期的随访发现似乎发病风险进一步降低。一项对乳腺癌高危妇女进行的进一步安慰剂对照研究（IBIS-Ⅰ）[14]的初步结果显示应用他莫昔芬治疗5年，可以减少全部乳腺癌发生率32%。在其他试验，减少的是ER阳性的肿瘤的发生。使用他莫昔芬出现了相似的不良反应，但在他莫昔芬组也增加了治疗相关的意外死亡。这可能与报道过的血栓事件的增加有关，但并未出现统计学差异。又继续随访8年后发现[15]，他莫昔芬治疗仍然是获益的，患ER阳性乳腺癌的风险随着随访时间的延长而进一步下降。而他莫昔芬治疗停止后其不良反应也降低。一项NSABP P-1中发生侵袭性乳腺癌患者数据的回顾性分析[16]发现她们携带有BRCA2基因，但不携带BRCA1基因，其乳腺癌发生率的减少同参加研究的所有妇女中ER阳性乳腺癌发生率的减少相似。但数量较少而无统计学差异，因此还不知道带有这种突变的妇女使用他莫昔芬能否降低乳腺癌的发生风险。

另外一个抗雌激素药雷洛昔芬也有报道降低了乳腺癌的发生，它治疗骨质疏松症的研究也在进行当中[17]。一项更大的安慰剂对照研究[18]以乳腺癌的发病率作为主要终点，结果发现5年雷洛昔芬治疗可以降低乳腺癌发病率，罹患ER阳性浸润性乳腺癌的风险降低了55%（绝对数表示为：雷洛昔芬治疗1年，使每1000名女性中患乳腺癌的人数减少1.2个），但对ER阴性肿瘤的发生率没有影响。对乳腺癌发病风险增加的女性进行雷洛昔芬或他莫昔芬治疗的疗效比较研究（STAR研究）显示[19]，经过5年的治疗，两组浸润性乳腺癌的发生率相似，表明雷洛昔芬与他莫昔芬同样可以降低这组人群发展为浸润性乳腺癌的风险。芳香化酶抑制剂阿那曲唑和依西美坦能否降低发病风险也在研究中[2,4,6,20]。

通过这些研究表明，尽管对BRCA1/2基因突变的女性数据有限[2]，但他莫昔芬预防治疗确实能够降低高风险女性的ER阳性乳腺癌的发病率[21]。此外，他莫昔芬可用于绝经前的乳腺癌高风险女性[2,5,6,22]，而雷洛昔芬对此人群不适用。绝经后女性的治疗方案受年龄、子宫是否存在和并发症影响[2]，高风险女性既可用他莫昔芬也可用雷洛昔芬[2]，一些人[5,6]更为推荐雷洛昔芬，因为不良反应较轻。

其他乳腺癌预防方法包括植物雌激素（植物雌激素），例如大豆中的雌激素[6]。流行病学证据显示这些含有较高该物质的食物中有保护作用，但在已有的数据中，还有很多混杂的因素和不一致的地方[23]。类视黄醇也有保护作用，但是芬维A胺的二级预防研究没有获益[24]。有报道显示规律地服用阿司匹林和其他NSAIDs类药物能够降低乳腺癌的风险，但是尚缺乏其他研究的支持[4,6,7]。同样，他汀类药物是否有此作用，研究结果也不一致。一些人建议增加亲脂他汀类药物的试验[6]。促黄体激素释放激素（LHRH）也在研究中，但是不良反应方面可能存在问题[6]。

1. Chlebowski RT. Reducing the risk of breast cancer. *N Engl J Med* 2000; **343:** 191–8.
2. National Comprehensive Cancer Network. Clinical practice guidelines in oncology: breast cancer risk reduction (version 1.2010). Available at: http://www.nccn.org/professionals/physician_gls/PDF/breast_risk.pdf (accessed 04/06/10)
3. Guillem JG, *et al.* American Society of Clinical Oncology; Society of Surgical Oncology. ASCO/SSO review of current role of risk-reducing surgery in common hereditary cancer syndromes. *J Clin Oncol* 2006; **24:** 4642–60. Also published in *Ann Surg Oncol* 2006; **13:** 1296–1321.
4. Mahoney MC. Breast cancer risk reduction and counseling: lifestyle, chemoprevention, and surgery. *J Natl Compr Canc Netw* 2007; **5:** 702–10.
5. Reeder JG, Vogel VG. Breast cancer prevention. *Cancer Treat Res* 2008; **141:** 149–64.
6. Castrellon AB, Glück S. Chemoprevention of breast cancer. *Expert Rev Anticancer Ther* 2008; **8:** 443–52.
7. Mahoney MC, *et al.* Opportunities and strategies for breast cancer prevention through risk reduction. *CA Cancer J Clin* 2008; **58:** 347–71.
8. Fisher B, *et al.* Tamoxifen for prevention of breast cancer: report of the National Surgical Adjuvant Breast and Bowel Project P-1 study. *J Natl Cancer Inst* 1998; **90:** 1371–88.
9. Fisher B, *et al.* Tamoxifen for the prevention of breast cancer: current status of the National Surgical Adjuvant Breast and Bowel Project P-1 study. *J Natl Cancer Inst* 2005; **97:** 1652–62.
10. Veronesi U, *et al.* Prevention of breast cancer with tamoxifen: preliminary findings from the Italian randomised trial among hysterectomised women. *Lancet* 1998; **352:** 93–7.
11. Veronesi U, *et al.* Italian randomized trial among women with hysterectomy: tamoxifen and hormone-dependent breast cancer in high-risk women. *J Natl Cancer Inst* 2002; **95:** 160–5.
12. Powles T, *et al.* Interim analysis of the incidence of breast cancer in the Royal Marsden Hospital tamoxifen randomised chemoprevention trial. *Lancet* 1998; **352:** 98–101.
13. Powles TJ, *et al.* Twenty-year follow-up of the Royal Marsden randomized, double-blinded tamoxifen breast cancer prevention trial. *J Natl Cancer Inst* 2007; **99:** 283–90.
14. IBIS investigators. First results from the International Breast Cancer Intervention Study (IBIS-I): a randomised prevention trial. *Lancet* 2002; **360:** 817–24.
15. Cuzick J, *et al.* Long-term results of tamoxifen prophylaxis for breast cancer—96-month follow-up of the randomized IBIS-I trial. *J Natl Cancer Inst* 2007; **99:** 272–82.
16. King M-C, *et al.* Tamoxifen and breast cancer incidence among women with inherited mutations in BRCA1 and BRCA2: National Surgical Adjuvant Breast and Bowel Project (NSABP-P1) Breast Cancer Prevention Trial. *JAMA* 2001; **286:** 2251–6.
17. Martino S, *et al.* Continuing outcomes relevant to Evista: breast cancer incidence in postmenopausal osteoporotic women in a randomized trial of raloxifene. *J Natl Cancer Inst* 2004; **96:** 1751–61.
18. Barrett-Connor E, *et al.* Effects of raloxifene on cardiovascular events and breast cancer in postmenopausal women. *N Engl J Med* 2006; **355:** 125–37.
19. Vogel VG, *et al.* Effects of tamoxifen vs raloxifene on the risk of developing invasive breast cancer and other disease outcomes: the NSABP Study of Tamoxifen and Raloxifene (STAR) P-2 trial. *JAMA* 2006; **295:** 2727–41.
20. Cuzick J. Aromatase inhibitors for breast cancer prevention. *J Clin Oncol* 2005; **23:** 1636–43.
21. Cuzick J, *et al.* Overview of the main outcomes in breast-cancer prevention trials. *Lancet* 2003; **361:** 296–300.
22. Chlebowski RT, *et al.* American Society of Clinical Oncology technology assessment of pharmacologic interventions for breast cancer risk reduction including tamoxifen, raloxifene, and aromatase inhibition. *J Clin Oncol* 2002; **20:** 3328–43. Also available at: http://www.jco.org/cgi/reprint/20/15/3328.pdf (accessed 26/02/09)
23. Trock BJ, *et al.* Meta-analysis of soy intake and breast cancer risk. *J Natl Cancer Inst* 2006; **98:** 459–71.
24. Veronesi U, *et al.* Randomized trial of fenretinide to prevent second breast malignancy in women with early breast cancer. *J Natl Cancer Inst* 1999; **91:** 1847–56.

男性乳腺恶性肿瘤 男性可以发生乳腺癌，但其发生率远低于女性。其危险因素尚未充分了解，但有时与性激素代谢失调有关，包括通过肝病或睾丸损伤导致的获得性失调。另外，在女性中增加了乳腺癌的风险遗传性BRCA2基因突变，同时也增加男性患乳腺癌的风险。偶见BRCA1基因突变。Klinefelter综合征（男性的性染色体变异）可能会诱发乳腺癌。可能的环境风险因素包括长期暴露于工业热环境。其他的一些危险因素包括吸烟、肥胖和酗酒。

常见症状是无痛性肿块，可能会有乳头溢液。其他少见症状有乳房肿痛或乳头瘙痒。确诊时通常已经是晚期。男性乳腺癌的发病的中位年龄略高于女性（60～70岁），ER更容易呈阳性。不同的分期与女性的生存相似，5年总生存率为40%～65%。

治疗与女性乳腺癌相似（见上文）[1~4]。**早期**或**局部**病变的主要治疗手段是手术，通常进行单纯乳房切除或根治性乳房切除加腋窝淋巴结清扫，也可进行保乳术。由于病例少见所以缺乏大样本对照研究，但男性小样本研究以及从女性研究的推论，建议新辅助治疗和辅助治疗应与女性基本相同。在有高危因素的患者应进行放疗以减少局部复发。由于绝大多数男性乳腺癌ER为阳性，因此常用他莫昔芬行辅助激素治疗[1~4]。芳香化酶抑制剂如阿那曲唑、来曲唑的应用尚有争议，因为除非行睾丸切除术，否则雌二醇可能不能被完全抑制[3,4]，有人建议使用戈舍瑞林类似物[4]。ER阴性的男性乳腺癌患者应该接受化疗。化疗方案一般以蒽环类或紫杉烷类为基础，常用联合化疗方案有CMF（环磷酰胺、甲氨蝶呤和氟尿嘧啶）和FAC（氟尿嘧啶、多柔比星和环磷酰胺）[2~4]。HER-2阳性高危患者应考虑辅助性曲妥珠单抗治疗[2~4]。

对于ER阳性的转移性**晚期**乳腺癌患者，尽管芳香化酶抑制剂如阿那曲唑或来曲唑有获益的证据，但首选的治疗通常是他莫昔芬。同时，由于雌激素抑制可能不完全，建议联合戈那瑞林类似物治疗[3]。对ER阴性或激素治疗进展的患者应采用化疗[2~4]。化疗方案通常为多柔比星为基础的方案如FAC[2,4]。更多的常用化疗方案见表1（第613页）。有报道显示HER2阳性的转移性男性乳腺癌患者应用曲妥珠单抗治疗有效[2,4]，因此一些人认为曲妥珠单抗的应用有据可依[3]。肾上腺切除术或睾丸切除术进行激素去势是有效的，但因为他莫昔芬能够获益而较少采用。

1. Giordano SH, *et al.* Breast cancer in men. *Ann Intern Med* 2002; **137:** 678–87.
2. Fentiman IS, *et al.* Male breast cancer. *Lancet* 2006; **367:** 595–604.
3. Czene K, *et al.* How to treat male breast cancer. *Breast* 2007; **16** (suppl 2): S147–S154.
4. Agrawal A, *et al.* Male breast cancer: a review of clinical management. *Breast Cancer Res Treat* 2007; **103:** 11–21.

宫颈恶性肿瘤

宫颈癌是女性最常见的癌症之一，在所有女性恶性肿瘤中占12%。与早期性行为、多个性伴侣和人乳头瘤病毒（HPV）感染相关；能够产生蛋白E6和E7的病毒高危类型（HPV-16和HPV-18）灭活了人类抑癌蛋白并促进恶性转化。吸烟和长期口服避孕药（第1996页）都是危险因素。广泛的筛查使得很多患者能够在未浸润或早期被发现，因此预后非常好。在一些国家HPV疫苗成为主要的预防宫颈癌的措施。

非侵袭性宫颈病变（宫颈上皮内瘤样病变；CIN）在低级别（CIN1）时可以自愈，并可以通过反复的筛查或HPV测试进行监测[1,2]。高级别CIN（CIN2；宫颈不典型增生）以及宫颈原位癌（CIN3）可以进展为侵袭癌，一般通过消融或切除进行治疗[1,2]。宫颈锥形切除术（锥形活组织检查）通常用于排除侵袭性病变[3,4]。

侵袭性宫颈癌大多数是鳞癌（约占80%），约20%是腺癌[3,5]。侵袭性宫颈癌可以分为早期、局部晚期以及转移性。最早期（IA1）可通过宫颈锥形切除术（保留生育能力）或单纯子宫切除术进行治疗。其他的**早期**癌可以通过手术（根治性子宫切除术）或放疗（通常为近距离骨盆放疗）进行治疗[3~7]。对于希望保留生育能力的早期患者，可以选择根治性宫颈切除术（切除子宫颈）加盆骨淋巴结清扫术[4~8]。但是对于大肿块的、有预后不良因素的或有高危因素的患者，手术后应该行盆腔放疗联合同步化疗（化放疗），证据显示该治疗可改善生存[3~6,9,10]。大多数的化疗方案顺铂单药或联合氟尿嘧啶[3,5,6,8~10]。羟基脲已经被很多医院采用，但疗效低于顺铂[5]。

局部晚期宫颈癌患者通常首选以顺铂为基础的化放疗[3~5,7~9]，可延长总生存和无进展生存[11]。13项研究的荟萃分析（包括从早期到转移性病变的各种期别的患者）证实化放疗应用于子宫颈癌有生存获益，但含铂和不含铂的化放疗之间无显著性差异[12]。曾进行过新辅助化疗的尝试，因为有大肿块的早期患者或局部晚期患者在手术之前进行化疗可能获益，但结果并没有显示出生存优势，因此新辅助化疗的应用还有争议；放疗前化疗似乎也没有获益[10,13]。

局部复发患者的治疗选择包括如果没有做过放疗，可以进行放疗、更为广泛的切除或以顺铂为基础的化放疗[3~5,14]。复发不能手术或放疗的患者，可给予姑息化疗或最佳支持治疗，化疗方案同转移性病变的治疗[5]。

转移性病变的治疗为姑息性，包括放疗、化疗或化放疗[3,5,7,14]。顺铂、卡铂或紫杉醇都可以作为一线单药治疗，如果顺铂曾经作为放疗增敏剂使用过，则推荐联合化疗，可以是顺铂与紫杉醇、拓扑替康或吉西他滨中的一种联合，也可以是卡铂与紫杉醇联合化疗[5]。已经试用过的二线治疗药物包括贝伐单抗多西他赛、表柔比星、氟尿嘧啶、吉西他滨异环磷酰胺、依立替康、脂质体多柔比星、丝裂霉素、培美曲塞、托泊替康和长春瑞滨[5,14]。很多的联合治疗方案与单药化疗相比，显示出了较高的缓解率，并且改善了无进展生存，但总生存没有提高；只有CT方案（顺铂和托泊替康）显示出了总生存的获益[5,15]。英国指南[8]建议所有IVB期或复发的患者应选用顺铂联合托泊替康方案（没用过顺铂的患者）或顺铂联合紫杉醇方案。更多的常规化疗方案见表1（第613页）。

1. Miller AB, *et al.* Report on consensus conference on cervical cancer screening and management. *Int J Cancer* 2000; **86:** 440–7.
2. Wright TC, *et al.* 2006 American Society for Colposcopy and Cervical Pathology-sponsored Consensus Conference. 2006 consensus guidelines for the management of women with cervical intraepithelial neoplasia or adenocarcinoma in situ. *Am J Obstet Gynecol* 2007; **197:** 340–5. Also published in: *J Low Genit Tract Dis* 2007; **11:** 223–39. Correction. *ibid.* 2008; **12:** 63.
3. Waggoner SE. Cervical cancer. *Lancet* 2003; **361:** 2217–25.
4. Petignat P, Roy M. Diagnosis and management of cervical cancer. *BMJ* 2007; **335:** 765–8.
5. National Comprehensive Cancer Network. Clinical practice guidelines in oncology: cervical cancer (version 1.2010). Available at: http://www.nccn.org/professionals/physician_gls/PDF/cervical.pdf (accessed 04/06/10)
6. Gray HJ. Primary management of early stage cervical cancer (IA1-IB) and appropriate selection of adjuvant therapy. *J Natl Compr Canc Netw* 2008; **6:** 47–52.
7. Haie-Meder C, *et al.* ESMO Guidelines Working Group. Cervi-

cal cancer: ESMO clinical recommendations for diagnosis, treatment and follow-up. *Ann Oncol* 2009; **20** (suppl 4): iv27–iv28. Also available at: http://annonc.oxfordjournals.org/cgi/reprint/20/suppl_4/iv27.pdf (accessed 11/08/09)
8. Scottish Intercollegiate Guidelines Network. Management of cervical cancer: a national clinical guideline (issued January 2008). Available at: http://www.sign.ac.uk/pdf/sign99.pdf (accessed 21/01/09)
9. Kim RY, *et al.* Advances in the treatment of gynecologic malignancies part 1: cancers of the cervix and vulva. *Oncology (Huntingt)* 2002; **16:** 1510–17, 1521.
10. Tierney JF, *et al.* Concomitant and neoadjuvant chemotherapy for cervical cancer. *Clin Oncol (R Coll Radiol)* 2008; **20:** 401–16.
11. Green J, *et al.* Concomitant chemotherapy and radiation therapy for cancer of the uterine cervix. Available in The Cochrane Database of Systematic Reviews; Issue 3. Chichester: John Wiley; 2005 (accessed 21/01/09).
12. Chemoradiotherapy for Cervical Cancer Meta-Analysis Collaboration. Reducing uncertainties about the effects of chemoradiotherapy for cervical cancer: a systematic review and meta-analysis of individual patient data from 18 randomized trials. *J Clin Oncol* 2008; **26:** 5802–12.
13. Moore DH. Neoadjuvant chemotherapy for cervical cancer. *Expert Opin Pharmacother* 2003; **4:** 859–67.
14. Friedlander M. Guidelines for the treatment of recurrent and metastatic cervical cancer. *Oncologist* 2002; **7:** 342–7.
15. Long HJ. Management of metastatic cervical cancer: review of the literature. *J Clin Oncol* 2007; **25:** 2966–74.

子宫内膜恶性肿瘤

子宫内膜癌是主要发生于绝经后妇女的疾病，发达国家比发展中国家更多见。根据病原学和病理学，子宫内膜癌可分为两型：

- Ⅰ型最常见，具有子宫内膜样组织，多为低级别，背景为子宫内膜增生。患者通常雌二醇受体阳性，与增加的雌二醇暴露有关。导致内源性雌激素暴露增加的因素包括肥胖、无排卵性不孕症、月经初潮早以及绝经晚。外源性因素包括不配合使用孕激素的雌激素激素替代治疗（第2005页）和他莫西芬治疗（见**致癌性**，第744页）。

  已发现其他的相关因素包括从未生育、糖尿病和高血压病。
- 相反地，Ⅱ型表现为分化差或非子宫内膜样组织，与高水平雌二醇无关，而通常与子宫内膜萎缩相关，常发生于消瘦的女性。包括高侵袭性的浆液性或透明细胞癌，预后较差，内膜上皮内癌是其前驱改变。

异常子宫出血是子宫内膜癌最常见的表现，所有的绝经后妇女出现阴道出血或其他危险因素都应该想到此病的可能性。绝经期或绝经前妇女，因其异常出血不是很明显，肿瘤的诊断可能被延误。Ⅰ型子宫内膜癌是按国际妇产科联盟（FIGO）系统进行手术分期，Ⅱ型按定义被分为高级别肿瘤。

对可手术的子宫内膜癌手术是主要的**治疗**方法[1~7]，常为全子宫切除和两侧输卵管卵巢切除术，经选择的患者进行淋巴结清扫。FIGO分期为Ⅰ期、复发风险低的患者，术后不需要进一步治疗，复发风险高的Ⅰ期患者需要进行辅助阴道放疗或盆腔放疗。其他所有患者需要进行辅助放疗，放射野根据肿瘤分期而不同[2~6]。应用孕激素进行辅助激素治疗被证明无效[8]。但孕激素治疗可用于要求保留生育能力的年轻子宫内膜增生患者，也可用于不能进行外科手术的女性[3]。对复发风险高的早期患者进行辅助化疗的研究较少，这些研究中没有看到明显的生存获益[1,2,4,6,9,10]。

对于晚期的、复发的、转移的患者可考虑辅助化疗或激素治疗[2~6,10,11]，但治疗的有效率最多只有30%，并且是否有生存获益尚有质疑[12]。孕激素如甲羟孕酮的耐受性好，可作为首选[2,4,5,11]。他莫昔芬也有些益处，与孕激素交替可延长激素治疗的缓解期[2]。肿瘤分化好、无病生存期长及激素受体阳性是孕激素治疗效果增加的因素[3]，当孕激素治疗无效时，可尝试化疗。单药治疗可选择的有顺铂或卡铂、多柔比星和紫杉醇[2~4,6,7,9,11]。联合化疗的有效率稍高[9,13]，方案有顺铂联合多柔比星，有时联合紫杉醇（TAP方案），或卡铂联合紫杉醇[2~7,10,11,13]。TAP方案较顺铂联合多柔比星方案疗效更好，但毒性也更大[3,6,10,11,13]。卡铂联合紫杉醇已在很多医院作为治疗晚期或复发子宫内膜癌的标准方案[2,9,10]。更多的常规化疗方案见表1（第613页）。治疗子宫内膜癌的在研药物有贝伐单抗、厄洛替尼、依维莫司、索拉非尼、坦西罗莫司和曲妥珠单抗[9]。

对于不能手术的患者，放疗的耐受性好，无进展生存较长[1~3]。

1. Southcott BM. Carcinoma of the endometrium. *Drugs* 2001; **61:** 1395–1405.
2. Amant F, *et al.* Endometrial cancer. *Lancet* 2005; **366:** 491–505.
3. National Comprehensive Cancer Network. Clinical practice guidelines in oncology: uterine neoplasms (version 1.2010). Available at: http://www.nccn.org/professionals/physician_gls/PDF/uterine.pdf (accessed 04/06/10)
4. Amant F, *et al.* Treatment modalities in endometrial cancer. *Curr Opin Oncol* 2007; **19:** 479–85.
5. Bakkum-Gamez JN, *et al.* Current issues in the management of endometrial cancer. *Mayo Clin Proc* 2008; **83:** 97–112.
6. Fiorelli JL, *et al.* Current treatment strategies for endometrial cancer. *Expert Rev Anticancer Ther* 2008; **8:** 1149–57.
7. Baekelandt MM, Castiglione M. ESMO Guidelines Working Group. Endometrial carcinoma: ESMO clinical recommendations for diagnosis, treatment and follow-up. *Ann Oncol* 2009; **20** (suppl 4): iv29–iv31. Also available at: http://annonc.oxfordjournals.org/cgi/reprint/20/suppl_4/iv29.pdf (accessed 11/08/09)
8. Martin-Hirsch PL, *et al.* Progestagens for endometrial cancer. Available in The Cochrane Database of Systematic Reviews; Issue 4. Chichester: John Wiley; 1999 (accessed 26/01/09).
9. Fleming GF. Systemic chemotherapy for uterine carcinoma: metastatic and adjuvant. *J Clin Oncol* 2007; **25:** 2983–90. Correction. *ibid.*; 5048.
10. Hogberg T. Adjuvant chemotherapy in endometrial carcinoma: overview of randomised trials. *Clin Oncol (R Coll Radiol)* 2008; **20:** 463–9.
11. Kendrick JE, Huh WK. Treatment considerations in advanced endometrial cancer. *Curr Oncol Rep* 2007; **9:** 494–8.
12. Polyzos NP, *et al.* Randomized evidence on chemotherapy and hormonal therapy regimens for advanced endometrial cancer: an overview of survival data. *Eur J Cancer* 2006; **42:** 319–26.
13. Humber CE, *et al.* Chemotherapy for advanced, recurrent or metastatic endometrial cancer: a systematic review of Cochrane collaboration. *Ann Oncol* 2007; **18:** 409–20.

眼恶性肿瘤

成年人眼眶肿瘤大多数为身体其他部位原发肿瘤的转移病灶，原发灶通常在乳腺和肺，通过外照射放疗或^{125}碘近距离放疗可控制对原发肿瘤化疗无效的视力受损症状[1]。

原发性眼肿瘤很少见。儿童最常见的眼内肿瘤为视网膜母细胞瘤（见下文），最常见的眼眶肿瘤为横纹肌肉瘤（见下文**软组织肉瘤**）。成人的原发CNS淋巴瘤（第625页）可以起源于眼，但成人最常见的原发眼内肿瘤是**眼内黑色素瘤**，占所有原发眼肿瘤的80%[2]。高加索人的发病率偏高，棕色眼睛人种的发病率低，平均发病年龄在60岁或70岁[2,3]。大约40%的患者是无症状的，其余表现为视物模糊、歪曲、视野缺损或闪光症状[3]。如果不治疗，眼内黑色素瘤会导致患者失明[3]。若发生转移，则常转移到肝，预后差[2~4]。与转移相关的因素包括肿瘤大小、睫状体是否受侵、非手术治疗后局部复发和放疗后肿瘤快速进展[3]。

主要治疗目的是防止肿瘤转移[3]。眼内黑色素瘤的治疗方案包括观察（对不确定的色素病变）或保留眼睛的治疗，包括近距离放疗（应用^{125}碘或^{106}钌）、放疗、局部切除手术、光疗法（如光凝固法）或激光诱导热反应（经瞳孔的温热疗法）[2,3]。摘除手术（切除眼睛）与保守治疗相比并无生存优势，因此仅在以下情况时才考虑，如保留眼睛的治疗失败、大肿块侵及到所有的眼色素层的结构、弥漫生长、侵入或贯穿视网膜或眼外大肿块[3]。

已经尝试不同的方案治疗眼内黑色素瘤转移。手术切除孤立的肝转移瘤可有生存获益，但是辅助化疗需要进一步研究，因为转移病灶对传统化疗有很高的耐药性[3,4]。绝大多数治疗方案包含达卡巴嗪，但这被认为是无效的[4]。有报道显示应用福莫司汀或美法仑进行肝内动脉化疗可获益，也可用卡铂。应用顺铂或卡莫司汀进行肝动脉栓塞化疗有效，卡莫司汀可以获得局部控制，但是肝外病灶却有进展。尽管缺乏大规模研究数据，但有报道显示应用粒细胞巨噬细胞集落刺激因子（免疫栓塞术）进行栓塞治疗是有效的。靶向治疗正在研究中，各种药物如雷利度胺、索拉非尼、舒尼替尼和替莫唑胺，可单药应用也可与化疗联合。植入^{90}钇微球体也在研究中[4]。

眼表皮肿瘤（结膜或角膜上皮的病变）可能是良性病变或癌前病变。更多发生于非洲的亚撒哈拉、澳大利亚以及阳光充足的地方。暴露于太阳紫外线是主要的致病因素，但人类乳头瘤病毒（HPV）和HIV感染在肿瘤的发展中也起了一定的作用。眼表皮肿瘤常采用局部切除手术治疗。因为复发率高，所以冷冻疗法或近距离放疗法经常与手术联合使用。化疗可用于不宜手术的患者，或者用于术中或术后辅助治疗。一些单位将化疗应用于眼表面上皮内肿瘤的初始治疗。最常用的药物是丝裂霉素C（0.02%或0.04%）滴眼、氟尿嘧啶（1%）滴眼或干扰素α-2b局部应用，如结膜下或瘤内注射。患者用某种药物治疗失败后可能对另一种药物敏感，联合方案也会使肿瘤缓解。报道显示其他有效的局部用药包括二硝基氯苯、尿素、维甲酸和西多福韦[5,6]。

1. Shields CL. Plaque radiotherapy for the management of uveal metastasis. *Curr Opin Ophthalmol* 1998; **9:** 31–7.
2. Char DH. Ocular melanoma. *Surg Clin North Am* 2003; **83:** 253–74.
3. Damato B. Treatment of primary intraocular melanoma. *Expert Rev Anticancer Ther* 2006; **6:** 493–506.
4. Sato T, *et al.* The biology and management of uveal melanoma. *Curr Oncol Rep* 2008; **10:** 431–8.
5. Pe'er J. Ocular surface squamous neoplasia. *Ophthalmol Clin North Am* 2005; **18:** 1–13.
6. Poothullil AM, Colby KA. Topical medical therapies for ocular surface tumors. *Semin Ophthalmol* 2006; **21:** 161–9.

胃肠道恶性肿瘤

总体来说胃肠道是世界上恶性肿瘤（包括皮肤癌，皮肤癌的登记往往不充分）最常发生的部位，但是尽管不同类型胃肠癌的发生率存在着很大的地区差异。遗传学、环境、饮食习惯在肿瘤的病因学中起重要的作用。治疗手段包括手术、放疗和化疗，但是大多数胃肠道恶性肿瘤的预后通常令人沮丧。

胃肠道不同部位的恶性肿瘤的治疗方式不同。以下将进一步详细讨论：

- 食管癌；
- 胃癌；
- 结直肠癌及其预防；
- 肛门癌。

口腔癌将在下文的**头颈部恶性肿瘤**中讨论，第633页。

有时也有其他肿瘤也出现在胃肠道，包括不同类型可产生类癌综合征（见**神经内分泌肿瘤**，第641页）的内分泌肿瘤和MALT淋巴瘤（第625页）。胃肠道间质瘤（GISTs）是发生于胃肠道的软组织肉瘤，最常发生于胃和小肠（详见**软组织肉瘤**，第642页）。

食管癌 食管癌是所有肿瘤中因地理区域不同而发生差异最大的一类，是世界上部分地区的地方病。食管癌最主要的两种组织类型是鳞状细胞癌和腺癌。鳞状细胞癌与烟草和酒精密切相关，而且可以是上呼吸消化道肿瘤（见下文**头颈部恶性肿瘤**）患者的第二原发癌。腺癌更常见于非流行区域，包括许多发达国家，而且与Barrett食管相关（见**胃食管反流病**，第1618页）。食管癌通常表现为食管内外生长或溃疡性病变，它广泛浸润黏膜并侵犯周围组织。相对早期病变时既可发生淋巴和血行转移。晚期出现全周性梗阻导致疼痛和吞咽困难，总体来讲初诊时即有一半以上患者肿瘤不能切除或已出现转移。转移性食管癌中位生存期不足一年[1]。表皮生长因子受体（EGFR）、血管内皮生长因子受体（VEGFR）和人类表皮生长因子受体-2（HER2）的过表达与食管癌和胃癌的不良预后有关。

可手术的**局部肿瘤**应行手术治疗，不能手术的则应进行根治性化放疗[2~8]。化放疗中常用顺铂与一种氟尿嘧啶类药物（氟尿嘧啶或卡培他滨）、或伊立替康或紫杉烷类联合。也可用一种氟尿嘧啶类药物（如氟尿嘧啶或卡培他滨）与奥沙利铂或紫杉烷类联合[2]。但由于术后失败率高，为了提高生存率，目前热点集中于新辅助治疗（术前）或辅助治疗（术后），联合放疗或化疗或联合两者[3,4,6]。

目前尚无证据表明术前单纯**新辅助**化疗能改善生存[1,3,6,9,10]。新辅助化疗的结果矛盾更多[1,3,6,11]。尽管研究数据没有得出结论，但是一项系统性综述[12]发现新辅助化疗与单纯手术治疗相比可能有生存获益。荟萃分析[13]也提示腺癌有生存获益，但鳞癌没有。因此，一些指南[2,8,9]将新辅助化疗作为局部腺癌患者的标准治疗选择。常用ECF方案（表柔比星、顺铂和氟尿嘧啶）或改变其中的一种药物[2]。

由于样本量小或药量不足，关于新辅助化放疗的初期研究结果也不一致，或者不能得出结论[3,4,9,13,14]。一项系统性综述[14]发现与单纯手术治疗相比，新辅助化放疗能显著降低3年死亡率。此外，一项近期的荟萃分析[13]发现，对局部可手术的食管癌患者进行新辅助化放疗与单纯手术相比显著提高了生存，且与肿瘤的组织学类型无关。但新辅助化放疗术后死亡的风险（术后90天内）也有增加[14]。尽管这样，很多单位对局部可切除的肿瘤患者采用新辅助化放疗治疗[1,2,4,7,11]。方案大多数以顺铂或氟尿嘧啶为基础[2]。

而**辅助**放疗研究未显示出生存获益[2]，除了在某个亚组中可能获益外，实际上与单纯性手术相比可能显著增加了死亡率[6]。除非是曾经接受过新辅助化疗的腺癌患者[2]，否则一般不推荐辅助化疗[5,9]，方案常用ECF。相比单纯手术，辅助化放疗能改善腺癌患者的生存[2,6]。但是，除了没有接受过新辅助放化疗的高危腺癌患者[2,6]，其他不推荐辅助放化疗[5]，含氟尿嘧啶的方案为首选[2]。

光动力学治疗早期患者的研究正在进行中[15]。

1/2～2/3的患者就诊时因太晚而仅能接受姑息治疗。对于**不能切除的、晚期的或转移的**肿瘤患者，化疗、化放疗或最佳支持治疗均可选。既往未化疗或未放疗过的复发肿瘤患者，可选择化放疗，也可选择更广泛的手术切除[2]。一般状态不好的患者应给予支持治疗[2]。这类治疗包括近距离放疗、激光疗法、支架术或感光剂（如卟吩姆钠光敏疗法），用以解除梗阻[2,3,5,9,16]。近距离放疗可能是较支架术更好的解除梗阻的方法[8,17]。对于一般状态好的患者，化疗或化放疗也可起到一部分姑息治疗的作用。标准方案选择包括含顺铂为主、氟尿嘧啶为主、伊立替康为主、奥沙利铂为主或紫杉醇为主的联合化疗[2,9]。对于HER2阳性的晚期肿瘤患者，如果不推荐放化疗，可在全身化疗基础上增加曲妥珠单抗[2]。更多的常规化疗方案见表1（第613页）。

1. Enzinger PC, Mayer RJ. Esophageal cancer. *N Engl J Med* 2003; **349:** 2241–52.
2. National Comprehensive Cancer Network. Clinical practice guidelines in oncology: esophageal cancer (version 1.2010). Available at: http://www.nccn.org/professionals/physician_gls/PDF/esophageal.pdf (accessed 09/06/10)
3. Jackson C, *et al.* Pharmacotherapy for oesophagogastric cancer. *Drugs* 2007; **67:** 2539–56.
4. Kleinberg L, Forastiere AA. Chemoradiation in the management of esophageal cancer. *J Clin Oncol* 2007; **25:** 4110–7.
5. Scottish Intercollegiate Guidelines Network. Management of oesophageal and gastric cancer: a national clinical guideline (issued June 2006). Available at: http://www.sign.ac.uk/pdf/sign87.pdf (accessed 09/06/10)
6. Ku GY, Ilson DH. Preoperative therapy in esophageal cancer. *Clin Adv Hematol Oncol* 2008; **6:** 371–9.
7. Ekman S, *et al.* Esophageal cancer: current and emerging therapy modalities. *Expert Rev Anticancer Ther* 2008; **8:** 1433–48.
8. Stahl M, Oliveira J. ESMO Guidelines Working Group. Esophageal cancer: ESMO clinical recommendations for diagnosis, treatment and follow-up. *Ann Oncol* 2009; **20** (suppl 4): iv32–iv33. Also available at: http://annonc.oxfordjournals.org/cgi/reprint/20/suppl_4/iv32.pdf (accessed 09/06/10)
9. Allum WH, *et al.* Association of Upper Gastrointestinal Surgeons of Great Britain and Ireland, the British Society of Gastroenterology, and the British Association of Surgical Oncology. Guidelines for the management of oesophageal and gastric cancer. *Gut* 2002; **50** (suppl 5): v1–v23. Also available at: http://gut.bmj.com/content/50/suppl_5/v1.full.pdf (accessed 13/07/10)
10. Arnott SJ, *et al.* Preoperative radiotherapy for esophageal carcinoma. Available in The Cochrane Database of Systematic Reviews; Issue 4. Chichester: John Wiley; 2005 (accessed 09/06/10).
11. Khushalani N. Cancer of the esophagus and stomach. *Mayo Clin Proc* 2008; **83:** 712–22.
12. Vogt K, *et al.* Preoperative chemotherapy for resectable thoracic esophageal cancer. Available in The Cochrane Database of Systematic Reviews; Issue 3. Chichester: John Wiley; 2006 (accessed 09/06/10).
13. Gebski V, *et al.* Australasian Gastro-Intestinal Trials Group. Survival benefits from neoadjuvant chemoradiotherapy or chemotherapy in oesophageal carcinoma: a meta-analysis. *Lancet Oncol* 2007; **8:** 226–34.
14. Fiorica F, *et al.* Preoperative chemoradiotherapy for oesophageal cancer: a systematic review and meta-analysis. *Gut* 2004; **53:** 925–30.
15. NICE. Photodynamic therapy for early-stage oesophageal cancer (issued December 2006). Available at: http://www.nice.org.uk/nicemedia/pdf/IPG200guidance.pdf (accessed 29/01/09)
16. NICE. Palliative photodynamic therapy for advanced oesophageal cancer (issued January 2007). Available at: http://www.nice.org.uk/nicemedia/pdf/IPG206guidance.pdf (accessed 29/01/09)
17. Homs MYV, *et al.* Single-dose brachytherapy versus metal stent placement for the palliation of dysphagia from oesophageal cancer: multicentre randomised trial. *Lancet* 2004; **364:** 1497–1504.

胃癌 胃癌是全世界最常见的恶性肿瘤之一。胃癌的地区分布差异很大，尽管各地的发病率均在下降（相反，胃食管交界处癌的发生率有所增加），但是在远东、东欧和拉丁美洲的部分地区发病率尤其高。90%以上的胃癌是腺癌，较少发生的胃肿瘤还包括淋巴瘤（见上文**MALT淋巴瘤**）和类癌（见**神经内分泌肿瘤**，第641页）。组织学上，肿瘤分为肠型和弥漫型，后者可能有遗传学基础。

饮食因素如进食大量腌制或熏制食物被认为在胃癌的发生中起一定的作用。吸烟也被认为是独立的风险因素。幽门螺杆菌感染所致胃炎在胃淋巴瘤发生中起一定作用，而且几乎使胃癌的发病风险翻一倍[1~5]。但是，目前还不清楚消除幽门螺杆菌感染对预防胃癌有无帮助[6]。如果患者出现黏膜的不可逆改变，可能这种情况下消除幽门螺杆菌感染是不会有作用的[5,7]。

早期肿瘤一般没有什么症状或只有非特异的胃肠道表现如消化不良。人们担心用抑酸药常延误了胃癌的诊断（见**奥美拉唑**下的**胃癌**，第1675页）。胃上皮异常增生为癌前表现，应当密切随访，可能时行手术干预。与此相似，持续性胃溃疡可能为恶性的。大多数西方国家常见的进展快的胃癌表现为腹部不适或疼痛、贫血、体重下降和食欲减退；也可能发展为梗阻、出血和穿孔。胃癌也可直接侵袭肝和胰腺，并出现淋巴和血行（门静脉）的转移。表皮生长因子受体（EGFR）、血管内皮生长因子受体（VEGFR）和人类表皮生长因子受体-2（HER2）的过表达与食管癌和胃癌预后不良有关。

手术是局限性病变主要的治疗手段[2~4,8,9]。但是对于最合理的手术切除和相关淋巴结清扫范围尚不确定[1~4,10]。西方国家患者的5年生存率，Ⅰ期为50%到80%，Ⅲ期为13%[10,11]；但日本人报道的生存率更高（Ⅰ期超过96%，Ⅲ期接近45%）[10]，日本患者和西方患者可能情况不同，很难相比较[12]。

局部晚期肿瘤患者生存率很低，因此尝试进行术后（辅助）和术前（新辅助）治疗[1,4,8,10,11]。术后放疗未显示对生存有益，术前放疗的价值尚未确定[10,11]。然而很多关注投向可能有价值的单纯化疗或与放疗联合（化放疗）[1,10,11]。除了一项在日本进行的术后口服替加氟（联合吉米司他和氧嗪酸钾，S-1）的研究外，术后化疗未显示出生存获益，这在西方国家还没有成为标准的治疗[3,8,11,13]。术后腹膜内化疗（使用丝裂霉素、顺铂或氟尿嘧啶）正在研究中[2,4,9]。前期研究发现，与历史对照相比，术前化疗提高了生存，但是缺乏随机研究的证据[2]。不管怎样，围手术化疗，即术前或术后给予几个周期ECF（表柔比星、顺铂和氟尿嘧啶）化疗，对于可手术的腺癌患者可提高无进展生存和总生存[14]。有多学科治疗中心的医院推荐应用这种治疗策略，只有在这些治疗中心，患者才有机会进行围手术治疗[8]。在英国和欧洲，术前或术后给予ECF或其改良方案已成为标准治疗[4,8,13,15]，并且在美国也作为一种治疗选择[3]。美国的一项大型研究[16]发现术后化放疗（氟尿嘧啶加亚叶酸方案）使中位生存期从27个月延长到36个月。推荐此治疗方法用于初始治疗选择手术或者术后再进行治疗安排的中心[8]。术后进行含氟尿嘧啶类（如氟尿嘧啶或卡培他滨）的化放疗在美国已成为标准治疗[3,4,10,13]。相反，术前放化疗的价值仍然待定[3,4,10]，它可能是一般状况较好的、病灶可切除的患者潜在的治疗选择。推荐的治疗方案包括紫杉烷类（紫杉醇或多西他赛）联合氟尿嘧啶类（氟尿嘧啶或卡培他滨）[3]。对于不能局部手术的患者采用放疗联合费尿嘧啶为主的放疗增敏治疗。转移的肿瘤患者可以选择任何方案的姑息化疗[3]。

晚期肿瘤的治疗实为姑息治疗，选择包括加和不加化疗的支持治疗[3]。支持治疗包括解除胃腔梗阻如放置支架、激光手术或光动力学治疗。化疗作为姑息治疗确实发挥了缓解作用，并使生存得以适当延长，因此可考虑用于一般状态好的患者[2,3]。尽管没有标准治疗方案，联合化疗比单药化疗的缓解效果更好[17]。一项系统性综述[18]发现包括氟嘧啶类、蒽环类和顺铂的联合方案有显著的生存获益，ECF具有最好耐受性，因此作为可选的治疗方案，在某些国家则作为标准方案[17]。氟尿嘧啶、多柔比星和丝裂霉素（FAM）方案被广泛使用[3]，其他联合方案包括用甲氨蝶呤代替FAM方案中的丝裂霉素，或顺铂代替FAM方案中的多柔比星（分别为AFMTX和MFC）[3,17]，或DCF方案中用表柔比星代替多柔比星的ECF方案[3,15]。但是ECF方案的缓解率和中位生存率优于FAMTX[3,8,15,17]。相反地，EOX方案（表柔比星、奥沙利铂和卡培他滨）与ECF疗效相同，但是毒性耐受性更好[4,8,17]。ECF、DCF或其他的改良方案经常被选作一线方案[3,9,13]。其他治疗晚期或转移肿瘤的联合方案包括伊立替康联合顺铂或氟尿嘧啶类（如氟尿嘧啶或卡培他滨）、奥沙利铂联合氟尿嘧啶类以及含紫杉醇的方案[3,13]。在这些HER2阳性的晚期胃癌或胃食管腺癌患者中，如果不建议采用化疗，则可在全身化疗时加入曲妥珠单抗治疗[3]。包括新药如贝伐单抗、西妥昔单抗和吉非替尼的联合治疗方案正在研究中[4,8,13,15,17]。更多的常规化疗方案见表1（第613页）。

1. Hohenberger P, Gretschel S. Gastric cancer. *Lancet* 2003; **362:** 305–15.
2. Allum WH, *et al.* Association of Upper Gastrointestinal Surgeons of Great Britain and Ireland, the British Society of Gastroenterology, and the British Association of Surgical Oncology. Guidelines for the management of oesophageal and gastric cancer. *Gut* 2002; **50** (suppl 5): v1–v23. Also available at: http://gut.bmj.com/content/50/suppl_5/v1.full.pdf (accessed 12/07/10)
3. National Comprehensive Cancer Network. Clinical practice guidelines in oncology: gastric cancer (version 2.2010). Available at: http://www.nccn.org/professionals/physician_gls/PDF/gastric.pdf (accessed 10/06/10)
4. Khushalani N. Cancer of the esophagus and stomach. *Mayo Clin Proc* 2008; **83:** 712–22.
5. Lochhead P, El-Omar EM. Gastric cancer. *Br Med Bull* 2008; **85:** 87–100.
6. Wong BC-Y, *et al.* Helicobacter pylori eradication to prevent gastric cancer in a high-risk region of China: a randomized controlled trial. *JAMA* 2004; **291:** 187–94.
7. Lee Y-C, *et al.* Is eradication of Helicobacter pylori the feasible way to prevent gastric cancer? New evidence and progress, but still a long way to go. *J Formos Med Assoc* 2008; **107:** 591–9.
8. Jackson C, *et al.* Pharmacotherapy for oesophagogastric cancer. *Drugs* 2007; **67:** 2539–56.
9. Scottish Intercollegiate Guidelines Network. Management of oesophageal and gastric cancer: a national clinical guideline (issued June 2006). Available at: http://www.sign.ac.uk/pdf/sign87.pdf (accessed 10/06/10)
10. Jansen EPM, *et al.* Optimal locoregional treatment in gastric cancer. *J Clin Oncol* 2005; **23:** 4509–17.
11. Lim L, *et al.* Adjuvant therapy in gastric cancer. *J Clin Oncol* 2005; **23:** 6220–32.
12. Sano T. Adjuvant and neoadjuvant therapy of gastric cancer: a comparison of three pivotal studies. *Curr Oncol Rep* 2008; **10:** 191–8.
13. Jackson C, *et al.* ESMO Guidelines Working Group. Gastric cancer: ESMO clinical recommendations for diagnosis, treatment and follow-up. *Ann Oncol* 2009; **20** (suppl 4): iv34–iv36. Also available at: http://annonc.oxfordjournals.org/cgi/reprint/20/suppl_4/iv34.pdf (accessed 10/06/10)
14. Cunningham D, *et al.* MAGIC Trial Participants. Perioperative chemotherapy versus surgery alone for resectable gastroesophageal cancer. *N Engl J Med* 2006; **355:** 11–20.
15. Wöll E, *et al.* Chemotherapy in gastric cancer. *Anticancer Res* 2008; **28:** 1213–19.
16. Macdonald JS, *et al.* Chemoradiotherapy after surgery compared with surgery alone for adenocarcinoma of the stomach or gastroesophageal junction. *N Engl J Med* 2001; **345:** 725–30.
17. Field K, *et al.* Locally advanced and metastatic gastric cancer: current management and new treatment developments. *Drugs* 2008; **68:** 299–317.
18. Wagner AD, *et al.* Chemotherapy for advanced gastric cancer. Available in The Cochrane Database of Systematic Reviews; Issue 3. Chichester: John Wiley; 2010 (accessed 14/06/10).

结直肠恶性肿瘤 结直肠癌在发达地区如美国和西欧十分常见，非洲和亚洲人较少发生。遗传、环境、生活方式和饮食因素被认为与结直肠癌的发生有关。遗传性易感综合征包括家族性腺瘤性息肉病和遗传性非息肉性结直肠癌。大部分结直肠癌是在原有肠息肉基础上发展而来。结直肠癌50%以上发生在直肠，约20%在乙状结肠。肿瘤可直接侵袭周围结构，也可转移至淋巴结、肺、骨，特别是肝脏。超过50%的患者将发生转移，近25%的患者会可表现出转移性疾病。临床体征和症状无特异性，包括血便、大便习惯改变、贫血、腹痛和体重减轻；也可出现局部梗阻（根据肿瘤部位）或穿孔。筛查可有效降低死亡率，但理想的筛查方法仍有争议。

病理分期是一个重要的预后因素。广泛应用的是Dukes分期及其修改版，尤其是TNM分期系统。TNM分期基于肠壁受侵的深度、淋巴结转移情况和是否存在远处转移。笼统的分期如下：Ⅰ期和Ⅱ期没有淋巴结转移，Ⅲ期淋巴结转移阳性，Ⅳ期有远处转移[1~3]。约40%的结直肠患者有KRAS基因突变，5%～8%有BRAF基因突变。KRAS基因突变预示着对西妥昔单抗及帕尼默单抗疗效差，BRAF基因突变的研究数据尚无定论，可能提示对表皮生长因子受体靶向药物耐药[1]。

早期和局部晚期肿瘤（Ⅰ～Ⅲ期，Dukes分期A～C期）首选治疗为手术[1,2]。早期患者生存期长，已发表的5年总生存率Ⅰ期患者为80%～95%，但是Ⅲ期患者就降到25%～60%（根据预后因素如淋巴结累及和肿瘤浸润程度）[4]。辅助或新辅助治疗已被广泛研究，并用于治疗[1,2]。

Ⅰ期**结肠癌**患者无需行辅助治疗[1,5]。氟尿嘧啶为基础的化疗方案已证实可使Ⅲ期病变的总生存获益，辅助治疗是这部分患者的标准治疗[1,3,5~10]。证据表明对Ⅱ期病变进行辅助治疗的优势较弱，因此仍有争议[3,7,11]，对于这部分患者的辅助治疗不作为常规推荐[12]，但大多数认为有不良预后因素的高危患者可进行辅助治疗[1,3,6,9,10,12,13]。FOLFOX方案（静脉持续输注氟尿嘧啶、亚叶酸和奥沙利铂）对比氟尿嘧啶＋亚叶酸方案，可延长Ⅲ期患者的无病生存期和总生存期[1,10]。FLOX方案（静脉推注氟尿嘧啶、亚叶酸和奥沙利铂）对比氟尿嘧啶＋亚叶酸方案，亦可延长Ⅱ期和Ⅲ期结肠癌患者的无病生存期[1]。口服氟尿嘧啶类药物也显示切除术后可以改善生存[14]，口服卡培他滨与静脉推注氟尿嘧啶＋亚叶酸方案似乎疗效相当[10]。上述方案均可用于辅助治疗[1,10]。IFL方案（伊立替康、静脉推注氟尿嘧啶和亚叶酸）因毒性大，结果并不理想[4,7,9]。FOLFIRI方案（持续静脉输注氟尿嘧啶、亚叶酸和伊立替康）在辅助治疗上对比氟尿嘧啶＋亚叶酸方案未显示出优势[1]。

新辅助化疗和辅助放疗似乎对早期结肠癌的作用很小，通常不推荐进行辅助放疗[4]。相反，对于早期**直肠癌**来说，放疗和化放疗作用很大，可使术前的肿瘤缩小，降低复发风险[6]。Ⅰ期患者单纯手术也许已经足够[2,15]，荟萃分析[16]显示新辅助和辅助放疗较单纯手术均可以降低复发风险，进行过新辅助放疗的患者极少数会死于直肠癌，但是，其他原因所致的早期死亡却有增加，因此，对总生存的影响是很小的。也有部分人建议新辅助放疗用于Ⅱ期病变，因为它方便、简单并且毒性小[15]。证据显示，辅助化放疗较单纯手术可改善总生存，辅助化放疗是Ⅱ期或Ⅲ期直肠癌患者的标准治疗[3,4,8,16]。随后一项大型随机研究[17]发现新辅助化放疗可显著提高局部控制率，与辅助化放疗相比毒性较小，但并不延长总生存。总之，Ⅱ期或Ⅲ期直肠癌患者推荐使用新辅助化放疗，因为可以改善肿瘤控制、降低死亡率[3,4]并提高保留肛门括约肌的机会[6]。治疗药物有氟尿嘧啶为基础的药物，尤其是持续静脉输注氟尿嘧啶单药或氟尿嘧啶＋亚叶酸或口服卡培他滨。术后的辅助化疗方案推荐氟尿嘧啶＋亚叶酸、FOLFOX或卡培他滨，后面两方案是结肠癌研究结果的外推[2]。若患者未进行新辅助放疗或化放疗，应该进行辅助化放疗[2,15]。

晚期结直肠癌（Ⅳ期，转移性病变）姑息治疗包括手术、放疗、化疗和化放疗[1,2,4,5,7,18]。基因分析可能使治疗个体化，提高疗效并降低毒性[19,20]。肿瘤通常先转移至肝，对于肿瘤局限并且可切除的患者，手术提供了长期生存的机会[4,5]。全身性新辅助化疗能够使肿瘤体积缩小，使先前不能切除的转移灶变为可切除的病灶[1,4,21]。另外一种有效的治疗是直接在肝内进行肝动脉（门脉内）化疗。但是，尚不清楚哪些患者应该给予此治疗，并且生存获益未知。考虑到潜在的胆道毒性和需要较高的专业技术，肝动脉治疗通常仅在研究中心应用[1,2]。

常规姑息性化疗是以含氟尿嘧啶为基础的方案，而且已证明能带来一定的生存益处[22]。加入亚叶酸可以提高疗效[19,23]，联合方案一直被作为标准治疗。目前认为以持续静脉输注氟尿嘧啶的方案较快速静脉点滴疗效更高[4,24]，而另外一些人认为虽然有效率提高，但中位生存时间相似，而且毒性和给药方便与否则对选择方案起着很重要的作用[18]。口服氟尿嘧啶前体药物如卡培他滨，或替加氟和尿嘧啶，是代替使用氟尿嘧啶静脉的另一个有效选择[6,19,21,25]。

许多新药化疗已显示对于晚期大肠癌患者有更高的效率，可延长生存时间。尤其是含有伊立替康或奥沙利铂的方案，如 FOLFIRI 或 FOLFOX，已考虑作为转移性结直肠癌一线化疗方案[1,2,6,8,18~21]。另有证据表明化疗加入贝伐单抗（一种血管内皮生长因子拮抗剂）可同时提高疗效和生存时间[18~19]。与此相似，西妥昔单抗，一个表皮生长因子受体阻断剂，与伊立替康联合可以提高疗效并降低肿瘤进展率[8]，结果初步显示其与 FOLFOX 方案联合同样有效[20]。总之，虽然其中一些联合治疗的支持数据尚未得到，目前推荐联合贝伐单抗与任一一线治疗方案——FOLFOX、FOLFIRI、氟尿嘧啶/亚叶酸或 CapeOX（卡培他滨＋奥沙利铂）用于可耐受强烈治疗的转移肿瘤患者[1,2,19~21]。但支持这些联合治疗的数据尚不明确。西妥昔单抗或帕尼默单抗也可以联合 FOLFIRI 或 FOLFOX 方案（用于 KRAS 基因野生型的患者）[1,2,19]。未获得缓解的患者，可尝试应用不同于一线方案的治疗（不加贝伐单抗）。其他的治疗选择包括西妥昔单抗＋伊立替康或初始治疗时没用过的药物进行单药治疗（如伊立替康、西妥昔单抗或帕尼默单抗）。对于不能耐受较强化疗的患者，治疗选择有卡培他滨、氟尿嘧啶＋亚叶酸或任一方案联合贝伐单抗[1,2,8,21]。对于 KRAS 野生型的患者，西妥昔单抗或帕尼默单抗是合适的治疗选择[1,2]。

更多的常规化疗方案见表 1（第613页）。

1. National Comprehensive Cancer Network. Clinical practice guidelines in oncology: colon cancer (version 3.2010). Available at: http://www.nccn.org/professionals/physician_gls/PDF/colon.pdf (accessed 10/06/10)
2. National Comprehensive Cancer Network. Clinical practice guidelines in oncology: rectal cancer (version 3.2010). Available at: http://www.nccn.org/professionals/physician_gls/PDF/rectal.pdf (accessed 10/06/10)
3. Wolpin BM, Mayer RJ. Systemic treatment of colorectal cancer. *Gastroenterology* 2008; **134:** 1296–1310.
4. Weitz J, *et al.* Colorectal cancer. *Lancet* 2005; **365:** 153–65.
5. NICE. Guidance on cancer services: improving outcomes in colorectal cancers (manual update, issued May 2004). Available at: http://www.nice.org.uk/nicemedia/pdf/CSGCCfullguidance.pdf (accessed 04/02/09)
6. Waters C. Colorectal cancer: an overview. *Pharm J* 2006; **276:** 323–6.
7. Meyerhardt JA, Mayer RJ. Systemic therapy for colorectal cancer. *N Engl J Med* 2005; **352:** 476–87.
8. Gill S, *et al.* Colorectal cancer. *Mayo Clin Proc* 2007; **82:** 114–29.
9. Waterston AM, Cassidy J. Adjuvant treatment strategies for early colon cancer. *Drugs* 2005; **65:** 1935–47.
10. Van Cutsem E, Oliveira J. ESMO Guidelines Working Group. Primary colon cancer: ESMO clinical recommendations for diagnosis, adjuvant treatment and follow-up. *Ann Oncol* 2009; **20** (suppl 4): iv49–iv50. Also available at: http://annonc.oxfordjournals.org/cgi/reprint/20/suppl_4/iv49.pdf (accessed 10/06/10)
11. Figueredo A, *et al.* Adjuvant therapy for stage II colon cancer: a systematic review from the Cancer Care Ontario Program in evidence-based care's gastrointestinal cancer disease site group. *J Clin Oncol* 2004; **22:** 3395–3407.
12. Benson AB, *et al.* American Society of Clinical Oncology recommendations on adjuvant chemotherapy for stage II colon cancer. *J Clin Oncol* 2004; **22:** 3408–19. Also available at: http://www.jco.org/cgi/reprint/22/16/3408.pdf (accessed 04/02/09)
13. Figueredo A, *et al.* Adjuvant therapy for completely resected stage II colon cancer. Available in The Cochrane Database of Systematic Reviews; Issue 3. Chichester: John Wiley; 2008 (accessed 04/02/09).
14. Meta-Analysis Group of the Japanese Society for Cancer of the Colon and Rectum and the Meta-Analysis Group in Cancer. Efficacy of oral adjuvant therapy after resection of colorectal cancer: 5-year results from three randomized trials. *J Clin Oncol* 2004; **22:** 484–92.
15. Glimelius B, Oliveira J. ESMO Guidelines Working Group. Rectal cancer: ESMO clinical recommendations for diagnosis, treatment and follow-up. *Ann Oncol* 2009; **20** (suppl 4): iv54–iv56. Also available at: http://annonc.oxfordjournals.org/cgi/reprint/20/suppl_4/iv54.pdf (accessed 10/06/10)
16. Colorectal Cancer Collaborative Group. Adjuvant radiotherapy for rectal cancer: a systematic overview of 8507 patients from 22 randomised trials. *Lancet* 2001; **358:** 1291–1304.
17. Sauer R, *et al.* Preoperative versus postoperative chemoradiotherapy for rectal cancer. *N Engl J Med* 2004; **351:** 1731–40.
18. Kelly H, Goldberg RM. Systemic therapy for metastatic colorectal cancer: current options, current evidence. *J Clin Oncol* 2005; **23:** 4553–60.
19. Board RE, Valle JW. Metastatic colorectal cancer: current systemic treatment options. *Drugs* 2007; **67:** 1851–67.
20. Saunders M, Iveson T. Management of advanced colorectal cancer: state of the art. *Br J Cancer* 2006; **95:** 131–8.
21. Van Cutsem E, Oliveira J. ESMO Guidelines Working Group. Advanced colorectal cancer: ESMO clinical recommendations for diagnosis, treatment and follow-up. *Ann Oncol* 2009; **20** (suppl 4): iv61–iv63. Also available at: http://annonc.oxfordjournals.org/cgi/reprint/20/suppl_4/iv61.pdf (accessed 10/06/10)
22. Best L, *et al.* Palliative chemotherapy for advanced or metastatic colorectal cancer. Available in The Cochrane Database of Systematic Reviews; Issue 1. Chichester: John Wiley; 2000 (accessed 04/02/09).
23. Advanced Colorectal Cancer Meta-analysis Project. Modulation of fluorouracil by leucovorin in patients with advanced colorectal cancer: evidence in terms of response rate. *J Clin Oncol* 1992; **10:** 896–903.
24. Meta-analysis Group in Cancer. Efficacy of intravenous continuous infusion of fluorouracil compared with bolus administration in advanced colorectal cancer. *J Clin Oncol* 1998; **16:** 301–308.
25. NICE. Guidance on the use of capecitabine and tegafur with uracil for metastatic colorectal cancer: Technology Appraisal 61 (issued May 2003). Available at: http://www.nice.org.uk/nicemedia/pdf/61CapecitabineCRCfullguidance.pdf (accessed 04/02/09)

结直肠癌的预防 在流行病学研究中许多药物和饮食因素已证明可降低结直肠癌发病风险，并且有些研究为前瞻性随机临床研究[1~3]。

- 研究最广泛的是阿司匹林和非甾体抗炎药 NSAIDs[1~10]。在短期随机试验中，舒林酸和塞来考昔都可使家族性腺瘤性息肉病患者结肠息肉体积减小，数目减少[4]。但是，对于这样的患者，预防性手术切除部分结肠仍被认为是标准的治疗[1,11]。此外，尽管 COX-2 抑制剂可以显著减低高危患者的息肉数目及体积，但亦带来一定的心血管毒性[12]。还有一些证据显示剂量-效应关系，因为对于具有均等危险因素的人群，要获得最大预防效果所需阿司匹林剂量实际上比预防心血管疾病的剂量要大的多[5,6,8,13]；阿司匹林的疗效取决于 COX-2 的表达，它只能降低 COX-2 过表达人群患结直肠的风险[14]。
- 给有大肠腺瘤病史的患者补充钙，可一定程度上减少新腺瘤的形成[15]，而且耐受性好，但目前证据还不足以推荐作为预防结直肠癌的常规补充疗法。
- 虽然流行病学证据认为膳食纤维可以预防肿瘤，但几项大型随机研究发现补充纤维或高纤维饮食并不能减少具有大肠腺瘤病史患者新腺瘤的形成[1,2,16]。
- 抗氧化维生素也进行了研究，但是其获益的证据相互矛盾（见第1827页，**恶性肿瘤的预防**）。
- 熊去氧胆酸可以降低溃疡性结肠炎及原发性硬化性胆管炎患者发生结直肠癌的风险（见**炎性肠病**，第1620页）。
- 流行病学证据[11]提示长期服用他汀类药物与明显降低结直肠癌发生相关。这一结果有待前瞻性研究进一步证实。因为尽管该类药物有可能降低发病风险，高剂量他汀类药物可能有效，但分析[18]的结果并不支持此论点。
- 其他一些基于流行病学证据并有效的化学预防药物包括叶酸片、硒和绝经期激素替代治疗（HRT）[1~3]。叶酸可能对肿瘤发生起到双重调节作用（见第1841页，**叶酸下的致癌性**）。

对于有遗传素质或其他结肠癌危险因素的患者，预防工作的一个重要组成部分就是定期筛查[2,11,19,20]。用于检测正常风险个体的不同筛查方法已有研究。美国指南[21]推荐对于有中等风险的人群应用大便潜血、乙状结肠镜或结肠镜检查的方法进行筛查，自 50 岁开始至 75 岁为止；不建议对大于 75 岁的人群进行常规筛查。

1. Jänne PA, Mayer RJ. Chemoprevention of colorectal cancer. *N Engl J Med* 2000; **342:** 1960–8.
2. Hawk ET, Levin B. Colorectal cancer prevention. *J Clin Oncol* 2005; **23:** 378–91.
3. Arber N, Levin B. Chemoprevention of colorectal neoplasia: the potential for personalized medicine. *Gastroenterology* 2008; **134:** 1224–37.
4. Herendeen JM, Lindley C. Use of NSAIDs for the chemoprevention of colorectal cancer. *Ann Pharmacother* 2003; **37:** 1664–74.
5. Chan AT, *et al.* A prospective study of aspirin use and the risk for colorectal adenoma. *Ann Intern Med* 2004; **140:** 157–66.
6. Chan AT, *et al.* Long-term use of aspirin and nonsteroidal anti-inflammatory drugs and risk of colorectal cancer. *JAMA* 2005; **294:** 914–23.
7. Dubé C, *et al.* The use of aspirin for primary prevention of colorectal cancer: a systematic review prepared for the U.S. Preventive Services Task Force. *Ann Intern Med* 2007; **146:** 365–75.
8. Flossmann E, Rothwell PM. British Doctors Aspirin Trial and the UK-TIA Aspirin Trial. Effect of aspirin on long-term risk of colorectal cancer: consistent evidence from randomised and observational studies. *Lancet* 2007; **369:** 1603–13.
9. Rostom A, *et al.* Nonsteroidal anti-inflammatory drugs and cyclooxygenase-2 inhibitors for primary prevention of colorectal cancer: a systematic review prepared for the U.S. Preventive Services Task Force. *Ann Intern Med* 2007; **146:** 376–89.
10. Stürmer T, *et al.* Colorectal cancer after start of nonsteroidal anti-inflammatory drug use. *Am J Med* 2006; **119:** 494–502.
11. King JE, *et al.* Care of patients and their families with familial adenomatous polyposis. *Mayo Clin Proc* 2000; **75:** 57–67.
12. Bertagnolli MM. Chemoprevention of colorectal cancer with cyclooxygenase-2 inhibitors: two steps forward, one step back. *Lancet Oncol* 2007; **8:** 439–43.
13. Chan AT, *et al.* Aspirin dose and duration of use and risk of colorectal cancer in men. *Gastroenterology* 2008; **134:** 21–8.
14. Chan AT, *et al.* Aspirin and the risk of colorectal cancer in relation to the expression of COX-2. *N Engl J Med* 2007; **356:** 2131–42.
15. Weingarten MA, *et al.* Dietary calcium supplementation for preventing colorectal cancer and adenomatous polyps. Available in The Cochrane Database of Systematic Reviews; Issue 1. Chichester: John Wiley; 2008 (accessed 06/02/09).
16. Park Y, *et al.* Dietary fiber intake and risk of colorectal cancer: a pooled analysis of prospective cohort studies. *JAMA* 2005; **294:** 2849–57.
17. Poynter JN, *et al.* Statins and the risk of colorectal cancer. *N Engl J Med* 2005; **352:** 2184–92.
18. Bonovas S, *et al.* Statins and the risk of colorectal cancer: a meta-analysis of 18 studies involving more than 1.5 million patients. *J Clin Oncol* 2007; **25:** 3462–8.
19. Cairns S, Scholefield JH, eds. The British Society of Gastroenterology and the Association of Coloproctology for Great Britain and Ireland. Guidelines for colorectal cancer screening in high risk groups. *Gut* 2002; **51** (suppl 5): v1–v28. Also available at: http://gut.bmjjournals.com/cgi/reprint/51/suppl_5/v1.pdf (accessed 06/02/09)
20. Rhodes JM. Colorectal cancer screening in the UK: joint position statement by the British Society of Gastroenterology, the Royal College of Physicians, and the Association of Coloproctology of Great Britain and Ireland. *Gut* 2000; **46:** 746–8. Also available at: http://gut.bmjjournals.com/cgi/reprint/46/6/746.pdf (accessed 06/02/09)
21. U.S. Preventive Services Task Force. Screening for colorectal cancer: U.S. Preventive Services Task Force recommendation statement. *Ann Intern Med* 2008; **149:** 627–37. Also available at: http://www.annals.org/cgi/reprint/149/9/627.pdf (accessed 12/08/09)

肛门恶性肿瘤 肛管癌是一种较少见的恶性肿瘤。起源于肛管内的肿瘤最常见的病理类型为鳞癌[1~5]。其他类型的肿瘤有腺癌，其治疗原则与直肠癌相似（见上文**结直肠恶性肿瘤**）[1,2,4]；肛门区上皮内不典型增生（AIN）被认为是肛门鳞癌的癌前病变[5,6]。肛管癌发病的危险因素包括免疫抑制、肛门或生殖道 HPV 感染、肛交或性传播疾病史、多个性伴侣以及既往有宫颈、外阴及阴道部恶性肿瘤病史者。HIV 感染、长期使用皮质激素以及吸烟也可能是危险因素[1~4,6]。肛管癌的临床症状有肛门流血、疼痛或直肠部异物感。肛门流血常被误认为痔出血而延误诊断[1,4,6]。

肛门区上皮内不典型增生（AIN）的治疗包括临床可见病变的切除，也曾用过氟尿嘧啶软膏和咪喹莫特乳膏，光动力学疗法亦有大量数据支持[6]。可用于 HPV 相关的 AIN 的疫苗目前正在研究中[5]。

肛管癌的首选治疗为化放疗联合治疗。研究发现氟尿嘧啶/丝裂霉素联合放疗的疗效优于单纯放疗[1~8]。也可采用氟尿嘧啶联合顺铂的方案，与氟尿嘧啶/丝裂霉素方案相比，两方案生存期相当，而含顺铂方案的血液学毒性较低，但结肠造瘘率较高[2,4,6]。对于迁延性病变及局部复发者，外科切除加结肠造瘘术为首选治疗方式[1~6]。有报道表明以顺铂为基础的化疗联合放疗治疗迁延性病变及复发患者的补救性治疗有效[1,4]。大约 12％的患者会发生远处转移，最常见的转移部位为肝脏和肺[7]。转移性病变尚无标准治疗[1,6,7]。推荐的治疗包括顺铂为基础的化疗或参加临床研究[2,4,6,7]。有报道肝转移灶行局部动脉内化疗有效[7]。

由于 HAART（高效抗逆转录病毒治疗）技术的出现，HIV 阳性肛管癌患者的治疗有了很大进步。在这之前，标准方案的化放疗常常引起严重的血液学毒性[5]，HIV 阳性的肛管鳞癌患者需行标准方案的化放疗，除非患者已存在严重的免疫抑制（通常定义为 CD4 细胞计数＜200 个/mm^3），这种情况下，推荐密切观察及个体化治疗[4,6]。

1. Ryan DP, *et al.* Carcinoma of the anal canal. *N Engl J Med* 2000; **342:** 792–800.
2. National Comprehensive Cancer Network. Clinical practice guidelines in oncology: anal carcinoma (version 1.2010). Available at: http://www.nccn.org/professionals/physician_gls/PDF/anal.pdf (accessed 10/06/10)
3. Gervaz P, *et al.* Chemotherapeutic options in the management of anal cancer. *Expert Opin Pharmacother* 2004; **5:** 2479–84.
4. Uronis HE, Bendell JC. Anal cancer: an overview. *Oncologist* 2007; **12:** 524–34.
5. Gervaz P, *et al.* Diagnosis and management of anal cancer. *Curr Gastroenterol Rep* 2008; **10:** 502–6.
6. Fleshner PR, *et al.* Standards Practice Task Force of the American Society of Colon and Rectal Surgeons. Practice parameters for anal squamous neoplasms. *Dis Colon Rectum* 2008; **51:** 2–9.
7. Sato H, *et al.* Management of anal canal cancer. *Dis Colon Rectum* 2005; **48:** 1301–15.
8. Glynne-Jones R, *et al.* ESMO Guidelines Working Group. Anal cancer: ESMO clinical recommendations for diagnosis, treatment and follow-up. *Ann Oncol* 2009; **20** (suppl 4): iv57–iv60. Also available at: http://annonc.oxfordjournals.org/cgi/reprint/20/suppl_4/iv57.pdf (accessed 10/06/10)

头颈部恶性肿瘤

头颈部癌传统上被定义为上呼吸消化道黏膜表面癌，

包括唇癌，口腔肿瘤，咽部肿瘤，喉部肿瘤，鼻腔、鼻旁窦及唾液腺肿瘤。大部分属鳞状细胞癌，50岁以上男性高发。总体上，头颈部癌在世界范围内约占所有恶性肿瘤的6%。本病最主要的危险因素是烟草（无论是咀嚼、吸入或吸烟）和酒精。HPV感染似乎是某些口咽部鳞癌的危险因素。HPV阳性的肿瘤患者预后优于HPV阴性者，因其对治疗的反应性更好。HPV疫苗有可能会用于预防。鼻咽癌是头颈部肿瘤中独特的一种。地方性鼻咽癌发生于阿拉斯加、中国和北部非洲的部分地区，与EB病毒和食用腌鱼有关。鼻咽癌易早期转移。

头颈部恶性肿瘤的临床表现因原发肿瘤的部位不同而有差异，可以是非特异性的。临床症状可有口腔溃疡、舌痛、鼻衄、声嘶、咽痛、耳痛、吞咽困难、慢性咳嗽、血痰及喘鸣。

癌前病变包括**黏膜白斑**和**红斑病**，这些可以进展为浸润性癌。约三分之一患者诊断为早期（Ⅰ期和Ⅱ期），其余大多为局部晚期病变（Ⅲ期和ⅣA期）。虽然早期肿瘤能够被成功治愈，但发生于头颈部、肺或食管的第二原发癌发病率很高。因此，减低第二原发癌发生风险的化学预防药物的研发引起人们的关注。30%以下的局部晚期癌患者可被治愈。头颈部癌的治疗很复杂，治疗选择基于肿瘤部位、范围、病理类型、淋巴结受累情况以及患者的体质和合并症；治疗组开展手术和放疗的经验和技能也影响治疗。

早期**鼻咽部**病变可以仅行局部放疗。局部进展或转移性病变需行以顺铂为基础的化疗同步放射治疗，序贯顺铂联合氟尿嘧啶方案辅助化疗[1~3]。

头颈部**鳞癌**（除外鼻咽癌）早期对可切除病变可以行根治性手术或放疗[2,4~7]。手术与放疗的疗效相当，选择何种治疗方式取决于肿瘤的位置、可切除性以及治疗后的器官功能改变[2,5]。对于具有不良预后因素者，如淋巴结受累、阳性切缘或包膜外侵犯，可行术后放疗或术后化放疗[4,8]。

*局部晚期病变*需行联合治疗[2,4~6]，根据肿瘤的可切除性、部位、器官保留的必要性及器官功能来选择个体化治疗方案[2]。既往，对于可切除的病变采用手术联合放疗的治疗模式，不可切除病变仅行放射治疗[9]，同步化放疗的出现是头颈部肿瘤治疗的一大进步[5]。尽管增加了毒性，同步化放疗的效果优于单纯放疗[2,5~10]，也优于放疗前化疗或放疗后化疗[2,5]。因此可切除病变常先行手术治疗，之后行辅助放疗或同步化放疗，以降低局部复发[2,4,5,7,8]。对于可切除病变，器官保留非常重要；而对于不可切除病变，根治性同步化放疗是标准的治疗方式[2,4,5,7]，除非患者存在化疗禁忌，如PS评分差或有并存疾病[4,5]。以顺铂为基础的方案是标准方案[2,4,5,7,8]。不能耐受化疗的患者可选择西妥昔单抗联合放疗来替代同步放化疗[2,4,5,7,8]。同步化放疗可提高局部控制率，然而其对远处转移复发的疗效尚无一致结论，关于诱导化疗或新辅助化疗的研究期望能够降低远处转移率。由于各研究的异质性，尽管以顺铂联合氟尿嘧啶方案进行诱导化疗的研究均显示生存获益，但是最初关于诱导化疗（术前或放疗前化疗）的不同结果仍然难于解释。诱导化疗（在放疗前或同步化放疗之前）中加入多西他赛可以进一步改善生存并增加器官保留的比率[2,5,6]。诱导化疗目前并不作为局部晚期病变的标准治疗[5]，关于同步化放疗前行诱导化疗（对比单纯同期步化放疗）的研究正在进行中[2,5]。

姑息性化疗用于治疗*转移性或复发性肿瘤*[4,5,9]。根据以往的治疗，也可选择解救性手术或重复一疗程的放疗。单一药物治疗包括顺铂、卡铂、紫杉醇、多西他赛、氟尿嘧啶、甲氨蝶呤、异环磷酰胺、博莱霉素、西妥昔单抗和吉西他滨（针对鼻咽癌）。顺铂联合氟尿嘧啶是常用且较有效的方案，但能否提高生存却不肯定[4,5,9]。该标准方案中加入西妥昔单抗可以改善生存[11]。其他常用的联合方案包括顺铂或卡铂联合紫杉醇[4]。吉非替尼和厄洛替尼单药使用显示出一定的获益，联合方案的研究正在进行中[2,5]。因为化疗的益处有限，应根据患者的一般情况选择是用最佳支持治疗还是单药或联合化疗[4]。

局部注射含肾上腺素的顺铂凝胶治疗复发和难治性头颈部肿瘤[12]已有研究。应用替莫泊芬光动力疗法（见**卟吩姆钠**，第734页）是最新发展起来的姑息治疗方法。头颈部肿瘤有高表达P53基因突变，有关基因治疗的研究亦在进行中[13]。癌前病变的化学预防也在进行研究（见**白斑**，第656页）。

1. Wei WI, Sham JST. Nasopharyngeal carcinoma. *Lancet* 2005; **365:** 2041–54.
2. Choong N, Vokes E. Expanding role of the medical oncologist in the management of head and neck cancer. *CA Cancer J Clin* 2008; **58:** 32–53.
3. Chan ATC, Felip E. ESMO Guidelines Working Group. Nasopharyngeal cancer: ESMO clinical recommendations for diagnosis, treatment and follow-up. *Ann Oncol* 2009; **20** (suppl 4): iv123–iv125. Also available at: http://annonc.oxfordjournals.org/cgi/reprint/20/suppl_4/iv123.pdf (accessed 10/06/10)
4. National Comprehensive Cancer Network. Clinical practice guidelines in oncology: head and neck cancers (version 2.2010). Available at: http://www.nccn.org/professionals/physician_gls/PDF/head-and-neck.pdf (accessed 13/07/10)
5. Argiris A, *et al.* Head and neck cancer. *Lancet* 2008; **371:** 1695–1709.
6. Haddad RI, Shin DM. Recent advances in head and neck cancer. *N Engl J Med* 2008; **359:** 1143–54.
7. Licitra L, Felip E. ESMO Guidelines Working Group. Squamous cell carcinoma of the head and neck: ESMO clinical recommendations for diagnosis, treatment and follow-up. *Ann Oncol* 2009; **20** (suppl 4): iv121–iv122. Also available at: http://annonc.oxfordjournals.org/cgi/reprint/20/suppl_4/iv121.pdf (accessed 10/06/10)
8. Scottish Intercollegiate Guidelines Network. Diagnosis and management of head and neck cancer: a national clinical guideline (issued October 2006). Available at: http://www.sign.ac.uk/pdf/sign90.pdf (accessed 10/06/10)
9. Cohen EEW, *et al.* The expanding role of systemic therapy in head and neck cancer. *J Clin Oncol* 2004; **22:** 1743–52.
10. Salama JK, *et al.* Chemoradiotherapy for locally advanced head and neck cancer. *J Clin Oncol* 2007; **25:** 4118–26. Correction. *ibid.* 2008; **26:** 4229.
11. Vermorken JB, *et al.* Platinum-based chemotherapy plus cetuximab in head and neck cancer. *N Engl J Med* 2008; **359:** 1116–27.
12. Wenig BL, *et al.* The role of intratumoral therapy with cisplatin/epinephrine injectable gel in the management of advanced squamous cell carcinoma of the head and neck. *Arch Otolaryngol Head Neck Surg* 2002; **128:** 880–5.
13. Al-Reefy H, *et al.* Squamous cell carcinoma in the head and neck. *Br J Hosp Med* 2007; **68:** 380–3.

肾脏恶性肿瘤

肾癌相对少见，大约占世界所有恶性肿瘤的2%，其中90%为肾细胞癌，大部分是肾透明细胞癌。男性发生率大约是女性的2倍。肾癌有几种遗传型，最常见的是von Hippel-Lindau（VHL）病，是由VHL基因突变引起的，易转变为透明细胞癌。除遗传易感性之外，其他危险因素包括吸烟、肥胖、高血压病、使用镇痛药如非那西汀以及与终末期肾病相关的获得性囊性肾病。肾癌多无症状，也可出现血尿、肾区和背部疼痛以及肾区和腹部可触及的包块，可有乏力、贫血及体重减轻。1/4的患者发现时已是晚期。虽然肾癌有转移到罕见部位的特点，但最常见的转移部位仍是肺、肝脏和骨。

尽管某些患者可以考虑保留肾单位的肾部分切除术[1~3]，但全肾切除仍然是*早期肾癌*（Ⅰ期和Ⅱ期）最主要的**治疗**手段。肾部分切除术的治疗效果与全肾切除相似，但复发率较高[3]。尽管缺乏微创治疗与手术治疗比较的相关数据[2]，但微小肾癌可以选择微创治疗，如射频消融和冷冻疗法。全肾切除术也用于治疗一些选择性的*局部晚期*（Ⅲ期）肾癌患者。局限性肾癌患者经全肾切除术后有20%～30%会出现复发，通常是远处转移[2]。然而辅助化疗的地位尚未确立[2]。目前所知放疗没有益处，全身治疗亦不能降低复发。干扰素-α和白介素-2无效[2,3]。目前的标准方式仍是术后密切观察[2,7]。

侵袭性或转移性肾癌（Ⅳ期）亦可考虑手术治疗[2,4,5]。姑息性肾切除可以作为少数患者的减症治疗[6]。某些患者可能适合行肾切除和孤立转移灶的手术切除[2,6]，已证实细胞因子治疗前行肾切除术与单纯细胞因子治疗相比有微弱的生存获益[8,9]，因此推荐病变有切除可能的或多发转移的患者在全身治疗前行肾切除减瘤术[2,7]。

大部分肾细胞癌对传统抗肿瘤化疗不敏感[1,3,6,10]。尽管细胞因子治疗存在毒性问题，并且治疗的总体生存率不高[4]，但白介素-2或干扰素-α治疗目前已成为标准治疗[2,7]。通常用于有良好预后因素及一般情况较好的患者[7]。一项系统性综述[11]发现干扰素-α治疗有一定生存获益。有报道高剂量白介素-2较低剂量方案有较好的有效率[2,12]，然而总生存并未改善[11]。目前关于改善白介素-2耐受性的尝试包括持续静脉输注、低剂量皮下注射[1,10,13]以及吸入用法[10,13]。试图提高有效率的研究包括白介素-2与干扰素-α联合使用，或联用抗肿瘤药或维甲酸。然而目前这些治疗的有效率仍然很低，毒性较大[10,14]。

大部分肾透明细胞癌的肿瘤组织中存在血管内皮生长因子（VEGF）的过表达，目前已研制出针对VEGF或VEGF受体的分子靶向药物[4,15~17]。酪氨酸激酶抑制剂舒尼替尼和索拉菲尼（sorafenib）分别可获得优于或与干扰素-α等同的治疗效果，并且均被推荐用于Ⅳ期肾癌的一线治疗，无论透明细胞癌或非透明细胞癌均可[2]。有部分学者认为靶向药物一线治疗仅适用于低、中度危险因素的患者，但适用于所有细胞因子治疗失败的患者[5]。坦西罗莫司相比干扰素-α有明显的生存获益，然而这两药联合却并不优于单用干扰素-α治疗[2,4]。西罗莫司脂化物（temsirolimus）推荐一线用于预后不佳的肾癌患者[2,5,18]。贝伐单抗为直接作用于VEGF的单克隆抗体，已证实对于转移性病变有效。干扰素-α联合贝伐单抗较单用干扰素-α可显著延长无进展生存期，该联合方案亦推荐作为肾癌一线方案，主要治疗透明细胞癌[2,18]。帕唑帕尼是肾透明细胞癌的另一个可选的一线治疗方案，对于一般情况较好的选择性患者而言，高剂量白介素-2仍然是一个选择[2]。非透明细胞癌可选择舒尼替尼、索拉菲尼、西罗莫司、帕唑帕尼，可选择的化疗药物有吉西他滨、卡培他滨、氟脲苷、氟尿嘧啶、多柔比星[2]。

对进展的透明细胞癌，一线方案可另有选择。支持治疗仍然是所有转移性肾癌患者的主要治疗方式[2]。研究发现依维莫司可延长部分患者的无进展生存期[19]，如舒尼替尼或/和索拉菲尼治疗后进展的患者。干扰素-α可以用于进展的肾透明细胞癌[2]，但是亦有人认为其用于转移性肾癌是不合适的[5]。

目前正在进行的研究包括疫苗治疗，如自体或同种异体树突细胞疫苗，或肽类疫苗，以及同种异体干细胞移植[3,12,20,21]。

1. Vaishampayan U. A review of current and future treatment options in renal cancer. *Am J Cancer* 2003; **2:** 201–210.
2. National Comprehensive Cancer Network. Clinical practice guidelines in oncology: kidney cancer (version 2.2010). Available at: http://www.nccn.org/professionals/physician_gls/PDF/kidney.pdf (accessed 10/06/10)
3. Cohen HT, McGovern FJ. Renal-cell carcinoma. *N Engl J Med* 2005; **353:** 2477–90.
4. Garcia JA, Rini BI. Recent progress in the management of advanced renal cell carcinoma. *CA Cancer J Clin* 2007; **57:** 112–25.
5. Halbert RJ, *et al.* Treatment of patients with metastatic renal cell cancer: a RAND Appropriateness Panel. *Cancer* 2006; **107:** 2375–83.
6. Curti BD. Renal cell carcinoma. *JAMA* 2004; **292:** 97–100.
7. Escudier B. Advanced renal cell carcinoma: current and emerging management strategies. *Drugs* 2007; **67:** 1257–64.
8. Mickisch GHJ, *et al.* Radical nephrectomy plus interferon-alfa-based immunotherapy compared with interferon alfa alone in metastatic renal-cell carcinoma: a randomised trial. *Lancet* 2001; **358:** 966–70.
9. Flanigan RC, *et al.* Nephrectomy followed by interferon alfa-2b compared with interferon alfa-2b alone for metastatic renal-cell cancer. *N Engl J Med* 2001; **345:** 1655–9.
10. Heinzer H, *et al.* Systemic chemotherapy and chemoimmunotherapy for metastatic renal cell cancer. *World J Urol* 2001; **19:** 111–19.
11. Coppin C, *et al.* Immunotherapy for advanced renal cell cancer. Available in The Cochrane Database of Systematic Reviews; Issue 3. Chichester: John Wiley; 2004 (accessed 12/02/09).
12. McDermott DF, Rini BI. Immunotherapy for metastatic renal cell carcinoma. *BJU Int* 2007; **99:** 1282–8.
13. Parton M, *et al.* Role of cytokine therapy in 2006 and beyond for metastatic renal cell cancer. *J Clin Oncol* 2006; **24:** 5584–92.
14. Motzer RJ, Russo P. Systemic therapy for renal cell carcinoma. *J Urol (Baltimore)* 2000; **163:** 408–17.
15. Vogelzang NJ, Sternberg CN. Signal-transduction inhibitors in renal cell carcinoma. *BJU Int* 2007; **99:** 1289–95.
16. Motzer RJ, Bukowski RM. Targeted therapy for metastatic renal cell carcinoma. *J Clin Oncol* 2006; **24:** 5601–8.
17. Hiles JJ, Kolesar JM. Role of sunitinib and sorafenib in the treatment of metastatic renal cell carcinoma. *Am J Health-Syst Pharm* 2008; **65:** 123–31.
18. Escudier B, Kataja V. ESMO Guidelines Working Group. Renal cell carcinoma: ESMO clinical recommendations for diagnosis, treatment and follow-up. *Ann Oncol* 2009; **20** (suppl 4): iv81–iv82. Also available at: http://annonc.oxfordjournals.org/cgi/reprint/20/suppl_4/iv81.pdf (accessed 10/06/10)
19. Motzer RJ, *et al.* RECORD-1 Study Group. Efficacy of everolimus in advanced renal cell carcinoma: a double-blind, randomised, placebo-controlled phase III trial. *Lancet* 2008; **372:** 449–56.
20. Yang JC, Childs R. Immunotherapy for renal cell cancer. *J Clin Oncol* 2006; **24:** 5576–83.
21. Oosterwijk E, *et al.* Active and passive immunotherapy: vaccines and antibodies. *BJU Int* 2007; **99:** 1301–4.

Wilms瘤　Wilms瘤（肾母细胞瘤）是儿童最常见的肾脏肿瘤，也是最常见的儿童实体瘤之一，发病高峰在1～5岁，约占儿童恶性肿瘤的6%。本病通常表现为腹部无症状性包块，腹痛少见，亦可出现腹痛、血尿、发热以及高血压。疾病晚期常转移至肺和肝。大部分原发肿瘤累及单侧肾脏，约5%病例累及双侧肾。

不同于其他类型肾癌，Wilms瘤对化疗敏感。本病主要的**治疗**手段是手术切除联合化疗，必要时辅以放射治疗。治疗方法因疾病分期和不同的治疗小组而异[1~7]。美国National Wilms' Tumour Group（NWTSG）、其后的Children's Oncology Group（COG）和其他一些小组推荐先行手术治疗（肾切除术）进一步明确诊断和分期。是否行辅助化疗和放疗取决于手术时肿瘤的组织学类型及病理分期，手术可以对其进行准确的评估。然而，手术时造成的肿瘤细胞脱落亦可能增加腹部复发的机会，导致预后不良。与此相反，欧洲的Société Internationale d'Oncologie Pédiatrique（SIOP）和其他一些研究组推荐术前新辅助化疗以缩小肿瘤体积，使手术更加容易。术后对肿瘤进行分期，必要时行辅助化疗。采用这种方法，一些未获得明确诊断的患者可能接受了不必要的新辅助治疗，而给予强度更大的化疗的目的是确保隐匿病变亦得到充分治疗。尽管这两种方法的价值仍存在争议，但对于组织学类型良好的患者，两种方法的总生存率相似，均超过了90%。许多不同的研究设计均旨在分辨出哪些为低危患儿，可以仅行相对低强度的治疗；哪些患儿具有不良预后因素，需要行高剂量治疗或接受研究性方案治疗[1～7]。不同的医学机构可以自由地相互借鉴，如SIOP推荐婴儿患者及早进行手术治疗，而COG建议对大肿瘤进行新辅助化疗。在一些发展中国家，由于患者的一般情况不适宜立即行手术，亦可先行新辅助化疗。因此方案的选择因不同的个体及特定的人群而不同[7]。

SIOP新辅助化疗通常包括针对局限性疾病用放线菌素D联合长春新碱方案，对转移性疾病用多柔比星或表柔比星[2,5～7]。NWTS和SIOP两研究组对组织学分型良好的肿瘤辅助化疗方案大致相同。对于早期病变，化疗方案由长春新碱联合放线菌素D组成；对于晚期病变，则辅以放疗并加入蒽环类药物（多柔比星或表柔比星）[2,5,6]。辅助化疗的用药时间取决于疾病分期以及是否进行过新辅助化疗[2]。英国Children's Cancer Study Group发现对于Ⅰ期病理分化好的患儿单用长春新碱与长春新碱联合放线菌素D的疗效相似，但这并不适用于4岁及以上儿童[1,4,6]。曾有研究对多种给药方式进行研究，NWTSG发现放线菌素D脉冲式给药与标准治疗疗效等同，但血液学毒性更低[1,4,5]。NWTSG及SIOP均建议对于有肺转移的患者行辅助化疗，NWTSG对所有患者进行全肺放射治疗，而SIOP对于化疗敏感的肺转移患者不建议进行放疗（这可能与SIOP治疗方案中蒽环类药物剂量高有关）[1,2,4,7]。

对于**组织分型不良**、预后较差的病例如未分化Wilms瘤和透明细胞肉瘤，通常采用三联或四联化疗，方案为长春新碱、放线菌素D、多柔比星、环磷酰胺[4,6]，或者长春新碱、放线菌素D、环磷酰胺、依托泊苷[1]。亦可采用放疗[1]。

对于**复发病变**，联合化疗可改善生存，环磷酰胺、异环磷酰胺、顺铂、卡铂和依托泊苷显示出较好的疗效[1,2,4]。ICE（异环磷酰胺、卡铂和依托泊苷）和ICED（ICE+多柔比星）是常用的两个化疗方案[2,5]。其他常用的联合方案见表1（第613页）。一项小型研究发现托泊替康长时间输注疗法对于组织分型良好的复发患者有效[8]。高剂量化疗联合造血干细胞移植治疗复发病例显示出一定治疗前景[1]，但单用密集化疗也可以取得相同的治疗效果[5]。

为了保存肾脏功能，通常不采用双侧肾脏切除治疗**双侧Wilms瘤**。治疗一般是先活检以评估肿瘤组织分型和疾病分期，然后行新辅助化疗[1,2,4～6]。化疗后施行手术切除，术中尽可能保存足够的肾组织。此类患者的生存与其他患者相同[2]。鉴于这样的结果，一些人建议采用部分肾切除治疗小的单侧肿瘤。但是，大部分肿瘤体积大或位于中心部位，使得部分肾切除不能成为常规治疗[1]。

1. Kalapurakal JA, *et al.* Management of Wilms' tumour: current practice and future goals. *Lancet Oncol* 2004; **5:** 37–46.
2. Metzger ML, Dome JS. Current therapy for Wilms' tumor. *Oncologist* 2005; **10:** 815–26.
3. Green DM. Controversies in the management of Wilms tumour - immediate nephrectomy or delayed nephrectomy? *Eur J Cancer* 2007; **43:** 2453–6.
4. Ahmed HU, *et al.* An update on the management of Wilms' tumour. *Eur J Surg Oncol* 2007; **33:** 824–31.
5. Kaste SC, *et al.* Wilms tumour: prognostic factors, staging, therapy and late effects. *Pediatr Radiol* 2008; **38:** 2–17.
6. Varan A. Wilms' tumor in children: an overview. *Nephron Clin Pract* 2008; **108:** c83–c90.
7. D'Angio GJ. Pre- or postoperative therapy for Wilms' tumor? *J Clin Oncol* 2008; **26:** 4055–7.
8. Metzger ML, *et al.* Topotecan is active against Wilms' tumor: results of a multi-institutional phase II study. *J Clin Oncol* 2007; **25:** 3130–6.

肝恶性肿瘤

肝细胞癌（肝癌）占原发性肝癌的90%以上。肝癌在北欧和美国相对少见，但却是撒哈拉沙漠以南的非洲和亚洲大部分地区男性最常见的肿瘤。男性肝癌发生率是女性的2～8倍。慢性乙肝或丙肝病毒感染是肝癌发生最重要的因素，其他危险因素包括食用被黄曲霉素污染的粮食（见第2171页）、酒精性及非酒精性肝病、血色病、长期服用合成类固醇激素（见**睾酮下的对肝脏的影响**，第2061页），少数时候与联用口服避孕药（见第1996页）相关。70%以上的肝细胞癌患者合并肝硬化。

肝癌的临床表现包括进行性梗阻性黄疸、上腹疼痛、不适、体重减轻和上腹部包块，癌细胞可转移至肺、肾、骨、脑或其他部位，也可直接侵袭周围结构。肝癌分期系统有多种，尽管这些分期系统均以Child-Pugh病变严重程度分级作为肝脏功能评价的标准，但目前尚无普遍接受的分期体制。众所周知肝细胞癌的病因存在区域差异，因此不同的评分系统可能适用于不同人群[1,2]。

虽然可以对高危人群进行肝细胞癌筛查，但关于筛查的成本效益问题仍存在争议。关于肝癌监测，尽管间隔1年与6个月监测的效果可能相同[6]，但仍然推荐间隔6个月随诊[2～5]。筛查提高了早期肝癌的检出率，而且约半数以上的患者有可能可以接受根治性治疗，如手术切除、肝脏移植或消融术[5～7]。患者该选择何种治疗方法取决于肿瘤的可切除性、肝脏功能、并存疾病、能否行肝移植以及器官的功能状态[4,6,8,9]。

肝移植（第1732页）考虑用于小肝癌或合并严重肝硬化而不适合手术的患者[3～5,7,9,10]。**手术切除**适于没有肝硬化的患者，或有肝硬化但肝功能储备好、肿瘤可切除但不适合肝移植的患者[3～5,7,9,10]。但术后的复发率高[2,4,5,7,11]，5年生存约40%[3,5,12]。

因此，已开展早期肝癌的**辅助**或**新辅助化疗**研究。新辅助化疗可以减少移植[7,12]前肿瘤负荷或使肿瘤变得可切除[13]。一个包含了7项临床研究的荟萃分析[14]表明经导管动脉化疗（根治性手术后通过肝动脉给药，常同时进行动脉栓塞，使动脉暂时性阻塞）能够显著延长生存，减少复发。然而一项系统性综述[11]的结果并未显示新辅助化疗或辅助化疗可以延长总生存或无病生存期（PFS）。有证据显示辅助免疫治疗或^{131}碘治疗可使PFS延长。不能手术或行肝移植的小肝癌，可行经皮肿瘤内注射乙醇治疗。其他消融治疗包括射频消融和冷冻治疗[3～10,12,15,16]。

对于**中期**或**晚期**肿瘤[5,6]，由于肿瘤较大无法切除、也不能行局部消融治疗，可采用经导管动脉化疗栓塞术（TACE）[2,4,6,8,17]。TACE术中采用如明胶海绵或碘油等物质来暂时性栓塞动脉（肿瘤唯一血供来源）。通过这种方式可延长药物与肿瘤的作用时间，并通过缺血机制诱导肿瘤细胞坏死[2,4,6,12]。一项对比单纯动脉栓塞治疗与TACE的研究显示TACE可以改善生存[18]。一项系统性综述[19]也确认多柔比星或顺铂化疗栓塞治疗对生存有益，并建议将这种方法作为经选择的可切除小肝癌患者的标准治疗，从而更好地保存肝脏功能。有严重肝损伤和门静脉血栓的患者不应行TACE治疗，因这种治疗方式有促发急性肝衰竭的危险[4,5,8,17]。其他可以提高肿瘤反应性的方法有药物洗脱粒子包含的多柔比星[5,16]，或经动脉放射性栓塞（TARE），即采用与TACE一样的方式，将如^{131}碘或^{90}钇之类的放射性同位素注入到肝动脉中[2,4～6,17]。

曾试图用**系统化疗**治疗**晚期**或**转移性**肝细胞癌，但未能改善生存[1,3,8,10]。最有效的药物是多柔比星，大约10%的患者可获得部分缓解[1,4,5]，已作为标准治疗广泛应用于不能耐受TACE治疗或难治患者[17]。采用顺铂、干扰素、多柔比星、氟尿嘧啶（PIAF）联合化疗的有效率是单用多柔比星的两倍，但毒性更高，并且对总生存无影响[1,4,5,17]。近期的研究显示索拉菲尼较安慰剂治疗有生存获益[5,6,16]，因此有人认为可以将其作为晚期肝癌的新的标准治疗方案[5]，然而其他人则认为索拉菲尼仅可作为不能根治的或不能行局部治疗（如TACE）的患者的标准治疗，并强调目前的研究仅限于肝功能较好的患者[17]。其他正在研究的药物包括贝伐单抗和厄洛替尼[1,3,5,6,16]。

对比肝细胞癌治疗效果差的现状，肝癌的**预防**策略的研究却取得了很大的进展。台湾地区，新生儿接种乙肝疫苗可以明显的减少儿童慢性乙肝感染，同时降低肝细胞癌的发生率[20]。然而有人认为要真正了解这种治疗的效果还需要更长时间的观察[2]。治疗慢性肝炎（第820页）可以阻止肝硬化的进程，从而防止肝癌发生[20]。有研究提示饮用咖啡与肝癌风险之间存在负相关[16]。化学预防可能作为切除术后有效的预防手段，人们发现切除术后使用合成维甲酸、Peretinoin可以降低术后第二原发肿瘤的发生[21,22]。

肝脏是最常见的**肿瘤转移**部位[23]。对大多数恶性肿瘤而言，出现肝转移预示肿瘤已广泛播散，但在结直肠肠癌（第632页）和一些罕见癌症如神经内分泌肿瘤（见第641页）常出现孤立性肝转移灶。

1. Abou-Alfa GK. Hepatocellular carcinoma: molecular biology and therapy. *Semin Oncol* 2006; **33** (suppl 11): S79–S83.
2. Lau W-Y, Lai ECH. Hepatocellular carcinoma: current management and recent advances. *Hepatobiliary Pancreat Dis Int* 2008; **7:** 237–57.
3. Schwartz M, *et al.* Strategies for the management of hepatocellular carcinoma. *Nat Clin Pract Oncol* 2007; **4:** 424–32.
4. Alberts SR, *et al.* Treatment options for hepatobiliary and pancreatic cancer. *Mayo Clin Proc* 2007; **82:** 628–37.
5. Llovet JM, Bruix J. Novel advancements in the management of hepatocellular carcinoma in 2008. *J Hepatol* 2008; **48** (suppl 1): S20–S37.
6. El-Serag HB, *et al.* Diagnosis and treatment of hepatocellular carcinoma. *Gastroenterology* 2008; **134:** 1752–63.
7. Lopez PM, *et al.* Neoadjuvant therapies for hepatocellular carcinoma before liver transplantation: a critical appraisal. *Liver Transpl* 2006; **12:** 1747–54.
8. Parikh S, Hyman D. Hepatocellular cancer: a guide for the internist. *Am J Med* 2007; **120:** 194–202.
9. National Comprehensive Cancer Network. Clinical practice guidelines in oncology: hepatobiliary cancers (version 1.2010). Available at: http://www.nccn.org/professionals/physician_gls/PDF/hepatobiliary.pdf (accessed 10/06/10)
10. Jelic S. ESMO Guidelines Working Group. Hepatocellular carcinoma: ESMO clinical recommendations for diagnosis, treatment and follow-up. *Ann Oncol* 2009; **20** (suppl 4): iv41–iv45. Also available at: http://annonc.oxfordjournals.org/cgi/reprint/20/suppl_4/iv41.pdf (accessed 10/06/10)
11. Samuel M, *et al.* Neoadjuvant and adjuvant therapy for surgical resection of hepatocellular carcinoma. Available in The Cochrane Database of Systematic Reviews; Issue 1. Chichester: John Wiley; 2009 (accessed 17/02/09).
12. Yu AS, Keeffe EB. Management of hepatocellular carcinoma. *Rev Gastroenterol Disord* 2003; **3:** 8–24.
13. Johnson PJ. Hepatocellular carcinoma: is current therapy really altering outcome? *Gut* 2002; **51:** 459–62.
14. Mathurin P, *et al.* Meta-analysis: evaluation of adjuvant therapy after curative liver resection for hepatocellular carcinoma. *Aliment Pharmacol Ther* 2003; **17:** 1247–61.
15. Guan Y-S, Liu Y. Interventional treatments for hepatocellular carcinoma. *Hepatobiliary Pancreat Dis Int* 2006; **5:** 495–500.
16. Walzer N, Kulik LM. Hepatocellular carcinoma: latest developments. *Curr Opin Gastroenterol* 2008; **24:** 312–19.
17. O'Neil BH, Venook AP. Hepatocellular carcinoma: the role of the North American GI Steering Committee Hepatobiliary Task Force and the advent of effective drug therapy. *Oncologist* 2007; **12:** 1425–32.
18. Llovet JM, *et al.* Arterial embolisation or chemoembolisation versus symptomatic treatment in patients with unresectable hepatocellular carcinoma: a randomised controlled trial. *Lancet* 2002; **359:** 1734–9.
19. Llovet JM, Bruix J. Systematic review of randomized trials for unresectable hepatocellular carcinoma: chemoembolization improves survival. *Hepatology* 2003; **37:** 429–42.
20. Blum HE. Hepatocellular carcinoma: therapy and prevention. *World J Gastroenterol* 2005; **11:** 7391–7400.
21. Muto Y, *et al.* Prevention of second primary tumors by an acyclic retinoid, polyprenoic acid, in patients with hepatocellular carcinoma. *N Engl J Med* 1996; **334:** 1561–7.
22. Muto Y, *et al.* Prevention of second primary tumors by an acyclic retinoid in patients with hepatocellular carcinoma. *N Engl J Med* 1999; **340:** 1046–7.
23. Choti MA, Bulkley GB. Management of hepatic metastases. *Liver Transpl Surg* 1999; **5:** 65–80.

肺恶性肿瘤

肺癌是发达国家最多见的非皮肤癌，在全世界范围内列第二位。肺癌中20%～25%为起源于支气管黏膜内分泌细胞的小细胞肺癌（SCLC），其余主要由鳞状细胞癌（40%～45%）、腺癌（25%～30%）和大细胞癌（约10%）组成，这些统称为非小细胞肺癌（NSCLC）。超过80%的肺癌与吸烟有关，另有证据表明与吸烟者接触可增加非吸烟者患病的危险。其他危险因素可能还包括职业性接触某些物质如石棉、环境毒素的影响如大气污染。

位于主支气管（最常见的部位）的肺癌可导致包括持续性咳嗽、呼吸困难、咯血、体重下降和有时胸痛症状。肺癌转移播散很常见，可能侵袭的部位包括脑、肝和骨。肺腺癌和SCLC早期即出现肿瘤转移，而鳞状细胞癌转移出现较晚。

疾病分期对指导治疗起很重要的作用。SCLC的治疗与非小细胞肺癌治疗区别很大。

小细胞肺癌的主要治疗手段为化疗[1～3]。化疗联合胸部放疗可以延长局限期（指病变局限于一侧的胸腔，累及肺门、纵隔淋巴结但可被一个放射野包括）患者的生存期[6,7]，是推荐的治疗方案[2～5]。最常用的化疗方案是依托泊苷联合顺铂（EP或PE）[1,3～5,7,8]。化疗4～6个周期，该方案较之前的环磷酰胺、多柔比星、长春新碱（CAV）方案有生存优势。对于化放疗的最佳顺序，研究发现同期化放疗优于序贯化放疗[3]。一项包含7项研究的荟萃分析[9]发现早放疗（在化疗开始后9周之内，或在第三周期化疗前）较晚放疗两年总生存轻微提高。另有证据证明应用超分次放疗技术（每日2次照射）和以含铂类的化疗方案更有助于获得生存的益处。总之，推荐局限期小细胞肺癌的同期胸部放疗[2,3,5,7]应从化疗的第一或第二个周期开始。有报道同期化放疗的有效率可达70%～90%，但中位生存期仅14～20个月，2年生存率40%[5]。

仅有少数的早期病变为可切除病变。术前仔细进行分期以排除是否有淋巴结受累至关重要，并且所有患者均需行术后辅助化疗。如果发现有淋巴结受累，术后还需要行胸部放疗。病期较晚的小细胞肺癌不能从手术治疗中获益[3,5]。

对**广泛期**（指病变超出一侧胸腔，并且超过了单一放射野可包括的范围，包括恶性胸膜或心包浸润，或血行转移）小细胞肺癌，化疗可以缓解症状，延长生存。依托泊苷联合顺铂（或卡铂）的方案也用于这部分患者[3～5,7]，但疗效低于局限期，有效率在60%～70%，2年生存率不足5%[5]。可选择的一线化疗方案还有伊立替康联合顺铂（或卡铂）或CAV方案[5]。其他曾试验过的方案包括在EP方案基础上增加药物（如异环磷酰胺、紫杉醇、或环磷酰胺加蒽环类），以及剂量强度或剂量密度方案，但均未得到可提高疗效的一致结论[1,5,8]。对于局限期及广泛期病变均进行过有关巩固或维持治疗的研究，但大部分研究未发现可改善无病生存或总生存，因此鉴于额外治疗带来的毒性，不推荐小细胞肺癌患者进行巩固治疗或维持治疗[1～5,8]。然而一项包含14个临床研究的荟萃分析[10]对该观点提出了挑战，该荟萃分析的结果提示维持治疗可使患者获益，只是对于哪部分患者可获益、哪种方案最有效还不明确。

初始治疗有效的患者仍有50%的风险发生脑**转移**。预防性全脑放疗可以降低这一风险并且延长完全缓解患者的生存期[4,5,11]。预防性全脑放疗推荐用于治疗后获得缓解的局限期小细胞肺癌患者，以及广泛期病变治疗后缓解且具有良好预后因素、一般情况较好者[2~5,7,8]。

化疗对于小细胞肺癌**复发**患者的价值部分取决于复发前缓解期的长短，缓解期越长有效率越高[3,5,6,8]。英国的NICE指南仅推荐一线治疗有效的患者进行二线化疗[2]。缓解后3个月内复发者被认为是难治性复发，二线化疗药物包括异环磷酰胺、紫杉醇、多西他赛、伊立替康、托泊替康和吉西他滨，然而有效率均比较低。3~6个月内复发者治疗的有效率稍高，托泊替康是最佳的二线治疗选择。其他可考虑的药物包括伊立替康、吉西他滨、紫杉类、口服依托泊苷、长春瑞滨或CAV方案[5,7,8]。目前正在研究中的可治疗小细胞肺癌的药物有氨柔比星、培美曲塞和吡铂[7,8]。6个月以后复发的患者可以重复使用一线治疗方案。二线治疗需维持到患者取得最大获益或肿瘤耐药或产生不能耐受的毒性反应为止。放疗可用来缓解局部症状[5]。

非小细胞肺癌局限于肺的病变（通常为Ⅰ期和Ⅱ期；早期），应选择手术治疗[2,12~16]。病灶可切除但有手术禁忌证的患者，可行根治性放疗以治愈肿瘤[14~16]。单纯手术治疗术后的中位生存期不佳，且复发率高[17,18]。因此开展了新辅助（术前化疗）及辅助（术后）化疗的研究。早期病变完全切除术后行辅助放疗其生存期劣于单纯手术治疗[19]，因此不推荐早期非小细胞肺癌行辅助放疗[15,16]。然而，有学者认为既往的数据已经过时了[12,14]，后期的评估发现有淋巴结受累的患者行辅助放疗可延长生存，因此对于那些非根治切除的或已切除的局部晚期（ⅢA期）患者可以考虑行术后辅助放疗[15]。辅助化疗不推荐用于ⅠA期的患者[16,20]，但可用于部分选择的ⅠB期病例[14,15]。而对于Ⅱ期至ⅢA期的患者辅助化疗则是标准治疗[15,20,21]。以铂类为基础的辅助化疗可以改善生存[18,22~26]，而含烷化剂的方案反而缩短生存期[22]。日本的研究表明持续口服替加氟和尿嘧啶辅助治疗亦可改善生存[17,18,23,25,27]。新辅助化疗的研究试图通过术前化疗来消灭微转移灶，使肿瘤缩小从而提高切除率[12,28,29]。含铂的新辅助化疗方案耐受性好[29]。新辅助化疗在早期病变中的作用尚不明确[2,29]。有人认为新辅助化疗可以作为局部晚期（ⅢA期有淋巴结受累的）患者的一个治疗选择[12,15]，而其他人则认为仅能将其作为临床研究的一部分[2,30,31]。亦有研究关注于新辅助化放疗的作用，尤其是对于Ⅲ期病例[12,32]。关于Ⅲ期患者的治疗目前仍有争议，手术、化疗、放疗可能都会用到[14]。争论的焦点在于应选择何种治疗方式以及各治疗方式的先后顺序。对于有可能切除的ⅢA患者是否行新辅助化疗或化放疗亦存在争议[14,29]。治疗方式的选择取决于肿瘤的位置，而各种治疗的顺序则依赖于术后切缘状态[14]。根据一些荟萃分析[22,33~35]结果显示，对于不可切除的**局部晚期**（ⅢB期和不可切除的ⅢA期）患者，无论在放疗前还是与放疗同步（分别为序贯或同步化放疗），给予以含顺铂为主的化疗都显示出微弱的生存优势。有关剂量和化放疗顺序的问题曾研究过[35~37]，有些人仍认为化放疗同步优于序贯治疗[2,32,35,37]。但亦有人推荐序贯化放疗。尽管存在争议，但对不可切除的病变进行根治性含顺铂方案的同步放化疗已成为标准治疗[14,15,17,36,38]。常用的化疗方案包括顺铂联合依托泊苷、顺铂联合长春碱以及卡铂联合紫杉醇[14]。淋巴结广泛受累的患者可能还需要进一步的巩固化疗，推荐的方案包括：顺铂联合依托泊苷化疗同步放疗，之后行该方案巩固化疗，或者多西他赛，或者卡铂联合紫杉醇同步放疗，后以相同方案巩固化疗[14]。

部分**转移性**病变（Ⅳ期）患者可以行孤立转移灶的切除[12,14,15]，然而除了脑转移外其他部位转移灶的切除仍存在争议[14]。系统性化疗较最佳支持治疗可以改善生存，以铂类为基础的化疗已成为广泛接受的标准治疗[12~15,17,39~44]。新药（如吉西他滨、紫杉烷类、长春瑞滨）联合铂类的方案有效率要高于既往的含铂方案如含依托泊苷、长春地辛的方案。含铂方案的有效率高于非含铂方案，但毒性也较大，而两者对生存期的影响相近，因此对于不能耐受含铂方案化疗的患者非铂类方案是一合理选择[14,15,17,41,44,45]。转移性非小细胞肺癌两药联合方案是首选治疗[12,14,15,41,44]，对于一般情况欠佳的患者可以选择单药治疗。没有证据显示三种细胞毒类药物联合可以额外获益[12,17,39,40,42,43]。然而对于非鳞癌的非小细胞肺癌在卡铂联合紫杉醇的基础上增加贝伐单抗可以获得更高的有效率及PFS[17,41,42]，因此提倡在无脑转移及低出血风险的患者中选择性应用[14,40]。对于一线治疗失败的晚期患者，有证据的二线治疗药物包括多西他赛、培美曲塞、吉非替尼和厄洛替尼[14,15,44]。其他被研究过的化疗方式有序贯化疗或改方案化疗，这种方法有可能减轻毒性；从初始化疗有效的药物中选择一种药物进行巩固治疗或维持治疗有可能在标准一线化疗后有额外获益[45]。

卟吩姆钠光敏疗法可考虑作为支气管梗阻的姑息治疗[14,46]，也可作为非常早期（原位癌）支气管内NSCLC手术治疗之外的另一选择[46]。其他支气管梗阻的姑息治疗手段包括：气管腔内治疗，或支架置入术，或激光治疗。外放射治疗对控制症状有益，部分可切除的局部病变也可选择手术治疗[14]。

虽然近来NSCLC的化疗取得了很大进步，但它的中位生存期仍很短，有必要寻找到另外的治疗方法。处于临床前研究的包括抑癌基因p53（最多75%的患者p53基因异常）基因治疗[47]以及肿瘤疫苗免疫治疗[48]。

由于肺癌的预后差，治愈的早期患者发生第二原发肿瘤的概率高，因此人们越来越关注肺癌的**预防**。最重要的一级和二级预防因素是戒烟，可试用很多干预措施（见**戒烟**，第2292页）。摄入丰富的水果和蔬菜与恶性肿瘤发生率降低相关，并推动了抗氧化维生素的研究。但是，一级预防研究显示补充维生素对具有患肺癌风险的人并没有起到预防作用，而至于β-胡萝卜素甚至可以升高那些具高危风险的人患肺癌的机会（见**恶性肿瘤的预防**，第1827页）。其他正在研究中的药物有类视黄醇和NSAIDs[49]。

一项荟萃分析[50]显示患者行胸部X线摄像和痰细胞学检查对发现肺癌无帮助，Early Lung Cancer Action Project发现计算机断层摄影术能提高具有高危风险肺癌肿块的检出可能性[51]。因为被检出的肿瘤期别早，能手术切除，理论上这一检查技术可以降低死亡率，但这一结论还需研究证实[52]。

转移性肺癌，肺是恶性肿瘤最易转移的第二部位，见于30%左右的癌症患者。手术切除肺转移瘤适用于缺乏有效的全身治疗、无肺外转移、肺转移瘤可以完全切除以及患者可以耐受手术的情况[53]。可考虑手术切除肺转移瘤的特殊肿瘤包括软组织肉瘤、骨肉瘤，有时还包括乳腺癌。

1. Sandler AB. Chemotherapy for small cell lung cancer. *Semin Oncol* 2003; **30:** 9–25.
2. NICE. The diagnosis and treatment of lung cancer (clinical guideline 24, issued February 2005). Available at: http://www.nice.org.uk/nicemedia/pdf/cg024fullguideline.pdf (accessed 18/02/09)
3. Jackman DM, Johnson BE. Small-cell lung cancer. *Lancet* 2005; **366:** 1385–96.
4. Sørensen M, Felip E. ESMO Guidelines Working Group. Small-cell lung cancer: ESMO clinical recommendations for diagnosis, treatment and follow-up. *Ann Oncol* 2009; **20** (suppl 4): iv71–iv72. Also available at: http://annonc.oxfordjournals.org/cgi/reprint/20/suppl_4/iv71.pdf (accessed 10/06/10)
5. National Comprehensive Cancer Network. Clinical practice guidelines in oncology: small cell lung cancer (version 1.2010). Available at: http://www.nccn.org/professionals/physician_gls/PDF/sclc.pdf (accessed 10/06/10)
6. Pignon JP, *et al.* A meta-analysis of thoracic radiotherapy for small cell lung cancer. *N Engl J Med* 1992; **327:** 1618–24.
7. Sher T, *et al.* Small cell lung cancer. *Mayo Clin Proc* 2008; **83:** 355–67.
8. Ferraldeschi R, *et al.* Modern management of small-cell lung cancer. *Drugs* 2007; **67:** 2135–52.
9. Fried DB, *et al.* Systematic review evaluating the timing of thoracic radiation therapy in combined modality therapy for limited-stage small-cell lung cancer. *J Clin Oncol* 2004; **22:** 4837–45. Correction. *ibid.* 2005: **23:** 248.
10. Bozcuk H, *et al.* Does maintenance/consolidation chemotherapy have a role in the management of small cell lung cancer (SCLC)? A metaanalysis of the published controlled trials. *Cancer* 2005; **104:** 2650–7.
11. The Prophylactic Cranial Irradiation Overview Collaborative Group. Cranial irradiation for preventing brain metastases of small cell lung cancer in patients in complete remission. Available in The Cochrane Database of Systematic Reviews; Issue 4. Chichester: John Wiley; 2000 (accessed 18/02/09).
12. Spira A, Ettinger DS. Multidisciplinary management of lung cancer. *N Engl J Med* 2004; **350:** 379–92. Correction. *ibid.* 2009; **360:** 1917.
13. Molina JR, *et al.* Non-small cell lung cancer: epidemiology, risk factors, treatment, and survivorship. *Mayo Clin Proc* 2008; **83:** 584–94.
14. National Comprehensive Cancer Network. Clinical practice guidelines in oncology: non-small cell lung cancer (version 2.2010). Available at: http://www.nccn.org/professionals/physician_gls/PDF/nscl.pdf (accessed 10/06/10)
15. D'Addario G, Felip E. ESMO Guidelines Working Group. Non-small-cell lung cancer: ESMO clinical recommendations for diagnosis, treatment and follow-up. *Ann Oncol* 2009; **20** (suppl 4): iv68–iv70. Also available at: http://annonc.oxfordjournals.org/cgi/reprint/20/suppl_4/iv68.pdf (accessed 10/06/10)
16. Scott WJ, *et al.* American College of Chest Physicians. Treatment of non-small cell lung cancer stage I and stage II: ACCP evidence-based clinical practice guidelines (2nd edition). *Chest* 2007; **132** (suppl): 234S–242S.
17. Molina JR, *et al.* Advances in chemotherapy of non-small cell lung cancer. *Chest* 2006; **130:** 1211–19.
18. Cheong KA, *et al.* Adjuvant chemotherapy in non-small cell lung cancer. *Int J Clin Pract* 2007; **61:** 143–6.
19. PORT Meta-analysis Trialists Group. Postoperative radiotherapy for non-small cell lung cancer. Available in The Cochrane Database of Systematic Reviews; Issue 2. Chichester; John Wiley; 2005 (accessed 19/02/09).
20. Pisters KMW, *et al.* Cancer Care Ontario and American Society of Clinical Oncology adjuvant chemotherapy and adjuvant radiation therapy for stages I-IIIA resectable non-small-cell lung cancer guideline. *J Clin Oncol* 2007; **25:** 5506–18. Also available at: http://jco.ascopubs.org/cgi/reprint/25/34/5506.pdf (accessed 13/08/09)
21. Wakelee H, *et al.* Optimal adjuvant therapy for non-small cell lung cancer—how to handle stage I disease. *Oncologist* 2007; **12:** 331–7.
22. Non-small Cell Lung Cancer Collaborative Group. Chemotherapy for non-small cell lung cancer. Available in The Cochrane Database of Systematic Reviews; Issue 2. Chichester: John Wiley; 2000 (accessed 20/02/09).
23. Hotta K, *et al.* Role of adjuvant chemotherapy in patients with resected non—small-cell lung cancer: reappraisal with a meta-analysis of randomized controlled trials. *J Clin Oncol* 2004; **22:** 3860–7.
24. Pisters KMW, Le Chevalier T. Adjuvant chemotherapy in completely resected non—small-cell lung cancer. *J Clin Oncol* 2005; **23:** 3270–8. Correction. *ibid.*; 5851.
25. Berghmans T, *et al.* Survival improvement in resectable non-small cell lung cancer with (neo)adjuvant chemotherapy: results of a meta-analysis of the literature. *Lung Cancer* 2005: **49:** 13–23.
26. Pignon J-P, *et al.* LACE Collaborative Group. Lung adjuvant cisplatin evaluation: a pooled analysis by the LACE Collaborative Group. *J Clin Oncol* 2008; **26:** 3552–9.
27. Hamada C, *et al.* Meta-analysis of postoperative adjuvant chemotherapy with tegafur-uracil in non—small-cell lung cancer. *J Clin Oncol* 2005; **23:** 4999–5006.
28. Stinchcombe TE, Socinski MA. The role of induction therapy for resectable non-small cell lung cancer. *Drugs* 2007; **67:** 321–32.
29. Santo A, *et al.* Neo-adjuvant chemotherapy in non-small cell lung cancer (NSCLC). *Ann Oncol* 2006; **17** (suppl 5): v55–v61.
30. Robinson LA, *et al.* American College of Chest Physicians. Treatment of non-small cell lung cancer-stage IIIA: ACCP evidence-based clinical practice guidelines (2nd edition). *Chest* 2007; **132** (suppl): 243S–265S. Also available at: http://www.chestjournal.org/content/132/3_suppl/243S.full.pdf (accessed 13/08/09)
31. Jett JR, *et al.* American College of Chest Physicians. Treatment of non-small cell lung cancer, stage IIIB: ACCP evidence-based clinical practice guidelines (2nd edition). *Chest* 2007; **132** (suppl): 266S–276S.
Also available at: http://www.chestjournal.org/content/132/3_suppl/266S.full.pdf (accessed 13/08/09)
32. Farray D, *et al.* Multimodality therapy for stage III non—small-cell lung cancer. *J Clin Oncol* 2005; **23:** 3257–69. Correction. *ibid.*; 7763.
33. Pritchard RS, Anthony SP. Chemotherapy plus radiotherapy compared with radiotherapy alone in the treatment of locally advanced, unresectable, non-small-cell lung cancer: a meta-analysis. *Ann Intern Med* 1996; **125:** 723–9. Correction. *ibid.* 1997; **126:** 670.
34. Marino P, *et al.* Randomized trials of radiotherapy alone versus combined chemotherapy and radiotherapy in stages IIIa and IIIb nonsmall cell lung cancer. *Cancer* 1995; **76:** 593–601.
35. O'Rourke N, *et al.* Concurrent chemoradiotherapy in non-small cell lung cancer. Available in The Cochrane Database of Systematic Reviews; Issue 6. Chichester: John Wiley; 2010 (accessed 20/02/09).
36. Pfister DG, *et al.* American Society of Clinical Oncology treatment of unresectable non—small-cell lung cancer guideline: update 2003. *J Clin Oncol* 2004; **22:** 330–53. Also available at: http://www.jco.org/cgi/reprint/22/2/330.pdf (accessed 20/02/09)
37. Price A. Lung cancer 5: state of the art radiotherapy for lung cancer. *Thorax* 2003; **58:** 447–52.
38. Blackstock AW, Govindan R. Definitive chemoradiation for the treatment of locally advanced non-small-cell lung cancer. *J Clin Oncol* 2007; **25:** 4146–52.
39. NSCLC Meta-Analyses Collaborative Group. Chemotherapy in addition to supportive care improves survival in advanced non-small-cell lung cancer: a systematic review and meta-analysis of individual patient data from 16 randomized controlled trials. *J Clin Oncol* 2008; **26:** 4617–25.
40. Socinski MA, *et al.* American College of Chest Physicians. Treatment of non-small cell lung cancer, stage IV: ACCP evidence-based clinical practice guidelines (2nd edition). *Chest* 2007; **132** (suppl): 277S–289S. Also available at: http://www.chestjournal.org/content/132/3_suppl/277S.full.pdf (accessed 13/08/09)
41. Ramalingam S, Belani C. Systemic chemotherapy for advanced non-small cell lung cancer: recent advances and future directions. *Oncologist* 2008; **13** (suppl 1): 5–13.
42. Berhoune M, *et al.* Therapeutic strategy for treatment of metastatic non-small cell lung cancer. *Ann Pharmacother* 2008; **42:** 1640–52.
43. Grossi F, *et al.* Sequential, alternating, and maintenance/consolidation chemotherapy in advanced non-small cell lung cancer: a review of the literature. *Oncologist* 2007; **12:** 451–64.
44. Azzoli CG, *et al.* American Society of Clinical Oncology Clinical Practice Guideline update on chemotherapy for stage IV non-small-cell lung cancer. *J Clin Oncol* 2009; **27:** 6251–66. Also available at: http://jco.ascopubs.org/cgi/reprint/27/36/ 6251.pdf (accessed 08/07/10)
45. D'Addario G, *et al.* Platinum-based versus non—platinum-based chemotherapy in advanced non—small-cell lung cancer: a meta-analysis of the published literature. *J Clin Oncol* 2005; **23:** 2926–36.
46. Moghissi K. Role of bronchoscopic photodynamic therapy in lung cancer management. *Curr Opin Pulm Med* 2004; **10:** 256–60.
47. Moon C, *et al.* Current status of gene therapy for lung cancer and head and neck cancer. *Clin Cancer Res* 2003; **9:** 5055–67.
48. O'Mahony D, *et al.* Non—small-cell lung cancer vaccine therapy: a concise review. *J Clin Oncol* 2005; **23:** 9022–8.
49. Goodman GE. Lung cancer 1: prevention of lung cancer. *Thorax* 2002; **57:** 994–9.
50. Manser RL, *et al.* Screening for lung cancer. Available in The Cochrane Database of Systematic Reviews; Issue 1. Chichester: John Wiley; 2004 (accessed 20/02/09).
51. Henschke CI, *et al.* Early Lung Cancer Action Project: overall design and findings from baseline screening. *Lancet* 1999; **354:** 99–105.
52. Carney DN. Lung cancer—time to move on from chemotherapy. *N Engl J Med* 2002; **346:** 126–8.
53. Downey RJ. Surgical treatment of pulmonary metastases. *Surg Oncol Clin N Am* 1999; **8:** 341–54.

恶性胸膜间皮瘤 尽管恶性胸膜间皮瘤的发病率在上升，但它仍是发生于胸膜并相对少见的肿瘤。职业性暴露于石棉是大部分病例的诱发因素，从首次接触石棉到死亡平均时间约为 40 年。本病典型的临床表现为胸痛或呼吸困难，或是两者并存。有时也会侵袭神经和心包。本病恶性程度高，中位生存期短。组织学上，肿瘤细胞可以是上皮样、肉瘤样或是两者的混合。上皮样肿瘤最常见，而且容易和腺癌混淆（见上文**肺恶性肿瘤**）。对于有可能切除的病变，可以考虑手术治疗。根治性手术（胸膜外肺切除术）仅适于少数患者，如病理为类上皮肿瘤的患者，这部分患者即使进行了辅助化放疗，其死亡率和再发率仍很高[1~5]。胸膜切除术仅是针对局限期病变的一种减瘤术或姑息术。滑石粉胸膜固定术通常作为胸膜间皮瘤有胸水患者的治疗选择。姑息放疗可以缓解疼痛[1,6,7]，但价值有限[2,8]。

多种药物都曾用于胸膜间皮瘤的治疗，但单药治疗的有效率仅在 10%～20%，顺铂、卡铂和多柔比星是最有效的药物[3,9,10]。联合化疗主要以顺铂或多柔比星为基础，有效率较高[5]，但对生存几乎无影响[9,10]。然而，培美曲塞联合顺铂可以改善生存[1~4,6,8]，目前一般用作一般情况较好、病变不可切除的患者的标准一线治疗方案[2,3,5,7]。该方案的毒性较大，推荐预防性使用维生素 B_{12} 和叶酸[2,4,10]。用卡铂来替代顺铂可以减轻化疗的毒性，且对生存的改善相似[14]，因此有人推荐卡铂联合培美曲塞作为一线方案[6,7]。雷替曲塞联合顺铂能够提高有效率，延长生存期，且毒性相对较低，因此该方案亦被推荐作为另一可选的一线治疗方案[4,6,10]。吉西他滨联合顺铂亦有效[2,4,5]，因此有人推荐作为一线方案[7]，亦有人推荐其作为二线治疗的选择[3]。还有其他一些方案也曾进行过研究，如 MVP 方案在早期使用较延后使用显示出改善生存的趋势[4]。然而目前尚无标准的二线治疗方案[10]。曾用长春瑞滨联合或不联合吉西他滨作为解救治疗[5]。目前有越来越多的辅助治疗方法应用于临床，其中新辅助化疗显示出一定前景[4,10]。基因治疗、免疫调节、抗血管生成药、核糖核酸酶抑制剂、蛋白酶体抑制剂也已在尝试当中[1,2,4,5,8,10]。

1. British Thoracic Society Standards of Care Committee. BTS statement on malignant mesothelioma in the UK, 2007. *Thorax* 2007; **62** (suppl 2): ii1–ii19.
Also available at: http://www.brit-thoracic.org.uk/Portals/0/Clinical%20Information/Malignant%20Mesothelioma/Guidelines/statement%20on%20malignant%20mesothelioma2007.pdf (accessed 23/02/09)
2. Robinson BWS, *et al.* Malignant mesothelioma. *Lancet* 2005; **366:** 397–408.
3. Goudar RK. Management options for malignant pleural mesothelioma: clinical and cost considerations. *Drugs* 2007; **67:** 1149–65.
4. Ceresoli GL, *et al.* Multidisciplinary treatment of malignant pleural mesothelioma. *Oncologist* 2007; **12:** 850–63.
5. Tsao AS, *et al.* Malignant pleural mesothelioma. *J Clin Oncol* 2009; **27:** 2081–90.
6. Stahel RA, *et al.* ESMO Guidelines Working Group. Malignant pleural mesothelioma: ESMO clinical recommendations for diagnosis, treatment and follow-up. *Ann Oncol* 2009; **20** (suppl 4): iv73–iv75. Also available at: http://annonc.oxfordjournals.org/cgi/reprint/20/suppl_4/iv73.pdf (accessed 13/08/09)
7. National Comprehensive Cancer Network. Clinical practice guidelines in oncology: malignant pleural mesothelioma (version 1.2010). Available at: http://www.nccn.org/professionals/physician_gls/PDF/mpm.pdf (accessed 10/06/10)
8. Robinson BWS, Lake RA. Advances in malignant mesothelioma. *N Engl J Med* 2005; **353:** 1591–1603.
9. Tomek S, *et al.* Chemotherapy for malignant pleural mesothelioma: past results and recent developments. *Br J Cancer* 2003; **88:** 167–74.
10. Fennell DA, *et al.* Advances in the systemic therapy of malignant pleural mesothelioma. *Nat Clin Pract Oncol* 2008; **5:** 136–47.

卵巢恶性肿瘤

卵巢癌约占所有女性恶性肿瘤的 5%。其中最常见（90%的病例）的类型为**卵巢上皮性癌**，该病在导致女性因肿瘤死亡病因中排第四位。如此高的致死率与大多数女性患者在肿瘤早期无症状有关：初诊时约四分之三的肿瘤为晚期，并且出现了腹膜或远处部位的转移。卵巢癌主要发生于老年女性，诊断时中位年龄为 63 岁。发生卵巢上皮性癌的风险可能与一名妇女一生的排卵周期数目有关，未生育增加患病风险，然而经产、哺乳和口服避孕药（第1996页）降低这一风险。其他的危险因素为家族史（特别是与 BRCA1、BRCA2）基因相关的肿瘤），还可能是服用生育药品（见氯米芬，第 2019 页）、阴部使用滑石粉（第1540页）和绝经后激素的替代治疗（第2010页）。

卵巢上皮细胞癌最主要的**治疗**方法为切除子宫、卵巢和输卵管、网膜及尽可能去处所有肿瘤的肿瘤细胞减瘤术[1~2]。对于年轻的想保留生育功能的患者，且病理分化好，病变局限于一侧卵巢，可以考虑行单侧输卵管、卵巢切除术[1~4]。辅助化疗的施行取决于肿瘤分期。对于早期病变理想的手术分期，可以鉴别哪些患者几乎不能从辅助化疗中获益[5]。

早期（ⅠA/ⅠB期）分化较好（1级）的患者，单纯手术治疗即可[1,2]。即使没有进一步治疗，仍然有超过 90%的患者可以长期（>10 年）无病生存[4]。对于分化不良（高分级）、或者病变广泛者（ⅠC 和ⅡA 期），应当考虑行辅助化疗[1,2]。一般推荐卡铂联合一种紫杉烷类药物静脉化疗 3～6 个周期[1,2,4]。

进展期病变（ⅡB～Ⅳ期）推荐给予静脉辅助化疗，通常选择铂类与紫杉烷类药物的联合[1,2,4]，化疗 6～8 个周期[1,2]。顺铂与卡铂的疗效相似[6]，通常首选卡铂[7]。术后残存肿瘤组织的多少是一个重要的预后因子[8,9]，对于初次手术没有达到最佳减瘤、并且化疗有效的患者，可以考虑行二次手术（间歇减瘤术）治疗[1,3,8]。然而，一项系统性综述[9]显示做与不做间歇减瘤术的患者生存率相似。有人建议间歇减瘤术应在 3 个周期化疗后进行，并且术后继续化疗 3 个周期[1]。如果一开始就认为切除并非最适合的选择（无论是患者的因素还是肿瘤相关的因素），可以选择新辅助化疗后再行减瘤术[1,4,8~10]。有学者推荐该方法作为Ⅳ期患者的标准治疗[10]。

腹膜腔内化疗可以用于术后有*微小残留病变*者[2,11,12]，与静脉化疗相比，该方法有可能延长无病生存和总生存期[4,7,13]。但是由于该方法的不良反应和并发症，并且需要有专业技术经验的医生实施[1,11]，因此并未被广泛提倡使用[3,4]。仅推荐在有经验的中心使用[1]。推荐的方案为先静脉注射紫杉醇后再给予腹膜腔内顺铂和紫杉醇[2]。

*复发性肿瘤*患者依据与初次治疗相隔时间和既往用药来选择治疗方案[1,2,14]。复发与初次手术治疗间隔时间较长者（1 年以上）可以考虑再行复发病变切除[1]。复发与初次治疗相隔 6 个月以上的，说明肿瘤可能对铂类敏感，还可以重复含铂联合治疗方案[1,2,4,15]。如果患者不能耐受联合方案化疗，可以行卡铂或顺铂单药治疗，奥沙利铂也是一个选择[2]。在 6 个月以内复发的，说明铂类耐药[2,15]，不推荐再次行铂类药物化疗，有数据显示换用紫杉烷类方案可能获得二次缓解[2]。其他有效的药物包括托泊替康，脂质体多柔比星、六甲蜜胺、卡培他滨、环磷酰胺、多西他赛、表柔比星、口服依托泊苷、吉西他滨、异环磷酰胺、伊立替康、培美曲塞、长春瑞滨[1,2,7,8,12,14,15]。还可选择激素治疗，包括他莫昔芬、阿那曲唑、来曲唑、亮丙瑞林、甲地孕酮[2]。但是有效率相对较低，鼓励患者参加临床试验[8]。关于卵巢癌靶向治疗曾引起广泛兴趣，但是除了贝伐单抗之外[4,12,15,16]，其他药物均未显示可以获益。贝伐单抗无论对铂类敏感还是耐药的患者均有效，可以与化疗联合用于复发患者[2]。目前正处于研究中的有单克隆抗体奥来单抗和卵巢疫苗[16,17]。也有一些文献报道高剂量化疗后自体干细胞移植的治疗方法[18]，尽管该方法尚未显示能改善生存[2,8]。

预防 确定卵巢癌遗传易感性基因，并且由于肿瘤诊断的困难和不良预后，人们越来越多的关注于卵巢癌的预防。已知一般人群口服避孕药可以起到预防作用，越来越多的证据显示 BRCA1 与 BRCA2 携带者可有相似获益（见**激素避孕的致癌性**下的**卵巢**，第1996页）。预防性卵巢切除可考虑 BRCA1 基因突变的妇女生育后或 35 岁以后进行[19,20]。这样做的风险/益处比还不清楚，少数经过这一治疗的妇女其后发展为原发性腹膜癌。

卵巢精原细胞瘤占所有卵巢癌不到 3%，主要发生于 20～30 岁的女性。与卵巢上皮性癌不同，大多数精原细胞瘤患者为早期病变，预后很好[21]。首选的治疗方法为手术（如果合适，可行保存生育能力的手术）。除Ⅰ期患者术后行密切随访观察外，其余的需行辅助化疗。常用的化疗方案与男性精原细胞瘤相似，如博来霉素、依托泊苷和顺铂（BEP），或长春碱、博来霉素和顺铂（VBP）[2,21~24]。

卵巢间质瘤占卵巢恶性肿瘤的 7%[25]，主要治疗方法为手术（如果适合可以行保留生育功能的手术）[2]。Ⅰ期病变有高危因素者，推荐的治疗包括观察、放疗和顺铂为基础的化疗。Ⅱ～Ⅳ期的患者可以选择顺铂为基础的化疗方案（如 BEP 或紫杉醇联合卡铂方案），局限期病变亦可选择放疗[2,21,24]。

1. Aebi S, Castiglione M. ESMO Guidelines Working Group. Newly and relapsed epithelial ovarian carcinoma: ESMO clinical recommendations for diagnosis, treatment and follow-up. *Ann Oncol* 2009; **20** (suppl 4): iv21–iv23. Also available at: http://annonc.oxfordjournals.org/cgi/reprint/20/suppl_4/iv21 (accessed 05/02/10)
2. National Comprehensive Cancer Network. Clinical practice guidelines in oncology: ovarian cancer including fallopian tube cancer and primary peritoneal cancer (version 2.2010). Available at: http://www.nccn.org/professionals/physician_gls/PDF/ovarian.pdf (accessed 13/07/10)
3. SIGN. Epithelial ovarian cancer: a national clinical guideline (issued October 2003). Available at: http://www.sign.ac.uk/pdf/sign75.pdf (accessed 05/02/10)
4. Hennessy BT, *et al.* Ovarian cancer. *Lancet* 2009; **374:** 1371–82.
5. Winter-Roach BA, *et al.* Adjuvant (post-surgery) chemotherapy for early stage epithelial ovarian cancer. Available in The Cochrane Database of Systematic Reviews; Issue 3. Chichester: John Wiley; 2009 (accessed 05/02/10).
6. Stewart L. Advanced Ovarian Cancer Trialists Group. Chemotherapy for advanced ovarian cancer. Available in The Cochrane Database of Systematic Reviews; Issue 1. Chichester: John Wiley; 1999 (accessed 05/02/10).
7. Markman M. Pharmaceutical management of ovarian cancer: current status. *Drugs* 2008; **68:** 771–89.
8. Aletti GD, *et al.* Current management strategies for ovarian cancer. *Mayo Clin Proc* 2007; **82:** 751–70.
9. Tangjitgamol S, *et al.* Interval debulking surgery for advanced epithelial ovarian cancer. Available in The Cochrane Database of Systematic Reviews; Issue 2. Chichester: John Wiley; 2009 (accessed 05/02/10).
10. Schwartz PE. What is the role of neoadjuvant chemotherapy in the management of ovarian cancer? *Oncology (Williston Park)* 2008; **22:** 1118–25.
11. Markman M, Walker JL. Intraperitoneal chemotherapy of ovarian cancer: a review, with a focus on practical aspects of treatment. *J Clin Oncol* 2006; **24:** 988–94.
12. Markman M. Antineoplastic agents in the management of ovarian cancer: current status and emerging therapeutic strategies. *Trends Pharmacol Sci* 2008; **29:** 515–19.
13. Rao G, *et al.* Intraperitoneal chemotherapy for ovarian cancer: overview and perspective. *J Clin Oncol* 2007; **25:** 2867–72.
14. Markman M, Bookman MA. Second-line treatment of ovarian cancer. *Oncologist* 2000; **5:** 26–35.
15. Martin LP, Schilder RJ. Management of recurrent ovarian carcinoma: current status and future directions. *Semin Oncol* 2009; **36:** 112–25.
16. Oei ALM, *et al.* The use of monoclonal antibodies for the treatment of epithelial ovarian cancer (review). *Int J Oncol* 2008; **32:** 1145–57.
17. Sabbatini P, Odunsi K. Immunologic approaches to ovarian cancer treatment. *J Clin Oncol* 2007; **25:** 2884–93.
18. Stiff PJ, *et al.* High-dose chemotherapy and autologous stem-cell transplantation for ovarian cancer: an autologous blood and marrow transplant registry report. *Ann Intern Med* 2000; **133:** 504–15.
19. Burke W, *et al.* Recommendations for follow-up care of individuals with an inherited predisposition to cancer: BRCA1 and BRCA2. *JAMA* 1997; **277:** 997–1003.
20. Eisinger F, *et al.* Recommendations for medical management of hereditary breast and ovarian cancer: the French National Ad Hoc Committee. *Ann Oncol* 1998; **9:** 939–50. Also available at: http://annonc.oxfordjournals.org/cgi/reprint/9/9/939.pdf (accessed 15/05/06)
21. Colombo N, *et al.* ESMO Guidelines Working Group. Non-epithelial ovarian cancer: ESMO clinical recommendations for diagnosis, treatment and follow-up. *Ann Oncol* 2009; **20** (suppl 4): iv24–iv26. Also available at: http://annonc.oxfordjournals.org/cgi/reprint/20/suppl_4/iv24 (accessed 05/02/10)
22. Bridgewater JA, Rustin GJS. Management of non-epithelial ovarian tumours. *Oncology* 1999; **57:** 89–98.
23. Gershenson DM. Management of ovarian germ cell tumors. *J Clin Oncol* 2007; **25:** 2938–43.
24. Koulouris CR, Penson RT. Ovarian stromal and germ cell tumors. *Semin Oncol* 2009; **36:** 126–36.
25. Colombo N, *et al.* Management of ovarian stromal cell tumors. *J Clin Oncol* 2007; **25:** 2944–51.

胰腺恶性肿瘤

胰腺癌（胰腺外分泌部癌）约占所有胰腺肿瘤的 95%。只有很少比例的胰腺肿瘤起源于胰腺内分泌部，此类肿瘤临床特点和治疗都有所不同（见下文**神经内分泌肿瘤**）。总体来说，胰腺癌约占所有恶性肿瘤的 2%，却是肿瘤死亡的第八位。胰腺癌发病率在发达国家更高，其发病风险随年龄增加而增加，平均发病高峰在 70～80 岁。胰腺癌在原发于腺导管，早期即有淋巴结转移，40%的患者发现时已有转移。5 年的生存率大约 5%，大部分患者在发病后 2 年内死亡。患者最常出现的症状是黄疸以及其他提示胆管梗阻的表现。胰体和胰尾部肿瘤可伴有严重和剧烈的疼痛。其他症状还有体重减轻、脂肪泻、消化不良、恶心和抑郁。糖尿病可为胰腺癌的表现之一，但也有一些证据表明糖尿病可能为胰腺癌的发生因子。约 30%的胰腺癌可能与吸烟有关。

胰腺癌初诊时多已为晚期，加之缺乏有效的治疗手段，因此预后很差[1,2]。**根治**的唯一方法就是切除肿瘤及周围胰腺组织[3]。少数**早期**患者（肿瘤局限于胰腺）如分期理想，根治术后 5 年生存率达 20%[1]。*辅助治疗*可以延长无病生存及总生存，所有行根治术的患者均应接受辅助化疗[4]。关于最有效的辅助化疗方案的选择一直是最受争议的话题，目前尚无明确的标准。氟尿嘧啶或吉西他滨辅助化疗可以改善生存[5]，欧洲指南[6]推荐选择两者之一行 6 个周期化疗。美国指南中提出辅助治疗可以单用化疗，对于大多数患者吉西他滨要优于氟尿嘧啶和卡培他滨[3]。关于辅助化放疗的研究结果不一致[4,5]，早期的研究显示氟尿嘧啶为基础的联合化放疗可以延长生存[4]。然而，欧洲一项大型随机研究[7,8]的结果提示氟尿嘧啶为基础的辅助化放疗并无益处。随后的一篇综述[9]（包含上述研究在内）分析认为不能因此就放弃对化放疗的进一步研究，因为到目前为止研究中使用的放疗方案并非最佳方案，不能排除有获益的可能。欧洲指南[6]认为氟尿嘧啶为基础的化放疗适合于某些术后的患者，而美国指南[3]中指出化放疗可以作为辅助治疗的一种选择，氟尿嘧啶为基础的化放疗后应行吉西他滨全身化疗。随着新药的出现，美国鼓励患者参加关于辅助治疗的临床研究[3]。术前化放疗（*新辅助化放疗*）还在研究之中，尚未发现对生存有益，而毒性可能较严重[1,10,11]。然而美国指南指出：目前没有数据说明化放疗不利，可能部分患者有获益；术后恢复时间长有可能使辅助化疗开始的时间延后；新辅助化疗可以选择性用于对化疗敏感的患者，并且能够使不可切除病变转变为可切除。因此不确定病变是否可切除的患者可以考虑行新辅助化放疗，方案常用含氟尿嘧啶方案，术后仍需辅助治疗[3]。

对于有症状的**局部不可切除**病灶，可给予放化疗[3]。多数临床研究报道放疗联合氟尿嘧啶化疗有中度生存获益[1~3,11]。有证据表明放疗联合吉西他滨化疗的结果与之类似[3,6]。最佳的选择是一线行化放疗后继续化疗一段时间，这部分患者亦可选择单纯化疗[3,6]。对于可切除的病变，欧洲的治疗方案是相似的，而美国推荐吉西他滨单药或吉西他滨为基础的联合化疗方案。应当鼓励学者进行一些关于新辅助化放疗能否提高局部晚期病变可切除率的研究[6]。

吉西他滨被推荐作为**晚期**（转移性）病变的标准治疗药物[3,6,11,12]。另外一些证据表明，吉西他滨以每分钟 10mg/m^2 的恒定速度给药比传统的静脉输注疗效高[3,13]。PS 评分较好的患者可以选择吉西他滨为基础的联合化疗，还可选择最佳支持治疗[3]。一项荟萃分析[14]的结果显示吉西他滨为基础的联合化疗较吉西他滨单药有生存获益。可以改善无病生存或总生存的联合化疗方案包括吉西他滨联合卡培他滨（GEMCAP），吉西他滨联合顺铂（GEMCIS）、吉西他滨联合奥沙利铂（GEMOX）或联合厄洛替尼[3,5,13,15,16]。顺铂、表柔比星、氟尿嘧啶和吉西他滨（PEFG）的联合方案亦取得令人鼓舞的治疗效果[13]。

难治性病变的二线治疗尚未达成共识。如患者之前未接受过吉西他滨方案化疗，使用吉西他滨可能获益。有人认为标准吉西他滨方案治疗无效的患者行固定剂量吉西他滨联合奥沙利铂化疗可能有效。之前接受过吉西他滨化疗者亦鼓励参加临床试验。如果不能使用研究用药，也可选择吉西他滨或氟尿嘧啶，联合或不联合奥沙利铂[3]。

鲁比替康是多种治疗晚期胰腺癌的正在研究中的药物之一[13,17]，胰腺癌疫苗的研究亦在进行中[5,18]。

1. Li D, *et al.* Pancreatic cancer. *Lancet* 2004; **363:** 1049–57.
2. Willett CG, *et al.* Locally advanced pancreatic cancer. *J Clin Oncol* 2005; **23:** 4538–44.
3. National Comprehensive Cancer Network. Clinical practice guidelines in oncology: pancreatic adenocarcinoma (version 2.2010). Available at: http://www.nccn.org/professionals/physician_gls/PDF/pancreatic.pdf (accessed 13/07/10)
4. Oettle H, Neuhaus P. Adjuvant therapy in pancreatic cancer: a critical appraisal. *Drugs* 2007; **67:** 2293–2310.
5. Ghaneh P, *et al.* Biology and management of pancreatic cancer. *Gut* 2007; **56:** 1134–52.
6. Cascinu S, Jelic S. ESMO Guidelines Working Group. Pancreatic cancer: ESMO clinical recommendations for diagnosis, treatment and follow-up. *Ann Oncol* 2009; **20** (suppl 4): iv37–iv40. Also available at: http://annonc.oxfordjournals.org/cgi/reprint/20/suppl_4/iv37 (accessed 10/06/10)
7. Neoptolemos JP, *et al.* Adjuvant chemoradiotherapy and chemotherapy in resectable pancreatic cancer: a randomised controlled trial. *Lancet* 2001; **358:** 1576–85.
8. Neoptolemos JP, *et al.* A randomized trial of chemoradiotherapy and chemotherapy after resection of pancreatic cancer. *N Engl J Med* 2004; **350:** 1200–10. Correction. *ibid.*; **351:** 726. [dose]
9. Chua YJ, Cunningham D. Adjuvant treatment for resectable pancreatic cancer. *J Clin Oncol* 2005; **23:** 4532–7.
10. Anonymous. Management of pancreatic cancer. *Drug Ther Bull* 2003; **41:** 36–40.
11. Pancreatic Section of the British Society of Gastroenterology, Pancreatic Society of Great Britain and Ireland, Association of Upper Gastrointestinal Surgeons of Great Britain and Ireland, Royal College of Pathologists, and the Special Interest Group for Gastro-Intestinal Radiology. Guidelines for the management of patients with pancreatic cancer periampullary and ampullary carcinomas. *Gut* 2005; **54** (suppl 5): v1–v16. Also available at: http://gut.bmj.com/cgi/reprint/54/suppl_5/v1.pdf (accessed 09/02/10)
12. Spalding DRC. Pancreatic and periampullary cancers: treatment and outcome. *Br J Hosp Med* 2006; **67:** 14–20.
13. Xiong HQ, *et al.* Cytotoxic chemotherapy for pancreatic cancer: advances to date and future directions. *Drugs* 2006; **66:** 1059–72.
14. Sultana A, *et al.* Meta-analyses of chemotherapy for locally advanced and metastatic pancreatic cancer. *J Clin Oncol* 2007; **25:** 2607–15.
15. Van Cutsem E, *et al.* Lessons learned in the management of advanced pancreatic cancer. *J Clin Oncol* 2007; **25:** 1949–52.
16. Cunningham D, *et al.* Phase III randomized comparison of gemcitabine versus gemcitabine plus capecitabine in patients with advanced pancreatic cancer. *J Clin Oncol* 2009; **27:** 5513–18.
17. El Kamar FG, *et al.* Metastatic pancreatic cancer: emerging strategies in chemotherapy and palliative care. *Oncologist* 2003; **8:** 18–34.
18. Saad ED, Hoff PM. Molecular-targeted agents in pancreatic cancer. *Cancer Control* 2004; **11:** 32–8.

前列腺恶性肿瘤

前列腺癌是西方国家男性最多见的非皮肤恶性肿瘤，也是英国和美国男性癌症致死的第二大病因，预计每 6 个白人男性中就有 1 个将在其一生中出现有临床表现的前列腺癌。黑色人种是该病的高危因素。前列腺癌发生率随年龄增长呈稳步增加，并且与家族遗传性有关。95%以上的前列腺癌为腺癌，临床上首先出现前列腺外周带的坚硬肿块，之后缓慢浸润周围组织。晚期出现肿瘤转移，特别容易转移至骨。晚期肿瘤主要症状常为泌尿道梗阻，或骨转移所致的骨盆或背部疼痛。大多数患者无症状，仅在筛查时被发现。

目前关于各期前列腺癌从筛查到最佳治疗手段等方面都存在争议。大多是因为缺乏确切证据以指导治疗。指导治疗的因素包括肿瘤的范围（分期）、肿瘤分级（Gleason 分数）、基线前列腺特异抗原（PSA）水平、患者预期寿命（根据年龄和合并症）、治疗相关死亡率以及患者对治疗的选择[1~3]。

目前对于通过前列腺特异抗原（PSA）检测及其他检查进行早期肿瘤**筛查**的价值尚存很大争议，筛查增加了检出率，但不能降低死亡率，并且会导致不必要的治疗。美国实行 PSA 筛查对于死亡率的影响与英国的无明显差别，而在英国 PSA 筛查并未被广泛应用[4]。欧洲一项大型研究发现 PSA 筛查能够降低前列腺癌死亡率 20%，但过度诊断的风险较高[5]。欧洲指南中指出早期筛查及干预对于死亡率的影响尚存在争议，因此不建议进行群体筛查[3]。美国专家团的意见各有差别。美国的一项大型研究随访 7～10 年的结果显示筛查并未降低死亡率[6]。美国 Preventive Services Task Force 认为目前缺乏足够的证据来权衡对于小于 75 岁的男性进行前列腺癌筛查的利大于弊，而大于或等于 75 岁的男性不应当接受筛查[7]。其他人则予以支持，在向患者讲明筛查的风险与获益后，由患者自己做出选择。筛查开始的时间根据患者可查见的对危险因素的理解来确定，自 40 岁至 50 岁不等[2,8,9]。

对于偶然或筛查发现的**局限性肿瘤**患者，治疗的选择包括根治性前列腺切除术、根治性外照射放疗、近距离放射治疗或推迟治疗（密切观察等待）[1~3,10,11]。关于最佳的治疗方式目前尚未达成共识[3]。根据病变分期、分级和 PSA 水平，可将人群化分为高危、中危和低危人群[2,3]。在选择治疗时治疗相关死亡率和患者的意愿就显得特别重要。手术的不良后果包括阳痿和小便失禁，放疗的不良反应有放射性直肠炎、阳痿、尿潴留或尿失禁[2,3,10,11]。对于适合治疗且预计生存期在 10 年或以上的患者，或者肿瘤分化不良者，医生们常选择以治愈为目的的根治性前列腺切除术或根治性放疗[1,2,12]。对于预计生存 10 年以内的低度恶性肿瘤，已明确应推迟治疗[2,10,12]。以持续或间断雄激素剥夺治疗（ADT）为首选治疗越来越多[11]，尽管该方法并不能改善生存，并且一些指南中并不推荐[2]。但可以考虑与其他治疗方法联用（见下文对 ADT 的进一步讨论）。一项系统性综述[13]显示新辅助（在根治性治疗前 3～6 个月开始给予）或辅助激素治疗联合前列腺切除或放疗可以提高局部控制率。任何一种治疗方式联合前列腺切除均不能改善生存，但是放疗前新辅助激素治疗能显著延长无病生存，放疗后辅助激素治疗也能显著延长无病生存及总生存。美国的一些指南[2]推荐对于有中度危险性的局部病变，除了放射治疗外可以考虑给予短期（4～6 个月）新辅助或同步或辅助 ADT 治疗；高危患者，推荐长期（2～3 年）ADT 治疗。

对于**局部晚期肿瘤**，治疗选择包括放疗加新辅助或同步或辅助 ADT，或单纯 ADT，或根治性前列腺切除[2,3]。有证据显示放疗前或放疗后给予激素治疗能够改善无病生存及总生存[13~15]，关于激素治疗的最佳持续时间目前尚不明确[3]，但是有研究显示放疗后给予 3 年[16]或 5 年[17]的激素治疗与短程治疗相比可以延长生存。美国的指南推荐局部晚期病变行放疗的同时给予 2～3 年的 ADT 治疗[2]。

PSA 检测可用于监测治疗效果并探测出肿瘤在生物化学水平的复发[1,2]。对于有低危转移倾向的患者，术后解救性治疗包括放疗加或不加 ADT，初次放疗后的治疗可以选择观察、部分选择病例可行解救性前列腺切除、冷冻治疗或短距离放射治疗[2]。

转移性肿瘤已没有治愈的可能，治疗的目的在于延长生存期和减轻症状。主要的治疗方法为控制激素分泌：约 80%的患者对于这样的治疗有效，但最终将出现耐药[1,18]。雌激素如乙烯雌酚曾应用于临床，但由于其心脏毒性，现在已不再推荐[1,19]。目前标准的一线治疗是 ADT，使用促性腺激素释放激素类似物（如戈舍瑞林、亮丙瑞林、曲普瑞林）造成药物性去势，或选择手术去势（睾丸切除术）[1~3,18,19]。这几种方法效果相同[2]。但是使用促性腺激素释放激素类似物造成药物去势，会引起睾酮直接升高（闪烁反应），需要短期使用抗雄激素的药物（如比卡鲁胺、氟他胺或尼鲁米特）来预防[2,3,18]。

有人认为单独抗雄激素（非类固醇类药物）治疗可以替代药物或手术去势[19]，但是另一些人并不推荐[2]。因为有一些证据显示该治疗方法的生存率较低，而停止治疗者（因药物的胃肠道不良反应）生存率较高[20]。不应单独使用类固醇类抗雄激素药物治疗[19]。促性腺激素释放激素的拮抗剂阿巴瑞克亦可作为一种 ADT 疗法，与促性腺激素释放激素类似物相比其起效更快，且不会激发肿瘤闪烁现象[21,22]。阿巴瑞克可以用于不适合行睾丸切除或促性腺激素释放激素类似物治疗的患者。

雄激素联合阻断治疗（长时间使用抗雄激素药物联合药物或手术去势）也是一个可以接受的一线治疗选择[2,19]，可以同时阻断肾上腺分泌的雄激素（雄激素完全阻断）[1]。早期的研究显示该疗法有微弱的生存获益，但是毒性增加[1,19]，并且一些指南[2]中指出雄激素联合阻断治疗并未显示优于单纯去势疗法。

ADT 治疗的时机存在争议，有人认为早期行 ADT 治疗优于延期使用，但是支持的数据有限[18,19]，治疗应当个体化[2]。然而，对于有临床症状的或已证实有转移者，应当立即开始治疗[2]。间歇 ADT 治疗有可能提高疾病控制率，改善生活质量，但是目前数据有限，而且尽管该方案可行，但其仍处于研究中[1,18,19]。

若在激素治疗后或治疗中肿瘤复发，虽然二线治疗的有效率差异很大，但还可尝试使用二线激素治疗。抗雄激素治疗可以序贯使用，尤其是对于那些希望能尽可能推迟更多激进治疗方案（如化疗）的患者，治疗药物包括比卡鲁胺、氟他胺、酮康唑、雌激素和皮质激素[2,3,18,23]。

对于**激素治疗抗拒（去势抗拒）**的患者应当选择化疗[2,3,18,24]。一些国家还选择使用 sipuleucel-T（一种前列腺疫苗）进行个体化免疫治疗，推荐用于 PS 评分较好、预期寿命大于 6 个月且没有内脏受累的患者[2]。化疗方案中多西他赛为基础的方案被认为是标准治疗[25]。提倡一线使用每三周一次的多西他赛方案[2,3,24]，因研究发现该方法有生存获益[2]。多西他赛可以与强的松和雌莫司汀联用，但与雌莫司汀联用会增加不良反应，并未被广泛推荐。其他方案还有多西他赛每周疗法联合强的松，米托蒽醌每三周使用联合强的松[2]。多西他赛治疗失败后如何选择二线化疗方案尚无共识，鼓励患者参加临床试验[2]。含多西他赛的联合化疗正处于研究中，包括长春瑞滨、卡培他滨和高剂量骨化三醇[25]。雌莫司汀联合依托泊苷、长春新碱或长春瑞滨的方案亦显示可获益[26]。多西他赛为基础的化疗后其他可用的药物包括口服环磷酰胺、单独或联合长春新碱和地塞米松[23,25]，转移性病变还可选择静脉卡巴他赛联合泼尼松龙。目前正处于研究中的药物有盐酸阿比特龙、沙铂、伊沙匹隆[23,25]。

中药混合制剂（PC-SPES）对于雄激素依赖或非雄激素依赖的前列腺癌治疗有效，已作为一种补充性药物而广泛应用，但是报道指出该药的心血管不良反应，同时因发现药物成分中混入己烯雌酚和华法林而在多数市场上撤出[27,28]。骨转移常行姑息性放疗（见第627页）。已尝试^{89}锶或^{153}钐的骨靶向治疗[2,3]。^{222}镭以及放射性药物与多西他塞联合方案目前正处于研究中[29]。静脉给予双膦酸盐如唑来磷酸推荐用来预防骨并发症[2,3]。目前认为内皮素-1 可以刺激前列腺癌的生长，它是一个很小的多肽，为内皮素-A 的受体，阿曲生坦作为内皮素-A 的拮抗剂正在进行研究之中，初步研究显示可延长到疾病进展时间，并可标记骨转移病灶[25,26]。

预防 因前列腺癌治疗上存在很多困难，人们将很大的兴趣投入到肿瘤预防方面。一项健康男性的对照研究[30]发现与安慰剂相比非那雄胺预防治疗 7 年可治疗降低约 25%的前列腺癌发生率，但这一结果却被非那雄胺增加高度恶性肿瘤的发生作用而抵消。然而近期的研究发现非那雄胺可以提高 PSA 检测的准确性[31]，缩小前列腺体积[32]，从而更多地发现了非那雄胺治疗中出现的所有分化程度的前列腺癌。美国 ASCO 协会和 American Urological Association[33]的指南均认为高度恶性前列腺癌在非那雄胺治疗的患者中发生率高可能与这些混淆因素有关，但也不能完全排除确实存在高级别癌的发生率增高的可能。有些患者可能从 5-α 还原酶抑制剂的治疗中获益。一项系统性综述[34]显示 5-α 还原酶抑制剂可以降低前列腺癌的发病率但仅限于基线 PSA 水平小于 4ng/ml 的患者。度他雄胺目前正处于研究中[33,35]。

一项病例对照研究的结果提示使用华法令可以降低前列腺癌的发病风险[36]。单独或同时补充硒元素（见第1863页）或维生素 E（见第1827页）可能降低前列腺癌的风险的说法尚未被证实[37]。对于如维生素 D（见第1891页）和大豆异黄酮[38]之类的化合物的研究仍在继续。

1. Damber J-E, Aus G. Prostate cancer. *Lancet* 2008; **371:** 1710–21.
2. National Comprehensive Cancer Network. Clinical practice

guidelines in oncology: prostate cancer (version 2.2010). Available at: http://www.nccn.org/professionals/physician_gls/PDF/prostate.pdf (accessed 25/06/10)
3. Horwich A, *et al.* ESMO Guidelines Working Group. Prostate cancer: ESMO clinical recommendations for diagnosis, treatment and follow-up. *Ann Oncol* 2009; **20** (suppl 4): iv76–iv78. Also available at: http://annonc.oxfordjournals.org/cgi/reprint/20/suppl_4/iv76 (accessed 11/02/10)
4. Esserman L, *et al.* Rethinking screening for breast cancer and prostate cancer. *JAMA* 2009; **302:** 1685–92.
5. Schröder FH, *et al.* ERSPC Investigators. Screening and prostate-cancer mortality in a randomized European study. *N Engl J Med* 2009; **360:** 1320–8.
6. Andriole GL, *et al.* PLCO Project Team. Mortality results from a randomized prostate-cancer screening trial. *N Engl J Med* 2009; **360:** 1310–19.
7. U.S. Preventive Services Task Force. Screening for prostate cancer: U.S. Preventive Services Task Force recommendation statement. *Ann Intern Med* 2008; **149:** 185–91.
8. American Urological Association. Prostate-specific antigen best practice statement: 2009 update. Available at: http://www.auanet.org/content/guidelines-and-quality-care/clinical-guidelines/main-reports/psa09.pdf (accessed 12/02/10)
9. American Cancer Society. Guidelines for the early detection of cancer. Available at: http://www.cancer.org/docroot/PED/content/PED_2_3X_ACS_Cancer_Detection_Guidelines_36.asp (accessed 12/02/10)
10. Walsh PC, *et al.* Localized prostate cancer. *N Engl J Med* 2007; **357:** 2696–2705.
11. Wilt TJ, Thompson IM. Clinically localised prostate cancer. *BMJ* 2006; **333:** 1102–6.
12. Jani AB, Hellman S. Early prostate cancer: clinical decision-making. *Lancet* 2003; **361:** 1045–53.
13. Kumar S, *et al.* Neo-adjuvant and adjuvant hormone therapy for localised and locally advanced prostate cancer. Available in The Cochrane Database of Systematic Reviews; Issue 4. Chichester: John Wiley; 2006 (accessed 12/02/10).
14. Payne H, Lim F. Optimizing decisions about treatment in locally advanced prostate cancer. *Br J Hosp Med* 2007; **68:** 252–6.
15. Widmark A, *et al.* Scandinavian Prostate Cancer Group Study 7. Swedish Association for Urological Oncology 3. Endocrine treatment, with or without radiotherapy, in locally advanced prostate cancer (SPCG-7/SFUO-3): an open randomised phase III trial. *Lancet* 2009; **373:** 301–8.
16. Bolla M, *et al.* EORTC Radiation Oncology Group and Genito-Urinary Tract Cancer Group. Duration of androgen suppression in the treatment of prostate cancer. *N Engl J Med* 2009; **360:** 2516–27.
17. Souhami L, *et al.* Impact of the duration of adjuvant hormonal therapy in patients with locally advanced prostate cancer treated with radiotherapy: a secondary analysis of RTOG 85-31. *J Clin Oncol* 2009; **27:** 2137–43.
18. Walczak JR, Carducci MA. Prostate cancer: a practical approach to current management of recurrent disease. *Mayo Clin Proc* 2007; **82:** 243–9.
19. Loblaw DA, *et al.* Initial hormonal management of androgen-sensitive metastatic, recurrent, or progressive prostate cancer: 2007 update of an American Society of Clinical Oncology practice guideline. *J Clin Oncol* 2007; **25:** 1596–1605. Correction. *ibid.*; 4512. Also available at: http://jco.ascopubs.org/cgi/reprint/25/12/1596.pdf (accessed 15/02/10)
20. Seidenfeld J, *et al.* Single-therapy androgen suppression in men with advanced prostate cancer: a systematic review and meta-analysis. *Ann Intern Med* 2000; **132:** 566–77.
21. McLeod D, *et al.* A phase 3, multicenter, open-label, randomized study of abarelix versus leuprolide acetate in men with prostate cancer. *Urology* 2001; **58:** 756–61.
22. Trachtenberg J, *et al.* A phase 3, multicenter, open label, randomized study of abarelix versus leuprolide plus daily antiandrogen in men with prostate cancer. *J Urol (Baltimore)* 2002; **167:** 1670–4.
23. Berthold DR, *et al.* Management of advanced prostate cancer after first-line chemotherapy. *J Clin Oncol* 2005; **23:** 8247–52.
24. Shelley M, *et al.* Chemotherapy for hormone-refractory prostate cancer. Available in The Cochrane Database of Systematic Reviews; Issue 4. Chichester: John Wiley; 2006 (accessed 15/02/10).
25. Di Lorenzo G, *et al.* Hormone-refractory prostate cancer: where are we going? *Drugs* 2007; **67:** 1109–24.
26. Rosenbaum E, Carducci MA. Pharmacotherapy of hormone refractory prostate cancer: new developments and challenges. *Expert Opin Pharmacother* 2003; **4:** 875–87.
27. de Lemos ML. Herbal supplement PC-Spes for prostate cancer. *Ann Pharmacother* 2002; **36:** 921–6.
28. Kosty MP. PC-SPES: hope or hype? *J Clin Oncol* 2004; **22:** 3657–9.
29. Sartor O. Radiopharmaceutical and chemotherapy combinations in metastatic castrate-resistant prostate cancer: a new beginning? *J Clin Oncol* 2009; **27:** 2417–18.
30. Thompson IM, *et al.* The influence of finasteride on the development of prostate cancer. *N Engl J Med* 2003; **349:** 215–24.
31. Thompson IM, *et al.* Effect of finasteride on the sensitivity of PSA for detecting prostate cancer. *J Natl Cancer Inst* 2006; **98:** 1128–33.
32. Lucia MS, *et al.* Finasteride and high-grade prostate cancer in the Prostate Cancer Prevention Trial. *J Natl Cancer Inst* 2007; **99:** 1375–83.
33. Kramer BS, *et al.* American Society of Clinical Oncology Health Services Committee. American Urological Association Practice Guidelines Committee. Use of 5-α-reductase inhibitors for prostate cancer chemoprevention: American Society of Clinical Oncology/American Urological Association 2008 Clinical Practice Guideline. *J Clin Oncol* 2009; **27:** 1502–16. Also available at: http://jco.ascopubs.org/cgi/reprint/27/9/1502.pdf (accessed 04/05/10)
34. Wilt TJ, *et al.* 5-Alpha-reductase Inhibitors for prostate cancer prevention. Available in The Cochrane Database of Systematic Reviews; Issue 2. Chichester: John Wiley; 2008 (accessed 15/02/10).
35. Parnes HL, *et al.* Prevention of hormone-related cancers: prostate cancer. *J Clin Oncol* 2005; **23:** 368–77.
36. Tagalakis V, *et al.* Use of warfarin and risk of urogenital cancer: a population-based, nested case-control study. *Lancet Oncol* 2007; **8:** 395–402.
37. Lippman SM, *et al.* Effect of selenium and vitamin E on risk of prostate cancer and other cancers: the Selenium and Vitamin E Cancer Prevention Trial (SELECT). *JAMA* 2009; **301:** 39–51.
38. Kurahashi N, *et al.* Plasma isoflavones and subsequent risk of prostate cancer in a nested case-control study: the Japan Public Health Center. *J Clin Oncol* 2008; **26:** 5923–9.

皮肤恶性肿瘤

基底细胞癌是最常见的皮肤癌类型，占所有病例的80%左右。第二位常见的皮肤癌为鳞状细胞癌。这2种类型的皮肤癌（统称为非黑色素瘤皮肤癌）是白种人群最多见的恶性肿瘤，但是因为许多病例未被记载，确切的发生率尚不确定，因此常被从恶性肿瘤相对频率的计算中去掉。很小比例但有增多趋势的皮肤癌为黑色素瘤，肿瘤起源于黑素细胞（色素细胞）。其他发生于皮肤的肿瘤包括皮肤T细胞淋巴瘤（见上文的**蕈样肉芽肿病**）和卡波西肉瘤（见下文）。

非黑色素瘤皮肤癌和皮肤黑色素瘤的发生与日光照射相关，在临近赤道的浅肤色人群聚居地区发生率最高。有特殊发病风险的个体是那些皮肤白皙、蓝眼睛、红色头发、容易长雀斑以及易晒伤而不是晒黑的人。使用甲氧沙林加紫外线照射（PUVA）也与增加皮肤癌发生率相关（见**甲氧沙林**下的**对皮肤的影响**，第1531页）。其他导致非黑色瘤皮肤癌的危险因素包括各种遗传性疾病如着色性干皮病（见**光敏性皮肤病**，第1508页）和白化病（见**色素性皮肤病**，第1509页）。实体器官移植术后免疫抑制治疗见第1728页及以下，与显著增加皮肤鳞状细胞癌发生相关。

预防 虽然非黑色瘤皮肤癌和皮肤黑色瘤的发生均与日光照射相关，并提倡通过减少光照的措施来预防肿瘤，但是不同类型皮肤癌的预防关联性是有区别的。

- 鳞状细胞癌和其癌前病变与长期暴露于阳光的累积量明确相关[1,2]。病灶常发生于暴露在外的皮肤（头面部、颈部和手背），户外工作的人多见。另外，有证据表明规律的使用防晒品可以减少光化性角化病新发病例数，提高现有病灶的缓解[3]，降低鳞状细胞癌的发生[4,5]。
- 虽然基底细胞癌也常发生于外露部位皮肤（头面部和颈部），但是它的发生与严重的皮肤晒伤病史，特别是在儿童或青春期的晒伤史关系更大，而与日光暴露的累积效应无关[1]。一项研究[4]发现用或不用防晒品基底细胞癌的发生率没有差异。另一项长期随访的研究[5]发现规律日晒监测对于降低基底细胞癌的发生无益。
- 皮肤黑色素瘤更常见于仅偶尔暴露于日光的皮肤（特别是女性的腿部，男性的背部），而且户内工作者比户外工作者更多见[1,2]。积累职业暴露似乎对某些白种人有保护作用[6]。因此提示间断性的日光暴露比有规律的日光暴露发生皮肤黑色素瘤的风险更大[1,2]。儿童时期短期突然的急性日光暴露和严重的晒伤与黑色素瘤的发生有很强的相关性[6]。尽管提倡使用防晒剂来预防黑色素瘤的发生，但是有报道防晒剂实际上会增加发病风险[7]。但是，系统性综述[8,9]并未找到足够证据证实防晒剂与黑色素瘤发病风险增加相关，而不同的研究之间对于混杂因素（如患者的并存疾病和回忆偏倚的描述）各不相同。而且，易晒伤和黑色素瘤高发病风险的患者更可能使用防晒剂，有些人使用防晒剂以延长日光暴露的时间，因此导致接受了更高的累积紫外线照射量。防晒制剂（见第1505页）、日光保护因子指数（SPF）以及抗UVA保护剂（见**光线引起的皮肤反应**，第1508页）在过去的几十年里也发生了巨大变化，使得各研究之间的结果难于比较。因此防晒剂仅被推荐用作其他防晒措施（如保护性衣服）的辅助物来避免过度暴露，尤其是对于儿童[7]。

正在研究化学性预防作为降低鳞状细胞和基底细胞癌发生的措施，特别是对于那些有危险因素的人。类视黄醇（如阿维A、阿维A酯和异维A酸）已显示出可减少着色性干皮病和肾移植患者发生鳞状细胞癌的概率[10]。相反的，β胡萝卜素（第1827页）和硒（第1863页）不能降低既往接受过治疗的患者发生鳞状细胞和基底细胞癌的机会。有证据证明低脂饮食可以降低有非黑色素瘤皮肤癌病史的患者发生光化性角化病的概率[11]。某些物质如黄酮类、姜黄素、葡萄子、白藜芦醇、水飞蓟素和绿茶具有抗光致癌作用的特性[12]。

1. Anonymous. Do sunscreens prevent skin cancer? *Drug Ther Bull* 1998; **36:** 49–51.
2. Bruce AJ, Brodland DG. Overview of skin cancer detection and prevention for the primary care physician. *Mayo Clin Proc* 2000; **75:** 491–500.
3. Thompson SC, *et al.* Reduction of solar keratoses by regular sunscreen use. *N Engl J Med* 1993; **329:** 1147–51.
4. Green A, *et al.* Daily sunscreen application and betacarotene supplementation in prevention of basal-cell and squamous-cell carcinomas of the skin: a randomised controlled trial. *Lancet* 1999; **354:** 723–9.
5. van der Pols JC, *et al.* Prolonged prevention of squamous cell carcinoma of the skin by regular sunscreen use. *Cancer Epidemiol Biomarkers Prev* 2006; **15:** 2546–8.
6. Bataille V, de Vries E. Melanoma—Part 1: epidemiology, risk factors, and prevention. *BMJ* 2008; **337:** a2249.
7. Gallagher RP. Sunscreens in melanoma and skin cancer prevention. *CMAJ* 2005; **173:** 244–5.
8. Huncharek M, Kupelnick B. Use of topical sunscreens and the risk of malignant melanoma: a meta-analysis of 9067 patients from 11 case—control studies. *Am J Public Health* 2002; **92:** 1173–7.
9. Dennis LK, *et al.* Sunscreen use and the risk for melanoma: a quantitative review. *Ann Intern Med* 2003; **139:** 966–78.
10. DiGiovanna JJ. Retinoid chemoprevention in patients at high risk for skin cancer. *Med Pediatr Oncol* 2001; **36:** 564–7.
11. Black HS, *et al.* Effect of a low-fat diet on the incidence of actinic keratosis. *N Engl J Med* 1994; **330:** 1272–5.
12. Baliga MS, Katiyar SK. Chemoprevention of photocarcinogenesis by selected dietary botanicals. *Photochem Photobiol Sci* 2006; **5:** 243–53.

基底细胞癌和鳞状细胞癌 皮肤癌绝大多数为基底细胞癌，该病若早期诊断并合理治疗可以完全治愈。虽然基底细胞癌很少发生转移，但却有产生局部破损的倾向。其余的皮肤癌主要为鳞状细胞癌，虽早期治疗有可能治愈，但却具有很强的转移播散风险。鳞状细胞癌最常见的癌前病变是光化性角化病（日光性角化病）和Bowen病（鳞状细胞癌原位癌）。

- **光化性角化病**和**Bowen病**的治疗手段包括冷冻手术、刮除术、切除术、放疗、激光治疗，5-氨基-γ-酮戊酸或甲氨基酮戊酸光敏疗法（见**卟吩姆钠**，第734页）和局部氟尿嘧啶治疗或局部咪喹莫特治疗[1~5]。双氯芬酸或水杨酸局部治疗可用于光化性角化病[2~4]。治疗依据肿瘤部位、病灶大小、有效性证据、治疗的方便性以及可用性来选择[1]。
- 具有低危险因素的表浅性**基底细胞癌**治疗选择包括刮除术，电干燥法以及冷冻手术[6~9]。局部氟尿嘧啶治疗可用于一些表浅性病灶，同样局部使用咪喹莫特，或使用5-氨基乙酰丙酸、甲基氨基乙酰丙酸或卟菲尔钠的光敏疗法也可选用。
- 具有高危险因素的表浅性肿瘤和大多数**鳞状细胞癌**，采用根据术后标本边缘情况再行切除术或Mohs显微外科切除术（在操作过程中确定肿瘤标本边缘情况）都是适当的[6~11]。放疗可作为具有手术并发症风险或手术切除困难、切除范围广泛病灶治疗的另一选择。

经过适当的治疗，肿瘤预后好，5年无病生存率可超过90%。但是，约50%的患者随后将出现另外的皮肤癌，希望能通过定期的监控尽早发现第二个肿瘤[7]。另外，应指导患者掌握防晒的方法，类视黄醇作为化学性预防药物对于一些具有高风险因素的患者是适合的（见上文**皮肤恶性肿瘤**中**预防**）。

1. Cox NH, *et al.* British Association of Dermatologists Therapy Guidelines and Audit Subcommittee. Guidelines for management of Bowen's disease: 2006 update. *Br J Dermatol* 2007; **156:** 11–21. Also available at: http://www.bad.org.uk/Portals/_Bad/Guidelines/Clinical%20Guidelines/Bowens%20Disease%20update%20January%202007.pdf (accessed 18/02/10)
2. Anonymous. New treatments for actinic keratoses. *Med Lett Drugs Ther* 2002; **44:** 57–8.
3. Anonymous. Managing solar keratoses. *Drug Ther Bull* 2002; **40:** 33–5.
4. de Berker D, *et al.* British Association of Dermatologists Therapy Guidelines and Audit Subcommittee. Guidelines for the management of actinic keratoses. *Br J Dermatol* 2007; **156:** 222–30. Correction. *ibid.* 2008; **158:** 873. Also available at: http://www.bad.org.uk/Portals/_Bad/Guidelines/Clinical%20Guidelines/Actinic%20Keratoses.pdf (accessed 18/02/10)
5. Lee S, *et al.* Pharmacological treatments for basal cell carcinoma. *Drugs* 2007; **67:** 915–34.
6. Telfer NR, *et al.* British Association of Dermatologists. Guidelines for the management of basal cell carcinoma. *Br J Dermatol* 2008; **159:** 35–48. Also available at: http://www.bad.org.uk/Portals/_Bad/Guidelines/Clinical%20Guidelines/BCC%20Guidelines%20BJDJul08.pdf (accessed 18/02/10)
7. Martinez J-C, Otley CC. The management of melanoma and nonmelanoma skin cancer: a review for the primary care physician. *Mayo Clin Proc* 2001; **76:** 1253–65.
8. Rubin AI, *et al.* Basal-cell carcinoma. *N Engl J Med* 2005; **353:** 2262–9.
9. National Comprehensive Cancer Network. Clinical practice guidelines in oncology: basal cell and squamous cell skin cancers (version 1.2010). Available at: http://www.nccn.org/professionals/physician_gls/PDF/nmsc.pdf (accessed 18/02/10)
10. Alam M, Ratner D. Cutaneous squamous-cell carcinoma. *N Engl J Med* 2001; **344:** 975–83.
11. Motley RJ, *et al.* British Association of Dermatologists; British Association of Plastic Surgeons; Royal College of Radiologists, Faculty of Clinical Oncology. Multi-professional guidelines for the management of the patient with primary cutaneous squamous cell carcinoma. Available at: http://www.bad.org.uk/Portals/_Bad/Guidelines/Clinical%20Guidelines/SCC%20Guidelines%20Final%20Aug%2009.pdf (accessed 18/02/10)

黑色素瘤 虽然皮肤黑色素瘤少见，但它却是侵袭性最强的皮肤癌，占所有皮肤癌致死病例的大多数。黑色素瘤可发生于正常皮肤或由痣发展而来。痣转变为黑色素瘤的早期表现为痣的大小、形状或颜色发生改变。其他表现还包括瘙痒、溃疡和出血。女性最常发生的部位为腿部，男性为背部。关于用遮阳的方法预防黑色素瘤见上述**皮肤恶性肿瘤预防**项下。

手术切除是黑色素瘤主要的治愈手段，切除边缘要根据肿瘤深度决定（Breslow 厚度）[1~7]。表浅肿瘤（1mm 以内）可仅行局部扩大切除术；中度（1~4mm）或深度（超过 4mm）黑色素瘤存在淋巴结转移的高风险，因此淋巴结活检阳性的应行淋巴结清扫[1,3,8]。因上述后组患者肿瘤复发的风险大，辅助性治疗被给予越来越多的关注。在英国，尚无普遍接受的标准辅助化疗方案[2,7]，除参加临床研究外Ⅱ/Ⅲ期患者亦不推荐行辅助治疗[8]。美国的数据显示高剂量干扰素-α可延长患者无复发生存，对总生存影响不显著，但 FDA 已批准其用于辅助治疗[1,5,6]。鉴于高剂量干扰素的毒性较大，低剂量及中等剂量的方案亦被纳入研究，但均未显示总生存获益[1,5,6]。隔离肢体贯注（ILP）美法仑化疗也被用于辅助治疗，但是一篇关于四项随机研究的综述未能显示与单纯手术相比有任何生存优势[9]，因此认为其作为辅助治疗是无益的，但是用于术前减痛或许有用[2]。与之相似的是，全身化疗作为辅助治疗也是无益的[10]。各种黑色素瘤疫苗（如 GM2 神经节苷脂、自体黑色素瘤相关性抗原）作为辅助治疗正在研究中，然而高剂量干扰素-α治疗已显示较 GM2 疫苗有更大程度的临床受益[5,6,8,11,12]。其他药物如贝伐单抗[7]，细胞因子如白介素-2[5,6]和新的免疫疗法[12]用于辅助治疗的研究正在进行中。肿瘤复发孤立病灶可行手术切除[2]。

转移性黑色素瘤患者 5 年生存率很低[10]。弥漫病变的中位生存期仅 6~9 个月[1,7,8]，尚无证据表明对于这些患者全身性治疗优于最佳支持治疗[13]。局部复发及治疗中出现转移的患者可以行手术切除[1~3,6,7]。其他的治疗方法还有冷冻疗法、二氧化碳激光烧灼、病变内注入 BCG 或干扰素-α 或局部咪喹莫特治疗[1~3,8]。某些治疗中心还选择放射治疗[3]，但是其他人并不推荐放疗作为第一选择[2]。辅助放疗适合于切缘阳性而不宜行二次切除的患者[1]。

低温条件下美法仑 ILP 治疗是有肢体受累患者的标准治疗选择[1,8]。美法仑也可与组织坏死因子-α联用[8]，但该方法并未显著提高有效率。有证据显示初始 ILP 治疗效果不佳者行美法仑联合组织坏死因子二次 ILP 治疗可能有益[1]。ILP 治疗的操作程序非常复杂[1,6]，只能在专门的治疗中心进行[8]。隔离肢体灌注（ILI）是一简化疗法，可以获得与 ILP 等同的疗效[1,3,6]。

也可尝试化疗[4~6,14]，达卡巴嗪有效率为 5%~20%，是最常选用的单药治疗方案。但是肿瘤缓解时间通常较短，很难见到肿瘤完全缓解[1]。该药的活性类似物口服制剂替莫唑胺疗效相似[1]，也可作为一线用药[3]。亚硝脲（如卡莫司汀、洛莫司汀和司莫司汀）单药的有效率在 15%左右[14]。福莫司汀可能有效率更高，特别是用于脑转移瘤的治疗[14]。与达卡巴嗪相比，其有效率更高，但仅显示延长生存期的趋势[1,15]。其他有效率在 15%左右的药物包括顺铂、长春碱、长春地辛、多西他赛和紫杉醇；但是这些药物的缓解时间普遍很短。

也可选择联合方案治疗，如 CVD（顺铂、长春花生物碱和达卡巴嗪）[14]。但与单药相比，联合化疗并不能改善生存[1]。根据黑色素瘤为雌激素依赖性的假说，也可在化疗方案中加入三苯氧胺；如 CDBT 或称 Dartmouth 方案（顺铂、达卡巴嗪、卡莫司汀和三苯氧胺；见表 1，第613页）[14]。但是，这一方案并不优于达卡巴嗪单药[1]，且加上他莫西芬不增效[1,8]。

细胞因子如干扰素-α和白介素-2 加入化疗治疗转移性黑色素瘤疗效相似[14]。美国采用静脉内高剂量白介素-2 疗法[6]，但不适用于未治疗或活动期脑转移的患者[3]。细胞毒药物化疗可与这些细胞因子治疗联合，一些报道显示这种治疗可以提高有效率，但总生存并未改善[1,5~7]。一线治疗后进展的或对一线药物无效或不能耐受的患者（一般状况好），可以考虑行二线治疗。二线方案包括参加临床试验，或选择另一种与一线治疗不同的药物[3]。手术或放疗可以用作姑息或缓解症状的治疗[1,3,6]。黑色素瘤疫苗也正用于或正在研究用于转移性或复发肿瘤的治疗[11,12]，基因治疗[5]、抗血管生成药如沙利度胺[14,15]、抗反义寡核苷酸奥利默森[6,15]也可试用。单用索拉非尼疗效微弱，但与卡铂和紫杉醇联合使用的效果令人鼓舞，目前关于该联合方案的研究仍在继续[6,7,15]。其他处于研究阶段的药物包括伊匹单抗（依比默单抗）[12]和 PLX-4032。

1. Australian Cancer Network Melanoma Guidelines Revision Working Party/National Health and Medical Research Council/Cancer Council Australia/New Zealand Guidelines Group. Clinical practice guidelines for the management of melanoma in Australia and New Zealand (issued 2008). Available at: http://www.nhmrc.gov.au/_files_nhmrc/file/publications/synopses/cp111.pdf (accessed 01/03/10)
2. Roberts DLL, *et al.* UK guidelines for the management of cutaneous melanoma. *Br J Dermatol* 2002; **146:** 7–17. Also published in *Br J Plast Surg* 2002; **55:** 46–54. Also available at: http://www.bad.org.uk/Portals/_Bad/Guidelines/Clinical%20Guidelines/Cutaneous%20Melanoma.pdf (accessed 18/02/10)
3. National Comprehensive Cancer Network. Clinical practice guidelines in oncology: melanoma (version 2.2010). Available at: http://www.nccn.org/professionals/physician_gls/PDF/melanoma.pdf (accessed 13/07/10)
4. NICE. Guidance on cancer services: improving outcomes for people with skin tumours including melanoma (issued February 2006). Available at: http://www.nice.org.uk/nicemedia/pdf/CSG_Skin_Manual.pdf (accessed 19/02/10)
5. Tsao H, *et al.* Management of cutaneous melanoma. *N Engl J Med* 2004; **351:** 998–1012. Correction. *ibid.*; 2461.
6. Thompson JF, *et al.* Cutaneous melanoma. *Lancet* 2005; **365:** 687–701.
7. Thirlwell C, Nathan P. Melanoma—part 2: management. *BMJ* 2008; **337:** a2488.
8. SIGN. Cutaneous melanoma: a national clinical guideline (issued July 2003). Available at: http://www.sign.ac.uk/pdf/sign72.pdf (accessed 18/02/10)
9. Lens MB, Dawes M. Isolated limb perfusion with melphalan in the treatment of malignant melanoma of the extremities: a systematic review of randomised controlled trials. *Lancet Oncol* 2003; **4:** 359–64.
10. Jackson DP, Patel PM. The current place of systemic therapy in the treatment of malignant melanoma. *CME Oncology* 1998; **1:** 4–8.
11. Brinckerhoff LH, *et al.* Melanoma vaccines. *Curr Opin Oncol* 2000; **12:** 163–73.
12. Kirkwood JM, *et al.* Next generation of immunotherapy for melanoma. *J Clin Oncol* 2008; **26:** 3445–55.
13. Crosby T, *et al.* Systemic treatments for metastatic cutaneous melanoma. Available in The Cochrane Database of Systematic Reviews; Issue 2. Chichester: John Wiley; 2000 (accessed 19/02/10).
14. Bajetta E, *et al.* Metastatic melanoma: chemotherapy. *Semin Oncol* 2002; **29:** 427–45.
15. Danson S, Lorigan P. Improving outcomes in advanced malignant melanoma: update on systemic therapy. *Drugs* 2005; **65:** 733–43.

睾丸恶性肿瘤

睾丸癌仅占全部男性恶性肿瘤的 1%左右，但却是年轻男性最多见的癌症。具有隐睾史的患者发生睾丸癌的风险增加。其他危险因素有家族史、不育及白种人。约 95%的睾丸肿瘤起源于生殖细胞，其中大概有 40%为纯精原细胞瘤。其余的在 WHO 分类中统称为非精原生殖细胞瘤（NSGCT），这些肿瘤多为含有或不含有精原细胞瘤的混合细胞型。非精原细胞瘤在英国疾病分类系统中指的是畸胎瘤，但这一名称在 WHO 分类中却有更特定的含意。

肿瘤首先转移至淋巴结，之后发展为晚期肿瘤常转移至远处部位如肺、肝、脑和骨。该病主要症状为质硬的、无痛性睾丸肿大，一旦发生转移，患者可出现背痛（由于腹膜后淋巴结肿大）、咳嗽、呼吸困难、产生绒毛膜促性腺激素导致男性乳房发育，或体重下降等症状。

确诊后行手术切除睾丸（睾丸切除术）是所有类型睾丸肿瘤最基本的治疗，进一步的治疗则依据肿瘤类型和分期决定[1~4]。

局限于睾丸的（Ⅰ期）**非精原细胞瘤**患者睾丸切除术后可选择密切观察或行辅助化疗，或腹膜后淋巴结清扫（RPLND）。总的生存率很好，治愈率接近 100%[4~6]。密切观察中的患者 20%~30%肿瘤复发，这些患者接下来接受治愈性化疗。术后密切观察不适合不能规律随访的患者[1,4]。不同国家的治疗方案有轻微差别。在美国，行腹膜后淋巴结清扫以进一步对肿瘤进行分期，再决定术后是密切观察还是辅助化疗[1]。如果切除的淋巴结无转移，患者术后密切观察，若有淋巴结转移，就要根据淋巴结转移的程度和患者能否规律性随访来决定辅助化疗[1]。在英国和欧洲，根据是否有脉管（血管和淋巴管）侵犯将Ⅰ期患者分为低危和高危[3~6]。低危患者的标准治疗措施是密切观察，复发时再予以治疗[3,5,6]。高危患者也可以密切观察，但复发率更高，50%的患者需要行化疗[3,5]。Ⅰ期病变通常采用 BEP（博来霉素、依托泊苷、顺铂）方案化疗 2 个周期[1,3]。也有人认为 1 个周期的 BEP 方案就足够了[3]。只有在患者由于特殊个人原因拒绝密切随访或化疗时才考虑行 RPLND 术，因为该方法的治疗代价最大[3,5]。

有淋巴结转移（ⅡA/B）时，治疗可选择 3 个周期的 BEP 方案或 4 个周期的 EP 或 RPLND（之后密切观察或行化疗）治疗[1,2,4]。*晚期*（ⅡC 和Ⅲ期）非精原细胞瘤患者根据危险等级选择首次化疗方案，病变的范围和血浆肿瘤标志物可提示预后，因此根据这两个因素将患者分为低危、中危和高危组[1,3]。预后良好患者的标准治疗为 3 个周期的 BEP[1,3,4]方案或 4 个周期的 EP[1,4]方案。对中危和高危组患者的标准治疗为 4 个周期的 BEP 化疗[1,3,4]。不能耐受博来霉素者，可用异环磷酰胺替代（VIP 方案）[1,3,4]。只有不足 50%的预后不良患者可以获得持久的疗效，因此鼓励患者参加临床试验[1]。化疗后任何残存的肿瘤都可手术切除。进一步的治疗取决于初次治疗和二次手术的效果。可以给予 2 个周期的 EP、VIP、VeIP（长春碱、异环磷酰胺和顺铂）或 TIP（紫杉醇、异环磷酰胺和顺铂）方案巩固化疗[1,3]。

经标准治疗失败或治疗后复发，或者病变不可切除的患者需要进行*解救治疗*[1]。常用的解救治疗方案包括顺铂和异环磷酰胺联合长春碱（VeIP）或紫杉醇（TIP）或依托泊苷（VIP 方案）[1,3,5,7]。也可考虑行干细胞支持下的高剂量化疗[1,5,6,8,9]。单药治疗复发病变有效的药物有紫杉醇、奥沙利铂和吉西他滨[5~7]。这些药物的联合方案也曾尝试用于顺铂耐药患者的二线解救治疗[7,9,10]。可以试用吉西他滨联合奥沙利铂（GEMOX）[1]或紫杉醇[3]方案。

75%的**精原细胞瘤**患者确诊时为Ⅰ期，治愈率接近 100%[2,5,6]。睾丸切除术后可以选择密切观察（仅在复发时给予治疗）、辅助放疗或辅助卡铂单药化疗[1,2,4~6]。密切随访对患者来说治疗负担最小[2]，能够长期随访[1,6]的患者可以选择观察。最佳的观察方案尚不明确[4]，但应当包括肿瘤标志物的监测，体格检查，腹部、盆腔及胸部影像学检查[1,4]。精原细胞瘤对放疗非常敏感[4]，ⅡA 和ⅡB 期患者行睾丸切除术后可以选择辅助放疗[1,5,6]。有放疗禁忌证者推荐行化疗[1,5]，3 个周期的 BEP 或 4 个周期的 EP。化疗在ⅡB 期患者中的作用日益显著[5]，不同期别的病变治疗有些许差别[2]，推荐将放疗和化疗分别作为ⅡA 和ⅡB 期患者的标准治疗。不适合放疗者可选用化疗，反之亦然。ⅡC 和Ⅲ期的精原细胞瘤辅助放疗后复发率达 20%~30%，因此首选辅助化疗[5]。低危患者的标准方案为 3 个周期的 BEP 或 4 个周期的 EP，中危患者为 4 个周期的 BEP[1,2]，对中危患者亦可用异环磷酰胺替代博来霉素[2]。采用含顺铂的方案化疗[1]，大约 90%晚期患者可治愈。复发或治疗无缓解的精原细胞瘤的解救治疗方案同非精原细胞瘤[1,2]。

1. National Comprehensive Cancer Network. Clinical practice guidelines in oncology: testicular cancer (version 2.2010). Available at: http://www.nccn.org/professionals/physician_gls/PDF/testicular.pdf (accessed 13/07/10)
2. Schmoll H-J, *et al.* ESMO Guidelines Working Group. Testicular seminoma: ESMO clinical recommendations for diagnosis, treatment and follow-up. *Ann Oncol* 2009; **20** (suppl 4): iv83–iv88. Also available at: ://annonc.oxfordjournals.org/content/20/suppl_4/iv83.full.pdf+html (accessed 05/03/10)
3. Schmoll H-J, *et al.* ESMO Guidelines Working Group. Testicular non-seminoma: ESMO clinical recommendations for diagnosis, treatment and follow-up. *Ann Oncol* 2009; **20** (suppl 4): iv89–iv96. Also available at: http://annonc.oxfordjournals.org/content/20/suppl_4/iv89.full.pdf+html (accessed 05/03/10)
4. Rustin G, Rehman F. State-of-the-art approach in selective curable tumors: germ cell tumors. *Ann Oncol* 2008; **19** (suppl 7): vii161–vii165.
5. Kopp H-G, *et al.* Advances in the treatment of testicular cancer. *Drugs* 2006; **66:** 641–59.
6. Horwich A, *et al.* Testicular germ-cell cancer. *Lancet* 2006; **367:** 754–65. Correction. *ibid.*; 1398.
7. Sonpavde G, *et al.* Management of recurrent testicular germ cell tumors. *Oncologist* 2007; **12:** 51–61.
8. Einhorn LH, *et al.* High-dose chemotherapy and stem-cell rescue for metastatic germ-cell tumors. *N Engl J Med* 2007; **357:** 340–8.
9. Feldman DR, *et al.* Medical treatment of advanced testicular cancer. *JAMA* 2008; **299:** 672–84.
10. Kollmannsberger C, *et al.* Recent advances in management of patients with platinum-refractory testicular germ cell tumors. *Cancer* 2006; **106:** 1217–26.

胸腺恶性肿瘤

胸腺瘤位于纵隔，起源于胸腺组织。胸腺瘤较少见，发病年龄大部分在 40~60 岁。胸腺瘤来自胸腺上皮，但有时包含淋巴细胞成分，这些细胞可能并非肿瘤成分。50%患者无临床症状，其余的可有局部症状如咳嗽、胸痛、呼吸困难和腔静脉阻塞；相关的全身症状有重症肌无力、红细胞再生障碍性贫血和低球蛋白血症。

胸腺瘤可根据细胞类型分类，也可根据分期分为非侵袭性（包膜内，Ⅰ期）、侵袭性（局限性，Ⅱ期；外侵性，Ⅲ期和弥散性Ⅳa 期）和转移性（Ⅳb 期）三类。

胸腺瘤的**治疗**包括手术、放疗和化疗或联合，联合的方式取决于肿瘤分期[1]。非侵袭性Ⅰ期病变可以单纯手术治疗[1~4]，其复发率较低，远期生存率接近 100%[5]。Ⅱ期患者是否行辅助放疗存在争议[2]，因为研究的结果不一致[3]。通常情况下，Ⅱ期患者不推荐常规行辅助放疗[1,4]。对于有局部复发风险高[1]或切除不完全[4]的患者可以考虑辅助放疗，但可能会产生放疗晚期并发症[1,2]。Ⅰ、Ⅱ期不适合手术的患者可以行化放疗或单纯放疗[1]。

有可能切除的侵袭性病变（Ⅲ期和Ⅳa），可以直接手术或新辅助化疗后手术治疗。关于化放疗与手术的最佳治疗顺序目前尚未确立[1]，但化放疗通常在手术前进行。推荐使用顺铂为基础的联合方案[1,4]。也推荐同期放化疗，但如果局部病变较大，亦可选择先化后放的序贯治疗[1]。Ⅲ期患者也可行辅助放疗[1]，目的是达到最佳的局部控制[4]，辅助化疗可以考虑，但不常规推荐[1]。Ⅳa期病变可以选择辅助化放疗[1]。不可切除的侵袭性病变应行单纯化疗[1]、单纯放疗[4]或者同期化放疗或序贯化放疗[1,4]。与转移性病变的化疗方案类似，一线使用顺铂加含蒽环类药物的方案，二线用单药化疗[1]。由于复发或转移的情况各不相同[1,5]，因此对于这部分患者的治疗尚未统一。ⅣB期病变常选择化疗[1,4]，放疗亦是合理的，尤其是对于存在威胁生命的情况下[1]。一线治疗用含顺铂和蒽环类药物的方案[1,4]，包括顺铂、多柔比星和环磷酰胺（CAP或PAC方案），或以上药物再加长春新碱（ADOC方案）。还有顺铂联合依托泊苷（PE方案）或PE基础上加异环磷酰胺（VIP方案）[2,4,5]（这些和其他常见化疗方案，见表1，第613页）。卡铂联合紫杉醇也可用作一线方案[4]。单药二线治疗有效的药物包括依托泊苷、异环磷酰胺、培美曲塞、氟尿嘧啶、吉西他滨和紫杉醇[4]。一些证据表明胸腺瘤细胞具有生长抑素受体，因此奥曲肽单药或联合皮质激素可以作为二线治疗的选择[1,4]。

初始治疗成功的患者局部复发后可以行手术治疗。部分Ⅳa的患者可以行单侧胸膜转移灶切除。也可选择单纯放疗或联合顺铂为基础的化疗。奥曲肽联合或不联合皮质激素也可用于复发病变的治疗[1]。

1. Falkson CB, *et al.* Lung Cancer Disease Site Group of Cancer Care Ontario's Program in Evidence-Based Care. The management of thymoma: a systematic review and practice guideline. *J Thorac Oncol* 2009; **4:** 911–19.
2. Kondo K. Optimal therapy for thymoma. *J Med Invest* 2008; **55:** 17–28.
3. Duwe BV, *et al.* Tumors of the mediastinum. *Chest* 2005; **128:** 2893–2909.
4. National Comprehensive Cancer Network. Clinical practice guidelines in oncology: thymic malignancies (version 2.2010). Available at: http://www.nccn.org/professionals/physician_gls/PDF/thymic.pdf (accessed 08/03/10)
5. Schmidt-Wolf IGH, *et al.* Malignant thymoma: current status of classification and multimodality treatment. *Ann Hematol* 2003; **82:** 69–76.

甲状腺恶性肿瘤

甲状腺癌仅占所有恶性肿瘤的1%左右。据报道，女性发生率高于男性，儿童时期甲状腺接受过照射和地方性甲状腺肿流行地区的人群中。此病自然病程依据细胞类型和分化程度而有所不同。分化程度好的乳头状或滤泡状甲状腺癌（分别约占所有病例的80%和10%）生长和转移十分缓慢，有时经过许多年大小和范围上也没有多大变化，但是发生于儿童的肿瘤则进展迅速。与之相反，起源于降钙素分泌细胞的髓样癌（占5%～10%）和未分化（间变性）癌（占1%）转移早、病程呈快速和侵袭性发展。约25%的髓样癌是遗传性疾病，其中包括源于2型多发性内分泌腺瘤综合征的病例。

分化良好的甲状腺癌常表现为甲状腺结节，但是大多数甲状腺结节并不是恶性的，而变性肿瘤通常侵犯气管、咽或喉返神经，从而导致气道阻塞的症状、咯血、吞咽困难、声嘶。

治疗**分化良好的甲状腺癌**常选择全部或部分甲状腺切除术[1~6]。术后辅以一个疗程的^{131}碘治疗以消灭任何残存的肿瘤（甲状腺消融术），然而对于肿瘤较小且没有其他高危因素（如病变超出甲状腺被膜或出现淋巴结转移）的患者不能从消融治疗中获益，通常也不推荐^{131}碘治疗[1~6]。如果术中发现有甲状腺外侵犯者，术后可以考虑行体外放疗[3,4]。分化好的甲状腺癌常规辅助化疗无益[4]。术后所有患者均需要服用左旋甲状腺素，以预防甲状腺功能减低，并尽可能减少促甲状腺激素对肿瘤生长的刺激作用[2,5,6]。检测血浆甲状腺球蛋白的浓度有助于监测肿瘤残存、复发及转移。甲状腺手术和甲状腺消融治疗大约3个月以后，血浆中应当检测不到甲状腺球蛋白，但偶尔也会出现其水平持续升高达2年之久的情况。甲状腺球蛋白水平升高常提示有功能性甲状腺组织或肿瘤存在。TSH升高会增加甲状腺球蛋白检测的敏感性。甲状腺素撤退或注射重组人促甲状腺激素-α可以激发TSH释放[1~4,6]。

复发或转移病变通常采取进一步手术、^{131}碘消融或外放射治疗[1~6]。对转移性病变进行化疗的研究尚不充分[2,5]，化疗可能对难治性病变有效[1,3,6]。常用多柔比星[5]，有效率可达40%[2]，亦可选择顺铂[1]。化疗很少达到持久疗效[1,2]。联合化疗并不一定优于多柔比星单药[3]。目前新药的研究正在进行中[1,3,5,7]。

甲状腺髓样癌应行全甲状腺切除和颈部中心区淋巴结清扫[1~3]，如果必要，术后可口服左旋甲状腺素片[2,3]。检测血浆降钙素水平以发现是否有残存病变[2,3]。局部复发风险高者可行辅助外照射放疗，但是常规应用并未显示能延长生存[1]。放射性碘对于髓样癌无用[2,3]，化疗也一般无效[1,3]。复发患者推荐行进一步手术治疗联合或不联合辅助放疗。远处转移灶可以试用姑息切除或射频消融治疗。化疗通常是以达卡巴嗪为基础的方案[3]。新药如酪氨酸激酶抑制剂治疗甲状腺癌的研究正在进行中[1,3,7]。具有甲状腺髓样癌遗传倾向者可以考虑行预防性甲状腺切除[1,2]。**甲状腺未分化癌**无治愈可能，治疗只是姑息性的，生存期仅几个月[2,3]。治疗可选择手术、放疗和化疗。可以考虑联合多种治疗方式[2,3,8]。超分割放疗联合多柔比星化疗可以提高有效率，中位生存期1年，也可试用紫杉醇[2,3]。血管靶向药fosbretabulin[3]等新药[7,9]处于研究阶段。

1. British Thyroid Association and Royal College of Physicians. Guidelines for the management of thyroid cancer (2007). Available at: http://www.british-thyroid-association.org/news/Docs/Thyroid_cancer_guidelines_2007.pdf (accessed 13/07/10)
2. Sherman SI. Thyroid carcinoma. *Lancet* 2003; **361:** 501–11.
3. National Comprehensive Cancer Network. Clinical practice guidelines in oncology: thyroid carcinoma (version 1.2010). Available at: http://www.nccn.org/professionals/physician_gls/PDF/thyroid.pdf (accessed 10/03/10)
4. Cooper DS, *et al.* American Thyroid Association (ATA) Guidelines Taskforce on Thyroid Nodules and Differentiated Thyroid Cancer. Revised American Thyroid Association management guidelines for patients with thyroid nodules and differentiated thyroid cancer. *Thyroid* 2009; **19:** 1167–1214. Also available at: http://www.liebertonline.com/doi/abs/10.1089/thy.2009.0110 (accessed 10/03/10)
5. Baudin E, Schlumberger M. New therapeutic approaches for metastatic thyroid carcinoma. *Lancet Oncol* 2007; **8:** 148–56.
6. Pacini F, *et al.* European Thyroid Cancer Taskforce. European consensus for the management of patients with differentiated thyroid carcinoma of the follicular epithelium. *Eur J Endocrinol* 2006; **154:** 787–803. Correction. *ibid.*; **155:** 385. Also available at: http://eje-online.org/cgi/reprint/154/6/787 (accessed 10/03/10)
7. Woyach JA, Shah MH. New therapeutic advances in the management of progressive thyroid cancer. *Endocr Relat Cancer* 2009; **16:** 715–31.
8. Patel KN, Shaha AR. Poorly differentiated and anaplastic thyroid cancer. *Cancer Control* 2006; **13:** 119–28.
9. Smallridge RC, *et al.* Anaplastic thyroid cancer: molecular pathogenesis and emerging therapies. *Endocr Relat Cancer* 2009; **16:** 17–44.

神经母细胞瘤

神经母细胞瘤约占所有儿童恶性肿瘤的7%，但却是婴儿最常见的颅外实体肿瘤。大部分病例发生在5岁之前。肿瘤细胞由神经嵴细胞衍生而来，可发生于交感神经系统的任何部分，特别是交感神经节和肾上腺髓质。临床生物学行为从自发性缓解到快速转移进展和死亡。肿瘤转移部位包括淋巴结、骨髓、肝和皮肤。临床症状与原发肿瘤的位置和病变的范围有关。约50%的儿童以转移病变为首发病状。不良预后因素包括诊断时年龄超过1岁、进展期或转移病变和MYCN癌基因扩增。国际神经母细胞瘤分期系统（INSS），根据区域淋巴结情况，将局限期病变分为1期和2期，不可切除的病变为3期，4期定义为所有年龄大于等于1岁、有远处转移灶者。4S期是指小于1岁的婴儿，有较小的局部原发肿瘤和局限性转移者（局限于肝脏、皮肤、或骨髓）[1,2]。INSS分期系统以手术切除范围为基础，而国际神经母细胞瘤风险协会以肿瘤影像和危险因素为基础制订了一个新的分期系统。根据是否存在1个或多个影像学上可见的危险因素，将局部病变分为L1和L2期。转移性肿瘤定义为M期，MS期是指小于18个月的儿童，转移灶局限于肝脏、皮肤、和（或）骨髓[3,4]。

治疗的方案根据风险度分层来制订[1,5,6]：

- 低危组包括1期、2期及4S期病理分化良好的非扩增性超倍体肿瘤。
- 中危组包括3期、4期及4S期MYCN非扩增性肿瘤。
- 高危组为2～4期MYCN扩增性肿瘤，包括3期病理分化不良、年龄大于18个月者。

单纯手术治疗仅适用于**低危**组患者，这部分患者的预后较好[1,2,6]。术后局部复发者的解救治疗包括化疗和局部放疗。椎旁肿瘤和脊髓压迫的患者可以选择新辅助化疗，以避免椎板切除和放疗的并发症。有症状的4S期患者亦需要行化疗[2]。

中危组患者术后通常需要行短程标准剂量的联合化疗[1,2,6]。方案包括顺铂（或卡铂）、依托泊苷、环磷酰胺和多柔比星[2]。

高危患者的治疗包括手术、联合化疗、清髓性化疗联合造血干细胞移植，以及局部放射治疗[1,2,6]。多数诱导缓解的方案均包含部分或全部对神经母细胞瘤最有效的药物，如铂类衍生物、环磷酰胺、异环磷酰胺、多柔比星、依托泊苷和托泊替康[1,2]。其中一个小型研究报道密集方案有效，如环磷酰胺、长春新碱和多柔比星与顺铂和依托泊苷方案交替。

采用清髓性化疗进行巩固治疗可以消灭残存的肿瘤细胞。该方案基础上增加异维A酸可以延长无事件生存，因此有人认为高剂量清髓化疗序贯异维A酸治疗可以作为诊断时年龄大于1岁的高危患者的标准治疗方案[2]。造血干细胞移植可以是自体的也可以是异基因的[2]，但自体外周血干细胞是干细胞的最佳来源。二次移植正处于研究中[2,7]。

神经母细胞瘤对放疗敏感，因此如果肿瘤不能完全切除，可以考虑辅助放疗[2]。放疗也可在化疗后进行，偶尔可用作转移性病变的姑息治疗[1]。目前对于高危患者行全身放疗（TBI）的作用还不明确，多数方案中均未包括TBI[2]。

碘苯甲基胍（*m*-碘苯甲基胍，碘苄胍，MIBG）是浓聚于神经脊组织的胍乙定衍生物和去甲肾上腺素类似物。同位素碘标记的MIBG对于神经母细胞瘤的影像检查及治疗均有益。原发病灶及转移病变均有MIBG摄取[6]。^{123}碘标记的MIBG可用于影像学检查，而^{131}碘标记的MIBG可用于治疗[5,6]，它可以单用或与化疗联用治疗晚期、复发或耐药的病变，目前正被研究是否能用于新诊断的患者[6,8]。MIBG联合放疗增敏也正处于研究中[6]，可多次MIBG用药[6,8]。

1. Papaioannou G, McHugh K. Neuroblastoma in childhood: review and radiological findings. *Cancer Imaging* 2005; **5:** 116–27.
2. Goldsby RE, Matthay KK. Neuroblastoma: evolving therapies for a disease with many faces. *Paediatr Drugs* 2004; **6:** 107–22.
3. Cohn SL, *et al.* INRG Task Force. The International Neuroblastoma Risk Group (INRG) classification system: an INRG Task Force report. *J Clin Oncol* 2009; **27:** 289–97.
4. Monclair T, *et al.* INRG Task Force. The International Neuroblastoma Risk Group (INRG) staging system: an INRG Task Force report. *J Clin Oncol* 2009; **27:** 298–303.
5. Boubaker A, Bischof Delaloye A. MIBG scintigraphy for the diagnosis and follow-up of children with neuroblastoma. *Q J Nucl Med Mol Imaging* 2008; **52:** 388–402.
6. Taggart D, *et al.* Radiolabeled metaiodobenzylguanidine for imaging and therapy of neuroblastoma. *Q J Nucl Med Mol Imaging* 2008; **52:** 403–18.
7. Fish JD, Grupp SA. Stem cell transplantation for neuroblastoma. *Bone Marrow Transplant* 2008; **41:** 159–65.
8. DuBois SG, Matthay KK. Radiolabeled metaiodobenzylguanidine for the treatment of neuroblastoma. *Nucl Med Biol* 2008; **35** (suppl 1): S35–S48.

神经内分泌肿瘤

神经内分泌肿瘤罕见，是由具有某些生物学共性的一群异质性肿瘤组成的。它们起源于能够产生和分泌调节激素的细胞，通常呈现出过分泌的临床症状。常见的起源部位有胰腺内分泌部、胃肠腺、呼吸上皮的神经内分泌细胞、以及甲状腺、甲状旁腺、肾上腺或垂体。与这类内分泌肿瘤相关的综合征包括肢端肥大（第1717页）、库欣综合征（见第2282页）、高泌乳素血症（见第2013页）、嗜铬细胞瘤（见第1138页）。多重内分泌肿瘤1型和2型具有遗传特性，这种情况下通常是多种肿瘤存在于不止一个内分泌器官中，而且肿瘤常常有内分泌功能。

胃肠胰腺神经内分泌肿瘤包括类癌和胰腺内分泌肿瘤。

类癌综合征 根据传统的方法，类癌的胚胎起源可分为前肠（支气管、胃、十二指肠），中肠（空肠、回肠、阑尾、近端结肠）和后肠（远端结肠和直肠）[1~4]。类癌可分泌多种激素。类癌综合征用来描述与5-羟色胺、组胺和速激肽分泌有关的一组症状。然而，有症状的类癌是比较少见的，这与两个因素有关，一是不同胚胎起源的类癌生物学行为不同，二是肝脏可以将肿瘤分泌至门静脉中的激素代谢掉。只有类癌将激素分泌至体循环系统，尤其是在肿瘤转移至肝脏后，才会产生临床症状。因此中肠起源的肿瘤最容易出现类癌综合征，因为这部分肿瘤最常见，且经常发生转移[2,5]。

类癌综合征的典型**症状**包括面部和躯干上部阵发性发红（酒精、食物或压力可引发）、分泌性腹泻、哮喘和呼吸困难、体重下降、糙皮病、痛性肝肿大、右心瓣膜病，可导致右心衰和死亡[2,4,5]。

类癌的**处理**通常采用手术切除[2~5]。局限性病变手术有可能治愈[1,6]。然而多数患者发现时已出现转移[1]，减瘤术是主要的治疗手段[4,6]。其他的减瘤治疗包括射频消融、激光治疗和肝脏局部治疗（动脉栓塞或经动脉的化学栓塞）[1,2,4~6]。可用作化疗栓塞的药物有多柔比星、链脲霉素[5]、或联合使用顺铂、多柔比星和丝裂霉素[4]。全身化疗对类癌的作用有限[1,5~7]。但对于恶性、高增生性的类癌，联合化疗可作为一线治疗[4]。常见的联合方案为链脲霉素、氟尿嘧啶联合多柔比星[4]，或顺铂联合依托泊苷[7]。早期有报道干扰素-α有效，临床实践中该结论尚未被证实[5]。但可以用来控制症状[7]。

生长抑素类似物如奥曲肽和兰瑞肽对于**缓解类癌症状**十分有效[4,5,8]，可以作为一个治疗选择[1,2]。长效肌内注射制剂的应用简化了治疗程序，减省了每日多次皮下注射的麻烦[1,7,9]。然而，少数患者长期使用时会出现耐药，即使用最高剂量也会这样。快速耐药的机制目前还不清楚，有人认为与受体下调有关[3,4,7]。奥曲肽静脉给药[1]可用于围手术期治疗或预防类癌危象。奥曲肽与干扰素-α联用并不优于奥曲肽或干扰素单药，因此多数指南不推荐联合用药作为标准治疗[7,9,10]。然而有人认为单药治疗进展后可以序贯或联合使用这些药物[10]，另有人则认为生长抑素类似物治疗无效后几乎不考虑再应用于扰素[3]。在生长抑素受体高表达的患者中使用放射性标记的生长抑素类似物的研究引起越来越多的关注[2,4,5,9]，已有的报道显示其用于不可切除或转移性病变的姑息治疗可能有效[1,11]。新药如吉非替尼、依维莫司和贝伐单抗也正尝试用于类癌的治疗[3,6]。其他还有可以减轻5-羟色胺作用的药物赛庚啶[5]。肿瘤分泌组胺的患者要避免使用组胺类药物，其治疗可用生长抑素类似物、组胺受体阻断剂，皮质激素亦可[3]。

除了这些特异的治疗药物外，抗腹泻的药物如洛哌丁胺有时可控制腹泻有用。补充维生素B可以预防糙皮病。当然同时需要避免一些激发因素，如压力、酒精和某些食物[3]。

胰腺内分泌肿瘤 胰岛细胞瘤（胰腺内分泌肿瘤）较胰腺外分泌部肿瘤少见（见**胰腺恶性肿瘤**，第637页）。胰腺内分泌肿瘤无论良性还是恶性，通常都会分泌大量激素，依据肿瘤在胰岛的不同起源而产生不同的临床症状[2]。孤立的肿瘤首选手术切除[2]，转移性肿瘤需要对症治疗、化疗、放疗和减瘤手术的联合治疗。胰腺类癌患者可以使用生长抑素类似物如奥曲肽和兰瑞肽控制症状[1,2]。肝局部治疗（包括动脉内栓塞或化疗栓塞）用于不适合手术治疗的患者[2]，有报道其有效率较高[1]。不可切除的转移性病变的标准治疗是全身化疗[2,6,7]。最常用的化疗方案为链佐星、多柔比星、氟尿嘧啶和达卡巴嗪联合[1,2,7]。有报道肝动脉内化疗栓塞联合化疗可以获得较高的有效率及长期缓解[1]。

激素过度分泌产生**症状**者需要给予治疗，根据需要可在术前和（或）肿瘤切除后。治疗方式取决于肿瘤的类型[2]，用于生长抑素耐药者，也可以与生长抑素类似物联合使用[3]。

- 90%的**胰岛素瘤**为良性[2,6]，不会发生转移。仅有半数的患者存在生长抑素Ⅱ型受体，对生长抑素类似物治疗不敏感[1,3]。胰岛素过度分泌会导致低血糖，可以通过饮食和（或）二氮嗪调节[1~3]。有时需要静脉输注葡萄糖[1]。
- **胰高血糖素瘤**分泌胰高血糖素，大多数是恶性的，超过80%的患者发现时已发生转移[2,3]。常见的症状包括特征性皮疹（坏死松解性游走红斑）、糖尿病、体重减轻和腹泻。患者需要通过静脉补液、奥曲肽和补充锌元素来维持稳定[2,3]。
- 另外一个非常有特点的症状是由于血管活性肠肽（VIP）的释放引起的，**VIP瘤**会引起严重的分泌性腹泻，进一步导致低血钾和酸中毒[2,3]，这种症状有时被称为胰腺性霍乱。代谢紊乱可以通过补液及补充电解质来纠正[1,2]，生长抑素类似物奥曲肽可以控制慢性腹泻[1~3]，其他的抗腹泻治疗几乎无效，但糖皮质激素可以用来控制病情的急性恶化[3]。
- 其他胰腺内分泌肿瘤中最常见的是**胃泌素瘤**，它可以引起 Zollinger-Ellison 综合征，相关的治疗可见第1625页。比较少见的恶性肿瘤有**生长抑素瘤**（分泌生长抑素）和 **PP瘤**（分泌胰腺多肽）[2,3]。

1. Ramage JK, *et al.* Guidelines for the management of gastroenteropancreatic neuroendocrine (including carcinoid) tumours. *Gut* 2005; **54** (suppl IV): iv1–iv16. Also available at: http://www.bsg.org.uk/pdf_word_docs/pan_net.pdf (accessed 15/03/10)
2. National Comprehensive Cancer Network. Clinical practice guidelines in oncology: neuroendocrine tumors (version 2.2010). Available at: http://www.nccn.org/professionals/physician_gls/PDF/neuroendocrine.pdf (accessed 13/07/10)
3. Kaltsas GA, *et al.* The diagnosis and medical management of advanced neuroendocrine tumors. *Endocr Rev* 2004; **25:** 458–511.
4. Pinchot SN, *et al.* Carcinoid tumors. *Oncologist* 2008; **13:** 1255–69.
5. Bendelow J, *et al.* Carcinoid syndrome. *Eur J Surg Oncol* 2008; **34:** 289–96.
6. Oberg K, Jelic S. ESMO Guidelines Working Group. Neuroendocrine gastroenteropancreatic tumors: ESMO clinical recommendation for diagnosis, treatment and follow-up. *Ann Oncol* 2009; **20** (suppl 4): iv150–iv153. Also available at: http://annonc.oxfordjournals.org/cgi/reprint/20/suppl_4/iv150.pdf (accessed 15/03/10)
7. Plöckinger U, Wiedenmann B. Treatment of gastroenteropancreatic neuroendocrine tumors. *Virchows Arch* 2007; **451** (suppl 1): S71–S80.
8. Öberg K, *et al.* Consensus report on the use of somatostatin analogs for the management of neuroendocrine tumors of the gastroenteropancreatic system. *Ann Oncol* 2004; **15:** 966–73.
9. Delaunoit T, *et al.* Somatostatin analogues in the treatment of gastroenteropancreatic neuroendocrine tumors. *Mayo Clin Proc* 2005; **80:** 502–6.
10. Fazio N, *et al.* Interferon-alpha and somatostatin analog in patients with gastroenteropancreatic neuroendocrine carcinoma: single agent or combination? *Ann Oncol* 2007; **18:** 13–19.
11. Kaltsas GA, *et al.* Treatment of advanced neuroendocrine tumours with radiolabelled somatostatin analogues. *Endocr Relat Cancer* 2005; **12:** 683–99.

视网膜母细胞瘤

视网膜母细胞瘤是儿童最常见的眼部恶性肿瘤，占英国所有儿童恶性肿瘤的3%（其他眼部恶性肿瘤，见上文）。60%为偶发病例，无遗传性，表现为单侧单灶病变。其余病例存在遗传性异常抑癌基因（RB1基因突变），病变常累及双侧，有时与颅内神经母细胞瘤或成松果体细胞瘤（三角形视网膜母细胞瘤）有关。有遗传倾向的患者发生第二原发恶性肿瘤的风险很高，尤其是骨肉瘤和软组织肉瘤。大于5岁发病者罕见，但偶尔有报道成人发病者。视网膜母细胞瘤最常见的临床表现为白瞳症和斜视。球内病变常局限于一侧眼内，大部分单侧病变患者发病时已是晚期。然而，在发达国家这些患者治疗后的5年生存率仍可超过90%。眼外视网膜母细胞瘤是该病的晚期阶段，肿瘤已累及眼周组织（眼窝受侵），或超出视神经、转移到中枢神经系统或更远。由于诊断不及时，眼外视网膜母细胞瘤在发展中国家更常见。治疗后的5年生存率也不足10%。不同患者肿瘤的位置、大小、单侧或双侧、年龄、转移风险和疾病分期各不相同，因此视网膜母细胞瘤的治疗应当个体化。

眼内病变的治疗目标是治愈，同时尽可能保留视力[1,2]。单侧肿瘤患者，如不考虑保存视力（如广泛眼内病变），眼球摘除是标准治疗[3]。辅助治疗的作用倍受争议。辅助化疗方案包括卡铂联合依托泊苷，或长春新碱、环磷酰胺和多柔比星。未完全切除的患者可行放射治疗[4]。双侧视网膜母细胞瘤的标准治疗是病变较重一侧眼球摘除，同时对侧眼行外照射。然而目前有越来越多可以保存视力、减少外照射的治疗方法，因为外照射会增加罹患第二原发肿瘤的风险[1,4,5]。这些方法包括局部治疗，如激光治疗、冷冻疗法、热疗和点状放疗（近距离放疗）[1,3,4]。局部治疗前可以先给予新辅助化疗，以缩小肿瘤体积，方案通常包括卡铂、依托泊苷（或替尼泊苷）和长春新碱[1,3~5]。环孢素曾被加入到化疗方案中，以克服由于P-糖蛋白造成的多药耐药[3,5]。

化学热疗（化疗与热疗同时进行）对于较大的肿瘤，或较小的但临近视网膜中央凹或视神经的病变有效[3]。球周组织局部化疗也曾应用于临床研究[1,4,5]。有玻璃体种植转移者给予结膜下卡铂化疗可能有效[4]，但局部毒性较大。有人认为对多重化疗耐药的晚期眼内病变的患者可以考虑行球周注射治疗[5]。

眼外视网膜母细胞瘤尚无标准治疗[1,6]。无明显转移（微转移病变）的局部病变可以从全身化疗和外照射治疗中获益[3,6]。有眼周组织受累的患者可行眼球摘除、放疗和密集化疗[1]。经典方案包括环磷酰胺、多柔比星和长春新碱，也可包括卡铂和依托泊苷[3,6]。球囊内注射甲氨蝶呤和全脑放疗适用于有中枢神经系统受累或三角形视网膜母细胞瘤的患者[6]。转移性病变的治疗与此类似[6]，常规化疗有效，但这样的晚期病变通常是不能治愈的[1,3]。高剂量化疗联合自体造血干细胞移植对于转移性病变有效，但对有中枢神经系统受累者无益[1,3]。

1. De Potter P. Current treatment of retinoblastoma. *Curr Opin Ophthalmol* 2002; **13:** 331–6.
2. Deegan WF. Emerging strategies for the treatment of retinoblastoma. *Curr Opin Ophthalmol* 2003; **14:** 291–5.
3. Chintagumpala M, *et al.* Retinoblastoma: review of current management. *Oncologist* 2007; **12:** 1237–46.
4. Aerts I, *et al.* Retinoblastoma. *Orphanet J Rare Dis* 2006; **1:** 31.
5. Kim JW, *et al.* Current management strategies for intraocular retinoblastoma. *Drugs* 2007; **67:** 2173–85.
6. Finger PT, *et al.* Chemotherapy for retinoblastoma: a current topic. *Drugs* 1999; **58:** 983–96.

肉瘤

肉瘤是起源于中胚层细胞的肿瘤，中胚层细胞形成骨和结缔组织（与癌不同，癌起源于外胚层和内胚层细胞，白血病和淋巴瘤起源于骨髓和免疫系统）。

肉瘤很少见，发生部位、表现和预后方面有很大的差异。骨原发肿瘤包括骨肉瘤和 Ewing 肉瘤，这两类肉瘤最常发生于年长的儿童和青少年，软骨肉瘤的发病年龄要更迟一些。软组织肉瘤包括纤维组织（纤维肉瘤）、骨骼肌（横纹肌肉瘤）、平滑肌（平滑肌肉瘤）、脂肪组织（脂肪肉瘤）以及血管（包括卡波西肉瘤的一组疾病）发生的肿瘤。

骨肉瘤 最常见的骨原发恶性肿瘤为**骨肉瘤**（成骨性肉瘤），肿瘤由恶性成骨细胞组成，这些细胞形成一层骨基质，在此之上出现新骨的生成。大多数骨肉瘤为高度侵袭性的恶性肿瘤，它破坏骨皮质，侵入邻近软组织，并沿骨髓质播散。转移几乎都是通过血管系统到达肺和其他远隔部位，转移常见且发生较早。大部患者在15～25岁发病。

治疗方式有多种。骨肉瘤首选治疗是手术，目前更倾向于行保守性保肢手术，而不是截肢术。辅助化疗仍是治疗的重要组成部分，然而骨肉瘤转移很常见[1~3]。新辅助化疗常于术前进行，以消灭微小转移灶，缩小原发肿瘤，以便评估肿瘤对治疗的反应[2,4,5]。推荐的方案为顺铂、多柔比星（或表柔比星）、异环磷酰胺和高剂量甲氨蝶呤的联合方案[1~6]。强烈的治疗方案可使长期无复发生存率达到70%，而诊断时即有明确肿瘤转移的患者预后差[1,7]。骨肉瘤对放疗相对不敏感[1,3]，但是对于不可切除的高分化骨肉瘤建议放疗后序贯辅助化疗[4]。复发病变尽可能手术治疗。二线化疗作用尚未明确[3,6,8]。化疗方案包括环磷酰胺或异环磷酰胺、卡铂和依托泊苷联合，也可选择吉西他滨单药或联合多西他赛的方案。二线治疗后进展者可以选择手术切除、姑息放疗或最佳支持治疗[4]。以破骨细胞为靶向的治疗（如双磷酸盐[7]）、在传统化疗基础上增加米伐木肽的治疗方法也都处于研究阶段[2,6]。

像骨肉瘤一样，**Ewing肉瘤**也主要见于青少年和年长的儿童。Ewing肉瘤为圆形细胞肿瘤，最常发生于骨盆和四肢长骨。肿瘤可能会出现弥漫性骨侵蚀和明显的骨膜反应。肿瘤沿骨髓腔播散，也常转移至肺和其他骨骼。治疗方式也有多种[9,10]。

初始治疗为新辅助化疗数月[1,4,11]。方案推荐联合化疗，药物包括环磷酰胺、异环磷酰胺、依托泊苷、多柔比星、放线菌素D和长春新碱[1,2,4,9~11]。但是放线菌素D用于局部病变尚存在争议[1]。通常新辅助化疗后患者继续行局部治疗（手术、放疗或二者联合）加辅助化疗[1,4,9,10]。

Ewing肉瘤对放疗相对敏感[1]。对于放疗无效或进展的肿瘤最佳的治疗方式是放疗加或不加手术治疗，之后化疗或最佳支持治疗[4]。复发的 Ewing 肉瘤预后差[4,9,11]。尚无标准的解救化疗方案[9,11]。可选的联合方案包括异环磷酰胺加依托泊苷联合或不联合卡铂，异环磷酰胺联合托泊替康，替莫唑胺联合伊立替康，以及吉西他滨联合多西他赛[4]。亦有研究高剂量化疗联合干细胞移植[2,5,11]，但疗效尚不明确[4]。抗血管生成靶向药物的出现为未来的治疗提供了新的方向[9]。

化疗对于其他骨的肉瘤如**软骨肉瘤**[1,4]（尽管有治疗有效的报道[4]）或**破骨细胞瘤**（骨巨细胞瘤）[1]治疗作用很小；化疗也可用于治疗高级**纤维肉瘤**和**组织细胞瘤**，但是治疗价值还不确定。

1. Skubitz KM, D'Adamo DR. Sarcoma. *Mayo Clin Proc* 2007; **82:** 1409–32.
2. Bielack SS, Carrle D. State-of-the-art approach in selective curable tumors: bone sarcoma. *Ann Oncol* 2008; **19** (suppl 7): vii155–vii160.
3. Picci P. Osteosarcoma (osteogenic sarcoma). *Orphanet J Rare Dis* 2007; **2:** 6.
4. National Comprehensive Cancer Network. Clinical practice guidelines in oncology: bone cancer (version 3.2010). Available at: http://www.nccn.org/professionals/physician_gls/PDF/bone.pdf (accessed 31/03/10)
5. Sakamoto A, Iwamoto Y. Current status and perspectives regarding the treatment of osteo-sarcoma: chemotherapy. *Rev Recent Clin Trials* 2008; **3:** 228–31.
6. Bielack S, *et al.* ESMO Guidelines Working Group. Osteosarcoma: ESMO clinical recommendations for diagnosis, treatment and follow-up. *Ann Oncol* 2009; **20** (suppl 4): iv137–iv139. Also available at: http://annonc.oxfordjournals.org/content/20/suppl_4/iv137.full.pdf+html (accessed 01/04/10)
7. Akiyama T, *et al.* Novel therapeutic strategy for osteosarcoma targeting osteoclast differentiation, bone-resorbing activity, and apoptosis pathway. *Mol Cancer Ther* 2008; **7:** 3461–9.
8. Bielack SS, *et al.* Second and subsequent recurrences of osteosarcoma: presentation, treatment, and outcomes of 249 consecutive cooperative osteosarcoma study group patients. *J Clin Oncol* 2009; **27:** 557–65.
9. Bernstein M, *et al.* Ewing's sarcoma family of tumors: current management. *Oncologist* 2006; **11:** 503–19.
10. Iwamoto Y. Diagnosis and treatment of Ewing's sarcoma. *Jpn J Clin Oncol* 2007; **37:** 79–89.
11. Paulussen M, *et al.* ESMO Guidelines Working Group. Ewing's sarcoma of the bone: ESMO clinical recommendations for diagnosis, treatment and follow-up. *Ann Oncol* 2009; **20** (suppl 4): iv140–iv142. Also available at: http://annonc.oxfordjournals.org/content/20/suppl_4/iv140.full.pdf+html (accessed 01/04/10)

卡波西肉瘤 卡波西肉瘤是起源于内皮或梭形细胞的肿瘤。经典性卡波西肉瘤表现为四肢红色或紫色的皮肤损害，常见于大龄男性，特别是犹太人或地中海人种。该肿瘤也流行于非洲一些地区[1,2]。病变最后将波及全身皮肤、上呼吸道、消化道、肺和淋巴结，但是通常进展缓慢，有可能无需治疗。接受免疫抑制治疗的患者发生卡波西肉瘤的风险高，特别是来自经典性或流行性卡波西肉瘤易感人群的患者[1]。近些年来，流行性卡波西肉瘤出现在HIV感染的患者中（第826页）[2]。HIV相关性卡波西肉瘤侵袭性强，有很强的播散和转移倾向。

一种新型疱疹病毒（人类疱疹病毒-8，HHV8）与卡波西肉瘤的发病有关。HHV8导致上皮细胞改变，使上皮细胞更加易感于炎性细胞因子并形成血管[3]。一些抗病毒药，如西多福韦以及膦甲酸和更昔洛韦，在体外显示出抗HHV8的活性，但是在体内治疗卡波西肉瘤却没有取得相同的疗效。高效抗逆转录病毒治疗（HAART）能很大程度的降低AIDS患者发生卡波西肉瘤的机会，并能使轻型病变消退，但是这种治疗被认为更多的是增强了免疫功能，而不是直接作用于卡波西肉瘤[4]。卡波西肉瘤的发生可能是多种因素造成的，因为单纯 HHV8 感染不能导致肿瘤，且 HHV8 病毒在肉瘤细胞中的复制率很低，单纯抗病毒治疗有效控制症状[4]。

经典性或**流行性**卡波西肉瘤治疗方法常为针对单个病灶行手术或放疗[1]。范围广和复发的病变可行长春花生物碱、博来霉素、多柔比星和达卡巴嗪单药和联合化疗[1]。也尝试选用依托泊苷和干扰素-α 治疗[1]。免疫抑制相关性卡波西肉瘤患者的治疗方案可与经典性卡波西肉瘤相似，或是在移植效果没有损失的情况下，最好选择免疫抑制药治疗[1]。曾有人报道一些肾移植术后患皮肤卡波西肉瘤的患者，将免疫抑制药西罗莫司替代环孢素和麦考酚酯治疗，出现了临床和组织学的肿瘤缓解[5]。

流行性卡波西肉瘤与 HIV 感染相关，特别是见于同性恋的患者。高效抗逆转录病毒治疗（HAART）可控制卡波西肉瘤，已被考虑作为一线治疗方法[6~8]，但是疗效不可预知，因此仍需要特效的治疗方法[1]。**局限性**的病灶可行冷冻治疗和放疗，也可瘤内注射长春碱、干扰素-α 和阿利维 A 酸局部治疗[2,3,6~9]。光敏疗法也可选[2,7,8]。

全身化疗通常留作病变非常**广泛**和黏膜或内脏受累患者的治疗[6,8]。对于 CD4 细胞为 200 个/mm^3 或以上的患者，有人主张行干扰素-α 联合叠氮胸苷治疗，但是应该选择全身化疗[1,3,4,6,7]。主要的联合治疗用药为长春花生物碱和博来霉素，同时加或不加多柔比星[3,4]。脂质体多柔比星和柔红霉素治疗有效率为 40%～85%，且毒性低于传统化疗[3,4,9]；脂质体多柔比星已被建议作为广泛性病变治疗的选择[1,3,6~8]。紫杉醇单药也用于治疗晚期肿瘤[3,4,8,9]。尽管紫杉醇的疗效高，但用于接受 HAART 治疗的患者时常需减量，因为存在药物相互作用的风险[6,8]。尽管目前数据有效，但多西他赛应是一个合理选择[8]。也有报道口服依托泊苷治疗有效[1]。

有报道一小部分卡波西患者接受高剂量绒毛膜促性腺激素肌内注射，肿瘤得到控制，但药物减量或停药后会出现肿瘤不再缩小或再次生长[10]。进一步报道该药瘤内或全身使用的疗效包括部分缓解和病变稳定，也有无效或疾病进展。出现矛盾性结果的原因还不清楚，可能是因为试剂中包含了生物杂质混合物，使绒毛膜促性腺激素试剂不稳定。一种细胞毒素核糖核酸酶及其分解产物 β-hCG 亚单位被指出可作为活性成分对抗卡波西肉瘤，但是其他成分又可刺激肿瘤生长[11]。其他研究方向包括硫酸黏肽多糖，伊马替尼，酪氨酸激酶抑制剂索拉菲尼和舒尼替尼，其他血管生成抑制剂包括沙利度胺和类视黄醇[1,2,6~9]。

1. Antman K, Chang Y. Kaposi's sarcoma. *N Engl J Med* 2000; **342:** 1027–38.
2. Sullivan RJ, *et al.* Epidemiology, pathophysiology, and treatment of Kaposi sarcoma-associated herpesvirus disease: Kaposi sarcoma, primary effusion lymphoma, and multicentric Castleman disease. *Clin Infect Dis* 2008; **47:** 1209–15.
3. Mitsuyasu RT. Update on the pathogenesis and treatment of Kaposi sarcoma. *Curr Opin Oncol* 2000; **12:** 174–80.
4. Hermans P. Opportunistic AIDS-associated malignancies in HIV-infected patients. *Biomed Pharmacother* 2000; **54:** 32–40.
5. Stallone G, *et al.* Sirolimus for Kaposi's sarcoma in renal-transplant recipients. *N Engl J Med* 2005; **352:** 1317–23.
6. Cheung MC, *et al.* AIDS-related malignancies: emerging challenges in the era of highly active antiretroviral therapy. *Oncologist* 2005; **10:** 412–26.
7. Wilkins K, *et al.* Cutaneous malignancy and human immunodeficiency virus disease. *J Am Acad Dermatol* 2006; **54:** 189–206.
8. Di Lorenzo G, *et al.* Management of AIDS-related Kaposi's sarcoma. *Lancet Oncol* 2007; **8:** 167–76.
9. Dezube BJ, *et al.* Management of AIDS-related Kaposi sarcoma: advances in target discovery and treatment. *AIDS Read* 2004; **14:** 236–8, 243–4, 251–3.
10. Harris PJ. Treatment of Kaposi's sarcoma and other manifestations of AIDS with human chorionic gonadotropin. *Lancet* 1995; **346:** 118–19.
11. Simonart T, *et al.* Treatment of Kaposi's sarcoma with human chorionic gonadotropin. *Dermatology* 2002; **204:** 330–3.

软组织肉瘤 软组织肉瘤是一组起源于间叶干细胞的恶性肿瘤，间叶干细胞可存在于肌肉、脂肪或结缔组织[1,2]，其不同亚型的预后及对治疗的反应不同[3]。大多数软组织肉瘤发生于四肢及肢带组织，部分发生于腹部（腹膜后）、头颈部和胃肠道[4,5]。5 年生存率在 50%～60%[4]，肢体肉瘤患者的生存期要长于腹膜后肉瘤的患者[2]。软组织肉瘤常转移至肺，起源于腹部者则转移至肝脏和腹膜[4]。

横纹肌肉瘤是儿童最常见的软组织肉瘤，被认为起源于骨骼肌的祖细胞。最常发生的部位是头颈部、泌尿生殖系统和四肢末端。横纹肌肉瘤的发生与基因异常有关[6,7]。认为所有的患者在诊断时均已发生微转移。最常见的组织学类型为胚胎型（常发生于幼儿）和腺泡型（在成人更常见）[7]。

软组织肉瘤首选的**治疗**方式是手术[1,2,4,8,9]，局部病变有可能治愈[5,10,11]。手术同时可以给予外照射或近距离放疗，如果患者不适合或拒绝手术治疗，也可以单纯行放疗[5]。放疗可以在术前，或与手术同步或术后进行[1,9]，最佳的治疗顺序还不明确[5,8]。术前与术后放疗的局部控制率和无进展生存相似，但是术前放疗发生伤口并发症的概率更高，尤其是位于下肢的病变[4]。腹膜后肿瘤行术后放疗可引起急性或延迟的肠道毒性反应，近距离治疗的毒性显著，特别是用于上腹部病变时[2]。

手术和（或）放疗可以与化疗联用。术前化疗有利于更有效地手术切除[1,8]，除某些肿瘤（如骨外 Ewing 肉瘤或横纹肌肉瘤）外，是否应用术后化疗存在争议[5,8,9]。对于这些肿瘤，大部分化疗方案是以长春新碱、放线菌素 D、多柔比星、环磷酰胺、异环磷酰胺或依托泊苷这几种药物的联合为基础的[5~8,11]。

不可切除或转移性病变可行化疗，通常选用异环磷酰胺和多柔比星[5,9]，可以单用或联合使用。其他可接受的单药化疗方案有达卡巴嗪、表柔比星、吉西他滨、替莫唑胺或脂溶性多柔比星[4]。有数据显示以多柔比星为基础的辅助化疗可以延长无进展生存[12]，但对总生存无益。对于晚期软组织肉瘤的姑息治疗，一项系统性综述[13]得出结论，联合化疗与单药多柔比星比较，未能显著提高生存率。一项回顾性分析[14]发现，对于高危患者，从多柔比星为基础的化疗中的获益维持时间不超过 1 年。转移性病变的患者在对含多柔比星或异环磷酰胺的化疗耐药后如何选择最佳的二线化疗方案目前尚未达成共识[2,3]。在集落刺激因子支持下的联合药物剂量密集治疗，被研究作为辅助化疗[15]和治疗晚期肿瘤[16]，虽然两项研究均发现治疗可以延长肿瘤复发的时间，但只有在辅助治疗中见到对总生存的有益影响。儿童转移性病变，且小于 2 个不良危险因素的患者，可以从高强度联合化疗中获益，无论无事件生存及总生存均有改善。然而，大部分患者都存在 2 个以上危险因素，应当考虑行新的一线治疗。自体骨髓或外周血干细胞支持下行高剂量美法仑化疗尚未被证实能够改善疗效[17]。有报道托泊替康对转移性横纹肌肉瘤有效[18]，曲贝替定对晚期软组织肉瘤显示出一定的疗效[3,5]。他索那敏联合美法仑可用于不能切除的软组织肉瘤隔离肢体灌注治疗，但因毒性严重，使用受到限制。一线治疗失败后可能有效的解救治疗方案包括紫杉醇、多西他赛、吉西他滨、曲磷胺、替莫唑胺以及这些药物的联合[3]。

胃肠间质瘤（GISTs）是起源于胃肠道的软组织肉瘤，大部分发生于胃和小肠[4,8,19]。临床症状可有腹痛、厌食、体重减轻、血便、肠蠕动改变、肠梗阻或肠穿孔。有肝转移的患者还可表现为下肢水肿、腹水或黄疸[20]。肺及其他部位的转移仅见于晚期患者[4]。

局部可切除的胃肠道来源的肿瘤可以手术治疗，但通常不用于 GISTs。手术后的中位复发时间大约是 2 年。伊马替尼治疗可以获得持久的临床获益，并且绝大多数 GISTs 患者均获得客观缓解，包括已发生转移或不可切除的患者。如果伊马替尼治疗有效，还可以考虑手术治疗。伊马替尼治疗无效，或伊马替尼治疗产生威胁生命的不良反应如肝脏毒性和体液潴留的患者，可以考虑使用舒尼替尼[4,8,11,19,21,22]。

1. Mankin HJ, Hornicek FJ. Diagnosis, classification, and management of soft tissue sarcomas. *Cancer Control* 2005; **12:** 5–21.
2. Windham TC, Pisters PWT. Retroperitoneal sarcomas. *Cancer Control* 2005; **12:** 36–43.
3. Hartmann JT, Patel S. Recent developments in salvage chemotherapy for patients with metastatic soft tissue sarcoma. *Drugs* 2005; **65:** 167–78.
4. National Comprehensive Cancer Network. Clinical practice guidelines in oncology: soft tissue sarcoma (version 2.2010). Available at: http://www.nccn.org/professionals/physician_gls/PDF/sarcoma.pdf (accessed 13/07/10)
5. Clark MA, *et al.* Soft-tissue sarcomas in adults. *N Engl J Med* 2005; **353:** 701–11.
6. McDowell HP. Update on childhood rhabdomyosarcoma. *Arch Dis Child* 2003; **88:** 354–7.
7. Breitfeld PP, Meyer WH. Rhabdomyosarcoma: new windows of opportunity. *Oncologist* 2005; **10:** 518–27.
8. Skubitz KM, D'Adamo DR. Sarcoma. *Mayo Clin Proc* 2007; **82:** 1409–32.
9. Casali PG, *et al.* ESMO Guidelines Working Group. Soft tissue sarcomas: ESMO clinical recommendations for diagnosis, treatment and follow-up. *Ann Oncol* 2009; **20** (suppl 4): iv132–iv136.
Also available at: http://annonc.oxfordjournals.org/content/20/suppl_4/iv132.full.pdf+html (accessed 01/04/10)
10. Pellitteri PK, *et al.* Management of sarcomas of the head and neck in adults. *Oral Oncol* 2003; **39:** 2–12.
11. Judson I. State-of-the-art approach in selective curable tumours: soft tissue sarcoma. *Ann Oncol* 2008; **19** (suppl 7): vii166–vii169.
12. Sarcoma Meta-analysis Collaboration (SMAC). Adjuvant chemotherapy for localised resectable soft tissue sarcoma in adults. Available in The Cochrane Database of Systematic Reviews; Issue 4. Chichester: John Wiley; 2000 (accessed 01/04/10).
13. Bramwell V, *et al.* Doxorubicin-based chemotherapy for the palliative treatment of adult patients with locally advanced or metastatic soft tissue sarcoma. Available in The Cochrane Database of Systematic Reviews; Issue 4. Chichester: John Wiley; 2001 (accessed 01/04/10).
14. Cormier JN, *et al.* Cohort analysis of patients with localized, high-risk, extremity soft tissue sarcoma treated at two cancer centers: chemotherapy-associated outcomes. *J Clin Oncol* 2004; **22:** 4567–74.
15. Frustaci S, *et al.* Adjuvant chemotherapy for adult soft tissue sarcomas of the extremities and girdles: results of the Italian randomized cooperative trial. *J Clin Oncol* 2001; **19:** 1238–47.
16. Le Cesne A, *et al.* Randomized phase III study comparing conventional-dose doxorubicin plus ifosfamide versus high-dose doxorubicin plus ifosfamide plus recombinant human granulocyte-macrophage colony-stimulating factor in advanced soft tissue sarcomas: a trial of the European Organization for Research and Treatment of Cancer/Soft Tissue and Bone Sarcoma Group. *J Clin Oncol* 2000; **18:** 2676–84.
17. Carli M, *et al.* European intergroup studies (MMT4-89 and MMT4-91) on childhood metastatic rhabdomyosarcoma: final results and analysis of prognostic factors. *J Clin Oncol* 2004; **22:** 4787–94. Correction. *ibid.* 2005; **23:** 248.
18. Pappo AS, *et al.* Up-front window trial of topotecan in previously untreated children and adolescents with metastatic rhabdomyosarcoma: an intergroup rhabdomyosarcoma study. *J Clin Oncol* 2001; **19:** 213–19.
19. Rubin BP, *et al.* Gastrointestinal stromal tumour. *Lancet* 2007; **369:** 1731–41. Correction. *ibid.*; **370:** 388.
20. D'Amato G, *et al.* Update on the biology and therapy of gastrointestinal stromal tumors. *Cancer Control* 2005; **12:** 44–56.
21. Cowie F. Treatment of rare cancers: gastrointestinal stromal tumours. *Br J Hosp Med* 2006; **67:** 361–4.
22. Casali PG, *et al.* ESMO Guidelines Working Group. Gastrointestinal stromal tumours: ESMO clinical recommendations for diagnosis, treatment and follow-up. *Ann Oncol* 2009; **20** (suppl 4): iv64–iv67.
Also available at: http://annonc.oxfordjournals.org/content/20/suppl_4/iv64.full.pdf+html (accessed 01/04/10)

Abiraterone Acetate (*BANM, USAN, rINNM*) 醋酸阿比特龙

Abiratérone, Acétate d'; Abirateroni Acetas; Acetato de abiraterona; CB-7630. 17-(Pyridin-3-yl)androsta-5,16-dien-3β-yl acetate.

Абиратерона Ацетат

$C_{26}H_{33}NO_2$ = 391.5.

CAS — 154229-19-3 (abiraterone); 154229-18-2 (abiraterone acetate).

UNII — EM5OCB9YJ6.

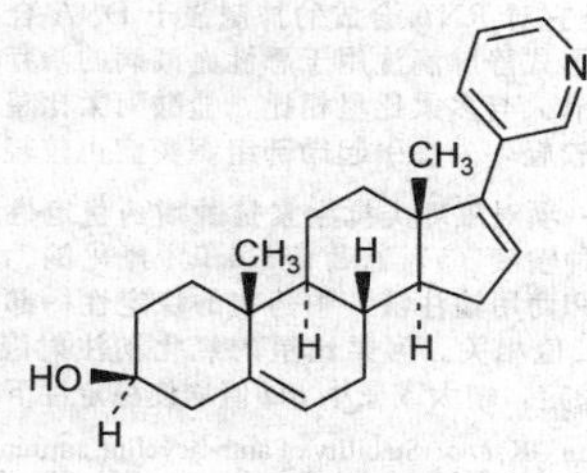

(*abiraterone*)

简介

醋酸阿比特龙通过抑制 CYP17 抑制睾酮的生成（CYP17 在性激素合成中起关键作用），用于治疗去势抵抗的前列腺癌。

1. Antonarakis ES, Eisenberger MA. Is abiraterone acetate well tolerated and effective in the treatment of castration-resistant prostate cancer? *Nat Clin Pract Oncol* 2009; **6:** 12–13.
2. Ang JE, *et al.* CYP17 blockade by abiraterone: further evidence for frequent continued hormone-dependence in castration-resistant prostate cancer. *Br J Cancer* 2009; **100:** 671–5.
3. Shah S, Ryan C. Abiraterone acetate for castration resistant prostate cancer. *Expert Opin Invest Drugs* 2010; **19:** 563–70.
4. Agarwal N, *et al.* Abiraterone acetate: a promising drug for the treatment of castration-resistant prostate cancer. *Future Oncol* 2010; **6:** 665–79.

Aclarubicin (*BAN*, *USAN*, *rINN*) **阿柔比星**

Aclacinomycin A; Aclarubicina; Aclarubicine; Aclarubicinum; Aklarubicin; Aklarubisiini; Aklarubisin; NSC-208734. Methyl (1*R*,2*R*,4*S*)-4-(*O*-{2,6-dideoxy-4-*O*-[(2*R*,6*S*)-tetrahydro-6-methyl-5-oxopyran-2-yl]-α-L-*lyxo*-hexopyranosyl}-(1→4)-2,3,6-trideoxy-3-dimethylamino-L-*lyxo*-hexopyranosyloxy)-2-ethyl-1,2,3,4,6,11-hexahydro-2,5,7-trihydroxy-6,11-dioxonaphthacene-1-carboxylate.

Акларубицин

$C_{42}H_{53}NO_{15}$ = 811.9.

CAS — 57576-44-0.

ATC — L01DB04.

ATC Vet — QL01DB04.

UNII — 74KXF8I502.

性状 阿柔比星是一种从链霉菌属（*Streptomyces galilaeus*）分离的蒽环类抗肿瘤抗生素。

Aclarubicin Hydrochloride (*BANM*, *rINNM*) **盐酸阿柔比星**

Aclarubicine, Chlorhydrate d'; Aclarubicini Hydrochloridum; Hidrocloruro de aclarubicina.

Акларубицина Гидрохлорид

$C_{42}H_{53}NO_{15}$,HCl = 848.3.

CAS — 75443-99-1.

ATC — L01DB04.

ATC Vet — QL01DB04.

UNII — 501948RI66.

Pharmacopoeias. In *Jpn.*

简介

阿柔比星是一种蒽环类抗肿瘤抗生素，其抗肿瘤活性与其他蒽环类抗生素相似，如多柔比星（见第680页），但是它对RNA合成的抑制强于DNA合成。它以盐酸盐的形式静脉滴注用于恶性血液病的治疗，如急性髓性白血病。与多柔比星相比，盐酸阿柔比星的脱发和心脏毒性较轻，外渗引起局部组织炎症也较轻。

稳定性 一项对蒽环类抗生素抗肿瘤药稳定性的研究显示，在4种输液（5%葡萄糖、0.9%氯化钠、乳酸盐林格注射液和商用输注液）中药物的稳定性一部分可能与溶液的pH值相关。阿柔比星的氯化钠注射液在pH为6.2时最稳定，增大或减小pH值均使稳定性下降[1]。

1. Poochikian GK, *et al.* Stability of anthracycline antitumor agents in four infusion fluids. *Am J Hosp Pharm* 1981; **38:** 483–6.

不良反应 一篇较早期的综述[1]报道，使用阿柔比星观察到ECG改变的发生率明显较高。尽管有急性心脏毒性的发生，但是与蒽环类相关的典型的慢性心肌病似乎很少见（见第 页）。脱发也较少见，胃肠道功能紊乱和黏膜炎的发生率和多柔比星一样多或更常见。

1. Warrell RP. Aclacinomycin A: clinical development of a novel anthracycline antibiotic in the haematological cancers. *Drugs Exp Clin Res* 1986; **12:** 275–82.

用途 一篇早期的研究综述证实了阿柔比星对复发的急性髓性白血病的疗效，据报道完全缓解率达到了12%～24%[1]。给药剂量变化从每日10～30mg/m² 到75～120mg/m²，连续2～4天；一般而言达到缓解所必需的总剂量为300mg/m²。关于对急性淋巴母细胞性白血病疗效的资料较少，但是应答率比急性髓性白血病的患者要低。在恶性淋巴瘤中的治疗结果总体上是令人失望的。

长期的随访已经证实急性髓性白血病的患者使用阿柔比星或柔红霉素诱导化疗，缓解率和存活率相似[2,3]。阿柔比星联合低剂量阿糖胞苷与粒细胞集落刺激因子（CAG）的方案已有应用，治疗年老患者和一些难治性疾病[4～6]。

1. Warrell RP. Aclacinomycin A: clinical development of a novel anthracycline antibiotic in the haematological cancers. *Drugs Exp Clin Res* 1986; **12:** 275–82.
2. de Nully Brown P, *et al.* Long-term survival and development of secondary malignancies in patients with acute myeloid leukemia treated with aclarubicin or daunorubicin plus cytosine arabinoside followed by intensive consolidation chemotherapy in a Danish national phase III trial. *Leukemia* 1997; **11:** 37–41.
3. Öberg G, *et al.* Long-term follow-up of patients ≥60 yr old with acute myeloid leukaemia treated with intensive chemotherapy. *Eur J Haematol* 2002; **68:** 376–81.
4. Li JM, *et al.* Aclarubicin and low-dose cytosine arabinoside in combination with granulocyte colony-stimulating factor in treating acute myeloid leukemia patients with relapsed or refractory disease and myelodysplastic syndrome: a multicenter study of 112 Chinese patients. *Int J Hematol* 2005; **82:** 48–54.
5. Qian SX, *et al.* Effect of low-dose cytarabine and aclarubicin in combination with granulocyte colony-stimulating factor priming (CAG regimen) on the outcome of elderly patients with acute myeloid leukemia. *Leuk Res* 2007; **31:** 1383–8.
6. Xue SL, *et al.* CAG regimen enables relapsed or refractory T-cell acute lymphocytic leukemia patients to achieve complete remission: a report of six cases. *Am J Hematol* 2008; **83:** 167–70.

制剂

专利制剂

Jpn: Aclacinon.

AE-941

CAS — 305838-77-1.

注：Neovastat是AE-941的商标名。

简介

AE-941是一种从鲨鱼软骨中提取的血管生成抑制药。研究用于治疗肾癌、非小细胞肺癌及一些其他肿瘤。

1. Sauder DN, *et al.* Neovastat (AE-941), an inhibitor of angiogenesis: randomized phase I/II clinical trial results in patients with plaque psoriasis. *J Am Acad Dermatol* 2002; **47:** 535–41.
2. Gingras D, *et al.* Neovastat—a novel antiangiogenic drug for cancer therapy. *Anticancer Drugs* 2003; **14:** 91–6.
3. Lu C, *et al.* Chemoradiotherapy with or without AE-941 in stage III non-small cell lung cancer: a randomized phase III trial. *J Natl Cancer Inst* 2010; **102:** 859–65.

Aflibercept (*USAN*, *rINN*) **阿培西普**

Afliberceptum; AVE-0005; VEGF trap; VEGF $Trap_{R1R2}$. des-432-lysine-[human vascular endothelial growth factor receptor 1-(103-204)-peptide (containing Ig-like C2-type 2 domain) fusion protein with human vascular endothelial growth factor receptor 2-(206-308)-peptide (containing Ig-like C2-type 3 domain fragment) fusion protein with human immunoglobulin G1-(227 C-terminal residues)-peptide (Fc fragment)], (211-211':214-214')-bisdisulfide dimer.

Афлиберцепт

CAS — 862111-32-8.

UNII — 15C2VL427D.

简介

阿培西普一种重组人融合蛋白，它通过结合血管内皮生长因子-A（VEGF-A）来抑制血管生成。将其用于联合化疗治疗各种实体瘤及治疗眼部疾病（如老年性黄斑变性）的研究仍在进行中。

1. Moroney JW, *et al.* Aflibercept in epithelial ovarian carcinoma. *Future Oncol* 2009; **5:** 591–600.
2. Dixon JA, *et al.* VEGF Trap-Eye for the treatment of neovascular age-related macular degeneration. *Expert Opin Invest Drugs* 2009; **18:** 1573–80.
3. Lockhart AC, *et al.* Phase I study of intravenous vascular endothelial growth factor trap, aflibercept, in patients with advanced solid tumors. *J Clin Oncol* 2010; **28:** 207–14.
4. Tew WP, *et al.* Phase 1 study of aflibercept administered subcutaneously to patients with advanced solid tumors. *Clin Cancer Res* 2010; **16:** 358–66.

Alemtuzumab (*BAN*, *rINN*) **阿仑单抗**

Alemtutsumabi; Alemtuzumabum; Campath-1; Campath-1H. Immunoglobulin G1 (human-rat monoclonal CAMPATH-1H γ1-chain antihuman antigen CD52), disulfide with human-rat monoclonal CAMPATH-1H light chain, dimer.

Алемтузумаб

CAS — 216503-57-0.

ATC — L01XC04.

ATC Vet — QL01XC04.

UNII — 3A189DH42V.

注：FluCam是阿仑单抗和氟达拉滨联用时的方案名称，与安吡昔康的专利名Flucam不同（见第19页）。

不良反应、处置和注意事项

一般讨论，见**抗肿瘤药**（第605页、第609页和第611页）。

阿仑单抗通常能导致严重的长期的骨髓抑制，甚至发生过致死事件。自身免疫性贫血、自身免疫性血小板减少症和溶血性贫血的报道相对较少，然而仍有致死事件报道。单药剂量不应超过30mg或者每周累积剂量不应超过90mg，否则会增加各类血细胞减少症的发生率。在阿仑单抗治疗期间应每周检查全血和血小板计数，如果出现贫血、中性粒细胞减少或血小板减少，应增加检查频率。如观察到严重骨髓抑制或血液学毒性应中止治疗，如发生自身免疫性贫血或自身免疫性血小板减少症应永久性终止治疗。阿仑单抗能引起重度淋巴细胞减少，患者常发生机会性感染，偶尔还可危及生命，因此推荐从治疗开始到治疗结束后全程都预防性使用抗感染药物。若发生严重感染应中止治疗。淋巴细胞计数在停止治疗后的6个月或更长时间可恢复。

阿仑单抗通常引起急性细胞因子释放综合征。反应通常包括寒战、发热、恶心和呕吐、低血压、皮疹、荨麻疹、瘙痒、呼吸急促、头痛和腹泻。少见但更严重的不良反应，包括支气管痉挛、晕厥、肺浸润、急性呼吸窘迫综合征、呼吸停止、心肌梗死和心脏停搏。在某些患者心脏的不良反应是致命的。在开始治疗时输注相关的不良反应最常见，所以开始治疗时或中断治疗7天或更长时必须逐渐增加剂量。治疗前应口服或静脉给予皮质激素，口服抗组胺药和镇痛药，尤其是第一次给药之前和增加剂量时。如果急性输液反应依然存在，输液时间应从重建时间开始延长到8h。

其他不良反应包括疲劳、食欲减退、无力、不适、关节痛、肌痛、骨痛、背痛、胸痛、高血压、发绀、心动过缓或心动过速。有报道出现局限性水肿、口腔炎、黏膜炎、腹痛、头晕、感觉异常、震颤和味觉消失。可能出现意识模糊、失眠、嗜睡、抑郁或焦虑。电解质紊乱包括低血钠、低血钙。咳嗽、咯血、鼻窦炎、支气管炎和咽炎也有报道。

阿仑单抗对处于活动期的全身感染患者或潜在的免疫受损患者禁忌。

自身免疫性疾病 除自身免疫性血细胞减少，阿仑单抗还与自身免疫性甲状腺疾病有关，20%～30%的患者会患此病，发生在治疗后的数月到数年[1]。阿仑单抗还可引起抗肾小球基底膜病[2]和吉兰-巴雷综合征[3]。有研究认为，使用阿仑单抗治疗后B细胞似乎比T细胞更快恢复，治疗后发生的自身免疫性疾病主要为抗体介导性的，对B细胞耗竭应答。

1. Jones JL, *et al.* IL-21 drives secondary autoimmunity in patients with multiple sclerosis, following therapeutic lymphocyte depletion with alemtuzumab (Campath-1H). *J Clin Invest* 2009; **119:** 2052–61.
2. Clatworthy MR, *et al.* Anti-glomerular basement membrane disease after alemtuzumab. *N Engl J Med* 2008; **359:** 768–9.
3. Abbi KKS, *et al.* Guillain-Barré syndrome after use of alemtuzumab (Campath) in a patient with T-cell prolymphocytic leukemia: a case report and review of the literature. *Leuk Res* 2010; **34:** e154–e156.

对肺的影响 有报道一位X连锁Alport综合征（一种遗传性疾病，其症状包括肾脏损害、血尿和听力障碍）患者实施肾移植术时使用单剂量阿仑单抗后发生弥漫性肺泡出血[1]。

1. Sachdeva A, Matuschak GM. Diffuse alveolar hemorrhage following alemtuzumab. *Chest* 2008; **133:** 1476–8.

感染 有报道，使用阿仑单抗可引起乙型肝炎[1]、丙型肝炎[2]和CMV[3]复发。接受嘌呤类似物预治疗的患者或对阿仑单抗治疗不应答的重病患者似乎存在感染并发症的高度风险。推荐进行筛查和预防[4]，并且已出版相关治疗指南[5]和综述[6]。据报道[7]，未经治疗的慢性B细胞性淋巴细胞白血症患者在先用氟达拉滨和利妥昔单抗治疗，后用阿仑单抗治疗后，发生6例感染相关性死亡。这些患者的死亡原因可能是由于连续使用这些药物，造成了长久的免疫抑制，没有充足的恢复时间。在欧盟阿仑单抗的注册用法是用于不适用氟达拉滨联合化疗的患者。

1. Iannitto E, *et al.* Hepatitis B virus reactivation and alemtuzumab therapy. *Eur J Haematol* 2005; **74:** 254–8.
2. Anoop P, *et al.* Severe liver dysfunction from hepatitis C virus reactivation following alemtuzumab treatment for chronic lymphocytic leukaemia. *Br J Haematol* 2010; **148:** 484–6.
3. Laurenti L, *et al.* Cytomegalovirus reactivation during alemtuzumab therapy for chronic lymphocytic leukemia: incidence and treatment with oral ganciclovir. *Haematologica* 2004; **89:** 1248–52.
4. Thursky KA, *et al.* Spectrum of infection, risk and recommendations for prophylaxis and screening among patients with lymphoproliferative disorders treated with alemtuzumab. *Br J Haematol* 2006; **132:** 3–12.
5. O'Brien SM, *et al.* Updated guidelines on the management of cytomegalovirus reactivation in patients with chronic lymphocytic leukemia treated with alemtuzumab. *Clin Lymphoma Myeloma* 2006; **7:** 125–30.
6. Elter T, *et al.* Management of infections in patients with chronic lymphocytic leukemia treated with alemtuzumab. *Ann Hematol* 2009; **88:** 121–32.
7. Bayer, UK; Genzyme, UK. Important safety information: six infection-related deaths reported after treatment with MabCampath® (alemtuzumab) following Fludarabine+Rituximab induction in patients with B-Cell Chronic Lymphocytic Leukemia (CLL) (issued 11th February 2008). Available at: http://www.mhra.gov.uk/home/idcplg?IdcService=GET_FILE&dDocName=CON014104&RevisionSelectionMethod=Latest (accessed 12/05/08)

药物相互作用

未做过阿仑单抗的药物相互作用的正式研究。但推荐使用其他化疗药物 3 周内不应使用该药，接受阿仑单抗药物治疗的患者至少 12 个月内不能接种肝炎病毒疫苗。

药动学

慢性 B 细胞性淋巴细胞白血病的患者，阿仑单抗主要分布于细胞外液和血浆中。12 周后，重复用药清除率降低，药物在血浆中蓄积，清除率接近零级药动学。据报道，首剂量 30mg，6 天后末次剂量 30mg 后其半衰期为 8h。治疗约 6 周后达到稳态血药浓度。

1. Rebello P, *et al.* Pharmacokinetics of CAMPATH-1H in BMT patients. *Cytotherapy* 2001; **3:** 261–7.
2. Mould DR, *et al.* Population pharmacokinetics-pharmacodynamics of alemtuzumab (Campath^RTM) in patients with chronic lymphocytic leukaemia and its link to treatment response. *Br J Clin Pharmacol* 2007; **64:** 278–91.
3. Elter T, *et al.* Pharmacokinetics of alemtuzumab and the relevance in clinical practice. *Leuk Lymphoma* 2008; **49:** 2256–62.

用途和用法

阿仑单抗是一种 campath-1G 人源化衍生物。campath-1G 是一种在淋巴细胞上发现的 CD52 抗原的大鼠单克隆抗体。阿仑单抗用于治疗慢性 B 细胞性淋巴细胞白血病（第620页）。阿仑单抗必须逐渐加大剂量以避免输液相关反应（见上文**不良反应**）。用 100ml 0.9％的氯化钠或 5％葡萄糖稀释。起始剂量每日 3mg，静脉输注 2h 以上（一些患者要增加至 8h，见上文**不良反应**）。每日应重复使用此剂量直到其耐受，逐渐加大剂量直至每日可以耐受 10mg 的治疗。当耐受 10mg 剂量后开始 30mg 的维持剂量，这种剂量按比例增加常常需要 3～7 天。30mg 的最大维持剂量，每周 3 次隔日给药，可以使用直至 12 周。剂量应该根据血液毒性调整。

阿仑单抗在器官移植中的诱导治疗尚在研究中（见**器官和组织移植**，第1728页），对多发性硬化的治疗也尚在研究中。

1. Hale G, *et al.* Alemtuzumab (Campath-1H) for treatment of lymphoid malignancies in the age of nonmyeloablative conditioning? *Bone Marrow Transplant* 2002; **30:** 797–804.
2. Frampton JE, Wagstaff AJ. Alemtuzumab. *Drugs* 2003; **63:** 1229–43.
3. Keating M, *et al.* Management guidelines for use of alemtuzumab in B-cell chronic lymphocytic leukemia. *Clin Lymphoma* 2004; **4:** 220–7.
4. Faderl S, *et al.* The evolving role of alemtuzumab in management of patients with CLL. *Leukemia* 2005; **19:** 2147–52.
5. Morris PJ, Russell NK. Alemtuzumab (Campath-1H): a systematic review in organ transplantation. *Transplantation* 2006; **81:** 1361–7.
6. Magliocca JF, Knechtle SJ. The evolving role of alemtuzumab (Campath-1H) for immunosuppressive therapy in organ transplantation. *Transpl Int* 2006; **19:** 705–14.
7. Ravandi F, O'Brien S. Alemtuzumab in CLL and other lymphoid neoplasms. *Cancer Invest* 2006; **24:** 718–25.
8. Boyd K, Dearden CE. Alemtuzumab in the treatment of chronic lymphocytic lymphoma. *Expert Rev Anticancer Ther* 2008; **8:** 525–33.
9. Robak T. Alemtuzumab for B-cell chronic lymphocytic leukemia. *Expert Rev Anticancer Ther* 2008; **8:** 1033–51.
10. Ciancio G, Burke GW. Alemtuzumab (Campath-1H) in kidney transplantation. *Am J Transplant* 2008; **8:** 15–20.
11. Dhesi S, *et al.* Alemtuzumab and liver transplantation: a review. *Curr Opin Organ Transplant* 2009; **14:** 245–9.
12. Gribben JG, Hallek M. Rediscovering alemtuzumab: current and emerging therapeutic roles. *Br J Haematol* 2009; **144:** 818–31.
13. Österborg A, *et al.* Management guidelines for the use of alemtuzumab in chronic lymphocytic leukemia. *Leukemia* 2009; **23:** 1980–8.

用法 人们研究了阿仑单抗的皮下注射，用以作为一种减少静脉给药相关不良输液反应的方法，结果显示皮下给药是安全有效的[1,2]。尽管皮下注射使血中药物蓄积的时间更长，并且需要更高的累积剂量[3]，但皮下给药能达到和静脉给药相似的血药浓度。目前已广泛使用 30mg、每周 3 次皮下注射的治疗方案，对氟达拉滨耐受的患者治疗 4～12 周后显示出和静脉用药同样的疗效和安全性。由于皮下注射很方便，可用于门诊患者，因此建议此方法作为阿仑单抗这个适应证的首选给药途径[4]。尽管阿仑单抗通常起始剂量较低，然后逐渐加量（如第 1 天 3mg，第 2 天 10mg，第 3 天 30mg，然后 30mg，每周 3 次），但目前已开始研究治疗起始阶段即给予较大剂量[5]。有报道，对于预后不良的慢性淋巴细胞白血病的患者，皮下给予低剂量的阿仑单抗的长期治疗（10mg，每周 3 次，连续 18 周）和静脉输注同样有效[6]。

1. Montillo M, *et al.* Safety and efficacy of subcutaneous Campath-1H for treating residual disease with chronic lymphocytic leukemia responding to fludarabine. *Haematologica* 2002; **87:** 695–700.
2. Lundin J, *et al.* Phase II trial of subcutaneous anti-CD52 monoclonal antibody alemtuzumab (Campath-1H) as first-line treatment for patients with B-cell chronic lymphocytic leukemia (B-CLL). *Blood* 2002; **100:** 768–73.
3. Hale G, *et al.* Blood concentrations of alemtuzumab and antiglobulin responses in patients with chronic lymphocytic leukemia following intravenous or subcutaneous routes of administration. *Blood* 2004; **104:** 948–55.
4. Stilgenbauer S, *et al.* Subcutaneous alemtuzumab in fludarabine-refractory chronic lymphocytic leukemia: clinical results and prognostic marker analyses from the CLL2H study of the German Chronic Lymphocytic Leukemia Study Group. *J Clin Oncol* 2009; **27:** 3994–4001.
5. Karlsson C, *et al.* Phase II study of subcutaneous alemtuzumab without dose escalation in patients with advanced-stage, relapsed chronic lymphocytic leukaemia. *Br J Haematol* 2009; **144:** 78–85.
6. Cortelezzi A, *et al.* A pilot study of low-dose subcutaneous alemtuzumab therapy for patients with hemotherapy-refractory [sic] chronic lymphocytic leukemia. *Haematologica* 2005; **90:** 410–12.

多发性硬化 阿仑单抗对多发性硬化的治疗尚处于研究中（见第858页）。研究认为炎症后神经退行性病变引起了该疾病的继发进展期，只有在疾病早期进行免疫治疗，才能对患者长期残疾造成影响。一项对早期复发-缓解型多发性硬化未经治疗的患者的随机研究，给予患者阿仑单抗两个剂量中的一个或给予干扰素 β 治疗。在第 1 个月静脉滴注阿仑单抗（每日 12mg 或 24mg）连续 5 天，在第 12 和第 24 个月连续 3 天给药；干扰素 β-1α 剂量递增达到 44μg，每周 3 次皮下给药。输注时所有患者均要静脉给予甲泼尼龙。最后接受不同剂量阿仑单抗的患者在治疗结果和不良反应方面均无显著性差别。然而使用阿仑单抗治疗的患者中有 3 例发生了免疫性血小板减少性紫癜，其中 1 例死亡，导致治疗中断。然而与干扰素 β 相比，阿仑单抗显著改善了平均残疾评分并减少了复发率，尽管 70％的患者由于安全性考虑未进行计划的第 3 周期治疗，阿仑单抗的有效性能维持 36 个月以上。根据 MRI，阿仑单抗还可增加患者脑容量，而接受干扰素 β 治疗的患者脑萎缩加剧。该研究的作者认为，尽管在多发性硬化最早期给予阿仑单抗疗效好于干扰素 β，但对青少年来说发生轻微残疾还是承担阿仑单抗可能引发的严重副作用，这仍是一个两难的选择[1]。

1. Coles AJ, *et al.* CAMMS223 Trial Investigators. Alemtuzumab vs. interferon beta-1a in early multiple sclerosis. *N Engl J Med* 2008; **359:** 1786–1801.

制剂

专利制剂

Arg.: Campath; ***Austral.:*** MabCampath; ***Austria:*** MabCampath; ***Belg.:*** MabCampath; ***Braz.:*** Campath†; ***Canad.:*** MabCampath; ***Cz.:*** MabCampath; ***Denm.:*** MabCampath; ***Fr.:*** MabCampath; ***Ger.:*** MabCampath; ***Gr.:*** MabCampath; ***Hong Kong:*** MabCampath; ***Hung.:*** MabCampath; ***Indon.:*** MabCampath; ***Irl.:*** MabCampath; ***Israel:*** MabCampath; ***Ital.:*** MabCampath; ***Malaysia:*** MabCampath; ***Mex.:*** MabCampath; ***Neth.:*** MabCampath; ***Norw.:*** MabCampath; ***NZ:*** MabCampath; ***Pol.:*** MabCampath; ***Port.:*** MabCampath; ***Rus.:*** Campath (Кэмпас); ***S.Afr.:*** MabCampath; ***Singapore:*** MabCampath; ***Spain:*** MabCampath; ***Swed.:*** MabCampath; ***Switz.:*** MabCampath; ***Turk.:*** MabCampath; ***UK:*** MabCampath; ***USA:*** Campath.

Alitretinoin (*BAN, USAN, rINN*) 阿利维 A 酸

Ácido 9-*cis*-retinoico; AGN-192013; Alitretinoiini; Alitretinoína; Alitrétinoïne; Alitretinoinum; ALRT-1057; BAL-4079; LG-100057; LGD-1057; NSC-659772; 9-*cis*-Retinoic Acid. (2*E*,4*E*,6*Z*,8*E*)-3,7-Dimethyl-9-(2,6,6-trimethyl-1-cyclohexen-1-yl)-2,4,6,8-nonatetraenoic acid.

Алитретиноин

$C_{20}H_{28}O_2$ = 300.4.

CAS — 5300-03-8.

ATC — D11AX19; L01XX22.

ATC Vet — QD11AX19; QL01XX22.

UNII — 1UA8E65KDZ.

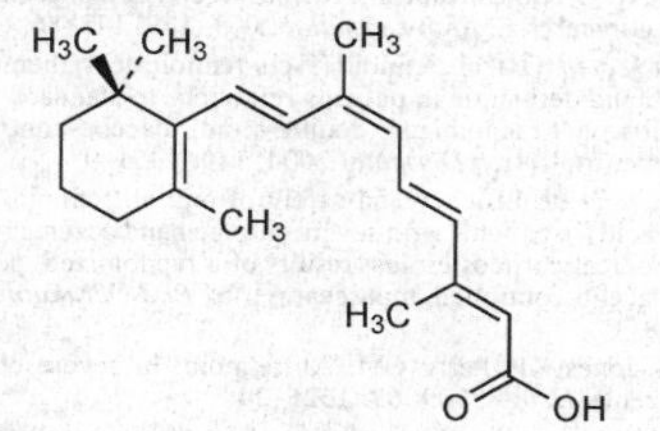

不良反应

口服剂量的阿利维 A 酸产生的不良反应与异维 A 酸（见第1525页）相似。经常有报道阿利维 A 酸降低促甲状腺激素和游离 T_4 水平，增加血小板和血肌酸磷酸激酶水平。强直性脊柱炎不常见。

局部应用阿利维 A 酸会发生局部皮肤毒性，主要是红斑和水肿，在一些患者中局部皮肤毒性可能是剂量限制性毒性。也可出现疼痛、感觉异常、皮疹、瘙痒、剥脱性皮炎和其他局部皮肤病变。淋巴结病、静脉炎、蜂窝织炎、细菌感染也有报道。阿利维 A 酸有微弱的光敏反应，治疗期间患者治疗部位应尽量减少暴露在阳光或其他紫外线光线下。

注意事项

口服阿利维 A 酸时应参照异维 A 酸所述**注意事项**（见第1526页），其中包括妊娠和哺乳期妇女的禁忌证。尽管局部使用时吸收不佳，但注册药品信息仍指出该用法禁用于妊娠和哺乳期妇女。严重肾功能不全和病情不能控制的甲状腺功能减退症患者禁止口服阿利维 A 酸。其他皮肤疾病导致的伤口附近不能局部外用阿利维 A 酸。

药物相互作用

异维 A 酸所描述的**药物相互作用**（见第1528页）也适用于口服阿利维 A 酸。阿利维 A 酸主要由肝细胞色素 P450 同工酶系代谢，主要是 CYP3A4。合用 CYP3A4 抑制剂如酮康唑可使阿利维 A 酸血药浓度增加，因此应减小阿利维 A 酸药量。局部使用阿利维 A 酸治疗期间，避免应用含有二乙基甲苯酰胺的产品。动物实验表明两者同时使用，会增加二乙基甲苯酰胺的毒性。

药动学

口服阿利维 A 酸后胃肠道吸收不规则。与食物同服时吸收较稳定，系统药物暴露量提高了 4 倍。阿利维 A 酸与血浆蛋白结合率高。在肝内被细胞色素 P450 同工酶氧化成主要代谢物 4-氧-阿利维 A 酸。阿利维 A 酸及其代谢物主要经尿排泄，约 30％经粪便排出。未代谢阿利维 A 酸的清除半衰期为 2～10h。阿利维 A 酸和 4-氧-阿利维 A 酸在体内不蓄积。

局部使用阿利维 A 酸的全身吸收不广泛。

用途和用法

阿利维 A 酸是一种与异维 A 酸相关的维甲酸类（第1528页）。口服阿利维 A 酸用于对有效的皮质激素类药物局部使用疗法无应答的严重的慢性手部湿疹（见第1506页）。阿利维 A 酸对过度角化性湿疹更有效，也局部用于 AIDS 相关的卡波西肉瘤患者的皮肤损伤（见第642页）。

成人口服阿利维 A 酸的推荐起始剂量是 30mg，每日 1 次，若发生不良反应降至 10mg，每日 1 次。常用剂量范围为 10～30mg，每日 1 次，进餐时服用。根据反应不同持续治疗 12～24 周。出现复发时治疗疗程还要更长。

局部使用 0.1％凝胶剂，每日 2 次直接用于患处，如可以耐受则增加到每日 4 次。剂量增加应至少间隔 2 周。如出现局部毒性，应减少用药频次，或暂时中止治疗，直到症状消退。欧盟注册药品信息指出，如果用药 12 周后未见应答，应停止治疗；但美国注册药品信息指出一些患者用药大于 14 周才会有反应。只要有效，治疗就应继续。

1. Cheer SM, Foster RH. Alitretinoin. *Am J Clin Dermatol* 2000; **1:** 307–14.
2. Bodsworth NJ, *et al.* Phase III vehicle-controlled, multi-centered study of topical alitretinoin gel 0.1% in cutaneous AIDS-related Kaposi's sarcoma. *Am J Clin Dermatol* 2001; **2:** 77–87.
3. Miles SA, *et al.* Antitumor activity of oral 9-cis-retinoic acid in HIV-associated Kaposi's sarcoma. *AIDS* 2002; **16:** 421–9.

4. Kurie JM, *et al.* Treatment of former smokers with 9-cis-retinoic acid reverses loss of retinoic acid receptor-beta expression in the bronchial epithelium: results from a randomized placebo-controlled trial. *J Natl Cancer Inst* 2003; **95:** 206–14.
5. Aboulafia DM, *et al.* 9-cis-Retinoic acid capsules in the treatment of AIDS-related Kaposi sarcoma: results of a phase 2 multicenter clinical trial. *Arch Dermatol* 2003; **139:** 178–86.
6. Ruzicka T, *et al.* Oral alitretinoin (9-cis-retinoic acid) therapy for chronic hand dermatitis in patients refractory to standard therapy: results of a randomized, double-blind, placebo-controlled, multicenter trial. *Arch Dermatol* 2004; **140:** 1453–9.
7. Ruzicka T, *et al.* Efficacy and safety of oral alitretinoin (9-cis retinoic acid) in patients with severe chronic hand eczema refractory to topical corticosteroids: results of a randomized, double-blind, placebo-controlled, multicentre trial. *Br J Dermatol* 2008; **158:** 808–17.
8. Garnock-Jones KP, Perry CM. Alitretinoin: in severe chronic hand eczema. *Drugs* 2009; **69:** 1625–34.
9. NICE. Alitretinoin for the treatment of severe chronic hand eczema (technology appraisal guidance 177, issued August 2009). Available at: http://www.nice.org.uk/nicemedia/live/12219/45225/45225.pdf (accessed 28/06/10)

制剂

专利制剂

Arg.: Panretin; ***Austria:*** Panretin; Toctino; ***Cz.:*** Panretin; ***Fin.:*** Toctino; ***Fr.:*** Panretin; Toctino; ***Ger.:*** Panretin; Toctino; ***Gr.:*** Panretin; ***Irl.:*** Panretin; ***Neth.:*** Panretin; ***Port.:*** Panretin; ***UK:*** Toctino; ***USA:*** Panretin.

Altretamine (*BAN, USAN, rINN*) 六甲蜜胺

Altretamiini; Altretamin; Altretamina; Altrétamine; Altretaminum; Hexamethylmelamine; HMM; NSC-13875; WR-95704. 2,4,6-Tris(dimethylamino)-1,3,5-triazine; N^2,N^2,N^4,N^4,N^6,N^6-Hexamethyl-1,3,5-triazine-2,4,6-triamine.

Альтретамин

$C_9H_{18}N_6$ = 210.3.

CAS — 645-05-6.

ATC — L01XX03.

ATC Vet — QL01XX03.

UNII — Q8BIH59O7H.

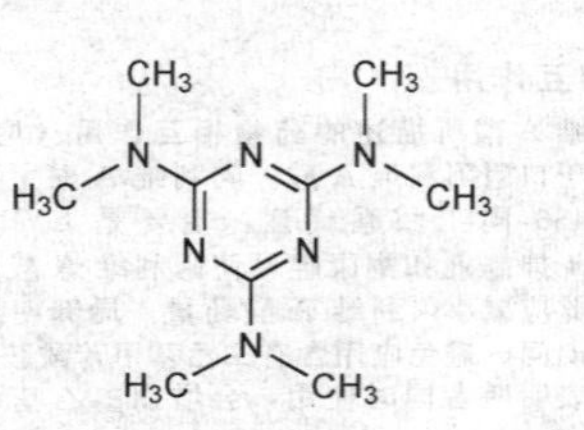

Pharmacopoeias. In *Chin.* and *US.*

USP 33 (Altretamine) 白色结晶性粉末。不溶于水；可溶于氯仿。贮藏于密闭容器中。

不良反应、处置和注意事项

参见抗肿瘤药总论（第605页、第609页和第611页）。

骨髓抑制通常是中度的，表现为白细胞减少、血小板减少和贫血，可能需要减少给药剂量；定期监测血细胞计数。中度恶心和呕吐常见，但也有可能是剂量限制性。较长时间或高剂量的治疗可能导致神经毒性，既有外周的（神经病变）也有中枢的（共济失调、抑郁、意识模糊、困倦和幻觉）。应定期进行神经系统检查，必要时中止治疗或减少给药剂量。肾毒性也可能是剂量限制性。其他不良反应包括皮疹、脱发和肝毒性，但较少见。

管理 六甲蜜胺具有刺激性，应避免与皮肤和黏膜接触。

药物相互作用

参见抗肿瘤药总论的药物相互作用，见第611页。维生素 B_6 可能会使六甲蜜胺活性降低。

抗抑郁药 3例同时服用六甲蜜胺和阿米替林或米帕明的患者和第4例同时服用苯乙肼和六甲蜜胺的患者，均发生了严重的有生命危险的体位性低血压[1]。一位患者能够耐受六甲蜜胺与去甲替林同时使用。

1. Bruckner HW, Schleifer SJ. Orthostatic hypotension as a complication of hexamethylmelamine antidepressant interaction. *Cancer Treat Rep* 1983; **67:** 516.

药动学

六甲蜜胺经口服给药后，胃肠道吸收完全，但是在肝脏迅速去甲基化，导致六甲蜜胺血药浓度的不同。主要代谢物是五甲蜜胺和四甲蜜胺，均经尿排泄。消除半衰期是4～10h。

1. Damia G, D'Incalci M. Clinical pharmacokinetics of altretamine. *Clin Pharmacokinet* 1995; **28:** 439–48.

用途和用法

六甲蜜胺是一种结构类似烷化剂曲他胺（三乙烯胺三嗪）但其作用机制不同的抗肿瘤药。它经口服给药，注册用法单药用于卵巢癌（第637页）的姑息治疗。六甲蜜胺也试用于肺癌。单药治疗卵巢癌，常用剂量每日 $260mg/m^2$，分4次服用，连续服用14天或21天，28天为1个周期，最多给予12个周期。如果白细胞计数降到2000个/mm^3 以下，或血小板计数低于75000个/mm^3，或出现神经毒性或不能耐受胃肠道症状时，应中止治疗至少14天，接着以每日 $200mg/m^2$ 的低剂量重新开始治疗。低剂量也用于联合化疗时。

1. Lee CR, Faulds D. Altretamine: a review of its pharmacodynamic and pharmacokinetic properties, and therapeutic potential in cancer chemotherapy. *Drugs* 1995; **49:** 932–53.
2. Manetta A, *et al.* Hexamethylmelamine as a single second-line agent in ovarian cancer: follow-up report and review of the literature. *Gynecol Oncol* 1997; **66:** 20–6.

制剂

USP 33: Altretamine Capsules.

专利制剂

Austral.: Hexalen†; ***Canad.:*** Hexalen; ***Cz.:*** Tretax†; ***Fr.:*** Hexastat; ***Neth.:*** Hexalen; ***Norw.:*** Hexalen†; ***NZ:*** Hexalen†; ***Rus.:*** Hexalen (Гексален); ***Swed.:*** Hexalen†; ***Thai.:*** Hexalen; ***USA:*** Hexalen.

Alvocidib (*USAN, rINN*) 阿伏西地

Alvocidibum; Avodenib; Flavopiridol; HL-275; HMR-1275; L86-8275; MDL-107826A; NSC-649890. (−)-*cis*-2-(2-Chlorophenyl)-5,7-dihydroxy-8-(3-hydroxy-1-methylpiperidin-4-yl)-4*H*-1-benzopyran-4-one.

Альвоцидиб

$C_{21}H_{20}ClNO_5$ = 401.8.

CAS — 146426-40-6.

UNII — 45AD6X575G.

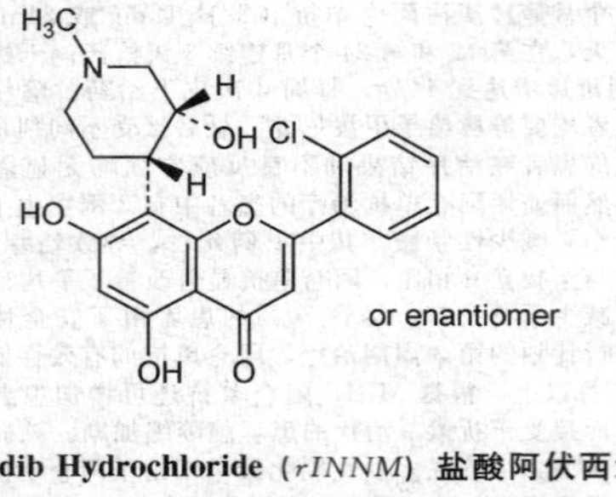

or enantiomer

Alvocidib Hydrochloride (*rINNM*) 盐酸阿伏西地

Alvocidib (*USAN*); Alvocidib, Chlorhydrate d'; Alvocidibi Hydrochloridum; Hidrocloruro de alvocidib; HL-275; HMR-1275; L-868275; MDL-107826A; NSC-649890. (−)-*cis*-2-(2-Chlorophenyl)-5,7-dihydroxy-8-(3-hydroxy-1-methylpiperidin-4-yl)-4*H*-1-benzopyran-4-one hydrochloride.

Альвоцидиба Гидрохлорид

$C_{21}H_{20}ClNO_5,HCl$ = 438.3.

CAS — 131740-09-5.

UNII — D48MS3A6N9.

简介

阿伏西地是一种细胞周期蛋白依赖激酶抑制剂，对慢性淋巴细胞白血病的治疗尚在研究中。

Aminoglutethimide (*BAN, rINN*) ⊗氨鲁米特

Aminoglutethimid; Aminoglutéthimide; Aminoglutethimidum; Aminoglutetimid; Aminoglutetimida; Aminoglutetimidas; Aminoglutetimidi; Aminogluthetimide; Ba-16038. 2-(4-Aminophenyl)-2-ethylglutarimide; 3-(4-Aminophenyl)-3-ethylpiperidine-2,6-dione.

Аминоглутетимид

$C_{13}H_{16}N_2O_2$ = 232.3.

CAS — 125-84-8.

ATC — L02BG01.

ATC Vet — QL02BG01.

UNII — 0O54ZQ14I9.

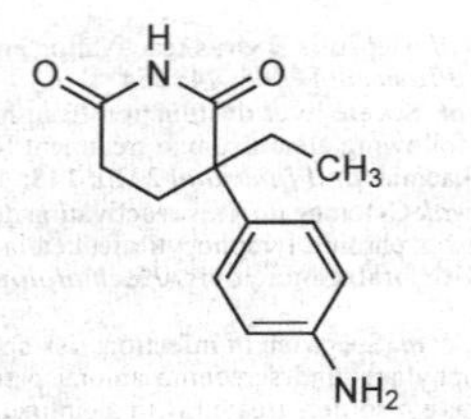

Pharmacopoeias. In *Chin., Eur.* (see p.vii), and *US.*

Ph. Eur. 6.8 (Aminoglutethimide) 白色或浅黄色结晶性粉末。几乎不溶于水；易溶于丙酮；溶于甲醇。

USP 33 (Aminoglutethimide) 白色或乳白色精细的结晶性粉末。极微溶于水；易溶于大多数有机溶剂。与强酸形成水溶性盐。0.1%稀甲醇（1：20）溶液的pH值为6.2～7.3。

不良反应

氨鲁米特的最常见不良反应包括困倦、嗜睡和皮疹（有时伴有发热）；治疗的头6周后这些反应通常会减轻。偶见头晕和恶心。白细胞减少、血小板减少、粒细胞减少或严重的各类血细胞减少很少见。肾上腺功能减退较少见，有其他内分泌失调的报道，包括甲状腺功能减退和女子男性化。其他罕见的不良反应包括共济失调、头痛、抑郁、胃肠道功能紊乱、高胆固醇血症和直立性低血压。

过量服用可能导致中枢神经系统抑制、意识损害、电解质紊乱和呼吸抑制。

对肝脏的影响 氨鲁米特导致胆汁淤积性黄疸，并伴随皮疹[1,2]、发热[2]，可能是一种特异质过敏反应[1]。接受氨鲁米特治疗的患者如出现发热和出疹，建议应对肝脏功能进行检查[2]。

1. Gerber SB, Miller KB. Cholestatic jaundice and aminoglutethimide. *Ann Intern Med* 1982; **97:** 138.
2. Perrault DJ, Domovitch E. Aminoglutethimide and cholestasis. *Ann Intern Med* 1984; **100:** 160.

对肺的影响 1例肺浸润患者开始氨鲁米特治疗出现了进行性呼吸困难，其原因是由于出现弥漫性肺泡损伤和出血。虽然有血小板减少，但是凝血酶原和出血时间正常。停用氨鲁米特并给予皮质激素后，患者的气体交换和胸片结果得到改善[1]。有报道[2]，一经停用氨鲁米特后，出血和肺嗜酸粒红细胞增多得到缓解。

1. Rodman DM, *et al.* Aminoglutethimide, alveolar damage, and hemorrhage. *Ann Intern Med* 1986; **105:** 633.
2. Bell SC, Anderson EG. Pulmonary eosinophilia associated with aminoglutethimide. *Aust N Z J Med* 1998; **28:** 670–1.

狼疮 1例患者接受氨鲁米特治疗出现了SLE，停药后消退[1]。然而另有一报道，有1例狼疮样综合征患者应用三苯氧胺治疗更换为氨鲁米特后，症状减轻[2]。

1. McCraken M, *et al.* Systemic lupus erythematosus induced by aminoglutethimide. *BMJ* 1980; **281:** 1254.
2. Etherington J, *et al.* Effect of aminoglutethimide on the activity of a case of a connective tissue disorder with features of systemic lupus erythematosus. *Lupus* 1993; **2:** 387.

注意事项

氨鲁米特抑制肾上腺皮质激素合成，所以必须常规给予氢化可的松进行补充糖皮质激素的治疗，但库欣综合征患者不需要激素补充治疗。部分患者也需要补充盐皮质激素。有人建议对于处于休克、外伤或间发性感染的患者应暂停使用氨鲁米特。

治疗期间应定期监测血压、血细胞计数和血清电解质，推荐定期监测肝功能和甲状腺功能。

由于会导致婴儿假性两性畸形，怀孕期间不应服用氨鲁米特。

氨鲁米特经常导致困倦；患者避免驾驶或操作机器。

卟啉病 氨鲁米特会导致卟啉病急性发作，因此卟啉病患者使用氨鲁米特是不安全的。

药物相互作用

氨鲁米特会加速一些药物的代谢速率，服用氨鲁米特患者同时服用华法林及其他香豆素类抗凝血药、茶碱、三苯氧胺、甲羟孕酮或口服降糖药时应加大这些药物剂量。地塞米松的代谢也加速，降低了服用氨鲁米特的患者补充皮质激素的价值。与利尿药合用会导致低血钠，乙醇可能增加氨鲁米特的中枢作用。

关于氨鲁米特与洋地黄毒苷（第1214页）、茶碱（第1106页）、黄体酮（第2056页）、他莫昔芬（见**抗肿瘤药**，第745页）、抗凝血药（**华法林**项下，第1372页）的相互作用也可参考文献。

药动学

氨鲁米特口服吸收良好，1～4h后血药浓度达峰值，在肝脏代谢，代谢产物主要是*N*-羟基氨鲁米特和*N*-乙酰氨鲁米特，氨鲁米特似乎对自身代谢也有诱导作用。单次给药后半衰期13h左右，连续治疗两周以后，半衰期降至9h左右，50%氨鲁米特以原形随尿排泄，其余以代谢物形式排泄。只有20%～25%与血浆蛋白结合。

半衰期 一项对17位患者的研究显示氨鲁米特单次给药后血浆半衰期平均值为15.5h，多次给药后半衰期降至8.9h[1]，这一显著变化可能大部分是由于分布容积的减少造成的，而代谢的自身诱导作用对半衰期降低的影响可能不像之前预想的那么重要。

1. Lønning PE, *et al.* Single-dose and steady-state pharmacokinetics of aminoglutethimide. *Clin Pharmacokinet* 1985; **10:** 353–64.

用途和用法

氨鲁米特是格鲁米特（第970页）的类似物，以前曾利用其微弱的抗惊厥作用。氨鲁米特抑制了肾上腺皮质激素的合成，作为芳香化酶抑制药阻断了雄激素向雌激素（卵巢功能丧失的妇女雌激素的主要来源）的转化。主要用于女性绝经后或卵巢切除的转移乳腺癌的治疗（第628页）和男性晚期前列腺癌（第638页）的姑息治疗，但已几乎被其他药物取代。

氨鲁米特也用于库欣综合征的治疗(第2282页)。常用剂量每日1～2g，分次口服。

氨鲁米特的右旋异构体，即右旋氨鲁米特的研究已进行。

制剂

BP 2010: Aminoglutethimide Tablets;
USP 33: Aminoglutethimide Tablets.

专利制剂

Austral.: Cytadren†; ***Gr.:*** Orimetene; ***Hong Kong:*** Orimetene†; ***Rus.:*** Mamomit (Мамомит); ***USA:*** Cytadren†.

5-Aminolevulinic Acid 5-氨基-γ-酮戊酸

ALA; 5-ALA; δ-Aminolaevulinic Acid; 5-Aminolaevulinic Acid; 5-Aminolevulínico, ácido; 5-Amino-4-oxovaleric Acid. 5-Amino-4-oxopentanoic acid.

$C_5H_9NO_3$ = 131.1.
CAS — 106-60-5.
ATC — L01XD04.
ATC Vet — QL01XD04.
UNII — 88755TAZ87.

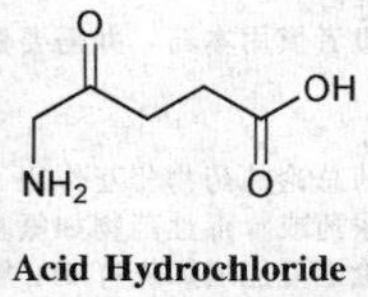

Aminolevulinic Acid Hydrochloride (*USAN*) 盐酸氨基-γ-酮戊酸

Aminolaevulinic Acid Hydrochloride; Aminolevulínico, hidrocloruro ácido. 5-Aminolevulinic acid hydrochloride.

$C_5H_9NO_3$, HCl = 167.6.
CAS — 5451-09-2.
ATC — L01XD04.
ATC Vet — QL01XD04.
UNII — V35KBM8JGR.

Hexaminolevulinate Hydrochloride (*USAN*) 盐酸氨基-γ-酮戊酸己酯

P-1026. Hexyl 5-amino-4-oxopentanoate hydrochloride.

$C_{11}H_{21}NO_3$,HCl = 251.8.
CAS — 140898-91-5.
UNII — D4F329SL10.

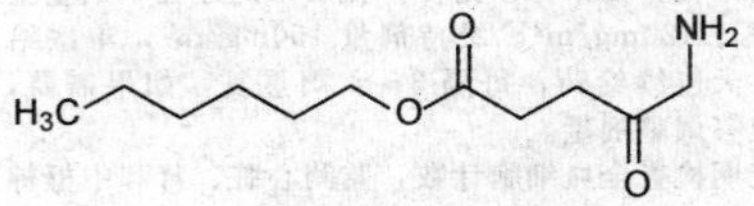

(*hexaminolevulinate*)

Methyl Aminolevulinate Hydrochloride (*USAN*) 盐酸氨基-γ-酮戊酸甲酯

Methyl Aminolaevulinate Hydrochloride; Metilaminolevulinato, hidrocloruro de; P-1202. Methyl 5-amino-4-oxopentanoate hydrochloride.

$C_6H_{11}NO_3$,HCl = 181.6.
CAS — 79416-27-6.
ATC — L01XD03.
ATC Vet — QL01XD03.
UNII — 7S73606O1A.

不良反应和注意事项

5-氨基-γ-酮戊酸或其衍生物局部应用的作用机制往往会导致局部光毒性，表现为局部刺痛或灼痛感、红斑、水肿、瘙痒、结痂或疼痛。症状常为轻到中度，且短暂，治疗期间，应建议患者避免光照或长时间暴露于亮光线中。

其他皮肤常见不良反应包括脱皮或结痂、溃疡、化脓、发疱、出血、烧灼感、腐蚀或表皮脱落和皮肤感染。也会发生荨麻疹、皮疹或皮肤色素沉着改变。涂抹部位渗出、湿疹和变应性接触性皮炎也有报道。其他常见不良反应还包括感觉异常和头痛。恶心、乏力、眼部水肿或疼痛和伤口出血亦有报道。

处理 美国注册药品信息中指出在涂抹和去除盐酸氨基-γ-酮戊酸甲酯乳膏时应戴腈基手套。乙烯基或乳胶手套不足以提供保护。

超敏反应 5-氨基-γ-酮戊酸[1]和氨基-γ-酮戊酸甲酯[2]的超敏反应已有报道。

1. Gniazdowska B, *et al.* Allergic contact dermatitis from δ-aminolevulinic acid used for photodynamic therapy. *Contact Dermatitis* 1998; **38:** 348–9.
2. Wulf HC, Philipsen P. Allergic contact dermatitis to 5-aminolaevulinic acid methylester but not to 5-aminolaevulinic acid after photodynamic therapy. *Br J Dermatol* 2004; **150:** 143–5.

卟啉病 卟啉病患者使用5-氨基-γ-酮戊酸及其衍生物是不安全的。

药物相互作用

与其他光敏感性药物如灰黄霉素、噻嗪类利尿药、磺脲类、酚噻嗪类、磺胺类和四环素类合用时可能增加与5-氨基-γ-酮戊酸及其衍生物相关的光敏性反应。

圣约翰草 1例使用圣约翰草的患者口服氨基-γ-酮戊酸6h后，出现了显著的光毒性反应，包括红斑性皮疹及脸、颈和手的肿胀。尽管两种药物均可导致光敏性，作者认为发生了协同作用。体外试验似乎证实了[1]。

1. Ladner DP, *et al.* Synergistic toxicity of δ-aminolaevulinic acid-induced protoporphyrin IX used for photodiagnosis and hypericum extract, a herbal antidepressant. *Br J Dermatol* 2001; **144:** 916–8.

药动学

静脉注射或口服相当于100mg 5-氨基-酮戊酸的盐酸盐后，5-氨基-γ-酮戊酸的平均半衰期分别是0.83h和0.7h。口服生物利用度为50%～60%。体外皮肤吸收试验表明，氨基-γ-酮戊酸甲酯通过健康人皮肤的24h平均累积吸收量为一次剂量0.26%，形成的皮肤存储剂量为使用剂量的4.9%。

1. Juzeniene A, *et al.* Topical application of 5-aminolaevulinic acid, methyl 5-aminolaevulinate and hexyl 5-aminolaevulinate on normal human skin. *Br J Dermatol* 2006; **155:** 791–9.

用途和用法

5-氨基-γ-酮戊酸是一种天然存在的血红素前体化合物，体内代谢产物为原卟啉Ⅸ，一种感光剂，然后转化为血红素。它制成制剂局部应用于光动力疗法（参见卟吩姆钠项下，见第734页），治疗光化性角化病和基底细胞癌（见下文）。20%**盐酸氨基-γ-酮戊酸溶液**局部应用治疗面部或头皮的非过度角化的光化性角化病。给药14～18h后用充足的蓝波长光照射，提供剂量10J/cm^2。如果需要8周后可重复治疗一次。

盐酸氨基-γ-酮戊酸甲酯是5-氨基-γ-酮戊酸的衍生物，面部或头皮的非过度角化的，无色素的光化性角化病患者在其他治疗不适合时，可局部应用盐酸甲氨基-γ-酮戊酸治疗。在一些国家，盐酸氨基-γ-酮戊酸甲酯也可以用于其他治疗方法不适用的浅表和（或）结节的基底细胞癌的治疗，或用于不适合手术治疗的鲍恩病（鳞状细胞原位癌）。含16%氨基-γ-酮戊酸甲酯的乳膏用于一些外伤，外面覆盖封闭敷料。3h后，将乳膏去掉，用红波长光线照射创面。在英国使用75J/cm^2剂量，而美国使用37J/cm^2剂量。避免使用乳膏大于4h。在美国，光化性角化病的光动力学治疗分两个时段，间隔1周。在英国，给予光化性角化病一个时段的治疗，如病情需要，可3个月后重复治疗；对于基底细胞癌或鲍恩病需要2个时段治疗，期间间隔1周。

治疗后大约2天，患者应避免阳光或各种强光光源照射。

盐酸氨基-γ-酮戊酸己酯用于膀胱癌检查的诊断试剂（第627页），用于膀胱癌的光动力治疗研究正在进行中。

恶性肿瘤 有综述[1～6]总结了**光化性角化病和基底细胞癌**（第639页）光动力治疗（PDT）中，5-氨基-γ-酮戊酸或甲氨基-γ-酮戊酸的局部应用。两药对面部和头皮的非过度角化的光化性角化病均有疗效，应答率和美容效果均优于冷冻疗法[7]，经5-氨基-γ-酮戊酸PDT 2次治疗后80%创面被完全清除，12个月后复发率为19%[8]。用甲氨基-γ-酮戊酸单次治疗浅层损伤有效，较深层的，不应答的损伤可能从重复治疗中获益[9]，光动力学治疗头皮光化性角化病，5-氨基-γ-酮戊酸或氨基-γ-酮戊酸甲酯疗效无显著差异[10]。局部的光动力学治疗对肢端损伤疗效较差，然而仍有人认为治疗是有益的[7]。应用5-氨基-γ-酮戊酸局部光动力学治疗还可阻止复发的非黑色素瘤皮肤癌的患者产生新的恶性损伤[11]。一种含有5-氨基-γ-酮戊酸（PDP 506A）并能提供光保护作用的自粘型贴片已出现，治疗前使用，方便敷用[12]。有一个研究表明，在接受了单一的贴片光动力学治疗的12个月后，大部分光化性角化症损伤保持干净，复发率高于冷冻手术[13]。局部光动力学疗法对表皮基底细胞癌有效，对结节性疾病效果不佳[7]。为提高感光剂的穿透性，药物在病灶的应用已在研究中并取得了较好的初步效果[14]。氨基-γ-酮戊酸甲酯局部光动力学疗法对难治性基底细胞癌可能更有效[15,16]。局部光动力学疗法治疗**鲍恩**病（鳞状细胞原位癌）与冷冻疗法效果相当，与局部使用氟尿嘧啶效果相当或更好，美容效果比标准疗法更好[7]。局部光动力学疗法不推荐用于浸润性鳞状细胞癌[17]。一项对器官移植受者的小规模研究发现，与局部使用氟尿嘧啶相比，氨基-γ-酮戊酸甲酯局部光动力学疗法对皮肤癌前病变更有效，美容效果也更好[17]。

光动力疗法中使用5-氨基-γ-酮戊酸口服作为感光剂，给药剂量30mg/kg或60mg/kg，用于治疗**Barrett's食管病**，这是食管腺癌主要的一个危险因素（第631页）[18,19]。一项小规模研究发现口服低剂量（30mg/kg）和高剂量（60mg/kg）的氨基-γ-酮戊酸两种给药方案临床应答相似[20]。使用氨基-γ-酮戊酸的光动力方法治疗早期瘤或高度恶化的上皮内瘤（high-grade intraepithelial neoplasia）取得了一些较好的长期效果[21]。

氨基-γ-酮戊酸用于光动力检查和治疗**脑肿瘤**（第627页）的研究也在进行中[22]，也被用做**胸腺恶性肿瘤**的荧光检测[23]。

氨基-γ-酮戊酸溶液膀胱内滴注用于检测[24]和治疗[25]浅表**膀胱癌**（第627页）。氨基-γ-酮戊酸己酯用于诊断膀胱癌，似乎比标准的白光膀胱镜检查有效[26,28]。

3%的5-氨基-γ-酮戊酸局部应用治疗**宫颈上皮内瘤**样病变，应答较差[29]。

1. Ormrod D, Jarvis B. Topical aminolevulinic acid HCl photodynamic therapy. *Am J Clin Dermatol* 2000; **1:** 133–9.
2. Gupta AK, Ryder JE. Photodynamic therapy and topical aminolevulinic acid: an overview. *Am J Clin Dermatol* 2003; **4:** 699–708.
3. Siddiqui MAA, *et al.* Topical methyl aminolevulinate. *Am J Clin Dermatol* 2004; **5:** 127–37.
4. Marmur ES, *et al.* A review of laser and photodynamic therapy for the treatment of nonmelanoma skin cancer. *Dermatol Surg* 2004; **30:** 264–71.
5. Lehmann P. Methyl aminolaevulinate-photodynamic therapy: a review of clinical trials in the treatment of actinic keratoses and nonmelanoma skin cancer. *Br J Dermatol* 2007; **156:** 793–801.
6. Juzeniene A, *et al.* Application of 5-aminolevulinic acid and its derivatives for photodynamic therapy in vitro and in vivo. *Methods Mol Biol* 2010; **635:** 97–106.
7. Morton CA, *et al.* British Association of Dermatologists Therapy Guidelines and Audit Subcommittee and the British Photodermatology Group. Guidelines for topical photodynamic therapy: update. *Br J Dermatol* 2008; **159:** 1245–66. Also available at: http://www.bad.org.uk/Portals/_Bad/Guidelines/Clinical%20Guidelines/PDTguideline%20BJD%20Dec%202008.pdf (accessed 30/09/09)
8. Tschen EH, *et al.* Phase IV ALA-PDT Actinic Keratosis Study Group. Photodynamic therapy using aminolaevulinic acid for patients with nonhyperkeratotic actinic keratoses of the face and scalp: phase IV multicentre clinical trial with 12-month follow up. *Br J Dermatol* 2006; **155:** 1262–9.
9. Tarstedt M, *et al.* A randomized multicenter study to compare two treatment regimens of topical methyl aminolevulinate (Metvix®)-PDT in actinic keratosis of the face and scalp. *Acta Derm Venereol* 2005; **85:** 424–8.
10. Moloney FJ, Collins P. Randomized, double-blind, prospective study to compare topical 5-aminolaevulinic acid methylester with topical 5-aminolaevulinic acid photodynamic therapy for extensive scalp actinic keratosis. *Br J Dermatol* 2007; **157:** 87–91.
11. Apalla Z, *et al.* Skin cancer: preventive photodynamic therapy in patients with face and scalp cancerization. A randomized pla-

cebo-controlled study. Br J Dermatol 2010; 162: 171–5.
12. Hauschild A, et al. Optimization of photodynamic therapy with a novel self-adhesive 5-aminolaevulinic acid patch: results of two randomized controlled phase III studies. Br J Dermatol 2009; 160: 1066–74.
13. Szeimies R-M, et al. Long-term follow-up of photodynamic therapy with a self-adhesive 5-aminolaevulinic acid patch: 12 months data. Br J Dermatol 2010; 162: 410–14.
14. Cappugi P, et al. New proposal for the treatment of nodular basal cell carcinoma with intralesional 5-aminolevulinic acid. J Chemother 2004; 16: 491–3.
15. Horn M, et al. Topical methyl aminolaevulinate photodynamic therapy in patients with basal cell carcinoma prone to complications and poor cosmetic outcome with conventional treatment. Br J Dermatol 2003; 149: 1242–9.
16. Vinciullo C, et al. Photodynamic therapy with topical methyl aminolaevulinate for 'difficult-to-treat' basal cell carcinoma. Br J Dermatol 2005; 152: 765–72.
17. Perrett CM, et al. Treatment of post-transplant premalignant skin disease: a randomized intrapatient comparative study of 5-fluorouracil cream and topical photodynamic therapy. Br J Dermatol 2007; 156: 320–8.
18. Ackroyd R, et al. Photodynamic therapy for dysplastic Barrett's oesophagus: a prospective, double blind, randomised, placebo controlled trial. Gut 2000; 47: 612–17.
19. Barr H. Barrett's esophagus: treatment with 5-aminolevulinic acid photodynamic therapy. Gastrointest Endosc Clin N Am 2000; 10: 421–37.
20. Kelty CJ, et al. Comparison of high- vs low-dose 5-aminolevulinic acid for photodynamic therapy of Barrett's esophagus. Surg Endosc 2004; 18: 452–8.
21. Pech O, et al. Long-term results of photodynamic therapy with 5-aminolevulinic acid for superficial Barrett's cancer and high-grade intraepithelial neoplasia. Gastrointest Endosc 2005; 62: 24–30.
22. Friesen SA, et al. 5-Aminolevulinic acid-based photodynamic detection and therapy of brain tumors (review). Int J Oncol 2002; 21: 577–82.
23. Baas P, et al. Fluorescence detection of pleural malignancies using 5-aminolaevulinic acid. Chest 2006; 129: 718–24.
24. Zaak D, et al. Role of 5-aminolevulinic acid in the detection of urothelial premalignant lesions. Cancer 2002; 95: 1234–8. Correction. ibid.; 2580.
25. Kriegmair M, et al. Early clinical experience with 5-aminolevulinic acid for the photodynamic therapy of superficial bladder cancer. Br J Urol 1996; 77: 667–71.
26. Anonymous. Hexyl aminolevulinate: 5-ALA hexylester, 5-ALA hexylesther, aminolevulinic acid hexyl ester, hexaminolevulinate, hexyl-5-aminolevulinate, P 1206. Drugs R D 2005; 6: 235–8.
27. Jocham D, et al. Improved detection and treatment of bladder cancer using hexaminolevulinate imaging: a prospective, phase III multicenter study. J Urol (Baltimore) 2005; 174: 862–6.
28. Frampton JE, Plosker GL. Hexyl aminolevulinate: in the detection of bladder cancer. Drugs 2006; 66: 571–8.
29. Barnett AA, et al. A randomised, double-blind, placebo-controlled trial of photodynamic therapy using 5-aminolaevulinic acid for the treatment of cervical intraepithelial neoplasia. Int J Cancer 2003; 103: 829–32.

皮肤疾病 光动力学治疗中局部应用 5-氨基-γ-酮戊酸治疗皮肤疾病，例如银屑病、难治性病毒性疣、普通痤疮和皮肤 T 淋巴细胞瘤[1,2]。局部光动力学疗法对皮肤利什曼病创面的清除是有效的，虽然还需进一步的研究。其对光老化的治疗也是有效的[2]。对斑块状银屑病的疗效尚无统一定论。在一项研究中治疗耐受性普遍较好[3]，但是在另一项研究中，所有患者在照射时出现刺痛和烧灼感[4]。所以局部光动力学疗法不推荐用于银屑病的治疗[2]。一项痤疮光动力学疗法中比较 5-氨基-γ-酮戊酸和氨基-γ-酮戊酸甲酯作用的研究发现两者同样有效，且氨基-γ-酮戊酸甲酯耐受性更好[5]。基于光动力学的局部甲氨基-γ-酮戊酸甲酯疗法对面部寻常痤疮治疗有效[6,7]。5-氨基-γ-酮戊酸光动力学疗法可以显著改善对传统治疗抵抗的腿部感染溃疡[8]。局部使用 10%的溶液结合尿道内光动力学疗法用于治疗尖锐湿疣[9]。20% 5-氨基-γ-酮戊酸的光动力学局部疗法对 10 例患有光化性唇炎，下唇可能演变为鳞癌的患者也有作用[10]。局部光动力学疗法对预防皮肤癌症有潜在作用，尽管还需进一步的研究[2]。

1. Ibbotson SH. Topical 5-aminolaevulinic acid photodynamic therapy for the treatment of skin conditions other than non-melanoma skin cancer. Br J Dermatol 2002; 146: 178–88.
2. Morton CA, et al. British Association of Dermatologists Therapy Guidelines and Audit Subcommittee and the British Photodermatology Group. Guidelines for topical photodynamic therapy: update. Br J Dermatol 2008; 159: 1245–66. Also available at: http://www.bad.org.uk/Portals/_Bad/Guidelines/Clinical%20Guidelines/PDTguideline%20BJD%20Dec%202008.pdf (accessed 30/09/09)
3. Smits T, et al. A placebo-controlled randomized study on the clinical effectiveness, immunohistochemical changes and protoporphyrin IX accumulation in fractionated 5-aminolaevulinic acid-photodynamic therapy in patients with psoriasis. Br J Dermatol 2006; 155: 429–36.
4. Radakovic-Fijan S, et al. Topical aminolaevulinic acid-based photodynamic therapy as a treatment option for psoriasis? Results of a randomized, observer-blinded study. Br J Dermatol 2005; 152: 279–83.
5. Wiegell SR, Wulf HC. Photodynamic therapy of acne vulgaris using 5-aminolevulinic acid versus methyl aminolevulinate. J Am Acad Dermatol 2006; 54: 647–51.
6. Wiegell SR, Wulf HC. Photodynamic therapy of acne vulgaris using methyl aminolaevulinate: a blinded, randomized, controlled trial. Br J Dermatol 2006; 154: 969–76.
7. Hörfelt C, et al. Topical methyl aminolaevulinate photodynamic therapy for treatment of facial acne vulgaris: results of a randomized, controlled study. Br J Dermatol 2006; 155: 608–13.
8. Clayton TH, Harrison PV. Photodynamic therapy for infected leg ulcers. Br J Dermatol 2007; 156: 384–5.
9. Wang XL, et al. Topical 5-aminolaevulinic acid-photodynamic therapy for the treatment of urethral condylomata acuminata. Br J Dermatol 2004; 151: 880–5.
10. Sotiriou E, et al. Actinic cheilitis treated with one cycle of 5-aminolaevulinic acid-based photodynamic therapy: report of 10 cases. Br J Dermatol 2008; 159: 261–2.

制剂

专利制剂

Arg.: Metvix; **Austria:** Hexvix; Metvix†; **Belg.:** Hexvix; Metvix; **Chile:** Levulan Kerastick; Metvix; **Cz.:** Gliolan; Hexvix; MC 506†; Metvix; **Denm.:** Hexvix; Metvix; **Fin.:** Hexvix; Metvix; **Fr.:** Gliolan; Hexvix; Metvixia; **Ger.:** Hexvix; Metvix; **Gr.:** Hexvix; Metvix; **Irl.:** Alacare; Gliolan; Hexvix; Metvix; **Ital.:** Hexvix; Metvix; **Neth.:** Hexvix; Metvix; **Norw.:** Hexvix; Metvix; **NZ:** Metvix; **Port.:** Gliolan; Hexvix; Metvix; **S.Afr.:** Metvix; **Singapore:** Metvix; **Spain:** Hexvix; Metvix; **Swed.:** Hexvix; Metvix; **Switz.:** Hexvix; Metvix; **UK:** Metvix; Porphin; **USA:** Cysview; Levulan Kerastick; Metvixia.

Amonafide (*rINN*) 阿莫纳非

Amonafida; Amonafidum; M-FA-142; Nafidimide; NSC-308847. 3-Amino-*N*-[2-(dimethylamino)ethyl]naphthalimide; 5-Amino-2-[2-(dimethylamino)ethyl]-1*H*-benz(de)isoquinoline-1,3(2*H*)-dione.

Амонафид

$C_{16}H_{17}N_3O_2$ = 283.3.
CAS — 69408-81-7.
UNII — 1Q8D39N37L.

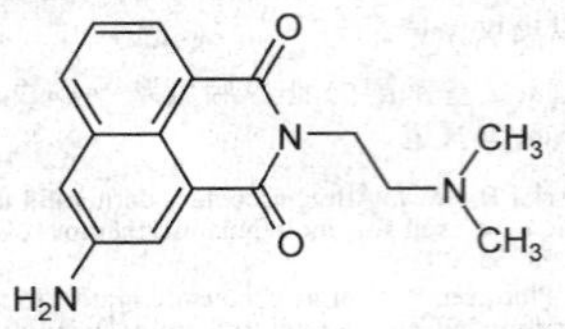

Amonafide Hydrochloride (*rINNM*) 盐酸阿莫纳非

Amonafide, Chlorhydrate de; Amonafide dihydrochloride; Amonafidi Hydrochloridum; Hidrocloruro de amonafida.

Амонафида Гидрохлорид

$C_{16}H_{17}N_3O_2$, 2HCl = 356.2.
CAS — 150091-68-2.
UNII — 2UAV344O66.

注：Quinamed 为盐酸阿莫纳非的商标。

Amonafide Malate (*rINNM*) 苹果酸阿莫纳非

Amonafide L-Malate; Amonafide, Malate d'; Amonafidi Malas; AS-1413; Malato de amonafida.

Амонафида Малат

$C_{16}H_{17}N_3O_2$, $C_4H_6O_5$ = 417.4.
CAS — 618863-54-0.

注：Xanafide 为苹果酸阿莫纳非的商标。

简介

阿莫纳非为一种拓扑异构酶抑制药。苹果酸阿莫纳非对急性髓性白血病的治疗尚在研究中。盐酸阿莫纳非的研究亦尚在进行中，但由于严重不良反应，有些研究已终止。

Amrubicin (*USAN*, *rINN*) 氨柔比星

Amrubicina; Amrubicine; Amrubicinum; SM-5887. (+)-(7*S*,9*S*)-9-Acetyl-9-amino-7-[(2-deoxy-β-D-*erythro*-pentopyranosyl)oxy]-7,8,9,10-tetrahydro-6,11-dihydroxy-5,12-naphthacenedione.

Амрубицин

$C_{25}H_{25}NO_9$ = 483.5.
CAS — 110267-81-7 (amrubicin); 110311-30-3 (amrubicin hydrochloride).
ATC — L01DB10.
UNII — 93N13LB4Z2.

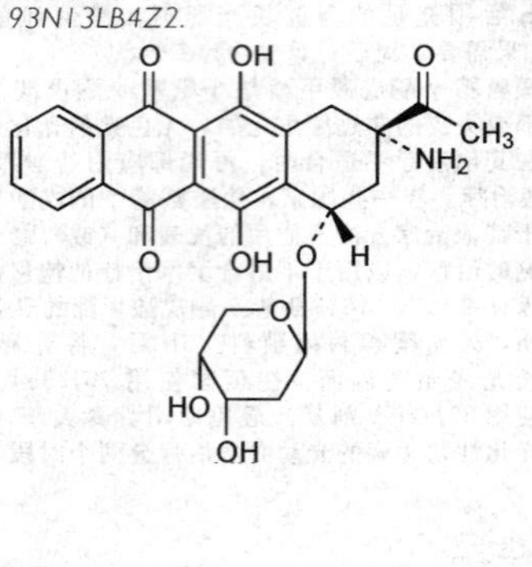

简介

氨柔比星是一种合成的蒽环类抗生素的衍生物，同类化合物有多柔比星（第680页）。盐酸氨柔比星为拓扑异构酶Ⅱ的强抑制药，作为抗肿瘤药用于肺癌的治疗。

制剂

专利制剂

Jpn: Calsed.

Amsacrine (*BAN*, *USAN*, *pINN*) 安吖啶

Acridinyl Anisidide; *m*-AMSA; Amsacrina; Amsacrinum; Amsakriini; Amsakrin; CI-880; NSC-249992. 4′-(Acridin-9-ylamino)methanesulphon-*m*-anisidide.

Амсакрин

$C_{21}H_{19}N_3O_3S$ = 393.5.
CAS — 51264-14-3.
ATC — L01XX01.
ATC Vet — QL01XX01.
UNII — 00DPD30SOY.

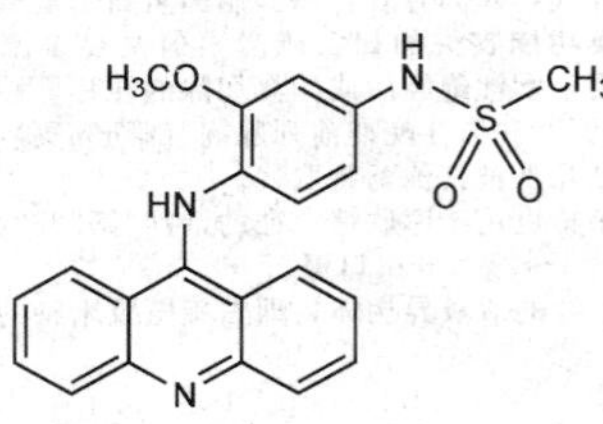

配伍禁忌 安吖啶与 0.9%的氯化钠注射液和其他含氯的溶剂存在配伍禁忌[1,2]，主要是由于其盐酸盐在水溶液的溶解度小[2]。安吖啶会与某些塑料制品反应[1]。

1. D'Arcy PF. Reactions and interactions in handling anticancer drugs. Drug Intell Clin Pharm 1983; 17: 532–8.
2. Trissel LA, et al. Visual compatibility of amsacrine with selected drugs during simulated Y-site injection. Am J Hosp Pharm 1990; 47: 2525–8.

不良反应、处置和注意事项

参见抗肿瘤药总论（第 605 页、第 609 页和第611页）。

骨髓抑制常为剂量限制性毒性，可能较严重。有报道，治疗 12 天左右白细胞计数达最低值，通常第 25 天恢复。可能出现全血细胞减少和出血。也可能出现恶心和呕吐（轻至中度）、口腔炎（轻度至致命）、皮疹和脱发。癫痫大发作、肾功能不全、肝毒性和心脏毒性也有报道。本药有刺激性：可导致静脉炎和局部组织坏死，尤其是使用高浓度时。

有肝肾疾病患者慎用本药，并需要做剂量调整。

药物相互作用

参见抗肿瘤药总论的药物相互作用，第611页。

安吖啶与利尿药或肾毒性药物如氨基糖苷类合用时产生低血钾，理论上可能增加安吖啶心脏毒性的危险。

药动学

安吖啶口服吸收较差。有报道，静脉给药消除半衰期为 5～8h。在肝中代谢，大多数以代谢物经胆汁排泄。蛋白结合率为 98%。

用途和用法

安吖啶抗肿瘤作用机制可能是嵌入 DNA 而抑制核酸的合成，对细胞膜可能也有作用。处于 G_2 期或 S 期的细胞对安吖啶最敏感。

安吖啶用于成人急性白血病，尤其是急性髓性白血病的诱导缓解和维持治疗。

安吖啶是使用乳酸和二甲乙酰胺配制的溶液，使用前用 5%葡萄糖溶液稀释，静脉输注 60～90min。

对于诱导缓解，安吖啶每日给予 90mg/m²，依据临床应答，使用 5～8 天。间隔 2～4 周可根据临床应答重复给药疗程，如果可以耐受，在后来的疗程中剂量应增加到每日 120mg/m²。维持剂量 150mg/m²，单次给药或分 3 天连续给药，每隔 3～4 周重复，如果需要，按临床应答调整剂量。

应定期检查全血细胞计数，监测心脏、肾和中枢神经系统功能。

肝或肾损伤的患者应减量（见下文）。

1. Ghaddar HM, *et al.* Amsacrine and continuous-infusion high-dose cytosine arabinoside as induction therapy for patients with newly-diagnosed acute myelogenous leukemia. *Leuk Lymphoma* 1996; **22:** 71–6.
2. Reman O, *et al.* Groupe d'Étude et de Traitement de la Leucémie Aiguë Lymphoblastique de l'Adulte. Rescue therapy combining intermediate-dose cytarabine with amsacrine and etoposide in relapsed adult acute lymphoblastic leukemia. *Hematol J* 2004; **5:** 123–9.
3. Sung WJ, *et al.* Phase II trial of amsacrine plus intermediate-dose Ara-C (IDAC) with or without etoposide as salvage therapy for refractory or relapsed acute leukemia. *Jpn J Clin Oncol* 2005; **35:** 612–16.
4. Horstmann MA, *et al.* Amsacrine combined with etoposide and high-dose methylprednisolone as salvage therapy in acute lymphoblastic leukemia in children. *Haematologica* 2005; **90:** 1701–3.
5. Kessler T, *et al.* Amsacrine containing induction therapy in elderly AML patients: comparison to standard induction regimens in a matched-pair analysis. *Leuk Res* 2008; **32:** 491–4.

在肝损伤中的用法 对于中到重度肝损伤，安吖啶用量应减少 50%。一些注册药品信息中推荐初始剂量减量 20%～30%，降到每日 60～75mg/m²。

在肾损伤中的用法 对于中到重度肾损伤，安吖啶用量应减少 50%。一些注册药品信息中推荐初始剂量减量 20%～30%，降到每日 60～75mg/m²。

制剂

专利制剂

Austral.: Amsidyl†; **Belg.:** Amsidine; **Canad.:** Amsa PD; **Cz.:** Amsidyl†; **Denm.:** Amekrin†; **Fr.:** Amsalyo; **Ger.:** Amsidyl†; **Gr.:** Amsidine; **Irl.:** Amsidine; **Neth.:** Amsidine; **Swed.:** Amekrin; **Switz.:** Amsidyl; **UK:** Amsidine.

Anastrozole (*BAN, USAN, rINN*) ⊗阿那曲唑

Anastrotsoli; Anastrozol; Anastrozolum; ICI-D1033; ZD-1033. 2,2′-Dimethyl-2,2′-[5-(1*H*-1,2,4-triazol-1-ylmethyl)-1,3-phenylene]bis(propiononitrile); α,α,α′,α′-Tetramethyl-5-(1*H*-1,2,4-triazol-1-ylmethyl)-*m*-benzenediacetonitrile.

Анастрозол

$C_{17}H_{19}N_5$ = 293.4.

CAS — 120511-73-1.

ATC — L02BG03.

ATC Vet — QL02BG03.

UNII — 2Z07MYW1AZ.

Pharmacopoeias. In *US.*

USP 33 (Anastrozole) 一种白色到类白色结晶性粉末。易溶于乙醇、甲醇、丙酮和四氢呋喃；极溶于乙腈。

不良反应、处置和注意事项

最常见的不良反应是胃肠道功能紊乱（包括厌食、恶心、呕吐和腹泻）、虚弱无力、热潮红、眩晕、困倦、头痛、皮疹。其他不良反应的报道有头发稀疏、阴道干燥或出血、肌肉疼痛和关节痛、骨折。常见失眠、抑郁、四肢水肿、淋巴水肿、咳嗽增加、呼吸困难和高血压。有缺血性心脏病病史的女性患者心血管风险增加，使用该药时应警告患者。一些患者用药后，出现肝药酶异常、肝炎、血栓栓塞和总胆固醇升高。非常罕见多形性红斑和 Stevens-Johnson 综合征，过敏反应（包括血管神经性水肿和过敏）也有发生。

用药期间可出现骨矿物质密度降低。患有骨质疏松或有骨质疏松风险的患者应在治疗前进行骨密度评估，并在治疗开始后定期检查骨密度。密切监测以便及时进行骨质疏松的治疗和预防。

绝经前妇女禁用阿那曲唑等芳香酶抑制药（尤其是妊娠妇女）。

对血脂的影响 阿那曲唑、来曲唑和依西美坦对血脂的影响见**依西美坦**项下，第687页。

对肝脏的影响 1 例患者在阿那曲唑开始治疗 3 周后出现急性肝炎[1]。

1. de la Cruz L, *et al.* Severe acute hepatitis in a patient treated with anastrozole. *Lancet* 2007; **369:** 23–4.

对骨骼肌系统的影响 77 例绝经后转移性乳腺癌妇女应用阿那曲唑，开始治疗 2 个月内有 12 位患者主诉关节痛。由此及临床试验期间报道的关节痛发生率，作者估计有 10%～15%患者接受阿那曲唑治疗出现了关节痛，这可能是雌二醇浓度的非常低造成的[1]。关节症状和骨折的发生率种族间有轻微差异[2]，在日本患者中发生率较低。

有报道绝经后妇女发生腕管综合征，在一项研究中[3]，服用阿那曲唑的妇女发生腕管综合征人数是服用他莫西芬患者的 3 倍，尽管发生率仍很低（2.6%）。大多数患者为轻微到中等强度并且持续时间短暂。危险因素为小于等于 60 岁或曾有过激素替代疗法或化疗。

绝经后早期乳腺癌患者的阿那曲唑辅助疗法与骨质流失加快有关，但危险因素仅限于患者基线骨质减少[4]。开始治疗前应对这些患者发生骨质疏松症的风险进行评估，并制订个体化的治疗方案[5]。

1. Donnellan PP, *et al.* Aromatase inhibitors and arthralgia. *J Clin Oncol* 2001; **19:** 2767.
2. Okishiro M, *et al.* Incidence of joint symptoms and bone fractures in Japanese postmenopausal breast cancer patients treated with adjuvant anastrozole. *J Cancer Res Clin Oncol* 2009; **135:** 823–7.
3. Sestak I, *et al.* Aromatase inhibitor-induced carpal tunnel syndrome: results from the ATAC trial. *J Clin Oncol* 2009; **27:** 4961–5.
4. Eastell R, *et al.* Effect of anastrozole on bone mineral density: 5-year results from the anastrozole, tamoxifen, alone or in combination trial 18233230. *J Clin Oncol* 2008; **26:** 1051–8.
5. Chien AJ, Goss PE. Aromatase inhibitors and bone health in women with breast cancer. *J Clin Oncol* 2006; **24:** 5305–12.

药动学

阿那曲唑口服后迅速、几乎完全被胃肠道吸收，约 2h 内血药浓度达峰值。食物可减少吸收率，但没有临床意义。阿那曲唑血浆蛋白结合率为 40%。在肝中代谢，经 *N*-脱烷基反应、羟基化反应、葡糖醛酸化作用，主要代谢物为三唑，无药理学活性。主要以代谢物经尿液排泄。终末消除半衰期为 40～50h，患者每日口服一次阿那曲唑，大约 7 天后达稳态血药浓度。

用途和用法

阿那曲唑是一种高效、选择性的非甾体类芳香化酶（雌二醇合成酶）抑制药，在外周组织中该酶将肾上腺雄激素转化为雌二醇。阿那曲唑适用于晚期的或局部晚期的乳腺癌的治疗，以及激素受体阳性的早期乳腺癌的辅助治疗（第628页），绝经后妇女每日 1 次 1mg，口服给药。雌激素受体阴性患者似乎没有应答。辅助治疗持续直到 5 年，但最佳治疗持续时间尚无定论。

1. Bonneterre J, *et al.* Anastrozole versus tamoxifen as first-line therapy for advanced breast cancer in 668 postmenopausal women: results of the Tamoxifen or Arimidex Randomized Group Efficacy and Tolerability study. *J Clin Oncol* 2000; **18:** 3748–57.
2. Nabholtz JM, *et al.* Anastrozole is superior to tamoxifen as first-line therapy for advanced breast cancer in postmenopausal women: results of a North American multicenter randomized trial. *J Clin Oncol* 2000; **18:** 3758–67.
3. The ATAC (Arimidex, Tamoxifen Alone or in Combination) trialists' group. Anastrozole alone or in combination with tamoxifen versus tamoxifen alone for adjuvant treatment of postmenopausal women with early breast cancer: first results of the ATAC randomised trial. *Lancet* 2002; **359:** 2131–9.
4. Baum M, *et al.* Anastrozole alone or in combination with tamoxifen versus tamoxifen alone for adjuvant treatment of postmenopausal women with early-stage breast cancer: results of the ATAC (Arimidex, Tamoxifen Alone or in Combination) trial efficacy and safety update analyses. *Cancer* 2003; **98:** 1802–10.
5. ATAC Trialists' Group. Results of the ATAC (Arimidex, Tamoxifen, Alone or in Combination) trial after completion of 5 years' adjuvant treatment for breast cancer. *Lancet* 2005; **365:** 60–2.
6. Jakesz R, *et al.* Switching of postmenopausal women with endocrine-responsive early breast cancer to anastrozole after 2 years' adjuvant tamoxifen: combined results of ABCSG trial 8 and ARNO 95 trial. *Lancet* 2005; **366:** 455–62.
7. The Arimidex, Tamoxifen, Alone or in Combination (ATAC) Trialists' Group. Comprehensive side-effect profile of anastrozole and tamoxifen as adjuvant treatment for early-stage breast cancer: long-term safety analysis of the ATAC trial. *Lancet Oncol* 2006; **7:** 633–43.
8. Jonat W, *et al.* Effectiveness of switching from adjuvant tamoxifen to anastrozole in postmenopausal women with hormone-sensitive early-stage breast cancer: a meta-analysis. *Lancet Oncol* 2006; **7:** 991–6. Correction. *ibid.* 2007; **8:** 6.
9. Jakesz R, *et al.* Extended adjuvant therapy with anastrozole among postmenopausal breast cancer patients: results from the randomized Austrian Breast and Colorectal Cancer Study Group Trial 6a. *J Natl Cancer Inst* 2007; **99:** 1845–53. Correction. *ibid.* 2008; **100:** 226.
10. Forbes JF, *et al.* Arimidex, Tamoxifen, Alone or in Combination (ATAC) Trialists' Group. Effect of anastrozole and tamoxifen as adjuvant treatment for early-stage breast cancer: 100-month analysis of the ATAC trial. *Lancet Oncol* 2008; **9:** 45–53.
11. Sanford M, Plosker GL. Anastrozole: a review of its use in postmenopausal women with early-stage breast cancer. *Drugs* 2008; **68:** 1319–40.

在肝损伤中的用法 英国注册药品信息中指出对轻度肝损伤患者没必要进行剂量调整，但对中度或重度肝病患者应禁止使用阿那曲唑。美国注册药品信息中指出轻到中度肝损伤患者无需进行剂量调整，未进行重度肝损伤患者使用阿那曲唑的研究，对稳定性肝硬化患者无需进行剂量调整。

在肾损伤中的用法 美国注册药品信息允许肾损伤患者不进行阿那曲唑剂量调整，但是英国注册药品信息中阿那曲唑禁用于严重肾损伤患者（肌酐清除率< 20ml/min）。

子宫内膜异位症 一项小规模公开标签（open-lable）研究显示[1]，每日口服 1mg 阿那曲唑和一种低强度的口服避孕药，持续 6 个月，可以降低难治性子宫内膜异位症（第2023页）患者的骨盆疼痛评分。不良反应较轻，尽管大多数患者出现穿透性出血，使疼痛加重。作者推断在以后的研究中应考虑更高剂量的口服避孕药。

一项小规模对直肠阴道子宫内膜异位症患者的初步研究[2]显示，250μg 的阿那曲唑，每日 1 次阴道给药，持续 6 个月，显著改善痛经，但不改变慢性骨盆痛。不良反应较轻。

1. Amsterdam LL, *et al.* Anastrazole [sic] and oral contraceptives: a novel treatment for endometriosis. *Fertil Steril* 2005; **84:** 300–4.
2. Hefler LA, *et al.* Role of the vaginally administered aromatase inhibitor anastrozole in women with rectovaginal endometriosis: a pilot study. *Fertil Steril* 2005; **84:** 1033–6.

生长激素缺乏 对生长激素缺乏的男性青少年（见**生长迟缓**，第1717页）进行为期 3 年的阿那曲唑辅助治疗，结果显示，与安慰剂组相比，治疗组显著长高到预测的成年人身高，药物耐受性较好，并且保持了正常的青春期发育[1]。

1. Mauras N, *et al.* Anastrozole increases predicted adult height of short adolescent males treated with growth hormone: a randomized, placebo-controlled, multicenter trial for one to three years. *J Clin Endocrinol Metab* 2008; **93:** 823–31.

男子乳腺发育症 有报道[1,2]，阿那曲唑用于治疗男子乳腺发育症的研究正在进行中，但对照研究提示，本药疗效几乎与安慰剂相当，参见男子乳腺发育症（第2024页）和**氟他胺的不良反应和注意事项项下男子乳腺发育症**（第693页）。

1. Gruntmanis U, Braunstein GD. Treatment of gynecomastia. *Curr Opin Investig Drugs* 2001; **2:** 643–9.
2. Mauras N, *et al.* Pharmacokinetics and pharmacodynamics of anastrozole in pubertal boys with recent-onset gynecomastia. *J Clin Endocrinol Metab* 2009; **94:** 2975–8.

不孕症 已开始研究阿那曲唑、来曲唑等非甾体类芳香族抑制药的诱导排卵作用，见**来曲唑**（第709页）。

制剂

专利制剂

Arg.: Anaskebir; Anastraze; Anebol; Arimidex; Aromenal; Distalene; Gondonar; Leprofen; Pantestone; Puricap; Trozolite; **Austral.:** Arimidex; **Austria:** Arimidex; **Belg.:** Arimidex; **Braz.:** Arimidex; **Canad.:** Arimidex; **Chile:** Arimidex; Madelen; Trozolet; **Cz.:** Acydex; Alozex; Anabrest; Anaprex; Anasolde; Anastar; Anastrad; Anaya; Arimidex; Asnea; Betasolde; Deltasolde; Egistrozol; Epsisolde; Gammasolde; Mammozole; OncoFem; Trasolette; Zelotrin; Zynzol; **Denm.:** Arimidex; **Fin.:** Arimidex; **Fr.:** Arimidex; **Ger.:** Arimidex; **Gr.:** Arimidex; Astrazol; Londer; Oxeda; Viastrol; Zolitrat; **Hong Kong:** Arimidex; **Hung.:** Anabrest; Anamataz; Anaromat; Arilla; Arimidex; Axastrol; Mammozole; Mastoren; Nobrec; Valmidex; Zynzol; **India:** Altraz; Armotraz; **Indon.:** Arimidex; **Irl.:** Arimidex; Anastarrow; Arimidex; **Israel:** Arimidex; **Ital.:** Arimidex; **Malaysia:** Arimidex; **Mex.:** Arimidex; **Neth.:** Arimidex; Barstra; Egistrozol; Genstra; Kirana; Mastrol; Zolkir; Zolzyn; **Norw.:** Arimidex; **NZ:** Arimidex; **Philipp.:** Arimidex; **Pol.:** Anastralan; AnastroLek; Ansyn; Arimidex; Arinel; Atrozol; Egistrozol; Mamostrol; **Port.:** Anacyne; Arimidex; Astoz; Remidex; **Rus.:** Arimidex (Аримидекс); **S.Afr.:** Arimidex; **Singapore:** Arimidex; **Spain:** Arimidex; **Swed.:** Arimidex; **Switz.:** Arimidex; **Thai.:** Arimidex; **Turk.:** Arimidex; **UK:** Arimidex; **Ukr.:** Arimidex (Аримидекс); **USA:** Arimidex; **Venez.:** Arimidex; Trozolet.

Antineoplaston A10 抗瘤酮 A10

3-Phenylacetylamino-2,6-piperidinedione.

$C_{13}H_{14}N_2O_3$ = 246.3.

简介

抗瘤酮 A10，一组从血和尿中分离出的肽衍生物中的一种，已用于治疗乳腺癌、脑干神经胶质瘤和其他恶性肿瘤的研究，但是其疗效仍存在争议（见下文）。

一篇关键性的抗瘤酮的综述[1]，指出了抗瘤酮大量的工作是关于抗瘤酮 A10 的。抗瘤酮 A10 不溶于水溶液，它的衍生物-抗瘤酮 AS2.5（苯乙酰谷氨酰胺）和抗瘤酮 AS2.1（苯乙酸和苯乙酰谷氨酰胺 4∶1 的混合物）并未显示出独立的抗癌活性。然而，最近的参考文献[2～4]显示出人们对抗瘤酮的研究仍然有兴趣。

1. Green S. Antineoplastons: an unproved cancer therapy. *JAMA* 1992; **267:** 2924–8.
2. Buckner JC, *et al.* Phase II study of antineoplastons A10 (NSC 648539) and AS2-1 (NSC 620261) in patients with recurrent glioma. *Mayo Clin Proc* 1999; **74:** 137–45.

3. Badria F, *et al.* Immune modulatory potentials of antineoplaston A-10 in breast cancer patients. *Cancer Lett* 2000; **157:** 57–63.
4. Burzynski SR, *et al.* Targeted therapy with antineoplastons A10 and AS2-1 of high-grade, recurrent, and progressive brainstem glioma. *Integr Cancer Ther* 2006; **5:** 40–7.

AS-1411

AGRO-100.

简介

AS-1411 是一种选择性寡核苷酸配基（适体），与蛋白核仁素结合诱导癌细胞凋亡。对肾细胞癌、胰腺癌、急性粒细胞白血病的治疗尚在研究中。

1. Bates PJ, *et al.* Discovery and development of the G-rich oligonucleotide AS1411 as a novel treatment for cancer. *Exp Mol Pathol* 2009; **86:** 151–64.
2. Mongelard F, Bouvet P. AS-1411, a guanosine-rich oligonucleotide aptamer targeting nucleolin for the potential treatment of cancer, including acute myeloid leukemia. *Curr Opin Mol Ther* 2010; **12:** 107–14.

Asparaginase (*USAN*) 门冬酰胺酶

Asparaginasa; L-Asparaginaasi; L-Asparaginas; L-Asparaginasa; L-Asparaginase; L-Asparaginasum; L-Asparagine Amidohydrolase; L-Asparaginaz; MK-965; NSC-109229; Re-82-TAD-15.

Аспарагиназа

CAS — 9015-68-3.
ATC — L01XX02.
ATC Vet — QL01XX02.
UNII — G4FQ3CKY5R.

注：门冬酰胺酶是一种从大肠杆菌中分离或其他途径获得的酶。也可见下文 **L-门冬酰胺酶**和**菊欧文菌门冬酰胺酶**。

配伍禁忌 门冬酰胺酶不能接触橡胶。注册药品信息推荐它不能和其他药物混合。

贮藏 门冬酰胺酶应于 2～8℃冷藏保存（见下文**稳定性**）。

Colaspase (*BAN*) L-门冬酰胺酶

CAS — 9015-68-3.
ATC — L01XX02.
ATC Vet — QL01XX02.

注：L-门冬酰胺酶（*BAN*）来源于大肠杆菌特定菌株，例如 ATCC 9637。

Pharmacopoeias. *Chin.* includes Asparaginase obtained from *Escherichia coli* ASI 357.

Crisantaspase (*BAN*) 菊欧文菌门冬酰胺酶

Crisantaspasum; Erwinia L-asparaginase; Krisantaspaasi; Krisantaspas.

CAS — 9015-68-3.
ATC — L01XX02.
ATC Vet — QL01XX02.

注：菊欧文菌门冬酰胺酶（*BAN*）是一种由菊欧文菌 *Erwinia chrysanthemi*（*E. carotovora*）的培养物获得的门冬酰胺酶。

Pegaspargase (*USAN*, *rINN*) 培门冬酶

PEG-L-asparaginase; Pegaspargasa; Pégaspargase; Pegaspargasum. A conjugate of colaspase with a polyethylene glycol of molecular weight 5000; Monomethoxypolyethylene glycol succinimidyl L-asparaginase.

Пэгаспаргаза

CAS — 130167-69-0.
ATC — L01XX24.
ATC Vet — QL01XX24.
UNII — 7D96IR0PPM.

稳定性 虽然门冬酰胺酶常规应冰箱保存[1]，一家制造商（*Merck Sharp & Dohme*）资料显示门冬酰胺酶能在温度 15°～30°稳定保存 48h。注册药品信息表明，室温放置超过 48h 后，培门冬酶就不应再用于患者。

1. Vogenberg FR, Souney PF. Stability guidelines for routinely refrigerated drug products. *Am J Hosp Pharm* 1983; **40:** 101–2.

贮藏 应于 2°～8°冷藏。

单位

1IU 的门冬酰胺酶在标准条件下，1min 能从左旋门冬酰胺裂解产生 1μmol 氨。

不良反应

门冬酰胺酶是一种蛋白质，可能产生过敏反应和其他超敏反应，包括发热、皮疹、支气管痉挛、风疹、低血压和喉头水肿；过敏反应风险随门冬酰胺酶持续使用而风险增加，并且在停药间隔后重新使用时风险增加。由于免疫原性的不同，对大肠杆菌产门冬酰胺酶过敏的患者可使用菊欧文菌（*Erwinia chrysanthemi*）产门冬酰胺酶继续治疗。培门冬酶的超敏反应并不常见，但却非常重要，大约 30%的对门冬酰胺酶超敏的患者进行培门冬酶治疗时存在超敏反应。

许多患者出现了肝功能异常，可能出现血中纤维蛋白原和凝血因子浓度降低，导致的凝血障碍和血栓性并发症，血脂和胆固醇的改变以及血清白蛋白减少。由于门冬酰胺产生氨，可能导致高血氨的出现。也有尿毒症和偶尔可见的肾衰竭。可能出现胰腺炎，并可能致命。由于门冬酰胺酶降低了胰岛素的生成而导致的高血糖，也可能出现酮酸中毒引起死亡。

胃肠道功能紊乱（包括恶心、呕吐）和中枢神经系统障碍（包括困倦、抑郁、昏迷、幻觉、癫痫发作和类帕金森综合征）都有报道。肌痛、反应性关节炎、暂时性骨髓抑制和白细胞显著减少很少发生。也有报道致命性的体温过高的病例。

1. Earl M. Incidence and management of asparaginase-associated adverse events in patients with acute lymphoblastic leukemia. *Clin Adv Hematol Oncol* 2009; **7:** 600–6.

对血液的影响 有报道[1～4]，使用门冬酰胺酶治疗，患者除了可能发生外周血栓形成和出血外，还可能出现中枢血栓或颅内出血。尽管确切的机制还不清楚，但门冬酰胺酶似乎能减少某些凝血因子以及抗凝血酶Ⅲ、纤溶酶原和纤维蛋白原[4]。这种减低作用可能依赖于制剂的配方和所含的门冬酰胺酶的活性[5]，一些研究显示菊欧文菌门冬酰胺酶对凝血因子的影响可能较 L-门冬酰胺酶轻[6]。一项对儿童急性成淋巴细胞白血病患者的多中心回顾性调查显示[3]，应用皮质激素和 L-天冬酰胺酶可能增加血栓的风险。

1. Priest JR, *et al.* A syndrome of thrombosis and hemorrhage complicating L-asparaginase therapy for childhood acute lymphoblastic leukemia. *J Pediatr* 1982; **100:** 984–9.
2. Ott N, *et al.* Sequelae of thrombotic or hemorrhagic complications following L-asparaginase therapy for childhood lymphoblastic leukemia. *Am J Pediatr Hematol Oncol* 1988; **10:** 191–5.
3. Sutor AH, *et al.* Bleeding and thrombosis in children with acute lymphoblastic leukaemia, treated according to the ALL-BFM-90 protocol. *Klin Padiatr* 1999; **211:** 201–4.
4. Alberts SR, *et al.* Thrombosis related to the use of L-asparaginase in adults with acute lymphoblastic leukemia: a need to consider coagulation monitoring and clotting factor replacement. *Leuk Lymphoma* 1999; **32:** 489–96.
5. Nowak-Göttl U, *et al.* Influence of two different Escherichia coli asparaginase preparations on fibrinolytic proteins in childhood ALL. *Haematologica* 1996; **81:** 127–31.
6. Carlsson H, *et al.* Effects of Erwinia-asparaginase on the coagulation system. *Eur J Haematol* 1995; **55:** 289–93.

超敏反应 有报道 L-门冬酰胺酶超敏的患者对菊欧文菌门冬酰胺酶的交叉过敏率较低[1,2]。

1. Billett AL, *et al.* Allergic reactions to Erwinia asparaginase in children with acute lymphoblastic leukemia who had previous allergic reactions to Escherichia coli asparaginase. *Cancer* 1992; **70:** 201–6.
2. Vrooman LM, *et al.* Erwinia asparaginase after allergy to E. coli asparaginase in children with acute lymphoblastic leukemia. *Pediatr Blood Cancer* 2010; **54:** 199–205.

注意事项

胰腺炎患者禁用门冬酰胺酶，孕妇应避免使用。肝损伤患者应谨慎使用，治疗期间应定期监测肝功能。若出现过敏反应应停止治疗，在重新开始治疗时不应再使用同种类型门冬酰胺酶。治疗期间应预备处理过敏反应（见第1161页）的措施。一些注册药品信息推荐开始给药前给予皮试剂量，检测过敏反应，见下文用**法**项下，尽管皮试结果可能不全有预测性。治疗中断后再次开始使用门冬酰胺酶时应密切观察，因为此时过敏反应的风险可能增加。对超敏反应风险增加的患者可使用脱敏疗法，尽管其本身也是有危险的。应定期监测血清淀粉酶、脂肪酶和血糖浓度。有报道，门冬酰胺酶能暂时性降低甲状腺结合球蛋白浓度从而干扰了甲状腺功能的测定。开始治疗前应常规筛查凝血因子。若发生凝血障碍，应暂停门冬酰胺酶治疗直到恢复。亦推荐血细胞计数和骨髓监测。应采取措施防止高尿酸血症的发生（见第525页）。

药物相互作用

门冬酰胺酶与其他影响肝功能的药物合用可增加肝中毒的风险，合用皮质激素疗法可能增加凝血功能异常的风险。门冬酰胺酶合用甲氨蝶呤，会导致甲氨蝶呤活性降低（见下文）。合用天冬酰胺酶可能会增加长春新碱的神经毒性（见第759页）。

甲氨蝶呤 门冬酰胺酶抑制了蛋白质合成和细胞复制，因此可能干扰一些药物的作用，例如甲氨蝶呤，这些药物需要细胞复制来发挥抗肿瘤作用[1]。门冬酰胺酶注册药品信息中指出只要血浆门冬酰胺的浓度受到抑制，此作用就一直存在，并推荐当门冬酰胺酶浓度低于正常时不应同时或在门冬酰胺酶后使用甲氨蝶呤。资料显示，在门冬酰胺酶前 24h 给予甲氨蝶呤至少可以达到疗效相加[2]。

1. Jolivet J, *et al.* Prevention of methotrexate cytotoxicity by asparaginase inhibition of methotrexate polyglutamate formation. *Cancer Res* 1985; **45:** 217–20.
2. Capizzi RL. Asparaginase-methotrexate in combination chemotherapy: schedule-dependent differential effects on normal versus neoplastic cells. *Cancer Treat Rep* 1981; **65** (suppl 4): 115–21.

药动学

静脉注射后，天然的酶的血浆半衰期为 8～30h，肌内注射给药半衰期可达 49h。有报道，培门冬酶的平均半衰期在 6～14 天。门冬酰胺酶在淋巴中的浓度约为血浆浓度的 20%。不能进入脑脊液。微量由尿排泄。

1. Panetta JC, *et al.* Comparison of native *E. coli* and PEG asparaginase pharmacokinetics and pharmacodynamics in pediatric acute lymphoblastic leukemia. *Clin Pharmacol Ther* 2009; **86:** 651–8.

用途和用法

门冬酰胺酶是一种酶，通过将 L-门冬酰胺水解为门冬氨酸和氨发挥作用。它干扰恶性细胞的生长，这些细胞无法像大多数正常细胞那样合成 L-门冬酰胺以维持代谢，但是对门冬酰胺酶的耐药出现得相当快。据报道，它特异性作用于 G_1 期细胞。

门冬酰胺酶和培门冬酶主要用于联合化疗方案，诱导缓解急性淋巴细胞白血病（见第620页）。培门冬酶可用于对门冬酰胺酶过敏的患者（尽管培门冬酶过敏反应仍有发生，见上文**不良反应**）。

菊欧文菌门冬酰胺酶可肌注、静脉及皮下注射。L-天冬酰胺酶可经肌注（每次注射最大体积 2ml）或用于氯化钠或 5%葡萄糖静脉通道滴注，不少于 30min。用法变化大，给药剂量应遵循当地的治疗规程，门冬酰胺酶常用剂量为菊欧文菌门冬酰胺酶 6000 U/m²（200 U/kg），每周 3 次，用药 3 周。或者培门冬酶肌注（每次注射最大体积 2ml），或溶于 100ml 氯化钠或 5%葡萄糖静注，滴注时间大于 1～2h，2500 U/m²，频次不超过每 14 天 1 次。

门冬酰胺酶一般不单独作为诱导药物应用，但使用过 L-天冬酰胺酶，每日静滴，200U/kg，28 天。

许多门冬酰胺酶或培门冬酶的方案都用于儿童，具体方案见下。

虽然皮试不完全可靠，但是美国仍推荐约 2U 的皮试剂量，在使用 L-门冬酰胺酶之前或用药间隔大于一周时检测患者是否过敏。过敏反应风险增加的患者，提倡使用门冬酰胺酶脱敏治疗。使用培门冬酶的患者超敏反应的发生率也较低，也不提倡试验剂量。

1. Muller HJ, Boos J. Use of L-asparaginase in childhood ALL. *Crit Rev Oncol Hematol* 1998; **28:** 97–113.
2. Asselin BL. The three asparaginases: comparative pharmacology and optimal use in childhood leukemia. *Adv Exp Med Biol* 1999; **457:** 621–9.
3. Abshire TC, *et al.* Weekly polyethylene glycol conjugated L-asparaginase compared with biweekly dosing produces superior induction remission rates in childhood relapsed acute lymphoblastic leukemia: a Pediatric Oncology Group study. *Blood* 2000; **96:** 1709–15.
4. Avramis VI, Panosyan EH. Pharmacokinetic/pharmacodynamic relationships of asparaginase formulations: the past, the present and recommendations for the future. *Clin Pharmacokinet* 2005; **44:** 367–93.
5. Fu CH, Sakamoto KM. PEG-asparaginase. *Expert Opin Pharmacother* 2007; **8:** 1977–84.
6. Douer D. Is asparaginase a critical component in the treatment of acute lymphoblastic leukemia? *Best Pract Res Clin Haematol* 2008; **21:** 647–58.
7. Jaccard A, *et al.* L-asparaginase-based treatment of 15 western patients with extranodal NK/T-cell lymphoma and leukemia and a review of the literature. *Ann Oncol* 2009; **20:** 110–16. Correction. *ibid.*; 1612.
8. Zeidan A, *et al.* Pegasparaginase: where do we stand? *Expert Opin Biol Ther* 2009; **9:** 111–19.

儿童用法 门冬酰胺酶和培门冬酶主要用于儿童联合化疗方案，诱导缓解急性淋巴细胞白血病。培门冬酶可用于对门冬酰胺酶过敏的患儿（尽管仍有可能发生培门冬

酶过敏，见上文**不良反应**）。用药方案变化大，给药剂量应遵循当地的治疗规程，剂量与成人相似，如上所述。美国注册药品信息中指出门冬酰胺酶和长春新碱、泼尼松联用用于治疗儿童急性淋巴细胞白血病。典型门冬酰胺酶给药剂量（按照 L-门冬酰胺酶给药）包括：

- 门冬酰胺酶静脉给药，每日 1000U/kg，连续 10 天。
- 门冬酰胺酶肌注每日 6000U/m^2，每 3 天 1 次，共 9 次。

门冬酰胺酶对儿童毒性小于成人。一项大型儿童急性淋巴细胞白血病的研究还发现从菊欧文菌获得的门冬酰胺酶（菊欧文菌门冬酰胺酶）较从大肠杆菌获得的门冬酰胺酶（L-天冬酰胺酶）的毒性更低，但是治疗 5 年后使用菊欧文菌门冬酰胺酶的患者生存率较低[1]。

1. Moghrabi A, *et al.* Results of the Dana-Farber Cancer Institute ALL Consortium Protocol 95-01 for children with acute lymphoblastic leukemia. *Blood* 2007; **109:** 896–904.

制剂

专利制剂

Arg.: Kidrolase; Oncaspar; ***Austral.:*** Leunase; ***Belg.:*** Paronal; ***Braz.:*** Elspar; ***Canad.:*** Kidrolase; ***Cz.:*** Erwinase†; Kidrolase; ***Fin.:*** Erwinase†; ***Fr.:*** Kidrolase; ***Ger.:*** Erwinase; Oncaspar; ***Gr.:*** Erwinase; Oncaspar; ***Hong Kong:*** Leunase; ***India:*** Leunase; ***Indon.:*** Leunase; ***Irl.:*** Erwinase; ***Israel:*** Kidrolase; ***Jpn:*** Leunase; ***Malaysia:*** Leunase; ***Mex.:*** Elspar; Leunase; ***Neth.:*** Erwinase; Paronal; ***NZ:*** Erwinase; Leunase; ***Philipp.:*** Leunase; ***Pol.:*** Oncaspar; ***Port.:*** Erwinase; ***Rus.:*** Oncaspar (Онкаспар); ***S.Afr.:*** Laspar; ***Singapore:*** Erwinase; Leunase; ***Swed.:*** Erwinase†; ***Thai.:*** Leunase; ***Turk.:*** Leunase; ***UK:*** Erwinase; ***USA:*** Elspar; Oncaspar.

Atiprimod (*rINN*) 阿普莫德

Atiprimodum. 2-[3-(Diethylamino)propyl]-8,8-dipropyl-2-azaspiro[4.5]decane.

Атипримод

$C_{22}H_{44}N_2$ = 336.6.

CAS — 123018-47-3 (atiprimod); 130065-61-1 (atiprimod hydrochloride); 183063-72-1 (atiprimod maleate).

UNII — MG7D3QD743.

简介

阿普莫特为抗肿瘤药，对类癌及多发性骨髓瘤的治疗尚在研究中。

Atrasentan Hydrochloride (*USAN*, *rINNM*) 盐酸阿曲生坦

A-147627.1; Abbott-147627; ABT-627; Atrasentan, Chlorhydrate d'; Atrasentani Hydrochloridum; Hidrocloruro de atrasentán. (2*R*,3*R*,4*S*)-1-[(Dibutylcarbamoyl)methyl]-2-(*p*-methoxyphenyl)-4-[3,4-(methylenedioxy)phenyl]-3-pyrrolidinecarboxylic acid hydrochloride.

Атразентана Гидрохлорид

$C_{29}H_{38}N_2O_6$,HCl = 547.1.

CAS — 173937-91-2 (atrasentan); 195733-43-8 (atrasentan hydrochloride).

UNII — E4G31X93ZA.

(atrasentan)

注：Xinlay 已用作盐酸阿曲生坦的商标。

简介

盐酸阿曲生坦是选择性的内皮素 A 受体拮抗剂，能抑制内皮素-1 的作用。内皮素-1 是一个与肿瘤进展相关的蛋白。本品治疗前列腺癌的研究正在进行，也被试用于其他恶性肿瘤及糖尿病并发症和代谢综合征。

1. Samara E, *et al.* Single-dose pharmacokinetics of atrasentan, an endothelin-A receptor antagonist. *J Clin Pharmacol* 2001; **41:** 397–403.
2. Carducci MA, *et al.* Atrasentan, an endothelin-receptor antagonist for refractory adenocarcinomas: safety and pharmacokinetics. *J Clin Oncol* 2002; **20:** 2171–80.
3. Carducci MA, *et al.* Effect of endothelin-A receptor blockade with atrasentan on tumor progression in men with hormone-refractory prostate cancer: a randomized, phase II, placebo-controlled trial. *J Clin Oncol* 2003; **21:** 679–89.
4. Zonnenberg BA, *et al.* Phase I dose-escalation study of the safety and pharmacokinetics of atrasentan: an endothelin receptor antagonist for refractory prostate cancer. *Clin Cancer Res* 2003; **9:** 2965–72.
5. Ryan CW, *et al.* Dose-ranging study of the safety and pharmacokinetics of atrasentan in patients with refractory malignancies. *Clin Cancer Res* 2004; **10:** 4406–11.
6. Michaelson MD, *et al.* Randomized phase II study of atrasentan alone or in combination with zoledronic acid in men with metastatic prostate cancer. *Cancer* 2006; **107:** 530–5.
7. Carducci MA, *et al.* Atrasentan Phase III Study Group Institutions. A phase 3 randomized controlled trial of the efficacy and safety of atrasentan in men with metastatic hormone-refractory prostate cancer. *Cancer* 2007; **110:** 1959–66.
8. Chiappori AA, *et al.* Phase I/II study of atrasentan, an endothelin A receptor antagonist, in combination with paclitaxel and carboplatin as first-line therapy in advanced non-small cell lung cancer. *Clin Cancer Res* 2008; **14:** 1464–9.
9. Phuphanich S, *et al.* New Approaches to Brain Tumor Therapy (NABTT) CNS Consortium. Phase I safety study of escalating doses of atrasentan in adults with recurrent malignant glioma. *Neuro-oncol* 2008; **10:** 617–623.
10. Nelson JB, *et al.* Atrasentan Phase 3 Study Group. Phase 3, randomized, controlled trial of atrasentan in patients with nonmetastatic, hormone-refractory prostate cancer. *Cancer* 2008; **113:** 2478–87.
11. Raichlin E, *et al.* Efficacy and safety of atrasentan in patients with cardiovascular risk and early atherosclerosis. *Hypertension* 2008; **52:** 522–8.
12. Russo A, *et al.* Anti-endothelin drugs in solid tumors. *Expert Opin Emerg Drugs* 2010; **15:** 27–40.

Axitinib (*USAN*, *rINN*) 阿希替尼

AG-013736; Axitinibum. *N*-Methyl-2-({3-[(1*E*)-2-(pyridin-2-yl)ethenyl]-1*H*-indazol-6-yl}sulfanyl)benzamide.

Акситиниб

$C_{22}H_{18}N_4OS$ = 386.5.

CAS — 319460-85-0.

UNII — C9LVQ0YUXG.

简介

阿希替尼是一种血管内皮生长因子（VEGF）受体酪氨酸激酶抑制药，作为抗肿瘤药尚在研究中，可治疗多种癌症包括甲状腺癌、肺癌、胃肠癌、乳腺癌以及肾细胞癌。

1. Sonpavde G, *et al.* Axitinib for renal cell carcinoma. *Expert Opin Invest Drugs* 2008; **17:** 741–8.
2. Choueiri TK. Axitinib, a novel anti-angiogenic drug with promising activity in various solid tumors. *Curr Opin Investig Drugs* 2008; **9:** 658–71.
3. Spano J-P, *et al.* Efficacy of gemcitabine plus axitinib compared with gemcitabine alone in patients with advanced pancreatic cancer: an open-label randomised phase II study. *Lancet* 2008; **371:** 2101–8.
4. Schiller JH, *et al.* Efficacy and safety of axitinib in patients with advanced non-small-cell lung cancer: results from a phase II study. *J Clin Oncol* 2009; **27:** 3836–41.
5. Rini BI, *et al.* Phase II study of axitinib in sorafenib-refractory metastatic renal cell carcinoma. *J Clin Oncol* 2009; **27:** 4462–8.
6. Sharma S, *et al.* A phase I study of axitinib (AG-013736) in combination with bevacizumab plus chemotherapy or chemotherapy alone in patients with metastatic colorectal cancer and other solid tumors. *Ann Oncol* 2010; **21:** 297–304.
7. Kelly RJ, Rixe O. Axitinib (AG-013736). *Recent Results Cancer Res* 2010; **184:** 33–44.

Azacitidine (*USAN*, *rINN*) 阿扎胞苷

Azacitidina; 5-Azacitidina; Azacitidinum; 5-Azacytidine; Ladakamycin; NSC-102816; U-18496. 4-Amino-1-β-D-ribofuranosyl-1,3,5-triazin-2(1*H*)-one.

Азацитидин

$C_8H_{12}N_4O_5$ = 244.2.

CAS — 320-67-2.

ATC — L01BC07.

ATC Vet — QL01BC07.

UNII — M801H13NRU.

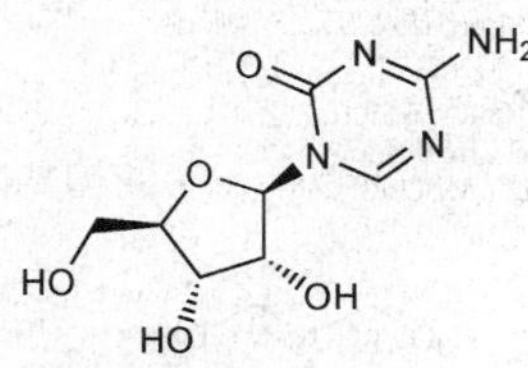

不良反应和注意事项

阿扎胞苷不良反应基本与阿糖胞苷（见第673页）类似。常见低钾血症、呼吸困难和皮肤青紫。

药动学

阿扎胞苷经皮下给药后迅速吸收。相对生物利用度约 89%。皮下注射后平均半衰期为 40min。阿扎胞苷及其代谢物主要由尿液排泄；皮下或静脉注射回收药量分别约为 50%和 85%。皮下或静脉注射后平均清除半衰期约为 4h。

1. Marcucci G, *et al.* Bioavailability of azacitidine subcutaneous versus intravenous in patients with the myelodysplastic syndromes. *J Clin Pharmacol* 2005; **45:** 597–602.
2. Tsao CF, *et al.* Azacitidine pharmacokinetics in an adolescent patient with renal compromise. *J Pediatr Hematol Oncol* 2007; **29:** 330–3.

用途和用法

阿扎胞苷是抗代谢的抗肿瘤药，一般性质与阿糖胞苷（第673页）类似。阿扎胞苷也能抑制细胞嘧啶类的合成。阿扎胞苷可用于骨髓增生异常综合征（第622页）；也用于治疗急性髓性白血病（第620页）和慢性骨髓单核细胞白血病。

阿扎胞苷经皮下或静脉给药，每日 75mg/m^2，使用 7 天，4 周为 1 个周期。对骨髓增生异常综合征患者，若使用 2 个周期后没有获益，同时除恶心、呕吐外没有其他毒性，剂量可加至每日 100 mg/m^2。

推荐治疗至少 4～6 个周期，只要患者获益治疗就应继续，或直至疾病进展。依据血液学毒性调整剂量。在肾损伤患者中应谨慎使用，并做相应剂量调整（见下文）。

1. Siddiqui MAA, Scott LJ. Azacitidine: in myelodysplastic syndromes. *Drugs* 2005; **65:** 1781–9.
2. Kaminskas E, *et al.* FDA drug approval summary: azacitidine (5-azacytidine, Vidaza) for injectable suspension. *Oncologist* 2005; **10:** 176–82.
3. Silverman LR, *et al.* Further analysis of trials with azacitidine in patients with myelodysplastic syndrome: studies 8421, 8921, and 9221 by the Cancer and Leukemia Group B. *J Clin Oncol* 2006; **24:** 3895–3903.
4. Abdulhaq H, Rossetti JM. The role of azacitidine in the treatment of myelodysplastic syndromes. *Expert Opin Invest Drugs* 2007; **16:** 1967–75.
5. O'Dwyer K, Maslak P. Azacitidine and the beginnings of therapeutic epigenetic modulation. *Expert Opin Pharmacother* 2008; **9:** 1981–6.
6. Lyons RM, *et al.* Hematologic response to three alternative dosing schedules of azacitidine in patients with myelodysplastic syndromes. *J Clin Oncol* 2009; **27:** 1850–6.
7. Fenaux P, *et al.* International Vidaza High-Risk MDS Survival Study Group. Efficacy of azacitidine compared with that of conventional care regimens in the treatment of higher-risk myelodysplastic syndromes: a randomised, open-label, phase III study. *Lancet Oncol* 2009; **10:** 223–32.
8. Cataldo VD, *et al.* Azacitidine for the treatment of myelodysplastic syndrome. *Expert Rev Anticancer Ther* 2009; **9:** 875–84.
9. Keating GM. Azacitidine: a review of its use in higher-risk myelodysplastic syndromes/acute myeloid leukaemia. *Drugs* 2009; **69:** 2501–18.
10. Gurion R, *et al.* 5-azacitidine prolongs overall survival in patients with myelodysplastic syndrome—a systematic review and meta-analysis. *Haematologica* 2010; **95:** 303–10.

在肾损伤中的用法 阿扎胞苷的肾脏不良反应包括肾功能检测异常、肾小管性酸中毒、肾衰以及死亡。注册药品信息推荐如果血清碳酸氢盐浓度降至 20mmol/L 以下，下一疗程中阿扎胞苷剂量应减半。如果血清尿素或肌酐浓度上升，下一周期阿扎胞苷的治疗应延迟到两者恢复正常或回到基线，在下一个治疗疗程中剂量也应减半。

制剂

专利制剂

Cz.: Vidaza; **Fr.:** Vidaza; **Gr.:** Vidaza; **Hong Kong:** Vidaza; **Irl.:** Vidaza; **Israel:** Vidaza; **Philipp.:** Vidaza; **Port.:** Vidaza; **S.Afr.:** Vidaza; **Switz.:** Vidaza; **Turk.:** Vidaza; **UK:** Vidaza; **USA:** Vidaza.

Becatecarin (*USAN*, *rINN*) 贝特卡林

Becatecarina; Bécatécarine; Becatecarinum; Betacatecarin; Betotecarin; BMS-181176; BMY-27557; DEAE-rebeccamycin; NSC-655649; XL-119. 1,11-Dichloro-6-[2-(diethylamino)ethyl]-12-(4-*O*-methyl-β-D-glucopyranosyl)-12,13-dihydro-5*H*-indolo[2,3-*a*]pyrrolo[3,4-*c*]carbazole-5,7(6*H*)-dione.

Бекатекарин

$C_{33}H_{34}Cl_2N_4O_7$ = 669.6.

CAS — 119673-08-4.

UNII — A60X6MBU6G.

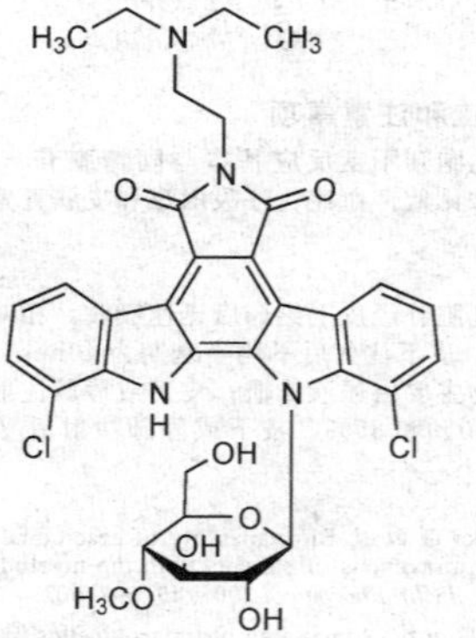

简介

贝特卡林是一种抗肿瘤抗生素 rebeccamycin（瑞拜克霉素）合成类似物，为拓扑异构酶Ⅰ抑制药。治疗胆管和其他肿瘤的研究正在进行中。

1. Merchant J, *et al.* Phase I clinical and pharmacokinetic study of NSC 655649, a rebeccamycin analogue, given in both single-dose and multiple-dose formats. *Clin Cancer Res* 2002; **8:** 2193–2201.
2. Goel S, *et al.* A phase II study of rebeccamycin analog NSC 655649 in patients with metastatic colorectal cancer. *Invest New Drugs* 2003; **21:** 103–7.
3. Langevin AM, *et al.* Phase I trial of rebeccamycin analog (NSC #655649) in children with refractory solid tumors: a pediatric oncology group study. *J Pediatr Hematol Oncol* 2003; **25:** 526–33.
4. Hussain M, *et al.* A phase II study of rebeccamycin analog (NSC-655649) in metastatic renal cell cancer. *Invest New Drugs* 2003; **21:** 465–71.
5. Ricart AD, *et al.* Phase I and pharmacokinetic study of sequences of the rebeccamycin analogue NSC 655649 and cisplatin in patients with advanced solid tumors. *Clin Cancer Res* 2005; **11:** 8728–36.
6. Langevin AM, *et al.* Children's Oncology Group. A phase II trial of rebeccamycin analogue (NSC #655649) in children with solid tumors: a Children's Oncology Group study. *Pediatr Blood Cancer* 2008; **50:** 577–80.
7. Borthakur G, *et al.* Phase 1 study of XL119, a rebeccamycin analog, in patients with refractory hematologic malignancies. *Cancer* 2008; **113:** 360–6.
8. Dowlati A, *et al.* Phase II and pharmacokinetic trial of rebeccamycin analog in advanced biliary cancers. *Cancer Chemother Pharmacol* 2009; **65:** 73–8.

Belagenpumatucel-L (*USAN*)

注：Belagenpumatucel-L 商标名为 Lucanix。

简介

Belagenpumatucel-L 是一种异基因肿瘤疫苗（见第659页），由于可以阻断转化生长因子 β-2，因此提高抗原识别。对非小细胞肺癌的治疗尚在研究中。

Belotecan (*rINN*) 培洛替康

Bélotécan; Belotecán; Belotecanum. (4*S*)-4-Ethyl-4-hydroxy-11-[2-(isopropylamino)ethyl]-1,12-dihydro-14*H*-pyrano[3′,4′:6,7]indolizino[1,2-*b*]quinoline-3,14(4*H*)-dione.

Бельотекан

$C_{25}H_{27}N_3O_4$ = 433.5.

CAS — 256411-32-2.

UNII — 27Z82M2G1N.

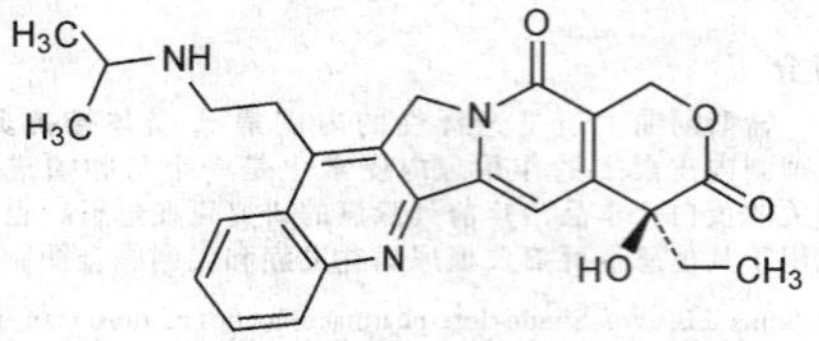

Belotecan Hydrochloride (*USAN*, *pINNM*) 盐酸培洛替康

Bélotécan, Chlorhydrate de; Belotecani Hydrochloridum; CKD-602; Hidrocloruro de belotecán. (4*S*)-4-Ethyl-4-hydroxy-11-{2-[(1-methylethyl)amino]ethyl}-1,12-dihydro-14*H*-pyrano[3′,4′:6,7]indolizino[1,2-*b*]quinoline-3,14(4*H*)-dione hydrochloride.

Бельотекана Гидрохлорид

$C_{25}H_{27}N_3O_4$,HCl = 470.0.

CAS — 213819-48-8.

UNII — 01DZ4127G7.

简介

与依立替康（第705页）一样，培洛替康是一种喜树碱类拓扑异构酶Ⅰ抑制药。对多种实体肿瘤（如卵巢癌、子宫颈癌和小细胞肺癌）的治疗尚在研究中。

Bendamustine Hydrochloride (*USAN*, *rINNM*) 盐酸苯达莫司汀

Bendamustine, Chlorhydrate de; Bendamustini Hydrochloridum; Cytostasan; Hidrocloruro de bendamustina; IMET-3393; SDX-105. 5-[Bis(2-chloroethyl)amino]-1-methyl-2-benzimidazolebutyric acid hydrochloride.

Бендамустина Гидрохлорид

$C_{16}H_{21}Cl_2N_3O_2$, HCl = 394.7.

CAS — 16506-27-7 (bendamustine); 3543-75-7 (bendamustine hydrochloride).

ATC — L01AA09.

ATC Vet — QL01AA09.

UNII — 981Y8SX18M.

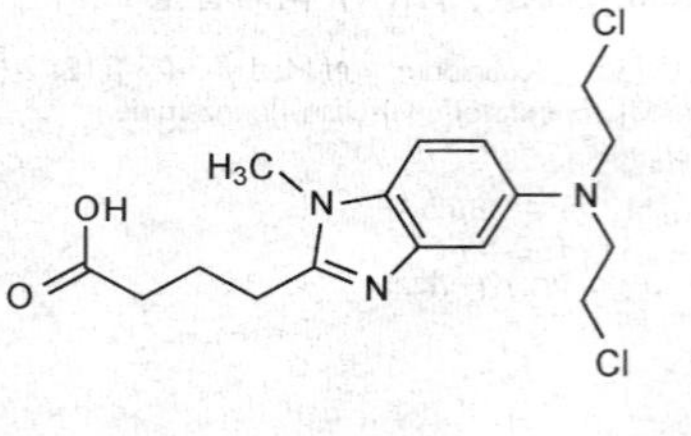

(bendamustine)

稳定性 盐酸苯达莫司汀在美国注册药品信息中指出，一旦复溶再用 0.9%氯化钠溶液稀释后形成的溶液，在冷藏温度（2～8℃）时稳定 24h，在室温（15～30℃）暴露在光线中稳定 3h。

不良反应、处置和注意事项

参见抗肿瘤药总论，第605页，第609页和第611页。

苯达莫司汀常常引起骨髓抑制，可能需要减少用量（见下文用途和用法），因此患者也易受感染。其他常见不良反应包括胃肠道功能紊乱、发热、无力、疲劳、不适、口干、嗜睡、咳嗽、头痛、黏膜炎、口腔炎。输液反应常见，症状包括发热、寒战、瘙痒和皮疹。过敏反应极少报道，尤其在第 2 及之后的治疗周期。可考虑预防性使用抗组胺药、退热药和皮质激素。若发生严重的输液反应，应停止治疗。肿瘤溶解综合征也有报道，通常发生在第 1 个治疗周期，并可能导致急性肾功能衰竭及死亡，应保持充足的体液容积状态并监测钾和尿酸浓度，别嘌醇可用于高风险患者。使用苯达莫司汀可能出现大疱疹等皮肤反应，此时治疗可能需要暂停或终止。高血压恶化包括高血压危象也有报道，肌酐和肝酶升高也有报道。肝肾损伤的患者应谨慎使用苯达莫司汀。

药物相互作用

苯达莫司汀被细胞色素 P450 同工酶 CYP1A2 广泛代谢。CYP1A2 抑制药如氟甲沙明和环丙沙星可引起苯达莫司汀暴露增加。相反地，CYP1A2 诱导药如奥美拉唑可引起苯达莫司汀暴露减少。吸烟亦可引起苯达莫司汀暴露增加。

药动学

苯达莫司汀血浆蛋白结合率为 95%。数据显示苯达莫司汀不可能置换其他蛋白结合率高的药物，也不可能被其置换。苯达莫司汀可分布于人类红细胞，主要被细胞色素 P450 同工酶 CYP1A2 水解代谢。在一个 28 天的治疗周期第 1、第 2 天静脉给予苯达莫司汀，在血浆中药物几乎没有蓄积。约 90%药物主要经粪便清除。

用途和用法

苯达莫司汀是一种抗肿瘤烷化剂，主要用于治疗慢性淋巴细胞白血病（见第611页），以及使用利妥昔单抗治疗期间或治疗 6 个月以内疾病进展的非霍奇金淋巴瘤（见第624页）。苯达莫司汀亦可用于治疗霍奇金病、多发性骨髓瘤和乳腺癌。

苯达莫司汀以盐酸盐形式静脉给药，复溶后，使用 500ml 0.9%氯化钠稀释，盐酸苯达莫司汀的终浓度应为 200～600μg/ml。

治疗**慢性淋巴细胞白血病**时，盐酸苯达莫司汀剂量 100mg/m²，第 1、第 2 天给药输注时间应大于 30min，28 天为 1 个周期，直到 6 个周期。若发生毒性反应，应延迟治疗直到患者恢复，中性粒细胞和血小板达到可接受的浓度（见**骨髓抑制**，第609页）。对严重的血液学或非血液学毒性，在每个周期的第 1、第 2 天剂量可降至 50mg/m²。若再次发生严重的血液学毒性，在每个周期的第 1、第 2 天剂量应进一步降至 25mg/m²。可以考虑在随后的疗程中将剂量逐步增加。

对**非霍奇金淋巴瘤**的治疗推荐剂量为 120mg/m²，第 1、第 2 天给药，输注时间应大于 60min，21 天为 1 个周期，直到 8 个周期。若发生毒性反应，也应同样延迟治疗。对严重的血液学或非血液学毒性，在每个周期的第 1、第 2 天剂量应降至 90mg/m²。若再次发生严重的血液学毒性，在每个周期的第 1、第 2 天剂量应进一步降至 60mg/m²。

1. Barman Balfour JA, Goa KL. Bendamustine. *Drugs* 2001; **61:** 631–8.
2. Apostolopoulos C, *et al.* Bendamustine as a model for the activity of alkylating agents. *Future Oncol* 2008; **4:** 323–32.
3. Plosker GL, Carter NJ. Bendamustine: a review of its use in the management of indolent non-Hodgkin lymphoma. *Drugs* 2008; **68:** 2645–60.
4. Knauf W. Bendamustine in the treatment of chronic lymphocytic leukemia. *Expert Rev Anticancer Ther* 2009; **9:** 165–74.
5. Cheson BD, Rummel MJ. Bendamustine: rebirth of an old drug. *J Clin Oncol* 2009; **27:** 1492–1501. Correction. *ibid.*; 2892.
6. Tageja N, Nagi J. Bendamustine: something old, something new. *Cancer Chemother Pharmacol* 2010; **66:** 413–23.
7. Cheson BD, *et al.* Optimal use of bendamustine in chronic lymphocytic leukemia, non-Hodgkin lymphomas, and multiple myeloma: treatment recommendations from an international consensus panel. *Clin Lymphoma Myeloma Leuk* 2010; **10:** 21–7.

在肝损伤中的用法 美国注册药品信息指出，尽管在轻微肝损伤患者中苯达莫司汀药动学不受明显影响。但由于数据有限，对此类患者应谨慎使用。由于缺乏数据苯达莫司汀不应用于中到重度肝损伤患者。

在肾损伤中的用法 尽管肾损伤患者对苯达莫司汀药动学没有明显影响，美国注册药品信息指出由于数据有限，对轻到中度肾损伤患者应谨慎使用。由于缺乏数据苯达莫司汀不应用于肌酐清除率小于 40ml/min 的患者。

制剂

专利制剂

Ger.: Ribomustin; **UK:** Levact; **USA:** Treanda.

Bevacizumab (*rINN*) 贝伐单抗

Bévacizumab; Bevacizumabum; R-435; rhuMAb-VEGF. Immunoglobulin G1 (human-mouse monoclonal rhuMAb-VEGF γ-chain anti-human vascular endothelial growth factor), disulfide with human-mouse monoclonal rhuMAb-VEGF light chain, dimer.

Бевацизумаб

CAS — 216974-75-3.

ATC — L01XC07.

ATC Vet — QL01XC07.

UNII — 2S9ZZM9Q9V.

稳定性 英国注册药品信息指出贝伐单抗在 0.9%氯化钠溶液 2～30℃条件下其物理和化学性质可保持稳定 48h，但从微生物学角度推荐立即使用。若不立即使用推荐在 2～8℃条件下保存时间不大于 24h，除非在有效可控的无菌环境中配制溶液。美国注册药品信息指出用于输注的贝伐单抗溶液在 2～8℃条件下可保存 8h。

不应用葡萄糖溶液溶解贝伐单抗。

一项研究测试贝伐单抗的浓度改变，用 20 号注射针头抽取贝伐单抗到 1ml 无乳胶注射器中，然后用 30 号注射针头盖上，分别在 4℃条件下放置不同时间；一

个注射器－10℃冷冻。然后与一瓶4℃避光保存未开封的贝伐单抗比较。4℃条件下贝伐单抗浓度下降分别为1周1.6%，3周0%，3个月8.8%及6个月15.9%。冷冻条件下的贝伐单抗6个月浓度下降12%[1]。

1. Bakri SJ, *et al.* Six-month stability of bevacizumab (Avastin) binding to vascular endothelial growth factor after withdrawal into a syringe and refrigeration or freezing. *Retina* 2006; **26:** 519–22.

不良反应、处置和注意事项

参见抗肿瘤药部论，第605页、第609页和第611页。

贝伐单抗可延缓创伤愈合；大手术后至少28天或外科切口完全愈合后方可开始治疗；在择期手术之前也不应使用贝伐单抗。使用贝伐单抗的患者更常见胃肠道穿孔合并腹腔内脓肿或瘘管形成，已有死亡病例报道。也会发生严重的、甚至致命的非胃肠道瘘，通常在治疗的前6个月。出现胃肠道穿孔或瘘或伤口裂开需要治疗的患者应永久停止使用本药。鼻中隔穿孔也有报道，很罕见。

可出现白细胞减少症、贫血、中性粒细胞减少症、血小板减少症和发热性中性粒细胞减少症。严重的中性粒细胞减少症合并感染可导致死亡。贝伐单抗可导致两种完全不同的出血，小出血如鼻出血可能发生，严重或致命的出血包括中枢神经系统出血、肺出血，表现为咯血，已有报道。使用贝伐单抗还可能增加严重的动静脉血栓事件的风险，如肺栓塞、脑卒中、短暂性脑缺血发作、心肌梗死、心绞痛和死亡。还可能引起充血性心力衰竭，同时或之前使用过蒽环类抗生素的患者风险更高。可发生高血压，可能是剂量依赖性，应监测血压，发生高血压危象或高血压脑病的患者应停止治疗。

可出现蛋白尿，出现肾病综合征的患者应停用本药。其他不良反应包括无力、疼痛、腹痛、胃肠道功能紊乱、口腔炎、头痛、味觉改变、呼吸困难、泪液分泌障碍和剥脱性皮炎。常常有报道发生外周感觉神经病变、晕厥、嗜睡、室上性心动过速、肢端红肿综合征、肌痛、关节痛和肌无力。黏膜炎症、皮肤干燥和皮肤色素减退也很常见。实验室检查异常包括高血糖、血红蛋白降低、低血钾、低血钠和INR增高。首次使用贝伐单抗时可少见发生输液反应，表现为高血压、缺氧、喘息、胸痛、头痛、寒战、出汗，此时应中止治疗。

有报道罕见可逆性后部脑白质病综合征，一种神经系统疾病，其症状表现为惊厥、头痛、精神状态改变、视力障碍或皮质性盲、伴或不伴随高血压。出现此情况，应停止使用贝伐单抗，对症治疗。

1. Hurwitz H, Saini S. Bevacizumab in the treatment of metastatic colorectal cancer: safety profile and management of adverse events. *Semin Oncol* 2006; **33** (suppl 10): S26–S34.
2. Saif MW, Mehra R. Incidence and management of bevacizumab-related toxicities in colorectal cancer. *Expert Opin Drug Safety* 2006; **5:** 553–66.
3. Gressett SM, Shah SR. Intricacies of bevacizumab-induced toxicities and their management. *Ann Pharmacother* 2009; **43:** 490–501.
4. Higa GM, Abraham J. Biological mechanisms of bevacizumab-associated adverse events. *Expert Rev Anticancer Ther* 2009; **9:** 999–1007.
5. Shord SS, *et al.* Understanding and managing the possible adverse effects associated with bevacizumab. *Am J Health-Syst Pharm* 2009; **66:** 999–1013.
6. Randall LM, Monk BJ. Bevacizumab toxicities and their management in ovarian cancer. *Gynecol Oncol* 2010; **117:** 497–504.

对心血管系统的影响 对与贝伐单抗相关的高血压的讨论见下文**对肾脏的影响**。

对眼的影响 截止到2008年11月，贝伐单抗的英国制造商（*Roche*，*UK*）报道了25例加拿大患者非注册用法玻璃体给药出现的不良事件，症状包括眼部刺激感、畏光、视物模糊以及轻到中度前后部细胞炎症相关的眼前漂浮物[1]。截止到2008年12月美国制造商（*Genentech*，*USA*）报道了36例加拿大的眼内不良事件，其中32例为玻璃体内使用该药后发生的严重眼内炎症反应[2]。玻璃体内使用贝伐单抗其他的不良反应包括视网膜色素上皮撕裂[3]和用于治疗年龄相关性黄斑变性发生的黄斑下出血[4]及为糖尿病和血管疾病患者治疗视网膜中央静脉阻塞后发生的黄斑缺血[5]。贝伐单抗作为增生性糖尿病视网膜病变玻璃体切除术前的辅助治疗[6]和用于1例新生血管性青光眼患者时[7]，与黄斑裂孔相关的视网膜脱离也有发生。

1. Roche, UK. Reports of severe eye inflammation and sterile endophthalmitis following off-label intravitreal use of AVASTIN® (bevacizumab) in Canada (issued 9th February, 2009). Available at: http://www.mhra.gov.uk/home/idcplg?IdcService=GET_FILE&dDocName=CON041212&RevisionSelectionMethod=Latest (accessed 04/09/09)
2. Genetech, USA. Important Drug Notification: reports of intraocular inflammatory reactions after intravitreal injection with AVASTIN® (issued 19th December, 2008). Available at: http://www.gene.com/gene/products/information/pdf/avastin_ocular_letter.pdf (accessed 04/09/09)
3. Hannan SR, *et al.* Retinal pigment epithelial tear following intravitreal bevacizumab for choroidal neovascular membrane due to age-related macular degeneration. *Br J Ophthalmol* 2007; **91:** 977–8.
4. Goverdhan SV, Lochhead J. Submacular haemorrhages after intravitreal bevacizumab for large occult choroidal neovascularisation in age-related macular degeneration. *Br J Ophthalmol* 2008; **92:** 210–12.
5. Shimura M, Yasuda K. Macular ischaemia after intravitreal bevacizumab injection in patients with central retinal vein occlusion and a history of diabetes and vascular disease. *Br J Ophthalmol* 2010; **94:** 381–3.
6. Arevalo JF, *et al.* Tractional retinal detachment following intravitreal bevacizumab (Avastin) in patients with severe proliferative diabetic retinopathy. *Br J Ophthalmol* 2008; **92:** 213–16.
7. Mitamura Y, *et al.* Retinal detachment with macular hole following intravitreal bevacizumab in patient with severe proliferative diabetic retinopathy. *Br J Ophthalmol* 2008; **92:** 717–18.

对肾脏的影响 一篇系统综述和随后的包括7个研究、1850名各种癌症患者的荟萃分析评估了使用贝伐单抗治疗形成高血压和蛋白尿的概率和风险[1]。低剂量贝伐单抗发生蛋白尿的相对危险度（RR）为1.4（95%置信区间1.1～1.7），高剂量治疗时相对危险度增高（RR 2.2，95%置信区间1.6～2.9）。低剂量贝伐单抗发生高血压的相对危险度（RR）为3.0（95%置信区间2.2～4.2），高剂量治疗时相对危险度为7.5（95%置信区间4.2～13.4）。美国注册药品信息指出停用贝伐单抗后高血压仍可持续，发生高血压危象和高血压脑病的患者应永久停止治疗（关于高血压是血管生成抑制药治疗中的一个问题的讨论见**索拉非尼**中的**对心血管系统的影响**，第741页）。还未评价中到重度蛋白尿患者持续治疗的安全性，若24h蛋白尿等于或大于2g应暂停治疗，当小于此值时可继续治疗。

使用贝伐单抗发生肾病综合征的案例已有报道[2,3]，这些患者应停止治疗。1例[3]出现溶血性尿毒症综合征，肾活检显示肾小球血栓性微血管病，停用贝伐单抗，患者反应良好。然而由于严重的溶血性尿毒症综合征的复发，舒尼替尼治疗开始后又不得不停止。

一名患者接受了3个剂量贝伐单抗治疗后出现间质性肾炎，继发急性肾功能衰竭。停止该药后患者肾功能恢复缓慢，需要血液透析[4]。

1. Zhu X, *et al.* Risks of proteinuria and hypertension with bevacizumab, an antibody against vascular endothelial growth factor: systematic review and meta-analysis. *Am J Kidney Dis* 2007; **49:** 186–93.
2. George BA, *et al.* Nephrotic syndrome after bevacizumab: case report and literature review. *Am J Kidney Dis* 2007; **49:** e23–e29.
3. Frangié C, *et al.* Renal thrombotic microangiopathy caused by anti-VEGF-antibody treatment for metastatic renal-cell carcinoma. *Lancet Oncol* 2007; **8:** 177–8.
4. Barakat RK, *et al.* Interstitial nephritis secondary to bevacizumab treatment in metastatic leiomyosarcoma. *Ann Pharmacother* 2007; **41:** 707–10.

对肌肉骨骼系统的影响 据报道有2例患者使用贝伐单抗后出现颌骨坏死（类似双膦酸盐，见**双膦酸盐**项下，第1054页），这两名患者均未使用过双膦酸盐治疗[1]。

1. Estilo CL, *et al.* Osteonecrosis of the jaw related to bevacizumab. *J Clin Oncol* 2008; **26:** 4037–8.

对神经系统的影响 有使用贝伐单抗后出现了可逆的后部脑白质病综合征（RPLS）的报道[1,2]，其症状包括嗜睡、惊厥、高血压、急性双侧视力丧失、头痛和意识模糊。对相应症状治疗后恢复迅速。

RPLS的症状可能与患者高血压未得到控制引起的症状很难区别，有上述症状和体征的患者应做神经学检查[3]。

1. Glusker P, *et al.* Reversible posterior leukoencephalopathy syndrome and bevacizumab. *N Engl J Med* 2006; **354:** 980–1.
2. Ozcan C, *et al.* Reversible posterior leukoencephalopathy syndrome and bevacizumab. *N Engl J Med* 2006; **354:** 981–2.
3. Health Canada. Association of AVASTIN® (bevacizumab) with hypertensive encephalopathy and reversible posterior leukoencephalopathy syndrome (RPLS) (issued 24th October 2006). Available at: http://www.hc-sc.gc.ca/dhp-mps/medeff/advisories-avis/public/_2006/avastin_pc-cp-eng.php (accessed 30/07/08)

对脾脏的影响 有报道一名患者使用贝伐单抗、氟尿嘧啶、亚叶酸和伊立替康后发生脾梗死。停用贝伐单抗，化疗又进行了4个周期。尽管患者因疾病进展转移而死亡，但脾梗死部分性恢复。该作者认为贝伐单抗引起了脾梗死，该药与动脉血栓事件有关[1]。

1. Malka D, *et al.* Splenic infarction and bevacizumab. *Lancet Oncol* 2006; **7:** 1038.

瘘管形成 美国贝伐单抗注册药品信息指出该药治疗的结直肠癌和非小细胞肺癌患者发生胃肠道穿孔包括瘘管形成和（或）腹腔脓肿的概率分别为2.4%和0.9%。其他类型的瘘管如支气管胸膜瘘管、泌尿生殖器瘘管和胆汁瘘较少见，出现在贝伐单抗不同适应证的治疗中，大多发生在治疗的前6个月内。然而报道的气管食管瘘也包括了一些死亡病例[1,2]。有气管食管瘘或胃肠道瘘的患者应永久停止治疗。

1. Roche, Canada. Health Canada endorsed important safety information on AVASTIN® (bevacizumab): association of AVASTIN® (bevacizumab) with tracheo-esophageal fistula (issued June 2007). Available at: http://www.hc-sc.gc.ca/dhp-mps/alt_formats/hpfb-dgpsa/pdf/medeff/avastin_hpc-cps_2_e.pdf (accessed 13/06/07)
2. Genentech, USA. Important drug warning regarding AVASTIN® (bevacizumab) (issued April 2007). Available at: http://www.fda.gov/downloads/Safety/MedWatch/SafetyInformation/SafetyAlertsforHumanMedicinalProducts/ucm153953.pdf (accessed 21/07/10)

药物相互作用

患者合用舒尼替尼出现了几例微血管病性溶血性贫血后，贝伐单抗的美国制造商推荐该药不应与舒尼替尼合用[1]。英国注册药品信息中指出，一旦停用这2种药物病情可逆转。

1. Genentech, USA. Important drug warning subject: microangiopathic hemolytic anemia (MAHA) in patients treated with Avastin® (bevacizumab) and sunitinib malate (issued July 2008). Available at: http://www.fda.gov/downloads/Safety/MedWatch/SafetyInformation/SafetyAlertsforHumanMedicinalProducts/ucm126434.pdf (accessed 21/07/10)

药动学

贝伐单抗半衰期约为20天。稳态的预期时间约为100天。男性患者和肿瘤负荷较高的患者对本药清除率分别高于女性和肿瘤负荷低的患者。尽管没有证据表明清除率较高会引起疗效减弱，暴露于贝伐单抗的时间和临床结果之间的关系尚不确定。

用途和用法

贝伐单抗是重组人源化单克隆抗体，可与血管内皮生长因子（VEGF）结合，抑制肿瘤生长期间的血管生成。本药常与以氟尿嘧啶为基础的化疗方案联合用于转移性结直肠癌的治疗（第632页）；贝伐单抗与紫杉烷类联合用于转移性乳腺癌的一线治疗（见第628页），与铂类为基础的化学治疗联合一线治疗不可切除的、局部晚期的、复发的或转移的、非鳞癌细胞的非小细胞肺癌（见第635页），与干扰素-a联合用于晚期的和（或）转移肾细胞癌的一线治疗（见第634页）。贝伐单抗亦用于进展期胶质母细胞瘤治疗（见**脑部恶性肿瘤**，第627页）。

药品溶于100ml 0.9%氯化钠溶液，终浓度应在1.4～16.5mg/ml。首剂静脉输注时间应为90min以上；如果耐受性较好，第二次剂量应为60min以上，如耐受性仍较好，接下来剂量应为30min以上即可。

结直肠癌的治疗，贝伐单抗剂量5mg/kg或10mg/kg，每2周1次，或7.5mg/kg或15mg/kg，每3周1次。剂量取决于治疗方案中联用的药物。

乳腺癌的治疗，贝伐单抗推荐剂量10mg/kg，每2周1次，或15mg/kg，每3周1次。

非小细胞肺癌的治疗，贝伐单抗推荐剂量7.5mg/kg或15mg/kg，每3周1次。在英国，给予联合治疗达6个疗程，然后贝伐单抗单药治疗直到疾病进展。

肾细胞癌的治疗，贝伐单抗剂量10mg/kg，每2周1次。

胶质母细胞瘤的治疗，贝伐单抗推荐剂量10mg/kg，每2周1次。

没有推荐发生不良反应时的剂量减少方案，若发生此事件，应永久性停止治疗或暂时性中止治疗。

贝伐单抗对其他多种肿瘤的治疗尚在研究中，包括胃、卵巢、前列腺的癌症。一种同类的单克隆抗体兰尼单抗（见第2318页）已用于治疗新生血管（湿性）年龄相关性黄斑变性，贝伐单抗亦可能是有效的。

一种包含贝伐单抗的药物洗脱支架正在研究中。

1. Hurwitz H, *et al.* Bevacizumab plus irinotecan, fluorouracil, and leucovorin for metastatic colorectal cancer. *N Engl J Med* 2004; **350:** 2335–42.
2. Johnson DH, *et al.* Randomized phase II trial comparing bevacizumab plus carboplatin and paclitaxel with carboplatin and paclitaxel alone in previously untreated locally advanced or metastatic non-small-cell lung cancer. *J Clin Oncol* 2004; **22:** 2184–91.
3. Zondor SD, Medina PJ. Bevacizumab: an angiogenesis inhibitor with efficacy in colorectal and other malignancies. *Ann Pharmacother* 2004; **38:** 1258–64.
4. Motl S. Bevacizumab in combination chemotherapy for colorectal and other cancers. *Am J Health-Syst Pharm* 2005; **62:** 1021–32. Correction. *ibid.*; 1241.
5. Kabbinavar FF, *et al.* Combined analysis of efficacy: the addition of bevacizumab to fluorouracil/leucovorin improves survival for patients with metastatic colorectal cancer. *J Clin Oncol* 2005; **23:** 3706–12.
6. Midgley R, Kerr D. Bevacizumab—current status and future directions. *Ann Oncol* 2005; **16:** 999–1004.
7. Lyseng-Williamson KA, Robinson DM. Spotlight on bevacizumab in advanced colorectal cancer, breast cancer, and non-small cell lung cancer. *BioDrugs* 2006; **20:** 193–5.
8. Shih T, Lindley C. Bevacizumab: an angiogenesis inhibitor for the treatment of solid malignancies. *Clin Ther* 2006; **28:** 1779–1802.

9. Pañares RL, Garcia AA. Bevacizumab in the management of solid tumors. *Expert Rev Anticancer Ther* 2007; **7:** 433–45.
10. Cilley JC, *et al.* Bevacizumab in the treatment of colorectal cancer. *Expert Opin Biol Ther* 2007; **7:** 739–49.
11. Burger RA. Experience with bevacizumab in the management of epithelial ovarian cancer. *J Clin Oncol* 2007; **25:** 2902–8.
12. Escudier B, *et al.* AVOREN Trial investigators. Bevacizumab plus interferon alfa-2a for treatment of metastatic renal cell carcinoma: a randomised, double-blind phase III trial. *Lancet* 2007; **370:** 2103–11.
13. Miller K, *et al.* Paclitaxel plus bevacizumab versus paclitaxel alone for metastatic breast cancer. *N Engl J Med* 2007; **357:** 2666–76.
14. Scott LJ. Bevacizumab: in first-line treatment of metastatic breast cancer. *Drugs* 2007; **67:** 1793–9.
15. McCormack PL, Keam SJ. Bevacizumab: a review of its use in metastatic colorectal cancer. *Drugs* 2008; **68:** 487–506.
16. Di Costanzo F, *et al.* Bevacizumab in non-small cell lung cancer. *Drugs* 2008; **68:** 737–46.
17. Norden AD, *et al.* Bevacizumab for recurrent malignant gliomas: efficacy, toxicity, and patterns of recurrence. *Neurology* 2008; **70:** 779–87.
18. Buie LW, Valgus J. Bevacizumab: a treatment option for recurrent glioblastoma multiforme. *Ann Pharmacother* 2008; **42:** 1486–90.
19. Moen MD. Bevacizumab: in previously treated glioblastoma. *Drugs* 2010; **70:** 181–9.
20. Koutras AK, *et al.* Bevacizumab in the treatment of breast cancer. *Cancer Treat Rev* 2010; **36:** 75–82.
21. McDermott DF, George DJ. Bevacizumab as a treatment option in advanced renal cell carcinoma: an analysis and interpretation of clinical trial data. *Cancer Treat Rev* 2010; **36:** 216–23.
22. Iwamoto FM, Fine HA. Bevacizumab for malignant gliomas. *Arch Neurol* 2010; **67:** 285–8.

用法 贝伐单抗每分钟 500μg/kg·min 的输注速度下被认为是安全的，即给予一个 5mg/kg 的剂量应大于 10min[1]。

1. Reidy DL, *et al.* Bevacizumab 5 mg/kg can be infused safely over 10 minutes. *J Clin Oncol* 2007; **25:** 2691–5.

眼部疾病 除了下文讨论的情况，贝伐单抗被用于多种眼部疾病，大部分与脉络膜或视网膜新生血管或黄斑水肿有关，但是患者数量很少，证据局限于个案报道或小案例研究[1]。

1. Gunther JB, Altaweel MM. Bevacizumab (Avastin) for the treatment of ocular disease. *Surv Ophthalmol* 2009; **54:** 372–400.

年龄相关性黄斑变性 静脉[1,2]或玻璃体内注射[3~9]贝伐单抗治疗年龄相关性黄斑变性（第755页）的短期结果是有前景的，尽管此用途未经注册，且有不良反应（见上文**对眼的影响**）。来尼珠单抗（第2319页）是一种源于贝伐单抗的人源化抗体片段，用于此病的治疗，但二者的相对价值尚不清楚[10]。

1. Michels S, *et al.* Systemic bevacizumab (Avastin) therapy for neovascular age-related macular degeneration: twelve-week results of an uncontrolled open-label clinical study. *Ophthalmology* 2005; **112:** 1035–47.
2. Bolz M, *et al.* Effect of systemic bevacizumab therapy on retinal pigment epithelial detachment. *Br J Ophthalmol* 2007; **91:** 785–9.
3. Avery RL, *et al.* Intravitreal bevacizumab (Avastin) for neovascular age-related macular degeneration. *Ophthalmology* 2006; **113:** 363–72.
4. Bashshur ZF, *et al.* Intravitreal bevacizumab for the management of choroidal neovascularization in age-related macular degeneration. *Am J Ophthalmol* 2006; **142:** 1–9.
5. Spaide RF, *et al.* Intravitreal bevacizumab treatment of choroidal neovascularization secondary to age-related macular degeneration. *Retina* 2006; **26:** 383–90.
6. Fung AE, *et al.* The International Intravitreal Bevacizumab Safety Survey: using the internet to assess drug safety worldwide. *Br J Ophthalmol* 2006; **90:** 1344–9.
7. Lynch SS, Cheng CM. Bevacizumab for neovascular ocular diseases. *Ann Pharmacother* 2007; **41:** 614–25.
8. Madhusudhana KC, *et al.* Intravitreal bevacizumab (Avastin) for the treatment of choroidal neovascularization in age-related macular degeneration: results from 118 cases. *Br J Ophthalmol* 2007; **91:** 1716–17.
9. Ávila MP, *et al.* Twelve-month short-term safety and visual-acuity results from a multicentre prospective study of epiretinal strontium-90 brachytherapy with bevacizumab for the treatment of subfoveal choroidal neovascularisation secondary to age-related macular degeneration. *Br J Ophthalmol* 2009; **93:** 305–9.
10. Schmucker C, *et al.* Intravitreal bevacizumab (Avastin) vs. ranibizumab (Lucentis) for the treatment of age-related macular degeneration: a systematic review. *Curr Opin Ophthalmol* 2010; **21:** 218–26.

青光眼 血管新生性青光眼是增生性糖尿病视网膜病变或视网膜中央静脉闭塞患者的严重并发症，可导致完全的视觉丧失。治疗效果不满意，早期诊断及眼内压的积极的控制是至关重要的。在一个小型研究中，经过标准视网膜膜蚀治疗的患者，共给予 3 次贝伐单抗玻璃体内注射，间隔 4 周。第一次注射后看到出现角膜水肿减退伴明显的疼痛降低，视觉清晰度无显著改善。然而第三次注射后大多数病例可看到虹膜新生血管减退及视觉清晰度的显著改善[1]。

1. Costagliola C, *et al.* Intravitreal bevacizumab (Avastin®) injection for neovascular glaucoma: a survey on 23 cases throughout 12-month follow-up. *Br J Clin Pharmacol* 2008; **66:** 667–73.

翼状胬肉 已有研究贝伐单抗用于翼状胬肉的治疗[1]。

1. Mauro J, Foster CS. Pterygia: pathogenesis and the role of subconjunctival bevacizumab in treatment. *Semin Ophthalmol* 2009; **24:** 130–4.

早产儿视网膜病变 贝伐单抗对早产儿视网膜病变的研究性使用，参考文献见第1894页。

再灌注和血运重建操作 经皮冠状动脉血运重建后再狭窄是一个特别的问题（见第1140页），多种药物已被试用于预防再狭窄。已报道贝伐单抗对此有效。

1. Stefanadis C, *et al.* Avastin-eluting stent: long-term angiographic and clinical follow up. *Hellenic J Cardiol* 2008; **49:** 188–90.

制剂

专利制剂

Arg.: Avastin; ***Austral.:*** Avastin; ***Austria:*** Avastin; ***Belg.:*** Avastin; ***Braz.:*** Avastin; ***Canad.:*** Avastin; ***Chile:*** Avastin; ***Cz.:*** Avastin; ***Denm.:*** Avastin; ***Fin.:*** Avastin; ***Fr.:*** Avastin; ***Ger.:*** Avastin; ***Gr.:*** Avastin; ***Hong Kong:*** Avastin; ***Hung.:*** Avastin; ***Indon.:*** Avastin; ***Irl.:*** Avastin; ***Israel:*** Avastin; ***Ital.:*** Avastin; ***Jpn:*** Avastin; ***Malaysia:*** Avastin; ***Mex.:*** Avastin; ***Neth.:*** Avastin; ***Norw.:*** Avastin; ***NZ:*** Avastin; ***Philipp.:*** Avastin; ***Pol.:*** Avastin; ***Port.:*** Avastin; ***Rus.:*** Avastin (Авастин); ***S.Afr.:*** Avastin; ***Singapore:*** Avastin; ***Spain:*** Avastin; ***Swed.:*** Avastin; ***Switz.:*** Avastin; ***Thai.:*** Avastin; ***UK:*** Avastin; ***Ukr.:*** Avastin (Авастин); ***USA:*** Avastin.

Bexarotene (*BAN, USAN, rINN*) 贝沙罗汀

Beksaroteeni; Beksaroten; Bexaroten; Bexarotène; Bexaroteno; Bexarotenum; LG-100069; LGD-1069. p-[1-(5,6,7,8-Tetrahydro-3,5,5,8,8-pentamethyl-2-naphthyl)vinyl]benzoic acid.

Бексаротен

$C_{24}H_{28}O_2$ = 348.5.

CAS — 153559-49-0.

ATC — L01XX25.

ATC Vet — QL01XX25.

UNII — A61RXM4375.

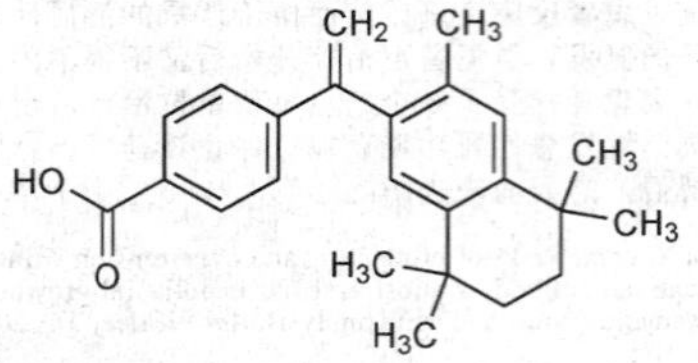

不良反应和注意事项

口服贝沙罗汀的主要不良反应包括高脂血症、甲状腺功能减退症、白细胞减少、头痛、水肿、肝功能改变、皮疹和瘙痒。可能出现剥脱性皮炎、脱发和皮肤病。其他常见不良反应包括贫血、失眠、头晕、眼或耳病、胃肠道功能紊乱、关节痛和肌肉痛。急性胰腺炎与高甘油三酯血症相关，有胰腺炎风险的患者一般不要使用本药。如果治疗期间血甘油三酯浓度升高，推荐降低剂量和开始降血脂治疗（禁用吉非贝齐，见下文）。局部治疗最常见不良反应为皮疹、瘙痒和疼痛。由于有致胎儿畸形的风险，怀孕期间应禁用贝沙罗汀胶囊和凝胶剂。

1. Assaf C, *et al.* Minimizing adverse side-effects of oral bexarotene in cutaneous T-cell lymphoma: an expert opinion. *Br J Dermatol* 2006; **155:** 261–6.

药物相互作用

吉非贝齐 吉非贝齐抑制贝沙罗汀的清除，导致血甘油三酯急剧升高和胰腺炎[1]。

1. Talpur R, *et al.* Optimizing bexarotene therapy for cutaneous T-cell lymphoma. *J Am Acad Dermatol* 2002; **47:** 672–84.

用途和用法

贝沙罗汀是视黄醇类 X 受体激动药，视黄醇类 X 受体参与细胞分化和增殖的调节。本药用于皮肤 T 细胞淋巴瘤（见**蕈样肉芽肿病**，第625页），通常初始口服剂量为每日 300mg/m²，单剂量餐时口服。根据毒性调整剂量。对于难治性疾病的局部用药，使用 1% 凝胶剂，第一周隔日局部使用，依据耐受性，每周逐步增加至每日 4 次。

1. Anonymous. Bexarotene (Targretin) for cutaneous T-cell lymphoma. *Med Lett Drugs Ther* 2000; **42:** 31–2.
2. Lowe MN, Plosker GL. Bexarotene. *Am J Clin Dermatol* 2000; **1:** 245–50.
3. Duvic M, *et al.* Bexarotene is effective and safe for treatment of refractory advanced-stage cutaneous T-cell lymphoma: multinational phase II-III trial results. *J Clin Oncol* 2001; **19:** 2456–71.
4. Wong S-F. Oral bexarotene in the treatment of cutaneous T-cell lymphoma. *Ann Pharmacother* 2001; **35:** 1056–65.
5. Heald P, *et al.* Topical bexarotene therapy for patients with refractory or persistent early-stage cutaneous T-cell lymphoma: results of the phase III clinical trial. *J Am Acad Dermatol* 2003; **49:** 801–15.
6. Hanifin JM, *et al.* Novel treatment of chronic severe hand dermatitis with bexarotene gel. *Br J Dermatol* 2004; **150:** 545–53.
7. Farol LT, Hymes KB. Bexarotene: a clinical review. *Expert Rev Anticancer Ther* 2004; **4:** 180–8.
8. Gniadecki R, *et al.* The optimal use of bexarotene in cutaneous T-cell lymphoma. *Br J Dermatol* 2007; **157:** 433–40.
9. Lessin SR, *et al.* Treatment of parapsoriasis with bexarotene 1% gel. *Int J Dermatol* 2008; **47:** 1325–7.
10. Abbott RA, *et al.* Bexarotene therapy for mycosis fungoides and Sézary syndrome. *Br J Dermatol* 2009; **160:** 1299–1307.
11. Talpur R, *et al.* Phase I/II randomized bilateral half-head comparison of topical bexarotene 1% gel for alopecia areata. *J Am Acad Dermatol* 2009; **61:** 592.e1–592.e9.
12. Qu L, Tang X. Bexarotene: a promising anticancer agent. *Cancer Chemother Pharmacol* 2010; **65:** 201–5.

制剂

专利制剂

Arg.: Targretin; ***Austria:*** Targretin; ***Belg.:*** Targretin; ***Chile:*** Targretin; ***Cz.:*** Targretin; ***Denm.:*** Targretin; ***Fr.:*** Targretin; ***Ger.:*** Targretin; ***Gr.:*** Targretin; ***Hung.:*** Targretin; ***Irl.:*** Targretin; ***Ital.:*** Targretin; ***Neth.:*** Targretin; ***Norw.:*** Targretin; ***Pol.:*** Targretin; ***Port.:*** Targretin; ***Spain:*** Targretin; ***Swed.:*** Targretin; ***UK:*** Targretin; ***USA:*** Targretin.

Bicalutamide (*BAN, USAN, rINN*) 比卡鲁胺

Bicalutamida; Bicalutamidum; Bikalutamid; Bikalutamidi; ICI-176334. (*RS*)-4′-Cyano-α′,α′,α′-trifluoro-3-(4-fluorophenylsulphonyl)-2-hydroxy-2-methylpropiono-*m*-toluidide.

Бикалутамид

$C_{18}H_{14}F_4N_2O_4S$ = 430.4.

CAS — 90357-06-5.

ATC — L02BB03.

ATC Vet — QL02BB03.

UNII — A0Z3NAU9DP.

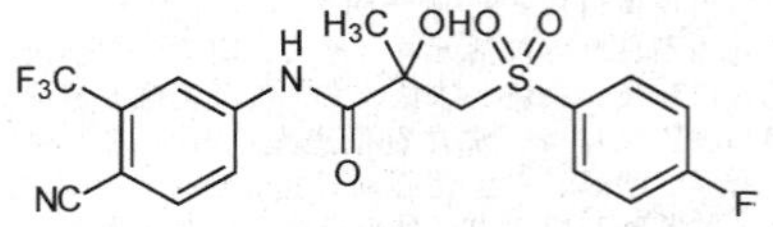

Pharmacopoeias. In *US.*

USP 33（Bicalutamide） 一种颗粒细微的白色至类白色粉末。极微溶到微溶于乙醇；易解于丙酮和四氢呋喃；可溶于乙腈。贮藏于密闭容器中。

不良反应和注意事项

参见**氟他胺**，见第692页。瘙痒、无力、脱发、毛发再生和干皮病常见于比卡鲁胺。超敏反应，包括血管性水肿和荨麻疹，较少见。

对心血管的影响，包括心绞痛、心衰、心律失常和心电图（ECG）改变的报道较少见。间质性肺炎和肺纤维化的报道也较少。

对胃肠道的影响 一些证据显示比卡鲁胺相关的腹泻发生率低于氟他胺[1]。

1. Schellhammer P, *et al.* A controlled trial of bicalutamide versus flutamide, each in combination with luteinizing hormone-releasing hormone analogue therapy, in patients with advanced prostate cancer. *Urology* 1995; **45:** 745–52.

对肝脏的影响 有 1 篇报道[1]暴发性肝损伤与比卡鲁胺治疗有关。尽管停用药物，患者仍死于继发性多器官衰竭。

1. O'Bryant CL, *et al.* Bicalutamide-associated fulminant hepatotoxicity. *Pharmacotherapy* 2008; **28:** 1071–5.

对肺的影响 关于抗雄激素包括比卡鲁胺相关的肺炎病例的综述，见**氟他胺**（第693页）项下。

男子乳房发育症 男子乳房发育症是抗雄激素治疗常见的不良反应，有关治疗和讨论。见**氟他胺**（第693页）项下。

药物相互作用

比卡鲁胺体外抑制多种细胞色素 P450 同工酶，尤其是 CYP3A4，注册药品信息建议特非那定、阿司咪唑和西沙比利不应和比卡鲁胺同时使用，其他治疗指数窄通过细胞色素 P450 同工酶代谢的药物应谨慎使用。体外研究显示比卡鲁胺能将华法林从蛋白结合位点置换，见**抗肿瘤药**（第1372页）。

药动学

本药口服吸收良好。在肝中广泛代谢，经氧化得到活性 *R*-对应异构体，经葡萄苷酸化得到无活性的 *S*-对映异构体。代谢物经尿和粪便排泄。*R*-对映异构体的半衰期为 6～7 天，在严重肝损伤时可能更长。*S*-对映异构体清除更快。比卡鲁胺的血浆蛋白结合率为 96%。

1. Cockshott ID. Bicalutamide: clinical pharmacokinetics and metabolism. *Clin Pharmacokinet* 2004; **43:** 855–78.

用途和用法

比卡鲁胺是一类非甾体类抗雄激素药物，其作用机制和用法与**氟他胺**相似（第693页）。口服可用于治疗前列腺癌（第638页）。与戈那瑞林类似物一起用于晚期前列腺癌的姑息治疗，通常的给药剂量是每日 50mg。英国用法是在开始给予戈那瑞林类似物之前至少 3 天给予比卡鲁胺，以抑制潮红反应。美国用法则是同时给药。外科去势联用比卡鲁胺时，剂量相似，外科手术当天开始使用。

比卡鲁胺每日 150mg 单药化疗，或作为手术或放疗的辅助治疗用于男性局部晚期病变疾病进展风险高的患者。单药用于局限性病变，但有证据显示无疾病进展高风险的男性患者，需要谨慎观察等待，立即应用比卡鲁胺会增加死亡的风险。

1. Wirth M, *et al.* Bicalutamide (Casodex) 150 mg as immediate therapy in patients with localized or locally advanced prostate cancer significantly reduces the risk of disease progression. *Urology* 2001; **58:** 146–51.
2. Boccardo F, *et al.* Bicalutamide monotherapy versus flutamide plus goserelin in prostate cancer: updated results of a multicentric trial. *Eur Urol* 2002; **42:** 481–90.
3. See WA, *et al.* Bicalutamide as immediate therapy either alone or as adjuvant to standard care of patients with localized or locally advanced prostate cancer: first analysis of the early prostate cancer program. *J Urol (Baltimore)* 2002; **168:** 429–35.
4. See W, *et al.* Immediate treatment with bicalutamide 150 mg as adjuvant therapy significantly reduces the risk of PSA progression in early prostate cancer. *Eur Urol* 2003; **44:** 512–17.
5. Fradet Y. Bicalutamide (Casodex) in the treatment of prostate cancer. *Expert Rev Anticancer Ther* 2004; **4:** 37–48.
6. Schellhammer PF, Davis JW. An evaluation of bicalutamide in the treatment of prostate cancer. *Clin Prostate Cancer* 2004; **2:** 213–19.
7. Wirth MP, *et al.* Bicalutamide 150 mg in addition to standard care in patients with localized or locally advanced prostate cancer: results from the second analysis of the early prostate cancer program at median followup of 5.4 years. *J Urol (Baltimore)* 2004; **172:** 1865–70.
8. Iversen P, *et al.* Bicalutamide (150 mg) versus placebo as immediate therapy alone or as adjuvant to therapy with curative intent for early nonmetastatic prostate cancer: 5.3-year median followup from the Scandinavian Prostate Cancer Group Study Number 6. *J Urol (Baltimore)* 2004; **172:** 1871–6.
9. Klotz L, Schellhammer P. Combined androgen blockade: the case for bicalutamide. *Clin Prostate Cancer* 2005; **3:** 215–19.
10. Wirth M, *et al.* Bicalutamide ('Casodex') 150 mg in addition to standard care in patients with nonmetastatic prostate cancer: updated results from a randomised double-blind phase III study (median follow-up 5.1 y) in the early prostate cancer programme. *Prostate Cancer Prostatic Dis* 2005; **8:** 194–200.
11. Tyrell CJ, *et al.* Bicalutamide ('Casodex') 150 mg as adjuvant to radiotherapy in patients with localised or locally advanced prostate cancer: results from the randomised Early Prostate Cancer Programme. *Radiother Oncol* 2005; **76:** 4–10.
12. McLeod DG, *et al.* Bicalutamide 150 mg plus standard care vs standard care alone for early prostate cancer. *BJU Int* 2006; **97:** 247–54.
13. Wellington K, Keam SJ. Bicalutamide 150mg: a review of its use in the treatment of locally advanced prostate cancer. *Drugs* 2006; **66:** 837–50.
14. Iversen P, Roder MA. The Early Prostate Cancer program: bicalutamide in nonmetastatic prostate cancer. *Expert Rev Anticancer Ther* 2008; **8:** 361–9.

制剂

USP 33: Bicalutamide Tablets.

专利制剂

Arg.: Androxinon†; Bidrostat; Biolutam; Bitakebir; Bosconar; Casodex; Codebup; Dimalan; Finaband; Gepeprostin; Liberprost; Raffolutil; **Austral.:** Calutex; Cosamide; Cosudex; **Austria:** Casodex; **Belg.:** Casodex; **Braz.:** Casodex; Gepeprostin; Lutamidal; **Canad.:** Casodex; **Chile:** Casodex; Lutamidal; **Cz.:** Atembin; Bicaluplex; Bicalutagen; Bicasil; Bikaland; Binabic; Calumid; Casodex; Glanuta; Lanbica; Ormandyl; **Denm.:** Casodex; **Fin.:** Alidex; Bicadex; Bicamid; Bicavan; Bicusan; Bikalex; Casodex; **Fr.:** Casodex; Ormandyl; **Ger.:** Casodex; **Gr.:** Apex; Bicadex; Bicalut; Bicamide; Bicaprol; Bicatin; Bikalen; Bilumide; Casodex; Encalor; Procure; Verodex; Zarmol; **Hong Kong:** Casodex; **Hung.:** Bicatlon; Bicusan; Bilutamid; Binabic; Calumid; Capro; Casodex; Grommar; Lanbicamid; Sanotamid; **India:** Caluran; Calutide; **Indon.:** Casodex; **Irl.:** Bicalinn; Biluta; Casodex; **Israel:** Casodex; **Ital.:** Casodex; **Malaysia:** Casodex; **Mex.:** Bicalem; Calutol; Casdrogen; Casodex; **Neth.:** Casodex; **Norw.:** Casodex; **NZ:** Bicalox; Cosudex; **Philipp.:** Casodex; **Pol.:** Calubloc; Casodex; **Port.:** Bicastad; Casodex; Ormandyl; **Rus.:** Bilumid (Билумид); Calumid (Калумид); Casodex (Касодекс); **S.Afr.:** Bicalox; Casodex; **Singapore:** Casodex; **Spain:** Casodex; Pencial; Probic; **Swed.:** Casodex; **Switz.:** Casodex; **Thai.:** Calumid; Casodex; **Turk.:** Casodex; Procalut; **UK:** Casodex; **Ukr.:** Calumid (Калумид); Casodex (Касодекс); **USA:** Casodex; **Venez.:** Calutol; Casodex.

多组分制剂 **Austral.:** Zolacos CP.

Bleomycin Sulfate (*USAN*, *pINNM*) 硫酸博来霉素

Bleomicino sulfatas; Bleomicin-szulfát; Bleomycin Sulphate (*BANM*); Bléomycine, sulfate de; Bleomycini sulfas; Bleomycinsulfat; Bleomycin-sulfát; Bleomysiinisulfaatti; Sulfato de bleomicina.

Блеомицина Сульфат

CAS — 11056-06-7 (bleomycin); 67763-87-5 (bleomycin hydrochloride); 9041-93-4 (bleomycin sulfate).

ATC — L01DC01.

ATC Vet — QL01DC01.

UNII — 7DP3NTV15T.

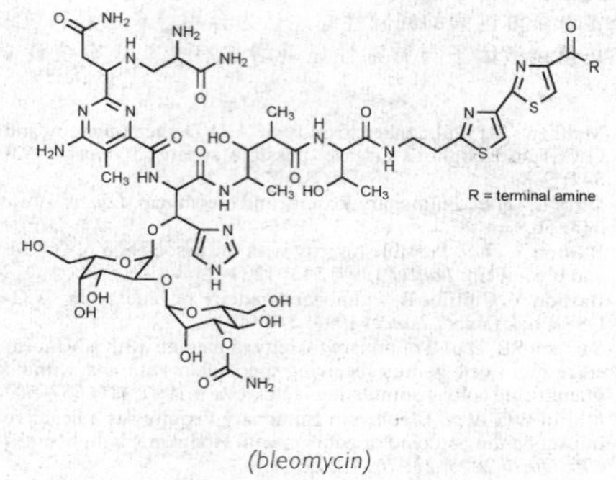

(bleomycin)

Pharmacopoeias. In *Eur.* (see p.vii), *Int.*, *Jpn*, and *US*.

Int. and *Jpn* also include Bleomycin Hydrochloride. *Chin.* includes Bleomycin A5 Hydrochloride for Injection.

Ph. Eur. 6.8 (Bleomycin Sulfate) 由轮丝链霉菌 *Streptomyces verticillus* 培育或其他方法获得的糖肽类混合物的硫酸盐；两种主要组分是 *N*-[3-(二甲基硫酰)丙基] 博来霉素酰胺（博来霉素 A_2）和 *N*-[4-(carbamimidoylamino) 丁基] 博来霉素酰胺（博来霉素 B_2）。一种白色或淡黄白色强吸湿性粉末。干燥后，重量减少不大于 3%。极易溶于水；微溶于无水乙醇；几乎不溶于丙酮。0.5%水溶液的 pH 值为 4.5～6.0。2～8℃贮藏于密闭容器中。

USP 33 (Bleomycin Sulfate) 碱性细胞毒糖肽类混合物硫酸盐，由 *Streptomyces verticillus* 产生或其他方式生成。其效价至少 1.5U 并且不超过 2.0U/mg。本品含 55%～70%博来霉素 A_2 和 25%～32%的博来霉素 B_2；博来霉素 B_4 含量不超过 1%。博来霉素 A_2 和 B_2 总的百分率不少于 90%。为一种淡黄色的无定形粉末。干燥损失重量不超过 6%。极易溶于水。含 10U/ml 水溶液的 pH 值为 4.5～6.0。贮藏于密闭容器中。

配伍禁忌 有报道，硫酸博来霉素溶液与羧苄西林、头孢唑啉、头孢噻吩钠、萘夫西林钠、苄青霉素钠、甲氨蝶呤、丝裂霉素 C、氢化可的松琥珀酸钠、氨茶碱、维生素 C 或特布他林溶液混合时其活性降低[1]。博来霉素的药物相互作用可概括为与二价和三价阳离子（尤其是铜）螯合作用，可被含巯基化合物灭活和被硫水阴离子沉淀；博来霉素溶液不可与必需氨基酸、核黄素、地塞米松或呋塞米溶液混合[2]。

1. Dorr RT, *et al.* Bleomycin compatibility with selected intravenous medications. *J Med* 1982; **13:** 121–30.
2. D'Arcy PF. Reactions and interactions in handling anticancer drugs. *Drug Intell Clin Pharm* 1983; **17:** 532–8.

稳定性 硫酸博来霉素的溶液在塑料或玻璃容器中一样稳定[1,2]，尽管一些较早研究显示在塑料容器中效价损失[3,4]。有证据[5]显示博来霉素在 0.9%氯化钠中的稳定性高于 5%葡萄糖，0.9%氯化钠常被注册药品信息推荐作为稀释剂。英国注册药品信息说明硫酸博来霉素化学和物理性质稳定。一旦按说明复溶和稀释，冷藏于 2～8℃及避光条件下可保存 10 天。从微生物学角度讲溶液应立即使用，不推荐在 2～8℃条件下储存大于 24h，除非在有效和可控的无菌条件下配制。

1. De Vroe C, *et al.* A study on the stability of three antineoplastic drugs and on their sorption by iv delivery systems and end-line filters. *Int J Pharmaceutics* 1990; **65:** 49–56.
2. Stajich GV, *et al.* In vitro evaluation of bleomycin-induced cell lethality from plastic and glass containers. *DICP Ann Pharmacother* 1991; **25:** 14–16.
3. Benvenuto JA, *et al.* Stability and compatibility of antitumor agents in glass and plastic containers. *Am J Hosp Pharm* 1981; **38:** 1914–18.
4. Adams J, *et al.* Instability of bleomycin in plastic containers. *Am J Hosp Pharm* 1982; **39:** 1636.
5. Koberda M, *et al.* Stability of bleomycin sulfate reconstituted in 5% dextrose injection or 0.9% sodium chloride injection stored in glass vials or polyvinyl chloride containers. *Am J Hosp Pharm* 1990; **47:** 2528–9.

单位

第一个国际标准品（1980）的一个安瓿中 5mg 博来霉素复合物包括了博来霉素复合物 A_2/B_2 的 8910U。Ph. Eur. 6.8 规定，以干燥物计，每毫克效价至少为 1500IU。这一单位与 USP 所使用的不同：每毫克硫酸博来霉素（USP 33）包括 1.5～2.0U 的博来霉素。英国制剂标签出现了一个变化，从与 USP 相当的单位变成符合 Ph. Eur. 的国际单位，导致了英国的使用剂量增加了一个明显的人为的 1000 倍的系数。

在一些国家中剂量从前是以 mg-效价表示的，1mg 的效价对应于 1U。最初的制剂 1mg 效价就是 1mg 重量，但是随着产品提纯水平的提高导致了一种情况：包含 15mg（即 15U）博来霉素的安瓿实际上包含博来霉素的重量远少于博来霉素的 mg-重量。

不良反应和处置

参见抗肿瘤药总论（第605页和第609页）。

博来霉素的最常见不良反应出现在皮肤和黏膜，包括皮疹、红斑、瘙痒、发疱、过度角化、指甲改变、脱发、色素沉着、细纹和口腔炎。发热也较常见，报道约 1%淋巴瘤患者出现高热和心肺崩溃的急性类过敏反应。骨髓抑制轻微。胃肠外给药时，给药部位可能出现局部反应和血栓性静脉炎。

最严重的延迟毒性是肺毒性；博来霉素治疗的患者约 10%出现间质性肺炎，约 1%出现纤维化和死亡。老年患者和总剂量超过 400000IU（400USP U）的患者更易出现肺毒性。之前接受过胸部放疗患者出现肺毒性的可能性也较大。

对肺的影响 博来霉素引起的肺炎可进展为致命的肺纤维化。其表现通常延迟，临床症状包括无痰干咳、呼吸困难以及有时发热（见**对肺的影响**，第608页）。据报道纵隔积气为博来霉素引起的致命的肺毒性的首要表现[1]。毒性的危险因素包括年龄增加[2,3]、肾功能恶化[2]、目前正在或过去曾有放射治疗。反应为剂量相关性的，并已设置最大剂量（见下文**用途和用法**）。其他因素包括使用过的方案、伴随的氧气补充、吸烟史、潜在的肺部疾病和生长因子支持治疗[2,3]。更多危险因素的详细信息见下文**药物相互作用**项下。没有标准疗法治疗博来霉素引起的肺炎。通常停止治疗并给予皮质激素[3]，尽管还没有强有力的证据支持[2]。也有建议静脉滴注而非推注使用博来霉素可能减少肺毒性[2]。

1. Keijzer A, Kuenen B. Fatal pulmonary toxicity in testis cancer with bleomycin-containing chemotherapy. *J Clin Oncol* 2007; **25:** 3543–4.
2. Sleijfer S. Bleomycin-induced pneumonitis. *Chest* 2001; **120:** 617–24.
3. Martin WG, *et al.* Bleomycin pulmonary toxicity has a negative impact on the outcome of patients with Hodgkin's lymphoma. *J Clin Oncol* 2005; **23:** 7614–20.

对皮肤、毛发和指甲的影响 有报道，甲周疣损伤区注射博来霉素后，出现永久指甲脱落和由于营养不良指甲脱落后再生[1～3]。2 例患者最初出现发疱和溃疡[1]，或肿胀，剧痛和灼烧感[2]。所有 3 例患者之前接受过一次或两次注射，2 位患者报道仅仅有轻度疼痛[1,3]。另 1 例患者报道出现了博来霉素的皮肤不良反应，包括索状红斑、雷诺现象、坏疽、纤维化或皮肤硬化、色素沉着、嗜中性外分泌腺汗腺炎（一种炎症性皮肤病，表现为红斑和结节，小汗腺体的嗜中性粒细胞浸润和小汗腺细胞变性）。急性泛发性发疹性脓疱病和脱发也有报道[4]。

1. Czarnecki D. Bleomycin and periungual warts. *Med J Aust* 1984; **141:** 40.
2. Miller RAW. Nail dystrophy following intralesional injections of bleomycin for a periungual wart. *Arch Dermatol* 1984; **120:** 963–4.
3. Urbina González F, *et al.* Cutaneous toxicity of intralesional bleomycin administration in the treatment of periungual warts. *Arch Dermatol* 1986; **122:** 974–5.
4. Yamamoto T. Bleomycin and the skin. *Br J Dermatol* 2006; **155:** 869–75.

对血管系统的影响 联合化疗方案中应用博来霉素可导致血栓病变和雷诺现象，尤其与顺铂和长春碱类或依托泊苷联合（参见**对心血管系统的影响**，第606页），有证据显示单用博来霉素也产生雷诺现象[1,2]。

损伤区注射博来霉素治疗手足疣后也有出现雷诺现象的病例报道[3～6]。也可见上文**对皮肤、毛发和指甲的影响**。

1. Sundstrup B. Raynaud's phenomenon after bleomycin treatment. *Med J Aust* 1978; **2:** 266.
2. Adoue D, Arlet P. Bleomycin and Raynaud's phenomenon. *Ann Intern Med* 1984; **100:** 770.
3. Epstein E. Intralesional bleomycin and Raynaud's phenomenon. *J Am Acad Dermatol* 1991; **24:** 785–6.
4. Gregg LJ. Intralesional bleomycin and Raynaud's phenomenon. *J Am Acad Dermatol* 1992; **26:** 279–80.
5. de Pablo P, *et al.* Raynaud's phenomenon and intralesional bleomycin. *Acta Derm Venereol (Stockh)* 1992; **72:** 465.
6. Vanhooteghem O, *et al.* Raynaud phenomenon after treatment of verruca vulgaris of the sole with intralesional injection of bleomycin. *Pediatr Dermatol* 2001; **18:** 249–51.

注意事项

有关使用抗肿瘤药需要的**注意事项**的文献，见第611页。

老年患者、肾损伤患者、肺部感染或肺功能有过损伤患者以及接受过放疗，尤其是胸部放疗的患者应谨慎使用本药。患者应定期进行胸部X线检查。如结果显示浸润或出现呼吸困难，应停止使用博来霉素。

考虑到类过敏性反应的风险，建议患淋巴瘤的患者应接受2次2000IU（2个USP U）或更少的初期试验剂量（见下文**用法**）。

AIDS 50例使用博来霉素治疗AIDS相关的卡波西肉瘤的患者中，12例出现了皮肤不良反应，并且持续恶化直到停止使用博来霉素[1]。如果AIDS患者出现皮肤的不良反应，应停止使用博来霉素并且避免再次使用。但是，这些患者中不良反应的发生率似乎不比肿瘤患者高，AIDS患者对博来霉素的敏感性较抗菌药如复方磺胺甲噁唑和青霉素类的敏感性低。

1. Caumes E, *et al.* Cutaneous side-effects of bleomycin in AIDS patients with Kaposi's sarcoma. *Lancet* 1990; **336:** 1593.

潜水 由于潜水员吸入气中的氧分压随着深度的增加而增加，接受博来霉素治疗后潜水的患者理论上存在一种与氧发生毒性反应（与肺相关）的可能性，并且风险随着每次潜水深度和持续时间的增加而增加[1]。然而，简单的博来霉素为基础治疗后潜水的风险已遭到质疑[2]。该作者认为完成BEP（博来霉素、依托泊苷和顺铂）治疗后的6～12个月恢复潜水是可以接受的，只应注意那些博来霉素治疗时出现肺功能受损的患者。

1. Zanetti CL. Scuba diving and bleomycin therapy. *JAMA* 1990; **264:** 2869.
2. de Wit R, *et al.* Bleomycin and scuba diving: where is the harm? *Lancet Oncol* 2007; **8:** 954–5.

管理和处置 处置患者给予博来霉素后直到72h产生的尿液时应穿防护服[1]。

1. Harris J, Dodds LJ. Handling waste from patients receiving cytotoxic drugs. *Pharm J* 1985; **235:** 289–91.

妊娠 关于一名妊娠妇女使用含博来霉素化疗方案的报道和之后对婴儿的不良反应，参见**顺铂**项下的**妊娠**，(第668页)。

药物相互作用

参见抗肿瘤药总论的药物相互作用，第611页。吸氧增加的患者，例如，作为全身麻醉程序的一部分，使用博来霉素后肺毒性的风险增加；推荐减少吸氧的浓度。

抗肿瘤药 给予博来霉素和顺铂的患者有增加肺毒性的报道，一些病例可致命[1～4]，可能是由于顺铂诱导肾损伤导致了博来霉素消除的降低。可以推断同时给予其他肾毒性的药物也可出现相似的药物相互作用。如果这样的联合用药出现肾毒性，除了减少博来霉素用量外，连续输注可能比间歇快速注射给药毒性低[1,5]。

一项研究旨在调查使用吉西他滨替代依托泊苷的BEACOPP方案产生的白血病是否会减少的研究，由于意料外的肺毒性频发而在早期被停止。一名患者死亡，吉西他滨和博来霉素合用被认为引起此毒性[6]。

1. Bennett WM, *et al.* Fatal pulmonary bleomycin toxicity in cisplatin-induced acute renal failure. *Cancer Treat Rep* 1980; **64:** 921–4.
2. van Barneveld PWC, *et al.* Influence of platinum-induced renal toxicity on bleomycin-induced pulmonary toxicity in patients with disseminated testicular carcinoma. *Oncology* 1984; **41:** 4–7.
3. Brodsky A, *et al.* Stevens-Johnson syndrome, respiratory distress and acute renal failure due to synergic bleomycin-cisplatin toxicity. *J Clin Pharmacol* 1989; **29:** 821–3.
4. Sleijfer S, *et al.* Enhanced effects of bleomycin on pulmonary function disturbances in patients with decreased renal function due to cisplatin. *Eur J Cancer* 1996; **32A:** 550–2.
5. Chisholm RA, *et al.* Bleomycin lung: the effect of different chemotherapeutic regimens. *Cancer Chemother Pharmacol* 1992; **30:** 158–60.
6. Bredenfeld H, *et al.* Severe pulmonary toxicity in patients with advanced-stage Hodgkin's disease treated with a modified bleomycin, doxorubicin, cyclophosphamide, vincristine, procarbazine, prednisone, and gemcitabine (BEACOPP) regimen is probably related to the combination of gemcitabine and bleomycin: a report of the German Hodgkin's Lymphoma Study Group. *J Clin Oncol* 2004; **22:** 2424–9.

集落刺激因子 据报道[1]，接受含博来霉素的ABVD方案（多柔比星、博来霉素、长春碱、达卡巴嗪）化疗的患者肺毒性发生率增加，这些患者曾给予粒细胞集落刺激因子治疗中性粒细胞减少。另有报道[2]，接受BEP方案（博来霉素、依托泊苷、顺铂）和粒细胞集落刺激因子化疗的一例患者出现了进展迅速的、致命的肺炎。

当将粒细胞集落刺激因子加入包含博来霉素的治疗方案用于治疗生殖细胞瘤或非霍奇金淋巴瘤的患者时，研究数据分析未能显示肺毒性的增加[3～5]。然而，一个霍奇金淋巴瘤的回顾性综述认为合用博来霉素和粒细胞集落刺激因子与肺毒性显著增加有关，且有统计学意义[6]。

1. Matthews JH. Pulmonary toxicity of ABVD chemotherapy and G-CSF in Hodgkin's disease: possible synergy. *Lancet* 1993; **342:** 988.
2. Dirix LY, *et al.* Pulmonary toxicity and bleomycin. *Lancet* 1994; **344:** 56.
3. Bastion Y, *et al.* Possible toxicity with the association of G-CSF and bleomycin. *Lancet* 1994; **343:** 1221–2.
4. Bastion Y, Coiffier B. Pulmonary toxicity of bleomycin: is G-CSF a risk factor? *Lancet* 1994; **344:** 474.
5. Saxman SB, *et al.* Pulmonary toxicity in patients with advanced-stage germ cell tumors receiving bleomycin with and without granulocyte colony stimulating factor. *Chest* 1997; **111:** 657–60.
6. Martin WG, *et al.* Bleomycin pulmonary toxicity has a negative impact on the outcome of patients with Hodgkin's lymphoma. *J Clin Oncol* 2005; **23:** 7614–20.

氧气 因为博来霉素部分通过诱导自由基而引起肺毒性，所以与高浓度氧气合用时可能是有害的[1]。注册药品信息推荐当必须补充氧气时应降低吸入氧浓度。动物实验表明博来霉素与氧气合用增加了死亡的风险，尽管尚缺乏人类数据。然而，限制博来霉素治疗患者对氧气的需求已遭受质疑[2]。

1. Sleijfer S. Bleomycin-induced pneumonitis. *Chest* 2001; **120:** 617–24.
2. Donat SM, Levy DA. Bleomycin associated pulmonary toxicity: is perioperative oxygen restriction necessary? *J Urol (Baltimore)* 1998; **160:** 1347–52.

药动学

博来霉素经胃肠道吸收差。博来霉素经肠外、腹腔、胸腔内使用后吸收迅速。肌注和皮下注射后生物利用度分别为100%和70%。腹腔或胸腔内注射的生物利用度为45%。血浆蛋白结合率低。博来霉素的水解酶降解主要在血浆、肝和其他器官，而在皮肤和肺中则很少。消除呈两相，有报道称，一次静脉快速推注后博来霉素平均初始和终末半衰期分别为0.5h和4h。持续静脉输注后消除时间延长，平均半衰期分别为1.3h和9h。一次剂量后约2/3的药量以原形经尿排泄，排泄率由肾功能决定。脑脊液中药物浓度低。博来霉素可透过胎盘。

1. Broughton A, *et al.* Clinical pharmacology of bleomycin following intravenous infusion as determined by radioimmunoassay. *Cancer* 1977; **40:** 2772–8.
2. Alberts DS, *et al.* Bleomycin pharmacokinetics in man I: intravenous administration. *Cancer Chemother Pharmacol* 1978; **1:** 177–81.
3. Yee GC, *et al.* Bleomycin disposition in children with cancer. *Clin Pharmacol Ther* 1983; **33:** 668–73.

遗传因子 博来霉素被其水解酶（BLMH）灭活。由于代谢酶的基因多态性可能决定患者对化疗的反应，一个研究探索了BLMH基因单核苷酸多态性（SNP）A1450G是否与使用含博来霉素化疗的睾丸癌患者的生存有关。研究发现该SNP的纯和子变异G/G与患者低生存率和早期高复发率有关。该作者提醒此发现还仅为假设，不适用于临床。

1. de Haas EC, *et al.* Variation in bleomycin hydrolase gene is associated with reduced survival after chemotherapy for testicular germ cell cancer. *J Clin Oncol* 2008; **26:** 1817–23.

用途和用法

博来霉素是一种抗肿瘤抗生素，它可与DNA结合并引起链断裂，可能主要对细胞周期的G_2和M期最有效。广泛用于治疗恶性疾病；尤其是鳞状上皮细胞癌，包括宫颈和外生殖器、食管、皮肤和头颈部的鳞状上皮细胞癌；霍奇金病和其他淋巴瘤；睾丸恶性肿瘤和恶性积液。也试用于其他恶性肿瘤，包括膀胱、肺、甲状腺的肿瘤和一些肉瘤，包括卡波西肉瘤。

博来霉素经常和其他抗肿瘤药联合应用，主要与多柔比星，长春碱和达卡巴嗪（ABVD）联合治疗霍奇金病，与依托泊苷和顺铂（BEP）联合治疗睾丸肿瘤。博来霉素以硫酸盐经静脉、肌内或皮下给药。也可经动脉给药或胸膜、腹膜内滴注。如果肌内注射疼痛，可在1%利多卡因注射液中给药。

剂量以碱基形式计算，以**单位**（U）表示给药剂量，但是在英国，之前制剂使用的U与USP相同，现在使用与Ph. Eur标准相同的IU（见上文**单位**）。由于1000IU相当于1USP U，所以现在英国所用剂量是以往的1000倍，或者是美国所用剂量的1000倍，评估文献时应引起注意。

在英国，注册单药用于**鳞状上皮细胞癌**或各种**睾丸癌**的剂量为15000IU（15USP U）一周3次，或30000IU，每周2次，静脉或肌内注射，尽管实际上恶性肿瘤的治疗一般是联合化疗。通常间隔3～4周重复给药，直至总累积剂量达500000IU。年龄高于60岁患者应减少给药剂量和总累积剂量（见下文）。应根据患者耐受情况调整给药剂量，联合化疗时也应调整给药剂量。使用过每24h 15000IU的速率直至持续静脉输注10天或每24h 30000IU的速率直至持续5天的方法。**淋巴瘤**患者建议给予15000IU，每周1次或2次肌内注射，总剂量达225000IU。老年患者和联合化疗必要时应减少给药剂量。治疗**恶性积液**时，使用60000IU溶于100ml 0.9%氯化钠溶液滴注于受侵的浆膜腔。根据患者年龄，如果需要可重复给药直至总累积剂量达到500000IU。同时给予局部麻醉或镇痛药。

在美国，**淋巴瘤**、**鳞状上皮细胞癌**和**睾丸癌**治疗的注册剂量是250～500IU/kg（0.25～0.5USP U/kg），或10000～20000IU/m²（10～20USP U/m²），每周1次或2次，通过缓慢的静脉、肌内或皮下注射。考虑到过敏样反应的风险，建议淋巴瘤患者应接受2次2000IU（2USP U）试验剂量，或初次给予更少剂量（见下文用法）。霍奇金病患者一旦获得了50%的应答，可以使用每日1次、1000IU（1USP U）的博来霉素或每周1次、5000IU经缓慢静脉或肌内注射（5USP U）来维持。

在英国，注册药品信息显示**总剂量**不应超过500000IU（500USP U）。年龄60～69岁患者总的累积剂量不应超过300000IU，70～79岁不应超过200000IU，80岁及以上不应超过100000IU；每周给药剂量分别不应超过60000、30000和15000IU。美国推荐最高总剂量是400000IU（400USP U）；普遍认为患者接受400000IU或更高剂量，肺毒性的风险会增加（见上文**不良反应**）。

肾损伤患者应减少给药剂量（见下文）。

盐酸博来霉素也用于注射给药治疗恶性肿瘤，硫酸博来霉素局部应用于皮肤肿瘤的局部治疗。

用法 尽管有人建议淋巴瘤患者接受试验剂量的博来霉素治疗以避免类过敏反应的发生，但是一篇综述[1]得出结论没有证据支持这一方法，因为反应发生是无法预见的且与剂量无关。也有人认为静脉给药过敏反应的发生率高于肌内注射，但支持证据存在争议。

建议联合化疗方案中博来霉素静脉输注比快速推注会减少肺毒性[2,3]。

损伤部位注射博来霉素普遍耐受性较好。已对此给药途径的使用方法进行综述，包括用于恶性肿瘤和非恶性皮肤疾病，如疣（见下文）[4]。

1. Lam MSH. The need for routine bleomycin test dosing in the 21st century. *Ann Pharmacother* 2005; **39:** 1897–1902.
2. Chisholm RA, *et al.* Bleomycin lung: the effect of different chemotherapeutic regimens. *Cancer Chemother Pharmacol* 1992; **30:** 158–60.
3. Sleijfer S. Bleomycin-induced pneumonitis. *Chest* 2001; **120:** 617–24.
4. Saitta P, *et al.* Bleomycin in dermatology: a review of intralesional applications. *Dermatol Surg* 2008; **34:** 1299–1313.

在肾损伤中的用法 博来霉素的大部分剂量主要以原形经尿排泄，肾损伤患者应考虑减少给药剂量。英国注册药品信息建议当血清肌酐浓度为20～40μg/ml时，药物剂量应减少50%，若血清肌酐高于此，剂量还应进一步降低。美国注册药品信息根据血清肌酐浓度（CC）给出了如下基于初始剂量的推荐使用剂量：

- CC 5～10 ml/min：40%；
- CC 10～20 ml/min：45%；
- CC 20～30 ml/min：55%；
- CC 30～40 ml/min：60%；
- CC 40～50 ml/min：70%；
- CC 50ml/min及以上：100%。

白斑 白斑常指口中的白色斑点或斑块，没有其他的特征。这种损伤是令人担心的，因为它们可能出现在恶性病变前，有发育异常迹象的患者恶化的风险更高（见**头颈部恶性肿瘤**，第633页）。白斑必须与其他疾病区分，例如念珠菌病、扁平苔藓和HIV感染导致的口腔毛状白斑[1]。

白斑常和吸烟有关，停止吸烟能使之消退[1]。白斑应得到积极治疗，小的易接近的损伤可以通过手术或激光治疗去除，但是它们可能会复发[1]。广泛的斑片或不宜手术的白斑的治疗包括局部使用1%博来霉素，药物溶解在二甲亚砜中，每日5min，连续14天。在一组19例发育异常的白斑患者中，大多数患者出现了损伤表现的改变和发育异常得到缓解的组织学证据。在10年的长期随访中，发现有持续的效果[2]。

一些长期口服维生素A或β-胡萝卜素的研究中[3～5]，有白斑部分或完全消退的报道，但停止补充给药后损伤复发[4]。尝试过类视黄醇例如维甲酸或异维甲酸的局部治疗，结果和维生素 A 或维甲酸类的口服治疗相似[6,7]。一项小型开放研究也提出局部卡泊三醇可能有效[8]。

一篇白斑治疗的系统性综述发现，对照试验报道较少，尽管这些治疗对缓解损伤可能是有效的，但复发率高，没有证据显示它们能预防恶变[9]。

1. Scully C, Porter S. ABC of oral health: swellings and red, white, and pigmented lesions. *BMJ* 2000; **321:** 225–8.
2. Epstein JB, *et al.* Topical bleomycin for the treatment of dysplastic oral leukoplakia. *Cancer* 1998; **83:** 629–34.
3. Issing WJ, *et al.* Long-term follow-up of larynx leukoplakia under treatment with retinyl palmitate. *Head Neck* 1996; **18:** 560–5.
4. Sankaranarayanan R, *et al.* Chemoprevention of oral leukoplakia with vitamin A and beta carotene: an assessment. *Oral Oncol* 1997; **33:** 231–6.
5. Garewal HS, *et al.* β-Carotene produces sustained remissions in patients with oral leukoplakia: results of a multicenter prospective trial. *Arch Otolaryngol Head Neck Surg* 1999; **125:** 1305–10.
6. Epstein JB, Gorsky M. Topical application of vitamin A to oral leukoplakia: a clinical case series. *Cancer* 1999; **86:** 921–7.
7. Gorsky M, Epstein JB. The effect of retinoids on premalignant oral lesions: focus on topical therapy. *Cancer* 2002; **95:** 1258–64.
8. Femiano F, *et al.* Oral leukoplakia: open trial of topical therapy with calcipotriol compared with tretinoin. *Int J Oral Maxillofac Surg* 2001; **30:** 402–6.
9. Lodi G, *et al.* Interventions for treating oral leukoplakia. Available in The Cochrane Database of Systematic Reviews; Issue 4. Chichester: John Wiley; 2006 (accessed 21/05/08).

恶性积液 博来霉素用于恶性胸膜和心包积液（第627页）的硬化疗法。

恶性肿瘤 博来霉素用于霍奇金病和非霍奇金淋巴瘤如 AIDS 相关的淋巴瘤（见第623页和第624页）的治疗方案中，以及卵巢和睾丸的生殖细胞瘤（见第637页和第640页）和一些其他的恶性肿瘤包括头颈部肿瘤（第633页）和卡波肉瘤（第642页）的治疗。

气胸 在 1 例 AIDS 和肺孢子菌性肺炎发展为气胸的患者中，在四环素硬化疗法治疗失败后使用博来霉素每侧胸膜腔滴注成功地使气胸消退[1]。

1. Hnatiuk OW, *et al.* Bleomycin sclerotherapy for bilateral pneumothoraces in a patient with AIDS. *Ann Intern Med* 1990; **113:** 988–90.

疣 几个研究检验了局部使用硫酸博来霉素治疗严重的耐药的各类疣（第1511页），包括普通疣、平疣、足底疣、镶嵌状疣和 eponychial 疣。通常用于损伤内部注射[1~4]。使用的剂量下除了注射部位的疼痛[1~3]，其他不良反应不多见；然而有甲营养不良和雷诺现象的报道（见上文，**对皮肤、毛发、指甲的影响和对心血管系统的影响**）。博来霉素也适用于压力敏感型的胶带[5]，目前已经进行了多种技术的研究以便使博来霉素更好地在损伤部位内使用[6~8]。

1. Shumack PH, Haddock MJ. Bleomycin: an effective treatment for warts. *Australas J Dermatol* 1979; **20:** 41–2.
2. Bunney MH, *et al.* The treatment of resistant warts with intralesional bleomycin: a controlled clinical trial. *Br J Dermatol* 1984; **111:** 197–207.
3. Munkvad M, *et al.* Locally injected bleomycin in the treatment of warts. *Dermatologica* 1983; **167:** 86–9.
4. Dhar SB, *et al.* Intralesional bleomycin in the treatment of cutaneous warts: a randomized clinical trial comparing it with cryotherapy. *Indian J Dermatol Venereol Leprol* 2009; **75:** 262–7.
5. Takigawa M, *et al.* Treatment of viral warts with pressure-sensitive adhesive tape containing bleomycin sulfate. *Arch Dermatol* 1985; **121:** 1108.
6. Munn SE, *et al.* A new method of intralesional bleomycin therapy in the treatment of recalcitrant warts. *Br J Dermatol* 1996; **135:** 969–71.
7. van der Velden EM, *et al.* Dermatography with bleomycin as a new treatment for verrucae vulgaris. *Int J Dermatol* 1997; **36:** 145–50.
8. Pollock B, Sheehan-Dare R. Pulsed dye laser and intralesional bleomycin for treatment of resistant viol [sic] hand warts. *Lasers Surg Med* 2002; **30:** 135–40.

制剂

BP 2010: Bleomycin Injection;
USP 33: Bleomycin for Injection.

专利制剂

Arg.: Bileco; Bleocris; Blocamicina; Cytorich; ***Austral.:*** Blenamax; Blenoxane; ***Belg.:*** Bleomin; ***Braz.:*** Blenoxane; Bonar; Tecnomicina; ***Canad.:*** Blenoxane; ***Chile:*** Blexit; Nikableomicina; Oncobleocin†; ***Cz.:*** Bleocin; ***Ger.:*** Bleo-cell; Bleomedac; ***Gr.:*** Bleocin; ***Hong Kong:*** Bleocin; ***Hung.:*** Bleocin; ***India:*** Bleochem; Bleocin; Bleocip; ***Indon.:*** Blenamax; Bleocin; ***Jpn:*** Bleo-S; Bleocin†; ***Malaysia:*** Blenamax; Bleocin; ***Mex.:*** Blanoxan; Bleolem; Bleomax; ***NZ:*** Blenoxane; ***Philipp.:*** Bemocin; Blenoxane; Bloicin-S; ***Pol.:*** Bleocin; ***Port.:*** Bleocin; Blio†; ***Rus.:*** Blenamax (Бленамакс); ***S.Afr.:*** Blenamax; Blenoxane†; Bleolem†; ***Singapore:*** Bleocin; ***Thai.:*** Bleo-S†; Bleocin; Bleolem; ***Turk.:*** Bleocin; Bleolem; ***UK:*** Bleo; ***USA:*** Blenoxane†.

Bortezomib (*BAN*, *USAN*, *rINN*) 硼替佐米

Bortézomib; Bortezomibum; LDP-341; MG-341; MLN-341; PS-341. *N*-((1*S*)-1-Benzyl-2-{[(1*R*)-1-(dihydroxyboranyl)-3-methylbutyl]amino}-2-oxoethyl)pyrazinecarboxamide; {(1*R*)-3-Methyl-1-[(2*S*)-3-phenyl-2-(pyrazin-2-carboxamido)propanamido]butyl}boronic acid; .

Бортезомиб

$C_{19}H_{25}BN_4O_4$ = 384.2.

CAS — 179324-69-7.

ATC — L01XX32.

ATC Vet — QL01XX32.

UNII — 69G8BD63PP.

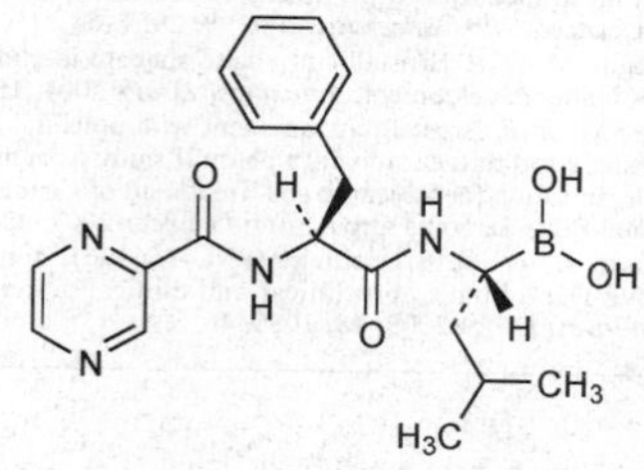

不良反应、处置和注意事项

参见抗肿瘤药总论（第605页、第609页和第611页）。

使用本品的非常常见不良反应包括：血液学毒性（特别是暂时性血小板减少症、中性粒细胞减少症和贫血）、食欲降低、胃肠道功能紊乱、周围神经病、疲劳、发热、呼吸困难和皮疹。应监测全血细胞计数包括血小板计数。如有必要应停止治疗或降低剂量。周围神经毒性也是剂量限制性毒性。

其他常见不良反应包括：高血糖、低血钾、失眠、焦虑、困惑、抑郁、视物模糊、眼痛、眩晕、味觉障碍、震颤、鼻衄、咳嗽、鼻漏、瘙痒和水肿。体位性低血压也很常见并需要治疗；应提醒有晕厥病史并脱水或服用降压药的患者注意。眩晕、体位性低血压、疲劳或视物模糊可影响驾驶等一些活动。肌肉骨骼不良反应包括肌痛、关节痛、骨痛，常有痉挛的报道。

室性心动过速、心律失常、心悸、心绞痛和心肌梗死已有发生。个别病例出现 QT 间期延长，但还未确定因果关系。可能发生或者加剧充血性心力衰竭，肺水肿已有报道。肺部疾病如肺炎已有发生，急性呼吸窘迫综合征报道罕见，但其中一些可以致命。有急性弥漫性肺或心包疾病的患者不应使用本药。多发性骨髓瘤患者发生肾损害常见，使用本药患者已有出现急性肾衰竭。肝毒性包括肝酶升高、高胆红素血症和急性肝衰竭，这些可能是可逆的，在肝损伤患者中应谨慎使用本药。

使用本药过程中可能发生肿瘤溶解综合征，应密切监视肿瘤负荷高的患者。免疫介导反应包括过敏反应、血管性水肿、血清病型反应、伴皮疹的多发性关节炎和增生性肾小球肾炎已有报道。若发生严重反应应停止本药治疗。罕见发生可逆性后部脑白质病，也应停止治疗，症状包括惊厥、高血压、头痛、失明和困惑。还有报道使用本药患者发生细菌、真菌和病毒感染。潜在的带状疱疹感染可能复发，推荐予以抗病毒预防。

其他已报道的不良反应包括电解质紊乱、麻痹、弥散性血管内凝血、听觉损伤、血栓或出血事件、缺血性结肠炎、麻痹性肠梗阻、急性胰腺炎、肺性高血压、Stevens-Johnson 综合征和中毒性表皮坏死松解症。

蛋白质蓄积的疾病如淀粉样变中，硼替佐米对蛋白酶的抑制作用尚不清楚，这些患者应谨慎使用此药。

对神经系统的影响 硼替佐米的治疗常引起周围神经病变，主要是感觉性，尽管运动神经病变也有报道。一篇综述[1]确定硼替佐米引起的周围神经病变的危险因素为已经存在的神经病变及引起神经损伤的并发疾病，如糖尿病。与实体瘤相比，多发性骨髓瘤患者使用此药神经病变发生率较高。而且，在新诊断多发性骨髓瘤患者治疗前的周围神经病变发生率较高。一项分析结果也表明[2]，复发的和（或）难治性多发性骨髓瘤中，硼替佐米引起的周围神经病变是累积的和剂量相关性的，在治疗的前 5 个周期中发病率增加显著，超过这段时间延长硼替佐米暴露不会再增加神经病变的发病率或严重性。神经病变的发展似乎与先前的神经毒性治疗无关。大多数患者调整剂量或一结束治疗后神经性疼痛痊愈或好转。有报道神经性症状恢复的中位时间为停用本药治疗后 3 个月[1]，尽管有些患者的恢复需要 2 年。

应给予镇痛药以缓解症状（见**镇痛药的选择**，第4页）。外用薄荷脑缓解硼替佐米引起的神经性疼痛的参考文献，见第2277页。

1. Argyriou AA, *et al.* Bortezomib-induced peripheral neuropathy in multiple myeloma: a comprehensive review of the literature. *Blood* 2008; **112:** 1593–9. Correction. *ibid.*; **113:** 4478.
2. Richardson PG, *et al.* Frequency, characteristics, and reversibility of peripheral neuropathy during treatment of advanced multiple myeloma with bortezomib. *J Clin Oncol* 2006; **24:** 3113–20.

对皮肤的影响 在 3 项硼替佐米治疗非霍奇金淋巴瘤的研究中，140 例患者中有 26 例出现红斑性斑丘疹，6 例进行了活检，所有患者出现小血管坏死性血管炎。尽管一些患者在一发生皮疹时减少了剂量或暂停了治疗，但其他患者没有减少剂量而继续治疗，也没有发生明显的不良临床后果。事实上，数据分析支持非霍奇金淋巴瘤患者发生硼替佐米相关的皮肤血管炎与积极的临床结果密切相关[1]。一例患者在硼替佐米注射部位出现棕红色斑疹暴发（eruption），从第 4 次注射开始进行了充分的静脉冲洗，此后暴发没再发生，然而色素沉着存在了几个月[2]。

1. Gerecitano J, *et al.* Drug-induced cutaneous vasculitis in patients with non-Hodgkin lymphoma treated with the novel proteasome inhibitor bortezomib: a possible surrogate marker of response? *Br J Haematol* 2006; **134:** 391–8.
2. Mataix J, *et al.* Persistent supravenous eruption induced by intravenous bortezomib therapy. *Br J Dermatol* 2008; **158:** 863–4.

感染 一项对复发型多发性骨髓瘤研究数据的回顾性分析表明[1]与地塞米松相比，硼替佐米治疗患者带状疱疹感染增加，据报道发病率为 13%，与其他复发型多发性骨髓瘤的研究报道相当。相似的，新诊断的多发性骨髓瘤患者使用硼替佐米（联合美法仑和泼尼松）[2]治疗带状疱疹发病率为 13%，相比对照组只有 4%（仅用美法仑和泼尼松）。在硼替佐米组预防性使用抗病毒药时，带状疱疹发病率降至 3%。一篇回顾性综述[3]中指出 125 例硼替佐米治疗多发性骨髓瘤的患者预防性使用抗病毒药物后，无患者发生带状疱疹。大部分患者每日服用阿昔洛韦 400mg，肾功能受损患者降至每日 200mg，也有使用泛昔洛韦每日 500mg 或伐昔洛韦每日 250～500mg。

1. Chanan-Khan A, *et al.* Analysis of herpes zoster events among bortezomib-treated patients in the phase III APEX study. *J Clin Oncol* 2008; **26:** 4784–90.
2. San Miguel JF, *et al.* VISTA Trial Investigators. Bortezomib plus melphalan and prednisone for initial treatment of multiple myeloma. *N Engl J Med* 2008; **359:** 906–17.
3. Vickrey E, *et al.* Acyclovir to prevent reactivation of varicella zoster virus (herpes zoster) in multiple myeloma patients receiving bortezomib therapy. *Cancer* 2009; **115:** 229–32.

药物相互作用

本药经细胞色素 P450 同工酶代谢，也是其弱抑制剂，见下文。当本药与 CYP3A4 抑制剂或诱导剂同时使用时，应密切监测其毒性或疗效降低。英国注册药品信息推荐当与 CYP2C19 抑制剂同用时应密切监视，尽管奥美拉唑（一种 CYP2C19 强抑制剂）没有增加硼替佐米血药浓度。尽管美法仑联合泼尼松增加本药浓度，但认为该增加无临床相关性。服用口服降糖药的糖尿病患者给予本药出现低血糖或高血糖。

药动学

单次静脉给予本药后，血浆药物浓度的衰减呈两相；分布相小于 10min，随后是消除相更长时间为 5～15h。多剂量给药后，清除率降低，蛋白结合率报道约 83%。本药分布容积大，提示其可广泛分布于外周组织。给予一个剂量 1h 后蛋白酶抑制达峰，平均抑制率为 61%，半衰期约 24h。体外研究显示本药主要经细胞色素 P450 同工酶 CYP3A4、CYP2C19 和 CYP1A2 氧化代谢，小部分通过 CYP2D6 和 CYP2C9 代谢。本药也是 CYP1A2、CYP2C9、CYP2C19、CYP2D6 和 CYP3A4 的弱抑制剂。主要代谢途径是经去硼作用转化为无活性的代谢物。

1. Pekol T, *et al.* Human metabolism of the proteasome inhibitor bortezomib: identification of circulating metabolites. *Drug Metab Dispos* 2005; **33:** 771–7.

用途和用法

本药抑制 26S 蛋白酶，该酶是细胞内一种分解细胞周期调节蛋白的大分子蛋白复合物。这种抑制作用阻断了肿瘤细胞更新，诱导细胞凋亡。本药用于治疗多发性骨髓瘤（见第626页），与美法仑和泼尼松联合用于先前未经治疗的患者或单药治疗复发/难治性多发性骨髓瘤。在美国本药也用于至少经过一次治疗的套细胞淋巴瘤患

者。对复发/难治性多发性骨髓瘤和套细胞淋巴瘤，初始剂量为 $1.3mg/m^2$，分别于第 1、第 4、第 8、第 11 天静脉给药，快速推注 21 天为 1 个周期。连续给药应至少间隔 72h。在英国，注册药品信息推荐获得完全缓解的患者应接受 2 个周期的额外治疗，有应答但未达到完全缓解的患者接受总共 8 个周期的治疗。在美国，治疗可以大于 8 个周期，根据上面的推荐的标准方案，或使用一周 1 次、持续 4 周的维持治疗方案（第 1、第 8、第 15、第 22 天给药，35 天为 1 个周期）。

对先前未治疗过的多发性骨髓瘤，本药的起始剂量同样为 $1.3mg/m^2$，在第 1、第 4、第 8、第 11、第 22、第 25、第 29 和第 32 天静脉给药，42 天为 1 个周期，共 4 个周期。在接下来的 5 个周期中，本药在第 1、第 8、第 22 和第 29 天给予相同剂量。在每个周期的第1～4 天口服美法仑（9 mg/m^2）和泼尼松（$60mg/m^2$）。

根据毒性反应尤其出现周围神经病变、神经性疼痛和血液毒性时，应减少给药剂量或停止治疗。

肝损伤患者的用法见下文。

本药对其他恶性肿瘤（如非霍奇金淋巴瘤）的治疗还在研究中。

1. Orlowski RZ. Bortezomib and its role in the management of patients with multiple myeloma. *Expert Rev Anticancer Ther* 2004; **4:** 171–9.
2. Jagannath S, *et al.* Bortezomib in recurrent and/or refractory multiple myeloma: initial clinical experience in patients with impaired renal function. *Cancer* 2005; **103:** 1195–1200.
3. Richardson PG, *et al.* Bortezomib or high-dose dexamethasone for relapsed multiple myeloma. *N Engl J Med* 2005; **352:** 2487–98.
4. O'Connor OA. Marked clinical activity of the proteasome inhibitor bortezomib in patients with follicular and mantle-cell lymphoma. *Clin Lymphoma Myeloma* 2005; **6:** 191–9.
5. Wang M, *et al.* Use of bortezomib in B-cell non-Hodgkin's lymphoma. *Expert Rev Anticancer Ther* 2006; **6:** 983–91.
6. NICE. Bortezomib monotherapy for relapsed multiple myeloma (issued October 2007). Available at: http://www.nice.org.uk/nicemedia/pdf/TA129Guidance.pdf (accessed 23/05/08)
7. Terpos E, *et al.* Myeloma bone disease and proteasome inhibition therapies. *Blood* 2007; **110:** 1098–1104.
8. Richardson PG, *et al.* Safety and efficacy of bortezomib in high-risk and elderly patients with relapsed multiple myeloma. *Br J Haematol* 2007; **137:** 429–35.
9. Utecht KN, Kolesar J. Bortezomib: a novel chemotherapeutic agent for hematologic malignancies. *Am J Health-Syst Pharm* 2008; **65:** 1221–31.
10. Curran MP, McKeage K. Bortezomib: a review of its use in patients with multiple myeloma. *Drugs* 2009; **69:** 859–88.
11. Laubach JP, *et al.* Clinical challenges associated with bortezomib therapy in multiple myeloma and Waldenströms macroglobulinemia. *Leuk Lymphoma* 2009; **50:** 694–702. Correction. *ibid.*; 1235.
12. Einsele H. Bortezomib. *Recent Results Cancer Res* 2010; **184:** 173–87.

在肝损伤中的用法 中到重度肝损伤患者中本药浓度增加，应予以密切监视。在美国根据胆红素和谷草转氨酶浓度（AST/SGOT）定义肝损伤，并给出具体建议：

- 轻度肝损伤，胆红素≤正常上限（ULN）且谷草转氨酶（AST）＞ULN，或胆红素＞正常上限到正常上限的 1.5 倍且 AST 可为任何浓度：无需调整剂量。
- 中到重度肝损伤，胆红素＞正常上限的 1.5 倍且 AST 可为任何浓度：在第一个治疗周期降低剂量到 $700\mu g/m^2$，静脉注射，在随后的周期中可根据耐受性将剂量增加至 $1mg/m^2$ 或降至 $500\mu g/m^2$。

详细方案见上文**用途和用法**。

在英国，注册药品信息推荐肝损伤患者应给予特别关注，并建议减少剂量。由于缺乏数据，不推荐严重肝损伤患者使用本药。

制剂

专利制剂

Arg.: Velcade; **Austral.:** Velcade; **Austria:** Velcade; **Belg.:** Velcade; **Canad.:** Velcade; **Chile:** Velcade; **Cz.:** Velcade; **Denm.:** Velcade; **Fin.:** Velcade; **Fr.:** Velcade; **Ger.:** Velcade; **Gr.:** Velcade; **Hong Kong:** Velcade; **Hung.:** Velcade; **Indon.:** Velcade; **Irl.:** Velcade; **Israel:** Velcade; **Ital.:** Velcade; **Malaysia:** Velcade; **Mex.:** Velcade; **Neth.:** Velcade; **Norw.:** Velcade; **NZ:** Velcade; **Philipp.:** Velcade; **Pol.:** Velcade; **Port.:** Velcade; **Rus.:** Velcade (Велкейд); **S.Afr.:** Velcade; **Singapore:** Velcade; **Spain:** Velcade; **Swed.:** Velcade; **Switz.:** Velcade; **Thai.:** Velcade; **Turk.:** Velcade; **UK:** Velcade; **USA:** Velcade; **Venez.:** Velcade.

Brostallicin (*rINN*) 溴他里辛

Brostalicina; Brostallicine; Brostallicinum; PNU-166196 (hydrochloride). 4-(2-Bromoacrylamido)-*N'''*-(2-guanidinoethyl)-1,1',1'',1'''-tetramethyl-*N*,4':*N'*,4'':*N''*,4'''-quater[pyrrole-2-carboxamide].

Бросталлицин

$C_{30}H_{35}BrN_{12}O_5$ = 723.6.

CAS — 203258-60-0.

简介

溴他里辛是一种与 DNA 结合的抗肿瘤药，其对软组织肉瘤的治疗尚在研究中。

1. ten Tije AJ, *et al.* Phase I and pharmacokinetic study of brostallicin (PNU-166196), a new DNA minor-groove binder, administered intravenously every 3 weeks to adult patients with metastatic cancer. *Clin Cancer Res* 2003; **9:** 2957–64.
2. Broggini M, *et al.* Brostallicin: a new concept in minor groove DNA binder development. *Anticancer Drugs* 2004; **15:** 1–6.
3. Leahy M, *et al.* Brostallicin, an agent with potential activity in metastatic soft tissue sarcoma: a phase II study from the European Organisation for Research and Treatment of Cancer Soft Tissue and Bone Sarcoma Group. *Eur J Cancer* 2007; **43:** 308–15.
4. Lorusso D, *et al.* Brostallicin (PNU-166196), a new minor groove DNA binder: preclinical and clinical activity. *Expert Opin Invest Drugs* 2009; **18:** 1939–46.

Broxuridine (*rINN*) 溴尿苷

Bromodeoxyuridine; Broxuridina; Broxuridinum; BUDR; NSC-38297. 5-Bromo-2'-deoxyuridine; 5-Bromo-1-(2-deoxy-β-D-ribofuranosyl)pyrimidine-2,4(1*H*,3*H*)-dione.

Броксуридин

$C_9H_{11}BrN_2O_5$ = 307.1.

CAS — 59-14-3.

UNII — G34N38R2N1.

简介

本药是一种胸腺嘧啶脱氧核苷的类似物，作为放疗增敏剂增强放疗疗效。有报道本药有抗病毒活性。相关化合物溴夫定（第835页）用于抗病毒的治疗。

本药可用于测量 DNA 合成的研究工具。动脉输注本药，同时应用放疗和其他抗肿瘤治疗，可用于脑、头颈部肿瘤的治疗。也用于诊断。

1. Freese A, *et al.* The application of 5-bromodeoxyuridine in the management of CNS tumors. *J Neurooncol* 1994; **20:** 81–95.
2. Phillips TL, *et al.* Results of a randomized comparison of radiotherapy and bromodeoxyuridine with radiotherapy alone for brain metastases: report of RTOG trial 89-05. *Int J Radiat Oncol Biol Phys* 1995; **33:** 339–48.
3. Prados MD, *et al.* Influence of bromodeoxyuridine radiosensitization on malignant glioma patient survival: a retrospective comparison of survival data from the Northern California Oncology Group (NCOG) and Radiation Therapy Oncology Group trials (RTOG) for glioblastoma multiforme and anaplastic astrocytoma. *Int J Radiat Oncol Biol Phys* 1998; **40:** 653–9.
4. Prados MD, *et al.* Phase III randomized study of radiotherapy plus procarbazine, lomustine, and vincristine with or without BUdR for treatment of anaplastic astrocytoma: final report of RTOG 9404. *Int J Radiat Oncol Biol Phys* 2004; **58:** 1147–52.

Busulfan (*BAN*, *rINN*) 白消安

Bussulfam; Busulfaani; Busulfanas; Busulfano; Busulfanum; Busulphan; Buszulfán; CB-2041; GT-41; Myelosan; NSC-750; WR-19508. Tetramethylene di(methanesulphonate); Butane-1,4-diyl di(methanesulphonate).

Бусульфан

$C_6H_{14}O_6S_2$ = 246.3.

CAS — 55-98-1.

ATC — L01AB01.

ATC Vet — QL01AB01.

UNII — G1LN9045DK.

Pharmacopoeias. In *Chin.*, *Eur.* (see p.vii), *Int.*, *Jpn*, and *US.*

Ph. Eur. 6. 8（Busulfan）一种白色或近白色结晶性粉末。极微溶于水和乙醇；易溶于丙酮和乙腈。贮藏于密闭容器中。避光。

USP 33（Busulfan）一种白色结晶性粉末。极微溶于水；微溶于乙醇；溶于丙酮（1：45）。贮藏于密闭容器中。

不良反应和处置

参见抗肿瘤药总论（第605页和第609页）。

标准剂量白消安的主要不良反应为骨髓抑制，表现为白细胞减少、血小板减少，有时出现贫血。使用本药 10～30 天后粒细胞数降到最低，且要历时 5 个月才能恢复，但有时会导致不可逆的或相当长时间的骨髓抑制。

色素沉着常见，少数患者长期用药后可能出现类似艾迪生病的部分症状。

少数情况下，延长治疗时可能出现进展的间质性肺纤维化，被称为"白消安肺"。胃肠道功能紊乱在常规治疗剂量少见，但在骨髓移植前给予高剂量时可能是剂量限制性毒性。其他罕见的不良反应包括皮肤干燥和其他皮肤反应、肝损伤、男性乳房发育症、白内障形成；高剂量时出现惊厥等中枢神经系统反应。

白消安可导致生育能力和性腺功能的损伤。如其他烷化剂一样，白消安有致癌、致畸、致突变作用。

对膀胱的影响 接受了白消安长期治疗的一例患者出现了出血性膀胱炎[1]。高剂量的白消安用于造血干细胞移植的预处理方案（conditioning regimens）可能增加了迟发性出血性膀胱炎的风险[2,3]。

1. Pode D, *et al.* Busulfan-induced hemorrhagic cystitis. *J Urol (Baltimore)* 1983; **130:** 347–8.
2. Kondo M, *et al.* Late-onset hemorrhagic cystitis after hematopoietic stem cell transplantation in children. *Bone Marrow Transplant* 1998; **22:** 995–8.
3. Leung AYH, *et al.* Clinicopathological features and risk factors of clinically overt haemorrhagic cystitis complicating bone marrow transplantation. *Bone Marrow Transplant* 2002; **29:** 509–13.

对肝脏的影响 一例 31 岁的晚期慢性髓性白血病男性患者服用白消安 6 年出现了黄疸[1]。有报道一例服用白消安 54 个月的患者出现了肝毒性[2]，也有报道称出现与白消安治疗可能相关的肝炎[3]。骨髓移植前接受高剂量本药的患者中 20%～40%出现剂量依赖性的静脉闭塞性病（VOD）[4]。来源于一个厂商（*Pierre Fabre*，*UK*）的注册药品信息指出此前接受放疗，祖细胞移植或接受 3 周期或更多的化疗可能会增加肝静脉闭塞性病的风险；另一数据（*GSK*）表明与多种烷化剂合用或白消安总剂量高于 16mg/kg，也存在一定风险。接受高剂量白消安和环磷酰胺治疗的患者在最后一次给予白消安 24h 后，给予第一剂环磷酰胺降低了肝静脉闭塞性病的发生率。

1. Underwood JCE, *et al.* Jaundice after treatment of leukaemia with busulphan. *BMJ* 1971; **1:** 556–7.
2. Foadi MD, *et al.* Portal hypertension in a patient with chronic myeloid leukaemia. *Postgrad Med J* 1977; **53:** 267–9.
3. Morris L, Guthrie T. Busulfan-induced hepatitis. *Am J Gastroenterol* 1988; **83:** 682–3.
4. Hassan M. The role of busulfan in bone marrow transplantation. *Med Oncol* 1999; **16:** 166–76.

对神经系统的影响 用于骨髓移植预处理方案的高剂量白消安可能导致出现惊厥[1～4]包括全身性的[3,4]和肌阵挛[2,4]。因此，建议预防性抗癫痫作为此种治疗方案的组成部分[1,3,4]。但是，也有人认为常规使用预防抗癫痫治疗是不正确的[5]。

若给予抗癫痫药，还不能确定最好的药物选择，许多研究选用苯妥英，但苯妥英有可能增加白消安代谢，因此可能会降低它的清髓（myeloablative）效果[6]。此外，尽管使用标准预防剂量的苯妥英，但对于出现惊厥的患者其血浆苯妥英浓度仍低于治疗剂量[4]，需依据血浆浓度调整治疗方案。氯巴占可替代苯妥英，用于预防白消安诱导的癫痫[7]。制造商（*GSK*，*UK*）的注册药品信息推荐若使用高剂量白消安，使用预防用的抗惊厥药，苯二氮䓬类优于苯妥英。其他制造商建议联合使用苯妥英——*Pierre*，*Fabre*，*UK*；称尽管缺乏胃肠外给予白消安的成年人使用抗惊厥药如苯二氮䓬类的数据，但已给予儿科患者苯妥英钠或苯二氮䓬类。美国 *Otsuka* 称他们的胃肠外药物推荐剂量是基于联合使用苯妥英钠的研究。苯妥英钠将白消安的清除率增加了 15%或更多。如果还使用其他抗惊厥药，则应监测白消安血药浓度，因为其血浆药物浓度可能升高，毒性风险增加。一篇关于预防高剂量白消安诱发癫痫的最佳选择的综述[8]认为由于苯妥英钠有其不良反应及诱导白消安代谢并不是最好的选择，建议使用苯二氮䓬类如氯硝西泮或劳拉西泮，左乙拉西坦也有使用前景。

1. Marcus RE, Goldman JM. Convulsions due to high-dose busulphan. *Lancet* 1984; **ii:** 1463.
2. Martell RW, *et al.* High-dose busulfan and myoclonic epilepsy. *Ann Intern Med* 1987; **106:** 173.
3. Sureda A, *et al.* High-dose busulfan and seizures. *Ann Intern Med* 1989; **111:** 543–4.
4. Grigg AP, *et al.* Busulphan and phenytoin. *Ann Intern Med* 1989; **111:** 1049–50. Correction. *ibid.*; **112:** 313.
5. Hugh-Jones K, Shaw PJ. No convulsions in children on high-dose busulphan. *Lancet* 1985; **i:** 220.
6. Fitzsimmons WE, *et al.* Anticonvulsants and busulfan. *Ann Intern Med* 1990; **112:** 552–3.
7. Schwarer AP, *et al.* Clobazam for seizure prophylaxis during busulfan chemotherapy. *Lancet* 1995; **346:** 1238.
8. Eberly AL, *et al.* Optimal prevention of seizures induced by high-dose busulfan. *Pharmacotherapy* 2008; **28:** 1502–10.

对皮肤和头发的影响 关于放疗对服用白消安患者突发的皮肤损伤的影响，见下文**注意事项**。

服用本药有永久性脱发的报道[1]。

1. Tosti A, *et al.* Permanent alopecia after busulfan chemotherapy. *Br J Dermatol* 2005; **152:** 1056–8.

注意事项

关于使用抗肿瘤药必要的注意事项的文献，参见第611页。治疗期间应注意监测血细胞计数，在开始标准剂量化疗时应至少每周一次。高剂量化疗时应每天监测血细胞计数和肝功能，同时在高剂量治疗期间预防给予抗惊厥药（见上文对**神经系统的影响**）。

出现肺毒性应停药。使用氧气可能加剧肺毒性，如需麻醉，氧的浓度应降到最低。

管理 本药有刺激性。避免与皮肤和黏膜接触。

卟啉病 本药对卟啉病患者是危险的，因为动物试验中白消安表现出产生卟啉性。

放射治疗 接受高剂量白消安化疗至少30天后联合放疗的患者出现了严重的皮肤反应[1]。接受放疗很可能会使白消安引起的亚临床的肺损伤加剧。

1. Vassal G, *et al.* Radiosensitisation after busulphan. *Lancet* 1987; **i:** 571.

药物相互作用

关于抗肿瘤药相互作用总论见第612页。苯妥英使本药代谢增加（见上文**对神经系统的影响**）。

抗真菌药 同时使用白消安和伊曲康唑会降低白消安的清除率，氟康唑则无此作用[1]。如同服伊曲康唑，可能需要减少本药剂量。

1. Buggia I, *et al.* Itraconazole can increase systemic exposure to busulfan in patients given bone marrow transplantation. *Anticancer Res* 1996; **16:** 2083–8.

抗肿瘤药 当硫鸟嘌呤联合白消安用于治疗慢性髓性白血病时，出现了数例肝结节再生性增生，伴肝功能检测异常、门静脉高血压和食管静脉曲张。单独使用白消安的患者没有出现上述情况，可能的相互作用机制尚不清楚[1,2]。

1. Key NS, *et al.* Oesophageal varices associated with busulfan-thioguanine combination therapy for chronic myeloid leukaemia. *Lancet* 1987; **ii:** 1050–2.
2. Shepherd PCA, *et al.* Thioguanine used in maintenance therapy of chronic myeloid leukaemia causes non-cirrhotic portal hypertension. *Br J Haematol* 1991; **79:** 185–92.

抗原虫药 一项研究显示[1]，使用高剂量白消安作为干细胞移植前清髓治疗的患者，使用甲硝唑显著增加了白消安的血浆浓度和相关毒性程度，包括肝功能测试升高，静脉闭塞性病变和黏膜炎。

1. Nilsson C, *et al.* The effect of metronidazole on busulfan pharmacokinetics in patients undergoing hematopoietic stem cell transplantation. *Bone Marrow Transplant* 2003; **31:** 429–35.

药动学

白消安口服吸收好，尽管患者内和患者间生物利用度差别很大。本药有亲脂性，可通过血脑屏障，脑脊液药物浓度与血浆药物浓度相当。约30%的循环药物与血浆蛋白可逆性结合，主要是白蛋白。可逆结合的水平不同，据报道轻微结合大约7%，或大约55%。血浆清除半衰期为2～3h。本药在肝内被广泛代谢，主要与谷胱甘肽共轭结合，自发地或被谷胱甘肽-S-转移酶介导。目前已发现约12种无活性代谢物，经尿液排泄。本药约1%以原形从尿中排除。认为从粪便中清除的药物是微不足道的。

1. Nath CE, *et al.* Variability in the pharmacokinetics of intravenous busulphan given as a single daily dose to paediatric blood or marrow transplant recipients. *Br J Clin Pharmacol* 2008; **66:** 50–9.

遗传因子 本药在肝内代谢，由谷胱甘肽-S-转移酶（GST）介导与谷胱甘肽共轭结合。基因变异可导致酶活性变化并影响白消安代谢。一项儿童静注本药的药动学研究发现GSTA1＊B突变基因携带者血药浓度高于未携带者，携带者清除率下降30%。尽管基因状态可能为本药药动学变异提供一些解释，但白消安血药浓度也与年龄和体重有关。而GSTA1＊B基因携带者都明显年轻，体重较轻，干扰了本研究结果的解释。虽然如此，基因型对制订剂量也是有用的。

1. Johnson L, *et al.* Glutathione S-transferase A1 genetic variants reduce busulfan clearance in children undergoing hematopoietic cell transplantation. *J Clin Pharmacol* 2008; **48:** 1052–62.

代谢 一项高剂量白消安的药动学研究显示，5例患者每隔6h口服1mg/kg，连续4天，平均消除半衰期从初始给药时3.4h左右降到最后一次给药时2.3h左右，提示白消安可能有诱导自身代谢作用[1]。

遗传因子也可能影响本药代谢，见上文。

1. Hassan M, *et al.* Pharmacokinetic and metabolic studies of high-dose busulphan in adults. *Eur J Clin Pharmacol* 1989; **36:** 525–30.

治疗药物监测 有文章综述了造血干细胞移植预处理治疗中对本药进行治疗药物监测的意义[1,2]，认为白消安使移植物最大化，毒性和复发最小化。在使用白消安和环磷酰胺治疗方案中，白消安的稳态血药浓度高于600μg/L似乎有利于移植物植入[1]。一项药动学分析发现，在移植排斥的患者中白消安的谷浓度低于150ng/ml；稳态血药浓度也较低，但无显著意义[3]。

口服白消安的生物利用度差异较大，尤其是儿童。静脉治疗方案的调整应基于初始剂量的药动学和治疗药物监测，以用于克服这个问题[4,5]。一项研究发现，儿童口服本药后血浆和唾液中的药物浓度有显著的关联。本药唾液分析可能成为一个有用的、非侵入性的替代血浆分析的检查[6]。

1. McCune JS, *et al.* Plasma concentration monitoring of busulfan: does it improve clinical outcome? *Clin Pharmacokinet* 2000; **39:** 155–65.
2. Russell JA, Kangarloo SB. Therapeutic drug monitoring of busulfan in transplantation. *Curr Pharm Des* 2008; **14:** 1936–49.
3. Chandy M, *et al.* Randomized trial of two different conditioning regimens for bone marrow transplantation in thalassemia—the role of busulfan pharmacokinetics in determining outcome. *Bone Marrow Transplant* 2005; **36:** 839–45.
4. Tran H, *et al.* Pharmacokinetics and individualized dose adjustment of intravenous busulfan in children with advanced hematologic malignancies undergoing allogeneic stem cell transplantation. *Biol Blood Marrow Transplant* 2004; **10:** 805–12.
5. Kletzel M, *et al.* Pharmacokinetics of a test dose of intravenous busulfan guide dose modifications to achieve an optimal area under the curve of a single daily dose of intravenous busulfan in children undergoing a reduced-intensity conditioning regimen with hematopoietic stem cell transplantation. *Biol Blood Marrow Transplant* 2006; **12:** 472–9.
6. Rauh M, *et al.* Quantification of busulfan in saliva and plasma in haematopoietic stem cell transplantation in children : validation of liquid chromatography tandem mass spectrometry method. *Clin Pharmacokinet* 2006; **45:** 305–16.

用途和用法

白消安是一种不同于氮芥的细胞周期非特异性烷化剂的抗肿瘤药，具有选择性的骨髓抑制作用。低剂量时，白消安抑制粒细胞的生成，对血小板生成抑制程度较小，而对淋巴细胞几乎无影响。较高剂量时，会导致严重的骨髓抑制。

由于白消安的选择性作用，可用于慢性髓性白血病的姑息治疗（第622页）。本药可以缓解症状，减小脾体积，使患者有好转的感觉。白细胞计数的下降常常伴随血红蛋白浓度的上升。本药不能诱导持续缓解，会逐渐产生耐药性。

白消安可用于真性红细胞增多症的患者（第622页）及一些骨髓纤维化和原发血小板增多的患者（第623页）。高剂量作为预处理治疗的一部分用于患者造血干细胞移植前准备，程序步骤详见造血干细胞移植（第1729页）。

治疗**慢性髓性白血病**，注册的初始剂量是每日口服60μg/kg，通常每日单药最高剂量4mg。一直服用该剂量直到白细胞计数降到15000～25000个/mm^3（常常是12～20周）。如血小板降到100000个/mm^3以下时，需要及早停药。如果3周后患者应答不充分，则给予更高剂量，但这同时也增加了骨髓不可逆损伤的风险，需要特别警惕。治疗期间应至少每周1次监测全血细胞计数，并密切注意其变化。如出现出血倾向或突然白细胞计数下降意味着存在严重的骨髓抑制，这时应停用白消安直到骨髓功能恢复。

一旦出现初始缓解，应停止治疗，直到白细胞计数恢复到50000个/mm^3时再重复治疗。如果3个月内恢复，则每日给予0.5～2mg的常规剂量继续维持治疗。

治疗**真性红细胞增多症**，患者常规剂量是每日4～6mg口服给药，持续4～6周，期间密切监测血细胞计数。出现复发常给予更多程治疗；也可以给予诱导剂量的一半维持治疗。每日2～4mg的剂量用于**原发血小板增多**或**骨髓纤维化**。

在**造血干细胞移植**治疗中，白消安口服剂量为1mg/kg，每6h使用1次，共4天（总剂量为16mg/kg），移植前7天开始。环磷酰胺在白消安最后一次给药后24h开始，常给药2天。与苯妥英联合静脉输注给药时（见上文**对神经系统的影响**），本药推荐剂量，标准体重每日3.2mg/kg，连续4天（总剂量12.8mg/kg）；如果低于标准体重，应用实际体重计算。每日间隔6h分4次输注800μg/kg的剂量。每次用0.9%氯化钠或5%葡萄糖稀释成终浓度约500μg/ml，通过中央静脉导管用输注泵给药2h以上。给予白消安后，给予环磷酰胺2天。英国注册药品信息指出应在最后一次给予白消安至少24h后开始使用环磷酰胺。美国的信息允许最后一次给予白消安后不早于6h使用。儿童剂量见下文。

1. Buggia I, *et al.* Busulfan. *Ann Pharmacother* 1994; **28:** 1055–62.
2. Socié G, *et al.* Busulfan plus cyclophosphamide compared with total-body irradiation plus cyclophosphamide before marrow transplantation for myeloid leukemia: long-term follow-up of 4 randomized studies. *Blood* 2001; **98:** 3569–74.
3. Ferry C, Socié G. Busulfan-cyclophosphamide versus total body irradiation-cyclophosphamide as preparative regimen before allogeneic hematopoietic stem cell transplantation for acute myeloid leukemia: what have we learned? *Exp Hematol* 2003; **31:** 1182–6.
4. Ciurea SO, Andersson BS. Busulfan in hematopoietic stem cell transplantation. *Biol Blood Marrow Transplant* 2009; **15:** 523–36.

儿童用法 在英国，白消安可用于儿童**造血干细胞移植**前的调节治疗。口服给药用于18岁以下儿童，按照当地治疗规程，最大剂量为37.5mg/m^2，每6h 1次，共4天，移植前7天开始。环磷酰胺常在白消安最后一次给药24h后给予2天。静脉注射时，注册的白消安用法为与环磷酰胺或美法仑联合使用。17岁以下儿童的推荐剂量是基于体重，如下：

- 不足9kg：白消安1mg/kg；
- 9～16kg：白消安1.2mg/kg；
- 16～23kg：白消安1.1mg/kg；
- 23～34kg：白消安950μg/kg；
- 超过34kg：白消安800μg/kg。

上述剂量每隔6h 1次，连续4天，共给药16次，稀释和输注方法同成人，见上文**用途和用法**。应在最后一次给予白消安的至少24h以后开始给予环磷酰胺或美法仑的治疗。

在美国，白消安可口服给药用于治疗小儿**慢性髓性白血病**，剂量同成人（见上文**用途和用法**）。

制剂

BP 2010: Busulfan Tablets;
USP 33: Busulfan Tablets.

专利制剂

Arg.: Busilvex; Myleran; ***Austral.:*** Busulfex; Myleran; ***Austria:*** Busilvex; Myleran; ***Belg.:*** Myleran; ***Braz.:*** Myleran; ***Canad.:*** Busulfex; Myleran; ***Chile:*** Myleran; ***Cz.:*** Busilvex; Myleran; ***Denm.:*** Busilvex; ***Fr.:*** Busilvex; Myleran; ***Ger.:*** Busilvex; Myleran; ***Gr.:*** Busilvex; Myleran; ***Hong Kong:*** Busulfex; Myleran; ***India:*** Myleran; ***Irl.:*** Busilvex; Myleran; ***Israel:*** Busulfex; Myleran; ***Ital.:*** Busilvex; Myleran; ***Jpn:*** Busulfex; ***Malaysia:*** Busulflex; Myleran; ***Mex.:*** Myleran; ***Neth.:*** Busilvex; Myleran; ***Norw.:*** Busilvex; ***NZ:*** Myleran; ***Pol.:*** Busilvex; Myleran; ***Port.:*** Busilvex; Myleran; ***Rus.:*** Myleran (Милеран); ***S.Afr.:*** Busilvex; Myleran; ***Singapore:*** Busulfex; Myleran; ***Spain:*** Busilvex; ***Swed.:*** Busilvex; Myleran; ***Switz.:*** Busilvex; Myleran†; ***Thai.:*** Busulfex; Myleran; ***Turk.:*** Busulfex; Myleran; ***UK:*** Busilvex; Myleran; ***USA:*** Busulfex; Myleran.

Cancer Vaccines 癌症疫苗

Vacunas contra el cáncer.

简介

许多肿瘤疾病的疫苗已处于研究中，包括乳腺癌、大肠癌、头颈部肿瘤、肺癌、卵巢癌、胰腺癌、前列腺癌、肾癌、淋巴瘤和黑色素瘤。此疫苗可用于治疗或预防。治疗肿瘤的疫苗可刺激基于树突细胞、肽或蛋白、所有肿瘤细胞、RNA或DNA、细菌或病毒载体、或热反应蛋白的异源的或自体同源的抗体反应。

BCG疫苗可被用于膀胱癌的免疫治疗（见第2125页）。一些国家已将人乳头状瘤病毒（HPV）疫苗用于子宫颈癌的预防（见第2137页）。Sipuleucel-T（见第741页）和维特斯朋（见第762页）疫苗是个体化肿瘤疫苗的范例。

1. Eager R, *et al.* Lung cancer vaccines. *Curr Gene Ther* 2007; **7:** 469–84.
2. Lowe DB, *et al.* Towards progress on DNA vaccines for cancer. *Cell Mol Life Sci* 2007; **64:** 2391–2403.
3. Doehn C, *et al.* Prostate cancer vaccines: current status and future potential. *BioDrugs* 2008; **22:** 71–84.
4. de Gruijl TD, *et al.* Whole-cell cancer vaccination: from autologous to allogeneic tumor- and dendritic cell-based vaccines. *Cancer Immunol Immunother* 2008; **57:** 1569–77.
5. Ebben JD, *et al.* Tumour vaccine approaches for CNS malignancies: progress to date. *Drugs* 2009; **69:** 241–9.
6. Pilla L, *et al.* Multipeptide vaccination in cancer patients. *Expert Opin Biol Ther* 2009; **9:** 1043–55.
7. Shumway NM, *et al.* Therapeutic breast cancer vaccines: a new strategy for early-stage disease. *BioDrugs* 2009; **23:** 277–87.
8. Venuti A. Progress and challenges in the vaccine-based treatment of head and neck cancers. *J Exp Clin Cancer Res* 2009; **28:** 69.
9. Eggermont AM. Therapeutic vaccines in solid tumours: can they be harmful? *Eur J Cancer* 2009; **45:** 2087–90.
10. Chen X, *et al.* Novel strategies for improved cancer vaccines. *Expert Rev Vaccines* 2009; **8:** 567–76.
11. Mocellin S, *et al.* Peptide-based anticancer vaccines: recent advances and future perspectives. *Curr Med Chem* 2009; **16:** 4779–96.
12. Eksioglu EA, *et al.* Dendritic cells as therapeutic agents against cancer. *Front Biosci* 2010; **15:** 321–47.
13. Copier J, Dalgleish A. Whole-cell vaccines: a failure or a success waiting to happen? *Curr Opin Mol Ther* 2010; **12:** 14–20.

Capecitabine (*BAN, USAN, rINN*) 卡培他滨

Capecitabina; Capécitabine; Capecitabinum; Kapecitabin; Kapesitabiini; Kapesitabin; Ro-09-1978/000. Pentyl 1-(5-deoxy-β-D-ribofuranosyl)-5-fluoro-1,2-dihydro-2-oxo-4-pyrimidinecarbamate.

Капецитабин

$C_{15}H_{22}FN_3O_6$ = 359.4.

CAS — 154361-50-9; 158798-73-3.

ATC — L01BC06.

ATC Vet — QL01BC06.

UNII — 6804DJ8Z9U.

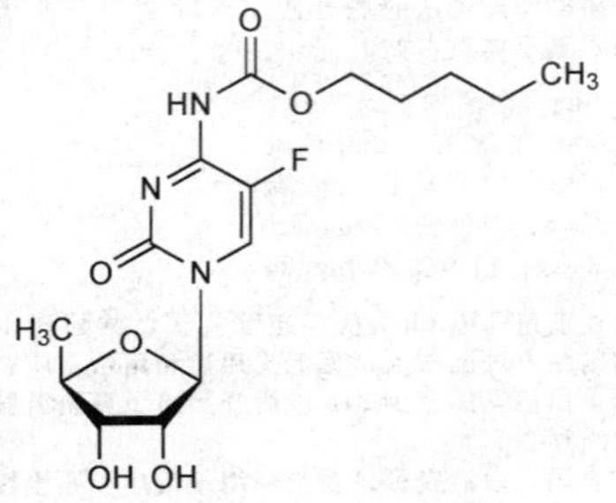

Pharmacopoeias. In *US.*

USP 33 (Caepcitabine) 一种白色到米白色结晶性粉末。难溶于水；略溶于乙醇和乙腈；易溶于甲醇。20～25℃贮藏于密闭容器中，允许温度范围为15～30℃。

不良反应、处置和注意事项

参考**氟尿嘧啶**，见第690页。卡培他滨常见腹泻（可能重度）、恶心和呕吐、腹痛、口腔炎和手足综合征（手脚红斑和脱皮），并且可能是剂量限制性毒性。其他常见不良反应包括疲劳、无力和食欲减退。也可出现皮疹、脱发、红斑、皮肤干燥、瘙痒、皮肤色素沉着病变和指甲病变。其他不良反应为发热、疼痛、肌痛、便秘、消化不良、感觉异常、头痛、头晕、失眠、低钙血症或高钙血症以及脱水。皮炎、心脏毒性和骨髓抑制均有报道。出现过高胆红素血症。有中度肾功能损伤的患者应减少给药剂量，严重的肾或肝损伤时应禁止使用本药。

对血脂的影响 口服卡培他滨后已有报道出现严重的高甘油三酯血症[1]。患者开始使用本药时基线甘油三酯水平较高，尽管采用了降脂治疗，但甘油三酯浓度仍在基线水平之上，仅在停药治疗几周后有降低。

1. Kurt M, *et al.* Capecitabine-induced severe hypertriglyceridemia: report of two cases. *Ann Pharmacother* 2006; **40:** 328–31.

对眼的影响 一篇报道[1]，2例患者使用卡培他滨出现了严重的眼部刺激伴角膜沉积物和视力损害。停药后几周内症状消失。

1. Waikhom B, *et al.* Severe ocular irritation and corneal deposits associated with capecitabine use. *N Engl J Med* 2000; **343:** 740–1. Correction.*ibid.*; 1428.

对心脏的影响 有急性缺血性胸痛的报道[1～3]，通常出现在卡培他滨最初使用几天内。病例报道的症状[1]和三期研究中的发病率[4]与给予氟尿嘧啶的患者相似。虽然报道的症状一般为可逆的，但曾出现过致命的心肌梗死[2]。一例患者应用氟尿嘧啶治疗也出现过心脏毒性[1]，但其他人没有明显的危险因素[2]。卡培他滨诱导的无胸痛的心脏毒性已有报道[5]；在劳累时缺血性心肌梗死和射血分数的显著降低非常明显。

1. Frickhofen N, *et al.* Capecitabine can induce acute coronary syndrome similar to 5-fluorouracil. *Ann Oncol* 2002; **13:** 797–801.
2. Kuppens IELM, *et al.* Capecitabine induces severe angina-like chest pain. *Ann Intern Med* 2004; **140:** 494–5.
3. Bertolini A, *et al.* Acute cardiotoxicity during capecitabine treatment: a case report. *Tumori* 2001; **87:** 200–6.
4. van Cutsem E, *et al.* Incidence of cardiotoxicity with the oral fluoropyrimidine capecitabine is typical of that reported with 5-fluorouracil. *Ann Oncol* 2002; **13:** 484–5.
5. Goldsmith YB, *et al.* Capecitabine-induced coronary vasospasm. *J Clin Oncol* 2008; **26:** 3802–4.

对神经系统的影响 有报道，使用卡培他滨时出现外周神经病变[1]、脑病[2,3]和小脑共济失调[4]。

1. Saif MW, *et al.* Peripheral neuropathy associated with capecitabine. *Anticancer Drugs* 2004; **15:** 767–71.
2. Niemann B, *et al.* Toxic encephalopathy induced by capecitabine. *Oncology* 2004; **66:** 331–5.
3. Videnovic A, *et al.* Capecitabine-induced multifocal leukoencephalopathy: a report of five cases. *Neurology* 2005; **65:** 1792–4.
4. Lam MSH, *et al.* Capecitabine-associated cerebellar ataxia. *Am J Health-Syst Pharm* 2008; **65:** 2032–5.

对皮肤和指甲的影响 应用卡培他滨治疗的患者手足综合征常见（见下文的**手足综合征**），其他皮疹少有报道[1]。可能出现甲脱落（与甲床完全分离）和甲松离[2,3]。可能有脓性肉芽肿[1]，以及化疗诱导的白癜风的色素再沉着[4]。

1. Piguet V, Borradori L. Pyogenic granuloma-like lesions during capecitabine therapy. *Br J Dermatol* 2002; **147:** 1270–2.
2. Chen G-Y, *et al.* Onychomadesis and onycholysis associated with capecitabine. *Br J Dermatol* 2001; **145:** 521–2.
3. Chen G-Y, *et al.* Exudative hyponychial dermatitis associated with capecitabine and docetaxel combination chemotherapy for metastatic breast carcinoma: report of three cases. *Br J Dermatol* 2003; **148:** 1071–3.
4. Schmid-Wendtner M-H, *et al.* Leopard-like vitiligo with capecitabine. *Lancet* 2001; **358:** 1575.

超敏反应 一例患者尽管以前对卡培他滨有超敏反应，但成功地进行了氟尿嘧啶的持续滴注治疗。作者推测超敏反应可能是由卡培他滨或中间代谢物引起的，提示卡培他滨和氟尿嘧啶不存在交叉过敏[1]。

1. Liu CY. Fluorouracil for allergic reactions to capecitabine. *Ann Pharmacother* 2002; **36:** 1897–9.

手足综合征 (Palmar-plantar erythrodysesthesia syndrome) 卡培他滨无论单药使用[1]或作为联合化疗方案的一部分[2,3]，手足综合征（第609页）的报道都很常见。手足综合征出现时间为单药化疗的前2个周期[1]、联合化疗的前3个周期[3]，这可能由于在联合化疗中卡培他滨剂量有调整。与多西他赛联合应用，之前化疗诱导的口腔炎是手足综合征出现的重要的危险因素[3]。唯一有效的措施是调整剂量和中止治疗[4]。可以采取支持治疗用来减少疼痛和不适，预防继发性感染也是重要的[5]。一般推荐的策略包括将手脚浸泡在冷水中、伤口护理、避免剧烈的温度变化、紧身衣或皮肤摩擦。润肤霜对预防和治疗均有好处。其他推荐的策略包括使用氨磷汀、局部或全身使用皮质激素和使用尼古丁贴片。然而对本药引起的手足综合征这些药物的效果尚未得到证实。虽然吡哆醇不推荐为预防用药，但有人认为它可作为治疗的合理选择，因为据报道吡哆醇与局部润肤霜合用有益处[4]。有报道同时使用塞来昔布可减少卡培他滨诱导的手足综合征的发病率[6,7]。关于使用维生素E减轻卡培他滨和多烯紫杉醇引起的手足综合征的参考文献，见**维生素E**的**用途**项下的**化疗诱导的毒性**，第1894页。

由于卡培他滨诱导的手足综合征，指纹识别错误已有报道[8,9]。

1. Abushullaih S, *et al.* Incidence and severity of hand-foot syndrome in colorectal cancer patients treated with capecitabine: a single-institution experience. *Cancer Invest* 2002; **20:** 3–10.
2. Park YH, *et al.* High incidence of severe hand-foot syndrome during capecitabine-docetaxel combination chemotherapy. *Ann Oncol* 2003; **14:** 1691–2.
3. Heo YS, *et al.* Hand-foot syndrome in patients treated with capecitabine-containing combination chemotherapy. *J Clin Pharmacol* 2004; **44:** 1166–72.
4. Gressett SM, *et al.* Management of hand-foot syndrome induced by capecitabine. *J Oncol Pharm Pract* 2006; **12:** 131–41.
5. Scheithauer W, Blum J. Coming to grips with hand-foot syndrome: insights from clinical trials evaluating capecitabine. *Oncology (Huntingt)* 2004; **18:** 1161–8, 1173.
6. Lin E, *et al.* Effect of celecoxib on capecitabine-induced hand-foot syndrome and antitumor activity. *Oncology (Huntingt)* 2002; **16** (12 suppl 14): 31–7.
7. Lin EH, *et al.* Retrospective study of capecitabine and celecoxib in metastatic colorectal cancer: potential benefits and COX-2 as the common mediator in pain, toxicities and survival? *Am J Clin Oncol* 2006; **29:** 232–9.
8. García-Saénz JA, *et al.* Elementary, my dear Watson. *J Clin Oncol* 2007; **25:** 1815–6.
9. Wong M, *et al.* Travel warning with capecitabine. *Ann Oncol* 2009; **20:** 1281.

毒性 据报道，在氟脲嘧啶和叶酸后使用卡培他滨会出现用药顺序特异性毒性，见下文**用法**。

肿瘤溶解综合征 应用卡培他滨后，有一例致命的肿瘤溶解综合征（第609页）病例的报道[1]。

1. Kurt M, *et al.* Tumor lysis syndrome following a single dose of capecitabine. *Ann Pharmacother* 2004; **38:** 902.

药物相互作用

参见**氟尿嘧啶**（第691页）。使用华法林或苯丙香豆素的患者给予卡培他滨出现凝血参数改变和出血。有报道本药可增加苯妥英的血药浓度和毒性症状。本药可引起厄洛替尼血药浓度增高。抗酸药含有氢氧化铝或氢氧化镁引起卡培他滨血药浓度小幅度增加。卡培他滨与亚叶酸或干扰素-α合用时，最大耐受剂量降低。

抗病毒药 参卡培他滨和溴夫定间致命的相互作用的参考文献，见**氟尿嘧啶**的**药物相互作用**项下**抗病毒药**，第691页。

叶酸 关于卡培他滨和细胞内叶酸相互作用导致大肠癌患者毒性增加的报道，见下文**用法**。

药动学

本药易于胃肠道吸收，大约1.5h血药浓度达峰。食物常减少吸收的速度和程度。血浆蛋白结合率小于60%。本药肝脏中水解为5′-脱氧-5-氟胞嘧啶（5′-DFCR），然后转化为5′-脱氧-5-氟尿苷（5′-DFUR；去氧氟尿苷，第680页），接着在身体组织中通过胸苷磷酸化酶转化成有活性的5-氟尿嘧啶。5-氟尿嘧啶进一步代谢，详见第691页。约3%的卡培他滨在尿中以原形排泄。

1. Reigner B, *et al.* Effect of food on the pharmacokinetics of capecitabine and its metabolites following oral administration in cancer patients. *Clin Cancer Res* 1998; **4:** 941–8.
2. Reigner B, *et al.* Clinical pharmacokinetics of capecitabine. *Clin Pharmacokinet* 2001; **40:** 85–104.

用途和用法

卡培他滨是前药，在体内组织中转化为氟尿嘧啶（第691页）。口服用于转移性结直肠癌的治疗（第632页），也用于Dukes C结肠癌术后患者的辅助治疗。与多西他赛联合用于含蒽环类化疗失败后的局部晚期或转移性乳腺癌（第628页）。单药应用于紫杉醇类和含蒽环类方案失败的乳腺癌患者以及没有指征进一步使用含蒽环类方案治疗的患者。卡培他滨和拉帕替尼（见第707页）联合用于治疗肿瘤细胞过度表达人表皮2型受体（HER2）的晚期或转移乳腺癌患者。卡培他滨也与含铂方案合用，作为胃癌的一线治疗（见第632页）。

作为单药用于**结肠癌**、**结直肠癌**或**乳腺癌**时，推荐初始口服剂量为1.25g/m²，每日2次（在美国建议首选较低的初始剂量，见下文**用法**），用药14天，然后停药7天。结肠癌的辅助治疗推荐用药6个月。

乳腺癌的联合治疗中，与多烯紫杉醇合用时，卡培他滨剂量同上，多烯紫杉醇75 mg/m²，每3周一次，1h静脉滴注。然而与对甲苯磺酸拉帕替尼联用时则使用不同的方案，见**对甲苯磺酸拉帕替尼**的**用途和用法**，第707页。

在**大肠癌**或**胃癌**的联合治疗中，卡培他滨的推荐初始口服剂量为0.8～1 g/m²，每日2次，用药14天，然后是7天间歇期。或者，一直使用卡培他滨625 mg/m²，每日2次持续用药。卡培他滨片应在餐后半小时内用水吞服。接下来的治疗周期应根据毒性调整剂量。肾损伤患者应减量（见下文）。

卡培他滨用于治疗其他恶性肿瘤的研究也正在进行当中。

1. Walko CM, Lindley C. Capecitabine: a review. *Clin Ther* 2005; **27:** 23–44.
2. Saif MW. Capecitabine versus continuous-infusion 5-fluorouracil for colorectal cancer: a retrospective efficacy and safety comparison. *Clin Colorectal Cancer* 2005; **5:** 89–100.
3. Glynne-Jones R, *et al.* The integration of oral capecitabine into chemoradiation regimens for locally advanced rectal cancer: how successful have we been? *Ann Oncol* 2006; **17:** 361–71.
4. Ershler WB. Capecitabine use in geriatric oncology: an analysis of current safety, efficacy, and quality of life data. *Crit Rev Oncol Hematol* 2006; **58:** 68–78.
5. Mandelblat J, *et al.* Capecitabine-docetaxel combination treatment. *Expert Rev Anticancer Ther* 2006; **6:** 1169–78.
6. Ershler WB. Capecitabine monotherapy: safe and effective treatment for metastatic breast cancer. *Oncologist* 2006; **11:** 325–35.

7. Schmoll HJ, Arnold D. Update on capecitabine in colorectal cancer. *Oncologist* 2006; **11:** 1003–9.
8. Pandor A, *et al.* The clinical and cost-effectiveness of oxaliplatin and capecitabine for the adjuvant treatment of colon cancer: systematic review and economic evaluation. *Health Technol Assess* 2006; **10:** 1–185.
9. Schellens JHM. Capecitabine. *Oncologist* 2007; **12:** 152–5.
10. Tripathy D. Capecitabine in combination with novel targeted agents in the management of metastatic breast cancer: underlying rationale and results of clinical trials. *Oncologist* 2007; **12:** 375–89.
11. Dhillon S, Scott LJ. Capecitabine: in advanced gastric or oesophagogastric cancer. *Drugs* 2007; **67:** 601–10.
12. Glen H, Cassidy J. Redefining adjuvant chemotherapy in patients with stage III colon cancer: X-ACT trial. *Expert Rev Anticancer Ther* 2008; **8:** 547–51.
13. Comella P, *et al.* Capecitabine, alone and in combination, in the management of patients with colorectal cancer: a review of the evidence. *Drugs* 2008; **68:** 949–61.
14. Gennatas C, *et al.* The role of capecitabine in the management of tumors of the digestive system. *Rev Recent Clin Trials* 2009; **4:** 1–11.
15. Aprile G, *et al.* Pharmacology and therapeutic efficacy of capecitabine: focus on breast and colorectal cancer. *Anticancer Drugs* 2009; **20:** 217–29.
16. Comella P, *et al.* Emerging role of capecitabine in gastric cancer. *Pharmacotherapy* 2009; **29:** 318–30.
17. Sun W. Evolution of capecitabine dosing in colorectal cancer. *Clin Colorectal Cancer* 2010; **9:** 31–9.
18. Naughton M. Evolution of capecitabine dosing in breast cancer. *Clin Breast Cancer* 2010; **10:** 130–5.

用法 结直癌患者先使用氟脲嘧啶和亚叶酸的方案后使用本药有报道出现严重毒性，若颠倒给药顺序，则没有类似的影响[1]。尽管此顺序特异性毒性的机制还不确定，该作者认为与细胞内存在的叶酸的相互作用是一个可能的原因。

有趣的是，与欧洲和亚洲相比，由于美国强劲的食物补充叶酸政策，在卡培他滨Ⅲ期试验中增加了药物主要毒性的发生率。因此与欧洲医师相反，美国的肿瘤科医师很少开具 1.25g/m²、每日 2 次的推荐初始口服剂量，他们更喜欢用 1g/m²、每日 2 次[2]。

1. Hennig IM, *et al.* Severe sequence-specific toxicity when capecitabine is given after fluorouracil and leucovorin. *J Clin Oncol* 2008; **26:** 3411–17.
2. Midgley R, Kerr DJ. Capecitabine: have we got the dose right? *Nat Clin Pract Oncol* 2009; **6:** 17–24.

老年人用法 一篇综述指出在肾功能正常的患者中本药的药动学不受年龄影响。然而，在一些老年患者中毒性可能增加，应减少剂量[1]。

1. Lichtman SM, *et al.* International Society of Geriatric Oncology Chemotherapy Taskforce: evaluation of chemotherapy in older patients—an analysis of the medical literature. *J Clin Oncol* 2007; **25:** 1832–43.

在肾损伤中的用法 肾损伤增加了 5′-脱氧-5-氟尿苷（卡培他滨一种代谢物）的全身暴露程度。不良反应严重程度的增加似乎与肾功能降低和对该代谢物的暴露增加相关[1]。

注册药品信息建议根据肌酐清除率（CC）相应调整给药剂量：

- 轻度肾损伤，CC 为 51～80ml/min：无须剂量调整。
- 中度肾损伤，CC 为 30～50ml/min：若初始剂量为 1.25g/m²，每日 2 次，推荐剂量减少 25%，约 950 mg/m²，每日 2 次。若初始剂量为 1g/m²，每日 2 次，则不需要减少剂量。
- 严重的肾损伤，CC 低于 30ml/min：禁用卡培他滨。

1. Poole C, *et al.* Effect of renal impairment on the pharmacokinetics and tolerability of capecitabine (Xeloda) in cancer patients. *Cancer Chemother Pharmacol* 2002; **49:** 225–34.

制剂

USP 33: Capecitabine Tablets.

专利制剂

Arg.: Capebina; Capecit; Capefas; Categor; Xeloda; ***Austral.:*** Xeloda; ***Austria:*** Xeloda; ***Belg.:*** Xeloda; ***Braz.:*** Xeloda; ***Canad.:*** Xeloda; ***Chile:*** Xeloda; ***Cz.:*** Xeloda; ***Denm.:*** Xeloda; ***Fin.:*** Xeloda; ***Fr.:*** Xeloda; ***Ger.:*** Xeloda; ***Gr.:*** Xeloda; ***Hong Kong:*** Xeloda; ***Hung.:*** Xeloda; ***Indon.:*** Xeloda; ***Irl.:*** Xeloda; ***Israel:*** Xeloda; ***Ital.:*** Xeloda; ***Jpn:*** Xeloda; ***Malaysia:*** Xeloda; ***Mex.:*** Xeloda; ***Neth.:*** Xeloda; ***Norw.:*** Xeloda; ***NZ:*** Xeloda; ***Philipp.:*** Xeloda; ***Pol.:*** Xeloda; ***Port.:*** Xeloda; ***Rus.:*** Xeloda (Кселода); ***S.Afr.:*** Xeloda; ***Singapore:*** Xeloda; ***Spain:*** Xeloda; ***Swed.:*** Xeloda; ***Switz.:*** Xeloda; ***Thai.:*** Xeloda; ***Turk.:*** Xeloda; ***UK:*** Xeloda; ***Ukr.:*** Xeloda (Кселода); ***USA:*** Xeloda; ***Venez.:*** Xeloda.

Carboplatin (*BAN*, *USAN*, *rINN*) 卡铂

Carboplatine; Carboplatino; Carboplatinum; CBDCA; JM-8; Karboplatiini; Karboplatin; Karboplatina; NSC-241240. *cis*-Diammine(cyclobutane-1,1-dicarboxylato)platinum.

Карбоплатин

$C_6H_{12}N_2O_4Pt$ = 371.3.

CAS — 41575-94-4.

ATC — L01XA02.

ATC Vet — QL01XA02.

UNII — BG3F62OND5.

Pharmacopoeias. In *Chin.*, *Eur.* (see p.vii), and *US.*

Ph. Eur. 6. 8（Carboplatin） 一种无色结晶性粉末。略溶于水；极微溶于乙醇和丙酮。避光。

USP 33（Carboplatin） 1% 水溶液的 pH 值为 5.0～7.0。贮藏于密闭容器中。避光。

配伍禁忌 卡铂与铝反应生成沉淀导致效能丧失。卡铂配制或给药时避免应用含铝的针头、注射器、导管或输液装置。

稳定性 使用 0.9% 氯化钠溶液稀释卡铂并在 25℃ 保存 24h 后，药物损失大约是初始浓度的 5%。用较低浓度的氯化钠稀释降解减少，但是如果用 5% 葡萄糖稀释，卡铂似乎比较稳定[1]。作者建议含氯化物的输注液不适宜用于卡铂，不仅药物活性会损失而且很可能会使卡铂转化为顺铂，从而增加毒性[1]。对此，制造商（*Bristol-Myers*，美国）提出不同看法，他们发现卡铂在 0.9% 氯化钠溶液中 24h 后，依据药品制剂处方组成的不同，仅有 0.5% 或 0.7% 转化为顺铂[2]。但卡铂降解总量没有测定。另一项研究中作者计算得出 25℃ 时，卡铂在 0.9% 氯化钠中降解 5% 所用时间是 29.3h，而在水中是 52.7h[3]。因此得出结论当需要长时间连续输注时，卡铂不应使用 0.9% 氯化钠稀释[3]。卡铂在 5% 葡萄糖溶液中 25℃ 避光贮藏于 PVC 袋中可稳定 7 天[4]。

1. Cheung Y-W, *et al.* Stability of cisplatin, iproplatin, carboplatin, and tetraplatin in commonly used intravenous solutions. *Am J Hosp Pharm* 1987; **44:** 124–30.
2. Perrone RK, *et al.* Extent of cisplatin formation in carboplatin admixtures. *Am J Hosp Pharm* 1989; **46:** 258–9.
3. Allsopp MA, *et al.* The degradation of carboplatin in aqueous solutions containing chloride or other selected nucleophiles. *Int J Pharmaceutics* 1991; **69:** 197–210.
4. Diaz Amador F, *et al.* Stability of carboplatin in polyvinyl chloride bags. *Am J Health-Syst Pharm* 1998; **55:** 602, 604.

不良反应、处置和注意事项

卡铂的不良反应与顺铂相似，见第667页。卡铂的肾毒性和胃肠道毒性较顺铂弱。可逆的骨髓抑制为剂量限制性毒性。一次剂量后血小板计数 14～20 天之间达到最低值，35 天内恢复，但白细胞减少的恢复较慢。肾损伤患者的骨髓抑制较严重持续时间长，因此这些患者应用卡铂时应减量，当肌酐清除率为 20ml/min 或更低时，应避免使用卡铂。推荐所有患者治疗期间，每周检查血细胞计数，定期监测肝肾功能。也应监测神经系统功能包括听力。

不良反应的发生率 制造商在一项涉及 710 位患者的研究中[1]，分析了使用卡铂发生不良反应的情况。骨髓抑制为剂量限制性毒性：55% 的可评估患者出现了白细胞减少。白细胞减少和血小板减少导致了少部分患者出现感染或出血症状。常见贫血（59%），约 1/5 患者需要输血。肾毒性和血浆电解质丢失少见，治疗期间没有给予高剂量的水化治疗或补充电解质。约半数患者出现呕吐，25% 以上出现恶心但未发生呕吐。6% 可评估患者出现外周神经毒性，仅 8 例出现临床耳毒性（或约 1%），可参见**对耳的影响**（见下文）。肝酶值增加。少见脱发、皮疹、类流感综合征和注射部位局部反应。

1. Canetta R, *et al.* Carboplatin: the clinical spectrum to date. *Cancer Treat Rev* 1985; **12** (suppl A): 125–36.

对耳的影响 卡铂耳毒性低于顺铂，但高剂量应用时卡铂耳毒性依然常见，例如在卡铂作为骨髓移植预处理方案的一部分[1,2]。建议给予卡铂为基础的化学治疗的青少年儿童进行长期的听力测试随访，因为耳毒性可能在治疗结束多年后才显现[3]。当卡铂用于中枢神经系统恶性肿瘤时，有证据显示硫代硫酸钠降低了卡铂导致的听力丧失[4,5]。

1. Freilich RJ, *et al.* Hearing loss in children with brain tumors treated with cisplatin and carboplatin-based high-dose chemotherapy with autologous bone marrow rescue. *Med Pediatr Oncol* 1996; **26:** 95–100.
2. Parsons SK, *et al.* Severe ototoxicity following carboplatin-containing conditioning regimen for autologous marrow transplantation for neuroblastoma. *Bone Marrow Transplant* 1998; **22:** 669–74.
3. Jehanne M, *et al.* Analysis of ototoxicity in young children receiving carboplatin in the context of conservative management of unilateral or bilateral retinoblastoma. *Pediatr Blood Cancer* 2009; **52:** 637–43.
4. Neuwelt EA, *et al.* First evidence of otoprotection against carboplatin-induced hearing loss with a two-compartment system in patients with central nervous system malignancy using sodium thiosulfate. *J Pharmacol Exp Ther* 1998; **286:** 77–84.
5. Doolittle ND, *et al.* Delayed sodium thiosulfate as an otoprotectant against carboplatin-induced hearing loss in patients with malignant brain tumors. *Clin Cancer Res* 2001; **7:** 493–500.

对眼的影响 2 例肾损伤患者接受高剂量卡铂治疗后出现了皮质盲[1]。尽管制造商收到了 10 例患者接受卡铂治疗的出现视力障碍的报道，但没有一例出现突然失明，有人认为这反映了存在肾排泄差的患者有中枢神经系统毒性。所以，对肾小球滤过率不足 50ml/min 的患者给予高剂量卡铂是不明智的。

1. O'Brien MER, *et al.* Blindness associated with high-dose carboplatin. *Lancet* 1992; **339:** 558.

对肾的影响 虽然卡铂肾毒性远低于顺铂，但卡铂对肾的不良反应仍存在[1~8]。盐消耗性肾病（与顺铂相似）[1]、肌酐清除率[2]和肾小球滤过率[3]降低以及急性肾功能衰竭都有发生，包括 2 例腹腔给药的患者[4]（虽然这些患者先前经过顺铂的强烈治疗）。资料显示[3]肾毒性很可能出现在卡铂剂量蓄积约 750mg/m² 或更高时，有证据显示较强的水化可改善肾毒性[2]。

1. Welborn J, *et al.* Renal salt wasting and carboplatinum. *Ann Intern Med* 1988; **108:** 640.
2. Reed E, Jacob J. Carboplatin and renal dysfunction. *Ann Intern Med* 1989; **110:** 409.
3. Smit EF, *et al.* Carboplatin and renal function. *Ann Intern Med* 1989; **110:** 1034.
4. McDonald BR, *et al.* Acute renal failure associated with the use of intraperitoneal carboplatin: a report of two cases and review of the literature. *Am J Med* 1991; **90:** 386–91.
5. Frenkel J, *et al.* Acute renal failure in high dose carboplatin chemotherapy. *Med Pediatr Oncol* 1995; **25:** 473–4.
6. Agraharkar M, *et al.* Carboplatin-related hematuria and acute renal failure. *Am J Kidney Dis* 1998; **32:** E5.
7. Butani L, *et al.* End-stage renal disease after high-dose carboplatinum in preparation of autologous stem cell transplantation. *Pediatr Transplant* 2003; **7:** 408–12.
8. Tarrass F, *et al.* End-stage renal disease following carboplatin chemotherapy for a nasopharyngeal carcinoma. *Ren Fail* 2007; **29:** 1049–51.

超敏反应 在一组研究中，205 例接受卡铂治疗的患者，接受含铂化疗 8 个疗程后 12% 出现超敏反应[1]。一半患者的症状至少是比较严重。对卡铂过敏的患者可预测顺铂的超敏反应，尽管不是一定会发生，见第667页。另一项研究[2]，接受 7 个疗程以上卡铂化疗的患者，在每个疗程开始时给予皮试，试图来判断患者有无超敏反应危险。取 0.02ml 将要输注的药液未稀释的部分，给药前 1h 皮内注射。皮试结果阴性，预示不存在超敏反应。同一组患者的进一步研究中[3]，126 例已经接受了至少 6 个疗程含铂治疗方案的妇科肿瘤患者，在给卡铂前大约 30min 接受了皮试。668 例皮试阴性患者中，超敏反应出现 10 次（7 例患者），假阴性率 1.5%。但反应均不严重。39 例皮试阳性患者中，选择 7 例给予卡铂，6 例出现了超敏反应，但无一例严重。

脱敏治疗对小部分患者有效[4]，虽然没发现对其他患者有用[5]。

1. Markman M, *et al.* Clinical features of hypersensitivity reactions to carboplatin. *J Clin Oncol* 1999; **17:** 1141–5.
2. Zanotti KM, *et al.* Carboplatin skin testing: a skin-testing protocol for predicting hypersensitivity to carboplatin chemotherapy. *J Clin Oncol* 2001; **19:** 3126–9.
3. Markman M, *et al.* Expanded experience with an intradermal skin test to predict for the presence or absence of carboplatin hypersensitivity. *J Clin Oncol* 2003; **21:** 4611–14.
4. Markman M, *et al.* Initial experience with a novel desensitization strategy for carboplatin-associated hypersensitivity reactions: carboplatin-hypersensitivity reactions. *J Cancer Res Clin Oncol* 2004; **130:** 25–8.
5. Lafay-Cousin L, *et al.* Carboplatin hypersensitivity reaction in pediatric patients with low-grade glioma: a Canadian Pediatric Brain Tumor Consortium experience. *Cancer* 2008; **112:** 892–9.

妊娠 一篇报道妊娠期间成功地使用卡铂为基础方案的化疗，婴儿没有出现不良反应，见**顺铂**项下**妊娠**（第668页）。

药物相互作用

参见**顺铂**（第668页）。

药动学

卡铂静脉给药呈两相消除。主要经尿液排泄，24h

内约 70%主要以原形排泄，大部分在最初的 6h。约1/3的药物以原形排泄。终末半衰期（以游离铂形成）约为 6h。卡铂中的铂缓慢与血浆结合，然后排泄掉，半衰期为 5 天或更长。

1. van der Vijgh WJF. Clinical pharmacokinetics of carboplatin. *Clin Pharmacokinet* 1991; **21:** 242–61.

用途和用法

卡铂是顺铂类似物，与顺铂有着相似的活性和用途（见第668页）。常联合其他抗肿瘤药或单药用于晚期卵巢癌和小细胞肺癌的治疗。也可代替顺铂应用于其他实体肿瘤（见下文）。

静脉输注卡铂 15min 到 1h。在英国，肾功能正常的初治患者注册初始剂量是 400mg/m² 单药治疗。对于之前接受骨髓抑制治疗的患者或身体状况不好的患者剂量减少 20%～25%（300～320mg/m²）。美国批准的接受过肿瘤治疗的复发患者单药初始剂量是 360mg/m²，与环磷酰胺联合用于初治患者的初始剂量是 300mg/m²。

当卡铂用于肾损伤患者（见下文）时以及卡铂作为联合化疗方案之一时，常需要调整剂量；可以使用下文用法项下介绍的 Calvert 公式以 mg 计算剂量。后续剂量应根据白细胞和血小板计数（参见**骨髓抑制**，第611页）的最低值作调整，不应高于每 4 周 1 次的给药频率。

用法 Calvert 及其同事的药动学研究[1]显示，达到希望的药-时曲线下面积（AUC）所需卡铂给药剂量可以根据肿瘤患者肾小球的滤过率（GFR）计算，得到如下公式：

卡铂剂量(mg)＝目标 AUC×(GFR＋25)

应当注意得出的卡铂剂量单位是 mg 而不是mg/m²。公式对于 GFR 较正常值高的患者和降低的患者同样有用。建议接受过化疗的患者目标 AUC 值每分钟 5mg/ml，以前未接受过化疗的患者目标 AUC 值每分钟 7mg/ml。联合化疗中，适当的 AUC 值根据使用其他药物的情况而定：卡铂联合博来霉素和依托泊苷治疗睾丸畸胎瘤的 AUC 为每分钟 4.5mg/ml，可得到合适的结果。

但是 GFR 的确定可能存在问题：锝 99m 标记的二乙烯三胺五乙酸（DTPA）清除率或铬 51 标记的依地酸清除率比 24h 肌酐清除率更准确，前者比后者更方便[2]（有人建议 Calvert 公式中不用肌酐清除率估计GFR[3]）。虽然如此，用放射性同位素确定 GFR 依然是一个复杂过程，可能对儿童的准确性不如成人[4]。Chatelut 及其同事已经提出确定卡铂清除率的公式，对成人[5]和儿童[4]都适用。

有人指出，Calvert 和 Chatelut 公式对于**儿童**或肾损伤非常严重的成人患者都不是足够准确的。Bayesian 方法是用于监测卡铂血浆浓度的技术选择[3]。但是一项对儿童患者的研究发现，根据 GFR 确定给药剂量比根据体表面积确定的剂量导致患者对卡铂的暴露有更好的一致性[6]。

1. Calvert AH, *et al.* Carboplatin dosage: prospective evaluation of a simple formula based on renal function. *J Clin Oncol* 1989; **7:** 1748–56.
2. Millward MJ, *et al.* Carboplatin dosing based on measurement of renal function—experience at the Peter MacCallum Cancer Institute. *Aust N Z J Med* 1996; **26:** 372–9.
3. Duffull SB, Robinson BA. Clinical pharmacokinetics and dose optimisation of carboplatin. *Clin Pharmacokinet* 1997; **33:** 161–83.
4. Chatelut E, *et al.* Population pharmacokinetics of carboplatin in children. *Clin Pharmacol Ther* 1996; **59:** 436–43.
5. Chatelut E, *et al.* Prediction of carboplatin clearance from standard morphological and biological patient characteristics. *J Natl Cancer Inst* 1995; **87:** 573–80.
6. Thomas H, *et al.* Prospective validation of renal-function-based carboplatin dosing in children with cancer: a United Kingdom Children's Cancer Study Group Trial. *J Clin Oncol* 2000; **18:** 3614–21.

老年人用法 一篇综述[1]发现没有数据支持仅以年龄为基础减少剂量，并指出使用 Calvert 和 Chatelut 公式（见上文**用法**）考虑了年龄相关的肾功能变化，可提供安全和准确的剂量。

1. Lichtman SM, *et al.* International Society of Geriatric Oncology Chemotherapy Taskforce: evaluation of chemotherapy in older patients—an analysis of the medical literature. *J Clin Oncol* 2007; **25:** 1832–43.

在肾损伤中的用法 通常使用公式决定卡铂的初始剂量（见上文**用法**）。如果不采用这种方法，美国的注册药品信息推荐下面根据患者肌酐清除率（CC）决定卡铂的初始静脉剂量：

- CC 为 41～59ml/min：250mg/m²；
- CC 为 16～40ml/min：200mg/m²。

如上剂量接受卡铂单药治疗的肾损伤患者，其严重的白细胞减少症、嗜中性粒细胞减少症或血小板减少症的发生率约 25%。更严重肾损伤患者的数据很有限而不能推荐剂量。

恶性肿瘤 卡铂的一个初步的综述显示[1]：卡铂对卵巢癌（第637页）有效，患者应答与顺铂相似。对于小细胞肺癌（第635页）、精原细胞瘤、头颈鳞状上皮细胞癌的活性很可能与顺铂相当，但对胃肠道癌和乳腺癌、淋巴瘤、白血病、黑色素瘤、间皮瘤、肾癌和肉瘤的研究结果价值不高。后来的一篇综述显示[2]，顺铂在对存在治愈希望的睾丸癌似乎疗效较好，应优先选择。但是，对大部分为姑息治疗的卵巢癌卡铂耐受性较好。进一步随机研究资料显示[3]，卡铂在次优化减瘤卵巢癌和广泛期非小细胞肺癌的疗效与顺铂相同，睾丸癌疗效不及顺铂。同样，卡铂在头颈部肿瘤和食管癌的疗效不及顺铂。在使用顺铂治疗的其他肿瘤中两者的比较尚无充足证据。

1. Wagstaff AJ, *et al.* Carboplatin: a preliminary review of its pharmacodynamic and pharmacokinetic properties and therapeutic efficacy in the treatment of cancer. *Drugs* 1989; **37:** 162–90.
2. Anonymous. Cisplatin or carboplatin for ovarian and testicular cancer? *Drug Ther Bull* 1994; **32:** 62–3.
3. Go RS, Adjei AA. Review of the comparative pharmacology and clinical activity of cisplatin and carboplatin. *J Clin Oncol* 1999; **17:** 409–22.

制剂

BP 2010: Carboplatin Injection;
USP 33: Carboplatin for Injection.

专利制剂

Arg.: Carbokebir; Carboplat; Carboxtie; Omilipis; Paraplatin†; ***Austria:*** Carbosol†; Paraplatin†; ***Belg.:*** Carbosin; Paraplatin†; ***Braz.:*** B-Platin; Biocarbo; Displata†; Evocarb†; Oncocarb†; Oncoplatin; Paraplatin; Platamine; Platicarb†; Tecnocarb; Vancel; ***Canad.:*** Paraplatin†; ***Chile:*** Oncocarb†; Paraplatin†; ***Cz.:*** Carbomedac; Cycloplatin; Paraplatin†; ***Denm.:*** Paraplatin†; ***Fin.:*** Carbosin; Paraplatin; ***Fr.:*** Paraplatine; ***Ger.:*** Axicarb; Carbo-cell; Carbomedac; Carboplat†; Haemato-carb; Neocarbo; Ribocarbo; ***Gr.:*** Carboplamin; Carboplan; Carbosin; Emorzim; Megaplatin; Paraplatin; ***Hong Kong:*** Paraplatin; ***Hung.:*** Cycloplatin; Paraplatin†; ***India:*** Biocarb; Cytocarb; Kemocarb; ***Indon.:*** Actoplatin; Carbosin; Paraplatin†; ***Irl.:*** Paraplatin†; ***Israel:*** Paraplatin†; ***Ital.:*** Paraplatin; ***Malaysia:*** Carbosin†; Paraplatin†; ***Mex.:*** Bagotanilo; Blastocarb; Boplatex; Carboplat; Carbotec; Ifacap†; Kemocarb; Novoplat†; Paraplatin; ***Neth.:*** Carbosin; Paraplatin†; ***Norw.:*** Carbosin†; Paraplatin†; ***NZ:*** Paraplatin†; ***Philipp.:*** Biovinate; Bonaplatin†; Carbosin; Carbotinol; Crobextin†; Kemocarb; Paraplatin; ***Pol.:*** Cycloplatin†; Paraplatin†; ***Port.:*** Nealorin; Novoplatinum; Paraplatin†; ***Rus.:*** Blastocarb (Бластокарб); Cycloplatin (Циклоплатин); Paract (Паракт); Paraplatin (Параплатин); ***S.Afr.:*** Carbosin; Paraplatin†; ***Singapore:*** Paraplatin; ***Spain:*** Nealorin†; Paraplatin; Platinwas; ***Swed.:*** Paraplatin; ***Switz.:*** Paraplatin; ***Thai.:*** Blastocarb†; Carbosin; Kemocarb; Neoplatin; Paraplatin; ***Turk.:*** Carbosin; Paraplatin†; Platinwas; ***UK:*** Paraplatin; ***USA:*** Paraplatin†; ***Venez.:*** Bioplatinex; Oplat.

Carmofur（*rINN*）卡莫氟

Carmofurum; HCFU; Karmofuuri. 5-Fluoro-*N*-hexyl-3,4-dihydro-2,4-dioxo-1-(2*H*)-pyrimidinecarboxamide; 1-Hexylcarbamoyl-5-fluorouracil.

Кармофур

$C_{11}H_{16}FN_3O_3$ = 257.3.
CAS — 61422-45-5.
ATC — L01BC04.
ATC Vet — QL01BC04.
UNII — HA82M3RAB2.

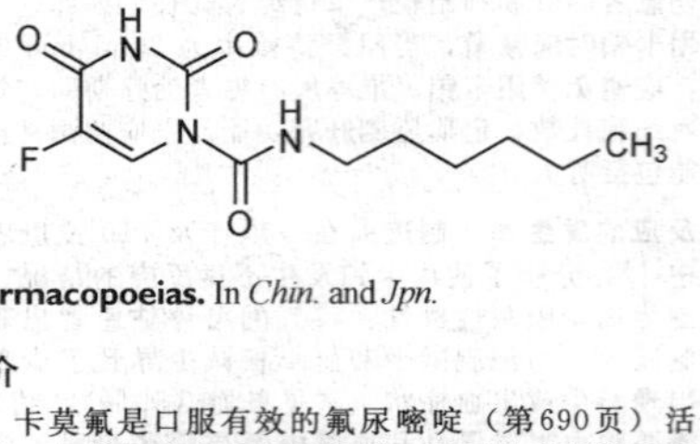

Pharmacopoeias. In *Chin.* and *Jpn.*

简介

卡莫氟是口服有效的氟尿嘧啶（第690页）活性衍生物，与氟尿嘧啶有相似作用。用于结直肠癌和乳腺癌的辅助治疗，也用于卵巢癌的治疗。卡莫氟能导致神经疾病包括脑白质病。

1. Yamada T, *et al.* Leukoencephalopathy following treatment with carmofur: a case report and review of the Japanese literature. *Asia Oceania J Obstet Gynaecol* 1989; **15:** 161–8.
2. Sakamoto J, *et al.* An individual patient data meta-analysis of long supported adjuvant chemotherapy with oral carmofur in patients with curatively resected colorectal cancer. *Oncol Rep* 2001; **8:** 697–703.
3. Nakamura T, *et al.* Optimal duration of oral adjuvant chemotherapy with Carmofur in the colorectal cancer patients: the Kansai Carmofur Study Group trial III. *Int J Oncol* 2001; **19:** 291–8.
4. Tominaga T, *et al.* Postoperative chemoendocrine therapy for women with node-positive stage II breast cancer with combined cyclophosphamide, tamoxifen, and 1-hexylcarbamoyl-5-fluorouracil. *Eur J Surg* 2001; **167:** 598–604.
5. Iwagaki H, *et al.* Post-operative adjuvant chemotherapy for colorectal cancer with 5-fluorouracil (5-FU) infusion combined with 1-hexylcarbamoyl-5-fluorouracil (HCFU) oral administration after curative resection. *Anticancer Res* 2001; **21:** 4163–8.
6. Morimoto K, Koh M. Postoperative adjuvant use of carmofur for early breast cancer. *Osaka City Med J* 2003; **49:** 77–83.
7. Tominaga T, *et al.* 1-Hexylcarbamoyl-5-fluorouracil + cyclophosphamide + tamoxifen versus CMF + tamoxifen in women with lymph node-positive breast cancer after primary surgery: a randomized controlled trial. *Oncol Rep* 2004; **12:** 797–803.
8. Sakamoto J, *et al.* An individual patient data meta-analysis of adjuvant therapy with carmofur in patients with curatively resected colon cancer. *Jpn J Clin Oncol* 2005; **35:** 536–44.

制剂

专利制剂

Fin.: Mirafur†; ***Jpn:*** Mifurol.

Carmustine（*BAN, USAN, rINN*）卡莫司汀

BCNU; BiCNU; Carmustina; Carmustinum; Karmustiini; Karmustin; Karmustinas; Karmusztin; NSC-409962; WR-139021. 1,3-Bis(2-chloroethyl)-1-nitrosourea.

Кармустин

$C_5H_9Cl_2N_3O_2$ = 214.0.
CAS — 154-93-8.
ATC — L01AD01.
ATC Vet — QL01AD01.
UNII — U68WG3173Y.

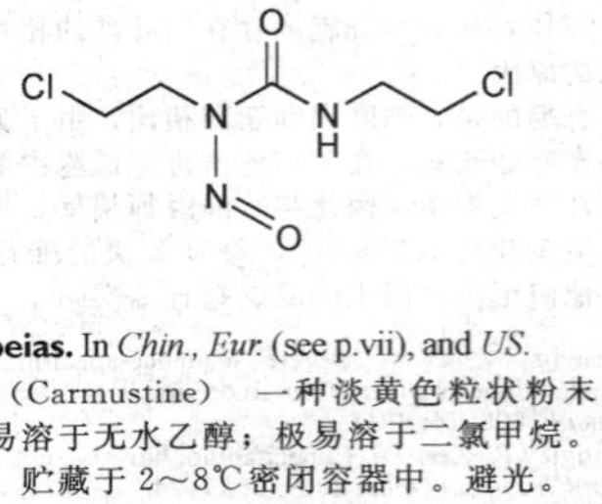

Pharmacopoeias. In *Chin.*, *Eur.* (see p.vii), and *US*.

Ph. Eur. 6.8（Carmustine） 一种淡黄色粒状粉末。极微溶于水；易溶于无水乙醇；极易溶于二氯甲烷。31℃熔化并分解。贮藏于 2～8℃密闭容器中。避光。

USP 33（Carmustine） 淡黄色粉末。易溶解于醚中。贮藏于 2～8℃密闭容器中。避光。

稳定性 注册药品信息表示，卡莫司汀复溶后，溶液（没有稀释或用 0.9%氯化钠或 5%葡萄糖进一步稀释）室温避光可稳定 8h，2～8℃时稳定 24h。卡莫司汀可被 PVC 给药装置和容器吸收，应使用聚乙烯或玻璃制品。

一项研究显示卡莫司汀的稀溶液在碳酸氢钠存在时降解加速，90min 后仅剩余初始浓度的 73%，大部分降解发生在最初 15min 内[1]。

1. Colvin M, *et al.* Stability of carmustine in the presence of sodium bicarbonate. *Am J Hosp Pharm* 1980; **37:** 677–8.

不良反应和处置

参见抗肿瘤药（第605页和第609页）。卡莫司汀静脉给药最常见和严重不良反应是延迟的和蓄积的骨髓抑制。主要影响血小板和白细胞，一次用药后 4～5 周血小板降到最低，5～6 周白细胞降到最低；尽管血小板减少更严重，白细胞减少也是剂量限制性。其他不良反应包括肺纤维化（主要但不是绝对出现在高蓄积剂量，参见**对肺的影响**，第　页）、肾和肝损伤以及视神经视网膜炎。给药 2h 后常出现恶性和呕吐，可给予止吐药预防。静脉注射后可出现静脉刺激，皮肤与注射液接触后出现暂时的色素沉着。快速静脉输注会出现皮肤变红和结膜充血。有低血压、心动过速、胸痛、头痛和超敏反应的报道。

据报道，给予含卡莫司汀聚合物埋植剂的患者出现了惊厥、脑水肿和各种神经症状；植入部位会出现创伤愈合异常，颅内感染发病率增加也有报道。

与其他烷化剂一样，卡莫司汀可致癌、致畸、致突变。

对眼的影响 给予卡莫司汀的患者有出现眼毒性的报道[1,2]，颈动脉给药似乎更容易出现[1,2]，尽管高剂量静脉给药也可见。有证据显示用乙醇稀释液配制卡莫司汀溶液可导致视网膜病变[2]。

1. Shingleton BJ, *et al.* Ocular toxicity associated with high-dose carmustine. *Arch Ophthalmol* 1982; **100:** 1766–72.
2. Greenberg HS, *et al.* Intra-arterial BCNU chemotherapy for treatment of malignant gliomas of the central nervous system. *J Neurosurg* 1984; **61:** 423–9.

对肺的影响 研究发现，在儿童时期接受卡莫司汀治疗的神经胶质瘤患者出现致命肺纤维化的概率高（**见对肺的影响**，第608页）。5 岁或 6 岁之前接受治疗的患者死于肺纤维化的概率可能高于稍大些年龄接受治疗的患

者[1,2]。但也有卡莫司汀治疗和接受高剂量化疗的成人出现肺毒性和上叶肺纤维化的报道[3]。

1. O'Driscoll BR, *et al.* Late carmustine lung fibrosis: age at treatment may influence severity and survival. *Chest* 1995; **107:** 1355–7.
2. Lohani S, *et al.* 25-year study of lung fibrosis following carmustine therapy for brain tumor in childhood. *Chest* 2004; **126:** 1007.
3. Parish JM, *et al.* Upper lobe pulmonary fibrosis associated with high-dose chemotherapy containing BCNU for bone marrow transplantation. *Mayo Clin Proc* 2003; **78:** 630–4.

外渗 卡莫司汀外渗后应用碳酸氢钠作为特异性解毒药的介绍，见**抗肿瘤药不良反应**项下**处置**（第609页）。

注意事项

参见抗肿瘤药的注意事项（第609页）。患儿使用卡莫司汀须格外谨慎，他们存在严重的延迟性肺毒性的特殊风险。肺功能减退的患者使用卡莫司汀也需谨慎。治疗前和治疗期间应经常监测肺功能。治疗期间每周监测血细胞计数，至少持续到最后一次给药后6周。也需定期监测肾和肝功能。

因恶性神经胶质瘤经历开颅手术和植入卡莫司汀片的患者应密切监视并发症，包括癫痫、颅内感染、伤口愈合不良和颅内水肿。肿瘤复发、感染或坏死导致的颅内水肿和压缩（颅内肿块的作用）可能需要进一步的外科手术或取出卡莫司汀片。

管理和处置 卡莫司汀可渗透乳胶、PVC和橡胶手套，渗透程度随时间增加而增加[1~3]，直到达到平衡[2]。渗透率似乎并不仅仅取决于手套的厚度和材料，相同材料的不同手套渗透可能也不同[2]。一项研究[2]报道了出现渗透的最初时间在4.7～66.0min，应根据预期的暴露时间选择相应的手套。双层手套，尤其是较厚PVC[1]材料和甲基丙烯酸乙酯[3]材料的手套可增加保护作用。

1. Connor TH, *et al.* Permeability of latex and polyvinyl chloride gloves to carmustine. *Am J Hosp Pharm* 1984; **41:** 676–9.
2. Thomas PH, Fenton-May V. Protection offered by various gloves to carmustine exposure. *Pharm J* 1987; **238:** 775–7.
3. Mellström GA, *et al.* Barrier effect of gloves against cytostatic drugs. *Curr Probl Dermatol* 1996; **25:** 163–9.

药物相互作用

抗肿瘤药相互作用的总论，见第611页。

西咪替丁 8例患者接受第1个疗程卡莫司汀和皮质激素治疗并预防使用西咪替丁，其中有6例[1]出现了白细胞和血小板计数的下降，下降的程度比单独使用卡莫司汀治疗引起的白细胞和血小板计数的下降严重得多，在进一步研究中有9例患者出现同样情况[2]。也有报道，西咪替丁加重了接受洛莫司汀治疗的患者中性粒细胞减少和白细胞减少的程度[3]。

1. Selker RG, *et al.* Bone-marrow depression with cimetidine plus carmustine. *N Engl J Med* 1978; **299:** 834.
2. Volkin RL, *et al.* Potentiation of carmustine-cranial irradiation-induced myelosuppression by cimetidine. *Arch Intern Med* 1982; **142:** 243–5.
3. Hess WA, Kornblith PL. Combination of lomustine and cimetidine in the treatment of a patient with malignant glioblastoma: a case report. *Cancer Treat Rep* 1985; **69:** 733.

药动学

卡莫司汀静脉给药后迅速代谢，15min后已检测不到原形药物。代谢物半衰期较长，推测应是活性成分。主要经尿排泄，部分也以二氧化碳形式经肺排泄。本药易通过血脑屏障，静脉给药后迅速出现于CSF中。本药由聚合物埋植剂中扩散分布到周围脑组织；然而，埋植后组织和血浆浓度尚未确定。

用途和用法

卡莫司汀是一种细胞周期非特异性抗肿瘤药，属于亚硝脲类化合物，以烷化剂发挥作用。本药可使DNA和RNA烷基化，也通过对蛋白质氨基酸的氨甲酰化抑制酶的作用。本药用于脑肿瘤，联合化疗用于多发性骨髓瘤。可作为霍奇金淋巴瘤、非霍奇金淋巴瘤和其他恶性肿瘤的二线治疗（见下文）。

卡莫司汀单药用法为，单次剂量150～200mg/m²，或分次剂量75～100mg/m²连续2天给药。溶于0.9%氯化钠和5%葡萄糖中静脉输注1～2h。联合化疗时通常使用更低剂量。只要血细胞计数能恢复到适合水平，应每6周重复给药。根据血液学反应调整后续给药剂量（参见**骨髓抑制**，第609页）。

已开发出了含卡莫司汀的聚合物埋植剂，埋植于脑，用于高度恶性胶质瘤或复发的多形性成胶质细胞瘤的局部治疗。每埋植片含7.7mg卡莫司汀；最多可有8粒这样的埋植片植入肿瘤手术切除后的洞腔内。

淀粉样变性病 关于表柔比星、环磷酰胺和卡莫司汀联合化疗抑制心脏移植后淀粉样变性病的叙述，见第709页。

恶性肿瘤 卡莫司汀用于多种恶性肿瘤的化疗方案中。由于它能通过血脑屏障，所以广泛用于脑恶性肿瘤（第627页）。因此，作为这种用途的扩展，释放卡莫司汀的植入薄片（carmustine-releasing wafers）被直接埋植入脑内[1~3]。在一项对复发的恶性胶质瘤患者的多中心研究中[4]，手术切除肿瘤后将含卡莫司汀的可生物降解的聚（羧基苯氧丙烷/癸二酸）酐聚合物植入薄片植入脑内，患者中位生存期为31周，安慰剂组为23周。后来的一项小型队列研究[5]发现，卡莫司汀薄片的植入对复发的神经胶质瘤患者没有明显的生存获益，而且报道了并发症的发生率更高，包括癫痫、脑水肿、CSF渗出、败血症和创伤感染。但作者承认了这项小型研究的局限性。一篇包含了这些研究的综述[6]得出结论，尽管数据存在局限性，但卡莫司汀植入片的确能提供一些生存获益。一项对240例患者的随机试验发现[7]，与安慰剂组相比，使用卡莫司汀植入片使死亡风险降低了28%；在治疗1年、2年和3年都保持了这一生存优势，3年时有统计学意义[8]。卡莫司汀和安慰剂的不良反应相似[7]，一篇回顾性综述[7,9]发现卡莫司汀植入片耐受性好，手术并发症如感染发生率低。但是，需要注意的是，一些患者在卡莫司汀加放疗后，在试图逐渐降低地塞米松剂量期间出现了神经症状；患者需要密切监护。一部分患者中，治疗导致的坏死或其他治疗效应可能在X线片中与肿瘤的复发相似[9]。植入片的植入立即导致了邻近脑的形态的改变[10]。手术和卡莫司汀片植入后使用替莫唑胺辅助治疗和放疗的多种方式治疗有很大的益处[3]。

卡莫司汀用于其他肿瘤的治疗，包括恶性黑色素瘤（第639页）和霍奇金病（第623页）。

1. Lin SH, Kleinberg LR. Carmustine wafers: localized delivery of chemotherapeutic agents in CNS malignancies. *Expert Rev Anticancer Ther* 2008; **8:** 343–59.
2. Attenello FJ, *et al.* Use of Gliadel (BCNU) wafer in the surgical treatment of malignant glioma: a 10-year institutional experience. *Ann Surg Oncol* 2008; **15:** 2887–93.
3. La Rocca RV, Mehdorn HM. Localized BCNU chemotherapy and the multimodal management of malignant glioma. *Curr Med Res Opin* 2009; **25:** 149–60.
4. Brem H, *et al.* Placebo-controlled trial of safety and efficacy of intraoperative controlled delivery by biodegradable polymers of chemotherapy for recurrent gliomas. *Lancet* 1995; **345:** 1008–12.
5. Subach BR, *et al.* Morbidity and survival after 1,3-bis(2-chloroethyl)-1-nitrosourea wafer implantation for recurrent glioblastoma: a retrospective case-matched cohort series. *Neurosurgery* 1999; **45:** 17–23.
6. Engelhard HH. The role of interstitial BCNU chemotherapy in the treatment of malignant glioma. *Surg Neurol* 2000; **53:** 458–64.
7. Westphal M, *et al.* A phase 3 trial of local chemotherapy with biodegradable carmustine (BCNU) wafers (Gliadel wafers) in patients with primary malignant glioma. *Neuro-oncol* 2003; **5:** 79–88.
8. Westphal M, *et al.* Gliadel® wafer in initial surgery for malignant glioma: long-term follow-up of a multicenter controlled trial. *Acta Neurochir (Wien)* 2006; **148:** 269–75.
9. Kleinberg LR, *et al.* Clinical course and pathologic findings after Gliadel® and radiotherapy for newly diagnosed malignant glioma: implications for patient management. *Cancer Invest* 2004; **22:** 1–9.
10. Giese A, *et al.* Pattern of recurrence following local chemotherapy with biodegradable carmustine (BCNU) implants in patients with glioblastoma. *J Neurooncol* 2004; **66:** 351–60.

蕈样肉芽肿病 局部应用卡莫司汀治疗早期蕈样肉芽肿病取得了较好的疗效[1~5]（第625页）。最常见的不良反应为红斑和毛细血管扩张。

1. Zackheim HS, *et al.* Topical carmustine (BCNU) for mycosis fungoides and related disorders: a 10-year experience. *J Am Acad Dermatol* 1983; **9:** 363–74.
2. Zackheim HS, *et al.* Topical carmustine (BCNU) for cutaneous T cell lymphoma: a 15-year experience in 143 patients. *J Am Acad Dermatol* 1990; **22:** 802–10.
3. Zackheim HS. Topical carmustine (BCNU) for patch/plaque mycosis fungoides. *Semin Dermatol* 1994; **13:** 202–6.
4. Heald PW, Glusac EJ. Unilesional cutaneous T-cell lymphoma: clinical features, therapy, and follow-up of 10 patients with a treatment-responsive mycosis fungoides variant. *J Am Acad Dermatol* 2000; **42:** 283–5.
5. Zackheim HS. Topical carmustine (BCNU) in the treatment of mycosis fungoides. *Dermatol Ther* 2003; **16:** 299–302.

制剂

USP 33: Carmustine for Injection.

专利制剂

Arg.: BiCNU; ***Austral.:*** BiCNU; Gliadel; ***Austria:*** Carmubris; ***Belg.:*** Nitrumon†; ***Braz.:*** Becenun; ***Canad.:*** BiCNU; ***Chile:*** BiCNU; ***Cz.:*** BiCNU; ***Fr.:*** BiCNU; Gliadel; ***Ger.:*** Carmubris; ***Gr.:*** BiCNU; Carmubris; Gliadel; Nitrumon; ***Hong Kong:*** BiCNU†; ***Hung.:*** BiCNU; ***Irl.:*** BiCNU†; Gliadel; ***Israel:*** BiCNU†; Gliadel; ***Ital.:*** Gliadel; ***Malaysia:*** BiCNU†; Gliadel; ***Mex.:*** BiCNU; ***Neth.:*** Gliadel; ***NZ:*** BiCNU; ***Philipp.:*** BiCNU†; ***Port.:*** Gliadel; ***S.Afr.:*** BiCNU†; Gliadel; ***Singapore:*** BiCNU†; Gliadel; ***Spain:*** Gliadel; ***Thai.:*** Gliadel; ***Turk.:*** Nitrumon; ***UK:*** BiCNU†; Gliadel; ***USA:*** BiCNU; Gliadel.

Catumaxomab（*rINN*）卡妥马单抗

Catumaxomabum. Immunoglobulin G2a, anti-(human antigen 17-1A) (mouse monoclonal Ho-3/TP-A-01/TPBs01 heavy chain), disulfide with mouse monoclonal Ho-3/TP-A-01/TPBs01 light chain, disulfide with immunoglobulin G2b anti-(human CD3 (antigen)) (rat monoclonal 26/II/6-1.2/TPBs01 heavy chain), bidisulfide with rat monoclonal 26/II/6-1.2/TPBs01 light chain.

Катумаксомаб

CAS — 509077-98-9.
ATC — L01XC09.
ATC Vet — QL01XC09.

不良反应、处置和注意事项

参见抗肿瘤药总论（见第605、第609、第611页）。

使用本药时常出现细胞因子释放综合征（包括发热、恶心、呕吐、寒战、呼吸困难和低血压或高血压）为特点的输液相关反应。也可能发生系统性炎症反应综合征（SIRS），常在输液24h内发生，表现为发热、室性心动过速、呼吸急促和白细胞增多。对这两种综合征推荐给药前预防给予镇痛药、解热药或NSAIDs炎药。

卡妥马单抗常有骨髓抑制。其他常见不良反应包括室性心动过速、眩晕症、胃肠道功能紊乱、高胆红素血症、肝炎、电解质紊乱（低钠血症、低钙血症、低钾血症）、高血糖、关节痛、肌痛、头痛、头晕、焦虑、失眠、肾功能障碍（如蛋白尿和血尿）、肠梗阻和腹痛可能比较严重。皮肤和皮下反应也很常见，并可能比较严重。可能严重的不常见的不良反应包括肺栓塞、胸腔积液。急性肾功能衰竭、抽搐、肠梗阻、胃出血和外渗。感染也常见，并可能是严重的。急性感染期不推荐使用卡妥马单抗。

用途和用法

卡妥马单抗是一种大鼠小鼠混合单克隆抗体，特异性对抗大部分肿瘤细胞过度表达的上皮细胞黏附分子EpCAM以及CD3抗原，与附件免疫细胞相互作用的第三个结合位点。这种结合导致与肿瘤细胞的免疫反应，包括T细胞激活、抗体依赖的细胞介导的细胞毒作用、补体依赖的细胞毒性和细胞的吞噬功能。

本药腹腔给药，用于治疗肿瘤EpCAM阳性患者恶性腹水，当标准疗法不可用或不再可行时，本药应用0.9%氯化钠在聚丙烯注射器中稀释，并通过一个恒定的输液泵系统输注。4次腹腔输注如下：

- 首剂（第0天）：10μg药物溶于10ml氯化钠（总体积10.1ml）；
- 第2剂（第3天）：20μg药物溶于20ml氯化钠（总体积20.2ml）；
- 第3剂（第7天）：50μg药物溶于49.5ml氯化钠（总体积50ml）；
- 第4剂（第10天）：150μg药物溶于48.5ml氯化钠（总体积50ml）。

在输注之间必须至少有2天间歇期。若发生不良反应，此间期可以延长，但总的治疗时长不应超过20天。

卡妥马单抗用于胃癌的治疗尚处于研究阶段。

制剂

专利制剂

Cz.: Removab; ***Fr.:*** Removab; ***Irl.:*** Removab; ***Port.:*** Removab.

Cediranib（*BAN*, *rINN*）西地拉尼

AZD-2171; Cédiranib; Cediranibum. 4-[(4-Fluoro-2-methyl-1*H*-indol-5-yl)oxy]-6-methoxy-7-[3-(pyrrolidin-1-yl)propoxy]quinazoline.

Цедираниб

$C_{25}H_{27}FN_4O_3$ = 450.5.
CAS — 288383-20-0.
UNII — NQU9IPY4K9.

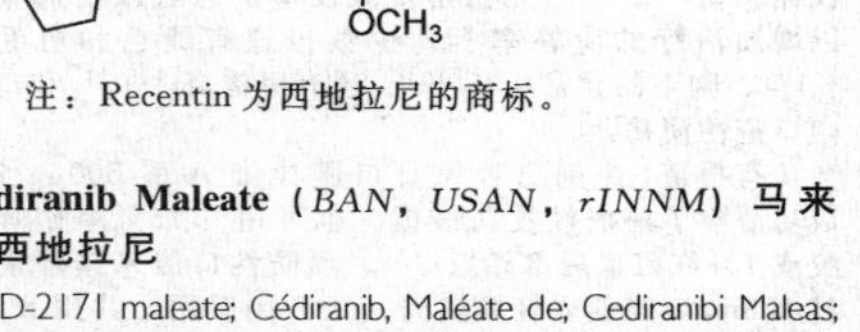

注：Recentin为西地拉尼的商标。

Cediranib Maleate（*BAN*, *USAN*, *rINNM*）马来酸西地拉尼

AZD-2171 maleate; Cédiranib, Maléate de; Cediranibi Maleas; Maleato de cediranib. 4-[(4-Fluoro-2-methyl-1*H*-indol-5-yl)oxy]-

6-methoxy-7-[3-(pyrrolidin-1-yl)propoxy]quinazoline(2Z)-but-2-enedioate.

Цедираниба Малеат

$C_{25}H_{27}FN_4O_3,C_4H_4O_4 = 566.6.$

CAS — 857036-77-2.

UNII — 68AYS9A614.

简介

本药为一种与血管内皮生长因子受体（VEGF）相关的酪氨酸激酶抑制剂，对复发性胶质母细胞瘤的治疗尚在研究中，已研究用于治疗转移性大肠癌和非小细胞型肺癌，但效果不佳。不良反应包括高血压和蛋白尿。

1. Robertson JD, *et al.* Phase III trial of FOLFOX plus bevacizumab or cediranib (AZD2171) as first-line treatment of patients with metastatic colorectal cancer: HORIZON III. *Clin Colorectal Cancer* 2009; **8:** 59–60.
2. Langenberg MH, *et al.* Effective strategies for management of hypertension after vascular endothelial growth factor signaling inhibition therapy: results from a phase II randomized, factorial, double-blind study of cediranib in patients with advanced solid tumors. *J Clin Oncol* 2009; **27:** 6152–9.
3. Dietrich J, *et al.* Cediranib: profile of a novel anti-angiogenic agent in patients with glioblastoma. *Expert Opin Invest Drugs* 2009; **18:** 1549–57.
4. Robinson ES, *et al.* Rapid development of hypertension and proteinuria with cediranib, an oral vascular endothelial growth factor receptor inhibitor. *Clin J Am Soc Nephrol* 2010; **5:** 477–83.
5. Goss GD, *et al.* Randomized, double-blind trial of carboplatin and paclitaxel with either daily oral cediranib or placebo in advanced non-small-cell lung cancer: NCIC clinical trials group BR24 study. *J Clin Oncol* 2010; **28:** 49–55.
6. Batchelor TT, *et al.* Phase II study of cediranib, an oral pan-vascular endothelial growth factor receptor tyrosine kinase inhibitor, in patients with recurrent glioblastoma. *J Clin Oncol* 2010; **28:** 2817–23.

Cetuximab (*USAN*, *rINN*) 西妥昔单抗

C-225; Cétuximab; Cetuximabum; IMC-C225. Immunoglobulin G1 (human-mouse monoclonal C225 γ1-chain anti-human epidermal growth factor receptor), disulfide with human-mouse monoclonal C225 κ-chain, dimer.

Цетуксимаб

CAS — 205923-56-4.

ATC — L01XC06.

ATC Vet — QL01XC06.

UNII — PQX0D8J21J.

不良反应、处置和注意事项

参见抗肿瘤药总论（第605页、第609页和第611页）。

西妥昔单抗的不良反应包括皮肤反应、虚弱和胃肠道功能紊乱。皮肤反应主要表现为痤疮样皮疹，严重时需调整剂量（见下文用**途和用法**）。应限制在阳光下暴晒。输液反应提示可能出现细胞因子释放综合征，常在初次给药时发生。轻度不良反应包括寒战、发热和呼吸困难；严重不良反应有支气管痉挛、荨麻疹和低血压或高血压、意识丧失，甚至死亡。推荐用药前给予 H_1 受体拮抗药和皮质激素，也可能需要调整剂量（见下文**用途和用法**）。使用西妥昔单抗和放疗的患者已有出现心搏呼吸骤停和（或）猝死的报道，有冠心病、充血性心力衰竭或心律失常的头颈部癌症患者应慎用本药。联用西妥昔单抗出现放射性皮炎也有报道，与氟尿嘧啶合用时可能增加心脏毒性。与铂类化合物合用可能增加发生严重白细胞减少症或严重嗜中性粒细胞减少症的概率，引起如发热性中性粒细胞减少症、肺炎和败血症等感染性合并症。西妥昔单抗可能导致低血镁、低血钙和低血钾，在使用前、使用期间和停药后直至8周，应监测患者的情况。也有少量间质性肺病、肺动脉栓塞、源静脉血栓和肾衰的报道。

常见不良反应包括头痛、肝酶升高和结膜炎。

对皮肤、头发和指甲的影响 有报道[1,2]，西妥昔单抗治疗时出现了痤疮样囊状皮疹，破损时呈脓疱和丘疹[2~4]，常出现在面部、头皮、胸部和上背部[1~5]。给予西妥昔单抗的患者发生高度皮疹的相对危险度为对照组的20多倍。大肠癌患者的发生率（12.6%）较其他恶性肿瘤高（6.6%）[6]。有建议皮疹的发生与治疗反应或生存率有关，即皮疹可能是西妥昔单抗活性的替代标志物[7]。给予无初始皮肤反应的患者双倍剂量可以增加治疗的应答率[8]。少数报道有睫毛和眉毛变长[9]、胸毛的异常生长[10]。还有甲沟炎[1,5,11]和口腔内口疮性溃疡[1]。

有报道，2例患者每日口服异维A酸 500μg/kg，成功清除了痤疮性皮肤破损。也可用0.75%甲硝唑凝胶或1%红霉素局部治疗[12]。预防性口服米诺环素每日100mg，与西妥昔单抗同一天开始服用，共用8周，与安慰剂组相比在最初4周可显著降低面部破损总数。这种差别在治疗8周结束时逐渐缩小。局部使用他佐罗汀显示无临床益处并且引起的局部刺激导致许多患者停用他佐罗汀[13]。

有学者认为脓疱性丘疹、指甲和甲周异常、头发质地和生长改变、皮肤干燥和瘙痒构成了一个对表皮生长因子受体（EGFR）抑制药反应独特的综合征，认为这是由于表皮、毛囊和指甲基质中EGFR抑制作用[14]。

有报道放射治疗和本药联用的患者红斑和局部表皮松解症发展为严重的放射性皮炎伴坏死[15]。

1. Busam KJ, *et al.* Cutaneous side-effects in cancer patients treated with the antiepidermal growth factor receptor antibody C225. *Br J Dermatol* 2001; **144:** 1169–76.
2. Walon L, *et al.* Éruptions acnéiformes induites par le cétuximab. *Ann Dermatol Venereol* 2003; **130:** 443–6.
3. Kimyai-Asadi A, Jih MH. Follicular toxic effects of chimeric anti-epidermal growth factor receptor antibody cetuximab used to treat human solid tumors. *Arch Dermatol* 2002; **138:** 129–31.
4. Jacot W, *et al.* Acneiform eruption induced by epidermal growth factor receptor inhibitors in patients with solid tumours. *Br J Dermatol* 2004; **151:** 238–41.
5. Monti M, *et al.* Cutaneous toxicity induced by cetuximab. *J Clin Oncol* 2003; **21:** 4651–3.
6. Su X, *et al.* Risk of high-grade skin rash in cancer patients treated with cetuximab—an antibody against epidermal growth factor receptor: systemic [sic] review and meta-analysis. *Oncology* 2009; **77:** 124–33.
7. Peréz-Soler R, Saltz L. Cutaneous adverse effects with HER1/EGFR-targeted agents: is there a silver lining? *J Clin Oncol* 2005; **23:** 5235–46.
8. Anonymous. Data support scaling cetuximab dose to provoke rash. *Pharm J* 2006; **277:** 474.
9. Dueland S, *et al.* Epidermal growth factor receptor inhibition induces trichomegaly. *Acta Oncol* 2003; **42:** 345–6.
10. Montagut C, *et al.* Abnormal hair growth in a patient with head and neck cancer treated with the anti-epidermal growth factor receptor monoclonal antibody cetuximab. *J Clin Oncol* 2005; **23:** 5273–5.
11. Boucher KW, *et al.* Paronychia induced by cetuximab, an antiepidermal growth factor receptor antibody. *J Am Acad Dermatol* 2002; **47:** 632–3.
12. Gutzmer R, *et al.* Successful treatment with oral isotretinoin of acneiform skin lesions associated with cetuximab therapy. *Br J Dermatol* 2005; **153:** 849–51.
13. Scope A, *et al.* Randomized double-blind trial of prophylactic oral minocycline and topical tazarotene for cetuximab-associated acne-like eruption. *J Clin Oncol* 2007; **25:** 5390–6.
14. Lacouture ME, Lai SE. The PRIDE (Papulopustules and/or paronychia, Regulatory abnormalities of hair growth, Itching, and Dryness due to Epidermal growth factor receptor inhibitors) syndrome. *Br J Dermatol* 2006; **155:** 852–4.
15. Budach W, *et al.* Severe cutaneous reaction during radiation therapy with concurrent cetuximab. *N Engl J Med* 2007; **357:** 514–5.

超敏反应 有限的数据表明本药和帕尼默单抗没有交叉过敏，见**帕尼默单抗**项下**超敏反应**，第730页。

低镁血症 一名患者给予西妥昔单抗后出现严重的低镁血症，需在整个西妥昔单抗治疗期每日静脉补充多达10g硫酸镁。这个案例后有了一个154例西妥昔单抗治疗的综述，其中34例患者至少检测过一次血镁浓度。在这34例患者中，6例3级低镁血症，2例4级低镁血症，相当于3/4级低镁血症发生率为24%。每例患者停用西妥昔单抗后，对补充硫酸镁的需求降低，低镁血症可在几周内恢复[1]。然而还不清楚所有患者治疗前的血镁浓度是否正常，也不清楚有无发生低镁血症的中位时间的指征。

另一篇114例患者的回顾性综述也阐述了这些观点[2]。48例患者在开始西妥昔单抗治疗前基础血镁浓度正常，其中13例患者发生3级或4级低镁血症（27%），发病的中位时间为5.5个月。西妥昔单抗的治疗时间与低镁血症等级之间有显著性联系。给予3/4级毒性的患者镁替代治疗。最开始试图口服1.6g氧化镁，每日3次，结果无效，所以需要静脉滴注。然而，静滴的效果不超过48～72h，一些患者需要每日滴注硫酸镁多达10g。另外，持续使用本药一些患者补充镁的效果较差。3例患者停用本药后血镁恢复正常，2例患者停药1个月后血镁浓度恢复，且未补充镁。然而1例患者需要长期且持续的大于5个月的补充，每次4g，每周3次输注（同用西妥昔单抗时每日8g）[2]。一项前瞻性研究[3]发现使用西妥昔单抗、帕尼默单抗或马妥珠单抗治疗后，97%的患者出现了血镁浓度进行性下降。作者认为镁离子消耗明确地归因于对表皮生长因子受体（EGFR）的抑制作用，并建议低镁血症可以作为直接作用于EGFR的单克隆抗体类效应。然而，不同药物的发生率和严重程度可能不同。个体间差异也较大。年龄越大，低镁血症越严重。

1. Schrag D, *et al.* Cetuximab therapy and symptomatic hypomagnesemia. *J Natl Cancer Inst* 2005; **97:** 1221–4.
2. Fakih MG, *et al.* Cetuximab-induced hypomagnesemia in patients with colorectal cancer. *Clin Colorectal Cancer* 2006; **6:** 152–6.
3. Tejpar S, *et al.* Magnesium wasting associated with epidermal-growth-factor receptor-targeting antibodies in colorectal cancer: a prospective study. *Lancet Oncol* 2007; **8:** 387–94.

药动学

有报道，西妥昔单抗的药动学呈非线性和剂量依赖性。3周后达稳态浓度。消除半衰期较长为70～100h。

用途和用法

西妥昔单抗是一种与表皮生长因子受体（EGFR）结合的嵌合单克隆抗体。由EGFR介导的信号转导导致野生型*KRAS*基因（Kirsten大鼠肉瘤病毒同源癌基因）编码蛋白的活化，该基因在细胞生长调控与血管生成中起作用。*KRAS*基因突变的患者，KRAS蛋白的激活与EGFR调节无关，西妥昔单抗不起作用。本药用于治疗表达EGFR、*KRAS*基因野生型、转移性结直肠癌患者（见第632页）。本药可与化疗药氟尿嘧啶或伊立替康联合用于治疗伊立替康化疗耐药的患者。也可单独用于治疗对伊立替康化疗不耐受的患者，或奥沙利铂和伊立替康为基础的联合化疗失败的患者。西妥昔单抗联合放疗用于治疗局部晚期头颈部鳞状上皮细胞癌（见第633页）。本药也与以铂类为基础的化疗联合用于治疗复发或转移性的头颈部鳞状上皮细胞癌，单药治疗用于之前以铂类为基础的化疗失败的患者。非小细胞肺癌和其他实体瘤的治疗正在研究当中。

对于所有适应证，西妥昔单抗 $400mg/m^2$ 作为负荷剂量，静脉输注大于2h。以后每周1次，维持剂量 $250mg/m^2$，输注1h。最大输注速度为10mg/min，推荐用药前给予 H_1 受体拮抗药和皮质激素，给药结束后要对患者密切监测至少1h。应使用低蛋白结合的0.22μm的在线过滤器输注或通过输液或注射泵给药。

大肠癌联合治疗时西妥昔单抗输注至少1h之后给予化疗药。治疗头颈部肿瘤时，放疗前1周开始使用西妥昔单抗，并且一直用到放疗结束。一般在放疗前1h给药。作为单药治疗时，本药可持续使用除非疾病进展或毒性不能耐受。

如患者出现轻度到中度的输液反应，西妥昔单抗输注速度应永久性减小；如出现严重反应，则要立即永久停止使用本药（见上文**不良反应和注意事项**）。出现严重痤疮样皮疹时，下次给药应延缓1～2周。首次出现皮疹得到改善，应给予足量维持剂量；第2次出现后，下一次剂量应延缓给药并减少到 $200mg/m^2$；第3次出现后，延缓给药并减少剂量到 $150mg/m^2$。如果治疗延缓皮疹仍未改善或皮疹出现4次，应停止使用本药。

1. Cunningham D, *et al.* Cetuximab monotherapy and cetuximab plus irinotecan in irinotecan-refractory metastatic colorectal cancer. *N Engl J Med* 2004; **351:** 337–45.
2. Nygren P, *et al.* Targeted drugs in metastatic colorectal cancer with special emphasis on guidelines for the use of bevacizumab and cetuximab: an Acta Oncologica expert report. *Acta Oncol* 2005; **44:** 203–17.
3. Bonner JA, *et al.* Radiotherapy plus cetuximab for squamous-cell carcinoma of the head and neck. *N Engl J Med* 2006; **354:** 567–78.
4. Frieze DA, McCune JS. Current status of cetuximab for the treatment of patients with solid tumors. *Ann Pharmacother* 2006; **40:** 241–50.
5. Blick SKA, Scott LJ. Cetuximab: a review of its use in squamous cell carcinoma of the head and neck and metastatic colorectal cancer. *Drugs* 2007; **67:** 2585–2607.
6. NICE. Cetuximab for the treatment of locally advanced squamous cell cancer of the head and neck (issued June 2008). Available at: http://www.nice.org.uk/nicemedia/pdf/TA145Guidance.pdf (accessed 03/09/09)
7. Vermorken JB, *et al.* Platinum-based chemotherapy plus cetuximab in head and neck cancer. *N Engl J Med* 2008; **359:** 1116–27.
8. Karapetis CS, *et al.* K-ras mutations and benefit from cetuximab in advanced colorectal cancer. *N Engl J Med* 2008; **359:** 1757–65.
9. Wilke H, *et al.* Cetuximab plus irinotecan in heavily pretreated metastatic colorectal cancer progressing on irinotecan: MABEL Study. *J Clin Oncol* 2008; **26:** 5335–43.
10. Van Cutsem E, *et al.* Cetuximab and chemotherapy as initial treatment for metastatic colorectal cancer. *N Engl J Med* 2009; **360:** 1408–17.
11. Pirker R, *et al.* FLEX Study Team. Cetuximab plus chemotherapy in patients with advanced non-small-cell lung cancer (FLEX): an open-label randomised phase III trial. *Lancet* 2009; **373:** 1525–31.
12. NICE. Cetuximab for the treatment of recurrent and/or metastatic squamous cell cancer of the head and neck (issued June 2009). Available at: http://www.nice.org.uk/nicemedia/pdf/TA172Guidance.pdf (accessed 03/09/09)
13. NICE. Cetuximab for the first-line treatment of metastatic colorectal cancer (issued August 2009). Available at: http://www.nice.org.uk/nicemedia/pdf/TA176Guidance.pdf (accessed 03/09/09)
14. Gerber DE, Choy H. Cetuximab in combination therapy: from bench to clinic. *Cancer Metastasis Rev* 2010; **29:** 171–80.

制剂

专利制剂

Arg.: Erbitux; **Austral.:** Erbitux; **Austria:** Erbitux; **Belg.:** Erbitux; **Canad.:** Erbitux; **Chile:** Erbitux; **Cz.:** Erbitux; **Denm.:** Erbitux; **Fin.:** Erbitux; **Fr.:** Erbitux; **Ger.:** Erbitux; **Gr.:** Erbitux; **Hong Kong:** Erbitux; **Hung.:** Erbitux; **Irl.:** Erbitux; **Israel:** Erbitux; **Ital.:** Erbitux; **Malaysia:** Erbitux; **Mex.:** Erbitux; **Neth.:** Erbitux; **Norw.:** Erbitux; **NZ:** Erbitux; **Philipp.:** Erbitux; **Port.:** Erbitux; **Rus.:** Erbitux (Эрбитукс); **S.Afr.:** Erbitux; **Singapore:** Erbitux; **Spain:** Erbitux; **Swed.:** Erbitux; **Switz.:** Erbitux; **Thai.:** Erbitux; **UK:** Erbitux; **Ukr.:** Erbituks (Эрбитукс); **USA:** Erbitux.

Chlorambucil (*BAN*, *rINN*) 苯丁酸氮芥

CB-1348; Chlorambucilis; Chlorambucilum; Chlorambucyl; Chloraminophene; Chlorbutinum; Clorambucilo; Klórambucil; Klorambucil; Klorambusiili; Klorambusil; NSC-3088; WR-139013. 4-[4-Bis(2-chloroethyl)aminophenyl]butyric acid.

Хлорамбуцил

$C_{14}H_{19}Cl_2NO_2$ = 304.2.

CAS — 305-03-3.

ATC — L01AA02.

ATC Vet — QL01AA02.

UNII — 18D0SL7309.

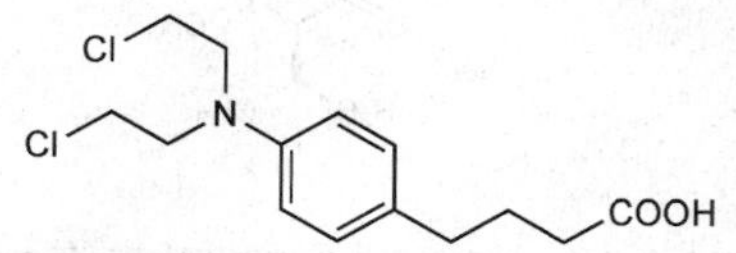

Pharmacopoeias. In *Chin.*, *Eur.* (see p.vii), *Int.*, and *US.*

Ph. Eur. 6. 8 (Chlorambucil) 一种白色或类白色结晶性粉末。几乎不溶于水；易溶于乙醇和丙酮。避光。

USP 33 (Chlorambucil) 一种灰白色、细颗粒状粉末。熔点 65～69℃。极微溶于水；溶于丙酮（1：2），溶于稀的碱液。贮藏于密闭容器中。避光。

贮藏 注册药品信息推荐苯丁酸氮芥的片剂应贮藏于 2～8℃干燥处。

不良反应和处置

参见抗肿瘤药总论（第605页和第609页）。

使用苯丁酸氮芥治疗期间，出现可逆的进行性的淋巴细胞减少。直至停止给药后 10 天，中性粒细胞仍持续减少。当疗程的总剂量达 6.5mg/kg 时，会出现不可逆的骨髓抑制。

其他不良反应包括胃肠道功能紊乱、肝毒性、皮疹（少见 Stevens-Johnson 综合征或中毒性表皮坏死松解症）、外周神经病变和中枢神经毒性（包括癫痫）。出现过间质性肺炎和肺纤维化，后者常常是可逆的，但也有致死事件。高剂量的苯丁酸氮芥可导致精子减少和闭经；可能出现不育症，尤其用于青春期或青春期前的男孩。

给药过量可导致各类血细胞减少和神经毒性，包括精神激动、共济失调和癫痫大发作。

像其他烷化剂一样，苯丁酸氮芥可致癌、致畸、致突变，接受药物治疗的患者中急性白血病和其他继发恶性肿瘤发病率增加。

对膀胱的影响 1 例 73 岁淋巴细胞性淋巴瘤的妇女每天给药 2mg，2 年后出现苯丁酸氮芥诱导的膀胱炎[1]。

1. Daoud D, *et al.* Sterile cystitis associated with chlorambucil. *Drug Intell Clin Pharm* 1977; **11:** 491.

对眼的影响 1 例患者应用苯丁酸氮芥 5 年控制非霍奇金淋巴瘤出现视力损伤和视神经萎缩[1]，考虑与本药有关；尽管苯丁酸氮芥对眼的影响非常少。

1. Yiannakis PH, Larner AJ. Visual failure and optic atrophy associated with chlorambucil therapy. *BMJ* 1993; **306:** 109.

对神经系统的影响 应用苯丁酸氮芥的患者有少量癫痫发作的报道。一篇综述显示[1]，成人中，有癫痫病史的患者或给予高剂量苯丁酸氮芥的患者癫痫发作风险增加。关于儿童患者的报道主要是正接受肾病综合征治疗的患者，很可能是由于病情改变了苯丁酸氮芥的药动学。

1. Salloum E, *et al.* Chlorambucil-induced seizures. *Cancer* 1997; **79:** 1009–13.

超敏反应 苯丁酸氮芥开始治疗的数小时或数天可能发生药物热，其特点为高热、寒战和全身乏力，常发生在停药间隔后。3 例患者出现苯丁酸氮芥诱导的药物热症状时，脱敏治疗开始口服剂量每日 500μg，然后每 5 天增加 500μg，直到 2mg，脱敏成功。在另一位患者，每 7 天增加 500μg，直至每日 4mg，脱敏成功。

1. Weber E, *et al.* Rapid desensitization for chlorambucil drug fever. *Haematologica* 2007; **92:** e77.

注意事项

关于抗肿瘤药必要的注意事项参见（第611页）。患者在接受放疗或其他抗肿瘤药治疗后至少 4 周后，应避免使用苯丁酸氮芥或减少剂量谨慎使用（除非是远离骨髓部位的低剂量照射以及中性粒细胞和血小板计数没有被抑制）。当骨髓淋巴细胞浸润或骨髓发育不全时，应降低苯丁酸氮芥的用药剂量。肾功能损伤患者应慎用本药；肝功能不良患者应考虑减少剂量。患肾病综合征的儿童，接受本药高剂量冲击疗法的患者，以及癫痫病史患者，可能增加癫痫发作风险。治疗期间应定期监测血细胞计数。

管理和处置 苯丁酸氮芥有刺激性，应避免与皮肤和黏膜接触。

应穿防护性衣服处理患者一次剂量后直到 48h 产生的尿液[1]。

1. Harris J, Dodds LJ. Handling waste from patients receiving cytotoxic drugs. *Pharm J* 1985; **235:** 289–91.

卟啉病 卟啉病患者应用苯丁酸氮芥是不安全的，因为动物试验本药显示出生卟啉作用。

妊娠 1 名服用低剂量苯丁酸氮芥的慢性淋巴细胞白血病的患者在治疗第 3 个月发现妊娠 20 周。停止治疗，36 周经剖宫产产下一无明显先天性异常的健康婴儿，到 3 个月时生长发育均很正常。

1. Ali R, *et al.* Pregnancy in chronic lymphocytic leukemia: experience with fetal exposure to chlorambucil. *Leuk Res* 2009; **33:** 567–9.

药物相互作用

参见抗肿瘤药总论的药物相互作用（第611页）。

药动学

苯丁酸氮芥口服后迅速完全被胃肠道吸收。有报道，血浆终末半衰期大约 1.5h。大部分经肝代谢，主要代谢物是活化的苯乙酸氮芥，并有较长的血浆半衰期，为 1.8～2.5h。与苯丁酸氮芥相似，苯乙酸氮芥也自发降解成多种衍生物。苯丁酸氮芥和其代谢物广泛和蛋白结合。几乎全部以代谢物经尿液排泄，原形药物不到 1%。

用途和用法

苯丁酸氮芥是从氮芥（第666页）衍生的抗肿瘤药物，与氮芥有着相似的作用机制。主要作用于淋巴细胞，对中性粒细胞和血小板作用程度较弱。苯丁酸氮芥对白细胞增殖，尤其是对淋巴细胞增殖性疾病的治疗最有价值，常用于治疗慢性淋巴细胞白血病和淋巴瘤，包括霍奇金病。也用于 Waldenström 巨球蛋白血症和妊娠滋养细胞肿瘤。尽管苯丁酸氮芥以前曾广泛应用于真性红细胞增多症的治疗，但现在大多数情况已被其他药物替代。

苯丁酸氮芥还有免疫抑制性，用于自身免疫性疾病，包括淀粉样变性病、贝赫切特综合征、肾小球肾病、原发性胆汁性肝硬变、多发性肌炎、类风湿关节炎和结节病。

苯丁酸氮芥在以上这些疾病的应用在其他章节会作进一步论述，参见下文相互参考文献。

苯丁酸氮芥的耐受性要好于盐酸氮芥，且正常剂量一般不会出现严重的骨髓抑制毒性。单药治疗慢性淋巴细胞白血病和淋巴瘤时，苯丁酸氮芥口服初始剂量通常为每日 100～200μg/kg（通常 4～10mg，每日 1 次），持续 3～8 周。治疗非霍奇金淋巴瘤适合剂量可能为每日 100μg/kg；治疗慢性淋巴细胞白血病每日 150μg/kg，直至总白细胞计数低于 10000 个/mm^3；治疗霍奇金病通常需每日 200μg/kg。联合疗法中苯丁酸氮芥给药剂量低于单药。如出现骨髓淋巴细胞浸润或骨髓发育不良，每日给药剂量不应超过 100μg/kg。苯丁酸氮芥也可间歇性高剂量给药。例如，慢性淋巴细胞白血病患者从单药初始剂量 400μg/kg，每 2 周或 4 周剂量间隔增加 100μg/kg，直至淋巴细胞增多得到控制或出现毒性。

一旦出现缓解，患者可接受每日 30～100μg/kg 的连续维持治疗。但是短时间的间隔治疗比连续治疗更安全，常用于维持治疗。

Waldenström 巨球蛋白血症的患者苯丁酸氮芥初始口服剂量为每日 6～12mg，直至白细胞出现减少。维持剂量根据情况给予每日 2～8mg 不等。

治疗期间推荐每周进行总的血细胞计数和各类白细胞计数、血红蛋白和血小板检查。

淀粉样变性病 继发于风湿病的淀粉样变性病患者使用苯丁酸氮芥可用于保护肾功能和提高患者存活率[1～4]，更详细的叙述见第709页。

1. Berglund K, *et al.* Alkylating cytostatic treatment in renal amyloidosis secondary to rheumatic disease. *Ann Rheum Dis* 1987; **46:** 757–62.
2. Berglund K, *et al.* Results, principles and pitfalls in the management of renal AA-amyloidosis; a 10-21 year followup of 16 patients with rheumatic disease treated with alkylating cytostatics. *J Rheumatol* 1993; **20:** 2051–7.
3. David J, *et al.* Amyloidosis in juvenile chronic arthritis: a morbidity and mortality study. *Clin Exp Rheumatol* 1993; **11:** 85–90.
4. Savolainen HA. Chlorambucil in severe juvenile chronic arthritis: longterm followup with special reference to amyloidosis. *J Rheumatol* 1999; **26:** 898–903.

非恶性血液病 苯丁酸氮芥可能对冷抗体型自身免疫性溶血性贫血（第1012页）有效。

结缔组织和肌肉疾病 苯丁酸氮芥可用于贝赫切特综合征（第1433页）患者以减少皮质激素的用量。曾试用于多发性肌炎的治疗（第1442页）。对两种疾病的治疗都要权衡苯丁酸氮芥的疗效和可能的毒性。

非恶性肾病 苯丁酸氮芥用于某些肾小球肾病（第1436页）。微小病变肾病中，由于担心毒性，细胞毒药物通常保留用于最严重的病例。尽管苯丁酸氮芥已成功用于环磷酰胺抵抗的疾病，但认为环磷酰胺优于苯丁酸氮芥因为环磷酰胺承担的风险较小[1]。苯丁酸氮芥与皮质激素联合治疗膜性肾病患者，但是也认为环磷酰胺耐受性可能更好[2～4]。

1. Ueda N, *et al.* Beneficial effect of chlorambucil in steroid-dependent and cyclophosphamide-resistant minimal change nephrotic syndrome. *J Nephrol* 2009; **22:** 610–5.
2. Ponticelli C, *et al.* Methylprednisolone plus chlorambucil as compared with methylprednisolone alone for the treatment of idiopathic membranous nephropathy. *N Engl J Med* 1992; **327:** 599–603.
3. Reichert LJM, *et al.* Preserving renal function in patients with membranous nephropathy: daily oral chlorambucil compared with intermittent monthly pulses of cyclophosphamide. *Ann Intern Med* 1994; **121:** 328–33.
4. Ponticelli C, *et al.* A 10-year follow-up of a randomized study with methylprednisolone and chlorambucil in membranous nephropathy. *Kidney Int* 1995; **48:** 1600–4.

非恶性肝病 目前对原发性胆汁性肝硬变（第2354页）没有明确有效的治疗方法。苯丁酸氮芥是对此病报道有效的几个药物之一[1]。

1. Hoofnagle JH, *et al.* Randomized trial of chlorambucil for primary biliary cirrhosis. *Gastroenterology* 1986; **91:** 1327–34.

恶性肿瘤 苯丁酸氮芥用于恶性血液肿瘤的治疗，包括慢性淋巴细胞白血病（第621页）、霍奇金病（第623页）、无痛低度的非霍奇金淋巴瘤（第624页），Waldenström 巨球蛋白血症（第626页）。曾用于真性红细胞增多症（第622页），但现大多数情况已被其他药物替代。

非恶性眼病 苯丁酸氮芥是一种免疫抑制药，用于对可耐受量的皮质激素无效的眼葡萄膜炎患者（第1446页）[1～3]。

1. Mudun AB, *et al.* Short-term chlorambucil for refractory uveitis in Behcet's disease. *Ocul Immunol Inflamm* 2001; **9:** 219–29.
2. Miserocchi E, *et al.* Efficacy and safety of chlorambucil in intractable noninfectious uveitis. *Ophthalmology* 2002; **109:** 137–42.
3. Goldstein DA, *et al.* Long-term follow-up of patients treated with short-term high-dose chlorambucil for sight-threatening ocular inflammation. *Ophthalmology* 2002; **109:** 370–7.

天疱疮和类天疱疮样病 有报道苯丁酸氮芥联合泼尼松或泼尼松龙对治疗天疱疮和类天疱疮样病（第1509页）有效[1,2]。

1. Shah N, *et al.* The use of chlorambucil with prednisone in the treatment of pemphigus. *J Am Acad Dermatol* 2000; **42:** 85–8.
2. Chave TA, *et al.* Chlorambucil as a steroid-sparing agent in bullous pemphigoid. *Br J Dermatol* 2004; **151:** 1107–8.

类风湿关节炎 应用苯丁酸氮芥的免疫抑制性可治疗少数严重的类风湿关节炎（第12页）患者，尤其是伴有血管炎并对其他药物无效的患者。但是细胞毒类的免疫抑制药的应用除了甲氨蝶呤外，尚存在争议。

结节病 皮质激素是常用的治疗结节病（第1443页）的药物。几种细胞毒类免疫抑制药试用于此病的治疗，有着不同的结果，苯丁酸氮芥也是其中之一，用于二线治疗药。

制剂

BP 2010: Chlorambucil Tablets;
USP 33: Chlorambucil Tablets.

专利制剂

Arg.: Leukeran; ***Austral.:*** Leukeran; ***Austria:*** Leukeran; ***Belg.:*** Leukeran; ***Braz.:*** Leukeran; ***Canad.:*** Leukeran; ***Chile:*** Leukeran; ***Cz.:*** Leukeran; ***Denm.:*** Leukeran; ***Fin.:*** Leukeran; ***Ger.:*** Leukeran; ***Gr.:*** Leukeran; ***Hong Kong:*** Leukeran; ***India:*** Leukeran; ***Irl.:*** Leukeran; ***Israel:*** Leukeran; ***Ital.:*** Leukeran; ***Malaysia:*** Leukeran; ***Mex.:*** Leukeran; ***Neth.:*** Leukeran; ***Norw.:*** Leukeran; ***NZ:*** Leukeran; ***Philipp.:*** Leukeran; ***Pol.:*** Leukeran; ***Port.:*** Leukeran; ***Rus.:*** Leukeran (Лейкеран); ***S.Afr.:*** Leukeran; ***Singapore:*** Leukeran; ***Spain:*** Leukeran; ***Swed.:*** Leukeran; ***Switz.:*** Leukeran; ***Thai.:*** Leukeran; ***Turk.:*** Leukeran; ***UK:*** Leukeran.

Chlormethine Hydrochloride (*BANM*, *rINNM*) 盐酸氮芥

Chlorethazine Hydrochloride; Chlorméthine, Chlorhydrate de; Chlormethini Hydrochloridum; Hidrocloruro de clormetina; HN2 (chlormethine); Klormetin Hidroklorür; Mechlorethamine Hydrochloride; Mecloretamina (chlormethine); Mustin HidrokIorür; Mustine Hydrochloride; Nitrogen Mustard (chlormethine); NSC-762; WR-147650. Bis(2-chloroethyl)methylamine hydrochloride; 2,2′-Dichloro-*N*-methyldiethylamine hydrochloride.

Хлорметина Гидрохлорид

$C_5H_{11}Cl_2N,HCl = 192.5.$

CAS — 51-75-2 (chlormethine); 55-86-7 (chlormethine hydrochloride).

ATC — L01AA05.

ATC Vet — QL01AA05.

UNII — L0MR697HHI.

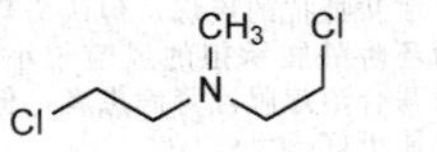

(chlormethine)

Pharmacopoeias. In *Br., Chin., Int.*, and *US.*

BP 2010 (Chlormethine Hydrochloride) 一种白色或类白色、有吸湿性和腐蚀性的结晶性粉末或块状物。极易溶于水。8～15℃贮藏。

USP 33 (Mechlorethamine Hydrochloride) 一种白色有吸湿性的结晶性粉末。0.2%水溶液 pH 值为 3.0～5.0。贮藏于密封容器中。避光。

稳定性 盐酸氮芥溶解后很快失去活性，尤其在中性和碱性 pH 条件下。

一项研究[1]发现，采用氮芥专属的测定方法，0.1%的注射用水溶液或 0.9%氯化钠注射液室温存放 6h 损失 10%，但 4℃存放同样长时间损失 4%～6%；不论贮藏在玻璃瓶或塑料注射器中都有相似的结论。溶于 500ml 的氯化钠溶液或 5%的葡萄糖注射液，贮藏于 PVC 输液袋中的稳定性更差，室温贮藏 6h 后，分别有 15%和 10%降解。

曾使用盐酸氮芥临时配制的软膏制剂治疗蕈样肉芽肿病[2]。有报道[3]称，一种处方将盐酸氮芥溶解于丙酮中并与白凡士林混合的剂型，可在 4℃至少稳定 84 天，37℃至少稳定 40 天。

1. Kirk B. Stability of reconstituted Mustine Injection BP during storage. *Br J Parenter Ther* 1986; **7:** 86–92.
2. Price NM, *et al.* Ointment-based mechlorethamine treatment for mycosis fungoides. *Cancer* 1983; **52:** 2214–19.
3. Cummings J, *et al.* The long term stability of mechlorethamine hydrochloride (nitrogen mustard) ointment measured by HPLC. *J Pharm Pharmacol* 1993; **45:** 6–9.

不良反应、处置和注意事项

参见抗肿瘤药总论（第 605 页、第 609 页和第611页）。

盐酸氮芥极毒，使用后一定伴有不良反应。注射给药 1h 内可出现严重的恶心和呕吐，并持续数小时；所以用药前应给予止吐药。不同的给药剂量能引起不同程度的骨髓抑制。以往治疗强度大的患者或一个疗程总给药剂量超过 400μg/kg 时，常引起严重且可能致死的抑制，以及贫血、淋巴细胞减少、粒细胞减少和血小板减少继发出血。一次给药 24h 内可出现淋巴细胞抑制，7～21 天内出现粒细胞和血小板的最大抑制；4 周后血液指标可恢复正常。

已有耳鸣、眩晕、耳聋、头痛、困倦和其他神经症状的报道，偶见黄疸。皮肤反应包括斑丘疹。局部用制剂使用时常引起超敏反应。

盐酸氮芥对皮肤和黏膜有强烈的腐蚀性，应谨慎使用，避免接触到眼球。可能会导致血栓性静脉炎，尤其是未经充分稀释的。注射液外渗常导致严重的刺激甚至造成腐烂。如注射过程出现外渗，建议用 4%硫代硫酸钠等渗液浸润外渗部位，然后间歇冰敷 6～12h，但抗肿瘤药外渗专用的解毒药仍存在争议（第610页）。

盐酸氮芥可导致暂时或永久性的抑制生育。有证据表明它有致癌、致畸、致突变作用。

对神经系统的影响 21 位经细胞毒药物（包括氮芥，0.3～2mg/kg）治疗后进行骨髓移植的患者，14 位出现直接的严重神经毒性[1]。症状出现在接受治疗后（中位时间）4 天，包括头痛、幻觉、意识模糊、惊厥、截瘫和震颤。大多数患者症状得到缓解，但部分患者死亡前症状未得到缓解。从急性毒性恢复的 6 位患者发展为延迟的神经毒性在第一次给氮芥注射液后 169 天（中位时间）开始，症状包括意识模糊、嗜睡、人格改变、痴呆、局灶性运动性癫痫发作和脑水肿。年龄大于 21 岁的患者，接受 CNS 照射的患者和同时接受其他细胞毒药物治疗的患者出现神经毒性的风险增加。

1. Sullivan KM, *et al.* Immediate and delayed neurotoxicity after mechlorethamine preparation for bone marrow transplantation. *Ann Intern Med* 1982; **97:** 182–9.

管理和处置 盐酸氮芥是强的腐蚀剂；避免与皮肤和黏膜接触。

制造商表示，未使用的盐酸氮芥注射液与等体积的含 5%硫代硫酸钠和 5%碳酸氢钠溶液混合，并放置 45min 后，导致盐酸氮芥失效。配液和注射用的容器可用同样方法处置。或者用含 2.5%碳酸钠或氢氧化钠的工业含甲醇酒和水的混合溶液清洗容器。

应穿防护服处理患者一次用药后直至 48h 中产生的尿液[1]。

1. Harris J, Dodds LJ. Handling waste from patients receiving cytotoxic drugs. *Pharm J* 1985; **235:** 289–91.

药动学

静脉注射后，氮芥迅速转化为有反应活性的乙烯铵离子。通常几分钟内从血液中消失。很少量原形物经尿液排泄。

用途和用法

氮芥属于烷化剂类抗肿瘤药。有弱的免疫抑制活性。

盐酸氮芥已用于治疗晚期霍奇金病（第623页），常与长春碱类、丙卡巴肼和泼尼松或泼尼松龙合用（MOPP 方案）。氮芥也试用于治疗非霍奇金淋巴瘤，特别是蕈样肉芽肿病（第625页）以及一些其他恶性肿瘤包括慢性白血病，乳腺、卵巢和肺的肿瘤以及真性红细胞增多症。氮芥可用作恶性渗出液的治疗，但不作首选。

MOPP 方案中，盐酸氮芥剂量 $6mg/m^2$。但是，单药使用时，盐酸氮芥常用剂量是 400μg/kg，最好是单次剂量给药，也可以分成 2 等份或 4 等份剂量，连续几天给药。静脉注射给药，使用注射用水或 0.9%氯化钠溶液配成 1mg/ml 浓度的注射液。将盐酸氮芥注射入快速静脉输注的 0.9%氯化钠或 5%葡萄糖输液通路中，注射时间 2min，可减少血栓性静脉炎和药液外渗的发生率。

应通过血细胞计数的变化评估临床应答。骨髓功能恢复后，可重复氮芥的治疗。

200～400μg/kg 腔内注射用于治疗恶性的，尤其是胸膜腔的积液。

蕈样肉芽肿病的局部用法，见下文。

组织细胞综合征 氮芥的稀释溶液（200μg/ml）局部用于朗格汉斯细胞组织细胞增生症的皮肤症状（第619页）[1,2]，有报道称，这种治疗可有效清除大部分患者的皮肤病损，并且耐受性很好。在对一组儿童的随访发现，尽管没有发生恶性的皮肤疾病，但在年轻患者中氮芥长期局部应用应谨慎[2]。

1. Sheehan MP, *et al.* Topical nitrogen mustard: an effective treatment for cutaneous Langerhans cell histiocytosis. *J Pediatr* 1991; **119:** 317–21.
2. Hoeger PH, *et al.* Long term follow up of topical mustine treatment for cutaneous Langerhans cell histiocytosis. *Arch Dis Child* 2000; **82:** 483–7.

蕈样肉芽肿病 局部应用氮芥治疗蕈样肉芽肿病（第623页）。一项回顾性队列分析发现[1]，203 位应用氮芥治疗的患者部分缓解率为 33%，完全缓解率为 50%。完全缓解的中位时间是 12 个月，复发时间也是 12 个月。病情较轻、涉及局部皮肤的患者疾病的缓解要好于广泛出现斑点/斑块的患者，更多的轻症患者获得了长时间的缓解。部分患者接受了维持治疗，但停药后复发率与未接受维持治疗的患者相似。尽管在英国未获注册，指南[2]推荐氮芥作为早期蕈样肉芽肿病的治疗选择，浓度为 0.01%或 0.02%，以水溶液溶于 0.9%氯化钠或以乳膏的形式。

1. Kim YH, *et al.* Topical nitrogen mustard in the management of mycosis fungoides: update of the Stanford experience. *Arch Dermatol* 2003; **139:** 165–73.
2. Whittaker SJ, *et al.* Joint British Association of Dermatologists and UK Cutaneous Lymphoma Group guidelines for the management of primary cutaneous T-cell lymphomas. *Br J Dermatol* 2003; **149:** 1095–1107. Also available at: http://www.bad.org.uk/Portals/_Bad/Guidelines/Clinical%20Guidelines/Cutaneous%20T%20Cell%20Lymphoma.pdf (accessed 22/04/10)

制剂

BP 2010: Chlormethine Injection;
USP 33: Mechlorethamine Hydrochloride for Injection.

专利制剂

Canad.: Mustargen; ***Fr.:*** Caryolysine; ***Gr.:*** Caryolysine; ***Israel:*** Mustargen; ***Switz.:*** Mustargen; ***USA:*** Mustargen.

Cilengitide (*USAN*, *rINN*) 西仑吉泰

Cilengitida; Cilengitidum; EMD-121974. Cyclo(L-arginylglycyl-L-α-aspartyl-D-phenylalanyl-*N*-methyl-L-valyl).

Циленгитид

$C_{27}H_{40}N_8O_7 = 588.7.$

CAS — 188968-51-6.

UNII — 4EDF46E4GI.

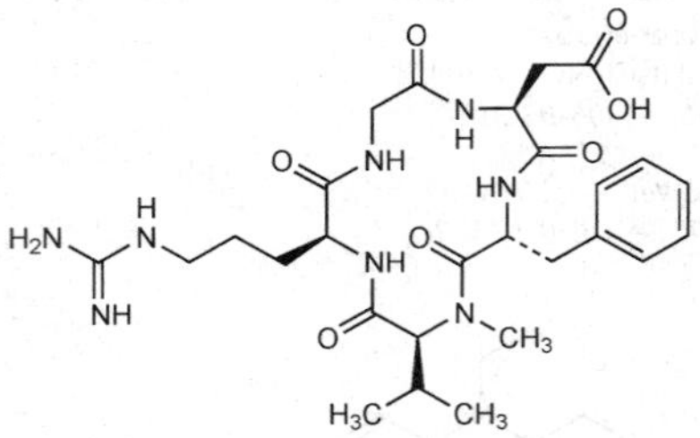

简介

西仑吉泰是一种有抗血管生成作用的整联蛋白抑制药，用于治疗神经胶质瘤、头颈部鳞状细胞癌和非小细胞肺癌的研究正在进行中。

1. Friess H, *et al.* A randomized multi-center phase II trial of the angiogenesis inhibitor cilengitide (EMD 121974) and gemcitabine compared with gemcitabine alone in advanced unresectable pancreatic cancer. *BMC Cancer* 2006; **6:** 285.
2. Hariharan S, *et al.* Assessment of the biological and pharmacological effects of the $\alpha v\beta_3$ and $\alpha v\beta_5$ integrin receptor antagonist, cilengitide (EMD 121974), in patients with advanced solid tumors. *Ann Oncol* 2007; **18:** 1400–7.
3. MacDonald TJ, *et al.* Phase I clinical trial of cilengitide in children with refractory brain tumors: Pediatric Brain Tumor Consortium Study PBTC-012. *J Clin Oncol* 2008; **26:** 919–24.
4. Reardon DA, *et al.* Cilengitide: an integrin-targeting arginine-glycine-aspartic acid peptide with promising activity for glioblastoma multiforme. *Expert Opin Invest Drugs* 2008; **17:** 1225–35.

Cintredekin Besudotox (*USAN*, *rINN*) 辛曲白介素

Cintredekina besudotox; Cintrédékine Bésudotox; Cintredekinum Besudotoxum; IL13-PE38; IL13-PE38QQR; NK-408; Pseudomonas Exotoxin (domains II/III)-Interleukin 13 Chimeric Protein; Toxin hIL 13-PE38QQR (plasmid phulL 13-Tx); Tredekincept Sudotox.

Цинтредекин Безудотокс

CAS — 372075-36-0.

UNII — ZL04JX89M7.

简介

辛曲白介素是白介素-13 和一种源于铜绿假单胞菌的细胞毒素的重组融合蛋白。对恶性神经胶质瘤的治疗尚在研究中。

1. Kunwar S, *et al.* Direct intracerebral delivery of cintredekin besudotox (IL13-PE38QQR) in recurrent malignant glioma: a report by the Cintredekin Besudotox Intraparenchymal Study Group. *J Clin Oncol* 2007; **25:** 837–44.
2. Vogelbaum MA, *et al.* Convection-enhanced delivery of cintredekin besudotox (interleukin-13-PE38QQR) followed by radiation therapy with and without temozolomide in newly diagnosed malignant gliomas: phase 1 study of final safety results. *Neurosurgery* 2007; **61:** 1031–7.
3. Mut M, *et al.* Cintredekin besudotox in treatment of malignant glioma. *Expert Opin Biol Ther* 2008; **8:** 805–12.

Cisplatin (*BAN*, *USAN*, *rINN*) 顺铂

CDDP; Cisplatina; Cisplatine; Cisplatino; Cisplatinum; Cis-platinum; Ciszplatin; DDP; *cis*-DDP; Diamindicloruro de platino (II); NSC-119875; Peyrone's Salt; Platinum Diamminodichloride; Sisplatiini; Sisplatin. *cis*-Diamminedichloroplatinum.

Цисплатин

$(NH_3)_2.PtCl_2 = 300.1.$

CAS — 15663-27-1.

ATC — L01XA01.

ATC Vet — QL01XA01.

UNII — Q20Q21Q62J.

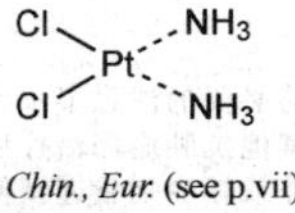

Pharmacopoeias. In *Chin., Eur.* (see p.vii), *Int., Jpn*, and *US.*

Ph. Eur. 6.8 (Cisplatin) 黄色粉末，或黄色或橙黄色结晶。微溶于水；几乎不溶于乙醇；略溶于二甲基甲酰胺。用 0.9%的氯化钠溶液配制浓度为 0.1%的顺铂溶

液，配制完立即测定，pH 值为 4.5～6.0。贮藏于密闭容器中。避光。

USP 33（Cisplatin） 贮藏于密闭容器中。避光。

配伍禁忌 顺铂在重亚硫酸盐或偏亚硫酸氢盐存在时迅速降解[1,2]。所以，本药与含重亚硫酸盐或偏亚硫酸氢盐作为防腐剂的制剂混合可能导致活性丧失[2]。碳酸氢钠也会降低溶液中顺铂活性，有时会产生沉淀[3]。有报道称，顺铂与氟尿嘧啶混合时，稳定性下降，1.2～1.5h 降解 10%[4]。当甘露醇和氯化钾存在时，依托泊苷和顺铂的 0.9%氯化钠注射液混合有沉淀析出[5]；但是，当稀释液是 5%葡萄糖和 0.45%氯化钠时，则不发生沉淀。有报道[6]称，0.1%的顺铂和塞替派的 5%葡萄糖注射液混合，4h 内出现浑浊。随着紫杉醇的浓度和温度不同，顺铂与紫杉醇的不相容性也随之改变[7]。顺铂能和金属铝反应，从而导致效能下降和沉淀形成。含有金属铝的注射针头、注射器、输液管或给药装置等都不应用于配制和注射顺铂。

1. Hussain AA, *et al.* Reaction of cis-platinum with sodium bisulfite. *J Pharm Sci* 1980; **69:** 364–5.
2. Garren KW, Repta AJ. Incompatibility of cisplatin and Reglan Injectable. *Int J Pharmaceutics* 1985; **24:** 91–9.
3. Hincal AA, *et al.* Cis-platin stability in aqueous parenteral vehicles. *J Parenter Drug Assoc* 1979; **33:** 107–16.
4. Stewart CF, Fleming RA. Compatibility of cisplatin and fluorouracil in 0.9% sodium chloride injection. *Am J Hosp Pharm* 1990; **47:** 1373–7.
5. Stewart CF, Hampton EM. Stability of cisplatin and etoposide in intravenous admixtures. *Am J Hosp Pharm* 1989; **46:** 1400–4.
6. Trissel LA, Martinez JF. Compatibility of thiotepa (lyophilized) with selected drugs during simulated Y-site administration. *Am J Health-Syst Pharm* 1996; **53:** 1041–5.
7. Zhang Y, *et al.* Compatibility and stability of paclitaxel combined with cisplatin and with carboplatin in infusion solutions. *Ann Pharmacother* 1997; **31:** 1465–70.

稳定性 顺铂在水溶液中的分解主要由于水中对氯离子可逆的置换作用，氯化钠溶液中顺铂的稳定性提高，是由于氯化钠溶液中存在过量的氯离子[1,2]。有报道[1]称，顺铂 0.9%的氯化钠注射液 1h 内损失 3%，此后即达平衡并在室温稳定 24h。强光下稳定性降低，一般光线下影响较小[1,2]。推荐顺铂与甘露醇和硫酸镁的混合糖盐溶液（5%葡萄糖和 0.45%氯化钠注射液中）存储于 PVC 袋中，室温下应 48h 内使用，4℃冷藏可贮藏 4 天，或冷冻－15℃最多可贮藏达 30 天[3]。然而溶液中含有 600μg/ml 或更高浓度的顺铂在冷冻时，会有沉淀析出，复溶缓慢[1]。

1. Greene RF, *et al.* Stability of cisplatin in aqueous solution. *Am J Hosp Pharm* 1979; **36:** 38–43.
2. Hincal AA, *et al.* Cis-platin stability in aqueous parenteral vehicles. *J Parenter Drug Assoc* 1979; **33:** 107–16.
3. LaFollette JM, *et al.* Stability of cisplatin admixtures in polyvinyl chloride bags. *Am J Hosp Pharm* 1985; **42:** 2652.

不良反应和处置

参见抗肿瘤药总论（第605页和第609页）。

使用顺铂期间，大多数患者出现严重的恶心和呕吐，且恶心可持续达一周。

有报道，给予单剂量顺铂时，有近三分之一患者出现严重肾脏毒性、骨髓抑制和耳毒性；这些不良反应常为剂量相关的和累积的。

一次给药的第二周会出现明显的肾小管损伤，必须使肾功能恢复正常方可进一步用药。充分的水化和使用渗透性利尿药，如甘露醇，增加尿量，降低尿液铂的浓度，可以降低肾毒性的发生率。会出现电解质紊乱，主要是低镁血症和低钙血症，可能由于肾小管损伤引起；也可见高尿酸血症。

顺铂剂量较高时可能出现严重的骨髓抑制。血小板和白细胞计数的最低值出现在第 18～23 天，并且大部分患者在 39 天时可恢复。常见贫血，可能与肾损伤后的促红细胞生成素减少相关。

儿童患者耳毒性可能更严重。耳鸣、高频范围听力丧失，偶见耳聋或前庭毒性。其他神经毒性的报道包括外周神经病变、味觉丧失和癫痫发作。眼毒性包括视神经炎、视盘水肿和大脑性盲（cerebral blindness）。

过敏样反应和心脏异常也有发生。可能发生注射部位反应，包括局部水肿、疼痛、红斑、皮肤溃疡和静脉炎。外渗可导致组织蜂窝织炎、纤维化和坏死。

铂类衍生物可致畸、致突变，有证据显示本药可能与继发性白血病的发生相关，见**致癌性**第605页。

对血液的影响 顺铂诱导的贫血和对其他血细胞的影响不成比例，这与肾小管功能障碍有关[1]。因此，贫血可能由于顺铂诱导的肾小管损伤导致了促红细胞生成素缺乏而引起。也有溶血的报道[2]。

1. Wood PA, Hrushesky WJ. Cisplatin-associated anemia: an erythropoietin deficiency syndrome. *J Clin Invest* 1995; **95:** 1650–9.
2. Rothmann SA, Weick JK. Cisplatin toxicity for erythroid precursors. *N Engl J Med* 1981; **304:** 360.

血栓栓塞 含顺铂化疗方案相关的血栓病变的详述，见**对心血管系统的影响**（第606页）。

对耳的影响 耳毒性是顺铂的一个明确的不良反应[1]。可能是由于生成的活性氧导致耳蜗毛细胞凋亡[1]，引起听力损失，尤其在高频范围[1,2]。危险因素包括低龄[1]、较大的累积剂量[1]（一项研究[2]确认剂量大于 60mg/m² 为危险因素），之前存在的听力损失或肾脏疾病[1]，头部或颅底放射[1,3]。动物研究已证实包括巯基、氨磷汀、依布硒、别嘌醇和水杨酸的多种物质对顺铂导致的神经毒性[1]有保护作用，尽管已看到一些有希望的结果，但在大的临床研究中才能看到益处，也有人担心会带来顺铂抗肿瘤作用降低的风险。一项小型试验性研究，比较顺铂联用或不联用硫代硫酸钠的化放疗，认为硫代硫酸盐对听力损失确实有保护作用[4]。另一项对髓母细胞瘤中度风险的年轻患者的研究[5]发现在顺铂输注前或输注过程中给予氨磷汀可以显著降低其严重耳毒性的风险。有人注意到[6]该研究中所用的顺铂剂量和治疗方案与其他儿童恶性肿瘤常规用法用量不同，所以氨磷汀在其他情况时不一定有保护作用。

1. Rybak LP, *et al.* Mechanisms of cisplatin-induced ototoxicity and prevention. *Hear Res* 2007; **226:** 157–67.
2. Rademaker-Lakhai JM, *et al.* Relationship between cisplatin administration and the development of ototoxicity. *J Clin Oncol* 2006; **24:** 918–24.
3. Low WK, *et al.* Sensorineural hearing loss after radiotherapy and chemoradiotherapy: a single, blinded, randomized study. *J Clin Oncol* 2006; **24:** 1904–9.
4. Zuur CL, *et al.* Ototoxicity in a randomized phase III trial of intra-arterial compared with intravenous cisplatin chemoradiation in patients with locally advanced head and neck cancer. *J Clin Oncol* 2007; **25:** 3759–65.
5. Fouladi M, *et al.* Amifostine protects against cisplatin-induced ototoxicity in children with average-risk medulloblastoma. *J Clin Oncol* 2008; **26:** 3749–55.
6. Freyer DR, *et al.* Prevention of hearing loss in children receiving cisplatin chemotherapy. *J Clin Oncol* 2009; **27:** 317–18.

对电解质的影响 顺铂治疗能导致肾镁的消耗，明显症状的低镁血症不常见[1,2]。建议水化前后补充镁[2]。同时存在低钙血症时，可导致手足抽搐[1,3]，但只需补充电解质输注，而不必中止化疗[1]。顺铂的治疗也可见显著的低钾血症和低钠血症[4,5]。

参见下文**对肾脏的影响**。

1. Winkler CF, *et al.* Cisplatin and renal magnesium wasting. *Ann Intern Med* 1979; **91:** 502.
2. Lajer H, Daugaard G. Cisplatin and hypomagnesemia. *Cancer Treat Rev* 1999; **25:** 47–58.
3. Stuart-Harris R, *et al.* Tetany associated with cis-platin. *Lancet* 1980; **ii:** 1303.
4. Hutchison FN, *et al.* Renal salt wasting in patients treated with cisplatin. *Ann Intern Med* 1988; **108:** 21–5.
5. Mariette X, *et al.* Cisplatin and hyponatremia. *Ann Intern Med* 1988; **108:** 770–1.

对肾脏的影响 肾毒性是顺铂的一个明确的不良反应，可能是剂量限制性，表现为急性或慢性肾衰竭、多尿症或慢性低镁血症[1]。可能的机制主要包括顺铂对近端肾小管的损害；选择性镁丢失可能由于特定的细胞膜或转运系统异常造成的。顺铂毒性中巯基的代谢和氧化应激起了重要作用，因此已经尝试采取治疗措施降低谷胱甘肽缺乏症和清除细胞内的氧自由基，来改善肾毒性[1~3]。然而，最基本的降低肾损伤的方法是利用含氯离子溶液和使用甘露醇进行积极水化（参见**预防**，见下文）。也有观点认为顺铂可能使铅在骨内蓄积，导致暂时性的肾脏蓄积和相关毒性[4]，但这个观点存在较大争议[5~7]。

见上文**对电解质的影响**。

1. Anand AJ, Bashey B. Newer insights into cisplatin nephrotoxicity. *Ann Pharmacother* 1993; **27:** 1519–25.
2. Meyer KB, Madias NE. Cisplatin nephrotoxicity. *Miner Electrolyte Metab* 1994; **20:** 201–13.
3. Kuhlmann MK, *et al.* Insights into potential cellular mechanisms of cisplatin nephrotoxicity and their clinical application. *Nephrol Dial Transplant* 1997; **12:** 2478–80.
4. El-Sharkawi AM, *et al.* Unexpected mobilisation of lead during cisplatin chemotherapy. *Lancet* 1986; **ii:** 249–50.
5. Tothill P, *et al.* Is lead mobilised by cisplatin? *Lancet* 1989; **ii:** 333.
6. Tothill P, *et al.* Mobilisation of lead by cisplatin. *Lancet* 1989; **ii:** 1342.
7. Hainsworth IR, Morgan WD. Plasma lead and cisplatin. *Lancet* 1989; **ii:** 624.

预防 顺铂给药前用 1～2L 溶液水化，输注时再加 2L 含渗透利尿药（如甘露醇）的输液以减少肾毒性，但是毒性不会完全清除。维持足够的水化治疗和治疗后一定的排尿量同样重要。推荐[1]顺铂一个剂量治疗后的 2～3 天排尿量应保持在每日 3～4L。输注顺铂 6～8h 而不是 1～2h 也会降低肾毒性。

含硫的亲核基团能使顺铂灭活，因此人们对它们的化学保护作用进行了研究。氨磷汀是一种前药，被正常组织选择性激活，从而保护正常组织（主要是肾脏）以降低顺铂的细胞毒性，但并不影响顺铂的抗肿瘤活性（参考文献见**细胞保护作用**，第1379页）。谷胱甘肽（第1390页）是一种相似的药物，能被肾脏和神经组织选择性摄取。硫代硫酸钠（第1406页）则没有选择性活化和吸收，因此其用途仅限于顺铂局部（如腹膜内给药[2,3]）或直接给药（如动脉给药[4]）的情况。

1. Launay-Vacher V, *et al.* Prevention of cisplatin nephrotoxicity: state of the art and recommendations from the European Society of Clinical Pharmacy Special Interest Group on Cancer Care. *Cancer Chemother Pharmacol* 2008; **61:** 903–9.
2. Malmstrom H, *et al.* Intraperitoneal high-dose cisplatin and etoposide with systemic thiosulfate protection in second-line treatment of advanced ovarian cancer. *Gynecol Oncol* 1993; **49:** 166–71.
3. van Rijswijk RE, *et al.* Experience with intraperitoneal cisplatin and etoposide and i.v. sodium thiosulphate protection in ovarian cancer patients with either pathologically complete response or minimal residual disease. *Ann Oncol* 1997; **8:** 1235–41.
4. Rohde S, *et al.* Intra-arterial high-dose chemotherapy with cisplatin as part of a palliative treatment concept in oral cancer. *Am J Neuroradiol* 2005; **26:** 1804–9.

对神经系统的影响 顺铂诱导的周围神经病变主要是对感觉神经的损害，表现为麻木、麻刺感、振动感觉和深部肌腱反射减弱，严重者可发展为感觉性共济失调[1]。毒性呈剂量依赖性，虽然患者个体的敏感性有差异，但症状通常出现在接受累积剂量达 300～600mg/m² 的患者中。神经病变常常可逆，但是可能需要一年或更长时间才能恢复。病理生理还不清楚。周围神经病变可能是顺铂的一个剂量限制性毒性，人们已经对一些的药物，如 Org-2766（一种促肾上腺皮质激素类似物）和氨磷汀（第1379页）的保护周围神经的活性进行了研究[1~3]。有报道[4]称，维生素 E 对降低周围神经毒性有效。谷胱甘肽对神经毒性的预防作用也正在研究中（见第1390页）。然而，一篇系统性综述认为，大部分试图降低顺铂神经毒性的干预措施的证据不足，不足以证实其益处[5]。一些使用含有顺铂方案治疗的患者出现了自主神经病变，一些病例中导致了直立性低血压[6]。除了耳毒性以外（见上文），尚有中枢神经毒性的报道[7~10]，包括局部脑病、癫痫发作、失语、意识模糊、精神激动和皮质性盲。有人认为局部脑病的机制可能是血管性病变[7]，但并不确定。

1. Mollman JE. Cisplatin neurotoxicity. *N Engl J Med* 1990; **322:** 126–7.
2. Alberts DS, Noel JK. Cisplatin-associated neurotoxicity: can it be prevented? *Anticancer Drugs* 1995; **6:** 369–83.
3. Cavaletti G, *et al.* Neuroprotectant drugs in cisplatin neurotoxicity. *Anticancer Res* 1996; **16:** 3149–59.
4. Pace A, *et al.* Neuroprotective effect of vitamin E supplementation in patients treated with cisplatin chemotherapy. *J Clin Oncol* 2003; **21:** 927–31.
5. Albers J, *et al.* Interventions for preventing neuropathy caused by cisplatin and related compounds. Available in The Cochrane Database of Systematic Reviews; Issue 1. Chichester: John Wiley; 2007 (accessed 25/07/08).
6. Richardson P, Cantwell BMJ. Autonomic neuropathy after cisplatin based chemotherapy. *BMJ* 1990; **300:** 1466–7.
7. Lindeman G, *et al.* Cisplatin neurotoxicity. *N Engl J Med* 1990; **323:** 64–5.
8. Philip PA, *et al.* Convulsions and transient cortical blindness after cisplatin. *BMJ* 1991; **302:** 416.
9. Higa GM, *et al.* Severe, disabling neurologic toxicity following cisplatin retreatment. *Ann Pharmacother* 1995; **29:** 134–7.
10. Steeghs N, *et al.* Cisplatin-induced encephalopathy and seizures. *Anticancer Drugs* 2003; **14:** 443–6.

药物外渗 关于药物外渗处置的详述，包括处理顺铂外渗的方法，详见**抗肿瘤药的不良反应的处置**项下（第609页）。

超敏反应 静脉使用顺铂的过敏反应，常在给药后几分钟内出现，表现为面部水肿、喘鸣、心动过速和低血压[1]。膀胱癌患者膀胱内灌注给药后也会见到过敏反应的高发[2]。尽管腹膜内给药曾经出现过敏反应[4]，但腹膜内或胸膜内给药似乎不会增加超敏反应的风险[3]。一名患者在接受第二周期顺铂为主的化疗时，出现了过敏反应症状和双手的局部缺血伴随严重的剥脱性皮炎[5]；她在更早接受卡铂治疗时曾出现过剥脱性皮炎。然而，尚不清楚铂类化合物之间存在何种程度的交叉过敏。对奥沙利铂发生超敏反应者可以成功使用顺铂[6]。手足综合征（第609页）也有发生[7]。

1. Von Hoff DD, *et al.* Allergic reactions to cis platinum. *Lancet* 1976; **i:** 90.
2. Denis L. Anaphylactic reactions to repeated intravesical instillation with cisplatin. *Lancet* 1983; **i:** 1378–9.
3. Markman M. No increase in allergic reactions with intracavitary administration of cisplatin. *Lancet* 1984; **ii:** 1164.
4. Hebert ME, *et al.* Anaphylactoid reactions with intraperitoneal cisplatin. *Ann Pharmacother* 1995; **29:** 260–3.
5. Lee TC, *et al.* Severe exfoliative dermatitis associated with hand ischemia during cisplatin therapy. *Mayo Clin Proc* 1994; **69:** 80–2.
6. Elligers KT, *et al.* Rechallenge with cisplatin in a patient with pancreatic cancer who developed a hypersensitivity reaction to oxaliplatin. Is skin test useful in this setting? *JOP* 2008; **9:** 197–202.
7. Vakalis D, *et al.* Acral erythema induced by chemotherapy with cisplatin. *Br J Dermatol* 1998; **139:** 750–1.

恶心和呕吐 化疗诱导的恶心和呕吐的处置，见**恶心和呕吐**项下（第1622页）。

过量 顺铂静脉给药 640mg 4 天以上，750mg 1 天以上发生致死病例。已报道，180～480mg/m² 的剂量过量，尽管出现预期的严重的毒性，但没有致死。在第 1h 或第 1 天的速发性毒性作用包括恶心、呕吐及罕见腹泻。随后可出现急性肾衰竭、电解质紊乱、肝毒性、罕见胰腺炎、呼吸衰竭和惊厥。数天或数周后发生的迟发性不良反应包括慢性肾衰竭、骨髓抑制、耳毒性、周围神经病变和视网膜病。对顺铂用药过量的关键治疗措施包括肾脏保护和加快药物排泄。每日至少 3～6L 的积极的静脉水化对减少肾毒性非常必要（预防治疗剂量的肾毒性，见上文）。使用有渗透利尿作用的甘露醇（25～50g 静脉给药，稀释于 250～500ml 合适的注射液中，给药时间大于 60min）可能达到每小时 1～3ml/kg 排尿量，持续 6～24h。尽管还没确定最佳剂量，仍可考虑使用硫代硫酸钠，尤其是在最初 2h。有人认为其结合游离铂从而限制肾小管坏死，并防止肾脏镁丢失。一些病例中成功使用了血浆置换术，血液透析尽管对急性肾功能衰竭有效，却无法清除循环中的顺铂。研究性治疗包括氨磷汀、二硫卡钠、乙酰半胱氨酸、磷霉素和考来替泊[1]。

1. Tsang RY, *et al.* Cisplatin overdose: toxicities and management. *Drug Safety* 2009; **32:** 1109–22.

注意事项

参见抗肿瘤药必要的注意事项，参见第611页。顺铂一般禁用于肾脏或听力受损的患者，或者骨髓抑制患者。治疗期间应监测肾功能、神经系统功能和听力；定期检查血细胞计数。开始治疗前和后续每一个疗程开始前应检查电解质水平。给药之前和给药后 24h 必须维持充足的水化和足够的尿量。

治疗期间，建议患者采取适合的避孕措施，并直至停止治疗后 6 个月。

哺乳 1 例接受顺铂治疗的患者乳汁中铂的浓度为 900ng/ml，血浆中的浓度为 800ng/ml[1]。虽然乳汁中的铂大部分以蛋白结合形式存在，但作者建议母亲在接受顺铂化疗期间不应哺乳。但是，在另一篇报道中[2]，乳汁中未检测到顺铂，American Academy of Pediatrics[3]认为使用顺铂可以哺乳。

1. de Vries EGE, *et al.* Excretion of platinum into breast milk. *Lancet* 1989; **i:** 497. Correction. *ibid.*; 798.
2. Egan PC, *et al.* Doxorubicin and cisplatin excretion into human milk. *Cancer Treat Rep* 1985; **69:** 1387–9.
3. American Academy of Pediatrics. The transfer of drugs and other chemicals into human milk. *Pediatrics* 2001; **108:** 776–89. [Retired May 2010] Correction. *ibid.*; 1029. Also available at: http://aappolicy.aappublications.org/cgi/content/full/pediatrics%3b108/3/776 (accessed 29/06/04)

管理和处置 有资料介绍了酸性条件下锌粉还原的方法或与二硫卡钠反应的方法来处置顺铂废弃物[1]。这两种方法产生的顺铂降解的残余物体外试验显示没有致突变性。

应穿着防护衣处理患者给予一次顺铂治疗后直至 7 天中的尿液[2]。

1. Castegnaro M, *et al.*, eds. Laboratory decontamination and destruction of carcinogens in laboratory wastes: some antineoplastic agents. *IARC Scientific Publications 73*. Lyon: WHO/International Agency for Research on Cancer, 1985.
2. Harris J, Dodds LJ. Handling waste from patients receiving cytotoxic drugs. *Pharm J* 1985; **235:** 289–91.

妊娠 一位孕妇在妊娠 26 周时使用顺铂、依托泊苷和博来霉素治疗原发不明癌，当妊娠 27 周时，出现重度中性粒细胞减少症，接着出现了败血症和早产。婴儿出生第 3 天出现重度白细胞减少症和中性粒细胞减少症，是由于分娩前 6 天的化疗造成的。婴儿使用了庆大霉素在内的预防性抗菌药。婴儿 10 天时出现脱发，可能是依托泊苷导致的。1 岁时出现了中度的双耳感觉神经性听力丧失，可能是由于胎儿在子宫中暴露于顺铂或应用庆大霉素所至[1]。然而其他的一些报道中，在妊娠的第 2 个或第 3 个月中应用顺铂，婴儿没有出现明显的不良反应[2～5]。其中大多数情况下，顺铂和环磷酰胺联合使用[2～4]，但仅有一例报道联合使用紫杉醇[5]。还有一篇报道[4]，由于顺铂诱导的产妇的耳毒性，导致 2 个疗程后被卡铂取代。

1. Raffles A, *et al.* Transplacental effects of maternal cancer chemotherapy: case report. *Br J Obstet Gynaecol* 1989; **96:** 1099–1100.
2. Malfetano JH, Goldkrand JW. Cis-platinum combination chemotherapy during pregnancy for advanced epithelial ovarian carcinoma. *Obstet Gynecol* 1990; **75:** 545–7.
3. King LA, *et al.* Treatment of advanced epithelial ovarian carcinoma in pregnancy with cisplatin-based chemotherapy. *Gynecol Oncol* 1991; **41:** 78–80.
4. Henderson CE, *et al.* Platinum chemotherapy during pregnancy for serous cystadenocarcinoma of the ovary. *Gynecol Oncol* 1993; **49:** 92–4.
5. Sood AK, *et al.* Paclitaxel and platinum chemotherapy for ovarian carcinoma during pregnancy. *Gynecol Oncol* 2001; **83:** 599–600.

放疗 有报道称[1,2]，患者接受顺铂治疗同时接受颅内照射，耳毒性增加。

1. Granowetter L, *et al.* Enhanced cis-platinum neurotoxicity in pediatric patients with brain tumors. *J Neurooncol* 1983; **1:** 293–7.
2. Mahoney DH, *et al.* Ototoxicity with cisplatin therapy. *J Pediatr* 1983; **103:** 1006.

药物相互作用

参见抗肿瘤药药物相互作用的总论（第611页）。与其他骨髓抑制、肾毒性和耳毒性药物联合应用会加重顺铂的不良反应。顺铂对肾脏功能的影响也可能影响其他经肾排泄的药物的药动学。

抗菌药 顺铂与其他肾毒性或耳毒性药物联合应用时应十分谨慎，但有证据显示[1]，如有适当的支持性治疗时，接受顺铂治疗的患者也可应用氨基糖苷类抗生素。

1. Cooper BW, *et al.* Renal dysfunction during high-dose cisplatin therapy and autologous hematopoietic stem cell transplantation: effect of aminoglycoside therapy. *Am J Med* 1993; **94:** 497–504.

抗肿瘤药 有报道异环磷酰胺可增加顺铂的耳毒性[1]，异环磷酰胺单独使用没有耳毒性，但却有肾脏毒性，同时使用两种药物的患者肾脏毒性增加就不奇怪了[2,3]。

依托泊苷与顺铂联合使用会增加毒性，见第686页。顺铂会导致紫杉醇清除率降低，见第728页。

1. Meyer WH, *et al.* Ifosfamide and exacerbation of cisplatin-induced hearing loss. *Lancet* 1993; **341:** 754–5.
2. Rossi R, Ehrich JHH. Partial and complete de Toni-Debré-Fanconi syndrome after ifosfamide chemotherapy of childhood malignancy. *Eur J Clin Pharmacol* 1993; **44** (suppl 1): S43–S45.
3. Martinez F, *et al.* Ifosfamide nephrotoxicity: deleterious effect of previous cisplatin administration. *Lancet* 1996; **348:** 1100–1.

心血管药 1 例患者应用顺铂单药对肾脏功能没有影响，联合应用呋塞米、肼屈嗪、二氮嗪和普萘洛尔治疗高血压后，出现肾毒性[1]。之前动物试验结果显示，呋塞米会加重顺铂肾毒性，同时其他抗高血压药可能导致肾血流量的暂时性下降，结果增加肾小管中顺铂浓度。

1. Markman M, Trump DL. Nephrotoxicity with cisplatin and antihypertensive medications. *Ann Intern Med* 1982; **96:** 257.

胃肠药 两篇回顾性研究，一篇显示昂丹司琼联合应用高剂量顺铂使得顺铂药时曲线下面积减小，另一篇显示增加，详见第669页。

药动学

有报道，静脉给药后，顺铂血浆消除呈双相，总铂的半衰期分别为 25～49min 和 3～4 天。一次给药 2～4h 内，90%以上的铂与蛋白结合；但仅游离部分有明显的抗肿瘤活性。顺铂在肝脏、肾脏和大肠、小肠中聚集，不易渗透中枢神经系统。主要经尿排泄，但不完全且缓慢，有报道，一次给药 5 天后大约有 50%从尿排泄，此后几个月组织中仍能检测出铂。游离部分可能经肾小管主动分泌，清除迅速。顺铂腹膜内给药吸收良好。顺铂能分布到乳汁中（见上文**哺乳**）。

1. Loh GW, *et al.* A systematic review of limited sampling strategies for platinum agents used in cancer chemotherapy. *Clin Pharmacokinet* 2007; **46:** 471–94.
2. Jehn CF, *et al.* Pharmacokinetics of liposomal cisplatin (lipoplatin) in combination with 5-FU in patients with advanced head and neck cancer: first results of a phase III study. *Anticancer Res* 2007; **27:** 471–5.
3. Royer B, *et al.* Population pharmacokinetics and dosing recommendations for cisplatin during intraperitoneal peroperative administration: development of a limited sampling strategy for toxicity risk assessment. *Clin Pharmacokinet* 2009; **48:** 169–80.

用途和用法

顺铂是一种含铂化合物，作用机制可能与烷化剂相似。抗肿瘤活性具有细胞周期非特异性，只有顺式构型有抗肿瘤作用。顺铂体内水解生成有活性的水解产物。尽管顺铂引起免疫抑制，但是它可刺激宿主对肿瘤的免疫应答也起到抗肿瘤作用。

顺铂在睾丸肿瘤的治疗中具有很高价值，常作为联合化疗方案的主要组分，尤其是与博来霉素和依托泊苷（BEP）联合使用，或与博来霉素和长春碱类联合方案。用于转移性卵巢肿瘤、宫颈肿瘤、肺癌、晚期膀胱癌和头颈部鳞状细胞癌。对其他多种实体肿瘤有广泛的活性，见**恶性肿瘤**项下的交叉参考文献，见下文。

顺铂溶于 0.9%氯化钠或氯化钠和葡萄糖混合溶液静脉输注给药。单药化疗，通常单剂量 50～120mg/m²，每3～4周 1 次。或者每日 15～20mg/m²，连用 5 天，每 3～4 周重复。联合化疗方案剂量一般低于单药化疗的剂量，20mg/m² 或更高，每 3～4 周 1 次。睾丸肿瘤联合化疗方案中，顺铂每日 20mg/m²，连用 5 天，3～4 周 1 次。

注册药品信息推荐，顺铂溶于 2L 含氯离子的溶液中输注。实际上，专科治疗中心也使用不到 2L 的体积。顺铂的输注应在 1～2h 以上，但是注册药品信息常推荐 6～8h 更长时间输注，以减少肾脏和胃肠道毒性。

为了帮助利尿和保护肾脏，常在输液中加入 37.5g 的甘露醇（如 375ml 10%的甘露醇）或在顺铂之前即刻输注甘露醇。患者接受顺铂治疗几个小时前，常使用 1～2L 适合的溶液水化治疗以便于利尿。维持足够的水化直至给药后 24h。治疗期间应监测肾脏、血液、听力和神经系统功能，并相应调整剂量。

顺铂可经动脉、腹腔和膀胱滴注给药。顺铂的脂质体剂型和含有顺铂和肾上腺素的胶原基质的可注射型凝胶剂型（MPI-5010）正在研究中，用以局部集中定位顺铂的作用。顺铂的口服给药剂型也正在研究当中。

现已开发和研究了各种顺铂的类似物，包括那些不良反应较小的药物［如卡铂（第661页）、奈达铂（第723页）］、抗瘤谱改变的药物［奥沙利铂（第726页）］或口服有活性的药物［沙铂（第740页）］。

用法 为了提高疗效同时降低毒性，对顺铂给药方法进行了各种调整。

顺铂给药前后进行水化，同时应用甘露醇以提高利尿作用，现已成为标准给药方法（见上文**用途和用法**）。较高剂量的顺铂（每治疗周期高达 200mg/m²）已成功溶于高张氯化钠溶液中输注，同时进行密集的水化[1,2]。使用了 3%的氯化钠输液[3]。这种给药方法虽然限制了肾脏毒性，但是对其他毒性反应，如周围神经病变，没有预防作用[1,2,4,5]。如果总剂量分为 2 次而不是分成 5 天以上，骨髓抑制可能更轻[2]。高剂量的顺铂每周 1 次，这种方案血液学毒性可能是剂量限制性毒性[3]。

有报道顺铂持续动脉内[6]或静脉内[7]输注时，毒性降低。也有人建议晚上使用顺铂而不是早上，对肾功能的损伤降低，可能是因为人体尿生成的昼夜节律性的变化[8]。然而另一项研究发现[9]在早上而不是晚上顺铂对肾的损伤更低。作者注意到了和以前研究的不一致性，得出结论使用水化方案延长和伴随呋塞米可能影响了结果（参见上文**药物相互作用**项下的**心血管药物**）。有人也发现早上的剂量比晚上更易导致呕吐，尽管在使用顺铂前预防使用昂丹司琼降低表观昼夜节律对呕吐的影响。

有人建议的另一个方法增加铂的剂量同时不产生致残性毒性是由于联合顺铂和卡铂[10]。

人们进行了多种药物的研究用以降低顺铂毒性，包括氨磷汀、谷胱甘肽和硫代硫酸盐，见上文**对耳的影响**、**对肾的影响**和**对神经系统的影响**。

一项膀胱癌患者的回顾性分析发现使用数学公式计算的肌酐清除率（CC）对决定肾功能是否适合顺铂治疗时不准确，尤其对 65 岁以上患者。基于测定的 CC 而使用顺铂治疗的患者中，如果使用数学计算得到的 CC，有高达 44%的患者不适用顺铂治疗。

1. Ozols RF, *et al.* High-dose cisplatin in hypertonic saline. *Ann Intern Med* 1984; **100:** 19–24.
2. Gandara DR, *et al.* Cisplatin dose intensity in non-small cell lung cancer: phase II results of a day 1 and day 8 high-dose regimen. *J Natl Cancer Inst* 1989; **81:** 790–4.
3. de Jongh FE, *et al.* Weekly high-dose cisplatin is a feasible treatment option: analysis on prognostic factors for toxicity in 400 patients. *Br J Cancer* 2003; **88:** 1199–1206.
4. Bagley CM, *et al.* High-dose cisplatin therapy for cancer of the ovary: neurotoxicity. *Ann Intern Med* 1985; **102:** 719.
5. Ozols RF, Young RC. High-dose cisplatin therapy for cancer of the ovary: neurotoxicity. *Ann Intern Med* 1985; **102:** 719.
6. Jacobs SC, *et al.* Intraarterial cisplatin infusion in the management of transitional cell carcinoma of the bladder. *Cancer* 1989; **64:** 388–91.
7. Salem P, *et al.* Cis-diamminedichloroplatinum (II) by 5-day continuous infusion: a new dose schedule with minimal toxicity. *Cancer* 1984; **53:** 837–40.
8. Hrushesky WJM, *et al.* Circadian time dependence of cisplatin urinary kinetics. *Clin Pharmacol Ther* 1982; **32:** 330–9.
9. Kobayashi M, *et al.* Cisplatin-induced vomiting depends on circadian timing. *Chronobiol Int* 2001; **18:** 851–63.
10. Piccart MJ, *et al.* Cisplatin combined with carboplatin: a new way of intensification of platinum dose in the treatment of advanced ovarian cancer. *J Natl Cancer Inst* 1990; **82:** 703–7.
11. Raj GV, *et al.* Formulas calculating creatinine clearance are inadequate for determining eligibility for cisplatin-based chemotherapy in bladder cancer. *J Clin Oncol* 2006; **24:** 3095–3100.

老年人用法 尽管与相应的年轻患者相比，老年患者接受了较少的化疗，选定的老年患者已显示从顺铂为基础的辅助化疗中获益，研究证明不应根据年龄停止化疗[1,2]。一篇综述[3]认为在选定的老年患者中顺铂是一个可行的治疗选择，然而应考虑到肾功能和年龄相关的听力下降。作者推荐使用较低的剂量范围，最好降低输注速率（如大于 24h）以避免老年人的过度毒性。应监测水化以防止液体过量，避免同时使用肾毒性药物。

使用数学公式计算的肌酐清除率（CC）对决定肾

功能是否适合顺铂治疗时不准确，尤其对 65 岁以上患者。见上文**用法**。

1. Pepe C, *et al.* Adjuvant vinorelbine and cisplatin in elderly patients: National Cancer Institute of Canada and Intergroup Study JBR.10. *J Clin Oncol* 2007; **25:** 1553–61.
2. Früh M, *et al.* Pooled analysis of the effect of age on adjuvant cisplatin-based chemotherapy for completely resected non-small-cell lung cancer. *J Clin Oncol* 2008; **26:** 3573–81.
3. Lichtman SM, *et al.* International Society of Geriatric Oncology Chemotherapy Taskforce: evaluation of chemotherapy in older patients—an analysis of the medical literature. *J Clin Oncol* 2007; **25:** 1832–43.

恶性肿瘤 顺铂用于许多恶性实体瘤的治疗，特别是膀胱、宫颈、肺、卵巢和睾丸的肿瘤，分别见第627页、第630页、第635页、第637页和第640页。顺铂可能有效的其他恶性肿瘤在本章的总论中已有详述，包括非霍奇金淋巴瘤（第 624 页）、脑（第 627 页）、子宫内膜（第631页）、食管、胃和肛门（第631页、第632页和第633页）、头颈部（第633页）、胸腺（第640页）的肿瘤、神经母细胞瘤（第 641 页）、骨和软组织肉瘤（第642页和第642页）。

制剂

BP 2010: Cisplatin Injection;
USP 33: Cisplatin for Injection.

专利制剂

Arg.: Ciskebir; Elvecis; Platamine†; Platino II; Platinol†; Sicatem; **Austria:** Cishexal†; Platinol†; Platosin†; **Belg.:** Platinol†; Platistine†; Platosin; **Braz.:** Astaplatin†; Bioplatino†; C-Platin; Cisplatex; Citoplax; Incel; Laxifos†; Platiran; Platistine; Tecnoplatin; **Chile:** Blastolem; **Cz.:** Cisanplat†; Platidiam; Platosin; **Denm.:** Lederplatin†; Platinol†; **Fin.:** Platinol†; **Fr.:** Cisplatyl; **Ger.:** Cis-Gry; Platinex; **Gr.:** Cisplamin; Cisplasan; Cisplatyl; Oncoplat; Platamine; Platinol; Platosin; **Hung.:** Platidiam; **India:** Cisplat; Cytoplatin; Kemoplat; Platin; **Indon.:** Platinox; Platosin; **Israel:** Abiplatin; **Ital.:** Citoplatino†; Platamine; Platinex†; Pronto Platamine; **Jpn:** Platosin; Randa; **Malaysia:** Platosin; **Mex.:** Blastolem; Metalino†; Niyaplat†; Noveldexis; Platinol; Platistil†; Tecnoplatin; **Neth.:** Platosin; **Norw.:** Platinol†; Platistin†; **NZ:** Platinol†; **Philipp.:** Ciplexal†; Cisplagen; Cytosplat; Docistin; Kemoplat; Oncotin; Placitin; Platamine†; Platin; Platinol†; Platinoxan†; Platosin; **Pol.:** Platidiam; **Port.:** Faulplatin†; **Rus.:** Blastolem (Бластолем)†; Platidiam (Платидиам); Platinol (Платинол); **S.Afr.:** Abiplatin; Platosin; **Spain:** Neoplatin; Placis; **Swed.:** Platinol†; **Switz.:** Platiblastin-S; Platinol; **Thai.:** Abiplatin; Blastolem†; Kemoplat; Placis; Platinol; Platosin; **Turk.:** Oncoplatin; Placis; Platosin-S; **UK:** Platinex†; **USA:** Platinol; **Venez.:** Cytoplatin.

Cladribine (*BAN*, *USAN*, *rINN*) 克拉屈滨

2-Chlorodeoxyadenosine; Cladribina; Cladribinum; Kladribiini; Kladribin; RWJ-26251; RWJ-26251-000. 2-Chloro-2′-deoxyadenosine.

Кладрибин

$C_{10}H_{12}ClN_5O_3$ = 285.7.
CAS — 4291-63-8.
ATC — L01BB04.
ATC Vet — QL01BB04.
UNII — 47M74X9YT5.

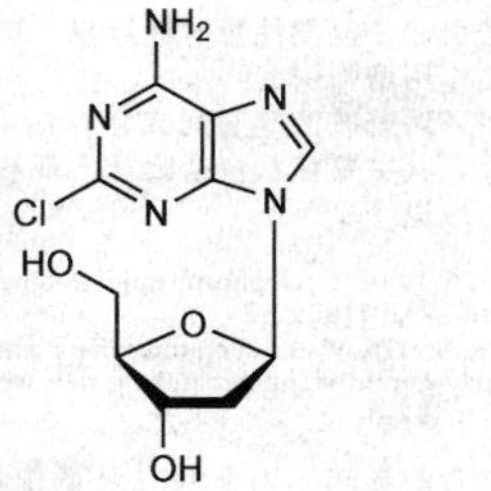

Pharmacopoeias. In *Eur.* (see p.vii) and *US.*

Ph Eur 6.8（Cladribine） 一种白色或近似白色结晶性粉末，显示多晶型现象。微溶于水和甲醇；可溶于二甲亚砜；几乎不溶于乙腈。2～8℃贮藏。避光。

USP 33 2～8℃贮藏。避光。

稳定性 5%葡萄糖会加速克拉屈滨的降解，所以不应作为稀释溶剂。室温和有光线条件下，克拉屈滨的 0.9%氯化钠溶液贮藏在 PVC 输液器中，至少可稳定 24h。

厂商推荐克拉屈滨应贮藏于 2～8℃避光。

不良反应和处置

参见抗肿瘤药总论（第605页和第609页）。

克拉屈滨能导致严重的骨髓抑制，包括中性粒细胞减少、贫血和血小板减少尤其大剂量时。需输注血液制品。出现长时间的 CD4 淋巴细胞减少，4～6 个月达最低值。也可能发生长时间的骨髓细胞过少，但是目前还不清楚是否为药物引起或由潜在的疾病造成的。溶血性贫血也见报道。可以发生严重的感染，并可能是致命性的。罕见骨髓增生异常综合征的报道。

其他不良反应包括发热、寒战、出汗、疲劳、不适、轻度恶心和胃肠道功能紊乱、皮疹、瘙痒、紫癜、头痛、焦虑、眩晕、异常呼吸音和（或）胸音、咳嗽、呼吸困难、水肿、心动过速、低血压、关节痛和肌肉痛。常见可逆的轻微的胆红素和肝转氨酶升高。罕见不良事件包括肝、肾或心力衰竭及房颤和嗜酸粒细胞增多症。可以发生肿瘤溶解综合征，可能是致命性的。

极高剂量的克拉屈滨导致严重的肾和神经系统毒性以及骨髓抑制。在目前的推荐剂量下，严重的神经毒性少见，但可能出现意识模糊、神经病变、共济失调、失眠和嗜睡。

致癌性 像一些其他抗代谢药物（见第605页）一样，应用克拉屈滨治疗后的患者有出现 E-B 病毒相关淋巴瘤的报道[1]。一项研究发现，慢性淋巴细胞白血病的患者，使用克拉屈滨治疗与使用烷化剂和联合化疗相比，没有增加发生二次恶性肿瘤的风险。但是，应用克拉屈滨治疗的患者发生的肺癌更常见[2]。

1. Niesvizky R, *et al.* Epstein-Barr virus-associated lymphoma after treatment of macroglobulinemia with cladribine. *N Engl J Med* 1999; **341:** 55.
2. Robak T, *et al.* Second malignancies and Richter's syndrome in patients with chronic lymphocytic leukaemia treated with cladribine. *Eur J Cancer* 2004; **40:** 383–9.

注意事项

参见抗肿瘤药必须的注意事项，见第611页。推荐严密进行血液学监测，尤其是治疗开始的 4～8 周期间。监测肾和肝功能。

药物相互作用

拉米夫定 一名慢性淋巴细胞白血病患者同时使用克拉屈滨和拉米夫定时淋巴细胞计数无降低，拉米夫定用于防止乙型肝炎病毒恢复活性。停用拉米夫定后，经过另一疗程治疗淋巴细胞计数显出效果。体外研究表明，拉米夫定抑制了克拉屈滨的磷酸化作用，使其失活[1]。

1. Chtioui H, *et al.* Concomitant treatment with lamivudine renders cladribine inactive by inhibition of its phosphorylation. *Br J Haematol* 2009; **144:** 136–7.

药动学

静脉输注后，克拉屈滨的血浆浓度呈双相或三相下降，终末半衰期 3～22h。有报道皮下注射后血药浓度呈双相下降，初始和终末半衰期分别约 2h 和 11h。克拉屈滨分布广泛，可进入中枢神经系统。血浆蛋白结合率约 20%。克拉屈滨在细胞内通过脱氧胞苷激酶磷酸化生成 2-氯脱氧腺苷-5′-单磷酸，进一步被核苷单磷酸激酶磷酸化成二磷酸，然后被核苷二磷酸激酶代谢成活性代谢产物 2-氯脱氧腺苷-5′-三磷酸腺苷（CdATP）。

1. Liliemark J. The clinical pharmacokinetics of cladribine. *Clin Pharmacokinet* 1997; **32:** 120–31.

用途和用法

克拉屈滨是一种含氯嘌呤核苷酸类似物，它抑制 DNA 合成和修复，尤其是淋巴细胞和单核细胞。克拉屈滨作为抗代谢抗肿瘤药用于治疗淋巴细胞恶性肿瘤，包括毛细胞白血病（第622页）和慢性淋巴细胞白血病（第621页）。也被用于组织细胞综合征（第619页）和 Waldenström 巨球蛋白血症（第626页）。

毛细胞白血病的推荐剂量，每日 90μg/kg（3.6mg/m²）连续静脉输注 7 天为 1 个疗程；如患者对初始疗程无应答，也不可能对更多的剂量有应答。也可每日 140μg/kg（5.6mg/m²）皮下给药，连续 5 天。

对**慢性淋巴细胞白血病**的治疗，推荐静脉剂量为每日 120μg/kg（4.8mg/m²），连续 5 天，28 天为 1 个周期；输注 2h。应每隔 2 个周期评价疗效，一旦出现最大应答，建议增加 2 个周期治疗，最多可达 6 个周期。对于治疗 2 个周期后淋巴细胞的减少没有达到 50%或以上的患者，则应停止进一步治疗。克拉屈滨也可皮下注射，每日 100μg/kg（4mg/m²），连续 5 天。一些国家批准皮下注射克拉屈滨用于治疗无痛**非霍奇金淋巴瘤**和 **Waldenström 巨球蛋白血症**。

克拉屈滨的一种口服剂型治疗多发性硬化的研究（见下文）正在进行当中；克拉屈滨胃肠外给药也已有应用。口服克拉屈滨已研究用于慢性淋巴细胞白血病。

1. Robak T. Cladribine in the treatment of chronic lymphocytic leukemia. *Leuk Lymphoma* 2001; **40:** 551–64.
2. Goodman GR, *et al.* Cladribine in the treatment of hairy-cell leukaemia. *Best Pract Res Clin Haematol* 2003; **16:** 101–16.
3. Armitage JO, *et al.* Treatment of indolent non-Hodgkin's lymphoma with cladribine as single-agent therapy and in combination with mitoxantrone. *Int J Hematol* 2004; **79:** 311–21.
4. Robak T. The place of cladribine in the treatment of chronic lymphocytic leukemia: a 10-year experience in Poland. *Ann Hematol* 2005; **84:** 63–70.
5. Belani R, Saven A. Cladribine in hairy cell leukemia. *Hematol Oncol Clin North Am* 2006; **20:** 1109–23.
6. Sigal DS, Saven A. Cladribine in indolent non-Hodgkin's lymphoma. *Expert Rev Anticancer Ther* 2008; **8:** 535–45.
7. Martin MG, *et al.* Cladribine in the treatment of acute myeloid leukemia: a single-institution experience. *Clin Lymphoma Myeloma* 2009; **9:** 298–301.
8. Huynh E, *et al.* Cladribine in the treatment of hairy cell leukemia: initial and subsequent results. *Leuk Lymphoma* 2009; **50** (suppl 1): 12–17.
9. Spurgeon S, *et al.* Cladribine: not just another purine analogue? *Expert Opin Invest Drugs* 2009; **18:** 1169–81.

多发性硬化 有证据显示，克拉屈滨胃肠外应用治疗多发性硬化可使患者获益（第858页）。但是，究竟是克拉屈滨降低了发作率还是延缓了疾病的进展还不清楚。口服制剂正在研究当中。

1. Sipe JC, *et al.* Cladribine in treatment of chronic progressive multiple sclerosis. *Lancet* 1994; **344:** 9–13.
2. Romine JS, *et al.* A double-blind, placebo-controlled, randomized trial of cladribine in relapsing-remitting multiple sclerosis. *Proc Assoc Am Physicians* 1999; **111:** 35–44.
3. Rice GPA, *et al.* Cladribine and progressive MS: clinical and MRI outcomes of a multicenter controlled trial. *Neurology* 2000; **54:** 1145–55.
4. Janiec K, *et al.* Effect of immunosuppressive cladribine treatment on serum leucocytes system in two-year clinical trial in patients with chronic progressive multiple sclerosis. *Med Sci Monit* 2001; **7:** 93–8.
5. Sipe JC. Cladribine for multiple sclerosis: review and current status. *Expert Rev Neurother* 2005; **5:** 721–7.
6. Brousil JA, *et al.* Cladribine: an investigational immunomodulatory agent for multiple sclerosis. *Ann Pharmacother* 2006; **40:** 1814–21.
7. Leist TP, Vermersch P. The potential role for cladribine in the treatment of multiple sclerosis: clinical experience and development of an oral tablet formulation. *Curr Med Res Opin* 2007; **23:** 2667–76.
8. Stelmasiak Z, *et al.* Effect of parenteral cladribine on relapse rates in patients with relapsing forms of multiple sclerosis: results of a 2-year, double-blind, placebo-controlled, crossover study. *Multiple Sclerosis* 2009; **15:** 767–70.
9. Giovannoni G, *et al.* CLARITY Study Group. A placebo-controlled trial of oral cladribine for relapsing multiple sclerosis. *N Engl J Med* 2010; **362:** 416–26.
10. Hartung HP, *et al.* Development of oral cladribine for the treatment of multiple sclerosis. *J Neurol* 2010; **257:** 163–70.
11. Sipe JC. Cladribine tablets: a potential new short-course annual treatment for relapsing multiple sclerosis. *Expert Rev Neurother* 2010; **10:** 365–75.

制剂

专利制剂

Arg.: Intocel; Leustat; **Austral.:** Leustatin; Litak; **Austria:** Leustatin; Litak; **Belg.:** Leustatin; **Braz.:** Leustatin; **Canad.:** Leustatin; **Cz.:** Leustatin†; Litak; **Denm.:** Leustatin; Litak; **Fin.:** Leustatin; Litak; **Fr.:** Leustatine; Litak; **Ger.:** Leustatin; Litak; **Gr.:** Leustatin; Litak; **Hong Kong:** Leustatin; **Irl.:** Litak; **Israel:** Leustatin; Litak; **Ital.:** Leustatin; **Neth.:** Leustatin; Litak; **Norw.:** Leustatin; **NZ:** Leustatin; **Philipp.:** Leustatin†; **Pol.:** Biodribin; **Port.:** Leustatin; Litak; **S.Afr.:** Leustatin; Litak; **Singapore:** Leustatin; **Spain:** Leustatin; Litak; **Swed.:** Leustatin; **Switz.:** Leustatin; Litak; **Thai.:** Leustatin†; **UK:** Leustat; Litak; **USA:** Leustatin; **Venez.:** Leustatin.

Clofarabine (*BAN*, *USAN*, *rINN*) 氯法拉滨

Cl-F-Ara-A; Clofarabina; Clofarabinum. 2-Chloro-9-(2-deoxy-2-fluoro-β-D-arabinofuranosyl)-9*H*-purin-6-amine.

Клофарабин

$C_{10}H_{11}ClFN_5O_3$ = 303.7.
CAS — 123318-82-1.
ATC — L01BB06.
ATC Vet — QL01BB06.
UNII — 762RDY0Y2H.

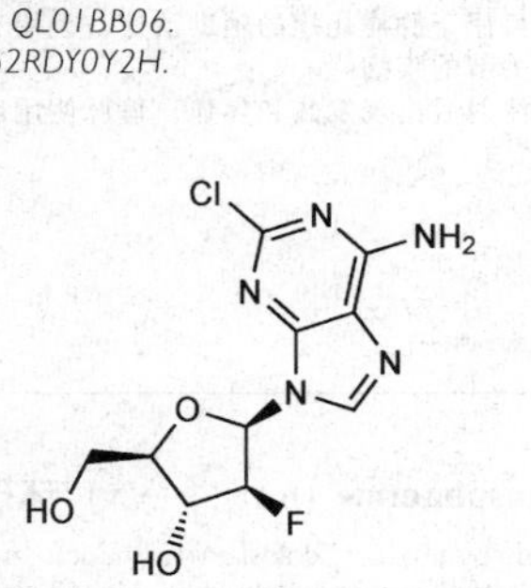

不良反应、处置和注意事项

参见磷酸氟达拉滨（第689页），磷酸氟达拉滨神经毒性比氯法拉滨严重。使用氯法拉滨导致细胞因子释放引起的毛细血管渗漏综合征，出现呼吸窘迫、低血压、胸膜和心包积液以及多器官衰竭。使用皮质激素预防可能有效，但如果出现毛细血管渗漏综合征的症状或体征（在输注时应监测呼吸和血压），必须立即停止使用氯法拉滨。其他不良反应包括焦虑、脸

红、心动过速、低血压、肝毒性、血尿、肌痛、关节痛和头痛。

在氯法拉滨治疗期间，应当监测肝肾功能和全血细胞计数。在治疗时应维持水化以使肿瘤溶解综合征和其他不良反应发生的风险降至最低。

药动学

大约 47% 的氯法拉滨与血浆蛋白结合。一次剂量为 50%～60% 以原形从尿中排出，其终末半衰期约为 5h。

用途和用法

氯法拉滨是一种嘌呤核苷类似物，作为抗代谢类抗肿瘤药用于治疗年龄段为 1～21 岁的复发或难治的急性淋巴细胞白血病（第620页）。每日 52mg/m²，静脉输注大于 2h，连续 5 日。体重小于 20kg 的儿童输注时间应更长以减少焦虑和易怒，避免高浓度氯法拉滨。每 2～6 周可重复一次，视患者骨髓抑制的恢复状况和其他不良反应而定。通常在 2 个治疗周期后评估疗效。

氯法拉滨治疗急性髓性白血病、骨髓增生异常综合征和实体肿瘤的研究正在进行中。

1. Kline JP, Larson RA. Clofarabine in the treatment of acute myeloid leukaemia and acute lymphoblastic leukaemia: a review. *Expert Opin Pharmacother* 2005; **6:** 2711–18.
2. Kantarjian HM, *et al.* Clofarabine: past, present, and future. *Leuk Lymphoma* 2007; **48:** 1922–30.
3. Harned TM, Gaynon PS. Treating refractory leukemias in childhood, role of clofarabine. *Ther Clin Risk Manag* 2008; **4:** 327–36.
4. McGregor BA, *et al.* The use of higher dose clofarabine in adults with relapsed acute lymphoblastic leukemia. *Am J Hematol* 2009; **84:** 228–30.
5. Larson ML, Venugopal P. Clofarabine: a new treatment option for patients with acute myeloid leukemia. *Expert Opin Pharmacother* 2009; **10:** 1353–7.
6. Lech-Maranda E, *et al.* Clofarabine as a novel nucleoside analogue approved to treat patients with haematological malignancies: mechanism of action and clinical activity. *Mini Rev Med Chem* 2009; **9:** 805–12.
7. Zhenchuk A, *et al.* Mechanisms of anti-cancer action and pharmacology of clofarabine. *Biochem Pharmacol* 2009; **78:** 1351–9.
8. Sampat K, *et al.* Clofarabine: emerging role in leukemias. *Expert Opin Invest Drugs* 2009; **18:** 1559–64.
9. Jeha S. Recent progress in the treatment of acute lymphoblastic leukemia: clofarabine. *Hematol Oncol Clin North Am* 2009; **23:** 1137–44.
10. Thomas X, *et al.* Clofarabine for the treatment of adult acute myeloid leukemia. *Future Oncol* 2009; **5:** 1197–1210.

儿童用法 氯法拉滨注册用于 1～21 岁的患者，见上文用途和用法。

制剂

专利制剂

Austria: Evoltra; ***Belg.:*** Evoltra; ***Cz.:*** Evoltra; ***Denm.:*** Evoltra; ***Fr.:*** Evoltra; ***Gr.:*** Evoltra; ***Irl.:*** Evoltra; ***Neth.:*** Evoltra; ***Norw.:*** Evoltra; ***Pol.:*** Evoltra; ***Port.:*** Evoltra; ***Spain:*** Evoltra; ***Swed.:*** Evoltra; ***UK:*** Evoltra; ***USA:*** Clolar.

Corynebacterium parvum 短小棒状杆菌

C. parvum; NSC-220537; *Propionibacterium acnes.*
UNII — TRZ1AA9650.

简介

灭活的短小棒状杆菌用于治疗恶性积液，它的免疫刺激作用可用于肿瘤化疗的辅助治疗。也用于治疗骨骼肌肉以及关节的疾病。

腔内注射后出现发热和疼痛。静脉使用后有肾毒性的报道。

制剂

专利制剂

Ger.: Arthrokehlan A†.

Cyclophosphamide (*BAN, rINN*) 环磷酰胺

B-518; Ciclofosfamida; Ciklofosfamidas; Ciklofoszfamid; Cyclophosphamidum; Cyclophosphamidum Monohydricum; Cyclophosphanum; Cyklofosfamid; Cyklofosfamid monohydrát; NSC-26271; Siklofosfamid; Syklofosfamidi; WR-138719. 2-[Bis(2-chloroethyl)amino]perhydro-1,3,2-oxazaphosphorinan 2-oxide monohydrate.
Циклофосфамид
$C_7H_{15}Cl_2N_2O_2P,H_2O$ = 279.1.
CAS — 6055-19-2 (cyclophosphamide monohydrate); 50-18-0 (anhydrous cyclophosphamide).
ATC — L01AA01.
ATC Vet — QL01AA01.
UNII — 8N3DW7272P (cyclophosphamide); 6UXW23996M (anhydrous cyclophosphamide).

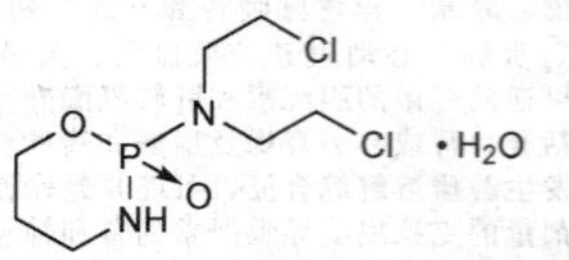

Pharmacopoeias. In *Chin., Eur.* (see p.vii), *Int., Jpn,* and *US.*

Ph. Eur. 6.8 (Cyclophosphamide) 白色或类白色结晶性粉末。可溶于水；易溶于乙醇。新配置的 2% 水溶液 pH 值为 4.0～6.0。

USP 33 (Cyclophosphamide) 白色结晶性粉末。熔解时失去其结晶水。溶于水和乙醇。1% 水溶液配置 30min 后 pH 值为 3.9～7。贮藏于 1.2～30℃密闭容器。

不良反应和处置

参见抗肿瘤药总论（第605页和第609页）。主要的剂量限制性作用是骨髓抑制。使用单次剂量 1～2 周后白细胞计数出现最低值，完全恢复通常需要 3～4 周。也可能发生血小板减少和贫血，但一般较少见和轻微。

大剂量长时间用药可导致出血性膀胱炎，并可能有生命危险。为减轻肾毒性，通常推荐充分水化维持尿量 100ml/h 并且使用美司钠（第1391页）。如使用美司钠，应避免频繁排空膀胱。环磷酰胺应在早晨给药。

使用低剂量的患者 20% 会出现脱发，高剂量时所有患者都会出现脱发。脱发在治疗后 3 周开始出现，但 3 个月后通常会明显地重新长出头发，即使是继续治疗中。有报道使用环磷酰胺后出现皮肤着色过度，以手、脚掌和指甲最为明显。

恶心和呕吐较常见，预先使用止吐药可减轻。也可能发生黏膜炎。

其他不良反应包括类似于血管升压素分泌失当的症状（可能需要利尿治疗）、糖代谢紊乱、性腺抑制（常见，偶尔导致不育症）、间质性肺纤维化以及高剂量时的心脏毒性。

环磷酰胺与其他烷化剂一样，会致癌、致突变和致畸性，对先前已使用包括环磷酰胺在内抗肿瘤药治疗的患者可发生继发性恶性肿瘤，见第605页。

对膀胱的影响 大剂量注射或持续低剂量口服环磷酰胺可引发无菌性出血性膀胱炎（第2098页）[1～4]。有人认为这是继发于烷化代谢产物，尤其是丙烯醛代谢产物的肾脏排泄导致了膀胱壁腐肉形成（sloughing）、变薄和炎症。损伤程度从轻微出血到弥散性坏死性溃疡，并可导致贫血、膀胱收缩、膀胱穿孔和死亡[2]。这些症状可能会延迟出现，有报道停药后直到 6 个月才有症状出现[5]。有报道使用大剂量环磷酰胺治疗的患者更换不同品牌，出现了膀胱炎发病率的上升[6]，是因为其中一种品牌的药物是无水物而另一种为一水合物，造成了活性物质含量上 6.4% 的差异[7]。

预防出血性膀胱炎的方法包括经静脉水化利尿、频繁排泄或者膀胱插管灌洗，用以增加尿量和稀释排泄的代谢产物。美司钠被用作一种尿路保护剂减少代谢产物的暴露[2～4]。如发生出血，可以膀胱滴注多种药物，包括 0.9% 氯化钠、明矾或前列腺素[2,3,8～11]。曾使用硝酸银、甲醛或苯酚滴注，但很痛苦并且患者需要麻醉[2]。也有的信息建议结合雌激素口服或静脉使用可能有效[2,12]。口服多硫酸戊聚糖酯也可能有效。保留非药理学的技术用于难治性病例，包括动脉栓塞形成或手术[2]。

除短期影响外，有报道环磷酰胺和膀胱癌的发生有关[1,4,13～16]。经环磷酰胺诱导产生的膀胱炎可能增大患膀胱癌的风险[1,4,13]，但一些研究并没有发现其中的联系[15]，使用环磷酰胺后，没有出现膀胱炎的患者也可能产生膀胱恶性肿瘤[14]。抗肿瘤药包括环磷酰胺的致癌性的讨论，见第605页。

1. Talar-Williams C, *et al.* Cyclophosphamide-induced cystitis and bladder cancer in patients with Wegener granulomatosis. *Ann Intern Med* 1996; **124:** 477–84.
2. West NJ. Prevention and treatment of hemorrhagic cystitis. *Pharmacotherapy* 1997; **17:** 696–706.
3. Mukhtar S, Woodhouse C. The management of cyclophosphamide-induced haematuria. *BJU Int* 2010; **105:** 908–12.
4. Monach PA, *et al.* Incidence and prevention of bladder toxicity from cyclophosphamide in the treatment of rheumatic diseases: a data-driven review. *Arthritis Rheum* 2010; **62:** 9–21.
5. Armstrong B, *et al.* Delayed cystitis due to cyclophosphamide. *N Engl J Med* 1979; **300:** 45.
6. Shaw IC, *et al.* Difference in bioactivity between two preparations of cyclophosphamide. *Lancet* 1983; **i:** 709.
7. Hilgard P, *et al.* Bioactivity of cyclophosphamide preparations. *Lancet* 1983; **i:** 1436.
8. Mohiuddin J, *et al.* Treatment of cyclophosphamide-induced cystitis with prostaglandin E_2. *Ann Intern Med* 1984; **101:** 142.
9. Miller LJ, *et al.* Treatment of cyclophosphamide-induced hemorrhagic cystitis with prostaglandins. *Ann Pharmacother* 1994; **28:** 590–4.
10. Ippoliti C, *et al.* Intravesicular carboprost for the treatment of hemorrhagic cystitis after marrow transplantation. *Urology* 1995; **46:** 811–15.
11. Laszlo D, *et al.* Prostaglandin E2 bladder instillation for the treatment of hemorrhagic cystitis after allogeneic bone marrow transplantation. *Haematologica* 1995; **80:** 421–5.
12. Ordemann R, *et al.* Encouraging results in the treatment of haemorrhagic cystitis with estrogen – report of 10 cases and review of the literature. *Bone Marrow Transplant* 2000; **25:** 981–5.
13. Wall RL, Clausen KP. Carcinoma of the urinary bladder in patients receiving cyclophosphamide. *N Engl J Med* 1975; **293:** 271–3.
14. Plotz PH, *et al.* Bladder complications in patients receiving cyclophosphamide for systemic lupus erythematosus or rheumatoid arthritis. *Ann Intern Med* 1979; **91:** 221–3.
15. Pedersen-Bjergaard J, *et al.* Carcinoma of the urinary bladder after treatment with cyclophosphamide for non-Hodgkin's lymphoma. *N Engl J Med* 1988; **318:** 1028–32.
16. Travis LB, *et al.* Bladder cancer after chemotherapy for non-Hodgkin's lymphoma. *N Engl J Med* 1989; **321:** 544–5.

对血液的影响 已有报道氨磷汀能对抗环磷酰胺产生的骨髓抑制作用，并且可能减少环磷酰胺联合顺铂使用时引起中性白细胞减少导致的感染，见第1379页。

对糖代谢的影响 1 例患者使用环磷酰胺、多柔比星、长春新碱和泼尼松（CHOP）治疗时出现了 1 型糖尿病的急性发作，有人认为是由于使用环磷酰胺导致的[1]。

1. Atlan-Gepner C, *et al.* A cyclophosphamide-induced autoimmune diabetes. *Lancet* 1998; **352:** 373–4.

对电解质的影响 有报道使用环磷酰胺发生水中毒，通常出现在使用大剂量情况下（30～50mg/kg 或更大）[1～4]，但有报道 1 例肾病患者[3]给予 20mg/kg 环磷酰胺有水中毒的症状出现，另 1 例患有系统性红斑狼疮（SLE）但肾功能正常患者，在使用剂量为 10mg/kg 时，也发生水中毒[4]。有 1 例使用环磷酰胺后发生低钠血症并导致惊厥和死亡报道[5]。症状类似于血管升压素分泌异常综合征，但患者血管升压素的血浆浓度并未显示升高[3]。

1. DeFronzo RA, *et al.* Water intoxication in man after cyclophosphamide therapy: time course and relation to drug activation. *Ann Intern Med* 1973; **78:** 861–9.
2. Green TP, Mirkin BL. Prevention of cyclophosphamide-induced antidiuresis by furosemide infusion. *Clin Pharmacol Ther* 1981; **29:** 634–42.
3. Bressler RB, Huston DP. Water intoxication following moderate-dose intravenous cyclophosphamide. *Arch Intern Med* 1985; **145:** 548–9.
4. McCarron MO, *et al.* Water intoxication after low dose cyclophosphamide. *BMJ* 1995; **311:** 292.
5. Harlow PJ, *et al.* A fatal case of inappropriate ADH secretion induced by cyclophosphamide therapy. *Cancer* 1979; **44:** 896–8.

对眼的影响 1 例患有 SLE 的青少年，快速静脉推注环磷酰胺引起了复发性暂时性近视，这可能是由于晶状体的水化作用增强引起[1]。

使用环磷酰胺治疗期间或治疗后有患者出现 CMV 视网膜炎，其主要症状包括眼球出现悬浮物、视物模糊或者视力减退[2]。

1. Arranz JA, *et al.* Cyclophosphamide-induced myopia. *Ann Intern Med* 1992; **116:** 92–3.
2. Agrawal A, *et al.* Visual symptoms in patients on cyclophosphamide may herald sight threatening disease. *Br J Ophthalmol* 2003; **87:** 122–3.

对生育能力的影响 对于接受环磷酰胺治疗的男性患者，常见严重的性腺衰竭伴随暂时性的或永久性的无精子症。使用环磷酰胺治疗肾病综合征时，5 例患者肌内注射睾酮抑制生殖细胞，与 10 例未使用雄激素的患者相比，精子的产生恢复得更迅速。[1]也有人建议男性使用睾酮，女性使用曲普瑞林进行性腺抑制，对保护环磷酰胺引起的损害有一些益处[2]。

1. Masala A, *et al.* Use of testosterone to prevent cyclophosphamide-induced azoospermia. *Ann Intern Med* 1997; **126:** 292–5.
2. Cigni A, *et al.* Hormonal strategies for fertility preservation in patients receiving cyclophosphamide to treat glomerulonephritis: a nonrandomized trial and review of the literature. *Am J Kidney Dis* 2008; **52:** 887–96.

对皮肤的影响 1 例准备骨髓移植的患者，第一次使用大剂量环磷酰胺 6 天后，出现了红斑痒疹，类似于手足综合征（第609页），但发生在手足的背面[1]。先前含环磷酰胺的联合化疗没有引起此反应。使用曲安西龙软膏多少可以改善上述症状，随后手部出现脱皮，同时脚部的紫色和水肿减轻。另有报道 2 例患者出现 Stevens-Johnson 综合征，一些症状提示可能与中毒性表皮坏死松解症有交叉[2]。

1. Matsuyama JR, Kwok KK. A variant of the chemotherapy-associated erythrodysesthesia syndrome related to high-dose cyclophosphamide. *DICP Ann Pharmacother* 1989; **23:** 776–9.
2. Assier-Bonnet H, *et al.* Stevens-Johnson syndrome induced by cyclophosphamide: report of two cases. *Br J Dermatol* 1996; **135:** 864–6.

超敏反应 已有报道使用环磷酰胺有偶然性过敏反应[1]；Boston Collaborative Drug Surveillance Program 的数据分析表明[2]，210 名使用环磷酰胺的患者中只有一人出现皮肤过敏，概率为 4.8‰[2]。

1. Jones JB, *et al.* Cyclophosphamide anaphylaxis. *DICP Ann Pharmacother* 1989; **23:** 88–9.
2. Bigby M, *et al.* Drug-induced cutaneous reactions: a report from the Boston Collaborative Drug Surveillance Program on 15 438 consecutive inpatients, 1975 to 1982. *JAMA* 1986; **256:** 3358–63.

注意事项

参见抗肿瘤药总论注意事项，见第611页。

对于骨髓发育不全、急性感染、药物或放射诱导的泌尿道上皮中毒的患者不应给予环磷酰胺。糖尿病患者应慎用。对于年老或体弱、肝肾损伤或进行过肾上腺切除手术的患者也应慎用。建议患者大量摄取液体并频繁排尿，以减轻患膀胱炎的风险，但应注意避免水潴留或水中毒。应定期检测尿中红细胞，以预示出血性膀胱炎。定期进行血液学监测。

孕妇应尽可能避免使用环磷酰胺。

哺乳 在乳汁中已经检测出环磷酰胺[1]，并有报道使用环磷酰胺的女性哺乳婴儿出现中性粒细胞减少症[2]、白细胞减少症和血小板减少症[3]。American Academy of Pediatrics 认为[4]环磷酰胺可干扰细胞代谢，可引起婴儿中性白细胞减少症并可能引起免疫抑制，对婴儿生长的影响尚不可知，环磷酰胺有致癌性。

1. Wiernik PH, Duncan JH. Cyclophosphamide in human milk. *Lancet* 1971; **1:** 912.
2. Amato D, Niblett JS. Neutropenia from cyclophosphamide in breast milk. *Med J Aust* 1977; **1:** 383–4.
3. Durodola JI. Administration of cyclophosphamide during late pregnancy and early lactation: a case report. *J Natl Med Assoc* 1979; **71:** 165–6.
4. American Academy of Pediatrics. The transfer of drugs and other chemicals into human milk. *Pediatrics* 2001; **108:** 776–89. [Retired May 2010] Correction. *ibid.*; 1029. Also available at: http://aappolicy.aappublications.org/cgi/content/full/pediatrics%3b108/3/776 (accessed 29/06/04)

管理和处置 环磷酰胺或异环磷酰胺在二甲基甲酰胺存在下碱水解破坏后，残余物在体外试验中不再有致突变性[1]。另一种方法是将环磷酰胺加盐酸回流、中和，然后和硫代硫酸钠反应，此法可将环磷酰胺有效降解。但经此法处理后的异环磷酰胺残渣在体外试验中仍显示出高致突变性，因此此法不常用于降解异环磷酰胺。

应穿着防护衣物处理患者一次口服环磷酰胺直至72h 中产生的尿液以及 5 日产生的粪便[2]，由于环磷酰胺能分泌到汗液和唾液中，为给药 72h 的患者沐浴或进行口腔操作时建议穿着防护服装。

1. Castegnaro M, *et al.*, eds. Laboratory decontamination and destruction of carcinogens in laboratory wastes: some antineoplastic agents. *IARC Scientific Publications 73*. Lyon: WHO/International Agency for Research on Cancer, 1985.
2. Harris J, Dodds LJ. Handling waste from patients receiving cytotoxic drugs. *Pharm J* 1985; **235:** 289–91.

卟啉病 卟啉病的患者使用环磷酰胺是不安全的，因为动物实验中环磷酰胺表现出生卟啉的作用。

药物相互作用

参见抗肿瘤药总论的药物相互作用（第611页）。由于环磷酰胺必须经肝脏代谢后活化，对混合功能氧化酶有抑制或刺激作用的药物都可能与环磷酰胺产生药物相互作用。同时使用环磷酰胺和多柔比星或其他有心脏毒性的药物，患者心脏毒性风险增大。

别嘌醇 虽然据 Boston Collabarative Drug Surveillance Program 报道，使用环磷酰胺的患者同时使用别嘌醇，与没有使用别嘌醇的患者相比，骨髓抑制的发生率增加（26 例中有 15 例，而后者 32 例中仅有 6 例）[1]，但随后一项研究表明，淋巴瘤患者接受包括环磷酰胺在内的联合化疗，治疗周期中血小板和白细胞计数最低值并没有因使用别嘌醇而发生变化[2]。虽然 26 位预先使用别嘌醇患者中有 4 位环磷酰胺的半衰期延长，但环磷酰胺的尿排泄并没有改变[3]。一项研究也发现儿童在使用别嘌醇后环磷酰胺的半衰期也延长[4]。

1. Boston Collaborative Drug Surveillance Program. Allopurinol and cytotoxic drugs: interaction in relation to bone marrow depression. *JAMA* 1974; **227:** 1036–40.
2. Stolbach L, *et al.* Evaluation of bone marrow toxic reaction in patients treated with allopurinol. *JAMA* 1982; **247:** 334–6.
3. Bagley CM, *et al.* Clinical pharmacology of cyclophosphamide. *Cancer Res* 1973; **33:** 226–33.
4. Yule SM, *et al.* Cyclophosphamide pharmacokinetics in children. *Br J Clin Pharmacol* 1996; **41:** 13–19.

抗菌药 在使用环磷酰胺之前给予氯霉素，全部 5 位受试者的环磷酰胺平均血清半衰期由 7.5h 延长到 11.5h 且峰值降低[1]。在使用环磷酰胺之前给予磺胺苯吡唑，7 位受试者中有 2 位的环磷酰胺生物转化率明显受到抑制，有 2 位得到增强，3 位没有改变。对非霍奇金淋巴瘤患者的一项研究发现，在使用环磷酰胺前给予环丙沙星影响环磷酰胺的药动学参数：环磷酰胺的药时曲线下面积（AUC）增大，清除率降低；环磷酰胺的活性代谢物 4-羟基环磷酰胺的 AUC 下降，清除率升高[2]。

1. Faber OK, *et al.* The effect of chloramphenicol and sulphaphenazole on the biotransformation of cyclophosphamide in man. *Br J Clin Pharmacol* 1975; **2:** 281–5.
2. Afsharian P, *et al.* The effect of ciprofloxacin on cyclophosphamide pharmacokinetics in patients with non-Hodgkin lymphoma. *Eur J Haematol* 2005; **75:** 206–11.

抗凝血药 环磷酰胺与华法林的药物相互作用，参见第1372页。

抗真菌药 对参加伊曲康唑和氟康唑对比研究的患者体内环磷酰胺代谢分析发现，给予伊曲康唑的患者，对环磷酰胺的毒性代谢物有更高的暴露。两种抗真菌药都表现出改变环磷酰胺代谢的作用，作者告诫不要同时使用吡咯类抗真菌药和经由细胞色素 P450 同工酶代谢的抗肿瘤药[1]。

1. Marr KA, *et al.* Cyclophosphamide metabolism is affected by azole antifungals. *Blood* 2004; **103:** 1557–9.

巴比妥类 虽然使用环磷酰胺患者同时使用酶诱导药，例如巴比妥类药物，会使环磷酰胺的活性代谢产物的血浆浓度峰值增加，但活性代谢产物的消除也快[1]。

1. Bagley CM, *et al.* Clinical pharmacology of cyclophosphamide. *Cancer Res* 1973; **33:** 226–33.

氯丙嗪 2 名儿童使用环磷酰胺同时使用氯丙嗪，相比于没有使用吩噻嗪类药物的儿童，环磷酰胺半衰期延长了 200%[1]。

1. Yule SM, *et al.* Cyclophosphamide pharmacokinetics in children. *Br J Clin Pharmacol* 1996; **41:** 13–19.

环孢素 环磷酰胺对环孢素浓度的影响，参见**抗肿瘤药**项下**药物相互作用**（第1472页）。

集落刺激因子 1 名婴儿使用环磷酰胺和多柔比星后使用非洛司亭引起肺泡纤维化，导致致命的呼吸功能不全[1]。既然环磷酰胺的肺毒性常出现于累积剂量较高时，此病例提示粒细胞集落刺激因子可能使其肺毒性进一步加重（集落刺激因子也可能加重博来霉素的肺毒性，见第656页）。

1. van Woensel JBM, *et al.* Acute respiratory insufficiency during doxorubicin, cyclophosphamide, and G-CSF therapy. *Lancet* 1994; **344:** 759–60.

皮质激素 研究发现使用单剂量的泼尼松可抑制环磷酰胺的活化，但在长期使用后活化速率上升[1]。儿童中的一项研究表明，化疗前预先使用地塞米松的儿童，相比没有使用肾上腺皮质激素类药物的儿童，环磷酰胺的清除率上升，半衰期下降[2]。

1. Faber OK, Mouridsen HT. Cyclophosphamide activation and corticosteroids. *N Engl J Med* 1974; **291:** 211.
2. Yule SM, *et al.* Cyclophosphamide pharmacokinetics in children. *Br J Clin Pharmacol* 1996; **41:** 13–19.

胃肠药 一项回顾性研究中，患者接受大剂量环磷酰胺、顺铂、卡莫司汀化疗[1]，若止吐治疗选择昂丹司琼而不是丙氯拉嗪，环磷酰胺（以母体化合物计）药时曲线下面积（AUC）下降 17%。另外，使用昂丹司琼的止吐方案顺铂的 AUC 增加 10%。在一项类似的研究中[2]，患者止吐药方案中使用昂丹司琼而不是丙氯拉嗪时，环磷酰胺和顺铂的 AUC 均下降。两项研究的作者都注意到了目前的研究结果与抗肿瘤药的毒性和抗肿瘤效果间的相关性仍需要再确定。

1. Gilbert CJ, *et al.* Pharmacokinetic interaction between ondansetron and cyclophosphamide during high-dose chemotherapy for breast cancer. *Cancer Chemother Pharmacol* 1998; **42:** 497–503.
2. Cagnoni PJ, *et al.* Modification of the pharmacokinetics of high-dose cyclophosphamide and cisplatin by antiemetics. *Bone Marrow Transplant* 1999; **24:** 1–4.

NSAIDs 有报道 1 例患者使用低剂量环磷酰胺联合吲哚美辛时出现致命的急性水中毒[1]，该患者以前使用环磷酰胺（治疗多发性骨髓瘤）没有发生明显不良反应。

1. Webberley MJ, Murray JA. Life-threatening acute hyponatraemia induced by low dose cyclophosphamide and indomethacin. *Postgrad Med J* 1989; **65:** 950–2.

琥珀胆碱 环磷酰胺和琥珀胆碱可能的相互作用，见**氯化琥珀胆碱**（第1819页）。

药动学

使用口服剂量后，环磷酰胺在胃肠道中吸收良好，生物利用度大于 75%。药物广泛分布在各组织中，可通过血脑屏障。在肝中被多种细胞色素 P450 酶（主要是 CYP 2B6）活化。初始代谢物为 4-羟基环磷酰胺及其非环状异构体醛磷酰胺，两者进行进一步代谢，醛磷酰胺可能经非酶转化成为活性的磷酰胺氮芥。此过程同样产生丙烯醛而丙烯醛可能引发膀胱毒性。环磷酰胺以代谢物和一些原形主要经尿排泄。环磷酰胺可通过胎盘并可存在于母乳中。

1. Boddy AV, Yule SM. Metabolism and pharmacokinetics of oxazaphosphorines. *Clin Pharmacokinet* 2000; **38:** 291–304.
2. de Jonge ME, *et al.* Clinical pharmacokinetics of cyclophosphamide. *Clin Pharmacokinet* 2005; **44:** 1135–64.

吸收 将环磷酰胺用于 5 位患者未破损皮肤上，在尿中能检测到环磷酰胺，表明环磷酰胺可以通过此途径吸收[1]。清洗患者皮肤用药处后，吸收仍在继续，提示环磷酰胺可透过皮下脂肪并可贮存其中，缓慢向循环系统释放。在 2 名肿瘤科护士的尿液中发现了环磷酰胺，并且与患者相比出现的更加迅速，提示环磷酰胺有更快的吸收途径，可能是护士在溶解药物时吸入了药物产生的悬浮颗粒。

1. Hirst M, *et al.* Occupational exposure to cyclophosphamide. *Lancet* 1984; **i:** 186–8.

用途和用法

环磷酰胺为一种抗肿瘤药，在体内转化成为活性烷化代谢产物，性质类似于氮芥（第666页）。它也具有显著的免疫抑制作用。

环磷酰胺用途广泛，常和其他药物联合用于恶性疾病治疗，如下文相互参考所示。用于 Burkitt 淋巴瘤和其他非霍奇金淋巴瘤、多发性骨髓瘤和蕈样肉芽肿病。也用于妊娠滋养细胞肿瘤，脑、乳腺、子宫内膜、肺和卵巢的恶性肿瘤，儿童恶性肿瘤如成神经细胞瘤、视网膜成神经细胞瘤、Wilms 瘤以及肉瘤及某些白血病。

环磷酰胺的免疫抑制作用已经用于器官和组织移植。也用于有自身免疫因素的疾病的治疗，包括淀粉样变性病、贝赫切特综合征、肾小球肾病、特发性血小板减少性紫癜、再生障碍性贫血，特发性肺纤维化、多发性肌炎、硬皮症、SLE 及包括 Churg-Strauss 综合征、结节性多动脉炎、韦格纳肉芽肿在内的血管炎综合征，如下文相互参考所示。

环磷酰胺通常以口服或静脉注射方式给药。

BP 2010 中，环磷酰胺注射剂的含量以相当于无水环磷酰胺剂量的形式表述，而环磷酰胺片剂的含量采用一水合物的形式；USP 33 使用无水环磷酰胺的形式表述注射剂和片剂的含量。当患者从一水合物的表示剂量的制剂转换到以无水形式表示剂量的制剂时会发生混乱（见上文**对膀胱的影响**）。53.45mg 的一水合物相当于 50mg 的无水环磷酰胺。*下文的剂量都指无水环磷酰胺。*

用药剂量变化较大，取决于疾病的治疗，患者的情况包括骨髓的状况，进行放疗还是其他化疗。白细胞计数通常指导用药剂量。

在英国，方案范例如下：

- 低剂量：2～6mg/kg，每周 1 次，静脉单剂量注射或分次口服。
- 中等剂量：10～15mg/kg，每周 1 次，静脉单剂量注射。
- 高剂量：20～40mg/kg，每 10～20 天 1 次，静脉单剂量注射，也曾用过更高的剂量。

替代方案包括：

- 每日 100～300mg，分次口服；
- 每日 50～250mg/m²，口服；
- 每日 80～300mg/m²，静脉单次注射或分次口服；
- 每周 300～600mg/m²，静脉单次注射；
- 600～1500mg/m²，静脉单次注射或短时间输注，10～20 天间隔 1 次。

其他一些欧洲国家的替代方案包括：

- 3～6mg/kg（120～240mg/m²），每日 1 次，静脉给药；
- 10～15mg/kg（400～600mg/m²），每 2～5 天 1 次，静脉给药。

在英国，环磷酰胺单次剂量超过 2g 的，推荐使用美司钠，但在一些国家，环磷酰胺剂量低至 10mg/kg 时也使用美司钠。

在美国，注册的单药治疗恶性肿瘤起始剂量为 40～50mg/kg，分次静脉给药 2～5 天以上，事实上多数恶性肿瘤的治疗需使用联合化疗方案。其他许可方案包括：

- 3～5mg/kg，每周 2 次，静脉给药；
- 10～15mg/kg，每 7～10 天 1 次，静脉给药；

• 1～5mg/kg，每日1次口服。

微小病变肾病导致肾病综合征的儿童，使用皮质激素已不起作用时。可以口服环磷酰胺每日2～3mg/kg。也可每月1次静脉给药，500mg/m²，6个月。

进行造血干细胞移植的患者可静脉给予20～40mg/kg（800～1600mg/m²）或更高剂量，间隔21～28天。或者使用极高剂量的环磷酰胺（例如每日60mg/kg），连用2日，作为预处理方案的一部分。

环磷酰胺也可以肌内注射、腹腔注射和胸腔注射，以及动脉注射和局部灌流（但灌流需要通过肝脏使其激活——见上文**药动学**）。可以使用注射用环磷酰胺粉末配制环磷酰胺的口服液体制剂。

环磷酰胺治疗期间定期监测血细胞计数是必需的，若白细胞减少和血小板减少严重，必须停止或推迟环磷酰胺的治疗（见**骨髓抑制**，第609页）。患者应充分水化并维持一定尿量。

儿童用法 环磷酰胺已用于儿童恶性肿瘤的治疗，剂量取决于特定的方案和患儿的情况。也可用于微小病变肾病的治疗（剂量见上文**用途和用法**），尽管后者在英国还未获注册，但 *BNFC 2010/11* 建议从患儿3个月开始用药。

老年人用法 尽管有人认为环磷酰胺在老年人体内代谢可能较慢，但仅以年龄为标准本药的药动学似乎无差别。一篇综述认为健康的老年患者不应以年龄为依据而拒绝给予辅助化疗，仅以年龄为依据降低环磷酰胺剂量也无有力证据[1]。

1. Lichtman SM, *et al.* International Society of Geriatric Oncology Chemotherapy Taskforce: evaluation of chemotherapy in older patients—an analysis of the medical literature. *J Clin Oncol* 2007; **25:** 1832–43.

淀粉样变性病 虽然对淀粉样变性病（第709页）还没有明确有效的治疗，但环磷酰胺可以减缓患者肾功能的下降，延长生存期[1～3]。1例心脏淀粉样变性患者进行心脏移植后联合使用环磷酰胺和表柔比星、卡莫司汀以抑制疾病[4]。有报道，在一个治疗方案中环磷酰胺与沙利度胺、地塞米松合用有良好的效果[5]。

1. Berglund K, *et al.* Alkylating cytostatic treatment in renal amyloidosis secondary to rheumatic disease. *Ann Rheum Dis* 1987; **46:** 757–62.
2. Berglund K, *et al.* Results, principles and pitfalls in the management of renal AA-amyloidosis; a 10-21 year followup of 16 patients with rheumatic disease treated with alkylating cytostatics. *J Rheumatol* 1993; **20:** 2051–7.
3. Chevrel G, *et al.* Renal type AA amyloidosis associated with rheumatoid arthritis: a cohort study showing improved survival on treatment with pulse cyclophosphamide. *Rheumatology (Oxford)* 2001; **40:** 821–5.
4. Hall R, *et al.* Cardiac transplantation for AL amyloidosis. *BMJ* 1994; **309:** 1135–7.
5. Wechalekar AD, *et al.* Safety and efficacy of risk-adapted cyclophosphamide, thalidomide, and dexamethasone in systemic AL amyloidosis. *Blood* 2007; **109:** 457–64.

非恶性血液病 环磷酰胺已用于特发性血小板减少性紫癜的患者（第1437页），但应用细胞毒类免疫抑制药趋向于作为最后一种治疗手段。一般在治疗8周之内出现应答[1]。对于顽固性危及生命的疾病，可尝试使用大剂量环磷酰胺[1]。在少数患者中包含有环磷酰胺的联合化疗同样产生应答[2]。

在温抗体型自身免疫性溶血性贫血的治疗中（第1012页），低剂量的环磷酰胺可用于对皮质激素抵抗和无法进行脾切除术的患者。少数患有严重难治性疾病的患者使用大剂量环磷酰胺治疗取得了一些成功[3]。

环磷酰胺常用于再生障碍性贫血（第1011页）患者骨髓移植的准备，有报道单独使用大剂量环磷酰胺诱导获得完全缓解[4,5]。但一项随机试验[6]，对比高剂量的环磷酰胺加环孢素与常规的免疫抑制药，却因环磷酰胺组出现高死亡率而提前终止。进一步随访[7]也发现两组复发率并没有差别。

有尝试使用环磷酰胺联合皮质激素治疗获得性血友病的罕见疾病（第1017页）。

1. McMillan R. Therapy for adults with refractory chronic immune thrombocytopenic purpura. *Ann Intern Med* 1997; **126:** 307–14.
2. Figueroa M, *et al.* Combination chemotherapy in refractory immune thrombocytopenic purpura. *N Engl J Med* 1993; **328:** 1226–9.
3. Moyo VM, *et al.* High-dose cyclophosphamide for refractory autoimmune hemolytic anemia. *Blood* 2002; **100:** 704–6.
4. Brodsky RA, *et al.* Durable treatment-free remission after high-dose cyclophosphamide therapy for previously untreated severe aplastic anemia. *Ann Intern Med* 2001; **135:** 477–83.
5. Savage WJ, *et al.* Treatment of hepatitis-associated aplastic anemia with high-dose cyclophosphamide. *Pediatr Blood Cancer* 2007; **49:** 947–51.
6. Tisdale JF, *et al.* High-dose cyclophosphamide in severe aplastic anaemia: a randomised trial. *Lancet* 2000; **356:** 1554–9.
7. Tisdale JF, *et al.* Late complications following treatment for severe aplastic anemia (SAA) with high-dose cyclophosphamide (Cy): follow-up of a randomized trial. *Blood* 2002; **100:** 4668–70.

Cogan 综合征 使用环磷酰胺联合肾上腺皮质激素治疗Cogan综合征的参考文献，见第1435页。

结缔组织和肌肉疾病 为了控制贝赫切特综合征（第1433页），已尝试使用了几种免疫抑制药，环磷酰胺是其中之一；这些药物可以减低皮质激素的使用，但它们都有各自的毒性。在多发性肌炎（第1442页）伴随肺部疾病的治疗中环磷酰胺可以发挥一定作用；除了硫唑嘌呤或甲氨蝶呤之外，免疫抑制药的作用尚未完全明确。SLE（第1445页）的患者中，一些严重疾病或单独使用皮质激素无效的疾病，使用环磷酰胺已取得了一些成功。对狼疮肾炎，环磷酰胺似乎比皮质激素更有效果。其用药证据已被审慎评估[1,2]。

1. Houssiau F. Thirty years of cyclophosphamide: assessing the evidence. *Lupus* 2007; **16:** 212–16.
2. Bargman JM. How did cyclophosphamide become the drug of choice for lupus nephritis? *Nephrol Dial Transplant* 2009; **24:** 381–4.

非恶性肾病 使用环磷酰胺联合皮质激素可以治疗一些类型的肾小球肾病（第1436页）。肾病综合征的儿童，口服环磷酰胺每日2～3mg/kg，连服8周，联合1个周期的皮质激素疗法治疗，用于复发疾病；静脉注射环磷酰胺，500mg/m²，每月1次，使用6个月同样可大幅度减少复发的风险[1]。在皮质激素疗法中增加环磷酰胺的使用，同样增加了局部肾小球硬化症缓解的希望。口服环磷酰胺有助于膜性肾病患者进展性疾病的稳定[2]，尽管有报道间断的静脉脉冲给药无效[3]。这种疗法通常保留用于疾病严重且病情有足够的进展而有理由使用，但是这种疗法相比于苯丁酸氮芥等其他烷化剂有更好的耐受性[4]。环磷酰胺联合甲泼尼龙用于急进性肾小球肾炎[5]，并被作为积极治疗的一部分用于Goodpasture综合征的肾损伤。一篇系统性综述[6]认为减低剂量的脉冲环磷酰胺对急进性肾小球肾炎有较好的缓解率，但是与持续用药相比复发风险增高。

1. Hodson EM *et al.* Non-corticosteroid treatment for nephrotic syndrome in children. Available in The Cochrane Database of Systematic Reviews; Issue 1. Chichester: John Wiley; 2008 (accessed 20/07/10).
2. Falk RJ, *et al.* Treatment of progressive membranous glomerulopathy: a randomized trial comparing cyclophosphamide and corticosteroids with corticosteroids alone. *Ann Intern Med* 1992; **116:** 438–45.
3. Reichert LJM, *et al.* Preserving renal function in patients with membranous nephropathy: daily oral chlorambucil compared with intermittent monthly pulses of cyclophosphamide. *Ann Intern Med* 1994; **121:** 328–33.
4. Schieppati A, *et al.* Immunosuppressive treatment for idiopathic membranous nephropathy in adults with nephrotic syndrome. Available in The Cochrane Database of Systematic Reviews; Issue 4. Chichester: John Wiley; 2004 (accessed 22/07/09).
5. Bruns FJ, *et al.* Long-term follow-up of aggressively treated idiopathic rapidly progressive glomerulonephritis. *Am J Med* 1989; **86:** 400–6.
6. Walters G, *et al.* Interventions for renal vasculitis in adults. Available in The Cochrane Database of Systematic Reviews; Issue 3. Chichester: John Wiley; 2008 (accessed 22/07/09).

非恶性肝病 环磷酰胺可用于治疗皮质激素和硫唑嘌呤未能有效控制的自身免疫性肝炎的论述，见**慢性活动性肝炎**（第1434页）。

非恶性肺病 环磷酰胺联合皮质激素已用于治疗特发性肺纤维化，见**间质性肺病**（第1438页）。

恶性肿瘤 环磷酰胺是在恶性肿瘤化疗中使用的最广泛药物之一，可在多种恶性肿瘤的治疗发挥其作用，包括妊娠滋养细胞肿瘤（第619页）；非霍奇金淋巴瘤，包括和AIDS相关的淋巴瘤、Burkitt淋巴瘤和蕈样肉芽肿病（第624页、第624页、第624页、第625页）；脑（第627页），乳腺（第628页），肺（第635页），卵巢（第637页）和胸腺（第640页）的恶性肿瘤；多发性骨髓瘤（第626页）；Wilms瘤，神经母细胞瘤和视网膜母细胞瘤（分别见第634页、第641页和第642页）；以及骨肉瘤（第642页）和横纹肌肉瘤（见**软组织肉瘤**，第642页）。环磷酰胺也被用于急性淋巴细胞白血病（第642页）和慢性淋巴细胞白血病（第621页）的治疗。

神经肌肉疾病 环磷酰胺试用于需要使用免疫抑制药但对皮质激素和硫唑嘌呤不耐受或无应答的重症肌无力（第599页）患者。环磷酰胺还试用于多发性硬化（第853页）的治疗方案中，但据报告获益普遍轻微且毒性较大，因此通常被保留用于病情严重对标准治疗耐药的患者。

1. De Feo LG, *et al.* Use of intravenous pulsed cyclophosphamide in severe, generalized myasthenia gravis. *Muscle Nerve* 2002; **26:** 31–6.
2. Drachman DB, *et al.* Treatment of refractory myasthenia: "rebooting" with high-dose cyclophosphamide. *Ann Neurol* 2003; **53:** 29–34.
3. Portaccio E, *et al.* Safety and tolerability of cyclophosphamide 'pulses' in multiple sclerosis: a prospective study in a clinical cohort. *Multiple Sclerosis* 2003; **9:** 446–50.
4. Zephir H, *et al.* Treatment of progressive forms of multiple sclerosis by cyclophosphamide: a cohort study of 490 patients. *J Neurol Sci* 2004; **218:** 73–7.
5. La Mantia L, *et al.* Cyclophosphamide for multiple sclerosis. Available in The Cochrane Database of Systematic Reviews; Issue 1. Chichester: John Wiley; 2007 (accessed 22/04/08).

非恶性眼病 包括环磷酰胺在内的多种免疫抑制药已被用于对耐受剂量皮质激素不应答的巩膜炎和眼葡萄膜炎（见第1444页和第1446页）。

器官和组织移植 大剂量的环磷酰胺常联合白消安或放疗，用于骨髓移植的预处理方案中（见**造血干细胞转移**，第1729页）。还被尝试用于心脏移植（第1730页）后免疫抑制药物疗法的一部分。

百草枯中毒 使用环磷酰胺治疗百草枯中毒的参考文献，见第1930页。

天疱疮和类天疱疮 治疗天疱疮和类天疱疮（第1509页）的发疱症状主要使用皮质激素。使用包括环磷酰胺在内的免疫抑制药配合皮质激素以减少皮质激素的用量[1,2]。有报道环磷酰胺联合皮质激素对于眼黏膜类天疱疮的治疗，虽然不能够完全阻止瘢痕的形成[4]，但仍有一定价值[3]。口服环磷酰胺可替代硫唑嘌呤用于治疗寻常型天疱疮，严重和难治性病例可考虑使用脉冲静脉剂量[5]。较少证据支持环磷酰胺治疗大疱性类天疱疮，只有其他治疗失败或有禁忌时才可考虑使用[6]。然而，口服和静脉用环磷酰胺联合皮质激素可考虑作为严重的或快速进展的黏膜类天疱疮的一线治疗[7]。

1. Pandya AG, Sontheimer RD. Treatment of pemphigus vulgaris with pulse intravenous cyclophosphamide. *Arch Dermatol* 1992; **128:** 1626–30.
2. Itoh T, *et al.* Successful treatment of bullous pemphigoid with pulsed intravenous cyclophosphamide. *Br J Dermatol* 1996; **134:** 931–3.
3. Kirtschig G, *et al.* Interventions for mucous membrane pemphigoid/cicatricial pemphigoid and epidermolysis bullosa acquisita: a systematic literature review. *Arch Dermatol* 2002; **138:** 380–4.
4. Elder MJ, *et al.* Role of cyclophosphamide and high dose steroid in ocular cicatricial pemphigoid. *Br J Ophthalmol* 1995; **79:** 264–6.
5. Harman KE, *et al.* British Association of Dermatologists. Guidelines for the management of pemphigus vulgaris. *Br J Dermatol* 2003; **149:** 926–37. Also available at: http://www.bad.org.uk/Portals/_Bad/Guidelines/Clinical%20Guidelines/Pemphigus%20Vulgaris.pdf (accessed 20/07/10)
6. Wojnarowska F, *et al.* British Association of Dermatologists. Guidelines for the management of bullous pemphigoid. *Br J Dermatol* 2002; **147:** 214–21. Also available at: http://www.bad.org.uk/Portals/_Bad/Guidelines/Clinical%20Guidelines/Bullous%20Pemphigoid.pdf (accessed 20/07/10)
7. Sacher C, Hunzelmann N. Cicatricial pemphigoid (mucous membrane pemphigoid): current and emerging therapeutic approaches. *Am J Clin Dermatol* 2005; **6:** 93–103.

类风湿关节炎 环磷酰胺作为一种缓解病情抗风湿药，用于类风湿关节炎（第12页），通常用于病情严重且对其他药物不应答的患者。它严重的毒性限制了其使用[1]。通过抑制B细胞功能，环磷酰胺对于控制血管炎这类疾病的抗体介导的全身性并发症最有价值[2]。

1. Suarez-Almazor ME, *et al.* Cyclophosphamide for treating rheumatoid arthritis. Available in The Cochrane Database of Systematic Reviews; Issue 4. Chichester: John Wiley; 2000 (accessed 12/05/05).
2. Choy E, Kingsley G. How do second-line agents work? *Br Med Bull* 1995; **51:** 472–92.

结节病 当结节病（见第1443页）需要药物治疗时，通常使用皮质激素。作为二线用药已试用几种细胞毒免疫抑制药，环磷酰胺是其中之一，结果有着不确定性；其毒性限制了使用。

硬皮病 正如第1734页讨论所说，药物治疗对于硬皮病的作用尚未被完全肯定，但对有肺部疾病的患者，环磷酰胺（联合或不联合皮质激素）是否有效尚不清楚。

血管炎综合征 对于系统性血管炎的治疗已考虑使用皮质激素和环磷酰胺。对于结节性多动脉炎（第1441页）和Takayasu大动脉炎（第1445页）中的作用不确定，但Churg-Strauss综合征（第1434页）和显微镜下多脉管炎（第1445页）中，联合治疗的获益以被普遍认可，环磷酰胺是有效治疗韦格纳肉芽肿的主要药物（第1445页）。几种环磷酰胺治疗方案已被使用，据报道结果无显著差异[1]。发现对抗中性粒细胞胞浆抗体相关性血管炎的治疗，脉冲方案（间断性高剂量静脉给药）与每日口服方案同样有效。脉冲方案可以降低环磷酰胺累积剂量，因此不良反应更少[2]。

1. Richmond R, *et al.* Optimisation of cyclophosphamide therapy in systemic vasculitis. *Clin Pharmacokinet* 1998; **34:** 79–90.
2. de Groot K, *et al.* EUVAS (European Vasculitis Study Group). Pulse versus daily oral cyclophosphamide for induction of remission in antineutrophil cytoplasmic antibody-associated vasculitis: a randomized trial. *Ann Intern Med* 2009; **150:** 670–80.

制剂

BP 2010: Cyclophosphamide Injection; Cyclophosphamide Tablets;
USP 33: Cyclophosphamide for Injection; Cyclophosphamide Tablets.

专利制剂

Arg.: Ciclokebir; Endoxan†; ***Austral.:*** Cycloblastin; Endoxan; ***Austria:*** Endoxan; ***Belg.:*** Endoxan; ***Braz.:*** Ciclodrax†; Fosfaseron†; Genuxal; ***Canad.:*** Cytoxan; Procytox; ***Chile:*** Endoxan; Ledoxina; ***Cz.:*** Cytoxan†; Endoxan; ***Denm.:*** Carloxan†; Sendoxan; ***Fin.:*** Sendoxan; ***Fr.:*** Endoxan; ***Ger.:*** Endoxan; ***Gr.:*** Cyclolest; Endoxan; ***Hong Kong:*** Endoxan; ***Hung.:*** Cytoxan†; Endoxan; ***India:*** Cycloxan; Endoxan; Oncophos; ***Indon.:*** Cyclovid; Endoxan; ***Irl.:*** Endoxana; ***Israel:*** Cytophosphan†; Cytoxan†; Endoxan; ***Ital.:*** Endoxan; ***Jpn:*** Endoxan†; ***Malaysia:*** Endoxan†; ***Mex.:*** Cryofaxol; Formitex; Genoxal†; Hidrofosmin; Ledoxina; ***Neth.:*** Endoxan; ***Norw.:*** Sendoxan; ***NZ:*** Cycloblastin; Cytoxan; Endoxan; ***Philipp.:*** Cytoxan; Endoxan†; Ledoxan; Xyclomed; ***Pol.:*** Endoxan; ***Port.:*** Endoxan; ***Rus.:*** Endoxan (Эндоксан); ***S.Afr.:*** Cycloblastin†; Endoxan; ***Singapore:*** Alkyloxan†; Endoxan; ***Spain:*** Genoxal; ***Swed.:*** Sendoxan; ***Switz.:*** Endoxan; ***Thai.:*** Endoxan; Ledoxan; ***Turk.:*** Alkyloxan; Endoxan; ***UK:*** Endoxana†; ***USA:*** Cytoxan†; Neosar†; ***Venez.:*** Biodoxan.

Cytarabine (*BAN*, *USAN*, *rINN*) 阿糖胞苷

Arabinosylcytosine; Ara-C; Citarabin; Citarabina; Citarabinas; Citosina arabinósido; Cytarabin; Cytarabina; Cytarabinum; Cytosine Arabinoside; NSC-63878 (cytarabine hydrochloride); Sitarabin; Sytarabiini; U-19920; U-19920A (cytarabine hydrochloride); WR-28453. 1-β-D-Arabinofuranosylcytosine; 4-Amino-1-β-D-arabinofuranosylpyrimidin-2(1*H*)-one.

Цитарабин

$C_9H_{13}N_3O_5$ = 243.2.

CAS — 147-94-4 (cytarabine); 69-74-9 (cytarabine hydrochloride).

ATC — L01BC01.

ATC Vet — QL01BC01.

UNII — 04079A1RDZ.

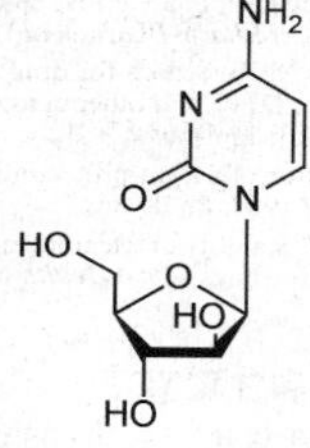

Pharmacopoeias. In *Eur.* (see p.vii), *Int.*, *Jpn*, and *US*.
Chin. includes the hydrochloride.

Ph. Eur. 6.8 (Cytarabine) 白色或类白色，结晶性粉末。易溶于水；极微溶于乙醇和二氯甲烷。贮藏于密闭容器。避光。

USP 33 (Cytarabine) 无臭，白色到灰白色，结晶状粉末。易溶于水；微溶于乙醇和氯仿。避光。

配伍禁忌 虽然文献中已表明阿糖胞苷不可与氟尿嘧啶[1,2]和甲氨蝶呤[2]的溶液配伍，但又研究报道阿糖胞与后者混合后可稳定数小时[3]。

1. McRae MP, King JC. Compatibility of antineoplastic, antibiotic and corticosteroid drugs in intravenous admixtures. *Am J Hosp Pharm* 1976; **33:** 1010–13.
2. D'Arcy PF. Reactions and interactions in handling anticancer drugs. *Drug Intell Clin Pharm* 1983; **17:** 532–8.
3. Cheung Y-W, *et al.* Stability of cytarabine, methotrexate sodium, and hydrocortisone sodium succinate admixtures. *Am J Hosp Pharm* 1984; **41:** 1802–6.

不良反应、处置和注意事项

参见抗肿瘤药总论（第605页、第609页和第611页）。

阿糖胞苷主要的剂量限制性不良反应是骨髓抑制，表现为白细胞减少（尤其是粒细胞减少）、血小板减少和贫血，有时伴随显著的巨幼红细胞改变。在连续输注后骨髓抑制更加明显。白细胞减少为双相，一次剂量后7～9天出现一次最低值，另一次更为严重的最低值出现在15～24天。血小板计数的最低值大约出现在12～15天。通常在之后10天恢复。

可能发生胃肠道功能紊乱：快速给药时恶心和呕吐可能更加剧烈（但有报道输注时其他不良反应会更为严重）。已报告的其他不良反应包括肝功能障碍、肾功能障碍、神经毒性、出血并发症、皮疹、口腔和肛门溃疡、胃肠道出血、食管炎和结膜炎。有报道使用阿糖胞苷6～12h后出现骨骼和肌肉疼痛、发热、不适、结膜炎和皮疹以及类似于流感样的症状，可以用皮质激素治疗或预防。类过敏反应和胰腺炎很少发生。注射部位可能出现局部疼痛、蜂窝织炎和血栓性静脉炎。

脂质体形式的阿糖胞苷鞘内注射通常引起化学性蛛网膜炎，表现为颈部强直或疼痛、恶心、呕吐、头痛和发热。预防性使用地塞米松减少并发症的发生率和严重程度。其他罕见的不良反应包括脑病和局灶性癫痫发作。常规剂型的阿糖胞苷鞘内注射罕见引发严重的脊髓毒性、坏死性脑病、失明和其他的神经毒性。如鞘内给药，应使用不含防腐剂的溶剂稀释。

大剂量治疗出现特别严重的胃肠道和中枢神经系统不良反应，包括胃肠道严重溃疡、囊样积气导致的腹膜炎、坏死性结肠炎和肠坏死、周围神经病变以及大脑与小脑的功能障碍，并伴有人格改变、嗜睡和昏迷。可能存在角膜毒性导致点状角膜炎和出血性结膜炎、败血症、肝脓肿、严重皮疹并导致脱皮、脱发以及包括心包炎和致命的心肌症在内的心脏疾病。可能发生肺毒性，有些时候可能致命。

在动物实验中，阿糖胞苷有致畸性（见下文妊娠）。

除了经常检测的白细胞和血小板计数外，由于存在肿瘤细胞溶解引发高尿酸血症的风险，应该监测血尿酸水平，还应定期评估肾和肝功能。对于肝功能受损的患者，应慎用阿糖胞苷；可能需要减小剂量。

已有综述总结了阿糖胞苷的毒性[1]，标准给药方案出现的主要毒性为骨髓抑制，但出血并发症和胃肠道毒性也是标准剂量下的主要问题。高剂量的方案，神经毒性可能是剂量限制性毒性，接受阿糖胞苷累积剂量$36g/m^2$的患者，6%～10%出现严重、有时不可逆的神经毒性症状。在最高剂量时高达80%的患者可能出现眼毒性。既然阿糖胞苷的毒性多数是剂量相关的，通常低剂量时患者普遍耐受良好，即便是对于老年患者（老年患者对阿糖胞苷更为敏感）。其唯一显著毒性是骨髓抑制。

1. Stentoft J. The toxicity of cytarabine. *Drug Safety* 1990; **5:** 7–27.

对神经系统的影响 虽然有报道，鞘内注射阿糖胞苷出现截瘫[1]（参见**苯甲醇**，第1556页），并且1例患者使用常规静脉剂量的阿糖胞苷出现外周神经病变[2]，大多数阿糖胞苷的神经毒性病例都出现在患者使用大剂量药物的情况下[3～7]。虽然一些病例表现为脱髓鞘性外周神经病变[3,4]，包括的症状有腿部疼痛和脚趾的不自主运动，并对卡马西平的治疗表现出一些应答[3]。大多数研究都特别地报道了一种小脑毒性综合征[5～8]，例如有发音困难、眼球震颤和共济失调的症状。毒性呈剂量相关：在一组患者中[5]，12名接受阿糖胞苷总剂量达到$24g/m^2$的患者中没有一名发生中枢神经系统毒性，19名接受阿糖胞苷总剂量达到$36g/m^2$中有3名发生，12名接受$48g/m^2$有1名，但都没有出现威胁生命或不可逆转的毒性，然而6名接受阿糖胞苷总剂量达到$54g/m^2$（每12h $4.5g/m^2$，连用12次）的患者有4名发生神经毒性，其中一名为致命性，另一名为不可逆毒性。但是有报道一例患者接受阿糖胞苷总剂量只有$36g/m^2$（每12h $3g/m^2$），同样出现了持续的严重小脑毒性[8]。有证据[6]表明年龄超过50岁和近期接受常规剂量阿糖胞苷的患者[7]发生不良反应的风险可能增加。颅内高血压（脑假瘤）少见[9]。5例之前大量鞘内注射脂质体阿糖胞苷的儿童中，有2例可见可能与阿糖胞苷相关的神经系统不良作用[10]。其中1例可能因高剂量甲氨蝶呤引起急性脑病，但阿糖胞苷使其加重。另1例经过6次鞘内注射阿糖胞苷后出现持续的全身性癫痫发作。

1. Saleh MN, *et al.* Intrathecal cytosine arabinoside-induced acute, rapidly reversible paralysis. *Am J Med* 1989; **86:** 729–30.
2. Russell JA, Powles RL. Neuropathy due to cytosine arabinoside. *BMJ* 1974; **4:** 652–3.
3. Malapert D, Degos JD. Jambes douloureuses et orteils instables: neuropathie induite par la cytarabine. *Rev Neurol (Paris)* 1989; **145:** 869–71.
4. Openshaw H, *et al.* Acute polyneuropathy after high dose cytosine arabinoside in patients with leukemia. *Cancer* 1996; **78:** 1899–1905.
5. Lazarus HM, *et al.* Central nervous system toxicity of high-dose systemic cytosine arabinoside. *Cancer* 1981; **48:** 2577–82.
6. Graves T, Hooks MA. Drug-induced toxicities associated with high-dose cytosine arabinoside infusions. *Pharmacotherapy* 1989; **9:** 23–8.
7. Barnett MJ, *et al.* Neurotoxicity of high-dose cytosine arabinoside. *Prog Exp Tumor Res* 1985; **29:** 177–82.
8. Dworkin LA, *et al.* Cerebellar toxicity following high-dose cytosine arabinoside. *J Clin Oncol* 1985; **3:** 613–16.
9. Fort JA, Smith LD. Pseudotumor cerebri secondary to intermediate-dose cytarabine HCl. *Ann Pharmacother* 1999; **33:** 576–8.
10. Benesch M, *et al.* Feasibility and toxicity of intrathecal liposomal cytarabine in 5 children and young adults with refractory neoplastic meningitis. *J Pediatr Hematol Oncol* 2007; **29:** 222–6.

对皮肤的影响 患者在接受中等剂量和大剂量的阿糖胞苷后，手掌和足底出现疼痛和红斑的症状，进而发展成为水疱和脱皮[1～3]。症状类似于手足综合征（第609页），有患者接受不含阿糖胞苷的化疗出现这种症状[4]，但有人认为这两种形式的毒性是不同[5]。有报道使用阿糖胞苷治疗后出现表皮小血管坏死性血管炎[6]和过敏性紫癜[7]。

1. Baer MR, *et al.* Palmar-plantar erythrodysesthesia and cytarabine. *Ann Intern Med* 1985; **102:** 556.
2. Peters WG, Willemze R. Palmar-plantar skin changes and cytarabine. *Ann Intern Med* 1985; **103:** 805.
3. Calista D, Landi C. Cytarabine-induced acral erythema: a localized form of toxic epidermal necrolysis? *J Eur Acad Dermatol Venereol* 1998; **10:** 274–5.
4. Lokich JJ, Moore C. Chemotherapy-associated palmar-plantar erythrodysesthesia syndrome. *Ann Intern Med* 1984; **101:** 798–800.
5. Vogelzang NJ, Ratain MJ. Cancer chemotherapy and skin changes. *Ann Intern Med* 1985; **103:** 303–4.
6. Ahmed I, *et al.* Cytosine arabinoside-induced vasculitis. *Mayo Clin Proc* 1998; **73:** 239–42.
7. Aktas B, *et al.* Severe Henoch-Schönlein purpura induced by cytarabine. *Ann Pharmacother* 2009; **43:** 792–3.

妊娠 虽然有报道，1名妇女在估计受孕时间及受孕4～8周后使用阿糖胞苷，婴儿出现四肢和耳畸形[1]，但是在二十余例妊娠期使用阿糖胞苷的已知案例中，17位婴儿没有发现先天性畸形，5例治疗性流产和1例死胎（先兆子痫毒血症之后）[2]。

1. Wagner VM, *et al.* Congenital abnormalities in baby born to cytarabine treated mother. *Lancet* 1980; **ii:** 98–9.
2. Morgenstern G. Cytarabine in pregnancy. *Lancet* 1980; **ii:** 259.

药物相互作用

抗肿瘤药药物相互作用的总论，见第611页。

抗真菌药 有报道阿糖胞苷可抑制氟胞嘧啶的作用，见第509页。

抗肿瘤药 有报道以前接受过门冬酰胺酶治疗的患者，使用阿糖胞苷出现急性胰腺炎[1]。门冬酰胺酶所致的亚临床症状的胰腺损伤致使胰腺对阿糖胞苷变得敏感。

另有报道患者使用阿糖胞苷和柔红霉素后出现肝功能异常，见**盐酸柔红霉素**项下（第677页）。

有报道在使用氟达拉滨后使用阿糖胞苷使白血病细胞内的阿糖胞苷的浓度增大五倍[2]，产生更好的临床应答率。

1. Altman AJ, *et al.* Acute pancreatitis in association with cytosine arabinoside therapy. *Cancer* 1982; **49:** 1384–6.
2. Avramis VI, *et al.* Pharmacokinetic and pharmacodynamic studies of fludarabine and cytosine arabinoside administered as loading boluses followed by continuous infusions after a phase I/II study in pediatric patients with relapsed leukemias. *Clin Cancer Res* 1998; **4:** 45–52.

药动学

阿糖胞苷在胃肠道会迅速发生脱氨作用，口服无效；口服吸收剂量不到20%。静脉注射后阿糖胞苷迅速从血浆中消失，初始半衰期约为10min；终末消除半衰期的范围为1～3h。阿糖胞苷通过磷酸化转化为活性形式，后者在肝和肾中迅速脱氨，最终变为无活性的1-β-D-阿拉伯呋喃糖尿嘧啶（尿嘧啶阿拉伯糖苷，阿糖尿苷）。阿糖胞苷静脉剂量的大部分24h内从尿中排泄，主要以无活性代谢物的形式，阿糖胞苷原形药物约10%。

静脉注射后，阿糖胞苷有一定的扩散通过血脑屏障，但是，因为CSF中脱氨基酶活性较低，连续静脉输注或鞘内注射在CSF内达到的浓度比血浆中持续的时间更长，终末消除半衰期为3.5h。使用脂质体剂型鞘内给药，终末消除半衰期为100～263h。阿糖胞苷也能通过胎盘。

1. Slevin ML, *et al.* The pharmacokinetics of subcutaneous cytosine arabinoside in patients with acute myelogenous leukaemia. *Br J Clin Pharmacol* 1981; **12:** 507–10.
2. DeAngelis LM, *et al.* Pharmacokinetics of ara-C and ara-U in plasma and CSF after high-dose administration of cytosine arabinoside. *Cancer Chemother Pharmacol* 1992; **29:** 173–7.
3. Hamada A, *et al.* Clinical pharmacokinetics of cytarabine formulations. *Clin Pharmacokinet* 2002; **41:** 705–18.
4. Peyrl A, *et al.* Pharmacokinetics and safety of intrathecal liposomal cytarabine in children aged <3 years. *Clin Pharmacokinet* 2009; **48:** 265–71.
5. Lamba JK. Genetic factors influencing cytarabine therapy. *Pharmacogenomics* 2009; **10:** 1657–74.

用途和用法

阿糖胞苷（嘧啶核苷类似物）是抗代谢类抗肿瘤药，抑制脱氧核糖核酸的合成。特异作用于细胞周期的S期。阿糖胞苷还具有抗病毒和免疫抑制作用。阿糖胞苷是治疗急性髓性白血病（见第626页）的主要药物之一，还可用于急性髓性淋巴细胞白血病（第620页）的巩固治疗方案。阿糖胞苷也用于慢性髓性白血病（第622页）和脊髓发育不良（第622页）（见下文**用法**项下的**低剂量治疗**）。也可用于霍奇金病的补救疗法（第623页），有时也作为复合方案的一部分用于进展性中高度

非霍奇金淋巴瘤（第624页）和脑膜白血病或淋巴瘤。

阿糖胞苷通常静脉给药，也可皮下给药。快速静脉注射而不是缓慢输注，更容易耐受较高剂量的阿糖胞苷，原因是阿糖胞苷清除迅速，但两种注射方法中几乎都没有临床优势的证据。阿糖胞苷（以一个适当的配方）可以鞘内给药治疗白血病性或淋巴瘤性脑膜炎。

为**急性白血病**的诱导缓解，使用了多种剂量方案：$100mg/m^2$ 每日 2 次快速静脉注射，或 $100mg/m^2$ 每日 1 次持续静脉输注，两种方案均共用 7 天，用于急性髓性白血病的联合治疗方案。阿糖胞苷也可单药治疗，$200mg/m^2$ 持续静脉输注 5 天，间隔约 2 周。其他推荐方案包括持续给药方案，即阿糖胞苷每日 2mg/kg，快速静脉注射 10 天，然后如有必要将剂量增加至 4mg/kg 直到治疗反应或毒性作用明显。或者，每日输注 0.5～1mg/kg（大于 1～24h）10 天，然后增加至 2mg/kg 直到出现毒性或缓解。间歇疗法包括每日静注阿糖胞苷 3～5mg/kg，连续 5 天，间隔 2～9 天后重复使用直到出现治疗反应或毒性。

维持治疗，阿糖胞苷 1～1.5mg/kg，静脉或皮下注射，每周 1～2 次。

使用阿糖胞苷高剂量方案治疗难治性非霍奇金**淋巴瘤**，用量高达每 12h $3g/m^2$，直到给药 12 次。须静脉输注大于 1～3h。

治疗脑膜白血病和其他**脑膜肿瘤**时，鞘内注射阿糖胞苷 5～$75mg/m^2$ 或 30～100mg，每 2～7 日 1 次到每日 1 次，4 天或 5 天。用药方案常由中枢神经系统病变类型和严重程度及患者对先前治疗的反应决定。阿糖胞苷的一个常用的鞘内注射方案为 10～$30mg/m^2$，每周 3 次或 $30mg/m^2$，每 4 日 1 次，直到脑脊液结果正常，第二种方案要追加一次剂量。若鞘内注射阿糖胞苷发生系统性毒性，需进行其他治疗更改。在一些国家使用阿糖胞苷脂质体形式鞘内注射，由于其作用持续时间长可减少给药频率：治疗淋巴瘤脑膜炎的推荐剂量为 50mg，鞘内注射，每 2 周 1 次，共 5 次，然后每 4 周 1 次，共 5 次。在脂质体阿糖胞苷鞘内注射开始的那天，应给予口服或静脉使用地塞米松 4mg，每日 2 次，共 5 天。若出现神经毒性，剂量应降至 25mg。若仍持续，应停止脂质体阿糖胞苷治疗。关于此剂型儿童用药的讨论，见下文**儿童用法**。

使用阿糖胞苷治疗期间应定期检测白细胞和血小板计数，若血小板降至 $50000/mm^3$ 以下或多形核粒细胞降至 $1000/mm^3$ 以下时应停止治疗或修改治疗方案。

阿糖胞苷辛烷基磷酸盐（ocfosfate）是可口服阿糖胞苷的活性前体药物，治疗急性和慢性髓性白血病的研究正在进行中。

用法 *鞘内注射* 鞘内注射阿糖胞苷与神经毒性有关（见上文**对神经系统的影响**），部分归因于防腐剂、用量、渗透压和制剂的 pH 值[1]。常用做法是使用无防腐剂的稀释液制备鞘内化疗药，并限制最终溶液的体积，常为 5ml。一项评估[1]阿糖胞苷鞘内溶液（在不同稀释液中）pH 值和渗透压的研究将浓度设置为 2mg/ml、5mg/ml、10mg/ml 和 25mg/ml。渗透压随浓度升高而升高，但仍在脑脊液生理值范围的 10%内。但是 10mg/ml 和 25mg/ml 阿糖胞苷溶液 pH 值高于脑脊液生理 pH 值上限的 10%。

与传统剂型鞘内注射相比，阿糖胞苷脂质体剂型鞘内注射导致药物暴露延长（见上文**药动学**）。在一项随机对照研究中[2]，为继发于淋巴瘤的淋巴瘤脑膜炎患者每 2 周给予一次脂质体剂型，与传统剂型一周 2 次用药相比，前者反应更大，并改善了卡诺夫斯基评分。已有文章对脂质体剂型鞘内注射治疗白血病性或淋巴瘤性脑膜炎进行综述[3,4]。关于儿童使用此剂型的讨论，见下文**儿童用法**。

1. de Lemos ML, *et al.* Evaluation of osmolality and pH of various concentrations of methotrexate, cytarabine, and thiotepa prepared in normal saline, sterile water for injection, and lactated Ringer's solution for intrathecal administration. *J Oncol Pharm Pract* 2009; **15:** 45–52.
2. Glantz MJ, *et al.* Randomized trial of a slow-release versus a standard formulation of cytarabine for the intrathecal treatment of lymphomatous meningitis. *J Clin Oncol* 1999; **17:** 3110–16.
3. Rueda Domínguez A, *et al.* Liposomal cytarabine (DepoCyte) for the treatment of neoplastic meningitis. *Clin Transl Oncol* 2005; **7:** 232–8.
4. Benesch M, Urban C. Liposomal cytarabine for leukemic and lymphomatous meningitis: recent developments. *Expert Opin Pharmacother* 2008; **9:** 301–9.

低剂量治疗 由于先前认为低剂量阿糖胞苷可能诱导白血病细胞的分化和成熟，骨髓增生异常综合征和急性髓性白血病的患者试用低剂量阿糖胞苷进行治疗。虽然大约 20%的骨髓增生异常综合征的患者症状完全缓解，但治疗导致的致死比例类似，且症状缓解没有表现明显的长久性。在这些剂量下骨髓抑制也可能很明显[1]。对急性髓性白血病的老年患者，低剂量阿糖胞苷皮下注射（20mg，每日 2 次，用药 10 天，间隔期 4～6 周）较羟基脲（带或不带维 A 酸）效果更佳。尽管作者认为对这些患者的预后尚不满意，但他们认为低剂量阿糖胞苷治疗可作为一个基线，对照此方案其他有前景的治疗方案可以进行比较[2]。

1. Aul C, Gattermann N. The role of low-dose chemotherapy in myelodysplastic syndrome. *Leuk Res* 1992; **16:** 207–15.
2. Burnett AK, *et al.* The National Cancer Research Institute Haematological Oncology Study Group Adult Leukemia Working Party. A comparison of low-dose cytarabine and hydroxyurea with or without all-trans retinoic acid for acute myeloid leukemia and high-risk myelodysplastic syndrome in patients not considered fit for intensive treatment. *Cancer* 2007; **109:** 1114–24.

儿童用法 阿糖胞苷传统剂型的英国注册药品信息指出，儿童按体重或体表面积比例较成人耐受更高剂量，若要给予一个剂量范围时，儿童应选择较高剂量（见上文**用途和用法**）。

阿糖胞苷脂质体剂型的英国和美国注册药品信息指出还未确立儿童用药的安全性和有效性。建议 3～21 岁患者使用鞘内脂质体阿糖胞苷剂量为 35mg（同时口服或静脉使用地塞米松 150μg/kg，每日 2 次，持续 5 天）[1]。一项试验性研究用以确定此剂型的可行性、安全性和药动学，在 6 例小于 3 岁的患者，与地塞米松合用时此剂型安全，可很好耐受；25mg 鞘内注射的药物暴露与成年人 50mg 和较大儿童 35mg 的剂量相当[2]。

1. Bomgaars L, *et al.* Phase I trial of intrathecal liposomal cytarabine in children with neoplastic meningitis. *J Clin Oncol* 2004; **22:** 3916–21.
2. Peyrl A, *et al.* Pharmacokinetics and safety of intrathecal liposomal cytarabine in children aged <3 years. *Clin Pharmacokinet* 2009; **48:** 265–71.

在肝损伤或肾损伤中的用法 英国注册药品信息认为阿糖胞苷传统剂型在肝损伤患者中应谨慎使用，并建议肝功能差的患者减少剂量，但是没有推荐具体的剂量，对肝功能损害的程度也无定义。肾损伤患者不考虑减少剂量。

美国注册药品信息认为肝损伤或肾损伤患者使用高剂量阿糖胞苷后更可能发生中枢神经系统毒性，此类患者应谨慎使用并减少剂量，没有推荐具体的剂量。

脑白质病 一些无对照组的报告显示[1～3]，继发于 AIDS 或化疗诱导的免疫抑制的进行性多灶性白质脑病患者，静脉或鞘内给予阿糖胞苷后病情有显著改善。然而，一项随机多中心研究[4]显示阿糖胞苷在上述疾病中无效（见**免疫受损患者的感染**，第828页）。其他[5]研究提示，即使鞘内给药也不能运送足量的阿糖胞苷到靶细胞，因此依靠压力直接将阿糖胞苷运送到脑中可能是一种选择。阿糖胞苷也与西多福韦联用[6]。

1. O'Riordan T, *et al.* Progressive multifocal leukoencephalopathy-remission with cytarabine. *J Infect* 1990; **20:** 51–4.
2. Portegies P, *et al.* Response to cytarabine in progressive multifocal leucoencephalopathy in AIDS. *Lancet* 1991; **337:** 680–1.
3. Nicoli F, *et al.* Efficacy of cytarabine in progressive multifocal leucoencephalopathy in AIDS. *Lancet* 1992; **339:** 306.
4. Hall CD, *et al.* Failure of cytarabine in progressive multifocal leukoencephalopathy associated with human immunodeficiency virus infection. *N Engl J Med* 1998; **338:** 1345–51.
5. Levy RM, *et al.* Convection-enhanced intraparenchymal delivery (CEID) of cytosine arabinoside (AraC) for the treatment of HIV-related progressive multifocal leukoencephalopathy (PML). *J Neurovirol* 2001; **7:** 382–5.
6. Terrier B, *et al.* Leucoencéphalite multifocale progressive en dehors du sida: efficacité de l'association cytarabine-cidofovir. *Rev Med Interne* 2007; **28:** 488–91.

制剂

BP 2010: Cytarabine Injection;
USP 33: Cytarabine for Injection.

专利制剂

Arg.: Citagenin; ***Austria:*** Alexan; ARA-cell; DepoCyte; ***Belg.:*** Cyta-Cell†; Cytosar; DepoCyte; ***Braz.:*** Aracytin; Citab†; Citarax; Darbin; Serotabir†; ***Canad.:*** Cytosar; DepoCyt; ***Chile:*** Alexan†; Aracytin; Laracit; ***Cz.:*** Alcysten†; Alexan; Cytosar; DepoCyte; ***Denm.:*** Arabine; DepoCyte; ***Fin.:*** Arabine†; DepoCyte; ***Fr.:*** Aracytine; DepoCyte; ***Ger.:*** Alexan; ARA-cell; DepoCyte; Udicil†; ***Gr.:*** Arace; Aracytin; Citabion; DepoCyte; ***Hong Kong:*** Alexan; Cytosar; ***Hung.:*** Alexan; Cytosar; DepoCyte; ***India:*** Biobin; Cytarine; ***Indon.:*** Cytosar-U†; ***Irl.:*** DepoCyte; ***Israel:*** Alexan; Cytosar; ***Ital.:*** Aracytin; DepoCyte; Erpalfa†; ***Jpn:*** Cylocide; Starasid; ***Malaysia:*** Cytosar-U; ***Mex.:*** Alexan†; Cytosar; Ifarab†; Laracit; Medsara; Novumtrax; ***Neth.:*** Alexan; Cytosar†; DepoCyte; ***Norw.:*** Cytosar†; DepoCyte; ***Philipp.:*** Cytosar-U; Cytox; Leucyt; Tabine; ***Pol.:*** Alexan; Cytosar; DepoCyte; ***Port.:*** ARA-cell; Citaloxan; Cytosar; DepoCyte; ***Rus.:*** Alexan (Алексан); Cytosar (Цитозар); ***S.Afr.:*** Alexan; Cytosar; ***Singapore:*** Cytosar†; ***Spain:*** DepoCyte; ***Swed.:*** Arabine; Cytosar†; DepoCyte; ***Switz.:*** Cytosar; DepoCyte; ***Thai.:*** Alexan; Cytarine; Cytosar; ***Turk.:*** Alexan; ARA-cell; Cytonal; ***UK:*** DepoCyte; ***Ukr.:*** Cytosar (Цитозар); ***USA:*** DepoCyt; ***Venez.:*** Cytosar.

Dacarbazine (*BAN*, *USAN*, *rINN*) 达卡巴嗪

Dacarbazina; Dacarbazinum; Dakarbatsiini; Dakarbazin; DIC; DTIC; Imidazole Carboxamide; NSC-45388; WR-139007. 5-(3,3-Dimethyltriazeno)imidazole-4-carboxamide.

Дакарбазин

$C_6H_{10}N_6O$ = 182.2.

CAS — 4342-03-4 (dacarbazine); 64038-56-8 (dacarbazine citrate).

ATC — L01AX04.

ATC Vet — QL01AX04.

UNII — 7GR28W0FJI.

Pharmacopoeias. In *Eur.* (see p.vii), *Int.*, and *US.*

Ph. Eur. 6. 8（Darcarbazine） 无色或淡黄色，结晶性粉末。微溶于水和无水乙醇；几乎不溶于二氯甲烷。2～8℃贮藏。避光。

USP 33（Darcarbazine） 贮藏于 2～8℃密闭容器中。避光。

配伍禁忌 有报道达卡巴嗪与氢化可的松琥珀酸钠不能配伍，可与氢化可的松磷酸钠相容[1]。有报道称，达卡巴嗪浓溶液（25mg/ml）不能和肝素配伍[2]。

1. Dorr RT. Incompatibilities with parenteral anticancer drugs. *Am J Intravenous Ther* 1979; **6:** 42–52.
2. Nelson RW, *et al.* Visual incompatibility of dacarbazine and heparin. *Am J Hosp Pharm* 1987; **44:** 2028.

稳定性 关于达卡巴嗪溶液的光降解作用的参考文献如下[1～4]。相对人工照明光线和散射日光，达卡巴嗪对阳光直射更为敏感。

1. Stevens MFG, Peatey L. Photodegradation of solutions of the antitumour drug DTIC. *J Pharm Pharmacol* 1978; **30** (suppl): 47P.
2. Horton JK, Stevens MFG. Search for drug interactions between the antitumour agent DTIC and other cytotoxic agents. *J Pharm Pharmacol* 1979; **31** (suppl): 64P.
3. Kirk B. The evaluation of a light-protecting giving set. *Intensive Therapy Clin Monit* 1987; **8:** 78–86.
4. El Aatmani M, *et al.* Stability of dacarbazine in amber glass vials and polyvinyl chloride bags. *Am J Health-Syst Pharm* 2002; **59:** 1351–6.

不良反应、处置和注意事项

参见抗肿瘤药总论，见第605页、第609页和第611页。

达卡巴嗪所致的白细胞和血小板减少通常为中等程度，但也可能很严重。白细胞计数最低值通常出现在一次用药后的 21～25 天。超过 90%的患者在开始用药时会出现食欲减退、恶心和呕吐，但在反复用药后产生耐受。发生较少的不良反应包括腹泻、皮肤反应、脱发、流感样症状、面部潮红和感觉异常、头痛、视物模糊、癫痫发作，肝毒性少见但有可能致命。注射部位可能出现局部疼痛；外渗造成疼痛和组织损伤。偶尔发生过敏反应。

在肝肾损伤的情况下使用达卡巴嗪须谨慎，并考虑减少剂量。在治疗期间需要进行血液学监测。达卡巴嗪具有潜在的致癌性、致突变性和致畸性。

对膀胱的影响 有报道[1]称在使用达卡巴嗪治疗黑色素瘤的过程中导致了出血性膀胱炎。在完成 3 个周期的达卡巴嗪单药化疗后的第 2 周，患者出现了严重的血尿，其膀胱壁出现炎症和水肿。生理盐水灌洗膀胱配合口服与静脉水化对症治疗病情缓解。随后出现的两次短暂的血尿自行消退。

1. Mohammadianpanah M, *et al.* Hemorrhagic cystitis in a patient receiving conventional doses of dacarbazine for metastatic malignant melanoma: case report and review of the literature. *Clin Ther* 2007; **29:** 1161–5.

对肝脏的影响 达卡巴嗪可能导致致命性肝血管毒性，由肝静脉血栓、坏死和大范围出血所致[1]。由于这些反应通常出现在达卡巴嗪的第 2 个疗程中，有人认为是由免疫介导的，早期使用皮质激素治疗只有少数患者存活的病例报道[2]。其他的肝不良反应[3]包括无炎症的坏死、肉芽肿性肝炎和达卡巴嗪第 1 个疗程出现急性中毒性肝炎。形态学研究提示达卡巴嗪可能对肝细胞的微丝状细胞骨架（microfilamentous cytoskeleton）产生了毒性作用[3]。

1. Ceci G, *et al.* Fatal hepatic vascular toxicity of DTIC: is it really a rare event? *Cancer* 1988; **61:** 1988–91.
2. Herishanu Y, *et al.* The role of glucocorticoids in the treatment of fulminant hepatitis induced by dacarbazine. *Anticancer Drugs* 2002; **13:** 177–9.
3. Dancygier H, *et al.* Dacarbazine (DTIC)-induced human liver injury. *Gut* 1982; **23:** A447.

管理 达卡巴嗪具有刺激性；避免同皮肤和黏膜接触。

药物相互作用

参见抗肿瘤药总论的药物相互作用，见第611页。

左旋多巴 有报道达卡巴嗪降低了左旋多巴的作用，见**抗肿瘤药**（第778页）。

药动学

达卡巴嗪由胃肠道吸收较差。静脉注射后迅速分布，初始血浆半衰期约为 20min；报道其终末半衰期约为 5h。表观分布容积大于身体体液含量，提示达卡巴嗪聚集在身体某些组织中，可能主要是肝脏。只有约 5%与血浆蛋白结合。达卡巴嗪可有限地通过血脑屏障。CSF 中浓度约为血浆的 14%。达卡巴嗪在肝内经细胞色素 P450 同工酶 CYP1A2 和 CYP2E1（组织中可能为 CYP1A11）代谢后成为活性代谢物 5-(3-甲基-1-三氮烯）咪唑-4-甲酰胺（MTIC），然后自发分解，主要代谢物 5-氨基咪唑-4-甲酰胺（AIC）。一次剂量的一半左右以原形由肾小管分泌出后经尿排泄。

用途和用法

达卡巴嗪是细胞周期非特异性抗肿瘤药，在肝脏中活化后功能类似于烷化剂。达卡巴嗪主要用于转移性恶性黑色素瘤（第639页）。还可用于霍奇金病的患者（第623页），特别是联合使用多柔比星、博来霉素和长春碱（ABVD）。达卡巴嗪和其他药物联用治疗软组织肉瘤（第642页），还可用于神经母细胞瘤（第641页）、卡波西肉瘤（第642页）和其他肿瘤。

达卡巴嗪静脉给药。注射 1min 以上。复溶的溶液可用 300ml 5%葡萄糖或 0.9%氯化钠进一步稀释，输注 15～30min 以上，输注剂量为 200mg/m² 或以上。

达卡巴嗪注册用法单药用于**转移性黑素瘤**的治疗，每日 2～4.5mg/kg，连用 10 天，间隔 4 周重复 1 次；或者每日 200～250mg/m²，连用 5 天，间隔 3 周重复 1 次；还可以间隔 3 周以 850mg/m² 的剂量静脉输注。治疗**霍奇金病**，每日 150mg/m²，连用 5 天，每 4 周重复 1 次；或 375mg/m²，每 15 天 1 次，联合其他药物使用。治疗**软组织肉瘤**，达卡巴嗪每日 250mg/m²，连用 5 天，每 3 周重复 1 次。通常和多柔比星联合使用。

1. D'Incan M, Souteyrand P. Dacarbazine (Déticène®). *Ann Dermatol Venereol* 2001; **128:** 517–25.
2. Eggermont AMM, Kirkwood JM. Re-evaluating the role of dacarbazine in metastatic melanoma: what have we learned in 30 years? *Eur J Cancer* 2004; **40:** 1825–36.

制剂

BP 2010: Dacarbazine Injection;
USP 33: Dacarbazine for Injection.

专利制剂

Arg.: Deticene†; Oncocarbil; ***Austral.:*** DTIC†; ***Austria:*** DTIC-Dome†; ***Braz.:*** Asercit†; Baxcarbas; Dacarb; Evodazin; ***Chile:*** Deticene; ***Fin.:*** Dacatic; ***Fr.:*** Deticene; ***Ger.:*** Detimedac; ***Gr.:*** Dacarbion; Deticene; ***India:*** Dacarin; Decarb; ***Israel:*** Deticene; ***Ital.:*** Deticene†; ***Malaysia:*** DTI†; ***Mex.:*** Detilem; Ifadac†; ***Neth.:*** Deticene; ***Philipp.:*** Duticin; ***Port.:*** Deticene; Fauldetic; ***S.Afr.:*** DTIC-Dome; ***Swed.:*** DTIC†; ***Switz.:*** Dacin; DTIC†; ***Turk.:*** Deticene; ***UK:*** DTIC-Dome†; ***USA:*** DTIC-Dome.

Dactinomycin (*BAN*, *USAN*, *rINN*) 放线菌素 D

Actinomicina D; Actinomycin C_1; Actinomycin D; Dactinomicina; Dactinomycine; Dactinomycinum; Daktinomisin; Daktinomycin; Daktinomysiini; Daktynomycyna; Meractinomycin; NSC-3053. $N^{2.1}$,$N^{2'.1'}$-(2-Amino-4,6-dimethyl-3-oxo-3*H*-phenoxazine-1,9-diyldicarbonyl)bis[threonyl-D-valylprolyl(*N*-methylglycyl)(*N*-methylvaline) 1.5–3.1-lactone].

Дактиномицин

$C_{62}H_{86}N_{12}O_{16}$ = 1255.4.
CAS — 50-76-0.
ATC — L01DA01.
ATC Vet — QL01DA01.
UNII — 1CC1JFE158.

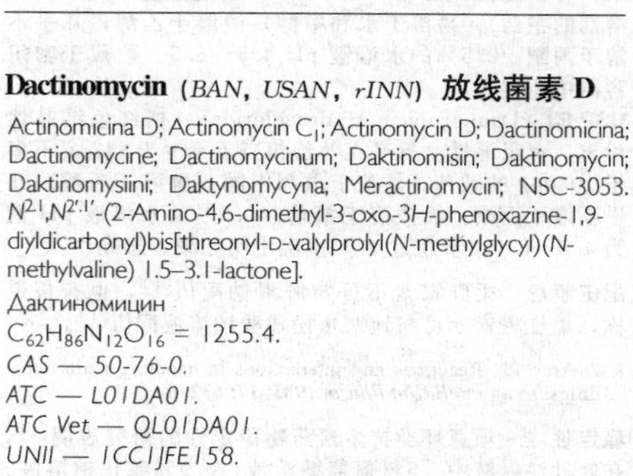

性状 放线菌素 D 是一种抗肿瘤抗生素，由 *Streptomyces parvulus* 和其他种类的链霉菌产生。

放线菌素 C（actinomyan C；HBF-386；NSC-18268）是放线菌素 D（10%）、放线菌素 C_2（45%）和放线菌素 C_3（45%）的混合物，由 *Streptomyces chrysomallus* 所产生。

Pharmacopoeias. In *Chin.*, *Int.*, *Jpn*, *Pol.*, and *US*.

USP 33（Dactinomycin） 鲜红色、微弱吸湿性的结晶性粉末，对光线和加热不稳定。效价强度以干燥物计不低于 950μg/mg，不高于 1030μg/mg。在 10℃时可溶于水，在 37℃时微溶于水；易溶于乙醇；极微溶于乙醚。贮藏于不高于 40℃的密闭容器中。避光。

吸收 放线菌素 D 可与纤维素酯过滤器结合[1]，应避免使用此类过滤器[2]。虽然有研究认为玻璃或塑料可能吸收很大一部分药量[3]，但也有报道放线菌素 D 可以置于玻璃和 PVC 输液容器中[4]，推荐注射到快速静脉输液通路中，见下文**用途和用法**。

1. Kanke M, *et al.* Binding of selected drugs to a "treated" inline filter. *Am J Hosp Pharm* 1983; **40:** 1323–8.
2. D'Arcy PF. Reactions and interactions in handling anticancer drugs. *Drug Intell Clin Pharm* 1983; **17:** 532–8.
3. Rapp RP, *et al.* Guidelines for the administration of commonly-used intravenous drugs—1984 update. *Drug Intell Clin Pharm* 1984; **18:** 218–32.
4. Benvenuto JA, *et al.* Stability and compatibility of antitumor agents in glass and plastic containers. *Am J Hosp Pharm* 1981; **38:** 1914–18.

不良反应、处置和注意事项

参见抗肿瘤药总论（第605页、第609页和第611页）。

除了恶心和呕吐外，其他的不良反应通常延迟发生，开始于 1 个疗程结束后的 2～4 天，1～2 周后最为严重。有致死事件发生。血液学和胃肠道不良反应（尤其是口腔炎和腹泻）可能是剂量限制性。骨髓抑制出现在治疗后的 1～7 天，首先表现为血小板减少；血小板和白细胞计数最低值常出现在 14～21 天内，在21～25 天恢复。其他不良反应包括口腔和胃肠道不良反应，如唇炎、食管炎、胃肠溃疡和直肠炎；发热、不适、低钙血症、红斑、肌痛、脱发、肺炎和肝肾异常。有报道称出现肝毒性，包括致命性肝衰竭；静脉闭塞病（主要出现在肝）可能致命，对于不满 2 周岁的儿童尤为如此。有过敏反应发生。放线菌素 D 具有很强的刺激性，外渗将造成严重组织损伤。

放线菌素 D 加强放疗的作用，使用大剂量可能带来严重反应。先前受辐射部位皮肤可能发生红斑和色素沉淀。放疗同时使用放线菌素 D 的患者第二种原发性肿瘤的发病率增加。

水痘或带状疱疹的患者不可使用放线菌素 D，否则可能导致严重甚至致命的系统性疾病。不满 1 岁的婴儿最好避免使用该药物，有报道这些患儿对放线菌素 D 的毒性极其敏感。用药期间应经常监测血细胞计数和肝肾功能。

对肝脏的影响 剂量低于 50μg/kg 或 1.5mg/m² 左右的放线菌素 D 脉冲给药（每 3 周或 6 周 1 次）一般不会造成难以承受的肝毒性[1]，但 Wilms 瘤的儿童单剂量使用放线菌素 D，60μg/kg（约 1.8mg/m²）每 3 周 1 次，严重肝毒性的发生率较高[2]；剂量降低到每 3 周 45μg/kg，严重肝毒性的发生率降低到和标准方案（即每日 15μg/kg 连用 5 天[3]）相近。其他患者没有出现 60μg/kg 剂量的肝毒性的发生率会如此之高（尽管有时会导致肝酶值上升），但这种情况下高剂量放线菌素 D 每 6 周才给药 1 次[4]。总体来说，对先前有肝细胞损害，包括腹部辐射或近期有过氟烷麻醉经历的儿童使用放线菌素 D 应十分谨慎[1]。

偶见可逆性静脉闭塞病，尤其是出现在给予放线菌素 D 和长春新碱的 Wilms 瘤患儿中。一篇文献综述[5]指出右侧 Wilms 瘤的患者发生可逆性静脉闭塞病极为显著，可能是肿瘤影响肝静脉血流，使得肝脏对放线菌素 D 更为敏感。一项研究[6]发现用药患者年龄小于 1 岁为出现肝毒性的重大风险因素。一项对于横纹肌肉瘤患儿给予放线菌素 D、长春新碱和环磷酰胺治疗的研究也表明低龄（小于 3 岁）出现严重肝毒性的风险更大[7]。美国注册药品信息声称使用放线菌素 D 造成的静脉闭塞病（主要在肝）可能致命，对于不满 2 岁的儿童尤为如此。

1. Pritchard J, *et al.* Hepatotoxicity of actinomycin-D. *Lancet* 1989; **i:** 168.
2. D'Angio GJ. Hepatotoxicity with actinomycin D. *Lancet* 1987; **ii:** 104.
3. D'Angio GJ. Hepatotoxicity and actinomycin D. *Lancet* 1990; **335:** 1290.
4. de Camargo B. Hepatotoxicity and actinomycin D. *Lancet* 1990; **335:** 1290.
5. Tornesello A, *et al.* Veno-occlusive disease of the liver in right-sided Wilms' tumours. *Eur J Cancer* 1998; **34:** 1220–3.
6. Bisogno G, *et al.* Veno-occlusive disease of the liver in children treated for Wilms tumor. *Med Pediatr Oncol* 1997; **29:** 245–51.
7. Arndt C, *et al.* Age is a risk factor for chemotherapy-induced hepatopathy with vincristine, dactinomycin, and cyclophosphamide. *J Clin Oncol* 2004; **22:** 1894–1901. Correction [dosage error]. *ibid.*; 3434.

管理 放线菌素 D 有刺激性；避免同皮肤和黏膜接触。

药物相互作用

参见抗肿瘤药总论的药物相互作用，见第611页。

药动学

放线菌素 D 经静脉注射后体内迅速分布，在骨髓和有核细胞中的浓度较高。代谢低，缓慢从尿液和胆汁中排出。有报道终末血浆半衰期为 36h 左右。不可通过血脑屏障，但可通过胎盘屏障。

儿童用药 一项研究发现[1]，年龄 1～20 岁的 31 名患者，放线菌素 D 静脉给药 0.7～1.5mg/m²，结果显示放线菌素 D 的药动学变化较大，但可以用 3 室模型描述。血浆峰浓度由 3.2ng/ml 变化到 99.2ng/ml，且血浆峰浓度和暴露均与体重呈反比。有证据表明暴露导致严重的毒性反应，年轻的患者基于体表面积计算用药方案可能存在更高的风险；相反，对老年患者用量不超过 2mg 可能造成剂量不足。

有证据表明年轻患者使用放线菌素 D 肝毒性更大，见上文**对肝脏的影响**。

1. Veal GJ, *et al.* Pharmacokinetics of dactinomycin in a pediatric patient population: a United Kingdom Children's Cancer Study Group Study. *Clin Cancer Res* 2005; **11:** 5893–9.

用途和用法

放线菌素 D 是毒性较大的抗肿瘤抗生素，可抑制细胞增殖，是非细胞周期性特异性药物，同 DNA 形成稳定复合物，干扰 DNA 依赖的 RNA 合成。可能增强放疗的细胞毒性作用（见上文**不良反应**）。放线菌素 D 也有免疫抑制作用。

通常联合其他药物或放疗用于治疗：Wilms 瘤（第634页）、妊娠期滋养细胞肿瘤（第619页）、非精原细胞睾丸癌（第640页）以及包括横纹肌肉瘤（见**软组织肿瘤**，第642页）和 Ewing 肉瘤（见**骨肉瘤**，第642页）在内的肉瘤。

治疗 Wilms 瘤、儿童横纹肌肉瘤或 Ewing 肉瘤的联合方案中，放线菌素 D 静脉给药每日 15μg/kg，连用 5 天。对于成人，治疗妊娠滋养细胞肿瘤：单药使用，每日 12μg/kg，连用 5 天；或者联合化疗时，在第 1 天和第 2 天使用 500μg。转移性非精原细胞睾丸癌的联合化疗中，第 1 天使用 1mg/m²。成人和儿童的剂量强度不应超过每日 15μg/kg 或者 400～600μg/m²，连用 5 天，2 周为 1 个周期。联合化疗或放疗中需要使用更低的剂量。局部灌注给药允许使用较高的剂量放线菌素 D，对于单个下肢或骨盆，建议使用 50μg/kg，上肢使用 35μg/kg。

应非常注意避免外渗，并且首选使用快速静脉输液通路输注。应经常检测血小板和白细胞计数以检测骨髓抑制；如其中任何一项计数显著下降应停药直到恢复，一般需要 3 周时间（见**骨髓抑制**，第609页）。

儿童用法 放线菌素 D 用于治疗儿童恶性肿瘤的概要见上文**用途和用法**。放线菌素 D 在儿童中的药动学，见上文**药动学**项下。

制剂

USP 33: Dactinomycin for Injection.

专利制剂

Arg.: Cosmegen; ***Austral.:*** Cosmegen; ***Austria:*** Cosmegen; ***Belg.:*** Lyovac Cosmegen; ***Braz.:*** Cosmegen; ***Canad.:*** Cosmegen; ***Fin.:*** Cosmegen; ***Fr.:*** Cosmegen†; ***Ger.:*** Lyovac Cosmegen†; ***Gr.:*** Cosmegen; ***Hong Kong:*** Cosmegen; ***India:*** Dacmozen; ***Irl.:*** Cosmegen; ***Ital.:*** Cosmegen†; ***Malaysia:*** Cosmegen†; ***Mex.:*** Ac-De; Cosmegen; ***Neth.:*** Lyovac Cosmegen; ***Norw.:*** Cosmegen; ***NZ:*** Cosmegen; ***Philipp.:*** Cosmegen†; Trepar; ***Singapore:*** Cosmegen; ***Swed.:*** Cosmegen; ***Switz.:*** Cosmegen; ***Thai.:*** Cosmegen†; Lyovac Cosmegen†; ***Turk.:*** Cosmegen; ***UK:*** Cosmegen; ***USA:*** Cosmegen.

Dasatinib (*USAN*, *rINN*) 达沙替尼

BMS-354825; Dasatinibum. *N*-(2-Chloro-6-methylphenyl)-2-({6-[4-(2-hydroxyethyl)-1-piperazinyl]-2-methyl-4-pyrimidinyl}amino)-5-thiazolecarboxamide.

Дазатиниб

$C_{22}H_{26}ClN_7O_2S$ = 488.0.
CAS — 302962-49-8.
ATC — L01XE06.
ATC Vet — QL01XE06.
UNII — RBZ1571X5H (dasatinib); X78UG0A0RN (anhydrous dasatinib).

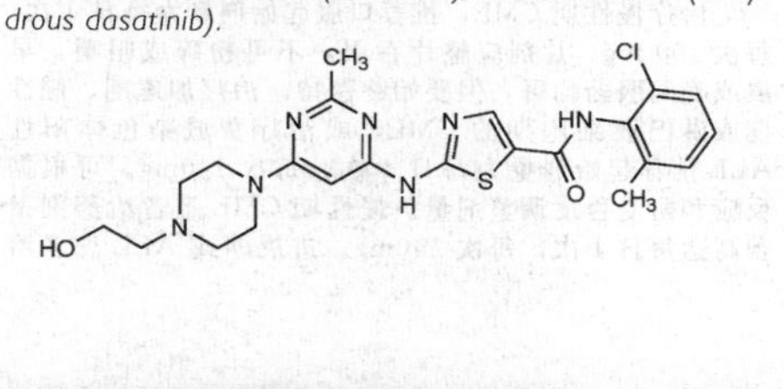

不良反应、处置和注意事项

达沙替尼的最常见不良反应包括液体潴留、胃肠道功能紊乱和胃肠道出血。体液潴留可能严重，可导致胸水、心包积液、肺水肿和腹水。严重的 CNS 出血，有报道称可导致死亡。若出现胃肠道出血则应中断治疗，输血。晚期慢性髓性白血病（CML）患者的骨髓抑制更频繁，表现为中性粒细胞减少、血小板减少和贫血。相比于慢性期患者，急性成淋巴细胞白血病患者更易出现骨髓抑制。中断给药和（或）减少剂量通常可使骨髓抑制症状得到缓解，但可能需要停止治疗。有报道称用药后出现发热性中性粒细胞减少。慢性期的 CML 患者每日给药 2 次比每日给药 1 次更易出现骨髓抑制和体液潴留。其他不良反应有头痛、发热、肌肉与骨骼疼痛、疲劳、皮疹、呼吸困难、咳嗽、头晕、胸痛、神经病、寒战和瘙痒。有报道称用药后出现感染，如肺炎。可能导致心衰和心律失常。达沙替尼可能延长 QT 间期，因此对于有此风险的患者如低血钾、低血镁，进行抗心律失常治疗或累积大剂量使用蒽环类药物的患者，应谨慎使用达沙替尼。

对皮肤的影响 有报道称使用达沙替尼后出现脂膜炎，停药后症状消失。一位患者，联合泼尼松重新开始达沙替尼治疗，脂膜炎没有复发。而另一位患者重新开始治疗后再次出现了皮疹[1]，对皮质激素不敏感。

1. Assouline S, *et al.* Panniculitis during dasatinib therapy for imatinib-resistant chronic myelogenous leukemia. *N Engl J Med* 2006; **354:** 2623–4.

狼疮 一位慢性髓性白血病患者开始达沙替尼治疗 3 个月后出现关节痛和疲劳。症状恶化，怀疑可能是药物引起的狼疮。在达沙替尼开始治疗后的 9 个月停药。随即发热、关节痛、疲劳、肝脾大、胸膜心包渗液等症状在 1 个月内全部消失。建议在开始达沙替尼治疗前，进行自身抗体筛查，从而对出现达沙替尼相关的自身免疫性疾病做出风险评估[1]。

1. Rea D, *et al.* Dasatinib-induced lupus. *Lancet* 2008; **372:** 713–14.

药物相互作用

达沙替尼由细胞色素 P450 同工酶 CYP3A4 代谢，凡是对该酶有抑制作用的药物，如唑类抗真菌药、大环内酯类抗菌药、HIV 蛋白抑制药和萘法唑酮，均能增加达沙替尼的血药浓度。同样，CYP3A4 诱导剂（如卡马西平、地塞米松、苯巴比妥、苯妥英和利福平）可降低达沙替尼的血药浓度。若必须和上述药物联合使用，则应对达沙替尼剂量做出调整（见**用途和用法**）。圣约翰草对达沙替尼血药浓度的降低无法预测，类似的药物不应联合使用。

达沙替尼是细胞色素 P450 同工酶 CYP3A4 的底物，可改变该酶其他底物药物的血药浓度。

既然达沙替尼的溶解度取决于 pH，则应避免与抗酸药共同使用。若必须使用抗酸药，可在达沙替尼给药前或给药后至少 2h 服用。同样应避免与 H_2 受体拮抗药（如法莫替丁）或质子泵抑制药（如奥美拉唑）共同使用，因为对胃酸分泌的长期抑制可能降低达沙替尼的暴露。

1. Eley T, *et al.* Phase I study of the effect of gastric acid pH modulators on the bioavailability of oral dasatinib in healthy subjects. *J Clin Pharmacol* 2009; **49:** 700–9.

药动学

达沙替尼口服给药后 0.5～6h 出现血浆浓度峰值。其终末半衰期约为 5h。摄入高脂肪性食物可增加达沙替尼吸收，但其影响不具有临床意义。达沙替尼在体内广泛分布并代谢。主要经细胞色素 P450 同工酶 CYP3A4 代谢为活性代谢物。达沙替尼和其活性代谢物的血浆蛋白结合率分别约为 96% 和 93%。主要经粪便消除；约 4%由尿液排出。

用途和用法

达沙替尼为多种酪氨酸激酶抑制剂，其中包括 BCR-ABL（费城染色体）和 SRC 家族酪氨酸激酶。用于对以往治疗包括伊马替尼出现抵抗或不耐受的各阶段的慢性髓性白血病（CML；见第622页）成年患者。也可用于对先前治疗抵抗或不耐受的费城染色体阳性急性淋巴细胞性白血病（ALL；见第620页）成年患者。

治疗慢性期 CML，推荐口服起始剂量为每日 1 次，每次 100 mg。片剂应整片吞服，不可粉碎或咀嚼，早晨或晚间服药均可，但要始终保持。治疗加速期，髓性期或淋巴胚细胞期的 CML，或治疗费城染色体阳性 ALL 推荐起始剂量为每日 1 次，每次 140mg。可根据反应和耐受程度调整剂量。慢性期 CML 患者给药剂量曾高达每日 1 次，每次 140mg。进展期或 ALL 患者给药剂量高达每日 1 次，每次 180mg。持续治疗，直到病情出现进展或发生难以接受的毒性反应。

出现毒性反应时的剂量调整，见下文**后续周期的用法**。

如果无法避免与细胞色素 P450 同工酶 CYP3A4 的抑制剂或诱导剂同时使用，给药剂量须作出调整。

- 在同时使用 CYP3A4 强诱导剂时，应考虑增加达沙替尼的剂量，并对患者进行毒性监测。
- 在同时使用 CYP3A4 强抑制剂时，患者原本每日服药 100mg 应降至每日 20mg，原本每日服药 140mg 应降至每日 40mg。如果仍然不能耐受，则应停止这两种药物的同时使用。如果停止使用 CYP3A4 抑制剂，应在一周清洗期后，再增加达沙替尼的剂量。

1. Talpaz M, *et al.* Dasatinib in imatinib-resistant Philadelphia chromosome-positive leukemias. *N Engl J Med* 2006; **354:** 2531–41.
2. Hochhaus A, *et al.* Dasatinib induces notable hematologic and cytogenetic responses in chronic-phase chronic myeloid leukemia after failure of imatinib therapy. *Blood* 2007; **109:** 2303–9. Correction. *ibid.*; **110:** 1438.
3. Cortes J, *et al.* Dasatinib induces complete hematologic and cytogenetic responses in patients with imatinib-resistant or -intolerant chronic myeloid leukemia in blast crisis. *Blood* 2007; **109:** 3207–13.
4. Guilhot F, *et al.* Dasatinib induces significant hematologic and cytogenetic responses in patients with imatinib-resistant or -intolerant chronic myeloid leukemia in accelerated phase. *Blood* 2007; **109:** 4143–50.
5. Ottmann O, *et al.* Dasatinib induces rapid hematologic and cytogenetic responses in adult patients with Philadelphia chromosome positive acute lymphoblastic leukemia with resistance or intolerance to imatinib: interim results of a phase 2 study. *Blood* 2007; **110:** 2309–15.
6. Anonymous. Dasatinib (Sprycel) for CML and Ph+ALL. *Med Lett Drugs Ther* 2007; **49:** 6–7.
7. Olivieri A, Manzione L. Dasatinib: a new step in molecular target therapy. *Ann Oncol* 2007; **18** (suppl): vi42–vi46.
8. Keam SJ. Dasatinib: in chronic myeloid leukemia and Philadelphia chromosome-positive acute lymphoblastic leukemia. *BioDrugs* 2008; **22:** 59–69.
9. Tyler T. Once-daily dasatinib for treatment of patients with chronic myeloid leukemia. *Ann Pharmacother* 2009; **43:** 920–7.
10. Cortes JE, *et al.* Results of dasatinib therapy in patients with early chronic-phase chronic myeloid leukemia. *J Clin Oncol* 2010; **28:** 398–404.
11. Lindauer M, Hochhaus A. Dasatinib. *Recent Results Cancer Res* 2010; **184:** 83–102.
12. Kim LC, *et al.* Dasatinib in solid tumors. *Expert Opin Invest Drugs* 2010; **19:** 415–25.

后续周期的用法 达沙替尼的注册药品信息推荐，对于出现显著血液学毒性或其他毒性的患者应调整口服给药剂量。

对于慢性期 CML 患者起始剂量为每日 100mg，如果中性粒细胞计数低于 500 个/mm^3，应停药直到中性粒细胞计数恢复到不低于 1000 个/mm^3。类似地，如果血小板计数低于 50000 个/mm^3，应停药直到超过这一数值。若血细胞计数在 7 天之内恢复，可按之前给药剂量继续治疗。若中性粒细胞计数下降再次发生超过 7 天，或血小板计数下降至极限（低于 25000 个/mm^3），治疗必须再次停止，即便恢复也应按每日 80mg 低剂量给药。一旦上述情况再次发生，立即停止治疗。

类似地，对于加速期、胚细胞期 CML 患者或费城染色体阳性的急性成淋巴细胞白血病患者，初始剂量每日 140mg。如果患者中性粒细胞计数低于 500 个/mm^3 或血小板计数低于 10000 个/mm^3（患者所发生的血细胞减少与该病症无关），应停止治疗，直到中性粒细胞计数和血小板计数恢复到上述数值的 2 倍。首次出现血细胞减少后，恢复治疗可按初始剂量继续治疗，再次出现血细胞减少恢复治疗每日给药剂量降为 100 mg，第三次出现降为 80 mg。

如果出现严重的非血液性毒性，也应停止治疗。即便毒性缓解后，也仅能以更低的剂量恢复治疗。

制剂

专利制剂

Arg.: Sprycel; **Austral.:** Sprycel; **Austria:** Sprycel; **Belg.:** Sprycel; **Canad.:** Sprycel; **Chile:** Sprycel; **Cz.:** Sprycel; **Denm.:** Sprycel; **Fr.:** Sprycel; **Ger.:** Sprycel; **Gr.:** Sprycel; **Hong Kong:** Sprycel; **Hung.:** Sprycel; **Indon.:** Sprycel; **Irl.:** Sprycel; **Ital.:** Sprycel; **Malaysia:** Sprycel; **Neth.:** Sprycel; **Norw.:** Sprycel; **NZ:** Sprycel; **Pol.:** Sprycel; **Port.:** Sprycel; **Rus.:** Sprycel (Спрайсел); **S.Afr.:** Sprycel; **Singapore:** Sprycel; **Spain:** Sprycel; **Swed.:** Sprycel; **Switz.:** Sprycel; **Turk.:** Sprycel; **UK:** Sprycel; **USA:** Sprycel.

Daunorubicin (*BAN*, *rINN*) 柔红霉素

Daunomycin; Daunorubicina; Daunorubicine; Daunorubicinum; Daunorubisiini; FI-6339; RP-13057; Rubidomicina; Rubidomycin. (1*S*,3*S*)-3-Acetyl-1,2,3,4,6,11-hexahydro-3,5,12-trihydroxy-10-methoxy-6,11-dioxonaphthacen-1-yl 3-amino-2,3,6-trideoxy-α-L-*lyxo*-hexopyranoside.

Даунорубицин

$C_{27}H_{29}NO_{10}$ = 527.5.

CAS — 20830-81-3.

ATC — L01DB02.

ATC Vet — QL01DB02.

UNII — ZS7284E0ZP.

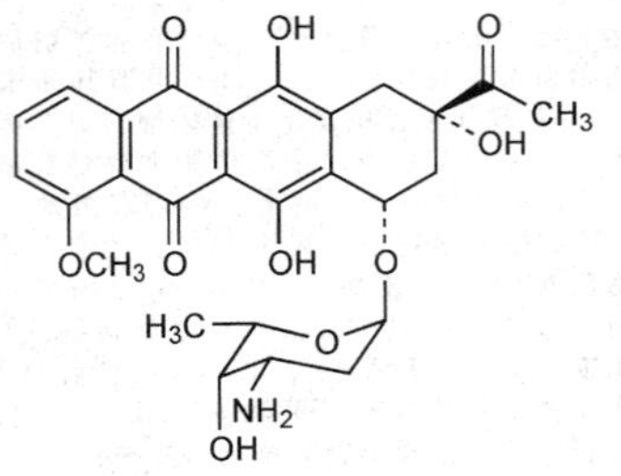

Daunorubicin Citrate (*BANM*, *rINNM*) 枸橼酸柔红霉素

Citrato de daunorubicina; Daunorubicine, Citrate de; Daunorubicini Citras.

Даунорубицина Цитрат

ATC — L01DB02.

UNII — 5L84T2Z6NP.

Daunorubicin Hydrochloride (*BANM*, *USAN*, *rINNM*) 盐酸柔红霉素

Cloridrato de Daunorrubicina; Daunomycin Hydrochloride; Daunoribisin Hidroklorür; Daunorubicin hydrochlorid; Daunorubicine, chlorhydrate de; Daunorubicin-hidroklorid; Daunorubicinhydroklorid; Daunorubicini hydrochloridum; Daunorubicino hidrochloridas; Daunorubisiinihydrokloridi; FI-6339 (daunorubicin); Hidrocloruro de daunorubicina; NDC-0082-4155; NSC-82151; RP-13057 (daunorubicin); Rubidomycin Hydrochloride. (1*S*,3*S*)-3-Acetyl-1,2,3,4,6,11-hexahydro-3,5,12-trihydroxy-10-methoxy-6,11-dioxonaphthacen-1-yl 3-amino-2,3,6-trideoxy-α-L-*lyxo*-pyranoside hydrochloride; (8*S*-*cis*)-8-Acetyl-10-[(3-amino-2,3,6-trideoxy-α-L-*lyxo*-hexopyranosyl)]oxy-7,8,9,10-tetrahydro-6,8,11-trihydroxy-1-methoxy-5,12-naphthacenedione hydrochloride.

Даунорубицина Гидрохлорид

$C_{27}H_{29}NO_{10}$,HCl = 564.0.

CAS — 23541-50-6.

ATC — L01DB02.

ATC Vet — QL01DB02.

UNII — UD984I04LZ.

Pharmacopoeias. In *Chin., Eur.* (see p.vii), *Jpn*, and *US.*

Ph. Eur. 6.8 (Daunorubicin Hydrochloride) 由链霉菌属特定菌株 *Streptomyces coeruleorubidus* 或 *S. peucetius* 产生或其他方式获得的物质的盐酸盐。生产柔红霉素的设计方法尽量减少或避免组胺的存在。橘红色结晶性粉末，有吸湿性。含有 95%～102%的盐酸盐（无水、无溶剂的主药）。易溶于水和甲醇；微溶于乙醇；几乎不溶于丙酮。0.5%的水溶液 pH 4.5～6.5。贮藏于密闭容器中。避光。

USP 33 (Daunorubicin Hydrochloride) 橘红色结晶性粉末，有吸湿性。每毫克效价相当于不少于 842μg 不多于 1030μg 的碱基。易溶于水和甲醇；微溶于乙醇；几乎不溶于丙酮；极微溶于氯仿。0.5%的水溶液 pH 值为 4.5～6.5。不超过 40℃室温密闭贮藏。避光。

配伍禁忌 柔红霉素不可与肝素钠配伍[1]，也有报道称，柔红霉素不可与地塞米松磷酸钠溶液配伍[1]。

1. D'Arcy PF. Reactions and interactions in handling anticancer drugs. *Drug Intell Clin Pharm* 1983; **17:** 532–8.

稳定性 一项蒽环类抗生素药物稳定性的研究表明[1]，在四种注射液中［5%葡萄糖溶液、0.9%氯化钠溶液、乳酸林格液和一种商品化输液（commercial infusion fluid）］，盐酸柔红霉素都稳定，24h 后溶液中药物百分比分别为 98.5%、97.4%、94.7%和 95.4%。药物稳定性和 pH 有一定关系；混合物的 pH 呈偏酸性时，柔红霉素更稳定，在 5%葡萄糖溶液中 pH 为 4.5 时最稳定。虽然柔红霉素溶液可以被光降解，但报道浓度为 500μg/ml 或更高的溶液受光的影响并不显著；但低于此浓度需注意溶液应避光贮藏，并置于聚乙烯或聚丙烯容器中以减少吸附损失[2]。有人建议在制剂处方中加入食品色素 Scarlet GN，它的吸收波长的光谱区和柔红霉素相同，可增加柔红霉素溶液对光的稳定性[3]。

枸橼酸柔红霉素脂质体应使用 5%葡萄糖溶液稀释，因为氯化钠可能导致脂质体聚集。另外，注册药

品信息建议，柔红霉素脂质体不可与含有苯甲醇或其他去污剂样成分的物质混合，否则将导致脂质体过早破裂。

1. Poochikian GK, *et al.* Stability of anthracycline antitumor agents in four infusion fluids. *Am J Hosp Pharm* 1981; **38:** 483–6.
2. Wood MJ, *et al.* Photodegradation of doxorubicin, daunorubicin and epirubicin measured by high-performance liquid chromatography. *J Clin Pharm Ther* 1990; **15:** 291–300.
3. Thoma K, Klimek R. Photostabilization of drugs in dosage forms without protection from packaging materials. *Int J Pharmaceutics* 1991; **67:** 169–75.

不良反应、处置和注意事项

参见**多柔比星**（第680页和第681页）。

当成人柔红霉素总累积剂量超过 550～600mg/m²、儿童超过 300mg/m² 或 2 岁以下儿童超过 10mg/kg 时，容易出现心脏毒性。先前接受过胸部放疗的患者累积用药剂量不超过 400mg/m²。美国标准剂型的柔红霉素注册药品信息推荐在每个疗程之前均要做心电图和（或）测定左心室射血分数（LVEF）。柔红霉素脂质体的药品信息推荐在每个疗程前均要评估心功能应测定患者用药前基线 LVEF，并在累积剂量达到 320mg/m²，和其后每次达到 160mg/m² 时应测定 LVEF。如先前患有心脏病，或接受过胸部放疗或使用过蒽环类抗生素（多柔比星剂量超过 300mg/m²，或与其等效的其他蒽环类药物剂量），应评估患者的基线 LVEF，其后柔红霉素脂质体每次达到 160mg/m² 时应测定 LVEF。如有肝肾功能不全，应减少柔红霉素使用剂量。

柔红霉素的脂质体剂型可能减少局部组织坏死的可能性，但目前的临床经验有限，这类毒性仍可能发生。在输注此类药品时可能产生包括背痛、面部潮红和胸部紧迫的急性综合征，但在输注减缓或暂时停止后症状一般会消逝。

对心脏的影响 关于蒽环类的心脏毒性和其处置的论述，见**多柔比星**项下，**对心脏的影响**（第680页）。

对皮肤和指甲的影响 有报告患者使用柔红霉素后出现色素沉淀，见**多柔比星**（第681页）。

处置和管理 盐酸柔红霉素有刺激性；避免同皮肤和黏膜接触。

破坏柔红霉素废弃物的方法见**多柔比星**（第681页）。

药物相互作用

参见**多柔比星**（第681页）。

抗肿瘤药 有报道[1]，13 名患者使用柔红霉素累积剂量达到 180～450mg/m² 后，出现了肝功能异常[1]。其中 10 人还接受了硫鸟嘌呤或阿糖胞苷，或二者的联合用药。作者还注意到其他研究提示相似药物多柔比星可加强巯嘌呤的肝毒性，并认为柔红霉素和硫鸟嘌呤之间可能会发生相似的药物相互作用。

1. Penta JS, *et al.* Hepatotoxicity of combination chemotherapy for acute myelocytic leukemia. *Ann Intern Med* 1977; **87:** 247–8.

药动学

静脉注射后，柔红霉素迅速分布于全身组织中，尤其是肝、肺、肾、脾和心脏，初始分布半衰期约为 45min。在肝中迅速代谢，以原形和代谢物的形式从胆汁和尿中排泄。主要代谢产物柔红霉素醇，具有抗肿瘤活性。在数天内高达 25% 的药物以活性形式经尿排泄（柔红霉素和其主要代谢产物的终末血浆消除半衰期分别为 18.5h 和 26.7h）；估计 40% 在胆汁中排泄。柔红霉素不能透过血脑屏障，但可穿过胎盘屏障。

多柔比星脂质体的药动学明显不同于其传统药物剂型，正常组织吸收减少（有报告肿瘤新生血管系统对脂质体有更大的渗透性），终末半衰期为 4～5h。

用途和用法

柔红霉素是一种蒽环类抗肿瘤抗生素，作用类似于多柔比星（第682页），二者很接近。和其他抗肿瘤药合用诱导急性白血病的缓解。柔红霉素用于联合用药方案治疗急性淋巴细胞性白血病（第620页）和急性髓性白血病（第620页）。还被试用于其他恶性肿瘤。柔红霉素脂质体用于治疗 AIDS 患者的晚期卡波西肉瘤（第642页）。

传统剂型中柔红霉素通常以盐酸盐形式给药，但以碱基表达剂量，21.4mg 盐酸柔红霉素相当于约 20mg 柔红霉素。其脂质体剂型为枸橼酸柔红霉素，相当于 2mg/ml 的柔红霉素碱基。

在美国，成人急性淋巴细胞性或髓性白血病的治疗方案中，常规盐酸柔红霉素剂量相当于柔红霉素每日 45mg/m²，第 1 个疗程第 1～3 天；对于急性髓性白血病，这一剂量也可用于后续疗程的第 1 和第 2 天。如果需要，进行骨髓评估后可重复疗程。在英国诱导缓解急性白血病的方案中，可隔天给药 40～60mg/m²，一个疗程最多注射 3 次。输液时可先将盐酸柔红霉素溶于 0.9% 氯化钠溶液，后加入到 0.9% 氯化钠或 5% 葡萄糖溶液通路中快速输注。

儿童和老人用药，见下文。对于肝肾功能不全的患者应降低给药剂量（见下文）。

治疗卡波西肉瘤，枸橼酸柔红霉素脂质体静脉输注，起始剂量为 40mg/m²，2 周 1 次，只要病情能控制可以持续用药。使用 5% 葡萄糖溶液（不可用 0.9% 氯化钠溶液）稀释到浓度为 0.2～1mg/ml，输注 30～60min 以上。

由于柔红霉素对骨髓功能的影响较大（见**骨髓抑制**，第609页），在治疗期间应经常检测血细胞计数。定期监测心功能，以发现心脏毒性的征兆。成人柔红霉素总累积剂量不超过 550～600mg/m²；对于接受过胸部放疗的患者建议总累积剂量限制到 400mg/m²。其脂质体剂型的药物信息建议患者在用药前测定基线 LVEF，并在累积剂量达到 320 mg/m²，和其后每次达到 160mg/m² 测定 LVEF。如患者，接受过胸部放疗或先前患有心脏病或使用过蒽环类抗生素（剂量相当于多柔比星 300mg/m² 以上），应评估患者的基线 LVEF，其后每次达到 160mg/m² 时应测定 LVEF。

用法 *大剂量治疗* 两项急性髓性白血病患者的多中心研究，比较了联合阿糖胞苷化疗方案中，柔红霉素常规剂型的标准诱导剂量（45mg/m²）和提高剂量 90mg/m²，连续给药 3 天[1,2]。相对于给药方案的 60 岁及以下的患者中，高剂量方案完全缓解率更高（70.6% 对常规组 57.3%）。中位随访 25 个月时发现总生存提高（中位总生存 23.7 个月对 15.7 个月）。尽管这项研究中发现，年龄超过 50 岁的患者亚组中高剂量方案几乎没有获益，但在另一项研究中，患者年龄限定在 60 岁及以上，高剂量治疗对 60～65 岁的患者明显提高缓解率和总生存，但对年龄更高岁的患者没有获益[1]。即便对于老年患者，更高剂量的蒽环类药物也不会增加致死率或增加中度至重度不良反应。

1. Löwenberg B, *et al.* Dutch-Belgian Cooperative Trial Group for Hemato-Oncology (HOVON), German AML Study Group (AMLSG), and Swiss Group for Clinical Cancer Research (SAKK) Collaborative Group. High-dose daunorubicin in older patients with acute myeloid leukemia. *N Engl J Med* 2009; **361:** 1235–48. Correction. *ibid.* 2010; **362:** 1155. [dose]
2. Fernandez HF, *et al.* Anthracycline dose intensification in acute myeloid leukemia. *N Engl J Med* 2009; **361:** 1249–59.

儿童用法 盐酸柔红霉素注册用法可用于儿童急性白血病的诱导缓解。各个国家用药剂量可能不同，可用于联合用药方案。

在美国治疗儿童急性成淋巴细胞白血病的联合用药方案中，柔红霉素的剂量为静脉给药 25mg/m²，每周 1 次。一般在 4 个疗程内可完全缓解；如果 4 个疗程后仅仅部分缓解，可以再进行 1～2 个疗程。患儿低于 2 周岁或体表面积小于 0.5m²，剂量调整为 1mg/kg。

在英国，对于年龄为 2 岁或更大的急性髓性白血病或成淋巴细胞白血病患儿，可以按照成人剂量给药（见上文**用途和用法**）。对于小于 2 岁或体表面积小于 0.5m² 的患儿，剂量为静脉给药 1mg/kg，每日 1 次。

对于注意事项与监测方法同成人一样；儿童用药发生心脏毒性更为常见。总累积给药剂量不能超过 300mg/m²；对于 2 岁以下的患儿总累积剂量不能超过 10mg/kg。

目前尚未证实儿科使用枸橼酸柔红霉素脂质体的安全性与有效性。但一项针对年龄为 2～23 岁患者的研究表明，在给药剂量为 30mg/m² 或 60mg/m² 的情况下，其脂质体的药动学与常规剂型相比变异较小，而且与年龄的关系不大[1]。

1. Hempel G, *et al.* Population pharmacokinetics of liposomal daunorubicin in children. *Br J Clin Pharmacol* 2003; **56:** 370–7.

老年人用法 对于骨髓储量不足的老年患者，应谨慎使用盐酸柔红霉素。在英国，推荐对老年患者给药剂量降低可达 50%。在美国，60 岁及以上老人治疗急性髓性白血病，其联合治疗方案中柔红霉素的推荐剂量为静脉给药 30mg/m²，每日 1 次，第 1 个疗程第 1～3 天，后续疗程的第 1 和第 2 天使用。注意事项和监测与年轻成人相同（见上文**用途和用法**）；老年患者心脏毒性更常见。同样参见上文**大剂量治疗**。

枸橼酸柔红霉素脂质体老年用药的安全性和有效性尚未证实。

在肝损伤中的用法 肝损伤患者应降低柔红霉素剂量。盐酸柔红霉素注册药品信息推荐，患者血清胆红素浓度为 12～30μg/ml（或 20～50μmol/L）时，给药剂量应为每日常用剂量的 75%，血清胆红素浓度大于 30μg/ml（或 50μmol/L）时应为每日常用剂量的 50%。

有关肝损伤患者使用关枸橼酸柔红霉素脂质体的数据较少；在美国，推荐剂量降低方法与盐酸柔红霉素相同。

在肾损伤中的用法 肾损伤患者应减少柔红霉素的剂量。盐酸柔红霉素注册药品信息推荐，患者血清肌酸酐浓度为 12～30μg/ml（或 105～265μmol/L）时给药剂量应为每日常用剂量的 75%，血清肌酸酐浓度大于 30μg/ml（或 265μmol/L）时应为每日常用剂量的 50%。

有关肾损伤患者使用关枸橼酸柔红霉素脂质体的数据较少；在美国，推荐血清肌酸酐浓度大于 30μg/ml 的患者，剂量降低的方法同盐酸柔红霉素。

制剂

USP 33: Daunorubicin Hydrochloride for Injection.

专利制剂

Arg.: Daunoblastina; Maxidauno; ***Austral.:*** DaunoXome; ***Austria:*** Daunoblastin; DaunoXome; ***Belg.:*** Cerubidine; ***Braz.:*** Daunoblastina; DaunoXome; ***Canad.:*** Cerubidine; ***Chile:*** Cerubidine; Daurocina†; Oncodaunotec†; ***Cz.:*** Cerubidine†; ***Denm.:*** Cerubidin; DaunoXome; ***Fin.:*** DaunoXome; ***Fr.:*** Cerubidine; DaunoXome; ***Ger.:*** Daunoblastin; DaunoXome; ***Gr.:*** Cerubidine; Daunoblastina; DaunoXome; ***Hong Kong:*** Daunoblastina; ***Hung.:*** Daunoblastina; ***India:*** Daunotec; Norubin; ***Irl.:*** Cerubidin; DaunoXome; ***Israel:*** Cerubidine; ***Ital.:*** Daunoblastina; DaunoXome; ***Mex.:*** Rubilem; ***Neth.:*** Cerubidine; DaunoXome; ***Norw.:*** Cerubidin; DaunoXome; ***Port.:*** Daunoblastina†; DaunoXome; ***Rus.:*** DaunoXome (Даунозом)†; ***S.Afr.:*** Daunoblastin; ***Singapore:*** Daunoblastina; ***Spain:*** Daunoblastina; ***Swed.:*** Cerubidin; DaunoXome; ***Switz.:*** Cerubidine; DaunoXome†; ***UK:*** DaunoXome; ***USA:*** Cerubidine; DaunoXome; ***Venez.:*** Daunoblastina.

Decitabine (*BAN*, *USAN*, *rINN*) 地西他滨

5-Aza-2′-deoxycytidine; DAC; Decitabina; Décitabine; Decitabinum; NSC-127716. 4-Amino-1-(2-deoxy-β-D-*erythro*-pentofuranosyl)-1,3,5-triazin-2(1*H*)-one.

Децитабин

$C_8H_{12}N_4O_4$ = 228.2.

CAS — 2353-33-5.

ATC — L01BC08.

ATC Vet — QL01BC08.

UNII — 776B62CQ27.

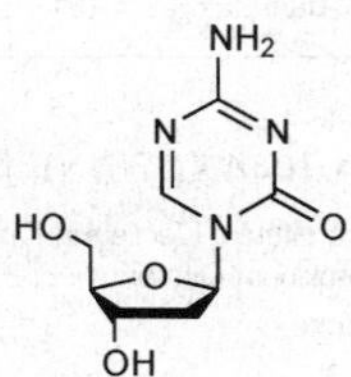

不良反应、处置和注意事项

参见抗肿瘤药总论，第605页、第609页和第611页。地西他滨最常见的不良反应为骨髓抑制，可能严重且呈剂量限制性。有致死的报道。其他常见的不良反应包括疲劳、发热、胃肠道功能紊乱、瘀点和高血糖。如果出现心搏呼吸停止、血胆红素上升、颅内出血、肝功能测试异常、肺水肿、心房颤动、中心静脉感染或发热性中性粒细胞减少，可能不得不停止或延迟治疗。其他不良反应可能为剂量限制性，包括嗜睡、水肿、心动过速、抑郁或咽炎。

药动学

地西他滨静脉给药后呈双相分布。几乎不与血浆蛋白结合。代谢和排泄的确切路径尚不清楚；经胞嘧啶核苷脱氨酶脱氨可能是一个路径，主要在发生肝脏，也可能在粒细胞、肠上皮和血液中。有报道称在经过 72h 输液后，测得地西他滨的终末消除半衰期为 0.5h。

用途和用法

地西他滨为抗代谢抗肿瘤药，结构类似于阿糖胞苷（第673页）。有报道称地西他滨抑制 DNA 甲基转移酶导致 DNA 的甲基化，从而改变基因表达（再次激活沉

默基因)，限制疾病进展和耐药。地西他滨用于治疗骨髓增生异常综合征（第622页）。用 0.9%氯化钠、5%葡萄糖或乳酸钠林格液将地西他滨稀释到浓度 0.1～1mg/ml 后静脉输注给药。

推荐剂量为每次 $15mg/m^2$，滴注时间不短于 3h，每 8h 滴注 1 次持续 3 天；这一 3 天周期每 6 周重复 1 次，最少 4 个周期。如果一个周期血液指标未能恢复，周期长度可增加多达每 10 周 1 次，重新开始治疗时剂量降至每 8h $11mg/m^2$；在后续治疗中可继续沿用这一剂量或视临床指征加大剂量。替换方案为每次 $20mg/m^2$，输注时间不短于 1h，每日 1 次连用 5 天；这一 5 天周期每 4 周重复 1 次，至少进行 4 次。如果出现血液毒性，后续治疗延迟直至指标恢复。

如果血清肌酐值达到或超过 2mg/100ml，或总胆红素为正常值上限的 2 倍或更多，或患者处于感染活动期或感染尚未得到控制，应延迟地西他滨治疗。

地西他滨治疗慢性髓性白血病（第621页）和急性髓性白血病（第620页）的研究正在进行中。有报道称地西他滨也能增加镰刀细胞症患者的胎红蛋白（第1013页）。

1. DeSimone J, *et al.* Maintenance of elevated fetal hemoglobin levels by decitabine during dose interval treatment of sickle cell anemia. *Blood* 2002; **99:** 3905–8.
2. Momparler RL. Pharmacology of 5-aza-2′-deoxycytidine (decitabine). *Semin Hematol* 2005; **42** (suppl 2): S9–S16.
3. Kantarjian HM, Issa JP. Decitabine dosing schedules. *Semin Hematol* 2005; **42** (suppl 2): S17–S22. Correction. *ibid.*; 274.
4. Lubbert M, Minden M. Decitabine in acute myeloid leukemia. *Semin Hematol* 2005; **42** (suppl 2): S38–S42.
5. Issa JP, Byrd JC. Decitabine in chronic leukemias. *Semin Hematol* 2005; **42** (suppl 2): S43–S49.
6. Kuykendall JR. 5-Azacytidine and decitabine monotherapies of myelodysplastic disorders. *Ann Pharmacother* 2005; **39:** 1700–9.
7. Momparler RL. Epigenetic therapy of cancer with 5-aza-2′-deoxycytidine (decitabine). *Semin Oncol* 2005; **32:** 443–51.
8. Kantarjian H, *et al.* Decitabine improves patient outcomes in myelodysplastic syndromes: results of a phase III randomized study. *Cancer* 2006; **106:** 1794–1803.
9. McKeage K, Croom KF. Decitabine in myelodysplastic syndromes. *Drugs* 2006; **66:** 951–8.
10. Jabbour E, *et al.* Evolution of decitabine development: accomplishments, ongoing investigations, and future strategies. *Cancer* 2008; **112:** 2341–51.
11. Steensma DP, *et al.* Multicenter study of decitabine administered daily for 5 days every 4 weeks to adults with myelodysplastic syndromes: the alternative dosing for outpatient treatment (ADOPT) trial. *J Clin Oncol* 2009; **27:** 3842–8.
12. Santos FP, *et al.* Decitabine in the treatment of myelodysplastic syndromes. *Expert Rev Anticancer Ther* 2010; **10:** 9–22.
13. Daskalakis M, *et al.* Decitabine. *Recent Results Cancer Res* 2010; **184:** 131–57.

制剂

专利制剂

Arg.: Dacogen; **Chile:** Dacogen; **Malaysia:** Dacogen; **Philipp.:** Dacogen; **Rus.:** Dacogen (Дакоген); **USA:** Dacogen.

Denileukin Diftitox (*USAN*, *rINN*) 地尼白介素 2

$DAB_{389}IL2$; Denileucina diftitox; Denileukin Difitox *(BAN)*; Dénileukine Diftitox; Denileukinum Diftitoxum; LY-335348.

Денилейкин Дифтитокс

CAS — 173146-27-5.

ATC — L01XX29.

ATC Vet — QL01XX29.

UNII — 25E79B5CTM.

不良反应和注意事项

输注地尼白介素 2，在 24h 内可能出现急性过敏反应，其症状提示存在细胞因子释放综合征。也有过敏和死亡报道。更为迟发的流感样综合征可能在输注后若干天出现。血管渗漏综合征，以低血压、水肿或白蛋白减少症为特征，也可能延迟出现。胃肠道功能紊乱、寒战、发热和无力常见。其他不良反应包括出疹，易患皮肤感染以及血栓形成。有视力丧失的报道；虽然据报道有一些患者视力恢复，但多数情况下视力损伤是永久的。

用途和用法

地尼白介素 2 为重组白介素融合毒素，由白介素 2 连接到白喉毒素 A 片段和 B 片段所组成。对于癌细胞表达 CD25 白介素 2 受体的患者，地尼白介素 2 静脉输注用于治疗持续性或再发性皮肤 T 细胞淋巴瘤（见蕈样肉芽肿病，第625页）。在制备输注溶液过程的所有步骤中必须保证地尼白介素 2 的浓度至少为 15μg/ml。推荐剂量每日 9μg/kg 或 18μg/kg，给药 15min 或更长，连续 5 天，每 3 周 1 次。

1. Olsen E, *et al.* Pivotal phase III trial of two dose levels of denileukin diftitox for the treatment of cutaneous T-cell lymphoma. *J Clin Oncol* 2001; **19:** 376–88.
2. Martin A, *et al.* A multicenter dose-escalation trial with denileukin diftitox (ONTAK, DAB(389)IL-2) in patients with severe psoriasis. *J Am Acad Dermatol* 2001; **45:** 871–81.
3. Talpur R, *et al.* Treatment of refractory peripheral T-cell lymphoma with denileukin diftitox (ONTAK). *Leuk Lymphoma* 2002; **43:** 121–6.
4. Frankel AE, *et al.* A phase II study of DT fusion protein denileukin diftitox in patients with fludarabine-refractory chronic lymphocytic leukemia. *Clin Cancer Res* 2003; **9:** 3555–61.
5. Eklund JW, Kuzel TM. Denileukin diftitox: a concise clinical review. *Expert Rev Anticancer Ther* 2005; **5:** 33–8.
6. Foss F. Clinical experience with denileukin diftitox (ONTAK). *Semin Oncol* 2006; **33** (suppl 3): 11–16.
7. Duvic M, Talpur R. Optimizing denileukin diftitox (Ontak) therapy. *Future Oncol* 2008; **4:** 457–69.
8. Manoukian G, Hagemeister F. Denileukin diftitox: a novel immunotoxin. *Expert Opin Biol Ther* 2009; **9:** 1445–51.
9. Prince HM, *et al.* Phase III placebo-controlled trial of denileukin diftitox for patients with cutaneous T-cell lymphoma. *J Clin Oncol* 2010; **28:** 1870–7.

制剂

专利制剂

USA: Ontak.

Diaziquone (*USAN*, *rINN*) 地吖醌

Aziridinylbenzoquinone; AZQ; CI-904; Diazicuona; Diaziquonum; NSC-182986. Diethyl 2,5-bis-(1-aziridinyl)-3,6-dioxo-1,4-cyclohexadiene-1,4-dicarbamate.

Диазихон

$C_{16}H_{20}N_4O_6 = 364.4.$

CAS — 57998-68-2.

UNII — FQL5EUP13W.

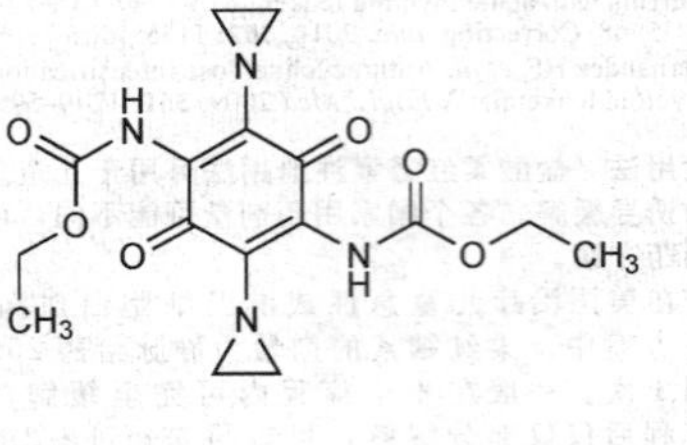

简介

地吖醌作为抗肿瘤药，正在研究用于治疗恶性脑肿瘤和急性髓性白血病，认为它作为烷化剂发挥作用。不良反应包括骨髓抑制，主要表现为白细胞减少和血小板减少、胃肠道功能紊乱和脱发。也有类过敏反应的发生。

Docetaxel (*BAN*, *USAN*, *rINN*) 多西他赛

Docétaxel; Docetaxelum; Docetaxol; Docetaxolum; Dosetakseli; Dosetaksolí; NSC-628503; RP-56976. (2*R*,3*S*)-*N*-Carboxy-3-phenylisoserine, *N*-*tert*-butyl ester, 13-ester with 5β-20-epoxy-1,2α,4,7β,10β,13α-hexahydroxytax-11-en-9-one 4-acetate 2-benzoate; *tert*-Butyl {(1*S*,2*S*)-2-[(2*S*,5*R*,7*S*,10*R*,13*S*)-4-acetoxy-2-benzoyloxy-1,7,10-trihydroxy-9-oxo-5,20-epoxytax-11-en-13-yloxycarbonyl]-2-hydroxy-1-phenylethyl}carbamate.

Доцетаксел

$C_{43}H_{53}NO_{14} = 807.9.$

CAS — 114977-28-5 (anhydrous docetaxel); 148408-66-6 (docetaxel trihydrate).

ATC — L01CD02.

ATC Vet — QL01CD02.

UNII — 15H5577CQD (docetaxel); 699121PHCA (anhydrous docetaxel).

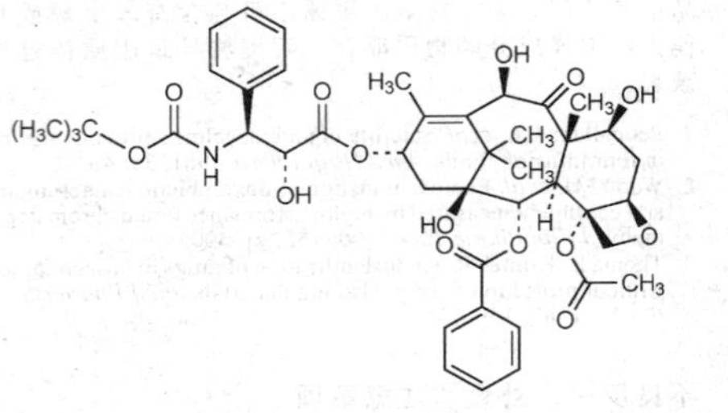

Pharmacopoeias. In *Eur.* (see p.vii).

Ph. Eur. 6.8 (Docetaxel Trihydrate) 白色或类白色结晶性粉末。几乎不溶于水；易溶于无水乙醇；溶于二氯甲烷。避光。

不良反应、处置和注意事项

参见**紫杉醇**（第727页）。多西他赛致中性粒细胞减少、贫血和皮肤反应常见且可能十分严重。液体潴留可能造成的水肿、腹水、胸膜和心包积液与体重增加也常见，并且可以蓄积；用药前使用皮质激素可减少体液潴留，也降低过敏反应的严重程度。无力和疲劳也有报道。耳毒性听力减退和丧失罕见。有个别患者在使用含有多西他赛的联合化疗方案后出现急性髓性白血病和骨髓增生异常综合征。患者需要进行血液学随访。

多西他赛制剂中包含有聚山梨醇酯 80，对此过敏的患者不可使用。肝损伤的患者对多西他赛的毒性的敏感性增大，应谨慎用药并减少剂量。

已有一篇综述发表，总结了使用以多西他赛为基础的化疗方案后 6 种最常见不良反应（发热性中性粒细胞减少病、过敏反应、液体潴留、指甲毒性、无力和神经病）以及处理方法[1]。

1. Baker J, *et al.* Docetaxel-related side effects and their management. *Eur J Oncol Nurs* 2009; **13:** 49–59.

对眼的影响 有报道患者使用多西他赛后，眼泪生成过多（泪溢）以至于影响阅读和驾驶。造成上述现象的机制是泪小管狭窄，而在泪液中检测出多西他赛提示，可能通过直接接触多西他赛引起眼球表面的刺激和泪管纤维化[1]。多西他赛每周给药一次比每 3 周给药一次更易使患者出现溢泪和泪小管狭窄，而且症状更为严重[2,3]。发生狭窄的患者多西他赛的平均累积剂量更高[2]。治疗这种不良反应的方法包括探通和灌洗泪管，以及安置硅树脂管于小管中，或在术后安置硅树脂管。病情通常情况下是可逆的，停止多西他赛 4～6 周后可摘除安置的硅树脂管[4]。有时在局部按照递减方案使用妥布霉素和地塞米松可以代替植入硅树脂和手术[3]。

在输注多西他赛期间极少出现暂时性视力障碍如闪烁和盲点。同时伴随有超敏反应。这些症状在停止给药后都会逆转。参考一篇多西他赛可能引发青光眼的报告，见**紫杉醇**（第727页）。

1. Esmaeli B, *et al.* Docetaxel secretion in tears: association with lacrimal drainage obstruction. *Arch Ophthalmol* 2002; **120:** 1180–2.
2. Esmaeli B, *et al.* Canalicular stenosis secondary to weekly versus every-3-weeks docetaxel in patients with metastatic breast cancer. *Ophthalmology* 2002; **109:** 1188–91.
3. Esmaeli B, *et al.* Prospective study of incidence and severity of epiphora and canalicular stenosis in patients with metastatic breast cancer receiving docetaxel. *J Clin Oncol* 2006; **24:** 3619–22.
4. Ahmadi MA, Esmaeli B. Surgical treatment of canalicular stenosis in patients receiving docetaxel weekly. *Arch Ophthalmol* 2001; **119:** 1802–4.

对胃肠道的影响 有患者使用多西他赛时出现缺血性结肠炎[1～3]，其中部分人还同时使用了长春瑞滨，可能使症状加重[1,2]。

1. Ibrahim NK, *et al.* Colitis associated with docetaxel-based chemotherapy in patients with metastatic breast cancer. *Lancet* 2000; **355:** 281–3.
2. de Matteis A, *et al.* Intestinal side-effects of docetaxel/vinorelbine combination. *Lancet* 2000; **355:** 1098–9.
3. Hussein MAH, *et al.* Docetaxel-related ischemic colitis. *J Clin Oncol* 2005; **23:** 9424–5.

对心脏的影响 关于多西他赛和曲妥单抗同时使用以及在蒽环类抗生素之后使用多西他赛，心衰风险增大的评论，见下文药物相互作用。

对肺的影响 详见有关多西他赛引起间质性肺病的综述[1,2]。

1. Grande C, *et al.* Docetaxel-induced interstitial pneumonitis following non-small-cell lung cancer treatment. *Clin Transl Oncol* 2007; **9:** 578–81.
2. Alsamarai S, *et al.* Pneumonitis related to docetaxel: case report and review of the literature. *In Vivo* 2009; **23:** 635–7.

对肌肉骨骼系统的影响 关于加巴喷丁成功治疗紫杉烷

类引发的关节痛和肌痛的病例的文献，参见**紫杉醇**（第727页）。

对皮肤、头发和指甲的影响 有报道使用多西他赛出现手足综合征（第609页）[1]。使用维生素E缓解多西他赛和卡培他滨引起的手足综合征症状详见**维生素E**的**用途**项下**化疗诱导的毒性**，第1894页。还有报道放疗的病例使用多西他赛再次引发皮炎[2~4]。进一步的报道发现再次引发的皮炎出现在先前激光治疗的位置上。1例患者多西他赛输注结束后静脉冲洗不充分，注射的位置上出现着色过度的皮疹[5]；在第二次输注时静脉冲洗充分，不再有出疹发生[6]。注册药品信息表明，使用多西他赛后极少出现大疱疹，如多形性红斑、Stevens-Johnson综合征和中毒性表皮坏死松解症，但其他因素可能促成这些反应的发生。

在一项多中心研究中，患者的右手佩戴了冷冻手套，而左手作为对照组没有任何保护。结果表明手套显著减低了皮肤和指甲的毒性[7]。

对于多西他赛引起的硬皮病、脱发以及其他对指甲产生的不良反应的参考文献，详见**紫杉醇**，第727页。

1. Eich D, *et al.* Acral erythrodysesthesia syndrome caused by intravenous infusion of docetaxel in breast cancer. *Am J Clin Oncol* 2002; **25:** 599–602.
2. Piroth MD, *et al.* Radiation recall dermatitis from docetaxel. *Onkologie* 2002; **25:** 438–40.
3. Kandemir EG, *et al.* Docetaxel-induced radiation recall dermatitis. *Swiss Med Wkly* 2005; **135:** 34–5.
4. Borgia F, *et al.* Radiation recall dermatitis after docetaxel administration: absolute indication to replace the drug? *Br J Dermatol* 2005; **153:** 674–5.
5. Chu C-Y, Yang C-H. Docetaxel-induced recall dermatitis on previous laser treatment sites. *Br J Dermatol* 2005; **153:** 441–3.
6. Aydogan I, *et al.* Persistent serpentine supravenous hyperpigmented eruption associated with docetaxel. *J Eur Acad Dermatol Venereol* 2005; **19:** 345–7.
7. Scotté F, *et al.* Multicenter study of a frozen glove to prevent docetaxel-induced onycholysis and cutaneous toxicity of the hand. *J Clin Oncol* 2005; **23:** 4424–9.

超敏反应 紫杉烷介导的超敏反应的讨论，包括脱敏处理步骤的参考文献，见**紫杉醇**（第728页）。

肿瘤溶解综合征 有报道二线治疗使用多西他赛后，发生几起致命的肿瘤溶解综合征（第609页）[1,2]。

1. Sorscher SM. Tumor lysis syndrome following docetaxel therapy for extensive metastatic prostate cancer. *Cancer Chemother Pharmacol* 2004; **54:** 191–2.
2. Ajzensztejn D, *et al.* Tumor lysis syndrome after treatment with docetaxel for non-small-cell lung cancer. *J Clin Oncol* 2006; **24:** 2389–91.

药物相互作用

参见抗肿瘤药总论的药物相互作用（第611页）。

酮康唑能降低多西他赛的清除率（详见下文）。英国药品注册信息因此建议对于同时使用细胞色素P450同工酶CYP3A4强抑制剂（如托他那韦及与其类似的HIV蛋白抑制药或唑类抗真菌药）的患者，应谨慎使用多西他赛（关于使用利托那韦增加多西他赛口服给药的生物利用度的建议，详见下文**用法和用途**）。

1. Royer I, *et al.* Metabolism of docetaxel by human cytochromes P450: interactions with paclitaxel and other antineoplastic drugs. *Cancer Res* 1996; **56:** 58–65.
2. Oostendorp RL, *et al.* Coadministration of ritonavir strongly enhances the apparent oral bioavailability of docetaxel in patients with solid tumors. *Clin Cancer Res* 2009; **15:** 4228–33.
3. Mir O, *et al.* Severe toxicity related to a pharmacokinetic interaction between docetaxel and ritonavir in HIV-infected patients. *Br J Clin Pharmacol* 2010; **69:** 99–101.

抗真菌药 一项药动学研究中，合用酮康唑后对多西他赛的血药浓度没有持续的影响。研究观察到有明显的组内和组间变异，不能排除潜在的相互作用[1]。然而在另一项7位患者的研究中，使用酮康唑使多西他赛的清除率显著下降了49%[2]。

1. Van Veldhuizen PJ, *et al.* Docetaxel and ketoconazole in advanced hormone-refractory prostate carcinoma: a phase I and pharmacokinetic study. *Cancer* 2003; **98:** 1855–62.
2. Engels FK, *et al.* Effect of cytochrome P450 3A4 inhibition on the pharmacokinetics of docetaxel. *Clin Pharmacol Ther* 2004; **75:** 448–54.

抗肿瘤药 在使用托泊替康治疗4天后使用多西他赛，而不是第1天使用，多西他赛给药一次后的清除率显著下降[1]。这致使中性粒细胞减少更为严重。

索拉非尼可能会增加多西他赛的药物暴露。

有报道患者使用多西他赛联合多柔比星[2]，发热性中性粒细胞减少症和胃肠道功能紊乱的发生率增加，包括2例死亡事件，但有人[3]认为上述高发率不代表此种联合用药通常的毒性发生率。

有报道多西他赛和其他细胞毒类药物特别是曲妥珠单抗联合使用，出现心衰，尤其是在接受包含蒽环类抗生素的治疗后。英国注册药品信息因此推荐患者使用多西他赛联合曲妥单抗时要进行基线心脏评估并且在治疗期间监测心功能。

1. Zamboni WC, *et al.* Pharmacokinetic and pharmacodynamic study of the combination of docetaxel and topotecan in patients with solid tumors. *J Clin Oncol* 2000; **18:** 3288–94.
2. Brain EGC, *et al.* Life-threatening sepsis associated with adjuvant doxorubicin plus docetaxel for intermediate-risk breast cancer. *JAMA* 2005; **293:** 2367–71.
3. Martin M, *et al.* Life-threatening complications from doxorubicin-docetaxel chemotherapy for breast cancer. *JAMA* 2005; **294:** 2166.

药动学

多西他赛静脉注射后迅速分布于身体组织中。超过95%的多西他赛与血浆蛋白结合。经肝细胞色素P450同工酶CYP3A4广泛代谢，代谢物主要从粪便中排泄。仅有约6%的药量在尿中排泄。终末消除半衰期约为11h。肝损伤时清除率下降。

1. Rudek MA, *et al.* Factors affecting pharmacokinetic variability following doxorubicin and docetaxel-based therapy. *Eur J Cancer* 2004; **40:** 1170–8.
2. Baker SD, *et al.* Clinical pharmacokinetics of docetaxel: recent developments. *Clin Pharmacokinet* 2006; **45:** 235–52.
3. Tran A, *et al.* Pharmacokinetics and toxicity of docetaxel: role of CYP3A, MDR1, and GST polymorphisms. *Clin Pharmacol Ther* 2006; **79:** 570–80.
4. Charles KA, *et al.* Predicting the toxicity of weekly docetaxel in advanced cancer. *Clin Pharmacokinet* 2006; **45:** 611–22.

用途和用法

多西他赛是紫杉烷半合成产物，类似于紫杉醇（第728页）。由欧洲紫杉树 *Taxus baccata* 针叶分离出的紫杉烷前体加工而成。多西他赛用于治疗局部晚期或转移性乳腺癌（第628页），可联合多柔比星用于一线治疗；单独使用或联合卡培他滨用于难治性肿瘤治疗。多西他赛可联合曲妥珠单抗用于HER2（人表皮生长受体2）过度表达的转移性乳腺癌的初始治疗。多西他赛联合多柔比星和环磷酰胺用于可手术的淋巴结阳性乳腺癌的辅助治疗。多西他赛还适用于局部晚期或转移性非小细胞肺癌（第635页）的治疗，或者联合顺铂用于不可切除肿瘤的初始治疗，或用于前期铂类为基础的化疗失败后的治疗。联合泼尼松和泼尼松龙用于治疗激素抗拒性的转移性前列腺癌（第638页），多西他赛联合顺铂和氟尿嘧啶是转移性胃腺癌的一线用药方案，包括胃与食管接合部的腺癌（详见**胃部恶性肿瘤**，第632页）。上述药物联合也可用于头颈部局部晚期鳞状细胞癌的诱导治疗（第633页）。

多西他赛溶于5%葡萄糖或0.9%氯化钠静脉输注，浓度不要超过740μg/ml。通常输注1h。推荐在多西他赛给药前一天开始口服皮质激素，如每日16mg地塞米松，连服3天。

多西他赛单药用于治疗以往化疗失败的**乳腺癌**，注册剂量为每次60～100mg/m²，3周1次。多西他赛联合多柔比星或联合卡培他滨用于联合化疗，或联合多柔比星和环磷酰胺作为辅助治疗的剂量为每次75mg/m²，3周1次。联合曲妥珠单抗时多西他赛每次100mg/m²，3周1次。

治疗**非小细胞肺癌**，多西他赛用作一线联合化疗和先前化疗失败后的单药化疗剂量均为每次75mg/m²，3周1次。

治疗**胃腺癌**，多西他赛75mg/m²，之后给予顺铂和氟尿嘧啶，3周重复1次。

头颈部肿瘤的诱导治疗，多西他赛推荐剂量75mg/m²，在给予顺铂和氟尿嘧啶之前输注，每3周1次，共3周期然后放化疗，或者4周期然后只放疗。

治疗**前列腺癌**，多西他赛75mg/m²，3周1次，连续口服泼尼松或泼尼松龙，每日2次，每次5mg。泼尼松或泼尼松龙可减少多西他赛用药前的皮质激素用量：地塞米松8mg，分别在使用多西他赛前的12h、3h和1h给予。

治疗期间应定期检查血细胞计数，患者若出现严重或发热性中性粒细胞减少症（见**骨髓抑制**，第609页），或严重的皮肤反应或者外周神经病，后续疗程的用药剂量需减少。肝损伤时多西他赛剂量应减少，见下文。

参考文献。紫杉烷类为一类的参考文献，见**紫杉醇**，第728页。

1. Comer AM, Goa KL. Docetaxel: a review of its use in non-small cell lung cancer. *Drugs Aging* 2000; **17:** 53–80.
2. Herbst RS, Khuri FR. Mode of action of docetaxel–a basis for combination with novel anticancer agents. *Cancer Treat Rev* 2003; **29:** 407–15.
3. Maenpaa JU. Docetaxel: promising and novel combinations in ovarian cancer. *Br J Cancer* 2003; **89** (suppl): S29–S34.
4. Montero A, *et al.* Docetaxel for treatment of solid tumours: a systematic review of clinical data. *Lancet Oncol* 2005; **6:** 229–39.
5. Martin M, *et al.* Adjuvant docetaxel for node-positive breast cancer. *N Engl J Med* 2005; **352:** 2302–13.
6. Engels FK, *et al.* Potential for improvement of docetaxel-based chemotherapy: a pharmacological review. *Br J Cancer* 2005; **93:** 173–7.
7. McKeage K, Keam SJ. Docetaxel: in hormone-refractory metastatic prostate cancer. *Drugs* 2005; **65:** 2287–94.
8. Lyseng-Williamson KA, Fenton C. Docetaxel: a review of its use in metastatic breast cancer. *Drugs* 2005; **65:** 2513–31.
9. Ajani JA. Chemotherapy for advanced gastric or gastroesophageal cancer: defining the contributions of docetaxel. *Expert Opin Pharmacother* 2006; **7:** 1627–31.
10. Thuss-Patience PC, *et al.* Docetaxel in the treatment of gastric cancer. *Future Oncol* 2006; **2:** 603–20.
11. Deeks ED, Scott LJ. Docetaxel: in gastric cancer. *Drugs* 2007; **67:** 1893–1901.
12. Bernier J, Vrieling C. Docetaxel in the management of patients with head and neck squamous cell carcinoma. *Expert Rev Anticancer Ther* 2008; **8:** 1023–32.
13. Saloustros E, Georgoulias V. Docetaxel in the treatment of advanced non-small-cell lung cancer. *Expert Rev Anticancer Ther* 2008; **8:** 1207–22.
14. De Dosso S, Berthold DR. Docetaxel in the management of prostate cancer: current standard of care and future directions. *Expert Opin Pharmacother* 2008; **9:** 1969–79.
15. Saloustros E, *et al.* Paclitaxel and docetaxel in the treatment of breast cancer. *Expert Opin Pharmacother* 2008; **9:** 2603–16.
16. Caponigro F, *et al.* Docetaxel in the management of head and neck cancer. *Anticancer Drugs* 2009; **20:** 639–45.

用法 有研究低剂量多西他赛每周一次输注方案，用于老年、状况较差或难治性患者[1~6]。每周30～40mg/m²的效果与标准的3周用药方案相似[4]。一项对于20位老年患者的药动学研究表明，老年人以26mg/m²作为起始剂量较为合适。只要没有毒性可以增加剂量，见下文[8]。

有研究提示联用CYP3A4的抑制剂或P-糖蛋白的抑制剂或两者一起，能使口服多西他赛或紫杉醇产生有效的药物暴露。对于使用利托那韦增加多西他赛口服給药生物利用度，有报道称会将其列为未来的研究项目[9]。

1. Hainsworth JD, *et al.* Weekly docetaxel in the treatment of elderly patients with advanced breast cancer: a Minnie Pearl Cancer Research Network phase II trial. *J Clin Oncol* 2001; **19:** 3500–5.
2. Mekhail T, *et al.* Phase I trial of weekly docetaxel and gemcitabine in patients with refractory malignancies. *Cancer* 2003; **97:** 170–8.
3. Petrioli R, *et al.* Weekly low-dose docetaxel in advanced non-small cell lung cancer previously treated with two chemotherapy regimens. *Lung Cancer* 2003; **39:** 85–9.
4. Di Maio M, *et al.* Individual patient data meta-analysis of docetaxel administered once every 3 weeks compared with once every week second-line treatment of advanced non-small-cell lung cancer. *J Clin Oncol* 2007; **25:** 1377–82.
5. Abbrederis K, *et al.* Weekly docetaxel monotherapy for advanced gastric or esophagogastric junction cancer: results of a phase II study in elderly patients or patients with impaired performance status. *Crit Rev Oncol Hematol* 2008; **66:** 84–90.
6. Rivera E, *et al.* Phase 3 study comparing the use of docetaxel on an every-3-week versus weekly schedule in the treatment of metastatic breast cancer. *Cancer* 2008; **112:** 1455–61.
7. Hainsworth JD. Practical aspects of weekly docetaxel administration schedules. *Oncologist* 2004; **9:** 538–45.
8. Hurria A, *et al.* Pharmacokinetics and toxicity of weekly docetaxel in older patients. *Clin Cancer Res* 2006; **12:** 6100–5.
9. Koolen SLW, *et al.* Intravenous-to-oral switch in anticancer chemotherapy: a focus on docetaxel and paclitaxel. *Clin Pharmacol Ther* 2010; **87:** 126–9.

老年人用法 有综述[1]表示，尚无数据显示对老年患者使用多西他赛需要只依据年龄调整给药剂量。虽然老年人可能更加难以受到不良反应的损伤，患者个体间不良反应的差异要比年龄间的差异更重要。

也见上文**用法**。

1. Lichtman SM, *et al.* International Society of Geriatric Oncology Chemotherapy Taskforce: evaluation of chemotherapy in older patients—an analysis of the medical literature. *J Clin Oncol* 2007; **25:** 1832–43.

在肝损伤中的用法 英国注册药品信息推荐对于轻度到中度肝损伤患者多西他赛单药治疗的剂量由100mg/m²降至75mg/m²。轻到中度肝损伤指丙氨酸氨基转移酶（ALT/SGPT）和（或）天冬氨酸氨基转移酶（AST/SGOT）高于正常上限的（ULN）的1.5倍，且碱性磷酸酶高于ULN的2.5倍、严重肝功能不全患者应避免使用多西他赛，应监测患者肝功能。美国注册药品信息建议胆红素超过ULN或轻度到中度肝功能不全患者（定义和英国相同）不使用多西他赛。

制剂

专利制剂

Arg.: Asodocel; Docekebir; Dolectran; Donataxel; Doxetal; Eriox†; Plustaxano; Taxotere; Texot; Trazoteva; ***Austral.:*** Taxotere; ***Austria:*** Taxotere; ***Belg.:*** Taxotere; ***Braz.:*** Oncodocel; Taxotere; Trixotene; ***Canad.:*** Taxotere; ***Chile:*** Taxotere; ***Cz.:*** Taxotere; ***Denm.:*** Taxotere; ***Fin.:*** Taxotere; ***Fr.:*** Taxotere; ***Ger.:*** Taxotere; ***Gr.:*** Taxotere; ***Hong Kong:*** Taxotere; ***Hung.:*** Taxotere; ***India:*** Daxotel; Docetax; ***Indon.:*** Brexel; Docetere; Taxotere; ***Irl.:*** Taxotere; ***Israel:*** Taxotere; ***Ital.:*** Taxotere; ***Jpn:*** Taxotere; ***Malaysia:*** Taxotere; ***Mex.:*** Taxotere; ***Neth.:*** Taxotere; ***Norw.:*** Taxotere; ***NZ:*** Taxotere; ***Philipp.:*** Daxotel; Hentaxel; Taxotere; ***Pol.:*** Taxotere; ***Port.:*** Taxotere; ***Rus.:*** Tautax (Таутакс); Taxotere (Таксотер); ***S.Afr.:*** Taxotere; ***Singapore:*** Taxotere; ***Spain:*** Taxotere; ***Swed.:*** Taxotere; ***Switz.:*** Taxotere; ***Thai.:*** Daxotel†; Taxotere; ***Turk.:*** Taxotere; ***UK:*** Taxotere; ***Ukr.:*** Taxotere (Таксотер); ***USA:*** Taxotere; ***Venez.:*** Daxotel; Taxotere.

Doxifluridine (*rINN*) **去氧氟尿苷**

5′-Deoxy-5-fluorouridine; 5-DFUR; Doxifluridina; Doxifluridinum; FUDR; Ro-21-9738.

Доксифлуридин

$C_9H_{11}FN_2O_5$ = 246.2.

CAS — 3094-09-5.

UNII — V1JK16Y2JP.

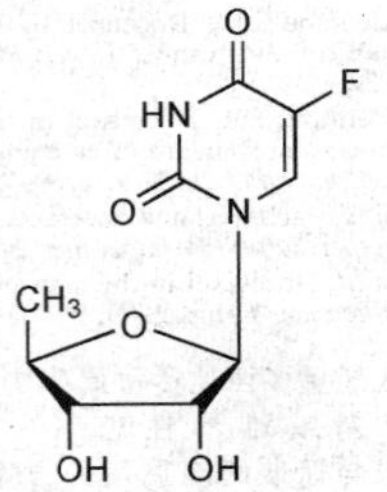

Pharmacopoeias. In *Jpn.*

简介

去氧氟尿苷是抗肿瘤药，可能在体内转化成氟尿嘧啶（第690页）发挥作用。通常口服用于治疗乳腺（第628页）和胃肠道恶性肿瘤（第631页）以及其他实体瘤，每日0.8～1.2g，分次口服。也可以静脉给药。

药动学 去氧氟尿苷代谢成氟尿嘧啶和5,6-二羟氟尿嘧啶。口服有效生物利用度34%～47%。

1. Sommadossi J-P, *et al.* Kinetics and metabolism of a new fluoropyrimidine, 5′-deoxy-5-fluorouridine, in humans. *Cancer Res* 1983; **43:** 930–3.
2. Van Der Heyden SAM, *et al.* Pharmacokinetics and bioavailability of oral 5′-deoxy-5-fluorouridine in cancer patients. *Br J Clin Pharmacol* 1999; **47:** 351–6.

制剂

专利制剂

Jpn: Furtulon.

Doxorubicin (*BAN, USAN, rINN*) **多柔比星**

Adriamycin; Doksorubisiini; Doxorubicina; Doxorubicine; Doxorubicinum; FI-106; 3-Hydroxyacetyldaunorubicin; 14-Hydroxydaunomycin. 8-Hydroxyacetyl (8*S*,10*S*)-10-[(3-amino-2,3,6-trideoxy-α-L-*lyxo*-hexopyranosyl)oxy]-6,8,11-trihydroxy-1-methoxy-7,8,9,10-tetrahydronaphthacene-5,12-dione.

Доксорубицин

$C_{27}H_{29}NO_{11}$ = 543.5.

CAS — 23214-92-8.

ATC — L01DB01.

ATC Vet — QL01DB01.

UNII — 80168379AG.

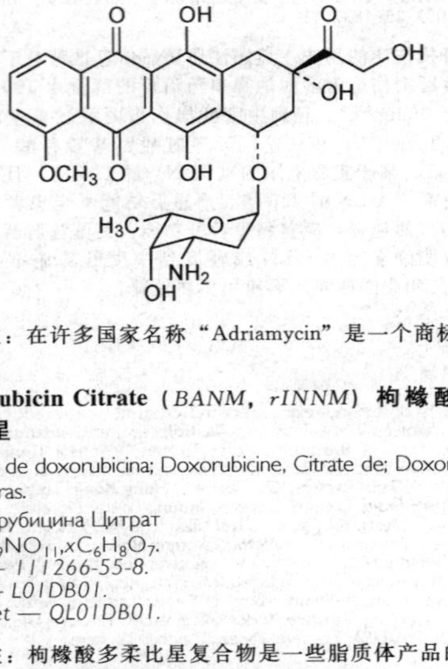

注：在许多国家名称"Adriamycin"是一个商标。

Doxorubicin Citrate (*BANM, rINNM*) **枸橼酸多柔比星**

Citrato de doxorubicina; Doxorubicine, Citrate de; Doxorubicini Citras.

Доксорубицина Цитрат

$C_{27}H_{29}NO_{11},xC_6H_8O_7$.

CAS — 111266-55-8.

ATC — L01DB01.

ATC Vet — QL01DB01.

注：枸橼酸多柔比星复合物是一些脂质体产品的成分。它是由盐酸多柔比星制备的（见下文）。

Doxorubicin Hydrochloride (*BANM, rINNM*) **盐酸多柔比星**

Cloridrato de Doxorrubicina; Doksorubicino hidrochloridas; Doksorubicyny chlorowodorek; Doksorubisiinihydrokloridi; Doksorubisin Hidroklorür; Doxorubicine, chlorhydrate de; Doxorubicin-hidroklorid; Doxorubicin-hydrochlorid; Doxorubicinhydroklorid; Doxorubicini hydrochloridum; Hidrocloruro de doxorubicina; NSC-123127.

Доксорубицина Гидрохлорид

$C_{27}H_{29}NO_{11}$,HCl = 580.0.

CAS — 25316-40-9.

ATC — L01DB01.

ATC Vet — QL01DB01.

UNII — 82F2G7BL4E.

Pharmacopoeias. In *Chin., Eur.* (see p.vii), *Int., Jpn,* and *US.*

Ph. Eur. 6.8 (Doxorubicin Hydrochloride) 一种从链霉菌属特定菌株 *Streptomyces coeruleorubidus* 或者 *S. peucetius* 中分离获得的，或从其他方法获取的产物的盐酸盐。以无水物计，含有98%～102%的盐酸盐。橙红色结晶性粉末，有吸湿性。溶于水，微溶于甲醇。0.5%的水溶液的pH 4.0～5.5。贮藏于密闭容器中。

USP 33 (Doxorubicin Hydrochloride) 一种橙红色，结晶性或无定形性粉末，有吸湿性。其包含98%～102%的$C_{27}H_{29}NO_{11}$，HCl，以无水、无溶剂主药计。溶于水、0.9%氯化钠和甲醇。几乎不溶于氯仿、乙醚及其他有机溶剂。0.5%的水溶液pH 4.0～5.5。贮藏于密闭容器中。通常以无定形形式存在，−25～−10℃贮藏。

配伍禁忌 据报道，盐酸多柔比星与头孢噻吩钠、地塞米松、地西泮或氢化可的松琥珀酸钠混合后立即出现沉淀[1]；盐酸多柔比星与呋塞米或肝素钠混合后也出现相似的沉淀现象[2]。相反，盐酸多柔比星与氟尿嘧啶或氨茶碱混合后颜色变深，由红色变为紫色，显示多柔比星的降解[1]。参见多柔比星与紫杉醇的相容性（第727页）。

多柔比星脂质体的配伍禁忌与传统剂型有所不同：后者与别嘌醇、头孢吡肟、更昔洛韦之间存在配伍禁忌，但没有可见的证据表明脂质体制剂也有相同的配伍禁忌；但是它与多种药物溶液有配伍禁忌，如两性霉素B、多西他赛、硝酸镓、盐酸羟嗪、盐酸甲氧氯普胺、咪康唑、盐酸米托蒽醌、硫酸吗啡以及其他阿片碱类、紫杉醇、碳酸氢钠和一些抗菌药[3]。

1. Dorr RT. Incompatibilities with parenteral anticancer drugs. *Am J Intravenous Ther* 1979; **6:** 42–52.
2. Cohen MH, *et al.* Drug precipitation within IV tubing: a potential hazard of chemotherapy administration. *Cancer Treat Rep* 1985; **69:** 1325–6.
3. Trissel LA, *et al.* Compatibility of doxorubicin hydrochloride liposome injection with selected other drugs during simulated Y-site administration. *Am J Health-Syst Pharm* 1997; **54:** 2708–13.

稳定性 虽然低浓度多柔比星对光敏感，但在临床应用浓度下没有明显的光降解作用并且似乎没有必要在使用药物时采取特别的避光措施[1,2]。

美国注册药品信息写明，为避免微生物污染，常规剂型的盐酸多柔比星在配制成溶液后应立即使用。如果不具备控制良好、安全有效的无菌环境，溶液在2～8℃条件下最多贮藏24h。不同产品的理化稳定性各异：

- *Hameln, UK*：以0.9%氯化钠溶液或5%葡萄糖溶液配制，避光置于玻璃容器中2～8℃可贮藏48h，25℃可贮藏24h。
- *Hospira, UK*：以0.9%氯化钠溶液或注射用水配制，置于玻璃或聚丙烯容器中2～8℃可贮藏21天。
- Doxorubicin 0.2% solution, *Medac, UK*：如不稀释药液，避光置于玻璃容器中，15～25℃可贮藏7天。
- Doxorubicin powder for solution for injection, *Medac, UK*：以0.9%氯化钠溶液配制成浓度为2mg/ml溶液，15～25℃可贮藏7天，2～8℃可贮藏14天。以注射用水配制成浓度为500μg/ml溶液，25℃以下可贮藏24h。以0.9%氯化钠溶液配制成浓度为50μg/ml到5mg/ml溶液，15～25℃可贮藏7天。

据报道[3]，25℃时多柔比星0.9%的氯化钠溶液中置于PVC小袋中可稳定保存24天，4℃置于小袋或聚乙烯注射管中贮藏时间更久。多柔比星溶液的稳定性与pH值有一定关系，pH酸性时更稳定[3～5]。并且pH值的降低会减少多柔比星在正电荷在线过滤器表面的吸收及沉淀引起的损耗[6]。

聚乙二醇化多柔比星脂质体制剂（*Caelyx, UK* 及 *Doxil, USA*）只能以5%葡萄糖溶液稀释。如果未能立即使用，于2～8℃可贮藏24h。

1. Tavoloni N, *et al.* Photolytic degradation of adriamycin. *J Pharm Pharmacol* 1980; **32:** 860–2.
2. Wood MJ, *et al.* Photodegradation of doxorubicin, daunorubicin and epirubicin measured by high-performance liquid chromatography. *J Clin Pharm Ther* 1990; **15:** 291–300.
3. Wood MJ, *et al.* Stability of doxorubicin, daunorubicin and epirubicin in plastic syringes and minibags. *J Clin Pharm Ther* 1990; **15:** 279–89.
4. Poochikian GK, *et al.* Stability of anthracycline antitumor agents in four infusion fluids. *Am J Hosp Pharm* 1981; **38:** 483–6.
5. Beijnen JH, *et al.* Stability of anthracycline antitumour agents in infusion fluids. *J Parenter Sci Technol* 1985; **39:** 220–2.
6. Francomb MM, *et al.* Effect of pH on the adsorption of cytotoxic drugs to a 96 hour intravenous filter. *Pharm J* 1991; **247:** R26.

不良反应和处置

参见抗肿瘤药总论（第605页和第609页）。

多柔比星及其他蒽环类药物会引起明显的骨髓抑制，并可能是剂量限制性毒性。一次剂量后10～15天白细胞计数会降到最低，一般于21天左右恢复。

蒽环类药物会产生心脏毒性，既有可能是急性的，通常为暂时性心功能紊乱，以心电图异常为标志，有时会出现心律失常；也可能是迟延性的，可能会突然发生不可逆的充血性心力衰竭，有时是致命的。成人使用多柔比星的总累积剂量大于450～550mg/m² 时容易发生严重的心脏毒性，可能会在用药几个月或几年后发生。然而有报道，给药剂量仅为240～300 mg/m² 时，患者出现充血性心力衰竭。对于之前使用过其他蒽环类抗生素或抗肿瘤药或接受过胸部放疗的患者，在较低的累积剂量可能出现心脏毒性。

胃肠道毒性包括中度或重度的恶心呕吐、黏膜炎（口腔炎和食管炎）可能发展成溃疡。

大多数患者出现脱发，通常可逆。尿液可能变成红色。偶尔可能出现超敏反应。肿瘤溶解综合征可能导致高尿酸血症。其他不良反应包括结膜炎、流泪、荨麻疹、口腔黏膜和（或）指甲色素沉淀、甲松离、困倦、肝肾损伤和肝药酶一过性上升。

多柔比星和其他蒽环类抗生素一样，具很强刺激性，可导致血栓性静脉炎。外渗后果严重，可引起广泛的局部坏死和溃疡。如发生外渗，必须立即停止输液，继续输液应重新选择静脉血管。对于外渗的合适的处理方法仍有争议（第610页），一般可采取冰敷、组织冲洗、使用皮质激素等方法，必要时可以手术。沿静脉出现条纹状红斑和面部潮红可能表明输液速度过快。膀胱内滴注会产生膀胱和尿道的刺激、血尿及出血性膀胱炎。

含有多柔比星的联合化疗很少导致继发的急性髓性白血病（见**致癌性**，第605页）。动物实验表明多柔比星具有胚胎毒性，可致畸、致突变。多柔比星可导致不孕。

多柔比星脂质体导致局部组织坏死的可能性和心脏毒性发生率较低。相反，手足综合征（第609页）的发生更常见，并可能是剂量限制性。另外，在输注开始时可能会发生一种急性过敏样反应，但通常在输注减慢或暂停后症状消失。

对心脏的影响 心脏毒性是限制蒽环类药物，多柔比星及柔红霉素使用的一个主要因素。为降低蒽环类药物固有的心脏毒性而研发了衍生物，包括阿柔比星（第644页）、表柔比星（第683页）、伊达比星（第699页）和米托蒽醌（第722页），虽然取得了一些成功，但所有化合物都显示了不同程度的心脏毒性。

毒性基本上分为两种：急性的（通常可逆的心电图改变，包括广泛的心律失常）与迟发的（通常不可逆的剂量相关性心肌病，导致充血性心力衰竭）[1～3]。后者可以更进一步细分为治疗一年之后发生的早发性毒性和治疗几年后才出现的迟发毒性[2,4,5]。迟发的心力衰竭最迟可发生在蒽环类抗生素治疗后18年[2,6,7]。多柔比星引起的纽约心脏病协会分级（NY-HA）Ⅲ～Ⅳ级心力衰竭1年的死亡率为40%，2年的死亡率为60%[8]。

- 出现心脏毒性最重要的一个决定因素可能是总累积剂量，多柔比星的总累积量达到550mg/m² 或更多时[8～14]，发生心脏毒性的风险会加大，然而，患者的敏感性差异比较大[2,10,13]，这些值表示对连续风险的相对简单的选择，即没有单一的安全剂量[1,5,13]。即使在不产生症状的剂量下，也可能发生亚临床心肌损伤，对儿童会导致心储备力减少及以后的心脏疾病[1,15,16]。
- 剂量计划也十分重要；相对较高的剂量但用药频次少的方案比使用较低剂量密集间隔的方案会产生较高的心脏毒性，这表明心脏毒性与多柔比星的血药峰浓度有关[10]。
- 有报道儿童和老年患者以及以前接受胸部放疗的患者更容易出现心脏毒性[3,4,9,10,12]。以前患有心血管疾病的患者心脏毒性风险会加大[1,2,9]。女性发生毒性的风险比男性大[8,17]。其他风险因素包括高血压、肝病、体温过热、非洲裔美国人和唐氏综合征[3,5,9]。
- 多柔比星与环磷酰胺、曲妥珠单抗及其他有心脏毒性的抗肿瘤药联合应用时会增加心肌病发生的可能[9,10]。

预防 人们在预测和预防蒽环类药物心脏毒性的方法上做了很大的努力。虽然常规监测心电图变化，但大多数变化并不能预测心肌病，并且在心电图没有改变的情况下已经可能发生严重的心脏毒性。但是QRS波电压持续减弱提示需要做进一步检查。无侵害性的心脏监测，即超声心动图或放射性核素心血管造影，对预测心肌病的发展有效，但是只有在损伤已进一步进展时才能检测；通过运动应激试验改善检测的敏感性[1~3]。左心室射血分数（LVEF）的测定常用于基线评估以及之后的定期监测[9,18]。铟-111抗肌凝蛋白抗体成像技术可检测到心脏对铟-111抗肌凝蛋白抗体的异常摄取。可能在LVEF还没有任何变化的情况下，这种异常摄取就已经发生，也预示着LVEF即将下降。这种技术具有高度敏感性，但花费时间长，应用不是十分广泛[10]。心内膜心肌活检是最敏感的心肌病检测方法，但是它具有侵害性，应用也不是十分广泛[9,10,18]。Children's Cancer Study Group[19]已经发行了接受蒽环类药物治疗的患者应用心电图、超声心动图、放射性核素心血管造影监测心脏的指南。这些技术在预测迟发性心脏毒性上的作用还有待验证[2]。对于何种方式能最有效地监测蒽环类抗生素引起的心脏毒性尚有争论。表现为数据互相冲突和缺少良好设计的研究，监测蒽环类抗生素引起的心脏毒性较为合理的方法，有研究提倡参考儿童癌症研究小组出版的指南，或结合基线心脏评估与增大蒽环类抗生素剂量后心脏状况随访评估的研究[13]。还有一些初步的证据提示，利钠肽和心肌肌钙蛋白的浓度可以用作心肌损伤的预测标示物[9,10,18,20,21]。

右雷佐生（第1385页）对多柔比星和其他蒽环类药物引起的心脏毒性有一定保护作用。并且已用于减少接受多柔比星治疗转移性乳腺癌女性患者诱发的心肌病。

改变剂量方案，使用每周方案而不是3周剂量方案，或者连续灌注，可减少多柔比星心脏毒性。蒽环类抗生素输液时间6h或更长可减少发生心衰的风险，还可能降低亚临床性心功能不全的风险[22]。*脂质体剂型*的蒽环类抗生素减少心脏毒性风险[2,5,8~11,13,18]。柔红霉素脂质体的心脏安全性尚未建立，但非聚乙二醇化多柔比星脂质体比其传统剂型具有更好的心脏安全性[11,21,23]，而聚乙二醇化多柔比星脂质体可显著降低心脏毒性风险[11,21]（然而脂质体剂型增加了血液学毒性和黏膜与皮肤毒性，提高了手足综合征的发生风险，可能使其使用受限[24]）。

治疗 治疗方法基本上和治疗标准心力衰竭（第1127页）的方法相同，可以使用利尿药、β阻滞药和ACEI以及最终采用心脏移植手术（第1730页）[5,8,9,21]。

1. Hale JP, Lewis IJ. Anthracyclines: cardiotoxicity and its prevention. *Arch Dis Child* 1994; **71:** 457–62.
2. Shan K, *et al.* Anthracycline-induced cardiotoxicity. *Ann Intern Med* 1996; **125:** 47–58.
3. Singal PK, Iliskovic N. Doxorubicin-induced cardiomyopathy. *N Engl J Med* 1998; **339:** 900–905.
4. Adams MJ, Lipshultz SE. Pathophysiology of anthracycline- and radiation-associated cardiomyopathies: implications for screening and prevention. *Pediatr Blood Cancer* 2005; **44:** 600–6.
5. Lipshultz SE, *et al.* Anthracycline associated cardiotoxicity in survivors of childhood cancer. *Heart* 2008; **94:** 525–33.
6. Goorin AM, *et al.* Initial congestive heart failure, six to ten years after doxorubicin chemotherapy for childhood cancer. *J Pediatr* 1990; **116:** 144–7.
7. Steinherz LJ, *et al.* Cardiac toxicity 4 to 20 years after completing anthracycline therapy. *JAMA* 1991; **266:** 1672–7.
8. Wouters KA, *et al.* Protecting against anthracycline-induced myocardial damage: a review of the most promising strategies. *Br J Haematol* 2005; **131:** 561–78.
9. Birtle AJ. Anthracyclines and cardiotoxicity. *Clin Oncol (R Coll Radiol)* 2000; **12:** 146–52.
10. Jain D. Cardiotoxicity of doxorubicin and other anthracycline derivatives. *J Nucl Cardiol* 2000; **7:** 53–62.
11. Theodoulou M, Hudis C. Cardiac profiles of liposomal anthracyclines: greater cardiac safety versus conventional doxorubicin? *Cancer* 2004; **100:** 2052–63.
12. Petit T. Toxicité cardiaque des anthracyclines: anthracycline-induced cardiotoxicity. *Bull Cancer* 2004; **91** (suppl): S159–S165.
13. Jannazzo A, *et al.* Monitoring of anthracycline-induced cardiotoxicity. *Ann Pharmacother* 2008; **42:** 99–104.
14. Iarussi D, *et al.* Recent advances in the prevention of anthracycline cardiotoxicity in childhood. *Curr Med Chem* 2001; **8:** 1649–60.
15. Yeung ST, *et al.* Functional myocardial impairment in children treated with anthracyclines for cancer. *Lancet* 1991; **337:** 816–18.
16. Lipschultz SE, *et al.* Late cardiac effects of doxorubicin therapy for acute lymphoblastic leukemia in childhood. *N Engl J Med* 1991; **324:** 808–15.
17. Lipshultz SE, *et al.* Female sex and higher drug dose as risk factors for late cardiotoxic effects of doxorubicin therapy for childhood cancer. *N Engl J Med* 1995; **332:** 1738–43.
18. Ewer MS, *et al.* Cardiac safety of liposomal anthracyclines. *Semin Oncol* 2004; **31** (6 suppl 13): 161–81.
19. Steinherz LJ, *et al.* Guidelines for cardiac monitoring of children during and after anthracycline therapy: report of the Cardiology Committee of the Childrens Cancer Study Group. *Pediatrics* 1992; **89:** 942–9.
20. Sparano JA, *et al.* Predicting cancer therapy-induced cardiotoxicity: the role of troponins and other markers. *Drug Safety* 2002; **25:** 301–11.
21. Gianni L, *et al.* Anthracycline cardiotoxicity: from bench to bedside. *J Clin Oncol* 2008; **26:** 3777–84.
22. van Dalen EC, *et al.* Different dosage schedules for reducing cardiotoxicity in cancer patients receiving anthracycline chemotherapy. Available in The Cochrane Database of Systematic Reviews; Issue 4. Chichester: John Wiley; 2009 (accessed 18/05/10).
23. van Dalen EC, *et al.* Different anthracycline derivates for reducing cardiotoxicity in cancer patients. Available in The Cochrane Database of Systematic Reviews; Issue 5. Chichester: John Wiley; 2010 (accessed 18/05/10).
24. Orditura M, *et al.* Pegylated liposomal doxorubicin: pharmacologic and clinical evidence of potent antitumor activity with reduced anthracycline-induced cardiotoxicity (review). *Oncol Rep* 2004; **12:** 549–56.

对肝脏的影响 接受含多柔比星的联合化疗的患者有肝炎及非特异性肝细胞损伤的报道[1]。在多柔比星联合放疗后也会发生特殊的肝毒性[2]。

1. Avilés A, *et al.* Hepatic injury during doxorubicin therapy. *Arch Pathol Lab Med* 1984; **108:** 912–13.
2. Price LA. Surviving malignant disease: medical and oncological aspects. *Br J Hosp Med* 1983; **30:** 8–12.

对皮肤和指甲的影响 患者使用柔红霉素、多柔比星或伊达比星后发生色素沉着[1~6]。报道描述了皮肤的色素沉着和指甲色素沉着的横断带。对皮肤的影响在几周后消失，指甲的色素沉着横断带随着正常指甲的生长而移动。皮肤较深的患者对这种不良反应更加敏感。活检发现黑色素颗粒在受影响的组织有所增加。有报道1例患者使用多柔比星出现了一种罕见的蓝灰色面部色素沉淀[7]。

参见多柔比星引起脱发的治疗及其外渗处理的文献（第609页）。

1. Kelly TM, *et al.* Hyperpigmentation with daunorubicin therapy. *Arch Dermatol* 1984; **120:** 262–3.
2. Kumar L, Kochupillai V. Doxorubicin induced hyperpigmentation. *N Z Med J* 1990; **103:** 165.
3. Curran CF. Doxorubicin-associated hyperpigmentation. *N Z Med J* 1990; **103:** 517.
4. Anderson LL, *et al.* Cutaneous pigmentation after daunorubicin chemotherapy. *J Am Acad Dermatol* 1992; **26:** 255–6.
5. Borecky DJ, *et al.* Idarubicin-induced pigmentary changes of the nails. *Cutis* 1997; **59:** 203–4.
6. Kroumpouzos G, *et al.* Generalized hyperpigmentation with daunorubicin chemotherapy. *J Am Acad Dermatol* 2002; **46** (suppl): S1–S3.
7. Konohana A. Blue-gray pigmentation in a patient receiving doxorubicin. *J Dermatol* 1992; **19:** 250–2.

手足综合征 使用多柔比星脂质体后可能出现手足综合征（第609页），处置方法已有文章介绍[1]。预防其发生的最有效方法是将给药剂量维持在不超过每周10mg/m²（典型的是单次输注40mg/m²，4周1次）。在此剂量下，即便发生手足综合征，通常也会很轻微而且易于处理。虽然缺乏证据支持，但有观点认为出现手足综合征后做出剂量强度调整对处置症状有益。

英国注册药品信息写明，可服用维生素 B_6（每日服用剂量为50～150mg）和皮质激素来预防和治疗手足综合征，但其有效性缺乏临床数据证明。还有其他一些办法，如以冷水浸泡或冲洗四肢以降温，避热，不接触热水，不穿袜子，不戴手套，不穿过紧的鞋子。

1. von Moos R, *et al.* Pegylated liposomal doxorubicin-associated hand-foot syndrome: recommendations of an international panel of experts. *Eur J Cancer* 2008; **44:** 781–90.

注意事项

参见抗肿瘤药总论（第611页）。

多柔比星和其他蒽环类药物一般禁用于心脏病患者。应限制总累积剂量，治疗前应评估并在治疗期间应监测心功能，包括左心室射血分数（见上文**对心脏的影响**）。应检测血细胞计数，同时当发生骨髓抑制和口腔溃疡时不应重复使用。在肝损伤患者，多柔比星应减低剂量慎用；儿童和老人也需要减低剂量。多柔比星外渗引起严重组织损伤，多柔比星以及其他蒽环类药物不能使用肌内注射或者皮下注射。多柔比星可能加强放疗引起的不良反应，之前放疗的皮肤反应可能复发；接受过胸部或心脏放疗的患者，应降低总累积剂量，不超过400mg/m²。多柔比星脂质体与其传统形式制剂以及不同的脂质体制剂之间不可以互换使用。

哺乳 可以在母乳中检测到多柔比星及其代谢产物[1]。American Academy of Pediatrics认为[2]多柔比星在乳汁中聚集，可能引起婴儿的免疫抑制，对生长作用未知，可能致癌。

1. Egan PC, *et al.* Doxorubicin and cisplatin excretion into human milk. *Cancer Treat Rep* 1985; **69:** 1387–9.
2. American Academy of Pediatrics. The transfer of drugs and other chemicals into human milk. *Pediatrics* 2001; **108:** 776–89. [Retired May 2010] Correction. *ibid.*; 1029. Also available at: http://aappolicy.aappublications.org/cgi/content/full/pediatrics%3b108/3/776 (accessed 29/06/04)

管理和处置 盐酸多柔比星有刺激性：避免与皮肤和黏膜接触。

一种破坏多柔比星和柔红霉素*废弃物*的方法是，使用硫酸和高锰酸钾[1]。通过这种方法柔红霉素降解产生的残留物在体外没有致突变性；高浓度多柔比星降解产物有一定的致突变性。

应当穿防护服处理患者多柔比星给药后直至7天中产生的*尿液和粪便*[2]。

1. Castegnaro M, *et al.*, eds. Laboratory decontamination and destruction of carcinogens in laboratory wastes; some antineoplastic agents. *IARC Scientific Publications 73.* Lyon: WHO/International Agency for Research on Cancer, 1985.
2. Harris J, Dodds LJ. Handling waste from patients receiving cytotoxic drugs. *Pharm J* 1985; **235:** 289–91.

妊娠 尽管有报道在羊水中未测定到多柔比星[1,2]，但在胎儿器官（肝、肾、肺）中多柔比星的浓度数倍于母体血浆中的浓度[2]，表明多柔比星确实可以通过胎盘。有人分析了蒽环类药物对160例妊娠结果的影响[3]。多数血液恶性肿瘤或乳腺癌的女性患者都接受包括多柔比星和柔红霉素在内的联合化疗。大多妊娠结果（73%）正常；5例畸形，大多出现在方案中还使用抗代谢类药物或烷化剂的情况；畸形的变化较大。对胎儿的毒性一般发生在妊娠期头3个月患者接受实体瘤化疗，多柔比星每周期剂量高于70mg/m²时，严重胎儿毒性的风险会显著提高。有2例胎儿发生心脏毒性，与母亲在妊娠4～9个月应用蒽环类药物有关。有建议使用表柔比星可能降低胎儿心肌病的风险，但对文献的简要综述[4]认为表柔比星对妊娠产生的毒性与多柔比星极为类似。急性白血病的女性患者胎儿死亡较多，这与疾病进展有关，作者不推荐延迟化疗。

英国注册药品信息在多柔比星注意事项中指出妊娠期间不可使用多柔比星。药物的使用有不同的推荐，但有建议治疗期间以及结束后3～6个月，男女双方都应采取有效的避孕措施。

1. Roboz J, *et al.* Does doxorubicin cross the placenta? *Lancet* 1979; **ii:** 1382–3.
2. D'Incalci M, *et al.* Transplacental passage of doxorubicin. *Lancet* 1983; **i:** 75.
3. Germann N, *et al.* Anthracyclines during pregnancy: embryo-fetal outcome in 160 patients. *Ann Oncol* 2004; **15:** 146–50.
4. Mir O, *et al.* Chemotherapy for breast cancer during pregnancy: is epirubicin safe? *Ann Oncol* 2008; **19:** 1814–15.

药物相互作用

参见抗肿瘤药总论的药物相互作用（第611页）。对接受过其他有心脏毒性的药物，如柔红霉素或环磷酰胺治疗的患者应当减少多柔比星的总累积剂量。曾报道过多柔比星抑制司他夫定细胞内的活化从而抑制了抗病毒作用。

抗菌药 有报道2例最近使用过*克拉霉素*的患者使用多柔比星或柔红霉素出现超敏反应，其中一个显示出对抗菌药的过敏性[1]。应考虑蒽环类药物和克拉霉素之间交叉过敏的可能性。

1. Arena FP, Sherlock S. Doxorubicin hypersensitivity and clindamycin. *Ann Intern Med* 1990; **112:** 150.

抗肿瘤药 在使用对肝功能有损伤的药物如*链唑霉素*[1]或*甲氨蝶呤*[2]的同时或之后使用多柔比星，导致多柔比星的毒性增加，可能是由于药物肝清除率降低所致。据报道，联合使用多柔比星和*紫杉醇*（也有心脏毒性）的患者心脏毒性（表现为充血性心力衰竭）的发生率较高[3]。抗肿瘤药任何相互影响都可能是给药顺序依赖的[4]。在蒽环类药物使用同时或之后使用*曲妥珠单抗*，心脏毒性发生率也会同样增加（见**曲妥珠单抗**项下**对心脏的影响**，第753页）。

*伐司朴达*抑制P-糖蛋白，一项药动学研究[5]发现它会降低多柔比星的清除率，延长半衰期，增加多柔比星的暴露和骨髓抑制作用。作者建议多柔比星的用量应当减少60%。

*索拉菲尼*可增加多柔比星全身性暴露。

对多柔比星可能加强*巯嘌呤*的肝毒性的讨论，见**盐酸柔红霉素**项下（第677页）。

一项关于多柔比星与*多西他赛*联用会增加发热性中性粒细胞减少和胃肠道并发症发生率的报道，见**多西他赛**项下**抗肿瘤药**（第678页）。

一项关于药动学研究表明，紫杉醇和多西他赛会增加多柔比星脂质体的暴露，但多西他赛的效果不如紫杉醇明显[6]。

聚乙二醇化多柔比星或多柔比星脂质体与长春氟宁联合用药会使暴露发生改变，见**长春氟宁**项下的**药物相互作用**，第760页。

1. Anonymous. Two drugs may not be better than one. *JAMA* 1976; **236:** 913.
2. Robertson JH, *et al.* Toxicity of doxorubicin and methotrexate in osteogenic sarcoma. *BMJ* 1976; **1:** 23.
3. Gianni L, *et al.* Paclitaxel by 3-hour infusion in combination with bolus doxorubicin in women with untreated metastatic breast cancer: high antitumor efficacy and cardiac effects in a dose-finding and sequence-finding study. *J Clin Oncol* 1995; **13:** 2688–99.
4. Danesi R, *et al.* Pharmacokinetic optimisation of treatment schedules for anthracyclines and paclitaxel in patients with cancer. *Clin Pharmacokinet* 1999; **37:** 195–211.
5. Advani R, *et al.* A phase I trial of doxorubicin, paclitaxel, and valspodar (PSC 833), a modulator of multidrug resistance. *Clin Cancer Res* 2001; **7:** 1221–9.
6. Briasoulis E, *et al.* Interaction pharmacokinetics of pegylated liposomal doxorubicin (Caelyx) on coadministration with paclitaxel or docetaxel. *Cancer Chemother Pharmacol* 2004; **53:** 452–7.

免疫抑制药 当使用环孢素调节肿瘤耐药时，多柔比星血药浓度和骨髓毒性增加[1]。另一例患者长时间环孢素治疗时使用多柔比星出现严重的神经毒性[2]。所以有人建议在使用环孢素或其他类似物（上文伐司朴达的作用，见**抗肿瘤药**）调节多柔比星耐药性时应当引起格外注意[3]。

1. Rushing DA, *et al.* The effects of cyclosporine on the pharmacokinetics of doxorubicin in patients with small cell lung cancer. *Cancer* 1994; **74:** 834–41.
2. Barbui T, *et al.* Neurological symptoms and coma associated with doxorubicin administration during chronic cyclosporin therapy. *Lancet* 1992; **339:** 1421.
3. Beck WT, Kuttesch JF. Neurological symptoms associated with cyclosporin plus doxorubicin. *Lancet* 1992; **340:** 496.

沙立度胺 对比多发性骨肉瘤的两种治疗方案（沙利度胺、地塞米松、顺铂、环磷酰胺和依托泊苷，联合或不联合多柔比星），接受含有多柔比星治疗方案的患者深静脉栓塞的风险加大[1]。作者引用了以前的一项研究结果[2]，抗肿瘤治疗方案增加了沙利度胺会增加深静脉栓塞发生的风险，从而得出结论：多发性骨肉瘤的患者使用多柔比星和沙利度胺联合化疗时风险增加。

1. Zangari M, *et al.* Thrombogenic activity of doxorubicin in myeloma patients receiving thalidomide: implications for therapy. *Blood* 2002; **100:** 1168–71.
2. Zangari M, *et al.* Increased risk of deep-vein thrombosis in patients with multiple myeloma receiving thalidomide and chemotherapy. *Blood* 2001; **98:** 1614–15.

药动学

在静脉注射后，多柔比星从血液中迅速清除，分布于肺、肝、心、脾、肾等组织中。肝中迅速被代谢为有活性的多柔比星醇等代谢产物。7 天内 40%～50% 的剂量从胆汁排泄，其中一半为原形药物。仅有 5% 的药物 5 天内从尿中排泄。多柔比星不能通过血脑屏障，但能通过胎盘，也能分布到乳汁中。多柔比星从血液中消除呈三相，平均半衰期分别为 12min、3.3h 和 30h 左右。

多柔比星脂质体的药动学与其传统剂型有些不同。在脂质体表层（聚乙二醇化）应用聚乙二醇会减少巨噬细胞对其的清除。这样会导致药物血浆中的循环延长，组织分布相对较少，但脂质体仍然会通过肿瘤新生血管进入肿瘤组织。药动学呈二相，平均半衰期分别为 5h 和 55～75h。一个非聚乙二醇高分子脂质体形式能产生比传统剂型更高的多柔比星总血药浓度峰值，但游离浓度较低（非包被的脂质体）。清除率降低，多柔比星醇的血药浓度峰值延迟。

1. Speth PAJ, *et al.* Clinical pharmacokinetics of doxorubicin. *Clin Pharmacokinet* 1988; **15:** 15–31.
2. Rushing DA, *et al.* The disposition of doxorubicin on repeated dosing. *J Clin Pharmacol* 1993; **33:** 698–702.
3. Piscitelli SC, *et al.* Pharmacokinetics and pharmacodynamics of doxorubicin in patients with small cell lung cancer. *Clin Pharmacol Ther* 1993; **53:** 555–61.
4. Amantea MA, *et al.* Population pharmacokinetics and pharmacodynamics of pegylated-liposomal doxorubicin in patients with AIDS-related Kaposi's sarcoma. *Clin Pharmacol Ther* 1997; **61:** 301–11.
5. Danesi R, *et al.* Pharmacokinetic-pharmacodynamic relationships of the anthracycline anticancer drugs. *Clin Pharmacokinet* 2002; **41:** 431–44.
6. Swenson CE, *et al.* Pharmacokinetics of doxorubicin administered i.v. as Myocet (TLC D-99; liposome-encapsulated doxorubicin citrate) compared with conventional doxorubicin when given in combination with cyclophosphamide in patients with metastatic breast cancer. *Anticancer Drugs* 2003; **14:** 239–46.
7. Gabizon A, *et al.* Pharmacokinetics of pegylated liposomal doxorubicin : review of animal and human studies. *Clin Pharmacokinet* 2003 **42:** 419–36.

用途和用法

多柔比星是一种蒽环类抗肿瘤抗生素。多柔比星可以多种作用方式抑制肿瘤，包括嵌入肿瘤细胞 DNA 从而抑制 DNA 与 RNA 合成，抑制拓扑异构酶Ⅱ与自由基的形成，还可改变细胞膜结构。它是一种细胞周期非特异性药物。具有抗菌、免疫抑制的特点。

多柔比星可有效抑制多种肿瘤，详见下文相互参考。多柔比星一般同其他抗肿瘤药联合用于霍奇金病、非霍奇金淋巴瘤、急性白血病、骨及软组织肉瘤、成神经细胞瘤、Wilms 瘤以及膀胱、乳腺、肺、卵巢、胃的恶性肿瘤。也用于其他肿瘤。多柔比星脂质体用于 AIDS 患者的卡波西肉瘤，治疗转移性乳腺癌和卵巢癌，还可以联合硼替佐米治疗多发性骨髓瘤。

盐酸多柔比星以不短于 3min 快速静脉注射到 0.9% 氯化钠溶液或 5% 葡萄糖溶液的静脉通路中。单药给药常规剂型每次 60～75 mg/m²，每 3 周或每 4 周 1 次，或者每次 1.2～2.4 mg/kg，每 3 周 1 次。或者 20～25mg/m²，每日 1 次，连用 3 天，每 3 周或每 4 周 1 次，这种分次给药有可能诱发黏膜炎。可以使用为 20mg/m² 每周剂量，据报道这种方案心脏毒性的风险较低。

当多柔比星同其他抗肿瘤药联合使用时剂量应减少，建议 30～60mg/m²，每 3 周 1 次。肥胖患者需降低给药剂量，儿童、老年患者和肝功能不全患者也应降低剂量（详见下文）。

接受胸部放疗和其他心脏毒性药物治疗的患者，多柔比星最大总累积剂量不能超过 450～550mg/m²，建议进一步限制总累积剂量。

AIDS 相关的卡波西肉瘤的患者，盐酸多柔比星聚乙二醇脂质体静脉给药，每次 20mg/m²，输注 30min，每 2～3 周 1 次。使用这种多柔比星脂质体治疗乳腺癌和卵巢癌患者，建议每次 50mg/m²，每 4 周 1 次，输液时间不应少于 1h。治疗多发性骨髓瘤，盐酸多柔比星脂质体剂量为 30 mg/m²，于硼替佐米方案第 4 天给药（详见第657页）。应在硼替佐米输注结束后立即输注盐酸多柔比星脂质体，输注时间不短于 1h。对于上述所有使用多柔比星的患者，只要应答良好且可以耐受，治疗就应持续下去。聚乙二醇多柔比星脂质体剂型仅能以 5% 葡萄糖溶液稀释，通常剂量小于 90mg 以 250ml 稀释，剂量大于 90mg 以 500ml 稀释。

可以使用一种非聚乙二醇脂质体，它含有枸橼酸多柔比星，由盐酸多柔比星制备。用于治疗转移性乳腺癌，与剂量为 600mg/m² 环磷酰胺联合使用时，剂量相当于盐酸多柔比星 60～75mg/m²，每 3 周 1 次。用 0.9% 氯化钠溶液或 5% 葡萄糖溶液稀释，盐酸多柔比星终浓度为 0.4～1.2mg/ml，静脉输注 1h。

使用多柔比星治疗时常规检测血细胞计数（见**骨髓抑制**，第609页）以及定期监测心功能，以便能发现心脏毒性的早期指征。

盐酸多柔比星膀胱内灌注可用于膀胱恶性肿瘤的局部治疗。50ml 浓度为 1mg/ml 的盐酸多柔比星溶液缓慢灌注到膀胱内，时间约 1h。可每周进行一次灌注也可每月 1 次。多柔比星也可于动脉内给药。

人们研究了许多多柔比星新剂型。多柔比星和碳/铁载体颗粒制剂（MTC-DOX）是一种磁导向制剂，使用体外磁场使药物到达肿瘤并停留，研究用于治疗肝细胞癌。一种多柔比星和聚异己基氰基丙烯酸酯聚合物的纳米颗粒形式的研究正在进行中，它能通过肝动脉给药治疗肝细胞癌。多柔比星药物洗脱珠脑内直接注射治疗神经胶质瘤的研究正在进行。盐酸多柔比星溶液复溶形成的亲水性微球已被用于肝肿瘤的化疗栓塞。

1. Sharpe M, *et al.* Polyethylene glycol-liposomal doxorubicin: a review of its use in the management of solid and haematological malignancies and AIDS-related Kaposi's sarcoma. *Drugs* 2002; **62:** 2089–2126.
2. Forbes C, *et al.* A systematic review and economic evaluation of pegylated liposomal doxorubicin hydrochloride for ovarian cancer. *Health Technol Assess* 2002; **6:** 1–119.
3. O'Shaughnessy JA. Pegylated liposomal doxorubicin in the treatment of breast cancer. *Clin Breast Cancer* 2003; **4:** 318–28.
4. Orditura M, *et al.* Pegylated liposomal doxorubicin: pharmacologic and clinical evidence of potent antitumor activity with reduced anthracycline-induced cardiotoxicity. *Oncol Rep* 2004; **12:** 549–56.
5. Thigpen JT, *et al.* Role of pegylated liposomal doxorubicin in ovarian cancer. *Gynecol Oncol* 2005; **96:** 10–18.
6. Soloman R, Gabizon AA. Clinical pharmacology of liposomal anthracyclines: focus on pegylated liposomal doxorubicin. *Clin Lymphoma Myeloma* 2008; **8:** 21–32.
7. Patil RR, *et al.* Engineered nanocarriers of doxorubicin: a current update. *Crit Rev Ther Drug Carrier Syst* 2008; **25:** 1–61.
8. Plosker GL. Pegylated liposomal doxorubicin: a review of its use in the treatment of relapsed or refractory multiple myeloma. *Drugs* 2008; **68:** 2535–51.
9. Leonard RCF, *et al.* Improving the therapeutic index of anthracycline chemotherapy: focus on liposomal doxorubicin (Myocet™). *Breast* 2009; **18:** 218–24.
10. Gaitanis A, Staal S. Liposomal doxorubicin and nab-paclitaxel: nanoparticle cancer chemotherapy in current clinical use. *Methods Mol Biol* 2010; **624:** 385–92.

儿童用法 多柔比星可用于治疗儿科恶性肿瘤。英国注册药品信息写明，对于常规剂型多柔比星，其成人给药方案也适用于儿童，但需要适当降低剂量，特别是对于低龄儿童。

1. Creutzig U, *et al.* Favourable outcome of patients with childhood acute promyelocytic leukaemia after treatment with reduced cumulative anthracycline doses. *Br J Haematol* 2010; **149:** 399–409.

老年人用法 英国注册药品信息建议，老年患者使用常规剂型多柔比星需要降低给药剂量。对于年龄超过 70 岁的患者，推荐总累积剂量为 450 mg/m²。

在肝损伤中的用法 肝功能异常的患者，多柔比星剂量应做如下调整：

- 血清胆红素浓度为 12～30μg/ml：正常剂量的一半。
- 血清胆红素浓度超过 30μg/ml：常用剂量的四分之一。

脂质体产品的剂量方案有轻微不同，不同制剂之间也有差异。

淀粉样变 淀粉样变患者，多柔比星的使用见第711页（心淀粉样变中危险会增加）。

恶性肿瘤 多柔比星在治疗实体瘤的联合化疗方案中有重要的作用；常用于乳腺癌、肺癌（第628页和第635页）、Wilms 瘤、神经母细胞瘤或儿童视网膜神经母细胞瘤（见第634页、第641页和第642页），也用于膀胱恶性肿瘤（第627页）、多种妇科肿瘤如子宫内膜癌和卵巢癌（见第631页和第637页）、肝癌、胃癌、胰腺癌（第635页、第632页和第637页）、前列腺癌和胸腺癌（第638页和第640页）。也用于治疗骨和软组织肉瘤（第642页和第642页）。多柔比星脂质体用于卡波西肉瘤（第642页）。

此外，多柔比星是治疗霍奇金病 ABVD 方案（第623页）和非霍奇金淋巴瘤（第623页）CHOP 方案的组成部分。还用于 Burkitt 淋巴瘤（第624页）、蕈样肉芽肿病（第625页）及 AIDS 相关的淋巴瘤（第624页）。用于急性淋巴细胞白血病（第620页）、慢性淋巴白血病的 CHOP 方案的一部分（虽然获益不确定，第619页）以及多发性骨髓瘤（第626页）。

制剂

BP 2010: Doxorubicin Injection;
USP 33: Doxorubicin Hydrochloride for Injection; Doxorubicin Hydrochloride Injection.

专利制剂

Arg.: Adriblastina; Caelyx†; Colhidrol; Dicladox; Doxocris; Doxokebir; Doxopeg; Doxtie; Nagun; Onkostatil; Ranxas†; Roxorin; Varidoxo; ***Austral.:*** Caelyx; ***Austria:*** Adriblastin; Caelyx; DOXO-Cell; Doxolem†; Doxorubin†; Myocet; ***Belg.:*** Adriblastina; Caelyx; Doxorubin; Myocet; ***Braz.:*** Adriblastina; Biorrub; Caelyx; Doxofil†; Doxolem; Neoxane†; Rubex; Rubidox; ***Canad.:*** Caelyx; Myocet; ***Chile:*** Adriblastina; Caelyx; Daxotel; Doxopeg; ***Cz.:*** Adriblastina; Caelyx; Doxolem†; Myocet; Rastocin†; ***Denm.:*** Caelyx; Myocet; ***Fin.:*** Caelyx; ***Fr.:*** Adriblastine; Caelyx; Myocet; ***Ger.:*** Adriblastin; Adrimedac; Caelyx; DOXO-Cell; Myocet; Onkodox†; Ribodoxo-L; ***Gr.:*** Adriblastina; Caelyx; Doxiprol; Doxorubin; Doxosan; Doxotil; Myocet; Rubidox; ***Hong Kong:*** Caelyx; ***Hung.:*** Adriblastina; Caelyx; Myocet; Pallagicin†; ***India:*** Adrim; Cadria; Duxocin; Oncodox; ***Indon.:*** Adricin; Caelyx; Pallagicin†; Rubidox†; ***Irl.:*** Caelyx; Myocet; ***Israel:*** Adriblastina; Doxil; ***Ital.:*** Adriblastina; Caelyx; Myocet; ***Jpn:*** Adriacin; ***Malaysia:*** Caelyx; Doxorubin; ***Mex.:*** Adriblastina; Caelyx; Doxolem; Doxopeg; Doxotec; Doxtie; Ifadox†; Oxocina†; ***Neth.:*** Adriblastina†; Caelyx; Doxorubin; Myocet; ***Norw.:*** Caelyx; Myocet; ***NZ:*** Caelyx; Doxorubin; ***Philipp.:*** AD Mycin; Adriblastina; Adrim; Axibin; Caelyx; Doxorubin; Rubidox†; ***Pol.:*** Adriblastina; Adrimedac; Biorubina; Caelyx; Myocet; Rastocin†; ***Port.:*** Adriblastina†; Caelyx; DOXO-cell; Fauldoxo; Myocet; ***Rus.:*** Caelyx (Келикс); Doxolem (Доксолем)†; Rastocin (Растоцин); Sindroxocin (Синдроксоцин); ***S.Afr.:*** Adriblastina; Caelyx; ***Singapore:*** Adriblastina; Caelyx; ***Spain:*** Caelyx; Farmiblastina; Myocet; ***Swed.:*** Caelyx; Myocet; ***Switz.:*** Adriblastin; Caelyx; ***Thai.:*** AD Mycin; Adriblastina; Adrim; Caelyx; Doxolem; Doxorubin; Lipo-Dox; ***Turk.:*** Adriblastina; Caelyx; Doxo-Teva; ***UK:*** Caelyx; Myocet; ***Ukr.:*** Adriblastina (Адрибластин); Caelyx (Келикс); Lipodox (Липодокс)†; ***USA:*** Doxil; Rubex†; ***Venez.:*** Adriblastina; Adrim; Caelyx; Doxonolver.

Droloxifene (*USAN*, *rINN*) ⊗ 屈洛昔芬

Droloxifène; Droloxifeno; Droloxifenum; FK-435; 3-Hydroxytamoxifen; K-21060E. (*E*)-α-{*p*-[2-(Dimethylamino)ethoxy]phenyl}-α′-ethyl-3-stilbenol.

Дролоксифен

$C_{26}H_{29}NO_2$ = 387.5.
CAS — 82413-20-5.
UNII — 0M67U6Z98F.

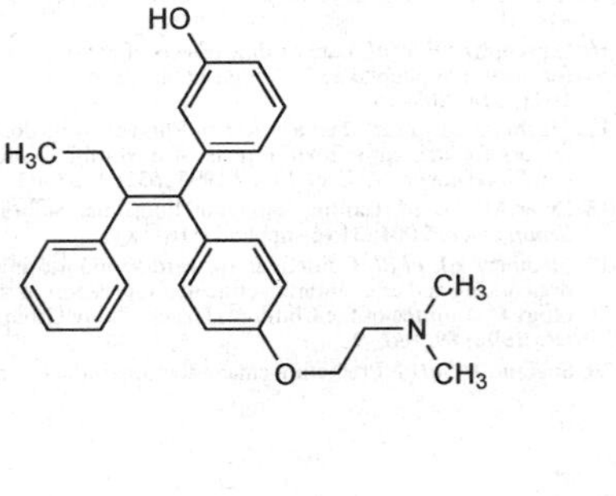

简介

屈洛昔芬为选择性雌二醇受体调节剂，性质与他莫昔芬（第744页）大体相同。该药用于治疗乳腺癌和骨质疏松的研究已经开展。

Edrecolomab (*USAN*, *rINN*) 依决洛单抗

17-1A Antibody; C1; Édrécolomab; Edrecolomabum; Monoclonal Antibody 17-1A. Immunoglobulin G2a (mouse monoclonal 17-1A γ-chain anti-human colon cancer tumor-associated antigen), disulfide with mouse monoclonal 17-1A light chain, dimer.

Эдреколомаб

CAS — 156586-89-9.
ATC — L01XC01.
ATC Vet — QL01XC01.

简介

依决洛单抗是针对上皮细胞表面糖蛋白的鼠源性单克隆抗体，用于结直肠癌（第632页）手术后患者的辅助治疗，但还没有证据支持它对患者的生存有改善。

1. Riethmüller G, *et al.* Randomised trial of monoclonal antibody for adjuvant therapy of resected Dukes' C colorectal carcinoma. *Lancet* 1994; **343:** 1177–83.
2. Riethmüller G, *et al.* Monoclonal antibody therapy for resected Dukes' C colorectal cancer: seven-year outcome of a multicenter randomized trial. *J Clin Oncol* 1998; **16:** 1788–94.
3. Adkins JC, Spencer CM. Edrecolomab (monoclonal antibody 17-1A). *Drugs* 1998; **56:** 619–26.
4. Punt CJA, *et al.* Edrecolomab alone or in combination with fluorouracil and folinic acid in the adjuvant treatment of stage III colon cancer: a randomised study. *Lancet* 2002; **360:** 671–7.
5. Hartung G, *et al.* Adjuvant therapy with edrecolomab versus observation in stage II colon cancer: a multicenter randomized phase III study. *Onkologie* 2005; **28:** 347–50.
6. Fields ALA, *et al.* Adjuvant therapy with the monoclonal antibody edrecolomab plus fluorouracil-based therapy does not improve overall survival of patients with stage III colon cancer. *J Clin Oncol* 2009; **27:** 1941–7.
7. Schmoll H-J, Arnold D. When wishful thinking leads to a misty-eyed appraisal: the story of the adjuvant colon cancer trials with edrecolomab. *J Clin Oncol* 2009; **27:** 1926–9.

Efaproxiral (*USAN*, *rINN*) ⊗ 艾法昔拉

Éfaproxiral; Efaproxiralum; RSR-13. 2-(4-{2-[(3,5-Dimethylphenyl)amino]-2-oxoethyl}phenoxy)-2-methyl propanoic acid.

Эфапроксирал

$C_{20}H_{23}NO_4$ = 341.4.
CAS — 131179-95-8.
ATC — L01XD06.
ATC Vet — QL01XD06.
UNII — J81E81G364.

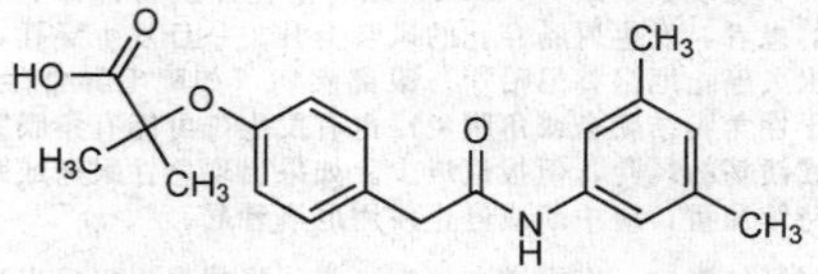

注：Efaproxyn 和 Revaproxyn 已经注册为艾法昔拉的商标名。

Efaproxiral Sodium (*USAN*, *rINNM*) ⊗ 艾法昔拉钠

Efaproxiral sódico; Éfaproxiral Sodique; Natrii Efaproxiralum.

Натрий Эфапроксирал

$C_{20}H_{22}NNaO_4$ = 363.4.
CAS — 170787-99-2.
ATC — L01XD06.
ATC Vet — QL01XD06.
UNII — 3L83QP52XI.

简介

艾法昔拉是一种血红蛋白异构调节剂，能加强氧气在含氧量低的肿瘤组织的扩散，使肿瘤对放疗更加敏感。用于治疗实体瘤脑转移的研究已经开展。

Elesclomol (*USAN*, *rINN*) 艾来可莫

Élesclomol; Elesclomolum; STA-4783. Propanedioic acid, bis[2-methyl-2-(phenylthioxomethyl)hydrazide]; 1-*N'*-benzenecarbothioyl-3-(2-benzenecarbothioyl-2-methylhydrazinyl)-*N'*-methyl-3-oxopropanehydrazidide.

Элескломол

$C_{19}H_{20}N_4O_2S_2$ = 400.5.
CAS — 488832-69-5.
UNII — 6UK191M53P.

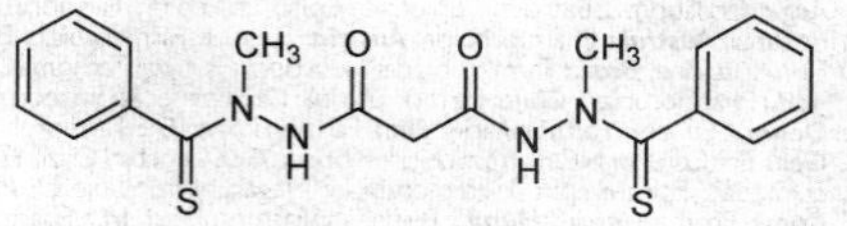

简介

艾来可莫是一种氧化应激诱导剂，正在研究用于治疗转移性黑色素瘤。

1. Berkenblit A, *et al.* Phase I clinical trial of STA-4783 in combination with paclitaxel in patients with refractory solid tumors. *Clin Cancer Res* 2007; **13:** 584–90.
2. Kirshner JR, *et al.* Elesclomol induces cancer cell apoptosis through oxidative stress. *Mol Cancer Ther* 2008; **7:** 2319–27.
3. O'Day S, *et al.* Phase II, randomized, controlled, double-blinded trial of weekly elesclomol plus paclitaxel versus paclitaxel alone for stage IV metastatic melanoma. *J Clin Oncol* 2009; **27:** 5452–8.

Endostatin 血管内皮抑素

rhEndostatin (recombinant human endostatin); YH-16 (recombinant human endostatin).

注：Endostar 和 Endu 已注册为重组人血管内皮抑素的商标名。

简介

血管内皮抑素是内源性人胶原蛋白ⅩⅧ的蛋白质片段，具有抗血管生成特性。重组人血管内皮抑素用于治疗非小细胞肺癌、转移性黑色素瘤和胃肠恶性肿瘤正在研究中。

Enocitabine (*rINN*) 依诺他滨

Behenoyl Cytarabine; Behenoylcytosine Arabinoside; BH-AC; Enocitabina; Énocitabine; Enocitabinum; NSC-239336. *N*-(1-β-D-Arabinofuranosyl-1,2-dihydro-2-oxo-4-pyrimidinyl)docosanamide.

Эноцитабин

$C_{31}H_{55}N_3O_6$ = 565.8.
CAS — 55726-47-1.
UNII — 9YVR68W306.

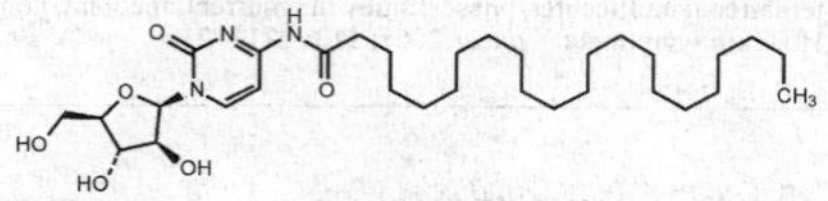

简介

依诺他滨是一种抗肿瘤药，在体内转化为阿糖胞苷（第673页）。同样用于治疗急性白血病。

Enzastaurin Hydrochloride (*USAN*, *rINNM*) 盐酸恩扎陶林

Enzastaurine, Chlorhydrate d'; Enzastaurini Hydrochloridum; Hidrocloruro de enzastaurina; LY-317615. 3-(1-Methyl-1*H*-indol-3-yl)-4-[1-[1-(pyridin-2-ylmethyl)piperidin-4-yl]-1*H*-indol-3-yl]-1*H*pyrrole-2,5-dione hydrochloride.

Энзастаурина Гидрохлорид

$C_{32}H_{29}N_5O_2$,HCl = 552.1.
CAS — 359017-79-1.
UNII — KX7K68Z2UH.

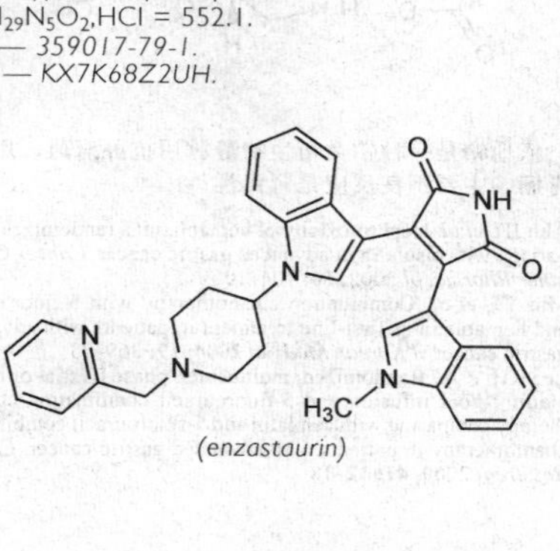

(*enzastaurin*)

简介

盐酸恩扎陶林是蛋白激酶C抑制药，用于治疗神经胶质瘤的研究已经开展，目前正尝试将其用于治疗其他恶性肿瘤，包括非霍奇金淋巴瘤，与培美曲塞联合用于非小细胞肺癌。

1. Sorbera LA, *et al.* Enzastaurin hydrochloride. *Drugs Of The Future* 2007; **32:** 297–309. Correction. *ibid.*; 751.
2. Ma S, Rosen ST. Enzastaurin. *Curr Opin Oncol* 2007; **19:** 590–5.
3. Chen YB, LaCasce AS. Enzastaurin. *Expert Opin Invest Drugs* 2008; **17:** 939–44.
4. Wick W, *et al.* Phase III study of enzastaurin compared with lomustine in the treatment of recurrent intracranial glioblastoma. *J Clin Oncol* 2010; **28:** 1168–74.
5. Galanis E, Buckner JC. Enzastaurin in the treatment of recurrent glioblastoma: a promise that did not materialize. *J Clin Oncol* 2010; **28:** 1097–8.
6. Giovannetti E, *et al.* Pharmacological aspects of the enzastaurin-pemetrexed combination in non-small cell lung cancer (NSCLC). *Curr Drug Targets* 2010; **11:** 12–28.

Epirubicin Hydrochloride (*BANM*, *USAN*, *rINNM*) 盐酸表柔比星

4'-Epiadriamycin Hydrochloride; 4'-Epidoxorubicin Hydrochloride; Épirubicine, chlorhydrate d'; Epirubicin-hidroklorid; Epirubicin-hydrochlorid; Epirubicinhydroklorid; Epirubicini hydrochloridum; Epirubicino hidrochloridas; Epirubisiinihydrokloridi; Epirubisin Hidroklorür; Hidrocloruro de epirubicina; IMI-28; Pidorubicin Hydrochloride. (8*S*,10*S*)-10-(3-Amino-2,3,6-trideoxy-α-L-*arabino*-hexopyranosyloxy)-8-glycolloyl-7,8,9,10-tetrahydro-6,8,11-trihydroxy-1-methoxynaphthacene-5,12-dione hydrochloride.

Эпирубицина Гидрохлорид

$C_{27}H_{29}NO_{11}$,HCl = 580.0.
CAS — 56420-45-2 (epirubicin); 56390-09-1 (epirubicin hydrochloride).
ATC — L01DB03.
ATC Vet — QL01DB03.
UNII — 22966TX7J5.

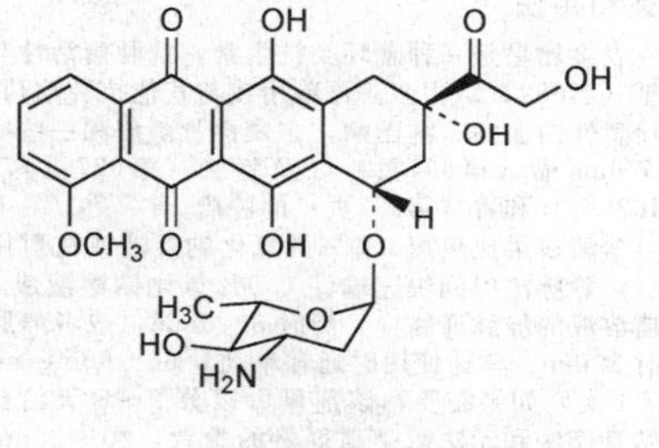

(*epirubicin*)

Pharmacopoeias. In *Eur.* (see p.vii), *Jpn*, and *US*.

Ph. Eur. 6.8 (Epirubicin Hydrochloride) 一种从链霉菌属特定菌株 *Streptomyces peucetius* 的提取物化学修饰后得到的物质。橘红色粉末。溶于水和甲醇，微溶于无水乙醇；几乎不溶于丙酮。0.5%的水溶液pH值为4.0～5.5。贮藏于2～8℃密闭容器中。避光。

USP 33 (Epirubicin Hydrochloride) 橘红色粉末。溶于水和甲醇；微溶于无水乙醇，几乎不溶于丙酮。贮藏于2～8℃密闭容器中。避光。

配伍禁忌 注册药品信息中说明盐酸表柔比星不能与肝素或氟尿嘧啶配伍，因为可能产生沉淀。本品在碱性溶液中水解。

稳定性 临床浓度的表柔比星不易发生显著光降解[1,2]，溶液使用期间不需要专门的避光防护措施。然而低浓度溶液光降解明显（低于500μg/ml）[1]。

1. Wood MJ, *et al.* Photodegradation of doxorubicin, daunorubicin and epirubicin measured by high-performance liquid chromatography. *J Clin Pharm Ther* 1990; **15:** 291–300.
2. Pujol M, *et al.* Stability study of epirubicin in NaCl 0.9% injection. *Ann Pharmacother* 1997; **31:** 992–5.

不良反应、处理和注意事项

参见多柔比星（第680页）。心脏毒性和骨髓毒性比多柔比星小。当总累积剂量超过0.9～1g/m² 时易发生心脏毒性。

对心脏的影响 蒽环类药物心脏毒性的进一步讨论，见多柔比星的不良反应项下（第680页）。

药物相互作用

参见**多柔比星**（第681页）。

抗肿瘤药 使用紫杉醇后立即使用表柔比星的患者，与使用紫杉醇之前使用表柔比星的患者相比，表柔比星的暴露程度增加，骨髓毒性随之增加[1]。使用其他蒽环类药物之前使用紫杉醇也发生相似的相互作用[2]。这些及研究表明[3,4]，紫杉醇的这种使用方式降低了表柔比星向骨髓毒性低的代谢物即表柔比星醇的转化，但它们之间的相互作用很复杂，既涉及药物的处置又涉及药效学。

1. Venturini M, *et al.* Sequence effect of epirubicin and paclitaxel treatment on pharmacokinetics and toxicity. *J Clin Oncol* 2000; **18:** 2116–25.
2. Danesi R, *et al.* Pharmacokinetic optimisation of treatment schedules for anthracyclines and paclitaxel in patients with cancer. *Clin Pharmacokinet* 1999; **37:** 195–211.
3. Grasselli G, *et al.* Clinical and pharmacologic study of the epirubicin and paclitaxel combination in women with metastatic breast cancer. *J Clin Oncol* 2001; **19:** 2222–31.
4. Danesi R, *et al.* Pharmacokinetics and pharmacodynamics of combination chemotherapy with paclitaxel and epirubicin in breast cancer patients. *Br J Clin Pharmacol* 2002; **53:** 508–18.

西咪替丁 在8位患者的研究中发现，西咪替丁能增加表柔比星活性代谢产物的形成；对表柔比星原形药物的系统暴露也有相当的增加[1]。这种相互作用的机制和临床意义且不清楚。

1. Murray LS, *et al.* The effect of cimetidine on the pharmacokinetics of epirubicin in patients with advanced breast cancer: preliminary evidence of a potentially common drug interaction. *Clin Oncol* 1998; **10:** 35–8.

药动学

表柔比星进入静脉后快速并广泛地分布于组织中，并由肝代谢为表柔比星醇（13-羟基表柔比星）和一定量的葡萄糖苷酸衍生物。表柔比星主要通过胆汁排出，终末血浆消除半衰期为30～40h。48h内10%的药物可以在尿中排出。表柔比星不能通过血脑屏障。

1. Morris RG, *et al.* Disposition of epirubicin and metabolites with repeated courses to cancer patients. *Eur J Clin Pharmacol* 1991; **40:** 481–7.
2. Robert J. Clinical pharmacokinetics of epirubicin. *Clin Pharmacokinet* 1994; **26:** 428–38.

用途和用法

表柔比星是一种蒽环类抗生素，抗肿瘤活性与多柔比星（第682页）相似。可单用或与其他抗肿瘤药联用，治疗急性白血病、淋巴瘤、多发性骨髓瘤和一些实体瘤如Wilms瘤（第634页）以及膀胱（第627页）、乳腺（第628页）和胃（第632页）的肿瘤。

盐酸表柔比星用0.9%的氯化钠溶液或注射用水溶解后，静脉注射到快速输注0.9%氯化钠溶液或5%葡萄糖溶液的静脉通路中，历时3～5min，或者静脉输注历时30min。单药使用时通常单剂量60～90mg/m^2，每3周1次，如果需要，该剂量可以分2～3天给药。对于姑息疗法和无法耐受高剂量的患者，20～30mg/m^2，每周一次。大剂量方案为120mg/m^{2}或更高、每3周1次，或45mg/m^2、连续3天，每3周1次也使用过。

表柔比星同其他抗肿瘤药联合使用时剂量应减少。肝损伤患者（见下文）以及因年龄因素或先前放、化疗引起的骨髓功能损伤的患者也应减量。

一般总累积剂量不能超过0.9～1g/m^2，否则会引起心脏毒性。

表柔比星通过膀胱灌流局部治疗膀胱癌。建议每周给予50mg表柔比星配制成0.1%的溶液（溶于0.9%氯化钠或无菌水中）灌流，总计8周；如果出现化学性膀胱炎，可每周使用30mg表柔比星配制成50ml溶液膀胱灌流；对于原位癌，在患者耐受的情况下剂量可以增至每周80mg表柔比星，配制成50ml溶液。进行经尿道切除术的患者为了预防肿瘤复发，建议使用方案每周50mg，持续4周，然后50mg灌流，每月1次，持续11个月。溶液应当在膀胱中停留1h。

表柔比星治疗期间常规进行血细胞计数（见**骨髓抑制**，第609页）和心功能监测。治疗前应进行肝功能评价，如果可能，治疗期间也应评价肝功能。

1. Plosker GL, Faulds D. Epirubicin: a review of its pharmacodynamic and pharmacokinetic properties, and therapeutic use in cancer chemotherapy. *Drugs* 1993; **45:** 788–856.
2. Coukell AJ, Faulds D. Epirubicin: an updated review of its pharmacodynamic and pharmacokinetic properties and therapeutic efficacy in the management of breast cancer. *Drugs* 1997; **53:** 453–82.
3. Onrust SV, *et al.* Epirubicin: a review of its intravesical use in superficial bladder cancer. *Drugs Aging* 1999; **15:** 307–33.
4. Ormrod D, *et al.* Epirubicin: a review of its efficacy as adjuvant therapy and in the treatment of metastatic disease in breast cancer. *Drugs Aging* 1999; **15:** 389–416.
5. Earl H, Iddawela M. Epirubicin as adjuvant therapy in breast cancer. *Expert Rev Anticancer Ther* 2004; **4:** 189–95.

在肝损伤中的用法 中度肝功能异常（血清胆红素浓度12～30μg/ml）的患者使用表柔比星的剂量应减半。重度肝损伤患者（血清胆红素浓度高于30μg/ml）用量减为常规剂量的四分之一。

淀粉样变 参见含有表柔比星的化疗方案用于控制一名患者淀粉样变的参考文献（第711页）。

制剂

专利制剂

Arg.: Crisabon; Cuatroepi; Epidoxo; Epifil; Epikebir†; Farmorubicin; Robanul; ***Austral.:*** Pharmorubicin; ***Austria:*** Epi-Cell; Farmorubicin; ***Belg.:*** Farmorubicine; ***Braz.:*** Farmorubicina; Nuovodox; Rubina; Tecnomax; ***Canad.:*** Pharmorubicin; ***Chile:*** Farmorrubicina; ***Cz.:*** Epimedac; Farmorubicin; ***Denm.:*** Epi-cell; Farmorubicin; ***Fin.:*** Farmorubicin; ***Fr.:*** Farmorubicine; ***Ger.:*** Epi-Cell; Epi-NC; Farmorubicin; Riboepi; ***Gr.:*** Cenebir; Ciazil; Epibra; Epimedac; Epirub; Epirud; Farmorubicin; Megarubicin; Rubiprol; ***Hong Kong:*** Pharmorubicin; ***Hung.:*** Episindan; Farmorubicin; ***Irl.:*** Pharmorubicin; ***Israel:*** Farmorubicin; ***Ital.:*** Farmorubicina; ***Jpn:*** Farmorubicin; ***Malaysia:*** Pharmorubicin; ***Mex.:*** Binarin; Epilem; Farmorubicin; Favicin; ***Neth.:*** Farmorubicine; ***Norw.:*** Farmorubicin; ***NZ:*** Pharmorubicin; ***Philipp.:*** Anthracin; E.P. Mycin; Neoquabin; Pharmorubicin; ***Pol.:*** Bioepicyna; Farmorubicin; ***Port.:*** Epi-cell; Farmorubicina; ***Rus.:*** Epilem (Эпилем); Episindan (Эписиндан); Farmorubicin (Фарморубицин); ***S.Afr.:*** Farmorubicin; ***Singapore:*** Pharmorubicin; ***Spain:*** Farmorubicina; ***Swed.:*** Farmorubicin; ***Switz.:*** Farmorubicin; ***Thai.:*** Anthracin; E.P.Mycin; Epilem; Pharmorubicin; ***Turk.:*** Farmorubicin; Rubens; ***UK:*** Pharmorubicin; ***Ukr.:*** Farmorubicin (Фарморубицин); ***USA:*** Ellence; ***Venez.:*** Farmorubicin.

Epratuzumab（*rINN*）依帕珠单抗

AMG-412; Épratuzumab; Epratuzumabum. Immunoglobulin G (human-mouse monoclonal IMMU-hLL2 γ-chain anti-human antigen CD22), disulfide with human-mouse monoclonal IMMU-hLL2 κ-chain, dimer.

Эпратузумаб

CAS — 205923-57-5.

UNII — 3062P60MH9.

简介

依帕珠单抗是一种人源化抗CD22单克隆抗体，单独或与^{90}钇结合，治疗非霍奇金淋巴瘤的研究正在进行中。治疗中度至重度系统性红斑狼疮的研究也在进行中。

1. Davies SL, Martin L. Epratuzumab. *Drugs Of The Future* 2005; **30:** 683–7.
2. Leonard JP, *et al.* Combination antibody therapy with epratuzumab and rituximab in relapsed or refractory non-Hodgkin's lymphoma. *J Clin Oncol* 2005; **23:** 5044–51.
3. Lindén O, *et al.* Dose-fractionated radioimmunotherapy in non-Hodgkin's lymphoma using DOTA-conjugated, ^{90}Y-radiolabeled, humanized anti-CD22 monoclonal antibody, epratuzumab. *Clin Cancer Res* 2005; **11:** 5215–22.
4. Goldenberg DM. Epratuzumab in the therapy of oncological and immunological diseases. *Expert Rev Anticancer Ther* 2006; **6:** 1341–53.
5. Leonard JP, Goldenberg DM. Preclinical and clinical evaluation of epratuzumab (anti-CD22 IgG) in B-cell malignancies. *Oncogene* 2007; **26:** 3704–13.
6. Leonard JP, *et al.* Durable complete responses from therapy with combined epratuzumab and rituximab: final results from an international multicenter, phase 2 study in recurrent, indolent, non-Hodgkin lymphoma. *Cancer* 2008; **113:** 2714–23.

Eptaplatin（*rINN*）依他铂

Eptaplatine; Eptaplatino; Eptaplatinum; Heptaplatin; SKI-2053R. *cis*-[(4*R*,5*R*)-2-Isopropyl-1,3-dioxolane-4,5-bis(methylamine)-*N*,*N*′][malonato(2−)-*O*,*O*′]platinum.

Эптаплатин

$C_{11}H_{20}N_2O_6Pt$ = 471.4.

CAS — 146665-77-2.

UNII — 1352HON1DH.

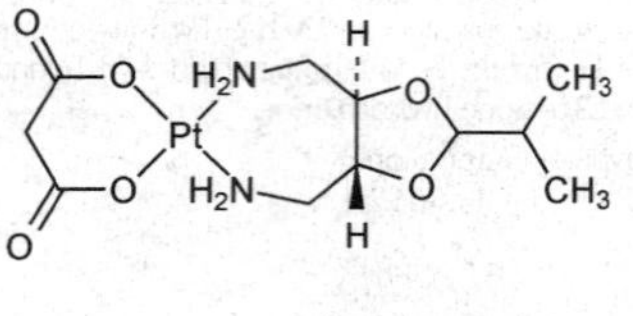

简介

依他铂是一种铂类衍生物静脉用抗肿瘤药，用于治疗胃癌。主要不良反应是肾毒性。

1. Ahn JH, *et al.* Nephrotoxicity of heptaplatin: a randomized comparison with cisplatin in advanced gastric cancer. *Cancer Chemother Pharmacol* 2002; **50:** 104–10.
2. Min YJ, *et al.* Combination chemotherapy with 5-fluorouracil and heptaplatin as first-line treatment in patients with advanced gastric cancer. *J Korean Med Sci* 2004; **19:** 369–73.
3. Lee KH, *et al.* Randomized, multicenter, phase III trial of heptaplatin 1-hour infusion and 5-fluorouracil combination chemotherapy comparing with cisplatin and 5-fluorouracil combination chemotherapy in patients with advanced gastric cancer. *Cancer Res Treat* 2009; **41:** 12–18.

制剂

专利制剂

Kor.: Sunpla.

Erlotinib Hydrochloride（*USAN*，*rINNM*）盐酸厄洛替尼

CP-358774-01; Erlotinib, Chlorhydrate d'; Erlotinibi Hydrochloridum; Hidrocloruro de erlotinib; NSC-718781; OSI-774. *N*-(3-Ethynylphenyl)-6,7-bis(2-methoxyethoxy)quinazolin-4-amine hydrochloride.

Эрлотиниба Гидрохлорид

$C_{22}H_{23}N_3O_4$,HCl = 429.9.

CAS — 183321-74-6 (erlotinib); 183319-69-9 (erlotinib hydrochloride).

ATC — L01XE03.

UNII — DA87705X9K.

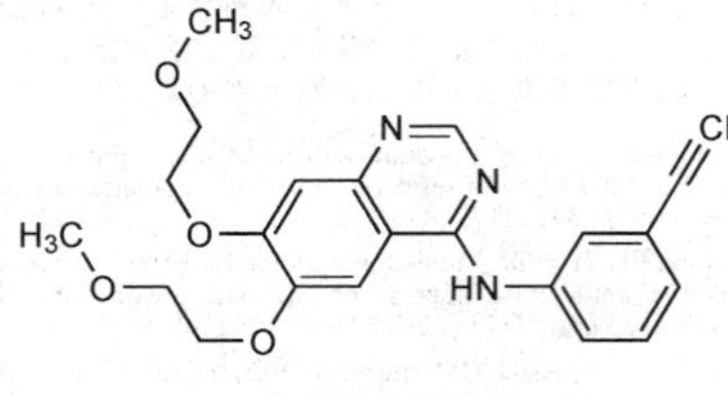

(*erlotinib*)

不良反应、处置和注意事项

盐酸厄洛替尼最常见的不良反应是皮疹和腹泻。通常，皮疹表现为轻度到中度红斑性疹和丘疹脓疱性疹，在皮肤裸露区域可能发生或加重，建议穿着衣物预防和（或）使用防晒霜，可能需要降低给药剂量。有报道，用药后皮肤起大疱、发疱、表皮剥脱等皮肤病，包括出现症状提示为Stevens-Johnson综合征或中毒性表皮坏死松解症的罕见病例，部分导致死亡。一旦出现上述大疱性症状，应中断或停止使用厄洛替尼。出现中度或重度腹泻应服用适当的止泻药，如洛哌丁胺，可能需要降低给药剂量。如果出现严重腹泻或持续性腹泻从而致脱水，治疗应暂时停止。有报道称出现低血钾或肾衰竭（包括死亡），部分病例发生于脱水之后或同时化疗。对于可能出现脱水风险的患者，应对其进行肾功能和电解质监测。其他常见不良反应包括恶心、呕吐、口腔炎、胃肠道出血、腹痛、厌食、脱发、瘙痒、皮肤干燥、甲沟炎、结膜炎、鼻衄和疲劳。肝功能测试异常也有发生。有报道称曾出现肝功能衰竭和肝肾综合征等罕见病例，包括部分死亡病例。应定期监测肝功能，如其发生严重肝功能改变，应中断或停止治疗。间质性肺病也有报道，同样造成死亡。如果不明原因的肺部症状，如呼吸困难、咳嗽和发热，应中断厄洛替尼治疗。有发生胃肠穿孔的病例，部分致死。服用抗血管生成药、紫杉烷类、皮质激素或NSAIDs，或有消化性溃疡、憩室病史的患者，发生胃肠穿孔的风险上升。一旦发生穿孔，应永久停止厄洛替尼治疗。眼部疾病（如睫毛异常生长、干性角膜结膜炎或角膜炎）也有发生，可能有角膜穿孔或溃疡的风险，但报道极少。如果出现急性眼痛或眼痛持续加重，应中断或停止使用厄洛替尼。

对耳的影响 有报道，患者口服厄洛替尼1年后出现双侧耳膜穿孔导致听力丧失[1]。此后剂量由每日150mg降至100mg，6个月后左侧耳膜愈合。

1. Lee SM, *et al.* Bilateral eardrum perforation after long-term treatment with erlotinib. *J Clin Oncol* 2008; **26:** 2582–4.

对肝脏的影响 一名老年患者在厄洛替尼治疗开始后12天暴发急性肝炎，该患者同时服用二甲双胍治疗2型糖尿病，二甲双胍可能加剧了乳酸中毒，使乳酸中毒发展迅速导致患者死亡。对于体质虚弱，同时患有多种疾病、服用多种药物的老年患者，肝毒性可能更为严重，建议谨慎监测其肝肾功能[1]。

药品制造商报道，10名Child-Pugh分级中度肝功能不全的晚期实体肿瘤患者在用药后死亡，其中6名患者胆红素值高于正常上限（ULN）3倍，提示这6名患者已出现严重而非中度肝功能不全。所有这些患者的肝均有病变，如肝细胞癌、胆道癌或肝转移，因此制造商警告Child-Pugh分级对肿瘤患者人群有局限[2]。美国注册药品信息写明应密切监测患者肝功能，如肝功能改变严重，例如对于治疗前肝功能指标不在正常范围内的患者，总胆红素翻倍和（或）转氨酶升高2倍，应中断

或停止治疗。对于治疗前肝功能指标正常的患者，总胆红素高于正常上限 3 倍和（或）转氨酶高于正常上限 5 倍也应中断或停止治疗。

1. Pellegrinotti M, *et al.* Erlotinib-induced hepatitis complicated by fatal lactic acidosis in an elderly man with lung cancer. *Ann Pharmacother* 2009; **43:** 542–5.
2. Genentech, OSI. Important safety information (issued September 2008). Available at: http://www.fda.gov/downloads/Safety/MedWatch/SafetyInformation/SafetyAlertsforHumanMedicalProducts/UCM135238.pdf (accessed 22/09/09)

对皮肤的影响　有综述[1~3]分析了厄洛替尼引起的皮疹的症状和治疗方法，并讨论了其作为疾病反应替代标记的潜在价值。

1. Saif MW, *et al.* Erlotinib-induced skin rash. Pathogenesis, clinical significance and management in pancreatic cancer patients. *JOP* 2008; **9:** 267–74.
2. Tsimboukis S, *et al.* Erlotinib-induced skin rash in patients with non-small-cell lung cancer: pathogenesis, clinical significance, and management. *Clin Lung Cancer* 2009; **10:** 106–11.
3. Thatcher N, *et al.* UK Erlotinib Skin Toxicity Management Consensus Group. Expert consensus on the management of erlotinib-associated cutaneous toxicity in the UK *Oncologist* 2009; **14:** 840–7.

药物相互作用

细胞色素 P450 同工酶 CYP3A4 的抑制药，例如酮康唑，能增加厄洛替尼的浓度，因此应避免和这些抑制药同时使用，以防止毒性的增加。相反，CYP3A4 的诱导药如利福平能降低厄洛替尼的浓度，可能降低疗效。和上述药物同时使用可能需要调整厄洛替尼剂量（详见下文**用途和用法**）。环丙沙星或 CYP1A2 强效抑制剂可能增加厄洛替尼的暴露，同时使用需谨慎，一旦发生不良反应应降低厄洛替尼的给药剂量。和 P-糖蛋白抑制药（如环孢素和维拉帕米）同时使用时，可能导致厄洛替尼分布或消除的改变。抗酸药、H_2 受体拮抗药或质子泵抑制药等能增加胃肠道 pH 值的药物可能降低厄洛替尼的溶解度，继而降低其生物利用度。因此应避免厄洛替尼和质子泵抑制药一同使用。如必须使用抗酸药或 H_2 受体拮抗药，给药时间应与厄洛替尼错开。注册药品信息推荐抗酸药应在服用厄洛替尼之前至少 4h 或之后 2h 服用。而厄洛替尼应在使用雷尼替丁之前 2h 或之后 10h 服用。与非吸烟者相对，吸烟者会降低厄洛替尼的暴露。卡培他滨可能增加厄洛替尼的暴露。

厄洛替尼为葡萄苷酸化强抑制药，在体外实验中厄洛替尼可抑制二磷酸尿苷葡萄糖苷酸转移酶 UGT1A1，并影响 UGT1A1 底物的暴露。有报道，服用厄洛替尼患者出现 INR 上升和出血事件，与使用华法林或 NSAIDs 有关，详见第1370页和第94页。

药动学

厄洛替尼从胃肠道吸收，生物利用度大约为 60%，有食物存在时接近 100%。一次用药后大约 4h 血浆药物浓度达峰，血浆蛋白结合率为 93%。厄洛替尼主要通过 P450 同工酶 CYP3A4 代谢，少量通过 CYP1A2 代谢。代谢的主要途径有脱甲基化（代谢成为 OSI-420 和 OSI-413）、氧化和芳香羟基化。消除半衰期大约 36h。80%的剂量以代谢物的形式通过粪便排泄。

用途和用法

厄洛替尼抑制细胞内表皮生长因子受体酪氨酸激酶磷酸化。局部晚期或转移性非小细胞肺癌患者（第635页）可在其他治疗失败后使用厄洛替尼治疗，而在一些国家，经过铂类一线化疗后病情稳定的患者使用该药进行单药维持治疗。也可以联合吉西他滨用于局部进展的、不能切除的或转移性胰腺癌的一线治疗（第637页）。本品以盐酸盐的形式口服给药，但用碱基表述剂量：盐酸厄洛替尼 109mg 相当于厄洛替尼 100mg 左右。

非小细胞肺癌常用剂量每日 150mg，至少餐前 1h 或餐后 2h 口服。治疗胰腺癌推荐剂量为每日 100mg，至少餐前 1h 或餐后 2h 口服。持续治疗直至疾病晚期或出现不能接受的毒性。剂量需要调整时，每次减量 50mg。伴有肝肾功能损伤的患者用药应谨慎（详见下文）。

如果必须和细胞色素 P450 同工酶 CYP3A4 的强抑制剂或诱导剂合用，则应调整厄洛替尼给药剂量。

- 与强效 CYP3A4 抑制剂合用，应降低厄洛替尼的给药剂量，尤其是在发生严重不良反应的情况下。
- 与强效 CYP3A4 诱导剂合用，应在有监控的条件下间隔 2 周增加厄洛替尼的给药剂量。与利福平合用时厄洛替尼剂量最大可增至每日 450mg。一旦停用诱导剂，应立即将厄洛替尼给药剂量降至初始剂量。

厄洛替尼治疗恶性神经胶质瘤的研究正在进行中。

1. Perez-Soler R. The role of erlotinib (Tarceva, OSI 774) in the treatment of non-small cell lung cancer. *Clin Cancer Res* 2004; **10** (suppl): 4238s–4240s.
2. Pérez-Soler R, *et al.* Determinants of tumor response and survival with erlotinib in patients with non—small-cell lung cancer. *J Clin Oncol* 2004; **22:** 3238–47.
3. Anonymous. Erlotinib. *Med Lett Drugs Ther* 2005; **47:** 25–6.
4. Smith J. Erlotinib: small-molecule targeted therapy in the treatment of non-small-cell lung cancer. *Clin Ther* 2005; **27:** 1513–34.
5. Brown ER, Shepherd FA. Erlotinib in the treatment of non-small cell lung cancer. *Expert Rev Anticancer Ther* 2005; **5:** 767–75.
6. Shepherd FA, *et al.* Erlotinib in previously treated non—small-cell lung cancer. *N Engl J Med* 2005; **353:** 123–32.
7. Tang PA, *et al.* A review of erlotinib and its clinical use. *Expert Opin Pharmacother* 2006; **7:** 177–93.
8. Gridelli C, *et al.* Erlotinib in non-small-cell lung cancer. *Expert Opin Pharmacother* 2007; **8:** 2579–92.
9. Saif MW, *et al.* Erlotinib: the first biologic in the management of pancreatic cancer. *Expert Opin Pharmacother* 2008; **9:** 1595–1607.
10. Waller LL, *et al.* Using erlotinib to treat patients with non-small cell lung cancer who continue to smoke. *Lung Cancer* 2010; **67:** 12–16.
11. Steins M, *et al.* Erlotinib. *Recent Results Cancer Res* 2010; **184:** 21–31.
12. Iyer R, Bharthuar A. A review of erlotinib—an oral, selective epidermal growth factor receptor tyrosine kinase inhibitor. *Expert Opin Pharmacother* 2010; **11:** 311–20.

在肝损伤或肾损伤中的用法　厄洛替尼经肝脏代谢。英国注册药品信息写明，对于中度肝功能不全的患者（Child-Pugh 评分 7～9），虽然厄洛替尼的暴露与肝功能正常的患者相差无几，但仍建议肝损伤患者谨慎使用厄洛替尼。如果用药后出现不良反应，应降低给药剂量或暂停治疗。由于缺乏数据，不推荐严重肝功能不全患者使用厄洛替尼。

英国注册药品信息还提到，对于轻度至中度肾功能不全患者无需调整给药剂量，但不建议严重肾功能不全的患者使用厄洛替尼。对于肌酸酐清除率小于 15ml/min 或血清肌酐浓度大于正常上限 1.5 倍的患者，尚无数据。

制剂

专利制剂

Arg.: Tarceva; ***Austral.:*** Tarceva; ***Austria:*** Tarceva; ***Belg.:*** Tarceva; ***Canad.:*** Tarceva; ***Chile:*** Tarceva; ***Cz.:*** Tarceva; ***Denm.:*** Tarceva; ***Fin.:*** Tarceva; ***Fr.:*** Tarceva; ***Ger.:*** Tarceva; ***Gr.:*** Tarceva; ***Hong Kong:*** Tarceva; ***Hung.:*** Tarceva; ***Indon.:*** Tarceva; ***Irl.:*** Tarceva; ***Israel:*** Tarceva; ***Ital.:*** Tarceva; ***Jpn:*** Tarceva; ***Malaysia:*** Tarceva; ***Mex.:*** Tarceva; ***Neth.:*** Tarceva; ***Norw.:*** Tarceva; ***NZ:*** Tarceva; ***Philipp.:*** Tarceva; ***Pol.:*** Tarceva; ***Port.:*** Tarceva; ***Rus.:*** Tarceva (Тарцева); ***S.Afr.:*** Tarceva; ***Singapore:*** Tarceva; ***Spain:*** Tarceva; ***Swed.:*** Tarceva; ***Switz.:*** Tarceva; ***Thai.:*** Tarceva; ***Turk.:*** Tarceva; ***UK:*** Tarceva; ***Ukr.:*** Tarceva (Тарцева); ***USA:*** Tarceva.

Estramustine Sodium Phosphate (*BANM*, *rINNM*) 雌莫司汀磷酸钠

Estramustin Fosfat Sodyum; Estramustine, Phosphate Sodique de; Estramustine Phosphate Sodium *(USAN)*; Fosfato sódico de estramustina; Natrii Estramustini Phosphas; NSC-89199 (estramustine phosphate); Ro-21-8837/001; Ro-22-2296/000 (estramustine). Estra-1,3,5(10)-triene-3,17β-diol 3-[bis(2-chloroethyl)carbamate] 17-(disodium phosphate); Disodium 3-[bis(2-chloroethyl)-carbamoyloxy]estra-1,3,5(10)-trien-17β-yl orthophosphate.

Натрия Эстрамустина Фосфат

$C_{23}H_{30}Cl_2NNa_2O_6P$ = 564.3.

CAS — 2998-57-4 (estramustine); 4891-15-0 (estramustine phosphate); 52205-73-9 (estramustine sodium phosphate).

ATC — L01XX11.

ATC Vet — QL01XX11.

UNII — 75F375MT2N.

(estramustine)

Pharmacopoeias. In *Br.*

BP 2010（Estramustine Sodium Phosphate）　白色或类白色粉末。易溶于水和甲醇。微溶于无水乙醇和氯仿。0.5%水溶液 pH 值为 8.5～10.0。避光。

不良反应、处置和注意事项

雌莫司汀的雌激素不良反应相当常见，包括男性乳房发育、体液潴留和心血管不良反应。还可能发生胃肠道功能紊乱、肝功能障碍、性欲缺乏、超敏反应，偶见白细胞减少和血小板减少。消化性溃疡和严重的肝或心血管疾病患者禁止使用雌莫司汀。可能加重糖尿病，充血性心力衰竭、癫痫、高血压、偏头痛和肾损伤等疾病的患者，应谨慎使用雌莫司汀，用药造成的体液潴留对这些疾病有不良影响，易于引发高钙血症的患者，用药也应谨慎，对于高钙血症患者应监测其血清钙浓度。

卟啉病　雌莫司汀可引发卟啉病的急性发作，用于卟啉病患者不安全。

药物相互作用

使用雌莫司汀磷酸钠时不应食用奶制品或钙含量较高的制品，因为钙可能影响其吸收。使用 ACEI 的患者使用雌莫司汀偶尔发生超敏反应，包括血管性水肿。

药动学

多达 75%的雌莫司汀磷酸钠由胃肠道吸收并且迅速去磷酸化。雌莫司汀在体内主要以其氧化的异构体雌酮氮芥存在，两种形式在前列腺中都有累积。一些氨基甲酸酯键在肝中水解，释放出雌二醇、雌酮和去甲莫司汀基团。雌莫司汀和雌酮去甲莫司汀的血浆半衰期为 10～20h，代谢物主要经粪便排泄。

用途和用法

雌莫司汀为雌二醇和去甲莫司汀（normustine）[氮芥同系物（第588页）] 的结合物，雌激素活性弱于雌二醇，抗肿瘤活性弱于大多数其他烷化剂。磷酸雌莫司汀以钠盐形式口服。剂量的计算以磷酸雌莫司汀的形式，108mg 雌莫司汀磷酸钠相当于大约 100mg 磷酸雌莫司汀。磷酸雌莫司汀可同葡甲胺一起静脉注射。

雌莫司汀磷酸钠注册用法用于治疗晚期前列腺癌（第638页）。磷酸雌莫司汀日剂量为 14mg/kg 左右，分次给药。一般起始剂量为每日 560～840mg，根据反应和胃肠耐受性可将其调整为每日 140mg 和 1.4g。给药时间为饭前至少 1h 或饭后 2h。

1. Bergenheim AT, Henriksson R. Pharmacokinetics and pharmacodynamics of estramustine phosphate. *Clin Pharmacokinet* 1998; **34:** 163–72.
2. Sangrajrang S, *et al.* Estramustine resistance. *Gen Pharmacol* 1999; **33:** 107–13.
3. Kreis W, Budman D. Daily oral estramustine and intermittent intravenous docetaxel (Taxotere) as chemotherapeutic treatment for metastatic, hormone-refractory prostate cancer. *Semin Oncol* 1999; **26** (suppl 17): 34–8.
4. Kitamura T. Necessity of re-evaluation of estramustine phosphate sodium (EMP) as a treatment option for first-line monotherapy in advanced prostate cancer. *Int J Urol* 2001; **8:** 33–6.
5. Hamilton A, Muggia F. Estramustine potentiates taxane in prostate and refractory breast cancers. *Oncology (Huntingt)* 2001; **15** (suppl 7): 40–3.
6. Kitamura T, *et al.* EMP combination chemotherapy and low-dose monotherapy in advanced prostate cancer. *Expert Rev Anticancer Ther* 2002; **2:** 59–71.
7. Petrylak DP, *et al.* Docetaxel and estramustine compared with mitoxantrone and prednisone for advanced refractory prostate cancer. *N Engl J Med* 2004; **351:** 1513–20.
8. Fizazi K, *et al.* Meta-analysis of Estramustine in Prostate Cancer (MECaP) Trialists' Collaborative Group. Addition of estramustine to chemotherapy and survival of patients with castration-refractory prostate cancer: a meta-analysis of individual patient data. *Lancet Oncol* 2007; **8:** 994–1000.

制剂

BP 2010: Estramustine Phosphate Capsules.

专利制剂

Arg.: Estracyt; Tratina; ***Austria:*** Estracyt; ***Belg.:*** Estracyt; ***Canad.:*** Emcyt; ***Chile:*** Estracyt; ***Cz.:*** Estracyt; ***Denm.:*** Estracyt; ***Fin.:*** Estracyt; ***Fr.:*** Estracyt; ***Ger.:*** cellmustin; Estracyt; Medactin; Multosin; ***Gr.:*** Estracyt; ***Hong Kong:*** Estracyt; ***Hung.:*** Estracyt; ***India:*** X-Trant; ***Irl.:*** Estracyt†; ***Israel:*** Estracyt; ***Ital.:*** Estracyt; ***Jpn:*** Estracyt; ***Malaysia:*** Estracyt†; ***Mex.:*** Emcyt; ***Neth.:*** Estracyt; ***Norw.:*** Estracyt; ***Pol.:*** Estracyt; ***Port.:*** Estracyt; ***Rus.:*** Estracyt (Эстрацит); ***S.Afr.:*** Estracyt; ***Singapore:*** Estracyt; ***Spain:*** Estracyt; ***Swed.:*** Estracyt; ***Switz.:*** Estracyt; ***Turk.:*** Estracyt; ***UK:*** Estracyt; ***Ukr.:*** Estracyt (Эстрацит); ***USA:*** Emcyt; ***Venez.:*** Estracyt.

Etanidazole (*USAN*, *rINN*) 依他硝唑

Etanidazol; Étanidazole; Etanidazolum; NSC-301467; SR-2508. *N*-(2-Hydroxyethyl)-2-nitroimidazole-1-acetamide.

Этанидазол
$C_7H_{10}N_4O_4$ = 214.2.
CAS — 22668-01-5.
UNII — 30DKA3Q1HL.

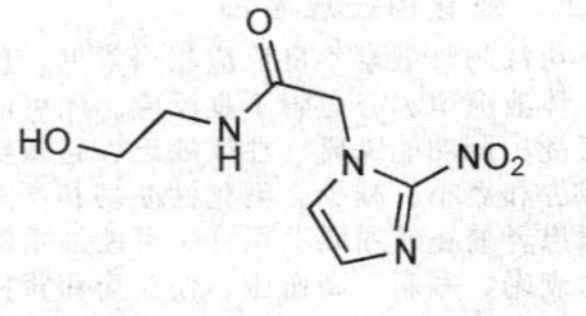

简介

依他硝唑是一种放射增敏剂，结构和甲硝唑相似，用于放疗辅助剂治疗癌症的研究正在进行中。外周神经病变可能是剂量限制性的。

1. Lee DJ, *et al.* Results of an RTOG phase III trial (RTOG 85-27) comparing radiotherapy plus etanidazole with radiotherapy alone for locally advanced head and neck carcinomas. *Int J Radiat Oncol Biol Phys* 1995; **32:** 567–76.
2. Eschwege F, *et al.* Results of a European randomized trial of etanidazole combined with radiotherapy in head and neck carcinomas. *Int J Radiat Oncol Biol Phys* 1997; **39:** 275–81.
3. Marcus KJ, *et al.* A phase I trial of etanidazole and hyperfractionated radiotherapy in children with diffuse brainstem glioma. *Int J Radiat Oncol Biol Phys* 2003; **55:** 1182–5.
4. Drzymala RE, *et al.* Radiation Therapy Oncology Group. A phase I-B trial of the radiosensitizer: etanidazole (SR-2508) with radiosurgery for the treatment of recurrent previously irradiated primary brain tumors or brain metastases (RTOG Study 95-02). *Radiother Oncol* 2008; **87:** 89–92.

Etoposide (*BAN, USAN, rINN*) 依托泊苷

EPEG; Etoposid; Étoposide; Etoposidi; Etopósido; Etoposidum; Etopozid; Etopozidas; NSC-141540; VP-16; VP-16-213. 4′-Demethylepipodophyllotoxin 9-[4,6-*O*-(*R*)-ethylidene-β-D-glucopyranoside]; (5*S*,5a*R*,8a*S*,9*R*)-9-(4,6-*O*-Ethylidene-β-D-glucopyranosyloxy)-5,8,8a,9-tetrahydro-5-(4-hydroxy-3,5-dimethoxyphenyl)-isobenzofuro[5,6-*f*][1,3]benzodioxol-6(5a*H*)-one.
Этопозид
$C_{29}H_{32}O_{13}$ = 588.6.
CAS — 33419-42-0.
ATC — L01CB01.
ATC Vet — QL01CB01.
UNII — 6PLQ3CP4P3.

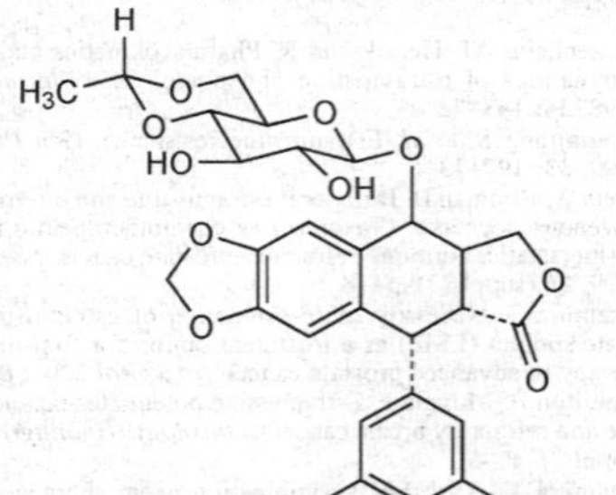

注：依托泊苷偶尔被错误冠以表鬼臼毒素（epipodophyllotoxin）。

Pharmacopoeias. In *Chin., Eur.* (see p.vii), *Int., Jpn,* and *US.*

Ph. Eur. 6. 8（Etoposide） 白色或类白色结晶性粉末。几乎不溶于水；微溶于乙醇和二氯甲烷；略溶于甲醇。贮藏于密闭容器中。

USP 33（Etoposide） 精细的白色或灰白色结晶性粉末。极微溶于水；微溶于乙醇、氯仿、二氯甲烷和乙酸乙酯；略溶于甲醇。贮藏于密闭容器中。避光。

Etoposide Phosphate（*USAN*）磷酸依托泊苷

BMY-40481; Etopósido, fosfato de. {5*R*-[5α,5aβ,8aα,9β(*R**)]}-5-[3,5-Dimethoxy-4-(phosphonooxy)phenyl]-9-[(4,6-*O*-ethylidene-β-D-glucopyranosyl)oxy]-5,8,8a,9-tetrahydrofuro-[3′,4′:6,7]naphtho[2,3-*d*]-1,3-dioxol-6(5a*H*)-one; 4′-Demethylepipodophyllotoxin 9-(4,6-*O*-ethylidene-β-D-glucopyranoside) 4′-(dihydrogen phosphate).
$C_{29}H_{33}O_{16}P$ = 668.5.
CAS — 117091-64-2.
ATC — L01CB01.
ATC Vet — QL01CB01.
UNII — 528XYJ8L1N.

配伍禁忌 有关依托泊苷和顺铂的氯化钠注射液混合物加入甘露醇或氯化钾产生沉淀的文献，见**顺铂**（第667页）。

对于依托泊苷剂型与多种塑料制品存在的配伍禁忌，见下文**用法**。

不良反应、处置和注意事项

参见抗肿瘤药总论（第605页、第609页和第611页）。

依托泊苷的剂量限制性毒性为骨髓抑制，主要表现为白细胞减少，但也会发生血小板减少，有时出现贫血。粒细胞计数最低值通常出现在一次用药后的7～14天，约21天恢复。恶心和呕吐常见；还会出现食欲减退、腹泻和黏膜炎。口服用药后胃肠毒性可能更为常见。约三分之二的患者会出现可逆性脱发。可能发生过敏或类过敏反应，其特征为面部潮红、寒战、发热、心动过速、支气管痉挛、呼吸困难和低血压。有支气管痉挛引发的呼吸暂停和致命性反应的报道。外周或中枢神经病变包括暂时性皮质性盲偶有报道，还可出现虚弱、疲劳、嗜睡、余味（aftertaste）、发热、皮疹、荨麻疹、皮肤色素沉淀、瘙痒和吞咽困难。Stevens-Johnson综合征和中毒性表皮坏死松解症较罕见。有报道称，依托泊苷联合其他化疗药物使用出现肿瘤溶解综合征，有时可致命；肝功能紊乱主要出现在大剂量用药的情况下。偶有报道出现心脏毒性。在注射部位可能出现局部刺激和血栓性静脉炎。输液时仍应小心避免外渗，虽然组织损伤发生较少（可能和制剂中的载体有关）。

快速静脉给药可能出现低血压；依托泊苷输注时间至少30min。依托泊苷不可用于严重肝损伤患者，也不可以腔内给药。

静脉输注依托泊苷产生的一些不良反应可能和制剂的载体有关。

有证据表明依托泊苷可能导致继发性白血病——见**致癌性**（第605页）。

哺乳 一些注册药品信息表示目前尚不知道依托泊苷是否能分泌到乳汁中。然而，一名急性早幼粒细胞性白血病的妇女，使用了包括依托泊苷[1]在内的巩固治疗，一次给药后，在其乳汁样本中依托泊苷的浓度立刻达到最大值，但在24h内迅速下降到检测限下，3天均是如此。该妇女在完成治疗3周后开始哺乳，婴儿直到16个月未见到畸形发生。

1. Azuno Y, *et al.* Mitoxantrone and etoposide in breast milk. *Am J Hematol* 1995; **48:** 131–2.

对胃肠道的影响 有报道，依托泊苷静脉[1]和口服[2]给药后，患者出现罕见的肠壁囊样积气症（肠壁内存在气体）。骨髓抑制药物可能影响肠道黏膜的完整性，肠黏膜可能对依托泊苷高度敏感。

1. Hashimoto S, *et al.* Pneumatosis cystoides intestinalis after chemotherapy for hematological malignancies: report of 4 cases. *Intern Med* 1995; **34:** 212–15.
2. Shih I-L, *et al.* Pneumatosis coli after etoposide chemotherapy for breast cancer. *J Clin Oncol* 2007; **25:** 1623–5.

对神经系统的影响 有1例儿童使用包含依托泊苷的联合方案进行急性成淋巴细胞白血病的维持化疗，出现了急性肌张力障碍的反应[1]。患者使用相同方案在超过一年的时间内未出现异常，但再次使用依托泊苷时症状（对苯海拉明有应答）复发。

1. Ascher DP, Delaney RA. Acute dystonia from etoposide. *Drug Intell Clin Pharm* 1988; **22:** 41–2.

管理和处置 应穿着防护服处理患者依托泊苷给药一次后至4天中产生的尿液和7天中产生的粪便[1]。

1. Harris J, Dodds LJ. Handling waste from patients receiving cytotoxic drugs. *Pharm J* 1985; **235:** 289–91.

超敏反应 静脉输注依托泊苷产生的超敏反应具有单一或多种症状：低血压、支气管痉挛、面部潮红、皮疹、呼吸困难、发热、寒战、心动过速、胸闷、发绀和高血压。虽然原本认为上述症状很少发生，但一些研究者[1]报告称发生率可高达50%左右，尤其在年轻患者当中。其机制尚不清楚，但一篇文献综述[1]支持了过敏反应可能不是抗体介导的假说，原因是降低输注速率可以防止过敏反应发生，减少依托泊苷在输注液中的浓度也可以达到同样的效果。然而免疫原机制不能被排除，因为有报道称，使用依托泊苷的口服制剂使得超敏反应发生率下降，与输液不同，口服制剂不含有聚山梨醇酯80。此外，有报道[2~4]称，在使用依托泊苷发生超敏反应后使用磷酸依托泊苷（不含聚山梨醇酯80成分）获得成功，提示溶剂可能是超敏产生的原因。

1. Hoetelmans RMW, *et al.* Hypersensitivity reactions to etoposide. *Ann Pharmacother* 1996; **30:** 367–71.
2. Bernstein BJ, Troner MB. Successful rechallenge with etoposide phosphate after an acute hypersensitivity reaction to etoposide. *Pharmacotherapy* 1999; **19:** 989–91.
3. Siderov J, *et al.* Safe administration of etoposide phosphate after hypersensitivity reaction to intravenous etoposide. *Br J Cancer* 2002; **86:** 12–13.
4. Collier K, *et al.* Successful treatment with etoposide phosphate in patients with previous etoposide hypersensitivity. *J Oncol Pharm Pract* 2008; **14:** 51–5.

妊娠 有报道孕妇在分娩前使用依托泊苷导致的婴儿头发脱落，见**顺铂**项下**妊娠**（第668页）。

药物相互作用

参见抗肿瘤药总论的药物相互作用（第611页）。保泰松、水杨酸和水杨酸钠可影响依托泊苷的蛋白结合。当磷酸依托泊苷联用抑制磷酸酶活性的药物，如盐酸左旋咪唑时应谨慎。

抗肿瘤药 一项对17名儿童的研究表明[1]，与顺铂一次给药21天后使用依托泊苷相比，顺铂一次给药2天后使用相同剂量依托泊苷，可显著降低后者的清除率，增加毒性。然而并没有证据表明顺铂的累积剂量可导致依托泊苷的清除率持续下降。在一项随机交叉试验中[2]，在依托泊苷的两个疗程中交替使用顺铂或卡铂。虽然在第二个疗程中依托泊苷的药时曲线下面积有所增加，但影响轻微，并且，考虑到依托泊苷的药动学存在个体差异性，作者认为临床影响是比较小的。

1. Relling MV, *et al.* Etoposide pharmacokinetics and pharmacodynamics after acute and chronic exposure to cisplatin. *Clin Pharmacol Ther* 1994; **56:** 503–11.
2. Thomas HD, *et al.* Randomized cross-over clinical trial to study potential pharmacokinetic interactions between cisplatin or carboplatin and etoposide. *Br J Clin Pharmacol* 2002; **53:** 83–91.

环孢素 大剂量的环孢素治疗可增加依托泊苷的暴露达80%，减少依托泊苷的清除达38%。白细胞减少症增加。当使用大剂量环孢素时依托泊苷的剂量应减半[1]。在一项研究中[2]，儿童接受依托泊苷和盐酸米托蒽醌治疗急性髓性白血病，加入环孢素后，即使依托泊苷的剂量减少40%，仍然导致依托泊苷的清除率减少71%，盐酸米托蒽醌的清除率减少42%。然而患者间的个体差异很大，不论使用或不使用环孢素，组间口腔炎和感染的发生率相似。

1. Lum BL, *et al.* Alteration of etoposide pharmacokinetics and pharmacodynamics by cyclosporine in a phase I trial to modulate drug resistance. *J Clin Oncol* 1992; **10:** 1635–42.
2. Lacayo NJ, *et al.* Pharmacokinetic interactions of cyclosporine with etoposide and mitoxantrone in children with acute myeloid leukemia. *Leukemia* 2002; **16:** 920–7.

葡萄柚汁 在一项6名患者随机交叉研究中[1]，食用葡萄柚汁可能降低依托泊苷的口服生物利用度。这与作者起初的判断相反，因为依托泊苷经由细胞色素P450同工酶CYP3A4脱甲基。虽然由于研究中的患者数量较少不能得出确切结论，但一个可能机制是P-糖蛋白的中介转运的改变。

1. Reif S, *et al.* Effect of grapefruit juice intake on etoposide bioavailability. *Eur J Clin Pharmacol* 2002; **58:** 491–4.

药动学

依托泊苷口服后吸收不稳定，但平均大约50%的剂量被吸收。依托泊苷的药动学存在相当大的个体差异。其迅速分布，血浆浓度的下降呈双相，终末半衰期为4～11h。约94%的依托泊苷与血浆蛋白结合。通过细胞色素P450同工酶CYP3A4代谢。依托泊苷以原形和代谢物的形式经尿液和粪便排泄：据报道72h后约45%在尿中排泄。本品不易通过血脑屏障；脑脊液中浓度为血浆浓度的1%～10%。可分布到乳汁中（见上文**哺乳**）。

1. Toffoli G, *et al.* Pharmacokinetic optimisation of treatment with oral etoposide. *Clin Pharmacokinet* 2004; **43:** 441–66.

代谢 体外研究表明依托泊苷通过氧化成为邻苯醌衍生物代谢活化，这可能在其抗DNA活性中起到重要的作用[1]。

1. van Maanen JMS, *et al.* Metabolic activation of anti-tumour agent VP 16-213. *Hum Toxicol* 1986; **5:** 136.

用途和用法

依托泊苷是鬼臼毒素的半合成衍生物，具有抗肿瘤性质；可干扰拓扑异构酶Ⅱ的功能从而抑制DNA合成，对细胞周期的S期晚期和G_2期活性最强。

依托泊苷通常联合其他抗肿瘤药治疗睾丸肿瘤、小细胞肺癌和急性白血病。也用于其他实体肿瘤的治疗中，包括脑、胃肠道、卵巢和胸腺的肿瘤以及一些儿童肿瘤；还应用于淋巴瘤和AIDS相关的卡波西肉瘤。进一步讨论，见下文**恶性肿瘤**。

依托泊苷应溶于0.9%氯化钠溶液或5%葡萄糖注射液中，缓慢滴注至少30min。虽然推荐剂量随制剂而

变，但输液的浓度一般在 200～400μg/ml，浓度更高，可能会发生沉淀。磷酸依托泊苷作为前药，水中溶解性得到改善。113.6mg 的磷酸依托泊苷相当于 100mg 的依托泊苷。静脉剂量的计算以依托泊苷碱基的形式计算，依托泊苷浓度可达 20mg/ml。磷酸依托泊苷溶液输注时间可在 5min 至 3.5h。依托泊苷也可以口服给药。

用药方案变化大，通常依托泊苷的静脉剂量范围为每日 50～120mg/m^2，使用 5 天。对于肺癌建议用药剂量降低。或者，100mg/m^2 隔日给药，直到总剂量达到 300mg/m^2。通常依托泊苷口服剂量为 100～240mg/m^2，连用 5 天。3～4 周重复 1 次。肾损伤患者应减少药量（见下文）。

用法 虽然依托泊苷溶液在浓度高时可能发生沉淀（见上文**用途和用法**），但为避免向患者体内输注过多液体，曾输注过大剂量的未经过稀释的依托泊苷[1～3]。依托泊苷使用中心静脉导管输注，有报告认为此种方法安全有效[2]；药动学研究提示，和稀释过的溶液相比，未稀释的依托泊苷生物利用度没有变化[3]。然而有塑料注射器和输液装置破裂的报道，这可能是由于制剂组分中含有聚乙二醇。在给药装置中含 ABS 塑料（一种由丙烯腈、丁二烯和苯乙烯产生的聚合物）时，这种问题尤为明显，解决此问题以替换设备为宜[1]。有报道称依托泊苷会使 PVC 材质的输液袋和输液管浸出塑化剂二乙基己基邻苯二甲酸（具有潜在毒性和致癌性），因此制备和使用依托泊苷不应采用含有 PVC 成分的设备和装置[4]。

曾将依托泊苷注入患者脑室治疗肿瘤性脑膜炎[5]。

1. Schwinghammer TL, *et al.* Cracking of ABS plastic devices used to infuse undiluted etoposide injection. *Am J Hosp Pharm* 1988; **45:** 1277.
2. Creger RJ, *et al.* Infusion of high doses of undiluted etoposide through central venous catheters during preparation for bone marrow transplantation. *Cancer Invest* 1990; **8:** 13–16.
3. Ehninger G, *et al.* Unaltered pharmacokinetics after the administration of high-dose etoposide without prior dilution. *Cancer Chemother Pharmacol* 1991; **28:** 214–16.
4. de Lemos ML, *et al.* Leaching of diethylhexyl phthalate from polyvinyl chloride materials into etoposide intravenous solutions. *J Oncol Pharm Pract* 2005; **11:** 155–7.
5. Chamberlain MC, *et al.* Phase II trial of intracerebrospinal fluid etoposide in the treatment of neoplastic meningitis. *Cancer* 2006; **106:** 2021–7.

老年人用法 有报道称年龄增大可能与依托泊苷口服给药后血药浓度上升相关，而年龄增大和依托泊苷血药浓度上升又与白细胞及中性粒细胞绝对计数下降相关[1]。有综述表明，相对于静脉给药依托泊苷口服给药后药动学和毒性会出现更大变异性，口服给药途径的有效性更小而毒性更大。因此建议老年患者服用依托泊苷应适当降低剂量并小心监控，即使他们的肝、肾功能都正常[2]。

1. Miller AA, *et al.* Pharmacology of 21-day oral etoposide given in combination with i.v. cisplatin in patients with extensive-stage small cell lung cancer: a cancer and leukemia group B study (CALGB 9062). *Clin Cancer Res* 1997; **3:** 719–25.
2. Lichtman SM, *et al.* International Society of Geriatric Oncology Chemotherapy Taskforce: evaluation of chemotherapy in older patients—an analysis of the medical literature. *J Clin Oncol* 2007; **25:** 1832–43.

在肾损伤中的用法 一些依托泊苷或磷酸依托泊苷注册药品信息推荐，肌酐清除率为 15～50ml/min 的患者使用剂量应为推荐剂量的 75%。肌酐清除率低于 15ml/min 的患者，没有用药推荐，但有制造商（*Vepesid*；*BMS*，*USA*）建议这些患者可以考虑进一步降低给药剂量。

非恶性血液病 参见少数顽固性特发性血小板减少性紫癜患者使用包括依托泊苷在内的联合化疗的参考文献（第1437页）。

组织细胞综合征 对于广泛的朗格汉斯细胞组织细胞增生症（第679页）的患者常使用全身性化疗。虽然其价值仍不确定，但依托泊苷已成为广泛用于此病的药物之一。

嗜酸细胞过多综合征 有报告依托泊苷用于患嗜酸细胞过多综合征患者产生临床应答[1]。

1. Bourrat E, *et al.* Etoposide for treating the hypereosinophilic syndrome. *Ann Intern Med* 1994; **121:** 899–900.

恶性肿瘤 依托泊苷已用于治疗多种实体肿瘤，特别是睾丸癌和卵巢生殖细胞瘤根治性化疗（第640页和第637页），可联合顺铂和其他药物治疗肺癌（第635页）。有时也应用于治疗其他实体瘤包括脑（第627页）、胃（第632页）和胸腺（第640页）的肿瘤，还可用于母细胞瘤（第641页）、Wilms 瘤（第642页）、视网膜母细胞瘤（第642页）和横纹肌肉瘤（第642页），也可作为系统性用药方案的一部分用于骨肉瘤（第642页）、弥散性卡波西肉瘤（第642页）和妊娠滋养细胞瘤（第619页）；依托泊苷可用于霍奇金病的治疗方案中（第623页）；有时还可用于中级别和高级别浸润的非霍奇金淋巴瘤（第624页）。对蕈样肉芽肿病也可能产生短期应答（第625页），伯基特淋巴瘤（第624页）。急性髓性白血病（第620页）的诱导方案中加入依托泊苷可能产生获益。依托泊苷用于急性淋巴细胞性白血病（第620页）的密集治疗的一部分时，患者可能获益。依托泊苷也是多发性骨髓瘤的补救（salvage）疗法的组成部分（第626页）。

血管炎综合征 对环磷酰胺和皮质激素组成的标准疗法耐药的韦格纳肉芽肿病患者使用依托泊苷诱导缓解的论述，见第1416页。

制剂

BP 2010: Etoposide Capsules; Etoposide Intravenous Infusion;
USP 33: Etoposide Capsules; Etoposide Injection.

专利制剂

Arg.: Citodox†; Etocris; Euvaxon; Labimion†; Neoplaxol; Optasid†; Percas; Vepesid; VP-Gen; ***Austral.:*** Etopophos; Vepesid; ***Austria:*** Etopofos; Vepesid; ***Belg.:*** Celltop; Eposin; Etopophos†; Vepesid; ***Braz.:*** Eposido; Etopos†; Etosin; Eunades; Evoposdo†; Nexvep; Posidon; Vepesid; ***Canad.:*** Vepesid; ***Chile:*** Epsidox; Lastet†; ***Cz.:*** Etopophos†; Lastet; Vepesid†; ***Denm.:*** Etopofos; Vepesid; ***Fin.:*** Eposin; Etopofos; Exitop†; Vepesid; ***Fr.:*** Celltop; Etopophos; Vepeside; ***Ger.:*** ETO CS†; Eto-cell; Eto-Gry; Etomedac; Etopophos; Exitop†; Lastet; Neoposid; Onkoposid†; Riboposid; Vepesid; ***Gr.:*** Etobion; Etopofos; Vepesid; ***Hong Kong:*** Vepesid; ***Hung.:*** Lastet; Sintopozid; Vepesid†; ***India:*** Bioposide; Etosid; Lastet; Posid; ***Indon.:*** Etopul; Posyd; ***Irl.:*** Etopophos; Vepesid; ***Israel:*** Etopophos†; Vepesid†; ***Ital.:*** Lastet; Vepesid; ***Jpn:*** Lastet; ***Malaysia:*** Eposin; Lastet; ***Mex.:*** Cryosid; Etonco; Etopos; Kenazol†; Tosuben; Vepesid; VP-Tec; ***Neth.:*** Eposin; Toposin; Vepesid; ***Norw.:*** Eposin†; Etopofos; Vepesid; ***NZ:*** Etopophos; Vepesid; ***Philipp.:*** Etopoxan†; Etopul; Fytosid; Lastet; Posid; Topresid; Vepesid; ***Pol.:*** Lastet; Sintopozid; Vepesid; ***Port.:*** Eposin; Lastet†; Vepesid; ***Rus.:*** Etopos (Этопос)†; Vepesid (Вепезид); ***S.Afr.:*** Eposin; Etopophos†; Vepesid; ***Singapore:*** Lastet; Vepesid; ***Spain:*** Eposin†; Lastet†; Vepesid; ***Swed.:*** Eposin; Etopofos; Exitop†; Vepesid; ***Switz.:*** Etopophos; Vepesid; ***Thai.:*** Eposin; Etopos; Fytosid; Lastet; Vepesid; ***Turk.:*** Eposin; Lastet; Vepesid; ***UK:*** Eposin; Etopophos; Vepesid; ***USA:*** Etopophos; Toposar; Vepesid; ***Venez.:*** Etonolver; Etosid; Fytosid.

Exemestane (*BAN*, *USAN*, *rINN*) ⊗ 依西美坦

Eksemestaani; Eksemestan; Exemestan; Exémestane; Exemestano; Exemestanum; FCE-24304. 6-Methyleneandrosta-1,4-diene-3,17-dione.

Эксеместан

$C_{20}H_{24}O_2$ = 296.4.

CAS — 107868-30-4.

ATC — L02BG06.

ATC Vet — QL02BG06.

UNII — NY22HMQ4BX.

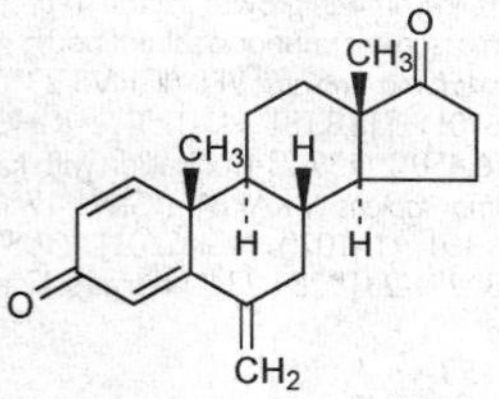

不良反应和注意事项

依西美坦的不良反应和阿那曲唑（第649页）等芳香化酶抑制药相似，注意事项也基本相同。血小板减少和白细胞减少罕有报道。相比阿那曲唑或来曲唑，依西美坦可能对血脂更具有导致动脉粥样硬化的作用，详见下文。

对血脂的影响 对比绝经后妇女服用来曲唑、阿那曲唑和依西美坦后出现的不良反应表明[1]，虽然三者对骨转换标记物的影响相似，但依西美坦明显能降低更多的高密度脂蛋白（HDL）胆固醇。这导致了低密度脂蛋白（LDL）胆固醇与高密度脂蛋白胆固醇比值上升。一些研究表明，相对于男性，高密度脂蛋白胆固醇对于女性患心血管疾病是更重要的风险因素，但需要进一步研究以确定这一差异是否具有临床意义。

1. McCloskey EV, *et al.* Effects of third generation aromatase inhibitors on bone health and other safety parameters: results of an open, randomised, multi-centre study of letrozole, exemestane and anastrozole in healthy postmenopausal women. *Eur J Cancer* 2007; **43:** 2523–31.

对肌肉骨骼系统的影响 有研究发现绝经后早期乳腺癌妇女服用依西美坦后骨矿物质密度（BMD）下降[1,2]。一项研究表明患者在由他莫昔芬治疗改为依西美坦治疗后 6 个月内 BMD 值下降，腰椎和髋部明显[2]。斯堪的纳维亚的一项研究发现，与安慰剂组相比，依西美坦组股骨颈 BMD 下降不大，对腰椎 BMD 造成的损失不明显[1]。然而安慰剂组的 BMD 变化比预计的更大，原因可能是钙和维生素 D 的摄入量不足，斯堪的纳维亚的髋部骨折发生率较高。患者开始依西美坦治疗前应评估基线 BMD[1]，对于 BMD 正常的患者只需向其提供一些日常生活方式的建议，不需要进一步评估，而对于骨量减少的患者应做 BMD 监测和适当的治疗干预[2]。

1. Lønning PE, *et al.* Effects of exemestane administered for 2 years versus placebo on bone mineral density, bone biomarkers, and plasma lipids in patients with surgically resected early breast cancer. *J Clin Oncol* 2005; **23:** 5126–37.
2. Coleman RE, *et al.* Skeletal effects of exemestane on bone-mineral density, bone biomarkers, and fracture incidence in postmenopausal women with early breast cancer participating in the Intergroup Exemestane Study (IES): a randomised controlled study. *Lancet Oncol* 2007; **8:** 119–27.

药物相互作用

依西美坦的代谢由细胞色素 P450 同工酶 CYP3A4 介导，利福平是 CYP 同工酶的强诱导剂，可降低依西美坦的血浆浓度。依西美坦与其他可诱导此酶的药物联合使用可能降低药效。建议对服用此类药物的患者调整给药剂量（详见下文**用途和用法**）。依西美坦与 CYP3A4 酶底物的药物以及治疗指数窄的药物联用时同样应谨慎。有人认为细胞色素 P450 同工酶抑制药对依西美坦的清除率可能不产生显著影响。依西美坦不应和含有雌二醇的药物同时使用，以免药理作用相互抵消。

药动学

依西美坦在胃肠道吸收迅速。生物利用度受首关效应的限制，但依西美坦同食物服用可增加其生物利用度。依西美坦分布广泛，血浆蛋白结合率高。它的代谢通过细胞色素 P450 同工酶 CYP3A4 氧化，以及通过醛固酮酮基还原酶还原。代谢物由尿和粪便排泄，不到 1%以原形从尿中排泄。依西美坦的终末半衰期约为 24h。

用途和用法

依西美坦为芳香酶（雌激素合成酶）系统选择性抑制药，可阻断外周组织中的雄激素向雌激素的转变，与阿那曲唑（第649页）和来曲唑（第708页）不同，依西美坦具有甾体结构。用于对抗雌激素疗法不敏感的绝经后妇女晚期乳腺癌（第628页）治疗，还可以用于雌激素受体阳性的绝经后妇女早期乳腺癌的辅助治疗，在初始使用他莫昔芬辅助治疗 2～3 年后使用；应给予共计 5 年的激素辅助治疗。推荐口服剂量为 25mg，每日 1 次，饭后服用为宜。

患者若同时使用细胞色素 P450 同工酶 CYP3A4 诱导剂（如利福平或苯妥英），依西美坦的推荐口服剂量为 50mg，每日 1 次。饭后服用。

1. Coombes RC, *et al.* A randomized trial of exemestane after two to three years of tamoxifen therapy in postmenopausal women with primary breast cancer. *N Engl J Med* 2004; **350:** 1081–92. Corrections. *ibid.*; **351:** 2461 and *ibid.* 2006; **355:** 1746.
2. Bertelli G, *et al.* Sequential treatment with exemestane and non-steroidal aromatase inhibitors in advanced breast cancer. *Oncology* 2006; **69:** 471–7.
3. Bundred N. The evolving role of exemestane in the management of breast cancer. *Br J Hosp Med* 2006; **67:** 427–30.
4. Coombes RC, *et al.* Survival and safety of exemestane versus tamoxifen after 2-3 years' tamoxifen treatment (Intergroup Exemestane Study): a randomised controlled trial. *Lancet* 2007; **369:** 559–70. Correction. *ibid.*; 906.
5. Paridaens RJ, *et al.* Phase III study comparing exemestane with tamoxifen as first-line hormonal treatment of metastatic breast cancer in postmenopausal women: the European Organisation for Research and Treatment of Cancer Breast Cancer Cooperative Group. *J Clin Oncol* 2008; **26:** 4883–90.
6. Deeks ED, Scott LJ. Exemestane: a review of its use in postmenopausal women with breast cancer. *Drugs* 2009; **69:** 889–918.

制剂

专利制剂

Arg.: Aromasin; Noxetol; ***Austral.:*** Aromasin; ***Austria:*** Aromasin; ***Belg.:*** Aromasin; ***Braz.:*** Aromasin; ***Canad.:*** Aromasin; ***Chile:*** Aromasin; ***Cz.:*** Aromasin; ***Denm.:*** Aromasin; ***Fin.:*** Aromasin; ***Fr.:*** Aromasine; ***Ger.:*** Aromasin; ***Gr.:*** Aromasin; ***Hong Kong:*** Aromasin; ***Hung.:*** Aromasin; ***Indon.:*** Aromasin; ***Irl.:*** Aromasin; ***Israel:*** Aromasin; ***Ital.:*** Aromasin; ***Malaysia:*** Aromasin; ***Mex.:*** Aromasin; ***Neth.:*** Aromasin; ***Norw.:*** Aromasin; ***NZ:*** Aromasin; ***Philipp.:*** Aromasin; ***Pol.:*** Aromasin; ***Port.:*** Aromasin; ***Rus.:*** Aromasin (Аромазин); ***S.Afr.:*** Aromasin; ***Singapore:*** Aromasin; ***Spain:*** Aromasil; ***Swed.:*** Aromasin; ***Switz.:*** Aromasin; ***Thai.:*** Aromasin; ***Turk.:*** Aromasin; ***UK:*** Aromasin; ***Ukr.:*** Aromasin (Аромазин); ***USA:*** Aromasin; ***Venez.:*** Aromasin.

Exisulind (*rINN*) 依昔舒林

Exisulindum; FGN-1; Sulfona de sulindac; Sulindac Sulfone. 5-Fluoro-2-methyl-1-[(*Z*)-*p*-(methylsulfonyl)benzylidene]indene-

3-acetic acid.

Эксисулинд

$C_{20}H_{17}FO_4S$ = 372.4.

CAS — 59973-80-7.

UNII — K619IIG2R9.

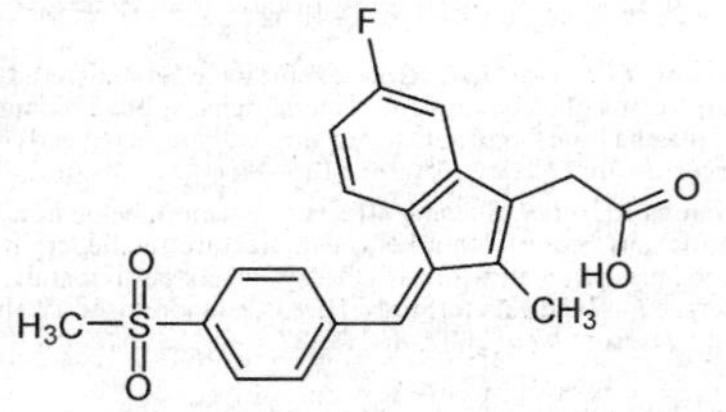

注：Aptosyn 和 Prevatec 已被注册为依昔舒林的商标名。

简介

依昔舒林为舒林酸（第119页）的砜类代谢物，有报道称依昔舒林可诱导癌细胞和癌前细胞的凋亡。目前正研究将其用于治疗家族性腺瘤性息肉病，效果不确定。还被研究用于预防和治疗恶性肿瘤包括乳腺以及前列腺和肺的恶性肿瘤。

1. Goluboff ET. Exisulind, a selective apoptotic antineoplastic drug. *Expert Opin Invest Drugs* 2001; **10:** 1875–82.
2. Webster WS, Leibovich BC. Exisulind in the treatment of prostate cancer. *Expert Rev Anticancer Ther* 2005; **5:** 957–62.
3. Arber N, *et al.* Sporadic adenomatous polyp regression with exisulind is effective but toxic: a randomised, double blind, placebo controlled, dose-response study. *Gut* 2006; **55:** 367–73.

Fadrozole Hydrochloride (*USAN*, *rINNM*) ⊗ 盐酸法倔唑

CGS-16949 (fadrozole); CGS-16949A; Fadrozole, Chlorhydrate de; Fadrozoli Hydrochloridum; Hidrocloruro de fadrozol. (±)-*p*-(5,6,7,8-Tetrahydroimidazo[1,5-*a*]pyridin-5-yl)benzonitrile monohydrochloride.

Фадрозола Гидрохлорид

$C_{14}H_{13}N_3HCl$ = 259.7.

CAS — 102676-47-1 (fadrozole); 102676-96-0 (fadrozole hydrochloride).

UNII — H0Q44H4ECQ.

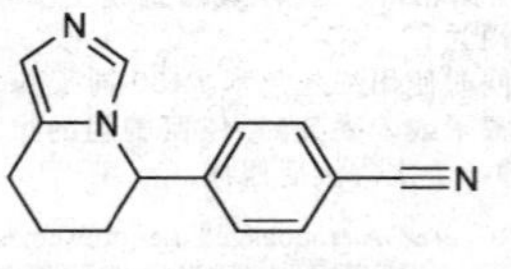

(fadrozole)

简介

盐酸法倔唑为选择性非甾体芳香化酶（雌激素合成酶）抑制药，类似于阿那曲唑（第649页）。用于治疗乳腺癌。口服给药剂量为 1mg，每日 2 次。

1. Buzdar AU, *et al.* Fadrozole HCl (CGS-16949A) versus megestrol acetate treatment of postmenopausal patients with metastatic breast carcinoma: results of two randomized double blind controlled multiinstitutional trials. *Cancer* 1996; **77:** 2503–13.
2. Miller AA, *et al.* Fadrozole hydrochloride in postmenopausal patients with metastatic breast carcinoma. *Cancer* 1996; **78:** 789–93.
3. Falkson CI, Falkson HC. A randomised study of CGS 16949A (fadrozole) versus tamoxifen in previously untreated postmenopausal patients with metastatic breast cancer. *Ann Oncol* 1996; **7:** 465–9.
4. Thurlimann B, *et al.* First-line fadrozole HCl (CGS 16949A) versus tamoxifen in postmenopausal women with advanced breast cancer: prospective randomised trial of the Swiss Group for Clinical Cancer Research SAKK 20/88. *Ann Oncol* 1996; **7:** 471–9.
5. Tominaga T, *et al.* Double-blind randomised trial comparing the non-steroidal aromatase inhibitors letrozole and fadrozole in postmenopausal women with advanced breast cancer. *Ann Oncol* 2003; **14:** 62–70.

Fenretinide (*USAN*, *rINN*) 芬维 A 胺

Fenretinida; Fenrétinide; Fenretinidum; 4-HPR; 4-Hydroxyphenylretinamide; McN-R-1967. *all-trans*-4′-Hydroxyretinanilide.

Фенретинид

$C_{26}H_{33}NO_2$ = 391.5.

CAS — 65646-68-6.

UNII — 187EJ7QEXL.

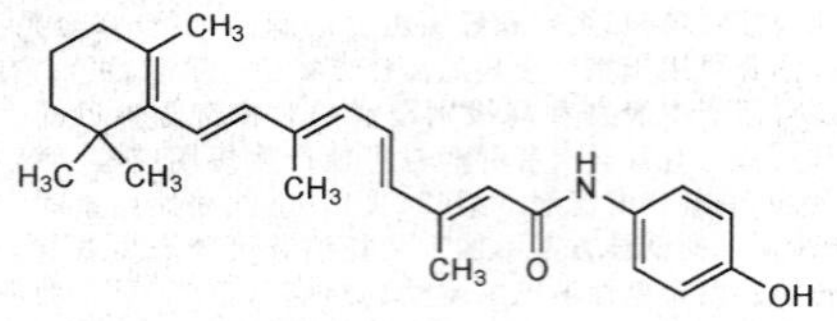

简介

芬维 A 胺为维生素 A 衍生物，口服给药。正被研究用于治疗淋巴瘤等血液学恶性肿瘤以及脑肿瘤、骨肿瘤、尤因肉瘤、乳腺癌、前列腺癌、卵巢癌和宫颈癌等实体瘤。还被尝试用于治疗口腔扁平苔藓和白斑。芬维 A 胺用于精神分裂症抗精神病治疗辅助药物，用于年龄相关性黄斑变性治疗和用于对胰岛素耐受的肥胖患者的研究正在进行。曾被尝试用于治疗银屑病，但可引发难以接受的不良反应，如夜盲和严重的中毒性红斑。

芬维 A 胺被研究用于治疗乳腺癌和表皮恶性肿瘤，但早期的实验结果令人失望，使用时还可引发夜盲和皮肤黏膜的不良反应[1]。芬维 A 胺还被研究用于预防乳腺癌（第628页），但大量的随机二级预防研究表明药物没有表现出任何获益[2]。对同一研究[3]的随访发现患者使用芬维 A 胺在 5 年的用药期内发生卵巢癌的概率降低，但治疗停止后这种保护效应也随即消失。有报道称他莫昔芬联合芬维 A 胺间歇性给药（用于治疗或预防），患者耐受性良好[4~6]。这一作用可能由于芬维 A 胺具有抗血管生成特性[7]。

1. Modiano MR, *et al.* Phase II study of fenretinide (N-[4-hydroxyphenyl]retinamide) in advanced breast cancer and melanoma. *Invest New Drugs* 1990; **8:** 317–19.
2. Veronesi U, *et al.* Randomized trial of fenretinide to prevent second breast malignancy in women with early breast cancer. *J Natl Cancer Inst* 1999; **91:** 1847–56.
3. De Palo G, *et al.* Effect of fenretinide on ovarian carcinoma occurrence. *Gynecol Oncol* 2002; **86:** 24–7.
4. Cobleigh MA, *et al.* Phase I/II trial of tamoxifen with or without fenretinide, an analog of vitamin A, in women with metastatic breast cancer. *J Clin Oncol* 1993; **11:** 474–7.
5. Conley B, *et al.* Pilot trial of the safety, tolerability, and retinoid levels of N-(4-hydroxyphenyl) retinamide in combination with tamoxifen in patients at high risk for developing invasive breast cancer. *J Clin Oncol* 2000; **18:** 275–83.
6. Guerrieri-Gonzaga A. *et al.* Preliminary results on safety and activity of a randomized, double-blind, 2 x 2 trial of low-dose tamoxifen and fenretinide for breast cancer prevention in premenopausal women. *J Clin Oncol* 2006; **24:** 129–35.
7. Sogno I, *et al.* Anti-angiogenic properties of chemopreventive drugs: fenretinide as a prototype. *Recent Results Cancer Res* 2009; **181:** 71–6.

Figitumumab (*USAN*, *rINN*) 非其默单抗

CP-751871; Figitumumabum. Immunoglobulin G2-kappa, anti-[*Homo sapiens* insulin-like growth factor I receptor (IGF-1R, CD221)], *Homo sapiens* monoclonal antibody; gamma2 heavy chain (1-450) [*Homo sapiens* VH (IGHV3-23*01 (93.90%) -(IGHD)-IGHJ6*01) [8.8.18] (1-125) -IGHG2*01, CH3 K130>del (126-450)], (139-214′)-disulfide with kappa light chain (1′-214′) [*Homo sapiens* V-KAPPA (IGKV1-17*01 (95.80%) -IGKJ2*04) [6.3.9] (1′-107′) -IGKC*01] (108′-214′); (227-227″:228-228″:231-231″:234-234″)-tetradisulfide dimer.

Фигитумумаб

CAS — 943453-46-1.

UNII — VE267FC2UB.

简介

非其默单抗是一种靶向胰岛素样生长因子-1 受体（IGF-1R）的人单克隆抗体。IGF-1R 在人类肿瘤中常过度表达。非其默单抗用于非小细胞肺癌的治疗正在研究中。

Floxuridine (*USAN*, *rINN*) 氟尿苷

Floxuridina; Floxuridinum; 5-Fluorouracil Deoxyriboside; FUDR; NSC-27640; WR-138720. 2′-Deoxy-5-fluorouridine; 5-Fluoro-2′-deoxyuridine; 1-(2-Deoxy-β-D-ribofuranosyl)-5-fluoropyrimidine-2,4(1*H*,3*H*)-dione.

Флоксуридин

$C_9H_{11}FN_2O_5$ = 246.2.

CAS — 50-91-9.

UNII — 039LU44I5M.

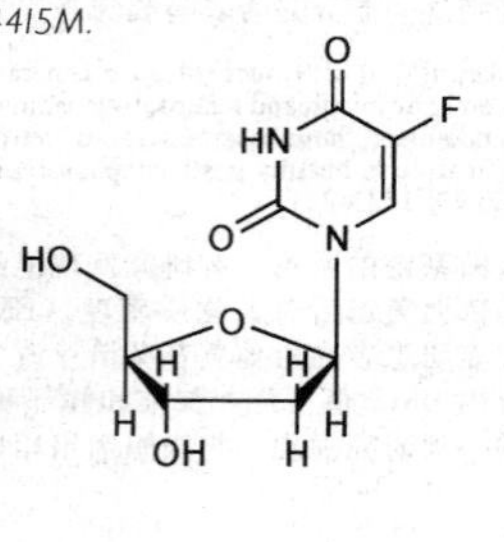

Pharmacopoeias. In *US.*

USP 33（Floxuridine） 贮藏于 25℃ 密闭容器中，温度偏差允许在 15～30℃。避光。

不良反应和处置

参见**氟尿嘧啶**（第690页）。动脉内输注产生的不良反应包括局部反应、血栓栓塞并发症和导管部位的感染和出血或导管的堵塞。红斑、口腔炎和胃肠道功能紊乱相对常见。还有患者出现过肝功能异常的症状。

对肝脏的影响 有报道接受氟尿苷动脉输注的所有患者中，有超过半数出现严重的胆毒性，通常表现为硬化性胆管炎和无结石胆囊炎[1]；导致一些外科医生在患者植入输液泵时例行切除胆囊[2]。也有肝外胆管狭窄伴随黄疸和胆汁淤积的报道[3]；作者提示胆汁淤积和感染，复发性胆管炎和胆管纤维硬化可导致肝内胆管损伤。氟尿苷的输注还导致一例患者在没有出现明显的胆汁淤积的情况下引发致命的进行性肝硬化[4]。肝动脉出现假性动脉瘤导致腹膜后或胃肠道出血的案例也有报道[5]。

1. Sherlock S. The spectrum of hepatotoxicity due to drugs. *Lancet* 1986; **ii:** 440–4.
2. Anonymous. An implanted infusion pump for chemotherapy of liver metastases. *Med Lett Drugs Ther* 1984; **26:** 89–90.
3. Aldrighetti L, *et al.* Extrahepatic biliary stenoses after hepatic arterial infusion (HAI) of floxuridine (FUdR) for liver metastases from colorectal cancer. *Hepatogastroenterology* 2001; **48:** 1302–7.
4. Pettavel J, *et al.* Fatal liver cirrhosis associated with long-term arterial infusion of floxuridine. *Lancet* 1986; **ii:** 1162–3.
5. Samaras P, *et al.* Hemorrhage associated with hepatic artery pseudoaneurysms after regional chemotherapy with floxuridine: case report. *Int Semin Surg Oncol* 2008; **5:** 17.

药物相互作用

参见**氟尿嘧啶**（第691页）。

药动学

氟尿苷在胃肠道中的吸收较差，通常注射给药。在快速注射后氟尿苷主要在肝脏中代谢成为氟尿嘧啶。当缓慢动脉输注时，更多的药物代谢成为一磷酸氟尿苷（F-dUMP）。以二氧化碳形式经肺排泄；部分以原形和代谢物在尿中排泄。氟尿苷可在一定程度上穿过血脑屏障，出现在脑脊液中。

用途和用法

氟尿苷为抗代谢类抗肿瘤药，它的抗肿瘤作用可能通过转化为氟尿嘧啶（快速推注后），也可能于缓慢动脉输注时产生了部分一磷酸氟尿苷（F-dUMP），对 DNA 合成有更强的抑制作用。

氟尿苷用于结直肠癌肝转移的姑息治疗，见**肝恶性肿瘤**（第635页）。还被尝试用于其他实体瘤。用药剂量为每日 100～600μg/kg，通常使用输液泵持续肝动脉输注，直至出现毒性反应。

治疗期将应定期检测白细胞计数和血小板计数，如白细胞计数迅速下降，或白细胞计数或血小板计数下降到可接受水平以下（见**骨髓抑制**，第609页），或者发生严重不良反应则应停止治疗。

1. Fordy C, *et al.* Hepatic arterial floxuridine as second-line treatment for systemic fluorouracil-resistant colorectal liver metastases. *Br J Cancer* 1998; **78:** 1058–60.
2. Kemeny N, *et al.* Hepatic arterial infusion of chemotherapy after resection of hepatic metastases from colorectal cancer. *N Engl J Med* 1999; **341:** 2039–48.
3. Lorenz M, Muller HH. Randomized, multicenter trial of fluorouracil plus leucovorin administered either via hepatic arterial or intravenous infusion versus fluorodeoxyuridine administered via hepatic arterial infusion in patients with nonresectable liver metastases from colorectal carcinoma. *J Clin Oncol* 2000; **18:** 243–54.
4. Fiorentini G, *et al.* Locoregional therapy for liver metastases from colorectal cancer: the possibilities of intraarterial chemotherapy, and new hepatic-directed modalities. *Hepatogastroenterology* 2001; **48:** 305–12.
5. Kemeny NE, Gonen M. Hepatic arterial infusion after liver resection. *N Engl J Med* 2005; **352:** 734–5.
6. Power DG, Kemeny NE. The role of floxuridine in metastatic liver disease. *Mol Cancer Ther* 2009; **8:** 1015–25.

制剂

USP 33: Floxuridine for Injection.

专利制剂

Gr.: FUDR; ***Turk.:*** Floxudem; ***USA:*** FUDR.

Fludarabine Phosphate (*BAN, USAN, rINNM*)
磷酸氟达拉滨

2-F-ara-AMP; Fludarabiinifosfaatti; Fludarabin Fosfat; Fludarabine Monophosphate; Fludarabine, phosphate de; Fludarabinfosfat; Fludarabin-fosfát; Fludarabini phosphas; Fludarabino fosfatas; 2-Fluoro-ara-AMP; Fosfato de fludarabina; NSC-312887. 9-β-D-Arabinofuranosyl-2-fluoroadenine 5′-dihydrogenphosphate.

Флударабина Фосфат

$C_{10}H_{13}FN_5O_7P$ = 365.2.

CAS — 21679-14-1 (fludarabine); 75607-67-9 (fludarabine phosphate).

ATC — L01BB05.

ATC Vet — QL01BB05.

UNII — 1X9VK9O1SC.

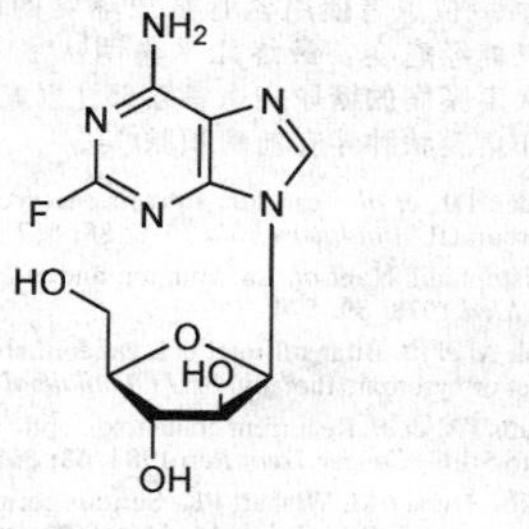

(fludarabine)

注：FluCam 为治疗方案的名称，即氟达拉滨联合阿仑单抗。区别于 Flucam，Flucam 为安吡昔康的专利药品名称（第19页）。

Ph. Eur. 6.8（Fludarabine Hydrochloride） 白色或类白色结晶性粉末，有吸湿性。微溶于水；极微溶于无水乙醇；易溶于二甲基亚酰胺。贮藏于 2～8℃密闭容器。避光。

USP 33（Fludarabine Hydrochloride） 白色或灰白色结晶性粉末，有吸湿性。微溶于水和 0.1mol/L 盐酸；几乎不溶于无水乙醇；易溶于二甲基亚酰胺。贮藏于 2～8℃。避光。

不良反应、处置和注意事项

参见抗肿瘤药总论（第605页、第609页和第611页）。

骨髓抑制是氟达拉滨的剂量限制性毒性，表现为中性粒细胞减少、血小板减少和贫血；白细胞和血小板计数最低值出现在用药后 13～16 天。骨髓抑制可能很严重且有累积性；可能出现持续性的淋巴细胞减少症伴随着机会性感染的风险。骨髓发育不全导致的各类血细胞减少症有时可能致命。

其他常见不良反应包括发热、疲劳、寒战、咳嗽、虚弱、全身乏力、厌食、胃肠道功能紊乱、黏膜炎、口腔炎、水肿和皮疹。还可导致肺纤维化、肺炎和呼吸困难等肺毒性。其他不良反应包括排尿困难、血尿、鼻衄、肝酶或胰酶异常。有报道出现肿瘤溶解综合征，特别是对于肿瘤负荷较大的患者。有报道出现威胁生命或致命的自身免疫紊乱，如自身免疫溶血性贫血。监测患者是否有溶血的征兆，如果发生，应停止治疗。少见的不良反应包括心衰、心律失常、过敏反应和出血性膀胱炎。神经紊乱如外周神经病、情绪激动、意识模糊、视力障碍、听力丧失、头痛、睡眠障碍和癫痫发作。大剂量给药可能引发进行性脑病、失明、昏迷和死亡。

有报道一些患者用药后加重皮肤癌皮肤损害，或导致皮肤癌新的发病。接受氟达拉滨治疗的患者输入未经照射处理的血液后出现输血相关性移植物抗宿主病，死亡的病例也有发生。患者输注的血液必须经过照射处理。

肾功能不全患者应降低给药剂量（详见下文）。失代偿性溶血性贫血患者应避免使用氟达拉滨。

致癌性 一项对于慢性淋巴细胞性白血病患者使用氟达拉滨治疗的研究发现，虽然氟达拉滨具有免疫抑制的性质，但治疗后患者发生继发性恶性肿瘤的风险并没有显著增加[1]。此项研究和其他研究的综述[2]得出结论表明，使用氟达拉滨没有显著增加患者继发性恶性肿瘤的风险，但使用氟达拉滨的患者仍需要长期随访。

1. Cheson BD, *et al.* Second malignancies as a consequence of nucleoside analog therapy for chronic lymphoid leukaemias. *J Clin Oncol* 1999; **17:** 2454–60.
2. Van Den Neste E, *et al.* Second primary tumors and immune phenomena after fludarabine or 2-chloro-2′-deoxyadenosine treatment. *Leuk Lymphoma* 2001; **40:** 541–50.

对眼的影响 详见下文**对神经系统的影响**。

对肺的影响 肺毒性表现为呼吸困难、发热、低氧血症，一组 105 名接受氟达拉滨治疗的患者中有 9 人 X 线影像学证据诊断肺部出现间质和肺泡浸润[1]。其中 6 人的肺活检发现有弥散性慢性间质性肺炎和纤维化。慢性淋巴细胞性白血病的患者出现此并发症的风险大于非霍奇金淋巴瘤的患者。

1. Helman DL, *et al.* Fludarabine-related pulmonary toxicity: a distinct clinical entity in chronic lymphoproliferative syndromes. *Chest* 2002; **122:** 785–90.

对神经系统的影响 大剂量氟达拉滨（每日 $100mg/m^2$ 静脉给药）可能出现严重的、威胁生命的神经毒性。然而，也有报道称几例患者使用常规剂量氟达拉滨出现了进行性多灶性白质脑病[1～4]。氟达拉滨引起的长时间免疫抑制增大了机会性 JC 病毒感染引起的致命性脱髓鞘病的风险。有眼毒性的报道，如不可逆转的视力丧失，在低剂量方案下也有发生[5]。

1. Zabernigg A, *et al.* Late-onset fatal neurological toxicity of fludarabine. *Lancet* 1994; **344:** 1780.
2. Gonzalez H, *et al.* Progressive multifocal leukoencephalitis (PML) in three patients treated with standard-dose fludarabine (FAMP). *Hematol Cell Ther* 1999; **41:** 183–6.
3. Cid J, *et al.* Progressive multifocal leukoencephalopathy following oral fludarabine treatment of chronic lymphocytic leukemia. *Ann Hematol* 2000; **79:** 392–5.
4. Vidarsson B, *et al.* Progressive multifocal leukoencephalopathy after fludarabine therapy for low-grade lymphoproliferative disease. *Am J Hematol* 2002; **70:** 51–4.
5. Ding X, *et al.* Ocular toxicity of fludarabine: a purine analog. *Expert Rev Ophthalmol* 2008; **3:** 97–109.

移植物抗宿主病 有报道接受氟达拉滨治疗的患者在使用血液制品时出现输血引发的移植物抗宿主病[1]。若使用氟达拉滨的患者需要输血，应接受经辐射过的红细胞和血小板（以灭活任何有活性的 T 细胞）。

1. Williamson LM, *et al.* Fludarabine treatment and transfusion-associated graft-versus-host disease. *Lancet* 1996; **348:** 472–3.

感染 一篇综述[1]分析了使用含有氟达拉滨治疗方案的患者，结果表明治疗可引起多种严重感染，包括李斯特菌病、肺孢子菌性肺炎、分枝杆菌感染以及真菌和病毒的机会性感染。先前或正在使用皮质激素治疗可加大这种风险。推荐有风险的患者使用复方磺胺甲噁唑、三唑类抗真菌药、阿昔洛韦和集落刺激因子作预防性治疗。另一篇关于患者使用氟达拉滨的综述[2]也发现有疱疹病毒感染发生率高的情况出现。在一项研究中[3]，苯丁酸氮芥和氟达拉滨联合化疗出现了比它们单独使用时更为严重的感染，但单独使用氟达拉滨产生的感染和疱疹病毒感染比单独使用苯丁酸氮芥更为严重。有报道[4]，患者在对氟达拉滨治疗产生抵抗后，使用常规化疗，严重感染频率有所增加。

接受氟达拉滨的患者出现机会性 JC 病毒感染引起进行性多灶性白质脑病的报道见上文**对神经系统的影响**。

1. Anaissie EJ, *et al.* Infections in patients with chronic lymphocytic leukemia treated with fludarabine. *Ann Intern Med* 1998; **129:** 559–66.
2. Byrd JC, *et al.* Herpes virus infections occur frequently following treatment with fludarabine: results of a prospective natural history study. *Br J Haematol* 1999; **105:** 445–7.
3. Morrison VA, *et al.* Impact of therapy with chlorambucil, fludarabine, or fludarabine plus chlorambucil on infections in patients with chronic lymphocytic leukemia: Intergroup Study Cancer and Leukemia Group B 9011. *J Clin Oncol* 2001; **19:** 3611–21.
4. Perkins JG, *et al.* Frequency and type of serious infections in fludarabine-refractory B-cell chronic lymphocytic leukemia and small lymphocytic lymphoma: implications for clinical trials in this patient population. *Cancer* 2002; **94:** 2033–9.

银屑病 虽然有报道少数接受氟达拉滨治疗的患者银屑病损害出现偶然性消退[1,2]，但也有报道[3]一名患者在接受氟达拉滨治疗后银屑病斑块和泛发性红皮病暴发性恶化。随即停药，并以皮质激素、润肤剂和光疗法处置，而后症状消退。

1. Karadoğan I, *et al.* Resolution of psoriatic skin lesions with fludarabine. *Am J Med* 1999; **107:** 300–1.
2. Smith OP, *et al.* Fludarabine and psoriasis. *N Engl J Med* 1994; **330:** 1540–1.
3. Jordan J, *et al.* Paradoxical exacerbation of psoriasis during therapy with fludarabine. *Eur J Dermatol* 2008; **18:** 365–6.

药物相互作用

有报道，患者同时使用氟达拉滨和喷司他丁肺毒性增加，有时可致命。预先使用阿糖胞苷可降低氟达拉滨代谢活化，但预先使用氟达拉滨将导致阿糖胞苷细胞内浓度增加（第673页）。双嘧达莫和其他腺苷摄取抑制药可降低氟达拉滨的治疗效果。

氨基糖苷类 1 例患者最近在完成一个疗程氟达拉滨的治疗后，短疗程使用庆大霉素时出现了严重的耳毒性[1]。

1. O'Brien RK, Sparling TG. Gentamicin and fludarabine ototoxicity. *Ann Pharmacother* 1995; **29:** 200–1.

皮质激素 氟达拉滨联合皮质激素使用可能增加感染风险，见上文**感染**。

药动学

静脉给予磷酸氟达拉滨，其迅速去磷酸化成为氟达拉滨，被淋巴细胞吸收后通过脱氧胞苷激酶复磷酸化变为有活性的三磷酸核苷。细胞内三磷酸氟达拉滨峰浓度出现在给药后大约 4h。磷酸氟达拉滨口服给药后氟达拉滨的生物利用度为 50%～65%。

氟达拉滨在血浆中的清除呈三相，终末半衰期约为 20h。消除主要经肾脏排泄，60%的剂量在尿中排泄。氟达拉滨的药动学表现出现相当大的个体间差异。

1. Johnson SA. Clinical pharmacokinetics of nucleoside analogues: focus on haematological malignancies. *Clin Pharmacokinet* 2000; **39:** 5–26.
2. Gandhi V, Plunkett W. Cellular and clinical pharmacology of fludarabine. *Clin Pharmacokinet* 2002; **41:** 93–103.
3. Lichtman SM, *et al.* The pharmacokinetics and pharmacodynamics of fludarabine phosphate in patients with renal impairment: a prospective dose adjustment study. *Cancer Invest* 2002; **20:** 904–13.
4. Ogawa Y, *et al.* Phase I and pharmacokinetic study of oral fludarabine phosphate in relapsed indolent B-cell non-Hodgkin's lymphoma. *Ann Oncol* 2006; **17:** 330–3.
5. Salinger DH, *et al.* A limited sampling schedule to estimate individual pharmacokinetic parameters of fludarabine in hematopoietic cell transplant patients. *Clin Cancer Res* 2009; **15:** 5280–7.

用途和用法

磷酸氟达拉滨是抗病毒药阿糖腺苷（第878页）的氟化核苷酸类似物，是嘌呤类似物，抑制 DNA 合成，为抗代谢抗肿瘤药。氟达拉滨可用于治疗慢性 B 细胞淋巴细胞白血病（第721页）。磷酸氟达拉滨可静脉给药也可口服。静脉给药可快速推注，通常将药物溶于 10ml 0.9%氯化钠注射液；也可输注，通常溶于 100ml 0.9%氯化钠注射液，输注时间不应短于 30min。通常静脉给药剂量为每日 $25mg/m^2$，连用 5 天。也可口服给药，每日 $40mg/m^2$，连用 5 天。28 天重复 1 次，通常最多进行 6 个周期。

用药期间应定期检测患者血液学功能；如果血细胞计数显示出现严重的或持续的骨髓抑制，应减少药量或推迟后续的治疗（见下文**后续周期的用法**）。肾损伤患者应减少剂量（见下文）。

1. Adkins JC, *et al.* Fludarabine: an update of its pharmacology and use in the treatment of haematological malignancies. *Drugs* 1997; **53:** 1005–37.
2. Plosker GL, Figgitt DP. Oral fludarabine. *Drugs* 2003; **63:** 2317–23.

老年人用法 美国注册药品信息写明患者年龄较大容易出现氟达拉滨的毒性加重，对此类患者应密切监测并相应地调整给药剂量。英国注册药品信息写明对于年龄超过 75 岁的患者临床数据不足；而对于超过 70 岁的患者，应在测量其肌酐清除率（CC）后做出相应的处置，详见下文**在肾损伤中的用法**。

有综述[1]表明老年患者可以安全有效地使用氟达拉滨，但支持措施极为重要。老年患者的应答率往往较低，在 CC 下降的情况下推荐减少给药剂量，力图将治疗相关的毒性最小化。

1. Lichtman SM, *et al.* International Society of Geriatric Oncology Chemotherapy Taskforce: evaluation of chemotherapy in older patients—an analysis of the medical literature. *J Clin Oncol* 2007; **25:** 1832–43.

在肾损伤中的用法 美国注册药品信息推荐静脉用氟达拉滨对于肌酐清除率（CC）为每 $1.73m^2$ 30～70ml/min 的中度肾功能不全患者，氟达拉滨降低 20%。对于重度肾功能不全患者（CC 低于每 $1.73m^2$ 30ml/min）不应使用氟达拉滨。

英国静脉用和口服氟达拉滨的注册药品信息指出对于 CC 为 30～70ml/min 的患者，氟达拉滨剂量减少高达 50%，并且密切监测患者血液学参数以对毒性做出评估。CC 低于 30ml/min 的患者禁用氟达拉滨。

后续周期的用法 美国静脉用氟达拉滨的注册药品信息指出，应根据患者血液学或非血液学毒性降低氟达拉滨给药剂量或将后续治疗推迟。如果出现神经毒性，应推迟或停止治疗。

英国口服氟达拉滨的注册药品信息指出，如果后续治疗周期开始时患者细胞计数过低并且出现治疗相关的骨髓抑制，那么应将原计划治疗周期推迟，直到粒细胞计数高于 1000 个/mm^3、血小板计数高于 100000 个/mm^3。但治疗推迟不能超过 2 周，如果在 2 周后细胞计数没有恢复，应降低磷酸氟达拉滨每日给药剂量，如下：

- 细胞计数 500～1000 个/mm^3 和（或）血小板计数 50000～100000 个/mm^3：$30mg/m^2$。
- 细胞计数低于 500 个/mm^3 和（或）血小板计数低于 50000 个/mm^3：$20mg/m^2$。

如果血小板减少症是疾病相关的，则不必降低给药剂量。如果患者在2个治疗周期后应答，并且血液学毒性轻微或未发生，则可在后续周期中谨慎增加给药剂量。

恶性肿瘤 当使用烷化剂治疗慢性淋巴细胞性白血病失败后，氟达拉滨为二线治疗的优选药物[1]，也可用于初始治疗（第620页）。还可用于治疗其他恶性肿瘤。下文列出了一些使用磷酸氟达拉滨治疗慢性淋巴细胞性白血病的参考文献[2~4]，以及对多种其他恶性肿瘤的活性，包括无痛低级别非霍奇金淋巴瘤[5,6]（第624页）、蕈样肉芽肿病[7]、重链病[8]、幼淋巴细胞白血病[9,10]、毛细胞淋巴瘤[11]和 Waldenström 巨球蛋白血症[12~14]。

1. NICE. Guidance on the use of fludarabine for B-cell chronic lymphocytic leukaemia (issued September 2001). Available at: http://www.nice.org.uk/nicemedia/pdf/NICEfludarab_E_29guidance.pdf (accessed 31/07/08)
2. Zhu Q, *et al.* Fludarabine in comparison to alkylator-based regimen as induction therapy for chronic lymphocytic leukemia: a systematic review and meta-analysis. *Leuk Lymphoma* 2004; **45:** 2239–45.
3. Richards S. Fludarabine increases complete response but not survival compared with conventional alkylator-based regimens for previously untreated chronic lymphocytic leukaemia. *Cancer Treat Rev* 2005; **31:** 332–5.
4. Ricci F, *et al.* Fludarabine in the treatment of chronic lymphocytic leukemia: a review. *Ther Clin Risk Manag* 2009; **5:** 187–207.
5. Hiddemann W, Pott-Hoeck C. Fludarabine in the management of malignant lymphomas. *Drugs* 1994; **47** (suppl 6): 50–6.
6. Anderson VR, Perry CM. Fludarabine: a review of its use in non-Hodgkin's lymphoma. *Drugs* 2007; **67:** 1633–55.
7. Scarisbrick JJ, *et al.* A trial of fludarabine and cyclophosphamide combination chemotherapy in the treatment of advanced refractory primary cutaneous T-cell lymphoma. *Br J Dermatol* 2001; **144:** 1010–15.
8. Agrawal S, *et al.* First report of fludarabine in gamma-heavy chain disease. *Br J Haematol* 1994; **88:** 653–5.
9. Smith OP, Mehta AB. Fludarabine monophosphate for prolymphocytic leukaemia. *Lancet* 1990; **336:** 820.
10. Kantarjian HM, *et al.* Efficacy of fludarabine, a new adenine nucleoside analogue, in patients with prolymphocytic leukemia and the prolymphocytoid variant of chronic lymphocytic leukemia. *Am J Med* 1991; **90:** 223–8.
11. Kantarjian HM, *et al.* Fludarabine therapy in hairy cell leukemia. *Cancer* 1991; **67:** 1291–3.
12. Dhodapkar MV, *et al.* Prognostic factors and response to fludarabine therapy in patients with Waldenström macroglobulinemia: results of United States intergroup trial (Southwest Oncology Group S9003). *Blood* 2001; **98:** 41–8.
13. Leblond V, *et al.* Multicenter, randomized comparative trial of fludarabine and the combination of cyclophosphamide-doxorubicin-prednisone in 92 patients with Waldenström macroglobulinemia in first relapse or with primary refractory disease. *Blood* 2001; **98:** 2640–4.
14. Tedeschi A, *et al.* Fludarabine-based combination therapies for Waldenström's macroglobulinemia. *Clin Lymphoma Myeloma* 2009; **9:** 67–70.

器官和组织移植 氟达拉滨通常用于造血干细胞移植前的非清髓性或低强度预处理方案（第1729页）[1,2]。以氟达拉滨为基础的预处理对缓慢增生性恶性肿瘤似乎最为有效，可为移植物对抗白血病效应的发生赢得时间。虽然氟达拉滨的毒性一般较轻，但可能引发的移植物抗宿主病是个重大问题，最佳预处理方案仍有待确定[1]。

1. Carella AM. Treatment of hematological malignancies with allogeneic nonmyeloablative stem cell transplantation: conditioning regimens with fludarabine. *Hematol J* 2004; **5** (suppl 1): S68–S75.
2. Blaise D, *et al.* Current status of reduced-intensity-conditioning allogeneic stem cell transplantation for acute myeloid leukemia. *Haematologica* 2007; **92:** 533–41.

制剂

USP 33: Fludarabine Phosphate for Injection; Fludarabine Phosphate Injection.

专利制剂

Arg.: Fludakebir; Fludara; Fluradosa; Forclina; ***Austral.:*** Fludara; ***Austria:*** Fludara; ***Belg.:*** Fludara; ***Braz.:*** Fludara; ***Canad.:*** Fludara; ***Chile:*** Fludara; ***Cz.:*** Fludara; Tazumara; ***Denm.:*** Fludara; ***Fin.:*** Fludara; ***Fr.:*** Fludara; ***Ger.:*** Fludara; ***Gr.:*** Fludara; ***Hong Kong:*** Fludara; ***Hung.:*** Fludara; ***India:*** Fludara; ***Indon.:*** Fludara; ***Irl.:*** Fludara; ***Israel:*** Fludara; ***Ital.:*** Fludara; ***Malaysia:*** Fludara; ***Mex.:*** Beneflur; Fludara†; ***Neth.:*** Fludara; ***Norw.:*** Fludara; ***NZ:*** Fludara; ***Philipp.:*** Fludara; ***Pol.:*** Fludalym; Fludara; ***Port.:*** Fludara; ***Rus.:*** Fludara (Флудара); ***S.Afr.:*** Fludara; ***Singapore:*** Fludara; ***Spain:*** Beneflur; ***Swed.:*** Fludara; ***Switz.:*** Fludara; ***Thai.:*** Fludara; ***Turk.:*** Fludara; Flumen; ***UK:*** Fludara; ***USA:*** Fludara; Oforta; ***Venez.:*** Fludara.

Fluorouracil (*BAN*, *USAN*, *rINN*) 氟尿嘧啶

5-Fluorouracil; Fluorouracilas; Fluorouracile; Fluorouracilo; Fluorouracilum; Fluorouracyl; Fluorourasiili; Fluorourasil; 5-Fluorourasil; Fluoruracil; 5-FU; NSC-19893; Ro-2-9757; WR-69596. 5-Fluoropyrimidine-2,4(1*H*,3*H*)-dione.

Фторурацил

$C_4H_3FN_2O_2$ = 130.1.

CAS — 51-21-8.

ATC — L01BC02.

ATC Vet — QL01BC02.

UNII — U3P01618RT.

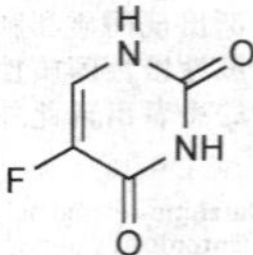

Pharmacopoeias. In *Chin., Eur.* (see p.vii), *Int., Jpn,* and *US.*

Ph. Eur. 6.8（Fluorouracil） 白色或类白色结晶性粉末。略溶于水；微溶于乙醇。1%水溶液的 pH 值为4.5～5.0。避光。

USP 33（Fluorouracil） 白色或灰白色结晶性粉末，几乎无嗅；略溶于水；微溶于乙醇；几乎不溶于氯仿和乙醚。贮藏于密闭容器中。避光。

配伍禁忌 氟尿嘧啶制剂为碱性，可以预计它不能与酸性药物或制剂以及在碱性条件下不稳定药物及其制剂配伍。有报道不能与氟尿嘧啶配伍的药物有阿糖胞苷[1]、地西泮[2]、多柔比星[2]（推测其他在碱性 pH 环境不稳定的蒽环类抗生素也与氟尿嘧啶存在配伍禁忌）和亚叶酸钙[3]，虽然人们认为氟尿嘧啶不可同甲氨蝶呤配伍[1]，但一项对2种药物的混合物在0.9%氯化钠注射液中长期稳定性的研究显示了相反的结果[4]。

1. McRae MP, King JC. Compatibility of antineoplastic, antibiotic and corticosteroid drugs in intravenous admixtures. *Am J Hosp Pharm* 1976; **33:** 1010–13.
2. Dorr RT. Incompatibilities with parenteral anticancer drugs. *Am J Intravenous Ther* 1979; **6:** 42–52.
3. Trissel LA, *et al.* Incompatibility of fluorouracil with leucovorin calcium or levoleucovorin calcium. *Am J Health-Syst Pharm* 1995; **52:** 710–15.
4. Vincké BJ, *et al.* Extended stability of 5-fluorouracil and methotrexate solutions in PVC containers. *Int J Pharmaceutics* 1989; **54:** 181–9.

稳定性 尽管一项报告认为[1]在室温下氟尿嘧啶溶于5%葡萄糖溶液中的稳定性有限（置于 PVC 容器中时，43h 后溶液中出现10%的氟尿嘧啶的损失，但溶液置于玻璃容器中时则仅有7h），其他报告[2]发现5℃此种溶液置于 PVC 容器中可稳定至少16周。氟尿嘧啶溶液室温贮藏于 PVC 容器中，可能因蒸发而失水从而缓慢增加药物浓度[2,3]。一项氟尿嘧啶和甲氨蝶呤混合物在0.9%氯化钠中的稳定性的研究结果提示，5℃时使用氯化钠稀释的混合溶液贮藏在 PVC 袋中，具有长期稳定性（可达13周）[3]。有报告称注射用氟尿嘧啶的商品化溶液在37℃的便携式输液泵中可稳定7天，但一种品牌的氟尿嘧啶在25℃便出现沉淀的迹象[4]。氟尿嘧啶溶液可能和合成橡胶存在禁忌；将溶液放置人造橡胶输液器的聚异戊二烯容器中或含有人造橡胶接头的聚丙烯注射器中，4h 便出现细微沉淀[5]。有人质疑该研究结果的可靠性[6,7]。

1. Benvenuto JA, *et al.* Stability and compatibility of antitumor agents in glass and plastic containers. *Am J Hosp Pharm* 1981; **38:** 1914–18.
2. Quebbeman EJ, *et al.* Stability of fluorouracil in plastic containers used for continuous infusion at home. *Am J Hosp Pharm* 1984; **41:** 1153–6.
3. Vincké B, *et al.* Extended stability of 5-fluorouracil and methotrexate solutions in PVC containers. *Int J Pharmaceutics* 1989; **54:** 181–9.
4. Stiles ML, *et al.* Stability of fluorouracil administered through four portable infusion pumps. *Am J Hosp Pharm* 1989; **46:** 2036–40.
5. Corbrion V, *et al.* Precipitation of fluorouracil in elastomeric infusers with a polyisoprene reservoir and in polypropylene syringes with an elastomeric joint. *Am J Health-Syst Pharm* 1997; **54:** 1845–8.
6. Trissel LA. Fluorouracil precipitate. *Am J Health-Syst Pharm* 1998; **55:** 1314–15.
7. Allwood MC. Fluorouracil precipitate. *Am J Health-Syst Pharm* 1998; **55:** 1315–16.

不良反应和处置

参见抗肿瘤药总论（第605页和第609页）。氟尿嘧啶的主要不良反应为骨髓抑制和胃肠道反应，可能呈剂量限制。毒性也与给药方案相关：5日给药方案通常引起骨髓抑制、腹泻和黏膜炎；每周给药方案通常引起中性粒细胞减少。长时间连续输注或大剂量推注可引起手足综合征（手足出现红斑和伴有疼痛的脱皮）。氟尿嘧啶和亚叶酸联用可能加重胃肠道毒性。

一旦有口腔溃疡症状出现，或者有口腔炎、胃肠道溃疡和出血、腹泻或任何部位出血的迹象出现，立即停止治疗。常出现白细胞减少，白细胞计数可能在给药后7～20天出现最低值，通常约30天后恢复。血小板减少症通常在给药后7～17天最为严重。血细胞计数下降如血小板计数下降至100000个/mm^3以下或白细胞计数下降至3500个/mm^3以下时，建议停止治疗，也可参见下文**骨髓抑制**，第609页。可能发生贫血。恶心和呕吐较为常见，可服用止吐药物治疗。可能发生脱发，尤其对于女性，但一般可逆。其他不良反应有皮炎、色素改变、指甲改变、共济失调和发热。有报道出现血栓性静脉炎。可能发生眼毒性，如过度流泪、泪管狭窄、视觉改变和畏光。有报道出现短暂可逆的小脑综合征，罕有可逆的意识模糊状态出现。脑白质病也有报道。有报道使用氟尿嘧啶后出现胸痛、心动过速、呼吸困难和心电图变化。过敏性反应也曾有发生。

局部使用后有发生局部炎症反应，如红斑、疼痛、瘙痒、烧灼感、刺激和光敏反应。也有报道发生毛细血管扩张、色素沉着和瘢痕。皮炎和罕见的多形性红斑曾有发生。局部使用后对眼产生刺激性也有报道。

对眼的影响 氟尿嘧啶的全身性治疗可引发多种眼毒性，包括严重的流泪和出水（watering）等[1]。1例患者用药后出现的症状提示为泪管纤维化[1]，这可能表示患者出现眼部局部刺激是由于氟尿嘧啶存在于泪液中[2]，但停药后症状不一定能得到恢复[1]。一个更严重的眼毒性病例中，患者双侧全部角膜上皮均被腐蚀[3]。一位患者使用含有氟尿嘧啶的联合化疗方案还导致视神经病变，最终几乎失明[4]。在一位患有原发的带状角膜病的糖尿病患者眼部注射氟尿嘧啶引起严重溃疡和角膜脓肿伴有前房积脓[5]。

1. Haidak DJ, *et al.* Tear-duct fibrosis (dacryostenosis) due to 5-fluorouracil. *Ann Intern Med* 1978; **88:** 657.
2. Christophidis N, *et al.* Lacrimation and 5-fluorouracil. *Ann Intern Med* 1978; **89:** 574.
3. Hirsh A, *et al.* Bilateral total corneal epithelial erosion as a side effect of cytotoxic therapy. *Br J Ophthalmol* 1990; **74:** 638.
4. Adams JW, *et al.* Recurrent acute toxic optic neuropathy secondary to 5-FU. *Cancer Treat Rep* 1984; **68:** 565–6.
5. Hickey-Dwyer M, Wishart PK. Serious corneal complication of 5-fluorouracil. *Br J Ophthalmol* 1993; **77:** 250–1.

对心脏的影响 有报道，使用氟尿嘧啶的患者有0.55%发生了有生命危险的心脏毒性（心律失常、室性心动过速和继发于贯壁性缺血的心脏停搏）[1]，但心绞痛和冠状动脉痉挛引发稍轻微的心脏毒性的发生率可能更高[1~3]。危险因素包括已有心脏疾病或纵隔放疗以及药物输注时间延长，但没有这些因素的患者也可能出现症状[2~5]。因此，目前不可能对患者用药的风险做出可靠预测[6]。有人建议在氟尿嘧啶制剂中使用氨丁三醇缓冲剂可能有助于心脏毒性降解产物的形成[7]。

1. Keefe DL, *et al.* Clinical cardiotoxicity of 5-fluorouracil. *J Clin Pharmacol* 1993; **33:** 1060–70.
2. McLachlan SA, *et al.* The spectrum of 5-fluorouracil cardiotoxicity. *Med J Aust* 1994; **161:** 207–9.
3. Anand AJ. Fluorouracil cardiotoxicity. *Ann Pharmacother* 1994; **28:** 374–8.
4. Hannaford R. Sudden death associated with 5-fluorouracil. *Med J Aust* 1994; **161:** 225.
5. Dalzell JR, Samuel LM. The spectrum of 5-fluorouracil cardiotoxicity. *Anticancer Drugs* 2009; **20:** 79–80.
6. Becker K, *et al.* Cardiotoxicity of the antiproliferative compound fluorouracil. *Drugs* 1999; **57:** 475–84.
7. Lukaschek J, *et al.* Cardiotoxicity and neurotoxicity of high-dose continuous fluorouracil as a result of degradation compounds in the drug vials. *J Clin Oncol* 2004; **22:** 5022–5.

对神经系统的影响 患者使用氟尿嘧啶很少发生中枢神经毒性，包括小脑共济失调、意识模糊、定向障碍和情绪不稳定，但大剂量或密集方案可能提高发生率。二氢嘧啶脱氢酶基因存在不同的变异形式[1]，具有这种基因多态性的患者或其他嘧啶代谢紊乱患者出现神经毒性的风险增加[2~4]。也有人认为氟尿嘧啶产生神经毒性是因为其造成维生素 B_1 的缺乏[5]（Wernicke's 脑病已有报道[6]），因此可使用维生素 B_1 对症治疗[5,6]。

1. Amstutz U, *et al.* Dihydropyrimidine dehydrogenase gene variation and severe 5-fluorouracil toxicity: a haplotype assessment. *Pharmacogenomics* 2009; **10:** 931–44.
2. Tuchman M, *et al.* Familial pyrimidinemia and pyrimidinuria associated with severe fluorouracil toxicity. *N Engl J Med* 1985; **313:** 245–9.
3. Stéphan F, *et al.* Depressed hepatic dihydropyrimidine dehydrogenase activity and fluorouracil-related toxicities. *Am J Med* 1995; **99:** 685–8.
4. Takimoto C, *et al.* Reversible 5-fluorouracil-associated encephalopathy in a dihydropyrimidine dehydrogenase (DPD) deficient patient. *Clin Pharmacol Ther* 1996; **59:** 161.
5. Pirzada NA, *et al.* Fluorouracil-induced neurotoxicity. *Ann Pharmacother* 2000; **34:** 35–8.
6. Cho IJ, *et al.* A case of Wernicke's encephalopathy following fluorouracil-based chemotherapy. *J Korean Med Sci* 2009; **24:** 747–50.

对皮肤的影响 使用氟尿嘧啶除了有皮炎和光过敏的报告外，掌部和足底皮肤出现红斑、疼痛和脱皮的症状（手足综合征，第609页）。也有报道[1~4]，虽然这些症状大多出现在连续输液时[1,2]，但在快速静脉推注给药后也有出现[3,4]。症状一般在停药后好转，并且有报道在化疗方案中加入口服维生素 B_6 可预防或缓解症状[5]，1例患者使用了烟碱贴片[6]。

1例患有吸收不良且营养摄入不足的老年胆管瘤患者在使用氟尿嘧啶治疗后出现皮疹和意识模糊，被诊断

为糖皮病[7]。症状在烟酸治疗后好转。

1. Lokich JJ, Moore C. Chemotherapy-associated palmar-plantar erythrodysesthesia syndrome. *Ann Intern Med* 1984; **101:** 798–800.
2. Feldman LD, Ajani JA. Fluorouracil-associated dermatitis of the hands and feet. *JAMA* 1985; **254:** 3479.
3. Atkins JN. Fluorouracil and the palmar-plantar erythrodysesthesia syndrome. *Ann Intern Med* 1985; **102:** 419.
4. Curran CF, Luce JK. Fluorouracil and palmar-plantar erythrodysesthesia. *Ann Intern Med* 1989; **111:** 858.
5. Vukelja SJ, *et al.* Pyridoxine for the palmar-plantar erythrodysesthesia syndrome. *Ann Intern Med* 1989; **111:** 688–9.
6. Kingsley EC. 5-Fluorouracil dermatitis prophylaxis with a nicotine patch. *Ann Intern Med* 1994; **120:** 813.
7. Stevens HP, *et al.* Pellagra secondary to 5-fluorouracil. *Br J Dermatol* 1993; **128:** 578–80.

超敏反应 注册药品信息中列出氟尿嘧啶外用能产生局部超敏反应，但全身性用药造成的超敏反应的报道极其罕见[1～6]。一篇报告中，卡培他滨过敏的患者使用氟尿嘧啶未产生过敏，提示两种药物间不存在交叉过敏，见第660页。

1. Reed WP, Morris DM. Maculopapular eruption resulting from systemic administration of 5-fluorouracil. *Cutis* 1984; **33:** 381–2.
2. Sridhar KS. Allergic reaction to 5-fluorouracil infusion. *Cancer* 1986; **58:** 862–4.
3. Milla Santos A, Sanchiz Medina F. Anaphylactic reaction following iv administration of 5-fluorouracil. *Cancer Treat Rep* 1986; **70:** 1346.
4. Duley JA, Nethersell AB. Delayed hypersensitivity to 5-fluorouracil associated with reduced dihydropyrimidine dehydrogenase (DPD) activity. *Adv Exp Med Biol* 1998; **431:** 147–50.
5. Eppinger T, Sperber K. Desensitization to 5-fluorouracil. *Allergy Asthma Proc* 1999; **20:** 189–91.
6. Biswal BM. Anaphylaxis following continuous 5-fluorouracil infusion chemotherapy. *Aust N Z J Med* 1999; **29:** 743–4.

注意事项

参见抗肿瘤药总论（第611页）。体弱或营养不良、有心脏病史或肝肾功能不全的患者应慎用氟尿嘧啶。患者有大剂量盆腔放疗或烷化剂治疗史，或已发生大范围骨转移时，使用氟尿嘧啶更应非常谨慎。治疗期间应经常检测血细胞计数。二氢嘧啶脱氢酶（DPD）缺乏的患者不应使用氟尿嘧啶，否则可导致毒性增加。

氟尿嘧啶外用时应避免用于黏膜。用量过大或者用于有溃疡或炎症的皮肤上会导致吸收增加。封闭的敷料可能加重炎症。治疗期间应避免暴露在紫外线下。应用乳膏剂时最好使用非金属的涂药器或佩戴手套。若直接用手指涂药，事后必须立即清洗双手。

管理和处置 氟尿嘧啶具有刺激性，避免药物与皮肤和黏膜接触。

应穿着防护性服装处理患者口服氟尿嘧啶后 48h 中产生的尿液与 5 天产生的粪便[1]。

1. Harris J, Dodds LJ. Handling waste from patients receiving cytotoxic drugs. *Pharm J* 1985; **235:** 289–91.

代谢性疾病 关于嘧啶代谢缺陷患者使用氟尿嘧啶神经毒性的风险的参考文献，见上文**对神经系统的影响**。

药物相互作用

参见抗肿瘤药总论的药物相互作用（第611页）。氟尿嘧啶的作用可能被其他的药物所改变，这些药物包括别嘌醇、西咪替丁、亚叶酸、甲氨蝶呤和甲硝唑（见下文**用法**项下）。氟尿嘧啶和氟尿嘧啶前药不应与溴夫定、索利夫定或这些药物的类似物联用，因为它们是二氢嘧啶脱氢酶（DPD）抑制药，后者分解氟尿嘧啶，进而可能增加氟嘧啶的毒性（详见上文**注意事项**或下文**抗病毒药**）。

1. Jansman FGA, *et al.* Assessing the clinical significance of drug interactions with fluorouracil in patients with colorectal cancer. *Am J Health-Syst Pharm* 2005; **62:** 1788–93.

抗肿瘤药 在一项研究中[1]，29 名使用奥沙利铂、氟尿嘧啶和亚叶酸治疗结直肠癌的患者，奥沙利铂降低了氟尿嘧啶清除率。此效应具有迟发性且持续时间较长，约为 15 天，并且氟尿嘧啶血药浓度的增大导致毒性的增大。此种药物相互作用机制尚不明确。然而相反的是，另一项研究[2]发现奥沙利铂对氟尿嘧啶的药动学没有影响；但此研究没有设计观察迟发反应，并且奥沙利铂的剂量低于第一项研究。

有报道索拉菲尼对氟尿嘧啶暴露的影响还不确定。

氟尿嘧啶对紫杉醇作用影响的文献，参见**抗肿瘤药**（第727页）。氟尿嘧啶联合使用丝裂霉素造成的患者溶血性尿毒症风险增大，参见**对肾脏的影响**（第720页）。

1. Boisdron-Celle M, *et al.* Influence of oxaliplatin on 5-fluorouracil plasma clearance and clinical consequences. *Cancer Chemother Pharmacol* 2002; **49:** 235–43.
2. Joel SP, *et al.* Lack of pharmacokinetic interaction between 5-fluorouracil and oxaliplatin. *Clin Pharmacol Ther* 2004; **76:** 45–54.

抗原虫药 甲硝唑可增加结直肠癌患者使用氟尿嘧啶的毒性，可能是甲硝唑降低了药物的清除率所致。体外实验表明此联合用药没有增强抗瘤效果[1]。

1. Bardakji Z, *et al.* 5-Fluorouracil–metronidazole combination therapy in metastatic colorectal cancer. *Cancer Chemother Pharmacol* 1986; **18:** 140–4.

抗病毒药 干扰素 α-2b 和氟尿嘧啶联合使用显著增加了后者的初始血浆浓度并降低了其清除率[1]。

接受氟尿嘧啶或氟尿嘧啶的前药（如替加氟）治疗的患者合用索立夫定后，有严重白细胞减少及一些死亡事件的报道[2,3]。索立夫定的一种代谢产物可能抑制二氢嘧啶脱氢酶，氟尿嘧啶主要经由该酶灭活[3]。有报道 1 名服用氟尿嘧啶前药卡培他滨的患者在同时使用溴夫定后死亡[4]。

1. Czejka MJ, *et al.* Clinical pharmacokinetics of 5-fluorouracil: influence of the biomodulating agents interferon, dipyridamole and folic acid alone and in combination. *Arzneimittelforschung* 1993; **43:** 387–90.
2. Yawata M. Deaths due to drug interaction. *Lancet* 1993; **342:** 1166.
3. Diasio RB. Sorivudine and 5-fluorouracil; a clinically significant drug-drug interaction due to inhibition of dihydropyrimidine dehydrogenase. *Br J Clin Pharmacol* 1998; **46:** 1–4.
4. Rätz Bravo AE, *et al.* Fatal drug-drug interaction of brivudine and capecitabine. *Acta Oncol* 2009; **48:** 631–3.

胃肠药 6 例患者预先使用西咪替丁 4 周，增加了静注或口服给药后氟尿嘧啶的血浆浓度[1]。造成这种现象的原因可能是肝药酶抑制作用及肝血流的减少。5 例患者使用单次剂量西咪替丁的和 6 例只接受 1 周西咪替丁预处理的患者均未出现该现象。两者的合用需谨慎。

1. Harvey VJ, *et al.* The influence of cimetidine on the pharmacokinetics of 5-fluorouracil. *Br J Clin Pharmacol* 1984; **18:** 421–30.

药动学

氟尿嘧啶在胃肠道的吸收不稳定，一般以静脉给药。健康的皮肤对氟尿嘧啶吸收很少。

静脉注射后氟尿嘧啶迅速从血浆中清除，平均半衰期约为 16min。分布遍及身体各个组织和体液（包括通过血脑屏障出现于脑脊液中），从血浆中消除大约需要 3h。在靶细胞内氟尿嘧啶转化为单磷酸 5-氟尿苷和脱氧单磷酸 5-氟尿苷（单磷酸 5-氟尿嘧啶脱氧核苷），前者经转化后成为三磷酸盐嵌入 RNA，后者抑制胸苷酸合成酶。约 15％的剂量在 6h 内以原形药物的形式由尿排泄。剩余部分主要在肝中灭活，经二氢嘧啶脱氢酶（DPD）分解代谢，类似于内源性尿嘧啶。大部分转化成二氧化碳经呼吸排泄；还产生尿素与其他代谢物。

1. Ploylearmsaeng S-A, *et al.* How may anticancer chemotherapy with fluorouracil be individualised? *Clin Pharmacokinet* 2006; **45:** 567–92.

时辰药理学 有报道，在氟尿嘧啶持续静脉输注时，血药浓度呈现出昼夜节律性变化，变化高达平均值的 50％，峰浓度出现在午夜[1]。这种变化可能由血液中二氢嘧啶脱氢酶活性昼夜节律性变化所致[2]。但患者间氟尿嘧啶峰浓度和酶活性最大值存在显著的个体差异，提示任何给药时间的调节都需要做到个体化[2]。有人建议，应进行氟尿嘧啶药动学监测作为氟尿嘧啶个体化给药的方法，以提高疗效减少毒性[3]。

1. Petit E, *et al.* Circadian rhythm-varying plasma concentration of 5-fluorouracil during a five-day continuous venous infusion at a constant rate in cancer patients. *Cancer Res* 1988; **48:** 1676–9.
2. Harris BE, *et al.* Relationship between dihydropyrimidine dehydrogenase activity and plasma 5-fluorouracil levels with evidence for circadian variation of enzyme activity and plasma drug levels in cancer patients receiving 5-fluorouracil by protracted continuous infusion. *Cancer Res* 1990; **50:** 197–201.
3. Young AM, *et al.* Can pharmacokinetic monitoring improve clinical use of fluorouracil. *Clin Pharmacokinet* 1999; **36:** 391–8.

用途和用法

氟尿嘧啶为尿嘧啶类似物，属于抗代谢类抗肿瘤药。氟尿嘧啶在细胞内转化为活性脱氧核苷酸，阻断脱氧尿嘧啶核苷酸通过胸腺嘧啶脱氧核苷酸合成酶转变为胸腺嘧啶脱氧核苷酸，从而抑制 DNA 的合成，还可影响 RNA 的合成。

氟尿嘧啶可单独使用或与其他药物联合使用，用于胃肠肿瘤的辅助化疗和姑息治疗中。在这种情况下，氟尿嘧啶一般和亚叶酸联合使用（见下文**用法**）。氟尿嘧啶常与环磷酰胺和甲氨蝶呤或多柔比星联合用于乳腺癌的辅助治疗。还可用于缓解其他恶性肿瘤，如头颈、肝和胰腺的肿瘤。此外，还可局部使用治疗皮肤恶性或癌前病变。下文的文献列出的抗肿瘤药的选择进一步讨论了氟尿嘧啶在这些肿瘤中的应用。

临床使用过多种氟尿嘧啶的用药方案。虽然氟尿嘧啶最常用于肿瘤治疗的联合用药方案中，但很多注册用药方案是氟尿嘧啶单药使用。这些方案包括：

- 静脉注射，通常剂量为每日 12mg/kg（最大量为每日 0.8～1g），使用 3～4 天。如未出现明显毒性反应，可在 1 天后每次 6mg/kg，隔日使用，使用 3～4 次。另一方案为 15mg/kg，整个疗程 1 周 1 次，静脉给药。4～6 周后重复，或者剂量维持在 5～15mg/kg，最多不超过 1g，每周给药。
- 静脉输注，通常剂量为每日 15mg/kg（最多每日 1g）溶于 500ml 0.9％氯化钠或 5％葡萄糖中，输注 4h。重复数日直到出现毒性反应或者总给药剂量达到12～15g。也可使用连续输注。4～6 周重复。
- 连续动脉输注，剂量为每日 5～7.5mg/kg（局域性输注）。
- 口服，虽然一般首选胃肠外给药，但也使用 15mg/kg，最大剂量不超过 1g/d，每周 1 次，维持治疗。

联合亚叶酸使用的推荐方案：

- 亚叶酸（以亚叶酸钙形式）200mg/m²，缓慢静脉注射，随后立即静脉快速注射氟尿嘧啶，370mg/m²。每日 1 次，连用 5 天，每 4～5 周重复。
- 每日给予较低剂量亚叶酸（20mg/m²），随后氟尿嘧啶 425mg/m²，连用 5 天，每 4～5 周重复（Mayo 方案）。
- 亚叶酸初始剂量 200mg/m²，随后氟尿嘧啶初始剂量 400mg/m² 快速静脉注射，然后 600mg/m² 持续静脉输注。连续给药 2 天，每 2 周 1 次（de Gramont 方案）。

氟尿嘧啶治疗期间应经常检测白细胞计数，如果白细胞计数迅速下降或白细胞、血小板计数降到允许值下（见**骨髓抑制**，第609页）或出现严重不良反应，应立即停止治疗。对于营养状况不佳、骨髓或肝肾功能受损以及 30 天内有大手术的患者，用药剂量应减少直至减半。

氟尿嘧啶局部使用治疗日光性（光化性）角化病和其他浅表肿瘤，还用于包括鲍恩病和表皮基细胞癌在内的皮肤癌前病变。治疗光化性角化病通常使用氟尿嘧啶浓度为 0.5％～5％乳膏剂或 1％～5％的丙二醇溶液，每日给药 1～2 次，使用 2～4 周；治疗表皮基细胞癌可加大强度至少使用 3～6 周。

用法 氟尿嘧啶联合亚叶酸先于卡培他滨给药时所产生的顺序特异性毒性，参考**卡培他滨**项下**用法**，第660页。

调节 已有尝试使用其他药物调节氟尿嘧啶以增强其疗效，尤其在结直肠癌的治疗中（第632页）。

亚叶酸已被广泛使用，用于调节氟尿嘧啶的药效，并已成为很好的选择。使用多种给药方案，调整氟尿嘧啶给药方式（连续输注与快速推注）、亚叶酸剂量（低剂量与高剂量）和给药频率（每月 1 次、每 2 个月 1 次与每周 1 次）。尽管做了大量研究，最佳疗效和耐受性的方案仍未确定。

在辅助治疗中，大规模随机试验[1]发现，氟尿嘧啶每周 1 次、使用 30 次或氟尿嘧啶连用 5 天、每月 1 次、使用 6 个月这两个方案中，加入低剂量亚叶酸和加入高剂量同样有效。

在晚期疾病的缓解中，荟萃分析显示出亚叶酸加入氟尿嘧啶治疗中的价值[2]，并且以应答率来看，氟尿嘧啶输注的效果好于快速注射[3]。一项最新的荟萃分析证实氟尿嘧啶治疗中加入亚叶酸可以提高应答率，并且发现对于总生存率的提高虽小，但在统计学意义上有显著意义。生存获益限定于使用相同剂量氟尿嘧啶的不同治疗组（单独使用氟尿嘧啶和氟尿嘧啶联合亚叶酸），提示亚叶酸的调节作用可被单独使用氟尿嘧啶组中药物剂量的增加所补偿。但增加氟尿嘧啶剂量也会增加毒性[4]。低剂量亚叶酸和高剂量亚叶酸数据对比不明显[5]。在一随机试验中[6]，每 2 个月 1 次输注氟尿嘧啶联合大剂量亚叶酸（de Gramont 疗法[7]）比每月 1 次氟尿嘧啶静脉快速推注联合低剂量亚叶酸更为有效。对于相同方案的氟尿嘧啶连续输注，联合高剂量和低剂量的亚叶酸效果的比较需要进一步研究。

干扰素-α 也可能改变[8]氟尿嘧啶的作用（见上文**药物相互作用**项下），已有研究将其与氟尿嘧啶和亚叶酸联用。虽然早期的研究很有希望，但随后随机对照研究显示将干扰素-α 加入氟尿嘧啶方案中或氟尿嘧啶与亚叶酸的方案中没有任何获益[8]。目前还不清楚使用 β-干扰素是否能有任何改善。

基于早期的辅助研究结果，左旋咪唑作为标准治疗调节氟尿嘧啶，尤其在美国。然而更多的近期试验表明氟尿嘧啶[1]或氟尿嘧啶和亚叶酸[9]的治疗中加入左旋咪唑并不比安慰剂更能增加疗效。

也有使用甲氨蝶呤调节氟尿嘧啶的效果。荟萃分析发现，甲氨蝶呤先于氟尿嘧啶使用时，联合用药可成倍提高转移性结直肠癌患者对氟尿嘧啶的应答率并产生生存获益[10]（改变联合化疗的顺序，换言之，先使用氟尿嘧啶再使用甲氨蝶呤可能减小甲氨蝶呤的毒性——见**不良反应的处置**项下**其他药物**，第715页）。

1. QUASAR Collaborative Group. Comparison of fluorouracil with additional levamisole, higher-dose folinic acid, or both, as adjuvant chemotherapy for colorectal cancer: a randomised trial. *Lancet* 2000; **355:** 1588–96.
2. Advanced Colorectal Cancer Meta-analysis Project. Modulation of fluorouracil by leucovorin in patients with advanced colorectal cancer: evidence in terms of response rate. *J Clin Oncol* 1992; **10:** 896–903.
3. Meta-analysis Group in Cancer. Efficacy of intravenous continuous infusion of fluorouracil compared with bolus administration in advanced colorectal cancer. *J Clin Oncol* 1998; **16:** 301–8.
4. The Meta-Analysis Group in Cancer. Modulation of fluorouracil by leucovorin in patients with advanced colorectal cancer: an updated meta-analysis. *J Clin Oncol* 2004; **22:** 3766–75. Correction. *ibid.* 2005; **23:** 1337–8.
5. Rustum YM, *et al.* Rationale for treatment design: biochemical modulation of 5-fluorouracil by leucovorin. *Cancer J Sci Am* 1998; **4:** 12–18.
6. de Gramont A, *et al.* Randomized trial comparing monthly low-dose leucovorin and fluorouracil bolus with bimonthly high-dose leucovorin and fluorouracil bolus plus continuous infusion for advanced colorectal cancer: a French Intergroup study. *J Clin Oncol* 1997; **15:** 808–15.
7. de Gramont A, *et al.* A review of GERCOD trials of bimonthly leucovorin plus 5-fluorouracil 48-h continuous infusion in advanced colorectal cancer: evolution of a regimen. *Eur J Cancer* 1998; **34:** 619–26.
8. Makower D, Wadler S. Interferons as biomodulators of fluoropyrimidines in the treatment of colorectal cancer. *Semin Oncol* 1999; **26:** 663–71.
9. Wolmark N, *et al.* Clinical trial to assess the relative efficacy of fluorouracil and leucovorin, fluorouracil and levamisole, and fluorouracil, leucovorin, and levamisole in patients with Dukes' B and C carcinoma of the colon: results from National Surgical Adjuvant Breast and Bowel Project C-04. *J Clin Oncol* 1999; **17:** 3553–9.
10. Advanced Colorectal Cancer Meta-analysis Project. Meta-analysis of randomized trials testing the biochemical modulation of fluorouracil by methotrexate in metastatic colorectal cancer. *J Clin Oncol* 1994; **12:** 960–9.

途径 氟尿嘧啶可口服给药、肠道外给药或局部给药（详见上文**用途和用法**），也曾病灶内给药和尿道内给药用于治疗尖锐湿疣，见下文**疣**。

老年人用法 有综述得出结论[1]，单纯地依据年龄改变调整氟尿嘧啶给药剂量缺乏药动学基础，但关于老年患者用药是否毒性增加的数据存在争议。

1. Lichtman SM, *et al.* International Society of Geriatric Oncology Chemotherapy Taskforce: evaluation of chemotherapy in older patients—an analysis of the medical literature. *J Clin Oncol* 2007; **25:** 1832–43.

Darier（毛囊角化）病 2例难治的Darier病（第1506页）患者长期接受口服维生素A类药物疗法，局部使用1%氟尿嘧啶乳膏治疗，每日1次，应答良好[1]，3周治疗后皮肤病损彻底清除。在另一个病例中[2]，局部使用1%氟尿嘧啶乳膏，隔天1次，交替使用氯氟米松软膏，1个月后角化过度症显著改善，治疗结束2个月后症状都有持续改善。1%氟尿嘧啶乳膏也曾用于单药治疗[3,4]，4周治疗后症状显著改善或完全缓解。

1. Knulst AC, *et al.* Topical 5-fluorouracil in the treatment of Darier's disease. *Br J Dermatol* 1995; **133:** 463–6.
2. Velasco S, Guillet G. Amélioration d'une maladie de Darier traitée par 5-fluorouracil topique. *Ann Dermatol Venereol* 2006; **133:** 366–8.
3. Yoon TY, *et al.* Successful treatment of Darier disease with topical 5-fluorouracil. *Br J Dermatol* 2006; **154:** 1210–12.
4. Schmidt H, *et al.* Topical 5-fluorouracil in Darier disease. *Br J Dermatol* 2008; **158:** 1393–6.

眼部疾病 在青光眼手术中使用（详见下文），氟尿嘧啶也已作为辅助手段应用于其他眼科手术。用其治疗眼表恶性肿瘤已经取得可喜成果。

1. Abraham LM, *et al.* The clinical applications of fluorouracil in ophthalmic practice. *Drugs* 2007; **67:** 237–55.

青光眼 结膜下注射氟尿嘧啶作为辅助治疗可阻止瘢痕组织的形成（第1785页），有效地改善了特定患者青光眼滤过的结果[1~3]。但是考虑到这增加了迟发性结膜伤口渗漏的风险，氟尿嘧啶应在预后良好的患者中慎用[3]。虽然一项研究[4]发现氟尿嘧啶提高了青光眼滤过手术联合白内障手术的成功率，但先前的研究并没有显示使用氟尿嘧啶有任何获益[5,6]。一项系统性综述[7]分析这些研究和其他两项研究得出的结论，氟尿嘧啶可降低高风险性眼部小梁切除术的手术失败的风险，对于首次接受手术的患者也是如此，但要注意此研究的方法水平不高，而且这种方法多数已被手术中使用丝裂霉素代替。然而稍后英国一项调查[8]发现，他们在青光眼手术中使用抗代谢药不像美国和日本那样普遍，且使用氟尿嘧啶大大多于丝裂霉素。

手术中局部使用氟尿嘧啶作为结膜下注射的替代方案，显示出相反的结果[9~11]。

1. Ophir A, Ticho U. A randomized study of trabeculectomy and subconjunctival administration of fluorouracil in primary glaucomas. *Arch Ophthalmol* 1992; **110:** 1072–5.
2. Goldenfeld M, *et al.* 5-Fluorouracil in initial trabeculectomy: a prospective, randomized, multicenter study. *Ophthalmology* 1994; **101:** 1024–9.
3. The Fluorouracil Filtering Surgery Study Group. Five-year follow-up of the Fluorouracil Filtering Surgery Study. *Am J Ophthalmol* 1996; **121:** 349–66.
4. Gandolfi SA, Vecchi M. 5-Fluorouracil in combined trabeculectomy and clear-cornea phacoemulsification with posterior chamber intraocular lens implantation: a one-year randomized, controlled clinical trial. *Ophthalmology* 1997; **104:** 181–6.
5. Wong PC, *et al.* 5-Fluorouracil after primary combined filtration surgery. *Am J Ophthalmol* 1994; **117:** 149–54.
6. O'Grady JM, *et al.* Trabeculectomy, phacoemulsification, and posterior chamber lens implantation with and without 5-fluorouracil. *Am J Ophthalmol* 1993; **116:** 594–9.
7. Wormald R, *et al.* Post-operative 5-fluorouracil for glaucoma surgery. Available in The Cochrane Database of Systematic Reviews; Issue 3. Chichester: John Wiley; 2001 (accessed 12/05/05).
8. Siriwardena D, *et al.* National survey of antimetabolite use in glaucoma surgery in the United Kingdom. *Br J Ophthalmol* 2004; **88:** 873–6.
9. Egbert PR, *et al.* A prospective trial of intraoperative fluorouracil during trabeculectomy in a black population. *Am J Ophthalmol* 1993; **116:** 612–16.
10. Lachkar Y, *et al.* Trabeculectomy with intraoperative sponge 5-fluorouracil in Afro-Caribbeans. *Br J Ophthalmol* 1997; **81:** 555–8.
11. Yorston D, Khaw PT. A randomised trial of the effect of intraoperative 5-FU on the outcome of trabeculectomy in east Africa. *Br J Ophthalmol* 2001; **85:** 1028–30.

恶性肿瘤 氟尿嘧啶在胃肠癌的辅助治疗中起到重要作用，见第632页讨论，并且被广泛用于早期乳腺癌（第628页）的辅助治疗。还可用于治疗其他恶性肿瘤的治疗中，包括胰腺内分泌腺肿瘤（第637页）、宫颈癌（第630页）和头颈部癌（第633页）、肝转移（第635页）和胰腺外分泌腺肿瘤（第637页）。有报告称氟尿嘧啶对肾脏恶性肿瘤仅具有中等活性（第634页）。此外，还被局部应用于皮肤恶性肿瘤和癌前病变（见**基底细胞和鳞状细胞癌**，第639页）和眼浅表肿瘤（第631页）的治疗。

氟尿嘧啶在多种恶性肿瘤联合放化疗中的作用已有综述[1]。

1. Rich TA, *et al.* Four decades of continuing innovation with fluorouracil: current and future approaches to fluorouracil chemoradiation therapy. *J Clin Oncol* 2004; **22:** 2214–32.

弓形体病 氟尿嘧啶联合克林霉素治疗脑弓形体病（第240页）。

疣 使用氟尿嘧啶1%或更为常见的5%乳膏剂或溶液治疗生殖器疣（尖锐湿疣）[1~3]。氟尿嘧啶还作为辅助用药用于严重乳头瘤病毒引起的外阴疾病的激光治疗[4]，但结果不确定，还被用于治疗男性临床表现不显著或有临床表现的阴茎疾病[5]。3%氟尿嘧啶胶原凝胶基质的制剂连同局部收缩血管的肾上腺素注射用于生殖器疣中[6]。氟尿嘧啶尿道内给药用于治疗尿道内疣，剂型包括滴注1%氟尿嘧啶溶液、5%乳膏剂或5%栓剂。有报道1名患者尿道内滴注混合了0.18%盐酸利多卡因凝胶的氟尿嘧啶注射液250mg后其尿道内尖锐湿疣的大小和数量均有下降，且随访6个月发现没有新生疣长出[7]。有人认为0.5%氟尿嘧啶联合10%水杨酸对于普通疣和跖肌疣的局部治疗有效[8]，有系统性综述发现，虽然证据微弱，但相对于安慰剂、不治疗或鬼臼树脂，氟尿嘧啶对生殖疣的治疗效果更好。配合干扰素 α-2a 治疗，或干扰素 α-2a 加二氧化碳激光治疗可取得更好的效果[9]。多种药物，包括像氟尿嘧啶一样的细胞毒类药物，对疣起破坏作用的讨论，见第1511页。

1. Kling AR. Genital warts—therapy. *Semin Dermatol* 1992; **11:** 247–55.
2. Stone KM. Human papillomavirus infection and genital warts: update on epidemiology and treatment. *Clin Infect Dis* 1995; **20** (suppl 1): S91–7.
3. Beutner KR, Ferenczy A. Therapeutic approaches to genital warts. *Am J Med* 1997; **102:** 28–37.
4. Reid R, *et al.* Superficial laser vulvectomy IV: extended laser vaporization and adjunctive 5-fluorouracil therapy of human papillomavirus-associated vulvar disease. *Obstet Gynecol* 1990; **76:** 439–48.
5. Bergman A, Nalick R. Genital human papillomavirus infection in men: diagnosis and treatment with a laser and 5-fluorouracil. *J Reprod Med* 1991; **36:** 363–6.
6. Swinehart JM, *et al.* Intralesional fluorouracil/epinephrine injectable gel for treatment of condylomata acuminata: a phase 3 clinical study. *Arch Dermatol* 1997; **133:** 67–73.
7. Gammon DC, *et al.* Intraurethral fluorouracil and lidocaine for intraurethral condyloma acuminata. *Am J Health-Syst Pharm* 2008; **65:** 1830–3.
8. Zschocke I, *et al.* Wirksamkeit und Nutzen eines 5-FU-/Salicylsäure-haltigen Präparates in der Therapie vulgärer und plantarer Warzen—systematische Literaturübersicht und Metaanalyse. *J Dtsch Dermatol Ges* 2004; **2:** 187–93.
9. Batista CS, *et al.* 5-FU for genital warts in non-immunocompromised individuals. Available in The Cochrane Database of Systematic Reviews; Issue 4. Chichester: John Wiley; 2010 (accessed 21/06/10).

制剂

BP 2010: Fluorouracil Cream; Fluorouracil Injection;
USP 33: Fluorouracil Cream; Fluorouracil Injection; Fluorouracil Topical Solution.

专利制剂

Arg.: Acler; Efudix; Oncofu; Triosules; ***Austral.:*** Efudix; ***Belg.:*** Efudix; Fluracedyl; Fluroblastine; ***Braz.:*** Efurix; Killit†; ***Canad.:*** Efudex; Fluoroplex; ***Chile:*** Efudix; Fluoracilo†; ***Cz.:*** La-Fu; ***Denm.:*** Flurablastin; ***Fin.:*** Flurablastin; ***Fr.:*** Efudix; ***Ger.:*** Efudix; Haemato-fu; Neofluor; Onkofluor; Ribofluor; ***Gr.:*** Fluroblastin; Uraciflor; ***Hong Kong:*** Efudix; ***Hung.:*** Efudix; ***India:*** Fivefluro†; Florac; Fluracil; ***Indon.:*** Curacil; Fluracedyl; ***Irl.:*** Efudix; ***Israel:*** Efudix; ***Ital.:*** Efudix†; ***Malaysia:*** Fluracedyl; ***Mex.:*** Carebin; Efudix; Flurox; Tecflu; ***Neth.:*** Efudix; Fluracedyl; ***Norw.:*** Flurablastin; ***NZ:*** Efudix; ***Philipp.:*** Fivoflu; Fluoxan†; Fluracedyl; Fluroblastin; Uflahex†; Utoral; ***Pol.:*** Efudix; ***Port.:*** Cinkef-U; ***Rus.:*** Flurox (Флурокс); ***S.Afr.:*** Efudix; Fluracedyl; Fluroblastin; ***Singapore:*** Efudix; ***Spain:*** Efudix†; ***Swed.:*** Flurablastin; Fluracedyl†; ***Switz.:*** Efudix; ***Thai.:*** Effcil; Fivoflu†; Flurox; ***Turk.:*** Oncosil; Oncouracil; ***UK:*** Efudix; ***USA:*** Adrucil; Carac; Efudex†; Fluoroplex; ***Venez.:*** Fivoflu; Fluroblastin.

多组分制剂 ***Austria:*** Verrumal; ***Cz.:*** Verrumal; ***Ger.:*** Verrumal; ***Gr.:*** Verruca Hermal; ***Hong Kong:*** Verrumal†; ***Hung.:*** Verrumal; ***Israel:*** Verrumal; Verucid†; ***Malaysia:*** Verrumal†; ***Pol.:*** Verrumal; ***Port.:*** Verrucare; Verrumal; ***Singapore:*** Verrumal; ***Switz.:*** Verrumal; ***Thai.:*** Verrumal; ***Turk.:*** Verrutol.

Flutamide (*BAN*, *USAN*, *rINN*) 氟他胺

Flutamid; Flutamida; Flutamidas; Flutamidi; Flutamidum; Sch-13521. α',α',α'-Trifluoro-4'-nitroisobutyro-*m*-toluidide; α,α,α-Trifluoro-2-methyl-4'-nitro-*m*-propionotoluidide.

Флутамид

$C_{11}H_{11}F_3N_2O_3$ = 276.2.

CAS — 13311-84-7.

ATC — L02BB01.

ATC Vet — QL02BB01.

UNII — 76W6J0943E.

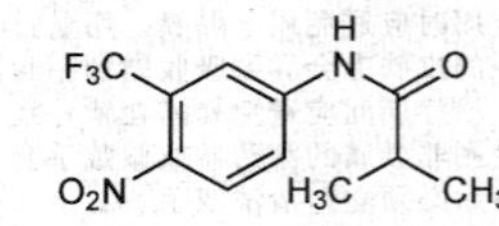

Pharmacopoeias. In *Eur.* (see p.vii) and *US.*

Ph. Eur. 6.8（Flutamide） 淡黄色结晶性粉末。几乎不溶于水中；易溶于乙醇和丙酮中。避光。

USP 33（Flutamide） 淡黄色结晶性粉末。几乎不溶于水、液体石蜡和石油醚；易溶于丙酮、乙酸乙酯和甲醇；溶于氯仿和乙醚。贮藏于密闭容器中。避光。

不良反应和注意事项

氟他胺最常见的不良反应是热潮红、可逆的男性乳房发育症或乳房触痛，有时伴随有乳溢。恶心、呕吐、腹泻、食欲增加、厌食和睡眠障碍也可能发生。有报道出现皮肤反应，包括表皮坏死松解、肝损伤，有时甚至可以致命。接受氟他胺治疗的患者其他不良反应包括贫血、溶血、头痛、头晕、乏力、视物模糊、焦虑、抑郁、性欲降低、阳萎和高血压。腹痛、胸痛、呼吸困难和咳嗽的报道很少见。氟他胺和（或）其代谢物能导致尿液的颜色变成琥珀色或黄绿色。

心血管疾病的患者使用氟他胺应谨慎，因为氟他胺可能引起体液潴留。肝损伤的患者使用氟他胺也应谨慎，严重肝损伤应禁用氟他胺。在所有的患者中推荐进行定期肝功检查：有肝毒性的迹象时应停止使用或减量。

对血液的影响 有报道[1]，1例老年患者服用氟他胺导致正铁血红蛋白血症。另一项研究中45例患者服用氟他胺没有出现正铁血红蛋白血症的情况[2]，但是作者提到进一步发表的3个病例报道。

1. Schott AM, *et al.* Flutamide-induced methemoglobinemia. *DICP Ann Pharmacother* 1991; **25:** 600–1.
2. Schulz M, *et al.* Lack of methemoglobinemia with flutamide. *Ann Pharmacother* 2001; **35:** 21–5.

对肝脏的影响 1例79岁的男性患者在接受前列腺切除术后服用氟他胺每日750mg单药治疗，出现了肝炎[1]，但是在接下来的一项研究中[2]，1091例患者服用氟他胺每日3次，每次250mg作为前列腺癌治疗方案的一部分，只有4例发现肝损伤的明显症状，其中只有2例有肝中毒的临床迹象。在美国截止到1994年12月，FDA已经接到46例患者出现氟他胺肝中毒的报

道。在这些患者中20人死于进展性肝病[3]。其他的病例在继续报道中[4~6]，包括接受低剂量治疗多毛症的女性患者[7]。早期递减给药剂量、停药，或转而使用其他抗雄激素可使肝毒性消退[8]。慢性病毒性肝炎患者进行抗雄激素治疗时出现肝毒性的风险更高[9]。

1. Hart W, Stricker BHC. Flutamide and hepatitis. *Ann Intern Med* 1989; **110:** 943–4.
2. Gomez J-L, *et al.* Incidence of liver toxicity associated with the use of flutamide in prostate cancer patients. *Am J Med* 1992; **92:** 465–70.
3. Wysowski DK, Fourcroy JL. Flutamide hepatotoxicity. *J Urol (Baltimore)* 1996; **155:** 209–12. Correction *ibid:* 396.
4. Garcia Cortes M, *et al.* Flutamide-induced hepatotoxicity: report of a case series. *Rev Esp Enferm Dig* 2001; **93:** 423–32. Correction. *ibid.*; 634.
5. Lubbert C, *et al.* Ikterus und schwere Leberfunktionsstorung bei der hormonablativen Behandlung des Prostatakarzinoms. *Internist (Berl)* 2004; **45:** 333–40.
6. Osculati A, Castiglioni C. Fatal liver complications with flutamide. *Lancet* 2006; **367:** 1140–1.
7. Castelo-Branco C, Del Pino M. Hepatotoxicity during low-dose flutamide treatment for hirsutism. *Gynecol Endocrinol* 2009; **25:** 419–22.
8. Lin ADY, *et al.* Antiandrogen-associated hepatotoxicity in the management of advanced prostate cancer. *J Chin Med Assoc* 2003; **66:** 735–40.
9. Pu Y-S, *et al.* Antiandrogen hepatotoxicity in patients with chronic viral hepatitis. *Eur Urol* 1999; **36:** 293–7.

对肺的影响　一篇综述中[1]，1998～2000年上报道FDA的78例由比卡鲁胺、氟他胺或尼鲁米特引起肺炎中，14例患者死于呼吸衰竭。估计肺炎发生率最高是尼鲁米特（0.77%），氟他胺（0.04%）和比卡鲁胺（0.01%）较低。

1. Bennett CL, *et al.* Pneumonitis associated with nonsteroidal antiandrogens: presumptive evidence of a class effect. *Ann Intern Med* 2002; **137:** 625.

对皮肤的影响　接受氟他胺治疗的患者有光敏反应的报道[1,2]，一些人认为这是系统性红斑狼疮的早期表现[2]。

1. Fujimoto M, *et al.* Photosensitive dermatitis induced by flutamide. *Br J Dermatol* 1996; **135:** 496–7.
2. Kaur C, Thami GP. Flutamide-induced photosensitivity: is it a forme fruste of lupus? *Br J Dermatol* 2003; **148:** 603–4.

男性乳房发育症　男性乳房发育症（第2024页）和乳房痛是非皮质激素类抗雄激素药治疗前列腺癌时常见的不良反应。早期前列腺癌的患者使用比卡鲁胺治疗后，约90%都会发生乳房痛、乳房发育，或两者都有[1]。一些患者将乳房发育视为可以接受的不良反应，但有些患者可能需要进行特殊治疗。在开始应用非皮质激素抗雄激素药物治疗前，对乳房部位进行预防性的低剂量照射可以降低乳房改变的风险。然而这样会发生皮肤刺激，对于发生乳腺癌长期风险尚不清楚。乳房一旦增大照射就不太可能有效了，但有助于减轻疼痛。对于乳房疼痛可以考虑经验治疗，包括口服镇痛药或局部表面麻醉。特定的手术治疗包括吸脂和乳房组织切除，可以减小乳房组织[2,3]。

大量基于不同男性乳房发育症患者治疗获益的报道，推荐使用他莫昔芬或阿那曲唑的激素疗法治疗男性乳房发育症[1,2]。两项随机对照研究[4,5]发现，使用比卡鲁胺治疗前列腺癌的男性患者预防性使用他莫昔芬对于预防男性乳房发育症和乳房痛有效，但阿那曲唑的作用与安慰剂相似。其中的一项研究[5]评价了这些药物的治疗作用后发现，使用他莫昔芬治疗至少使65%的男性患者乳房发育症和乳房痛缓解，使用阿那曲唑只有约18%的患者。对于预防男性乳房发育症的研究认为，他莫昔芬比放疗更有效[3]。

1. Sieber PR. Treatment of bicalutamide-induced breast events. *Expert Rev Anticancer Ther* 2007; **7:** 1773–9.
2. Leibovitch I, *et al.* Management options for gynaecomastia and breast pain associated with nonsteroidal antiandrogen therapy: case studies in context. *Clin Drug Invest* 2003; **23:** 205–15.
3. Di Lorenzo G, *et al.* Management of gynaecomastia in patients with prostate cancer: a systematic review. *Lancet Oncol* 2005; **6:** 972–9.
4. Boccardo F, *et al.* Evaluation of tamoxifen and anastrozole in the prevention of gynecomastia and breast pain induced by bicalutamide monotherapy of prostate cancer. *J Clin Oncol* 2005; **23:** 808–15.
5. Saltzstein D, *et al.* Prevention and management of bicalutamide-induced gynecomastia and breast pain: randomized endocrinologic and clinical studies with tamoxifen and anastrozole. *Prostate Cancer Prostatic Dis* 2005; **8:** 75–83.

药物相互作用

氟他胺可能会增强华法林的作用，见**抗肿瘤药**（第1372页）。

药动学

氟他胺经胃肠道吸收快速完全，给药后1h血浆药物浓度达峰，代谢迅速而广泛，主要代谢物（2-羟基氟他胺）具有抗雄激素活性。代谢产物的半衰期约6h。氟他胺和2-羟基氟他胺血浆蛋白结合都超过90%。氟他胺主要经尿排泄只有少量经粪便排泄。

1. Radwanski E, *et al.* Single and multiple dose pharmacokinetic evaluation of flutamide in normal geriatric volunteers. *J Clin Pharmacol* 1989; **29:** 554–8.

用途和用法

氟他胺是具有抗雄激素作用的非甾体化合物，它可能通过抑制靶组织雄激素的摄取和（或）结合发挥作用，通常和格那瑞林类似物一起使用，用于前列腺癌（第638页）的姑息治疗。常用口服剂量为250mg，每日3次。在联合治疗方案中英国的注册药品信息推荐氟他胺的治疗至少应在使用格那瑞林类似物的3天前开始，以便抑制"潮红"反应；然而其他一些国家推荐两种药品同时开始治疗以便达到最佳疗效。

先天性肾上腺增生症　关于氟他胺和睾内酯阻断雄激素效应治疗先天性肾上腺增生症的论述见第1435页。

多毛症　抗雄激素（通常环丙孕酮或螺内酯）广泛用于多毛症（第2023页）的药物治疗。氟他胺在这点上没有特别的优势[1,2]；一项研究发现氟他胺比螺内酯更有效抑制多毛症[3]，但是其他研究发现它们的效果相似[4,5]，但氟他胺的肝毒性值得注意[2]。虽然如此，氟他胺的研究仍在继续[6~10]。

1. Rittmaster RS. Hyperandrogenism—what is normal? *N Engl J Med* 1992; **327:** 194–6.
2. Rittmaster RS. Hirsutism. *Lancet* 1997; **349:** 191–5.
3. Cusan L, *et al.* Comparison of flutamide and spironolactone in the treatment of hirsutism: a randomized controlled trial. *Fertil Steril* 1994; **61:** 281–7.
4. Erenus M, *et al.* Comparison of the efficacy of spironolactone versus flutamide in the treatment of hirsutism. *Fertil Steril* 1994; **61:** 613–6.
5. Moghetti P, *et al.* Comparison of spironolactone, flutamide, and finasteride efficacy in the treatment of hirsutism: a randomized, double blind, placebo-controlled trial. *J Clin Endocrinol Metab* 2000; **85:** 89–94.
6. Muderris II, *et al.* Treatment of hirsutism with lowest-dose flutamide (62.5 mg/day). *Gynecol Endocrinol* 2000; **14:** 38–41.
7. Venturoli S, *et al.* Low-dose flutamide (125 mg/day) as maintenance therapy in the treatment of hirsutism. *Horm Res* 2001; **56:** 25–31.
8. Gambineri A, *et al.* Effect of flutamide and metformin administered alone or in combination in dieting obese women with polycystic ovary syndrome. *Clin Endocrinol (Oxf)* 2004; **60:** 241–9.
9. Calaf J, *et al.* Spanish Working Group for Hirsutism. Long-term efficacy and tolerability of flutamide combined with oral contraception in moderate to severe hirsutism: a 12-month, double-blind, parallel clinical trial. *J Clin Endocrinol Metab* 2007; **92:** 3446–52.
10. Unluhizarci K, *et al.* A comparison between finasteride, flutamide, and finasteride plus flutamide combination in the treatment of hirsutism. *J Endocrinol Invest* 2009; **32:** 37–40.

恶性肿瘤　雄激素阻滞药，包括氟他胺，用于转移性激素敏感的前列腺癌（第638页）的治疗；在治疗中一旦肿瘤进展，停止氟他胺偶尔会产生反常的肿瘤消退。在胰腺腺癌（第637页）患者中使用氟他胺治疗的初步结果很有希望。

多囊卵巢综合征　氟他胺，通常联合二甲双胍已被用于多囊卵巢综合征（第2003页）的治疗[1~4]，有报道，两药联用有相加作用。

1. Ibáñez L, *et al.* Additive effects of insulin-sensitizing and anti-androgen treatment in young nonobese women with hyperinsulinism, hyperandrogenism, dyslipidemia, and anovulation. *J Clin Endocrinol Metab* 2002; **87:** 2870–4.
2. Ibáñez L, *et al.* Low-dose flutamide-metformin therapy reverses insulin resistance and reduces fat mass in nonobese adolescents with ovarian hyperandrogenism. *J Clin Endocrinol Metab* 2003; **88:** 2600–6.
3. Gambineri A, *et al.* Effect of flutamide and metformin administered alone or in combination in dieting obese women with polycystic ovary syndrome. *Clin Endocrinol (Oxf)* 2004; **60:** 241–9.
4. Gambineri A, *et al.* Treatment with flutamide, metformin, and their combination added to a hypocaloric diet in overweight-obese women with polycystic ovary syndrome: a randomized, 12-month, placebo-controlled study. *J Clin Endocrinol Metab* 2006; **91:** 3970–80.

制剂

USP 33: Flutamide Capsules.

专利制剂

Arg.: Asoflut; Dedile; Flutaplex; Flutepan; Flutrax; ***Austral.:*** Eulexin; Flutamin; ***Austria:*** Afluta†; Androbloc†; Flutabene; Flutahexal†; Flutastad; Fugerel; ***Belg.:*** Eulexin; Flutaplex; ***Braz.:*** Biomida†; Eulexin; Tecnoflut; Teflut; ***Canad.:*** Euflex; ***Chile:*** Drogenil†; Etaconil; Flulem†; Ilidar; ***Cz.:*** Andraxan†; Flucinom; Flumed; Flutacan†; Flutaplex; Prostandril†; Xadaren†; ***Denm.:*** Eulexin; Fluprosin; Profamid; ***Fin.:*** Eulexin; Profamid; ***Fr.:*** Eulexine; Prostadirex; ***Ger.:*** Apimid†; Flumid; Fluta; Flutexin†; Fugerel; Prostica; Testotard†; ***Gr.:*** Adiprost†; Andraxan; Antipros; Elbat; Flucinom; Flutaplex; Palistop; Prostamide; Rikital; Tremexal; ***Hong Kong:*** Codalan; Fugerel; ***Hung.:*** Cytamid†; Fluprost; Flutam; Flutasin; Fugerel; Prosztika; ***India:*** Cytomid; Prostamid; ***Indon.:*** Flutaplex; Fugerel; ***Irl.:*** Androstat†; Drogenil; ***Israel:*** Eulexin†; ***Ital.:*** Drogenil†; Eulexin; Fluprost; Ricalide; ***Malaysia:*** Flutan†; Flutaplex; ***Mex.:*** Eulexin†; Flimutal; Fluken†; Flulem; Tafenil; ***Neth.:*** Drogenil†; Eulexin†; Flutaplex; Prostatil†; ***Norw.:*** Eulexin; ***NZ:*** Eulexin; Flutamin; ***Philipp.:*** Fugerel; Prostanon; ***Pol.:*** Apo-Flutam; Fugerel†; Prostandril†; ***Port.:*** Drogenil; Eulexin; Prosneo; ***Rus.:*** Flucinom (Флуцином); Flutamid (Флутамид); Flutaplex (Флутаплекс); Frugyl (фругил); ***S.Afr.:*** Eulexin; Flutahexal; Flutaplex; ***Singapore:*** Flutan; Fugerel; ***Spain:*** Eulexin; Flutandrona†; Flutaplex†; Grisetin; Oncosal; Prostacur; ***Swed.:*** Eulexin; ***Switz.:*** Flucinome; ***Thai.:*** Andraxan†; Flulem; Flutan; Flutaplex; Fugerel; ***Turk.:*** Andraxan; Eulexin; ***UK:*** Chimax; Drogenil†; ***Ukr.:*** Flutafarm (Флутафарм); ***Venez.:*** Etaconil; Eulexin.

Formestane（*BAN*，*rINN*）⊗ 福美坦

CGP-32349; Formestaani; Formestan; Formestano; Formestanum; 4-Hydroxyandrostenedione; 4-OHA; 4-OHAD. 4-Hydroxyandrost-4-ene-3,17-dione.

Форместан

$C_{19}H_{26}O_3$ = 302.4.

CAS — 566-48-3.

ATC — L02BG02.

ATC Vet — QL02BG02.

UNII — PUB9T8T355.

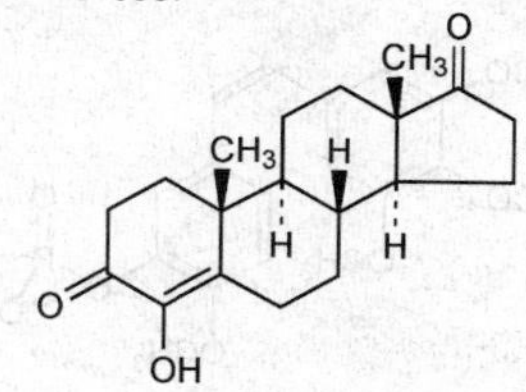

简介

与依西美坦（第687页）相似，福美坦是一种芳香酶（雌二醇合成酶）系统的甾体抑制药，可阻断雄激素向雌激素的转化。因其具有抗雌激素特性，福美坦可用于绝经妇女晚期乳腺癌的内分泌治疗（第628页）。

福美坦制成水混悬液后肌内注射给药，剂量为每2周250mg。两侧臀部交替注射。有报道注射部位出现刺激和疼痛。注射时应小心以免药物进入血管系统，或进入或靠近的坐骨神经，否则将导致疼痛和神经外伤。

超敏反应也有发生。

1. Wiseman LR, McTavish D. Formestane: a review of its pharmacodynamic and pharmacokinetic properties and therapeutic potential in the management of breast cancer and prostatic cancer. *Drugs* 1993; **45:** 66–84.
2. Anonymous. Formestane for advanced breast cancer in postmenopausal women. *Drug Ther Bull* 1993; **31:** 85–7.
3. Carlini P, *et al.* Formestane, a steroidal aromatase inhibitor after failure of non-steroidal aromatase inhibitors (anastrozole and letrozole): is a clinical benefit still achievable? *Ann Oncol* 2001; **12:** 1539–43.

对糖代谢的影响　以往使用格列齐特维持较好的糖尿病患者加用福美坦治疗转移性乳腺癌会出现低血糖复发[1]。逐渐减量最终撤出格列齐特后这种阵发性（episodic）低血糖还会继续，表明这种作用不仅仅是与磺酰脲类的相互作用。

1. Brankin E, *et al.* Hypoglycaemia associated with formestane treatment. *BMJ* 1997; **314:** 869.

制剂

专利制剂

Austria: Lentaron†; ***Braz.:*** Lentaron†; ***Cz.:*** Lentaron†; ***Gr.:*** Lentaron; ***Spain:*** Lentaron†; ***Turk.:*** Lentaron.

Forodesine Hydrochloride（*USAN*，*rINNM*）盐酸福洛地辛

BCX-1777 (forodesine or forodesine hydrochloride); Forodésine, Chlorhydrate de; Forodesini Hydrochloridum; Hidrocloruro de forodesina. (−)-7-[(2*S*,3*S*,4*R*,5*R*)-3,4-Dihydroxy-5-(hydroxymethyl)pyrrolidin-2-yl]-1,5-dihydro-4*H*-pyrrolo[3,2-*d*]pyrimidin-4-one hydrochloride.

Форадезина Гидрохлорид

$C_{11}H_{14}N_4O_4,HCl$ = 302.7.

CAS — 209799-67-7 (forodesine); 284490-13-7 (forodesine hydrochloride).

UNII — 6SN82Y9U73.

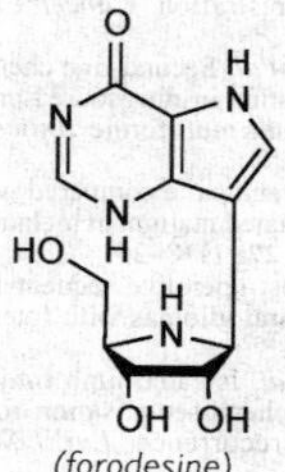

(forodesine)

简介

福洛地辛是嘌呤核苷磷酸化酶抑制剂。治疗 T 细胞淋巴瘤、慢性淋巴细胞性白血病、急性淋巴细胞性白血病的研究正在进行。

Fosbretabulin (*rINN*) 磷孛布林

CA4P; Combretastatin A4 Phosphate; CS-A4 (combretastatin A4); Fosbretabulina; Fosbrétabuline; Fosbretabulinum; NSC-348103 (combretastatin). 2-Methoxy-5-[(1Z)-2-(3,4,5-trimethoxyphenyl)ethenyl]-phenyl dihydrogen phosphate.

Фосбретабулин

$C_{18}H_{21}O_8P$ = 396.3.

CAS — 82855-09-2 (combretastatin); 117048-59-6 (combretastatin A4); 222030-63-9 (combretastatin A4 phosphate); 168555-66-6 (combretastatin A4 disodium phosphate);.

UNII — I5590ES2QZ.

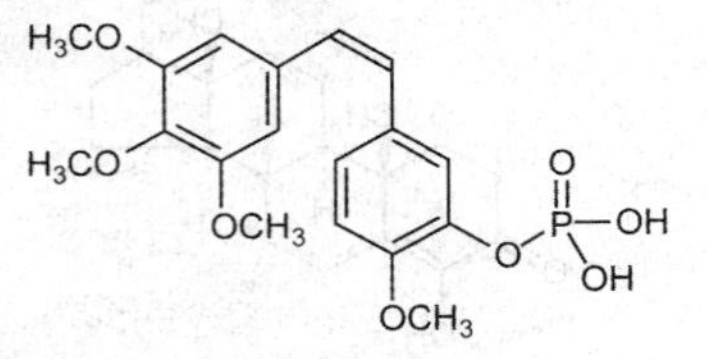

注：Zybrestat 是磷孛布林的商标。

简介

磷孛布林是非洲风车子属灌木柳树（Cape bushwillow; *Combretum caffrum*）中分离的考布他汀化合物的合成的衍生物。靶向血管制剂，通过破坏新生血管的内皮细胞减少肿瘤血流，治疗甲状腺癌、卵巢癌和非小细胞肺癌的研究正在进行中。局部治疗眼病，尤其是年龄相关性黄斑变性也在研究中。

Fotemustine (*BAN, rINN*) 福莫司汀

Fotemustin; Fotemustina; Fotémustine; Fotemustinum; S-10036. (±)-Diethyl {1-[3-(2-chloroethyl)-3-nitrosoureido]ethyl}phosphonate.

Фотемустин

$C_9H_{19}ClN_3O_5P$ = 315.7.

CAS — 92118-27-9.

ATC — L01AD05.

ATC Vet — QL01AD05.

UNII — GQ7JL9P5I2.

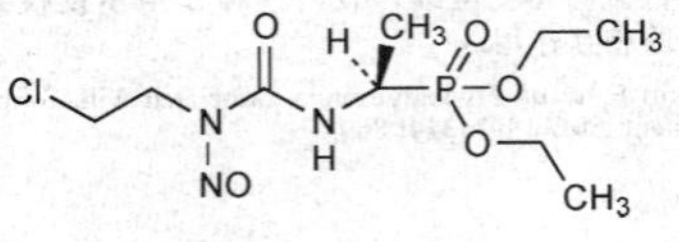

简介

福莫司汀是亚硝脲衍生物类烷化剂，作用类似于卡莫司汀（第662页）。用于治疗扩散的恶性黑色素瘤，尤其是出现脑转移时，试用于脑原发的恶性肿瘤（第627页）。单药治疗时，注册用法为静脉或动脉内输注，常用剂量为 100mg/m²，每周 1 次，使用 3 周以诱导缓解，4～5 周后，如果血细胞计数允许，维持剂量为 100mg/m²，每 3 周 1 次。静脉输注 1h 以上，动脉输注 4h 以上。诱导治疗期间应定期检测肝功能。定期检查血细胞计数，如果白细胞或血小板计数低于可接受水平应该减量或撤药（参见**骨髓抑制**，第609页）。骨髓抑制可能延迟出现，用药 5～6 周后白细胞计数出现最低值。输注的药液应新鲜配置并避光。

1. Marzolini C, *et al.* Pharmacokinetics of temozolomide in association with fotemustine in malignant melanoma and malignant glioma patients: comparison of oral, intravenous, and hepatic intra-arterial administration. *Cancer Chemother Pharmacol* 1998; **42:** 433–40.
2. Fazeny-Dorner B, *et al.* Second-line chemotherapy with dacarbazine and fotemustine in nitrosourea-pretreated patients with recurrent glioblastoma multiforme. *Anticancer Drugs* 2003; **14:** 437–42.
3. Avril MF, *et al.* Fotemustine compared with dacarbazine in patients with disseminated malignant melanoma: a phase III study. *J Clin Oncol* 2004; **22:** 1118–25.
4. Ozkan M, *et al.* Post-operative sequential chemo-radiotherapy in high-grade cerebral gliomas with fotemustine. *J Chemother* 2004; **16:** 298–302.
5. Bonenkamp JJ, *et al.* Isolated limb infusion with fotemustine after dacarbazine chemosensitisation for inoperable loco-regional melanoma recurrence. *Eur J Surg Oncol* 2004; **30:** 1107–12.
6. Peters S, *et al.* Intra-arterial hepatic fotemustine for the treatment of liver metastases from uveal melanoma: experience in 101 patients. *Ann Oncol* 2006; **17:** 578–83.
7. Gill S, *et al.* Long-term survival and secondary acute leukemia after fotemustine therapy for metastatic melanoma. *J Clin Oncol* 2007; **25:** 4493–4.
8. Scoccianti S, *et al.* Second-line chemotherapy with fotemustine in temozolomide-pretreated patients with relapsing glioblastoma: a single institution experience. *Anticancer Drugs* 2008; **19:** 613–20.
9. Mangiacavalli S, *et al.* Efficacy and safety of fotemustine for the treatment of relapsed and refractory multiple myeloma patients. *Eur J Haematol* 2009; **82:** 240–1.
10. Addeo R, *et al.* Fotemustine and recurrent glioblastoma: possible new opportunities for an old drug. *Cancer Chemother Pharmacol* 2009; **64:** 863–6.

制剂

专利制剂

Arg.: Muforan†; **Austral.:** Muphoran; **Austria:** Muphoran; **Belg.:** Muphoran; **Braz.:** Muphoran; **Cz.:** Mustophoran; **Fr.:** Muphoran; **Gr.:** Muphoran; **Hung.:** Mustophoran; **Israel:** Muphoran; **Ital.:** Muphoran; **NZ:** Muphoran; **Pol.:** Mustophoran; **Port.:** Muphoran; **Rus.:** Mustophoran (Мюстофоран); **Spain:** Mustoforan; **Turk.:** Muphoran; **Ukr.:** Mustophoran (Мюстофоран).

Fulvestrant (*BAN, USAN, rINN*) ⊗ 氟维司群

Fulvestrantum; ICI-182780; ZD-9238; ZM-182780. 7α-[9-(4,4,5,5,5-Pentafluoropentylsulfinyl)nonyl]estra-1,3,5(10)-triene-3,17β-diol.

Фульвестрант

$C_{32}H_{47}F_5O_3S$ = 606.8.

CAS — 129453-61-8.

ATC — L02BA03.

ATC Vet — QL02BA03.

UNII — 22X328QOC4.

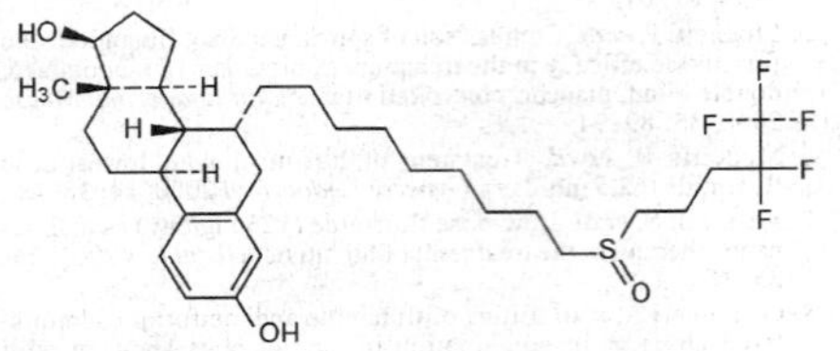

Pharmacopoeias. In *US.*

USP 33 (Fulvestrant) 非对映异构体 A 和 B 的混合物。白色粉末。易溶于乙醇。贮藏于 2～8℃。避光。

不良反应和注意事项

氟维司群最常见的不良反应有恶心、呕吐、便秘、腹泻、腹痛、头痛、背痛、热潮红和咽炎。注射部位反应也可能发生。其他不良反应包括皮疹、乏力、泌尿道感染、静脉血栓栓塞和肝酶值升高。肌痛、眩晕和白细胞减少也有报道。也可能发生超敏反应包括血管水肿和荨麻疹。阴道出血的报道少见。严重肾功能损伤（肌酐清除率小于 30ml/min）的患者及轻到中度肝功能损伤的患者应慎用氟维司群；严重肝功能损伤患者禁用。有出血倾向、血小板减少症、服用抗凝血药的患者也应慎用氟维司群。

药动学

氟维司群肌内注射后吸收缓慢，约 7 天后血浆药物浓度达峰。3～6 个剂量后（每月 1 次）血浆药物浓度达稳态。氟维司群和血浆蛋白结合率高。主要在肝脏中代谢成多个代谢物，其中一些有拮抗雌二醇的活性，氟维司群从粪便中排泄。肌内注射氟维司群的半衰期为 40～50 天。

1. Robertson JFR, *et al.* Pharmacokinetic profile of intramuscular fulvestrant in advanced breast cancer. *Clin Pharmacokinet* 2004; **43:** 529–38.

用途和用法

氟维司群是雌二醇拮抗药，下调雌二醇受体，用于治疗雌二醇受体阳性、绝经后妇女局部晚期或转移性乳腺癌（第628页）；在抗雌激素治疗中或治疗后，疾病复发或进展时使用氟维司群。氟维司群肌内注射给药；在英国，每次给予 500mg，前 3 次剂量每隔 2 周给药 1 次，之后每月 1 次。在美国，推荐剂量为 250mg，每月 1 次。分 2 次同时臀部注射；250mg 剂量也可 1 次注射给药。

治疗乳腺癌[1～10]（包括男性乳腺癌[11]）、卵巢癌[12]和前列腺癌[13]时，氟维司群用法的参考文献如下。

1. McKeage K, *et al.* Fulvestrant: a review of its use in hormone receptor-positive metastatic breast cancer in postmenopausal women with disease progression following antiestrogen therapy. *Drugs* 2004; **64:** 633–48.
2. Buzdar AU. Fulvestrant: a new type of estrogen receptor antagonist for the treatment of advanced breast cancer. *Drugs Today* 2004; **40:** 751–64.
3. Robertson JF, *et al.* Endocrine treatment options for advanced breast cancer—the role of fulvestrant. *Eur J Cancer* 2005; **41:** 346–56.
4. Howell A, *et al.* Fulvestrant versus anastrozole for the treatment of advanced breast carcinoma: a prospectively planned combined survival analysis of two multicenter trials. *Cancer* 2005; **104:** 236–9.
5. Bundred N. Preclinical and clinical experience with fulvestrant (Faslodex) in postmenopausal women with hormone receptor-positive advanced breast cancer. *Cancer Invest* 2005; **23:** 173–81.
6. Buzdar AU, Robertson JFR. Fulvestrant: pharmacologic profile versus existing endocrine agents for the treatment of breast cancer. *Ann Pharmacother* 2006; **40:** 1572–83.
7. Flemming J, *et al.* Fulvestrant for systemic therapy of locally advanced or metastatic breast cancer in postmenopausal women: a systematic review. *Breast Cancer Res Treat* 2009; **115:** 255–68.
8. Valachis A, *et al.* Fulvestrant in the treatment of advanced breast cancer: a systematic review and meta-analysis of randomized controlled trials. *Crit Rev Oncol Hematol* 2010; **73:** 220–7.
9. Kabos P, Borges VF. Fulvestrant: a unique antiendocrine agent for estrogen-sensitive breast cancer. *Expert Opin Pharmacother* 2010; **11:** 807–16.
10. Johnston SJ, Cheung KL. Fulvestrant—a novel endocrine therapy for breast cancer. *Curr Med Chem* 2010; **17:** 902–14.
11. de la Haba Rodríguez JR, *et al.* Fulvestrant in advanced male breast cancer. *Ann Oncol* 2009; **20:** 1896–7.
12. Argenta PA, *et al.* A phase II study of fulvestrant in the treatment of multiply-recurrent epithelial ovarian cancer. *Gynecol Oncol* 2009; **113:** 205–9.
13. Gasent Blesa JM, *et al.* Experience with fulvestrant acetate in castration-resistant prostate cancer patients. *Ann Oncol* 2010; **21:** 1131–2.

制剂

专利制剂

Arg.: Faslodex; **Austral.:** Faslodex; **Austria:** Faslodex; **Belg.:** Faslodex; **Braz.:** Faslodex; **Canad.:** Faslodex; **Cz.:** Faslodex; **Denm.:** Faslodex; **Fin.:** Faslodex; **Fr.:** Faslodex; **Ger.:** Faslodex; **Gr.:** Faslodex; **Hung.:** Faslodex; **Irl.:** Faslodex; **Israel:** Faslodex; **Ital.:** Faslodex; **Malaysia:** Faslodex; **Mex.:** Faslodex†; **Neth.:** Faslodex; **Norw.:** Faslodex; **NZ:** Faslodex; **Philipp.:** Faslodex; **Pol.:** Faslodex; **Port.:** Faslodex; **Rus.:** Faslodex (Фазлодекс); **S.Afr.:** Faslodex; **Singapore:** Faslodex; **Spain:** Faslodex; **Swed.:** Faslodex; **Switz.:** Faslodex; **Turk.:** Faslodex; **UK:** Faslodex; **Ukr.:** Faslodex (Фазлодекс); **USA:** Faslodex; **Venez.:** Faslodex.

Gefitinib (*BAN, USAN, rINN*) 吉非替尼

Géfitinib; Gefitinibum; ZD-1839. *N*-(3-Chloro-4-fluorophenyl)-7-methoxy-6-[3-(morpholin-4-yl)propoxy]quinazolin-4-amine.

Гефитиниб

$C_{22}H_{24}ClFN_4O_3$ = 446.9.

CAS — 184475-35-2.

ATC — L01XE02.

ATC Vet — QL01XE02.

UNII — S65743JHBS.

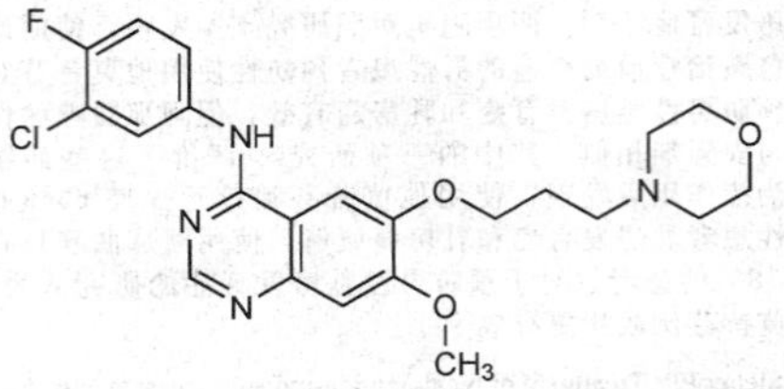

不良反应、处置和注意事项

吉非替尼的不良反应类似于厄洛替尼（见第684页），尽管严重肝肾毒性似乎少见。常见出血，如鼻出血或血尿。有报道，头颈癌患者使用吉非替尼后发生肿瘤出血，有时是致命的。

其他常见的不良反应包括恶心、呕吐、口炎、口干、脱发、指甲疾病、无力、发热、蛋白尿和血肌酐增加。

1. Inoue A, *et al.* Severe acute interstitial pneumonia and gefitinib. *Lancet* 2003; **361:** 137–9.
2. Forsythe B, Faulkner K. Overview of the tolerability of gefitinib (IRESSA™) monotherapy: clinical experience in non-small-cell lung cancer. *Drug Safety* 2004; **27:** 1081–92.

对生存率的影响 非小细胞肺癌首次化疗的患者中，吉非替尼联合吉西他滨加顺铂[1]，或紫杉醇加卡铂[2]，生存率不优于不联用吉非替尼的化疗方法。在一项关于非小细胞肺癌的大型试验中，患者经过一个或两个方案的治疗失败后，给予吉非替尼或安慰剂，吉非替尼没有

表现出生存获益[3]；美国已经推荐吉非替尼的使用限制在特定的患者中（见下文**用途和用法**）[4]。但是，对研究数据的亚组分析发现，亚裔来源的患者亚组的生存率改善[5]。IMEX 研究报道，与甲氨蝶呤相比，吉非替尼不改善头颈癌患者的生存率；使用吉非替尼的患者肿瘤出血的发生率增加[6]。研究表明非小细胞肺癌患者中具有特定生物标记或表皮生长因子受体（EGFR）基因突变亚组与吉非替尼的临床应答有关[7~10]。后续研究确定 EGRF 的突变状态是吉非替尼治疗生存获益最重要的独立预测因子[11]。

一项小型回顾性研究发现，对于初始治疗有应答，但停止治疗后疾病进展的患者，继续吉非替尼治疗可延长生存期[12]。

1. Giaccone G, *et al.* Gefitinib in combination with gemcitabine and cisplatin in advanced non–small-cell lung cancer: a phase III trial—INTACT 1. *J Clin Oncol* 2004; **22:** 777–84.
2. Herbst RS, *et al.* Gefitinib in combination with paclitaxel and carboplatin in advanced non–small-cell lung cancer: a phase III trial—INTACT 2. *J Clin Oncol* 2004; **22:** 785–94.
3. Thatcher N, *et al.* Gefitinib plus best supportive care in previously treated patients with refractory advanced non-small-cell lung cancer: results from a randomised, placebo-controlled, multicentre study (Iressa Survival Evaluation in Lung Cancer). *Lancet* 2005; **366:** 1527–37.
4. FDA Public Health Advisory. New labeling and distribution program for gefitinib (Iressa) (issued 17/06/05). Available at: http://www.fda.gov/Drugs/DrugSafety/PostmarketDrugSafetyInformationforPatientsandProviders/ucm163112.htm (accessed 21/07/10)
5. Chang A, *et al.* Gefitinib (IRESSA) in patients of Asian origin with refractory advanced non-small cell lung cancer: subset analysis from the ISEL study. *J Thorac Oncol* 2006; **1:** 847–55.
6. AstraZeneca, Canada. Health Canada endorsed important safety information on Iressa (gefitinib): lack of survival benefit and increased incidence of tumour haemorrhage in association with IRESSA® in patients with squamous cell carcinoma of the head and neck (SCCHN) (issued 1st December 2006). Available at: http://www.hc-sc.gc.ca/dhp-mps/medeff/advisories-avis/prof/_2006/iressa_4_hpc-cps-eng.php (accessed 23/09/09)
7. Lynch TJ, *et al.* Activating mutations in the epidermal growth factor receptor underlying responsiveness of non–small-cell lung cancer to gefitinib. *N Engl J Med* 2004; **350:** 2129–39.
8. Paez JG, *et al.* EGFR mutations in lung cancer: correlation with clinical response to gefitinib therapy. *Science* 2004; **304:** 1497–1500.
9. Pao W, Miller VA. Epidermal growth factor receptor mutations, small-molecule kinase inhibitors, and non–small-cell lung cancer: current knowledge and future directions. *J Clin Oncol* 2005; **23:** 2556–68.
10. Hirsch FR, *et al.* Molecular predictors of outcome with gefitinib in a phase III placebo-controlled study in advanced non-small-cell lung cancer. *J Clin Oncol* 2006; **24:** 5034–42.
11. Satouchi M, *et al.* Predictive factors associated with prolonged survival in patients with advanced non-small-cell lung cancer (NSCLC) treated with gefitinib. *Br J Cancer* 2007; **96:** 1191–6.
12. Yokouchi H, *et al.* Clinical benefit of readministration of gefitinib for initial gefitinib-responders with non-small cell lung cancer. *BMC Cancer* 2007; **7:** 51.

药物相互作用

吉非替尼由细胞色素 P450 同工酶 CYP3A4 和 CYP2D6 代谢。CYP3A4 的抑制剂如伊曲康唑，可降低吉非替尼的清除率，增加暴露。在具有 CYP2D6 弱代谢基因型的患者中，CYP3A4 强抑制剂会使吉非替尼的血浆浓度出现更明显的增加。对于 CYP2D6 强代谢的患者，吉非替尼与 CYP2D6 强抑制剂合用可使吉非替尼的浓度翻倍。使用 CYP3A4 或 CYP2D6 强抑制剂的患者服用吉非替尼时，应密切监测，以预防不良反应。

相反地，CYP3A4 诱导剂如利福平，可降低对吉非替尼的暴露。应避免使用 CYP3A4 强抑制剂，如果无法避免，推荐调整剂量（见下文**用途和用法**），还应该仔细监测患者的反应。

使胃内 pH 显著并持续增高的物质可降低吉非替尼的生物利用度；高剂量的短效抗酸药如果与吉非替尼同时定期服用，可达到相似效果。不管是否与碳酸氢钠合用，雷尼替丁可使对吉非替尼的暴露降低超过 40%。

有报道，合用吉非替尼和华法林的患者发生 INR 增加或出血事件。

吉非替尼对细胞色素 P450 同工酶 CYP2D6 有一定的抑制能力；CYP2D6 的底物（如**美托洛尔**，见第1287页）与吉非替尼合用时，可能需要调整剂量。

1. Swaisland HC, *et al.* Pharmacokinetic drug interactions of gefitinib with rifampicin, itraconazole and metoprolol. *Clin Pharmacokinet* 2005; **44:** 1067–81.

药动学

吉非替尼吸收缓慢，口服给药后 3~7h 血浆浓度达峰。生物利用度约为 60%，食物对生物利用度的影响不显著。吉非替尼全身分布广泛。血浆蛋白结合率约为 90%。吉非替尼大部分由肝脏代谢，主要代谢酶为细胞色素 P450 同工酶 CYP3A4 和 CYP2D6；主要代谢物为 *O*-去甲基吉非替尼。*O*-去甲基吉非替尼的活性远弱于吉非替尼，几乎无临床活性。吉非替尼主要以代谢物的形式通过粪便排泄；由肾清除的吉非替尼及其代谢物，小于给药剂量的 4%。据报道消除半衰期为 41~48h。

1. Swaisland HC, *et al.* Single-dose clinical pharmacokinetic studies of gefitinib. *Clin Pharmacokinet* 2005; **44:** 1165–77.

用途和用法

吉非替尼是表皮生长因子受体酪氨酸激酶（ECFR）的选择性抑制剂。ECFR 于细胞表面表达，与细胞生长和增殖有关。吉非替尼用于治疗成人局部晚期或转移性非小细胞肺癌（NSCLC；见第635页）。在英国和欧洲，吉非替尼适用于肿瘤中 EGFR 酪氨酸激酶激活突变的患者。在美国，限用于当前接受吉非替尼治疗并获益的患者，或限用于之前经治疗获益的患者；吉非替尼仅在以铂为基础的方案和多西他赛治疗都失败后使用。

吉非替尼的推荐剂量为每日 1 次，250mg 口服。如患者发生腹泻或皮肤不良反应，可中断治疗最多 14 天，超过 14 天后以相同剂量恢复给药；如果中断后对治疗仍不耐受，应停用吉非替尼，考虑替代的治疗方法。

对于给予 CYP3A4 强诱导剂的患者，应考虑将吉非替尼剂量增加至每日 500mg，口服；同时应仔细监测临床应答和不良反应。

建议某些肝肾功能损伤的患者慎用此药（见下文）。

1. Culy CR, Faulds D. Gefitinib. *Drugs* 2002; **62:** 2237–48.
2. Kris MG, *et al.* Efficacy of gefitinib, an inhibitor of the epidermal growth factor receptor tyrosine kinase, in symptomatic patients with non–small cell lung cancer: a randomized trial. *JAMA* 2003; **290:** 2149–58.
3. Liu CY, Seen S. Gefitinib therapy for advanced non–small-cell lung cancer. *Ann Pharmacother* 2003; **37:** 1644–53.
4. Cersosimo RJ. Gefitinib: a new antineoplastic for advanced non-small-cell lung cancer. *Am J Health-Syst Pharm* 2004; **61:** 889–98.
5. Tanovic A, Alfaro V. Gefitinib: current status in the treatment of non-small cell lung cancer. *Drugs Today* 2004; **40:** 809–27.
6. Birnbaum A, Ready N. Gefitinib therapy for non-small cell lung cancer. *Curr Treat Options Oncol* 2005; **6:** 75–81.
7. Shah NT, *et al.* Practical management of patients with non-small-cell lung cancer treated with gefitinib. *J Clin Oncol* 2005; **23:** 165–74.
8. Blackhall F, *et al.* Where next for gefitinib in patients with lung cancer? *Lancet Oncol* 2006; **7:** 499–507.
9. Maruyama R, *et al.* Phase III study, V-15-32, of gefitinib versus docetaxel in previously treated Japanese patients with non-small-cell lung cancer. *J Clin Oncol* 2008; **26:** 4244–52.
10. Kim ES, *et al.* Gefitinib versus docetaxel in previously treated non-small-cell lung cancer (INTEREST): a randomised phase III trial. *Lancet* 2008; **372:** 1809–18.
11. Sanford M, Scott LJ. Gefitinib: a review of its use in the treatment of locally advanced/metastatic non-small cell lung cancer. *Drugs* 2009; **69:** 2303–28.

用法 吉非替尼片可单独服用，也可与食物同服，最好整片吞下。但是，对于吞咽困难的患者，可将片剂分散于半杯不含碳酸盐的水中；不应挤压药片，应涡旋或搅拌直至药片完全分散（可能耗时 10~20min）。分散液应在 1h 内服用，并用额外的水润洗杯子，服用润洗的溶液。

分散液也可用于鼻饲或胃管给药。

在肝损伤中的用法 注册药品信息表明，与健康对照受试者相比，由肝硬化导致中度或重度肝损伤（依照 Child-Pugh 标准分级）的患者对吉非替尼的暴露增加到 3 倍。在肿瘤患者中，吉非替尼的药动学特性在肝损伤和肝功能正常患者中是相似的。

美国注册药品信息表明，对于因肝转移而出现中度至重度肝损伤的患者，不需要调整剂量；在英国，对于因肝硬化导致中度至重度肝损伤（Child-Pugh B 或 C）的患者，应密切监测，以防发生不良反应。

在肾损伤中的用法 英国注册药品信息表明，对于肌酐清除率（CC）>20ml/min 的患者，不需要调整吉非替尼的剂量。CC≤20ml/min 的患者慎用，对于此类患者数据有限。

美国注册药品信息表明，虽然没有对重度肾损伤患者用药的研究，但是吉非替尼及其代谢物大部分不通过肾排泄，所以不需要根据肾功能调整剂量。

制剂

专利制剂

Arg.: Iressa; **Austral.:** Iressa; **Canad.:** Iressa; **Chile:** Iressa; **Cz.:** Iressa; **Fr.:** Iressa; **Gr.:** Iressa; **Hong Kong:** Iressa; **Hung.:** Iressa; **India:** Geftinat; **Indon.:** Iressa; **Irl.:** Iressa; **Israel:** Iressa; **Malaysia:** Iressa; **Mex.:** Iressa; **NZ:** Iressa; **Philipp.:** Iressa; **Pol.:** Iressa; **Rus.:** Iressa (Ирecca); **Singapore:** Iressa; **Switz.:** Iressa; **Thai.:** Iressa; **UK:** Iressa; **USA:** Iressa; **Venez.:** Iressa.

Gemcitabine Hydrochloride (*BANM, USAN, rINNM*) 盐酸吉西他滨

Gemcitabine, chlorhydrate de; Gemcitabini hydrochloridum Hidrocloruro de gemcitabina; LY-188011 (gemcitabine). 4-Amino-1-(2-deoxy-2,2-difluoro-β-D-ribofuranosyl)pyrimidin-2(1*H*)-one hydrochloride; 2′-Deoxy-2′,2′-difluorocytidine hydrochloride.

Гемцитабина Гидрохлорид

$C_9H_{11}F_2N_3O_4$,HCl = 299.7.

CAS — 95058-81-4 (gemcitabine); 122111-03-9 (gemcitabine hydrochloride).

ATC — L01BC05.

ATC Vet — QL01BC05.

UNII — U347PV74IL.

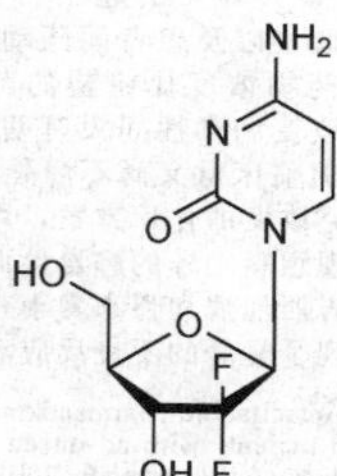

(gemcitabine)

Pharmacopoeias. In *Eur.* (see p.vii) and *US.*

Ph. Eur. 6.8（Gemcitabine Hydrochloride） 白色或类白色粉末。能溶于水；微溶于甲醇；几乎不溶于丙酮。1%水溶液的 pH 值为 2.0~3.0。

USP 33（Gemcitabine Hydrochloride） 白色到灰白色固体。能溶于水；几乎不溶于乙醇和极性有机溶剂；微溶于甲醇。1%水溶液的 pH 值为 2.0~3.0。贮藏于密闭容器中。

配伍禁忌 有报道盐酸吉西他滨与阿昔洛韦、两性霉素 B、头孢哌酮钠、头孢噻肟钠、呋塞米、更昔洛韦、亚胺培南和西司他丁钠、伊立替康、甲氨蝶呤钠、枸橼酸甲泼尼松龙钠、美洛西林钠、丝裂霉素、哌拉西林钠、哌拉西林钠和三唑巴坦、乙二磺酸丙氯拉嗪在模拟 Y 型输液（Y-site administration）给药时不相容[1]。

1. Trissel LA, *et al.* Compatibility of gemcitabine hydrochloride with 107 selected drugs during simulated Y-site injection. *J Am Pharm Assoc* 1999; **39:** 514–18.

不良反应、处置和注意事项

参见抗肿瘤药总论，第605页，第609页和第611页。

吉西他滨主要的剂量限制性不良反应是骨髓抑制，据报道骨髓抑制不良反应为中度，很少需要停药。会发生胃肠道功能紊乱，特别是恶心和呕吐，但通常是轻度至重度。皮疹（常伴有瘙痒）、流感样症状相对常见；严重的脱皮、大疱性斑疹、中毒性表皮坏死松解症综合征和 Stevens-Johnson 综合征罕有发生。水肿、呼吸困难、肌痛和脱发常见。肺水肿的报道不常见；有发生间质性肺炎、肺纤维化和急性呼吸窘迫综合征的报道。发生肺毒性时应停药。低血压或过敏样反应罕见。有报道发生血尿、蛋白尿、暂时性肝酶升高和严重肝毒性，包括肝衰竭和死亡。因此肝肾功能损伤的患者慎用。有报道发生溶血性尿毒症综合征和（或）血小板减少性紫癜，并导致不可逆的肾衰竭；在出现微血管病溶血性贫血（microangiopathic haemolytic anaemia）的第一个征兆时就应该停用吉西他滨。充血性心衰、心肌梗死和心律失常罕见。有报道发生局部缺血性结肠炎并伴有坏死（有死亡病例）、外周血管炎、坏疽和脑血管意外。

吉西他滨能导致嗜睡，用药的患者不应驾驶或操作机器。吉西他滨和胸部放疗同时应用的患者会发生潜在的致命的食管炎和肺炎的严重毒性。

对神经系统的影响 有报道吉西他滨的治疗导致自主神经病[1]。在停止治疗 4 周后症状消退。

1. Dormann AJ, *et al.* Gemcitabine-associated autonomic neuropathy. *Lancet* 1998; **351:** 644.

对皮肤的影响 1 名患者在光疗法 1 周后接受吉西他滨治疗，暴露于 UVB 的皮肤部位发生了严重的晒伤反应。红斑可自行消退，但在之后每一次给予吉西他滨时复发，并且逐渐严重。短疗程高剂量给予泼尼松并且局部给予曲安西龙后，患者在之后两次给予吉西他滨的过程中安全度过[1]。

1. Badger J, *et al.* Photo therapy recall with gemcitabine following ultraviolet B treatment. *J Clin Oncol* 2005; **23:** 7224–5.

外周缺血 有报道接受吉西他滨和顺铂治疗的患者，足部出现疼痛、寒冷、变色和跛行的症状[1]。也有报

道接受吉西他滨单药治疗后患者指尖出现疼痛和变色[2]。

1. Barceló R, *et al.* Distal ischemic changes related to combination chemotherapy with cisplatin and gemcitabine: description of four cases. *Ann Oncol* 2000; **11:** 1191–4.
2. Yildiz R, *et al.* Digital ischemic changes after gemcitabine therapy in a patient with metastatic non-small-cell lung cancer. *Ann Pharmacother* 2007; **41:** 901–2.

药物相互作用

抗肿瘤药 在一项研究中[1]，14名肺癌患者使用吉西他滨前使用了紫杉醇，引起了吉西他滨全身清除率、分布容积降低，以及患者间药动学变化。这导致了吉西他滨血浆药物浓度比希望的范围要略高一些。然而，药动学的改变和毒性间没有明显的关系，这种可能的相互作用的临床意义尚不清楚。

一项试验研究改良的化疗方案，用吉西他滨替代依托泊苷，由于出现意料之外的肺毒性而停止。推断其原因是联合使用了吉西他滨和博来霉素，在其他研究中使用这种联合也出现了显著的不良反应[2]。

1. Shord SS, *et al.* Gemcitabine pharmacokinetics and interaction with paclitaxel in patients with advanced non-small-cell lung cancer. *Cancer Chemother Pharmacol* 2003; **51:** 328–36.
2. Bredenfeld H, *et al.* Severe pulmonary toxicity in patients with advanced-stage Hodgkin's disease treated with a modified bleomycin, doxorubicin, cyclophosphamide, vincristine, procarbazine, prednisone, and gemcitabine (BEACOPP) regimen is probably related to the combination of gemcitabine and bleomycin: a report of the German Hodgkin's lymphoma study group. *J Clin Oncol* 2004; **22:** 2424–9.

药动学

静脉给药后吉西他滨迅速从血浆中清除，被肝、肾、血液和其他组织中的胞嘧啶核苷脱氨酶代谢。女性比男性的清除率大约低25%。几乎所有的剂量以2′-脱氧-2′,2′-二氟尿嘧啶核苷（dFdU）的形式从尿中排泄。在粪便中只有大约1%。细胞内代谢产生单、二和三磷酸盐代谢物，后两者有活性。吉西他滨的半衰期因年龄和性别不同从42～94min不等。细胞内三磷酸盐的半衰期0.7～12h。

1. Johnson SA. Clinical pharmacokinetics of nucleoside analogues: focus on haematological malignancies. *Clin Pharmacokinet* 2000; **39:** 5–26.
2. Shamseddine AI, *et al.* Comparative pharmacokinetics and metabolic pathway of gemcitabine during intravenous and intra-arterial delivery in unresectable pancreatic cancer patients. *Clin Pharmacokinet* 2005; **44:** 957–67.

用途和用法

吉西他滨是阿糖胞苷（第673页）的类似物，细胞内被代谢成活性的二磷酸和三磷酸核苷，抑制DNA合成，诱导细胞凋亡。主要对S期的细胞有活性。用于实体瘤包括膀胱、乳腺、肺、卵巢和胰腺肿瘤（分别见第627页、第628页、第637页和第637页）的治疗。

吉西他滨以盐酸盐静脉给药，以碱基计算剂量；盐酸吉西他滨1.14g相当于约1g吉西他滨。药物在0.9%的氯化钠中溶解。输液的浓度不应大于40mg/ml的吉西他滨。输注30～60min；以后依据应答和毒性调整剂量。

治疗**胰腺癌**时，初始疗程吉西他滨1g/m² 每周1次，最多连用7周，休息1周，接着每周1次，连用3周，停用1周。

治疗**非小细胞肺癌**时，吉西他滨单药使用，推荐1g/m²，每周1次，连用3周停1周。或者在给予顺铂前给予吉西他滨，有两种方案：吉西他滨1.25g/m²，第1、第8天给予，21天为1周期，或者吉西他滨1g/m²，第1、第8和第15天给予，28天为1个周期。

在治疗**膀胱癌**时，在给予顺铂前给予吉西他滨。推荐剂量吉西他滨1g/m²，第1、第8和第15天给予，28天为1个周期。

在治疗**乳腺癌**时，通常在紫杉烷例如紫杉醇之后使用吉西他滨，吉西他滨1.25g/m²，第1、第8天给予，21天为1个周期。

在治疗**卵巢癌**时，在给予卡铂前给予吉西他滨。推荐剂量吉西他滨1g/m²，第1、第8天给予，21天为1个周期。

1. Stadler WM. Gemcitabine doublets in advanced urothelial cancer. *Semin Oncol* 2002; **29** (suppl 3): 15–19.
2. Hussain M, *et al.* Novel gemcitabine-containing triplets in the management of urothelial cancer. *Semin Oncol* 2002; **29** (suppl 3): 20–4.
3. Hochster HS. Newer approaches to gemcitabine-based therapy of pancreatic cancer: fixed-dose-rate infusion and novel agents. *Int J Radiat Oncol Biol Phys* 2003; **56** (suppl): 24–30.
4. Yardley DA. Gemcitabine and taxanes as a new standard of care in breast cancer. *Clin Breast Cancer* 2004; **4** (suppl 3): S107–S112.
5. Natale R. A ten-year review of progress in the treatment of non-small-cell lung cancer with gemcitabine. *Lung Cancer* 2005; **50** (suppl): S2–S4.
6. Saha A, Rudd R. Gemcitabine and carboplatin: is this the best combination for non-small cell lung cancer? *Expert Rev Anticancer Ther* 2006; **6:** 165–73.
7. Kose MF, *et al.* Gemcitabine plus carboplatin in platinum-sensitive recurrent ovarian carcinoma. *Expert Rev Anticancer Ther* 2006; **6:** 437–43.
8. Wirk B, Perez E. Role of gemcitabine in breast cancer management: an update. *Semin Oncol* 2006; **33** (suppl 2): S6–S14.
9. Pfisterer J, *et al.* Gemcitabine plus carboplatin compared with carboplatin in patients with platinum-sensitive recurrent ovarian cancer: an intergroup trial of the AGO-OVAR, the NCIC CTG, and the EORTC GCG. *J Clin Oncol* 2006; **24:** 4699–4707.
10. Kiba T, *et al.* Single-agent gemcitabine for biliary tract cancers: study outcomes and systematic review of the literature. *Oncology* 2006; **70:** 358–65.
11. Maki RG. Gemcitabine and docetaxel in metastatic sarcoma: past, present, and future. *Oncologist* 2007; **12:** 999–1006.
12. El Karak F, Flechon A. Gemcitabine in bladder cancer. *Expert Opin Pharmacother* 2007; **8:** 3251–6.
13. Serrano A, Gerson R. Chemotherapy with gemcitabine in advanced biliary tract carcinoma. *Rev Recent Clin Trials* 2008; **3:** 70–8.
14. Hilbig A, Oettle H. Gemcitabine in the treatment of metastatic pancreatic cancer. *Expert Rev Anticancer Ther* 2008; **8:** 511–23.
15. Dent S, *et al.* Gemcitabine in the management of metastatic breast cancer: a systematic review. *Breast Cancer Res Treat* 2008; **108:** 319–31.
16. Danesi R, *et al.* Pharmacogenomics of gemcitabine in non-small-cell lung cancer and other solid tumors. *Pharmacogenomics* 2009; **10:** 69–80.
17. Wong A, *et al.* Clinical pharmacology and pharmacogenetics of gemcitabine. *Drug Metab Rev* 2009; **41:** 77–88.
18. Rivera F, *et al.* Treatment of advanced pancreatic cancer: from gemcitabine single agent to combinations and targeted therapy. *Cancer Treat Rev* 2009; **35:** 335–9.

用法 吉西他滨被推荐作为晚期胰腺癌患者的标准治疗方法（见第637页）。有建议表明，按每分钟10mg/m²固定剂量速率给药的疗效优于常规的输注方法[1]。但是，虽然此方案耐受良好[2]，一些研究表明与标准的吉西他滨输注方法[3]相比，此方案没有提高生存率，另有研究不推荐此方案作为常规使用[4]。

1. Tempero M, *et al.* Randomized phase II comparison of dose-intense gemcitabine: thirty-minute infusion and fixed dose rate infusion in patients with pancreatic adenocarcinoma. *J Clin Oncol* 2003; **21:** 3402–8.
2. Ko AH, *et al.* Phase II study of fixed dose rate gemcitabine with cisplatin for metastatic adenocarcinoma of the pancreas. *J Clin Oncol* 2006; **24:** 379–85.
3. Poplin E, *et al.* Phase III, randomized study of gemcitabine and oxaliplatin versus gemcitabine (fixed-dose rate infusion) compared with gemcitabine (30-minute infusion) in patients with pancreatic carcinoma E6201: a trial of the Eastern Cooperative Oncology Group. *J Clin Oncol* 2009; **27:** 3778–85.
4. Kulke MH, *et al.* Randomized phase II study of gemcitabine administered at a fixed dose rate or in combination with cisplatin, docetaxel, or irinotecan in patients with metastatic pancreatic cancer: CALGB 89904. *J Clin Oncol* 2009; **27:** 5506–12.

制剂

USP 33: Gemcitabine for Injection.

专利制剂

Arg.: Abine; Antoril; Eriogem†; Gemtro; Gezt; Gramagen; **Austral.:** Gemzar; **Austria:** Gemzar; **Belg.:** Gemzar; **Braz.:** Gemzar; **Canad.:** Gemzar; **Chile:** Gemzar; **Cz.:** Citegin; Gemcirena; Gemstad; Gemzar; Naruyd; **Denm.:** Gemzar; **Fin.:** Gemzar; **Fr.:** Gemzar; **Ger.:** Gemzar; **Gr.:** Gemzar†; **Hong Kong:** Gemzar; **Hung.:** Dercin; Gemzar; Nallian; **India:** Gemcite; Oncogem; **Indon.:** Cytogem; Gemzar; **Irl.:** Gemzar; **Israel:** Gemzar; **Ital.:** Gemzar; **Malaysia:** Gemzar; **Mex.:** Gemzar; **Neth.:** Gemzar; **Norw.:** Gemzar; **NZ:** Gemzar; **Philipp.:** Gemcit; Gemita; Gemzar; Zefei; **Pol.:** Dercin; Gemzar; **Port.:** Gemcit; Gemzar; **Rus.:** Cytogem (Цитогем); Gemcitera (Гемцитера); Gemcitover (Гемцитоевр); Gemzar (Гемзар); **S.Afr.:** Gemzar; **Singapore:** Gemzar; **Spain:** Gemzar; **Swed.:** Gemzar; **Switz.:** Gemzar; **Thai.:** Gemita; Gemzar; Gramagen; **Turk.:** Gemzar; **UK:** Gemzar; **Ukr.:** Cytogem (Цитогем); **USA:** Gemzar; **Venez.:** Gemzar.

Gemtuzumab Ozogamicin (*USAN*, *rINNM*) 吉姆单抗奥佐米星

CDP-771; CMA-676; Gemtuzumab ozogamicina; Gemtuzumab Ozogamicine; Gemtuzumab Zogamicin; Gemtuzumabum Ozogamicinum; WAY-CMA-676. Immunoglobulin G4 (human-mouse monoclonal hP67.6 κ4-chain anti-human antigen CD 33), disulfide with human-mouse monoclonal hP67.6 κ-chain, dimer conjugate with ozogamicin.

Гемтузумаб Озогамицин

CAS — 220578-59-6.
ATC — L01XC05.
ATC Vet — QL01XC05.
UNII — 8GZG754X6M.

不良反应和注意事项

参见抗肿瘤药总论（第605页和第611页）。

吉姆单抗奥佐米星常见骨髓抑制，血小板减少症可能是迟发的。可能发生以细胞因子释放综合征为特征的输液反应（包括发热、寒战、呼吸困难和低血压）和超敏反应；推荐预防使用抗组胺药和对乙酰氨基酚。肺的后遗症可能是致命的。也有报道肝毒性，包括严重的静脉闭塞性病。可能发生电解质失衡（尤其是低钾血症和低镁血症）、胃肠道功能紊乱。

应定期监测血和血小板计数、电解质和肝功能检查。

因有报道吉姆单抗奥佐米星作为联合方案一部分，可增加急性髓性白血病患者死亡率，此药已从美国市场退出。

超敏反应 1名患有急性髓性白血病的75岁男性患者，在同一天给予吉姆单抗奥佐米星和血小板后，发生严重呼吸窘迫并且死亡。之前，他曾在不同时间分别接受此药和血小板治疗，并且没有不良反应。推测此药和血小板治疗的合用导致了致命的超敏反应[1]。

1. Hanbali A, *et al.* Fatal hypersensitivity reaction to gemtuzumab ozogamicin associated with platelet transfusion. *Am J Health-Syst Pharm* 2007; **64:** 1401–2.

用途和用法

吉姆单抗奥佐米星是重组的人源性单克隆抗体结合刺孢霉素（calicheamicin），一种细胞毒的抗生素。抗体与CD33抗原特异性结合，CD33抗原在白血病的原始粒细胞中表达，但在正常的造血干细胞中不表达。吉姆单抗奥佐米星已被用于CD33阳性不能耐受传统化疗的老年急性髓性白血病（第620页）患者的二线治疗。药物用0.9%氯化钠100ml溶解通过一个低蛋白结合的在线过滤器给予，剂量是9mg/m²，静脉输注2h以上，14天后重复1次。已有低剂量作为诱导或巩固治疗方案的一部分的研究。

1. McGavin JK, Spencer CM. Gemtuzumab ozogamicin. *Drugs* 2001; **61:** 1317–22.
2. Dowell JA, *et al.* Pharmacokinetics of gemtuzumab ozogamicin, an antibody-targeted chemotherapy agent for the treatment of patients with acute myeloid leukemia in first relapse. *J Clin Pharmacol* 2001; **41:** 1206–14.
3. Sievers EL, *et al.* Efficacy and safety of gemtuzumab ozogamicin in patients with CD33-positive acute myeloid leukemia in first relapse. *J Clin Oncol* 2001; **19:** 3244–54.
4. Sievers EL, Linenberger M. Mylotarg: antibody-targeted chemotherapy comes of age. *Curr Opin Oncol* 2001; **13:** 522–7.
5. Larson RA, *et al.* Antibody-targeted chemotherapy of older patients with acute myeloid leukemia in first relapse using Mylotarg (gemtuzumab ozogamicin). *Leukemia* 2002; **16:** 1627–36.
6. Buckwalter M, *et al.* Pharmacokinetics of gemtuzumab ozogamicin as a single-agent treatment of pediatric patients with refractory or relapsed acute myeloid leukemia. *J Clin Pharmacol* 2004; **44:** 873–80.
7. Lo-Coco F, *et al.* Gemtuzumab ozogamicin (Mylotarg) as a single agent for molecularly relapsed acute promyelocytic leukemia. *Blood* 2004; **104:** 1995–9.
8. Fenton C, Perry CM. Gemtuzumab ozogamicin: a review of its use in acute myeloid leukaemia. *Drugs* 2005; **65:** 2405–27.
9. Tsimberidou AM, *et al.* The role of gemtuzumab ozogamicin in acute leukaemia therapy. *Br J Haematol* 2006; **132:** 398–409.
10. Stasi R, *et al.* Gemtuzumab ozogamicin in the treatment of acute myeloid leukemia. *Cancer Treat Rev* 2008; **34:** 49–60.
11. Leukaemia Research Fund. AML14: Leukaemia Research Fund Acute Myeloid Leukaemia and High Risk MDS Trial 14. Available at: http://www.download.bham.ac.uk/bctu/aml14/trial%20documentation/amendment%20january%202004/Protocol%20Jan%202004.pdf (accessed 30/07/08)
12. Medical Research Council. AML15: Medical Research Council Working Parties on Leukaemia in Adults and Children Acute Myeloid Leukaemia Trial 15.
Available at: http://www.download.bham.ac.uk/bctu/AML15/Amendment%20Nov%202007/AML15%20protocol%20version%207%20Final%20200704201%20with%20no%20track%20changes.pdf (accessed 30/07/08)

制剂

专利制剂

Arg.: Mylotarg; **Gr.:** Mylotarg; **Israel:** Mylotarg; **Singapore:** Mylotarg; **USA:** Mylotarg†; **Venez.:** Mylotarg.

Gimatecan (*rINN*) 吉马替康

CPT-184; Gimatécan; Gimatecán; Gimatecanum; LBQ-707; ST-1481. (4*S*)-11-{(*E*)-[(1,1-Dimethylethoxy)imino]methyl}-4-ethyl-4-hydroxy-1,12-dihydro-14*H*-pyrano[3′,4′:6,7]indolizino[1,2-*b*]quinoline-3,14(4*H*)-dione.

Гиматекан

$C_{25}H_{25}N_3O_5$ = 447.5.
CAS — 292618-32-7.
UNII — 7KKS9R192F.

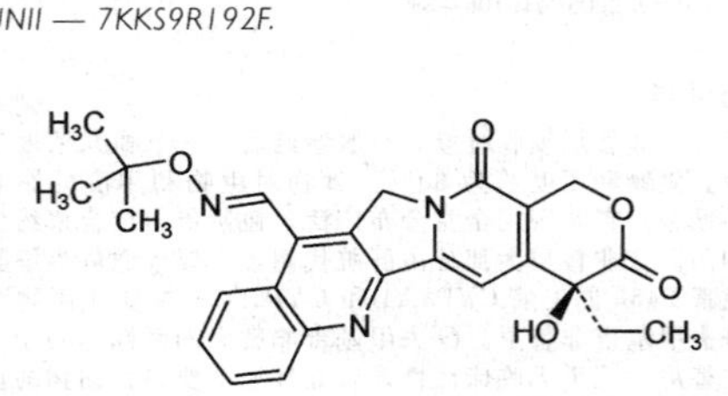

简介

吉马替康是喜树碱的衍生物，抑制 DNA 拓扑异构酶Ⅰ。吉马替康治疗恶性神经胶质瘤的研究正在进行中。

1. Sessa C, *et al.* Concerted escalation of dose and dosing duration in a phase I study of the oral camptothecin gimatecan (ST1481) in patients with advanced solid tumors. *Ann Oncol* 2007; **18:** 561–8.
2. Zhu AX, *et al.* Phase I and pharmacokinetic study of gimatecan given orally once a week for 3 of 4 weeks in patients with advanced solid tumors. *Clin Cancer Res* 2009; **15:** 374–81.

Glufosfamide (*rINN*) 葡膦酰胺

D-19575; β-D-Glucosyl-ifosfamide Mustard; Glufosfamida; Glufosfamidum; β-D-Glu-IPM. β-D-Glucopyranose 1-[*N,N'*-bis(2-chloroethyl)phosphorodiamidate].

Глуфосфамид

$C_{10}H_{21}Cl_2N_2O_7P$ = 383.2.

CAS — 132682-98-5.

UNII — 1W5N8SZD9A.

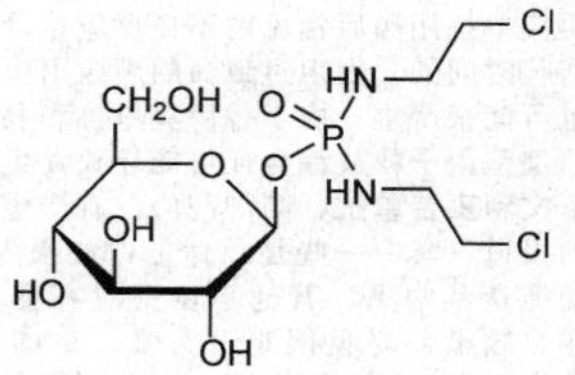

简介

葡膦酰胺是葡萄糖和具有抗肿瘤活性的烷化剂异环磷酰胺（见第699页）共轭物。此药治疗胰腺癌和其他实体瘤的研究正在进行中。

1. Chiorean EG, *et al.* A phase 1 dose-escalation trial of glufosfamide in combination with gemcitabine in solid tumors including pancreatic adenocarcinoma. *Cancer Chemother Pharmacol* 2008; **61:** 1019–26.
2. Ciuleanu TE, *et al.* A randomised phase III trial of glufosfamide compared with best supportive care in metastatic pancreatic adenocarcinoma previously treated with gemcitabine. *Eur J Cancer* 2009; **45:** 1589–96.

Hydroxycarbamide (*BAN*, *rINN*) 羟基脲

Hidroksikarbamid; Hidroksikarbamidas; Hidroxicarbamida; Hidroxikarbamid; Hydroksikarbamidi; Hydroksiüre; Hydroxikarbamid; Hydroxycarbamidum; Hydroxymočovina; Hydroxyurea (*USAN*); NSC-32065; SQ-1089; WR-83799.

Гидроксикарбамид

$NH_2.CO.NHOH$ = 76.05.

CAS — 127-07-1.

ATC — L01XX05.

ATC Vet — QL01XX05.

UNII — X6Q56QN5QC.

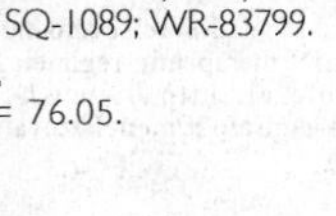

Pharmacopoeias. In *Chin.*, *Eur.* (see p.vii), and *US*.

Ph. Eur. 6. 8 (Hydroxycarbamide) 白色或类白色结晶性粉末，有吸湿性及多晶型性。易溶于水；几乎不溶于乙醇。贮藏于密闭容器中。避光。

USP 33 (Hydroxyurea) 白色到灰白色粉末。有一定吸湿性，并在潮湿环境中分解。易溶于水和热乙醇。贮藏于干燥密闭容器中。

稳定性 羟基脲 100mg/ml 口服溶液配制方法[1]为：首先在室温将 500mg 胶囊（*Hydrea*；*BMS*，*USA*）的内容物搅拌分散于无菌水中，配成羟基脲 200mg/ml 的溶液。剧烈搅拌溶液数小时后，过滤除去不溶的赋形剂。在过滤后的溶液中加入调味糖浆（*Syrpalta without color*；*Humco*，*USA*），配成终浓度 100mg/ml。

所配溶液在棕色塑料瓶室温储存的前 3 个月中，羟基脲化学成分会损失 5%，但在之后 9 个月的储存中不会再有损失。储存 3 个月时体外抑制活性的损失小于 5%，6 个月时小于 10%，但在 9 个月时活性降至约 80%。与此相比，将胶囊溶解于加热过的水中配制溶液时，化学成分立刻损失 40%，抑制活性损失超过 60%。

1. Heeney MM, *et al.* Chemical and functional analysis of hydroxyurea oral solutions. *J Pediatr Hematol Oncol* 2004; **26:** 179–84.

不良反应、处置和注意事项

参见抗肿瘤药总论（第605页、第609页和第611页）。

骨髓抑制，包括巨幼红细胞改变，是羟基脲主要的不良反应。可能加重放疗产生的红斑。报告的其他不良反应有胃肠道功能紊乱、肾功能损伤、肺水肿、皮肤病学反应、脱发和神经反应（如头痛、头晕、困倦、定向力障碍、幻觉和惊厥）。少见的不良反应有急性肺反应包括肺浸润或纤维化、呼吸困难和发热。类似皮肤脉管炎的症状包括脉管炎溃疡和坏疽，发生在使用羟基脲的骨髓增生患者中，尤其是接受了干扰素治疗的患者。在人免疫缺陷病毒（HIV）感染的患者使用羟基脲和抗逆转录病毒治疗时（见下文 **HIV 感染和 AIDS**），有肝毒性和胰腺炎的报道，其中一些是致命的；周围神经病变也有发生。

使用羟基脲治疗前必须矫正患者存在的贫血，在治疗期间应反复检查患者血红蛋白浓度、白细胞和血小板计数、肝肾功能。如果白细胞和血小板计数下降到允许的水平（见**骨髓抑制**，第609页），应中断治疗。在使用羟基脲作为抗肿瘤药时如果发生贫血，可以输注全血而不需要停止治疗。在使用羟基脲治疗镰状细胞病时发生贫血（血红蛋白低于 4.5g/100ml，或血红蛋白低于 9g/100ml 且网织红细胞计数低于 80000 个/mm^3），应中止治疗。巨幼红细胞的改变常常是自限性的。

在肾功能损伤的患者中应慎用羟基脲。应检测尿酸浓度，并在治疗期间维持大量液体摄取。老年人对不良反应更为敏感。

哺乳 在羟基脲每日 3 次给药、每次 500mg 的 1 例妇女乳汁样品中，发现药物的平均浓度约为 6mg/L。据估计如果母乳喂养婴儿，婴儿每日接受的药量为 3～4mg。尽管这个剂量看上去很低，仍然建议妇女在服用羟基脲时，不要母乳喂养婴儿[1]。

1. Sylvester RK, *et al.* Excretion of hydroxyurea into milk. *Cancer* 1987; **60:** 2177–8.

致癌性 在患者接受羟基脲治疗骨髓增生障碍时，会发生继发性白血病，但人们还不清楚这在多大程度上归因于药物治疗还是潜在的疾病。

使用羟基脲也能导致皮肤癌的发生。经常为多发性的，包括鳞状上皮细胞癌和基底细胞癌。

1. Liozon E, *et al.* Is treatment with hydroxyurea leukemogenic in patients with essential thrombocythemia? An analysis of three new cases of leukaemic transformation and review of the literature. *Hematol Cell Ther* 1997; **39:** 11–18.
2. Pearson TC, *et al.* Leukemic transformation in polycythemia vera. *Blood* 1998; **92:** 1837–8.
3. De Simone C, *et al.* Multiple squamous cell carcinomas of the skin during long-term treatment with hydroxyurea. *Eur J Dermatol* 1998; **8:** 114–15.
4. Best PJM, Petitt RM. Multiple skin cancers associated with hydroxyurea therapy. *Mayo Clin Proc* 1998; **73:** 961–3.

对肝脏的影响 有报道在接受羟基脲的患者中有发热和肝炎发生[1,2]。再次给药时症状再次发生。

1. Heddle R, Calvert AF. Hydroxyurea induced hepatitis. *Med J Aust* 1980; **1:** 121.
2. Westerman DA, *et al.* Hydroxyurea-induced fever and hepatitis. *Aust N Z J Med* 1998; **28:** 657–9.

对皮肤和指甲的影响 有报道羟基脲皮肤反应包括皮肤[1]和指甲[2]色素沉着（黑甲）。

羟基脲治疗导致类似于皮肌炎的鳞状红斑皮肤病损[1,3,4]。这种损伤通常在药物治疗数年后发生，病程通常是良性的。然而治愈或改善通常需要停药，症状消除可能要几个月的时间[1,4]。羟基脲还能导致腿溃疡、疼痛，通常发生在脚踝，可能需要停止治疗[1,5,6]。尽管在脚踝溃疡的形成中机械损伤起了一定作用[5]，但溃疡通常和皮肌炎样的皮疹同时存在，可能是由于同样的机制所导致的[7]。注册药品信息提示，在骨髓增生病患者使用羟基脲（特别是还使用了干扰素）导致脉管炎毒性，包括脉管炎溃疡和坏疽。然而组织学上，在早期皮肌炎样损伤[1]和腿溃疡[5,8]有报道血管周围的淋巴细胞性浸润但不发生脉管炎。

皮肤癌也有发生，见上文**致癌性**。

1. Vassallo C, *et al.* Muco-cutaneous changes during long-term therapy with hydroxyurea in chronic myeloid leukaemia. *Clin Exp Dermatol* 2001; **26:** 141–8.
2. Aste N, *et al.* Nail pigmentation caused by hydroxyurea: report of 9 cases. *J Am Acad Dermatol* 2002; **47:** 146–7.
3. Senet P, *et al.* Hydroxyurea-induced dermatomyositis-like eruption. *Br J Dermatol* 1995; **133:** 455–9.
4. Daoud MS, *et al.*. Hydroxyurea dermopathy: a unique lichenoid eruption complicating long-term therapy with hydroxyurea. *J Am Acad Dermatol* 1997; **36:** 178–82.
5. Best PJ, *et al.* Hydroxyurea-induced leg ulceration in 14 patients. *Ann Intern Med* 1998; **128:** 29–32.
6. Chaine B, *et al.* Cutaneous adverse reactions to hydroxyurea in patients with sickle cell disease. *Arch Dermatol* 2001; **137:** 467–70.
7. Suehiro M, *et al.* Hydroxyurea dermopathy with a dermatomyositis-like eruption and a large leg ulcer. *Br J Dermatol* 1998; **139:** 748–9.
8. Tarumoto T, *et al.* A case of bilateral heel ulcers associated with hydroxyurea therapy for chronic myelogenous leukemia. *Jpn J Clin Oncol* 2000; **30:** 159–62.

管理和处置 应该穿着防护性衣物处理患者服用羟基脲后直到 48h 排出的尿液[1]。

1. Harris J, Dodds LJ. Handling waste from patients receiving cytotoxic drugs. *Pharm J* 1985; **235:** 289–91.

药物相互作用

参见抗肿瘤药总论的药物相互作用（第611页）。

药动学

羟基脲在胃肠道中迅速吸收，分布全身。血浆峰浓度出现在给药 2h 内。高达 50% 的剂量在肝脏代谢，以代谢物和原形的形式从尿中排泄。一些以二氧化碳的形式通过肺排出。据报道约 80% 的剂量在 12h 内由尿中排泄。羟基脲可以通过血脑屏障和胎盘，能分布在母乳中。

1. Gwilt PR, Tracewell WG. Pharmacokinetics and pharmacodynamics of hydroxyurea. *Clin Pharmacokinet* 1998; **34:** 347–58.
2. Gwilt PR, *et al.* Pharmacokinetics of hydroxyurea in plasma and cerebrospinal fluid of HIV-1-infected patients. *J Clin Pharmacol* 2003; **43:** 1003–7.
3. Yan J-H, *et al.* The influence of renal function on hydroxyurea pharmacokinetics in adults with sickle cell disease. *J Clin Pharmacol* 2005; **45:** 434–45.

用法和用途

羟基脲是抗肿瘤药，作为核糖核苷酸还原酶抑制剂抑制 DNA 合成。具有 S 期特异性。用于治疗慢性髓性白血病，也用于骨髓增生异常综合征、真性红细胞增多症和原发（特发）性血小板增多症。通常联合放射治疗，试用于一些实体恶性肿瘤（见下文**恶性肿瘤**）。羟基脲对血红蛋白变异尤其是镰状细胞病也能产生获益（见下文）。

在**慢性髓性白血病和实体瘤**治疗中，羟基脲口服给药，典型用法是单剂量每日 20～30mg/kg 或单剂量 80mg/kg，每 3 天 1 次。通常治疗慢性髓性白血病连续给药，治疗实体瘤间断给药。联合放射治疗时，放射治疗 7 天前开始使用羟基脲。如果 6 周后获益明显，治疗应持续时间不定。

治疗**原发性血小板增多症**，羟基脲初始剂量每日大约 15mg/kg，**真性红细胞增多症**初始剂量推荐每日 15～20mg/kg。依据血小板计数调整后续剂量。

治疗**镰状细胞病**建议初始剂量每日 15mg/kg，必要时依据应答和血细胞计数，每 12 周调整剂量每日增加 5mg/kg，直到每日最大剂量 35mg/kg。儿童用药见下文。

治疗期间应监测血细胞计数、肝肾功能，如果发生白细胞减少或血小板减少需要停止治疗（见上文**不良反应、处置和注意事项**）。

儿童用法 在英国，*BNFC 2010/11* 建议羟基脲用于急性胸廓综合征复发或需要呼吸支持以及急性疼痛复发的患有镰状细胞病的儿童。对于 2～18 岁儿童，初始口服剂量 10～15mg/kg，每日 1 次，根据应答每 12 周调整剂量每日增加 5mg/kg，直到常用剂量每日 15～30mg/kg（每日最大剂量为 35mg/kg）。肾损伤时的剂量和镰状细胞病时用法，见下文。

关于羟基脲 100mg/ml 口服溶液的配制方法和稳定性，见**稳定性**项下（第697页）。

在肾损伤中的用法 镰状细胞病患者单剂量研究结果显示，系统对羟基脲的暴露与肾功能有关[1]。建议肌酐清除率低于 60ml/min 的镰状细胞病成人患者初始口服剂量每日 7.5mg/kg。美国注册药品信息也推荐对晚期肾病患者按此方法调整剂量；患者透析时，应在结束透析后给药。

BNFC 2010/11 推荐肾小球率过滤（GFR）评估值小于 60ml/(min・1.73m^2) 的儿童，羟基脲初始口服剂量降低 50%；GFR 小于 30ml/(min・1.73m^2) 的儿童应避免使用羟基脲。

1. Yan J-H, *et al.* The influence of renal function on hydroxyurea pharmacokinetics in adults with sickle cell disease. *J Clin Pharmacol* 2005; **45:** 434–45.

血红蛋白变异 人们认为羟基脲对于血红蛋白变异的治疗是有前景的。它能刺激胎血红蛋白的产生，胎血红蛋白能反过来减少血红蛋白聚合作用，减少畸形的、密集的和受损的红细胞数量[1]。**镰刀细胞病**（第1013页）的成年患者，一项随机对照研究结果显示羟基脲初始口服剂量每日 15mg/kg，依据应答和耐受性调整直至每日 35mg/kg，和安慰剂相比减少镰状细胞危象[2]。这组患者的观察随访研究[3]发现镰状细胞频繁发作的患者服用羟基脲后死亡率下降。在 2 例成年人的报道提示药

物可能会逆转脾功能异常[4]。一项系统性综述[5]表示，尽管有获益，长期研究资料的缺乏限制了对羟基脲治疗毒性的评价。

尽管给予儿童一种潜在的致癌物质引起一些关注[6]，但在儿科患者群体研究中报道了药物治疗可以使患者获益，能减少住院[7,8]和减少镰状细胞危象[8,9]。虽然在羟基脲对镰状细胞病的治疗中，对儿童患者疗效的证据不及对成人患者的强[10]，并且大多数基于观察性研究，但一项系统性综述[11]推断对于增加血红蛋白和降低住院时间有强有力的证据，对于减轻疼痛危象有中等强度的证据，对于减少神经学事件证据较弱。关于羟基脲对输血频率和死亡率的作用，缺乏足够证据以下结论。羟基脲可考虑用于患有镰状细胞病及其常见并发症如疼痛危象、阴茎异常勃起、严重贫血或急性胸廓综合征的儿童[12]。羟基脲也已被建议作为有过一次发作的儿童输血之外的另一个选择[8,13,14]。尽管一项小型试验[15]指出儿科患者可以通过保留脾脏(splenic preservation)的方式获益，但对器官损伤的长期预防作用仍不确定[16,17]。

建议使用药物和促红细胞生成素可能加强胎血红蛋白的生成，但联合使用的研究结果并不一致[18,19]。

羟基脲治疗**珠蛋白生成障碍性贫血**（第1013页）的研究很少。口服初始剂量每日8.2～10.3mg/kg，增加剂量直至出现毒性，确实在3名患者中持续增加了胎儿血红蛋白的产生，但是没有持续增加总血红蛋白[20]。其他的研究[21]报道胎儿血红蛋白的升高不一定与临床改善有关联。相反，在其他的研究中看到了持久的应答[22～25]。联用苯丁酸钠的结果仍不一致[26～28]。

1. Halsey C, Roberts IAG. The role of hydroxyurea in sickle cell disease. *Br J Haematol* 2003; **120:** 177–86.
2. Charache S, *et al.* Effect of hydroxyurea on the frequency of painful crises in sickle cell anemia. *N Engl J Med* 1995; **332:** 1317–22.
3. Steinberg MH, *et al.* Effect of hydroxyurea on mortality and morbidity in adult sickle cell anemia: risks and benefits up to 9 years of treatment. *JAMA* 2003; **289:** 1645–51. Correction. *ibid.*; **290:** 756.
4. Claster S, Vichinsky E. First report of reversal of organ dysfunction in sickle cell anemia by the use of hydroxyurea: splenic regeneration. *Blood* 1996; **88:** 1951–3.
5. Lanzkron S, *et al.* Systematic review: hydroxyurea for the treatment of adults with sickle cell disease. *Ann Intern Med* 2008; **148:** 939–55.
6. Zimmerman SA, *et al.* Sustained long-term hematologic efficacy of hydroxyurea at maximum tolerated dose in children with sickle cell disease. *Blood* 2004; **103:** 2039–45.
7. Scott JP, *et al.* Hydroxyurea therapy in children severely affected with sickle cell disease. *J Pediatr* 1996; **128:** 820–8.
8. Gulbis B, *et al.* Hydroxyurea for sickle cell disease in children and for prevention of cerebrovascular events: the Belgian experience. *Blood* 2005; **105:** 2685–90.
9. Jayabose S, *et al.* Clinical and hematologic effects of hydroxyurea in children with sickle cell anemia. *J Pediatr* 1996; **129:** 559–65.
10. Brawley OW, *et al.* National Institutes of Health Consensus Development Conference statement: hydroxyurea treatment for sickle cell disease. *Ann Intern Med* 2008; **148:** 932–8.
11. Strouse JJ, *et al.* Hydroxyurea for sickle cell disease: a systematic review for efficacy and toxicity in children. *Pediatrics* 2008; **122:** 1332–42.
12. Mueller BU. When should hydroxyurea be used for children with sickle cell disease? *Pediatrics* 2008; **122:** 1365–6.
13. Ware RE, *et al.* Hydroxyurea as an alternative to blood transfusions for the prevention of recurrent stroke in children with sickle cell disease. *Blood* 1999; **94:** 3022–6.
14. Ware RE, *et al.* Prevention of secondary stroke and resolution of transfusional iron overload in children with sickle cell anemia using hydroxyurea and phlebotomy. *J Pediatr* 2004; **145:** 346–52.
15. Wang WC, *et al.* A two-year pilot trial of hydroxyurea in very young children with sickle-cell anemia. *J Pediatr* 2001; **139:** 790–6.
16. Powars DR. Hydroxyurea in very young children with sickle cell anemia is not a cure-all. *J Pediatr* 2001; **139:** 763–4.
17. Kinney TR, *et al.* Safety of hydroxyurea in children with sickle cell anemia: results of the HUG-KIDS study, a phase I/II trial. *Blood* 1999; **94:** 1550–4.
18. Goldberg MA, *et al.* Treatment of sickle cell anemia with hydroxyurea and erythropoietin. *N Engl J Med* 1990; **323:** 366–72.
19. Rodgers GP, *et al.* Augmentation by erythropoietin of the fetal-hemoglobin response to hydroxyurea in sickle-cell disease. *N Engl J Med* 1993; **328:** 73–80.
20. Hajjar FM, Pearson HA. Pharmacologic treatment of thalassemia intermedia with hydroxyurea. *J Pediatr* 1994; **125:** 490–2.
21. de Paula EV, *et al.* Long-term hydroxyurea therapy in beta-thalassaemia patients. *Eur J Haematol* 2003; **70:** 151–5.
22. Loukopoulos D, *et al.* Hydroxyurea therapy in thalassemia. *Ann N Y Acad Sci* 1998; **30:** 120–8.
23. Rigano P, *et al.* Clinical and hematological responses to hydroxyurea in Sicilian patients with Hb S/β-thalassemia. *Hemoglobin* 2001; **25:** 9–17.
24. Loukopoulos D, *et al.* Reduction of the clinical severity of sickle cell/β-thalassemia with hydroxyurea: the experience of a single center in Greece. *Blood Cells Mol Dis* 2000; **26:** 453–66.
25. Bradai M, *et al.* Hydroxyurea can eliminate transfusion requirements in children with severe β-thalassemia. *Blood* 2003; **102:** 1529–30.
26. Olivieri NF, *et al.* Treatment of thalassaemia major with phenylbutyrate and hydroxyurea. *Lancet* 1997; **350:** 491–2.
27. Hoppe C, *et al.* Hydroxyurea and sodium phenylbutyrate therapy in thalassemia intermedia. *Am J Hematol* 1999; **62:** 221–7.
28. Dover GJ. Hemoglobin switching protocols in thalassemia. *Ann N Y Acad Sci* 1998; **850:** 80–6.

HIV感染和AIDS 不像大多数治疗HIV的药物，以病毒酶为靶点，羟基脲抑制核糖核苷酸还原酶，这是一种宿主的细胞酶，产生变异和耐药性发展的倾向性低[1]。药物与去羟肌苷（第837页）产生协同作用。25名HIV阳性的患者中给予去羟肌苷200mg，每日2次，羟基脲每日15mg/kg，分2次给药，所有患者均显示出病毒负荷下降和CD4+淋巴细胞计数增加[2]。6个月评估时24名患者有13人未检测到病毒血症，1年时20人中有10人未检测到。其中2人在其后1年未接受抗病毒治疗，尽管他们检测到前病毒DNA，但没有病毒反弹[3]。在另一项6名患者的研究中，去羟肌苷200mg，每日2次，羟基脲250mg，每日4次（可能是一个较好的方案，因为抗肿瘤药的半衰期短），病毒血症急剧下降，并维持长达72周[4]。在1例中断治疗的患者身上发生了病毒反弹，但重新开始治疗后病毒复制再次被抑制。

人们还尝试了与去羟肌苷和其他抗HIV药物的联用[1]。一项羟基脲、去羟肌苷和司他夫定的对照试验[5]显示抗病毒药联合使用抗肿瘤药比安慰剂显著增加活性。然而在长期的随访中[6]，接受联合用药的患者由于病毒学的失败和周围神经病以及疲乏等不良反应停药的比例高。另外一项研究[7]（ACTG 5025）由于接受羟基脲方案产生毒性的高风险包括致命性胰腺炎而被终止。作者注意到每日1.2g高剂量的羟基脲（而不是通常每日1g）以及去羟肌苷暴露的增加（去羟肌苷本身与胰腺炎相关）可能导致了毒性。一项2613名患者的分析[8]确定，使用羟基脲联用去羟肌苷或去羟肌苷和司他夫定，与单用双脱氧腺苷相比，导致胰腺炎出现风险增加四倍。另一项研究中[9]使用蛋白酶抑制剂为主的治疗方案失败的患者，在逆转录酶抑制剂为基础的治疗中加入抗肿瘤药，显著提高病毒学应答。尽管使用羟基脲使不良反应发生率提高，但对于这些患者羟基脲仍然被认为是一个重要的选择。一项小型随机研究[10]，慢性HIV感染的患者，假如结构化治疗间隔周期（given structured treatment interruptions）使用HAART或者HARRT和羟基脲，发现使用后者降低病毒负荷。有建议羟基脲的低剂量（300mg每日2次）可能比较高剂量有更强的抗病毒活性和更低的不良反应[11]。

对HIV感染和AIDS的治疗详见第827页。

1. Gibbs MA, Sorensen SJ. Hydroxyurea in the treatment of HIV-1. *Ann Pharmacother* 2000; **34:** 89–93.
2. Vila J, *et al.* 1-year follow-up of the use of hydroxycarbamide and didanosine in HIV infection. *Lancet* 1996; **848:** 203–4.
3. Vila J, *et al.* Absence of viral rebound after treatment of HIV-infected patients with didanosine and hydroxycarbamide. *Lancet* 1997; **350:** 635–6.
4. Lori F, *et al.* Long-term suppression of HIV-1 by hydroxyurea and didanosine. *JAMA* 1997; **277:** 1437–8.
5. Rutschmann OT, *et al.* A placebo-controlled trial of didanosine plus stavudine, with and without hydroxyurea, for HIV infection. *AIDS* 1998; **12:** F71–7.
6. Rutschmann OT, *et al.* Long-term hydroxyurea in combination with didanosine and stavudine for the treatment of HIV-1 infection. *AIDS* 2000; **14:** 2145–51.
7. Havlir DV, *et al.* Effects of treatment intensification with hydroxyurea in HIV-infected patients with virologic suppression. *AIDS* 2001; **15:** 1379–88.
8. Moore RD, *et al.* Incidence of pancreatitis in HIV-infected patients receiving nucleoside reverse transcriptase inhibitor drugs. *AIDS* 2001; **15:** 617–20.
9. Lafeuillade A, *et al.* The HYDILE trial: efficacy and tolerance of a quadruple combination of reverse transcriptase inhibitors versus the same regimen plus hydroxyurea or hydroxyurea and interleukin-2 in HIV-infected patients failing protease inhibitor-based combinations. *HIV Clin Trials* 2002; **3:** 263–71.
10. Garcia F, *et al.* A cytostatic drug improves control of HIV-1 replication during structured treatment interruptions: a randomized study. *AIDS* 2003; **17:** 43–51.
11. Lisziewicz J, *et al.* Hydroxyurea in the treatment of HIV infection: clinical efficacy and safety concerns. *Drug Safety* 2003; **26:** 605–24.

恶性肿瘤 羟基脲被用于治疗慢性髓性白血病（第622页），也用于骨髓增生异常综合征、真性红细胞增多症（第622页）和原发血小板增多症（第623页）。羟基脲往往联合放疗被尝试用于一些实体恶性肿瘤，比如子宫颈（第631页）、头颈部（第633页）和卵巢（第637页）的肿瘤。

银屑病 免疫抑制药（通常是甲氨蝶呤或环孢素）对严重的难治的银屑病（第1510页）患者是有效的。尽管经验有限，羟基脲也被试用于银屑病[1,2]。

1. Layton AM, *et al.* Hydroxyurea in the management of therapy resistant psoriasis. *Br J Dermatol* 1989; **121:** 647–53.
2. Smith CH, *et al.*. Use of hydroxyurea in psoriasis. *Clin Exp Dermatol* 1999; **24:** 2–6.

制剂

BP 2010: Hydroxycarbamide Capsules;
USP 33: Hydroxyurea Capsules.

专利制剂

Arg.: Dacrodil†; Droxiurea†; Hydrea†; ***Austral.:*** Hydrea; ***Austria:*** Litalir; ***Belg.:*** Hydrea; ***Braz.:*** Hydrea; Oxeron†; Ureax†; ***Canad.:*** Hydrea; ***Chile:*** Hydrea; ***Cz.:*** Litalir; Siklos; ***Denm.:*** Hydrea; ***Fin.:*** Hydrea; ***Fr.:*** Hydrea; Siklos; ***Ger.:*** Litalir; Syrea; ***Gr.:*** Hydrea; Siklos; ***Hong Kong:*** Hydrea; ***Hung.:*** Litalir; ***India:*** Cytodrox; Hydab; Neodrea; Oxyrea; ***Indon.:*** Hydrea; ***Irl.:*** Hydrea; Siklos; ***Israel:*** Hydrea†; ***Ital.:*** Onco-Carbide; ***Malaysia:*** Hydrea†; ***Mex.:*** Hydrea; ***Neth.:*** Hydrea; ***NZ:*** Hydrea; ***Philipp.:*** Hydab; Hydrox; Krabinex; Litalir; ***Port.:*** Hydrea; Siklos; ***Rus.:*** Gidroxyurea (Гидроксиурея)†; Hydrea (Гидреа); ***S.Afr.:*** Hydrea; ***Singapore:*** Hydrea†; ***Spain:*** Hydrea; ***Swed.:*** Hydrea; ***Switz.:*** Litalir; ***Thai.:*** Hydrea; ***Turk.:*** Hydrea; ***UK:*** Hydrea; Siklos; ***USA:*** Droxia; Hydrea.

Ibritumomab Tiuxetan (*BAN*, *USAN*, *rINN*) 替伊莫单抗

Ibritumomab tiuxetán; Ibritumomab Tiuxétan; Ibritumomabum Tiuxetanum; IDEC-129; IDEC-Y2B8. Immunoglobulin G1, anti(human CD20 (antigen))(mouse monoclonal IDEC-Y2B8 γ1-chain), disulfide with mouse monoclonal IDEC-Y2B8 κ-chain, dimer tiuxetan conjugate.

Ибритумомаб Тиуксетан

CAS — 206181-63-7.

UNII — 4Q52C550XK.

不良反应和注意事项

参见**抗肿瘤药**总论（第605页和第609页）。

替伊莫单抗用药后常见的不良反应是骨髓抑制，并有是可能长时间的。发生过致命的颅内出血。感染或超敏反应也可能很严重。由于替伊莫单抗和利妥昔单抗联合使用，细胞因子释放综合征可能导致发生严重输液反应（见下文**利妥昔单抗**，第737页）。有严重的表皮和黏膜反应的报道，其中一些是致命的，如果发生应停药。胃肠道功能紊乱常见。其他不良反应有食欲减退、虚弱、发热、咳嗽、呼吸困难、头晕、头痛、失眠、焦虑、关节痛、肌痛和外周水肿。应监测患者的药液外渗迹象，避免放射相关的组织损伤。如果发生外渗，应立即停止输注并由其他静脉继续输注。

每周监测全血和血小板计数，如果有细胞减少症，检查应更频繁，直到患者获得血液学的恢复。对于广泛的骨髓受侵、骨髓储备损伤或血小板或中性白细胞计数低于允许水平的患者不应使用（参见**骨髓抑制**，第609页）。在^{111}铟或^{90}钇放射性标记期间及以后应谨慎，使照射最小化。

对皮肤的影响 联用替伊莫单抗和利妥昔单抗后有严重的皮肤和黏膜反应的报道，其中一些是致命的[1,2]。包括多形性红斑、Stevens-Johnson综合征、中毒性表皮坏死松解症、大疱性皮炎和剥脱性皮炎。发病时间几天到数月不等。如果患者出现这样的反应，应停止治疗。

1. Kooijmans-Coutinho M [Biogen Idec (USA)]. Important drug warning (issued October 2005). Available at: http://www.fda.gov/downloads/Safety/MedWatch/SafetyInformation/SafetyAlertsforHumanMedicinalProducts/ucm164905.pdf (accessed 21/07/10)
2. Berlex, Canada. Association of severe mucocutaneous reactions with the ZEVALIN therapeutic regimen (issued 7th December 2005). Available at: http://www.hc-sc.gc.ca/dhp-mps/alt_formats/hpfb-dgpsa/pdf/medeff/zevalin_nth-aah_e.pdf (accessed 26/04/06)

用途和用法

Ibritumomab是CD20抗原的鼠源单克隆抗体，与tiuxetan结合提供放射性同位素的螯合位点。放射标记的替伊莫单抗被用于治疗复发或难治的低级别恶性或滤泡B细胞非霍奇金淋巴瘤（第624页）。患者预先使用低剂量的利妥昔单抗（第737页），在美国接着缓慢静脉注射螯合^{111}铟（第1989页）的替伊莫单抗，用于成像以便确认肿瘤细胞的生物分布是可以接受的，但在其他一些国家认为这种成像可提供的有用信息相对来说非常少，并将其忽略。第二次利妥昔单抗的治疗是在首次治疗后7～9天，接着用螯合^{90}钇（第1993页）的替莫伊单抗进行放射免疫治疗。

1. Wiseman GA, *et al.* Biodistribution and dosimetry results from a phase III prospectively randomized controlled trial of Zevalin radioimmunotherapy for low-grade, follicular, or transformed B-cell non-Hodgkin's lymphoma. *Crit Rev Oncol Hematol* 2001; **39:** 181–94.
2. Wagner HN, *et al.* Administration guidelines for radioimmunotherapy of non-Hodgkin's lymphoma with ^{90}Y-labeled anti-CD20 monoclonal antibody. *J Nucl Med* 2002; **43:** 267–72.
3. Witzig TE, *et al.* Randomized controlled trial of yttrium-90-labeled ibritumomab tiuxetan radioimmunotherapy versus rituximab immunotherapy for patients with relapsed or refractory low-grade, follicular, or transformed B-cell non-Hodgkin's lymphoma. *J Clin Oncol* 2002; **20:** 2453–63.
4. Witzig TE, *et al.* Treatment with ibritumomab tiuxetan radioimmunotherapy in patients with rituximab-refractory follicular non-Hodgkin's lymphoma. *J Clin Oncol* 2002; **20:** 3262–9.
5. Ansell SM, *et al.* Subsequent chemotherapy regimens are well tolerated after radioimmunotherapy with yttrium-90 ibritumomab tiuxetan for non-Hodgkin's lymphoma. *J Clin Oncol* 2002; **20:** 3885–90.

6. Witzig TE. Yttrium-90-ibritumomab tiuxetan radioimmunotherapy: a new treatment approach for B-cell non-Hodgkin's lymphoma. *Drugs Today* 2004; **40:** 111–19.
7. Hagenbeek A, Lewington V. Report of a European consensus workshop to develop recommendations for the optimal use of ^{90}Y-ibritumomab tiuxetan (Zevalin®) in lymphoma. *Ann Oncol* 2005; **16:** 786–92.
8. Meredith RF. Logistics of therapy with the ibritumomab tiuxetan regimen. *Int J Radiat Oncol Biol Phys* 2006; **66** (suppl): S35–S38.
9. Cheung MC, *et al.* Yttrium 90 ibritumomab tiuxetan in lymphoma. *Leuk Lymphoma* 2006; **47:** 967–77. Correction. *ibid.*; 1719–20.
10. Gisselbrecht C, *et al.* Current status and future perspectives for yttrium-90 (^{90}Y)-ibritumomab tiuxetan in stem cell transplantation for non-Hodgkin's lymphoma. *Bone Marrow Transplant* 2007; **40:** 1007–17.

制剂

专利制剂

Arg.: Zevamab; **Austria:** Zevalin; **Belg.:** Zevalin; **Canad.:** Zevalin; **Cz.:** Zevalin; **Denm.:** Zevalin†; **Fin.:** Zevalin; **Fr.:** Zevalin; **Ger.:** Zevalin; **Hong Kong:** Zevalin; **Hung.:** Zevalin; **Irl.:** Zevalin; **Israel:** Zevalin; **Ital.:** Zevalin; **Neth.:** Zevalin; **Norw.:** Zevalin; **NZ:** Zevalin; **Pol.:** Zevalin; **Port.:** Zevalin; **S.Afr.:** Zevalin; **Spain:** Zevalin; **Swed.:** Zevalin; **Switz.:** Zevalin; **Thai.:** Zevalin; **Turk.:** Zevalin; **UK:** Zevalin; **USA:** Zevalin.

Idarubicin Hydrochloride (*BANM*, *USAN*, *rINNM*) 盐酸伊达比星

4-Demethoxydaunorubicin Hydrochloride; Hidrocloruro de idarubicina; Idarubicine, chlorhydrate d'; Idarubicinhydroklorid; Idarubicini hydrochloridum; Idarubisiinihydrokloridi; Idarubisin Hidroklorür; IMI-30; NSC-256439 (idarubicin). (7*S*,9*S*)-9-Acetyl-7-(3-amino-2,3,6-trideoxy-α-L-*lyxo*-hexopyranosyloxy)-7,8,9,10-tetrahydro-6,9,11-trihydroxynaphthacene-5,12-dione hydrochloride.

Идарубицина Гидрохлорид

$C_{26}H_{27}NO_9,HCl = 534.0.$

CAS — 58957-92-9 (idarubicin); 57852-57-0 (idarubicin hydrochloride).

ATC — L01DB06.

ATC Vet — QL01DB06.

UNII — 5VV3MDU5IE.

(idarubicin)

Pharmacopoeias. In *Jpn* and *US.*

USP 33 (Idarubicin Hydrochloride)　橙红到棕红的粉末。微溶于水；不溶于丙酮和乙醚；溶于甲醇。0.5%水溶液的 pH 值为 5.0～6.5。贮藏于密闭容器中。

配伍禁忌　注册药品信息中说明盐酸伊达比星与肝素钠混合时发生沉淀，在碱性溶液中发生降解。

不良反应、处理和注意事项

参见**多柔比星**（第680页）。使用伊达比星的患者有肝酶和胆红素升高。严重的小肠结肠炎伴穿孔报道少见。总累积剂量限制还没被确定。英国注册药品信息表示，累积口服剂量达到 400mg/m² 有较低可能发生心脏毒性。有报道累积静脉给药剂量 150～290mg/m² 的患者出现心肌病。有人认为伊达比星的心脏毒性较多柔比星轻。在肝肾功能损伤的患者中伊达比星应谨慎减量使用。

对心脏的影响　心脏毒性是限制蒽环类药物使用的主要因素（见**多柔比星**，第680页）。有人认为伊达比星的心脏毒性较多柔比星轻。但是，一名没有心脏病危险因子的 34 岁妇女在第一次暴露于伊达比星后发生严重的充血性心力衰竭，其中伊达比星是用于治疗急性髓性白血病的诱导方案的一部分。4 个月后，患者左心室射血分数改善，结果支持这样的假说：蒽环类药物诱导的慢性心力衰竭是不可逆的，但是蒽环类药物短期使用后的亚急性充血性心力衰竭可以部分或全部逆转[1]。

1. Yang S-C, *et al.* The development of congestive heart failure and ventricular tachycardia after first exposure to idarubicin in a patient with acute myeloid leukaemia. *Br J Clin Pharmacol* 2010; **69:** 209–11.

对皮肤和指甲的影响　1 例患者接受伊达比星的治疗后指甲出现横向色素沉着带的报道，见**多柔比星**（第681页）项下。

药动学

伊达比星静脉给药迅速分布于全身组织，广泛与组织结合，分布容积可以超过 2000L。在肝中和肝外广泛的代谢，主要的代谢产物伊达比星醇（1,3-二氢伊达比星）有同样的抗肿瘤活性。骨髓和有核细胞中伊达比星和伊达比星醇的峰浓度分别比血浆中的浓度高 400 倍和 200 倍；细胞中药物和代谢物的浓度下降，表现终末半衰期分别为 15h 和 72h，而血浆半衰期分别为 20～22h 和 45h 左右。伊达比星以原形和代谢物形式从胆汁中排泄，尿中次之。

伊达比星口服能吸收，4h 内血浆药物浓度达峰估测口服生物利用度为20%～40%不等。

1. Robert J. Clinical pharmacokinetics of idarubicin. *Clin Pharmacokinet* 1993; **24:** 275–88.

用途和用法

伊达比星是柔红霉素（第677页）的类似物，它们是蒽环类抗肿瘤抗生素，伊达比星抗肿瘤作用类似于多柔比星（第680页）。以盐酸盐形式单独使用或与其他药物联合使用，用于急性髓性白血病（第620页）患者的缓解诱导。也用于急性淋巴细胞白血病（第620页）和晚期乳腺癌（第628页）的二线治疗。

盐酸伊达比星加入快速输注的 0.9%氯化钠或 5%葡萄糖的通路中，5～15min。与阿糖胞苷联用治疗成人急性髓性白血病，建议剂量为每日 12mg/m²，用药 3 天。使用相似剂量单药治疗急性淋巴细胞性白血病。急性髓性白血病中另一给药方案是每日 8mg/m²，用药 5 日，单药使用或联合使用。对患有急性淋巴细胞白血病的儿童的推荐剂量，见下文**儿童用法**。

当不能静脉给药时，可以口服给药。成人急性髓性白血病单药口服使用时建议每日 30mg/m²，用药 3 日；和其他药物联合使用时每日 15～30mg/m²，用药 3 日。

对蒽环类药物除外的一线治疗无应答的乳腺癌患者，盐酸伊达比星 45mg/m²，一次口服或分次连续 3 日口服；依据血液学的恢复情况每3～4 周重复使用。累积口服总剂量不应超过 400mg/m²。

推荐接受伊达比星治疗的患者应经常检查血细胞计数，监测心、肝、肾功能。在肝肾功能损伤的患者应减量使用（见下文）。如果患者进行第一疗程治疗时发生严重黏膜炎，第二周期静脉给药剂量应减量 25%；应推迟治疗，直至患者从毒性反应中恢复。

有人对伊达比星的作用和用途做了综述[1]。一项体外白血病细胞的研究显示，对于多药耐药（MDR）表型细胞，伊达比星比传统的蒽环类药物柔红霉素更有活性[2]。一项对多个急性髓性白血病随机试验的合作概述发现，伊达比星为主的治疗比柔红霉素为主的治疗方案取得更好的缓解率和总生存[3]。伊达比星口服生物利用度能使老年患者恶性肿瘤的治疗获益[4]。

1. Cersosimo RJ. Idarubicin: an anthracycline antineoplastic agent. *Clin Pharm* 1992; **11:** 152–67.
2. Berman E, McBride M. Comparative cellular pharmacology of daunorubicin and idarubicin in human multidrug-resistant leukaemia cells. *Blood* 1992; **79:** 3267–73.
3. AML Collaborative Group. A systematic collaborative overview of randomised trials comparing idarubicin with daunorubicin (or other anthracyclines) as induction therapy for acute myeloid leukaemia. *Br J Haematol* 1998; **103:** 100–9.
4. Crivellari D, *et al.* New oral drugs in older patients: a review of idarubicin in elderly patients. *Crit Rev Oncol Hematol* 2004; **49:** 153–63.

儿童用法　盐酸伊达比星可以作为儿童复发性急性淋巴细胞白血病的二线治疗药物。单独给药时推荐的静脉给药剂量为每日 10mg/m²，连用 3 天。注意事项和监测要求同成人，见上文**用途和用法**。

在肝损伤中的用法　在英国盐酸伊达比星注册药品信息中推荐肝损伤患者使用伊达比星考虑减量。尽管没有推荐具体的剂量，但提到胆红素水平 12～20μg/ml 的患者，使用其他一些蒽环类药物剂量减少 50%。严重肝损伤的患者禁用伊达比星。

美国注册药品信息表示，中度或重度肝损伤的患者预计对伊达比星的代谢能力减弱，导致全身药物浓度增高，因此应考虑减少剂量。没有具体推荐的剂量；当胆红素浓度超过 50μg/ml 时应停用伊达比星。

在肾损伤中的用法　英国和美国注册药品信息都表示，肾损伤可影响对伊达比星的处置，因此在许多研究中，血清肌酐浓度超过 20μg/ml 时禁用伊达比星治疗。美国注册药品信息建议肾损伤患者考虑减量，但没有给出具体剂量。英国注册药品信息指出严重肾损伤患者不应使用伊达比星。

制剂

USP 33: Idarubicin Hydrochloride for Injection.

专利制剂

Arg.: Idarrux†; Zavedos; **Austral.:** Zavedos; **Austria:** Zavedos; **Belg.:** Zavedos; **Braz.:** Zavedos; **Canad.:** Idamycin; **Chile:** Zavedos; **Cz.:** Zavedos; **Denm.:** Zavedos; **Fin.:** Zavedos; **Fr.:** Zavedos; **Ger.:** Zavedos; **Gr.:** Zavedos; **Hong Kong:** Zavedos; **Hung.:** Zavedos; **Irl.:** Zavedos; **Israel:** Zavedos; **Ital.:** Zavedos; **Malaysia:** Zavedos; **Mex.:** Idamycin; Idaralem; **Neth.:** Zavedos; **Norw.:** Zavedos; **NZ:** Zavedos; **Philipp.:** Zavedos; **Pol.:** Zavedos; **Port.:** Zavedos; **Rus.:** Rubide (Рубида); Zavedos (Заведос); **S.Afr.:** Zavedos; **Singapore:** Zavedos; **Spain:** Zavedos; **Swed.:** Zavedos; **Switz.:** Zavedos; **Thai.:** Idaralem†; Zavedos; **Turk.:** Idamen; Zavedos; **UK:** Zavedos; **Ukr.:** Zavedos (Заведос); **USA:** Idamycin; **Venez.:** Zavedos.

Ifosfamide (*BAN*, *USAN*, *rINN*) 异环磷酰胺

Ifosfamid; Ifosfamida; Ifosfamidas; Ifosfamidi; Ifosfamidum; Ifoszfamid; Iphosphamide; Isophosphamide; MJF-9325; NSC-109724; Z-4942. 3-(2-Chloroethyl)-2-(2-chloroethylamino)perhydro-1,3,2-oxazaphosphorinane 2-oxide.

Ифосфамид

$C_7H_{15}Cl_2N_2O_2P = 261.1.$

CAS — 3778-73-2.

ATC — L01AA06.

ATC Vet — QL01AA06.

UNII — UM20QQM95Y.

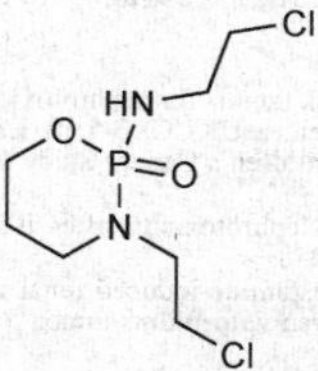

Pharmacopoeias. In *Eur.* (see p.vii) and *US.*

Ph. Eur. 6. 8 (Ifosfamide)　白色或类白色、吸湿性、精细的结晶性粉末。能溶于水；易溶于二氯甲烷。贮藏于密闭容器中。

USP 33 (Ifosfamide)　白色结晶性粉末。熔点约为 40℃。易溶于水；极易溶于乙醇、甲醇、异丙醇、二氯甲烷和乙酸乙酯中；极微溶于己烷。10%水溶液的 pH 值为 4.0～7.0。贮藏于密闭容器中，贮藏温度不超过 25℃。

配伍禁忌　异环磷酰胺与美司钠混合时，表现出相容性[1,2]。然而在注射用水中使用苯甲醇作为防腐剂时，异环磷酰胺表现出不相容；在异环磷酰胺浓度大于 60mg/ml，用这种水制备的溶液变浑浊，生成水相和油相[3]。

1. Shaw IC, Rose JWP. Infusion of ifosphamide plus mesna. *Lancet* 1984; **i:** 1353–4.
2. Rowland CG, *et al.* Infusion of ifosfamide plus mesna. *Lancet* 1984; **ii:** 468.
3. Behme RJ, *et al.* Incompatibility of ifosfamide with benzyl-alcohol-preserved bacteriostatic water for injection. *Am J Hosp Pharm* 1988; **45:** 627–8.

稳定性　异环磷酰胺在溶液中进行可逆的化学重排，对 pH 的改变敏感[1]。在体内这些物质的比例可能影响了异环磷酰胺的毒性和疗效。

1. Küpfer A, *et al.* Intramolecular rearrangement of ifosfamide in aqueous solutions. *Lancet* 1990; **335:** 1461.

不良反应、处置和注意事项

参见**环磷酰胺**（第670页）。异环磷酰胺泌尿道毒性可能更严重，可能涉及肾和膀胱。中枢神经系统的不良反应也有报道，尤其是意识模糊、困倦、抑郁型精神病、幻觉，癫痫发作少见。

对心脏的影响　在应用大剂量异环磷酰胺的患者中，有报道出现严重的心肌抑制，伴随心力衰竭、室性心律失常[1]。尽管有 1 例患者死于心源性休克，大多数病例在适当的治疗后症状得到逆转。

1. Quezado ZMN, *et al.* High-dose ifosfamide is associated with severe, reversible cardiac dysfunction. *Ann Intern Med* 1993; **118:** 31–6.

对肾脏的影响　除了对膀胱的作用，异环磷酰胺可能导致严重的肾毒性。一项前瞻性研究发现，儿童和青少年经异环磷酰胺治疗后常见中度和重度肾毒性，28%的患者受影响[1]。可以看到近端和远端肾小管损伤[2,3]，肾小球的损伤次之[3]，也可能产生 Fanconi 综合征（在几个儿童中发展为磷脂酶减少性佝偻症）[3~7]，肾源性的糖尿病性尿崩症[2,7]。大剂量的异环磷酰胺导致慢性

进展性肾功能衰竭[8]。肾损伤可能诱发有生命危险的低钾血症[9]。大鼠的研究提示在肾脏产生毒性代谢物本身引起肾损伤，在首次给药后发生的肾损伤可恢复，但在反复的毒性刺激下恶化[10]。这与临床结果一致，尽管在单剂量下发生肾损伤，可能代表一种特异质反应[11,12]，大多数的病例发生在长期接受较高剂量的儿童中。在这些患者中肾损伤在撤药后似乎持续很长时间，也可能很大程度上不能恢复[13]。毒性反应也可在治疗后的数月或数年中进展[14]，或者在治疗结束后发生迟发性肾损伤[15]。因儿童恶性肿瘤接受异环磷酰胺治疗至少5年的患者中，最常见的损伤形式是近端肾小管功能障碍[14,15]，有人认为，肾小球滤过率降低是继发于这种损伤的，而不是异环磷酰胺毒性的直接结果[14]。虽然有人认为迟发性毒性反应的危险性低，但是即使累积剂量较小（$60g/m^2$），毒性反应造成的损伤也可是中重度的[15]。

肾毒性的危险因子已包括低龄（＜5岁）、高累积剂量、与顺铂合用或单侧肾切除[1,14,16]。累积剂量看上去是关于毒性反应的发生和严重性最重要的危险因子[1,16]。还没有确定异环磷酰胺的最大安全剂量[1,14,16]，当剂量＜$84g/m^2$时，显著的肾毒性相对少见，剂量＞$119g/m^2$时发生严重损伤的风险高。虽然有人发现治疗时的年龄和肾损伤见没有联系[1]，但是有其他人表明较小的年龄与较重的肾毒性有关[14,16]，对＜3岁的儿童[14]累积剂量≥$45g/m^2$，或者对＜5岁的儿童[16]累积剂量≥$60g/m^2$时，建议谨慎用药。有人已研究乙酰半胱氨酸对异环磷酰胺肾毒性潜在的保护作用[17]。

1. Skinner R, *et al.* Risk factors for nephrotoxicity after ifosfamide treatment in children: a UKCCSG Late Effects Group study. United Kingdom Children's Cancer Study Group. *Br J Cancer* 2000; **82:** 1636–45.
2. Skinner R, *et al.* Nephrotoxicity after ifosfamide. *Arch Dis Child* 1990; **65:** 732–8.
3. Burk CD, *et al.* Ifosfamide-induced renal tubular dysfunction and rickets in children with Wilms tumor. *J Pediatr* 1990; **117:** 331–5.
4. Skinner R, *et al.* Hypophosphataemic rickets after ifosfamide treatment in children. *BMJ* 1989; **298:** 1560–1.
5. Newbury-Ecob RA, Barbor PRH. Hypophosphataemic rickets after ifosfamide treatment. *BMJ* 1989; **299:** 258.
6. Newbury-Ecob RA, *et al.* Ifosfamide-induced Fanconi syndrome. *Lancet* 1989; **i:** 1328.
7. Skinner R, *et al.* Nephrotoxicity of ifosfamide in children. *Lancet* 1989; **ii:** 159.
8. Krämer A, *et al.* Progressive renal failure in two breast cancer patients after high-dose ifosfamide. *Lancet* 1994; **334:** 1569.
9. Husband DJ, Watkin SW. Fatal hypokalaemia associated with ifosfamide/mesna chemotherapy. *Lancet* 1988; **i:** 1116.
10. Graham MI, *et al.* A proposed mechanism for isophosphamide-induced kidney toxicity. *Hum Toxicol* 1985; **4:** 545–6.
11. Heney D, *et al.* Acute ifosfamide-induced tubular toxicity. *Lancet* 1989; **ii:** 103–4.
12. Devalck C, *et al.* Acute ifosfamide-induced proximal tubular toxic reaction. *J Pediatr* 1991; **118:** 325–6.
13. Heney D, *et al.* Progressive renal toxicity due to ifosfamide. *Arch Dis Child* 1991; **66:** 966–70.
14. Loebstein R, *et al.* Risk factors for long-term outcome of ifosfamide-induced nephrotoxicity in children. *J Clin Pharmacol* 1999; **39:** 454–61.
15. Oberlin O, *et al.* Long-term evaluation of ifosfamide-related nephrotoxicity in children. *J Clin Oncol* 2009; **27:** 5350–5.
16. Loebstein R, Koren G. Ifosfamide-induced nephrotoxicity in children: critical review of predictive risk factors. *Pediatrics* 1998; **101:** 1067.
Full version: http://pediatrics.aappublications.org/cgi/content/full/101/6/e8 (accessed 30/06/04)
17. Chen N, *et al.* Prevention of ifosfamide nephrotoxicity by N-acetylcysteine: clinical pharmacokinetic considerations. *Can J Clin Pharmacol* 2007; **14:** e246–e250.

对神经系统的影响 使用异环磷酰胺（合用或不合用泌尿道上皮保护剂美司钠）可能导致严重脑病的发生，接受了高剂量药物的患者发生率为10%～40%。症状包括意识模糊、木僵、癫痫发作、幻觉、视物模糊；偶尔昏迷；有死亡病例报道[1]。这种影响可能是由一种代谢物氯乙醛引起[1]，药物口服引起脑病发生率高于静脉给药支持了这个假说[2]。其他研究提示去氯乙基的代谢产物对神经系统也有影响，尤其是3-去氯乙基-异环磷酰胺*R*-对映体，它是*S*-异环磷酰胺的一个代谢物[3]。美司钠保护的作用尚有一些不确定，如果有的话：美司钠和环磷酰胺合用不发生脑病[4]，单独使用异环磷酰胺发生脑病[2]，但是不能排除美司钠会起到恶化作用[5]，也许是通过美司钠的螯合作用[1,4]。

有人提议危险因子包括肝肾损伤、骨盆病、脑转移、电解质失衡和药物相互作用[1]。一项回顾性调查发现，使用异环磷酰胺237名患者，其中38人出现脑病，没有证据表明年龄或异环磷酰胺剂量影响脑病的出现，但在受侵的患者中血清肌酐值尽管比未受侵的略高，但也在正常范围内，然而低血清白蛋白似乎与脑病的风险有关[6]。有人建议，如果可能，异环磷酰胺可以在数天中连续输注，因为这种方法脑病发生率最低（7%，静脉快速注射为26%，口服为43%）[7]。在使用异环磷酰胺发生过脑病的患者使用其他抗肿瘤药应谨慎，在这样的患者中有1例使用博来霉素（正常情况下与神经毒性无关）引起脑病[8]。在另一个病例中，在包括昂丹司琼和地塞米松的标准止吐方案中加入阿瑞匹坦后，出现异环磷酰胺神经毒性；异环磷酰胺经诱导代谢成神经毒性代谢物可能是这些症状的原因[9]。其他的报道已确定低白蛋白血症是危险因子。一项小型队列研究确定低白蛋白血症、女性性别、低总胆红素、贫血和肥胖与异环磷酰胺诱导的脑病的发生有关[1]。

有几个报道提示亚甲蓝能有效预防和逆转脑病的症状，并提出了一些机制（见**亚甲蓝**的**用法**项下**戊二酸尿**，第1393页）。但是在一项研究中，亚甲蓝没有表现出可以降低脑病的发生风险[1]。

1. Sweiss KI, *et al.* Encephalopathy after high-dose ifosfamide: a retrospective cohort study and review of the literature. *Drug Safety* 2008; **31:** 989–96.
2. Lewis LD, Meanwell CA. Ifosfamide pharmacokinetics and neurotoxicity. *Lancet* 1990; **335:** 175–6.
3. Wainer IW, *et al.* Ifosfamide stereoselective dichloroethylation [sic] and neurotoxicity. *Lancet* 1994; **343:** 982–3.
4. Osborne RJ, Slevin ML. Ifosfamide, mesna, and encephalopathy. *Lancet* 1985; **i:** 1398–9.
5. Pinkerton R, *et al.* Ifosfamide, mesna, and encephalopathy. *Lancet* 1985; **i:** 1399.
6. David KA, Picus J. Evaluating risk factors for the development of ifosfamide encephalopathy. *Am J Clin Oncol* 2005; **28:** 277–80.
7. Cerny T, *et al.* Ifosfamide by continuous infusion to prevent encephalopathy. *Lancet* 1990; **335:** 175.
8. Atherton P, *et al.* Drug-induced encephalopathy after previous ifosfamide treatment. *Lancet* 1988; **ii:** 1084.
9. Jarkowski A. Possible contribution of aprepitant to ifosfamide-induced neurotoxicity. *Am J Health-Syst Pharm* 2008; **65:** 2229–31.

管理和处置 一项研究[1]发现8%异环磷酰胺穿透所有4个牌子的乳胶手套和1个PVC手套，尽管对手套的渗透速率为尸体皮的1/4或更少。对PVC手套的渗透高于乳胶手套，部分原因是PVC手套没那么厚，渗透速率不仅仅与手套厚度相关，渗透速率的不同不仅发生在同一品牌不同手套间，同样也发生在不同品牌间。作者推荐在处理异环磷酰胺时应戴上合适品牌的乳胶手套，并至少每2h更换一次。关于销毁异环磷酰胺废弃物的方法，见**环磷酰胺**（第671页）。

1. Corlett SA, *et al.* Permeation of ifosfamide through gloves and cadaver skin. *Pharm J* 1991; **247:** R39.

药物相互作用

参见**环磷酰胺**（第671页）；抗肿瘤药药物相互作用的概述见第611页；异环磷酰胺对口服抗凝血药的影响，参见**华法林**项下（第1372页）；对顺铂介导的耳毒性和肾毒性的加强作用，见**顺铂**项下（第668页）。

抗菌药 在静脉使用异环磷酰胺（24h输注）3天前开始口服利福平，每日2次，口服6天，使异环磷酰胺清除率增加超过100%；但是对异环磷酰胺代谢物的暴露相对没有改变。作者认为利福平可能降低了异环磷酰胺的疗效[1]。

1. Kerbusch T, *et al.* Modulation of the cytochrome P450-mediated metabolism of ifosfamide by ketoconazole and rifampin. *Clin Pharmacol Ther* 2001; **70:** 132–41.

抗真菌药 静脉使用异环磷酰胺1天（24h输注）前开始口服酮康唑4天，异环磷酰胺的清除率降低。然而异环磷酰胺转化成活性产物的代谢也降低，尿中排泄增加。酮康唑可能降低异环磷酰胺的疗效[1]。

1. Kerbusch T, *et al.* Modulation of the cytochrome P450-mediated metabolism of ifosfamide by ketoconazole and rifampin. *Clin Pharmacol Ther* 2001; **70:** 132–41.

药动学

尽管异环磷酰胺在胃肠道容易吸收，但通常静脉给药。有报道异环磷酰胺的药动学显示了相当大的个体间差异。异环磷酰胺是一个前体药物，体内广泛代谢，主要通过肝细胞色素P450同工酶如CYP3A4和CYP2B6代谢为有活性或无活性的代谢物；有证据表明极高剂量时，代谢作用饱和。尽管注册药品信息指出，单次高剂量静脉推注后，药物平均终末消除半衰期约15h，大多数较低剂量的研究中消除半衰期为4～8h。重复给药后（分次治疗），消除半衰期下降，似乎是由于药物代谢的自身诱导作用。异环磷酰胺分布于脑脊液中。以原形和代谢物的形式主要由尿排出。

1. Wagner T. Ifosfamide clinical pharmacokinetics. *Clin Pharmacokinet* 1994; **26:** 439–56.
2. Boddy AV, Yule SM. Metabolism and pharmacokinetics of oxazaphosphorines. *Clin Pharmacokinet* 2000; **38:** 291–304.
3. Kerbusch T, *et al.* Clinical pharmacokinetics and pharmacodynamics of ifosfamide and its metabolites. *Clin Pharmacokinet* 2001; **40:** 41–62.

在一项研究[1]中20名患者静脉给予异环磷酰胺3天或5天，60岁以下的患者中位消除半衰期3.85h，60岁以上患者中位消除半衰期6.03h；这种差别似乎由于老年组患者分布容积的升高。使用多剂量异环磷酰胺典型的代谢自身诱导作用不受年龄的影响。异环磷酰胺的清除率在5天1周期的治疗中[2]随着时间而升高，在治疗周期之间并没有持续21天，但在后来的治疗周期中清除率以相同的强度增加，有可重复性。

在另一项研究[3]中在静脉快速注射异环磷酰胺外消旋体，*S*-对映体半衰期为5.98h，*R*-对映体半衰期为7.12h。

1. Lind MJ, *et al.* The effect of age on the pharmacokinetics of ifosfamide. *Br J Clin Pharmacol* 1990; **30:** 140–3.
2. Lewis LD. A study of 5 day fractionated ifosfamide pharmacokinetics in consecutive treatment cycles. *Br J Clin Pharmacol* 1996; **42:** 179–86.
3. Corlett SA, *et al.* Pharmacokinetics of ifosfamide and its enantiomers following a single 1h intravenous infusion of the racemate in patients with small cell lung carcinoma. *Br J Clin Pharmacol* 1995; **39:** 452–5.

用途和用法

异环磷酰胺的性质类似于环磷酰胺（第671页），是一个烷化剂，它是一种同系物。用于治疗实体瘤，包括宫颈、肺、卵巢、睾丸和胸腺的肿瘤，也用于肉瘤和淋巴瘤的治疗。这些使用的详细信息见下文交叉参考。

异环磷酰胺静脉给药，稀释到4%以下注射或输注。注册给药方案包括总剂量$8～12g/m^2$分3～5天以上，间隔2～4周重复；总剂量$6g/m^2$分5天，每3周重复；$5～6g/m^2$，最大到10g，单药24h输注，间隔3～4周重复。疗程的间隔也要依据血细胞计数（参见**骨髓抑制**，第609页）。对口服异环磷酰胺也进行了研究，它能导致神经毒性（见上文**对神经系统的影响**）。

异环磷酰胺应和美司钠一起使用（见下文**用法**），为了避免肾毒性，应维持足够的水化，每天液体摄入不少于2L。

用法 美司钠（第1391页）在肾中能与异环磷酰胺产生的尿毒性代谢物相结合，形成稳定的非毒性化合物。因此使用异环磷酰胺时应预防性使用美司钠。美司钠的半衰期比异环磷酰胺短，因此需要重复给药为膀胱提供足够的保护。一个常用的方案，静脉使用美司钠，剂量是异环磷酰胺剂量的60%，分成3次给予，使用异环磷酰胺同时或15min以前、4h和8h之后[1]。美司钠也可能口服给予，但需要更高剂量。

1. Siu LL, Moore MJ. Use of mesna to prevent ifosfamide-induced urotoxicity. *Support Care Cancer* 1998; **6:** 144–54.

恶性肿瘤 在淋巴瘤中例如Burkitt淋巴瘤（第624页），异环磷酰胺可以用作环磷酰胺的替代。在实体瘤中异环磷酰胺也有广泛的用途，晚期子宫颈癌的姑息治疗（第630页）、肺癌的治疗（第635页）、卵巢癌（第637页）和睾丸癌的二线和补救治疗（第640页）、胸腺瘤（第640页）、骨肉瘤（第642页）和横纹肌瘤（第642页）的辅助治疗（见**软组织肉瘤**，第642页）。

制剂

BP 2010: Ifosfamide Injection;
USP 33: Ifosfamide for Injection.

专利制剂

Arg.: Asoifos†; Cuantil; Duvaxan†; Fentul†; Ifocris; Ifosmixan; IFX; ***Austral.:*** Holoxan; ***Austria:*** Holoxan; ***Belg.:*** Holoxan; ***Braz.:*** Holoxane; Seromida†; ***Canad.:*** Ifex; ***Chile:*** Holoxan; Ifolem; ***Cz.:*** Holoxan; ***Fin.:*** Holoxan; ***Fr.:*** Holoxan; ***Ger.:*** Holoxan; IFO-cell; ***Gr.:*** Holoxan; ***Hong Kong:*** Holoxan; ***Hung.:*** Holoxan; ***India:*** Ifos; Ipamide; ***Indon.:*** Holoxan; ***Irl.:*** Mitoxana; ***Israel:*** Ifoxan; ***Ital.:*** Holoxan; ***Malaysia:*** Holoxan†; ***Mex.:*** Alquimid; Fosfidex; Ifadex; Ifolem; Ifomida; Ifoxan†; ***Neth.:*** Holoxan; ***Norw.:*** Holoxan; ***NZ:*** Holoxan; ***Philipp.:*** Holoxan; Iphox; ***Pol.:*** Holoxan; Macdafen; ***Port.:*** Holoxan; ***Rus.:*** Holoxan (Холоксан); ***S.Afr.:*** Holoxan; ***Singapore:*** Holoxan; ***Spain:*** Tronoxal; ***Swed.:*** Holoxan; ***Switz.:*** Holoxan; ***Thai.:*** Holoxan; IFO-cell†; Ifolem; ***Turk.:*** Holoxan; ***UK:*** Mitoxana†; ***USA:*** Ifex.

多组分制剂 ***India:*** Holoxan Uromitexan; Ifex-M; Ipamide with Mesna†.

Imatinib Mesilate (*BANM*, *rINNM*) 甲磺酸伊马替尼

CGP-57148; CGP-57-148B; Imatinib, Mésilate d'; Imatinib Mesylate *(USAN)*; Imatinibi Mesilas; Mesilato de imatinib; STI-571. α-(4-Methyl-1-piperazinyl)-3′-{[4-(3-pyridyl)-2-pyrimidinyl]amino}-*p*-tolu-*p*-toluidide methanesulfonate.

Иматиниба Мезилат

$C_{29}H_{31}N_7O,CH_4O_3S = 589.7.$

CAS — 152459-95-5 (imatinib); 220127-57-1 (imatinib mesilate).

ATC — L01XE01.

UNII — 8A1O1M485B.

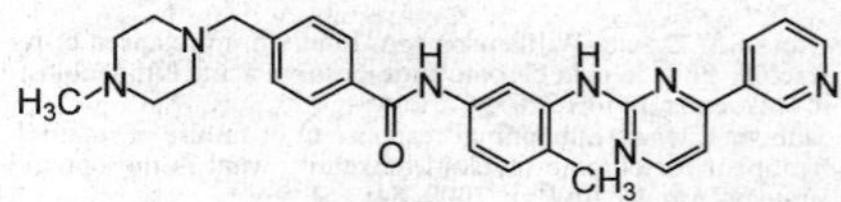
(imatinib)

不良反应和注意事项

参见抗肿瘤药总论，第605页、第609页和第611页。

甲磺酸伊马替尼最常见的不良反应有胃肠道功能紊乱、骨髓抑制、表面水肿（superficial oedema）、肌痛、关节痛、肌肉痉挛、皮疹、疲劳和头痛。骨髓抑制常常表现为中性粒细胞减少、血小板减少、贫血或发热性中性粒细胞减少；溶血性贫血罕见。其他常见不良反应包括眩晕、味觉异常、厌食、感觉异常、失眠、眼病或视觉紊乱、鼻出血、咳嗽、呼吸困难、皮肤干燥、瘙痒、脱发、盗汗、发热、虚弱和寒战。可发生肝毒性；有报道肝坏死的死亡病例报道。无菌性骨坏死主要在股骨头，已很少报道。有报道发生严重皮肤病，包括多形性红斑、Stevens-Johnson 综合征、急性泛发性发疹性脓疱病、剥脱性皮炎和大疱性疹。也曾发生横纹肌溶解。出血较常见；间质瘤患者中胃肠道出血更常见。可发生溃疡；胃肠道穿孔少见，其中部分病例死亡。

常发生严重体液潴留，可导致胸腔和心包积液、肺水肿和腹水。有死亡病例的报道，如果有意外的体重迅速增加，可能需要停止治疗。老年患者和有心脏病史的患者危险性更高。有报道个别病例出现左心室功能障碍；应监测有心脏病或心衰危险因子的患者。其他报道过的心脏病包括充血性心力衰竭、心悸、心动过速、心律失常、心绞痛和心肌梗死。有脑水肿、颅内压升高和视盘水肿的报道，包括死亡病例。有报道接受左甲状腺素替代疗法的患者发生甲状腺功能减退；对这些患者应监测 TSH 浓度。

甲磺酸伊马替尼应和食物同服，并饮一大杯水将胃肠道刺激降到最小。定期监测全血计数和肝功能。

对心脏的影响 10 名使用甲磺酸伊马替尼的患者在没有明显原因时发生严重充血性心力衰竭；所以患者在使用甲磺酸伊马替尼前左心室功能应正常。从 2 名患者的心肌活检中发现线粒体异常。在小鼠和体外的研究证实了这些发现。研究者提示有临床上表现的左心室功能异常的患者应密切随访[1]。

厂商（*Novartis*）开展的后续评估证实报道的心血管事件发生率小于 1%。但是，它建议对已知有心脏病或心衰危险因子的患者，应进行相应的监测：对临床上提示出现充血性心力衰竭的患者，应全面评估和治疗，对老年患者或有基础心脏病的患者应评估基线时左心室射血分数[2]。

1. Kerkelä R, *et al.* Cardiotoxicity of the cancer therapeutic agent imatinib mesylate. *Nat Med* 2006; **12:** 908–16.
2. Novartis, Canada. Health Canada endorsed important safety information on Gleevec (imatinib mesylate): recent safety information regarding reports of significant left ventricular ejection fraction reduction and congestive heart failure with GLEEVEC (imatinib mesylate) (issued 21st September, 2006). Available at: http://www.hc-sc.gc.ca/dhp-mps/medeff/advisories-avis/prof/_2006/gleevec_2_hpc-cps-eng.php (accessed 01/08/08)

对肾脏的影响 伊马替尼与急性肾衰有关，需要血液透析治疗[1～3]。

1. Kitiyakara C, Atichartakarn V. Renal failure associated with a specific inhibitor of BCR-ABL tyrosine kinase, STI 571. *Nephrol Dial Transplant* 2002; **17:** 685–7.
2. Pou M, *et al.* Acute renal failure secondary to imatinib mesylate treatment in chronic myeloid leukemia. *Leuk Lymphoma* 2003; **44:** 1239–41.
3. Foringer JR, *et al.* Acute renal failure secondary to imatinib mesylate treatment in prostate cancer. *Ann Pharmacother* 2005; **39:** 2136–8.

对肺的影响 有报道使用伊马替尼时出现间质性肺炎[1～8]；表现症状包括干咳和呼吸困难。伊马替尼剂量为每日 100～600mg。大多数肺炎病例在停用伊马替尼并开始糖皮质激素治疗后消退。其中机制还不清楚，可能与超敏反应有关。一项对 27 例伊马替尼治疗相关的间质性肺病病例的分析[8]显示，30%的患者表现出放射学模式的超敏反应。已存在肺病可能是一个危险因子。

1. Bergeron A, *et al.* Hypersensitivity pneumonitis related to imatinib mesylate. *J Clin Oncol* 2002; **20:** 4271–2.
2. Rosado MF, *et al.* Imatinib mesylate-induced interstitial pneumonitis. *J Clin Oncol* 2003; **21:** 3171–3.
3. Ma CX, *et al.* Imatinib mesylate-induced interstitial pneumonitis. *Mayo Clin Proc* 2003; **78:** 1578–9.
4. Yokoyama T, *et al.* Interstitial pneumonia induced by imatinib mesylate: pathologic study demonstrates alveolar destruction and fibrosis with eosinophilic infiltration. *Leukemia* 2004; **18:** 645–6.
5. Isshiki I, *et al.* Interstitial pneumonitis during imatinib therapy. *Br J Haematol* 2004; **125:** 420.
6. Rajda J, Phatak PD. Reversible drug-induced interstitial pneumonitis following imatinib mesylate therapy. *Am J Hematol* 2005; **79:** 80–1.
7. Lin J-T, *et al.* Fulminant, but reversible interstitial pneumonitis associated with imatinib mesylate. *Leuk Lymphoma* 2006; **47:** 1693–5.
8. Ohnishi K, *et al.* Twenty-seven cases of drug-induced interstitial lung disease associated with imatinib mesylate. *Leukemia* 2006; **20:** 1162–4.

对生育潜力的影响 有报道在伊马替尼治疗后出现少精子症[1]和卵巢功能衰竭[2]。应在治疗前告知患者存在损伤生育能力的危险。

1. Seshadri T, *et al.* Oligospermia in a patient receiving imatinib therapy for the hypereosinophilic syndrome. *N Engl J Med* 2004; **351:** 2134–5.
2. Christopoulos C, *et al.* Primary ovarian insufficiency associated with imatinib therapy. *N Engl J Med* 2008; **358:** 1079–80.

对皮肤、毛发和指甲的影响 接受治疗的患者有急性泛发性发疹性脓疱病的报道[1,2]。作者注意到在其他一些接受伊马替尼治疗的患者中有严重的皮肤反应，并推测皮肤反应可能是剂量依赖性的，与药物的药理作用相关。在后来的皮肤不良反应报道[3～5]中，也观察到这种剂量依赖性，尤其是每日剂量 600mg 及以上。有报道 3 名使用伊马替尼的患者出现青斑样皮疹，作者表示伊马替尼的皮肤不良反应往往是剂量强依赖性的、自限性的，一般不会影响黏膜[6]。在 1 例伊马替尼治疗后进行干细胞移植的患者中发生表皮坏死松解[7]。作者提示，伊马替尼对血小板衍生生长因子的抑制作用延长可能已经损伤了预处理治疗引起的皮肤损伤修复。在 19 例皮肤反应的患者中，作者认为伊马替尼对血小板衍生生长因子的作用导致皮肤间质液压增加，可以诱导产生水肿以及后来可见的红斑和脱屑。罕见的不良反应有银屑病、透明细胞汗腺腺瘤（hyaline cell syringoma）和 Malpighian 表皮生发层上皮癌，所有这些发生在伊马替尼治疗至少 1 年后[8]。也有报道使用伊马替尼引起毛囊皮脂腺黏蛋白沉积症[9]、脂膜炎[10]、Stevens-Johnson 综合征[11,12]。可发生掌跖角化病、甲营养不良[13,14]和苔藓样疹[14]。也有报道[15]灰发变黑。多数的皮疹病例使用口服皮质激素可缓解[8]。在其他的病例中再次使用伊马替尼时，从低剂量开始，逐步增加到全剂量，患者可以很好耐受[8,12,16]。一名使用伊马替尼的患者发生剥脱性皮炎，降低剂量后反应复发，每周 1 次给予伊马替尼后皮疹减轻，并最终在 4 个月后皮疹消失[17]。

1. Brouard M, Saurat J-H. Cutaneous reactions to STI571. *N Engl J Med* 2001; **345:** 618–19.
2. Schwarz M, *et al.* Imatinib-induced acute generalized exanthematous pustulosis (AGEP) in two patients with chronic myeloid leukemia. *Eur J Haematol* 2002; **69:** 254–6.
3. Valeyrie L, *et al.* Adverse cutaneous reactions to imatinib (STI571) in Philadelphia chromosome-positive leukemias: a prospective study of 54 patients. *J Am Acad Dermatol* 2003; **48:** 201–6.
4. Drummond A, *et al.* A spectrum of skin reactions caused by the tyrosine kinase inhibitor imatinib mesylate (STI 571, Glivec®). *Br J Haematol* 2003; **120:** 911–13.
5. Ugurel S, *et al.* Dose-dependent severe cutaneous reactions to imatinib. *Br J Cancer* 2003; **88:** 1157–9.
6. Martínez-González MC, *et al.* Livedoid skin reaction probably due to imatinib therapy. *Ann Pharmacother* 2007; **41:** 148–52.
7. Schaich M, *et al.* Severe epidermal necrolysis after treatment with imatinib and consecutive allogeneic hematopoietic stem cell transplantation. *Ann Hematol* 2003; **82:** 303–4.
8. Breccia M, *et al.* Early and tardive skin adverse events in chronic myeloid leukaemia patients treated with imatinib. *Eur J Haematol* 2005; **74:** 121–3.
9. Yanagi T, *et al.* Follicular mucinosis associated with imatinib (STI571). *Br J Dermatol* 2004; **151:** 1276–8.
10. Ugurel S, *et al.* Panniculitis in a patient with chronic myelogenous leukaemia treated with imatinib. *Br J Dermatol* 2003; **149:** 678–9.
11. Hsiao L-T, *et al.* Stevens-Johnson syndrome after treatment with STI571: a case report. *Br J Haematol* 2002; **117:** 620–2.
12. Rule SAJ, *et al.* Managing cutaneous reactions to imatinib therapy. *Blood* 2002; **100:** 3434–5.
13. Deguchi N, *et al.* Imatinib mesylate causes palmoplantar hyperkeratosis and nail dystrophy in three patients with chronic myeloid leukaemia. *Br J Dermatol* 2006; **154:** 1216–18.
14. Kuraishi N, *et al.* Lichenoid drug eruption with palmoplantar hyperkeratosis due to imatinib mesylate: a case report and a review of the literature. *Acta Derm Venereol* 2010; **90:** 73–6.
15. Etienne G, *et al.* Imatinib mesylate and gray hair. *N Engl J Med* 2002; **347:** 446.
16. Park MA, *et al.* Successful progressive challenge after a cutaneous reaction to imatinib mesylate (Gleevec): a case report and review of the literature. *Allergy Asthma Proc* 2004; **25:** 345–7.
17. Tanvetyanon T, Nand S. Overcoming recurrent cutaneous reactions from imatinib using once-weekly dosing. *Ann Pharmacother* 2003; **37:** 1818–20.

对脾脏的影响 有相互独立的报道接受伊马替尼治疗患者发生脾破裂[1]。

1. Elliott MA, *et al.* Adverse events after imatinib mesylate therapy. *N Engl J Med* 2002; **346:** 712–13.

男性乳房发育症 38 名男性在入组伊马替尼研究评估激素浓度，其中 7 人出现男性乳房发育症；作者认为伊马替尼导致睾酮浓度降低是发生此病的原因[1]。

1. Gambacorti-Passerini C, *et al.* Gynaecomastia in men with chronic myeloid leukaemia after imatinib. *Lancet* 2003; **361:** 1954–56.

低磷酸盐血症 使用伊马替尼患者的一项研究报道患者出现低磷酸盐血症以及骨骼和矿物代谢的相关改变。血清磷酸盐浓度正常的患者的骨更新也发生了相似改变。低磷酸盐血症明显与患者年龄和伊马替尼剂量有关；也与血清中钙和维生素 D 的浓度降低有关[1]。厂商（*Novartis*）对数据的综述表明两个研究中低磷酸盐血症发病率为 50%；总共 1.5%患者出现 4 级低磷酸盐血症。但是低磷酸盐血症作为伊马替尼的不良反应报道的发生率只有 3%。他们建议，在进一步说明药物对骨骼的影响前，应该监测使用伊马替尼患者的磷酸盐浓度[2]。有人质疑伊马替尼的使用与低磷酸盐血症的关联[3]，有人也报道了使用此药时出现低磷酸盐血症[4]。但是，这种影响在停药后表现为可逆的。

1. Berman E, *et al.* Altered bone and mineral metabolism in patients receiving imatinib mesylate. *N Engl J Med* 2006; **354:** 2006–13.
2. Owen S, *et al.* Imatinib and altered bone and mineral metabolism. *N Engl J Med* 2006; **355:** 627.
3. Tournis S, Lyritis GP. Imatinib and altered bone and mineral metabolism. *N Engl J Med* 2006; **355:** 627.
4. Joensuu H, Reichardt P. Imatinib and altered bone and mineral metabolism. *N Engl J Med* 2006; **355:** 628. Correction. *ibid.*; 1627.

妊娠 2 名使用伊马替尼的患者曾有 3 次妊娠，2 次成功；婴儿体重都较轻，但是都健康，没有先天性畸形。第 3 次妊娠，在头 3 个月中发生流产。2 名妇女在怀孕的全程服用伊马替尼[1]。

在另一个报道[2]中，10 名妇女在使用伊马替尼治疗慢性髓性白血病时怀孕。发现妊娠时开始停用伊马替尼；对伊马替尼的暴露期为 4～9 个月。2 名妇女停用伊马替尼后不久发生自然流产，另 1 名妇女选择治疗性流产。其他 7 名妇女选择生育，产下 8 个婴儿。1 个婴儿有尿道下裂，手术矫正后没有并发症；其他所有婴儿是健康的。8 名男性患者在接受伊马替尼治疗时，他们的配偶怀孕，其中 1 名妇女 2 次怀孕。所有的男性患者继续接受伊马替尼治疗。1 名妇女发生自然流产。在产下的 8 个婴儿中，1 个有轻度的小肠旋转，出生后不久需要手术治疗。作者认为短暂暴露于伊马替尼可能轻度增加自然流产的风险。尽管作者得出结论在伊马替尼治疗中正常妊娠过程是可能的，但两个报道的作者都强调不能排除可能存在致畸效应，仍建议患者采取适当和有效的避孕措施。

一项研究综述了 125 例妊娠时有伊马替尼暴露的数据结果，得到相似的警示结论。作者表示，63 例妊娠产下正常婴儿；35 名妇女终止了妊娠（有 3 例是因为发现了胎儿畸形），18 例发生自然流产[3]。但是，有 9 个婴儿出现先天性畸形，其中若干婴儿的症状十分相似，作者认为这个结果值得注意。

1. AlKindi S, *et al.* Imatinib in pregnancy. *Eur J Haematol* 2005; **74:** 535–7.
2. Ault P, *et al.* Pregnancy among patients with chronic myeloid leukemia treated with imatinib. *J Clin Oncol* 2006; **24:** 1204–8.
3. Pye SM, *et al.* The effects of imatinib on pregnancy outcome. *Blood* 2008; **111:** 5505–8.

抗利尿激素分泌失调综合征 有报道接受每日 800mg 伊马替尼治疗后出现的低钠血症导致了抗利尿激素分泌失调综合征（SIADH）。限制液量并将给药剂量减至每日 600mg 后钠浓度恢复正常[1]。

1. Liapis K, *et al.* Syndrome of inappropriate secretion of antidiuretic hormone associated with imatinib. *Ann Pharmacother* 2008; **42:** 1882–6.

肿瘤溶解综合征 有报道使用伊马替尼时发生肿瘤溶解综合征[1,2]；应密切监测患者。对肿瘤负荷高的患者，建议用别嘌醇并给予充分的水化作为预防[2]。

1. Dann EJ, *et al.* Tumor lysis syndrome after STI571 in Philadelphia chromosome-positive acute lymphoblastic leukemia. *J Clin Oncol* 2002; **20:** 354–5.
2. Chang H, Shih L-Y. Imatinib-induced tumor lysis syndrome: report of a case and review of the literature. *Chang Gung Med J* 2008; **31:** 510–14.

药物相互作用

甲磺酸伊马替尼被细胞色素 P450 同工酶 CYP3A4 代谢，抑制酶的药物如吡咯类抗真菌药、大环内酯类抗菌药，可能提高伊马替尼的血药浓度。同样，CYP3A4 的诱导剂（如卡马西平、地塞米松、圣约翰草、苯巴比妥、苯妥英和利福平）可能降低伊马替尼的血药浓度。对这些患者需要增加伊马替尼的剂量（见下文用途和用法）。

体外试验已显示伊马替尼本身对细胞色素同工酶 CYP3A4、CYP2C9 和 CYP2D6 有抑制作用，可能会增加酶底物的血药浓度。

甲状腺功能减退症患者使用伊马替尼前可能需要增加左甲状腺素的剂量（见**左甲状腺素**的**药物相互作用**项下**抗肿瘤药**，第2086页）。

抗真菌药 在一项健康受试者的小型研究中，酮康唑显著提高伊马替尼的暴露，血药峰浓度升高，药时曲线下面积增大，清除率降低。半衰期似乎没有改变。为了避免过度暴露，使用了低于治疗剂量（200mg）的单剂量伊马替尼，作者注意伊马替尼日剂量 800mg 或更高[1]可能增大临床意义。

1. Dutreix C, *et al.* Pharmacokinetic interaction between ketoconazole and imatinib mesylate (Glivec) in healthy subjects. *Cancer Chemother Pharmacol* 2004; **54:** 290–4.

钙通道阻滞药 伊马替尼与硝苯地平可能存在相互作用的报道，见**硝苯地平**的**药物相互作用**项下**抗肿瘤药**，第1300页。

圣约翰草 使用圣约翰草 2 周后使用伊马替尼，会使伊马替尼的暴露显著下降；药时曲线下面积下降，血药峰浓度和半衰期下降，清除率上升[1,2]。

1. Frye RF, *et al.* Effect of St John's wort on imatinib mesylate pharmacokinetics. *Clin Pharmacol Ther* 2004; **76:** 323–9.
2. Smith PF, *et al.* The influence of St. John's wort on the pharmacokinetics and protein binding of imatinib mesylate. *Pharmacotherapy* 2004; **24:** 1508–14.

药动学

甲磺酸伊马替尼口服后吸收良好，血药浓度峰值出现在 2～4h 后。平均生物利用度大约 98%。伊马替尼血浆蛋白结合率为 95%。伊马替尼及其主要活性代谢物，*N*-去甲基哌嗪衍生物的血浆消除半衰期分别为 18h 和 40h。伊马替尼主要通过细胞色素 P450 同工酶 CYP3A4 代谢，CYP1A2、CYP2D6、CYP2C9 和 CYP2C19 起到了次要作用。大约 81% 的剂量 7 天内从粪便（68%）和尿（13%）中消除。它大多以代谢物的形式排泄，只有 25% 的原形药物。

1. Peng B, *et al.* Absolute bioavailability of imatinib (Glivec®) orally versus intravenous infusion. *J Clin Pharmacol* 2004; **44:** 158–62.
2. Peng B, *et al.* Clinical pharmacokinetics of imatinib. *Clin Pharmacokinet* 2005; **44:** 879–94.

用途和用法

伊马替尼是酪氨酸激酶抑制药，抑制慢性髓性白血病（见第620页）和急性淋巴细胞白血病（见第620页）中费城染色体异常产生的 BCR-ABL 酪氨酸激酶。伊马替尼对胃肠间质瘤（见**软组织肉瘤**，第642页）中过度表达的血小板衍生的生长因子和干细胞因子 c-kit（CD117）的酪氨酸激酶也有抑制作用。伊马替尼也适用于治疗脊髓发育不良综合征（见第622页）、嗜酸细胞增多综合征、侵袭性全身性肥大细胞增多症（见第1099页）和隆突性皮肤纤维肉瘤。伊马替尼以甲磺酸盐的形式口服给药，但剂量的表达以碱基的形式。甲磺酸伊马替尼 119.5mg 相对于伊马替尼 100mg。

治疗**慢性髓性白血病**时，慢性期的患者每日口服剂量伊马替尼 400mg，如果需要可增至每日 600mg 或每日 2 次，每次 400mg。急性发作或加速期的患者，每日 600mg，如果需要，可增至每日 2 次，每次 400mg。

治疗新诊断的**急性淋巴细胞白血病**时，伊马替尼每日 600mg 用于诱导、巩固或维持化疗。复发或难治性的患者可用单药治疗，给予相同剂量。

治疗**胃肠道间质瘤**（GIST）时，推荐每日给予 400mg。对不能切除或在此剂量转移性肿瘤进展的患者，可考虑增加剂量直至 400mg，每日 2 次。

治疗**脊髓发育不良病**时，伊马替尼推荐剂量为每日 400mg。对于**肥大细胞增多症**，每日 400mg，如果伴有嗜酸细胞增多症，推荐起始剂量为每日 100mg，如果应答不足增加至 400mg。类似地，治疗**嗜酸细胞增多症**的推荐剂量为每日 400mg。对于带有 FIP1L1-血小板衍生的生长因子受体 α 融合激酶的患者亚群，应给予起始剂量每日 100mg，如果应答不足则增加至 400mg。对于**隆突性皮肤纤维肉瘤**患者可给予 400mg，每日 2 次。

药物应与食物同服，同时饮用大量水，以使胃肠道刺激最小化。如果发生骨髓抑制或肝毒性，需要调整剂量；定期检查血细胞计数和肝功能（见下文**在肝损伤中的用法**）。肾损伤时也要调整剂量，见下文。

给予 CYP3A4 强诱导药（如利福平或苯妥英）的患者，伊马替尼的剂量应增加 50%，并密切监测临床应答。儿童剂量，见下文**儿童用法**。

儿童用法 在英国，伊马替尼治疗儿童慢性髓性白血病（CML）的注册口服剂量为对慢性期或晚期患者，每日 340mg/m²；总剂量不应超过 800mg。对于疾病进展的、或完成至少 3 个月治疗之后血液学应答不理想的、或者治疗 12 个月后没有细胞遗传学应答的，或者失去先前取得的血液学或细胞遗传学应答的儿童，可将剂量增加至每日 570mg/m²（最大总剂量为 800mg）。

在美国，对儿童新诊断的 CML，伊马替尼的推荐剂量为每日 340mg/m²；剂量不可超过 600mg。对与干细胞移植后 CML 慢性期复发或对干扰素 α 治疗抵抗的儿童，伊马替尼的推荐剂量为每日 260mg/m²。

治疗中可每日给药 1 次，或者分开早晚各给药 1 次。没有使用伊马替尼治疗 2 岁以下儿童的经验。

关于儿童用法的综述[1]如下。

1. Barr RD. Imatinib mesylate in children and adolescents with cancer. *Pediatr Blood Cancer* 2010; **55:** 18–25.

在肝损伤中的用法 伊马替尼经肝脏代谢。在英国注册药品信息推荐对于轻度、中度或重度肝损伤的患者，应给予最小的推荐口服剂量，每日 400mg。在美国，对于轻度和中度损伤的患者，应给予每日推荐剂量，但对于重度肝损伤的患者，推荐降低 25% 的剂量。两国对肝损伤分级的定义都是：

- 轻度：总胆红素等于正常值上限（ULN）的 1.5 倍；谷草转氨酶（天冬氨酸转氨酶）（AST/SGOT）大于 ULN。AST/SGOT 正常或小于 ULN，总胆红素大于 ULN；
- 中度：总胆红素＞ULN 的 1.5 直至 ULN 的 3 倍；
- 重度：总胆红素＞ULN 的 3～10 倍。

美国注册药品信息表示，治疗中如果出现胆红素上升＞3 倍 ULN 或肝转氨酶＞5 倍 ULN，应停用伊马替尼，直至胆红素水平降至小于 1.5 倍 ULN 并且转氨酶水平小于 2.5 倍 ULN。以减量的日剂量继续治疗。成人剂量由 800mg 降至 600mg，由 600mg 降至 400mg，由 400mg 降至 300mg。儿童剂量应由每日 340mg/m² 降至 260mg/m²，或由 260mg/m² 降至 200mg/m²。

在肾损伤中的用法 英国伊马替尼注册药品信息表示，肌酐清除率（CC）20～59ml/min 定义为轻度或中度肾损伤，对这样的患者初始口服剂量为每日 400mg。对重度肾损伤（CC 小于 20ml/min）或正在透析的患者也可给予此初始剂量，但需要谨慎用药；可根据需要调整剂量。

在美国，对轻度肾损伤（CC 40～59ml/min）的患者，给药剂量不应超过 600mg。对中度肾损伤（CC 20～39ml/min）的患者，初始剂量应减半；可根据需要调整剂量，推荐最大剂量为 400mg。建议重度肾损伤患者慎用；曾用过每日 100mg。

嗜酸细胞增多综合征 有报道对于嗜酸细胞增多综合征（HES）患者，伊马替尼可产生临床应答[1～4]。有些报道提示伊马替尼对即使不伴有嗜酸细胞增多症的肥大细胞病也有活性[5]。但是，不是所有 HES 患者对伊马替尼有应答[4]。许多 HES 骨髓发育不良变异患者表达由血小板衍生的生长因子受体 α 基因和邻近基因 FIP1L1 异常融合后衍生来的新型激酶。几乎带有这种 FIP1L1-血小板衍生的生长因子受体 α 融合激酶的所有患者对伊马替尼都有应答，但在 HES 患者中没有伊马替尼已知靶点的亚群对伊马替尼也有应答[6,7]。

1. Gleich GJ, *et al.* Treatment of hypereosinophilic syndrome with imatinib mesilate. *Lancet* 2002; **359:** 1577–8.
2. Cools J, *et al.* A tyrosine kinase created by fusion of the PDGFRA and FIP1L1 genes as a therapeutic target of imatinib in idiopathic hypereosinophilic syndrome. *N Engl J Med* 2003; **348:** 1201–14.
3. Koury MJ, *et al.* Reversal of hypereosinophilic syndrome and lymphomatoid papulosis with mepolizumab and imatinib. *Am J Med* 2003; **115:** 587–9.
4. Payne SM, Kovacs MJ. Imatinib mesylate treatment in two patients with idiopathic hypereosinophilic syndrome. *Ann Pharmacother* 2004; **38:** 1215–18.
5. Pardanani A, *et al.* Imatinib for systemic mast-cell disease. *Lancet* 2003; **362:** 535–7.
6. Müller AMS, *et al.* Imatinib mesylate as a novel treatment option for hypereosinophilic syndrome: two case reports and a comprehensive review of the literature. *Ann Hematol* 2006; **85:** 1–16.
7. Antoniu SA. Imatinib mesylate for the treatment of hypereosinophilic syndromes. *Curr Opin Investig Drugs* 2006; **7:** 980–4.

恶性肿瘤 参考文献如下。

1. Peggs K, Mackinnon S. Imatinib mesylate—the new gold standard for treatment of chronic myeloid leukemia. *N Engl J Med* 2003; **348:** 1048–50.
2. Deininger MW, *et al.* Practical management of patients with chronic myeloid leukemia receiving imatinib. *J Clin Oncol* 2003; **21:** 1637–47.
3. Deininger M, *et al.* The development of imatinib as a therapeutic agent for chronic myeloid leukemia. *Blood* 2005; **105:** 2640–53.
4. Kantarjian HM, *et al.* New insights into the pathophysiology of chronic myeloid leukemia and imatinib resistance. *Ann Intern Med* 2006; **145:** 913–23.
5. Moen MD, *et al.* Imatinib: a review of its use in chronic myeloid leukaemia. *Drugs* 2007; **67:** 299–320.
6. Siddiqui MAA, Scott LJ. Imatinib: a review of its use in the management of gastrointestinal stromal tumours. *Drugs* 2007; **67:** 805–20.
7. Cross SA, Lyseng-Williamson KA. Imatinib: in relapsed or refractory Philadelphia chromosome-positive acute lymphoblastic leukaemia. *Drugs* 2007; **67:** 2645–54.
8. Jabbour E, *et al.* Suboptimal response to or failure of imatinib treatment for chronic myeloid leukemia: what is the optimal strategy? *Mayo Clin Proc* 2009; **84:** 161–9.
9. Wolf D, Rumpold H. A benefit-risk assessment of imatinib in chronic myeloid leukaemia and gastrointestinal stromal tumours. *Drug Safety* 2009; **32:** 1001–15.
10. Duffaud F, Le Cesne A. Imatinib in the treatment of solid tumours. *Target Oncol* 2009; **4:** 45–56.
11. Adenis A, *et al.* Imatinib in gastrointestinal stromal tumor: does treatment duration matter? *Oncology* 2009; **77:** 157–61.
12. Gronchi A, *et al.* The role of high-dose imatinib in the management of patients with gastrointestinal stromal tumor. *Cancer* 2010; **116:** 1847–58.
13. Osborn M, Hughes T. Managing imatinib resistance in chronic myeloid leukaemia. *Curr Opin Hematol* 2010; **17:** 97–103.

肺动脉高压 伊马替尼对肺动脉高压患者有益（见第1138页），特别是对其他治疗失败的患者有作用[1～4]。

1. Ghofrani HA, *et al.* Imatinib for the treatment of pulmonary arterial hypertension. *N Engl J Med* 2005; **353:** 1412–13.
2. Patterson KC, *et al.* Imatinib mesylate in the treatment of refractory idiopathic pulmonary arterial hypertension. *Ann Intern Med* 2006; **145:** 152–3.
3. Souza R, *et al.* Long term imatinib treatment in pulmonary arterial hypertension. *Thorax* 2006; **61:** 736.
4. Chhina MK, *et al.* Evaluation of imatinib mesylate in the treatment of pulmonary arterial hypertension. *Future Cardiol* 2010; **6:** 19–35.

制剂

专利制剂

Arg.: Glivec; Timab; Ziatir; **Austral.:** Glivec; **Austria:** Glivec; **Belg.:** Glivec; **Braz.:** Glivec; **Canad.:** Gleevec; **Chile:** Glivec; **Cz.:** Glivec; **Denm.:** Glivec; **Fin.:** Glivec; **Fr.:** Glivec; **Ger.:** Glivec; **Gr.:** Glivec; **Hong Kong:** Glivec; **Hung.:** Glivec; **India:** Imatib; Zoleta†; **Indon.:** Glivec; **Irl.:** Glivec; **Israel:** Glivec; **Ital.:** Glivec; **Jpn:** Glivec; **Malaysia:** Glivec; **Mex.:** Glivec; **Neth.:** Glivec; **Norw.:** Glivec; **NZ:** Glivec; **Philipp.:** Glivec; **Pol.:** Glivec; **Port.:** Glivec; **Rus.:** Glivec (Гливек); **S.Afr.:** Gleevec; **Singapore:** Glivec; **Spain:** Glivec; **Swed.:** Glivec; **Switz.:** Glivec; **Thai.:** Glivec; **Turk.:** Glivec; **UK:** Glivec; **Ukr.:** Glivek (Гливек); **USA:** Gleevec; **Venez.:** Glivec.

Imexon（*rINN*）伊美克

BM-06002; Imexón; Imexonum. (5*R*,*S*)-4-Amino-1,3-diazabicyclo[3.1.0]hex-3-en-2-one.

Имексон

$C_4H_5N_3O$ = 111.1.

CAS — 59643-91-3.

UNII — 8F63U28T2V.

注：名称 Amplimexon 已被用作伊美克的商标。

简介

伊美克是一种氰基氮丙啶化合物，通过多种途径表现出抗肿瘤活性，其中一条途径是导致癌细胞中线粒体破裂，从而诱导凋亡。此药治疗包括卵巢癌、胰腺腺癌、多发性骨髓瘤和转移性恶性黑色素瘤等恶性肿瘤的研究正在进行中。

Inotuzumab Ozogamicin（*rINN*）依珠单抗奥加米星

CMC-544; Inotuzumab ozogamicina; Inotuzumab Ozogamicine; Inotuzumabum Ozogamicinum; WAY-207294. Immunoglobulin G4, anti-(human CD22 (antigen)) (human-mouse monoclonal G544 heavy chain), disulfide with human-mouse monoclonal G544 κ-chain, dimer, conjugate with ozogamicin.

Инотузумаб Озогамицин

CAS — 635715-01-4.

UNII — P93RUU11P7.

简介

依珠单抗奥加米星是连接了细胞毒性抗生素卡奇霉素的重组人源单克隆抗体。它治疗非霍奇金淋巴瘤的研究正在进行中。

Interleukin-2 白细胞介素-2

BG-8301 (teceleukin); Epidermal Thymocyte Activating Factor; ETAF; Factor de crecimiento de células T; IL-2; Interleucina 2; T-cell Growth Factor; TCGF.

Интерлейкин-2

性状 白细胞介素-2是天然存在的含133个氨基酸的糖蛋白，分子量约15000。天然来源或重组DNA技术的产品（rIL-2）。

除了阿地白介素（见下文）外，重组DNA技术产生白介素-2的修饰产物还有西莫白介素和替西白介素。

Aldesleukin (*BAN*, *USAN*, *rINN*) 阿地白介素

Aldesleukiini; Aldesleukina; Aldesleukine; Aldesleukinum; Aldeslökin; Des-alanyl-1, Serine-125 Human Interleukin-2; Recombinant Interleukin-2; 125-L-Serine-2–133-interleukin 2 (human reduced).

Альдеслейкин

CAS — 110942-02-4.
ATC — L03AC01.
ATC Vet — QL03AC01.
UNII — M89N0Q7EQR.

性状 阿地白介素（修饰的人重组白介素-2）由重组DNA技术生产，使用了含有人白介素-2基因类似物的大肠杆菌菌株。它不同于天然的白介素-2在于它没有糖基化，不含*N*-末端丙氨酸，在125位用丝氨酸取代半胱氨酸。

配伍禁忌 33800U/ml的阿地白介素在5%葡萄糖液与其他药物混合明显失去生物活性，这些药物包括更昔洛韦钠、劳拉西泮、羟乙磺酸喷他脒、乙二磺酸丙氯拉嗪和盐酸异丙嗪[1]。然而使用光谱测量的各种方法无法测出配伍禁忌，只有劳拉西泮的配伍禁忌是可见的，提示这些方法对于评价蛋白质的配伍是无效的。

1. Alex S, *et al.* Compatibility and activity of aldesleukin (recombinant interleukin-2) in presence of selected drugs during simulated Y-site administration: evaluation of three methods. *Am J Health-Syst Pharm* 1995; **52:** 2423–6.

稳定性 阿地白介素在塑料注射器中用5%葡萄糖或0.9%氯化钠复溶，用注射器给药24h时，活性损失75%～100%[1,2]。如果阿地白介素只用水复溶[2]或用白蛋白复溶[1,2]，则看不到活性的损失。有人指出因为没有毒性而怀疑活性的损失[1,2]，在一些公开的研究中没有毒性可能归因于此[1,3]。然而这些研究的作者指出他们使用白蛋白复溶阿地白介素[4,5]。提倡使用低浓度的白蛋白复溶以避免生物等效性的问题[1,4,6]，但是不推荐用于目前的注册制剂。瓶装阿地白介素由注射用水复溶。

但是，英国注册药品信息允许用含0.1%人血白蛋白的5%葡萄糖溶液将阿地白介素进一步稀释至最多500ml，以供24h输注；在加入复溶的阿地白介素前，应将白蛋白加入葡萄糖溶液中混合。

对于短时间静脉输注，美国注册药品信息表明在特定范围以外的5%葡萄糖稀释的药物（低于30μg/ml或高于70μg/ml）导致给药差异性的增加。

由于聚合反应发生增加。不推荐使用0.9%的氯化钠复溶或稀释阿地白介素制剂。

1. Miles DW, *et al.* Reconstitution of interleukin 2 with albumin for infusion. *Lancet* 1990; **335:** 1602–3.
2. Vlasveld LT, *et al.* Reconstitution of interleukin-2. *Lancet* 1990; **336:** 446.
3. Miles DW, *et al.* Toxicity and reconstitution of recombinant interleukin-2 with albumin. *Lancet* 1991; **338:** 1464.
4. Franks CR. Reconstitution of interleukin-2. *Lancet* 1990; **336:** 445–6.
5. Hamblin T. Reconstitution of interleukin-2 with albumin for infusion. *Lancet* 1990; **336:** 251.
6. Lamers CHJ, *et al.* Bioavailability of interleukin-2 after reconstitution with albumin. *Lancet* 1992; **340:** 241.

单位

按第1个国际标准制剂（1987），1安瓿中含有100U人白介素-2。白介素-2的活性也可以用Nutley单位和Cetus单位来表示。据报道100IU相当于大约83.3Nutley单位和大约16.7Cetus单位。美国注册药品信息表明，1.8×10⁷IU的阿地白介素相当于1.1mg的蛋白。

不良反应和处置

白介素-2毒性和剂量以及给药途径有关，经常较严重，有死亡病例发生。使用阿地白介素的患者中常见血管抵抗力减少和毛细血管渗透性增加（毛细血管渗漏综合征），导致低血压、器官灌流减低和水肿。皮下给药这些不良反应的发生率和严重程度比静脉给药低。对于由此导致的低血容量症补液是必须的，同时需要多巴胺或其他升压药以维持器官灌流。毛细血管渗漏综合征可能导致心脏不良反应，包括心动过速、心绞痛、心肌梗死；呼吸系统的不良反应例如呼吸困难、肺水肿和呼吸衰竭；肾功能异常包括尿毒症和少尿或无尿；精神状态改变包括易怒、抑郁、意识模糊和困倦。如果患者有严重的嗜睡和昏睡，应停止治疗，否则持续下去可能导致昏迷。肝酶升高、胃肠功能紊乱、发热和流感样症状（不适、僵直、寒战、关节痛和肌痛）、皮疹、瘙痒、贫血、白细胞减少和血小板减少，都相对常见。可以使用对乙酰氨基酚（而不是NSAIDs，见下文**对肾的影响**）预防发热。哌替啶可以用于控制僵直。也需要止吐药和止泻药。抗组胺药可能使一些痒疹患者获益。皮下给药时注射部位反应常见，有坏死发生。阿地白介素的使用可能导致中性粒细胞功能损伤，增加细菌感染的风险（见下文），包括败血症和细菌性心内膜炎；据报道这些主要发生在静脉使用白介素-2后，可能需要预防使用抗菌药。

1. Sundin DJ, Wolin MJ. Toxicity management in patients receiving low-dose aldesleukin therapy. *Ann Pharmacother* 1998; **32:** 1344–52.
2. Schwartzentruber DJ. Guidelines for the safe administration of high-dose interleukin-2. *J Immunother* 2001; **24:** 287–93.
3. Dutcher J, *et al.* Kidney cancer: the Cytokine Working Group experience (1986-2001): part II: management of IL-2 toxicity and studies with other cytokines. *Med Oncol* 2001; **18:** 209–19.
4. Schwartz RN, *et al.* Managing toxicities of high-dose interleukin-2. *Oncology (Huntingt)* 2002; **16** (suppl 13): 11–20.

细菌感染 静脉导管使用白介素-2的患者，败血症和菌血症的发生增加[1,2]，这也可能发生在皮下给药时[3]，尽管其他给药方式并没有发现这种情况[4,5]。非机会性的细菌感染发生率的提高在使用白介素-2的AIDS患者中也许是个特殊的问题[6]。机制还不确定，但可能与淋巴因子对嗜中性粒细胞的损伤有关[7]。

1. Snydman DR, *et al.* Nosocomial sepsis associated with interleukin-2. *Ann Intern Med* 1990; **112:** 102–7.
2. Shiloni E, *et al.* Interleukin-2 therapy, central venous catheters, and nosocomial sepsis. *Ann Intern Med* 1990; **112:** 882–3.
3. Jones AL, *et al.* Infectious complications of subcutaneous interleukin-2 and interferon-alpha. *Lancet* 1992; **339:** 181–2.
4. Buter J, *et al.* Infection after subcutaneous interleukin-2. *Lancet* 1992; **339:** 552.
5. Schomburg AG, *et al.* Cytokines and infection in cancer patients. *Lancet* 1992; **339:** 1061.
6. Murphy PM, *et al.* Marked disparity in incidence of bacterial infections in patients with the acquired immunodeficiency syndrome receiving interleukin-2 or interferon-γ. *Ann Intern Med* 1988; **108:** 36–41.
7. Klempner MS, *et al.* An acquired chemotactic defect in neutrophils from patients receiving interleukin-2 immunotherapy. *N Engl J Med* 1990; **322:** 959–65.

对心血管系统的影响 白介素-2治疗可导致心脏毒性如心律失常和急性心肌梗死。高剂量治疗（600000U/kg，静脉给药，每8h 1次）时曾发生似乎是可逆转的心肌炎；也有报道发生血液动力学不稳定，导致急性冠状动脉综合征。建议仔细筛查患者的心肺疾病[1]。

1. Eisner RM, *et al.* Case report and brief review: IL-2-induced myocarditis. *Cancer Invest* 2004; **22:** 401–4.

对内分泌功能的影响 有研究提示肾上腺转移的患者在白介素治疗时可能特别容易发生肾上腺出血继而导致衰竭[1]。研究结果还提示缺乏内源性的类固醇产物可能增加白介素-2早期严重毒性[1]。

有报道白介素对甲状腺功能的影响，患者出现甲状腺功能减退症[2~4]和甲状腺肿[3]。

1. VanderMolen LA, *et al.* Adrenal insufficiency and interleukin-2 therapy. *Ann Intern Med* 1989; **111:** 185.
2. Atkins MB, *et al.* Hypothyroidism after treatment with interleukin-2 and lymphokine-activated killer cells. *N Engl J Med* 1988; **318:** 1557–63.
3. van Liessum PA, *et al.* Hypothyroidism and goitre during interleukin-2 therapy without LAK cells. *Lancet* 1989; **i:** 224.
4. Sauter NP, *et al.* Transient thyrotoxicosis and persistent hypothyroidism due to acute autoimmune thyroiditis after interleukin-2 and interferon-α therapy for metastatic carcinoma: a case report. *Am J Med* 1992; **92:** 441–4.

对肾脏的影响 在99名成年患者中，静脉使用阿地白介素导致了几乎所有人不同程度的肾损伤[1]。低血压、少尿、体液潴留和肾小管对滤过钠高亲和性所致氮质血症等临床症状都支持肾前性急性肾功能衰竭是肾功能障碍的原因。62%的患者在7天内肾功能值回到基线水平，30天时95%的患者肾功能值回到基线水平。治疗前血清肌酐值较高的患者，尤其是超过60岁和以前进行过肾切除术的患者，肾功能改变的严重性和长期性的风险更大，特别是使用吲哚美辛治疗发热和寒战时更容易发生，由于吲哚美辛可能通过影响肾内前列腺素产物产生肾功能损伤。在一项试验中[2]15个儿童持续输注阿地白介素出现了相似的结果。另一项试验[3]进一步研究阿地白介素输注对肾血液动力学的影响发现，阿地白介素有特殊的肾血管收缩作用，肾内前列腺素合成的改变对肾血流减小也有作用。

1. Belldegrun A, *et al.* Effects of interleukin-2 on renal function in patients receiving immunotherapy for advanced cancer. *Ann Intern Med* 1987; **106:** 817–22.
2. Cochat P, *et al.* Renal effects of continuous infusion of recombinant interleukin-2 in children. *Pediatr Nephrol* 1991; **5:** 33–7.
3. Geertsen PF, *et al.* Renal haemodynamics, sodium and water reabsorption during continuous intravenous infusion of recombinant interleukin-2. *Clin Sci* 1998; **95:** 73–81.

对皮肤的影响 有报道在使用阿地白介素后出现假性系统性硬化；停止阿地白介素治疗并给予皮质激素后可见皮肤增厚减轻[1]。

1. Marie I, *et al.* Pseudosystemic sclerosis as a complication of recombinant human interleukin 2 (aldesleukin) therapy. *Br J Dermatol* 2007; **156:** 182–3.

注意事项

对已经患有心脏病的患者以及严重的肝肾损伤的患者，使用阿地白介素应谨慎。避免在中枢神经系统转移或癫痫患者中使用。

毒性和应答弱的危险因素包括限制性的体力活动（肿瘤东部合作组织体力状态1分或更高），2个或更多的转移灶，原发肿瘤的诊断到考虑使用阿地白介素治疗的时间少于24个月。英国注册药品信息说明同时具有这三种危险因素的肾细胞癌患者不能使用阿地白介素治疗。

阿地白介素可能使自身免疫性疾病恶化，有这些疾病的患者应谨慎使用阿地白介素。开始治疗前应对细菌感染进行充分治疗。阿地白介素可能增加浆膜表面的渗出，通常在开始使用阿地白介素前应对此进行治疗。

开始治疗前并在治疗期间定期应监测生命征象、血细胞计数、肝肾功能、血清电解质和肺及心功能。

活性 不使用白蛋白的连续输注对阿地白介素活性损失的叙述，见上文**稳定性**。

炎性肠病 2名有局限性肠炎（克罗恩病）病史的患者使用阿地白介素后出现复发。建议白介素-2禁用于这些患者[1]。

1. Sparano JA, *et al.* Symptomatic exacerbation of Crohn disease after treatment with high-dose interleukin-2. *Ann Intern Med* 1993; **118:** 617–18.

银屑病 3名患者单独使用阿地白介素或联合使用了淋巴因子激活的杀伤细胞，银屑病发生恶化，局部治疗后症状缓解[1]。

1. Lee RE, *et al.* Interleukin 2 and psoriasis. *Arch Dermatol* 1988; **124:** 1811–15.

药物相互作用

皮质激素（减少白介素-2的一些不良反应）可能也会减低它的抗肿瘤活性，一般避免同时使用。阿地白介素治疗后使用碘化造影剂可能导致类似于阿地白介素直接不良反应的症状。尽管据报道大多数反应发生在阿地白介素最后一次使用2～4周内，但也有发生在数月之后的。

抗病毒药 白介素-2对茚地那韦血药浓度的影响（第850页）。

NSAIDs NSAIDs非甾体类抗炎药能有效地预防和降低白介素引起的发热和肌痛。然而有人担心它们能加剧肾毒性（参见上文**对肾脏的影响**）。在一项研究中，接受白介素-2治疗的患者使用吲哚美辛导致更严重的体重增加、少尿和氮质血症[1]。但是在另1例研究中成功地使用了布洛芬降低白介素-2的毒性[2]。

1. Sosman JA, *et al.* Repetitive weekly cycles of interleukin-2 II: clinical and immunologic effects of dose, schedule, and addition of indomethacin. *J Natl Cancer Inst* 1988; **80:** 1451–61.
2. Eberlein TJ, *et al.* Ibuprofen causes reduced toxic effects of interleukin 2 administration in patients with metastatic cancer. *Arch Surg* 1989; **124:** 542–7.

药动学

阿地白介素静脉快速推注后，血清分布和消除半衰期分别是13min和85min。皮下注射，吸收半衰期为45min，消除半衰期为5.3h，生物利用度范围为35%～47%。

阿地白介素由肾代谢成为氨基酸。

1. Anderson PM, Sorenson MA. Effects of route and formulation on clinical pharmacokinetics of interleukin-2. *Clin Pharmacokinet* 1994; **27:** 19–31.
2. Piscitelli SC, *et al.* Pharmacokinetics and pharmacodynamics of subcutaneous interleukin-2 in HIV-infected patients. *Pharmacotherapy* 1996; **16:** 754–9.
3. Kirchner GI, *et al.* Pharmacokinetics of recombinant human interleukin-2 in advanced renal cell carcinoma patients following subcutaneous application. *Br J Clin Pharmacol* 1998; **46:** 5–10.
4. Kamikawa S, *et al.* Pharmacokinetic study of interleukin-2 following intravenous injection in hemodialysis patients with renal cell carcinoma. *Ther Apher Dial* 2008; **12:** 67–71.

用途和用法

白介素-2是一种淋巴因子，刺激T淋巴细胞的增

殖，放大对抗原的免疫反应。它对 B 淋巴细胞也有作用，介导干扰素 γ 的生成，活化淋巴因子激活的杀伤细胞（LAK）和自然杀伤细胞（NK）。白介素-2 用于特定患者转移性肾细胞癌的免疫治疗（第634页），也用于转移性黑色素瘤（第639页），也被试用于非霍奇金淋巴瘤和急性髓性白血病（见下文）。

白介素-2 通常以一种重组的形式，例如阿地白介素，静脉输注或皮下注射。

尝试过许多剂量方案。在英国，阿地白介素治疗转移性肾细胞癌的推荐剂量是第 1 周每日 1 次，每次 18MU，皮下注射，连续 5 日，休息 2 日。接下来 3 周，每周第 1、第 2 天 18MU，第 3～5 天 9MU，接下来 2 天休息。间隔 1 周重复这种 4 周方案。如果不能耐受可以延期或减量。

目前阿地白介素很少经静脉输注给药，因为它可能导致毛细血管渗漏综合征（见上文**不良反应和处置**）。如果使用，连续静脉输注 5 日，1.8×10^7U/(m^2·24h)，之后休息 2～6 日。然后再输注 5 日，之后休息 3 周。以上为一个诱导周期；第 1 个周期的 3 周休息后给予第 2 个周期。皮下或静脉给药后，对于应答或病情稳定的患者，每隔 4 周给予 1 个周期，直至完成 4 个维持周期。然而在美国注册用法，阿地白介素采取静脉输注治疗转移性肾细胞癌或转移性黑色素瘤。推荐 600000U/kg，输注 15min 以上，每 8h 1 次，直至 14 个剂量。9 天后重复这 5 天的周期方案。有应答的患者在间隔至少 7 周后可给予更多的疗程。毒性大时应停止给药。

使用白介素-2 吸入治疗肾细胞癌的研究正在进行中。

有人研究白介素-2 联合淋巴因子激活的杀伤细胞（LAK）和肿瘤浸润淋巴细胞（TIL）用于肿瘤过继免疫治疗。采集患者体内的这两种细胞，体外活化，回输给患者。

白介素-2 也被试用于 HIV 感染和 AIDS 的患者，试图恢复患者的免疫应答（见下文），也被用于其他一些感染或免疫性疾病。

其他的白介素正在研究中（参见**白介素-1**，第2259页）。对白介素-2 和聚乙二醇的偶合物也进行了研究（PEG-IL2，培高白介素），脂质体包被的白介素-2 用于治疗肾、脑和中枢神经系统肿瘤的研究也已进行。

一种自然存在细胞因子的混合物，包括白介素、干扰素、炎症趋化因子和集落刺激因子（Multikine®）用作头颈部鳞状上皮细胞癌患者肿瘤新辅助疗法的研究正在进行中。

1. Noble S, Goa K. Aldesleukin (recombinant interleukin-2): a review of its pharmacological properties, clinical efficacy and tolerability in patients with metastatic melanoma. *BioDrugs* 1997; **7:** 394–422.
2. Atkins MB, *et al.* High-dose recombinant interleukin 2 therapy for patients with metastatic melanoma: analysis of 270 patients treated between 1985 and 1993. *J Clin Oncol* 1999; **17:** 2105–16.
3. Malaguarnera M, *et al.* Use of interleukin-2 in advanced renal carcinoma: meta-analysis and review of the literature. *Eur J Clin Pharmacol* 2001; **57:** 267–73.
4. Atkins MB, *et al.* Kidney cancer: the Cytokine Working Group experience (1986-2001): part I: IL-2-based clinical trials. *Med Oncol* 2001; **18:** 197–207.
5. Gaffen SL, Liu KD. Overview of interleukin-2 function, production and clinical applications. *Cytokine* 2004; **28:** 109–23.
6. Eklund JW, Kuzel TM. A review of recent findings involving interleukin-2-based cancer therapy. *Curr Opin Oncol* 2004; **16:** 542–6.
7. Eklund JW, Kuzel TM. Interleukin-2 in the treatment of renal cell carcinoma and malignant melanoma. *Cancer Treat Res* 2005; **126:** 263–87.
8. Porta C. Maintenance biotherapy with interleukin-2 and interferon for metastatic renal cell cancer. *Expert Rev Anticancer Ther* 2006; **6:** 141–52.
9. McDermott DF. Update on the application of interleukin-2 in the treatment of renal cell carcinoma. *Clin Cancer Res* 2007; **13:** 716s–720s.
10. Petrella T, *et al.* Single-agent interleukin-2 in the treatment of metastatic melanoma: a systematic review. *Cancer Treat Rev* 2007; **33:** 484–96.

用法 关于白介素-2 用法的一篇综述[1]见下文。

1. Shaker MA, Younes HM. Interleukin-2: evaluation of routes of administration and current delivery systems in cancer therapy. *J Pharm Sci* 2009; **98:** 2268–98.

急性髓性白血病 对巩固治疗后首次缓解的急性髓性白血病患者，给予白介素-2 联用盐酸组胺（见第2252页）[1,2]。盐酸组胺的作用是保护淋巴细胞，尤其是 NK 和 T 细胞，它们负责通过免疫介导杀死残留的白血病细胞。

白介素-2 皮下注射给药，16400U/kg，每日 2 次，两次给药间最少间隔 6h。给予白介素-2 1～3min 后，给予盐酸组胺 500μg，皮下注射 5～15min（注射速度不超过 100μg/min）。给予盐酸组胺时间长达 15min 对减轻组胺引起的严重不良反应可能是必须的（见第2252页）。给予组胺后患者应该休息 20min。盐酸组胺和白介素-2 不能同时或者同解剖部位注射给药。3 周一个治疗周期，重复共 10 个治疗周期，前 3 周期给药后间隔 3 周的无治疗期，后续周期中间隔增加至 6 周。不良反应严重时可调整两种药的剂量。

1. Thorén FB, *et al.* Histamine dihydrochloride and low-dose interleukin-2 as post-consolidation immunotherapy in acute myeloid leukemia. *Expert Opin Biol Ther* 2009; **9:** 1217–23.
2. Romero AI, *et al.* Post-consolidation immunotherapy with histamine dihydrochloride and interleukin-2 in AML. *Scand J Immunol* 2009; **70:** 194–205.

HIV 感染和 AIDS HIV 感染和 AIDS（第828页）免疫缺陷导致白介素-2 生成的缺乏。白介素-2 刺激淋巴细胞的增殖，活化自然杀伤细胞，因此若干研究验证了在 HIV 感染患者的治疗中增加白介素-2 的获益[1,2]。依据早期的试验性研究，抗逆转录病毒治疗联合白介素-2 显示出比单独使用抗逆转录病毒治疗甚至包含了 HAART 的治疗对 CD4 细胞计数有更明显的增加[3～7]。但是，还不清楚这种增加是否有额外的临床获益。对早期结果的汇总分析[8]显示白介素-2 对临床结果的改善趋势不显著。在 ESPRIT 和 SILCAAT[9]研究中，尽管维持增加的 CD4 细胞计数的中位时间超过了 7 年或以上，但依据生存率或发生机会性疾病的风险来评价，在抗逆转录病毒治疗方案中增加皮下给予白介素-2，没有显示出任何临床获益。

尽管试用了替西白介素[3]，大多数在 HIV 中白介素-2 治疗的研究使用阿地白介素。剂量和使用方法不同：大体上剂量范围每日 6～18MU，静脉输注，或者每日 3～30MU，皮下注射，大多数病例 5 天一周期，每 8 周 1 次。皮下剂量似乎和静脉同样有效[4,10]，而且更方便[4]，毒性可能更小[11]。有证据表明每日 2 次，每次 3MU、4.5MU 或 7.5MU，皮下注射，5 天剂量周期的方案是有效的[5,6,10,12～14]，然而更低剂量 1.5MU，一天 2 次的周期方案没有效果[5,12,14]。一项 3 个试验的荟萃分析[15]发现皮下注射 7.5MU，每日 2 次，连用 5 天，每 8 周 1 次，在治疗 3 周期后产生的 CD4 细胞计数的增加比 4.5MU 或 1.5MU 剂量产生的多。然而其他试验报道在疾病晚期的患者使用 HAART，剂量低至每日 3MU 能使患者获益[16]。每日持续低剂量治疗在几个月的疗程后表现出加速 T 细胞正常化，提高自然杀伤细胞浓度[11]。

不良反应常见，尤其是高剂量下，静脉输注比皮下使用不良反应多[7,11]。然而对病毒复制的有效刺激作用以及随之而来的病毒负荷增长的担心似乎没有得到支持[4～7,10]。一些研究报道了使用白介素治疗的患者病毒负荷减少[6,17]，包括降低那些 HIV 合并感染了丙型肝炎患者的丙型肝炎病毒负荷[10,18]。

聚乙二醇的白介素-2 的偶合物 PEG-IL2，也进行了同样的研究，但结果令人失望，因为它在刺激 CD4 计数上明显不如阿地白介素有效[4,19]。

1. Pau AK, Tavel JA. Therapeutic use of interleukin-2 in HIV-infected patients. *Curr Opin Pharmacol* 2002; **2:** 433–9.
2. Temesgen Z. Interleukin-2 for the treatment of human immunodeficiency virus infection. *Drugs Today* 2006; **42:** 791–801.
3. Bartlett JA, *et al.* Coadministration of zidovudine and interleukin-2 increases absolute CD4 cells in subjects with Walter Reed stage 2 human immunodeficiency virus infection: results of ACTG protocol 042. *J Infect Dis* 1998; **178:** 1170–3.
4. Levy Y, *et al.* Comparison of subcutaneous and intravenous interleukin-2 in asymptomatic HIV-1 infection: a randomised controlled trial. *Lancet* 1999; **353:** 1923–9.
5. Losso MH, *et al.* A randomized, controlled, phase II trial comparing escalating doses of subcutaneous interleukin-2 plus antiretrovirals versus antiretrovirals alone in human immunodeficiency virus-infected patients with CD4+ cell counts ≥350/mm^3. *J Infect Dis* 2000; **181:** 1614–21. Correction. *ibid.*; 2122.
6. Davey RT, *et al.* Immunologic and virologic effects of subcutaneous interleukin 2 in combination with antiretroviral therapy: a randomized controlled trial. *JAMA* 2000; **284:** 183–9.
7. Piscitelli SC, *et al.* A risk-benefit assessment of interleukin-2 as an adjunct to antiviral therapy in HIV infection. *Drug Safety* 2000; **22:** 19–31.
8. Emery S, *et al.* Pooled analysis of 3 randomized, controlled trials of interleukin-2 therapy in adult human immunodeficiency virus type 1 disease. *J Infect Dis* 2000; **182:** 428–34.
9. Abrams D, *et al.* INSIGHT-ESPRIT Study Group. SILCAAT Scientific Committee. Interleukin-2 therapy in patients with HIV infection. *N Engl J Med* 2009; **361:** 1548–59.
10. Tambussi G, *et al.* Efficacy of low-dose intermittent subcutaneous interleukin (IL)–2 in antiviral drug–experienced human immunodeficiency virus–infected persons with detectable virus load: a controlled study of 3 IL-2 regimens with antiviral drug therapy. *J Infect Dis* 2001; **183:** 1476–84.
11. Smith KA. Low-dose daily interleukin-2 immunotherapy: accelerating immune restoration and expanding HIV-specific T-cell immunity without toxicity. *AIDS* 2001; **15** (suppl 2): S28–S35.
12. Davey RT, *et al.* A randomized trial of high- versus low-dose subcutaneous interleukin-2 outpatient therapy for early human immunodeficiency virus type 1 infection. *J Infect Dis* 1999; **179:** 849–58.
13. David D, *et al.* Rapid effect of interleukin-2 therapy in human immunodeficiency virus-infected patients whose CD4 cell counts increase only slightly in response to combined antiretroviral treatment. *J Infect Dis* 2001; **183:** 730–5.
14. Ruxrungtham K, *et al.* A randomized, controlled 24-week study of intermittent subcutaneous interleukin-2 in HIV-1 infected patients in Thailand. *AIDS* 2000; **14:** 2509–13.
15. Arduino RC, *et al.* CD4 cell response to 3 doses of subcutaneous interleukin 2: meta-analysis of 3 Vanguard studies. *Clin Infect Dis* 2004; **39:** 115–22.
16. Arnó A, *et al.* Efficacy of low-dose subcutaneous interleukin-2 to treat advanced human immunodeficiency virus type 1 in persons with ≤250/microlitre CD4 T cells and undetectable plasma virus load. *J Infect Dis* 1999; **180:** 56–60.
17. Lafeuillade A, *et al.* Pilot study of a combination of highly active antiretroviral therapy and cytokines to induce HIV-1 remission. *J Acquir Immune Defic Syndr* 2001; **26:** 44–55.
18. Schlaak JF, *et al.* Sustained suppression of HCV replication and inflammatory activity after interleukin-2 therapy in patients with HIV/hepatitis C virus coinfection. *J Acquir Immune Defic Syndr* 2002; **29:** 145–8.
19. Carr A, *et al.* Outpatient continuous intravenous interleukin-2 or subcutaneous, polyethylene glycol-modified interleukin-2 in human immunodeficiency virus-infected patients: a randomized, controlled, multicenter study. *J Infect Dis* 1998; **178:** 992–9.

带状疱疹后神经痛 一名 46 岁的患有抵抗治疗的慢性带状疱疹后神经痛（见第9页）的 HIV 患者，在一项 HIV 临床研究中接受了 1 周期白介素-2 皮下注射治疗（7.5MU，每日 2 次，连续 5 天）。他表示这立即缓解了疱疹后神经痛，并在随访的 3 年中疼痛无复发。

1. Rotty J, *et al.* Interleukin-2: a potential treatment option for post-herpetic neuralgia? *Clin Infect Dis* 2006; **43:** e109–e110.

制剂

专利制剂

Arg.: Ilcass; Ilgen; Proleukin; ***Austral.:*** Proleukin†; ***Austria:*** Proleukin; ***Belg.:*** Proleukin; ***Braz.:*** Proleukin; ***Canad.:*** Proleukin; ***Cz.:*** Proleukin; ***Denm.:*** Proleukin; ***Fin.:*** Proleukin; ***Fr.:*** Proleukin; ***Ger.:*** Proleukin; ***Gr.:*** Proleukin; ***Hong Kong:*** Proleukin†; ***Hung.:*** Proleukin; ***Irl.:*** Proleukin; ***Israel:*** Proleukin; ***Ital.:*** Proleukin; ***Jpn:*** Celeuk; Imunace; ***Mex.:*** Proleukin; ***Neth.:*** Proleukin; ***NZ:*** Proleukin; ***Pol.:*** Proleukin†; ***Port.:*** Proleukin; ***Rus.:*** Proleukin (Пролейкин); Roncoleukin (Ронколейкин); ***S.Afr.:*** Chiron IL-2; ***Singapore:*** Proleukin; ***Spain:*** Proleukin; ***Switz.:*** Proleukin; ***Turk.:*** Proleukin; ***UK:*** Proleukin; ***USA:*** Proleukin.

Ipilimumab (*USAN*, *rINN*) 伊匹木单抗

BMS-734016; Ipilimumabum; MDX-010; MDX-CTLA-4. Immunoglobulin G1, anti-(human CTLA-4 (antigen)) (human γ1-chain), disulfide with human κ-chain, dimer.

Ипилимумаб

CAS — 477202-00-9.

UNII — 6T8C155666.

简介

伊匹木单抗是针对细胞毒性 T 淋巴细胞相关抗原 4（CTLA-4）的人抗体，CTLA-4 是细胞表面的受体，参与下调 T 细胞活化。伊匹木单抗治疗黑色素瘤、前列腺癌、肺癌和其他各种实体瘤的研究正在进行中。不良反应包括小肠结肠炎、垂体炎、皮炎、关节炎、葡萄膜炎、肝炎、肾炎和无菌性脑膜炎。

1. Beck KE, *et al.* Enterocolitis in patients with cancer after antibody blockade of cytotoxic T-lymphocyte-associated antigen 4. *J Clin Oncol* 2006; **24:** 2283–9.
2. Weber J. Review: anti-CTLA-4 antibody ipilimumab: case studies of clinical response and immune-related adverse events. *Oncologist* 2007; **12:** 864–72.
3. Lens M, *et al.* Anti-CTLA4 monoclonal antibody ipilimumab in the treatment of metastatic melanoma: recent findings. *Recent Pat Anticancer Drug Discov* 2008; **3:** 105–13.
4. Weber J. Ipilimumab: controversies in its development, utility and autoimmune adverse events. *Cancer Immunol Immunother* 2009; **58:** 823–30.
5. Movva S, Verschraegen C. The monoclonal antibody to cytotoxic T lymphocyte antigen 4, ipilimumab (MDX-010), a novel treatment strategy in cancer management. *Expert Opin Biol Ther* 2009; **9:** 231–41.
6. Weber J, *et al.* A randomized, double-blind, placebo-controlled, phase II study comparing the tolerability and efficacy of ipilimumab administered with or without prophylactic budesonide in patients with unresectable stage III or IV melanoma. *Clin Cancer Res* 2009; **15:** 5591–8.
7. Wolchok JD, *et al.* Ipilimumab monotherapy in patients with pretreated advanced melanoma: a randomised, double-blind, multicentre, phase 2, dose-ranging study. *Lancet Oncol* 2010; **11:** 155–64.
8. Ku GY, *et al.* Single-institution experience with ipilimumab in advanced melanoma patients in the compassionate use setting: lymphocyte count after 2 doses correlates with survival. *Cancer* 2010; **116:** 1767–75.

Irinotecan Hydrochloride (*BANM*, *USAN*, *rINNM*) 盐酸伊立替康

Camptothecin 11 (irinotecan); CPT-11 (irinotecan); DQ-2805; Hidrocloruro de irinotecán; Irinotécan, Chlorhydrate d'; Irinotecani Hydrochloridum; Irinotekaanihydrokloridi; Irinotekan Hidroklorür; Irinotekanhydroklorid; U-101440E. (+)-7-Ethyl-10-hydroxycamptothecine 10-[1,4′-bipiperidine]-1′-carboxylate hydrochloride trihydrate; (S)-4,11-Diethyl-3,4,12,14-tetrahydro-4-hydroxy-3,14-dioxo-1H-pyrano[3′,4′:6′,7′]indolizino[1,2-b]quinolin-9-yl [1,4′-dipiperidine]-1′-carboxylate hydrochloride trihydrate.

Иринотекана Гидрохлорид

$C_{33}H_{38}N_4O_6,HCl,3H_2O = 677.2.$

CAS — 97682-44-5 (irinotecan); 136572-09-3 (irinotecan hydrochloride trihydrate).

ATC — L01XX19.

ATC Vet — QL01XX19.

UNII — 042LAQ1IIS.

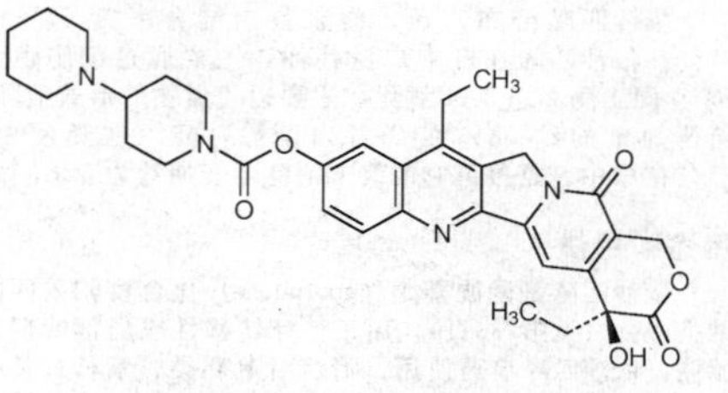

(irinotecan)

Pharmacopoeias. In *US.*

USP 33 (Irinotecan Hydrochloride) 浅黄色至黄色晶体状粉末。略溶于水和乙醇；微溶于大多数有机溶剂。贮藏于20～25℃密闭容器中，允许温度范围为15～30℃。避光。

不良反应、处置和注意事项

参见**抗肿瘤药**总论（第605页、第609页和第611页），中性粒细胞减少和腹泻是伊立替康治疗的剂量限制性毒性。白细胞最低值通常发生在一次剂量后8天左右，大约在22天恢复。贫血也有发生，血小板减少的发生次之。胃肠道功能紊乱常见，急性腹泻发生在一次剂量后24h之内，这可能是胆碱能综合征的症状，其他还包括出汗、唾液分泌过多、腹部痛性痉挛、流泪和瞳孔缩小。这些症状可以用阿托品控制。但是更严重的延迟性腹泻可能会在一次用药24h后开始，可能是致命的，需要使用高剂量的洛哌丁胺和补液迅速处理（见下文**对胃肠道的影响**），应停止伊立替康治疗，后续的所有剂量减量。

其他不良反应包括恶心呕吐、中毒性巨结肠、虚弱、脱发、皮肤反应、心肌缺血以及肝转氨酶升高、淀粉酶和脂肪酶一过性增加。输注中或输注后很少发生高血压。超敏反应、肠穿孔、胰腺炎、肌收缩或痉挛和感觉异常少有报道。在伊立替康治疗中，间质性肺病伴有肺浸润不常见，但可以致命；对有危险因子的患者应该密切监测。如果出现呼吸困难、咳嗽和发热等症状，应停止伊立替康和其他化疗，如果诊断为间质性肺炎，需要永久停药。

炎性肠病的患者不能使用伊立替康。在老年及腹部或骨盆已接受放疗的患者中腹泻的风险增加。放疗也增加了发生骨髓抑制的风险。每周监测血细胞计数定期进行肝功能检查。

有报道在伊立替康联合氟尿嘧啶和叶酸治疗中出现严重不良反应导致患者死亡的增加（见下文**药物相互作用**）。

对胃肠道的影响 伊立替康导致急性腹泻，是胆碱能综合征症状的一部分，一般不太严重。通常使用阿托品治疗和预防，也尝试使用丁溴东莨菪碱预处理[1,2]。相反，延迟性腹泻有剂量限制性，在部分患者中甚至是致命的。标准的治疗包括补充液体和电解质，高剂量的洛哌丁胺治疗，第一次稀便后立即服用4mg洛哌丁胺，每2h服用2mg，直至最后一次稀便后12h。夜间患每4h服用4mg。高剂量疗法使用不应超过48h，不能预防使用。特别推荐[3]尽管使用洛哌丁胺治疗，但如果腹泻持续超过24h，患者应口服氟喹诺酮药物7天。如果腹泻持续超过48h，患者应住院治疗胃肠外补液。试用其他治疗[2,4~9]，包括醋托啡烷、活性炭、布地奈德、谷氨酰胺、奥曲肽。一项研究发现[2,10]沙利度胺联用伊立替康的方案，显著降低胃肠道不良反应例如腹泻、恶心的发生。但是，一项药动学研究发现合用这两种药没有降低胃肠道毒性，见下文**药物相互作用**项下**沙利度胺**。

腹泻的发生可能是由伊立替康的活性代谢产物，SN-38对肠道的直接损伤所致，据报道预防使用肠道吸收不良的氨基糖苷新霉素降低肠道SN-38浓度可使出现腹泻的7名患者中6人得到改善[11]。

1. Zampa G, Magnolfi E. Premedication for irinotecan. *J Clin Oncol* 2000; **18:** 237.
2. Yang X, *et al.* Novel agents that potentially inhibit irinotecan-induced diarrhea. *Curr Med Chem* 2005; **12:** 1343–58.
3. Rothenberg ML, *et al.* Mortality associated with irinotecan plus bolus fluorouracil/leucovorin: summary findings of an independent panel. *J Clin Oncol* 2001; **19:** 3801–7.
4. Saliba F, *et al.* Pathophysiology and therapy of irinotecan-induced delayed-onset diarrhea in patients with advanced colorectal cancer: a prospective assessment. *J Clin Oncol* 1998; **16:** 2745–51.
5. Lenfers BHM, *et al.* Substantial activity of budesonide in patients with irinotecan (CPT-11) and 5-fluorouracil induced diarrhea and failure of loperamide treatment. *Ann Oncol* 1999; **10:** 1251–3.
6. Savarese D, *et al.* Glutamine for irinotecan diarrhea. *J Clin Oncol* 2000; **18:** 450–1.
7. Ychou M, *et al.* Randomized comparison of prophylactic antidiarrheal treatment versus no prophylactic antidiarrheal treatment in patients receiving CPT-11 (irinotecan) for advanced 5-FU-resistant colorectal cancer: an open-label multicenter phase II study. *Am J Clin Oncol* 2000; **23:** 143–8.
8. Pro B, *et al.* Therapeutic response to octreotide in patients with refractory CPT-11 induced diarrhea. *Invest New Drugs* 2001; **19:** 341–3.
9. Michael M, *et al.* Phase II study of activated charcoal to prevent irinotecan-induced diarrhea. *J Clin Oncol* 2004; **22:** 4410–17.
10. Govindarajan R, *et al.* Effect of thalidomide on gastrointestinal toxic effects of irinotecan. *Lancet* 2000; **356:** 566–7.
11. Kehrer DFS, *et al.* Modulation of irinotecan-induced diarrhea by cotreatment with neomycin in cancer patients. *Clin Cancer Res* 2001; **7:** 1136–41.

遗传因素 伊立替康水解生成一个活性代谢产物SN-38，被尿苷二磷酸葡萄糖苷酸转移酶（UGT）葡萄苷酸化失活[1]。UGT家族的遗传变异可能影响伊立替康的药效学。UGT1A1＊28的多态性似乎只是导致SN-38药动学特性改变的若干确定的原因之一[1,2]，但是UGT1A1＊28的多态性与严重中性粒细胞减少症的发生有很大关系，有人建议根据基因型来确定伊立替康产生严重毒性的患者[3,4]。但是，根据基因型不能预测所有的毒性反应，未能证明UGT1A1＊28纯合子的基因型与腹泻有显著关联。另外，是正常UGT1A1基因型也不能保证不发生毒性反应，尽管发生毒性反应的风险较低；可能需要考虑是否可以给予正常基因型患者不足量的药物[5]。尽管存在这些限制，仍然建议对每一个首次使用伊立替康的患者，检测UGT1A1基因型[5]。

美国注册药品信息认为对于已知UGT1A1＊28等位基因纯合子患者，应该考虑降低初始剂量。杂合子的患者也可能存在风险，研究的结果有差异，这种患者可以耐受正常初始剂量的伊立替康。但是，并不清楚在纯合子人群剂量降低多少是最合适的。有人提出初始剂量降低20%，在后续周期中如果没有或几乎没有毒性，按比例升至完全剂量[5]。一项前瞻性研究[6]发现UGT1A1＊28基因型（纯合子或杂合子）与血液学毒性有显著关联，但是这种关联只存在于含伊立替康的化疗的第一个周期。这就对使用伊立替康的这种基因型的患者是否需要减少剂量提出了疑问，特别要指出的是，纯合子患者的临床应答表现出提高的趋势。一项对儿科患者的研究[7]发现，在伊立替康低剂量，延长周期的治疗中（每日剂量15～75mg/m²，静脉或口服给药，共5天，连续2周给药），对于严重毒性反应，监测UGT1A1基因型不是有用的预后指标。类似地，在给予低剂量方案的转移性结肠癌成人患者中，发现UGT1A1基因型缺乏影响力[8]。

1. Paoluzzi L, *et al.* Influence of genetic variants in UGT1A1 and UGT1A9 on the in vivo glucuronidation of SN-38. *J Clin Pharmacol* 2004; **44:** 854–60.
2. Ramchandani RP, *et al.* The role of SN-38 exposure, UGT1A1*28 polymorphism, and baseline bilirubin level in predicting severe irinotecan toxicity. *J Clin Pharmacol* 2007; **47:** 78–86.
3. Innocenti F, *et al.* Genetic variants in the UDP-glucuronosyltransferase 1A1 gene predict the risk of severe neutropenia of irinotecan. *J Clin Oncol* 2004; **22:** 1382–8.
4. Hahn KK, *et al.* Pharmacogenetics and irinotecan therapy. *Am J Health-Syst Pharm* 2006; **63:** 2211–17.
5. O'Dwyer PJ, Catalano RB. Uridine diphosphate glucuronosyltransferase (UGT) 1A1 and irinotecan: practical pharmacogenomics arrives in cancer therapy. *J Clin Oncol* 2006; **24:** 4534–8.
6. Toffoli G, *et al.* The role of UGT1A1*28 polymorphism in the pharmacodynamics and pharmacokinetics of irinotecan in patients with metastatic colorectal cancer. *J Clin Oncol* 2006; **24:** 3061–8.
7. Stewart CF, *et al.* UGT1A1 promoter genotype correlates with SN-38 pharmacokinetics, but not severe toxicity in patients receiving low-dose irinotecan. *J Clin Oncol* 2007; **25:** 2594–2600.
8. Schulz C, *et al.* UGT1A1 gene polymorphism: impact on toxicity and efficacy of irinotecan-based regimens in metastatic colorectal cancer. *World J Gastroenterol* 2009; **15:** 5058–66.

药物相互作用

伊立替康部分被细胞色素P450同工酶CYP3A代谢。酶诱导剂如卡马西平、苯巴比妥或苯妥英等降低伊立替康和活性代谢产物SN-38的暴露；伊立替康禁止与圣约翰草合用。相反，酶抑制剂如酮康唑增加伊立替康和SN-38的暴露；禁止与酮康唑合用。

抗抑郁药 在一项小型交叉试验中，伊立替康治疗时使用圣约翰草，发现活性代谢产物SN-38的血药浓度降低。在联合使用中骨髓抑制也降低。这种相互作用的原因是圣约翰草诱导细胞色素P450同工酶CYP3A4。

1. Mathijssen RHJ, *et al.* Effects of St. John's wort on irinotecan metabolism. *J Natl Cancer Inst* 2002; **94:** 1247–9.

抗肿瘤药 尽管以前的研究报道[1]伊立替康与抗肿瘤药联合应用有效，毒性并不增加，但是在两项深入的研究中发现，伊立替康联合静脉快速注射氟尿嘧啶及亚叶酸钙的治疗导致过度的早亡[2]，试验因而被中止。死亡与许多事件相关，包括脱水（由于腹泻、恶心和呕吐）、中性粒细胞减少和败血症。建议伊立替康和氟尿嘧啶联用时采用持续输注的方法可能有更好的耐受性[3,4]，一项小型研究[5]发现用药的顺序可能是很重要的。先使用伊立替康，然后静脉输注氟尿嘧啶48h，比先用氟尿嘧啶再输注伊立替康剂量限制性毒性较少，最大耐受剂量更高。

索拉非尼可增加对伊立替康系统性暴露。

1. Saltz LB, *et al.* Irinotecan plus fluorouracil and leucovorin for metastatic colorectal cancer. *N Engl J Med* 2000; **343:** 905–14.
2. Sargent DJ, *et al.* Recommendation for caution with irinotecan, fluorouracil, and leucovorin for colorectal cancer. *N Engl J Med* 2001; **345:** 144–5.
3. Ledermann JA, *et al.* Recommendation for caution with irinotecan, fluorouracil, and leucovorin for colorectal cancer. *N Engl J Med* 2001; **345:** 145–6.
4. Van Cutsem E, *et al.* Toxicity of irinotecan in patients with colorectal cancer. *N Engl J Med* 2001; **345:** 1351–2.
5. Falcone A, *et al.* Sequence effect of irinotecan and fluorouracil treatment on pharmacokinetics and toxicity in chemotherapy-naive metastatic colorectal cancer patients. *J Clin Oncol* 2001; **19:** 3456–62.

吸烟 一项研究发现吸烟对伊立替康药动学特性和毒性影响显著[1]。吸烟者中伊立替康的清除速度变快，吸烟者对活性代谢物SN-38的系统性暴露几乎降低40%（见下文**药动学**）。这种影响很可能显著减轻了吸烟者的血液学毒性；吸烟者和非吸烟者中腹泻的发生率没有显著差异。吸烟可诱导细胞色素P450同工酶，或可能影响羧酸酯酶的活性。此研究没有确定吸烟对伊立替康治疗结果有什么影响。但是，与非吸烟者相比，吸烟者可能需要伊立替康更高的浓度，因为对伊立替康和SN-38的低暴露可能预示有治疗失败的危险。

1. van der Bol JM, *et al.* Cigarette smoking and irinotecan treatment: pharmacokinetic interaction and effects on neutropenia. *J Clin Oncol* 2007; **25:** 2719–26.

沙利度胺 一项药动学研究发现沙利度胺显著减少伊立替康代谢成SN-38。尽管报道中合用这两种药降低了胃肠道毒性（见上文，**对胃肠道的影响**），研究中入组的19例患者中的3例在给予伊立替康联用沙利度胺后发生严重的迟发性腹泻[1]。

1. Allegrini G, *et al.* Irinotecan in combination with thalidomide in patients with advanced solid tumors: a clinical study with pharmacodynamic and pharmacokinetic evaluation. *Cancer Chemother Pharmacol* 2006; **58:** 585–93.

药动学

伊立替康表现出双相或三相药动学，终末半衰期为14h左右。静脉给药后在组织中被羧酸酯酶水解生成活性的SN-38（7-乙基-10-羟基喜树碱）。SN-38表现出双相消除，终末半衰期为14h左右。伊立替康和SN-38的血浆蛋白结合率分别是65%和95%。SN-38主要通过葡萄苷酸化消除，主要是尿苷二磷酸葡萄糖苷酸转移酶1A1（UGT1A1）。伊立替康也部分通过细胞色素P450同工酶CYP3A4代谢，也可能通过CYP3A5代谢。静脉剂量50%以上以原药的形式排泄，30%经胆汁由粪便排泄，约20%由尿排泄。

1. Chabot GG. Clinical pharmacokinetics of irinotecan. *Clin Pharmacokinet* 1997; **33:** 245–59.
2. Rivory LP. Metabolism of CPT-11: impact on activity. *Ann N Y Acad Sci* 2000; **922:** 205–15.
3. Mathijssen RH, *et al.* Clinical pharmacokinetics and metabolism of irinotecan (CPT-11). *Clin Cancer Res* 2001; **7:** 2182–94.
4. Ma MK, McLeod HL. Lessons learned from the irinotecan metabolic pathway. *Curr Med Chem* 2003; **10:** 41–9.
5. Smith NF, *et al.* Pharmacogenetics of irinotecan metabolism and transport: an update. *Toxicol In Vitro* 2006; **20:** 163–75.

用途和用法

伊立替康是从灌木 *Camptotheca acuminata* 得到的喜树碱半合成的衍生物，喜树碱的衍生物是拓扑异构酶Ⅰ抑制剂，在复制期间干扰DNA的螺旋和解旋，阻止核酸合成。具有S周期特异性。

单独使用伊立替康或与以氟尿嘧啶为基础的化疗联用治疗结直肠癌（第632页）。伊立替康也可与西妥昔单抗（见第664页）联用治疗EGFR表达的、*KRAS*野生型转移性结直肠癌，可作为一线用药或在其他包含伊立替康的方案失败后应用。还被用于治疗其他实体瘤，包括肺的肿瘤（第635页）。

伊立替康以盐酸盐的形式使用，以至少 250ml 5%葡萄糖或 0.9%氯化钠静脉输注。在治疗难治性结直肠恶性肿瘤中，一个方案使用盐酸伊立替康单药治疗，125mg/m²，输注 90min，每周 1 次，连用 4 周，休息 2 周。必要时可以增加疗程，依据毒性调整剂量。另一个方案初始剂量是 350mg/m²，输注 30～90min，每 3 周重复，依据毒性调整剂量（**肝损伤患者剂量**见下文）。

对某些基因型的患者应该调整初始剂量以降低毒性，关于这些建议见上文**遗传因素**。

也可予伊立替康，作为与氟尿嘧啶和亚叶酸治疗转移性结直肠癌的一线治疗方案的一部分。有多种治疗方案，其中伊立替康 180mg/m²，输注 30～90min，每 2 周 1 次，或 125mg/m² 每周 1 次，通常在 42 天周期的第 1、第 8、第 15 和第 22 天给药。（此种方案的毒性见上文**药物相互作用**项下）

治疗周期数不固定，只要患者继续获益，可继续给药。

治疗 EGFR 表达的转移性结直肠癌时，对于之前治疗失败的患者，伊立替康所用剂量与先前含有伊立替康方案的最后一个周期中伊立替康的剂量相同；伊立替康不应在西妥昔单抗输注结束至少 1h 后给药。如果与西妥昔单抗一起作为一线用药，伊立替康的剂量取决于所用的具体方案。

伊立替康与透明质酸的复合剂型正处于研究中。

1. Douillard JY, *et al.* Irinotecan combined with fluorouracil compared with fluorouracil alone as first-line treatment for metastatic colorectal cancer: a multicentre randomised trial. *Lancet* 2000; **355:** 1041–7. Correction. *ibid.*; 1372.
2. Saltz LB, *et al.* Irinotecan plus fluorouracil and leucovorin for metastatic colorectal cancer. *N Engl J Med* 2000; **343:** 905–14.
3. Rothenberg ML. Irinotecan (CPT-11): recent developments and future directions—colorectal cancer and beyond. *Oncologist* 2001; **6:** 66–80.
4. Saltz LB, *et al.* Irinotecan plus fluorouracil/leucovorin for metastatic colorectal cancer: a new survival standard. *Oncologist* 2001; **6:** 81–91.
5. Cunningham D, *et al.* Optimizing the use of irinotecan in colorectal cancer. *Oncologist* 2001; **6** (suppl 4): 17–23.
6. Vanhoefer U, *et al.* Irinotecan in the treatment of colorectal cancer: clinical overview. *J Clin Oncol* 2001; **19:** 1501–18.
7. Douillard JY, *et al.* Update on European adjuvant trials with irinotecan for colorectal cancer. *Oncology (Huntingt)* 2002; **16** (suppl 3): 13–15.
8. Ulukan H, Swaan PW. Camptothecins: a review of their chemotherapeutic potential. *Drugs* 2002; **62:** 2039–57.
9. Pizzolato JF, Saltz LB. The camptothecins. *Lancet* 2003; **361:** 2235–42.
10. Glimelius B. Benefit-risk assessment of irinotecan in advanced colorectal cancer. *Drug Safety* 2005; **28:** 417–33.
11. Fuchs C, *et al.* Irinotecan in the treatment of colorectal cancer. *Cancer Treat Rev* 2006; **32:** 491–503.
12. Sato T, *et al.* Treatment of advanced or recurrent colorectal cancer with irinotecan in Japan and elsewhere. *Expert Opin Pharmacother* 2008; **9:** 1223–8.
13. Van Cutsem E, *et al.* Cetuximab and chemotherapy as initial treatment for metastatic colorectal cancer. *N Engl J Med* 2009; **360:** 1408–17.
14. Hebbar M, *et al.* Current place of high-dose irinotecan chemotherapy in patients with metastatic colorectal cancer. *J Cancer Res Clin Oncol* 2009; **135:** 749–52.
15. Zhuang L, *et al.* Meta-analysis of chemotherapy with irinotecan or oxaliplatin-involved regimen for untreated metastatic advanced colorectal cancer. *Oncol Res* 2010; **18:** 437–44.

老年人用法 英国注册药品信息表示老年患者使用伊立替康时需要更密切监测，并且选择剂量应慎重。美国注册药品信息报道与年轻的患者相比，65 岁及以上患者对活性代谢物 SN-38 的暴露增加约 11%。对于应用伊立替康每周方案的老年患者，建议不改变初始剂量，但是对于 3 周方案的 70 岁及以上患者，建议根据治疗计划的临床毒性采用较低的初始剂量（尽管还没有在老年人群中研究过此方案的药动学特征）。一项综述[1]发现虽然应答率似乎不受年龄影响，但迟发性腹泻在老年患者中的发生率更高。还没有数据支持具体的剂量调整方案，有人推荐对于 70 岁以上患者、先前接受过盆腔放疗的患者和体力状态较差的患者，应降低治疗的初始剂量。

1. Lichtman SM, *et al.* International Society of Geriatric Oncology Chemotherapy Taskforce: evaluation of chemotherapy in older patients—an analysis of the medical literature. *J Clin Oncol* 2007; **25:** 1832–43.

在肝损伤中的用法 高胆红素血症患者中，伊立替康的清除率下降，活性代谢产物 SN-38 的暴露增加，发生血液病学毒性的风险增加。美国注册药品信息建议对于胆红素浓度增加的患者，降低伊立替康的初始剂量。但是，对于胆红素浓度大于 2mg/dl 的患者，因为缺乏足够数据不能确定剂量大小。

在英国，注册药品信息对单药治疗方案，即常规使用盐酸伊立替康 350mg/m² 每 3 周 1 次（见上文**用途和用法**），推荐了下列减量方案：

- 胆红素是正常上限（ULN）的 1.5 倍时，不需要考虑减低剂量，推荐盐酸伊立替康 350mg/m²；
- 胆红素是正常上限（ULN）的 1.5～3 倍时，可以使用盐酸伊立替康 200mg/m²；
- 胆红素是正常上限（ULN）的 3 倍以上时，不推荐使用伊立替康。

在肾损伤中的用法 英国和美国注册药品信息表明，因为缺乏数据，对于肾损伤的患者不推荐使用或者应慎用伊立替康；一项研究[1]报道肌酐清除率与发生严重中性粒细胞减少症风险呈负相关。美国注册药品信息表示透析时不推荐伊立替康。但是在一个报道中一个长期血液透析的结直肠癌患者应用了伊立替康[2]，静脉初始剂量是伊立替康 50mg/m²，每周 1 次，共 3 周，休息 1 周后重复。此剂量耐受良好，2 个周期后伊立替康的剂量增加至 80mg/m²。药动学研究显示，与肾功能正常的患者相比，肾损伤患者的表观清除率较低，活性代谢物 SN-38 的浓度峰值较高。作者推论对于终末期肾衰竭的患者这样的方案是可行的：初始剂量 80mg/m²（约为标准剂量的 2/3），每周 1 次，共 3 周，之后休息 1 周。

1. de Jong FA, *et al.* Renal function as a predictor of irinotecan-induced neutropenia. *Clin Pharmacol Ther* 2008; **84:** 254–62.
2. Czock D, *et al.* Irinotecan in cancer patients with end-stage renal failure. *Ann Pharmacother* 2009; **43:** 363–9.

制剂

专利制剂

Arg.: Biotecan; Camptosar; CPT†; Efixano; Irenax; Irinogen; Itoxaril; Kebirtecan; Pipetecan; Satigene; Sibudan; Trinotecan; Winol; ***Austral.:*** Camptosar; ***Austria:*** Campto; ***Belg.:*** Campto; ***Braz.:*** Biotecan; Camptosar; Irenax; Tecnotecan; ***Canad.:*** Camptosar; ***Chile:*** Camptosar; Linatecan; ***Cz.:*** Campto; Canri; Irinoxin; ***Denm.:*** Campto; ***Fin.:*** Campto; ***Fr.:*** Campto; ***Ger.:*** Campto; ***Gr.:*** Campto; Santacil; ***Hong Kong:*** Campto; ***Hung.:*** Campto; Tekazol; ***India:*** Irinotel; ***Indon.:*** Campto; ***Irl.:*** Campto; ***Israel:*** Campto; ***Ital.:*** Campto; ***Jpn:*** Campto; Topotecin; ***Malaysia:*** Campto; Irnocam; ***Mex.:*** Camptolem; Camptosar; Daritex A; Terican; ***Neth.:*** Campto; ***Norw.:*** Campto; ***NZ:*** Camptosar; ***Philipp.:*** Campto; Irican; ***Pol.:*** Campto; Irinotesin; ***Port.:*** Campto; Faultenocan; Irkan; ***Rus.:*** Campto (Кампто); Iriten (Иритен); Irnocam (Ирнокам); ***S.Afr.:*** Campto; ***Singapore:*** Campto; ***Spain:*** Campto; ***Swed.:*** Campto; ***Switz.:*** Campto; ***Thai.:*** Campto; Irenax; Irino; Irinoll; Irinotel; ***Turk.:*** Campto; Tekamen; ***UK:*** Campto; ***Ukr.:*** Campto (Кампто); Irnocam (Ірнокам)†; ***USA:*** Camptosar; ***Venez.:*** Camptosar; Elinatecan.

Ixabepilone（*USA*，*rINN*）依沙匹隆

Azaepothilone B; BMS-247550-01; Ixabepilona; Ixabépilone; Ixabepilonum. (1*S*,3*S*,7*S*,10*R*,11*S*,12*S*,16*R*)-7,11-Dihydroxy-8,8,10,12,16-pentamethyl-3-[(1*E*)-1-methyl-2-(2-methylthiazol-4-yl)ethenyl]-17-oxa-4-azabicyclo[14.1.0]heptadecane-5,9-dione.

Иксабепильон

$C_{27}H_{42}N_2O_5S$ = 506.7.
CAS — 219989-84-1.
ATC — L01DC04.
ATC Vet — QL01DC04.
UNII — K27005NP0A.

不良反应、处置和注意事项

参见抗肿瘤药总论，第605页、第609页和第611页。

周围神经系统病变是依沙匹隆常见的不良反应，一般是可逆的。可能需要减量或推迟或停止治疗（见下文**用途和用法**）。可发生剂量依赖性骨髓抑制，主要表现为中性粒细胞减少；有发热性中性粒细胞减少症和死亡的报道。建议经常进行血细胞计数。依沙匹隆配方中含有蓖麻油，应避免用于对此物质过敏的患者；输注前 1h 应预先给予患者组胺 H_1 受体和组胺 H_2 受体拮抗药。如发生超敏反应应停止治疗，并且给予对症治疗。后续周期中可给予额外的皮质激素疗法，同时可考虑延长输注时间。

心脏不良反应如低血压、心肌缺血、心肌梗死、心律失常、左心室功能障碍和心肌病都有报道。建议有心脏病病史的患者慎用，影响心脏时需停止治疗。对呼吸系统的影响包括呼吸障碍、咳嗽、肺炎、肺水肿和呼吸衰竭。肝酶增加、黄疸、急性肝衰竭和肾衰竭都有报道。

其他不良反应包括胃肠道功能障碍、食欲缺乏、肌痛、关节痛、乏力、脱发、失眠、头痛、味觉异常、眩晕、流泪增加、潮热、指甲病、皮肤病（如皮疹、多形性红斑、掌跖红肿疼痛综合征、瘙痒、皮肤脱落或色素沉着过多）、肾结石、电解质紊乱、凝血功能障碍、认知障碍、昏厥、血栓或出血事件、脉管炎。

药物相互作用

依沙匹隆经细胞色素 P450 同工酶 CYP3A4 对广泛代谢。CYP3A4 的抑制药如酮康唑可增加对依沙匹隆的暴露。相反，CYP3A4 的诱导药可降低对依沙匹隆的暴露。应避免依沙匹隆与 CYP3A4 的强抑制药或强诱导药合用。如果使用了强抑制药，需要调整剂量（见下文**用途和用法**）。葡萄柚汁也可增加依沙匹隆血浆浓度，应避免服用。圣约翰草会不可预测地降低依沙匹隆血浆浓度，应避免应用。

药动学

依沙匹隆分布广泛。血浆蛋白结合率为 67%～77%。依沙匹隆在肝中广泛代谢，主要通过细胞色素 P450 同工酶 CYP3A4 氧化。主要以代谢物的形式消除；给药剂量的约 86%在 7 日内消除，65%在粪便中，21%在尿中。据报道它的终末消除半衰期约为 52h。

用途和用法

依沙匹隆是爱波喜龙（epothilone）化合物帕妥匹酮的类似物（见第730页），用于治疗转移性或局部晚期乳腺癌。依沙匹隆单药使用，治疗对蒽环类、紫杉烷类和卡培他滨抵抗或难治的肿瘤。依沙匹隆也与卡培他滨合用，治疗对蒽环类抗生素和紫杉烷类抵抗的患者，或者治疗对紫杉烷类抵抗并且禁用蒽环类药物的患者。

依沙匹隆的推荐剂量为 40mg/m²（最大 88mg），静脉输注 3h 以上，每 3 周 1 次。依沙匹隆在输注前由适当的溶液（pH 6～9）如乳酸林格溶液稀释至终浓度 200～600μg/ml。

根据毒性反应调整剂量。如果出现中度或重度神经病或任何严重毒性（神经病除外），剂量应降低 20%。如果严重神经病持续 7 日及以上，或者出现任何致残的毒性发应，应停止治疗。如果中性粒细胞计数降至 500 个/mm³ 以下 7 天或以上，血小板下降小于 25000 个/mm³（或者小于 50000 个/mm³ 并伴有出血），或者如果发生发热性中性粒细胞减少症，剂量应降低 20%。如果毒性复发，剂量应该再降低 20%。患者不应接受新一周期的治疗，直至中性粒细胞计数至少为 1500 个/mm³，血小板计数至少为 100000 个/mm³，并且非血液学毒性已改善至Ⅰ级（轻度）或者完全改善。

肝损伤时应调整剂量（见下文**肝损伤中的用法**）。

应避免将依沙匹隆与 CYP3A4 的强抑制药合用。如果没有其他选择，可考虑将依沙匹隆的剂量降至 20mg/m²。一旦停用抑制药，在将依沙匹隆剂量增至初始剂量前，应经过约 1 周的清洗期。

也应避免将依沙匹隆与 CYP3A4 的强诱导药合用，但是如果必须用时，可逐渐将依沙匹隆的剂量增至 60mg/m²；增加的剂量应静脉输注 4h 以上。一旦停用诱导药，应将依沙匹隆降至原始剂量。

1. Gianni L. Ixabepilone and the narrow path to developing new cytotoxic drugs. *J Clin Oncol* 2007; **25:** 3389–91.
2. Fornier MN. Ixabepilone, first in a new class of antineoplastic agents: the natural epothilones and their analogues. *Clin Breast Cancer* 2007; **7:** 757–63.
3. Thomas ES, *et al.* Ixabepilone plus capecitabine for metastatic breast cancer progressing after anthracycline and taxane treatment. *J Clin Oncol* 2007; **25:** 5210–17.
4. Moen MD. Ixabepilone: in locally advanced or metastatic breast cancer. *Drugs* 2009; **69:** 1471–81.

在肝损伤中的用法 对于天冬氨酸氨基转移酶（AST）或者丙氨酸氨基转移酶（ALT）浓度大于 2.5 倍正常值上限（ULN）的患者，以及胆红素浓度大于 ULN 的患者，禁止联用依沙匹隆和卡培他滨。指标等于或小于以下数值的患者可以使用依沙匹隆的标准剂量。

单药治疗时，依沙匹隆可按以下剂量给药：

- 轻度：AST 和 ALT 都≤2.5 倍 ULN 且胆红素浓度正常：40mg/m²；*或者* AST 或 ALT≤10 倍 ULN 且胆红素≤1.5 倍 ULN：32mg/m²；
- 中度：AST 和 ALT 都≤10 倍 ULN 且胆红素≥1.5 倍 ULN 并＜3 倍 ULN：患者的起始剂量为 20mg/m²，如果可耐受，在后续周期中增加剂量直至 30mg/m²；
- 重度：AST 或 ALT＞10 倍 ULN 或胆红素＞3 倍 ULN：不推荐使用。

对于 AST 或 ALT 基线＞5 倍 ULN 的患者，数据有限。

制剂

专利制剂

Arg.: Ixempra; ***Chile:*** Ixempra; ***Fr.:*** Ixempra; ***NZ:*** Ixempra; ***USA:*** Ixempra.

Lapatinib Tosilate (*rINNM*) 甲苯磺酸拉帕替尼

GW-572016F; Lapatinib Ditosylate (*USAN*); Lapatinib, Tosilate de; Lapatinibi Tosilas; Tosilato de lapatinib. *N*-{3-Chloro-4-[(3-fluorobenzyl)oxy]phenyl}-6-[5-({[2-(methylsulfonyl)ethyl]amino}methyl)furan-2-yl]quinazolin-4-amine bis(4-methylbenzenesulfonate) monohydrate.

Лапатиниба Тозилат

$C_{29}H_{26}ClFN_4O_4S,2C_7H_8O_3S,H_2O$ = 943.5.

CAS — 231277-92-2 (lapatinib); 388082-78-8 (lapatinib tosilate).

UNII — G873GX646R.

(lapatinib)

不良反应、处置和注意事项

甲苯磺酸拉帕替尼最常见的不良反应是胃肠道功能紊乱、皮肤反应（如掌跖红肿疼痛和皮疹）、乏力。腹泻可能是重度的，是剂量限制性。有报道使用拉帕替尼时左心室射血分数（LVEF）下降，这通常发生在前12周的治疗中。所有患者开始治疗前应评估LVEF，并在治疗中定期评估LVEF。也有报道QT间期延长，拉帕替尼应慎用于有相关风险的患者，如低钾血症或低镁血症、先天性QT间期延长、应用抗心律失常药物、累积使用了高剂量蒽环类抗生素。报道的其他不良反应包括口腔炎、黏膜炎、四肢疼痛、背痛、呼吸困难、失眠、鼻出血、脱发、指甲疾病（如甲沟炎）、超敏反应（如过敏）。拉帕替尼与间质性肺病和肺炎有关，如出现严重肺部病症应停止治疗。可发生肝毒性并且可能是严重的；有死亡病例报道。在治疗前、治疗中每4～6周应监测肝功能。如果治疗中出现严重肝毒性，应永久停用拉帕替尼。原先存在严重肝损伤的患者，应慎用拉帕替尼，可能需要降低剂量。

对心脏的影响 一项研究汇总分析[1]了44项研究的数据，其涉及3689名使用拉帕替尼的患者。该研究发现，有53例出现了无症状的心室射血分数改变，7例射血分数改变且有症状；没有患者因为此药发生心源性死亡。有症状的病例中，5例接受单药治疗，2例同时使用了来曲唑或紫杉醇。症状包括呼吸困难、心衰或心悸，在2名患者中分别持续2周和6周，后来完全恢复，其中1名患者重新开始拉帕替尼的治疗。另外5名患者中，2例因疾病恶化（其中1例停用拉帕替尼，另外1例没有停）死亡，2例部分恢复（其中1例后来重新开始使用拉帕替尼），1例一直都有症状。没有使用拉帕替尼的对照组心脏事件发生率类似，没有证据表明此药有累积性心脏毒性，在相对较少的患者组之前使用过蒽环类抗生素或曲妥珠单抗治疗似乎不增加发生反应的风险。尽管这些结果提示心脏毒性较低，作者认为在有更多的数据前，接受拉帕替尼治疗时应每3个月进行心脏监测。

1. Perez EA, *et al.* Cardiac safety of lapatinib: pooled analysis of 3689 patients enrolled in clinical trials. *Mayo Clin Proc* 2008; **83:** 679–86.

药物相互作用

甲苯磺酸拉帕替尼被细胞色素P450同工酶CYP3A4广泛的代谢。CYP3A4抑制药，如酮康唑，可以提高拉帕替尼的暴露，相反，CYP3A4诱导药，如卡马西平，可以降低拉帕替尼的暴露。应该避免拉帕替尼与CYP3A4的强抑制药或强诱导药一同使用。如果两者一起给药，需要进行剂量调整（下见**用途和用法**）。葡萄柚汁也会增加拉帕替尼的血药浓度，应避免同时服用。体外研究表明，拉帕替尼可以抑制CYP3A4和CYP2C8；如果与治疗指数较窄的同工酶的底物一同使用应该谨慎。

拉帕替尼是P-糖蛋白的底物，P-糖蛋白抑制药可提高拉帕替尼的血药浓度。拉帕替尼本身可以抑制人P-糖蛋白，并且反过来可以提高P-糖蛋白底物类药物的血药浓度。

1. Smith DA, *et al.* Effects of ketoconazole and carbamazepine on lapatinib pharmacokinetics in healthy subjects. *Br J Clin Pharmacol* 2009; **67:** 421–6.

药动学

口服甲苯磺酸拉帕替尼的吸收变化较大而且不完全。血药峰浓度出现在服药后4h。与食物一同服用可以提高全身对拉帕替尼的暴露。拉帕替尼有较高的蛋白结合率。在体内被广泛代谢，主要作用的酶包括细胞色素P450同工酶CYP3A4和CYP3A5；CYP2C19和CYP2C8承担一小部分代谢工作。有报道显示，单剂量给药后终末半衰期大约14h。重复给药后药物累积显示有效半衰期为24h。口服给药后从粪便中排出的原形药物和代谢产物大约分别占27%和14%。拉帕替尼的尿排泄可以忽略。

1. Koch KM, *et al.* Effects of food on the relative bioavailability of lapatinib in cancer patients. *J Clin Oncol* 2009; **27:** 1191–6.

用途和用法

拉帕替尼是一种双酪氨酸激酶抑制药，直接作用于人表皮生长因子受体家族的两个成员，即表皮生长因子受体（EGFR；ErbB1）和人表皮生长因子受体2（HER2；ErbB2）。拉帕替尼用于治疗HER2过度表达的乳腺癌（见第628页），可以与卡培他滨（见第660页）联用治疗已经使用过蒽环类、紫杉类和曲妥珠单抗但病情进展的患者，或者，在一些国家，与芳香酶抑制药一同用于激素受体阳性绝经后的转移性患者。

甲苯磺酸拉帕替尼的剂量用碱基表示，405mg甲苯磺酸拉帕替尼相当于250mg拉帕替尼。至少在用餐前1h或之后1h口服给药。

如果联用卡培他滨，拉帕替尼的推荐剂量为每日1次，第1～21天一次服用1.25g，连用21天为1个周期。卡培他滨每日剂量是$2g/m^2$（口服给药每日2次，每次间隔大约12h，与食物同服或在用餐30min以后服用），第1～14天，联用14天为1个周期，治疗持续到疾病进展或发生接受的毒性反应。如果某天没有服药，第二天剂量不应加倍。

如果联用芳香化酶抑制药，拉帕替尼的推荐剂量为每日口服1次，一次1.5g。

如果患者伴有严重的肝功能不全应该减量（见下文**在肝损伤中的用法**）。如果使用拉帕替尼的患者出现左心室射血分数（LVEF）下降应该停药。但是，如果在至少2周后患者LVEF恢复正常并且症状消失，可以减小剂量重新开始治疗。如果和卡培他滨一起使用，拉帕替尼重新开始治疗每日给药1g；如果与芳香化酶抑制药一起使用，拉帕替尼每日给药1.25g。如果发生严重的毒性反应，需要停止拉帕替尼或者中断治疗。当毒性反应有所改善时，可以使用推荐剂量重新开始治疗。但是，如果毒性反应时再次出现，重新开始治疗时需要使用较低剂量的拉帕替尼。如果和卡培他滨一起使用，拉帕替尼重新开始治疗每日给药1g；如果与芳香化酶抑制药一起使用，拉帕替尼每日给药1.25g。

如果不能避免同时使用细胞色素P450同工酶CYP3A4的强抑制药或强诱导药，美国注册药品信息推荐根据药动学的研究调整给药剂量。如果使用CYP3A4强抑制药，拉帕替尼每日给药500mg；如果停止使用抑制药，在拉帕替尼恢复常规推荐剂量给药前必须经过一周左右的洗脱期。如果使用同工酶的强诱导药，应该根据患者耐受性，逐步增加使用剂量。如果和卡培他滨一起使用，滴定拉帕替尼的剂量从每日1.25g提高到每日4.5g。如果与芳香化酶抑制药来曲唑一起使用，滴定拉帕替尼的剂量从每日1.5g提高到每日5.5g。如果停止给予诱导剂，拉帕替尼的剂量应该降低到常规推荐剂量给药。

将拉帕替尼用于治疗胃癌和头颈鳞状细胞癌正在研究之中。

1. Nelson MH, Dolder CR. Lapatinib: a novel dual tyrosine kinase inhibitor with activity in solid tumors. *Ann Pharmacother* 2006; **40:** 261–9.
2. Moy B, Goss PE. Lapatinib: current status and future directions in breast cancer. *Oncologist* 2006; **11:** 1047–57.
3. Geyer CE, *et al.* Lapatinib plus capecitabine for HER2-positive advanced breast cancer. *N Engl J Med* 2006; **355:** 2733–43.
4. Montemurro F, *et al.* Lapatinib: a dual inhibitor of EGFR and HER2 tyrosine kinase activity. *Expert Opin Biol Ther* 2007; **7:** 257–68.
5. Ito Y, *et al.* Does lapatinib, a small-molecule tyrosine kinase inhibitor, constitute a breakthrough in the treatment of breast cancer? *Breast Cancer* 2007; **14:** 156–62.
6. Dhillon S, Wagstaff AJ. Lapatinib. *Drugs* 2007; **67:** 2101–8.
7. Paul B, *et al.* Lapatinib: a dual tyrosine kinase inhibitor for metastatic breast cancer. *Am J Health-Syst Pharm* 2008; **65:** 1703–10.
8. Frampton JE. Lapatinib: a review of its use in the treatment of HER2-overexpressing, trastuzumab-refractory, advanced or metastatic breast cancer. *Drugs* 2009; **69:** 2125–48.

在肝损伤中的用法 美国注册药品信息表明如果伴有中度（Child-Pugh Class B）和严重（Child-Pugh Class C）肝功能损伤，口服100mg拉帕替尼后会造成身体暴露于药物的程度与健康对照组比较分别提高14%和63%。建议对于有严重肝损伤的患者服用拉帕替尼应谨慎。口服剂量应该降低，如果与卡培他滨一同使用，拉帕替尼减至每日750mg；或如果与来曲唑一同使用，剂量调整为每日1g。但是，注册药品信息警告没有关于严重肝损伤患者剂量调整的临床数据。

制剂

专利制剂

Austral.: Tykerb; ***Chile:*** Tykerb; ***Cz.:*** Tyverb; ***Denm.:*** Tyverb; ***Fr.:*** Tyverb; ***Gr.:*** Tyverb; ***Hong Kong:*** Tykerb; ***Hung.:*** Tyverb; ***Indon.:*** Tykerb; ***Irl.:*** Tyverb; ***Jpn:*** Tykerb; ***Malaysia:*** Tykerb; ***NZ:*** Tykerb; ***Philipp.:*** Tykerb; ***Pol.:*** Tyverb; ***Port.:*** Tyverb; ***Rus.:*** Tyverb (Тайверб); ***Singapore:*** Tykerb; ***Switz.:*** Tyverb; ***Thai.:*** Tykerb; ***UK:*** Tyverb; ***USA:*** Tykerb.

Laromustine (*USAN*, *rINN*) 拉洛氮芥

Laromustina; Laromustinum; 101-M; VNP-40101M. 2′-(2-Chloroethyl)-*N*-methyl-1′,2′-bis(methylsulfonyl)carbamohydrazide.

Ларомустин

$C_6H_{14}ClN_3O_5S_2$ = 307.8.

CAS — 173424-77-6.

UNII — 14J2G0U3NQ.

注：名称Cloretazine已被用作拉洛氮芥的商标。不能与chlorethazine混淆，chlorethazine是氮芥的另一个名称（见第665页）。

简介

拉洛氮芥是一种烷化剂，治疗急性髓性白血病、骨髓增生异常综合征和脑癌的研究正在进行中。

1. Pigneux A. Laromustine, a sulfonyl hydrolyzing alkylating prodrug for cancer therapy. *IDrugs* 2009; **12:** 39–53.
2. Giles F, *et al.* Phase 3 randomized, placebo-controlled, double-blind study of high-dose continuous infusion cytarabine alone or with laromustine (VNP40101M) in patients with acute myeloid leukemia in first relapse. *Blood* 2009; **114:** 4027–33.
3. Schiller GJ, *et al.* Single-agent laromustine, a novel alkylating agent, has significant activity in older patients with previously untreated poor-risk acute myeloid leukemia. *J Clin Oncol* 2010; **28:** 815–21.
4. Vey N, Giles F. Laromustine (cloretazine). *Expert Opin Pharmacother* 2010; **11:** 657–67.

Lenalidomide (*BAN*, *USAN*, *rINN*) 雷利度胺

CC-5013; CDC-501; CDC-5013; ENMD-0997; IMiD-3; Lenalidomida; Lénalidomide; Lenalidomidum. 3-(4-Amino-1-oxo-1,3-dihydro-2*H*-isoindol-2-yl)piperidine-2,6-dione.

Леналидомид

$C_{13}H_{13}N_3O_3$ = 259.3.

CAS — 191732-72-6.

ATC — L04AX04.

ATC Vet — QL04AX04.

UNII — F0P408N6V4.

不良反应、处置及注意事项

由于潜在的致畸性，雷利度胺禁止用于可能生育的妇女，并且采用与沙利度胺类似的预防措施，见第2341页。

雷利度胺与显著的中性粒细胞和血小板减少有关。贫血也是常见的，并且可能会出现其他的血液毒性。可能需要减少剂量或推迟或停止治疗。必要时可能需要支持疗法，如生长因子。应监测基线全血计数，前8周的治疗每周1次，以后每月1次。在多发性骨髓瘤患者给予雷利度胺与地塞米松，美国的药品信息建议监测全血计数，前12周每2周1次，然后每月1次。使用雷利度胺还会增加血栓事件的风险，尤其多发性骨髓瘤患者可能形成深静脉血栓和肺栓塞，可以考虑对此进行预防性治疗。出血性疾患也时有发生。也有报道心脏疾病，包括低血压或高血压、心律失常、心脏衰竭和QT间期延长。

由于雷利度胺是通过肾脏排出体外，肾功能不全患者应慎用；可能需要调整剂量，见下文。雷利度胺治疗期间也有患者发生肾功能衰竭，肝毒性的报道。

周围神经病变、失眠、头痛、感觉减退、头晕、精神状态的变化（如抑郁、幻觉、情绪波动、记忆障碍）

有发生。

可能发生的内分泌失调包括肾上腺抑制、糖尿病、甲状腺功能减退症；应监测甲状腺功能。有时会发生勃起功能障碍和男性乳房发育症。

可能会出现肿瘤溶解综合征（见第609页），肿瘤负荷高的患者应密切监测并采取适当的预防措施（见第611页）。使用雷利度胺很少有基底细胞癌和多形性胶质母细胞瘤等恶性肿瘤的发生。

使用雷利度胺可能发生血管性水肿和严重的皮肤反应，包括多形性红斑、Stevens -Johnson 综合征和中毒性表皮坏死松解症。如果怀疑发生上述情况，或如果发生剥脱性或大疱性皮疹，应永久停止雷利度胺治疗。对于其他形式的皮肤反应，应根据其严重程度暂缓或停止雷利度胺的治疗。有发生过敏反应的报道。以前发生过沙利度胺过敏的患者，应密切监测可能会出现的交叉过敏。

其他不良反应包括胃肠功能紊乱、皮肤瘙痒、乏力、呼吸困难、味觉障碍、震颤、感染（如肺炎和疱疹）、脱发、外周水肿、发热、电解质紊乱和高血糖。眼部疾病包括视物模糊、刺激、白内障、视力丧失、耳疾病（包括眩晕、耳鸣、听力丧失）。肌骨骼的影响，包括肌肉抽筋、肌病、肌痛、关节痛、肌肉骨骼疼痛。伤口并发症和愈合受损也有报道。

老年患者可能会更容易发生不良反应。

肿瘤耀斑 肿瘤耀斑特点是淋巴结病伴疼痛，有时伴有肌肉骨骼疼痛和发热，复发或难治性慢性淋巴细胞白血病患者在接受雷利度胺治疗时有发病报道[1~3]。有人指出在给予低剂量连续口服疗法（10mg 每日 1 次，给药 28 天，如果耐受则每 28 天增加 5mg，直至每日最大 25mg）与每日 1 次 25mg，给药 21 天，28 天为 1 个周期相比较发病率较低[1,2]。虽然在某些情况下会发生严重的后果，包括 1 人死亡[3]，但是在大多数情况下并不严重，对皮质激素或 NSAIDs 治疗有应答[1,2]。雷利度胺诱导 B 细胞活化可能是这种不良反应发生的原因[3]。

1. Chanan-Khan A, *et al.* Clinical efficacy of lenalidomide in patients with relapsed or refractory chronic lymphocytic leukemia: results of a phase II study. *J Clin Oncol* 2006; **24:** 5343–9.
2. Ferrajoli A, *et al.* Lenalidomide induces complete and partial remissions in patients with relapsed and refractory chronic lymphocytic leukemia. *Blood* 2008; **111:** 5291–7.
3. Andritsos LA, *et al.* Higher doses of lenalidomide are associated with unacceptable toxicity including life-threatening tumor flare in patients with chronic lymphocytic leukemia. *J Clin Oncol* 2008; **26:** 2519–25.

药物相互作用

雷利度胺可能会增加地高辛血药峰浓度。在患者服用雷利度胺时，重组人肾红细胞生成素（Epoetins）或其他增加血栓形成风险的药物，应谨慎使用。

药动学

雷利度胺是口服吸收迅速，血药峰浓度出现在口服后 0.6～1.5h。食物不改变雷利度胺的吸收程度。雷利度胺血浆蛋白结合率约 30%。大约三分之二的剂量以原形通过肾脏消除。消除半衰期随剂量增加，5mg 剂量消除半衰期 3h 左右，400mg 的剂量消除半衰期从增加到约 9h。治疗使用中较高的剂量更容易估计半衰期。消除随肾功能成比例减小。

用途和用法

雷利度胺是沙利度胺类似物（见第2341页），具有免疫调节和抗血管生成作用。口服雷利度胺用于治疗与 5 号染色体某些异常（缺失 5q 异常）有关的骨髓增生异常综合征（见第622页）导致的输血依赖性贫血患者。推荐的初始剂量是每日 10mg。在之前至少经过一次治疗的多发性骨髓瘤患者（见第626页）可以使用雷利度胺加地塞米松口服治疗。雷利度胺推荐的起始剂量是每日 25mg，给药 21 天，28 天为 1 个周期。地塞米松口服剂量，建议前 4 个周期在每周期的 1～4 天、9～12 天、17～20 天每日服用 40mg，每 28 天为 1 个周期，以后在每周期的 1～4 天每日服用 40mg，每 28 天为 1 周期。

雷利度胺与显著的白细胞和血小板减少有关，应根据血液学毒性调整剂量。用量也可能需要根据其他严重的毒性反应进行调整。

1. Anderson KC. Lenalidomide and thalidomide: mechanisms of action—similarities and differences. *Semin Hematol* 2005; **42** (suppl 4): S3–S8.
2. List A, *et al.* Myelodysplastic Syndrome-003 Study Investigators. Lenalidomide in the myelodysplastic syndrome with chromosome 5q deletion. *N Engl J Med* 2006; **355:** 1456–65.
3. Lacy MQ, *et al.* Long-term results of response to therapy, time to progression, and survival with lenalidomide plus dexamethasone in newly diagnosed myeloma. *Mayo Clin Proc* 2007; **82:** 1179–84.
4. Dimopoulos M, *et al.* Multiple Myeloma (010) Study Investigators. Lenalidomide plus dexamethasone for relapsed or refractory multiple myeloma. *N Engl J Med* 2007; **357:** 2123–32. Correction. *ibid.* 2009; **361:** 544.
5. Weber DM, *et al.* Multiple Myeloma (009) Study Investigators. Lenalidomide plus dexamethasone for relapsed multiple myeloma in North America. *N Engl J Med* 2007; **357:** 2133–42.
6. Chanan-Khan AA, Cheson BD. Lenalidomide for the treatment of B-cell malignancies. *J Clin Oncol* 2008; **26:** 1544–52.
7. Awan FT, *et al.* Thalidomide and lenalidomide as new therapeutics for the treatment of chronic lymphocytic leukemia. *Leuk Lymphoma* 2010; **51:** 27–38.
8. Zeldis JB, *et al.* Lenalidomide in multiple myeloma: current role and future directions. *Expert Opin Pharmacother* 2010; **11:** 829–42.
9. Komrokji RS, List AF. Lenalidomide for treatment of myelodysplastic syndromes: current status and future directions. *Hematol Oncol Clin North Am* 2010; **24:** 377–88.

在肾损伤中的用法 雷利度胺主要通过肾脏以原形药物被排泄。如肾功能下降，会造成清除率减少，半衰期延长和身体对药物的暴露增加。一项研究建议当患者肌酐清除率（CC）小于 50ml/min 时需进行剂量调整。建议对这些患者的起始剂量减少 40%～60%。对于 CC 小于 30ml/min 的患者，减少剂量的同时应该延长给药间隔。在血液透析 4h 左右会清除血液循环中大约 30%雷利度胺[1]。

对**多发性骨髓瘤**患者，英国注册药品信息推荐根据肾功能损伤的程度调整初始口服剂量如下：

- 中度肾功能不全（CC 为 30～50ml/min）：10mg，每日 1 次。2 个周期后，如果患者对治疗无应答，但可以耐受雷利度胺，此剂量可增至 15mg 每日 1 次；
- 严重肾功能不全（CC 少于 30ml/min，不需要透析）：15mg，隔日 1 次。如果耐受，此剂量可增至每日 10mg；
- 终末期肾脏疾病（CC 小于 30ml/min，需要透析）：5mg，每日 1 次，透析后给予。

在美国推荐剂量类似，只是对于中度肾功能不全，CC 的定义是 30～60ml/min。

对于**骨髓增生异常综合征**，美国注册药品信息推荐根据肾功能损伤的程度调整初始口服剂量如下：

- 中度受损（CC 为 30～60ml/min）：5mg，每日 1 次；
- 严重受损（CC 小于 30ml/min，不需要透析）：5mg，隔日 1 次；
- 终末期肾脏疾病（CC 小于 30ml/min，需要透析）：5mg，每周 3 次，透析后给予。

1. Chen N, *et al.* Pharmacokinetics of lenalidomide in subjects with various degrees of renal impairment and in subjects on hemodialysis. *J Clin Pharmacol* 2007; **47:** 1466–75.

制剂

专利制剂

Austral.: Revlimid; ***Austria:*** Revlimid; ***Belg.:*** Revlimid; ***Canad.:*** Revlimid; ***Cz.:*** Revlimid; ***Denm.:*** Revlimid; ***Fr.:*** Revlimid; ***Ger.:*** Revlimid; ***Gr.:*** Revlimid; ***Irl.:*** Revlimid; ***Malaysia:*** Revlimid; ***Neth.:*** Revlimid; ***Norw.:*** Revlimid; ***NZ:*** Revlimid; ***Port.:*** Revlimid; ***Rus.:*** Revlimid (Ревлимид); ***Spain:*** Revlimid; ***Swed.:*** Revlimid; ***Switz.:*** Revlimid; ***UK:*** Revlimid; ***USA:*** Revlimid.

Lestaurtinib (*USAN*, *rINN*) 来托替尼

A-154475.0; CEP-701; KT-5555; Lestaurtinibum; SP-924. (9*S*,10*S*,12*R*)-10-Hydroxy-10-(hydroxymethyl)-9-methyl-2,3,9,10,11,12-hexahydro-1*H*-9,12-epoxydiindolo[1,2,3-*fg*:3′,2′,1′-*kl*]pyrrolo[3,4-*i*][1,6]benzodiazocin-1-one.

Лестауртиниб

$C_{26}H_{21}N_3O_4$ = 439.5.

CAS — 111358-88-4.

UNII — DO989GC5D1.

简介

来托替尼是针对 FLT3 受体的酪氨酸激酶抑制药。对急性髓细胞白血病的治疗正在研究中。

Letrozole (*BAN*, *USAN*, *rINN*) ⊗ 来曲唑

CGS-20267; Letrotsoli; Letrozol; Létrozole; Letrozolum. 4,4′-(1*H*-1,2,4-Triazol-1-ylmethylene)dibenzonitrile.

Летрозол

$C_{17}H_{11}N_5$ = 285.3.

CAS — 112809-51-5.

ATC — L02BG04.

ATC Vet — QL02BG04.

UNII — 7LKK855W8I.

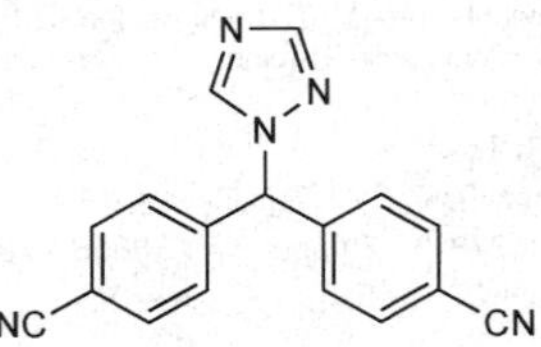

Pharmacopoeias. In *Eur.* (see p.vii) and *US*.

Ph. Eur. 6. 8（Letrozole） 一种白色或微黄色结晶性粉末。几乎不溶于水；略溶于甲醇；易溶于二氯甲烷。

USP 33（Letrozole） 白色到淡黄色结晶性粉末。几乎不溶于水；微溶于乙醇；易溶于二氯甲烷。贮藏于密闭容器中。

不良反应和注意事项

见阿那曲唑（第649页）。

对血脂的影响 阿那曲唑、来曲唑和依西美坦对血脂影响的比较见**依西美坦**项下（见第687页）。

对肌肉骨骼系统的影响 据报道，绝经后原发性乳腺癌妇女在来曲唑治疗 24 个月后，髋部和腰椎骨密度显著下降[1]。

1. Perez EA, *et al.* Effect of letrozole versus placebo on bone mineral density in women with primary breast cancer completing 5 or more years of adjuvant tamoxifen: a companion study to NCIC CTG MA.17. *J Clin Oncol* 2006; **24:** 3629–35.

对皮肤的影响 报道 1 名乳腺癌的患者服用来曲唑发生中毒性表皮坏死松解症，患者还同时服用了地塞米松和奥美拉唑[1]，患者在反应发生的几周前由他莫昔芬换成来曲唑治疗。

1. Chia WK, *et al.* Toxic epidermal necrolysis in patient with breast cancer receiving letrozole. *Lancet Oncol* 2006; **7:** 184–5.

药物相互作用

他莫昔芬 在一项研究中[1]，患有乳腺癌的绝经后妇女，加用他莫昔芬使来曲唑血药浓度平均降低 38%左右，来曲唑对激素浓度的影响没有改变。这种相互作用的机制和临床影响尚不清楚。

1. Dowsett M, *et al.* Impact of tamoxifen on the pharmacokinetics and endocrine effects of the aromatase inhibitor letrozole in postmenopausal women with breast cancer. *Clin Cancer Res* 1999; **5:** 2338–43.

药动学

来曲唑在胃肠道中快速完全吸收。循环中 60%的来曲唑与血浆蛋白结合，主要是白蛋白。口服的大部分药物缓慢代谢成无活性的烯丙基甲醇代谢物（carbinol metabolite），在尿中以葡糖苷酸排出体外。来曲唑终末半衰期大约 2 天。

用途和用法

来曲唑是选择性的非甾体类的芳香酶（雌二醇合成酶）抑制药，与阿那曲唑类似（第649页）。用于治疗绝经后妇女的晚期或局部晚期的乳腺癌（第628页）。还可以用于激素受体阳性的局限性的乳腺癌患者的新辅助（术前）治疗，以便进行后来的保乳手术。来曲唑也可用于激素受体阳性的绝经后妇女早期乳腺癌的辅助治疗，治疗一般持续 5 年或直至肿瘤复发，然而最佳治疗持续时间尚不明确。接受他莫昔芬 5 年辅助治疗的绝经后早期乳腺癌患者，可以使用来曲唑扩展辅助治疗，尽管最佳的治疗持续时间尚不明确，治疗一般持续 4 年或直至肿瘤复发。通常剂量每日口服 2.5mg。

1. Mouridsen H, *et al.* Superior efficacy of letrozole versus tamoxifen as first-line therapy for postmenopausal women with advanced breast cancer: results of a phase III study of the International Letrozole Breast Cancer Group. *J Clin Oncol* 2001; **19:** 2596–2606.
2. Buzdar A, *et al.* Phase III, multicenter, double-blind, randomized study of letrozole, an aromatase inhibitor, for advanced breast cancer versus megestrol acetate. *J Clin Oncol* 2001; **19:** 3357–66.
3. Ellis MJ, *et al.* Letrozole is more effective neoadjuvant endocrine therapy than tamoxifen for ErbB-1- and/or ErbB-2-positive, estrogen receptor-positive primary breast cancer: evidence from a phase III randomized trial. *J Clin Oncol* 2001; **19:** 3808–16.
4. Goss PE, *et al.* A randomized trial of letrozole in postmenopausal women after five years of tamoxifen therapy for early-stage breast cancer. *N Engl J Med* 2003; **349:** 1793–1802.

5. Goss PE, *et al.* Randomized trial of letrozole following tamoxifen as extended adjuvant therapy in receptor-positive breast cancer: updated findings from NCIC CTG MA.17. *J Natl Cancer Inst* 2005; **97:** 1262–71.
6. The Breast International Group (BIG) 1-98 Collaborative Group. A comparison of letrozole and tamoxifen in postmenopausal women with early breast cancer. *N Engl J Med* 2005; **353:** 2747–57.
7. Gelmon K. Prescribing extended adjuvant letrozole. *Breast* 2007; **16:** 446–55.
8. Goss PE, *et al.* Late extended adjuvant treatment with letrozole improves outcome in women with early-stage breast cancer who complete 5 years of tamoxifen. *J Clin Oncol* 2008; **26:** 1948–55. Correction. *ibid.*; 3659.
9. Muss HB, *et al.* Efficacy, toxicity, and quality of life in older women with early-stage breast cancer treated with letrozole or placebo after 5 years of tamoxifen: NCIC CTG intergroup trial MA.17. *J Clin Oncol* 2008; **26:** 1956–64.
10. Nabholtz JM, *et al.* Comparative review of anastrozole, letrozole and exemestane in the management of early breast cancer. *Expert Opin Pharmacother* 2009; **10:** 1435–47.
11. Keating GM. Letrozole: a review of its use in the treatment of postmenopausal women with hormone-responsive early breast cancer. *Drugs* 2009; **69:** 1681–1705.
12. Dellapasqua S, Colleoni M. Letrozole. *Expert Opin Drug Metab Toxicol* 2010; **6:** 251–9.

在肝损伤中的用法 英国和美国注册药品信息中表明，轻到中度肝损伤（Child-Pugh 分类中 A 和 B）不需要调整来曲唑剂量。在英国，来曲唑禁用于严重肝损伤的患者（Child-Pugh 分级 C 类）；在美国，推荐肝硬化和重度肝损伤患者来曲唑减量 50%，这些患者的推荐剂量是 2.5mg，隔天 1 次。

不孕症 有研究[1～4]来曲唑用于辅助生殖技术治疗不孕症（第2012页）时的佐剂。一项系统性回顾和荟萃分析[5]得出的结论是，虽然使用来曲唑和其他芳香酶抑制药出现较多的单排卵周期，但没有足够的证据来判断其在诱导排卵的益处。一个子宫内授精的推荐方案，从周期第 3 天到第 7 天，每日给予来曲唑 2.5mg，从第 8 天起使用卵泡刺激素。这可能是一个替代使用促性腺激素的更好的选择方案，因为其可以避免卵巢过度刺激综合征和多胎妊娠的风险降低。

芳香酶抑制药如阿那曲唑和来曲唑已经用于与多囊卵巢综合征[6]相关的不孕症的治疗。虽然没有足够的证据建议其作为常规的诱导排卵用药，但是在使用氯米芬治疗无效，或无其他合适的治疗方法时可以考虑使用。来曲唑也曾经尝试用于无精症的男性患者并获得成功[7]。

然而，因为对母体和胎儿的毒性以及胎儿畸形的可能性，这种非注册的用法引起了加拿大厂商（*Novartis*，*Canad.*）的关注[8]；注册药品信息称来曲唑禁用于绝经前妇女，已有报道妇女使用来曲唑治疗不孕症导致胎儿先天异常。

1. Healey S, *et al.* Effects of letrozole on superovulation with gonadotropins in women undergoing intrauterine insemination. *Fertil Steril* 2003; **80:** 1325–9.
2. Al-Fozan H, *et al.* A randomized trial of letrozole versus clomiphene citrate in women undergoing superovulation. *Fertil Steril* 2004; **82:** 1561–3.
3. Garcia-Velasco JA, *et al.* The aromatase inhibitor letrozole increases the concentration of intraovarian androgens and improves in vitro fertilization outcome in low responder patients: a pilot study. *Fertil Steril* 2005; **84:** 82–7.
4. Al-Fadhli R, *et al.* A randomized trial of superovulation with two different doses of letrozole. *Fertil Steril* 2006; **85:** 161–4.
5. Requena A, *et al.* Reproductive Endocrinology Interest Group of Spanish Society of Fertility. Use of letrozole in assisted reproduction: a systematic review and meta-analysis. *Hum Reprod Update* 2008; **14:** 571–82.
6. Eckmann KR, Kockler DR. Aromatase inhibitors for ovulation and pregnancy in polycystic ovary syndrome. *Ann Pharmacother* 2009; **43:** 1338–46.
7. Patry G, *et al.* Use of the aromatase inhibitor letrozole to treat male infertility. *Fertil Steril* 2009; **92:** 829.e1–829.e2.
8. Novartis, Canada. Health Canada endorsed important safety information: contraindication of Femara (letrozole) in premenopausal women (issued 17th November, 2005). Available at: http://www.hc-sc.gc.ca/dhp-mps/alt_formats/hpfb-dgpsa/pdf/medeff/femara_hpc-cps-eng.pdf (accessed 31/07/08)

性早熟 对用来曲唑在治疗 9 个女孩由于 McCune-Albright 综合征导致的性早熟（第2013页）的试验研究评估得出的结论是，它可能是一个有效的初始治疗，并可能为使用他莫昔芬无效的患者提供了一种选择方案。可能发生的不良反应包括卵巢肿大，并形成囊肿，有必要进行进一步的研究[1]。

1. Feuillan P, *et al.* Letrozole treatment of precocious puberty in girls with the McCune-Albright syndrome: a pilot study. *J Clin Endocrinol Metab* 2007; **92:** 2100–6.

制剂

USP 33: Letrozole Tablets.

专利制剂

Arg.: Cendalon; Fecinole; Femara; Kebirzol; ***Austral.:*** Femara; ***Austria:*** Femara; ***Belg.:*** Femara; ***Braz.:*** Femara; ***Canad.:*** Femara; ***Chile:*** Femara; ***Cz.:*** Aletro; Arofek; Attozette; Brenea; Britagal; Britapons; Clarzole; Dracenax; Etruzil; Femara; Femtozette; Helzette; Lerana; Lestara; Letroger; Letrozette; Loosyn; Ninivet; Trozara; Trozel; ***Denm.:*** Femar; ***Fin.:*** Femar; ***Fr.:*** Femara; ***Ger.:*** Femara; ***Gr.:*** Aramef; Femaplex; Femara; Levinox; Religan; Stefaplex; ***Hong Kong:*** Femara; ***Hung.:*** Etruzil; Famos; Femara; Letromataz; Lexeroll; Ninivet; ***India:*** Femara; Fempro; Oncolet; Trozet; ***Indon.:*** Femara; ***Irl.:*** Eirfem; Femara; ***Israel:*** Femara; ***Ital.:*** Femara; ***Jpn:*** Femara; ***Malaysia:*** Femara; ***Mex.:*** Femara; ***Neth.:*** Femara; ***Norw.:*** Femar; ***NZ:*** Femara; ***Philipp.:*** Femara; ***Pol.:*** Aromek; Etruzil; Femara; Lametta; ***Port.:*** Cetezol; Femara; Loosyn; Nucleus; ***Rus.:*** Extraza (Экстраза); Femara (Фемара); Letrotera (Летротера); ***S.Afr.:*** Femara; ***Singapore:*** Femara; ***Spain:*** Femara; Insegar†; Loxifan; ***Swed.:*** Femar; ***Switz.:*** Femara; ***Thai.:*** Femara; ***Turk.:*** Femara; Letroks; ***UK:*** Femara; ***Ukr.:*** Femara (Фемара); Letromara (Летромара); ***USA:*** Femara; ***Venez.:*** Femara.

Lintuzumab (*rINN*) 林妥珠单抗

HuM-195; Lintuzumabum; SGN-33. Immunoglobulin G1, anti-(human CD33 (antigen)) (human-mouse monoclonal HuM195γ1-chain), disulfide with human-mouse monoclonal HuM195κ-chain, dimer.

Линтузумаб

CAS — 166089-32-3.

简介

林妥珠单抗是一种人源化的抗 CD33 的单克隆抗体，其用于骨髓异常增生综合征和急性髓细胞白血病的治疗正在研究之中。

1. Feldman EJ, *et al.* Phase III randomized multicenter study of a humanized anti-CD33 monoclonal antibody, lintuzumab, in combination with chemotherapy, versus chemotherapy alone in patients with refractory or first-relapsed acute myeloid leukemia. *J Clin Oncol* 2005; **23:** 4110–16.

Lobaplatin (*rINN*) 洛铂

D-19466; Lobaplatine; Lobaplatino; Lobaplatinum. *cis*-[*trans*-1,2-Cyclobutanebis(methylamine)][(*S*)-lactato-*O*1,*O*1]platinum.

Лобаплатин

$C_9H_{18}N_2O_3Pt$ = 397.3.

CAS — 135558-11-1.

UNII — OX5XK1JD8C.

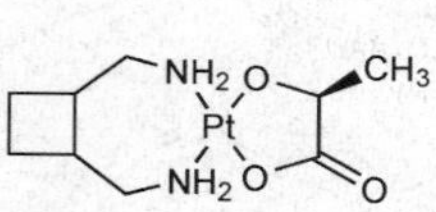

简介

洛铂是铂的衍生物，作为抗肿瘤药用于治疗乳腺癌、小细胞肺癌和慢性粒细胞白血病。主要的不良反应是血小板减少症。洛铂的研究报道显示出其对顺铂耐药细胞有一定细胞毒作用。

1. Welink J, *et al.* Pharmacokinetics and pharmacodynamics of lobaplatin (D-19466) in patients with advanced solid tumors, including patients with impaired renal or liver function. *Clin Cancer Res* 1999; **5:** 2349–58.
2. McKeage MJ. Lobaplatin: a new antitumour platinum drug. *Expert Opin Invest Drugs* 2001; **10:** 119–28.
3. Anonymous. Lobaplatin: D 19466. *Drugs R D* 2003; **4:** 369–72.
4. Zhou B, *et al.* Chemoembolization with lobaplatin mixed with iodized oil for unresectable recurrent hepatocellular carcinoma after orthotopic liver transplantation. *J Vasc Interv Radiol* 2010; **21:** 333–8.

Lomustine (*BAN*, *USAN*, *rINN*) 洛莫司汀

CCNU; Lomustiini; Lomustin; Lomustina; Lomustinas; Lomustinum; Lomustyna; Lomusztin; NSC-79037; RB-1509; WR-139017. 1-(2-Chloroethyl)-3-cyclohexyl-1-nitrosourea.

Ломустин

$C_9H_{16}ClN_3O_2$ = 233.7.

CAS — 13010-47-4.

ATC — L01AD02.

ATC Vet — QL01AD02.

UNII — 7BRF0Z81KG.

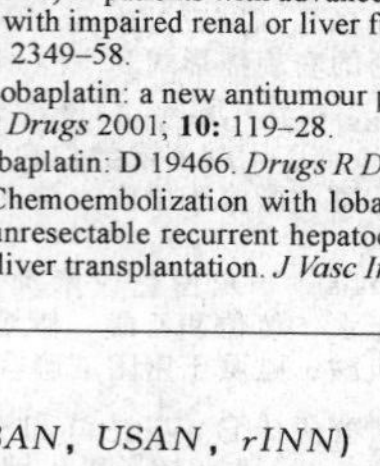

Pharmacopoeias. In *Chin.*, and *Eur.* (see p.vii).

Ph. Eur. 6.8（Lomustine） 黄色结晶性粉末。几乎不溶于水中；溶于乙醇；易溶于丙酮和二氯甲烷。避光。

不良反应、处置和注意事项

见卡莫司汀（第662页）。有意识模糊和嗜睡等神经反应的报道。

管理和处置 文献描述了在冰醋酸中利用洛莫司汀和氢溴酸的反应破坏洛莫司汀废弃物的方法[1]。这种方法产生的洛莫司汀的残渣没有致突变性。这种方法不适合卡莫司汀和司莫司汀的降解。

1. Castegnaro M, *et al.*, eds. Laboratory decontamination and destruction of carcinogens in laboratory wastes: some antineoplastic agents. *IARC Scientific Publications 73*. Lyon: WHO/International Agency for Research on Cancer, 1985.

过量 1 例患者不慎连续 7 天服用洛莫司汀 200mg，而不是 200mg 单次用药，发生了全血细胞减少症和多器官功能障碍，包括肝功能障碍、腹痛、伴随呼吸急促和低氧血症的肺毒性、中枢神经系统毒性导致意识模糊和定向力障碍[1]。尽管白细胞计数得到恢复，但中毒的其他体征没有恢复，患者出现发热和低血压，在初次使用洛莫司汀 59 天后死亡。在另外 1 例偶然的用药过量的病例中，1 例 30 岁的女性在 7 天接受了 28mg/kg 的累积剂量[2]。在用药过量后很快出现严重的骨髓抑制并持续了 50 天。患者使用了粒细胞-巨噬细胞集落刺激因子和抗菌药足量对抗、炔诺酮（预防月经）和乙酰半胱氨酸（防止器官毒性）。患者甚至在用药过量恢复后还发生胃肠道坏死和肝酶持续上升，但是患者成功存活，她的肿瘤未经进一步化疗即消退。

1. Trent KC, *et al.* Multiorgan failure associated with lomustine overdose. *Ann Pharmacother* 1995; **29:** 384–6.
2. Abele M, *et al.* CCNU overdose during PCV chemotherapy for anaplastic astrocytoma. *J Neurol* 1998; **245:** 236–8.

药物相互作用

参见抗肿瘤药总论的药物相互作用见第611页。

西咪替丁 关于洛莫司汀和西咪替丁之间可能的相互作用的报道，见**卡莫司汀**（第663页）。

茶碱 1 例 45 岁女性出现白细胞减少症和血小板减少症，认为是继发于茶碱和洛莫司汀的相互作用[1]。

1. Zeltzer PM, Feig SA. Theophylline-induced lomustine toxicity. *Lancet* 1979; **ii:** 960–1.

药动学

洛莫司汀从胃肠道吸收，迅速代谢，代谢产物血浆峰浓度出现在口服一次剂量 4h 内。有报道代谢产物的血浆半衰期长，16～48h。活性代谢产物容易通过血脑屏障，脑脊液中的浓度大于血浆中。大约一半的剂量 24h 内以代谢物的形式从尿中排出，4 天内有 75% 排出。

用途和用法

洛莫司汀是亚硝脲类化合物，作用与卡莫司汀类似（第662页）。用于治疗脑部肿瘤（第627页）、耐药或复发的霍奇金病及其他淋巴瘤（第623页），也用于肺癌（第635页）、恶性黑色素瘤（第639页）和各种实体瘤。

单药治疗时，洛莫司汀注册用法是成人或儿童单剂量口服 120～130mg/m²，分成 3 天连续口服可以减轻胃肠道反应。骨髓功能不全的患者应使用 100mg/m²。当用于联合用药方案时，洛莫司汀通常也应减量。如果血细胞计数恢复到可接受水平，可以每 6～8 周重复服药，应该依据血液学应答调整剂量（参见**骨髓抑制**，第609页）。

制剂

BP 2010: Lomustine Capsules.

专利制剂

Arg.: CeeNU; ***Austral.:*** CeeNU; ***Braz.:*** Citostal; ***Canad.:*** CeeNU; ***Chile:*** CeeNU; ***Cz.:*** CeeNU; ***Fr.:*** Belustine; ***Ger.:*** Cecenu; ***Gr.:*** CeeNU; Prava; ***Hong Kong:*** CeeNU†; ***Israel:*** CeeNU†; ***Mex.:*** CeeNU; ***Neth.:*** Belustine; ***NZ:*** CeeNU; ***Philipp.:*** CeeNU†; ***S.Afr.:*** CeeNU†; ***Singapore:*** CeeNU†; ***Switz.:*** CeeNU; Prava†; ***UK:*** CCNU; ***USA:*** CeeNU.

Lonidamine (*BAN*, *rINN*) 氯尼达明

AF-1890; Diclondazolic Acid; Lonidamina; Lonidaminum; TH-070. 1-(2,4-Dichlorobenzyl)indazole-3-carboxylic acid.

Лонидамин

$C_{15}H_{10}Cl_2N_2O_2$ = 321.2.

CAS — 50264-69-2.

ATC — L01XX07.

ATC Vet — QL01XX07.

UNII — U78804BIDR.

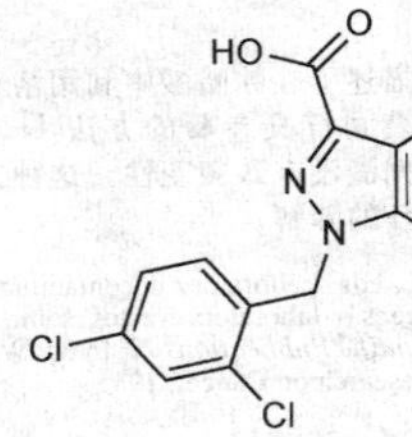

简介

氯尼达明是通过抑制肿瘤细胞线粒体功能发挥作用的抗肿瘤药。其口服用于治疗多种实体瘤，包括肺、乳腺、前列腺和脑的肿瘤，也用于放射增敏（radiosensitiser）。

Lumiliximab (*USAN*, *rINN*) 鲁米昔单抗

Gomiliximab; IDEC-152; Lumiliximabum. Immunoglobulin G1, anti-(human immunoglobulin E receptor type II) (human-*Macaca irus* monoclonal IDEC-152 γ1-chain), disulfide with human-*Macaca irus* monoclonal IDEC-152 κ-chain, dimer.

Лумиликсимаб

CAS — 357613-86-6.

UNII — 8Z13S29R5A.

简介

鲁米昔单抗是一种嵌合抗 CD23 的单克隆抗体，正在研究将其用于治疗慢性淋巴细胞白血病。

1. Byrd JC, *et al.* Phase 1 study of lumiliximab with detailed pharmacokinetic and pharmacodynamic measurements in patients with relapsed or refractory chronic lymphocytic leukemia. *Clin Cancer Res* 2007; **13:** 4448–55.
2. Byrd JC, *et al.* Phase 1/2 study of lumiliximab combined with fludarabine, cyclophosphamide, and rituximab in patients with relapsed or refractory chronic lymphocytic leukemia. *Blood* 2010; **115:** 489–95.

Mafosfamide (*rINN*) 马磷酰胺

Mafosfamid; Mafosfamida; Mafosfamidi; Mafosfamidum. (±)-2-({2-[Bis(2-chloroethyl)amino]tetrahydro-2*H*-1,3,2-oxazaphosphorin-4-yl}thio)ethanesulphonic acid *P-cis* oxide.

Мафосфамид

$C_9H_{19}Cl_2N_2O_5PS_2$ = 401.3.

CAS — 88859-04-5.

UNII — 5970HH9923.

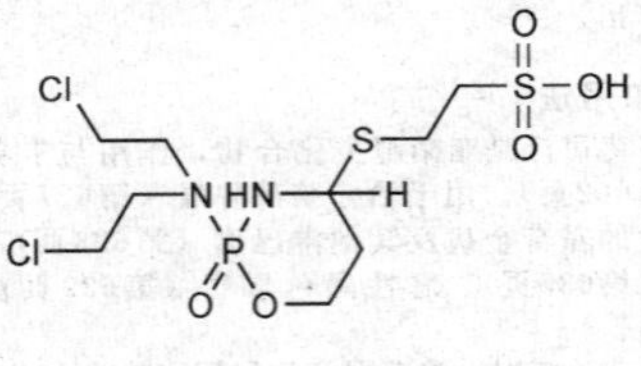

简介

马磷酰胺是环磷酰胺（第670页）的衍生物，用于骨髓移植时处理骨髓。鞘内马磷酰胺已经研究用于治疗脑膜肿瘤。

Marimastat (*BAN*, *USAN*, *rINN*) 马立马司他

BB-2516; Marimastatum; TA-2516. (2*S*,3*R*)-3-{(*S*)-[2,2-Dimethyl-1-(methylcarbamoyl)propyl]carbamoyl}-2-hydroxy-5-methylhexanohydroxamic acid.

Маримастат

$C_{15}H_{29}N_3O_5$ = 331.4.

CAS — 154039-60-8.

UNII — D5EQV23TDS.

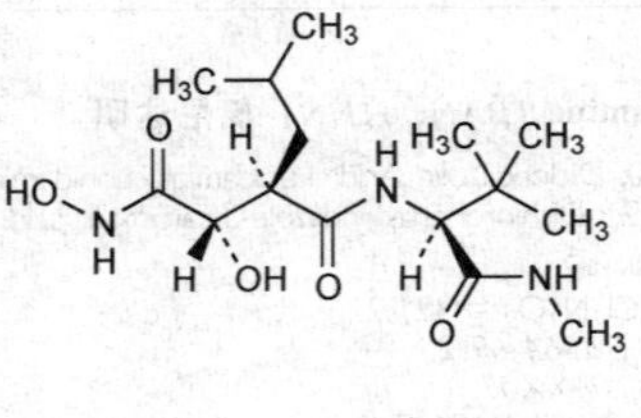

简介

马立马司他是口服基质金属蛋白酶抑制药，该酶在肿瘤细胞转移中起重要作用。正在研究马立马司他用于各种恶性肿瘤。

Masitinib (*rINN*) 马思替尼

AB-1010; Masitinibum. 4-[(4-Methylpiperazin-1-yl)methyl]-*N*-(4-methyl-3-{[4-(pyridin-3-yl)-1,3-thiazol-2-yl]amino}phenyl)benzamide.

Мазитиниб

$C_{28}H_{30}N_6OS$ = 498.6.

CAS — 790299-79-5.

ATC Vet — QL01XE90.

UNII — M59NC4E26P.

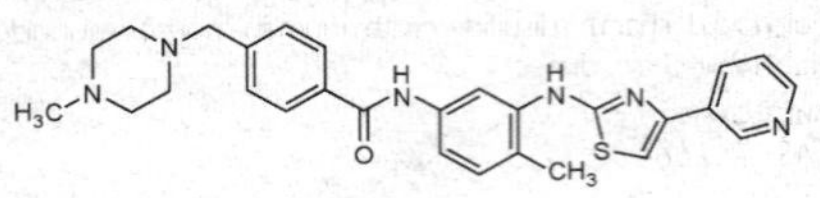

简介

马思替尼是一种酪氨酸激酶抑制药，对抗 c-kit 和血小板衍生生长因子酪氨酸激酶，正在研究将其用于胃肠道间质肿瘤、胰腺癌、多发性骨髓瘤等恶性肿瘤的治疗。用于炎症性疾病，如哮喘、肥大细胞增多症、类风湿关节炎等的治疗也在研究之中。

Melphalan (*BAN*, *USAN*, *rINN*) 美法仑

CB-3025; Melfalaani; Melfalán; Melfalan; Melphalanum; NSC-8806 (melphalan hydrochloride); PAM; Phenylalanine Mustard; Phenylalanine Nitrogen Mustard; L-Sarcolysine; WR-19813. 4-Bis(2-chloroethyl)amino-L-phenylalanine.

Мелфалан

$C_{13}H_{18}Cl_2N_2O_2$ = 305.2.

CAS — 148-82-3 (melphalan); 3223-07-2 (melphalan hydrochloride).

ATC — L01AA03.

ATC Vet — QL01AA03.

UNII — Q41OR9510P.

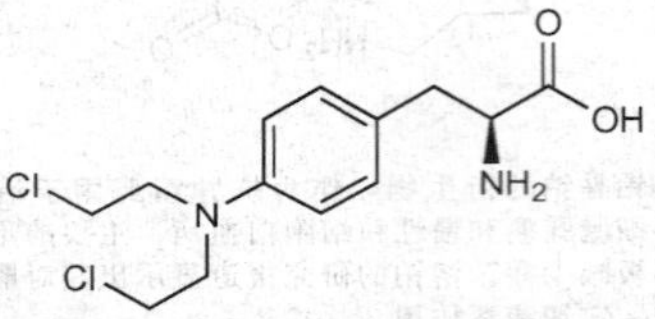

注：Merphalan（CB-3007；NSC-14210；消旋苯丙氨酸氮芥）是美法仑（左旋苯丙氨酸氮芥）的消旋体形式，Medphalan（CB-3026；NSC-35051；右旋苯丙氨酸氮芥）是美法仑的右旋体形式。

Pharmacopoeias. In *Br.*, *Jpn*, and *US*.

BP 2010（Melphalan） 白色或类白色粉末。几乎不溶于水、氯仿和乙醚；微溶于甲醇；溶于稀释的无机酸。避光。

USP 33（Melphalan） 灰白色或米黄色粉末，有微弱嗅。几乎不溶于水、氯仿和乙醚；微溶于乙醇和甲醇；溶于稀释的无机酸。贮藏于密闭玻璃容器中避光。

稳定性 一个研究美法仑 40μg/ml 和 400μg/ml 输液稳定性的实验报道，20℃时 0.9%氯化钠注射液中美法仑损失 10%的时间是 4.5h，在乳酸林格溶液中是 2.9h，乳酸林格溶液中氯离子浓度低得多，在 5%葡萄糖注射液中是 1.5h[1]。25℃时相应的时间分别是 2.4h、1.5h 和 0.6h，37℃时分别是 0.6h、0.4h 和 0.3h。可以得出结论美法仑在 20℃氯化钠溶液中有足够的稳定性保证输液，提高温度或降低氯离子的浓度导致降解速率的提高[1]。另一个试验推荐美法仑溶液在 5℃以上处理的时间应最短，但发现 20μg/ml 的 0.9%氯化钠溶液可以在−20℃保存至少 6 个月没有明显的降解[2]。一项更近期的研究发现，虽然推荐美法仑在配置和输注之间可以在 4℃保存，但是考虑到美法仑的使用是在室温 20℃或更低时，使用高渗盐（3%）作为稀释剂，可以保障输注时间延长时的稳定性[3]。这一过程的实际应用尚未发表。

1. Tabibi SE, Cradock JC. Stability of melphalan in infusion fluids. *Am J Hosp Pharm* 1984; **41:** 1380–2.
2. Bosanquet AG. Stability of melphalan solutions during preparation and storage. *J Pharm Sci* 1985; **74:** 348–51.
3. Pinguet F, *et al.* Effect of sodium chloride concentration and temperature on melphalan stability during storage and use. *Am J Hosp Pharm* 1994; **51:** 2701–4.

不良反应和处置

参见**抗肿瘤药总论**（第605页和第609页）。

中性粒细胞减少症和血小板减少症的发生变化大，骨髓抑制的最低点通常发生在开始美法仑治疗后 2～3 周，4～5 周后恢复。

可能发生皮疹或超敏反应包括过敏。有报道心搏骤停可能与此有关。有时发生胃肠功能紊乱，尤其是使用高剂量时，腹泻、呕吐和口腔炎可能是剂量限制性毒性。报道有发生溶血性贫血、脉管炎、肺纤维化、肝炎和黄疸等肝功能异常。绝经前女性常见卵巢功能抑制，男性患者可能发生暂时性或永久性不育症。美法仑注射剂的外渗可能导致血管溃疡和坏死。像其他烷化剂一样，美法仑有致癌性、致突变性和致畸性。

黏膜炎 氨磷汀降低美法仑介导的口腔黏膜炎的发生频率和严重程度[1]。

1. Spencer A, *et al.* Prospective randomised trial of amifostine cytoprotection in myeloma patients undergoing high-dose melphalan conditioned autologous stem cell transplantation. *Bone Marrow Transplant* 2005; **35:** 971–7.

过量 1 例 12 个月的儿童静脉给予美法仑 140mg（过量 10 倍）24h 内发生了明显的淋巴细胞减少症，但是没有其他显著的不良反应，直到第 7 天出现中性粒细胞减少症、血小板减少症、口腔溃疡和腹泻[1]。骨髓在 40 天内恢复。在这期间充分的高营养治疗，密切监护，患者随后 9 个月状态维持较好，没有并发症。静脉使用美法仑过量的病例在成人中也有发生[2]，导致骨髓抑制、出血性腹泻和电解质紊乱。在累积口服剂量 360mg 超过 3 周[3]，560mg 超过 2 周[4]，也有骨髓抑制的报道。在其中 1 例中使用非格司亭刺激骨髓恢复[4]。

1. Coates TD. Survival from melphalan overdose. *Lancet* 1984; **ii:** 1048.
2. Jost LM. Überdosierung von Melphalan (Alkeran®): Symptome und Behandlung: eine Übersicht. *Onkologie* 1990; **13:** 96–101.
3. Grimes DJ, *et al.* Complete remission of paraproteinaemia and neuropathy following iatrogenic oral melphalan overdose. *Br J Haematol* 1993; **83:** 675–7.
4. Jirillo A, *et al.* Accidental overdose of melphalan per os in a 69-year-old woman treated for advanced endometrial carcinoma. *Tumori* 1998; **84:** 611.

注意事项

参见**抗肿瘤药总论**（第611页）。

肾功能受损的患者应慎用。

管理和处置 应穿着防护性服装处理患者口服一次剂量的美法仑直到 48h 和 7 天排出的尿液和粪便[1]。

1. Harris J, Dodds LJ. Handling waste from patients receiving cytotoxic drugs. *Pharm J* 1985; **235:** 289–91.

药物相互作用

儿童使用萘啶酸和高剂量美法仑静脉给药导致致命的出血性小肠结肠炎。

环孢素 美法仑和环孢素同时使用加强了毒性，见**环孢素**（第1739页）。

食物 食物显著降低口服美法仑生物利用度，高达 45%。有人推荐美法仑不能与食物同时给予，如果患者服用美法仑时间从餐后改为餐前，应监测是否有毒性增加[1]。

1. Nathan C, Betmouni R. Melphalan: avoid with food. *Pharm J* 1996; **257:** 264.

干扰素 在一项 10 名患者的研究中干扰素-α 引起发热导致美法仑药时曲线下面积减少，但对峰浓度和达峰时间没有影响[1]。有人认为，这种影响是由于体温上升时美法仑的化学反应性增强所致。

1. Ehrsson H, *et al.* Oral melphalan pharmacokinetics: influence of interferon-induced fever. *Clin Pharmacol Ther* 1990; **47:** 86–90.

药动学

美法仑从胃肠道的吸收差异较大，平均生物利用度 56%，但范围从 25%～89%。食物的存在会降低吸收（见上文）。美法仑一经吸收随体液分布全身各处，分布容积大约 0.5L/kg，通过自发水解灭活。60%～90%结合血浆蛋白，主要是白蛋白。美法仑终末血浆半衰期 30～150min。通过尿液排出，原形大约 10%。

1. Nath CE, *et al.* Melphalan pharmacokinetics in children with malignant disease: influence of body weight, renal function, carboplatin therapy and total body irradiation. *Br J Clin Pharmacol* 2005; **59:** 314–24.
2. Nath CE, *et al.* Population melphalan pharmacokinetics in paediatric blood or marrow transplant recipients. *Br J Clin Pharmacol* 2007; **64:** 151–64.
3. Padussis JC, *et al.* Pharmacokinetics and drug resistance of melphalan in regional chemotherapy: ILP versus ILI. *Int J Hyperthermia* 2008; **24:** 239–49.

用途和用法

美法仑是双功能烷化剂抗肿瘤药。主要用于治疗多

发性骨髓瘤。美法仑也用于乳腺和卵巢肿瘤、神经母细胞瘤、霍奇金病和真性红细胞增多症患者，美法仑动脉内局部灌注用于黑色素瘤和软组织肉瘤。见下文交叉参考。美法仑用于治疗淀粉样变性，见下文。

美法仑通常口服给药，每日 1 次或分次，也可以盐酸盐的形式静脉给药。以碱基计算剂量，1.12mg 的盐酸美法仑相当于 1mg 左右的美法仑。应经常进行血细胞计数，依据血液学反应调整剂量。如果血小板或白细胞计数低于允许的水平（见**骨髓抑制**，第609页）应中断治疗。如果近期因化疗或放疗中性白细胞计数出现抑制，应慎用美法仑。

许多常规剂量的方案被用于多发性骨髓瘤，但最佳方案仍不确定。注册的**口服**方案剂量包括：

- 每日 150μg/kg，分次服用，4～7 日；
- 每日 250μg/kg，服用 4 日；
- 每日 6mg，服用 2～3 周。

美法仑通常和皮质激素联合使用。疗程结束后有一个长达 6 周的休息间期以便使血液学功能得到恢复，然后重复治疗或制定维持治疗方案，通常每日 1～3mg，或直至 50μg/kg。为达到最佳效果，调整剂量产生中度白细胞减少，白细胞计数在 3000～3500 个/mm^3 的范围内。

治疗乳腺癌，注册剂量每日 150μg/kg 或 6mg/m^2，服用 5 天，每 6 周重复 1 次。卵巢癌患者每日 200μg/kg，服用 5 天，每 4～8 周重复。

真性红细胞增多症患者，每日 6～10mg，服用 5～7 天，然后每日 2～4mg，用于诱导缓解；每周 2～6mg 的剂量用于维持治疗。

美法仑也可以**静脉给药**，单剂量 1mg/kg，如果血小板和中性粒细胞计数允许，每 4 周重复 1 次，是卵巢腺癌的注册治疗方法。美法仑可以使用 0.9%氯化钠输注或注射到快速滴注的输液管中，当输注给药时，从输液配置到输注完成的时间不能超过 1.5h，需要延长输注时使用分批输液，每次都应新鲜配置。在多发性骨髓瘤中，单药使用的注册剂量是静脉给药 400μg/kg 或 16mg/m^2，输注 15～20min，最初 4 个剂量可以间隔 2 周，但是后来的剂量应依据毒性间隔 4 周给药。

在一些恶性肿瘤中美法仑应该**高剂量**静脉给药，神经母细胞瘤中注册剂量 100～240mg/m^2，多发性骨髓瘤中 100～200mg/m^2，接下来普遍采用自体干细胞解救，这种方法在美法仑剂量超过 140mg/m^2 是必需的。高剂量应通过中心静脉导管给药。

在治疗黑色素瘤和软组织肉瘤时，美法仑可以通过**局部动脉灌注**给药。上肢灌注的一个典型剂量范围是 0.6～1mg/kg，下肢灌注剂量 0.8～1.5mg/kg（黑色素瘤）或 1～1.4mg/kg（肉瘤）是常用剂量。

在**肾损伤**的患者中美法仑应该减量（见下文）。

老年人用法 已有报道，年龄超过 70 岁的患者在使用美法仑时出现较高的毒性，主要是骨髓抑制，但一项综述研究得出结论，不推荐仅仅根据年龄调整剂量[1]。肾功能下降的患者推荐减少美法仑的使用剂量（见下文**在肾损伤中的用法**）

1. Lichtman SM, *et al.* International Society of Geriatric Oncology Chemotherapy Taskforce: evaluation of chemotherapy in older patients—an analysis of the medical literature. *J Clin Oncol* 2007; **25:** 1832–43.

在肾损伤中的用法 在肾损伤患者的静脉使用美法仑的初始剂量应减少 50%左右。口服给药时也应考虑减低剂量。对于高剂量美法仑静脉给药方案（100～140mg/m^2 美法仑）**而没有**干细胞解救的中度肾功能不全（肌酐清除率 30～50ml/min）患者，英国注册药品信息也建议通常也减少 50%的剂量。

大剂量美法仑静脉给药方案（高达 200mg/m^2）**带有**干细胞解救已成功地用于严重的肾功能不全（肌酐清除率<20ml/min）患者而无需减少剂量，也包括那些透析的患者[1]。

1. Bird JM, *et al.* The clinical outcome and toxicity of high-dose chemotherapy and autologous stem cell transplantation in patients with myeloma or amyloid and severe renal impairment: a British Society of Blood and Marrow Transplantation study. *Br J Haematol* 2006; **134:** 385–90.

淀粉样变性 淀粉样变性是一组症状，以组织蜡状淀粉样蛋白质浸润沉积为特征。现在已知有多种形式[1～3]，包括：

- 原发或 AL 型淀粉样变性，淀粉样蛋白从免疫球蛋白轻链中衍生；
- ATTR 型淀粉样变性（家族型），淀粉样蛋白从转甲状腺素中衍生；
- AA 型淀粉样变性，通常继发于慢性炎症，如导致类风湿关节炎、结核、家族性地中海热（第531页）的一些炎症。

依据淀粉样蛋白沉淀的位置不同，淀粉样变性的症状不同。影响最大的器官是心和肾。肾淀粉样变性可以表现出蛋白尿，导致肾病综合征和肾衰竭。通常在 AA 和 AL 型淀粉样变性中肾病常见，而 ATTR 型较少，ATTR 型通常出现在神经病变。至于心脏，AA 淀粉样变性少见，ATTR 型变化较大，通常是 AL 型，表现出限制性心肌病，可导致充血性心衰。也经常发生痛性外周感觉神经病和腕管综合征。淀粉样蛋白沉积在胃肠道可导致吸收不良。也常见肝肿大。淀粉样蛋白沉积于舌上的巨舌症只发生在 AL 型[1,2]。

淀粉样变性的治疗在一定程度上要依据该病涉及的类型和部位，但是没有药物或药物联合使用是明确有效的。

治疗 AA 型淀粉样变性继发慢性炎症的目的是治疗潜在疾病；苯丁酸氮芥、环磷酰胺、甲氨蝶呤等免疫抑制药已经在使用，另外，肿瘤坏死因子抑制药和白细胞介素 1 受体拮抗药的抑制药也在应用[4]。秋水仙碱在治疗 AA 淀粉样变性伴随家族性地中海热有效，但在其他类型的淀粉样变性不能获益[1,5]。

在原发淀粉样变性患者中美法仑联合泼尼松或泼尼松龙提高患者中位生存期[6]。有人认为，在 AL 淀粉样变性中对于不适用强度更大的化疗的患者这也是一个治疗选择；对联用皮质激素是否获益尚未进行评估，对于一些患者不联合使用皮质激素类可能也是合理的[5]。在治疗 AL 淀粉样病变中美法仑、泼尼松和秋水仙碱联合使用比单独使用秋水仙碱有效[7]，但是后来的试验[8]发现在标准治疗中增加秋水仙碱不能获益。

在标准治疗上增加多种烷化剂如长春新碱、卡莫司汀和环磷酰胺[9]，不能提高生存和应答。支持使用以烷化剂为主的联合化疗方案治疗原发淀粉样变性的证据缺乏[5]。作为替代方案，长春新碱、多柔比星、地塞米松（VAD）方案可能有效，但心脏淀粉样变性患者存在蒽环类毒性增加的风险[10]。在英国，认为 VAD 方案是 70 岁以下，没有心衰、自主神经病或周围神经病患者的一线治疗方案[5]。高剂量美法仑静脉给药联合自体造血干细胞移植（HSCT）已经在使用[11]；这种方法可能使原发淀粉样变性达到完全缓解[12～14]。这是一种可以考虑的治疗选择[1]，但同时它可能导致肾脏疾病[12]，这种治疗仍然毒性很大。在限制性器官疾病且没有显著心脏受累的基础上选择患者可降低发病率和死亡率[5,13]。对于初诊 AL 淀粉样变性患者，高剂量静脉美法仑联合自体造血干细胞移植治疗的结果并不优于标准剂量的口服美法仑联合口服地塞米松[15]。

由于预期毒性而不能使用其他化疗方案的患者或对化疗抗拒的患者，可以考虑使用高剂量地塞米松或沙利度胺[5]。据报道，AL 淀粉样变性患者使用环磷酰胺结合地塞米松和沙利度胺方案取得了良好的效果[16]。局部使用或口服二甲亚砜和 4′-碘-4′-去氧多柔比星的治疗正在研究中[1,10]。

症状的处理也是重要的。当存在心脏淀粉样蛋白时，应注意避免洋地黄毒性，同样也要避免不正确使用利尿药导致的盐和水的缺失。应避免使用钙通道阻滞药和 β 受体阻滞药[1]。淀粉样变性导致的肾衰竭末期可以考虑肾移植，但是疾病可能在新肾上复发，除非淀粉样产物的生成停止。心脏移植，然后使用表柔比星、卡莫司汀和环磷酰胺化疗抑制潜在的疾病，控制淀粉样蛋白沉积到移植心脏的治疗也有报道[17]。ATTR 淀粉样患者肝移植是最后的治疗[1,18]。由于淀粉样沉积物包含有一种血浆糖蛋白血清淀粉样蛋白 P 成分（SAP），它有助于沉积物的稳定，有助于淀粉样变性的发病机制研究，未来的治疗途径包括以 SAP 为靶点，减少组织中的 SAP，清除血浆中的 SAP。正在研制 Ro-63-8695（CPHPC）[3,19]。新药 Eprodisate disodium 用于 AA 淀粉样变性的研究也在进行中[20]。

1. Khan MF, Falk RH. Amyloidosis. *Postgrad Med J* 2001; **77:** 686–93.
2. Falk RH, Skinner M. The systemic amyloidoses: an overview. *Adv Intern Med* 2000; **45:** 107–37.
3. Gillmore JD, Hawkins PN. Drug Insight: emerging therapies for amyloidosis. *Nat Clin Pract Nephrol* 2006; **2:** 263–70.
4. Lachmann HJ, *et al.* Natural history and outcome in systemic AA amyloidosis. *N Engl J Med* 2007; **356:** 2361–71.
5. British Society for Haematology. Guidelines on the diagnosis and management of AL amyloidosis. *Br J Haematol* 2004; **125:** 681–700. Also available at: http://www.bcshguidelines.com/pdf/ALamyloidosis_210604.pdf (accessed 07/03/06)
6. Gertz MA, Rajkumar SV. Primary systemic amyloidosis. *Curr Treat Options Oncol* 2002; **3:** 261–71.
7. Skinner M, *et al.* Treatment of 100 patients with primary amyloidosis: a randomized trial of melphalan, prednisone, and colchicine versus colchicine only. *Am J Med* 1996; **100:** 290–8.
8. Kyle RA, *et al.* A trial of three regimens for primary amyloidosis: colchicine alone, melphalan and prednisone, and melphalan, prednisone, and colchicine. *N Engl J Med* 1997; **336:** 1202–7.
9. Gertz MA, *et al.* Prospective randomized trial of melphalan and prednisone versus vincristine, carmustine, melphalan, cyclophosphamide, and prednisone in the treatment of primary systemic amyloidosis. *J Clin Oncol* 1999; **17:** 262–7.
10. Sezer O, *et al.* New therapeutic approaches in primary systemic AL amyloidosis. *Ann Hematol* 2000; **79:** 1–6.
11. Sanchorawala V, Seldin DC. An overview of high-dose melphalan and stem cell transplantation in the treatment of AL amyloidosis. *Amyloid* 2007; **14:** 261–9.
12. Dember LM, *et al.* Effect of dose-intensive intravenous melphalan and autologous blood stem-cell transplantation on AL amyloidosis-associated renal disease. *Ann Intern Med* 2001; **134:** 746–53.
13. Comenzo RL, Gertz MA. Autologous stem cell transplantation for primary systemic amyloidosis. *Blood* 2002; **99:** 4276–82.
14. Skinner M, *et al.* High-dose melphalan and autologous stem-cell transplantation in patients with AL amyloidosis: an 8-year study. *Ann Intern Med* 2004; **140:** 85–93.
15. Jaccard A, *et al.* Myélome Autogreffe (MAG) and Intergroupe Francophone du Myélome (IFM) Intergroup. High-dose melphalan versus melphalan plus dexamethasone for AL amyloidosis. *N Engl J Med* 2007; **357:** 1083–93.
16. Wechalekar AD, *et al.* Safety and efficacy of risk-adapted cyclophosphamide, thalidomide, and dexamethasone in systemic AL amyloidosis. *Blood* 2007; **109:** 457–64.
17. Hall R, *et al.* Cardiac transplantation for AL amyloidosis. *BMJ* 1994; **309:** 1135–7.
18. Suhr OB, *et al.* Liver transplantation for hereditary transthyretin amyloidosis. *Liver Transpl* 2000; **6:** 263–76.
19. Pepys MB, *et al.* Targeted pharmacological depletion of serum amyloid P component for treatment of human amyloidosis. *Nature* 2002; **417:** 254–9.
20. Dember LM, *et al.* Eprodisate for AA Amyloidosis Trial Group. Eprodisate for the treatment of renal disease in AA amyloidosis. *N Engl J Med* 2007; **356:** 2349–60.

非恶性骨病 不完全性骨纤维生成是罕见的进展性骨病，表现为骨胶原和矿物质紊乱，继发骨结构异常，导致骨痛和骨折。1 名患者对每日使用美法仑 10mg、泼尼松龙 20mg 或 30mg，7 天为 1 个疗程，每 2 个月 1 次的治疗有应答[1,2]。另 1 例显示出对每日美法仑 10mg、泼尼松龙 40mg，周期性 5 日为 1 个疗程的治疗有改善[3]。然而在另外 2 名患者中报道单独使用美法仑是无效的，而且都出现了骨髓抑制[3,4]。

1. Stamp TCB, *et al.* Fibrogenesis imperfecta ossium: remission with melphalan. *Lancet* 1985; **i:** 582–3.
2. Ralphs JR, *et al.* Ultrastructural features of the osteoid of patients with fibrogenesis imperfecta ossium. *Bone* 1989; **10:** 243–9.
3. Carr AJ, *et al.* Fibrogenesis imperfecta ossium. *J Bone Joint Surg Br* 1995; **77:** 820–9.
4. Lafage-Proust M-H, *et al.* Fibrogenesis imperfecta ossium: ineffectiveness of melphalan. *Calcif Tissue Int* 1996; **59:** 240–4.

恶性肿瘤 美法仑在治疗多发性骨髓瘤中的重要作用已经讨论过（第626页）。美法仑作为补救治疗方案的一部分也用于复发的霍奇金病（第623页）、卵巢癌（第637页）以及黑色素瘤（第639页）的局部灌流。

器官和组织移植 美法仑用于造血干细胞移植前的非骨髓根除或减低骨髓密度预处理方案的一部分，见第1729页。

制剂

BP 2010: Melphalan Injection; Melphalan Tablets;
USP 33: Melphalan Tablets.

专利制剂

Arg.: Alkerana; ***Austral.:*** Alkeran; ***Austria:*** Alkeran; ***Belg.:*** Alkeran; ***Braz.:*** Alkeran; ***Canad.:*** Alkeran; ***Chile:*** Alkeran; ***Cz.:*** Alkeran; ***Denm.:*** Alkeran; ***Fin.:*** Alkeran; ***Fr.:*** Alkeran; ***Ger.:*** Alkeran; ***Gr.:*** Alkeran; ***Hong Kong:*** Alkeran; ***India:*** Alkeran; ***Irl.:*** Alkeran; ***Israel:*** Alkeran; ***Ital.:*** Alkeran; ***Malaysia:*** Alkeran; ***Mex.:*** Alkeran; ***Neth.:*** Alkeran; ***Norw.:*** Alkeran; ***NZ:*** Alkeran; ***Philipp.:*** Alkeran; ***Pol.:*** Alkeran; ***Port.:*** Alkeran; ***Rus.:*** Alkeran (Алкеран); Sarcolysin (Сарколизин); ***S.Afr.:*** Alkeran; ***Singapore:*** Alkeran; ***Swed.:*** Alkeran; ***Switz.:*** Alkeran; ***Thai.:*** Alkeran; ***Turk.:*** Alkeran; ***UK:*** Alkeran; ***USA:*** Alkeran.

Mercaptopurine (*BAN*, *rINN*) 巯嘌呤

Mercaptopurina; Mercaptopurinum; Mercaptopurinum Monohydricum; Merkaptopuriini; Merkaptopürin; Merkaptopurin; Merkaptopurin monohydrát; Merkaptopurinas; Merkaptopuryna; NSC-755; 6MP; Purinethiol; WR-2785. 6-Mercaptopurine monohydrate; Purine-6-thiol monohydrate; 1,7-Dihydro-6*H*-purine-6-thione monohydrate.

Меркаптопурин

$C_5H_4N_4S,H_2O = 170.2.$

CAS — 50-44-2 (anhydrous mercaptopurine); 6112-76-1 (mercaptopurine monohydrate).

ATC — L01BB02.

ATC Vet — QL01BB02.

UNII — E7WED276I5 (mercaptopurine); PKK6MUZ20G (anhydrous mercaptopurine).

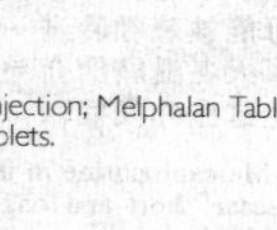

注：在英国，CSM 2004 年 10 月提到在使用英国通用名称（British Approved Name）开处方转向使用国际非专利名称（International Nonproprietary）开处方时，出现了巯嘌呤（mercaptopurine）和巯乙胺（mercaptamine，以前叫 cysteamine，第2277页）的混乱。应特别小心区分这两种药品，它们有相似的强度，都是口服剂型。

Pharmacopoeias. In *Chin., Eur.* (see p.vii), *Int., Jpn*, and *US.*

Ph. Eur. 6. 8（Mercaptopurine） 黄色的结晶性粉末。几乎不溶于水；微溶于乙醇；在碱性氢氧化物溶液中溶解。避光。

USP 33（Mercaptopurine） 黄色无嗅或几乎无嗅结晶性粉末。不溶于水、丙酮和乙醚；溶于热乙醇和稀碱性溶液；微溶于2N的硫酸中。

不良反应、处置和注意事项

参见**抗肿瘤药**总论（第605页、第609页和第611页）。

巯嘌呤的骨髓抑制表现为白细胞减少症、血小板减少症和贫血，可能是迟发的，也可能出现再生不良（hypoplasia）。巯嘌呤对胃肠道的毒性比叶酸拮抗药或氟尿嘧啶小，但也会出现胃肠道功能紊乱。有报道肝毒性、阻塞性黄疸和坏死，有时可以致命。成人的胃肠道和肝毒性的发生比儿童频繁，较高剂量下容易出现。结晶尿症伴血尿以及皮肤疾病包括色素沉着少见。有发热出现。

巯嘌呤有致癌和致突变性，妊娠头 3 个月的女性使用巯嘌呤则流产的概率增加。

肝肾功能受损的患者应谨慎使用巯嘌呤。应定期监测肝功能。

对血液的影响 建议测量硫代嘌呤甲基转移酶（TPMT）的活性或它的底物硫鸟嘌呤核苷酸的浓度作为易于出现严重骨髓毒性的患者使用巯嘌呤和相关药物（见**硫唑嘌呤**，第1736页）的一种预测方法。遗传性的TPMT酶缺乏的患者，使用巯嘌呤发生骨髓抑制的风险增加。美国注册药品信息建议出现明显毒性的患者进行 TPMT 测定，并说明 TPMT 不足的患者有必要减少巯嘌呤的剂量，尽管对这些患者最佳的初始剂量尚未确定。英国注册药品信息说明 TPMT 缺乏的测定不能鉴定所有严重毒性风险的患者，仍要进行严密的血细胞计数的监测。

对胰腺的影响 396 名使用巯嘌呤治疗炎性肠病的患者中 13 人发生了胰腺炎[1]。在撤药后症状消退，但 7 名患者再次使用巯嘌呤或硫唑嘌呤时出现复发。急性淋巴细胞性白血病的 2 名儿童使用巯嘌呤维持治疗时，也有报道发生急性胰腺炎[2]。他们在早期的治疗中使用了天冬酰胺酶，也发生了胰腺炎，作者推断天冬酰胺酶对胰腺的亚临床损害可能被巯嘌呤进一步加剧，而且作者注意到大多数出现了天冬酰胺酶介导的胰腺炎的患者接受巯嘌呤时没有发生这些并发症。

1. Present DH, *et al.* 6-Mercaptopurine in the management of inflammatory bowel disease: short- and long-term toxicity. *Ann Intern Med* 1989; **111:** 641–9.
2. Willert JR, *et al.* Recurrent mercaptopurine-induced acute pancreatitis: a rare complication of chemotherapy for acute lymphoblastic leukemia in children. *Med Pediatr Oncol* 2002; **38:** 73–4.

管理和处置 一种破坏废弃物中巯嘌呤或硫鸟嘌呤的方法是在硫酸中使用高锰酸钾氧化[1]。这种方法产生的残渣没有致突变性。应穿着防护性服装处理患者服用巯嘌呤 48h 直至 5 天产生的尿液和粪便[2]。

1. Castegnaro M, *et al.*, eds. Laboratory decontamination and destruction of carcinogens in laboratory wastes: some antineoplastic agents. *IARC Scientific Publications 73*. Lyon: WHO/International Agency for Research on Cancer, 1985.
2. Harris J, Dodds LJ. Handling waste from patients receiving cytotoxic drugs. *Pharm J* 1985; **235:** 289–91.

过量 在 2 名儿童中发生了用药过量，但并没有出现急性肝肾毒性反应。1 例用药过量中，没有采取特定的解毒措施，在第 11 天中性粒细胞达到最低值，随后逐渐恢复在 46 天达到正常。在另 1 例中，实施了洗胃，并给予活性炭，患者没有出现明显的中性粒细胞减少症。作者推荐处理急性意外服用药物时，如果服药发生在1h内或摄入的分量较大，应进行洗胃。如果患者服药在 3h 内应考虑血液透析。应监测肝功能。严重骨髓抑制时使用粒细胞集落刺激因子，如果在过量用药的几小时内采集骨髓可能会获益[1]。

1. Chow LML, *et al.* Toxic ingestion of 6-mercaptopurine by young siblings of pediatric oncology patients. *J Pediatr* 2004; **144:** 669–71.

卟啉病 巯嘌呤与卟啉病的急性发作有关，在卟啉病患者中使用不安全。

药物相互作用

巯嘌呤在与其他肝毒性药物联合使用时应特别小心。别嘌醇能加强巯嘌呤的作用，因此在和别嘌醇同时使用时巯嘌呤应减量到通常剂量的 1/3～1/4。

别嘌醇 如果巯嘌呤口服给药，别嘌醇显著提高它的血药浓度，但静脉给药不出现这种现象[1]。这个结果似乎说明别嘌醇抑制巯嘌呤的首关代谢。

1. Zimm S, *et al.* Inhibition of first-pass metabolism in cancer chemotherapy: interaction of 6-mercaptopurine and allopurinol. *Clin Pharmacol Ther* 1983; **34:** 810–17.

抗凝血药 巯嘌呤减低华法林的活性的参考文献（第1370页）。

抗肿瘤药 多柔比星可能加重巯嘌呤的肝毒性，见**盐酸柔红霉素**（第676页）。

14 名淋巴细胞白血病患者的研究中[1]，使用巯嘌呤时口服低剂量甲氨蝶呤导致巯嘌呤平均峰浓度比单独使用相同剂量时提高 26%。这个结果可能由于甲氨蝶呤抑制巯嘌呤的首关代谢所致，甲氨蝶呤是黄嘌呤氧化酶强抑制药。在另一项 10 名急性成淋巴细胞白血病患儿的研究中[2]，静脉高剂量使用甲氨蝶呤（$2g/m^2$ 或 $5g/m^2$）使巯嘌呤的血药浓度分别提高 108% 和 121%。然而，药动学相互作用对临床影响可能很小，因为巯嘌呤生物利用度低，个体差异大，血药浓度和效应之间缺乏相关性[3]。巯嘌呤和甲氨蝶呤在药效上有协同作用，被广泛应用于急性成淋巴细胞白血病联合化疗中方案。

1. Balis FM, *et al.* The effect of methotrexate on the bioavailability of oral 6-mercaptopurine. *Clin Pharmacol Ther* 1987; **41:** 384–7.
2. Innocenti F, *et al.* Clinical and experimental pharmacokinetic interaction between 6-mercaptopurine and methotrexate. *Cancer Chemother Pharmacol* 1996; **37:** 409–14.
3. Giverhaug T, *et al.* The interaction of 6-mercaptopurine (6-MP) and methotrexate (MTX). *Gen Pharmacol* 1999; **33:** 341–6.

硫唑嘌呤 一名患者由不同医师分别开具处方使用巯嘌呤和硫唑嘌呤发生死亡，见**硫唑嘌呤**项下**药物相互作用**，第1736页。

胃肠药 在体外柳氮磺吡啶和美沙拉秦能抑制硫代嘌呤甲基转移酶，同时使用氨基水杨酸盐和硫代嘌呤例如巯嘌呤以及硫唑嘌呤治疗时，发生相互作用的可能性增加[1]。在接受巯嘌呤和奥沙拉秦治疗的 1 例患者有骨髓毒性的报道[2]。类似的，1 例 13 岁男孩在美沙拉秦治疗中加用了硫唑嘌呤，发生了严重的全血细胞减少症[3]。在 34 名克罗恩病患者的研究中[4]，在已确定的硫唑嘌呤或巯嘌呤的治疗中加入巴柳氮、美沙拉秦或柳氮磺吡啶，给予美沙拉秦或柳氮磺吡啶的患者中，轻度白细胞减少症常见，硫鸟嘌呤核苷酸全血浓度升高，可能因为硫代嘌呤甲基转移酶的抑制。在给予巴柳氮的患者中这些影响没有统计学意义。

1. Szumlanski C, Weinshilboum RM. Sulfasalazine inhibition of thiopurine methyltransferase: possible mechanism for interaction with 6-mercaptopurine and azathioprine. *Br J Clin Pharmacol* 1995; **39:** 456–9.
2. Lewis LD, *et al.* Olsalazine and 6-mercaptopurine-related bone marrow suppression: a possible drug-drug interaction. *Clin Pharmacol Ther* 1997; **62:** 464–75.
3. Chouragui JP, *et al.* Azathioprine toxicity in a child with ulcerative colitis: interaction with mesalazine. *Gastroenterology* 1996; **110** (suppl): A883.
4. Lowry PW, *et al.* Leucopenia resulting from a drug interaction between azathioprine or 6-mercaptopurine and mesalamine, sulphasalazine, or balsalazide. *Gut* 2001; **49:** 656–64.

药动学

巯嘌呤在胃肠道吸收不完全而且差异大，有报道，大约 50% 的口服剂量被吸收，但绝对生物利用度较低，可能由于胃肠道或首关代谢，个体差异性大。巯嘌呤一经吸收广泛分布于全身体液和组织中。有报道静脉注射后血浆半衰期范围为 20～90min，大约 8h 后血中没有药物，但是这个报道的意义有限，因为巯嘌呤在细胞内转化成核苷酸衍生物而活化，衍生物的存在时间长。药物广泛快速在肝中甲基化和氧化以及生成无机硫酸盐而代谢，硫醇甲基化是被硫代嘌呤甲基转移酶（TPMT）催化。因为患者 TPMT 基因的遗传多态性，TPMT 活性的变化程度很大。很少或根本没有检测到酶活性的患者活性硫鸟嘌呤核苷酸的细胞浓度可能会积聚过高，容易出现巯嘌呤的毒性。相当数量的巯嘌呤也会被黄嘌呤氧化酶氧化成硫尿酸。巯嘌呤以代谢物及原形的形式通过尿排出体外，24h 后有大约一半的口服剂量被收回。很小比例在数周后排出。

巯嘌呤一定程度上能通过血脑屏障，脑脊液中有药物存在，但浓度低于治疗的剂量浓度。

治疗药物监测 对巯嘌呤治疗药物浓度监测的讨论，见**硫唑嘌呤**（第1736页）项下。

用途和用法

巯嘌呤是抗代谢类抗肿瘤药。它是天然存在的嘌呤、次黄嘌呤和腺嘌呤类似物。巯嘌呤在细胞内转化为有活性的硫鸟嘌呤核苷酸包括硫代次黄嘌呤核苷酸（thioinosinic acid）后，呈现出许多作用，包括干扰核酸合成。它还有免疫抑制的作用。周期特异性作用于S期细胞。

巯嘌呤联合其他药物用于白血病的治疗。它能用于急性淋巴细胞白血病和髓性白血病（分别见第720页和第620页）的诱导缓解，但通常首选其他药物，巯嘌呤主要和甲氨蝶呤联用用于维持治疗方案。在慢性髓性白血病（第622页）也有效。巯嘌呤和硫鸟嘌呤（第750页）间有交叉耐药。

巯嘌呤的免疫抑制的特性被用于治疗自身免疫性疾病例如炎性肠病，但大多数被硫唑嘌呤替代。

巯嘌呤口服给药。抗肿瘤治疗的初始剂量是每日 2.5mg/kg 或 $50\sim75mg/m^2$，但剂量和疗程要依赖所用的联合用药方案；剂量随个体的应答和耐受性进行调整。在维持治疗方案中剂量为每日 1.5～2.5mg/kg。诱导缓解的每天和维持治疗期间每周都应该检测血细胞计数，如果发现白细胞计数急剧下降或严重的骨髓抑制，应立即停药。

以巯嘌呤钠的形式静脉使用，也使用硫代肌苷（巯嘌呤苷）。

儿童用法 巯嘌呤治疗儿童白血病使用的剂量与成人使用的单位重量或表面积的用药剂量相同（见上文的**用途和用法**）。

有证据[1]表明儿童急性淋巴细胞白血病中巯嘌呤的维持剂量应个体化以便获得合适的系统暴露（这将包括确定每个患儿巯嘌呤的药动学）。从 1980 年以来患者生存率的提高，可能与巯嘌呤的处方改变有关，处方的改变将给予患者更大的累积剂量[2]，过去一些儿童可能由于巯嘌呤药动学的差异而存在治疗不充分的情况（尤其是男孩，他们比女孩更能耐受巯嘌呤[3]，但预后不好）[2]。红细胞中硫鸟嘌呤核苷酸代谢物的浓度与急性淋巴细胞白血病患儿复发的风险直接相关[4]。硫代嘌呤甲基转移酶（TPMT）的活性（该酶可以使巯嘌呤甲基化并失活，而不是形成活性的核苷酸）在巯嘌呤的个体化变异中起到重要作用[5]，滴定巯嘌呤剂量直至出现骨髓毒性可以预防这一问题[2]；尽管治疗中由于频繁撤药导致间隔增多，但似乎细胞中硫鸟嘌呤核苷酸的累积更大[6]。有人提出一种药动学模型可以作为估计儿童巯嘌呤的更合理的方法，这个模型同时考虑到了体表面积以及 TPMT 基因型[7]。

1. Koren G, *et al.* Systemic exposure to mercaptopurine as a prognostic factor in acute lymphocytic leukemia in children. *N Engl J Med* 1990; **323:** 17–21.
2. Hale JP, Lilleyman JS. Importance of 6-mercaptopurine dose in lymphoblastic leukaemia. *Arch Dis Child* 1991; **66:** 462–6.
3. Lilleyman JS, *et al.* Childhood lymphoblastic leukaemia: sex difference in 6-mercaptopurine utilization. *Br J Cancer* 1984; **49:** 703–7.
4. Lilleyman JS, Lennard L. Mercaptopurine metabolism and risk of relapse in childhood lymphoblastic leukaemia. *Lancet* 1994; **343:** 1188–90.
5. Lennard L, *et al.* Genetic variation in response to 6-mercaptopurine for childhood acute lymphoblastic leukaemia. *Lancet* 1990; **336:** 225–9.
6. Lennard L, *et al.* Mercaptopurine in childhood leukaemia: the effects of dose escalation on thioguanine nucleotide metabolites. *Br J Clin Pharmacol* 1996; **42:** 525–7.
7. Hawwa AF, *et al.* Population pharmacokinetic and pharmacogenetic analysis of 6-mercaptopurine in paediatric patients with acute lymphoblastic leukaemia. *Br J Clin Pharmacol* 2008; **66:** 826–37.

在肝肾损伤中的用法 英国和美国的注册药品信息建议，肝或肾功能损伤患者应考虑减少巯嘌呤的剂量，但没有给出具体的推荐剂量。

炎性肠病 虽然已普遍首选硫唑嘌呤（见第1737页），有报道巯嘌呤对溃疡性结肠炎[1,2]（虽然系统回顾研究显示其证据的质量较差[3]）和克罗恩病[4～6]有疗效。*BNF 59* 认为对耐药或经常复发的病例每日口服给予巯嘌呤 1～1.5mg/kg，一些患者使用较低剂量也可产生疗效。

1. Adler DJ, Korelitz BI. The therapeutic efficacy of 6-mercaptopurine in refractory ulcerative colitis. *Am J Gastroenterol* 1990; **85:** 717–22.
2. George J, *et al.* The long-term outcome of ulcerative colitis treated with 6-mercaptopurine. *Am J Gastroenterol* 1996; **91:** 1711–14.
3. Timmer A, *et al.* Azathioprine and 6-mercaptopurine for maintenance of remission in ulcerative colitis. Available in The Cochrane Database of Systematic Reviews; Issue 1. Chichester: John Wiley; 2007 (accessed 07/07/10).
4. Peyrin-Biroulet L, *et al.* Azathioprine and 6-mercaptopurine for the prevention of postoperative recurrence in Crohn's disease: a meta-analysis. *Am J Gastroenterol* 2009; **104:** 2089–96.
5. Prefontaine E, *et al.* Azathioprine or 6-mercaptopurine for induction of remission in Crohn's disease. Available in The Cochrane Database of Systematic Reviews; Issue 4. Chichester: John Wiley; 2009 (accessed 07/07/10).
6. Prefontaine E, *et al.* Azathioprine or 6-mercaptopurine for maintenance of remission in Crohn's disease. Available in The Cochrane Database of Systematic Reviews; Issue 1. Chichester: John Wiley; 2009 (accessed 07/07/10).

多发性肌炎 有研究一些多发性肌炎的患者中试用巯嘌呤，但结果尚未进行正式评价。

制剂

BP 2010: Mercaptopurine Oral Suspension; Mercaptopurine Tablets;
USP 33: Mercaptopurine Tablets.

专利制剂

Arg.: Puri-Nethol; Varimer; ***Austral.:*** Puri-Nethol; ***Austria:*** Puri-Nethol; ***Belg.:*** Puri-Nethol; ***Braz.:*** Puri-Nethol; ***Canad.:*** Purinethol; ***Chile:*** Puri-Nethol; ***Cz.:*** Puri-Nethol; ***Fr.:*** Puri-Nethol; ***Ger.:*** Puri-Nethol; ***Gr.:*** Puri-Nethol; ***Hong Kong:*** Puri-Nethol; ***India:*** Puri-Nethol; ***Irl.:*** Puri-Nethol; ***Israel:*** Puri-Nethol; ***Ital.:*** Puri-Nethol; ***Mex.:*** Puri-Nethol; ***Neth.:*** Puri-Nethol; ***Norw.:*** Puri-Nethol; ***NZ:*** Puri-Nethol; ***Philipp.:*** Capmerin; Empurine; Merpurin; Puri-Nethol; ***Rus.:*** Puri-Nethol (Пури-нетол); ***S.Afr.:*** Puri-Nethol; ***Singapore:*** Puri-Nethol; ***Swed.:*** Puri-Nethol; ***Switz.:*** Puri-Nethol; ***Thai.:*** Empurine; Puri-Nethol; ***Turk.:*** Puri-Nethol; ***UK:*** Puri-Nethol; ***USA:*** Purinethol.

Methotrexate (*BAN*, *USAN*, *rINN*) 甲氨蝶呤

Amethopterin; Ametopterina; 4-Amino-4-deoxy-10-methylpteroyl-L-glutamic Acid; 4-Amino-10-methylfolic Acid; CL-14377; α-Methopterin; Methotrexát; Méthotrexate; Methotrexatum; Metotreksaatti; Metotreksatas; Metotrexát; Metotrexat; Metotrexato; MTX; NSC-740; WR-19039. *N*-{4-[(2,4-Diamino-6-pteridinylmethyl)methylamino]benzoyl}-L-glutamic acid.

Метотрексат

$C_{20}H_{22}N_8O_5$ = 454.4.

CAS — 59-05-2.

ATC — L01BA01; L04AX03.

ATC Vet — QL01BA01; QL04AX03.

UNII — YL5FZ2Y5U1.

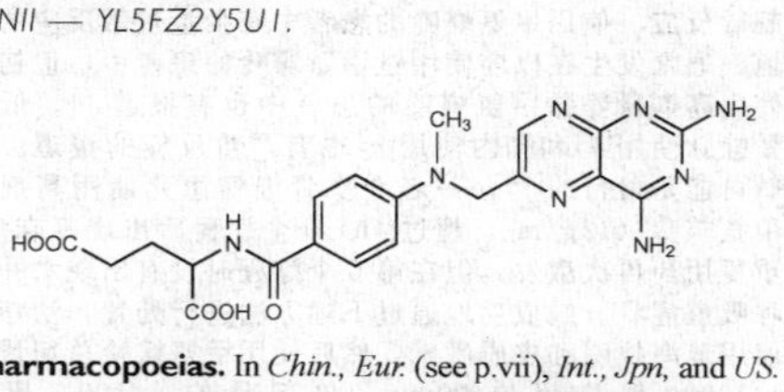

Pharmacopoeias. In *Chin., Eur.* (see p.vii), *Int., Jpn,* and *US.*

Ph. Eur. 6. 8 (Methotrexate) 黄色或橘黄色吸湿性结晶性粉末。含水不超过 13%。几乎不溶于水、乙醇和二氯甲烷；溶于无机酸的稀溶液、碱性氢氧化物和碳酸盐。贮藏于密闭容器中。避光。

USP 33 (Methotrexate) 4-氨基-10-甲基叶酸和非常相近物质的混合物，含有 98%～102% $C_{20}H_{22}N_8O_5$，以无水物计。黄色或黄褐色结晶性粉末。含水不高于12%。几乎不溶于水、乙醇、氯仿和乙醚；易溶于碱性氢氧化物的稀溶液和碳酸盐中；微溶于 6N 盐酸。贮藏于密闭容器中。避光。

Methotrexate Sodium (*BANM*, *rINNM*) 甲氨蝶呤钠

Méthotrexate de Sodium; Methotrexate Disodium; Metotreksat Sodyum; Metotrexate sodium; Metotrexato disódico; Natrii Methotrexatum.

Натрий Метотрексат

$C_{20}H_{20}N_8Na_2O_5$ = 498.4.

CAS — 7413-34-5 (methotrexate disodium); 15475-56-6 (methotrexate sodium, xNa).

ATC — L01BA01; L04AX03.

ATC Vet — QL01BA01; QL04AX03.

UNII — 3IG1E710ZN.

配伍禁忌 有报道甲氨蝶呤钠与阿糖胞苷、氟尿嘧啶和泼尼松龙磷酸钠之间存在配伍禁忌[1]，然而另一项研究提示甲氨蝶呤钠可以和氟尿嘧啶配伍[2]。而且有报道甲氨蝶呤钠和阿糖胞苷以及氢化可的松琥珀酸钠的混合物在不同的输液中、25℃下、视觉上可以配伍至少8h，但在保存数天后确实发生了沉淀[3]。

1. McRae MP, King JC. Compatibility of antineoplastic, antibiotic and corticosteroid drugs in intravenous admixtures. *Am J Hosp Pharm* 1976; **33:** 1010–13.
2. Vincké BJ, *et al.* Extended stability of 5-fluorouracil and methotrexate solutions in PVC containers. *Int J Pharmaceutics* 1989; **54:** 181–9.
3. Cheung Y-W, *et al.* Stability of cytarabine, methotrexate sodium, and hydrocortisone sodium succinate admixtures. *Am J Hosp Pharm* 1984; **41:** 1802–6.

对光的稳定性 尽管有报道甲氨蝶呤未稀释的商品制剂的光降解作用可以忽略，但甲氨蝶呤稀溶液在有光线时存放会发生光降解[1]。碳酸氢盐离子催化这一反应，如果可能应避免甲氨蝶呤溶液和碳酸氢盐混合，尽管他们在有光时能稳定 12h。有报道甲氨蝶呤用 0.9%氯化钠注射液稀释置于 PVC 袋中能防止光降解，尽管研究时间只有 4h[2]。光降解可以发生在日常光线下，但在日光直接照射下光降解更快，7h 后 1mg/ml 的甲氨蝶呤溶液损失大约 11%，放置于日常照明光线下 24h 后药物浓度几乎没有变化，48h 药物浓度下降高达12%[3]。在无防护的聚丁二烯输液管中，药物损失更大，在 48h 药物损失大约 80%。

1. Chatterji DC, Gallelli JF. Thermal and photolytic decomposition of methotrexate in aqueous solutions. *J Pharm Sci* 1978; **67:** 526–31.
2. Dyvik O, *et al.* Methotrexate in infusion solutions—a stability test for the hospital pharmacy. *J Clin Hosp Pharm* 1986; **11:** 343–8.
3. McElnay JC, *et al.* Stability of methotrexate and vinblastine in burette administration sets. *Int J Pharmaceutics* 1988; **47:** 239–47.

不良反应

参见抗肿瘤药总论（第605页）。

甲氨蝶呤最常见的剂量相关的毒性作用是对骨髓和胃肠道的作用。骨髓抑制可以发生得很突然，白细胞减少症、血小板减少症和贫血都可能发生。在一次快速静脉注射后，血小板和白细胞计数最低点通常出现在 5～10 天，14～28 天恢复。但是一些原始资料显示，在这一期间白细胞可能表现出早期的一次下降和上升，接着第二次的最低值和恢复。口腔溃疡和胃肠道功能紊乱也是毒性的早期症状。治疗中出现口腔炎和腹泻提示可能需要中断治疗，否则接下来可能出现出血性肠炎、肠穿孔和死亡。

甲氨蝶呤可能导致肝损伤，有急性的（特别是在高剂量后），更严重的是慢性的（一般在长期使用后）。没有明显的肝中毒迹象时也可能发生肝纤维化和肝硬化，最终导致死亡。

其他不良反应包括高剂量后肾衰和肾小管坏死，包括生命危险的间质性肺炎在内的肺反应、皮肤反应（有时很严重）、脱发和眼刺激。可见神经毒性如脑白质病、轻瘫、脱髓鞘，与鞘内使用显著相关，在头颅照射时更易出现。鞘内使用还可以产生蛛网膜炎，包括头痛、项强直、背痛和发热的急性综合征。其他少见的不良反应包括巨幼细胞贫血、骨质疏松、糖尿病沉淀反应（precipitation of diabetes）、关节痛、软组织和骨坏死及过敏反应。

甲氨蝶呤可能导致卵子和精子生成缺陷，可能破坏生育能力（可能是可逆的）。像其他叶酸抑制剂一样，甲氨蝶呤可致畸，导致死胎。偶尔有淋巴瘤（治疗停止后通常可逆）的报道，尽管两者之间的联系还存在疑问（见下文，**致癌性**）。

致癌性 有报道低剂量甲氨蝶呤治疗风湿疾病可能导致淋巴瘤[1～4]，在一些病例中这与伴随 Epstein-Barr 病毒感染有关[2]。这种治疗也能导致膀胱转移细胞癌[5]。然而一项涉及 16263 名类风湿关节炎患者的回顾分析没有发现使用甲氨蝶呤治疗风湿和恶性血液学肿瘤的发生之间有相关性[6]。虽然如此，但是一些患者停止使用甲氨蝶呤后淋巴瘤自发性缓解似乎支持两者有相关性[7]。后来的一项对所有淋巴瘤新病例的前瞻性研究中[8]，监测了使用甲氨蝶呤治疗类风湿关节炎 3 年以上的患者，也发现和普通人群相比霍奇金病的发病率要高。澳大利亚的队列研究使用甲氨蝶呤治疗类风湿关节炎患者发现，相对于总人口的发病率，治疗提高了恶性肿瘤的整体风险，非霍奇金淋巴瘤的风险增加了 5 倍，肺癌的风险增加 3 倍，以及黑色素瘤的风险增加 3 倍[9]。有必要进一步研究，以确定有关黑色素瘤的发现是否仅在澳大利亚出现，以及甲氨蝶呤、免疫抑制和环境的因素（如暴露于紫外线辐射）在其发展的过程中有什么样的作用。人们普遍认为抗代谢药如甲氨蝶呤的致癌性低于烷化剂（第605页）。

1. Zimmer-Galler I, Lie JT. Choroidal infiltrates as the initial manifestation of lymphoma in rheumatoid arthritis after treatment with low-dose methotrexate. *Mayo Clin Proc* 1994; **69:** 258–61.
2. Kamel OW, *et al.* Brief report: reversible lymphomas associated with Epstein-Barr virus occurring during methotrexate therapy for rheumatoid arthritis and dermatomyositis. *N Engl J Med* 1993; **328:** 1317–21.
3. Viraben R, *et al.* Reversible cutaneous lymphoma occurring during methotrexate therapy. *Br J Dermatol* 1996; **135:** 116–18.
4. Ebeo CT, *et al.* Methotrexate-induced pulmonary lymphoma. *Chest* 2003; **123:** 2150–3.
5. Millard RJ, McCredie S. Bladder cancer in patients on low-dose methotrexate and corticosteroids. *Lancet* 1994; **343:** 1222–3.
6. Moder KG, *et al.* Hematologic malignancies and the use of methotrexate in rheumatoid arthritis: a retrospective study. *Am J Med* 1995; **99:** 276–81.
7. Georgescu L, Paget SA. Lymphoma in patients with rheumatoid arthritis: what is the evidence of a link with methotrexate? *Drug Safety* 1999; **20:** 475–87.
8. Mariette X, *et al.* Lymphomas in rheumatoid arthritis patients treated with methotrexate: a 3-year prospective study in France. *Blood* 2002; **99:** 3909–15.
9. Buchbinder R, *et al.* Incidence of melanoma and other malignancies among rheumatoid arthritis patients treated with methotrexate. *Arthritis Rheum* 2008; **59:** 794–9.

对血液的影响 尽管众所周知，高剂量甲氨蝶呤治疗的一个不良后果是导致严重的有时甚至是致命的血恶液质，英国 CSM[1]在 1997 年 9 月说明有 83 份报告使用低剂量甲氨蝶呤治疗银屑病或类风湿关节炎导致了血恶液质，有 36 例死亡。许多病例中老年、肾损伤或使用相互作用的药物等影响因素也起了一定作用。

1. CSM/MCA. Blood dyscrasias and other ADRs with low-dose methotrexate. *Current Problems* 1997; **23:** 12.

巨幼细胞贫血 有报道巨幼细胞贫血，经常伴有明显的巨幼红细胞症，主要发生在长期使用甲氨蝶呤每周方案治疗的老年患者中[1～3]。有人建议患者红细胞平均容积超过 106fl 时应停止治疗[1]。症状似乎由于甲氨蝶呤导致叶酸缺失[2,4,5]，可能因为排泄增加[6]，1 例患者在开始减肥饮食缺乏叶酸后发生巨幼细胞贫血[4]。相反，叶酸盐补充疗法可以延续甲氨蝶呤治疗同时缓解贫血[5]。

1. Dodd HJ, *et al.* Megaloblastic anaemia in psoriatic patients treated with methotrexate. *Br J Dermatol* 1985; **112:** 630.
2. Dahl MGC. Folate depletion in psoriatics on methotrexate. *Br J Dermatol* 1984; **111** (suppl 26): 18.
3. Casserly CM, *et al.* Severe megaloblastic anemia in a patient receiving low-dose methotrexate for psoriasis. *J Am Acad Dermatol* 1993; **29:** 477–80.
4. Fulton RA. Megaloblastic anaemia and methotrexate treatment. *Br J Dermatol* 1986; **114:** 267–8.
5. Oxholm A, Thomsen K. Megaloblastic anaemia and methotrexate treatment. *Br J Dermatol* 1986; **114:** 268–9.
6. Duhra P, *et al.* Intestinal folate absorption in methotrexate treated psoriatic patients. *Br J Dermatol* 1988; **119:** 327–32.

对胃肠道的影响 尽管很容易确认高剂量方案对胃肠道影响，也有报道在低剂量（每周）使用甲氨蝶呤出现口腔溃疡[1,2]。一些病例中，溃疡与用药过量有关，症状的缓解取决于药物剂量的校正和叶酸的补充[1]。叶酸的不足可以增加甲氨蝶呤的口腔毒性，叶酸补充疗法也可以避免由于毒性而停止使用低剂量甲氨蝶呤[2]。

1. Deeming GMJ, *et al.* Methotrexate and oral ulceration. *Br Dent J* 2005; **198:** 83–5.
2. Kalantzis A, *et al.* Oral effects of low-dose methotrexate treatment. *Oral Surg Oral Med Oral Pathol Oral Radiol Endod* 2005; **100:** 52–62.

对肾脏的影响 高剂量的甲氨蝶呤治疗可以导致甲氨蝶呤及代谢产物引起结晶的形成和尿液的过饱和[1]。这些结晶可导致肾内梗阻，是形成急性肾衰的一个因素。结晶形成的危险因子有酸性尿、血容不足和肾损伤。在高剂量甲氨蝶呤治疗中，充分水化、使用碳酸氢钠或乙酰唑胺碱化尿液对肾毒性的降低起到了重要作用。一项研究发现患者更充分的水化和碱化使严重毒性的发生率降低。然而更强烈的水化也显著降低甲氨蝶呤的血药浓度[2]。最近已经开发出葡卡酶（glucarpidase）（第1390页），一种重组谷氨酸羧肽酶，对于处置当甲氨蝶呤浓度非常高时因甲氨蝶呤诱导的肾功能不全可能有一定的疗效[3]。

1. Perazella MA. Crystal-induced acute renal failure. *Am J Med* 1999; **106:** 459–65.
2. Christensen ML, *et al.* Effect of hydration on methotrexate plasma concentrations in children with acute lymphocytic leukemia. *J Clin Oncol* 1988; **6:** 797–801.
3. Widemann BC, Adamson PC. Understanding and managing methotrexate nephrotoxicity. *Oncologist* 2006; **11:** 694–703.

对肝脏的影响 已经确认使用较高剂量甲氨蝶呤抗肿瘤是导致肝毒性，包括肝门静脉纤维化的一个原因，现已清楚长期低剂量使用甲氨蝶呤治疗银屑病和类风湿关节炎等疾病时，也导致肝毒性[1,2]。在这些患者中，区分药物的影响和疾病的影响有些困难，但是已有证据显示使用每日方案的患者比每周方案的患者肝毒性的风险增加，乙醇摄取高的患者风险增加[1]。已经存在的肝脏疾病、肥胖症（尤其是与糖尿病有关）、肾损伤和累积总剂量增加的患者肝毒性的风险也增加[1]。在类风湿关节炎患者中肝毒性发生的风险较低（相对于银屑病患者的早期研究）可能归功于治疗方案的改进以及对肝毒性风险认识的提高[1]。

为了使严重肝毒性的风险降至最低，发行了甲氨蝶呤在银屑病和类风湿关节炎患者中的使用和合理监测的各种指南和推荐。

- 对于银屑病患者，1988 年美国指南[3]推荐在开始治疗前和每次累积剂量达到 1～1.5g 后进行肝活检，同时监测谷丙转氨酶（ALT）、谷草转氨酶（AST）、碱性磷酸酯酶、胆红素和白蛋白。然而，是否需要重复例行肝活检受到质疑[4]，并且一些人建议对于无危险因素的患者省略基线活检[5]。2009 年取得的共识建议依据肝损伤的危险因素，将考虑使用甲氨蝶呤治疗的患者分为 2 组[6]。低肝毒性风险的患者与类风湿关节炎患者的监测类似（见下文），当其累积剂量达到 3.5～4g 时，可以选择肝活检。对于那些存在一个或多个肝毒性危险因素患者，指南仍然比较严

格，首先考虑使用另一种药物的可行性。如果使用甲氨蝶呤，在治疗开始前或治疗开始时进行肝活检是合理的。由于不良反应或没有疗效，有些患者在2～6个月后会停止使用甲氨蝶呤，肝活检可以推迟到这段时间以后进行。累积剂量达1～1.5g应该活检，其后每增加1～1.5g重复活检。如果肝脏损害是中度至重度，应该停止使用甲氨蝶呤。英国的实践重点监测Ⅲ型前胶原蛋白氨基末端（PⅢNP），这是一个肝纤维化的血清学标志[7]，现在其被British Association of Dermatologists[8]推荐作为替代肝活检的另一种较安全选择。在开始甲氨蝶呤治疗和治疗中每2～3个月应测定PⅢNP值。对PⅢNP值持续异常的患者可以考虑肝活检。然而，一些人认为在最终确定推荐PⅢNP检测之前，应进行对PⅢNP值的测定做更大型的研究分析[7]。

- 在类风湿关节炎的患者中，美国指南[9,10]建议只在有过度乙醇消耗史、持续AST值或ALT值异常或慢性乙型和丙型肝炎病毒感染的患者中进行初始的肝活检。所有患者都应进行肝功能检查（LFTs），前6个月每月监测，然后每1～2个月监测1次。如果AST或ALT轻微升高（少于正常上限2倍），在2～4周重复LFTs。对于中等程度的AST或ALT（大于正常上限的2倍，但小于正常上限的3倍），应进行密切监测，每2～4周重复LFTs，主张根据需要减少剂量。如果在12个月的时间间隔内9次测量5次（或12次测量6次）AST升高应该进行活检，或者如果有血清白蛋白下降低于正常范围（正常的营养状况下）也应进行活检。如果肝的损害是中度至重度，应停止使用甲氨蝶呤。结果正常的患者可以选择，包括不进行活检继续按照上述指南治疗，或者在甲氨蝶呤累积剂量为3.5～4g时进行第一次活检，或者在达到此累积剂量后停止使用甲氨蝶呤，或患者改用替代治疗。然而一些风湿病学家[11,12]认为减低严格的监测可能是正当的，尤其是对于没有肝毒性危险因子的患者。相似地，尽管在青少年原发性关节炎的患儿中，也广泛采用了这些原则，但一些人认为[13]每4～8周进行常规的血液检测过于频繁。

英国CSM在1997年建议在开始长期低剂量甲氨蝶呤治疗前进行LFTs检测（还有血细胞计数和肾功能检测），并每周重复直至治疗稳定，以后每2～3个月重复一次[14]。

1. West SG, *et al.* Methotrexate hepatotoxicity. *Rheum Dis Clin North Am* 1997; **23:** 883–915.
2. Visser K, van der Heijde DM. Risk and management of liver toxicity during methotrexate treatment in rheumatoid and psoriatic arthritis: a systematic review of the literature. *Clin Exp Rheumatol* 2009; **27:** 1017–25.
3. Roenigk HH, *et al.* American Academy of Dermatology. Methotrexate in psoriasis: revised guidelines. *J Am Acad Dermatol* 1988; **19:** 145–6.
4. Boffa MJ, *et al.* Sequential liver biopsies during long-term methotrexate treatment for psoriasis: a reappraisal. *Br J Dermatol* 1995; **133:** 774–8.
5. Roenigk HH, *et al.* Methotrexate in psoriasis: consensus conference. *J Am Acad Dermatol* 1998; **38:** 478–85.
6. Kalb RE, *et al.* Methotrexate and psoriasis: 2009 National Psoriasis Foundation Consensus Conference. *J Am Acad Dermatol* 2009; **60:** 824–37.
7. Maurice PDL, *et al.* Monitoring patients on methotrexate: hepatic fibrosis not seen in patients with normal serum assays of aminoterminal peptide of type III procollagen. *Br J Dermatol* 2005; **152:** 451–8.
8. British Association of Dermatologists. Psoriasis—General Management—Methotrexate. Available at: http://www.bad.org.uk/site/1121/default.aspx (accessed 20/07/10)
9. Kremer JM, *et al.* American College of Rheumatology. Methotrexate for rheumatoid arthritis: suggested guidelines for monitoring liver toxicity. *Arthritis Rheum* 1994; **37:** 316–28.
10. American College of Rheumatology Subcommittee on Rheumatoid Arthritis Guidelines. Guidelines for the management of rheumatoid arthritis: 2002 Update. *Arthritis Rheum* 2002; **46:** 328–46.
11. Yazici Y, *et al.* Monitoring by rheumatologists for methotrexate-, etanercept-, infliximab-, and anakinra-associated adverse events. *Arthritis Rheum* 2003; **48:** 2769–72.
12. Yazici Y, *et al.* Methotrexate use in rheumatoid arthritis is associated with few clinically significant liver function test abnormalities. *Clin Exp Rheumatol* 2005; **23:** 517–20.
13. Ortiz-Alvarez O, *et al.* Guidelines for blood test monitoring of methotrexate toxicity in juvenile idiopathic arthritis. *J Rheumatol* 2004; **31:** 2501–6.
14. CSM/MCA. Blood dyscrasias and other ADRs with low-dose methotrexate. *Current Problems* 1997; **23:** 12.

对肺的影响 有报道甲氨蝶呤引起的肺毒性[1～3]。在一篇120例以上的甲氨蝶呤肺炎报道的综述[1]发现，通常治疗中开始发病，表现为呼吸困难、咳嗽和发热。检查通常发现呼吸急促和湿啰音、嗜酸粒细胞增多、肺功能下降、胸部X线摄影发现肺间质和肺泡浸润、间质性肺炎和肺纤维化。大多数病例的治疗是停止使用甲氨蝶呤，同时使用或不使用皮质激素，大部分患者出现改善，但是16名患者死于呼吸疾病。16例患者重新使用甲氨蝶呤，其中4名出现肺炎复发。

直到2003年4月25日，英国CSM接到90例肺实质性病变的报道，包括52例肺炎、21例肺纤维化、5例间质性肺病和3例间质性肺炎。CSM建议患者出现以下症状例如呼吸困难、干咳或出现发热应寻求医学帮助；在怀疑有肺炎时应停止甲氨蝶呤并使用皮质激素治疗[4]。

一项多中心病例对照研究[5]，调查了29例使用甲氨蝶呤治疗出现肺损伤的类风湿关节炎患者，发现许多危险因素，包括年龄超过60岁、胸膜疾病（或者一定程度上其他非关节的疾病）、先前使用了其他依据病情的抗风湿性药物和低血清白蛋白；吸烟、非久坐的职业（nonsedentary occupation）和糖尿病与肺毒性的联系也应注意。已进行了体外实验研究甲氨蝶呤诱导肺部炎症的机制[6]，提示由于刺激p38丝裂原活化的蛋白激酶途径，同时伴有促炎症细胞因子白细胞介素-1β和白细胞介素-8增加，并且抑制抗炎白细胞介素-4。

1. Imokawa S, *et al.* Methotrexate pneumonitis: review of the literature and histopathological findings in nine patients. *Eur Respir J* 2000; **15:** 373–81.
2. Lateef O, *et al.* Methotrexate pulmonary toxicity. *Expert Opin Drug Safety* 2005; **4:** 723–30.
3. Kim Y-J, *et al.* Mechanisms underlying methotrexate-induced pulmonary toxicity. *Expert Opin Drug Safety* 2009; **8:** 451–8.
4. CSM/MHRA. Methotrexate and pneumonitis. *Current Problems* 2003; **29:** 5.
5. Alarcón GS, *et al.* Risk factors for methotrexate-induced lung injury in patients with rheumatoid arthritis: a multicenter, case-control study. *Ann Intern Med* 1997; **127:** 356–64.
6. Kim Y-J, *et al.* Inflammation in methotrexate-induced pulmonary toxicity occurs via the p38 MAPK pathway. *Toxicology* 2009; **256:** 183–90.

对心理功能的影响 接受鞘内注射甲氨蝶呤和头颅照射预防中枢系统白血病的患儿，和其他兄弟姐妹相比有明显的智力发育不足[1]。在接受全身化疗和放疗的儿童中，与兄弟姐妹对照组相比IQ没有明显的降低。这个结果提示鞘内注射甲氨蝶呤和头颅照射导致了智力问题，尤其是对更高级更复杂的集成的智力功能，这个影响在年幼的儿童中更大。这些患者后来的结果显示他们IQ减低的状态一直持续，但从初始的研究以来并没有进展[2]。进一步研究证实了白血病治疗的神经学的不良反应及对IQ的影响。研究发现，降低照射剂量不能降低毒性[3]。全身治疗加肌内注射甲氨蝶呤比口服甲氨蝶呤加中枢预防神经学毒性大。对进行了手术、化疗和颅脊柱照射治疗成神经管细胞瘤患儿的研究[4]发现接受鞘内甲氨嘌呤注射的患儿比没接受的患儿有明显更严重的认知缺陷，所有的患儿和他们的表亲和兄弟姐妹对照组相比认知功能更差。

在一个小型研究[5]中白血病患儿接受化疗，包括鞘内注射甲氨蝶呤，但不进行放疗，和健康对照组相比在一些测定中认知分数较低，但没有发现主要的认知缺损。

在一项研究中，20名间隔接受口服甲氨蝶呤治疗银屑病的患者中没有发现心理学损伤[6]。

1. Twaddle V, *et al.* Intellectual function after treatment for leukaemia or solid tumours. *Arch Dis Child* 1983; **58:** 949–52.
2. Twaddle V, *et al.* Intellect after malignancy. *Arch Dis Child* 1986; **61:** 700–2.
3. Chessells JM, *et al.* Neurotoxicity in lymphoblastic leukaemia: comparison of oral and intramuscular methotrexate and two doses of radiation. *Arch Dis Child* 1990; **65:** 416–22.
4. Riva D, *et al.* Intrathecal methotrexate affects cognitive function in children with medulloblastoma. *Neurology* 2002; **59:** 48–53.
5. Kingma A, *et al.* No major cognitive impairment in young children with acute lymphoblastic leukemia using chemotherapy only: a prospective longitudinal study. *J Pediatr Hematol Oncol* 2002; **24:** 106–14.
6. Duller P, van de Kerkhof PCM. The impact of methotrexate on psycho-organic functioning. *Br J Dermatol* 1985; **113:** 503–4.

对神经系统的影响 甲氨蝶呤对神经系统有累积毒性，鞘内注射和高剂量静脉使用导致广泛的和局部的神经毒性反应[1]。在高剂量静脉使用一天之内发生直接的、通常是暂时性的反应可以导致恶心呕吐、头痛、嗜睡、昏睡、意识模糊、定向力障碍、癫痫发作和颅内压升高。鞘内注射后也可发生可逆的急性脑膜炎，其结果相似[1]。肌内注射甲氨蝶呤也有发生无菌性脑膜炎的报道[2]。鞘内注射后出现的脊髓病可能导致暂时性或永久性截瘫，尤其是同时使用了其他有神经毒性的治疗。治疗数周后可能发生亚急性形式的毒性反应。通常是暂时性的，表现为癫痫发作、不同程度的轻瘫、失语、感觉缺失、视物模糊和假延髓性麻痹。更延迟的综合征发生在治疗后的数周到数月，严重程度不同，可以进展到昏睡、癫痫发作、痉挛、轻瘫、流涎和痴呆。这种疾病以脑白质病和脑组织慢性钙化为特征。有剂量相关性，如果患者接受放疗会更严重[1]。

参见上文**对心理功能的影响**。

1. Shuper A, *et al.* Methotrexate treatment protocols and the central nervous system: significant cure with significant neurotoxicity. *J Child Neurol* 2000; **15:** 573–80.
2. Hawboldt J, Bader M. Intramuscular methotrexate-induced aseptic meningitis. *Ann Pharmacother* 2007; **41:** 1906–11.

对皮肤的影响 静脉高剂量使用甲氨蝶呤后有少量手足疼痛性红斑的报道[1,2]，尤其在指尖，能进展到发疱和脱皮（掌跖红肿疼痛综合征，第609页）。使用高剂量[3]和低剂量[4,5]甲氨蝶呤后发生血管炎导致紫癜样皮肤病损。类风湿关节炎患者使用甲氨蝶呤有加速类风湿样结节（rheumatoid nodulosis）的报道[6,7]。在使用低剂量甲氨蝶呤治疗时可见银屑病斑块的侵蚀[8,9]，伴随红斑和疼痛，发疱和坏死的症状与中毒性表皮坏死松解症一致[8]。甲氨蝶呤能使环丙沙星的光敏性反应恶化[10]，几个病例中报道[11]在原来有晒伤的患者使用甲氨蝶呤2～5天后重新激活晒伤。

1. Doyle LA, *et al.* Erythema and desquamation after high-dose methotrexate. *Ann Intern Med* 1983; **98:** 611–12.
2. Millot F, *et al.* Acral erythema in children receiving high-dose methotrexate. *Pediatr Dermatol* 1999; **16:** 398–400.
3. Navarro M, *et al.* Leukocytoclastic vasculitis after high-dose methotrexate. *Ann Intern Med* 1986; **105:** 471–2.
4. Marks CR, *et al.* Small-vessel vasculitis and methotrexate. *Ann Intern Med* 1984; **100:** 916.
5. Torner O, *et al.* Methotrexate related cutaneous vasculitis. *Clin Rheumatol* 1997; **16:** 108–9.
6. Williams FM, *et al.* Accelerated cutaneous nodulosis during methotrexate therapy in a patient with rheumatoid arthritis. *J Am Acad Dermatol* 1998; **39:** 359–62.
7. Filosa G, *et al.* Accelerated nodulosis during methotrexate therapy for refractory rheumatoid arthritis: a case report. *Adv Exp Med Biol* 1999; **455:** 521–4.
8. Reed KM, Sober AJ. Methotrexate-induced necrolysis. *J Am Acad Dermatol* 1983; **8:** 677–9.
9. Pearce HP, Wilson BB. Erosion of psoriatic plaques: an early sign of methotrexate toxicity. *J Am Acad Dermatol* 1996; **35:** 835–8.
10. Nedorost ST, *et al.* Drug-induced photosensitivity reaction. *Arch Dermatol* 1989; **125:** 433–4.
11. Khan AJ, *et al.* Methotrexate and the photodermatitis reactivation reaction: a case report and review of the literature. *Cutis* 2000; **66:** 379–82.

超敏反应 使用甲氨蝶呤的患者中有少量过敏反应的报道。通常发生在以前使用过甲氨蝶呤的患者中，但初始使用高剂量静脉甲氨蝶呤的患者中也有报道[1]。低剂量静脉使用[2]和鞘内使用[3]也有严重反应的报道。脱敏可能是可行的[4]，一名9岁骨肉瘤患儿使用高剂量甲氨蝶呤（$12g/m^2$，超过4h）5个疗程后出现荨麻疹，重复用药再次激发，但在第6个疗程时没有出现水肿或呼吸道症状。她成功地通过下述方法进行处置，治疗前使用苯海拉明和皮质激素，然后使用甲氨蝶呤总剂量的1/1000，输注超过90min，总剂量的1/100，超过90min，总剂量的1/10超过6h，剩余剂量的甲氨蝶呤，超过18h[4]。

1. Alkins SA, *et al.* Anaphylactoid reactions to methotrexate. *Cancer* 1996; **77:** 2123–6.
2. Cohn JR, *et al.* Systemic anaphylaxis from low dose methotrexate. *Ann Allergy* 1993; **70:** 384–5.
3. Devecioğlu O, *et al.* Systemic near-fatal anaphylactic reaction after intrathecal methotrexate administration. *Med Pediatr Oncol* 2000; **34:** 151–2.
4. Bouchireb K, *et al.* Management and successful desensitization in methotrexate-induced anaphylaxis. *Pediatr Blood Cancer* 2009; **52:** 295–7.

不良反应的处置

总指导原则参见第605页。

亚叶酸能中和甲氨蝶呤对骨髓直接毒性作用。亚叶酸以钠盐或亚叶酸钙形式口服、肌内注射、单次静脉快速注射和输注。当怀疑甲氨蝶呤过量时，亚叶酸的剂量应至少和甲氨蝶呤一样高，并应尽早使用，以后依据血清甲氨蝶呤浓度根据需要确定剂量。亚叶酸应连续使用直至血清甲氨蝶呤浓度下降到0.05～0.1μmol/L，消除较慢的患者可能需要延长治疗。常规剂量甲氨蝶呤导致的中毒性可以使用亚叶酸肌内注射或口服的其他剂量方案。详细介绍见**亚叶酸**（第1845页）项下。鞘内注射过量甲氨蝶呤时，在15min内引流30ml脑脊液可以除去大约95%的甲氨蝶呤，但是甲氨蝶呤能迅速进入体循环，亚叶酸的治疗应依据血清甲氨蝶呤浓度。

甲氨蝶呤高剂量方案通常使用亚叶酸，预防对正常组织的损伤（叶酸解救），在下文**用途和用法**中有介绍。

使用高剂量甲氨蝶呤后应有足量碱化尿液以防止甲氨蝶呤及其代谢物在肾小管中沉淀，除了充分水化，还推荐使用乙酰唑胺和碳酸氢钠。

重组谷氨酸羧肽酶葡卡酶（glucarpidase）（第1390页）迅速水解甲氨蝶呤成为无活性的代谢物，用于甲氨蝶呤中毒的治疗正在研究中。

脱敏 对于甲氨蝶呤诱导过敏的患者使用药物脱敏的表述，见上文**超敏反应**。

叶酸补充疗法 使用高剂量甲氨蝶呤方案亚叶酸解救，对合适给药途径的选择进行讨论[1]。总体目标是补充叶酸（以亚叶酸形式）的剂量应维持血中叶酸浓度的下降与血中甲氨蝶呤的浓度相等或更高。有任何临床表现提示胃肠道功能受损时应注射给予亚叶酸钙。尽管肌内注射时吸收相对完全和迅速，但由于其他原因（如降低注射部位出血的风险），通常优先选择静脉给药途径。

没有胃肠道功能受损，没有甲氨蝶呤毒性并发的危险因素时，如果预期甲氨蝶呤浓度低于 1μmol/L，可以使用亚叶酸口服给药途径。在甲氨蝶呤剂量非常高的方案中，使用静脉给药途径开始叶酸解救以保证充分的初始治疗剂量通常是合适的，但是剂量方案的大部分通常是口服给予。

尽管综述已经得出结论，补充叶酸或者亚叶酸可降低肝功能试验、胃肠道和口腔黏膜的不良反应[2,3]，但对于使用低剂量甲氨蝶呤治疗的患者叶酸解救的使用没有一致意见[2]。一项研究发现叶酸补充疗法降低甲氨蝶呤相关的肝酶上升的发生率，但对其他不良反应的发生率、严重程度或持续时间没有影响[4]。叶酸补充疗法对甲氨蝶呤治疗效果的影响没有确定的结论[3]；有一些人认为影响小[4,5]。有人认为是亚叶酸而不是叶酸可能降低甲氨蝶呤的治疗效果[2]。一项对两个研究的分析[6]发现叶酸补充疗法降低疗效。补充疗法的后果仍然是有争议的，一些人推荐常规使用叶酸[2,5,7]，另一些人建议只在需要提高叶酸水平时，比如在感染期间或使用抗菌药时补充叶酸盐[8]。

1. Rodman JH, Crom WR. Selecting an administration route for leucovorin rescue. *Clin Pharm* 1989; **8:** 617, 621.
2. Whittle SL, Hughes RA. Folate supplementation and methotrexate treatment in rheumatoid arthritis: a review. *Rheumatology (Oxford)* 2004; **43:** 267–71.
3. Ortiz Z, *et al.* Folic acid and folinic acid for reducing side effects in patients receiving methotrexate for rheumatoid arthritis. Available in The Cochrane Database of Systematic Reviews; Issue 4. Chichester: John Wiley; 1999 (accessed 08/02/06).
4. van Ede AE, *et al.* Effect of folic or folinic acid supplementation on the toxicity and efficacy of methotrexate in rheumatoid arthritis: a forty-eight-week, multicenter, randomized, double-blind, placebo-controlled study. *Arthritis Rheum* 2001; **44:** 1515–24.
5. Griffith SM, *et al.* Do patients with rheumatoid arthritis established on methotrexate and folic acid 5 mg daily need to continue folic acid supplements long term? *Rheumatology (Oxford)* 2000; **39:** 1102–9.
6. Khanna D, *et al.* Reduction of the efficacy of methotrexate by the use of folic acid: post hoc analysis from two randomized controlled studies. *Arthritis Rheum* 2005; **52:** 3030–8.
7. Hornung N, *et al.* Folate, homocysteine, and cobalamin status in patients with rheumatoid arthritis treated with methotrexate, and the effect of low dose folic acid supplement. *J Rheumatol* 2004; **31:** 2374–81.
8. Manna R, *et al.* Folic acid supplementation during methotrexate treatment: nonsense? *Rheumatology (Oxford)* 2005; **44:** 563–4.

其他药物 有报道预先使用氟尿嘧啶能充分降低甲氨蝶呤的毒性以至于可以在高剂量使用时不需要亚叶酸解救[1]。甲氨蝶呤在氟尿嘧啶之前使用以调整它的活性（见**氟尿嘧啶**项下**用法**，第691页）。

有报道在一些儿童中静脉给予氨茶碱或口服胆茶碱可以缓解甲氨蝶呤的急性神经毒性[2]。

关于地尔硫䓬对预防高剂量甲氨蝶呤引起的肾毒性是无效的参考文献见**地尔硫䓬**项下**肾病**（第1222页）。

考来烯胺可能降低血清甲氨蝶呤浓度的证据见下文**药物相互作用**。使用葡卡酶（glucarpidase）来处置甲氨蝶呤诱导的肾毒性参考上文**对肾脏的影响**。

1. White RM. 5-Fluorouracil modulates the toxicity of high dose methotrexate. *J Clin Pharmacol* 1995; **35:** 1156–65.
2. Bernini JC, *et al.* Aminophylline for methotrexate-induced neurotoxicity. *Lancet* 1995; **345:** 544–7.

注意事项

总论见第611页。

在骨髓、肝或肾损伤的患者中使用甲氨蝶呤应十分谨慎。在患有胃肠道溃疡性疾病的患者、老人和年幼的患者中使用也应小心使用。胸膜或腹水的渗出可能会储存甲氨蝶呤使毒性增强，应该在治疗前引流。

定期对血液学、肾和肝功能，以及胃肠道毒性进行监测是适当的。如果发生骨髓抑制、腹泻或口腔炎，应中断治疗。呼吸困难或咳嗽可能是肺毒性的征兆，如果患者发生这些症状，建议他们与医生联系。患者应中断治疗并进行检查排除感染。如果怀疑出现甲氨蝶呤诱导的肺疾病应开始皮质激素的治疗，患者不再给予含有甲氨蝶呤的治疗。患者或照顾他们的人应报告有关可能感染的任何症状和体征，尤其是喉咙疼痛。

接受低剂量甲氨蝶呤治疗的银屑病或类风湿关节炎患者，在开始治疗应检查全血细胞计数和肝肾功能，并在以后定期重复检查（有关这些患者的监测指南的讨论见上文，**对肝脏的影响**）。如果监测到骨髓抑制、口腔炎或肝功能任何异常，应中止治疗。在有酗酒、肝病或肝功能检测持续异常的患者，或有明显肾损伤、免疫缺陷或血液疾病的类风湿关节炎或银屑病患者中不应使用甲氨蝶呤治疗。推荐使用试验剂量。低剂量每周给药方案，被错误地每天给药，药物过量导致严重或致命的毒性，应特别注意避免给药频率出错。

采用**高剂量甲氨蝶呤方案**时，应监测血清甲氨蝶呤浓度。必须保持充分的碱化尿液（见上文**不良反应的治疗**）。

甲氨蝶呤能致畸，在**妊娠期**不应使用。一些注册药品信息建议治疗后至少 6 个月避免怀孕，而也有认为 3 个月就足够了。

血液制品 14 名接受甲氨蝶呤 24h 输注治疗的患者，在甲氨蝶呤输注结束后立即输注袋装红细胞时，有 2 名出现毒性增强[1]。在这些患者中红细胞作为了甲氨蝶呤的储存库，可能导致血清甲氨蝶呤高浓度的持续时间的延长。在同时使用袋装红细胞和甲氨蝶呤时应十分小心。

1. Yap AKL, *et al.* Methotrexate toxicity coincident with packed red cell transfusions. *Lancet* 1986; **ii:** 641.

哺乳 在母乳中检测到低浓度的甲氨蝶呤[1]。American Academy of Pediatrics 认为[2]甲氨蝶呤能干扰细胞代谢，母乳喂养的婴儿时能导致中性粒细胞减少和可能的免疫抑制，对成长的影响不明，可能致癌。

1. Johns DG, *et al.* Secretion of methotrexate into human milk. *Am J Obstet Gynecol* 1972; **112:** 978–80.
2. American Academy of Pediatrics. The transfer of drugs and other chemicals into human milk. *Pediatrics* 2001; **108:** 776–89. [Retired May 2010] Correction. *ibid.*; 1029. Also available at: http://aappolicy.aappublications.org/cgi/content/full/pediatrics%3b108/3/776 (accessed 30/06/04)

管理和处置 应小心避免甲氨蝶呤的吸入以及与皮肤和黏膜的接触。对眼有刺激作用。

已经发表了使用高锰酸钾和硫酸、碱性高锰酸钾液或次氯酸钠氧化破坏甲氨蝶呤废弃物的方法[1]。第一个方法也可用于二氯甲氨蝶呤。这些方法产生的甲氨蝶呤降解残留物在体外没有致突变性。

应穿着防护性服装处理患者使用单次剂量的甲氨蝶呤 72h 直至 7 天产生的尿液和粪便[2]。

1. Castegnaro M, *et al.* eds. Laboratory decontamination and destruction of carcinogens in laboratory wastes: some antineoplastic agents. *IARC Scientific Publications 73*. Lyon: WHO/International Agency for Research on Cancer, 1985.
2. Harris J, Dodds LJ. Handling waste from patients receiving cytotoxic drugs. *Pharm J* 1985; **235:** 289–91.

肝炎 1 例类风湿关节炎患者同时是无症状乙型肝炎携带者，低剂量甲氨蝶呤治疗一停止就发生了乙型肝炎再次激活，并发展为肝细胞坏死和暴发性肝功能衰竭。需要进行肝移植[1]。建议所有考虑低剂量甲氨蝶呤治疗的患者在治疗前应检测血清中是否有乙型肝炎表面抗原存在。但是也有报道[2]HBsAg 阴性的患者发生相似的致命性的再次激活的情况。

1. Flowers MA, *et al.* Fulminant hepatitis as a consequence of reactivation of hepatitis B virus infection after discontinuation of low-dose methotrexate therapy. *Ann Intern Med* 1990; **112:** 381–2.
2. Gwak GY, *et al.* Fatal hepatic failure associated with hepatitis B virus reactivation in a hepatitis B surface antigen-negative patient with rheumatoid arthritis receiving low dose methotrexate. *Clin Exp Rheumatol* 2007; **25:** 888–9.

卟啉病 在卟啉病患者中使用甲氨蝶呤是不安全的，因为在动物中显示它有生卟啉性。

PUVA 94 名银屑病患者和 38 名蕈样肉芽肿病患者使用 PUVA 治疗（甲氧沙林和紫外线），有 2 名银屑病患者同时接受甲氨蝶呤治疗发生了皮肤癌[1]。提示甲氨蝶呤和 PUVA 在诱导产生皮肤恶性肿瘤上有协同作用。然而在一项对严重银屑病患者的人群研究[2]中，暴露在甲氨蝶呤至少 4 年后，将导致患者鳞状上皮细胞癌风险增加，而不是基底细胞癌，没有发现甲氨蝶呤和 PUVA 的相互作用。

1. Fitzsimons CP, *et al.* Synergistic carcinogenic potential of methotrexate and PUVA in psoriasis. *Lancet* 1983; **i:** 235–6.
2. Stern RS, Laird N. The carcinogenic risk of treatments for severe psoriasis. *Cancer* 1994; **73:** 2759–64.

放射 在淋巴细胞白血病患儿中进行 18 个月中性白细胞计数分析显示，中枢神经系统放疗的患者甲氨蝶呤诱导产生的中性粒细胞减少程度明显较高，在缓解时 5 个死亡病例中有 3 个与甲氨蝶呤相关[1]。

有关颅脑照射和甲氨蝶呤鞘内使用对智力发育的影响，见上文**对心理功能的影响**。

1. Report to the Medical Research Council of the Working Party on Leukaemia in Childhood. Analysis of treatment in childhood leukaemia: I—predisposition to methotrexate-induced neutropenia after craniospinal irradiation. *BMJ* 1975; **3:** 563–6.

药物相互作用

抗肿瘤药药物相互作用的总论见第611页。降低肾排泄的药物，如 NSAIDs 和水杨酸盐、丙磺舒和一些青霉素类，可能加强甲氨蝶呤的作用。同时使用 NSAIDs 和甲氨蝶呤发生致命的毒性反应（见下文）。复方磺胺甲噁唑或甲氧苄氨嘧啶和甲氨蝶呤同时使用时较少发生严重毒性反应。和其他骨髓毒性、肝毒性或肾毒性药物同时使用，毒性风险增加。叶酸及其衍生物可能降低甲氨蝶呤的疗效，虽然他们经常和甲氨蝶呤同时使用以降低甲氨蝶呤毒性（见上文**不良反应的处置**）。

动物实验提示氯霉素、甲磺基苯甲酸和降糖药，可能增强甲氨蝶呤的毒性，但临床上似乎没有任何证据。

抗菌药 有报道口服氨基糖苷类新霉素[1]和巴龙霉素[2]降低甲氨蝶呤的胃肠道吸收。不同青霉素类药物能显著降低治疗肿瘤时静脉使用的甲氨蝶呤的清除率[3~6]，头孢他啶可能没有影响[4]。在银屑病和类风湿关节炎患者中有一些报道称青霉素可能加剧低剂量甲氨蝶呤的毒性，但是一项小型研究发现尽管氟氯西林轻度降低甲氨蝶呤的清除率，但没有临床意义[7]。1 名患者使用 1 个疗程四环素后使用低剂量甲氨蝶呤有毒性报道[8]。接受高剂量甲氨蝶呤的 1 例患者，在第 11 周期前使用多西环素时，被认为加剧甲氨蝶呤毒性，血药浓度升高，清除率降低[9]。磺胺类药物如磺胺异噁唑和磺胺甲噁唑可能取代甲氨蝶呤的结合位点[10]，降低肾清除率[11]。甲氨蝶呤和复方磺胺甲噁唑[12~14]或甲氧苄氨嘧啶[13,15,16]同时使用有一些巨幼细胞贫血的报道，可能涉及的机制除了在复方磺胺甲噁唑中有磺胺甲异噁唑成分的作用外，还包括抗叶酸作用的累加。

1. Shen DD, Azarnoff DL. Clinical pharmacokinetics of methotrexate. *Clin Pharmacokinet* 1978; **3:** 1–13.
2. Cohen MH, *et al.* Effect of oral prophylactic broad spectrum nonabsorbable antibiotics on the gastrointestinal absorption of nutrients and methotrexate in small cell bronchogenic carcinoma patients. *Cancer* 1976; **38:** 1556.
3. Bloom EJ, *et al.* Delayed clearance (CL) of methotrexate (MTX) associated with antibiotics and antiinflammatory agents. *Clin Res* 1986; **34:** 560A.
4. Yamamoto K, *et al.* Delayed elimination of methotrexate associated with piperacillin administration. *Ann Pharmacother* 1997; **31:** 1261–2.
5. Dean R, *et al.* Possible methotrexate-mezlocillin interaction. *Am J Pediatr Hematol Oncol* 1992; **14:** 88–9.
6. Ronchera CL, *et al.* Pharmacokinetic interaction between high-dose methotrexate and amoxycillin. *Ther Drug Monit* 1993; **15:** 375–9.
7. Herrick AL, *et al.* Lack of interaction between flucloxacillin and methotrexate in patients with rheumatoid arthritis. *Br J Clin Pharmacol* 1996; **41:** 223–7.
8. Turck M. Successful psoriasis treatment then sudden 'cytotoxicity'. *Hosp Pract* 1984; **19:** 175–6.
9. Tortajada-Ituren JJ, *et al.* High-dose methotrexate—doxycycline interaction. *Ann Pharmacother* 1999; **33:** 804–8.
10. Liegler DG, *et al.* The effect of organic acids on renal clearance of methotrexate in man. *Clin Pharmacol Ther* 1969; **10:** 849–57.
11. Ferrazzini G, *et al.* Interaction between trimethoprim-sulfamethoxazole and methotrexate in children with leukemia. *J Pediatr* 1990; **117:** 823–6.
12. Liddle BJ, Marsden JR. Drug interactions with methotrexate. *Br J Dermatol* 1989; **120:** 582–3.
13. Jeurissen ME, *et al.* Pancytopenia and methotrexate with trimethoprim-sulfamethoxazole. *Ann Intern Med* 1989; **111:** 261.
14. Groenendal H, Rampen FHJ. Methotrexate and trimethoprim–sulphamethoxazole—a potentially hazardous combination. *Clin Exp Dermatol* 1990; **15:** 358–60.
15. Steuer A, Gumpel JM. Methotrexate and trimethoprim: a fatal interaction. *Br J Rheumatol* 1998; **37:** 105–6.
16. Govert JA, *et al.* Pancytopenia from using trimethoprim and methotrexate. *Ann Intern Med* 1992; **117:** 877–8.

抗癫痫药 甲氨蝶呤降低血清丙戊酸盐浓度（第487页）。

抗肿瘤药 可以预料肾毒性的药物（如顺铂）和甲氨蝶呤同时使用时，可以通过破坏肾功能降低甲氨蝶呤排泄，增强毒性。相继使用甲氨蝶呤和氟尿嘧啶可能产生药效协同作用（见**氟尿嘧啶**项下**用法**，第691页）。同样地，在甲氨蝶呤前使用氟尿嘧啶可能降低毒性（见上文**不良反应的处置**项下**其他药物**），如果在使用甲氨蝶呤之前使用门冬酰胺酶（第650页），可能降低甲氨蝶呤的细胞毒作用。

甲氨蝶呤可能增加通过干扰巯嘌呤的首关代谢以增加它的生物利用度（第715页）。

考来烯胺 3 名患者使用考来烯胺治疗甲氨蝶呤毒性，血清甲氨蝶呤浓度显著降低[1,2]。考来烯胺可能与甲氨蝶呤结合，降低肝肠循环。

1. Erttmann R, Landbeck G. Effect of oral cholestyramine on the elimination of high-dose methotrexate. *J Cancer Res Clin Oncol* 1985; **110:** 48–50.
2. Shinozaki T, *et al.* Successful rescue by oral cholestyramine of a patient with methotrexate nephrotoxicity: nonrenal excretion of serum methotrexate. *Med Pediatr Oncol* 2000; **34:** 226–8.

丹曲林 丹曲林被认为是导致 1 名给予大剂量甲氨蝶呤患者出现甲氨蝶呤毒性的原因[1]。

1. André N, *et al.* Can dantrolene contribute to methotrexate toxicity? *Ann Pharmacother* 2006; **40:** 1695–6.

胃肠药 有报道在 2 名同时使用奥美拉唑患者中，血清甲氨蝶呤浓度升高[1,2]。在后来甲氨蝶呤治疗周期中，一旦停止使用奥美拉唑就看不到这种影响。然而在另外 1 例病例中[3]，甲氨蝶呤浓度的上升被认为是由于甲氨蝶呤和奥美拉唑的相互作用，而且在第 2 周期治疗中停止使用奥美拉唑，浓度同样上升。在一名患者中同时使用甲氨蝶呤和泮托拉唑出现严重和广泛的肌痛和骨痛[4]。再次联合给药时同样的反应再次出现，但是单独使用甲氨蝶呤没有出现。尽管甲氨蝶呤浓度没有改变，但是代谢物7-羟基甲氨蝶呤浓度升高，提示药物对肾清除的相互作用。有报道，兰索拉唑不影响甲氨蝶呤的代谢[5]。一项日本研究发现，质子泵抑制药（包括奥美拉唑、兰索拉唑和雷贝拉唑）的使用与给予大剂量甲氨蝶呤治疗的患者血浆中甲氨蝶呤消除延迟有关[6]

1. Reid T, *et al.* Impact of omeprazole on the plasma clearance of methotrexate. *Cancer Chemother Pharmacol* 1993; **33:** 82–4.
2. Beorlegui B, *et al.* Potential interaction between methotrexate and omeprazole. *Ann Pharmacother* 2000; **34:** 1024–7.
3. Whelan J, *et al.* Omeprazole does not alter plasma methotrexate clearance. *Cancer Chemother Pharmacol* 1999; **44:** 88–9.
4. Tröger U, *et al.* Severe myalgia from an interaction between treatments with pantoprazole and methotrexate. *BMJ* 2002; **324:** 1497.
5. Vakily M, *et al.* Coadministration of lansoprazole and naproxen does not affect the pharmacokinetic profile of methotrexate in adult patients with rheumatoid arthritis. *J Clin Pharmacol* 2005; **45:** 1179–86.
6. Suzuki K, *et al.* Co-administration of proton pump inhibitors delays elimination of plasma methotrexate in high-dose methotrexate therapy. *Br J Clin Pharmacol* 2009; **67:** 44–9.

免疫抑制药 参见使用甲氨蝶呤患者，环孢素毒性增加的报道（第1739页）。

来氟米特 参见甲氨蝶呤对使用来氟米特患者的作用（第72页）。

氧化亚氮 参见甲氨蝶呤治疗的患者使用氧化亚氮麻醉时出现严重的不可预料的骨髓抑制和口腔炎，可能是由于甲氨蝶呤对叶酸代谢的影响[1]。使用亚叶酸解救可以降低此作用。

1. Goldhirsch A, *et al.* Methotrexate/nitrous-oxide toxic interaction in perioperative chemotherapy for early breast cancer. *Lancet* 1987; **ii:** 151.

NSAIDs 甲氨蝶呤和不同的NSAIDs包括阿司匹林和其他水杨酸盐类[1,2]，如阿扎丙宗[3]、双氯芬酸[4]、吲哚美辛[4,5]和酮洛芬[6]，同时使用时，甲氨蝶呤的毒性严重恶化，甚至有一些死亡出现。机制尚不清楚，可能包括了对甲氨蝶呤蛋白结合位点的取代，或NSAIDs对肾的作用导致甲氨蝶呤排泄下降[6,7]。有报道，萘普生对甲氨蝶呤的药动学没有影响[8,9]，但仍有致命的相互作用的报道[10]。尽管有风险，但一些评论仍指出，甲氨蝶呤和NSAIDs经常同时用于类风湿关节炎的治疗[11,12]，只要谨慎使用低剂量，对患者适当监护，并告诫患者避免使用另外的非处方类镇痛药，这样的联合用药不必禁用。一项关于患者使用低剂量甲氨蝶呤治疗类风湿关节炎的研究指出，使用氟比洛芬、酮洛芬或吡罗昔康不影响甲氨蝶呤的清除[13]。虽然如此，但是有报道[14]，1例老年女性在低剂量甲氨蝶呤治疗中加入氟比洛芬出现甲氨蝶呤的毒性反应。

甲氨蝶呤的厂商普遍指出，禁止高剂量甲氨蝶呤和NSAIDs联合使用。

1. Baker H. Intermittent high dose oral methotrexate therapy in psoriasis. *Br J Dermatol* 1970; **82:** 65–9.
2. Zuik M, Mandel MA. Methotrexate-salicylate interaction: a clinical and experimental study. *Surg Forum* 1975; **26:** 567–9.
3. Daly HM, *et al.* Methotrexate toxicity precipitated by azapropazone. *Br J Dermatol* 1986; **114:** 733–5.
4. Gabrielli A, *et al.* Methotrexate and nonsteroidal anti-inflammatory drugs. *BMJ* 1987; **294:** 776.
5. Maiche AG. Acute renal failure due to concomitant action of methotrexate and indomethacin. *Lancet* 1986; **i:** 1390.
6. Thyss A, *et al.* Clinical and pharmacokinetic evidence of a life-threatening interaction between methotrexate and ketoprofen. *Lancet* 1986; **i:** 256–8.
7. Furst DE, *et al.* Effect of aspirin and sulindac on methotrexate clearance. *J Pharm Sci* 1990; **79:** 782–6.
8. Stewart CF, *et al.* Coadministration of naproxen and low-dose methotrexate in patients with rheumatoid arthritis. *Clin Pharmacol Ther* 1990; **47:** 540–6.
9. Vakily M, *et al.* Coadministration of lansoprazole and naproxen does not affect the pharmacokinetic profile of methotrexate in adult patients with rheumatoid arthritis. *J Clin Pharmacol* 2005; **45:** 1179–86.
10. Singh RR, *et al.* Fatal interaction between methotrexate and naproxen. *Lancet* 1986; **i:** 1390.
11. Tully M. NSAIDs. *Pharm J* 1991; **247:** 746.
12. Zachariae H. Methotrexate and nonsteroidal anti-inflammatory drugs. *Br J Dermatol* 1992; **126:** 95.
13. Tracy TS, *et al.* Methotrexate disposition following concomitant administration of ketoprofen, piroxicam and flurbiprofen in patients with rheumatoid arthritis. *Br J Clin Pharmacol* 1994; **37:** 453–6.
14. Frenia ML, Long KS. Methotrexate and nonsteroidal antiinflammatory drug interactions. *Ann Pharmacother* 1992; **26:** 234–7.

丙磺舒 丙磺舒可以使血清甲氨蝶呤的浓度增加2～4倍[1～3]，推测是由于抑制了甲氨蝶呤的肾排泄。尽管丙磺舒显示出降低甲氨蝶呤的蛋白结合[4]，通常剂量的丙磺舒不可能通过这种机制显著影响甲氨蝶呤的消除。1名妇女每周接受低剂量甲氨蝶呤治疗类风湿关节炎加入丙磺舒治疗无临床症状的高尿酸血症时发生严重的全血细胞减少症[5]。

1. Aherne GW, *et al.* Prolongation and enhancement of serum methotrexate concentrations by probenecid. *BMJ* 1978; **1:** 1097–9.
2. Howell SB, *et al.* Effect of probenecid on cerebrospinal fluid methotrexate kinetics. *Clin Pharmacol Ther* 1979; **26:** 641–6.
3. Lilly MB, Omura GA. Clinical pharmacology of oral intermediate-dose methotrexate with or without probenecid. *Cancer Chemother Pharmacol* 1985; **15:** 220–2.
4. Paxton JW. Interaction of probenecid with the protein binding of methotrexate. *Pharmacology* 1984; **28:** 86–9.
5. Basin KS, *et al.* Severe pancytopenia in a patient taking low dose methotrexate and probenecid. *J Rheumatol* 1991; **18:** 609–10.

维A酸类 有报道，甲氨蝶呤和阿维A酯同时使用时[1]，肝毒性的风险增加，可能由于甲氨蝶呤的浓度增加所致[2,3]。

1. Zachariae H. Dangers of methotrexate/etretinate combination therapy. *Lancet* 1988; **i:** 422.
2. Harrison PV, *et al.* Methotrexate and retinoids in combination for psoriasis. *Lancet* 1987; **ii:** 512.
3. Larsen FG, *et al.* Interaction of etretinate with methotrexate pharmacokinetics in psoriatic patients. *J Clin Pharmacol* 1990; **30:** 802–7.

嘌呤 对于甲氨蝶呤对茶碱消除影响的表述，见茶碱的**药物相互作用**项下**抗肿瘤药**（见第1106页）。

药动学

低剂量给药时，甲氨蝶呤迅速从胃肠道吸收，但是高剂量吸收没那么好。肌内注射后吸收同样迅速和完全。口服1～2h出现血清峰浓度，肌内注射30～60min。

甲氨蝶呤分布在组织和细胞外体液中，稳态分布容积0.4～0.8L/kg；能穿过腹水和渗出物，将其作为存储场所，因而增加毒性。甲氨蝶呤从血中清除率呈三相，剂量低于$30mg/m^2$时终末消除半衰期3～10h；高剂量胃肠外治疗后，终末消除半衰期8～15h。血浆蛋白结合率大约为50%。甲氨蝶呤进入细胞，一部分通过主动转运机制和聚谷氨酸盐形成轭合物，结合的药物可以在体内保持数月，尤其在肝脏中。

口服或胃肠外给药后，只有少量的甲氨蝶呤通过血脑屏障，进入脑脊液，给予更高剂量甲氨蝶呤后通过量增加。但鞘内注射甲氨蝶呤后有明显的通路进入体循环。

在唾液和母乳中能检测到极少量甲氨蝶呤。甲氨蝶呤能通过胎盘。

低剂量甲氨蝶呤没有表现出明显的代谢，高剂量治疗后可以检测到7-羟基代谢物。口服后甲氨蝶呤一部分通过肠道菌群代谢。主要从尿液排泄，肾小球滤过和肾小管主动排泌。少量分泌到胆汁中，再到粪便中；有肝肠循环。

甲氨蝶呤的药动学有相当大的个体差异，清除延长的患者发生毒性反应的风险增大。

1. Shen DD, Azarnoff DL. Clinical pharmacokinetics of methotrexate. *Clin Pharmacokinet* 1978; **3:** 1–13.
2. Balis FM, *et al.* Clinical pharmacokinetics of commonly used anticancer drugs. *Clin Pharmacokinet* 1983; **8:** 202–32.
3. Wang Y-M, Fujimoto T. Clinical pharmacokinetics of methotrexate in children. *Clin Pharmacokinet* 1984; **9:** 335–48.
4. Witter FR. Clinical pharmacokinetics in the treatment of rheumatoid arthritis in pregnancy. *Clin Pharmacokinet* 1993; **25:** 444–9.
5. Bannwarth B, *et al.* Clinical pharmacokinetics of low-dose pulse methotrexate in rheumatoid arthritis. *Clin Pharmacokinet* 1996; **30:** 194–210.
6. Chládek J, *et al.* Pharmacokinetics and pharmacodynamics of low-dose methotrexate in the treatment of psoriasis. *Br J Clin Pharmacol* 2002; **54:** 147–56.
7. Grim J, *et al.* Pharmacokinetics and pharmacodynamics of methotrexate in non-neoplastic diseases. *Clin Pharmacokinet* 2003; **42:** 139–51.
8. Aumente D, *et al.* Population pharmacokinetics of high-dose methotrexate in children with acute lymphoblastic leukaemia. *Clin Pharmacokinet* 2006; **45:** 1227–38.
9. Thompson PA, *et al.* Methotrexate pharmacokinetics in infants with acute lymphoblastic leukemia. *Cancer Chemother Pharmacol* 2007; **59:** 847–53.
10. Hider SL, *et al.* The pharmacogenetics of methotrexate. *Rheumatology (Oxford)* 2007; **46:** 1520–4.

用途和用法

甲氨蝶呤是叶酸拮抗药，是抗代谢类抗肿瘤药。它还有免疫抑制作用。在细胞内，叶酸还原成为二氢叶酸，然后是四氢叶酸。甲氨蝶呤竞争性抑制二氢叶酸还原酶，妨碍四氢叶酸的形成，四氢叶酸是合成嘌呤和嘧啶所必需的，也是生成DNA和RNA必需的。对细胞周期中处于S期的细胞活性最强。高剂量使用后给予亚叶酸（四氢叶酸的5-甲酰衍生物）可绕开正常细胞中四氢叶酸生成的阻断，预防甲氨蝶呤的不良反应。亚叶酸解救治疗的一个建议用药方案见**亚叶酸**（第1845页）（也可见上文**不良反应的处置**）。极高剂量的甲氨蝶呤，随后亚叶酸解救的治疗适用于一些恶性肿瘤。

甲氨蝶呤用于治疗急性淋巴细胞白血病。很少用于诱导缓解而是用于维持方案中，以及预防和治疗脑膜白血病。用于Burkitt淋巴瘤和其他非霍奇金淋巴瘤。在实体瘤中，它是绒毛膜癌和妊娠滋养细胞肿瘤根治治疗方案的重要组成，是骨肉瘤和乳腺癌辅助治疗的重要组成。它也可用于其他多种恶性肿瘤，见下文交叉参考文献所示。

甲氨蝶呤在治疗银屑病中有重要价值，但是由于治疗的风险，只在病情严重或对其他形式治疗不应答时才使用。它在类风湿关节炎中广泛用作缓解病情抗风湿性药物。甲氨蝶呤在骨髓移植后用于预防移植物抗宿主病，也作为细胞毒性免疫抑制药，在非恶性疾病中用作减少皮质激素用量的药物。

甲氨蝶呤在处理异位妊娠和终止早孕中有一定作用（见下文）。

甲氨蝶呤原形或钠盐可以口服，或以钠盐注射。以甲氨蝶呤的形式计算剂量。甲氨蝶呤钠16.5mg约相当于甲氨蝶呤15mg。使用的剂量和方案变化极大，依据骨髓或其他毒性调整剂量（参见**骨髓抑制**，第609页）。化疗方案经常被描述为低剂量、中等剂量和高剂量化疗方案，但是这些词汇的含义可能会略有不同。一些英国注册药品信息定义如下：

- 低剂量：个体剂量$100mg/m^2$以下；
- 中等剂量：个体剂量在$100mg/m^2$和$1g/m^2$；
- 高剂量：个体剂量高于$1g/m^2$。

剂量大于100mg，通常部分或全部由静脉滴注，滴注时间不超过24h。

一些常见的甲氨蝶呤使用剂量如下：

用于**急性淋巴细胞白血病**维持治疗：

- $15mg/m^2$口服或肌注，每周2次；
- $20～30mg/m^2$口服或肌注，每周2次；
- 2.5mg/kg静脉注射，每14天1次。

用于**脑膜白血病**：

- $12mg/m^2$鞘内给药前2周每周1次，然后每月1次；
- 200～500μg/kg，每间隔2～5天鞘内给药，直至脑脊液细胞计数恢复正常；建议之后再用药1次；
- 12mg鞘内注射每周1次，直至脑脊液恢复正常的细胞计数，建议之后再用药1次。

用于**Burkitt淋巴瘤**：

- 第一至第二阶段：每日口服10～25mg，4～8天，间隔7～10天重复；
- 第三阶段（与其他药物一同使用）：每日口服0.625～2.5mg/kg。

用于**淋巴肉瘤**：

- （与其他药物一同使用）：每日静脉给药或肌注0.625～2.5mg/kg。

用于**绒毛膜癌和类似的滋养细胞疾病**：

- 15～30mg，每日口服或肌注，连续5天，间隔1周或更长的时间后重复，3～5个疗程。

用于**骨肉瘤**：

- $8～12g/m^2$，静脉给药，每周1次，用叶酸解救。

用于**乳腺癌**：

- （CMF方案联合氟尿嘧啶和环磷酰胺，见表1，第613页）$40mg/m^2$静脉给药，第1天和第8天；
- （与其他药物的周期性方案）$10～60mg/m^2$静脉给药。

用于**蕈样肉芽肿病**：

- 每日口服2.5～10mg数周或数月，根据疗效和毒性调整剂量；
- 每周50mg肌注，单次或分为2次给药。

用于**银屑病**：

- 10～25mg口服，肌注或静脉给药，每周1次，根据疗效和毒性调整剂量；建议治疗开始前的一周在5～10mg的范围内给予一次试验剂量；
- 7.5～20mg（根据需要增加至最多25～30mg）每周口服，24h以上分3次给药，或分为3次剂量每隔12h给药1次，或分为4次剂量每隔8h给药一次；一些人建议试验剂量为2.5～5mg。
- 每日口服2～5mg（最高为6.25mg），连续5天，然后至少2天间隔。

用于**类风湿关节炎**：

- 7.5mg，每周1次，单次口服，皮下、肌注或静脉注射，或每次口服2.5mg，每12h1次，给药3次，按照疗效调整剂量至通常每周最多20mg。

银屑病和类风湿关节炎，一旦达到足够的疗效，剂量应减少到可能的最低有效剂量。

儿童剂量，见下文。

甲氨蝶呤每个疗程之前、治疗的过程中和之后，血细胞计数、肾肝功能检测都是必不可少的（见上文**注意事项**）。有关肝和肾功能损伤用药剂量的进一步信息，请参阅下文。

儿童用法 在一些国家，甲氨蝶呤是以单独或联合方案用于儿童癌症化疗，并且治疗青少年特发性关节炎、活动性多关节类风湿疾病患者。

甲氨蝶呤用于癌症化疗，如**急性淋巴细胞白血病**的剂量通常以单位体重或体表面积的剂量来确定，与成年人类似（见上文**用途和用法**）。治疗**脑膜白血病**，有些英国注册药品信息显示，对于在 3 岁以上的患者甲氨蝶呤鞘内注射的剂量是恒定的，不考虑年龄或体表面积，3 岁以下患者根据联合化疗方案治疗。对于儿童**非霍奇金淋巴瘤**，根据疾病的阶段和组织学类型确定甲氨蝶呤剂量；单剂量静脉给药的剂量范围从 $300mg/m^2$ 至 $5g/m^2$。

对于幼年型**类风湿关节炎**，美国推荐开始时口服或注射剂量为 $10mg/m^2$，每周 1 次。逐步调整剂量达到最佳疗效。儿童最多到每周 $30mg/m^2$，但剂量超过每周 $20mg/m^2$，其数据有限难以评估其对导致严重毒性的风险影响，尽管有些人建议，儿童如果每周肌注或皮下注射甲氨蝶呤 $20\sim30mg/m^2$（每周 0.65～1mg/kg）可能有更好的吸收和较少的胃肠道不良反应。在英国，尽管指出甲氨蝶呤不允许用于非恶性肿瘤的儿童，*BNFC 2010/11* 推荐幼年型特发性关节炎、幼年型皮肌炎、血管炎、葡萄膜炎、系统性红斑狼疮、局限性硬皮病、结节病使用甲氨蝶呤的推荐剂量。年龄 1 个月至 18 岁的儿童开始时可给予 $10\sim15mg/m^2$，每周 1 次，如果需要的话可以增加剂量，最大增至 $25mg/m^2$，每周 1 次。可以口服，皮下或肌内注射给药。

甲氨蝶呤注射剂配方中含有防腐剂苯甲醇，不建议新生儿使用。另见，**苯甲醇**项下**新生儿**，第1556页。

尽管在英国不允许使用甲氨蝶呤治疗儿童**银屑病**，但是 *BNFC 2010/11* 允许专家将其用于严重的难以控制的难治性疾病。2～18 岁的儿童初始剂量可以为每周 1 次口服 200μg/kg（最大 10mg），根据疗效可提高到每周 1 次 400μg/kg（最大 25mg）。

对于治疗**克罗恩病**的儿童推荐剂量，见下文**炎性肠病**。

老年人用法 注册药品信息显示老年人使用甲氨蝶呤应特别谨慎，而且应考虑降低甲氨蝶呤的剂量。老年人叶酸储备降低并且基于老年人肝脏和肾脏功能减退，可能需要降低甲氨蝶呤给药剂量。基础疾病或药物治疗可能增加这些因素的影响。有些报道称，老年患者的不良反应如骨髓抑制、血小板减少和肺炎可能会增加。

一个综述还指出[1]，老年患者给予长期低剂量甲氨蝶呤会使毒性增加，老年患者半衰期和清除时间显著延长。推荐根据肾功能调整剂量，并且已经提出使用肌酐清除率（CC）计算剂量的公式可供选择，即：

调整剂量＝正常剂量×CC/70

另见下文**在肾损伤中的用法**。

1. Lichtman SM, *et al.* International Society of Geriatric Oncology Chemotherapy Taskforce: evaluation of chemotherapy in older patients—an analysis of the medical literature. *J Clin Oncol* 2007; **25:** 1832–43.

在肝损伤中的用法 甲氨蝶呤具有肝毒性，治疗期间应监测肝功能（见上文**注意事项**），甲氨蝶呤不应该用于肝功能损伤严重或显著的患者，或有肝脏疾病的患者，包括纤维化、肝硬化或肝炎。英国一个注射剂型（*Metoject*；*Medac*，*UK*）的注册药品信息指出如果胆红素浓度大于 5mg/100ml（85.5μmol/L），不应该使用甲氨蝶呤。大多数英国注册药品信息的建议，如果发现实质上的肝功能异常，暂停使用甲氨蝶呤治疗至少 2 周。

在肾损伤中的用法 甲氨蝶呤是通过肾脏排出体外，因此在治疗之前，治疗期间和治疗以后，都应监测肾功能。大剂量甲氨蝶呤治疗可以影响肾脏，可能需要方法防止这种影响发生，见上文**对肾脏的影响**。

大多数英国注册药品信息指出甲氨蝶呤禁用于严重或显著的肾功能不全的患者，并且表明肾功能不全患者应减少甲氨蝶呤的剂量，但没有给出具体的推荐剂量。然而，一个注射剂型（*ME-toject*；*Medac*，*UK*）的注册药品信息根据肌酐清除率（CC）提出以下建议：

- CC＞50ml/min：常用剂量的 100％；
- CC 在 20～50ml/min：常用剂量的 50％；
- CC＜20ml/min：忌用。

有人建议根据 CC 和血清甲氨蝶呤浓度调整剂量。根据 CC 计算老年患者的推荐剂量，见上文**老年人用法**。

哮喘 多种免疫抑制药，包括甲氨蝶呤，具有抗炎作用和减少皮质激素的作用，尝试用于慢性哮喘（第1072页），但是由于对毒性的担心，多数药物保留用于某些依靠全身性皮质激素治疗的患者。甲氨蝶呤个体研究的结果不一致，但是一些患者表现出可以从甲氨蝶呤减少皮质激素作用中获益[1～5]。但是一些人认为皮质激素剂量的减少不足以抵消甲氨蝶呤的不良反应[6]。甲氨蝶呤治疗必须至少 3 个月才能进行有效性评价。

1. Shulimzon TR, Shiner RJ. A risk-benefit assessment of methotrexate in corticosteroid-dependent asthma. *Drug Safety* 1996; **15:** 283–90.
2. Marin MG. Low-dose methotrexate spares steroid usage in steroid-dependent asthmatic patients: a meta-analysis. *Chest* 1997; **112:** 29–33.
3. Corrigan CJ, *et al.* Methotrexate therapy of oral corticosteroid-dependent asthmatics reduces serum immunoglobulins: correlation with clinical response to therapy. *Clin Exp Allergy* 2005; **35:** 579–84.
4. Comet R, *et al.* Benefits of low weekly doses of methotrexate in steroid-dependent asthmatic patients: a double-blind, randomized, placebo-controlled study. *Respir Med* 2006; **100:** 411–19.
5. Domingo C, *et al.* Twelve years' experience with methotrexate for GINA treatment step 5 asthma patients. *Curr Med Res Opin* 2009; **25:** 367–74.
6. Davies H, *et al.* Methotrexate as a steroid sparing agent for asthma in adults. Available in The Cochrane Database of Systematic Reviews; Issue 3. Chichester: John Wiley; 1998 (accessed 12/05/05).

结缔组织和肌肉疾病 有限的几例患者报道指出，甲氨蝶呤低到中剂量每周 1 次对系统性红斑狼疮（SLE）（第1444页）患者有益，报道获益尤其表现为改善关节和黏膜皮肤症状[1,2]。在 1 篇皮肤红斑狼疮患者的回顾性分析中，低剂量甲氨蝶呤显著降低疾病的活动度[3]。

对甲氨蝶呤在风湿性多发性肌痛（第1442页）中可能降低皮质激素用量的作用进行研究。试用了不同的方案，虽然一项研究[4]报道获益，其他研究[5,6]没有发现有临床疗效或减低皮质激素的作用的证据。3E 倡议的指南[2]认为它是有效的，并推荐用于风湿性多肌痛和巨细胞动脉炎的治疗以减少皮质激素用量。

甲氨蝶呤广泛用于类风湿关节炎（见下文）和多发性肌炎（第1443页），也被试用于 Cogan 综合征（第1435页）。

1. Sato EI. Methotrexate therapy in systemic lupus erythematosus. *Lupus* 2001; **10:** 162–4.
2. Visser K, *et al.* Multinational evidence-based recommendations for the use of methotrexate in rheumatic disorders with a focus on rheumatoid arthritis: integrating systematic literature research and expert opinion of a broad international panel of rheumatologists in the 3E Initiative. *Ann Rheum Dis* 2009; **68:** 1086–93.
3. Wenzel J, *et al.* Efficacy and safety of methotrexate in recalcitrant cutaneous lupus erythematosus: results of a retrospective study in 43 patients. *Br J Dermatol* 2005; **153:** 157–62.
4. Ferraccioli G, *et al.* Methotrexate in polymyalgia rheumatica: preliminary results of an open, randomized study. *J Rheumatol* 1996; **23:** 624–8.
5. Feinberg HL, *et al.* The use of methotrexate in polymyalgia rheumatica. *J Rheumatol* 1996; **23:** 1550–2.
6. van der Veen MJ, *et al.* Can methotrexate be used as a steroid sparing agent in the treatment of polymyalgia rheumatica and giant cell arteritis? *Ann Rheum Dis* 1996; **55:** 218–23.

异位妊娠 当受精卵种植在子宫外时发生异位妊娠，通常是种植在输卵管自身（输卵管妊娠）。诊断技术的提高使早期检测成为可能。在许多国家，异位妊娠发生率先上升，后下降，这可能部分缘于*衣原体*感染率的增加，接着进行有效的预防和子宫内器具的普及[1]。虽然异位妊娠早期可能自发流产而没有临床后遗症，但异位妊娠可能导致的不良反应是严重的，从骨盆痛、妊娠 5～6 周时出血（与自发流产难以区分），到后来无症状怀孕过程中可能致命的腹腔内出血。

腹腔镜手术仍然是标准治疗[1～4]。一些国家中因为异位妊娠更早期的诊断使非手术方案在增加[1,5]。也许对于非手术方案最有经验的是甲氨蝶呤。对符合条件的一些小型的未破裂的输卵管妊娠的妇女肌内注射甲氨蝶呤可能是合适的，这些条件有血液动力学稳定性，血清绒毛膜促性腺素浓度低以及没有使用甲氨蝶呤的禁忌证[2～7]。在孕体中有心搏时优先选择外科手术，因为活着的胎儿增加了对甲氨蝶呤的抵抗性[6,7]。两个肌注甲氨蝶呤的方案。一个多剂量方案 1mg/kg，隔天 1 次，共 4 次，使用亚叶酸解救[1]，效果与手术类似[3]。一个单剂量 $50mg/m^2$ 方案可作为替代[1,5]，但是系统的综述指出这个方案比手术的失败率高[3,8]，大约 20％的患者需要多于一个周期的治疗[5]。有人建议，这个方法最好保留用于血清绒毛膜促性腺激素浓度低于 1.5U/ml 的妇女[4]。有研究表明，在甲氨蝶呤单剂量治疗中加入口服剂量的米非司酮[1,9,10]，可能降低治疗的失败率。

甲氨蝶呤局部注射直接进入异位妊娠（输卵管妊娠）。使用 1mg/kg 或 50mg 的剂量[11]，但是这项技术的成功率明显低于手术[3]。也有报道全身使用甲氨蝶呤（使用亚叶酸解救）在治疗手术不成功的持久异位妊娠有效。

其他治疗异位妊娠药物的作用还没有完全确定。有使用输卵管穿刺局部滴入 50％葡萄糖用于治疗异位妊娠[11,12]，但是一项研究被中止，因为与局部使用甲氨蝶呤相比，葡萄糖治疗的失败率更高[13]。

甲氨蝶呤也用于中止早期子宫妊娠（见下文）。

1. Farquhar CM. Ectopic pregnancy. *Lancet* 2005; **366:** 583–91.
2. Tay JI, *et al.* Ectopic pregnancy. *BMJ* 2000; **320:** 916–9. Correction. *ibid.*; **321:** 424.
3. Hajenius PJ, *et al.* Interventions for tubal ectopic pregnancy. Available in The Cochrane Database of Systematic Reviews; Issue 1. Chichester: John Wiley; 2007 (accessed 19/05/08).
4. Mol F, *et al.* Current evidence on surgery, systemic methotrexate and expectant management in the treatment of tubal ectopic pregnancy: a systematic review and meta-analysis. *Hum Reprod Update* 2008; **14:** 309–19.
5. Lipscomb GH, *et al.* Nonsurgical treatment of ectopic pregnancy. *N Engl J Med* 2000; **343:** 1325–9.
6. Lipscomb GH, *et al.* Predictors of success of methotrexate treatment in women with tubal ectopic pregnancies. *N Engl J Med* 1999; **341:** 1974–8.
7. American College of Obstetricians and Gynecologists. ACOG practice bulletin: medical management of tubal pregnancy. Number 3, December 1998. *Int J Gynecol Obstet* 1999; **65:** 97–103.
8. Parker J, *et al.* A systematic review of single-dose intramuscular methotrexate for the treatment of ectopic pregnancy. *Aust N Z J Obstet Gynaecol* 1998; **38:** 145–50.
9. Gazvani MR, *et al.* Mifepristone in combination with methotrexate for the medical treatment of tubal pregnancy: a randomized, controlled trial. *Hum Reprod* 1998; **13:** 1987–90.
10. Perdu M, *et al.* Treating ectopic pregnancy with the combination of mifepristone and methotrexate: a phase II nonrandomized study. *Am J Obstet Gynecol* 1998; **179:** 640–3.
11. Natofsky JG, *et al.* Ultrasound-guided injection of ectopic pregnancy. *Clin Obstet Gynecol* 1999; **42:** 39–47.
12. Lang PFJ, *et al.* Laparoscopic instillation of hyperosmolar glucose vs. expectant management of tubal pregnancies with serum hCG≤2500 mIU/mL. *Acta Obstet Gynecol Scand* 1997; **76:** 797–800.
13. Sadan O, *et al.* Methotrexate versus hyperosmolar glucose in the treatment of extrauterine pregnancy. *Arch Gynecol Obstet* 2001; **265:** 82–4.

炎性肠病 慢性活动性克罗恩病患者的大型对照研究报道，甲氨蝶呤（肌内注射，每周 1 次，每次 25mg）能改善症状，减少皮质激素的需求[1]。在接受甲氨蝶呤治疗 16 周后出现缓解的患者，进入后期甲氨蝶呤 15mg、每周 1 次肌内注射的安慰剂对照试验[2]。40 周的随访中，接受甲氨蝶呤治疗的患者保持缓解的比例更高，复发更少。一些小型研究也报道在慢性活动性疾病中，口服甲氨蝶呤每周 12.5～22.5mg 能产生一定的获益[3,4]。甲氨蝶呤也能皮下注射[5]。一篇综述[6]得出结论在难治的或皮质激素依赖的克罗恩病患者，推荐小剂量的甲氨蝶呤用于诱导缓解，降低皮质激素用量，尽管它的精确的适用证、剂量和途径仍不清楚。

尽管甲氨蝶呤在英国未批准用于治疗克罗恩病，但 *BNF 59* 建议对患有严重疾病的 18 岁以上的成年人使用以下剂量：

- 诱导缓解：25mg，肌注，每周 1 次；
- 维持治疗：10～25mg 口服，每周 1 次，或 15mg 肌注，每周 1 次。

BNFC 2010/11 建议 7～18 岁儿童使用以下剂量：

- 诱导缓解：$15mg/m^2$（最大 25mg）皮下或肌内注射，每周 1 次；
- 维持治疗：$15mg/m^2$（最多 25mg），每周 1 次，口服或皮下注射或肌内注射，剂量降低到最低有效剂量。

尽管甲氨蝶呤使一些*溃疡性结肠炎*患者获益，但它的价值也不确定[5,7]。一项活动性溃疡性结肠炎的研究发现每周口服甲氨蝶呤 12.5mg 与安慰剂对照没有明显区别[8]。**炎性肠病**的讨论，见第1620页。

1. Feagan BG, *et al.* Methotrexate for the treatment of Crohn's disease. *N Engl J Med* 1995; **332:** 292–7.
2. Feagan BG, *et al.* A comparison of methotrexate with placebo for the maintenance of remission in Crohn's disease. *N Engl J Med* 2000; **342:** 1627–32.
3. Oren R, *et al.* Methotrexate in chronic active Crohn's disease: a double-blind, randomized, Israeli multicenter trial. *Am J Gastroenterol* 1997; **92:** 2203–9.
4. Arora S, *et al.* Methotrexate in Crohn's disease: results of a randomized, double-blind, placebo-controlled trial. *Hepatogastroenterology* 1999; **46:** 1724–9.
5. Egan LJ, *et al.* A randomized dose-response and pharmacokinetic study of methotrexate for refractory inflammatory Crohn's disease and ulcerative colitis. *Aliment Pharmacol Ther* 1999; **13:** 1597–1604.
6. Egan LJ, Sandborn WJ. Methotrexate for inflammatory bowel disease: pharmacology and preliminary results. *Mayo Clin Proc* 1996; **71:** 69–80.
7. Kozarek RA. Methotrexate for refractory Crohn's disease: preliminary answers to definitive questions. *Mayo Clin Proc* 1996; **71:** 104–5.
8. Oren R, *et al.* Methotrexate in chronic active ulcerative colitis: a double-blind, randomized, Israeli multicenter trial. *Gastroenterology* 1996; **110:** 1416–21.

恶性肿瘤 甲氨蝶呤广泛用于恶性肿瘤的治疗。在急性淋巴细胞性白血病中用于维持治疗，鞘内注射预防中枢神经系统复发，像在第620页讨论那样，甲氨蝶呤是多种治疗方案的组成部分，用于治疗非霍奇金淋巴瘤如 Burkitl 淋巴瘤（第624页）、蕈样肉芽肿病（第625页）及与 AIDS（第624页）有关的疾病。在实体瘤中，它是妊娠滋养细胞肿瘤（第619页）的根治性治疗方案、骨肉瘤（第642页）辅助治疗方案的重要部分，还用于膀胱（第627页）、脑（第627页）、乳腺（第628页）、胃（第632页）和头颈（第633页）肿瘤的治疗方案中。

多发性硬化 研究结果提示每周口服甲氨蝶呤 7.5mg，在减缓多发性硬化（第658页）进展上可以获益[1]。但是免疫抑制治疗的研究结果趋向令人失望，有人指出在甲氨蝶呤研究中获益的评估方法不同[2]，这可能与甲氨蝶呤的研究结论更有利有关。

1. Goodkin DE, *et al.* Low-dose (7.5 mg) oral methotrexate reduces the rate of progression in chronic progressive multiple sclerosis. *Ann Neurol* 1995; **37:** 30–40.
2. Whitaker JN, *et al.* Clinical outcomes and documentation of partial beneficial effects of immunotherapy for multiple sclerosis. *Ann Neurol* 1995; **37:** 5–6.

重症肌无力 甲氨蝶呤被试用于重症肌无力（第599页）患者中需要免疫抑制的治疗但不能耐受皮质激素和硫唑嘌呤或对皮质激素和硫唑嘌呤无应答的患者。

器官和组织移植 在骨髓移植中使用甲氨蝶呤（通常合用环孢素）的参考文献，见**造血干细胞移植**（第1729页）。

原发性胆汁性肝硬变 像其他治疗原发性胆汁性肝硬变（第2354页）的药物一样，使用甲氨蝶呤可以获得生化的改善，但是对临床尤其是对组织学的改善难以确证，免疫抑制药如甲氨蝶呤的毒性是一个问题。一项随机试验对比甲氨蝶呤和环孢素发现，治疗 10 年后使用甲氨蝶呤生存率略微较低[1]；一个系统的综述得出结论[2]甲氨蝶呤对原发性胆汁性肝硬变患者需要肝移植的比率和死亡率都没有影响，没有证据支持使用甲氨蝶呤。

1. Kaplan MM, *et al.* A randomized controlled trial of colchicine plus ursodiol versus methotrexate plus ursodiol in primary biliary cirrhosis: ten-year results. *Hepatology* 2004; **39:** 915–23.
2. Giljaca V, *et al.* Methotrexate for primary biliary cirrhosis. Available in The Cochrane Database of Systematic Reviews; Issue 5. Chichester: John Wiley; 2010 (accessed 07/07/10).

银屑病关节炎 严重的或进展的银屑病关节炎（见**脊椎关节病**，第13页），在不能用物理治疗和 NSAIDs 控制关节炎时，甲氨蝶呤可能有效，虽然在部分患者中它的毒性限制了它的长期使用。

类风湿关节炎 类风湿关节炎（第12页）的治疗通常从一个镇痛药和 NSAID 开始来缓解症状，然后加入一个缓解病情抗风湿药（DMARD）试图延缓疾病过程。现在已经清楚了在疾病的早期通常会发生不可逆的关节损伤，风湿病专家现在普遍在诊断类风湿关节炎后不久即在治疗方案中加入 DMARD。甲氨蝶呤广泛地使用[1]，在许多患者中 DMARD 是首选。系统的综述已经确定甲氨蝶呤在疾病短期的治疗中有显著的益处[2]。由 3E 倡议所产生的多国使用[3]甲氨蝶呤的推荐包括开始每周 10～15mg 口服治疗，并且每 2～4 周增加 5mg 剂量，直至最大每周 20～30mg（这个剂量稍高于用途和用法中所述的注册剂量）；该倡议还认为，每周至少应给予 5mg 叶酸作为补充。这些推荐认为，单药治疗优于甲氨蝶呤联合其他 DMARDs 的治疗方案，对 DMARD 初治患者[3]单药治疗无效时使用的甲氨蝶呤为基础的联合方案。甲氨蝶呤也联合环孢素、羟氯喹和柳氮磺吡啶、来氟米特、依那西普特以及英夫利昔单抗。研究表明联合用药比单用甲氨蝶呤有更高的应答，但没有研究长期的效果和安全性[4]。对于初始联合治疗与单药治疗的价值仍存在争论，见第12页。随机对照研究[5]发现，对于活动性类风湿关节炎患者，皮下注射甲氨蝶呤效果显著优于口服相同剂量的甲氨蝶呤。

甲氨蝶呤可能对青少年特发性关节炎（第11页）有益[6~8]；剂量见上文**儿童用法**。

甲氨蝶呤可能对眼葡萄膜炎的治疗有作用（见下文）。

1. Anonymous. Modifying disease in rheumatoid arthritis. *Drug Ther Bull* 1998; **36:** 3–6.
2. Suarez-Almazor ME, *et al.* Methotrexate for treating rheumatoid arthritis. Available in The Cochrane Database of Systematic Reviews; Issue 2. Chichester: John Wiley; 1998 (accessed 15/10/09).
3. Visser K, *et al.* Multinational evidence-based recommendations for the use of methotrexate in rheumatic disorders with a focus on rheumatoid arthritis: integrating systematic literature research and expert opinion of a broad international panel of rheumatologists in the 3E Initiative. *Ann Rheum Dis* 2009; **68:** 1086–93.
4. Kremer JM. Rational use of new and existing disease-modifying agents in rheumatoid arthritis. *Ann Intern Med* 2001; **134:** 695–706.
5. Braun J, *et al.* MC-MTX.6/RH Study Group. Comparison of the clinical efficacy and safety of subcutaneous versus oral administration of methotrexate in patients with active rheumatoid arthritis: results of a six-month, multicenter, randomized, double-blind, controlled, phase IV trial. *Arthritis Rheum* 2008; **58:** 73–81.
6. Ravelli A, *et al.* Radiologic progression in patients with juvenile chronic arthritis treated with methotrexate. *J Pediatr* 1998; **133:** 262–5.
7. Takken T, *et al.* Methotrexate for treating juvenile idiopathic arthritis. Available in The Cochrane Database of Systematic Reviews; Issue 4. Chichester: John Wiley; 2001 (accessed 15/10/09).
8. Ramanan AV, *et al.* Use of methotrexate in juvenile idiopathic arthritis. *Arch Dis Child* 2003; **88:** 197–200.

结节病 治疗结节病（第1443页），皮质激素是第一选择，甲氨蝶呤是二线免疫抑制药的优先选择药物。

1. Webster GF, *et al.* Methotrexate therapy in cutaneous sarcoidosis. *Ann Intern Med* 1989; **111:** 538–9.
2. Soriano FG, *et al.* Neurosarcoidosis: therapeutic success with methotrexate. *Postgrad Med J* 1990; **66:** 142–3.
3. Lower EE, Baughman RP. Prolonged use of methotrexate for sarcoidosis. *Arch Intern Med* 1995; **155:** 846–51.
4. Baughman RP, Lower EE. A clinical approach to the use of methotrexate for sarcoidosis. *Thorax* 1999; **54:** 742–6.

硬皮病 有些证据表明在硬皮病（第1734页）的患者使用甲氨蝶呤治疗可以获益，尤其对皮肤的症状，虽然并非所有的研究都显示出治疗明确的价值。

1. van den Hoogen FH, *et al.* Comparison of methotrexate with placebo in the treatment of systemic sclerosis: a 24 week randomized double-blind trial, followed by a 24 week observational trial. *Br J Rheumatol* 1996; **35:** 364–72.
2. Seyger MMB, *et al.* Low-dose methotrexate in the treatment of widespread morphea. *J Am Acad Dermatol* 1998; **39:** 220–5.
3. Uziel Y, *et al.* Methotrexate and corticosteroid therapy for pediatric localized scleroderma. *J Pediatr* 2000; **136:** 91–5.
4. Pope JE, *et al.* A randomized, controlled trial of methotrexate versus placebo in early diffuse scleroderma. *Arthritis Rheum* 2001; **44:** 1351–8.
5. Weibel L, *et al.* Evaluation of methotrexate and corticosteroids for the treatment of localized scleroderma (morphoea) in children. *Br J Dermatol* 2006; **155:** 1013–20.

非恶性皮肤病 甲氨蝶呤广泛用于治疗严重的难治的银屑病。像在第1509页讨论的那样，治疗的目的是控制疾病，使其能回到其他治疗中。在银屑病关节炎中的用法见上文。甲氨蝶呤和皮质激素一起用于天疱疮和类天疱疮（第1509页）。

终止妊娠 有研究甲氨蝶呤用作米非司酮的另一个选择，和米索前列醇一起用于终止早期妊娠（第1904页）。在妊娠 56 天或更早时，肌内注射甲氨蝶呤 3 天后阴道内使用米索前列醇，比单独使用米索前列醇更有效[1]；有报道这种联合用药在妊娠 57～63 天后没那么有效[2]。然而后来的研究[3,4]发现联合用药在怀孕直到 63 天内终止妊娠是安全和有效的；在甲氨蝶呤后使用米索前列醇直至 7 天。口服甲氨蝶呤也是有效的[5~7]。然而，随着胎龄的增加，使用甲氨蝶呤之后使用米索前列的疗效似乎的确有所降低[8]，使用甲氨蝶呤方案比使用米非司酮完成流产一般需要较长时间[9]。American College of Obstetricians and Gynecologists 推荐[10]，甲氨蝶呤与米索前列醇用于妊娠直至 49 天的孕妇，通常的方案是甲氨蝶呤，$50mg/m^2$ 肌内注射或 50mg 口服，随后 3～7 天米索前列醇 800μg 阴道给药。学会还建议，给予这种疗法的妇女有 15%～25%可能需要长达 4 周完全流产。

甲氨蝶呤在治疗异位妊娠中的作用，见上文。

1. Creinin MD, Vittinghoff E. Methotrexate and misoprostol vs misoprostol alone for early abortion: a randomized controlled trial. *JAMA* 1994; **272:** 1190–5.
2. Creinin MD. Methotrexate and misoprostol for abortion at 57-63 days gestation. *Contraception* 1994; **50:** 511–15.
3. Hausknecht RU. Methotrexate and misoprostol to terminate early pregnancy. *N Engl J Med* 1995; **333:** 537–40.
4. Creinin MD, *et al.* A randomized trial comparing misoprostol three and seven days after methotrexate for early abortion. *Am J Obstet Gynecol* 1995; **173:** 1578–84.
5. Creinin MD. Oral methotrexate and vaginal misoprostol for early abortion. *Contraception* 1996; **54:** 15–18.
6. Creinin MD, *et al.* Medical abortion with oral methotrexate and vaginal misoprostol. *Obstet Gynecol* 1997; **90:** 611–16.
7. Carbonell JLL, *et al.* Oral methotrexate and vaginal misoprostol for early abortion. *Contraception* 1998; **57:** 83–8.
8. Creinin MD, *et al.* Methotrexate and misoprostol for early abortion: a multicenter trial. *Contraception* 1996; **53:** 321–7.
9. Wiebe E, *et al.* Comparison of abortions induced by methotrexate or mifepristone followed by misoprostol. *Obstet Gynecol* 2002; **99:** 813–19.
10. American College of Obstetricians and Gynecologists Committee on Practice Bulletins—Gynecology. Medical management of abortion (ACOG practice bulletin number 67, October 2005). *Obstet Gynecol* 2005; **106:** 871–82.

眼葡萄膜炎 有报道在少数患者中使用甲氨蝶呤治疗眼葡萄膜炎（第1446页）是安全有效的[1~3]。

1. Samson CM, *et al.* Methotrexate therapy for chronic noninfectious uveitis: analysis of a case series of 160 patients. *Ophthalmology* 2001; **108:** 1134–9.
2. Foeldvari I, Wierk A. Methotrexate is an effective treatment for chronic uveitis associated with juvenile idiopathic arthritis. *J Rheumatol* 2005; **32:** 362–5.
3. Malik AR, Pavesio C. The use of low dose methotrexate in children with chronic anterior and intermediate uveitis. *Br J Ophthalmol* 2005; **89:** 806–8.

血管炎综合征 有报道，对于巨细胞动脉炎（第1443页）的治疗，在皮质激素治疗中联合使用甲氨蝶呤能提高临床应答和减少皮质激素的用量[1]，但是其他的研究使用不同的设计和剂量[2,3]，没有得到任何获益。3E 倡议的指南[4]认为它是有效的，并且推荐其作为减少皮质激素使用制剂用于风湿性多肌痛和巨细胞动脉炎。在 Takayasu 动脉炎和韦格纳肉芽肿病中的应用分别见第1445页和第1446页。

1. Jover JA, *et al.* Combined treatment of giant-cell arteritis with methotrexate and prednisone: a randomized, double-blind, placebo-controlled trial. *Ann Intern Med* 2001; **134:** 106–14.
2. Spiera RF, *et al.* A prospective, double-blind, randomized, placebo controlled trial of methotrexate in the treatment of giant cell arteritis (GCA). *Clin Exp Rheumatol* 2001; **19:** 495–501.
3. Hoffman GS, *et al.* A multicenter, randomized, double-blind, placebo-controlled trial of adjuvant methotrexate treatment for giant cell arteritis. *Arthritis Rheum* 2002; **46:** 1309–18.
4. Visser K, *et al.* Multinational evidence-based recommendations for the use of methotrexate in rheumatic disorders with a focus on rheumatoid arthritis: integrating systematic literature research and expert opinion of a broad international panel of rheumatologists in the 3E Initiative. *Ann Rheum Dis* 2009; **68:** 1086–93.

制剂

BP 2010: Methotrexate Injection; Methotrexate Tablets;
USP 33: Methotrexate for Injection; Methotrexate Injection; Methotrexate Tablets.

专利制剂

Arg.: Artrait; Ervemin; Metodik; Trixate; Xantromid; ***Austral.:*** Ledertrexate†; Methoblastin; ***Austria:*** Ebetrexat; Emthexate†; Metoject; ***Belg.:*** Emthexate; Ledertrexate; ***Braz.:*** Biometrox; Emthexate; Metrexato; Miantrex; Reutrexato; Tecnomet; Trexeron†; ***Canad.:*** Metoject; ***Chile:*** Metoject; Trixilem; ***Cz.:*** Metoject; Trexan; ***Denm.:*** Metoject; ***Fin.:*** Emthexat; Metoject; Trexan; ***Fr.:*** Ledertrexate; Metoject; Novatrex; ***Ger.:*** Lantarel; Metex; MTX; Neotrexat; O-trexat†; ***Gr.:*** Emthexate; Methobion; Methoblastin; Metoject; ***Hung.:*** Metoject; Trexan; ***India:*** Biotrexate; Caditrex; Imutrex; Methocip; Neotrexate; ***Indon.:*** Emthexate; ***Irl.:*** Metoject; ***Israel:*** Abitrexate; ***Jpn:*** Metolate; ***Malaysia:*** Emthexate; ***Mex.:*** Atrexel; Ifamet†; Ledertrexate; Leulin†; Medsatrexate; Methoblastin†; Otaxem; Texate; Trixilem; ***Neth.:*** Emthexate; Ledertrexate†; Metoject; ***Norw.:*** Emthexat†; Metoject; ***NZ:*** Emthexate; Ledertrexate†; Methoblastin; ***Philipp.:*** Emthexate; Hextrate†; Methobax†; Pterin; Zexate; ***Pol.:*** Metoject; Trexan; ***Port.:*** Fauldexato; Ledertrexato; Metex; Metoject; ***Rus.:*** Trixilem (Триксилем)†; Zexat (Зексат); ***S.Afr.:*** Abitrexate; Emthexate; ***Spain:*** Emthexate; Metoject; ***Swed.:*** Emthexat†; Metoject; Metotab; ***Switz.:*** Metoject; ***Thai.:*** Abitrexate; Emthexate; Metrex; Neometho; Trixilem; Zexate; ***Turk.:*** Emthexate; Metoject; Trexan; ***UK:*** Maxtrex; Metoject; ***USA:*** Rheumatrex; Trexall; ***Venez.:*** Zexate.

2-Methoxyoestradiol 甲氧雌二醇

2-ME2; 2-Methoxyestradiol; NSC-659853. (17β)-2-Methoxyestra-1,3,5(10)-triene-3,17-diol.

2-Метоксиэстрадиол

$C_{19}H_{26}O_3$ = 302.4.
CAS — 362-07-2.
UNII — 6I2QW73SR5.

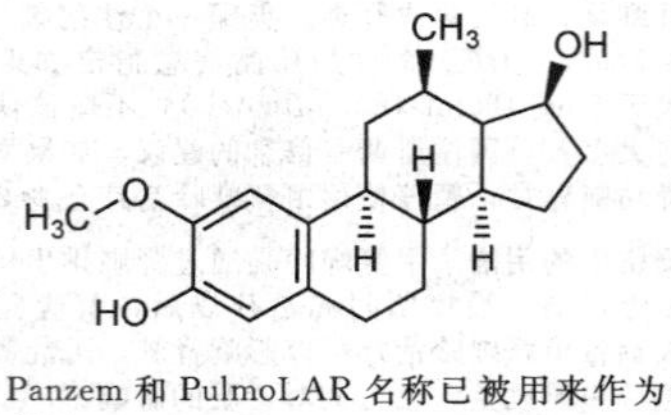

注：Panzem 和 PulmoLAR 名称已被用来作为甲氧雌二醇的商标。

简介

甲氧雌二醇是雌二醇（见第2030页）的代谢产物。它没有直接的雌激素活性，但通过多种细胞途径包括抑制血管生成和诱导凋亡，产生抗肿瘤作用。甲氧雌二醇正在研究用于多种疾病的治疗，包括胶质母细胞瘤、多发性骨髓瘤、类癌以及卵巢癌、前列腺癌、乳腺癌和肾细胞癌。用于肺动脉高压和类风湿关节炎的治疗也正在研究中。

Midostaurin (*USAN, rINN*) 米多陶林

Benzoylstaurosporine; CGP-41251; Midostaurina; Midostaurine; Midostaurinum; PKC-412. *N*-[(9*S*,10*R*,11*R*,13*R*)-2,3,10,11,12,13-Hexahydro-10-methoxy-9-methyl-1-oxo-9,13-epoxy-1*H*,9*H*-diindolo[1,2,3-*gh*:3′,2′,1′-*lm*]pyrrolo[3,4-*j*][1,7]benzodiazonin-11-yl]-*N*-methylbenzamide.

Мидостаурин

$C_{35}H_{30}N_4O_4$ = 570.6.
CAS — 120685-11-2.

简介

米多陶林是一种多激酶抑制药可以有效对抗酪氨酸激酶、蛋白激酶C和生长因子（包括血管内皮生长因子和血小板衍生生长因子受体）。它正在研究用于治疗急性髓细胞白血病、骨髓增生异常综合征、系统性肥大细胞增多症。

Mifamurtide (*rINN*) 米法莫肽

Mifamurtida; Mifamurtidum; MTP-PE; Muramyl Tripeptide Phosphatidyl Ethanolamine; Muramyl Tripeptide Phosphatidyl Monoethanolamine. 2-[(N-{(2R)-[(2-Acetamido-2,3-dideoxy-D-glucopyranos-3-yl)oxy]propanoyl}-L-alanyl-D-isoglutaminyl-L-alanyl)amino]ethyl (2R)-2,3-bis(hexadecanoyloxy)propyl hydrogen phosphate.

Мифамуртид

$C_{59}H_{109}N_6O_{19}P$ = 1237.5.

CAS — 83461-56-7.

ATC — L03AX15.

ATC Vet — QL03AX15.

注：米法莫肽已用于其主药和钠盐名称。Junovan已被用来作为米法莫肽的商标。

Mifamurtide Sodium (*rINNM*) 米法莫肽钠

CGP-19835A; L-MTP-PE (liposomal mifamurtide sodium); Mifamurtida sódica; Mifamurtide (*USAN*); Mifamurtide Sodique; Mifamurtidum Natricum. 2-[(N-{(2R)-2-[(3R,4R,5S,6R)-3-(Acetylamino)-2,5-dihydroxy-6-(hydroxymethyl)tetrahydro-2H-pyran-4-yloxy]propanoyl}-L-alanyl-D-isoglutaminyl-L-alanyl)amino]ethyl (2R)-2,3-bis(hexanoyloxy)propyl sodium phosphate hydrate.

Мифамуртид Натрий

$C_{59}H_{108}N_6NaO_{19}P,xH_2O$.

CAS — 838853-48-8.

注：米法莫肽已用于原形和钠盐的名称。

简介

米法莫肽是激活单核细胞和巨噬细胞以提高其摧毁癌细胞能力的免疫调节药。米法莫肽脂质体配方与其他化疗结合使用治疗2～30岁的非转移性骨肉瘤术后患者。重组后的悬浮液过滤，然后0.9%氯化钠50ml稀释，静脉滴注1h以上。米法莫肽 $2mg/m^2$ 每周2次（每次间隔至少3天），连续12周，然后每周1次，治疗24周。在36周内总共输注48次。如果出现持续或恶化的心血管疾病、脉管炎、静脉血栓应推迟或停止治疗，同时应监测凝血参数。

1. Meyers PA. Muramyl tripeptide (mifamurtide) for the treatment of osteosarcoma. *Expert Rev Anticancer Ther* 2009; **9:** 1035–49.
2. Frampton JE. Mifamurtide: a review of its use in the treatment of osteosarcoma. *Paediatr Drugs* 2010; **12:** 141–53.

儿童用法 使用米法莫肽脂质体配方治疗2岁及以上儿童的骨肉瘤；详细剂量见上。

制剂

专利制剂

Cz.: Mepact; ***Irl.:*** Mepact; ***Port.:*** Mepact; ***UK:*** Mepact.

Miltefosine (*BAN*, *rINN*) 米替福新

D-18506; HDPC; Hexadecilfosfocolina; Hexadecylphosphocholine; Miltefosiini; Miltefosin; Miltefosina; Miltéfosine; Miltefosinum. [2-(Trimethylammonio)ethyl][hexadecyloxyphosphonate].

Мильтефозин

$C_{21}H_{46}NO_4P$ = 407.6.

CAS — 58066-85-6.

ATC — L01XX09.

ATC Vet — QL01XX09.

UNII — 53EY29W7EC.

简介

米替福新是磷脂衍生物，结构上与细胞膜上的磷脂成分有关，研究认为米替福新通过破坏细胞膜功能发挥抗肿瘤作用。6%的米替福新溶液作为局部抗肿瘤药每日1～2次用于乳腺癌皮肤转移。米替福新局部应用治疗皮肤T细胞淋巴瘤、棘阿米巴角膜炎（第791页）的研究正在进行中。全身使用米替福新治疗荨麻疹的研究正在进行中。口服米替福新每日1.5～2.5mg/kg（最大剂量150mg），用药28天，可治疗内脏和皮肤利什曼病。

棘阿米巴感染 米替福新治疗棘阿米巴感染（第791页）的潜在价值见文献[1,2]。

1. Aichelburg AC, *et al.* Successful treatment of disseminated Acanthamoeba sp. infection with miltefosine. *Emerg Infect Dis* 2008; **14:** 1743–6.
2. Walochnik J, *et al.* Anti-acanthamoeba efficacy and toxicity of miltefosine in an organotypic skin equivalent. *J Antimicrob Chemother* 2009; **64:** 539–45.

利什曼病 米替福新口服每日50～150mg，或每日2.5mg/kg，服用28天，在治疗内脏利什曼病（第794页）似乎有效[1～7]，在印度和德国，对这种目的的治疗已经注册。有报道，相似的剂量也使新世界皮肤利什曼病患者获益[8]，在一些南美国家也已经注册，但治疗的成功要视感染的利什曼原虫种类而定[9]。伊朗的一项小型研究[10]发现，治疗 *L. major* 感染，口服米替福新至少和肌内注射锑酸葡胺同样有效。有报道，使用更长疗程的米替福新可用于治疗利什曼病和HIV同时感染的患者[11]。

1. Sundar S, *et al.* Trial of oral miltefosine for visceral leishmaniasis. *Lancet* 1998; **352:** 1821–3.
2. Jha TK, *et al.* Miltefosine, an oral agent, for the treatment of Indian visceral leishmaniasis. *N Engl J Med* 1999; **341:** 1795–1800.
3. Thakur CP, *et al.* Miltefosine in a case of visceral leishmaniasis with HIV co-infection; and rising incidence of this disease in India. *Trans R Soc Trop Med Hyg* 2000; **94:** 696–7.
4. Sundar S, *et al.* Short-course of oral miltefosine for treatment of visceral leishmaniasis. *Clin Infect Dis* 2000; **31:** 1110–13.
5. Sundar S, *et al.* Oral miltefosine for Indian visceral leishmaniasis. *N Engl J Med* 2002; **347:** 1739–46.
6. Bhattacharya SK, *et al.* Efficacy and tolerability of miltefosine for childhood visceral leishmaniasis in India. *Clin Infect Dis* 2004; **38:** 217–21.
7. Ritmeijer K, *et al.* A comparison of miltefosine and sodium stibogluconate for treatment of visceral leishmaniasis in an Ethiopian population with high prevalence of HIV infection. *Clin Infect Dis* 2006; **43:** 357–64.
8. Soto J, *et al.* Treatment of American cutaneous leishmaniasis with miltefosine, an oral agent. *Clin Infect Dis* 2001; **33:** e57–e61. Available at: http://www.journals.uchicago.edu/doi/pdf/10.1086/322689 (accessed 01/08/08)
9. Soto J, *et al.* Miltefosine for new world cutaneous leishmaniasis. *Clin Infect Dis* 2004; **38:** 1266–72.
10. Mohebali M, *et al.* Comparison of miltefosine and meglumine antimoniate for the treatment of zoonotic cutaneous leishmaniasis (ZCL) by a randomized clinical trial in Iran. *Acta Trop* 2007; **103:** 33–40.
11. Sindermann H, *et al.* Oral miltefosine for leishmaniasis in immunocompromised patients: compassionate use in 39 patients with HIV infection. *Clin Infect Dis* 2004; **39:** 1520–3.

恶性肿瘤 在乳腺癌中米替福新的局部应用见参考文献。

1. Terwogt JM, *et al.* Phase II trial of topically applied miltefosine solution in patients with skin-metastasized breast cancer. *Br J Cancer* 1999; **79:** 1158–61.
2. Smorenburg CH, *et al.* Phase II study of miltefosine 6% solution as topical treatment of skin metastases in breast cancer patients. *Anticancer Drugs* 2000; **11:** 825–8.
3. Leonard R, *et al.* Randomized, double-blind, placebo-controlled, multicenter trial of 6% miltefosine solution, a topical chemotherapy in cutaneous metastases from breast cancer. *J Clin Oncol* 2001; **19:** 4150–9.

制剂

专利制剂

Austria: Miltex; ***Braz.:*** Miltex; ***Chile:*** Miltex; ***Cz.:*** Miltex†; ***Fin.:*** Miltex; ***Fr.:*** Miltex; ***Ger.:*** Impavido; Miltex; ***Hung.:*** Miltex; ***Israel:*** Miltex; ***Ital.:*** Miltex; ***Malaysia:*** Miltex†; ***Philipp.:*** Miltex†; ***Singapore:*** Miltex; ***Spain:*** Miltex; ***Swed.:*** Miltex; ***UK:*** Miltex.

Miriplatin (*rINN*) 米里铂

Miriplatine; Miriplatino; Miriplatinum; SM-11355. (SP-4-2)-[(1R,2R)-Cyclohexane-1,2-diamine-N,N′]bis(tetradecanoato-O)platinum.

Мириплатин

$C_{34}H_{68}N_2O_4Pt$ = 764.0.

CAS — 141977-79-9.

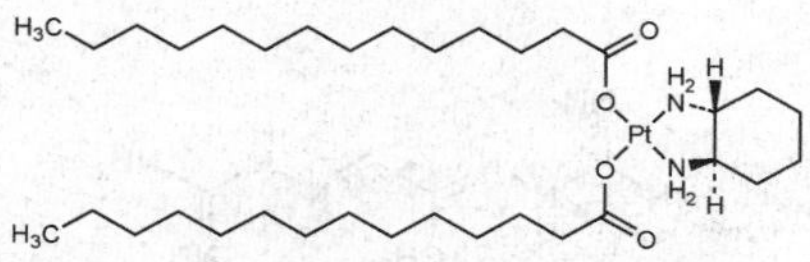

Miriplatin Hydrate (*rINN*) 水合米里铂

D-06294; Miriplatine, Hydrate de; Miriplatini Hydratum; Miriplatino hidratada.

Мириплатина Гидрат

$C_{34}H_{68}N_2O_4Pt,H_2O$ = 782.0.

CAS — 250159-48-9.

简介

米里铂是铂的衍生物，用作抗肿瘤药治疗肝细胞癌。它以水合物的形式给药，但以基质计算剂量；1.02mg米里铂水合物相当于约1mg米里铂。常用剂量70mg，每日1次，肝动脉注射给药。

制剂

专利制剂

Jpn: Miripla.

Mitobronitol (*BAN*, *rINN*) 二溴甘露醇

DBM; Dibromomannitol; Mitobronitolum; NSC-94100; R-54; WR-220057. 1,6-Dibromo-1,6-dideoxy-D-mannitol.

Митобронитол

$C_6H_{12}Br_2O_4$ = 308.0.

CAS — 488-41-5.

ATC — L01AX01.

ATC Vet — QL01AX01.

UNII — 5UP30YED7N.

Pharmacopoeias. In *Br.*

BP 2010 (Mitobronitol) 白色或类白色结晶性固体。微溶于水、乙醇、丙酮；几乎不溶于氯仿。避光。

简介

二溴甘露醇是烷化剂类抗肿瘤药，可能是通过生成环氧化物起效。用于治疗血小板增多症，包括原发和继发于慢性髓性白血病或真性红细胞增多症。

常用口服剂量每日250mg，直至血小板计数下降到合适水平。给予周期性剂量用于维持治疗，依据血细胞计数调整剂量。治疗期间经常进行查血。

二溴甘露醇胃肠道吸收良好，通过肝分泌到胆汁中，在小肠中重吸收。数天后以原形药物和含溴代谢物的形式从尿中排出。

致癌性 一项合作研究[1]对350名真性红细胞增多症患者使用二溴甘露醇治疗的长期随访显示，二溴甘露醇诱导急性髓性白血病的可能性似乎比 ^{32}P 或白消安低。

参见真性红细胞增多症的常规治疗的讨论（第622页）。

1. Kelemen E, *et al.* Decreasing risk of leukaemia during prolonged follow-up after mitobronitol therapy for polycythaemia vera. *Lancet* 1987; **ii:** 625.

制剂

BP 2010: Mitobronitol Tablets.

专利制剂

Austria: Myelobromol†; ***UK:*** Myelobromol.

Mitoguazone Dihydrochloride (*rINNM*) 二盐酸丙脒腙

Dihidrocloruro de mitoguazona; Methyl-GAG; Methylglyoxal Bisguanylhydrazone (mitoguazone); MGBG; Mitoguazone, Dichlorhydrate de; Mitoguazoni Dihydrochloridum; NSC-32946. 1,1'-[(Methylethanediylidene)dinitrilo]diguanidine dihydrochloride.

Митогуазона Дигидрохлорид

$C_5H_{12}N_8,2HCl = 257.1.$

CAS — 459-86-9 (mitoguazone); 7059-23-6 (mitoguazone dihydrochloride).

ATC — L01XX16.

ATC Vet — QL01XX16.

UNII — NN1098FX5Q.

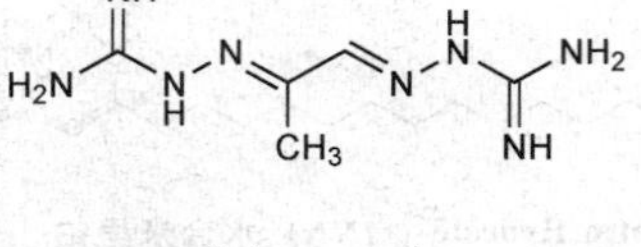

(mitoguazone)

简介

丙脒腙是通过抑制多胺生物合成发挥细胞毒作用的抗肿瘤药。它以二盐酸单水合物或醋酸盐形式用于白血病、淋巴瘤和一些实体瘤的治疗。

丙脒腙可以导致低血糖，应该在含糖的输液中溶解，如果在输液过程中出现低血糖，可以口服补糖。粒细胞减少症和血小板减少症通常轻度，在停止治疗后可恢复。胃肠道反应经常发生。

制剂

专利制剂

Fr.: Methyl-Gag.

Mitolactol (*rINN*) 二溴卫矛醇

DBD; Dibromodulcitol; Mitolactolum; NSC-104800; WR-138743. 1,6-Dibromo-1,6-dideoxy-D-galactitol.

Митолактол

$C_6H_{12}Br_2O_4 = 308.0.$

CAS — 10318-26-0.

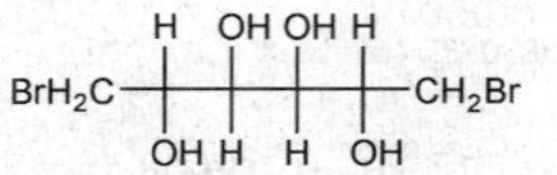

简介

二溴卫矛醇可能是以环氧化代谢物包括二去水矛醇发挥烷化作用的抗肿瘤药。尽管治疗中通常优选其他药物，口服二溴卫矛醇仍可用于治疗转移性乳腺癌和宫颈癌，也被试用于其他恶性肿瘤，特别是脑部肿瘤。

骨髓抑制通常是剂量限制性毒性，主要表现为白细胞减少症和血小板减少症，除此之外，不良反应还包括胃肠道功能紊乱、皮疹、皮肤灰色素沉着、暂时性肝功能紊乱、血液尿素氮升高和过敏反应。治疗期间应定期进行血细胞计数，如果发生骨髓抑制应撤药。

Mitomycin (*BAN, USAN, rINN*) 丝裂霉素

Mitomicina; Mitomicina C; Mitomicinas; Mitomicinum; Mitomisin; Mitomycin C; Mitomycine; Mitomycine C; Mitomycinum; Mitomysiini; NSC-26980. 6-Amino-1,1a,2,8,8a,8b-hexahydro-8-hydroxymethyl-8a-methoxy-5-methylazirino[2',3':3,4]pyrrolo[1,2-*a*]indole-4,7-dione carbamate; (1*S*,2*S*,9*S*,9a*R*)-7-Amino-2,3,5,8,-9,9a-hexahydro-9a-methoxy-6-methyl-5,8-dioxo-1,2-epimino-1-*H*-pyrrolo[1,2-*a*]indol-9-ylmethyl carbamate.

Митомицин

$C_{15}H_{18}N_4O_5 = 334.3.$

CAS — 50-07-7.

ATC — L01DC03.

ATC Vet — QL01DC03.

UNII — 50SG953SK6.

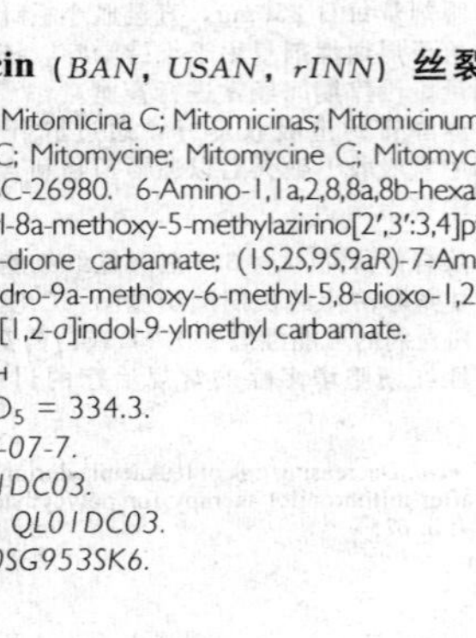

性状 丝裂霉素是由链霉菌属（*Streptomyces caespitosus*）生长产生的抗肿瘤类抗生素。

Pharmacopoeias. In *Chin., Eur.* (see p.vii), *Jpn*, and *US*.

Ph. Eur. 6.8（Mitomycin） 从链霉菌属（*Streptomyces caespitotus*）菌株提取的物质。蓝紫色晶体或结晶性粉末。微溶于水和丙酮；易溶于二甲乙酰胺；略溶于甲醇。0.1%水溶液的 pH 值为 5.5～7.5。避光。

USP 33（Mitomycin） 蓝紫色结晶性粉末。效价不少于 970μg/mg。微溶于水；溶解于丙酮、乙酸丁酯、环己酮和甲醇。0.5%水混悬液的 pH 值为 6.0～7.5。贮藏于 25℃ 密闭容器中，允许温度范围为 15～30℃。避光。

配伍禁忌 丝裂霉素与溶液中呈酸性的物质可能有配伍禁忌——与托泊替康配伍禁忌的报道见第751页。

稳定性 酸性溶液中丝裂霉素降解[1]，有两项研究[2,3]提示丝裂霉素在 5%葡萄糖注射液中的稳定性比 0.9%氯化钠溶液中的稳定性差。一个制造商（*Bristol*, *USA*）质疑这些发现，他们自己的结果[4]提示丝裂霉素在 25℃、5%葡萄糖注射液稳定 48h，现在还不确定不同厂商的制剂稳定性是否有差别，或者像有人指出的那样厂商使用了不合理的方法测定稳定性[5]。

1. Beijnen JH, Underberg WJM. Degradation of mitomycin C in acidic solution. *Int J Pharmaceutics* 1985; **24:** 219–29.
2. Benvenuto JA, *et al.* Stability and compatibility of antitumour agents in glass and plastic containers. *Am J Hosp Pharm* 1981; **38:** 1914–18.
3. Quebbeman EJ, *et al.* Stability of mitomycin admixtures. *Am J Hosp Pharm* 1985; **42:** 1750–4.
4. Keller JH. Stability of mitomycin admixtures. *Am J Hosp Pharm* 1986; **43:** 59,64.
5. Quebbeman EJ, Hoffman NE. Stability of mitomycin admixtures. *Am J Hosp Pharm* 1986; **43:** 64.

不良反应、处置和注意事项

参见抗肿瘤药总论（第605页、第609页和第611页）。

丝裂霉素主要的不良反应是延迟性累积性的骨髓抑制。一次剂量 4 周左右出现严重的白细胞减少症和血小板减少症，大约 8～10 周后恢复。应该停止治疗，直至血小板和白细胞计数分别恢复至至少 10000 个/mm³ 和 4000 个/mm³。大约 1/4 的患者的血细胞计数不能恢复。其他严重的不良反应包括肾损伤和肺毒性，一些患者中发生可能致命的溶血性尿毒症综合征症状。美国的注册药品信息指出，尽管有人认为丝裂霉素在累积剂量 <50mg/m² 时肾毒性风险小，而在累积剂量继续增加时肾毒性风险增加，但肾损伤的程度可能和治疗的剂量及持续时间没有相关性（见下文，**对肾脏的影响**）。丝裂霉素也能发生胃肠道毒性、皮炎、脱发、发热、不适，心脏毒性少见。外渗后可能发生局部组织坏死、溃疡和蜂窝织炎。动脉内给药可导致皮肤病如疼痛、发红、红斑、水泡、糜烂溃疡；可发生皮肤和（或）肌肉坏死。肝动脉注射可导致肝和胆道疾病如胆囊炎、胆管炎和胆管坏死。

在肾损伤和凝血功能障碍的患者中禁用丝裂霉素。在开始治疗前及每个疗程后检测肾功能。

对膀胱的影响 浅表膀胱癌肿瘤切除后进行丝裂霉素灌注能导致切除部位无痛无症状溃疡的形成，可能会持续数月，应与膀胱癌持续浸润区分[1,2]。丝裂霉素在注射部位渗漏，可能发生持续的溃疡、炎症、坏死和疼痛[3]。也有形成瘘的报道[4]。有几例嗜酸细胞性膀胱炎的报道[5]，患者出现黏膜和肌肉嗜酸细胞性浸润伴随水肿、炎症、肌肉坏死和纤维化。严重的膀胱挛缩少见，通常是不可逆的，膀胱内丝裂霉素并发症[6]；在患者出现尿频不能耐受时需要进行尿流改道术[7]。切除部位形成乳头状钙化[8]，膀胱壁钙化在使用丝裂霉素治疗浅表膀胱移行细胞癌中也有报道。

另可见下文的**对皮肤的影响**。

1. Richards B, Tolley D. Benign ulcers after bladder instillation of mitomycin C. *Lancet* 1986; **i:** 45.
2. Hetherington JW, Whelan P. Persistent ulcers after bladder instillation of mitomycin C. *Lancet* 1986; **i:** 324.
3. Cliff AM, *et al.* Perivesical inflammation after early mitomycin C instillation. *BJU Int* 2000; **85:** 556–7.
4. Dangle PP, *et al.* Vesicoenteric, vesicovaginal, vesicocutaneous fistula -an unusual complication with intravesical mitomycin. *Can J Urol* 2008; **15:** 4269–72.
5. Ülker V, *et al.* Eosinophilic cystitis induced by mitomycin-C. *Int Urol Nephrol* 1996; **28:** 755–9.
6. Punga-Maole ML, *et al.* Rétraction vésicale, complication de la chimioprophylaxie du cancer vésical superficiel par mitomycine C endovésicale: a propos d'un cas et revue de la littérature. *Prog Urol* 1995; **5:** 580–5.
7. Wajsman Z, *et al.* Severely contracted bladder following intravesical mitomycin C therapy. *J Urol (Baltimore)* 1983; **130:** 340–1.
8. Fiore AA, *et al.* Papillary-like bladder calcifications following intravesical mitomycin C: a case report. *Minerva Urol Nefrol* 1993; **45:** 171–3.

对眼的影响 青光眼过滤手术（见下文**青光眼**）局部使用丝裂霉素的早期并发症包括张力减退、浅前房、白内障的形成、脉络膜渗出、张力减退黄斑病和脉络膜上出血[1]。后期并发症包括水疱渗漏、滤过泡炎（blebitis）和眼内炎[2]。在翼状胬肉手术（见下文**翼状胬肉**）时或手术后局部应用丝裂霉素产生的并发症通常包括眼球刺激和畏光。其他不良反应包括上皮愈合延迟、巩膜和角质层缺乏血管（avascularity）、巩膜钙化和溃疡、坏死性巩膜炎、角膜或巩膜穿孔、虹膜睫状体炎、白内障的形成、青光眼和睑球粘连[1]。一些影响可能是严重的和危及视力的，需要进一步手术[3]。眼表肿瘤局部应用丝裂霉素后最常见的并发症是超敏反应和泪点狭窄导致的溢泪（泪液溢出）[4]。

1. Hardten DR, Samuelson TW. Ocular toxicity of mitomycin-C. *Int Ophthalmol Clin* 1999; **39:** 79–90.
2. DeBry PW, *et al.* Incidence of late-onset bleb-related complications following trabeculectomy with mitomycin. *Arch Ophthalmol* 2002; **120:** 297–300.
3. Rubinfeld RS, *et al.* Serious complications of topical mitomycin C after pterygium surgery. *Ophthalmology* 1992; **99:** 1647–54.
4. Khong JJ, Muecke J. Complications of mitomycin C therapy in 100 eyes with ocular surface neoplasia. *Br J Ophthalmol* 2006; **90:** 819–22.

对肾脏的影响 接受丝裂霉素治疗的患者，单独使用[1]或更常见与其他药物同时使用，特别是氟尿嘧啶[2]或他莫昔芬[3,4]会出现血栓性微血管病，症状类似于溶血性尿毒症综合征的症状。症状的特点是溶血性贫血、血小板减少症和进行性肾功能衰竭，可能伴随高血压、肺水肿和神经反应（包括意识模糊、头痛和癫痫发作[1,2]）。发病通常有延时性，有时在丝裂霉素 1 个疗程结束数月后发生[1,2]。

现在还不清楚丝裂霉素的剂量是否有重要影响，但是一项研究[1]发现他们报道的所有 25 例发病患者接受 70mg 或更多总剂量，另一个报道[2]称，在 83 例中有 74 例接受了 60mg 或更多的剂量。

输血可能加剧症状[2]。在一个病例报道中使用促红细胞生成素可以允许停止输血，随后出现血液学改善、慢性肾功能衰竭进展减慢[5]。尽管只有少数患者从血浆交换的治疗中获益[2]，有人建议这种疗法可能对治疗有帮助[1]。有人尝试体外蛋白 A 免疫吸附治疗[6]。卡托普利治疗也可能有用[7]。

1. Cordonnier D, *et al.* La néphrotoxicité de la mitomycine C (à propos de 25 observations): résultats d'une enquête multicentrique organisée par la société de néphrologie. *Nephrologie* 1985; **6:** 19–26.
2. Lesesne JB, *et al.* Cancer-associated hemolytic-uremic syndrome: analysis of 85 cases from a national registry. *J Clin Oncol* 1989; **7:** 781–9.
3. Montes A, *et al.* A toxic interaction between mitomycin C and tamoxifen causing the haemolytic uraemic syndrome. *Eur J Cancer* 1993; **29A:** 1854–7.
4. Ellis PA, *et al.* Haemolytic uraemic syndrome in a patient with lung cancer: further evidence for a toxic interaction between mitomycin-C and tamoxifen. *Clin Oncol (R Coll Radiol)* 1996; **8:** 402–3.
5. Catalano C, *et al.* Erythropoietin is beneficial in mitomycin-induced hemolytic-uremic syndrome. *Nephron* 2002; **91:** 324–6.
6. Kasper S, *et al.* Protein A immunoadsorption therapy for refractory, mitomycin C-associated thrombotic microangiopathy. *Transfusion* 2007; **47:** 1263–7.
7. Schiebe ME, *et al.* Mitomycin C-related hemolytic uremic syndrome in cancer patients. *Anticancer Drugs* 1998; **9:** 433–5.

对肝脏的影响 29 名接受密集丝裂霉素治疗和自体骨髓移植的患者中有 6 人发生肝静脉闭塞症[1]。症状表现为腹痛、肝肿大和腹水，在 3 名患者中肝功能衰竭是进展性和致命的。更有一名患者，没有症状，死后发现患有静脉闭塞性疾病。

1. Lazarus HM, *et al.* Veno-occlusive disease of the liver after high-dose mitomycin C therapy and autologous bone marrow transplantation. *Cancer* 1982; **49:** 1789–95.

对呼吸功能的影响 对丝裂霉素产生的肺毒性进行综述[1,2]。有报道在丝裂霉素总剂量低至 20mg/m² 时出现毒性反应[2]，尽管其他的一些报道[1]导致毒性的平均累积剂量是 78mg。皮质激素事先给药可能减低肺毒性的发生率[2]。有报道膀胱内给予丝裂霉素时出现间质性肺炎[3]。

参见**对肺的影响**（第608页）。丝裂霉素与长春碱类联合使用对呼吸的影响，见抗肿瘤药**长春碱**项下**药物相互作用**（第757页）。

1. Linette DC, *et al.* Mitomycin-induced pulmonary toxicity: case report and review of the literature. *Ann Pharmacother* 1992; **26:** 481–4.
2. Okuno SH, Frytak S. Mitomycin lung toxicity: acute and chronic phases. *Am J Clin Oncol* 1997; **20:** 282–4.
3. Janeiro Pais JM, *et al.* Mitomicina C endovesical y fibrosis pulmonar. *Actas Urol Esp* 2009; **33:** 822–5.

对皮肤的影响 有报道接受丝裂霉素膀胱灌流的患者发生严重的手足湿疹和广泛的皮疹[1,2]。这些症状看上去

是由迟发型超敏反应（Ⅳ型）引起[1,2]，膀胱灌注丝裂霉素后出现的膀胱刺激和膀胱炎[1]可能也由此引起（见上文）。有报道称免疫复合物介导的反应（Ⅲ型）引起的破白细胞性血管炎，表现为紫癜样丘疹[2]。

1. Colver GB, *et al*. Dermatitis due to intravesical mitomycin C: a delayed-type hypersensitivity reaction? *Br J Dermatol* 1990; **122:** 217–24.
2. Kunkeler L, *et al*. Type III and type IV hypersensitivity reactions due to mitomycin C. *Contact Dermatitis* 2000; **42:** 74–6.

药物相互作用

参见抗肿瘤药总论的药物相互作用（第611页）。

抗肿瘤药 使用含多柔比星方案治疗失败的91名乳腺癌患者接受丝裂霉素作为二线治疗其中有14名出现心脏毒性，而89名类似的患者使用不含丝裂霉素的二线治疗有3名出现心脏毒性[1]。

有报道预先使用丝裂霉素后注射长春花生物碱的患者发生急性支气管痉挛，见**长春碱**（第757页）。如果联合使用氟尿嘧啶或他莫昔芬可能出现溶血性尿毒症综合征风险增加，见上文**对肾脏的影响**。

1. Buzdar AU, *et al*. Adriamycin and mitomycin C: possible synergistic cardiotoxicity. *Cancer Treat Rep* 1978; **62:** 1005–8.

药动学

丝裂霉素静脉注射后迅速从血中消失，初始（分布）半衰期为17min。分布广泛，不能通过血脑屏障。主要通过肝代谢，但不是唯一途径。终末半衰期大约为50min。常规剂量下，一次给药后大约10%以原形从尿中排出，少量出现在胆汁和粪便中。随着剂量增加代谢途径饱和，更多的药物以原形从尿中排出。

用途和用法

丝裂霉素是高毒性的抗肿瘤抗生素。体内活化后作为烷化剂抑制核酸的合成。它是细胞周期非特异性药物，但主要作用于G_1期的后期和S期的早期。

丝裂霉素和其他抗肿瘤药一起用于治疗多种实体瘤，包括膀胱、乳腺、宫颈、眼、胃和前列腺肿瘤，见下文交叉参考。丝裂霉素还被用于其他肿瘤，包括胃肠道、头颈、胰腺的肿瘤以及黑色素瘤、肉瘤和白血病。

治疗剂量方案包括初始剂量10～20mg/m²，静脉给药，如果血象允许，后续剂量可以间隔6～8周重复，可以依据以往治疗的血液学反应减量。其他方案常用剂量为4～10mg（60～150μg/kg），给药间隔为1～6周。其他的方案也用过，尤其是在联合治疗中。

依据对骨髓的影响调整剂量，在白细胞和血小板计数高于可接受水平时，才能重复治疗（参见**骨髓抑制**，第609页）。

丝裂霉素也用于膀胱灌注：20～40mg，每周1次或3次，总共20次，治疗膀胱浅表肿瘤。药物通常溶于20～40ml注射用水中。溶液在膀胱中至少保留1h。预防膀胱肿瘤复发时，每2周20mg，膀胱灌注，或每月或每3个月40mg。另外一种方案每次4～10mg，每周1次或3次，膀胱灌注。

在治疗肝肿瘤时，丝裂霉素可以动脉给药，有时以微粒体的形式输注，以产生局部栓塞。

利用丝裂霉素对成纤维细胞的作用，在一些特定手术中，特别是青光眼手术，用丝裂霉素改善预后和减少瘢痕形成（见下文）。

0.02%或0.04%丝裂霉素滴眼液局部使用，可治疗结膜或角膜鳞状细胞癌。

1. Abraham LM, *et al*. Mitomycin: clinical applications in ophthalmic practice. *Drugs* 2006; **66:** 321–40.
2. Bolenz C, *et al*. Intravesical mitomycin C for superficial transitional cell carcinoma. *Expert Rev Anticancer Ther* 2006; **6:** 1273–82.
3. Tabaee A, *et al*. Mitomycin C and endoscopic sinus surgery: where are we? *Curr Opin Otolaryngol Head Neck Surg* 2007; **15:** 40–3.
4. Warner D, Brietzke SE. Mitomycin C and airway surgery: how well does it work? *Otolaryngol Head Neck Surg* 2008; **138:** 700–9.
5. Teus MA, *et al*. Mitomycin C in corneal refractive surgery. *Surv Ophthalmol* 2009; **54:** 487–502.

青光眼 丝裂霉素，类似氟尿嘧啶，用作辅助治疗预防瘢痕组织形成（第1785页），在特定患者中能改善青光眼过滤手术的结果。氟尿嘧啶通常多次注射给药，但丝裂霉素在术中局部给药1次，通常浓度范围0.2～0.5mg/ml时，效果相近[1,2]。11个研究的系统回顾得出结论，术中使用丝裂霉素降低高危患者和首次小梁切除术患者的失败机会[3]。然而有人注意到数据的性质可能导致对丝裂霉素效果的过高估计，有些证据表明丝裂霉素有增加白内障的风险。后期的张力减退也是一个问题[4]。其他可能的并发症见上文**对眼的影响**。

1. Skuta GL, *et al*. Intraoperative mitomycin versus postoperative 5-fluorouracil in high-risk glaucoma filtering surgery. *Ophthalmology* 1992; **99:** 438–44.
2. Katz GJ, *et al*. Mitomycin C versus 5-fluorouracil in high-risk glaucoma filtering surgery: extended follow-up. *Ophthalmology* 1995; **102:** 1263–9.
3. Wilkins M, *et al*. Intra-operative mitomycin C for glaucoma surgery. Available in The Cochrane Database of Systematic Reviews; Issue 4. Chichester: John Wiley; 2005 (accessed 25/04/06).
4. Bindlish R, *et al*. Efficacy and safety of mitomycin-C in primary trabeculectomy: five-year follow-up. *Ophthalmology* 2002; **109:** 1336–42.

角膜切除术 丝裂霉素用作激光角膜切除术（屈光性或光性治疗性角膜切除术）的辅助疗法，预防成纤维细胞增殖而发生角膜雾状浑浊。尽管早期研究是在术中短暂局部给予0.02%丝裂霉素溶液，更低的剂量（0.002%溶液）似乎也是有效的，并且可以降低不良反应发生风险。

1. Kottler UB, Dick HB. Mitomycin C bei oberflächlichen Hornhautablationen mit dem Excimer-Laser: Eigene Erfahrungen und Literaturübersicht. *Klin Monbl Augenheilkd* 2005; **222:** 499–504.
2. Wallau AD, *et al*. Mitomicina C e "Excimer laser". *Arq Bras Oftalmol* 2005; **68:** 867–72.
3. Bedei A, *et al*. Photorefractive keratectomy in high myopic defects with or without intraoperative mitomycin C: 1-year results. *Eur J Ophthalmol* 2006; **16:** 229–34.
4. Thornton I, *et al*. Low-dose mitomycin C as a prophylaxis for corneal haze in myopic surface ablation. *Am J Ophthalmol* 2007; **144:** 673–681.
5. Thornton I, *et al*. Comparison of standard (0.02%) and low dose (0.002%) mitomycin C in the prevention of corneal haze following surface ablation for myopia. *J Refract Surg* 2008; **24:** S68–S76.
6. Srinivasan S, *et al*. Photorefractive keratectomy with 0.02% mitomycin C for treatment of residual refractive errors after LASIK. *J Refract Surg* 2008; **24:** S64–S67.
7. Leccisotti A. Mitomycin C in photorefractive keratectomy: effect on epithelialization and predictability. *Cornea* 2008; **27:** 288–91.
8. Wallau AD, Campos M. Photorefractive keratectomy with mitomycin C versus LASIK in custom surgeries for myopia: a bilateral prospective randomized clinical trial. *J Refract Surg* 2008; **24:** 326–36.
9. Wallau AD, Campos M. One-year outcomes of a bilateral randomised prospective clinical trial comparing PRK with mitomycin C and LASIK. *Br J Ophthalmol* 2009; **93:** 1634–8.
10. Virasch VV, *et al*. Reduced application time for prophylactic mitomycin C in photorefractive keratectomy. *Ophthalmology* 2010; **117:** 885–9.
11. Shah RA, Wilson SE. Use of mitomycin-C for phototherapeutic keratectomy and photorefractive keratectomy surgery. *Curr Opin Ophthalmol* 2010; **21:** 269–73.

恶性肿瘤 丝裂霉素用于预防复发的膀胱癌（第627页），用于晚期乳腺癌的姑息治疗（第628页），用于宫颈的恶性肿瘤（第631页）、眼的恶性肿瘤（第631页）、胃的恶性肿瘤和肛门的恶性肿瘤（第632页和第633页）。也被试用于晚期前列腺癌（第638页）。

翼状胬肉 翼状胬肉是结膜下组织的退化病变，最终导致结膜和角质层的血管增生。翼状胬肉不美观但通常不需要治疗。然而如果对瞳孔区域有影响，需要手术治疗。翼状胬肉切除后经常复发，用于预防复发的方法包括放疗或局部使用丝裂霉素或塞替派[1]。

0.05%塞替派滴眼剂术后使用数周，但是翼状胬肉仍可以复发[2]，不良反应包括结膜充血、肉芽肿、结膜肥大和结膜穹黑色沉淀物[1]。眼睑褪色也是一个问题，所以患者在使用塞替派时应避免阳光直射[1]。

丝裂霉素在手术部位局部使用，或术后用于滴眼剂[1]。最佳术中暴露时间和浓度不确定：使用0.02%或0.04%的浓度直至5min[1,3]，以及低剂量0.02%持续30s的治疗都报道是有效的[4]且并发症少。术后的治疗通常以0.02%、0.04%或0.1%的滴眼剂治疗2周，但是浓度越高和时间越长导致的不良反应越多[1]，其中一些是严重危及视力的（参见上文**对眼的影响**）。术中和术后使用的对照提示翼状胬肉的复发率相近[1,5]。

翼状胬肉的治疗使用了一定剂量范围的β照射和分段疗法（fractionation method）。长期的并发症包括晶状体后部被膜下的改变、巩膜萎缩和溃疡、巩膜坏死导致眼内炎[1]。在一项回顾性研究中[6]，术中使用0.04%丝裂霉素比β照射更有效预防术后复发。另一个研究[7]，术后使用0.02%丝裂霉素1周不如放疗有效。

1. Hoffman RS, Power WJ. Current options in pterygium management. *Int Ophthalmol Clin* 1999; **39:** 15–26.
2. Chapman-Smith JS. Pterygium treatment with triethylene thiophosphoramide. *Aust N Z J Ophthalmol* 1992; **20:** 129–31.
3. Anduze AL. Pterygium surgery with mitomycin-C: ten-year results. *Ophthalmic Surg Lasers* 2001; **32:** 341–5.
4. Cheng H-C, *et al*. Low-dose intraoperative mitomycin C as chemoadjuvant for pterygium surgery. *Cornea* 2001; **20:** 24–9.
5. Oguz H, *et al*. Intraoperative application versus postoperative mitomycin C eye drops in pterygium surgery. *Acta Ophthalmol Scand* 1999; **77:** 147–50.
6. Amano S, *et al*. Comparative study of intraoperative mitomycin C and β irradiation in pterygium surgery. *Br J Ophthalmol* 2000; **84:** 618–21.
7. Şimşek T, *et al*. Comparative efficacy of β-irradiation and mitomycin-C in primary and recurrent pterygium. *Eur J Ophthalmol* 2001; **11:** 126–32.

制剂

USP 33: Mitomycin for Injection.

专利制剂

Arg.: Asomutan; Crisofimina; Maximiton; Mitocyna; Mitokebir; Mitonovag; Mitotie; Oncotaxina†; Sintemicina; Vetio; ***Braz.:*** Baxmicin; Mitocin; ***Canad.:*** Mutamycin†; ***Fin.:*** Mitostat; Mutamycin†; ***Fr.:*** Ametycine; ***Ger.:*** Ametycine; Mitem; Mito-extra; Mito-medac; ***India:*** Mitocin; ***Mex.:*** Mitocin-C†; Mitolem; Mitotie; Mixandex; ***Norw.:*** Mutamycin†; ***Philipp.:*** Mytoxid; ***Swed.:*** Mutamycin†; ***Thai.:*** Mytocin; ***USA:*** Mitozytrex; Mutamycin†.

Mitotane（*USAN*，*rINN*）米托坦

CB-313; *o,p'*DDD; Mitotaani; Mitotan; Mitotano; Mitotanum; NSC-38721; WR-13045. 1,1-Dichloro-2-(2-chlorophenyl)-2-(4-chlorophenyl)ethane.

Митотан

$C_{14}H_{10}Cl_4$ = 320.0.

CAS — *53-19-0.*

ATC — *L01XX23.*

ATC Vet — *QL01XX23.*

UNII — *78E4J5IB5J.*

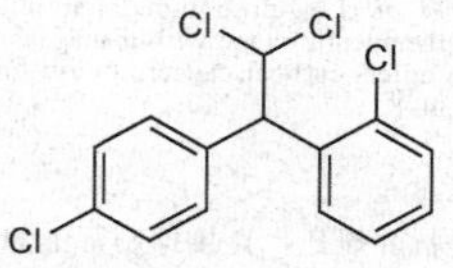

Pharmacopoeias. In *US.*

USP 33（Mitotane） 白色结晶性粉末，有轻微芳香臭。熔点75～81℃。几乎不溶于水；溶解于乙醇、乙醚、石油醚和不挥发性油和脂中。贮藏于密闭容器中。避光。

不良反应

几乎所有使用米托坦患者会出现食欲减退、恶心和呕吐，有时有腹泻，大约40%患者遭受一些中枢毒性，如头晕、眩晕、镇静、嗜睡和抑郁。延长治疗时可能出现永久性的脑损伤。出血时间可能延长。其他常见的不良反应包括白细胞减少、血小板减少、贫血、高胆固醇血症、高甘油三酯血症、黏膜炎、男性乳房发育和头痛。可能发生视觉上不良反应，包括视物模糊、复视、晶状体浑浊和视网膜病。其他不良反应包括超敏反应、血尿、蛋白尿、皮疹、发热、肌痛、出血性膀胱炎、潮红、高血压和直立性低血压。

注意事项

米托坦抑制肾上腺皮质，治疗期间可能发生肾上腺皮质功能不全，经常需要皮质激素治疗。在外伤、感染或休克应暂时停药，并给予全身性皮质激素。对肝肾功能损伤的患者，应谨慎使用米托坦。在开始米托坦治疗前，应手术切除大转移灶的所有可能的肿瘤组织，以便使肿瘤梗死或出血的可能性降至最低。患者不能驾驶或操作机器。在接受治疗2年或2年以上的患者中应定期进行行为和神经评估。应进行血药浓度监测用于指导剂量；治疗窗在14～20μg/ml（参见下文**治疗药物监测**）。

药物相互作用

米托坦可能诱导肝微粒体酶，加强其他药物的代谢，包括香豆素抗凝血药。

螺内酯 一名65岁库欣综合征的患者接受螺内酯治疗，使用米托坦剂量高达每日3g，似乎无效，也没有出现米托坦常见的不良反应[1]。

1. Wortsman J, Soler NG. Mitotane: spironolactone antagonism in Cushing's syndrome. *JAMA* 1977; **238:** 2527.

药动学

一次剂量的米托坦高达40%从胃肠道吸收，与食物同时服用时吸收增加。有报道米托坦每日5～15g，血中原形药物的浓度7～90μg/ml，代谢物浓度29～54μg/ml。停止治疗后6～9周米托坦还能在血中检测出。体内广泛分布，主要存储在脂肪组织中。米托坦在肝及其他组织中代谢，以代谢物形式从尿和胆汁中排泄。尿中10%～25%的剂量以水溶性代谢物的形式被回收。

治疗药物监测 2名库欣综合征患者接受了低剂量米托坦治疗，监测米托坦和主要的代谢物*o*，*p'*-DDE显

示血药浓度对用药剂量调整的应答滞后时间延长[1]，可能是由于这两种化合物具有亲脂性，导致了两者在脂肪组织中的蓄积。肾上腺癌的一项研究[2]发现，在高甘油三酯血症患者中，米托坦优先分布在血清极低密度脂蛋白（VLDL）成分中，反之，在血脂正常情况下，药物与高密度脂蛋白和白蛋白结合。因为极低密度脂蛋白不能进入人肾上腺细胞，米托坦的亲脂性和高甘油三酯血症的癌症患者的治疗和监测相关联。有一些研究中[3,4]，肿瘤应答只产生在血清米托坦浓度高于 14μg/ml 的患者中，一个小型的前瞻性研究[5]发现持续的低剂量（每日 1～3g）可以达到治疗浓度（定义在 14～20μg/ml），并且副作用小。

1. Benecke R, *et al.* Plasma level monitoring of mitotane (o,p'-DDD) and its metabolite (o,p'-DDE) during long-term treatment of Cushing's disease with low doses. *Eur J Clin Pharmacol* 1991; **41:** 259–61.
2. Gebhardt DOE, *et al.* The distribution of *o,p'*-DDD (mitotane) among serum lipoproteins in normo- and hypertriglyceridemia. *Cancer Chemother Pharmacol* 1992; **29:** 331–4.
3. Haak HR, *et al.* Optimal treatment of adrenocortical carcinoma with mitotane: results in a consecutive series of 96 patients. *Br J Cancer* 1994; **69:** 947–51.
4. Baudin E, *et al.* Impact of monitoring plasma 1,1-dichlorodiphenildichloroethane (o,p'DDD) levels on the treatment of patients with adrenocortical carcinoma. *Cancer* 2001; **92:** 1385–92.
5. Terzolo M, *et al.* Low-dose monitored mitotane treatment achieves the therapeutic range with manageable side effects in patients with adrenocortical cancer. *J Clin Endocrinol Metab* 2000; **85:** 2234–8.

用途和用法

米托坦是抗肿瘤药，直接抑制肾上腺皮质。它也能改变外周类固醇的代谢。用于治疗晚期肾上腺皮质肿瘤。给药方案不同。在英国，肾上腺皮质瘤患者的初始口服剂量为每日 2～3g，每隔 2 周增加剂量，直至米托坦血浆浓度达到 14～20μg/ml 的目标。当需要快速控制这类患者的库欣综合征时，可能需给予初始口服剂量每日 4～6g，可每周增加剂量以达到目标浓度范围。每日总剂量可分 2～3 次，与富含脂肪的食物同时服用。肾上腺功能不全时可能需要糖皮质疗法，见上文**注意事项**。应频繁（每次剂量调整后）监测米托坦血浆浓度，直至达到目标浓度范围，通常需要 3～5 个月。确定维持剂量后，应定期监测血浆药物浓度。如果发生严重毒性反应，应停药，直至血浆药物浓度恢复至目标范围。发生轻度毒性反应时，应降低剂量，直至找到最大耐受剂量。只要患者获益，可一直延续米托坦治疗。如果在使用最佳剂量的 3 个月中都没有获益，应停药。儿童剂量见下文。

在美国，通常初始口服剂量每日 2～6g，分 3～4 次服用。剂量逐渐增至每日 9～10g，除非不良反应需要减量。最大耐受剂量范围每日 2～16g。在一些国家，米托坦初始剂量从每日 9～10g，分 3～4 次。

一项涉及 105 名肾上腺皮质癌患者的回顾性研究发现预后普遍不良，随访的 88 名患者中 5 年生存率 22%[1]。手术切除是一个治疗选择，米托坦治疗对生存没有影响，尽管 8 名患者有暂时的肿瘤消退，米托坦对控制肾上腺分泌过多有益。然而以前有人报道米托坦血药浓度高于 14μg/ml 的肾上腺皮质癌患者，生存率提高，有人[2]提示回顾性研究中米托坦结果不好是由于米托坦血清浓度低（见上文**治疗药物监测**）。进一步研究[3]发现，米托坦只能使进行了姑息性手术的肾上腺皮质癌患者获益，但对于进行了治愈性外科切除术的患者使用米托坦作为辅助治疗不能使患者另外获益，有其他研究[4]支持以上发现。但一项回顾性分析[5]发现，根治性切除术后辅助使用米托坦显著延长了无复发生存。一篇综述[6]得出结论，尽管不能手术切除患者推荐使用米托坦，但只有 35%的肿瘤有应答。

1. Luton J-P, *et al.* Clinical features of adrenocortical carcinoma, prognostic factors, and the effect of mitotane therapy. *N Engl J Med* 1990; **322:** 1195–1201.
2. Haak HR, *et al.* Mitotane therapy of adrenocortical carcinoma. *N Engl J Med* 1990; **323:** 758.
3. Icard P, *et al.* Adrenocortical carcinomas: surgical trends and results of a 253-patient series from the French Association of Endocrine Surgeons study group. *World J Surg* 2001; **25:** 891–7.
4. Grubbs EG, *et al.* Recurrence of adrenal cortical carcinoma following resection: surgery alone can achieve results equal to surgery plus mitotane. *Ann Surg Oncol* 2010; **17:** 263–70.
5. Terzolo M, *et al.* Adjuvant mitotane treatment for adrenocortical carcinoma. *N Engl J Med* 2007; **356:** 2372–80.
6. Wooten MD, King DK. Adrenal cortical carcinoma: epidemiology and treatment with mitotane and a review of the literature. *Cancer* 1993; **72:** 3145–55.

儿童用法 米托坦用于治疗儿童和青少年晚期肾上腺皮质瘤。在英国，初始口服剂量为每日 1.5～3.5g/m²，可增加至每日 4g/m² 的目标剂量。每日总剂量分 2～3 次，与富含脂肪的食物同服。和成人一样应监测米托坦血浆浓度，见上文；当达到 10μg/ml 时米托坦的浓度可能急剧上升。根据米托坦药物浓度或毒性反应，在 2～3 个月后可降低剂量。

制剂

USP 33: Mitotane Tablets.

专利制剂

Austria: Lysodren; ***Belg.:*** Lysodren; ***Braz.:*** Lisodren; ***Canad.:*** Lysodren; ***Cz.:*** Lysodren; ***Denm.:*** Lysodren; ***Fin.:*** Lysodren; ***Fr.:*** Lysodren; ***Ger.:*** Lysodren; ***Gr.:*** Lysodren; ***Hong Kong:*** Lysodren†; ***Hung.:*** Lysodren; ***Irl.:*** Lysodren; ***Ital.:*** Lysodren; ***Neth.:*** Lysodren; ***Pol.:*** Lysodren; ***Port.:*** Lysodren; ***Spain:*** Lysodren; ***UK:*** Lysodren; ***USA:*** Lysodren.

Mitoxantrone Hydrochloride (*BANM, USAN, rINNM*) 盐酸米托蒽醌

CL-232315; DHAD; Dihydroxyanthracenedione Dihydrochloride; Hidrocloruro de mitoxantrona; Mitoksantron Hidroklorür; Mitoksantronihydrokloridi; Mitoksantrono hidrochloridas; Mitoxantron dihydrochlorid; Mitoxantrone, chlorhydrate de; Mitoxantron-hidroklorid; Mitoxantronhydroklorid; Mitoxantroni Dihydrochloridum; Mitoxantroni hydrochloridum; Mitozantron Hidroklorür; Mitozantrone Hydrochloride; NSC-301739. 1,4-Dihydroxy-5,8-bis[2-(2-hydroxyethylamino)ethylamino]anthraquinone dihydrochloride.

Митоксантрона Гидрохлорид

$C_{22}H_{28}N_4O_6,2HCl = 517.4.$

CAS — 65271-80-9 (mitoxantrone); 70476-82-3 (mitoxantrone hydrochloride).

ATC — L01DB07.

ATC Vet — QL01DB07.

UNII — U6USW86RD0.

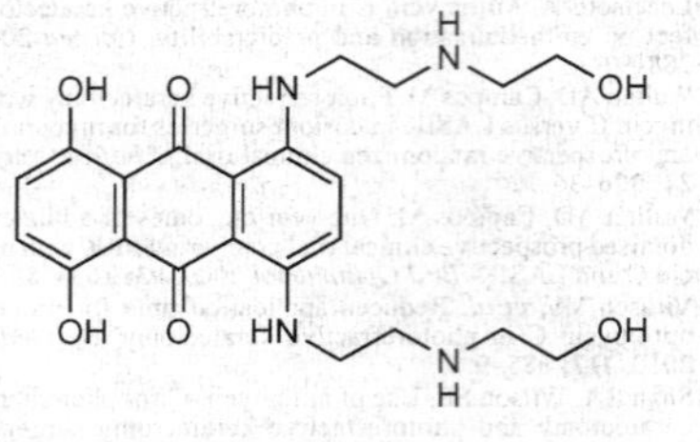

(mitoxantrone)

Pharmacopoeias. In *Chin., Eur.* (see p.vii), and *US.*

Ph. Eur. 6. 8（Mitoxantrone Hydrochloride） 深蓝色，带有静电的吸湿性粉末。略溶于水；几乎不溶于丙酮；微溶于甲醇。贮藏于密闭容器中。

USP 33（Mitoxantrone Hydrochloride） 深蓝色粉末。略溶于水；几乎不溶于丙酮、乙腈和氯仿；微溶于甲醇。贮藏于密闭容器中。

不良反应、处置和注意事项

参见**多柔比星**（第680页）。有报道称米托蒽醌耐受性比多柔比星好。白细胞计数最低点通常在一次用药后 10 天左右，在 21 天恢复。可能发生肝酶值升高，白血病患者偶尔有严重肝损伤的报道，这些患者中米托蒽醌剂量通常较高，不良反应更常见也更严重。

尿暂时性变成蓝绿色，偶尔出现巩膜蓝绿色。有报道发生皮肤（药物外渗后也会发生）和指甲变蓝。指甲营养不良和甲剥离也有发生。

错误的鞘内注射导致严重神经毒性，动脉内注射会发生局部神经病变。以前存在心脏病的患者或接受蒽环类治疗或胸部放疗的患者需要谨慎，他们心脏毒性风险增加；这些患者开始治疗前应定期进行心脏检查，包括评估左心室射血分数（LVEF）。所有患者应评估心脏的症状和体征；基线 LVEF 低于正常值下限的多发性硬化症患者，不应使用米托蒽醌。英国注册药品信息指出，对于接受米托蒽醌总累积剂量超过 160mg/m² 的患者，即使没有确定的心脏危险因子，也应进行心脏监测；美国注册药品信息指出当累积剂量达到 140mg/m² 时，有症状的充血性心力衰竭的发生率升高，还指出多发性硬化患者接受的总累积剂量不应大于 140mg/m²。肝损伤患者需慎用此药。治疗期间应定期进行血细胞计数。单用米托蒽醌，或者与其他抗肿瘤药和（或）放疗联合使用时，继发性急性髓性白血病的发病率会增高。

脱发 2 名患者接受米托蒽醌治疗出现选择性脱发，即只脱白发，而黑发不脱[1]。

1. Arlin ZA, *et al.* Selective alopecia with mitoxantrone. *N Engl J Med* 1984; **310:** 1464.

哺乳 1 名缓解期的急性幼粒细胞性白血病妇女，接受含有米托蒽醌 6mg/m²、1～3 天的巩固化疗方案，在乳汁中检测到米托蒽醌。第 3 次剂量后检测到米托蒽醌浓度 120ng/ml，治疗后 28 天仍能检测到米托蒽醌 18ng/ml。尽管她完成治疗疗程 3 周后开始喂养她的新生儿，未看到不良反应，但作者推荐接受治疗的妇女不能进行哺乳[1]。

1. Azuno Y, *et al.* Mitoxantrone and etoposide in breast milk. *Am J Hematol* 1995; **48:** 131–2.

对心脏的影响 在超过 4000 名使用米托蒽醌的患者数据中包括 172 例心脏事件的报道，包括 42 例充血性心力衰竭和 66 例射血分数减低[1]。先前接受过蒽环类抗生素治疗会增加风险，暴露于米托蒽醌累积剂量 160mg/m² 或已经接受过蒽环类药物治疗且暴露于米托蒽醌累积剂量 100mg/m² 的患者，似乎更容易发生充血性心力衰竭。接受累积剂量 140mg/m² 的患者发生有症状充血性心力衰竭的风险估计是 2.6%；美国厂商建议多发性硬化患者接受的总累积剂量不应超过 140mg/m²[2]。在另外 78 名患者中[3]，2 名累积剂量为 174mg/m² 和 243mg/m² 的患者发生心力衰竭。其他 9 名给予米托蒽醌超过 100mg/m² 患者中的 4 名表现出心脏毒性的征兆，还有 1 名先前给予过多柔比星 313mg/m² 的患者，只应用了 47mg/m² 米托蒽醌，出现应激射血分数下降。但是，使用低剂量的患者也发生心脏毒性；2 名先前未治疗的患者在开始米托蒽醌 10mg/m² 连续输注后发生窦性心动过缓[4]，1 名多发性硬化患者在给予第二剂量米托蒽醌 12mg/m² 2 个月后出现急性心力衰竭[5]。也可发生迟发性心脏毒性；1 名多发性硬化患者[6]在累积剂量 72mg/m² 米托蒽醌 1 个疗程结束 2 年后发生扩张型心肌病且左心室射血分数为 20%。与米托蒽醌结构相关的蒽环类心脏毒性的信息，见**多柔比星的不良反应和处置**（第780页）。

1. Crossley RJ. Clinical safety and tolerance of mitoxantrone. *Semin Oncol* 1984; **11:** (suppl 1): 54–8.
2. Lammers P (Serono, USA). Novantrone®: mitoxantrone for injection concentrate (issued April 2005). Available at: http://www.novantrone.com/assets/pdf/healthcare_professional_letter.pdf (accessed 11/08/09)
3. Stuart-Harris R, *et al.* Cardiotoxicity associated with mitoxantrone. *Lancet* 1984; **ii:** 219–20.
4. Benekli M, *et al.* Mitoxantrone-induced bradycardia. *Ann Intern Med* 1997; **126:** 409.
5. Dörr J, *et al.* Severe cardiac failure in a patient with multiple sclerosis following low-dose mitoxantrone treatment. *Neurology* 2009; **73:** 991–3.
6. Killestein J, *et al.* Severe cardiac failure in a patient with multiple sclerosis following low-dose mitoxantrone treatment. *Neurology* 2010; **74:** 934.

管理和处置 应穿着防护性服装处理患者使用米托蒽醌一次剂量后直至 7 天产生的尿液和粪便[1]。

1. Harris J, Dodds LJ. Handling waste from patients receiving cytotoxic drugs. *Pharm J* 1985; **235:** 289–91.

超敏反应 在 3 名患者的报道中，米托蒽醌的过敏样反应包括血管炎、面部水肿和皮疹，在 1 名患者中有气喘、呼吸急促、发绀、脉搏和血压不能记录[1]。对药物的过敏反应似乎少见。

1. Taylor WB, *et al.* Allergic reactions to mitoxantrone. *Lancet* 1986; **i:** 1439.

药物相互作用

见环孢素对接受米托蒽醌和依托泊苷患者的影响（第686页）。

药动学

静脉给予米托蒽醌后，迅速广泛分布于全身组织中，以原形和代谢物形式在尿和胆汁中缓慢排泄。有报道消除半衰期范围从 5～18 天。5 天中，剂量的 6%～11%从尿中回收，13%～25%在粪便中回收。似乎不能通过血脑屏障但能分布到乳汁中。

1. Ehninger G, *et al.* Pharmacokinetics and metabolism of mitoxantrone: a review. *Clin Pharmacokinet* 1990; **18:** 365–80.

用途和用法

米托蒽醌是蒽二酮类抗肿瘤药，结构上与多柔比星相关（第682页）。它抑制拓扑异构酶Ⅱ，导致 DNA 链的断裂，还能嵌入 DNA。具有细胞周期非特异性，但对 S 期后期的细胞活性最强。

单药或和其他药物联合用于治疗转移性乳腺癌（第628页）、非霍奇金淋巴瘤（第624页）。也用于治疗成人急性髓性白血病（第620页）。米托蒽醌还用于治疗激素抗拒性的前列腺癌（第638页）、肝癌（第635页）和卵巢癌（第637页）。

另外，米托蒽醌还用于治疗继发进展或复发的多发性硬化（见下文），降低神经失能和复发频率。

米托蒽醌以盐酸盐的形式给药，但以碱基表述剂

量，1.2mg 的盐酸盐大约相当于 1mg 的米托蒽醌。在治疗乳腺癌、前列腺癌、肝癌和淋巴瘤中，初始剂量相当于米托蒽醌 14mg/m^2，每 3 周重复 1 次。至少使用 50ml 0.9%氯化钠注射液或 5%葡萄糖注射液稀释，至少历时 3min 注射到 0.9%氯化钠注射液或 5%葡萄糖注射液的快速静脉输注通路中。依据产生的骨髓抑制程度调整后续剂量。在身体状况不好的患者或已经进行过化疗的患者初始剂量需要减低至 12mg/m^2。米托蒽醌用于组成联合方案时，剂量也可能要减低：初始剂量一般比单药使用时的推荐剂量降低 2～4mg/m^2。

治疗急性髓性白血病患者，单药治疗诱导缓解时每日剂量 12mg/m^2，静脉给药，共 5 天；或者 10～12mg/m^2，共 3 天，与阿糖胞苷 7 日方案联用。

所有患者在开始治疗前应进行心脏功能评估，包括评估左心室射血分数（LVEF）。心脏毒性风险增加或者接受米托蒽醌累积剂量超过 160mg/m^2 的患者，建议定期进行心脏检查。治疗中定期测定血细胞计数，血细胞计数尚未恢复前不能重复治疗疗程（参见**骨髓抑制**，第609页）。

在治疗**多发性硬化**时，推荐米托蒽醌 12mg/m^2 静脉输注 5～15min 以上。如果中性粒细胞计数在 1500/mm^3 以上，左心室射血分数 LVEF 超过 50%，可以每 3 个月给药 1 次。每次给药前应监测血细胞计数和肝功能。在开始治疗前和后续每次给药前应评价左心室射血分数，应避免总累积剂量超过 140mg/m^2。在出现心力衰竭的症状和体征时也应测定左心室射血分数。

1. Faulds D, *et al.* Mitoxantrone: a review of its pharmacodynamic and pharmacokinetic properties, and therapeutic potential in the chemotherapy of cancer. *Drugs* 1991; **41:** 400–49.
2. Fox EJ. Mechanism of action of mitoxantrone. *Neurology* 2004; **63** (suppl): S15–S18.

多发性硬化 在多发性硬化患者（第658页）中，米托蒽醌在减低复发率和减慢疾病进展上产生临床获益[1～4]。静脉给药 5mg/m^2 或 12mg/m^2，每 3 个月 1 次，或 8mg/m^2，每月 1 次。进行性疾病复发的患者可能从米托蒽醌每月 1 次 12mg/m^2，连用 3 个月的快速诱导中获益[5]。在与皮质激素联合使用时也显示出获益[6]，尽管联合治疗并没有和单药治疗作对比。心脏毒性限制用药剂量[7,8]（见上文**用途和用法**）。由于这个和其他的不良反应，例如可能发生继发肿瘤或永久性闭经，一些人认为在多发性硬化中使用米托蒽醌未经证实[9]，另有人指出[10]，可作为替代选择的免疫调节药导致的严重毒性较少。一项系统性综述得出结论[11]，米托蒽醌在多发性硬化的短期治疗中有一定的作用，但长期效应的信息缺乏；米托蒽醌的使用应限制在不断恶化的复发-缓解交替的患者或有残疾恶化迹象的继发进展性疾病。

1. Millefiorini E, *et al.* Randomized placebo-controlled trial of mitoxantrone in relapsing-remitting multiple sclerosis: 24-month clinical and MRI outcome. *J Neurol* 1997; **244:** 153–9.
2. van de Wyngaert FA, *et al.* A double-blind clinical trial of mitoxantrone versus methylprednisolone in relapsing, secondary progressive multiple sclerosis. *Acta Neurol Belg* 2001; **101:** 210–16.
3. Hartung H-P, *et al.* Mitoxantrone in progressive multiple sclerosis: a placebo-controlled, double-blind, randomised, multicentre trial. *Lancet* 2002; **360:** 2018–25.
4. Jeffery DR, Herndon R. Review of mitoxantrone in the treatment of multiple sclerosis. *Neurology* 2004; **63** (suppl): S19–S24.
5. Rizvi SA, *et al.* Mitoxantrone for multiple sclerosis in clinical practice. *Neurology* 2004; **63** (suppl): S25–S27.
6. Edan G, *et al.* Therapeutic effect of mitoxantrone combined with methylprednisolone in multiple sclerosis: a randomised multicentre study of active disease using MRI and clinical criteria. *J Neurol Neurosurg Psychiatry* 1997; **62:** 112–118.
7. Ghalie RG, *et al.* Cardiac adverse effects associated with mitoxantrone (Novantrone) therapy in patients with MS. *Neurology* 2002; **59:** 909–13.
8. Cohen BA, Mikol DD. Mitoxantrone treatment of multiple sclerosis: safety considerations. *Neurology* 2004; **63** (suppl): S28–S32.
9. Chaudhuri A, Behan PO. Mitoxantrone trial in multiple sclerosis. *Lancet* 2003; **361:** 1133–4.
10. Marriott JJ, *et al.* The efficacy and safety of mitoxantrone (Novantrone) in the treatment of multiple sclerosis: report of the Therapeutics and Technology Assessment Subcommittee of the American Academy of Neurology. *Neurology* 2010; **74:** 1463–70.
11. Martinelli Boneschi F, *et al.* Mitoxantrone for multiple sclerosis. Available in The Cochrane Database of Systematic Reviews; Issue 4. Chichester: John Wiley; 2005 (accessed 01/03/06).

制剂

BP 2010: Mitoxantrone Intravenous Infusion;
USP 33: Mitoxantrone Injection.

专利制剂

Arg.: Batinel†; Micraleve; Mitoxgen; Mitoxmar†; ***Austral.:*** Novantrone; Onkotrone; ***Austria:*** Ebexantron; Novantron†; ***Belg.:*** Novantrone†; Xantrosin; ***Braz.:*** Misostol; Mitaxis†; Mitoxal; ***Chile:*** Neotalem†; ***Cz.:*** Novantrone†; Onkotrone†; Refador; ***Denm.:*** Novantrone; ***Fin.:*** Novantrone†; ***Fr.:*** Elsep; Novantrone; ***Ger.:*** Haemato-tron; Neoxantron†; Novantron; Onkotrone; Onkoxantron†; Ralenova; ***Gr.:*** Genefadrone; Mitoxan; Novantrone; Zyneva; ***Hong Kong:*** Novantrone†; ***Hung.:*** Novantrone†; Onkotrone; Refador†; ***India:*** Oncotron; ***Indon.:*** Norexan†; ***Irl.:*** Novantrone; ***Israel:*** Novantrone; ***Ital.:*** Novantrone; Onkotrone; ***Malaysia:*** Novantrone†; ***Mex.:*** Formyxan; Mitoxgen; Mitroxone; Neotalem; ***Neth.:*** Novantrone†; ***Norw.:*** Novantrone; ***NZ:*** Novantrone; Onkotrone; ***Philipp.:*** Domitrone; Onkotrone†; ***Port.:*** Mitroxene†; Novantrone; ***Rus.:*** Oncotrone (Онкотрон); ***S.Afr.:*** Novantrone†; ***Singapore:*** Novantrone†; ***Spain:*** Novantrone; Pralifan; ***Swed.:*** Novantrone; ***Switz.:*** Novantron; ***Thai.:*** Neotalem†; ***Turk.:*** Neotalem; Novantrone; Oncocarbin; Oncotron; ***UK:*** Novantrone†; Onkotrone; ***USA:*** Novantrone; ***Venez.:*** Misostol.

Motesanib (*USAN*, *rINN*) 莫替沙尼

AMG-706; Motésanib; Motesanibum. *N*-(3,3-Dimethyl-2,3-dihydro-1*H*-indol-6-yl)-2-[(pyridine-4-ylmethyl)amino]pyridine-3-carboxamide.

Мотезаниб

$C_{22}H_{23}N_5O$ = 373.5.
CAS — 453562-69-1.
UNII — U1JK633AYI.

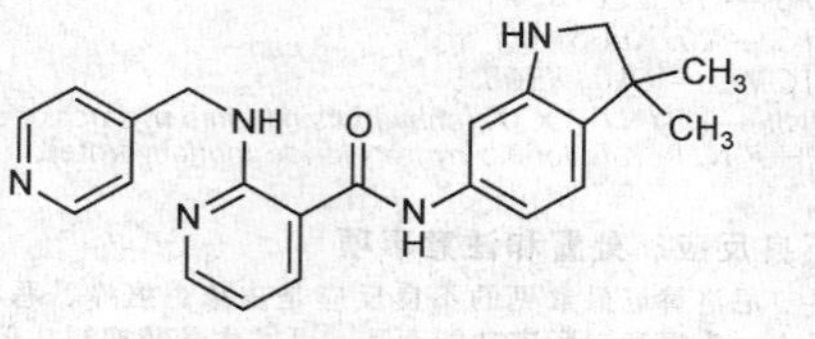

Motesanib Diphosphate (*USAN*, *rINN*) 二磷酸莫替沙尼

AMG-706; Difosfato de motesanib; Motésanib, Diphosphate de; Motesanibi Diphosphas. Motesanib phosphate (1:2).

Мотезаниба Дифосфат

$C_{22}H_{23}N_5O,2H_3O_4P$ = 569.4.
CAS — 857876-30-3.
UNII — T6Q3060U91.

简介

莫替沙尼是酪氨酸激酶抑制药，作用于血管内皮生长因子、血小板源生长因子和其他生长因子的受体，因而抑制血管发生。它治疗实体恶性肿瘤如非鳞状非小细胞肺癌和乳腺癌的研究正在进行中。

Muparfostat 莫帕磷他

Phosphomannopentaose sulfate; PI-88.
CAS — 185077-23-0.

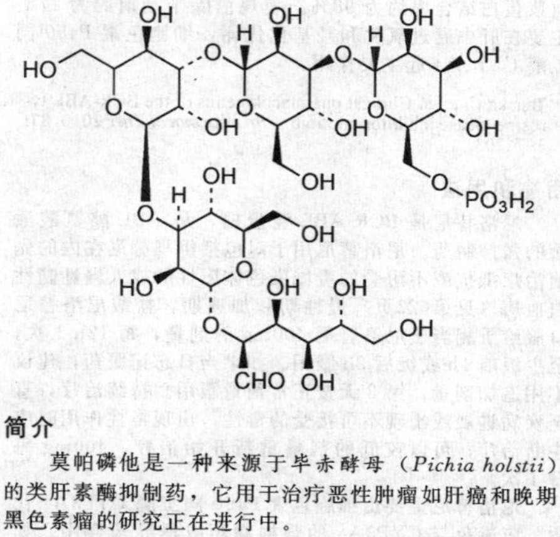

简介

莫帕磷他是一种来源于毕赤酵母（*Pichia holstii*）的类肝素酶抑制药，它用于治疗恶性肿瘤如肝癌和晚期黑色素瘤的研究正在进行中。

Naptumomab Estafenatox (*rINN*) 奈妥单抗酯

ABR-217620; Naptumomab Estafénatox; Naptumomabum Estafenatoxum. Immunoglobulin fragment, anti-[trophoblast glycoprotein (TPBG, 5T4)] monoclonal 5T4 gamma1 heavy chain fragment fusion protein [*Mus musculus* VH (5T4V14: H41>P, S44>G, I69>T, V113>G)-IGHG1_CH1] - [Glycyl-Glycyl-Prolyl] - superantigen SEA/E-120 (synthetic), non-disulfide linked with monoclonal 5T4 kappa light chain [*Mus musculus* V-KAPPA (5T4V18: F10>S, T45>K, I63>S, F73>L, T77>S, L78>V, L83>A)-IGKC].

Наптумомаб Эстафенатокс
CAS — 676258-98-3.

简介

奈妥单抗酯是一种与细菌超抗原结合的鼠源单抗，此超抗原是作用于 T 细胞活化葡萄球菌肠毒素 A 的修饰物。此抗体直接针对肿瘤特异性抗原 5T4。奈妥单抗酯用于治疗肾癌的研究正在进行中。

1. Borghaei H, *et al.* Phase I dose escalation, pharmacokinetic and pharmacodynamic study of naptumomab estafenatox alone in patients with advanced cancer and with docetaxel in patients with advanced non-small-cell lung cancer. *J Clin Oncol* 2009; **27:** 4116–23.
2. Robinson MK, *et al.* Naptumomab estafenatox: a new immunoconjugate. *Expert Opin Biol Ther* 2010; **10:** 273–9.
3. Forsberg G, *et al.* Naptumomab estafenatox, an engineered antibody-superantigen fusion protein with low toxicity and reduced antigenicity. *J Immunother* 2010; **33:** 492–9.

Nedaplatin (*rINN*) 奈达铂

Nédaplatine; Nedaplatino; Nedaplatinum; NSC-375101D; 254-S. *cis*-Diammine(glycolato-*O*[1],*O*[2])platinum.

Недаплатин

$C_2H_8N_2O_3Pt$ = 303.2.
CAS — 95734-82-0.
UNII — 8UQ3W6JXAN.

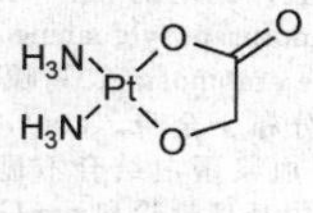

简介

奈达铂是铂类的衍生物，与顺铂（第666页）有相近的一般特性，但它的肾毒性较低。用于治疗多种恶性肿瘤。静脉输注 1h 以上或更多，溶解在至少 300ml 合适的输液中，剂量为 80～100mg/m^2。输注完成后应接着输注至少 1L 液体以确保足够的水化和降低肾损伤的风险。

1. Yoshioka T, *et al.* A new combination chemotherapy with cis-diammine-glycolatoplatinum (Nedaplatin) and 5-fluorouracil for advanced esophageal cancers. *Intern Med* 1999; **38:** 844–8.
2. Adachi S, *et al.* Intravenous nedaplatin and intraarterial cisplatin with transcatheter arterial embolization for patients with locally advanced uterine cervical cancer. *Int J Clin Pharmacol Res* 2001; **21:** 105–10.
3. Kato H, *et al.* Efficacy and toxicity of nedaplatin and 5-FU with radiation treatment for advanced esophageal carcinomas. *Anticancer Res* 2003; **23:** 3493–8.
4. Ishibashi T, *et al.* Determination of optimal dosage for nedaplatin based on pharmacokinetic and toxicodynamic analysis. *Anticancer Res* 2005; **25:** 1273–81.
5. Shirai T, *et al.* Phase II study of the combination of gemcitabine and nedaplatin for advanced non-small-cell lung cancer. *Lung Cancer* 2006; **52:** 181–7.
6. Fuwa N, *et al.* Chemoradiation therapy using radiotherapy, systemic chemotherapy with 5-fluorouracil and nedaplatin, and intra-arterial infusion using carboplatin for locally advanced head and neck cancer–Phase II study. *Oral Oncol* 2007; **43:** 1014–20.
7. Oshita F, *et al.* Phase II study of nedaplatin and irinotecan followed by gefitinib for elderly patients with unresectable non-small cell lung cancer. *Cancer Chemother Pharmacol* 2008; **62:** 465–70.
8. Yokoyama Y, *et al.* A phase II multicenter trial of concurrent chemoradiotherapy with weekly nedaplatin in advanced uterine cervical carcinoma: Tohoku Gynecologic Cancer Unit Study. *Oncol Rep* 2008; **19:** 1551–6.

制剂

专利制剂

Jpn: Aqupla.

Nelarabine (*BAN*, *USAN*, *rINN*) 奈拉滨

GW-506U; GW-506U78; MAY; Nelarabina; Nélarabine; Nelarabinum; Nelzarabine; 506U; 506U78. 2-Amino-9-β-D-arabinofuranosyl-6-methoxy-9*H*-purine.

Неларабин

$C_{11}H_{15}N_5O_5$ = 297.3.
CAS — 121032-29-9.
ATC — L01BB07.
ATC Vet — QL01BB07.
UNII — 60158CV180.

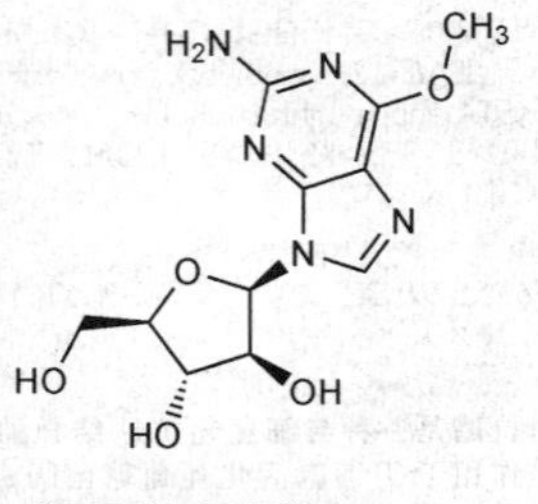

不良反应、处置和注意事项

神经毒性是奈拉滨常见的毒性，也是剂量限制性毒性。症状和体征包括嗜睡、意识模糊、惊厥、共济失调、感觉异常和感觉减退。严重的毒性可能表现为昏迷、癫痫持续状态（可能致命）、颅脊柱脱髓鞘或上行性神经病变。先前或同时鞘内化疗或以前脊柱或脑进行过放疗的患者神经毒性的风险增加。白细胞减少、血小板减少、贫血和中性粒细胞减少也常见，尤其是儿童。应定期检测全血细胞计数。其他常见的不良事件包括乏力、胃肠道功能紊乱、呼吸系统病症、发热、头痛、低血钾、低蛋白血症、高胆红素血症和肝酶值上升。有报道有致命的脑出血。采用合适的措施避免高尿酸血症（尤其是考虑有肿瘤溶解综合征风险的患者），包括充分水化、碱化尿液和必要时使用别嘌醇预防。

药动学

在白血病和淋巴瘤的成人患者中，奈拉滨迅速从血浆中消除，半衰期大约30min；尽管有报道儿童的平均清除率高出成人30%，但是没有儿童患者的数据。通过腺苷脱氨酶迅速且广泛地脱甲基，奈拉滨转化为活性代谢物9-β-D-arabinofuranosylguanine（ara-G、arabinosylguanine、guanine arabinoside、鸟嘌呤阿糖胞苷）；奈拉滨和ara-G广泛分布于全身。ara-G从血浆中消除的半衰期大约为3h。血浆蛋白结合不显著。奈拉滨水解形成甲基鸟嘌呤。甲基鸟嘌呤和ara-G进一步代谢成鸟嘌呤，鸟嘌呤脱氨形成黄嘌呤，自身进一步氧化成尿酸。奈拉滨和ara-G部分通过肾消除，在轻到中度肾损伤患者中平均表观清除率较低。

1. Kisor DF, *et al.* Pharmacokinetics of nelarabine and 9-beta-D-arabinofuranosyl guanine in pediatric and adult patients during a phase I study of nelarabine for the treatment of refractory hematologic malignancies. *J Clin Oncol* 2000; **18:** 995–1003.

用途和用法

奈拉滨是ara-G的前体药物，嘌呤核苷类似物，抗代谢类抗肿瘤药，用于治疗复发或难治性T细胞急性淋巴细胞白血病和淋巴瘤。成人1.5g/m^{2}不经稀释静脉输注2h，第1、第3、第5天，21天为1个周期。奈拉滨650mg/m^{2}不经稀释，儿童剂量见下文。

出现中度至重度神经毒性的第一个征兆时应停用奈达滨。出现其他毒性包括血液学毒性时，可推迟给药。

1. Gandhi V, *et al.* Evaluation of the combination of nelarabine and fludarabine in leukemias: clinical response, pharmacokinetics, and pharmacodynamics in leukemia cells. *J Clin Oncol* 2001; **19:** 2142–52.
2. Kisor DF. Nelarabine: a nucleoside analog with efficacy in T-cell and other leukemias. *Ann Pharmacother* 2005; **39:** 1056–63.
3. Sanford M, Lyseng-Williamson KA. Nelarabine. *Drugs* 2008; **68:** 439–47.
4. DeAngelo DJ, *et al.* Nelarabine for the treatment of patients with relapsed or refractory T-cell acute lymphoblastic leukemia or lymphoblastic lymphoma. *Hematol Oncol Clin North Am* 2009; **23:** 1121–35.

儿童用法 奈拉滨可治疗儿童复发性或难治性T细胞急性淋巴细胞白血病和淋巴瘤。给药剂量为每日650mg/m^2，静脉输注1h，连用5天，每21天重复。

英国注册药品信息推荐21岁及以下患者使用上述剂量，16岁及以上患者也使用成人剂量（见上文**用途和用法**）；在各项研究中，对于16～21岁的患者，可使用上述剂量或成人剂量。

制剂

专利制剂

Belg.: Atriance; ***Canad.:*** Atriance; ***Cz.:*** Atriance; ***Denm.:*** Atriance; ***Fr.:*** Atriance; ***Ger.:*** Atriance; ***Gr.:*** Atriance; ***Irl.:*** Atriance; ***Israel:*** Atriance; ***Norw.:*** Atriance; ***Pol.:*** Atriance; ***Port.:*** Atriance; ***Spain:*** Atriance; ***Swed.:*** Atriance; ***Switz.:*** Atriance; ***UK:*** Atriance; ***USA:*** Arranon.

Nilotinib (*USAN*, *rINN*) 尼洛替尼

AMN-107; Nilotinibum. 4-Methyl-*N*-[3-(4-methyl-1*H*-imidazol-1-yl)-5-(trifluoromethyl)phenyl]-3-{[4-(pyridin-3-yl)pyrimidin-2-yl]amino}benzamide.

Нилотиниб

$C_{28}H_{22}F_3N_7O$ = 529.5.

CAS — 641571-10-0.

ATC — L01XE08.

ATC Vet — QL01XE08.

UNII — F41401512X.

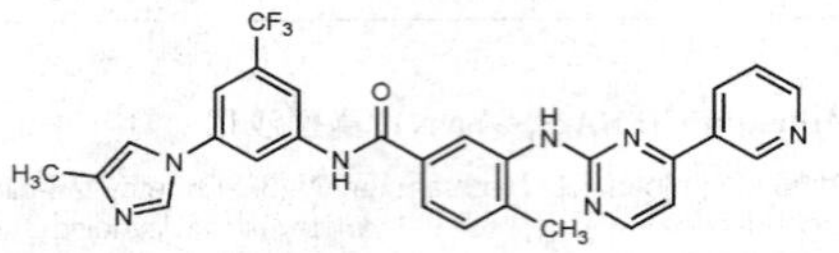

Nilotinib Hydrochloride (*rINNM*) 盐酸尼洛替尼

Hidrocloruro de nilotinib; Nilotinib, Chlorhydrate d'; Nilotinibi Hydrochloridum. Nilotinib Hydrochloride Monohydrate.

Нилотиниба Гидрохлорид

$C_{28}H_{22}F_3N_7O,HCl,H_2O$ = 584.0.

CAS — 923288-90-8.

ATC — L01XE08.

ATC Vet — QL01XE08.

UNII — K37N7BYX3X (anhydrous nilotinib hydrochloride); 5JHU0N1R6K (nilotinib hydrochloride monohydrate).

不良反应、处置和注意事项

尼洛替尼最常见的不良反应是皮疹、瘙痒、恶心、乏力、头痛和胃肠道功能紊乱。可发生骨髓抑制，但一般是可逆的，暂时停止治疗或降低剂量可使患者恢复。头2个月中每2周、之后每月应进行全血细胞计数。尼洛替尼可延长QT间期，进而导致室性心动过速（尖端扭转型室性心动过速）、昏厥、癫痫发作和（或）死亡；尼洛替尼不应用于低钾血症或低镁血症或QT延长综合征的患者。可发生电解质异常，包括低磷酸盐血症、低钾血症、高钾血症、低钙血症和低钠血症，治疗中应监测。有肝毒性的报道。血清脂肪酶浓度可增高，应进行监测，建议有胰腺炎病史的患者慎用。

药物相互作用

尼洛替尼主要由细胞色素P450同工酶CYP3A4代谢，应避免与CYP3A4的强抑制药或诱导药合用。如果合用，可能需要调整剂量（见下文**用途和用法**）。葡萄柚汁可增加尼洛替尼血浆浓度，应避免使用。还应避免使用圣约翰草。在体外，尼洛替尼是CYP3A4、CYP2C8、CYP2C9、CYP2D6和尿苷二磷酸葡糖醛酸基转移酶UGT1A1的相对强的抑制药；尼洛替尼可改变这些酶底物的暴露。延长QT间期的药物不应与尼洛替尼合用。

药动学

尼洛替尼单次口服给药后约3h血浆浓度达峰；与食物尤其是高脂饮食同服时生物利用度几乎增加2倍。血浆蛋白结合率约为98%。表观消除半衰期约为17h。主要在肝中通过氧化和羟基化代谢，细胞色素P450同工酶CYP3A4起主要作用。

1. Tanaka C, *et al.* Clinical pharmacokinetics of the BCR-ABL tyrosine kinase inhibitor nilotinib. *Clin Pharmacol Ther* 2010; **87:** 197–203.

用途和用法

尼洛替尼是BCR-ABL癌蛋白，是ABL酪氨酸激酶的强抑制药。尼洛替尼用于对包括伊马替尼在内的先前治疗抵抗或不耐受的费城染色体阳性的成人慢性髓性白血病（见第622页）慢性期和加速期。盐酸尼洛替尼口服给予相当于尼洛替尼400mg的剂量，每12h 1次，至少饭前1h或饭后2h服用。如果当日忘记服药，建议不用追加剂量；第2天按正常剂量服用。持续治疗，直至疾病进展或出现不可接受的毒性。出现毒性作用时应中断治疗；可以较低的剂量重新开始治疗，400mg每日1次。

尼洛替尼主要由细胞色素P450同工酶CYP3A4代谢。应避免与CYP3A4的强抑制药或诱导药合用。如果没有其他选择，当与CYP3A4强抑制药合用时应考虑将尼洛替尼剂量降至400mg，每日1次。一旦停用抑制药，应该经过一段清洗期后，增加尼洛替尼的剂量至初始值。给予CYP3A4强诱导药时应增加尼洛替尼剂量；这取决于患者的耐受程度，一旦停用诱导药需要降低尼洛替尼的剂量。

尼洛替尼治疗胃肠道间质瘤的研究正在进行中。

1. Weisberg E, *et al.* AMN107 (nilotinib): a novel and selective inhibitor of BCR-ABL. *Br J Cancer* 2006; **94:** 1765–9.
2. Kantarjian H, *et al.* Nilotinib in imatinib-resistant CML and Philadelphia chromosome-positive ALL. *N Engl J Med* 2006; **354:** 2542–51.
3. Kantarjian HM, *et al.* Nilotinib (formerly AMN107), a highly selective BCR-ABL tyrosine kinase inhibitor, is effective in patients with Philadelphia chromosome-positive chronic myelogenous leukemia in chronic phase following imatinib resistance and intolerance. *Blood* 2007; **110:** 3540–6.
4. Plosker GL, Robinson DM. Nilotinib. *Drugs* 2008; **68:** 449–59.
5. Deremer DL, *et al.* Nilotinib: a second-generation tyrosine kinase inhibitor for the treatment of chronic myelogenous leukemia. *Clin Ther* 2008; **30:** 1956–75.
6. Breccia M, Alimena G. Nilotinib therapy in chronic myelogenous leukemia: the strength of high selectivity on BCR/ABL. *Curr Drug Targets* 2009; **10:** 530–6.
7. Fava C, *et al.* Development and targeted use of nilotinib in chronic myeloid leukemia. *Drug Des Devel Ther* 2009; **2:** 233–43.
8. Rosti G, *et al.* GIMEMA CML Working Party. Nilotinib for the frontline treatment of Ph(+) chronic myeloid leukemia. *Blood* 2009; **114:** 4933–8.
9. Cortes JE, *et al.* Nilotinib as front-line treatment for patients with chronic myeloid leukemia in early chronic phase. *J Clin Oncol* 2010; **28:** 392–7.
10. Saglio G, *et al.* ENESTnd Investigators. Nilotinib versus imatinib for newly diagnosed chronic myeloid leukemia. *N Engl J Med* 2010; **362:** 2251–9.
11. Quintás-Cardama A, *et al.* Nilotinib. *Recent Results Cancer Res* 2010; **184:** 103–17.
12. Breccia M, Alimena G. Nilotinib: a second-generation tyrosine kinase inhibitor for chronic myeloid leukemia. *Leuk Res* 2010; **34:** 129–34.

制剂

专利制剂

Arg.: Tasigna; ***Austral.:*** Tasigna; ***Belg.:*** Tasigna; ***Canad.:*** Tasigna; ***Chile:*** Tasigna; ***Cz.:*** Tasigna; ***Denm.:*** Tasigna; ***Fr.:*** Tasigna; ***Gr.:*** Tasigna; ***Hong Kong:*** Tasigna; ***Hung.:*** Tasigna; ***Indon.:*** Tasigna; ***Irl.:*** Tasigna; ***Israel:*** Tasigna; ***Malaysia:*** Tasigna; ***Norw.:*** Tasigna; ***NZ:*** Tasigna; ***Philipp.:*** Tasigna; ***Pol.:*** Tasigna; ***Port.:*** Tasigna; ***Rus.:*** Tasigna (Тасигна); ***Swed.:*** Tasigna; ***Switz.:*** Tasigna; ***Turk.:*** Tasigna; ***UK:*** Tasigna; ***USA:*** Tasigna.

Nilutamide (*BAN*, *USAN*, *rINN*) 尼鲁米特

Nilutamid; Nilutamida; Nilutamidi; Nilutamidum; RU-23908. 5,5-Dimethyl-3-(α,α,α-trifluoro-4-nitro-*m*-tolyl)-imidazolidine-2,4-dione.

Нилутамид

$C_{12}H_{10}F_3N_3O_4$ = 317.2.

CAS — 63612-50-0.

ATC — L02BB02.

ATC Vet — QL02BB02.

UNII — 51G6I8B902.

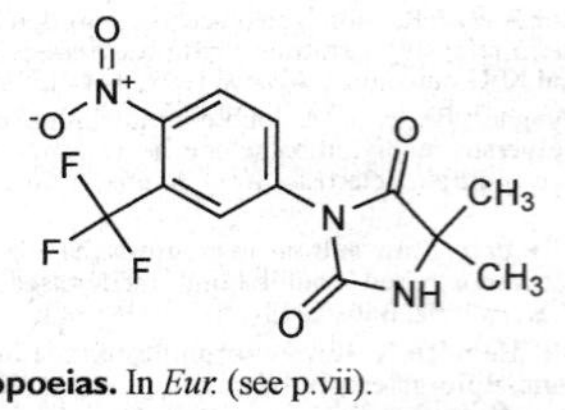

Pharmacopoeias. In *Eur.* (see p.vii).

Ph. Eur. 6.8 (Nilutamide) 白色或几乎白色粉末，极微溶于水；易溶于丙酮；可溶于无水乙醇。避光。

不良反应和注意事项

参见**氟他胺**（第692页）。接受尼鲁米特治疗的患者可发生间质性肺炎；严重呼吸不全的患者，禁用尼鲁米特。

对眼的影响 尼鲁米特导致可逆的视觉障碍，尤其是暗适应延长[1~3]。虽然一些人认为这样的视觉障碍是轻度的，一般可以较好地耐受[4]，但是其他人认为这些反应和乙醇不耐受以及更严重的、对肺的影响一起，意味着应首选其他非类固醇类抗雄激素药物[5]。

1. Harnois C, *et al.* Ocular toxicity of Anandron in patients treated for prostatic cancer. *Br J Ophthalmol* 1986; **70:** 471–3.
2. Brisset JM, *et al.* Ocular toxicity of Anandron. *Br J Ophthalmol* 1987; **71:** 639.
3. Chan P, Odel JG. Delayed dark adaptation caused by nilutamide. *J Neuroophthalmol* 2008; **28:** 158–9.
4. Dijkman GA, *et al.* Comment: clinical experiences of visual disturbances with nilutamide. *Ann Pharmacother* 1997; **31:** 1550–1.
5. Dole EJ, Holdsworth MT. Comment: clinical experiences of visual disturbances with nilutamide. *Ann Pharmacother* 1997; **31:** 1551–2.

药物相互作用

接受尼鲁米特治疗的患者可能显示出乙醇不耐

受性。

药动学

尼鲁米特在胃肠道吸收迅速而完全。广泛代谢，多剂量给药后在一定程度上抑制自身代谢。口服剂量大约60%从尿中清除，粪便中少于10%，清除半衰期为41～49h。

用途和用法

尼鲁米特是非类固醇抗雄激素药物，与氟他胺（第693页）作用相似，用于治疗前列腺癌（第638页）。口服给药，每日1次，300mg，通常在患者进行睾丸切除术或进行戈那瑞林类似物治疗的同一天开始使用。1个月后剂量可以降至每日150mg。

1. Dole EJ, Holdsworth MT. Nilutamide: an antiandrogen for the treatment of prostate cancer. *Ann Pharmacother* 1997; **31:** 65–75.
2. Desai A, *et al.* Nilutamide: possible utility as a second-line hormonal agent. *Urology* 2001; **58:** 1016–20.
3. Kassouf W, *et al.* Nilutamide as second line hormone therapy for prostate cancer after androgen ablation fails. *J Urol (Baltimore)* 2003; **169:** 1742–4.
4. Nakabayashi M, *et al.* Efficacy of nilutamide as secondary hormonal therapy in androgen-independent prostate cancer. *BJU Int* 2005; **96:** 783–6.

制剂

专利制剂

Arg.: Anandron†; ***Austral.:*** Anandron; ***Braz.:*** Anandron; ***Canad.:*** Anandron; ***Cz.:*** Anandron†; ***Fr.:*** Anandron; ***Gr.:*** Anandron; ***Hung.:*** Anandron; ***Mex.:*** Anandron; ***Neth.:*** Anandron; ***Port.:*** Anandron; ***Swed.:*** Anandron†; ***USA:*** Nilandron.

Nimotuzumab (*pINN*) 尼妥珠单抗

Cimazumab; h-R3; Nimotutsumabi; Nímótúzúmab; Nimotuzumabas; Nimotuzumabs; Nimotuzumabum. Immunoglobulin G1, anti-(humanized mouse monoclonal hR3 β1 chain anti-human epidermal growth factor receptor), disulfide with humanized mouse monoclonal hR3 κ-chain, dimer.

Нимотузумаб

CAS — 828933-51-3.

简介

尼妥珠单抗是连接在表皮生长因子受体（EGFR）的人源化单克隆抗体。在有些国家可用于治疗神经胶质瘤和头颈部肿瘤。治疗胰腺癌、非小细胞肺癌、食管癌和胃癌的研究正在进行中。

制剂

专利制剂

Arg.: CIMAher; ***Indon.:*** TheraCIM; ***Philipp.:*** Theracim.

Nimustine Hydrochloride (*rINNM*) 盐酸尼莫司汀

ACNU; Hidrocloruro de nimustina; Nimustiinihydrokloridi; Nimustine, Chlorhydrate de; Nimustinhydroklorid; Nimustini Hydrochloridum; NSC-245382; Pimustine Hydrochloride. 3-[(4-Amino-2-methylpyrimidin-5-yl)methyl]-1-(2-chloroethyl)-1-nitrosourea hydrochloride.

Нимустина Гидрохлорид

$C_9H_{13}ClN_6O_2,HCl = 309.2.$

CAS — 42471-28-3 (nimustine); 55661-38-6 (nimustine hydrochloride).

ATC — L01AD06.

ATC Vet — QL01AD06.

UNII — DFR965WKBU.

(nimustine)

简介

尼莫司汀是亚硝脲类抗肿瘤药，作用和用途类似于卡莫司汀（第662页）。注册用法用于治疗恶性胶质瘤。盐酸尼莫司汀2～3mg/kg或90～100mg/m² 单剂量缓慢静脉注射，依据血液学应答间隔6周重复。

1. Anders K, *et al.* Accelerated radiotherapy with concomitant ACNU/Ara-C for the treatment of malignant glioma. *J Neurooncol* 2000; **48:** 63–73.
2. Kochii M, *et al.* Randomized comparison of intra-arterial versus intravenous infusion of ACNU for newly diagnosed patients with glioblastoma. *J Neurooncol* 2000; **49:** 63–70.
3. Silvani A, *et al.* Intra-arterial ACNU and carboplatin versus intravenous chemotherapy with cisplatin and BCNU in newly diagnosed patients with glioblastoma. *Neurol Sci* 2002; **23:** 219–24.
4. Weller M, *et al.* Neuro-Oncology Working Group 01 trial of nimustine plus teniposide versus nimustine plus cytarabine chemotherapy in addition to involved-field radiotherapy in the first-line treatment of malignant glioma. *J Clin Oncol* 2003; **21:** 3276–84.
5. Watanabe T, *et al.* Human interferon beta, nimustine hydrochloride, and radiation therapy in the treatment of newly diagnosed malignant astrocytomas. *J Neurooncol* 2005; **72:** 57–62.
6. Glas M, *et al.* Nimustine (ACNU) plus teniposide (VM26) in recurrent glioblastoma. *Oncology* 2009; **76:** 184–9.

制剂

专利制剂

Ger.: ACNU; ***Jpn:*** Nidran.

Nolatrexed (*rINN*) 诺拉曲塞

AG-337 (nolatrexed dihydrochloride); Nolatrexedum. 2-Amino-6-methyl-5-(4-pyridylthio)-4(3*H*)-quinazolinone.

Нолатрексед

$C_{14}H_{12}N_4OS = 284.3.$

CAS — 147149-76-6 (nolatrexed); 152946-68-4 (nolatrexed dihydrochloride).

简介

诺拉曲塞，类似于雷替曲塞（第735页），选择性胸苷酸合成酶抑制药。已有作为抗代谢类抗肿瘤药治疗肝细胞癌和其他实体瘤的研究。单独用药的研究结果不理想。

1. Hughes AN, *et al.* Clinical pharmacokinetic and in vitro combination studies of nolatrexed dihydrochloride (AG337, Thymitaq) and paclitaxel. *Br J Cancer* 2000; **82:** 1519–27.
2. Estlin EJ, *et al.* A phase I study of nolatrexed dihydrochloride in children with advanced cancer. *Br J Cancer* 2001; **84:** 11–18.
3. Pivot X, *et al.* Result of two randomized trials comparing nolatrexed (Thymitaq) versus methotrexate in patients with recurrent head and neck cancer. *Ann Oncol* 2001; **12:** 1595–9.
4. Gish RG, *et al.* Phase III randomized controlled trial comparing the survival of patients with unresectable hepatocellular carcinoma treated with nolatrexed or doxorubicin. *J Clin Oncol* 2007; **25:** 3069–75.

Oblimersen Sodium (*USAN*, *rINNM*) 奥利默森钠

G-3139; Natrii Oblimersenum; Oblimersén sódico; Oblimersen Sodique. *P*-Thiothymidylyl-(3′→5′)-2′-deoxy-*P*-thiocytidylyl-(3′→5′)-*P*-thiothymidylyl-(3′→5′)-2′-deoxy-*P*-thiocytidylyl-(3′→5′)-2′-deoxy-*P*-thiocytidylyl-(3′→5′)-2′-deoxy-*P*-thiocytidylyl-(3′→5′)-2′-deoxy-*P*-thioadenylyl-(3′→5′)-2′-deoxy-*P*-thioguanylyl-(3′→5′)-2′-deoxy-*P*-thiocytidylyl-(3′→5′)-2′-deoxy-*P*-thioguanylyl-(3′→5′)-*P*-thiothymidylyl-(3′→5′)-2′-deoxy-*P*-thioguanylyl-(3′→5′)-2′-deoxy-*P*-thiocytidylyl-(3′→5′)-2′-deoxy-*P*-thioguanylyl-(3′→5′)-2′-deoxy-*P*-thiocytidylyl-(3′→5′)-2′-deoxy-*P*-thiocytidylyl-(3′→5′)-2′-deoxy-*P*-thioadenylyl-(3′→5′)-thymidine sodium.

Натрий Облимерсен

$C_{172}H_{204}N_{62}\text{-}Na_{17}O_{91}P_{17}S_{17} = 6058.3.$

CAS — 190977-41-4.

UNII — SH55B0RQ9K.

注：Genasense作为奥利默森钠的商标使用。

简介

奥利默森钠是反义寡核苷酸，阻断BCL-2的生成。BCL-2是线粒体蛋白，阻止细胞凋亡。奥利默森钠治疗多种恶性肿瘤，包括白血病和恶性黑色素瘤的研究正在进行。

1. Frankel SR. Oblimersen sodium (G3139 Bcl-2 antisense oligonucleotide) therapy in Waldenstrom's macroglobulinemia: a targeted approach to enhance apoptosis. *Semin Oncol* 2003; **30:** 300–304.
2. Büchele T. Proapoptotische Therapie mit Oblimersen (bcl-2-Antisense-Oligonukleotid)—Übersicht über präklinische und klinische Daten. *Onkologie* 2003; **26** (suppl 7): 60–9.
3. Herbst RS, Frankel SR. Oblimersen sodium (Genasense bcl-2 antisense oligonucleotide): a rational therapeutic to enhance apoptosis in therapy of lung cancer. *Clin Cancer Res* 2004; **10** (suppl): 4245s–4248s.
4. Chi KN. Targeting Bcl-2 with oblimersen for patients with hormone refractory prostate cancer. *World J Urol* 2005; **23:** 33–7.
5. O'Brien SM, *et al.* Phase I to II multicenter study of oblimersen sodium, a Bcl-2 antisense oligonucleotide, in patients with advanced chronic lymphocytic leukemia. *J Clin Oncol* 2005; **23:** 7697–7702.
6. Mita MM, *et al.* A phase I, pharmacokinetic and biologic correlative study of oblimersen sodium (Genasense, G3139) and irinotecan in patients with metastatic colorectal cancer. *Ann Oncol* 2006; **17:** 313–21.
7. Bedikian AY, *et al.* Bcl-2 antisense (oblimersen sodium) plus dacarbazine in patients with advanced melanoma: the Oblimersen Melanoma Study Group. *J Clin Oncol* 2006; **24:** 4738–45.
8. O'Brien S, *et al.* Randomized phase III trial of fludarabine plus cyclophosphamide with or without oblimersen sodium (Bcl-2 antisense) in patients with relapsed or refractory chronic lymphocytic leukemia. *J Clin Oncol* 2007; **25:** 1114–20. Correction. *ibid.* 2008; **26:** 820.
9. O'Brien S, *et al.* 5-year survival in patients with relapsed or refractory chronic lymphocytic leukemia in a randomized, phase III trial of fludarabine plus cyclophosphamide with or without oblimersen. *J Clin Oncol* 2009; **27:** 5208–12.

Ofatumumab (*USAN*, *rINN*) 奥法木单抗

2F2; GSK-1841157; HuMax-CD20; Ofatumumabum. Immunoglobulin G1, anti-(human CD20 (antigen))(human monoclonal HuMax-CD20 heavy chain), disulfide with human monoclonal HuMax-CD20 κ-chain, dimer.

Офатумумаб

CAS — 679818-59-8.

ATC — L01XC10.

ATC Vet — QL01XC10.

UNII — M95KG522R0.

不良反应、处置和注意事项

参见**利妥昔单抗**，见第736页。推荐在奥法木单抗每次给药30～120min前，静脉给予皮质激素，口服镇痛药，静脉或口服抗组胺药预防用药。如果前一次剂量没有出现严重输液反应，之后给药时可降低皮质激素的剂量。如果的确发生严重输液相关反应，应暂停治疗直至患者状态稳定。发生轻度或中度输液反应后，在下次输液时可将输液速度控制在发生反应时速度的一半，或者维持常用初始速度（12ml/h），如果发生反应时使用的是这个速度。严重反应时，以12ml/h重新开始治疗，而不管之前的输液速度是多少（美国对3级反应的推荐及英国推荐），或者停止治疗（美国对4级反应的推荐）。如果重新开始用药，可根据患者耐受，将输液速度增加至常用值（见下文**用途和用法**）。

奥法木单抗的其他不良反应包括粒细胞缺乏症、红细胞发育不全、凝血病和多汗。

药动学

奥法木单抗输注结束时或之后短时间内血浆浓度达峰。奥法木单抗通过蛋白水解酶和与B细胞结合清除。首次输注后使CD 20 B细胞快速和持续的耗竭，后续输注时与药物结合的CD20 B细胞较少。所以，重复给药时清除和半衰期下降，奥法木单抗的暴露增加，但个体差异大。据报道，首次输注时平均半衰期约为1.3天，第12次输注时为14天。

用途和用法

奥法木单抗是人源抗-CD20单克隆抗体，用于抗拒氟达拉滨和阿仑珠单抗的难治性慢性淋巴细胞白血病患者（见第621页）。奥法木单抗初始静脉输注剂量为首次300mg，1周后给予2g，每周1次，给药7次；间隔4周或5周后给予2g，每4周1次，给予4次。药物用1L 0.9%氯化钠稀释（首次输注浓度0.3mg/ml，后续输注2mg/ml），使用有0.2μm在线滤器的输液泵给药。推荐前2次输注时初始输液速度为12ml/h；只要没有出现输液反应，每隔30min可将速度增加1倍，直至到达200ml/h。后续给药时，初始速度可为25ml/h，每30min增加1倍，直至达到400ml/h。发生输液反应时应降低输液速度，推荐在给药前给予皮质激素、镇痛药和抗组胺药，见上文**不良反应**。

治疗非霍奇金淋巴瘤、类风湿关节炎和多发性硬化的研究正在进行中。

1. Coiffier B, *et al.* Safety and efficacy of ofatumumab, a fully human monoclonal anti-CD20 antibody, in patients with relapsed or refractory B-cell chronic lymphocytic leukemia: a phase 1-2 study. *Blood* 2008; **111:** 1094–1100.
2. Hagenbeek A, *et al.* First clinical use of ofatumumab, a novel fully human anti-CD20 monoclonal antibody in relapsed or refractory follicular lymphoma: results of a phase 1/2 trial. *Blood* 2008; **111:** 5486–95.
3. Robak T. Ofatumumab, a human monoclonal antibody for lymphoid malignancies and autoimmune disorders. *Curr Opin Mol Ther* 2008; **10:** 294–309.
4. Castillo J, *et al.* Ofatumumab, a second-generation anti-CD20 monoclonal antibody, for the treatment of lymphoproliferative and autoimmune disorders. *Expert Opin Invest Drugs* 2009; **18:** 491–500.

制剂

专利制剂

Fr.: Arzerra; **UK**: Arzerra; **USA**: Arzerra.

Olaparib (*rINN*) 奥拉帕里

AZD-2281; KU-0059436; Olaparibum. 4-[(3-{[4-(Cyclopropylcarbonyl)piperazin-1-yl]carbonyl}-4-fluorophenyl)methyl]phthalazin-1(2*H*)-one.

Олапариб

$C_{24}H_{23}FN_4O_3$ = 434.5.

CAS — 763113-22-0.

UNII — WOH1JD9AR8.

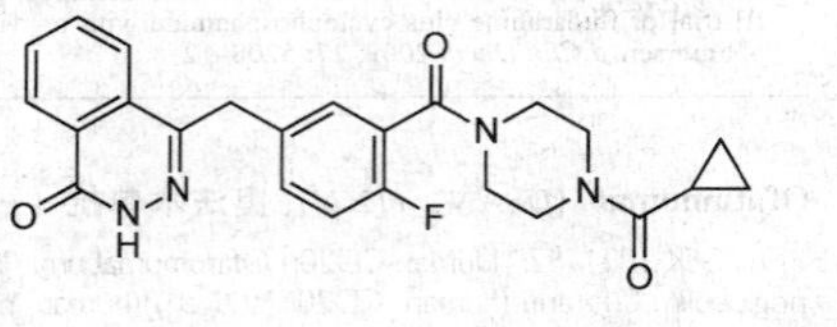

简介

奥拉帕里是聚腺苷二磷酸核糖聚合酶（PARP）抑制药，作为抗肿瘤药用于治疗乳腺癌和卵巢癌的研究正在进行中。

1. Fong PC, *et al.* Inhibition of poly(ADP-ribose) polymerase in tumors from BRCA mutation carriers. *N Engl J Med* 2009; **361:** 123–34.
2. Fong PC, *et al.* Poly(ADP)-ribose polymerase inhibition: frequent durable responses in BRCA carrier ovarian cancer correlating with platinum-free interval. *J Clin Oncol* 2010; **28:** 2512–19.

Omacetaxine Mepesuccinate (*rINN*) 奥马尖杉碱美丁二酸盐

CGX-635; HHT; Homoharringtonine; Mepesuccinato de omacetaxina; NSC-141633; Omacétaxine, Mépésuccinate d'; Omacetaxini mepesuccinas. 1-[(1*S*,3a*R*,14b*S*)-2-Methoxy-1,5,6,8,9,14b-hexahydro-4*H*-cyclopenta[*a*][1,3]dioxolo[4,5-*h*]pyrrolo-[2,1-*b*][3]benzazepin-1-yl] 4-methyl (2*R*)-2-hydroxy-2-(4-hydroxy-4-methylpentyl)butanedioate.

Омацетаксин Мепесукцинат

$C_{29}H_{39}NO_9$ = 545.6.

CAS — 26833-87-4.

ATC — L01XX40.

UNII — 6FG8041S5B.

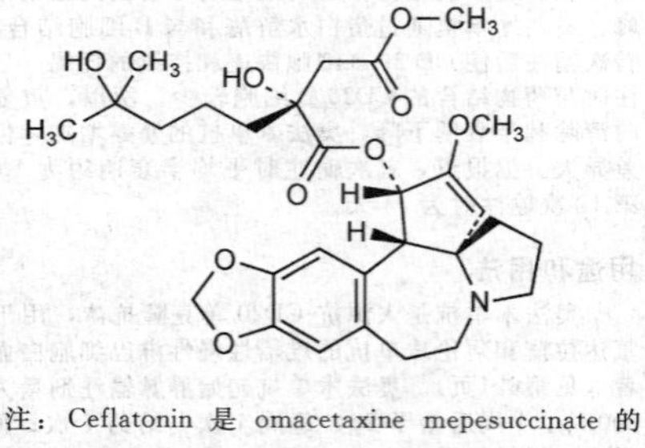

注：Ceflatonin 是 omacetaxine mepesuccinate 的商标。

Pharmacopoeias. In *Chin.*

简介

奥马尖杉碱美丁二酸盐是从 *Cephalotaxus harringtonia* 及相关物种中提取的生物碱高三尖杉酯碱的半合成物。通过抑制蛋白合成诱导凋亡。用于治疗慢性髓性白血病（见第622页）的研究正在进行中。它还被试用于治疗急性白血病和其他肿瘤。

相关化合物三尖杉酯碱、异三尖杉酯碱和去氧三尖杉酯碱也已研究。

奥马尖杉碱美丁二酸盐的不良反应可能包括严重低血压、心律失常、骨髓抑制、胃肠道功能紊乱、胸痛、头痛、疲劳、脱发和高血糖。

1. Kantarjian HM, *et al.* Homoharringtonine: history, current research, and future direction. *Cancer* 2001; **92:** 1591–1605.
2. O'Brien S, *et al.* Simultaneous homoharringtonine and interferon-alpha in the treatment of patients with chronic-phase chronic myelogenous leukemia. *Cancer* 2002; **94:** 2024–32.
3. Tang J, *et al.* A homoharringtonine-based regimen for childhood acute myelogenous leukemia. *Med Pediatr Oncol* 2003; **41:** 70–2.
4. O'Brien S, *et al.* Results of triple therapy with interferon-alpha, cytarabine, and homoharringtonine, and the impact of adding imatinib to the treatment sequence in patients with Philadelphia chromosome-positive chronic myelogenous leukemia in early chronic phase. *Cancer* 2003; **98:** 888–93.
5. Luo CY, *et al.* Homoharringtonine: a new treatment option for myeloid leukemia. *Hematology* 2004; **9:** 259–70.
6. Quintás-Cardama A, Cortes J. Homoharringtonine for the treatment of chronic myelogenous leukemia. *Expert Opin Pharmacother* 2008; **9:** 1029–37.
7. Quintás-Cardama A, Cortes J. Omacetaxine mepesuccinate - a semisynthetic formulation of the natural antitumoral alkaloid homoharringtonine, for chronic myelocytic leukemia and other myeloid malignancies. *IDrugs* 2008; **11:** 356–72.
8. Li Y-F, *et al.* The effect of homoharringtonine in patients with chronic myeloid leukemia who have failed or responded suboptimally to imatinib therapy. *Leuk Lymphoma* 2009; **50:** 1889–91.
9. Quintás-Cardama A, *et al.* Homoharringtonine, omacetaxine mepesuccinate, and chronic myeloid leukemia circa 2009. *Cancer* 2009; **115:** 5382–93.

Oregovomab (*USAN*, *rINN*) 奥格伐单抗

MAb-B43.13; Orégovomab; Oregovomabum. Immunoglobulin G1, anti-(human CA125 (carbohydrate antigen)) (mouse monoclonal B43.13 γ1-chain), disulfide with mouse monoclonal B43.13 κ-chain, dimer.

Ореговомаб

CAS — 213327-37-8.

简介

奥格伐单抗是连接在 CA125 上的鼠源性单克隆抗体，刺激肿瘤细胞的免疫反应，CA125 是主要在卵巢癌患者中过度表达的一个抗原。治疗卵巢癌的研究已经进行。

Oxaliplatin (*BAN*, *USAN*, *rINN*) 奥沙利铂

JM-83; NSC-266046; *l*-OHP; Oksaliplatiini; Oksaliplatin; Oksaliplatina; Oxalato-platinum; Oxaliplatina; Oxaliplatine; Oxaliplatino; Oxaliplatinum; RP-54780; SR-96669. [(1*R*,2*R*)-1,2-Cyclohexanediamine-*N*,*N'*][oxalato(2-)-*O*,*O'*]platinum.

Оксалиплатин

$C_8H_{14}N_2O_4Pt$ = 397.3.

CAS — 61825-94-3.

ATC — L01XA03.

ATC Vet — QL01XA03.

UNII — 04ZR38536J.

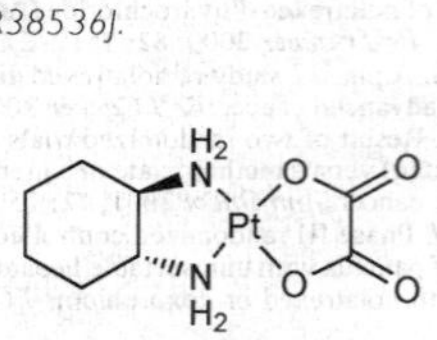

Pharmacopoeias. In *Eur.* (see p.vii). and *US.*

Ph. Eur. 6.8（Oxaliplatin） 白色或类白色结晶性粉末。微溶于水；几乎不溶于无水乙醇；极微溶于甲醇。

USP 33（Oxaliplatin） 白色至灰白色结晶粉末。微溶于水；几乎不溶于乙醇；极微溶于甲醇。贮藏于密闭容器中。避光。

配伍禁忌 注册药品信息指出奥沙利铂不能与含氯的溶液（包括氯化钠）或者碱性药物或溶液混合。特别需要指出的是，奥沙利铂不应与氟尿嘧啶或任何氨丁三醇盐混合。当奥沙利铂和亚叶酸（5%葡萄糖溶解）通过 Y 形输液器输注时，不能将它们混合在同一个输液袋，并且亚叶酸中不能含有赋形剂氨丁三醇。在给予任何其他药物前，应用 5%葡萄糖冲洗输液管。奥沙利铂接触铝时可能发生降解，不能使用可能含有铝的注射装置。

稳定性 英国注册药品信息指出奥沙利铂必须由 5%葡萄糖溶液稀释至不低于 200μg/ml。从微生物学的角度讲，输液制剂应该立即使用；输注液在 2～8℃贮存时间不能超过 24h，除非在可控且验证的无菌环境中配制。2～8℃保存 48h 以及 25℃保存 24h，可保持其化学和物理稳定性。美国注册药品信息指出，用 250～500ml 5%葡萄糖稀释后，奥沙利铂输注液在室温（20～25℃）贮存期限为 6h，在冰箱（2～8℃）中贮存期限最多为 24h，不需要避光。

一项研究[1]发现 5%葡萄糖配置奥沙利铂溶液 700μg/ml 置于聚烯烃输液袋中在 3～7℃和 20～24℃下，不考虑光线影响，可保持化学稳定性至少 30 天。另一项研究[2]发现 5%葡萄糖溶解的奥沙利铂溶液 250μg/ml 于聚烯烃袋中在 4℃和室温下（避光或者不避光）可稳定保持 90 天。另外，5%葡萄糖溶解奥沙利铂 200μg/ml 和 1.3mg/ml 于 PVC、聚乙烯和聚丙烯的输液袋中在 4℃和 20℃下，避光或不避光条件下，都能稳定保持至少 14 天[3]。

1. André P, *et al.* Stability of oxaliplatin in infusion bags containing 5% dextrose injection. *Am J Health-Syst Pharm* 2007; **64:** 1950–4.
2. Junker A, *et al.* Stability of oxaliplatin solution. *Ann Pharmacother* 2009; **43:** 390–1.
3. Eiden C, *et al.* Physicochemical stability of oxaliplatin in 5% dextrose injection stored in polyvinyl chloride, polyethylene, and polypropylene infusion bags. *Am J Health-Syst Pharm* 2009; **66:** 1929–33.

不良反应和注意事项

奥沙利铂不良反应和顺铂（第666页）相似，但是恶心和呕吐、肾毒性和骨髓抑制没那么明显。可能出现肝酶值的上升。神经毒性是剂量限制性毒性。85%～95%的患者出现周围神经病变，可能发展为疼痛、功能障碍和腱反射丧失。也有肺纤维化的报道，有可能是致命的。奥沙利铂外渗可能导致局部疼痛和炎症；有时发生严重并发症，包括坏死。

治疗期间定期进行神经系统检查，如果症状严重或拖延应减低剂量。在治疗期间定期检测血细胞计数，直至血细胞恢复才能重复疗程（见**骨髓抑制**，第609页）。对以前存在感觉神经病或骨髓抑制的患者不能使用奥沙利铂，严重肾损伤的患者也不能使用。在中度肾损伤患者中应小心监测肾功能和毒性。

在治疗期间以及男性停止治疗 6 个月，女性停止治疗 4 个月，推荐使用合适的避孕措施。

对血液的影响 有报道使用奥沙利铂后发生急性溶血，同时有[1～5]或没有[6]贫血。有人认为这个反应是免疫介导的。也有报道发生 Evan 综合征（免疫介导的血小板减少症和溶血性贫血症）[7]。

1. Desrame J, *et al.* Oxaliplatin-induced haemolytic anaemia. *Lancet* 1999; **354:** 1179–80.
2. Garufi C, *et al.* Immunohemolytic anemia following oxaliplatin administration. *Ann Oncol* 2000; **11:** 497.
3. Hofheinz R-D, *et al.* Two potential mechanisms of oxaliplatin-induced haemolytic anaemia in a single patient. *Cancer Chemother Pharmacol* 2004; **53:** 276–7.
4. Chen VMY, *et al.* An immediate hemolytic reaction induced by repeated administration of oxaliplatin. *Transfusion* 2004; **44:** 838–43.
5. Lai J-I, Wang W-S. Acute hemolysis after receiving oxaliplatin treatment: a case report and literature review. *Pharm World Sci* 2009; **31:** 538–41.
6. Koutras AK, *et al.* Oxaliplatin-induced acute-onset thrombocytopenia, hemorrhage and hemolysis: a case report and review of the literature. *Oncology* 2004; **67:** 179–82.
7. Earle CC, *et al.* Oxaliplatin-induced Evan's syndrome. *Br J Cancer* 2001; **84:** 441.

对肝脏的影响 有 1 例结直肠癌患者发生腹水、门静脉高血压和肝损害，认为和使用奥沙利铂有关；最初怀疑过转移性或复发肿瘤。

1. Tisman G, *et al.* Oxaliplatin toxicity masquerading as recurrent colon cancer. *J Clin Oncol* 2004; **22:** 3202–4.

对神经系统的影响 神经学毒性是奥沙利铂主要的剂量限制性毒性[1～4]，呈双相性：

- 四肢急性感觉异常或感觉迟钝，遇冷触发或加剧，85%～95%的患者在输注数小时内会出现，但是一般为轻度在几小时或几天中缓解。一些患者遭受了痛苦的咽喉症状，例如呼吸或吞咽困难。
- 随着累积剂量的增加，外周感觉症状在时间和强度上增加。有时症状伴随疼痛和痉挛，可能进展到功能障碍（精细的感觉运动协调丧失）。可能需要降低剂量，但是临床实践中功能障碍的发病通常发生在达到治疗的最大应答后。在大多数的病例中，累积神经毒性是可逆的，大约 80%的患者显示症状在 4～6 个月内减退。

奥沙利铂和氟尿嘧啶联用时，神经毒性的发生率可能增高。有一些证据表明奥沙利铂输注时间延长可以降低急性毒性，尤其是咽喉症状。正在研究使用抗癫痫药如卡马西平（见**神经性疼痛**，第456页）或加巴喷丁用于治疗奥沙利铂诱导的神经毒性，而谷胱甘肽已被试用于预防。静脉输注葡萄糖酸钙和氯化镁用于预防急性奥沙利铂神经病变取得良好初步结果；类似的，有报道静脉输注葡萄糖酸钙和硫酸镁显著改善奥沙利铂相关的神经病变[5～7]。但是，一项研究旨在评估使用钙盐和镁盐是否能降低奥沙利铂累积性神经毒性，在给予钙和镁的患者对化疗（包括奥沙利铂、亚叶酸、氟尿嘧啶和贝伐珠单抗）的应答显著降低后，研究终止。虽然这些结果需要被确认，但应该注意到，钙和镁有可能降低某些治疗结直肠癌药物的活性[8]。

1. Extra JM, *et al.* Pharmacokinetics and safety profile of oxaliplatin. *Semin Oncol* 1998; **25** (suppl 5): 13–22.
2. Culy CR, *et al.* Oxaliplatin: a review of its pharmacological properties and clinical efficacy in metastatic colorectal cancer and its potential in other malignancies. *Drugs* 2000; **60:** 895–924.
3. Cassidy J, Misset J-L. Oxaliplatin-related side effects: characteristics and management. *Semin Oncol* 2002; **29** (suppl 15): 11–20.
4. Argyriou AA, *et al.* A review on oxaliplatin-induced peripheral

nerve damage. *Cancer Treat Rev* 2008; **34:** 368–77.
5. Gamelin L, *et al.* Prevention of oxaliplatin-related neurotoxicity by calcium and magnesium infusions: a retrospective study of 161 patients receiving oxaliplatin combined with 5-fluorouracil and leucovorin for advanced colorectal cancer. *Clin Cancer Res* 2004; **10:** 4055–61.
6. Cersosimo RJ. Oxaliplatin-associated neuropathy: a review. *Ann Pharmacother* 2005; **39:** 128–35.
7. Gamelin L, *et al.* Neurotoxicité de l'oxaliplatine. *Bull Cancer* 2006; **93** (suppl 1): S17–S22.
8. Hochster HS, *et al.* Use of calcium and magnesium salts to reduce oxaliplatin-related neurotoxicity. *J Clin Oncol* 2007; **25:** 4028–9.

吉兰-巴雷综合征 1名结肠癌患者在使用奥沙利铂为基础的每周化疗后出现吉兰-巴雷综合征[1]，在静脉使用免疫球蛋白治疗后恢复。

1. Christodoulou C, *et al.* Guillain-Barré syndrome in a patient with metastatic colon cancer receiving oxaliplatin-based chemotherapy. *Anticancer Drugs* 2004; **15:** 997–9.

可逆性后部白质脑病综合征 1名给予奥沙利铂、贝伐珠单抗和卡培他滨的妇女被诊断患上后部白质脑病综合征（RPLS）。妇女对之后贝伐珠单抗和伊立替康的治疗可耐受，没有并发症。作者认为是奥沙利铂引起了RPLS[1]。

1. Pinedo DM, *et al.* Reversible posterior leukoencephalopathy syndrome associated with oxaliplatin. *J Clin Oncol* 2007; **25:** 5320–1.

外渗 尽管奥沙利铂原来被认为是非发疱剂，但有报道外渗导致炎症、硬化或在一些病例中有严重的坏死[1~4]。虽然一些人认为奥沙利铂的外渗比经典发疱剂的损伤要轻[1,2]，但也有一些人认为它是发疱剂[4]。

外渗的处理见**抗肿瘤药**的**不良反应的处置**项下（第610页）。

1. Baur M, *et al.* Extravasation of oxaliplatin (Eloxatin®)–clinical course. *Onkologie* 2000; **23:** 468–71.
2. Foo KF, *et al.* A case report of oxaliplatin extravasation. *Ann Oncol* 2003; **14:** 961–2.
3. Kennedy JG, *et al.* Vesicant characteristics of oxapliplatin [sic] following antecubital extravasation. *Clin Oncol (R Coll Radiol)* 2003; **15:** 237–9.
4. Kretzschmar A, *et al.* Extravasations of oxaliplatin. *J Clin Oncol* 2003; **21:** 4068–9.

超敏反应 在奥沙利铂使用中有超敏反应，包括过敏[1~13]，通常发生在治疗几个周期后。症状包括低血压、心动过速、呼吸困难、灼热感、瘙痒症、红斑、出汗和头晕[1,2,7,8]。有关于皮疹[5,6,12]以及发热和寒战[9,10]的报道。虽然奥沙利铂超敏反应的机制尚不清楚，但有人提示这种超敏反应的特征是发生在输注过程中或输注后不久，可能归于Ⅰ型IgE-介导的反应[7,10]。特异质反应或输液反应，发生在输注后数小时[6,10]，被认为是细胞因子释放导致[7,10]。停止奥沙利铂的输注，并给予适当治疗后病情缓解。

进一步奥沙利铂治疗前使用皮质激素和（或）抗组胺药预防显示出不同的效果[4~7,9,10]。有报道使用稀释溶液和延长输注时间的成功进行了脱敏治疗[10,11,13]。在对奥沙利铂有超敏反应的患者已成功应用了顺铂，见第666页。

真皮内皮肤试验可以用于鉴别怀疑对奥沙利铂超敏的患者；然而在一些皮试试验阴性的患者中，再次给药发生超敏反应[6,8]。

1. Tournigand C, *et al.* Severe anaphylactic reactions to oxaliplatin. *Eur J Cancer* 1998; **34:** 1297–8.
2. Médioni J, *et al.* Anaphylaxis after oxaliplatin. *Ann Oncol* 1999; **10:** 610.
3. Larzillière I, *et al.* Anaphylactic reaction to oxaliplatin: a case report. *Am J Gastroenterol* 1999; **94:** 3387–8.
4. Stahl M, *et al.* Reaction after oxaliplatin—prevention with corticosteroids? *Ann Oncol* 2001; **12:** 874.
5. Alliot C, *et al.* Severe anaphylactic reaction to oxaliplatin. *Clin Oncol (R Coll Radiol)* 2001; **13:** 236.
6. Thomas RR, *et al.* Hypersensitivity and idiosyncratic reactions to oxaliplatin. *Cancer* 2003; **97:** 2301–7.
7. Brandi G, *et al.* Hypersensitivity reactions related to oxaliplatin (OHP). *Br J Cancer* 2003; **89:** 477–81.
8. Garufi C, *et al.* Skin testing and hypersensitivity reactions to oxaliplatin. *Ann Oncol* 2003; **14:** 497–8.
9. Lenz G, *et al.* Adverse reactions to oxaliplatin: a retrospective study of 25 patients treated in one institution. *Anticancer Drugs* 2003; **14:** 731–3.
10. Lim K-H, *et al.* Hypersensitivity reactions to oxaliplatin: a case report and the success of a continuous infusional desensitization schedule. *Anticancer Drugs* 2004; **15:** 605–7.
11. Gammon D, *et al.* Hypersensitivity reactions to oxaliplatin and the application of a desensitization protocol. *Oncologist* 2004; **9:** 546–9.
12. Ng CVT. Hypersensitivity reactions to oxaliplatin in two Asian patients. *Ann Pharmacother* 2005; **39:** 1114–18.
13. Mis L, *et al.* Successful desensitization to oxaliplatin. *Ann Pharmacother* 2005; **39:** 966–9.

药物相互作用

有关奥沙利铂对氟尿嘧啶影响的参考文献见**抗肿瘤药**（第611页）。

药动学

静脉输注后奥沙利铂广泛分布于全身。与红细胞不可逆结合而延长药物半衰期。平均终末半衰期表述差异大，有273h和391h。

奥沙利铂广泛代谢成活性和无活性的化合物，大部分从尿中排泄。

1. Lévi F, *et al.* Oxaliplatin: pharmacokinetics and chronopharmacological aspects. *Clin Pharmacokinet* 2000; **38:** 1–21.
2. Graham MA, *et al.* Clinical pharmacokinetics of oxaliplatin: a critical review. *Clin Cancer Res* 2000; **6:** 1205–18.
3. Jerremalm E, *et al.* New insights into the biotransformation and pharmacokinetics of oxaliplatin. *J Pharm Sci* 2009; **98:** 3879–85.

用途和用法

奥沙利铂是类似于顺铂的含铂化合物（第666页）。它联合氟尿嘧啶和亚叶酸用于转移性结直肠癌的治疗和结肠癌Ⅲ期（Dukes C）（第632页）的辅助治疗。推荐剂量 $85mg/m^2$，溶于250～500ml 5%葡萄糖溶液中，静脉输注2～6h。如果毒性允许，间隔2周重复给药，依据耐受性减量。辅助治疗中奥沙利铂使用12周期。持续的神经毒性或从严重不良反应中恢复后，注册药品信息推荐转移性结直肠癌奥沙利铂初始剂量减至 $65mg/m^2$，辅助治疗减量至 $75mg/m^2$。奥沙利铂总在氟尿嘧啶之前使用。

奥沙利铂用于治疗卵巢癌和肺癌的研究正在进行。正在研究奥沙利铂的脂质体制剂。

1. Culy CR, *et al.* Oxaliplatin: a review of its pharmacological properties and clinical efficacy in metastatic colorectal cancer and its potential in other malignancies. *Drugs* 2000; **60:** 895–924.
2. Simpson D, *et al.* Oxaliplatin: a review of its use in combination therapy for advanced metastatic colorectal cancer. *Drugs* 2003; **63:** 2127–56.
3. Keam SJ, *et al.* Oxaliplatin: in operable colorectal cancer. *Drugs* 2005; **65:** 89–96.
4. Fu S, *et al.* Clinical application of oxaliplatin in epithelial ovarian cancer. *Int J Gynecol Cancer* 2006; **16:** 1717–32.
5. Kim GP, Erlichman C. Oxaliplatin in the treatment of colorectal cancer. *Expert Opin Drug Metab Toxicol* 2007; **3:** 281–94.
6. Stordal B, *et al.* Oxaliplatin for the treatment of cisplatin-resistant cancer: a systematic review. *Cancer Treat Rev* 2007; **33:** 347–57.
7. Cortinovis D, *et al.* Oxaliplatin doublets in non-small cell lung cancer: a literature review. *Lung Cancer* 2008; **60:** 325–31.
8. Capdevila J, *et al.* Oxaliplatin-based chemotherapy in the management of colorectal cancer. *Expert Rev Anticancer Ther* 2008; **8:** 1223–36.
9. Raez LE, *et al.* Oxaliplatin in first-line therapy for advanced non-small-cell lung cancer. *Clin Lung Cancer* 2010; **11:** 18–24.

老年人用法 一项综述[1]得出结论，与肾损伤时需要考虑调整剂量不同，没有数据支持只根据年龄就需降低奥沙利铂的剂量（见下文**在肾损伤中的用法**）。

1. Lichtman SM, *et al.* International Society of Geriatric Oncology Chemotherapy Taskforce: evaluation of chemotherapy in older patients—an analysis of the medical literature. *J Clin Oncol* 2007; **25:** 1832–43.

在肾损伤中的用法 铂清除的主要路径是肾，肾损伤的患者清除率下降。然而一个研究认为肾损伤患者中铂暴露的增加并不导致奥沙利铂毒性的增加。轻至中度的肾损伤（定义肌酐清除率20ml/min或更多）不需要减低剂量[1]。英国注册药品信息一致认为轻至中度的肾损伤不需调整剂量，但是重度肾损伤（定义肌酐清除率小于30ml/min）由于缺乏数据，禁用奥沙利铂。

1. Takimoto CH, *et al.* Dose-escalating and pharmacological study of oxaliplatin in adult cancer patients with impaired renal function: a National Cancer Institute organ dysfunction working group study. *J Clin Oncol* 2003; **21:** 2664–72.

制剂

USP 33: Oxaliplatin for Injection; Oxaliplatin Injection.

专利制剂

Arg.: Crisapla; Dabenzol; Dacplat; Goxyral†; Kebir; Metaplatin; Mitog; O-Plat; Oxaltie; Platinostyl; Plusplatin; Uxalun; Xaliplat; ***Austral.:*** Eloxatin; Oxalatin; ***Austria:*** Eloxatin; ***Belg.:*** Eloxatin; ***Braz.:*** Eloxatin; Evoxalil†; Ezulen; O-Plat; Uxalun; ***Canad.:*** Eloxatin; ***Chile:*** Eloxatin; O-Plat; ***Cz.:*** Ebeoxal; Eloxatin; Livellin; Oxiplat†; Platox; Rezidol; ***Denm.:*** Eloxatin; ***Fin.:*** Eloxatin; ***Fr.:*** Eloxatine; ***Ger.:*** Croloxat; Eloxatin; Medoxa; Riboxatin; ***Gr.:*** Eloxatin; Oxaltina; Plaxitin; ***Hong Kong:*** Eloxatin; ***Hung.:*** Eloxatin; Livellin; Sinoxal; ***India:*** Dacotin; ***Indon.:*** Eloxatin; Rexta; ***Irl.:*** Eloxatin; Oxamed; ***Israel:*** Eloxatin; ***Ital.:*** Eloxatin; ***Malaysia:*** Eloxatin; ***Mex.:*** Eloxatin; Olipcis; Oxitan; Riptam; ***Neth.:*** Eloxatin; Foxantal; Oxalisin; ***Norw.:*** Eloxatin; ***NZ:*** Eloxatin; ***Philipp.:*** Eloxatin; Henplatin; Oxitel; ***Pol.:*** Eloxatin; ***Port.:*** Eloxatin; Oxalix; ***Rus.:*** Eloxatine (Элоксатин); Exorum (Экзорум); Plaksat (Плаксат); Platicad (Платикад); ***S.Afr.:*** Eloxatin; Oxaliwin; ***Singapore:*** Eloxatin; ***Spain:*** Eloxatin; Oxitropic; ***Swed.:*** Eloxatin; ***Switz.:*** Eloxatine; ***Thai.:*** Eloxatin; Entia; Oxalip; Oxitan; Oxol; ***Turk.:*** Eloxatin; Oxebewe; Ploxal; ***UK:*** Eloxatin; ***Ukr.:*** Eloxatine (Элоксатин); ***USA:*** Eloxatin; ***Venez.:*** Eloxatin.

Paclitaxel (*BAN*, *USAN*, *rINN*) 紫杉醇

BMS-181339-01; NSC-125973; Paclitaxelum; Paklitakseeli; Paklitaksel; Paklitaxel; Taxol; Taxol A. (2*S*,5*R*,7*S*,10*R*,13*S*)-10,20-Bis(acetoxy)-2-benzoyloxy-1,7-dihydroxy-9-oxo-5,20-epoxytax-11-en-13-yl (3*S*)-3-benzoylamino-3-phenyl-D-lactate.

Паклитаксел

$C_{47}H_{51}NO_{14}$ = 853.9.

CAS — 33069-62-4.

ATC — L01CD01.

ATC Vet — QL01CD01.

UNII — P88XT4IS4D.

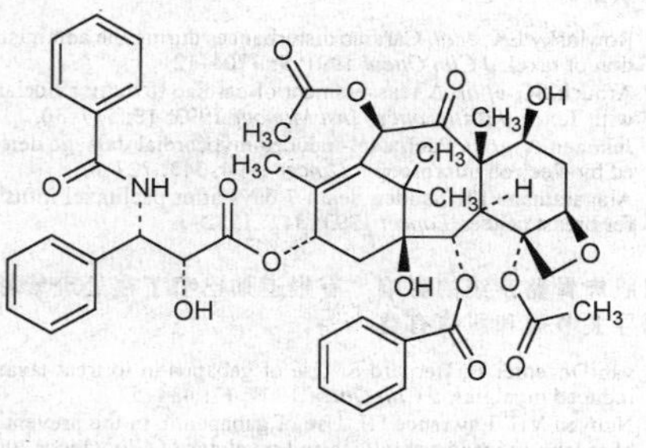

注：Paclitaxel以前可用作taxol，但是现在限制使用这个名字，因为Taxol是一个商标。

Pharmacopoeias. In *Eur.* (see p.vii) and *US.*

Ph. Eur. 6.8（Paclitaxel） 由天然物中分离，也可由发酵或经半合成生产。白色或类白色，结晶粉末。几乎不溶于水；易溶于二氯甲烷；溶于甲醇。贮藏于密闭容器中。避光。

USP 33（Paclitaxel） 白色至类白色粉末。不溶于水，溶于乙醇。20～25℃贮藏于密闭容器中。避光。

配伍禁忌 有人发现传统紫杉醇注射剂的溶酶，包含乙醇和蓖麻油，可以使一些塑料的输液装置中的增塑剂二乙基己基邻苯二甲酸酯浸出[1,2]。因此，注册药品信息推荐使用非PVC容器和输液器。

紫杉醇可以和多柔比星配伍至少24h，但是3～5天时出现紫杉醇微晶体的沉淀[3]。紫杉醇和顺铂的配伍禁忌的叙述见第666页。

1. Trissel LA, *et al.* Compatibility of paclitaxel injection vehicle with intravenous administration and extension sets. *Am J Hosp Pharm* 1994; **51:** 2804–10.
2. Mazzo DJ, *et al.* Compatibility of docetaxel and paclitaxel in intravenous solutions with polyvinyl chloride infusion materials. *Am J Health-Syst Pharm* 1997; **54:** 566–9.
3. Trissel LA, *et al.* Compatibility and stability of paclitaxel combined with doxorubicin hydrochloride in infusion solutions. *Ann Pharmacother* 1998; **32:** 1013–6.

不良反应、处置和注意事项

参见**抗肿瘤药**总论（第605页、第609页和第611页）。

紫杉醇产生严重的剂量限制性骨髓抑制，一次剂量给药后白细胞计数最低值通常出现在大约11天之后，15～21天恢复。输注3h比输注24h骨髓抑制发生率和严重性低。

周围神经病变也可能是严重的，有时也是剂量限制性的。可能发生超敏反应，包括潮红、皮疹、呼吸困难、低血压、胸痛和血管性水肿，所有患者应采取皮质激素、抗组胺药和组胺 H_2 受体拮抗药的预先给药。其他不良反应包括脱发、关节痛和肌痛、胃肠道功能紊乱、黏膜炎、心动过缓和ECG改变、甲营养不良和肝酶升高。常见感染，注射部位反应也常见，外渗可以导致组织损伤。

少见的不良反应包括高血压、严重的血栓性事件、心肌梗死、心力衰竭、严重的心脏传导异常、癫痫发作、神经性脑病、麻痹性肠梗阻、视神经紊乱、严重的皮肤反应、肝坏死和肝性脑病。少见间质性肺炎和其他肺部疾病的报道。

紫杉醇不推荐用于严重的肝损伤患者。药物制剂处方中有蓖麻油，对此过敏的患者应避免使用。制剂处方中还含有乙醇，应考虑对中枢神经系统的影响。定期监测血细胞计数。以往有明显心脏传导异常的患者在接受紫杉醇治疗时应进行连续的心脏监测。

酒精中毒 在高剂量紫杉醇输注中有导致急性酒精中毒的报道[1]，据计算使用的剂量（$348mg/m^2$）能提供50ml乙醇，或相当于3杯（半瓶酒）。

1. Wilson DB, *et al.* Paclitaxel formulation as a cause of ethanol intoxication. *Ann Pharmacother* 1997; **31:** 873–5.

对眼的影响 紫杉醇治疗会发生视神经炎。有报道1名患者出现青光眼，可能与使用多西他赛和紫杉醇有关，

这名患者还接受了皮质激素治疗[1]。

1. Fabre-Guillevin E, *et al.* Taxane-induced glaucoma. *Lancet* 1999; **354:** 1181–2.

对心脏的影响 紫杉醇的输注可能导致窦性心动过缓、房性心律失常、室性心动过速、心脏传导阻滞、心肌梗死以及猝死[1,2]。有心衰症状的报道[3]。另一个报道中紫杉醇治疗 7 天后患者发生猝死，因此提出了这样一个问题，即紫杉醇是否有延迟作用[4]。在 1 名紫杉醇导致的心脏症状的患者中有一些心肌细胞损伤的证据[3]。注册药品信息注意到使用紫杉醇治疗的非小细胞肺癌患者比乳腺癌或卵巢癌患者发生严重心血管事件更频繁。

1. Rowinsky EK, *et al.* Cardiac disturbances during the administration of taxol. *J Clin Oncol* 1991; **9:** 1704–12.
2. Arbuck SG, *et al.* A reassessment of cardiac toxicity associated with Taxol. *J Natl Cancer Inst Monogr* 1993; **15:** 117–30.
3. Jekunen A, *et al.* Paclitaxel-induced myocardial damage detected by electron microscopy. *Lancet* 1994; **343:** 727–8.
4. Alagaratnam TT. Sudden death 7 days after paclitaxel infusion for breast cancer. *Lancet* 1993; **342:** 1232–3.

对肌肉骨骼系统的影响 有报道加巴喷丁在处理紫杉烷诱导关节痛和肌痛有益[1,2]。

1. van Deventer H, Bernard S. Use of gabapentin to treat taxane-induced myalgias. *J Clin Oncol* 1999; **17:** 434–5.
2. Nguyen VH, Lawrence HJ. Use of gabapentin in the prevention of taxane-induced arthralgias and myalgias. *J Clin Oncol* 2004; **22:** 1767–9.

对神经系统的影响 神经毒性，通常表现为累积性感觉周围神经病，是应用紫杉醇时最重要的非血液学毒性，特别是采用每周密集给药方案[1]，这种毒性常是剂量限制性的（见下文**用法**）。老年患者、糖尿病患者和同时存在酗酒的患者风险似乎更大。运动神经病比感觉神经病症状少见得多，后者可能包括麻木、感觉异常、手、脚对称部位的灼烧感，常首先出现在下肢。有报道直立性低血压、心律失常和肠梗阻可能是发生自主神经病的征兆。虽然轻度感觉神经病一般在数月内可逆，但严重的病例可能会持续很长时间。目前缺乏治疗方法，密切监测患者，避免严重症状的发生是很重要的。

在输注紫杉醇后 5h 至 16 日期间出现的急性脑病少有报道[2]。症状包括定向力障碍、情绪障碍、语言障碍、谵妄、幻觉和昏迷。

1. Mielke S, *et al.* Peripheral neuropathy: a persisting challenge in paclitaxel-based regimes. *Eur J Cancer* 2006; **42:** 24–30.
2. Lachkar S, *et al.* Encéphalopathie aiguë après injection de paclitaxel. *Rev Mal Respir* 2006; **23:** 73–7.

对呼吸系统的影响 虽然事先给予皮质激素和抗组胺药，在接受紫杉醇治疗的患者中有很少量急性两侧间质性肺炎的报告[1]。使用注射用皮质激素缓解症状。

1. Khan A, *et al.* Paclitaxel-induced acute bilateral pneumonitis. *Ann Pharmacother* 1997; **31:** 1471–4.

对皮肤、头发和指甲的影响 指甲改变，以甲床色素沉着或褪色为明显症状。甲松离（指甲从甲床上分离）也有报道[1]。在多西他赛使用后也有发生褪色和甲松离的报告，指甲下角化过度和出血也有报道[2~4]。

有报道使用紫杉烷后出现局限性水肿，演变皮肤硬化症和 mimicking 系统性硬化症。多数患者硬化主要发生于四肢，特别是下肢。可发生关节挛缩。紫杉烷总累积剂量可能与发病有关[5]。

有报道乳腺癌患者使用多西他赛或紫杉醇后出现严重且不可逆的脱发[6]。

1. Flory SM, *et al.* Onycholysis associated with weekly administration of paclitaxel. *Ann Pharmacother* 1999; **33:** 584–5.
2. Wasner G, *et al.* Clinical picture: nail changes secondary to docetaxel. *Lancet* 2001; **357:** 910.
3. Pavithran K, Doval DC. Nail changes due to docetaxel. *Br J Dermatol* 2002; **146:** 709–10.
4. Leonard GD, Zujewski JA. Docetaxel-related skin, nail, and vascular toxicity. *Ann Pharmacother* 2003; **37:** 148.
5. Itoh M, *et al.* Taxane-induced scleroderma. *Br J Dermatol* 2007; **156:** 363–7.
6. Prevezas C, *et al.* Irreversible and severe alopecia following docetaxel or paclitaxel cytotoxic therapy for breast cancer. *Br J Dermatol* 2009; **160:** 883–5.

超敏反应 尽管预先使用皮质激素、抗组胺药和 H_2 受体拮抗药，在使用紫杉醇的患者中仍经常发生超敏反应，高达 40%左右的患者可能发生轻度反应，大约 2%患者有严重反应。有死亡事件的报道。紫杉醇迟发型超敏反应少见，没有外渗迹象时也有坏死性溃疡的报道[1]。有人认为这些是由于紫杉醇使用了蓖麻油作稀释剂，建议使用多西他赛作为另一个选择[2]。然而多西他赛也有超敏反应的发生，紫杉烷有交叉过敏的报道[3,4]。虽然两药的生产厂商认为严重反应后禁止进一步使用两药，但仍有描述连续性治疗和脱敏的策略[5,6]。

紫杉醇洗脱支架导致的超敏反应也有报道[7]。但是，发生率较低，有人认为支架的聚合物涂层可能是导致超敏反应的原因[8]。

1. Beri R, *et al.* Severe dermatologic reactions at multiple sites after paclitaxel administration. *Ann Pharmacother* 2004; **38:** 238–41.
2. Bernstein BJ. Docetaxel as an alternative to paclitaxel after acute hypersensitivity reactions. *Ann Pharmacother* 2000; **34:** 1332–5.
3. Denman JP, *et al.* Hypersensitivity reaction (HSR) to docetaxel after a previous HSR to paclitaxel. *J Clin Oncol* 2002; **20:** 2760–1.
4. Karacan Ö, *et al.* Acute interstitial pneumopathy associated with docetaxel hypersensitivity. *Onkologie* 2004; **27:** 563–5.
5. Markman M, *et al.* Paclitaxel-associated hypersensitivity reactions: experience of the gynecologic oncology program of the Cleveland Clinic Cancer Center. *J Clin Oncol* 2000; **18:** 102–5.
6. Feldweg AM, *et al.* Rapid desensitization for hypersensitivity reactions to paclitaxel and docetaxel: a new standard protocol used in 77 successful treatments. *Gynecol Oncol* 2005; **96:** 824–9.
7. Nebeker JR, *et al.* Hypersensitivity cases associated with drug-eluting coronary stents: a review of available cases from the Research on Adverse Drug Events and Reports (RADAR) project. *J Am Coll Cardiol* 2006; **47:** 175–81.
8. Azarbal B, Currier JW. Allergic reactions after the implantation of drug-eluting stents: is it the pill or the polymer? *J Am Coll Cardiol* 2006; **47:** 182–3.

妊娠 在动物实验中紫杉醇显示出对胎儿毒性，但是尽管在妊娠期间一般应避免使用致畸性药物，对母亲不充分治疗的风险可能要超过对胎儿存在的任何致畸的风险。紫杉醇被用于治疗 1 例卵巢癌患者，她已有 27 周的妊娠。患者接受细胞减数外科手术（cytoreductive surgery）后，接着进行了含有紫杉醇和顺铂、每 3 周 1 次、共 3 个周期的辅助化疗。第 37 周一个健康的婴儿通过剖腹产降生，并一直到 30 个月显示出正常的生长和发育[1]。

无羊水与曲妥珠单抗和紫杉醇使用有关，见**曲妥珠单抗**下的**妊娠**，第754页。

1. Sood AK, *et al.* Paclitaxel and platinum chemotherapy for ovarian carcinoma during pregnancy. *Gynecol Oncol* 2001; **83:** 599–600.

药物相互作用

抗肿瘤药药物相互作用的总论见第611页。先使用顺铂降低紫杉醇的清除率，导致毒性增加，当两种药物联合使用时，应先使用紫杉醇。

紫杉醇由细胞色素 P450 同工酶 CYP2C8 和 CYP3A4 代谢。紫杉醇与 CYP2C8 的其他底物之间没有预期的有临床意义的相互作用。与酮康唑（CYP3A4 的强抑制药）合用不影响紫杉醇的消除，与 CYP3A4 其他的抑制药或诱导药合用的数据有限，与这些药物合用时需谨慎。

抗肿瘤药 紫杉醇联合使用多柔比星时心脏毒性加强的参考文献见第681页。紫杉醇和吉西他滨联合使用时药动学改变见第696页。

有报道先使用氟尿嘧啶抑制紫杉醇细胞毒作用，可能通过阻止细胞进入细胞周期 G_2-M 期[1]。在两药同时给予时也发生这种反应，提示联合治疗可能是不合适的。

伐司朴达抑制 P-糖蛋白，一项药动学研究[2]发现它降低紫杉醇的清除率，延长终末半衰期，增加紫杉醇的暴露和骨髓抑制作用。作者建议紫杉醇的剂量需要降低大约 60%。

1. Johnson KR, *et al.* 5-Fluorouracil interferes with paclitaxel cytotoxicity against human solid tumor cells. *Clin Cancer Res* 1997; **3:** 1739–45.
2. Advani R, *et al.* A phase I trial of doxorubicin, paclitaxel, and valspodar (PSC 833), a modulator of multidrug resistance. *Clin Cancer Res* 2001; **7:** 1221–9.

抗病毒药 HIV-蛋白酶抑制药 在 1 名患者在接受紫杉醇治疗卡波西肉瘤的疗程中使用多种抗逆转录病毒药，紫杉醇药代参数和以往对照（historical controls）相比没有明显的不同[1]。第 1 个疗程联合紫杉醇和拉米夫定、司他夫定和 HIV-蛋白酶抑制药利托那韦和沙奎那韦。在后来的疗程中，紫杉醇联合使用奈韦拉平，最后的疗程包括紫杉醇和利托那韦和茚地那韦。然而紫杉醇注册药品信息指出，研究提示在那非那韦和利托那韦存在时紫杉醇的全身清除率显著降低，但茚地那韦不影响紫杉醇的全身清除率，在接受 HIV-蛋白酶抑制药治疗的患者使用紫杉醇应谨慎。HIV-蛋白酶抑制药通过细胞色素 P450 同工酶 CYP3A4 代谢，但也有抑制 CYP3A 活性的报道。这可能导致同时使用紫杉烷类时不良反应增加，有报道紫杉醇联合地拉夫定和沙奎那韦可导致严重黏膜炎、严重肌痛、脱发和白细胞减少[2]。

1. Nannan Panday VR, *et al.* Paclitaxel in the treatment of human immunodeficiency virus 1-associated Kaposi's sarcoma—drug-drug interactions with protease inhibitors and a nonnucleoside reverse transcriptase inhibitor: a case report study. *Cancer Chemother Pharmacol* 1999; **43:** 516–19.
2. Schwartz JD, *et al.* Potential interaction of antiretroviral therapy with paclitaxel in patients with AIDS-related Kaposi's sarcoma. *AIDS* 1999; **13:** 283–4.

免疫抑制药 环孢素增加紫杉醇的口服吸收，可能通过抑制胃肠道多药转运蛋白 P-糖蛋白[1]。

伐司朴达（环孢素类似物）对紫杉醇的影响见上文**抗肿瘤药**。

1. Meerum Terwogt JM, *et al.* Co-administration of cyclosporin enables oral therapy with paclitaxel. *Lancet* 1998; **352:** 285. Correction. *ibid.*; 824.

药动学

静脉使用紫杉醇显示出血药浓度双相下降，平均终末半衰期为 3～50h。药动学呈非线性。据报道稳态分布容积为 200～700L/m²，提示有广泛的血管外分布，或组织结合或两者都有。体外紫杉醇有 89%或更多与血浆蛋白结合。紫杉醇的清除机制未被完全阐明，报道只有 1%～12%的剂量以原形从尿中排出，显示出广泛的非肾清除。紫杉醇在肝中代谢，主要的代谢途径似乎是由细胞色素 P450 同工酶 CYP2C8 介导，尽管 CYP3A4 可能起了次要作用。代谢物经胆汁由粪便排出，初级代谢产物是 6α-羟基紫杉醇。

1. Sonnichsen DS, Relling MV. Clinical pharmacokinetics of paclitaxel. *Clin Pharmacokinet* 1994; **27:** 256–69.
2. Walle T, *et al.* Taxol metabolism and disposition in cancer patients. *Drug Metab Dispos* 1995; **23:** 506–12.
3. Sonnichsen DS, *et al.* Variability in human cytochrome P450 paclitaxel metabolism. *J Pharmacol Exp Ther* 1995; **275:** 566–75.
4. Henningsson A, *et al.* Mechanism-based pharmacokinetic model for paclitaxel. *J Clin Oncol* 2001; **19:** 4065–73.

用途和用法

紫杉醇是一种紫杉烷最初从太平洋紫杉短叶紫杉属（红豆杉科）*Taxus brevifolia* 树皮中提取，现在从欧洲紫杉 *Taxus baccata* 的针叶中提取的紫杉烷前体通过半合成得到。紫杉醇的抗肿瘤作用是通过诱导微管生成和稳定微管，继而使细胞周期 G_2 和 M 期正常的细胞分裂中断。

紫杉醇联合顺铂或卡铂用于晚期卵巢癌（第637页）的初次治疗及标准含铂方案治疗失败后的二线治疗。对于淋巴结阳性乳腺癌（第638页），紫杉醇用于含蒽环类化疗后的辅助治疗。在局部晚期或转移乳腺癌中，紫杉醇和蒽环类用于一线治疗，或单药用于二线治疗，通常在蒽环类为主的治疗失败后使用。在 HER2（人表皮生长因子受体 2）过表达的转移性患者中，紫杉醇可以和曲妥珠单抗联合用于初始治疗。紫杉醇联合顺铂或卡铂用于不适合根治性手术和（或）放疗的非小细胞肺癌患者（第635页）的初次治疗。可用于 AIDS-相关的卡波西肉瘤（第642页）的二线治疗，被试用于其他肿瘤的治疗包括头颈肿瘤和复发生殖细胞肿瘤。

紫杉醇的常规制剂中通常含有蓖麻油和乙醇，常静脉给药。通常用 0.9%氯化钠或 5%葡萄糖稀释至终浓度 0.3～1.2mg/ml，使用非 PVC 容器并通过在线滤器给药（孔径不大于 0.22μm）。虽然有越来越多的证据表明，较小的 1 周给药间隔可能有优势，但在注册的方案中，一般每 3 周给药 1 次（见下文**用法**）。

推荐**卵巢癌**的初始治疗推荐剂量 135mg/m² 输注 24h，接着使用顺铂，间隔 3 周重复 1 次。另一种选择 175mg/m² 输注 3h，接着使用顺铂，每 3 周 1 次。卵巢癌的二线治疗，建议单药剂量 135mg/m² 或 175mg/m²，输注 3h，每 3 周 1 次。

紫杉醇也可腹膜内给药，用于治疗卵巢癌。

治疗**乳腺癌**，推荐紫杉醇 175mg/m² 静脉输注 3h，每 3 周 1 次，用于辅助治疗（4 个疗程）、二线单药化疗以及联合曲妥珠单抗的一线治疗；在使用曲妥珠单抗首剂的第二天给予紫杉醇，或如果耐受性好，后续治疗中在给予曲妥珠单抗后立刻给予紫杉醇。一线治疗联合使用多柔比星时，紫杉醇 220mg/m² 输注 3h，每 3 周 1 次，多柔比星使用 24h 后给予。

目前已有注射用的白蛋白结合型紫杉醇纳米悬浮制剂（*Abraxan*；*Abraxis*，*UK and USA*；*ABI007*），已经注册用于治疗耐药或复发的乳腺癌。剂量为 260mg/m²，静脉输注 30min，每 3 周 1 次。

在**非小细胞肺癌**中，紫杉醇常规制剂推荐剂量 135mg/m² 输注 24h，或 175mg/m² 输注 3h，随后使用顺铂，间隔 3 周重复一次。

治疗 AIDS-相关的**卡波西肉瘤**建议使用 135mg/m² 输注超过 3h，每 3 周 1 次。或 100mg/m² 输注 3h，每 2 周 1 次，尤其对体力状态较差的患者。

定期进行血细胞计数，中性粒细胞和血小板计数未达到合适水平时不能重复用药，AIDS患者中性粒细胞计数应在1000个/mm^3以上（参见**骨髓抑制**，第609页）。遭受严重中性粒细胞减少或周围神经病变的患者，在以后的周期中紫杉醇常规制剂的剂量应减少20%～25%。使用白蛋白结合型紫杉醇纳米颗粒治疗乳腺癌的患者，如出现严重粒细胞减少症或感觉神经病，也建议在后续周期中减量。使用紫杉醇常规制剂时，需要事先给予皮质激素、抗组胺药和组胺H_2受体拮抗药，而使用白蛋白结合型纳米颗粒制剂时不需要给予这些药物。

在肝损伤患者中紫杉醇可能需要减量（见下文）。

已经有不同的制剂处方用来避免使用蓖麻油，提高紫杉醇的有效性和安全性。除了上文中提到的白蛋白结合型制剂外，处于研究阶段的剂型包括紫杉醇连接在二十二碳六烯酸（DHA-紫杉醇）或生物可降解聚合物（如聚谷紫杉醇，CT-2103）、胶束（micellar）和脂质体制剂，以及口服剂型。一种可注射的含缓释紫杉醇胶体剂型正处于研究中，用于直接注射至肿瘤中。

紫杉醇释放支架可以用于降低冠状动脉支架放置后的再狭窄。

1. Gelmon K. The taxoids: paclitaxel and docetaxel. *Lancet* 1994; **344:** 1267–72.
2. Rowinsky EK, Donehower RC. Paclitaxel (Taxol). *N Engl J Med* 1995; **332:** 1004–14. Correction. *ibid.*; **333:** 75.
3. Anonymous. Paclitaxel and docetaxel in breast and ovarian cancer. *Drug Ther Bull* 1997; **35:** 43–6.
4. Eisenhauer EA, Vermorken JB. The taxoids: comparative clinical pharmacology and therapeutic potential. *Drugs* 1998; **55:** 5–30.
5. Crown J, O'Leary M. The taxanes: an update. *Lancet* 2000; **355:** 1176–8.
6. Michaud LB, *et al.* Risks and benefits of taxanes in breast and ovarian cancer. *Drug Safety* 2000; **23:** 401–28.
7. Simpson D, Plosker GL. Paclitaxel: as adjuvant or neoadjuvant therapy in early breast cancer. *Drugs* 2004; **64:** 1839–47.
8. Harries M, *et al.* Nanoparticle albumin-bound paclitaxel for metastatic breast cancer. *J Clin Oncol* 2005; **23:** 7768–71.
9. Robinson DM, Keating GM. Albumin-bound paclitaxel: in metastatic breast cancer. *Drugs* 2006; **66:** 941–8.
10. Hayes DF, *et al.* Cancer and Leukemia Group B (CALGB) Investigators. HER2 and response to paclitaxel in node-positive breast cancer. *N Engl J Med* 2007; **357:** 1496–1506.
11. Seidman AD, *et al.* Randomized phase III trial of weekly compared with every-3-weeks paclitaxel for metastatic breast cancer, with trastuzumab for all HER-2 overexpressors and random assignment to trastuzumab or not in HER-2 nonoverexpressors: final results of Cancer and Leukemia Group B protocol 9840. *J Clin Oncol* 2008; **26:** 1642–9.
12. Saloustros E, *et al.* Paclitaxel and docetaxel in the treatment of breast cancer. *Expert Opin Pharmacother* 2008; **9:** 2603–16.
13. Miele E, *et al.* Albumin-bound formulation of paclitaxel (Abraxane ABI-007) in the treatment of breast cancer. *Int J Nanomedicine* 2009; **4:** 99–105.
14. Sakamoto J, *et al.* Paclitaxel chemotherapy for the treatment of gastric cancer. *Gastric Cancer* 2009; **12:** 69–78.
15. Fu Y, *et al.* Medicinal chemistry of paclitaxel and its analogues. *Curr Med Chem* 2009; **16:** 3966–85.
16. Gaitanis A, Staal S. Liposomal doxorubicin and nab-paclitaxel: nanoparticle cancer chemotherapy in current clinical use. *Methods Mol Biol* 2010; **624:** 385–92.

用法 尽管许多最初研究使用紫杉醇24h输注方案，后来3h输注方法的使用变得更广泛。一篇系统性综述[1]注意到尽管在不同恶性肿瘤的研究中比较有效性是困难的，然而没有明确的证据显示不同输注时间长度之间的效果有差异；但是在不良反应上有差异，输注时间短时，中性粒细胞减少症没那么明显，但24h输注方案中神经毒性作用降低。

人们对评估使用紫杉醇减量每周方案存在着相当大的兴趣[2～13]。已经尝试了不同的剂量方案：大多数研究发现给予紫杉醇每周50～100mg/m^2，输注通常为1h，而不是常规3h输注，毒性相对较轻。尽管也尝试了更高剂量，但神经毒性和骨髓抑制成问题，有限制剂量强度的趋势。一些研究介绍每周使用紫杉醇联合其他抗肿瘤药，例如乳腺癌中联合曲妥珠单抗、前列腺癌中联合雌莫司汀，其他实体瘤如卵巢和肺癌中联合铂类化合物或吉西他滨。一项转移性乳腺癌的随机对照研究[13]，与每3周给予1次紫杉醇相比，无论是否合用曲妥珠单抗，每周给予1次紫杉醇（80mg/m^2）时进展时间几乎延长了1倍，由5个月延长至9个月，并且有更好的应答率和总生存率。神经毒性是主要的毒性反应（见上文**对神经系统的影响**）。

紫杉醇每周方案联合放疗用于治疗肺癌和多形性胶质母细胞瘤的研究正在进行中。

关于P-糖蛋白和CYP3A4（如利托那韦）的抑制药可能可用于提高生物利用度，并可使多西他赛或紫杉醇通过口服给药，见**多西他赛**的**用途**项下**用法**，第679页。

1. Williams C, *et al.* Short versus long duration infusions of paclitaxel for any advanced adenocarcinoma. Available in The Cochrane Database of Systematic Reviews; Issue 3. Chichester: John Wiley; 2002 (accessed 12/05/05).
2. Seidman AD, *et al.* Dose-dense therapy with weekly 1-hour paclitaxel infusions in the treatment of metastatic breast cancer. *J Clin Oncol* 1998; **16:** 3353–61.
3. Fountzilas G, *et al.* Radiation and concomitant weekly administration of paclitaxel in patients with glioblastoma multiforme: a phase II study. *J Neurooncol* 1999; **45:** 159–65.
4. Markman M. Weekly paclitaxel in the management of ovarian cancer. *Semin Oncol* 2000; **27** (suppl 7): 37–40.
5. De Pas T, *et al.* Phase I and pharmacologic study of weekly gemcitabine and paclitaxel in chemo-naive patients with advanced non-small-cell lung cancer. *Ann Oncol* 2000; **11:** 821–7.
6. Langer CJ, *et al.* Paclitaxel by 1-h infusion in combination with carboplatin in advanced non-small cell lung carcinoma (NSCLC). *Eur J Cancer* 2000; **36:** 183–93.
7. Akerley W. Recent developments in weekly paclitaxel therapy in lung cancer. *Curr Oncol Rep* 2001; **3:** 165–9.
8. Haas N, *et al.* Phase I trial of weekly paclitaxel plus oral estramustine phosphate in patients with hormone-refractory prostate cancer. *Urology* 2001; **58:** 59–64.
9. Seidman AD, *et al.* Weekly trastuzumab and paclitaxel therapy for metastatic breast cancer with analysis of efficacy by HER2 immunophenotype and gene amplification. *J Clin Oncol* 2001; **19:** 2587–95.
10. Kouroussis C, *et al.* A dose-finding study of the weekly administration of paclitaxel in patients with advanced solid tumors. *Am J Clin Oncol* 2001; **24:** 404–7.
11. Brambilla L, *et al.* Weekly paclitaxel for advanced aggressive classic Kaposi sarcoma: experience in 17 cases. *Br J Dermatol* 2008; **158:** 1339–44.
12. Sparano JA, *et al.* Weekly paclitaxel in the adjuvant treatment of breast cancer. *N Engl J Med* 2008; **358:** 1663–71. Correction. *ibid.*; **359:** 106. Correction. *ibid.* 2009; **360:** 1685.
13. Seidman AD, *et al.* Randomized phase III trial of weekly compared with every-3-weeks paclitaxel for metastatic breast cancer, with trastuzumab for all HER-2 overexpressors and random assignment to trastuzumab or not in HER-2 nonoverexpressors: final results of Cancer and Leukemia Group B protocol 9840. *J Clin Oncol* 2008; **26:** 1642–9.

老年人用法 一项综述[1]指出关于年龄对紫杉醇消除的影响存在争议。但是，一些研究指出每周给药和每3周给药的方案都可用于老年患者，不需要只根据年龄降低紫杉醇的剂量。

1. Lichtman SM, *et al.* International Society of Geriatric Oncology Chemotherapy Taskforce: evaluation of chemotherapy in older patients—an analysis of the medical literature. *J Clin Oncol* 2007; **25:** 1832–43.

在肝损伤中的用法 总胆红素是紫杉醇消除能力以及紫杉醇相关骨髓抑制个体敏感性的良好预测指标[1]。

英国紫杉醇常规剂型的注册药品信息指出，还没有得到足够数据推荐在轻度至中度肝损伤时调整剂量。不推荐在重度肝损伤患者使用紫杉醇。美国注册药品信息推荐，根据转氨酶和胆红素浓度，可调整肝损伤患者应用某些紫杉醇治疗方案的初始剂量。它建议当转氨酶浓度高于正常值上限（ULN）的10倍，或胆红素高于7.5mg/100ml或正常值上限的5倍时，不应使用常规剂型的紫杉醇。

白蛋白结合型紫杉醇纳米颗粒制剂的美国注册药品信息指出天冬氨酸氨基转移酶（AST/SGOT）<10倍ULN时，需要根据胆红素浓度调整初始剂量：

- 胆红素>1～1.25倍ULN（轻度损伤）：260mg/m^2（常用的起始剂量）；
- 1.26～2倍ULN（中度损伤）：200mg/m^2；
- 2.01～5倍ULN（重度损伤）：130mg/m^2。

AST/SGOT>10倍ULN或胆红素>5倍ULN的患者，不推荐使用白蛋白结合型剂型治疗。在后续周期中根据个体耐受程度进一步调整剂量，在严重损伤时，如果初始剂量可以耐受可考虑增加至200mg/m^2。

此剂型的英国注册药品信息指出对于胆红素>2倍ULN的患者：必须减量；对于胆红素>5倍ULN或转氨酶浓度>10倍ULN的患者，由于缺乏数据，不应使用此药治疗。

1. Joerger M, *et al.* Safety and pharmacology of paclitaxel in patients with impaired liver function: a population pharmacokinetic-pharmacodynamic study. *Br J Clin Pharmacol* 2007; **64:** 622–33.

再灌注和血运重建操作 再狭窄是经皮冠状动脉血运重建操作（见第1140页）后的特殊问题，人们试用过各种药物来预防它。紫杉醇洗脱冠状支架有效地减少了再狭窄的发生并已被广泛使用。尽管有研究[1～3]提示在临床结果和再狭窄发生率上，西罗莫司洗脱支架可能优于紫杉醇洗脱支架。一项研究中相对裸金属支架，紫杉醇释放支架降低再狭窄和重复血运重建操作的风险，随访9个月[4]和1年[5]，由心脏导致的死亡和心肌梗死没有显著降低。然而在9个月到1年中，紫杉醇释放支架组和对照组相比主要心脏不良反应显著降低[5]。一篇关于不同支架设计的综述[6]得出结论紫杉醇释放支架的安全性不依赖于设计、剂量密度以及是否存在聚合物的载体系统；然而那些没有聚合物的载体系统的支架在新生冠状血管损伤患者中没有显示对临床结果的有利影响。在紫杉醇释放支架系统中，支架传输气囊放气失败导致严重损伤和1例死亡[7]，随着药物释放支架的使用，支架血栓的发生风险也在增加[8]，尽管相关证据存在争议[9]，并且在复杂的干预过程中它们的作用还没有被确定[10,11]。

有报道[12]用紫杉醇包裹血管成形术气囊对再狭窄有效。

1. Windecker S, *et al.* Sirolimus-eluting and paclitaxel-eluting stents for coronary revascularization. *N Engl J Med* 2005; **353:** 653–62.
2. Dibra A, *et al.* Paclitaxel-eluting or sirolimus-eluting stents to prevent restenosis in diabetic patients. *N Engl J Med* 2005; **353:** 663–70.
3. Hofma SH, *et al.* One year clinical follow up of paclitaxel eluting stents for acute myocardial infarction compared with sirolimus eluting stents. *Heart* 2005; **91:** 1176–80.
4. Stone GW, *et al.* A polymer-based, paclitaxel-eluting stent in patients with coronary artery disease. *N Engl J Med* 2004; **350:** 221–31.
5. Stone GW, *et al.* One-year clinical results with the slow-release, polymer-based, paclitaxel-eluting TAXUS stent: the TAXUS-IV trial. *Circulation* 2004; **109:** 1942–7.
6. Silber S. Paclitaxel-eluting stents: are they all equal? An analysis of six randomized controlled trials in de novo lesions of 3,319 patients. *J Interv Cardiol* 2003; **16:** 485–90.
7. Muni NI, Gross TP. Problems with drug-eluting coronary stents—the FDA perspective. *N Engl J Med* 2004; **351:** 1593–5.
8. Stone GW, *et al.* Safety and efficacy of sirolimus- and paclitaxel-eluting coronary stents. *N Engl J Med* 2007; **356:** 998–1008.
9. Mauri L, *et al.* Stent thrombosis in randomized clinical trials of drug-eluting stents. *N Engl J Med* 2007; **356:** 1020–9.
10. Beohar N, *et al.* Outcomes and complications associated with off-label and untested use of drug-eluting stents. *JAMA* 2007; **297:** 1992–2000.
11. Win HK, *et al.* Clinical outcomes and stent thrombosis following off-label use of drug-eluting stents. *JAMA* 2007; **297:** 2001–9.
12. Scheller B, *et al.* Treatment of coronary in-stent restenosis with a paclitaxel-coated balloon catheter. *N Engl J Med* 2006; **355:** 2113–24.

制剂

USP 33: Paclitaxel Injection.

专利制剂

Arg.: Asotax; Clitaxel; Dalys; Drifen; Erioxal†; Paclikebir; Pacliteva; Paklitaxfil; Panataxel; Tarvexol; Taxocris; Taxol; Taycovit; ***Austral.:*** Abraxane; Anzatax; Taxol; ***Austria:*** Ebetaxel; Taxol; ***Belg.:*** Paclitaxin; Paxene; Taxol; ***Braz.:*** Biopaxel; Evotaxel; Onxel; Paclitax†; Parexel; Paxel†; Taclipaxol†; Taclix†; Tarvexol; Taxilan; Taxol; ***Canad.:*** Taxol; ***Chile:*** Britaxol; Oncoplaxel†; Praxel; Taxodiol; ***Cz.:*** Abraxane; Anzatax; Egilitax; Eucol; OncoTax; Onxol†; Paclimedac; Pacline; Paxene; Taxol; ***Denm.:*** Taxol†; ***Fin.:*** Paclistad†; Paclitaxin; Taxol; ***Fr.:*** Paxene†; Taxol; ***Ger.:*** celltaxel; NeoTaxan; Ribotax; Taxol; Taxomedac; ***Gr.:*** Biotaxel; Oncotaxen; Ovapac; Paclit; Paclitaxin; Paclitol; Paclixel; Pataxel; Paxene; Paxital; Ribotal; Taxogen; Taxol; Taxoprol; ***Hong Kong:*** Anzatax; Ebetaxel; Intaxel; Taxol; ***Hung.:*** Genexol; Intaxel; Magytax†; Paxene; Taxol†; ***India:*** Intaxel; Paclitax; Petaxel; ***Indon.:*** Anzatax; Ebetaxel; Paxus; Taxol; ***Irl.:*** Abraxane; Cantaxel; Ebetaxel; Paxene; Taxol; ***Israel:*** Biotax; Ebetaxel; Medixel; ***Ital.:*** Anzatax; Paxene†; Taxol; ***Jpn:*** Taxol; ***Malaysia:*** Anzatax; Formoxol; Mitotax; Taxol; ***Mex.:*** Aclixel; Asotax; BrisTaxol; Cryoxet; Daburex; Ifaxol†; Paclisan; Praxel; ***Neth.:*** Paclitaxin; Paxene; Taxol; ***Norw.:*** Taxol†; ***NZ:*** Taxol; ***Philipp.:*** Intaxel; Nanoxel; Paclitaxin; Palitax; Paxel; Taxol; Unitaxel; ***Pol.:*** Poltaxel; Sindaxel; Taxol; ***Port.:*** Abraxane; Paxene; Taxobine; Taxol; ***Rus.:*** Abitaxel (Абитаксел); Mitotax (Митотакс); Paclitax (Паклитакс); Paclitera (Паклитера); Paxene (Паксен); Sindaxel (Синдаксел); Taxacad (Таксакад); Taxol (Таксол); ***S.Afr.:*** Anzatax; Biolyse; Taxol; ***Singapore:*** Anzatax; Genexol; Taxol; ***Spain:*** Paxene; Taxol; ***Swed.:*** Paxene; Taxol; ***Switz.:*** Taxol; ***Thai.:*** Anzatax; Intaxel; Oncotaxel; Paclitaxin; Paxoll; Praxel; Taxol; ***Turk.:*** Anzatax; Ebetaxel; Taxol; Vitax; ***UK:*** Abraxane; Paxene; Taxol†; ***Ukr.:*** Mitotax (Митотакс); ***USA:*** Abraxane; Onxol; Taxol†; ***Venez.:*** Clitaxel; Intaxel; Paclitax.

Palifosfamide (*USAN*, *rINN*) 帕磷酰胺

IPM; Palifosfamida; Palifosfamidum; ZIO-201. *N*,*N*′-Bis(2-chloroethyl)phosphorodiamidic acid.

Палифосфамид

$C_4H_{11}Cl_2N_2O_2P$ = 221.0.

CAS — 31645-39-3.

UNII — 6A4U6NN813.

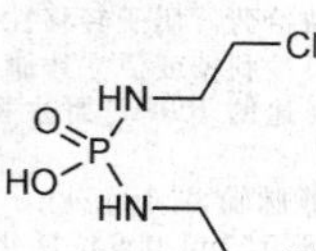

简介

帕磷酰胺是异环磷酰胺的活性代谢产物（见第700页），用于治疗软组织肉瘤的研究正在进行中。

Panitumumab (*USAN*, *rINN*) 帕尼默单抗

ABX-EGF; E7.6.3; Panitumumabum; rHuMAb-EGFr. Immunoglobulin, anti-(human epidermal growth factor receptor) (human monoclonal ABX-EGF heavy chain), disulfide with human monoclonal ABX-EGF light chain, dimer.

Панитумумаб

CAS — 339177-26-3.

ATC — L01XC08.

ATC Vet — QL01XC08.

UNII — 6A901E312A.

不良反应、处置和注意事项

同西妥昔单抗，见第664页，尽管预防帕尼默单抗输液反应的方法还没有被标准化。患者发生轻度至中度

输液反应后，输注速度应降低50%，并且应该在后续的输注中维持这个速度。如果发生严重反应，应该立即永久停药。有报道发生致命的血管性水肿。有报道患者发生皮肤反应、感染并发症（包括脓肿和败血症），一些可能是致命的。疲劳和甲沟炎很常见；后者可能会严重到需要停止治疗的程度。眼部疾病也有报道，包括结膜炎、眼充血、流泪增加、干眼、眼部瘙痒和睫毛生长。

超敏反应 虽然有报道使用帕尼默单抗时出现输液反应和超敏反应（见上文），但从有限数量的患者中得到的证据表明，帕尼默单抗和西妥昔单抗之间没有交叉过敏[1~4]，所以对西妥昔单抗有反应的患者可以使用帕尼莫单抗。有对帕尼默单抗有反应但成功使用西妥昔单抗的报道[5]。尽管如此，有患者在使用帕尼默单抗后发生致死性超敏反应；其中1名患者先前对西妥昔单抗发生过反应[6]。

1. Cartwright TH, Genther R. Successful administration of panitumumab alone after severe infusion reaction to cetuximab in a patient with metastatic colorectal cancer. *Clin Colorectal Cancer* 2008; **7:** 202–3.
2. Saif MW, *et al.* Successful re-challenge with panitumumab in patients who developed hypersensitivity reactions to cetuximab: report of three cases and review of literature. *Cancer Chemother Pharmacol* 2009; **63:** 1017–22.
3. Langerak A, *et al.* Panitumumab monotherapy in patients with metastatic colorectal cancer and cetuximab infusion reactions: a series of four case reports. *Clin Colorectal Cancer* 2009; **8:** 49–54.
4. Nielsen DL, *et al.* Six cases of treatment with panitumumab in patients with severe hypersensitivity reactions to cetuximab. *Ann Oncol* 2009; **20:** 798.
5. Saif MW, *et al.* Successful desensitization with cetuximab after an infusion reaction to panitumumab in patients with metastatic colorectal cancer. *Cancer Chemother Pharmacol* 2009; **65:** 107–12.
6. MHRA/CHM. Panitumumab (Vectibix): serious hypersensitivity reactions. *Drug Safety Update* 2010; **3** (10): 8–9. Available at: http://www.mhra.gov.uk/home/idcplg?IdcService=GET_FILE&dDocName=CON081866&RevisionSelectionMethod=LatestReleased (accessed 26/05/10)

药物相互作用

不推荐将帕尼默单抗用于联合化疗中。帕尼默单抗与氟尿嘧啶、亚叶酸和伊立替康合用时严重腹泻的发生率较高。帕尼默单抗与贝伐珠单抗合用时死亡风险增加。有报道转移性结直肠癌患者表达 *KRAS* 基因突变的患者，给予氟尿嘧啶、亚叶酸、奥沙利铂和帕尼默单抗（FOLFOX方案，见表1，**恶性肿瘤的常用化疗方案**见第613页）治疗时生存时间减少。

药动学

帕尼默单抗的药动学呈非线性。使用推荐剂量方案第3次输注时达稳态血药浓度。消除半衰期约7.5天。

1. Ma P, *et al.* Population pharmacokinetic analysis of panitumumab in patients with advanced solid tumors. *J Clin Pharmacol* 2009; **49:** 1142–56.

用途和用法

帕尼默单抗是结合了表皮生长因子受体（EGFR）的重组人源单克隆抗体。与西妥昔单抗（见第664页）类似，帕尼默单抗可影响 *KRAS* 基因野生型患者的细胞生长调控和血管发生，但对 *KRAS* 基因突变型患者没有作用。它单独给药，用于转移性结直肠癌患者使用含有氟尿嘧啶、奥沙利铂或伊立替康的方案治疗后疾病进展的，EGFR表达的 *KRAS* 野生型患者的治疗（见第632页）。

推荐剂量为静脉输注6mg/kg，每14天1次。1g及以下剂量，溶于100ml 0.9%氯化钠，输注60min；大于1g的剂量溶于150ml，输注90min；输注液的终浓度不应超过10mg/ml。输液时应使用输液泵，通过0.2μm或0.22μm低蛋白结合在线滤器给药。可通过外周输液管或留置管给药；帕尼默单抗给药前和给药后需要用0.9%氯化钠冲洗输液管。患者发生轻度至中度输液反应时，应将输液速度降低50%，发生严重反应时，应立即永久停药。

如果发生严重皮肤毒性反应，应停用帕尼默单抗，如果1个月内毒性不缓解，应永久停药。如果经过2次帕尼默单抗停药后毒性反应缓解，可以使用初始剂量的一半重新开始治疗。如果毒性反应复发，应永久停药。如果毒性反应不复发，后续剂量可以增加（在英国，增加降低后剂量的25%，而在美国，增加初始剂量的25%），直至达到推荐的6mg/kg。

1. Gibson TB, *et al.* Randomized phase III trial results of panitumumab, a fully human anti-epidermal growth factor receptor monoclonal antibody, in metastatic colorectal cancer. *Clin Colorectal Cancer* 2006; **6:** 29–31.
2. Saif MW, Cohenuram M. Role of panitumumab in the management of metastatic colorectal cancer. *Clin Colorectal Cancer* 2006; **6:** 118–24.
3. Saadeh CE, Lee HS. Panitumumab: a fully human monoclonal antibody with activity in metastatic colorectal cancer. *Ann Pharmacother* 2007; **41:** 606–13.
4. Giusti RM, *et al.* FDA drug approval summary: panitumumab (Vectibix™). *Oncologist* 2007; **12:** 577–83.
5. Peeters M, *et al.* Review article: panitumumab—a fully human anti-EGFR monoclonal antibody for treatment of metastatic colorectal cancer. *Aliment Pharmacol Ther* 2008; **28:** 269–81.
6. Hecht JR, *et al.* A randomized phase IIIB trial of chemotherapy, bevacizumab, and panitumumab compared with chemotherapy and bevacizumab alone for metastatic colorectal cancer. *J Clin Oncol* 2009; **27:** 672–80.
7. Peeters M, *et al.* Association of progression-free survival, overall survival, and patient-reported outcomes by skin toxicity and KRAS status in patients receiving panitumumab monotherapy. *Cancer* 2009; **115:** 1544–54.
8. Keating GM. Panitumumab: a review of its use in metastatic colorectal cancer. *Drugs* 2010; **70:** 1059–78.

制剂

专利制剂

Austral.: Vectibix; ***Belg.:*** Vectibix; ***Canad.:*** Vectibix; ***Cz.:*** Vectibix; ***Denm.:*** Vectibix; ***Fr.:*** Vectibix; ***Ger.:*** Vectibix; ***Gr.:*** Vectibix; ***Hung.:*** Vectibix; ***Irl.:*** Vectibix; ***Port.:*** Vectibix; ***Rus.:*** Vectibix (Вектибикс); ***UK:*** Vectibix; ***USA:*** Vectibix.

Panobinostat (*rINN*) 帕诺宾司特

LBH-589; Panobinostatum. (2*E*)-*N*-Hydroxy-3-[4-({[2-(2-methyl-1*H*-indol-3-yl)ethyl]amino}methyl)phenyl]prop-2-enamide.

Панобиностат

$C_{21}H_{23}N_3O_2$ = 349.4.

CAS — 404950-80-7.

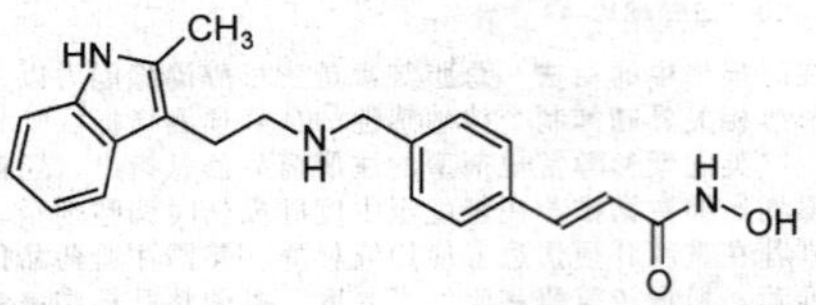

简介

帕诺宾司特是一种组蛋白脱乙酰基酶抑制剂，它作为抗肿瘤药治疗恶性肿瘤如皮肤T细胞淋巴瘤的研究正在进行中。

Patupilone (*rINN*) 帕妥匹酮

EPO-906; Epothilone B; Patupilona; Patupilonum. (1*S*,3*S*,7*S*,10*R*,11*S*,12*S*,16*R*)-7,11-Dihydroxy-8,8,10,12,16-pentamethyl-3-[(1*E*)-1-(2-methyl-1,3-thiazol-4-yl)prop-1-en-2-yl]-4,17-dioxabicyclo-[14.1.0]heptadecane-5,9-dione.

Патупилон

$C_{27}H_{41}NO_6S$ = 507.7.

CAS — 152044-54-7.

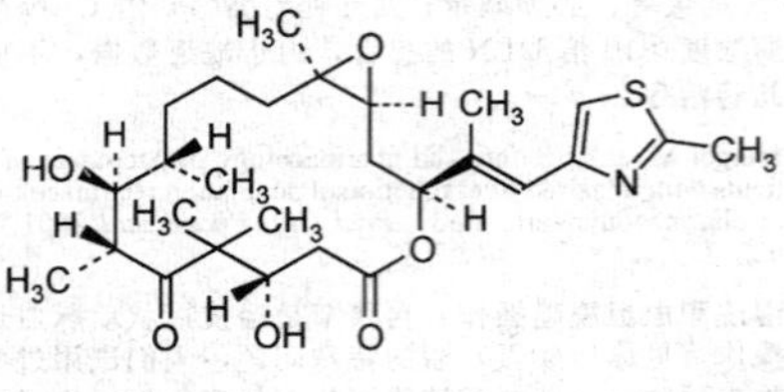

简介

帕妥匹酮是一种从堆囊黏（*Sorangium cellulosum*）细菌属分离的代谢物，与紫杉烷类似，具有稳定微管的活性。治疗恶性肿瘤如卵巢癌的研究正在进行中。

1. Rubin EH, *et al.* Phase I dose-finding study of weekly single-agent patupilone in patients with advanced solid tumors. *J Clin Oncol* 2005; **23:** 9120–9.
2. Forster M, *et al.* A phase Ib and pharmacokinetic trial of patupilone combined with carboplatin in patients with advanced cancer. *Clin Cancer Res* 2007; **13:** 4178–84.
3. Schelman W, *et al.* A phase I trial of gemcitabine in combination with patupilone in patients with advanced solid tumors. *Cancer Chemother Pharmacol* 2008; **62:** 727–33.
4. Hussain A, *et al.* Phase II trial of weekly patupilone in patients with castration-resistant prostate cancer. *Ann Oncol* 2009; **20:** 492–7.
5. ten Bokkel Huinink WW, *et al.* Safety and efficacy of patupilone in patients with advanced ovarian, primary fallopian, or primary peritoneal cancer: a phase I, open-label, dose-escalation study. *J Clin Oncol* 2009; **27:** 3097–3103.

Pazopanib Hydrochloride (*rINN*) 盐酸帕唑巴尼

GW-786034B; Hidrocloruro de pazopanib; Pazopanib, Chlorhydrate de; Pazopanibi Hydrochloridum. 5-({4-[(2,3-Dimethyl-2*H*-indazol-6-yl)methylamino]pyrimidin-2-yl}amino)-2-methylbenzenesulfonamide hydrochloride.

Пазопаниба Гидрохлорид

$C_{21}H_{23}N_7O_2S,HCl$ = 474.0.

CAS — 444731-52-6 (pazopanib); 635702-64-6 (pazopanib hydrochloride).

ATC — L01XE11.

ATC Vet — QL01XE11.

UNII — 33Y9ANM545.

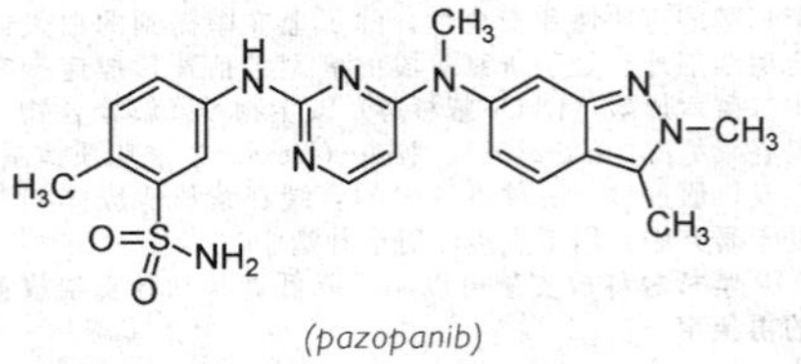

(*pazopanib*)

不良反应、处置和注意事项

参见抗肿瘤药总论，第605页、第609页和第611页。

帕唑巴尼最常见的不良反应包括腹泻和其他胃肠道功能紊乱的疾病、头痛、头发颜色改变、乏力、无力和腹痛。高血压也常发生，应监测患者，需要时给予抗高血压药。如果治疗后高血压不缓解，可降低帕唑巴尼剂量；抗高血压治疗和降低帕唑巴尼剂量后还发生严重高血压时，应停用帕唑巴尼。曾发生QT间期延长和尖端扭转型室性心动过速，所以对于有心脏疾病或QT间期延长病史的患者以及应用抗心律失常药或其他可延长QT间期的药物的患者，需慎用。帕唑巴尼治疗前和治疗中应定期监测心电图和电解质。在有些患者，帕唑巴尼与心功能障碍如左心室射血分数降低和充血性心力衰竭有关。有报道发生动脉血栓不良反应，包括心肌梗死、心绞痛、缺血性休克和短暂性缺血发作；有死亡病例。有血栓危险因素的患者需慎用，对于之前6个月曾经历血栓事件的患者，不推荐使用。有报道，使用帕唑巴尼时出现包括致死性出血的出血性不良反应，对于之前6个月曾咯血、脑出血以及显著胃肠道出血的患者，不推荐使用帕唑巴尼。

先前存在严重肝损伤的患者不推荐使用帕唑巴尼。有肝毒性的报道，表现为血清转氨酶和胆红素浓度增加，并且可以是很严重的；有死亡病例发生。开始治疗前应监测肝功能，治疗的前4个月中每4周至少监测1次，之后定期监测。发生严重肝毒性时需停止治疗或降低剂量，见下文在**肝损伤中的用法**。

有报道使用帕唑巴尼时出现甲状腺功能减退症，建议监测甲状腺功能。建议治疗前和治疗中同时监测蛋白尿，如发生严重蛋白尿应永久停药。

其他不良反应包括脱发、胸痛、味觉障碍、面部水肿、手足综合征、皮疹、皮肤色素脱失、电解质和葡萄糖浓度改变。帕唑巴尼与胃肠道穿孔和瘘有关，有死亡病例发生。

血管生长因子受体抑制药如帕唑巴尼可能延缓伤口愈合，建议手术前至少7天应停止治疗；如发生伤口裂开应永久停用帕唑巴尼。

药物相互作用

帕唑巴尼由细胞色素P450同工酶主要是CYP3A4代谢，CYP3A4的抑制药或诱导药可能影响对帕唑巴尼的暴露。强抑制药可能增加帕唑巴尼的浓度，如果无法避免使用强抑制药应考虑降低帕唑巴尼的剂量，见下文**用途和用法**。CYP3A4诱导药可降低帕唑巴尼的浓度；如果需要与强抑制药长时间合用，不应使用帕唑巴尼。

在体外帕唑巴尼是CYP3A4、CYP2C8和CYP2D6的弱抑制药，可能影响这些酶底物的暴露。

药动学

帕唑巴尼口服给药后2～4h血浆药物浓度达峰。压碎药片可提高吸收程度和生物利用度，与食物同服可增加系统暴露。帕唑巴尼蛋白结合率高（>99%），是P-糖蛋白和乳腺癌抵抗蛋白（BCRP）的底物。通过细胞色素P450同工酶主要是CYP3A4代谢，CYP1A2和CYP2C8对代谢也有贡献。大部分通过粪便消除，小于4%随尿液排出。口服给药后帕唑巴尼平均半衰期约为31h。

用途和用法

盐酸帕唑巴尼是多种酪氨酸激酶的抑制药，包括血管内皮生长因子受体（VERFR）。用于治疗晚期肾细胞癌（见第634页）。剂量以帕唑巴尼的形式表示；1mg 帕唑巴尼相当于 1.08mg 盐酸帕唑巴尼。帕唑巴尼推荐口服剂量为 800mg 每日 1 次，进食至少 1h 前或 2h 后服用。如有需要剂量可减至 400mg 每日 1 次，后续进一步的剂量调整应以 200mg 为单位。每日剂量不应超过 800mg。片剂应该整个吞服，不应压碎。如果忘记服药并且距下次服药不足 12h，应取消忘服的剂量，下次按正常剂量服用。

如果必须合用细胞色素 P450 同工酶 CYP3A4 强抑制药，帕唑巴尼剂量应降至 400mg 每日 1 次；如发生不良反应可进一步降低剂量。

肝损伤或发生肝毒性时应调整剂量，见下文。

1. Sonpavde G, Hutson TE. Pazopanib: a novel multitargeted tyrosine kinase inhibitor. *Curr Oncol Rep* 2007; **9:** 115–19.
2. Sonpavde G, *et al.* Pazopanib, a potent orally administered small-molecule multitargeted tyrosine kinase inhibitor for renal cell carcinoma. *Expert Opin Invest Drugs* 2008; **17:** 253–61.
3. Sloan B, Scheinfeld NS. Pazopanib, a VEGF receptor tyrosine kinase inhibitor for cancer therapy. *Curr Opin Investig Drugs* 2008; **9:** 1324–35.
4. Prince HM, *et al.* Vascular endothelial growth factor inhibition is not an effective therapeutic strategy for relapsed or refractory multiple myeloma: a phase 2 study of pazopanib (GW786034). *Blood* 2009; **113:** 4819–20.
5. Sleijfer S, *et al.* Pazopanib, a multikinase angiogenesis inhibitor, in patients with relapsed or refractory advanced soft tissue sarcoma: a phase II study from the European organisation for research and treatment of cancer-soft tissue and bone sarcoma group (EORTC study 62043). *J Clin Oncol* 2009; **27:** 3126–32.
6. Hurwitz HI, *et al.* Phase I trial of pazopanib in patients with advanced cancer. *Clin Cancer Res* 2009; **15:** 4220–7.
7. Sternberg CN, *et al.* Pazopanib in locally advanced or metastatic renal cell carcinoma: results of a randomized phase III trial. *J Clin Oncol* 2010; **28:** 1061–8.

在肝损伤中的用法 中度肝损伤的患者对帕唑巴尼的清除约降低 50%，对先前存在中度损伤的患者，应给予帕唑巴尼较低的初始口服剂量，200mg 每日 1 次。因缺乏数据，对先前存在严重损伤的患者，不推荐使用帕唑巴尼。严重肝损伤定义为总胆红素>3 倍正常值上限。

在使用帕唑巴尼常用推荐剂量可发生肝损伤，治疗前和治疗中应监测肝功能，见上文**不良反应和注意事项**。推荐根据丙氨酸转氨酶（ALT）和胆红素浓度的增加情况，按以下方式调整剂量：

- 单纯 ALT 增加至 3～8 倍 ULN，可继续目前帕唑巴尼的剂量，每周监测肝功能，直至 ALT 恢复至 1 级或基线；
- 单纯 ALT 增加至>8 倍 ULN 时，应停止治疗，直至 ALT 恢复至 1 级或基线。如果认为继续治疗患者获益胜于肝毒性发生风险，可重新使用帕唑巴尼，剂量不超过 400mg 每日 1 次，连续 8 周每周监测肝功能。如果 ALT 再次>3 倍 ULN，应永久停用帕唑巴尼；
- ALT>3 倍 ULN 且胆红素>2 倍 ULN 时，应永久停用帕唑巴尼。应监测肝功能，直至毒性消除。

Gilert 综合征（轻度非结合型高胆红素血症）和 ALT>3 倍 ULN 的患者，应按照上述方案处理。

制剂

专利制剂

UK: Votrient; **USA:** Votrient.

Pemetrexed Disodium (*BANM, USAN, rINNM*) 培美曲塞二钠

LY-231514 (pemetrexed or pemetrexed disodium); MTA; Multitargeted Antifolate; Pemetreksed Disodyum; Pemetrexed disódico; Pémétrexed Disodique; Pemetrexedum Dinatricum. Disodium *N*-{*p*-[2-(2-amino-4,7-dihydro-4-oxo-1*H*-pyrrolo[2,3-*d*]pyrimidin-5-yl)ethyl]benzoyl}-L-glutamate.

Динатрий Пеметрексед

$C_{20}H_{19}N_5Na_2O_6$ = 471.4.

CAS — 137281-23-3 (pemetrexed); 150399-23-8 (pemetrexed disodium).

ATC — L01BA04.

ATC Vet — QL01BA04.

UNII — 2PKU919BA9 (pemetrexed disodium); 9T47E4OM16 (pemetrexed disodium heptahydrate).

(pemetrexed)

注：事实上培美曲塞以二钠七水合物形式使用（$C_{20}H_{19}N_5Na_2O_6$，$7H_2O$=597.5）。

配伍禁忌 注册药品信息指出培美曲塞与含钙的稀释剂在物理学上不相容，包括与林格液和乳酸林格液。一项研究发现培美曲塞二钠 20mg/ml 与 24 种药物不相容，在模拟 Y 形给药时导致沉淀或颜色改变。这些药物包括两性霉素 B、一些头孢菌素和头霉素的抗菌药、盐酸氯丙嗪、环丙沙星、盐酸多巴酚丁胺、盐酸多柔比星、盐酸多西环素、达哌啶醇、盐酸吉西他滨、硫酸庆大霉素、盐酸依立替康、甲硝唑、盐酸二甲胺四环素、盐酸米托蒽醌、盐酸纳布啡、盐酸昂丹司琼、乙二磺酸丙氯拉嗪、硫酸妥布霉素和盐酸托泊替康。

1. Trissel LA, *et al.* Physical compatibility of pemetrexed disodium with other drugs during simulated Y-site administration. *Am J Health-Syst Pharm* 2004; **61:** 2289–93.

稳定性 注册药品信息指出，复溶和稀释后在冰箱 2～8℃或 25℃储存 24h，培美曲塞在化学和物理性质上稳定；从微生物学角度看，溶液应该立即使用，除非在可控和经验证的无菌环境中配制溶液。

培美曲塞用 0.9%氯化钠复溶成浓度为 25mg/ml 的溶液在聚丙烯注射器中，室温下物理和化学性质上稳定 2 天，冷藏稳定 31 天[1]。虽然在 PVC 输液袋中由 5%葡萄糖和 0.9%氯化钠溶解的培美曲塞 2mg/ml、10mg/ml、20mg/ml 溶液，在 −20℃冷冻后化学性质可稳定 90 天，但会形成微粒，这可能与 PVC 容器有关。所以，不应冷冻培美曲塞溶液[2]。

1. Zhang Y, Trissel LA. Physical and chemical stability of pemetrexed solutions in plastic syringes. *Ann Pharmacother* 2005; **39:** 2026–8.
2. Zhang Y, Trissel LA. Physical instability of frozen pemetrexed solutions in PVC bags. *Ann Pharmacother* 2006; **40:** 1289–92.

不良反应、处置和注意事项

参见**雷替曲塞**（第735页）。

培美曲塞也能导致疲劳、胃炎、咽炎、呼吸困难、胸痛和神经病变。肝炎、结肠炎、间质性肺炎罕有发生；有死亡病例报道。培美曲塞单用或与其他细胞毒性药物合用时，有报道发生包括急性肾衰的严重肾脏毒性；多数患者有潜在的危险因素如脱水、高血压或糖尿病。心血管事件包括心肌梗死和脑血管事件罕见，通常发生在与其他细胞毒性药物合用时。放疗的患者中有发生放射性肺炎和放射记忆的报道。可发生超敏反应。

培美曲塞治疗期间应监测全血细胞计数，给予叶酸酯和维生素 B_{12}用于预防血液学和胃肠道毒性。预先使用皮质激素，如口服地塞米松，可降低皮肤反应的发生率和严重性。

药物相互作用

参见抗肿瘤药总论的药物相互作用（第611页）。

高剂量 NSAIDs 和阿司匹林可能降低培美曲塞的消除。在轻到中度肾损伤患者中（肌酐清除率为 45～79ml/min），培美曲塞使用 2 天前到使用结束 2 天后应避免使用高剂量 NSAIDs 和阿司匹林；半衰期更长的 NSAIDs，如吡罗昔康，应在使用培美曲塞 5 天前到用药结束 2 天后避免使用。

镇痛药 在一项相互作用的研究中，使用培美曲塞前每 6h 口服阿司匹林肠溶片剂 325mg，总共 9 次剂量，不影响培美曲塞的药物代谢，作者认为在使用培美曲塞时使用中等剂量的阿司匹林不需要调整剂量。然而这个结果不能外推至高剂量阿司匹林用药方案，相互作用可能依赖于水杨酸盐的浓度。相反，使用培美曲塞前每 6h 口服布洛芬 400mg，总共 9 次剂量，显著降低培美曲塞全身清除率。尽管培美曲塞的暴露增加，但未发现毒性增加。正常肾功能（肌酐清除率为 80ml/min 或更多）患者中不需要调整剂量。然而由于已经存在肾损伤培美曲塞清除率降低的患者，给予布洛芬可能导致培美曲塞暴露进一步增加，作者建议在肌酐清除率低于 80ml/min 的患者同时使用这两种药物时应谨慎[1]。注册药品信息关于阿司匹林和 NSAIDs 与培美曲塞的使用，见上文。

1. Sweeney CJ, *et al.* Two drug interaction studies evaluating the pharmacokinetics and toxicity of pemetrexed when coadministered with aspirin or ibuprofen in patients with advanced cancer. *Clin Cancer Res* 2006; **12:** 536–42.

药动学

肾功能正常患者培美曲塞血浆消除半衰期为 3.5h，体外数据指出培美曲塞血浆蛋白结合率约为 81%。经肝脏代谢有限。在 24h 内 70%～90%的剂量以原形从尿中消除。

用途和用法

培美曲塞主要是胸腺嘧啶核苷酸合成酶抑制药，类似雷替曲塞（第735页），但是它还抑制涉及嘌呤合成的其他叶酸依赖性酶，如二氢叶酸还原酶和甘氨酰胺核苷酸甲酰转移酶。可用于局部晚期或转移性非鳞状非小细胞肺癌（第635页）二线单药治疗以及联用顺铂的一线治疗；也用于铂类药物为基础的一线化疗后疾病无进展的患者单药维持治疗。培美曲塞也可与顺铂合用，作为不能切除的恶性胸膜间皮瘤的一线治疗（见第640页）。

培美曲塞以二钠七水合物的形式给药，但是用培美曲塞进行剂量的表述，1.4g 培美曲塞二钠七水合物大约等同于 1g 培美曲塞。培美曲塞 500mg/m^2 静脉输注 10min。21 天周期重复 1 次，依据毒性调整剂量。在联合治疗中，在培美曲塞输注结束后 30min 给予顺铂（剂量为 75mg/m^2，输注 2h）。可依据毒性调整剂量，见下文**后续周期中的用法**。肾损伤时的用法详见下文。

建议在给予培美曲塞的前一天，开始口服给予地塞米松 4mg，每日 2 次，共 3 天。在第一次给予培美曲塞的前 7 天中，应至少口服给予叶酸 5 次（350μg 至 1mg）；在培美曲塞的整个疗程中以及疗程结束后的 21 天内持续给药。在第一次给予培美曲塞前 1 周应给予患者肌内注射维生素 B_{12} 1mg，并在之后每 3 个周期给予 1 次；后续注射可在培美曲塞给药的同一天进行。

培美曲塞作为抗叶酸抗代谢药用于治疗结肠、胰腺、乳腺和头颈肿瘤的研究正在进行。

1. Hochster HS. The role of pemetrexed in the treatment of gastrointestinal malignancy. *Clin Colorectal Cancer* 2004; **4:** 190–5.
2. Rollins KD, Lindley C. Pemetrexed: a multitargeted antifolate. *Clin Ther* 2005; **27:** 1343–82.
3. Martin M. Clinical experience with pemetrexed in breast cancer. *Semin Oncol* 2006; **33** (suppl 2): S15–S18.
4. Dundar Y, *et al.* Pemetrexed disodium for the treatment of malignant pleural mesothelioma: a systematic review and economic evaluation. *Health Technol Assess* 2007; **11:** 1–90.
5. Green J, *et al.* Pemetrexed disodium in combination with cisplatin versus other cytotoxic agents or supportive care for the treatment of malignant pleural mesothelioma. Available in The Cochrane Database of Systematic Reviews; Issue 1. Chichester: John Wiley; 2007 (accessed 24/08/07).
6. Longo-Sorbello GS, *et al.* Role of pemetrexed in non-small cell lung cancer. *Cancer Invest* 2007; **25:** 59–66.
7. Meriggi F, *et al.* The potential role of pemetrexed in gastrointestinal cancer. *Chemotherapy* 2008; **54:** 1–8.
8. Baldwin CM, Perry CM. Pemetrexed: a review of its use in the management of advanced non-squamous non-small cell lung cancer. *Drugs* 2009; **69:** 2279–2302.
9. Tomao F, *et al.* Emerging role of pemetrexed in ovarian cancer. *Expert Rev Anticancer Ther* 2009; **9:** 1727–35.

老年人用法 一项回顾性分析发现对于 70 岁及以上的非小细胞肺癌患者，培美曲塞作为二线治疗是有效的，并且毒性反应情况好于多西他赛[1]。

英国注册药品信息指出与年轻患者相比，没有数据提示 65 岁及以上患者不良反应的发生风险增加；不建议只根据年龄降低剂量。

1. Weiss GJ, *et al.* Elderly patients benefit from second-line cytotoxic chemotherapy: a subset analysis of a randomized phase III trial of pemetrexed compared with docetaxel in patients with previously treated advanced non-small-cell lung cancer. *J Clin Oncol* 2006; **24:** 4405–11.

在肾损伤中的用法 一项药动学研究[1]发现培美曲塞清除率随着肾功能下降而下降。尽管这些 GFR 为 40ml/min 或更多、同时接受维生素补充治疗的患者（叶酸和维生素 B_{12}补充治疗似乎可降低毒性，而不改变培美曲塞的药动学）系统暴露增加，但这些患者中并没有出现药物相关的剂量限制性毒性的增加。GFR 为 80ml/min 或更多的患者耐受培美曲塞 600mg/m^2，静脉给药，每 3 周 1 次，GFR 40～79ml/min 的患者耐受 500mg/m^2，每 3 周 1 次。1 例患者 GFR 19ml/min，死于治疗相关的毒性，该组的获益停止。结果 GFR 低于 40ml/min 的患者没有得到相关数据。

注册药品信息表明在肌酐清除率（CC）45ml/min 或 45ml/min 以上的患者中不需要调整剂量。CC 低于 45ml/min 的患者由于没有数据不推荐使用培美曲塞。建议对于 CC 小于 80ml/min 的患者，培美曲塞与 NSAIDs 谨慎合用（见上文**药物相互作用**）。

1. Mita AC, *et al.* Phase I and pharmacokinetic study of pemetrexed administered every 3 weeks to advanced cancer patients with normal and impaired renal function. *J Clin Oncol* 2006; **24:** 552–62.

后续周期中的用法 所有给予培美曲塞的患者应进行全血细胞计数。不应给予患者新的治疗周期，除非：

- 绝对中性粒细胞计数（ANC）≥1500 个/mm^3；
- 血细胞计数≥100000 个/mm^3；
- 肌酐清除率≥45ml/min（见上文**在肾损伤中的用法**）。

在后续周期开始时，应根据前一周期化疗中血液学

计数的最低值或最严重的非血液学毒性来调整剂量。应推迟治疗以保证有充足时间来恢复。患者恢复后，根据以下建议进行治疗，下述建议适用于培美曲塞单药治疗或与顺铂联用的治疗。

对于**血液学**毒性：

- ANC最低值<500个/mm^3且血小板最低值≥50000个/mm^3：之前剂量的75%（培美曲塞和顺铂）；
- 血小板最低值<50000个/mm^3，没有出血，不管ANC最低值如何：之前剂量的75%（培美曲塞和顺铂）；
- 血小板最低值<50000个/mm^3，有出血，不管ANC最低值如何：之前剂量的50%（培美曲塞和顺铂）。

如果**非血液学**毒性（不包括神经毒性）很严重，应该停止治疗直至恢复，并且依照下述建议恢复治疗：

- 任何3级或4级毒性反应，黏膜炎除外：之前剂量的75%（培美曲塞和顺铂）；
- 任何需要住院的腹泻，或者3级或4级腹泻：之前剂量的75%（培美曲塞和顺铂）；
- 3级或4级黏膜炎：之前培美曲塞剂量的75%，之前顺铂剂量的100%。

如果**神经毒性**很严重（3级或4级）应停止治疗；否则依据下述方案调整剂量：

- 0级至1级：之前剂量的100%（培美曲塞和顺铂）；
- 2级：之前培美曲塞剂量的100%，之前顺铂剂量的50%。

在给予以降低的剂量2次后，如果患者发生任何严重血液学或非血液学毒性，应停用培美曲塞。

制剂

专利制剂

Arg.: Alimta; **Austral.:** Alimta; **Austria:** Alimta; **Belg.:** Alimta; **Braz.:** Alimta; **Canad.:** Alimta; **Chile:** Alimta; Elimta†; **Cz.:** Alimta; **Denm.:** Alimta; **Fin.:** Alimta; **Fr.:** Alimta; **Ger.:** Alimta; **Gr.:** Alimta; **Hong Kong:** Alimta; **Hung.:** Alimta; **Irl.:** Alimta; **Israel:** Alimta; **Ital.:** Alimta; **Malaysia:** Alimta; **Mex.:** Alimta; **Neth.:** Alimta; **Norw.:** Alimta; **NZ:** Alimta; **Philipp.:** Alimta; **Pol.:** Alimta; **Port.:** Alimta; **Rus.:** Alimta (Алимта); **S.Afr.:** Alimta; **Singapore:** Alimta; **Spain:** Alimta; **Swed.:** Alimta; **Switz.:** Alimta; **Thai.:** Alimta; **Turk.:** Alimta; **UK:** Alimta; **Ukr.:** Alimta (Алимта); **USA:** Alimta.

Pentostatin (*BAN*, *USAN*, *rINN*) 喷司他丁

CI-825; Covidarabine; Co-vidarabine; Deoxycoformycin; 2′-Deoxycoformycin; NSC-218321; PD-81565; Pentostatina; Pentostatine; Pentostatinum; YK-176. (*R*)-3-(2-Deoxy-β-D-*erythro*-pentofuranosyl)-3,6,7,8-tetrahydroimidazo[4,5-*d*][1,3]diazepin-8-ol; 1,2-Dideoxy-1-[(*R*)-3,6,7,8-tetrahydro-8-hydroxyimidazo[4,5-*d*][1,3]diazepin-3-yl]-D-*erythro*-pentofuranose.

Пентостатин

$C_{11}H_{16}N_4O_4$ = 268.3.

CAS — 53910-25-1.

ATC — L01XX08.

ATC Vet — QL01XX08.

UNII — 395575MZO7.

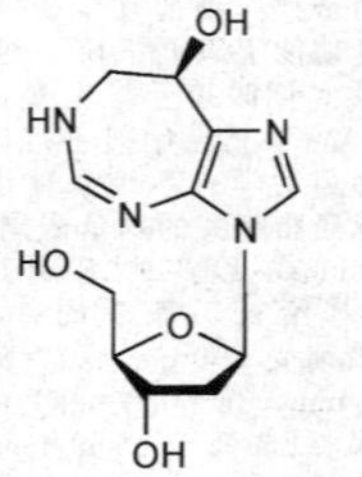

不良反应和注意事项

接受喷司他丁治疗的患者最常见的不良反应包括骨髓抑制（特别是CD4+淋巴细胞亚型的抑制）、头痛、腹痛、发热寒战、胃肠道功能紊乱（特别是腹泻、恶心、呕吐）、超敏反应和肝毒性。中枢神经毒性可表现为疲倦、焦虑、抑郁、睡眠障碍和感觉异常；在这样的患者中应撤药或停止治疗。可能发生肾功能损伤和肺毒性（咳嗽、呼吸困难和肺炎）。早期研究中严重毒性主要影响中枢神经系统、肾、肝和肺，是由于使用的剂量高于目前推荐剂量所致，引起一些死亡。

其他不良反应报道包括皮肤干燥和皮疹（有时继续治疗会严重和恶化）、瘙痒、结膜炎、脱发、关节痛和肌痛、外周水肿、血栓性静脉炎和心血管疾病，包括心律失常、心绞痛和心力衰竭。

肾损伤或活动性感染患者不应使用喷司他丁。喷司他丁动物中致畸，可能有遗传毒性；因此妊娠妇女禁用，接受治疗的男性在治疗结束后6个月才能生育。

药物相互作用

喷司他丁不能和氟达拉滨同时使用，联用可能导致肺毒性。喷司他丁和阿糖腺苷联用可以预料肺毒性增加。

喷司他丁和卡莫司汀、依托泊苷和高剂量环磷酰胺合用产生了急性肺水肿、低血压，导致死亡。因此喷司他丁不能和高剂量环磷酰胺一起使用。

别嘌醇 1例联合使用喷司他丁和别嘌醇的患者出现致命的急性坏死性动脉炎[1]。尽管别嘌醇单药也能导致过敏性脉管炎，但是有证据显示喷司他丁使患者易于发生药物超敏反应，应避免联合使用，密切观察喷司他丁治疗的患者是否有过敏表现。

1. Steinmetz JC, *et al.* Hypersensitivity vasculitis associated with 2-deoxycoformycin and allopurinol therapy. *Am J Med* 1989; **86:** 498–9.

药动学

静脉注射后，喷司他丁消除半衰期约6h。大约90%的剂量以原形和代谢物的形式随尿液排出。喷司他丁能通过血脑屏障，在脑脊液中能检测出。

用途和用法

喷司他丁是有效的腺苷脱氨酶抑制药，可能通过阻断正常嘌呤代谢和DNA合成发挥细胞毒作用。淋巴细胞对它的作用特别敏感。

喷司他丁单药用于治疗毛细胞白血病（第622页），常用剂量为4mg/m^2，隔周1次。快速静脉注射，或输注20～30min。推荐用500ml至1L的5%葡萄糖溶液与0.18%或0.9%的氯化钠的混合溶液或相当的溶液预先水化，一旦给予药物后应再输注500ml溶液水化。

喷司他丁用于皮肤T细胞淋巴瘤（见**蕈样肉芽肿病**，第625页）。在其他淋巴恶性肿瘤的应用也在研究中，包括慢性淋巴细胞性白血病（第622页）和治疗造血干细胞移植后的慢性移植物抗宿主病（第1729页）。

1. Grever MR, *et al.* Pentostatin in the treatment of hairy-cell leukemia. *Best Pract Res Clin Haematol* 2003; **16:** 91–9.
2. Drapkin R, *et al.* Results of a phase II multicenter trial of pentostatin and rituximab in patients with low grade B-cell non-Hodgkin's lymphoma: an effective and minimally toxic regimen. *Clin Lymphoma* 2003; **4:** 169–75.
3. Tsimberidou AM, *et al.* Phase II study of pentostatin in advanced T-cell lymphoid malignancies: update of an MD Anderson Cancer Center series. *Cancer* 2004; **100:** 342–9.
4. Tsiara SN, *et al.* Treatment of resistant/relapsing chronic lymphocytic leukemia with a combination regimen containing deoxycoformycin and rituximab. *Acta Haematol (Basel)* 2004; **111:** 185–8.
5. Dillman RO. Pentostatin (Nipent[RTM]) in the treatment of chronic lymphocyte leukemia and hairy cell leukemia. *Expert Rev Anticancer Ther* 2004; **4:** 27–36.
6. Higman M, *et al.* Pentostatin—pharmacology, immunology, and clinical effects in graft-versus-host disease. *Expert Opin Pharmacother* 2004; **5:** 2605–13.
7. Ho AD, Hensel M. Pentostatin and purine analogs for indolent lymphoid malignancies. *Future Oncol* 2006; **2:** 169–83.
8. Grever MR. Pentostatin: impact on outcome in hairy cell leukemia. *Hematol Oncol Clin North Am* 2006; **20:** 1099–1108.
9. Sauter C, *et al.* Pentostatin in chronic lymphocytic leukemia. *Expert Opin Drug Metab Toxicol* 2008; **4:** 1217–22.
10. Lamanna N, Kay NE. Pentostatin treatment combinations in chronic lymphocytic leukemia. *Clin Adv Hematol Oncol* 2009; **7:** 386–92.

制剂

专利制剂

Fr.: Nipent; **Ger.:** Nipent†; **Gr.:** Nipent; **Irl.:** Nipent; **Ital.:** Nipent; **Neth.:** Nipent; **Port.:** Nipent; **Spain:** Nipent; **UK:** Nipent; **USA:** Nipent.

Peplomycin Sulfate (*USAN*, *rINNM*) 硫酸培洛霉素

NK-631; Pepleomycin Sulphate; Peplomycin Sulphate; Péplomycine, Sulfate de; Peplomycini Sulfas; Sulfato de peplomicina. N^1-[3-[(*S*)-(α-Methylbenzyl)amino]propyl]bleomycinamide sulphate.

Пепломицина Сульфат

$C_{61}H_{88}N_{18}O_{21}S_2,H_2SO_4$ = 1571.7.

CAS — 68247-85-8 (peplomycin); 70384-29-1 (peplomycin sulfate).

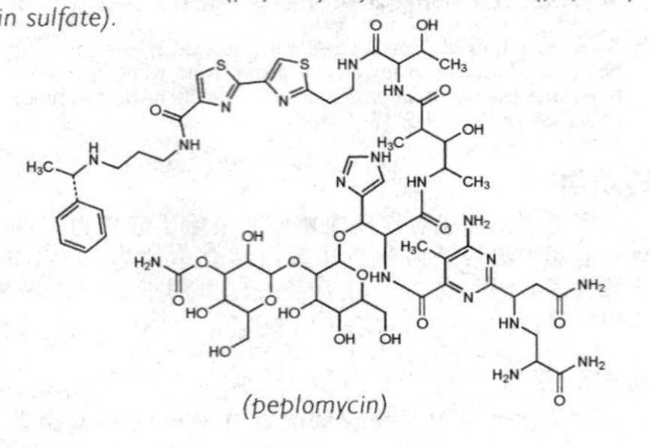

(peplomycin)

Pharmacopoeias. In *Jpn.*

简介

培洛霉素是从博来霉素（第655页）衍生的抗肿瘤药，两者具有相似的特性。培洛霉素以硫酸盐的形式给药，用于治疗多种恶性肿瘤，包括淋巴瘤和头颈、乳腺、宫颈、肺、食管、前列腺和皮肤的肿瘤。

制剂

专利制剂

Jpn: Pepleo.

Peretinoin (*rINN*) 培异维A

Ácido poliprénico; Acyclic Retinoid; E-5166; NIK-333; Pérétinoïn; Peretinoína; Peretinoinum; Polyprenic Acid; Polyprenoic Acid. (*all-E*)-3,7,11,15-Tetramethyl-2,4,6,10,14-hexadecapentaenoic acid.

Перетиноин; Полипреноевая Кислота

$C_{20}H_{30}O_2$ = 302.5.

CAS — 81485-25-8.

UNII — 11ALM7A4RV.

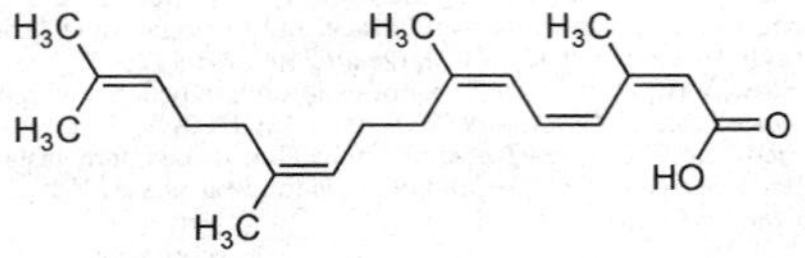

简介

培异维A是一种类视色素，已被试用于治疗银屑病和皮肤角化病，用于治疗肝癌的研究正在进行中。

1. Muto Y, *et al.* Prevention of second primary tumors by an acyclic retinoid, polyprenoic acid, in patients with hepatocellular carcinoma. *N Engl J Med* 1996; **334:** 1561–7.
2. Muto Y, *et al.* Prevention of second primary tumors by an acyclic retinoid in patients with hepatocellular carcinoma. *N Engl J Med* 1999; **340:** 1046–7.
3. Takai K, *et al.* Prevention of second primary tumors by an acyclic retinoid in patients with hepatocellular carcinoma: updated analysis of the long-term follow-up data. *Intervirology* 2005; **48:** 39–45.

Pertuzumab (*BAN*, *USAN*, *rINN*) 帕妥珠单抗

2C4; Pertuzumabum; R-1273; rhuMAb-2C4. Immunoglobulin G1, anti-(human ν (receptor)) (human-mouse monoclonal 2C4 heavy chain), disulfide with human-mouse monoclonal 2C4 κ-chain, dimer.

Пертузумаб

CAS — 380610-27-5.

UNII — K16AIQ8CTM.

注：Omnitarg已是帕妥珠单抗的商标。

简介

帕妥珠单抗是人源单克隆抗体，是人表皮生长因子受体（HER）二聚化抑制药。它抑制HER2与其他HER家族受体的合作，进而阻止HER信号通路的活化。帕妥珠单抗用于治疗乳腺癌、卵巢癌和非小细胞肺癌的研究正在进行中。

1. Herbst RS, *et al.* Efficacy and safety of single-agent pertuzumab, a human epidermal receptor dimerization inhibitor, in patients with non small cell lung cancer. *Clin Cancer Res* 2007; **13:** 6175–81.
2. Attard G, *et al.* A phase Ib study of pertuzumab, a recombinant humanised antibody to HER2, and docetaxel in patients with advanced solid tumours. *Br J Cancer* 2007; **97:** 1338–43.
3. Portera CC, *et al.* Cardiac toxicity and efficacy of trastuzumab combined with pertuzumab in patients with [corrected] human epidermal growth factor receptor 2-positive metastatic breast cancer. *Clin Cancer Res* 2008; **14:** 2710–16. Correction. *ibid.*; 3641.
4. Baselga J, *et al.* Phase II trial of pertuzumab and trastuzumab in patients with human epidermal growth factor receptor 2-positive metastatic breast cancer that progressed during prior trastuzumab therapy. *J Clin Oncol* 2010; **28:** 1138–44.
5. Gianni L, *et al.* Open-label, phase II, multicenter, randomized study of the efficacy and safety of two dose levels of pertuzumab, a human epidermal growth factor receptor 2 dimerization inhibitor, in patients with human epidermal growth factor receptor 2-negative metastatic breast cancer. *J Clin Oncol* 2010; **28:** 1131–7.
6. Langdon SP, *et al.* Pertuzumab for the treatment of ovarian cancer. *Expert Opin Biol Ther* 2010; **10:** 1113–20.

Picoplatin (*BAN*, *USAN*, *rINN*) 匹可铂

AMD-473; NX-473; Picoplatine; Picoplatino; Picoplatinum; ZD-

0473. *cis*-Amminedichloro(2-methylpyridine)platinum(II).

Пиколлатин

$C_6H_{10}Cl_2N_2Pt$ = 376.1.
CAS — 181630-15-9.
UNII — B5TAN0L720.

简介

匹可铂是铂衍生物，作为静脉用抗肿瘤药治疗小细胞肺癌的研究正在进行中。同时，用于治疗结直肠癌和前列腺癌的研究也在进行中。它的口服剂型正处于研发中。

1. Kelland L. Broadening the clinical use of platinum drug-based chemotherapy with new analogues: satraplatin and picoplatin. *Expert Opin Invest Drugs* 2007; **16:** 1009–21.
2. Eckardt JR, *et al.* Phase II study of picoplatin as second-line therapy for patients with small-cell lung cancer. *J Clin Oncol* 2009; **27:** 2046–51.

Pipobroman (*USAN*, *pINN*) 哌泊溴烷

A-8103; NSC-25154; Pipobromán; Pipobromanum. 1,4-Bis(3-bromopropionyl)piperazine.

Пипоброман

$C_{10}H_{16}Br_2N_2O_2$ = 356.1.
CAS — 54-91-1.
ATC — L01AX02.
ATC Vet — QL01AX02.
UNII — 6Q99RDT97R.

简介

哌泊溴烷是通过烷化发挥作用的抗肿瘤药。治疗真性红细胞增多症（第622页），用于需要骨髓抑制治疗的患者和难治性慢性髓性白血病（第622页）。

真性红细胞增多症常用初始剂量 1mg/kg，口服每日 1 次，依据患者应答情况，如果需要，增加到 3mg/kg。维持剂量每日 100～200μg/kg。

主要的不良反应是中度的骨髓抑制，在开始治疗后 4 周或更长时间出现。高剂量时贫血可能显著，通常伴随白细胞减少症。可能发生血小板减少和溶血。在治疗初始阶段，应隔日检查白细胞和血小板计数，每周 1 次或 2 次检查全血细胞计数。如果白细胞或血小板计数下降低于允许水平，应停止用药（见**骨髓抑制**，第609页）。

制剂

专利制剂

Fr.: Vercyte; **Ital.:** Vercite.

Pirarubicin (*rINN*) 吡柔比星

Pirarubicina; Pirarubicine; Pirarubicinum; 1609-RB; Tepirubicin; THP-ADM; THP-doxorubicin. (8*S*,10*S*)-10-{[3-Amino-2,3,6-trideoxy-4-*O*-(2*R*-tetrahydro-2*H*-pyran-2-yl)-α-L-*lyxo*-hexopyranosyl]oxy}-8-glycoloyl-7,8,9,10-tetrahydro-6,8,11-trihydroxy-1-methoxy-5,12-naphthacenedione.

Пирарубицин

$C_{32}H_{37}NO_{12}$ = 627.6.
CAS — 72496-41-4.
ATC — L01DB08.
ATC Vet — QL01DB08.

Pharmacopoeias. In *Jpn.*

简介

吡柔比星是蒽环抗生素类抗肿瘤药，是多柔比星的结构类似物（第680页），具有相似的特性。用于治疗乳腺癌，也试用于其他实体瘤、急性白血病和淋巴瘤。

吡柔比星以盐酸盐的形式使用，但剂量以碱基来表述。乳腺癌推荐常用剂量 25～50mg/m²，每 3～4 周 1 次，但也使用其他用药方案。5～10min 静脉注射到快速静脉输注的 5%葡萄糖液通路中。患者定期进行血细胞计数，监测心脏功能：累积剂量超过 600mg/m² 时，每疗程前应检查心室射血分数。吡柔比星也可以动脉内或膀胱给药。

制剂

专利制剂

Cz.: Pinorubin†; **Fr.:** Theprubicine; **Jpn:** Therarubicin.

Pixantrone (*BAN*, *USAN*, *rINN*) 匹克生琼

BBR-2778; Pixantrona; Pixantronum. 6,9-Bis[(2-aminoethyl)amino]benzo[g]isoquinoline-5,10-dione.

Пиксантрон

$C_{17}H_{19}N_5O_2$ = 325.4.
CAS — 144510-96-3 (pixantrone); 144675-97-8 (pixantrone maleate);.
ATC — L01DB11.
UNII — F5SXN2KNMR.

简介

匹克生琼是氮杂-蒽二酮类抗肿瘤药，用于治疗非霍奇金淋巴瘤的研究正在进行。

1. Engert A, *et al.* EXTEND PIX301: a phase III randomized trial of pixantrone versus other chemotherapeutic agents as third-line monotherapy in patients with relapsed, aggressive non-Hodgkin's lymphoma. *Clin Lymphoma Myeloma* 2006; **7:** 152–4.
2. El-Helw LM, Hancock BW. Pixantrone: a novel aza-anthracenedione in the treatment of non-Hodgkin's lymphomas. *Expert Opin Invest Drugs* 2007; **16:** 1683–91.
3. El-Helw LM, Hancock BW. Pixantrone: a promising drug in the treatment of non-Hodgkin lymphomas. *Future Oncol* 2009; **5:** 445–53.

Plevitrexed (*BAN*, *rINN*) 派维曲西

BGC-9331; plevitredex; Plévitrexed; Plevitrexedum; ZD-9331. (2*S*)-2-[(4-{[(2,7-Dimethyl-4-oxo-1,4-dihydroquinazolin-6-yl)methyl](prop-2-ynyl)amino}-2-fluorobenzoyl)amino]-4-(1*H*-tetrazol-5-yl)butanoic acid.

Плевитрексед

$C_{26}H_{25}FN_8O_4$ = 532.5.
CAS — 153537-73-6.
UNII — L9P2881C3H.

简介

派维曲西是一种胸苷酸合成酶抑制药，用于治疗胃癌和卵巢癌的研究正在进行中。

Plitidepsin (*BAN*, *rINN*) 派替地星

Aplidine; Dehydrodidemnin B; Plitidepsina; Plitidepsine; Plitidepsinum. 3,6-Anhydro(*N*-{(2*S*,4*S*)-4-[(3*S*,4*R*,5*S*)-3-hydroxy-4-{[*N*-(2-oxopropanoyl)-L-prolyl-*N*-methyl-D-leucyl-L-threonyl]amino}-5-methylheptanoyloxy]-2,5-dimethyl-3-oxohexanoyl}-L-leucyl-L-prolyl-*N*,*O*-dimethyl-L-tyrosine).

Плитидепсин

$C_{57}H_{87}N_7O_{15}$ = 1110.3.
CAS — 137219-37-5.

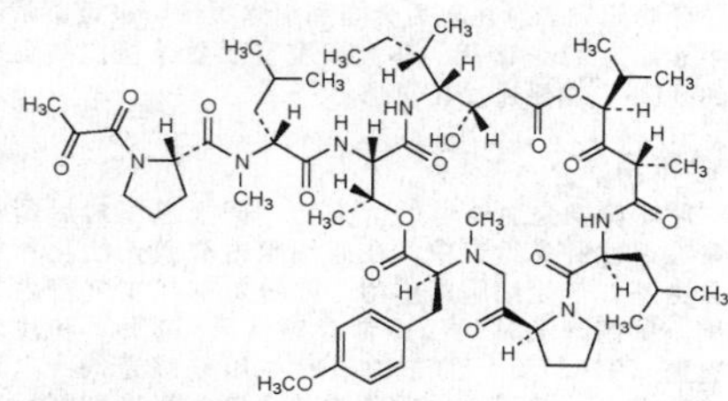

注：Aplidin 已是派替地星的商标。

简介

派替地星是从海洋被囊动物 *Aplidium albicans*. 中分离出来的抗肿瘤药。在治疗急性淋巴细胞性白血病、多发性骨髓瘤和实体瘤的应用正在研究中。

1. Muñoz-Alonso MJ, *et al.* The mechanism of action of plitidepsin. *Curr Opin Investig Drugs* 2009; **10:** 536–42.
2. Eisen T, *et al.* Phase II study of weekly plitidepsin as second-line therapy for small cell lung cancer. *Lung Cancer* 2009; **64:** 60–5.
3. Schöffski P, *et al.* Phase II randomized study of Plitidepsin (Aplidin), alone or in association with L-carnitine, in patients with unresectable advanced renal cell carcinoma. *Mar Drugs* 2009; **7:** 57–70.
4. Eisen T, *et al.* Phase II study of biweekly plitidepsin as second-line therapy in patients with advanced malignant melanoma. *Melanoma Res* 2009; **19:** 185–92.
5. Dumez H, *et al.* Phase II study of biweekly plitidepsin as second-line therapy for advanced or metastatic transitional cell carcinoma of the urothelium. *Mar Drugs* 2009; **7:** 451–63.
6. Baudin E, *et al.* Phase II study of plitidepsin 3-hour infusion every 2 weeks in patients with unresectable advanced medullary thyroid carcinoma. *Am J Clin Oncol* 2010; **33:** 83–8.
7. Le Tourneau C, *et al.* Reports of clinical benefit of plitidepsin (Aplidine), a new marine-derived anticancer agent, in patients with advanced medullary thyroid carcinoma. *Am J Clin Oncol* 2010; **33:** 132–6.
8. Mateos MV, *et al.* Phase II clinical and pharmacokinetic study of plitidepsin 3-hour infusion every two weeks alone or with dexamethasone in relapsed and refractory multiple myeloma. *Clin Cancer Res* 2010; **16:** 3260–9.

Porfimer Sodium (*BAN*, *USAN*, *rINN*) 卟吩姆钠

CL-184116; Dihaematoporphyrin Ether; Éter de dihematoporfirina; Porfimeerinatrium; Porfimère Sodique; Porfimernatrium; Porfímero sódico; Porfimerum Natricum.

Порфимер Натрий

CAS — 87806-31-3.
ATC — L01XD01.
ATC Vet — QL01XD01.
UNII — Y3834SIK5F.

不良反应和注意事项

接受卟吩姆钠治疗的所有患者有光过敏性。发生的时间可能延迟，患者应至少 30 日中避免阳光或室内明亮光线。一些患者光敏性会维持更长时间，可能在至少 90 日内需遵循上述注意事项。然而鼓励患者暴露于周围室内光线中，因为这样会使剩余的药物逐渐灭活。其他报道的不良反应包括局部炎症、疼痛（包括胸痛、背痛、腹痛）、呼吸功能不全或呼吸窘迫症（包括呼吸困难）、脱水、吞咽困难、便秘、恶心呕吐、发热、心动过速、房颤、胸腔积液及肿瘤出血导致的贫血。肺炎、支气管炎、焦虑、失眠、心衰、外周或全身水肿也有报道。在卟啉病、食管或胃静脉曲张、食管大溃疡、食管瘘、主要血管受侵或严重急性呼吸窘迫的患者中禁用卟吩姆钠光动力学疗法。在光动力学治疗和放疗之间应留有充足的时间，以便使两种治疗产生的炎症消退。

卟啉病 卟啉病患者中禁止使用卟吩姆钠。

药物相互作用

卟吩姆钠应避免和其他导致光敏的药物同时使用，以避免反应增强。

药动学

卟吩姆钠静脉注射后分布和消除缓慢，报道血浆消除半衰期为11～28天。体外研究显示血浆蛋白结合率大约90%。主要通过粪便排出。

用途和用法

卟吩姆钠是血卟啉的衍生物，据报道注射后药物聚集在恶性肿瘤组织中。在瘤细胞内被激光活化释放氧自由基，产生细胞毒作用。卟吩姆钠在支气管内非小细胞肺癌（第635页）、食管癌（第631页）和浅表膀胱癌（第627页）的光敏治疗中用作感光剂。也用于治疗 Barrett 食管病（见**胃食管反流**，第1618页）所致的发育不良。

卟吩姆钠应使用5%的葡萄糖或0.9%氯化钠复溶至终浓度2.5mg/ml。2mg/kg缓慢静脉注射。40～50h后，使用波长630nm的激光活化，用光纤导航（a fibre optic guide）分布到肿瘤部位。残余的肿瘤可以再像外科手术样清创。第二次激光治疗在首次注射后96～120h给予。光敏疗法最多使用3个疗程，治疗食管和支气管癌每次注射间隔最小30天，治疗 Barrett 食管病所致发育不良的最小间隔为90天。但对于浅表膀胱癌的治疗，由于增加膀胱痉挛的风险，仅使用一剂量药物和光照，不进行外科清创术。

关于肝或肾损伤时的用法，见下文。

在肝损伤中的用法 美国注册药品信息指出肝损伤可延长卟吩姆的消除时间，轻度至重度肝损伤的患者应注意，他们需要对光敏感性进行防护的时间可能超过90日。欧盟注册药品信息对轻度至中度肝损伤患者类似的忠告；重度肝损伤患者禁用。

在肾损伤中的用法 欧盟某些卟吩姆产品（*Photofrin*®，*Axcan*）的注册药品信息指出，因为卟吩姆主要通过粪便途径排泄，肾损伤患者无需特别注意。但是，欧盟其他卟吩姆产品（*PhotoBarr*®，*Axcan*）的注册药品信息禁止其用于严重肾功能损伤的患者，对此用法没有评估。美国注册药品信息（*Photofrin*®，*Axcan*）指出肾损伤可延长卟吩姆的消除，严重肾损伤的患者应注意可能需要在超过90日的时间里对光敏感性进行防护（见上文）。

光动力学疗法 光动力学疗法（PDT）在多种光敏治疗方式中效果最好[1]。具有感光性的药物静脉给药、口服或局部使用，被肿瘤细胞选择性保留。当暴露在正确波长的光中，药物产生毒性氧自由基，破坏细胞膜从而杀死肿瘤细胞。治疗可能发生血管损伤和免疫介导的损伤[2～4]。肿瘤细胞必须有充足的供氧，才能对光动力学疗法敏感[2]，由于光的穿透通常是有限的，早期的或浅表肿瘤损伤对治疗的应答最好[1,2]。光动力学疗法已被用于皮肤、胃肠道、头颈、膀胱、妇科的、胰腺、肺和各种腹膜的恶性肿瘤[2,3,5～12]。也用于治疗 Barrett 食管病[12～14]和年龄相关性黄斑变性（第756页）。还被试用于其他眼部疾病的治疗[15]。一篇有趣的报道在体外使用卟吩姆钠联合超声对白血病细胞有细胞毒作用[6]。

感光剂例如卟吩姆钠主要的不良反应是光敏感性，持续4～8周，建议患者在这期间避免阳光照射，如果可能，治疗最好延迟到光线较弱的冬天进行[1]。正在研制更新的感光剂表现出具有组织穿透力的增强和光敏性持续时间减轻的特点[2]。天然血红素前体5-氨基酮-γ-戊酸（第647页）具有光敏性持续仅数小时的优点。

1. Bown SG. New techniques in laser therapy. *BMJ* 1998; **316:** 754–7.
2. Hsi RA, *et al.* Photodynamic therapy in the treatment of cancer: current state of the art. *Drugs* 1999; **57:** 725–34.
3. Ost D, *et al.* Photodynamic therapy in lung cancer. *Oncology* 2000; **14:** 379–86.
4. Brown SB, Ibbotson SH. Photodynamic therapy and cancer. *BMJ* 2009; **339:** b2459.
5. Wilson JHP, *et al.* Photodynamic therapy for gastrointestinal tumors. *Scand J Gastroenterol* 1991; **26** (suppl 188): 20–5.
6. Tachibana K, *et al.* Eliminating adult T-cell leukaemia cells with ultrasound. *Lancet* 1997; **349:** 325.
7. Walther MM. The role of photodynamic therapy in the treatment of recurrent superficial bladder cancer. *Urol Clin North Am* 2000; **27:** 163–70.
8. Metz JM, Friedberg JS. Endobronchial photodynamic therapy for the treatment of lung cancer. *Chest Surg Clin North Am* 2001; **11:** 829–39.
9. Biel MA. Photodynamic therapy in head and neck cancer. *Curr Oncol Rep* 2002; **4:** 87–96.
10. Moghissi K. Role of bronchoscopic photodynamic therapy in lung cancer management. *Curr Opin Pulm Med* 2004; **10:** 256–60.
11. Bown SG, *et al.* Photodynamic therapy for cancer of the pancreas. *Gut* 2002; **50:** 549–57.
12. Brown SB, *et al.* The present and future role of photodynamic therapy in cancer treatment. *Lancet Oncol* 2004; **5:** 497–508.
13. Wolfsen HC, *et al.* Photodynamic therapy for dysplastic Barrett esophagus and early esophageal adenocarcinoma. *Mayo Clin Proc* 2002; **77:** 1176–81.
14. Kelty CJ, *et al.* Photodynamic therapy for Barrett's esophagus: a review. *Dis Esophagus* 2002; **15:** 137–44.
15. Sivaprasad S, Hykin P. The role of photodynamic therapy in ophthalmology. *Br J Hosp Med* 2006; **67:** 647–50.

制剂

专利制剂

Canad.: Photofrin; ***Cz.:*** Photobarr; ***Fr.:*** Photobarr; Photofrin; ***Ger.:*** Photofrin; ***Gr.:*** Photofrin; ***Hung.:*** Photobarr; Photofrin; ***Irl.:*** Photobarr; Photofrin; ***Israel:*** Photofrin; ***Neth.:*** Photobarr; Photofrin†; ***Port.:*** Photobarr; Photofrin; ***UK:*** Photofrin; ***USA:*** Photofrin.

Porfiromycin（*BAN*，*USAN*，*rINN*）泊非霉素

Methyl Mitomycin; NSC-56410; Porfiromicina; Porfiromycine; Porfiromycinum; U-14743. 6-Amino-1,1a,2,8,8a,8b-hexahydro-8-(hydroxymethyl)-8a-methoxy-1,5-dimethylazirino[2',3':3,4]pyrrolo[1,2-*a*]-indole-4,7-dione carbamate ester.

Порфиромицин

$C_{16}H_{20}N_4O_5$ = 348.4.

CAS — 801-52-5.

UNII — H1WK9O1OA6.

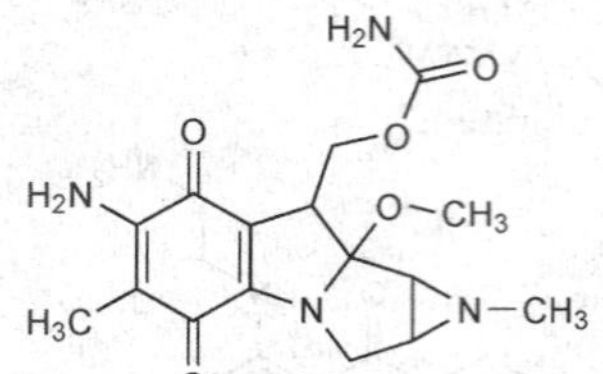

简介

泊非霉素是抗肿瘤抗生素，结构上与丝裂霉素相似（第720页）。用于治疗宫颈和头颈恶性肿瘤的研究正在进行中。

1. Haffty BG, *et al.* Bioreductive alkylating agent porfiromycin in combination with radiation therapy for the management of squamous cell carcinoma of the head and neck. *Radiat Oncol Invest* 1997; **5:** 235–45.
2. Haffty BG, *et al.* Concurrent chemo-radiotherapy with mitomycin C compared with porfiromycin in squamous cell cancer of the head and neck: final results of a randomized clinical trial. *Int J Radiat Oncol Biol Phys* 2005; **61:** 119–28.

Pralatrexate（*USAN*，*rINN*）普拉曲沙

PDX; Pralatrexato; Pralatrexatum. (2*S*)-2-[(4-{(1*RS*)-1-[(2,4-Diaminopteridin-6-yl)methyl]but-3-ynyl}benzoyl)amino]pentanedioic acid.

Пралатрексат

$C_{23}H_{23}N_7O_5$ = 477.5.

CAS — 146464-95-1.

ATC — L01BA05.

ATC Vet — QL01BA05.

UNII — A8Q8I19Q20.

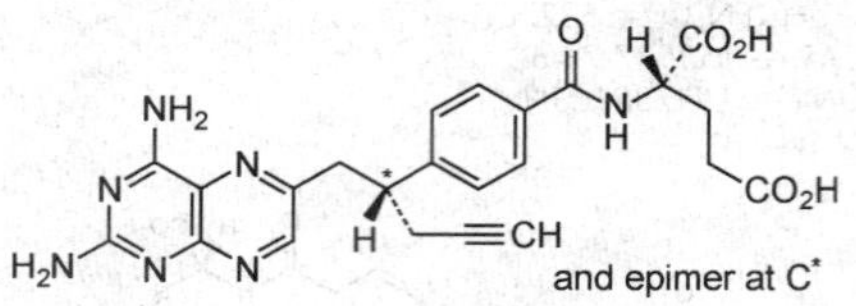

and epimer at C*

不良反应、处置和注意事项

见**甲氨蝶呤**（第713页）。给予普拉曲沙患者同时给予叶酸和维生素 B_{12}（见下文**用途和用法**）以减轻治疗相关的血液学毒性和黏膜炎。

药物相互作用

见**甲氨蝶呤**（第715页）。

药动学

据报道普拉曲沙暴露和血浆浓度峰值随着剂量增加而成比例增加。普拉曲沙血浆蛋白结合率约为67%。一次静脉给药后终末消除半衰期为12～18h。通过尿排泄，肌酐清除率下降时普拉曲沙清除率下降。

用途和用法

普拉曲沙是通过抗叶酸代谢而起作用的抗肿瘤药；它能竞争性抑制二氢叶酸还原酶。普拉曲沙用于治疗复发或难治性外周T细胞淋巴瘤。3～5min静脉推注进0.9%氯化钠静脉通路中。推荐剂量为30mg/m²，前6周每周1次，7周为1个周期。

在开始应用普拉曲沙的前10日一直到普拉曲沙最后一次给药之后的30日，患者持续口服叶酸每日1～1.25mg。另外，在开始应用普拉曲沙前不超过10周，应用普拉曲沙后每8～10周，肌内注射维生素 B_{12} 1mg；可在给予普拉曲沙的同一日给药。

根据毒性调整普拉曲沙的剂量（见下文在**后续周期中的用法**）；一旦降低剂量，不应再将剂量升高。

普拉曲沙用于治疗弥散型大B细胞淋巴瘤、滤泡淋巴瘤和膀胱非乳头状移行细胞癌的研究正在进行中。

1. O'Connor OA, *et al.* Pralatrexate, a novel class of antifol with high affinity for the reduced folate carrier-type 1, produces marked complete and durable remissions in a diversity of chemotherapy refractory cases of T-cell lymphoma. *Br J Haematol* 2007; **139:** 425–8.
2. Mould DR, *et al.* A population pharmacokinetic and pharmacodynamic evaluation of pralatrexate in patients with relapsed or refractory non-Hodgkin's or Hodgkin's lymphoma. *Clin Pharmacol Ther* 2009; **86:** 190–6.
3. O'Connor OA, *et al.* Phase II-I-II study of two different doses and schedules of pralatrexate, a high-affinity substrate for the reduced folate carrier, in patients with relapsed or refractory lymphoma reveals marked activity in T-cell malignancies. *J Clin Oncol* 2009; **27:** 4357–64.
4. Rueda A, *et al.* Pralatrexate, a new hope for aggressive T-cell lymphomas? *Clin Transl Oncol* 2009; **11:** 215–20.
5. Zain J, O'Connor O. Pralatrexate: basic understanding and clinical development. *Expert Opin Pharmacother* 2010; **11:** 1705–14.

在后续周期中的用法 给予普拉曲沙前，需满足以下条件：

- 黏膜炎必须是1级或更低；
- 首次给药时血小板计数应至少100000个/mm³，后续给药时至少50000个/mm³；
- 绝对粒细胞计数（ANC）应至少1000个/mm³。

按下述提纲，根据毒性取消给药或降低剂量。一旦降低剂量，不应再将剂量升高。

对于**黏膜炎**，分别根据治疗时的分级，和恢复至1级或更低的情况：

- 2级：取消给药，以先前剂量重新开始治疗；
- 2级复发或3级：取消给药，下次剂量降至20mg/m²；
- 4级：停止治疗。

对于**血液学毒性**，根据治疗时血细胞计数确定持续时间和重新给药的剂量：

- 血小板<50000个/mm³：
  持续1周：取消给药，以先前剂量重新开始治疗；
  持续2周：取消给药，下次剂量降至20mg/m²；
  持续3周：停止治疗；
- ANC 500～1000个/mm³且没有发热，持续1周：取消给药，以先前剂量重新开始治疗；
- ANC 500～1000个/mm³，发热，或者 ANC <500mm³：
  持续1周：取消给药，给予集落刺激因子（CSF）支持，以先前剂量重新开始治疗（与CSF支持同时）；
  持续2周或复发：取消给药，给予CSF支持，下次剂量降至20mg/m²（与CSF支持同时）；
  持续3周或2次复发：停止治疗。

对于**其他**所有毒性，依据治疗时的分级，和恢复至2级或更低的情况：

- 3级：取消给药，下次剂量20mg/m²；
- 4级：停止治疗。

制剂

专利制剂

USA: Folotyn.

Prednimustine（*USAN*，*rINN*）泼尼莫司汀

Leo-1031; NSC-134087; Prednimustiini; Prednimustin; Prednimustina; Prednimustinum. 11β,17,21-Trihydroxypregna-1,4-diene-3,20-dione 21-(4-{4-[bis(2-chloroethyl)amino]phenyl}butyrate).

Преднимустин

$C_{35}H_{45}Cl_2NO_6$ = 646.6.

CAS — 29069-24-7.

ATC — L01AA08.

ATC Vet — QL01AA08.
UNII — 9403SIO2S8.

简介

泼尼莫司汀是苯丁酸氮芥（第665页）的泼尼松龙酯，口服用于治疗各种恶性疾病。

Procarbazine Hydrochloride (*BANM, USAN, rINNM*) 盐酸丙卡巴肼

Hidrocloruro de procarbazina; Ibenzmethyzin Hydrochloride; NSC-77213; Procarbazine, Chlorhydrate de; Procarbazini Hydrochloridum; Ro-4-6467/1. *N*-Isopropyl-α-(2-methylhydrazino)-*p*-toluamide hydrochloride.

Прокарбазина Гидрохлорид

$C_{12}H_{19}N_3O,HCl = 257.8.$

CAS — 671-16-9 (procarbazine); 366-70-1 (procarbazine hydrochloride).
ATC — L01XB01.
ATC Vet — QL01XB01.
UNII — XH0NPH5ZX8.

(procarbazine)

Pharmacopoeias. In *Chin., Int., Jpn,* and *US.*

USP 33 (Procarbazine Hydrochloride) 贮藏于密闭容器中。避光。

不良反应、治疗和注意事项

参见抗肿瘤药的总论（第605页、第609页和第611页）。

丙卡巴肼最常见的不良反应有胃肠道功能紊乱如食欲缺乏、恶心和呕吐（可能患者很快会耐受）以及骨髓抑制。白细胞减少症和血小板减少症迟发，最低值出现在一次用药后大约4周，通常6周内恢复。报道患者有贫血、溶血和出血的倾向。

神经毒性也常见，有中枢作用如嗜睡、抑郁、神经质或意识模糊、头痛、幻觉和头晕，外周神经病变包括感觉异常和反射降低。昏睡、共济失调和睡眠障碍也有发生，震颤、惊厥和昏迷也有报道。

其他不良反应包括发热和肌痛、肺纤维化或肺炎、血尿、尿频，皮肤反应包括皮炎、瘙痒和色素沉着，心动过速、体位性低血压、眼缺陷、不孕不育症和肝损伤。

丙卡巴肼可致癌、致畸、致突变。

在肝肾损伤的患者中应慎用丙卡巴肼，如果损伤严重，禁用丙卡巴肼。至少每3～4天检测血液学情况，每周检测肝肾功能。嗜铬细胞瘤、癫痫、心血管或脑血管疾病的患者应慎用。如果发生过敏性皮肤反应，应中断治疗。

管理和处置 应穿着防护性服装处理患者一次用药直到48h产生的尿液[1]。

1. Harris J, Dodds LJ. Handling waste from patients receiving cytotoxic drugs. *Pharm J* 1985; **235:** 289–91.

药物相互作用

参见抗肿瘤药总论的药物相互作用（第609页）。丙卡巴肼是弱MAOI，可能与其他药物和食物发生相互作用，尽管很少，但也应牢记，MAOI反应细节见第393页。丙卡巴肼可能加强其他中枢神经系统抑制药的镇静作用。有报道饮酒后有戒酒硫样反应，可能加强抗高血压药物作用。

抗癫痫药 同时使用具有酶诱导作用的抗癫痫药，可能增加对丙卡巴肼过敏的风险，可能是通过细胞色素P450同工酶CYP3A亚家族诱导产生的活性中间体产生影响[1]。无酶诱导作用的抗癫痫药对使用丙卡巴肼治疗的脑肿瘤的患者更适合。

1. Lehmann DF, *et al.* Anticonvulsant usage is associated with an increased risk of procarbazine hypersensitivity reactions in patients with brain tumors. *Clin Pharmacol Ther* 1997; **62:** 225–9.

药动学

丙卡巴肼迅速从胃肠道吸收。穿过血脑屏障分布于脑脊液中。据报道血浆半衰期约为10min。丙卡巴肼迅速代谢（主要在肝和肾），只有大约5%以原形从尿中排泄。其余氧化成 *N*-isopropylterephthalamic acid 从尿中排泄，24h排出高达70%左右。一部分药物以二氧化碳和甲烷从肺中排出。体内氧化裂解形成过氧化氢，可能发挥了药物的一些作用。

用途和用法

盐酸丙卡巴肼是甲基肼的衍生物，具有抗肿瘤作用，但作用机制尚未完全明确，可能类似于烷化剂，抑制蛋白和核酸合成，抑制有丝分裂。和其他细胞毒药物间没有出现交叉耐药。

丙卡巴肼主要用途是治疗霍奇金病（第623页），通常和其他药物联合使用。丙卡巴肼也用于治疗非霍奇金淋巴瘤（第624页）和难治性实体瘤。

盐酸丙卡巴肼剂量的计算以丙卡巴肼的形式，116mg盐酸丙卡巴肼约相当于100mg丙卡巴肼。许多联合方案中如MOPP（与氮芥、长春新碱和泼尼松合用），剂量为每日给予相当于100mg/m² 丙卡巴肼的盐酸丙卡巴肼，共10～14天口服，每4周或6周为1个周期。如果单药使用，英国建议为丙卡巴肼每日50mg，每日增加50mg直到每日250～300mg，分次口服；美国推荐第一周每日2～4mg/kg，接下来增加到每日4～6mg/kg，直至给予剂量接近50mg。持续给予该剂量直到产生最大应答或发生白细胞减少症、血小板减少症或其他毒性症状。在英国，维持剂量常是每日50～150mg，直至总剂量达到至少6g；在美国，维持剂量每日1～2mg/kg。如发生毒性反应应停用丙卡巴肼，依据恢复情况决定是否恢复用药。儿童用量，见下文。

儿童用法 盐酸丙卡巴肼用于儿童时主要是治疗霍奇金病，常与其他药物合用。也用于其他晚期淋巴瘤或实体瘤。联合用药如MOPP（与氮芥、长春新碱和泼尼松合用）时，盐酸丙卡巴肼用于儿童的剂量与成人相当，见上文。如果单药治疗，美国建议第一周的初始口服剂量相对于丙卡巴肼每日50mg/m²（英国注册药品信息建议50mg），之后增加至100 mg/m² 直至出现最大应答或毒性反应。美国注册药品信息建议达到最大应答后，维持剂量应降至50 mg/m²。如果发生毒性反应，应停用丙卡巴肼，依据恢复情况决定是否恢复用药。

非恶性血液疾病 少数难治性特发性血小板减少性紫癜（第1437页）患者使用含丙卡巴肼的化疗方案，缓解期延长，尽管这种疾病多数情况下这种治疗效果难以判断。

制剂

USP 33: Procarbazine Hydrochloride Capsules.

专利制剂

Austral.: Natulan†; ***Canad.:*** Matulane; ***Fr.:*** Natulan; ***Ger.:*** Natulan; ***Gr.:*** Natulan; ***Hung.:*** Natulan†; ***Ital.:*** Natulan; ***Neth.:*** Natulan; ***Rus.:*** Natulan (Натулан); ***Singapore:*** Natulan; ***Spain:*** Natulan; ***Switz.:*** Natulan; ***USA:*** Matulane.

Raltitrexed (*BAN, USAN, rINN*) 雷替曲塞

D-1694; ICI-D1694; Raltitreksed; Raltitreksedi; Raltitrexedum; ZD-1694. *N*-{5-[3,4-Dihydro-2-methyl-4-oxoquinazolin-6-ylmethyl(methyl)amino]-2-thenoyl}-L-glutamic acid.

Ралтитрексед

$C_{21}H_{22}N_4O_6S = 458.5.$

CAS — 112887-68-0.
ATC — L01BA03.
ATC Vet — QL01BA03.
UNII — FCB9EGG971.

不良反应、处置和注意事项

雷替曲塞易产生骨髓抑制，通常轻到中度，有白细胞减少症和贫血，血小板减少症较少见。白细胞计数最低值通常发生在一次给药后7～14天，第3周恢复。胃肠道毒性也常见，有恶心呕吐、腹泻和食欲减退，黏膜炎也可能发生。可逆性的肝酶升高也有发生。其他不良反应包括无力、不适、发热、疼痛、头疼、皮疹、脱皮、关节痛、肌肉痛性痉挛、体重减轻、脱水、外周水肿、脱发、出汗增加、味觉紊乱和结膜炎。注册药品信息推荐在出现严重毒性的患者中每6h静脉给予亚叶酸25mg/m²。

在肝损伤患者中应谨慎使用雷替曲塞，如损伤严重应避免使用。在严重肾损伤患者中也应避免使用，中度损伤患者中应减量使用。在体弱和老年患者以及接受放疗的患者中也应慎用。

雷替曲塞致畸，在夫妻任一方接受药物治疗时应避免妊娠，直至治疗结束后至少6个月。雷替曲塞能损伤男性生育能力。

毒性 一项大型多中心研究进行了雷替曲塞和氟尿嘧啶加叶酸的比较，由于雷替曲塞组死亡数过多在1999年被终止[1]。这个决定导致了一些争论[1～3]，17个使用雷替曲塞死亡病例中有11个有证据表明患者没有依据肾功能正确调整雷替曲塞的剂量。另外，更令人不解的是，报道的严重不良反应雷替曲塞组低于对照组。另一项深入的研究[4]报道相比氟尿嘧啶为主的治疗方案，雷替曲塞相关的死亡率要高。18例死亡中几乎所有都是由于胃肠道和血液学毒性，其中3例雷替曲塞的剂量没有依据毒性调整。

1. Anonymous. Drug-company decision to end cancer trial. *Lancet* 1999; **354:** 1045.
2. Ford HER, Cunningham D. Safety of raltitrexed. *Lancet* 1999; **354:** 1824–5.
3. Kerr D. Safety of raltitrexed. *Lancet* 1999; **354:** 1825.
4. Maughan TS, *et al.* Comparison of survival, palliation, and quality of life with three chemotherapy regimens in metastatic colorectal cancer: a multicentre randomised trial. *Lancet* 2002; **359:** 1555–63.

药物相互作用

雷替曲塞不应和叶酸或亚叶酸同时使用，后两者可能降低它的细胞毒作用（有目的地使用亚叶酸对抗患者体内雷替曲塞的严重不良反应，见上文）。

药动学

静脉用药后雷替曲塞显示出三相药动学特征，血药浓度达峰后快速下降，接着一个缓慢的终末消除相。雷替曲塞主动转运进入细胞，代谢成活性的聚谷氨酸盐的形式。其余剂量以原形排出，大约50%从尿中排泄，15%从粪便中排泄。终末消除半衰期大约为8天。肾损伤患者中清除率显著降低。

1. Clarke SJ, *et al.* Clinical and preclinical pharmacokinetics of raltitrexed. *Clin Pharmacokinet* 2000; **39:** 429–43.

用途和用法

雷替曲塞是叶酸类似物，是胸腺嘧啶核苷酸合成酶有效的特异性抑制药，胸腺嘧啶核苷酸合成酶涉及DNA合成。用于治疗晚期结直肠癌（第632页），也用于乳腺癌（第628页）和其他实体瘤。

在肾功能正常的患者中推荐雷替曲塞的初始剂量3mg/m² 静脉输注15min。后续剂量，依据初始剂量毒性的严重程度最多可以减量50%，毒性恢复后可以间隔3周给予。

每次用药前应进行全血细胞计数，如果白细胞或血小板计数低于可接受水平应停止治疗（见**骨髓抑制**，第609页）。应检测肝肾功能。剂量应依据肾功能调整（见下文）。

1. Gunasekara NS, Faulds D. Raltitrexed: a review of its pharmacological properties and clinical efficacy in the management of advanced colorectal cancer. *Drugs* 1998; **55:** 423–35.
2. Cunningham D, *et al.* Efficacy, tolerability and management of raltitrexed (Tomudex) monotherapy in patients with advanced colorectal cancer: a review of phase II/III trials. *Eur J Cancer* 2002; **38:** 478–86.
3. Scheithauer W, *et al.* Randomized multicenter phase II trial of oxaliplatin plus irinotecan versus raltitrexed as first-line treatment in advanced colorectal cancer. *J Clin Oncol* 2002; **20:**

165–72.
4. Feliu J, *et al.* Raltitrexed in the treatment of elderly patients with advanced colorectal cancer: an active and low toxicity regimen. *Eur J Cancer* 2002; **38:** 1204–11.
5. Comella P, *et al.* Oxaliplatin plus raltitrexed and leucovorin-modulated 5-fluorouracil i.v. bolus: a salvage regimen for colorectal cancer patients. *Br J Cancer* 2002; **86:** 1871–5.
6. Maughan TS, *et al.* Comparison of survival, palliation, and quality of life with three chemotherapy regimens in metastatic colorectal cancer: a multicentre randomised trial. *Lancet* 2002; **359:** 1555–63.
7. van Meerbeeck JP, *et al.* Randomized phase III study of cisplatin with or without raltitrexed in patients with malignant pleural mesothelioma: an intergroup study of the European Organisation for Research and Treatment of Cancer Lung Cancer Group and the National Cancer Institute of Canada. *J Clin Oncol* 2005; **23:** 6881–9.
8. Ducreux M, *et al.* FFCD 9601 Collaborative Group. Randomised trial comparing three different schedules of infusional 5FU and raltitrexed alone as first-line therapy in metastatic colorectal cancer. Final results of the Fédération Francophone de Cancérologie Digestive (FFCD) 9601 trial. *Oncology* 2006; **70:** 222–30.
9. Wilson KS, *et al.* Adjuvant therapy with raltitrexed in patients with colorectal cancer intolerant of 5-fluorouracil: British Columbia Cancer Agency experience. *Cancer Invest* 2007; **25:** 711–14.
10. Hind D, *et al.* The use of irinotecan, oxaliplatin and raltitrexed for the treatment of advanced colorectal cancer: systematic review and economic evaluation. *Health Technol Assess* 2008; **12:** 1–182.
11. Popov I, *et al.* Raltitrexed (Tomudex®) versus standard leucovorin-modulated bolus 5-fluorouracil: results from the randomised phase III Pan-European Trial in Adjuvant Colon Cancer 01 (PETACC-1). *Eur J Cancer* 2008; **44:** 2204–11.
12. Wilson KS, Malfair Taylor SC. Raltitrexed: optimism and reality. *Expert Opin Drug Metab Toxicol* 2009; **5:** 1447–54.

在肾损伤中的用法 在肾损伤（肌酐清除率小于 65ml/min）患者中必须调整雷替曲塞的剂量，不进行剂量调整可能导致死亡（见上文**不良反应**项下的**毒性**）。剂量间隔从 3 周增加到 4 周，应以肌酐清除率（CC）为基础调整剂量：

- CC 为 55～65ml/min，剂量为 $2.25mg/m^2$；
- CC 为 25～54ml/min，剂量为 $1.5mg/m^2$（在一些国家，调整剂量占全剂量的百分比的值相当于用 ml/min表示的 CC 值，例如，CC 值 30ml/min 的患者，调整剂量降低到全剂量的 30%，CC 值 40ml/min 的患者，调整剂量降低到全剂量的 40%）；
- CC 少于 25ml/min，禁用雷替曲塞。

制剂

专利制剂

Arg.: Tomudex; ***Austral.:*** Tomudex; ***Austria:*** Tomudex; ***Belg.:*** Tomudex; ***Braz.:*** Tomudex; ***Canad.:*** Tomudex; ***Cz.:*** Tomudex; ***Fin.:*** Tomudex†; ***Fr.:*** Tomudex†; ***Hung.:*** Tomudex; ***Irl.:*** Tomudex; ***Ital.:*** Tomudex; ***Mex.:*** Tomudex†; ***Neth.:*** Tomudex†; ***Norw.:*** Tomudex; ***Philipp.:*** Tomudex†; ***Port.:*** Tomudex; ***Rus.:*** Tomudex (Томудекс); ***S.Afr.:*** Tomudex†; ***Singapore:*** Tomudex; ***Spain:*** Tomudex; ***Switz.:*** Tomudex; ***Turk.:*** Tomudex; ***UK:*** Tomudex; ***Venez.:*** Tomudex†.

Ranimustine (*rINN*) 雷莫司汀

MCNU; NSC-0270516; Ranimustina; Ranimustinum; Ranomustine. Methyl 6-[3-(2-chloroethyl)-3-nitrosoureido]-6-deoxy-α-D-glucopyranoside.

Ранимустин

$C_{10}H_{18}ClN_3O_7$ = 327.7.
CAS — 58994-96-0.
ATC — L01AD07.
ATC Vet — QL01AD07.
UNII — RYH2T97J77.

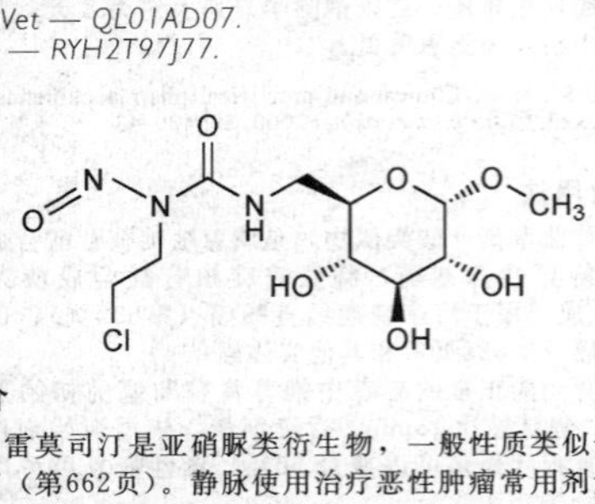

简介

雷莫司汀是亚硝脲类衍生物，一般性质类似于卡莫司汀（第662页）。静脉使用治疗恶性肿瘤常用剂量50～90mg/m²，参照血液学应答情况，每 6～8 周 1 次。

1. Wada M, *et al.* Induction therapy consisting of alternating cycles of ranimustine, vincristine, melphalan, dexamethasone and interferon alpha (ROAD-IN) and a randomized comparison of interferon alpha maintenance in multiple myeloma: a co-operative study in Japan. *Br J Haematol* 2000; **109:** 805–14.
2. Hatano N, *et al.* Efficacy of post operative adjuvant therapy with human interferon beta, MCNU and radiation (IMR) for malignant glioma: comparison among three protocols. *Acta Neurochir (Wien)* 2000; **142:** 633–8.
3. Wakabayashi T, *et al.* Initial and maintenance combination treatment with interferon-beta, MCNU (ranimustine), and radiotherapy for patients with previously untreated malignant glioma. *J Neurooncol* 2000; **49:** 57–62.
4. Mizuno H, *et al.* Superior efficacy of MMCP regimen compared with VMCP and MMPP regimens in the treatment of multiple myeloma. *Intern Med* 2002; **41:** 290–4.
5. Takenaka T, *et al.* Phase III study of ranimustine, cyclophosphamide, vincristine, melphalan, and prednisolone (MCNU-COP/MP) versus modified COP/MP in multiple myeloma: a Japan clinical oncology group study, JCOG 9301. *Int J Hematol* 2004; **79:** 165–73.

制剂

专利制剂

Jpn: Cymerin.

Ranpirnase (*USAN*, *rINN*) 豹蛙酶

P-30 Protein; Ranpirnasa; Ranpirnasum.

Ранпирназа

CAS — 196488-72-9.

```
EDWLTFQKKH ITNTRDVDCD NIMSTNLFHC KDKNTFIYSR
PEPVKAICKG IIASKNVLTT SEFYLSDCNV TSRPCKYKLK
KSTNKFCVTC ENQAPVHFVG VGSC
```

注：豹蛙酶过去曾被错误地认为含有麦角胺。Onconase 已被用作豹蛙酶的商标。

简介

豹蛙酶是核糖核酸酶，具有抗肿瘤活性。治疗恶性间皮瘤的研究正在进行。也有研究将豹蛙酶用于实体瘤。有报道，体外试验中豹蛙酶有抗 HIV 活性。

Razoxane (*BAN*, *rINN*) 雷佐生

ICI-59118; ICRF-159; NSC-129943; Ratsoksaani; Razoxan; Razoxano; Razoxanum. (±)-4,4′-Propylenebis(piperazine-2,6-dione).

Разоксан

$C_{11}H_{16}N_4O_4$ = 268.3.
CAS — 21416-87-5.
UNII — 5AR83PR647.

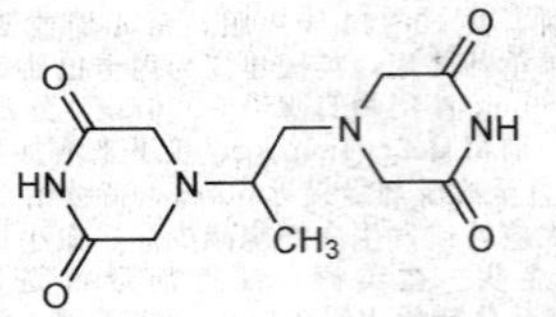

简介

雷佐生是对细胞有丝分裂前期和分裂早期（G_2-M）有抑制作用的抗肿瘤药，能增强放疗的作用。作为辅助用药用于治疗肉瘤，包括卡波西肉瘤。雷佐生也用于治疗其他恶性疾病，包括急性白血病和非霍奇金淋巴瘤。然而雷佐生现在的应用已不再广泛。雷佐生以前用于银屑病，但是它的致癌性阻碍了它的应用，如下讨论。

雷佐生主要的不良反应包括骨髓抑制、胃肠道功能紊乱、皮肤反应和脱发。可能加强放疗的不良反应。雷佐生的使用能导致继发性肿瘤的发生：禁用于非恶性疾病。

在一些国家，雷佐生用法类似右雷佐生（第1385页）［雷佐生的（+）对映体］，用于降低蒽环类药物的心脏毒性。

恶性肿瘤 雷佐生和放疗联合使用的。参考如下。

1. Rhomberg W, *et al.* Radiotherapy vs radiotherapy and razoxane in the treatment of soft tissue sarcomas: final results of a randomized study. *Int J Radiat Oncol Biol Phys* 1996; **36:** 1077–84.
2. Rhomberg W, *et al.* A small prospective study of chordomas treated with radiotherapy and razoxane. *Strahlenther Onkol* 2003; **179:** 249–53.

非恶性皮肤疾病 雷佐生以前用于银屑病的全身治疗，非常有效，初始应答率为 97%。可用于所有形式的皮肤银屑病和银屑病关节病中[1]。然而使用雷佐生的患者[2~5]中出现急性髓性白血病和其他恶性肿瘤导致它禁用于非恶性肿瘤中。

银屑病及其治疗的讨论，见第1510页。

1. Horton JJ, Wells RS. Razoxane: a review of 6 years' therapy in psoriasis. *Br J Dermatol* 1983; **109:** 669–73.
2. Horton JJ, *et al.* Epitheliomas in patients receiving razoxane therapy for psoriasis. *Br J Dermatol* 1983; **109:** 675–8.
3. Lakhani S, *et al.* Razoxane and leukaemia. *Lancet* 1984; **ii:** 288–9.
4. Caffrey EA, *et al.* Acute myeloid leukaemia after treatment with razoxane. *Br J Dermatol* 1985; **113:** 131–4.
5. Zuiable AG, *et al.* Razoxane and T-cell lymphoma. *Br J Dermatol* 1989; **121:** 149.

制剂

专利制剂

Chile: Cardioxane.

Ridaforolimus (*USAN*, *rINN*) 利达福莫司

AP-23573; Deforolimus; MK-8669; Ridaforolimusum. (1R,9S,12S,15R,16E,18R,19R,21R,23S,24E,26E,28E,30S,32S,35R)-12-((1R)-2-{(1S,3R,4R)-4-[(Dimethylphosphinoyl)oxy]-3-methoxycyclohexyl}-1-methylethyl)-1,18-dihydroxy-19,30-dimethoxy-15,17,21,23,29,35-hexamethyl-11,36-dioxa-4-azatricyclo[30.3.1.0^{4,9}]hexatriaconta-16,24,26,28-tetraene-2,3,10,14,20-pentone.

Ридафоролимус

$C_{53}H_{84}NO_{14}P$ = 990.2.
CAS — 572924-54-0.
UNII — 48Z35KB15K.

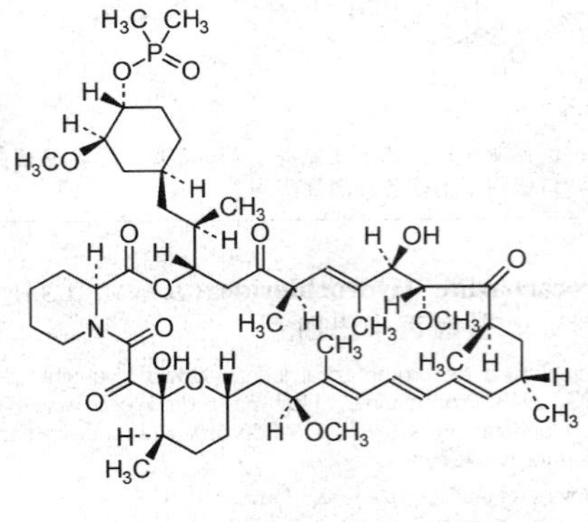

简介

利达福莫司莫司是西罗莫司（见第1757页）的类似物。它抑制哺乳动物雷帕霉素靶点（mTOR），干扰细胞周期，用于治疗恶性肿瘤如肉瘤、乳腺癌、子宫内膜癌、前列腺癌和肺癌。

1. Mita MM, *et al.* Phase I trial of the novel mammalian target of rapamycin inhibitor deforolimus (AP23573; MK-8669) administered intravenously daily for 5 days every 2 weeks to patients with advanced malignancies. *J Clin Oncol* 2008; **26:** 361–7.
2. Rizzieri DA, *et al.* A phase 2 clinical trial of deforolimus (AP23573, MK-8669), a novel mammalian target of rapamycin inhibitor, in patients with relapsed or refractory hematologic malignancies. *Clin Cancer Res* 2008; **14:** 2756–62.
3. Hartford CM, *et al.* A phase I trial to determine the safety, tolerability, and maximum tolerated dose of deforolimus in patients with advanced malignancies. *Clin Cancer Res* 2009; **15:** 1428–34.
4. Mahalingam D, *et al.* Targeting the mTOR pathway using deforolimus in cancer therapy. *Future Oncol* 2009; **5:** 291–303.

Rituximab (*BAN*, *USAN*, *rINN*) 利妥昔单抗

IDEC-102; IDEC-C2B8; R-105; Rituksimab; Rituksimabi; Rituximabum. Immunoglobulin G1 (human-mouse monoclonal IDEC-C2B8 γ1-chain anti-human antigen CD 20), disulfide with human-mouse monoclonal IDEC-C2B8 κ-chain, dimer.

Ритуксимаб

CAS — 174722-31-7.
ATC — L01XC02.
ATC Vet — QL01XC02.
UNII — 4F4X42SYQ6.

不良反应、处置和注意事项

参见抗肿瘤药总论（第605页、第609页和第611页）。

输注利妥昔单抗时可能出现发热、寒战和强直等细胞因子释放综合征，通常在开始治疗 2h 内出现（见下文**输注相关反应**）。其他报道的症状包括瘙痒、荨麻疹、皮疹、呼吸困难、支气管痉挛、血管性水肿、一过性低血压、潮红；心肌梗死、室颤和心源性休克也可发生。输液反应也可出现虚弱、头痛、鼻炎和高血压。严重者可能有肿瘤溶解综合征（以及伴随的电解质异常如高尿酸血症、高钾血症、低钙血症和高磷酸盐血症）、急性肾衰竭、急性呼吸衰竭和死亡。超敏反应的症状与细胞因子释放综合征相似，但通常发生在开始输注的数分钟

内。有皮肤黏膜反应，其中一些是致命的，Stevens-Johnson综合征或中毒性表皮坏死松解症也有发生。据报道有1例反应类似于血清病。

广泛肿瘤负荷、肺癌浸润或肺功能不全的患者，发生严重输液反应的风险增加，应谨慎使用本药，可能需要降低初始输注速率。出现严重症状的患者应中断治疗，一旦所有症状和体征恢复，可以重新开始治疗，速率最多使用之前速率的一半。推荐所有接受利妥昔单抗治疗的患者用药前使用镇痛药、抗组胺药，也可能需要皮质激素。

使用利妥昔单抗时进行性多病灶脑白质病（PML）发生风险增加，有死亡病例报道。在多数病例中，患者有多种危险因子，包括长期联合化疗或免疫抑制，或经历造血干细胞移植。应定期监测患者新出现的或加重的神经学临床表现提示PML；如发生PML应永久停用利妥昔单抗。

一些患者中发生了乙肝病毒（HBV）再次激活，有暴发型肝炎、肝衰竭和死亡的报告。开始利妥昔单抗治疗前筛查有HBV感染高风险的患者。乙型肝炎病毒携带者在治疗期间和治疗后数月应监测活动性感染或肝炎的征兆，如果发生病毒性肝炎应停止治疗。使用利妥昔单抗时可发生其他致命的严重感染。

在一些患者中出现血液学不良反应包括淋巴细胞减少、白细胞减少、中性粒细胞减少、血小板减少和贫血，反应通常是轻度的、可逆的。应定期监测全血和血小板计数。心衰和心绞痛的加剧也有报告，其他心脏不良事件包括心律失常和心动过速。有报道使用利妥昔单抗可发生腹痛、肠梗阻和穿孔，通常发生于联合化疗中，有死亡病例报道。

1. Mohrbacher A. B cell non-Hodgkin's lymphoma: rituximab safety experience. *Arthritis Res Ther* 2005; 7 (suppl 3): S19–S25.
2. Kimby E. Tolerability and safety of rituximab (MabThera). *Cancer Treat Rev* 2005; **31:** 456–73.
3. Ram R, *et al.* The late adverse events of rituximab therapy—rare but there! *Leuk Lymphoma* 2009; **50:** 1083–95.

对血液系统的影响 有报道[1]使用利妥昔单抗的患者发生迟发性中性粒细胞减少症（定义为最后一次给药30日后发生中性粒细胞减少症）。偶尔有报道，使用利妥昔单抗治疗时出现急性和可能较严重的血小板减少症[2,3]。

1. Rios-Fernández R, *et al.* Late-onset neutropenia following rituximab treatment in patients with autoimmune diseases. *Br J Dermatol* 2007; **157:** 1271–3.
2. Dhand S, Bahrain H. Rituximab-induced severe acute thrombocytopenia: a case report and review of literature. *Cancer Invest* 2008; **26:** 913–15.
3. Ram R, *et al.* Rituximab-associated acute thrombocytopenia: an under-diagnosed phenomenon. *Am J Hematol* 2009; **84:** 247–50.

对眼的影响 1名患者开始输注利妥昔单抗约20min，发生双侧结膜炎，没有疼痛、流泪或眼分泌物。没有其他超敏反应的临床表现，输注结束后约30min，结膜炎自行缓解。利妥昔单抗后续治疗中没有复发[1]。

1. Marinella MA. Bilateral conjunctivitis due to rituximab. *Ann Pharmacother* 2007; **41:** 1318.

对胃肠道的影响 2006年11月，厂商报道[1]给予利妥昔单抗的患者中，47例发生肠梗阻（9例死亡），37例发生胃肠穿孔（4例死亡）。因存在混杂因素，难以对数据进行解释；但是，不能排除利妥昔单抗在这些反应中起一定作用。有记录的穿孔的平均发病时间为6日（1～77日）。腹痛并发症，特别在利妥昔单抗治疗早期，应该是对检查和治疗的提示。

1. Roche, Canada. Reports of bowel obstruction and gastrointestinal perforation with RITUXAN® (rituximab) (issued 10th November 2006). Available at: http://www.hc-sc.gc.ca/dhp-mps/medeff/advisories-avis/prof/_2006/rituxan_3_hpc-cps-eng.php (accessed 30/07/08)

对肺的影响 利妥昔单抗的使用中有肺部反应的报道[1]，包括可逆的间质性肺炎[2～4]和间质纤维化[5]。1例患者中出现致命的肺泡内出血可能是由于利妥昔单抗的超敏反应[6]；另有1例间质性肺病相关的肺泡出血的报道[7]。

1. Wagner SA, *et al.* Rituximab-induced interstitial lung disease. *Am J Hematol* 2007; **82:** 916–19.
2. Burton C, *et al.* Interstitial pneumonitis related to rituximab therapy. *N Engl J Med* 2003; **348:** 2690–1.
3. Jullien V, *et al.* Une pneumopathie alvéolo-interstitielle hypoxémiante associée à la prise de rituximab. *Rev Mal Respir* 2004; **21:** 407–10.
4. Swords R, *et al.* Interstitial pneumonitis following rituximab therapy for immune thrombocytopenic purpura (ITP). *Am J Hematol* 2004; **77:** 103–4.
5. Leon RJ, *et al.* Rituximab-induced acute pulmonary fibrosis. *Mayo Clin Proc* 2004; **79:** 949, 953.
6. Alexandrescu DT, *et al.* Fatal intra-alveolar hemorrhage after rituximab in a patient with non-Hodgkin lymphoma. *Leuk Lymphoma* 2004; **45:** 2321–5.
7. Heresi GA, *et al.* Interstitial pneumonitis and alveolar hemorrhage complicating use of rituximab: case report and review of the literature. *Respiration* 2008; **76:** 449–53.

对神经系统的影响 2006年12月，FDA一共接到24例使用利妥昔单抗的患者出血进行性多病灶脑白质病（PML）的报道[1]。PML是一种CNS中潜伏的JC或PK多瘤病毒（也称为乳多泡病毒）复活后发生致命的脱髓鞘病；此种病毒存在于80%的成人中。在报告给FDA的前12例中，10例JC病毒检测阳性，1例确认为BK病毒。PML表现为快速进展的局部神经缺损，包括轻度偏瘫、感觉异常、视野缺失、共济失调、行为和认知改变[2]。在一个57例的报道中[3]，52例发生血液恶性肿瘤，5例发生自体免疫性疾病；所以患者先前接受过免疫抑制治疗，包括烷化剂、嘌呤类似物、皮质激素或者预防对异体移植的干细胞或实体器官排异的药物。这些病例的死亡率为90%。

1. FDA. Rituximab (marketed as Rituxan): progressive multifocal leukoencephalopathy (PML). *FDA Drug Safety Newsletter* 2007; **1:** 3–5. Available at: http://www.fda.gov/downloads/Drugs/DrugSafety/DrugSafetyNewsletter/ucm109158.pdf (accessed 21/07/10).
2. MHRA/CHM. Rituximab and efalizumab: progressive multifocal leukoencephalopathy. *Drug Safety Update* 2008; **2** (5): 3–4. Available at: http://www.mhra.gov.uk/home/idcplg?IdcService=GET_FILE&dDocName=CON033504&RevisionSelectionMethod=LatestReleased (accessed 07/09/09).
3. Carson KR, *et al.* Progressive multifocal leukoencephalopathy after rituximab therapy in HIV-negative patients: a report of 57 cases from the Research on Adverse Drug Events and Reports project. *Blood* 2009; **113:** 4834–40.

感染 除了JC或BK病毒复活后（见上文**对神经系统的影响**）发生的进行性多病灶脑白质病，利妥昔单抗治疗淋巴瘤时病毒感染或复活的风险增加，尤其是乙型肝炎和CMV[1,2]；对于使用利妥昔单抗治疗类风湿关节炎的患者，严重感染风险增加的证据较少[3]。

有报道1例患者化疗方案中加入利妥昔单抗后，出现丙型肝炎复活[4]。另1名接受利妥昔单抗维持疗法治疗淋巴瘤的患者，病毒复制持续的戊型肝炎感染导致慢性肝炎[5]。

1. Aksoy S, *et al.* Rituximab-related viral infections in lymphoma patients. *Leuk Lymphoma* 2007; **48:** 1307–12.
2. Aksoy S, *et al.* Infectious complications of rituximab in patients with lymphoma during maintenance therapy: a systematic review and meta-analysis. *Leuk Lymphoma* 2009; **50:** 357–65.
3. Salliot C, *et al.* Risk of serious infections during rituximab, abatacept and anakinra treatments for rheumatoid arthritis: meta-analyses of randomised placebo-controlled trials. *Ann Rheum Dis* 2009; **68:** 25–32.
4. Hsieh C-Y, *et al.* Rituximab-induced hepatitis C virus reactivation after spontaneous remission in diffuse large B-cell lymphoma. *J Clin Oncol* 2008; **26:** 2584–6.
5. Ollier L, *et al.* Chronic hepatitis after hepatitis E virus infection in a patient with non-Hodgkin lymphoma taking rituximab. *Ann Intern Med* 2009; **150:** 430–1.

输液相关反应 到1998年11月全世界有74例严重输液相关反应的报道，8例致死[1]。估计接受治疗的患者有12000～14000例。

反应通常发生在输注后的头2h内，有人认为潜在的机制是严重的细胞因子释放综合征，有一些肿瘤溶解综合征的因素[1～3]。在一组病例中TNF-α和IL-6的水平在开始输注90min后达峰，细胞因子水平的上升和输液相关症状同时发生[2]。在首次输液时反应通常最显著，后续输液中反应通常可以耐受，强调了这不是一个真正的超敏反应[4]。

高肿瘤负荷（损伤直径超过10cm，或循环恶性肿瘤细胞多于500000个/mm³）、有肺浸润或功能不全病史、或有潜在心脏疾病的患者，被认为出现严重反应的风险更大[1,2,4]。英国CSM推荐在利妥昔单抗治疗前使用镇痛药和抗组胺药，皮质激素也应当考虑[1]。然而尽管采用这些治疗前用药，也有出现了严重或致命的反应[3,4]。可能需要另外的输液方案和（或）化疗药物联合方案以便在利妥昔单抗治疗前降低肿瘤负荷[2,4]。

1. CSM/MCA. Rituximab (MabThera): serious infusion-related adverse reactions. *Current Problems* 1999; **25:** 2–3.
2. Winkler U, *et al.* Cytokine-release syndrome in patients with B-cell chronic lymphocytic leukaemia and high lymphocyte counts after treatment with an anti-CD20 monoclonal antibody (rituximab, IDEC-C2B8). *Blood* 1999; **94:** 2217–24.
3. Lim L-C, *et al.* Fatal cytokine release syndrome with chimeric anti-CD20 monoclonal antibody rituximab in a 71-year-old patient with chronic lymphocytic leukaemia. *J Clin Oncol* 1999; **17:** 1962–3.
4. Byrd JC, *et al.* Rituximab therapy in hematologic malignancy patients with circulating blood tumor cells: association with increased infusion-related side effects and rapid blood tumor clearance. *J Clin Oncol* 1999; **17:** 791–5.

妊娠 1例妊娠女性淋巴瘤患者，从妊娠21周到35周分娩，使用4周期的利妥昔单抗（联合使用多柔比星、长春新碱和泼尼松），对母亲和婴儿都没有不良反应[1]。另一项报道中，1名31岁的妇女在妊娠中诊断为非霍奇金淋巴瘤。她接受了6周期利妥昔单抗联合CHOP（环磷酰胺、多柔比星、长春新碱和泼尼松）的治疗。治疗后2个月，她自然生产1名早产但健康的婴儿。每3个月对患者和婴儿进行临床评估；婴儿的B细胞在出生时严重减少但在6～12周后恢复。母亲和婴儿体内利妥昔单抗的浓度按预期降低。随访的16个月中没有不良反应[2]。2例在妊娠的头3个月使用利妥昔单抗的病例中，没有发生新生儿明显不良反应；有一过性粒细胞减少和淋巴细胞减少的报道[3,4]。1名在妊娠的15周诊断为患有伯基特淋巴瘤的35岁妇女，在妊娠第16周开始，接受了利妥昔单抗4周的输注，然后利妥昔单抗联合CHOP治疗的4个疗程，然后CHOP单独治疗的2个疗程。在第41周，由剖腹产分娩1名健康的婴儿。婴儿出生时，母亲和婴儿利妥昔单抗的血清浓度很高，完全没有B细胞；脐带血血清中利妥昔单抗的浓度是母亲血清中的3倍。但是，据报道B细胞恢复迅速，一直到婴儿26个月时都没有发现明显的感染并发症；生长和发育状态也正常[5]。但是，注册药品信息建议妊娠期间不用利妥昔单抗，因为可能耗竭胎儿的B细胞；有生育能力的女性在治疗期间和治疗结束直至12个月应采取有效的避孕方法。

1. Herold M, *et al.* Efficacy and safety of a combined rituximab chemotherapy during pregnancy. *J Clin Oncol* 2001; **19:** 3439.
2. Decker M, *et al.* Rituximab plus CHOP for treatment of diffuse large B-cell lymphoma during second trimester of pregnancy. *Lancet Oncol* 2006; **7:** 693–4. Correction. *ibid.*; 706.
3. Kimby E, *et al.* Safety of rituximab therapy during the first trimester of pregnancy: a case history. *Eur J Haematol* 2004; **72:** 292–5.
4. Ojeda-Uribe M, *et al.* Administration of rituximab during the first trimester of pregnancy without consequences for the newborn. *J Perinatol* 2006; **26:** 252–5.
5. Friedrichs B, *et al.* The effects of rituximab treatment during pregnancy on a neonate. *Haematologica* 2006; **91:** 1426–7.

药物相互作用

抑制素 一项实验室研究报道抑制素显著降低利妥昔单抗的细胞毒性，提示抑制素可能通过胆固醇耗竭诱导CD20的构象变化，导致利妥昔单抗结合能力降低。虽然没有临床数据支持在利妥昔单抗治疗时停用抑制素，作者建议考虑这么做可能是谨慎的[1]。但是，后来的前瞻性研究[2]发现没有证据表明在弥漫性大B细胞性淋巴瘤或滤泡淋巴瘤患者同时使用抑制素会对以利妥昔单抗为基础的治疗的应答产生任何不良反应；实际上，不考虑其他治疗，使用抑制素的滤泡淋巴瘤患者有更长的无事件生存期。

1. Rabinowitz I. Interaction between statins and rituximab in non-Hodgkin's lymphoma. *J Clin Oncol* 2008; **26:** 5486.
2. Nowakowski GS, *et al.* Statin use and prognosis in patients with diffuse large B-cell lymphoma and follicular lymphoma in the rituximab era. *J Clin Oncol* 2010; **28:** 412–17.

药动学

据报道利妥昔单抗的血浆峰浓度平均值随着连续输注而增加；但是个体差异非常大。血清浓度与肿瘤负荷和循环中的B细胞数呈负相关。平均终末半衰期约为20日。利妥昔单抗结合至B淋巴细胞，治疗后3～6个月可在体内检测到。

用途和用法

利妥昔单抗是特异性结合CD20抗原的嵌合单克隆抗体。利妥昔单抗用于治疗非霍奇金淋巴瘤（见第624页），作为单药治疗用于复发性或难治性低级别或滤泡淋巴瘤，或者作为一线用药与联合化疗如CVP（环磷酰胺、长春新碱和泼尼松）合用。利妥昔单抗也可用于CVP一线治疗后低级别且稳定的疾病。它也可适用于复发或难治性滤泡淋巴瘤患者对含有或者不含有利妥昔单抗的诱导化疗有应答后的维持治疗。利妥昔单抗也可与CHOP化疗（环磷酰胺、多柔比星、长春新碱和泼尼松或泼尼松龙）或其他以蒽环类药物为基础的方案合用，治疗CD20阳性的弥漫性大B细胞非霍奇金淋巴瘤。利妥昔单抗也和替伊莫单抗（见第698页）组成联合方案。利妥昔单抗用于联合化疗，治疗慢性淋巴细胞白血病（见第621页）。利妥昔单抗联合甲氨蝶呤用于成人中度至重度活动性类风湿关节炎患者（见第12页）对DMARDs（包括肿瘤坏死因子抑制药）应答不充分时。

利妥昔单抗注册用法静脉输注数小时，用0.9%氯化钠或5%葡萄糖注射液稀释成终浓度1～4mg/ml。正常情况下，首次输注开始速率50mg/h，如果耐受良好，可以以50mg/h的增幅每30min增加一次输注速率，直至400mg/h的最大速率。后续用药可以以100mg/h的速率开始给药，以100mg/h的增幅每30min增加一次输注速率，直至400mg/h的最大速率。

在英国，治疗难治性或复发性滤泡性**淋巴瘤**，利妥昔单抗单药治疗常用剂量为375mg/m²，每周1次，使用4次，在美国，使用8次。两个国家中复发的患者再次治疗，用药4次。当联合化疗例如CVP（治疗滤泡性淋巴瘤）或CHOP（治疗弥漫大B淋巴瘤）方案时，利妥昔单抗剂量为375mg/m²，在第一天给予化疗方案中皮质激素后给予，共使用8个周期。之前接受过6～8周期CVP化疗且没有进展的患者，可给予利妥昔单抗$375mg/m^2$，每周1次，共4次，每6个月重复，总计给药16次。

用于对诱导化疗有应答的复发或难治性滤泡淋巴瘤患者的维持治疗，可用利妥昔单抗$375mg/m^2$，每3个月1次，直至疾病进展或最长使用2年。

在联合替伊莫单抗的方案中，通常给予利妥昔单抗$250mg/m^2$，在给予替伊莫单抗前4h内给药。

用于治疗**慢性淋巴细胞白血病**时，利妥昔单抗的推荐剂量为$375mg/m^2$，在第1周期化疗前一天给予，然后$500mg/m^2$，在每个后续周期的第一天给予，共6个周期；化疗在利妥昔单抗输注后给予。建议在开始给予利妥昔单抗48h前，预防性给予水化、别嘌醇或拉布立酶，以降低发生肿瘤溶解综合征的风险；在某些国家，高淋巴细胞计数的患者在给予利妥昔单抗前静脉给予皮质激素，以降低输注反应的发生率和严重性。

在治疗**类风湿关节炎**中，给予利妥昔单抗1g，给药2次，间隔2周输注。联合使用甲氨蝶呤，推荐每次输注前使用皮质激素以降低输液反应的发生率和严重性。

利妥昔单抗用于**其他多种疾病**的研究正在进行，包括ANCA相关性血管炎。

1. Garvey B. Rituximab in the treatment of autoimmune haematological disorders. *Br J Haematol* 2008; **141:** 149–69.
2. McDonald V, Leandro M. Rituximab in non-haematological disorders of adults and its mode of action. *Br J Haematol* 2009; **146:** 233–46.

用法 **速率** 注册药品信息指出利妥昔单抗需要在指定速度下输注（见上文**用途和用法**）。为了减少输注时间，有人对更快的输注速度进行研究。一项研究在第一周期中第一次输注利妥昔单抗时采用注册药品信息推荐的速度，在后续给药时输注90min，前30min给予了剂量的20%，剩余的80%在60min输注完毕；输液总体积为250ml。快速输注耐受良好，没有严重输注反应；150名患者中的10例在第一周期中（以注册的标准速度给药）出现不良反应，而在后续的快速输注中耐受，没有事件发生，8名患者没有事先给予皮质激素[1]。另一项研究也报道，在合用或不合用皮质激素时90min输注利妥昔单抗，患者耐受良好，用药过程安全[2]。另一研究中，40名患者使用利妥昔单抗：第一次输注依照注册用法给药，平均输注时间5h。所有的后续输注时间为1h。据报道即使在第一次输注中出现超敏反应的患者，也能对快速输注耐受良好而不出现问题[3]。一项调查发现英国主要的化疗中心中，如果患者对利妥昔单抗初次输注没有明显反应，第二次以及后续输注时间为90min。在这项研究中54名患者利妥昔单抗初次给药时间为90min，如果没有发现严重反应，后续输注时间为60min；所以患者对这个1h的输注时间耐受良好[4]。

1. Sehn LH, *et al.* Rapid infusion rituximab in combination with corticosteroid-containing chemotherapy or as maintenance therapy is well tolerated and can safely be delivered in the community setting. *Blood* 2007; **109:** 4171–3.
2. Salar A, *et al.* Rapid infusion of rituximab with or without steroid-containing chemotherapy: 1-yr experience in a single institution. *Eur J Haematol* 2006; **77:** 338–40.
3. Provencio M, *et al.* Rapid-infusion rituximab in lymphoma treatment. *Ann Oncol* 2006; **17:** 1027–8.
4. Tuthill M, *et al.* Rapid infusion of rituximab over 60 min. *Eur J Haematol* 2009; **82:** 322–5.

途径 利妥昔单抗通过静脉给药，用于治疗皮肤B细胞淋巴瘤。有患者获益的报道，他们的病情长期得到缓解[1]，但有其他患者迅速复发[2]。一项8名患者的研究中，其中6名患者破损内部给予利妥昔单抗，每个伤口给予剂量10～30mg，每周3次；如果临床缓解不完全，1个月后再给予另一个周期的3次注射。另2名患者静脉输注给药，每周1次，共4周。8名患者都可见完全缓解。静脉给药的患者没有发现复发，但是6名破损内部给药的患者中4例出现复发。据报道破损内部注射时有中度疼痛[3]。

1名非霍奇金淋巴瘤患者利妥昔单抗由胸膜内给药治疗恶性胸腔积液。尽管进行全身化疗以及胸腔引流，这名患者的渗出物持续增加。初始实验剂量为利妥昔单抗50mg溶于50ml灭菌盐水中，在第1天推注进右侧胸腔中。然后在第2天，200mg利妥昔单抗溶于100ml灭菌盐水中，注入左侧胸腔中，在第3天400mg利妥昔单抗溶于100ml灭菌盐水中，注入右侧胸腔中；两次剂量给予时间为5min以上。患者对这种治疗方法耐受良好，2周内渗出得到缓解。在接下来的6个月的随访中这名患者接受了静脉输注利妥昔单抗4个疗程的巩固治疗；渗出没有复发[4]。

1名Ⅳ级套细胞淋巴瘤患者对传统化疗（包括在CHOP方案中增加静脉给予利妥昔单抗）抵抗出现大量腹水。姑息试验性治疗中腹膜内给予利妥昔单抗，600mg药物溶于500ml 0.9%氯化钠中，4h缓慢输注。每周给药1次，共11个疗程，每次给药在排腹水后进行。没有发现全身性不良反应，患者总体状况明显改善；腹水完全缓解，腹部淋巴结部分缓解，出现脾肿大。患者在超过6个月的时间里没有症状[5]。

中枢神经系统淋巴瘤的患者经心室内或鞘内给予利妥昔单抗。剂量为10～40mg，1～4ml，心室内给药前先抽取同等体积的CSF。据报道利妥昔单抗对软脑膜受侵的患者有效，但实体瘤进展或应答微弱[6]。另一项对7名急性淋巴细胞白血病和CNS疾病患者鞘内给予利妥昔单抗的研究中，5例完全缓解，在2年的随访中没有发生神经毒性的临床证据。利妥昔单抗10mg，溶于6ml盐水中，鞘内给药每周1次，连用4周[7]。

1. Paul T, *et al.* Intralesional rituximab for cutaneous B-cell lymphoma. *Br J Dermatol* 2001; **144:** 1239–43.
2. Roguedas AM, *et al.* Intralesional therapy with anti-CD20 monoclonal antibody rituximab: local and systemic efficacy in primary cutaneous B-cell lymphoma. *Br J Dermatol* 2005; **152:** 541–4.
3. Kerl K, *et al.* Intralesional and intravenous treatment of cutaneous B-cell lymphomas with the monoclonal anti-CD20 antibody rituximab: report and follow-up of eight cases. *Br J Dermatol* 2006; **155:** 1197–1200.
4. Schmidt HH, *et al.* Intrapleural instillation of rituximab for the treatment of malignant pleural effusions in NHL. *Haematologica* 2004; **89:** e133–e134.
5. Crysandt M, *et al.* Intraperitoneal application of rituximab in refractory mantle cell lymphoma with massive ascites resulting in local and systemic response. *Eur J Haematol* 2007; **79:** 546–9.
6. Schulz H, *et al.* Intraventricular treatment of relapsed central nervous system lymphoma with the anti-CD20 antibody rituximab. *Haematologica* 2004; **89:** 753–4.
7. Jaime-Pérez JC, *et al.* Effectiveness of intrathecal rituximab in patients with acute lymphoblastic leukaemia relapsed to the CNS and resistant to conventional therapy. *Br J Haematol* 2009; **144:** 794–5.

儿童用法 虽然英国或美国都没有经注册的儿童用途，有各种疾病的儿童获益的报道，包括自身免疫溶血性贫血、特发性血小板减少性紫癜（见下文）、移植后淋巴组织增生[1]，类风湿关节炎、系统性红斑狼疮[2]。标准剂量为$375mg/m^2$，每周1次，大多数情况中位疗程给药4次。

1. Giulino LB, *et al.* Treatment with rituximab in benign and malignant hematologic disorders in children. *J Pediatr* 2007; **150:** 338–44.
2. El-Hallak M, *et al.* Clinical effects and safety of rituximab for treatment of refractory pediatric autoimmune diseases. *J Pediatr* 2007; **150:** 376–82.

良性血液病 **溶血性贫血** 利妥昔单抗用于严重抵抗的自身免疫溶血性贫血（见第1012页）的成人和儿童，此疾病可由各种原因导致[1]，包括温型[2～4]、冷型[5～7]和混合性[8,9]疾病。

1. Garvey B. Rituximab in the treatment of autoimmune haematological disorders. *Br J Haematol* 2008; **141:** 149–69.
2. Quartier P, *et al.* Treatment of childhood autoimmune haemolytic anaemia with rituximab. *Lancet* 2001; **358:** 1511–13.
3. Gottardo NG, *et al.* Successful induction and maintenance of long-term remission in a child with chronic relapsing autoimmune hemolytic anemia using rituximab. *Pediatr Hematol Oncol* 2003; **20:** 557–61.
4. Svahn J, *et al.* Rituximab-based immunosuppression for autoimmune haemolytic anaemia in infants. *Br J Haematol* 2009; **145:** 96–100.
5. Sparling TG, *et al.* Remission of cold hemagglutinin disease induced by rituximab therapy. *Can Med Assoc J* 2001; **164:** 1405.
6. Engelhardt M, *et al.* Severe cold hemagglutinin disease (CHD) successfully treated with rituximab. *Blood* 2002; **100:** 1922–3.
7. Berentsen S, *et al.* Rituximab for primary chronic cold agglutinin disease: a prospective study of 37 courses of therapy in 27 patients. *Blood* 2004; **103:** 2925–8.
8. Morselli M, *et al.* Mixed warm and cold autoimmune hemolytic anemia: complete recovery after 2 courses of rituximab treatment. *Blood* 2002; **99:** 3478–9.
9. Webster D, *et al.* Prompt response to rituximab of severe hemolytic anemia with both cold and warm autoantibodies. *Am J Hematol* 2004; **75:** 258–9.

出血性疾病 虽然数据有限，有报道[1,2]提示，对已确定的治疗失败后的获得性血友病的治疗（见第1018页），利妥昔单抗是一个有效的替代选择。有报道作为一线或者挽救疗法，利妥昔单抗的应答持久[3]；常用静脉给药剂量为$375mg/m^2$，每周1次，共4周。自身抗体滴定度高的患者可能只达到部分应答，或者应答缓慢，但是增加利妥昔单抗给药次数或与环磷酰胺和（或）皮质激素合用可增加应答。对于不能进行细胞毒治疗的患者，利妥昔单抗可以作为一个有效的替代选择。

一项对49名先天性血友病（血友病A或血友病B）患者使用利妥昔单抗的分析[4]得出结论，大约一半血友病患者中，抑制药对先前免疫耐受方案抵抗，使用利妥昔单抗能获得长时间缓解。最高的应答出现在伴有轻度或中度疾病的成人血友病患者中，利妥昔单抗作为包含因子Ⅷ浓缩物或其他免疫抑制药的治疗方案的一部分。

1. Maillard H, *et al.* Rituximab in postpartum-related acquired hemophilia. *Am J Med* 2006; **119:** 86–8.
2. Stachnik JM. Rituximab in the treatment of acquired hemophilia. *Ann Pharmacother* 2006; **40:** 1151–7.
3. Garvey B. Rituximab in the treatment of autoimmune haematological disorders. *Br J Haematol* 2008; **141:** 149–69.
4. Franchini M, *et al.* Immune tolerance with rituximab in congenital haemophilia with inhibitors: a systematic literature review based on individual patients' analysis. *Haemophilia* 2008; **14:** 903–12.

特发性血小板减少性紫癜 据报道[1～3]，对标准治疗抵抗的特发性血小板减少性紫癜（见第1437页）患者，包括儿童和婴儿，利妥昔单抗都是有效的。有人将其作为可能的替代治疗，在成人和儿童中有良好的应答率和应答持续时间[4]。可见两种应答模式：4周内时或开始应用利妥昔单抗直至数周甚至数月，提示除了耗竭自身抗体外还存着其他作用机制。大多数研究应用利妥昔单抗的剂量为$375mg/m^2$，每周1次，共4周，也有使用较低剂量（包括对儿童的单剂量方案）的。对利妥昔单抗初始治疗应答后复发的患者，重新给药也是一个选择，利妥昔单抗可单独给药或与其他药物合用[4]。但是，一项综述[5]认为，因缺乏可控的数据，应警惕对这些患者人群无甄别使用利妥昔单抗。

1. Zaja F, *et al.* The B-cell compartment as the selective target for the treatment of immune thrombocytopenias. *Haematologica* 2003; **88:** 538–46.
2. Bengtson KL, *et al.* Successful use of anti-CD20 (rituximab) in severe, life-threatening childhood immune thrombocytopenic purpura. *J Pediatr* 2003; **143:** 670–3.
3. Wang J, *et al.* Chronic immune thrombocytopenic purpura in children: assessment of rituximab treatment. *J Pediatr* 2005; **146:** 217–21.
4. Garvey B. Rituximab in the treatment of autoimmune haematological disorders. *Br J Haematol* 2008; **141:** 149–69.
5. Arnold DM, *et al.* Systematic review: efficacy and safety of rituximab for adults with idiopathic thrombocytopenic purpura. *Ann Intern Med* 2007; **146:** 25–33.

血栓性微血管病 据报道[1～3]，对于复发或难治性血小板减少性紫癜（见第1041页，**血浆**项下），利妥昔单抗是有效的。应答时间从不到1周至约13周[4]，有持续缓解的报道[5]。据报道大多数患者接受利妥昔单抗标准静脉给药，$375mg/m^2$，每周1次，共4周；但是，一些患者需要延长治疗时间，另一些患者对1次或2次给药就有应答[4]。

1. Zheng X, *et al.* Remission of chronic thrombotic thrombocytopenic purpura after treatment with cyclophosphamide and rituximab. *Ann Intern Med* 2003; **138:** 105–8.
2. Reddy PS, *et al.* Rituximab in the treatment of relapsed thrombotic thrombocytopenic purpura. *Ann Hematol* 2005; **84:** 232–5.
3. Kosugi S, *et al.* Rituximab provided long-term remission in a patient with refractory relapsing thrombotic thrombocytopenic purpura. *Int J Hematol* 2005; **81:** 433–6.
4. Garvey B. Rituximab in the treatment of autoimmune haematological disorders. *Br J Haematol* 2008; **141:** 149–69.
5. Ling HT, *et al.* Sustained response with rituximab in patients with thrombotic thrombocytopenic purpura: a report of 13 cases and review of the literature. *Am J Hematol* 2009; **84:** 418–21.

淋巴结增生症 淋巴结增生症是罕见的淋巴增生性疾病，常常与HIV感染有关（见第828页），有人认为其病因与导致卡波西肉瘤的病毒（人疱疹病毒8）是同一种。没有确定标准疗法。有两个小型的标签公开的对HIV相关淋巴结增生症的研究[1,2]，报道了利妥昔单抗治疗的应答情况：利妥昔单抗$375mg/m^2$，静脉给药，每周1次，共4周。但是，卡波西肉瘤损伤的加重可能是一个问题。

1. Gérard L, *et al.* Prospective study of rituximab in chemotherapy-dependent human immunodeficiency virus-associated multicentric Castleman's disease: ANRS 117 CastlemaB Trial. *J Clin Oncol* 2007; **25:** 3350–6.
2. Bower M, *et al.* Brief communication: rituximab in HIV-associated multicentric Castleman disease. *Ann Intern Med* 2007; **147:** 836–9.

眼部疾病 眼眶假淋巴瘤是影响泪腺、眼眶软组织或眼外肌不常见的良性肿瘤。临床表现包括无痛眼睑下垂、复视、眼球突出或眼睑肿胀。有对利妥昔单抗持久应答的报道[1]。

1. Witzig TE, *et al.* Treatment of benign orbital pseudolymphomas with the monoclonal anti-CD20 antibody rituximab. *Mayo Clin Proc* 2007; **82:** 692–9.

肾小球疾病 在一项对5名皮质激素抵抗的肾病综合征患者的报道中，经利妥昔单抗4周标准治疗后，4例完全缓解，1例部分缓解。尽管逐渐减少了皮质激素和钙神经素抑制药[1]，3例患者一直维持完全缓解。后来有人对这种用法的有限的证据进行了综述[2]。

1. Bagga A, *et al.* Rituximab in patients with the steroid-resistant nephrotic syndrome. *N Engl J Med* 2007; **356:** 2751–2.
2. Haffner D, Fischer DC. Nephrotic syndrome and rituximab: facts and perspectives. *Pediatr Nephrol* 2009; **24:** 1433–8.

恶性肿瘤 参考文献如下。

1. NICE. Rituximab for aggressive non-Hodgkin's lymphoma (issued September 2003). Available at: http://www.nice.org.uk/nicemedia/pdf/65_rituximab_nonhodgkins_fullguidance.pdf (accessed 07/09/09)
2. Avivi I, *et al.* Clinical use of rituximab in haematological malignancies. *Br J Cancer* 2003; **89:** 1389–94.
3. Cvetković RS, Perry CM. Rituximab: a review of its use in non-Hodgkin's lymphoma and chronic lymphocytic leukaemia. *Drugs* 2006; **66:** 791–820.
4. Held G, *et al.* Rituximab for the treatment of diffuse large B-cell lymphomas. *Expert Rev Anticancer Ther* 2006; **6:** 1175–86.
5. van Oers MH. Rituximab maintenance in indolent lymphoma: indications and controversies. *Curr Oncol Rep* 2007; **9:** 378–83.
6. Schulz H, *et al.* Chemotherapy plus rituximab versus chemotherapy alone for B-cell non-Hodgkin's lymphoma. Available in The Cochrane Database of Systematic Reviews; Issue 4. Chichester: John Wiley; 2007 (accessed 24/07/08).
7. Molina A. A decade of rituximab: improving survival outcomes in non-Hodgkin's lymphoma. *Annu Rev Med* 2008; **59:** 237–50.
8. NICE. Rituximab for the treatment of relapsed or refractory stage III or IV follicular non-Hodgkins lymphoma: review of technology appraisal guidance 37 (issued February 2008). Available at: http://www.nice.org.uk/nicemedia/pdf/TA137guidance.pdf (accessed 07/09/09)
9. Kapoor P, *et al.* Anti-CD20 monoclonal antibody therapy in multiple myeloma. *Br J Haematol* 2008; **141:** 135–48.
10. Gisselbrecht C. Use of rituximab in diffuse large B-cell lymphoma in the salvage setting. *Br J Haematol* 2008; **143:** 607–21.
11. Vidal L, *et al.* Rituximab as maintenance therapy for patients with follicular lymphoma. Available in The Cochrane Database of Systematic Reviews; Issue 2. Chichester: John Wiley; 2009 (accessed 07/09/09).
12. NICE. Rituximab for the first-line treatment of chronic lymphocytic leukaemia (issued July 2009). Available at: http://www.nice.org.uk/nicemedia/pdf/TA174FullGuidance.pdf (accessed 07/09/09)
13. Hagemeister F. Rituximab for the treatment of non-Hodgkin's lymphoma and chronic lymphocytic leukaemia. *Drugs* 2010; **70:** 261–72.
14. Gao G, *et al.* A systematic review and meta-analysis of immunochemotherapy with rituximab for B-cell non-Hodgkin's lymphoma. *Acta Oncol* 2010; **49:** 3–12.

多发性硬化 有报道在复发缓解型多发性硬化（见第858页）中，利妥昔单抗单次给药可减轻炎症性脑损伤和降低临床复发[1]；此小型研究并不是设计用于评价长期安全性或不常见不良反应的。

1. Hauser SL, *et al.* HERMES Trial Group. B-cell depletion with rituximab in relapsing-remitting multiple sclerosis. *N Engl J Med* 2008; **358:** 676–88.

重症肌无力 利妥昔单抗被试用于一些重症肌无力患者[1]（见第599页）。

1. Nelson RP, *et al.* Rituximab for the treatment of thymoma-associated and de novo myasthenia gravis: 3 cases and review. *J Clin Neuromusc Dis* 2009; **10:** 170–7.

器官和组织移植 对于慢性移植物抗宿主病（GVHD；见**造血干细胞移植**，第1729页）的患者，利妥昔单抗是一个治疗的选择。可获得的数据提示[1]，对于表现为血小板减少的广泛皮质激素抵抗的慢性GVHD患者，或硬皮病、皮肤或风湿病学相关的患者，利妥昔单抗可能有特别的疗效。实体器官移植（见第1728页，*et seq*）后的移植后淋巴增生性障碍（PTLD）罕见，但是致命的；许多病例，尤其是进展更迅速的淋巴瘤，对减少免疫抑制药的常规一线治疗不应答。利妥昔单抗和（或）化疗已被用于治疗PTLD。有人推荐对于Epstein-Barr病毒（EBV）阳性和早期发病的PTLD，如果降低免疫抑制药失败，可用利妥昔单抗单药治疗；保留化疗用于对利妥昔单抗治疗失败的患者。对于CD20阳性或高级别PTLDs的患者，除了降低免疫抑制药治疗外，应首先考虑更强的治疗，包括联合化疗与利妥昔单抗合用（可顺序给药或同时给药）。对于高风险的患者，应考虑使用粒细胞集落刺激因子和抗菌药，以预防感染并发症[2]。对于经历肾移植的患者，有人对利妥昔单抗作为诱导治疗进行过研究，但是一项小型研究报道，给予利妥昔单抗的患者发生急性细胞排斥的风险增加[3]。

1. Bates JS, *et al.* Clinical utility of rituximab in chronic graft-versus-host disease. *Ann Pharmacother* 2009; **43:** 316–21.
2. Lee J-J, *et al.* Role of chemotherapy and rituximab for treatment of posttransplant lymphoproliferative disorder in solid organ transplantation. *Ann Pharmacother* 2007; **41:** 1648–59.
3. Clatworthy MR, *et al.* B-cell-depleting induction therapy and acute cellular rejection. *N Engl J Med* 2009; **360:** 2683–5.

天疱疮 有报道利妥昔单抗对寻常型天疱疮（第1510页）有疗效，已有对其用法的综述[1,2]。在一项17个病例的综述中，利妥昔单抗用于对皮质激素和免疫抑制药常规治疗无应答的严重和扩散性疾病。给予375mg/m²，每周1次，大多数患者接受4周的疗程。利妥昔单抗治疗后，多数患者表现出情况改善，包括9例在6个月以上没有临床病症，5例部分应答。虽然8例患者同时治疗的时间降低，但是只有2例可以停用全身用皮质激素和免疫抑制药；6例没有报道此类信息。因此，在皮质激素无效时，利妥昔单抗用于诱导缓解是有用的，但需要进行长期随访。利妥昔单抗合用常规免疫球蛋白对治疗抵抗性寻常型天疱疮有效[3]。

有报道利妥昔单抗对落叶型天疱疮也有效[4~6]（落叶型天疱疮是一种不常见的天疱疮）。有报道利妥昔单抗单周期的单周期输注，成功完全缓解了14名寻常型天疱疮患者中的12例和7名落叶型天疱疮患者中的6例；前者中的2例延迟获得完全缓解。这20例患者中，6例寻常型天疱疮和3例落叶型天疱疮患者复发；9例患者中2例接受利妥昔单抗第2次疗程的治疗，再次获得完全缓解。在34周的随访后，18例患者痊愈，其中8例没有再接受过任何全身性治疗[7]。

1. El Tal AK, *et al.* Rituximab: a monoclonal antibody to CD20 used in the treatment of pemphigus vulgaris. *J Am Acad Dermatol* 2006; **55:** 449–59.
2. Schmidt E, *et al.* Rituximab in severe pemphigus. *Ann N Y Acad Sci* 2009; **1173:** 683–91.
3. Ahmed AR, *et al.* Treatment of pemphigus vulgaris with rituximab and intravenous immune globulin. *N Engl J Med* 2006; **355:** 1772–9.
4. Goebeler M, *et al.* Rapid response of treatment-resistant pemphigus foliaceus to the anti-CD20 antibody rituximab. *Br J Dermatol* 2003; **149:** 899–901.
5. Arin MJ, *et al.* Anti-CD20 monoclonal antibody (rituximab) in the treatment of pemphigus. *Br J Dermatol* 2005; **153:** 620–5.
6. Fernando SL, O'Connor KS. Treatment of severe pemphigus foliaceus with rituximab. *Med J Aust* 2008; **189:** 289–90.
7. Joly P, *et al.* A single cycle of rituximab for the treatment of severe pemphigus. *N Engl J Med* 2007; **357:** 545–52.

类风湿关节炎 利妥昔单抗对标准治疗抵抗的类风湿关节炎（第12页）有效[1~3]。利妥昔单抗对关节损伤的预防、对关节外临床表现的疗效、重复疗程的疗效和安全性以及对免疫系统的长期影响，都还有待确定[4]。一项安慰剂对照研究的放射成像数据显示，使用1个疗程（给药2次）利妥昔单抗后，关节结构损伤进展有减缓的趋势；第24周进行的评估[5]。与此结果一致，欧洲和加拿大风湿病学家指出对于初始治疗应答的患者，应考虑24周后再次给药[6]。

在英国，NICE指出，对DMARDs应答不足或不能耐受的成人严重的活动性类风湿关节炎，利妥昔单抗联用甲氨蝶呤是一个治疗选择；先前治疗中至少应含有一种肿瘤坏死因子α抑制药，只有当患者表现出足够应答时才可继续给予利妥昔单抗和甲氨蝶呤，重复疗程给药频率不应超过每6个月1次；建议专业监测[7]。

1. Edwards JCW, *et al.* Efficacy of B-cell—targeted therapy with rituximab in patients with rheumatoid arthritis. *N Engl J Med* 2004; **350:** 2572–81.
2. Summers KM, Kockler DR. Rituximab treatment of refractory rheumatoid arthritis. *Ann Pharmacother* 2005; **39:** 2091–5.
3. Higashida J, *et al.* Safety and efficacy of rituximab in patients with rheumatoid arthritis refractory to disease modifying antirheumatic drugs and anti-tumor necrosis factor-α treatment. *J Rheumatol* 2005; **32:** 2109–15.
4. Looney RJ. B cell-targeted therapy for rheumatoid arthritis: an update on the evidence. *Drugs* 2006; **66:** 625–39.
5. Cohen SB, *et al.* Rituximab for rheumatoid arthritis refractory to anti-tumor necrosis factor therapy. *Arthritis Rheum* 2006; **54:** 2793–2806.
6. Smolen JS, *et al.* Working Group on the Rituximab Consensus Statement. Consensus statement on the use of rituximab in patients with rheumatoid arthritis. *Ann Rheum Dis* 2007; **66:** 143–50.
7. NICE. Rituximab for the treatment of rheumatoid arthritis: Technology Appraisal 126 (issued August 2007). Available at: http://www.nice.org.uk/nicemedia/pdf/word/TA126guidance.doc (accessed 07/07/09)

硬皮病 利妥昔单抗用于治疗硬皮病（第1734页）的研究正在进行中。

皮肤疾病 除了对治疗天疱疮有效外（见上文），有报道利妥昔单抗对难治性类天疱疮[1]和获得性大疱性表皮松解症[2,3]的病例有效。

1. Schmidt E, *et al.* Rituximab in autoimmune bullous diseases: mixed responses and adverse effects. *Br J Dermatol* 2007; **156:** 352–6.
2. Crichlow SM, *et al.* A successful therapeutic trial of rituximab in the treatment of a patient with recalcitrant, high-titre epidermolysis bullosa acquisita. *Br J Dermatol* 2007; **156:** 194–6.
3. Sadler E, *et al.* Treatment-resistant classical epidermolysis bullosa acquisita responding to rituximab. *Br J Dermatol* 2007; **157:** 417–19.

系统性红斑狼疮 有人对利妥昔单抗治疗系统性红斑狼疮（见第1444页）已进行过研究[1~3]，但是对照研究的结果令人失望。

1. Sfikakis PP, *et al.* Rituximab anti-B-cell therapy in systemic lupus erythematosus: pointing to the future. *Curr Opin Rheumatol* 2005; **17:** 550–7.
2. Garcia-Carrasco M, *et al.* Use of rituximab in patients with systemic lupus erythematosus: an update. *Autoimmun Rev* 2009; **8:** 343–8.
3. Hughes G. Rituximab in lupus and beyond: the state of the art. *Lupus* 2009; **18:** 639–44.

甲状腺病 有人对利妥昔单抗治疗包括Graves眼病的Graves病（见第2086页，**甲状腺功能亢进症**）已进行过研究[1,2]。

1. Nielsen CH, *et al.* B-cell depletion with rituximab in the treatment of autoimmune diseases: Graves' ophthalmopathy the latest addition to an expanding family. *Expert Opin Biol Ther* 2007; **7:** 1061–78.
2. Heemstra KA, *et al.* Rituximab in relapsing Graves' disease, a phase II study. *Eur J Endocrinol* 2008; **159:** 609–15.

血管炎综合征 有报道利妥昔单抗对血管炎综合征（见第1446页）有疗效，包括与抗中性粒细胞胞浆抗体[1]（ANCA相关的血管炎）、韦格纳肉芽肿病（见第1446页）[2]以及与其相关的巩膜炎[3]。还有关于1例难治性Henoch-Schönlein紫癜（**过敏性血管炎**，见第1437页）的患者使用利妥昔单抗安全性和有效性的报道[4]。

1. Keogh KA, *et al.* Induction of remission by B lymphocyte depletion in eleven patients with refractory antineutrophil cytoplasmic antibody-associated vasculitis. *Arthritis Rheum* 2005; **52:** 262–8.
2. Ferraro AJ, *et al.* Effective therapeutic use of rituximab in refractory Wegener's granulomatosis. *Nephrol Dial Transplant* 2005; **20:** 622–5.
3. Cheung CMG, *et al.* Successful treatment of Wegener's granulomatosis associated scleritis with rituximab. *Br J Ophthalmol* 2005; **89:** 1542.
4. Donnithorne KJ, *et al.* Rituximab therapy for severe refractory chronic Henoch-Schönlein purpura. *J Pediatr* 2009; **155:** 136–9.

制剂

专利制剂

Arg.: MabThera; ***Austral.:*** MabThera; ***Austria:*** MabThera; ***Belg.:*** MabThera; ***Braz.:*** MabThera; ***Canad.:*** Rituxan; ***Chile:*** MabThera; ***Cz.:*** MabThera; ***Denm.:*** MabThera; ***Fin.:*** MabThera; ***Fr.:*** MabThera; ***Ger.:*** MabThera; ***Gr.:*** MabThera; ***Hong Kong:*** MabThera; ***Hung.:*** MabThera; ***Indon.:*** MabThera; ***Irl.:*** MabThera; ***Israel:*** MabThera; ***Ital.:*** MabThera; ***Jpn:*** Rituxan; ***Malaysia:*** MabThera; ***Mex.:*** MabThera; ***Neth.:*** MabThera; ***Norw.:*** MabThera; ***NZ:*** MabThera; ***Philipp.:*** MabThera; ***Pol.:*** MabThera; ***Port.:*** MabThera; ***Rus.:*** MabThera (МабТера); ***S.Afr.:*** MabThera; ***Singapore:*** MabThera; ***Spain:*** MabThera; ***Swed.:*** MabThera; ***Switz.:*** MabThera; ***Thai.:*** MabThera; ***Turk.:*** MabThera; ***UK:*** MabThera; ***Ukr.:*** MabThera (Мабтера); ***USA:*** Rituxan; ***Venez.:*** MabThera.

Romidepsin（*USAN*，*rINN*）洛米地星

Depsipeptide; FK-228; FR-901228; NSC-630176; Romidepsina; Romidepsine; Romidepsinum. (1*S*,4*S*,10*S*,16*E*,21*R*)-7-[(2*Z*)Ethylidene]-4,21-diisopropyl-2-oxa-12,13-dithia-5,8,20,23-tetraazabicyclo[8.7.6]tricos-16-ene-3,6,9,19,22-pentone.

Ромидепсин

$C_{24}H_{36}N_4O_6S_2$ = 540.7.

CAS — 128517-07-7.

ATC — L01XX39.

ATC Vet — QL01XX39.

UNII — CX3T89XQBK.

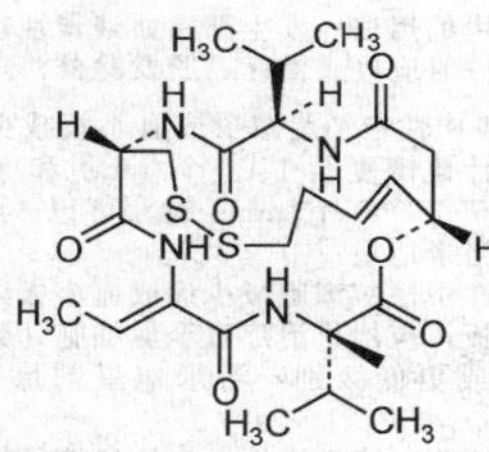

注：Chromadax已被用作洛米地星的商标。

不良反应、处置和注意事项

参见**抗肿瘤药**总论，见第605页、第609页和第611页。

洛米地星可导致血液学不良反应，如血小板减少症、白细胞减少症和贫血；治疗期间应监测血细胞计数，如果需要可调整剂量，见下文。洛米地星治疗中可见心律失常、QT间期延长和其他心电图（ECG）改变。治疗前，钾和镁浓度应在正常范围内，对于先天性长QT综合征、有心血管病史以及应用抗心律失常药或其他延长QT间期药物的患者，应在基线时监测ECG和电解质，并在治疗中定期监测。有报道治疗中发生电解质紊乱如低钾血症和低磷酸盐血症。

已报道洛米地星的其他不良反应包括胃肠道功能紊乱、疲劳、发热、感染、水肿、呼吸困难、味觉紊乱、低血压、皮炎、瘙痒、肝酶浓度增加、低白蛋白血症和高血糖。有个别心肺不良反应事件和急性肾衰的报道，有死亡病例。

因为缺乏数据，洛米地星应慎用于终末期肾衰以及中度或重度肝损伤的患者。

洛米地星可降低含雌二醇避孕药的药效，见下文的**药物相互作用**。

药物相互作用

洛米地星由细胞色素P450同工酶CYP3A4代谢，同时应用的CYP3A4的抑制药或诱导药可影响它的浓度。应用洛米地星时应避免使用CYP3A4的强抑制药和诱导药，应用CYP3A4中度抑制药时建议慎用洛米地星。洛米地星也是P-糖蛋白的底物，与P-糖蛋白抑制药合用时很可能增加洛米地星的浓度，建议慎用。

有报道1例服用华法林的患者给予洛米地星后凝血酶原时间（PT）延长，国际标准化比率（INR）增高，当洛

米地星与香豆素类抗凝血药合用时，建议监测上述参数。

体外研究发现洛米地星与β-雌二醇竞争性结合雌二醇受体，所以它可能会降低含雌二醇的避孕药的药效。

药动学

洛米地星的血浆蛋白结合率高（约93%）。它主要由细胞色素P450同工酶CYP3A4代谢；同工酶CYP3A5、CYP1A1、CYP2B6和CYP2C19有少许作用。常规静脉给药中，终末半衰期约为3h。

1. Klimek VM, *et al.* Tolerability, pharmacodynamics, and pharmacokinetics studies of depsipeptide (romidepsin) in patients with acute myelogenous leukemia or advanced myelodysplastic syndromes. *Clin Cancer Res* 2008; **14:** 826–32.
2. Woo S, *et al.* Population pharmacokinetics of romidepsin in patients with cutaneous T-cell lymphoma and relapsed peripheral T-cell lymphoma. *Clin Cancer Res* 2009; **15:** 1496–1503.

用途和用法

洛米地星是一种组蛋白脱乙酰酶抑制药，用于治疗皮肤T细胞淋巴瘤。静脉给药：复溶的溶液用500ml 0.9%氯化钠稀释，输注4h以上。初始剂量为洛米地星14mg/m²，在第1、第8和第15天给药，28天为1个周期。发生严重血液毒性以及中度或重度非血液毒性时应停止治疗，脱发除外，见下文。只要有获益且毒性允许，可一直使用洛米地星。

1. Lech-Maranda E, *et al.* Depsipeptide (FK228) as a novel histone deacetylase inhibitor: mechanism of action and anticancer activity. *Mini Rev Med Chem* 2007; **7:** 1062–9.
2. Schrump DS, *et al.* Clinical and molecular responses in lung cancer patients receiving Romidepsin. *Clin Cancer Res* 2008; **14:** 188–98.
3. Whitehead RP, *et al.* Phase II trial of romidepsin (NSC-630176) in previously treated colorectal cancer patients with advanced disease: a Southwest Oncology Group study (S0336). *Invest New Drugs* 2009; **27:** 469–75.
4. Piekarz RL, *et al.* Phase II multi-institutional trial of the histone deacetylase inhibitor romidepsin as monotherapy for patients with cutaneous T-cell lymphoma. *J Clin Oncol* 2009; **27:** 5410–7.
5. Molife LR, *et al.* Phase II, two-stage, single-arm trial of the histone deacetylase inhibitor (HDACi) romidepsin in metastatic castration-resistant prostate cancer (CRPC). *Ann Oncol* 2010; **21:** 109–13.

在后续周期中的用法 发生严重血液毒性以及中度或重度非血液毒性时应停止治疗，脱发除外。

- 3级或4级中性粒细胞减少或血小板减少症，绝对中性粒细胞计数恢复至1500个/mm³和（或）血小板计数恢复至75000个/mm³时，可以14mg/m²重新开始应用洛米地星；
- 4级发热性中性粒细胞减少症或血小板减少症并需要输注血小板，应停止治疗直至血细胞计数恢复至基线值或1级或更低级别，洛米地星剂量永久降至10mg/m²；
- 2级或3级非血液学毒性，当恢复至基线时测定值或1级或更低级别，可以14mg/m²重新开始应用洛米地星；
- 4级非血液学毒性，或者3级毒性复发，应停止延后治疗，直至恢复至基线时测定值或1级或更低级别，洛米地星剂量永久降至10 mg/m²。

降低剂量后如果再次发生3级或4级非血液学毒性，应停用洛米地星。

制剂

专利制剂

USA: Istodax.

Rostaporfin (*USAN*, *rINN*) 罗培泊芬

Rostaporfina; Rostaporfine; Rostaporfinum; SnET2; Tin Ethyl Etiopurpurin; Tin etiopurpurin dichloride. (*OC*-6-13)-Dichloro[ethyl (18*RS*,19*SR*)-3,4,20,21-tetradehydro-4,9,14,19-tetraethyl-18,19-dihydro-3,8,13,18-tetramethyl-20-phorbinecarboxylato (2-)-*N*²³,*N*²⁴,*N*²⁵,*N*²⁶]tin.

Ростапорфин

$C_{37}H_{42}Cl_2N_4O_2Sn$ = 764.4.

CAS — 284041-10-7; 114494-17-6.

and enantiomer

注：Photrex和Purlytin已被用作罗培泊芬的商标。

简介

罗培泊芬是光敏剂，正在研究将其用于光敏疗法，以治疗新生血管性（湿型）与年龄相关性黄斑变性（第756页）。也用于光敏疗法治疗恶性肿瘤的研究中。

Rubitecan (*USAN*, *rINN*) 卢比替康

9-NC; Nitrocamptotecina; 9-Nitrocamptothecin; RFS-2000; Rubitécan; Rubitecán; Rubitecanum. 9-Nitro-20(*S*)-camptothecin.

Рубитекан

$C_{20}H_{15}N_3O_6$ = 393.3.

CAS — 91421-42-0.

UNII — H19C446XXB.

简介

卢比替康类似于伊立替康（第705页）是与喜树碱相关的拓扑异构酶Ⅰ抑制药。可以口服给药，已有关于它的抗肿瘤活性的研究，尤其在胰腺癌的治疗中。治疗HIV感染的儿科患者的研究也在进行。

1. Clark JW. Rubitecan. *Expert Opin Invest Drugs* 2006; **15:** 71–9.

Sabarubicin (*rINN*) 沙巴比星

MEN-10755; Sabarubicina; Sabarubicine; Sabarubicinum. (7*S*,9*S*)-7-{[4-*O*-(3-Amino-2,3,6-trideoxy-α-L-*lyxo*-hexopyranosyl)-2,6-dideoxy-α-L-*lyxo*-hexopyranosyl]oxy}-6,9,11-trihydroxy-9-(hydroxyacetyl)-7,8,9,10-tetrahydrotetracene-5,12-dione.

Сабарубицин

$C_{32}H_{37}NO_{13}$ = 643.6.

CAS — 211100-13-9.

UNII — XS499WOZ93.

简介

沙巴比星是蒽环类抗肿瘤药，多柔比星（第680页）的类似物。拓扑异构酶Ⅱ的抑制药，治疗多种实体瘤，如肺癌、卵巢癌、乳腺癌和前列腺癌的研究正在进行中。骨髓抑制是主要的不良反应。

1. Jones K. MEN-10755. Menarini. *Curr Opin Investig Drugs* 2003; **4:** 1473–8.
2. Caponigro F, *et al.* A phase II study of sabarubicin (MEN-10755) as second line therapy in patients with locally advanced or metastatic platinum/taxane resistant ovarian cancer. *Invest New Drugs* 2005; **23:** 85–9.
3. Fiedler W, *et al.* A study from the EORTC new drug development group: open label phase II study of sabarubicin (MEN-10755) in patients with progressive hormone refractory prostate cancer. *Eur J Cancer* 2006; **42:** 200–204.

Satraplatin (*USAN*, *rINN*) 沙铂

BMS-182751; BMY-45594; JM-216; Satraplatine; Satraplatino; Satraplatinum. (*OC*-6-43)-Bis(acetato)amminedichloro(cyclohexylamine)platinum.

Сатраплатин

$C_{10}H_{22}Cl_2N_2O_4Pt$ = 500.3.

CAS — 129580-63-8.

ATC — L01XA04.

ATC Vet — QL01XA04.

UNII — 8D7B37T28G.

简介

沙铂是顺铂（第666页）的类似物，一般特征与顺铂相似，但是沙铂口服给药吸收良好。它的抗肿瘤活性用于治疗前列腺癌和其他实体瘤的研究正在进行。

1. Kelland LR. An update on satraplatin: the first orally available platinum anticancer drug. *Expert Opin Invest Drugs* 2000; **9:** 1373–82.
2. Vouillamoz-Lorenz S, *et al.* Pharmacokinetics of satraplatin (JM216), an oral platinum (IV) complex under daily oral administration for 5 or 14 days. *Anticancer Res* 2003; **23:** 2757–65.
3. Sternberg CN, *et al.* Phase III trial of satraplatin, an oral platinum plus prednisone vs. prednisone alone in patients with hormone-refractory prostate cancer. *Oncology* 2005; **68:** 2–9.
4. Sternberg CN. Satraplatin in the treatment of hormone-refractory prostate cancer. *BJU Int* 2005; **96:** 990–4.
5. McKeage MJ. Satraplatin in hormone-refractory prostate cancer and other tumour types: pharmacological properties and clinical evaluation. *Drugs* 2007; **67:** 859–69.
6. Ricart AD, *et al.* Satraplatin, an oral platinum, administered on a five-day every-five-week schedule: a pharmacokinetic and food effect study. *Clin Cancer Res* 2009; **15:** 3866–71.
7. Sternberg CN, *et al.* Multinational, double-blind, phase III study of prednisone and either satraplatin or placebo in patients with castrate-refractory prostate cancer progressing after prior chemotherapy: the SPARC trial. *J Clin Oncol* 2009; **27:** 5431–8.
8. Bhargava A, Vaishampayan UN. Satraplatin: leading the new generation of oral platinum agents. *Expert Opin Invest Drugs* 2009; **18:** 1787–97.

Semustine (*USAN*, *rINN*) 司莫司汀

Methyl Lomustine; Methyl-CCNU; Metil lomustina; NSC-95441; Semustiini; Semustin; Semustina; Sémustine; Semustinum; WR-220076. 1-(2-Chloroethyl)-3-(4-methylcyclohexyl)-1-nitrosourea.

Семустин

$C_{10}H_{18}ClN_3O_2$ = 247.7.

CAS — 13909-09-6.

ATC — L01AD03.

ATC Vet — QL01AD03.

Pharmacopoeias. In *Chin.*

简介

司莫司汀是亚硝脲类抗肿瘤药，作用和用法类似于卡莫司汀（第662页）和洛莫司汀（第709页）。口服后胃肠道吸收良好。

对肾脏的影响 司莫司汀累积剂量高的患者有肾毒性的报道。17名患儿脑肿瘤放疗后使用司莫司汀有6例出现严重的肾损伤，所有6例患儿接受药物的总剂量都大于1.5g/m²，相反，那些没有肾损伤的患儿接受剂量较低[1]。在2例接受累积剂量较低的患者中，出现了肾容量下降。在治疗期间未发现肾功能损失。同样的，累积剂量1.4g/m²或更高的患者肾功能异常的风险增加[2]。25%患者给予较高剂量肾功能受到影响，而另一些使用较低剂量则没有。但总体上，肾毒性发生可能不是特别频繁，在一项研究中，857例接受司莫司汀治疗超过6年的患者只有4例可能有司莫司汀相关的延迟性肾功能不全[3]。

1. Harmon WE, *et al.* Chronic renal failure in children treated with methyl-CCNU. *N Engl J Med* 1979; **300:** 1200–3.
2. Micetich KC, *et al.* Nephrotoxicity of semustine (methyl-CCNU) in patients with malignant melanoma receiving adjuvant chemotherapy. *Am J Med* 1981; **71:** 967–72.
3. Nichols WC, Moertel CG. Nephrotoxicity of methyl-CCNU. *N Engl J Med* 1979; **301:** 1181.

Seocalcitol (*BAN*, *rINN*) **西奥骨化醇**

CB-1089; EB-1089; Séocalcitol; Seocalcitolum. (5Z,7E,22E,24E)-24a,26a,27a-Trihomo-9,10-secocholesta-5,7,10(19),22,24-pentaene-1α,3β,25-triol.

Сеокальцитол

$C_{30}H_{46}O_3$ = 454.7.

CAS — 134404-52-7.

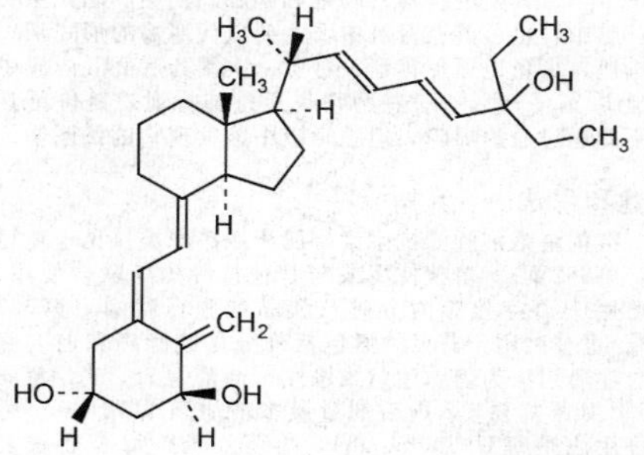

简介

西奥骨化醇是维生素 D类似物，用于治疗肝细胞癌和前列腺癌的研究正在进行。

Sipuleucel-T (*USAN*) **Sipuleucel-T 疫苗**

APC-8015.

CAS — 917381-47-6.

UNII — 8Q622VDR18.

不良反应、处置和注意事项

Sipuleucel-T 治疗引起的急性输液反应发生较多，包括发热、寒战、呼吸困难、支气管痉挛、恶心、呕吐、疲劳、无力、头晕、头痛、肌肉疼痛、高血压和心悸。心肺不适的患者应密切监测。推荐用药前 30min 预防性口服对乙酰氨基酚和抗组胺药。如果发生输液反应，应依据严重程度减慢输注速度或停止输注。同时给予支持治疗。

心血管不良反应也有报道，如出血性和局部缺血性卒中。嗜酸性粒细胞增多症、横纹肌溶解、重症肌无力、肌炎和肿瘤耀斑（tumour flare）。其他可能的不良反应（其中一些可能与白细胞分离术相关反应有关）包括疼痛、血尿、贫血、肌肉痉挛、皮疹、震颤、感觉异常、柠檬酸中毒、胃肠道功能紊乱、外周水肿、咳嗽、呼吸道和泌尿道感染。一些患者在治疗时需要中央静脉置管引起感染，包括败血症。

Sipuleucel-T 是个体化的治疗，只适合于自体使用。不常规检测可传递的感染性疾病，医务人员应该谨慎观察处理过程。Sipuleucel-T 设计作用是刺激免疫系统，没有研究和化疗或免疫抑制药同时使用，需谨慎。如果合适，应考虑降低或停止免疫抑制药。

用途和用法

Sipuleucel-T 是个体化的癌症疫苗（第659页），通过结合一个重组的人融合蛋白和患者血液中分离的抗原呈递细胞制备。用于治疗转移性的激素抵抗的前列腺癌（第638页）。在计划剂量的前 3 天通过白细胞分离术获得患者外周血细胞，发送蛋白质结合。得到的悬浮液分 3 次输注，间隔约 2 周。所用剂量静脉注射 60min 以上，不应使用在线滤器。建议谨慎用药（见上文）。如果发生输液反应，降低输注速度或停止输注。

1. Patel PH, Kockler DR. Sipuleucel-T: a vaccine for metastatic, asymptomatic, androgen-independent prostate cancer. *Ann Pharmacother* 2008; **42:** 91–8.
2. Higano CS, *et al.* Integrated data from 2 randomized, double-blind, placebo-controlled, phase 3 trials of active cellular immunotherapy with sipuleucel-T in advanced prostate cancer. *Cancer* 2009; **115:** 3670–9.

制剂

专利制剂

USA: Provenge.

Sizofiran (*rINN*) **西佐喃**

Schizophyllan; Sizofirán; Sizofiranum. Poly[3→(*O*-β-D-glucopyranosyl-(1→3)-*O*-[β-D-glucopyranosyl-(1→6)]-*O*-β-D-glucopyranosyl-(1→3)-*O*-β-D-glucopyranosyl)→1].

Сизофиран

$(C_{24}H_{40}O_{20})_n$.

CAS — 9050-67-3.

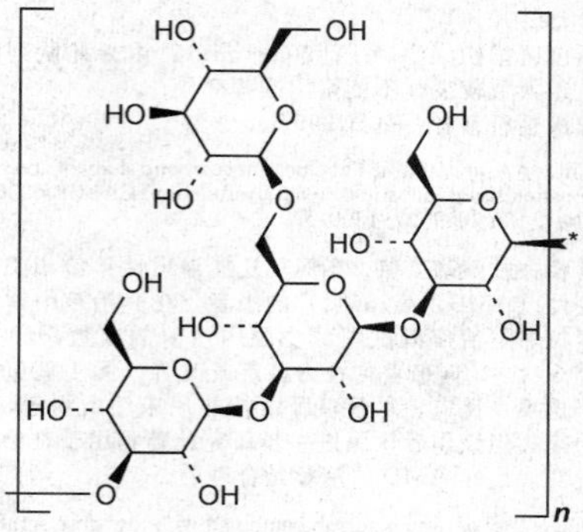

简介

西佐喃是从担子菌类真菌裂褶菌（*Schizophyllum commune*）培养中获得的多糖。据报道它有抗肿瘤和免疫调节作用，联合放疗用于宫颈恶性肿瘤（第630页）。肌内注射，常用剂量为每周 40mg。也联合化疗或放疗用于其他恶性肿瘤。可能发生超敏反应，包括过敏性休克。

制剂

专利制剂

Jpn: Sonifilan.

Sobuzoxane (*rINN*) **索布佐生**

MST-16; Sobuzoxano; Sobuzoxanum. 4,4′-Ethylenebis[1-(hydroxymethyl)-2,6-piperazinedione] bis(isobutyl carbonate).

Собузоксан

$C_{22}H_{34}N_4O_{10}$ = 514.5.

CAS — 98631-95-9.

UNII — R1308VH37P.

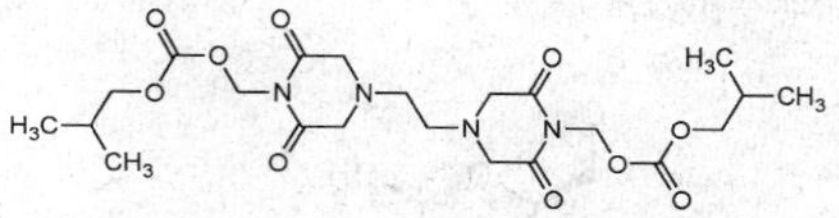

注：Perazolin 为索布佐生的商标名称。

简介

索布佐生是口服有效的拓扑异构酶Ⅱ抑制药，其抗肿瘤活性用于治疗非霍奇金淋巴瘤和成人 T 细胞白血病/淋巴瘤。不良反应包括骨髓抑制、出血倾向、肝肾功能不全、胃肠道功能紊乱、脱发、头痛和发热。

1. Okamoto T, *et al.* Long-term administration of oral low-dose topoisomerase II inhibitors, MST-16 and VP-16, for refractory or relapsed non-Hodgkin's lymphoma. *Acta Haematol (Basel)* 2000; **104:** 128–30.
2. Inoue Y, *et al.* Durable remission by sobuzoxane in an HIV-seronegative patient with human herpesvirus 8-negative primary effusion lymphoma. *Int J Hematol* 2004; **79:** 271–5.
3. Swift LP, *et al.* The cardio-protecting agent and topoisomerase II catalytic inhibitor sobuzoxane enhances doxorubicin-DNA adduct mediated cytotoxicity. *Cancer Chemother Pharmacol* 2008; **61:** 739–49.

Sorafenib (*rINN*) **索拉非尼**

BAY-43-9006; Soraténib; Sorafenibum. 4-(4-{3-[4-Chloro-3-(trifluoromethyl)phenyl]ureido}phenoxy)-N^2-methylpyridine-2-carboxamide.

Сорафениб

$C_{21}H_{16}ClF_3N_4O_3$ = 464.8.

CAS — 284461-73-0.

ATC — L01XE05.

ATC Vet — QL01XE05.

UNII — 9ZOQ3TZI87.

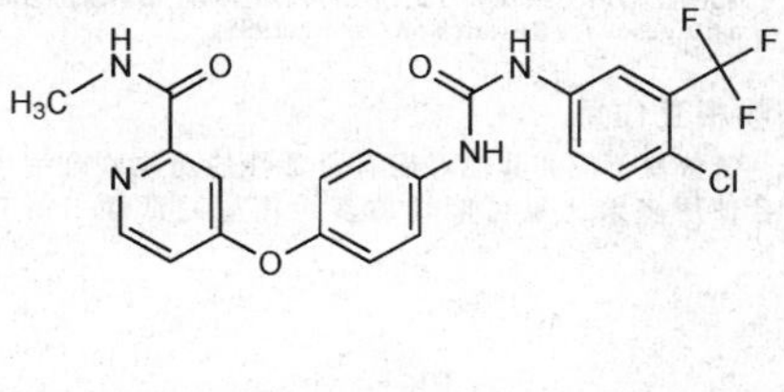

Sorafenib Tosilate (*rINNM*) **甲苯磺酸索拉非尼**

BAY-54-9085; Sorafénib, Tosilate de; Sorafenib, tosilato de; Sorafenib Tosylate *(USAN)*; Sorafenibi Tosilas. 4-(4-{3-[4-Chloro-3-(trifluoromethyl)phenyl]ureido}phenoxy)-N^2-methylpyridine-2-carboxamide 4-methylbenzenesulfonate.

Сорафениба Тозилат

$C_{21}H_{16}ClF_3N_4O_3, C_7H_8O_3S$ = 637.0.

CAS — 475207-59-1.

ATC — L01XE05.

ATC Vet — QL01XE05.

UNII — 5T62Q3B36J.

不良反应、处置和注意事项

参见**抗肿瘤药**总论，第605页、第609页和第611页。腹泻和皮肤毒性如手足综合征和皮疹是索拉非尼的最常见不良反应。处置办法包括局部治疗、剂量调整或暂停用药。已有报道使用索拉非尼患者出现充血性心力衰竭、心肌缺血和心肌梗死，应暂停用药或在出现缺血和（或）梗死的患者停止用药。可能发生轻到中度高血压，通过降压治疗可以控制，但重度或持续性高血压或高血压危象不仅需要治疗，还必须停止使用索拉非尼。应定期监测血压。使用索拉非尼致出血风险增高，已有致死病例报道。如果严重到需要干预，应永久停药。常见白细胞减少症、淋巴细胞减少、贫血、嗜中性粒细胞减少症及血小板减少症。可能发生低磷血症和肝功能的一过性紊乱。脂肪酶和淀粉酶升高很常见，已有发生胰腺炎的报道。肾功能衰竭常见。其他不良反应包括脱发、瘙痒、皮肤干燥、红斑、痤疮、面色潮红、剥脱性皮炎、声音嘶哑、胃肠功能紊乱、关节痛、肌痛、疼痛、周围神经病变。常发生耳鸣、抑郁、勃起功能障碍、发热、流感样疾病和体重减轻。胃肠道穿孔罕有报道，若发生应停止治疗。可逆性后部白质脑病及症状提示间质性肺疾病的不良反应包括肺炎和急性呼吸窘迫综合征也罕有发生。其他不常见不良事件包括超敏反应、甲状腺功能改变、低钠血症、男性乳房发育症、Stevens-Johnson 综合征和皮肤鳞状细胞癌。

1. Robert C, *et al.* Cutaneous side-effects of kinase inhibitors and blocking antibodies. *Lancet Oncol* 2005; **6:** 491–500.
2. Strumberg D, *et al.* Pooled safety analysis of BAY 43-9006 (sorafenib) monotherapy in patients with advanced solid tumours: is rash associated with treatment outcome? *Eur J Cancer* 2006; **42:** 548–56.
3. Veronese ML, *et al.* Mechanisms of hypertension associated with BAY 43-9006. *J Clin Oncol* 2006; **24:** 1363–9.
4. Yang C-H, *et al.* Hand-foot skin reaction in patients treated with sorafenib: a clinicopathological study of cutaneous manifestations due to multitargeted kinase inhibitor therapy. *Br J Dermatol* 2008; **158:** 592–6.
5. Lipworth AD, *et al.* Hand-foot syndrome (hand-foot skin reaction, palmar-plantar erythrodysesthesia): focus on sorafenib and sunitinib. *Oncology* 2009; **77:** 257–71.

对心血管系统的影响 一项包括 4599 名患者的荟萃分析[1]表明服用索拉非尼的患者有 23.4%出现高血压，约 5%使用索拉非尼治疗的患者出现重度高血压（3 级或 4 级）。这表明使用索拉非尼治疗的患者出现高血压的相对危险度是未使用患者的 6.1 倍。其他的血管生成抑制药也可能出现高血压，其相对危险度与使用高剂量贝伐单抗类似，有证据表明使用舒尼替尼危险度略微较小（高血压发生率 22.5%，相对危险度 3.89）。

一项对服用索拉非尼或舒尼替尼患者的观察性研究[2]发现 1/3 的患者发生了心血管事件，当事件发生时酪氨酸激酶抑制药治疗的时间中位数为 8 周。一些患者是无症状的，仅有生化指标和心电图改变，然而有些患者会有轻度到危及生命的临床症状。所有有症状患者和一些无症状患者接受了心血管治疗，得到康复，并且认为可恢复酪氨酸激酶抑制药的治疗。该作者认为心血管事件监测和预防性治疗都是必要的，这样能使癌症可以继续治疗。同时指出心脏毒性可能呈现（mimic）疾病恶化。

合用拉帕替尼引起心脏毒性的发生率，见第707页**对心脏的影响**。

1. Wu S, *et al.* Incidence and risk of hypertension with sorafenib in patients with cancer: a systematic review and meta-analysis. *Lancet Oncol* 2008; **9:** 117–23.
2. Schmidinger M, *et al.* Cardiac toxicity of sunitinib and sorafenib in patients with metastatic renal cell carcinoma. *J Clin Oncol* 2008; **26:** 5204–12.

药物相互作用

参见抗肿瘤药总论的药物相互作用，第611页。索拉非尼由细胞色素 P450 同工酶 CYP3A4 代谢。利福平可减少索拉非尼的暴露。该酶的其他诱导药（如卡马西平、地塞米松、圣约翰草、苯巴比妥和苯妥英钠）也可降低索拉非尼血药浓度。然而，酮康唑并不改变索拉非尼暴露。其他抑制 CYP3A4 的药物被认为可能不改变索拉非尼的代谢。

体外试验表明索拉非尼药物本身对细胞色素 P450 同工酶 CYP3A4、CYP2C19 和 CYP2D6 有抑制作用，但与咪达唑仑或奥美拉唑或右美沙芬合用并不改变这些药物的暴露，即与这些酶底物的药物可能不发生相互作用。

体外试验表明索拉非尼抑制细胞色素 P450 同工酶 CYP2C9，可能引起该酶底物浓度增高。与华法林合用可能影响 INR，见**华法林**项下**抗肿瘤药**，第1370页。

体外试验表明索拉非尼亦可抑制同工酶 CYP2B6 和 CYP2C8，可能与经该酶代谢的底物发生药物相互作用。

索拉非尼可增加多西他赛、多柔比星和伊立替康的暴露。已报道对氟尿嘧啶有不同的影响。

药动学

口服 3h 后达血药浓度峰值。高脂饮食后吸收减少30%。血浆蛋白结合率为 99.5%。索拉非尼主要在肝经细胞色素 P450 同工酶 CYP3A4 代谢，也进行葡萄糖醛酸化。索拉非尼的清除半衰期为 25～48h。约 96%的剂量在 14 天内排泄，77%以原形经粪便排出，19%以葡萄糖醛酸化代谢产物经尿液排出。

1. Clark JW, *et al.* Safety and pharmacokinetics of the dual action Raf kinase and vascular endothelial growth factor receptor inhibitor, BAY 43-9006, in patients with advanced, refractory solid tumors. *Clin Cancer Res* 2005; **11:** 5472–80.

用途和用法

索拉非尼是细胞内和细胞表面涉及血管发生的激酶的多靶点抑制药。以甲苯磺酸盐形式给药，但以碱基表述剂量，甲苯磺酸索拉非尼 274mg 大约相当于 200mg 索拉非尼。索拉非尼用于治疗晚期肾细胞癌和肝癌。推荐口服剂量为 400mg，每日 2 次，饭前至少 1h 或饭后至少 2h 口服。治疗持续到临床无获益或毒性反应不能耐受时；如果出现毒性反应，剂量减低到 400mg，每日 1 次；如果需要进一步降低剂量至 400mg，隔天 1 次。

索拉非尼对局部不能切除和转移性黑色素瘤的治疗尚在研究中。

1. Rini BI. Sorafenib. *Expert Opin Pharmacother* 2006; **7:** 453–61.
2. Escudier B, *et al.* TARGET Study Group. Sorafenib in advanced clear-cell renal-cell carcinoma. *N Engl J Med* 2007; **356:** 125–34. Correction. *ibid.*; **357:** 203.
3. McKeage K, Wagstaff AJ. Sorafenib: in advanced renal cancer. *Drugs* 2007; **67:** 475–83.
4. Grandinetti CA, Goldspiel BR. Sorafenib and sunitinib: novel targeted therapies for renal cell cancer. *Pharmacotherapy* 2007; **27:** 1125–44.
5. Takimoto CH, Awada A. Safety and anti-tumor activity of sorafenib (Nexavar®) in combination with other anti-cancer agents: a review of clinical trials. *Cancer Chemother Pharmacol* 2008; **61:** 535–48.
6. Hiles JJ, Kolesar JM. Role of sunitinib and sorafenib in the treatment of metastatic renal cell carcinoma. *Am J Health-Syst Pharm* 2008; **65:** 123–31.
7. Keating GM, Santoro A. Sorafenib: a review of its use in advanced hepatocellular carcinoma. *Drugs* 2009; **69:** 223–40.
8. Escudier B, *et al.* TARGET Study Group. Sorafenib for treatment of renal cell carcinoma: final efficacy and safety results of the phase III treatment approaches in renal cancer global evaluation trial. *J Clin Oncol* 2009; **27:** 3312–18.
9. Merseburger AS, *et al.* Sorafenib reveals efficacy in sequential treatment of metastatic renal cell cancer. *Expert Rev Anticancer Ther* 2009; **9:** 1429–34.
10. Hasskarl J. Sorafenib. *Recent Results Cancer Res* 2010; **184:** 61–70.

在肝损伤或肾损伤中的用法 索拉非尼主要经肝脏代谢。肝损伤患者可能降低对药物的暴露。然而，轻到中度肝损伤患者（Child-Pugh 分级 A 和 B）对药物的暴露和肝功能正常患者相当。因此注册药品信息指出轻到中度肝损患者无需调整剂量。重度肝损患者（Child-Pugh 分级 C）的剂量尚无数据。

注册药品信息指出轻度、中度或重度肾损患者无需调整剂量，但对透析患者的剂量无数据支持。

一项包括了不同程度肝损伤或肾损伤患者的研究[1]，推荐以患者耐受性和肝损伤患者人群出现剂量限制性毒性为基础，使用索拉非尼的经验初始用药口服剂量如下：

- 轻度肝损伤［胆红素介于正常上限（ULN）和 1.5 倍 ULN，和（或）AST＞ULN］：标准剂量 400mg，每日 2 次；
- 中度肝损伤（胆红素介于 1.5 倍 ULN 和 3 倍 ULN，AST 可为任意值）：200mg，每日 2 次；
- 重度损伤（胆红素大于 3 倍 ULN，AST 任意值）：患者甚至不可耐受 200mg，每 3 日 1 次。然而，一个定义为非常严重损伤的单独队列研究（白蛋白＜25μg/ml，胆红素和 AST 为任意值）可耐受每日 200mg 剂量。

以下为基于肾损伤患者队列的初始剂量经验性推荐用药：

- 轻度肾损伤［肌酐清除率（CC）在 40～59ml/min］：标准剂量 400mg，每日 2 次；
- 中度肾损伤（CC 在 20～39ml/min）：200mg，每日 2 次；
- 重度肾损伤（CC 小于 20ml/min）：由于此队列患者入组人数较少，不能得出推荐剂量；
- 血液透析患者：每日 200mg。

1. Miller AA, *et al.* Phase I and pharmacokinetic study of sorafenib in patients with hepatic or renal dysfunction: CALGB 60301. *J Clin Oncol* 2009; **27:** 1800–5.

年龄相关性黄斑变性 2 例复发性渗出性年龄相关性黄斑变性（AMD，第756页）的患者，在其治疗中增加口服索拉非尼治疗以试图减少眼内注射的次数，200mg，每周 3 次。2 例患者均视力稳定或改善，无 1 例患者发生严重不良反应。尽管口服索拉非尼未注册用于 AMD 的治疗，但该作者认为进一步研究此药物用于难治性或复发性渗出性 AMD 的治疗是合理的。

1. Diago T, *et al.* Ranibizumab combined with low-dose sorafenib for exudative age-related macular degeneration. *Mayo Clin Proc* 2008; **83:** 231–4.

制剂

专利制剂

Arg.: Nexavar; **Austral.:** Nexavar; **Austria:** Nexavar; **Belg.:** Nexavar; **Chile:** Nexavar; **Cz.:** Nexavar; **Denm.:** Nexavar; **Fr.:** Nexavar; **Ger.:** Nexavar; **Gr.:** Nexavar; **Hong Kong:** Nexavar; **Hung.:** Nexavar; **Indon.:** Nexavar; **Irl.:** Nexavar; **Israel:** Nexavar; **Ital.:** Nexavar; **Malaysia:** Nexavar; **Mex.:** Nexavar; **Norw.:** Nexavar; **NZ:** Nexavar; **Philipp.:** Nexavar; **Pol.:** Nexavar; **Port.:** Nexavar; **Rus.:** Nexavar (Нексавар); **S.Afr.:** Nexavar; **Singapore:** Nexavar; **Spain:** Nexavar; **Swed.:** Nexavar; **Switz.:** Nexavar; **Thai.:** Nexavar; **Turk.:** Nexavar; **UK:** Nexavar; **USA:** Nexavar.

Streptozocin (*USAN*, *rINN*) 链佐星

Estreptozocina; NSC-85998; Streptotsosiini; Streptozocine; Streptozocinum; Streptozosin; Streptozotocin; U-9889. 2-Deoxy-2-(3-methyl-3-nitrosoureido)-D-glucopyranose.

Стрептозоцин

$C_8H_{15}N_3O_7$ = 265.2.

CAS — 18883-66-4.

ATC — L01AD04.

ATC Vet — QL01AD04.

UNII — 5W494URQ81.

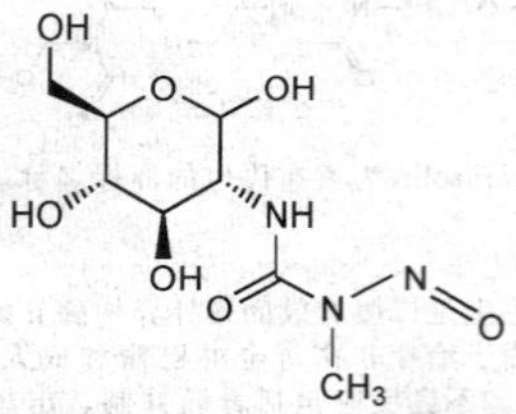

贮藏 注册药品信息推荐冻干链佐星制剂应贮藏在 2～8℃下，避光。

不良反应、处置和注意事项

参见抗肿瘤药总论（第605页、第609页和第611页）。

链佐星常见的不良反应有累积性肾毒性，可能是严重且不可逆的。轻微蛋白尿可能是首要表现。动脉使用可能增加肾毒性的进展速度。

其他不良反应包括严重的恶心、呕吐和肝功能改变，偶见严重肝毒性。可能发生骨髓抑制，但严重骨髓抑制少见。有报道连续 5 天注射链佐星的患者出现意识模糊、嗜睡和抑郁。链佐星可能影响葡萄糖代谢。有报道有致糖尿病作用，损伤细胞释放胰岛素也可能发生低血糖。

链佐星对组织有刺激作用，外渗可能导致局部溃疡和坏死。

在已存在肾损伤的患者中使用链佐星应十分谨慎。

管理和处置 破坏链佐星废弃物的方法是在冰醋酸中和氢溴酸进行反应，或在硫酸中使用高锰酸钾溶液氧化[1]。两种方法产生的残留物都没有致突变的作用。

1. Castegnaro M, *et al.*, eds. Laboratory decontamination and destruction of carcinogens in laboratory wastes: some antineoplastic agents. *IARC Scientific Publications 73*. Lyon: WHO/International Agency for Research on Cancer, 1985.

药物相互作用

链佐星不应和其他可能有肾毒性的药物联合使用。联合使用多柔比星可能增加多柔比星的毒性（第681页）。

苯妥英 有人提示苯妥英可能保护胰腺 B 细胞免受链佐星的细胞毒作用，胰腺肿瘤患者应避免链佐星和苯妥英的联合使用[1]。

1. Koranyi L, Gero L. Influence of diphenylhydantoin on the effect of streptozotocin. *BMJ* 1979; **1:** 127.

药动学

静脉多次使用链佐星后迅速从血液中清除，分布于组织中，尤其是肝、肾、肠道和胰腺。代谢广泛，主要在肝脏中，也可能在肾脏中，主要以代谢物的形式从尿中排泄，少量以原形排泄。静脉一次用药后 24h 内尿中排泄 60%～70%。一些药物也通过肺排泄。链佐星自身不能通过血脑屏障，但脑脊液中能发现它的代谢物。

用途和用法

链佐星是抗肿瘤抗生素，属于亚硝脲类（见**卡莫司汀**，第662页），单独使用或与其他抗肿瘤药联合使用，主要用于治疗胰腺内分泌（胰岛细胞）肿瘤（第637页）。也被试用于其他肿瘤包括外分泌胰腺癌和前列腺癌。注册用法为静脉注射或输注，剂量为 1g/m²，每周 1 次，如果需要，2 周后剂量最多增加到 1.5g/m²。另一种用法是每日 500mg/m²，给药 5 天，每 6 周重复 1 次。

链佐星也可以动脉输注（但须参见上文**不良反应**）。

治疗期间定期检测全血细胞计数和肝功能试验；如果发生肾毒性应减量或撤药。

制剂

专利制剂

Canad.: Zanosar; **Fr.:** Zanosar; **Gr.:** Zanosar; **Israel:** Zanosar; **Switz.:** Zanosar; **USA:** Zanosar.

Sunitinib Malate (*USAN*, *rINNM*) 苹果酸舒尼替尼

Malato de sunitinib; PHA-290940AD; SU-010398; SU-011248 (sunitinib); Sunitinib, Malate de; Sunitinibi Malas. *N*-[2-(Diethylamino)ethyl]-5-[(*Z*)-(5-fluoro-2-oxo-1,2-dihydro-3*H*-indol-3-ylidene)methyl]-2,4-dimethyl-1*H*-pyrrole-3-carboxamide hydrogen (2*S*)-2-hydroxybutanedioate.

Сунитиниба Малат

$C_{22}H_{27}FN_4O_2,C_4H_6O_5$ = 532.6.

CAS — 557795-19-4 (sunitinib); 341031-54-7 (sunitinib malate).

ATC — L01XE04.

ATC Vet — QL01XE04.

UNII — LVX8N1UT73.

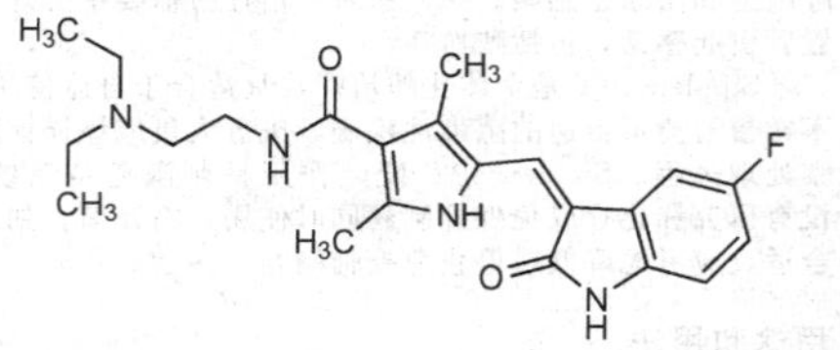

(sunitinib)

不良反应、处置和注意事项

舒尼替尼的常见不良反应包括胃肠功能紊乱、厌食、头痛、乏力、发热、高血压、甲状腺功能减退症、口腔疼痛或刺激、口干、黏膜炎症、水肿、味觉障碍、关节痛和肌痛。骨髓抑制常见，在每个治疗周期开始时应进行全血细胞计数。其他反应包括头晕、感觉异常、呼吸困难、脱发、皮肤发黄变色和色素尿。其他的皮肤病变包括头发或皮肤色素脱失、皮疹、剥脱性皮炎或手足综合征。胃肠道穿孔罕有报道。有腹内恶性肿瘤患者死亡病例报道。

使用舒尼替尼可发生左心室射血分数（LVEF）降低，应进行基线和定期的 LVEF 评估。应监测患者发生充血性心力衰竭的症状，一旦发生应中断或停止治疗。对无心衰症状但出现 LVEF 降低的患者，剂量减少是必要的。舒尼替尼可延长 QT 间期，对服用抗心律失常药、有心脏疾病史、心动过缓或电解质紊乱患者应谨慎使用。

所有部位的出血风险增加，鼻衄是最常见的治疗相关性出血，但肺癌患者可发生致命的肺出血。肺栓塞或静脉血栓可能发生。手术、外伤或严重感染等应激状态的患者应监测肾上腺皮质功能不全。血清淀粉酶和脂肪酶增高可见，罕见胰腺炎和肝衰竭报道。癫痫和可逆性后部白质脑病综合征罕有报道。

对心血管系统的影响 一篇回顾性综述中，75 例胃肠

间质瘤的患者舒尼替尼重复周期治疗，观察其有效性的临床Ⅰ/Ⅱ期试验发现，8例患者发生了心血管事件，其中6例进展为充血性心力衰竭[1]。在36例患者给予了后续批准的剂量后，10例左心室射血分数下降至少10%，在75例患者中有35例出现高血压，因此认为高血压和对直接的心肌毒性的联合作用可能是导致左心室功能不全的原因。

关于使用舒尼替尼出现高血压的相对危险度和一项分析舒尼替尼和索拉非尼心脏毒性的研究结果，见**索拉非尼**项下，第741页。

1. Chu TF, *et al.* Cardiotoxicity associated with tyrosine kinase inhibitor sunitinib. *Lancet* 2007; **370:** 2011–19.

对肾脏的影响 有病例报道合用贝伐单抗和舒尼替尼后出现溶血性尿毒症综合征，见**贝伐单抗**项下**对肾脏的影响**，第653页。

对神经系统的影响 服用舒尼替尼有出现昏迷的报道，立即停止治疗后患者在24h内恢复了意识[1]。

1. Arnaud L, *et al.* Transient sunitinib-induced coma in a patient with fibromyxoid sarcoma. *J Clin Oncol* 2008; **26:** 1569–71.

对皮肤的影响 手足综合征是包括舒尼替尼在内的酪氨酸激酶抑制药的一个被广泛认定的不良反应[1]。1例患者服用舒尼替尼时出现手足综合征和类似脂溢性皮炎的皮疹。治疗停止，用外用皮质激素治疗皮疹，手掌和脚底的水泡脱屑治愈[2]。在另1例40例患者使用舒尼替尼治疗的报道[3]中，5例患者在阴囊和腹股沟区出现红斑和脱屑，停止治疗后这些症状减轻或消失，再次服用后又出现。3例患者的标本病理分析显示近似银屑病的病理特征。坏疽性脓皮病也有报道[4]。

1. Lipworth AD, *et al.* Hand-foot syndrome (hand-foot skin reaction, palmar-plantar erythrodysesthesia): focus on sorafenib and sunitinib. *Oncology* 2009; **77:** 257–71.
2. Tsai K-Y, *et al.* Hand-foot syndrome and seborrheic dermatitis-like rash induced by sunitinib in a patient with advanced renal cell carcinoma. *J Clin Oncol* 2006; **24:** 5786–8.
3. Billemont B, *et al.* Scrotal cutaneous side effects of sunitinib. *N Engl J Med* 2008; **359:** 975–6.
4. ten Freyhaus K, *et al.* Pyoderma gangrenosum: another cutaneous side-effect of sunitinib? *Br J Dermatol* 2008; **159:** 242–3.

对甲状腺功能的影响 服用舒尼替尼治疗后常见甲状腺功能减退症。一项队列研究表明36%的患者在平均治疗50周后出现甲状腺功能减退症。治疗时间越长甲状腺功能减退的发病率越高，且这种作用并非暂时性的，患者需进行左甲状腺素的替代疗法。轻度的甲状腺毒症可能先于甲状腺功能减退症发生。尽管其机制尚不清楚，可能是药物引起了破坏性甲状腺炎。应密切监测患者发生甲状腺功能减退症，并且每隔2～3个月检测血清促甲状腺激素（TSH）的浓度[1]。

1. Desai J, *et al.* Hypothyroidism after sunitinib treatment for patients with gastrointestinal stromal tumors. *Ann Intern Med* 2006; **145:** 660–4.

黏膜炎 已报道服用舒尼替尼可引起口腔炎，以大疱和具有广泛苔藓样和坏死性的糜烂性损伤为特征[1]。

1. Mignogna MD, *et al.* Sunitinib adverse event: oral bullous and lichenoid mucositis. *Ann Pharmacother* 2009; **43:** 546–7.

肿瘤溶解综合征 已报道服用舒尼替尼后出现肿瘤溶解综合征，应密切监测患者的电解质和肾功能[1,2]。

1. Nicholaou T, *et al.* Tumour lysis syndrome in a patient with renal-cell carcinoma treated with sunitinib malate. *Lancet* 2007; **369:** 1923–4.
2. Saylor PJ, Reid TR. Tumor lysis syndrome after treatment of a gastrointestinal stromal tumor with the oral tyrosine kinase inhibitor sunitinib. *J Clin Oncol* 2007; **25:** 3544–6.

药物相互作用

舒尼替尼主要经细胞色素P450同工酶CYP3A4代谢，产生活性代谢产物，进一步被CYP3A4代谢。酮康唑可增加舒尼替尼的暴露，与CYP3A4的其他强效抑制药（如唑类抗真菌药、大环内酯类抗生素、HIV-蛋白酶抑制药或葡萄柚汁）亦可以增高舒尼替尼血药浓度。相反地，与利福平合用减少舒尼替尼的暴露，CYP3A4的诱导药（如地塞米松、苯妥英、卡马西平、苯巴比妥或圣约翰草）可降低舒尼替尼血浆药物浓度。如果没有替代药物可选，则必须进行剂量调整（见下文**用途和用法**）。

抗肿瘤药 贝伐单抗的美国制造商不推荐贝伐单抗与舒尼替尼合用，因为有几名患者联合用药后出现微血管溶血性贫血[1]。

1. Genentech, USA. Important drug warning subject: microangiopathic hemolytic anemia (MAHA) in patients treated with Avastin® (bevacizumab) and sunitinib malate (issued July 2008). Available at: http://www.fda.gov/downloads/Safety/MedWatch/SafetyInformation/SafetyAlertsforHumanMedicalProducts/ucm126434.pdf (accessed 21/07/10)

药动学

口服舒尼替尼6～12h后达血药浓度峰值。生物利用度不受食物影响。舒尼替尼主要经细胞色素P450同工酶CYP3A4代谢成其初级活性代谢产物，然后再进一步被CYP3A4代谢。舒尼替尼及其代谢物的血浆蛋白结合率分别为95%和90%，血浆清除半衰期分别为40～60h及80～110h。舒尼替尼主要经粪便排泄，约16%以原形药物和代谢物的形式经尿液排出。

用途和用法

舒尼替尼是多种酪氨酸激酶受体的抑制药。用于伊马替尼治疗出现进展或不能耐受伊马替尼的胃肠间质瘤患者（见**软组织肉瘤**，第642页）。也用于治疗晚期和（或）转移性肾细胞癌（第632页）。

舒尼替尼以苹果酸酯的形式口服给药，但以碱基表述剂量，苹果酸舒尼替尼66.8mg约相当于舒尼替尼50mg。推荐剂量为50mg，每日1次，使用4周，6周为1个治疗周期。依据个体耐受性，以12.5mg为单位进行剂量增减。英国注册药品信息推荐单日剂量一般不超过75mg，也不应低于25mg。

合用CYP3A4的抑制药或诱导药会增加或减少舒尼替尼的血浆药物浓度。无替代药物可选时，如果合用CYP3A4强抑制药，推荐将舒尼替尼每日剂量降低至最小37.5mg。如果与CYP3A4诱导药合用，剂量可增加至最大每日87.5mg，并密切监测患者的毒性反应。

1. Motzer RJ, *et al.* Activity of SU11248, a multitargeted inhibitor of vascular endothelial growth factor receptor and platelet-derived growth factor receptor, in patients with metastatic renal cell carcinoma. *J Clin Oncol* 2006; **24:** 16–24.
2. Faivre S, *et al.* Safety, pharmacokinetic, and antitumor activity of SU11248, a novel oral multitarget tyrosine kinase inhibitor, in patients with cancer. *J Clin Oncol* 2006; **24:** 25–35.
3. Motzer RJ, *et al.* Sunitinib malate for the treatment of solid tumours: a review of current clinical data. *Expert Opin Invest Drugs* 2006; **15:** 553–61.
4. Motzer RJ, *et al.* Sunitinib in patients with metastatic renal cell carcinoma. *JAMA* 2006; **295:** 2516–24.
5. Deeks ED, Keating GM. Sunitinib. *Drugs* 2006; **66:** 2255–66.
6. Demetri GD, *et al.* Efficacy and safety of sunitinib in patients with advanced gastrointestinal stromal tumour after failure of imatinib: a randomised controlled trial. *Lancet* 2006; **368:** 1329–38.
7. Motzer RJ, *et al.* Sunitinib versus interferon alfa in metastatic renal-cell carcinoma. *N Engl J Med* 2007; **356:** 115–24.
8. Goodman VL, *et al.* Approval summary: sunitinib for the treatment of imatinib refractory or intolerant gastrointestinal stromal tumors and advanced renal cell carcinoma. *Clin Cancer Res* 2007; **13:** 1367–73.
9. O'Brien MF, *et al.* Sunitinib therapy in renal cell carcinoma. *BJU Int* 2008; **101:** 1339–42.
10. Socinski MA. The current status and evolving role of sunitinib in non-small cell lung cancer. *J Thorac Oncol* 2008; **3** (suppl 2): S119–S123.
11. Kulke MH, *et al.* Activity of sunitinib in patients with advanced neuroendocrine tumors. *J Clin Oncol* 2008; **26:** 3403–10.

制剂

专利制剂

Arg.: Sutent; ***Austral.:*** Sutent; ***Austria:*** Sutent; ***Belg.:*** Sutent; ***Braz.:*** Sutent; ***Canad.:*** Sutent; ***Cz.:*** Sutent; ***Denm.:*** Sutent; ***Fr.:*** Sutent; ***Ger.:*** Sutent; ***Gr.:*** Sutent; ***Hong Kong:*** Sutent; ***Hung.:*** Sutent; ***Irl.:*** Sutent; ***Israel:*** Sutent; ***Ital.:*** Sutent; ***Malaysia:*** Sutent; ***Mex.:*** Sutent; ***Neth.:*** Sutent; ***Norw.:*** Sutent; ***NZ:*** Sutent; ***Philipp.:*** Sutent; ***Pol.:*** Sutent; ***Port.:*** Sutent; ***Rus.:*** Sutent (Сутент); ***S.Afr.:*** Sutent; ***Singapore:*** Sutent; ***Spain:*** Sutent; ***Swed.:*** Sutent; ***Switz.:*** Sutent; ***Thai.:*** Sutent; ***Turk.:*** Sutent; ***UK:*** Sutent; ***USA:*** Sutent.

Talactoferrin Alfa (*USAN*, *rINN*) 塔乳铁素-α

LF-00; rhLF; Talactoferrin; Talactoferrina alfa; Talactoferrine Alfa; Talactoferrinum Alfa. Lactoferrin (recombinant human LF00).

Талактоферрин Альфа

CAS — 308240-58-6.

UNII — 7A055A9QRR.

简介

塔乳铁素-α是人乳铁传递蛋白（第2265页）的重组形式，通过集合和激活树突状细胞作用于人免疫系统。用于治疗恶性肿瘤如非小细胞肺癌和肾癌的口服剂型尚在研究中。口服用于治疗败血症及作为局部伤口愈合剂治疗糖尿病足溃疡尚在研究中。

1. Hayes TG, *et al.* Phase I trial of oral talactoferrin alfa in refractory solid tumors. *Invest New Drugs* 2006; **24:** 233–40.
2. Lyons TE, *et al.* Talactoferrin alfa, a recombinant human lactoferrin promotes healing of diabetic neuropathic ulcers: a phase 1/2 clinical study. *Am J Surg* 2007; **193:** 49–54.
3. Jonasch E, *et al.* Phase 2 trial of talactoferrin in previously treated patients with metastatic renal cell carcinoma. *Cancer* 2008; **113:** 72–7.
4. Hayes TG, *et al.* Phase IB trial of oral talactoferrin in the treatment of patients with metastatic solid tumors. *Invest New Drugs* 2010; **28:** 156–62.

Talaporfin Sodium (*USAN*, *rINNM*) 他拉泊芬钠

LS-11; ME-2906; Monoaspartyl Chlorin e6 (talaporfin); Mono-L-aspartyl chlorin (talaporfin); Natrii Talaporfinum; NPe-6 (talaporfin); Talaporfina sódica; Talaporfine Sodique; Taporfin Sodium. Tetrasodium *N*-{[(7*S*,8*S*)-3-carboxy-7-(2-carboxyethyl)-13-ethenyl-18-ethyl-7,8-dihydro-2,8,12,17-tetramethyl-21*H*,23*H*-porphin-5-yl]acetyl}-L-aspartate.

Натрий Талапорфин

$C_{38}H_{41}N_5Na_4O_9$ = 803.7.

CAS — 110230-98-3 (talaporfin); 220201-34-3 (talaporfin sodium).

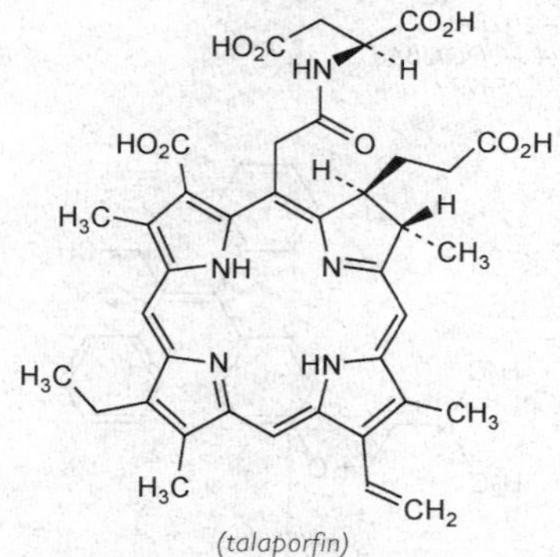

(*talaporfin*)

注：他拉泊芬钠的商标名称为Aptocine和Laserphyrin。

简介

他拉泊芬钠是光敏剂，用于肺癌的光敏疗法（见卟吩姆钠，第734页）。在其他癌症上如肝癌和转移性大肠癌的应用也在研究中。

1. Wang S, *et al.* Talaporfin sodium. *Expert Opin Pharmacother* 2010; **11:** 133–40.

Tamibarotene (*rINN*) 他米路坦

AM-80; NSC-608000; Tamibarotène; Tamibaroteno; Tamibarotenum. *N*-(5,6,7,8-Tetrahydro-5,5,8,8-tetramethyl-2-naphthyl)terephthalamic acid.

Тамибаротен

$C_{22}H_{25}NO_3$ = 351.4.

CAS — 94497-51-5.

UNII — 08V52GZ3H9.

简介

他米路坦是一种合成维A酸，口服给药用于治疗复发或难治性急性早幼粒细胞白血病。

恶性肿瘤 他米路坦已用于诱导缓解经维A酸成功诱导缓解后又复发的急性早幼粒细胞白血病（见**急性髓性白血病**，第620页）[1,2]。24例患者接受他米路坦每日口服剂量6mg/m²，14例患者在中位时间41天后完全缓解[1]。已报道的不良反应包括高胆固醇血症、高甘油三酯血症[1,3]、唇炎、干燥症、胃肠道功能紊乱、骨痛、头痛、皮炎、肝损伤和白细胞增多，其中1例患者出现维A酸综合征。

1. Tobita T, *et al.* Treatment with a new synthetic retinoid, Am80, of acute promyelocytic leukemia relapsed from complete remission induced by all-trans retinoic acid. *Blood* 1997; **90:** 967–73.
2. Shinjo K, *et al.* Good prognosis of patients with acute promyelocytic leukemia who achieved second complete remission (CR) with a new retinoid, Am80, after relapse from CR induced by all-trans-retinoic acid. *Int J Hematol* 2000; **72:** 470–3.
3. Takeuchi M, *et al.* Relapsed acute promyelocytic leukemia previously treated with all-trans retinoic acid: clinical experience with a new synthetic retinoid, Am-80. *Leuk Lymphoma* 1998; **31:** 441–51.

制剂

专利制剂

Jpn: Amnolake.

Tamoxifen Citrate (*BANM*, *USAN*, *rINNM*) ⊗ 枸橼酸他莫昔芬

Citrato de tamoxifeno; ICI-46474; Tamoksifeenisitraatti; Tamoksifen Sitrat; Tamoksifeno citratas; Tamoxifen citrát; Tamoxifencitrat; Tamoxifén-citrát; Tamoxifène, citrate de; Tamoxifeni citras. (Z)-2-[4-(1,2-Diphenylbut-1-enyl)phenoxy]ethyldimethylamine citrate.

Тамоксифена Цитрат

$C_{26}H_{29}NO,C_6H_8O_7$ = 563.6.

CAS — 10540-29-1 (tamoxifen); 54965-24-1 (tamoxifen citrate).

ATC — L02BA01.

ATC Vet — QL02BA01.

UNII — 7FRV7310N6.

(tamoxifen)

Pharmacopoeias. In *Chin., Eur.* (see p.vii), *Int.*, and *US.*

Ph. Eur. 6. 8（Tamoxifen Citrate） 白色或类白色，多晶型结晶性粉末。微溶于水和丙酮；溶于甲醇。

USP 33（Tamoxifen Citrate） 白色细微结晶性粉末。极微溶解于水、乙醇、丙酮和氯仿中；溶于甲醇。避光。

不良反应

他莫昔芬最常见的不良反应是热潮红。其他不良反应包括体液潴留、恶心、胃肠道不耐受、阴道出血或溢液、外阴瘙痒、皮疹、皮肤干燥和脱发。也有头晕、头痛、抑郁、意识模糊、疲劳和肌肉痉挛的报告。血栓形成倾向增加，有肺栓塞发生。肿瘤疼痛和耀斑（flare）可能是产生治疗应答的信号，在骨转移的患者中可能发生高钙血症，有时较严重。一过性血小板减少症和白细胞减少症也有报道。视物模糊或视力丧失、角膜浑浊、视网膜病和白内障较少见。他莫昔芬可能导致肝酶升高，胆汁淤积和肝炎少见。高甘油三酯血症也有发生。可能出现子宫肌瘤和子宫内膜改变，包括异常增生和息肉；有报道子宫内膜癌概率增加，子宫肉瘤少见。绝经前妇女可能发生月经抑制，偶尔发生卵巢囊肿。间质性肺炎的报道极为少见。

致癌性 他莫昔芬对子宫内膜有刺激作用（可能作为雌二醇部分激动药），它的应用导致子宫内膜息肉[1,2]、子宫内膜异位[3]和子宫内膜癌风险增加[4~6]。治疗风险随着治疗持续时间而增加，通常是中度的，乳腺癌妇女的临床受益要高于任何子宫内膜肿瘤风险的增加[7~10]。据估计服用他莫昔芬预防乳腺癌的妇女出现子宫内膜癌的风险比未服药的妇女高 2.53 倍[11]。延长用药风险可能增加，一项病例对照研究发现，长期用药者（超过 2 年）如果出现子宫内膜癌，由于缺少有利的病史和分期可能预后较差[12]。另一项病例对照研究显示，发生子宫内膜癌的相对危险度的增加随着他莫昔芬治疗持续时间最少可达 10 年。风险与每日剂量无关，在绝经前和绝经后女性中具有可比性[13]。

推荐使用他莫昔芬的女性乳腺癌患者每年进行一次妇科检查，任何异常的症状，包括异常出血和点滴出血应立即检查[14]。服用他莫昔芬预防乳腺癌的妇女应谨慎监测子宫内膜增生。如果出现非典型增生，应停用他莫昔芬，重新开始他莫昔芬治疗前，应考虑子宫切除术[14]。然而高达 39%的绝经后妇女使用他莫昔芬显示出子宫内膜的改变，这些很少进展为癌，例行子宫内膜活检的价值被质疑[8,9,14,15]。经阴道超声用作非侵袭性的子宫内膜的检查方法，但结果的假阳性率高[16]。有人建议彩色多普勒超声检查是一项有用的选择，它可以区分血管性损伤（如息肉和癌）和非血管的萎缩性损伤[17]。有一些证据显示释放左炔诺孕酮的宫内节育器可以保护子宫减少他莫昔芬导致的良性子宫内膜息肉[18]。

尽管子宫肉瘤少见，但使用他莫昔芬的妇女子宫肉瘤的风险增加。从 1978 年他莫昔芬首次在美国上市，到 2001 年 4 月，FDA 注意到接受他莫昔芬治疗的妇女中共计有 43 例子宫肉瘤的报道，在其他国家中有 116 例妇女的报道[19]。报道少于人群中预计的比例，有人认为是报告不全引起。从 39451 例乳腺癌患者使用他莫昔芬初治的数据分析发现，使用他莫昔芬子宫体癌的总体风险多于 2 倍，一些罕见却又凶险的子宫肿瘤，特别是恶性混合性缪勒管混合瘤的风险增加了 4 倍多[20]。

大鼠肝中显示出他莫昔芬肝中形成 DNA 加合物，推测在人类可能导致肝癌。然而他莫昔芬的代谢有相当大的种属间差异，几个大型临床试验没有发现在人群中肝致癌性的增加[10]。出现其他继发性肿瘤如胃肠道或卵巢的肿瘤相对风险增加的证据也很少[10]。

尽管对患有乳腺癌患者用他莫昔芬辅助疗法降低了对侧乳腺发生第二原发性恶性肿瘤的风险，但一项病例对照研究认为 5 年或大于 5 年的他莫昔芬治疗增加了此风险，如果出现了恶性肿瘤，将会是雌激素受体阴性的，因此更难治疗[21]。

1. Corley D, *et al.* Postmenopausal bleeding from unusual endometrial polyps in women on chronic tamoxifen therapy. *Obstet Gynecol* 1992; **79:** 111–16.
2. Buijs C, *et al.* Tamoxifen and uterine abnormalities. *J Clin Oncol* 2004; **22:** 2505–7.
3. Cano A, *et al.* Tamoxifen and the uterus and endometrium. *Lancet* 1989; **i:** 376.
4. Fornander T, *et al.* Adjuvant tamoxifen in early breast cancer: occurrence of new primary cancers. *Lancet* 1989; **i:** 117–20.
5. Gusberg SB. Tamoxifen for breast cancer: associated endometrial cancer. *Cancer* 1990; **65:** 1463–4.
6. van Leeuwen FE, *et al.* Risk of endometrial cancer after tamoxifen treatment of breast cancer. *Lancet* 1994; **343:** 448–52.
7. Baum M, *et al.* Endometrial cancer during tamoxifen treatment. *Lancet* 1994; **343:** 1291.
8. Bissett D, *et al.* Gynaecological monitoring during tamoxifen therapy. *Lancet* 1994; **344:** 1244.
9. Neven P, Vergote I. Should tamoxifen users be screened for endometrial lesions? *Lancet* 1998; **351:** 155–7.
10. Stearns V, Gelmann EP. Does tamoxifen cause cancer in humans? *J Clin Oncol* 1998; **16:** 779–92.
11. Fisher B, *et al.* Tamoxifen for prevention of breast cancer: report of the National Surgical Adjuvant Breast and Bowel Project P-1 Study. *J Natl Cancer Inst* 1998; **90:** 1371–88.
12. Bergman L, *et al.* Risk and prognosis of endometrial cancer after tamoxifen for breast cancer. *Lancet* 2000; **356:** 881–7.
13. Swerdlow AJ, Jones ME. Tamoxifen treatment for breast cancer and risk of endometrial cancer: a case-control study. *J Natl Cancer Inst* 2005; **97:** 375–84.
14. American College of Obstetrics and Gynecologists. ACOG Committee Opinion: tamoxifen and endometrial cancer. *Int J Gynaecol Obstet* 1996; **53:** 197–9.
15. Barakat RR, *et al.* Effect of adjuvant tamoxifen on the endometrium in women with breast cancer: a prospective study using office endometrial biopsy. *J Clin Oncol* 2000; **18:** 3459–63.
16. Gerber B, *et al.* Effects of adjuvant tamoxifen on the endometrium in postmenopausal women with breast cancer: a prospective long-term study using transvaginal ultrasound. *J Clin Oncol* 2000; **18:** 3464–70.
17. Aleem FA, Predanic M. Endometrial changes in patients on tamoxifen. *Lancet* 1995; **346:** 1292–3.
18. Chin J, *et al.* Levonorgestrel intrauterine system for endometrial protection in women with breast cancer on adjuvant tamoxifen. Available in The Cochrane Database of Systematic Reviews; Issue 4. Chichester: John Wiley; 2009 (accessed 20/04/10).
19. Wysowski DK, *et al.* Uterine sarcoma associated with tamoxifen use. *N Engl J Med* 2002; **346:** 1832–3.
20. Curtis RE, *et al.* Risk of malignant mixed mullerian tumors after tamoxifen therapy for breast cancer. *J Natl Cancer Inst* 2004; **96:** 70–4.
21. Li CI, *et al.* Adjuvant hormonal therapy for breast cancer and risk of hormone receptor-specific subtypes of contralateral breast cancer. *Cancer Res* 2009; **69:** 6865–70.

对血液的影响 1 名老年妇女开始他莫昔芬治疗后不久出现全血细胞减少症，持续数年[1]；患者最终发展为非常严重的白细胞减少症，死于感染。血小板减少症也已有报道[2]。

1. Miké V, *et al.* Fatal neutropenia associated with long-term tamoxifen therapy. *Lancet* 1994; **344:** 541–2.
2. Nasiroğlu N, *et al.* Tamoxifen induced-thrombocytopenia: it does occur. *Med Oncol* 2007; **24:** 453–4.

对血脂的影响 有报道他莫昔芬对血脂有普遍的有利的影响[1]。乳腺癌患者后续化疗引起的卵巢衰竭导致总胆固醇和低密度脂蛋白水平显著上升，他莫昔芬辅助治疗使血脂浓度降低到低于基线浓度。没有发现高密度脂蛋白和血清甘油三酯浓度的明显改变[2]。然而已经存在高甘油三酯血症的妇女中，有一些血清甘油三酯增加的病例报道。他莫昔芬也能导致胰腺炎。建议高甘油三酯血症患者慎用他莫昔芬[3,4]。

1. Love RR, *et al.* Effects of tamoxifen on cardiovascular risk factors in postmenopausal women. *Ann Intern Med* 1991; **115:** 860–4.
2. Vehmanen L, *et al.* Tamoxifen treatment reverses the adverse effects of chemotherapy-induced ovarian failure on serum lipids. *Br J Cancer* 2004; **91:** 476–81.
3. Kanel KT, *et al.* Delayed severe hypertriglyceridaemia from tamoxifen. *N Engl J Med* 1997; **337:** 281.
4. Colls BM, George PM. Severe hypertriglyceridaemia and hypercholesterolaemia associated with tamoxifen use. *Clin Oncol* 1998; **10:** 270–1.

对骨和关节的影响 有报道关节痛是普通的他莫昔芬疗法的一个不良反应。尽管如此，一个对 121 名绝经后妇女用他莫昔芬治疗乳腺癌时出现新发的关节痛的交叉研究发现[1]，当用另一个品牌（*Nolvadex*；*Astra-Zeneca*，*UK*）替换普通的他莫昔芬时，114 例患者出现关节痛症状的缓解。当再次使用普通的他莫昔芬，关节痛再次出现。因此推测可能普通的制剂含有引起此症状的赋形剂，或 Nolvadex 含有的赋形剂有保护作用。

1. Blencowe NS, *et al.* The use of Nolvadex in the treatment of generic Tamoxifen-associated small joint arthralgia. *Breast* 2010; **19:** 243–5.

对心血管系统的影响 缺血性心脏病 他莫昔芬对血脂的影响能否改变缺血性心脏病的发生率，见下文**用途和用法**项下**心血管疾病**。

卒中 在一项辅助治疗的研究中，与安慰剂组相比接受他莫昔芬治疗的患者显示出过度的卒中风险（5 例对 1 例）[1]。使用他莫昔芬预防乳腺癌的研究中发现用药后卒中增加，但没有显著统计学意义（每年每 1000 名妇女中多出 0.5 例）[2]。预防和治疗乳腺癌的 9 项研究的荟萃分析中[3]，涉及 39601 例妇女的数据，其中 19954 例接受他莫昔芬治疗。分析得出结论使用他莫昔芬，缺血性卒中风险比例增加 82%，其他任何卒中风险增加 29%，然而风险的绝对增加小。

相反，一项 11045 例乳腺癌妇女的病例对照研究发现，他莫昔芬不导致首次卒中风险的增加[4]。

1. Dignam JJ, Fisher B. Occurrence of stroke with tamoxifen in NSABP B-24. *Lancet* 2000; **355:** 848–9.
2. Fisher B, *et al.* Tamoxifen for prevention of breast cancer: report of the National Surgical Adjuvant Breast and Bowel Project P-1 study. *J Natl Cancer Inst* 1998; **90:** 1371–88.
3. Bushnell CD, Goldstein LB. Risk of ischemic stroke with tamoxifen treatment for breast cancer: a meta-analysis. *Neurology* 2004; **63:** 1230–3.
4. Geiger AM, *et al.* Stroke risk and tamoxifen therapy for breast cancer. *J Natl Cancer Inst* 2004; **96:** 1528–36.

血栓栓塞 一项病例对照研究[1]涉及 10000 多例乳腺癌妇女，发生 25 例深部静脉血栓或肺栓塞，提示目前使用他莫昔芬导致自发性静脉血栓栓塞相对风险估算是 7.1（95%置信区间 1.5～33）。过去使用他莫昔芬不会引起风险实际上的增加。在一项随机安慰剂对照的研究中，预防癌症使用他莫昔芬出现了肺栓塞增加（每年每 1000 名妇女中多出 0.46 例）[2]。接受他莫昔芬治疗出现肺栓塞的致死率大约 17%。在这项研究中，接受他莫昔芬的治疗有出现更多深部静脉血栓的趋势。在另一项预防乳腺癌的对照研究中[3]，他莫昔芬使出现主要栓塞事件例如肺栓塞、深静脉栓塞或视网膜栓塞的风险翻倍。脑静脉窦血栓形成也有报道[4]。一项关于 4 个他莫昔芬预防研究的分析[5]也发现在所有的研究中静脉血栓事件增加，服用他莫昔芬和安慰剂组相对风险比为 1.9。然而另一项随机研究发现[6]使用他莫昔芬出现静脉栓塞事件风险的增加只有临界（borderline）意义，大多数的事件是浅表血栓性静脉炎。而且已经存在动脉粥样硬化风险的妇女静脉血栓栓塞的风险更大。虽然在这个研究中作者们不能排除对更健康的受试者的选择偏差，他们评论他莫昔芬的亲血栓作用（prothrombotic effect）可能依赖于患者已有的内分泌状态，在使用 HRT 的患者中可能出现衰减，尤其是透皮使用。

1. Meier CR, Jick H. Tamoxifen and risk of idiopathic venous thromboembolism. *Br J Clin Pharmacol* 1998; **45:** 608–12.
2. Fisher B, *et al.* Tamoxifen for prevention of breast cancer: report of the National Surgical Adjuvant Breast and Bowel Project P-1 study. *J Natl Cancer Inst* 1998; **90:** 1371–88.
3. Duggan C, *et al.* Inherited and acquired risk factors for venous thromboembolic disease among women taking tamoxifen to prevent breast cancer. *J Clin Oncol* 2003; **21:** 3588–93.
4. Masjuan J, *et al.* Tamoxifen: a new risk factor for cerebral sinus thrombosis. *Neurology* 2004; **62:** 334–5.
5. Cuzick J, *et al.* Overview of the main outcomes in breast-cancer prevention trials. *Lancet* 2003; **361:** 296–300.
6. Decensi A, *et al.* Effect of tamoxifen on venous thromboembolic events in a breast cancer prevention trial. *Circulation* 2005; **111:** 650–6.

对眼的影响 有报道他莫昔芬导致视力下降、角膜浑浊和白内障以及视网膜病。尽管大多数情况下一旦停药，视网膜病变会改善但有时也会恶化[1]。在一项前瞻性研究中，63 例患者每日口服他莫昔芬 20mg，发现有 4 例患者在治疗 10～35 个月[2]后出现视力下降、黄斑水肿和视网膜浑浊。为了降低乳腺癌的风险而服用他莫昔芬直至 5 年的妇女中发现发生白内障（每 1000 名妇女中每年多出 3.1 例）和需要白内障外科手术（每 1000 名妇女中每年 1.7 例）的过度风险较小[3]。体外研究提示白内障的形成可能是由于他莫昔芬或其羟基代谢物抑制了晶状体的氯通道[4]。大剂量他莫昔芬治疗后出现的视网膜病变可能与药物在视网膜的结晶沉积有关[5]。

1. Mihm LM, Barton TL. Tamoxifen-induced ocular toxicity. *Ann Pharmacother* 1994; **28:** 740–2.
2. Pavlidis NA, *et al.* Clear evidence that long-term, low-dose tamoxifen treatment can induce ocular toxicity. *Cancer* 1992; **69:** 2961–4.
3. Fisher B, *et al.* Tamoxifen for prevention of breast cancer: report of the National Surgical Adjuvant Breast and Bowel Project P-1 study. *J Natl Cancer Inst* 1998; **90:** 1371–88.
4. Zhang JJ, *et al.* Tamoxifen blocks chloride channels: a possible mechanism for cataract formation. *J Clin Invest* 1994; **94:** 1690–7.
5. Bourla DH, *et al.* Peripheral retinopathy and maculopathy in high-dose tamoxifen therapy. *Am J Ophthalmol* 2007; **144:** 126–8.

对生殖泌尿系统的影响 1例男性患者每日服用他莫昔芬20mg，有持续性夜间阴茎异常勃起的报道[1]。撤药24h后症状减轻。接受他莫昔芬的男性有性无能的报道，是由于药物有抗雌激素作用[2]。

1. Fernando IN, Tobias JS. Priapism in patient on tamoxifen. *Lancet* 1989; **i:** 436.
2. Collinson MP, *et al.* Two case reports of tamoxifen as a cause of impotence in male subjects with carcinoma of the breast. *Breast* 1993; **2:** 48–9.

对肝脏的影响 在1例使用他莫昔芬的75岁患者中有胆汁郁积和肝酶值升高的报道[1]。再次使用他莫昔芬，酶活性再次升高。有报道，出现黄疸继续用药，可能加剧致命的肝细胞坏死和粒细胞缺乏症[2]，作者注意到，4例肝衰竭（3例致命性）和5例肝炎（1例致命性）报道已经上报到英国CSM。服用他莫昔芬的患者也可能出现脂肪性肝炎[3~7]，应和酒精介导的肝疾病区分。脂肪性肝炎在停用他莫昔芬后可以逆转[3,5,6]。在一项进行了子宫切除术的健康妇女的研究中发现在肥胖的妇女中脂肪性肝炎的风险特别高，在超重的妇女中的风险中度的高，体重正常的妇女中与安慰剂组相似[8]。使用苯扎贝特预防脂肪性肝炎的进展，允许继续使用他莫昔芬[9]。

1例患者接受他莫昔芬和华法林治疗，出现紫癜样肝病和肝出血的报道，见下文**药物相互作用**项下**抗凝血药**。

关于动物研究中提示他莫昔芬能导致肝癌的参考文献，见上文**致癌性**。

1. Blackburn AM, *et al.* Tamoxifen and liver damage. *BMJ* 1984; **289:** 288.
2. Ching CK, *et al.* Tamoxifen-associated hepatocellular damage and agranulocytosis. *Lancet* 1992; **339:** 940.
3. Pratt DS, *et al.* Tamoxifen-induced steatohepatitis. *Ann Intern Med* 1995; **123:** 236.
4. Van Hoof M, *et al.* Tamoxifen-induced steatohepatitis. *Ann Intern Med* 1996; **124:** 855–6.
5. Ogawa Y, *et al.* Tamoxifen-induced fatty liver in patients with breast cancer. *Lancet* 1998; **351:** 725.
6. Oien KA, *et al.* Cirrhosis with steatohepatitis after adjuvant tamoxifen. *Lancet* 1999; **353:** 36–7.
7. Osman KA, *et al.* Tamoxifen-induced non-alcoholic steatohepatitis: where are we now and where are we going? *Expert Opin Drug Safety* 2007; **6:** 1–4.
8. Bruno S, *et al.* Incidence and risk factors for non-alcoholic steatohepatitis: prospective study of 5408 women enrolled in Italian tamoxifen chemoprevention trial. *BMJ* 2005; **330:** 932–5.
9. Saibara T, *et al.* Bezafibrate for tamoxifen-induced non-alcoholic steatohepatitis. *Lancet* 1999; **353:** 1802.

对卵巢的影响 接受他莫昔芬辅助治疗的妇女中卵巢囊肿的不良反应相对常见：一项对95例这样的妇女研究中[1]，绝经前16例中有6例（37.5%）出现卵巢囊肿，绝经后79例中有5例出现卵巢囊肿（6.3%）。在2例绝经前的妇女中卵巢囊肿是混合型。2名妇女持续囊肿进行剖腹手术，发现囊肿是良性的，1例是平滑肌瘤；其他8例在停止他莫昔芬治疗后囊肿消退。一项研究中142例乳腺癌患者接受他莫昔芬治疗，在治疗后有24例患者发现卵巢囊肿。在绝经前妇女、雌二醇水平高的患者和从未接受高剂量化疗的患者中卵巢囊肿的发生更常见[2]。有关他莫昔芬增加卵巢癌风险的证据很少（见上文**致癌性**）。

1. Shushan A, *et al.* Ovarian cysts in premenopausal and postmenopausal tamoxifen-treated women with breast cancer. *Am J Obstet Gynecol* 1996; **174:** 141–4.
2. Mourits MJE, *et al.* Ovarian cysts in women receiving tamoxifen for breast cancer. *Br J Cancer* 1999; **79:** 1761–64.

对皮肤和头发的影响 接受他莫昔芬治疗的患者有出现血管炎的报道[1]。停药后损伤完全清除[1,2]；1例患者再次用药几天内紫癜再次出现[1]。这样的结果提示他莫昔芬可能导致免疫介导的血管损伤。

另一个报道患者在服用他莫昔芬大约两年半后出现白发变黑和头发重新着色[3]。接受他莫昔芬的妇女中有脱发的报道[4,5]，在一些年老的患者中毛囊破坏可能不能恢复[4]。

1. Drago F, *et al.* Tamoxifen and purpuric vasculitis. *Ann Intern Med* 1990; **112:** 965–6.
2. Baptista MZ, *et al.* Tamoxifen-related vasculitis. *J Clin Oncol* 2006; **24:** 3504–5.
3. Hampson JP, *et al.* Tamoxifen-induced hair colour change. *Br J Dermatol* 1995; **132:** 483–4.
4. Gateley CA, Bundred NJ. Alopecia and breast disease. *BMJ* 1997; **314:** 481.
5. Ayoub J-PM, *et al.* Tamoxifen-induced female androgenetic alopecia in a patient with breast cancer. *Ann Intern Med* 1997; **126:** 745–6.

注意事项

所有考虑接受他莫昔芬治疗的患者应评估任何血栓栓塞增加的风险。曾经有血管栓塞事件发生病史的妇女中不能使用他莫昔芬治疗不孕症及预防乳腺癌。在这样的妇女中使用他莫昔芬治疗乳腺癌，应考虑风险和获益；在一些患者中，尤其是接受细胞毒药物的患者中，预防性抗凝可能是合理的。在大外科手术期间或结束后立即用药或长时间不动而用药时也需要小心。所有患者应接受预防血栓的措施。治疗不孕不育症的患者，在手术或长期不动之前至少6周停止使用他莫昔芬，在患者完全可以行动后才能重新开始用药。患者应清楚血栓栓塞的症状，建议患者报告突然的气喘或腿腓肠肌任何疼痛。任何患者出现血栓栓塞应立即停止使用他莫昔芬，并开始恰当的治疗。不孕症的治疗中不应重新开始使用他莫昔芬，但在一些特定的乳腺癌患者中使用预防性的抗凝治疗可以再次使用他莫昔芬。

使用他莫昔芬的妇女应进行常规妇科监测，任何不正常的症状如月经不规则、不正常阴道出血或排出物或骨盆痛应进行检查（见上文**致癌性**）。建议进行周期性全血细胞计数和肝功能检测。

滥用 尽管有报道[1]他莫昔芬在治疗促同化激素类药物滥用导致的男性乳房发育上的应用受到监督，但它似乎仍被广泛应用而没有得到医学监督。他莫昔芬能用于治疗原发的男性乳房发育症以及前列腺癌患者使用非类固醇类的抗雄激素药物不良反应导致的男性乳房发育症（见下文**非恶性乳腺疾病**）。

1. de Luis DA, *et al.* Anabolizantes esteroideos y ginecomastia: revisión de la literatura. *An Med Interna* 2001; **18:** 489–91.

哺乳 60例产后妇女中发现他莫昔芬抑制乳汁分泌[1]，由于尚不清楚是否经乳汁分泌，因此注册药品信息不推荐它不能用于哺乳的妇女。

1. Masala A, *et al.* Inhibition of lactation and inhibition of prolactin release after mechanical breast stimulation in puerperal women given tamoxifen or placebo. *Br J Obstet Gynaecol* 1978; **85:** 134–7.

卟啉病 他莫昔芬能导致卟啉病的急性发作，在卟啉病患者中使用被认为是不安全的。

妊娠 在妊娠妇女中禁止使用他莫昔芬。在子宫中暴露于他莫昔芬的1名婴儿有两性生殖器的报道，尽管没有显示与他莫昔芬有任何因果联系[1]。另一例整个26周妊娠暴露于他莫昔芬的婴儿出生后有Goldenhar综合征（眼、耳、脊椎的发育不良）[2]。在妊娠的前6周，母亲还服用可卡因和大麻，使用^{99m}Tc亚甲膦酸盐进行骨扫描。他莫昔芬的美国厂商（*Zeneca*，*USA*）了解到在使用他莫昔芬的50例妊娠患者，19例正常分娩，8例终止妊娠，13例不知道结果和10例有胎儿或新生儿的异常[2]。

他莫昔芬也用于黄体功能失调的妇女刺激排卵。在一项研究中40例妇女使用他莫昔芬，结果14例怀孕。尽管9例婴儿出生时没有先天性异常，有5例自发流产，作者认为这个比例高得不能接受[3]。另一项研究使用较低剂量他莫昔芬（一些病例中和氯米芬后连续使用），在治疗的65例患者中32例怀孕，只有3例自发流产[4]。

1. Tewari K, *et al.* Ambiguous genitalia in infant exposed to tamoxifen in utero. *Lancet* 1997; **350:** 183.
2. Cullins SL, *et al.* Goldenhar's syndrome associated with tamoxifen given to the mother during gestation. *JAMA* 1994; **271:** 1905–6.
3. Ruiz-Velasco V, *et al.* Chemical inducers of ovulation: comparative results. *Int J Fertil* 1979; **24:** 61–64.
4. Wu CH. Less miscarriage in pregnancy following tamoxifen treatment of infertile patients with luteal phase dysfunction as compared to clomiphene treatment. *Early Pregnancy* 1997; **3:** 301–5.

放射治疗 有一些报道在接受他莫昔芬治疗的患者中存在放射记忆，在以前放疗的部位出现红斑[1,2]。

1. Parry BR. Radiation recall induced by tamoxifen. *Lancet* 1992; **340:** 49.
2. Extermann M, *et al.* Radiation recall in a patient with breast cancer treated for tuberculosis. *Eur J Clin Pharmacol* 1995; **48:** 77–8.

药物相互作用

他莫昔芬和香豆素抗凝血药同时使用会增加抗凝效应的风险。相反，和细胞毒药物同时使用可能增加血栓栓塞事件的风险，应考虑预防性抗血栓措施。他莫昔芬增加溴隐亭的多巴胺能的作用。与细胞色素P450同工酶CYP2D6抑制药合用可减少他莫昔芬代谢物，4-羟基-*N*-去甲基他莫昔芬（endoxifen）的血浆药物浓度（见下文**药动学**），尚不清楚其临床意义。

别嘌醇 参见他莫昔芬和别嘌醇同时使用加剧肝毒性的参考文献见第506页。

抗菌药 在10名健康受试者中发现利福平能降低他莫昔芬的血浆药物浓度。研究认为是由于利福平诱导细胞色素P450同工酶CYP3A4[1]。

1. Kivistö KT, *et al.* Tamoxifen and toremifene concentrations in plasma are greatly decreased by rifampin. *Clin Pharmacol Ther* 1998; **64:** 648–54.

抗凝血药 有病例报道他莫昔芬和华法林同时使用出现危及生命的相互作用，凝血酶原时间显著延长，出现血尿和血肿[1~3]。提示除了增强华法林的作用外，对同一代谢酶系的竞争可能降低他莫昔芬的抗肿瘤活性[2]，但这只是推测。

在1例接受他莫昔芬和华法林以及碘甲腺氨酸钠-左旋甲状腺素制剂的患者中有肝紫癜症（peliosis hepatis）和致命性肝出血的报道[4]。

1. Lodwick R, *et al.* Life threatening interaction between tamoxifen and warfarin. *BMJ* 1987; **295:** 1141.
2. Tenni P, *et al.* Life threatening interaction between tamoxifen and warfarin. *BMJ* 1989; **298:** 93.
3. Ritchie LD, Grant SMT. Tamoxifen-warfarin interaction: the Aberdeen hospitals drug file. *BMJ* 1989; **298:** 1253.
4. Loomus GN, *et al.* A case of peliosis hepatis in association with tamoxifen therapy. *Am J Clin Pathol* 1983; **80:** 881–3.

抗抑郁药 一些抗抑郁药，特别是*SSRIs*可通过细胞色素P450同工酶CYP2D6抑制他莫昔芬的生物激活。他莫昔芬代谢为活性代谢产物，4-羟基-*N*-去甲基他莫昔芬（endoxifen），此代谢可能被帕罗西丁，一个细胞色素P450同工酶CYP2D6的强效抑制药所抑制[1]。但临床结果还未完全建立[1]。一项病例对照研究[2]发现患者同时服用他莫昔芬和已知的CYP同工酶抑制药，包括CYP2D6的抑制药，和没有服用CYP抑制药的患者相比，复发并没有增多。然而，一项回顾性队列研究[3]发现他莫昔芬治疗期间使用帕罗西汀与乳腺癌死亡风险升高有关。风险增加与两者合用的时间直接相关，并支持不可逆CYP2D6抑制药帕罗西汀可降低或消除长期他莫昔芬治疗改善乳腺癌生存获益的假说。相反，与其他抗抑郁药（西酞普兰、氟西汀、氟伏沙明、舍曲林、文拉法辛）合用时没有发现这样的风险，尽管一些研究中样本较小可能影响结果。有学者建议服用他莫昔芬治疗乳腺癌的患者应避免服用CYP2D6强抑制药如帕罗西汀和氟西汀，可考虑使用CYP2D6抑制作用较小的抗抑郁药（如文拉法辛或西酞普兰）替代[4,5]。

1. Stearns V, *et al.* Active tamoxifen metabolite plasma concentrations after coadministration of tamoxifen and the selective serotonin reuptake inhibitor paroxetine. *J Natl Cancer Inst* 2003; **95:** 1758–64.
2. Lehmann D, *et al.* Lack of attenuation in the antitumor effect of tamoxifen by chronic CYP isoform inhibition. *J Clin Pharmacol* 2004; **44:** 861–5.
3. Kelly CM, *et al.* Selective serotonin reuptake inhibitors and breast cancer mortality in women receiving tamoxifen: a population based cohort study. *BMJ* 2010; **340:** c693. Available at: http://www.bmj.com/cgi/reprint/340/feb08_1/c693 (accessed 20/04/10)
4. Desmarais JE, Looper KJ. Interactions between tamoxifen and antidepressants via cytochrome P450 2D6. *J Clin Psychiatry* 2009; **70:** 1688–97.
5. Andersohn F, Willich SN. Interaction of serotonin reuptake inhibitors with tamoxifen. *BMJ* 2010; **340:** c783. Available at: http://www.bmj.com/cgi/section_pdf/340/feb08_3/c783.pdf (accessed 20/04/10)

抗肿瘤药 氨鲁米特降低血清他莫昔芬浓度，可能因为增强他莫昔芬的代谢[1]。接受他莫昔芬和丝裂霉素治疗的患者溶血性尿毒症综合征的风险增加，见**丝裂霉素**项下**对肾脏的影响**（第720页）。有报道他莫昔芬降低来曲唑的血浆浓度（第708页）。

1. Lien EA, *et al.* Decreased serum concentrations of tamoxifen and its metabolites induced by aminoglutethimide. *Cancer Res* 1990; **50:** 5851–7.

免疫抑制药 体外研究结果提示他莫昔芬可能通过抑制细胞色素P450同工酶系统抑制他克莫司的代谢，见**他克莫司**的**药物相互作用**项下（第1759页）。

神经肌肉阻滞药 1例接受他莫昔芬治疗的患者使用阿曲库铵延长神经肌肉阻滞，见**参考文献**（第1814页）。

药动学

他莫昔芬口服一次后，血浆药物峰浓度出现在4～7h后。他莫昔芬广泛与蛋白结合。血浆清除呈双相，终末半衰期可能高达7天。通过细胞色素P450同工酶CYP3A4、CYP2C9和CYP2D6广泛代谢。主要血清代谢物，*N*-去甲基他莫昔芬在稳态浓度半衰期为14天左右。4-羟基他莫昔芬为较少的代谢产物。体外试验表明，这两个产物都将进一步被代谢为4-羟基-*N*-去甲基他莫昔芬（endoxifen）。几个代谢物和母体化合物有相似的药理活性。他莫昔芬主要以偶合物缓慢从粪便中排出。少量从尿中排泄。他莫昔芬有肝肠循环。

遗传因素 他莫昔芬经细胞色素P450同工酶系代谢，其代谢产物在抗肿瘤治疗中起作用。研究显示CYP2D6酶活性较低或缺失的患者或同时使用CYP2D6抑制药的患者4-羟-*N*-去甲他莫昔芬血药浓度较低。携带CYP2D6 * 3、CYP2D6 * 4、CYP2D6 * 5和CYP2D6 * 6等位基因的患者为弱代谢者，携带CYP2D6 * 9、

CYP2D6 * 10、CYP2D6 * 17、CYP2D6 * 29 和 CYP2D6 * 41的患者为中间代谢者，携带 CYP2D6 * 1、CYP2D6 * 2 和 CYP2D6 * 35 患者为强代谢者[1,2]。遗传多态性影响了他莫昔芬的生物转化并可影响其临床结果。然而有一个小型的研究[3]认为携带 CYP2D6 * 4 等位基因的患者使用他莫昔芬治疗时乳腺癌复发风险降低。另一项研究[4]发现该等位基因为绝经后乳腺癌患者复发风险高和热潮红发生率低的独立预测因子，进一步研究[5]发现 CYP2D6 * 4 或 CYP2D6 * 5 等位基因携带者乳腺癌复发风险较高。并且 CYP2C19 * 17 携带者临床结果较好。这些研究促使 Clinical Pharmacology Subcommittee of the US FDA Advisory Committee for Pharmaceutical Science 建议在他莫昔芬的注册药品信息中包含基因型检测的可行性[6,7]。已有人建议[7]，在指导选择他莫昔芬或其他替代药时，检测 CYP2D6 基因型是合理的。

也有学者提出[8]尿苷二磷酸葡萄糖醛酸基转移酶（UGT）作为他莫昔芬及其代谢产物葡萄糖醛酸化的重要酶，其基因变异在药物的个体差异中也起到重要作用。

1. Borges S, *et al.* Quantitative effect of CYP2D6 genotype and inhibitors on tamoxifen metabolism: implication for optimization of breast cancer treatment. *Clin Pharmacol Ther* 2006; **80:** 61–74.
2. Goetz MP, *et al.* Tamoxifen pharmacogenomics: the role of CYP2D6 as a predictor of drug response. *Clin Pharmacol Ther* 2008; **83:** 160–6.
3. Wegman P, *et al.* Genotype of metabolic enzymes and the benefit of tamoxifen in postmenopausal breast cancer patients. *Breast Cancer Res* 2005; **7:** R284–R290.
4. Goetz MP, *et al.* Pharmacogenetics of tamoxifen biotransformation is associated with clinical outcomes of efficacy and hot flashes. *J Clin Oncol* 2005; **23:** 9312–18.
5. Schroth W, *et al.* Breast cancer treatment outcome with adjuvant tamoxifen relative to patient CYP2D6 and CYP2C19 genotypes. *J Clin Oncol* 2007; **25:** 5187–93.
6. Young D. Genetics examined in tamoxifen's effectiveness: recurrence warning urged for labeling. *Am J Health-Syst Pharm* 2006; **63:** 2286, 2296.
7. Desta Z, Flockhart DA. Germline pharmacogenetics of tamoxifen response: have we learned enough? *J Clin Oncol* 2007; **25:** 5147–9.
8. Lazarus P, *et al.* Potential role of UGT pharmacogenetics in cancer treatment and prevention: focus on tamoxifen. *Ann N Y Acad Sci* 2009; **1155:** 99–111.

代谢 他莫昔芬主要通过细胞色素 P450 同工酶广泛代谢成活性代谢物包括 *N*-去甲基他莫昔芬、4-羟基他莫昔芬和 4-羟基-*N*-去甲基他莫昔芬[1]。体外试验证明 *N*-去甲基他莫昔芬和 4-羟基他莫昔芬进一步代谢成 4-羟基-*N*-去甲基他莫昔芬[2]。然而他莫昔芬的生物转化还没有完全阐明，人们对遗传多态性是如何影响他莫昔芬及其代谢物的效果和毒性的兴趣在增加（见上文**遗传因素**）。

1. Rochat B. Role of cytochrome P450 activity in the fate of anticancer agents and in drug resistance: focus on tamoxifen, paclitaxel and imatinib metabolism. *Clin Pharmacokinet* 2005; **44:** 349–66.
2. Desta Z, *et al.* Comprehensive evaluation of tamoxifen sequential biotransformation by the human cytochrome P450 system in vitro: prominent roles for CYP3A and CYP2D6. *J Pharmacol Exp Ther* 2004; **310:** 1062–75.

用途和用法

他莫昔芬是雌二醇拮抗药，作用类似于枸橼酸氯米芬（第2019页）。它还抑制细胞生长因子的生成和释放，诱导细胞凋亡。用于淋巴结阳性的乳腺癌患者辅助内分泌治疗，肿瘤转移疾病的治疗和高风险妇女的预防包括导管原位癌。用于其他恶性疾病包括卵巢肿瘤和恶性黑色素瘤。他莫昔芬也用于无排卵性不孕症患者中刺激排卵。见下文相互参考。

他莫昔芬以枸橼酸盐口服给药，但以碱基计算剂量，枸橼酸他莫昔芬 15.2mg 相当于他莫昔芬 10mg。治疗**乳腺癌**，通常剂量他莫昔芬每日 20mg，分 2 次或一次口服。剂量可高达每日 40mg，但没有显示出获益的增加。尽管辅助治疗最优时间仍未确定（第629页），但通常连续使用 5 年。为了降低高风险的妇女乳腺癌的发生率，他莫昔芬标准剂量每日 20mg，连用 5 年。

治疗无排卵性**不孕症**，通常在月经周期 2～5 天使用他莫昔芬，如果需要，在以后的周期剂量增加至每日 80mg。在月经周期不规律的妇女中可以在任意一天开始第一周期治疗，如果没有应答在 45 天后以更高的剂量开始第二周期。如果出现月经，以后治疗在周期第二天开始。

他莫昔芬代谢物，4-羟基他莫昔芬局部制剂对周期性乳腺痛的治疗正在研究中。

1. Kramer R, Brown P. Should tamoxifen be used in breast cancer prevention? *Drug Safety* 2004; **27:** 979–89.
2. Singh Ranger G. Current concepts in the endocrine therapy of breast cancer: tamoxifen and aromatase inhibitors. *J Clin Pharm Ther* 2005; **30:** 313–17.
3. Morales L, *et al.* Choosing between an aromatase inhibitor and tamoxifen in the adjuvant setting. *Curr Opin Oncol* 2005; **17:** 559–65.
4. Poole R, Paridaens R. The use of third-generation aromatase inhibitors and tamoxifen in the adjuvant treatment of postmenopausal patients with hormone-dependent breast cancer: evidence based review. *Curr Opin Oncol* 2007; **19:** 564–72.
5. Munshi A, Singh P. Tamoxifen in breast cancer: not so easy to write off. *Breast* 2008; **17:** 121–4.

非恶性乳房疾病 *男性乳房发育症* 有报道，通常他莫昔芬每日 2 次、每次 10mg 能有效[1~7]减轻男性或青春期男性乳房发育症（第2024页）的疼痛、肿胀并缩小乳房尺寸。推荐他莫昔芬作为需要药物治疗的患者的一个选择，使用 3 个月判断是否有应答[7]。有报道他莫昔芬对预防和治疗非类固醇类的抗雄激素药比卡鲁胺导致的男性乳房发育症和乳房疼痛有效[8~11]，比卡鲁胺用于治疗前列腺癌（见**氟他胺的不良反应和注意事项**项下**男性乳房发育症**，第693页）。

1. Jefferys DB. Painful gynaecomastia treated with tamoxifen. *BMJ* 1979; **1:** 1119–20.
2. Hooper PD. Puberty gynaecomastia. *J R Coll Gen Pract* 1985; **35:** 142.
3. McDermott MT, *et al.* Tamoxifen therapy for painful idiopathic gynecomastia. *South Med J* 1990; **83:** 1283–5.
4. Ting AC, *et al.* Comparison of tamoxifen with danazol in the management of idiopathic gynecomastia. *Am Surg* 2000; **66:** 38–40.
5. Lawrence SE, *et al.* Beneficial effects of raloxifene and tamoxifen in the treatment of pubertal gynecomastia. *J Pediatr* 2004; **145:** 71–6.
6. Hanavadi S, *et al.* The role of tamoxifen in the management of gynaecomastia. *Breast* 2006; **15:** 276–80.
7. Braunstein GD. Gynecomastia. *N Engl J Med* 2007; **357:** 1229–37.
8. Saltzstein D, *et al.* Prevention and management of bicalutamide-induced gynecomastia and breast pain: randomized endocrinologic and clinical studies with tamoxifen and anastrozole. *Prostate Cancer Prostatic Dis* 2005; **8:** 75–83.
9. Perdonà S, *et al.* Efficacy of tamoxifen and radiotherapy for prevention and treatment of gynaecomastia and breast pain caused by bicalutamide in prostate cancer: a randomised controlled trial. *Lancet Oncol* 2005; **6:** 295–300.
10. Di Lorenzo G, *et al.* Gynecomastia and breast pain induced by adjuvant therapy with bicalutamide after radical prostatectomy in patients with prostate cancer: the role of tamoxifen and radiotherapy. *J Urol (Baltimore)* 2005; **174:** 2197–2203.
11. Fradet Y, *et al.* Tamoxifen as prophylaxis for prevention of gynaecomastia and breast pain associated with bicalutamide 150 mg monotherapy in patients with prostate cancer: a randomised, placebo-controlled, dose-response study. *Eur Urol* 2007; **52:** 106–14.

乳腺痛 他莫昔芬每日 20mg 对周期性或非周期性乳腺疼痛的患者显示出有效果[1]，每日 10mg 的较低剂量也报道有改善[2]。然而在其他方面很健康的绝经前妇女中他莫昔芬的使用有顾虑[3~5]，尤其是许多患者撤药后疼痛复发[2]，以及推荐[6,7]保留他莫昔芬用于对其他药物不应答的患者（第2024页）。

他莫昔芬的代谢物，4-羟基他莫昔芬局部制剂对周期性乳腺痛的治疗正在研究中。

1. Fentiman IS, *et al.* Double-blind controlled trial of tamoxifen therapy for mastalgia. *Lancet* 1986; **i:** 287–8.
2. Fentiman IS, *et al.* Studies of tamoxifen in women with mastalgia. *Br J Clin Pract* 1989; **43** (suppl 68): 34–6.
3. Anonymous. Tamoxifen for benign breast disease. *Lancet* 1986; **i:** 305.
4. Smallwood JA, Taylor I. Tamoxifen for mastalgia. *Lancet* 1986; **i:** 680–1.
5. Fentiman IS, *et al.* Tamoxifen for mastalgia. *Lancet* 1986; **i:** 681.
6. Gateley CA, Mansel RE. Management of the painful and nodular breast. *Br Med Bull* 1991; **47:** 284–94.
7. Anonymous. Cyclical breast pain: what works and what doesn't. *Drug Ther Bull* 1992; **30:** 1–3.

心血管疾病 有报道他莫昔芬对脂类有普遍的有利的影响（见上文**不良反应**项下**对血脂的影响**）提示它可能对心血管有益[1]。一项他莫昔芬的辅助治疗的队列研究发现药物降低心肌梗死的发生率[2]，同样治疗的一项随机研究也显示出他莫昔芬降低冠心病死亡率的趋势[3]。然而在一项较大的乳腺癌预防试验中，他莫昔芬不能降低缺血性心脏病的风险和死亡率，两者在安慰剂组和他莫昔芬组没有区别[4,5]。且不依赖于已经存在的心血管疾病[5]。一篇综述[6]注意到尽管得到的数据提示他莫昔芬对心血管总体有益，但大多数的数据来自心肌梗死绝对风险低的妇女的研究，需要在绝对风险高的男性中的研究判断他莫昔芬或相关药物用作心脏保护剂是否合适。

1. Pritchard KI, Abramson BL. Cardiovascular health and aromatase inhibitors. *Drugs* 2006; **66:** 1727–40.
2. McDonald CC, *et al.* Scottish Cancer Trials Breast Group. Cardiac and vascular morbidity in women receiving adjuvant tamoxifen for breast cancer in a randomised trial. *BMJ* 1995; **311:** 977–80.
3. Costantino JP, *et al.* Coronary heart disease mortality and adjuvant tamoxifen therapy. *J Natl Cancer Inst* 1997; **89:** 776–82.
4. Fisher B, *et al.* Tamoxifen for prevention of breast cancer: report of the National Surgical Adjuvant Breast and Bowel Project P-1 study. *J Natl Cancer Inst* 1998; **90:** 1371–88.
5. Reis SE, *et al.* Cardiovascular effects of tamoxifen in women with and without heart disease: breast cancer prevention trial. *J Natl Cancer Inst* 2001; **93:** 16–21.
6. Grainger DJ, Schofield PM. Tamoxifen for the prevention of myocardial infarction in humans: preclinical and early clinical evidence. *Circulation* 2005; **112:** 3018–24.

月经周期相关的疾病 除了周期性的乳腺痛（见上文）外，他莫昔芬用于月经周期激素改变相关的疾病，包括子宫肌层过度增生引起的月经过多[1]，排卵后血清黄体酮增加引起的自身免疫性皮炎[2,3]（见**黄体酮**项下**对皮肤的影响**，第2055页）和月经前的偏头痛[4]。然而在另一患者中，有人认为他莫昔芬是偏头痛复发的一个原因，因为它对雌二醇受体有作用[5]。他莫昔芬也被尝试用于原发性痛经[6]。

1. Fraser IS. Menorrhagia due to myometrial hypertrophy: treatment with tamoxifen. *Obstet Gynecol* 1987; **70:** 505–6.
2. Wojnarowska F, *et al.* Progesterone-induced erythema multiforme. *J R Soc Med* 1985; **78:** 407–8.
3. Stephens CJM, *et al.* Autoimmune progesterone dermatitis responding to tamoxifen. *Br J Dermatol* 1989; **121:** 135–7.
4. O'Dea JPK, Davis EH. Tamoxifen in the treatment of menstrual migraine. *Neurology* 1990; **40:** 1470–1.
5. Mathew P, Fung F. Recapitulation of menstrual migraine with tamoxifen. *Lancet* 1999; **353:** 467–8.
6. Pierzyński P, *et al.* Effect of short-term, low-dose treatment with tamoxifen in patients with primary dysmenorrhea. *Gynecol Endocrinol* 2006; **22:** 698–703.

不孕症 有报道他莫昔芬在治疗妇女无排卵性不孕症（第1720页）的效果和氯米芬一样[1,2]，对于宫颈黏液异常从而阻挡精子的妇女也是有效的[3]。然而在不育症的男性患者中，结果不一致，一些研究报道他莫昔芬增加精子的密度提高受孕率，另一些研究没有显示任何效果[4]。然而，加入睾酮可能改善结果，后来的一项自发性精子过少的男性的研究报道，和安慰剂组比较他莫昔芬合用睾酮提高精子的变量（sperm variables）和受孕率（没有作单独使用他莫昔芬的比较）[5]。

1. Messinis IE, Nillius SJ. Comparison between tamoxifen and clomiphene for induction of ovulation. *Acta Obstet Gynecol Scand* 1982; **61:** 377–9.
2. Boostanfar R, *et al.* A prospective randomized trial comparing clomiphene citrate with tamoxifen citrate for ovulation induction. *Fertil Steril* 2001; **75:** 1024–6.
3. Annapurna V, *et al.* Effect of two anti-estrogens, clomiphene citrate and tamoxifen, on cervical mucus and sperm-cervical mucus interaction. *Int J Fertil* 1997; **42:** 215–18.
4. Howards SS. Treatment of male infertility. *N Engl J Med* 1995; 312–17.
5. Adamopoulos DA, *et al.* Effectiveness of combined tamoxifen citrate and testosterone undecanoate treatment in men with idiopathic oligozoospermia. *Fertil Steril* 2003; **80:** 914–20.

恶性肿瘤 他莫昔芬在乳腺和卵巢恶性肿瘤、表皮黑色素瘤中的使用见第627页、第637页和第639页。他莫昔芬最普通的用法是用作雌二醇受体阳性的早期或晚期的乳腺癌的内分泌治疗，有明确的获益。然而这种治疗应持续多长时间仍不确定，连续治疗 5 年以上可能不增加整体获益。然而，他莫昔芬治疗 5 年，合并使用几年芳香酶抑制药如来曲唑（见第708页）延长治疗似乎有额外的好处。

延长他莫昔芬的治疗试图预防乳腺癌的做法是有争议的（第629页）。虽然如此，但是可以看到在一些风险较高的妇女中，他莫昔芬能降低乳腺癌短期发病率，在美国，他莫昔芬的这种用法被批准用于这些妇女中。

骨质疏松症 有报道他莫昔芬对骨量有好的影响[1~3]，目前使用显示他莫昔芬与骨质疏松性骨折大幅减少有关[4]。但是任何预防骨质疏松（第1050页）的一般性作用并没有考虑到他莫昔芬的致癌性。有报道认为他莫昔芬作用的强度与补钙治疗相似，而弱于雌激素（第2011页）或双膦酸盐。有人认为在使用他莫昔芬预防乳腺癌的妇女中，他莫昔芬对骨的这种影响提供了额外的获益[5]，尽管另外的人对此存有争议[6]。

1. Love RR, *et al.* Effects of tamoxifen on bone mineral density in postmenopausal women with breast cancer. *N Engl J Med* 1992; **326:** 852–6.
2. Love RR, *et al.* Effect of tamoxifen on lumbar spine bone mineral density in postmenopausal women after 5 years. *Arch Intern Med* 1994; **154:** 2585–8.
3. Grey AB, *et al.* The effect of the antiestrogen tamoxifen on bone mineral density in normal late postmenopausal women. *Am J Med* 1995; **99:** 636–41.
4. Cooke AL, *et al.* Tamoxifen use and osteoporotic fracture risk: a population-based analysis. *J Clin Oncol* 2008; **26:** 5227–32.
5. Powles TJ. The case for clinical trials of tamoxifen for prevention of breast cancer. *Lancet* 1992; **340:** 1145–7.
6. Fugh-Berman A, Epstein S. Tamoxifen: disease prevention or disease substitution? *Lancet* 1992; **340:** 1143–5.

性早熟 有报道，他莫昔芬对治疗性早熟（第2013页）有益。

制剂

BP 2010: Tamoxifen Tablets;
USP 33: Tamoxifen Citrate Tablets.

专利制剂

Arg.: Crisafeno; Diemon†; Ginarsan; Nolvadex; Rolap†; Tamoxis; Taxfeno†; Trimetrox†; **Austral.:** Genox; Nolvadex; Tamosin; Tamoxen; **Austria:** Ebefen; Kessar†; Nolvadex; Tamax†; Tamoplex†; **Belg.:** Doctamoxifene; Nolvadex; Tamizam; Tamoplex; **Braz.:** Bioxifeno; Estrocur†; Festone; Kessar; Nolvadex; Tamoplex†; Tamox†; Tamoxin; Taxofen; Tecnotax; **Canad.:** Apo-Tamox; Nolvadex; Tamofen; **Chile:** Kessar; Nolvadex; Oncotamox; Taxus; **Cz.:** Nolvadex; Tamifen†; Tamoplex; Zitazonium†; **Fin.:** Tadex; Tamexin; Tamofen; **Fr.:** Kessar†; Nolvadex; Oncotam†; **Ger.:** Jenoxifen†; Kessar†; Mandofen; Nolvadex; Nourytam†; Tamokadin; Tamox; Tamoximerck†; Tamoxistad; **Gr.:** Adifen; Defarol; Kessar; Nolvadex; Puretam; Tamoplex; Terimon; Zymoplex; **Hong Kong:** Apo-Tamox; Nolvadex; Novofen†; Zitazonium; **Hung.:** Zitazonium; **India:** Caditam; Cytotam; Mamofen; Nolvadex; Tamodex; **Indon.:** Nolvadex†; Tamofen; Tamoplex; Taxen†; **Irl.:** Moxelle; Nolgen†; Nolvadex; Soltamox; Tamox; **Israel:** Nolvadex; Tamofen; Tamoxen†; Tamoxi; **Ital.:** Kessar; Ledertam†; Nolvadex; Nomafen; Tamoxene; **Malaysia:** Genox; Nolvadex; Novofen; Tamoplex; Zitazonium; **Mex.:** Bagotam; Bilem; Cryoxifeno; Fenobest; Kessar†; Luzamoxin; Nolvadex; Ralsifen-X; Tamoxan†; Taxus; Tecnofen; **Neth.:** Nolvadex; Soltamox; **Norw.:** Nolvadex; **NZ:** Genox; Nolvadex; Tamofen; **Philipp.:** Cytrolic; Fenahex; Gynatam; Gyraxen; Kessar†; Medtax; Nolvadex; Tamoplex; Tamoxsta†; Zitazonium; **Pol.:** Nolvadex; **Port.:** Mastofen; Nolvadex; Tamoxan; **Rus.:** Bilem (Билем)†; Tamifen (Тамифен)†; Zitazonium (Зитазониум); **S.Afr.:** Kessar; Neophedan; Nolvadex; Tamoplex†; TamoxiHexal; **Singapore:** Apo-Tamox; Nolvadex; Tamofen; **Spain:** Nolvadex; Yacesal; **Swed.:** Nolvadex; **Switz.:** Kessar†; Nolvadex; Tamec; **Thai.:** Bilem; Gynatam; Moxafen; Nolvadex; Novofen; Tamofen†; Tamoplex; Tuosomin; Zitazonium; **Turk.:** Nolvadex; Tadex; Tamofen†; Tamoplex; Tamoxifencell; **UAE:** Tamophar; **UK:** Nolvadex†; Soltamox; **USA:** Nolvadex†; Soltamox†; **Venez.:** Gynatam; Nolvadex; Taxus.

Tegafur (*BAN*, *USAN*, *rINN*) 替加氟

FT-207; Ftorafur; MJF-12264; NSC-148958; Tégafur; Tegafurum; Tegafuuri; WR-220066. 5-Fluoro-1-(tetrahydro-2-furyl)uracil; 5-Fluoro-1-(tetrahydro-2-furyl)pyrimidine-2,4(1*H*,3*H*)-dione.

Тегафур

$C_8H_9FN_2O_3$ = 200.2.

CAS — 17902-23-7.

ATC — L01BC03.

ATC Vet — QL01BC03.

UNII — 1548R74NSZ.

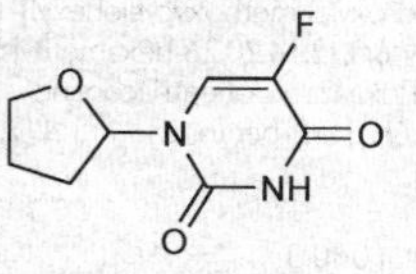

Pharmacopoeias. In *Chin.* and *Jpn.*

不良反应、处置和注意事项

参见氟尿嘧啶（第690页）。

替加氟的骨髓抑制可能较轻但是胃肠道毒性经常是剂量限制性毒性，中枢神经毒性更常见。外周水肿和呼吸困难常见。肝功能试验值升高常见，有致命的暴发性肝炎的报道。肝损伤患者使用替加氟时应检测肝功能，在严重肝损伤患者中不应使用替加氟。

药物相互作用

替加氟不应和抑制二氢嘧啶脱氢酶的药物同时使用，使用替加氟和索立夫定（见氟尿嘧啶的药物相互作用项下抗病毒药，第691页）的患者中出现死亡。替加氟与尿嘧啶对苯妥英的作用，见第461页。

药动学

替加氟口服后在胃肠道吸收良好。静脉使用后血浆半衰期长，为6～16h。替加氟在肝中缓慢代谢成氟尿嘧啶（第691页），也可能在细胞内转化为氟尿嘧啶。能通过血脑屏障，在脑脊液中存在。

1. Etienne-Grimaldi M-C, *et al.* A clinical pharmacokinetic analysis of tegafur-uracil (UFT) plus leucovorin given in a new twice-daily oral administration schedule. *Clin Pharmacokinet* 2007; **46:** 953–63.

用途和用法

替加氟被认为是口服有效的氟尿嘧啶（第691页）的前体药物。被用于治疗包括乳腺、胆囊、胃肠道、头颈、肝和胰腺的恶性肿瘤。替加氟口服给药每日剂量高达$1g/m^2$。通常和尿嘧啶同时使用（UFT，第2352页）。替加氟每日$300mg/m^2$，尿嘧啶每日$672mg/m^2$，分3次口服，联合使用亚叶酸钙，治疗转移性结直肠癌。28天1个周期，休息7天。饭前或饭后1h服药，依据毒性调整剂量。静脉使用替加氟每日$1\sim3g/m^2$，使用5天。

用法 替加氟是口服的氟尿嘧啶的活性前体药物。尽管可以单药使用，但经常和其他药物联合使用，这些药物能改变它的生物利用度和毒性[1]。包括尿嘧啶（第2352页）和gimestat（5-氯双氢嘧啶，CDHP），它可以通过抑制二氢嘧啶脱氢酶提高氟尿嘧啶浓度，该酶对药物的进一步分解起作用[1~4]，氧嗪酸（otastat），抑制另外一个酶乳清酸嘧啶磷酸核糖基转移酶，在氟尿嘧啶及其前体药物的胃肠道毒性中有一定作用[2]。

UFT包含替加氟和尿嘧啶。以最佳摩尔比例1∶4组合[1]。用于治疗结直肠癌（第632页），剂量见上文。一项大型的临床试验比较口服UFT和亚叶酸钙治疗和静脉使用氟尿嘧啶和亚叶酸钙，初步分析显示两种方案都能很好耐受，毒性水平相似[5]。它也用于胃肠道和其他实体瘤的辅助治疗[6]，包括试用于肝细胞癌[7]，使用UFT的辅助治疗可提高肺腺癌[8]和淋巴结阴性的乳腺癌[9]患者的生存率。有学者对日本人中胃癌患者替加氟为基础的辅助治疗的有效性进行了综述[10]。

S-1(TS-1，*Taiho Jpn*）是替加氟、gimestat和氧嗪酸钾盐以摩尔比10∶4∶10组成的复方制剂。试用于胃和结直肠肿瘤[2~4,11]，初步结果提示在诱导方案中它与氟尿嘧啶和亚叶酸钙活性相当，但是腹泻和口腔炎的发生率下降。

1. Adjei AA. A review of the pharmacology and clinical activity of new chemotherapy agents for the treatment of colorectal cancer. *Br J Clin Pharmacol* 1999; **48:** 265–77.
2. Sakata Y, *et al.* Late phase II study of novel oral fluoropyrimidine anticancer drug S-1 (1 M tegafur-0.4 M gimestat-1 M otastat potassium) in advanced gastric cancer patients. *Eur J Cancer* 1998; **34:** 1715–20.
3. Sugimachi K, *et al.* An early phase II study of oral S-1, a newly developed 5-fluorouracil derivative for advanced and recurrent gastrointestinal cancers. *Oncology* 1999; **57:** 202–10.
4. Osugi H, *et al.* Oral fluoropyrimidine anticancer drug TS-1 for gastric cancer patients with peritoneal dissemination. *Oncol Rep* 2002; **9:** 811–15.
5. Smith R, *et al.* UFT plus calcium folinate vs 5-FU plus calcium folinate in colon cancer. *Oncology (Huntingt)* 1999; **13** (suppl 3): 44–7.
6. Tanaka F. UFT (tegafur and uracil) as postoperative adjuvant chemotherapy for solid tumors (carcinoma of the lung, stomach, colon/rectum, and breast): clinical evidence, mechanism of action, and future direction. *Surg Today* 2007; **37:** 923–43.
7. Ishikawa T. Chemotherapy with enteric-coated tegafur/uracil for advanced hepatocellular carcinoma. *World J Gastroenterol* 2008; **14:** 2797–2801.
8. Kato H, *et al.* A randomized trial of adjuvant chemotherapy with uracil-tegafur for adenocarcinoma of the lung. *N Engl J Med* 2004; **350:** 1713–21.
9. Noguchi S, *et al.* Postoperative adjuvant therapy with tamoxifen, tegafur plus uracil, or both in women with node-negative breast cancer: a pooled analysis of six randomized controlled trials. *J Clin Oncol* 2005; **23:** 2172–84.
10. Oba K. Efficacy of adjuvant chemotherapy using tegafur-based regimen for curatively resected gastric cancer: update of a meta-analysis. *Int J Clin Oncol* 2009; **14:** 85–9.
11. Shibahara K, *et al.* Retrospective study of S-1 versus tegafur/uracil and oral leucovorin in patients with metastatic colorectal cancer. *Anticancer Res* 2008; **28:** 1779–83.

制剂

专利制剂

Cz.: Ftorafur; **Hong Kong:** Futraful; **Hung.:** Ftorafur; **Indon.:** Futraful; **Jpn:** Futraful; **Rus.:** Ftorafur (Фторафур); **Spain:** Utefos.

多组分制剂 **Arg.:** Asofurtal; UFT; **Austria:** UFT; **Belg.:** UFT; **Braz.:** UFT; **Cz.:** UFT; **Denm.:** Uftoral; **Fr.:** UFT; **Ger.:** UFT; **Gr.:** UFT; **Hong Kong:** UFT; **Hung.:** UFT†; **Irl.:** UFT; **Israel:** UFT; **Ital.:** UFT; **Jpn:** UFT; **Malaysia:** UFT; **Mex.:** UFT; **Neth.:** UFT; **Norw.:** UFT; **NZ:** Orzel†; **Philipp.:** Tefudex; UFT; **Port.:** UFT; **Rus.:** UFT (УФТ); **S.Afr.:** UFT; **Singapore:** UFT; **Spain:** UFT; **Swed.:** UFT; **Thai.:** UFT; UFUR; **Turk.:** UFT; **UK:** Uftoral.

Temoporfin (*BAN*, *USAN*, *rINN*) 替莫泊芬

EF-9; mTHPC; Temoporfiini; Temoporfina; Témoporfine; Temoporfinum; *meso*-Tetrahydroxyphenylchlorin; *meta*-Tetrahydroxyphenylchlorin. 3,3′,3″,3‴-(7,8-Dihydroporphyrin-5,10,15,20-tetrayl)tetraphenol; 7,8-Dihydro-5,10,15,20-tetrakis(3-hydroxyphenyl)porphyrin.

Темопорфин

$C_{44}H_{32}N_4O_4$ = 680.7.

CAS — 122341-38-2.

ATC — L01XD05.

ATC Vet — QL01XD05.

UNII — FU21S769PF.

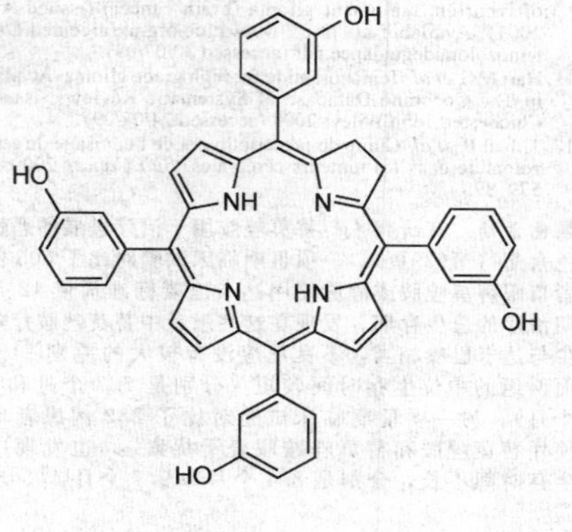

不良反应和注意事项

替莫泊芬的不良反应包括光敏性、局部炎性反应和胃肠道不适。应建议患者在15天中避免阳光直射和室内明亮的光线，如果发生外渗应保护注射部位避免光照至少3个月。

卟啉病 卟啉病患者禁止使用替莫泊芬。

药物相互作用

替莫泊芬应避免和其他光敏性药物同时使用，同时使用光敏反应可能会增强，在联合氟尿嘧啶局部使用时就有报道。

药动学

静脉输注后2～4h替莫泊芬的血浆药物浓度达峰。随后消除呈二相，终末血浆半衰期大约为65h。血浆蛋白结合率大约为85%。动物实验数据显示替莫泊芬通过肝脏代谢，经胆汁由粪便排泄。

用途和用法

替莫泊芬是卟啉的衍生物。在光动力学治疗中用作姑息性的光敏剂（见卟吩姆钠，第734页）用于不能使用放疗、手术和全身化疗的难治的头颈部鳞状上皮细胞癌（第633页）的治疗。对于其他多种恶性肿瘤的治疗正在研究中。替莫泊芬150μg/kg，缓慢静脉注射至少6min，96h后使用波长652nm的激光活化200s左右，充分提供$20J/cm^2$的剂量。此激光活化过程应该在注射药物后90～110h完成。如有需要至少4周后重复治疗1次。

用于局部给药的替莫泊芬脂质体剂型正处于研发中。

1. Kubler AC, *et al.* Photodynamic therapy of primary nonmelanomatous skin tumours of the head and neck. *Lasers Surg Med* 1999; **25:** 60–8.
2. Baas P, *et al.* Photodynamic therapy with *meta*-tetrahydroxyphenylchlorin for basal cell carcinoma: a phase I/II study. *Br J Dermatol* 2001; **145:** 75–8.
3. Kubler AC, *et al.* Treatment of squamous cell carcinoma of the lip using Foscan-mediated photodynamic therapy. *Int J Oral Maxillofac Surg* 2001; **30:** 504–9.
4. Javaid B, *et al.* Photodynamic therapy (PDT) for oesophageal dysplasia and early carcinoma with mTHPC (m-tetrahydroxyphenyl chlorin): a preliminary study. *Lasers Med Sci* 2002; **17:** 51–6.
5. Friedberg JS, *et al.* A phase I study of Foscan-mediated photodynamic therapy and surgery in patients with mesothelioma. *Ann Thorac Surg* 2003; **75:** 952–9.
6. Copper MP, *et al.* Meta-tetra(hydroxyphenyl)chlorin photodynamic therapy in early-stage squamous cell carcinoma of the head and neck. *Arch Otolaryngol Head Neck Surg* 2003; **129:** 709–11.
7. D'Cruz AK, *et al.* mTHPC-mediated photodynamic therapy in patients with advanced, incurable head and neck cancer: a multicenter study of 128 patients. *Head Neck* 2004; **26:** 232–40.
8. Etienne J, *et al.* Photodynamic therapy with green light and m-tetrahydroxyphenyl chlorin for intramucosal adenocarcinoma and high-grade dysplasia in Barrett's esophagus. *Gastrointest Endosc* 2004; **59:** 880–9. Correction. *ibid.*; **60:** 1042.
9. Hopper C, *et al.* mTHPC-mediated photodynamic therapy for early oral squamous cell carcinoma. *Int J Cancer* 2004; **111:** 138–46.
10. Lou PJ, *et al.* Interstitial photodynamic therapy as salvage treatment for recurrent head and neck cancer. *Br J Cancer* 2004; **91:** 441–6.
11. Campbell SM, *et al.* Photodynamic therapy using meta-tetrahydroxyphenylchlorin (Foscan®) for the treatment of vulval intraepithelial neoplasia. *Br J Dermatol* 2004; **151:** 1076–80.
12. Naim R. Photodynamische Therapie mit m-THPC (Foscan): Behandlung von Plattenepithelkarzinomen im Kopf-Hals-Bereich. *HNO* 2008; **56:** 490–2.

制剂

专利制剂

Belg.: Foscan; **Cz.:** Foscan; **Denm.:** Foscan; **Fr.:** Foscan; **Ger.:** Foscan; **Gr.:** Foscan; **Hung.:** Foscan; **Irl.:** Foscan; **Israel:** Foscan; **Neth.:** Foscan; **Port.:** Foscan; **UK:** Foscan.

Temozolomide (*BAN*, *USAN*, *rINN*) 替莫唑胺

CCRG-81045; M&B-39831; NSC-362856; Sch-52365; Temotsolomidi; Temozolomid; Temozolomida; Témozolomide; Temozolomidum. 3,4-Dihydro-3-methyl-4-oxoimidazo[5,1-*d*][1,2,3,5]-tetrazine-8-carboxamide.

Темозоломид

$C_6H_6N_6O_2$ = 194.2.

CAS — 85622-93-1.

ATC — L01AX03.

ATC Vet — QL01AX03.

UNII — YF1K15M17Y.

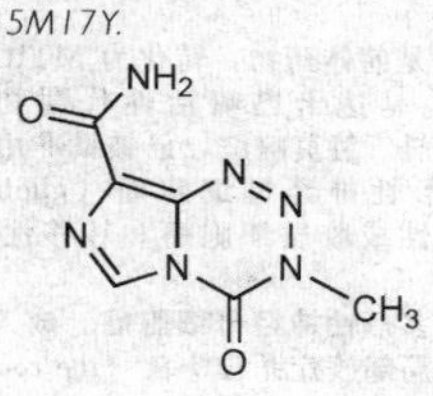

不良反应、处置和注意事项

参见抗肿瘤药总论（第605页、第609页和第611页）。骨髓抑制是替莫唑胺常见的不良反应，呈剂量限制性。应用此药前以及整个用药过程中，应监测血细胞计数。细胞计数最低值通常发生在治疗后第21～28天，在接下来的1～2周内可恢复。70岁以上的患者被认为更容易出现严重骨髓抑制。长时间的全血细胞减少可导致再生障碍性贫血，已有死亡病例的报道。可发生机会性感染，已有报道，应用替莫唑胺同时进行放疗或应用皮质激素的患者以及应用替莫唑胺较长疗程的患者发生肺孢子菌性肺炎。对于所有应用替莫唑胺的放疗患者，无论淋巴细胞计数如何，都应给予针对肺孢子菌性肺炎的预防性治疗。

常发生恶心呕吐；应用此药之前或之中可给予止吐治疗。其他常见的不良反应包括便秘、腹泻、厌食、脱发、乏力、头痛、皮疹、惊厥、失眠或嗜睡。另可出现焦虑、抑郁、意识模糊、头晕、轻偏瘫、失语、吞咽困难、外周神经病变、感觉异常、神经和（或）言语障碍、震颤、注意力或记忆力受损，还可发生视野缺损、视物模糊、复视、听力受损或耳鸣。有报道发生耳聋。可出现血管病，如出血、深静脉血栓、外周水肿，有报道发生肺栓塞。有报道的其他常见不良反应包括呼吸困难、咳嗽、皮肤干燥、瘙痒、关节痛和（或）肌痛、尿失禁、发热、疼痛、味觉障碍。肝酶值可升高，可发生高血糖。库欣症候群不常见。可发生超敏反应，包括极少数的过敏病例。中毒性表皮坏死松解症、Stevens-Johnson综合征、多形性红斑在极少数病例中有报道。间质性肺炎的病例也有报道。替莫唑胺有潜在的致癌性、致突变性和致畸性。妊娠时应避免应用此药，男性在结束用药6个月内应避免使人受孕；用药前应考虑保存精子，因为替莫唑胺可导致不可逆的不育症。

致癌性 抗肿瘤药如烷化剂与继发性肿瘤有关（见**致癌性**，第605页）。在治疗时应用了替莫唑胺的患者中，有报道发生了骨髓增生异常综合征和髓性白血病。3名胶质瘤患者在使用了替莫唑胺后发生恶性淋巴瘤[1]。

1. Neyns B, *et al.* Non-Hodgkin's lymphoma in patients with glioma treated with temozolomide. *J Clin Oncol* 2008; **26:** 4518–19. Correction. *ibid.* 2009; **27:** 3070.

对肺的影响 一名88岁的多形性神经母细胞瘤患者，在完成替莫唑胺2个周期化疗后，持续4周出现发热、乏力、气短和干咳的症状。肺部听诊有爆裂音，无哮鸣或摩擦音。怀疑是药物相关的机化性肺炎，停用替莫唑胺。开始给予泼尼松并针对肺囊虫给予预防性治疗，患者病情迅速好转[1]。其他人相继报道了替莫唑胺相关的过敏性肺炎[2]。

1. Maldonado F, *et al.* Temozolomide-associated organizing pneumonitis. *Mayo Clin Proc* 2007; **82:** 771–3.
2. Koschel D, *et al.* Hypersensitivity pneumonitis associated with the use of temozolomide. *Eur Respir J* 2009; **33:** 931–4.

肝炎 乙型肝炎的复发与放疗时同时应用替莫唑胺有关[1,2]。在1个病例中，应用皮质激素可能是复发的原因之一[1]，在另一个致死的病例中，丙戊酸或替莫唑胺本身的肝毒性可能是原因之一[2]。

1. Chheda MG, *et al.* Hepatitis B reactivation during glioblastoma treatment with temozolomide: a cautionary note. *Neurology* 2007; **68:** 955–6.
2. Grewal J, *et al.* Fatal reactivation of hepatitis B with temozolomide. *N Engl J Med* 2007; **356:** 1591–2.

药物相互作用

丙戊酸使替莫唑胺口服清除降低约5%；临床意义不明。

药动学

替莫唑胺迅速完全地从胃肠道吸收，血浆药物峰浓度出现在一次给药后0.5～1.5h。食物降低吸收的速度和程度。替莫唑胺易于通过血脑屏障，在脑脊液中能检测到。血浆清除半衰期为1.8h。血浆蛋白结合率为10%～20%替莫唑胺自发水解为活性代谢产物5-(3-甲基-三氮烯-1-基)-咪唑-4-羧酰胺(MTIC)，再进一步水解成5-氨基-咪唑-4-羧酰胺(AIC)和甲肼大部分由肾排泄，5%～10%以原形的形式。

用途和用法

替莫唑胺是前体药物，转化为MTIC（见上文**药动学**），MTIC也是达卡巴嗪活性代谢物（第675页）。MTIC是烷化剂。替莫唑胺，已被批准用于治疗恶性胶质瘤例如多形性神经母细胞瘤（glioblastoma multiforme）、多形性成胶质细胞瘤和转移性恶性黑色素瘤（见下文）。

*新诊断的***多形性神经母细胞瘤** 成人患者中，替莫唑胺初期联合局部放疗并行阶段（the *concomitant phase*）每日75mg/m²，口服或静脉给药42天。如果毒性严重可以中断或停止治疗。每周检测全血细胞计数。并行阶段完成后4周，开始替莫唑胺*单药治疗*，150mg/m²，每日1次，口服或静脉给药5天，28天为1个周期。如果毒性允许，第二周期剂量增加到200mg/m²，每日1次，共5天。如果第二周期剂量不能增加，在以后的周期中剂量应不再增加。如果毒性允许，每28天给予第二周期的剂量。替莫唑胺单药治疗最多给予6个周期。

复发或进展的恶性胶质瘤 成人（以前未进行化疗）常规口服剂量为每日200mg/m²，共5天，每28天重复。在以前接受过化疗的患者中，第一周期的治疗剂量为150mg/m²，每日1次，口服或静脉给药，共5天，但如果没有血液学毒性，在后来的疗程中剂量可以增加到200mg/m²。

每日1次200mg/m²，口服5天，28天1个周期的用法也用于治疗转移性**恶性黑色素瘤**。

用法 文献[1,2]应用替莫唑胺时采用剂量密集疗法，其目的在于使病灶对药物及其后续效果达到最大化暴露。在治疗胶质瘤时，与最初用于胶质瘤的5天疗程（5天，每日150～200mg/m²，28天为1个周期）不同，有的疗法是每日75mg/m²，应用6～7周[1]（目前，注册药品信息推荐将此疗法用于胶质瘤的初期治疗），另有疗法是150mg/m²，给予5天或7天，14天为1个周期，或者100mg/m²，给予21天，28天为1个周期[1]。但是，增加剂量强度可能伴随更多的不良反应，临床获益仍不确定。

1. Wick W, *et al.* New (alternative) temozolomide regimens for the treatment of glioma. *Neuro Oncol* 2009; **11:** 69–79.
2. Neyns B, *et al.* Dose-dense temozolomide regimens: antitumor activity, toxicity, and immunomodulatory effects. *Cancer* 2010; **116:** 2868–77.

儿童用法 在英国，替莫唑胺可在3岁及以上儿童用于治疗经标准疗法治疗后复发或恶化的恶性胶质瘤，如多形性神经母细胞瘤或多形性成胶质细胞瘤。使用方法为口服，剂量与成人相同（见上文**用途和用法**）。

恶性肿瘤 对替莫唑胺的研究[1~9]主要在治疗脑部恶性肿瘤（第627页）。在英国，对于其他药物一线化疗失败（由于缺乏疗效或不良反应）的复发进展的恶性胶质瘤患者，发行了替莫唑胺使用指南[10]。一篇系统性综述[11]表明替莫唑胺用于新诊断的多形性神经母细胞瘤的初始疗法是有效的；它延长存活期并延缓病情恶化。对于复发病例，单次研究的数据显示它可延缓病情恶化但不影响整体存活率。另一篇综述[12]表明，对于高分级和低分级胶质瘤，虽然有正面的证据支持应用替莫唑胺，但对于包括转移瘤的其他脑肿瘤未见有治疗价值。

1. Dinnes J, *et al.* A rapid and systematic review of the effectiveness of temozolomide for the treatment of recurrent malignant glioma. *Br J Cancer* 2002; **86:** 501–5.
2. Wick W, *et al.* One week on/one week off: a novel active regimen of temozolomide for recurrent glioblastoma. *Neurology* 2004; **62:** 2113–15.
3. Levin N, *et al.* Chemotherapy as initial treatment in gliomatosis cerebri: results with temozolomide. *Neurology* 2004; **63:** 354–6.
4. Agarwala SS, *et al.* Temozolomide for the treatment of brain metastases associated with metastatic melanoma: a phase II study. *J Clin Oncol* 2004; **22:** 2101–7.
5. Stupp R, *et al.* Radiotherapy plus concomitant and adjuvant temozolomide for glioblastoma. *N Engl J Med* 2005; **352:** 987–96.
6. Athanassiou H, *et al.* Randomized phase II study of temozolomide and radiotherapy compared with radiotherapy alone in newly diagnosed glioblastoma multiforme. *J Clin Oncol* 2005; **23:** 2372–7.
7. Tosoni A, *et al.* Is protracted low-dose temozolomide feasible in glioma patients? *Neurology* 2006; **66:** 427–9.
8. Wick A, *et al.* Efficacy and tolerability of temozolomide in an alternating weekly regimen in patients with recurrent glioma. *J Clin Oncol* 2007; **25:** 3357–61.
9. Sher DJ, *et al.* The added value of concurrently administered temozolomide versus adjuvant temozolomide alone in newly diagnosed glioblastoma. *J Neurooncol* 2008; **88:** 43–50.
10. NICE. Guidance on the use of temozolomide for the treatment of recurrent malignant glioma (brain cancer) (issued April 2001). Available at: http://www.nice.org.uk/nicemedia/pdf/temozolomideguidance.pdf (accessed 30/07/08)
11. Hart MG, *et al.* Temozolomide for high grade glioma. Available in The Cochrane Database of Systematic Reviews; Issue 4. Chichester: John Wiley; 2008 (accessed 24/07/09).
12. Tilleul P, *et al.* Guide de prescription et de bon usage du témozolomide dans les tumeurs cérébrales. *Bull Cancer* 2009; **96:** 579–89.

黑色素瘤 有研究[1,3]替莫唑胺用于治疗进展的恶性黑色素瘤（第639页）。一项Ⅲ期临床试验对比了305例患者口服替莫唑胺或静脉使用达卡巴嗪标准剂量12个周期治疗的总生存期。发现在这些患者中替莫唑胺疗效至少与达卡巴嗪相当，不良反应没有较大的差别[2]。然而两组的中位生存时间较短（分别是7.7个月和6.4个月）。另一项Ⅲ期临床试验对比了282例患者单独使用替莫唑胺和替莫唑胺联合干扰素-α，也发现中位生存时间不长，分别是8.4个月和9.7个月[4]。动物实验研究了用替莫唑胺四肢局部灌流（isolated limb infusion）联合极高热，来对四肢黑色素瘤进行局部治疗[5]。

1. Bleehen NM, *et al.* Cancer research campaign phase II trial of temozolomide in metastatic melanoma. *J Clin Oncol* 1995; **13:** 910–13.
2. Middleton MR, *et al.* Randomized phase III study of temozolomide versus dacarbazine in the treatment of patients with advanced metastatic malignant melanoma. *J Clin Oncol* 2000; **18:** 158–66.
3. Quirt I, *et al.* Temozolomide for the treatment of metastatic melanoma: a systematic review. *Oncologist* 2007; **12:** 1114–23.
4. Kaufmann R, *et al.* Temozolomide in combination with interferon-alfa versus temozolomide alone in patients with advanced metastatic melanoma: a randomized, phase III, multicenter study from the Dermatologic Cooperative Oncology Group. *J Clin Oncol* 2005; **23:** 9001–7.
5. Ko SH, *et al.* Optimizing a novel regional chemotherapeutic agent against melanoma: hyperthermia-induced enhancement of temozolomide cytotoxicity. *Clin Cancer Res* 2006; **12:** 289–97.

制剂

专利制剂

Arg.: Dralitem; Temodal; Tocitrap; Zolom; ***Austral.:*** Temodal; ***Austria:*** Temodal; ***Belg.:*** Temodal; ***Braz.:*** Temodal; ***Canad.:*** Temodal; ***Chile:*** Dralitem; Temodal; ***Cz.:*** Temodal; ***Denm.:*** Temodal; ***Fin.:*** Temodal; ***Fr.:*** Temodal; ***Ger.:*** Temodal; ***Gr.:*** Temodal; ***Hong Kong:*** Temodal; ***Hung.:*** Temodal; ***Indon.:*** Temodal; ***Irl.:*** Temodal; ***Israel:*** Temodal; ***Ital.:*** Temodal; ***Malaysia:*** Temodal; ***Mex.:*** Temodal; ***Neth.:*** Temodal; ***Norw.:*** Temodal; ***NZ:*** Temodal; ***Philipp.:*** Temodal; Temozam; ***Pol.:*** Temodal; ***Port.:*** Temodal; ***Rus.:*** Temodal (Темодал); ***S.Afr.:*** Temodal; Temoxol†; ***Singapore:*** Temodal; ***Spain:*** Temodal; ***Swed.:*** Temodal; ***Switz.:*** Temodal; ***Thai.:*** Temodal; ***Turk.:*** Temodal; ***UK:*** Temodal; ***Ukr.:*** Temodal (Темодал); ***USA:*** Temodar; ***Venez.:*** Temodal.

Temsirolimus (*BAN*, *USAN*, *rINN*) 坦西罗莫司

CCI-779; Temsirolimusum. (3*S*,6*R*,7*E*,9*R*,10*R*,12*R*,14*S*,15*E*,17*E*,19*E*,21*S*,23*S*,26*R*,27*R*,34a*S*)-9,10,12,13,14,21,22,23,24,25,26,27,32,33,34,34a-Hexadecahydro-9,27-dihydroxy-3-{(1*R*)-2-[(1*S*,3*R*,4*R*)-4-hydroxy-3-methoxycyclohexyl]-1-methylethyl}-10,21-dimethoxy-6,8,12,14,20,26-hexamethyl-23,27-epoxy-3*H*-pyrido[2,1-*c*][1,4]oxaazacyclohentriacontine-1,5,11,28,29(4*H*,6*H*,31*H*)-pentone 4′[2,2-bis(hydroxymethyl)propionate].

Темсиролимус

$C_{56}H_{87}NO_{16}$ = 1030.3.

CAS — 162635-04-3.

ATC — L01XE09.

ATC Vet — QL01XE09.

UNII — 624KN6GM2T.

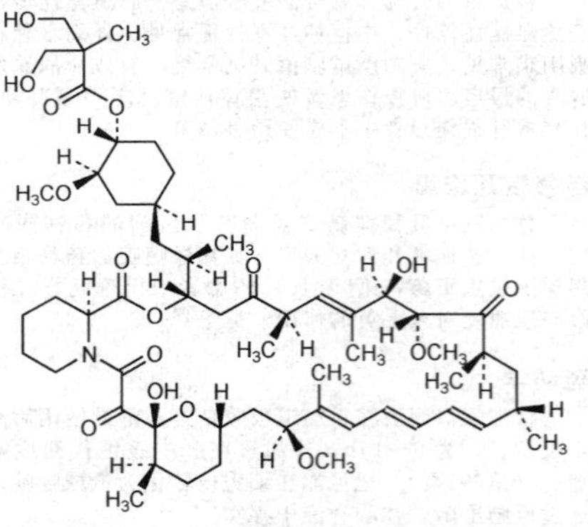

配伍禁忌 坦西罗莫司的注射制剂中的聚山梨醇80可以增加PVC中增塑剂邻苯二酸二-(2-乙基己基)酯(DEHP)的溶出率。为了使DEHP暴露降到最低，输液时应使用玻璃、聚烯烃或聚乙烯容器，使用不会释放DEHP而且管内装有孔径不大于5μm聚醚砜滤器的输液管。

不良反应、处置和注意事项

参见抗肿瘤药总论，第605页、第609页和第611页。

坦西罗莫司经代谢成为西罗莫司；西罗莫司的不良反应见第1757页。坦西罗莫司其他的不良反应包括淋巴细胞减少、肌痛、低钙血症、厌食、乏力、指甲疾病、皮肤干燥、瘙痒和结膜炎。同时使用坦西罗莫司和干扰素-α的患者曾出现白内障。对神经系统的作用包括失眠、焦虑、抑郁、味觉障碍、感觉异常、眩晕和味觉缺失。虽然没有坦西罗莫司肝毒性的报道，但是肝转氨酶升高较常见。

坦西罗莫司过敏反应可能会威胁生命；症状包括过敏反应、呼吸困难、潮红和胸痛。输注前约30min应给予抗组胺药。如果患者出现超敏反应，应停止输注，并

观察 30～60min。如果条件允许，再给予一次抗组胺药和（或）H_2 受体阻滞药约 30min 后可继续治疗。继续治疗时可用较慢速度输注药物（60min 内），并在配好制剂的 6h 内完成输注。有发生致命性肠穿孔的病例；患者表现为发热、腹痛、代谢性酸中毒、血便、腹泻和（或）急腹症。中枢神经系统肿瘤和（或）使用抗凝血药的患者易发生致命的颅内出血。

坦西罗莫司使用前和使用中应监测血清葡萄糖、胆固醇和甘油三酯。

对肺的影响 22 例使用坦西罗莫司的患者中，8 例发生与药物诱导肺炎一致的肺部异常。呼吸困难和干咳是最常见的症状。4 例没有症状。有肺功能异常（曾治疗）或肺病史的患者出现肺毒性的危险增加[1]。

1. Duran I, *et al.* Characterisation of the lung toxicity of the cell cycle inhibitor temsirolimus. *Eur J Cancer* 2006; **42:** 1875–80.

药物相互作用

坦西罗莫司及其主要活性代谢物西罗莫司，都由细胞色素 P450 同工酶 CYP3A4 代谢，CYP3A4 的诱导药和抑制药可影响药物的暴露，见第1757页，**西罗莫司**项下的**药物相互作用**。如果无法选择其他药物，需要调整坦西罗莫司的剂量，见下文**用途和用法**。

1. Boni J, *et al.* Pharmacokinetic profile of temsirolimus with concomitant administration of cytochrome P450-inducing medications. *J Clin Pharmacol* 2007; **47:** 1430–9.
2. Boni JP, *et al.* Differential effects of ketoconazole on exposure to temsirolimus following intravenous infusion of temsirolimus. *Br J Cancer* 2008; **98:** 1797–1802.

药动学

坦西罗莫司主要由细胞色素 P450 同工酶 CYP3A4-5 代谢；西罗莫司是主要的活性代谢物。坦西罗莫司的平均半衰期约为 17h。因为西罗莫司的半衰期更长，所以对西罗莫司的暴露比坦西罗莫司更多（见第1757页）。主要由粪便排泄；尿液中约 5%被回收。

用途和用法

坦西罗莫司是西罗莫司的酯类似物（见第1758页）。西罗莫司用于治疗晚期肾细胞癌以及复发性和(或)难治性外套细胞淋巴瘤。坦西罗莫司由静脉给药，将其稀释至 250ml 0.9%氯化钠溶液中，30～60min 内输注，最好使用输液泵。

对于**肾细胞癌**，给予坦西罗莫司 25mg，每周 1 次。如果发生毒性反应，应中止治疗并降低剂量。美国注册药品信息建议如果绝对中性粒细胞计数小于 1000 个/mm^3，或者血小板计数小于 75000 个/mm^3，或者发生 3 级毒性反应，应该停药。一旦毒性反应降为 2 级或更低，可恢复给予坦罗莫司，剂量每周降低 5mg，最终剂量不低于每周 15mg。

CYP3A4 的强抑制药或诱导药可增加或降低对坦西罗莫司活性代谢物西罗莫司的暴露。如果没有替代药物，美国注册药品信息建议治疗肾细胞癌时需调整剂量。如果与 CYP3A4 的强抑制药合用，应考虑将坦西罗莫司剂量降至每周 12.5mg。一旦停用抑制药，保证在恢复坦西罗莫司至原始剂量前有 1 周的清洗期。如果与 CYP3A4 的强诱导药合用，应考虑将坦西罗莫司剂量增至每周 50mg，一旦停用诱导药，应将坦西罗莫司降至原始剂量。

在英国，坦西罗莫司也被批准用于治疗**套细胞淋巴瘤**；推荐剂量为 175mg，每周 1 次，共 3 周，接下来 75mg，每周 1 次。如果绝对中性粒细胞计数小于 1000 个/mm^3，和（或）血小板计数小于 50000 个/mm^3，应中断治疗并降低剂量。一旦以上指标达到要求或更高，可继续给予坦罗莫司，具体剂量如下：

- 最后剂量 175mg 的，降至 75mg；
- 最后剂量 75mg 的，降至 50mg；
- 最后剂量 50mg 的，降至 25mg。

如果中性粒细胞和血小板计数不能维持在上述要求之上，应该停药，一旦血细胞计数达标后，降低剂量至下一级别。用坦西罗莫司治疗外套细胞淋巴瘤时，应避免使用 CYP3A4 的强抑制药和强诱导药。

在疾病进展或出现毒性反应前，可持续使用坦西罗莫司。

肝损伤患者所用剂量，见下文。

1. Hudes G, *et al.* Temsirolimus, interferon alfa, or both for advanced renal-cell carcinoma. *N Engl J Med* 2007; **356:** 2271–81.
2. Simpson D, Curran MP. Temsirolimus: in advanced renal cell carcinoma. *Drugs* 2008; **68:** 631–8.
3. Hess G, *et al.* Phase III study to evaluate temsirolimus compared with investigator's choice therapy for the treatment of relapsed or refractory mantle cell lymphoma. *J Clin Oncol* 2009; **27:** 3822–9.
4. Boni JP, *et al.* Intravenous temsirolimus in cancer patients: clinical pharmacology and dosing considerations. *Semin Oncol* 2009; **36** (suppl 3): S18–S25.
5. Hudes GR, *et al.* Clinical trial experience with temsirolimus in patients with advanced renal cell carcinoma. *Semin Oncol* 2009; **36** (suppl 3): S26–S36.
6. Hess G, *et al.* Temsirolimus in mantle cell lymphoma and other non-Hodgkin lymphoma subtypes. *Semin Oncol* 2009; **36** (suppl 3): S37–S45.
7. Dancey JE, *et al.* Evaluating temsirolimus activity in multiple tumors: a review of clinical trials. *Semin Oncol* 2009; **36** (suppl 3): S46–S58.
8. Thompson Coon J, *et al.* Bevacizumab, sorafenib tosylate, sunitinib and temsirolimus for renal cell carcinoma: a systematic review and economic evaluation. *Health Technol Assess* 2010; **14:** 1–208.
9. Ravaud A, *et al.* Inhibiteurs de mTOR: temsirolimus et évérolimus dans le traitement du cancer du rein. *Bull Cancer* 2010; **97:** 45–51.
10. Stock C, *et al.* Temsirolimus. *Recent Results Cancer Res* 2010; **184:** 189–97.

在肝损伤中的用法 坦西罗莫司主要由肝代谢，对于肝损伤患者应慎用。对于治疗肾细胞癌，英国注册药品信息表示对于轻度和中度肝损伤（Child-Pugh 分级）不需要调整剂量。对于重度肝损伤（Child-Pugh 分级）和基础血小板计数≥100000 个/mm^3 的情况，建议降低坦西罗莫司剂量至 10mg 静脉给药，每周 1 次。对于治疗中度或重度肝损伤患者的外套细胞淋巴瘤，禁用坦西罗莫司。

制剂

专利制剂

Austral.: Torisel; ***Canad.:*** Torisel; ***Chile:*** Torisel; ***Cz.:*** Torisel; ***Denm.:*** Torisel; ***Fr.:*** Torisel; ***Ger.:*** Torisel; ***Gr.:*** Torisel; ***Hung.:*** Torisel; ***Irl.:*** Torisel; ***Pol.:*** Torisel; ***Port.:*** Torisel; ***Turk.:*** Torisel; ***UK:*** Torisel; ***USA:*** Torisel.

Teniposide (*BAN*, *USAN*, *rINN*) 替尼泊苷

ETP; NSC-122819; Teniposid; Téniposide; Teniposidi; Tenipósido; Teniposidum; VM-26. (5S,5aR,8aS,9R)-5,8,8a,9-Tetrahydro-5-(4-hydroxy-3,5-dimethoxyphenyl)-9-(4,6-*O*-thenylidene-β-D-glucopyranosyloxy)isobenzofuro[5,6-*f*][1,3]benzodioxol-6(5a*H*)-one.

Тенипозид

$C_{32}H_{32}O_{13}S$ = 656.7.

CAS — 29767-20-2.

ATC — L01CB02.

ATC Vet — QL01CB02.

UNII — 957E6438QA.

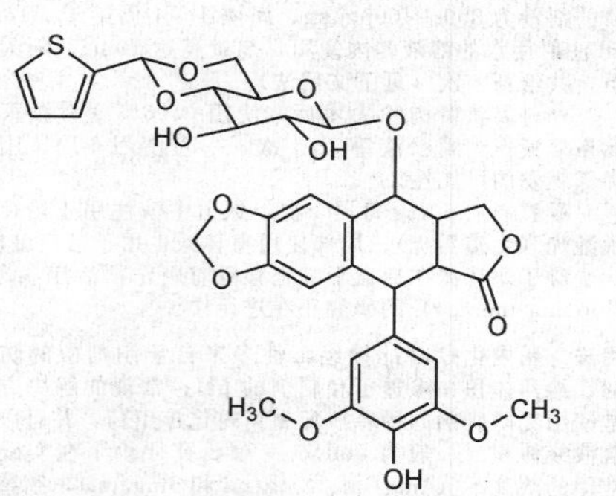

稳定性 使用 5%葡萄糖或 0.9%氯化钠注射液配制 200μg/ml 替尼泊苷反复出现沉淀，尽管以前使用这样的配制并没有任何问题[1]。替尼泊苷稀释到 100μg/ml 或更低能降低沉淀出现的频率，这不能归于制剂处方的改变，原因尚不明了。

1. Strong DK, Morris LA. Precipitation of teniposide during infusion. *Am J Hosp Pharm* 1990; **47:** 512,518.

不良反应、处置和注意事项

参见**依托泊苷**（第686页）。有一些证据显示替尼泊苷比依托泊苷的致突变性和致癌性更强。

超敏反应 1 例患者产生了替尼泊苷抗体，有溶血性贫血和急性肾衰伴肾小管坏死的报道[1]。类似于依托泊苷（第686页）有超敏反应或输液反应的发生，有时出现在首剂量，可能比较严重[2,3]，在成神经细胞瘤患者中发生率高达 13%[2]。尽管有人提出，超敏反应可能是注射剂中的溶剂蓖麻油引起[2]，但体外研究提示是药物而不是溶媒产生了超敏反应[3]。

1. Habibi B, *et al.* Immune hemolytic anemia and renal failure due to teniposide. *N Engl J Med* 1982; **306:** 1091–3.
2. Siddall SJ, *et al.* Anaphylactic reactions to teniposide. *Lancet* 1989; **i:** 394.
3. Carstensen H, *et al.* Teniposide-induced hypersensitivity reactions in children. *Lancet* 1989; **ii:** 55.

药物相互作用

抗肿瘤药总论的药物相互作用，见第611页。

抗癫痫药 苯妥英和苯巴比妥显著提高替尼泊苷的清除率，作用的结果降低了抗肿瘤药的全身暴露，可能降低疗效，接受这些药物的患者可能需要提高剂量以保证有相当的暴露[1]。

1. Baker DK, *et al.* Increased teniposide clearance with concomitant anticonvulsant therapy. *J Clin Oncol* 1992; **10:** 311–15.

环孢素 有报道环孢素和替尼泊苷合用后，后者的清除率下降，终末半衰期、血浆峰浓度和毒性上升[1]。

1. Toffoli G, *et al.* Cyclosporin A as a multidrug-resistant modulator in patients with renal cell carcinoma treated with teniposide. *Br J Cancer* 1997; **75:** 715–21.

用途和用法

替尼泊苷是类似于依托泊苷的抗肿瘤药（第686页）。单独使用或和其他药物联合使用，用于治疗难治的急性淋巴细胞白血病（第620页）。替尼泊苷试用于治疗实体瘤，包括神经母细胞瘤（第641页）和视网膜母细胞瘤（第642页）。

用 0.9%氯化钠或 5%葡萄糖注射液将替尼泊苷稀释到至多 1mg/ml，并缓慢静脉输注至少 30～60min。剂量方案从 30mg/m^2，5 日 1 次，到每周 180mg/m^2，单药治疗。与阿糖胞苷联合使用，165mg/m^2，每周 2 次，使用 8～9 次，或与长春新碱和泼尼松联合使用，最多可用至 250mg/m^2，每周 1 次，使用 4～8 周，用于治疗难治性急性淋巴细胞白血病。

制剂

专利制剂

Arg.: Vumon; ***Austral.:*** Vumon; ***Austria:*** Vumon; ***Belg.:*** Vumon†; ***Braz.:*** Vumon; ***Canad.:*** Vumon; ***Chile:*** Vumon†; ***Cz.:*** Vumon†; ***Ger.:*** VM 26†; ***Gr.:*** Vumon; ***Hong Kong:*** Vumon†; ***Israel:*** Vumon†; ***Ital.:*** Vumon†; ***Mex.:*** Vumon; ***Neth.:*** Vumon; ***NZ:*** Vumon; ***Pol.:*** Vumon; ***Port.:*** Vumon; ***S.Afr.:*** Vumon†; ***Singapore:*** Vumon†; ***Spain:*** Vumon; ***USA:*** Vumon.

Testolactone (*USAN*, *rINN*) ⊗ 睾内酯

1-Dehydrotestololactone; NSC-23759; SQ-9538; Testolactona; Testolactonum; Testolakton; Testolaktoni. D-Homo-17a-oxaandrosta-1,4-diene-3,17-dione.

Тестолактон

$C_{19}H_{24}O_3$ = 300.4.

CAS — 968-93-4.

UNII — 6J9BLA949Q.

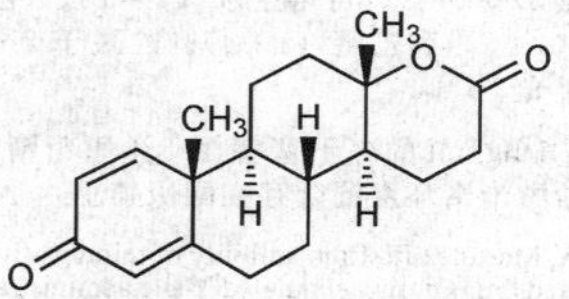

Pharmacopoeias. In *US.*

USP 33（Testolactone） 白色到灰白色、几乎无味的结晶性粉末。可溶于水（1：4050）、乙醇和氯仿；微溶于苯甲醇；不溶于乙醚和石油醚。贮藏于密闭容器中。

简介

睾内酯是睾酮（第2061页）的衍生物。它是芳香酶抑制药，能降低外周雌二醇的合成而没有明显的雄激素活性。口服给药用于绝经后晚期乳腺癌患者（第628页）的姑息治疗。

常用剂量为 250mg，每日 4 次，口服。

不适合用于男性乳腺癌患者。

接受睾内酯治疗的患者可能出现周围神经病变，也有胃肠道不适、四肢疼痛或水肿、高血压、不适、斑丘疹性红斑（maculopapular erythema）和舌炎的报道。

先天性肾上腺皮质增生症 先天性肾上腺皮质增生症患者使用睾内酯和氟他胺阻断雄激素作用的论述，见第1435页。

性早熟 5 例 McCune-Albright 综合征导致的性早熟（第2013页）的女孩使用睾内酯治疗取得了令人鼓舞的结果[1]。睾内酯是芳香酶抑制药阻断雌激素合成雌激素。长期治疗（直至 5 年）在许多患者中有持续的受益，但在一些病例中，可能由于维持剂量方案有困难，青春期的症状不总能完全被抑制[2]。男孩家族性性早熟使用睾内酯和螺内酯治疗也取得令人鼓舞的结果，尽管单独使用任何一种药物都没有效果[3]。长期治疗反应降低的征象再次发生，这种情况添加戈那瑞林类似物后疾病的控制得到恢复[4]。在另一项研究[5]中，10 例男孩使用睾内酯和螺内酯治疗至少 6 年，在继发中枢性性早熟开始时添加地洛瑞林，结果发现生长率和骨成熟正常化，预测的成人时身高有了提高。

1. Feuillan PP, *et al.* Treatment of precocious puberty in the McCune-Albright syndrome with the aromatase inhibitor testolactone. *N Engl J Med* 1986; **315:** 1115–19.
2. Feuillan PP, *et al.* Long term testolactone therapy for precocious puberty in girls with the McCune-Albright syndrome. *J Clin Endocrinol Metab* 1993; **77:** 647–51.
3. Laue L, *et al.* Treatment of familial male precocious puberty with spironolactone and testolactone. *N Engl J Med* 1989; **320:** 496–502.
4. Laue L, *et al.* Treatment of familial male precocious puberty with spironolactone, testolactone, and deslorelin. *J Clin Endocrinol Metab* 1993; **76:** 151–5.
5. Leschek EW, *et al.* Six-year results of spironolactone and testolactone treatment of familial male-limited precocious puberty with addition of deslorelin after central puberty onset. *J Clin Endocrinol Metab* 1999; **84:** 175–8.

制剂

USP 33: Testolactone Tablets.

专利制剂

USA: Teslac†.

Thiotepa (*BAN*, *rINN*) 塞替派

NSC-6396; TESPA; Thiophosphamide; Thiotépa; Thiotepum; Tiotepa; Triethylenethiophosphoramide; TSPA; WR-45312. Phosphorothioic tri(ethyleneamide); Tris(aziridin-1-yl)phosphine sulphide.

Тиотепа

$C_6H_{12}N_3PS$ = 189.2.

CAS — 52-24-4.

ATC — L01AC01.

ATC Vet — QL01AC01.

UNII — 905Z5W3GKH.

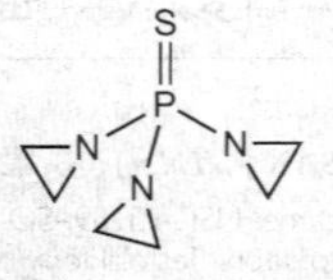

Pharmacopoeias. In *Br., Chin., Fr., Jpn,* and *US.*

BP 2010 (Thiotepa) 精细的白色鳞片状结晶。熔点为52～57℃。易溶于水、甲醇和氯仿。2～8℃贮藏。温度较高时聚合失活。

USP 33 (Thiotepa) 精细的白色结晶性鳞片，有微弱气味。熔点52～57℃。可溶于水（1：13）、乙醇（1：8）、氯仿（1：2）和乙醚（1：4）。贮藏于2～8℃密闭容器中。避光。

配伍禁忌 1mg/ml的冻干塞替派5%葡萄糖溶液和顺铂溶液或盐酸米诺环素混合存在配伍禁忌[1]。

1. Trissel LA, Martinez JF. Compatibility of thiotepa (lyophilized) with selected drugs during simulated Y-site administration. *Am J Health-Syst Pharm* 1996; **53:** 1041–5.

稳定性 500μg/ml冻干塞替派制剂的5%葡萄糖溶液在4℃和23℃稳定保存8h（塞替派损失低于10%）[1]。24h损失的范围为10%～17%。更高浓度的塞替派（5mg/ml）23℃稳定3天，4℃稳定14天。另一个研究发现1mg/ml或3mg/ml的塞替派0.9%氯化钠溶液25℃稳定24h，8℃稳定48h，但是0.5%的塞替派溶液应立即使用[2]。

1. Xu QA, *et al.* Stability of thiotepa (lyophilized) in 5% dextrose injection at 4 and 23°C. *Am J Health-Syst Pharm* 1996; **53:** 2728–30.
2. Murray KM, *et al.* Stability of thiotepa (lyophilized) in 0.9% sodium chloride injection. *Am J Health-Syst Pharm* 1997; **54:** 2588–91.

不良反应、处置和注意事项

参见抗肿瘤药总论（第605页、第609页和第611页）。

骨髓抑制可能延迟，白细胞和血小板计数最低点最迟可以出现在治疗停止后30天。在膀胱给药和胃肠外给药都有骨髓抑制的报告，偶尔时间延长或致命。

可能发生胃肠道功能紊乱、疲劳、无力、头痛和头晕、超敏反应、视物模糊和结膜炎。闭经和生育能力损伤也有报道。膀胱灌流出现局部刺激，化学性或出血性膀胱炎少见。使用塞替派滴眼出现眼眶周围皮肤褪色。像其他烷化剂一样，塞替派有致突变、致畸和致癌性。

如果患者已存在肝、肾和骨髓的损伤，使用塞替派应十分谨慎。

药动学

塞替派在胃肠道的吸收是不完全和不稳定的，肌内注射部位不同吸收也不定。有一定程度从浆膜（如膀胱和胸膜）吸收。静脉注射后很快从血浆中清除，消除半衰期大约2.4h。广泛代谢，主要的代谢产物，三亚乙基磷酰胺（TEPA）和其他的一些代谢物有细胞毒性，代谢物的清除远慢于母体化合物。塞替派从尿中排泄，不到2%的剂量以原形或初级代谢产物的形式排出。

用途和用法

塞替派是一个乙亚胺类化合物，它的抗肿瘤活性与其烷化作用有关。已经逐渐被环磷酰胺（第670页）或其他药物所取代。它不是一个发疱剂可以用于所有胃肠外的给药途径，也可直接用于肿瘤中。

塞替派滴注用于浅表膀胱癌的辅助治疗（第627页）和恶性积液的控制（第627页）。胃肠外给药用于多种实体瘤的姑息治疗，包括乳腺和卵巢的肿瘤（第628页和第637页）。鞘内注射用于恶性脑膜疾病的患者，以滴眼液的形式用于外科翼状胬肉除去术的辅助治疗，预防复发（见第721页）。塞替派也被用于治疗尖锐湿疣（见第1511页）。

塞替派用于多种剂量疗程。一般初始剂量应适合患者个体，接着间隔1～4周使用维持剂量。推荐在治疗前和治疗期间进行血细胞计数并一直持续到结束后至少3周。如果白细胞或血小板计数低于可接受水平（见**骨髓抑制**，第609页）不应使用塞替派，如果白细胞计数下降很快应停止治疗。在轻度白细胞减少症患者中，应降低剂量。

在治疗膀胱癌中，塞替派剂量可用至60mg，溶于30～60ml无菌注射用水或0.9%氯化钠中缓慢灌注到事先脱水8～12h的患者膀胱中，如有可能保持2h。每周重复灌注直至4周。相似的滴注间隔1～2周，直至8次滴注，用于膀胱外科手术切除后预防复发。单次剂量90mg溶于100ml灭菌注射用水中也用于预防。治疗恶性渗出液，可在抽取渗出液后，使用高达60mg塞替派溶于20～60ml灭菌注射用水中滴注，在美国注册剂量是600～800μg/kg，这个剂量类似于有人建议的直接注射到肿瘤中的剂量。塞替派可以和普鲁卡因以及肾上腺素混合局部使用。

塞替派肌内和静脉给药方案剂量变化大，有几个给药方案的使用疗程为每日15mg，使用4天。在美国注册的剂量为300～400μg/kg，间隔1～4周给予。1mg/ml注射用水的溶液鞘内使用，剂量高达10mg，隔天给予，共给药4次（见下文**用法**）。

外科翼状胬肉除去术后，使用0.05%塞替派灭菌林格溶液作为滴眼液每3h 1次，一直使用6周，用于降低复发的可能性。

凝胶制剂60mg每周1次，尿道中滴注用于治疗尖锐湿疣（生殖器疣）。局部使用塞替派也用于治疗湿疣。

对于塞替派在造血干细胞移植前用作预治疗（conditioning therapy）的研究正在进行中。

用法 鞘内化疗时的神经毒性多来自于制剂中的防腐剂、给药体积、渗透压和制剂的pH；常规的解决方法是使用无防腐剂的稀释液配制鞘内化疗用药，并且限制溶液终体积（一般为5ml）。一项研究评价了在实践中常用的浓度下（1mg/ml、2mg/ml和5mg/ml），塞替派鞘内溶液（各种溶剂中）的pH和渗透压。所用溶剂以及塞替派的浓度不显著改变注射剂的pH；但是渗透压略低于脑脊液的生理范围[1]。

1. de Lemos ML, *et al.* Evaluation of osmolality and pH of various concentrations of methotrexate, cytarabine, and thiotepa prepared in normal saline, sterile water for injection, and lactated Ringer's solution for intrathecal administration. *J Oncol Pharm Pract* 2009; **15:** 45–52.

制剂

BP 2010: Thiotepa Injection;
USP 33: Thiotepa for Injection.

专利制剂

Gr.: Ledertepa†; Thioplex; ***Ital.:*** Thioplex; ***Neth.:*** Ledertepa; ***Spain:*** Onco Tiotepa†; ***USA:*** Thioplex.

Tioguanine (*BAN*, *rINN*) 硫鸟嘌呤

NSC-752; 6-TG; Thioguanine (*USAN*); 6-Thioguanine; Tioguaniini; Tioguanin; Tioguanina; Tioguaninum; WR-1141. 2-Aminopurine-6(1*H*)-thione; 2-Amino-6-mercaptopurine; 2-Aminopurine-6-thiol.

Тиогуанин

$C_5H_5N_5S$ = 167.2.

CAS — 154-42-7 (anhydrous tioguanine); 5580-03-0 (tioguanine hemihydrate).

ATC — L01BB03.

ATC Vet — QL01BB03.

UNII — FTK8U1GZNX (thioguanine); WIX31ZPX66 (anhydrous thioguanine).

Pharmacopoeias. In *Br., Chin.,* and *US.*

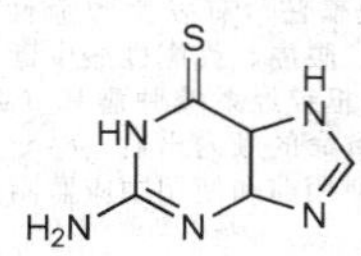

BP 2010 (Tioguanine) 淡黄色结晶性粉末。几乎不溶于水、乙醇和氯仿；溶于稀的碱性溶液中。

USP 33 (Tioguanine) 无水或含有1/2结晶水。淡黄色无臭或几乎无臭的结晶性粉末。不溶于水和氯仿中；可溶于乙醇（1：7700）；易溶于稀碱性溶液。贮藏于密闭容器中。

不良反应、处置和注意事项

参见巯嘌呤（第712页）。

在一些患者中，有报道硫鸟嘌呤胃肠道反应比巯嘌呤出现的频率低。

对血液的影响 检测硫代嘌呤甲基转移酶的活性或硫鸟嘌呤核苷酸浓度可预测硫鸟嘌呤有可能发生严重骨髓抑制的个体，见**硫唑嘌呤**（第1735页）。

对肝脏的影响 药物引起的肝静脉闭塞症限制了硫鸟嘌呤的使用[1～4]。厂商（*GlaxoSmithKline*）指出，在大多数情况下，一旦化疗停止后肝毒性可逆。在患有急性淋巴细胞白血病的儿童中，一项研究比较了巯嘌呤和硫鸟嘌呤在维持治疗中的作用，结果发现：在95例发生静脉闭塞性疾病的患者中，有82例用过硫鸟嘌呤，约占所有使用此药的患者的11%[5]。另外，虽然硫鸟嘌呤极少造成中枢神经系统的感染复发，但硫鸟嘌呤组的患者更易发生致命的感染。

有肝中心小叶坏死的报道，使用高剂量硫鸟嘌呤、其他抗肿瘤药、口服避孕药和长期酗酒使致病原因复杂化。

1. Gill RA, *et al.* Hepatic veno-occlusive disease caused by 6-thioguanine. *Ann Intern Med* 1982; **96:** 58–60.
2. Krivoy N, *et al.* Reversible hepatic veno-occlusive disease and 6-thioguanine. *Ann Intern Med* 1982; **96:** 788.
3. Kao NL, Rosenblate HJ. 6-Thioguanine therapy for psoriasis causing toxic hepatic venoocclusive disease. *J Am Acad Dermatol* 1993; **28:** 1017–18.
4. Romagosa R, *et al.* Treatment of psoriasis with 6-thioguanine and hepatic venoocclusive disease. *J Am Acad Dermatol* 2002; **47:** 970–2.
5. Vora A, *et al.* Medical Research Council/National Cancer Research Network Childhood Leukaemia Working Party. Toxicity and efficacy of 6-thioguanine versus 6-mercaptopurine in childhood lymphoblastic leukaemia: a randomised trial. *Lancet* 2006; **368:** 1339–48.

管理和处置 破坏硫鸟嘌呤废弃物方法的参考文献，见**巯嘌呤**（第712页）。

药物相互作用

和巯嘌呤（第712页）不一样，正常剂量的硫鸟嘌呤可以和别嘌醇同时使用。

在使用硫鸟嘌呤和白消安（第658页）的患者中有多例门静脉高血压合并肝结节再生性增生的病例报道。

柔红霉素可能加强硫鸟嘌呤的肝毒性（第681页）。

药动学

硫鸟嘌呤在胃肠道中的吸收不完全，变化大，口服平均约30%剂量被吸收。在体内通过细胞内迅速活化成它的核苷酸，硫鸟苷酸和磷酸硫鸟嘌呤核苷酸衍生物。随着剂量重复，更多的核苷酸掺入DNA。在血循环中能检测到很少量的硫鸟嘌呤的原形药物，但是组织中核苷酸的半衰期延长了。硫鸟嘌呤的灭活主要通过甲基化成为氨甲基硫鸟嘌呤，少量脱氨成为硫代黄嘌呤，进一步被黄嘌呤氧化酶氧化为硫尿酸，但硫鸟嘌呤的失活基本上不依赖于黄嘌呤氧化酶，抑制酶的活性不影响灭活。

硫鸟嘌呤几乎全部以代谢物的形式由尿中排泄，能够检测到的硫鸟嘌呤的量几乎可以忽略不计。硫鸟嘌呤通过血脑屏障部分没有明显的意义，在使用正常临床剂量下，在脑脊液中的只有极少量。硫鸟嘌呤能通过胎盘。

用途和用法

硫鸟嘌呤是天然存在的嘌呤，鸟嘌呤的类似物，是一个抗代谢抗肿瘤药，作用和用途类似于巯嘌呤（第712页）。硫鸟嘌呤的胃肠道不良反应较少，但存在交叉耐药，对其中一个不应答的患者对另一个可能也不应答。

硫鸟嘌呤经口服给药，通常联合其他抗肿瘤药，诱

导和巩固急性髓性白血病（第620页）的缓解。也用于其他恶性肿瘤包括急性淋巴细胞白血病（第620页）和慢性髓性白血病（第622页）。

短周期治疗时在不同的治疗阶段给予硫鸟嘌呤每日100～200mg/m²。对于适合单药治疗的少数患者，可给予每日2mg/kg，如果无应答并且毒性反应耐受，可在4周后将剂量提高至每日3mg/kg。

经常检查血细胞计数，尤其是在诱导期和联合其他抗肿瘤药时。出现严重骨髓抑制的第一个征兆时，应停止治疗。因为肝毒性的高风险，不推荐用鸟嘌呤进行维持治疗或者其他类似的长期持续治疗（见上文**对肝脏的影响**）。

硫鸟嘌呤以钠盐静脉给药。

儿童用法 硫鸟嘌呤口服给药治疗儿童急性白血病，所需剂量与成人相同（见上文**用途和用法**）。

老年人用法 英国注册药品信息表示硫鸟嘌呤已被用于治疗患有急性白血病的老年患者，所用剂量与年轻患者相同，没有单以年龄为依据的推荐剂量。美国注册药品信息表示老年患者用药时要谨慎选择剂量，因为考虑到老年患者更可能发生肝、肾、心功能下降，建议选择剂量范围的较小值作为初始剂量。

在肝或肾损伤中的用法 英国注册药品信息表示肝肾损伤患者用药时应考虑降低剂量，但没有给出具体的推荐剂量。美国注册药品信息建议对肝肾功能可能降低的老年人用药时要谨慎（见上文**老年人用法**），除此之外没有对肝肾损伤的患者提出剂量调整建议。

银屑病 有报道使用硫鸟嘌呤，口服剂量从20mg每周2次到120mg每日1次治疗难治性银屑病[1]。18名患者中14人出现显著的改善，但是有2人不能耐受。骨髓抑制是主要的毒性反应，有人建议测定硫代嘌呤甲基转移酶活性作为基础以确定初始剂量和毒性风险。传统银屑病的治疗见第1510页。

1. Mason C, Krueger GG. Thioguanine for refractory psoriasis. *J Am Acad Dermatol* 2001; **44:** 67–72.

制剂

BP 2010: Tioguanine Tablets;
USP 33: Thioguanine Tablets.

专利制剂

Arg.: Lanvis; ***Austral.:*** Lanvis; ***Belg.:*** Lanvis; ***Braz.:*** Lanvis; ***Canad.:*** Lanvis; ***Chile:*** Lanvis; ***Cz.:*** Lanvis; ***Fr.:*** Lanvis; ***Gr.:*** Lanvis; ***Hong Kong:*** Lanvis; ***Irl.:*** Lanvis; ***Israel:*** Lanvis; ***Malaysia:*** Lanvis; ***Neth.:*** Lanvis; ***NZ:*** Lanvis; ***Pol.:*** Lanvis; ***S.Afr.:*** Lanvis†; ***Singapore:*** Lanvis†; ***Swed.:*** Lanvis; ***Switz.:*** Lanvis; ***Thai.:*** Lanvis; ***Turk.:*** Lanvis; ***UK:*** Lanvis; ***USA:*** Tabloid.

Tipifarnib (*USAN*, *rINN*) 梯比法尼

R-115777; Tipifarnibum. (+)-6-[(*R*)-Amino(4-chlorophenyl)(1-methyl-1*H*-imidazol-5-yl)methyl]-4-(3-chlorophenyl)-1-methyl-2(1*H*)-quinolinone.

Типифарниб

$C_{27}H_{22}Cl_2N_4O$ = 489.4.
CAS — 192185-72-1.
UNII — MAT637500A.

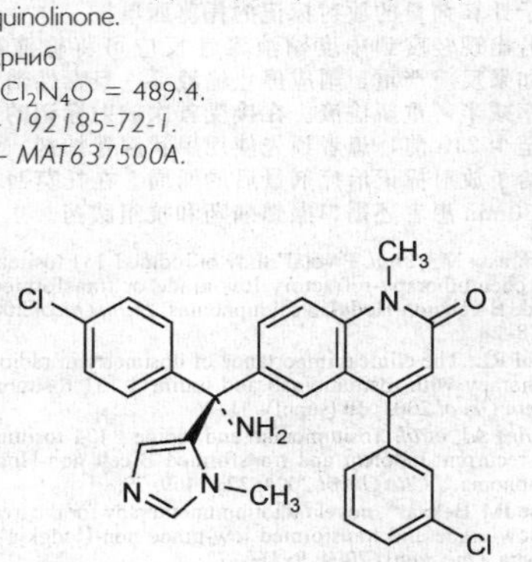

简介

梯比法尼是法尼基转移酶的抑制药，对它用于治疗急性骨髓性白血病的研究正在进行中。

1. Zhang S, *et al.* Pharmacokinetics of tipifarnib after oral and intravenous administration in subjects with advanced cancer. *J Clin Pharmacol* 2006; **46:** 1116–27.
2. Siegel-Lakhai WS, *et al.* Clinical and pharmacologic study of the farnesyltransferase inhibitor tipifarnib in cancer patients with normal or mildly or moderately impaired hepatic function. *J Clin Oncol* 2006; **24:** 4558–64.
3. Perez-Ruixo JJ, *et al.* Exposure-toxicity relationships for tipifarnib in cancer patients. *Br J Clin Pharmacol* 2007; **64:** 219–32.
4. Martinelli G, *et al.* Farnesyltransferase inhibition in hematologic malignancies: the clinical experience with tipifarnib. *Clin Adv Hematol Oncol* 2008; **6:** 303–10.
5. Harousseau JL, *et al.* FIGHT-AML-301 Investigators. A randomized phase 3 study of tipifarnib compared with best supportive care, including hydroxyurea, in the treatment of newly diagnosed acute myeloid leukemia in patients 70 years or older. *Blood* 2009; **114:** 1166–73.
6. Epling-Burnette PK, Loughran TP. Suppression of farnesyltransferase activity in acute myeloid leukemia and myelodysplastic syndrome: current understanding and recommended use of tipifarnib. *Expert Opin Invest Drugs* 2010; **19:** 689–98.

Tirapazamine (*USAN*, *rINN*) 替拉扎明

SR-4233; Tirapazamina; Tirapazaminum; Win-59075. 3-Amino-1,2,4-benzotriazine 1,4-dioxide.

Тирапазамин

$C_7H_6N_4O_2$ = 178.1.
CAS — 27314-97-2.
UNII — 1UD32YR59G.

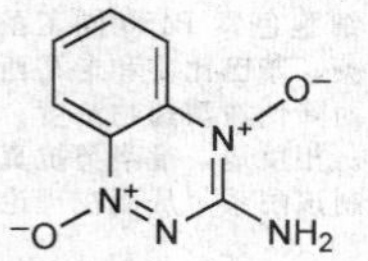

简介

替拉扎明在乏氧细胞中被还原成活性阴离子导致DNA链破裂。它能使乏氧细胞对其他药物的细胞毒作用敏感。单独使用或联合顺铂或放疗的细胞毒活性正在研究中。不良反应包括恶心、呕吐、腹泻、皮疹、肌肉痉挛和疲劳，少见骨髓抑制。

1. Gandara DR, *et al.* Tirapazamine: prototype for a novel class of therapeutic agents targeting tumor hypoxia. *Semin Oncol* 2002; **29** (suppl 4): 102–9.
2. Marcu L, Olver I. Tirapazamine: from bench to clinical trials. *Curr Clin Pharmacol* 2006; **1:** 71–9.
3. Reddy SB, Williamson SK. Tirapazamine: a novel agent targeting hypoxic tumor cells. *Expert Opin Invest Drugs* 2009; **18:** 77–87.

Topotecan Hydrochloride (*BANM*, *USAN*, *pINNM*) 盐酸托泊替康

Hidrocloruro de topotecán; SKF-104864A; SKFS-104864-A; Topotécane, Chlorhydrate de; Topotecani Hydrochloridum; Topotekaanihydrokloridi; Topotekanhydroklorid. (*S*)-10-Dimethylaminomethyl-4-ethyl-4,9-dihydroxy-1*H*-pyrano[3′,4′:6,7]indolizino[1,2*b*]quinoline-3,14(4*H*,12*H*)-dione hydrochloride.

Топотекана Гидрохлорид

$C_{23}H_{23}N_3O_5,HCl$ = 457.9.
CAS — 123948-87-8 (topotecan); 119413-54-6 (topotecan hydrochloride).
ATC — L01XX17.
ATC Vet — QL01XX17.
UNII — 956S425ZCY.

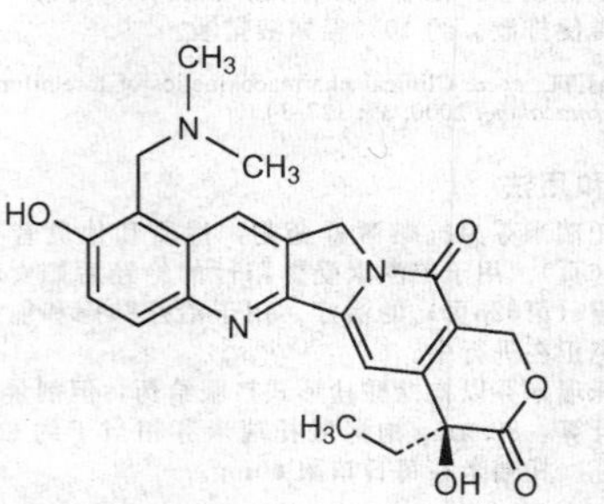

(topotecan)

配伍禁忌 盐酸托泊替康与替卡西林钠或克拉维酸钾混合，4h后浓度降解为原始浓度的88.7%。与地塞米松磷酸钠和氟尿嘧啶也存在配伍禁忌[1]。托泊替康与丝裂霉素混合后立刻发生颜色变化，4h后浓度下降15%～20%。剩下的混合液的pH值保持在3.3～3.5。

1. Mayron D, Gennaro AR. Stability and compatibility of topotecan hydrochloride with selected drugs. *Am J Health-Syst Pharm* 1999; **56:** 875–81.

不良反应、处置和注意事项

参见抗肿瘤药总论（第605页、第609页和第611页）。

中性粒细胞减少是托泊替康非常常见的不良反应，此不良反应常是剂量限制性的。白细胞计数的最低值通常出现在1次用药的第9～12日。可发生发热性中性粒细胞减少症、败血症和中性粒细胞减少性结肠炎，已有死亡病例报道。血小板减少、贫血和白细胞减少也较常见。托泊替康应避免用于已经存在骨髓抑制的患者，应定期检测患者白细胞计数。胃肠道功能紊乱和食欲减退也是托泊替康常见的不良反应，并且可能会很严重；口服托泊替康可能导致严重腹泻。

有报道发生间质性肺病，并且可致命；潜在的危险因素包括肺纤维化、肺癌、胸部放射、使用其他对肺有毒性的或者集落刺激因子类的药物。应监测患者的体征和症状，如咳嗽、发热、呼吸困难或缺氧，如果怀疑发生间质性肺病应停止治疗。

其他不良反应包括疲劳、虚弱、脱发、不适、瘙痒、发热和高胆红素血症。有报道发生包括皮疹的超敏反应；过敏反应、血管性水肿和荨麻疹少见。

注册药品信息建议托泊替康应避免用于严重肝肾损伤的患者，因为缺乏此类患者的用药数据。同理对于处于母乳喂养的患者，也禁用托泊替康。有报道托泊替康造成动物胎儿死亡和畸形。

药物相互作用

托泊替康降低多西他赛清除率的报道，见**抗肿瘤药**（第679页）。

托泊替康与其他细胞毒药物合用时可出现更强的骨髓抑制，可能需要降低其中一种药的剂量。但是，托泊替康与铂类药物合用时，存在顺序依赖的相互作用：与应用托泊替康第5天再给予铂类药物相比，应用托泊替康的第1天就给予铂类药物时，两种药物的所需剂量都更少。

与托泊替康合用时，粒细胞集落刺激因子可延长中性粒细胞减少的持续时间，所以如果需要，需在完成托泊替康剂量24h后再应用它。

环孢素可增加患者对托泊替康的暴露。

药动学

托泊替康口服后吸收迅速；1～2h血浆药物浓度达到峰值。口服生物利用度约为40%。食物基本不影响托泊替康的药动学特征。托泊替康静脉给药后分布广泛。它的血浆蛋白结合率约为35%。其结构中的内酯环发生可逆的水解成为无活性的羟基酸形式；仅有少量在肝中脱甲基。药物大部分经尿排出。有报道托泊替康静脉输液制剂的终末半衰期为2～3h；口服制剂的半衰期为5～6h。

1. Herben VMM, *et al.* Clinical pharmacokinetics of topotecan. *Clin Pharmacokinet* 1996; **31:** 85–102.

用途和用法

类似于伊立替康（第706页），托泊替康为喜树碱的半合成衍生物，通过抑制拓扑异构酶Ⅰ发挥抗肿瘤作用。用于对其他治疗不敏感的转移性卵巢癌（第637页）和标准治疗后复发的小细胞肺癌（第635页）托泊替康与顺铂合用，用于治疗手术和（或）放射治疗无法治愈的转移性、复发性或顽固性宫颈癌（第630页）。托泊替康也可用于治疗骨髓增生异常综合征的研究正在进行中。

托泊替康以盐酸化物形式给药，但以托泊替康计算剂量。1.09mg盐酸托泊替康相当于大约1mg托泊替康。对于**卵巢癌**和**小细胞肺癌**，可静脉给予盐酸托泊替康，初始剂量相当于托泊替康1.5mg/m²，静脉输注30min以上，第1～5日给药，21天为1个疗程。在肿瘤无进展时，只要血细胞计数和血红蛋白充分恢复，最少应给药4个疗程（见**骨髓抑制**，第609页）。如果在任一疗程中发生严重中性粒细胞减少症，或者血小板计数降至低于25000个/mm³，则下一个疗程的剂量应减少250μg/m²（至每日1.25mg/m²，如果需要继续降至每日1mg/m²）。或者，对于严重中性粒细胞减少症也可在疗程第6天托泊替康给药结束24h后使用粒细胞集落刺激因子，但当剂量减少至1mg/m²后，如果严重的毒性反应再次发生时，可能需要停止使用托泊替康。对于肾损伤的患者，剂量也应减少（见下文）。

托泊替康也可口服给药，用于治疗小细胞肺癌。推荐剂量为2.3mg/m²，每日1次，连续5天，每21天重复。如果发生中性粒细胞减少，或者血小板计数低于25000个/mm³，或者患者发生严重腹泻，在后续疗程中，日剂量应减少400μg/m²（减至每日1.9mg/m²，如有必要继续减至每日1.5mg/m²）。

对于治疗**宫颈癌**，静脉给予托泊替康750μg/m²，输注时间30min，在21天疗程的第1、第2和第3天给药；第1天托泊替康给药后，静脉给予顺铂50mg/m²。后续疗程中两种药物的剂量调整方案为：对于顺铂，见第666页。如果发生严重发热性中性粒细胞减少，或者如果血小板计数低于25000个/mm³，托泊替康的剂量应降至600μg/m²。或者发生发热性中性粒细胞减少时，也可从疗程的第4天开始，完成托泊替康输注24h后给予粒细胞集落刺激因子；如果给予粒细胞集落刺激因子后又发生发热性中性粒细胞减少症，在后续疗程中

托泊替康的剂量应进一步降至 450μg/m²。

1. Rocha Lima CM, Chiappori A. Treatment of relapsed small-cell lung cancer—a focus on the evolving role of topotecan. *Lung Cancer* 2003; **40:** 229–36.
2. Armstrong DK. Topotecan dosing guidelines in ovarian cancer: reduction and management of hematologic toxicity. *Oncologist* 2004; **9:** 33–42.
3. Ahmad T, Gore M. Review of the use of topotecan in ovarian carcinoma. *Expert Opin Pharmacother* 2004; **5:** 2333–40.
4. Long HJ, *et al.* Randomized phase III trial of cisplatin with or without topotecan in carcinoma of the uterine cervix: a Gynecologic Oncology Group study. *J Clin Oncol* 2005; **23:** 4626–33.
5. Randall-Whitis LM, Monk BJ. Topotecan in the management of cervical cancer. *Expert Opin Pharmacother* 2007; **8:** 227–36.
6. Eckardt JR, *et al.* Phase III study of oral compared with intravenous topotecan as second-line therapy in small-cell lung cancer. *J Clin Oncol* 2007; **25:** 2086–92. Correction. *ibid.*; 3387.
7. Nicum SJ, O'Brien ME. Topotecan for the treatment of small-cell lung cancer. *Expert Rev Anticancer Ther* 2007; **7:** 795–801.
8. O'Brien M, *et al.* Recent advances with topotecan in the treatment of lung cancer. *Oncologist* 2007; **12:** 1194–204.
9. Ackermann S, *et al.* Topotecan in cervical cancer. *Int J Gynecol Cancer* 2007; **17:** 1215–23.
10. Peng LH, *et al.* Topotecan for ovarian cancer. Available in The Cochrane Database of Systematic Reviews; Issue 2. Chichester: John Wiley; 2008 (accessed 08/05/08).
11. Sehouli J, Oskay-Özcelik G. Current role and future aspects of topotecan in relapsed ovarian cancer. *Curr Med Res Opin* 2009; **25:** 639–51.
12. Lorusso D, *et al.* Review role of topotecan in gynaecological cancers: current indications and perspectives. *Crit Rev Oncol Hematol* 2010; **74:** 163–74.
13. Loveman E, *et al.* The clinical effectiveness and cost-effectiveness of topotecan for small cell lung cancer: a systematic review and economic evaluation. *Health Technol Assess* 2010; **14:** 1–204.
14. Paton F, *et al.* Topotecan for the treatment of recurrent and stage IVB carcinoma of the cervix. *Health Technol Assess* 2010; **14** (suppl 1): 55–62.

在肾损伤中的用法 静脉用托泊替康注册药品信息建议根据肌酐清除率（CC）调整**卵巢癌**或**小细胞肺癌**患者的用量，具体见下：

- 轻度肾损伤（CC 40～60ml/min）：不调整剂量；
- 中度肾损伤（CC 20～39ml/min）：每日 750μg/m²，连续 5 日。

小细胞肺癌患者口服给药的，建议如下：

- 轻度肾损伤（CC 50～80ml/min）：不调整剂量；
- 中度肾损伤（CC 30～49ml/min）：1.8mg/m²，每日 1 次，连续 5 日。

因为缺乏数据，没有对于重度肾损伤患者的推荐剂量。

对于**宫颈癌**的患者，只有在血清肌酐不高于 1.5mg/dl 时，才可应用托泊替康和顺铂。

制剂

专利制剂

Arg.: Asotecan; Hycamtin; Potekam; Tisogen; Topokebir; **Austral.:** Hycamtin; **Austria:** Hycamtin; **Belg.:** Hycamtin; **Braz.:** Hycamtin; **Canad.:** Hycamtin; **Chile:** Hycamtin; **Cz.:** Hycamtin; **Denm.:** Hycamtin; **Fin.:** Hycamtin; **Fr.:** Hycamtin; **Ger.:** Hycamtin; **Gr.:** Hycamtin; **Hong Kong:** Hycamtin; **Hung.:** Hycamtin; Viatopin†; **India:** Topotel; **Irl.:** Hycamtin; **Israel:** Hycamtin; **Ital.:** Hycamtin; **Mex.:** Toranex; **Neth.:** Hycamtin; **Norw.:** Hycamtin; **Philipp.:** Topotel; **Pol.:** Hycamtin; **Port.:** Hycamtin; **Rus.:** Hycamtin (Гикамтин); **S.Afr.:** Hycamtin; **Singapore:** Hycamtin; **Spain:** Hycamtin; **Swed.:** Hycamtin; **Switz.:** Hycamtin; **Thai.:** Hycamtin; Topotel; **Turk.:** Hycamptin; **UK:** Hycamtin; **Ukr.:** Hycamtin (Гикамтин); **USA:** Hycamtin; **Venez.:** Hycamtin†.

Toremifene Citrate (*BANM, USAN, rINNM*) ⊗ 枸橼酸托瑞米芬

Citrato de toremifeno; FC-1157a; Toremifen Sitrat; Torémifène, Citrate de; Toremifeni Citras. 2-{p-[(Z)-4-Chloro-1,2-diphenyl-1-butenyl]phenoxy}-N,N-dimethylethylamine citrate.

Торемифена Цитрат

$C_{26}H_{28}ClNO,C_6H_8O_7$ = 598.1.

CAS — 89778-26-7 (toremifene); 89778-27-8 (toremifene citrate).

ATC — L02BA02.

ATC Vet — QL02BA02.

UNII — 2498Y783QT.

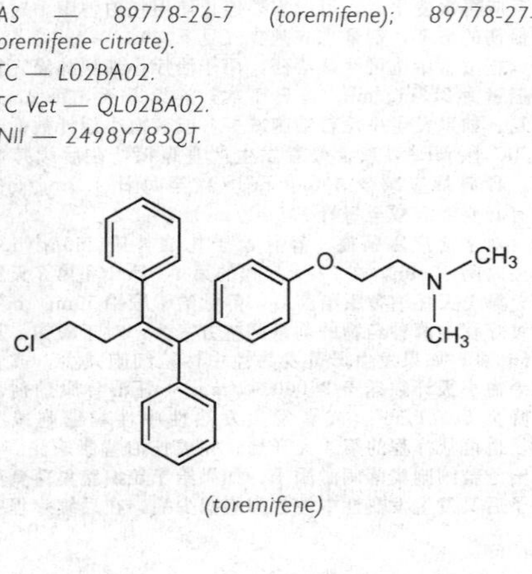

(toremifene)

不良反应和注意事项

参见**枸橼酸他莫昔芬**（第744页）。多汗非常常见于托瑞米芬。

托瑞米芬禁用于子宫内膜增生患者以及患有严重血栓栓塞疾病或严重肝损伤的患者。托瑞米芬可出现剂量依赖性的延长 QT 间期。所以，对于 QT 间期延长、电解质紊乱（特别是未校正的低血钾）、心动过缓、心衰或者有心律失常病史的患者，禁用托瑞米芬。托瑞米芬用于心肌缺血患者时应谨慎，因为可增加发生室性心律失常（如尖端扭转型室性心动过速和心搏骤停）的危险；如果用药期间发生心律失常，应停用托瑞米芬并进行心电监护。对于骨转移患者应监测高钙血症的症状和体征。

药物相互作用

托瑞米芬由细胞色素 P450 同工酶 CYP3A4 代谢，酶诱导剂如苯妥英、苯巴比妥和卡马西平可能加快托瑞米芬的代谢，因而降低血清药物浓度；可能需要调整托瑞米芬给药剂量。相反地，吡咯类抗真菌药和大环内酯类抗生素可能抑制该酶系，从而在理论上抑制托瑞米芬的代谢。

托瑞米芬应避免与延长 QT 间期的药物合用，如抗心律失常药，抗精神病药（如吩噻嗪类、匹莫齐特、舍吲哚、氟哌啶醇和舒托必利），某些抗菌药（如莫西沙星、红霉素、喷他脒和抗疟疾药，特别是卤泛群），某些抗组胺药（特非那定、阿司咪唑和咪唑斯汀）和其他药物如西沙必利、长春胺、苄普地尔和二苯马尼。

与降低肾钙排泄的药物，如噻嗪类利尿药合用时，可能增加高血钙的概率。应避免与香豆素类抗凝血药合用，因为存在出血时间延长的风险。

抗菌药 利福平降低了 9 名受试者托瑞米芬的血浆浓度。研究认为出现这种情况的原因在于利福平诱导了细胞色素 P450 同工酶 CYP3A4[1]。

1. Kivistö KT, *et al.* Tamoxifen and toremifene concentrations in plasma are greatly decreased by rifampin. *Clin Pharmacol Ther* 1998; **64:** 648–54.

药动学

枸橼酸托瑞米芬在胃肠道吸收良好，3h 内到达血浆药物峰浓度。食物摄取可延缓血药浓度达峰时间最多 2h，但并不影响吸收程度。血浆浓度呈双相衰减，平均分布半衰期大约 4h，消除半衰期大约 5 天。托瑞米芬广泛和血浆蛋白结合，主要是白蛋白。托瑞米芬主要经细胞色素 P450 同工酶 CYP3A4 代谢，主要代谢产物为 N-去甲托瑞米芬，有报道与托瑞米芬相比具有相似的抗雌激素活性和较弱的抗肿瘤活性。另外，后者与血浆蛋白的结合更广泛。托瑞米芬其他较少的代谢物包括去氨基羟基-托瑞米芬、4-羟基托瑞米芬和 N,N-二甲基托瑞米芬；一般认为以上三种代谢物的浓度太低以至于没有生物效应。托瑞米芬存在肝肠循环，代谢产物主要在粪便排泄。约 10%经尿液排泄。

1. Taras TL, *et al.* Clinical pharmacokinetics of toremifene. *Clin Pharmacokinet* 2000; **39:** 327–34.

用途和用法

托瑞米芬为抗雌激素药物，性质和他莫昔芬相似（第746页）。用于雌激素受体阳性的绝经后妇女转移性乳腺癌（第628页）的治疗。用于治疗肺癌和前列腺癌的研究正在进行中。

托瑞米芬以枸橼酸盐形式口服给药，但剂量以托瑞米芬计算，88.4mg 枸橼酸托瑞米芬相当于约 60mg 托瑞米芬。托瑞米芬每日口服 60mg。

1. Wiseman LR, Goa KL. Toremifene: a review of its pharmacological properties and clinical efficacy in the management of advanced breast cancer. *Drugs* 1997; **54:** 141–60.
2. Anonymous. Toremifene and letrozole for advanced breast cancer. *Med Lett Drugs Ther* 1998; **40:** 43–5.
3. Holli K. Adjuvant trials of toremifene vs tamoxifen: the European experience. *Oncology (Huntingt)* 1998; **12** (suppl 5): 23–7.
4. Holli K, *et al.* Safety and efficacy results of a randomized trial comparing adjuvant toremifene and tamoxifen in postmenopausal patients with node-positive breast cancer. *J Clin Oncol* 2000; **18:** 3487–94.
5. Taneja SS, *et al.* Toremifene—a promising therapy for the prevention of prostate cancer and complications of androgen deprivation therapy. *Expert Opin Invest Drugs* 2006; **15:** 293–305.
6. Smith MR, *et al.* Toremifene increases bone mineral density in men receiving androgen deprivation therapy for prostate cancer: interim analysis of a multicenter phase 3 clinical study. *J Urol (Baltimore)* 2008; **179:** 152–5.
7. Smith MR, *et al.* Toremifene improves lipid profiles in men receiving androgen-deprivation therapy for prostate cancer: interim analysis of a multicenter phase III study. *J Clin Oncol* 2008; **26:** 1824–9.
8. Lewis JD, *et al.* Excellent outcomes with adjuvant toremifene or tamoxifen in early stage breast cancer. *Cancer* 2010; **116:** 2307–15.

制剂

专利制剂

Austral.: Fareston; **Austria:** Fareston; **Belg.:** Fareston; **Cz.:** Fareston; **Fin.:** Fareston; **Fr.:** Fareston; **Ger.:** Fareston; **Gr.:** Fareston; **Hung.:** Fareston; **Irl.:** Fareston; **Ital.:** Fareston; **Mex.:** Fareston†; **Neth.:** Fareston; **NZ:** Fareston; **Port.:** Fareston; **Rus.:** Fareston (Фарестон); **S.Afr.:** Fareston; **Spain:** Fareston; **Swed.:** Fareston; **Switz.:** Fareston; **Thai.:** Fareston; **Turk.:** Fareston; **UK:** Fareston; **Ukr.:** Fareston (Фарестон); **USA:** Fareston.

Tositumomab (*rINN*) 托西莫单抗

B-1; Tositumomabum. Immunoglobulin G2a anti-(human antigen CD 20) (mouse monoclonal clone B1R1 γ2a-chain), disulfide with mouse monoclonal clone B1R1 λ_x-chain, dimer.

Тоситумомаб

CAS — 192391-48-3.

UNII — 0343IGH41U.

不良反应、处置和注意事项

参见抗肿瘤药总论（第 605 页、第 609 页和第 611 页）。

使用托西莫单抗出现输液反应，可能是细胞因子释放综合征和其他超敏反应，包括过敏。长时间严重的中性粒细胞减少症，血小板减少症和贫血较常见，应每周监测全血细胞计数，直到第 12 周。其他的不良反应包括胃肠道功能紊乱、脱水、腹痛、胸腔积液和易于感染。延迟的不良反应包括出现继发性恶性肿瘤，白血病或骨髓增生异常综合征。患者接受放射标记疗法可能容易发生甲状腺功能减退症，推荐预先使用甲状腺阻断药物（见下文**用途和用法**）。治疗前应测量甲状腺刺激激素的水平，并在此后每年监测 1 次。

超敏反应 有报道，1 名多次发生利妥昔单抗输液反应的患者耐受托西莫单抗，这表明这两种 CD20 抗体可能不发生交叉过敏。

1. Hayslip J, Fenning R. Safe administration of iodine-131 tositumomab after repeated infusion-related reactions to rituximab. *Oncologist* 2007; **12:** 338–40.

用途和用法

托西莫单抗是一种抗 B1 细胞单克隆抗体，直接对抗 B 淋巴细胞表面的 CD20 抗原。托西莫单抗以^{131}碘做放射标记（第1990页），治疗 CD20 抗原表达的、复发或难治性的、低度恶性的、滤泡或反式非霍奇金淋巴瘤（第624页），包括对利妥昔单抗抗拒的患者。

治疗方案包括剂量测定步骤，在 7～14 天后进行治疗步骤。剂量测定步骤包括 450mg 托西莫单抗溶于 50ml 0.9%氯化钠溶液，静脉输注 60min。然后^{131}碘放射性标记的托西莫单抗 35mg，溶于 30ml 的 0.9%氯化钠溶液，静脉给药 20min。继而全身成像以确定生物分布是否可以接受，并计算放射标记的托莫西单抗的治疗剂量。在治疗步骤中，再次给予托莫西单抗 450mg，接着给予计算剂量的放射标记的托莫西单抗。

若出现轻度到中度输液毒性反应可将输液速率减半，如果反应严重，则应停止输液，一旦毒性消退，可将速率减半，重新输液。在接受首次放射标记的托莫西单抗至少 24h 前，患者预先使用甲状腺保护剂。治疗持续到给予放射标记治疗剂量后的两周。在托莫西单抗给药前 30min 患者还需口服镇痛药和抗组胺药。

1. Kaminski MS, *et al.* Pivotal study of iodine I 131 tositumomab for chemotherapy-refractory low-grade or transformed low-grade B-cell non-Hodgkin's lymphomas. *J Clin Oncol* 2001; **19:** 3918–28.
2. Wahl RL. The clinical importance of dosimetry in radioimmunotherapy with tositumomab and iodine I 131 tositumomab. *Semin Oncol* 2003; **30** (suppl): 31–8.
3. Davies AJ, *et al.* Tositumomab and iodine I 131 tositumomab for recurrent indolent and transformed B-cell non-Hodgkin's lymphoma. *J Clin Oncol* 2004; **22:** 1469–79.
4. Vose JM. Bexxar®: novel radioimmunotherapy for the treatment of low-grade and transformed low-grade non-Hodgkin's lymphoma. *Oncologist* 2004; **9:** 160–72.
5. Horning SJ, *et al.* Efficacy and safety of tositumomab and iodine-131 tositumomab (Bexxar) in B-cell lymphoma, progressive after rituximab. *J Clin Oncol* 2005; **23:** 712–19.
6. Kaminski MS, *et al.* ^{131}I-Tositumomab therapy as initial treatment for follicular lymphoma. *N Engl J Med* 2005; **352:** 441–9.
7. Fisher RI, *et al.* Tositumomab and iodine-131 tositumomab produces durable complete remissions in a subset of heavily pretreated patients with low-grade and transformed non-Hodgkin's lymphomas. *J Clin Oncol* 2005; **23:** 7565–73.
8. Dosik AD, *et al.* Subsequent therapy can be administered after tositumomab and iodine I-131 tositumomab for non-Hodgkin lymphoma. *Cancer* 2005; **106:** 616–22.
9. Davies AJ. A review of tositumomab and I^{131} tositumomab radioimmunotherapy for the treatment of follicular lymphoma. *Expert Opin Biol Ther* 2005; **5:** 577–88.
10. Smith S, Sweetenham JW. Iodine 131 tositumomab in the treatment of non-Hodgkin's lymphoma. *Future Oncol* 2007; **3:** 255–62.
11. Cheung MC, *et al.* Members of the Hematology Disease Site Group of Cancer Care Ontario's Program in Evidence-Based Care. ^{131}I-Tositumomab in lymphoma. *Curr Oncol* 2009; **16:** 32–47.

制剂

专利制剂

Canad.: Bexxar; ***USA:*** Bexxar.

Trabectedin (*USAN*, *rINN*) 曲贝替定

Ecteinascidin-743; ET-743; NSC-648766; Trabectedina; Trabectédine; Trabectedinum. (1′R,6R,6aR,7R,13S,14S,16R)-6′,8,14-Trihydroxy-7′,9-dimethoxy-4,10,23-trimethyl-19-oxo-3′,4′,6,7,12,13,14,16-octahydrospiro[6,16-(epithiopropanooxymethano)-7,13-imino-6aH-1,3-dioxolo[7,8]isoquino[3,2-b][3]benzazocine-20,1′(2′H)-isoquinolin]-5-yl acetate.

Трабектедин

$C_{39}H_{43}N_3O_{11}S = 761.8.$

CAS — 114899-77-3.

ATC — L01CX01.

ATC Vet — QL01CX01.

UNII — ID0YZQ2TCP.

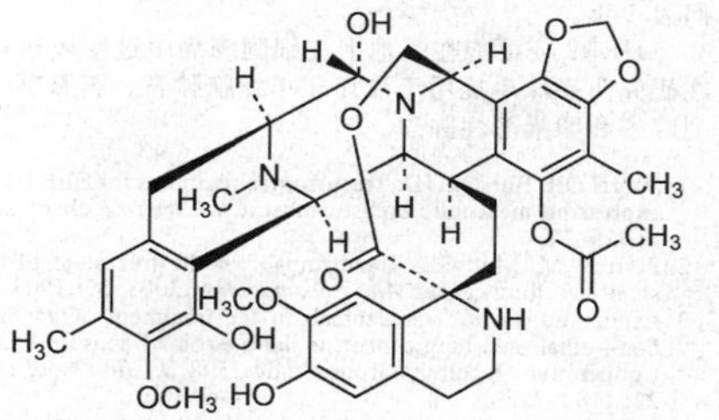

不良反应、处置和注意事项

参见抗肿瘤药总论，第605页、第609页和第611页。中性粒细胞减少症、血小板减少症、贫血和白细胞减少症是曲贝替定非常常见的不良反应；发热性中性粒细胞减少症较常见。在以下时期需检查全血细胞计数：基础状态、前2个周期每周1次、之后每2个周期之间。发生血液学毒性时可能需要减量。肝脏功能异常也较常见，包括高胆红素血症和肝功能检查异常，肝胆不良反应大多数是一过性的。有肝病的患者应密切监测，曲贝替定应避免用于高胆红素血症的患者。

其他非常常见的不良反应包括胃肠道功能紊乱、食欲减退、头痛和疲劳。所以患者应给予地塞米松进行止吐预防。周围感觉神经病、感觉异常、味觉障碍、眩晕、发热和水肿常有发生。另外呼吸困难、咳嗽、脱发、肌痛、关节痛、脱水、低钾血症、低血压和潮红也较常见。注射部位常有反应，建议使用中心静脉导管。

与曲贝替定相关的死亡病例常合并多种不良反应，包括全血细胞减少、发热性中性粒细胞减少症、败血症、肝脏病症、肾衰竭和横纹肌溶解。

有限的数据表明，妊娠期间使用曲贝替定可能导致严重的出生缺陷。建议处于生育期的男性和女性在治疗期间以及分别在停药后的3个月和5个月内采用有效的避孕措施。因为缺乏数据支持，治疗期间以及治疗结束后3个月内禁止母乳喂养。

外渗 有报道[1]2名患者，因为曲贝替定从中央静脉输液装置外渗导致严重的局部组织炎症和坏死。2名患者都发生全厚度损伤，需要对受伤皮肤、皮下组织和胸肌进行外科清创，这表明曲贝替定应该是一种发泡剂。

1. Theman TA, *et al.* Recognition of a new chemotherapeutic vesicant: trabectedin (ecteinascidin-743) extravasation with skin and soft tissue damage. *J Clin Oncol* 2009; **27:** e198–e200.

药物相互作用

曲贝替定由细胞色素P450同工酶CYP3A4代谢，抑制此酶的药物（如唑类抗真菌药、大环内酯类抗菌药或利托那韦）可能增加曲贝替定血药浓度。同样地，CYP3A4的诱导药（如利福平、苯巴比妥和圣约翰草）可降低对曲贝替定的系统性暴露。曲贝替定是P糖蛋白的底物，应用P糖蛋白抑制药（如环孢素和维拉帕米）可能改变曲贝替定的药动学特征，此相互作用的临床意义还不确定。为了避免增强曲贝替定肝毒性，用药期间应避免饮用酒精和应用其他肝毒性药物。不推荐与减毒活疫苗合用，禁止与黄热病疫苗合用。曲贝替定对苯妥英的作用，见第477页。

药动学

曲贝替定广泛分布于组织中，血浆蛋白结合率约为94%～98%。在肝中主要由细胞色素P450同工酶CYP3A4代谢。终末半衰期约为180h。曲贝替定主要由粪便排泄，少量经尿液排泄，原形药物占比小于1%。

1. Beumer JH, *et al.* Metabolism of trabectedin (ET-743, Yondelis) in patients with advanced cancer. *Cancer Chemother Pharmacol* 2007; **59:** 825–37.
2. Perez-Ruixo JJ, *et al.* Population pharmacokinetic meta-analysis of trabectedin (ET-743, Yondelis) in cancer patients. *Clin Pharmacokinet* 2007; **46:** 867–84.

用途和用法

曲贝替定是来源于海洋被囊动物 *Ecteinascidia turbinata* 的一种新型DNA结合试剂。用于在蒽环类或异环磷酰胺治疗失败，以及不适用这两类药物的情况下，治疗恶性软组织瘤。它也联用与脂质体多柔比星合用，治疗铂敏感的复发性卵巢癌。

治疗**软组织瘤**时，推荐剂量为1.5mg/m²，静脉输注24h以上。

治疗**卵巢癌**时，在输注聚乙二醇脂质体多柔比星30mg/m²后，立即输注曲贝替定1.1mg/m²，3h以上。

只要血液学、肝肾功能指标达到标准，表明患者用药后在临床上仍受益，则可每隔3周重复治疗方案。如果各监测指标基础值没有达标，治疗必须延缓3周，直至监测指标达标。如果在治疗周期间发生严重毒性反应，后续周期的剂量必须减少（见下文**在后续周期中的用法**）。

如果曲贝替定经中央静脉导管（优先选择的给药途径）给药，药物应溶解于至少50ml 0.9%氯化钠或5%葡萄糖溶液。如果无法使用中央静脉给药装置，通过外周给药时，药物应溶解于至少1L 0.9%氯化钠或5%葡萄糖溶液。给予曲贝替定（或用脂质体多柔比星治疗卵巢癌）30min前，静脉给予地塞米松20mg，用于减轻恶心和肝毒性。

1. van Kesteren C, *et al.* Yondelis (trabectedin, ET-743): the development of an anticancer agent of marine origin. *Anticancer Drugs* 2003; **14:** 487–502.
2. D'Incalci M, Jimeno J. Preclinical and clinical results with the natural marine product ET-743. *Expert Opin Invest Drugs* 2003; **12:** 1843–53.
3. Beumer JH, *et al.* Hepatotoxicity and metabolism of trabectedin: a literature review. *Pharmacol Res* 2005; **51:** 391–8.
4. Fayette J, *et al.* ET-743: a novel agent with activity in soft tissue sarcomas. *Oncologist* 2005; **10:** 827–32.
5. Schöffski P, *et al.* Trabectedin (ET-743): evaluation of its use in advanced soft-tissue sarcoma. *Future Oncol* 2007; **3:** 381–92.
6. Schöffski P, *et al.* Clinical impact of trabectedin (ecteinascidin-743) in advanced/metastatic soft tissue sarcoma. *Expert Opin Pharmacother* 2008; **9:** 1609–18.
7. Boudou L, *et al.* Trabectedin for the management of soft-tissue sarcoma. *Expert Rev Anticancer Ther* 2009; **9:** 727–37.
8. Chuk MK, *et al.* Trabectedin. *Oncologist* 2009; **14:** 794–9. Correction. *ibid.*; 949.
9. Ganjoo KN, Patel SR. Trabectedin: an anticancer drug from the sea. *Expert Opin Pharmacother* 2009; **10:** 2735–43.
10. Carter NJ, Keam SJ. Trabectedin: a review of its use in soft tissue sarcoma and ovarian cancer. *Drugs* 2010; **70:** 355–76.

在肝损伤中的用法 注册药品信息表示没有关于肝损伤时应用曲贝替定的研究，无法给出对于肝损伤患者的推荐剂量。但是，因为这些患者的系统性暴露似乎是增强的，所以发生肝毒性的危险也增加，建议慎用并需要调整剂量。曲贝替定应避免用于高胆红素血症的患者。

在肾损伤中的用法 曲贝替定的注册药品信息表示对于轻度和中度肾损伤患者的单药治疗，不需要调整剂量。但是因为缺乏数据，曲贝替定应避免用于重度肾损伤的患者（肌酐清除率小于30ml/min）。由于类似原因，对于肌酐清除率小于60ml/min的患者在治疗时应避免多药联用。

在后续周期中的用法 曲贝替定的初始治疗标准为：

- 绝对中性粒细胞计数：至少1500个/mm³；
- 血小板计数：至少100000个/mm³；
- 胆红素：不高于正常值的上限（ULN）；
- 碱性磷酸酶、丙氨酸氨基转移酶、天冬氨酸氨基转移酶：不高于正常值的上限的2.5倍；
- 白蛋白：大于25mg/ml；
- 肌酸磷酸激酶：不高于正常值的上限的2.5倍；
- 血红蛋白：9g/dl；
- 肌酐清除率：单药治疗至少30ml/min，与脂质体多柔比星合用时至少60ml/min。

在后续周期中再次给药前，患者必须达到以上基础标准。如果在周期间发生严重毒性反应，如中性粒细胞减少至少于500个/mm³，持续5天以上，或者伴有发热或感染，血小板减少至少于25000个/mm³，胆红素高于正常值的上限或者碱性磷酸酶高于正常值的上限的2.5倍，或者氨基转移酶在单药治疗时高于正常值的上限的2.5倍或在多药联用时高于正常值的上限的5倍，则后续治疗剂量必须按下列方案降低：

- 治疗**软组织瘤**时，曲贝替定初始剂量由1.5mg/m²减至1.2 mg/m²，如有必要继续降至1mg/m²。如果严重毒性反应不缓解，应考虑停药；
- 治疗**卵巢癌**时，初始剂量由1.1mg/m²降至0.9mg/m²（脂质体多柔比星剂量降至25mg/m²），然后可降至750μg/m²（脂质体多柔比星剂量降至20mg/m²）。同样的，如果严重毒性反应不缓解，应考虑停药。

一旦因为毒性反应降低剂量，不建议在后续周期中再次增加剂量。

制剂

专利制剂

Belg.: Yondelis; ***Cz.:*** Yondelis; ***Denm.:*** Yondelis; ***Fr.:*** Yondelis; ***Ger.:*** Yondelis; ***Gr.:*** Yondelis; ***Hung.:*** Yondelis; ***Irl.:*** Yondelis; ***Norw.:*** Yondelis; ***Pol.:*** Yondelis; ***Port.:*** Yondelis; ***Spain:*** Yondelis; ***Swed.:*** Yondelis.

Trabedersen (*BAN*, *rINN*) 特贝地生

AP-12009; TGF-β2 antisense oligonucleotide; Trabedersenum; Trabederśn; Transforming growth factor-β2-specific phosphorothioate antisense oligodeoxynucleotide. 2′-Deoxy-P-thiocytidylyl-(3′→5′)-2′-deoxy-P-thioguanylyl-(3′→5′)-2′-deoxy-P-thioguanylyl-(3′→5′)-2′-deoxy-P-thiocytidylyl-(3′→5′)-2′-deoxy-P-thioadenylyl-(3′→5′)-P-thiothymidylyl-(3′→5′)-2′-deoxy-P-thioguanylyl-(3′→5′)-P-thiothymidylyl-(3′→5′)-2′-deoxy-P-thiocytidylyl-(3′→5′)-P-thiothymidylyl-(3′→5′)-2′-deoxy-P-thioadenylyl-(3′→5′)-P-thiothymidylyl-(3′→5′)-P-thiothymidylyl-(3′→5′)-P-thiothymidylyl-(3′→5′)-P-thiothymidylyl-(3′→5′)-2′-deoxy-P-thioguanylyl-(3′→5′)-P-thiothymidylyl-(3′→5′)-2′-deoxyadenosine.

Трабедерсен

CAS — 925681-61-4.

注：Oncomus 已作为特贝地生的商标名。

简介

特贝地生是一段特异性抑制转化生长因子β-2表达的反义寡核苷酸。转化生长因子β-2是肿瘤细胞分泌的可抑制免疫系统的蛋白。应用它对高级别神经质瘤（见**脑恶性肿瘤**，第627页）和其他肿瘤如胰腺癌的治疗正处于研究中。

Trastuzumab (*BAN*, *rINN*) 曲妥珠单抗

Anticuerpo monoclonal HER2; HER-2 Monoclonal Antibody; rhuMAb HER2; Trastutsumabi; Trastuzumabum. Immunoglobulin G1 (human-mouse monoclonal rhuMab HER2 γ_1-chain anti-human p185[c-erbB2] receptor), disulfide with human-mouse monoclonal rhuMab HER2 light chain, dimer.

Трастузумаб

CAS — 180288-69-1.

ATC — L01XC03.

ATC Vet — QL01XC03.

UNII — P188ANX8CK.

不良反应、处置和注意事项

参见抗肿瘤药总论（第605页、第609页和第611页）。

曲妥珠单抗可引起致命的超敏反应。出现以细胞因子释放综合征为特征的输液反应，以及肺部疾病包括急性呼吸窘迫综合征。这些症状在曲妥珠单抗首次给药后较为常见，对于肺功能减退的患者尤为普遍。静止呼吸困难的患者禁止使用曲妥珠单抗。还可能出现心脏功能障碍和充血性心衰，在治疗前和治疗期间应监测左心室功能。当曲妥单抗联合蒽环类抗生素或环磷酰胺使用时心脏毒性出现的风险增加（见下文）。

在化疗中联合使用曲妥珠单抗可增加白细胞减少症、血小板减少症、贫血和发热性中性粒细胞减少症的发病率，但单独给药时造成骨髓抑制的情况少见。使用曲妥珠单抗作单药治疗时25%患者发生腹泻，联合用药时发生率增加。其他的不良反应中胃肠道功能紊乱较为常见，冷战、发热、头痛、关节痛、肌痛和皮疹也较普遍。也有出现不适、胸痛和肝肾功能紊乱的报道。

对心脏的影响 使用曲妥珠单抗对心脏的影响包括无临床症状的左心室射血分数下降、心动过速、心悸、呼吸困难和胸痛。也可能发生充血性心衰[1]。还可见完全左束支传导阻滞，其症状与急性冠脉综合征相似[2]。

在一项关键性的对比试验中[3]，心脏不良反应发生率的增加促进了一项回顾性综述。这一独立综述发现患者在使用曲妥珠单抗、一种蒽环类药物和环磷酰胺后有27%发生心脏功能障碍，而仅使用一种蒽环类药物和环磷酰胺的患者中只有8%出现症状。患者使用曲妥珠单抗和紫杉醇后有13%发生心脏功能障碍而单独使用紫杉醇发生症状的仅有1%，尽管所有这些患者先前都使用过蒽环类抗生素。对于那些联用曲妥珠单抗、蒽环类抗生素和环磷酰胺的患者出现严重的心脏功能障碍的概率最大。

对此项研究的进一步分析[4]和6项其他研究发现，在全部1219名患者中，报道的10名因心脏原因死亡的患者中有9名使用了曲妥珠单抗。但是单独使用曲妥珠单抗要比联合蒽环类抗生素使用出现心脏毒性的风险

低。高龄是一个显著的危险因素，但不同时间给予曲妥珠单抗和蒽环类抗生素似乎能降低心脏毒性的发生率。

曲妥珠单抗的注册药品信息警告那些先前接受过蒽环类抗生素的患者，在使用曲妥珠单抗治疗时会增加心脏毒性风险。此外，曲妥珠单抗的半衰期为28.5天，可在循环中存在长达24周，因此患者在曲妥珠单抗停药后使用蒽环类抗生素仍可能增大心脏毒性风险。若患者使用蒽环类抗生素，应仔细监测心功能。已经存在心脏病的患者也应慎用。

然而，大多数发生充血性心衰的患者在使用标准疗法后病情有所好转，包括使用ACEI、β受体阻滞药、强心苷和利尿药[1,5,6]。仍在接受曲妥珠单抗治疗的患者心脏毒性也可好转[5,6]。一项小型回顾性研究发现一旦停止曲妥珠单抗，很大程度上心脏毒性是可逆的，治疗甚至可以重新开始。心肌活检结果提示曲妥珠单抗的心脏毒性机制与蒽环类抗生素不同，尽管其尚不明确[7]。173名转移性乳腺癌患者接受了至少1年以曲妥珠单抗为基础的治疗，对这173名病例的回顾性综述[8]发现28%的患者发生心脏事件：10.9%发生3级心脏毒性反应，包括1例与心脏有关的死亡病例。但是，无论是否有症状，以及是否采用特殊治疗，心脏毒性一般是可逆的，这表明对于没有其他用药选择的患者，维持或者再次应用曲妥珠单抗是可行的。

曲妥珠单抗产生心脏毒性的发病机制尚在研究中。一项小型研究表明[9]，预处理的示踪剂量的放射标记的曲妥珠单抗，被患者心肌特异性摄取，患者随后发生心脏不良反应。人表皮生长因子受体-2（HER2）基因在正常心脏发展中起着重要作用，动物研究表明，曲妥珠单抗可能影响心肌细胞中HER2的信号系统和功能，而HER2的丢失增加了心脏对蒽环类抗生素毒性的敏感性[5,6]。

对于由曲妥珠单抗所致的有症状的心衰分析表明，发病率要低于先前报道的回顾性数据，然而这可能由于关键性（pivotal）试验中的过度报道和最近更多的具有心脏毒性风险的患者被排除在外的原因[5]。最近一项大型试验中，患者辅助化疗使用或不使用曲妥珠单抗，分析结果表明，患者使用曲妥珠单抗的辅助化疗，3年的心脏事件累计发病率（NewYork Heart Associotion Ⅲ级或Ⅳ级心功能紊乱或心源性死亡）为4.1%。相比于对照组，累计发病率的差异为3.3%[10]。有人认为[11]随访时间较短并且关于曲妥珠单抗的长期心脏风险的数据不足。有综述[12,13]表明曲妥珠单抗诱发的心脏毒性无剂量依赖性，在停药后一般是可逆的。但是，其他研究[14]反对心脏毒性是可逆的，它强调如要得到准确结论需要长期随访数据，特别是关于无症状性左心室功能障碍的数据[12,14]。

1. Keefe DL. Trastuzumab-associated cardiotoxicity. *Cancer* 2002; **95:** 1592–1600.
2. Tu C-M, *et al.* Trastuzumab (Herceptin)-associated cardiomyopathy presented as new onset of complete left bundle-branch block mimicking acute coronary syndrome: a case report and literature review. *Am J Emerg Med* 2009; **27:** 903.e1–903.e3.
3. Slamon DJ, *et al.* Use of chemotherapy plus a monoclonal antibody against HER2 for metastatic breast cancer that overexpresses HER2. *N Engl J Med* 2001; **344:** 783–92.
4. Seidman A, *et al.* Cardiac dysfunction in the trastuzumab clinical trials experience. *J Clin Oncol* 2002; **20:** 1215–21.
5. Suter TM, *et al.* Cardiotoxicity associated with trastuzumab (Herceptin) therapy in the treatment of metastatic breast cancer. *Breast* 2004; **13:** 173–83.
6. Perez EA, Rodeheffer R. Clinical cardiac tolerability of trastuzumab. *J Clin Oncol* 2004; **22:** 322–9.
7. Ewer MS, *et al.* Reversibility of trastuzumab-related cardiotoxicity: new insights based on clinical course and response to medical treatment. *J Clin Oncol* 2005; **23:** 7820–6.
8. Guarneri V, *et al.* Long-term cardiac tolerability of trastuzumab in metastatic breast cancer: the M.D. Anderson Cancer Center experience. *J Clin Oncol* 2006; **24:** 4107–15.
9. Behr TM, *et al.* Trastuzumab and breast cancer. *N Engl J Med* 2001; **345:** 995–6.
10. Tan-Chiu E, *et al.* Assessment of cardiac dysfunction in a randomized trial comparing doxorubicin and cyclophosphamide followed by paclitaxel, with or without trastuzumab as adjuvant therapy in node-positive, human epidermal growth factor receptor 2-overexpressing breast cancer: NSABP B-31. *J Clin Oncol* 2005; **23:** 7811–19.
11. Levine MN. Trastuzumab cardiac side effects: only time will tell. *J Clin Oncol* 2005; **23:** 7775–6.
12. Sengupta PP, *et al.* Trastuzumab-induced cardiotoxicity: heart failure at the crossroads. *Mayo Clin Proc* 2008; **83:** 197–203.
13. Ewer SM, Ewer MS. Cardiotoxicity profile of trastuzumab. *Drug Safety* 2008; **31:** 459–67.
14. Telli ML, *et al.* Trastuzumab-related cardiotoxicity: calling into question the concept of reversibility. *J Clin Oncol* 2007; **25:** 3525–33.

对肝脏的影响 1名54岁的非裔美籍妇女接受了8周的曲妥珠单抗治疗。治疗前她的肝酶浓度是正常的，用药后酶浓度升高，直至停药才恢复。再次用药后，酶浓度又升高。建议曲妥珠单抗治疗期间应对肝功能试验进行密切监测。

1. Srinivasan S, *et al.* Trastuzumab-induced hepatotoxicity. *Ann Pharmacother* 2008; **42:** 1497–1501.

转移性疾病 有人认为患者使用曲妥珠单抗治疗转移性乳腺癌会有更高概率的脑转移发生。这可能反映了给予曲妥珠单抗的患者有更高的存活率，且该药不能穿过中枢神经系统[1,2]，或者也反映了过度表达人表皮生长因子受体-2（HER2）的肿瘤有可能更易于转移到中枢神经系统[2]。一项使用曲妥珠单抗治疗患者与对照组患者的对比[1]发现，尽管曲妥珠单抗减少了骨转移的发生率，但两组中脑转移的发生情况类似。然而，曲妥珠单抗提高了所有的发生转移的患者的总生存率，其中包含那些脑转移患者。一项回顾性研究[2]发现，发生脑转移与两种激素受体阴性以及存在内脏疾病之间有联系。

1. Lower EE, *et al.* Increased rate of brain metastasis with trastuzumab therapy not associated with impaired survival. *Clin Breast Cancer* 2003; **4:** 114–19.
2. Clayton AJ, *et al.* Incidence of cerebral metastases in patients treated with trastuzumab for metastatic breast cancer. *Br J Cancer* 2004; **91:** 639–43.

外周血管毒性 1名妇女经左手静脉应用曲妥珠单抗3天后在她左臂和左手静脉形成一个无痛性突起物。静脉增厚，触诊为绳索状，但没有压痛、水肿或皮肤改变；无血栓形成的证据。她在此之前由左手静脉给予过其他静脉化疗药，没有后遗症。活检表明静脉壁受损。她心脏功能没有改变，表明血管损伤的机制与心脏功能异常无关。永久停用曲妥珠单抗后，她的症状在1年后逐渐消失。

1. Pansegrau GK, *et al.* Trastuzumab-associated peripheral vascular toxicity. *J Clin Oncol* 2007; **25:** 1438–40.

妊娠 1名28岁的妇女每3周应用曲妥珠单抗6mg/kg，在治疗5个月后发现已怀孕。在20周妊娠期时停用曲妥珠单抗。23周时对胎儿的超声检查表明没有发现羊水。据观察，无羊水（anhydramnios）慢慢缓解。之后没有发生其他并发症，在37周半该妇女产下一个健康的女婴，生产过程中羊水清洁[1]。同样的，1名38岁的孕妇在妊娠26～32周接受了2周期曲妥珠单抗和紫杉醇的治疗：胎儿的腹围停止增长，羊水的量降低到几乎无羊水。有证据表明胎儿发生肾衰。胎儿的肺被诱导成熟并且在妊娠的大约32周进行剖腹产手术。婴儿出现细菌性脓毒血症，伴有低血压、一过性肾衰竭和呼吸衰竭，被迫采用机械通气。进行抗菌药物治疗后，血压恢复正常，停止了机械通气，利尿药也被认为是足够的。6周龄时，在健康状态下解除监护，12周龄时的发育状况被认为是正常的[2]。在另一个报道中，1名30岁的患者在她第二周期曲妥珠单抗治疗结束3天后怀孕；之后没有进行治疗。她的妊娠期顺利并产下一个健康的没有后遗症的女婴[3]。在另一个妊娠期应用了曲妥珠单抗的病例中也发现了低羊水容量的现象，据报道婴儿生长发育正常[4]。

1. Watson WJ. Herceptin (trastuzumab) therapy during pregnancy: association with reversible anhydramnios. *Obstet Gynecol* 2005; **105:** 642–3.
2. Bader AA, *et al.* Anhydramnios associated with administration of trastuzumab and paclitaxel for metastatic breast cancer during pregnancy. *Lancet Oncol* 2007; **8:** 79–81.
3. Waterston AM, Graham J. Effect of adjuvant trastuzumab on pregnancy. *J Clin Oncol* 2006; **24:** 321–2.
4. Pant S, *et al.* Treatment of breast cancer with trastuzumab during pregnancy. *J Clin Oncol* 2008; **26:** 1567–9.

药物相互作用

曲妥珠单抗加强华法林作用的报道，见第1372页。

药动学

曲妥珠单抗的半衰期相当不同：有报道一次给药10mg后半衰期为1.7天，一次给药500mg后为12天，给予推荐剂量（第1周4mg/kg，其后每周2mg/kg）后为5.8天，也有报道给予推荐剂量后半衰期达28.5天。研究已经发现在患者血清中细胞表面HER2受体蛋白（脱落抗原）的浓度可以检测到，脱落的抗原基线值高的患者血清曲妥珠单抗谷浓度更低，尽管在使用周剂量后曲妥珠单抗的靶浓度仍可达到，并且没有观测到与临床应答的联系。

用途和用法

曲妥珠单抗是一种人源化单克隆抗体，直接对抗人表皮生长因子受体-2（HER2）基因产生的细胞表面蛋白。所有乳腺癌中有三分之一有HER2过度表达。曲妥珠单抗被用于治疗有此特点的乳腺癌（第628页）。它也与其他化疗药合用，用于治疗HER-2阳性的转移性胃癌。

曲妥珠单抗可以每3周给药1次，用于治疗早期乳腺癌（化疗后）、转移性乳腺癌（在用过一种紫杉烷后单用，或与一种芳香酶抑制药合用）或者转移性胃癌（与卡培他滨合用，或者与氟尿嘧啶、顺铂合用）。推荐的初始剂量为8mg/kg，于250ml氯化钠中静脉输注90min以上。接着可以每隔3周给予6mg/kg，输注30min以上。

如果患者错过给药的时间少于等于1周，则常规的6mg/kg剂量应尽快补上，不必等至下一个计划周期。后续周期的给药时间依据前一个给药时间确定。

如果错过给药的时间大于1周，需要再次给予曲妥珠单抗8mg/kg，后续维持剂量应该保持在每3周6mg/kg。对于早期乳腺癌，治疗持续1年或者直至疾病复发；对于转移性乳腺癌或胃癌，疾病进展前可持续治疗。

曲妥珠单抗也可每周给药1次。

治疗转移性乳腺癌的推荐初始剂量（与一种紫杉烷合用或者在用过紫杉烷后单用，或者与一种芳香酶抑制药合用）为4mg/kg，于250ml氯化钠中静脉输注90min以上。接着可以每隔1周给予2mg/kg，静脉输注30min以上。

每周给药的计划也推荐用紫杉醇作为辅药，用于早期乳腺癌。此计划在4周期的AC疗程（多柔比星和环磷酰胺）后开始。治疗时间1年；每周或每3周给予紫杉醇，共给予12周。

另外，曲妥珠单抗每周给药的计划可用于早期乳腺癌治疗的前12周或前18周（分别与多柔比星、环磷酰胺加一种紫杉烷合用，或者与多西他赛加卡铂合用）；此后给予曲妥珠单抗6mg/kg，输注30～90min以上，每隔3周给药，给药开始于化疗结束1周后；治疗总时间为1年。

HER2还可能在其他上皮细胞癌症中过度表达，正在研究曲妥珠单抗用于治疗非小细胞肺癌、胰腺癌、前列腺癌和卵巢恶性肿瘤。

1. Spigel DR, Burstein HJ. Trastuzumab regimens for HER2-overexpressing metastatic breast cancer. *Clin Breast Cancer* 2003; **4:** 329–37.
2. Ferrone M, Motl SE. Trastuzumab for the treatment of non-small-cell lung cancer. *Ann Pharmacother* 2003; **37:** 1904–8.
3. Langer CJ, *et al.* Trastuzumab in the treatment of advanced non—small-cell lung cancer: is there a role? Focus on Eastern Cooperative Oncology Group Study 2598. *J Clin Oncol* 2004; **22:** 1180–7.
4. Tripathy D, *et al.* Safety of treatment of metastatic breast cancer with trastuzumab beyond disease progression. *J Clin Oncol* 2004; **22:** 1063–70.
5. Papazisis KT, *et al.* Safety and efficacy of the combination of trastuzumab with docetaxel for HER2-positive women with advanced breast cancer: a review of the existing clinical trials and results of the expanded access programme in the UK. *Int J Clin Pract* 2004; **58:** 581–6.
6. Jones RL, Smith IE. Efficacy and safety of trastuzumab. *Expert Opin Drug Safety* 2004; **3:** 317–27.
7. Piccart-Gebhart MJ, *et al.* HERA Trial Study Team. Trastuzumab after adjuvant chemotherapy in HER2-positive breast cancer. *N Engl J Med* 2005; **353:** 1659–72.
8. Romond EH, *et al.* Trastuzumab plus adjuvant chemotherapy for operable HER2-positive breast cancer. *N Engl J Med* 2005; **353:** 1673–84.
9. Kabe KL, Kolesar JM. Role of trastuzumab in adjuvant therapy for locally invasive breast cancer. *Am J Health-Syst Pharm* 2006; **63:** 527–33.
10. Smith I, *et al.* 2-year follow-up of trastuzumab after adjuvant chemotherapy in HER2-positive breast cancer: a randomised controlled trial. *Lancet* 2007; **369:** 29–36.
11. Hudis CA. Trastuzumab—mechanism of action and use in clinical practice. *N Engl J Med* 2007; **357:** 39–51.
12. Orman JS, Perry CM. Trastuzumab: in HER2 and hormone receptor co-positive metastatic breast cancer. *Drugs* 2007; **67:** 2781–9.
13. von Minckwitz G, *et al.* Trastuzumab beyond progression in human epidermal growth factor receptor 2-positive advanced breast cancer: a German Breast Group 26/Breast International Group 03-05 study. *J Clin Oncol* 2009; **27:** 1999–2006.
14. Garnock-Jones KP, *et al.* Trastuzumab: a review of its use as adjuvant treatment in human epidermal growth factor receptor 2 (HER2)-positive early breast cancer. *Drugs* 2010; **70:** 215–39.

制剂

专利制剂

Arg.: Herceptin; **Austral.:** Herceptin; **Austria:** Herceptin; **Belg.:** Herceptin; **Braz.:** Herceptin; **Canad.:** Herceptin; **Chile:** Herceptin; **Cz.:** Herceptin; **Denm.:** Herceptin; **Fin.:** Herceptin; **Fr.:** Herceptin; **Ger.:** Herceptin; **Gr.:** Herceptin; **Hong Kong:** Herceptin; **Hung.:** Herceptin; **Indon.:** Herceptin; **Irl.:** Herceptin; **Israel:** Herceptin; **Ital.:** Herceptin; **Jpn:** Herceptin; **Malaysia:** Herceptin; **Mex.:** Herceptin; **Neth.:** Herceptin; **Norw.:** Herceptin; **NZ:** Herceptin; **Philipp.:** Herceptin; **Pol.:** Herceptin; **Port.:** Herceptin; **Rus.:** Herceptin (Герцептин); **S.Afr.:** Herceptin; **Singapore:** Herceptin; **Spain:** Herceptin; **Swed.:** Herceptin; **Switz.:** Herceptin; **Thai.:** Herceptin; **Turk.:** Herceptin; **UK:** Herceptin; **Ukr.:** Herceptin (Герцептин)†; **USA:** Herceptin; **Venez.:** Herceptin.

Treosulfan (*BAN*, *rINN*) 曲奥舒凡

Dihydroxybusulphan; NSC-39069; Treosulfaani; Tréosulfan; Treosulfano; Treosulfanum. L-Threitol 1,4-dimethanesulphonate.

Треосульфан

$C_6H_{14}O_8S_2$ = 278.3.

CAS — 299-75-2.

ATC — L01AB02.

ATC Vet — QL01AB02.

UNII — CO61ER3EPI.

简介

曲奥舒凡是一种抗肿瘤药，类似白消安（第658页），在体内转化为环氧化合物后起到烷化的作用。用于姑息治疗或手术的辅助治疗，主要用于治疗卵巢癌（第628页）。

曲奥舒凡注册用法为每日 1g，分 4 次口服，持续 2～4 周，接下来停止与用药时间相同的时间。或者每日 1.5g，分 3 次口服，持续 1 周，停 3 周。重复治疗周期，如果需要根据骨髓抑制的程度调节给药剂量。替代方案有静脉给药 3～8g/m²，每 1～3 周 1 次。剂量大于 3g/m² 时注射速度应在每 5～10min 3g/m²。腹膜内给药剂量曾有达到 1.5g/m²。当联合其他抗肿瘤药或给予放疗时应使用更低的剂量。

应定期检查血细胞计数，当白细胞或血小板数计减少到可接受水平以下时应中断治疗（见**骨髓抑制**，第609页）。因为骨髓抑制可能累积，所以曲奥舒凡第 2 个疗程后进行的血细胞数检测间隔应缩短。

制剂

专利制剂

Ger.: Ovastat.

Trofosfamide (*rINN*) 曲磷胺

A-4828; NSC-109723; Trilophosphamide; Trofosfamid; Trofosfamida; Trofosfamidi; Trofosfamidum; Trophosphamide; Z-4828. 3-(2-Chloroethyl)-2-[bis(2-chloroethyl)amino]tetrahydro-2*H*-1,3,2-oxazaphosphorine-2-oxide.

Трофосфамид

$C_9H_{18}Cl_3N_2O_2P$ = 323.6.

CAS — 22089-22-1.

ATC — L01AA07.

ATC Vet — QL01AA07.

UNII — H64JRU6GJ0.

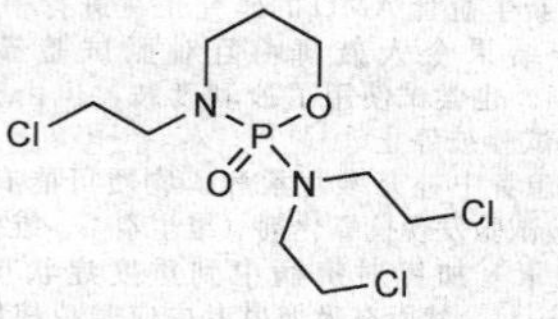

简介

曲磷胺为环磷酰胺的衍生物（第760页），一般性质与环磷酰胺相同。用于治疗恶性疾病，通常起始口服剂量为每日 300～400mg。维持治疗每日剂量50～150mg。

用途 曲磷胺用途参见参考文献[1~10]，包括联合匹格列酮、罗非考昔作为抗血管生成的治疗的研究[4,5,7]。

1. Gunsilius E, *et al.* Palliative chemotherapy in pretreated patients with advanced cancer: oral trofosfamide is effective in ovarian carcinoma. *Cancer Invest* 2001; **19:** 808–11.
2. Reichardt P, *et al.* Oral trofosfamide: an active and well-tolerated maintenance therapy for adult patients with advanced bone and soft tissue sarcomas: results of a retrospective analysis. *Onkologie* 2002; **25:** 541–6.
3. Andersson PO, *et al.* Trofosfamide as salvage therapy for anaplastic large cell lymphoma relapsing after high-dose chemotherapy. *Leuk Lymphoma* 2002; **43:** 2351–3.
4. Vogt T, *et al.* Antiangiogenetic therapy with pioglitazone, rofecoxib, and metronomic trofosfamide in patients with advanced malignant vascular tumors. *Cancer* 2003; **98:** 2251–6.
5. Reichle A, *et al.* Pioglitazone and rofecoxib combined with angiostatically scheduled trofosfamide in the treatment of far-advanced melanoma and soft tissue sarcoma. *Cancer* 2004; **101:** 2247–56.
6. Latz D, *et al.* Trofosfamide in the palliative treatment of cancer: a review of the literature. *Onkologie* 2004; **27:** 572–6.
7. Coras B, *et al.* Antiangiogenic therapy with pioglitazone, rofecoxib, and trofosfamide in a patient with endemic kaposi sarcoma. *Arch Dermatol* 2004; **140:** 1504–7.
8. Jahnke K, *et al.* Pharmacokinetics and efficacy of ifosfamide or trofosfamide in patients with intraocular lymphoma. *Ann Oncol* 2005; **16:** 1974–8.
9. Salminen EK, *et al.* Palliative chemotherapy with trofosfamide in advanced prostate cancer. *Anticancer Res* 2006; **26:** 539–42.
10. Görn M, *et al.* A pilot study of docetaxel and trofosfamide as second-line 'metronomic' chemotherapy in the treatment of metastatic non-small cell lung cancer (NSCLC). *Onkologie* 2008; **31:** 185–9.

制剂

专利制剂

Austria: Ixoten†; ***Ger.:*** Ixoten; ***Gr.:*** Ixoten; ***Spain:*** Genoxal Trofosfamida†.

Tumour Necrosis Factor 肿瘤坏死因子

Factor de necrosis tumoral; TNF.

Tasonermin (*BAN*, *rINN*) 他索纳明

Tasonermiini; Tasonermina; Tasonermine; Tasonerminum; TNFα-1a.

Тазонермин

$C_{778}H_{1225}N_{215}O_{231}S_2$ = 17350.5.

CAS — 94948-59-1.

ATC — L03AX11.

ATC Vet — QL03AX11.

简介

肿瘤坏死因子为一种细胞因子，已确认有两种形式，具有相似的生物学特性：TNF-α 或恶病质素（cachectin），主要由巨噬细胞产生；而 TNF-β 或淋巴毒素，由淋巴细胞产生。包括人和鼠的多种重组形式的 TNF-α 均可获得，已将此类产品分别命名为索纳明和 Sertenef。

在体外试验和动物试验中肿瘤坏死因子表现出的抗肿瘤作用已推动重组 TNF-α 用于肿瘤治疗中的研究，肿瘤坏死因子可单独使用或与细胞因子如白介素-2、干扰素联合使用。他索纳明为一种重组的 TNF-α，与美法仑（第710页）联合使用治疗软组织肉瘤。轻度升温肢体局部（isolated limb）灌注给药，总剂量为每侧上肢 3mg、每侧下肢 4mg。

渗入到体循环中的他索纳明不应超过剂量的 10%，否则可能发生严重的毒性反应。局部不良反应包括皮肤反应、水肿和疼痛；较少发生的有血栓、甲松离和严重组织损伤。全身反应包括发热、冷战、恶心和呕吐、心律失常、肝毒性和感染。休克或低血压、神经障碍、血小板减少症、白细胞减少症、急性肾损伤和超敏反应都有报道发生。

1. van Der Veen AH, *et al.* An overview on the use of TNF-alpha: our experience with regional administration and developments towards new opportunities for systemic application. *Anticancer Res* 2000; **20:** 3467–74.
2. Eggermont AM, ten Hagen TL. Tumor necrosis factor-based isolated limb perfusion for soft tissue sarcoma and melanoma: ten years of successful antivascular therapy. *Curr Oncol Rep* 2003; **5:** 79–80.
3. ten Hagen TL, Eggermont AM. Solid tumor therapy: manipulation of the vasculature with TNF. *Technol Cancer Res Treat* 2003; **2:** 195–203.
4. Corti A. Strategies for improving the anti-neoplastic activity of TNF by tumor targeting. *Methods Mol Med* 2004; **98:** 247–64.
5. Lejeune FJ, *et al.* Efficiency of recombinant human TNF in human cancer therapy. *Cancer Immun* 2006; **6:** 6.
6. van Horssen R, *et al.* TNF-α in cancer treatment: molecular insights, antitumor effects, and clinical utility. *Oncologist* 2006; **11:** 397–408.
7. Lejeune FJ, Rüegg C. Recombinant human tumor necrosis factor: an efficient agent for cancer treatment. *Bull Cancer* 2006; **93:** E90–E100.
8. Pilati P, *et al.* Strategies to enhance the anticancer potential of TNF. *Front Biosci* 2008; **13:** 3181–93.
9. Grünhagen DJ, *et al.* Isolated limb perfusion with TNF-alpha and melphalan in locally advanced soft tissue sarcomas of the extremities. *Recent Results Cancer Res* 2009; **179:** 257–70.
10. Bellavance EC, Alexander HR. TNF-based isolated hepatic perfusion. *Front Biosci* 2009; **14:** 1771–84.

单位 人肿瘤坏死因子 α 的首个国际标准包含 40000IU/安瓿，被认为不适用于重组鼠肿瘤坏死因子-α 或人肿瘤坏死因子-β、或者结构修饰过的肿瘤坏死因子-α 的制剂[1]的测定。人肿瘤坏死因子-α 第 2 个国际标准已经建立，效价为 46500IU/安瓿[2]。

肿瘤坏死因子-β 的首个参比制剂指定效价为 150000IU/安瓿[3]。

1. WHO. WHO expert committee on biological standardization: forty-second report. *WHO Tech Rep Ser 822* 1992. Available at: http://whqlibdoc.who.int/trs/WHO_TRS_822.pdf (accessed 01/08/08)
2. WHO. WHO expert committee on biological standardization: fifty-fourth report. *WHO Tech Rep Ser 927* 2005. Available at: http://whqlibdoc.who.int/trs/WHO_TRS_927_eng.pdf (accessed 01/08/08)
3. WHO. WHO expert committee on biological standardization: forty-seventh report. *WHO Tech Rep Ser 878* 1998. Available at: http://libdoc.who.int/trs/WHO_TRS_878.pdf (accessed 01/08/08)

制剂

专利制剂

Belg.: Beromun; ***Cz.:*** Beromun; ***Fr.:*** Beromun†; ***Gr.:*** Beromun; ***Irl.:*** Beromun; ***Ital.:*** Beromun; ***Neth.:*** Beromun; ***Port.:*** Beromun; ***Rus.:*** Refnot (Рефнот); ***Spain:*** Beromun; ***Swed.:*** Beromun.

Ubenimex (*rINN*) 乌本美司

NK-421; NSC-265489; Ubénimex; Ubenimexum. (−)-*N*-[(2*S*,3*R*)-3-Amino-2-hydroxy-4-phenylbutyryl]-L-leucine.

Убенимекс

$C_{16}H_{24}N_2O_4$ = 308.4.

CAS — 58970-76-6.

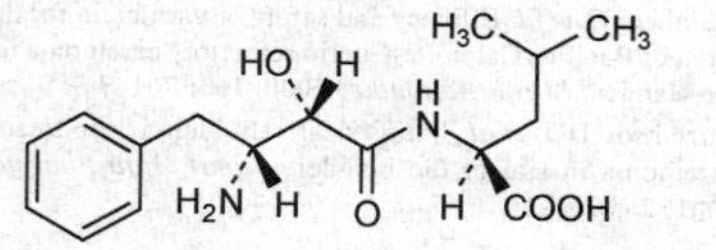

Pharmacopoeias. In *Chin.* and *Jpn.*

简介

乌本美司为一种由链霉菌属（*Streptomyces olivoreticuli*）分离得到的肽，报道有抗肿瘤和免疫促进作用。用于急性髓性白血病的辅助治疗，治疗肺癌的研究正在进行。不良反应包括胃肠道和肝功能紊乱、皮疹、头痛和感觉异常。

1. Ichinose Y, *et al.* Randomized double-blind placebo-controlled trial of bestatin in patients with resected stage I squamous-cell lung carcinoma. *J Natl Cancer Inst* 2003; **95:** 605–10.

制剂

专利制剂

Cz.: Bestatin†; ***Jpn:*** Bestatin.

Valrubicin (*USAN*, *rINN*) 戊柔比星

AD-32; NSC-246131; *N*-Trifluoroacetyladriamycin-14-valerate; *N*-Trifluoroacetyldoxorubicin-14-valerate; Valrubicina; Valrubicine; Valrubicinum. (8*S*,10*S*)-8-Glycoloyl-7,8,9,10-tetrahydro-6,8,11-trihydroxy-1-methoxy-10-{[2,3,6-trideoxy-3-(2,2,2-trifluoroacetamido)-α-L-*lyxo*-hexopyranosyl]oxy}-5,12-naphthacenedione 8²-valerate.

Вальрубицин

$C_{34}H_{36}F_3NO_{13}$ = 723.6.

CAS — 56124-62-0.

ATC — L01DB09.

ATC Vet — QL01DB09.

UNII — 2C6NUM6878.

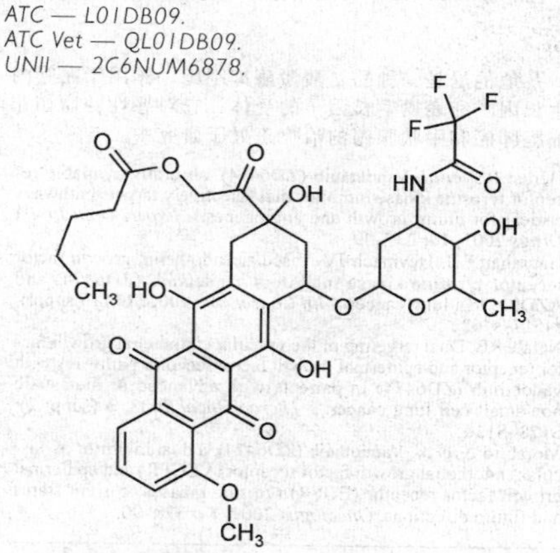

Pharmacopoeias. In *US.*

USP 33 (Valrubicin) 橘黄色或橘红色结晶性粉末。极微溶于水、己烷和石油醚；溶于无水乙醇、丙酮、二氯甲烷和甲醇。贮藏于密闭容器中。避光。

不良反应、处置和注意事项

由于戊柔比星对膀胱局部刺激性，可能在膀胱内用药后出现尿频和尿急、排尿困难、膀胱痉挛和疼痛，症状通常在疗程的 1～7 天内缓解。严重的血尿较少见但应注意与药物造成的红色尿液相区别。可能发生腹痛和恶心。

同其他蒽环类抗生素治疗所见相似（见**多柔比星的不良反应**，第680页），在药物显著的全身性暴露后可能出现骨髓抑制。因此对膀胱穿孔或膀胱黏膜易损的患者不应给予戊柔比星。

由于存在转移风险，对戊柔比星治疗 3 个月后响应不完全的原位癌患者，应考虑膀胱切除术。

药动学

虽然戊柔比星能通过膀胱壁，膀胱黏膜完好的患者膀胱内给药全身性吸收仍较低。在灌流后，通过排泄几乎完全消除。

用途和用法

戊柔比星是蒽环类抗生素多柔比星（第680页）的半合成类似物。用于对卡介苗抗拒且存在手术禁忌的膀胱原位癌（第627页），尽管仅有约 20% 患者表现出了完全应答。膀胱内给药 800mg，每周 1 次，连用 6 周，用 0.9%氯化钠稀释成 75ml 溶液。在排出前尽可能将溶液保持在膀胱内至 2h。

由于存在转移风险，对戊柔比星治疗 3 个月后不完全应答的原位癌患者，应重新考虑膀胱切除术。

1. Steinberg G, *et al.* Efficacy and safety of valrubicin for the treatment of Bacillus Calmette-Guerin refractory carcinoma in situ of the bladder. *J Urol (Baltimore)* 2000; **163:** 761–7.
2. Kuznetsov DD, *et al.* Intravesical valrubicin in the treatment of carcinoma in situ of the bladder. *Expert Opin Pharmacother* 2001; **2:** 1009–13.

制剂

USP 33: Valrubicin Intravesical Solution.

专利制剂

Canad.: Valtaxin; ***Israel:*** Valstar; ***USA:*** Valstar.

Vandetanib (*BAN*, *USAN*, *rINN*) 凡地他尼

AZD-6474; Vandétanib; Vandetanibum; ZD-6474. *N*-(4-Bromo-2-fluorophenyl)-6-methoxy-7-[(1-methylpiperidin-4-yl)methoxy]quinazolin-4-amine.

Вандетаниб

$C_{22}H_{24}BrFN_4O_2$ = 475.4.

CAS — 338992-00-0; 443913-73-3.

ATC — L01XE12.

UNII — YO460OQ37K.

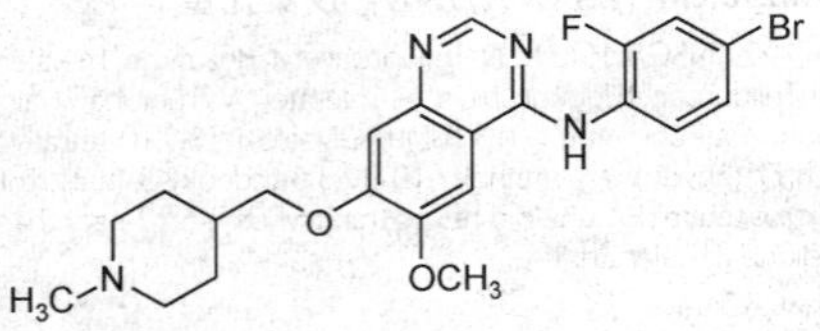

注：Zactima 已作为凡地他尼的商标名。

简介

凡地他尼是一种酪氨酸激酶抑制剂，作用于血管内皮生长因子和表皮生长因子的受体；它对恶性肿瘤如非小细胞肺癌和甲状腺癌的治疗正处于研究中。

1. Herbst RS, *et al.* Vandetanib (ZD6474): an orally available receptor tyrosine kinase inhibitor that selectively targets pathways critical for tumor growth and angiogenesis. *Expert Opin Invest Drugs* 2007; **16:** 239–49.
2. Hanrahan EO, Heymach JV. Vascular endothelial growth factor receptor tyrosine kinase inhibitors vandetanib (ZD6474) and AZD2171 in lung cancer. *Clin Cancer Res* 2007; **13** (15 suppl): s4617–s4622.
3. Natale RB. Dual targeting of the vascular endothelial growth factor receptor and epidermal growth factor receptor pathways with vandetinib (ZD6474) in patients with advanced or metastatic non-small cell lung cancer. *J Thorac Oncol* 2008; **3** (suppl 2): S128–S130.
4. Morabito A, *et al.* Vandetanib (ZD6474), a dual inhibitor of vascular endothelial growth factor receptor (VEGFR) and epidermal growth factor receptor (EGFR) tyrosine kinases: current status and future directions. *Oncologist* 2009; **14:** 378–90.

Verteporfin (*BAN*, *USAN*, *rINN*) 维替泊芬

Benzoporphyrin Derivative; BPD; CL-318952; Verteporfiini; Verteporfina; Vertéporfine; Verteporfinum. *trans*-18-Ethenyl-4,4a-dihydro-3,4-bis(methoxycarbonyl)-4a,8,14,19-tetramethyl-23*H*,25*H*-benzo[*b*]porphine-9,13-dipropanoic acid monomethyl ester.

Вертепорфин

$C_{41}H_{42}N_4O_8$ = 718.8.

CAS — 129497-78-5.

ATC — S01LA01.

ATC Vet — QS01LA01.

UNII — 0X9PA28K43.

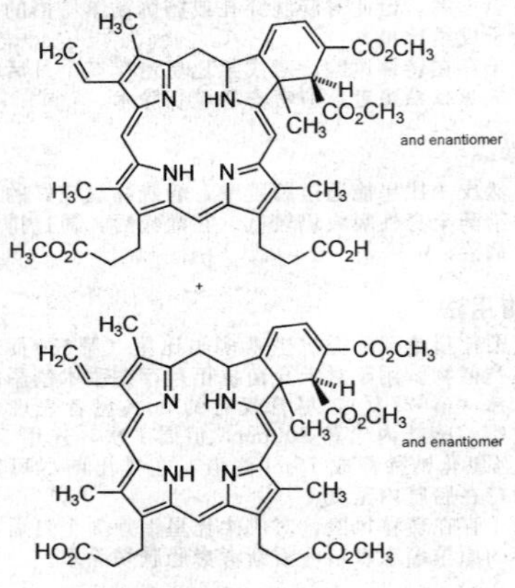

and enantiomer

+

and enantiomer

Pharmacopoeias. In *US.*

USP 33 (Verteporfin) 贮藏于 −25～−10℃ 密闭容器中。

不良反应和处置

所有使用维替泊芬的患者都会出现光敏感性，在治疗后的 2～5 天后患者不应暴露在阳光直射下。然而，鼓励患者暴露于室内环境的光线，以利于剩余的药物渐渐灭活。常见不良反应还有头痛，注射部位反应和视觉紊乱。注射部位外渗可能引起剧烈疼痛和炎症，需要停止治疗。患者出现视力严重下降后在其恢复视力之前不可再次治疗。其他不良反应包括超敏反应、输液相关的疼痛（主要表现为背部疼痛）、胸痛、胃肠道功能紊乱、心房颤动、高血压、听力下降和贫血。肝损伤的患者应慎用维替泊芬，如果损伤严重则禁用该药。

卟啉病 患有卟啉病的患者禁用维替泊芬。

药物相互作用

避免将维替泊芬与其他光过敏的药物联合使用，否则反应将会加重。

药动学

静脉给药后，维替泊芬呈双指数函数消除，终末血浆消除半衰期约为 5～6h。蛋白结合率约为 90%。维替泊芬在肝中代谢。主要以原形物形式经胆汁从粪便中排泄，在尿液中回收到的剂量少于 1%。

1. Houle J-M, Strong A. Clinical pharmacokinetics of verteporfin. *J Clin Pharmacol* 2002; **42:** 547–57.

用途和用法

维替泊芬是一种用于光动力疗法（见**卟吩姆钠**，第734页）的感光剂，用于治疗与年龄相关的新生血管性（湿性）黄斑变性（见下文）。静脉给药后，维替泊芬优先在具有血管生长活性的内皮细胞中累积，包括位于脉络膜的内皮细胞。当被激光激活后维泊替芬引起局部血管闭塞从而抑制新生血管生成并减缓视力下降。给药剂量为 $6mg/m^2$，静脉输注 10min。输注开始后的 15min，使用波长为 689nm 的激光激活，经由一个光纤维装置和裂隙灯以及一副合适的隐形眼镜转输到眼。推荐光的剂量 $50J/cm^2$ 照射 83s 对于复发的脉络丛新生血管渗漏，治疗每 3 个月重复 1 次。已有研究维替泊芬的光动力学疗法用于包括恶性肿瘤在内的多种疾病。

年龄相关性黄斑变性 年龄相关性黄斑变性（AMD）是一种退行性疾病，经常发生在 50 岁以上的人群[1～3]。视网膜（黄斑）的中心位置出现衰退[2,4]，是造成北美和欧洲 60 岁以上的人群视力严重下降的一个主要原因[4,6]。AMD 有两种主要类型[2,4,6～9]。

- 图状萎缩或非新生血管或非渗出性（干性）*AMD*，发生在 AMD 的早期阶段，在局部位置视网膜色素上皮完全消失，在受侵的眼中导致中心视觉逐渐丧失。特点为视网膜色素沉着程度过轻或过重，在视网膜下有无细胞结构的无定形碎片的黄色沉积物，称为脉网膜小疣（drusen）。通常较大，或软（边界不清）；小而硬的小疣随着年龄自然发生，但不像 AMD 中的小疣，不会进展。
- 新生血管性或渗出性（湿性）*AMD*，新生血管出现在视网膜下脉络膜层中，从中出现的渗出或出血导致了黄斑水肿、视网膜瘢痕形成，通常出现急性严重视力下降。这种脉络膜新生血管（CNV）形成的过程依据其在荧光素血管造影术的形态而被定义成标准型的或隐蔽型的[2,5,8,10]，标准型比隐蔽型进展更快[2,8]。CNV 损伤也能依据它们相对于凹（fovea）的位置分类[1,2,11]。尽管新生血管型只占了所有 AMD 中 20%左右，但这种类型严重视力损失的风险远高于干性 AMD[1,8,12]。然而 10%～20%的干性 AMD 可以进展到新生血管性[1,9]，两种形式可以在同一患者上共存[10]。

除了年老以外，风险因素还包括疾病家族史、补体因子 H（CFH）或者年龄相关性黄斑变性易感因子 2（ARMS2 或 LOC387715）基因的多态性、吸烟、白色人种和身体质量指数的增加[3,12,13]；女性、动脉粥样硬化、饮食性肥胖或摄取鱼类、酒精或咖啡因、屈光不正、虹膜着色（iris colour）和过多地暴露于阳光中也被认为是风险因素，但尚未一致认为和 AMD 发病有联系[13]。

对所有 AMD 的患者，目前还没有**治疗**可有效防止视力损失或提高视力[14]。

- 激光凝固治疗（laser photocoagulation treatment）被证明对新生血管性 AMD 有效，尤其是中心凹外的 CNV[15]，然而复发率高[1,6,13,14]。
- 光动力疗法（见**卟吩姆钠**，第734页）使用维替泊芬显示出降低新生血管性 AMD 的患者视力损失的风险，包括凹下 CNV[1,4,8,10,11,14,16～20]。系统性综述注意到，尽管使用维替泊芬的光动力疗法可能对预防 AMD 产成的标准型和隐蔽型 CNV 的视力损失有效，效果的大小仍有疑问[5,21]。而且治疗只在疾病的增生期有效，此时新生血管增生活跃[5]。

在英国，NICE 指南认为有证据显示在标准型 CNV 患者治疗效果更大，推荐在确诊为标准型的新生血管性 AMD、没有隐蔽型和凹下型 CNV 的患者使用光动力疗法[2]。然而其他有关维替泊芬的使用指南[22]推荐，对于最低的标准型凹下 CNV 视力损失相对较小的患者或标准型 CNV 比例在增加的患者，考虑使用维替泊芬。对于隐蔽型 CNV 的患者和预测最近疾病进展的患者，维替泊芬考虑用于其中视力损伤较小或视力较低的患者；对于大型隐蔽性损伤，在视力迅速下降时考虑维替泊芬治疗。患者初始治疗后应至少每 3 个月随访 1 次，如有必要进行再次治疗[22]。后续结果显示维替泊芬对隐蔽型损伤无效[20]。

尽管光动力学治疗被认为不良反应最小，并发症发生率低，但有人提醒应告知患者维替泊芬的治疗很少能提高视力[23]。

- 血管内皮生长因子（VEGF）在继发于 AMD 的 CNV 发展中起重要作用；派加他尼和雷珠单抗是 VEGF 抑制药，用于治疗新生血管性（湿性）AMD[24～26]。对关于这些药物的随机对照试验的系统性综述[27,28]表明两种都对延缓或阻止疾病恶化有益。虽然仍需要头对头比较研究来对结论进行确认，但仍然可见雷珠单抗的疗效优于派加他尼。英国的 NICE 研究不推荐应用派加他尼[29]。虽然贝伐珠单抗的使用并没有被注册而且存在争议，但在几项研究中尝试过此药[6,15,24,30]。曲安奈德，一种也能下调 VEGF 的皮质激素被用于玻璃体内，结果差异大；与光动力治疗联合的疗法正在研究中[9,13,31]。初期结果显示其很有前景[15]。
- 血管生成抑制药如阿奈可他[3,9,13,14,31]和鲨胺[15]用于治疗新生血管 AMD 的研究正在进行中。干扰素-α 的初步结果令人鼓舞，但对照试验显示没有获益[9,13]。也尝试使用了沙利度胺，但由于出现不良反应，试验被停止[9,13]。
- 在特定患者中补充维生素和矿物质可能有一些效果；AREDS 试验发现抗氧化剂（维生素 C、维生素 E 和 β-胡萝卜素）加锌对疾病中到重度症状患者有些获益[10,12,14]。然而在吸烟患者中应避免使用 β-胡萝卜素[3,6,9]，而且高剂量维生素可能导致不良反应[12]。β-胡萝卜素、叶黄素和玉米黄素可以作为视网膜保护剂，但缺乏对照试验数据[9,10,14,32,33]。一些人推荐应鼓励有 AMD 风险的人戒烟，食用蔬菜、鱼、全粒谷物、坚果等饮食，降低脂肪摄入尤其是植物油[7,12,32]。一项前瞻性队列研究发现高维生素 E 和锌摄取的饮食，或者摄取高于中位数的维生素 C、维生素 E、β-胡萝卜素和锌，都与 AMD 发病危险降低有关[34]。在一项大型队列研究平均 7.3 年的随访中，每日补充叶酸、维生素 B_6 和维生素 B_{12} 降低了妇女发生 AMD 的危险，增加了发生血管疾病的风险；随访约 2 年后开始获益，并持续到研究结束[35]。但是，另外的系统性综述[36,37]发现没有证据可以支持补充抗氧化维生素和矿物质对 AMD 的一级预防有作用。
- 视网膜或黄斑手术以及经瞳孔热疗已被研究[1,10,13,14,31]。但是，关于手术的长期数据不足[12]，并且不推荐经瞳孔热疗。也使用了放疗，结果各异[9,13]。视网膜移植术正在研究中[6,10,14]。使用贝伐西尼的基因沉默技术也正处于治疗湿性 AMD 的研究中[12,38,39]。贝伐西尼是一段短小的干扰 RNA（SiRNA），它被设计成具有关闭或沉默表达 VEGF 基因的作用[12,38,39]。

1. Soubrane G, Bressler NM. Treatment of subfoveal choroidal neovascularisation in age related macular degeneration: focus on clinical application of verteporfin photodynamic therapy. *Br J Ophthalmol* 2001; **85:** 483–95.
2. NICE. Guidance on the use of photodynamic therapy for age-related macular degeneration: Technology Appraisal 68 (issued September 2003). Available at: http://www.nice.org.uk/nicemedia/pdf/68_PDTGuidance.pdf (accessed 01/10/09)
3. El-Amir AN, *et al.* Age-related macular degeneration. *Br J Hosp Med* 2005; **66:** 677–81.
4. Messmer KJ, Abel SR. Verteporfin for age-related macular degeneration. *Ann Pharmacother* 2001; **35:** 1593–8.
5. Wormald R, *et al.* Photodynamic therapy for neovascular age-related macular degeneration. Available in The Cochrane Database of Systematic Reviews; Issue 3. Chichester: John Wiley; 2007 (accessed 01/08/08).
6. Cook HL, *et al.* Age-related macular degeneration: diagnosis and management. *Br Med Bull* 2008; **85:** 127–49.
7. Constable IJ. Age-related macular degeneration and its possible prevention. *Med J Aust* 2004; **181:** 471–2.
8. Yang YC. Preserving vision with verteporfin photodynamic therapy. *Hosp Med* 2004; **65:** 39–43.
9. Comer GM, *et al.* Current and future treatment options for non-

exudative and exudative age-related macular degeneration. *Drugs Aging* 2004; **21:** 967–92.
10. Bylsma GW, Guymer RH. Treatment of age-related macular degeneration. *Clin Exp Optom* 2005; **88:** 322–34.
11. Treatment of age-related macular degeneration with photodynamic therapy (TAP) Study Group. Photodynamic therapy of subfoveal choroidal neovascularization in age-related macular degeneration with verteporfin: one-year results of 2 randomized clinical trials—TAP report 1. *Arch Ophthalmol* 1999; **117:** 1329–45.
12. Jager RD, *et al.* Age-related macular degeneration. *N Engl J Med* 2008; **358:** 2606–17.
13. Sun JK, Miller JW. Medical treatment of choroidal neovascularization secondary to age-related macular degeneration. *Int Ophthalmol Clin* 2005; **45:** 115–32.
14. Lois N. Neovascular age-related macular degeneration. *Compr Ophthalmol Update* 2004; **5:** 143–61.
15. Chakravarthy U, *et al.* Evolving European guidance on the medical management of neovascular age related macular degeneration. *Br J Ophthalmol* 2006; **90:** 1188–96.
16. Blumenkranz MS, *et al.* Verteporfin therapy for subfoveal choroidal neovascularization in age-related macular degeneration: three-year results of an open-label extension of 2 randomized clinical trials—TAP report no. 5. *Arch Ophthalmol* 2002; **120:** 1307–14.
17. Blinder KJ, *et al.* Verteporfin therapy of subfoveal choroidal neovascularization in pathologic myopia: 2-year results of a randomized clinical trial—VIP report no. 3. *Ophthalmology* 2003; **110:** 667–73.
18. Keam SJ, *et al.* Verteporfin: a review of its use in the management of subfoveal choroidal neovascularisation. *Drugs* 2003; **63:** 2521–54.
19. Wickens J, Blinder KJ. A preliminary benefit-risk assessment of verteporfin in age-related macular degeneration. *Drug Safety* 2006; **29:** 189–99.
20. Cruess AF, *et al.* Photodynamic therapy with verteporfin in age-related macular degeneration: a systematic review of efficacy, safety, treatment modifications and pharmacoeconomic properties. *Acta Ophthalmol* 2009; **87:** 118–32.
21. Meads C, Hyde C. Photodynamic therapy with verteporfin is effective, but how big is its effect? Results of a systematic review. *Br J Ophthalmol* 2004; **88:** 212–17.
22. Verteporfin Roundtable Participants. Guidelines for using verteporfin (Visudyne) in photodynamic therapy for choroidal neovascularization due to age-related macular degeneration and other causes: update. *Retina* 2005; **25:** 119–34.
23. Sternberg P, Lewis H. Photodynamic therapy for age-related macular degeneration: a candid appraisal. *Am J Ophthalmol* 2004; **137:** 483–5.
24. Anonymous. A view on new drugs for macular degeneration. *Drug Ther Bull* 2007; **45:** 49–52.
25. Rosenfeld PJ, *et al.* MARINA Study Group. Ranibizumab for neovascular age-related macular degeneration. *N Engl J Med* 2006; **355:** 1419–31.
26. Brown DM, *et al.* ANCHOR Study Group. Ranibizumab versus verteporfin for neovascular age-related macular degeneration. *N Engl J Med* 2006; **355:** 1432–44.
27. Takeda AL, *et al.* Pegaptanib and ranibizumab for neovascular age-related macular degeneration: a systematic review. *Br J Ophthalmol* 2007; **91:** 1177–82.
28. Vedula SS, Krzystolik MG. Antiangiogenic therapy with anti-vascular endothelial growth factor modalities for neovascular age-related macular degeneration. Available in The Cochrane Database of Systematic Reviews; Issue 2. Chichester: John Wiley; 2008 (accessed 09/05/08).
29. NICE. Ranibizumab and pegaptanib for the treatment of age-related macular degeneration: Technology Appraisal Guidance 155 (issued August 2008). Available at: http://www.nice.org.uk/nicemedia/pdf/TA155guidance.pdf (accessed 01/10/09)
30. Wong TY, *et al.* Clinical update: new treatments for age-related macular degeneration. *Lancet* 2007; **370:** 204–6.
31. Liu M, Regillo CD. A review of treatments for macular degeneration: a synopsis of currently approved treatments and ongoing clinical trials. *Curr Opin Ophthalmol* 2004; **15:** 221–6.
32. Anonymous. Nutritional supplements for macular degeneration. *Drug Ther Bull* 2006; **44:** 9–11.
33. Zhao L, Sweet BV. Lutein and zeaxanthin for macular degeneration. *Am J Health-Syst Pharm* 2008; **65:** 1232–8.
34. van Leeuwen R, *et al.* Dietary intake of antioxidants and risk of age-related macular degeneration. *JAMA* 2005; **294:** 3101–7.
35. Christen WG, *et al.* Folic acid, pyridoxine, and cyanocobalamin combination treatment and age-related macular degeneration in women: the Women's Antioxidant and Folic Acid Cardiovascular Study. *Arch Intern Med* 2009; **169:** 335–41.
36. Chong EW-T, *et al.* Dietary antioxidants and primary prevention of age related macular degeneration: systematic review and meta-analysis. *BMJ* 2007; **335:** 755–9.
37. Evans JR, Henshaw K. Antioxidant vitamin and mineral supplements for preventing age-related macular degeneration. Available in The Cochrane Database of Systematic Reviews; Issue 1. Chichester: John Wiley; 2008 (accessed 09/05/08).
38. Arjamaa O. Gene silencing in wet age-related macular degeneration. *Lancet* 2006; **368:** 630–1.
39. Chappelow AV, Kaiser PK. Neovascular age-related macular degeneration: potential therapies. *Drugs* 2008; **68:** 1029–36.

制剂

USP 33: Verteporfin for Injection.

专利制剂

Arg.: Visudyne; ***Austral.:*** Visudyne; ***Austria:*** Visudyne; ***Belg.:*** Visudyne; ***Braz.:*** Visudyne; ***Canad.:*** Visudyne; ***Chile:*** Visudyne; ***Cz.:*** Visudyne; ***Denm.:*** Visudyne; ***Fin.:*** Visudyne; ***Fr.:*** Visudyne; ***Ger.:*** Visudyne; ***Gr.:*** Visudine; ***Hong Kong:*** Visudyne; ***Hung.:*** Visudyne; ***Indon.:*** Visudyne; ***Irl.:*** Visudyne; ***Israel:*** Visudyne; ***Ital.:*** Visudyne; ***Jpn:*** Visudyne; ***Malaysia:*** Visudyne; ***Neth.:*** Visudyne; ***Norw.:*** Visudyne; ***NZ:*** Visudyne; ***Philipp.:*** Visudyne; ***Pol.:*** Visudyne; ***Port.:*** Visudyne; ***Rus.:*** Visudyne (Визудин); ***S.Afr.:*** Visudyne; ***Singapore:*** Visudyne; ***Spain:*** Visudyne; ***Swed.:*** Visudyne; ***Switz.:*** Visudyne; ***Thai.:*** Visudyne; ***Turk.:*** Visudyne; ***UK:*** Visudyne; ***USA:*** Visudyne; ***Venez.:*** Visudyne.

Vinblastine Sulfate (*USAN*, *rINNM*) 硫酸长春碱

29060-LE; NSC-49842; Sulfato de Vimblastina; Sulfato de vinblastina; Vinblastiinisulfaatti; Vinblastin Sülfat; Vinblastine, sulfate de; Vinblastine Sulphate (*BANM*); Vinblastini sulfas; Vinblastino sulfatas; Vinblastinsulfat; Vinblastin-sulfát; Vinblasztin-szulfát; Vincaleukoblastine Sulphate; VLB (vinblastine); Winblastyny siarczan.

Винбластина Сульфат

$C_{46}H_{58}N_4O_9,H_2SO_4 = 909.1.$

CAS — 865-21-4 (vinblastine); 143-67-9 (vinblastine sulfate).

ATC — L01CA01.

ATC Vet — QL01CA01.

UNII — N00W22YO2B.

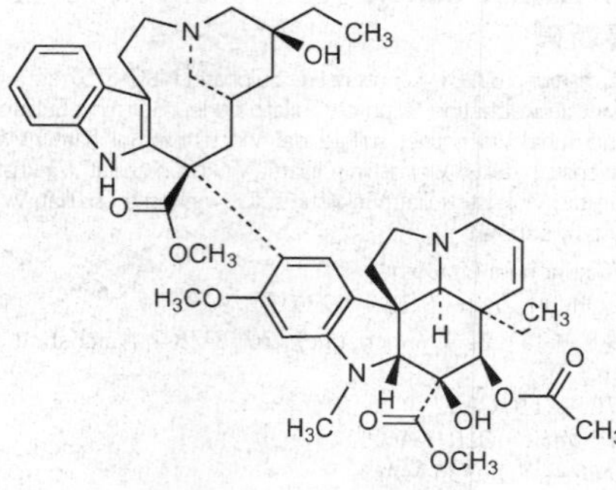

(vinblastine)

性状 硫酸长春碱是从 *Catharanthus roseus*（长春花）（夹竹桃科）提取的生物碱，长春碱的硫酸盐。

Pharmacopoeias. In *Chin.*, *Eur.* (see p.vii), *Int.*, *Jpn*, *US*, and *Viet.*

Ph. Eur. 6.8（Vinblastine Sulfate） 白色或淡黄色结晶性粉末，吸湿性强。干燥时失重不超过 15%。易溶于水；几乎不溶于乙醇。0.15%水溶液的 pH 值为 3.5～5.0。贮藏于低于－20℃密闭玻璃容器中。避光。

USP 3.3（Vinblastine Sulfate） 白色或淡黄色，有吸湿性，无臭，无定形或结晶性粉末。干燥时失重不超过 15%。易溶于水，0.15%水溶液的 pH 为 3.5～5.0。贮藏于－25～－10℃密闭容器中。避光。

稳定性 用 5%的葡萄糖配制的 3μg/ml 硫酸长春碱溶液，置于静脉滴注给药滴管中放置 48h 活性药物的损失为 5%～20%，最高损失出现在丙酸纤维素给药装置中，甲基丙烯酸-丁二烯的输液装置损失最低[1]。同样，贮藏在 PVC 导管中 48h 后溶液损失药物 42%～44%，而在聚丁二烯导管中损失 6%。损失的原因可能是药物的吸附，导管的表面积-体积比比滴管大，药物损失多。

1. McElnay JC, *et al.* Stability of methotrexate and vinblastine in burette administration sets. *Int J Pharmaceutics* 1988; **47:** 239–47.

不良反应、处理和注意事项

参见抗肿瘤药总论（第605页、第609页和第611页）。

骨髓抑制，尤其是白细胞减少为长春碱最常见的不良反应，可能是剂量限制性毒性。一次给药 5～10 天后骨髓抑制最显著，再过 7～14 天恢复。在恶病质和大面积皮肤溃疡中白细胞减少更严重；有这些疾病的老年患者不能使用长春碱。长春碱可能引起口腔炎、胃肠道出血和腹痛，可以使用止吐药治疗恶心和呕吐。

长春花生物碱类能产生中枢和周围神经（包括自主神经）的毒性，尽管长春碱的这些反应频率低。症状包括不适、虚弱、头痛、抑郁、感觉异常和麻木、深部腱反射丧失、外周神经病、便秘和无力性肠梗阻、下颚痛和惊厥。对第八对颅神经的损伤导致前庭毒性和耳毒性引起头晕、眼球震颤、眩晕、部分或全部听力丧失。使用高剂量长春碱的患者推荐进行便秘的常规预防。用药过量导致中枢神经系统的永久损伤。由于可能有致命的神经毒性长春花生物碱类药物禁止鞘内使用（见下文用**药失误**）。

其他不良反应包括皮肤反应、脱发、缺血性心脏毒性、高血压、呼吸困难和支气管痉挛以及骨和肿瘤的疼痛。高剂量时出现抗利尿激素分泌失调综合征，限制液体的摄入可以缓解，必要时使用合适的利尿药。在极少数报道中，长春花生物碱引起过敏和过敏样反应。

长春碱对皮肤和黏膜有刺激性，外渗导致坏死、蜂窝织炎和腐肉形成。热敷和局部注射玻璃酸酶可能对缓解外渗的影响有益。类比亚叶酸在处理长春新碱过量中的应用（第757页），建议在长春碱过量时也使用亚叶酸治疗。

长春碱不应在循环受损的末端静脉注射，以免增加血栓的风险。在肝损伤患者中应减量、谨慎使用（见下文用途）。

用药失误 长春花生物碱类药物包括长春碱鞘内使用可能导致上行性麻痹和死亡。不慎鞘内注射长春花碱的成功处理以及英国指南稀释长春花生物碱类药物以避免鞘内使用，见第757页。

管理和处置 使用硫酸和高锰酸钾可以破坏长春新碱和长春碱的废弃物[1]。这种方法处理这两种药物产生的残渣体外没有致突变性。

应穿着防护性服装处理患者使用一次长春碱 4 天产生的尿液和 7 天排出的粪便[2]。

1. Castegnaro M, *et al.*, eds. Laboratory decontamination and destruction of carcinogens in laboratory wastes: some antineoplastic agents. *IARC Scientific Publications 73* Lyon: WHO/International Agency for Research on Cancer, 1985.
2. Harris J, Dodds LJ. Handling waste from patients receiving cytotoxic drugs. *Pharm J* 1985; **235:** 289–91.

卟啉病 卟啉病患者使用长春碱是不安全的，因为在体外试验中长春碱表现出产生卟啉性，尽管也有些和致卟啉性（porphyrinogenicity）不一致的证据。

药物相互作用

参见抗肿瘤药总论（第611页）。长春碱联合使用抑制细胞色素 P450 同工酶 CYP3A 亚家族的药物可能降低长春碱的代谢，增加毒性。有报道顺铂可增加长春碱血浆药物浓度。长春碱可能对血浆苯妥英浓度的降低有影响（第477页）。

镇痛药 有报道服用对乙酰氨基酚的患者使用长春碱和干扰素-α 治疗后，出现肝毒性增加[1]。

1. Kellokumpu-Lehtinen P, *et al.* Hepatotoxicity of paracetamol in combination with interferon and vinblastine. *Lancet* 1989; **i:** 1143.

抗菌药 有报道患者接受长春碱和环孢素以及红霉素治疗出现了严重的长春碱的毒性[1]。停止使用红霉素后不良反应缓解，但是 1 名患者再次使用红霉素后不良反应再次出现。

1. Tobe SW, *et al.* Vinblastine and erythromycin: an unrecognised serious drug interaction. *Cancer Chemother Pharmacol* 1995; **35:** 188–90.

抗肿瘤药 报道注射长春花生物碱类药物后出现急性支气管痉挛，通常发生在也使用了丝裂霉素的患者上[1]，表现为急性呼吸抑制、发绀和呼吸困难，经常进展为肺浸润和肺炎[2,3]。一些患者由于呼吸并发症而死亡。使用长春碱类药物和博来霉素及其他药物导致血管毒性和雷诺现象的报告，见**对心血管系统的影响**（第607页）。

1. Dyke RW. Acute bronchospasm after a vinca alkaloid in patients previously treated with mitomycin. *N Engl J Med* 1984; **310:** 389.
2. Konits PH, *et al.* Possible pulmonary toxicity secondary to vinblastine. *Cancer* 1982; **50:** 2771–4.
3. Ozols RF, *et al.* MVP (mitomycin, vinblastine, and progesterone): a second-line regimen in ovarian cancer with a high incidence of pulmonary toxicity. *Cancer Treat Rep* 1983; **67:** 721–2.

抗病毒药 患者使用相对较高剂量的长春碱和干扰素-α-n1 时，出现了严重的骨髓抑制。

1 名患者使用长春碱 6mg/m²，每 3 周 1 次的治疗，当再次开始 *HAART* 治疗使用齐多夫定、拉米夫定、阿巴卡韦、奈韦拉平和洛匹那韦以及利托那韦时，出现严重胃肠道和血液学毒性[1]。在 HAART 治疗期间长春碱最终稳定在 2mg/m² 没有明显毒性。

1. Kotb R, *et al.* Life-threatening interaction between antiretroviral therapy and vinblastine in HIV-associated multicentric Castleman's disease. *Eur J Haematol* 2006; **76:** 269–71.

药动学

长春碱胃肠道吸收不稳定。静脉给药后迅速从血浆清除分布到组织中；在血小板中聚集。蛋白结合率高。长春碱在肝中细胞色素 P450 同工酶 CPY3A 亚家族代谢成活性代谢物去乙酰长春碱，由尿或经胆汁由粪便排泄，一些以原形排泄。终末半衰期大约 25h。长春碱仅能少量通过血脑屏障。

1. Levêque D, Jehl F. Molecular pharmacokinetics of Catharanthus (vinca) alkaloids. *J Clin Pharmacol* 2007; **47:** 579–88.

用途和用法

硫酸长春碱是有抗肿瘤作用的长春花生物碱，通过

和纺锤体微管蛋白的结合，阻止细胞中期的有丝分裂；特异作用于细胞周期 M 期。干扰氨基酸的代谢，可能干扰核苷酸的合成，有免疫抑制活性。可发生多药耐药性。

长春碱通常和其他抗肿瘤药同时使用治疗霍奇金病和其他淋巴瘤，不能手术的恶性肿瘤包括乳腺、膀胱和肾的肿瘤以及非小细胞肺癌、绒毛膜癌和卡波西肉瘤；长春碱还用于治疗朗格罕斯细胞组织细胞增生症和晚期蕈样肉芽肿病。曾经联合博来霉素和顺铂（PVB）用于睾丸癌，但是现在优先选择其他方案，见下文的交叉参考。

硫酸长春碱由静脉注射给药。应注意药物避免外渗，硫酸长春碱静脉注射液最好在 1min 的时间里推注到含有 0.9%氯化钠的输液通路中。但是，UK 指南建议对于成年人和青少年，所用药物需要溶解于 50ml 0.9%氯化钠输液袋中，静脉输注 5～10min 以上（对青少年使用专门的儿科单位，见下文**儿童用法**）。

硫酸长春碱的常用剂量约为 $6mg/m^2$，不多于每 7 天 1 次。初始单剂量为 $3.7mg/m^2$，每周增加剂量，4 周后达到通常的最大剂量 $11.1mg/m^2$；已有超过此使用剂量的，但不应超过 $18.5mg/m^2$。如果需要维持剂量，可以依据白细胞计数要求（见下文），每 7 天给药 1 次，所用剂量应该是患者可以耐受且不发生严重白细胞减少时的最大剂量。

儿童用药剂量见下文。

每次注射前应检查白细胞计数，一些资料建议，在白细胞上升到至少 4000 个/m^3 前，不能重复用药（参见**骨髓抑制**，第609页）。建议在肝损伤患者中减量。

用法 长春花生物碱类的应用中曾发生用量错误（见上文**用药失误**）。英国指南中，关于避免因大意而鞘内使用长春生物碱类药物的稀释方法，见第757页。

儿童用法 硫酸长春碱在儿童的用量各不相同，需要依据疾病种类、化疗计划，以及是单独用药还是联合化疗来确定。常用剂量约为 $6mg/m^2$，静脉输注，给药不多于每 7 天 1 次。单独的初始剂量为 $2.5mg/m^2$，每周增加剂量；4 周后达到通常的最大剂量 $7.5mg/m^2$；已有超过此使用剂量的，但不应超过 $12.5mg/m^2$。英国指南表明，对要给予儿科剂量的儿童和少年，硫酸长春碱可通过注射器给药[1]。对于在少年或成年中心治疗的青少年患者，推荐按成人给药（见上文**用途和用法**）。

1. NHS National Patient Safety Agency. Rapid Response Report NPSA/2008/RRR004 (issued 11th August, 2008): using vinca alkaloid minibags (adult/adolescent units). Available at: http://www.nrls.npsa.nhs.uk/EasySiteWeb/getresource.axd?AssetID=60290&type=full&servicetype=Attachment (accessed 29/09/09)

在肝损伤患者中的用法 注册药品信息表示在血清直接胆红素高于 3mg/100ml 的患者中，长春碱的剂量应减少 50%。（见下文）。

非恶性血液疾病 长春花生物碱类药物长春碱和长春新碱试验性用于治疗自身免疫性血液疾病，例如特发性血小板减少性紫癜（第1437页）。也有报道溶血性尿毒症综合征/血栓性血小板减少性紫癜对静脉注射长春碱有应答[1～3]。关于治疗血栓性微血管病的详细信息，见第1042页**血浆**项下。一名患者由于肉样瘤病引起致命的血小板减少症而使用了长春碱和免疫球蛋白治疗[4]。长春碱也用于致命的血管瘤（第1437页）。

1. Gutterman LA, *et al.* The hemolytic-uremic syndrome: recovery after treatment with vincristine. *Ann Intern Med* 1983; **98:** 612–13.
2. Ferrara F, *et al.* Vincristine as salvage treatment for refractory thrombotic thrombocytopenic purpura. *Ann Hematol* 1999; **78:** 521–3.
3. Ferrara F, *et al.* Vincristine as treatment for recurrent episodes of thrombotic thrombocytopenic purpura. *Ann Hematol* 2002; **81:** 7–10.
4. Larner AJ. Life threatening thrombocytopenia in sarcoidosis. *BMJ* 1990; **300:** 317–19.

组织细胞综合征 系统化疗在治疗朗格罕格细胞组织细胞增生症（第619页）的价值不确定，然而确定的是，化疗广泛应用于广泛期疾病，长春碱是经常被用到的药物之一[1,2]。

1. The French Langerhans' Cell Histiocytosis Study Group. A multicentre retrospective survey of Langerhans' cell histiocytosis: 348 cases observed between 1983 and 1993. *Arch Dis Child* 1996; **75:** 17–24.
2. Gadner H, *et al.* A randomized trial of treatment for multisystem Langerhans' cell histiocytosis. *J Pediatr* 2001; **138:** 728–34. Correction. *ibid.*; **139:** 170.

恶性肿瘤 长春碱在治疗霍奇金病的 ABVD 方案中起到重要作用（第623页）。也组成 PVB 方案用于生殖细胞（卵巢和睾丸）肿瘤，分别见第637页和第640页，尽管现在趋向于优先选择其他方案。长春碱类药物对妊娠滋养细胞肿瘤有效（第619页），长春碱也用于治疗浸润性膀胱癌（第627页）；用于非小细胞肺癌（第635页）的辅助治疗或姑息治疗、晚期乳腺癌（第628页）的姑息治疗。也用于治疗肾恶性肿瘤（第634页）。长春花生物碱类药物还用于治疗卡波西肉瘤（第642页）。

制剂

BP 2010: Vinblastine Injection;
USP 33: Vinblastine Sulfate for Injection.

专利制剂

Arg.: Blastovin; Xintoprost†; **Austral.:** Velbe†; **Austria:** Velbe; **Belg.:** Velbe†; Vinblasin; **Braz.:** Rabinefil†; Velban; **Chile:** Lemblastine; **Denm.:** Velbe; **Fin.:** Velbe; **Fr.:** Velbe; **Gr.:** Velbe; **India:** Cytoblastin; **Israel:** Blastovin; **Ital.:** Velbe; **Mex.:** Lemblastine; Velbe†; **Neth.:** Blastivin; Velbe†; **Norw.:** Velbe†; **Philipp.:** Oncostin; Velbastine; **Port.:** Solblastin; Velbe†; **Swed.:** Velbe; **Switz.:** Velbe; **UK:** Velbe; **USA:** Velban; **Venez.:** Velbe†.

Vincristine Sulfate (*USAN*, *rINNM*) 硫酸长春新碱

Compound 37231; Leurocristine Sulphate; NSC-67574; 22-Oxovincaleukoblastine Sulphate; Sulfato de leurocristina; Sulfato de vincristina; Vincristine, sulfate de; Vincristine Sulphate *(BANM)*; Vincristini sulfas; Vinkristiinisulfaatti; Vinkristin Sülfat; Vinkristino sulfatas; Vinkristinsulfat; Vinkristin-sulfát; Vinkrisztin-szulfát; Winkrystyny siarczan.

Винкристина Сульфат

$C_{46}H_{56}N_4O_{10},H_2SO_4 = 923.0.$

CAS — 57-22-7 (vincristine); 2068-78-2 (vincristine sulfate).

ATC — L01CA02.

ATC Vet — QL01CA02.

UNII — T5IRO3534A.

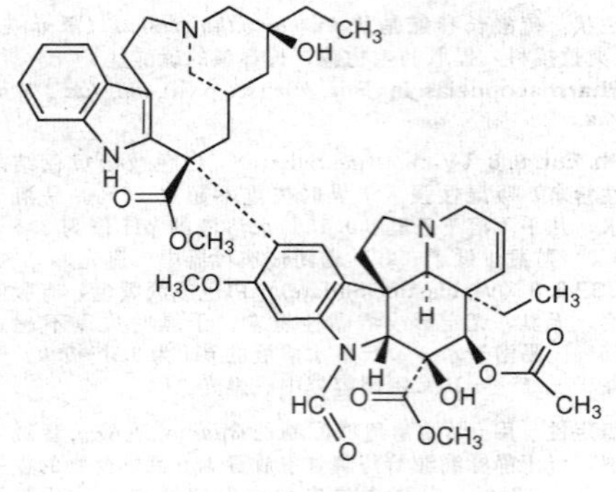

(vincristine)

性状 硫酸长春新碱是从 *Catharanthus roseus*（长春花）（夹竹桃科）提取的生物碱，22-oxovincaleukoblastine 的硫酸盐。

Pharmacopoeias. In *Chin., Eur.* (see p.vii), *Int., Jpn, US,* and *Viet.*

Ph. Eur. 6.8（Vincristine Sulfate） 白色或淡黄色结晶性粉末，吸湿性强。干燥时失重不超过 12%。易溶于水；微溶于乙醇。0.1%水溶液的 pH 值为 3.5～4.5。贮藏于低于−20℃于密闭玻璃容器中。避光。

USP 33（Vincristine Sulfate） 白色或淡黄色，有吸湿性，无臭，无定形或结晶性粉末。干燥时失重不超过 12%。易溶于水，微溶于乙醇，溶于甲醇。0.1%水溶液的 pH 值为 3.5～4.5。贮藏于−25～−20℃密闭容器中。避光。

不良反应、处置和注意事项

参见**硫酸长春碱**（第757页）。

长春新碱的骨髓抑制反应比长春碱少，但神经和神经肌肉毒性较严重，是剂量限制性毒性。可能影响走路，停药数月后神经毒性可能都无法恢复。可出现惊厥，常伴有高血压。便秘常见，可能有腹痛。泌尿系统损伤和脱发常见。

药物过量时给予亚叶酸治疗，建议静脉给予亚叶酸多至 100mg，每 3h 1 次，使用 24h，然后每 6h 1 次，使用至少 48h。然而这似乎对逆转神经肌肉毒性没有益处。关于使用谷氨酸处理长春新碱不慎鞘内注射引起的致命后果，见下文。

因为长春新碱经常导致严重的便秘和粪便梗阻，患者需要使用缓泻药和灌肠剂确保正常的肠功能。对于存在神经肌肉疾病的患者应慎用长春新碱，Charcot-Marie-Tooth 综合征脱髓鞘类型（demyelinating form）的患者禁用（见下文**对神经系统的影响**）。在肝损伤患者中应调整长春新碱的剂量。老年患者应谨慎使用，他们可能对神经毒性更敏感。

用药失误 不慎鞘内使用长春新碱导致上行性麻痹和死亡[1～3]。然而在一个病例中[1]用药失误后立即治疗，包括抽取含药的脊髓液，用乳酸林格溶液和乳酸林格溶液稀释的新鲜冷冻血浆冲洗，加上静脉和口服谷氨酸，据报道成功地稳定了神经功能障碍，阻止了患者的死亡。据报道，后续又有一个被成功处理的相似病例[4]，处理方法为立即抽取脑脊液，冲洗（用含有新鲜冰冻血浆的乳酸林格溶液去结合长春碱）6 天，同时静脉给予叶酸、谷氨酸和维生素 B_6。

注册药品信息因此推荐了以下治疗方法，当发生失误而鞘内使用的时，立即进行治疗。

- 通过腰部进入，在保证安全的情况下尽可能地去除脑脊液；
- 按 150ml/h 连续输注乳酸林格溶液，冲洗脑脊液；
- 尽可能早地在每 1L 的乳酸林格中加入 25ml 新鲜的冰冻血浆，按 75ml/h 进行冲洗；调整输注速度，保持脑脊液蛋白浓度为 150mg/100ml。

以下药物在减轻神经毒性上的作用还不确定，注册药品信息仍然允许以下用法：

- 10g 谷氨酸，静脉输注 24h 以上，然后口服 500mg，每日 3 次，持续 1 个月或者直到神经功能障碍已稳定；
- 亚叶酸 100mg，静脉推注，然后按 25mg/h 的速度输注 24h，接着每 6h 静脉输注 25mg，持续 1 周；
- 维生素 B_6 50mg，每 8h 经静脉输注 30min 以上。

早期识别用药失误并立即进行治疗，采取脑脊髓液引流和交换可提高生存率[5]，尽管采取这些措施仍有可能发生死亡[5,6]。为了阻止此类失误的发生，人们总结了使用药物的推荐方法[2,6]，包括对鞘内使用药品的处方、用药和保存的限定。在英国，推荐指出成年人或青少年使用长春花生物碱时，不应用注射器给药；长春花生物碱应该在 50ml 0.9%氯化钠输液袋中稀释到所需浓度，并且输注 5～10min。所有的长春花生物碱应该由标签标注：只用于静脉输注，对于使用其他给药途径造成的后果给出明确的警告。但是，对于在儿科专科中心治疗的儿童和青少年，可以用注射器给予长春花生物碱[7]。

1. Dyke RW. Treatment of inadvertent intrathecal injection of vincristine. *N Engl J Med* 1989; **321:** 1270–1.
2. DoH. Updated national guidance on the safe administration of intrathecal chemotherapy (HSC 2008/001, issued 11th August, 2008). Available at: http://www.dh.gov.uk/prod_consum_dh/groups/dh_digitalassets/documents/digitalasset/dh_086844.pdf (accessed 16/09/09)
3. Hennipman B, *et al.* Intrathecal vincristine: 3 fatal cases and a review of the literature. *J Pediatr Hematol Oncol* 2009; **31:** 816–19.
4. Qweider M, *et al.* Inadvertent intrathecal vincristine administration: a neurosurgical emergency. Case report. *J Neurosurg Spine* 2007; **6:** 280–3.
5. Alcaraz A, *et al.* Intrathecal vincristine: fatal myeloencephalopathy despite cerebrospinal fluid perfusion. *J Toxicol Clin Toxicol* 2002; **40:** 557–61.
6. Fernandez CV, *et al.* Intrathecal vincristine: an analysis of reasons for recurrent fatal chemotherapeutic error with recommendations for prevention. *J Pediatr Hematol Oncol* 1998; **20:** 587–90.
7. NHS National Patient Safety Agency. Rapid Response Report NPSA/2008/RRR004 (issued 11th August, 2008): using vinca alkaloid minibags (adult/adolescent units). Available at: http://www.nrls.npsa.nhs.uk/EasySiteWeb/getresource.axd?AssetID=60290&type=full&servicetype=Attachment (accessed 29/09/09).

对神经系统的影响 在大多数典型的形式中，长春新碱的神经毒性[1]表现为一种远端的混合的感觉运动神经病变。早期的症状是感觉的改变，感觉异常伴随深腱反射的损伤和最终丧失。更严重时，出现运动功能损伤、手下垂和足下垂、共济失调和步态异常，偶尔有进展性的四肢轻瘫。

与这些长期用药导致的外周神经病变不同，短期出现的自主神经病变能导致便秘，偶尔可见肠梗阻、腹痛、膀胱弛缓（可能导致尿潴留）、直立性低血压，罕见性无能。对脑神经的作用可能导致眼睑下垂、声音嘶哑（喉神经麻痹所致）或视神经病变。对中枢神经系统的影响少见，部分原因可能是长春新碱对脑脊液渗透差，但能导致抗利尿激素的过度释放，结果产生低血钠。

有幻觉出现[2]，有报道对特异感觉有影响：两侧视神经萎缩和失明[3]以及严重的神经性聋（停药后大部分恢复）都有发生[4]。惊厥伴高血压是长春新碱毒性的另一个特征[5]。

毒性和累积剂量以及个体剂量都有关系[1]。成人中的毒性通常开始于接受长春新碱 5～6mg 之后，在累积剂量达到 15～20mg 时毒性显著。如果个体的剂量低（低于 2mg）或剂量间隔时间较通常的一周长，患者能耐受较高的累积剂量。儿童对长春新碱的耐受要强于成

人，老年人对神经毒性特别敏感。存在神经障碍例如小儿麻痹症或 Charcot-Marie-Tooth 综合征的患者，神经毒性的风险增加[6~9]。有人提出神经毒性的增加可能与准备使用的解决方法有关，而不是冻干制剂复溶所致，但这还没有被证实[10~14]。

长春新碱导致的神经系统不良反应没有很好的治疗方法：一旦中断长春新碱治疗后大部分症状可以恢复，应给予合适的对症治疗[1]。有人建议，谷氨酸对治疗神经毒性可能有益[15]，见上文**用药失误**。关于使用地诺前列素缓解长春花生物碱类药物导致的肠梗阻见第1907页。

1. Legha SS. Vincristine neurotoxicity: pathophysiology and management. *Med Toxicol* 1986; **1:** 421–7.
2. Holland JF, *et al.* Vincristine treatment of advanced cancer: a cooperative study of 392 cases. *Cancer Res* 1973; **33:** 1258–64.
3. Awidi AS. Blindness and vincristine. *Ann Intern Med* 1980; **93:** 781.
4. Yousif H, *et al.* Partially reversible nerve deafness due to vincristine. *Postgrad Med J* 1990; **66:** 688–9.
5. Ito S, *et al.* Seizures and hypertension complicating vincristine therapy in children. *Clin Pharmacol Ther* 1995; **57:** 208.
6. Hogan-Dann CM, *et al.* Polyneuropathy following vincristine therapy in two patients with Charcot-Marie-Tooth syndrome. *JAMA* 1984; **252:** 2862–3.
7. Miller BR. Neurotoxicity and vincristine. *JAMA* 1985; **253:** 2045.
8. Chauncey TR, *et al.* Vincristine neurotoxicity. *JAMA* 1985; **254:** 507.
9. Griffiths JD, *et al.* Vincristine neurotoxicity in Charcot-Marie-Tooth syndrome. *Med J Aust* 1985; **143:** 305–6.
10. Arnold AM, *et al.* Acute vincristine neurotoxicity. *Lancet* 1985; **i:** 346.
11. Jalihal S, Roebuck N. Acute vincristine neurotoxicity. *Lancet* 1985; **i:** 637.
12. Davies CE, *et al.* Acute vincristine neurotoxicity. *Lancet* 1985; **i:** 637–8.
13. Warrier RP, Ducos R. Acute vincristine neurotoxicity. *Lancet* 1985; **i:** 980.
14. Gennery BA. Vincristine neurotoxicity. *Lancet* 1985; **ii:** 385.
15. Jackson DV, *et al.* Amelioration of vincristine neurotoxicity by glutamic acid. *Am J Med* 1988; **84:** 1016–22.

管理和处置 破坏长春新碱废弃物的方法见**硫酸长春碱**项下（第757页）。

应穿着防护性服装处理患者使用一次剂量后 4 天中排泄的尿液和 7 天中产生的粪便[1]。

1. Harris J, Dodds LJ. Handling waste from patients receiving cytotoxic drugs. *Pharm J* 1985; **235:** 289–91.

卟啉病 卟啉病患者使用长春新碱是不安全的，因为在体外试验中长春新碱表现出生卟啉性（porphyrinogenic），尽管有些和致卟啉性（porphyrinogenicity）相对立的证据。

药物相互作用

参见抗肿瘤药总论的药物相互作用（第611页）。长春新碱合用抑制细胞色素 CYP3A 亚家族的药物可能降低长春新碱的代谢，增加毒性。如果长春新碱联合使用门冬酰胺酶，应在门冬酰胺酶给药之前 12～24h 给予本品，同时使用或在长春新碱之前使用门冬酰胺酶会降低长春新碱的清除率增加毒性。有关使用长春新碱和博来霉素以及其他药物导致血管毒性和雷诺现象的报道，见**对心血管系统的影响**（第607页）。

抗菌药 1 例接受长春新碱治疗的患者，加入异烟肼出现了严重的神经毒性[1]。

1. Carrión C, *et al.* Possible vincristine-isoniazid interaction. *Ann Pharmacother* 1995; **29:** 201.

抗癫痫药 一项药动学研究发现，长春新碱合用细胞色素 P450 同工酶 CYP3A4 诱导药苯妥英或卡马西平时，系统清除率升高 63%，这个发现的临床意义还不知晓[1]。

1. Villikka K, *et al.* Cytochrome P450-inducing antiepileptics increase the clearance of vincristine in patients with brain tumours. *Clin Pharmacol Ther* 1999; **66:** 589–93.

抗真菌药 有报道在接受长春新碱治疗的儿童中，使用伊曲康唑加或不加硝苯地平，毒性增加[1~4]。推测伊曲康唑增加长春新碱的毒性可能由于抑制细胞色素 P450 同工酶，因此降低长春新碱的清除率[1~4]，或通过抑制 P 糖蛋白外排泵[2,3]，增加长春新碱细胞内浓度。硝苯地平也能降低长春新碱的清除率，机制类似[1,3,4]，理论上进一步增加了毒性。

1. Murphy JA, *et al.* Vincristine toxicity in five children with acute lymphoblastic leukaemia. *Lancet* 1995; **346:** 443.
2. Jeng MR, Feusner J. Itraconazole-enhanced vincristine neurotoxicity in a child with acute lymphoblastic leukemia. *Pediatr Hematol Oncol* 2001; **18:** 137–42.
3. Sathiapalan RK, El-Solh H. Enhanced vincristine neurotoxicity from drug interactions: case report and review of literature. *Pediatr Hematol Oncol* 2001; **18:** 543–6.
4. Kamaluddin M, *et al.* Potentiation of vincristine toxicity by itraconazole in children with lymphoid malignancies. *Acta Paediatr* 2001; **90:** 1204–7.

硝苯地平 硝苯地平可能增强长春新碱的毒性，见上文**抗真菌药**。

药动学

长春新碱在胃肠道中不易吸收。静脉注射后迅速从血中消失。长春新碱与血浆蛋白广泛结合，有报道药物能聚集在血小板中。在肝中主要由细胞色素 P450 同工酶 CYP3A4 和 CYP3A5 代谢，主要由胆汁排泄，70%～80%的剂量以原形或代谢物的形式从粪便中排泄，尿中有 10%～20%。有报道终末消除半衰期大约为 85h，但其范围变化为 19～155h。长春新碱不能大量通过血脑屏障。

用途和用法

长春新碱是具有抗肿瘤活性的长春花生物碱，作用类似于长春碱（第757页），在细胞分裂中期抑制有丝分裂。

硫酸长春新碱主要急性和慢性白血病、淋巴瘤，包括霍奇金病、非霍奇金淋巴瘤和多发性骨髓瘤。也用于治疗乳腺、肺和头颈肿瘤，还可治疗软组织肉瘤和小儿实体瘤，包括 Ewing 肉瘤、横纹肌肉瘤、成神经细胞瘤、Wilms 瘤、视网膜母细胞瘤和髓母细胞瘤。长春新碱还可用于其他治疗抵抗的特发性血小板减少性紫癜。见下文交叉参考。

硫酸长春新碱由**静脉**注射给药。应注意避免药物外漏，注射液最好在 1min 内推注到静脉输液通路中（通常是 0.9%氯化钠）。但是，英国的指南建议对于成人和青少年，药物应由 50ml 0.9%氯化钠输液袋稀释至所需浓度，在 5～10min 由静脉输注（儿科专科中心的儿童治疗方案见下文**儿童用法**）。

长春新碱的常规剂量为每周 1.4～1.5mg/m^2，最大剂量为每周 2mg（见下文**用法**）

儿童的用药剂量，见下文。

每一剂量之前应检测血细胞计数。肝损伤患者中推荐减量使用（见下文）。

长春新碱的脂质体制剂正在研究中，用于治疗急性淋巴细胞白血病和转移性眼色素层黑色素瘤。

作用 体外研究[1]显示长春新碱对慢性淋巴细胞白血病患者的淋巴细胞有选择性作用；对健康受试者的淋巴细胞作用稍弱。进一步的研究[2]证实了这些发现，也发现了在慢性淋巴细胞白血病的个体的细胞对长春新碱的敏感性有显著差异。这些提示长春新碱除了阻止有丝分裂外还有其他作用。

1. Vilpo J, Vilpo L. Selective toxicity of vincristine against chronic lymphocytic leukaemia in vitro. *Lancet* 1996; **347:** 1491–2.
2. Vilpo JA, *et al.* Selective toxicity of vincristine against chronic lymphocytic leukemia cells in vitro. *Eur J Haematol* 2000; **65:** 370–8.

用法 尽管推荐硫酸长春新碱最大剂量为 2mg，以降低神经毒性，一篇综述[1]指出，指南过于严格，没有考虑到个体间药动学差异和对毒性的敏感性，而这又是很重要的。此外作者认为这个限量的有效性的依据是含糊的。他们建议以 1.4mg/m^2 开始治疗，依据毒性调整后续剂量。

使用长春花生物碱时出现过用药失误。关于英国指南对稀释静脉用长春花生物碱避免大意而鞘内使用的推荐方法，见上文**不良反应**项下**用药失误**。

1. McCune JS, Lindley C. Appropriateness of maximum-dose guidelines for vincristine. *Am J Health-Syst Pharm* 1997; **54:** 1755–8.

儿童用法 硫酸长春碱治疗小儿肿瘤的推荐剂量为：体重超过 10kg 的儿童，每周 1 次，**静脉**给予 1.4～2 mg/m^2，每周最大剂量为 2mg；体重不超过 10kg 的儿童，建议的初始剂量为每周 1 次，50μg/kg。

英国指南表示对于在儿科中心治疗的儿童和青少年，可用注射器给予长春花生物碱类药物[1]。在青少年或成人中心治疗的青少年，建议按成年人给药（见上文**用途和用法**）。

1. NHS National Patient Safety Agency. Rapid Response Report NPSA/2008/RRR004 (issued 11th August, 2008): using vinca alkaloid minibags (adult/adolescent units). Available at: http://www.nrls.npsa.nhs.uk/EasySiteWeb/getresource.axd?AssetID=60290&type=full&servicetype=Attachment (accessed 29/09/09)

在肝损伤中的用法 注册药品信息表明血清胆红素高于 3mg/100ml（51μmol/L）的患者，长春新碱的剂量应减少 50%。

淀粉样变性病 关于治疗淀粉样变性病的治疗方案，包括长春新碱，见第711页。

非恶性血液疾病 长春新碱可以用于治疗多种自身免疫性血液疾病，见**长春碱**项下（第758页）。

恶性肿瘤 长春新碱广泛用于治疗恶性肿瘤。它是急性淋巴细胞白血病、霍奇金病和侵入性非霍奇金淋巴瘤（见第620页、第623页和第624页）根治方案的主要部分。也用于慢性淋巴细胞白血病（第621页）和其他非霍奇金淋巴瘤包括 AIDS 相关淋巴瘤（第624页）、Burkitt 淋巴瘤（第624页）和蕈样肉芽肿病（第625页）。还用于其他血液学恶性肿瘤包括多发性骨髓瘤（第626页）。实体瘤中，长春新碱用于治疗妊娠滋养细胞肿瘤（第619页）、脑瘤（第627页）、头颈部肿瘤（第633页）、Wilms 瘤（第634页）、小细胞肺癌（第635页）和胸腺瘤（第640页）的方案中。也用于神经母细胞瘤（第641页）、视网膜神经母细胞瘤（第642页）和一些肉瘤包括骨肉瘤、卡波西肉瘤和横纹肌肉瘤（见第642页、第642页和第642页）。

制剂

BP 2010: Vincristine Injection;
USP 33: Vincristine Sulfate for Injection; Vincristine Sulfate Injection.

专利制剂

Arg.: Vincest†; ***Austral.:*** Oncovin†; ***Austria:*** Oncovin; ***Belg.:*** Oncovin; Vincrisin; ***Braz.:*** Biocrist†; Oncovin; Tecnocris; Vincizina; Vincrifil†; ***Chile:*** Citomid†; ***Cz.:*** Citomid†; ***Denm.:*** Oncovin; ***Fin.:*** Oncovin; ***Fr.:*** Oncovin; ***Ger.:*** Cellcristin; Farmistin†; Onkocristin; ***Gr.:*** Oncovin; ***India:*** Biocristin; Cytocristin; Neocristin†; ***Malaysia:*** Vinracine†; ***Mex.:*** Citomid; Crivosin; Oncovin; Vinblax†; Vincasar†; Vintec; ***Philipp.:*** Alcavixin; Nevexitin†; Vinsulgen; ***Port.:*** Faulcrist†; Oncovin†; ***Rus.:*** Citomid (Цитомид)†; ***S.Afr.:*** Oncovin†; ***Spain:*** Vincrisul; ***Swed.:*** Oncovin; ***Switz.:*** Oncovin; ***Thai.:*** Citomid; VCS; ***Turk.:*** Oncocristin; Oncovin; ***UK:*** Oncovin; ***USA:*** Oncovin; Vincasar PFS; ***Venez.:*** Oncovin†.

Vindesine Sulfate (*USAN*, *rINNM*) 硫酸长春地辛

Compound 112531 (vindesine); Desacetyl Vinblastine Amide Sulfate; LY-099094; NSC-245467 (vindesine or vindesine sulfate); Sulfato de vindesina; Vindesiinisulfaatti; Vindésine, sulfate de; Vindesine Sulphate (*BANM*); Vindesini sulfas; Vindesinsulfat; Vindesin-sulfát; Vindezino sulfatas; Vindezin-szulfát. 3-Carbamoyl-4-*O*-deacetyl-3-de(methoxycarbonyl)vincaleukoblastine sulfate.

Виндезина Сульфат

$C_{43}H_{55}N_5O_7,H_2SO_4$ = 852.0.

CAS — 53643-48-4 (vindesine); 59917-39-4 (vindesine sulfate).

ATC — L01CA03.

ATC Vet — QL01CA03.

UNII — CPH2U7DNDY.

(vindesine)

Pharmacopoeias. In *Chin.* and *Eur.* (see p.vii).

Ph. Eur. 6.8（Vindesine Sulfate） 白色或类白色、有吸湿性的无定形物质。易溶于水和甲醇；几乎不溶于环己烷。0.5%水溶液的 pH 值为 3.5～4.5。贮藏于密闭带聚丙烯盖的聚丙烯容器中，温度不超过−50℃。

不良反应、处置和注意事项

参见**硫酸长春碱**（第757页）。

长春地辛主要的剂量限制性毒性反应是粒细胞减少症，白细胞最低值出现在一次剂量 3～5 天后，再过 4～5 天恢复。神经毒性比长春新碱轻（第757页）。脱发是最常见的不良反应。

类似于长春新碱，建议使用亚叶酸治疗长春地辛超量。

长春地辛不能鞘内注射，可能产生致命毒性。患者出现急性腹痛时应小心，进一步给药可能导致麻痹性肠梗阻。

用药失误 不慎鞘内使用长春地辛可导致上行性麻痹和死亡。1例10岁儿童意外鞘内使用长春地辛，使用亚叶酸和地塞米松治疗后暂时恢复但随后症状复发，患者死于进行性上行性麻痹[1]。后继有其他死亡病例报道[2,3]。尸体解剖发现中枢神经系统改变类似于鞘内给予长春新碱。对于不慎鞘内使用长春新碱的成功救治和英国推荐稀释长春碱类生物碱以避免鞘内使用的文献，见第757页。

1. Robbins G. Accidental intrathecal injection of vindesine. *BMJ* 1985; **291:** 1094.
2. Tournel G, *et al.* Fatal accidental intrathecal injection of vindesine. *J Forensic Sci* 2006; **51:** 1166–8.
3. Nisse P, *et al.* Administration accidentelle intrathécale de vindésine: à propos de 2 cas mortels. *Therapie* 2007; **62:** 360–1.

药物相互作用

参见**硫酸长春碱**（第757页）。

药动学

长春地辛药动学类似于其他长春类生物碱。静脉给药后血浆消除呈三相，药物迅速分布于全身组织。终末半衰期大约20h。主要经肝代谢，由胆汁和尿排泄。

用途和用法

长春地辛是从长春碱（第757页）衍生的抗肿瘤药，像其他长春花生物碱类一样，长春地辛与微管蛋白结合，阻止有丝分裂。它可以单用或与其他抗肿瘤药合用，治疗难治性急性淋巴白血病、慢性髓性白血病急变期、对其他治疗无应答的恶性黑色素瘤、手术治疗和（或）激素治疗无应答的晚期乳腺癌。见下文交叉参考。

硫酸长春地辛经**静脉**注射给药。注意避免渗出，最好在1～3min内将药物注射到静脉输液通路中（通常为0.9%氯化钠或5%葡萄糖）。但是，英国指南推荐，对于成人和青少年，药物应由50ml 0.9%氯化钠输液袋稀释至所需浓度，静脉输注5～10min以上（对于儿科专科中心治疗的青少年，治疗方案见下文**儿童用法**）。硫酸长春地辛的常规起始剂量为$3mg/m^2$，只要患者粒细胞和血小板分别不低于1500个/mm^3和100000个/mm^3（见第609页**骨髓抑制**）并且无急性腹痛，剂量可以每周增加$500\mu g/m^2$；每周最大剂量为$4mg/m^2$。

儿童的用药剂量见下文。

每次注射前应进行血细胞计数。肝功能严重损伤的患者应该降低初始剂量。

用法 长春花生物碱类药物在使用上曾出现过用药失误（见上文，**用药失误**）。英国指南中关于稀释长春花生物碱类药物以避免大意而鞘内使用的内容，见第757页。

儿童用法 硫酸长春地辛**静脉**给予$4mg/m^2$的初始剂量，可用于治疗儿童急性淋巴细胞白血病（对其他药物抵抗）。只要患者粒细胞和血小板计数没有低于可接受的水平并且无急性腹痛，剂量可以每周增加$500\mu g/m^2$。儿童用药的周剂量通常为$4\sim5mg/m^2$。

英国指南表示对于在儿科中心治疗的儿童和青少年，可使用注射器给予长春花生物碱类药物[1]。在青少年或成人中心治疗的青少年，建议按成年人给药（见上文**用途和用法**）。

1. NHS National Patient Safety Agency. Rapid Response Report NPSA/2008/RRR004 (issued 11th August, 2008): using vinca alkaloid minibags (adult/adolescent units). Available at: http://www.nrls.npsa.nhs.uk/EasySiteWeb/getresource.axd?AssetID=60290&type=full&servicetype=Attachment (accessed 29/09/09)

恶性肿瘤 长春地辛用于难治性转移性黑色素瘤（第639页）、儿童急性淋巴细胞白血病（第620页）、慢性髓性白血病危象（第622页）和神经母细胞瘤（第641页）。也用于研究治疗肺癌，尤其是非小细胞肺癌（第635页），在晚期乳腺癌（第628页）治疗中有产生应答的报告。

制剂

BP 2010: Vindesine Injection.

专利制剂

Austria: Eldisin; ***Belg.:*** Eldisine; ***Cz.:*** Eldisine†; ***Fin.:*** Eldisine; ***Fr.:*** Eldisine; ***Ger.:*** Eldisine; ***Gr.:*** Eldisine; Enison; Gesidine; ***Irl.:*** Eldisine†; ***Ital.:*** Eldisine; ***Neth.:*** Eldisine†; ***Port.:*** Gesidine; ***S.Afr.:*** Eldisine†; ***Spain:*** Enison; ***Swed.:*** Eldisine; ***Switz.:*** Eldisine; ***UK:*** Eldisine.

Vinflunine (*rINN*) 长春氟宁

F-12158; F-13840; L-0070; Vinflunina; Vinfluninum. 4′-Deoxy-20′,20′-difluoro-8′-norvincaleukoblastine.

Винфлунин

$C_{45}H_{54}F_2N_4O_8$ = 816.9.

CAS — 162652-95-1.

ATC — L01CA05.

ATC Vet — QL01CA05.

UNII — 5BF646324K.

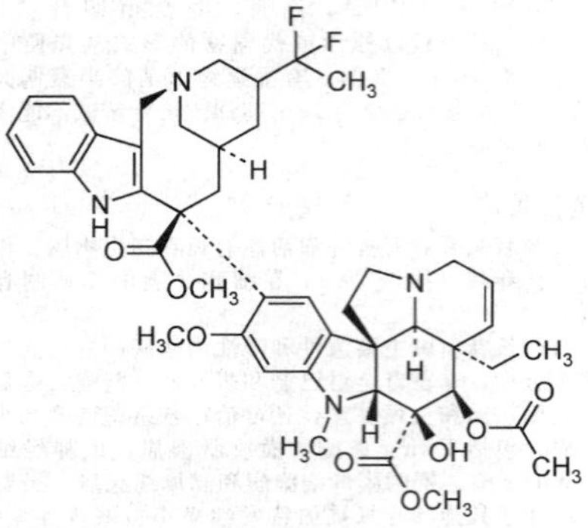

Vinflunine Tartrate (*rINNM*) 酒石酸长春氟宁

BMS-710485; F-12158; Tartrato de vinflunina; Vinflunine Ditartrate (*USAN*); Vinflunine, Tartrate de; Vinflunini Tartras.

Винфлунина Тартрат

$C_{45}H_{54}F_2N_4O_8,2C_4H_6O_6$ = 1117.1.

CAS — 194468-36-5.

ATC — L01CA05.

ATC Vet — QL01CA05.

UNII — 33MG53C7XW.

不良反应、处置和注意事项

参见**硫酸长春碱**，见第757页。

长春氟宁主要的剂量限制性反应是中性粒细胞减少，应根据血常规计数调整剂量。中性粒细胞计数<1500个/mm^3或血小板计数<100000个/mm^3的患者禁用此药。胃肠道不良反应也较常见；建议使用常规轻泻药防止便秘。其他不良反应包括肌肉骨骼的不良反应，如疼痛、肌痛和关节痛。心血管系反应包括QT间期延长、心动过速、心肌缺血和心肌梗死；对已有心脏病的患者或者有QT延长危险的患者慎用长春氟宁。长春氟宁也不应与其他延长QT间期的药物以及细胞色素P450同工酶CYP3A4的强抑制药或诱导药合用（见下文**药物相互作用**）。肝或肾损伤的患者应用长春氟宁时可能需要减量（见下文**用途**）。

用药失误 *不慎鞘内使用长春花生物碱会导致上行性麻痹和死亡。*关于成功治疗不慎鞘内使用长春新碱的病例，以及英国推荐稀释长春花生物碱以避免鞘内使用的方法，见第757页。

药物相互作用

抗肿瘤药的药物相互作用总论，见第611页。

长春氟宁由细胞色素P450同工酶CYP3A4代谢；此酶的抑制药或诱导药会影响患者对长春氟宁或其活性代谢物4-*O*-脱乙酰基-长春氟宁（4-*O*-deacetyl-vinflunine，DVFL）的暴露。不建议将此酶的抑制药或诱导药与长春氟宁合用。

长春氟宁与聚乙二醇或脂质体多柔比星合用时需谨慎，因为这种合用将会使患者对长春氟宁的暴露增加，而对多柔比星的暴露减少。体外数据表明可能的原因是长春氟宁吸附在脂质体上并且两种药物在血液中的分布发生改变。

长春氟宁不应与其他延长QT间期的药物合用。

药动学

长春氟宁与血浆蛋白结合程度适中，它主要与高密度脂蛋白和白蛋白结合，并且组织广泛分布。长春氟宁的主要代谢物4-*O*-脱乙酰基-长春氟宁（4-*O*-deacetyl-vinflunine，DVFL）由复合酯酶分解形成，具有一定抗肿瘤活性。其他所有代谢物无活性，由细胞色素P450同工酶CYP3A4代谢形成。长春氟宁终末消除半衰期约为40h，DVFL消除更慢，半衰期约为120h。通过粪便（约2/3）和尿（1/3）排泄。

用途和用法

长春氟宁是由长春瑞滨氟化衍生的长春生物碱。长春瑞滨与长春碱抗肿瘤活性相似（第757页）。在含有铂的药物治疗失败后，可单用长春氟宁治疗晚期或转移性膀胱癌（第627页）。长春氟宁以酒石酸盐的形式给药但是剂量以长春氟宁原形表示；1.37mg酒石酸长春氟宁约等于1mg长春氟宁。长春氟宁由100ml 0.9%氯化钠或5%葡萄糖溶液稀释，**静脉**输注20min以上，常用初始剂量为$320mg/m^2$长春氟宁，每3周1次。骨盆放疗后且ECOG评分小于等于1分的患者，给予较低的初始剂量：$280mg/m^2$；之后如果没有毒性反应，剂量可增加至$320mg/m^2$，每3周1次。

每次注射药物前应监测全血细胞计数，并且根据结果调整剂量或推迟治疗；其他毒性反应也可能影响治疗方案（见下文**在后续周期中的用法**）。

肝或肾损伤患者的用药剂量见下文。

关于长春氟宁治疗包括非小细胞肺癌和乳腺癌的其他肿瘤的研究正在进行中。

1. Bellmunt J, *et al.* Phase III trial of vinflunine plus best supportive care compared with best supportive care alone after a platinum-containing regimen in patients with advanced transitional cell carcinoma of the urothelial tract. *J Clin Oncol* 2009; **27:** 4454–61. Correction. *ibid.* 2010; **28:** 182.
2. Jordan MA, *et al.* Exploring the mechanisms of action of the novel microtubule inhibitor vinflunine. *Semin Oncol* 2008; **35** (suppl 3): S6–S12.
3. Bellmunt J, *et al.* Clinical activity of vinflunine in transitional cell carcinoma of the urothelium and other solid tumors. *Semin Oncol* 2008; **35** (suppl 3): S34–S43.
4. Lobert S, Puozzo C. Pharmacokinetics, metabolites, and preclinical safety of vinflunine. *Semin Oncol* 2008; **35** (suppl 3): S28–S33.

用法 长春花生物碱在用法上曾发生过错误（见上文**用药失误**）。英国指南中，将长春花生物碱稀释，以避免鞘内使用，见第757页。

在肝损伤中的用法 对于肝损伤患者，应根据Child Pugh分级以及凝血酶原时间、胆红素、转氨酶和γ谷氨酰胺转移酶（GGT）的检测值降低长春氟宁的剂量。

对于具有以下肝脏指标的患者，长春氟宁常规静脉剂量为每3周$320mg/m^2$：

- 凝血酶原时间>正常值的70%；

并且

- 正常值的上限（upper limit of normal，ULN）<胆红素≤ULN的1.5倍；

并且/或者

- ULN的1.5倍<转氨酶≤ULN的2.5倍；

并且/或者

- ULN<GGT≤ULN的5倍。

对于肝脏损伤指标如下的患者，长春氟宁静脉剂量减至每3周$250mg/m^2$：

- Child Pugh分级为A；

或者

- 凝血酶原时间≥正常值的60%；

并且

- ULN的1.5倍<胆红素≤ULN的3倍；

并且

- 转氨酶>ULN；

并且/或者

- GGT >ULN的5倍。

对于肝脏损伤指标如下的患者，长春氟宁静脉剂量减至每3周$200mg/m^2$：

- Child Pugh分级为B；

或者

- 凝血酶原时间≥正常值的50%；

并且

胆红素>ULN的3倍；

并且

- 转氨酶>ULN；

并且

- GGT>ULN。

目前还没有关于长春氟宁还用于下述患者的研究：Child Pugh分级为C，或者凝血酶原时间<正常值的50%，或者胆红素>ULN的5倍，或者转氨酶>ULN的6倍，或者GGT>ULN的15倍。

在肾损伤中的用法 肾损伤患者使用长春氟宁时应减量。英国注册药品信息根据肌酐清除率（CC）推荐的剂量如下：

- CC>60ml/min：长春氟宁常规静脉剂量为每3周$320mg/m^2$；
  - CC在40～60ml/min：每3周$280mg/m^2$；
  - CC在20～39ml/min每3周$250mg/m^2$；
  - CC<20ml/min：无具体说明。

在后续周期中的用法 对于使用长春氟宁的患者，都应进行全血细胞计数。如果患者粒细胞绝对值（absolute

neutrophil count，ANC）小于 1000 个/mm^3 或者血小板数量小于100000 个/mm^3，不能开始新的疗程；血细胞计数达到或超过上述值前应延缓治疗。如果血细胞计数在2周内没有恢复，应永久停止治疗。

发生以下毒性反应时应调整剂量：

- 4级中性粒细胞减少（ANC＜500 个/mm^3）超过7日；
- 发热性中性粒细胞减少（ANC＜1000 个/mm^3 并且发热≥38.5℃）；
- 2级黏膜炎或者便秘超过7天，或者3级黏膜炎；
- 任何其他≥3级的毒性反应，3级恶心或呕吐除外。

给予长春氟宁静脉初始剂量为320mg/m^2（常用初始剂量）的患者如果发生上述毒性反应，长春氟宁剂量应降至280mg/m^2。如果下一个周期再次发生毒性反应，剂量继续降至250mg/m^2；如果连续3个周期发生毒性反应，应该永久停止治疗。

给予长春氟宁静脉初始剂量为280mg/m^2 的患者如果发生上述毒性反应，长春氟宁剂量应降至250mg/m^2；如果连续2个周期发生毒性反应，应该永久停止治疗。

应用长春氟宁第2天毒性反应≥2级时，在毒性反应降至1级前应推迟治疗。

制剂

专利制剂

Cz.: Javlor; **Fr.:** Javlor; **UK:** Javlor.

Vinorelbine Tartrate (*BANM, USAN, rINNM*)
酒石酸长春瑞滨

5′-Nor-anhydrovinblastine Tartrate; Tartrato de vinorelbina; Vinorelbiinitartraatti; Vinorelbin Bitartrat; Vinorelbin-ditartarát; Vinorelbine Ditartrate; Vinorelbine, tartrate de; Vinorelbini Ditartras; Vinorelbini tartras; Vinorelbino tartratas; Vinorelbintartrat. 3′,4′-Didehydro-4′-deoxy-8′-norvincaleukoblastine ditartrate.

Винорелбина Тартрат

$C_{45}H_{54}N_4O_8,2C_4H_6O_6$ = 1079.1.

CAS — 71486-22-1 (vinorelbine); 125317-39-7 (vinorelbine tartrate).

ATC — L01CA04.

ATC Vet — QL01CA04.

UNII — 253GQW851Q.

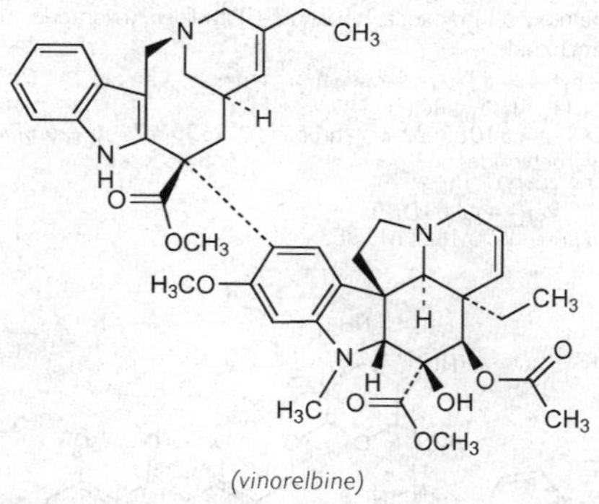

(vinorelbine)

Pharmacopoeias. In *Chin., Eur.* (see p.vii), and *US.*

Ph. Eur. 6.8（Vinorelbine Tartrate） 白色或类白色粉末，有吸湿性。易溶于水和甲醇；几乎不溶于己烷。1.4%水溶液的 pH 值为 3.3～3.8。贮藏于不超过−15℃的惰性气体中。避光。

USP 33（Vinorelbine Tartrate） 白色到黄色或浅棕色的无定形粉末。易溶于水，1%水溶液的pH值为3.3～3.8。贮藏于−25～−10℃密闭容器中。避光。

不良反应、处置和注意事项

参见**硫酸长春碱**（第757页）。长春瑞滨主要的剂量限制性毒性反应是中性粒细胞减少症。中性粒细胞计数最低点出现在一次用药后5～10天，通常再需要7～14天恢复。如果出现中到重度神经毒性，应停止用药。其他常见不良反应包括：味觉障碍、吞咽困难、失眠、视觉障碍、低血压、咳嗽、生殖泌尿障碍如排尿困难、寒战。可发生严重低钠血症。反复注射长春瑞滨会出现局部疼痛和血栓性静脉炎。口服剂型的胃肠道反应如恶心呕吐常见；将胶囊和食物同时服用可减少不良反应的发生率，推荐用止吐药预防呕吐。不可打开或咀嚼胶囊，因为其内容物有刺激性。

有缺血性心脏病病史的患者应慎用长春瑞滨。如果放疗部位包括肝脏，不应使用长春瑞滨，重度肝损伤时禁用长春瑞滨，见下文**在肝损伤中的用法**。

用药失误 *不慎鞘内使用长春花类生物碱导致上行性麻痹和死亡*。对于不慎鞘内使用长春新碱的成功救治和英国推荐稀释长春花类生物碱以避免鞘内使用的文献，见（第757页）。

对胃肠道的影响 长春瑞滨可能加剧使用多西他赛患者缺血性大肠炎的报道，见第678页。

药物相互作用

参见**硫酸长春碱**（第757页）。长春瑞滨由细胞色素P450同工酶CYP3A4代谢，使用CYP3A4的强抑制药和诱导药可能影响对长春瑞滨的暴露；应谨慎。

抗菌药 一项日本的回归性队列研究[1]发现，与单用长春瑞滨相比，*克林霉素与长春瑞滨合用时*，患者发生严重的粒细胞减少症的危险增加。

1. Yano R, *et al.* Evaluation of potential interaction between vinorelbine and clarithromycin. *Ann Pharmacother* 2009; **43:** 453–8.

药动学

与其他长春花生物碱一样，长春瑞滨静脉注射后的药动学呈三相。长春瑞滨由胃肠道迅速吸收，口服给药1.5～3h后血浆药物浓度达到峰值。绝对生物利用度约为40%；食物不影响胃肠道对长春瑞滨的暴露。口服长春瑞滨 60～80mg/m^2 和静脉注射长春瑞滨 25～30mg/m^2 可达到相近的血药浓度。长春瑞滨分布广泛，尤其在肺组织中；但在中枢神经系统未发现长春瑞滨。长春瑞滨血浆蛋白结合率为13.5%，但它与血细胞的结合较强；长春瑞滨与血小板的结合率为78%。长春瑞滨由细胞色素P450同工酶CYP3A4代谢。一般认为长春瑞滨由羧酸酯酶分解成具有抗肿瘤活性的4-*O*-脱乙酰长春瑞滨（脱乙酰长春瑞滨）。长春瑞滨的平均终末半衰期约为40h。长春瑞滨及其代谢产物主要通过胆汁由粪便排泄，在尿中可发现小部分（小于所用剂量的20%）药物，大多数以原形药物存在。

1. Levêque D, Jehl F. Clinical pharmacokinetics of vinorelbine. *Clin Pharmacokinet* 1996; **31:** 184–97.
2. Marty M, *et al.* Oral vinorelbine pharmacokinetics and absolute bioavailability study in patients with solid tumors. *Ann Oncol* 2001; **12:** 1643–9.
3. Bugat R, *et al.* The effects of food on the pharmacokinetic profile of oral vinorelbine. *Cancer Chemother Pharmacol* 2002; **50:** 285–90.
4. Variol P, *et al.* A simultaneous oral/intravenous population pharmacokinetic model for vinorelbine. *Eur J Clin Pharmacol* 2002; **58:** 467–76.
5. Wong M, *et al.* Predictors of vinorelbine pharmacokinetics and pharmacodynamics in patients with cancer. *J Clin Oncol* 2006; **24:** 2448–55.

用途和用法

长春瑞滨是半合成的长春花生物碱，抗肿瘤活性与长春碱相似（第757页）。长春瑞滨单用或与其他抗肿瘤药合用，可作为非小细胞肺癌的一线治疗（第635页），还可治疗复发性或对含有蒽环类抗生素方案抵抗的晚期乳腺癌（第628页）。

长春瑞滨以酒石酸盐的形式给药，但以长春瑞滨计算剂量：1.385mg 酒石酸长春瑞滨约相当于 1mg 长春瑞滨。长春瑞滨可以用含相当于长春瑞滨 1.5～3mg/ml 的 5%葡萄糖或 0.9%氯化钠注射液，通过静脉输注通路**静脉**输注 5～10min 以上。但是英国指南推荐所需剂量应该由 0.9%氯化钠或 5%葡萄糖稀释至 50ml，静脉输注 5～10min 以上。也可用 125ml 5%葡萄糖或 0.9%氯化钠稀释，静脉输注 20～30min 以上。

治疗乳腺癌和非小细胞肺癌常用初始剂量为相当于每周长春瑞滨 25～30mg/m^2（最大 60mg）。根据血细胞计数调整剂量或推迟给药（见下文在**后续周期中的用法**）。

此药也可**口服**单独给药，60mg/m^2（最大120mg），每周1次，使用3周。根据中性粒细胞计数，后续剂量可增加至 80 mg/m^2（最大 160mg）（见下文**在后续周期中的用法**）。不同方案中的用药剂量和用药时间表可能不同。

肝损伤或多处肝转移患者的使用剂量，见下文。

1. Gregory RK, Smith IE. Vinorelbine—a clinical review. *Br J Cancer* 2000; **82:** 1907–13.
2. Sarris AH, *et al.* Infusional vinorelbine in relapsed or refractory lymphomas. *Leuk Lymphoma* 2000; **39:** 291–9.
3. Sorensen P, *et al.* Phase II study of vinorelbine in the treatment of platinum-resistant ovarian carcinoma. *Gynecol Oncol* 2001; **81:** 58–62.
4. Oudard S, *et al.* Phase II study of vinorelbine in patients with androgen-independent prostate cancer. *Ann Oncol* 2001; **12:** 847–52.
5. Domenech GH, Vogel CL. A review of vinorelbine in the treatment of breast cancer. *Clin Breast Cancer* 2001; **2:** 113–28.
6. Aapro MS, *et al.* Developments in cytotoxic chemotherapy: advances in treatment utilising vinorelbine. *Crit Rev Oncol Hematol* 2001; **40:** 251–63.
7. Freyer G, *et al.* Phase II study of oral vinorelbine in first-line advanced breast cancer chemotherapy. *J Clin Oncol* 2003; **21:** 35–40.
8. Gebbia V, Puozzo C. Oral versus intravenous vinorelbine: clinical safety profile. *Expert Opin Drug Safety* 2005; **4:** 915–28.
9. Aapro MS, *et al.* Oral vinorelbine: role in the management of metastatic breast cancer. *Drugs* 2007; **67:** 657–67.
10. Gralla RJ, *et al.* Oral vinorelbine in the treatment of non-small cell lung cancer: rationale and implications for patient management. *Drugs* 2007; **67:** 1403–10.
11. Bonneterre J, Penel N. Vinorelbine in breast cancer. *Expert Opin Pharmacother* 2008; **9:** 2901–10.
12. Piccirillo MC, *et al.* Vinorelbine for non-small cell lung cancer. *Expert Opin Drug Safety* 2010; **9:** 493–510.

用法 长春花生物碱在用法上曾发生过错误（见上文**用药失误**）。英国指南中，将长春花生物碱稀释，以避免鞘内使用，见第757页。

老年人用法 英国药品注册信息表明：目前没有发现老年患者对长春瑞滨的反应率存在差异，但不能排除某些老年患者敏感性增高；年龄不影响长春瑞滨的药动学特性。一篇综述[1]发现，关于年龄对长春瑞滨静脉给药后药动学的影响，数据存在争议，然而该综述推断不需要根据年龄调整剂量。

1. Lichtman SM, *et al.* International Society of Geriatric Oncology Chemotherapy Taskforce: evaluation of chemotherapy in older patients—an analysis of the medical literature. *J Clin Oncol* 2007; **25:** 1832–43.

在肝损伤中的用法 弥漫性肝转移的患者，肝功能严重改变，静脉给药的长春瑞滨的清除率显著下降，这样的患者使用长春瑞滨剂量减少50%是合适的，即使高胆红素血症不很明显[1]。然而中度肝损伤的患者，以利多卡因代谢测定肝功能未显示明显降低，不需要降低长春瑞滨的剂量。另有报道表明轻、中度肝损伤中，不用降低剂量[2]。

英国注册药品信息建议，对于重度肝损伤［定义为胆红素高于正常值的上限（ULN）的2倍和（或）转氨酶高于正常值的上限的5倍］或大面积肝转移（小于75%肝体积被肿瘤细胞取代）的患者，静脉给药剂量应降低1/3。美国注册药品信息推荐，总胆红素 2.1～3mg/100ml 的患者，长春瑞滨静脉给药剂量应降低50%，总胆红素＞3mg/100ml 的患者，长春瑞滨静脉给药剂量应降低75%。

对于肝损伤患者，英国注册药品信息推荐的口服周剂量：

- 轻度（胆红素小于ULN的1.5倍并且转氨酶为ULN的1.5～2.5倍）：60mg/m^2（标准剂量）；
- 中度（胆红素为ULN 1.5～3倍）：50mg/m^2；
- 重度：禁用。

1. Robieux I, *et al.* Pharmacokinetics of vinorelbine in patients with liver metastases. *Clin Pharmacol Ther* 1996; **59:** 32–40.
2. Kitzen JJ, *et al.* Mild to moderate liver dysfunction does not require dose reduction of oral or intravenous vinorelbine: results of a pharmacokinetic study. *Eur J Cancer* 2010; **46:** 266–9.

在后续周期中的用法 血细胞计数低于可接受水平时禁用长春瑞滨。

在英国，血小板计数小于 75000 个/mm^3 时，或中性粒细胞计数小于 1500～2000 个/mm^3 时（根据制造商数值有微调），禁止**静脉**给药，直至血细胞计数恢复。

在美国，根据粒细胞计数调整剂量（按初始剂量的百分比表示）如下：

- ≥1500 个/mm^3：100%；
- 1000～1499 个/mm^3：50%；
- ＜1000 个/mm^3：暂停给药。1周后复查粒细胞计数；如果连续3次计数均小于此值，应该停用长春瑞滨。

在治疗中，患者粒细胞减少并出现发热和（或）败血症，或者连续2周因为粒细胞减少而停药，后续剂量（按初始剂量的百分比表示）为：

- ≥1500 个/mm^3：75%；
- 1000～1499 个/mm^3：37.5%；
- ＜1000 个/mm^3：暂停给药。1周后复查粒细胞计数；如果连续3周无法给药，应该停用长春瑞滨。

口服给药时，当血小板计数小于 75000 个/mm^3 或者中性粒细胞计数小于 1500 个/mm^3 时，禁用长春瑞滨。关于推荐的前三次初始剂量，见上文**用途和用法**。根据中性粒细胞计数确定后续剂量。根据前三次用药（每周 60mg/m^2）期间的中性粒细胞计数而推荐的第四周剂量为：

- ＞1000 个/mm^3：80mg/m^2；
- ≥500 个/mm^3 且＜1000 个/mm^3（出现1次）：80mg/m^2；
- ≥500 个/mm^3 且＜1000 个/mm^3（出现2次）：60mg/m^2；
- ＜500 个/mm^3：60mg/m^2。

类似的，后续计划剂量为 80mg/m^2 时，如果中性粒细胞计数小于 1500 个/mm^3 和（或）血小板计数介于 75000～100000 个/mm^3，应推迟治疗，直至恢复。如果中性粒细胞计数小于 500 个/mm^3 或超过一次介于

500～1000 个/mm^3，应推迟治疗，直至恢复，并且后续 3 周的剂量由 80mg/m^2 减至 60mg/m^2，每周 1 次。

在以 60mg/m^2 3 次给药期间，如果中性粒细胞计数没有低于 500 个/mm^3，或者大于一次介于 500～1000 个/mm^3，可将周剂量由 60mg/m^2 增至 80mg/m^2。

制剂

USP 33: Vinorelbine Injection.

专利制剂

Arg.: Filcrin; Navelbine; Neocitec; Sulcoline; Vilbine†; Vilne; Vinarine; Vinkebir; Vinorel†; Vinorgen; **Austral.:** Navelbine; **Austria:** Eberelbin; Navelbine; **Belg.:** Navelbine; **Braz.:** Navelbine; Neocitec; Norelbin; **Canad.:** Navelbine; **Chile:** Navelbine; **Cz.:** Navelbine; Navirel; Nibrevin; **Denm.:** Navelbine; Navirel; **Fin.:** Navelbine; Navirel; **Fr.:** Navelbine; **Ger.:** Navelbine; Navirel; **Gr.:** Eunades; Navelbine; **Hong Kong:** Navelbine; **Hung.:** Navelbin; **India:** Vinelbine; **Indon.:** Navelbine; **Irl.:** Navelbine; **Israel:** Navelbine; **Ital.:** Navelbine; **Jpn:** Navelbine; **Malaysia:** Navelbine; **Mex.:** Bagovir; Navelbine; Navildez; Viessia; Vinilex; **Neth.:** Navelbine; Navirel; **Norw.:** Navelbine; Navirel; **NZ:** Navelbine; **Philipp.:** Navelbine; Vinotel; **Pol.:** Navelbine; Navirel; **Port.:** Navelbine; Navirel; Vinorel; **Rus.:** Maverex (Маверекс); Navelbine (Навельбин); Velbin (Велбин); Vincatera (Винкатера); Vinelbin (Винельбин); **S.Afr.:** Carcyt; Navelbine; Vinorel; **Singapore:** Navelbine; **Spain:** Navelbine; **Swed.:** Navelbine; Navirel; **Switz.:** Navelbine; **Thai.:** Navelbine; Viessia; Vinelbine; **Turk.:** Navelbine; Renovel; **UK:** Navelbine; **Ukr.:** Navelbine (Навельбин); **USA:** Navelbine.

Vitespen (*USAN*) 维特斯朋

gp-96; HSPPC-96. Glucose regulated protein 94 (grp 94); Endoplasmin (human tumor rejection antigen 1).

CAS — 492448-75-6.

注：Oncophage 是维特斯朋的商标名。

简介

维特斯朋是个体化的癌症疫苗（第659页），由从患者肿瘤中分离的热休克糖蛋白 96 以及相关肽制备，可以激发针对肿瘤细胞的免疫应答。维特斯朋治疗肾癌、转移性黑色素瘤和各种其他实体瘤的研究正在进行中。

1. Wood C, *et al.* C-100-12 RCC Study Group. An adjuvant autologous therapeutic vaccine (HSPPC-96; vitespen) versus observation alone for patients at high risk of recurrence after nephrectomy for renal cell carcinoma: a multicentre, open-label, randomised phase III trial. *Lancet* 2008; **372:** 145–54.
2. di Pietro A, *et al.* Oncophage: step to the future for vaccine therapy in melanoma. *Expert Opin Biol Ther* 2008; **8:** 1973–84.

Vorinostat (*USAN*, *rINN*) 伏林司他

SAHA; Suberoylanilide Hydroxamic Acid; Vorinostatum. *N*-Hydroxy-*N'*-phenyl octanediamide.

Воринoстат

$C_{14}H_{20}N_2O_3$ = 264.3.

CAS — 149647-78-9.

ATC — L01XX38.

ATC Vet — QL01XX38.

UNII — 58IFB293JI.

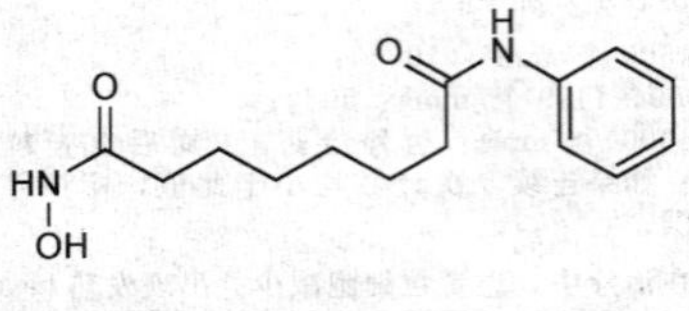

不良反应、处置和注意事项

参见抗肿瘤药总论，第605页，第607页和第611页。

伏林司他最常见的不良反应是胃肠道功能紊乱、疲劳、寒冷、口干和味觉障碍。血小板减少和贫血也较常见，是剂量相关的；可能需要减量，有时需要停药。曾发生肺栓塞和深静脉血栓。其他不良反应包括痉挛、脱发、头晕、外周水肿、头痛、瘙痒、咳嗽、上呼吸道感染和发热。有报道出现血清肌酐增高、低血钾、高血糖和 QT 间期延长。应该监测血细胞计数、电解质、葡萄糖和血清肌酐，用药的前 2 个月每 2 周 1 次，之后每月 1 次。

药物相互作用

有报道，伏林司他与其他组蛋白脱乙酰基酶抑制药如丙戊酸合用时，发生重度血小板减少和胃肠道出血；治疗前 2 个月应该每 2 周监测 1 次血小板计数。伏林司他延长凝血酶原时间可能会影响正在应用香豆素抗凝血药患者的 INR。

药动学

一顿高脂饮食的同时服用伏林司他，血浆浓度达峰的平均时间约为 4h；禁食状态下缩短为 1.5h。除了降低吸收速率，高脂饮食还可增加吸收的程度。上述结论被认为没有临床意义，注册药品信息推荐伏林司他与食物同服。血浆蛋白结合率约为 71%。伏林司他的代谢经过葡萄糖醛酸反应，水解反应后再经过氧化反应；代谢物无药理学活性。小于剂量 1% 的药物以原形药物由尿回收。伏林司他平均终末半衰期约为 2h。

1. Rubin EH, *et al.* A study to determine the effects of food and multiple dosing on the pharmacokinetics of vorinostat given orally to patients with advanced cancer. *Clin Cancer Res* 2006; **12:** 7039–45.

用途和用法

伏林司他是组蛋白脱乙酰酶抑制药，用于治疗皮肤 T 细胞淋巴瘤（见**非霍奇金淋巴瘤**，第624页）。推荐剂量为 400mg 口服，每日 1 次，与食物同服。如果需要，可降至 300mg，每日 1 次；还可继续降至 300mg，每日 1 次，每周连续服用 5 天。没有证据显示出现疾病进展或不耐受的毒性反应时，治疗可以延续。

伏林司他治疗多发性骨髓瘤和间皮瘤的研究正在进行中。

1. O'Connor OA. Clinical experience with intravenous and oral formulations of the novel histone deacetylase inhibitor suberoylanilide hydroxamic acid in patients with advanced hematologic malignancies. *J Clin Oncol* 2006; **24:** 166–73.
2. Krug LM, *et al.* Potential role of histone deacetylase inhibitors in mesothelioma: clinical experience with suberoylanilide hydroxamic acid. *Clin Lung Cancer* 2006; **7:** 257–61.
3. Richon VM. Cancer biology: mechanism of antitumour action of vorinostat (suberoylanilide hydroxamic acid), a novel histone deacetylase inhibitor. *Br J Cancer* 2006; **95** (suppl): S2–S6.
4. O'Connor OA. Clinical experience with the novel histone deacetylase inhibitor vorinostat (suberoylanilide hydroxamic acid) in patients with relapsed lymphoma. *Br J Cancer* 2006; **95** (suppl): S7–S12.
5. Duvic M, Zhang C. Clinical and laboratory experience of vorinostat (suberoylanilide hydroxamic acid) in the treatment of cutaneous T-cell lymphoma. *Br J Cancer* 2006; **95** (suppl): S13–S19.
6. Anonymous. Vorinostat (Zolinza) for cutaneous T-Cell lymphoma. *Med Lett Drugs Ther* 2007; **49:** 23–4.
7. Duvic M, Vu J. Vorinostat: a new oral histone deacetylase inhibitor approved for cutaneous T-cell lymphoma. *Expert Opin Invest Drugs* 2007; **16:** 1111–20.
8. Richon VM, *et al.* Development of vorinostat: current applications and future perspectives for cancer therapy. *Cancer Lett* 2009; **280:** 201–10.

制剂

专利制剂

USA: Zolinza.

Zalutumumab (*USAN*, *rINN*) 扎鲁妥单抗

2F8; HuMax-EGFr; Zalutumumabum. Immunoglobulin G1, anti-(human epidermal growth factor receptor)(human monoclonal 2F8 heavy chain), disulfide with human monoclonal 2F8 κ-chain, dimer.

Залутумумаб

CAS — 667901-13-5.

简介

扎鲁妥单抗是针对表皮生长因子受体（EGFR）的人单克隆抗体。EGFR 被发现存在于多种肿瘤细胞表面，激活 EGFR 会促进肿瘤细胞生长。扎鲁妥单抗治疗头颈癌症的研究正在进行中。

1. Rivera F, *et al.* Current situation of zalutumumab. *Expert Opin Biol Ther* 2009; **9:** 667–74.

Zinostatin (*USAN*, *rINN*) 净司他丁

Neocarzinostatin; NSC-69856; NSC-157365; Zinostatina; Zinostatine; Zinostatinum.

Зиностатин

CAS — 9014-02-2.

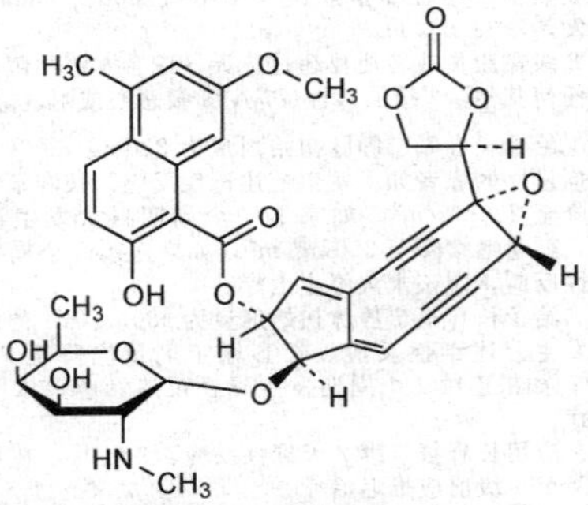

性状 净司他丁是从链霉菌属（*Streptomyces carzinostaticus*）获得的抗肿瘤抗生素。

Pharmacopoeias. *Jpn* includes zinostatin stimalamer.

简介

净司他丁是具有抗肿瘤活性的抗生素，用于治疗恶性肿瘤。

净司他丁斯酯，是净司他丁和苯乙烯-马来酸聚合物的偶合物；经肝动脉注射，用于治疗肝癌。

制剂

专利制剂

Jpn: SMANCS.

Zorubicin Hydrochloride (*USAN*, *rINNM*) 盐酸佐柔比星

Hidrocloruro de zorubicina; NSC-164011; RP-22050 (zorubicin); Zorubicine, Chlorhydrate de; Zorubicini Hydrochloridum. Benzoic acid (2*S*-*cis*)-{1-[4-(3-amino-2,3,6-trideoxy-α-L-*lyxo*-hexopyranosyloxy)-1,2,3,4,6,11-hexahydro-2,5,12-trihydroxy-7-methoxy-6,11-dioxonaphthacen-2-yl]ethylidene}hydrazide hydrochloride.

Зорубицина Гидрохлорид

$C_{34}H_{35}N_3O_{10}$,HCl = 682.1.

CAS — 54083-22-6 (zorubicin); 36508-71-1 (zorubicin hydrochloride).

ATC — L01DB05.

ATC Vet — QL01DB05.

UNII — WXM8D9M6DE.

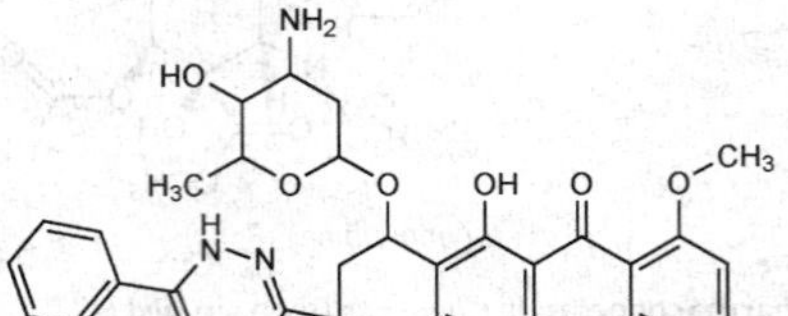

(zorubicin)

简介

盐酸佐柔比星是蒽环类抗生素，性质类似于多柔比星（第680页），以盐酸盐的形式用于治疗急性白血病。

抗帕金森症药

本章所述抗帕金森症药主要分为两类：**多巴胺能药**可以加强多巴胺作用，**抗毒蕈碱药**可以减弱过度的中枢拟胆碱作用。

在中枢神经系统中，多巴胺是重要的神经递质，特别是帕金森综合征的临床情况与纹状体多巴胺耗竭有关。多巴胺也抑制垂体释放泌乳素，被认为是泌乳素释放抑制因子（prolactin-release inhibiting factor，PRIF或PIF），垂体中多巴胺缺乏就是高泌乳素血症（hyperprolactinaemia）的特征性表现。因此，能够补充中枢多巴胺的药物或者能作为刺激物作用于多巴胺受体的药物（多巴胺激动药）都可以减轻帕金森综合征（见下文）、高泌乳素血症(第2012页）和相关性疾病的症状。

多巴胺能受体至少有5种亚型，D_1受体可激活腺苷酸环化酶；D_2受体可激活多种系统，同时抑制腺苷酸环化酶活性；D_3、D_4和D_5目前研究很少，但D_3和D_4与D_2作用相似，组成类D_2(D_2-like）群，而D_1和D_5组成类D_1(D_1-like）群。D_2受体与帕金森综合征和精神分裂症的病理生理机制相关。

本章讲解的多巴胺能药及其增效剂包括：

- 在体内，左旋多巴在脱羧酶作用下转变成多巴胺，左旋多巴与多巴胺不同，它可以透过血脑屏障，补充脑内多巴胺的来源。
- 外周多巴脱羧酶抑制药，苄丝肼和卡比多巴，它们本身没有多巴胺能作用，但是可提高左旋多巴的利用率。
- 阿扑吗啡的结构与多巴胺相似，是多巴胺激动药。
- 金刚烷胺和金刚烷（Amantadine）可以增强多巴胺能的活性。
- 麦角碱衍生物、溴隐亭、卡麦角林、麦角乙脲和培高利特起多巴胺激动药的作用。
- 许多其他非麦角多巴胺激动药，例如吡贝地尔、普拉克索、罗匹尼罗、罗替戈汀、他利克索和特麦角脲。
- 雷沙吉兰和司来吉兰是特异的单胺氧化酶B型抑制药，它们可增强多巴胺和左旋多巴的作用。
- 儿茶酚-*O*-甲基转移酶抑制药（catechol-*O*-methyltransferase inhibitors，COMT-inhibitors）恩他卡朋和托卡朋可增强左旋多巴的作用。

抗毒蕈碱药被用于帕金森病（先天性或原发性帕金森综合征），特别是药源性帕金森综合征。它们可以减弱由于多巴胺缺乏所致的中枢性胆碱能过强的作用。本章叙述的抗毒蕈碱药包括叔胺类药物（tertiary amines)，如苯扎托品、邻甲苯海拉明、卡马特灵和苯海索，它们被广泛地用于帕金森综合征的治疗。

帕金森综合征

帕金森综合征的特点是震颤、强直、运动不能或运动徐缓以及姿势和运动平衡失调，这些都与脑内多巴胺活性减弱有关。它的**分类**如下：

- 原发性（先天性）帕金森综合征通常指帕金森病（原来的震颤麻痹）。
- 继发性（获得性）帕金森综合征包括脑炎后帕金森综合征、药源性帕金森综合征和锰中毒相关的症状。
- 帕金森叠加综合征，即其他中枢神经系统退行性疾病所引起的帕金森综合征，例如进行性核上性麻痹和多系统萎缩。

与脑血管病相关的帕金森综合征被称为动脉粥样硬化性帕金森综合征。但这一称谓容易引起误解，其实脑血管损害并非帕金森病的病因。

特发性帕金森综合征通常是指帕金森病。帕金森病和脑炎后帕金森综合征主要因为黑质神经元耗竭，使得基底节纹状体多巴胺开始耗竭。纹状体多巴胺缺乏导致多巴胺能和胆碱能之间活性的平衡功能丧失，治疗的目的就是使前者增加或使后者减少。

*帕金森病*的**病因**并不明确，很可能是在衰老造成神经元缺失的背景上叠加了环境和遗传因素。1-甲基-4-苯基-1,2,3,6-四氢吡啶（1-methyl-4-phenyl-1,2,3,6-tetrahydropyridine，MPTP）是非法生产的哌替啶类似物1-甲基-4-苯基-4-丙酸氧哌替啶（1-methyl-4-phenyl-4-propionoxypiperidine，MPPP）的衍生物。MPTP引起不可逆的与帕金森病相似的帕金森综合征。这种作用可能是由于单胺氧化酶B作用于MPTP使其转化为神经毒性的甲苯吡啶（methylphenylpyridinium）离子，它可以选择性聚积在黑质多巴胺能神经元中。脑内多巴胺正常代谢过程中产生的自由基同样可能具有黑质多巴胺能神经元毒性（氧化应激假说）。由于左旋多巴通过提高多巴胺而发挥作用，所以左旋多巴是否会加剧神经元变性、加快帕金森病的进展引起了人们的关注。但是尚缺乏这方面的有力证据。

药源性帕金森综合征（见**锥体外系障碍**，第943页）是由于应用了利血平和丁苯那嗪使突触前多巴胺耗竭，或者应用抗精神病药和止吐药（如甲氧氯普胺），阻滞了突触后膜多巴胺受体。停药或减量后症状是可逆的，有时继续用药治疗后，症状会逐渐消失。尽管应用左旋多巴克服抗精神病药导致的多巴胺受体阻滞作用看上去是合理的，但一般的报道却都是无效的或者可能增加精神症状。在抗精神病药治疗时，抗毒蕈碱药可缓解锥体外束症状的不良反应。但是，它们不能缓解运动迟缓症状，一旦发生就要停药。

帕金森病没有好的**治疗**方法。虽然有研究表明，应用药物治疗可能减慢神经元变性，但是到目前为止，还没有证明这些药物有神经保护作用。目前只能做到姑息治疗或对症治疗，主要包括辅助的药物治疗、必要的物理治疗（如理疗和语言治疗）。有时可手术治疗，移植和电刺激控制震颤的应用越来越为人们所重视。

帕金森病的药物治疗 药物治疗主要包括多巴胺能药和抗毒蕈碱药，以力图恢复多巴胺能和胆碱能之间正常的平衡，多巴胺递质通过延缓内源性多巴胺代谢、直接刺激多巴胺受体或者增强内源性多巴胺的释放，来直接代替多巴胺。不同作用机制的药物有时同时使用能够最佳地控制症状。

- *左旋多巴*能最有效地控制症状，通过脱羧基作用转化为多巴胺，与多巴胺不同，左旋多巴可以透过血脑屏障，从而为大脑补充多巴胺。左旋多巴通常与外周多巴脱羧酶抑制药联合使用，如*苄丝肼*和*卡比多巴*。这些药物不能透过血脑屏障，因此阻止外周左旋多巴向多巴胺的转化。使用较低剂量的左旋多巴就可以使脑内多巴胺保持有效浓度，同时减轻恶心、呕吐和其他外周多巴胺形成引起的不良反应。

大多数患者在最初使用左旋多巴时都有效果，改善了生活质量和寿命。然而，大约两年以后，随着疾病的进展，这种药效逐渐减弱，最后出现并发症。除了运动障碍和精神作用以外，长期服用左旋多巴的主要问题是症状波动，表现为“剂末现象”恶化（“wearing off” effect）和“开-关”现象（见下文，**治疗的并发症**)，因此，有不同观点认为开始治疗的最佳时机和应用的剂量应顾及长期使用出现并发症。

儿茶酚-O-甲基转移酶（Catechol-*O*-methyltransferase，COMT）抑制药，如*恩他卡朋*和*托卡朋*是选择性和可逆性的COMT抑制药，主要有外周作用。它们作为辅助用药，可用于左旋多巴和多巴脱羧酶抑制药联合应用时出现的症状波动。由于托卡朋有严重肝毒性的危险，所以当其他联合治疗无效或有禁忌证时，才能使用。当左旋多巴与外周多巴脱羧酶抑制药联合使用时，氧位甲基化（*O*-methylation）就成了左旋多巴代谢的主要形式。加用外周COMT抑制药可扩展这一过程，增强脑内左旋多巴作用，并且可以减少左旋多巴的给药剂量和次数。有助于稳定患者病情，特别是那些有“剂末现象”恶化的患者。

- *雷沙吉兰*和*司来吉兰*是选择性单胺氧化酶B抑制药，这种酶参与脑内多巴胺代谢。在严重帕金森综合征患者联用左旋多巴时，其具有剂量节约效应（dose sparing effect)，且对反复发病的患者具有重要价值。早期治疗应用司来吉兰可延缓左旋多巴的使用，这类药可能有神经保护作用，引起许多人的关注，但是很难把一般认为的疾病进展与症状缓解区分开。目前没有充分的证据表明任何一种治疗可以减缓疾病的进展。单独使用司来吉兰不良反应很少，但是与左旋多巴联合使用，它可能出现运动障碍或精神症状，或使其加重，所以其长期使用的安全性受到怀疑。
- 多巴胺激动药，如*溴隐亭*、*卡麦角林*、*麦角乙脲*、*培高利特*、*普拉克索*和*罗匹尼罗*，它们直接刺激残留的突触后多巴胺受体。多巴胺激动药越来越多地应用于年轻帕金森综合征患者的早期治疗，以便延迟左旋多巴用于治疗的时间（年轻患者应用左旋多巴有增加运动神经元并发症的危险）。但是，几年以后，这种药的效果通常就会减弱。对于老年人，当左旋多巴单独使用不再有效或者不能耐受时，这类药仍可以作为辅助治疗使用。有时它们对减轻左旋多巴“关”的周期有作用，可以改善疾病后期症状波动。*阿扑吗啡*是强效多巴胺激动药，但它必须是注射给药，并且使用止吐药。虽然这限制了阿扑吗啡的使用，但是当患者有未预料到的“开-关”作用时，它有稳定患者病情的作用。它也用于帕金森综合征的鉴别诊断。
- 与左旋多巴相比较，*抗毒蕈碱药*被认为有较弱的抗帕金森作用。它可以减轻震颤症状，但对运动迟缓没有效果。对于症状较轻患者的初始治疗，它可以单独使用或者与其他药物联合使用。特别是震颤明显者，可用于左旋多巴后期的辅助治疗，比如患有顽固性震颤或者肌张力障碍。抗毒蕈碱药的不良反应，特别是经常发生认知损害，限制了这类药的使用。然而，抗毒蕈碱药有些作用可以改善帕金森病相关的并发症，口干的作用对于流涎的患者是有利的。从抗毒蕈碱药治疗帕金森病效果上看，这些药没有什么不同，但是有些患者可能对一种药的耐受性比对另一种要好一些。常用于帕金森病的药物包括*苯扎托品*、*邻甲苯海拉明*、*卡马特灵*和*苯海索*。
- *金刚烷胺*是具有抗毒蕈碱活性的较弱的多巴胺激动药，尽管它作为*N*-甲基-D-天冬氨酸的拮抗药，但对帕金森病可能也有有利的作用。与左旋多巴相比较，它有较弱的抗帕金森病作用，但是几乎没有不良反应。它可以同时改善肌张力障碍、震颤和强直，但是只有少部分患者用药会有显效。当症状较轻时，它与抗毒蕈碱药一样用于疾病早期，但是耐受性很快就会出现。

药物治疗的选择和应用 如果症状较轻，疾病早期可不用药物治疗。当症状加重，但相对仍然较轻时，可开始应用*金刚烷胺*或*抗毒蕈碱药*，抗毒蕈碱药对那些震颤明显而病情平稳的年轻患者有效，对药源性帕金森综合征效果比原发性帕金森综合征效果好。有些患者立即使用*司来吉兰*，但它是否具有预期的神经保护作用还不明确，长期应用的安全性也不明确。对于什么时间开始应用多巴胺能药物治疗，是否应该开始应用*左旋多巴*或*多巴胺激动药*，这些问题没有一致的建议。对多数患者来说，最终应用左旋多巴都是必要的，但是，由于左旋多巴有增加运动神经元并发症的危险，许多神经病学家延迟了它在治疗中开始使用的时间。所以，新发病患者，特别是年轻患者，开始治疗时，应用多巴胺激动药。左旋多巴限用于老年、虚弱、并发疾病或多种严重症状的患者。

当左旋多巴的确有使用必要时，通常从小剂量开始，联合应用外周多巴脱羧酶抑制药，缓慢增加剂量，这样可以减少神经功能障碍，达到可接受的水平。经过几年时间，就会有不同的反应，药效也逐渐减弱，这时就需要仔细调整给药剂量和给药方案。

治疗的并发症 在用左旋多巴治疗5年后，有一半多的患者发生了症状波动。他们一般由可预知的“**剂末现象**”恶化到“**开-关**”现象，波动于明显的突然运动减少和缓解两种状态之间。波动的原因还不明确，但是与多种因素有关，包括多巴胺受体敏感性、其他多巴胺代谢产物例如3-*O*-甲基多巴对多巴胺的影响、波动的血浆浓度以及多巴胺由血液向脑组织转运过程的不稳定。随着疾病的发展，脑内黑质纹状体多巴胺能系统合成和储存多巴胺能力以及保持脑内稳定多巴胺浓度的缓冲能力下降，这看上去是疾病的进展过程。因此，多巴胺的浓度更多地依赖于左旋多巴的剂量，反应的模式将与左旋多巴浓度的增加和降低关系更密切。最后，对血浆左旋多巴浓度影响很小的各种因素也将逐渐产生显著影响。

“剂末效应”造成的症状波动的控制方法包括小量多次用药以及应用缓释剂型。加入司来吉兰或应用具有更长作用时间的多巴胺激动药部分替代左旋多巴也可试用。

已经用许多方法来试图克服“开-关”现象。长期用药治疗的结果改变多巴胺受体敏感性的假设已经用于控制短期（“药物假期”)(drug holidays）左旋多巴的撤药过程，但是没有确定的评价，所以这是危险的过程，不再被推荐使用。

其他与“开-关”现象有关的是不稳定的血浆浓度，由于左旋多巴在脑内转化包括主动转运机制，血浆浓度可能不完全反映脑内的浓度。连续十二指肠内或静脉内输入左旋多巴显示症状波动减少，这表明多巴胺受体仍然敏感，尽管这对于日常的疾病处理并不实用（见下文）。然而，有证据表明一些患者使用左旋多巴缓释制剂，联合外周多巴脱羧酶或COMT抑制药，可以从中获益。由于左旋多巴与氨基酸竞争进入脑内，要减少多巴胺在脑内浓度波动的方法包括空腹服用左旋多巴、最大限度推迟白天蛋白质的消耗直到晚上。辅助应用恩他卡朋、雷沙吉兰、司来吉兰或多巴胺激动药，也有助于减轻“开-关”现象。如果仍然有波动现象，通常皮下注射阿扑吗啡也是有效的。在一些国家，当其他可采用的联合治疗效果不佳时，可选用左旋多巴和卡比多巴的凝胶制剂，用流动泵连续地直接输入十二指肠中。

应用左旋多巴治疗的其他并发症包括**运动障碍**，它可能是对剂量调节或左旋多巴部分多巴胺激动作用的反应。虽然缺乏证据，但金刚烷胺也可考虑。有些帕金森病患者可能有**严重疼痛**和**肌张力障碍**，在多数患者中，对"开"周期增加的评估有利于减少或消除疼痛。

由于药物治疗的不良反应和疾病的进展，帕金森病患者会出现多种**精神症状**，如抑郁、痴呆、睡眠障碍和精神病。有人建议，如果患者有精神反应，在应用抗精神病药之前，要试着调整抗帕金森症药的使用。尽管经典的抗精神病药因其可使帕金森病恶化通常是禁忌应用的，但是非典型的抗精神病药氯氮平和喹硫平可以用于治疗抵抗型精神病（resistant psychosis），见**行为紊乱**（第927页）。胆碱酯酶抑制药利斯的明在有些国家被批准用于帕金森病患者的轻度到中重度痴呆症状。已有多巴胺激动药引起**白天睡眠过多**和**突发睡眠**的报道。还应当警告患者可能出现包括强烈的赌博欲望和性欲增强等行为异常所带来的可能危险（见**左旋多巴的不良反应**项下，**对心理功能的影响**，第776页）。麦角衍生物的纤维化反应导致心血管和肺部的不良反应已有报道，因而应对患者进行监测（见**溴隐亭的不良反应**项下的**纤维化**，第770页）。由多巴胺能药物引起的**恶心和呕吐**可以通过逐渐加量或与食物同服的方法来减轻，如果这样做无效以及正在应用阿扑吗啡，则可以使用止吐药多潘立酮来控制。多潘立酮不能透过血脑屏障，所以主要作为外周多巴胺拮抗药来发挥作用。几周以后对恶心就可以耐受，多潘立酮可以停药。

1. Quinn N. Drug treatment of Parkinson's disease. *BMJ* 1995; **310:** 575–9.
2. Harder S, *et al.* Concentration-effect relationship of levodopa in patients with Parkinson's disease. *Clin Pharmacokinet* 1995; **29:** 243–56.
3. Giron LT, Koller WC. Methods of managing levodopa-induced dyskinesias. *Drug Safety* 1996; **14:** 365–74.
4. Ahlskog JE. Treatment of early Parkinson's disease: are complicated strategies justified? *Mayo Clin Proc* 1996; **71:** 659–70.
5. Mendis T, *et al.* Drug-induced psychosis in Parkinson's disease: a review of management. *CNS Drugs* 1996; **5:** 166–74.
6. Lang AE, Lozano AM. Parkinson's disease. *N Engl J Med* 1998; **339:** 1044–53 and 1130–43.
7. Bhatia K, *et al.* Guidelines for the management of Parkinson's disease. *Hosp Med* 1998; **59:** 469–80.
8. Ahlskog JE. Medical treatment of later-stage motor problems of Parkinson disease. *Mayo Clin Proc* 1999; **74:** 1239–54.
9. Anonymous. Developments in the treatment of Parkinson's disease. *Drug Ther Bull* 1999; **37:** 36–40.
10. Olanow CW, *et al.* An algorithm (decision tree) for the management of Parkinson's disease (2001)—treatment guidelines. *Neurology* 2001; **56** (suppl 5): S1–S88.
11. Miyasaki JM, *et al.* Practice parameter: initiation of treatment for Parkinson's disease—an evidence-based review. *Neurology* 2002; **58:** 11–17.
12. Clarke CE, Guttman M. Dopamine agonist monotherapy in Parkinson's disease. *Lancet* 2002; **360:** 1767–9.
13. Deleu D, *et al.* Clinical pharmacokinetic and pharmacodynamic properties of drugs used in the treatment of Parkinson's disease. *Clin Pharmacokinet* 2002; **41:** 261–309.
14. Korczyn AD, Nussbaum M. Emerging therapies in the pharmacological treatment of Parkinson's disease. *Drugs* 2002; **62:** 775–86.
15. Rascol O, *et al.* Treatment interventions for Parkinson's disease: an evidence based assessment. *Lancet* 2002; **359:** 1589–98.
16. Katzenschlager R, *et al.* Anticholinergics for symptomatic management of Parkinson's disease. Available in The Cochrane Database of Systematic Reviews; Issue 3. Chichester: John Wiley; 2002 (accessed 16/02/06).
17. Deane K, *et al.* Catechol-O-methyltransferase inhibitors for levodopa-induced complications in Parkinson's disease. Available in The Cochrane Database of Systematic Reviews; Issue 4. Chichester: John Wiley; 2004 (accessed 16/02/06).
18. Schapira AHV, Olanow CW. Neuroprotection in Parkinson disease: mysteries, myths, and misconceptions. *JAMA* 2004; **291:** 358–64.
19. Samii A, *et al.* Parkinson's disease. *Lancet* 2004; **363:** 1783–93.
20. Thanvi BR, Lo TCN. Long term motor complications of levodopa: clinical features, mechanisms, and management strategies. *Postgrad Med J* 2004; **80:** 452–8.
21. Stocchi F, Olanow CW. Continuous dopaminergic stimulation in early and advanced Parkinson's disease. *Neurology* 2004; **62** (suppl 1): S56–S63.
22. Barone P, *et al.* Treatment of nocturnal disturbances and excessive daytime sleepiness in Parkinson's disease. *Neurology* 2004; **63** (suppl 3): S35–S38.
23. Goetz CG, *et al.* Evidence-based medical review update: pharmacological and surgical treatments of Parkinson's disease—2001 to 2004. *Mov Disord* 2005; **20:** 523–39.
24. Nyholm D. Pharmacokinetic optimisation in the treatment of Parkinson's disease: an update. *Clin Pharmacokinet* 2006; **45:** 109–36.
25. Suchowersky O, *et al.* Practice parameter: diagnosis and prognosis of new onset Parkinson disease (an evidence-based review). Report of the Quality Standards Subcommittee of the American Academy of Neurology. *Neurology* 2006; **66:** 968–75. Also available at: http://www.neurology.org/cgi/reprint/66/7/968.pdf (accessed 11/08/08)
26. Suchowersky O, *et al.* Practice parameter: neuroprotective strategies and alternative therapies for Parkinson disease (an evidence-based review). Report of the Quality Standards Subcommittee of the American Academy of Neurology. *Neurology* 2006; **66:** 976–82. Correction. *ibid.*; **67:** 299. Also available at: http://www.neurology.org/cgi/reprint/66/7/976.pdf (accessed 23/08/10)
27. Pahwa R, *et al.* Practice parameter: treatment of Parkinson disease with motor fluctuations and dyskinesia (an evidence-based review). Report of the Quality Standards Subcommittee of the American Academy of Neurology. *Neurology* 2006; **66:** 983–95. Also available at: http://www.neurology.org/cgi/reprint/66/7/983.pdf (accessed 11/08/08)
28. Miyasaki JM, *et al.* Practice parameter: evaluation and treatment of depression, psychosis, and dementia in Parkinson disease (an evidence-based review). Report of the Quality Standards Subcommittee of the American Academy of Neurology. *Neurology* 2006; **66:** 996–1002. Also available at: http://www.neurology.org/cgi/reprint/66/7/996.pdf (accessed 11/08/08)
29. Horstink M, *et al.* Review of the therapeutic management of Parkinson's disease: report of a joint task force of the European Federation of Neurological Societies and the Movement Disorder Society-European Section. Part I: early (uncomplicated) Parkinson's disease. *Eur J Neurol* 2006; **13:** 1170–85.
30. Horstink M, *et al.* Review of the therapeutic management of Parkinson's disease: report of a joint task force of the European Federation of Neurological Societies (EFNS) and the Movement Disorder Society-European Section (MDS-ES). Part II: late (complicated) Parkinson's disease. *Eur J Neurol* 2006; **13:** 1186–1202.
31. Olanow CW. Rationale for considering that propargylamines might be neuroprotective in Parkinson's disease. *Neurology* 2006; **66** (suppl 4): S69–S79.
32. Bonuccelli U, Del Dotto P. New pharmacologic horizons in the treatment of Parkinson disease. *Neurology* 2006; **67** (suppl 2): S30–S38.
33. National Collaborating Centre for Chronic Conditions/NICE. Parkinson's disease: national clinical guideline for diagnosis and management in primary and secondary care (issued June 2006). Available at: http://www.nice.org.uk/nicemedia/pdf/cg035fullguideline.pdf (accessed 05/06/08)
34. Clarke CE. Parkinson's disease. *BMJ* 2007; **335:** 441–5.
35. Ahlskog JE. Beating a dead horse: dopamine and Parkinson disease. *Neurology* 2007; **69:** 1701–11.
36. Davie CA. A review of Parkinson's disease. *Br Med Bull* 2008; **86:** 109–27.
37. Stowe R, *et al.* Dopamine agonist therapy in early Parkinson's disease. Available in The Cochrane Database of Systematic Reviews; Issue 2. Chichester: John Wiley; 2008 (accessed 05/06/08).
38. LeWitt PA. Levodopa for the treatment of Parkinson's disease. *N Engl J Med* 2008; **359:** 2468–76.
39. Antonini A, Cilia R. Behavioural adverse effects of dopaminergic treatments in Parkinson's disease: incidence, neurobiological basis, management and prevention. *Drug Safety* 2009; **32:** 475–88.
40. Olanow CW, *et al.* The scientific and clinical basis for the treatment of Parkinson disease (2009). *Neurology* 2009; **72** (suppl 4): S1–S136.
41. Lees AJ, *et al.* Parkinson's disease. *Lancet* 2009; **373:** 2055–66. Correction. *ibid.*; **374:** 684.
42. Hasnain M, *et al.* Pharmacological management of psychosis in elderly patients with parkinsonism. *Am J Med* 2009; **122:** 614–22.
43. Stefani A, *et al.* Therapy for dyskinesias in Parkinson's disease patients. *Future Neurol* 2010; **5:** 277–99.
44. Zesiewicz TA, *et al.* Practice parameter: treatment of nonmotor symptoms of Parkinson disease. Report of the Quality Standards Subcommittee of the American Academy of Neurology. *Neurology* 2010; **74:** 924–31. Also available at: http://www.neurology.org/cgi/reprint/74/11/924 (accessed 24/08/10)
45. Scottish Intercollegiate Guidelines Network. Diagnosis and pharmacological management of Parkinson's disease: a national clinical guideline (issued January 2010). Available at: http://www.sign.ac.uk/pdf/sign113.pdf (accessed 18/05/10)

Amantadine (*BAN*, *pINN*) 金刚烷胺

Amantadiini; Amantadin; Amantadina; Amantadinum. Tricyclo[3.3.1.1^{3,7}]dec-1-ylamine.

Амантадин

$C_{10}H_{17}N$ = 151.2.

CAS — 768-94-5.

ATC — N04BB01.

ATC Vet — QN04BB01.

UNII — BF4C9Z1J53.

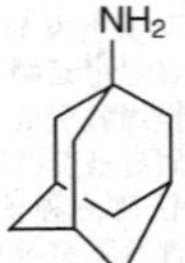

Amantadine Hydrochloride (*BANM*, *USAN*, *pINNM*) 盐酸金刚烷胺

1-Adamantanamine Hydrochloride; Amantadiinihydrokloridi; Amantadine, chlorhydrate d'; Amantadin-hidroklorid; Amantadin-hydrochlorid; Amantadinhydroklorid; Amantadini hydrochloridum; Amantadino hidrochloridas; EXP-105-1; Hidrocloruro de amantadina; NSC-83653. Tricyclo[3.3.1.1^{3,7}]dec-1-ylamine hydrochloride.

Амантадина Гидрохлорид

$C_{10}H_{17}N,HCl$ = 187.7.

CAS — 665-66-7.

ATC — N04BB01.

ATC Vet — QN04BB01.

UNII — M6Q1EO9TD0.

Pharmacopoeias. In *Chin.*, *Eur.* (see p.vii), *Jpn*, and *US*.

Ph. Eur. 6.8（Amantadine Hydrochloride）　白色或类白色结晶性粉末。遇热升华。易溶于水和乙醇。

USP 33（Amantadine Hydrochloride）　白色或类白色结晶性粉末。溶于水（1：2.5），溶于乙醇（1：5.1），溶于氯仿（1：18），溶于聚乙二醇 400（1：70）。20%水溶液的 pH 值为 3.0～5.5。

Amantadine Sulfate (*pINNM*) 硫酸金刚烷胺

Amantadine, Sulfate d'; Amantadine Sulphate; Amantadini Sulfas; Sulfato de amantadina.

Амантадина Сульфат

$(C_{10}H_{17}N)_2,SO_4$ = 398.6.

CAS — 31377-23-8.

ATC — N04BB01.

ATC Vet — QN04BB01.

UNII — 9921T5P019.

不良反应

金刚烷胺的大多数不良反应与剂量相关而且相对温和，有些与抗毒蕈碱药的不良反应相似。停药后也许可以逆转，但是多数药物即使继续用药也会消退。

长期或大剂量使用金刚烷胺的患者普遍会出现网状青斑，有时候还伴有踝关节水肿。中枢神经系统反应如焦虑、精力不集中、眩晕、失眠、梦魇、头痛以及情绪变化也会发生。也有发生精神反应、幻觉以及意识错乱的报道，尤其是老年人、肾损伤患者、精神失调患者以及接受抗毒蕈碱治疗的患者。

其他不良反应包括直立性低血压、心悸、尿潴留、言语不清、共济失调、嗜睡、食欲减退、恶心、呕吐、口干、便秘、皮疹、出汗、光敏、视物模糊等。还有充血性心力衰竭、白细胞减少症、中性粒细胞减少症、运动障碍症、发作性动眼症以及癫痫等不良反应的报道。

对心血管系统的影响　曾有服用金刚烷胺后引起充血性心力衰竭的报道[1]，该患者曾经联用金刚烷胺、左旋多巴以及奥芬那君 4 年。有人认为金刚烷胺有时会引起踝关节水肿，但并不证明心力衰竭与金刚烷胺有关[2]。网状青斑是由于正常静脉系统隆起而引起的皮肤花斑状蓝变，据报道[2]所有每日服用金刚烷胺 100～300mg 且连续服用 2～6 周的老年人中，有 50%会出现这一症状，其中 5%～10%的患者伴有踝关节水肿。网状青斑和水肿通常局限在腿部，可能是由于金刚烷胺引起某些血管床释放儿茶酚胺造成的，水肿不太可能是心力衰竭引起的。据报道[2]89 例接受金刚烷胺治疗的患者中有 4 例出现了心绞痛、呼吸困难、肺充血或颈静脉扩张，而这 4 例患者中有 2 例在出现心力衰竭前就发生了踝关节水肿[2]。未观察到直接由金刚烷胺引起心力衰竭的患者。

也见下文**过量**。

1. Vale JA, Maclean KS. Amantadine-induced heart-failure. *Lancet* 1977; **i:** 548.
2. Parkes JD, *et al.* Amantadine-induced heart-failure. *Lancet* 1977; **i:** 904.

对电解质的影响　1 名患者服用金刚烷胺或左旋多巴后出现了低钠血症，见**左旋多巴**中**对肾功能的影响**项下，第776页。

对眼的影响　1 名 64 岁老年患者每日服用金刚烷胺 100mg，治疗 3 周后出现双眼浅层点状角膜炎和角膜上皮擦伤而引起视力丧失[1]。停用金刚烷胺后症状缓解，但是再次使用金刚烷胺治疗时症状重现。另有报道[2]1 名 14 岁男孩服用金刚烷胺治疗后引起双侧角膜水肿导致视力丧失。该男孩服用金刚烷胺数月，每日 300mg，同时该男孩还并用多种其他药物，停用金刚烷胺，症状缓解。

1. Nogaki H, Morimatsu M. Superficial punctate keratitis and corneal abrasion due to amantadine hydrochloride. *J Neurol* 1993; **240:** 388–9.
2. Hughes B, *et al.* Reversible amantadine-induced corneal edema in an adolescent. *Cornea* 2004; **23:** 823–4.

对心理功能的影响　有人认为[1]金刚烷胺和美金刚能够引起帕金森病患者精神异常也许与它们对 *N*-甲基-D-天冬氨酸的拮抗作用有关。

帕金森病患者服用多巴胺激动药后出现的行为异常（如嗜赌或白天嗜睡）的文献报道参见**左旋多巴**项下（第776页）。

1. Riederer P, *et al.* Pharmacotoxic psychosis after memantine in Parkinson's disease. *Lancet* 1991; **338:** 1022–3.

对神经系统的影响　有报道[1]1 名 48 岁女性帕金森病患者长期（8 年）服用金刚烷胺引发了外周感觉运动神经病变。停用金刚烷胺后营养性皮肤溃疡、感觉异常、

远端肢体无力症状缓解。

1. Shulman LM, *et al.* Amantadine-induced peripheral neuropathy. *Neurology* 1999; **53:** 1862–5.

过量 1名脑炎后帕金森患者服用约2.8g盐酸金刚烷胺企图自杀，发生了急性中毒性精神病，有定向力障碍、幻视和攻击性行为等症状[1]。但未出现惊厥症状，可能与他一直服用苯妥英有关，且苯妥英继续服用。给该患者进行水化和氯丙嗪治疗，4天后恢复。

1名2岁女童误服600mg盐酸金刚烷胺，尽管用"吐根糖浆"催吐，但也引起急性中毒症状，包括激动和张力障碍姿势[2]。500μg毒扁豆碱静脉注射试验反应迅速，10min后重复试验阳性。患儿双侧瞳孔一直中度扩张，直至用药20h后才缓解，此后完全康复。

另有1名37岁女性服用2.5g盐酸金刚烷胺4h后出现心脏停搏，后成功获救[3]。但随后的48h持续发生室性心律失常（包括尖端扭转型室性心动过速），可被异丙肾上腺素和多巴胺恶化，静脉输注利多卡因后患者状态稳定，但是患者入院10天后死于呼吸衰竭。

1. Fahn S, *et al.* Acute toxic psychosis from suicidal overdosage of amantadine. *Arch Neurol* 1971; **25:** 45–8.
2. Berkowitz CD. Treatment of acute amantadine toxicity with physostigmine. *J Pediatr* 1979; **95:** 144–5.
3. Sartori M, *et al.* Torsade de pointe: malignant cardiac arrhythmia induced by amantadine poisoning. *Am J Med* 1984; **77:** 388–91.

注意事项

金刚烷胺通常禁用于严重肾病、有癫痫及癫痫发作病史以及胃溃疡患者。也不能用于未治疗的闭角型青光眼患者。对于有心血管疾病、肝病、肾损伤、反复性湿疹、精神障碍的患者应慎用金刚烷胺。在服用金刚烷胺的患者中曾有关于自杀企图并造成死亡和自杀倾向的报道。所有老年患者都应该小心使用该药，因为老年患者对抗毒蕈碱效应更加敏感，同时其肾清除率有可能减少。

同其他具有抗毒蕈碱特性的药物一样，金刚烷胺可以引起视物模糊或者警觉性降低。受此影响，服用金刚烷胺的患者不能操作机器。

服用金刚烷胺治疗帕金森病的患者不能突然停药，因为可能会导致临床症状的突然恶化。曾有零星关于金刚烷胺撤药引起的神经阻滞剂恶性综合征样症状的报道，尤其在接受抗精神病药物治疗的患者中更加明显。

抗病毒耐药 见下文**用途和用法**中**流行性感冒**项下。

哺乳 金刚烷胺分布到乳汁中，注册药品信息称母亲服用金刚烷胺，哺乳的婴儿曾出现不良反应。

妊娠 妊娠期间不能服用金刚烷胺。有报道给予大鼠大剂量药物出现胚胎毒性和致畸性[1]。

妊娠头3个月母亲每日服用100mg盐酸金刚烷胺，其所产婴儿出现复杂的心血管损伤[1]。另一例报道是母亲在妊娠的第4周和第6周服用了7天金刚烷胺，每日100mg，其婴儿出现法洛四联症和肢体畸形[2]。然而1名患多发性硬化的妇女在两次妊娠期间都服用了金刚烷胺，其两名婴儿均无任何畸形[3]。

1. Nora JJ, *et al.* Cardiovascular maldevelopment associated with maternal exposure to amantadine. *Lancet* 1975; **ii:** 607.
2. Pandit PB, *et al.* Tibial hemimelia and tetralogy of Fallot associated with first trimester exposure to amantadine. *Reprod Toxicol* 1994; **8:** 89–92.
3. Levy M, *et al.* Fetal outcome following intrauterine amantadine exposure. *Reprod Toxicol* 1991; **5:** 79–81.

肾损伤 12例无肾功能或几乎无肾功能的患者服用100mg盐酸金刚烷胺后，发现极其有限的金刚烷胺被排泄的证据[1]。透析只能移除少量的药物。由此建议需要持续血液透析的患者应谨慎给予金刚烷胺；单剂量服用即能使适当的血浆浓度维持许多天[1]。

现有两种给药方案，即根据肌酐清除率确定给药剂量[2]或给药剂量不变调整给药间隔[3]。但是两种给药方案均遭到批评，针对上述患者推荐了一种保守的金刚烷胺剂量[4]（注册药品信息中的给药方法见下文**在肾损伤中的用法**项下）。1名肾损伤终末期患者接受金刚烷胺治疗，100mg/次，每日2次，服用3天后发生由谵妄发展成昏迷。该报道着重强调肾损伤患者需要谨慎使用金刚烷胺[5]。

1. Soung L-S, *et al.* Amantadine hydrochloride pharmacokinetics in hemodialysis patients. *Ann Intern Med* 1980; **93:** 46–9.
2. Horadam VW, *et al.* Pharmacokinetics of amantadine hydrochloride in subjects with normal and impaired renal function. *Ann Intern Med* 1981; **94:** 454–8.
3. Wu MJ, *et al.* Amantadine hydrochloride pharmacokinetics in patients with impaired renal function. *Clin Nephrol* 1982; **17:** 19–23.
4. Aoki FY, Sitar DS. Clinical pharmacokinetics of amantadine hydrochloride. *Clin Pharmacokinet* 1988; **14:** 35–51.
5. Macchio GJ, *et al.* Amantadine-induced coma. *Arch Phys Med Rehabil* 1993; **74:** 1119–20.

撤药 1名患者因中暑接受治疗，当停用了包括抗精神病药和金刚烷胺在内的所有治疗药物时，出现了神经阻滞剂恶性综合征[1]。因此建议有出现这种综合征危险的高热患者不要停用多巴胺激动药。另有报道[2]1名14岁男孩因服用金刚烷胺治疗A型流感脑病，停药5天后出现了神经阻滞剂恶性综合征，当恢复金刚烷胺治疗时，患者症状得到改善。当需要停用金刚烷胺时，作者建议金刚烷胺应逐渐减量。

3名老年帕金森病患者逐渐停止长期的金刚烷胺治疗后发生了急性谵妄[3]，而恢复金刚烷胺治疗后症状消失。

1. Simpson DM, Davis GC. Case report of neuroleptic malignant syndrome associated with withdrawal from amantadine. *Am J Psychiatry* 1984; **141:** 796–7.
2. Ito T, *et al.* Neuroleptic malignant syndrome following withdrawal of amantadine in a patient with influenza A encephalopathy. *Eur J Pediatr* 2001; **160:** 401.
3. Factor SA, *et al.* Acute delirium after withdrawal of amantadine in Parkinson's disease. *Neurology* 1998; **50:** 1456–8.

药物相互作用

金刚烷胺可增强抗毒蕈碱药的不良反应，当合用金刚烷胺时，这些药物应该减量。金刚烷胺也可能加重左旋多巴的不良反应。

注册药品信息认为对于使用影响中枢神经系统药物的患者，应该谨慎使用金刚烷胺。升高尿液pH值的药物可降低金刚烷胺的排泄率。

抗心律失常药 据报道，喹宁和奎尼丁可以减少健康男性受试者的金刚烷胺肾脏清除率，但是在女性则不然[1]。合并使用这些药物的患者应注意观察金刚烷胺的中毒迹象。

1. Gaudry SE, *et al.* Gender and age as factors in the inhibition of renal clearance of amantadine by quinine and quinidine. *Clin Pharmacol Ther* 1993; **54:** 23–7.

抗疟药 对于联合应用金刚烷胺和奎宁或奎尼丁可能造成的影响。见上文**抗心律失常药**项下。

利尿药 1名帕金森病患者，以前每日服用盐酸金刚烷胺300mg，病情控制稳定，使用含有氨苯蝶啶和氢氯噻嗪的制剂（*Dyazide*）治疗7天后，出现了金刚烷胺中毒症状，包括共济失调、肌阵挛和意识错乱[1]。据推测这种效应是由金刚烷胺的肾小管分泌减少造成的。

1. Wilson TW, Rajput AH. Amantadine-Dyazide interaction. *Can Med Assoc J* 1983; **129:** 974–5.

单胺氧化酶抑制药 1名已经使用金刚烷胺的患者开始使用硫酸苯乙肼进行治疗，48h后患者出现高血压[1]。

1. Jack RA, Daniel DG. Possible interaction between phenelzine and amantadine. *Arch Gen Psychiatry* 1984; **41:** 726.

药动学

盐酸金刚烷胺在胃肠道能很好地吸收，口服4h后达血浆峰浓度。血浆蛋白结合率67%。相当一部分与红细胞结合，红细胞内的浓度比血浆浓度高2.7倍。虽然尿中可以测到少量乙酰化代谢产物，但是药物主要以原形经肾小球滤过和肾小管分泌排泄。对于肾功能正常患者，血浆消除半衰期为15h，但是在老年人或者肾损伤患者，半衰期显著延长。酸化尿液可明显增加排泄率。金刚烷胺可透过血脑屏障和胎盘屏障，也可分布到乳汁中。

1. Aoki FY, Sitar DS. Clinical pharmacokinetics of amantadine hydrochloride. *Clin Pharmacokinet* 1988; **14:** 35–51.

用途和用法

金刚烷胺是具有抗毒蕈碱活性的弱多巴胺激动药，它也是*N*-甲基-D-天冬氨酸受体的拮抗药。金刚烷胺具有温和的抗帕金森活性，用于帕金森综合征的治疗（见下文），主要用于疾病早期症状轻度时的治疗。它也许可以改善运动徐缓、强直和震颤，但是可出现耐药性。

金刚烷胺也是一种抗病毒药，它可抑制A型流感病毒的复制，对B型流感病毒几乎没有活性。预防性地用于A型流感病毒感染，感染早期应用可改善症状（见下文）。

金刚烷胺也用于带状疱疹病毒的治疗（见**水痘-带状疱疹感染**，第828页）。

金刚烷胺通常以盐酸盐的形式口服，以下表述的剂量就是这种盐酸盐的量。

帕金森综合征的治疗通常的开始剂量为每日100mg，一周或更长时间后可增加为每日2次，每次100mg。有时候会增加到每日400mg的最大剂量。65岁以上老年患者应使用最低有效剂量，因为这一年龄组的金刚烷胺的肾清除率可能降低。用于帕金森综合征治疗时，金刚烷胺应逐渐停药以避免病情加重。英国注册药品信息建议药物剂量的减少应以半周为一周期。

在英国，治疗**A型流感**的剂量是每日100mg，通常给予5天。A型流感的预防剂量与治疗剂量相同，疗程大约需要6周。如果金刚烷胺同流感疫苗合用，通常只需在接种后给予3周。在推荐的用药期间，10～15岁儿童每日给予100mg。对于65岁以上患者建议每日剂量小于100mg或者每隔一天以上时间服用100mg。

美国的用药剂量较英国高：治疗A型流感，每日剂量是200mg，1次或分2次服用，用至症状消失后的24～48h。A型流感的预防剂量同治疗剂量，暴露后至少用10天。如果同疫苗合用，金刚烷胺应该在接种后的2～4周服用。65岁或65岁以上老年患者以及对高剂量不耐受的患者，金刚烷胺剂量应该减少至每日100mg。1～9岁儿童每日的给药剂量是4.4～8.8mg/kg，每日最大剂量为150mg；9岁以上儿童，应该每次服用100mg，每日2次。

治疗**带状疱疹**，每次100mg，每日2次，疗程14天。如果疼痛持续，治疗可再延长14天。

对于肾损伤患者，金刚烷胺剂量应该减少（见下文）。

硫酸金刚烷胺的使用方法与盐酸金刚烷胺相似，可口服或静脉输注。

用法 每日静脉输注高达600mg的硫酸金刚烷胺，成功地救治了1名出现运动不能危象的帕金森病患者[1]。

1. Gadoth N, *et al.* I.V. amantidine [sic] sulfate for extrapyramidal crisis. *Clin Pharm* 1985; **4:** 146.

儿童用法 预防和治疗儿童A型流感时，盐酸金刚烷胺的剂量见上文。

在肾损伤中的用法 肾损伤患者口服盐酸金刚烷胺的用量应当减少，根据患者的肌酐清除率，或者减少每日总剂量，或者延长剂量使用间隔。

英国推荐的剂量如下：

- 肌酐清除率>35ml/min：每日100mg。
- 肌酐清除率15～35ml/min：每2～3天100mg。
- 肌酐清除率<15ml/min：不推荐使用。

美国推荐的剂量如下：

- 肌酐清除率30～50ml/min：第1天200mg，随后每日100mg。
- 肌酐清除率15～29ml/min：第1天200mg，随后每隔一天使用100mg。
- 肌酐清除率<15ml/min或者需要做血液透析的患者：每7天使用200mg。

也见上文的**注意事项**项下。

锥体外系障碍 金刚烷胺在药源性锥体外系综合征的短期治疗中可替代抗毒蕈碱药[1]（第943页）。美国注册药品信息推荐的常规口服剂量是每日200mg，分2次服用，如果必要剂量可以增加到300mg。但是，耐药性的出现又限制了其有效性。

也见下文**帕金森综合征**项下。

金刚烷胺已经尝试用于治疗Huntington病患者的舞蹈症[2,3]。

1. König P, *et al.* Amantadine versus biperiden: a double-blind study of treatment efficacy in neuroleptic extrapyramidal movement disorders. *Neuropsychobiology* 1996; **33:** 80–4.
2. Magnet MK, *et al.* Amantadine in the akinetic-rigid variant of Huntington's disease. *Ann Pharmacother* 2004; **38:** 1194–6.
3. Heckmann JM, *et al.* IV amantadine improves chorea in Huntington's disease: an acute randomized, controlled study. *Neurology* 2004; **63:** 597–8.

丙型肝炎 在慢性丙型肝炎的治疗中，金刚烷胺可作为以干扰素为基础的抗病毒治疗方案的附加治疗[1～4]（第821页）。荟萃分析[1]表明，对于首次治疗患者或者复发患者，金刚烷胺毫无价值，但是对于以前对治疗无反应的患者，金刚烷胺、利巴韦林和干扰素三联疗法可以改善其持续性反应。

1. Deltenre P, *et al.* Evaluation of amantadine in chronic hepatitis C: a meta-analysis. *J Hepatol* 2004; **41:** 462–73.
2. Stauber RE, *et al.* Retreatment of patients with chronic hepatitis C not responding to interferon/ribavirin combination therapy with daily interferon plus ribavirin plus amantadine. *Wien Klin Wochenschr* 2004; **116:** 530–5.
3. Herrine SK, *et al.* Peginterferon alpha-2a combination therapies in chronic hepatitis C patients who relapsed after or had a viral breakthrough on therapy with standard interferon alpha-2b plus ribavirin: a pilot study of efficacy and safety. *Dig Dis Sci* 2005; **50:** 719–26.
4. Mangia A, *et al.* A randomized controlled trial of pegylated interferon alpha-2a (40 KD) or interferon alpha-2a plus ribavirin and amantadine vs interferon alpha-2a and ribavirin in treatment-naive patients with chronic hepatitis C. *J Viral Hepatitis* 2005; **12:** 292–9.

呃逆　有报道[1]，金刚烷胺对难治性呃逆患者有良好治疗效果。治疗难治性呃逆参见**氯丙嗪**项下（第947页）。

1. Askenasy JJM, *et al.* Persistent hiccup cured by amantadine. *N Engl J Med* 1988; **318:** 711.

流行性感冒　金刚烷胺和金刚乙胺（第869页）相似，用于A型流感的预防和治疗（第828页），对于成人而言，两药是等效的，但是金刚烷胺引起的不良反应比较多[1]。在儿童和老年人中两药的安全性和疗效还需要进一步的研究确认[2]。在发病的48h内每日给予200mg金刚烷胺，可以缩短A型流感症状的持续时间[3]。接种疫苗是预防流感经常选用的方法，但是对疫苗禁忌的患者以及某些患者除接种疫苗外还可以使用金刚烷胺。在英国和美国，虽然金刚烷胺批准用于A型流感的预防和治疗，但是这些国家的一些权威不主张将金刚烷胺用于此用途[4~6]。

对金刚烷胺的耐药可能很快出现[7]。更多信息参见**金刚乙胺**项下的**耐药**，第869页。

1. Jefferson T, *et al.* Amantadine and rimantadine for influenza A in adults. Available in The Cochrane Database of Systematic Reviews; Issue 2. Chichester: John Wiley; 2006 (accessed 21/06/06).
2. Alves Galvão MG, *et al.* Amantadine and rimantadine for influenza A in children and the elderly. Available in The Cochrane Database of Systematic Reviews; Issue 1. Chichester: John Wiley; 2008 (accessed 29/05/08).
3. Nicholson KG, Wiselka MJ. Amantadine for influenza A. *BMJ* 1991; **302:** 425–6.
4. CDC. Prevention and control of influenza: recommendations of the Advisory Committee on Immunization Practices (ACIP). *MMWR* 2007; **56** (RR-6): 1–54. Also available at: http://www.cdc.gov/mmwr/PDF/rr/rr5606.pdf (accessed 09/10/07)
5. NICE. Oseltamivir, amantadine (review) and zanamivir for the prophylaxis of influenza—includes a review of NICE technology appraisal guidance 67: NICE Technology Appraisal Guidance 158 (issued September 2008). Available at: http://www.nice.org.uk/nicemedia/pdf/TA158Guidance.pdf (accessed 20/08/09)
6. NICE. Amantadine, oseltamivir and zanamivir for the treatment of influenza—review of NICE technology appraisal guidance 58: NICE Technology Appraisal Guidance 168 (issued February 2009). Available at: http://www.nice.org.uk/nicemedia/pdf/TA168fullguidance.pdf (accessed 20/08/09)
7. Bright RA, *et al.* Incidence of adamantane resistance among influenza A (H3N2) viruses isolated worldwide from 1994 to 2005: a cause for concern. *Lancet* 2005; **366:** 1175–81.

多发性硬化　金刚烷胺已经用来减轻多发硬化引起的疲劳（第858页）。但一篇系统综述[1]认为没有足够的证据证明金刚烷胺能够减轻多发性硬化患者的疲劳，需要更多的大样本对照试验进一步确证。

1. Pucci E, *et al.* Amantadine for fatigue in multiple sclerosis. Available in The Cochrane Database of Systematic Reviews; Issue 1. Chichester: John Wiley; 2007 (accessed 29/05/08).

神经阻滞剂恶性综合征　金刚烷胺已被尝试用于神经阻滞剂恶性综合征（第943页）的治疗[1~3]。

1. McCarron MM, *et al.* A case of neuroleptic malignant syndrome successfully treated with amantadine. *J Clin Psychiatry* 1982; **43:** 381–2.
2. Amdurski S, *et al.* A therapeutic trial of amantadine in haloperidol-induced malignant neuroleptic syndrome. *Curr Ther Res* 1983; **33:** 225–9.
3. Woo J, *et al.* Neuroleptic malignant syndrome successfully treated with amantadine. *Postgrad Med J* 1986; **62:** 809–10.

帕金森综合征　金刚烷胺治疗帕金森综合征（第763页）的作用机制尚不明确，但也许是因为其抗毒蕈碱活性以及改变了多巴胺的释放和再摄取。也有人认为金刚烷胺作为非竞争性的*N*-甲基-D-天冬氨酸拮抗药起到了治疗作用[1,2]。同左旋多巴相比，金刚烷胺的抗震颤麻痹活性温和而且几乎没有不良反应。它可以改善运动迟缓以及震颤和强直，同抗毒蕈碱药一样主要用于治疗症状轻度的早期帕金森病患者。对许多病情加重患者的运动障碍也有效[3]。但只有少数患者获益较大而且会出现耐药性。此外，两篇系统综述[4,5]认为在帕金森病和疾病后期左旋多巴引起的运动障碍的治疗中，随机对照试验还没有提供出足够的说明金刚烷胺有效和安全的证据。

注册药品信息表明，金刚烷胺的疗效可持续到停药后的3～4周。在此期间，如果临床需要，可继续维持已有的抗帕金森症药治疗或者开始低剂量的左旋多巴治疗。

1. Laing P. Stroke treatment. *Lancet* 1991; **337:** 1601.
2. Greenamyre JT, O'Brien CF. N-Methyl-D-aspartate antagonists in the treatment of Parkinson's disease. *Arch Neurol* 1991; **48:** 977–81.
3. Thomas A, *et al.* Duration of amantadine benefit on dyskinesia of severe Parkinson's disease. *J Neurol Neurosurg Psychiatry* 2004; **75:** 141–3.
4. Crosby NJ, *et al.* Amantadine in Parkinson's disease. Available in The Cochrane Database of Systematic Reviews; Issue 1. Chichester: John Wiley; 2003 (accessed 16/02/06).
5. Crosby NJ, *et al.* Amantadine for dyskinesia in Parkinson's disease. Available in The Cochrane Database of Systematic Reviews; Issue 2. Chichester: John Wiley; 2003 (accessed 16/02/06).

撤药综合征　**可卡因**　尽管早期获得过一些有益的结果，但一篇系统综述[1]认为在可卡因依赖（第1774页）的治疗中，并无证据支持使用包括金刚烷胺在内的多巴胺受体激动药。

1. Soares B, *et al.* Dopamine agonists for cocaine dependence. [Withdrawn]. Available in The Cochrane Database of Systematic Reviews; Issue 2. Chichester: John Wiley; 2010 (accessed 23/08/10).

制剂

BP 2010: Amantadine Capsules; Amantadine Oral Solution;
USP 33: Amantadine Hydrochloride Capsules; Amantadine Hydrochloride Syrup.

专利制剂

Arg.: Actison; Ampakine; Virosol; ***Austral.:*** Symmetrel; ***Austria:*** Amant†; Hofcomant; PK-Merz; ***Belg.:*** Amantan; ***Braz.:*** Mantidan; ***Canad.:*** Endantadine†; Symmetrel†; ***Chile:*** Prayanol; ***Cz.:*** Amantadol†; PK-Merz; Viregyt-K; ***Fin.:*** Atarin; ***Fr.:*** Mantadix; ***Ger.:*** Adekin†; Aman†; Amanta†; Amantagamma; Amixx; InfectoFlu†; Infex†; PK-Merz; tregor; ***Gr.:*** Hofcomant; PK-Merz; Symmetrel; ***Hong Kong:*** PK-Merz; Topharmin; ***Hung.:*** PK-Merz; Viregyt; ***India:*** Amantrel; ***Irl.:*** Symmetrel; ***Israel:*** A-Parkin†; Paritrel; PK-Merz; ***Ital.:*** Mantadan; ***Malaysia:*** PK-Merz; ***Mex.:*** Kinestrel; Padiken†; PK-Merz; ***Neth.:*** Symmetrel; ***NZ:*** Symmetrel; ***Philipp.:*** PK-Merz; ***Pol.:*** Amantix; Viregyt K; ***Port.:*** Parkadina; PK-Merz; Profil†; ***S.Afr.:*** Symmetrel; ***Singapore:*** Symmetrel; ***Switz.:*** PK-Merz; Symmetrel; ***Turk.:*** PK-Merz; ***UK:*** Lysovir; Symmetrel; ***Ukr.:*** Neomidantan (Неомидантан); ***USA:*** Symmetrel; ***Venez.:*** Symmetrel†.

多组分制剂　***Mex.:*** Antiflu-Des; Fluviatol; Rosel.

Apomorphine Hydrochloride (*BANM*) 盐酸阿扑吗啡

Apomorfiinihydrokloridi; Apomorfin Hidroklorür; Apomorfina, hidrocloruro de; Apomorfin-hidroklorid; Apomorfin-hydrochlorid hemihydrát; Apomorfinhydroklorid; Apomorfino hidrochloridas; Apomorfiny chlorowodorek; Apomorphine, chlorhydrate d'; Apomorphini hydrochloridum; Apomorphini Hydrochloridum Hemihydricum. 6aβ-Aporphine-10,11-diol hydrochloride hemihydrate; (*R*)-10,11-Dihydroxy-6a-aporphine hydrochloride hemihydrate; (6a*R*)-5,6,6a,7-Tetrahydro-6-methyl-4*H*-dibenzo[*de*,*g*]quinoline-10,11-diol hydrochloride hemihydrate.

Апоморфина Гидрохлорид

$C_{17}H_{17}NO_2,HCl,\frac{1}{2}H_2O$ = 312.8.

CAS — 58-00-4 (apomorphine); 314-19-2 (anhydrous apomorphine hydrochloride); 41372-20-7 (apomorphine hydrochloride, hemihydrate).

ATC — G04BE07; N04BC07.

ATC Vet — QG04BE07; QN04BC07.

UNII — F39049Y068 (apomorphine hydrochloride hemihydrate); 9K13MD7A0D (anhydrous apomorphine hydrochloride).

(*apomorphine*)

Pharmacopoeias. In *Chin.*, *Eur.* (see p.vii), and *US.*

Br. also includes a form for homoeopathic preparations.

Ph. Eur. 6. 8（Apomorphine Hydrochloride）　白色或微黄色至淡绿色的灰白色晶体或结晶性粉末，在空气中或光线下绿色更明显。略溶于水和乙醇。1%水溶液的pH值为4.0～5.0。贮藏于密闭容器中。避光。

USP 33（Apomorphine Hydrochloride）　无臭、微白或灰白、白色晶体或白色粉末。暴露于空气和光线下逐渐变成绿色。溶于水（1∶50），80℃时为溶于水（1∶20）；溶于乙醇（1∶50）；极微溶于乙醚和氯仿。溶液用石蕊检测呈中性。贮藏于密闭容器中。避光。

BP 2010（Apomorphine Hydrochloride for Homoeopathic Preparations；Apomorphinum Muriaticum for Homoeopathic Preparations）。

稳定性　盐酸阿扑吗啡的水溶液在贮藏过程中会分解，如果溶液变绿色、棕色或有沉淀时，严禁使用。

不良反应

帕金森综合征的治疗　治疗剂量的阿扑吗啡通常会引起恶心和呕吐，但是这些不良反应可以用多潘立酮和曲美苄胺治疗控制。在治疗的头几周通常会产生短暂的镇静作用。也有唾液分泌增多以及出汗量增加的报道。阿扑吗啡可引起神经精神紊乱，包括认知缺损、人格改变，意识模糊以及幻觉。较少引起中枢神经系统兴奋，症状包括欣快、头晕、不安、震颤、心动过速以及气促。在治疗帕金森综合征患者的“开”（“on”）期间，阿扑吗啡可引起运动障碍，这可能严重到需要停止治疗。姿态不稳和跌倒也是一个问题。一过性的直立性低血压也不常发生。罕见嗜曙红细胞增多症。阿扑吗啡和左旋多巴合用可引起溶血性贫血，如果调整剂量也不能满意控制，则需要马上停止治疗。在皮下注射部位经常出现硬化、结节、脂膜炎，有时还可导致溃疡。

勃起障碍的治疗　最常见的不良反应是恶心、头痛和眩晕。其他报道的不良反应还有呵欠、鼻炎、咽炎、嗜睡、感染、疼痛、咳嗽增多、面红、味觉失调以及出汗。也有晕厥（血管迷走神经综合征）发生。

过量　阿扑吗啡过量使用可产生持续性呕吐、呼吸抑制、心动过缓、低血压以及昏迷和死亡。

暂时性肌麻痹　1名60岁老年男性因帕金森综合征接受阿扑吗啡治疗，皮下给予4mg阿扑吗啡后15min，出现了完全运动不能和失语[1]，患者意识清醒，但有嗜睡和出汗。再次给药2mg和6mg，出现相似的更深度的肌麻痹。因为患者以前用左旋多巴无改善，因此可能的诊断是黑质纹状体退化，但是阿扑吗啡的特异性反应机制还不清楚。

1. Jenkins JR, Pearce JMS. Paradoxical akinetic response to apomorphine in parkinsonism. *J Neurol Neurosurg Psychiatry* 1992; **55:** 414–15.

对心脏的影响　1名67岁老年男性皮下注射3mg阿扑吗啡后5min，除出现无力、流涎、恶心和呕吐外，还出现心悸伴冷汗和胸痛。ECG显示心室率140次/min并伴有房颤[1]。

1. Stocchi F, *et al.* Transient atrial fibrillation after subcutaneous apomorphine bolus. *Mov Disord* 1996; **11:** 584–5.

对心理功能的影响　据报道6名帕金森病患者皮下注射阿扑吗啡后，其中4名出现严重的意识模糊、幻觉以及急性精神病[1]。这4名患者中有3名以前使用麦角乙脲时就出现过精神障碍。然而其他研究没有注意到阿扑吗啡对帕金森病患者心理功能的影响[2,3]，认为无意识模糊和幻觉史的患者出现精神不正常的危险比较低[3]。英国注册药品信息称有报道阿扑吗啡可加重帕金森综合征患者的精神错乱。

帕金森病患者服用多巴胺激动药后出现行为异常（如嗜赌或白天嗜睡）的文献报道参见**左旋多巴**项下，第776页。

1. Ruggieri S, *et al.* Side-effects of subcutaneous apomorphine in Parkinson's disease. *Lancet* 1989; **i:** 566.
2. Stibe CMH, *et al.* Subcutaneous apomorphine in parkinsonian on-off oscillations. *Lancet* 1988; **i:** 403–6.
3. Poewe W, *et al.* Side-effects of subcutaneous apomorphine in Parkinson's disease. *Lancet* 1989; **i:** 1084–5.

超敏反应　有报道2名接触阿扑吗啡粉末的工人出现了变态反应，包括接触性皮炎、严重鼻炎和呼吸窘迫[1]。还有鼻内使用阿扑吗啡引起鼻唇肿胀的接触性变态反应的报道[2]。所有这些患者阿扑吗啡皮试均呈阳性[1,2]。多数患者皮下注射阿扑吗啡后会在注射部位出现皮下小结，对皮下小结的活检还不能阐明脂膜炎是由哪一反应引起的[3]。虽然结节可缓慢消退，但该部位常不适合再次注射，因为药物在该部位的吸收不可预知，这就限制了阿扑吗啡的长期使用[3]。

1. Dahlquist I. Allergic reactions to apomorphine. *Contact Dermatitis* 1977; **3:** 349–50.
2. van Laar T, *et al.* Nasolabiale allergische reactie op intranasale toediening van apomorfine bij de ziekte van Parkinson. *Ned Tijdschr Geneeskd* 1992; **136** (suppl 47): 26–7.
3. Acland KM, *et al.* Panniculitis in association with apomorphine infusion. *Br J Dermatol* 1998; **138:** 480–2.

水肿　1名患者皮下注射阿扑吗啡后出现下肢严重的可逆性水肿[1]。再给予阿扑吗啡时又出现水肿，但是程度较以前轻。

1. Vermersch P. Severe oedema after subcutaneous apomorphine in Parkinson's disease. *Lancet* 1989; **ii:** 802.

口腔炎　8名患者使用舌下阿扑吗啡治疗2～6个月后，其中4人发生了口腔炎，并因症状严重而停止了治疗[1]。

1. Montastruc JL, *et al.* Sublingual apomorphine in Parkinson's disease: a clinical and pharmacokinetic study. *Clin Neuropharmacol* 1991; **14:** 432–7.

不良反应的处置

在英国，当用阿扑吗啡治疗帕金森病时，通常用多潘立酮来控制恶心和呕吐。一般建议在开始阿扑吗啡治疗前至少给予1～2天的多潘立酮。虽然某些患者不确定是否需要继续治疗，但多潘立酮通常需要在几周内或者更长时间内逐渐撤药。在美国，开始阿扑吗啡治疗的前3天，相似地给予盐酸曲美苄胺。

过量时，可给予阿片类拮抗药（如纳洛酮）治疗过度呕吐、CNS抑制和呼吸系统抑制。

1. Bonuccelli U, *et al.* Naloxone partly counteracts apomorphine side effects. *Clin Neuropharmacol* 1991; **14:** 442–9.

注意事项

阿扑吗啡禁用于有呼吸抑制、CNS抑制、对类罂粟碱药物超敏、有神经精神问题以及痴呆患者。慎用于容易恶心、呕吐或者呕吐能够引起危险的患者。有肺病、心血管疾病、内分泌疾病或肝肾损伤的患者也应慎用阿扑吗啡。老年人、过度劳累患者以及曾出现过直立性低血压患者刚开始使用阿扑吗啡时需要格外注意。有眩晕、头晕以及晕厥症状的患者不能驾驶或者操作机器。

帕金森综合征的治疗 严重运动障碍、张力减退或者精神性效应引起的对左旋多巴“开”（“on”）反应的患者不适合用阿扑吗啡，肝功能损伤的患者也不适宜用阿扑吗啡。建议使用阿扑吗啡的患者定期监测肝肾功能、造血功能以及心血管功能，*BNF 59* 建议同时使用阿扑吗啡和左旋多巴的患者在开始治疗时及每隔6周筛查溶血性贫血和血小板减少症。阿扑吗啡治疗期间出现贫血、持续意识模糊或幻觉的患者需要观察和在专家指导下调整剂量，有时候也许需要停止治疗。阿扑吗啡有可能引起白天睡眠过多以及突发睡眠，建议驾驶或者操作机器时要小心。有这种不良反应的患者在这种反应消失前不应驾驶或者操作机器。

使用0.9%氯化钠溶液稀释注射液、轮换注射部位以及在结节和硬化部位超声治疗可减轻局部皮下反应。

勃起功能障碍的治疗 英国注册药品信息警告有阴茎解剖畸形的患者应该慎用治疗勃起功能障碍药。

药物相互作用

阿扑吗啡应慎用于接受抗高血压药或有机硝酸盐治疗的患者，因为它可增强降压效果。阿扑吗啡治疗期间饮酒也能加重低血压反应。抗精神病药物和其他CNS多巴胺抑制药可拮抗阿扑吗啡的治疗效果。恩他卡朋和美金刚可增强阿扑吗啡的治疗效果。

止吐药 阿扑吗啡治疗帕金森综合征时通常可联用多潘立酮（英国）和曲美苄胺（美国）来控制恶心和呕吐。但是，尚不清楚使用其他止吐药是否安全。美国注册药品信息禁忌昂丹司琼和相关5-HT_3拮抗药与阿扑吗啡联用，因为有这种联用引起严重低血压和意识丧失的报道。但英国注册药品信息没有提及这种禁忌，注册药品信息称根据药物相互作用研究，用低剂量阿扑吗啡治疗勃起功能障碍时给予盐酸昂丹司琼或马来酸丙氯拉嗪可能是安全的。

药动学

阿扑吗啡皮下注射可被很好地吸收，口服时存在明显的首关效应，生物利用度低。但舌下给药容易吸收，40～60min达血浆峰浓度。生物利用度是皮下注射的17%～18%。阿扑吗啡90%与血浆蛋白结合，主要是白蛋白。

阿扑吗啡主要在肝脏代谢，主要与葡糖醛酸和硫酸根结合，主要代谢产物是硫酸阿扑吗啡。也可通过去甲基化产生去甲阿扑吗啡。大部分以代谢物形式通过尿排出。

1. Neef C, van Laar T. Pharmacokinetic-pharmacodynamic relationships of apomorphine in patients with Parkinson's disease. *Clin Pharmacokinet* 1999; **37:** 257–71.
2. Argiolas A, Hedlund H. The pharmacology and clinical pharmacokinetics of apomorphine SL. *BJU Int* 2001; **88** (suppl 3): 18–21.
3. LeWitt PA. Subcutaneously administered apomorphine: pharmacokinetics and metabolism. *Neurology* 2004; **62** (suppl 4): S8–S11.

用途和用法

阿扑吗啡是与多巴胺结构类似的吗啡衍生物。在帕金森综合征的治疗，尤其是“开关”效应的控制中，是有效的多巴胺D_1和D_2受体激动药（见下文）。它也可用于勃起功能障碍的治疗。阿扑吗啡以盐酸盐的形式使用，表述的剂量也是这种盐酸盐。下文中帕金森综合征的治疗方案适用于英国制剂且为皮下给药；在美国，虽然规定的最大单剂量和每日剂量都小于英国，但是也可以获取相似剂剂。

帕金森综合征“关”（“off”）期间，应该在专家指导下制订阿扑吗啡最佳治疗剂量。在开始阿扑吗啡治疗前，至少进行2天的止吐药多潘立酮的预治疗。停用抗帕金森症药治疗一夜诱发“关”期后，最初通常给予1mg试验剂量，如果需要的话，30min后给予第二个剂量2mg。随后按需要至少每隔40min增加一次剂量，以便确定能产生良好运动原反应的最低剂量。一旦患者正常的抗帕金森症治疗重新建立，盐酸阿扑吗啡的有效剂量应在出现“关”（“off”）期间的最初征兆时给予。

根据反应进一步调整用药剂量和频率，患者一般每日需要3～30mg，分次使用，但是一次注射剂量不要超过10mg。每日需要注射10次以上的患者或者间断注射不能完全控制症状的患者可考虑持续皮下输注。输注的初始速率是1mg/h，然后每小时最多增加500μg，增加到最大速率4mg/h的时间不能少于4h。输注只能在患者清醒时进行，输注部位应每12h更换一次。不建议连续24h输注，除非夜间有严重症状。患者通常需要间断的推注来进行输注补充，但是输注和（或）注射的最大日总剂量是100mg。

阿扑吗啡可以刺激脑催吐化学感受区，一次剂量几分钟内就可以产生呕吐。但是，中毒时用阿扑吗啡催吐是危险的，因为它可诱发持续呕吐和休克，因此不建议使用。

顺势疗法 阿扑吗啡曾作为顺势疗法药物。

勃起功能障碍 阿扑吗啡是许多可产生良好效果的治疗勃起功能障碍的药物之一（第2099页）[1～5]。虽然也可以皮下给药，但是大部分是通过舌下给药[1]。吸入用阿扑吗啡也在开发中[6]。

1. Segraves RT, *et al.* Effect of apomorphine on penile tumescence in men with psychogenic impotence. *J Urol (Baltimore)* 1991; **145:** 1174–5.
2. Heaton JPW, *et al.* Recovery of erectile function by the oral administration of apomorphine. *Urology* 1995; **45:** 200–6.
3. Dula E, *et al.* Efficacy and safety of fixed-dose and dose-optimization regimens of sublingual apomorphine versus placebo in men with erectile dysfunction. *Urology* 2000; **56:** 130–5.
4. Martinez R, *et al.* Clinical experience with apomorphine hydrochloride: the first 107 patients. *J Urol (Baltimore)* 2003; **170:** 2352–5.
5. Gontero P, *et al.* Clinical efficacy of apomorphine SL in erectile dysfunction of diabetic men. *Int J Impot Res* 2005; **17:** 80–5.
6. Riley A, *et al.* Inhalation device allows novel administration of apomorphine in men with erectile dysfunction: efficacy and safety findings. *J Sex Med* 2010; **7:** 1508–17.

帕金森综合征 *诊断* 皮下给予试验剂量的阿扑吗啡用于帕金森综合征的鉴别诊断[1～4]，以便将对多巴胺能的反应类型与其他帕金森综合征（如肝豆核变性疾病、皮质基底核变性和弥漫性低分化神经胶质瘤等）区分开。虽然口服左旋多巴激发仍然是多巴胺能神经反应性最好的测试方法[5,6]，但是对左旋多巴无反应的患者进行再评价时证明阿扑吗啡是有价值的[1,4]。

1. Barker R, *et al.* Subcutaneous apomorphine as a diagnostic test for dopaminergic responsiveness in parkinsonian syndromes. *Lancet* 1989; **i:** 675.
2. Oertel WH, *et al.* Apomorphine test for dopaminergic responsiveness. *Lancet* 1989; **i:** 1262–3.
3. Frankel JP, *et al.* Use of apomorphine to test for dopamine responsiveness in Wilson's disease. *Lancet* 1989; **ii:** 801–2.
4. Hughes AJ, *et al.* Apomorphine test to predict dopaminergic responsiveness in parkinsonian syndromes. *Lancet* 1990; **336:** 32–4.
5. Steiger MJ, Quinn NP. Levodopa challenge test in Parkinson's disease. *Lancet* 1992; **339:** 751–2.
6. Müller T, *et al.* Repeated rating improves value of diagnostic dopaminergic challenge tests in Parkinson's disease. *J Neural Transm* 2003; **110:** 603–9.

治疗 口服阿扑吗啡对帕金森病（第763页）的治疗具有良好的效果，但为了克服广泛的肝脏首关代谢常需要大剂量服用（一项研究[1]中每日达1.4g），这有可能引起尿毒症。因此，治疗帕金森病需要非胃肠道给药，这就限制了阿扑吗啡的使用。阿扑吗啡治疗帕金森病目前主要是用于稳定那些对其他多巴胺受体激动药无效的“开-关”波动患者。通常是皮下注射或输注，但是一篇介绍阿扑吗啡治疗帕金森病的综述[2]中讨论了直肠给药、舌下给药和鼻内给药。阿扑吗啡吸入药也正在研究之中。

1. Cotzias GC, *et al.* Treatment of Parkinson's disease with aporphines. *N Engl J Med* 1976; **294:** 567–72.
2. Koller W, Stacy M. Other formulations and future considerations for apomorphine for subcutaneous injection therapy. *Neurology* 2004; **62** (suppl 4): S22–S26.

制剂

USP 33: Apomorphine Hydrochloride Tablets.

专利制剂

Austral.: Apomine; ***Austria:*** APO-go; Uprima†; ***Belg.:*** Uprima†; ***Braz.:*** Uprima; ***Chile:*** APO-go; Noc; ***Cz.:*** APO-go; Uprima†; ***Denm.:*** APO-go; Uprima†; ***Fin.:*** Uprima†; ***Fr.:*** Apokinon; Uprima†; ***Ger.:*** APO-go; Uprima†; ***Gr.:*** APO-go; Uprima†; ***Hung.:*** APO-go†; Uprima†; ***Irl.:*** APO-go; Uprima†; ***Israel:*** APO-go; ***Ital.:*** Apofin; Uprima†; ***Jpn:*** Ixense†; ***Mex.:*** Taluvian; ***Neth.:*** APO-go; Uprima†; ***Norw.:*** Uprima†; ***NZ:*** APO-go; Apomine; Uprima†; ***Port.:*** APO-go; Uprima†; ***S.Afr.:*** Uprima†; ***Spain:*** APO-go; Uprima†; ***Swed.:*** Uprima†; ***Switz.:*** Uprima†; ***Thai.:*** Ixense†; ***Turk.:*** APO-go; ***UK:*** APO-go; Uprima†; ***USA:*** Apokyn; ***Venez.:*** Uprima†.

顺势疗法制剂 ***Austral.:*** Nausea Relief†; Travellers Relief; ***Austria:*** Vomitusheel; ***Fr.:*** Apomorphinum Complexe No 97; Bilinum Complexe No 113; ***Ger.:*** Vomistop; ***Switz.:*** Nelsons Travella; ***UK:*** Travella.

Benserazide (*BAN*, *USAN*, *rINN*) 苄丝肼

Benseratsidi; Benserazid; Benserazida; Bensérazide; Benserazidum; Ro-4-4602. DL-Serine 2-(2,3,4-trihydroxybenzyl)hydrazide; 2-Amino-3-hydroxy-2′-(2,3,4-trihydroxybenzyl)propionohydrazide.

Бенсеразид

$C_{10}H_{15}N_3O_5$ = 257.2.
CAS — 322-35-0.
UNII — 762OS3ZEJU.

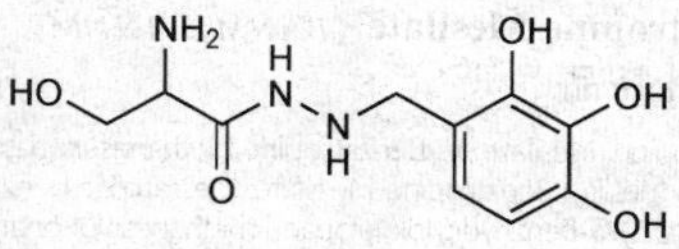

Benserazide Hydrochloride (*BANM*, *rINNM*) 盐酸苄丝肼

Benseratsidihydrokloridi; Bensérazide, chlorhydrate de; Benserazid-hydrochlorid; Benserazidhydroklorid; Benserazidi hydrochloridum; Benserazido hidrochloridas; Benszerazid-hidroklorid; Hidrocloruro de benserazida; Serazide Hydrochloride.

Бенсеразида Гидрохлорид

$C_{10}H_{15}N_3O_5$,HCl = 293.7.
CAS — 14919-77-8; 14046-64-1.
UNII — B66E5RK36Q.

注：盐酸苄丝肼的复方制剂用下列名称表示：

- Co-beneldopa（*BAN*）——苄丝肼和左旋多巴（1∶1）（*w*/*w*）。

Pharmacopoeias. In *Chin.*, *Eur.* (see p.vii), and *Jpn.*

Ph. Eur. 6.8（Benserazide Hydrochloride） 白色、淡黄白色或橙白色结晶性粉末。具有多晶型。易溶于水；极微溶于无水乙醇；几乎不溶于丙酮。1%水溶液的pH值为4.0～5.0。避光。

溶解性 苄丝肼在中性、碱性或强酸介质中不稳定[1]。

1. Schwartz DE, Brandt R. Pharmacokinetic and metabolic studies of the decarboxylase inhibitor benserazide in animals and man. *Arzneimittelforschung* 1978; **28:** 302–7.

不良反应和注意事项

早期有苄丝肼引起大鼠骨骼发育畸形的报道[1]，但未收集到引起人体骨代谢失调的证据[2]。尽管如此，注册药品信息建议苄丝肼禁用于25岁以下患者、妊娠期妇女以及缺乏必要避孕措施的育龄妇女。

1. Theiss E, Schärer K. Toxicity of L-dopa and a decarboxylase inhibitor in animal experiments. In: de Ajuriaguerra J, Gauthier G, eds. *Monoamines Noyaux Gris Centraux et Syndrome de Parkinson*. Geneva: Georg, 1971: 497–504.
2. Ziegler WH, *et al.* Toxicity of L-dopa and a dopa decarboxylase inhibitor in humans. In: de Ajuriaguerra J, Gauthier G, eds. *Monoamines Noyaux Gris Centraux et Syndrome de Parkinson*. Geneva: Georg, 1971: 505–16.

药动学

在动物和人体进行的药动学和代谢研究[1,2]显示，帕金森患者口服苄丝肼后，58%被迅速吸收，与左旋多巴同服可略微增加其吸收。苄丝肼以其代谢物的形式迅速从尿中排泄，12h内排泄85%，大部分是在前6h排泄的。苄丝肼大部分在消化道内代谢且可以防止左旋多巴在消化道的脱羧作用。但是在其他器官中，苄丝肼主要被代谢成三羟基苄基肼苯哒嗪（tri hydroxy benzyl hydrazine）。苄丝肼不能通过大鼠的血脑屏障。

1. Schwartz DE, *et al.* Pharmacokinetics of the decarboxylase benserazide in man: its tissue distribution in the rat. *Eur J Clin Pharmacol* 1974; **7:** 39–45.
2. Schwartz DE, Brandt R. Pharmacokinetic and metabolic studies of the decarboxylase inhibitor benserazide in animals and man. *Arzneimittelforschung* 1978; **28:** 302–7.

用途和用法

盐酸苄丝肼是一种外周多巴胺脱羧酶抑制药，作用与卡比多巴相似（第773页），在帕金森综合征（第763页）治疗中用作左旋多巴的辅助药。具体剂量等详见左旋多巴，第779页。

1. Dingemanse J, *et al.* Pharmacodynamics of benserazide assessed by its effects on endogenous and exogenous levodopa pharmacokinetics. *Br J Clin Pharmacol* 1997; **44:** 41–8.

制剂

BP 2010: Co-beneldopa Capsules; Dispersible Co-beneldopa Tablets.

专利制剂

Ger.: Restex.

多组分制剂 **Arg.:** Madopar; **Austral.:** Madopar; **Austria:** Dopamed†; Levobens†; Madopar; Restex; **Belg.:** Prolopa; **Braz.:** Prolopa; **Canad.:** Prolopa; **Chile:** Melitase; Prolopa; **Cz.:** Madopar; **Denm.:** Madopar; **Fin.:** Madopar; **Fr.:** Modopar; **Ger.:** Levodopa comp B; Levopar; Madopar; PK-Levo; **Gr.:** Madopar; **Hong Kong:** Madopar; **Hung.:** Madopar; **Indon.:** Leparson; Levazide†; Levopar; Madopar; Pardoz; **Irl.:** Madopar; **Israel:** Levopar Plus; **Ital.:** Madopar; **Malaysia:** Madopar; **Mex.:** Madopar; **Neth.:** Madopar; Modopar; **Norw.:** Madopar; **NZ:** Madopar; **Philipp.:** Madopar; **Pol.:** Madopar; **Port.:** Madopar; **Rus.:** Madopar (Мадопар); **S.Afr.:** Madopar; **Singapore:** Madopar; **Spain:** Madopar; **Swed.:** Madopark; **Switz.:** Madopar; **Thai.:** Cenparkin†; Madopar; Vopar; **Turk.:** Madopar; **UK:** Madopar; **Ukr.:** Madopar (Мадопар); **Venez.:** Madopar.

Benzatropine Mesilate (*BANM*, *rINNM*) 甲磺酸苯扎托品

Benzatropine, Mésilate de; Benzatropine Methanesulfonate; Benzatropini Mesilas; Benztropine Mesylate; Mesilato de benzatropina. (1*R*,3*r*,5*S*)-3-Benzhydryloxytropane methanesulphonate.

Бензатропина Мезилат

$C_{21}H_{25}NO,CH_4O_3S$ = 403.5.

CAS — 86-13-5 (benzatropine); 132-17-2 (benzatropine mesilate).

ATC — N04AC01.

ATC Vet — QN04AC01.

UNII — WMJ8TL7510.

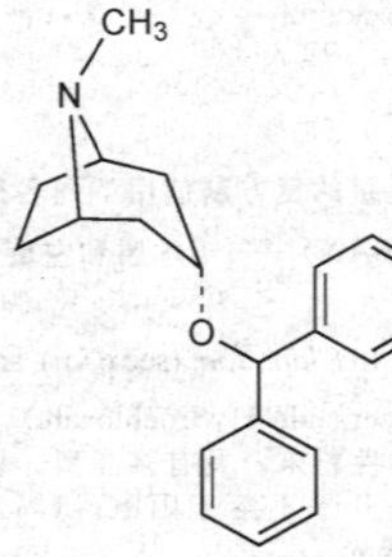

(benzatropine)

Pharmacopoeias. In *Br.* and *US.*

BP 2010 (Benzatropine Mesilate) 白色结晶性粉末，无臭或几乎无臭。极易溶于水；极易溶于乙醇；几乎不溶于乙醚。

USP 33 (Benztropine Mesylate) 白色、轻微吸湿的结晶性粉末。极易溶于水；易溶于乙醇；极微溶于乙醚。贮藏于密闭容器中。

不良反应、处置和注意事项

参见**硫酸阿托品**，第1176页。一些患者可能发生严重困倦，因此不能驾驶和操作机器。大剂量使用或敏感患者可能发生精神紊乱和兴奋。

滥用 苯扎托品的滥用见**盐酸苯海索**项下，第789页。

对心脏的影响 1名有抑郁和精神症状的患者服用苯扎托品出现异常窦性心动过缓，虽然调整为其他治疗但症状一直存在，只有当停用苯扎托品后症状才缓解[1]。

1. Voinov H, *et al.* Sinus bradycardia related to the use of benztropine mesylate. *Am J Psychiatry* 1992; **149:** 711.

药物相互作用

参见抗毒蕈碱药（见**硫酸阿托品**，第1176页）。

抗抑郁药 有报道[1]5名患者服用一种抗精神病药（一种选择性5-羟色胺再摄取抑制药）和苯扎托品后出现谵妄，报道认为苯扎托品与选择性5-羟色胺再摄取抑制药之间可能发生了药物相互作用。

1. Roth A, *et al.* Delirium associated with the combination of a neuroleptic, an SSRI, and benztropine. *J Clin Psychiatry* 1994; **55:** 492–5.

抗精神病药 有报道患者服用苯扎托品和抗精神病药后在室温超过29℃时出现严重中暑[1,2]。也有报道患者服用苯扎托品和抗精神病药后出现麻痹性肠梗阻，有时候这种肠梗阻甚至是致死性的[3]。

1. Stadnyk AN, Glezos JD. Drug-induced heat stroke. *Can Med Assoc J* 1983; **128:** 957–9.
2. Tyndel F, Labonté R. Drug-facilitated heat stroke. *Can Med Assoc J* 1983; **129:** 680.
3. Wade LC, Ellenor GL. Combination mesoridazine- and benztropine mesylate-induced paralytic ileus: two case reports. *Drug Intell Clin Pharm* 1980; **14:** 17–22.

用途和用法

甲磺酸苯扎托品是叔胺抗毒蕈碱药，作用和用途与苯海索相似（第789页），它也有抗组胺性质。苯扎托品用于帕金森综合征（第763页）的对症治疗，包括减轻药物（如酚噻嗪类药物）源性锥体外系症状。与其他抗毒蕈碱药一样，苯扎托品对迟发性运动障碍无效。但可用于治疗张力障碍。

甲磺酸苯扎托品一般口服给药，有必要的话，还可以肌内注射或静脉注射给药。

甲磺酸苯扎托品用于**帕金森综合征**的常用口服日剂量为1～2mg，也可在0.5～6mg的范围内。在动脉硬化和特发性帕金森综合征的治疗中，甲磺酸苯扎托品通常口服给药，初始剂量是0.5～1.0mg，睡前服用，有些患者起始日剂量可达到4～6mg。脑炎后帕金森综合征患者通常能耐受的初始剂量是2mg，分1次或多次给药，而一些对药物敏感的患者可能只需要开始时在睡前服用500μg即可。它的作用是蓄积性的，开始治疗几天内也许没有明显的效果。剂量以每隔5～6天增加500μg的速度逐渐增加到患者的最佳剂量，但是剂量最高不要超过每日6mg。维持治疗可以是每日睡前单次给药，也可以是每日分成2～4次给药。如果允许，也可以肌注类似的剂量。

在**药源性锥体外系综合征**的治疗过程中，口服或者胃肠外给予1～4mg，每日1～2次。1～2周后应该停药以评价是否需要继续治疗。

紧急状况下（如**急性肌张力障碍**）也可以肌内注射或静脉给予甲磺酸苯扎托品1～2mg，据报道肌内注射和静脉给药起效速度一样，所以后者很少用。

苯扎托品也有盐酸盐的给药形式。

制剂

BP 2010: Benzatropine Injection; Benzatropine Tablets;
USP 33: Benztropine Mesylate Injection; Benztropine Mesylate Tablets.

专利制剂

Austral.: Benztrop; Cogentin; **Austria:** Cogentin; **Cz.:** Apo-Benztropine; **Hong Kong:** Cogentin; **NZ:** Benztrop; Cogentin; **Port.:** Cogentin†; **Thai.:** Cogentin†; **UK:** Cogentin; **USA:** Cogentin.

Biperiden (*BAN*, *rINN*) 比哌立登

Biperideeni; Bipéridène; Biperideno; Biperidenum. 1-(Bicyclo[2.2.1]hept-5-en-2-yl)-1-phenyl-3-piperidinopropan-1-ol.

Биперидeн

$C_{21}H_{29}NO$ = 311.5.

CAS — 514-65-8.

ATC — N04AA02.

ATC Vet — QN04AA02.

UNII — 0FRP6G56LD.

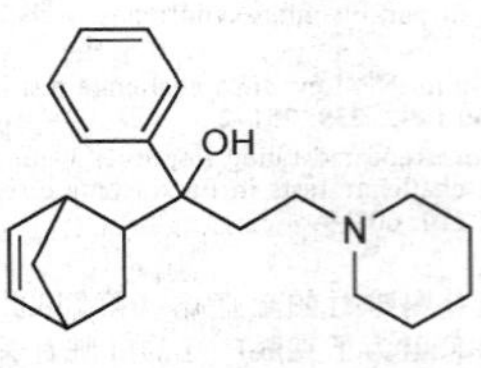

Pharmacopoeias. In *Int.* and *US.*

USP 33 (Biperiden) 白色、几乎无臭的结晶性粉末。几乎不溶于水；略溶于乙醇；易溶于氯仿。避光。

Biperiden Hydrochloride (*BANM*, *rINNM*) 盐酸比哌立登

Biperideenihydrokloridi; Biperiden Hidroklorür; Bipéridène, chlorhydrate de; Biperidén-hidroklorid; Biperiden-hydrochlorid; Biperidenhydroklorid; Biperideni hydrochloridum; Biperideno hidrochloridas; Hidrocloruro de biperideno.

Биперидена Гидрохлорид

$C_{21}H_{29}NO,HCl$ = 347.9.

CAS — 1235-82-1.

ATC — N04AA02.

ATC Vet — QN04AA02.

UNII — K35N76CUHF.

Pharmacopoeias. In *Eur.* (see p.vii), *Int.*, *Jpn*, and *US.*

Ph. Eur. 6.8 (Biperiden Hydrochloride) 白色或类白色结晶性粉末。微溶于水和乙醇；极微溶于二氯甲烷。0.2%水溶液的pH值为5.0～6.0。贮藏于密闭容器中。避光。

USP 33 (Biperiden Hydrochloride) 白色结晶性粉末，几乎无臭。微溶于水、乙醇、氯仿和乙醚；略溶于甲醇。避光。

Biperiden Lactate (*BANM*, *rINNM*) 乳酸比哌立登

Biperiden Laktat; Bipéridène, Lactate de; Biperideni Lactas; Lactato de biperideno.

Биперидена Лактат

$C_{21}H_{29}NO,C_3H_6O_3$ = 401.5.

CAS — 7085-45-2.

ATC — N04AA02.

ATC Vet — QN04AA02.

UNII — 09TD6C5147.

Pharmacopoeias. *US* includes Biperiden Lactate Injection.

不良反应、处置和注意事项

参见**硫酸阿托品**，第1176页。

肠胃外给药会出现轻微一过性低血压。

滥用 有精神病患者中滥用比哌立登的报道[1,2]。

1. Pullen GP, *et al.* Anticholinergic drug abuse: a common problem? *BMJ* 1984; **289:** 612–13.
2. Ozucelik DN, *et al.* Gluteal abscess following intramuscular injection of dissolved biperiden tablets. *Int J Clin Pract* 2007; **61:** 1417–18.

药物相互作用

参见抗毒蕈碱药（见**硫酸阿托品**，第1176页）。

药动学

比哌立登容易通过胃肠道吸收，但是生物利用度只有30%，提示经过广泛的首关代谢。比哌立登的消除半衰期约20h。

1. Hollmann M, *et al.* Biperiden effects and plasma levels in volunteers. *Eur J Clin Pharmacol* 1984; **27:** 619–21.
2. Grimaldi R, *et al.* Pharmacokinetic and pharmacodynamic studies following the intravenous and oral administration of the antiparkinsonian drug biperiden to normal subjects. *Eur J Clin Pharmacol* 1986; **29:** 735–7.

用途和用法

比哌立登是叔胺抗毒蕈碱药，其作用和用途与苯海索相同（第789页），但抗烟碱作用更强。

比哌立登用于帕金森综合征（第763页）的对症治疗，包括减轻酚噻嗪类等药物引起的锥体外系症状，但是和其他抗毒蕈碱药一样，对迟发性运动障碍无效。

比哌立登以盐酸盐的形式口服或以乳酸盐的形式注射，剂量以相应盐的形式表示。

美国注册药品信息显示，治疗**帕金森病**的口服初始剂量是每次2mg盐酸比哌立登，每日3～4次，根据反应增加剂量直至增加到每日16mg的最大剂量。一些国家建议给予较低的起始口服剂量为1mg，每日2次。美国建议的治疗**药源性锥体外系症状**时每次口服2mg盐酸比哌立登，每日1～3次，而其他国家的剂量范围较大，为每次1～4mg，每日1～4次。一些国家还有不同剂量的特殊释放的片剂。

在一些严重的病例中，如果不能给予口服比哌立登，可肌注或缓慢静推其乳酸盐，总的日剂量不超过10～20mg。

制剂

USP 33: Biperiden Hydrochloride Tablets; Biperiden Lactate Injection.

专利制剂

Arg.: Akineton; Berofin; Darcipireno; Denzolam; Sinekin; **Austral.:** Akineton; **Austria:** Akineton; **Belg.:** Akineton; **Braz.:** Akineton; Cinetol; Parkinsol; **Canad.:** Akineton†; **Chile:** Akineton†; **Cz.:** Akineton; **Denm.:** Akineton; **Fin.:** Akineton; Ipsatol; **Fr.:** Akineton; **Ger.:** Akineton; **Gr.:** Akineton; **Hung.:** Akineton; **India:** Dyskinon†; **Irl.:** Akineton; **Israel:** Dekinet; **Ital.:** Akineton; **Mex.:** Akineton; Bikipen†; Kinex; **Neth.:** Akineton; **Norw.:** Akineton; **Philipp.:** Aketon; Akineton; **Pol.:** Akineton; **Port.:** Akineton; **Rus.:** Akineton (Акинетон); Mendilex (Мендилекс); **S.Afr.:** Akineton†; **Spain:** Akineton; **Swed.:** Akineton; **Switz.:** Akineton; **Turk.:** Akineton; **USA:** Akineton; **Venez.:** Akineton.

Bornaprine Hydrochloride (*BANM*, *rINNM*) 盐酸波那普令

Bornaprin Hidroklorür; Bornaprine, Chlorhydrate de; Bornaprini Hydrochloridum; Hidrocloruro de bornaprina. 3-Diethylaminopropyl 2-phenylbicyclo[2.2.1]heptane-2-carboxylate hydrochloride.

Борнаприна Гидрохлорид

$C_{21}H_{31}NO_2,HCl$ = 365.9.

CAS — 20448-86-6 (bornaprine); 26908-91-8 (bornaprine hydrochloride).

ATC — N04AA11.

ATC Vet — QN04AA11.

UNII — R99RGW1B2Q.

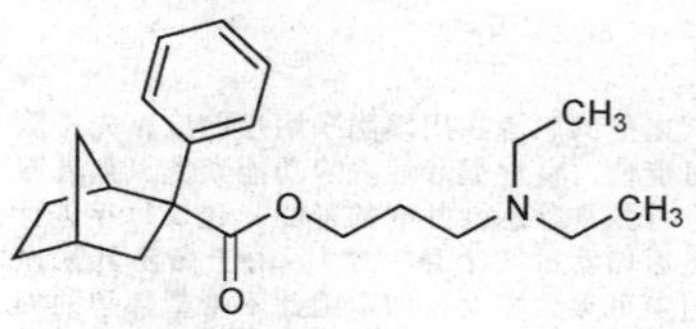

(bornaprine)

简介

盐酸波那普令是季铵抗毒蕈碱药，作用和用途与苯海索相似（第789页）。用于**帕金森综合征**的对症治疗（第763页），包括减轻酚噻嗪类等药物引起的锥体外系症状，但与其他抗毒蕈碱药一样，本品对迟发性运动障碍无效，主要对震颤有效。盐酸波那普令口服初始剂量为每日 2mg，根据反应逐渐增加到每日6～12mg。本品也用于治疗**多汗症**（第1507页），剂量是每日4～8mg。

制剂

专利制剂

Austria: Sormodren; ***Ger.:*** Sormodren; ***Gr.:*** Sormodren; ***Ital.:*** Sormodren; ***Turk.:*** Sormodren.

Bromocriptine Mesilate (*BANM, rINNM*) 溴隐亭甲磺酸盐

Bromocriptine, mésilate de; Bromocriptine Mesylate (*USAN*); Bromocriptine Methanesulphonate; Bromocriptini mesilas; Bromocryptine Mesylate; 2-Bromo-α-ergocryptine Mesylate; 2-Bromoergocryptine Monomethanesulfonate; Bromokriptiinimesilaatti; Bromokriptin Mesilat; Bromokriptinmesilat; Bromokriptin-mesylát; Brómokriptin-mezilát; Bromokriptino mesilatas; CB-154 (bromocriptine); Mesilato de bromocriptina. (5′S)-2-Bromo-12′-hydroxy-2′-(1-methylethyl)-5′-(2-methylpropyl)-ergotaman-3′,6′,18-trione methanesulphonate.

Бромокриптина Мезилат

$C_{32}H_{40}BrN_5O_5,CH_4O_3S = 750.7.$

CAS — 25614-03-3 (bromocriptine); 22260-51-1 (bromocriptine mesilate).

ATC — G02CB01; N04BC01.

ATC Vet — QG02CB01; QN04BC01.

UNII — FFP983J3OD.

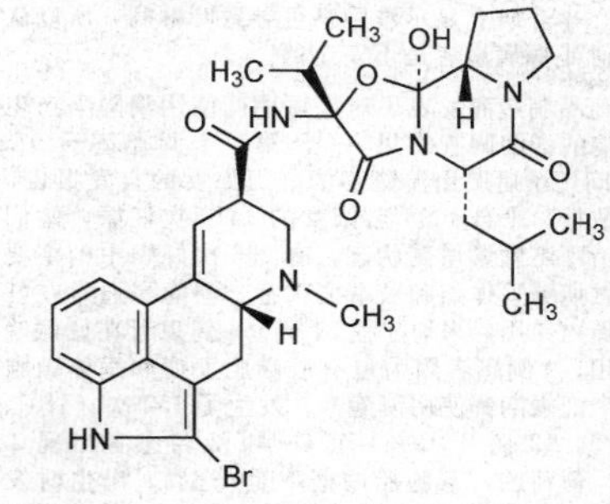

(bromocriptine)

Pharmacopoeias. In *Eur.* (see p.vii), *Jpn*, and *US*.

Ph. Eur. 6. 8 (Bromocriptine Mesilate) 白色、微带色的细微结晶性粉末。几乎不溶于水；溶于乙醇；略溶于二氯甲烷；易溶于甲醇。1%甲醇水溶液（2：8）的 pH 值为 3.1～3.8。贮藏于密闭容器中，温度不超过－15℃。避光。

USP 33 (Bromocriptine Mesylate) 白色、微带色的细微结晶性粉末，无臭或有微弱的特殊臭。贮藏于密闭容器中，温度不超过 8℃。避光。

不良反应

开始使用溴隐亭治疗时，最常见的不良反应是恶心，但也有呕吐、眩晕和直立性低血压发生。也有初始剂量出现晕厥的情况。

不良反应通常与剂量相关，所以在帕金森综合征和肢端肥大症的治疗过程中，剂量越大不良反应发生频率越高。先减量再在几天后逐渐增加剂量也许可以缓解多种不良反应。溴隐亭与食物同服可以减少恶心。在治疗的最初几天，可在服用溴隐亭前至少 1h 服用多潘立酮。

溴隐亭及其类似药是血管收缩药。有遇冷诱发雷诺综合征、足趾血管痉挛以及腿痛性痉挛的报道。其他心血管效应包括红斑性肢痛症、长时间的严重性低血压、心律失常和心绞痛恶化。罕见高血压病、心肌梗死、癫痫和卒中（两者有时都以严重头痛和视觉障碍为先兆），也有产后妇女服用溴隐亭后出现精神失调的报道。

麦角衍生物如溴隐亭可能引起腹膜后纤维化、胸膜增厚、胸膜渗液、心包炎以及心包渗液。

其他不良反应报道包括头痛、鼻塞、嗜睡、口干、便秘、腹泻以及肝功能改变。也有帕金森综合征患者出现运动障碍和精神运动性兴奋以及肢端肥大症患者出现胃肠道出血的报道。帕金森综合征治疗过程中，高剂量溴隐亭可引起伴有幻觉、幻想和意识错乱的精神病，但低剂量时也有报道。罕见溴隐亭突然停药引起神经阻滞剂恶性综合征的报道。

不良反应发生率 在 27 个公开发表的帕金森病治疗研究中，790 例使用溴隐亭的患者中有 217 例患者出现不良反应[1]。90 例患者出现精神改变，20 例出现运动障碍，40 例出现直立性低血压，40 例出现胃肠道反应。低剂量溴隐亭组发生不良反应最少（9%），高剂量溴隐亭组和低剂量溴隐亭与左旋多巴联用组不良反应发生率较高（分别为 27%和 26%），出现不良反应最多的是高剂量溴隐亭与左旋多巴合用组（32%）。但是高剂量组患者的病情严重，也许本身就对神智改变和运动障碍敏感。

药品制造商对报道的使用溴隐亭治疗 1～10 年的患者进行分析得出结论，总的来说这些患者的不良反应与短期治疗者并无区别[2]。

1. Lieberman AN, Goldstein M. Bromocriptine in Parkinson disease. *Pharmacol Rev* 1985; **37:** 217–27.
2. Weil C. The safety of bromocriptine in long-term use: a review of the literature. *Curr Med Res Opin* 1986; **10:** 25–51.

对血液的影响 1 名 23 岁的女患者使用溴隐亭，每日 7.5～10mg，3 个月后，出现严重白细胞减少和轻度血小板减少[1]。

1. Giampietro O, *et al.* Severe leukopenia and mild thrombocytopenia after chronic bromocriptine (CB-154) administration. *Am J Med Sci* 1981; **281:** 169–72.

对心血管系统的影响 早期的综述提到有许多接受溴隐亭的受试者出现了无症状**低血压**[1]。然而在刚开始使用溴隐亭治疗时常见昏晕和眩晕，有时还伴有恶心和呕吐，且这些症状不是过敏反应，而是一些敏感患者发生了虚脱。53 例帕金森病患者中有 2 例服用 1.25mg 或 2.5mg 初始剂量的溴隐亭后就出现晕厥，休克样症状准确的发生率很难估计；厂商称 10000 例使用溴隐亭的受试者中，有 22 例出现低血压和虚脱，主要发生在治疗初始阶段。

- 应该提醒所有开始用溴隐亭治疗的患者出现晕厥的可能性。初始剂量不应超过 1.25～2.5mg，应该与食物同服以及卧床服用。

如果发生晕厥，是可以自然和快速恢复的，低血压和恶心等不良反应也可以很快耐受。

高血压、癫痫发作、卒中以及心肌梗死同溴隐亭治疗有关，在产后妇女中更加明显[2～4]。一项纳入 1813 例女性患者的研究提示，曾患妊娠高血压的妇女**产后高血压**的危险性增加，这种危险在使用溴隐亭抑制乳汁分泌的妇女中会进一步增高[5]。一项针对 43 名服用溴隐亭后出现产后癫痫发作的妇女进行的对照研究[6]发现，服用溴隐亭的患者癫痫发作的初始危险较低，与产后 72h 以后的癫痫发作之间存在少量的正相关。

- 虽然使用溴隐亭和产后妇女的这些不良反应之间的因果关系还未阐明，但注册药品信息建议溴隐亭禁用于患有高血压病、冠心病或其他严重心血管疾病的患者，或有严重精神病史或症状的产后或产褥期妇女。
- 注册药品信息还建议产后妇女使用溴隐亭时应严密监测血压，尤其是治疗初始几天。如果出现高血压、持续性头痛或者 CNS 毒性症状，应该立即停止治疗。

曾有 1 例患者服用溴隐亭治疗小泌乳素瘤而引发严重扩张型心肌病的报道[7]。

纤维化反应引起心血管不良反应的详细内容见下文**纤维化**项下。

1. Parkes D. Side effects of bromocriptine. *N Engl J Med* 1980; **302:** 749–50.
2. Anonymous. Postpartum hypertension, seizures, strokes reported with bromocriptine. *FDA Drug Bull* 1984; **14:** 3.
3. Ruch A, Duhring JL. Postpartum myocardial infarction in a patient receiving bromocriptine. *Obstet Gynecol* 1989; **74:** 448–51.
4. Larrazet F, *et al.* Possible bromocriptine-induced myocardial infarction. *Ann Intern Med* 1993; **118:** 199–200.
5. Watson DL, *et al.* Bromocriptine mesylate for lactation suppression: a risk for postpartum hypertension? *Obstet Gynecol* 1989; **74:** 573–6.
6. Rothman KJ, *et al.* Bromocriptine and puerperal seizures. *Epidemiology* 1990; **1:** 232–8.
7. Kaushik P, *et al.* Acute onset of severe dilated cardiomyopathy during bromocriptine therapy. *Ann Pharmacother* 2004; **38:** 1219–21.

对耳的影响 3 名慢性肝性脑病的患者每日服用 15mg 或 20mg 溴隐亭进行治疗，经听力监测发现双侧感觉神经性听力丧失[1]。当剂量减至每日 10mg 时，听力有所改善。

1. Lanthier PL, *et al.* Bromocriptine-associated ototoxicity. *J Laryngol Otol* 1984; **98:** 399–404.

对电解质的影响 曾有个别溴隐亭引起严重低钠血症的报道[1,2]。

1. Marshall AW, *et al.* Bromocriptine-associated hyponatraemia in cirrhosis. *BMJ* 1982; **285:** 1534–5.
2. Damase-Michel C, *et al.* Hyponatraemia in a patient treated with bromocriptine. *Drug Invest* 1993; **5:** 285–7.

对眼的影响 一些接受溴隐亭治疗的患者出现了视物模糊和复视[1]。1 例因为高泌乳素血症服用溴隐亭的患者出现了可逆性的近视[2]。

注册药品信息认为巨泌乳素瘤引起的视野缺失通常经溴隐亭治疗可缓解。但 1 例因巨大脑垂体瘤压迫视交叉神经引起进行性视野缺失的患者，用溴隐亭治疗几小时后却出现了整个视野的缺失[3]，当患者仰卧位时视力缓慢恢复正常。造成视野缺失最可能的原因是直立性低血压引起的视神经系统灌注压下降。巨泌乳素瘤患者通常需要监测视野。有溴隐亭引起视觉皮质紊乱的报道[4]。有些患者发生视物模糊和一过性皮质性失明后紧接着发生了癫痫和卒中。

1. Calne DB, *et al.* Long-term treatment of parkinsonism with bromocriptine. *Lancet* 1978; **i:** 735–7.
2. Manor RS, *et al.* Myopia during bromocriptine treatment. *Lancet* 1981; **i:** 102.
3. Couldwell WT, Weiss MH. Visual loss associated with bromocriptine. *Lancet* 1992; **340:** 1410–11.
4. Lane RJM, Routledge PA. Drug-induced neurological disorders. *Drugs* 1983; **26:** 124–47.

对心理功能的影响 众所周知高剂量溴隐亭可以引起帕金森综合征患者的**精神反应**[1]。而产后应用溴隐亭也可引起躁狂症[2,3]，据报道，每日服用 2.5～5mg 就可以引起精神症状[4]。左旋多巴引起的不良反应症状较温和短暂，溴隐亭与之不同，它可以引起严重的精神异常，这些患者暴躁并有攻击性，有强烈的敌对和暴力方面的幻觉。完全停用溴隐亭后严重的精神异常还会持续 1～3 周。治疗前有精神病史或行为情绪紊乱史的患者使用低剂量的溴隐亭就可引发其精神异常[5～7]。有报道在无精神病史的患者中引发药物相关的精神反应[8,9]，在 600 例使用溴隐亭或麦角乙脲治疗肢端肥大症和泌乳素瘤的患者中，有 8 例出现焦虑、抑郁、幻听、幻视、亢奋、去抑制、欣快和失眠，4 例患者的用药剂量是先前高敏患者出现精神异常的用量[9]。

接受多巴胺受体激动药治疗的帕金森病患者出现的包括**嗜赌**在内的**行为紊乱**，见**左旋多巴**项下，第777页。

接受包括溴隐亭在内的多巴胺受体激动药治疗的患者出现日间嗜睡报道，见**左旋多巴**项下，第777页。

1. Calne DB, *et al.* Long-term treatment of parkinsonism with bromocriptine. *Lancet* 1978; **i:** 735–7.
2. Vlissides DN, *et al.* Bromocriptine-induced mania? *BMJ* 1978; **1:** 510.
3. Brook NM, Cookson IB. Bromocriptine-induced mania? *BMJ* 1978; **1:** 790.
4. Pearce I, Pearce JMS. Bromocriptine in parkinsonism. *BMJ* 1978; **1:** 1402–4.
5. Pearson KC. Mental disorders from low-dose bromocriptine. *N Engl J Med* 1981; **305:** 173.
6. Le Feuvre CM, *et al.* Bromocriptine-induced psychosis in acromegaly. *BMJ* 1982; **285:** 1315.
7. Procter AW, *et al.* Bromocriptine induced psychosis in acromegaly. *BMJ* 1983; **286:** 50. Correction. *ibid.*; 311.
8. Einarson TR, Turchet EN. Psychotic reaction to low-dose bromocriptine. *Clin Pharm* 1983; **2:** 273–4.
9. Turner TH, *et al.* Psychotic reactions during treatment of pituitary tumours with dopamine agonists. *BMJ* 1984; **289:** 1101–3.

对神经系统的影响 患有侵入性泌乳素瘤的患者使用溴隐亭治疗后出现 CSF 鼻漏（CSF rhinorrhoea）。一份关于 3 个病例的报道在对文献进行综述时发现了另外的 13 个病例[1]。在上述这些患者中，7 例在开始溴隐亭治疗 1 个月内出现鼻漏，2 例在治疗 12 个月以后出现鼻漏。

产后妇女使用溴隐亭发生癫痫发作见上文**对心血管系统的影响**项下。

1. Barlas O, *et al.* Bromocriptine-induced cerebrospinal fluid fistula in patients with macroprolactinomas: report of three cases and a review of the literature. *Surg Neurol* 1994; **41:** 486–9.

对呼吸系统的影响 接受溴隐亭等麦角衍生物类多巴胺激动药治疗帕金森病的患者出现纤维化反应的报道，见下文**纤维化**项下。

对性功能的影响 多巴胺激动药对性功能的影响，见左

旋多巴的不良反应项下，第775页。

对泌尿道的影响 1名复发脑垂体瘤的女性患者每日服用2.5mg溴隐亭治疗时出现持续性尿失禁，停用药物症状缓解，再次用药后症状重现[1]。溴隐亭有两种作用，一种是作用于膀胱流出通道，另一种是作用于膀胱逼尿肌，这两种作用可以诱发尿失禁[2]。

1. Sandyk R, Gillman MA. Urinary incontinence in patient on long-term bromocriptine. *Lancet* 1983; **ii:** 1260–1.
2. Caine M. Bromocriptine and urinary incontinence. *Lancet* 1984; **i:** 228.

纤维化 长期使用麦角衍生物可以引起纤维化（见**美西麦角**，第593页）。有使用溴隐亭、卡麦角林、麦角乙脲和培高利特治疗帕金森病的患者出现纤维化反应（如心瓣膜病和胸膜肺渗出）的报道。2例分别接受溴隐亭治疗2年和4年的患者出现了心包缩窄[1]，后者停药13个月后还有轻微的胸膜渗液。另一名接受溴隐亭治疗5年的患者出现心瓣膜病[2]，停药6个月后症状缓解。据报道[3]，1名患者接受相对高剂量（每日62mg）的溴隐亭治疗后，出现间质性肺病，并伴有呼吸困难、胸痛、咳嗽和肺纤维化。停药6个月后，虽然功能性呼吸改变和中度呼吸困难仍然存在，但是呼吸系统症状大部分缓解。一篇文献综述揭示其他几篇关于高剂量溴隐亭引起胸肺纤维化的报道都是发生在治疗15天～3年。虽然不断有相似的病例报道[4～6]，但纤维化的发病率并不高。2008年6月EMEA建议，对于长期治疗的情况（如帕金森病），每日的最大剂量为30mg[7]。

1例患者接受卡麦角林治疗16个月后出现胸膜肺病[8]，该患者以前曾使用溴隐亭治疗10年，改用卡麦角林治疗时的胸片透视结果正常。另一篇文章报道，2例患者经过10～11月治疗后，出现胸膜渗液和肺纤维化[9]。1例患者治疗前出现中度肺改变，也归因于以前的溴隐亭治疗。停药后，2例患者症状都有改善。也有报道2例长期接受卡麦角林治疗的患者[10,11]，其中1例由于缩窄性心包炎和肺纤维化引发充血性心力衰竭的患者出现持续的呼吸困难[10]。另一患者使用卡麦角林治疗20个月后，出现心瓣膜病[12]，最后7个月，服用卡麦角林的剂量是每日4mg。虽然停药后心脏症状慢慢有所改善，但有证据表明23个月后其瓣缺损仍然存在。另有一名74岁老年男性接受卡麦角林治疗4个月后出现心瓣膜病（服药剂量不详）的报道[13]。截至2005年12月，Australian Drug Reactions Advisory Committee（ADRAC）共报告了86例由卡麦角林引起的药物不良反应[14]，其中15例发生了胸膜或肺纤维化/渗出或肺炎。发生时间从几天到3年不等，中位时间为4个月。低剂量卡麦角林治疗泌乳抑制或高泌乳素血症时没有发生纤维化并发症的报道。英国MHRA考虑到卡麦角林对发生心脏瓣膜病的高风险，参照2008年6月EMEA的建议修改了说明书（见第772页），限定日最大剂量为3mg[7]。

1名女性患者每日服用麦角乙脲4mg，大约17个月后出现双侧胸膜渗液[8]，停用麦角乙脲后其状况有所改善。

2003年，英国CSM[15]认为培高利特与心瓣膜病有关，自1989年开始，100000例患者中不到5例出现肺瓣膜病。CSM同时还提到一个公开发表的病例系列报道[16]，该病例系列中报道了3例长期使用培高利特治疗的患者出现了严重的三尖瓣回流。这篇病例系列报道的作者和CSM都认为根据目前获得的证据，可以认为培高利特和心瓣膜病之间存在潜在联系。随后美国FDA[17]发表声明称截止到2002年底，已有15例心瓣膜病确定与培高利特治疗有关，这个数字包括上述病例系列报道中的3例和英国的4例。随后的一份研究[18]中有78例患者服用培高利特治疗帕金森病，其中52例服药每日剂量小于5mg的患者中有15例（29%）、26例每日剂量大于或等于5mg的患者中有11例（42%）发现限制性瓣膜性心脏病的迹象。肺纤维化和腹膜后纤维化也与培高利特治疗有关[19～21]。在大部分病例中，停药后症状均有改善。培高利特的疗程波动在6个月[20]至11年[21]。

2002年4月，CSM[22]根据收到的黄卡方案（Yellow Card scheme）中的数据和药物利用评价粗略统计了麦角衍生物类多巴胺激动药（溴隐亭、卡麦角林、麦角乙脲、培高利特）引起纤维化的发生率。与其他麦角衍生物相比，培高利特引起纤维化反应的报道较多。但是这个结果需要进一步研究以查明确实是危险性增长还是由于报道偏倚因素的影响。有证据表明培高利特反应的发生率与剂量相关，因此许多国家限制其服用剂量（第782页），2008年6月，EMEA建议日最大剂量为3mg[7]。培高利特也已经从美国和加拿大撤市。建议在使用此类药物治疗前，都应该做一个基线调查，包括红细胞沉降率、尿素和电解质浓度以及胸部X线检查。

1. Champagne S, *et al.* Chronic constrictive pericarditis induced by long-term bromocriptine therapy: report of two cases. *Ann Pharmacother* 1999; **33:** 1050–4.
2. Serratrice J, *et al.* Fibrotic valvular heart disease subsequent to bromocriptine treatment. *Cardiol Rev* 2002; **10:** 334–6.
3. Vergeret J, *et al.* Fibrose pleuro-pulmonaire et bromocriptine. *Sem Hop Paris* 1984; **60:** 741–4.
4. Kinnunen E, Viljanen A. Pleuropulmonary involvement during bromocriptine treatment. *Chest* 1988; **94:** 1034–6.
5. Macak IA, *et al.* Bromocriptine-induced pulmonary disease. *Can J Hosp Pharm* 1991; **44:** 37–8, xxiv.
6. Debove P, *et al.* Pleuropneumopathie à la bromocriptine chez un parkinsonien: revue de la littérature à propos d'une nouvelle observation. *Ann Med Interne (Paris)* 1998; **149:** 167–71.
7. EMEA. EMEA recommends new warnings and contraindications for ergot-derived dopamine agonists (issued 26th June, 2008). Available at: http://www.emea.europa.eu/pdfs/human/press/pr/32239508en.pdf (accessed 08/08/08)
8. Bhatt MH, *et al.* Pleuropulmonary disease associated with dopamine agonist therapy. *Ann Neurol* 1991; **30:** 613–16.
9. Geminiani G, *et al.* Cabergoline in Parkinson's disease complicated by motor fluctuations. *Mov Disord* 1996; **11:** 495–500.
10. Ling LH, *et al.* Constrictive pericarditis and pleuropulmonary disease linked to ergot dopamine agonist therapy (cabergoline) for Parkinson's disease. *Mayo Clin Proc* 1999; **74:** 371–5.
11. Townsend M, MacIver DH. Constrictive pericarditis and pleuropulmonary fibrosis secondary to cabergoline treatment for Parkinson's disease. *Heart* 2004; **90:** e47.
12. Horvath J, *et al.* Severe multivalvular heart disease: a new complication of the ergot derivative dopamine agonists. *Mov Disord* 2004; **19:** 656–62.
13. Pinero A, *et al.* Cabergoline-related severe restrictive mitral regurgitation. *N Engl J Med* 2005; **353:** 1976–7.
14. Australian Adverse Drug Reactions Advisory Committee (ADRAC). Ergot derivatives and fibrotic reactions. *Aust Adverse Drug React Bull* 2006; **25:** 3. Also available at: http://www.tga.health.gov.au/adr/aadrb/aadr0602.pdf (accessed 30/05/08)
15. CSM/MHRA. Pergolide (Celance) and cardiac valvulopathy. *Current Problems* 2003; **29:** 7.
16. Pritchett AM, *et al.* Valvular heart disease in patients taking pergolide. *Mayo Clin Proc* 2002; **77:** 1280–6.
17. Flowers CM, *et al.* The US Food and Drug Administration's registry of patients with pergolide-associated valvular heart disease. *Mayo Clin Proc* 2003; **78:** 730–1.
18. Van Camp G, *et al.* Treatment of Parkinson's disease with pergolide and relation to restrictive valvular heart disease. *Lancet* 2004; **363:** 1179–83.
19. Agarwal P, *et al.* Diagnosis and management of pergolide-induced fibrosis. *Mov Disord* 2004; **19:** 699–704.
20. Simcock D, Paviour D. Rapid onset of pergolide-induced pulmonary fibrosis in a patient with corticobasal degeneration. *Hosp Med* 2004; **65:** 372–3.
21. Tintner R, *et al.* Pleuropulmonary fibrosis after long-term treatment with the dopamine agonist pergolide for Parkinson disease. *Arch Neurol* 2005; **62:** 1290–5.
22. CSM/MCA. Fibrotic reactions with pergolide and other ergot-derived receptor agonists. *Current Problems* 2002; **28:** 3.

超敏反应 1名26岁女性使用溴隐亭治疗泌乳素分泌微腺瘤出现了过敏反应[1]。患者对麦角乙脲同样过敏，最后改用培高利特继续治疗。

1. Merola B, *et al.* Allergy to ergot-derived dopamine agonists. *Lancet* 1992; **339:** 620.

水肿 有报道[1]，1名患者用溴隐亭治疗泌乳素瘤后出现水肿，对利尿药无反应。换用培高利特后水肿改善，但是高剂量时水肿加重。换用培高利特治疗后水肿缓解。该作者认为此反应是特异的，因为作者只查到一篇类似病例报道。随后的一篇报道[2]中，1名患者在接受溴隐亭治疗帕金森病5年后出现明显的下肢水肿，随后出现咳嗽、呼吸困难以及胸痛，可能与胸膜渗液有关，但是没有纤维化的证据。停用溴隐亭4周后，水肿和渗液都有很大缓解。

1. Blackard WG. Edema—an infrequently recognized complication of bromocriptine and other ergot dopaminergic drugs. *Am J Med* 1993; **94:** 445.
2. Messiaen T, *et al.* Épanchement pleural et importants œdèmes des membres inférieurs induits par la bromocriptine. *Rev Med Interne* 1996; **17:** 680–3.

过量 年龄分别为2岁和2.5岁的儿童分别误服25mg和7.5mg溴隐亭后出现嗜睡和精神状态改变[1]。第一名儿童呕吐后开始困倦。入院时嗜睡明显，但被打扰时暴躁，并且有低血压、呼吸表浅、瞳孔散大、下肢反射明显等症状。马上洗胃，并给予活性炭和枸橼酸镁，监测血压和ECG，静脉给予葡萄糖和氯化钠溶液。另一名儿童有呕吐、嗜睡、瞳孔散大等症状。给予吐根，鼻饲枸橼酸镁后又给予活性炭。两名儿童都完全康复。

1. Vermund SH, *et al.* Accidental bromocriptine ingestion in childhood. *J Pediatr* 1984; **105:** 838–40.

撤药综合征 1名年轻女性患者停止服用溴隐亭治疗帕金森病后，出现一过性的乳溢和高泌乳素血症[1]，这种效应可能是由于反跳现象引起的。停用溴隐亭或其他抗帕金森症药引起的类似于神经阻滞剂恶性综合征的讨论，见第779页**左旋多巴**项下。

1. Pentland B, Sawers JSA. Galactorrhoea after withdrawal of bromocriptine. *BMJ* 1980; **281:** 716.

注意事项

高泌乳素血症的患者在用溴隐亭治疗前应首先排除脑垂体瘤的可能性。良性循环性乳腺功能紊乱（如乳腺痛）患者也应首先排除恶性肿瘤的可能。建议每年进行妇科检查（产后妇女每6个月一次）。由于高泌乳素血症性闭经的治疗可导致妇女排卵，因此不希望怀孕的妇女应采取避孕措施，但口服避孕药可升高泌乳素水平，所以应避免使用。肢端肥大症患者在治疗前应该检查是否有消化性溃疡症状，在治疗期间如果出现胃肠不适感，也应该马上向医生反映。

总的来说，溴隐亭应慎用于心血管患者、雷诺综合征患者、有精神病史的患者。禁用于对溴隐亭和其他麦角生物碱过敏的患者和高血压未得到控制的患者。

溴隐亭禁用于妊娠毒血症患者，也不能用于有高血压病、冠心病和有严重精神病史或症状的产后或产褥期妇女。产后妇女应用溴隐亭时严密仔细监测血压，尤其是治疗的最初几天；正在接受或近期接受过影响血压的药物的患者也要特别谨慎；产褥期间不建议使用麦角生物碱类药物。产后妇女如果出现高血压、持续性头痛或者CNS毒性应立即停止治疗。

在开始治疗的前几天低血压反应也许困扰某些患者，在此时期应告诫驾驶或操作机器的患者出现眩晕或者晕厥的可能性。溴隐亭和其他多巴胺激动药可引起白天睡眠过多和突发性睡眠，驾驶和操作机器时应该谨慎，出现上述反应的患者不应驾驶或操作机器直至不再出现该反应。减量或者停药可能是适宜的。由于有纤维化风险，溴隐亭应禁用于已有瓣膜问题的患者。

需要长期和高剂量治疗的患者应该检测是否出现进行性的纤维化，如腹膜后纤维化，如果诊断或怀疑纤维化改变则应停用溴隐亭。建议在开始溴隐亭治疗前进行基线调查，包括红细胞沉降率、尿素和电解质浓度、胸部X线检查。定期监测心血管、造血功能、肝肾功能也是必要的。巨泌乳素瘤患者应监测视野。

哺乳 American Academy of Pediatrics[1]认为哺乳期妇女应该慎用溴隐亭，因为其可以抑制泌乳，这对母亲是非常危险的。

1. American Academy of Pediatrics. The transfer of drugs and other chemicals into human milk. *Pediatrics* 2001; **108:** 776–89. [Retired May 2010] Correction. *ibid.*; 1029. Also available at: http://aappolicy.aappublications.org/cgi/content/full/pediatrics%3b108/3/776 (accessed 16/02/06)

卟啉病 体外研究显示溴隐亭可导致卟啉病，所以认为溴隐亭对卟啉病患者是不安全的。

妊娠 药品制造商发表了对妊娠期间使用溴隐亭产生的各种影响的详细调查结果[1,2]。第一个调查基于1973～1980年间怀孕后服用溴隐亭的妊娠妇女的自发报告[1]。信息（数据）来自1335名妇女的1410次妊娠，她们大多数是治疗泌乳素增高状态，有256次妊娠中的主要诊断是妊娠期脑垂体瘤和肢端肥大症。溴隐亭通常在妊娠后头8周内使用，平均疗程21天。4例患者在妊娠晚期开始使用，9例患者因为患有肢端肥大症和垂体微腺瘤而在整个妊娠期都使用溴隐亭。发生了157次（11.1%）自然流产，12例（0.9%）宫外孕，2名患者出现3次（0.2%）葡萄胎，双胞胎的概率是1.8%。出生时发现12例（1%）严重先天畸形的婴儿，31例（2.5%）婴儿有微小异常。第二个调查[2]包括1979～1980年间在33个诊所对溴隐亭使用情况的正式监测，数据来自668名妇女的743次妊娠，结果与第一次调查有相似性。这两份调查报告中的发病率和正常人群无明显差异，数据显示溴隐亭用于治疗不孕妇女时不会增加流产、多胎妊娠和先天性畸形的危险性。此外对546例在子宫内接触溴隐亭的儿童随访9年，未发现溴隐亭对出生后的发育有不良影响[2]。尽管终止治疗不会增加流产的危险，但是注册药品信息称除非有明确指征需要继续治疗，否则一旦确定妊娠都应尽早停止溴隐亭治疗。

也见下文**高泌乳素血症和泌乳素瘤**项下的**妊娠**。

1. Turkalj I, *et al.* Surveillance of bromocriptine in pregnancy. *JAMA* 1982; **247:** 1589–91.
2. Krupp P, Monka C. Bromocriptine in pregnancy: safety aspects. *Klin Wochenschr* 1987; **65:** 823–7.

药物相互作用

多巴胺拮抗药（如酚噻嗪类、丁酰苯类、硫杂蒽类和甲氧氯普胺）（见下文）有望减弱溴隐亭的降泌乳素作用和抗帕金森症效应，多潘立酮可减弱其降泌乳素作用。美金刚可增强溴隐亭的作用。能刺激胃肠蠕动的药物（如大环内酯类抗生素或奥曲肽）可增加溴隐亭的生物利用度。

乙醇 73例每日接受10～60mg溴隐亭治疗的肢端肥大

症患者，有5例出现了乙醇不耐受[1]。有2例服用低剂量溴隐亭即出现胃肠道不良反应的患者戒酒后，不仅不良反应症状减轻，并且能够耐受高剂量的溴隐亭[2]。

1. Wass JAH, *et al.* Long-term treatment of acromegaly with bromocriptine. *BMJ* 1977; **1:** 875–8.
2. Ayres J, Maisey MN. Alcohol increases bromocriptine's side effects. *N Engl J Med* 1980; **302:** 806.

抗菌药 1名接受溴隐亭治疗的患者联用交沙霉素后出现嗜睡、张力障碍、舞蹈手足徐动症样的运动障碍和幻视[1]。

5名健康受试者每日4次服用依托红霉素，每次250mg，4天后其口服单剂量5mg溴隐亭后的生物利用度显著升高[2]，溴隐亭的清除率降低而血浆峰浓度则比单独服用时增高4倍以上。

1. Montastruc JL, Rascol A. Traitement de la maladie de Parkinson par doses élevées de bromocriptine: interaction possible avec la josamycine. *Presse Med* 1984; **13:** 2267–8.
2. Nelson MV, *et al.* Pharmacokinetic evaluation of erythromycin and caffeine administered with bromocriptine. *Clin Pharmacol Ther* 1990; **47:** 694–7.

抗真菌药 在1名同时接受灰黄霉素和溴隐亭治疗的患者身上观察到溴隐亭的药理作用受到了抑制[1]。

1. Schwinn G, *et al.* Metabolic and clinical studies on patients with acromegaly treated with bromocriptine over 22 months. *Eur J Clin Invest* 1977; **7:** 101–7.

抗精神病药 1名48岁因巨泌乳素瘤正在接受溴隐亭治疗的男性患者，服用硫利达嗪后出现血清泌乳素浓度升高和视野受损[1]。

溴隐亭对接受抗精神病药治疗的患者的影响，见氯丙嗪中**抗帕金森症药**项下，第943页。

1. Robbins RJ, *et al.* Interactions between thioridazine and bromocriptine in a patient with a prolactin-secreting pituitary adenoma. *Am J Med* 1984; **76:** 921–3.

甲氧氯普胺 如上文**药物相互作用**中提到的，甲氧氯普胺这类多巴胺拮抗药可减弱溴隐亭效应的设想是有理论依据的。但是在早期的一项研究中[1]，10例帕金森病患者在给予12.5～100mg单剂量的溴隐亭后发现，预先给予的60mg甲氧氯普胺对溴隐亭的血浆药物浓度、生长素的浓度以及临床疗效的影响并不一致。

1. Price P, *et al.* Plasma bromocriptine levels, clinical and growth hormone responses in parkinsonism. *Br J Clin Pharmacol* 1978; **6:** 303–9.

拟交感神经药 有服用溴隐亭同时服用异美汀或苯丙醇胺的患者出现严重高血压并伴有头痛和其他威胁生命的并发症的个案报道[1,2]。

1. Kulig K, *et al.* Bromocriptine-associated headache: possible life-threatening sympathomimetic interaction. *Obstet Gynecol* 1991; **78:** 941–3.
2. Chan JCN, *et al.* Postpartum hypertension, bromocriptine and phenylpropanolamine. *Drug Invest* 1994; **8:** 254–6.

药动学

溴隐亭可从胃肠道迅速吸收，服药1～3h后达到血浆峰浓度，但口服剂量只有30%被吸收，而且由于较强的首关代谢，生物利用度只有6%。有报道在体外90%～96%溴隐亭与血清白蛋白结合。其在肝脏代谢，主要水解生成麦角酸和肽。溴隐亭的排泄是双相的，据报道两相的半衰期分别为4～4.5h和15h。主要经胆汁从粪便排出，少部分由尿排出。

在一项研究中，10名帕金森患者口服单剂量溴隐亭12.5mg、25mg、50mg和100mg，服药30～210min（平均102min）后[1]，血浆峰浓度变异非常大，分别是1.3～5.3ng/ml、1.4～3.5ng/ml、2.6～19.7ng/ml、6.5～24.6ng/ml。4h后，血浆浓度为峰浓度的75%。30～90min内有明显临床改善，130min出现峰效应，大多数患者症状的改善在4h的研究期间持续存在。临床反应的峰值、血压下降的峰值和生长素血浆浓度的峰值分别在血浆溴隐亭浓度达峰后30min、60min和70min出现，但是它们之间并无显著的相关性。但与治疗前的评分相比，血浆浓度与临床效应的改变之间有显著性联系。10名患者中有5名在90～180min内出现运动障碍。

溴隐亭标准的口服片剂放置在阴道中可很好吸收，此种途径得到的血浆药物浓度足以降低血浆泌乳素浓度[2,3]。

1. Price P, *et al.* Plasma bromocriptine levels, clinical and growth hormone responses in parkinsonism. *Br J Clin Pharmacol* 1978; **6:** 303–9.
2. Vermesh M, *et al.* Vaginal bromocriptine: pharmacology and effect on serum prolactin in normal women. *Obstet Gynecol* 1988; **72:** 693–8.
3. Katz E, *et al.* Successful treatment of a prolactin-producing pituitary macroadenoma with intravaginal bromocriptine mesylate: a novel approach to intolerance of oral therapy. *Obstet Gynecol* 1989; **73:** 517–20.

用途和用法

溴隐亭是一种麦角衍生物（第1909页），是多巴胺D_2受体激动药。它可以抑制垂体前叶分泌泌乳素（第1915页），用于治疗泌乳素瘤和与高泌乳素血症（见下文）相关的内分泌失调，包括闭经、溢乳、性功能减退和男女不孕不育。溴隐亭也可抑制产后泌乳（见下文），但不推荐用于抑制生理性泌乳以及产后乳房痛和乳房充血的治疗，因为后者使用一般的镇痛药和乳房托就足以缓解症状。溴隐亭可以抑制肢端肥大症患者生长素的分泌（见下文）。因其多巴胺能神经活性，溴隐亭也用于帕金森病的治疗（见下文）。有些国家还将其作为饮食和运动调节的辅助，用以改善2型糖尿病的血糖控制（见第407页），但其具体作用机制还不清楚。

溴隐亭通常以甲磺酸盐的形式口服，剂量以碱基的形式计算，2.87mg溴隐亭甲磺酸盐相当于2.5mg溴隐亭。应与食物同服。高泌乳素血症引起的紊乱也可以储库注射（depot injection）形式肌内注射溴隐亭甲磺酸盐。

用于**终止产后泌乳**时，分娩当天可给予2.5mg溴隐亭，随后每日2次，每次2.5mg，连续服用14天。虽然比较少见，但也应牢记溴隐亭有引起低血压和高血压的危险，因此建议分娩4h后才能使用溴隐亭。**终止已有的泌乳**，应每日服用2.5mg溴隐亭；2～3天后将剂量增加到每日2次，每次2.5mg，连续服用14天。

用于其他治疗时（见下文），溴隐亭的剂量通常应逐渐增加。在英国，典型的给药方式是初始剂量1～1.25mg，晚上服用，2～3天后，增加到2～2.5mg，晚上服用，随后每2～3天增加1～2.5mg，直至每日2次，每次2.5mg，必要时剂量可以更大。在美国，通常开始剂量为每日1.25～2.5mg，然后每2～7天增加2.5mg。

在**治疗性腺功能减退、溢乳综合征和不孕不育**时，溴隐亭应如上文所述逐渐增加剂量。大多数高泌乳素血症每日服用7.5mg溴隐亭就有效，但也可能每日需要的剂量高达30mg。血清泌乳素浓度不高的不孕不育患者通常给予每日2次，每次2.5mg的剂量。患**泌乳素瘤**的患者，其溴隐亭的剂量也应如上文所述逐渐增加，可以每2～3天增加2.5mg，一直到每6h 5mg，但是有些患者的剂量需要一直增加到每日30mg。虽然在英国和美国还未予认可，一些国家使用溴隐亭治疗**周期性良性乳腺疾病**（cyclical benign breast）**和月经紊乱**，治疗良性乳腺疾病时，如有必要，溴隐亭应逐渐加量至每日5～7.5mg。经前期症状的治疗应该从月经周期的第14天开始，溴隐亭应逐渐增加到常规的每日2次，每次2.5mg，直至月经开始。

溴隐亭可以作为外科治疗和放疗的辅助用药，目的是减少**肢端肥大症患者**血浆生长因子的浓度。在英国，溴隐亭的剂量应如上文所述那样逐渐增加到的，根据反应每2～3天增加2.5mg，必要时增加到每6h 5mg。在美国，通常在开始剂量（见上文）的基础上，每3～7天增加1.25～2.5mg，如有必要，可增加到每日100mg的最大剂量。常用剂量范围是每日20～30mg。

在**帕金森病**的治疗中，溴隐亭虽然通常作为左旋多巴治疗的辅助药，但也可以单独使用。它可以较上述治疗方案更缓慢地增加剂量，在此期间已经接受左旋多巴治疗的患者可逐渐减少左旋多巴的剂量，直到获得最佳的治疗效果。在英国，推荐的初始剂量是第一周每晚服用1～1.25mg溴隐亭；第二周晚上的服用剂量增加到2～2.5mg；第三周2.5mg，每日2次；第四周2.5mg，每日3次；其后根据反应用药剂量可每3～14天增加2.5mg。EMEA建议最大剂量为每日30mg。在美国，通常的开始剂量是1.25～2.5mg，每日2次，必要时可按每14～28天增加2.5mg的速度直至每日100mg的最大剂量。

在美国，溴隐亭用来辅助治疗**2型糖尿病**起始剂量为每日800μg。可根据反应每周增加800μg，直到日剂量为1.6～4.8mg，在早上醒来后2h内一次顿服。

肢端肥大症 多巴胺能药物可以使生长激素分泌反常减少，溴隐亭作为外科治疗、放疗和生长抑素类似物的辅助治疗用于降低肢端肥大症（第1717页）患者血中生长激素水平。虽然效果较生长抑素类似剂差，但由于可以口服使用，所以溴隐亭对用药者来说更加方便。

库欣综合征 偶见采用溴隐亭治疗库欣综合征（第2281页）有效的报道。1名早期接受垂体照射治疗的ACTH依赖型库欣综合征患者，每日2次服用溴隐亭，每次2.5mg，6年中一直处于症状缓解状态[1]。但是，随后同一组研究人员报道说他们发现溴隐亭不能有效减少双侧肾上腺切除患者的ACTH分泌[2]。

1. Atkinson AB, *et al.* Six year remission of ACTH-dependent Cushing's syndrome using bromocriptine. *Postgrad Med J* 1985; **61:** 239–42.
2. Atkinson AB. The treatment of Cushing's syndrome. *Clin Endocrinol (Oxf)* 1991; **34:** 507–13.

肝性脑病 不支持溴隐亭等多巴胺能药物用于治疗肝性脑病的观点，见第1619页。

高泌乳素血症和泌乳素瘤 泌乳素瘤（泌乳素分泌型垂体腺瘤）是高泌乳素血症最常见的原因之一。血清泌乳素浓度升高可引起促性腺激素减少，造成性腺功能抑制，出现月经过少、闭经和不孕不育。高血泌乳素水平也可以引起男女溢乳。

多巴胺是下丘脑的主要抑制因子，它直接抑制泌乳素的分泌。虽然现在有人首选卡麦角林，但在许多治疗中心，溴隐亭作为多巴胺激动药是治疗泌乳素瘤引起的高泌乳素血症的首选。溴隐亭在控制血中泌乳素浓度升高方面极其有效，而且还可以恢复性腺功能。虽然很少能够治愈，但是它可以使腺瘤明显萎缩[1]。

高泌乳素血症对溴隐亭治疗的敏感性在不同患者之间差异很大，表现在将泌乳素浓度降到正常水平需要的口服剂量有很大不同。虽然开始治疗时逐渐增量可以减少不良反应，但是也有5%～10%的患者对口服溴隐亭不能耐受[2]，因此研究了其他给药途径。溴隐亭标准口服片在阴道中可以很好地吸收，对降低泌乳素浓度同样有效且这种给药途径可以很好地耐受[3]，但该途径的局限是作用时间相对较短，而且只能给予相对较低的剂量[2]。一项长期的研究表明，每月肌内给予50～250mg储库制剂发现有效且能较好地耐受[4,5]，据报道某些医疗中心已经将其用于治疗巨泌乳素瘤[2]。

高泌乳素血症和相关病症的治疗见高泌乳素血症（第2012页）、闭经（第2012页）、性腺功能减退（第2012页）、勃起功能障碍（第2099页）、不育症（第2013页）。

1. Molitch ME. Medical management of prolactin-secreting pituitary adenomas. *Pituitary* 2002; **5:** 55–65.
2. Ciccarelli E, Camanni F. Diagnosis and drug therapy of prolactinoma. *Drugs* 1996; **51:** 954–65.
3. Ginsburg J, *et al.* Vaginal bromocriptine. *Lancet* 1991; **338:** 1205–6.
4. Ciccarelli E, *et al.* Long term therapy of patients with macroprolactinoma using repeatable injectable bromocriptine. *J Clin Endocrinol Metab* 1993; **76:** 484–8.
5. Ciccarelli E, *et al.* Double blind randomized study using oral or injectable bromocriptine in patients with hyperprolactinaemia. *Clin Endocrinol (Oxf)* 1994; **40:** 193–8.

妊娠 参照妊娠期泌乳素瘤的治疗[1～3]，溴隐亭已经成功用于治疗妊娠妇女，尤其是有肿瘤增大症状的患者，但对于低高危性的个体使用溴隐亭连续治疗是否适合一直存在争论。

1. Randeva HS, *et al.* Prolactinoma and pregnancy. *Br J Obstet Gynaecol* 2000; **107:** 1064–8.
2. Bronstein MD, *et al.* Medical management of pituitary adenomas: the special case of management of the pregnant woman. *Pituitary* 2002; **5:** 99–107.
3. Chiodini I, Liuzzi A. PRL-secreting pituitary adenomas in pregnancy. *J Endocrinol Invest* 2003; **26:** 96–9.

抑制泌乳 由于溴隐亭对泌乳素的作用，它是乳汁分泌的有效抑制药，广泛用于阻止产后不哺乳妇女的乳汁分泌。由于在一些妇女身上出现了严重的不良反应，溴隐亭抑制泌乳这种生理状态受到了人们的批评（第1902页），因此一些国家的注册药品信息都建议溴隐亭只能因医学原因抑制产后乳汁分泌，同时也建议不用于那些用单纯普通镇痛药和乳房托就可以很好地减轻症状的产后乳房痛和乳房肿胀。

乳腺痛 因为乳腺痛（第2024页）可以自然改善，所以只有疼痛持续6个月才考虑治疗。溴隐亭是用于治疗乳腺痛的药物之一[1,2]。50%周期性乳腺痛患者的症状可以得到改善，但是对非周期性乳腺痛效果差[3,4]。某些患者可出现严重不良反应。

1. Gateley CA, Mansel RE. Management of the painful and nodular breast. *Br Med Bull* 1991; **47:** 284–94.
2. Anonymous. Cyclical breast pain—what works and what doesn't. *Drug Ther Bull* 1992; **30:** 1–3.
3. Pye JK, *et al.* Clinical experience of drug treatments for mastalgia. *Lancet* 1985; **ii:** 373–7.
4. Mansel RE, Dogliotti L. European multicentre trial of bromocriptine in cyclical mastalgia. *Lancet* 1990; **335:** 190–3.

神经阻滞剂恶性综合征 虽然对某些患者无效[7]，但是溴隐亭单用或与丹曲洛林合用治疗神经阻滞剂恶性综合征（第943页）的每日剂量用到了30mg[1～6]。

1. Mueller PS, *et al.* Neuroleptic malignant syndrome: successful treatment with bromocriptine. *JAMA* 1983; **249:** 386–8.
2. Dhib-Jalbut S, *et al.* Treatment of the neuroleptic malignant syndrome with bromocriptine. *JAMA* 1983; **250:** 484–5.
3. Clarke CE, *et al.* Clinical spectrum of neuroleptic malignant syndrome. *Lancet* 1988; **ii:** 969–70.
4. Guerrero RM, Shifrar KA. Diagnosis and treatment of neuroleptic malignant syndrome. *Clin Pharm* 1988; **7:** 697–701.
5. Lo TCM, *et al.* Neuroleptic malignant syndrome: another medical cause of acute abdomen. *Postgrad Med J* 1989; **65:** 653–5.
6. Chandran GJ, *et al.* Neuroleptic malignant syndrome: case report and discussion. *Can Med Assoc J* 2003; **169:** 439–42.
7. Rosebush PI, *et al.* The treatment of neuroleptic malignant syndrome: are dantrolene and bromocriptine useful adjuncts to supportive care? *Br J Psychiatry* 1991; **159:** 709–12.

帕金森综合征 多巴胺激动药如溴隐亭通常用于帕金森综合征（第763页）患者，特别是年轻患者的初始治疗，目的是尽量推迟左旋多巴的治疗。单用左旋多巴无效或者不能耐受时，可用溴隐亭作为辅助治疗药物，对于缩短左旋多巴的“关”（“off”）期、改善疾病晚期运动能力的其他波动是有效的。然而在疾病早期，还没证据表明溴隐亭辅助用药可以预防或延迟左旋多巴单药治疗引起的运动并发症。

1. Temlett JA, *et al.* Adjunctive therapy with bromocriptine in Parkinson's disease. *S Afr Med J* 1990; **78:** 680–5.
2. Hely MA, *et al.* The Sydney Multicentre Study of Parkinson's disease: a randomised, prospective five year study comparing low dose bromocriptine with low dose levodopa-carbidopa. *J Neurol Neurosurg Psychiatry* 1994; **57:** 903–10.
3. Montastruc JL, *et al.* A randomised controlled study comparing bromocriptine to which levodopa was later added, with levodopa alone in previously untreated patients with Parkinson's disease: a five year follow up. *J Neurol Neurosurg Psychiatry* 1994; **57:** 1034–8.
4. Giménez-Roldán S, *et al.* Early combination of bromocriptine and levodopa in Parkinson's disease: a prospective randomized study of two parallel groups over a total follow-up period of 44 months including an initial 8-month double-blind stage. *Clin Neuropharmacol* 1997; **20:** 67–76.
5. Ogawa N, *et al.* Nationwide multicenter prospective study on the long-term effects of bromocriptine for Parkinson's disease: final report of a ten-year follow-up. *Eur Neurol* 1997; **38** (suppl 2): 37–49.
6. Lees AJ, *et al.* Ten-year follow-up of three different initial treatments in de-novo PD: a randomized trial. *Neurology* 2001; **57:** 1687–94.
7. van Hilten, *et al.* Bromocriptine versus levodopa in early Parkinson's disease. Available in The Cochrane Database of Systematic Reviews; Issue 4. Chichester: John Wiley; 2007 (accessed 30/05/08).
8. van Hilten, *et al.* Bromocriptine/levodopa combined versus levodopa alone for early Parkinson's disease. Available in The Cochrane Database of Systematic Reviews; Issue 4. Chichester: John Wiley; 2007 (accessed 30/05/08).

多囊卵巢综合征 溴隐亭已尝试用于治疗无垂体肿瘤的轻度的基础高泌乳素血症妇女的多囊卵巢综合征（第2013页）。

下肢不宁综合征 下肢不宁综合征的病因不清（见**睡眠相关的运动障碍**，第930页），因此大多是经验治疗，但是多巴胺能药物治疗一直是公认的首选。在一项小型研究中，溴隐亭显示了对该综合征是有益的[1]。

1. Walters AS, *et al.* A double-blind randomized crossover trial of bromocriptine and placebo in restless legs syndrome. *Ann Neurol* 1988; **24:** 455–8.

撤药综合征 乙醇 溴隐亭作为维持乙醇戒断治疗（第1551页）的辅助治疗药物，其有效性的研究结果并不一致[1~4]。但是人们认为溴隐亭的治疗效果与 D_2 多巴胺受体的特殊基因型有关[3]。

1. Dongier M, *et al.* Bromocriptine in the treatment of alcohol dependence. *Alcohol Clin Exp Res* 1991; **15:** 970–7.
2. Naranjo CA, *et al.* Long-acting bromocriptine (B) does not reduce relapse in alcoholics. *Clin Pharmacol Ther* 1995; **57:** 161.
3. Lawford BR, *et al.* Bromocriptine in the treatment of alcoholics with the D_2 dopamine receptor A1 allele. *Nat Med* 1995; **1:** 337–41.
4. Powell BJ, *et al.* A double-blind, placebo-controlled study of nortriptyline and bromocriptine in male alcoholics subtyped by comorbid psychiatric disorders. *Alcohol Clin Exp Res* 1995; **19:** 462–8.

制剂

BP 2010: Bromocriptine Capsules; Bromocriptine Tablets;
USP 33: Bromocriptine Mesylate Capsules; Bromocriptine Mesylate Tablets.

专利制剂

Arg.: Parlodel; ***Austral.:*** Bromohexal†; Kripton; Parlodel; ***Austria:*** Bromed†; Cehapark†; Parlodel; Umprel; ***Belg.:*** Parlodel; ***Braz.:*** Bagren; Parlodel; ***Canad.:*** Parlodel†; ***Chile:*** Criten; Grifocriptina; Kriptonal; Parlodel; Prigost; ***Cz.:*** Medocriptine; Parlodel; Serocryptin†; ***Denm.:*** Bromergon†; Parlodel; ***Fin.:*** Parlodel; ***Fr.:*** Bromo-Kin; Parlodel; ***Ger.:*** Bromocrel†; kirim; kirim gyn; Pravidel; ***Gr.:*** Parlodel; Serocryptin; ***Hong Kong:*** Bromergon; Bromtine†; Medocriptine; Parlodel; Syntocriptine; ***Hung.:*** Serocryptin†; ***India:*** Sicriptin; ***Indon.:*** Cripsa; Parlodel; ***Irl.:*** Parlodel; ***Israel:*** Parilac; Parlodel†; ***Ital.:*** Parlodel; ***Malaysia:*** Butin†; Medocriptine; Parlodel; ***Mex.:*** Biodel; Broptin; Crilem†; Cryocriptina†; Kriptiser†; Mesiken; Parlodel; ***Neth.:*** Parlodel; ***Norw.:*** Parlodel; ***Philipp.:*** Parlodel; Provasyn; ***Pol.:*** Bromergon; Bromocorn; Ergolaktyna; Parlodel; ***Port.:*** Parlodel; ***Rus.:*** Bromergon (Бромэргон); Parlodel (Парлодел); ***S.Afr.:*** Parlodel; ***Singapore:*** Parlodel; Suplac†; ***Spain:*** Parlodel; ***Swed.:*** Pravidel; ***Switz.:*** Parlodel; ***Thai.:*** Brocaden†; Bromergon; Parlodel; Suplac; ***Turk.:*** Galaktomin; Gynodel; Parlodel; ***UAE:*** Antiprotin; ***UK:*** Parlodel; ***Ukr.:*** Parlodel (Парлодел); ***USA:*** Cycloset; Parlodel; ***Venez.:*** Parlodel; Serocryptin†.

Budipine (*rINN*) 布地品

Budipino; Budipinum. 1-*tert*-Butyl-4,4-diphenylpiperidine.
Будипин
$C_{21}H_{27}N$ = 293.4.
CAS — 57982-78-2.
ATC — N04BX03.
ATC Vet — QN04BX03.
UNII — L9026OPI2Z.

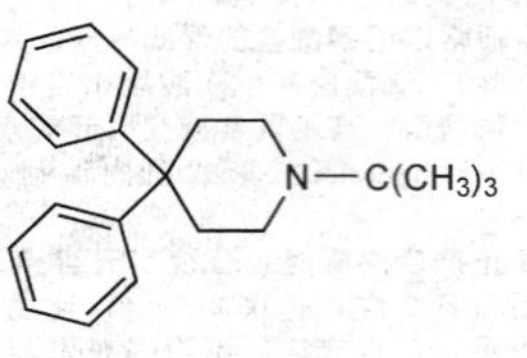

N—C(CH3)3

简介

布地品是苯基哌啶衍生物，在帕金森综合征（第763页）治疗中用作辅助药。以烟酸盐的形式口服使用，每日最高剂量为60mg。有报道布地品可延长QT间期。

1. Spieker S, *et al.* Tremorlytic activity of budipine: a quantitative study with long-term tremor recordings. *Clin Neuropharmacol* 1995; **18:** 266–72.
2. Groen H, *et al.* A study to investigate the pharmacokinetics and metabolism of budipine after administration of a single oral dose of [^{14}C]-B757-01 to six healthy volunteers. *Br J Clin Pharmacol* 1999; **48:** 771P–772P.
3. Malsch U, *et al.* Monotherapie der Parkinsonschen Erkrankung mit Budipin: ein randomisierter Doppelblindvergleich mit Amantadin. *Fortschr Neurol Psychiatr* 2001; **69:** 86–9.
4. Przuntek H, *et al.* Budipine provides additional benefit in patients with Parkinson disease receiving a stable optimum dopaminergic drug regimen. *Arch Neurol* 2002; **59:** 803–6.
5. Reichmann H. Budipine in Parkinson's tremor. *J Neurol Sci* 2006; **248:** 53–5.

制剂

专利制剂

Ger.: Parkinsan.

Cabergoline (*BAN, USAN, rINN*) 卡麦角林

Cabergolina; Cabergolinum; FCE-21336; Kabergoliini; Kabergolin; Kabergolina. 1-[(6-Allylergolin-8β-yl)carbonyl]-1-[3-(dimethylamino)propyl]-3-ethylurea; (8*R*)-6-Allyl-*N*-[3-(dimethylamino)propyl]-*N*-(ethylcarbamoyl)ergoline-8-carboxamide.
Каберголин
$C_{26}H_{37}N_5O_2$ = 451.6.
CAS — 81409-90-7.
ATC — G02CB03; N04BC06.
ATC Vet — QG02CB03; QN04BC06.
UNII — LL60K9J05T.

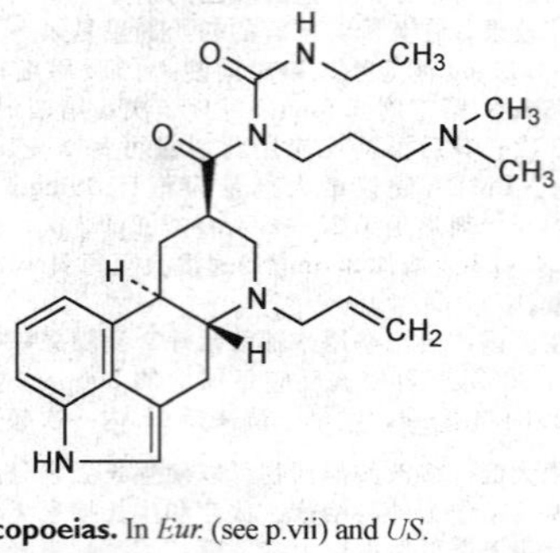

Pharmacopoeias. In *Eur.* (see p.vii) and *US.*

Ph. Eur. 6. 8（Cabergoline） 白色或类白色结晶性粉末，具多晶型。几乎不溶于水；易溶于乙醇；极微溶于正己烷。微溶于0.1mol/L的盐酸。避光。

USP 33（Cabergoline） 白色或类白色结晶性粉末。几乎不溶于水；易溶于乙醇；微溶于0.1mol/L的盐酸；极微溶于正己烷。贮藏于密闭容器中。避光。

不良反应和注意事项

参见**溴隐亭**，第769页。但不能耐受溴隐亭的患者可能耐受卡麦角林（反之亦然）。

注册药品信息认为使用卡麦角林治疗后至少一个月内应避孕。

对心理功能的影响 有接受卡麦角林等多巴胺激动药的患者出现**日间嗜睡**的报道，见**左旋多巴**项下，第776页。

有接受卡麦角林等多巴胺激动药的帕金森病患者出现了**病理性赌博**的报道，见**左旋多巴**项下，第776页。

纤维化 有些帕金森病患者服用卡麦角林等麦角衍生物类多巴胺激动药后出现了纤维化反应，**溴隐亭**项下，见第770页。

2007年基于3项研究[1~3]的进一步证据，英国MHRA[4]认为卡麦角林和培高利特是心脏瓣膜病的高风险因素且有临床显著意义，而且二者用于治疗时有类似的风险。结果英国对说明书中卡麦角林用于帕金森病的内容进行了如下修改：

- 严格限制其作为对非麦角类药物治疗不敏感或不耐受患者的二线用药。
- 禁用于既往有肺部疾病、心包疾病、腹膜后纤维化和有解剖学证据的心脏瓣膜病患者。
- 建议在开始治疗的3～6个月内进行超声心动图的检查，以监测瓣膜病或纤维化的进展，之后每6～12个月检查一次。

2008年6月，EMEA建议每日最大剂量为3mg[5]。

1. Yamamoto M, *et al.* Dopamine agonists and cardiac valvulopathy in Parkinson disease: a case-control study. *Neurology* 2006; **67:** 1225–9.
2. Schade R, *et al.* Dopamine agonists and the risk of cardiac-valve regurgitation. *N Engl J Med* 2007; **356:** 29–38.
3. Zanettini R, *et al.* Valvular heart disease and the use of dopamine agonists for Parkinson's disease. *N Engl J Med* 2007; **356:** 39–46.
4. MHRA/CHM. Cabergoline: cardiovalvulopathy. *Drug Safety Update* 2007; **1** (1): 5. Available at: http://www.mhra.gov.uk/home/idcplg?IdcService=GET_FILE&dDocName=CON2031801&RevisionSelectionMethod=LatestReleased (accessed 23/08/10)
5. EMEA. EMEA recommends new warnings and contraindications for ergot-derived dopamine agonists (issued 26th June, 2008). Available at: http://www.emea.europa.eu/pdfs/human/press/pr/32239508en.pdf (accessed 08/08/08)

水肿 有3名长期服用卡麦角林的患者出现了下肢水肿[1]。其中1名患者因严重水肿而停止了卡麦角林的治疗。

1. Geminiani G, *et al.* Cabergoline in Parkinson's disease complicated by motor fluctuations. *Mov Disord* 1996; **11:** 495–500.

药物相互作用

参见**溴隐亭**，第770页。

药动学

卡麦角林通过胃肠道吸收，2～3h达血浆峰浓度。存在首过代谢，大部分被代谢为几种无活性的代谢产物。血浆蛋白结合率约为40%。卡麦角林主要通过粪便排泄，少数通过尿液排出。据报道，大鼠实验表明卡麦角林可透过胎盘屏障并可分布到乳汁中。

1. Del Dotto P, Bonuccelli U. Clinical pharmacokinetics of cabergoline. *Clin Pharmacokinet* 2003; **42:** 633–45.

半衰期 由于缺乏灵敏的测定方法，无法检测服用治疗剂量的卡麦角林后的血浆药物浓度。但间接估计健康受试者卡麦角林的血浆消除半衰期为63～68h，高泌乳素血症患者为79～115h[1]。

1. Rains CP, *et al.* Cabergoline: a review of its pharmacological properties and therapeutic potential in the treatment of hyperprolactinaemia and inhibition of lactation. *Drugs* 1995; **49:** 255–79.

用途和用法

卡麦角林是一种麦角衍生物，是多巴胺 D_2 受体激动药，作用和用法与溴隐亭相似（第771页），能有效和持久地抑制泌乳素分泌，因此用于治疗高泌乳血症引起的紊乱（见下文），也可用于因医学原因抑制产后泌乳（见下文）。不推荐常规用来抑制生理性泌乳，也不建议用于普通镇痛药或乳房托就可以明显减轻症状的产后乳腺痛和肿胀。卡麦角林也可用于治疗帕金森病（见下文）的单药治疗，或作为左旋多巴治疗的辅助用药从减

轻“剂末现象”或治疗上的“开关”状态波动；在英国，卡麦角林限制用于对非麦角类药物治疗不敏感或不耐受的患者。

卡麦角林口服给药且应与食物同服。

用于**抑制生理性泌乳**，产后第一天给予单剂量卡麦角林 1mg。**抑制已有的泌乳**，剂量是每 12h 250μg，疗程为 2 天。

治疗**高泌乳素血症引起的紊乱**，卡麦角林的初始剂量每周 500μg。根据反应，以月为间隔，周剂量增加 500μg。每周剂量可单次给药，或根据耐受情况分成 2 次或更多在几天内服用，剂量超过 1mg 时应该分次给药，但每日最大剂量不超过 3mg。每周的常用剂量为 1mg，最大剂量为 4.5mg。

在**帕金森病**的治疗中，卡麦角林应逐渐引入，同时逐渐减少左旋多巴剂量，直到出现最佳疗效。建议卡麦角林单药治疗的初始剂量为 500μg，辅助治疗时的初始剂量为 1mg。可按每 7～14 天增加 0.5～1mg 的速度增加剂量直到每日 2～3mg。EMEA 推荐的最大治疗剂量是每日 3mg。

严重肝损伤的患者需减少卡麦角林的剂量（见下文）。

在肝损伤中的用法 注册药品信息建议严重肝损伤（Child-Pugh 分级为 C 级）患者需慎用卡麦角林，剂量应做相应调整。

肢端肥大症 多巴胺能药物可以非常奇怪地减少生长激素的分泌，因此尽管其有效性较生长抑素类似物（第1717页）差，仍常作为手术治疗、放疗和生长抑素类似物治疗的辅助治疗。

一项小型对照研究比较了卡麦角林、储库制剂溴隐亭和培高利特，没有找到证明卡麦角林有效性的证据[1]。但是随后的一个开放研究[2]发现，接受卡麦角林治疗的患者中 40% 出现良好反应，这比通常报道的溴隐亭的疗效还好。对生长抑素类似物治疗耐受的肢端肥大症患者合用卡麦角林是有益的[3]。

1. Colao A, *et al.* Effect of different dopaminergic agents in the treatment of acromegaly. *J Clin Endocrinol Metab* 1997; **82:** 518–23.
2. Abs R, *et al.* Cabergoline in the treatment of acromegaly: a study in 64 patients. *J Clin Endocrinol Metab* 1998; **83:** 374–8.
3. Cozzi R, *et al.* Cabergoline addition to depot somatostatin analogues in resistant acromegalic patients: efficacy and lack of predictive value of prolactin status. *Clin Endocrinol (Oxf)* 2004; **61:** 209–15.

高泌乳素血症和泌乳素瘤 多巴胺激动药广泛用于治疗继发于泌乳素瘤（第2012页）的高泌乳素血症。虽然溴隐亭是该病的首选药物，但是目前有人更愿意选用卡麦角林[1]，因为卡麦角林更有效且能够很好地耐受[2,3]。

更多见参考文献[4～11]。

1. Webster J. A comparative review of the tolerability profiles of dopamine agonists in the treatment of hyperprolactinaemia and inhibition of lactation. *Drug Safety* 1996; **14:** 228–38. Correction. *ibid.*, 342.
2. Pascal-Vigneron V, *et al.* Amenorrhée hyperprolactinémique: traitement par cabergoline versus bromocriptine. *Presse Med* 1995; **24:** 753–7.
3. di Sarno A, *et al.* Resistance to cabergoline as compared with bromocriptine in hyperprolactinemia: prevalence, clinical definition, and therapeutic strategy. *J Clin Endocrinol Metab* 2001; **86:** 5256–61.
4. Webster J, *et al.* The efficacy and tolerability of long-term cabergoline therapy in hyperprolactinaemic disorders: an open, uncontrolled, multicentre study. *Clin Endocrinol (Oxf)* 1993; **39:** 323–9.
5. Webster J, *et al.* A comparison of cabergoline and bromocriptine in the treatment of hyperprolactinemic amenorrhea. *N Engl J Med* 1994; **331:** 904–9.
6. Verhelst J, *et al.* Cabergoline in the treatment of hyperprolactinaemia: a study in 455 patients. *J Clin Endocrinol Metab* 1999; **84:** 2518–22.
7. Colao A, *et al.* Macroprolactinoma shrinkage during cabergoline treatment is greater in naive patients than in patients pretreated with other dopamine agonists: a prospective study in 110 patients. *J Clin Endocrinol Metab* 2000; **85:** 2247–52.
8. Colao A, *et al.* Withdrawal of long-term cabergoline therapy for tumoral and nontumoral hyperprolactinemia. *N Engl J Med* 2003; **349:** 2023–33.
9. Colao A, *et al.* Outcome of cabergoline treatment in men with prolactinoma: effects of a 24-month treatment on prolactin levels, tumor mass, recovery of pituitary function, and semen analysis. *J Clin Endocrinol Metab* 2004; **89:** 1704–11.
10. Ono M, *et al.* Prospective study of high-dose cabergoline treatment of prolactinomas in 150 patients. *J Clin Endocrinol Metab* 2008; **93:** 4721–7.
11. Kharlip J, *et al.* Recurrence of hyperprolactinemia after withdrawal of long-term cabergoline therapy. *J Clin Endocrinol Metab* 2009; **94:** 2428–36.

泌乳抑制 在 272 名妇女参加的预防产后泌乳双盲多中心研究中发现，服用单剂量 1mg 卡麦角林与给予溴隐亭 2.5mg，每日 2 次，服用 14 天的效果一样[1]。这说明抑制泌乳时卡麦角林是比溴隐亭更好的选择[2]。但如第1902页中讨论的那样，抑制生理性泌乳不推荐常规使用多巴胺激动药，如溴隐亭和卡麦角林。

1. European Multicentre Study Group for Cabergoline in Lactation Inhibition. Single dose cabergoline versus bromocriptine in inhibition of puerperal lactation: randomised, double blind, multicentre study. *BMJ* 1991; **302:** 1367–71.
2. Webster J. A comparative review of the tolerability profiles of dopamine agonists in the treatment of hyperprolactinaemia and inhibition of lactation. *Drug Safety* 1996; **14:** 228–38. Correction. *ibid.*, 342.

帕金森综合征 卡麦角林是治疗帕金森病（第763页）的一种长效多巴胺激动药。多巴胺激动药经常作为希望延缓左旋多巴治疗的患者（尤其是年轻患者）的起始治疗。当左旋多巴单用无效或者不能耐受时，多巴胺激动药也作为辅助药物，有时可有效地缩短左旋多巴的“关”期或改善疾病晚期运动能力其他波动的程度。

1. Inzelberg R, *et al.* Double-blind comparison of cabergoline and bromocriptine in Parkinson's disease patients with motor fluctuations. *Neurology* 1996; **47:** 785–8.
2. Geminiani G, *et al.* Cabergoline in Parkinson's disease complicated by motor fluctuations. *Mov Disord* 1996; **11:** 495–500.
3. Hutton JT, *et al.* Multicenter, placebo-controlled trial of cabergoline taken once daily in the treatment of Parkinson's disease. *Neurology* 1996; **46:** 1062–5.
4. Marsden CD. Clinical experience with cabergoline in patients with advanced Parkinson's disease treated with levodopa. *Drugs* 1998; **55** (suppl 1): 17–22.
5. Rinne UK, *et al.* Early treatment of Parkinson's disease with cabergoline delays the onset of motor complications: results of a double-blind levodopa controlled trial. *Drugs* 1998; **55** (suppl 1): 23–30.
6. Clarke CE, Deane K. Cabergoline for levodopa-induced complications in Parkinson's disease. Available in The Cochrane Database of Systematic Reviews; Issue 1. Chichester: John Wiley; 2001 (accessed 16/02/06).
7. Clarke CE, Deane K. Cabergoline versus bromocriptine for levodopa-induced complications in Parkinson's disease. Available in The Cochrane Database of Systematic Reviews; Issue 1. Chichester: John Wiley; 2001 (accessed 16/02/06).
8. Bracco F, *et al.* The long-acting dopamine receptor agonist cabergoline in early Parkinson's disease: final results of a 5-year, double-blind, levodopa-controlled study. *CNS Drugs* 2004; **18:** 733–46. Correction. *ibid.* 2005; **19:** 633.
9. Curran MP, Perry CM. Cabergoline: a review of its use in the treatment of Parkinson's disease. *Drugs* 2004; **64:** 2125–41.
10. Odin P, *et al.* Efficacy and safety of high-dose cabergoline in Parkinson's disease. *Acta Neurol Scand* 2006; **113:** 18–24.

下肢不宁综合征 下肢不宁综合征的病因不明，多为经验治疗（见**睡眠相关的运动障碍**，第930页），但是多巴胺能药物治疗通常是首选。首选长效药物如卡麦角林以避免左旋多巴治疗引起的并发症。一项随机多中心研究[1,2]，经过 5 周试验得出结论，与安慰剂相比，每晚单剂量卡麦角林显著减少夜间和第二天的症状。对每日服用 2mg 中位剂量的患者 1 年后的随访分析[1]发现，卡麦角林的缓解率较高而且能够很好地耐受。作者推荐卡麦角林的初始剂量为 500μg，晚上服用，根据反应可每周增加 500μg。

1. Stiasny-Kolster K, *et al.* Effective cabergoline treatment in idiopathic restless legs syndrome. *Neurology* 2004; **63:** 2272–9.
2. Oertel WH, *et al.* Efficacy of cabergoline in restless legs syndrome: a placebo-controlled study with polysomnography (CATOR). *Neurology* 2006; **67:** 1040–6.

制剂

USP 33: Cabergoline Tablets.

专利制剂

Arg.: Cabaser; Caberpar; Cieldom; Dostinex; Lac Stop; Lactamax; Triaspar; ***Austral.:*** Bergoline; Cabaser; Dostinex; Tinexa; ***Austria:*** Cabaseril; Dostinex; ***Belg.:*** Dostinex; Sostilar; ***Braz.:*** Dostinex; ***Canad.:*** Dostinex; ***Chile:*** Dostinex; ***Cz.:*** Cabera; Dostinex; ***Denm.:*** Cabaser; Dostinex; ***Fin.:*** Cabaser; Dostinex; ***Fr.:*** Dostinex; ***Ger.:*** Cabaseril; Cabergo-TEVA; Dostinex; ***Gr.:*** Dostinex; ***Hong Kong:*** Dostinex; ***India:*** Caberlin; Camforte; ***Irl.:*** Cabaser; Caberex; Dostinex; Eflavex; ***Israel:*** Cabaser; Cabotrim; Dostinex; ***Ital.:*** Actualene; Cabaser; Dostinex; ***Malaysia:*** Dostinex; ***Mex.:*** Dostinex; ***Neth.:*** Dostinex; ***Norw.:*** Cabaser; Dostinex; ***NZ:*** Dostinex; ***Pol.:*** Dostinex; ***Port.:*** Dostinex; ***Rus.:*** Dostinex (Достинекс); ***S.Afr.:*** Dostinex; ***Singapore:*** Dostinex; ***Spain:*** Dostinex; Sogilen; ***Swed.:*** Cabaser; Dostinex; ***Switz.:*** Cabaser; Dostinex; ***Turk.:*** Cabaser; Dostinex; ***UK:*** Cabaser; Dostinex; ***Ukr.:*** Dostinex (Достинекс); ***USA:*** Dostinex†; ***Venez.:*** Dostinex.

Carbidopa (*BAN*, *USAN*, *rINN*) 卡比多巴

Carbidopum; Carbidopum Monohydricum; Karbidopa; Karbidopa monohydrát; α-Methyldopa Hydrazine; MK-486. (+)-2-(3,4-Dihydroxybenzyl)-2-hydrazinopropionic acid monohydrate; (−)-L-α-Hydrazino-3,4-dihydroxy-α-methylhydrocinnamic acid monohydrate.

Карбидопа

$C_{10}H_{14}N_2O_4,H_2O$ = 244.2.

CAS — 28860-95-9 (anhydrous); 38821-49-7 (monohydrate).

UNII — MNX7R8C5VO (carbidopa monohydrate); KR87B45RGH (anhydrous carbidopa).

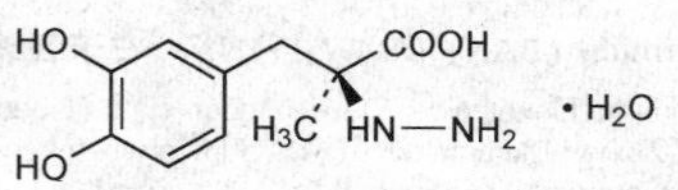

注：同义词 α-甲基多巴肼（MK-485）用于外消旋混合物。

卡比多巴和左旋多巴的复方制剂有下列名称：

- CO-careldopa *x*/*y*(*BAN*)——*x* 和 *y* 是卡比多巴和左旋多巴的相对浓度，以毫克计。
- CO-careldopa(*PEN*)——卡比多巴和左旋多巴。

Pharmacopoeias. In *Chin.*, *Eur.* (see p.vii), *Int.*, *Jpn*, and *US*.

Ph. Eur. 6. 8（Carbidopa） 白色或淡黄白色粉末。微溶于水；极微溶于乙醇；几乎不溶于二氯甲烷；溶于无机酸的稀溶液。避光。

USP 33（Carbidopa） 白色至乳白色粉末，无臭或几乎无臭。微溶于水和甲醇；几乎不溶于乙醇、丙酮、氯仿以及乙醚；易溶于浓度为 3mol/L 的盐酸。避光。

不良反应

超敏反应 1 名 68 岁正在接受卡比多巴制剂（*Sinemet*，息宁，含卡比多巴和左旋多巴）治疗的帕金森病患者发生了 Henoch-Schönlein 紫癜，可能是由卡比多巴或其制剂的辅料引起的[1]。

1. Niedermaier G, Briner V. Henoch-Schönlein syndrome induced by carbidopa/levodopa. *Lancet* 1997; **349:** 1071–2.

药动学

卡比多巴在胃肠道的吸收迅速但不完全。其原形和代谢产物经尿液迅速排出。卡比多巴不能透过血脑屏障。大鼠实验表明卡比多巴可透过胎盘并能分布到乳汁中。

用途和用法

卡比多巴是外周多巴脱羧酶抑制药，常规剂量单用时几乎没有药理活性。在外周，可抑制左旋多巴脱羧成为多巴胺。与左旋多巴不同的是，由于它不能透过血脑屏障，从而使用低剂量的左旋多巴就可以获得有效的多巴胺脑内浓度。虽然左旋多巴治疗早期可引起运动障碍和不良精神反应，但卡比多巴因为减少外周多巴胺的形成从而减少外周的不良反应，尤其是恶心、呕吐、心律失常。与单用左旋多巴的患者相反，维生素 B_6 不能抑制接受外周多巴脱羧酶治疗的患者对左旋多巴的反应。

在帕金森综合征（第763页）的治疗过程中，卡巴多巴与左旋多巴合用能够降低后者的用药剂量，更迅速地获得疗效并降低不良反应。用途和剂量详见**左旋多巴**（第779页）。

卡比多巴也可抑制 5-羟色胺前体药物羟色氨酸在外周的脱羧（第390页）。

1. Pinder RM, *et al.* Levodopa and decarboxylase inhibitors: a review of their clinical pharmacology and use in the treatment of parkinsonism. *Drugs* 1976; **11:** 329–77.
2. Boshes B. Sinemet and the treatment of parkinsonism. *Ann Intern Med* 1981; **94:** 364–70.

制剂

BP 2010: Co-careldopa Tablets;
USP 33: Carbidopa and Levodopa Tablets.

专利制剂

Arg.: Prikap; ***Irl.:*** Duodopa; ***Pol.:*** Nakom; ***USA:*** Lodosyn.

多组分制剂 ***Arg.:*** Lebocar; Lecarge; Nervocur; Parkinel; Sinemet; Stalevo; ***Austral.:*** Duodopa; Kinson; Levohexal; Sinemet; Stalevo; ***Austria:*** Duodopa; Levocar; Sinemet; Stalevo; ***Belg.:*** Duodopa; Sinemet; Stalevo; ***Braz.:*** Carbidol; Cronomet; Duodopa; Levocarb; Parkidopa; Parklen; Sinemet; Stalevo; ***Canad.:*** Apo-Levocarb; Duodopa; Novo-Levocarbidopa; Nu-Levocarb; Sinemet; Stalevo; ***Chile:*** Grifoparkin; Levofamil†; Protonis; Saniter Compuesto; Sinemet; Stalevo; ***Cz.:*** Dopalux; Duodopa; Isicom; Lecardop; Nakom; Sinemet; Stalevo; ***Denm.:*** Duodopa; Sinemet; Stalevo; ***Fin.:*** Duodopa; Kardopal; Sinemet; Stalevo; ***Fr.:*** Duodopa; Sinemet; Stalevo; ***Ger.:*** Dopadura C†; Duodopa; Isicom; Levo-C; Levobeta C; Levocarb; Levocomp; Levodop; Levodopa Comp; Levodopa comp C; Nacom; Stalevo; Striaton; ***Gr.:*** Duodopa; Sinemet; Stalevo; Zimox; ***Hong Kong:*** Apo-Levocarb; Levomed; Levomet; Sinedopa†; Sinemet; Stalevo; ***Hung.:*** Duellin†; Duodopa; Sinemet; Stalevo; ***India:*** Levopa-C; Syndopa; ***Indon.:*** Stalevo; ***Irl.:*** Half Sinemet; Sinemet; Stalevo; ***Israel:*** Dopicar; Sinemet; Stalevo; ***Ital.:*** Duodopa; Sinemet; Sirio; Stalevo; ***Malaysia:*** Apo-Levocarb; Levomed; Sinemet; Stalevo; ***Mex.:*** Cloisone; Lemdopa; Racovel; Sinemet; Stalevo; Ternovag; ***Neth.:*** Duodopa; Sinemet; Stalevo; ***Norw.:*** Duodopa; Sinemet; Stalevo; ***NZ:*** Apo-Levocarb; Sindopa; Sinemet; ***Philipp.:*** Ledocar; Sinemet; Stalev; Tidomet; ***Pol.:*** Sinemet; Stalevo; ***Port.:*** Duodopa; Ledopsan; Sinemet; Stalevo; ***Rus.:*** Duellin (Дуэллин); Nakom (Наком); Sinemet (Синемет); Stalevo (Сталево); Syndopa (Синдопа); Tidomet (Тидомет); Tremonorm (Тремонорм); ***S.Afr.:*** Carbilev; Sinemet; Stalevo; ***Singapore:*** Cardopar; Levomet; Sinemet; Stalevo; Tidomet; ***Spain:*** Duodopa; Ledopsan; Sinemet; Stalevo; ***Swed.:*** Duodopa; Sinemet; Stalevo; ***Switz.:*** Duodopa; Sinemet; Stalevo; ***Thai.:*** Levomed†; Levomet; Sinemet; Stalevo; Syndopa; Tidomet; ***Turk.:*** Sinemet; Stalevo; ***UK:*** Duodopa; Half Sinemet; Sinemet; Stalevo; Tilolec†; ***Ukr.:*** Levocarbhexal (Левокарбгексал); Nakom (Наком); Stalevo (Сталево); ***USA:*** Atamet; Parcopa; Sinemet; Stalevo; ***Venez.:*** Sinemet; Stalevo.

Dexetimide (*BAN*, *USAN*, *rINN*) **右苄替米特**

Dexetimida; Dexétimide; Dexetimidum. (*S*)-2-(1-Benzyl-4-piperidyl)-2-phenylglutarimide; (*S*)-3-Phenyl-1′-(phenylmethyl)-(3,4′-bipiperidine)-2,6-dione.

Дексэтимид

$C_{23}H_{26}N_2O_2$ = 362.5.
CAS — *21888-98-2.*
ATC — *N04AA08.*
ATC Vet — *QN04AA08.*
UNII — *43477QYX3D.*

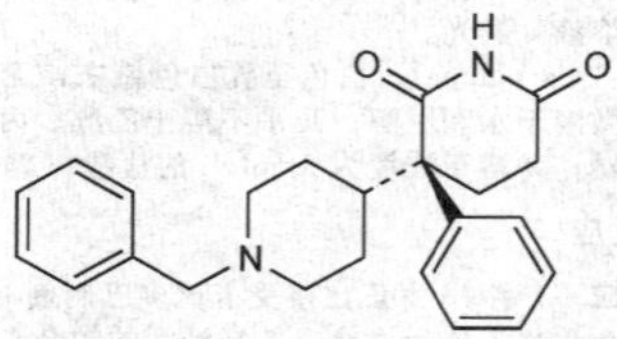

Dexetimide Hydrochloride (*BANM*, *rINNM*) **盐酸右苄替米特**

Dexbenzetimide Hydrochloride; Dexétimide, Chlorhydrate de; Dexetimidi Hydrochloridum; Hidrocloruro de dexetimida; R-16470.

Дексэтимида Гидрохлорид

$C_{23}H_{26}N_2O_2$,HCl = 398.9.
CAS — *21888-96-0.*
ATC — *N04AA08.*
ATC Vet — *QN04AA08.*

简介

右苄替米特是叔胺类抗毒蕈碱药，作用与苯海索相似（第789页）。用于减轻药源性锥体外系症状（见**氯丙嗪**项下，第943页），像其他抗毒蕈碱药一样，右苄替米特对治疗迟发性运动障碍无效。盐酸右苄替米特可以口服或用于肌内注射。

制剂

专利制剂

Belg.: Tremblex†; **Neth.:** Tremblex†.

Diethazine Hydrochloride (*BANM*, *rINNM*) **盐酸二乙嗪**

Diaethazinium Chloratum; Diéthazine, Chlorhydrate de; Diethazini Hydrochloridum; Eazamine Hydrochloride; Hidrocloruro de dietazina; RP-2987. 10-(2-Diethylaminoethyl)phenothiazine hydrochloride.

Диэтазина Гидрохлорид

$C_{18}H_{22}N_2S$,HCl = 334.9.
CAS — *60-91-3 (diethazine); 341-70-8 (diethazine hydrochloride).*
UNII — *S880721260.*

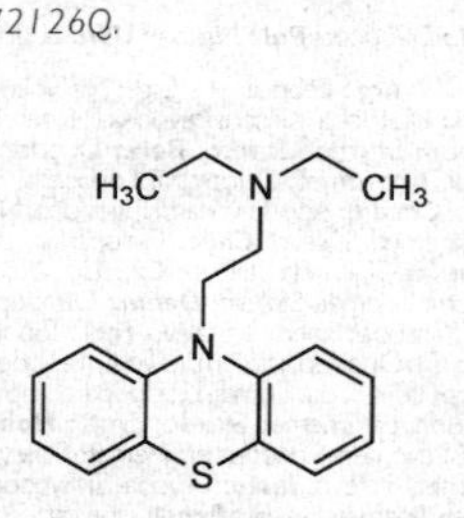

(*diethazine*)

简介

盐酸二乙嗪是一种抗毒蕈碱药，作用与盐酸普罗吩胺相似（第784页），但是毒性大而且可能引起骨髓抑制。用于帕金森综合征的治疗。

制剂

专利制剂

Cz.: Deparkin†.

Droxidopa (*USAN*, *rINN*) **屈昔多巴**

L-*threo*-3,4-Dihydroxyphenylserine; DOPS; Droxidopum; L-DOPS; L-*threo*-DOPS. (−)-*threo*-3-(3,4-Dihydroxyphenyl)-L-serine.

Дроксидопа

$C_9H_{11}NO_5$ = 213.2.
CAS — *23651-95-8.*
UNII — *J7A92W69L7.*

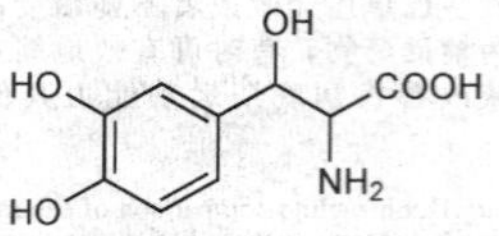

简介

屈昔多巴是去甲肾上腺素的前体化合物，用于治疗帕金森综合征（第763页）和某些类型的体位性低血压（第1460页）。治疗帕金森综合征的常用口服维持剂量是每日600mg，治疗直立性低血压的常用维持剂量是每日300～600mg。每日的剂量应分次服用。

其消旋体（DL-苏-3,4-二羟苯丝氨酸）用于治疗直立性低血压也在研究。

1. Iida N, *et al.* Treatment of dialysis-induced hypotension with L-threo-3, 4-dihydroxyphenylserine. *Nephrol Dial Transplant* 1994; **9:** 1130–5.
2. Freeman R, *et al.* The treatment of neurogenic orthostatic hypotension with 3,4-DL-threo-dihydroxyphenylserine: a randomized, placebo-controlled, crossover trial. *Neurology* 1999; **10:** 2151–7.
3. Akizawa T, *et al.* Clinical effects of L-threo-3,4-dihydroxyphenylserine on orthostatic hypotension in hemodialysis patients. *Nephron* 2002; **90:** 384–90.
4. Kaufmann H, *et al.* Norepinephrine precursor therapy in neurogenic orthostatic hypotension. *Circulation* 2003; **108:** 724–8.
5. Goldstein DS, *et al.* Clinical pharmacokinetics of the norepinephrine precursor L-threo-DOPS in primary chronic autonomic failure. *Clin Auton Res* 2004; **14:** 363–8.
6. Kaufmann H. L-dihydroxyphenylserine (Droxidopa): a new therapy for neurogenic orthostatic hypotension: the US experience. *Clin Auton Res* 2008; **18** (suppl 1): 19–24.
7. Mathias CJ. L-dihydroxyphenylserine (Droxidopa) in the treatment of orthostatic hypotension: the European experience. *Clin Auton Res* 2008; **18** (suppl 1): 25–9.

制剂

专利制剂

Jpn: Dops.

Entacapone (*BAN*, *USAN*, *rINN*) **恩他卡朋**

Entacapona; Entacaponum; Entakapon; Entakaponi; OR-611. (*E*)-α-Cyano-*N*,*N*-diethyl-3,4-dihydroxy-5-nitrocinnamamide; (*E*)-2-Cyano-3-(3,4-dihydroxy-5-nitrophenyl)-*N*,*N*-diethylacrylamide.

Энтакапон

$C_{14}H_{15}N_3O_5$ = 305.3.
CAS — *130929-57-6.*
ATC — *N04BX02.*
ATC Vet — *QN04BX02.*
UNII — *4975G9NM6T.*

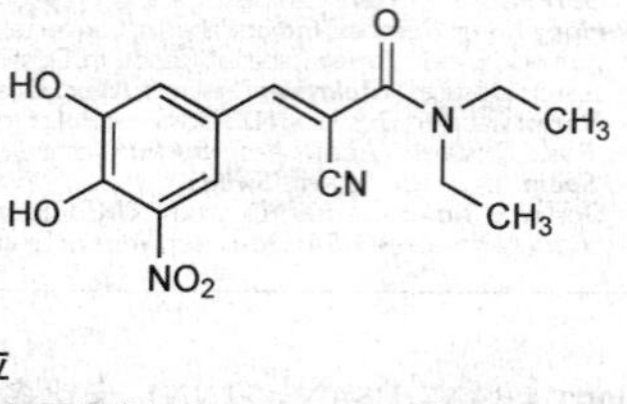

不良反应

恩他卡朋最常见的不良反应同其增高多巴胺能活性有关，最常见于治疗初期，减少左旋多巴的剂量可减轻不良反应的严重程度和发生率。不良反应包括恶心、呕吐、腹痛、便秘、腹泻、结肠炎、口干和运动障碍。其他经常报道的不良反应还有头晕、失眠、梦魇、幻觉、意识模糊、疲劳和出汗增加。行为异常也有报道，包括赌博欲望增加以及性欲增加（见**左旋多巴的对心理功能的影响**项下，第776页）。罕见激动、荨麻疹、红斑、斑丘疹、食欲减退、体重下降以及肝转氨酶升高。个案报道的不良反应有引起胆汁淤积性肝炎、横纹肌溶解症。停药或突然减量时恩他卡朋还可以引起神经阻滞剂恶性综合征。恩他卡朋可使尿液变成赤褐色，但对人体无害。也有报道其使皮肤、头发、胡须和指甲发生变色。

1. Brooks DJ. Safety and tolerability of COMT inhibitors. *Neurology* 2004; **62** (Suppl 1): S39–S46.

致癌性 FDA[1]报告称，其正在持续评价STRIDE-PD研究的数据显示，与联合应用卡比多巴和左旋多巴的患者相比较，联合应用恩他卡朋、卡比多巴和左旋多巴（*Stalevo*；*Novartis*，*USA*）的患者发生前列腺癌的风险增加。FDA解释说这与前期的研究周期较短并未发现其与恩他卡朋有关，且STRIDE-PD研究人群的年龄段，在正常情况下也是常常会诊断出前列腺癌的。

1. FDA. FDA drug safety communication: ongoing safety review of Stalevo (entacapone/carbidopa/levodopa) and possible development of prostate cancer (issued 31st March, 2010). Available at: http://www.fda.gov/Drugs/DrugSafety/PostmarketDrugSafetyInformationforPatientsandProviders/ucm206363.htm (accessed 14/05/10)

对心血管系统的影响 FDA[1]正在持续评价临床研究的数据，初步显示，与联合应用卡比多巴和左旋多巴的患者相比较，联合应用恩他卡朋、卡比多巴和左旋多巴（*Stalevo*；*Novartis*，*USA*）的患者发生心血管事件的风险增加。FDA解释说这是由于大多数患者本身已存在发生心血管事件的危险因素。

1. FDA. FDA drug safety communication: ongoing safety review of Stalevo and possible increased cardiovascular risk (issued 20th August, 2010). Available at: http://www.fda.gov/Drugs/DrugSafety/ucm223060.htm (accessed 24/08/10)

注意事项

恩他卡朋禁用于嗜铬细胞瘤、有神经阻滞剂恶性综合征或非创伤性横纹肌溶解症病史的患者，肝损伤患者也应该避免使用。慎用于胆道堵塞患者。对那些在相对短时间内进展的厌食、虚弱、体重下降的患者，应进行全身评估（包括肝功能）。本药和左旋多巴合用可引起头晕和直立性低血压，有该反应的患者不能驾驶或操作机器。与左旋多巴合用时还可能引起白天睡眠过多和突发睡眠（见**左旋多巴的不良反应**项下的**对心理功能的影响**，第776页），因此再次提醒驾驶或操作机器者应谨慎。有该不良反应的患者在症状不再反复出现后才能驾驶或操作机器。恩他卡朋的治疗不能突然停止，必须停药时应逐渐减量，同时根据需要增加左旋多巴的剂量。

遗传多态性 慢代谢者对COMT转移酶抑制药引起的肝毒性更敏感，参见第789页**托卡朋**项下。

药物相互作用

恩他卡朋禁止与非选择性单胺氧化酶抑制药（MAOI）合用。恩他卡朋与经儿茶酚-*O*-甲基转移酶（COMT）代谢的药物合用时应谨慎，经COMT代谢的药物有肾上腺素、阿扑吗啡、多巴酚丁胺、多巴胺、异丙肾上腺素、甲基多巴、去甲肾上腺素、帕罗西汀和利米特罗。服用抗抑郁药的患者也应该慎用恩他卡朋，这些抗抑郁药包括三环类药物、单胺氧化酶A的可逆性抑制药以及文拉法辛等去甲肾上腺素再摄取抑制药。

恩他卡朋可加重左旋多巴引起的直立性低血压，因此服用其他可以引起直立性低血压药物的患者应该慎用。

恩他卡朋与铁制剂合用可在胃肠道形成螯合物，两种药物至少应间隔2～3h服用。

药动学

恩他卡朋的吸收个体间差异很大。大约口服1h后达血浆峰浓度。恩他卡朋首关代谢较强，口服生物利用度大概是35%。食物对吸收的影响不大。恩他卡朋血浆蛋白结合率约为98%。主要通过粪便排泄，另有10%～20%与葡糖醛酸结合后经尿排出。大鼠体内研究证明恩他卡朋可分布到乳汁。

恩他卡朋可在胃肠道迅速吸收，据报道口服后的生物利用度范围是29%～46%。不能透过血脑屏障。一半以上的服用剂量经粪便排泄，少量以恩他卡朋及其*Z*-异构体的葡糖醛酸结合物形式经尿排泄。恩他卡朋的消除半衰期为1.6～3.4h。

1. Wikberg T, *et al.* Identification of major metabolites of the catechol-O-methyltransferase inhibitor entacapone in rats and humans. *Drug Metab Dispos* 1993; **21:** 81–92.
2. Keränen T, *et al.* Inhibition of soluble catechol-O-methyltransferase and single-dose pharmacokinetics after oral and intravenous administration of entacapone. *Eur J Clin Pharmacol* 1994; **46:** 151–7.

用途和用法

恩他卡朋是选择性的、可逆的儿茶酚-*O*-甲基转移酶（COMT）抑制剂，COMT 参与多巴胺和左旋多巴的代谢。恩他卡朋作为左旋多巴-多巴脱羧酶抑制药复方制剂的辅助用药用于治疗帕金森病（见下文）以及单用左旋多巴制剂不能控制的"剂末"运动症状波动（"end-of-dose" motor fluctuations）。恩他卡朋口服剂量200mg，与左旋多巴-多巴脱羧酶抑制药同服，最大剂量可用到200mg，每日 10 次。开始恩他卡朋治疗最初的几周内经常需要逐渐减少左旋多巴的剂量（减少10%～30%）。这种效应在给予苄丝肼时比给予卡比多巴时更明显。

恩他卡朋也可以恩他卡朋-卡比多巴-左旋多巴复方制剂的形式给药，用量见**左旋多巴**，第779页。

帕金森综合征 恩他卡朋是选择性的、可逆的儿茶酚-*O*-甲基转移酶（COMT）抑制药，主要作用于末梢。用于左旋多巴-多巴脱羧酶抑制药复方制药无效的帕金森患者（第763页）波动状态的辅助治疗。左旋多巴与外周多巴脱羧酶抑制药合用时，邻位甲基化就成了左旋多巴的主要代谢形式，因此增加外周 COMT 抑制药如恩他卡朋就有可能增加脑中左旋多巴的持续时间和效用，这样左旋多巴的剂量就可以少于常用量或使用更低的剂量。

1. Holm KJ, Spencer CM. Entacapone: a review of its use in Parkinson's disease. *Drugs* 1999; **58:** 159–177.
2. Anonymous. Entacapone for Parkinson's disease. *Med Lett Drugs Ther* 2000; **42:** 7–8.
3. Chong BS, Mersfelder TL. Entacapone. *Ann Pharmacother* 2000; **34:** 1056–65.
4. Myllyla VV, *et al.* Twelve-month safety of entacapone in patients with Parkinson's disease. *Eur J Neurol* 2001; **8:** 53–60.
5. Poewe WH, *et al.* Efficacy and safety of entacapone in Parkinson's disease patients with suboptimal levodopa response: a 6-month randomized placebo-controlled double-blind study in Germany and Austria (Celomen study). *Acta Neurol Scand* 2002; **105:** 245–55.
6. Brooks DJ, *et al.* Entacapone is beneficial in both fluctuating and non-fluctuating patients with Parkinson's disease: a randomised, placebo controlled, double blind, six month study. *J Neurol Neurosurg Psychiatry* 2003; **74:** 1071–9.
7. Fenelon G, *et al.* Efficacy and tolerability of entacapone in patients with Parkinson's disease treated with levodopa plus a dopamine agonist and experiencing wearing-off motor fluctuations: a randomized, double-blind, multicentre study. *J Neural Transm* 2003; **110:** 239–51.
8. Olanow CW, Stocchi F. COMT inhibitors in Parkinson's disease: can they prevent and/or reverse levodopa-induced motor complications? *Neurology* 2004; **62** (suppl 1): S72–S81.
9. Deane K, *et al.* Catechol-O-methyltransferase inhibitors for levodopa-induced complications in Parkinson's disease. Available in The Cochrane Database of Systematic Reviews; Issue 4. Chichester: John Wiley; 2004 (accessed 16/02/06).
10. Poewe W. The role of COMT inhibition in the treatment of Parkinson's disease. *Neurology* 2004; **62** (suppl 1): S31–S38.
11. Schrag A. Entacapone in the treatment of Parkinson's disease. *Lancet Neurol* 2005; **4:** 366–70.

制剂

专利制剂

Arg.: Comtan; **Austral.:** Comtan; **Austria:** Comtan; **Belg.:** Comtan; **Braz.:** Comtan; **Canad.:** Comtan; **Cz.:** Comtan; Comtess; **Denm.:** Comtan; Comtess; **Fin.:** Comtess; **Fr.:** Comtan; **Ger.:** Comtess; **Gr.:** Comtan; **Hong Kong:** Comtan; **Hung.:** Comtan; **Indon.:** Comtan; **Irl.:** Comtan; Comtess; **Israel:** Comtan; **Ital.:** Comtan; **Malaysia:** Comtan; **Mex.:** Comtan; **Neth.:** Comtan; Comtess; **Norw.:** Comtess; **NZ:** Comtan; **Philipp.:** Comtan; **Pol.:** Comtan; **Port.:** Comtan; Comtess; **S.Afr.:** Comtan; **Singapore:** Comtan; **Spain:** Comtan; **Swed.:** Comtess; **Switz.:** Comtan; **Thai.:** Comtan; **Turk.:** Comtan; **UK:** Comtess; **Ukr.:** Contan (Контан); **USA:** Comtan; **Venez.:** Comtan.

多组分制剂 **Arg.:** Stalevo; **Austral.:** Stalevo; **Austria:** Stalevo; **Belg.:** Stalevo; **Braz.:** Stalevo; **Canad.:** Stalevo; **Chile:** Stalevo; **Cz.:** Stalevo; **Denm.:** Stalevo; **Fin.:** Stalevo; **Fr.:** Stalevo; **Ger.:** Stalevo; **Gr.:** Stalevo; **Hong Kong:** Stalevo; **Hung.:** Stalevo; **Indon.:** Stalevo; **Irl.:** Stalevo; **Israel:** Stalevo; **Ital.:** Stalevo; **Malaysia:** Stalevo; **Mex.:** Stalevo; **Neth.:** Stalevo; **Norw.:** Stalevo; **Philipp.:** Stalevo; **Pol.:** Stalevo; **Port.:** Stalevo; **Rus.:** Stalevo (Сталево); **S.Afr.:** Stalevo; **Singapore:** Stalevo; **Spain:** Stalevo; **Swed.:** Stalevo; **Switz.:** Stalevo; **Thai.:** Stalevo; **Turk.:** Stalevo; **UK:** Stalevo; **Ukr.:** Stalevo (Сталево); **USA:** Stalevo; **Venez.:** Stalevo.

Levodopa (*BAN*, *USAN*, *rINN*) 左旋多巴

Dihydroxyphenylalanine; L-Dopa; 3-Hydroxy-L-tyrosine; Laevodopa; Lévodopa; Levodopum. (−)-3-(3,4-Dihydroxyphenyl)-L-alanine.

Леводопа

$C_9H_{11}NO_4$ = 197.2.

CAS — *59-92-7.*

ATC — *N04BA01.*

ATC Vet — *QN04BA01.*

UNII — *46627O600J.*

注：左旋多巴的复方制剂可能以下列名称表示：

- Co-beneldopa(*BAN*)——苄丝肼和左旋多巴（1∶4）(*w/w*)。
- Co-careldopa *x/y*(*BAN*)——在这里，*x* 和 *y* 分别表示卡比多巴和左旋多巴的相对质量（以毫克计）。
- Co-careldopa(*PEN*)——卡比多巴和左旋多巴。

Pharmacopoeias. In *Chin.*, *Eur.* (see p.vii), *Int.*, *Jpn*, and *US.*

Ph. Eur. 6.8（Levodopa） 白色或淡乳白色的结晶性粉末。微溶于水；易溶于1mol/L盐酸，略溶于0.1mol/L盐酸；几乎不溶于乙醇。溶于水制成1%的混悬液，pH为4.5～7.0。避光。

USP 33（Levodopa） 白色或灰白色结晶性粉末，无臭。在潮湿的环境中，很快被空气中的氧气氧化变黑。微溶于水；易溶于3N的盐酸；不溶于乙醇。贮藏于干燥环境、密闭容器中，温度不超过40℃。避光。

稳定性 临时配制的口服溶液不稳定，所以应该尽可能使用制药厂家生产的剂型[1]。在一些国家有左旋多巴和苄丝肼的混悬水溶液，但是也推荐了一种可供患者自己配制的左旋多巴和卡比多巴溶液的方法[2]：1L溶液可以用10片含有100mg左旋多巴和25mg卡比多巴的标准片压碎，溶解在饮用水中配制，再加入2g维生素C以稳定左旋多巴。

1. Walls TJ, *et al.* Problems with inactivation of drugs used in Parkinson's disease. *BMJ* 1985; **290:** 444–5.
2. Giron LT, Koller WC. Methods of managing levodopa-induced dyskinesias. *Drug Safety* 1996; **14:** 365–74.

不良反应

胃肠道反应，特别是恶心、呕吐和食欲减退常见于用药早期，尤其是剂量增加太快时。曾有报道，有消化性溃疡史的患者用药后出现了胃肠道出血。

直立性低血压是最常见的心血管系统反应，虽然常常没有症状，但是可能伴有头昏和眩晕。心律失常也曾有报道，高血压偶见。

患者中精神症状占很大比例，尤其是老年人，表现为激动、焦虑、欣快、噩梦、失眠，有时还表现为困倦和抑郁。更严重的反应包括攻击、妄想狂、幻觉、谵妄、严重抑郁伴或不伴自杀行为和精神病，通常要减少左旋多巴的剂量或停药。精神症状多发生在脑炎后帕金森综合征或有精神障碍病史的患者中。罕见白天睡眠过多和突发睡眠，以及病理性赌博欲，性欲增加或亢进。

异常不随意运动和运动障碍是左旋多巴最严重的剂量限制性不良反应，并且在控制帕金森综合征的最佳剂量时是非常普遍。随着治疗持续时间延长，出现的频率会增加。面部、舌、唇和颚的不随意运动最早出现，躯干和四肢出现较晚。继续用药可能会发生严重的全身性舞蹈手足徐动症和张力障碍性运动。肌肉颤搐和眼睑痉挛是剂量过大的早期信号。过度呼吸运动和动眼神经危象在脑炎后帕金森综合征患者中曾有报道。以"剂末"恶化和"开关现象"的形式出现的运动徐缓和运动不能，可能作为并发症，在接受长期治疗的帕金森综合征患者中再度出现，然而这也许是因为疾病的好转而非左旋多巴的作用（见**帕金森综合征**，第763页）。

虽然自身免疫性溶血性贫血偶见报道，但直接库姆（Coombs）试验可能呈阳性反应，通常不伴有溶血的证据。暂时性的白细胞减少和血小板减少罕见。左旋多巴对肝肾功能的影响轻微，肝酶、血尿素氮和血尿酸的暂时性增高曾有报道。左旋多巴可能引起尿液变色，先变成淡红色，静置后变暗。其他体液也可能变色。

有些不良反应可能不是左旋多巴直接引起的，而是因为使用抗毒蕈碱药，为了增加肢体活动灵活性或者因为帕金森综合征好转使这种潜在因素表现出来。联合应用外周多巴脱羧酶抑制药可降低外周症状的严重程度，如胃肠道和心血管反应。但是治疗早期可能出现中枢症状，如运动障碍和精神障碍。

不良反应的发生率 左旋多巴的主要不良反应中75%的患者出现运动障碍，25%的患者出现精神障碍[1]。40%～50%的患者出现恶心和呕吐，可逐渐恢复，25%～30%的患者出现无症状性低血压。少见的不良反应包括心律失常，特别是房室异位搏动，房扑和房颤更少见；心悸和潮红常常伴随多汗；高血压；多尿、尿失禁和尿潴留，尽管抗毒蕈碱药常常引起排尿问题及尿液和唾液颜色加深。罕见的不良反应包括腹痛、便秘、腹泻；瞳孔散大、视物模糊、复视、青光眼；头痛；喘鸣；气促以及感觉异常。

1. Calne DB, Reid JL. Antiparkinsonian drugs: pharmacological and therapeutic aspects. *Drugs* 1972; **4:** 49–74.

异常染色 应用左旋多巴治疗的患者在尸体剖检时发现肋软骨被染成炭黑色[1,2]。一般在其他部位见不到异常色素沉着[2]，但是也有患者椎间盘被染色的个案报道[2,3]。虽然染色是不可逆的，但认为它可能没有危害[2]。有人提出染色是由于多巴（DOPA）在软骨上沉积的结果[1]。众所周知，多巴在体外有氧气存在时容易自发氧化成炭黑色物质，由于黑尿是左旋多巴已知的不良反应，所以这个氧化反应在体内同样可以发生。深色汗液以及皮肤和牙齿的色素沉着也是已知的不良反应。

也可见下文**对皮肤和毛发的影响**。

1. Connolly CE, *et al.* Black cartilage associated with levodopa. *Lancet* 1986; **i:** 690.
2. Rausing A, Rosén U. Black cartilage after therapy with levodopa and methyldopa. *Arch Pathol Lab Med* 1994; **118:** 531–5.
3. Keen CE. *BMJ* 1998; **316:** 240.

味觉障碍 有报道在514名接受左旋多巴和外周多巴脱羧酶抑制药治疗的患者中，有23名发生了味觉改变[1]，这23名患者当中，有2名完全丧失了味觉。味觉的改变通常被描述成无味、金属味或者塑料味，在开始治疗后的3～32周首先观察到，症状可持续2～40周。在一项较早的报道中，100名单独使用左旋多巴的患者中有22名有味觉改变[2]。

1. Siegfried J, Zumstein H. Changes in taste under L-DOPA therapy. *Z Neurol* 1971; **200:** 345–8.
2. Barbeau A. L-DOPA therapy: past, present and future. *Ariz Med* 1970; **27:** 1–4.

对血液的影响 有关左旋多巴对血液影响的报道大多局限在个案病例报道。在一项包括365名患者的研究中，使用左旋多巴的平均日剂量为4.04g，发现有32名患者直接Coombs试验阳性，大多数出现在治疗后的3～12个月内，但是没有人发展成溶血性贫血[1]。然而，偶有发生自身免疫性溶血性贫血的病例报道[2～4]。在一个病例中，左旋多巴剂量减少并且增加外周多巴脱羧酶抑制药的剂量能在很大程度上抑制溶血反应[3]，而在另一个病例中，左旋多巴和卡比多巴合用时，溶血反应复发，需要用皮质激素治疗[4]。1例与左旋多巴治疗相关的严重的急性非溶血性贫血病例曾被报道[5]。

尽管左旋多巴引起白细胞减少广为人知，但是公开报道很少。有报道在一组80名使用左旋多巴的患者中有3名出现了白细胞计数短暂、轻微的下降[6]。

曾有报道2名分别使用左旋多巴2年和3年的患者出现了严重的血小板减少[7,8]，这显然是自身免疫反应，强的松治疗和停用左旋多巴有效。

1. Joseph C. Occurrence of positive Coombs test in patients treated with levodopa. *N Engl J Med* 1972; **286:** 1401–2.
2. Territo MC, *et al.* Autoimmune hemolytic anemia due to levodopa therapy. *JAMA* 1973; **226:** 1347–8.
3. Lindström FD, *et al.* Dose-related levodopa-induced haemolytic anaemia. *Ann Intern Med* 1977; **86:** 298–300.
4. Bernstein RM. Reversible haemolytic anaemia after levodopa-carbidopa. *BMJ* 1979; **1:** 1461–2.
5. Alkalay I, Zipoli T. Levodopa-induced acute non-hemolytic anemia. *Ann Allergy* 1977; **39:** 191.
6. Barbeau A. L-Dopa therapy in Parkinson's disease: a critical review of nine years' experience. *Can Med Assoc J* 1969; **101:** 791–800.
7. Wanamaker WM, *et al.* Thrombocytopenia associated with long-term levodopa therapy. *JAMA* 1976; **235:** 2217–19.
8. Giner V, *et al.* Thrombocytopenia associated with levodopa treatment. *Arch Intern Med* 2003; **163:** 735–6.

对心血管系统的影响 左旋多巴治疗过程中，对于外周多巴脱羧酶抑制药对直立性低血压的作用的报道是有争议的。在一项研究[1]中发现，联合应用左旋多巴和卡比多巴的帕金森综合征患者的仰卧和直立收缩压显著高于那些单独使用左旋多巴的患者，由此推测多巴胺的外周作用促进了左旋多巴诱导的低血压。然而，另一项研究[2]发现，在联合应用左旋多巴和卡比多巴之后，直立性低血压的发生率和程度没有改变，同样地，室性心律失常的出现频率也没有差异。

也见下文**对肾功能的影响**和**注意事项**中**心血管疾病**。

1. Calne DB, *et al.* Action of L-α-methyldopahydrazine on the blood pressure of patients receiving levodopa. *Br J Pharmacol* 1972; **44:** 162–4.
2. Leibowitz M, Lieberman A. Comparison of dopa decarboxylase inhibitor (carbidopa) combined with levodopa and levodopa alone on the cardiovascular system of patients with Parkinson's disease. *Neurology* 1975; **25:** 917–21.

对电解质的影响 见下文**对肾功能的影响**。

对内分泌系统的影响 给予健康受试者单次剂量左旋多巴，会引起糖、胰岛素、胰高血糖素和生长激素的血浆浓度增加[1]，这些与帕金森综合征患者接受左旋多巴治疗潜在的内分泌作用有关[2]，一项24名帕金森综合征患者糖代谢的研究表明，治疗前这些患者的**葡萄糖利**

用率异常低，显然是由于胰岛素释放受损，而且在给予左旋多巴治疗后也不会改变[3]。然而，一项有 19 名患者[2]完成的类似的研究记录了左旋多巴治疗后 1 年葡萄糖利用率受损加重，因糖负荷反应性的迟发性胰岛素分泌过高，这一变化与肢端肥大症的代谢变化类似。人们认为给予左旋多巴治疗的帕金森综合征患者应该监测糖尿病或肢端肥大症的迹象[2]。

在 47 名服用左旋多巴的妇女中，有 12 名发生了不同程度的**绝经后出血**[4]。其中有 1 例出血严重，以至于需要间断治疗并且要降低随后治疗的剂量。

1. Rayfield EJ, *et al.* L-Dopa stimulation of glucagon secretion in man. *N Engl J Med* 1975; **293:** 589–91.
2. Sirtori CR, *et al.* Metabolic responses to acute and chronic L-dopa administration in patients with parkinsonism. *N Engl J Med* 1972; **287:** 729–33.
3. Van Woert MH, Mueller PS. Glucose, insulin, and free fatty acid metabolism in Parkinson's disease treated with levodopa. *Clin Pharmacol Ther* 1971; **12:** 360–7.
4. Wajsbort J. Post-menopausal bleeding after L-dopa. *N Engl J Med* 1972; **286:** 784.

对眼的影响 左旋多巴相关的瞳孔缩小[1]和散大[2]都有报道。

关于一项由左旋多巴引起的动眼神经危象加重的报道，见下文**锥体束外作用**项下内容。

1. Spiers ASD, *et al.* Miosis during L-dopa therapy. *BMJ* 1970; **2:** 639–40.
2. Weintraub MI, *et al.* Pupillary effects of levodopa therapy: development of anisocoria in latent Horner's syndrome. *N Engl J Med* 1970; **283:** 120–3.

对胃肠道的影响 尽管消化道出血在有消化性溃疡病史的患者中报道得更多，但是有一项罕见的病例报道[1]，1 名之前从未有过任何胃部疾病的 56 岁的患者出现了急性黑粪症和非特异性胃炎。

也见上文**味觉障碍**。

1. Riddoch D. Gastritis and L-dopa. *BMJ* 1972; **1:** 53–4.

对肾功能的影响 7 例原发性或者脑炎后帕金森综合征的患者给予左旋多巴 1～2g，引起肾血浆流量、肾小球滤过率和钠、钾排泄的显著增加[1]。现在认为，左旋多巴治疗患者中，尿钠排泄作用促成了常见的体位性低血压的发生。有报道，1 名患者联合使用左旋多巴和卡比多巴时发生了低钠血症[2]。这名患者以前使用金刚烷胺时发生过类似的反应。每次停用多巴胺能药物时症状消失，再次给药时又出现。有人提出抗利尿激素的异常分泌是可能的作用机制。据报道左旋多巴在一些帕金森综合征患者中还有促尿钾排泄作用，导致低钾血症[3]，此作用可以给予外周多巴脱羧酶抑制药加以预防。

1. Finlay GD, *et al.* Augmentation of sodium and potassium excretion, glomerular filtration rate and renal plasma flow by levodopa. *N Engl J Med* 1971; **284:** 865–70.
2. Lammers GJ, Roos RAC. Hyponatraemia due to amantadine hydrochloride and L-dopa/carbidopa. *Lancet* 1993; **342:** 439.
3. Granérus A-K, *et al.* Kaliuretic effect of L-dopa treatment in parkinsonian patients. *Acta Med Scand* 1977; **201:** 291–7.

对心理功能的影响 在对 178 名原发性帕金森症患者的随访调查中发现，**精神系统并发症**是停用左旋多巴最常见的独立原因，其中 81 名患者在 6 年后仍然服用左旋多巴[1]。左旋多巴在 2 年内停用的原因有：中毒性精神错乱（21 名患者），偏执型精神病（6 名患者），单相抑郁症（2 名患者），躁狂症（1 名患者）。继续治疗，幻视的发生率增加，但是当合并中毒性精神错乱时，停用左旋多巴患者通常有所好转。治疗前，40 名患者患有严重的抑郁症，左旋多巴只在 2 名患者中维持好转。6 年后，剩下的 81 名患者中有 20 名患者中或重度抑郁，在停用或减少左旋多巴的剂量时几乎没有改善。6 年后，81 名患者中有 26 名患者发生了痴呆。5 名患者停药，认知功能没能得到改善，但是帕金森综合征症状加重了。

另一项研究[2]报道，400 名接受帕金森症治疗的患者中有 141 名患者发生了精神障碍。在该研究中，某些急性情况，特别是焦虑、开关幻觉、谵妄发作与左旋多巴治疗有关，然而痴呆和抑郁却与之无关。

长期使用左旋多巴和多巴胺受体激动药与各种**行为紊乱**有关，包括性欲亢进（见下文**对性功能的影响**）、无目的地重复动作、过度赌博或购物（见下文）和其他强迫行为（如强迫进食）[3～5]。危险因素包括男性、发病年龄早、潜在的个体遗传和成瘾疾病的个人史或家族史[4]。减少多巴胺能治疗能够使这些症状停止或改善。一些患者可能发生多巴胺失调综合征（见下文**注意事项**项下**滥用**）。

美国一项时间为 12 个月、1281 名接受多巴胺受体激动药治疗的帕金森患者的研究发现，9 名患者患上**过度赌博**[6]。所有的患者都使用左旋多巴，8 名患者使用普拉克索，剩下的患者使用培高利特。529 名使用普拉克索的患者中，病理性赌博的发生率为 1.5%。作者认为，考虑到当地赌博场所的普遍存在和美国人口中 0.3%～1.3% 的发病率，这并不意外。对 11 名使用普拉克索（9 例）或者罗匹尼罗（2 例）治疗以后开始病理性赌博的患者的分析[7]发现，在 8 名患者中减少药物剂量或者停药时这种行为消失，对其他 3 名患者的随访失败。在 7 名患者中，这些症状在达到维持剂量或多巴胺受体激动药的剂量增加以后 1～3 个月内出现。这 11 名患者中有 3 名没有使用左旋多巴。卡麦角林治疗也与病理性赌博有关[8]。在其他接受左旋多巴治疗的患者中，有报道，在“开”时期发生相似行为明显增加[9]。病理性赌博还与多巴胺能药物的滥用有关[10]。

在 100 名帕金森症患者中有 74 名发生与**睡眠相关的症状**并被报道[11]。这 74 名患者都使用左旋多巴，症状的发生率随着治疗的持续而增加。症状包括：失眠、白天睡眠过多、变异性梦境现象（altered dream phenomena）、夜鸣声（nocturnal vocalisation）、不随意肌阵挛运动、罕见的梦游。破碎睡眠（sleep fragmentation）包括失眠和嗜睡，是所有症状当中最常见的。有人提出[12]，患有轻中度疾病的患者使用左旋多巴和多巴胺激动药可能引起睡眠障碍。然而，这些药物对病情更严重患者的睡眠障碍有益处。日间催眠状态或突发睡眠的报道[13～19]与多种多巴胺激动药有关，包括阿扑吗啡、溴隐亭、卡麦角林、麦角乙脲、培高利特、吡贝地尔、普拉克索、培高利特和罗匹尼罗，说明这是多巴胺能抗帕金森治疗的一个经典作用，关于可能的风险应该警告患者（见下文**注意事项**）。使用多巴胺能药物的患者发生嗜睡的风险可能增加[18,20]。

1. Shaw KM, *et al.* The impact of treatment with levodopa on Parkinson's disease. *Q J Med* 1980; **49:** 283–93.
2. Rondot P, *et al.* Mental disorders in Parkinson's disease after treatment with L-Dopa. *Adv Neurol* 1984; **40:** 259–69.
3. Burn DJ, Tröster AI. Neuropsychiatric complications of medical and surgical therapies for Parkinson's disease. *J Geriatr Psychiatry Neurol* 2004; **17:** 172–80.
4. Antonini A, Cilia R. Behavioural adverse effects of dopaminergic treatments in Parkinson's disease: incidence, neurobiological basis, management and prevention. *Drug Safety* 2009; **32:** 475–88.
5. MHRA. Public Assessment Report—Dopamine agonists: pathological gambling and increased libido (issued 7th November, 2006). Available at: http://www.mhra.gov.uk/home/idcplg?IdcService=GET_FILE&dDocName=CON2025150&RevisionSelectionMethod=LatestReleased (accessed 23/08/10)
6. Driver-Dunckley E, *et al.* Pathological gambling associated with dopamine agonist therapy in Parkinson's disease. *Neurology* 2003; **61:** 422–3.
7. Dodd ML, *et al.* Pathological gambling caused by drugs used to treat Parkinson disease. *Arch Neurol* 2005; **62:** 1377–81.
8. Adverse Drug Reactions Advisory Committee (ADRAC). Pathological gambling with cabergoline. *Aust Adverse Drug React Bull* 2005; **24:** 15. Also available at: http://www.tga.health.gov.au/adr/aadrb/aadr0508.pdf (accessed 16/02/06)
9. Molina JA, *et al.* Pathologic gambling in Parkinson's disease: a behavioral manifestation of pharmacologic treatment? *Mov Disord* 2000; **15:** 869–72.
10. Gschwandtner U, *et al.* Pathologic gambling in patients with Parkinson's disease. *Clin Neuropharmacol* 2001; **24:** 170–2.
11. Nausieda PA, *et al.* Psychiatric complications of levodopa therapy of Parkinson's disease. *Adv Neurol* 1984; **40:** 271–7.
12. van Hilten B, *et al.* Sleep disruption in Parkinson's disease: assessment by continuous activity monitoring. *Arch Neurol* 1994; **51:** 922–8.
13. Frucht S, *et al.* Falling asleep at the wheel: motor vehicle mishaps in persons taking pramipexole and ropinirole. *Neurology* 1999; **52:** 1908–10.
14. Schapira AHV. Sleep attacks (sleep episodes) with pergolide. *Lancet* 2000; **355:** 1332–3.
15. Ferreira JJ, *et al.* Sleep attacks and Parkinson's disease treatment. *Lancet* 2000; **355:** 1333–4.
16. Pirker W, Happe S. Sleep attacks in Parkinson's disease. *Lancet* 2000; **356:** 597–8.
17. Houmann CN, *et al.* Sleep attacks in patients taking dopamine agonists: review. *BMJ* 2002; **324:** 1483–7.
18. CSM/MHRA. Dopaminergic drugs and sudden sleep onset. *Current Problems* 2003; **29:** 9.
19. Plowman BK, *et al.* Sleep attacks in patients receiving dopamine-receptor agonists. *Am J Health-Syst Pharm* 2005; **62:** 537–40.
20. Etminan M, *et al.* Increased risk of somnolence with the new dopamine agonists in patients with Parkinson's disease: a meta-analysis of randomised controlled trials. *Drug Safety* 2001; **24:** 863–8.

对呼吸的影响 25 名脑炎后帕金森综合征患者中有 12 名在左旋多巴治疗期间出现了呼吸危象，包括喘息、气促、用力吸气、气喘和憋气的发作[1]。此外还有 8 名出现了呼吸和发音器官的局部抽搐症，包括突然的深呼吸、哈欠、咳嗽、咯咯地笑、叹息、呼噜和呻吟。这 20 名患者都发生了呼吸急促、呼吸缓慢、胸部的不对称运动、膈的矛盾运动以及呼气相和吸气相的倒转。呼吸运动改善的诱导作用可能是速发或迟发的，3 名患者在左旋多巴治疗 9 个多月后才出现危象。心理生理因素（如情绪激动或劳累）容易引起危象的发生。大部分出现明显呼吸运动危象的患者在使用左旋多巴之前就有轻微的呼吸节律、速率和强度的异常。

在另一项报道中，1 名帕金森病患者在联合使用左旋多巴和苄丝肼后出现了令人烦恼的剂量相关性的呼吸速率和深度的异常[2]。使用硫必利能够完全抑制呼吸运动的异常，同时左旋多巴的效果不受影响。

1. Sacks OW, *et al.* Side-effects of L-dopa in postencephalitic parkinsonism. *Lancet* 1970; **i:** 1006.
2. De Keyser J, Vincken W. L-Dopa-induced respiratory disturbance in Parkinson's disease suppressed by tiapride. *Neurology* 1985; **35:** 235–7.

对性功能的影响 有报道，使用左旋多巴或多巴胺激动药的帕金森症患者除了灵活性和健康状况得到改善之外，性欲也增加。一项报道指出使用左旋多巴的 80 名患者中有 4 名性欲增加但性行为没有得到改善[1]，而在另一项报道中，7 名男性患者中有 4 名性情趣有中等程度的增加[2]。还有一些是帕金森综合征患者使用左旋多巴或多巴胺激动药出现性欲亢进和异常性行为的报道[3～6]。在一些病例中这也许与剂量增加和药物滥用有关。降低剂量或者停药通常能使症状改善。曾有报道 1 名应用左旋多巴治疗行为紊乱的青春期前男孩出现了性欲亢进行为和生殖器过度发育[7]。

一些作者[8]称在互联网上像卡麦角林这样的多巴胺能药物被非法地宣传用来增强男性性欲，并对滥用的潜在危害和严重的不良反应提出警告。

1 名应用溴隐亭抑制泌乳的妇女出现了阴蒂肿大和性欲增加[9]，但是有报道 3 名应用溴隐亭治疗高泌乳素血症的妇女出现了性冷淡和性欲降低[10]。

1. Barbeau A. L-Dopa therapy in Parkinson's disease: a critical review of nine years' experience. *Can Med Assoc J* 1969; **101:** 791–9.
2. Brown E, *et al.* Sexual function and affect in parkinsonian men treated with L-dopa. *Am J Psychiatry* 1978; **135:** 1552–5.
3. Vogel HP, Schiffter R. Hypersexuality—a complication of dopaminergic therapy in Parkinson's disease. *Pharmacopsychiatry* 1983; **16:** 107–10.
4. Jiménez-Jiménez FJ, *et al.* Possible zoophilia associated with dopaminergic therapy in Parkinson disease. *Ann Pharmacother* 2002; **36:** 1178–9.
5. Kaňovský P, *et al.* Penile erections and hypersexuality induced by pergolide treatment in advanced, fluctuating Parkinson's disease. *J Neurol* 2002; **249:** 112–14.
6. Berger C, *et al.* Sexuelle Delinquenz und Morbus Parkinson. *Nervenarzt* 2003; **74:** 370–5.
7. Korten JJ, *et al.* Undesirable prepubertal effects of levodopa. *JAMA* 1973; **226:** 355.
8. Pinero A, *et al.* Cabergoline-related severe restrictive mitral regurgitation. *N Engl J Med* 2005; **353:** 1976–7.
9. Blin O, *et al.* Painful clitoral tumescence during bromocriptine therapy. *Lancet* 1991; **337:** 1231–2.
10. Saleh AK, Moussa MAA. Sexual dysfunction in women due to bromocriptine. *BMJ* 1984; **289:** 228.

对皮肤和毛发的影响 2 名妇女服用左旋多巴一直增加到每日 3g，除了其他不良反应外还出现了弥漫性脱发[1]。1 名白色胡须的男性应用左旋多巴按日剂量 1.5g 治疗 8 个月以后毛发出现了再着色[2]。有报道，1 名帕金森症患者在其左旋多巴/卡比多巴治疗方案中加入托卡朋，之后出现了白癜风[3]。由于合并使用托卡朋使左旋多巴的血浆浓度增加从而导致了白癜风的发生。

也见下文**注意事项**项下**黑色素瘤**。

1. Marshall A, Williams MJ. Alopecia and levodopa. *BMJ* 1971; **2:** 47.
2. Grainger KM. Pigmentation in Parkinson's disease treated with levodopa. *Lancet* 1973; **i:** 97–8.
3. Sabaté M, *et al.* Vitiligo associated with tolcapone and levodopa in a patient with Parkinson's disease. *Ann Pharmacother* 1999; **33:** 1228–9.

锥体束外作用 在对 178 名原发性帕金森综合征患者的随访调查中，舞蹈病样运动是长期使用左旋多巴治疗最主要的剂量限制性合并症，其中 81 名患者在 6 年后仍然使用左旋多巴[1]。运动障碍通常在第一年出现，随时间延长加重并全身化。一些不随意运动的发生具有特征性的模式，如下所述：

- 这 81 名患者中有 65 名受到峰值剂量运动的影响。运动通常是舞蹈病样的，影响面部和四肢，但是也有张力障碍和冲击运动。从特征上来说，它们在口服剂量后 20～90min 开始，持续 10min～4h，趋势是在剂量周期的中途更为严重。
- 只有 3 名患者出现了双相运动，表现为每个剂量周期里舞蹈病或者张力障碍两个独立的发作。
- 15 名患者使用左旋多巴治疗 6 年以后出现清晨和“剂末”张力障碍，但是很少在前三年发生。
- 12 名患者出现了夜间肌阵挛。

长期使用左旋多巴治疗使自发性波动表现的频率、强度和复杂性显著增加。临床上两种特殊的波动类型“剂末”恶化和“开-关”现象与治疗有关。52 名治疗 6 年以上的患者发生了“剂末”恶化或者“逐渐减弱”（“wearing-off”）作用，在一些患者中表现为从每个剂量获益的持续期间出现顺行退化合并夜间和清晨失能的特征。"开-关"现象影响了 14 名患者，他们经历过完全不能预料的摇摆（swings），从相对灵活性的改变到深度运动徐缓和张力减退的周期的摇摆。通常伴有不随意运动。此外，冻结发作（freezing episodes）和突然跌倒变得越来越常见，其影响从治疗前的 33 人增加到治疗 6 年后的 50 人。

1. Shaw KM, *et al.* The impact of treatment with levodopa on Parkinson's disease. *Q J Med* 1980; **49:** 283–93.

动眼神经危象 在最初缓解之后，25 名脑炎后帕金森综合征的患者中有 5 人复发动眼神经危象，在随后左旋多巴治疗期间严重恶化[1]。1 名以前没有动眼神经危象的患者在左旋多巴治疗的第 4 个月出现了严重的危象。在这些危象中强迫性凝视偏斜（forced gaze deviation）总是伴随着严重的神经精神症状，其中有些症状简直是不能忍受的。

1. Sacks OW, Kohl M. L-Dopa and oculogyric crises. *Lancet* 1970; **ii:** 215–16.

痛风 有报道在使用左旋多巴的患者中出现了血清尿酸浓度的增加，但其中有些意义是可疑的，因为已证实应用比色法测定时左旋多巴会使尿酸浓度假性增加[1]。但是，少许明显的痛风病例[2,3]用更加特异性的监测方法可诊断为高尿酸血症[2,3]也有报道。

1. Cawein MJ, Hewins J. False rise in serum uric acid after L-dopa. *N Engl J Med* 1969; **281:** 1489–90.
2. Honda H, Gindin RA. Gout while receiving levodopa for parkinsonism. *JAMA* 1972; **219:** 55–7.
3. Calne DB, Fermaglich J. Gout induced by L-dopa and decarboxylase inhibitors. *Postgrad Med J* 1976; **52:** 232–3.

超敏反应 已报道的左旋多巴的超敏反应包括以神经肌病为特征的血管炎、动脉周围炎合并嗜酸性粒细胞增多症[1]和狼疮样自身免疫综合征[2]。

1. Wolf S, *et al.* Neuromyopathy and periarteriolitis in a patient receiving levodopa. *Arch Intern Med* 1976; **136:** 1055–7.
2. Massarotti G, *et al.* Lupus-like autoimmune syndrome after levodopa and benserazide. *BMJ* 1979; **2:** 553.

过量 1 名帕金森综合征患者在 12h 的周期内服用80～100g 左旋多巴后出现的不良反应包括最初的高血压，随后是几小时的低血压、窦性心动过速和超过 1 周的症状性体位性低血压[1]。明显的意识错乱、激动、失眠和坐立不安是最突出的临床表现，1 周之后仍不能完全消失，严重的厌食和失眠持续 2～3 周。服药过量后，患者实际上没有了帕金森综合征症状，在 6 天内也没有服用左旋多巴和抗毒蕈碱药，从第 4 天开始又出现了强直和运动不能。

1. Hoehn MM, Rutledge CO. Acute overdose with levodopa: clinical and biochemical consequences. *Neurology* 1975; **25:** 792–4.

撤药综合征 停用抗帕金森症药，尤其是左旋多巴，涉及一种综合征的发生，与神经阻滞剂恶性综合征类似[1～6]，特点为高热、肌肉强直、大汗、心动过速、呼吸急促以及肌酶值的增加[2]。发生过一些死亡病例[1,2]。有人提出抗神经阻滞剂恶性综合征与纹状体中多巴胺受体的阻断有关，引起强制增加和产热，导致下丘脑温度调节器的损伤[7]，停用左旋多巴时随着中枢多巴胺浓度的衰竭可能对患者产生相似的作用，这个说法看起来是合理的。因此，不再推荐应用休药期（drug holiday）去处理左旋多巴的波动（见**帕金森综合征**，第763页）。

还有报道称，发热、锥体外系症状和肌酸激酶浓度增加，类似神经阻滞剂恶性综合征中一种非常轻微的类型，在受到应激（如脱水或感染）而在药物治疗上没有任何变化的帕金森综合征患者中出现[8]。

1. Sechi GP, *et al.* Fatal hyperpyrexia after withdrawal of levodopa. *Neurology* 1984; **34:** 249–51.
2. Friedman JH, *et al.* A neuroleptic malignantlike syndrome due to levodopa therapy withdrawal. *JAMA* 1985; **254:** 2792–5.
3. Figà-Talamanca L, *et al.* Hyperthermia after discontinuance of levodopa and bromocriptine therapy: impaired dopamine receptors a possible cause. *Neurology* 1985; **35:** 258–61.
4. Gibb WRG, Griffith DNW. Levodopa withdrawal syndrome identical to neuroleptic malignant syndrome. *Postgrad Med J* 1986; **62:** 59–60.
5. Serrano-Dueñas M. Neuroleptic malignant syndrome-like, or—dopaminergic malignant syndrome—due to levodopa therapy withdrawal: clinical features in 11 patients. *Parkinsonism Relat Disord* 2003; **9:** 175–8.
6. Mizuno Y, *et al.* Malignant syndrome in Parkinson's disease: concept and review of the literature. *Parkinsonism Relat Disord* 2003; **9** (suppl 1): S3–S9.
7. Henderson VW, Wooten GF. Neuroleptic malignant syndrome: a pathogenetic role for dopamine receptor blockade? *Neurology* 1981; **31:** 132–7.
8. Mezaki T, *et al.* Benign type of malignant syndrome. *Lancet* 1989; **i:** 49–50.

不良反应的处置

降低左旋多巴的剂量可逆转大部分不良反应。逐渐增加左旋多巴的剂量和（或）在进餐时或饭后服药，恶心和呕吐可能消失，尽管饭后服药可能会导致血浆药物浓度的降低。给予止吐药（如赛克力嗪或多潘立酮）也能减少胃肠道反应，但不能用吩噻嗪（见下文**药物相互作用**项下**抗精神病药**）。联合使用外周多巴脱羧酶抑制药能减少外周不良反应。穿弹性袜能减少体位性低血压的发生。

左旋多巴过量后，胃部清除毒物的益处还不确定。然而，对于服药超过 2g（或超过每日总剂量，无论哪一个剂量更大）的成年人和服药超过 200mg 的儿童，如果他们服药没有超过 1h，应该考虑使用活性炭。还应该采用支持疗法。维生素 B_6 可能增加左旋多巴的代谢（见下文**药物相互作用**项下**营养药**），但是它在药物过量中的价值并不确定。联合应用多巴脱羧酶抑制药时，维生素 B_6 不能减轻左旋多巴的不良反应。

恶心和呕吐 帕金森病患者与左旋多巴相关的恶心和呕吐可用多潘立酮处理，见**多潘立酮的用途和用法**项下，第1648页。

精神病 非典型抗精神病药如氯氮平（第952页）已经试用于治疗帕金森综合征并发的精神病和在治疗中使用了左旋多巴的精神病。

注意事项

闭角型青光眼是左旋多巴的禁忌证，开角型青光眼患者慎用。患有心血管疾病、肺部疾病、内分泌疾病、精神障碍、骨软化症、肝肾疾病或者有消化性溃疡病史的患者也应该慎用。建议定期监测肝、精神、血液、肾和心血管功能。

由于怀疑左旋多巴与恶性黑色素瘤的激活有关（尽管未被证实），所以一般建议患有（或曾经患过）此病或者有皮肤病的患者，不要使用左旋多巴。

经左旋多巴治疗有效的患者应被告知逐渐恢复日常活动以避免受伤的危险。左旋多巴治疗不应该突然中止。

使用左旋多巴可能出现白天睡眠过多和突发睡眠，因此建议小心驾驶或操作机器，已经有这些反应的患者不应该驾驶或者操作机器，直到这些反应不再出现。

左旋多巴抑制泌乳素的分泌，因此可能干扰哺乳。

食物妨碍左旋多巴的吸收，尽管如此，左旋多巴通常在进餐时或刚进餐后服用，以减少恶心和呕吐。然而，正经历"开-关"现象的患者可能空腹服药效果较好（见**帕金森综合征**项下内容，第763页）。

滥用 有报道，患者中有滥用左旋多巴和多巴胺激动药的情况[1～6]。多巴胺失调综合征（dopamine dysregulation syndrome）这个术语是用来描述这样一种情况：强迫和失调使用多巴胺能药物，超过了达到缓解运动症状的需要，并且对患者有害[7]。患者为了获得精神作用（如欣快感），尽管伴随着张力障碍等锥体束外不良反应，还是逐渐增加左旋多巴的剂量。停药常常导致成瘾、寻找药物的行为和情绪紊乱（如抑郁），类似精神依赖性症状的特点。没有帕金森综合征的患者也有滥用左旋多巴的情况[8]。

也见上文**不良反应**项下**对性功能的影响**。

1. Nausieda PA. Sinemet "abusers". *Clin Neuropharmacol* 1985; **8:** 318–27.
2. Soyka M, Huppert D. L-dopa abuse in a patient with former alcoholism. *Br J Addict* 1992; **87:** 117–18.
3. Spigset O, von Schéele C. Levodopa dependence and abuse in Parkinson's disease. *Pharmacotherapy* 1997; **17:** 1027–30.
4. Merims D, *et al.* Is there addiction to levodopa in patients with Parkinson's disease? *Mov Disord* 2000; **15:** 1014–16.
5. Müller U, *et al.* Levodopa-Abhängigkeit bei Parkinsonkrankheit: Fallbericht und Literaturübersicht. *Nervenarzt* 2002; **73:** 887–91.
6. Borek LL, Friedman JH. Levodopa addiction in idiopathic Parkinson disease. *Neurology* 2005; **65:** 1508.
7. Burn DJ, Tröster AI. Neuropsychiatric complications of medical and surgical therapies for Parkinson's disease. *J Geriatr Psychiatry Neurol* 2004; **17:** 172–80.
8. Steiner I, Wirguin I. Levodopa addiction in non-parkinsonian patients. *Neurology* 2003; **61:** 1451.

心血管疾病 在关于左旋多巴治疗的早期研究中，心血管不良反应的发生率很高，但是在帕金森病和心脏病早期都很常见，而且左旋多巴对心脏的不良作用也没有预先想象的那么普遍。一项包括 40 名患者的研究[1]得出结论：除了那些患有严重体位性低血压或者不稳定性冠状动脉疾病的患者，左旋多巴可以安全地用于其他心脏病患者。其他研究[2]发现左旋多巴和溴隐亭只在不到 1% 的患者中引起心律失常，而左旋多巴与外周多巴脱羧酶抑制药联合使用时发生率更低。虽然如此，心血管疾病患者仍然应该慎用左旋多巴。

1. Jenkins RB, *et al.* Levodopa therapy of patients with parkinsonism and heart disease. *BMJ* 1972; **3:** 512–14.
2. Parkes JD, *et al.* Amantadine-induced heart failure. *Lancet* 1977; **i:** 904.

糖尿病 关于左旋多巴损伤葡萄糖利用的潜在可能，见上文**不良反应**项下**对内分泌系统的影响**。

黑色素瘤 有人关心恶性黑色素瘤细胞可以把左旋多巴转化成黑色素，同时关于左旋多巴治疗期间黑色素瘤有所发展或者恶化的报道不断出现。然而，在一项对 1099 名原发性皮肤恶性黑色素瘤患者的调查中，只有 1 名曾经服用过左旋多巴[1]。结论是左旋多巴治疗并不是恶性黑色素瘤的重要诱导因素。此外，17 名转移性黑色素瘤患者按日剂量 4g 服用左旋多巴同时联用卡比多巴，未能提供任何证据证明左旋多巴能促进该病的发展[2]。这些文献的综述[3,4]和最近的报道证明，传言中左旋多巴与恶性黑色素瘤之间的关系实际上是很微弱的。

关于抗肿瘤药化学治疗黑色素瘤降低左旋多巴效果的报道，见下文**药物相互作用**项下内容。

1. Sober AJ, Wick MM. Levodopa therapy and malignant melanoma. *JAMA* 1978; **240:** 554–5.
2. Gurney H, *et al.* The use of L-dopa and carbidopa in metastatic malignant melanoma. *J Invest Dermatol* 1991; **96:** 85–7.
3. Siple JF, *et al.* Levodopa therapy and the risk of malignant melanoma. *Ann Pharmacother* 2000; **34:** 382–5.
4. Fiala KH, *et al.* Malignant melanoma and levodopa in Parkinson's disease: causality or coincidence? *Parkinsonism Relat Disord* 2003; **9:** 321–7.

妊娠 在动物实验中，大剂量的左旋多巴无论是单独使用还是与卡比多巴联用都与胎儿发育异常有关，单一联用卡比多巴没有发现致畸作用。然而，2 名患有帕金森综合征的妇女妊娠期间单独使用左旋多巴或联合应用卡比多巴都生出了正常婴儿[1]。

1. Cook DG, Klawans HL. Levodopa during pregnancy. *Clin Neuropharmacol* 1985; **8:** 93–5.

撤药 关于左旋多巴撤药的不良反应，见上文**不良反应**项下内容。

药物相互作用

许多药物可能影响左旋多巴的治疗作用或者不良反应。作用机制可能包括：对儿茶酚胺代谢酶、神经递质或者受体部位的作用，对内分泌系统的影响和对胃肠道吸收的影响。改变胃排空的药物可能影响左旋多巴的吸收。

抗菌药 在 7 名健康受试者中进行的研究[1]表明，螺旋霉素与左旋多巴和卡比多巴合用导致血浆左旋多巴浓度降低和外周代谢作用增强。

异烟肼与左旋多巴合用会发生高血压反应和严重的震颤[2]，还不确定异烟肼是否作为单胺氧化酶抑制药发挥作用。

1. Brion N, *et al.* Effect of a macrolide (spiramycin) on the pharmacokinetics of L-dopa and carbidopa in healthy volunteers. *Clin Neuropharmacol* 1992; **15:** 229–35.
2. Morgan JP. Isoniazid and levodopa. *Ann Intern Med* 1980; **92:** 434.

抗痴呆药 对于 1 名同时患有阿尔茨海默病和轻度帕金森综合征的老年女性患者，增加他克林的剂量，帕金森症状加重，这些症状对左旋多巴合用卡比多巴有反应，但是再次增加他克林的剂量，症状又出现了[1]。

1. Ott BR, Lannon MC. Exacerbation of parkinsonism by tacrine. *Clin Neuropharmacol* 1992; **15:** 322–5.

抗抑郁药 安非他酮 安非他酮合用左旋多巴时不良反应的发生率很高，所以使用安非他酮应慎重。

单胺氧化酶抑制药 左旋多巴合用非特异性的单胺氧化酶抑制药（如苯乙肼、尼亚拉胺或反苯环丙胺）可能引起恶性高血压[1～4]，所以不推荐左旋多巴与单胺氧化酶抑制药合用，或者至少间隔 14 天。左旋多巴合用反苯环丙胺时发生的高血压反应可被卡比多巴抑制[5]，但是对于含有左旋多巴和卡比多巴或者苄丝肼的制剂，注册药品信息仍然禁忌与单胺氧化酶抑制药合用。合用吗氯贝胺（一种单胺氧化酶 A 抑制药），不良反应发生率可能提高（见**多巴胺能药物**，第358页）。司来吉兰是一种单胺氧化酶 B 抑制药，可用来提高左旋多巴的抗帕金森作用，见第787页。

1. Hodge JV. Use of monoamine oxidase inhibitors. *Lancet* 1965; **i:** 764–5.
2. Friend DG, *et al.* The action of L-dihydroxyphenylalanine in patients receiving nialamide. *Clin Pharmacol Ther* 1965; **6:** 362–6.
3. Hunter KR, *et al.* Monoamine oxidase inhibitors and L-dopa.

BMJ 1970; **3:** 388.
4. Sharpe J, *et al.* Idiopathic orthostatic hypotension treated with levodopa and MAO inhibitor: a preliminary report. *Can Med Assoc J* 1972; **107:** 296–300.
5. Teychenne PF, *et al.* Interactions of levodopa with inhibitors of monoamine oxidase and L-aromatic amino acid decarboxylase. *Clin Pharmacol Ther* 1975; **18:** 273–7.

选择性 5-羟色胺再摄取抑制药 一项处方调查提供了一些证据，证明选择性 5-羟色胺再摄取抑制药可能使帕金森症状恶化，导致需要增加左旋多巴的剂量或者加入一些附加药物[1]。

1. van de Vijver DAMC, *et al.* Start of a selective serotonin reuptake inhibitor (SSRI) and increase of antiparkinsonian drug treatment in patients on levodopa. *Br J Clin Pharmacol* 2002; **54:** 168–70.

三环类抗抑郁药 尽管三环类抗抑郁药与左旋多巴合用通常是安全的[1]，但在一些罕见病例中仍发生过高血压危象。这类事件在阿米替林或者米帕明与左旋多巴和卡比多巴联合应用的患者中曾有报道[2,3]。有报道米帕明影响左旋多巴的吸收率[4]，大概是因为它的抗毒蕈碱性质（抗毒蕈碱药对左旋多巴吸收率的影响见下文）。

1. Hunter KR, *et al.* Use of levodopa with other drugs. *Lancet* 1970; **ii:** 1283–5.
2. Rampton DS. Hypertensive crisis in a patient given Sinemet, metoclopramide, and amitriptyline. *BMJ* 1977; **2:** 607–8.
3. Edwards M. Adverse interaction of levodopa with tricyclic antidepressants. *Practitioner* 1982; **226:** 1447–8.
4. Morgan JP, *et al.* Imipramine-mediated interference with levodopa absorption from the gastrointestinal tract in man. *Neurology* 1975; **25:** 1029–34.

色氨酸 见下文**营养药**项下**氨基酸**。

抗癫痫药 已证实，苯妥英会降低左旋多巴在帕金森综合征或者慢性锰中毒患者中的治疗作用[1]。药物相互作用的机制还不清楚。

1. Mendez JS. Diphenylhydantoin: blocking of levodopa effects. *Arch Neurol* 1975; **32:** 44–6.

抗高血压药 哌乙啶与左旋多巴合用可能引起越来越严重的低血压[1]。曾有报道可乐定可能通过刺激中枢 α-肾上腺素受体抑制左旋多巴的治疗作用[2]。尽管关于甲基多巴对左旋多巴治疗反应的抑制作用已有记载，甲基多巴和左旋多巴可能互相增强对方的治疗作用或不良反应[3,4]。利血平和其他萝芙木碱（rauwolfia alkaloids）可能通过排空中枢多巴胺从而对抗左旋多巴的抗帕金森作用，英国注册药品信息建议两者应避免合用。

1. Hunter KR, *et al.* Use of levodopa with other drugs. *Lancet* 1970; **ii:** 1283–5.
2. Shoulson I, Chase TN. Clonidine and the anti-parkinsonian response to L-dopa or piribedil. *Neuropharmacology* 1976; **15:** 25–7.
3. Cotzias GC, *et al.* L-Dopa in Parkinson's syndrome. *N Engl J Med* 1969; **281:** 272.
4. Kofman O. Treatment of Parkinson's disease with L-dopa: a current appraisal. *Can Med Assoc J* 1971; **104:** 483–7.

抗毒蕈碱药 抗毒蕈碱的抗帕金森症药可能增强左旋多巴的治疗作用，但是通过延缓胃排空，也可能减少药物吸收[1]。

1. Algeri S, *et al.* Effect of anticholinergic drugs on gastro-intestinal absorption of L-dopa in rats and in man. *Eur J Pharmacol* 1976; **35:** 293–9.

抗肿瘤药 对 1 名合并帕金森病的患者治疗发现[1]，每次为了治疗黑色素瘤而使用达卡巴嗪时，左旋多巴的效果都会降低。因为血浆多巴胺浓度是不变的，所以有人提出[1]，达卡巴嗪可能在血脑屏障与左旋多巴竞争。

1. Merello M, *et al.* Impaired levodopa response in Parkinson's disease during melanoma therapy. *Clin Neuropharmacol* 1992; **15:** 69–74.

抗精神病药 左旋多巴的治疗作用可能被包括吩噻嗪衍生物[1]（如丙氯拉嗪[2]）在内的 CNS 多巴胺抑制药降低。苯丙甲酮类（如氟哌啶醇）和硫杂蒽类（如氟哌噻吨）可能因为它们的抗多巴胺性质而具有相似的作用。

1. Yahr MD, Duvoisin RC. Drug therapy of parkinsonism. *N Engl J Med* 1972; **287:** 20–4.
2. Duvoisin RC. Diphenidol for levodopa induced nausea and vomiting. *JAMA* 1972; **221:** 1408.

抗焦虑药 曾有报道，在同时使用左旋多巴和苯二氮䓬类如地西泮[1,2]、硝西泮[1]（尽管证据不明确）或氯氮䓬[3]的患者中出现了帕金森综合征的可逆性恶化。在一个病例中，没有改变药物治疗，但帕金森症状消失[1]。

1. Hunter KR, *et al.* Use of levodopa with other drugs. *Lancet* 1970; **ii:** 1283–5.
2. Wodak J, *et al.* Review of 12 months' treatment with L-dopa in Parkinson's disease, with remarks on unusual side effects. *Med J Aust* 1972; **2:** 1277–82.
3. Yosselson-Superstine S, Lipman AG. Chlordiazepoxide interaction with levodopa. *Ann Intern Med* 1982; **96:** 259–60.

巴氯芬 在同时使用左旋多巴和巴氯芬的帕金森病患者中出现的不良反应包括幻觉、意识错乱、头痛、恶心和症状恶化[1,2]。

1. Skausig OB, Korsgaard S. Hallucinations and baclofen. *Lancet* 1977; **i:** 1258.
2. Lees AJ, *et al.* Baclofen in Parkinson's disease. *J Neurol Neurosurg Psychiatry* 1978; **41:** 707–8.

胃肠药 **抗酸药** 一些研究提出在左旋多巴服用之前给予抗酸药能增强左旋多巴的吸收，可能是通过加速胃排空和减少左旋多巴在胃的代谢实现的[1,2]。这已在一个胃排空时间延长的病例报道中特别指出[1]。然而，另一项包括 8 名有正常胃动力患者的研究中只有 3 名患者患有帕金森病，合并给予抗酸药时，左旋多巴的总吸收没有显著增加，尽管有一些证据表明在一些患者中会出现吸收增加[3]。英国注册药品信息（*Madopar CR*；*Roche*）表明，抗酸药能减少缓释制剂中 32%左旋多巴的吸收。

1. Rivera-Calimlim L, *et al.* L-Dopa treatment failure: explanation and correction. *BMJ* 1970; **4:** 93–4.
2. Pocelinko R, *et al.* The effect of an antacid on the absorption and metabolism of levodopa. *Clin Pharmacol Ther* 1972; **13:** 149.
3. Leon AS, Spiegel HE. The effect of antacid administration on the absorption and metabolism of levodopa. *J Clin Pharmacol* 1972; **12:** 263–7.

止吐药 甲氧氯普胺是一种多巴胺拮抗药，可能引起锥体外系症状，包括帕金森综合征。然而，它能加速胃排空，并且有报道能增加左旋多巴的吸收速度[1]。由于左旋多巴延缓胃排空而甲氧氯普胺对抗这种作用，所以给药时机非常重要[2]。注册药品信息建议，同时使用甲氧氯普胺和左旋多巴时应慎重。有报道多潘立酮能轻微提高左旋多巴的生物利用度[3]。

1. Morris JGL, *et al.* Plasma dopa concentrations after different preparations of levodopa in normal subjects. *Br J Clin Pharmacol* 1976; **3:** 983–90.
2. Berkowitz DM, McCallum RW. Interaction of levodopa and metoclopramide on gastric emptying. *Clin Pharmacol Ther* 1980; **27:** 414–20.
3. Shindler JS, *et al.* Domperidone and levodopa in Parkinson's disease. *Br J Clin Pharmacol* 1984; **18:** 959–62.

胃肠动力药 左旋多巴的最大血药浓度能被西沙必利提高[1]。

也见上文**止吐药**项下**甲氧氯普胺和多潘立酮**。

1. Neira WD, *et al.* The effects of cisapride on plasma L-dopa levels and the clinical response in Parkinson's disease. *Mov Disord* 1995; **10:** 66–70.

全身麻醉药 全身麻醉药环丙烷和氟烷降低室性心律失常的阈值，产生拟交感胺，包括多巴胺样作用，所以不应该在服用左旋多巴后 6～8h 之内使用这些全身麻醉药[1,2]。尽管其他全身麻醉药现在使用得更多，但有人提出，无论如何，在外科手术前使用左旋多巴应联合应用外周多巴脱羧酶抑制药才是安全的[3]。

1. Goldberg LI, Whitsett TL. Cardiovascular effects of levodopa. *Clin Pharmacol Ther* 1971; **12:** 376–82.
2. Bianchine JR, Sunyapridakul L. Interactions between levodopa and other drugs: significance in the treatment of Parkinson's disease. *Drugs* 1973; **6:** 364–88.
3. Anonymous. Surgery and long-term medication. *Drug Ther Bull* 1984; **22:** 73–6.

营养药 **氨基酸** 左旋多巴向大脑中的转运受到 L-氨基酸的化学竞争，尤其是其他芳香族氨基酸：苯丙氨酸、酪氨酸、色氨酸和组氨酸[1]。已证实高蛋白饮食或大量中性氨基酸苯丙氨酸、亮氨酸或异亮氨酸会降低静脉输注左旋多巴治疗帕金森综合征患者的疗效，左旋多巴这种吸收和转运的变化是由帕金森综合征的波动反应引起的，即所谓的“开-关”现象[2]（见**帕金森综合征**项下内容，第763页）。相反地，一项在健康受试者中进行的研究[3]发现，低蛋白饮食会引起左旋多巴吸收的轻度减少，然而高蛋白饮食没有这种作用。报道的其他与氨基酸的相互作用包括：甲硫氨酸对左旋多巴治疗帕金森综合征效果的拮抗作用[4]以及色氨酸减少左旋多巴的血药浓度[5]。

1. Daniel PM, *et al.* Do changes in blood levels of other aromatic aminoacids influence levodopa therapy? *Lancet* 1976; **i:** 95.
2. Nutt JG, *et al.* The "on-off" phenomenon in Parkinson's disease: relation to levodopa absorption and transport. *N Engl J Med* 1984; **310:** 483–8.
3. Robertson DRC, *et al.* The influence of protein containing meals on the pharmacokinetics of levodopa in healthy volunteers. *Br J Clin Pharmacol* 1991; **31:** 413–17.
4. Pearce LA, Waterbury LD. L-methionine: a possible levodopa antagonist. *Neurology* 1974; **24:** 640–1.
5. Weitbrecht W-U, Weigel K. Der Einfluß von L-Tryptophan auf die L-Dopa-Resorption. *Dtsch Med Wochenschr* 1976; **101:** 20–2.

铁盐 左旋多巴与铁盐结合成复合物，在健康受试者中硫酸亚铁使左旋多巴的生物利用度降低 50%[1]。给 9 名联合使用左旋多巴和卡比多巴的帕金森综合征患者使用硫酸亚铁，使左旋多巴的浓度-时间曲线下面积减少 30%。对于卡比多巴，减少超过 75%。虽然这与一些患者残疾程度的恶化有关，但是疗效的平均降低程度没有达到统计学意义[2]。

1. Campbell NRC, Hasinoff BB. Iron supplements: a common cause of drug interactions. *Br J Clin Pharmacol* 1991; **31:** 251–5.
2. Campbell NRC, *et al.* Sinemet-ferrous sulphate interaction in patients with Parkinson's disease. *Br J Clin Pharmacol* 1990; **30:** 599–605.

维生素 B_6 对左旋多巴进行脱羧的酶——L-氨基酸脱羧酶，依赖于维生素 B_6。有报道补充维生素 B_6 可增加左旋多巴在外周代谢为多巴胺的数量，而通过血脑屏障在中枢转变成多巴胺的有效数量减少了[1~4]，因此，维生素 B_6 可抑制左旋多巴的作用，但是使用外周多巴脱羧酶抑制药可中止这种作用[2,3]。

1. Leon AS, *et al.* Pyridoxine antagonism of levodopa in parkinsonism. *JAMA* 1971; **218:** 1924–7.
2. Cotzias GC, Papavasiliou PS. Blocking the negative effects of pyridoxine on patients receiving levodopa. *JAMA* 1971; **215:** 1504–5.
3. Yahr MD, Duvoisin RC. Pyridoxine, levodopa, and L-α-methyldopa hydrazine regimen in parkinsonism. *JAMA* 1971; **216:** 2141.
4. Carter AB. Pyridoxine and parkinsonism. *BMJ* 1973; **4:** 236.

罂粟碱 有报道，同时给予帕金森综合征患者罂粟碱，左旋多巴的有益作用被拮抗[1,2]，所以有人建议避免将两者合用。然而，后来的一项研究[3]在 9 名同时使用左旋多巴和外周多巴脱羧酶抑制药的患者中进行，研究发现，同时给予罂粟碱 3 周，帕金森综合征的控制没有改变。

1. Duvoisin RC. Antagonism of levodopa by papaverine. *JAMA* 1975; **231:** 845.
2. Posner DM. Antagonism of levodopa by papaverine. *JAMA* 1975; **233:** 768.
3. Montastruc JL, *et al.* Does papaverine interact with levodopa in Parkinson's disease? *Ann Neurol* 1987; **22:** 558–9.

青霉胺 单独的病例报道指出，青霉胺增加左旋多巴的血浆浓度[1]。

1. Mizuta E, *et al.* Effect of D-penicillamine on pharmacokinetics of levodopa in Parkinson's disease. *Clin Neuropharmacol* 1993; **16:** 448–50.

拟交感神经药 有人提出拟交感神经药（如肾上腺素或者异丙肾上腺素）可能增加左旋多巴的心脏不良反应[1]。

1. Goldberg LI, Whitsett TL. Cardiovascular effects of levodopa. *Clin Pharmacol Ther* 1971; **12:** 376–82.

药动学

左旋多巴通过主动转运系统在胃肠道迅速吸收。大部分在小肠吸收，在胃的吸收非常有限，同时因为脱羧作用在胃壁进行，胃排空时间延长可能减少左旋多巴有效的吸收数量。口服时，2h 内达血浆浓度峰值。左旋多巴的血浆蛋白结合率为 10%～30%。

左旋多巴在芳香族 L-氨基酸脱羧酶作用下迅速脱羧变成多巴胺，大部分反应在消化道、肝和肾中进行，接着多巴胺主要代谢成二羟苯乙酸（DOPAC）和高香草酸（HVA）。其他代谢途径包括 *O*-甲基化、转氨基和氧化，产生许多种次级代谢产物，包括去甲肾上腺素和 3-*O*-甲基多巴，后者因为其相对较长的半衰期可能在 CNS 蓄积。左旋多巴的消除半衰期为 30～60min。

与多巴胺不同，左旋多巴以主动转运的方式通过血脑屏障，但是由于广泛的外周脱羧作用，进入 CNS 的药物非常少，除非与外周多巴脱羧酶抑制药合用。当有外周多巴脱羧酶抑制药存在时，左旋多巴的主要代谢途径变为在儿茶酚-*O*-甲基转移酶的作用下生成 3-*O*-甲基多巴。

大约 80%口服剂量的左旋多巴主要以二羟苯乙酸和高香草酸的形式在 24h 内从尿中排泄。只有少量左旋多巴以原形从粪便排泄。左旋多巴能通过胎盘，并且能在母乳中分布。

1. Nutt JG, Fellman JH. Pharmacokinetics of levodopa. *Clin Neuropharmacol* 1984; **7:** 35–49.
2. Cedarbaum JM. Clinical pharmacokinetics of anti-parkinsonian drugs. *Clin Pharmacokinet* 1987; **13:** 141–78.
3. Robertson DRC, *et al.* The effect of age on the pharmacokinetics of levodopa administered alone and in the presence of carbidopa. *Br J Clin Pharmacol* 1989; **28:** 61–9.
4. Robertson DRC, *et al.* The influence of levodopa on gastric emptying in man. *Br J Clin Pharmacol* 1990; **29:** 47–53.

用途和用法

左旋多巴是一种天然存在的氨基酸，是神经递质多巴胺的直接前体。左旋多巴的作用主要是多巴胺的作用（第1278页）。

与多巴胺不同，左旋多巴容易进入CNS，从而用于治疗像帕金森病（见下文）等与脑内多巴胺耗竭有关的疾病。左旋多巴在外周酶的作用下迅速脱羧，所以非常少量的原形药物可以通过血脑屏障在中枢转变为多巴胺。因此，左旋多巴通常与外周多巴脱羧酶抑制药如苄丝肼（第767页）或卡比多巴（第773页）联合应用，以增加进入脑内的左旋多巴的比例。这能使左旋多巴的剂量降低，同时通过阻断外周多巴胺的产生而减少外周不良反应，如恶心、呕吐和心律失常。也许还能在治疗初期更快起效。

大部分帕金森病患者可从左旋多巴治疗中受益，但是两年或更长时间以后，由于疾病的进展和灵活性波动现象的暴露，药物对残疾程度的改善作用逐渐消失。脑炎后帕金森综合征应用左旋多巴治疗有效，但是比原发性的不良反应发生率高，所以通常使用更小的剂量。左旋多巴还用于控制慢性锰中毒的那些与帕金森综合征相似的神经症状。它不能用于治疗抗精神病药引起的帕金森综合征。

由于左旋多巴转变为多巴胺，所以它对脑垂体功能有影响。它可能增加生长激素分泌，用于诊断生长激素缺乏的激发试验。左旋多巴还能抑制泌乳素分泌。

不同患者对左旋多巴的反应差异很大。**帕金森综合征的治疗**应该从小剂量开始，逐渐增加剂量，理想的剂量是在不产生不良反应的情况下改善灵活性。左旋多巴应该在进餐时或餐后服用，但在疾病后期最好空腹服用（见上文**注意事项**）。一旦确定，维持剂量可能需要随着患者年龄的增大而降低。如果**没有与外周多巴脱羧酶抑制药合用**（这种情况是罕见的），建议以初始剂量125mg每日2次口服，每3～7天逐渐加量，根据反应，一直到每日8g，分次服用。服药间隔应该适应个人需要，许多患者认为每日服药4～5次很好，而一些患者可能需要服药次数少一些，频繁服药是为了控制灵活性的波动现象。最大的改善可能在6个月或更长时间以后出现。

如果**与外周多巴脱羧酶抑制药**合用，左旋多巴的剂量应更低。由于能更快达到高中枢多巴胺浓度，与单用相比药物效应和不良反应都发生得更快，所以应该小心监测患者。对于那些已经使用左旋多巴的患者应该停药，苄丝肼或卡比多巴与左旋多巴可在第二天合用，或者可在24h后使用左旋多巴缓释制剂。

苄丝肼以盐酸化物的形式给药但是剂量以碱基的形式表示的。盐酸苄丝肼28.5mg大约相当于苄丝肼25mg。苄丝肼通常以1∶4的比例与左旋多巴联合应用（co-beneldopa），下文中co-beneldopa的剂量以左旋多巴成分的形式表示。

- 对于*没有用过左旋多巴的患者*，左旋多巴的初始剂量是50mg每日3～4次口服，根据反应逐渐加量，每1～2周增加左旋多巴100mg。如果疾病已经到晚期，左旋多巴的初始剂量可增加到100mg，每日3次。对于一些老年患者，初始剂量为50mg，每日1～2次，每3～4天增加50mg可能是比较合适的。左旋多巴的维持剂量通常在每日400～800mg范围内，分次服用，尽管大部分患者的需要不超过每日600mg。如果数周之后在这个平均剂量没有达到最佳改善，可能需要进一步小心地加量，但是左旋多巴每日超过1g是非常罕见的。
- 对于*以前单用过左旋多巴的患者*，与苄丝肼合用时左旋多巴的初始剂量应该是之前剂量的10%～15%，因此对于之前每日服用左旋多巴2g的患者，300mg是合适的。对于*以前用过其他左旋多巴/多巴脱羧酶抑制药复合制剂的患者*，初始剂量为左旋多巴50mg，每日3～4次。在任何一种情况下，剂量都可能按照与没有接受过治疗的患者相似的方式进行调整。
- **缓释胶囊**含有25mg苄丝肼和100mg左旋多巴，可以有效地减少速释制剂引起的波动现象。对于*还没有服用左旋多巴的患者*，初始剂量是每次1粒，每日3次，根据反应每2～3天调整一次。有人建议左旋多巴的初始剂量不应该超过每日600mg。对于*已经服用左旋多巴和苄丝肼速释制剂的患者*，开始时每100mg左旋多巴应该以1粒胶囊取代，并且按照以前的间隔服药，剂量可以根据反应每2～3日增加1次。与之前的治疗相比，平均需要多50%以上的左旋多巴，逐渐加量可能需要4周时间。在第一次早晨服药后可能还需要苄丝肼和左旋多巴速释制剂作为*追加剂量*。

卡比多巴通常与左旋多巴（co-careldopa）以1∶4或1∶10比例的片剂合用，可根据患者个体情况调整任意一种药的剂量。卡比多巴以水合物的形式给药，但是剂量以无水物的形式表示。水合卡比多巴10.8mg大约相当于10mg无水的卡比多巴。每日70～100mg卡比多巴可使外周多巴脱羧酶完全抑制。

- 对于*没有用过左旋多巴的患者*，建议初始剂量为卡比多巴25mg和左旋多巴100mg，每日3次口服，逐渐加量，根据需要每日或隔日增加卡比多巴12.5mg和左旋多巴50mg或者卡比多巴25mg和左旋多巴100mg，直到达到每日总量为卡比多巴200mg和左旋多巴800mg。维持剂量通常须个体化并根据疗效逐渐调整。卡比多巴的剂量一般不超过每日200mg。
- 对于*以前单用过左旋多巴的患者*，左旋多巴的初始剂量应该是之前剂量的20%～25%，因此对于之前服用左旋多巴少于每日1.5g的患者，建议初始剂量为卡比多巴25mg和左旋多巴100mg，每日3～4次；对于之前服用左旋多巴超过每日1.5g的患者，建议初始剂量为卡比多巴25mg和左旋多巴250mg，每日3～4次。对于*以前用过其他左旋多巴/多巴脱羧酶抑制药复合制剂的患者*，初始剂量提供的左旋多巴的每日总剂量应该相似。
- 缓释片中卡比多巴和左旋多巴的比例为1∶4，可以减少速释制剂引起的波动现象。对于*还没有接受过左旋多巴治疗或者那些现在单用左旋多巴的患者*，初始剂量为卡比多巴50mg和左旋多巴200mg，每日2次，根据反应进行调整，调整的间隔不少于3天。有人建议对于没有服用过左旋多巴的患者，左旋多巴的初始剂量不应该超过每日600mg。对于*已经服用卡比多巴和左旋多巴速释制剂的患者*，缓释制剂的初始剂量应该提供相似的左旋多巴的每日总剂量，但是服药间隔应该延长，一般为4～12h。对于左旋多巴的剂量超过每日900mg的，缓释制剂的初始替代剂量应该提供不超过比以前多10%以上的左旋多巴。剂量和服药间隔随后根据临床反应进行调整，每次调整应至少间隔3天。与之前速释制剂提供的左旋多巴相比，缓释制剂提供的左旋多巴也许需要多30%以上。缓释制剂的平均维持剂量范围是每日卡比多巴100mg和左旋多巴400mg到每日卡比多巴400mg和左旋多巴1.6g，分次服用。一些患者可能还需要卡比多巴和左旋多巴速释制剂作为*追加剂量*。

也有左旋多巴、卡比多巴与儿茶酚-*O*-甲基转移酶（COMT）抑制药**恩他卡朋**的复合制剂，每片药中左旋多巴与卡比多巴的比例为4∶1，还有恩他卡朋200mg。这种制剂适合在左旋多巴/外周多巴脱羧酶抑制药治疗时剂末运动波动（end-of-dose motor fluctuations）不能稳定的患者。患者每剂应该只服用一片复合片剂。

- *之前以左旋多巴和外周多巴脱羧酶抑制药的速释制剂和恩他卡朋的单一制剂治疗的患者*改用的复合制剂应该能提供相似或略高的左旋多巴的量。
- 对于*现在没有服用恩他卡朋的患者*，与之前的治疗相比，复合制剂的剂量应该提供相似或稍低的左旋多巴的量。然而，伴随*运动障碍或者服用左旋多巴超过每日800mg的患者*，应该在改用复合制剂之前先服用恩他卡朋的单一制剂，当复合制剂治疗开始时，左旋多巴的剂量应该降低10%～30%，尤其是左旋多巴与苄丝肼联合给药。

一些国家有含左旋多巴20mg/ml和卡比多巴5mg/ml的凝胶剂，能通过移动泵连续注入十二指肠。这种用法适用于那些对左旋多巴反应良好而对其他现有的联合治疗效果不满意的、伴有严重的运动症状波动的患者。通过一个临时的鼻-十二指肠管得到阳性结果后，再进行十二指肠或上段空肠永久置管。每日剂量分3次给予，每次剂量根据所需左旋多巴的量进行个体化调整如下：

- *早上推注剂量*：参考患者前一天早上的左旋多巴用量，通常为100～200mg，最多不超过300mg，在10～30min内给完。
- *持续给予维持量*：参考患者前一天总的左旋多巴用量，通常为40～120mg/h持续泵入16h，可以加减2mg/h的速度进行，调整到20～200mg/h，特殊情况下可能会用到更高的剂量。
- *额外推注剂量*：需要时给予，特殊情况下可能会用到更多的剂量。但通常剂量为10～40mg。如果每日给予额外剂量超过5次，则应考虑增加持续泵入的速度。

在用药开始阶段之后的几周，需要对剂量进行进一步的调整。如果条件允许，可以尝试在夜间给药。

甲左多巴是左旋多巴甲酯，在某些国家以盐酸盐的形式口服，与卡比多巴合用治疗帕金森综合征。左旋多巴的乙酯形式——乙左旋多巴也在研发阶段。

用法 一项小规模的交叉研究包括24名严重的帕金森综合征患者，发现白天给予十二指肠内注入左旋多巴和卡比多巴凝胶剂3周在临床上优于常规疗法[1]。另一项有5名患者的病例队列研究发现，十二指肠内24h持续泵入也可较好的耐受，并且改善运动波动症状而没有明显的对其疗效产生耐受[2]。有限数量患者的长期治疗（长达7年）证明，十二指肠内注入是重病和失去运动能力患者的良好选择[3]。一些国家有供十二指肠泵入用的凝胶制剂，由左旋多巴20mg/ml和卡比多巴5mg/ml组成。

1. Nyholm D, *et al.* Duodenal levodopa infusion monotherapy vs oral polypharmacy in advanced Parkinson disease. *Neurology* 2005; **64:** 216–23.
2. Nyholm D, *et al.* Long-term 24-hour duodenal infusion of levodopa: outcome and dose requirements. *Neurology* 2005; **65:** 1506–7.
3. Nilsson D, *et al.* Duodenal levodopa infusion in Parkinson's disease: long-term experience. *Acta Neurol Scand* 2001; **104:** 343–8.

儿童用法 虽然并未被认证，左旋多巴已经开始试用于各种情况的新生儿、儿童和青少年。其他详细信息和推荐剂量参见下文的**氨基酸代谢障碍**、**肌张力障碍**、**垂体和下丘脑病**项下。

氨基酸代谢障碍 尽管左旋多巴用于四氢生物蝶呤合成障碍和二氢生物蝶呤还原酶缺乏的适应证还没有被认证，*BNFC2010/11*建议新生儿、儿童和18岁以下青少年左旋多巴的起始剂量为250～500μg/kg（与卡比多巴的配比为4∶1），每日4次，可根据临床疗效每4～5天增加一次剂量，直到维持在2.5～3mg/kg，每日4次。如需要更高剂量可考虑使用左旋多巴和卡比多巴配比为10∶1的制剂。在儿童期早期应常规每3～6个月评估疗效。

药源性锥体外系障碍 药源性锥体外系障碍的处置已经在**氯丙嗪的不良反应**项下（第946页）讨论。尽管为了克服抗精神病药引起的多巴胺受体的阻断而使用多巴胺激动药特别是左旋多巴显得是合理的，但是左旋多巴被普遍报道是无效的或者会增加精神症状。

吞咽困难 一项小规模研究[1]的结果证明，左旋多巴能改善患有基底神经节梗死患者的舌咽反射，从而有助于预防吸入性肺炎。

1. Kobayashi H, *et al.* Levodopa and swallowing reflex. *Lancet* 1996; **348:** 1320–1.

肌张力障碍 肌张力障碍是一种持续性肌收缩症状，经常引起扭动和重复动作或者异常姿势，可能还有附加的肌阵挛和震颤。它以从局限于身体某一部位的肌张力障碍开始为特点，开始可能只在特定运动时出现（运动性肌张力障碍）。如果症状进展，张力障碍可能在静息时出现，并且首先向身体其他部位扩展（节段性肌张力障碍），最终可能影响身体大部分或者全身（全身性肌张力障碍）。肌张力障碍的进展与发病年龄有关。在儿童期开始的张力障碍通常从腿部开始，然后向节段或全身发展，然而在成人，肌张力障碍通常从身体其他部位开始，并且很少发展为全身性的。局部性肌张力障碍的例子有眼睑痉挛（影响眼和周围的面部肌肉）、书写痉挛（手和胳膊）、痉挛性斜颈（颈）、痉挛性发音困难或者张力障碍的吞咽困难（喉或咽）和腿部张力障碍。一些张力障碍可能与代谢性疾病（如Wilson病或Lesch-Nyhan综合征）、神经障碍（如Huntington病）或其他原因（包括头部创伤、锰或二硫化碳毒性、或抗精神病药或抗帕金森症药）有关。然而，大多数病例中这种疾病是原发性的。

大多数类型的张力障碍是没有治疗方法的，但是采用适当的**处置**，许多患者的症状可能缓解[1～5]。

- 有人建议所有的儿童和青少年出现张力障碍，尤其是从腿开始的，都应该首先试用*左旋多巴*[1,3,5]。尽管在英国没有得到许可，但*BNFC2010/11*声明3个月或者更大的儿童伴有多巴胺敏感的肌张力障碍，包括肌张力障碍的脑性麻痹，可以给予口服左旋多巴250μg/kg（以4∶1的比例合用卡比多巴），每日2～3次，根据反应每2～3天增加一次剂量，直到最大剂量1mg/kg，每日3次。另一种推荐的治疗方法是逐渐加至左旋多巴200mg和卡比多巴50mg，每日3次，维持此剂量3个月。如果在此期间没有有效反应，则停止用药[1]。如果药物有效，效果通常是显著的，而且只要服药效果可以持续，在一些病例中可能超过10年，一般没有左旋多巴治疗帕金森综合征时伴随的长期问题（第763页）。

- 对左旋多巴治疗无效的儿童和青少年，*抗毒蕈碱药*（如苯海索）是次选药物，*BNFC2010/11* 也建议使用丙环定。从小剂量开始逐渐加量能使不良反应减到最小。一般经验表明大约半数的儿童和青少年从抗毒蕈碱药受益，成人对此类药物的耐受性较低，而且只有大约1/5的局部张力障碍的成年患者从中受益。
- 对于左旋多巴或者高剂量抗毒蕈碱药治疗无效的患者，可使用其他药物。许多患者从苯二氮䓬类（如地西泮）受益，少数患者对巴氯芬或者卡马西平有反应。有时候*抗精神病药*有效但是带来引起迟发性运动障碍的风险。丁苯那嗪引起迟发性运动障碍的风险较小但可能引起抑郁。对于非常严重的张力障碍，需要联合治疗：丁苯那嗪与匹莫齐特和苯海索合用往往有效。
- 对于拒绝口服药物治疗的患者，可以试用*鞘内注射*巴氯芬或者外科手术。
- 对于成人起病的局部张力障碍患者，治疗反应往往不好。然而，使用*肉毒杆菌毒素*A能使眼睑痉挛、痉挛性斜颈和痉挛性发音困难缓解，对书写痉挛和其他职业病性张力障碍的作用正在研究中。在一些全身或节段张力障碍的患者中，将肉毒杆菌毒素A注射到最严重或疼痛的肌肉中，已经作为辅助治疗得以应用。在受累的肌肉中局部注射引起大约1周的无力，因此减少或终止张力障碍性痉挛的发作。作用可持续2～4个月。*肉毒杆菌毒素*B也用于痉挛性斜颈的处置。

关于眼睑痉挛和痉挛性斜颈的处置，更多细节见**肉毒杆菌毒素**项下内容（第1803页）。关于抗精神病药引起的张力障碍反应详见**氯丙嗪**的**不良反应**项下**锥体外系障碍**，第947页。

1. Marsden CD, Quinn NP. The dystonias. *BMJ* 1990; **300:** 139–44.
2. Williams A. Consensus statement for the management of focal dystonias. *Br J Hosp Med* 1993; **50:** 655–9.
3. Bressman SB. Dystonia update. *Clin Neuropharmacol* 2000; **23:** 239–51.
4. Tarsy D, Simon DK. Dystonia. *N Engl J Med* 2006; **355:** 818–29.
5. Jankovic J. Treatment of dystonia. *Lancet Neurol* 2006; **5:** 864–72.

肝性脑病 关于肝性脑病的处置不支持使用多巴胺能药物如左旋多巴，见第1619页。

神经阻滞剂恶性综合征 *关于单独使用左旋多巴或者与溴隐亭合用成功治疗*神经阻滞剂恶性综合征已有独立的报道[1～4]（第943页）。然而，这种情况下应用多巴胺能药物治疗通常首选溴隐亭。

1. Knezevic W, *et al.* Neuroleptic malignant syndrome. *Med J Aust* 1984; **140:** 28–30.
2. Clarke CE, *et al.* Clinical spectrum of neuroleptic malignant syndrome. *Lancet* 1988; **ii:** 969–70.
3. Lo TCN, *et al.* Neuroleptic malignant syndrome: another medical cause of acute abdomen. *Postgrad Med J* 1989; **65:** 653–5.
4. Shoop SA, Cernek PK. Carbidopa/levodopa in the treatment of neuroleptic malignant syndrome. *Ann Pharmacother* 1997; **31:** 119.

帕金森综合征 左旋多巴是治疗帕金森病的主要药物（第763页），但是在病程中何时应该使用左旋多巴的看法是不同的。大多数患者起初对左旋多巴有反应，但是几年之后受益减少。使用中可能出现运动障碍、精神症状和灵活性的波动现象，必须小心调整剂量或者使用辅助药物。对于大多数患者来说，最后都必须使用左旋多巴治疗，但是许多神经病学专家都因为它会使发生运动性并发症（motor complications）的风险增加而延迟开始左旋多巴治疗的时间。因此新发病的患者，尤其是年轻患者，经常用多巴胺激动药开始治疗，而将左旋多巴留到上了年纪以后、身体虚弱时或者出现并发症或症状更加严重时使用。左旋多巴应该与外周多巴脱羧酶抑制药联合使用，对于经历过由左旋多巴和多巴脱羧酶抑制药复合制剂引起的残疾程度的波动的患者，外周儿茶酚-*O*-甲基转移酶（COMT）抑制药也许是必要的。左旋多巴治疗帕金森综合征的药动学最优方法包括定时给药、缓释制剂的使用、口服溶液（见**稳定性**，第775页）、立即吸收的分散剂型、进食时间以及使用其他药物以增加左旋多巴的吸收。一些国家还有注入十二指肠内的含有左旋多巴和卡比多巴的凝胶剂。

1. Giron LT, Koller WC. Methods of managing levodopa-induced dyskinesias. *Drug Safety* 1996; **14:** 365–74.
2. Contin M, *et al.* Pharmacokinetic optimisation in the treatment of Parkinson's disease. *Clin Pharmacokinet* 1996; **30:** 463–81.
3. Murer MG, *et al.* Levodopa in Parkinson's disease: neurotoxicity issue laid to rest? *Drug Safety* 1999; **21:** 339–52.
4. Furlanut M, *et al.* Monitoring of L-dopa concentrations in Parkinson's disease. *Pharmacol Res* 2001; **43:** 423–7. Correction. *ibid.*; **44:** 149.
5. Carlsson A. Treatment of Parkinson's with L-DOPA: the early discovery phase, and a comment on current problems. *J Neural Transm* 2002; **109:** 777–87.
6. Katzenschlager R, Lees AJ. Treatment of Parkinson's disease: levodopa as the first choice. *J Neurol* 2002; **249** (suppl 2): II19–II24.
7. van Laar T. Levodopa-induced response fluctuations in patients with Parkinson's disease: strategies for management. *CNS Drugs* 2003; **17:** 475–89.
8. LeWitt PA, Nyholm D. New developments in levodopa therapy. *Neurology* 2004; **62** (suppl 1): S9–S16.
9. Stocchi F, Olanow CW. Continuous dopaminergic stimulation in early and advanced Parkinson's disease. *Neurology* 2004; **62** (suppl 1): S56–S63.
10. Nyholm D, *et al.* Duodenal levodopa infusion monotherapy vs oral polypharmacy in advanced Parkinson disease. *Neurology* 2005; **64:** 216–23.
11. LeWitt PA. Levodopa for the treatment of Parkinson's disease. *N Engl J Med* 2008; **359:** 2468–76.

脑下垂体和下丘脑病 *诊断和试验* 生长激素储备减少是垂体前叶衰竭的早期功能异常表现之一，同时由于多巴胺被认为能刺激生长激素分泌，左旋多巴被用于诊断生长激素缺乏症的激发试验[1,2]。在前一晚空腹之后，口服左旋多巴500mg，生长激素的血浆浓度在0～3h内每小时测定一次，儿童按10mg/kg给药，最大量是500mg。可能出现暂时的恶心、呕吐、眩晕和低血压，患者在试验中应该保持平卧。正常的反应是生长激素的血浆浓度增加超过5ng/ml或者达到高于10ng/ml的水平，但是10%～15%的正常受试者可能没有反应。然而，关于在检测生长激素缺乏过程中，生长激素分泌的激发试验是否优于测量循环中的生长调节素存在争论[3～5]。生长发育迟缓的处置，包括正确诊断的问题，见第1717页。

1. Abboud CF. Laboratory diagnosis of hypopituitarism. *Mayo Clin Proc* 1986; **61:** 35–48.
2. Müller EE, *et al.* Involvement of brain catecholamines and acetylcholine in growth hormone deficiency states: pathophysiological, diagnostic and therapeutic implications. *Drugs* 1991; **41:** 161–77.
3. Hoffmann DM, *et al.* Diagnosis of growth-hormone deficiency in adults. *Lancet* 1994; **343:** 1064–8. Correction. *ibid.*, **344:** 206.
4. de Boer H, *et al.* Diagnosis of growth hormone deficiency in adults. *Lancet* 1994; **343:** 1645–6.
5. Rosenfeld RG, *et al.* Diagnostic controversy: the diagnosis of childhood growth hormone deficiency revisited. *J Clin Endocrinol Metab* 1995; **80:** 1532–40.

睡眠相关的运动障碍 *睡眠中发生的下肢不宁综合征*（restless legs syndrome）和*周期性四肢运动*（periodic limb movements）的病因学还不清楚，多采用经验治疗（第930页）。这些并发症的治疗很少采用对照研究的方式，但是小规模的对照研究[1～6]指出合用左旋多巴和外周多巴脱羧酶抑制药能改善睡眠质量并减少腿部运动。大多数患者在睡前服用左旋多巴50～200mg，如果可能还在夜间另外服药。一项为期1年的公开扩展研究[7]证实了伴有下肢不宁综合征的患者使用左旋多巴的持续效果和安全性，作者建议为了降低恶化或者白天症状反弹的风险，左旋多巴的最大日剂量为400mg。然而，长效的多巴胺激动药常与左旋多巴合用以避免并发症出现。

还有一项对于10名伴有*夜磨牙*的患者的研究，表明左旋多巴对此有效[8]。

1. von Scheele C. Levodopa in restless legs. *Lancet* 1986; **ii:** 426–7.
2. Brodeur C, *et al.* Treatment of restless legs syndrome and periodic movements during sleep with L-dopa: a double-blind controlled study. *Neurology* 1988; **38:** 1845–8.
3. Kaplan PW, *et al.* A double-blind, placebo-controlled study of the treatment of periodic limb movements in sleep using carbidopa/levodopa and propoxyphene. *Sleep* 1993; **16:** 717–23.
4. Trenkwalder C, *et al.* L-dopa therapy of uremic and idiopathic restless legs syndrome: a double-blind crossover trial. *Sleep* 1995; **18:** 681–8.
5. Beneš H, *et al.* Rapid onset of action of levodopa in restless legs syndrome: a double-blind, randomized, multicenter, crossover trial. *Sleep* 1999; **22:** 1073–81.
6. Janzen L, *et al.* An overview of levodopa in the management of restless legs syndrome in a dialysis population: pharmacokinetics, clinical trials, and complications of therapy. *Ann Pharmacother* 1999; **33:** 86–92.
7. Trenkwalder C, *et al.* One-year treatment with standard and sustained-release levodopa: appropriate long-term treatment of restless legs syndrome? *Mov Disord* 2003; **18:** 1184–9.
8. Lobbezoo F, *et al.* The effect of the catecholamine precursor L-dopa on sleep bruxism: a controlled clinical trial. *Mov Disord* 1997; **12:** 73–8.

斜视 实验性研究表明作用于中枢的药物如左旋多巴可能改善弱视患者的视力（见**斜视**，第1786页）。然而它们在临床实践中的作用还不确定[1]。

1. Chatzistefanou KI, Mills MD. The role of drug treatment in children with strabismus and amblyopia. *Paediatr Drugs* 2000; **2:** 91–100.

Tourette 综合征 已有左旋多巴治疗Tourette综合征的研究（见**抽搐**，第927页）。一项小规模的实验性研究[1]获得了鼓舞人心的结果。

1. Black KJ, *et al.* Response to levodopa challenge in Tourette syndrome. *Mov Disord* 2000; **15:** 1194–8.

制剂

BP 2010: Co-beneldopa Capsules; Co-careldopa Tablets; Dispersible Co-beneldopa Tablets; Levodopa Capsules; Levodopa Tablets;
USP 33: Carbidopa and Levodopa Tablets; Levodopa Capsules; Levodopa Tablets.

专利制剂

Arg.: Prikap; ***Ger.:*** Dopaflex†; Restex; ***Hung.:*** Dopaflex†; ***India:*** Levopa†; ***Irl.:*** Duodopa; ***Ital.:*** Levomet†; ***Jpn:*** Doparl†; ***Pol.:*** Nakom.

多组分制剂

Arg.: Lebocar; Lecarge; Madopar; Nervocur; Parkinel; Sinemet; Stalevo; ***Austral.:*** Duodopa; Kinson; Levohexal; Madopar; Sinemet; Stalevo; ***Austria:*** Dopamed†; Duodopa; Levobens†; Levocar; Madopar; Restex; Sinemet; Stalevo; ***Belg.:*** Duodopa; Prolopa; Sinemet; Stalevo; ***Braz.:*** Carbidol; Cronomet; Duodopa; Levocarb; Parkidopa; Parklen; Prolopa; Sinemet; Stalevo; ***Canad.:*** Apo-Levocarb; Duodopa; Novo-Levocarbidopa; Nu-Levocarb; Prolopa; Sinemet; Stalevo; ***Chile:*** Grifoparkin; Levofamil†; Melitase; Prolopa; Protonis; Saniter Compuesto; Sinemet; Stalevo; ***Cz.:*** Dopalux; Duodopa; Isicom; Lecardop; Madopar; Nakom; Sinemet; Stalevo; ***Denm.:*** Duodopa; Madopar; Sinemet; Stalevo; ***Fin.:*** Duodopa; Kardopal; Madopar; Sinemet; Stalevo; ***Fr.:*** Duodopa; Modopar; Sinemet; Stalevo; ***Ger.:*** Dopadura C†; Duodopa; Isicom; Levo-C; Levobeta C; Levocarb; Levocomp; Levodop; Levodopa Comp; Levodopa comp B; Levodopa comp C; Levopar; Madopar; Nacom; NeyDop (Revitorgan-Lingual Nr. 97)†; NeyDop N (Revitorgan-Dilutionen N Nr 97)†; PK-Levo; Stalevo; Striaton; ***Gr.:*** Duodopa; Madopar; Sinemet; Stalevo; Zimox; ***Hong Kong:*** Apo-Levocarb; Levomed; Levomet; Madopar; Sinedopa†; Sinemet; Stalevo; ***Hung.:*** Duellin†; Duodopa; Madopar; Sinemet; Stalevo; ***India:*** Levopa-C; Syndopa; ***Indon.:*** Leparson; Levazide†; Levopar; Madopar; Pardoz; Stalevo; ***Irl.:*** Half Sinemet; Madopar; Sinemet; Stalevo; ***Israel:*** Dopicar; Levopar Plus; Sinemet; Stalevo; ***Ital.:*** Duodopa; Madopar; Sinemet; Sirio; Stalevo; ***Malaysia:*** Apo-Levocarb; Levomed; Madopar; Sinemet; Stalevo; ***Mex.:*** Cloisone; Lemdopa; Madopar; Racovel; Sinemet; Stalevo; Ternovag; ***Neth.:*** Duodopa; Madopar; Modopar; Sinemet; Stalevo; ***Norw.:*** Duodopa; Madopar; Sinemet; Stalevo; ***NZ:*** Apo-Levocarb; Madopar; Sindopa; Sinemet; ***Philipp.:*** Ledocar; Madopar; Sinemet; Stalev; Tidomet; ***Pol.:*** Madopar; Sinemet; Stalevo; ***Port.:*** Duodopa; Ledopsan; Madopar; Sinemet; Stalevo; ***Rus.:*** Duellin (Дуэллин); Madopar (Мадопар); Nakom (Наком); Sinemet (Синемет); Stalevo (Сталево); Syndopa (Синдопа); Tidomet (Тидомет); Tremonorm (Тремонорм); ***S.Afr.:*** Carbilev; Madopar; Sinemet; Stalevo; ***Singapore:*** Cardopar; Levomet; Madopar; Sinemet; Stalevo; Tidomet; ***Spain:*** Duodopa; Ledopsan; Madopar; Sinemet; Stalevo; ***Swed.:*** Duodopa; Madopark; Sinemet; Stalevo; ***Switz.:*** Duodopa; Madopar; Sinemet; Stalevo; ***Thai.:*** Cenparkin†; Levomed†; Levomet; Madopar; Sinemet; Stalevo; Syndopa; Tidomet; Vopar; ***Turk.:*** Madopar; Sinemet; Stalevo; ***UK:*** Duodopa; Half Sinemet; Madopar; Sinemet; Stalevo; Tilolec†; ***Ukr.:*** Levocarbhexal (Левокарбгексал); Madopar (Мадопар); Nakom (Наком); Stalevo (Сталево); ***USA:*** Atamet; Parcopa; Sinemet; Stalevo; ***Venez.:*** Madopar; Sinemet; Stalevo.

Lisuride Maleate (*BANM*, *rINNM*) 马来酸麦角乙脲

Lisurid Maleat; Lisuride, Maléate de; Lisuridi Hydrogenomaleas; Lisuridi Maleas; Lisuridivetymaleaatti; Lisuridvätemaleat; Lysuride Maleate; Maleato de lisurida; Methylergol Carbamide Maleate. 3-(9,10-Didehydro-6-methylergolin-8α-yl)-1,1-diethylurea hydrogen maleate; 8-Decarboxamido-8-(3,3-diethylureido)-D-lysergamide maleate.

Лизурида Малеат

$C_{20}H_{26}N_4O,C_4H_4O_4$ = 454.5.

CAS — 18016-80-3 (lisuride); 19875-60-6 (lisuride maleate).

ATC — G02CB02; N02CA07.

ATC Vet — QG02CB02; QN02CA07.

(lisuride)

不良反应和注意事项

参见**溴隐亭**，第769页。给帕金森综合征患者输注麦角乙脲与严重的精神不良反应有关。

对心理功能的影响 关于接受多巴胺激动药包括麦角乙脲的患者发生白天睡眠过多，见**左旋多巴**项下第776页。

有关帕金森病患者使用多巴胺激动药后出现行为异常（包括赌博欲望增加等）的文献参见**左旋多巴**项下，第776页。

纤维化 关于接受麦角衍生化多巴胺激动药包括麦角乙脲的帕金森综合征患者发生纤维化反应，见**溴隐亭的不良反应**项下，第770页。

卟啉病 给予有卟啉病的患者马来酸麦角乙脲是不安全的，因为在动物中已证实它具致卟啉病性质。

药物相互作用

参见**溴隐亭**，第770页。

药动学

给予 11 名帕金森病患者单次口服马来酸麦角乙脲 300μg，血浆浓度差异很大[1]。吸收迅速，平均血浆消除半衰期为 2.2h。平均只有 0.05%的药物在 24h 内从尿中排出。马来酸麦角乙脲的平均口服生物利用度[2]在剂量为 100μg 时为 10%，而在剂量为 300μg 时为 22%。在 12 名健康受试者中采用静脉、肌内或者皮下注射的方式单次给予麦角乙脲 25μg，其中 11 人的血浆泌乳素浓度降低到原来的 60%，这种作用大约持续 10h[3]。静脉注射麦角乙脲的血浆浓度分别在半衰期内的 14min 和 1.5h 有两次下降。皮下注射和肌内注射达血浆浓度峰值的时间分别为 12min 和 15min。

1. Burns RS, *et al.* Disposition of oral lisuride in Parkinson's disease. *Clin Pharmacol Ther* 1984; **35:** 548–56.
2. Hümpel M, *et al.* Radioimmunoassay of plasma lisuride in man following intravenous and oral administration of lisuride hydrogen maleate; effect on plasma prolactin level. *Eur J Clin Pharmacol* 1981; **20:** 47–51.
3. Krause W, *et al.* The pharmacokinetics and pharmacodynamics of lisuride in healthy volunteers after intravenous, intramuscular, and subcutaneous injection. *Eur J Clin Pharmacol* 1991; **40:** 399–403.

用途和用法

马来酸麦角乙脲是一种麦角衍生物，是一种多巴胺 D_2 受体激动药，与溴隐亭的作用和用途相似（第771页）。它还有 5-羟色胺能作用。它同样可用于治疗帕金森病（见下文），并且已经用于治疗高泌乳素血症（见下文）引起的紊乱，包括闭经、乳漏和不孕。因为医学的原因需要抑制产后泌乳时，也可以使用此药。不推荐此药用于生理性泌乳的常规抑制或者产后乳房疼痛和肿胀的处置，因为这些通过使用简单的镇痛药和乳房托就可以充分缓解。在有些国家麦角乙脲已经用于治疗肢端肥大症和预防偏头痛。通常为口服给药，应与食物同服。

在**帕金森病**的治疗中，马来酸麦角乙脲可以联合左旋多巴或其他抗帕金森症药。初始剂量为睡前服用 100μg，每隔 1 周可能再加 100μg，第一次在早上，然后在中午。进一步增加剂量直到获得最佳的治疗效果，每周增加 100μg，增加剂量的顺序相同，从睡前剂量开始。一般日剂量不超过 2mg，分 3～4 次服用。

当用于**抑乳**时，马来酸麦角乙脲的常规用量为 200μg，每日 2～3 次，用 14 天，并且应在生产后的 24h 内即开始治疗。

当用于**高泌乳素血症**引起的各种异常时，可在第 1 天晚上给予马来酸麦角乙脲 100μg，然后在第 2 天的中午和晚上分别给予 100μg，在第 3 天的早上、中午和晚上分别给予 100μg，之后根据泌乳素水平调整剂量。相似的剂量也可用于**肢端肥大症**时的治疗，但需要根据生长激素的水平调整剂量（见下文）。

肢端肥大症 多巴胺能药物反常地引起生长激素分泌减少，所以可能作为外科、放射或者生长抑素类似物治疗肢端肥大症的辅助治疗手段，从而减少循环中的生长激素水平，尽管它们的效果不如生长抑素类似物（第1717页）。使用的多巴胺激动药主要是溴隐亭，但是有些国家也使用麦角乙脲。

高泌乳素血症和泌乳素瘤 多巴胺激动药广泛用于治疗继发于泌乳素瘤的高泌乳素血症（第2012页）。麦角乙脲可以替代溴隐亭使用。有报道，给予 4 名患有巨泌乳素瘤的妇女麦角乙脲，每日 400～800μg，服用 2 年，泌乳素的水平降至正常[1]。3 名患者降低剂量后，泌乳素水平升高。第 4 名患者的剂量从每日 400μg 逐渐降低到 50μg，泌乳素水平仍在正常范围，但是完全停药后 3 个月内泌乳素浓度又增加了。

为了避免口服疗法的不良反应，麦角乙脲的阴道给药已经在研究中。在一项包括 40 名高泌乳素血症妇女的研究中[2]，在晚上将一片 200μg 的标准口服片剂放置在阴道内，能使泌乳素浓度降低，效果与口服 400μg 相似，但是更容易耐受。

1. Liuzzi A, *et al.* Low doses of dopamine agonists in the long-term treatment of macroprolactinomas. *N Engl J Med* 1985; **313:** 656–9.
2. Tasdemir M, *et al.* Vaginal lisuride for hyperprolactinaemia. *Lancet* 1995; **346:** 1362.

泌乳抑制 在一些国家麦角乙脲用于抑制产后泌乳（第1902页）。然而，不推荐常规使用多巴胺能药抑制生理性泌乳。

1. Venturini PL, *et al.* Effects of lisuride and bromocriptine on inhibition of lactation and on serum prolactin levels: comparative double-blind study. *Eur J Obstet Gynecol Reprod Biol* 1981; **11:** 395–400.

乳腺痛 在一项小规模的安慰剂对照试验中[1]，给予麦角乙脲每日 200μg 可以有效治疗周期性乳腺痛。然而，因为乳腺痛（第2024页）能自发缓解，所以一般不考虑治疗，除非疼痛存在约 6 个月。

1. Kaleli S, *et al.* Symptomatic treatment of premenstrual mastalgia in premenopausal women with lisuride maleate: a double-blind placebo-controlled randomized study. *Fertil Steril* 2001; **75:** 718–23.

偏头痛 尽管在一些国家麦角乙脲用于偏头痛的预防（第587页），但是一般情况下它不是主要选择的药物，甚至不是主要的替代药物。

帕金森综合征 一些神经病学专家在帕金森综合征（第763页）的早期治疗中使用多巴胺激动药如麦角乙脲，试图延迟左旋多巴治疗开始的时间，还有一些专家保留此类药作为单独使用左旋多巴不再有效或者不能耐受时的辅助药物。有时候它们能有效减少左旋多巴治疗中的"关"周期，并能改善疾病晚期出现的灵活性的波动现象。

1. Rinne UK. Lisuride, a dopamine agonist in the treatment of early Parkinson's disease. *Neurology* 1989; **39:** 336–9.
2. Clarke CE, Speller J. Lisuride for levodopa-induced complications in Parkinson's disease. Available in The Cochrane Database of Systematic Reviews; Issue 1. Chichester: John Wiley; 1999 (accessed 16/02/06).
3. Clarke CE, *et al.* Lisuride versus bromocriptine for levodopa-induced complications in Parkinson's disease. Available in The Cochrane Database of Systematic Reviews; Issue 1. Chichester: John Wiley; 1999 (accessed 16/02/06).
4. Allain H, *et al.* Five-year follow-up of early lisuride and levodopa combination therapy versus levodopa monotherapy in de novo Parkinson's disease. *Eur Neurol* 2000; **44:** 22–30.

用法 在左旋多巴治疗中出现灵活性起伏现象的患者，给予麦角乙脲持续静脉或者皮下注射有效[1～4]，但是这些给药方式与严重的精神反应有关[3]。麦角乙脲的经皮给药剂型用于治疗帕金森病和下肢不宁综合征正在研究当中[5,6]。

1. Obeso JA, *et al.* Intravenous lisuride corrects oscillations of motor performance in Parkinson's disease. *Ann Neurol* 1986; **19:** 31–5.
2. Obeso JA, *et al.* Lisuride infusion pump: a device for the treatment of motor fluctuations in Parkinson's disease. *Lancet* 1986; **i:** 467–70.
3. Critchley P, *et al.* Psychosis and the lisuride pump. *Lancet* 1986; **i:** 349.
4. Stocchi F, *et al.* Prospective randomized trial of lisuride infusion versus oral levodopa in patients with Parkinson's disease. *Brain* 2002; **125:** 2058–66.
5. Woitalla D, *et al.* Transdermal lisuride delivery in the treatment of Parkinson's disease. *J Neural Transm Suppl* 2004; **68:** 89–95.
6. Benes H. Transdermal lisuride: short-term efficacy and tolerability study in patients with severe restless legs syndrome. *Sleep Med* 2006; **7:** 31–5.

制剂

专利制剂

Austria: Dopergin; ***Fr.:*** Arolac; Dopergine; ***Ger.:*** Dopergin; ***Gr.:*** Dipergon; ***Ital.:*** Dopergin; ***Mex.:*** Dopergin; ***Neth.:*** Dopergin†; ***NZ:*** Dopergin; ***Spain:*** Dopergin; ***Turk.:*** Dopergin.

Metixene Hydrochloride (*BANM*, *rINNM*) 盐酸美噻吨

Hidrocloruro de metixeno; Methixene Hydrochloride (*USAN*); Methixene Hydrochloride Monohydrate; Metikseenihydrokloridi; Metiksено hidrochloridas; Métixène, chlorhydrate de; Metixén-hidroklorid; Metixen-hydrochlorid monohydrát; Metixenhydroklorid; Metixeni hydrochloridum; Metixeni Hydrochloridum Monohydricum; NSC-78194; SJ-1977. (*RS*)-9-(1-Methyl-3-piperidylmethyl)thioxanthene hydrochloride monohydrate.

Метиксена Гидрохлорид

$C_{20}H_{23}NS,HCl,H_2O$ = 363.9.

CAS — 4969-02-2 (metixene); 1553-34-0 (anhydrous metixene hydrochloride); 7081-40-5 (metixene hydrochloride monohydrate).

ATC — N04AA03.

ATC Vet — QN04AA03.

UNII — 84L8XK6N1G.

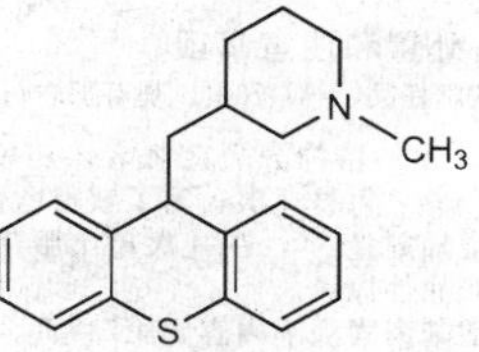

(metixene)

Pharmacopoeias. In *Eur.* (see p.vii).

Ph. Eur. 6. 8（Metixene Hydrochloride） 白色或类白色结晶性或微结晶粉末。溶于水、乙醇和二氯甲烷。1.8%水溶液的 pH 值为 4.4～5.8。避光。

简介

盐酸美噻吨是第三代抗毒蕈碱药，作用与阿托品相似（第1176页），它还具有抗组胺和直接抗痉挛的性质。

它用于帕金森综合征（第763页）的对症治疗，包括减轻酚噻嗪类药物引起的锥体外系症状，但是，与其他抗毒蕈碱药一样，它对于迟发性运动障碍无效。通常盐酸美噻吨的口服初始剂量为 2.5mg，每日 3～6 次，根据反应逐渐加量，直到每日总剂量 20～60mg，分次服用。

盐酸美噻吨还用在解除胃肠痉挛的制剂当中。

制剂

专利制剂

Ger.: Tremarit†; ***Hung.:*** Tremaril; ***Ital.:*** Tremaril.

多组分制剂 ***Philipp.:*** Spasmo-Canulase; ***Port.:*** Espasmo Canulase; ***S.Afr.:*** Spasmo-Canulase; ***Switz.:*** Spasmo-Canulase.

Orphenadrine Citrate (*BANM*, *rINNM*) 枸橼酸奥芬那君

Citrato de orfenadrina; Mephenamine Citrate; Orfenadriinisitraatti; Orfenadrincitrat; Orfenadrin-citrát; Orfenadrino citratas; Orphenadin Citrate; Orphénadrine, Citrate d'; Orphénadrine, citrate d'; Orphenadrini citras. (*RS*)-Dimethyl[2-(2-methylbenzhydryloxy)ethyl]amine dihydrogen citrate.

Орфенадрина Цитрат

$C_{18}H_{23}NO,C_6H_8O_7$ = 461.5.

CAS — 83-98-7 (orphenadrine); 4682-36-4 (orphenadrine citrate).

ATC — M03BC01.

ATC Vet — QM03BC01.

UNII — X0A40N8I4S.

(orphenadrine)

Pharmacopoeias. In *Eur.* (see p.vii) and *US.*

Ph. Eur. 6. 8（Orphenadrine Citrate） 白色或类白色结晶性粉末。略溶于水；微溶于乙醇。避光。

USP 33（Orphenadrine Citrate） 白色结晶性粉末，几乎无臭。略溶于水；微溶于乙醇；不溶于氯仿、乙醚和苯。贮藏于密闭容器中。避光。

Orphenadrine Hydrochloride (*BANM*, *rINNM*) 盐酸奥芬那君

BS-5930; Hidrocloruro de orfenadrina; Mephenamine Hydrochloride; Orfenadriinihydrokloridi; Orfenadrin-hidroklorid; Orfenadrin-hydrochlorid; Orfenadrinhydroklorid; Orfenadrino hidrochloridas; Orphenadin Hydrochloride; Orphénadrine, Chlorhydrate d'; Orphénadrine, chlorhydrate d'; Orphenadrini hydrochloridum. (*RS*)-Dimethyl[2-(2-methylbenzhydryloxy)ethyl]amine hydrochloride.

Орфенадрина Гидрохлорид

$C_{18}H_{23}NO,HCl$ = 305.8.

CAS — 341-69-5.

ATC — N04AB02.

ATC Vet — QN04AB02.

UNII — UBY910DUXH.

Pharmacopoeias. In *Eur.* (see p.vii).

Ph. Eur. 6. 8（Orphenadrine Hydrochloride） 白色或类白色结晶性粉末。易溶于水和乙醇。避光。

不良反应、处置和注意事项

参见**硫酸阿托品**，第1176页。奥芬那君可能引起失眠。

滥用 1名23岁的精神分裂症患者，药物治疗中包括奥芬那君100mg，每日3次，为了获得欣快感，他违法获得药物并增加剂量[1]，在一次单次服用600mg剂量后，发生了癫痫性惊厥。

也见**盐酸苯海索**项下内容，第789页。

1. Shariatmadari ME. Orphenadrine dependence. *BMJ* 1975; **3:** 486.

过量 有报道[1]1名精神分裂症患者超剂量服用奥芬那君后出现了急性中毒，对急诊支持疗法有反应，包括大剂量肾上腺素、多巴胺和多巴酚丁胺用于恢复心搏暂停后的血压下降。在1977～1980年，英国National Poisons Unit记录了12人因奥芬那君而死亡。

1. Clarke B, *et al.* Acute poisoning with orphenadrine. *Lancet* 1985; **i:** 1386.

卟啉病 奥芬那君与卟啉病的急性发作有关，认为它用于卟啉病的患者是不安全的。

撤药 有报道，1名56岁的妇女表现为神经手术后恢复缓慢，在突然停用奥芬那君后出现了可疑的撤药综合征[1]，重新用药，其情况有所好转。

1. Esler MD, *et al.* Postoperative orphenadrine withdrawal. *Br J Anaesth* 2000; **85:** 497.

药物相互作用

参见**抗毒蕈碱药**（见**硫酸阿托品**，第1176页）。奥芬那君是细胞色素P450同工酶CYP2B6的抑制药，此酶参与了安非他酮转变为其主要代谢产物的代谢过程。注册药品信息建议在使用安非他酮的患者中应慎用奥芬那君。

氯丙嗪 关于奥芬那君对氯丙嗪血浆药物浓度的影响，见**抗帕金森症药**项下的内容，第946页。

右丙氧芬 关于奥芬那君与右丙氧芬之间的相互作用受到公开的质疑[1,2]。

1. Pearson RE, Salter FJ. Drug interaction? — orphenadrine with propoxyphene. *N Engl J Med* 1970; **282:** 1215.
2. Puckett WH, Visconti JA. Orphenadrine and propoxyphene (cont.). *N Engl J Med* 1970; **283:** 544.

药动学

奥芬那君从胃肠道及在肌内注射后容易吸收。它几乎完全代谢为至少8种代谢产物，以代谢产物和少量原形药物的形式主要从尿中排泄。奥芬那君的半衰期为14h（见下文）。

半衰期 给予5名健康受试者单次剂量的盐酸奥芬那君，平均消除半衰期为15.5h，在2名患者中多次口服给药，消除半衰期分别为30.5h和40h[1]。

1. Labout JJM, *et al.* Difference between single and multiple dose pharmacokinetics of orphenadrine hydrochloride in man. *Eur J Clin Pharmacol* 1982; **21:** 343–50.

用途和用法

奥芬那君是苯海拉明（第549页）的同源化合物，但是却没有苯海拉明的催眠作用，它是一种叔胺抗毒蕈碱药，与苯海索的作用和用途相似（第789页）。还具有微弱的抗组胺和局部麻醉性质。奥芬那君以盐酸盐和枸橼酸盐的形式应用，剂量以相关盐的形式表示。盐酸奥芬那君用于**帕金森综合征**的对症治疗（第763页），包括减轻酚噻嗪类药物引起的锥体外系症状，但是，与其他抗毒蕈碱药一样，它对于迟发性运动障碍无效。盐酸奥芬那君的初始剂量为每日150mg，分次服用，根据反应逐渐加量，每2～3日增加50mg，通常维持剂量的范围是每日150～300mg，但是一些患者可能需要每日400mg。盐酸奥芬那君也可以肌内注射给药。

奥芬那君枸橼酸盐也用于缓解**骨骼肌痉挛**（见下文）引起的疼痛。可以口服给药，剂量为100mg，每日2次。也可以肌内注射或者缓慢静脉注射，剂量为60mg，每12h重复给药。

奥芬那君常与双氯芬酸或对乙酰氨基酚等非甾体抗炎药联合使用，用于治疗肌肉骨骼和关节障碍。

呃逆 在一些国家，奥芬那君枸橼酸盐用于治疗难治性呃逆。关于难治性呃逆的处置，见**氯丙嗪**项下内容，第947页。

肌肉和关节障碍 参见使用奥芬那君治疗腿痛性痉挛和其他由骨骼肌痉挛引起的疼痛情况[1,2]以及与双氯芬酸合用治疗骨关节炎和其他肌肉骨骼障碍[3,4]。

1. Latta D, Turner E. An alternative to quinine in nocturnal leg cramps. *Curr Ther Res* 1989; **45:** 833–7.
2. Hunskaar S, Donnell D. Clinical and pharmacological review of the efficacy of orphenadrine and its combination with paracetamol in painful conditions. *J Int Med Res* 1991; **19:** 71–87.
3. Uitz E, *et al.* Diclofenac/Orphenadrin-Infusionstherapie bei Patienten mit aktivierten Arthrosen. *Wien Med Wochenschr* 1998; **148:** 179–82.
4. Aglas F, *et al.* Ergebnisse einer Anwendungsbeobachtung mit Diclofenac/Orphenadrin-Infusionen bei Patienten mit muskuloskelettalen Krankheiten und Funktionsstorungen. *Acta Med Austriaca* 1998; **25:** 86–90.

制剂

BP 2010: Orphenadrine Hydrochloride Tablets;
USP 33: Orphenadrine Citrate Extended-Release Tablets; Orphenadrine Citrate Injection.

专利制剂

Austral.: Norflex; ***Belg.:*** Disipal†; ***Canad.:*** Norflex; ***Chile:*** Plenactol†; ***Denm.:*** Disipal†; Lysantin; ***Fin.:*** Norflex; ***Ger.:*** Norflex; ***Gr.:*** Disipal; Norflex; ***India:*** Orphipal; ***Israel:*** Flexin; ***Ital.:*** Disipal; ***Malaysia:*** Norflex; ***Mex.:*** Norflex; ***Norw.:*** Disipal†; ***NZ:*** Disipal; Norflex; ***Port.:*** Norflex†; ***S.Afr.:*** Disipal; Norflex; Phenerine†; ***Swed.:*** Disipal†; Norflex; ***Thai.:*** Norflex; ***UK:*** Biorphen; Disipal; ***USA:*** Banflex; Flexon; Norflex; ***Venez.:*** Norflex.

多组分制剂

Arg.: Belmalen; Flogodisten; Mio Aldoron; Mio-Virobron; ***Austral.:*** Norgesic; ***Austria:*** Neodolpasse; Norgesic; ***Braz.:*** Anapirol†; Banidor†; Dalgex; Doralgex; Dorciflex; Dorflex; Doricin; Dorzone; Flexalgex; Flexdor; Itaiflex†; Miorrelax; Nevralgex; Relaflex; Rielex; Sedalex; Theopirina†; ***Canad.:*** Norgesic†; ***Chile:*** Norgesic†; ***Cz.:*** Neodolpasse; ***Fin.:*** Dolan; Norgesic; ***Gr.:*** Norgesic; ***Hong Kong:*** Myodrine; Norgesic; Pormus; ***Hung.:*** Neodolpasse; ***Israel:*** Muscol; Norgesic; ***Malaysia:*** Anarex; Norgesic; Orphenadol; Suniton†; ***Mex.:*** Norflex Plus; ***NZ:*** Norgesic; ***Philipp.:*** Norgesic; ***Port.:*** Norgesic†; ***S.Afr.:*** Besemax; Besenol; Norflex Co; ***Singapore:*** Anarex; Camgesic; Norgesic; Norphen; Orphenadol; ***Swed.:*** Norgesic; ***Thai.:*** Cenasic; Corilax; Dorpane; Dysmenic; Fagesic; M-Gesic; Medgesic; Muscol; Muscolic; Muslexac; Myodrine; Myoflex; Myopa; Myopas; Myosic; Myospa; Mypara Plus; Nabesac; Neosec; Noraphen; Norgesic; Norgetex; Norgic; Norphen; Norsica; Nuosic; Nurasic; Orano; Orapa; Orflex; Orgesic; Ornadine; Orpar; Orphengesic; Orphensic; Paradine; Parina; Patargesic; Poli-Relaxane; Polydol; Pormus; Pronadrine; Prospa; Relar; Relaxic; Rena; Togesic; ***UAE:*** Muscadol; ***USA:*** Norgesic†; Orphenadrine Compound; Orphengesic†; ***Venez.:*** Norgesic.

Pergolide Mesilate (*BANM, rINNM*) 甲磺酸培高利特

LY-127809; Mesilato de pergolida; Pergolid Mesilat; Pergolid mesylát; Pergolide, mésilate de; Pergolide Mesylate (*USAN*); Pergolidi mesilas; Pergolidimesilaatti; Pergolidmesilat; Pergolid-mezilát; Pergolido mesilatas. 8β-Methylthiomethyl-6-propylergoline methanesulphonate; Methyl (8*R*,10*R*)-6-propylergolin-8-ylmethyl sulphide methanesulphonate.

Перголида Мезилат

$C_{19}H_{26}N_2S,CH_4O_3S = 410.6.$

CAS — 66104-22-1 (pergolide); 66104-23-2 (pergolide mesilate).

ATC — N04BC02.

ATC Vet — QN04BC02.

UNII — 55B9HQY616.

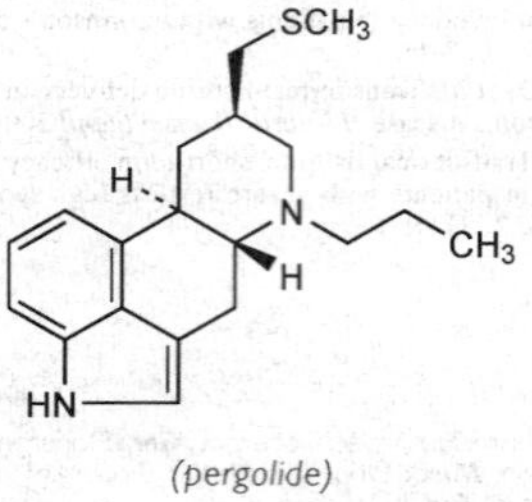

(pergolide)

Pharmacopoeias. In *Eur.* (see p.vii) and *US.*

Ph. Eur. 6.8 (Pergolide Mesilate) 白色或类白色结晶性粉末。微溶于水、乙醇和二氯甲烷；极微溶于丙酮；略溶于甲醇。避光。

USP 33 (Pergolide Mesylate) 白色至灰白色粉末。微溶于水、无水乙醇和氯仿；极微溶于丙酮；几乎不溶于乙醚；略溶于甲醇。贮藏于密闭容器中。避光。

不良反应和注意事项

参见**溴隐亭**，第769页。

有报道，给予啮齿类动物高剂量的甲磺酸培高利特，子宫肿瘤的发病率增加。

对心理功能的影响 关于多巴胺激动药包括培高利特引起患者白天睡眠过多的报道，见**左旋多巴**，第776页。

关于帕金森病患者服用多巴胺激动药引起**行为异常**包括**病理性赌博**的报道，见**左旋多巴**，第776页。

纤维化 关于接受麦角衍生化多巴胺激动药包括培高利特的帕金森综合征患者发生纤维化反应，见**溴隐亭**的**不良反应**项下，第770页。

在澳大利亚[1]、加拿大[2]和欧洲[3]，管理机构推荐患者开始培高利特治疗之前，进行心血管评估以及心瓣膜病或者纤维化的临床监测。培高利特的日剂量超过3mg是不被EMEA推荐的[3]。而且，培高利特限制用于不耐受或对非麦角类药物治疗反应不佳的患者，而有纤维化疾病或有心脏瓣膜病解剖学证据的患者禁用[4]。2007年，根据两项研究的新证据[5,6]，培高利特在美国[7]和加拿大[8]撤市。

1. Adverse Drug Reactions Advisory Committee (ADRAC). Cardiac valvulopathy with pergolide. *Aust Adverse Drug React Bull* 2004; **23:** 14. Also available at: http://www.tga.gov.au/adr/aadrb/aadr0408.pdf (accessed 16/02/06)
2. Shire, Canada. New Safety information regarding Permax and occurrence of cardiac valvulopathy/fibrosis: update on the use of Permax (pergolide mesylate) (issued 12th October, 2004). Available at: http://www.hc-sc.gc.ca/dhp-mps/alt_formats/hpfb-dgpsa/pdf/medeff/shire_permax_2_hpc-cps-eng.pdf (accessed 12/08/08)
3. EMEA. EMEA recommends new warnings and contraindications for ergot-derived dopamine agonists (issued 26th June, 2008). Available at: http://www.emea.europa.eu/pdfs/human/press/pr/32239508en.pdf (accessed 08/08/08)
4. MHRA. Dopamine agonists for Parkinson's disease (issued 30th March, 2007). Available at: http://www.mhra.gov.uk/Safetyinformation/Generalsafetyinformationandadvice/Product-specificinformationandadvice/DopamineagonistsforParkinson146sdisease/CON2030729 (accessed 03/06/08)
5. Schade R, *et al.* Dopamine agonists and the risk of cardiac-valve regurgitation. *N Engl J Med* 2007; **356:** 29–38.
6. Zanettini R, *et al.* Valvular heart disease and the use of dopamine agonists for Parkinson's disease. *N Engl J Med* 2007; **356:** 39–46.
7. FDA. FDA public health advisory: pergolide (marketed as Permax) (issued 29th March, 2007). Available at: http://www.fda.gov/Drugs/DrugSafety/PostmarketDrugSafetyInformationforPatientsandProviders/DrugSafetyInformationforHeathcareProfessionals/PublicHealthAdvisories/UCM051285 (accessed 24/08/10)
8. Eli Lilly, Canada. Health Canada-mandated important safety information on Permax® (pergolide mesylate) (issued 10th August, 2007). Available at: http://www.lilly.ca/servlets/sfs;jsessionid=9E0E83CA662673A89F439C68DAA3AC4B?t=/documentManager/sfdoc.file.supply&e=UTF-8&i=1233164768976&l=0&s=S62tYOHmUjqiTRlfa&fileID=1251138472378 (accessed 23/08/10)

药物相互作用

参见**溴隐亭**，第770页。

药动学

甲磺酸培高利特从胃肠道吸收。据报道大约90%与血浆蛋白结合。它主要以代谢产物的形式从尿中排泄。

1. Blin O. The pharmacokinetics of pergolide in Parkinson's disease. *Curr Opin Neurol* 2003; **16** (suppl 1): S9–S12.

用途和用法

甲磺酸培高利特是一种麦角衍生物，是一种多巴胺D_2受体激动药，与溴隐亭的作用和用途相似（第771页），但是与溴隐亭（一种多巴胺D_2受体激动药）大不相同的是，它对D_1和D_3受体也有激动作用。培高利特用于帕金森综合征（见下文）的单一疗法或者作为左旋多巴治疗的辅助用药以减少临床反应中的“剂末”或“开关”波动（“on-off” fluctuations）。在英国，培高利特限用于对非麦角药物治疗不能耐受或者无效果的患者。培高利特以甲磺酸盐的形式口服给药，剂量以碱基的形式表示。甲磺酸培高利特65.3mg大约相当于培高利特50mg。

作为*单一疗法*，初始剂量相当于培高利特50μg，在治疗的第一天晚上给药。此后逐渐增加剂量：在第2～4天，剂量为50μg，每日2次；然后每3～4天增加100～250μg，分3次服用，直到第28天的日剂量为1.5mg。在30天以后，剂量应该以每周2次，每次最多250μg的方式进一步增加，直到获得最佳疗效。通常维持剂量为每日2.1～2.5mg，EMEA不推荐日剂量超过3mg。日剂量通常分3次给药。

作为*左旋多巴的辅助治疗*，培高利特应该逐渐引入，同时在此期间患者可逐渐降低左旋多巴的剂量，直到获得最佳疗效。初始剂量相当于头2天每日给予培高利特50μg，逐渐加量，在治疗接下来的12天，每3日增加100μg或150μg。然后每3日可以进一步增加250μg，直到获得最佳疗效。通常维持剂量为每日3mg，EMEA不推荐日剂量超过3mg。日剂量通常分3次给药。

肢端肥大症 多巴胺能药物反常地引起生长激素分泌减少，所以可能作为外科、放射或者生长抑素类似物治疗肢端肥大症的辅助治疗手段，从而减少循环中的生长激素水平，尽管它们的效果不如生长抑素类似物（第1717页）。使用的多巴胺激动药主要是溴隐亭，也可试用培高利特[1]。

1. Kleinberg DL, *et al.* Pergolide for the treatment of pituitary tumors secreting prolactin or growth hormone. *N Engl J Med* 1983; **309:** 704–9.

高泌乳素血症和泌乳素瘤 多巴胺激动药广泛用于治疗继发于泌乳素瘤的高泌乳素血症（第2012页）。这种情况下培高利特可以作为溴隐亭的替代药物使用。

在高泌乳素血症患者中进行甲磺酸培高利特的研究[1~3]，表明单次剂量可降低血清泌乳素浓度超过24h。对于大多数患者，有效剂量为每日 50～150μg。尽管一些不能服用溴隐亭的患者能够耐受培高利特（反之亦然），但是它的不良反应与溴隐亭相似。在有给予啮齿类动物高剂量的培高利特，子宫肿瘤的发病率增加的报道之后，它就不适用于这样的疾病了。然而，注册药品信息指出，迄今为止还没有人类因使用培高利特引起子宫恶性肿瘤的报道。在 23 名患者中验证了培高利特治疗巨泌乳素瘤的长期结果[4]，同时培高利特的疗效和相关的安全性也在平均 27 个月的治疗后得到证实（范围：9～64 个月）。

1. Franks S, *et al.* Treatment of hyperprolactinaemia with pergolide mesylate: acute effects and preliminary evaluation of long-term treatment. *Lancet* 1981; **ii:** 659–61.
2. Franks S, *et al.* Effectiveness of pergolide mesylate in long-term treatment of hyperprolactinaemia. *BMJ* 1983; **286:** 1177–9.
3. Kleinberg DL, *et al.* Pergolide for the treatment of pituitary tumors secreting prolactin or growth hormone. *N Engl J Med* 1983; **309:** 704–9.
4. Freda PU, *et al.* Long-term treatment of prolactin-secreting macroadenomas with pergolide. *J Clin Endocrinol Metab* 2000; **85:** 8–13.

帕金森综合征 为了延迟左旋多巴治疗开始的时间，尤其是对于年轻患者，多巴胺激动药如培高利特经常用于帕金森综合征（第763页）的初始治疗。当单独使用左旋多巴不再有效或者不能耐受时，它们也作为辅助治疗，有时候它们也可能有效减少左旋多巴治疗中的“关”期（“off” periods），并能改善疾病晚期出现的灵活性的波动现象。与经常使用的多巴胺激动药相比，培高利特的作用持续时间相对较长。虽然培高利特在临床上的抗帕金森作用的持续时间还没有确定，但是研究表明，应该在 5～8h。根据使用的剂量，其他多巴胺激动药在治疗晚期帕金森综合征中的作用持续时间分别为：左旋多巴 1～4h，麦角乙脲 2～4h，溴隐亭 4～6h。

1. Anonymous. Pergolide (Celance)—a third dopamine agonist. *Drug Ther Bull* 1991; **29:** 79.
2. Markham A, Benfield P. Pergolide: a review of its pharmacology and therapeutic use in Parkinson's disease. *CNS Drugs* 1997; **7:** 328–40.
3. Barone P, *et al.* Pergolide monotherapy in the treatment of early PD: a randomized, controlled study. *Neurology* 1999; **53:** 573–9.
4. Clarke CE, Speller J. Pergolide for levodopa-induced complications in Parkinson's disease. Available in The Cochrane Database of Systematic Reviews, Issue 2. Chichester: John Wiley; 1999 (accessed 16/02/06).
5. Clarke CE, Speller J. Pergolide versus bromocriptine for levodopa-induced complications in Parkinson's disease. Available in The Cochrane Database of Systematic Reviews; Issue 2. Chichester: John Wiley; 1999 (accessed 16/02/06).

下肢不宁综合征 下肢不宁综合征的病因学（见**睡眠相关的运动障碍**，第930页）还不清楚，尽管多巴胺能治疗通常作为一线选择，但大部分都是经验治疗。在一些研究中，培高利特能使患者获益[1~6]。在一项随机安慰剂对照试验中[6]，培高利特以平均日剂量 400μg 治疗 6 周以后和维持剂量每日 720μg 持续 12 个月以后有治疗效果。

1. Silber MH, *et al.* Pergolide in the management of restless legs syndrome: an extended study. *Sleep* 1997; **20:** 878–82.
2. Winkelmann J, *et al.* Treatment of restless legs syndrome with pergolide—an open clinical trial. *Mov Disord* 1998; **13:** 566–9.
3. Earley CJ, *et al.* Randomized, double-blind, placebo-controlled trial of pergolide in restless legs syndrome. *Neurology* 1998; **51:** 1599–1602.
4. Wetter TC, *et al.*. A randomized controlled study of pergolide in patients with restless legs syndrome. *Neurology* 1999; **52:** 944–50.
5. Stiasny K, *et al.* Long-term effects of pergolide in the treatment of restless legs syndrome. *Neurology* 2001; **56:** 1399–1402.
6. Trenkwalder C, *et al.* Efficacy of pergolide in treatment of restless legs syndrome: the PEARLS study. *Neurology* 2004; **62:** 1391–7.

Tourette 综合征 已经有培高利特用于治疗 Tourette 综合征的研究（见**抽搐**，第927页）。一项初步研究[1]获得了鼓舞人心的结果，接下来的安慰剂对照试验在儿童和青少年中证实了这个结果[2,3]。

1. Lipinski JF, *et al.* Dopamine agonist treatment of Tourette disorder in children: results of an open-label trial of pergolide. *Mov Disord* 1997; **12:** 402–7.
2. Gilbert DL, *et al.* Tourette's syndrome improvement with pergolide in a randomized, double-blind, crossover trial. *Neurology* 2000; **54:** 1310–15.
3. Gilbert DL, *et al.* Tic reduction with pergolide in a randomized controlled trial in children. *Neurology* 2003; **60:** 606–11.

制剂

USP 33: Pergolide Tablets.

专利制剂

Arg.: Aroltex; Breator†; Celance; Geranil†; ***Austral.:*** Permax; ***Austria:*** Permax; ***Belg.:*** Permax; ***Braz.:*** Celance; ***Canad.:*** Permax†; ***Cz.:*** Permax; ***Denm.:*** Permax†; ***Fin.:*** Permax†; ***Fr.:*** Celance; ***Ger.:*** Parkotil; ***Gr.:*** Celance†; ***Hong Kong:*** Celance†; ***Hung.:*** Parkotil†; ***Irl.:*** Celance; ***Ital.:*** Nopar; ***Mex.:*** Permax; ***Neth.:*** Permax; ***NZ:*** Permax; ***Pol.:*** Hizest†; ***Port.:*** Permax; ***S.Afr.:*** Permax†; ***Singapore:*** Celance; ***Spain:*** Pharken; ***Switz.:*** Permax; ***Turk.:*** Permax; ***UK:*** Celance; ***USA:*** Permax†.

Piribedil（*rINN*）吡贝地尔

ET-495; EU-4200; Piribédil; Piribedilum. 2-(4-Piperonylpiperazin-1-yl)pyrimidine.

Пирибедил

$C_{16}H_{18}N_4O_2$ = 298.3.

CAS — 3605-01-4.

ATC — N04BC08.

ATC Vet — QN04BC08.

UNII — DO22K1PRDJ.

简介

吡贝地尔是一种非麦角多巴胺激动药，口服给药用于治疗帕金森综合征（见下文）和循环障碍。吡贝地尔甲磺酸酯注射给药用于治疗循环障碍。在一些国家，吡贝地尔的制剂可用于治疗老年人的认知缺损和记忆力缺损。

不良反应包括恶心、呕吐、头晕、幻觉、意识错乱、困倦、体温过低、运动障碍，偶见肝功能改变。

作为单一疗法治疗帕金森病，吡贝地尔的常用日剂量为 150～250mg，分次口服给药；作为左旋多巴的辅助药物，日剂量 80～140mg 也许是合适的。

对心理功能的影响 关于多巴胺激动药包括吡贝地尔引起患者出现白天睡眠过多的情况，见**左旋多巴**的**不良反应**项下，第947页。

关于帕金森病患者服用多巴胺激动药引起**行为异常**包括**病理性赌博**的报道，见**左旋多巴**的**不良反应**项下，（第947页）。

帕金森综合征 吡贝地尔是一种多巴胺 D_2 受体激动药，然而它的代谢产物作用于 D_1 受体。它主要作为左旋多巴治疗帕金森病的辅助药物（第763页）。

1. Montastruc JL, *et al.* Current status of dopamine agonists in Parkinson's disease management. *Drugs* 1993; **46:** 384–93.
2. Montastruc JL, *et al.* A randomized, double-blind study of a skin patch of a dopaminergic agonist, piribedil, in Parkinson's disease. *Mov Disord* 1999; **14:** 336–41.
3. Ziegler M, Rondot P. Activité du piribédil dans la maladie de Parkinson: étude multicentrique. *Presse Med* 1999; **28:** 1414–18.
4. Ziegler M, *et al.* Efficacy of piribedil as early combination to levodopa in patients with stable Parkinson's disease: a 6-month, randomized, placebo-controlled study. *Mov Disord* 2003; **18:** 418–25.

制剂

专利制剂

Arg.: Trastoner; Trivastal; ***Braz.:*** Trivastal; ***Fr.:*** Trivastal; ***Ger.:*** Clarium Trivastal†; ***Gr.:*** Trivastal; ***India:*** Trivastal; ***Ital.:*** Trivastan; ***Malaysia:*** Trivastal; ***Philipp.:*** Trivastal; ***Pol.:*** Pronoran; ***Port.:*** Trivastal; ***Rus.:*** Pronorar (Проноран); ***Singapore:*** Trivastal; ***Thai.:*** Trivastal; ***Turk.:*** Trivastal; ***Ukr..*** Pronoran (Проноран); ***Venez.:*** Trivastal.

Pramipexole Hydrochloride（*BANM*，*rINNM*）盐酸普拉克索

Hidrocloruro de pramipexol; PNU-98528-E; Pramipexole, Chlorhydrate de; Pramipexole, dichlorhydrate de; Pramipexole Dihydrochloride (*USAN*); Pramipexoli dihydrochloridum; Pramipexoli Hydrochloridum; SND-919-CL-2Y (pramipexole hydrochloride); SUD-919Y (pramipexole). (*S*)-2-Amino-4,5,6,7-tetrahydro-6-(propylamino)benzothiazole dihydrochloride monohydrate.

Прамипексола Гидрохлорид

$C_{10}H_{17}N_3S,2HCl, H_2O$ = 302.3.

CAS — 104632-26-0 (pramipexole); 104632-25-9 (anhydrous pramipexole hydrochloride); 191217-81-9 (pramipexole hydrochloride monohydrate).

ATC — N04BC05.

ATC Vet — QN04BC05.

UNII — 3D867NP06J.

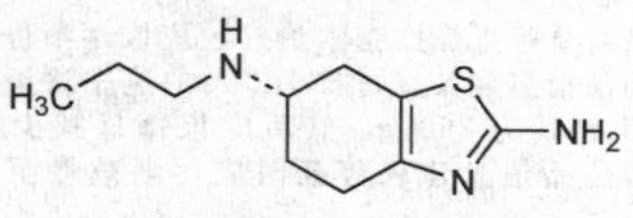

(pramipexole)

Pharmacopoeias. In *Eur.* (see p.vii).

Ph. Eur. 6. 8（Pramipexole Dihydrochloride Monohydrate） 白色或类白色结晶性粉末，易溶于水；略溶至微溶于乙醇；可溶于甲醇；不溶于二氯甲烷。2%水溶液的 pH 值为 2.8～3.4。

不良反应和注意事项

参见**溴隐亭**，第770页。

普拉克索应该慎用于肾功能损伤患者，建议降低剂量。如果出现视力异常，建议有规律地进行眼科监测。

不良反应的发生率 参考文献如下。

1. Etminan M, *et al.* Comparison of the risk of adverse events with pramipexole and ropinirole in patients with Parkinson's disease: a meta-analysis. *Drug Safety* 2003; **26:** 439–44.

对心理功能的影响 普拉克索可引起突发睡眠，有时候预先没有任何困倦的感觉，可在治疗过程中的任何时间发作。注册药品信息指出，**日间催眠状态**的发生率在日剂量高于 1.5mg 时增加。一项对临床试验中使用普拉克索的患者催眠状态的发生率和性质的评估数据进行的回顾性分析[1]表明，对于发生中到重度催眠状态的患者，最多的报道发生在平均日剂量在 4mg 左右（范围：0.75～4.5mg）。

关于接受多巴胺激动药包括普拉克索的患者出现日间催眠状态的进一步报道，见**左旋多巴**的**不良反应**项下，第776页。

关于接受多巴胺激动药包括普拉克索的帕金森病患者出现**行为异常**包括**病理性赌博**的报道，见**左旋多巴**项下的内容，第776页。

1. Hauser RA, *et al.* Pramipexole-induced somnolence and episodes of daytime sleep. *Mov Disord* 2000; **15:** 658–63.

药物相互作用

参见**溴隐亭**，第770页。西咪替丁能减少普拉克索的肾清除率。

因为与其他镇静催眠药或者乙醇合用，有引起不良反应和发生突然入睡风险的可能，所以建议慎用（见上文）。

1. Wright CE, *et al.* Influence of probenecid and cimetidine on pramipexole pharmacokinetics. *Clin Pharmacol Ther* 1996; **59:** 183.

药动学

普拉克索易在胃肠道吸收，空腹给药大约 2h 达血浆浓度峰值，进食时给药大约 3h 达峰值。口服生物利用度约为 90%。普拉克索广泛分布于全身，它的血浆蛋白结合率少于 20%。代谢极少，超过 90%的药物以原形通过肾小管的分泌作用排泄入尿。消除半衰期为 8～12h。根据在大鼠中研究的基础，认为它可以分布到母乳中。

1. Wright CE, *et al.* Steady-state pharmacokinetic properties of pramipexole in healthy volunteers. *J Clin Pharmacol* 1997; **37:** 520–5.

用途和用法

普拉克索是一种非麦角多巴胺激动药，作用与溴隐亭相似（第770页）。它同样用于帕金森病治疗，既能作为单一疗法（见下文），又能作为左旋多巴治疗的辅助药物从而减少临床反应中的“剂末”或者“开关”波动（“on-off” fluctuations）。普拉克索也用于治疗中到重度的下肢不宁综合征（见下文）。它以盐酸盐的形式口服给药，剂量以盐酸盐（见下文）或者碱基的形式表示。等值换算关系为：

- 盐酸普拉克索 125μg 约相当于普拉克索 88μg。
- 盐酸普拉克索 250μg 约相当于普拉克索 180μg。
- 盐酸普拉克索 500μg 约相当于普拉克索 350μg。
- 盐酸普拉克索 1mg 约相当于普拉克索 700μg。

用于治疗**帕金森病**，在逐渐调整剂量和维持期间，普拉克索的剂量应该逐渐增加，而左旋多巴的剂量应该逐渐降低，直到获得最佳疗效。盐酸普拉克索的初始剂量为 125μg，每日 3 次，在第 2 周增加到 250μg，每日 3 次，然后根据反应在第 3 周增加到 500μg，每日 3 次。此后如果需要，剂量可以每周增加 750μg 直到最大日剂量 4.5mg。缓释制剂可每日 1 次使用。肾功能受损的患者应该降低剂量（见下文）。

如果需要停止普拉克索治疗，应该逐渐停药。英国注册药品信息建议以每日 750μg 的速率逐渐减少剂量直到日剂量为 750μg，然后应该每日减少 375μg。美国注册药品信息建议停药时应逐渐减量至少 1 周以上。

普拉克索用于治疗**下肢不宁综合征**时，也可在睡前 2～3h 单次给药。盐酸普拉克索的初始剂量为每日 125μg。如果需要，每 4～7 日可增加 250μg 直到最大日剂量 750μg。3 个月后应该评价治疗反应，如果治疗中断超过少数几天，重新给药时日剂量应该为 125μg，然后如果需要，按照上述方式增加剂量。用于这个适应证，停药时也许不需要逐渐降低剂量。

在肾损伤中的用法 普拉克索的清除率依赖于肾功能，所以用于肾功能受损患者时，盐酸普拉克索的剂量应该降低。

用于治疗帕金森病，英国注册药品信息建议初始治疗剂量根据患者的肌酐清除率（CC）进行调整：

- CC 20～50ml/min：初始剂量 125μg，每日 2 次。必要时可增至日最大剂量 2.25mg。
- CC<20ml/min：初始剂量 125μg，每日 1 次。必要时可增至日最大剂量 1.5mg。

美国注册药品信息建议 CC 分别为 35～59ml/min 和 15～34ml/min 的患者剂量应该进行相似的降低。

如果维持治疗期间肾功能降低，建议按照与 CC 下降相同的百分率减少普拉克索的日剂量。

用于治疗下肢不宁综合征，剂量稍低一些，同时英国注册药品信息认为 CC>20ml/min 的患者不需要降低剂量。美国注册药品信息推荐 CC 在 20～60ml/min 的患者增加剂量的间隔延长至 14 天。

帕金森综合征 普拉克索是一种多巴胺激动药，作为左旋多巴的辅助药物用于帕金森病的治疗（第763页）从而减少"关"期（"off" periods），并改善疾病晚期出现的其他灵活性的波动现象。为了延迟左旋多巴治疗开始的时间，它也可作为病程中的单一疗法。

1. Parkinson Study Group. Safety and efficacy of pramipexole in early Parkinson disease: a randomized dose-ranging study. *JAMA* 1997; **278:** 125–30.
2. Lieberman A, *et al.* Clinical evaluation of pramipexole in advanced Parkinson's disease: results of a double-blind, placebo-controlled, parallel-group study. *Neurology* 1997; **49:** 162–8.
3. Shannon KM, *et al.* Efficacy of pramipexole, a novel dopamine agonist, as monotherapy in mild to moderate Parkinson's disease. *Neurology* 1997; **49:** 724–8.
4. Guttman M. International Pramipexole-Bromocriptine Study Group. Double-blind comparison of pramipexole and bromocriptine treatment with placebo in advanced Parkinson's disease. *Neurology* 1997; **49:** 1060–5.
5. Parkinson Study Group. Pramipexole vs levodopa as initial treatment for Parkinson disease: a randomized controlled trial. *JAMA* 2000; **284:** 1931–8.
6. Clarke CE, *et al.* Pramipexole for levodopa-induced complications in Parkinson's disease. Available in The Cochrane Database of Systematic Reviews; Issue 2. Chichester: John Wiley; 2000 (accessed 16/02/06).
7. Clarke CE, *et al.* Pramipexole versus bromocriptine for levodopa-induced complications in Parkinson's disease. Available in The Cochrane Database of Systematic Reviews; Issue 2. Chichester: John Wiley; 2000 (accessed 16/02/06).
8. Parkinson Study Group. Pramipexole vs levodopa as initial treatment for Parkinson disease: a 4-year randomized controlled trial. *Arch Neurol* 2004; **61:** 1044–53. Correction. *ibid.* 2005; **62:** 430.
9. Moller JC, *et al.* Long-term efficacy and safety of pramipexole in advanced Parkinson's disease: results from a European multicenter trial. *Mov Disord* 2005; **20:** 602–10.

下肢不宁综合征 下肢不宁综合征（见**睡眠相关的运动障碍**，第930页）的病因学还不清楚，尽管多巴胺能治疗通常作为一线选择，但大部分都是经验治疗。一些研究[1～8]表明，低剂量的普拉克索可使患者受益，并且在一些国家允许使用普拉克索治疗中到重度的下肢不宁综合征。

1. Lin S-C, *et al.* Effect of pramipexole in treatment of resistant restless legs syndrome. *Mayo Clin Proc* 1998; **73:** 497–500.
2. Montplaisir J, *et al.* Restless legs syndrome improved by pramipexole: a double-blind randomized trial. *Neurology* 1999; **52:** 938–43.
3. Montplaisir J, *et al.* Pramipexole in the treatment of restless legs syndrome: a follow-up study. *Eur J Neurol* 2000; **7** (suppl 1): 27–31.
4. Saletu M, *et al.* Acute placebo-controlled sleep laboratory studies and clinical follow-up with pramipexole in restless legs syndrome. *Eur Arch Psychiatry Clin Neurosci* 2002; **252:** 185–94.
5. Silber MH, *et al.* Pramipexole in the management of restless legs syndrome: an extended study. *Sleep* 2003; **26:** 819–21.
6. Stiasny-Kolster K, Oertel WH. Low-dose pramipexole in the management of restless legs syndrome: an open label trial. *Neuropsychobiology* 2004; **50:** 65–70.
7. Winkelman JW, *et al.* Efficacy and safety of pramipexole in restless legs syndrome. *Neurology* 2006; **67:** 1034–9.
8. Oertel WH, *et al.* Pramipexole RLS Study Group. Efficacy of pramipexole in restless legs syndrome: a six-week, multicenter, randomized, double-blind study (effect-RLS study). *Mov Disord* 2007; **22:** 213–19.

制剂

专利制剂

Arg.: Maxtenk; Nixol; Nulipar; Parfeno; Parmital; Parxium†; Portiv; Proats; Sifrol; Treminel; ***Austral.:*** Sifrol; ***Austria:*** Sifrol; ***Belg.:*** Mirapexin; Sifrol; ***Braz.:*** Mirapex; Sifrol; ***Canad.:*** Mirapex; ***Chile:*** Biopsol; Intaxel; Sifrol; ***Cz.:*** Aperixon; Emwepel; Glepark; Medopexol; Mirapexin; Oprymea; Pramithan; Pramixil; Sifrol; ***Denm.:*** Mirapexin; Sifrol; ***Fin.:*** Sifrol; ***Fr.:*** Sifrol; ***Ger.:*** Sifrol; ***Gr.:*** Mirapexin; ***Hung.:*** Mirapexin; Oprymea; ***Indon.:*** Sifrol; ***Irl.:*** Glepark; Miramel; Mirapexin; Oprymea; Sifrol; ***Israel:*** Sifrol; ***Ital.:*** Mirapexin; ***Jpn:*** BI-Sifrol; ***Malaysia:*** Sifrol; ***Mex.:*** Sifrol; ***Neth.:*** Daquiran†; Mirapexin; Sifrol; ***Norw.:*** Sifrol; ***NZ:*** Sifrol; ***Philipp.:*** Sifrol; ***Pol.:*** Mirapexin; ***Port.:*** Ezaprev; Mirapexin; Oprymea; Sifrol; ***Rus.:*** Mirapex (Мирапекс); ***S.Afr.:*** Pexola; ***Singapore:*** Sifrol; ***Spain:*** Mirapexin; ***Swed.:*** Sifrol; ***Switz.:*** Sifrol; ***Thai.:*** Sifrol; ***Turk.:*** Pexola; ***UK:*** Mirapexin; ***USA:*** Mirapex; ***Venez.:*** Sifrol/Mirapex.

Procyclidine Hydrochloride (*BANM, rINNM*) 盐酸丙环定

Hidrocloruro de prociclidina; Procyclidine, Chlorhydrate de; Procyclidini Hydrochloridum. 1-Cyclohexyl-1-phenyl-3-(pyrrolidin-1-yl)propan-1-ol hydrochloride.

Проциклидина Гидрохлорид

$C_{19}H_{29}NO,HCl = 323.9.$

CAS — 77-37-2 (procyclidine); 1508-76-5 (procyclidine hydrochloride).

ATC — N04AA04.

ATC Vet — QN04AA04.

UNII — CQC932Z7YW.

(procyclidine)

Pharmacopoeias. In *Br.* and *US.*

BP 2010（Procyclidine Hydrochloride） 白色结晶性粉末，无臭或几乎无臭。略溶于水；溶于乙醇；几乎不溶于丙酮和乙醚。1%水溶液的 pH 为 4.5～6.5。

USP 33（Procyclidine Hydrochloride） 白色结晶性粉末，具有一定的特征性臭。1 份盐酸丙环定溶于 35 份水、9 份乙醇、6 份氯仿、11000 份乙醚；不溶于丙酮。1%水溶液的 pH 值为 5.0～6.5。放置在密闭容器中于干燥处贮藏。避光。

不良反应、处置和注意事项

参见**硫酸阿托品**（第1176页）。当丙环定用于治疗药源性锥体外系症状时，精神障碍的患者可能出现精神病的发作。

滥用 与其他抗毒蕈碱药相同（见**盐酸苯海索**项下的内容，第789页），丙环定也有因为其欣快作用被滥用的情况[1,2]。

1. McGucken RB, *et al.* Teenage procyclidine abuse. *Lancet* 1985; **i:** 1514.
2. Dooris B, Reid C. Feigning dystonia to feed an unusual drug addiction. *J Accid Emerg Med* 2000; **17:** 311.

药物相互作用

参见**抗毒蕈碱药**（见**硫酸阿托品**，第1176页）。

帕罗西汀能增加丙环定的血浆浓度，因此建议同时使用两药的患者，如果抗毒蕈碱作用已经出现，应该降低丙环定的剂量。

药动学

盐酸丙环定从胃肠道吸收，口服生物利用度为 75%，它从组织中迅速消失。丙环定静脉给药在 5～20min 起效，作用持续时间长达 4h。口服和静脉给药的平均血浆消除半衰期为 12h。口服给药时大约 1/5 的药物主要在细胞色素 P450 酶的作用下在肝代谢，然后与葡萄糖醛酸结合。少量原形从尿中排泄。

1. Whiteman PD, *et al.* Pharmacokinetics and pharmacodynamics of procyclidine in man. *Eur J Clin Pharmacol* 1985; **28:** 73–8.

用途和用法

盐酸丙环定是一种叔胺抗毒蕈碱药，作用和用途与苯海索相似（第789页）。它用于帕金森综合征（第763页）的对症治疗，包括缓解药物（如酚噻嗪类）引起的锥体外系症状，但是，与其他抗毒蕈碱药一样，对于迟发性运动障碍无效。它已经用于治疗张力障碍（见**左旋多巴的用途和用法**项下，第776页）。儿童剂量见下文。

治疗**帕金森综合征**，口服初始剂量为 2.5mg，每日 3 次，逐渐增加剂量，每 2～3 天增加 2.5～5mg（或者用于药源性锥体外系症状，每日增加 2.5mg）直到最佳维持剂量，通常为每日 10～30mg，分 3 次（偶尔 4 次）服用，有时候可能需要每日 60mg。按照惯例，脑炎后帕金森综合征患者能够耐受并且需要较大剂量；老年和动脉硬化患者可能需要较小剂量。

急诊时，如**急性肌张力障碍**，也可静脉注射 5～10mg，有时采用更大的剂量。有时也肌内注射给药：可单次注射 5～10mg，需要时也可在 20min 后重复给药，直到最大日剂量 20mg。注射给药通常在 5～10min 内起效，但是也许需要 30min 才能缓解症状。

儿童用法 尽管在英国不允许盐酸丙环定用于治疗儿童的肌张力障碍（第779页），但是 *BNFC2010/11* 建议口服给药，对于 7～12 岁的儿童，1.25mg，每日 3 次；12～18 岁的儿童，2.5mg，每日 3 次。急诊时，可静脉或者肌内注射，根据年龄，单次给药剂量为：小于 2 岁，0.5～2mg；2～10 岁，2～5mg；10～18 岁，5～10mg，有时剂量更大。注射给药通常在 5～10min 内起效，但也许需要 30min 才能缓解症状。

制剂

BP 2010: Procyclidine Injection; Procyclidine Tablets;
USP 33: Procyclidine Hydrochloride Tablets.

专利制剂

Austria: Kemadrin; ***Belg.:*** Kemadrin; ***Cz.:*** Kemadrin; ***Denm.:*** Kemadrin; ***Ger.:*** Osnervan; ***Hung.:*** Kemadrin; ***India:*** Kemadrin; ***Irl.:*** Kemadrin; ***Israel:*** Kemadrin; ***NZ:*** Kemadrin; ***Spain:*** Kemadren; ***Switz.:*** Kemadrin; ***UK:*** Arpicolin; Kemadrin; ***USA:*** Kemadrin†.

Profenamine Hydrochloride (*BANM, rINNM*) 盐酸普罗吩胺

Cloridrato de Profenamina; Ethopropazine Hydrochloride; Hidrocloruro de profenamina; Isothazine Hydrochloride; Profénamine, Chlorhydrate de; Profenamini Hydrochloridum; Prophenamini Chloridum. 10-(2-Diethylaminopropyl)phenothiazine hydrochloride.

Профенамина Гидрохлорид

$C_{19}H_{24}N_2S,HCl = 348.9.$

CAS — 522-00-9 (profenamine); 1094-08-2 (profenamine hydrochloride).

ATC — N04AA05.

ATC Vet — QN04AA05.

UNII — O00T111VRN.

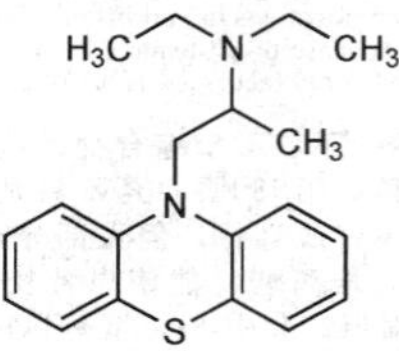

(profenamine)

不良反应、处置和注意事项

参见**硫酸阿托品**，第1176页。

普罗吩胺还可能引起肌肉痛性痉挛、感觉异常、四肢的沉重感、上腹部不适和恶心。

普罗吩胺是一种酚噻嗪衍生物，可能出现酚噻嗪类药物相关的不良反应，尤其是剂量大时（见**氯丙嗪**项下内容，第947页）。

哺乳 普罗吩胺在母乳中有分布[1]。

1. Rowan JJ. Excretion of drugs in milk. *Pharm J* 1976; **217:** 184–7.

药物相互作用

参见**抗毒蕈碱药**（见**硫酸阿托品**，第1176页）。

用途和用法

普罗吩胺是一种酚噻嗪衍生物，具有抗毒蕈碱、肾上腺素能阻滞、抗组胺、局部麻醉和神经节阻滞的性质。它用于帕金森综合征的对症治疗（第763页），包括缓解药物（如其他酚噻嗪类）引起的锥体外系症状，但是，与其他抗毒蕈碱药一样，对于迟发性运动障碍无效。通常初始口服剂量为 50mg，每日 3 次，根据反应逐渐增加剂量，至每日 500mg 或更多，分次服用。

制剂

专利制剂

Canad.: Parsitan.

Rasagiline Mesilate (*rINNM*) 甲磺酸雷沙吉兰

Mesilato de rasagilina; Rasagiline, Mésilate de; Rasagiline Mesylate (*USAN*); Rasagilini Mesilas; TVP-1012. (*R*)-*N*-2-Propynyl-1-indanamine methanesulfonate.

Разагилина Мезилат

$C_{12}H_{13}N,CH_4O_3S$ = 267.3.

CAS — 136236-51-6 (rasagiline); 161735-79-1 (rasagiline mesilate).

ATC — N04BD02.

ATC Vet — QN04BD02.

UNII — LH8C2JI290.

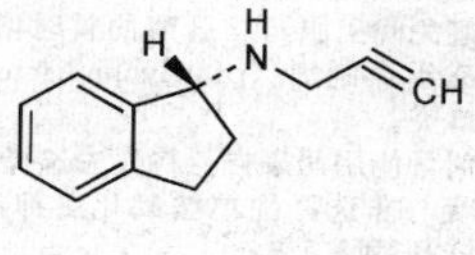

(*rasagiline*)

不良反应和注意事项

雷沙吉兰单一疗法的常见不良反应有头痛、类流感症状、不适、颈痛、心绞痛、消化不良、食欲减退、白细胞减少症、关节痛、关节炎、抑郁、眩晕、鼻炎、结膜炎、皮疹、黑色素瘤和尿急。罕见脑血管意外和心肌梗死。其他不良反应包括体位性低血压和幻觉。

雷沙吉兰不应该用于严重和中度肝损伤的患者。轻度肝损伤患者应该慎用，如果进展到中度肝损伤，应停止治疗。

药物相互作用

参见**盐酸司来吉兰**（第786页）。与非选择性单胺氧化酶抑制药如苯乙肼不同，雷沙吉兰使用安全，不需要限制饮食中的酪胺，尽管有些国家建议限制。

雷沙吉兰不应该与其他单胺氧化酶抑制药合用，因为非选择性单胺氧化酶抑制药有引起高血压反应的风险。

雷沙吉兰经细胞色素 P450 同工酶 CYP1A2 代谢，而此酶的抑制药如环丙沙星会引起雷沙吉兰血浆浓度水平的增加，所以英国注册药品信息建议这种药物与雷沙吉兰合用时应慎重。而美国注册药品信息建议合用 CYPIA2 抑制药时将雷沙吉兰的日剂量减少至 500μg。吸烟可诱导肝药酶生成，因而可降低雷沙吉兰的血浆浓度。

恩他卡朋与雷沙吉兰合用时，口服给药的清除率增加 28%。

药动学

雷沙吉兰从胃肠道迅速吸收，30min～1h 达血浆浓度峰值。生物利用度约为 36%。血浆蛋白结合率约为 60%～70%。

雷沙吉兰经细胞色素 P450 同工酶 CYP1A2 广泛地在肝代谢，发生 *N*-脱烷基和羟基化作用以及结合反应。1-氨基茚满（1-aminoindan）是它的主要代谢产物，尽管它不是 B 型单胺氧化酶抑制药，但也是有活性的。代谢产物主要从尿排泄，部分从粪便中排泄，不到 1% 的药物以原形从尿中排泄。终末半衰期为 0.6～2h。

用途和用法

雷沙吉兰是一种不可逆的选择性 B 型单胺氧化酶抑制药，B 型单胺氧化酶是参与多巴胺在脑内代谢性降解的酶。它能增强左旋多巴的作用，用于帕金森综合征的治疗（第763页），既可作为单一疗法，又可作为左旋多巴治疗的辅助药物以减少治疗反应中的“剂末”波动。雷沙吉兰以甲磺酸盐的形式口服给药，而剂量以碱基的形式表示。甲磺酸雷沙吉兰 1.56mg 大约相当于雷沙吉兰 1mg。常用剂量相当于雷沙吉兰 1mg，每日 1 次。在美国，辅助治疗时推荐初始剂量为每日 500μg。

当合用细胞色素 P450 的同工酶 CYP1A2 抑制药（见**药物相互作用**，详见上文）或肝功能损伤（见下文）患者时，雷沙吉兰需减量。

1. Parkinson Study Group. A controlled trial of rasagiline in early Parkinson disease: the TEMPO Study. *Arch Neurol* 2002; **59:** 1937–43.
2. Stern MB, *et al.* Double-blind, randomized, controlled trial of rasagiline as monotherapy in early Parkinson's disease patients. *Mov Disord* 2004; **19:** 916–23.
3. Thebault JJ, *et al.* Tolerability, safety, pharmacodynamics, and pharmacokinetics of rasagiline: a potent, selective, and irreversible monoamine oxidase type B inhibitor. *Pharmacotherapy* 2004; **24:** 1295–1305.
4. Parkinson Study Group. A controlled, randomized, delayed-start study of rasagiline in early Parkinson disease. *Arch Neurol* 2004; **61:** 561–6.
5. Parkinson Study Group. A randomized placebo-controlled trial of rasagiline in levodopa-treated patients with Parkinson disease and motor fluctuations: the PRESTO study. *Arch Neurol* 2005; **62:** 241–8.
6. Rascol O, *et al.* Rasagiline as an adjunct to levodopa in patients with Parkinson's disease and motor fluctuations (LARGO, Lasting effect in Adjunct therapy with Rasagiline Given Once daily, study): a randomised, double-blind, parallel-group trial. *Lancet* 2005; **365:** 947–54.
7. Rascol O. Rasagiline in the pharmacotherapy of Parkinson's disease: a review. *Expert Opin Pharmacother* 2005; **6:** 2061–75.
8. Chen JJ, *et al.* Clinical pharmacology of rasagiline: a novel, second-generation propargylamine for the treatment of Parkinson disease. *J Clin Pharmacol* 2005; **45:** 878–94.
9. Siderowf A, Stern M. Clinical trials with rasagiline: evidence for short-term and long-term effects. *Neurology* 2006; **66** (suppl 4): S80–S88.
10. Goetz CG, *et al.* Parkinson Study Group TEMPO and PRESTO Investigators. Safety of rasagiline in elderly patients with Parkinson disease. *Neurology* 2006; **66:** 1427–9.
11. Oldfield V, *et al.* Rasagiline: a review of its use in the management of Parkinson's disease. *Drugs* 2007; **67:** 1725–47.
12. Olanow CW, *et al.* ADAGIO Study Investigators. A double-blind, delayed-start trial of rasagiline in Parkinson's disease. *N Engl J Med* 2009; **361:** 1268–78.
13. Ahlskog JE, Uitti RJ. Rasagiline, Parkinson neuroprotection, and delayed-start trials: still no satisfaction? *Neurology* 2010; **74:** 1143–8.

在肝损伤中的用法 英国注册药品信息建议轻度肝损伤患者慎用雷沙吉兰，美国注册药品信息推荐将每日口服剂量减少至 500μg。中度至重度肝损伤患者禁用雷沙吉兰。

制剂

专利制剂

Arg.: Elbrus; Rasax; ***Austria:*** Azilect; ***Belg.:*** Azilect; ***Canad.:*** Azilect; ***Cz.:*** Azilect; ***Denm.:*** Azilect; ***Fin.:*** Azilect; ***Fr.:*** Azilect†; ***Ger.:*** Azilect; ***Gr.:*** Azilect; ***Irl.:*** Azilect; ***Israel:*** Azilect; ***Ital.:*** Azilect; ***Neth.:*** Azilect; ***Norw.:*** Azilect; ***Pol.:*** Azilect; ***Port.:*** Azilect; ***Rus.:*** Azilect (Азилект); ***S.Afr.:*** Azilect; ***Spain:*** Azilect; ***Swed.:*** Azilect; ***Switz.:*** Azilect; ***UK:*** Azilect; ***USA:*** Azilect.

Ropinirole Hydrochloride (*BANM, USAN, pINNM*) 盐酸罗匹尼罗

Hidrocloruro de ropinirol; Ropinirole, Chlorhydrate de; Ropiniroli Hydrochloridum; SKF-101468 (ropinirole); SKF-0101468-A (ropinirole hydrochloride). 4-[2-(Dipropylamino)ethyl]-2-indolinone hydrochloride.

Ропинирола Гидрохлорид

$C_{16}H_{24}N_2O,HCl$ = 296.8.

CAS — 91374-21-9 (ropinirole); 91374-20-8 (ropinirole hydrochloride).

ATC — N04BC04.

ATC Vet — QN04BC04.

UNII — D7ZD41RZI9.

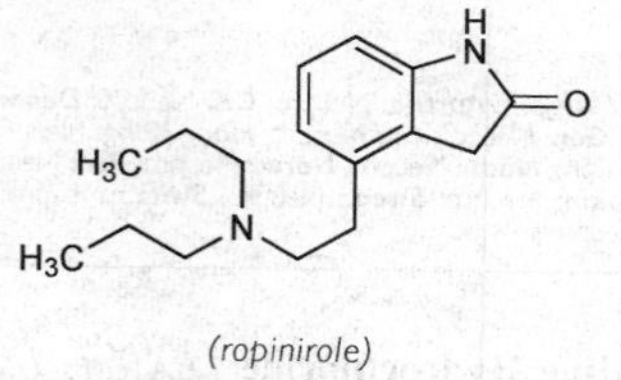

(*ropinirole*)

不良反应和注意事项

参见**溴隐亭**，第769页。

在罗匹尼罗治疗中，超敏反应包括血管神经性水肿、瘙痒、皮疹和荨麻疹均有报道。注册药品信息指出罗匹尼罗应慎用于肝损伤或者严重肾损伤的患者，因为缺乏在这类患者中应用罗匹尼罗的药动学研究数据。在轻度至中度肾损伤患者中药动学特点不发生改变。

在治疗下肢不宁综合征时，可能会发生症状发作提前在下午或夜间（延长）以及清晨时再次出现症状（反跳）。

不良反应的发生率 参考文献如下。

1. Etminan M, *et al.* Comparison of the risk of adverse events with pramipexole and ropinirole in patients with Parkinson's disease: a meta-analysis. *Drug Safety* 2003; **26:** 439–44.
2. Kulisevsky J, Pagonabarraga J. Tolerability and safety of ropinirole versus other dopamine agonists and levodopa in the treatment of Parkinson's disease: meta-analysis of randomized controlled trials. *Drug Safety* 2010; **33:** 147–61.

对心理功能的影响 关于接受多巴胺激动药包括罗匹尼罗的患者发生**日间催眠状态**的报道，见**左旋多巴**，第776页。

关于帕金森病患者服用多巴胺激动药引起**行为异常**包括**病理性赌博**的报道，见左旋多巴（第776页）。

药物相互作用

因为罗匹尼罗是一种多巴胺激动药，它与溴隐亭可能有一些药理学交互作用，第770页。另外，雌激素能增加罗匹尼罗的血浆药物浓度，所以在罗匹尼罗治疗中如果要开始或停止雌激素治疗，可能需要调整罗匹尼罗的剂量。罗匹尼罗经细胞色素 P450 同工酶 CYP1A2 代谢，所以在罗匹尼罗和其他代谢相似或者尤其是酶的诱导药或抑制药的药物之间，可能有潜在的药物相互作用。在罗匹尼罗治疗中如果要开始或停止使用这些药物，可能需要调整罗匹尼罗的剂量。

药动学

罗匹尼罗迅速从胃肠道吸收，口服给药 1.5h 后平均血浆药物浓度达峰。进食时服药，吸收的速度而不是程度可能会降低。生物利用度约为 50%。它广泛分布于全身，血浆蛋白结合率低（10%～40%）。

罗匹尼罗主要经细胞色素 P450 同工酶 CYP1A2 广泛地在肝代谢，以无活性的代谢产物从尿排泄。口服后不到 10% 的药物以原形排泄。平均消除半衰期约为 6h。根据在大鼠中研究的基础，认为罗匹尼罗在母乳中有分布。

1. Brefel C, *et al.* Effect of food on the pharmacokinetics of ropinirole in parkinsonian patients. *Br J Clin Pharmacol* 1998; **45:** 412–15.
2. Hubble J, *et al.* Linear pharmacokinetic behavior of ropinirole during multiple dosing in patients with Parkinson's disease. *J Clin Pharmacol* 2000; **40:** 641–6.
3. Kaye CM, Nicholls B. Clinical pharmacokinetics of ropinirole. *Clin Pharmacokinet* 2000; **39:** 243–54.

用途和用法

罗匹尼罗是一种非麦角多巴胺 D_2 受体激动药，与溴隐亭的作用相似（第771页），但与溴隐亭不同的是，它还有激动多巴胺 D_3 受体的作用。它同样用于帕金森综合征的治疗（见下文），既可以单独使用，又可以作为左旋多巴的辅助药物以减少治疗反应中的“开-关”波动现象。罗匹尼罗也可以用于治疗中到重度的特发性下肢不宁综合征（见下文）。它以盐酸盐的形式口服给药，而剂量以碱基的形式表示。盐酸罗匹尼罗 1.14mg 约相当于罗匹尼罗 1mg。

用于治疗**帕金森病**，罗匹尼罗应该逐渐引入治疗，而且在此期间已经接受左旋多巴的患者可逐渐减少左旋多巴的剂量，直到获得最佳疗效。合用时左旋多巴的剂量也许会减少 20%～30%。罗匹尼罗的日剂量应该分 3 次服用，而且最好在进餐时服用。罗匹尼罗的初始剂量为 750μg，逐步增加剂量，开始的 4 周每周增加 750μg。第 4 周以后，每周增加 1.5mg，可根据反应一直增加到日剂量 9mg；接下来，每周可增加 3mg。日剂量不应该超过 24mg。最佳疗效通常在每日 3～9mg 范围内到达。与左旋多巴合用时可能需要更大的剂量。如果需要停止罗匹尼罗治疗，应该逐渐减量，每隔 1 周减少 1 次日剂量。一旦症状控制适宜，可采用罗匹尼罗缓释药每日 1 次给药。

用于治疗**下肢不宁综合征**时，罗匹尼罗的日剂量也可以在睡前 1～3h 单次给药。罗匹尼罗的初始剂量为每日 250μg，服 2 天；如果能耐受，第 1 周剩余的几天里将剂量增加至每日 500μg。必要时最大剂量可增加至每日 4mg。增加剂量的速度为每周增加 500μg，直至每日 3mg，1 周之后可以直接增加至每日 1～4mg。在英国，建议治疗 3 个月以后进行再评价。

如果治疗中断，应该从小剂量重新开始，逐渐增加剂量。

用于此适应证，罗匹尼罗在停药时不需要逐渐减量。

1. Tulloch IF. Pharmacologic profile of ropinirole: a nonergoline dopamine agonist. *Neurology* 1997; **49** (suppl 1): S58–S62.

帕金森综合征 为了延迟左旋多巴治疗开始的时间，尤其是对年轻患者，多巴胺激动药如罗匹尼罗可用于帕金森综合征初始治疗（第763页）。当单独使用左旋多巴不再有效或者不能耐受时，它们也作为辅助治疗。有时它们也可能有效减少左旋多巴治疗中的“关”期（“off” periods），并能改善疾病晚期出现的灵活性的波动现象。

1. Rascol O, *et al.* A placebo-controlled study of ropinirole a new D_2 agonist, in the treatment of motor fluctuations of L-DOPA-treated parkinsonian patients. *Adv Neurol* 1996; **69:** 531–4.
2. Adler CH, *et al.* The Ropinirole Study Group. Ropinirole for the treatment of early Parkinson's disease. *Neurology* 1997; **49:** 393–9.
3. Rascol O, *et al.* Ropinirole in the treatment of early Parkinson's disease: a 6-month interim report of a 5-year levodopa-control-

led study. *Mov Disord* 1998; **13:** 39–45.
4. Korczyn AD, *et al.* A 3-year randomized trial of ropinirole and bromocriptine in early Parkinson's disease. *Neurology* 1999; **53:** 364–70.
5. Matheson AJ, Spencer CM. Ropinirole: a review of its use in the management of Parkinson's disease. *Drugs* 2000; **60:** 115–37.
6. Clarke CE, Deane K. Ropinirole for levodopa-induced complications in Parkinson's disease. Available in The Cochrane Database of Systematic Reviews; Issue 1. Chichester: John Wiley; 2001 (accessed 16/02/06).
7. Clarke CE, Deane K. Ropinirole versus bromocriptine for levodopa-induced complications in Parkinson's disease. Available in The Cochrane Database of Systematic Reviews: Issue 1. Chichester: John Wiley; 2001 (accessed 16/02/06).
8. Whone AL, *et al.* Slower progression of Parkinson's disease with ropinirole versus levodopa: the REAL-PET study. *Ann Neurol* 2003; **54:** 93–101.
9. Pahwa R, *et al.* Ropinirole 24-hour prolonged release: randomized, controlled study in advanced Parkinson disease. *Neurology* 2007; **68:** 1108–15.

下肢不宁综合征 下肢不宁综合征（见**睡眠相关的运动障碍**，第930页）的病因学还不清楚，尽管多巴胺能治疗通常作为一线选择，但大部分都是经验治疗。在一些国家允许使用罗匹尼罗治疗中度至重度下肢不宁综合征。

1. Trenkwalder C, *et al.* Ropinirole in the treatment of restless legs syndrome: results from the TREAT RLS 1 study, a 12 week, randomised, placebo controlled study in 10 European countries. *J Neurol Neurosurg Psychiatry* 2004; **75:** 92–7.
2. Cheer SM, *et al.* Ropinirole: for the treatment of restless legs syndrome. *CNS Drugs* 2004; **18:** 747–54.
3. Walters AS, *et al.* Ropinirole is effective in the treatment of restless legs syndrome—TREAT RLS 2: a 12-week, double-blind, randomized, parallel-group, placebo-controlled study. *Mov Disord* 2004; **19:** 1414–23.
4. Bogan RK, *et al.* TREAT RLS US Study Group. Ropinirole in the treatment of patients with restless legs syndrome: a US-based randomized, double-blind, placebo-controlled clinical trial. *Mayo Clin Proc* 2006; **81:** 17–27.

制剂

专利制剂

Arg.: Requip; ***Austral.:*** Appese; Repreve; ***Austria:*** Requip; ***Belg.:*** Requip; ***Canad.:*** Requip; ***Chile:*** Requip; ***Cz.:*** Adartrel; Aropilo; Aropix; Lirona; Requip; Ropinstad; ***Denm.:*** Adartrel; Requip; ***Fin.:*** Adartrel; Requip; ***Fr.:*** Adartrel; Requip; ***Ger.:*** Adartrel; Requip; ***Gr.:*** Adartrel; Requip; ***Hong Kong:*** Requip; ***Hung.:*** Aropilo; Requip; Romyl; Ropidopin; ***Irl.:*** Adartrel; Eironil; Requip; Roni; Ropirade; ***Israel:*** Requip; ***Ital.:*** Adartrel; Requip; ***Malaysia:*** Requip; ***Mex.:*** Requip; ***Neth.:*** Adartrel; Requip; ***Norw.:*** Adartrel; Requip; ***NZ:*** Requip; Ropin; ***Pol.:*** Adartrel; Requip; ***Port.:*** Adartrel; Requip; Ropimed; Zyatrol†; ***S.Afr.:*** Requip; ***Singapore:*** Requip; ***Spain:*** Adartrel; Requip; ***Swed.:*** Adartrel; Requip; ***Switz.:*** Adartrel; Requip; ***Turk.:*** Requip; ***UK:*** Adartrel; Requip; ***USA:*** Requip.

Rotigotine（*USAN*，*rINN*）罗替戈汀

N-0923; Rotigotina; Rotigotinum; SPM-962. (–)-(*S*)-5,6,7,8-Tetrahydro-6-{propyl[2-(2-thienyl)ethyl]amino}-1-naphthol.

Ротиготин

$C_{19}H_{25}NOS$ = 315.5.

CAS — 99755-59-6 (rotigotine); 125572-93-2 (rotigotine hydrochloride).

ATC — N04BC09.

ATC Vet — QN04BC09.

UNII — 87T4T8BO2E.

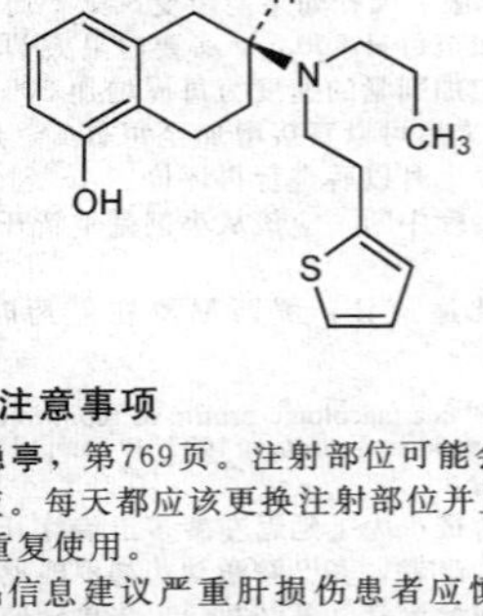

不良反应和注意事项

参见**溴隐亭**，第769页。注射部位可能会出现轻度至中度的反应。每天都应该更换注射部位并且同一部位14天内不应重复使用。

注册药品信息建议严重肝损伤患者应慎用罗替戈汀，在肝功能持续恶化的患者应该减量。然而，在此类患者中使用罗替戈汀尚缺乏证据。

药物相互作用

由于罗替戈汀是一种多巴胺激动药，因此与溴隐亭可能存在一些药理学的相互作用，第770页。

由于罗替戈汀与镇静药或酒精可能存在相加作用，因此两药合用应慎重。

药动学

罗替戈汀口服生物利用度很差，因为它在肠壁和肝脏通过葡萄糖醛酸化反应发生明显的首关代谢。经皮给药后24h血药浓度达峰。每天持续给药，稳态浓度在24～48h后到达。它经过*N*-脱烷基化和结合反应生成无活性的代谢产物。罗替戈汀主要从尿中排泄，大约23%从粪便排泄。消除半衰期为5～7h。在大鼠中观察到它能分布到乳汁中。

1. Cawello W, *et al.* Transdermal administration of radiolabelled [14C]rotigotine by a patch formulation: a mass balance trial. *Clin Pharmacokinet* 2007; **46:** 851–7.

用途和用法

罗替戈汀是一种非麦角类多巴胺 D_2 受体激动药，与溴隐亭的作用相似（第771页），但是与溴隐亭（多巴胺 D_2 受体激动药）不同的是，它还具有 D_1 和 D_3 受体激动作用。它在帕金森病早期主要用于单药疗法（第763页）。它也可用于左旋多巴的辅助治疗。罗替戈汀还用于中度至重度原发性下肢不宁综合征的治疗（见**睡眠相关运动障碍**，第930页）。罗替戈汀通过透皮贴剂给药，24h可释放药物1～8mg。

用于**帕金森病**单药治疗时，初始剂量为每日2mg，如果必要，每周增加2mg，最大剂量为每日8mg。罗替戈汀用于左旋多巴辅助治疗时，初始剂量为每日4mg，如果必要，每周增加2mg，最大剂量为每日16mg。罗替戈汀停药时应逐渐减量，每隔一天减少2mg，直至完全停药。

用于治疗**下肢不宁综合征**，初始剂量为每日1mg，根据反应可每周增加1mg，最大剂量为每日3mg。每6个月应该评价一次是否需要继续治疗。如果需要停药，应该每隔一天减量1mg，直至完全停药。

贴剂每日1贴，每隔24h应该在不同部位换上新的一贴。

1. The Parkinson Study Group. A controlled trial of rotigotine monotherapy in early Parkinson's disease. *Arch Neurol* 2003; **60:** 1721–8.
2. Stiasny-Kolster K, *et al.* Patch application of the dopamine agonist rotigotine to patients with moderate to advanced stages of restless legs syndrome: a double-blind, placebo-controlled pilot study. *Mov Disord* 2004; **19:** 1432–8.
3. Poewe W, Leussi F. Clinical studies with transdermal rotigotine in early Parkinson's disease. *Neurology* 2005; **65** (suppl 1): S11–S14. Correction. *ibid.*; 1328.
4. Watts RL, *et al.* Randomized, blind, controlled trial of transdermal rotigotine in early Parkinson disease. *Neurology* 2007; **68:** 272–6. Correction. *ibid.*; **69:** 617.
5. Splinter MY. Rotigotine: transdermal dopamine agonist treatment of Parkinson's disease and restless legs syndrome. *Ann Pharmacother* 2007; **41:** 285–95.
6. LeWitt PA, *et al.* Advanced Parkinson disease treated with rotigotine transdermal system: PREFER Study. *Neurology* 2007; **68:** 1262–7.
7. Trenkwalder C, *et al.* Treatment of restless legs syndrome: an evidence-based review and implications for clinical practice. *Mov Disord* 2008; **23:** 2267–2302.
8. Reading P. Treating restless legs syndrome with rotigotine. *Br J Hosp Med* 2010; **71:** 216–19.

制剂

专利制剂

Austral.: Neupro; ***Austria:*** Neupro; ***Cz.:*** Neupro; ***Denm.:*** Neupro; ***Fr.:*** Neupro; ***Ger.:*** Neupro; ***Gr.:*** Neupro; ***Hong Kong:*** Neupro; ***Irl.:*** Neupro; ***Ital.:*** Neupro; ***Neth.:*** Neupro; ***Norw.:*** Neupro; ***Pol.:*** Neupro; ***Port.:*** Neupro; ***Spain:*** Neupro; ***Swed.:*** Neupro; ***Switz.:*** Neupro; ***UK:*** Neupro; ***USA:*** Neupro†.

Selegiline Hydrochloride（*BANM*，*USAN*，*rINNM*）⊗盐酸司来吉兰

Deprenilo; Deprenyl; L-Deprenyl; Hidrocloruro de selegilina; Selegiliinihydrokloridi; Selegilin Hidroklorür; Selegilin hydrochlorid; Sélégiline, chlorhydrate de; Selegilinhydroklorid; Selegilini hydrochloridum; Selegilino hidrochloridas; Szelegilin-hidroklorid. (–)-(*R*)-*N*,α-Dimethyl-*N*-(prop-2-ynyl)phenethylamine hydrochloride; (*R*)-Methyl(α-methylphenethyl)prop-2-ynylamine hydrochloride.

Селегилина Гидрохлорид

$C_{13}H_{17}N,HCl$ = 223.7.

CAS — 14611-51-9 (selegiline); 2079-54-1 (selegiline hydrochloride); 14611-52-0 (selegiline hydrochloride).

ATC — N04BD01.

ATC Vet — QN04BD01.

UNII — 6W731X367Q.

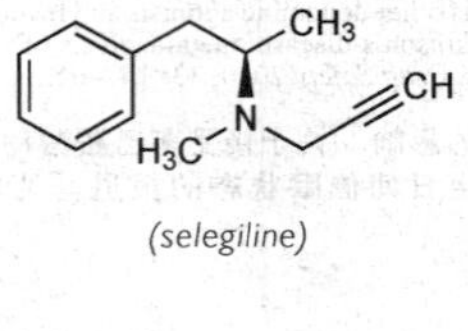

(selegiline)

Pharmacopoeias. In *Eur.* (see p.vii) and *US.*

Ph. Eur. 6. 8（Selegiline Hydrochloride） 白色或类白色结晶性粉末。易溶于水和甲醇；微溶于丙酮。2%水溶液的pH为3.5～4.5。避光。

USP 33（Selegiline Hydrochloride） 白色结晶性粉末，无臭。易溶于水、氯仿和甲醇。贮藏于密闭容器中。避光。

不良反应

司来吉兰通常用作左旋多巴治疗的辅助药物，所以许多不良反应可能是因为增强了左旋多巴的活性，左旋多巴的剂量应该降低。然而，可能除了运动障碍和心律失常之外，大部分不良反应在司来吉兰单一疗法中也出现过。不良反应包括直立性低血压、胸痛、恶心、呕吐、便秘、腹泻、意识错乱、头痛、震颤、眩晕、头昏、精神异常、抑郁、幻觉、激动、口干、咽喉痛、排尿困难、皮肤反应、背痛、肌肉痛性痉挛、关节痛和肌病。司来吉兰的苯丙胺代谢产物可能引起失眠和异常做梦，因此应避免晚上服药。肝酶的暂时增高曾有报道。服用口服冷冻干燥制剂（oral lyophilisate）可能会引起口腔溃疡和口炎。

因为大剂量使用司来吉兰将失去选择性，所以过量的体征和症状与非选择性单胺氧化酶抑制药（如苯乙肼）相似（第391页）。

对糖代谢的影响 1名70岁的患者在现有的帕金森病的药物治疗中加入司来吉兰，出现了严重的低血糖[1]。低血糖伴随着胰岛素过多，可在停用司来吉兰1周后消失。

1. Rowland MJ, *et al.* Hypoglycemia caused by selegiline, an antiparkinsonian drug: can such side effects be predicted? *J Clin Pharmacol* 1994; **34:** 80–5.

对死亡率的影响 在一项研究中发现，帕金森病患者合用司来吉兰和左旋多巴与单用左旋多巴相比，死亡率增加，见**用途和用法**项下**帕金森综合征**。

注意事项

有消化性溃疡病史的患者应慎用司来吉兰，而活动性溃疡患者应避免使用。在控制不佳的高血压、心律失常、心绞痛、严重肝肾功能异常或者精神病患者中也应该慎用。

当司来吉兰用于治疗抑郁时，由于患者有自杀的潜在风险，所以从治疗早期直至抑郁症状明显改善期间应对患者进行密切监测。详见**抑郁症**，第352页。

心血管疾病 一项对接受司来吉兰和左旋多巴的帕金森病患者进行的研究[2]中，调查[1]了司来吉兰作为引起意外死亡率的可能原因的自发作用（见下文**帕金森综合征**），结果表明合并用药引起直立性低血压的风险可能被低估了。对于那些有症状性直立性低血压或者心脑血管疾病的患者，应该考虑停止使用司来吉兰。对于那些没有症状的患者，如果直立血压降低超过20mmHg持续2min，应该考虑逐渐停用司来吉兰并且调整左旋多巴的剂量。

1. Churchyard A, *et al.* Autonomic effects of selegiline: possible cardiovascular toxicity in Parkinson's disease. *J Neurol Neurosurg Psychiatry* 1997; **63:** 228–34.
2. Parkinson's Disease Research Group of the United Kingdom. Comparison of therapeutic effects and mortality data of levodopa and levodopa combined with selegiline in patients with early, mild Parkinson's disease. *BMJ* 1995; **311:** 1602–7.

药物相互作用

司来吉兰不像非选择性单胺氧化酶抑制药（如苯乙肼）那样与食物中的酪胺相互作用，在常规剂量很少出现高血压反应，但是关于口服剂型英国注册药品信息指出，在大剂量时它的选择性消失，所以司来吉兰只能在日剂量不超过10mg时不需要饮食限制，可安全使用。美国注册药品信息对于经皮给药剂型指出，在日剂量超过9mg时需要饮食限制：警告患者在接受司来吉兰治疗或停药14天内，如果剂量超过每日9mg或减量至每日6mg，均不能食用任何富含酪胺的食物。关于服用单胺氧化酶抑制药的患者适用的饮食限制，见第393页。

即使在治疗剂量，司来吉兰与哌替啶之间也会出现致命的相互作用。还有报道，当司来吉兰与三环类抗抑郁药或者5-羟色胺再摄取抑制药（包括SSRIs和文拉法辛）合用时，也会出现严重的反应，有时甚至是致命的反应。注册药品信息指出在停用司来吉兰和开始使用三环类或者5-羟色胺能抗抑郁药之间，应该间隔14天。相反，如果患者已经使用这些抗抑郁药，则不应该再使用司来吉兰。在停用氟西汀和开始使用司来吉兰之间，至少应该间隔5周。司来吉兰和非选择性单胺氧化酶抑制药合用可能会引起严重的低血压，所以不推荐这种

用法。

抗抑郁药 尽管已经有帕金森综合征患者合用司来吉兰与 *SSRIs* 如氟西汀[1]或者帕罗西汀[2]的研究（似乎没有任何问题），但是对合用司来吉兰与氟西汀出现的反应[3~5]已有报道，如战栗和出汗、高血压、过度兴奋以及共济失调。FDA[6]指出，司来吉兰与帕罗西汀或舍曲林合用的患者，出现的反应与 SSRIs 和非选择性单胺氧化酶抑制药之间的反应相似。

司来吉兰与三环类抗抑郁药合用的患者中，也出现过严重的反应，有时甚至是致命的[6]。关于在司来吉兰之后给予文拉法辛发生 5-羟色胺综合征的报道（尽管是在一个没有用药的周期）见第404页。

还有报道[7]1 名接受非选择性单胺氧化酶抑制药异丙异烟肼的患者，在给予司来吉兰时出现了严重的直立性低血压。给予健康受试者司来吉兰与可逆的单胺氧化酶抑制药吗氯贝胺，与单独使用每一种药的作用相比，对酪胺的加压反应显著增加[8]。作者得出结论，如果这些药物联用，对含有酪胺的食物进行限制是有必要的。

一家英国制造商（*Cephalon*，*UK*）指出口服司来吉兰不应该与任何一种类型的抗抑郁药合用，而另外一家（*Orion*，*UK*）建议避免与 SSRIs 或者文拉法辛合用，而与三环类药物合用应该慎重。司来吉兰的经皮给药剂型的美国制造商（*Bristol-Myers Squibb*，*USA*）指出，用于抑郁症，与其他抗抑郁药（如安非他酮、米氮平）、5-羟色胺再摄取抑制药、圣约翰草和三环类药物合用都是禁忌的。

1. Waters CH. Fluoxetine and selegiline—lack of significant interaction. *Can J Neurol Sci* 1994; **21:** 259–61.
2. Toyama SC, Iacono RP. Is it safe to combine a selective serotonin reuptake inhibitor with selegiline? *Ann Pharmacother* 1994; **28:** 405–6.
3. Suchowersky O, de Vries JD. Interaction of fluoxetine and selegiline. *Can J Psychiatry* 1990; **35:** 571–2.
4. Jermain DM, *et al.* Potential fluoxetine-selegiline interaction. *Ann Pharmacother* 1992; **26:** 1300.
5. Montastruc JL, *et al.* Pseudophaeochromocytoma in parkinsonian patient treated with fluoxetine plus selegiline. *Lancet* 1993; **341:** 555.
6. Anonymous. Eldepryl and antidepressant interaction. *FDA Med Bull* 1995; **25** (Feb.): 6.
7. Pare CMB, *et al.* Attempts to attenuate the 'cheese effect': combined drug therapy in depressive illness. *J Affect Disord* 1985; **9:** 137–41.
8. Korn A, *et al.* Tyramine pressor sensitivity in healthy subjects during combined treatment with moclobemide and selegiline. *Eur J Clin Pharmacol* 1996; **49:** 273–8.

抗偏头痛药 一些 5-羟色胺激动药包括利扎曲坦、舒马曲坦和佐米曲坦经 A 型单胺氧化酶代谢，因此认为司来吉兰（一种 B 型单胺氧化酶抑制药），不太可能与这些药物之间存在相互作用。虽然如此，一家口服司来吉兰的制造商（*Cephalon*，*UK*）禁止同时接受 5-羟色胺激动药的患者使用司来吉兰，还建议在停用司来吉兰和开始使用这些药物治疗之间至少间隔 24h。

阿片类镇痛药 司来吉兰与哌替啶合用能产生致命的反应[1]。

一些制造商禁止司来吉兰与哌替啶和其他阿片类镇痛药（如右丙氧芬、美沙酮和曲马多用合）。

1. Zornberg GL, *et al.* Severe adverse interaction between pethidine and selegiline. *Lancet* 1991; **337:** 246. Correction. *ibid.*; 440.

口服避孕药 单次给予 4 名服用口服激素避孕药的妇女司来吉兰 5~40mg，与 4 名没有服用其他药物的妇女比较，浓度时间曲线下的总面积升高 10~20 倍[1]。所以建议司来吉兰和口服激素避孕药避免合用或者降低司来吉兰的剂量。

1. Laine K, *et al.* Dose linearity study of selegiline pharmacokinetics after oral administration: evidence for strong drug interaction with female sex steroids. *Br J Clin Pharmacol* 1999; **47:** 249–54.

拟交感神经药 关于一种美国产品（*Eldepryl*；*Somerset*，*USA*）注册药品信息指出，有报道 1 名服用推荐剂量司来吉兰和麻黄碱的患者发生了高血压危象。1 名 75 岁的帕金森病患者每日服用司来吉兰 10mg，在输注低剂量的多巴胺之后发生了高血压反应[1]。作者指出，这也许表明常用剂量的司来吉兰对外周 A 型单胺氧化酶抑制药有非特异性作用。英国注册药品信息指出，在服用司来吉兰的患者中应该慎用多巴胺。

1. Rose LM, *et al.* A hypertensive reaction induced by concurrent use of selegiline and dopamine. *Ann Pharmacother* 2000; **34:** 1020–4.

药动学

司来吉兰容易从胃肠道吸收，传统剂型口服后的血浆浓度峰值在 30min 后到达。尽管受个体间差异影响较大，但生物利用度约为 10%，并且在进食时服用能使其增加。司来吉兰迅速分布于全身并能通过血脑屏障。它在肝脏发生首关代谢，产生至少 5 种代谢产物，包括 *l*-(−)-去甲舍曲林（norselegiline）、*l*-(−)-*N*-甲基苯异丙胺和 *l*-(−)-苯异丙胺。口服冷冻干燥制剂后，司来吉兰代谢产物的血浆浓度大幅降低，大部分从颊黏膜吸收。局部给药也能避免首关效应，有效成分的 25%～30%能被全身利用。司来吉兰主要以代谢产物的形式从尿中排泄，大约 15%从粪便排泄。在稳定状态，它的消除半衰期为 10h。

1. Heinonen EH, *et al.* Pharmacokinetic aspects of l-deprenyl (selegiline) and its metabolites. *Clin Pharmacol Ther* 1994; **56:** 742–9.
2. Mahmood I, *et al.* Clinical pharmacokinetics and pharmacodynamics of selegiline: an update. *Clin Pharmacokinet* 1997; **33:** 91–102.
3. Anttila M, *et al.* Marked effect of liver and kidney function on the pharmacokinetics of selegiline. *Clin Pharmacol Ther* 2005; **77:** 54–62.
4. Azzaro AJ, *et al.* Pharmacokinetics and absolute bioavailability of selegiline following treatment of healthy subjects with the selegiline transdermal system (6 mg/24 h): a comparison with oral selegiline capsules. *J Clin Pharmacol* 2007; **47:** 1256–67.

用途和用法

司来吉兰是一种不可逆的选择性 B 型单胺氧化酶抑制药，B 型单胺氧化酶是参与多巴胺在脑内代谢性降解的酶。它能增强左旋多巴的作用，主要用作左旋多巴治疗帕金森综合征的辅助药物，从而减少反应中的"剂末"或者"开-关"现象波动，见下文**帕金森综合征**。在左旋多巴治疗中加入司来吉兰，能使左旋多巴的剂量降低 10%～30%。为了延迟左旋多巴治疗开始的时间，司来吉兰可能单独用于帕金森综合征的早期。它也用于治疗抑郁症（见下文）。

用于治疗**帕金森病**，盐酸司来吉兰以传统剂型（如胶囊、片剂或液体制剂或者冷冻干燥片）的形式口服给药。传统剂型的日剂量为 10mg，既可以在早晨单次给药，也可以在早餐和午餐时分 2 次给药，每次 5mg。口服冷冻干燥片的初始日剂量为 1.25mg，在早餐前 5min 给药。已经服用 10mg 的传统剂型的患者可换成 1.25mg 的口服冷冻干燥制剂。在美国，冷冻干燥制剂的初始剂量为每日 1.25mg，若有必要，可在至少 6 周以后增加至每日 2.5mg。

为了避免初期的意识错乱和情绪激动，特别是对于老年人，*BNF59* 建议使用传统剂型时从每日 2.5mg 开始治疗比较合适。

在美国，可以使用透皮贴剂治疗**抑郁症**，每 24h 释放司来吉兰 6mg、9mg 或 12mg。初始日剂量为 6mg，如果需要，每 2 周可增加 3mg，直到最大日剂量 12mg。每日使用一贴，每隔 24h 应该在不同部位换上新的一贴。对于老年人，增加剂量应慎重，并且在治疗期间应该严密观察血压随体位的改变。日剂量超过 9mg 应该进行饮食限制，见上文的**药物相互作用**。

其他可以试用司来吉兰的情况包括痴呆。

1. Youdim MBH, Finberg JPM. Pharmacological actions of l-deprenyl (selegiline) and other selective monoamine oxidase B inhibitors. *Clin Pharmacol Ther* 1994; **56:** 725–33.
2. Lange KW, *et al.* Biochemical actions of l-deprenyl (selegiline). *Clin Pharmacol Ther* 1994; **56:** 734–41.

可卡因依赖 使用可卡因可能影响 CNS 功能的多巴胺能调节。司来吉兰是能与多巴胺能系统相互作用的药物之一，因此已经试用于可卡因滥用和依赖的治疗（第1774页）。

1. Houtsmuller EJ, *et al.* Transdermal selegiline and intravenous cocaine: safety and interactions. *Psychopharmacology (Berl)* 2004; **172:** 31–40.

痴呆 阿尔茨海默病的神经变性假说也许是由于自由基生成的（第342页），从而导致试用司来吉兰等药物作为抗氧化剂治疗。早期的双盲试验[1,2]指出，每日口服司来吉兰 10mg 对阿尔茨海默病患者有效，但是情绪和认知功能的改善可能是由于压力和抑郁的减少[3]。一项 15 个月的研究在有中度认知损害的阿尔茨海默病患者中进行，结果表明每日口服司来吉兰 10mg 是无效的[4]，但是在其他研究中作者指出，对于更加严重的痴呆临床反应更好。最近一项研究[5]得出结论，任何效果只在对原先的研究进行统计学调整后才显示出来，基于这种背景每日口服司来吉兰 10mg 能延缓中度疾病患者的进展[6]受到了批判。另外，一项系统性综述[7]检验了司来吉兰的效果，结论是给阿尔茨海默病患者口服司来吉兰，没有有意义的证据表明治疗有效。他们还认为不再有任何理由在阿尔茨海默病患者中使用司来吉兰。

1. Piccinin GL, *et al.* Neuropsychological effects of L-deprenyl in Alzheimer's type dementia. *Clin Neuropharmacol* 1990; **13:** 147–63.
2. Mangoni A, *et al.* Effects of a MAO-B inhibitor in the treatment of Alzheimer disease. *Eur Neurol* 1991; **31:** 100–107.
3. Anonymous. Drugs for Alzheimer's disease. *Drug Ther Bull* 1990; **28:** 42–4.
4. Burke WJ, *et al.* L-Deprenyl in the treatment of mild dementia of the Alzheimer type: results of a 15-month trial. *J Am Geriatr Soc* 1993; **41:** 1219–25.
5. Sano M, *et al.* A controlled trial of selegiline, alpha-tocopherol, or both as treatment for Alzheimer's disease. *N Engl J Med* 1997; **336:** 1216–22.
6. Pincus MM. Alpha-tocopherol and Alzheimer's disease. *N Engl J Med* 1997; **337:** 572.
7. Birks J, Flicker L. Selegiline for Alzheimer's disease. Available in The Cochrane Database of Systematic Reviews; Issue 1. Chichester: John Wiley; 2003 (accessed 16/02/06).

抑郁症 司来吉兰是一种选择性 B 型单胺氧化酶抑制药，有报道[1~3]称它能改善抑郁症（第352页）。然而，在能产生抗抑郁效果的常用口服剂量，司来吉兰的选择性消失，而且司来吉兰作为抗抑郁药的效果依赖于对 A 型单胺氧化酶的抑制作用，而不是单独对 B 型单胺氧化酶的抑制作用。这种选择性的消失意味着服用司来吉兰治疗抑郁症的患者需要遵守适用于非选择性单胺氧化酶抑制药的饮食限制。

为了解决口服给药途径引起的问题，经皮给药的司来吉兰已经试用于抑郁症的治疗，并且可能比安慰剂有效[4]。经皮给药途径的应用能提供持续不变的司来吉兰的血药浓度水平，同时不引起对外周 A 型单胺氧化酶的抑制作用。在美国，允许使用司来吉兰的透皮贴剂治疗抑郁症。

1. Mendlewicz J, Youdim MBH. L-Deprenil, a selective monoamine oxidase type B inhibitor, in the treatment of depression: a double-blind evaluation. *Br J Psychiatry* 1983; **142:** 508–11.
2. Mann JJ, *et al.* A controlled study of the antidepressant efficacy and side-effects of (−)-deprenyl. *Arch Gen Psychiatry* 1989; **46:** 45–50.
3. Sunderland T, *et al.* High-dose selegiline in treatment-resistant older depressive patients. *Arch Gen Psychiatry* 1994; **51:** 607–15.
4. Frampton JE, Plosker GL. Selegiline transdermal system: in the treatment of major depressive disorder. *Drugs* 2007; **67:** 257–65.

突发睡眠症状 小规模的对照试验[1,2]表明，每日口服司来吉兰 20～40mg，对突发睡眠和猝倒症状有效（第2069页），在这个剂量需要考虑低酪胺饮食。

1. Hublin C, *et al.* Selegiline in the treatment of narcolepsy. *Neurology* 1994; **44:** 2095–2101.
2. Mayer G, *et al.* Selegeline [sic] hydrochloride treatment in narcolepsy: a double-blind, placebo-controlled study. *Clin Neuropharmacol* 1995; **18:** 306–19.

帕金森综合征 作为选择性 B 型单胺氧化酶抑制药，司来吉兰减少多巴胺的代谢从而增强它的作用。它能减少左旋多巴的"剂末"效应并且有剂量节约（dose-sparing）的作用。有些人为了延迟需要左旋多巴的时间，把它用作**单一疗法**。如果帕金森综合征（第763页）的进展是由于产生于多巴胺代谢过程中的自由基对黑质中的多巴胺能神经元的细胞毒性效应，那么司来吉兰也许可以通过减少自由基的生成而延缓疾病进展。在早期的一项大型研究[1]——DATATOP 研究中，司来吉兰单一疗法延迟了帕金森综合征早期患者开始左旋多巴治疗的需要。这已被其他小规模的研究证实[2,3]。关于疗效是由于神经保护作用还是对症疗效存在许多争论。独立作者对 DATATOP 数据进行的再分析[4,5]和其他研究[6]的发现支持是对症疗效的观点。接下来的研究包括 DATATOP 的患者，结果也符合是对症疗效。随着疗程增加，司来吉兰的任何效果都变得不那么显著了[7]，而在长期治疗时效果完全消失[8,9]。然而最近的一项研究[10]计划把对任何对症疗效的怀疑降到最低，从而证明司来吉兰延缓帕金森综合征体征和症状的进展完全缘于对症疗效。

关于司来吉兰作为左旋多巴治疗**辅助药物**的研究[6,11,12]指出，司来吉兰能适当减少所需左旋多巴的剂量。一项关于在左旋多巴治疗早期加入司来吉兰的研究的中期分析表明，司来吉兰能稳定长期治疗患者的左旋多巴的日剂量[13]。对于单一疗法，有报道表明联合治疗能够延缓症状的进展[14]。

英国的一项研究[11]发现，与单独使用左旋多巴的患者相比，合用左旋多巴和司来吉兰的患者中出现了死亡率的意外增加，此后司来吉兰在帕金森综合征中的应用受到了质疑。在 3 年的随访[15]中，死亡率没有差异，但是在平均为 5.6 年[11]的随访中，合用司来吉兰的一组死亡率增加了 60%。这项研究因为许多理由受到批评，包括研究中所有组别的死亡率都很高的事实[16]以及这点已经成为许多争论的主题[17,18]。研究[11]的作者指出他们会建议参加研究的患者停用司来吉兰。对直到司来吉兰组结束时（平均6.8年）的随访数据的分析[19]发现，死亡率增加了大约35%，计算数据[20]已经不再重要。然而，由于研究的早期终止，认为这种结果[21]是存在偏倚的。是否任何死亡率的增加都与司来吉兰有关还不清楚。一些人认为根据这项研究改变处方行为是不合适的[17]。还有些人[21]谨慎地作出建议，对于新诊断的帕金森综合征患者不要开始联合疗法，但是认为没有根据去建议会用司来吉兰和左旋多巴多年却没有问题的患者改变治疗。对使用抗帕金森药的患者中死亡率进行的评价（使用英国 General Practice Research Database）给死亡率增加与司来吉兰有关提供了相反的证据[22]。一些随机双盲试验的系统评价[23,24]和荟萃分析[25,26]发现，不管是否合用左旋多巴，死亡率的增加与司来吉兰无关。此外，在最初的 DATATOP 试验中[1]，在平均随访时间8.2年之后，没有观察到患者的死亡率增加。

然而，研究也发现在司来吉兰治疗早期观察到的残疾的延迟出现[1,7]与随访中生命的延长无关[27]。一项最近的系统评价[23]也发现，没有有力的证据可以证明选择性B型单胺氧化酶抑制药（司来吉兰和拉扎贝胺）能在帕金森综合征早期显著延缓疾病进展，所以不推荐常规使用。相似的是，另一项最近的系统性综述[24]发现，在疾病早期，没有充足证据推荐常规使用司来吉兰会比左旋多巴和多巴胺激动药（溴隐亭和利舒脲）更好。

1. The Parkinson Study Group. Effect of deprenyl on the progression of disability in early Parkinson's disease. *N Engl J Med* 1989; **321:** 1364–71.
2. Tetrud JW, Langston JW. The effect of deprenyl (selegiline) on the natural history of Parkinson's disease. *Science* 1989; **245:** 519–22.
3. Allain H, *et al.* Selegiline in de novo parkinsonian patients: the French selegiline multicenter trial (FSMT). *Acta Neurol Scand* 1991; **84** (suppl 136): 73–8.
4. Schulzer M, *et al.* The antiparkinson efficacy of deprenyl derives from transient improvement that is likely to be symptomatic. *Ann Neurol* 1992; **32:** 795–8.
5. Ward CD. Does selegiline delay progression of Parkinson's disease? A critical re-evaluation of the DATATOP study. *J Neurol Neurosurg Psychiatry* 1994; **57:** 217–20.
6. Brannan T, Yahr MD. Comparative study of selegiline plus L-dopa–carbidopa versus L-dopa–carbidopa alone in the treatment of Parkinson's disease. *Ann Neurol* 1995; **37:** 95–8.
7. The Parkinson Study Group. Effects of tocopherol and deprenyl on the progression of disability in early Parkinson's disease. *N Engl J Med* 1993; **328:** 176–83.
8. Parkinson Study Group. Impact of deprenyl and tocopherol treatment on Parkinson's disease in DATATOP subjects not requiring levodopa. *Ann Neurol* 1996; **39:** 29–36.
9. Parkinson Study Group. Impact of deprenyl and tocopherol treatment on Parkinson's disease in DATATOP patients requiring levodopa. *Ann Neurol* 1996; **39:** 37–45.
10. Olanow CW, *et al.* The effect of deprenyl and levodopa on the progression of Parkinson's disease. *Ann Neurol* 1996; **38:** 771–7.
11. Parkinson's Disease Research Group of the United Kingdom. Comparison of therapeutic effects and mortality data of levodopa and levodopa combined with selegiline in patients with early, mild Parkinson's disease. *BMJ* 1995; **311:** 1602–7.
12. Myllylä VV, *et al.* Early selegiline therapy reduces levodopa dose requirement in Parkinson's disease. *Acta Neurol Scand* 1995; **91:** 177–82.
13. Larsen JP, Boas J. Norwegian-Danish Study Group. The effects of early selegiline therapy on long-term treatment and parkinsonian disability: an interim analysis of a Norwegian-Danish 5-year study. *Mov Disord* 1997; **12:** 175–82.
14. Pålhagen S, *et al.* Selegiline slows the progression of the symptoms of Parkinson disease. *Neurology* 2006; **66:** 1200–6.
15. Parkinson's Disease Research Group in the United Kingdom. Comparisons of the therapeutic effects of levodopa, levodopa and selegiline, and bromocriptine in patients with early, mild Parkinson's disease: three year interim report. *BMJ* 1993; **307:** 467–72.
16. Olanow CW, *et al.* Patients taking selegiline may have received more levodopa than necessary. *BMJ* 1996; **312:** 702–3.
17. Ahlskog JE. Treatment of early Parkinson's disease: are complicated strategies justified? *Mayo Clin Proc* 1996; **71:** 659–70.
18. Mizuno Y, Kondo T. Mortality associated with selegiline in Parkinson's disease: what do the available data mean? *Drug Safety* 1997; **16:** 289–94.
19. Ben-Shlomo Y, *et al.* Investigation by Parkinson's Disease Research Group of United Kingdom into excess mortality seen with combined levodopa and selegiline treatment in patients with early, mild Parkinson's disease: further results of randomised trial and confidential inquiry. *BMJ* 1998; **316:** 1191–6.
20. Abrams KR. Monitoring randomised controlled trials. *BMJ* 1998; **316:** 1183–4.
21. Breteler MMB. Selegiline, or the problem of early termination of clinical trials. *BMJ* 1998; **316:** 1182–3.
22. Thorogood M, *et al.* Mortality in people taking selegiline: observational study. *BMJ* 1998; **317:** 252–4.
23. Macleod A, *et al.* Monoamine oxidase B inhibitors for early Parkinson's disease. Available in The Cochrane Database of Systematic Reviews; Issue 3. Chichester: John Wiley; 2005 (accessed 16/02/06).
24. Caslake R, *et al.* Monoamine oxidase B inhibitors versus other dopaminergic agents in early Parkinson's disease. Available in The Cochrane Database of Systematic Reviews; Issue 4. Chichester: John Wiley; 2009 (accessed 18/05/10).
25. Olanow CW, *et al.* Effect of selegiline on mortality in patients with Parkinson's disease: a meta-analysis. *Neurology* 1998; **51:** 825–30.
26. Ives NJ, *et al.* Monoamine oxidase type B inhibitors in early Parkinson's disease: meta-analysis of 17 randomised trials involving 3525 patients. *BMJ* 2004; **329:** 593–6.
27. The Parkinson Study Group. Mortality in DATATOP: a multicenter trial in early Parkinson's disease. *Ann Neurol* 1998; **43:** 318–25.

戒烟 已有研究，司来吉兰有助于戒烟（第2292页）。

1. George TP, *et al.* A preliminary placebo-controlled trial of selegiline hydrochloride for smoking cessation. *Biol Psychiatry* 2003; **53:** 136–43.
2. Biberman R, *et al.* A randomized controlled trial of oral selegiline plus nicotine skin patch compared with placebo plus nicotine skin patch for smoking cessation. *Addiction* 2003; **98:** 1403–7.

制剂

BP 2010: Selegiline Oral Solution; Selegiline Tablets;
USP 33: Selegiline Hydrochloride Tablets.

专利制剂

Arg.: Brintenal; Jumex; Zelapar; ***Austral.:*** Eldepryl; Selgene; ***Austria:*** Amboneural; Cognitiv; Jumex; Regepar†; Xilopar; ***Belg.:*** Eldepryl; ***Braz.:*** Deprilan; Elepril; Jumexil; Niar; Parkexin; ***Canad.:*** Eldepryl†; ***Chile:*** Selgina; ***Cz.:*** Apo-Seleg; Cognitiv; Jumex; Niar†; Segalin†; Sepatrem†; ***Denm.:*** Eldepryl; ***Fin.:*** Eldepryl; ***Fr.:*** Deprenyl; Otrasel; ***Ger.:*** Antiparkin; Jutagilin; MA-Otil†; Movergan; Selegam†; Selemerck†; Selepark; Selgimed; Xilopar; ***Gr.:*** Calaquin; Cosmopril; Ermolax; Feliselin; Krautin; Legil; Procythol; Resostyl; ***Hong Kong:*** Julab†; Jumex; Sefmex; Selegos; ***Hung.:*** Cognitiv†; Jumex; Primulex†; ***India:*** Selerin; Selgin; ***Indon.:*** Jumex; ***Irl.:*** Eldepryl; ***Israel:*** Jumex†; ***Ital.:*** Egibren; Jumex; Selecom; Seledat; Xilopar; ***Jpn:*** FP Tab; ***Malaysia:*** Jumex; Sefmex; Selegos†; ***Mex.:*** Niar; ***Neth.:*** Eldepryl; ***Norw.:*** Eldepryl; ***NZ:*** Eldepryl; ***Philipp.:*** Jumex; ***Pol.:*** Apo-Selin; Jumex; Parkinil†; Segan; Selerin; Selgin†; Selgres; ***Port.:*** Jumex; Niponeurin; Xilopar; ***Rus.:*** Cognitiv (Когнитив); Jumex (Юмекс); Segan (Сеган)†; Selegos (Селегос)†; ***S.Afr.:*** Eldepryl†; Parkilyne; ***Singapore:*** Jumex; Selegos; ***Spain:*** Plurimen; ***Swed.:*** Eldepryl; ***Switz.:*** Jumexal; ***Thai.:*** Elegelin†; Julab; Jumex; Sefmex; ***Turk.:*** Moverdin; Seldepar; ***UK:*** Eldepryl; Zelapar; ***Ukr.:*** Eldepryl (Эльдеприл); Jumex (Юмекс)†; Segan (Сеган); ***USA:*** Atapryl; Carbex†; Eldepryl; Emsam; Zelapar; ***Venez.:*** Jumex.

Talipexole Hydrochloride（*rINNM*）盐酸他利克索

Alefexole Hydrochloride; B-HT-920; Hidrocloruro de talipexol; Talipexole, Chlorhydrate de; Talipexoli Hydrochloridum. 6-Allyl-2-amino-5,6,7,8-tetrahydro-4*H*-thiazolo[4,5-*d*]azepine dihydrochloride.

Талипексола Гидрохлорид

$C_{10}H_{15}N_3S,2HCl = 282.2.$

CAS — 101626-70-4 (talipexole); 36085-73-1 (talipexole hydrochloride).

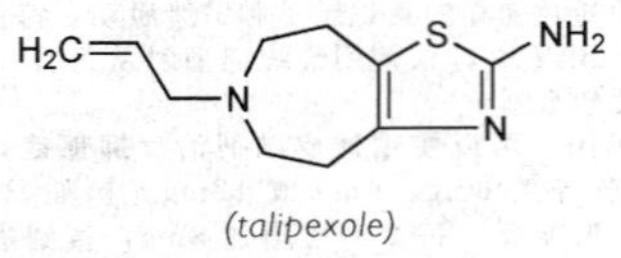

(talipexole)

简介

盐酸他利克索是一种多巴胺 D_2 受体激动药，用于治疗帕金森综合征（第763页），常用维持剂量为每日1.2～3.6mg，分次口服。它用于精神分裂症的治疗也有研究。

制剂

专利制剂

Jpn: Domin.

Terguride（*rINN*）特麦角脲

Tergurida; Terguridum. 1,1-Diethyl-3-(6-methylergolin-8α-yl) urea.

Тергурид

$C_{20}H_{28}N_4O = 340.5.$

CAS — 37686-84-3.

ATC — G02CB06.

ATC Vet — QG02CB06.

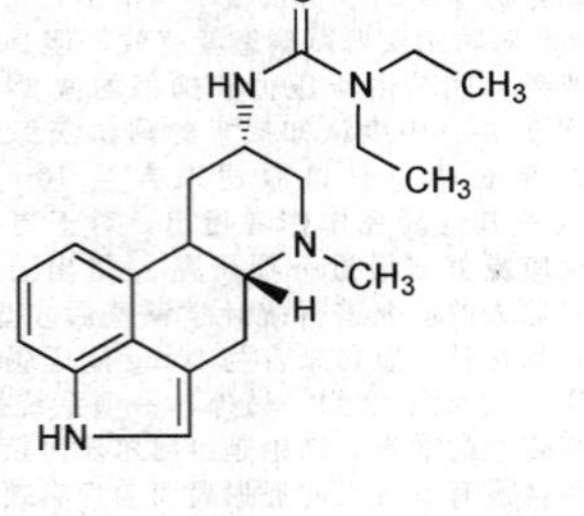

简介

特麦角脲是一种麦角衍生物，是多巴胺部分激动药，性质大体上与溴隐亭相似（第769页）。它用于治疗高泌乳素血症引起的功能紊乱（第2012页），常用口服剂量为500μg，每日2次。它用于治疗帕金森综合征和肺动脉高压也正在研究当中。

1. Krause W, *et al.* Pharmacokinetics and endocrine effects of terguride in healthy subjects. *Eur J Clin Pharmacol* 1990; **38:** 609–15.
2. Baronti F, *et al.* Partial dopamine agonist therapy of levodopa-induced dyskinesias. *Neurology* 1992; **42:** 1241–3.

制剂

专利制剂

Cz.: Mysalfon†; ***Jpn:*** Teluron†.

Tolcapone（*BAN*，*USAN*，*rINN*）托卡朋

Ro-40-7592; Tolcapona; Tolcaponum; Tolkapon; Tolkaponi. 3,4-Dihydroxy-4′-methyl-5-nitrobenzophenone; 3,4-Dihydroxy-5-nitrophenyl(4-methylphenyl)methanone.

Толкапон

$C_{14}H_{11}NO_5 = 273.2.$

CAS — 134308-13-7.

ATC — N04BX01.

ATC Vet — QN04BX01.

UNII — CIF6334OLY.

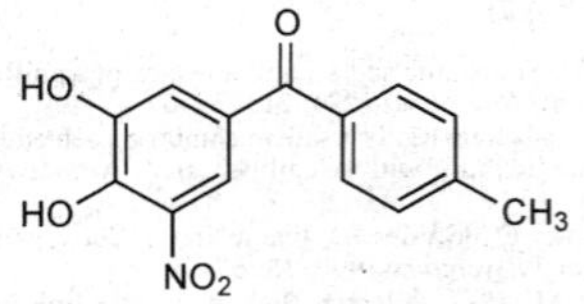

Pharmacopoeias. In *US.*

USP 33（Tolcapone） 黄色细粉或者混有块状物的细粉。不溶于水和正己烷；易溶于丙酮和四氢呋喃；略溶于氯仿和二氯甲烷；溶于甲醇和乙酸乙酯。在20～25℃贮藏于密闭容器中。避光。

不良反应

托卡朋最常见的不良反应有腹泻、恶心、呕吐、便秘、腹痛、口干、食欲减退、运动障碍、张力障碍、头晕、体位性低血压、幻觉、意识错乱、过度做梦、嗜睡、头痛、多汗和睡眠障碍。腹泻可能严重到需要终止治疗。行为异常包括病理性赌博和性欲增加也有报道（见**左旋多巴下对心理功能的影响**，第776页）。肝酶增高也有发生，而且还有肝炎和肝衰竭的报道，有时是致命的。曾有独立的病例报道，在降低托卡朋的剂量或停药后出现了神经阻滞剂恶性综合征，横纹肌溶解症可作为并发症出现。托卡朋及其代谢产物可使尿液呈深黄色。

对肝脏的影响 英国 CSM 指出[1]，在1998年9月与托卡朋相关的致死性急性肝衰竭的报道[2]之后，European Committee for Proprietary Medicinal Products（CPMP）回顾了托卡朋引起肝损害的全部文献。自从1997年10月托卡朋上市后，共有10篇严重肝脏不良反应的报道，包括7篇肝炎的报道，其中3篇为死亡报道。严重肝脏不良反应的发生不可预知，通常其发展也不能通过肝功能监测来预告。所以在欧盟，托卡朋的上市授权在1998年11月被中止。在进一步的文献回顾之后，这项授权的中止于2004年4月被 CPMP 撤销。

在一些国家例如美国，尽管托卡朋有严格的适应证和严密监测的要求，但是仍然可以使用（见下文**注意事项**）。尽管适用托卡朋的患者数量有所减少，但是直到2003年，按照建议措施用药后没有更多的致命肝衰竭的报道[3]。

1. CSM/MCA. Withdrawal of tolcapone (Tasmar). *Current Problems* 1999; **25:** 2.
2. Assal F, *et al.* Tolcapone and fulminant hepatitis. *Lancet* 1998; **352:** 958.
3. Borges N. Tolcapone-related liver dysfunction: implications for use in Parkinson's disease therapy. *Drug Safety* 2003; **26:** 743–7.

对皮肤的影响 关于1名患者在左旋多巴/卡比多巴治疗中加入托卡朋之后出现了白癜风的报道，见**左旋多巴**项下内容，第776页。

注意事项

对于肝损伤或者肝酶升高的患者，不应该给予托卡朋。以下情况应该监测肝转氨酶：

- 在开始使用托卡朋治疗或者增加剂量到200mg每日3次时。

- 在治疗的第一年，每隔2周测定1次。
- 在之后的6个月，每隔4周测定1次。
- 此后每隔8周测定1次。

当肝转氨酶水平超过正常值的上限或者出现肝衰竭的体征或症状时，应该停止使用托卡朋。已有肝损伤迹象的患者不应该再给予托卡朋。

在严重肾损伤患者中应慎用托卡朋。

在有严重运动障碍或者有神经阻滞剂恶性综合征（NMS）病史的患者中禁止使用托卡朋。托卡朋在有非创伤性横纹肌溶解症病史或者有可能与NMS相关的体温过高和意识错乱症状的患者中也是禁止使用的。嗜铬细胞瘤患者不应给予托卡朋。

与左旋多巴合用可能引起头晕和直立性低血压；它使患者不能驾驶或者操作机器。联合用药可能还会引起白天睡眠过多和突发睡眠（见**左旋多巴**的**不良反应**项下**对心理功能的影响**，第776页），再次提示应小心驾驶和操作机器。已经出现这些反应的患者不应该驾驶和操作机器，直到反应不再出现。突然停药或降低托卡朋剂量应该小心地监测，因为有出现类似于NMS症状的风险。

老年人 3名老年人患有严重的帕金森综合征，在他们的抗帕金森治疗中加入托卡朋，患者出现了意识错乱[1]。对疾病严重的虚弱患者，托卡朋的初始剂量为每日100mg更合适。有人指出[2]，对于每日服用左旋多巴500～600mg的患者，普遍推荐给予托卡朋以后降低左旋多巴的剂量。

1. Henry C, Wilson JA. Catechol-O-methyltransferase inhibitors in Parkinson's disease. *Lancet* 1998; **351:** 1965–6.
2. Harper J, Vieira B. Catechol-O-methyltransferase inhibitors in Parkinson's disease. *Lancet* 1998; **352:** 578.

遗传多态性 2名患者接受托卡朋以后肝酶升高，其中1名患者在接受恩他卡朋时还出现了肝功能不全，研究发现他们是对UDP-葡糖苷酸基转移酶活性的弱代谢者[1]。这类患者可能是COMT抑制药引起肝毒性的易感人群。

1. Martignoni E, *et al.* Two patients with COMT inhibitor-induced hepatic dysfunction and UGT1A9 genetic polymorphism. *Neurology* 2005; **65:** 1820–2.

药物相互作用

托卡朋可能对通过儿茶酚-*O*-甲基转移酶代谢的药物的药动学有影响，与托卡朋合用时应该考虑降低这些药物的剂量。有报道，与托卡朋合用时苄丝肼及其活性代谢产物的浓度增加。注册药品信息建议非选择性单胺氧化酶抑制药不应该与托卡朋合用。

药动学

托卡朋从胃肠道迅速吸收，口服给药后，2h内达血浆浓度峰值，食物延迟并减少药物吸收。绝对生物利用度约为65%。超过99%的托卡朋与血浆蛋白（主要是白蛋白）结合，所以在身体组织中的分布有限。它主要通过结合反应代谢成无活性的葡糖醛酸苷，不过也会通过儿茶酚-*O*-甲基转移酶的甲基化作用转变成3-*O*-甲基托卡朋以及通过细胞色素P450同工酶CYP3A4和CYP2A6代谢。大约60%的药物从尿中排泄，剩下的从粪便排泄。消除半衰期为2～3h。在中度肝硬化患者中，非结合托卡朋的清除率可能会降低50%。

1. Dingemanse J, *et al.* Integrated pharmacokinetics and pharmacodynamics of the novel catechol-O-methyltransferase inhibitor tolcapone during first administration to humans. *Clin Pharmacol Ther* 1995; **57:** 508–17.
2. Jorga KM, *et al.* Effect of liver impairment on the pharmacokinetics of tolcapone and its metabolites. *Clin Pharmacol Ther* 1998; **63:** 646–54.
3. Jorga K, *et al.* Metabolism and excretion of tolcapone, a novel inhibitor of catechol-O-methyltransferase. *Br J Clin Pharmacol* 1999; **48:** 513–20.
4. Jorga K, *et al.* Population pharmacokinetics of tolcapone in parkinsonian patients in dose finding studies. *Br J Clin Pharmacol* 2000; **49:** 39–48.

用途和用法

托卡朋是外周儿茶酚-*O*-甲基转移酶（COMT）的抑制药，COMT是参与多巴胺和左旋多巴代谢过程的酶。托卡朋作为左旋多巴和多巴脱羧酶抑制药复合制剂的辅助药物治疗帕金森病（见下文），用于那些左旋多巴制剂不能稳定或者出现"剂末"恶化的患者。由于严重肝毒性的风险（见上文**对肝脏的影响**），美国FDA将它的应用限制在其他辅助药物无效或者禁忌使用的时候。在欧盟，托卡朋于1998年11月撤市，然后又在2004年返回市场，类似地，它的应用限制在对其他COMT抑制药没有反应或者不能耐受的患者。托卡朋的常用推荐剂量为100mg，每日3次，如果临床疗效强于肝毒性的风险，可以考虑增加到最大剂量200mg，每日3次。每日第一次剂量应该与复合左旋多巴制剂同时服用。大多数每日服用左旋多巴已经超过600mg的患者需要降低左旋多巴的剂量，低于这个剂量的患者可能也同样需要降低左旋多巴的剂量。

如果在治疗的最初3周不能获得持续的临床疗效，应该停用托卡朋。随着托卡朋的停药，也许需要对左旋多巴的剂量进行调整。

帕金森综合征 托卡朋是一种可逆性外周儿茶酚-*O*-甲基转移酶（COMT）的抑制药，COMT是参与多巴胺和左旋多巴代谢过程的酶[1]。作为外周更有效的COMT抑制药，并且能够透过脑部（尽管COMT抑制药的任何中枢作用的意义还不清楚），在这两点上托卡朋与恩他卡朋不同（第774页）[1]。对患有帕金森综合征（第763页）和左旋多巴引起的残疾的波动现象或者"剂末"效应的患者使用托卡朋，能延长左旋多巴的临床疗效并降低它的每日总剂量[2,3]。有报道[4]，对于稳定的帕金森综合征患者，在左旋多巴治疗中加入托卡朋是有效的。然而，一项系统性综述[5]得出结论，作为治疗左旋多巴引起的运动并发症（motor complications）的辅助药物，没有充足的证据能证明托卡朋与溴隐亭或者培高利特之间在效果上具有显著差异。在一些国家，由于严重肝毒性的风险（见上文**对肝脏的影响**），托卡朋的应用受到限制。

1. Nutt JG. Catechol-O-methyltransferase inhibitors for treatment of Parkinson's disease. *Lancet* 1998; **351:** 1221–2.
2. Kurth MC, *et al.* Tolcapone improves motor function and reduces levodopa requirement in patients with Parkinson's disease experiencing motor fluctuations: a multicenter, double-blind, randomized, placebo-controlled trial. *Neurology* 1997; **48:** 81–7.
3. Rajput AH, *et al.* Tolcapone improves motor function in parkinsonian patients with the "wearing-off" phenomenon: a double-blind placebo-controlled, multicenter trial. *Neurology* 1997; **49:** 1066–71.
4. Waters CH, *et al.* Tolcapone Stable Study Group. Tolcapone in stable Parkinson's disease: efficacy and safety of long-term treatment. *Neurology* 1997; **49:** 665–71.
5. Deane K, *et al.* Catechol-O-methyltransferase inhibitors versus active comparators for levodopa-induced complications in Parkinson's disease. Available in The Cochrane Database of Systematic Reviews; Issue 4. Chichester: John Wiley; 2004 (accessed 16/02/06).

制剂

USP 33: Tolcapone Tablets.

专利制剂

Arg.: Tasmar; ***Austria:*** Tasmar; ***Belg.:*** Tasmar; ***Braz.:*** Tasmar; ***Chile:*** Tasmar; ***Cz.:*** Tasmar; ***Denm.:*** Tasmar; ***Fin.:*** Tasmar†; ***Fr.:*** Tasmar; ***Ger.:*** Tasmar; ***Gr.:*** Tasmar; ***Hung.:*** Tasmar; ***Irl.:*** Tasmar; ***Ital.:*** Tasmar; ***Mex.:*** Tasmar; ***Neth.:*** Tasmar; ***NZ:*** Tasmar; ***Philipp.:*** Tasmar; ***Pol.:*** Tasmar; ***Port.:*** Tasmar; ***Rus.:*** Tasmar (Тасмар); ***S.Afr.:*** Tasmar; ***Spain:*** Tasmar; ***Swed.:*** Tasmar; ***Switz.:*** Tasmar; ***UK:*** Tasmar; ***USA:*** Tasmar.

Trihexyphenidyl Hydrochloride (*BANM, rINNM*) 盐酸苯海索

Benzhexol Hydrochloride; Cloridrato de Triexilfenidila; Cyclodolum; Hidrocloruro de trihexifenidilo; Triheksifenidilio hidrochloridas; Triheksyfenidylu chlorowodorek; Triheksyfenidyylihydrokloridi; Trihexifenidilhidroklorid; Trihexyfenidyl-hydrochlorid; Trihexyfenidylhydroklorid; Trihexyphénidyle, chlorhydrate de; Trihexyphenidyli hydrochloridum; Trihexyphenidylium Chloratum. 1-Cyclohexyl-1-phenyl-3-piperidinopropan-1-ol hydrochloride.

Тригексифенидила Гидрохлорид

$C_{20}H_{31}NO,HCl = 337.9.$

CAS — 144-11-6 (trihexyphenidyl); 52-49-3 (trihexyphenidyl hydrochloride).

ATC — N04AA01.

ATC Vet — QN04AA01.

UNII — AO61G82577.

OH N

(trihexyphenidyl)

俗名 下述名词是不同形式苯海索的"俗名"（见第vii页）或俚语：Artanes。

Pharmacopoeias. In *Chin., Eur.* (see p.vii), *Int., Jpn,* and *US.*

Ph. Eur. 6. 8 (Trihexyphenidyl Hydrochloride) 白色或类白色结晶性粉末。微溶于水；略溶于乙醇和二氯甲烷。1%水溶液的pH为5.2～6.2。

USP 33 (Trihexyphenidyl Hydrochloride) 白色或淡灰白色结晶性粉末，有微弱恶臭。微溶于水；溶于乙醇和氯仿。贮藏于密闭容器中。

不良反应、处置和注意事项

参见**硫酸阿托品**（第1176页）。在那些有动脉硬化或者药物特应性病史的患者中，苯海索可能引起心理障碍、兴奋或者恶心和呕吐。为了使这些患者能够耐受，应该从小剂量开始，逐渐增加剂量，直到达到有效剂量。如果发生严重反应，应该停用苯海索一段时间，然后从较低剂量重新给药。苯海索可能诱发或加重迟发性运动障碍。

滥用 盐酸苯海索由于其欣快作用而被滥用[1,2]，尤其是被精神病患者[3]。它在精神分裂症患者中滥用的可能受到质疑[4]，同时其令人不悦的抗毒蕈碱作用似乎限制了它的重复使用[5]，但是一项在精神病患者中进行的小型调查发现，苯海索是抗毒蕈碱药中最常被滥用的药物[6]。丙环定、苯扎托品和奥芬那君（按照频率降低的顺序）也有滥用。最近一项对法国某个地区的医疗保险数据进行的分析[7]检查了3028名受试者的苯海索处方，其中大部分还同时使用抗精神病药，并且得出结论，有证据表明大约2%的用法是不正常的。这个亚组的患者大多数是年轻人、男性，并且同时使用苯二氮䓬类或者大剂量的丁丙诺啡。

1. Crawshaw JA, Mullen PE. A study of benzhexol abuse. *Br J Psychiatry* 1984; **145:** 300–3.
2. Nappo SA, *et al.* Trihexyphenidyl (Artane®): a Brazilian study of its abuse. *Subst Use Misuse* 2005; **40:** 473–82.
3. Pullen GP, *et al.* Anticholinergic drug abuse: a common problem? *BMJ* 1984; **289:** 612–13.
4. Goff DC, *et al.* A placebo-controlled trial of trihexyphenidyl in unmedicated patients with schizophrenia. *Am J Psychiatry* 1994; **151:** 429–31.
5. WHO. WHO expert committee on drug dependence: twenty-ninth report. *WHO Tech Rep Ser 856* 1995.
6. Buhrich N, *et al.* Misuse of anticholinergic drugs by people with serious mental illness. *Psychiatr Serv* 2000; **51:** 928–9.
7. Frauger E, *et al.* Détournement d'usage du trihexyphénidyle (Artane®, Parkinane®): tendances récentes. *Therapie* 2003; **58:** 541–7.

对心脏的影响 1名精神分裂症患者使用苯海索治疗抗精神病药引起的锥体束外作用，却出现了反常的窦性心动过缓[1]。停用苯海索后可恢复正常窦性心律。该患者原先使用过苯海索并且出现了心动过缓，但当时认为是氟哌啶醇引起的。

1. Blumensohn R, *et al.* Bradycardia due to trihexyphenidyl hydrochloride. *Drug Intell Clin Pharm* 1986; **20:** 786–7.

对心理功能的影响 一项对13名老年患者进行的研究中，口服2mg苯海索与安慰剂比较，显著损伤记忆功能[1]。在帕金森病患者中给予抗毒蕈碱药如苯海索，也观察到了记忆受损情况[2]。然而，停用抗毒蕈碱药，记忆受损可能恢复（见**阿托品**，第1176页）。

1. Potamianos G, Kellett JM. Anti-cholinergic drugs and memory: the effects of benzhexol on memory in a group of geriatric patients. *Br J Psychiatry* 1982; **140:** 470–2.
2. Sadeh M, *et al.* Effects of anticholinergic drugs on memory in Parkinson's disease. *Arch Neurol* 1982; **39:** 666–7.

过量 1名34岁的妇女意欲自杀，服用300mg盐酸苯海索后24h以内发生了毒性反应，表现为瞳孔严重散大、皮肤干燥和幻视[1]。3～4天以后幻视被幻觉所替代，一周以后完全恢复，未经特殊治疗。有报道[2]，1名从呼吸道感染中恢复的精神分裂症患者，死于中等的苯海索血药浓度（0.12μg/ml）。有人认为可能的原因是他为了抵抗发展了的迟发性运动障碍增加了剂量，同时毒性反应因为呼吸道感染而加剧了。没有发现自杀的证据。

1. Ananth JV, *et al.* Toxic psychosis induced by benzhexol hydrochloride. *Can Med Assoc J* 1970; **103:** 771.
2. Gall JAM, *et al.* Death due to benzhexol toxicity. *Forensic Sci Int* 1995; **71:** 9–14.

撤药 1名61岁的妇女为了治疗帕金森病服用苯海索1年，每日6mg，在2次突然撤药时，出现了脑病和瞳孔缩小[1]。缓慢撤药可避免这种作用。

1. Johkura K, *et al.* Trihexyphenidyl withdrawal encephalopathy. *Ann Neurol* 1997; **41:** 133–4.

药物相互作用

参见**抗毒蕈碱药**（见**硫酸阿托品**，第1176页）。

氯丙嗪 关于苯海索对氯丙嗪血浆浓度的影响[1]，见**抗帕金森症药**，第943页。

药动学

盐酸苯海索能通过胃肠道很好地吸收，口服给药后1h内即可发挥作用。

半衰期 根据测定方法的不同，苯海索的半衰期也不

同。采用放射感受器（radioreceptor）和色谱技术测定的数值，范围分别为大约 1h 到大于 24h[1] 和 10～29h[2]，但是这些方法的敏感性和特异性遭到了批评[3]。随着最近放射免疫分析法的发展，发现口服给药后存在着一个初始消除相，消除半衰期为 5.33h，接着有一个终末消除相，消除半衰期为 32.7h。

1. Burke RE, Fahn S. Pharmacokinetics of trihexyphenidyl after short-term and long-term administration to dystonic patients. *Ann Neurol* 1985; **18:** 35–40.
2. Garbarg S, *et al.* Comparaison pharmacoclinique de deux formes galéniques de trihexyphénidyle. *Encephale* 1983; **IX:** 167–74.
3. He H, *et al.* Development and application of a specific and sensitive radioimmunoassay for trihexyphenidyl to a pharmacokinetic study in humans. *J Pharm Sci* 1995; **84:** 561–7.

用途和用法

盐酸苯海索是一种叔胺抗毒蕈碱药，作用与阿托品相似（第1176页）。它对平滑肌还有直接解痉作用。

盐酸苯海索口服给药用于帕金森综合征的对症治疗（第789页），包括用于缓解药物（如吩噻嗪类）引起的锥体外系症状，但是与其他抗毒蕈碱药相同，它对迟发性运动障碍无效。它也用于成人和儿童张力障碍的治疗，见下文。苯海索每日给药 3～4 次，饭前或饭时服用。

用于治疗**帕金森症**，常用初始剂量为每日 1mg，逐渐增加剂量，每隔 3～5 日增加 2mg，根据临床反应，一直增加到每日 6～10mg。对重症患者，可能需要每日 12～15mg 甚至更大剂量（至每日 20mg）。按照惯例，脑炎后帕金森综合征患者能够耐受并且需要更大的剂量。

用于治疗**药源性锥体外系症状**，常用剂量为每日 5～15mg，但是在一些病例中，每日 1mg 这样小的剂量就可能有效果。

因为老年人和动脉硬化患者对抗毒蕈碱药不良反应的易感性更强，所以推荐使用剂量范围的低限。

帕金森综合征的抗毒蕈碱治疗不应该突然终止，停药时通常把一种药物换成另外一种剂量较小的药物，然后逐渐降低另外一种药物的剂量。

盐酸苯海索可能与其他药物合用治疗帕金森综合征，如左旋多巴，但是每种药物都需要降低剂量。苯海索的常用剂量为每日 3～6mg。

儿童用法 尽管未经注册，但苯海索已用于儿童张力障碍的治疗，推荐剂量见下文。

肌张力障碍 抗毒蕈碱药如苯海索可用于治疗肌张力障碍（第779页），尽管对只有大约一半的儿童和青少年以及少数成年人（对抗毒蕈碱药不能很好地耐受）有效。从小剂量开始也许能限制不良反应。一种推荐的给药方法[1]是：开始时每日服用苯海索 1mg，在接下来的 4～6 周增加到每日 12mg。一些患者可能需要每日 60～100mg。*BNFC 2010/11* 建议 3 个月～18 岁的儿童应该口服给药，每日 1～2mg，分 1～2 次服用。如果需要，每隔 3～7 日可增加 1mg/日，最大剂量为每日 2mg/kg。

1. Jankovic J. Dystonia: medical therapy and botulinum toxin. *Adv Neurol* 2004; **94:** 275–86.

制剂

BP 2010: Trihexyphenidyl Tablets;
USP 33: Trihexyphenidyl Hydrochloride Elixir; Trihexyphenidyl Hydrochloride Extended-release Capsules; Trihexyphenidyl Hydrochloride Tablets.

专利制剂

Arg.: Artane; ***Austral.:*** Artane; ***Austria:*** Artane†; ***Belg.:*** Artane; ***Braz.:*** Artane; Triexidyl; ***Canad.:*** Apo-Trihex; ***Chile:*** Tenvatil; Tonaril; ***Denm.:*** Peragit†; ***Fr.:*** Artane; Parkinane; Trihexy; ***Ger.:*** Artane; Parkopan; ***Gr.:*** Artane; ***Hong Kong:*** Adtendyl; Apo-Trihex†; Artandyl†; Artane†; ***India:*** Pacitane; Parnon; ***Indon.:*** Arkine; Artane†; Hexymer; ***Israel:*** Partane; Rodenal; ***Ital.:*** Artane; ***Malaysia:*** Aca; Apo-Trihex; ***Mex.:*** Hipokinon; Kexidil; ***Neth.:*** Artane; ***Pol.:*** Parkopan†; ***Port.:*** Artane; ***S.Afr.:*** Artane†; ***Singapore:*** Apo-Trihex; Beahexol; ***Spain:*** Artane; ***Swed.:*** Pargitan†; ***Thai.:*** Aca; Acamed; Pozhexol; Tridyl; ***UK:*** Broflex; ***Ukr.:*** Cyclodol (Циклодол)†; Parkopan (Паркопан); ***USA:*** Trihexy.

多组分制剂 ***Ger.:*** Spasman†; ***India:*** Sycot; Trinicalm Forte; Trinicalm Plus; ***Spain:*** Largatrex†.

Tropatepine Hydrochloride (*rINNM*) 盐酸曲帕替平

Hidrocloruro de tropatepina; SD-1248-17; Tropatépine, Chlorhydrate de; Tropatepini Hydrochloridum. 3-(Dibenzo[*b,e*]thiepin-11(6*H*)-ylidene)tropane hydrochloride.

Тропатепина Гидрохлорид

$C_{22}H_{23}NS,HCl = 370.0.$

CAS — 27574-24-9 (tropatepine); 27574-25-0 (tropatepine hydrochloride).

ATC — N04AA12.

ATC Vet — QN04AA12.

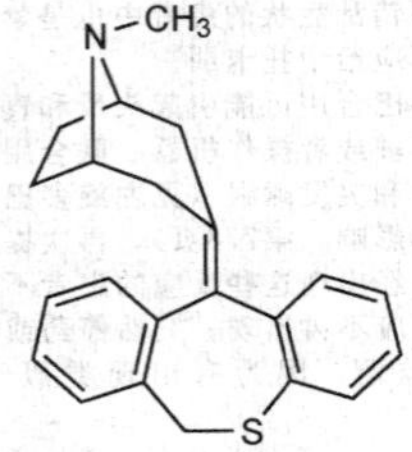

(tropatepine)

简介

盐酸曲帕替平是一种抗毒蕈碱药，作用和用途与苯海索相似（第1176页）。它用于治疗帕金森综合征（第763页），包括用于缓解药物（如吩噻嗪类）引起的锥体外系症状，但是与其他抗毒蕈碱药相同，它对迟发性运动障碍无效。盐酸曲帕替平通常口服给药，每日 10～30mg。也可通过肌内注射或者缓慢静脉注射给药，每日 10～20mg。

制剂

专利制剂

Fr.: Lepticur.

抗原虫药

本章所述药物主要用于治疗寄生原虫感染。甲硝唑及硝基咪唑类衍生物除用作抗原虫药外，还是一类重要的治疗厌氧菌感染的药物。本章包括一些兽用抗原虫药。用于治疗疟疾的药物在抗疟药一章中加以叙述，有些抗疟药还用于治疗其他的原虫感染。

主要的抗原虫药见表1。

表1 主要抗原虫药的种类

锑化合物	5-硝基咪唑类
锑酸葡胺	甲硝唑
葡萄糖酸锑钠	尼莫唑
芳香二脒类	奥硝唑
喷他脒	塞克硝唑
五价砷剂	替硝唑
乙酰胂胺	其他
锥虫胂胺	阿托伐醌
三价砷剂	苄硝唑
美拉胂醇	去氢依米丁
二氯乙酰胺类	依氟鸟氨酸
二氯尼特	米帕林
卤代羟喹类	巴龙霉素
双碘喹啉	舒拉明
呋喃类	
呋喃唑酮	
硝呋太尔	
硝呋替莫	

抗原虫药的选用

原虫感染遍及世界各地，是一些地区发病和死亡的主要原因。下面讨论人体主要原虫病的治疗。

阿米巴感染

人体最常见的阿米巴感染是由寄生原虫——溶组织内阿米巴（*Entamoeba histolytica*）及相关虫种感染引起的**阿米巴病**。自由生活阿米巴分布于世界各地，在泥土和水中生存。它们也可以引起人体发病，但这类感染罕见。由自由生活阿米巴引起的疾病包括：

- 由棘阿米巴属阿米巴（*Acanthamoeba* spp.）引起的**阿米巴角膜炎**；
- **播散性阿米巴感染**，包括肉芽肿性阿米巴脑炎以及皮肤、肺和鼻咽部的阿米巴感染。这些感染系由棘阿米巴属阿米巴（*Acanthamoeba* spp.）、狒狒巴拉姆希阿米巴（*Balamuthia mandrillaris*）［过去称为细胶丝阿米巴（Leptomyxid amoebas）］引起，而由双核匀变虫引起的感染则十分罕见；
- 由福氏耐格里原虫（*Naegleria fowleri*）引起的**原发性阿米巴脑膜脑炎**。

阿米巴病 阿米巴病[1~3]是一种寄生虫性感染，主要由原虫溶组织内阿米巴（*Entamoeba histolytica*）引起。人体内尚有内阿米巴属（*Entamoeba* spp.）的两种非致病性阿米巴寄生，一种是迪斯帕内阿米巴（*E. diaspar*），另一种是莫氏内阿米巴（*E. moshkovskii*）。虽然全世界约10％的人口有内阿米巴属感染，但大多数感染者为迪斯帕内阿米巴感染。溶组织内阿米巴通常经粪-口途径传播，人体通常因摄入被包囊污染的食物和水而感染。虽然阿米巴病分布于世界各地，但发展中国家的发病率较高，发病率与卫生环境和社会经济状况密切相关。非洲、亚洲、南美洲和中美洲为阿米巴病的高流行区。溶组织内阿米巴寄生通常会引起无症状感染，感染者可长期从粪便中排出包囊。约有10％的感染者，寄生的阿米巴滋养体会侵入大肠肠壁，致肠壁溃疡形成，并可能移行至其他组织（特别是肝脏）继续分裂和破坏组织。侵袭性疾病可发生于初始感染后的数日至数年。营养不良、免疫功能受损和妊娠等因素有利于滋养体对机体组织的侵袭。有症状的阿米巴病（侵袭性阿米巴病）可分为肠阿米巴病和肠外阿米巴病。阿米巴痢疾和非痢疾性阿米巴结肠炎是肠阿米巴病的两种主要类型；亦可发生阿米巴瘤（一种局限性的肠阿米巴病）和阿米巴性阑尾炎。有少数患者可发展为暴发性或坏死性阿米巴结肠炎，其死亡率高于40％。最常见的肠外阿米巴病是肝阿米巴病，可表现为急性非化脓性肝阿米巴病或阿米巴肝脓肿。肝脓肿的常见原因为细菌感染，其次为阿米巴感染。阿米巴病亦可累及皮肤、泌尿生殖道，或肺、脑等器官。

用于**治疗**阿米巴病的药物按其作用部位可作如下分类：

- 主要作用于肠腔内的杀肠管阿米巴药物。

  虽然克立法胺、依托法胺和替克洛占也是有效的杀肠腔内阿米巴药物，但常选用二氯尼特杀灭肠管中的阿米巴。巴龙霉素和双碘喹啉也用于杀灭肠管中的阿米巴[1,2]，尽管由于氯碘羟喹与亚急性脊髓-视神经病之间存在关联，大多数卤代羟基喹啉的口服制剂已被停用。
- 主要作用于肠壁和肝的杀组织内阿米巴药物。这类药物包括生物碱依米丁、人工合成的衍生物去氢依米丁以及主要作用于肝脏的抗疟药氯喹。
- 作用于所有感染部位，即可杀灭肠腔、肠壁和其他组织中阿米巴混合型药物。这类药物包括甲硝唑及其他5-硝基咪唑衍生物（如奥硝唑、塞克硝唑、替硝唑）。但由于硝基咪唑类药物在胃肠道中吸收迅速，对肠腔中的阿米巴杀灭效果较差。

由溶组织内阿米巴感染引起的**无症状**阿米巴病患者，应该服用一种杀肠管阿米巴药物进行治疗，以防止包囊传播给他人，并减少其发生严重侵袭性疾病的风险（尽管这种风险很小，但确实存在）[2,3]。选择何种药物取决于当地有何种药物供应，在英国一般用二氯尼特进行治疗，而在美国则用双碘喹啉或巴龙霉素治疗[4]。由迪帕斯内阿米巴引起的感染或可能由莫氏内阿米巴引起的感染不需要治疗[3]。对那些有症状的肠或肠外**侵袭性**阿米巴病患者应先用5-硝基咪唑衍生物（通常采用甲硝唑）进行治疗，然后再用一种杀肠管阿米巴药物根除大肠肠腔内任何残存的阿米巴原虫，以防止复发[1~3]。为评价抗阿米巴药物治疗阿米巴结肠炎的效果，有人做过系统的文献综述[5]，结果发现替硝唑比甲硝唑更能减轻患者的症状，其耐受性也更好。轻症患者一般用甲硝唑治疗5天，1个疗程即可见效，而重症患者则需用甲硝唑治疗10天[3]。在出现**暴发性**或坏死性阿米巴结肠炎时，以及危重病患者，在采用杀组织内阿米巴药物治疗的同时应加用广谱抗菌药，以防止发生肠道菌丛的二次感染和腹膜炎的危险[1~3]。硝唑尼特可用于治疗轻度至中度的肠阿米巴病[4]。阿米巴**肝脓肿**的标准疗法是先用甲硝唑治疗，再用一种杀肠管阿米巴药物治疗。大多数阿米巴肝脓肿患者用甲硝唑治疗3～4天后即可退热[2,3]。

不论以何种病原体引起的急性腹泻，尤其是婴儿和老年急性腹泻患者，预防和治疗体液和电解质的丢失以维持机体的水合作用都是首先采用的治疗措施。口服补液疗法在**腹泻**中讨论，见第1617页。

1. Stanley SL. Amoebiasis. *Lancet* 2003; **361:** 1025–34.
2. Haque R, *et al.* Amebiasis. *N Engl J Med* 2003; **348:** 1565–73.
3. Pritt BS, Clark CG. Amebiasis. *Mayo Clin Proc* 2008; **83:** 1154–9.
4. Abramowicz M, ed. *Drugs for parasitic infections.* 2nd ed. New Rochelle NY: The Medical Letter, 2010.
5. Gonzales MLM, *et al.* Antiamoebic drugs for treating amoebic colitis. Available in The Cochrane Database of Systematic Reviews; Issue 2. Chichester: John Wiley; 2009 (accessed 17/06/09).

棘阿米巴角膜炎 棘阿米巴角膜炎可能因角膜损伤或接触脏水引起，而最常见的原因则是与佩戴软性隐形眼镜以及用自配的氯化钠溶液清洗隐形眼镜有关。感染通常发生于健康人。个别病例与实施激光原位屈光性角膜成形术有关。角膜炎为局部感染，典型症状为：开始时有异物感，随后出现疼痛、流泪、畏光和视物模糊。感染进一步发展可累及巩膜，引起失明。

如果及时做出早期诊断，采用局部抗阿米巴治疗角膜炎，患者通常都能治愈；重症感染和延误诊断的患者可能需要实施全层角膜移植术[1,2]。由于棘阿米巴包囊对治疗药物的抵抗力强，可持续存活数年，因此通常采用多种抗阿米巴药物联合治疗。用药治疗2周后始能见效，总疗程最少需要3～4周；有人建议治疗应持续3～4个月[3]，甚至更长。由于阿米巴包囊抵抗力强，治疗后感染可能再发。

应用0.1％普罗帕脒羟乙磺酸盐局部给药曾成功治愈了一些棘阿米巴角膜炎患者，这是第一个被证实有效的药物[1,4]。普罗帕脒与新霉素或新霉素-多黏菌素-短杆菌肽制剂等氨基糖苷类药物联用，有近50％的患者被治愈。由于大多数棘阿米巴包囊对新霉素有抵抗力，而新霉素又具表面毒性且体外敏感性差[1,5]，现已不再推荐使用新霉素治疗棘阿米巴角膜炎[1,6]。此后证实，0.02％浓度的双胍阳离子防腐剂、氯己定和聚己缩胍对棘阿米巴滋养体和包囊也有效，已成为治疗棘阿米巴结膜炎的备选药物[2,3,5,7]。有人对普罗帕脒及这些药物的疗效进行过试验观察，结果发现药物对包囊的杀灭作用弱、有慢性结膜感染、棘阿米巴属的某些虫种对普罗帕脒有抗药性，故建议用其他的二脒类药物（如己脒定）替代普罗帕脒治疗棘阿米巴角膜炎[1]。双胍类药物亦可单独用于治疗棘阿米巴角膜炎[6]，在感染早期应用有显著效果。试验过的其他药物包括局部咪唑类药物，1％的咪唑类药物对滋养体可能有效，但对包囊可能无效[1,5]。不应单独使用这类药物进行治疗。但应用1％伏立康唑滴眼液进行补救治疗有效[8]。口服酮康唑和伊曲康唑（应用范围较小），药物可渗透到角膜，已将其用作聚己缩胍和氯己定局部用药的辅助疗法；但从角膜检测到的药物浓度太低，很可能起不到杀滋养体的作用[2]。应用抗肿瘤药和抗疟药治疗棘阿米巴角膜炎可能是一种新的治疗方法。体外试验证实双胍抗糖尿病药二甲双胍、苯乙双胍以及抗菌药氧氟沙星具有抗滋养体活性，但无抗包囊活性[1]。

虽然常常使用阿片类镇痛药镇痛，但可局部应用睫状肌麻痹药镇痛和口服非甾体抗炎药（NSAIDs）镇痛[2]。有些权威人士建议局部应用NSAIDs镇痛[1]。使用局部用皮质激素控制炎症仍存争议，因为皮质激素抑制巨噬细胞活性，而巨噬细胞对清除和破坏阿米巴具有重要作用[1]。有人建议应尽可能多地推迟和限制应用皮质激素治疗角膜炎。对有剧烈疼痛、巩膜炎或严重前房炎症的患者，在进行抗阿米巴药物治疗的同时可考虑应用皮质激素[2,9,10]。一项回顾性研究发现，局部用皮质激素的使用不会导致治疗失败，但可延长抗阿米巴治疗的疗程[9]。巩膜严重受累的患者可能需要使用全身免疫抑制药进行治疗，如口服皮质激素、环孢素及硫唑嘌呤[11]。

保持镜片的卫生可使隐形眼镜佩戴者预防棘阿米巴角膜炎的发生（见第1548页，**隐形眼镜的处理**）。

1. Seal DV. Acanthamoeba keratitis update—incidence, molecular epidemiology and new drugs for treatment. *Eye* 2003; **17:** 893–905.
2. Hammersmith KM. Diagnosis and management of Acanthamoeba keratitis. *Curr Opin Ophthalmol* 2006; **17:** 327–31.
3. Schuster FL, Visvesvara GS. Opportunistic amoebae: challenges in prophylaxis and treatment. *Drug Resist Updat* 2004; **7:** 41–51.
4. Murdoch D, *et al.* Acanthamoeba keratitis in New Zealand, including two cases with in vivo resistance to polyhexamethylene biguanide. *Aust N Z J Ophthalmol* 1998; **26:** 231–6.
5. Lindquist TD. Treatment of Acanthamoeba keratitis. *Cornea* 1998; **17:** 11–16.
6. Abramowicz M, ed. *Drugs for parasitic infections.* 2nd ed. New

Rochelle NY: The Medical Letter, 2010.
7. Illingworth CD, *et al.* Acanthamoeba keratitis: risk factors and outcome. *Br J Ophthalmol* 1995; **79:** 1078–82.
8. Bang S, *et al.* Treatment with voriconazole in 3 eyes with resistant Acanthamoeba keratitis. *Am J Ophthalmol* 2010; **149:** 66–9.
9. Park DH, *et al.* The role of topical corticosteroids in the management of Acanthamoeba keratitis. *Cornea* 1997; **16:** 277–83.
10. O'Day DM, Head WS. Advances in the management of keratomycosis and Acanthamoeba keratitis. *Cornea* 2000; **19:** 681–7.
11. Lee GA, *et al.* Acanthamoeba sclerokeratitis: treatment with systemic immunosuppression. *Ophthalmology* 2002; **109:** 1178–82.

播散性阿米巴感染 肉芽肿性阿米巴脑炎（GAE）以及播散性肉芽肿性阿米巴病（包括皮肤、肺、窦道）由自由生活阿米巴感染所致，病原体通常为棘阿米巴属阿米巴，有时为狒狒巴拉姆希阿米巴（过去称为细胶丝阿米巴）。播散性阿米巴感染为机会性感染，主要见于体质虚弱或免疫功能受损者。肉芽肿性阿米巴脑炎，滋养体由窦道、肺或皮肤病损处血行播散到中枢神经系统，形成局灶性神经缺损，在数日或数周内发展为弥散性脑膜脑炎。此种感染多为致死性，大多数病例的诊断都是通过尸体解剖得到的；虽然用很多药物进行过试验治疗，但对有效治疗方法所知甚少。

曾用于治疗由棘阿米巴属阿米巴引起的播散性感染和中枢神经系统感染的药物有：复方磺胺甲噁唑、喷他脒、磺胺嘧啶、氟胞嘧啶、异福酰胺片（利福平＋吡嗪酰胺＋异烟肼），以及酮康唑、伊曲康唑等唑类药物[1,2]。药敏试验表明，不同种株的阿米巴对药物的敏感性差异非常大。曾有2例成功救治的病例报道，被棘阿米巴感染而导致慢性脑膜炎的2名患儿，其免疫功能正常，经口服复方磺胺甲噁唑、异福酰胺片和酮康唑长疗程治疗后痊愈[3]。亦有用米替福新治疗获得成功的报道，患者患有播散性棘阿米巴病、阿米巴脑炎、潜在性粟粒性结核及结核性脑（脊）膜炎，其免疫功能低下，采用米替福新局部和口服治疗获得成功。患者最初采用多种药物经肠道外途径给药的方式进行治疗均未见效，所用药物有：复方磺胺甲噁唑（后改为口服磺胺嘧啶）、氟康唑、脂质体两性霉素B、氟胞嘧啶[4]。

类似的药物也曾用于治疗由狒狒巴拉姆希阿米巴引起的中枢神经系统感染，有2例救治成功，所用药物有喷他脒、磺胺嘧啶、氟胞嘧啶、氟康唑、一种大环内酯类药物（如阿奇霉素或克拉霉素），及一种吩噻嗪类药物（如硫利达嗪或三氟拉嗪）[5]。

亦曾报道过几例无中枢神经系统受累证据的播散性棘阿米巴感染者对化学治疗的临床反应[6~9]。一例免疫功能受损合并播散性棘阿米巴感染的患者，采用静脉注射喷他脒，继而用支持疗法和口服伊曲康唑治疗而获得成功救治[6]。皮肤病损则用氯己定和酮康唑进行局部治疗[1]。一例患有获得性免疫缺陷综合征（AIDS）合并播散性棘阿米巴病的患者经静脉注射喷他脒和口服氟胞嘧啶治疗后临床症状改善；一例有HIV感染的患儿则采用氟康唑、氟胞嘧啶和磺胺嘧啶进行治疗[7]。一例肺移植合并播散性棘阿米巴患者采用喷他脒、氟胞嘧啶和阿奇霉素，辅以氯己定和酮康唑局部治疗获得成功[8]。一例肺移植患者合并棘阿米巴感染后继发肉芽肿性皮炎，采用两性霉素B脂质体复合物和伏立康唑长疗程治疗，亦获得成功[9]。

1. Schuster FL, Visvesvara GS. Opportunistic amoebae: challenges in prophylaxis and treatment. *Drug Resist Updat* 2004; **7:** 41–51.
2. Abramowicz M, ed. *Drugs for parasitic infections.* 2nd ed. New Rochelle NY: The Medical Letter, 2010.
3. Singhal T, *et al.* Successful treatment of Acanthamoeba meningitis with combination oral antimicrobials. *Pediatr Infect Dis J* 2001; **20:** 623–7.
4. Aichelburg AC, *et al.* Successful treatment of disseminated Acanthamoeba sp. infection with miltefosine. *Emerg Infect Dis* 2008; **14:** 1743–6.
5. Deetz TR, *et al.* Successful treatment of Balamuthia amoebic encephalitis: presentation of 2 cases. *Clin Infect Dis* 2003; **37:** 1304–12.
6. Slater CA, *et al.* Brief report: successful treatment of disseminated Acanthamoeba infection in an immunocompromised patient. *N Engl J Med* 1994; **331:** 85–7.
7. Murakawa GJ, *et al.* Disseminated Acanthamoeba in patients with AIDS: a report of five cases and a review of the literature. *Arch Dermatol* 1995; **131:** 1291–6.
8. Oliva S, *et al.* Successful treatment of widely disseminated acanthamoebiasis. *South Med J* 1999; **92:** 55–7.
9. Walia R, *et al.* A case of successful treatment of cutaneous Acanthamoeba infection in a lung transplant recipient. *Transpl Infect Dis* 2007; **9:** 51–4.

原发性阿米巴脑膜脑炎 原发性阿米巴脑膜脑炎是一种罕见的感染，通常由自由生活阿米巴——福氏耐格里阿米巴（*Naegleria fowleri*）引起，主要见于健康的儿童和年轻人。患者常有在温暖的淡水中游泳史。滋养体经鼻黏膜直接侵入中枢神经系统（CNS），导致脑膜脑炎的发生，患者常在7～10天内迅速死亡。

曾有几例成功救治的病例报道，一般都是采用静脉注射[1~5]和鞘内注射[1~3]两性霉素B的方法进行治疗；也有些患者采用口服异福酰胺片[2~5]、静脉和鞘内注射咪康唑[2]、静脉注射氯霉素[5]或奥硝唑[4]的方法进行治疗。

1. Anderson K, Jamieson A. Primary amoebic meningoencephalitis. *Lancet* 1972; **i:** 902–3.
2. Seidel JS, *et al.* Successful treatment of primary amebic meningoencephalitis. *N Engl J Med* 1982; **306:** 346–8.
3. Brown RL. Successful treatment of primary amebic meningoencephalitis. *Arch Intern Med* 1991; **151:** 1201–2.
4. Jain R, *et al.* Naegleria meningitis: a rare survival. *Neurol India* 2002; **50:** 470–2.
5. Rai R, *et al.* Primary amebic meningoencephalitis. *Indian Pediatr* 2008; **45:** 1004–5.

巴贝西虫病

巴贝西虫病又称梨浆虫病，是一种由红细胞内寄生的巴贝虫属（*Babesia* spp）原虫引起的感染，经感染性硬蜱叮咬传播给人。有报道本病亦可经输血传播。肩突硬蜱（*Ixodes scapularis*）是一种能传播巴贝西虫病的硬蜱。这种硬蜱还可以感染和传播嗜吞噬细胞无形体（*Anaplasma phagocytophilum*）和（或）伯氏疏螺旋体（*Borrelia burgdorferi*），因此被这种硬蜱叮咬可导致巴贝西虫病、人粒细胞无形体病（见第159页，**埃利希病**）或**莱姆病**（第169页），可表现为单一感染或混合感染[1]。巴贝西虫病分布于世界各地的动物中。美国的人巴贝西虫感染多由田鼠巴贝西虫（*B. microti*）引起；欧洲的巴贝西虫病比较少见，主要由分歧巴贝西虫（*B. divergens*）和牛巴贝西虫（*B. bovis*）引起[1~3]。美国尚报告了由类似巴贝西虫的2种梨浆虫WA-1和MO-1引起的感染病例[1,2]。

美国的巴贝西虫病例的临床特征与欧洲病例有所不同。美国的感染病例常无症状，呈自限性；但有些患者，特别是那些脾切除、年长、极度虚弱或免疫功能受损的患者（包括HIV感染者），也可能发生迁延性的、严重的病毒样病症，出现发热和溶血性贫血。巴贝西虫病的症状包括寒战、出汗、肌肉疼痛、关节疼痛、乏力、食欲减退、恶心、呕吐、黄疸和头痛，最常见的并发症为心力衰竭、弥散性血管内凝血（DIC）、急性呼吸窘迫综合征（ARDS）和肾衰竭[1~3]。同时感染田鼠巴贝西虫和伯氏疏螺旋体可导致更严重的症状。欧洲的感染病例主要见于无脾患者，其中大多数患者会迅速死亡。临床特征包括溶血性贫血、黄疸、肺水肿和肾衰竭。

对巴贝虫西病尚无特效的**治疗**方法。虽然对所有有症状的患者都应采用抗菌药进行治疗，以防发生并发症，但无症状患者则不需治疗[1]。对严重感染病例采用支持疗法，其中包括采用红细胞交换输血法进行治疗，采用换血疗法可清除血中的巴贝西虫。联合应用克林霉素和奎宁治疗田鼠巴贝西虫感染是最先采用的用药方法[4]，但这种用药方法产生了明显的毒性。一项前瞻性随机研究报道，有58例巴贝西虫病患者参加试验，结果表明阿奇霉素＋阿托伐醌联合用药的疗效与克林霉素＋奎宁的效果相同[5]，但毒性较小。曾有2例用奎宁＋克林霉素治疗无效、用阿奇霉素＋奎宁治疗显效的病例报道[6,7]。亦有用喷他脒治疗田鼠巴贝西虫感染使临床症状得以改善的报道[8]，但其治疗效果和安全性尚存疑问[9]。也试验过用其他药物进行治疗，包括氯喹、伯氨喹、乙胺嘧啶、磺胺嘧啶、四环素等，治疗效果不能肯定[2,3]。

Infectious Diseases Society of America[1]推荐，可采用克林霉素＋奎宁或阿托伐醌＋阿奇霉素任何一种方法治疗，两种方法都是口服用药7～10天；重症巴贝西虫病患者应采用静脉注射克林霉素＋口服奎宁治疗。免疫功能受损患者应采用较高剂量的阿奇霉素治疗；此类患者的病情易复发，治疗应持续6周或更长时间，其中包括血涂片检查不再检出巴贝西虫后的2周时间[10]。亦应采用成分换血法或全血换血法治疗患者。对持续感染的患者应该采取重复治疗措施。对合并感染嗜吞噬细胞无形体和（或）伯氏疏螺旋体的患者或怀疑有合并感染的患者，还应该采用多西环素治疗10天[1,3]。有关合并感染患者治疗方法的资料见**莱姆病**（第169页）。分歧巴贝西虫感染者的病情变化迅速，应根据病情变化随时调整治疗方法。虽然有一例采用喷他脒＋复方磺胺甲噁唑治疗获得成功的病例报道[11]，但用抗原虫药和抗疟药试验治疗巴贝西虫病仅获得了有限的成功，而一例用喷他脒＋换血疗法治疗的患者，其荷虫量有显著下降[12]。有人建议，可采用克林霉素＋奎宁＋换血综合疗法治疗患者[2]。

巴贝西虫病的**预防**措施包括使用蜱虫驱避剂、物理防护、迅速移除身体上叮咬的蜱虫[1]。

1. Wormser GP, *et al.* The clinical assessment, treatment, and prevention of Lyme disease, human granulocytic anaplasmosis, and babesiosis: clinical practice guidelines by the Infectious Diseases Society of America. *Clin Infect Dis* 2006; **43:** 1089–1134. Also available at: http://www.journals.uchicago.edu/doi/pdf/10.1086/508667 (accessed 17/07/08)
2. Homer MJ, *et al.* Babesiosis. *Clin Microbiol Rev* 2000; **13:** 451–69.
3. Mylonakis E. When to suspect and how to monitor babesiosis. *Am Fam Physician* 2001; **63:** 1969–74.
4. Wittner M, *et al.* Successful chemotherapy of transfusion babesiosis. *Ann Intern Med* 1982; **96:** 601–4.
5. Krause PJ, *et al.* Atovaquone and azithromycin for the treatment of babesiosis. *N Engl J Med* 2000; **343:** 1454–8.
6. Shaio MF, Yang KD. Response of babesiosis to a combined regimen of quinine and azithromycin. *Trans R Soc Trop Med Hyg* 1997; **91:** 214–15.
7. Shih C-M, Wang C-C. Ability of azithromycin in combination with quinine for the elimination of babesial infection in humans. *Am J Trop Med Hyg* 1998; **59:** 509–12.
8. Francioli PB, *et al.* Response of babesiosis to pentamidine therapy. *Ann Intern Med* 1981; **94:** 326–30.
9. Teutsch SM, Juranek DD. Babesiosis. *Ann Intern Med* 1981; **95:** 241.
10. Krause PJ, *et al.* Persistent and relapsing babesiosis in immunocompromised patients. *Clin Infect Dis* 2008; **46:** 370–6.
11. Raoult D, *et al.* Babesiosis, pentamidine, and cotrimoxazole. *Ann Intern Med* 1987; **107:** 944.
12. Clarke CS, *et al.* Babesiosis: under-reporting or case-clustering? *Postgrad Med J* 1989; **65:** 591–3.

结肠小袋纤毛虫病

结肠小袋纤毛虫病是一种不多见的大肠感染性疾病，由一种纤毛虫——结肠小袋纤毛虫（*Balantidium coli*）引起。该虫经常感染猪，但也可感染人。人体常因摄入被含有结肠小袋纤毛虫包囊的人或动物粪便污染的食物或饮用水而被感染，或接触感染动物而被感染。有报道水源污染可造成结肠小袋纤毛虫病的流行。人体通常对结肠小袋纤毛虫感染具有抵抗力，但营养不良和胃酸缺乏者更易感染。

大多数结肠小袋纤毛虫病患者为无症状感染，虫体在大肠肠腔内呈共栖生活状态，但无症状感染者可传播疾病。那些有症状的感染者可发展为慢性疾病，患者有反复发作的周期性腹泻、腹部绞痛、体重减轻等表现；但较少见到排黏液便或血便的结肠炎表现。有些患者可发生结肠溃疡，出现严重的痢疾症候群，酷似阿米巴痢疾；另有一些患者可发展为暴发型纤毛虫病。据报道，未经治疗的暴发型病例死亡率高达30%。

可选用口服四环素进行**治疗**，疗程为10天；亦可选用甲硝唑、双碘喹啉[1]、巴龙霉素或硝唑尼特等药物治疗。免疫抑制患者（包括HIV感染者）的疗程应长达20天。

1. Abramowicz M, ed. *Drugs for parasitic infections.* 2nd ed. New Rochelle NY: The Medical Letter, 2010.

人芽囊原虫感染

人芽囊原虫（*Blastocystis hominis*）是一种寄生原虫。它是一种肠道病原体，还是一种无害的肠道共栖原虫，目前尚有争议。在免疫功能正常和免疫功能受损两类人群中人芽囊原虫感染都有报道[1,2]，感染很可能经粪-口途径传播，感染后会引起腹泻和其他一些胃肠道症状。

用标准的抗原虫药，特别是用甲硝唑治疗人芽囊原虫感染，其有效率高低不一；可能存在甲硝唑抗药性[3,4]。有一项研究显示，用复方磺胺甲噁唑治疗47例仅有腹泻症状的感染者，有效清除了46例感染者粪便中的人芽囊原虫[5]；另一项研究同样显示了复方磺胺甲噁唑的治疗效果，38例儿童感染者中36例有效，而15例成年感染者中14例有效[6]。用甲硝唑治疗12例人芽囊原虫重度感染患者，仅有4例得到根治；而用复方磺胺甲噁唑治疗9例重度感染者，则仅有2例得到根治[7]。有些病例采用双碘喹啉[8]、硝唑尼特[4,9]或巴龙霉素[4]治疗也可能有效。

1. Kaya S, *et al.* Pathogenicity of Blastocystis hominis, a clinical reevaluation. *Turkiye Parazitol Derg* 2007; **31:** 184–7.
2. Kuo H-Y, *et al.* Clinical significance of Blastocystis hominis: experience from a medical center in northern Taiwan. *J Microbiol Immunol Infect* 2008; **41:** 222–6.
3. Haresh K, *et al.* Isolate resistance of Blastocystis hominis to metronidazole. *Trop Med Int Health* 1999; **4:** 274–7.
4. Stensvold CR, *et al.* Eradication of *Blastocystis* carriage with antimicrobials: reality or delusion? *J Clin Gastroenterol* 2010; **44:** 85–90.
5. Schwartz E, Houston R. Effect of co-trimoxazole on stool recovery of Blastocystis hominis. *Lancet* 1992; **339:** 428–9.
6. Ok UZ, *et al.* Effect of trimethoprim-sulfamethaxazole [sic] in Blastocystis hominis infection. *Am J Gastroenterol* 1999; **94:** 3245–7.
7. Moghaddam DD, *et al.* Blastocystis hominis and the evaluation of efficacy of metronidazole and trimethoprim/sulfamethoxazole. *Parasitol Res* 2005; **96:** 273–5.
8. Stenzel DJ, Boreham PFL. Blastocystis hominis revisited. *Clin Microbiol Rev* 1996; **9:** 563–84.
9. Abramowicz M, ed. *Drugs for parasitic infections.* 2nd ed. New Rochelle NY: The Medical Letter, 2010.

球虫病

球虫病一般是指真球虫目（*Eucoccidiorida*）原虫感染。人体球虫感染主要由隐孢子虫（*Cryptosporidium*，见下文）、卡耶塔圆孢子虫（*Cyclospora cayet-*

anensis，见下文）、等孢球虫（*Isospora*，见下文）、疟原虫（*Plasmodium*，见**疟疾**，第566页）和弓形虫（*Toxoplasma*，见下文）引起。家养动物的球虫病主要由艾美尔属（*Eimeria*）球虫引起，会造成重要的经济问题。

隐孢子虫病

隐孢子虫病是由隐孢子虫属（*Cryptosporidium*）原虫引起的胃肠道感染[1]。本病呈世界性分布，可感染多种动物和人。人体通过摄入或吸入卵囊而被感染。免疫功能正常者受染后常引起自限性腹泻，粪便呈水样，无血，持续2周后自愈。免疫功能受损者，特别是CD4＋T淋巴细胞计数＜100个/μl的AIDS患者，受染后则产生严重的难以控制的腹泻（可持续2个月或更长时间），体重明显下降，腹部疼痛剧烈，可危及患者的生命。隐孢子虫亦可引起呼吸道、胆道等部位的感染。

本病目前尚无确切可靠的特效治疗方法[2]，首先采用的治疗措施是预防和治疗患者（特别是那些婴儿和老年隐孢子虫病患者）的体液和电解质丢失，以维持机体的水合作用。据报道有几例隐孢子虫病患者用奥曲肽治疗获得有益的效果[3～5]，但美国HIV感染者机会性感染预防和治疗指南[6]则认为奥曲肽的疗效并不比口服抗腹泻药强，不推荐使用奥曲肽治疗HIV感染者的隐孢子虫病。口服补液疗法在**腹泻**（第1617页）中讨论。如果AIDS患者的免疫功能经高效抗逆转录病毒（HAART）治疗后得到改善，那么就可以控制患者隐孢子虫感染的严重程度[2,6,7]，但在那些不能采用HAART疗法的地方，应按标准继续使用抗菌药和抗腹泻药治疗AIDS患者的隐孢子虫感染[2]。在一些小规模的临床试验中研究了几种药物治疗隐孢子虫感染的效果：硝唑尼特、巴龙霉素[6,7]、螺旋霉素[6]和阿奇霉素[8,9]治疗隐孢子虫病的效果充其量也就是中等程度而已[2]，尽管证据表明硝唑尼特的疗效可能最好[10]。报道过的其他治疗方法，包括用超免疫牛初乳[11～15]、依氟鸟氨酸[16]或具高滴度抗隐孢子虫抗体的标准免疫球蛋白[17]治疗隐孢子虫病，虽有一定效果，但治疗的患者数量很少。

美国HIV感染者机会性感染预防和治疗指南[6,7]建议，除优选HAART疗法外，可考虑增用硝唑尼特治疗；不推荐使用巴龙霉素[6,7]或阿奇霉素[7]疗法。虽然克拉霉素的治疗效果尚不肯定[19]，但用克拉霉素和利福布汀预防本病可能有效[18]。美国HIV感染者机会性感染预防和治疗指南[6,7]认为这些药物的资料太少、太矛盾，不能将其推荐为预防用药。

1. Davies AP, Chalmers RM. Cryptosporidiosis. *BMJ* 2009; **339:** 963–7. Also available at: http://www.bmj.com/cgi/section_pdf/339/oct19_1/b4168.pdf (accessed 06/07/10)
2. Chen X-M, *et al.* Cryptosporidiosis. *N Engl J Med* 2002; **346:** 1723–31.
3. Cook DJ, *et al.* Somatostatin treatment for cryptosporidial diarrhea in a patient with the acquired immunodeficiency syndrome (AIDS). *Ann Intern Med* 1988; **108:** 708–9.
4. Clotet B, *et al.* Efficacy of the somatostatin analogue (SMS-201-995), Sandostatin, for cryptosporidial diarrhoea in patients with AIDS. *AIDS* 1989; **3:** 857–8.
5. Cello JP, *et al.* Effect of octreotide on refractory AIDS-associated diarrhea: a prospective, multicenter clinical trial. *Ann Intern Med* 1991; **115:** 705–10.
6. CDC. Guidelines for prevention and treatment of opportunistic infections in HIV-infected adults and adolescents: recommendations from CDC, the National Institutes of Health, and the HIV Medicine Association of the Infectious Diseases Society of America. *MMWR* 2009; **58** (RR-4): 1–207. Also available at: http://www.cdc.gov/mmwr/PDF/rr/rr5804.pdf (accessed 14/04/09)
7. CDC, the National Institutes of Health, the HIV Medicine Association of the Infectious Diseases Society of America, the Pediatric Infectious Diseases Society, and the American Academy of Pediatrics. Guidelines for prevention and treatment of opportunistic infections among HIV-exposed and HIV-infected children. *MMWR* 2009; **58** (RR-11): 1–166. Also available at: http://www.cdc.gov/mmwr/PDF/rr/rr5811.pdf (accessed 05/08/10)
8. Vargas SL, *et al.* Azithromycin for treatment of severe Cryptosporidium diarrhea in two children with cancer. *J Pediatr* 1993; **123:** 154–6.
9. Bessette RE, Amsden GW. Treatment of non-HIV cryptosporidial diarrhea with azithromycin. *Ann Pharmacother* 1995; **29:** 991–3.
10. Abubakar II, *et al.* Prevention and treatment of cryptosporidiosis in immunocompromised patients. Available in The Cochrane Database of Systematic Reviews; Issue 1. Chichester: John Wiley, 2007 (accessed 09/07/08)
11. Tzipori S, *et al.* Remission of diarrhoea due to cryptosporidiosis in an immunodeficient child treated with hyperimmune bovine colostrum. *BMJ* 1986; **293:** 1276–7.
12. Tzipori S, *et al.* Chronic cryptosporidial diarrhoea and hyperimmune cow colostrum. *Lancet* 1987; **ii:** 344–5.
13. Nord J, *et al.* Treatment with bovine hyperimmune colostrum of cryptosporidial diarrhea in AIDS patients. *AIDS* 1990; **4:** 581–4.
14. Shield J, *et al.* Bovine colostrum immunoglobulin concentrate for cryptosporidiosis in AIDS. *Arch Dis Child* 1993; **69:** 451–3.
15. Greenberg PD, Cello JP. Treatment of severe diarrhea caused by Cryptosporidium parvum with oral bovine immunoglobulin concentrate in patients with AIDS. *J Acquir Immune Defic Syndr Hum Retrovirol* 1996; **13:** 348–54.
16. Rolston KVI, *et al.* Intestinal cytosporidiosis treated with eflornithine: a prospective study among patients with AIDS. *J Acquir Immune Defic Syndr* 1989; **2:** 426–30.
17. Borowitz SM, Saulsbury FT. Treatment of chronic cryptosporidial infection with orally administered human serum immune globulin. *J Pediatr* 1991; **119:** 593–5.
18. Holmberg SD, *et al.* Possible effectiveness of clarithromycin and rifabutin for cryptosporidiosis chemoprophylaxis in HIV disease. *JAMA* 1998; **279:** 384–6.
19. Fichtenbaum CJ, *et al.* Rifabutin but not clarithromycin prevents cryptosporidiosis in persons with advanced HIV infection. *AIDS* 2000; **14:** 2889–93.

圆孢子虫病

一种原被称为蓝藻菌样小体（cyanobacterium-like body）或球虫样小体（coccidian-like bod）的生物体，后经鉴定是一种球虫，现被命名为卡耶塔圆孢子虫（*Cyclospora cayetanensis*），它是一种可引起免疫功能受损和免疫功能正常两类患者腹泻的病原体。人体通过摄入被孢子或卵囊污染的食物或饮水而被感染，可引起腹泻、恶心、呕吐、腹部绞痛、食欲缺乏和流行性感冒样症状。免疫功能正常者感染后可无症状或自限性；而免疫功能受损患者感染后则发展为严重或持久的腹泻症状。迁延性圆孢子虫感染常伴有胆囊病、无结石胆囊炎、吉兰-巴雷综合征、反应性关节炎等多种肠外合并症。

有报道，用口服复方磺胺甲噁唑的方法治疗圆孢子虫病效果显著[1～4]，治疗通常持续7～10天；但是HIV感染患者治疗后可以复发，可能需要用更高剂量[4]或更久的时间进行压制性治疗。尚未找到替代疗法治疗那些对磺胺类过敏的患者[1,3]，但有一项小规模的随机试验[2]比较了复方磺胺甲噁唑和环丙沙星治疗和Ⅱ级预防HIV感染者感染圆孢子虫的效果，结果发现环丙沙星具有中等程度的治疗效果，疗效比复方磺胺甲噁唑略差。

1. Hoge CW, *et al.* Placebo-controlled trial of co-trimoxazole for cyclospora infections among travellers and foreign residents in Nepal. *Lancet* 1995; **345:** 691–3. Correction. *ibid.*; 1060.
2. Verdier R-I, *et al.* Trimethoprim-sulfamethoxazole compared with ciprofloxacin for treatment and prophylaxis of Isospora belli and Cyclospora cayetanensis infection in HIV-infected patients: a randomized, controlled trial. *Ann Intern Med* 2000; **132:** 885–8.
3. Yazar S, *et al.* Human cyclosporiosis in Turkey. *World J Gastroenterol* 2004; **10:** 1844–7.
4. Karanja RM, *et al.* Cyclosporiasis: an emerging public health concern around the world and in Africa. *Afr Health Sci* 2007; **7:** 62–7.

胃肠炎

虽然多数感染性腹泻的病原体都是细菌和病毒，但原虫感染也是腹泻的原因[1,2]。原虫性腹泻，特别是那些免疫功能受损患者（包括AIDS患者）的原虫性腹泻可以很严重。持续腹泻超过7天的患者应检查是否有寄生性原虫感染[3]。不论以何种原因引起的急性腹泻，尤其是婴儿和老年急性腹泻患者，预防和治疗其体液和电解质的丢失以维持机体的水合作用都是首先采用的治疗措施[3]。口服补液疗法在**腹泻**（第1617页）中讨论。用抗原虫药进行特异治疗也是控制肠道原虫感染的必要措施。

原虫感染一般来说都与腹泻有关，处理方法见上文**阿米巴病**、**结肠小袋纤毛虫病**、**人芽囊原虫感染**、**隐孢子虫病**、**圆孢子虫病**及下文的**贾第虫病**、**等孢球虫病**和**微孢子虫病**。

1. Goodgame RW. Diagnosis and treatment of gastrointestinal protozoal infections. *Curr Opin Infect Dis* 1996; **9:** 346–52.
2. Okhuysen PC. Traveler's diarrhea due to intestinal protozoa. *Clin Infect Dis* 2001; **33:** 110–14.
3. Thielman NM, Guerrant RL. Clinical practice. Acute infectious diarrhea. *N Engl J Med* 2004; **350:** 38–47.

贾第虫病

肠贾第鞭毛虫（*Giardia intestinalis*）又称为十二指肠贾第鞭毛虫（*G. duodenalis*）、蓝氏贾第鞭毛虫（*G. lamblia*）、肠兰伯鞭毛虫（*Lamblia intestinalis*），简称贾第虫。贾第虫感染呈世界性分布，在卫生环境恶劣、无安全用水的地区流行更甚，是一种最常见的肠道原虫感染。人体经口摄入贾第虫包囊而被感染。本病可经直接接触感染动物或人，或摄入被感染动物或人的粪便污染的水或食物等途径传播，在污染水中游泳也会被感染。

很多感染者无症状，大多数呈自限性感染。但无症状感染者仍是携带者。有症状贾第虫病患者的临床表现通常有腹泻、乏力、腹部绞痛、胃胀、恶心、体重减轻。症状一般在2～6周内缓解，但有些患者出现慢性症状。据报道，慢性贾第虫病患者出现脂肪、乳糖、维生素A、维生素B_{12}吸收不良及儿童生长发育障碍。

不论是何种原因引起的急性腹泻，尤其是婴儿和老年急性腹泻患者，预防和治疗其体液和电解质的丢失以维持机体的水合作用都是首先采用的治疗措施。口服补液疗法在**腹泻**（第1617页）中讨论。

治疗贾第虫病最有效的药物之一是甲硝唑或其他硝基咪唑类衍生物，如替硝唑[1～3]、奥硝唑及塞克硝唑[1]。硝唑尼特亦有效[4～6]，有些人考虑将其列为备选药物[3]。其他备选药物包括呋喃唑酮和米帕林[1,3]。有人建议使用巴龙霉素治疗[3]；虽然巴龙霉素的疗效不如其他药物，但是该药不被全身吸收，可用作耐药患者和妊娠期患者一种有益的替代治疗[1]。曾用苯并咪唑类药物（如阿苯达唑和甲苯达唑）进行过试验治疗，结果有好有劣；但由于其具有广谱的抗寄生虫效果，在发展中国家用此类药物治疗是有益的[1]。由于可能存在抗药性或复发，有时需要重复治疗[1]；有报道采用药物联合疗法，如用硝基咪唑和米帕林联合治疗这类感染可以获益[1,7]。

1. Gardner TB, Hill DR. Treatment of giardiasis. *Clin Microbiol Rev* 2001; **14:** 114–28.
2. Chandy E, McCarthy J. Evidence behind the WHO Guidelines, hospital care for children: what is the most appropriate treatment for giardiasis? *J Trop Pediatr* 2009; **55:** 5–7.
3. Abramowicz M, ed. *Drugs for parasitic infections*. 2nd ed. New Rochelle NY: The Medical Letter, 2010.
4. Rossignol J-F, *et al.* Treatment of diarrhea caused by Giardia intestinalis and Entamoeba histolytica or E. dispar: a randomized, double-blind, placebo-controlled study of nitazoxanide. *J Infect Dis* 2001; **184:** 381–4.
5. Abboud P, *et al.* Successful treatment of metronidazole- and albendazole-resistant giardiasis with nitazoxanide in a patient with acquired immunodeficiency syndrome. *Clin Infect Dis* 2001; **32:** 1792–4.
6. Ortiz JJ, *et al.* Randomized clinical study of nitazoxanide compared to metronidazole in the treatment of symptomatic giardiasis in children from Northern Peru. *Aliment Pharmacol Ther* 2001; **15:** 1409–15.
7. Nash TE, *et al.* Treatment of patients with refractory giardiasis. *Clin Infect Dis* 2001; **33:** 22–8.

免疫受损患者的感染

有免疫系统缺陷的患者特别容易被感染。原发性免疫缺陷患者极其少见，更多见的则是继发性免疫缺陷患者。接受免疫抑制药治疗、癌肿及癌肿治疗、HIV感染及脾切除都会引起患者中性粒细胞减少，或多或少地损坏患者的体液和细胞免疫功能。此类患者的感染风险与其中性粒细胞减少的持续时间和严重程度有关。对于大多数原虫感染的症状，免疫功能受损患者的表现都比免疫功能正常患者严重。HIV感染者易患**隐孢子虫病**（见上文）、**等孢球虫病**（见下文）、**利什曼病**（见下文）、**微孢子虫病**（见下文）和**弓形虫病**（见下文），特别需要加以关注。

美国已经制订了详细的指南，用于治疗和预防成人、青少年及儿童HIV感染者的机会性感染（包括某些原虫感染）[1,2]。

1. CDC. Guidelines for prevention and treatment of opportunistic infections in HIV-infected adults and adolescents: recommendations from the CDC, the National Institutes of Health, and the HIV Medicine Association of the Infectious Diseases Society of America. *MMWR* 2009; **58** (RR-4): 1–207. Also available at: http://www.cdc.gov/mmwr/PDF/rr/rr5804.pdf (accessed 14/04/09)
2. CDC, the National Institutes of Health, the HIV Medicine Association of the Infectious Diseases Society of America, the Pediatric Infectious Diseases Society, and the American Academy of Pediatrics. Guidelines for prevention and treatment of opportunistic infections among HIV-exposed and HIV-infected children. *MMWR* 2009; **58** (RR-11): 1–166. Also available at: http://www.cdc.gov/mmwr/PDF/rr/rr5811.pdf (accessed 05/08/10)

等孢球虫病

等孢球虫病是由贝氏囊等孢球虫（*Cystoisospora belli*）[以前称为贝氏等孢球虫（*Isospora belli*）]引起的一种胃肠道原虫感染。本病呈世界性分布，但热带和亚热带地区分布更多。卵囊随粪便排出，当人体摄入有孢子形成的卵囊后被感染。免疫功能正常者感染后常引起轻微的自限性症状；但免疫功能受损者，包括AIDS患者，感染后轻者可发生慢性和周期性症状，严重者会发生危及生命的腹泻病。

本病通常采用复方磺胺甲噁唑**治疗**，疗程为10天[1～3]。免疫功能受损患者的治疗需要较高剂量，治疗应持续3～4周[2,3]。对复方磺胺甲噁唑不能耐受者可选用环丙沙星治疗，但其疗效稍差[1,2]。对磺胺类药敏感的患者采用乙胺嘧啶治疗，效果显著[2]。不论是何种原因引起的急性腹泻，尤其是婴儿和老年急性腹泻患者，预防和治疗其体液和电解质的丢失以维持机体的水合作用都是首先采用的治疗措施。口服补液疗法在**腹泻**（第1617页）中讨论。

CD4＋T淋巴细胞计数＜200个/μl的HIV感染患者应采用复方磺胺甲噁唑进行长时间的压制性治疗（Ⅱ级**预防**）。对磺胺类过敏的患者可用乙胺嘧啶代替；环丙沙星可用作备选药[2]。经有效的HAART治疗后，CD4+T淋巴细胞计数在至少6个月期间内保持在200个/μl以上的患者，可终止Ⅱ级预防[2]。

1. Verdier R-I, *et al.* Trimethoprim-sulfamethoxazole compared with ciprofloxacin for treatment and prophylaxis of Isospora belli and Cyclospora cayetanensis infection in HIV-infected patients: a randomized, controlled trial. *Ann Intern Med* 2000; **132:** 885–8.
2. CDC. Guidelines for prevention and treatment of opportunistic infections in HIV-infected adults and adolescents: recommendations from the CDC, the National Institutes of Health, and the HIV Medicine Association of the Infectious Diseases Society of America. *MMWR* 2009; **58** (RR-4): 1–207. Also available at: http://www.cdc.gov/mmwr/PDF/rr/rr5804.pdf (accessed 14/04/09)
3. Abramowicz M, ed. *Drugs for parasitic infections*. 2nd ed. New Rochelle NY: The Medical Letter, 2010. Also available at: http://www.dpd.cdc.gov/dpdx/HTML/PDF_Files/MedLetter/Cystoisosporiasis.pdf (accessed 05/08/10)

利什曼病

利什曼病[1,2]由利什曼属（*Leishmania*）原虫引起，感染虫种因地理分布的差异而有所不同。旧世界利什曼病遍及非洲、中东、亚洲中部和地中海地区；新世界利什曼病则分布于中南美洲。在流行区常有一种哺乳动物（犬或啮齿类）为本病的贮存宿主。旧世界的传病媒介为白蛉属（*Phlebotomus*）白蛉，新世界则为罗蛉属（*Lutzomyia*）白蛉。一些种类的利什曼原虫也可经输血或污染针头传播，曾有过先天性传播的报道。

利什曼病可分为皮肤利什曼病、黏膜利什曼病、内脏利什曼病；其临床表现多种多样，有的表现为自限性、局限性的皮肤溃疡，有的则表现为弥漫性的、进行性的疾病，并可累及网状内皮系统。本病潜伏期很长，从初次感染至出现临床症状可长达数月，甚至数年。

利什曼病也是免疫功能受损者（包括HIV感染者和AIDS患者）的一种机会性感染，此类患者患利什曼病后的治疗非常困难。AIDS患者利什曼病最常见的临床表现为内脏型疾病，但其分布因地域不同而有所变化。欧洲内脏利什曼病占全部病例的95%，而在巴西，黏膜利什曼病（43%）和皮肤利什曼病（20%）为常见类型。AIDS患者利什曼病的临床表现严重但不典型，治疗后容易复发。发达国家自从采用HAART治疗AIDS患者以来，利什曼病的发病率已有实质性下降；但在亚洲和非洲，AIDS患者合并感染利什曼病正成为日益严重的问题。

在流行区采用病例检测、治疗患者、控制传病媒介和贮存宿主、治理环境减少适宜传病媒介的栖息地、个人防护包括使用昆虫驱避药和蚊帐防止白蛉叮咬等综合性措施控制本病的流行。有报道疟疾控制策略可显著减少利什曼病的传播。

印度次大陆、亚洲和非洲的**内脏利什曼病**[1~4]由杜氏利什曼原虫（*L. donovani*）引起，而新世界和旧世界其他地区的内脏利什曼病则由婴儿利什曼原虫（*L. infantum*）和恰氏利什曼原虫（*L. chagasi*）引起。大多数病例分布于孟加拉国、巴西、埃塞俄比亚、印度、尼泊尔和苏丹。潜伏期由数天至数月不等（但典型的潜伏期为3~8个月），潜伏期后可呈慢性、亚急性或急性发病。多数感染者呈亚临床或自限性表现。患者的主要症状有发热、不适、寒战、体重下降、食欲减退、左季肋部不适。患者的脾脏肿大、但无触痛，部分患者伴有肝脏肿大。患者常有消瘦、黏膜苍白、贫血、白细胞减少和淋巴结病变。病情继续恶化可合并致命性的继发感染。患者的面部、手、足及腹部皮肤变黑并不多见，仅印度次大陆的患者有此症状（kala-azar，黑热病）。罕见的并发症为重症急性溶血性贫血、急性肾损伤及严重的黏膜出血。

由杜氏利什曼原虫（*L. donovani*）引起的内脏利什曼病患者在痊愈之后可出现黑热病后皮肤利什曼病；此类患者成为利什曼病的人源宿主，其在印度所占比例较少，在苏丹所占比例约50%。印度的黑热病后皮肤利什曼病需要更长疗程的治疗。

治疗

治疗内脏利什曼病最常用的药物有[1~3]：

- 肌内注射或静脉注射用五价锑（锑酸葡胺和葡萄糖酸锑钠）；
- 静脉注射用两性霉素B（包括传统型、脂质体型和脂质复合体型）；
- 肌内注射用巴龙霉素；
- 口服用米替福新；
- 肌内注射或静脉注射用喷他脒。

五价锑是治疗内脏利什曼病传统的首选药物，每日给药，连用28天[1~4]。对首次疗程后复发的患者可再用一个疗程的锑剂治疗，或用其他替代药物治疗。越来越多的证据显示，有些患者对锑剂的敏感性正在下降，对印度的部分患者就不再有效[5]。欧洲、美国及其他一些发达国家也减少了五价锑的应用，而将脂质体两性霉素B作为首选药物[1,2,4]。传统型两性霉素B也有很好的疗效[6]，但脂质体两性霉素B比传统型具有更好的耐受性，当患者不能适应传统型两性霉素B的毒性和长疗程时，就可能首选脂质体两性霉素B治疗。据报道，肌内注射用巴龙霉素可单用[7~9]或与五价锑联用[3,10]治疗内脏利什曼病，是五价锑或两性霉素B一种有效的替代药。米替福新是第一个用于治疗印度内脏利什曼病的有效口服药物[11~13]，治疗病例中包括儿童感染者[14,15]和以前用五价锑治疗的患者[13]。印度比哈尔省的内脏利什曼病患者的治疗十分困难，采用脂质体两性霉素B和米替福新联合疗法治疗此类患者，先用一次剂量的脂质体两性霉素B，然后接着再用7~14天的口服米替福新，结果90%的患者疗效明显[16]。喷他脒是一种二线药，由于其毒性大、未治愈率渐增以及起效缓慢等，用其替代一线药进行治疗的效果尚难以确定[17]。曾将此药试用于HIV感染者的Ⅱ级预防长期用药，因其毒性大，不再推荐使用[18]。西他马喹是一种口服活化8-氨基喹啉类似物，其治疗内脏利什曼病的疗效正在研究中[3,4]。口服唑类药物（如酮康唑、伊曲康唑和氟康唑）有微弱的抗利什曼原虫的作用，但单用此类药物治疗未发现效果[3]。另有一些研究论文报道，用γ-干扰素辅助常规治疗以增强患者对利什曼原虫的免疫力，但其治疗效果存有差异[19~22]。

皮肤利什曼病由多种利什曼原虫（*Leishmania*）引起。虽然有婴儿利什曼原虫（*L. infantum*）和杜氏利什曼原虫（*L. donovani*）引起皮肤损害的报道，但旧世界皮肤利什曼病一般由热带利什曼原虫（*L. tropica*）、硕大利什曼原虫（*L. major*）或埃塞俄比亚利什曼原虫（*L. aethiopica*）引起。引起新世界皮肤利什曼病（美洲皮肤利什曼病）的利什曼原虫（*Leishmania*）虫种或亚种种类很多，如巴西利什曼原虫（*L. braziliensis*，译者注：应为巴西利什曼原虫指名亚种 *L. braziliensis braziliensis*）、墨西哥利什曼原虫（*L. mexicana*，译者注：应为墨西哥利什曼原虫指名亚种 *L. mexicana mexicana*）、巴拿马利什曼原虫（*L. panamensis*，译者注：应为巴西利什曼原虫巴拿马亚种 *L b. panamensis*）、秘鲁利什曼原虫（*L. peruviana*）。全世界大约90%的病例分布在阿尔及利亚、巴基斯坦、沙特阿拉伯、叙利亚、阿富汗、巴西、秘鲁。一般而言，新世界型皮肤利什曼病比旧世界型症状更严重、病程也更长。皮肤利什曼病可分为不同的临床类型，局限性皮肤利什曼病仅限于皮肤，病损主要位于身体的裸露部位，有的表现为单一、可自愈的皮肤病变，这种皮损虽然难看不雅、令人生厌，但不会危及生命；有的则形成多发的、具破坏性的深部溃疡，可严重毁容和导致残疾。"典型"病损起始于叮咬处的一个结节，结节的中央形成硬痂，硬痂脱落后暴露出溃疡，溃疡逐渐愈合。病损边缘常可见到很多卫星状结节。

被埃塞俄比亚利什曼原虫（*L. aethiopica*）或墨西哥利什曼原虫复合类原虫（*L. mexicana* complex）的一些亚种感染后，偶可引起弥漫性皮肤利什曼病。此临床类型的皮肤病变呈弥散性，从感染的初始部位向远处皮肤扩散，面部和四肢的外侧面皮损尤为典型，皮损与瘤型麻风类似，不能自愈且难以治疗。

本病的另一种临床类型为复发型利什曼病，由热带利什曼原虫（*L. tropica*）感染引起，呈慢性进行性表现，面部皮损为狼疮样或结核样病变，造成面容很大的损毁，用各种方法治疗均难以奏效。

治疗

皮肤利什曼病尚无公认的、最有效的治疗方法[1]。有人曾对49项有关旧世界皮肤利什曼病治疗方法的随机对照研究进行系统性综述，结果发现至少有19种不同的治疗方法[23]。通常采用的治疗方法包括物理治疗、局部应用抗利什曼原虫软膏治疗、局部注射抗原虫药治疗和全身抗原虫药治疗[24]；针对利什曼属原虫的疫苗正在研制中（见第2140页）。可依据皮损的部位、范围以及有无播散来决定治疗方法。小皮损（特别是旧世界皮肤利氏曼病的小皮损）如果不影响患者的容貌或生活功能，可不予处理；大多数皮损可在2~15个月内自愈，自愈所需时间取决于感染虫种的种类。治疗的目的是促进皮损愈合、减少瘢痕、防止寄生虫播散或复发。皮损持续时间长（6个月或更长），皮损位于关节部位或位于面部，或有多处皮损或大皮损的患者通常都需要治疗。对那些有大皮损和毁容皮损的患者、皮损由巴西利什曼原虫或由其他新世界利什曼原虫虫种（黏膜利什曼病病原体）引起的患者应给予全身治疗。皮损愈合缓慢，在疗程结束时皮损可能尚未完全愈合；对第一个疗程结束后尚未见效的患者应给予相同药物进行第2个疗程或第3个疗程的治疗，或用替代药物治疗。用于治疗皮肤利什曼病的主要药物有[1,2,23]：

- 皮损内注射、肌内注射或静脉注射用五价锑（锑酸葡胺和葡萄糖酸锑钠）；
- 口服唑类药；
- 局部用巴龙霉素；
- 口服米替福新；
- 肌内注射用喷他脒。

五价锑广泛应用于旧世界皮肤利什曼病的治疗，是目前唯一用于全身治疗的药物。有用皮损部位局部注射五价锑的方法成功治愈裸露部位数量较少的小皮损的病例报道[24~26]。对口服唑类抗真菌药治疗皮肤利什曼病的潜在价值进行过研究。据报道，口服酮康唑4~6周，治疗由硕大利什曼原虫所致的皮肤利什曼病，70%的患者有效；但此药对热带利什曼原虫和埃塞俄比亚利什曼原虫感染无效[27,28]。伊曲康唑的疗效已得到证实[29,30]；有文献综述报道，有明确证据证实采用伊曲康唑6周疗法治疗热带利什曼原虫感染，其效果显著优于安慰剂[23]。同样，采用氟康唑6周疗法治疗硕大利什曼原虫感染，其效果显著优于安慰剂[31]。传统型两性霉素B是一种有效的替代药，但其毒性较大；有关脂质体两性霉素B的应用经验很少。研究者正观察口服米替福新的应用价值[1]，有一例用此药治疗硕大利什曼原虫感染患者获得成功的病例报告[32]。伊朗的一项小规模研究结果显示，用口服米替福新治疗硕大利什曼原虫感染，其效果至少与肌内注射锑酸葡胺的效果一样好[33]。研究表明，局部用巴龙霉素的疗效好坏不一[24,34~37]，药物的赋形剂可能会影响药物的疗效。据一篇文献综述报道，有明确证据证实局部应用15%巴龙霉素和12%甲苄乙氧胺治疗硕大利什曼原虫感染，每日2次，连用28天，其疗效显著优于安慰剂[23]。用局部冷冻疗法或热疗法对旧世界利什曼病[38]和新世界利什曼病[24]进行过试验性治疗；热疗法是将皮损区的皮肤温度提高到40℃左右，有促进皮损痊愈合的作用。

由墨西哥利什曼原虫引起的新世界皮肤利什曼病可用胃肠外五价锑10日疗法治疗，而由其他种类的利什曼原虫引起的疾病则采用20日疗法[1]；但有人对相关文献进行系统性综述后，并未发现用10日疗法和20日疗法治疗巴西利什曼原虫或巴拿马利什曼原虫感染，二者治愈率之间存在显著的差别，尽管这些证据的质量较差[39]。在黏膜利什曼病发生危险很低的地区，有用15%硫酸巴龙霉素+12%甲苄索氯铵进行局部治疗获得满意效果的报道[40,41]，但在哥伦比亚，局部加用巴龙霉素并不能增加胃肠外锑酸葡胺短程全身用药的治疗效果[42]。用胃肠外锑酸葡胺标准疗法+咪喹莫特局部用药法治疗首次锑疗程未起效的患者[43]和新诊断出的患者[44]，可促进皮损愈合，减少瘢痕形成。仅用咪喹莫特治疗的患者在停止治疗后全部复发[44]。口服米替福新的治疗效果好坏不一。一项安慰剂对照试验[45]显示，哥伦比亚口服米替福新的疗效达91%，而危地马拉的疗效则低得多，仅为53%。玻利维亚的另一项研究[46]报道，用口服米替福新治疗巴西利什曼原虫感染，治愈率为88%，与肌内注射五价锑的疗效（94%）相似。此项研究的作者推断，在玻利维亚用口服米替福新治疗巴西利什曼原虫感染的效果比危地马拉的治疗效果好得多。一项小规模研究[47]显示，用米替福新治疗弥散性皮肤利什曼病患者，每日口服米替福新，持续75~218天，初期治愈率良好；但大多数患者终止治疗后又出现了新的皮损。将口服别嘌醇或口服己酮可可碱作为胃肠外锑剂疗法的辅助用药，其治疗效果有限并且有时效果相互矛盾[39]。

在其他试用于皮肤利什曼病治疗的非特异疗法中，局部应用S-亚硝基-N-乙酰青霉胺（SNAP，氧化亚氮的供体）[48]和皮损部注射高渗氯化钠溶液[49]的方法具有有益的效果。用利什曼原虫抗原+卡介苗（BCG）[50]或γ-干扰素[51]调节患者的免疫功能具有很好的治疗效果。

新世界的**黏膜皮肤利什曼病**（鼻咽利什曼病）大都由巴西利什曼原虫引起，90%的病例分布在巴西、玻利维亚和秘鲁。本病的原发病损不能自然愈合。病变转移扩散至黏膜可在原发病损存续期或延迟至30年后发生。鼻黏膜常常受累。溃疡和侵蚀进行性地破坏鼻咽的软组织和软骨，常常引起严重残缺和继发性细菌感染，导致患者死亡。

治疗

治疗黏膜皮肤利什曼病最常用的药物有[1,2,52]：

- 肌内注射用或静脉注射用五价锑（锑酸葡胺和葡萄糖酸锑钠）；
- 静脉注射用两性霉素B（传统型和脂质体型）。

本病的治疗效果不佳，容易复发。初次治疗采用28日五价锑疗法，一般有75%的轻症病例被治愈[1]。无效者再改用两性霉素B[1]或喷他脒治疗；但后者毒性较大，应用受限。一项非随机化研究[53]给予72例玻利维亚患者每日口服米替福新 28 日疗法治疗，结果病变仅累及鼻部皮肤和鼻黏膜的轻症患者的治愈率为 83%，而病变扩散至腭、咽和喉部的患者的治愈率为 58%；其治疗效果至少与单疗程胃肠外两性霉素 B 的效果相同。旧世界黏膜利氏曼病虽远较内脏利氏曼病和皮肤利氏曼病少见，但有用五价锑和酮康唑治疗的病例报道[54]。

HIV 感染合并利什曼病患者的治疗。对 HIV 感染合并内脏利什曼病的患者，传统型、脂质体型和脂质复合体型两性霉素 B 的疗效与五价锑的疗效相似；但多数人喜欢选择用脂质体两性霉素 B 治疗[18]。替代药物包括米替福新和巴龙霉素[18]。一项埃塞俄比亚的研究结果[55]发现，对 HIV 感染合并利什曼病患者而言，米替福新的安全性优于葡萄糖酸锑钠，但疗效不如后者。用口服米替福新治疗 39 例 HIV 感染合并利什曼病的患者，此组患者对两性霉素 B 等其他药物有耐受性，或用两性霉素 B 等其他药物治疗后多次复发。结果此组患者中有 16 例获得初期寄生虫学治愈，治愈率达 41%；9 例患者（23%）的寄生虫感染状态和临床症状得到初步改善。一组用米替福新附加疗程重复治疗的患者的治愈率和改善率与前组患者相似[56]。美国 HIV 感染者机会性感染预防和治疗指南[18]建议，HIV 感染合并皮肤利什曼病、黏膜利什曼病、弥漫性皮肤利什曼病以及由巴西利什曼原虫引起的局限性皮肤病的患者首选脂质体两性霉素 B 或一种五价锑剂进行胃肠外给药治疗。治疗皮肤利什曼病的替代药物有米替福新、局部用巴龙霉素、皮损部注射用五价锑剂及局部热疗[18]。初期治疗失败的患者或初期治疗后复发的患者可重复应用一个疗程的初期用药，或选用一种推荐药物替代初期治疗[18]。

HIV 感染合并利什曼病患者治疗后容易复发，因此美国 HIV 感染者机会性感染预防和治疗指南[18]建议此类患者（特别是合并内脏利什曼病及 CD4＋细胞计数＜200 个/μl 的 HIV 感染者）应该使用一种有效的抗利什曼原虫药进行Ⅱ级预防（至少每 2～4 周应用一次）。至于何时终止Ⅱ级预防，目前并无足够的资料做出判定，但美国的指南提出，在开始应用 HAART 治疗后，患者的 CD4＋细胞计数增加至 350 个/μl 以上，并持续 3～6 个月以上时可考虑终止Ⅱ级预防[18]。

1. Murray HW, *et al.* Advances in leishmaniasis. *Lancet* 2005; **366:** 1561–77.
2. Roberts MTM. Current understandings on the immunology of leishmaniasis and recent developments in prevention and treatment. *Br Med Bull* 2005; **75-76:** 115–30.
3. Guerin PJ, *et al.* Visceral leishmaniasis: current status of control, diagnosis, and treatment, and a proposed research and development agenda. *Lancet Infect Dis* 2002; **2:** 494–501.
4. Chappuis F, *et al.* Visceral leishmaniasis: what are the needs for diagnosis, treatment and control? *Nat Rev Microbiol* 2007; **5:** 873–82.
5. Sundar S, *et al.* Failure of pentavalent antimony in visceral leishmaniasis in India: report from the center of the Indian epidemic. *Clin Infect Dis* 2000; **31:** 1104–7.
6. Sundar S, *et al.* Amphotericin B treatment for Indian visceral leishmaniasis: conventional versus lipid formulations. *Clin Infect Dis* 2004; **38:** 377–83.
7. Jha TK, *et al.* Randomised controlled trial of aminosidine (paromomycin) v sodium stibogluconate for treating visceral leishmaniasis in North Bihar, India. *BMJ* 1998; **316:** 1200–5.
8. Thakur CP, *et al.* Treatment of visceral leishmaniasis with injectable paromomycin (aminosidine): an open-label randomized phase-II clinical study. *Trans R Soc Trop Med Hyg* 2000; **94:** 432–3.
9. Sundar S, *et al.* Injectable paromomycin for visceral leishmaniasis in India. *N Engl J Med* 2007; **356:** 2571–81.
10. Thakur CP, *et al.* A prospective randomized, comparative, open-label trial of the safety and efficacy of paromomycin (aminosidine) plus sodium stibogluconate versus sodium stibogluconate alone for the treatment of visceral leishmaniasis. *Trans R Soc Trop Med Hyg* 2000; **94:** 429–31.
11. Jha TK, *et al.* Miltefosine, an oral agent, for the treatment of Indian visceral leishmaniasis. *N Engl J Med* 1999; **341:** 1795–1800.
12. Sundar S, *et al.* Short-course of oral miltefosine for treatment of visceral leishmaniasis. *Clin Infect Dis* 2001; **31:** 1110–13.
13. Sundar S, *et al.* Oral miltefosine for Indian visceral leishmaniasis. *N Engl J Med* 2002; **347:** 1739–46.
14. Bhattacharya SK, *et al.* Efficacy and tolerability of miltefosine for childhood visceral leishmaniasis in India. *Clin Infect Dis* 2004; **38:** 217–21.
15. Palumbo E. Oral miltefosine treatment in children with visceral leishmaniasis: a brief review. *Braz J Infect Dis* 2008; **12:** 2–4.
16. Sundar S, *et al.* New treatment approach in Indian visceral leishmaniasis: single-dose liposomal amphotericin B followed by short-course oral miltefosine. *Clin Infect Dis* 2008; **47:** 1000–6.
17. Sundar S. Drug resistance in Indian visceral leishmaniasis. *Trop Med Int Health* 2001; **6:** 849–54.
18. CDC. Guidelines for prevention and treatment of opportunistic infections in HIV-infected adults and adolescents: recommendations from the CDC, the National Institutes of Health, and the HIV Medicine Association of the Infectious Diseases Society of America. *MMWR* 2009; **58** (RR-4): 1–207. Also available at: http://www.cdc.gov/mmwr/PDF/rr/rr5804.pdf (accessed 14/04/09)
19. Badaro R, *et al.* Treatment of visceral leishmaniasis with pentavalent antimony and interferon gamma. *N Engl J Med* 1990; **322:** 16–21.
20. Sundar S, *et al.* Successful treatment of refractory visceral leishmaniasis in India using antimony plus interferon-γ. *J Infect Dis* 1994; **170:** 659–62.
21. Sundar S, *et al.* Immunochemotherapy for a systemic intracellular infection: accelerated response using interferon-γ in visceral leishmaniasis. *J Infect Dis* 1995; **171:** 992–6.
22. Sundar S, *et al.* Response to interferon-γ plus pentavalent antimony in Indian visceral leishmaniasis. *J Infect Dis* 1997; **176:** 1117–19.
23. González U, *et al.* Interventions for Old World cutaneous leishmaniasis. Available in The Cochrane Database of Systematic Reviews; Issue 4. Chichester: John Wiley; 2008 (accessed 31/03/09).
24. Weina PJ, *et al.* Old world leishmaniasis: an emerging infection among deployed US military and civilian workers. *Clin Infect Dis* 2004; **39:** 1674–80.
25. Alkhawajah AM, *et al.* Treatment of cutaneous leishmaniasis with antimony: intramuscular versus intralesional administration. *Ann Trop Med Parasitol* 1997; **91:** 899–905.
26. Aste N, *et al.* Intralesional treatment of cutaneous leishmaniasis with meglumine antimoniate. *Br J Dermatol* 1998; **138:** 370–1.
27. Ozgoztasi O, Baydar I. A randomized clinical trial of topical paromomycin versus oral ketoconazole for treating cutaneous leishmaniasis in Turkey. *Int J Dermatol* 1997; **36:** 61–3.
28. Weinrauch L, *et al.* Ketoconazole in cutaneous leishmaniasis. *Br J Dermatol* 1987; **117:** 666–7.
29. Albanese G, *et al.* Cutaneous leishmaniasis: treatment with itraconazole. *Arch Dermatol* 1989; **125:** 1540–2.
30. Dogra J, Saxena VN. Itraconazole and leishmaniasis: a randomised double-blind trial in cutaneous disease. *Int J Parasitol* 1996; **26:** 1413–15.
31. Alrajhi AA, *et al.* Fluconazole for the treatment of cutaneous leishmaniasis caused by Leishmania major. *N Engl J Med* 2002; **346:** 891–5.
32. Stojkovic M, *et al.* First case of typical Old World cutaneous leishmaniasis treated with miltefosine. *Int J Dermatol* 2007; **46:** 385–7.
33. Mohebali M, *et al.* Comparison of miltefosine and meglumine antimoniate for the treatment of zoonotic cutaneous leishmaniasis (ZCL) by a randomized clinical trial in Iran. *Acta Trop* 2007; **103:** 33–40.
34. El-On J, *et al.* Topical treatment of Old World cutaneous leishmaniasis caused by Leishmania major: a double-blind control study. *J Am Acad Dermatol* 1992; **27:** 227–31.
35. Bryceson ADM, *et al.* Treatment of Old World cutaneous leishmaniasis with aminosidine ointment: results of an open study in London. *Trans R Soc Trop Med Hyg* 1994; **88:** 226–8.
36. Ben Salah A, *et al.* A randomized, placebo-controlled trial in Tunisia treating cutaneous leishmaniasis with paromomycin ointment. *Am J Trop Med Hyg* 1995; **53:** 162–6.
37. Asilian A, *et al.* A randomized, placebo-controlled trial of a two week regimen of aminosidine (paromomycin) ointment for treatment of cutaneous leishmaniasis in Iran. *Am J Trop Med Hyg* 1995; **53:** 648–51.
38. Navin TR, *et al.* Placebo-controlled clinical trial of meglumine antimonate (Glucantime) vs localized controlled heat in the treatment of cutaneous leishmaniasis in Guatemala. *Am J Trop Med Hyg* 1990; **42:** 43–50.
39. González U, *et al.* Interventions for American cutaneous and mucocutaneous leishmaniasis. Available in The Cochrane Database of Systematic Reviews; Issue 2. Chichester: John Wiley; 2009 (accessed 01/07/09).
40. Krause G, Kroeger A. Topical treatment of American cutaneous leishmaniasis with paromomycin and methylbenzethonium chloride: a clinical study under field conditions in Ecuador. *Trans R Soc Trop Med Hyg* 1994; **88:** 92–4.
41. Arana BA, *et al.* Randomized, controlled, double-blind trial of topical treatment of cutaneous leishmaniasis with paromomycin plus methylbenzethonium chloride ointment in Guatemala. *Am J Trop Med Hyg* 2001; **65:** 466–70.
42. Soto J, *et al.* Topical paromomycin/methylbenzethonium chloride plus parenteral meglumine antimonate as treatment for American cutaneous leishmaniasis: controlled study. *Clin Infect Dis* 1998; **26:** 56–8.
43. Miranda-Verástegui C, *et al.* Randomized, double-blind clinical trial of topical imiquimod 5% with parenteral meglumine antimoniate in the treatment of cutaneous leishmaniasis in Peru. *Clin Infect Dis* 2005; **40:** 1395–403.
44. Arevalo I, *et al.* Role of imiquimod and parenteral meglumine antimoniate in the initial treatment of cutaneous leishmaniasis. *Clin Infect Dis* 2007; **44:** 1549–54.
45. Soto J, *et al.* Miltefosine for new world cutaneous leishmaniasis. *Clin Infect Dis* 2004; **38:** 1266–72.
46. Soto J, *et al.* Efficacy of miltefosine for Bolivian cutaneous leishmaniasis. *Am J Trop Med Hyg* 2008; **78:** 210–1.
47. Zerpa O, *et al.* Diffuse cutaneous leishmaniasis responds to miltefosine but then relapses. *Br J Dermatol* 2007; **156:** 1328–35.
48. López-Jaramillo P, *et al.* Treatment of cutaneous leishmaniasis with nitric-oxide donor. *Lancet* 1998; **351:** 1176–7.
49. Sharquie KE. A new intralesional therapy of cutaneous leishmaniasis with hypertonic sodium chloride solution. *J Dermatol* 1995; **22:** 732–7.
50. Sharifi I, *et al.* Randomised vaccine trial of single dose of killed Leishmania major plus BCG against anthroponotic cutaneous leishmaniasis in Bam, Iran. *Lancet* 1998; **351:** 1540–3.
51. Falcoff E, *et al.* Clinical healing of antimony-resistant cutaneous or mucocutaneous leishmaniasis following the combined administration of interferon-γ and pentavalent antimonial compounds. *Trans R Soc Trop Med Hyg* 1994; **88:** 95–7.
52. Amato VS, *et al.* Treatment of mucosal leishmaniasis in Latin America: systematic review. *Am J Trop Med Hyg* 2007; **77:** 266–74.
53. Soto J, *et al.* Treatment of Bolivian mucosal leishmaniasis with miltefosine. *Clin Infect Dis* 2007; **44:** 350–6.
54. El-Hassan AM, Zijlstra EE. Leishmaniasis in Sudan 2: Mucosal leishmaniasis. *Trans R Soc Trop Med Hyg* 2001; **95** (suppl 1): S19–S26.
55. Ritmeijer K, *et al.* A comparison of miltefosine and sodium stibogluconate for treatment of visceral leishmaniasis in an Ethiopian population with high prevalence of HIV infection. *Clin Infect Dis* 2006; **43:** 357–64.
56. Sindermann H, *et al.* Oral miltefosine for leishmaniasis in immunocompromised patients: compassionate use in 39 patients with HIV infection. *Clin Infect Dis* 2004; **39:** 1520–3.

疟疾

有关疟疾的讨论，其预防和治疗方法见第566页。

微孢子虫病

微孢子虫目是一类专性细胞内寄生、有孢子形成的原虫。微孢子虫目主要引起非人类疾病，但现在认为其中的一些虫属和虫种是人的病原体，包括小孢子虫属（*Brachiola*）、脑炎微孢子虫属（*Encephalitozoon*）、肠上皮细胞微孢子虫属（*Enterocytozoon*）、微孢子虫属（*Microsporidium*）、微粒子虫属（*Nosema*）、多孢微孢子虫属（*Pleistophora*）、粗糙多孢微孢子虫属（*Trachipleistophora*）和条纹微孢子虫属（*Vittaforma* spp）。本病主要经粪-口传播，也可经吸入或直接接种途径传播。微孢子虫感染一般仅见于免疫功能受损者，特别是那些 AIDS 患者和 CD4＋ T 淋巴细胞计数＜100 个/μl 的患者；但儿童、老人及接受器官移植的患者等非 HIV 感染者也可以感染微孢子虫。AIDS 患者感染肠上皮细胞微孢子虫（*Enterocytozoon bieneusi*）和肠脑炎微孢子虫（*Encephalitozoon intestinalis*）后虫体寄生在小肠，引起慢性腹泻和体重下降。AIDS 患者感染微孢子虫后，尚可表现为角膜结膜炎、呼吸道感染、肾和泌尿道感染、脑炎、腹膜炎、胆管炎、肉芽肿性肝炎以及弥散性肌炎。

本病尚无确切的治疗方法[1~3]，应给予支持疗法以维持机体的水合作用和纠正电解质丢失。口服补液疗法在**腹泻**（第1617页）中讨论。用 HAART 治疗改善患者的免疫功能是治疗 AIDS 患者微孢子虫感染的最好方法[2,3]。有用阿苯达唑治疗微孢子虫感染显效的病例报道[4~8]，美国 HIV 感染者机会性感染治疗指南推荐用阿苯达唑治疗除肠上皮细胞微孢子虫（*E. bieneusi*）和角膜条纹微孢子虫（*Vittaforma corneae*）之外的肠道和播散性微孢子虫感染[2,3]。用伊曲康唑＋阿苯达唑治疗播散性微孢子虫病可能有效[2]。也有用硝唑尼特[9]和烟曲霉素[10]及烟曲霉素合成同型物 TNP-470[2]治疗肠上皮细胞微孢子虫感染获得成功的病例报道。

虽然有一些局部应用普罗帕脒羟乙磺酸盐[11]、局部应用烟曲霉素[12,13]、口服阿苯达唑[14]、口服阿苯达唑＋局部应用烟曲霉素[15]或口服伊曲康唑＋局部应用抗菌药物[16]等方法治疗微孢子虫角膜结膜炎显效的个案报道，但对微孢子虫角膜结膜炎迄今尚无满意的局部治疗方法。美国 HIV 感染者机会性感染治疗指南推荐局部应用烟曲霉素＋口服阿苯达唑治疗微孢子虫角膜结膜炎[2,3]，由于这类患者终止治疗后存在病情反复或复发的风险，应该无限期地对其进行持续性治疗[2]。

1. Conteas CN, *et al.* Therapy for human gastrointestinal microsporidiosis. *Am J Trop Med Hyg* 2000; **63:** 121–7.
2. CDC. Guidelines for prevention and treatment of opportunistic infections in HIV-infected adults and adolescents: recommendations from CDC, the National Institutes of Health, and the HIV Medicine Association of the Infectious Diseases Society of America. *MMWR* 2009; **58** (RR-4): 1–207. Also available at: http://www.cdc.gov/mmwr/PDF/rr/rr5804.pdf (accessed 12/04/09)
3. CDC, the National Institutes of Health, the HIV Medicine Association of the Infectious Diseases Society of America, the Pediatric Infectious Diseases Society, and the American Academy of Pediatrics. Guidelines for prevention and treatment of opportunistic infections among HIV-exposed and HIV-infected children. *MMWR* 2009; **58** (RR-11): 1–166. Also available at: http://www.cdc.gov/mmwr/PDF/rr/rr5811.pdf (accessed 05/08/10)
4. Blanshard C, *et al.* Treatment of intestinal microsporidiosis with albendazole in patients with AIDS. *AIDS* 1992; **6:** 311–13.
5. Dieterich DT, *et al.* Treatment with albendazole for intestinal disease due to Enterocytozoon bieneusi in patients with AIDS. *J Infect Dis* 1994; **169:** 178–82.
6. Franzen C, *et al.* Intestinal microsporidiosis with Septata intestinalis in a patient with AIDS—response to albendazole. *J Infect* 1995; **31:** 237–9.
7. Dore GJ, *et al.* Disseminated microsporidiosis due to Septata intestinalis in nine patients infected with the human immunodeficiency virus: response to therapy with albendazole. *Clin Infect Dis* 1995; **21:** 70–6.
8. Molina J-M, *et al.* Albendazole for treatment and prophylaxis of microsporidiosis due to Encephalitozoon intestinalis in patients with AIDS: a randomized double-blind controlled trial. *J Infect Dis* 1998; **177:** 1373–7.
9. Bicart-See A, *et al.* Successful treatment with nitazoxanide of Enterocytozoon bieneusi microsporidiosis in a patient with AIDS. *Antimicrob Agents Chemother* 2000; **44:** 167–8.
10. Molina J-M, *et al.* Fumagillin treatment of intestinal microsporidiosis. *N Engl J Med* 2002; **346:** 1963–9.
11. Metcalfe TW, *et al.* Microsporidial keratoconjunctivitis in a patient with AIDS. *Br J Ophthalmol* 1992; **76:** 177–8.
12. Diesenhouse MC, *et al.* Treatment of microsporidial keratoconjunctivitis with topical fumagillin. *Am J Ophthalmol* 1993; **115:** 293–8.
13. Garvey MJ, *et al.* Topical fumagillin in the treatment of microsporidial keratoconjunctivitis in AIDS. *Ann Pharmacother* 1995; **29:** 872–4.
14. Silverstein BE, *et al.* Microsporidial keratoconjunctivitis in a patient without human immunodeficiency virus infection. *Am J Ophthalmol* 1997; **124:** 395–6.
15. Theng J, *et al.* Microsporidial keratoconjunctivitis in a healthy contact lens wearer without human immunodeficiency virus infection. *Ophthalmology* 2001; **108:** 976–8.
16. Yee RW, *et al.* Resolution of microsporidial epithelial keratopathy in a patient with AIDS. *Ophthalmology* 1991; **98:** 196–201.

肺孢子菌肺炎

虽然以前将耶氏肺孢子菌（*Pneumocystis jirovecii*）

归类为原虫，但现在认为它是一种真菌。有关肺孢子菌性肺炎的处理方法见第496页。

弓形虫病

弓形虫病[1]是由刚地弓形虫（*Toxoplasma gondii*）引起的一种人兽共患病，呈世界性分布。虽然仅有少数人被诊断为弓形虫感染，但人群中弓形虫抗体阳性率却很高，抗体阳性提示有弓形虫既往感染。刚地弓形虫在猫的胃肠道中进行有性生殖，形成的卵囊随猫粪排出体外，污染土壤。猪、羊等其他动物摄入这些卵囊后被感染，成为弓形虫的中间宿主。人因接触受染猫的粪便或污染的土壤偶然吞入卵囊而获得感染，或因生食或半生食受染动物的肉而获得感染，或因喝了污染的水而获得感染。如果妊娠期间孕妇首次感染弓形虫亦可发生先天性传播；经移植受染器官或输入受染血液是一种比较少见的获得性感染方式。摄入的卵囊迅速变为滋养体，侵入组织的巨噬细胞内增殖。细胞内的滋养体随血流和淋巴系统播散至脑、心和肺。宿主获得免疫后，滋养体变为缓殖子（bradyzoites），缓殖子在脑、心和骨骼肌等组织中集聚成囊性聚合体（包囊），在宿主体内终生潜伏和复活。

免疫功能正常者感染弓形虫后一般无任何临床症状；如果发生有症状（如发热、头痛、不适和淋巴结肿大）感染，感染通常也是自限性的，极少发生心肌炎或脑炎。免疫功能受损患者则会发展为脑炎、脉络膜视网膜炎、心肌炎和肺炎等严重的并发症。弓形虫脑炎是AIDS患者最常见的并发症。

先天性传播几乎仅发生于妊娠期间新发弓形虫感染的女性。亦有严重免疫功能受损合并慢性弓形虫感染的女性患者，因潜伏感染被激活而发生先天性传播的罕见报道[2]。妊娠早期的初发感染最危险，因可出现经胎盘传播的危险，可导致死胎或先天性弓形虫病。妊娠晚期发生弓形虫初发感染也可引起先天性弓形虫病，但其临床症状在儿童或青年期才出现。有感染征象的活产婴儿普遍存在严重的后遗症，产生有潜在致命性的，包括脑积水、肝脾肿大、黄疸、智力迟钝及脉络膜视网膜炎等在内的症候群。在儿童或青年期出现临床症状的先天性弓形虫病一般症状较轻，但常常引起眼或神经损伤。受感染孕妇一般无临床症状，有些国家采用产前筛查程序来诊断妊娠妇女的急性弓形虫感染。但人们对这种筛查方法的价值及实用性尚有争议[2~7]。眼弓形虫病引起脉络膜视网膜炎，通常是由先天感染所致，患者在儿童或青年期之前没有临床症状。

治疗 免疫功能正常者的弓形虫病，除非有严重的症状，一般不需治疗。目前尚无杀弓形虫包囊的药物，因此任何治疗都是针对急性弓形虫病的。免疫功能受损患者的活动型弓形虫病需迅速给予治疗。本病一般采用乙胺嘧啶＋磺胺嘧啶疗法治疗[8,9]，此用药方案除包括乙胺嘧啶外，亚叶酸也是一种标准成分，以防止患者伴发巨幼红细胞性贫血。对磺胺类药剂无效的病例可选用克林霉素＋乙胺嘧啶＋亚叶酸治疗[8,9]。对其他一些用药方法进行了研究，结果发现这些方法可有效地治疗弓形虫脑炎，特别是复方磺胺甲噁唑、阿托伐醌＋乙胺嘧啶＋亚叶酸、阿托伐醌＋磺胺嘧啶，或阿奇霉素＋乙胺嘧啶＋亚叶酸等方法。阿托伐醌亦可单独用于不能耐受乙胺嘧啶或磺胺嘧啶治疗的患者[8]。需采用肠道外给药法治疗的重症病例，可用复方磺胺甲噁唑或克林霉素静脉注射＋乙胺嘧啶口服的方法治疗[8]。偶可应用皮质激素对局灶性损害或水肿引起的团块效应进行辅助治疗，但由于皮质激素具有抑制免疫功能的作用，一有可能就应停止使用皮质激素。有癫痫发作史的患者应给予抗惊厥药[8,9]。急性期治疗应持续6周；如病变广泛或疗效欠佳应延长疗程[8,9]。

对成功完成6周急性期治疗的患者还应给予长期的维持治疗，维持治疗最好采用乙胺嘧啶＋磺胺嘧啶＋亚叶酸[8,9]，也可选用乙胺嘧啶＋克林霉素＋亚叶酸，或单独使用阿托伐醌，或阿托伐醌＋磺胺嘧啶或乙胺嘧啶＋亚叶酸[8]。患者终生都应采取长期的维持治疗措施。对那些经HAART治疗后，免疫功能得以重建的患者，可考虑中止维持治疗（预防）。但如果患者的CD4＋T淋巴细胞计数＜200个/μl，则应该重新启用维持治疗措施[8]。

各国用于治疗母体和胎儿感染的方法有很大不同，甚至在同一个国家所用方法也不尽相同[1]。对一些小样本研究结果的系统性综述[10]，发现这些研究在研究对象的妊娠时间、随访时间及其他研究方法上存在差异，资料的可比性存有疑问，因此这些研究不能证明对**妊娠期**妇女的治疗是否能够有效地预防胎儿弓形虫感染或显性新生儿弓形虫病的发生。一项对患者个体治疗资料的荟萃分析结果显示，早期治疗与降低先天性弓形虫病风险之间仅存在微弱的关系。此项分析也没有发现产前治疗可显著减少受染新生儿出现临床体征和症状风险的证据[11]。免疫功能正常的孕妇在早中孕期间（头3个月和中3个月）初次感染弓形虫，若要对其进行治疗则不能采用乙胺嘧啶。在妊娠头18周内使用螺旋霉素治疗，虽可降低发生先天性传播的风险，但此药不易进入脑脊髓腔，不能预防免疫功能受损孕妇发生弓形虫脑炎。在妊娠14～18周后可使用乙胺嘧啶＋磺胺嘧啶疗法进行治疗[2]。有些国家主张在整个妊娠期始终采用螺旋霉素治疗，而另一些国家则建议在妊娠17周时改用乙胺嘧啶＋磺胺嘧啶治疗[1]。在中后孕期间（中3个月和后3个月）有胎盘或胎儿感染的证据时，一般采用乙胺嘧啶＋磺胺嘧啶方法治疗，有些人则主张在孕足月之前交替使用乙胺嘧啶＋磺胺嘧啶治疗和螺旋霉素治疗[1]。治疗**新生儿**先天性弓形虫病首选方案仍是乙胺嘧啶＋磺胺嘧啶疗法[9]。无HIV感染的婴儿应治疗12个月。对患有轻度弓形虫病的婴儿，一些专家提议从第7个月到第12个月交替使用乙胺嘧啶＋磺胺嘧啶治疗和螺旋霉素治疗，每月更换一次，以减少发生骨髓抑制的风险。那些有HIV感染的婴儿及患中重度弓形虫病的婴儿应接受12个月的全程乙胺嘧啶＋磺胺嘧啶治疗[9]。有多种临床表现的病例应延长疗程。中枢神经系统受累的患儿可加用皮质激素，通常用地塞米松或泼尼松龙[9]。

免疫功能正常者的**眼弓形虫病**为一种自限性疾病，除非患者有视力下降或有大的视网膜损伤及明显的玻璃体炎，否则无需治疗[12~14]。曾对有关文献进行系统性综述[15]，并未发现支持对免疫功能正常者急性弓形虫性视网膜脉络膜炎采用常规治疗的证据，但发现了一些对那些慢性复发性眼弓形虫病患者采用长期治疗能减少复发的些许证据。对所有免疫功能受损的眼弓形虫病患者均应采取治疗措施，为防止复发尚需延长疗程。不清楚何种用药方法最好，但最常用的是乙胺嘧啶＋磺胺嘧啶用药法，或乙胺嘧啶＋克林霉素用药法（脉络膜中的克林霉素浓度较高）。虽然单独应用皮质激素能引起患者的弓形虫病暴发，但将其与克林霉素联合用于治疗眼弓形虫病却有效果[16]。螺旋霉素对眼弓形虫病无效。

预防 对AIDS患者和器官移植者弓形虫感染的Ⅰ级预防方法进行过研究。对那些弓形虫血清反应阳性、CD4＋T淋巴细胞计数＜100个/μl的HIV成年感染者及青少年感染者应给予弓形虫脑炎的Ⅰ级预防[8]。弓形虫血清反应阳性、CD4＋T淋巴细胞比率＜15%的儿童患者也应采用Ⅰ级预防[9]。研究发现，用于预防肺孢子菌肺炎（PCP）的复方磺胺甲噁唑对弓形虫感染亦有效，因此有人推荐将此药用作弓形虫病的预防用药[8,9]。可供选用的预防方法还有乙胺嘧啶＋氨苯砜用药法；阿托伐醌单独或与乙胺嘧啶合用也有预防效果[8,9]。乙胺嘧啶＋磺胺多辛的试用效果也较好[17]。对那些弓形虫血清反应阴性、也未接受肺孢子菌预防用药（已知此用药方法对预防弓形虫脑炎同样有效）的患者，应重新检测其CD4＋T淋巴细胞计数是否因弓形虫感染而降至100个/μl以下；如果患者的血清反应阳转，应立即启动Ⅰ级预防[8]。对那些经HAART治疗后，CD4＋T淋巴细胞计数＞200个/μl持续超过3个月的成年和青少年患者，应中止Ⅰ级预防。如果患者的CD4＋T淋巴细胞计数又降至200个/μl以下，则应重新启动Ⅰ级预防[8]。同样，对CD4＋T淋巴细胞比率上升至15%以上的儿童患者应终止Ⅰ级预防，而随后当CD4＋T淋巴细胞比率降至15%以下时应重启Ⅰ级预防[9]。

1. Montoya JG, Liesenfeld O. Toxoplasmosis. *Lancet* 2004; **363:** 1965–76.
2. Montoya JG, Remington JS. Management of Toxoplasma gondii infection during pregnancy. *Clin Infect Dis* 2008; **47:** 554–66.
3. Ambroise-Thomas P, *et al.* La prévention de la toxoplasmose congénitale en France. Évaluation des risques. Résultats et perspectives du dépistage anténatal et du suivi du nouveau-né. *Bull Acad Natl Med* 2001; **185:** 665–83.
4. Logar J, *et al.* Prevention of congenital toxoplasmosis in Slovenia by serological screening of pregnant women. *Scand J Infect Dis* 2002; **34:** 201–4.
5. Gilbert RE, Peckham CS. Congenital toxoplasmosis in the United Kingdom: to screen or not to screen? *J Med Screen* 2002; **9:** 135–41.
6. Pinard JA, *et al.* Maternal serologic screening for toxoplasmosis. *J Midwifery Womens Health* 2003; **48:** 308–16.
7. Ricci M, *et al.* Screening and prevention of congenital toxoplasmosis: an effectiveness study in a population with a high infection rate. *J Matern Fetal Neonatal Med* 2003; **14:** 398–403.
8. CDC. Guidelines for prevention and treatment of opportunistic infections in HIV-infected adults and adolescents: recommendations from the CDC, the National Institutes of Health, and the HIV Medicine Association of the Infectious Diseases Society of America. *MMWR* 2009; **58** (RR-4): 1–207. Also available at: http://www.cdc.gov/mmwr/PDF/rr/rr5804.pdf (accessed 14/04/09)
9. CDC, the National Institutes of Health, the HIV Medicine Association of the Infectious Diseases Society of America, the Pediatric Infectious Diseases Society, and the American Academy of Pediatrics. Guidelines for prevention and treatment of opportunistic infections among HIV-exposed and HIV-infected children. *MMWR* 2009; **58** (RR-11): 1–166. Also available at: http://www.cdc.gov/mmwr/PDF/rr/rr5811.pdf (accessed 05/08/10)
10. Peyron F, *et al.* Treatments for toxoplasmosis in pregnancy. Available in The Cochrane Database of Systematic Reviews; Issue 3. Chichester: John Wiley; 1999 (accessed 25/05/05).
11. Thiébaut R, *et al.* SYROCOT (Systematic Review on Congenital Toxoplasmosis) study group. Effectiveness of prenatal treatment for congenital toxoplasmosis: a meta-analysis of individual patients' data. *Lancet* 2007; **369:** 115–22.
12. Rothova A. Ocular involvement in toxoplasmosis. *Br J Ophthalmol* 1993; **77:** 371–7.
13. Nussenblatt RB, Belfort R. Ocular toxoplasmosis: an old disease revisited. *JAMA* 1994; **271:** 304–7. Correction. *ibid.*; **272:** 356.
14. Hay J, Dutton GN. Toxoplasma and the eye. *BMJ* 1995; **310:** 1021–2.
15. Gilbert RE, *et al.* Antibiotics versus control for toxoplasma retinochoroiditis. Available in The Cochrane Database of Systematic Reviews; Issue 1. Chichester: John Wiley; 2002 (accessed 25/05/05).
16. Djurković-Djaković O, *et al.* Short-term effects of the clindamycin-steroid regimen in the treatment of ocular toxoplasmosis. *J Chemother* 1995; **7** (suppl 4): 199–201.
17. Schürmann D, *et al.* Twice-weekly pyrimethamine-sulfadoxine effectively prevents Pneumocystis carinii pneumonia and toxoplasmic encephalitis in patients with AIDS. *J Infect* 2001; **42:** 8–15.

毛滴虫病

毛滴虫病是由阴道毛滴虫（*Trichomonas vaginalis*）引起的一种泌尿生殖道感染，主要经性传播。毛滴虫病常引起阴道炎和阴道分泌物增多；但感染的轻重程度不一，有多达50%的感染者为无症状感染，而有些感染者则发生急性阴道炎。男性感染后虽可发生尿道炎，但男性患者通常无症状。对男性或女性的无症状感染都应进行治疗以防止性传播和发生显性感染。阴道毛滴虫感染可伴有HIV感染，并可导致不良妊娠结局，特别是羊膜早破、早产和出生体重过低。

英国的一个专家组[1]、WHO[2]和美国CDC[3]分别提出了毛滴虫病**治疗**指南。一般采用硝基咪唑类药物（如甲硝唑或替硝唑）治疗，采用的剂量常为2g单剂口服[1~4]。可供选择的其他治疗方法包括采用甲硝唑或替硝唑的标准剂量，每日口服2次，连续5～7天[1~3]。性伴侣也应接受治疗[1~3]。合并毛滴虫病和HIV感染的患者的治疗方法与HIV阴性患者的相同[3]。

有些阴道毛滴虫虫株对硝基咪唑类药物的敏感性下降[1~3]，首次疗程未见效的患者应使用相同疗法[1]或改用标准疗法再治疗一个疗程[2,3]。如果治疗失败，并排除了重复感染的可能，可给予患者以下药物进行治疗：

- 在重复应用甲硝唑治疗之前，应用一种广谱抗菌药（如红霉素或阿莫西林）[1]；
- 口服甲硝唑400mg，每日3次和直肠灌注甲硝唑每日1g，连用7天或更长时间（可加用1%硫酸锌阴道灌洗液或3%醋酸阴道洗净剂治疗）[1]；
- 每日口服高剂量甲硝唑[1,3]或替硝唑[3]（2g），共3～5天；
- 静脉注射高剂量甲硝唑[1]；
- 口服高剂量替硝唑（2g），每日2次，共2周，可单独使用或与静脉注射替硝唑合用[1]；
- 口服单剂量甲硝唑＋每晚静脉注射甲硝唑，每日1次，共3～7天[2]。

有用巴龙霉素成功治疗甲硝唑和替硝唑耐药患者的个案报道[5]。有人建议甲硝唑阴道制剂仅用于难治性感染的治疗[2]。有些国家采用毛滴虫疫苗（含灭活乳酸杆菌）预防阴道毛滴虫病的复发（见第2161页）。

对硝基咪唑类药物过敏的患者可用增大口服剂量或静脉注射的方法进行脱敏治疗。曾试用局部用药法治疗阴道毛滴虫病，但治愈率很低（＜50%）[3,6]。

1. Clinical Effectiveness Group, British Association of Sexual Health and HIV. United Kingdom National Guideline on the Management of Trichomonas vaginalis (2007). Available at: http://www.bashh.org/documents/87/87.pdf (accessed 17/07/08)
2. WHO. *Guidelines for the management of sexually transmitted infections*. Geneva: WHO, 2003. Also available at: http://whqlibdoc.who.int/publications/2003/9241546263.pdf (accessed 13/05/04)
3. CDC. Sexually transmitted diseases treatment guidelines 2006. *MMWR* 2006; **55** (RR-11): 1–94. Also available at: http://www.cdc.gov/mmwr/PDF/rr/rr5511.pdf (accessed 12/05/08)
4. Forna F, Gülmezoglu AM. Interventions for treating trichomoniasis in women. Available in The Cochrane Library; Issue 2. Chichester: John Wiley; 2003.
5. Nyirjesy P, *et al.* Paromomycin for nitroimidazole-resistant trichomonosis. *Lancet* 1995; **346:** 1110.
6. Helms DJ, *et al.* Management of trichomonas vaginalis in women with suspected metronidazole hypersensitivity. *Am J Obstet Gynecol* 2008; **198:** 370.e1–7.

非洲锥虫病

人体非洲锥虫病（HAT，睡眠病）[1]由布氏锥虫（*Trypanosoma brucei*）亚种引起，经感染性舌蝇（*Glossina* spp.）叮咬传播。感染亦可经输血传播，也可发生先天性锥虫病。对锥虫有免疫力的人不被感染。人体非洲锥虫病依感染虫种不同，分为2种不同的临床类型：

- 布氏冈比亚锥虫（*T. brucei gambiense*）分布于西非和中非，引起冈比亚锥虫病（又称冈比亚睡眠病或西非睡眠病），90%多的人体非洲锥虫报道病例由布氏冈比亚锥虫引起。冈比亚锥虫病为慢性感染，患者感染锥虫后数月甚至数年不出现主要体征或症状，其发病阶段相对明确。当出现症状时，患者通常已进入疾病晚期，中枢神经系统已经受累。
- 布氏罗得西亚锥虫（*Trypanosoma brucei rhodesiense*）分布于东非和南非，引起罗得西亚锥虫病（又称罗得西亚睡眠病或东非睡眠病），占人体锥虫病例的比率不到10%。罗得西亚锥虫病为急性感染，首发体征和症状在感染数周或数月后即出现，发病阶段不易区分。疾病进展迅速并侵入中枢神经系统；未经治疗的病例常在数周或数月内死亡。

锥虫病可分为早期的血液-淋巴结感染期（血液和淋巴结感染）和晚期的脑膜脑炎期（中枢神经系统感染）。血液-淋巴结感染期表现为发热、淋巴结病、瘙痒症、头痛以及肌肉和关节疼痛；脑膜脑炎期始于寄生虫侵入中枢神经系统，体征和症状有睡眠失衡、意识模糊、共济失调、精神紊乱，最终导致意识丧失。未治疗的患者发生进行性神经变性而导致死亡。

虽然已经证明在流行区消灭锥虫病是不切实际的，但通过主动和被动的病例检测和病例治疗可以减少本病的传播强度[2]。开展媒介控制活动对罗得西亚锥虫病的防控有一些成效，但对冈比亚锥虫病的控制似乎效果不佳，应用的范围也更小一些[3]。

依据人体锥虫病的类型和疾病的发展期，采用下列5种药物进行**治疗**[2~6]：

- 肌内注射用喷他脒，用于布氏冈比亚锥虫感染的早期治疗。
- 静脉注射用苏拉明，用于布氏罗得西亚锥虫感染的早期治疗；在发生喷他脒抗药性的地区，可用苏拉明治疗人体冈比亚锥虫病。
- 静脉注射用美拉胂醇，用于布氏罗得西亚锥虫感染的晚期治疗；当用依氟鸟氨酸治疗晚期布氏冈比亚锥虫感染不能奏效或无法采用依氟鸟氨酸治疗时可选用此药治疗布氏冈比亚锥虫晚期感染。
- 静脉注射用依氟鸟氨酸，用于布氏冈比亚锥虫感染的晚期治疗。
- 口服硝呋替莫和依氟鸟氨酸联用治疗布氏冈比亚锥虫晚期感染，包括美拉胂醇治疗冈比亚锥虫病无效的病例。

用苏拉明或喷他脒治疗早期人体锥虫病比较容易，也比较安全，但是该病的早期诊断困难，这是因为早期症状轻微或与其他疾病相混淆，不易察觉[2]。如果在中枢神经系统受累之前即开始治疗，本病是可以治愈的。但大多数患者都是在晚期症状出现以后才被诊断的[2,5]。苏拉明或喷他脒不能穿透血脑屏障，因此不能用于晚期锥虫病的治疗，而其他用于治疗晚期锥虫病的药物有局限性。静脉注射美拉胂醇会引起难以忍受的疼痛，产生严重的不良反应，治疗期间有5%～10%的患者会出现反应性脑病，住院病例平均死亡率高达50%[2,3]。预防性应用泼尼松龙可在一定程度上减轻美拉胂醇的这种毒性作用[7,8]。有些国家和地区（如苏丹、乌干达、刚果民主共和国和安哥拉等）美拉胂醇治疗失败率高达50%[2]。

用依氟鸟氨酸也能有效治疗晚期人体冈比亚锥虫病，其安全性优于美拉胂醇[9~11]；但一般不用于人体罗得西亚锥虫病的治疗[3]，因布氏罗得西亚锥虫对依氟鸟氨酸的敏感性低[2]。依氟鸟氨酸应用困难，需要在14天内每隔6h缓慢静脉输注一次，需要对患者进行密切监护。如果经依氟鸟氨酸治疗后病情复发，应考虑使用美拉胂醇治疗[4]。

有人担忧，长期采用依氟鸟氨酸单一疗法可能产生抗药性，而在HIV感染高流行区依氟鸟氨酸的疗效较差[9]。口服硝呋替莫已用于晚期人体冈比亚锥虫病[12,13]，但单独用其治疗，效果并不满意[2]。但一项随机对照研究[14]发现，硝呋替莫口服，连用10天，再加依氟鸟氨酸静脉输注，每12h一次，共7天，治疗晚期人体冈比亚锥虫病的效果满意。此联合疗法所需依氟鸟氨酸的剂量较少，疗程亦有所缩短。而且，由于所用药物的作用方式不同，抗药性似乎也有所减少[2]。每6个月应随访患者一次，随访期至少应持续2年，以观察治疗是否成功。

1. Brun R, *et al.* Human African trypanosomiasis. *Lancet* 2010; **375:** 148–59.
2. WHO. 17th Expert Committee on the Selection and Use of Essential Medicines. *Proposal for the inclusion of nifurtimox-eflornithine combination as a treatment for stage 2 Trypanosoma brucei gambiense human african trypanosomiasis (sleeping sickness) in the WHO Model List of Essential Medicines: Drugs for Neglected Diseases initiative (DNDi).* Geneva: WHO, 2009. Available at: http://www.who.int/selection_medicines/committees/expert/17/application/DNDi_Appli.pdf (accessed 07/04/09)
3. Legros D, *et al.* Treatment of human African trypanosomiasis—present situation and needs for research and development. *Lancet Infect Dis* 2002; **2:** 437–40.
4. WHO. *WHO model formulary.* Geneva: WHO, 2008.
5. Barrett MP, *et al.* Human African trypanosomiasis: pharmacological re-engagement with a neglected disease. *Br J Pharmacol* 2007; **152:** 1155–71.
6. WHO. WHO Model List of Essential Medicines; 16th list (updated March 2010). Available at: http://www.who.int/medicines/publications/essentialmedicines/Updated_sixteenth_adult_list_en.pdf (accessed 08/07/10)
7. Pepin J, *et al.* Trial of prednisolone for prevention of melarsoprol-induced encephalopathy in gambiense sleeping sickness. *Lancet* 1989; **i:** 1246–50.
8. Pepin J, *et al.* Risk factors for encephalopathy and mortality during melarsoprol treatment of Trypanosoma brucei gambiense sleeping sickness. *Trans R Soc Trop Med Hyg* 1995; **89:** 92–7.
9. Chappuis F, *et al.* Eflornithine is safer than melarsoprol for the treatment of second-stage Trypanosoma brucei gambiense human African trypanosomiasis. *Clin Infect Dis* 2005; **41:** 748–51.
10. Balasegaram M, *et al.* Melarsoprol versus eflornithine for treating late-stage Gambian trypanosomiasis in the Republic of the Congo. *Bull WHO* 2006; **84:** 783–91.
11. Priotto G, *et al.* Safety and effectiveness of first line eflornithine for Trypanosoma brucei gambiense sleeping sickness in Sudan: cohort study. *BMJ* 2008; **336:** 705–8.
12. Pepin J, *et al.* An open clinical trial of nifurtimox for arseno-resistant Trypanosoma brucei gambiense sleeping sickness in central Zaire. *Trans R Soc Trop Med Hyg* 1989; **83:** 514–17.
13. Pepin J, *et al.* High-dose nifurtimox for arseno-resistant Trypanosoma brucei gambiense sleeping sickness: an open trial in central Zaire. *Trans R Soc Trop Med Hyg* 1992; **86:** 254–6.
14. Priotto G, *et al.* Nifurtimox-eflornithine combination therapy for second-stage Trypanosoma brucei gambiense sleeping sickness: a randomized clinical trial in Congo. *Clin Infect Dis* 2007; **45:** 1435–42.

美洲锥虫病

美洲锥虫病（恰加斯病，Chagas病）[1~5]是一种由克氏锥虫（*Trypanosoma cruzi*）引起的动物传染病，由吸人血昆虫猎蝽或锥蝽携带传播。受染的猎蝽或锥蝽在叮吸人血时将粪便排于宿主体表，随粪便排出的循环后期锥鞭毛体经破损皮肤或直接通过黏膜（结膜）浸入人体。本病亦可经输血传播，经器官移植传播虽有发生但并不多见；由受染母体垂直传播给胎儿也可发生。克氏锥虫感染主要发生于中南美洲，但随着流行区国家移民的内外流动，本病的流行病学有所改变。在流行区一般在儿童期获得感染。控制措施包括病例检测和病例治疗、在家居内应用杀虫剂控制媒介昆虫以及供血者筛查等。

本病的不同发展期容易识别。在感染的早期即急性期，锥虫存在于血液中；此期可出现症状，也可不出现症状，大多数患者在4～8周内自然痊愈。急性期有症状感染的表现为：发热、不适、皮疹、淋巴结病、肝肿大。在感染部位可出现肿胀（或称美洲锥虫肿），通常位于面部；如果感染部位位于眼结膜，会出现单侧眼睚周围水肿（称为Romaña征）。此期可出现罕见的心力衰竭，也可发生脑膜脑炎，常可招致患儿死亡。几个月后发展为无症状的隐匿期（或称为不确定期），血液中锥虫降至很低的水平或不能检出的水平。但在10～20年后，有15%～30%的长期感染者发展为慢性恰加斯病（又称为慢性有症状期）；心肌不可逆改变（称为恰加斯心肌病）和胃肠病变（主要为食管和直肠乙状结肠扩张）为此期特征。免疫功能受损者（包括HIV感染者在内）隐匿期克氏锥虫可被激活而出现症状。

目前可用的**治疗**方法一般都疗效不佳。尽管口服硝呋替莫或口服苄硝唑的毒性较大，但其具有一定的治疗价值，特别是用于急性期治疗；在一组美洲锥虫病患儿小样本研究中，用苄硝唑进行隐匿期克氏锥虫杀虫治疗，虽然获得了满意的疗效，但对此种疗法能否阻止慢性病的发生仍无肯定的意见[6]。一项系统性综述发现，用硝呋替莫或苄硝唑进行治疗，60%～85%的急性期患者可达到寄生虫学治愈；而先天感染克氏锥虫的婴儿，在其出生后的第一年接受硝呋替莫或苄硝唑治疗后寄生虫学治愈率高达90%以上[7]。虽然一般认为慢性期治疗没有什么效果，但有在慢性期的早期治疗获得一定效果的报道[8]，对接受苄硝唑治疗的患者进行长期随访，结果发现此种治疗可减少心脏并发症和原虫血症的发生[9]。一次系统性综述[7]之后建议：苄硝唑或硝呋替莫适用于所有急性期患者和先天性患者、复发感染、年龄≤18岁的所有慢性感染的儿童患者的治疗；年龄在19～50岁的成年患者若没有进行性的恰加斯心肌病，一般也应给予抗锥虫治疗；年龄更大的成人患者虽然存在较大的用药风险，也可以考虑给予抗锥虫治疗，不主张对有进行性恰加斯心肌病的患者进行抗锥虫治疗，因为治疗对现存病理改变无益；但对胃肠受累的患者应考虑采取减缓其心肌病发展的可能措施。实验室工作人员存在被感染的危险，一旦意外感染，应立即用苄硝唑进行治疗，治疗应持续10天[1]。

美国HIV感染者机会性感染治疗指南[10]建议，采用苄硝唑或硝呋替莫治疗，以减轻寄生虫血症，防止急性期患者、慢性期早期患者及复发患者出现症状。建议对HIV感染者治疗无效者或首次治疗后复发者再用这两种药物中的任何一种进行重复治疗。接受器官移植的患者因误移慢性期患者的器官而受染，其疾病复活也是一个问题，其风险主要取决于免疫抑制的程度。很多专家建议，如果有疾病复活迹象，应进行密切的移植后实验室和临床监测以及治疗[7,11]。有些专家则建议，对那些预期将使用免疫抑制药的患者（如以前未治疗过克氏锥虫感染并等待器官移植的患者）或HIV感染者应给予抗锥虫治疗[7]。

各国对本病的治疗效果不尽相同，可能与各地的克氏锥虫对药物的敏感性存在差异有关。当治疗结束后原虫血症和血清学试验转阴，并至少维持一年之后，方可认为治疗获得成功。

实验室研究和动物试验证实别嘌醇、别嘌醇核苷和伊曲康唑有杀锥虫作用，现正观察它们对美洲锥虫病的治疗效果；对雷夫康唑的一种前体药物E-1224的治疗效果也正在进行实验观察。初期临床研究显示，每日口服别嘌醇600mg或900mg，连用60天，可有效降低隐匿期寄生虫血症，疗效与硝呋替莫或苄硝唑相同，并有较好的耐受性[12]。但稍后进行的一项评价别嘌醇治疗慢性期恰加斯病有效性小样本随机安慰剂对照研究显示，口服别嘌醇清除感染的效果不比安慰剂更有效[13]。另一项安慰剂对照研究[14]选取404例慢性期恰加斯病患者进行试验，分别采用口服伊曲康唑（每日6mg/kg，共120天）、口服别嘌醇（每日8.5mg/kg，共60天）或安慰剂进行治疗；结果显示，别嘌醇组患者寄生虫学治愈率为44%，心电图检查正常率36.5%；伊曲康唑组患者寄生虫学治愈率为53%，心电图检查正常率48.2%。其后对上述接受口服伊曲康唑或口服别嘌醇治疗的慢性期恰加斯病患者进行了长达9年的随访研究[15]，结果发现伊曲康唑和别嘌醇治疗对恢复心电图异常具有相同的效果，但伊曲康唑对基线检查心电图正常患者的保护性更好，可防止其发生新的心电图异常改变。一项治疗后随访时间长达11年的报道认为，伊曲康唑预防心肌病的效果不比别嘌醇差，但其不良反应较少[16]。

1. WHO. Control of Chagas disease: second report of the WHO expert committee. *WHO Tech Rep Ser 905* 2002. Available at: http://libdoc.who.int/trs/WHO_TRS_905.pdf (accessed 17/07/08)
2. Barrett MP, *et al.* The trypanosomiases. *Lancet* 2003; **362:** 1469–80.
3. Yacoub S, *et al.* Neglected tropical cardiomyopathies: I. Chagas disease: myocardial disease. *Heart* 2008; **94:** 244–8.
4. Rassi A, *et al.* Chagas disease. *Lancet* 2010; **375:** 1388–1402.
5. Lescure F-X, *et al.* Chagas disease: changes in knowledge and management. *Lancet Infect Dis* 2010; **10:** 556–70.
6. Sosa Estani S, *et al.* Efficacy of chemotherapy with benznidazole in children in the indeterminate phase of Chagas' disease. *Am J Trop Med Hyg* 1998; **59:** 526–9.
7. Bern C, *et al.* Evaluation and treatment of Chagas disease in the United States: a systematic review. *JAMA* 2007; **298:** 2171–81.
8. de Andrade ALSS, *et al.* Randomised trial of efficacy of benznidazole in treatment of early Trypanosoma cruzi infection. *Lancet* 1996; **348:** 1407–13.
9. Viotti R, *et al.* Treatment of chronic Chagas' disease with benznidazole: clinical and serologic evolution of patients with long-term follow-up. *Am Heart J* 1994; **127:** 151–62.
10. CDC. Guidelines for prevention and treatment of opportunistic infections in HIV-infected adults and adolescents: recommendations from the CDC, the National Institutes of Health, and the HIV Medicine Association of the Infectious Diseases Society of America. *MMWR* 2009; **58** (RR-4): 1–207. Also available at: http://www.cdc.gov/mmwr/PDF/rr/rr5804.pdf (accessed 14/04/09)
11. Altclas JD, *et al.* Organ transplantation and Chagas disease. *JAMA* 2008; **299:** 1134.
12. Gallerano RH, *et al.* Therapeutic efficacy of allopurinol in patients with chronic Chagas' disease. *Am J Trop Med Hyg* 1990; **43:** 159–66. Correction. *ibid.* 1991; **44:** 580.
13. Rassi A, *et al.* Specific treatment for Trypanosoma cruzi: lack of efficacy of allopurinol in the human chronic phase of Chagas disease. *Am J Trop Med Hyg* 2007; **76:** 58–61.
14. Apt W, *et al.* Treatment of chronic Chagas' disease with itraconazole and allopurinol. *Am J Trop Med Hyg* 1998; **59:** 133–8.
15. Apt W, *et al.* Itraconazole or allopurinol in the treatment of chronic American trypanosomiasis: the regression and prevention of electrocardiographic abnormalities during 9 years of follow-up. *Ann Trop Med Parasitol* 2003; **97:** 23–9.
16. Apt W, *et al.* Itraconazole or allopurinol in the treatment of chronic American trypanosomiasis: the results of clinical and parasitological examinations 11 years post-treatment. *Ann Trop Med Parasitol* 2005; **99:** 733–41.

Acetarsol (*BAN*, *rINN*) 乙酰胂胺

Acetaminohydroxyphenylarsonsäure; Acétarsol; Acetarsolum; Acetarsona; Acetarsone; Acetphenarsinum; Asetarsoli; Osarsolum. 3-Acetamido-4-hydroxyphenylarsonic acid.

Ацетарсол

$C_8H_{10}AsNO_5$ = 275.1.

CAS — 97-44-9.

ATC — A07AX02; G01AB01; P01CD02.

ATC Vet — QA07AX02; QG01AB01; QP51AD05.

UNII — 806529YU1N.

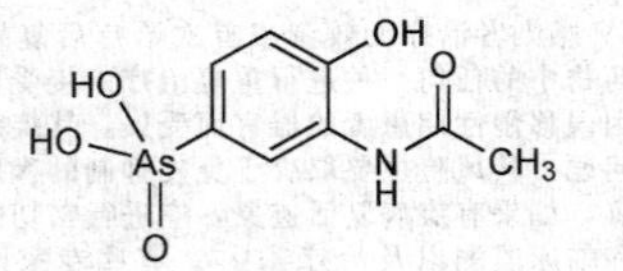

HO, HO—As(=O)—C6H3(OH)—NH—C(=O)—CH3

简介

乙酰胂胺为五价有机砷衍生物，以前曾口服给药治疗肠道阿米巴病及阴道给药治疗毛滴虫病，但目前已不用五价砷化合物治疗，而改用疗效更好、毒性更低的药物。砷的不良反应及处置见**三氧化二砷**，第2184页。

乙酰胂胺栓剂曾试用于直肠炎的治疗。一些用于治疗轻度口腔感染的制剂含乙酰胂胺锂和乙酰胂胺钠。

制剂

多组分制剂 ***Rus.:*** Osarbon (Осарбон); Osarcid (Осарцид).

Amprolium Hydrochloride (*BANM, rINNM*) 盐酸安普罗铵

Amprolii Hydrochloridum; Amprolium, Chlorhydrate d'; Hidrocloruro de amprolio. 1-(4-Amino-2-propylpyrimidin-5-ylmethyl)-2-methylpyridinium chloride hydrochloride.

Амлролия Гидрохлорид

$C_{14}H_{19}ClN_4,HCl = 315.2.$

CAS — 121-25-5 (amprolium); 137-88-2 (amprolium hydrochloride).

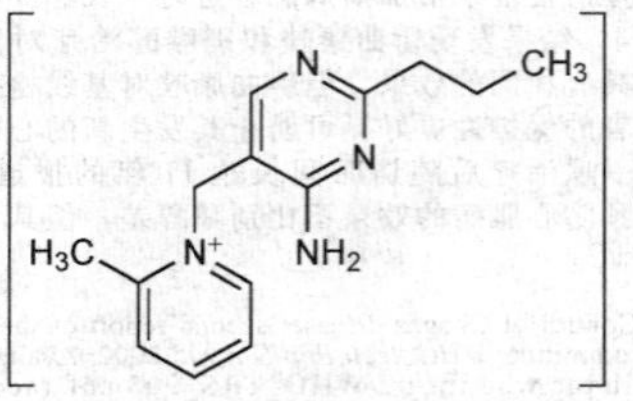

(amprolium)

Pharmacopoeias. In *Fr.* and *US* for veterinary use only. Also in *BP(Vet).*

BP (Vet) 2010 (Amprolium Hydrochloride) 白色或类白色粉末，无臭或几乎无臭。易溶于水；微溶于乙醇；几乎不溶于氯仿；极微溶于乙醚。

USP 33 (Amprolium) 白色至淡黄色粉末。易溶于水、乙醇、二甲基甲酰胺和甲醇；略溶于无水乙醇；几乎不溶于丙酮、丁醇和异丙醇。

简介

盐酸安普罗铵是一种兽用抗原虫药，用于治疗和控制由艾美球虫属（*Eimeria* spp.）原虫引起的球虫病。本品与维生素 B_1 结构相似，长期大剂量服用可引起维生素 B_1 缺乏。犬超剂量应用本品后产生的神经症状可用静脉或肌内注射维生素 B_1 治疗。

Pentavalent Antimony Compounds 五价锑化合物

Antimonio pentavalente, compuestos de.

Пятивалентной Сурьмы Соединений

Meglumine Antimonate 锑酸葡胺

Antimoniato de meglumina; Antimony Meglumine; Meglumine Antimoniate; Protostib; RP-2168. 1-Deoxy-1-methylamino-D-glucitol antimonate.

Меглумина Антимонат

$C_7H_{18}NO_8Sb = 366.0.$

CAS — 133-51-7.

ATC — P01CB01.

ATC Vet — QP51AB01.

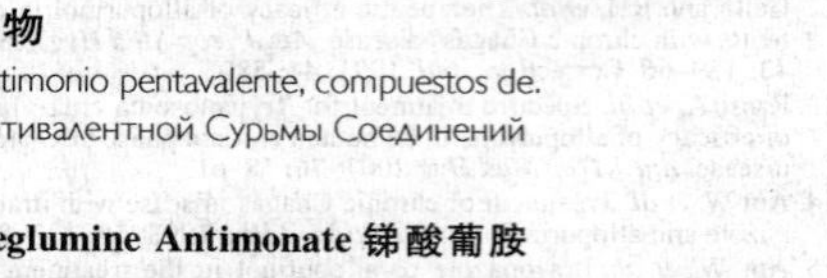

Sodium Stibogluconate (*BAN, rINN*) 葡萄糖酸锑钠

Estibogluconato de sodio; Natrii Stibogluconas; Natriumstiboglukonaatti; Natriumstiboglukonat; Sod. Stibogluc.; Sodium Antimony Gluconate; Sodyum Stiboglukonat; Stibogluconate de Sodium; Stibogluconat-Natrium.

Натрия Стибоглюконат

CAS — 16037-91-5.

ATC — P01CB02.

ATC Vet — QP51AB02.

UNII — V083S0159D.

性状 本品为组成不定的五价锑化合物，用分子式 $C_6H_9Na_2O_9Sb$ 表示，但与每一个 Sb 原子结合的 Na 原子数一般少于 2 个。本品溶液可用高压灭菌法灭菌。

Pharmacopoeias. In *Br., Chin., Int.,* and *It.*

BP 2010 (Sodium Stibogluconate) 本品主要为 (3-)O^2, O^3, O^4-羟基葡萄糖酸锑二钠，按无甲醇干燥品计算，五价锑含量为 30.0%～34.0%。本品为无色、无臭或几乎无臭的无定形粉末。极易溶于水；几乎不溶于乙醇和乙醚。高压灭菌后的 10%五价锑水溶液的 pH 值为 5.0～5.6。

不良反应、处置和注意事项

参见三价锑化合物（第134页）。

五价锑化合物葡萄糖酸锑钠和锑酸葡胺不良反应出现的频率和严重程度比酒石酸锑钠等三价锑化合物要少。尽管如此，应用时特别是大剂量应用时也应警惕患者出现不良反应。葡萄糖酸锑钠肌内注射可引起疼痛，静脉注射可引起血栓性静脉炎。治疗期间常出现血清脂肪酶和淀粉酶升高，有些患者曾出现胰腺炎的症状。黏膜皮肤利什曼病治愈后可引起皮损周围严重的炎症，如喉头或气管受累可危及生命。

五价锑常见不良反应有：食欲减退、恶心呕吐、不适、关节及肌肉疼痛、头痛、嗜睡及腹痛。ECG 改变与剂量相关，最常见的改变为 T 波展平和倒置、QT 间期延长。肾损伤是一种罕见的毒性作用。曾有肝脏、肌肉骨骼系统、胰腺或心脏出现严重不良反应的报道[1,2]；当出现这些不良反应时，为慎重起见，应暂时中断疗程[1]。有研究显示，96 例利什曼病患者采用葡萄糖酸锑钠治疗均有显著疗效，但患者普遍出现可逆的不良反应，其中有 28%的患者曾中断治疗[2]。尽管如此，患者对五价锑剂一般具有良好的耐受性。

1. WHO. Control of the leishmaniases. *WHO Tech Rep Ser 793* 1990. Available at: http://libdoc.who.int/trs/WHO_TRS_793.pdf (accessed 21/01/09)
2. Aronson NE, *et al.* Safety and efficacy of intravenous sodium stibogluconate in the treatment of leishmaniasis: recent US military experience. *Clin Infect Dis* 1998; **27:** 1457–64.

哺乳 动物实验未确定本品口服可以吸收，故有报道认为女性患者应用葡萄糖酸锑钠后其乳液中的锑含量不会对婴儿构成危害[1]。American Academy of Pediatrics 也认为接受锑剂治疗的女性患者可同时进行哺乳[2]。但其他报道则认为在确定哺乳期间应用锑剂是否绝对安全之前应进行更多的安全评估[3]。

1. Berman JD, *et al.* Concentration of Pentostam in human breast milk. *Trans R Soc Trop Med Hyg* 1989; **83:** 784–5.
2. American Academy of Pediatrics. The transfer of drugs and other chemicals into human milk. *Pediatrics* 2001; **108:** 776–89. [Retired May 2010] Correction. *ibid.*; 1029. Also available at: http://aappolicy.aappublications.org/cgi/content/full/pediatrics%3b108/3/776 (accessed 02/06/04)
3. Verschoyle RD. Comment. *Trop Dis Bull* 1990; **87:** 919.

对血液的影响 虽然血小板减少与利什曼病有关，但也有血小板减少与葡萄糖酸锑钠有关的病例报道[1,2]。

1. Braconier JH, Miörner H. Recurrent episodes of thrombocytopenia during treatment with sodium stibogluconate. *J Antimicrob Chemother* 1993; **31:** 187–8.
2. Hepburn NC. Thrombocytopenia complicating sodium stibogluconate therapy for cutaneous leishmaniasis. *Trans R Soc Trop Med Hyg* 1993; **87:** 691.

对心脏的影响 在肯尼亚，对 59 名利什曼病患者用葡萄糖酸锑钠治疗时进行了 65 个疗程的 ECG 监测[1]，结果在 35 个疗程中记录到 ECG 异常。这些异常 ECG 与以前描述过的在三价锑药物疗程中记录到的异常 ECG 性质相似，但其发生的频率较少，在较晚疗程中出现。最常见的 ECG 变化是 T 波倒置和（或）T 波波峰下降。ECG 异常的发生率与日总剂量及治疗持续时间有关。有 1 例患者，锑剂的日总剂量为 60mg/kg，在治疗的第 4 周突然死亡。因心脏毒性死亡的其他病例报道，锑剂的日总剂量分别为 60mg/kg[2] 和 30mg/kg[3]。有人建议，在接受葡萄糖酸锑钠治疗的患者中，日总剂量为 20mg/kg、治疗时间超过 20 天或以较高日总剂量治疗超过 10 天者，应每隔 3～4 天检测 ECG 1 次[1]。如有 Stokes-Adams 综合征发作或出现室性心动过速型心律失常，应立即停用葡萄糖酸锑钠，并给予适当治疗。有一项回顾性研究显示[4]，在用葡萄糖酸锑钠治疗一组利什曼病患者（大多为皮肤利什曼病患者）时，发现在整个治疗间患者的平均 Q_{Tc} 间歇呈稳步增加，至第 3 周达到中毒的潜在阈值，但仅在 1 例老年患者中观察到心脏毒性作用，而这位患者有低钾血症，治疗前即有心血管疾病。因此识别治疗前是否存在可增加心血管风险的因素至关重要。

1. Chulay JD, *et al.* Electrocardiographic changes during treatment of leishmaniasis with pentavalent antimony (sodium stibogluconate). *Am J Trop Med Hyg* 1985; **34:** 702–9.
2. Bryceson ADM, *et al.* Visceral leishmaniasis unresponsive to antimonial drugs II: response to high dosage sodium stibogluconate or prolonged treatment with pentamidine. *Trans R Soc Trop Med Hyg* 1985; **79:** 705–14.
3. Thakur CP. Harmful effect of high stibogluconate treatment of kala-azar in India. *Trans R Soc Trop Med Hyg* 1986; **80:** 672–3.
4. Lawn SD, *et al.* Electrocardiographic and biochemical adverse effects of sodium stibogluconate during treatment of cutaneous and mucosal leishmaniasis among returned travellers. *Trans R Soc Trop Med Hyg* 2006; **100:** 264–9.

对肾脏的影响 用葡萄糖酸锑钠治疗 16 例年轻患者的皮肤利什曼病，疗程 10 天，所有患者均未出现损伤肾小球和肾小管功能的不良反应[1]。但有黏膜皮肤利什曼病患者经锑酸葡胺或葡萄糖酸锑钠治疗 30 天或更长时间后出现肾小管功能障碍的病例报道[2]。在预先存在[3]或不存在[4]肾损伤患者中观察到急性肾功能衰竭，而最终导致死亡的病例。

1. Joliffe DS. Nephrotoxicity of pentavalent antimonials. *Lancet* 1985; **i:** 584.
2. Veiga JPR, *et al.* Renal tubular dysfunction in patients with mucocutaneous leishmaniasis treated with pentavalent antimonials. *Lancet* 1983; **ii:** 569.
3. Balzan M, Fenech F. Acute renal failure in visceral leishmaniasis treated with sodium stibogluconate. *Trans R Soc Trop Med Hyg* 1992; **86:** 515–16.
4. Rodrigues MLO, *et al.* Nephrotoxicity attributed to meglumine antimoniate (Glucantime) in the treatment of generalized cutaneous leishmaniasis. *Rev Inst Med Trop Sao Paulo* 1999; **41:** 33–7.

对肝脏的影响 WHO 报道应用葡萄糖酸锑钠出现的严重不良反应一般都累及肝脏和心脏[1]。有应用葡萄糖酸锑钠后发生肝功能异常的病例报道[2,3]，但也有肝功能异常的内脏利什曼病患者经葡萄糖酸锑钠治疗后，肝功能得到改善的个案报道[4]。

1. WHO. Control of the leishmaniases. *WHO Tech Rep Ser 793* 1990. Available at: http://libdoc.who.int/trs/WHO_TRS_793.pdf (accessed 17/07/08)
2. Ballou WR, *et al.* Safety and efficacy of high-dose sodium stibogluconate therapy of American cutaneous leishmaniasis. *Lancet* 1987; **ii:** 13–16.
3. Hepburn NC, *et al.* Hepatotoxicity of sodium stibogluconate in leishmaniasis. *Lancet* 1993; **342:** 238–9.
4. Misbahuddin M, *et al.* Stibogluconate for leishmaniasis. *Lancet* 1993; **342:** 804.

对肌肉骨骼系统的影响 五价锑常引起关节疼痛。关节疼痛有剂量依赖性[1]，但有在治疗早期就有关节疼痛症状的个案报道[2]。另有 1 例患者因应用葡萄糖酸锑钠治疗出现复发性渗出性关节病[3]。

1. Ballou WR, *et al.* Safety and efficacy of high-dose sodium stibogluconate therapy of American cutaneous leishmaniasis. *Lancet* 1987; **ii:** 13–16.
2. Castro C, *et al.* Severe arthralgia, not related to dose, associated with pentavalent antimonial therapy for mucosal leishmaniasis. *Trans R Soc Trop Med Hyg* 1990; **84:** 362.
3. Donovan KL, *et al.* Pancreatitis and palindromic arthropathy with effusions associated with sodium stibogluconate treatment in a renal transplant recipient. *J Infect* 1990; **21:** 107–10.

对神经系统的影响 有 1 例患者在开始葡萄糖酸锑钠治疗大约 8 天后出现周围神经病变[1]。17 天后停止治疗，患者虽仍有轻度的持续性的脚趾感觉减退，但周围神经症状一般都已消失。患者在开始葡萄糖酸锑钠治疗的第 2 天曾服用一剂阿米替林，二者之间看起来似乎无交叉反应，但也不能排除。有 2 例内脏利什曼病患者在用葡萄糖酸锑钠治疗的过程中出现小脑性共济失调；此种毒性作用部分是由于疾病本身的神经学表现所致[2]。

1. Brummitt CF, *et al.* Reversible peripheral neuropathy associated with sodium stibogluconate therapy for American cutaneous leishmaniasis. *Clin Infect Dis* 1996; **22:** 878–9.
2. Khalil EA, *et al.* Antimony-induced cerebellar ataxia. *Saudi Med J* 2006; **27:** 90–2.

对胰腺的影响 胰腺炎的发生与葡萄糖酸锑钠治疗有关联[1～3]。终止治疗一般可使胰腺炎消除。

1. Donovan KL, *et al.* Pancreatitis and palindromic arthropathy with effusions associated with sodium stibogluconate treatment in a renal transplant recipient. *J Infect* 1990; **21:** 107–10.
2. Gasser RA, *et al.* Pancreatitis induced by pentavalent antimonial agents during treatment of leishmaniasis. *Clin Infect Dis* 1994; **18:** 83–90.
3. Domingo P, *et al.* Treatment of Indian kala-azar with pentavalent antimony. *Lancet* 1995; **345:** 584–5.

药动学

五价锑化合物在胃肠道吸收不良，但经静脉和肌内注射途径给药则吸收分布迅速，二者的药动学相似。药物清除分两相进行：在快速初始清除相，大半药物在 12h 之内经由肾脏排出；而缓慢清除相可反映五价锑还

原为三价锑的情况。初始相的清除半衰期约为 2h，慢相半衰期为 33～76h。每日应用本品可产生蓄积，应用 7 天或 7 天以上组织药物浓度尚未达到峰值。在母乳中检测到锑（见上文哺乳项下内容）。

1. Rees PH, *et al.* Renal clearance of pentavalent antimony (sodium stibogluconate). *Lancet* 1980; **ii:** 226–9.
2. Chulay JD, *et al.* Pharmacokinetics of antimony during treatment of visceral leishmaniasis with sodium stibogluconate or meglumine antimoniate. *Trans R Soc Trop Med Hyg* 1988; **82:** 69–72.
3. Al Jaser M, *et al.* Pharmacokinetics of antimony in patients treated with sodium stibogluconate for cutaneous leishmaniasis. *Pharm Res* 1995; **12:** 113–16.
4. Cruz A, *et al.* Pharmacokinetics of antimony in children treated for leishmaniasis with meglumine antimoniate. *J Infect Dis* 2007; **195:** 602–8.

用途和用法

五价锑剂葡萄糖酸锑钠或锑酸葡胺是治疗大多数类型利什曼病的一线药物（见下文）。五价锑化合物标准疗法对由埃塞俄比亚利什曼原虫感染引起的皮肤利什曼病和弥散性皮性利什曼病无治疗效果，但如果采用较高剂量治疗则会产生缓慢的效果。

葡萄糖酸锑钠或锑酸葡胺的全身用药可采用深部肌内注射或静脉注射的方法给药。静脉注射时必须十分缓慢地给药（给药时间 5min 以上），最好选用细针注射，以避免出现血栓性静脉炎；与注射三价锑化合物一样，患者如出现咳嗽、呕吐或胸骨下疼痛，应立即停止注射。葡萄糖酸锑钠和锑酸葡胺可注射于病损部位。葡萄糖酸锑钠和锑酸葡胺注射液的药物含量分别相当于 85mg/ml 五价锑和 100mg/ml 五价锑。用药剂量以五价锑的相当含量表示。

各地的治疗方案有所不同，但 WHO 推荐的用药方法如下：

- **内脏利什曼病**的初始治疗采用五价锑肌内注射，20mg(Sb)/(kg・d)（见下文），疗程一般为 28 天。各流行区的疗程有所不同，但都持续到相隔 14 日脾穿刺检查 2 次均未发现寄生虫为止。复发患者用相同剂量重复治疗。
- 只要不是埃塞俄比亚利什曼原虫、亚马逊利什曼原虫和巴西利什曼原虫引起，由其他各型利什曼原虫引起的**皮肤利什曼病**，在其无炎性损伤的早期可用皮损区注射 1～3ml 葡萄糖酸锑钠或锑酸葡胺的浸润方法进行治疗，剂量为 100～300mg（五价 Sb）；如果必要，可隔 1～2 日重复治疗 1～2 次。如皮损严重，采用五价锑肌内注射法进行全身治疗，剂量为 10～20mg(Sb)/(kg・d)，疗程持续至临床和寄生虫学治愈后数天为止。由巴西利什曼原虫引起的皮肤利什曼病可采用长疗程全身治疗，剂量为 20mg(Sb)/(kg・d)，肌内注射，最低疗程为 4 周。由亚马逊利什曼原虫引起的**弥漫性皮肤利什曼病**采用相似剂量治疗，疗程持续至临床症状改善后数月为止。在免疫形成之前复发是预料中之事。
- **黏膜皮肤利什曼病**的治疗剂量为 20mg(Sb)/(kg・d)，肌内注射，最低疗程为 4 周，如果疗效不佳，可每隔 12h 肌内注射一次，每次 10～15mg(Sb)/kg，最低疗程亦为 4 周。本病的复发病例一般与治疗不当或治疗中断有关。复发患者用相同药物至少再治疗两个疗程，疗程长短与初始疗程相同，治疗仍旧无效时应更改治疗。

儿童用法 治疗儿童利什曼病所用五价锑化合物锑酸葡胺和葡萄糖酸锑钠的剂量一般与成人剂量相同（见上文**用途和用法**）。但用于治疗儿童内脏利什曼病和体重＜10kg 的患儿时，每日则采用 200mg 的最小剂量。

利什曼病 治疗利氏曼病（第794页）的主要药物为五价锑化合物，如锑酸葡胺或葡萄糖酸锑钠。WHO 最初推荐的每日最高剂量为 850mg（Sb），英国注册药品信息推荐的最高剂量也是每日 850mg（Sb）。为解决利氏曼病治疗无效的问题，现尝试使用较高剂量的锑化合物进行治疗。美国推荐的五价锑治疗剂量为 20mg/(kg・d)，并不限定每日使用 850mg（Sb）的最高剂量[1]；目前 WHO 也推荐使用这个剂量［20mg/(kg・d)］。采用 20mg(Sb)/(kg・d) 剂量治疗时，最常见的不良反应为肌肉骨骼疼痛、肝酶水平升高以及 ECG T 波改变。CDC 建议，如果条件允许，在治疗时进行 ECG、血液生化和血细胞计数的全程监测[1]。罕见 20mg/(kg・d) 的锑剂对心脏的严重毒性反应，但曾有 60mg/(kg・d) 的锑剂对心脏产生致命毒性的报道（见上文**对心脏的影响**项下）。有报道锑酸葡胺对婴儿利什曼原虫感染的疗效不佳，系因虫株耐药所致[2]。故有人提出用药剂量不足可能会增加利什曼原虫耐药虫株的流行[3]。但也有用低剂量锑化合物［5mg/(kg・d)，疗程 30 天］治疗皮肤巴西利什曼原虫感染、随访 10 年而未见复发的病例报道[4]。

在病损内的用法 对沙特阿拉伯 96 例皮肤利什曼病患者的一项研究表明，采用病损内葡萄糖酸锑钠局部浸润 3 次疗法（隔日 1 次或每周 1 次）的治疗效果优于每日疗法[5]。以色列也有在病损内注射葡萄糖酸锑钠的病例报道[6]。意大利一组皮肤利什曼病患者，采用锑酸葡胺局部浸润方法治疗，每次剂量 150～900mg（Sb）［最大剂量 1500mg(Sb)］，每周 1 次，连续 6 周，所有 45 例患者均获得微生物学和临床治愈[7]。

1. Herwaldt BL, Berman JD. Recommendations for treating leishmaniasis with sodium stibogluconate (Pentostam) and review of pertinent clinical studies. *Am J Trop Med Hyg* 1992; **46:** 296–306.
2. Faraut-Gambarelli F, *et al.* In vitro and in vivo resistance of Leishmania infantum to meglumine antimoniate: a study of 37 strains collected from patients with visceral leishmaniasis. *Antimicrob Agents Chemother* 1997; **41:** 827–30.
3. Grogl M, *et al.* Drug resistance in leishmaniasis: its implication in systemic chemotherapy of cutaneous and mucocutaneous disease. *Am J Trop Med Hyg* 1992; **47:** 117–26.
4. Oliveira-Neto MP, *et al.* A low-dose antimony treatment in 159 patients with American cutaneous leishmaniasis: extensive follow-up studies (up to 10 years). *Am J Trop Med Hyg* 1997; **57:** 651–5.
5. Tallab TM, *et al.* Cutaneous leishmaniasis: schedules for intralesional treatment with sodium stibogluconate. *Int J Dermatol* 1996; **35:** 594–7.
6. Solomon M, *et al.* Treatment of cutaneous leishmaniasis with intralesional sodium stibogluconate. *J Eur Acad Dermatol Venereol* 2009; **23:** 1189–92.
7. Aste N, *et al.* Intralesional treatment of cutaneous leishmaniasis with meglumine antimoniate. *Br J Dermatol* 1998; **138:** 370–1.

制剂

BP 2010: Sodium Stibogluconate Injection.

专利制剂

Braz.: Glucantime; ***Fr.:*** Glucantime; ***Israel:*** Pentostam; ***Ital.:*** Glucantim†; ***Spain:*** Glucantime; ***UK:*** Pentostam; ***Venez.:*** Glucantime.

Atovaquone (*BAN*, *USAN*, *rINN*) 阿托伐醌

Atovacuona; Atovakon; Atovakvon; Atovakvoni; Atovaquonum; BW-A566C; BW-566C; BW-566C80; 566C; 566C80. 2-[*trans*-4-(4-Chlorophenyl)cyclohexyl]-3-hydroxy-1,4-naphthoquinone.

Атовахон

$C_{22}H_{19}O_3Cl$ = 366.8.

CAS — 95233-18-4.

ATC — P01AX06.

UNII — Y883P1Z2LT.

Pharmacopoeias. In *US.*

USP 33（Atovaquone） 本品为黄色粉末。不溶于水；微溶于乙醇、丁二醇、醋酸乙酯、甘油、辛醇和聚乙二醇 200；略溶于丙酮、二正丁基己二酸、二甲基亚砜和聚乙二醇 400；溶于氯仿；易溶于 *N*-甲基吡咯烷酮和四氢呋喃；极微溶于 0.1mol/L 氢氧化钠。贮藏于密闭容器中。避光。

不良反应和注意事项

阿托伐醌与氯胍联用时最常见的不良反应有头痛、咳嗽以及恶心、呕吐、腹泻等胃肠道反应。其他常见的不良反应有食欲减退、抑郁、头晕、发热、失眠、皮疹、肝酶值增高、低钠血症以及贫血和中性粒细胞减少等血液学改变。有报道称极少数病例可发生过敏性反应（如血管性水肿、过敏症、荨麻疹和脉管炎）、胆汁淤积和肝炎，亦有因用药后引起肝衰竭需进行肝移植的病例报道。不加氯胍，仅用阿托伐醌预防和治疗肺孢子菌肺炎的患者，也出现过类似的不良反应。有胃肠道疾病的患者药物吸收可能受限，故应避免服用阿托伐醌。有严重肾损害的患者禁忌使用阿托伐醌＋氯胍预防疟疾；但可谨慎用于治疗疟疾。

对皮肤的影响 曾有一例应用阿托伐醌＋氯胍预防疟疾，服药后数天出现 Stevens-Johnson 综合征的病例报道[1]。亦曾报道过一例应用阿托伐醌＋氯胍治疗疟疾而出现大疱性多形性红斑的病例，患者服用第 1 剂和第 2 剂药物后出现瘙痒，服用第 3 剂后出现大疱[2]。

1. Emberger M, *et al.* Stevens-Johnson syndrome associated with Malarone antimalarial prophylaxis. Abstract: *Clin Infect Dis* 2003; **37:** 158. Full version: http://www.journals.uchicago.edu/doi/pdf/10.1086/375073 (accessed 17/07/08)
2. Remich SA, *et al.* Bullous erythema multiforme after treatment with Malarone, a combination antimalarial composed of atovaquone and proguanil hydrochloride. *Trop Doct* 2008; **38:** 190–1.

药物相互作用

与甲氧氯普胺、四环素、利福平或利福布汀合用，会降低血浆阿托伐醌的浓度。阿昔洛韦、抗腹泻药、苯二氮䓬类、头孢菌素类、缓泻药、阿片类和对乙酰氨基酚等药物可少量降低血浆阿托伐醌的浓度。

有报道，阿托伐醌可降低齐多夫定的新陈代谢，使血浆齐多夫定的浓度中度增加。阿托伐醌与茚地那韦合用，可降低茚地那韦的谷浓度以及茚地那韦的药时曲线下面积。有人注意到患者服用阿托伐醌后，其血浆复方磺胺甲噁唑的浓度有少许降低（不具有临床意义）。据推测，阿托伐醌可能能够从血浆蛋白的结合位点置换其他与蛋白质高度结合的药物。

药动学

阿托伐醌是一种高亲脂化合物，水溶性低。阿托伐醌的口服生物利用度的个体差异很大。本品商用口服液制剂的生物利用度优于片剂的生物利用度；如果在进食时服用，特别是在高脂膳食时服用，其生物利用度还会得到进一步的改善。在餐中服用阿托伐醌片剂或阿托伐醌口服液，二者的绝对生物利用度分别为 23％和 47％。99％以上的阿托伐醌都结合于血浆蛋白质。间接证据显示阿托伐醌可进行有限的新陈代谢，但经鉴定其不产生特异的代谢产物。本品血浆半衰期长，成人血浆半衰期长达 2～3 天，儿童为 1～2 天，此系药物的肝肠再循环所致。本品以原药形式几乎仅以粪便一种途径排出。

1. Rolan PE, *et al.* Examination of some factors responsible for a food-induced increase in absorption of atovaquone. *Br J Clin Pharmacol* 1994; **37:** 13–20.
2. Dixon R, *et al.* Single-dose and steady-state pharmacokinetics of a novel microfluidized suspension of atovaquone in human immunodeficiency virus-seropositive patients. *Antimicrob Agents Chemother* 1996; **40:** 556–60.
3. Hussein Z, *et al.* Population pharmacokinetics of atovaquone in patients with acute malaria caused by Plasmodium falciparum. *Clin Pharmacol Ther* 1997; **61:** 518–30.
4. Rolan PE, *et al.* Disposition of atovaquone in humans. *Antimicrob Agents Chemother* 1997; **41:** 1319–21.
5. Thapar MM, *et al.* Time-dependent pharmacokinetics and drug metabolism of atovaquone plus proguanil (Malarone) when taken as chemoprophylaxis. *Eur J Clin Pharmacol* 2002; **58:** 19–27.
6. McGready R, *et al.* The pharmacokinetics of atovaquone and proguanil in pregnant women with acute falciparum malaria. *Eur J Clin Pharmacol* 2003; **59:** 545–52.
7. Na-Bangchang K, *et al.* The pharmacokinetics and pharmacodynamics of atovaquone and proguanil for the treatment of uncomplicated falciparum malaria in third-trimester pregnant women. *Eur J Clin Pharmacol* 2005; **61:** 573–82.

用途和用法

阿托伐醌是一种羟萘醌抗原虫药，对一种称为耶氏肺孢子菌的真菌亦有抑制作用。不能耐受复方磺胺甲噁唑的患者，可用阿托伐醌治疗和预防肺孢子菌肺炎；阿托伐醌与氯胍合用用以治疗和预防疟疾。除肺孢子菌肺炎、疟疾之外，阿托伐醌尚用于巴贝西虫病、微孢子虫病、弓形虫病等其他原虫感染的治疗。更多资料见下文。

对轻、中度**肺孢子菌肺炎**的治疗，可随餐口服阿托伐醌混悬剂，剂量 750mg，每日 2 次，21 天为一个疗程。预防肺孢子菌肺炎则每日随餐口服阿托伐醌混悬剂 1 次，剂量 1500mg。

用本品预防**恶性疟**，体重＞40kg 的成人口服阿托伐醌 250mg＋盐酸氯胍 100mg，每日 1 次。应在去疟区旅行前 1～2 天即开始服用阿托伐醌和盐酸氯胍，暴露期间应每日连续服用，离开疟区 7 天后方可停药。

用本品治疗非凶险型恶性疟，体重＞40kg 的成人口服阿托伐醌 1g＋盐酸氯胍 400mg，每日 1 次，连服 3 天。

儿童的用药剂量详见下文。

阿托伐醌＋盐酸氯胍是一些专家推荐的用于疟疾紧急救治的备用抗疟药之一。自我治疗的推荐剂量与治疗非凶险型恶性疟的治疗剂量相同。

1. Haile LG, Flaherty JF. Atovaquone: a review. *Ann Pharmacother* 1993; **27:** 1488–94.
2. Artymowicz RJ, James VE. Atovaquone: a new antipneumocystis agent. *Clin Pharm* 1993; **12:** 563–70.
3. Spencer CM, Goa KL. Atovaquone: a review of its pharmacolog-

ical properties and therapeutic efficacy in opportunistic infections. *Drugs* 1995; **50:** 176–96.
4. Baggish AL, Hill DR. Antiparasitic agent atovaquone. *Antimicrob Agents Chemother* 2002; **46:** 1163–73.
5. McKeage K, Scott LJ. Atovaquone/proguanil: a review of its use for the prophylaxis of Plasmodium falciparum malaria. *Drugs* 2003; **63:** 597–623.
6. Marra F, *et al.* Atovaquone-proguanil for prophylaxis and treatment of malaria. *Ann Pharmacother* 2003; **37:** 1266–75.
7. Boggild AK, *et al.* Atovaquone-proguanil: report from the CDC expert meeting on malaria chemoprophylaxis (II). *Am J Trop Med Hyg* 2007; **76:** 208–23.

儿童用法 儿童可按下列法定口服剂量使用阿托伐醌和氯胍预防恶性疟，此剂量是根据成人阿托伐醌每日口服剂量250mg计算的：

- 体重11～20kg的儿童：成人剂量的1/4；
- 体重21～30kg的儿童：成人剂量的1/2；
- 体重31～40kg的儿童：成人剂量的3/4；
- 体重>40kg的儿童：服用成人剂量。

用阿托伐醌和氯胍治疗儿童非凶险型恶性疟的法定口服剂量是根据成人阿托伐醌每日口服剂量1g计算的：

- 体重5～8kg的儿童：成人剂量的1/8；
- 体重9～10kg的儿童：成人剂量的3/16；
- 体重11～20kg的儿童：成人剂量的1/4；
- 体重21～30kg的儿童：成人剂量的1/2；
- 体重31～40kg的儿童：成人剂量的3/4；
- 体重>40kg的儿童：服用成人剂量。

用于治疗儿童巴贝西虫病或预防儿童肺孢子菌肺炎的剂量见下文。

巴贝西虫病 美国一些专家[1]推荐的治疗巴贝西虫病感染的方案是：阿托伐醌750mg，每日2次；首日加用阿奇霉素500～1000mg，以后阿奇霉素剂量改为250mg，每日1次；两种药物均口服7～10天。免疫功能受损患者应使用较高剂量的阿奇霉素（见**阿奇霉素**的**用途和用法**项下**巴贝西虫病**，第197页）。治疗儿童巴贝西虫病可口服阿托伐醌20mg/kg（最大剂量750mg），每日2次；首日加用阿奇霉素10mg/kg（最大剂量500mg），以后阿奇霉素剂量改为5mg/kg（最大剂量250mg），每日1次；两种药物均口服7～10天[1,2]。对58例巴贝西虫病（第792页）患者的一项前瞻性随机研究结果显示，阿托伐醌+阿奇霉素的治疗效果与奎宁+克林霉素标准疗法的效果相同，但不良反应较少[3]。用阿托伐醌+阿奇霉素10日疗法尚成功救治了1例因输血而感染巴贝西虫病的8个月大的患儿[4]。但亦有用阿托伐醌+阿奇霉素治疗免疫功能受损患者无效的报道[5]。

1. Wormser GP, *et al.* The clinical assessment, treatment, and prevention of Lyme disease, human granulocytic anaplasmosis, and babesiosis: clinical practice guidelines by the Infectious Diseases Society of America. *Clin Infect Dis* 2006; **43:** 1089–1134. Also available at: http://www.journals.uchicago.edu/doi/pdf/10.1086/508667 (accessed 17/07/08)
2. Abramowicz M, ed. *Drugs for parasitic infections.* 2nd ed. New Rochelle NY: The Medical Letter, 2010.
3. Krause PJ, *et al.* Atovaquone and azithromycin for the treatment of babesiosis. *N Engl J Med* 2000; **343:** 1454–8.
4. Raju M, *et al.* Atovaquone and azithromycin treatment for babesiosis in an infant. *Pediatr Infect Dis J* 2007; **26:** 181–3.
5. Wormser GP, *et al.* Emergence of resistance to azithromycin-atovaquone in immunocompromised patients with *Babesia microti* infection. *Clin Infect Dis* 2010; **50:** 381–6.

疟疾 阿托伐醌和氯胍的复方制剂*Malarone*用于治疗和预防由恶性疟原虫引起的非凶险型疟疾（第566页）。

阿托伐醌作为一种杀血液裂殖体的药物，单独用于治疗恶性疟时，再燃率高得难以接受[1,2]，但与氯胍合用治疗恶性疟[2,3]，包括由多重耐药虫株引起的恶性疟时[4]，疗效则要好得多。亦研究过这种复方制剂（*Malarone*）对卵形疟和三日疟的治疗效果[5]。治疗间日疟时先用阿托伐醌和氯胍，再用伯氨喹，也有效果[6]。

1. Chiodini PL, *et al.* Evaluation of atovaquone in the treatment of patients with uncomplicated Plasmodium falciparum malaria. *J Antimicrob Chemother* 1995; **36;** 1073–5.
2. Looareesuwan S, *et al.* Clinical studies of atovaquone, alone or in combination with other antimalarial drugs, for treatment of acute uncomplicated malaria in Thailand. *Am J Trop Med Hyg* 1996; **54:** 62–6.
3. Radloff PD, *et al.* Atovaquone and proguanil for Plasmodium falciparum malaria. *Lancet* 1996; **347:** 1511–14.
4. Sabchareon A, *et al.* Efficacy and pharmacokinetics of atovaquone and proguanil in children with multidrug-resistant Plasmodium falciparum malaria. *Trans R Soc Trop Med Hyg* 1998; **92:** 201–6.
5. Radloff PD, *et al.* Atovaquone plus proguanil is an effective treatment for Plasmodium ovale and P. malariae malaria. *Trans R Soc Trop Med Hyg* 1996; **90:** 682.
6. Looareesuwan S, *et al.* Atovaquone and proguanil hydrochloride followed by primaquine for treatment of plasmodium vivax malaria in Thailand. *Trans R Soc Trop Med Hyg* 1999; **93:** 637–40.

微孢子虫病 本病尚无确切有效的治疗方法（第795页）。一项初步研究报道称，用阿托伐醌治疗HIV感染者的胃肠道微孢子虫病，其症状得到有效控制[1]。

1. Anwar-Bruni DM, *et al.* Atovaquone is effective treatment for the symptoms of gastrointestinal microsporidiosis in HIV-1-infected patients. *AIDS* 1996; **10:** 619–23.

肺孢子菌肺炎 阿托伐醌是一种替代复方磺胺甲噁唑治疗肺孢子菌肺炎（第496页）的药物。在一项开放性的、用阿托伐醌治疗肺孢子菌肺炎的试验中，轻、中度患者的临床疗效为78%，重症患者为56%；这些患者对复方磺胺甲噁唑和喷他脒治疗不耐受或不显效[1]。对照试验显示，阿托伐醌的疗效不如复方磺胺甲噁唑[2]，可能也不如喷他脒[3,4]，但其产生的可影响治疗的不良反应比二者少。

阿托伐醌亦可替代复方磺胺甲噁唑用于肺孢子菌肺炎的I级预防或II级预防。有报道，不耐受复方磺胺甲噁唑的患者改用阿托伐醌预防，其效果与氨苯砜[5]或吸入性戊烷脒相当[6]。用阿托伐醌30mg/(kg·d)+阿奇霉素5mg/(kg·d)预防儿童HIV感染者肺孢子菌肺炎的发生，其效果可能与复方磺胺甲噁唑的预防效果相同[7]。

1. White A, *et al.* Clinical experience with atovaquone on a treatment investigational new drug protocol for Pneumocystis carinii pneumonia. *J Acquir Immune Defic Syndr Hum Retrovirol* 1995; **9:** 280–5.
2. Hughes W, *et al.* Comparison of atovaquone (566C80) with trimethoprim-sulfamethoxazole to treat Pneumocystis carinii pneumonia in patients with AIDS. *N Engl J Med* 1993; **328:** 1521–7.
3. Dohn MN, *et al.* Oral atovaquone compared with intravenous pentamidine for Pneumocystis carinii pneumonia in patients with AIDS. *Ann Intern Med* 1994; **121:** 174–80.
4. Lederman MM, van der Horst C. Atovaquone for Pneumocystis carinii pneumonia. *Ann Intern Med* 1995; **122:** 314.
5. El-Sadr WM, *et al.* Atovaquone compared with dapsone for the prevention of Pneumocystis carinii pneumonia in patients with HIV infection who cannot tolerate trimethoprim, sulfonamides, or both. *N Engl J Med* 1998; **339:** 1889–95.
6. Chan C, *et al.* Atovaquone suspension compared with aerosolized pentamidine for prevention of Pneumocystis carinii pneumonia in human immunodeficiency virus-infected subjects intolerant of trimethoprim or sulfonamides. *J Infect Dis* 1999; **180:** 369–76.
7. Hughes WT, *et al.* Comparison of atovaquone and azithromycin with trimethoprim-sulfamethoxazole for the prevention of serious bacterial infections in children with HIV infection. *Clin Infect Dis* 2005; **40:** 136–45.

弓形虫病 阿托伐醌单用或阿托伐醌与乙胺嘧啶或磺胺嘧啶合用治疗[1～3]或长期预防[2～4]AIDS患者的弓形虫病，均有良好效果（第796页）。阿托伐醌尚试用于免疫功能正常患者弓形虫性视网膜脉络膜炎的治疗[5]。

关于乙胺嘧啶预防弓形虫病的用药剂量，详见**乙胺嘧啶**，第582页。

1. Kovacs JA, *et al.* Efficacy of atovaquone in treatment of toxoplasmosis in patients with AIDS. *Lancet* 1992; **340:** 637–8.
2. Torres RA, *et al.* Atovaquone for salvage treatment and suppression of toxoplasmic encephalitis in patients with AIDS. *Clin Infect Dis* 1997; **24:** 422–9.
3. Chirgwin K, *et al.* Randomized phase II trial of atovaquone with pyrimethamine or sulfadiazine for treatment of toxoplasmic encephalitis in patients with acquired immunodeficiency syndrome: ACTG 237/ANRS 039 Study. *Clin Infect Dis* 2002; **34:** 1243–50.
4. Katlama C, *et al.* Atovaquone as long-term suppressive therapy for toxoplasmic encephalitis in patients with AIDS and multiple drug intolerance. *AIDS* 1996; **10:** 1107–12.
5. Winterhalter S, *et al.* Does atovaquone prolong the disease-free interval of toxoplasmic retinochoroiditis? *Graefes Arch Clin Exp Ophthalmol* 2010; **248:** 1187–92.

制剂

USP 33: Atovaquone Oral Suspension.

专利制剂

Austral.: Wellvone; ***Austria:*** Wellvone†; ***Belg.:*** Wellvone; ***Canad.:*** Mepron; ***Fr.:*** Wellvone; ***Ger.:*** Wellvone; ***Gr.:*** Wellvone; ***Ital.:*** Wellvone; ***Neth.:*** Wellvone; ***Port.:*** Wellvone; ***S.Afr.:*** Wellvone; ***Spain:*** Wellvone; ***Swed.:*** Wellvone; ***Switz.:*** Wellvone; ***UK:*** Wellvone; ***USA:*** Mepron.

多组分制剂 ***Austral.:*** Malarone; ***Austria:*** Malarone; Promal†; ***Belg.:*** Malarone; ***Canad.:*** Malarone; ***Cz.:*** Malarone; ***Denm.:*** Malarone; ***Fin.:*** Malarone; ***Fr.:*** Malarone; ***Ger.:*** Malarone; ***Gr.:*** Malarone; ***Hong Kong:*** Malarone; ***Hung.:*** Malarone; ***Irl.:*** Malarone; ***Israel:*** Malarone; ***Ital.:*** Malarone; ***Malaysia:*** Malarone; ***Neth.:*** Malarone; ***Norw.:*** Malarone; ***NZ:*** Malarone; ***Pol.:*** Malarone; ***Port.:*** Malarone; ***S.Afr.:*** Malanil; ***Singapore:*** Malarone; ***Spain:*** Malarone; ***Swed.:*** Malarone; ***Switz.:*** Malarone; ***UK:*** Malarone; ***USA:*** Malarone.

Azanidazole (*BAN, USAN, rINN*) 阿扎硝唑

Azanidazol; Azanidazolum; F-4. 4-[(*E*)-2-(1-Methyl-5-nitroimidazol-2-yl)vinyl]pyrimidin-2-ylamine.

Азанидазол

$C_{10}H_{10}N_6O_2$ = 246.2.
CAS — 62973-76-6.
ATC — G01AF13; P01AB04.
ATC Vet — QG01AF13; QP51AA04.
UNII — YP2Y0DRX4S.

简介

本品为5-硝基咪唑衍生物，与甲硝唑类似（第807页），用于治疗毛滴虫病，口服剂量200mg，每日2次；或阴道内用药，250mg，每日1次。

制剂

专利制剂

Ital.: Triclose.

Benznidazole (*rINN*) 苄硝唑

Benznidazol; Benznidazolum; Ro-7-1051. *N*-Benzyl-2-(2-nitroimidazol-1-yl)acetamide.

Бензнидазол

$C_{12}H_{12}N_4O_3$ = 260.2.
CAS — 22994-85-0.
ATC — P01CA02.
UNII — YC42NRJ1ZD.

Pharmacopoeias. In *Int.*

不良反应

本品的不良反应与甲硝唑的不良反应相似（见807页）。

超敏反应是最常见的不良反应，表现为皮肤炎症，一般在开始用药治疗后的第5～10天出现皮疹；此外，发热、全身水肿、淋巴结病、关节及肌肉疼痛也是最常见的不良反应。最严重的不良反应为骨髓抑制、血小板减少性紫癜及粒细胞缺乏症。报道的其他不良反应还有多发性神经病、感觉异常及周围神经病变。

与甲硝唑一样，苄硝唑也有诱突变作用，妊娠期间应避免服用。患者服用本品时应注意不能饮用酒精饮料。

某研究[1]曾报道一组不良反应病例，有20例慢性美洲锥虫病患者用苄硝唑治疗，剂量为5mg/(kg·d)，因皮疹和神经症状出现频率很高而被迫停止治疗[1]。亦有报道一例恰加斯病患者，用苄硝唑治疗5周后出现严重的虚弱疼痛综合征[2]。

1. Apt W, *et al.* Clinical trial of benznidazole and an immunopotentiator against Chagas disease in Chile. *Trans R Soc Trop Med Hyg* 1986; **80:** 1010.
2. Moll C, *et al.* Severe invalidating pain syndrome associated with benznidazole therapy for Chagas' disease. *Clin Rheumatol* 2008; **27:** 269–70.

药动学

苄硝唑口服后从胃肠道吸收。服药后2～4h血浆浓度达到峰值，半衰期约为12h。

1. Raaflaub J, Ziegler WH. Single-dose pharmacokinetics of the trypanosomicide benznidazole in man. *Arzneimittelforschung* 1979; **29:** 1611–14.

用途和用法

苄硝唑为2-硝基咪唑衍生物，具抗原虫活性，对美洲锥虫病（恰加斯病，见下文）具有治疗价值，对早期急性期美洲锥虫病的治疗更有价值。

本品采用口服给药，剂量为5～7mg/(kg·d)，分2次口服，一般服用60天（见下文**美洲锥虫病**）。

本品的儿童用法见下文。

儿童用法 治疗儿童美洲锥虫病（恰加斯病），苄硝唑的剂量为10mg/(kg·d)，分2次口服。

美洲锥虫病 可用于治疗美洲锥虫病（第797页）的方法，其效果一般都不满意，但用苄硝唑治疗，特别是用其治疗急性期美洲锥虫病则具有价值。WHO推荐的苄硝唑疗程为60天[1]，但美国有人建议将疗程改为60～90天[2]。虽然苄硝唑通常仅用于急性期的治疗，但有报道在疾病慢性期的初始阶段应用苄硝唑治疗亦可获得效果[3]；虽然一项荟萃分析结果显示，在疾病慢性期的晚期进行治疗，其效果可能微乎其微[4]，但前瞻性长期随访结果显示，隐匿期或慢性期患者接受苄硝唑治疗后可减少心脏病变出现进展的风险，原虫血症亦可减轻[5]。

1. WHO. Control of Chagas disease: second report of the WHO expert committee. *WHO Tech Rep Ser 905* 2002. Available at: http://libdoc.who.int/trs/WHO_TRS_905.pdf (accessed 17/07/08)
2. Abramowicz M, ed. *Drugs for parasitic infections*. 2nd ed. New Rochelle NY: The Medical Letter, 2010.
3. de Andrade ALSS, *et al.* Randomised trial of efficacy of benznidazole in treatment of early Trypanosoma cruzi infection. *Lancet* 1996; **348:** 1407–13.
4. Pérez-Molina JA, *et al.* Use of benznidazole to treat chronic Chagas' disease: a systematic review with a meta-analysis. *J Antimicrob Chemother* 2009; **64:** 1139–47.
5. Viotti R, *et al.* Long-term cardiac outcomes of treating chronic Chagas disease with benznidazole versus no treatment: a nonrandomized trial. *Ann Intern Med* 2006; **144:** 724–34.

制剂

专利制剂

Arg.: Radanil; ***Braz.:*** Rochagan; ***Ecuad.:*** Ragonil.

Buparvaquone（*BAN*，*rINN*）布帕伐醌

Buparvacuona; Buparvaquonum; BW-720C. *trans*-2-(4-*tert*-Butylcyclohexylmethyl)-3-hydroxy-1,4-naphthoquinone.

Бупарвахон

$C_{21}H_{26}O_3$ = 326.4.

CAS — 88426-33-9.

ATC Vet — QP51AX22.

UNII — 0354RT7LG4.

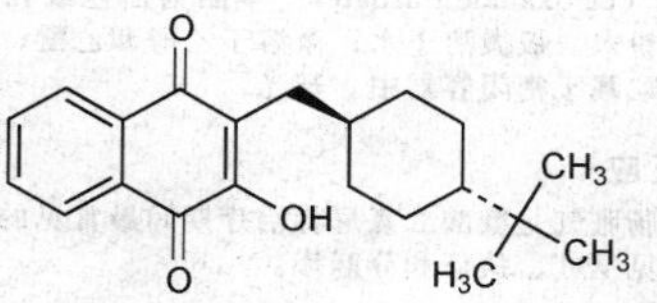

简介

本品为兽医用抗原虫药，用于治疗家畜（牛）的泰累尔梨浆虫病。应用本品局部用药配方治疗内脏利什曼病和皮肤利什曼病的价值正在评价中。

Carnidazole（*BAN*，*USAN*，*pINN*）卡硝唑

Carnidazol; Carnidazolum; R-25831; R-28096 (carnidazole hydrochloride). *O*-Methyl [2-(2-methyl-5-nitroimidazol-1-yl)ethyl]thiocarbamate.

Карнидазол

$C_8H_{12}N_4O_3S$ = 244.3.

CAS — 42116-76-7.

ATC Vet — QP51AA09.

UNII — RH5K1819JG.

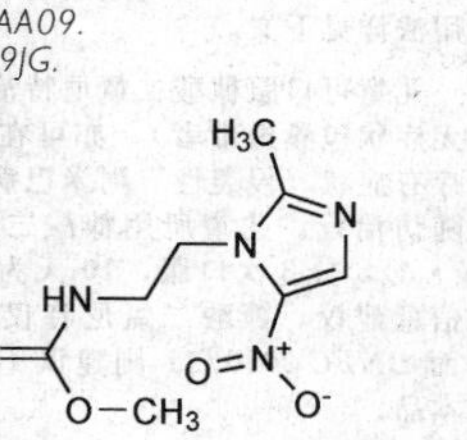

简介

本品为5-硝基咪唑衍生物，与甲硝唑类似，兽医用药，用于治疗和预防鸽子的毛滴虫病。

Clazuril（*BAN*，*USAN*，*rINN*）克拉珠利

Clazurilo; Clazurilum; Klatsurilli; Klazuril; R-62690. (±)-[2-Chloro-4-(4,5-dihydro-3,5-dioxo-*as*-triazin-2(3*H*)-yl)phenyl]-(*p*-chlorophenyl)acetonitrile.

Клазурил

$C_{17}H_{10}Cl_2N_4O_2$ = 373.2.

CAS — 101831-36-1.

ATC Vet — QP51AJ02.

UNII — O8W0R05772.

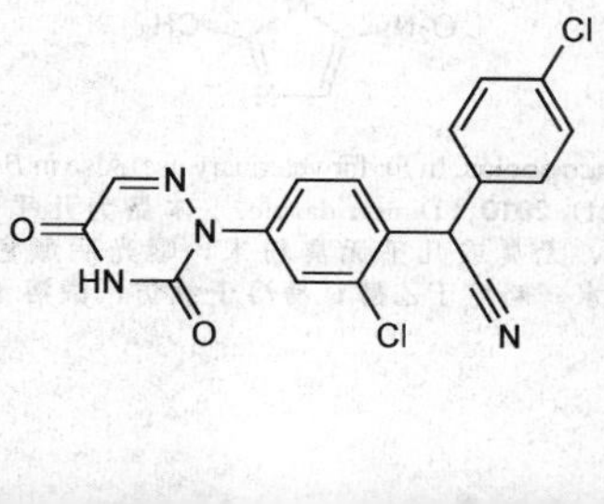

Pharmacopoeias. In *Eur.* (see p.vii) for veterinary use only.

Ph. Eur. 6.8［Clazuril for Veterinary Use; Clazuril BP (Vet) 2010］ 本品为白色或淡黄色粉末。几乎不溶于水；微溶于乙醇和二氯甲烷；易溶于二甲基甲酰胺。避光。

简介

本品为兽医用抗原虫药，用于治疗和预防鸽子的球虫病。

Clefamide（*BAN*，*rINN*）克立法胺

Chlorphenoxamide; Clefamida; Cléfamide; Clefamidum. 2,2-Dichloro-*N*-(2-hydroxyethyl)-*N*-[4-(4-nitrophenoxy)benzyl]acetamide.

Клефамид

$C_{17}H_{16}Cl_2N_2O_5$ = 399.2.

CAS — 3576-64-5.

ATC — P01AC02.

UNII — 4AZ2V8K4EK.

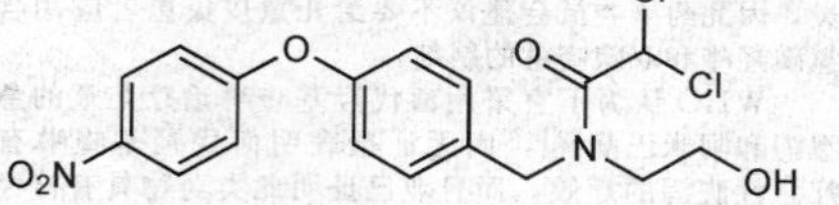

简介

本品为抗原虫药，作为一种杀腔内阿米巴药物用于治疗溶组织内阿米巴（*Entamoeba histolytica*）感染。

Clopidol（*BAN*，*USAN*，*rINN*）氯吡多

Clopidolum; Clopindol; Meticlorpindol. 3,5-Dichloro-2,6-dimethylpyridin-4-ol.

Клопидол

$C_7H_7Cl_2NO$ = 192.0.

CAS — 2971-90-6.

UNII — 8J763HFF5N.

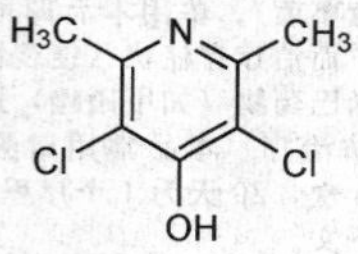

简介

本品为兽医用抗原虫药，用于预防家禽的球虫病。

Decoquinate（*BAN*，*USAN*，*rINN*）地考喹酯

Décoquinate; Decoquinato; Decoquinatum; HC-1528; M&B-15497. Ethyl 6-decyloxy-7-ethoxy-4-hydroxyquinoline-3-carboxylate.

Декохинат

$C_{24}H_{35}NO_5$ = 417.5.

CAS — 18507-89-6.

ATC Vet — QP51AX14.

UNII — 534I52PVWH.

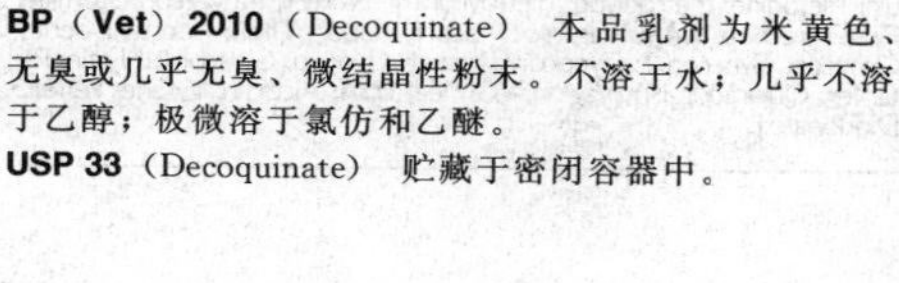

Pharmacopoeias. In *US* for veterinary use only. Also in *BP(Vet)*.

BP（Vet）2010（Decoquinate） 本品乳剂为米黄色、无臭或几乎无臭、微结晶性粉末。不溶于水；几乎不溶于乙醇；极微溶于氯仿和乙醚。

USP 33（Decoquinate） 贮藏于密闭容器中。

简介

本品为兽医用抗原虫药，用于治疗和预防牛犊、羊羔的球虫病，预防雏鸡的球虫病。本品亦用于预防羊因弓形虫病而导致的流产。

Dehydroemetine Hydrochloride（*BANM*，*rINNM*）盐酸去氢依米丁

BT-436; Déhydroémétine, Chlorhydrate de; 2,3-Dehydroemetine Hydrochloride; Dehydroemetini Hydrochloridum; DHE; Hidrocloruro de dehidroemetina; Ro-1-9334. 2,3-Didehydro-6′,7′,10,11-tetramethoxyemetan dihydrochloride; 3-Ethyl-1,6,7,11b-tetrahydro-9,10-dimethoxy-2-(1,2,3,4-tetrahydro-6,7-dimethoxy-1-isoquinolylmethyl)-4*H*-benzo[*a*]quinolizine dihydrochloride.

Дегидроэметина Гидрохлорид

$C_{29}H_{38}N_2O_4,2HCl$ = 551.5.

CAS — 4914-30-1 (dehydroemetine); 2228-39-9 (dehydroemetine hydrochloride).

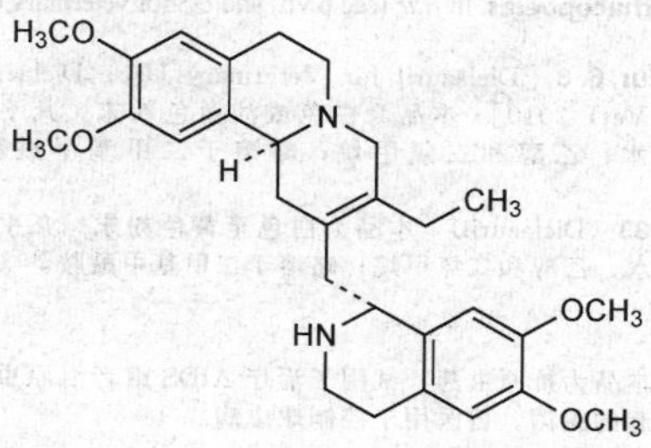

(dehydroemetine)

注：名称DHE系指双氢麦角胺甲磺酸盐。

Pharmacopoeias. In *Int.*

简介

本品为依米丁的合成衍生物（第803页），虽然可能毒性较低，但作用和用途与依米丁相似，为组织内杀阿米巴剂。

心脏病、肾病及神经肌肉病症患者禁用。治疗期间应监测患者的心脏毒性。

用盐酸去氢依米丁治疗阿米巴病（第791页），采用肌内注射，剂量1mg/(kg·d)(每日最大剂量为60mg)，一般应用6～10天，但儿童不应超过5天。有人建议老年或重症患者的剂量为500μg/kg。至少间隔6周方能用本品进行重复治疗。用本品治疗后，所有患者均应采用肠腔内杀阿米巴药物清除结肠内的阿米巴原虫。肝阿米巴病患者应给予氯喹进行补充治疗。去氢依米丁亦可与甲硝唑合用。

儿童用法 用去氢依米丁治疗儿童阿米巴病所用剂量与成人相同，但应用时间较短（见上文）。

肝脏吸虫感染 有用本品治疗肝片吸虫病的病例报道（第129页）[1]。

1. Farid Z, *et al.* Treatment of acute toxaemic fascioliasis. *Trans R Soc Trop Med Hyg* 1988; **82:** 299.

Diaveridine（*BAN*，*USAN*，*rINN*）二氨藜芦啶

BW-49-210; Diaveridina; Diavéridine; Diaveridinum; NSC-408735. 5-Veratrylpyrimidine-2,4-diyldiamine.

Диаверидин

$C_{13}H_{16}N_4O_2$ = 260.3.

CAS — 5355-16-8.

ATC Vet — QP51AX18.

UNII — 7KVX81XA87.

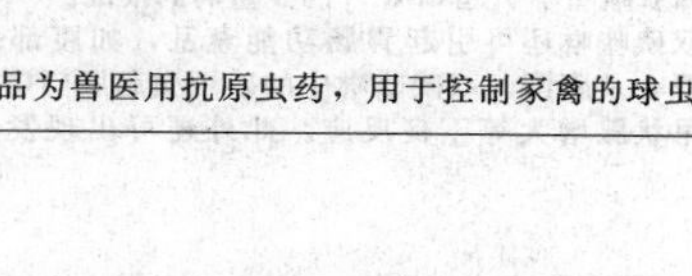

Pharmacopoeias. In *Fr.* for veterinary use.

简介

本品为兽医用抗原虫药，用于控制家禽的球虫病。

Diclazuril (*BAN*, *USAN*, *rINN*) **地克珠利**

Diclazurilo; Diclazurilum; Diklatsuriili; Diklazuril; R-64433. (±)-4 Chlorophenyl[2,6-dichloro-4-(2,3,4,5-tetrahydro-3,5-dioxo-1,2,4-triazin-2-yl)phenyl]acetonitrile.

Диклазурил

$C_{17}H_9Cl_3N_4O_2$ = 407.6.

CAS — 101831-37-2.

ATC Vet — QP51AJ03.

UNII — K110K1B1VE.

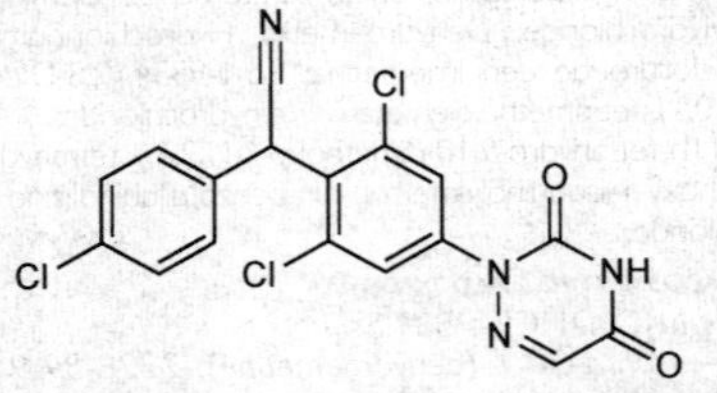

Pharmacopoeias. In *Eur.* (see p.vii) and *US* for veterinary use only.

Ph. Eur. 6. 8 [Diclazuril for Veterinary Use; Diclazuril BP (Vet) 2010] 本品为白色或淡黄色粉末。几乎不溶于水、乙醇和二氯甲烷；略溶于二甲基甲酰胺。避光。

USP 33 (Diclazuril) 本品为白色至黄色粉末。几乎不溶于水、乙醇和二氯甲烷；略溶于二甲基甲酰胺。

简介

本品为抗原虫药，试用于治疗 AIDS 患者由原虫感染引起的腹泻。兽医用于控制球虫病。

1. Kayembe K, *et al.* Diclazuril for Isospora belli infections in AIDS. *Lancet* 1989; **i:** 1397.
2. Connolly GM, *et al.* Diclazuril in the treatment of severe cryptosporidial diarrhoea in AIDS patients. *AIDS* 1990; **4:** 700–701.
3. Menichetti F, *et al.* Diclazuril for cryptosporidiosis in AIDS. *Am J Med* 1991; **90:** 271–2.
4. Limson-Pobre RNR, *et al.* Use of diclazuril for the treatment of isosporiasis in patients with AIDS. *Clin Infect Dis* 1995; **20:** 201–2.

Diiodohydroxyquinoline (*rINN*) **双碘喹啉**

Diiodohidroxiquinoleína; Diiodohydroxyquin; Diiodohydroxyquinoléine; Di-iodohydroxyquinoline (*BAN*); Diiodohydroxyquinolinum; Di-iodoxychinolinum; Diiodoxyquinoléine; Diiyodohidroksikinolin; Dijodhydroxikinolin; Dijodihydroksikinoliini; Iodoquinol (*USAN*); Yodoquinol. 5,7-Di-iodoquinolin-8-ol.

Дийодогидроксихинолин

$C_9H_5I_2NO$ = 397.0.

CAS — 83-73-8.

ATC — G01AC01.

ATC Vet — QG01AC01.

UNII — 63W7IE88K8.

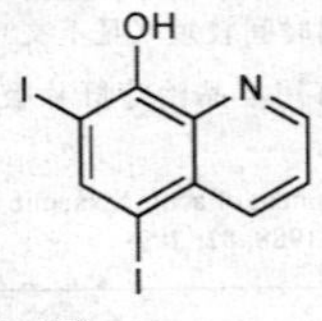

Pharmacopoeias. In *US.*

USP 33 (Iodoquinol) 本品为淡黄色至黄褐色、细微结晶性粉末，在水中不易浸湿，无臭或微臭。几乎不溶于水；略溶于乙醇和乙醚。

不良反应

自发现氯碘羟喹有严重的神经毒性以来（第241页），人们十分关注卤代羟基喹啉的安全性。20 世纪 60 年代，日本曾有亚急性脊髓-视神经病（SMON）流行，此病与长期服用正常剂量或高剂量的氯碘羟喹有关，因此日本停止销售氯碘羟喹及羟基喹啉相关药物。SMON 的症状主要为周围神经病变，包括视神经萎缩和脊髓病变。患者先是出现腹痛、腹泻，之后出现腿部感觉异常等神经症状，有些患者出现进行性截瘫，患者的视力减弱，有时可导致失明。也有大脑功能紊乱的病例报道，患者出现精神错乱和逆行性遗忘等症状。虽然很多患者停用氯碘羟喹后症状得以改善，但有些患者则留下残疾。日本人易发此病可能与其遗传易感性有关，但在其他地区也有因服用氯碘羟喹或羟基喹啉衍生物相关药物，如溴羟喹啉和双碘喹啉引起 SMON 的少量病例报道。

双碘喹啉还可引起胃肠功能紊乱，如腹部痛性痉挛、恶心及腹泻。双碘喹啉中的碘可引起肛门瘙痒、斑疹和甲状腺增大等不良反应。此外还可出现发热、寒战、头痛及眩晕等不良反应。

对神经系统的影响 曾报道一例 10 岁男性患儿因口服双碘喹啉治疗脆弱双核阿米巴感染而出现高血压性脑病和癫痫发作的不良反应[1]。开始治疗后的第 14 天，患儿出现腹部痛性痉挛和肌肉疼痛；稍后 4 天发展为双足感觉麻木、共济失调步态、足下垂、下肢僵硬、全身无力和头痛；在出现这些症状之后不久患儿即发生强直阵挛性癫痫发作，另一项研究结果提示该患儿出现高血压性脑病。在停止应用双碘喹啉后 5 个月，神经检查结果恢复正常，但患儿下肢仍有麻刺感及感觉过敏。

1. Health Canada. Iodoquinol: suspected association with hypertensive encephalopathy and seizures. *Can Adverse React News* 2006; **16** (3): 3. Also available at: http://www.hc-sc.gc.ca/dhp-mps/alt_formats/hpfb-dgpsa/pdf/medeff/carn-bcei_v16n3-eng.pdf (accessed 11/02/09)

注意事项

碘过敏或卤代羟基喹啉过敏患者以及肝功能不全或肾功能不全患者禁用本品。甲状腺疾病患者应慎用本品，用药后 6 个月内进行甲状腺功能检查时本品可干扰蛋白结合碘的测定。神经功能紊乱患者最好不用本品治疗。避免长期应用本品。

儿童 Committee on Drugs of the American Academy of Pediatrics 认为局部应用氯碘羟喹和双碘喹啉会对婴儿和儿童产生潜在性毒害[1]。由于可选择其他有效制剂治疗皮炎，因此药事委员会建议不要给儿童皮炎患者应用含有氯碘羟喹和双碘喹啉的制剂。

WHO 认为不宜采用卤代羟基喹啉治疗儿童的急性腹泻和阿米巴病[2]，尚无证据表明卤代羟基喹啉有治疗急性腹泻的疗效，而且业已证明此类药物具有神经毒性。偶然需要应用肠腔内杀阿米巴药物时，可用其他高效低毒药物。

1. Kauffman RE, *et al.* American Academy of Pediatrics Committee on Drugs. Clioquinol (iodochlorhydroxyquin, Vioform) and iodoquinol (diiodohydroxyquin): blindness and neuropathy. *Pediatrics* 1990; **86:** 797–8.
2. WHO. The rational use of drugs in the management of acute diarrhoea in children. Geneva: WHO, 1990.

药动学

双碘喹啉口服后在胃肠道难以吸收，皮肤敷用后则担心其有可能被吸收（见上文**注意事项**项下**儿童**）。

用途和用法

双碘喹啉为卤代羟基喹啉，主要作用于肠腔，是一种肠腔内杀阿米巴药物，用于治疗肠阿米巴病（见第791页），但通常首选毒性较低的杀阿米巴药（如二氯尼特或巴龙霉素）进行治疗，特别是治疗儿童患者时更是如此（见上文**注意事项**）。单用本品即可治疗无症状阿米巴包囊携带者，而治疗有症状（侵袭性）阿米巴病时先用杀组织内阿米巴药物（如甲硝唑）进行治疗，然后再用本品进行随访治疗。本品常用口服剂量为 630mg 或 650mg，每日 3 次，20 天为 1 个疗程。

儿童用法见下文。

双碘喹啉也可用于治疗脆弱双核阿米巴感染，作为四环素的替代药用于治疗结肠小袋纤毛虫病（第792页）以及试用于治疗人芽囊原虫感染（第792页）。

以前曾用双碘喹啉治疗肠病性肢皮炎，其作用是提高锌的吸收，现在则被口服锌治疗取代。

双碘喹啉具有一些抗细菌和抗真菌活性而被用于局部治疗（见上文**注意事项**项下**儿童**）。

儿童用法 美国和其他一些国家允许应用双碘喹啉治疗儿童阿米巴病，但儿童用药的安全性仍然值得忧虑（见上文**注意事项**项下**儿童**）。

治疗无症状阿米巴病（包括无症状包囊携带者），以及在用杀组织内阿米巴药物治疗有症状或侵袭性阿米巴病之后所进行的随访治疗中，儿童所用双碘喹啉的口服剂量一般为 10～13.3mg/kg，每日 3 次（每日最大剂量为 1.95g），20 天为 1 个疗程。

制剂

USP 33: Iodoquinol Tablets.

专利制剂

Canad.: Diodoquin; ***Mex.:*** Ameban; Antidifar; Carsuquin; Diameb†; Diodoquin; Diyosul; Drioquilen†; Entero-Diyod; Entodiba†; Exoquin; Flanoquin†; Quinosul; Versamiv; ***Turk.:*** Floraquin; ***USA:*** Aloquin; Sebaquin; Yodoxin; ***Venez.:*** Diodoquin.

多组分制剂 ***Arg.:*** Hipoglos Cicatrizante; ***Chile:*** Dexagin; ***Hong Kong:*** Anlina; ***Mex.:*** Ameban; Amebyl; Bontal; Coralzul; Depofin; Dialgin; Diodolina; Dipecfur; Facetin-D; Farmeban; Flagenase 400; Flagocil; Lambliquin; Metodine; Metrodiyod; Metroviform†; Norecil; Novageon; Stomffler Plus; Threchop; ***S.Afr.:*** Vagarsol; Viocort; Viodor; ***Thai.:*** Coccila; Disento; Gynecon; Gynecon-T; Gynoco; Gynova†; Gyonep; Gyracon†; Nystin; Patarver; Quinradon-N†; Vagicin; VG Med; ***USA:*** Alcortin; Vytone; ***Venez.:*** Diodonato†.

Diloxanide Furoate (*BANM*, *rINNM*) **糠酸二氯尼特**

Diloksanid Furoat; Diloxanide, Furoate de; Diloxanidi Furoas; Furoato de diloxanida. 4-(N-Methyl-2,2-dichloroacetamido)phenyl 2-furoate.

Дилоксанида Фуроат

$C_{14}H_{11}Cl_2NO_4$ = 328.1.

CAS — 579-38-4 (diloxanide); 3736-81-0 (diloxanide furoate).

ATC — P01AC01.

UNII — YP4N72IW34.

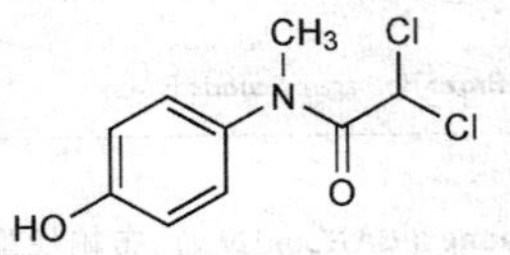

(diloxanide)

Pharmacopoeias. In *Br., Int.,* and *US.*

BP 2010 (Diloxanide Furoate) 本品为白色或几乎白色、无臭或几乎无臭的结晶性粉末。极微溶于水；微溶于乙醇和乙醚；易溶于氯仿。避光。

USP 33 (Diloxanide Furoate) 本品为白色或几乎白色结晶性粉末。极微溶于水；微溶于乙醇和乙醚；易溶于氯仿。贮藏于密闭容器中。避光。

不良反应

胃肠胀气是糠酸二氯尼特治疗期间最常见的不良反应，偶见呕吐、瘙痒和荨麻疹。

药动学

本品在胃肠道吸收前先被水解，产生的二氯尼特被迅速吸收，主要在尿中以葡糖苷酸的形式排出，由粪便排出的药物不到 10%。

用途和用法

糠酸二氯尼特为二氯乙酰胺衍生物，主要作用于肠腔，是一种肠腔内杀阿米巴药物，用于治疗肠阿米巴病（第791页）。单用本品即可治疗无症状阿米巴包囊携带者，而治疗有症状（侵袭性）阿米巴病时先用杀组织内阿米巴药物（如甲硝唑）进行治疗，然后再用本品进行治疗。

糠酸二氯尼特口服给药，剂量为 500mg，每日 3 次，10 天为 1 个疗程；必要时可重复疗程。

儿童用法详见下文。

儿童用法 儿童可口服糠酸二氯尼特治疗无症状阿米巴病（包括无症状包囊携带者），亦可在用杀组织内阿米巴药物治疗有症状（侵袭性）阿米巴病之后用糠酸二氯尼特进行随访治疗。儿童所用糠酸二氯尼特的剂量为 20mg/(kg · d)，分 3 次口服，10 天为 1 个疗程。英国注册药品信息建议，糠酸二氯尼特仅用于体重＞25kg 的儿童，而 *BNFC 2010/11* 则建议 1 月龄以上的儿童均可应用本品。

制剂

BP 2010: Diloxanide Tablets.

多组分制剂 ***India:*** Aristogyl Plus; Dyrade-M; Entamizole†; Entrolate; Qugyl; Tinidafyl Plus; Wotinex.

Dimetridazole (*BAN*, *pINN*) **地美硝唑**

Dimetridatsoli; Dimetridazol; Dimétridazole; Dimetridazolum. 1,2-Dimethyl-5-nitroimidazole.

Диметридазол

$C_5H_7N_3O_2$ = 141.1.

CAS — 551-92-8.

ATC Vet — QP51AA07.

UNII — K59P7XNB8X.

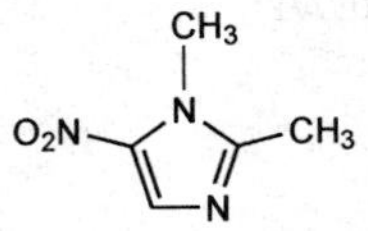

Pharmacopoeias. In *Fr.* for veterinary use. Also in *BP(Vet).*

BP (Vet) 2010 (Dimetridazole) 本品为几乎白色至黄褐色、无臭或几乎无臭粉末，曝光后颜色变黑。微溶于水；略溶于乙醇；易溶于氯仿；微溶于乙醚。避光。

简介

本品为5-硝基咪唑衍生物，类似于甲硝唑。兽医用药，用于控制鸟、鱼和爬行类动物的各种原虫感染，亦用于治疗猪痢疾。地美硝唑可能是一种致癌物，有些国家禁止在肉用动物中使用。

Diminazene Aceturate（*BANM*，*rINNM*）醋甘酸二咪那嗪

Aceturato de diminazeno; Diminazène, Acéturate de; Diminazeni Aceturas. 1,3-Bis(4-amidinophenyl)triazene bis(*N*-acetylglycinate).

Диминазена Ацетурат

$C_{22}H_{29}N_9O_6$ = 515.5.

CAS — 536-71-0 (diminazene); 908-54-3 (diminazene aceturate).

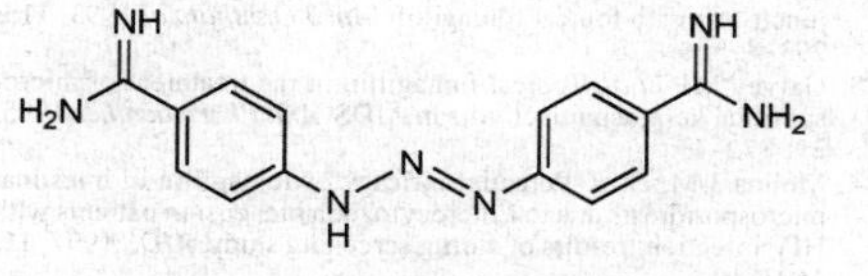

(diminazene)

注：常用的醋甘酸二咪那嗪兽医专利制剂名为Berenil。

简介

本品为芳香二脒（如喷他脒）衍生物，是一种兽医用抗原虫药，用于治疗锥虫病和巴贝西虫病。也试用本品治疗人类感染。

Dinitolmide（*BAN*，*rINN*）二硝托胺

Dinitolmida; Dinitolmidum; Dinitrotoluamida; Dinitrotoluamide; Methyldinitrobenzamide. 3,5-Dinitro-*o*-toluamide.

Динитолмид

$C_8H_7N_3O_5$ = 225.2.

CAS — 148-01-6.

ATC Vet — QP51AX12.

UNII — AOX68RY4TV.

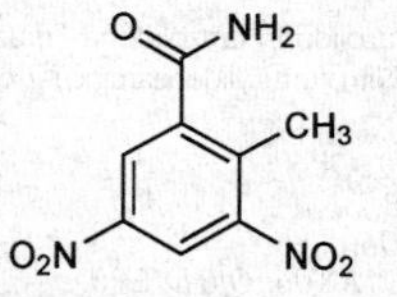

Pharmacopoeias. In *BP(Vet)*.

BP（Vet）2010（Dinitolmide） 本品为奶油色至淡黄褐色、无臭或几乎无臭粉末。几乎不溶于水；微溶于乙醇、氯仿和乙醚；溶于丙酮。

简介

本品为兽医用抗原虫药，用于预防家禽的球虫病。

Eflornithine Hydrochloride（*BANM*，*USAN*，*rINNM*）盐酸依氟鸟氨酸

DFMO; α-Difluoromethylornithine Hydrochloride; Éflornithine, Chlorhydrate d'; Eflornithini Hydrochloridum; Hidrocloruro de eflornitina; MDL-71782; MDL-71782A; RMI-71782. 2-(Difluoromethyl)-DL-ornithine monohydrochloride monohydrate.

Эфлорнитина Гидрохлорид

$C_6H_{12}F_2N_2O_2,HCl,H_2O$ = 236.6.

CAS — 67037-37-0 (eflornithine); 96020-91-6 (eflornithine hydrochloride).

ATC — D11AX16; P01CX03.

ATC Vet — QD11AX16.

UNII — 4NH22NDW9H.

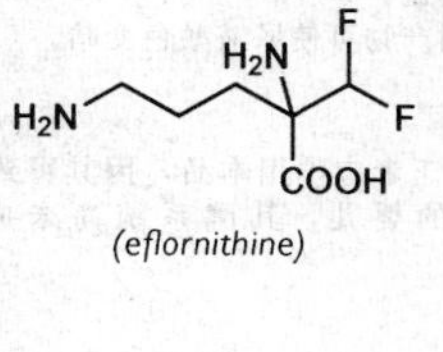

(eflornithine)

不良反应和注意事项

骨髓抑制可导致贫血、白细胞减少症和血小板减少症。某些患者有听觉缺失和脱发。可出现胃肠道紊乱，特别是有腹泻发生。约有8%服用依氟鸟氨酸的患者发生癫痫发作，但此种发作可能与疾病本身有关，而与治疗相关性较小。

肾损伤患者应减少剂量。

有报道，局部应用依氟鸟氨酸后可产生痤疮和皮肤刺激症状，如红斑、螫刺感或烧灼感；但这些不良反应一般都较轻微，不经治疗或停药后即可恢复。

对耳的影响 单用依氟鸟氨酸或与干扰素α合用治疗转移性黑色素瘤，在受治的58例患者中发现听觉缺失与依氟鸟氨酸剂量蓄积有关，而且如果患者原来即有听力缺乏，其情况会变得更差[1]。暂时性听力丧失一般发生在日用药剂量$>2g/m^2$以及累积剂量$>250g/m^2$时。曾报道一例慢性食管炎伴腺上皮化生患者为预防发生食管癌而口服依氟鸟氨酸，每日剂量为$500mg/m^2$，大约连用13周后累积剂量达$45g/m^2$时出现了不可逆性听力丧失[2]。

1. Croghan MK, *et al.* Dose-related α-difluoromethylornithine ototoxicity. *Am J Clin Oncol* 1991; **14:** 331–5.
2. Lao CD, *et al.* Irreversible ototoxicity associated with difluoromethylornithine. *Cancer Epidemiol Biomarkers Prev* 2004; **13:** 1250–2.

对心脏的影响 曾报道1例AIDS合并肺孢子菌肺炎患者静脉输注依氟鸟氨酸100mg/kg，1h后患者出现致死性心跳停止[1]。有几例AIDS合并其他危重病患者输入依氟鸟氨酸后也突然发生死亡。

1. Barbarash RA, *et al.* Alpha-difluoromethylornithine infusion and cardiac arrest. *Ann Intern Med* 1986; **105:** 141–2.

药动学

盐酸依氟鸟氨酸从胃肠道吸收。静脉注射后24h内80%的药物以原形从尿中排出。终末消除半衰期为3h。依氟鸟氨酸分布到脑脊液。

局部用药后吸收率小于1%。

1. Haegele KD, *et al.* Kinetics of α-difluoromethylornithine: an irreversible inhibitor of ornithine decarboxylase. *Clin Pharmacol Ther* 1981; **30:** 210–17.
2. Milord F, *et al.* Eflornithine concentrations in serum and cerebrospinal fluid of 63 patients treated for Trypanosoma brucei gambiense sleeping sickness. *Trans R Soc Trop Med Hyg* 1993; **87:** 473–7.
3. Malhotra B, *et al.* Percutaneous absorption and pharmacokinetics of eflornithine HCl 13.9% cream in women with unwanted facial hair. *J Clin Pharmacol* 2001; **41:** 972–8.
4. Na-Bangchang K, *et al.* The pharmacokinetics of eflornithine (alpha-difluoromethylornithine) in patients with late-stage T.b. gambiense sleeping sickness. *Eur J Clin Pharmacol* 2004; **60:** 269–78.

用途和用法

依氟鸟氨酸是一种抗原虫药，为多胺生物合成中的限速酶——鸟氨酸脱羧酶的不可逆抑制剂。锥虫的鸟氨酸脱羧酶循环较慢，故其对依氟鸟氨酸的敏感性高于人。

依氟鸟氨酸用于治疗由冈比亚锥虫引起的非洲锥虫病（见下文）。本品在CNS受累的晚期应用有效。

用盐酸依氟鸟氨酸治疗非洲锥虫病，采用静脉注射给药，剂量100mg/kg，每6h 1次，每次静注时间不能少于45min，最短疗程14天。肾损伤患者应减少剂量。

局部应用盐酸依氟鸟氨酸，每日2次，可减少女性厌恶的面毛。剂型为15%盐酸依氟鸟氨酸水化物乳剂。英国则用11.5%依氟鸟氨酸乳剂，美国用13.9%无水盐酸依氟鸟氨酸乳剂。

隐孢子虫病 依氟鸟氨酸曾试用于治疗AIDS患者的隐孢子虫病（第793页）[1]。

1. Rolston KVI, *et al.* Intestinal cryptosporidiosis treated with eflornithine: a prospective study among patients with AIDS. *J Acquir Immune Defic Syndr* 1989; **2:** 426–30.

多毛症 局部应用13.9%盐酸依氟鸟氨酸乳剂，每日2次，可有效地减轻女性多毛症患者面毛的生长（见**多毛症**，第2022页），但不能确定此药是否能够预防面毛的再生[1]。本品治疗多毛症的机制是其不可逆地抑制了毛囊中的鸟氨酸脱羧酶。本品尚成功用于激光毛发摘除[2]。

1. Barman Balfour JA, McClellan K. Topical eflornithine. *Am J Clin Dermatol* 2001; **2:** 197–201.
2. Hamzavi I, *et al.* A randomized bilateral vehicle-controlled study of eflornithine cream combined with laser treatment versus laser treatment alone for facial hirsutism in women. *J Am Acad Dermatol* 2007; **57:** 54–9.

恶性肿瘤 依氟鸟氨酸有抗代谢活性，现正研究将其作为一种化学预防剂用于高风险患者各种恶性肿瘤的预防，包括膀胱癌、乳腺癌、宫颈癌、结肠癌、食管癌、前列腺癌和皮肤癌的预防[1,2]。

1. Meyskens FL, Gerner EW. Development of difluoromethylornithine (DFMO) as a chemoprevention agent. *Clin Cancer Res* 1999; **5:** 945–51.
2. Raul F. Revival of 2-(difluoromethyl)ornithine (DFMO), an inhibitor of polyamine biosynthesis, as a cancer chemopreventive agent. *Biochem Soc Trans* 2007; **35:** 353–5.

非洲锥虫病 依氟鸟氨酸对冈比亚锥虫感染的治疗效果良好（第796页），特别是用来替代美拉胂醇治疗脑膜脑炎患者具有显著效果[1~3]。用依氟鸟氨酸治疗47例冈比亚锥虫病，这些患者都是用其他方法治疗后复发的病例，采用依氟鸟氨酸100mg/kg静脉注射，每6h一次，7日疗法，较标准的14日疗法为好，结果在47例中有42例患者获得显著的长期疗效[4]。在一项多重随机对照研究中，采用7日短程疗法治疗复发性冈比亚锥虫病亦获得类似的阳性结果[5]，但用这种短程疗法治疗新发病例的效果则不如14日疗法，因此在新发病例的治疗中不推荐采用这种短程疗法。曾报道1例单用美拉胂醇和依氟鸟氨酸治疗复发的病例，改用美拉胂醇和依氟鸟氨酸联合治疗后痊愈[6]。42例用美拉胂醇治疗无效的冈比亚锥虫病患者改用依氟鸟氨酸治疗4天，随后再注射美拉胂醇3天，有93%的患者被治愈。其效果及毒性与单一依氟鸟氨酸7日疗法相似[7]。有报道，采用静脉注射依氟鸟氨酸400mg/(kg·d)，每12h注射200mg/kg，连用7天＋口服硝呋替莫15mg/(kg·d)，每8h口服5mg/kg，连用10天的方法治疗非洲锥虫病，效果理想[8,9]；这种药物组合已列入WHO用于治疗人体非洲锥虫病的基本药物目录[10]。

单独使用依氟鸟氨酸治疗罗得西亚锥虫感染无效，其与苏拉明合用的早期报道未得到公认[11]。

1. Chappuis F, *et al.* Eflornithine is safer than melarsoprol for the treatment of second-stage *Trypanosoma brucei gambiense* human African trypanosomiasis. *Clin Infect Dis* 2005; **41:** 748–51.
2. Balasegaram M, *et al.* Melarsoprol versus eflornithine for treating late-stage Gambian trypanosomiasis in the Republic of the Congo. *Bull WHO* 2006; **84:** 783–91.
3. Priotto G, *et al.* Safety and effectiveness of first line eflornithine for *Trypanosoma brucei gambiense* sleeping sickness in Sudan: cohort study. *BMJ* 2008; **336:** 705–8.
4. Khonde N, *et al.* A seven days course of eflornithine for relapsing Trypanosoma brucei gambiense sleeping sickness. *Trans R Soc Trop Med Hyg* 1997; **91:** 212–13.
5. Pepin J, *et al.* Short-course eflornithine in Gambian trypanosomiasis: a multicentre randomized controlled trial. *Bull WHO* 2000; **78:** 1284–95.
6. Simarro PP, Asumu PN. Gambian trypanosomiasis and synergism between melarsoprol and eflornithine: first case report. *Trans R Soc Trop Med Hyg* 1996; **90:** 315.
7. Mpia B, Pépin J. Combination of eflornithine and melarsoprol for melarsoprol-resistant Gambian trypanosomiasis. *Trop Med Int Health* 2002; **7:** 775–9.
8. Priotto G, *et al.* Nifurtimox-eflornithine combination therapy for second-stage *Trypanosoma brucei gambiense* sleeping sickness: a randomized clinical trial in Congo. *Clin Infect Dis* 2007; **45:** 1435–42.
9. Priotto G, *et al.* Nifurtimox-eflornithine combination therapy for second-stage African *Trypanosoma brucei gambiense* trypanosomiasis: a multicentre, randomised, phase III, non-inferiority trial. *Lancet* 2009; **374:** 56–64.
10. WHO. WHO Model List of Essential Medicines; 16th list (updated March 2010). Available at: http://www.who.int/medicines/publications/essentialmedicines/Updated_sixteenth_adult_list_en.pdf (accessed 08/07/10)
11. Clerinx J, *et al.* Treatment of late stage rhodesiense trypanosomiasis using suramin and eflornithine: report of six cases. *Trans R Soc Trop Med Hyg* 1998; **92:** 449–50.

制剂

专利制剂

Austral.: Vaniqa; **Canad.:** Vaniqa; **Cz.:** Vaniqa; **Fr.:** Vaniqa; **Ger.:** Vaniqa; **Irl.:** Vaniqa; **Israel:** Vaniqa; **Ital.:** Vaniqa; **Neth.:** Vaniqa; **Port.:** Vaniqa; **Spain:** Vaniqa; **UK:** Vaniqa; **USA:** Ornidyl; Vaniqa.

Emetine Hydrochloride（*BANM*）盐酸依米丁

Cloridrato de Emetina; Emet. Hydrochlor.; Emetiinihydrokloridi; Emetina, hidrocloruro de; Emetin-dihydrochlorid; Émétine, chlorhydrate d'; Emetine Dihydrochloride; Emetin-hidroklorid; Emetinhydroklorid; Emetini Chloridum; Emetini Dihydrochloridum; Emetini hydrochloridum; Emetino hidrochloridas; Emetyny dichlorowodorek; Ipecine Hydrochloride; Methylcephaëline Hydrochloride. 6′,7′,10,11-Tetramethoxyemetan dihydrochloride heptahydrate; (2S,3R,11bS)-3-Ethyl-1,3,4,6,7,11b-hexahydro-9,10-dimethoxy-2-[(1R)-1,2,3,4-tetrahydro-6,7-dimethoxy-1-isoquinolylmethyl]-2H-benzo[*a*]quinolizine dihydrochloride heptahydrate.

Эметина Гидрохлорид

$C_{29}H_{40}N_2O_4,2HCl,7H_2O$ = 679.7.

CAS — 483-18-1 (emetine); 316-42-7 (anhydrous emetine hydrochloride); 7083-71-8 (emetine hydrochloride, hydrate); 79300-08-6 (emetine hydrochloride, heptahydrate).

ATC — P01AX02.

UNII — U52OG12P96.

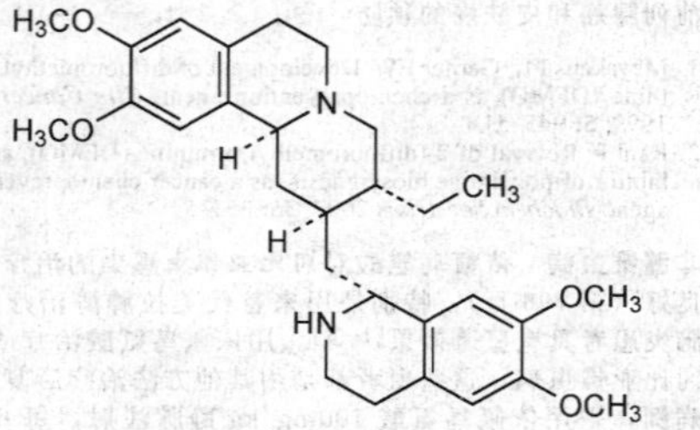

(emetine)

Pharmacopoeias. In *Chin.*, *Eur.* (see p.vii), and *Viet.*
Eur. also has a monograph for Emetine Hydrochloride Pentahydrate; *Int.* permits the heptahydrate or pentahydrate in the same monograph. *US* has a monograph for the anhydrous salt.

Ph. Eur. 6. 8 （Emetine Hydrochloride Heptahydrate; Emetine Hydrochloride BP 2010） 本品为白色或淡黄色结晶性粉末。易溶于水和乙醇。2%水溶液的 pH 值为 4.0～6.0。避光。

Ph. Eur. 6. 8 （Emetine Hydrochloride Pentahydrate） 本品为白色或淡黄色结晶性粉末。易溶于水和乙醇。2%水溶液的 pH 值为 4.0～6.0。避光。

USP 33 （Emetine Hydrochloride） 本品为吐根生物碱的盐酸化物，从吐根获得，或通过吐根酚碱（去甲吐根碱）甲基化制备，或合成制备。无水盐酸依米丁为白色或淡黄色、无臭、结晶性粉末。易溶于水和乙醇。于 25℃贮藏于密闭容器中，温度允许范围为15～30℃。避光。

不良反应

盐酸依米丁常常引起注射部位周围的肌肉疼痛和肌肉无力，可形成坏死和脓肿。注射后常见的不良反应有腹泻、恶心和呕吐，有时伴有头晕和头痛。可有较大范围的肌肉疼痛和肌无力，偶有轻度的感觉障碍。曾报道过湿疹、荨麻疹和紫癜样皮肤病损。

心脏毒素反应最为显著，可有心前区疼痛、呼吸困难、心动过速和低血压。很多患者出现心电图改变，主要为 T 波低平或倒置以及 QT 间期延长。大剂量或长时间应用依米丁后产生药物蓄积，可导致心脏、胃肠道、肾、肝及骨骼肌损伤。可发生严重的急性退化性心肌炎，引起突发性心力衰竭和死亡。有些以常规剂量进行治疗的患者，在结束治疗之后出现心脏的毒素效应。

盐酸依米丁具有很强的刺激性，应避免与黏膜接触。

注意事项

有心脏、肾及神经肌肉疾病的患者以及孕妇和儿童禁用依米丁，除非其患有严重的阿米巴，痢疾用其他药物治疗无效。年迈体衰患者应慎用。对应用依米丁的患者应进行密切监测。治疗期间可采取 ECG 监测。

药动学

注射后盐酸依米丁在肝中浓集，在肾、肺和脾中也有一定程度的浓集。盐酸依米丁排泄缓慢，终止治疗后 40～60 天，仍可从尿中检出。

用途和用法

依米丁作为一种吐根生物碱（第1491页），是一种主要作用于肠壁和肝脏的组织内杀阿米巴药物。本品采用深部皮下或肌内注射的方法治疗耐甲硝唑的重症侵袭性阿米巴病（见791页），包括耐甲硝唑的肝阿米巴病，但一般都用较安全的药物替代依米丁进行治疗。以前曾用碘化吐根碱口服法给药。

用于缓解咳嗽症状的复方制剂中也含有依米丁。

制剂

USP 33: Emetine Hydrochloride Injection.

多组分制剂 ***Austria:*** Spirbon; ***Cz.:*** Ipecarin†; Kodynal†; ***Hung.:*** Radipon†; ***Switz.:*** Ipeca†; Sano Tuss.

Ethopabate (*BAN*) 乙哌巴酯

Etopabato. Methyl 4-acetamido-2-ethoxybenzoate.

$C_{12}H_{15}NO_4$ = 237.3.
CAS — 59-06-3.
ATC Vet — QP51AX17.
UNII — F4X3L6068O.

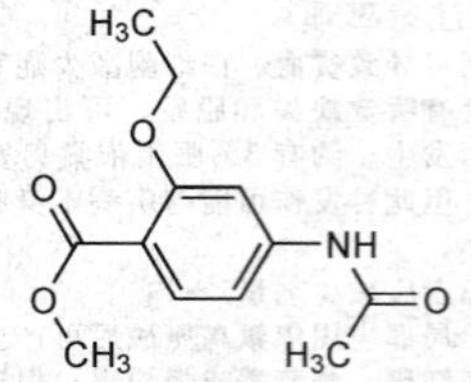

Pharmacopoeias. In *US* for veterinary use only. Also in *BP(Vet)*.

BP（Vet）2010（Ethopabate） 本品为白色或粉红白色粉末。极微溶于水；略溶于乙醇；溶于氯仿和甲醇；微溶于乙醚。

USP 33（Ethopabate） 本品为白色或粉红白色、无臭或几乎无臭粉末。极微溶于水；溶于无水乙醇、丙酮、甲醇和乙腈；微溶于乙醚；略溶于二氯甲烷、二噁烷、醋酸乙酯和异丙醇。避光。

简介

乙哌巴酯为一种杀原虫药，兽医用药，用于控制家禽的球虫病。

Etofamide (*rINN*) 依托法胺

Ethychlordiphene; Etofamida; Étofamide; Etofamidum; K-430. 2,2-Dichloro-*N*-(2-ethoxyethyl)-*N*-[4-(4-nitrophenoxy)benzyl]acetamide.

Этофамид
$C_{19}H_{20}Cl_2N_2O_5$ = 427.3.
CAS — 25287-60-9.
ATC — P01AC03.
UNII — 03F36JH21U.

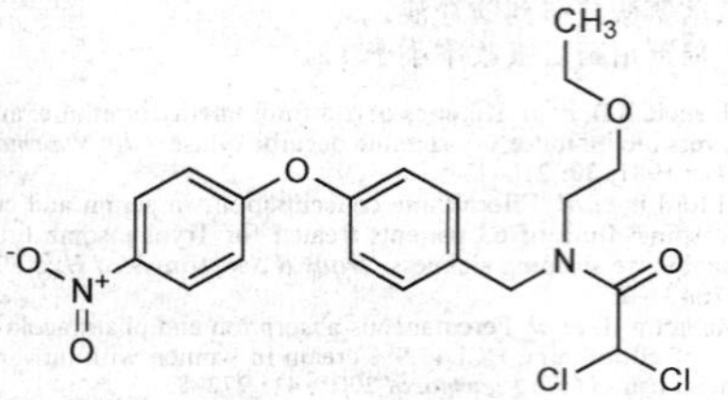

简介

本品为二氯乙酰唑胺衍生物，是一种肠腔内杀阿米巴剂，其作用和用途与糠酸二氯尼特相似（第802页）。

制剂

专利制剂

Braz.: Kitnos; ***Mex.:*** Kitnos; ***Philipp.:*** Kitnos.

Fumagillin (*BAN*, *rINN*) 烟曲霉素

Fumagilina; Fumagilliini; Fumagilline; Fumagillinum. 4-(1,2-Epoxy-1,6-dimethylhex-4-enyl)-5-methoxy-1-oxaspiro[2.5]oct-6-yl hydrogen deca-2,4,6,8-tetraenedioate.

Фумагиллин
$C_{26}H_{34}O_7$ = 458.5.
CAS — 23110-15-8.
ATC — P01AX10.
ATC Vet — QP51AX23.
UNII — 7OW73204U1.

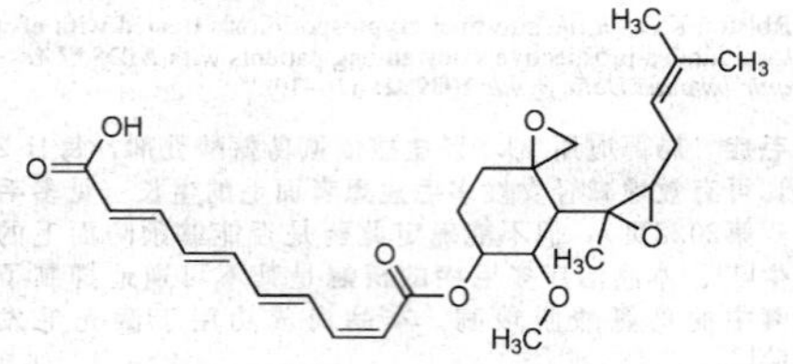

简介

本品为脂环族抗菌药，产生于某些种类的烟曲菌（*Aspergillus fumigatus*），具抗微孢子虫活性，兽医用其控制蜜蜂的蜂小孢子虫（*Nosema apis*）感染。

本品用于治疗 HIV 感染者因肠道感染比氏肠微孢子虫（*E. bieneusi*）（见下文）所致的腹泻，剂量为20mg，口服，每日 3 次，连用 14 天。本品尚试用于人类的微孢子虫角膜结膜炎的局部治疗。以前曾用本品口服治疗肠阿米巴病，但不良反应出现频繁，令人难以接受。现正研究烟曲霉素的同型物对实体肿瘤血管发生的影响。

微孢子虫病 参见第795页，对微孢子虫角膜结膜炎尚无满意的局部治疗方法。有几例局部应用烟曲霉素治疗微孢子虫角膜结膜炎获得成功的个案报道[1~3]，常用制剂为烟曲霉素二环己基铵溶液，其烟曲霉素的相当含量为 70μg/ml。

本品口服可有效治疗免疫功能受损者（包括 HIV 感染者[4~6]及实体器官移植受者[6~8]）肠道感染比氏肠微孢子虫（*E. bieneusi*）所致的腹泻。美国成人及青少年 HIV 感染者预防和治疗机会性感染指南建议，采用局部烟曲霉素＋口服阿苯达唑治疗眼部的微孢子虫感染[9]。

1. Rosberger DF, *et al.* Successful treatment of microsporidial keratoconjunctivitis with topical fumagillin in a patient with AIDS. *Cornea* 1993; **12:** 261–5.
2. Diesenhouse MC, *et al.* Treatment of microsporidial keratoconjunctivitis with topical fumagillin. *Am J Ophthalmol* 1993; **115:** 293–8.
3. Garvey MJ, *et al.* Topical fumagillin in the treatment of microsporidial keratoconjunctivitis in AIDS. *Ann Pharmacother* 1995; **29:** 872–4.
4. Molina J-M, *et al.* Potential efficacy of fumagillin in intestinal microsporidiosis due to Enterocytozoon bieneusi in patients with HIV infection: results of a drug screening study. *AIDS* 1997; **11:** 1603–10.
5. Molina J-M, *et al.* Trial of oral fumagillin for the treatment of intestinal microsporidiosis in patients with HIV infection. *AIDS* 2000; **14:** 1341–8.
6. Molina J-M, *et al.* Fumagillin treatment of intestinal microsporidiosis. *N Engl J Med* 2002; **346:** 1963–9.
7. Lanternier F, *et al.* Microsporidiosis in solid organ transplant recipients: two Enterocytozoon bieneusi cases and review. *Transpl Infect Dis* 2009; **11:** 83–8.
8. Champion L, *et al.* Fumagillin for treatment of intestinal microsporidiosis in renal transplant recipients. *Am J Transplant* 2010; **10:** 1925–30.
9. CDC. Guidelines for prevention and treatment of opportunistic infections in HIV-infected adults and adolescents: recommendations from CDC, the National Institutes of Health, and the HIV Medicine Association of the Infectious Diseases Society of America. *MMWR* 2009; **58** (RR-4): 1–207. Also available at: http://www.cdc.gov/mmwr/PDF/rr/rr5804.pdf (accessed 14/04/09)

制剂

专利制剂

Fr.: Flisint.

Furazolidone (*BAN*, *rINN*) 呋喃唑酮

Furatsolidoni; Furazolidon; Furazolidona; Furazolidonum; Nifurazolidonum. 3-(5-Nitrofurfurylideneamino)-2-oxazolidone.

Фуразолидон
$C_8H_7N_3O_5$ = 225.2.
CAS — 67-45-8.
ATC — G01AX06.
ATC Vet — QG01AX06; QJ01XE90.
UNII — 5J9CPU3RE0.

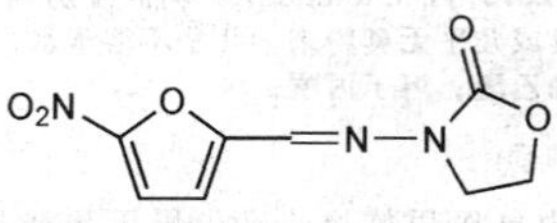

Pharmacopoeias. In *Br.*, *Fr.*, and *US.*

BP 2010（Furazolidone） 本品为黄色、无臭或几乎无臭的结晶性粉末。极微溶于水和乙醇；微溶于氯仿；几乎不溶于乙醚。1%水悬浮液滤液的 pH 值为 4.5～7.0。避光。

USP 33（Furazolidone） 本品为黄色、无臭结晶性粉末。几乎不溶于水、乙醇和四氯化碳。于密闭容器中贮藏。避光，避免日光下直射。

不良反应

本品的不良反应轻微、短暂，最常见的是恶心、呕吐等胃肠道反应。眩晕、困倦、头痛及全身不适亦有报道。

可发生超敏反应，最常见的是皮肤反应如皮疹或血管性水肿。有发生急性肺反应和肝脏毒性的病例，其急性肺反应与结构相关药物呋喃妥因的急性肺反应相似。粒性白血球缺乏症偶有报道。G6PD 缺乏者应用本品，可致溶血性贫血。

本品代谢产物可使尿液颜色变暗。

注意事项

G6PD 缺乏者应慎用本品，因其可致溶血性贫血。不足 1 月龄的婴儿，其酶系统尚未成熟，应禁用本品。

药物相互作用

有些患者应用本品治疗时饮酒后曾出现戒酒硫（双硫仑）样反应，因此在治疗期间和治疗后短期内患者不宜饮酒。

本品的代谢产物为单胺氧化酶抑制剂。在硫酸苯乙肼项下曾提到（第393页），单胺氧化酶抑制剂与其他药物（特别是间接作用的交感胺药物）及富含酪胺的食物饮料合用时有发生高血压的风险，必须提高警惕。应用本品时也应对此加以注意，但目前尚未见到应用本品后患者发生高血压风险的报道。由于本品对单胺氧化酶的抑制作用呈渐进性，时间长达数日，因此有人提出，用本品进行治疗时，如果疗程限于5日之内，引起高血压的风险很小。曾报道1例患者应用本品和阿米替林后出现中毒性精神病（见**阿米替林**的**药物相互作用**项下**抗原虫药**，第358页）。奥美拉唑可适度降低呋喃唑酮的血药浓度，其他一些质子泵抑制药与呋喃唑酮之间具有类似的相互作用。

药动学

虽然认为本品口服后大都不被吸收，但偶然可见的全身不良反应及尿中出现的有色代谢产物提示本品并非不能吸收。有人认为本品会发生迅速和广泛的代谢作用，而这种代谢作用有可能是在肠道中进行的。

用途和用法

本品为硝基呋喃衍生物，具抗原虫和抗细菌活性。本品可有效杀灭蓝氏贾第鞭毛虫（*Giardia lamblia*），体外可杀灭葡萄球菌、肠球菌、大肠杆菌、沙门菌、志贺氏菌和霍乱弧菌等多种肠道细菌。本品干扰细菌的酶系统而产生杀菌作用，可产生有限的耐药性。本品用于治疗贾第虫病（第793页）和霍乱（第164页）。有人推荐可用本品治疗其他细菌引起的胃肠道感染，但轻度和自限性胃肠炎不必采用抗菌治疗（见第162页）。

本品口服给药，每次100mg，每日4次。一般用药2～5日，某些患者可连用7日，治疗贾第虫病可连用10日。

儿童用法详见下文。

儿童用法　本品用于治疗儿童及1个月龄以上婴儿的贾第虫病、霍乱及其他敏感病原体感染，所用剂量为1.25～1.5mg/kg，每日4次，连用2～5天。有些贾第虫病患儿可能需治疗7～10天。

消化性溃疡病　本品不是消化性溃疡（第1624页）幽门螺杆菌根除疗法所用的主要抗菌药，但一些研究结果显示，成人[1～7]、儿童[8,9]以及用一线或二线抗幽门螺杆菌药物治疗无效的患者[10～14]中用本品根除幽门螺杆菌有效。

1. Xiao S-D, *et al.* High cure rate of Helicobacter pylori infection using tripotassium dicitrato bismuthate, furazolidone and clarithromycin triple therapy for 1 week. *Aliment Pharmacol Ther* 1999; **13:** 311–15.
2. Liu W-Z, *et al.* Furazolidone-containing short-term triple therapies are effective in the treatment of Helicobacter pylori infection. *Aliment Pharmacol Ther* 1999; **13:** 317–22.
3. Dani R, *et al.* Omeprazole, clarithromycin and furazolidone for the eradication of Helicobacter pylori in patients with duodenal ulcer. *Aliment Pharmacol Ther* 1999; **13:** 1647–52.
4. Graham DY, *et al.* Furazolidone combination therapies for Helicobacter pylori infection in the United States. *Aliment Pharmacol Ther* 2000; **14:** 211–15.
5. Liu W-Z, *et al.* A new quadruple therapy for Helicobacter pylori using tripotassium dicitrato bismuthate, furazolidone, josamycin and famotidine. *Aliment Pharmacol Ther* 2000; **14:** 1519–22.
6. Fakheri H, *et al.* Clarithromycin vs furazolidone in quadruple therapy regimens for the treatment of Helicobacter pylori in a population with a high metronidazole resistance rate. *Aliment Pharmacol Ther* 2001; **15:** 411–16.
7. Lu H, *et al.* One-week regimens containing ranitidine bismuth citrate, furazolidone and either amoxicillin or tetracycline effectively eradicate Helicobacter pylori: a multicentre, randomized, double-blind study. *Aliment Pharmacol Ther* 2001; **15:** 1975–9.
8. Kawakami E, *et al.* Furazolidone-based triple therapy for H pylori gastritis in children. *World J Gastroenterol* 2006; **12:** 5544–9.
9. Machado RS, *et al.* Furazolidone, tetracycline and omeprazole: a low-cost alternative for Helicobacter pylori eradication in children. *J Pediatr (Rio J)* 2008; **84:** 160–5.
10. Silva FM, *et al.* Omeprazole, furazolidone, and tetracycline: an eradication treatment for resistant H. pylori in Brazilian patients with peptic ulcer disease. *Rev Hosp Clin Fac Med Sao Paulo* 2002; **57:** 205–8.
11. Isakov V, *et al.* Furazolidone-based triple 'rescue therapy' vs. quadruple 'rescue therapy' for the eradication of Helicobacter pylori resistant to metronidazole. *Aliment Pharmacol Ther* 2002; **16:** 1277–82.
12. Eisig JN, *et al.* A furazolidone-based quadruple therapy for Helicobacter pylori retreatment in patients with peptic ulcer disease. *Clinics* 2005; **60:** 485–8.
13. Qasim A, *et al.* Rifabutin- and furazolidone-based Helicobacter pylori eradication therapies after failure of standard first- and second-line eradication attempts in dyspepsia patients. *Aliment Pharmacol Ther* 2005; **21:** 91–6.
14. Felga GEG, *et al.* Quadruple therapy with furazolidone for retreatment in patients with peptic ulcer disease. *World J Gastroenterol* 2008; **14:** 6224–7.

制剂

USP 33: Furazolidone Oral Suspension; Furazolidone Tablets.

专利制剂

Arg.: Giardil; ***Braz.:*** Enterolidon†; Giarcid†; Giarlam†; Neo Furasil; ***Chile:*** Furoxona; ***India:*** Furoxone; ***Indon.:*** Diralox; Neo Prodiar; ***Mex.:*** Furoxona; Fuxol; Kaodin; Rolidan†; Salmocide; ***Philipp.:*** Diafuran; Diapectolin; Furoxone; ***Thai.:*** Furasian; Furion; ***Turk.:*** Furoksan; ***USA:*** Furoxone†; ***Venez.:*** Furoxil; Furoxona; Onetil†.

多组分制剂　***Braz.:*** Atapec†; Colestase; Enterobion†; ***Chile:*** Furazolidona; ***Hong Kong:*** Berber CO; Enterocin Compound†; ***Hung.:*** Noditran†; ***India:*** Aristogyl-F; Flagyl-F; Kaltin MF; Lomofen; Metrogyl-F; ***Mex.:*** Caopecfar†; Colfur; Coralzul; Dialgin; Dibapec Compuesto†; Estibal; Exofur; Furoxona CP; Kapecfuran; Neokap; Optazol; Reuginal; Solfurol; Threchop; Yodozona; ***Spain:*** Desinvag; ***Thai.:*** Coccila; Diaropect; Difuran; Diocin; Disento; Disento PF; Furamed; Furasian; Furopectal; Furopectin; Patarlin; Profura; Suratin; ***Venez.:*** Sendafur†.

Halofuginone Hydrobromide (*BANM, USAN, rINNM*) **氢溴酸卤夫酮**

Halofuginone, Bromhydrate d'; Halofuginoni Hydrobromidum; Hidrobromuro de halofuginona; RU-19110. (±)-*trans*-7-Bromo-6-chloro-3-[3-(3-hydroxy-2-piperidyl)acetonyl]quinazolin-4(3*H*)-one hydrobromide.

Галофугинона Гидробромид

$C_{16}H_{17}BrClN_3O_3,HBr = 495.6.$

CAS — 55837-20-2 (halofuginone); 64924-67-0 (halofuginone hydrobromide).

UNII — PTC2969MVI.

(halofuginone)

简介

本品为氢溴酸盐，是一种抗原虫药。兽医用本品预防家禽的球虫病，治疗和预防牛犊的隐孢子虫病。本品对人类肿瘤性疾病和硬皮病（见第1734页）的治疗价值亦在观察中。

Imidocarb (*BAN, rINN*) **咪多卡**

BRN-0964732; Imidocarbe; Imidocarbo; Imidocarbum. 1,3-Bis[3-(2-imidazolin-2-yl)phenyl]urea.

Имидокарб

$C_{19}H_{20}N_6O = 348.4.$

CAS — 27885-92-3.

ATC Vet — QP51AE01.

UNII — 8USS3K0VDH.

Imidocarb Dipropionate (*BANM, rINNM*) **咪多卡二丙酸盐**

Dipropionato de imidocarbo; Imidocarbe, Dipropionate d'; Imidocarbi Dipropionas.

Имидокарба Дипропионат

$C_{19}H_{20}N_6O,2C_3H_6O_2 = 496.6.$

CAS — 55750-06-6.

UNII — ZSM1M03SHC.

Imidocarb Hydrochloride (*BANM, USAN, rINNM*) **盐酸咪多卡**

4A65; Hidrocloruro de imidocarbo; Imidocarbe, Chlorhydrate d'; Imidocarbi Hydrochloridum. 3,3′-Di(2-imidazolin-2-yl)carbanilide dihydrochloride.

Имидокарба Гидрохлорид

$C_{19}H_{20}N_6O,2HCl = 421.3.$

CAS — 5318-76-3.

UNII — KCC1V76AH8.

简介

本品具抗原虫和抗细菌活性。兽医用咪多卡二丙酸盐治疗巴贝西虫病和边虫病。亦采用盐酸咪多卡。

Isometamidium Chloride (*BAN, rINN*) **异美氯铵**

Cloruro de isometamidio; Isometamidii Chloridum; Isometamidium; Isométamidium, Chlorure d'. 8-[3-(*m*-Amidinophenyl)-2-triazeno]3-amino-5-ethyl-6-phenylphenanthridinium chloride.

Изометамидия Хлорид

$C_{28}H_{26}ClN_7 = 496.0.$

CAS — 34301-55-8.

UNII — 7NH28I65IF.

简介

异美铵是一种抗原虫药。兽医用本品氯化物控制锥虫病。

Lasalocid (*BAN, USAN, rINN*) **拉沙洛西**

Lasalocide; Lasalócido; Lasalocidum; Ro-02-2985. 6-[(3*R*,4*S*,5*S*,7*R*)-7-{(2*S*,3*S*,5*S*)-5-Ethyl-5-[(2*R*,5*R*,6*S*)-5-ethyltetrahydro-5-hydroxy-6-methyl-2*H*-pyran-2-y]tetrahydro-3-methyl-2-fury1}4-hydroxy-3,5-dimethyl-6-oxononyl]-2-hydroxy-*m*-toluic acid.

Лазалоцид

$C_{34}H_{54}O_8 = 590.8.$

CAS — 11054-70-9; 25999-31-9.

ATC Vet — QP51AH02.

UNII — W7V2ZZ2FWB.

Lasalocid Sodium (*BANM, rINNM*) **拉沙洛西钠**

Lasalocid sódico; Lasalocide Sodique; Lasalocidum Natricum.

Лазалоцид Натрий

$C_{34}H_{53}NaO_8 = 612.8.$

CAS — 25999-20-6.

ATC Vet — QP51AH02.

UNII — W2S5C71Y3G.

简介

拉沙洛西是一种由拉沙链霉菌（*Streptomyces lasaliensis*）生成的抗菌素，为抗原虫药，兽医用拉沙洛西的钠盐预防鸟类的球虫病。

Maduramicin (*BAN, USAN, rINN*) **马度米星**

CL-273703; Maduramicin Ammonium; Maduramicina; Maduramicine; Maduramicinum. Ammonium (2*R*,3*S*,4*S*,5*R*,6*S*)-tetrahydro-2-hydroxy-6-{(*R*)-1-[(2*S*,5*R*,7*S*,8*R*,9*S*)-9-hydroxy-2,8-dimethyl-2-{(2*S*,2′*R*,3′*S*,5*R*,5′*R*)-octahydro-2-methyl-3′-[(2*R*,4*S*,5*S*,6*S*)-tetrahydro-4,5-dimethoxy-6-methyl-2*H*-pyran-2-yl]oxy}-5′-[(2*S*,3*S*,5*R*,6*S*)-tetrahydro-6-hydroxy-3,5,6-trimethyl-2*H*-pyran-2-yl](2,2′-bifuran-5-yl)-1,6-dioxaspiro[4.5]dec-7-yl]ethyl}-4,5-dimethoxy-3-methyl-2*H*-pyran-2-acetate.

Мадурамицин

$C_{47}H_{80}O_{17},NH_3 = 934.2.$

CAS — 84878-61-5.

ATC Vet — QP51AX10.

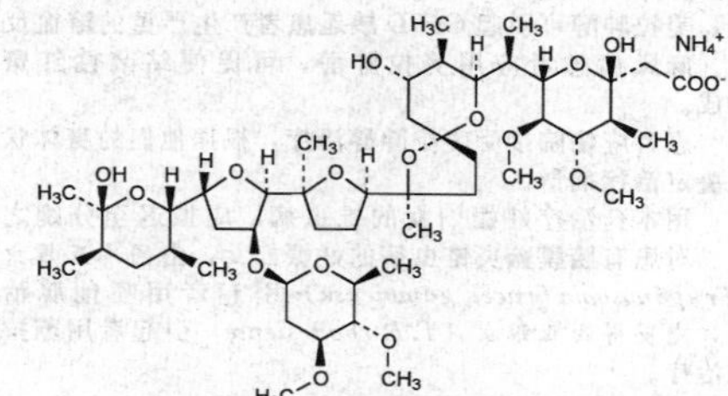

注：名称 maduramicin 亦用于表示马度米星酸。

简介

本品是一种抗原虫药。兽医应用本品预防家禽的球虫病。人意外摄入本品后导致肌无力、多发性神经病、横纹肌溶解症及急性肾功能衰竭；有死亡病例报道。

Melarsoprol (*BAN*, *rINN*) 美拉胂醇

Mel B; Melarsen Oxide-BAL; Mélarsoprol; Melarsoprolum; RP-3854. 2-[4-(4,6-Diamino-1,3,5-triazin-2-ylamino)phenyl]-1,3,2-dithiarsolan-4-ylmethanol.

Меларсопрол

$C_{12}H_{15}AsN_6OS_2$ = 398.3.

CAS — 494-79-1.

ATC — P01CD01.

ATC Vet — QP51AD04.

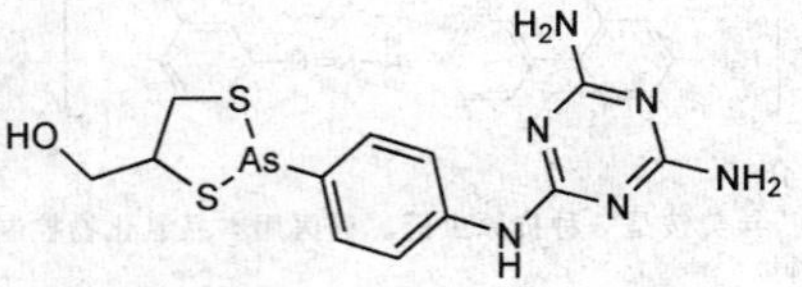

不良反应和处置

用美拉胂醇治疗非洲锥虫病时常常出现严重的不良反应。可能很难区分这些反应是由疾病本身引起的还是由锥虫被美拉胂醇杀死后释放出的抗原引起的 Jarisch-Herxheimer 反应所致，是由美拉胂醇中砷的成分引起的还是因机体的超敏反应所致。砷的不良反应及处置见**三氧化二砷**（第2184页）。

患者首次注射美拉胂醇后可引起严重的发热反应，特别是那些血中有大量锥虫的患者更是如此。因此在开始美拉胂醇治疗前临床一般先注射苏拉明或喷他脒 2～3 次。

反应性脑病是最严重的不良反应，有 3%～10%使用美拉胂醇治疗的患者会出现反应性脑病，一般在首次疗程（注射本品，3 天或 4 天为 1 个疗程）结束和第二疗程开始之间出现。脑病可突然发作或呈缓慢进展，有发热、头痛、震颤、语言不清、惊厥、昏迷等症状，使用美拉胂醇治疗的患者死亡率可达 5%。也可出现不太常见的出血性脑病。有人提议在美拉胂醇疗程中使用皮质激素预防脑病的发生（见下文**非洲锥虫病**）。反应性脑病的处置方法包括：使用皮质激素、用高渗溶液控制脑水肿、使用地西泮等抗惊厥药和皮下注射肾上腺素。有人认为反应性脑病是由砷中毒引起，故应用二巯丙醇治疗，但一般不会产生效果。

在第二或后续疗程中可出现对美拉胂醇的过敏反应。曾尝试采用逐渐增加美拉胂醇剂量的方法进行脱敏治疗。在此过程中使用皮质激素可帮助控制症状。有证据表明小剂量应用美拉胂醇有增加抗药性的危险。

美拉胂醇注射剂有强刺激性，静脉注射时应避免药液外渗。如果注入速度过快，可引起呕吐和腹部绞痛。报道的其他不良反应有：粒性白细胞缺乏症、高血压、周围神经病、蛋白尿、严重腹泻、心肌损伤、剥脱性皮炎以及肝、肾功能紊乱。

1. Pepin J, *et al.* Trial of prednisolone for prevention of melarsoprol-induced encephalopathy in gambiense sleeping sickness. *Lancet* 1989; **i:** 1246–50.
2. Pepin J, Milord F. African trypanosomiasis and drug-induced encephalopathy: risk factors and pathogenesis. *Trans R Soc Trop Med Hyg* 1991; **85:** 222–4.
3. Pepin J, *et al.* Risk factors for encephalopathy and mortality during melarsoprol treatment of Trypanosoma brucei gambiense sleeping sickness. *Trans R Soc Trop Med Hyg* 1995; **89:** 92–7.

注意事项

发热患者应用美拉胂醇会增加反应性脑病的发病率，因此在流行性感冒流行期间不应应用本药。在应用美拉胂醇之前应治疗间发的疟疾、肺炎等感染。有报道，美拉胂醇可引起 G6PD 缺乏患者产生严重的溶血反应。麻风病患者应用美拉胂醇，可促使结节性红斑形成。

患者应住院接受美拉胂醇治疗，根据他们的身体状况决定治疗剂量。

用本药治疗妊娠妇女的锥虫病，应推迟至分娩之后。对患有脑膜脑炎锥虫病的妊娠妇女，由冈比亚锥虫（*Trypanosoma brucei gambiense*）引起者用喷他脒治疗，由罗得西亚锥虫（*T. b. rhodesiense*）引起者用苏拉明治疗。

药动学

本品口服后吸收不可靠，通常经静脉注射给药。有少量药物渗透到 CSF，起局部杀锥虫作用。美拉胂醇为前体药，在体内迅速代谢为激活型的氧化密胺胂。本品的血浆半衰期为 30min，从粪便和尿中排出。

有关美拉胂醇的药动学尚未完全阐明。最初采用生物学鉴定法和原子吸收光谱测定法计算出的美拉胂醇终末半衰期为 35h，在中枢神经系统测得的杀锥虫活性很小。但用这些检测方法不能区分美拉胂醇及美拉胂醇代谢物等其他物质，而美拉胂醇代谢物也有杀锥虫活性。当用高效液相色谱法（HPLC）测定美拉胂醇终末半衰期时，发现其在 1h 之内即从血浆中排出[1,2]。根据这些发现，现认为美拉胂醇迅速从血浆中排出并转变具有杀锥虫活性的代谢产物[1]。用 HPLC 法鉴定出氧化密胺胂是美拉胂醇的代谢物；注射一次剂量的美拉胂醇，15min 后血浆中氧化密胺胂的浓度即达到峰值，自由氧化密胺胂的半衰期为 3.9h[2]。

1. Bronner U, *et al.* Discrepancy in plasma melarsoprol concentrations between HPLC and bioassay methods in patients with T. gambiense sleeping sickness indicates that melarsoprol is metabolized. *Trop Med Int Health* 1998; **3:** 913–7.
2. Keiser J, *et al.* Investigations of the metabolites of the trypanocidal drug melarsoprol. *Clin Pharmacol Ther* 2000; **67:** 478–88.

用途和用法

美拉胂醇为三价砷衍生物，抑制锥虫的丙酮酸激酶，是一种杀锥虫药。本品对冈比亚锥虫或罗得西亚锥虫（见下文）引起的各期非洲锥虫病均有效，但因其毒性较大，一般用于 CNS 受累的晚期非洲锥虫病患者的治疗。已有抗药性报道。

患者应住院接受美拉胂醇治疗。本品采用静脉注射给药，所用制剂为 3.6%丙二醇溶液。注射时应缓慢给药，注意防止药液向周围组织渗漏，给药后患者应卧床数小时并禁食。

本品有多种用药方案，但一般而言，起始时均采用小剂量［0.36～1.8mg/(kg·d)］美拉胂醇治疗，特别是儿童和衰弱患者更是如此，逐渐增加至每日最大剂量 3.6mg/kg。按每日剂量给药，持续 3～4 天为 1 个疗程，可重复 2～3 个疗程，每个疗程间隔 7～10 天。由于用美拉胂醇治疗时可引起大量锥虫死亡，由此引发的 Jarisch-Herxheimer 反应（治疗加重反应）特别危险，因此在用美拉胂醇治疗前，可先用几个剂量的苏拉明或喷他脒进行治疗，以利于治疗。

美拉胂钾是美拉胂醇的水溶性衍生物，以前用作美拉胂醇的替代药，但其毒性可能更大、效果可能较低。

非洲锥虫病 美拉胂醇对冈比亚锥虫和罗得西亚锥虫均有杀虫效果，因可引起潜在的致死性脑病，一般仅用于非洲锥虫病脑膜脑炎期患者的治疗（第796页）。美拉胂醇的这种毒性反应可用强的松龙预防[1,2]。曾报道 1 例单独应用美拉胂醇和依氟鸟氨酸治疗无效的患者，将两药联用进行治疗而见效[3]。有一项研究对此种联合用药法的有效性和毒性进行了评价，给 42 例单用美拉胂醇治疗无效的冈比亚锥虫病患者先用 4 天依氟鸟氨酸治疗，随后再注射 3 天美拉胂醇，其治疗有效率达到 93%[4]。此种联合疗法的有效性和毒性与依氟鸟氨酸 7 日疗法相似。在一项对照研究中，用美拉胂醇治疗 500 例冈比亚锥虫Ⅱ（晚）期（脑膜脑炎期）感染患者：一组患者的给药方案较为简单，美拉胂醇剂量为 2.2mg/(kg·d)，采用 10 日单疗程疗法；另一组采用标准用药方案，美拉胂醇剂量从开始时的 1.2mg/(kg·d) 在3～4 天内逐渐升至 3.6mg/(kg·d)，如此重复治疗 2 个疗程，每个疗程之间间隔 7 天，整个治疗时间超过 26 天；结果显示，虽然两种用药方法并发脑病的发病率没有区别，但两组患者的治疗效果是相似的[5]。为进一步比较美拉胂醇两种不同给药方法的治疗效果，对 442 例冈比亚锥虫病（脑膜脑炎期）患者进行了随访；结果显示，治疗 1 年后标准给药法的复发率为 3%而简单给药法的复发率为 2%，治疗 2 年后两种给药法的复发率分别为 5%和 6%[6]。此外，一项不受控制的多国用药试验结果显示，2020 名晚期非洲锥虫病患者采用 10 日美拉胂醇替代给药法治疗，治疗结束后 24h 的治愈率为 93.9%，2 年后的治愈率为 86.2%，但是有近一半的患者失访[7]。报道的总致死率为 5.9%，患者脑病综合征的发生率为 8.7%，大约一半死亡病例是由脑病综合征引起的。

1. Pepin J, *et al.* Trial of prednisolone for prevention of melarsoprol-induced encephalopathy in gambiense sleeping sickness. *Lancet* 1989; **i:** 1246–50.
2. Pepin J, *et al.* Risk factors for encephalopathy and mortality during melarsoprol treatment of Trypanosoma brucei gambiense sleeping sickness. *Trans R Soc Trop Med Hyg* 1995; **89:** 92–7.
3. Simarro PP, Asumu PN. Gambian trypanosomiasis and synergism between melarsoprol and eflornithine: first case report. *Trans R Soc Trop Med Hyg* 1996; **90:** 315.
4. Mpia B, Pépin J. Combination of eflornithine and melarsoprol for melarsoprol-resistant Gambian trypanosomiasis. *Trop Med Int Health* 2002; **7:** 775–9.
5. Burri C, *et al.* Efficacy of new, concise schedule for melarsoprol in treatment of sleeping sickness caused by Trypanosoma brucei gambiense: a randomised trial. *Lancet* 2000; **355:** 1419–25.
6. Schmid C, *et al.* Efficacy of 10-day melarsoprol schedule 2 years after treatment for late-stage gambiense sleeping sickness. *Lancet* 2004; **364:** 789–90.
7. Schmid C, *et al.* Effectiveness of a 10-day melarsoprol schedule for the treatment of late-stage human African trypanosomiasis: confirmation from a multinational study (IMPAMEL II). *J Infect Dis* 2005; **191:** 1922–31.

Mepacrine Hydrochloride (*BANM*, *rINNM*) 盐酸米帕林

Acrichinum; Acrinamine; Antimalarinae Chlorhydras; Chinacrina; Hidrocloruro de atatabrina; Hidrocloruro de mepacrina; Hidrocloruro de quinacrina; Mépacrine, Chlorhydrate de; Mepacrini Hydrochloridum; Mepakrin Hidroklorür; Quinacrine Hydrochloride. 6-Chloro-9-(4-diethylamino-1-methylbutylamino)-2-methoxyacridine dihydrochloride dihydrate.

Мепакрина Гидрохлорид

$C_{23}H_{30}ClN_3O,2HCl,2H_2O$ = 508.9.

CAS — 83-89-6 (mepacrine); 69-05-6 (anhydrous mepacrine dihydrochloride); 6151-30-0 (mepacrine dihydrochloride dihydrate).

ATC — P01AX05.

UNII — G6242H2NAA (mepacrine hydrochloride dihydrate); 81A613ZZ6X (anhydrous mepacrine hydrochloride).

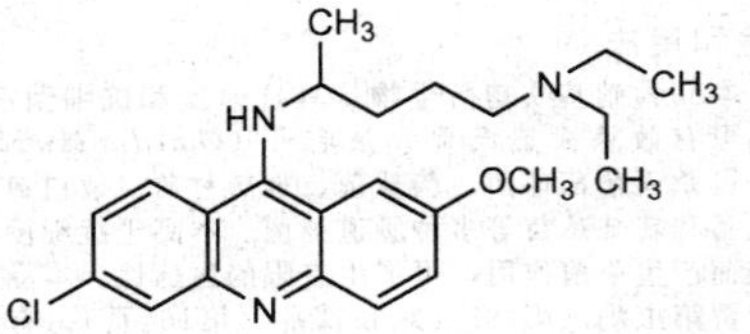

(mepacrine)

不良反应

米帕林最常见的不良反应有头痛、头晕以及恶心、呕吐等胃肠道紊乱。长期或大剂量应用本品，皮肤、结膜和尿液出现可逆性黄染，亦有上颚发生蓝/黑变色或指甲变色的病例报道。使用治疗剂量（如使用治疗贾第虫病的剂量）时偶可发生短暂的急性中毒性精神病。有报道，大剂量肠道外给药时出现中枢神经系统兴奋和惊厥。长期应用本品尚可引起视网膜病（类似于氯喹的视觉毒性，见第571页）以及包括严重的剥脱性皮炎和苔藓样皮疹在内的慢性皮肤病。亦有长期应用本品引起再生障碍性贫血的病例报道，出现此类反应之前通常先有皮肤病。肝炎和肝坏死则很少发生。

对神经系统的影响 曾报道 2 例患者胸膜内注射盐酸米帕林 400mg 治疗恶性渗液，用药后数小时出现惊厥，1 例发展为癫痫持续状态并死亡，另一例用抗惊厥药治疗获救[1]。

1. Borda I, Krant M. Convulsions following intrapleural administration of quinacrine hydrochloride. *JAMA* 1967; **201:** 1049–50.

注意事项

老年患者、有精神病史者或肝病患者应慎用本品。米帕林可加重银屑病，银屑病患者应禁用。

卟啉病 卟啉病患者应慎用本品。

药物相互作用

有报道，使用米帕林的患者饮酒后出现轻度的戒酒硫（双硫仑）样反应（第2227页）。

理论上，米帕林可增加伯氨喹的血浆浓度，使中毒风险有较大提高，因此建议不要同时应用这些药物。

药动学

本品易从胃肠道吸收，1～3h 内血浆药物浓度即达到峰值。米帕林在体内广泛分布，并在体内组织（特别是在肝内）蓄积，释出缓慢。有 85%的药物与蛋白质结合。本品主要从尿中缓慢排出，消除半衰期为 5 天，用药后 2 个月仍可从尿中检出。本品可通过胎盘。

胸膜内给药 给 4 例患者胸腔内滴注盐酸米帕林溶液，其中 3 例患者的血浆米帕林浓度迅速达到峰值，此峰值远远高于引发 CNS 效应的血药浓度，并可维持数小时之久[1]。

1. Björkman S, *et al.* Pharmacokinetics of quinacrine after intrapleural instillation in rabbits and man. *J Pharm Pharmacol* 1989; **41:** 160–73.

用途和用法

米帕林为一种 9-氨吖啶抗原虫药，其盐酸盐作为一种硝基咪唑的替代药，主要用于贾第虫病的治疗（第

793页）。

用本品治疗贾第虫病，剂量为100mg，饭后口服，每日3次，连服5～7天。

儿童用法详见下文。

盐酸米帕林亦可用于治疗某些类型的皮肤红斑狼疮和系统性红斑狼疮（见下文）。本品尚用于某些类型的皮肤利氏曼病的局部治疗，作为一种绝育技术用于避孕，以及用于恶性胸膜腔积液的治疗。更多用法信息见下文。以前尚用本品治疗疟疾。

以前曾用甲磺酸米帕林。

米帕林对变异型 Creutzfeldt-Jakob 病（痉挛性假性硬化）的疗效正在观察中。

儿童用法 本品作为一种替代药可用于治疗儿童的贾第虫病，剂量为2mg/kg，餐后口服，每日3次（每日最大剂量为300mg），连用5天。

避孕 作为一种不可逆的避孕方法，有人尝试用子宫内注入米帕林的方法进行绝育（第2004页）。米帕林可使输卵管闭塞，据报道可作为一种有效的非外科方法用于女性绝育术[1]，尽管这种方法不如其他方法有效[2]。有人担心这种技术有致癌风险，但目前尚无证据证明这种风险的存在[3～5]。但这种方法仍存有争议，有人建议对其安全性和有效性进行全面评价[6]。印度政府禁止使用米帕林进行绝育[7]。

1. Hieu DT, *et al.* 31 781 Cases of non-surgical female sterilisation with quinacrine pellets in Vietnam. *Lancet* 1993; **342:** 213–17.
2. Sokal DC, *et al.* Contraceptive effectiveness of two insertions of quinacrine: results from 10-year follow-up in Vietnam. *Contraception* 2008; **78:** 61–5.
3. Anonymous. Death of a study: WHO, what, and why. *Lancet* 1994; **343:** 987–8.
4. Hieu DT. Quinacrine method of family planning. *Lancet* 1994; **343:** 1040.
5. Sokal DC, *et al.* Safety of quinacrine contraceptive pellets: results from 10-year follow-up in Vietnam. *Contraception* 2008; **78:** 66–72.
6. Benagiano G. Sterilisation by quinacrine. *Lancet* 1994; **344:** 689.
7. WHO. *Pharmaceuticals: restrictions in use and availability.* Geneva: WHO, 2001. Available at: http://whqlibdoc.who.int/hq/2001/EDM_QSM_2001.3.pdf (accessed 6/03/09)

利什曼病 WHO推荐采用在皮损区局部注射米帕林的方法，治疗由热带利什曼原虫（*L. tropica*）、硕大利什曼原虫（*L. major*）、墨西哥利什曼原虫（*L. mexicana*）、巴拿马利什曼原虫（*L. panamensis*）或秘鲁利什曼原虫（*L. peruviana*）引起的皮肤利什曼病的早期、无炎症结节性皮损[1]（第794页）。推荐的疗程为：5%米帕林溶液皮损区局部注射，每隔3～5日注射1次，共3次。但药物的局部浸润困难，患者疼痛难忍。

1. WHO. Control of the leishmaniases. *WHO Tech Rep Ser 793* 1990. Also available at: http://libdoc.who.int/trs/WHO_TRS_793.pdf (accessed 27/07/09)

红斑狼疮 治疗某些类型的皮肤红斑狼疮患者时可加用米帕林。开始时一般先用羟氯喹治疗，约2个月后如果病情没有改善，则加用米帕林治疗，初始剂量为每日100mg。如果这种联合用药法有效，可在1个月后减少两药的剂量，以减轻出现的任何不良反应。可用氯喹代替羟氯喹，氯喹亦可和米帕林联用治疗此类患者[1,2]。那些不宜使用羟氯喹或氯喹治疗的视觉障碍患者亦可单用米帕林治疗，所用剂量同上（每日100mg）[2]。

米帕林作为一种备用药亦可用于系统性红斑狼疮（第1444页）的标准治疗中。一项小样本研究结果显示，有6例系统性红斑狼疮患者采用羟氯喹＋泼尼松＋硫唑嘌呤或甲氨蝶呤标准疗法治疗无效，而在其现有治疗药物中再加入米帕林（每日100mg）后，有5例患者的症状得到完全缓解[3]。其他几项小样本研究结果则显示，患稳定性系统性红斑狼疮的患者，在现有治疗药物中加入米帕林治疗后有些患者的狼疮活动指数、血清B淋巴细胞激活因子水平和抗心磷脂抗体滴度降低[4,5]。

1. Kalia S, Dutz JP. New concepts in antimalarial use and mode of action in dermatology. *Dermatol Ther* 2007; **20:** 160–74.
2. González-Sixto B, *et al.* Aspectos prácticos de la quinacrina como tratamiento del lupus eritematoso cutáneo: serie de casos. *Actas Dermosifiliogr* 2010; **101:** 54–8.
3. Toubi E, *et al.* The benefit of combining hydroxychloroquine with quinacrine in the treatment of SLE patients. *Lupus* 2000; **9:** 92–5.
4. Toubi E, *et al.* Quinacrine added to ongoing therapeutic regimens attenuates anticardiolipin antibody production in SLE. *Lupus* 2003; **12:** 297–301.
5. Toubi E, *et al.* The reduction of serum B-lymphocyte activating factor levels following quinacrine add-on therapy in systemic lupus erythematosus. *Scand J Immunol* 2006; **63:** 299–303.

硬化疗法 胸腔内滴注盐酸米帕林或甲磺酸米帕林，作为一种硬化剂治疗恶性肿瘤性胸腔积液（第627页）和再发性气胸，但治疗引起疼痛及高发的毒性作用。

制剂

专利制剂

India: Maladin.

Methyl Benzoquate (*BAN*) 苯甲喹酸甲酯

Nequinate (*USAN, pINN*); AY-20385; ICI-55052; Metilbenzocuato; Néquinate; Nequinato; Nequinatum. Methyl 7-benzyloxy-6-butyl-1,4-dihydro-4-oxoquinoline-3-carboxylate.

Нехинат

$C_{22}H_{23}NO_4$ = 365.4.

CAS — 13997-19-8.

UNII — 91ZE013933.

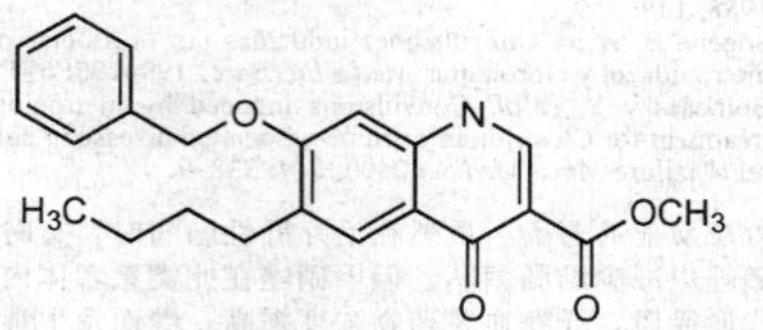

简介

本品为一种抗原虫药，兽医将本品用于预防家禽的球虫病。

Metronidazole (*BAN, USAN, rINN*) 甲硝唑

Bayer-5360; Metronidatsoli; Metronidazol; Metronidazolas; Métronidazole; Metronidazolum; NSC-50364; RP-8823; SC-10295. 2-(2-Methyl-5-nitroimidazol-1-yl)ethanol.

Метронидазол

$C_6H_9N_3O_3$ = 171.2.

CAS — 443-48-1.

ATC — A01AB17; D06BX01; G01AF01; J01XD01; P01AB01.

ATC Vet — QA01AB17; QD06BX01; QG01AF01; QJ01XD01; QP51AA01.

UNII — 140QMO216E.

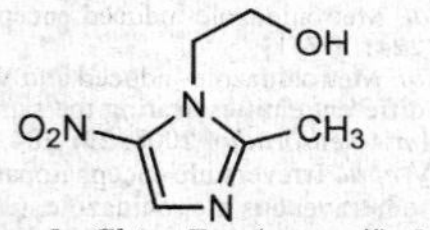

Pharmacopoeias. In *Chin., Eur.* (see p.vii), *Int., Jpn, US,* and *Viet.*

Ph. Eur. 6. 8（Metronidazole） 本品为白色或淡黄色结晶性粉末。微溶于水、乙醇、丙酮和二氯甲烷。避光。

USP 33（Metronidazole） 本品为白色至淡黄色、无臭、结晶性或晶状粉末。光线照射后变黑。略溶于水和乙醇；微溶于氯仿和乙醚；溶于稀盐酸（1：2）。25℃贮藏，温差范围为15～30℃。避光。

配伍禁忌 见下文。

Metronidazole Benzoate (*BAN, rINNM*) 苯甲酸甲硝唑

Benzoato de metronidazol; Benzoyl Metronidazole; Metronidatsolibentsoaatti; Metronidazolbensoat; Metronidazol-benzoát; Métronidazole, benzoate de; Metronidazoli benzoas; Metronidazolo benzoatas; RP-9712. 2-(2-Methyl-5-nitroimidazol-1-yl)ethyl benzoate.

Метронидазола Бензоат

$C_{13}H_{13}N_3O_4$ = 275.3.

CAS — 13182-89-3.

ATC — A01AB17; D06BX01; G01AF01; J01XD01; P01AB01.

ATC Vet — QA01AB17; QD06BX01; QG01AF01; QJ01XD01; QP51AA01.

UNII — A355C835XC.

Pharmacopoeias. In *Eur.* (see p.vii), *Int.,* and *US.*

Ph. Eur. 6. 8（Metronidazole Benzoate） 本品为白色或淡黄色结晶性粉末或鳞片。几乎不溶于水；微溶于乙醇；溶于丙酮；易溶于二氯甲烷。避光。

USP 33（Metronidazole Benzoate） 本品为白色至淡黄色结晶性粉末。几乎不溶于水；微溶于乙醇；溶于丙酮；易溶于二氯甲烷；极微溶于溶剂乙醚。25℃贮藏，温差范围为15～30℃。避光。

Metronidazole Hydrochloride (*BANM, USAN, rINNM*) 盐酸甲硝唑

Hidrocloruro de metronidazol; Métronidazole, Chlorhydrate de; Metronidazoli Hydrochloridum; SC-32642.

Метронидазола Гидрохлорид

$C_6H_9N_3O_3$,HCl = 207.6.

CAS — 69198-10-3.

ATC — A01AB17; D06BX01; G01AF01; J01XD01; P01AB01.

ATC Vet — QA01AB17; QD06BX01; QG01AF01; QJ01XD01; QP51AA01.

UNII — 76JC1633UF.

配伍禁忌 盐酸甲硝唑溶液的pH值甚低，一般小于2.0，静脉应用时需先用静脉液稀释和中和。未经稀释的甲硝唑溶液与器械（如针头）中的铝发生反应，产生淡红褐色变色，配制出的盐酸甲硝唑溶液可有沉淀生成，但这种反应在溶液与器械接触6h以上时才出现[1,2]。

有些研究报道曾对静脉输注时在甲硝唑溶液中加入抗菌注射液和其他药物的相容性问题进行过评估[3～7]，其结果随适用标准以及所用制剂和条件的不同而有所不同。由甲硝唑注射液低pH值引起的物理配伍禁忌问题多于化学配伍禁忌。不管这些研究结果如何，一般都主张不要在甲硝唑或盐酸甲硝唑静脉注射液中加入其他药物。在制造厂商的产品说明中有各种制剂与甲硝唑配伍的专有资料。

1. Schell KH, Copeland JR. Metronidazole hydrochloride-aluminum interaction. *Am J Hosp Pharm* 1985; **42:** 1040, 1042.
2. Struthers BJ, Parr RJ. Clarifying the metronidazole hydrochloride-aluminum interaction. *Am J Hosp Pharm* 1985; **42:** 2660.
3. Bisaillon S, Sarrazin R. Compatibility of several antibiotics or hydrocortisone when added to metronidazole solution for intravenous infusion. *J Parenter Sci Technol* 1983; **37:** 129–32.
4. Gupta VD, Stewart KR. Chemical stabilities of hydrocortisone sodium succinate and several antibiotics when mixed with metronidazole injection for intravenous infusion. *J Parenter Sci Technol* 1985; **39:** 145–8.
5. Gupta VD, *et al.* Chemical stabilities of cefamandole nafate and metronidazole when mixed together for intravenous infusion. *J Clin Hosp Pharm* 1985; **10:** 379–83.
6. Barnes AR. Chemical stabilities of cefuroxime sodium and metronidazole in an admixture for intravenous infusion. *J Clin Pharm Ther* 1990; **15:** 187–96.
7. Nahata MC, *et al.* Stability of metronidazole and ceftizoxime sodium in ready-to-use metronidazole bags stored at 4 and 25° C. *Am J Health-Syst Pharm* 1996; **53:** 1046–8.

不良反应

甲硝唑的不良反应一般与用药剂量有关。最常见的不良反应是胃肠功能紊乱，特别是恶心和产生恶劣的金属味觉。亦可出现腹痛、厌食、呕吐、腹泻或便秘。毛皮样舌、舌炎以及口腔炎可能与用药后念珠菌的过度生长有关。虽然甲硝唑可用于抗菌药性结肠炎的治疗，但也有应用甲硝唑后诱发结肠炎的罕见报道。

亦有虚弱、头晕、共济失调、头痛、困倦、失眠、幻觉，以及出现抑郁、错乱等情绪或心理状态改变等不良反应的报道。大剂量或长时间应用甲硝唑可出现四肢麻木或麻刺感等周围神经病变和癫痫发作。

据报道，有个别病例应用甲硝唑后出现粒细胞缺乏症、白细胞减少症、全血细胞减少症及血小板减少症，一般停药后即可恢复，但有致死性事故发生的报道。偶见皮疹、荨麻疹和瘙痒；罕见多形性红斑、血管性水肿及过敏性反应。其他不良反应有尿道不适及尿液变黑。偶有发生肝酶值升高、胆汁淤积性肝炎、黄疸及胰腺炎的病例报道。静脉滴注甲硝唑后可引起血栓性静脉炎。其他一些极少见的不良反应有肌肉疼痛、关节疼痛以及一过性视觉障碍（如复视、近视）。

研究表明甲硝唑对细菌有致突变作用，对某些动物有致癌作用。

致癌性和致突变性 甲硝唑用作细菌检测的致突变剂，其羟基代谢产物的致突变作用甚至更强，但体内外研究则始终未发现甲硝唑对哺乳动物细胞的致突变效应。同样，从有限的资料中也发现，甲硝唑对人的遗传毒性和对动物的遗传毒性并不一致[1]。虽然将甲硝唑归为动物的致癌剂，但对人的致癌性尚无明确证据。对771例接受甲硝唑治疗的阴道毛滴虫病患者进行回顾性研究，结果未见癌发病率的明显增加[2]，在2460例患者的类似研究中，也未发现癌发病率的增加[3]。调查中确实发现肺癌的发病例数过多，但所发现的4例肺癌患者均为女性吸烟者[2]。截至1984年，对接受甲硝唑治疗的患者进行了长达15～25年的随访，仍旧发现肺癌病例过多与患者吸烟的情况有关[4]。但此随访调查应该继续下去，以证实在接受甲硝唑治疗的所有患者中癌发病率或死亡率确无显著增加。另一组随访调查也是到1984年为止，随访时间为11～15年，结果证实在接受甲硝唑治疗的所有患者中癌发病率没有增加，也没有发现肺癌发病率有任何增加[5]。

对胎儿的危险见下文**注意事项**中妊娠项下。

1. Bendesky A, *et al.* Is metronidazole carcinogenic? *Mutat Res* 2002; **511:** 133–44.
2. Beard CM, *et al.* Lack of evidence for cancer due to use of metronidazole. *N Engl J Med* 1979; **301:** 519–22.
3. Friedman GD. Cancer after metronidazole. *N Engl J Med* 1980; **302:** 519.
4. Beard CM, *et al.* Cancer after exposure to metronidazole. *Mayo Clin Proc* 1988; **63:** 147–53.
5. Friedman GD, Selby JV. Metronidazole and cancer. *JAMA* 1989; **261:** 866.

对血液的影响 有应用甲硝唑治疗引起血液不良反应的病例报道。应用甲硝唑后引起骨髓发育不良，患者出现白细胞减少症以及红细胞生成和粒细胞生成显著减少[1]，本品可引起再生障碍性贫血[2]和溶血性尿毒综合征[3]。

1. White CM, *et al.* Bone marrow aplasia associated with metronidazole. *BMJ* 1980; **280:** 647.
2. Raman R, *et al.* Metronidazole induced aplastic anaemia. *Clinician* 1982; **46:** 464–8.
3. Powell HR, *et al.* Haemolytic-uraemic syndrome after treatment with metronidazole. *Med J Aust* 1988; **149:** 222–3.

对耳的影响 在一篇呈交给澳大利亚 Adverse Drug Reactions Advisory Committee 有关耳毒性的综合报道中曾经提到，耳聋患者与应用甲硝唑有关[1]。曾报道 2 例患者口服甲硝唑后左右耳出现中重度感觉神经性耳聋，停药后 2 名患者的听力逐渐恢复[2]。

1. Anonymous. Drug-induced ototoxicity. *WHO Drug Inf* 1991; **5:** 12.
2. Iqbal SM, *et al.* Metronidazole ototoxicity–report of two cases. *J Laryngol Otol* 1999; **113:** 355–7.

对眼的影响 1 例阴道毛滴虫病患者接受甲硝唑治疗 11 天之后出现近视症状，中断治疗后 4 天视力得以恢复，但当其再次接受治疗时又出现近视症状[1]。

亦有发生视神经病的报道[2,3]。在一篇报道中，7 例口服甲硝唑后出现眼球后或视神经炎的病例[2]。此 7 例患者每日口服甲硝唑的剂量为 0.75～1g 不等，疗程为 7 天～1 年不等。用药后出现色觉缺失、视力减退、暗点等视觉异常。停用甲硝唑后患者的视觉好转，但仍有 2 名患者留有一些视觉后遗症。

1. Grinbaum A, *et al.* Transient myopia following metronidazole treatment for Trichomonas vaginalis. *JAMA* 1992; **267:** 511–12.
2. Putnam D, *et al.* Metronidazole and optic neuritis. *Am J Ophthalmol* 1991; **112:** 737.
3. McGrath NM, *et al.* Reversible optic neuropathy due to metronidazole. *Clin Experiment Ophthalmol* 2007; **35:** 585–6.

对胃肠道的影响 *抗菌药性结肠炎* 曾报道有患者应用甲硝唑后发生伪膜性结肠炎[1～3]。

1. Thomson G, *et al.* Pseudomembranous colitis after treatment with metronidazole. *BMJ* 1981; **282:** 864–5.
2. Daly JJ, Chowdary KVS. Pseudomembranous colitis secondary to metronidazole. *Dig Dis Sci* 1983; **28:** 573–4.
3. Bingley PJ, Harding GM. Clostridium difficile colitis following treatment with metronidazole and vancomycin. *Postgrad Med J* 1987; **63:** 993–4.

对肝脏的影响 曾报道 1 例患者采用盐酸甲硝唑静脉滴注 500mg，每 6h 一次，连用 4 天后发生药物性肝炎，其肝酶测定值急剧增高。此例患者同时应用了头孢匹林钠和硫酸妥布霉素[1]。有超量应用甲硝唑（12.5g）后引起可逆性肝细胞毒性反应的个案报道[2]。有 1 名年轻女性患致死性急性暴发性肝衰竭，可能因服用甲硝唑引起，其在服用甲硝唑后的头 2 年亦曾出现黄疸[3]。

1. Appleby DH, Vogtland HD. Suspected metronidazole toxicity. *Clin Pharm* 1983; **2:** 373–4.
2. Lam S, Bank S. Hepatotoxicity caused by metronidazole overdose. *Ann Intern Med* 1995; **122:** 803.
3. Björnsson E, *et al.* Metronidazol as a probable cause of severe liver injury. *Hepatogastroenterology* 2002; **49:** 252–4.

对神经系统的影响 *无菌性脑膜炎* 1 名 42 岁的男性患者口服甲硝唑进行幽门螺杆菌感染根除治疗，治疗期间曾发生 3 次无菌性脑膜炎[1]。每次发作时，终止根除治疗后其症状即得到恢复；而重新开始根除治疗后则又出现发作。无菌性脑膜炎的发生肯定与甲硝唑有关；后来此患者对幽门螺杆菌根除疗法（含一种质子泵抑制药和一种大环内酯类药物）产生耐受性。

1. Khan S, *et al.* Metronidazole-induced aseptic meningitis during Helicobacter pylori eradication therapy. *Ann Intern Med* 2007; **146:** 395–6.

小脑毒性 曾报道 2 例口服甲硝唑＋静脉注射头孢吡肟或口服左氧氟沙星后出现共济失调和发音困难的病例[1]。患者自开始治疗后 1 个月出现症状，在停用甲硝唑后 2～5 周症状得以恢复。后又有报道 1 例在甲硝唑治疗期间发生小脑毒性反应，其小脑 MRI 表现异常的病例[2]；并对文献中的 10 个病例进行了鉴定（包括上文提到的那些病例）。这些患者的年龄分布为 17～74 岁，大多数患者出现共济失调和发音困难的症状。报道的这些小脑毒性病例与患者甲硝唑高蓄积量（25～1080g）有关。现已报道了更多的类似病例[3～5]。

1. Woodruff BK, *et al.* Reversible metronidazole-induced lesions of the cerebellar dentate nuclei. *N Engl J Med* 2002; **346:** 68–9.
2. Patel K, *et al.* Cerebellar ataxia following prolonged use of metronidazole: case report and literature review. *Int J Infect Dis* 2008; **12:** e111–e114.
3. Graves TD, *et al.* Reversible metronidazole-induced cerebellar toxicity in a multiple transplant recipient. *J Neurol Sci* 2009; **285:** 238–40.
4. Sarna JR, *et al.* Cases: reversible cerebellar syndrome caused by metronidazole. *CMAJ* 2009; **181:** 611–3.
5. Chatzkel JA, Vossough A. Metronidazole-induced cerebellar toxicity. *Pediatr Radiol* 2010; **40:** 1453.

惊厥 有应用甲硝唑治疗引起惊厥的病例报道[1～6]，一般见于大剂量应用者或肾损伤患者。

1. Halloran TJ. Convulsions associated with high cumulative doses of metronidazole. *Drug Intell Clin Pharm* 1982; **16:** 409.
2. Wienbren M, *et al.* Convulsions and encephalopathy in a patient with leukemia after treatment with metronidazole. *J Clin Pathol* 1985; **38:** 1076.
3. Ferroir JP, *et al.* Polynévrite, crises convulsives et syndrome cérébelleux, complications d'un traitement par le métronidazole. *Presse Med* 1985; **14:** 2108.
4. Moulin B, *et al.* Risque neurotoxique du métronidazole (MN) au cours de l'insuffisance rénale sévère. *Ann Med Interne (Paris)* 1988; **139:** 369.
5. Sopena B, *et al.* Convulsiones inducidas por la asociación de metronidazol y cloroquina. *Med Clin (Barc)* 1990; **95:** 675.
6. Beloosesky Y, *et al.* Convulsions induced by metronidazole treatment for Clostridium difficile-associated disease in chronic renal failure. *Am J Med Sci* 2000; **319:** 338–9.

对心理功能的影响 虽然在治疗肝性脑病时，有时应用甲硝唑以减少结肠菌丛，但甲硝唑在此类患者体内的新陈代谢受阻，导致血浆药物浓度提高，继而发生毒性反应。曾报道 1 例肝性脑病患者，采用甲硝唑和乳果糖治疗时发生精神病和狂躁症状，但其血浆甲硝唑浓度未见升高（24μg/ml）[1]。停用甲硝唑后患者症状得以恢复。据报道，有 1 例妇科病患者静脉注射甲硝唑，每日 1g，5 日疗程结束后出现急性精神病[2]；另有 1 例 18 岁女性盆腔炎性疾病患者，用口服甲硝唑 400mg、每日 3 次＋氧氟沙星 400mg、每日 2 次治疗；用药 2 天后也出现急性精神病[3]。在其他无肝性脑病患者中也曾有幻觉发作[4]和精神错乱[4,5]的病例报道；在营养不良患者中，由甲硝唑介导的脑病可能与 Wernicke 脑病有共同的路径[6]，必须加以鉴别。据报道，有 1 例骨髓炎患者，其治疗方案中包括甲硝唑治疗，采用静脉注射给药，每日单剂量 1.5g，连用 10 周以上；结果患者出现不可逆的甲硝唑伴随性脑病而导致死亡[7]。

1. Uhl MD, Riely CA. Metronidazole in treating portosystemic encephalopathy. *Ann Intern Med* 1996; **124:** 455.
2. Schreiber W, Spernal J. Metronidazole-induced psychotic disorder. *Am J Psychiatry* 1997; **154:** 1170–1.
3. Koul S, *et al.* Organic psychosis induced by ofloxacin and metronidazole. *Br J Hosp Med* 2009; **70:** 236–7.
4. Mahl TC, Ummadi S. Metronidazole and mental confusion. *J Clin Gastroenterol* 2003; **36:** 373–4.
5. Kim DW, *et al.* Metronidazole-induced encephalopathy. *J Neurol Sci* 2004; **224:** 107–11.
6. Zuccoli G, *et al.* Metronidazole-induced and Wernicke encephalopathy: two different entities sharing the same metabolic pathway? *AJNR Am J Neuroradiol* 2008; **29:** E84.
7. Groothoff MV, *et al.* Irreversible encephalopathy after treatment with high-dose intravenous metronidazole. *Clin Ther* 2010; **32:** 60–4.

周围神经病 长期应用甲硝唑治疗的病例中，有发生周围神经病的报道[1～7]。停用甲硝唑或减少应用剂量后神经病变一般会完全消退或减轻，但有些患者采取上述措施后神经病变未见改善。关于甲硝唑引起眼球后或视神经炎的报道见上文**对眼的影响**。

1. Duffy LF, *et al.* Peripheral neuropathy in Crohn's disease patients treated with metronidazole. *Gastroenterology* 1985; **88:** 681–4.
2. Boyce EG, *et al.* Persistent metronidazole-induced peripheral neuropathy. *DICP Ann Pharmacother* 1990; **24:** 19–21.
3. Learned-Coughlin S. Peripheral neuropathy induced by metronidazole. *Ann Pharmacother* 1994; **28:** 536.
4. Dreger LM, *et al.* Intermittent-dose metronidazole-induced peripheral neuropathy. *Ann Pharmacother* 1998; **32:** 267–8.
5. Zivkovic SA, *et al.* Sensory neuropathy associated with metronidazole: report of four cases and review of the literature. *J Clin Neuromusc Dis* 2001; **3:** 8–12.
6. Sarma GRK, Kamath V. Acute painful peripheral neuropathy due to metronidazole. *Neurol India* 2005; **53:** 372–3.
7. Toumi S, *et al.* Lésions cérébelleuses réversibles et neuropathie périphérique induites par le métronidazole. *Med Mal Infect* 2009; **39:** 906–8.

对胰腺的影响 有报道，在一小部分患者中曾发生甲硝唑伴随性急性胰腺炎，有些患者再次服药后再次引发急性胰腺炎[1～7]。甲硝唑暴露与胰腺炎发作之间的间隔时间为 12h～38 天不等。停止使用甲硝唑后所有胰腺炎病例均得到缓解和恢复。对 6500 名曾应用甲硝唑治疗的患者进行回顾性调查，结果未发现急性胰腺炎病例[8]。然而，另一项针对 3083 名患者所进行的回顾性调查结果则发现，甲硝唑可增加胰腺炎发生的风险，但这种风险主要发生于甲硝唑与其他药物联用以根治幽门螺杆菌时[9]。

1. Plotnick BH, *et al.* Metronidazole-induced pancreatitis. *Ann Intern Med* 1985; **103:** 891–2.
2. Sanford KA, *et al.* Metronidazole-associated pancreatitis. *Ann Intern Med* 1988; **109:** 756–7.
3. Sura ME, *et al.* Metronidazole-associated pancreatitis. *Ann Pharmacother* 2000; **34:** 1152–5.
4. Tsesmeli NE, *et al.* Acute pancreatitis as a possible consequence of metronidazole during a relapse of ulcerative colitis. *Eur J Gastroenterol Hepatol* 2007; **19:** 805–6.
5. Feola DJ, Thornton AC. Metronidazole-induced pancreatitis in a patient with recurrent vaginal trichomoniasis. *Pharmacotherapy* 2002; **22:** 1508–10.
6. Nigwekar SU, Casey KJ. Metronidazole-induced pancreatitis. A case report and review of literature. *JOP* 2004; **5:** 516–9.
7. Loulergue P, Mir O. Metronidazole-induced pancreatitis during HIV infection. *AIDS* 2008; **22:** 545–6.
8. Friedman G, Selby JV. How often does metronidazole induce pancreatitis? *Gastroenterology* 1990; **98:** 1702–3.
9. Nørgaard M, *et al.* Metronidazole and risk of acute pancreatitis: a population-based case-control study. *Aliment Pharmacol Ther* 2005; **21:** 415–20.

男性乳腺发育 一名 36 岁的男子因患溃疡性结肠炎，用甲硝唑治疗 1 个月后出现乳腺发育[1]。

1. Fagan TC, *et al.* Metronidazole-induced gynecomastia. *JAMA* 1985; **254:** 3217.

超敏反应 曾报道 1 名患者口服单剂量甲硝唑后发生过敏反应，表现为寒战、发热、全身红斑和斑丘疹。在此之前，该患者曾采用甲硝唑阴道内给药治疗，治疗期间曾有皮疹出现[1]。曾有数例口服甲硝唑后发生固定性药疹[2,3]和皮疹[4]的病例报道。有 1 名患者口服一个剂量的甲硝唑和螺旋霉素后出现过敏反应，后又出现甲硝唑皮肤点刺试验阳性反应[5]。有局部应用甲硝唑制剂后出现接触性过敏性皮炎的病例报道[6]。

1. Knowles S, *et al.* Metronidazole hypersensitivity. *Ann Pharmacother* 1994; **28:** 325–6.
2. Sehgal VN, *et al.* Bullous fixed drug eruption (BFDE) following per-oral metronidazole. *J Eur Acad Dermatol Venereol* 2003; **17:** 607–9.
3. Prieto A, *et al.* Recurrent fixed drug eruption due to metronidazole elicited by patch test with tinidazole. *Contact Dermatitis* 2005; **53:** 169–70.
4. García-Rubio I, *et al.* Hypersensitivity reactions to metronidazole. *Allergol Immunopathol (Madr)* 2006; **34:** 70–2.
5. Asensio Sánchez T, *et al.* Anaphylaxis due to metronidazole with positive skin prick test. *J Investig Allergol Clin Immunol* 2008; **18:** 138–9.
6. Madsen JT, *et al.* Allergic contact dermatitis to topical metronidazole - 3 cases. *Contact Dermatitis* 2007; **56:** 364–6.

注意事项

用甲硝唑进行长期或强力治疗，有时可引起周围神经病变、短暂癫痫发作等神经中毒症状以及白细胞减少症等其他严重反应（见上文**不良反应**）。应用甲硝唑治疗超过 10 天的患者应进行临床和实验室监测。有血质不调和中枢神经系统疾病的患者应慎用甲硝唑；出现异常神经体征时应停止用药。有严重肝损伤的患者应减少用药剂量。

有人建议，妊娠期间应避免使用甲硝唑，特别要避免妊娠头 3 个月使用和大剂量使用（见下文）。

患者在应用甲硝唑期间不要饮用酒精饮料（见下文**药物相互作用**）。

哺乳 甲硝唑分布于母乳中，使乳汁带有苦味，影响哺乳[1]。American Academy of Pediatrics（AAP）认为，虽然甲硝唑对哺乳婴儿的影响尚不清楚，但应引起人们的关注。AAP 建议采用单剂量甲硝唑治疗后，应停止哺乳 12～24h[2]。对长期应用甲硝唑治疗的患者如何进行哺乳则无特别的建议。因一些研究发现甲硝唑具有致畸致癌作用，因此应避免不必要的甲硝唑暴露（见上文**不良反应**）。

1. Rubin PC. Prescribing in pregnancy: general principles. *BMJ* 1986; **293:** 1415–17.
2. American Academy of Pediatrics. The transfer of drugs and other chemicals into human milk. *Pediatrics* 2001; **108:** 776–89. [Retired May 2010] Correction. *ibid.*; 1029. Also available at: http://aappolicy.aappublications.org/cgi/content/full/pediatrics%3b108/3/776 (accessed 03/02/04)

妊娠 甲硝唑是细菌的致突变剂和啮齿动物的致癌物。甲硝唑容易透过胎盘，胎盘索内的药物浓度与母体血浆浓度相似，对妊娠期是否应用甲硝唑存在争议。对妊娠头 3 个月应用甲硝唑的研究结果进行荟萃分析，没有得出畸胎生成倾向风险增加的结论[1,2]。但美国注册药品信息建议，妊娠头 3 个月的滴虫病患者禁用甲硝唑治疗，而妊娠中 3 个月和妊娠末 3 个月的滴虫病患者可接受甲硝唑治疗。对其他适应证，应仔细权衡应用甲硝唑治疗的利弊，特别是在妊娠头 3 个月应用时。

1. Burtin P, *et al.* Safety of metronidazole in pregnancy: a meta-analysis. *Am J Obstet Gynecol* 1995; **172:** 525–9.
2. Caro-Patón T, *et al.* Is metronidazole teratogenic? A meta-analysis. *Br J Clin Pharmacol* 1997; **44:** 179–82.

药物相互作用

有些应用甲硝唑的患者饮酒后产生戒酒硫（双硫仑）样反应。同时应用甲硝唑与双硫仑可使患者产生急性精神病或精神错乱。

据报道，甲硝唑可抑制香豆素类和华法林（第1373页）、苯妥英（第477页）、锂（见**抗菌药**，第381页）、环孢素、氟尿嘧啶（第 691 页）等数种药物的代谢和清除，从而增加这些药物的不良反应发生率。有些证据表明苯妥英可促进甲硝唑的代谢。苯巴比妥降低甲硝唑的血浆浓度，从而使甲硝唑的效力降低。西咪替丁增加甲硝唑的血浆浓度。

甲硝唑与其他药物注射用溶液的配伍禁忌见上文。

乙醇 甲硝唑可使一些应用乙醇的个体产生戒酒硫（双硫仑）样反应，反应除发生于饮酒之后，亦可发生于应用乙醇制剂（包括注射剂）之后[1]。29 例酗酒患者同时应用甲硝唑和双硫仑，有 6 位患者出现急性精神病或精神错乱症状[2]。对所发表的报道进行分析[3]，并对健康受试者进行测试[4]，结果两项研究均未发现甲硝唑与乙醇发生戒酒硫（双硫仑）样反应的可靠证据。尽管如此，对二者之间的反应仍需加以警惕。

1. Edwards DL, *et al.* Disulfiram-like reaction associated with intravenous trimethoprim-sulfamethoxazole and metronidazole. *Clin Pharm* 1986; **5:** 999–1000.
2. Rothstein E, Clancy DD. Toxicity of disulfiram combined with metronidazole. *N Engl J Med* 1969; **280:** 1006–7.
3. Williams CS, Woodcock KR. Do ethanol and metronidazole interact to produce a disulfiram-like reaction? *Ann Pharmacother* 2000; **34:** 255–7.
4. Visapää J-P, *et al.* Lack of disulfiram-like reaction with metronidazole and ethanol. *Ann Pharmacother* 2002; **36:** 971–4.

抗癫痫药 关于甲硝唑与卡马西平之间可能存在相互作用的报道见第455页。

1 名患者应用苯巴比妥导致甲硝唑治疗失败，可能与苯巴比妥使甲硝唑代谢率增加有关[1]。对甲硝唑治疗无效的患者进行回顾调查，结果发现 80% 的受调查者长期接受苯巴比妥治疗[2]。用甲硝唑治疗此类患者的贾第虫病，达到寄生虫学治愈标准所需的甲硝唑剂量是常用剂量的 3 倍。

关于甲硝唑对苯妥英代谢的影响，有些报道互相矛盾（第477页）；除此之外，有患者应用苯妥英治疗期间甲硝唑的代谢增强的报道[3]。

1. Mead PB, *et al.* Possible alteration of metronidazole metabolism by phenobarbital. *N Engl J Med* 1982; **306:** 1490.
2. Gupte S. Phenobarbital and metabolism of metronidazole. *N Engl J Med* 1983; **308:** 529.
3. Wheeler LA, *et al.* Use of high-pressure liquid chromatography to determine plasma levels of metronidazole and metabolites after intravenous administration. *Antimicrob Agents Chemother* 1978; **13:** 205–9.

抗肿瘤药 有关甲硝唑对白消安影响的参考文献见第659页。

双硫仑 有关应用双硫仑的酗酒患者接受甲硝唑治疗后出现急性精神病或精神错乱症状的报道见上文**乙醇**项下内容。

胃肠药 研究证明，6 例健康受试者服用西咪替丁每日 2 次剂量后，其血浆甲硝唑浓度升高。据推测，此种效应可能与西咪替丁抑制甲硝唑代谢所需的细胞色素 P450 同工酶有关[1]。但对克罗恩病（节段性结肠炎）患者所做的研究并未发现西咪替丁对甲硝唑药动学的影响[2]；对健康受试者口服单剂量甲硝唑后所做的研究也未发现西咪替丁对甲硝唑药动学的影响[3]。

虽然健康受试者血浆及唾液中的甲硝唑及其羟基代谢产物的浓度不受奥美拉唑的影响，但胃液中的药物浓度却大大降低，可能是奥美拉唑影响甲硝唑从血浆向胃液的转移[4]。但奥美拉唑与甲硝唑的这种相互作用对临床幽门螺杆菌感染治疗的影响有限。

1. Gugler R, Jansen JC. Interaction between cimetidine and metronidazole. *N Engl J Med* 1983; **309:** 1518–19.
2. Eradiri O, *et al.* Interaction of metronidazole with cimetidine and phenobarbital in Crohn's disease. *Clin Pharmacol Ther* 1987; **41:** 235.
3. Loft S, *et al.* Lack of effect of cimetidine on the pharmacokinetics and metabolism of a single oral dose of metronidazole. *Eur J Clin Pharmacol* 1988; **35:** 65–8.
4. Jessa MJ, *et al.* The effect of omeprazole on the pharmacokinetics of metronidazole and hydroxymetronidazole in human plasma, saliva and gastric juice. *Br J Clin Pharmacol* 1997; **44:** 245–53.

免疫抑制药 霉酚酸酯与甲硝唑合用或霉酚酸酯与甲硝唑+诺氟沙星合用，霉酚酸酯对机体的作用会降低，有关药动学研究详见第1753页**抗菌药**。

抗微生物作用

甲硝唑对结肠小袋纤毛虫（*Balantidium coli*）、人芽囊原虫（*Blastocystis hominis*）、溶组织内阿米巴（*Entamoeba histolytica*）、蓝氏贾第鞭毛虫（*Giardia intestinalis* 或 *Giardia lamblia*）及阴道毛滴虫（*Trichomonas vaginalis*）等几种原虫有杀灭作用。厌氧菌对甲硝唑特别敏感，其中包括拟杆菌属（*Bacteroides* spp.）和梭菌属（*Fusobacterium* spp.）的革兰阴性厌氧菌以及黑色消化球菌（*Peptococcus niger*）、消化链球菌属（*Peptostreptococcus* spp.）、梭状芽孢杆菌属（*Clostridium* spp.）、真杆菌类（*Eubacterium*）的敏感菌种等革兰阳性厌氧菌。甲硝唑具有杀菌作用。甲硝唑对阴道加德菌（*Gardnerella vaginalis*）和幽门螺杆菌（*Helicobacter pylori*）等兼性厌氧菌以及某些螺旋体也有杀灭活性。

据报道，放线菌属（*Actinomyces* spp.）中有 70%～75% 的细菌及丙酸杆菌（*Propionibacterium propionica*）对甲硝唑有抗药性。与替硝唑等其他硝基咪唑类药物有交叉抗药性。

甲硝唑被认为是一种前体药物，需要被敏感生物活化。甲硝唑的作用机制尚不完全清楚，据认为是甲硝唑被细菌的硝基还原酶还原为一种不稳定的中间产物，此中间产物与 DNA 相互作用，可有效防止 DNA 复制[1]。在体外，有多种因素影响微生物对甲硝唑的敏感性。缺氧是发挥甲硝唑最佳活性的重要条件。微生物与甲硝唑之间的相互作用，包括有脆弱拟杆菌存在时甲硝唑对大肠杆菌的抑制作用以及有大肠杆菌存在时甲硝唑杀脆弱拟杆菌的增强效应等相互作用已有论述。甲硝唑的氧化代谢产物亦有抗菌活性；而其羟基代谢产物的抗阴道加德菌的活性比甲硝唑要强[2,3]。

敏感菌种已对甲硝唑产生了耐药性，其中有脆弱拟杆菌群[4～10]、拟杆菌属的其他菌种（现认为是普雷沃菌属）[11～13]及少见的难辨梭状芽孢杆菌[14,15]。现已证明阴道加德菌[16～19]和贾第虫属虫种[19]对甲硝唑亦有抗药性。幽门螺杆菌对硝基咪唑的抗药性已有所增加，可能会降低某些人群消化性溃疡病抗幽门螺杆菌疗法的治疗效果（见下文**用途和用法**中的**消化性溃疡病**）。

1. Ingham HR, *et al.* Interactions between micro-organisms and metronidazole. *J Antimicrob Chemother* 1982; **10:** 84–7.
2. Ralph ED, Amatnieks YE. Relative susceptibilities of Gardnerella vaginalis (Haemophilus vaginalis), Neisseria gonorrhoeae, and Bacteroides fragilis to metronidazole and its two major metabolites. *Sex Transm Dis* 1980; **7:** 157–60.
3. Shanker S, Munro R. Sensitivity of Gardnerella vaginalis to metabolites of metronidazole and tinidazole. *Lancet* 1982; **i:** 167.
4. Ingham HR, *et al.* Bacteroides fragilis resistance to metronidazole after long-term therapy. *Lancet* 1978; **i:** 214.
5. Eme A, *et al.* Bacteroides fragilis resistant to metronidazole. *J Antimicrob Chemother* 1983; **12:** 523–5.
6. Lamothe F, *et al.* Bacteroides fragilis resistant to both metronidazole and imipenem. *J Antimicrob Chemother* 1986; **18:** 642–3.
7. Brogan O, *et al.* Bacteroides fragilis resistant to metronidazole, clindamycin and cefoxitin. *J Antimicrob Chemother* 1989; **23:** 660–2.
8. Hickey MM, *et al.* Metronidazole resistant Bacteroides fragilis infection of a prosthetic hip joint. *J Infect* 1990; **20:** 129–33.
9. Turner P, *et al.* Simultaneous resistance to metronidazole, co-amoxiclav, and imipenem in clinical isolate of Bacteroides fragilis. *Lancet* 1995; **345:** 1275–7.
10. Schapiro JM, *et al.* Isolation of metronidazole-resistant Bacteroides fragilis carrying the nimA nitroreductase gene from a patient in Washington State. *J Clin Microbiol* 2004; **42:** 4127–9.
11. Sprott MS, *et al.* Metronidazole-resistant anaerobes. *Lancet* 1983; **i:** 1220.
12. McWalter PW, Baird DR. Metronidazole-resistant anaerobes. *Lancet* 1983; **i:** 1220.
13. Sprott MS, Kearns AM. Metronidazole-resistant Bacteroides melaninogenicus. *J Antimicrob Chemother* 1988; **22:** 951–2.
14. Peláez T, *et al.* Reassessment of Clostridium difficile susceptibility to metronidazole and vancomycin. *Antimicrob Agents Chemother* 2002; **46:** 1647–50.
15. Brazier JS, *et al.* Reduced susceptibility of Clostridium difficile to metronidazole. *J Antimicrob Chemother* 2001; **48:** 741–2.
16. Cudmore SL, *et al.* Treatment of infections caused by metronidazole-resistant Trichomonas vaginalis. *Clin Microbiol Rev* 2004; **17:** 783–93.
17. Schwebke JR, Barrientes FJ. Prevalence of Trichomonas vaginalis isolates with resistance to metronidazole and tinidazole. *Antimicrob Agents Chemother* 2006; **50:** 4209–10.
18. Crowell AL, *et al.* In vitro metronidazole and tinidazole activities against metronidazole-resistant strains of Trichomonas vaginalis. *Antimicrob Agents Chemother* 2003; **47:** 1407–9.
19. Upcroft P, Upcroft JA. Drug targets and mechanisms of resistance in the anaerobic protozoa. *Clin Microbiol Rev* 2001; **14:** 150–64.

药动学

甲硝唑单剂量口服后，几乎完全地被迅速吸收。一次服用 250mg 和 500mg 的甲硝唑后，在 1～2h 内，血浆浓度峰值分别达到 6μg/ml 和 12μg/ml。本品有一些蓄积作用，因此加倍服用后血浆药物浓度较高。食物可延迟甲硝唑的吸收，但不影响其吸收量。苯甲酸甲硝唑口服后在胃肠道水解，释出的甲硝唑被吸收。

据报道，患者初始静脉用药剂量为 15mg/kg，以后 7.5mg/kg，6h 1 次，用药后甲硝唑稳态血浆浓度峰值为 25μg/ml，谷值为 18μg/ml。采用直肠栓剂给药，甲硝唑的生物利用度为 60%～80%，达到的血浆浓度峰值相当于口服相同剂量时的一半，而且用药后 5～12h 方达到有效血药浓度。采用阴道栓剂给药则吸收不良，据报道甲硝唑的生物利用度仅为 20%～25%。阴道给药 500mg 后，经逐渐吸收产生的血浆药物浓度峰值约为 2μg/ml。采用甲硝唑阴道凝胶给药，甲硝唑剂量为 37.5mg，用药 8h 后血浆浓度峰值为 300ng/ml，生物利用度为 56%。

本品在体内分布广泛，可分布于胆汁、骨、母乳、脑脓肿、CSF、肝和肝脓肿、唾液、精液、阴道分泌物等组织或体液中。组织或体液中的药物浓度与血浆浓度相似。甲硝唑还能透过胎盘，迅速进入胎儿的血循环。与血浆蛋白结合的甲硝唑不到 20%。

甲硝唑在肝内通过侧链氧化和葡糖苷酸生成进行代谢。主要的氧化代谢产物有两种：一种为羟基代谢产物 1-(2-羟乙基)2-羟甲基-5-硝基咪唑，具抗菌活性，可从血浆和尿中检出；另一种为酸类代谢产物 2-甲基-5-硝基咪唑-1-乙酸，无抗菌活性，一般不能从血浆中检出，但从尿中排出。尿中还可检出少量降解代谢产物乙酰胺和 *N*-(2-羟乙基）草肟酸（HOA），这两种产物可能通过肠道菌丛生成。

甲硝唑的清除半衰期约为 8h，其羟基代谢产物的清除半衰期略长。据报道，新生儿（见下文）和严重肝损伤患者（见下文）的甲硝唑半衰期延长，而实质性肾损伤患者（见下文）的羟基代谢产物半衰期延长。

所用甲硝唑剂量大部分主要以代谢产物的方式从尿中排出，少部分由粪便排出。

1. Cunningham FE, *et al.* Pharmacokinetics of intravaginal metronidazole gel. *J Clin Pharmacol* 1994; **34:** 1060–5.
2. Lamp KC, *et al.* Pharmacokinetics and pharmacodynamics of the nitroimidazole antimicrobials. *Clin Pharmacokinet* 1999; **36:** 353–73.

肝损伤 肝损伤患者甲硝唑清除的药动学研究结果不尽相同。肝硬化患者或肝脾血吸虫病患者一次口服 500mg 甲硝唑后，甲硝唑清除率与健康受试者无显著差别，提示无肾损伤时，无需调整肝损伤患者的甲硝唑用量[1]。曾报道 10 例酒精性肝病或慢性活动性肝炎患者静脉应用甲硝唑后，药物的清除率有相当大的降低，其中有 7 例患者的肌酐清除率也降低[2]。肝损伤患者甲硝唑清除率的差异可能与患者肾清除功能受损有关[3]，也有人认为甲硝唑清除率降低的原因是肝代谢障碍，而不是肾清除率降低[4]。亦有研究报道证实肾损伤患者的甲硝唑清除率正常。尽管如此，报道者们同意，需要调低甲硝唑剂量的患者仅限于那些肝功能严重受损者，特别是肾功能受损时。有人观察了 10 例重症患者的甲硝唑清除率，有些患者有肝功能受损和（或）肾功能受损，有些患者无肝肾功能受损，结果亦提示肝功能是影响甲硝唑清除率的一个非常重要的决定因素[5]。

1. Daneshmend TK, *et al.* Disposition of oral metronidazole in hepatic cirrhosis and in hepatosplenic schistosomiasis. *Gut* 1982; **23:** 807–13.
2. Farrell G, *et al.* Impaired elimination of metronidazole in decompensated chronic liver disease. *BMJ* 1983; **287:** 1845.
3. Daneshmend TK, Roberts CJC. Impaired elimination of metronidazole in decompensated chronic liver disease. *BMJ* 1984; **288:** 405.
4. Farrell G, *et al.* Impaired elimination of metronidazole in decompensated chronic liver disease. *BMJ* 1984, **288:** 1009.
5. Ljungberg B, *et al.* Metronidazole: pharmacokinetic observations in severely ill patients. *J Antimicrob Chemother* 1984; **14:** 275–83.

婴儿和儿童 新生儿甲硝唑单次静脉注射的推荐剂量为 15mg/kg，足月新生儿应用此剂量，治疗浓度维持 24h 左右；早产儿维持 48h 左右[1]。新生儿的肝肾功能发育不全，因此甲硝唑的清除半衰期延长，有报道可延至 25～109h[1]。清除半衰期与妊龄成反比[1,2]，发育成熟的婴儿，其半衰期缩短至接近成人的半衰期[1,3]。

1. Jager-Roman E, *et al.* Pharmacokinetics and tissue distribution of metronidazole in the newborn infant. *J Pediatr* 1982; **100:** 651–4.
2. Hall P, *et al.* Intravenous metronidazole in the newborn. *Arch Dis Child* 1983; **58:** 529–31.
3. Amon I, *et al.* Disposition kinetics of metronidazole in children. *Eur J Clin Pharmacol* 1983; **24:** 113–19.

肾损伤 药动学研究表明无需调整肾损伤患者甲硝唑的用药剂量[1]，但接受血液透析的患者则需要调整，因为此类患者血中甲硝唑及其羟基代谢产物可由血液透析被有效及彻底地清除[2]。但在另一项研究中发现血液透析时甲硝唑及其羟基代谢产物的清除数量取决于所用透析膜的类型，因此认为只有那些使用甲硝唑高清除率透析膜的危重患者才可能需要补充甲硝唑剂量[3]。

接受腹膜透析的肾损伤患者无需常规调整剂量[4]。但应注意那些进行连续流动式腹膜透析（不卧床持续性腹膜透析）患者发生潜在的代谢产物蓄积[5]。如果发现代谢产物浓度过高引起毒性，那么就有必要减少患者的甲硝唑剂量。

1. Houghton GW, *et al.* Pharmacokinetics of metronidazole in patients with varying degrees of renal failure. *Br J Clin Pharmacol* 1985; **19:** 203–9.
2. Somogyi A, *et al.* Disposition and removal of metronidazole in patients undergoing haemodialysis. *Eur J Clin Pharmacol* 1983; **25:** 683–7.
3. Lau AH, *et al.* Hemodialysis clearance of metronidazole and its metabolites. *Antimicrob Agents Chemother* 1986; **29:** 235–8.
4. Cassey JG, *et al.* Pharmacokinetics of metronidazole in patients undergoing peritoneal dialysis. *Antimicrob Agents Chemother* 1983; **24:** 950–1.
5. Guay DR, *et al.* Pharmacokinetics of metronidazole in patients undergoing continuous ambulatory peritoneal dialysis. *Antimicrob Agents Chemother* 1984; **25:** 306–10.

用途和用法

甲硝唑是一种 5-硝基咪唑衍生物，具抗厌氧菌和抗原虫活性（见上文**抗微生物作用**）。本品尚可影响低氧肿瘤细胞对辐射的敏感性，已试用于恶性肿瘤的治疗。其作用机制是甲硝唑硝基还原生成的代谢产物对 DNA 产生干扰。

本品用于阿米巴病、结肠小袋纤毛虫病、人芽囊原虫感染、贾第虫病、毛滴虫病等敏感原虫感染的治疗，亦用于利什曼病及微孢子虫病的治疗。此类原虫感染及其治疗详见第791页**抗原虫药的选择**。本品亦用于厌氧菌感染的治疗和预防，对本品治疗有特效的细菌感染包括：急性坏死性溃疡性齿龈炎、细菌性阴道病、盆腔炎症性疾病、尿道炎（非淋球菌性）、破伤风以及抗菌药性结肠炎。此类细菌感染及其治疗详见第153页**抗菌药的选择**。

本品常用于消化性溃疡病幽门螺杆菌（与其他抗菌药及铋化合物或氢离子泵抑制药合用）的根除及厌氧菌感染的恶臭性肿瘤和溃疡的治疗。本品亦用于红斑痤疮和麦地那龙线虫病（dracunculiasis）以及肛周克罗恩病和肝性脑病的治疗。见下文的多种用途。

用法和用量 本品可以片剂、胶囊、缓释片剂或甲硝唑苯甲酸盐口服混悬剂口服法给药；片剂在餐中或餐后口服，混悬剂则在餐前至少1h服用。缓释片剂应在餐前至少1h或餐后2h服用。本品亦可以栓剂直肠内给药，以凝胶剂或乳剂阴道内给药，以乳剂或凝胶剂局部给药或用甲硝唑或甲硝唑盐酸盐静脉输注给药。剂量以甲硝唑碱基表示。

用本品治疗**阿米巴病**时，甲硝唑是作用于所有感染部位的杀溶组织内阿米巴药。由于甲硝唑吸收迅速，其肠腔内杀阿米巴的效力可能较低，因此在治疗有症状（侵袭性）阿米巴病时与糠酸二氯尼特或双碘喹啉等肠道内杀阿米巴药合用。本品用于治疗侵袭性肠阿米巴病时，口服给药，剂量800mg，每8h口服1次，连用5天；治疗肠外阿米巴病（包括肝脓肿）时，口服剂量为400～800mg，每8h口服1次，连用5～10天。

用本品治疗**结肠小袋纤毛虫病**和**人芽囊原虫感染**，剂量为750mg，口服，每日3次，分别连用5天和10天。

用本品治疗**贾第虫病**，常用剂量2g，每日1次口服，连用3天；或400mg，每日3次，连用5天；或500mg，每日2次，连用7～10天。

用本品治疗**毛滴虫病**时，可采用口服甲硝唑2g，1次顿服疗法进行治疗；也可采用每8h口服甲硝唑200mg的7日疗法，或每12h口服甲硝唑400～500mg的5～7日疗法进行治疗。性伴侣应同时接受治疗。如需重复治疗，2个疗程之间宜间隔4～6周。在一些国家，可用含有甲硝唑的阴道制剂治疗阴道毛滴虫病。

细菌性阴道炎的治疗与阴道毛滴虫病的治疗相似，阴道毛滴虫病和细菌性阴道炎可同时存在。一般采用口服甲硝唑治疗，单剂量2g顿服，或400mg或500mg，每日2次，连用5～7天；也可采用0.75%的凝胶剂局部治疗，每次用量5g，每日1次或2次，连用5天。

治疗**急性坏死性溃疡性齿龈炎**，可口服甲硝唑200～250mg，每日3次，连用3天；治疗急性口腔感染亦可用同样剂量。慢性牙周炎亦用本品25%牙科凝胶剂进行辅助治疗。

大多数**厌氧菌感染**都采用甲硝唑口服给药法治疗，初始剂量为800mg，以后每8h服用400mg，一般连用7天左右；也可采用500mg口服，每8h1次。当不能采用口服疗法时，可将500mg甲硝唑溶成100ml，制成5mg/ml的溶液，以每分钟5ml的速度由静脉输注，每8h1次；或以1g甲硝唑栓剂经直肠给药，每8h1次，连用3天；如果直肠给药治疗需要持续3天以上，则应将用药剂量减少，改为每12h用药1次，每次给药1g。甲硝唑的成人剂量为：口服7.5mg/kg，每6h1次；静脉输注，初始剂量15mg/kg，以后每6h1次，每次7.5mg/kg，每次输注时间不能少于1h；无论口服或静脉给药，24h内的总剂量不能超过4g。治疗厌氧菌和需氧菌混合感染时，除甲硝唑外，尚需应用其他适当的抗菌药。

甲硝唑的儿童用法详见下文。

本品可**预防术后厌氧菌感染**，特别是预防腹部或妇科术后感染，可采用口服、静脉输注或直肠给药，所用剂量与治疗剂量相似，一般与β-内酰胺类或氨基糖苷类抗菌药合用。有多种预防方案可供使用。在英国，成人许可的应用剂量如下。

- 口服：手术前24h每8h口服400mg，手术后静脉或直肠给药至能够口服治疗时；
- 静脉输注：手术前即刻输注500mg，每8h重复1次，一有可能即改为口服给药，剂量200mg或400mg口服，每8h1次；
- 直肠给药：术前2h开始给药，每8h1次，每次1g。

但BNF *59* 推荐的口服甲硝唑剂量仅在术前2h才开始应用，而且不管采用何种给药途径，给药次数均不能超过4次。美国推荐的方案为：接受结肠直肠手术的成年患者，术前静脉给药，在30～60min内输入15mg/kg的甲硝唑，于术前1h输注完毕。在初次剂量后的第6h和第12h再输注2次，每次剂量均为7.5mg/kg。

在治疗**消化性溃疡病**的联合疗法中，用甲硝唑根除幽门螺杆菌。典型的用药方法为：甲硝唑＋另一种抗菌药（克拉霉素或阿莫西林）＋一种质子泵抑制药。甲硝唑的常用剂量为400mg，每日3次；与奥美拉唑和阿莫西林合用时，甲硝唑的常用剂量为400mg，每日2次。初始治疗持续1周。

由厌氧菌感染引起的**小腿溃疡**和**褥疮**，可口服甲硝唑治疗，剂量400mg，每日3次，连用7天。局部应用0.75%或0.8%甲硝唑凝胶剂可减少**真菌性生长肿块**（fungating tumours）厌氧菌感染引起的气味。

用甲硝唑治疗**红斑痤疮**，可采用口服给药或局部给药。

1. Löfmark S, *et al.* Metronidazole is still the drug of choice for treatment of anaerobic infections. *Clin Infect Dis* 2010; **50** (suppl 1): S16–S23.

儿童用法 本品可用于儿童敏感原虫感染的治疗，亦可用于治疗和预防儿童的厌氧菌感染。

BNFC 2010/11 推荐用口服甲硝唑的方法治疗儿童的**侵袭性肠阿米巴病**和**肠外阿米巴病**，肠阿米巴病治疗5天，肠外阿米巴病治疗5～10天，所用剂量如下：

- 1～3岁儿童：200mg，每日3次；
- 3～7岁儿童：200mg，每日4次；
- 7～10岁儿童：400mg，每日3次；
- ＞10岁儿童：800mg，每日3次。

亦可选用 American Academy of Pediatrics（AAP）[1] 推荐的剂量治疗儿童阿米巴病，甲硝唑35～50mg/(kg·d)，分3次口服，连用7～10天。

BNFC 2010/11 推荐的治疗儿童贾第虫病的口服甲硝唑剂量如下：

- 1～3岁儿童：500mg，每日1次，连用3天；
- 3～7岁儿童：600～800mg，每日1次，连用3天；
- 7～10岁儿童：1g，每日1次，连用3天；
- ＞10岁儿童：2g，每日1次，连用3天；或400mg，每日3次，连用5天；或500mg，每日2次，连用7～10天。

亦可选用AAP推荐的剂量治疗儿童贾第虫病，甲硝唑15mg/(kg·d)，分3次口服，连用5～7天。

BNFC 2010/11 推荐的治疗儿童**毛滴虫病**的口服甲硝唑剂量如下：

- 1～3岁儿童：50mg，每日3次，连用7天；
- 3～7岁儿童：100mg，每日2次，连用7天；
- 7～10岁儿童：100mg，每日3次，连用7天；
- ＞10岁儿童：200mg，每日3次，连用7天；或400～500mg，每日2次，连用5～7天；或2g，单剂服用。

亦可选用AAP推荐的剂量治疗儿童毛滴虫病，甲硝唑15mg/(kg·d)，分3次口服，连用7天。

BNFC 2010/11 推荐的治疗儿童**厌氧菌感染**的口服甲硝唑剂量如下（一般治疗7天，但用于治疗抗菌药性结肠炎时应连用10～14天）：

- 新生儿：单次起始剂量为15mg/kg，静脉输注；24h后静脉输注7.5mg/kg，每12h1次；
- 1个月以上儿童：7.5mg/kg 口服（最大剂量为400mg），每8h1次；或7.5mg/kg，静脉输注（最大剂量500mg），每8h1次。

或选用

直肠剂量给药，每日3次，连用3天；然后改用下列剂量每日直肠给药2次：1个月～1岁儿童，125mg；1～5岁儿童，250mg；5～12岁儿童，500mg；＞12岁儿童，1g。

亦可选用AAP推荐的下列剂量治疗儿童的厌氧菌感染：

- 出生体重＜1.2kg的新生儿：7.5mg/kg，口服或静脉给药，每24～48h1次；
- ＜1周龄且出生体重为1.2～2kg的新生儿：7.5mg/kg，口服或静脉给药，每24h1次；
- ＜1周龄且出生体重＞2kg的新生儿：7.5mg/kg，口服或静脉给药，每12h1次；
- ≥1周龄且出生体重为2kg的新生儿：7.5mg/kg，口服或静脉给药，每12h1次；
- ≥1周龄且出生体重＞2kg的新生儿：15mg/kg，口服或静脉给药，每12h1次；
- ≥1月龄的儿童：15～50mg/(kg·d)，分3次口服（每日最大剂量为1～2.25g）。

1. American Academy of Pediatrics. *2009 Red Book: Report of the Committee on Infectious Diseases,* 28th ed. Elk Grove Village, Illinois, USA: American Academy of Pediatrics, 2009.

在肝损伤中的用法 因为甲硝唑主要经肝的氧化作用进行代谢，所以甲硝唑及其代谢产物可能会在严重肝损伤患者体内蓄积。因此有严重肝损伤的患者应慎用甲硝唑，并减小剂量，特别是肝性脑病患者，甲硝唑的不良反应可加重患者的症状。此类患者可每日用药1次，剂量是常用剂量的1/3。关于肝损伤程度较轻患者的用药方法，药动学的研究结果不尽相同（见上文**药动学**项下），无论是英国注册药品信息，还是美国注册药品信息，都未注明甲硝唑减量应用的建议。

在肾损伤中的用法 虽然罹患晚期肾病进行透析的患者有可能发生代谢产物的蓄积（见上文**药动学项下**），但肾损伤患者甲硝唑的清除大多没有变化。因此一般不建议减少肾损伤患者或腹膜透析患者的甲硝唑剂量。然而，甲硝唑及其代谢产物皆可由血液透析清除，因此血液透析后需要立即给予甲硝唑。

麦地那龙线虫病 本品可用于麦地那龙线虫病（第128页）的治疗。甲硝唑可减轻患者症状，还可使在皮下组织内牢固寄生的虫体松脱而被较快地取出。

用甲硝唑治疗麦地那龙线虫病有下列多种用药方案：400mg，每日3次，连用5天[1]；40mg/(kg·d)（每日最大剂量为2.4g），分3次服用，连用3天[2]；400mg/d，连用10～20天[3]。WHO建议采用25mg/(kg·d)，10日疗法[4]；亦有每次服用250mg，每日3次，连用10天的建议。

1. Padonu KO. A controlled trial of metronidazole in the treatment of dracontiasis in Nigeria. *Am J Trop Med Hyg* 1973; **22:** 42–4.
2. Kale OO. A controlled field trial of the treatment of dracontiasis with metronidazole and niridazole. *Ann Trop Med Parasitol* 1974; **68:** 91–5.
3. Muller R. Guinea worm disease: epidemiology, control, and treatment. *Bull WHO* 1979; **57:** 683–9.
4. WHO. *WHO model formulary.* Geneva: WHO, 2008. Available at: http://www.who.int/selection_medicines/list/WMF2008.pdf (accessed 21/04/09)

肝性脑病 肝性脑病的治疗在第1619页讨论。在肝性脑病的治疗中需应用抗菌药如甲硝唑以减少肠道菌丛。

炎性肠病 本品可用于肛周克罗恩病的治疗（见**炎性肠病**，第1620页），与环丙沙星合用，尚可用于结肠克罗恩病的治疗。本品亦可有效预防炎性肠病的术后复发。疗程一般限于3个月。

代谢性疾病 血或尿甲基丙二酸超标[1～3]和丙酸超标[3,4]的患儿服用甲硝唑后，临床症状得以改善。甲硝唑有减少粪丙酸盐和尿甲基丙二酸盐排泄的作用。肠道厌氧菌参与丙酸盐的生成，而丙酸盐相关酶缺陷的儿童不能处置这些生成的丙酸盐，通过甲硝唑的抗菌作用抑制肠道内厌氧菌的生长，从而减少了丙酸盐的生成。

1. Bain MD, *et al.* Contribution of gut bacterial metabolism to human metabolic disease. *Lancet* 1988; **i:** 1078–9.
2. Koletzko B, *et al.* Antibiotic therapy for improvement of metabolic control in methylmalonic aciduria. *J Pediatr* 1990; **117:** 99–101.
3. Deodato F, *et al.* Methylmalonic and propionic aciduria. *Am J Med Genet C Semin Med Genet* 2006; **142C:** 104–12.
4. Mellon AF, *et al.* Effect of oral antibiotics on intestinal production of propionic acid. *Arch Dis Child* 2000; **82:** 169–72.

口腔病和口腔感染 有儿例因使用环孢素导致齿龈增生症的患者，用甲硝唑治疗后痊愈[1,2]。

甲硝唑可有效治疗急性坏死性溃疡性齿龈炎，亦可替代青霉素用于其他牙齿感染的治疗（见**口腔感染**，第171页）。

1. Wong W, *et al.* Resolution of cyclosporin-induced gingival hypertrophy with metronidazole. *Lancet* 1994; **343:** 986.
2. Cecchin E, *et al.* Treatment of cyclosporine-induced gingival hypertrophy. *Ann Intern Med* 1997; **126:** 409–10.

消化性溃疡 在治疗消化性溃疡的用药方案中，确定用甲硝唑根除幽门螺杆菌（见**消化性溃疡**，第1624页）。但随着幽门螺杆菌甲硝唑耐药菌株的出现，有些用药方案治疗失败病例的比例有所增加[1～4]。据美国幽门螺杆菌耐药监测项目（HARP）报道[5]，1998年12月～2002年，在临床收集到的幽门螺杆菌分离株中，大约有25%的菌株对甲硝唑有耐药性。很难评估甲硝唑抗药性以及体外实验结果与临床反应的关系[6]。在耐药性发生率高的人群中，可能需要变更消化性溃疡的用药方案[7]；但在其他一些地区（如英国）继续将含甲硝唑的用药方案列为标准的消化性溃疡备选治疗方案（尽管*BNF 59*建议，曾用过甲硝唑治疗其他感染的患者在消化性溃疡的初期治疗中不宜使用甲硝唑根除幽门螺杆菌）。

1. Buckley MJM, *et al.* Metronidazole resistance reduces efficacy of triple therapy and leads to secondary clarithromycin resistance. *Dig Dis Sci* 1997; **42:** 2111–15.
2. Lerang F, *et al.* Highly effective twice-daily triple therapies for Helicobacter pylori infection and peptic ulcer disease: does in vitro metronidazole resistance have any clinical relevance? *Am J Gastroenterol* 1997; **92:** 248–53.
3. Misiewicz JJ, *et al.* One week triple therapy for Helicobacter pylori: a multicentre comparative study. *Gut* 1997; **41:** 735–9.
4. van Zanten SV, *et al.* Adding once-daily omeprazole 20 mg to metronidazole/amoxicillin treatment for Helicobacter pylori gastritis: a randomized, double-blind trial showing the importance of metronidazole resistance. *Am J Gastroenterol* 1998; **93:** 5–10.
5. Duck WM, *et al.* Antimicrobial resistance incidence and risk factors among Helicobacter pylori-infected persons, United States. *Emerg Infect Dis* 2004; **10:** 1088–94.
6. Goddard AF, Logan RPH. Antimicrobial resistance and Helicobacter pylori. *J Antimicrob Chemother* 1996; **37:** 639–43.
7. Fennerty MB. Should we abandon metronidazole containing Helicobacter pylori treatment regimens? The clinical relevance of metronidazole resistance. *Am J Gastroenterol* 1998; **93:** 2–3.

皮肤病症 本品可有效治疗褥疮和真菌性生长肿块等溃疡患者的恶臭厌氧菌皮肤感染（第184页）。可采用口服和局部途径给药，尽管有少数作者进行了随机对照研究，但究竟是口服给药效果好，还是局部给药效果较好，大多无对照证据证实[1,2]。

甲硝唑亦用于治疗酒渣鼻（第1510页）[3]。口服甲硝唑200mg，每日2次，其疗效优于安慰剂[4]，与口服土霉素的疗效相似[5]。同样，本品局部用制剂（如甲硝唑0.75%的乳剂、凝胶剂或洗涤剂，1%的乳剂）的疗效也优于安慰剂，并与口服土霉素的疗效相似[6,7]。

1. Clark J. Metronidazole gel in managing malodorous fungating wounds. *Br J Nurs* 2002 **11** (suppl): S54–S60.
2. Paul JC, Pieper BA. Topical metronidazole for the treatment of wound odor: a review of the literature. *Ostomy Wound Manage* 2008; **54:** 18–27.
3. Conde JF, *et al.* Managing rosacea: a review of the use of metronidazole alone and in combination with oral antibiotics. *J Drugs Dermatol* 2007; **6:** 495–8.
4. Pye RJ, Burton JL. Treatment of rosacea by metronidazole. *Lancet* 1976; **i:** 1211–12.
5. Saihan EM, Burton JL. A double-blind trial of metronidazole versus oxytetracycline therapy for rosacea. *Br J Dermatol* 1980; **102:** 443–5.
6. McClellan KJ, Noble S. Topical metronidazole: a review of its use in rosacea. *Am J Clin Dermatol* 2000; **1:** 191–9.
7. Dahl MV, *et al.* Once-daily topical metronidazole cream formulations in the treatment of the papules and pustules of rosacea. *J Am Acad Dermatol* 2001; **45:** 723–30.

外科感染 用甲硝唑及相关的硝基咪唑药物预防外科感染（第185页）可减少伤口感染率。

痔切除术 在一个小样本研究中，发现预防性应用甲硝唑可减轻患者痔切除术后的疼痛[1]。

1. Carapeti EA, *et al.* Double-blind randomised controlled trial of effect of metronidazole on pain after day-case haemorrhoidectomy. *Lancet* 1998; **351:** 169–72.

制剂

BP 2010: Metronidazole Gel; Metronidazole Intravenous Infusion; Metronidazole Oral Suspension; Metronidazole Suppositories; Metronidazole Tablets;

USP 33: Metronidazole Capsules; Metronidazole Gel; Metronidazole Injection; Metronidazole Tablets.

专利制剂

Arg.: Bexon; Colpofilin; Dazotron; Etronil; Flagyl; Format†; Ginkan; Gynotran; Metral; Metrocev; Metrodermic; Metrolocal; Nalox; Noritate†; Ovufem; Padet; Repligen; Rozex; Taremis; Tolbin; Tricofin; ***Austral.:*** Flagyl; Metrogyl; Metronide; Rozex; Zidoval; ***Austria:*** Acsacea†; Anaerobex; Elyzol; Rozex; Trichex; ***Belg.:*** Anaeromet†; Flagyl; Rosaced; Rozex; ***Braz.:*** Ambrosil†; Amebil†; Astergyl†; Canderm; Candifen; Dalzolston; Flagyl; Flanizol; Helmizol; Metrizol†; Metrodax†; Metrogyl†; Metronib†; Metronide; Metroniflex; Metronil†; Metronin; Metronix; Metrotix†; Metroval; Metrozol; Minegyl†; Neo Metrodazol; Odonid; Rozex; ***Canad.:*** Flagyl; Florazole; Metrocream; Metrogel; Metrolotion; NidaGel; Noritate; Novo-Nidazol; Trikacide†; ***Chile:*** Deprocid†; Flagyl; Geloderm; Kabizol; Medazol; Metrocream; Metrogel; Metropast; ***Cz.:*** Deflamon†; Efloran; Entizol; Klion†; Medazol†; Rosalox; Rozex; ***Denm.:*** Elyzol; Flagyl; Metrogel†; Rozex; Zidoval; ***Fin.:*** Elyzol; Flagyl; Rosazol; Rozex; Trikozol; Zidoval; ***Fr.:*** Collazole; Elyzol†; Flagyl; Grinazole; Imizine; Metrocol; Metrogene; Rosiced; Rozacreme; Rozagel; Rozex; ***Ger.:*** Arilin; Clont; Elyzol; Flagyl; Infectoclont; Metrocreme; Metrogel; Metrolotion; Metronid-Puren†; Metronimerck†; Metronour; Metront†; Metrosa; Rosiced; Vagi-Metro; Vagimid; ***Gr.:*** Acsacea; Colpocin-T; Dermaskin; Elyzol; Emedal; Flagolin; Flagyl; Gnostol; Metrazol; Metrogyl; Pedryl; Periotret; Robaz; Rosiced; Trichovagil; Tricodazole; Unitrim; ***Hong Kong:*** Elyzol†; Fitgyl; Flagyl; Frotin; Gynoplix; Marphazole; Metole†; Metro; Metrogyl; Metrozole; Nizole; Noritate†; Qualigyl; Rozex; Syneodalin; Unigo; ***Hung.:*** Klion; Rozex; Supplin; ***India:*** Aristogyl; Flagyl; Giardyl†; Metrogyl; Monizole; ***Indon.:*** Anmerob†; Biatron; Corsagyl; Dumozol; Farnat; Fladex; Flagyl; Flametia†; Fortagyl; Metrofusin; Molazol; Nidazole; Promuba; Supplin; Tismazol; Trichodazol; Trogiar†; Trogyl; Vagizol; ***Irl.:*** Flagyl; Metrogel; Metronide; Metrotop; Rozex; ***Israel:*** Elyzol; Flagyl; Metrogyl; Noritate; Rozex; Venogyl; Zidoval; ***Ital.:*** Deflamon; Elyzol; Flagyl; Rosiced; Rozex; Vagilen; Zidoval; ***Malaysia:*** Flagyl†; Fogyl; Frotin; Metronol; Protogyl; Rozex; ***Mex.:*** Ameblin; Biomona; Biotazol; Dasmetrol; Dualizol; Elyzol; Epaq; Fagizol; Fartricon; Flagenase; Flagenol; Flagepat; Flagyl; Flaxtec; Fresenizol; Hemestal; Lagylan; Lamblit; Lozad†; Medazol; Medizol†; Messeldazol; Metosan†; Metricom; Metrizol; Metrobendizol; Metrocream; Metrogel; Metroson; Milezzol; Nidralon-V; Nidrozol; Nitromidager; Ortrizol; Otrozol; Ovazol-V†; Planizol; Promibasol; Prozolin; Retofar†; Samonil; Selegil†; Servizol†; Solumidazol†; Stomffler; Valpar; Vanestrin-V; Vertisal; ***Neth.:*** Flagyl; Metrogel†; Nidazea; Rosiced; Rozex; ***Norw.:*** Elyzol; Flagyl; Rozex; Zidoval; ***NZ:*** Flagyl; Rozex; Trichozole; ***Philipp.:*** Ameryl; Anerobia†; Anerobizol; Bacimex; Clovizole; Dazomet; Flacel; Flagyl; Flamibazid; Foramebex; Globazol; Medgyl; Metrinox; Metrodal; Metroxid; Metrozol; Microzol; Norstene; Nozol; Panazole; Patryl; Robaz; Rodazid; Seltrozol; Servizol; Trichomar; Tricomycin; Triconex; Tridel; Vamogyl†; Zol; Zolnid; ***Pol.:*** Metrosept; Rozex; ***Port.:*** Dumozol; Elyzol; Flagyl; Metroderme; Norstene; Rodermil; Roseless; Rosiced; ***Rus.:*** Efloran (Эфлоран); Flagyl (Флагил); Klion (Клион); Metrogyl (Метрогил); Metroseptol (Метросептол); Metrovagin (Метровагин); Metrovit (Метровит); Rosamet (Розамет); Rozex (Розекс); Tricho-PIN (Трихо-ПИН); Trichobrol (Трихоброл); Trichopol (Трихопол); ***S.Afr.:*** Acuzole; Adco-Metrostat; Bemetrazole; Flagyl; Intramed Trichazole; Medamet; Metagyl†; Metazol; Metrazole; Metrogel V; Narobic†; Rozex; Trichazole; Zagyl†; Zobacide; ***Singapore:*** Fladex; Flagyl; Medazole; Nizole; Protogyl; Rozex; ***Spain:*** Amotein; Flagyl; Rozex; Tricowas B; Zidoval; ***Swed.:*** Elyzol; Flagyl; Rozex; Zidoval; ***Switz.:*** Arilin; Elyzol; Flagyl; Metrolag; Perilox; Rivozol†; Rosalox; Rozex; ***Thai.:*** Asiazole; Biogyl; Elyzol†; Flagyl; Kana-P; Medazole; Medazyl†; Medizole; Mefiron; Menisole; Mepagyl; Mesolex†; Metrazole; Metrizone; Metrocide; Metrogyl; Metrolex; Metrovid; Milanidazole; Nidazone; Robaz; Temonas; Tricomed†; Unigo; Vagil; Vagilan; Vagyl; ***Turk.:*** Flagyl; Metrajil; Metrazol; Metrosel†; Nidazol; Roza; ***UAE:*** Negazole; ***UK:*** Acea; Anabact; Elyzol; Flagyl; Metrogel; Metrolyl; Metrosa; Metrotop; Metrozol; Noritate; Norzol; Rosiced; Rozex; Vaginyl; Zidoval; Zyomet; ***Ukr.:*** Efloran (Эфлоран); Flagyl (Флагил); Gravagin (Гравагин); Klion (Клион); Metrogyl (Метрогил); Trichopol (Трихопол); ***USA:*** Flagyl; Metrocream; Metrogel; Metrogel Vaginal; Noritate; Protostat; Vandazole; Vitazol; ***Venez.:*** Bactrizol; Flegyl; Menizol; Metren; Metris; Metrogyl; Metrovax; Rozek.

多组分制剂 ***Arg.:*** Bexon; Ciprocort; Colpofilin Max; Estilomicin; Farm-X Duo; Farm-X Ginecologico; Flagystatin; Ginal Cent; Ginkan; Linfol; Linfol Cicatrizante; Mailen; Monizol Cort; Naxo TV; Neo Pelvicillin; Neocolpoben†; Ovufem; Ovumix; Pelvicillin NF; Pentol; Septigyn; Tratomax; Vagicural Plus; Vagilen; ***Austral.:*** Somac-MA†; ***Austria:*** Helicocin†; ***Braz.:*** Bio-Vagin; Colpatrin; Colpist; Colpistar; Colpistatin; Donnagel; Flagyl Nistatina; Fungimax; Ginestatin; Minegyl C/Nistatina†; Nistazol†; Periodontil; Profargil†; Tricolpex; Tricomax; Vagi Biotic; Vagimax; ***Canad.:*** Flagystatin; Losec 1-2-3 M†; Rosasol; ***Cz.:*** Klion-D; Rodogyl†; ***Fin.:*** Flagyl Comp; Helipak A; Helipak T; ***Fr.:*** Bi Missilor; Birodogyl; Missilor; Rodogyl; Tergynan; ***Hung.:*** Klion-D; ***India:*** Aristogyl Plus; Aristogyl-F; Dyrade-M; Entamizole†; Flagyl-F; Kaltin MF; Metrogyl-F; Neocip M; NM Powder; Okaflox M; Powergyl; Qugyl; ***Indon.:*** Fladystin; Flagystatin; Neo Gynoxa; Provagin; Trichostatic; Vagistin; ***Ital.:*** Meclon; ***Malaysia:*** Neo-Penotran; Rodogyl; ***Mex.:*** Acenil; Amebyl; Diodolina; Eskapar Compuesto; Flagenase 400; Flagocil; Flagystatin V; Gynotran; Lambliquin; Madecassol C; Metodine; Metrodiyod; Metrofur; Metroviform†; Norecil; Nysmosons-V; Promibasol-Plus†; Rodogyl; Stomffler Plus; Vagitrol-V; ***Philipp.:*** Flagystatin; Neo-Penotran; ***Pol.:*** Gynalgin; ***Rus.:*** Gynalgin (Гиналгин); Gyterna (Гитерна); Klion-D (Клион-Д); Metrogyl Denta (Метрогил Дента); Metrogyl Plus (Метрогил Плюс); Metrohex (Метрогекс); Neo-Penotran (Нео-Пенотран); ***Singapore:*** Flagystatin; Neo-Penotran; ***Spain:*** Blastoestimulina; Rhodogil; ***Turk.:*** Gynotran; Neo-Penotran; Nidazol-M; ***Ukr.:*** Gynalgin (Гиналгин); Klion-D (Клион-Д); Metrogyl Denta (Метрогил Дента); Micogynax (Микожинакс); Neo-Penotran (Нео-Пенотран); ***USA:*** Helidac; Pylera.

Monensin（*BAN*, *USAN*, *rINN*）莫能星

Lilly-67314; Monensina; Monensinum. 4-{2-[2-Ethyl-3′-methyl-5′-(tetrahydro-6-hydroxy-6-hydroxymethyl-3,5-dimethylpyran-2-yl)perhydro-2,2′-bifuran-5-yl]-9-hydroxy-2,8-dimethyl-1,6-dioxaspiro[4.5]dec-7-yl}3-methoxy-2-methylpentanoic acid.

Монензин

$C_{36}H_{62}O_{11}$ = 670.9.

CAS — 17090-79-8.

ATC Vet — QP51AH03.

UNII — 906O0YJ6ZP.

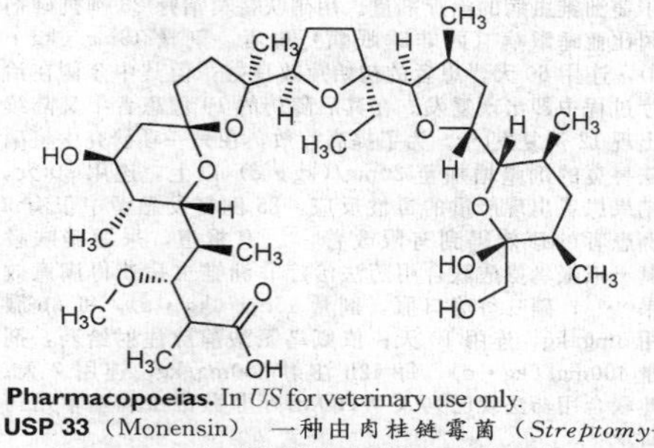

Pharmacopoeias. In *US* for veterinary use only.

USP 33（Monensin） 一种由肉桂链霉菌（*Streptomyces cinnamonensis*）产生的抗生素物质的混合物。

Monensin Sodium（*BANM*, *rINNM*）莫能星钠

Monensin Sodique; Monensina sódica; Natrii Monensinum.

Натрий Монензин

$C_{36}H_{61}NaO_{11}$ = 692.9.

CAS — 22373-78-0.

UNII — 1GS872GAFV.

Pharmacopoeias. In *US* for veterinary use only.

USP 33（Monensin Sodium） 本品为灰白至黄褐色结晶性粉末。微溶于水；溶于氯仿和甲醇；几乎不溶于石油醚。避免潮湿和过热。

简介

莫能星是一种抗原虫药，兽医用莫能星钠预防家禽的球虫病及用作牛的生长启动子。

Narasin（*BAN*, *USAN*, *rINN*）甲基盐霉素

Compound 79891; Lilly-79891; Narasina; Narasine; Narasinum. 2-(6-{5-[2-(5-Ethyltetrahydro-5-hydroxy-6-methylpyran-2-yl)-15-hydroxy-2,10,12-trimethyl-1,6,8-trioxadispiro[4.1.5.3]pentadec-13-en-9-yl]-2-hydroxy-1,3-dimethyl-4-oxoheptyl}tetrahydro-3,5-dimethylpyran-2-yl)butyric acid.

Наразин

$C_{43}H_{72}O_{11}$ = 765.0.

CAS — 55134-13-9.

ATC Vet — QP51AH04.

UNII — DZY9VU539P.

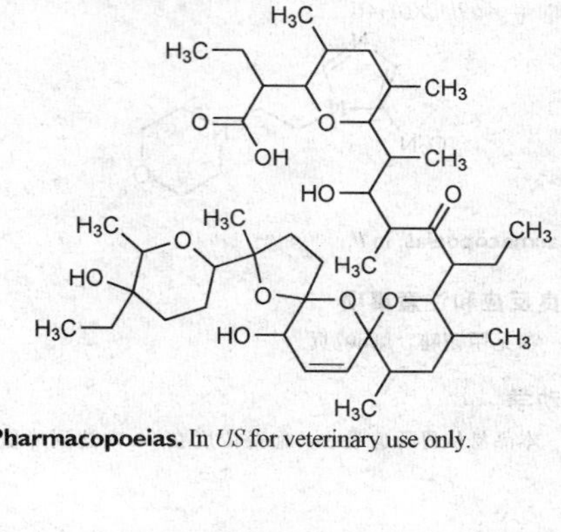

Pharmacopoeias. In *US* for veterinary use only.

USP 33（Narasin Granular） 本品为甲基盐霉素、适宜载体及惰性成分的混合物，呈颗粒状，自由流动和自由集聚。甲基盐霉素为白色至灰白色结晶性粉末。溶于水和甲醇。

简介

甲基盐霉素是由金色链霉菌（*Streptomyces aureofaciens*）产生的抗生素，是一种抗原虫药，兽医用其预防雏鸡的球虫病。

Nicarbazin（*BAN*）硝卡巴嗪

Nicarbazina. An equimolecular complex of 1,3-bis(4-nitrophenyl)urea ($C_{13}H_{10}N_4O_5$) and 4,6-dimethylpyrimidin-2-ol ($C_6H_8N_2O$).

Никарбазин

$C_{19}H_{18}N_6O_6$ = 426.4.

CAS — 330-95-0.

ATC Vet — QP51AE03.

UNII — 11P9NUA12U.

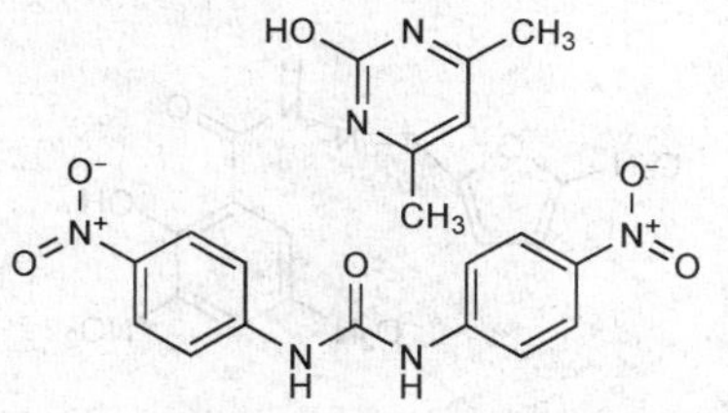

简介

本品是一种抗原虫药，兽医用其预防家禽的球虫病。

Nifuratel（*BAN*, *USAN*, *rINN*）硝呋太尔

Methylmercadone; Nifuratelí; Nifuratelum. 5-Methylthiomethyl-3-(5-nitrofurfurylideneamino)-2-oxazolidone.

Нифурател

$C_{10}H_{11}N_3O_5S$ = 285.3.

CAS — 4936-47-4.

ATC — G01AX05.

ATC Vet — QG01AX05.

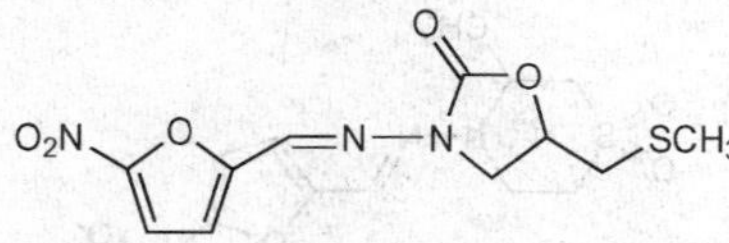

不良反应

本品的不良反应有胃肠道紊乱、周围神经病变和血小板减少性紫癜。罕见的不良反应有过敏反应、肝细胞毒性、血质不调及类似于结构相似药物呋喃妥因的肺反应。G6PD缺乏者服用本品可引起溶血性贫血。

超敏反应 有数起应用本品引起接触性皮炎的病例报道[1]，包括1例男性患者在首次应用硝呋太尔软膏5h后出现生殖器接触性皮炎，因其配偶用硝呋太尔阴道栓剂进行治疗[2]。亦有首次应用硝呋太尔阴道栓剂后8天出现外阴、阴道过敏性接触性皮炎的病例报道[1]。

1. Helbig D, *et al.* Vulvovaginal allergic contact dermatitis from nifuratel: report of a case and review of the literature. *Contact Dermatitis* 2008; **58:** 251–2.
2. Bedello PG, *et al.* Contact dermatitis from nifuratel. *Contact Dermatitis* 1983; **9:** 166.

注意事项

肾损伤、神经病变者及G6PD缺乏者禁用本品。

药物相互作用

患者应用本品治疗期间饮酒可引起戒酒硫（双硫仑）样反应。

药动学

本品口服后由胃肠道吸收。代谢产物具抗菌活性，但无抗毛滴虫活性，代谢产物由尿中排泄。

用途和用法

本品为硝基呋喃衍生物，是一种广谱抗微生物药物，具有抗阴道毛滴虫活性，其抗菌谱与硝基呋喃相似，对

白色念珠菌有一些抗真菌活性。虽然不是首选药物，但本品可用于敏感泌尿生殖道感染的治疗，口服剂量为200～400mg，每日3次。本品亦可经阴道给药。

制剂

专利制剂

Austria: Macmiror†; ***Cz.:*** Macmiror; ***Ger.:*** Inimur; ***Hong Kong:*** Macmiror; ***Ital.:*** Macmiror; ***Mex.:*** Macmiror; ***Pol.:*** Macmiror; ***Rus.:*** Macmiror (Макмирор).

多组分制剂 ***Cz.:*** Macmiror Complex; ***Hong Kong:*** Macmiror Complex; ***Ital.:*** Macmiror Complex; ***Mex.:*** Macmiror Complex V; ***Pol.:*** Macmiror Complex; ***Port.:*** Dafnegil; ***Rus.:*** Macmiror Complex (Макмирор Комплекс); ***Turk.:*** Macmiror Complex.

Nifursol (*BAN*, *USAN*, *pINN*) 硝呋索尔

Nifursolum. 3,5-Dinitro-2′-(5-nitrofurfurylidene)salicylohydrazide.

Нифурсол

$C_{12}H_7N_5O_9$ = 365.2.

CAS — 16915-70-1.

ATC Vet — QP51AX05.

UNII — TG99GOU55Z.

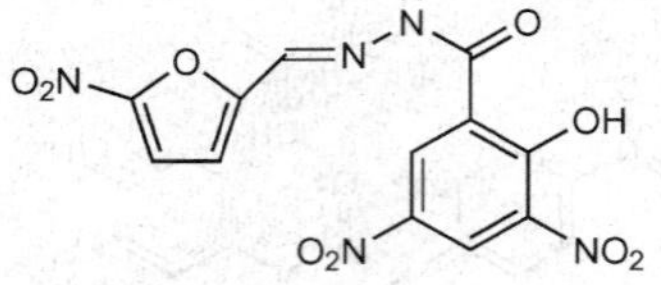

简介

本品是一种抗原虫药，兽医用于家禽Black-head病（组织滴虫病）的预防。因本品具有潜在的致突变性、致癌性和遗传毒性，有些国家禁止在食品类动物中应用。

Nifurtimox (*BAN*, *rINN*) 硝呋替莫

Bayer-2502; Nifurtimoxum. Tetrahydro-3-methyl-4-(5-nitrofurfurylideneamino)-1,4-thiazine 1,1-dioxide.

Нифуртимокс

$C_{10}H_{13}N_3O_5S$ = 287.3.

CAS — 23256-30-6.

ATC — P01CC01.

ATC Vet — QP51AC01.

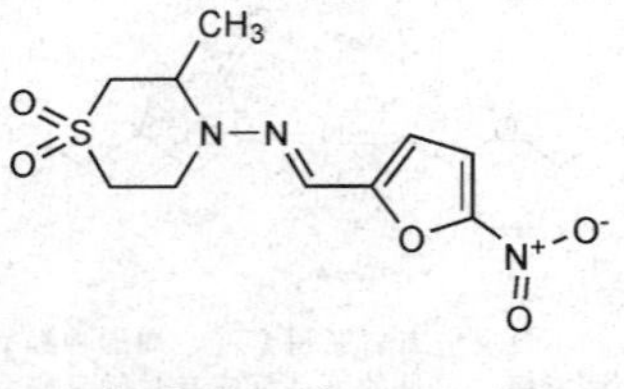

Pharmacopoeias. In *Fr.* and *Int.*

不良反应

应用本品常出现不良反应，包括食欲减退、体重减轻、腹痛、恶心、呕吐等胃肠道反应以及记忆丧失、失眠、CNS兴奋、惊厥、精神改变等神经系统反应。长期应用可产生周围神经反应，出现震颤、肌无力、轻度感觉异常和多发神经病等。也可发生血液学不良反应、皮疹及其他过敏反应。

致突变性 在应用本品的儿童中观察到染色体畸变有所增加[1]。

1. Gorla NB, *et al.* Thirteenfold increase of chromosomal aberrations non-randomly distributed in chagasic children treated with nifurtimox. *Mutat Res* 1989; **224:** 263–7.

药动学

本品口服吸收良好，4h后出现血浆峰浓度。本品代谢迅速广泛，不从尿中排泄；半衰期约为3h，在严重肾损伤患者中其半衰期无显著改变。

1. Paulas C, *et al.* Pharmacokinetics of a nitrofuran compound, nifurtimox, in healthy volunteers. *Int J Clin Pharmacol Ther Toxicol* 1989; **27:** 454–7.
2. Gonzalez-Martin G, *et al.* The pharmacokinetics of nifurtimox in chronic renal failure. *Eur J Clin Pharmacol* 1992; **42:** 671–3.

用途和用法

本品为硝基呋喃衍生物，具抗原虫活性。本品对克氏锥虫（*Trypanosoma cruzi*）感染引起的美洲锥虫病（恰加斯病），特别是早期急性期美洲锥虫病具有治疗价值（第797页）。本品亦可用于非洲锥虫病的治疗，由于硝呋替莫具有一些抗冈比亚锥虫（*T. brucei gambiense*）活性，因此可用于治疗由冈比亚锥虫引起的西非睡眠病（West African sleeping sickness）（见下文）。

本品分3剂或4剂口服给药。儿童比成人的耐受性好。治疗美洲锥虫病，急性期需用药90天，慢性感染期需用药120天。成人剂量为8～10mg/(kg·d)。

儿童用法详见下文。

儿童用法 用本品治疗儿童美洲锥虫病（恰加斯病），每日分3剂或4剂口服给药，连续用药90～120天。剂量根据年龄和体重计算：

- 1～10岁儿童：15～20mg/(kg·d)；
- 11～16岁儿童：12.5～15mg/(kg·d)。

利什曼病 新世界黏膜皮肤利什曼病（第794页）一般用五价锑治疗，锑剂治疗无效者改用两性霉素B或喷他脒治疗。但在哥伦比亚和巴西有用硝呋替莫10mg/(kg·d)治疗黏膜皮肤利什曼病有效的病例报道，其疗程至少4周。尽管如此，由于本品的毒性反应较常见，尚未确定本品能否作为二线药物或与五价锑合用治疗利什曼病[1]。

1. WHO. Control of the leishmaniases. *WHO Tech Rep Ser 793*, 1990. Also available at: http://libdoc.who.int/trs/WHO_TRS_793.pdf (accessed 27/07/09)

非洲锥虫病 曾用本品替代美拉胂醇或依氟鸟氨酸治疗冈比亚锥虫脑膜脑炎期感染（第796页），但所需剂量大于美洲锥虫病的治疗剂量。用硝呋替莫治疗25例抗砷剂冈比亚睡眠病（西非睡眠病）患者，剂量15mg/(kg·d)，连用60天，患者的初始疗效良好，但其中3例在治疗过程中即出现复发。在其后随访的19例患者中又陆续出现12例复发[1]。为了提高疗效，在另一项研究中将硝呋替莫的剂量增加至30mg/(kg·d)以上，连用30天，结果患者出现严重的毒性反应，25例复发患者中仅有9例患者的疗效得到有限改善[2]。有报道，采用硝呋替莫+依氟鸟氨酸联合用药法治疗非洲锥虫病获得满意效果[3,4]；硝呋替莫口服，剂量15mg/(kg·d)，每8h服用5mg/kg，连用10天；依氟鸟氨酸静脉注射给药，剂量400mg/(kg·d)，每12h注射200mg/kg，连用7天。此联合用药法现已列入WHO治疗非洲锥虫病基本用药目录[5]。

1. Pepin J, *et al.* An open clinical trial of nifurtimox for arseno-resistant *Trypanosoma brucei gambiense* sleeping sickness in central Zaire. *Trans R Soc Trop Med Hyg* 1989; **83:** 514–17.
2. Pépin J, *et al.* High-dose nifurtimox for arseno-resistant *Trypanosoma brucei gambiense* sleeping sickness: an open trial in central Zaire. *Trans R Soc Trop Med Hyg* 1992; **86:** 254–6.
3. Priotto G, *et al.* Nifurtimox-eflornithine combination therapy for second-stage *Trypanosoma brucei gambiense* sleeping sickness: a randomized clinical trial in Congo. *Clin Infect Dis* 2007; **45:** 1435–42.
4. Priotto G, *et al.* Nifurtimox-eflornithine combination therapy for second-stage African *Trypanosoma brucei gambiense* trypanosomiasis: a multicentre, randomised, phase III, non-inferiority trial. *Lancet* 2009; **374:** 56–64.
5. WHO. WHO Model List of Essential Medicines; 16th list (updated March 2010). Available at: http://www.who.int/medicines/publications/essentialmedicines/Updated_sixteenth_adult_list_en.pdf (accessed 08/07/10)

制剂

专利制剂

Chile: Lampit.

Nimorazole (*BAN*, *rINN*) 尼莫唑

Nimorazol; Nimorazolum; Nitrimidazina; Nitrimidazine. 4-[2-(5-Nitroimidazol-1-yl)ethyl]morpholine.

Ниморазол

$C_9H_{14}N_4O_3$ = 226.2.

CAS — 6506-37-2.

ATC — P01AB06.

ATC Vet — QP51AA06.

UNII — 469ULX0H4G.

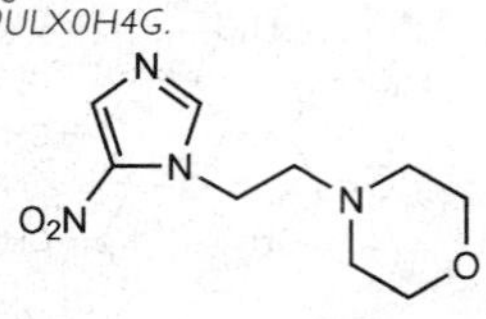

Pharmacopoeias. In *It.*

不良反应和注意事项

参见甲硝唑，第807页。

药动学

本品易从胃肠道吸收，血药浓度在2h内达到峰值。据报道，唾液和阴道分泌物中的药物浓度高。服药后尿液中的杀毛滴虫药物浓度可持续48h。本品主要从尿中以代谢产物的形式排泄，其代谢产物亦有抗原虫活性和抗菌活性。原形和代谢产物亦出现于母乳中。

用途和用法

本品为5-硝基咪唑衍生物，具抗微生物活性，用途与甲硝唑相似（第809页）。

用本品治疗**毛滴虫病**的常用剂量为2g，一次顿服，与主餐同时服用；亦可每次服用1g，每12h 1次，连用3次；或每次服用250mg，每日3次，连用5～7天。本品**阿米巴病**的治疗剂量为1g，每日2次，一般连用5～10天；**贾第虫病**的治疗剂量为500mg，每日2次，一般连用5～7天。

本品亦可用于**急性溃疡型齿龈炎**，剂量为500mg，每日2次，连用2天。

制剂

专利制剂

Arg.: Naxogin; ***Austria:*** Naxogin†; ***Belg.:*** Naxogin; ***Braz.:*** Naxogin; ***Chile:*** Naxogin†; ***Ger.:*** Esclama†; ***Gr.:*** Naxogin; ***Rus.:*** Naxogin (Наксоджин); ***Turk.:*** Naksojin; ***Ukr.:*** Naxogin (Наксоджин).

多组分制剂 ***Braz.:*** Naxogin Composto; ***Chile:*** Naxogin Compositum; Naxogin Dos†; ***Indon.:*** Gynoxa; Naxogin Complex.

Nitazoxanide (*BAN*, *USAN*, *rINN*) 硝唑尼特

Nitazoxanida; Nitazoxanidum; PH-5776. *N*-(5-Nitro-2-thiazolyl)salicylamide acetate.

Нитазоксанид

$C_{12}H_9N_3O_5S$ = 307.3.

CAS — 55981-09-4.

ATC — P01AX11.

UNII — SOA12P041N.

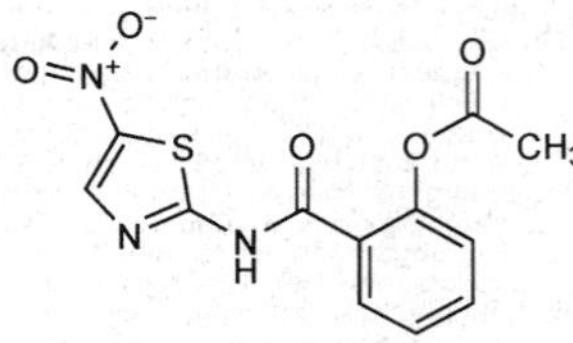

不良反应

本品最常见的不良反应为腹痛、腹泻、恶心、呕吐及头痛，报道的其他较常见的不良反应有食欲缺乏、发热、胃肠胀气、瘙痒及眩晕，亦有罕见的自发性骨折、尿液变色和眼球变色的报道。有肌酐和肝酶值增高的记录。

药动学

本品口服后从胃肠道吸收，并迅速水解成具活性的去乙酰代谢物替唑尼特。部分替唑尼特发生结合反应，主要是发生葡糖苷酸化反应。如果与食物同服会增加药物的吸收程度，血浆替唑尼特及其葡糖苷酸浓度在服药后1～4h即可达到峰值。在血浆中检测不到母体药物。99%以上的替唑尼特与血浆蛋白结合。本品口服后大约2/3的药物由粪便排出，1/3由尿中排出。替唑尼特从尿、胆汁和粪便排泄，而葡糖苷酸仅从尿和胆汁中排出。

用途和用法

本品用于隐孢子虫病和贾第虫病的治疗。本品口服给药，应在餐中服用；剂量一般为500mg，每日2次，连服3天。

儿童用法详见下文。

本品尚试用于其他几种原虫和蠕虫感染的治疗，尤其是免疫功能缺陷患者（包括HIV感染者）的几种原虫和蠕虫感染的治疗。用本品治疗轮状病毒病和难辨梭菌结肠炎尚在研究中。

1. Bailey JM, Erramouspe J. Nitazoxanide treatment for giardiasis and cryptosporidiosis in children. *Ann Pharmacother* 2004; **38:** 634–40.
2. Fox LM, Saravolatz LD. Nitazoxanide: a new thiazolide antiparasitic agent. *Clin Infect Dis* 2005; **40:** 1173–80.
3. Musher DM, *et al.* Nitazoxanide for the treatment of Clostridium difficile colitis. *Clin Infect Dis* 2006; **43:** 421–7.
4. Anderson VR, Curran MP. Nitazoxanide: a review of its use in the treatment of gastrointestinal infections. *Drugs* 2007; **67:** 1947–67.

儿童用法 用本品治疗儿童的隐孢子虫病和贾第虫病，口服给药，随餐服用。1～3岁儿童口服100mg，每日2次，连服3天；4～11岁儿童口服200mg，每日2次，

连服 3 天。

抗菌药性结肠炎 难辨梭菌结肠炎通常用甲硝唑治疗，但报道的失败病例正日益增加；如果改用万古霉素替代甲硝唑治疗，则又担心出现万古霉素耐药性。因此，现正研究用硝唑尼特代替甲硝唑治疗难辨梭菌结肠炎的可能性。一项前瞻随机双盲试验结果显示，硝唑尼特（口服 500mg/次，每日 2 次，连服 7～10 天）治疗难辨梭菌结肠炎的疗效至少与甲硝唑（口服 250mg/次，每日 4 次，连服 10 天）的疗效相同[1]。进一步的研究则显示，35 例用甲硝唑治疗失败的难辨梭菌结肠炎患者改用硝唑尼特治疗 10 天，初始治愈率达 74%[2]。然而有 7 例患者不久后复发。对 3 例初始治疗无效的患者和 1 例治愈后复发的患者再次用硝唑尼特治后显效；结果此组患者用硝唑尼特治疗的总治愈率达到 66%。

1. Musher DM, *et al.* Nitazoxanide for the treatment of Clostridium difficile colitis. *Clin Infect Dis* 2006; **43:** 421–7.
2. Musher DM, *et al.* Clostridium difficile colitis that fails conventional metronidazole therapy: response to nitazoxanide. *J Antimicrob Chemother* 2007; **59:** 705–10.

原虫感染 本品除用于治疗隐孢子虫病（第793页）和贾第虫病（第793页），尚用于肠阿米巴病（第791页）、人芽囊原虫病（第792页）、微孢子虫病（第795页）等其他原虫感染的治疗。

轮状病毒腹泻 一项随机双盲安慰剂对照试验结果显示，38 例被确诊为轮状病毒腹泻的患儿（年龄中位数为 11 个月）用硝唑尼特治疗，口服 7.5mg/kg，每日 2 次，连用 3 天后其轮状病毒腹泻持续时间显著减少[1]。首剂硝唑尼特服用后患儿停止腹泻的中位数时间为 31h，而安慰剂组患儿停止腹泻的中位数时间为 75h。

1. Rossignol J-F, *et al.* Effect of nitazoxanide for treatment of severe rotavirus diarrhoea: randomised double-blind placebo-controlled trial. *Lancet* 2006; **368:** 124–9.

蠕虫感染 本品可用于蛔虫病（第128页）、微小膜壳绦虫病（第129页）、肝片吸虫病（肝脏吸虫感染，第129页）及鞭虫病（第131页）等多种蠕虫病的治疗。

制剂

专利制剂

Arg.: Heliton†; Nixoran; ***Braz.:*** Annita; ***Mex.:*** Avisan; Bionit; Daxon; Kidonax; Mitafar; NTZ†; Padovan Ton; Paramix; Rosanil; ***USA:*** Alinia; ***Venez.:*** Celectan.

多组分制剂 ***Mex.:*** Heliton.

Ornidazole (*USAN*, *rINN*) 奥硝唑

Ornidatsoli; Ornidazol; Ornidazolum; Ro-7-0207. 1-Chloro-3-(2-methyl-5-nitroimidazol-1-yl)propan-2-ol.

Орнидазол

$C_7H_{10}ClN_3O_3$ = 219.6.

CAS — 16773-42-5.

ATC — G01AF06; J01XD03; P01AB03.

ATC Vet — QG01AF06; QJ01XD03; QP51AA03.

UNII — 62XCK0G93T.

不良反应和注意事项

参见**甲硝唑**，第807页。

对肝脏的影响 一名 35 岁的女性患者服用奥硝唑治疗腹泻后出现自身免疫性肝炎，偶然发生的另一起自身免疫性肝炎则是患者应用奥硝唑治疗阴道感染所致[1]。亦报道过几例急性胆汁淤积性肝炎；所有患者在终止治疗后 1～2 个月内症状好转[2]。有因长期应用奥硝唑（8 周）导致迁延性胆汁淤积和胆管损伤而发生重症肝炎的病例报道[3]。

1. Koşar Y, *et al.* Ornidazole-induced autoimmune hepatitis. *Eur J Gastroenterol Hepatol* 2001; **13:** 737–9.
2. Tabak F, *et al.* Ornidazole-induced liver damage: report of three cases and review of the literature. *Liver Int* 2003; **23:** 351–4.
3. Harputluoglu MM, *et al.* Severe hepatitis with prolonged cholestasis and bile duct injury due the long-term use of ornidazole. *Acta Gastroenterol Belg* 2007; **70:** 293–5.

药动学

本品易从胃肠道吸收，在 3h 内即可达到血浆浓度峰值。每 12h 重复口服 500mg 奥硝唑后，稳态峰谷浓度分别为 14μg/ml 和 6μg/ml。

奥硝唑的血浆清除半衰期为 12～14h。与血浆蛋白结合的奥硝唑不足 15%。奥硝唑广泛分布于机体组织和体液（包括 CSF）中。

本品在肝中代谢，主要以共轭物和代谢物的形式从尿中排泄，较少部分从粪便中排出。胆汁排泄可能在奥硝唑及其代谢产物的清除中起重要作用。

1. Schwartz DE, Jeunet F. Comparative pharmacokinetic studies of ornidazole and metronidazole in man. *Chemotherapy* 1976; **22:** 19–29.
2. Matheson I, *et al.* Plasma levels after a single oral dose of 1.5 g ornidazole. *Br J Vener Dis* 1977; **53:** 236–9.
3. Schwartz DE, *et al.* Metabolic studies of ornidazole in the rat, in the dog and in man. *Xenobiotica* 1979; **9:** 571–81.
4. Turcant A, *et al.* Pharmacokinetics of ornidazole in neonates and infants after a single intravenous infusion. *Eur J Clin Pharmacol* 1987; **32:** 111–13.
5. Martin C, *et al.* Pharmacokinetics and tissue penetration of a single dose of ornidazole (1,000 milligrams intravenously) for antibiotic prophylaxis in colorectal surgery. *Antimicrob Agents Chemother* 1990; **34:** 1921–4.
6. Bourget P, *et al.* Disposition of ornidazole and its metabolites during pregnancy. *J Antimicrob Chemother* 1995; **35:** 691–6.

肝损伤 比较 10 例严重肝硬化患者和 10 例健康受试者一次静脉注射奥硝唑 500mg 后药物的清除率，结果显示肝硬化患者奥硝唑的清除受到损害，二者的平均半衰期分别为 21.9h 和 14.1h[1]。此结果提示有明显肝损伤的患者应用奥硝唑的时间间隔应该加倍。对其他肝病患者的研究进一步证实，肝病患者奥硝唑的剂量需要加以调整[2,3]。

1. Taburet AM, *et al.* Pharmacokinetics of ornidazole in patients with severe liver cirrhosis. *Clin Pharmacol Ther* 1986; **40:** 359–64.
2. Bourget P, *et al.* Ornidazole pharmacokinetics in several hepatic diseases. *J Pharmacol Clin* 1988; **7:** 25–32.
3. Taburet AM, *et al.* Pharmacokinetics of ornidazole in patients with acute viral hepatitis, alcoholic cirrhosis, and extrahepatic cholestasis. *Clin Pharmacol Ther* 1989; **45:** 373–9.

肾损伤 研究表明，慢性肾衰竭患者，包括那些进行连续流动式腹膜透析（不卧床持续性腹膜透析）的肾衰竭患者，静脉注射奥硝唑后虽然全血浆清除率减少一半，但半衰期却未见延长，此类患者无需调整奥硝唑的常用剂量。但血液透析时奥硝唑可被清除，故应在透析之后给药，而不是透析之前给药[1]。另一项研究表明，慢性肾衰竭患者的奥硝唑全身利用率和全身清除率未受影响，在血液透析之前应考虑增加奥硝唑的剂量以补偿透析时丢失的药物[2]。

1. Merdjan H, *et al.* Pharmacokinetics of ornidazole in patients with renal insufficiency; influence of haemodialysis and peritoneal dialysis. *Br J Clin Pharmacol* 1985; **19:** 211–17.
2. Horber FF, *et al.* High haemodialysis clearance of ornidazole in the presence of a negligible renal clearance. *Eur J Clin Pharmacol* 1989; **36:** 389–93.

用途和用法

本品为 5-硝基咪唑衍生物，具有甲硝唑的抗微生物活性。奥硝唑的用途与甲硝唑相似（第809页），用于治疗敏感原虫感染，亦用于治疗和预防厌氧菌感染（第154页）。

本品可用餐后口服或经静脉给药。静脉注射用奥硝唑液应稀释成≤5mg/ml 的溶液，100ml 或 200ml 注射液应在 15～30min 内输入。

用于治疗**阿米巴病**（第791页）的剂量为口服 500mg，每日 2 次，连用 5～10 天。治疗阿米巴痢疾，可每日 1 次口服 1.5g，连用 3 天；体重＞60kg 的成人亦可 1 次口服 1g，每日 2 次，连用 3 天。用本品治疗重症阿米巴痢疾和阿米巴肝脓肿时，可静脉输注给药，初始剂量为 0.5～1g，以后每 12h 1 次，每次 500mg，连用 3～6 天。

用于治疗**贾第虫病**（第793页），可每日 1 次口服 1g 或 1.5g，治疗 1 天或 2 天。

用于治疗**毛滴虫病**（第796页），可采用单剂量 1.5g 口服 1 日疗法；或采用奥硝唑 500mg 口服、每日 2 次的 5 日疗法。性伴侣应同时治疗。

用于治疗**厌氧菌感染**，采用奥硝唑静脉输注给药，初始剂量为 0.5～1g，以后每日 1g，单剂或分为 2 剂静脉输注，连用 5～10 天；一有可能就应改为奥硝唑口服治疗，剂量为 500mg，每 12h 1 次。

用于预防术后厌氧菌感染，可于术前约 30min 静脉输注奥硝唑 1g；或于术前 12h 口服奥硝唑 1.5g，术后口服 500mg，每 12h 服用 1 次，连用 3～5 天。

儿童用法详见下文。

儿童用法 有几个国家允许体重 35kg 以下儿童应用奥硝唑治疗敏感性原虫感染，也可以用于治疗和预防厌氧菌感染。可采用餐后口服或静脉内给药。体重＞35kg 的儿童可采用成人剂量治疗（见上文）。

用于治疗儿童**阿米巴病**，可每日 1 次口服 25mg/kg，连用 5～10 天。治疗儿童阿米巴痢疾，可每日 1 次口服 40mg/kg，连用 3 天。用本品治疗儿童重症阿米巴痢疾和阿米巴肝脓肿时，可静脉输注奥硝唑，剂量为 20～30mg/(kg·d)，连用 3～6 天。用于治疗儿童**贾第虫病**，可每日 1 次口服 30mg/kg 或 40mg/kg，治疗 1 天或 2 天。治疗儿童**毛滴虫病**，可用单剂量 25mg/kg 1 次口服。

用于治疗儿童**厌氧菌感染**，可静脉输注奥硝唑 10mg/kg，每 12h 1 次，连用 5～10 天，或口服奥硝唑 20～30mg/(kg·d)。用于预防儿童术后厌氧菌感染，可于术前 12h 口服或静脉输注奥硝唑 20～30mg/kg；术后每 12h 用药一次，剂量 20～30mg/kg，连用 3 天。

在肝损伤中的用法 鉴于有肝损伤患者应用奥硝唑后半衰期延长和清除率减低（见上文）的报道，严重肝损伤患者奥硝唑的用药间隔应该加倍。

在肾损伤中的用法 据报道，肾功能受损患者奥硝唑的清除率没有多大改变（见上文**药动学**）。因此一般不用调整此类患者奥硝唑的剂量；但接受血液透析的患者应在透析前增加奥硝唑的剂量；如果每日剂量为 2g，每日所增剂量为 500mg；如果每日剂量为 1g，则每日所增剂量为 250mg。

类风湿关节炎 牙周炎患者常发生类风湿关节炎，类风湿关节炎和牙周炎在很多方面有相似的病理学表现。此外，尚发现类风湿关节炎患者血清和关节液中具有高浓度的抗厌氧菌抗体。为了评价奥硝唑的疗效，曾在 160 例急类风湿关节炎患者中进行了一项随机双盲安慰剂对照试验[1]。试验结果显示，治疗组患者每日口服奥硝唑 1g，治疗 3 个月后的疗效符合 American College of Rheumatology 关于急性类风湿关节炎患者"治疗 1 个月后有 20%改善，治疗 2 个月后有 50%改善，治疗 3 个月后有 70%改善"的标准；与安慰剂组比较，差别有意义。应用奥硝唑治疗亦可有效减轻患者的疼痛，缩短患者晨僵持续时间，降低患者疾病活动度，改善患者的生活质量。

1. Ogrendik M. Treatment of rheumatoid arthritis with ornidazole: a randomized, double-blind, placebo-controlled study. *Rheumatol Int* 2006; **26:** 1132–7.

制剂

专利制剂

Arg.: Mebaxol; ***Belg.:*** Tiberal; ***Chile:*** Invigan†; ***Cz.:*** Avrazor; ***Fr.:*** Tiberal; ***Gr.:*** Betiral; ***India:*** Giro; Oniz; Ornida; Zil; ***Mex.:*** Danubial†; ***NZ:*** Tiberal; ***Rus.:*** Dazolic (Дазолик); Giro (Гайро); Lornizol (Лорнизол); Orniona (Орниона); Ornisid (Орнисид); Tiberal (Тиберал); ***Switz.:*** Tiberal; ***Turk.:*** Bitazol; Biteral; Borneral; Ornidone; Ornisid; Ornitop; Pronizol; ***Ukr.:*** Meratin (Мератин)†; Ornisid (Орнисид); Ornizol (Орнизол); Tiberal (Тиберал); ***Venez.:*** Tiberal†.

多组分制剂 ***India:*** Bidoflox-Oz†; Gatiquin Oz Kit; Levoflox Oz; Ocimix; Orflaz Kit; Ornof; Tariflox Plus; ***Ukr.:*** Meratin Combi (Мератин Комби)†; Onristat (Онрістат)†.

Paromomycin Sulfate (*rINNM*) 硫酸巴龙霉素

Aminosidin Sulphate; Aminosidine Sulphate; Catenulin Sulphate; Crestomycin Sulphate; Estomycin Sulphate; Hydroxymycin Sulphate; Monomycin A Sulphate; Neomycin E Sulphate; Paromomycin Sulphate *(BANM)*; Paromomycine, Sulfate de; Paromomycini Sulfas; Paucimycin Sulphate; Sulfato de aminosidina; Sulfato de catelubina; Sulfato de estomicina; Sulfato de hidroximicina; Sulfato de paromomicina; Sulfato de povicimina. *O*-2,6-Diamino-2,6-dideoxy-β-L-idopyranosyl-(1→3)-*O*-β-D-ribofuranosyl-(1→5)-*O*-[2-amino-2-deoxy-α-D-glucopyranosyl-(1→4)]-2-deoxystreptamine sulphate.

Паромомицина Сульфат

$C_{23}H_{45}N_5O_{14},xH_2SO_4$.

CAS — 59-04-1 (paromomycin); 7542-37-2 (paromomycin); 1263-89-4 (paromomycin sulfate).

ATC — A07AA06.

ATC Vet — QA07AA06.

UNII — 845NU6GJPS.

(paromomycin)

Pharmacopoeias. In *Chin., Int., It.,* and *US.*

USP 33 (Paromomycin Sulfate) 本品为龟裂链霉菌变种（*Streptomyces rimosus* var. *paromomycinus*）培养产生的一种抗生素物质的硫酸盐或是由两种或多种类似盐组成的一种混合物。

本品为乳白色至淡黄色、无臭或几乎无臭、引湿性极强的粉末。干燥失重小于5%。极易溶于水；不溶于乙醇、氯仿和乙醚。本品3%水溶液的pH值为5.0～7.5。贮藏于密闭容器中。

不良反应、处置和注意事项

参见**新霉素**，第289页。

对电解质的影响 据报道，用巴龙霉素（经胃肠外途径给药）治疗利什曼病时曾有3位患者出现手足抽搐。在静脉注射葡萄糖酸钙后患者症状得以缓解；在口服补钙的情况下，巴龙霉素治疗才能够继续进行[1]。报道者认为，巴龙霉素可引起肾小管一过性的损伤而导致低钙血症。

1. Thakur CP. Tetany in kala azar patients treated with paromomycin. *Indian J Med Res* 2008; **127:** 489–93.

对胰腺的影响 用本品治疗HIV感染者的隐孢子虫病，曾有1例患者发生胰腺炎[1]。

1. Tan WW, *et al.* Paromomycin-associated pancreatitis in HIV-related cryptosporidiosis. *Ann Pharmacother* 1995; **29:** 22–4.

药物相互作用

参见**新霉素**，第290页。

抗微生物作用

本品具多种抗原虫活性，包括利什曼原虫（*Leishmania* spp.）、溶组织内阿米巴（*Entamoeba histolytica*）和隐孢子虫（*Cryptosporidium* spp.），此外尚具有抗细菌活性，抗菌谱与新霉素（第290页）相似。本品与卡那霉素、新霉素B、新霉素、链霉素有交叉耐药性。

本品尚有驱绦虫作用。

药动学

本品很难从胃肠道吸收，口服后几乎全部以原形由粪便排出。

肠胃外给药 参考文献如下。

1. Kanyok TP, *et al.* Pharmacokinetics of intramuscularly administered aminosidine in healthy subjects. *Antimicrob Agents Chemother* 1997; **41:** 982–6.
2. Sundar S, *et al.* Injectable paromomycin for visceral leishmaniasis in India. *N Engl J Med* 2007; **356:** 2571–81.

用途和用法

本品为氨基糖苷类抗菌药，口服给药可用于阿米巴病、隐孢子虫病、贾第虫病等肠道原虫感染的治疗。本品尚试用肠胃外给药法治疗利氏曼病，以及局部用药法治疗皮肤利氏曼病。此类感染及其治疗方法详见第791页**抗原虫药的选择**。本品虽可用于绦虫病（第131页）的治疗，但它并不是一种良好的驱绦药物。与新霉素（第290页）一样，本品可用于术前肠内菌丛的抑制及肝性脑病的辅助治疗。

本品以硫酸盐形式给药，药物剂量则以巴龙霉素碱基表示。用本品治疗肠道**阿米巴病**时，成人与儿童的剂量均按巴龙霉素碱基25～35mg/(kg·d)计算，分3次在进餐时口服，连用5～10天。此剂量尚试用于**隐孢子虫病**的治疗。

用本品治疗带绦虫病和其他**绦虫感染**时，剂量为4g，可一次顿服；或分2次口服，两次间隔1h以上。

用本品治疗**肝昏迷**时，每日4g，分2次按相同间隔时间口服，连用5～6天。

儿童用法 本品可用于儿童肠阿米巴病的治疗。口服剂量与成人剂量相同（见上文）。

利氏曼病 局部应用15%巴龙霉素+5%或12%的甲苄索氯铵治疗皮肤利氏曼病（第794页）具有明显效果[1～3]；用12%～15%巴龙霉素治疗时加用10%的尿素，可有较好的耐受性[4]。但不是所有的患者用巴龙霉素局部治疗都有效[5,6]。最初认为局部应用巴龙霉素、全身应用锑酸葡胺治疗新世界皮肤利氏曼病有效[7]，但后来的研究则发现此种治疗方法并不比单独应用锑酸葡胺治疗优越[8]。曾报道1例弥漫性皮肤利氏曼病，肠胃外应用巴龙霉素14mg/(kg·d)和葡萄糖酸锑钠10mg/(kg·d)治疗取得良好疗效[9]。

有研究报道发现，在印度的一个地区内脏利氏曼病患者对五价锑化合物的耐药性正在增加，可采用肌内注射的方法单独应用本品[10]或与葡萄糖酸锑钠合用[11]治疗此地区的内脏利氏曼病患者。其中一报道的作者[10]发现，用巴龙霉素16mg/(kg·d)或20mg/(kg·d)21日疗法治疗此地区内脏利氏曼病患者比用葡萄糖酸锑钠20mg/(kg·d)30日疗法更有效；而另有研究[12]发现，肌内注射巴龙霉素11mg/(kg·d)21日疗法的疗效并不比静脉注射两性霉素B（1mg/kg，隔日1次）30日疗法差。虽然采用肌内注射巴龙霉素11mg/(kg·d)14日疗法的患者，其临床和生物医学参数有显著改善，但其治愈率低于21日疗法的治愈率，差别具有统计学意义；因此，不建议采用14日疗法进行内脏利氏曼病的单一治疗[13]。曾报道一例HIV感染合并内脏利什曼病，用两性霉素B治疗无效的患者，改用口服巴龙霉素+静脉注射喷他脒的方法治疗后见效[14]。

1. El-On J, *et al.* Topical treatment of Old World cutaneous leishmaniasis caused by Leishmania major: a double-blind control study. *J Am Acad Dermatol* 1992; **27:** 227–31.
2. Krause G, Kroeger A. Topical treatment of American cutaneous leishmaniasis with paromomycin and methylbenzethonium chloride: a clinical study under field conditions in Ecuador. *Trans R Soc Trop Med Hyg* 1994; **88:** 92–4.
3. Arana BA, *et al.* Randomized, controlled, double-blind trial of topical treatment of cutaneous leishmaniasis with paromomycin plus methylbenzethonium chloride ointment in Guatemala. *Am J Trop Med Hyg* 2001; **65:** 466–70.
4. Bryceson ADM, *et al.* Treatment of Old World cutaneous leishmaniasis with aminosidine ointment: results of an open study in London. *Trans R Soc Trop Med Hyg* 1994; **88:** 226–8.
5. Ben Salah A, *et al.* A randomized, placebo-controlled trial in Tunisia treating cutaneous leishmaniasis with paromomycin ointment. *Am J Trop Med Hyg* 1995; **53:** 162–6.
6. Asilian A, *et al.* A randomized, placebo-controlled trial of a two week regimen of aminosidine (paromomycin) ointment for treatment of cutaneous leishmaniasis in Iran. *Am J Trop Med Hyg* 1995; **53:** 648–51.
7. Soto J, *et al.* Successful treatment of New World cutaneous leishmaniasis with a combination of topical paromomycin/methylbenzethonium chloride and injectable meglumine antimonate. *Clin Infect Dis* 1995; **20:** 47–51.
8. Soto J, *et al.* Topical paromomycin/methylbenzethonium chloride plus parenteral meglumine antimonate as treatment for American cutaneous leishmaniasis: controlled study. *Clin Infect Dis* 1998; **26:** 56–8.
9. Teklemariam S, *et al.* Aminosidine and its combination with sodium stibogluconate in the treatment of diffuse cutaneous leishmaniasis caused by Leishmania aethiopica. *Trans R Soc Trop Med Hyg* 1994; **88:** 334–9.
10. Jha TK, *et al.* Randomised controlled trial of aminosidine (paromomycin) v sodium stibogluconate for treating visceral leishmaniasis in North Bihar, India. *BMJ* 1998; **316:** 1200–5.
11. Thakur CP, *et al.* A prospective randomized, comparative, open-label trial of the safety and efficacy of paromomycin (aminosidine) plus sodium stibogluconate versus sodium stibogluconate alone for the treatment of visceral leishmaniasis. *Trans R Soc Trop Med Hyg* 2000; **94:** 429–31.
12. Sundar S, *et al.* Injectable paromomycin for visceral leishmaniasis in India. *N Engl J Med* 2007; **356:** 2571–81.
13. Sundar S, *et al.* Short-course paromomycin treatment of visceral leishmaniasis in India: 14-day vs 21-day treatment. *Clin Infect Dis* 2009; **49:** 914–18.
14. Manfredi R, *et al.* Diffuse cutaneous dissemination of visceral leishmaniasis during human immunodeficiency virus (HIV) infection, despite negligible immunodeficiency: repeated failure of liposomal amphotericin B administration, followed by successful long-term pentamidine and paromomycin administration. *Int J Antimicrob Agents* 2008; **31:** 590–2.

毛滴虫病 在一小部分耐甲硝唑阴道毛滴虫病患者中试用巴龙霉素乳剂局部治疗，取得了一定效果（第796页）[1]。

1. Nyirjesy P, *et al.* Difficult-to-treat trichomoniasis: results with paromomycin cream. *Clin Infect Dis* 1998; **26:** 986–8.

制剂

USP 33: Paromomycin Sulfate Capsules; Paromomycin Sulfate Syrup.

专利制剂

Austria: Humatin; **Belg.:** Gabbroral; **Canad.:** Humatin; **Ger.:** Humatin; **Indon.:** Gabbryl; **Ital.:** Gabbroral; Humatin; Kaman; **Spain:** Humatin; **Switz.:** Humatin; **USA:** Humatin.

多组分制剂 **Israel:** Leshcutan.

Pentamidine Isetionate（*BANM*, *rINNM*）喷他脒依西酸盐

Isetionato de pentamidina; M&B-800; Pentamidiinidi-isetionaatti; Pentamidin Izetiyonat; Pentamidindiisetionat; Pentamidin-diisetionát; Pentamidin-diizetionát; Pentamidine Diisetionate; Pentamidine, diisétionate de; Pentamidine Isethionate (*USAN*); Pentamidine, Iséthionate de; Pentamidini diisetionas; Pentamidini Isethionas; Pentamidini Isetionas; Pentamidino diizetionatas; Pentamidyny diizetionian. 4,4′-(Pentamethylenedioxy)dibenzamidine bis(2-hydroxyethanesulphonate).

Пентамидина Изетионат

$C_{19}H_{24}N_4O_2,2C_2H_6O_4S = 592.7.$

CAS — 100-33-4 (pentamidine); 140-64-7 (pentamidine isetionate).

ATC — P01CX01.

UNII — V2P3K60DA2.

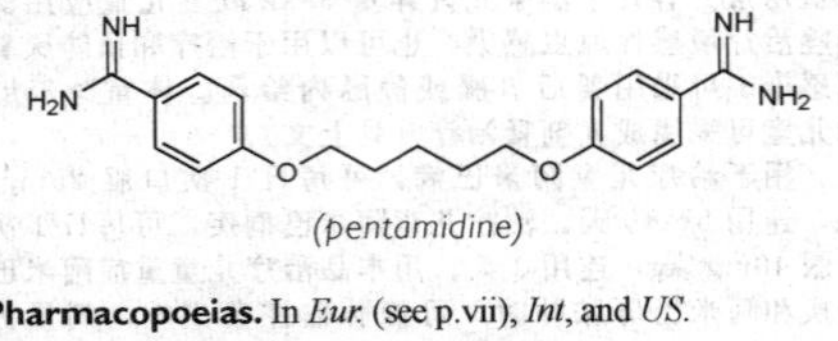

(pentamidine)

Pharmacopoeias. In *Eur.* (see p.vii), *Int*, and *US*.

Ph. Eur. 6.8（Pentamidine Diisetionate; Pentamidine Isetionate BP 2010） 本品为白色或类白色粉末，或无色结晶，吸湿性强。易溶于水；略溶于乙醇；几乎不溶于二氯甲烷。5%的水溶液pH值为4.5～6.5。贮藏于密闭容器中。

USP 33（Pentamidine Isethionate） 本品为白色或类白色粉末，或为无色结晶。具有吸湿性。易溶于水；略溶于乙醇；几乎不溶于二氯甲烷。5%无二氧化碳水溶液的pH值为4.5～6.5。贮藏于密闭容器中，贮存温度为20～25℃，允许温度范围为15～30℃。避光。

配伍禁忌 将喷他脒依西酸盐溶于5%的葡萄糖液制成3mg/ml的溶液，将此种溶液与5种头孢菌素注射液或1种头霉素注射液中的任何一种混合都会立即出现沉淀反应[1]。

据报道，喷他脒依西酸盐与膦甲酸有配伍禁忌。

1. Lewis JD, El-Gendy A. Cephalosporin-pentamidine isethionate incompatibilities. *Am J Health-Syst Pharm* 1996; **53:** 1461–2.

Pentamidine Mesilate（*BANM*, *rINNM*）喷他脒甲磺酸盐

Mesilato de pentamidina; Pentamidine Dimethylsulphonate; Pentamidine, Mésilate de; Pentamidine Mesylate; Pentamidine Methanesulphonate; Pentamidini Mesilas; RP-2512. Pentamidine dimethanesulphonate.

Пентамидина Мезилат

$C_{19}H_{24}N_4O_2,2CH_3SO_3H = 532.6.$

CAS — 6823-79-6.

Pharmacopoeias. In *Int.*

不良反应

本品为有毒药物，经胃肠外途径给药时常常出现不良反应，有时会出现严重不良反应，AIDS患者的毒性反应更多见。有因严重低血压、低血糖、急性胰腺炎及心律失常而导致死亡的报道。

快速静脉注射喷他脒可引起突发性低血压以及面红、头晕、头痛、呕吐、呼吸急促、心动过速、晕厥等即现反应。经肌内注射或静脉缓慢注入本品亦可引起低血压。喷他脒可使QT间期延长，有发生尖端扭转型室性心动过速的个案报道。肾损伤是常见的不良反应，超过20%的患者有肾损伤表现，一般表现为轻度、可逆的血液尿素氮和血清肌酐酶浓度增高，但可发生急性肾功能衰竭。有很多文献资料证实存在低血糖不良反应，有时其后还会出现高血糖和1型糖尿病。其他严重不良反应包括白细胞减少症、血小板减少症以及低钙血症；有报道，可能会出现Stevens-Johnson综合征（渗出性多形性红斑）。严重性较小的不良反应有氮质血症、肝酶值增高、贫血、肉眼可见的血尿、血镁过低、血钾过高、恶心和呕吐、皮疹以及味觉异常。罕见肌内注射喷他脒后引起横纹肌溶解的报道。肌内注射喷他脒常常引起注射部位的疼痛、肿胀、无菌性脓肿和组织坏死。静脉给药时如发生外渗亦可出现类似损害。

本品经吸入法给药预防肺孢子菌肺炎时的毒性反应甚少。此种给药方法最常见的不良反应为咳嗽及支气管收缩（有吸烟和哮喘史的患者更易发生），可用支气管扩张药加以控制。吸入法给药会有本品的苦味。有发生气胸的报道，但气胸的发生可能与疾病本身有关。本品经注射法给药出现的那些不良反应也可出现于吸入给药，但此类报道罕见。

不良反应发生率 据美国CDC的分析，404例肺孢子菌肺炎患者接受本品胃肠外给药法治疗时，有46.8%的患者出现不良反应[1]。这些不良反应包括：肾功能损伤（23.5%）、肝功能异常（9.6%）、低血糖（6.2%）、血质不调（4.2%）、皮疹（1.5%）及低钙血症（1.2%）。有18.3%的患者出现注射部位疼痛、脓肿等局部反应，有9.6%的患者出现低血压等即现不良反应。

回顾性调查提示，AIDS患者的不良反应更常见[2～4]。

一项对82例内脏利什曼病患者应用喷他脒治疗的评估报道进一步阐明了本品的毒性[5]。大约23%的患者出现心脏毒性，包括心动过速、低血压以及非特异性心肌炎的ECG改变。未观察到低血糖反应，但有4例患者发生糖尿病，其中3例为胰岛素依赖型糖尿病。其他不良反应有：胃肠道反应（食欲减退、恶心、呕吐、腹痛或腹泻）约占78%，CNS反应（头痛伴面赤、精神错乱或类似发麻的感觉异常）约占24%，轻度可逆性蛋白尿约占7%，过敏性反应（全身性荨麻疹、瘙痒以及结膜充血）约占5%。有1例患者出现严重的过敏反应。

1. Walzer PD, *et al.* Pneumocystis carinii pneumonia in the United States: epidemiologic, diagnostic and clinical features. *Ann Intern Med* 1974; **80:** 83–93.
2. Lachaal M, Venuto RC. Nephrotoxicity and hyperkalemia in patients with acquired immunodeficiency syndrome treated with pentamidine. *Am J Med* 1989; **87:** 260–3.
3. Briceland LL, Bailie GR. Pentamidine-associated nephrotoxicity and hyperkalemia in patients with AIDS. *DICP Ann Pharmacother* 1991; **25:** 1171–4.

4. O'Brien JG, *et al.* A 5-year retrospective review of adverse drug reactions and their risk factors in human immunodeficiency virus-infected patients who were receiving intravenous pentamidine therapy for Pneumocystis carinii pneumonia. *Clin Infect Dis* 1997; **24:** 854–9.
5. Jha TK. Evaluation of diamidine compound (pentamidine isethionate) in the treatment of resistant cases of kala-azar occurring in North Bihar, India. *Trans R Soc Trop Med Hyg* 1983; **77:** 167–70.

对血液的影响 曾报道 1 例 55 岁的男性 AIDS 患者，用静脉注射喷他脒的方法治疗肺孢子菌肺炎后发生溶血性贫血。在患者应用喷他脒累积剂量达 3740mg 后出现贫血症状，停用喷他脒数日后贫血症状即恢复[1]。静脉注射喷他脒后出现巨幼红细胞性贫血的病例亦有报道[2]。

1. Taguchi H, *et al.* Pentamidine-induced hemolytic anemia in an AIDS patient. *Ann Pharmacother* 1999; **33:** 503.
2. Au WY, *et al.* Intravenous pentamidine induced megaloblastic anaemia. *Haematologica* 2002; **87:** ECR06.

对糖代谢的影响 正如上文不良反应发生率所报道的，本品对糖代谢有一系列的影响。有 4 例接受喷他脒治疗的肺孢子菌肺炎患者先是出现高血糖，稍后又出现禁食性低血糖，并引起 1 型糖尿病[1]。喷他脒对胰岛 B 细胞有毒性作用，可以诱发胰岛素早期细胞溶解性释出，引起低血糖。随着 B 细胞被破坏，胰岛素缺乏，引起糖尿病[1,2]。AIDS 患者似乎对喷他脒更敏感，因应用喷他脒引起的低血糖发生率更高[3]。喷他脒对胰腺的作用可导致致死性急性胰腺炎[4~6]，亦有导致致死性低血糖的病例报道[7]。有些文献报道的病例采用的喷他脒用药法为注射给药法[1~5,7]，而有些出现胰腺炎[8,9]和糖尿病[10,11]的病例则采用喷他脒喷雾法给药。

1. Bouchard P, *et al.* Diabetes mellitus following pentamidine-induced hypoglycemia in humans. *Diabetes* 1982; **31:** 40–5.
2. Osei K, *et al.* Diabetogenic effect of pentamidine: in vitro and in vivo studies in a patient with malignant insulinoma. *Am J Med* 1984; **77:** 41–6.
3. Stahl-Bayliss CM, *et al.* Pentamidine-induced hypoglycemia in patients with the acquired immune deficiency syndrome. *Clin Pharmacol Ther* 1986; **39:** 271–5.
4. Salmeron S, *et al.* Pentamidine and pancreatitis. *Ann Intern Med* 1986; **105:** 140–1.
5. Zuger A, *et al.* Pentamidine-associated fatal acute pancreatitis. *JAMA* 1986; **256:** 2383–5.
6. Sauleda J, *et al.* Probable pentamidine-induced acute pancreatitis. *Ann Pharmacother* 1994; **28:** 52–3.
7. Sattler FR, Waskin H. Pentamidine and fatal hypoglycemia. *Ann Intern Med* 1987; **107:** 789–90.
8. Herer B, *et al.* Pancreatitis associated with pentamidine by aerosol. *BMJ* 1989; **298:** 605.
9. Hart CC. Aerosolized pentamidine and pancreatitis. *Ann Intern Med* 1989; **111:** 691.
10. Fisch A. Diabetes mellitus in a patient with AIDS after treatment with pentamidine aerosol. *BMJ* 1990; **301:** 875.
11. Chen JP, *et al.* Diabetes after aerosolized pentamidine. *Ann Intern Med* 1991; **114:** 913–14.

对心血管系统的影响 由静脉注射喷他脒引起的低血压发生率似乎与肌内注射途径引起的低血压发生率相似[1,2]，但单剂量的喷他脒静脉输注时间如果大于 60min 则可减少低血压的发生。静脉输注喷他脒尚可引起尖端扭转型室性心动过速[3~6]。曾报道 1 例 HIV 感染者用静脉注射喷他脒治疗肺孢子菌肺炎后出现窦性心动过速和Ⅱ度传导阻滞[7]。

1. Navin TR, Fontaine RE. Intravenous versus intramuscular administration of pentamidine. *N Engl J Med* 1984; **311:** 1701.
2. Helmick CG, Green JK. Pentamidine-associated hypotension and route of administration. *Ann Intern Med* 1985; **103:** 480.
3. Harel Y, *et al.* Pentamidine-induced torsade de pointes. *Pediatr Infect Dis J* 1993; **12:** 692–4.
4. Miller HC. Cardiac arrest after intravenous pentamidine in an infant. *Pediatr Infect Dis J* 1993; **12:** 694–6.
5. Zanetti LAF, Oliphant CM. Pentamidine-induced torsade de pointes. *Ann Pharmacother* 1994; **28:** 282–3.
6. Otsuka M, *et al.* Torsades de pointes complicating pentamidine therapy of Pneumocystis carinii pneumonia in acute myelogenous leukemia. *Intern Med* 1997; **36:** 705–8.
7. Antoniou T, Gough KA. Early-onset pentamidine-associated second-degree heart block and sinus bradycardia: case report and review of the literature. *Pharmacotherapy* 2005; **25:** 899–903.

对肾脏的影响 尽管不能将肾损伤都归因于喷他脒，但正如上文不良反应发生率所做的分析，喷他脒胃肠外给药所引起的不良反应最常见最严重的就是肾毒性[1]。404 例患者中有 15 例发生严重肾功能损伤，14 例死亡患者中有 12 例的死因就是严重的肾功能损伤。但那些肾功能正常及未应用其他肾毒性药物的患者，其血液尿素氮的升高一般相对较轻，并且是可逆的。两项关于 AIDS 患者的研究显示，约有 40% 的患者出现严重的肾毒性（血清肌酐升至 0.5mg/100ml）[2,3]。风险因素分析提示，喷他脒胃肠外给药引起的不良反应与患者用药的总剂量和疗程有关[2,3]，与患者肾功能的原始状态无关[2]。观察发现，有腹泻的 AIDS 患者肌内注射喷他脒时肾毒性更多见，而不是静脉给药时，提示患者的体液状况可能对肾毒性的产生起重要作用[4]。有吸入喷他脒气溶胶进行局部治疗时发生肾衰竭的病例报道[5,6]。

1. Walzer PD, *et al.* Pneumocystis carinii pneumonia in the United States: epidemiologic, diagnostic and clinical features. *Ann Intern Med* 1974; **80:** 83–93.
2. Briceland LL, Bailie GR. Pentamidine-associated nephrotoxicity and hyperkalemia in patients with AIDS. *DICP Ann Pharmacother* 1991; **25:** 1171–4.
3. O'Brien JG, *et al.* A 5-year retrospective review of adverse drug reactions and their risk factors in human immunodeficiency virus-infected patients who were receiving intravenous pentamidine therapy for Pneumocystis carinii pneumonia. *Clin Infect Dis* 1997; **24:** 854–9.
4. Stehr-Green JK, Helmick CG. Pentamidine and renal toxicity. *N Engl J Med* 1985; **313:** 694–5.
5. Miller RF, *et al.* Acute renal failure after nebulised pentamidine. *Lancet* 1989; **i:** 1271–2.
6. Chapelon C, *et al.* Renal insufficiency with nebulised pentamidine. *Lancet* 1989; **ii:** 1045–6.

对神经系统的影响 用喷他脒治疗时可产生感觉异常。有 1 例患者用喷他脒治疗肺孢子菌肺炎，在第 3 次静脉注射开始后不久患者即感觉口周麻木，静脉注射结束后口周麻木感消失；在其后各次静脉注射给药时又出现口周麻木感[1]。

1. Milligan KS, Phillips DL. Perioral numbness associated with intravenous pentamidine administration. *Ann Pharmacother* 2007; **41:** 153–6.

对呼吸系统的影响 虽然吸入喷他脒引起的反应与此种胃肠外给药途径有关，属于一种正常反应，但吸入后产生的主要问题是支气管收缩[1]，可预先使用支气管扩张药加以预防。1 例患者吸入喷他脒气雾剂后发生急性嗜酸性粒细胞肺炎[2]。患者吸入喷他脒时，对陪伴人员产生的风险值得关注，这些人员暴露于喷他脒气雾中[3~5]。

1. Smith DE, *et al.* Reversible bronchoconstriction with nebulised pentamidine. *Lancet* 1988; **ii:** 905.
2. Dupon M, *et al.* Acute eosinophilic pneumonia induced by inhaled pentamidine isethionate. *BMJ* 1993; **306:** 109.
3. McDiarmid MA, Jacobson-Kram D. Aerosolised pentamidine and public health. *Lancet* 1989; **ii:** 863–4.
4. Thomas SHL, *et al.* Aerosolised pentamidine. *Lancet* 1989; **ii:** 1284.
5. Smaldone GC, *et al.* Detection of inhaled pentamidine in health care workers. *N Engl J Med* 1991; **325:** 891–2.

对皮肤的影响 1 例男性系统性红斑狼疮患者采用雾化吸入喷他脒的方法预防肺孢子菌肺炎，用药当天即出现中毒性表皮坏死松解症。用淋巴细胞刺激试验检测所有的备选药物，结果喷他脒淋巴细胞刺激试验呈阳性反应。停止喷他脒治疗，并给予患者血浆交换、皮质激素和正常免疫球蛋白治疗，结果 3～4 周后患者的皮疹缓慢消退[1]。

1. Watarai A, *et al.* Toxic epidermal necrolysis caused by aerosolized pentamidine. *Am J Med* 2009; **122:** e1–e2.

注意事项

本品应在严密监视下应用，必须警惕患者因应用喷他脒出现不良反应而使原有病情加重的情况发生。因为喷他脒对 CNS 受累的锥虫病无治疗效果，所以用本品治疗锥虫病之前应进行 CSF 检查以判断 CNS 有无感染。患者在用药期间应保持仰卧，并应监测其血压的变化。在应用喷他脒治疗期间应定期检测患者的肾功能、肝功能、血糖浓度、血液和血小板计数以及其他预示毒性反应发展情况的参数，如血钙浓度、血镁浓度、血钾浓度、ECG 等。如果在用喷他脒治疗期间患者的 QT 间期超过 500ms，此时需特别小心，应进行连续的心脏监测；也可在 QT 间期超过 550ms 时采取上述监测措施。

有哮喘和吸烟史的患者吸入雾化喷他脒时，发生咳嗽和支气管痉挛的风险有可能增加。应用喷他脒之前先给予支气管扩张药，可控制咳嗽和支气管痉挛症状。喷他脒溶液不要与其他药物混合，其气雾剂中也不要加入支气管扩张药。接受喷他脒气雾剂治疗的患者有可能发生肺孢子菌肺外感染，应注意观察患者出现不能解释的体征和症状。进行雾化吸入时应注意减少喷他脒对大气的污染，注意减少医务人员暴露于喷他脒气雾中。

药物相互作用

本品最好不要与其他肾毒性药物（如两性霉素 B 或膦甲酸等）合用。如果喷他脒与其他药物（如膦甲酸）合用，需要特别关注患者有无低血钙症。如果喷他脒与静脉用红霉素、氟喹诺酮类、胺碘酮、三环抗抑郁药、酚噻嗪类或特非那定等能延长 QT 间期的药物合用，则使室性心律失常发生风险增加。当静脉注射喷他脒与去羟肌苷、司他夫定或扎西他滨合用时，可使胰腺炎发生风险增加，应避免使用此类制剂。喷他脒与阿米洛利结构相似，因此喷他脒与保钾利尿药合用可引起严重的高血钾症。

药动学

喷他脒依西酸盐经胃肠外途径给药后，喷他脒即广泛分布于体内。重复用药时可发生药物蓄积，特别是发生肝、肾蓄积。静脉注射后血浆药物浓度在头 2h 内即迅速跌至峰浓度的 1/20，此后血药浓度则以慢得多的速度继续下降。肌内注射约 1h 后血浆药物浓度即达到峰值，并可持续保持约 24h 之久。肌内注射后喷他脒的表观分布容积超过静脉注射后表观分布容积的 3 倍多。虽有证据表明本品静脉注射后的消除半衰期为 6h，肌内注射后的消除半衰期为 9h，但此数值很可能代表中间值，有报道其终末半衰期介于数日和数周之间。多次剂量静脉注射喷他脒后的半衰期为 12.5 天。仅有小量喷他脒以原药形式从尿中排泄。

本品注射后在肺中的分布相对较少。据报道，本品吸入给药后被全身吸收产生的血浆浓度峰值是胃肠外给药后血浆浓度峰值的 5%～10%，有吸入给药后发生全身不良反应的一些报道。支气管肺泡洗出液中雾化喷他脒的消除半衰期大于 10～14 天。喷他脒气雾颗粒或微滴的大小对药物在肺内的充分分布至关重要。

1. O'Doherty MJ, *et al.* Differences in relative efficiency of nebulisers for pentamidine administration. *Lancet* 1988; **ii:** 1283–6.
2. Simonds AK, *et al.* Aerosolised pentamidine. *Lancet* 1989; **i:** 221–2.
3. Baskin MI, *et al.* Regional deposition of aerosolized pentamidine: effects of body position and breathing pattern. *Ann Intern Med* 1990; **113:** 677–83.
4. Bronner U, *et al.* Pentamidine concentrations in plasma, whole blood and cerebrospinal fluid during treatment of Trypanosoma gambiense in Côte d'Ivoire. *Trans R Soc Trop Med Hyg* 1991; **85:** 608–11.
5. Lidman C, *et al.* Plasma pentamidine concentrations vary between individuals with Pneumocystis carinii pneumonia and the drug is actively secreted by the kidney. *J Antimicrob Chemother* 1994; **33:** 803–10.
6. Bronner U, *et al.* Pharmacokinetics and adverse reactions after a single dose of pentamidine in patients with Trypanosoma gambiense sleeping sickness. *Br J Clin Pharmacol* 1995; **39:** 289–95.
7. Conte JE, Golden JA. Intrapulmonary and systemic pharmacokinetics of aerosolized pentamidine used for prophylaxis of Pneumocystis carinii pneumonia in patients infected with the human immunodeficiency virus. *J Clin Pharmacol* 1995; **35:** 1166–73.

肾损伤 对肾功能正常或血液透析患者进行的研究表明，肾功能正常者静脉应用喷他脒后，24h 内肾清除率为血浆清除率的 2.1%，提示喷他脒的清除大多不受肾损伤的影响[1]。进行血液透析的肾病终末期患者应用单剂喷他脒后终末半衰期延长至 75h，而肾功能正常患者喷他脒终末半衰期仅为 30h，但二者的分布容量及药时曲线下面积没有显著差异。肾功能正常或轻度损伤的患者应用 12～21 剂喷他脒，应用最终剂量后的终末半衰期约为 12 天，6 周之后仍能在血浆中检出喷他脒。有证据表明，在重复用药期间产生喷他脒蓄积。

1. Conte JE. Pharmacokinetics of intravenous pentamidine in patients with normal renal function or receiving hemodialysis. *J Infect Dis* 1991; **163:** 169–75.

用途和用法

本品为芳香二脒衍生物，是一种抗原虫药，其作用机制有多种，包括干扰原虫 DNA 和叶酸盐转化作用、抑制 RNA 和蛋白质合成。本品用于早期非洲锥虫病，特别是冈比亚锥虫（*T. brucei gambiense*）感染，以及某些类型的利氏曼病的治疗，尚用于肺孢子菌肺炎的治疗和预防。喷他脒尚试用于棘阿米巴属原虫感染和巴贝西虫病等其他原虫感染的治疗。有关这些疾病的更多资料见下文。

本品以依西酸盐或甲磺酸盐的形式给药。本品 1950 年以喷他脒甲磺酸盐注册，在注册之前该药已用于原虫病的治疗。1984 年以喷他脒依西酸盐对本品进行重新评价和商品化，是目前大多数国家可供临床使用的喷他脒制剂。4mg/kg 喷他脒依西酸盐约等于 2.3mg/kg 的喷他脒碱基；3.6mg/kg 喷他脒甲磺酸盐约等于 2.3mg/kg 的喷他脒碱基。

喷他脒依西酸盐或经深部肌内注射给药，或经静脉缓慢输注给药。静注时间至少 60min。必须避免直接静脉推注给药。注射时患者应卧床。喷他脒甲磺酸盐一般采用肌内注射给药。

治疗冈比亚锥虫（*T. b. gambiense*）引起的早期非洲锥虫病时，喷他脒依西酸盐的剂量为每日 4mg/kg，肌内注射或静脉输注给药，每日 1 次或隔日 1 次，总量为 7～10 剂。喷他脒对 CNS 受累的锥虫病无效。

由耐锑剂巴西利什曼原虫（*L. braziliensis*）或埃塞俄比亚利什曼原虫（*L. aethiopica*）引起的内脏利什曼病和黏膜皮肤利什曼病，可用喷他脒依西酸盐治疗，剂量为 4mg/kg，静脉输注或肌内注射给药，每周 3 次，连用 5～25 周或更长时间。用喷他脒依西酸盐治疗内脏利什曼病的一种替代方法是隔日用药 1 次，剂量为每次 3～4mg/kg，最好采用肌内注射给药，最大剂量 10 剂，需要重复疗程。用喷他脒依西酸盐治疗埃塞俄比亚利什曼原虫（*L. aethiopica*）或圭亚那利什曼原虫（*L. guyanensis*）引起的皮肤利什曼病，剂量为 3～4mg/kg，最好采用肌内注射给药，每周 1 次或 2 次，直到病情好转。喷他脒依西酸盐亦可用于治疗埃塞俄比亚利什曼原虫（*L. aethiopica*）引起的弥漫性皮肤利什曼病，剂量为每周3～4mg/kg，治疗至少应该持续到皮肤涂片不再检出原虫后的4个月。

治疗**肺孢子菌肺炎**，喷他脒依西酸盐的剂量为4mg/kg，每日1次，连用14天或更长，可采用肌内注射给药，但最好采用缓慢静脉输注给药。为预防HIV阳性患者发生肺孢子菌肺炎，可采用喷他脒依西酸盐气雾剂吸入给药，一次剂量为300mg，每4周1次。不能耐受的患者可改用一次吸入150mg，每两周1次。雾化吸入疗法有时亦用于轻中度的肺孢子菌感染，喷他脒依西酸盐的剂量为600mg，每日吸入1次，连用3周。雾化方法可影响释出微滴的大小，从而影响进入肺内作用部位的喷他脒药量。最佳颗粒大小为1～2μm。进行雾化吸入时应注意减少喷他脒对大气的污染，注意减少医务人员暴露于喷他脒气雾中。

儿童用法 婴儿和儿童的喷他脒适应证和剂量与成人相同，见上文。

在肾损伤中的用法 因为肾清除率仅占喷他脒清除的很小比例，所以一般不需调整轻中度肾损伤患者的用药剂量。英国注册药品信息建议，肺孢子菌肺炎患者的肌酐清除率小于10ml/min时，需要减少喷他脒的剂量。对那些罹患致死性疾病的患者，推荐的每日剂量为4mg/kg，连用7～10天后，在14剂疗程的剩余时间内隔日用药1次。对严重程度较小的疾病，推荐的剂量为4mg/kg，隔日1次，连用14剂。

阿米巴感染 棘阿米巴感染 有几例用静脉注射喷他脒成功治疗播散性阿米巴虫感染（第792页）的病例报道，患者的免疫功能低下，但无CNS受累的证据[1,2]。用喷他脒治疗CNS棘阿米巴感染不可能有效。

1. Slater CA, *et al.* Brief report: successful treatment of disseminated Acanthamoeba infection in an immunocompromised patient. *N Engl J Med* 1994; **331:** 85–7.
2. Murakawa GJ, *et al.* Disseminated Acanthamoeba in patients with AIDS: a report of five cases and a review of the literature. *Arch Dermatol* 1995; **131:** 1291–6.

巴贝西虫病 本品已用于巴贝西虫病（第792页）的试验性治疗。尽管有些患者的临床症状得到改善[1～3]，但人们对用喷他脒治疗此种感染的有效性和安全性仍有疑虑[4]。

1. Francioli PB, *et al.* Response of babesiosis to pentamidine therapy. *Ann Intern Med* 1981; **94:** 326–30.
2. Raoult D, *et al.* Babesiosis, pentamidine, and cotrimoxazole. *Ann Intern Med* 1987; **107:** 944.
3. Clarke CS, *et al.* Babesiosis: under-reporting or case-clustering? *Postgrad Med J* 1989; **65:** 591–3.
4. Teutsch SM, Juranek DD. Babesiosis. *Ann Intern Med* 1981; **95:** 241.

利什曼病 喷他脒已用于耐锑剂内脏利什曼病（第794页）患者的治疗[1]。亦将其试用于HIV感染者的长期Ⅱ级预防，但由于其毒性，现已不再推荐使用[2]。

为确定治疗拉丁美洲皮肤利什曼病的最佳用药方法，曾对文献进行了系统综述和荟萃分析[3]，结果发现喷他脒和五价锑剂的治愈率相似。喷他脒在法属圭亚那得到广泛应用和研究；当地大多数皮肤利什曼病是由圭亚那利什曼原虫（*L. guyanensis*）引起的。据报道，圭亚那的皮肤利什曼病患者应用2剂喷他脒治疗后治愈率超过90%。可考虑用喷他脒治疗皮肤利什曼病的复发患者；已发现喷他脒对五价锑治疗无效患者的疗效优于用五价锑剂对其进行再治疗的疗效[3]。有2例旧世界皮肤利什曼病患者用五价锑剂或口服氟康唑进行初始治疗无效，后采用短期肌内注射喷他脒的方法（首剂3～4mg/kg，2天后重复1次）进行治疗而奏效[4]。据报道，用喷他脒治疗11例婴儿利什曼原虫（*L. infantum*）、硕大利什曼原虫（*L. major*）或热带利什曼原虫（*L. Tropica*）感染者，其有效率为73%[5]。

用锑剂治疗无效的弥漫性皮肤利什曼病或黏膜皮肤利什曼病，改用喷他脒治疗可能有效[1]。

有关联合应用喷他脒与巴龙霉素治疗HIV感染者的内脏利什曼病的论述见第814页。

1. WHO. *WHO model formulary.* Geneva: WHO, 2008. Available at: http://www.who.int/selection_medicines/list/WMF2008.pdf (accessed 15/04/09)
2. CDC. Guidelines for prevention and treatment of opportunistic infections in HIV-infected adults and adolescents: recommendations from CDC, the National Institutes of Health, and the HIV Medicine Association of the Infectious Diseases Society of America. *MMWR* 2009; 58 (RR-4): 1–207. Also available at: http://www.cdc.gov/mmwr/PDF/rr/rr5804.pdf (accessed 15/04/09)
3. Tuon FF, *et al.* Treatment of New World cutaneous leishmaniasis–a systematic review with a meta-analysis. *Int J Dermatol* 2008; **47:** 109–24.
4. Jauréguiberry S, *et al.* Efficacy of short-course intramuscular pentamidine isethionate treatment on Old World localized cutaneous leishmaniasis in 2 patients. *Clin Infect Dis* 2006; **42:** 1812–13.
5. Hellier I, *et al.* Treatment of Old World cutaneous leishmaniasis by pentamidine isethionate: an open study of 11 patients. *Dermatology* 2000; **200:** 120–3.

肺孢子菌肺炎 用静脉喷他脒治疗肺孢子菌肺炎（第496页）一般仅限于用复方磺胺甲噁唑治疗无效或对复方磺胺甲噁唑不能耐受的中重度患者。在此类患者中联合应用复方磺胺甲噁唑和喷他脒并不比单用喷他脒的疗效好，其潜在的毒性却比单用两种药物的任何一种都多[1]。喷他脒吸入法偶可用于轻中度肺孢子菌感染者的治疗，但现在一般仅用于预防用药。而且接受喷他脒吸入法治疗的患者易发生肺外肺孢子菌感染[2,3]。

免疫功能低下患者肺孢子菌肺炎的一级预防和二级预防，都是首选复方磺胺甲噁唑，次选吸入性喷他脒。对照试验表明，吸入性喷他脒的短期预防效果不如复方磺胺甲噁唑[4,5]，也不比另一种常用预防药氨苯砜的短期效果好[6,7]。此外，复方磺胺甲噁唑和氨苯砜（与乙胺嘧啶合用）尚用于弓形虫病的预防以及预防肺外肺孢子菌感染。但是吸入性喷他脒的耐受性优于复方磺胺甲噁唑和氨苯砜，而且研究结果表明，3种药物的远期预防效果具有可比性[8,9]，至少与CD4+T淋巴细胞计数大于100个/μl患者的远期预防效果相近。将喷他脒的剂量由每4周300mg增加到每2周300mg[10,11]或每周600mg[12]可进一步提高预防效果。当不能采用更常用的药物进行预防时，可采用间断喷他脒胃肠外给药法预防[13]。

1. Glatt AE, Chirgwin K. Pneumocystis carinii pneumonia in human immunodeficiency virus-infected patients. *Arch Intern Med* 1990; **150:** 271–9.
2. Witt K, *et al.* Dissemination of Pneumocystis carinii in patients with AIDS. *Scand J Infect Dis* 1991; **23:** 691–5.
3. Sha BE, *et al.* Pneumocystis carinii choroiditis in patients with AIDS: clinical features, response to therapy, and outcome. *J Acquir Immune Defic Syndr Hum Retrovirol* 1992; **5:** 1051–8.
4. Schneider MME, *et al.* A controlled trial of aerosolized pentamidine or trimethoprim-sulfamethoxazole as primary prophylaxis against Pneumocystis carinii pneumonia in patients with human immunodeficiency virus infection. *N Engl J Med* 1992; **327:** 1836–41.
5. Hardy WD, *et al.* A controlled trial of trimethoprim-sulfamethoxazole or aerosolized pentamidine for secondary prophylaxis of Pneumocystis carinii pneumonia in patients with the acquired immunodeficiency syndrome. *N Engl J Med* 1992; **327:** 1842–8.
6. Girard P-M, *et al.* Dapsone-pyrimethamine compared with aerosolized pentamidine as primary prophylaxis against Pneumocystis carinii pneumonia and toxoplasmosis in HIV infection. *N Engl J Med* 1993; **328:** 1514–20.
7. Torres RA, *et al.* Randomized trial of dapsone and aerosolized pentamidine for the prophylaxis of Pneumocystis carinii pneumonia and toxoplasmic encephalitis. *Am J Med* 1993; **95:** 573–83.
8. Bozzette SA, *et al.* A randomized trial of three antipneumocystis agents in patients with advanced human immunodeficiency virus infection. *N Engl J Med* 1995; **332:** 693–9.
9. Rizzardi GP, *et al.* Risks and benefits of aerosolized pentamidine and cotrimoxazole in primary prophylaxis of Pneumocystis carinii pneumonia in HIV-1-infected patients: a two-year Italian multicentric randomized controlled trial. *J Infect* 1996; **32:** 123–31.
10. Kronawitter U, *et al.* Low incidence of Pneumocystis carinii pneumonia in HIV patients receiving 300 mg pentamidine aerosol every 2 weeks. *Clin Investig* 1992; **70:** 1089–91.
11. Rizzardi GP, *et al.* Better efficacy of twice-monthly than monthly aerosolised pentamidine for secondary prophylaxis of Pneumocystis carinii pneumonia in patients with AIDS: an Italian multicentric randomised controlled trial. *J Infect* 1995; **31:** 99–105.
12. Ong ELC, *et al.* Efficacy and effects on pulmonary function tests of weekly 600 mg aerosol pentamidine as prophylaxis against Pneumocystis carinii pneumonia. *Infection* 1992; **20:** 136–9.
13. CDC. Guidelines for prevention and treatment of opportunistic infections in HIV-infected adults and adolescents: recommendations from CDC, the National Institutes of Health, and the HIV Medicine Association of the Infectious Diseases Society of America. *MMWR* 2009; **58** (RR-4): 1–207. Also available at: http://www.cdc.gov/mmwr/PDF/rr/rr5804.pdf (accessed 12/04/09)

非洲锥虫病 本品用于冈比亚锥虫（*T. brucei gambiense*）引起的早期或血液-淋巴感染期非洲锥虫病的治疗（第796页）[1]。据报道，本品没有抗罗得西亚锥虫（*T. b. rhodesiense*）的效果，某些地区冈比亚锥虫对喷他脒的耐药性正不断增加。曾联合应用喷他脒和舒拉明治疗冈比亚锥虫感染，但临床上此种疗法效果并不优于单独应用喷他脒的治疗[2]。

1. WHO. Control and surveillance of African trypanosomiasis: report of a WHO expert committee. *WHO Tech Rep Ser 881* 1998. Also available at: http://libdoc.who.int/trs/WHO_TRS_881.pdf (accessed 27/07/09)
2. Pépin J, Khonde N. Relapses following treatment of early-stage Trypanosoma brucei gambiense sleeping sickness with a combination of pentamidine and suramin. *Trans R Soc Trop Med Hyg* 1996; **90:** 183–6.

制剂

BP 2010: Pentamidine Injection.

专利制剂

Austria: Pentacarinat†; ***Belg.:*** Pentacarinat; ***Braz.:*** Pentacarinat; Sideron†; ***Denm.:*** Pentacarinat†; ***Fin.:*** Pentacarinat†; ***Fr.:*** Pentacarinat; ***Ger.:*** Pentacarinat; ***Gr.:*** Pentacarinate; Pentam; ***Hong Kong:*** Pentacarinat; ***Irl.:*** Pentacarinat; ***Ital.:*** Pentacarinat; ***Neth.:*** Pentacarinat; ***NZ:*** Pentacarinat; ***Port.:*** Pentacarinat†; Pentamina; ***Spain:*** Pentacarinat; ***Swed.:*** Pentacarinat; ***Switz.:*** Pentacarinat; ***Thai.:*** Pentacarinat†; ***UK:*** Pentacarinat; ***USA:*** NebuPent; Pentacarinat; Pentam.

Quinfamide (*USAN*, *rINN*) 喹法米特

Quinfamida; Quinfamidum; Win-40014. 1-(Dichloroacetyl)-1,2,3,4-tetrahydroquinolin-6-ol 2-furoic acid ester.

Хинфамид

$C_{16}H_{13}Cl_2NO_4$ = 354.2.

CAS — 62265-68-3.

UNII — 01ZB1046R1.

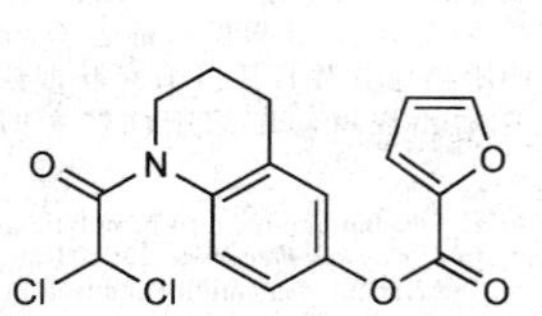

简介

本品为肠腔内杀阿米巴药，口服用于治疗肠阿米巴病，剂量300mg，一次顿服或24h内分3次服。

制剂

专利制剂

Mex.: Amefin; Amefur†; Amenox; Amofarma; Amofur†; Bisidim; Celemin†; Doffler; Falacid; Luminovag; Protosin; Quocel; Serphamida.

多组分制剂 ***Mex.:*** Amibriz†; Amoebriz; Bensolmin Complex; Farmiver; Oxal; Vermox-Plus.

Robenidine Hydrochloride (*BANM*, *USAN*, *rINNM*) 盐酸罗贝胍

CL-78116; Hidrocloruro de robenidina; Robénidine, Chlorhydrate de; Robenidini Hydrochloridum; Robenzidene Hydrochloride. 1,3-Bis(4-chlorobenzylideneamino)guanidine hydrochloride.

Робенидина Гидрохлорид

$C_{15}H_{13}Cl_2N_5,HCl$ = 370.7.

CAS — 25875-51-8 (robenidine); 25875-50-7 (robenidine hydrochloride).

UNII — 8STT15Y392.

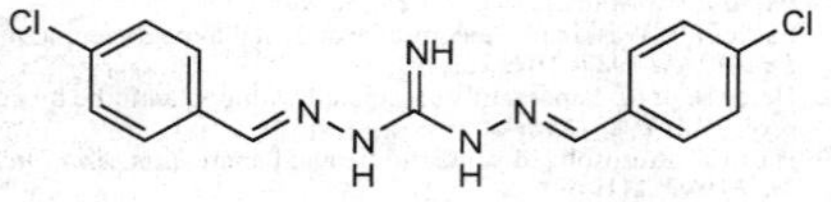

(robenidine)

简介

本品为抗原虫药，兽医用其盐酸盐预防家禽和家兔的球虫病。

Ronidazole (*BAN*, *USAN*, *pINN*) 罗硝唑

Ronidazol; Ronidazolum. (1-Methyl-5-nitroimidazol-2-yl)methyl carbamate.

Ронидазол

$C_6H_8N_4O_4$ = 200.2.

CAS — 7681-76-7.

ATC Vet — QP51AA08.

UNII — E01R4M1063.

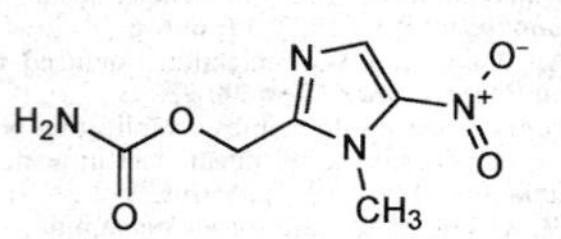

Pharmacopoeias. In *BP(Vet)*.

BP (Vet) 2010 (Ronidazole) 本品为白色至淡黄棕色、无臭或几乎无臭的粉末。微溶于水、乙醇和氯仿；极微溶于乙醚。避光。

简介

本品为5-硝基咪唑抗原虫药，兽医用于控制笼养鸟和鸽子的毛滴虫病。本品亦用作火鸡饲料的添加剂及治疗猪痢疾。本品具有致癌性，一些国家禁止将其用于肉食用动物。

Salinomycin Sodium (*BANM*, *rINNM*) 沙利霉素钠

AHR-3096 (salinomycin); K-364 (salinomycin); K-748364A (salinomycin); Natrii Salinomycinum; Salinomicina sódica; Salinomycine Sodique. Sodium (2*R*)-2-{(2*R*,5*S*,6*R*)-6-[(1*S*,2*S*,3*S*,5*R*)-5-

{(2S,5S,7R,9S,10S,12R,15R)-2-[(2R,5R,6S)-5-ethyltetrahydro-5-hydroxy-6-methylpyran-2-yl]-15-hydroxy-2,10,12-trimethyl-1,6,8-trioxadispiro[4.1.5.3]pentadec-13-en-9-yl}-2-hydroxy-1,3-dimethyl-4-oxoheptyl]tetrahydro-5-methylpyran-2-yl}butyrate.
Натрий Салиномицин
$C_{42}H_{69}NaO_{11}$ = 773.0.
CAS — 53003-10-4 (salinomycin); 55721-31-8 (salinomycin sodium).

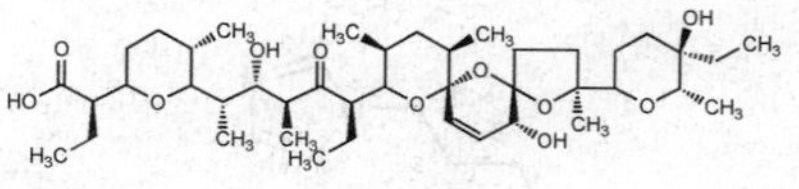

(salinomycin)

简介

本品是一种由白色链霉菌（*Streptomyces albus*）产生的抗生素，具抗原虫活性。兽医用其钠盐预防家禽的球虫病。本品亦可用作猪的生长促进剂。

Secnidazole（*BAN, rINN*）塞克硝唑

PM-185184; 14539-RP; RP-14539; Secnidazol; Secnidazolum; Seknidazol. 1-(2-Methyl-5-nitroimidazol-1-yl)propan-2-ol.
Секнидазол
$C_7H_{11}N_3O_3$ = 185.2.
CAS — 3366-95-8.
ATC — P01AB07.
UNII — R3459K699K.

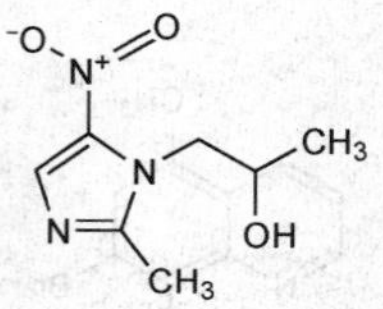

简介

本品为 5-硝基咪唑衍生物，性质与甲硝唑相似（第807页），但其血浆半衰期比甲硝唑长得多，长达20h 以上。本品用于阿米巴病、贾第虫病和毛滴虫病的治疗。

用本品治疗成人肠阿米巴病和毛滴虫病，一般采用单剂治疗法，即一次口服塞克硝唑 2g；治疗成人肝阿米巴病时，每日剂量为 1.5g，一次口服或分次口服，连用 5 天。用本品治疗儿童肠阿米巴病和贾第虫病，单剂口服 30mg/kg；治疗儿童肝阿米巴病，剂量为 30mg/(kg·d)，一次口服或分次口服，连用 5 天。

1. Gillis JC, Wiseman LR. Secnidazole: a review of its antimicrobial activity, pharmacokinetic properties and therapeutic use in the management of protozoal infections and bacterial vaginosis. *Drugs* 1996; **51:** 621–38.

制剂

专利制剂

Arg.: Flagentyl; **Braz.:** Decnazol†; Deprozol; Neodazol; Secnaxidol; Secni-Plus; Secnics; Secnidal; Secnidalin; Secnihexal†; Secnitec; Secnitrol†; Secnix; Secnizol†; Tecnid; Unigyn; **Fr.:** Secnol; **India:** Entosec; Noameba-DS†; Secnil; **Indon.:** Sentyl†; **Mex.:** Gisistin; Minovag; Sabima; Secnidal; **Philipp.:** Flagentyl; **Port.:** Flagentyl; **Turk.:** Flagentyl; **Venez.:** Ambese; Daksol; Fazol; Secnidal; Secnivax; Seczol; Unidazol.

多组分制剂 **Arg.:** Gynerium; Gynerium UD; **Braz.:** Gynopac; **India:** Saf Kit; **Mex.:** C Cobistal; Gitrasek; Sepia; Sporasec; **Rus.:** Safocid (Сафоцид); **Venez.:** Sporasec.

Semduramicin（*BAN, USAN, rINN*）生度米星

Semduramicina; Semduramicine; Semduramicinum; UK-61689; UK-61689-2 (semduramicin sodium). (2R,3S,4S,5R,6S)-Tetrahydro-2,4-dihydroxy-6-{(R)-1-[(2S,5R,7S,8R,9S)-9-hydroxy-2,8-dimethyl-2-{(2S,2′R,3′S,5′R)-octahydro-2-methyl-5′-[(2S,3S,5R,6S)-tetrahydro-6-hydroxy-3,5,6-trimethyl-2H-pyran-2-yl]-3′-[(2S,5S,6R)-tetrahydro-5-methoxy-6-methyl-2H-pyran-2-yloxy]-2,2′-bifuran-5-yl}-1,6-dioxaspiro[4.5]dec-7-yl]ethyl}-5-methoxy-3-methyl-2H-pyran-2-ylacetic acid.
Семдурамицин
$C_{45}H_{76}O_{16}$ = 873.1.
CAS — 113378-31-7 (semduramicin); 119068-77-8 (semduramicin sodium).
UNII — P6VXL377WL.

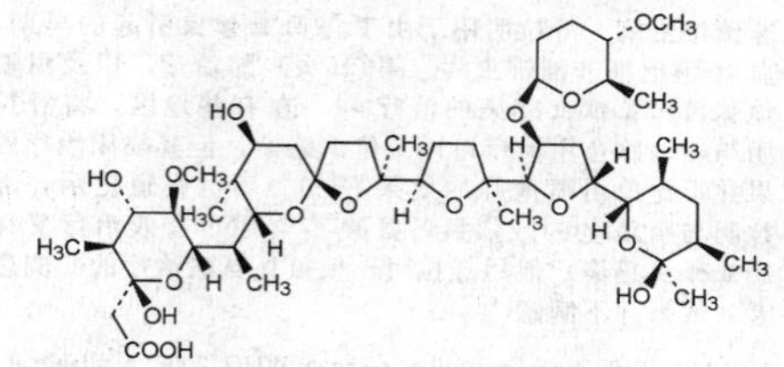

简介

本品是一种抗原虫药，兽医用其预防家禽的球虫病。亦可应用本品的钠盐。

Suramin Sodium（*rINN*）舒拉明钠

Antrypol; Bayer-205; CI-1003; Fourneau-309; Naganinum; Naganol; NSC-34936; Suramin Hexasodium *(USAN)*; Suramina sódica; Suramine Sodique; Suraminum Natricum. The symmetrical 3″-urea of the sodium salt of 8-(3-benzamido-4-methylbenzamido)naphthalene-1,3,5-trisulphonic acid; Hexasodium 8,8′-{carbonylbis[imino-3,1-phenylenecarbonylimino(4-methyl-3,1-phenylene)carbonylimino]}bis(1,3,5-naphthalenetrisulfonate).
Сурамин Натрий
$C_{51}H_{34}N_6Na_6O_{23}S_6$ = 1429.2.
CAS — 145-63-1 (suramin); 129-46-4 (suramin sodium).
ATC — P01CX02.
ATC Vet — QP51AE02.
UNII — 89521262IH.

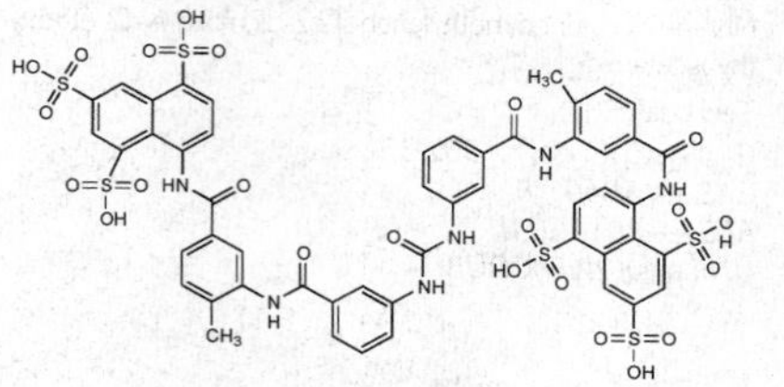

(suramin)

Pharmacopoeias. In *Fr., Int.,* and *It.*

不良反应

有些患者首次注射舒拉明钠时可出现恶心、呕吐、休克、癫痫发作及意识丧失等即刻和潜在致死性反应，因此临床上一般先用小剂量舒拉明钠测试患者有无不良反应，然后再开始治疗；毒性反应可能多见于营养不良患者。

应用本品可出现腹痛、口腔溃疡以及荨麻疹、瘙痒等皮肤反应。

本品其他不良反应包括感觉异常、掌跖感觉过敏、斑疹、血质不调、发热、多尿、口渴、肝酶值升高、疲劳以及畏光、流泪等眼部反应。蛋白尿多见，亦可出现血尿和管型尿。偶有肾上腺功能减退的报道。

对血液的影响 据报道，本品引起的血小板减少症一般见于 AIDS 或癌症患者[1~5]。虽然证据显示血小板减少涉及多种机制[4]，但有人提出血小板减少系免疫介导所致[3]。本品对血液的其他不良反应还有：中性粒细胞减少症[1,5,6]、贫血[1]、使原已存在的淋巴细胞减少症更加恶化[6]以及致死性的骨髓抑制[6]。粒性白细胞缺乏症和溶血性贫血罕见。

1. Levine AM, *et al.* Suramin antiviral therapy in the acquired immunodeficiency syndrome. *Ann Intern Med* 1986; **105:** 32–7.
2. Arlt W, *et al.* Suramin in adrenocortical cancer: limited efficacy and serious toxicity. *Clin Endocrinol (Oxf)* 1994; **41:** 299–307.
3. Seidman AD, *et al.* Immune-mediated thrombocytopenia secondary to suramin. *Cancer* 1993; **71:** 851–4.
4. Tisdale JF, *et al.* Severe thrombocytopenia in patients treated with suramin: evidence for an immune mechanism in one. *Am J Hematol* 1996; **51:** 152–7.
5. Garcia-Schürmann JM, *et al.* Suramin treatment in hormone- and chemotherapy-refractory prostate cancer. *Urology* 1999; **53:** 535–41.
6. Rosen PJ, *et al.* Suramin in hormone-refractory metastatic prostate cancer: a drug with limited efficacy. *J Clin Oncol* 1996; **14:** 1626–36.

对眼的影响 本品对眼的远期影响有畏光、流泪和眼睑水肿。在应用舒拉明的患者中，出现过以角膜沉积物为特征的角膜病病例。在 114 例接受舒拉明治疗的前列腺癌患者中，有 13 例出现角膜沉积物。本品对眼的影响与长期应用氯喹治疗 38～98 天之后出现的眼病相似[1]。发生眼病的 13 例患者中有 10 人出现流泪和异物感等症状，其余 3 例患者无症状。亦发现移位性屈光不正。在接受舒拉明治疗的 AIDS 患者中亦有角膜病病例报道[2]。在用舒拉明治疗的眼盘尾丝虫病患者中，治疗 3 年后视神经萎缩的发生率高于未治疗者的发生率[3]。引起视神经萎缩的原因虽然不能排除药物的直接毒性作用或过敏反应，但可能与视神经中濒死的微丝蚴引起的迁延性炎症反应有关。

1. Hemady RK, *et al.* Ocular symptoms and signs associated with suramin sodium treatment for metastatic cancer of the prostate. *Am J Ophthalmol* 1996; **121:** 291–6.
2. Teich SA, *et al.* Toxic keratopathy associated with suramin therapy. *N Engl J Med* 1986; **314:** 1455–6.
3. Thylefors B, Rolland A. The risk of optic atrophy following suramin treatment of ocular onchocerciasis. *Bull WHO* 1979; **57:** 479–80.

对肾脏的影响 用本品治疗期间，除常见的蛋白尿外，尚有出现肾性糖尿[1]和急性肾功能衰竭[2,3]的个例报道。

1. Awadzi K, *et al.* The chemotherapy of onchocerciasis XVIII: aspects of treatment with suramin. *Trop Med Parasitol* 1995; **46:** 19–26.
2. Figg WD, *et al.* Acute renal toxicity associated with suramin in the treatment of prostate cancer. *Cancer* 1994; **74:** 1612–14.
3. Smith A, *et al.* Acute renal failure in a patient receiving treatment with suramin. *Am J Clin Oncol* 1997; **20:** 433–4.

对神经系统的影响 在应用胃肠外舒拉明治疗恶性肿瘤的患者中，有发生轻度末梢轴突性神经病和较严重的炎性脱髓鞘性神经病等神经障碍的病例报道；炎性脱髓鞘性神经病可部分恢复，可与吉兰-巴雷综合征相似[1]。全身弛缓性麻痹的严重多发性神经病的发生与应用剂量有关，此种患者的血清舒拉明浓度常常＞350μg/ml[2,3]；而 8 例血清舒拉明浓度为 275μg/ml 的患者发生运动神经病[4]。

1. Chaudhry V, *et al.* A prospective study of suramin-induced peripheral neuropathy. *Brain* 1996; **119:** 2039–52.
2. La Rocca RV, *et al.* Suramin-induced polyneuropathy. *Neurology* 1990; **40:** 954–60.
3. Arlt W, *et al.* Suramin in adrenocortical cancer: limited efficacy and serious toxicity. *Clin Endocrinol (Oxf)* 1994; **41:** 299–307.
4. Bitton RJ, *et al.* Pharmacologic variables associated with the development of neurologic toxicity in patients treated with suramin. *J Clin Oncol* 1995; **13:** 2223–9.

对皮肤的影响 本品可引起瘙痒和荨麻疹等超敏反应。对 60 例静脉应用高剂量舒拉明治疗恶性肿瘤的患者进行了一项前瞻性研究，结果发现 82% 的患者出现皮肤反应，最常见的为麻疹样反应[1]；报道的其他皮肤反应还有角化性丘疹、紫外线过敏和荨麻疹；大多数反应出现于开始治疗后的头 24h 之内，在其后的继续治疗中消失。晚期皮肤反应有红斑型斑丘疹[2]。有发生多形性红斑[3]、剥脱性皮炎和致死性中毒性表皮坏死松解症[4,5]等严重皮肤反应的病例报道。

1. Lowitt MH, *et al.* Cutaneous eruptions from suramin: a clinical and histopathologic study of 60 patients. *Arch Dermatol* 1995; **131:** 1147–53.
2. O'Donnell BP, *et al.* Suramin-induced skin reactions. *Arch Dermatol* 1992; **128:** 75–9.
3. Katz SK, *et al.* Erythema multiforme induced by suramin. *J Am Acad Dermatol* 1995; **32:** 292–3.
4. May E, Allolio B. Fatal toxic epidermal necrolysis during suramin therapy. *Eur J Cancer* 1991; **27:** 1338.
5. Falkson G, Rapoport BL. Lethal toxic epidermal necrolysis during suramin treatment. *Eur J Cancer* 1992; **28A:** 1294.

注意事项

本品应在严密监护下应用，在开始治疗前尽可能地改善患者的一般状况。对首剂药物出现严重反应的患者绝不能再次应用舒拉明。老年、体弱或有严重肝病或肾病的患者不应使用本品。治疗开始前应做尿检查，治疗期间应每周做 1 次尿检查。如果出现中度蛋白尿，应减少用药剂量；如果出现严重蛋白尿或尿中出现管型，则应停止用药。

妊娠 据报道，舒拉明对小鼠有致畸作用，但对大鼠无致畸作用[1]。WHO 建议，如果罹患罗得西亚锥虫病的孕妇，甚至那些罹患脑膜脑炎期锥虫病的孕妇，因禁忌使用美拉胂醇，而必须应用舒拉明时应该使用舒拉明；而对盘尾丝虫病，则应推迟至分娩后再用舒拉明治疗[2]。

1. Mercier-Parot L, Tuchmann-Duplessis H. Action abortive et tératogène d'un trypanocide, la suramine. *C R Soc Biol* 1973; **167:** 1518–22.
2. WHO. *WHO model formulary.* Geneva: WHO, 2008. Available at: http://www.who.int/selection_medicines/list/WMF2008.pdf (accessed 07/04/09)

药动学

静脉注射后，舒拉明与血浆蛋白结合，在数周之内血浆舒拉明浓度都维持在 100μg/ml 以上。未结合的舒拉明由尿中排泄。渗入 CSF 的舒拉明量甚微。

对 4 例 AIDS 患者进行舒拉明临床药动学研究，5 周之内静脉输注舒拉明总量 6.2g[1]。结果表明：治疗期间出现舒拉明蓄积，血浆浓度连续数周超过 100μg/ml。末剂之后，舒拉明的终末半衰期为 44～54 天，至少有 99.7% 的舒拉明与血浆蛋白结合。体内舒拉明几乎

全部由肾清除，舒拉明在体内几乎没有或没有代谢作用。在另一项研究中，按 WHO 推荐的用药剂量（见下文），给 10 名盘尾丝虫病男性患者每周输注 1 次舒拉明，共 6 周[2]。结果表明，这些患者中位清除半衰期约为 92 天，每位患者最高血浆浓度均在 300μg/ml 之下。

1. Collins JM, *et al.* Clinical pharmacokinetics of suramin in patients with HTLV-III/LAV infection. *J Clin Pharmacol* 1986; **26:** 22–6.
2. Chijioke CP, *et al.* Clinical pharmacokinetics of suramin in patients with onchocerciasis. *Eur J Clin Pharmacol* 1998; **54:** 249–51.

用途和用法

本品作为一种杀锥虫药用于非洲锥虫病的治疗，作为一种驱蠕虫药用于盘尾丝虫病的治疗（见下文）。

舒拉明以舒拉明钠给药，一般应用 10% 的溶液，经静脉缓慢注射。因为存在危险的严重反应，所以在开始治疗前宜先用小剂量加以测试。

对非洲锥虫病，舒拉明主要用于早期罗得西亚锥虫（*T. b. rhodesiense*）感染（即血液-淋巴感染期）的治疗，而早期冈比亚锥虫（*T. b. gambiense*）感染的治疗则可首选喷他脒。对 CNS 受累的晚期感染，不能使用舒拉明治疗。治疗早期锥虫病时，舒拉明的剂量为：第 1 日（试验剂量）5mg/kg，第 3 日 10mg/kg，第 5 日、第 11 日、第 17 日、第 23 日和第 30 日各用 20mg/kg。另一种用药方案为：试验剂量为 100～200mg，以后每剂 1g，共用 5 剂，分别于第 1 日、第 3 日、第 7 日、第 14 日和第 21 日注射给药。

儿童用法和盘尾丝虫病治疗剂量见下文。

儿童用法 用舒拉明治疗儿童早期非洲锥虫病时可采用缓慢静脉注射法给药。第 1 日试验剂量为 5mg/kg，第 3 日剂量 10mg/kg，第 5 日、第 11 日、第 17 日、第 23 日和第 30 日的剂量各为 20mg/kg。另一种用药方案为：试验剂量为 100～200mg，以后每剂 20mg/kg，共用 5 剂，分别于第 1 日、第 3 日、第 7 日、第 14 日和第 21 日注射给药。

恶性肿瘤 据报道，舒拉明有抗肿瘤活性；已对几种恶性肿瘤，尤其是对激素抵抗的前列腺癌进行了研究（第 638页）[1~9]。但由于本品存在剂量依赖性毒性以及在制订简单给药方案时遇到了诸多问题，使其临床应用价值受到限制。对本品的化学敏感性也进行了研究[10]。

1. Stein CA, *et al.* Suramin: an anticancer drug with a unique mechanism of action. *J Clin Oncol* 1989; **7:** 499–508.
2. Kilbourn RG. Suramin: new therapeutic concepts for an old drug. *Cancer Bull* 1991; **43:** 265–7.
3. Rapoport BL, *et al.* Suramin in combination with mitomycin C in hormone-resistant prostate cancer: a phase II clinical study. *Ann Oncol* 1993; **4:** 567–73.
4. Woll PJ, *et al.* Suramin for breast and prostate cancer: a pilot study of intermittent short infusions without adaptive controls. *Ann Oncol* 1994; **5:** 597–600.
5. Arlt W, *et al.* Suramin in adrenocortical cancer: limited efficacy and serious toxicity. *Clin Endocrinol (Oxf)* 1994; **41:** 299–307.
6. Eisenberger MA, Reyno LM. Suramin. *Cancer Treat Rev* 1994; **20:** 259–73.
7. Rosen PJ, *et al.* Suramin in hormone-refractory metastatic prostate cancer: a drug with limited efficacy. *J Clin Oncol* 1996; **14:** 1626–36.
8. Small EJ, *et al.* Suramin therapy for patients with symptomatic hormone-refractory prostate cancer: results of a randomized phase III trial comparing suramin plus hydrocortisone to placebo plus hydrocortisone. *J Clin Oncol* 2000; **18:** 1440–50.
9. Kaur M, *et al.* Suramin's development: what did we learn? *Invest New Drugs* 2002; **20:** 209–19.
10. Villalona-Calero MA, *et al.* Noncytotoxic suramin as a chemosensitizer in patients with advanced non-small-cell lung cancer: a phase II study. *Ann Oncol* 2008; **19:** 1903–9.

盘尾丝虫病 虽然舒拉明是临床治疗盘尾丝虫病唯一具有杀成虫效果的药物，但其用途却因经常出现关联并发症及其本身的毒性而受到限制。目前治疗盘尾丝虫病（第130页）的方法是定期服用依维菌素以对微丝蚴进行持续抑制。WHO 建议，舒拉明作为一种根治疗法，应该仅用于治疗无盘尾丝虫病传播地区的患者及离开流行区的患者。对那些罹患严重的、反应过度的盘尾丝虫病患者，用依维菌素不能控制症状时也可考虑用舒拉明治疗[1]。WHO 还建议罹患盘尾丝虫病的老年或体弱患者、有严重肝病或严重肾病的患者、全盲患者（除非他们要求解除剧烈瘙痒给他们带来的损害）以及孕妇（应在分娩之后进行治疗）不应使用舒拉明治疗[2]。

WHO 推荐的用药方案为：总剂量 66.7mg/kg，分为 6 个渐增的周剂量[1,2]。具体用药方法为：第 1 周为试验剂量，舒拉明钠 3.3mg/kg，非常缓慢谨慎地静脉注入，以后每周 1 次，剂量渐增，即第 2 周 6.7mg/kg，第 3 周 10.0mg/kg，第 4 周 13.3mg/kg，第 5 周 16.7mg/kg，第 6 周 16.7mg/kg[2]。

1. WHO. Onchocerciasis and its control: report of a WHO expert committee. *WHO Tech Rep Ser 852* 1995. Also available at: http://libdoc.who.int/trs/WHO_TRS_852.pdf (accessed 27/07/09)
2. WHO. *WHO model formulary.* Geneva: WHO, 2008. Available at: http://www.who.int/selection_medicines/list/WMF2008.pdf (accessed 14/04/09)

非洲锥虫病 舒拉明用于由罗得西亚锥虫引起的早期、血液-淋巴期非洲锥虫病（第796页）的治疗，以及耐喷他脒冈比亚锥虫感染的治疗[1]。在有些地区，将舒拉明与喷他脒合用治疗冈比亚锥虫感染，但其临床治疗效果并不比单用喷他脒的效果好[2]。病例报道提示，舒拉明与甲硝唑[3]或依氟鸟氨酸[4]合用可有效治疗罗得西亚锥虫感染；但用舒拉明＋依氟鸟氨酸治疗的 6 例患者，效果并不满意[5]。

1. WHO. *WHO model formulary.* Geneva: WHO, 2008. Available at: http://www.who.int/selection_medicines/list/WMF2008.pdf (accessed 14/04/09)
2. Pépin J, Khonde N. Relapses following treatment of early-stage Trypanosoma brucei gambiense sleeping sickness with a combination of pentamidine and suramin. *Trans R Soc Trop Med Hyg* 1996; **90:** 183–6.
3. Foulkes JR. Metronidazole and suramin combination in the treatment of arsenical refractory rhodesian sleeping sickness—a case study. *Trans R Soc Trop Med Hyg* 1996; **90:** 422.
4. Taelman H, *et al.* Combination treatment with suramin and eflornithine in late stage rhodesian trypanosomiasis: case report. *Trans R Soc Trop Med Hyg* 1996; **90:** 572–3.
5. Clerinx J, *et al.* Treatment of late stage rhodesiense trypanosomiasis using suramin and eflornithine: report of six cases. *Trans R Soc Trop Med Hyg* 1998; **92:** 449–50.

制剂

专利制剂

Ger.: Germanin.

Teclozan (*USAN, rINN*) 替克洛占

NSC-107433; Téclozan; Teclozán; Teclozanum; Win-13146. *NN'-p*-Phenylenedimethylenebis[2,2-dichloro-*N*-(2-ethoxyethyl)acetamide].

Теклозан

$C_{20}H_{28}Cl_4N_2O_4$ = 502.3.

CAS — 5560-78-1.

ATC — P01AC04.

UNII — K9RIF0COUB.

简介

本品为二氯乙酰胺衍生物，是一种肠腔杀阿米巴药，作用与用途与糠酸二氯尼特相似（第802页）。本品口服给药治疗肠阿米巴病。

制剂

专利制剂

Braz.: Falmonox; ***Venez.:*** Falmonox.

Tenonitrozole (*rINN*) 替诺尼唑

TC-109; Ténonitrozol; Ténonitrozole; Tenonitrozolum; Thenitrazole. *N*-(5-Nitrothiazol-2-yl)thiophene-2-carboxamide.

Тенонитрозол

$C_8H_5N_3O_3S_2$ = 255.3.

CAS — 3810-35-3.

ATC — P01AX08.

UNII — PBQ7WLE1WP.

简介

本品为一种抗原虫药，用于治疗毛滴虫病（第796页）。本品口服给药，每次 250mg，每日 2 次，餐中服用，连用 4 天。

制剂

专利制剂

Fr.: Atrican; ***Rus.:*** Atrican (Атрикан); ***Venez.:*** Detricant†.

Ternidazole (*rINN*) 特硝唑

Ternidazol; Ternidazolum. 2-Methyl-5-nitroimidazole-1-propanol.

Тернидазол

$C_7H_{11}N_3O_3$ = 185.2.

CAS — 1077-93-6.

UNII — 4N8R018QB0.

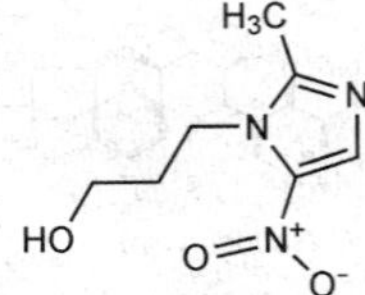

简介

本品是 5-硝基咪唑类抗原虫药，性质与甲硝唑相似（第807页）。本品是治疗阴道炎制剂的一种成分。

制剂

多组分制剂 ***Rus.:*** Tergynan (Тержинан); ***Ukr.:*** Tergynan (Тержинан).

Tilbroquinol (*pINN*) 甲溴羟喹

Tilbroquinolum. 7-Bromo-5-methylquinolin-8-ol.

Тильброхинол

$C_{10}H_8BrNO$ = 238.1.

CAS — 7175-09-9.

ATC — P01AA05.

UNII — P6SB125NHA.

简介

本品是一种卤代羟基喹啉类抗原虫药，性质与双碘喹啉相似（第802页）。本品可与甲羟喹（见下文）合用治疗阿米巴病等肠道感染，但应首选毒性较小的药物。

不良反应 曾报道 1 例联合应用甲溴羟喹和甲羟喹达 4 年之久的患者出现神经毒性反应，发生亚急性脊髓-视神经病[1]。尚有联合应用甲溴羟喹和甲羟喹后出现肝细胞毒性反应的病例报道[2]。

1. Soffer M, *et al.* Oxyquinoline toxicity. *Lancet* 1983; **i:** 709.
2. Caroli-Bosc F-X, *et al.* Hépatite aiguë due à l'association de tiliquinol et tilbroquinol (Intétrix). *Gastroenterol Clin Biol* 1996; **20:** 605–6.

制剂

多组分制剂 ***Fr.:*** Intetrix; ***Rus.:*** Intetrix (Интетрикс).

Tiliquinol (*rINN*) 甲羟喹

Tiliquinolum. 5-Methylquinolin-8-ol.

Тилихинол

$C_{10}H_9NO$ = 159.2.

CAS — 5541-67-3.

UNII — 8130G10GVG.

简介

本品与甲溴羟喹（见上文）合用治疗阿米巴病等肠道感染，但应首选毒性较小的药物。

制剂

多组分制剂 ***Fr.:*** Intetrix; ***Rus.:*** Intetrix (Интетрикс).

Tinidazole (*BAN*, *USAN*, *rINN*) 替硝唑

CP-12574; Tinidatsoli; Tinidazol; Tinidazolas; Tinidazolum; Tynidazol. 1-[2-(Ethylsulphonyl)ethyl]-2-methyl-5-nitroimidazole.

Тинидазол

$C_8H_{13}N_3O_4S$ = 247.3.

CAS — 19387-91-8.

ATC — J01XD02; P01AB02.

ATC Vet — QJ01XD02; QP51AA02.

UNII — 033KF7V46H.

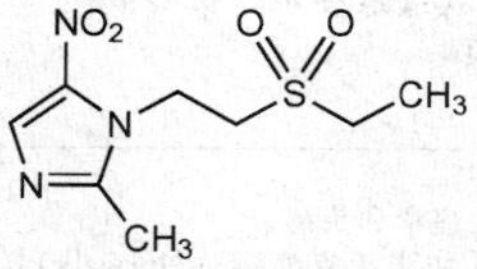

Pharmacopoeias. In *Chin., Eur.* (see p.vii), *Jpn*, and *US.*

Ph. Eur. 6. 8 (Tinidazole) 本品为类白色或淡黄色的结晶性粉末。几乎不溶于水；溶于丙酮和二氯甲烷；略溶于甲醇。避光。

USP 33 (Tinidazole) 本品为类白色或淡黄色的结晶性粉末。几乎不溶于水；溶于丙酮和二氯甲烷；略溶于甲醇。贮藏于密闭容器中。避光。

不良反应和注意事项

参见**甲硝唑**，第807页。

哺乳 因为本品有体外诱变作用，故 American Academy of Pediatrics 认为需关注哺乳期母亲应用替硝唑的问题[1]。应用单剂本品后，可停止哺乳 12～24h，使药物排出。

1. American Academy of Pediatrics. The transfer of drugs and other chemicals into human milk. *Pediatrics* 2001; **108:** 776–89. [Retired May 2010] Correction. *ibid.*; 1029. Also available at: http://aappolicy.aappublications.org/cgi/content/full/pediatrics%3b108/3/776 (accessed 03/06/04)

卟啉病 本品在体外系统具生卟啉作用，因此卟啉病患者应用本品不安全。

休克 曾报道 1 例健康受试者于 80min 内静脉输注替硝唑 1.6g，输入后不久即出现休克[1]。此为一种急性毒性反应，不是过敏反应的。受试者晕厥了大约 10s，而低血压、恶心和疲劳则持续了数小时。受试者左臂痉挛，但无全身抽搐。曾报道一例前后 3 次口服替硝唑，不良反应严重性渐增的病例，患者最后发生过敏性休克，并伴有严重的支气管痉挛，后又发展为 Stevens-Johnson 综合征[2]。

1. Aase S, *et al.* Severe toxic reaction to tinidazole. *Eur J Clin Pharmacol* 1983; **24:** 425–7.
2. Singbal SS, Rataboli PV. Anaphylaxis and hypersensitivity syndrome reactions in increasing severity following repeated exposure to tinidazole. *J Postgrad Med* 2005; **51:** 243–4.

药物相互作用

本品与甲硝唑一样（第808页），可和乙醇发生戒酒硫（双硫仑）样反应。

药动学

本品药动学与甲硝唑的药动学相似，但其半衰期较长。

本品口服后几乎完全被迅速吸收。替硝唑单剂 2g 口服后 2h 血浆浓度峰值达到 40μg/ml，24h 大约降至 10μg/ml，48h 降至 2.5μg/ml。每日服用 1g 维持剂量，血浆浓度保持在 8μg/ml 左右。静脉注入替硝唑达到的血浆浓度与口服相同剂量达到的血浆浓度相似。替硝唑的血浆清除半衰期为 12～14h。

替硝唑分布广泛，胆汁、母乳、CSF、唾液及多种组织中的药物浓度与血浆药物浓度相似。替硝唑易透过胎盘和血-脑屏障。据报道，与血浆蛋白结合的替硝唑仅占 12%。已鉴定出活性羟基代谢产物。

本品原形药物及代谢产物由尿中排泄，小部分由粪便排出。

1. Wood BA, *et al.* The pharmacokinetics, metabolism and tissue distribution of tinidazole. *J Antimicrob Chemother* 1982; **10** (suppl A): 43–57.
2. Karhunen M. Placental transfer of metronidazole and tinidazole in early human pregnancy after a single infusion. *Br J Clin Pharmacol* 1984; **18:** 254–7.
3. Evaldson GR, *et al.* Tinidazole milk excretion and pharmacokinetics in lactating women. *Br J Clin Pharmacol* 1985; **19:** 503–7.
4. Wood SG, *et al.* Pharmacokinetics and metabolism of ^{14}C-tinidazole in humans. *J Antimicrob Chemother* 1986; **17:** 801–9.

肾损伤 研究表明，慢性肾功能衰竭患者应用单剂替硝唑后的药动学结果与健康受试者的测试结果无显著差别，因此不需要调整此类患者的替硝唑剂量。但替硝唑可由血液透析快速清除[1,2]。

1. Flouvat BL, *et al.* Pharmacokinetics of tinidazole in chronic renal failure and in patients on haemodialysis. *Br J Clin Pharmacol* 1983; **15:** 735–41.
2. Robson RA, *et al.* Tinidazole pharmacokinetics in severe renal failure. *Clin Pharmacokinet* 1984; **9:** 88–94.

用途和用法

本品为 5-硝基咪唑衍生物。替硝唑具有甲硝唑的抗微生物活性，与甲硝唑的用途（第809页）一样，用于阿米巴病（第791页）、贾第虫病（第793页）、毛滴虫病（第796页）等敏感原虫感染和细菌性阴道病（第154页）的治疗以及厌氧菌感染（第154页）的治疗和预防。本品尚用于消化性溃疡的治疗方案中以根除幽门螺杆菌（第1624页）。

本品一般采用日单剂口服给药，餐中或餐后服用；亦可经静脉输注或以阴道栓剂给药。

治疗有症状（侵袭性）**阿米巴病**时，服用本品后通常再使用一种肠腔内杀阿米巴药进行治疗。用本品治疗肠阿米巴病，每日单剂 2g，口服，连用 2 天或 3 天；治疗肝阿米巴病，每日单剂 1.5～2g，可连用 3 天，偶可延长至 6 天。

治疗**贾第虫病**、**毛滴虫病**和急性坏死性**溃疡性齿龈炎**，替硝唑单剂 2g，口服。毛滴虫病患者的性伴侣亦应接受治疗。

儿童用法详见下文。

细菌性阴道病一般采用口服替硝唑单剂 2g 治疗。单剂 2g 连服 2 天或 1g 连服 5 天可提高治愈率。

大多数**厌氧菌感染**均采用口服替硝唑治疗，一般连用 5 天或 6 天，首日单剂 2g，随后每日单剂 1g，或每次 500mg，每日 2 次。如果不能采用口服疗法，可由静脉内给药，将 800mg 替硝唑溶于 400ml 液体中制成 2mg/ml 的溶液，以 10ml/min 的速度静脉滴入。首剂之后，每日输入单剂 800mg，或每次输入 400mg，每日 2 次，直到可以替换为口服疗法时为止。术前 12h 口服 2g 替硝唑可预防术后厌氧菌感染。另一种预防方法是在术前由静脉一次输入替硝唑 1.6g。

治疗**消化性溃疡病**，替硝唑的剂量为 500mg，每日 2 次，与克拉霉素和奥美拉唑同时应用，连用 7 天。

1. Manes G, Balzano A. Tinidazole: from protozoa to Helicobacter pylori—the past, present and future of a nitroimidazole with peculiarities. *Expert Rev Anti Infect Ther* 2004; **2:** 695–705.
2. Fung HB, Doan TL. Tinidazole: a nitroimidazole antiprotozoal agent. *Clin Ther* 2005; **27:** 1859–84.
3. Nailor MD, Sobel JD. Tinidazole for bacterial vaginosis. *Expert Rev Anti Infect Ther* 2007; **5:** 343–8.
4. Anonymous. Tinidazole (Tindamax)—a new option for treatment of bacterial vaginosis. *Med Lett Drugs Ther* 2007; **49:** 73–4.
5. Granizo JJ, *et al.* Tinidazol: un anaerobicida clásico con múltiples usos potenciales en la actualidad. *Rev Esp Quimioter* 2009; **22:** 106–14.
6. Dickey LJ, *et al.* Guidelines for the treatment of bacterial vaginosis: focus on tinidazole. *Ther Clin Risk Manag* 2009; **5:** 485–9.

儿童用法 本品可用于儿童敏感性原虫感染的治疗。治疗肠阿米巴病或肝阿米巴病的剂量为 50～60mg/(kg·d)，一次口服（最大剂量为 2g）。肠阿米巴病治疗 3 天，肝阿米巴病治疗 5 天。治疗有症状（侵袭性）阿米巴病时，服用替硝唑后必须再用一种肠腔内杀阿米巴药根除大肠肠腔内残存的阿米巴。

本品治疗儿童**贾第虫病**或**毛滴虫病**的单剂口服剂量为 50～75mg/kg（最大剂量为 2g）；有时需以此剂量重复治疗一次。

在肾损伤中的用法 肾损伤患者替硝唑的清除未发生大的变化（见上文**药动学**项下），因此一般无需考虑调整这些患者的剂量。但替硝唑可由血液透析排出，因此此类患者可能需要增加剂量以补偿丢失的药物；在透析结束时给予的补偿剂量相当于推荐剂量的 50%。

制剂

专利制剂

Arg.: Fasigyn; Gynormal; Ladylen Duo; ***Austral.:*** Fasigyn; Simplotan; ***Belg.:*** Fasigyn; ***Braz.:*** Amplium; Facyl; Fasigyn; Ginosutin; Pletil; Tinoral; Trinizol†; ***Chile:*** Fasigyn; Triconidazol†; Troxxil; ***Fr.:*** Fasigyne; ***Ger.:*** Simplotan†; ***Gr.:*** Fasigyn; Trichogin; ***Hong Kong:*** Fasigyn; ***India:*** Amebamagma; Enidazol; Fasigyn; Tiniba; Tinidafyl; Tinidol†; Tinifas; Tinvista; ***Indon.:*** Fasigyn†; Flatin†; ***Israel:*** Fasigyn; Protocide; ***Ital.:*** Fasigin†; Trimonase; ***Malaysia:*** Fasigyn†; Tindol; ***Mex.:*** Amebysol†; Ametricid; Estovyn-T; Fasigyn; Induken; Trinigyn; Triseptil; ***NZ:*** Dyzole; ***Port.:*** Fasigyn; ***Rus.:*** Fasigyn (Фазижин); Tiniba (Тиниба); ***S.Afr.:*** Fasigyn; ***Singapore:*** Fasigyn; ***Spain:*** Tricolam; ***Swed.:*** Fasigyn; ***Switz.:*** Fasigyne; ***Thai.:*** Asiazole-TN; Fasigyn; Funida; Idazole; Leuco; Pagyn; Sporinex; Tinazole; Tini†; Tivagil; TM Dazole; Tonid†; Trichonas; Tricogyn; Tricozone; ***Turk.:*** Fasigyn; ***UK:*** Fasigyn; ***USA:*** Tindamax; ***Venez.:*** Cinabel†; Fasigyn; Pangamil.

多组分制剂 ***Arg.:*** Aduar; Fasigyn Nistatina; Gynormal; Helmint Compuesto; Ladylen; Mebutar Compuesto; Nistinol†; Tru Compuesto; ***Braz.:*** Amplium-G; Anfugine; Cartrax; Colpolase; Duozol; Facyl M; Ginec†; Gino-Pletil; Ginosutin-M; Gynben; Gynomax; Gynopac; Poliginax; Seczol; Takil; Tizonil M†; Travogyn; Trinizol M†; ***Chile:*** Doxifen; Famidal; Ginecopast; Ginecopast Dual; Ginedazol; Ginedazol Dual; Medidos; Mizonase; ***India:*** Biocip-TZ; Bioflox-TZ; Candizole-T†; Cipgen TZ; Ciplox TZ; Ciptini; Citizol; Entrolate; Forcan TZ; Genflox TZ; Helipac; Nor T; Norflox TZ; Normax TZ; Ofler-TZ; Oflox TZ; Olfi TZ; OTC HP Kit; Parabact; Pylokit; Tinidafyl Plus; Tinvista-CF; Tinvista-NF; Wotinex; ***Indon.:*** Fasigyn-Nystatin†; ***Ital.:*** Fasigin N; ***Malaysia:*** Pylobact Combi; ***Mex.:*** Afumix; Fasigyn VT; Mebeciclol; ***Rus.:*** Pylobact (Пилобакт); ***Turk.:*** Gynomax; ***Ukr.:*** Cifran CT (Цифран СТ).

Toltrazuril (*BAN*, *USAN*, *rINN*) 托三嗪

Bay-Vi-9142; Toltrazurilo; Toltrazurilum. 1-Methyl-3-(4-{*p*-[(trifluoromethyl)thio]phenoxy}-*m*-tolyl)-*s*-triazine-2,4,6(1*H*,3*H*,5*H*)-trione.

Тольтразурил

$C_{18}H_{14}F_3N_3O_4S$ = 425.4.

CAS — 69004-03-1.

ATC Vet — QP51AJ01.

UNII — QVZ3IAR3JS.

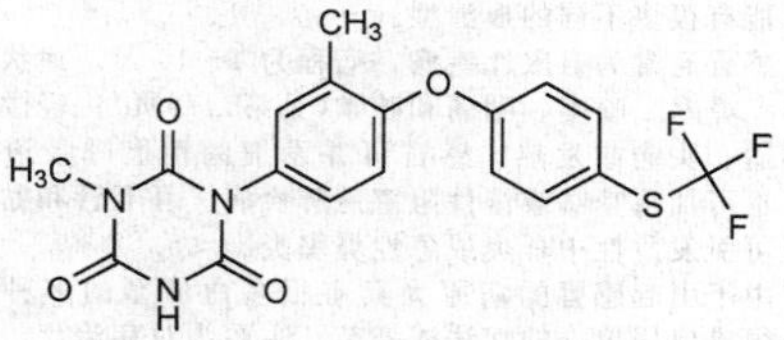

简介

本品为一种抗原虫药，兽医用于治疗家禽和牛犊的球虫病以及猪崽的球虫感染（包括等孢子球虫病）。

Tryparsamide (*rINN*) 锥虫胂胺

Glyphenarsine; Triparsamida; Tryparsam.; Tryparsamidum; Tryparsone. Sodium hydrogen 4-(carbamoylmethylamino)phenylarsonate hemihydrate.

Трипарсамид

$C_8H_{10}AsN_2NaO_4,\frac{1}{2}H_2O$ = 305.1.

CAS — 554-72-3 (anhydrous tryparsamide); 6159-29-1 (tryparsamide hemihydrate).

UNII — 4NN21HAX16.

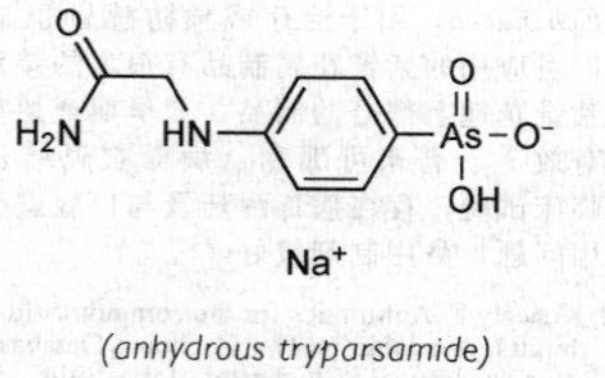

(anhydrous tryparsamide)

简介

本品为五价砷化合物，是一种杀锥虫药，可渗透到 CSF。可用本品替代美拉胂醇或依氟鸟氨酸（第803页），与舒拉明合用治疗由冈比亚锥虫（*Trypanosoma brucei gambiense*）引起的晚期非洲锥虫病。但由于本品的毒性反应，特别是它损伤视神经，有引起失明的危险，因此治疗时应首选美拉胂醇或依氟鸟氨酸。关于砷剂的不良反应及处置见三氧化二砷，第2184页。与美拉胂醇一样，本品可引起脑病。

抗病毒药

本章所叙述的药物用于治疗病毒感染；也可短期用于预防病毒感染。大多数病毒感染需在感染早期开始治疗，以达到药物疗效及抑制复制的病毒。这些抗病毒药对潜伏或不复制的病毒无活性，也不能替代长期预防病毒感染的免疫——有关治疗详情可参考疫苗、免疫球蛋白和抗血清的章节（第2121页）。

抗病毒药的选择

抗病毒药对以下病毒感染有治疗及预防效果，在处理病毒感染中，非特异性对症治疗和支持疗法也很重要。目前尚无抗病毒药的病毒感染包括腮腺炎、脊髓灰质炎、狂犬病和风疹。

感冒

感冒是病毒性上呼吸道感染的总称。鼻病毒是所有年龄人群感染感冒最常见的病因，其他可引起感冒的病毒有腺病毒、冠状病毒、肠道病毒及偏肺病毒。这些病毒可能有很多不同的血清型。

感冒通常为自限性疾病，病程为4～10天。症状有流涕、鼻塞、喷嚏、咽痛和咳嗽（见第1476页）；轻微或无不适、头痛或发热。感冒可并发细菌性上呼吸道感染，也可加重哮喘或慢性阻塞性肺疾病。耳咽管和黏膜肿胀可引发急性中耳炎或急性鼻窦炎。

由于引起感冒的病原为具有很多血清型的多种病毒，很难应用单一的疗法或疫苗。主要为对症治疗。解热镇痛、镇咳、抗过敏和减轻充血以缓解症状，但不能缩短病程。抗菌药及抗病毒药治疗均无疗效，仅在合并有继发性细菌感染时，可用抗菌药[1]。大剂量维生素C曾被广泛应用于预防和治疗感冒，但一项系统性综述[2]指出尽管在报道的研究中证实大剂量维生素C有益处，但并不能降低正常人群的感冒发病率，因此在社区中常规应用大剂量维生素C预防感冒是不可取的；也许可应用于那些在短期内进行剧烈运动或暴露于寒冷环境中的人。维生素C剂量高达4g，未显示治疗效果，虽然在一项研究报告中指出，在症状开始时给予8g维生素C治疗获得模棱两可的疗效[2]。其他药物试验[3]包括哺乳动物细胞稳定剂、干扰素α-2b和锌锭。干扰素鼻内应用对预防感冒显示一些效果，但不能耐受的鼻不良反应发生率高，妨碍了它的应用。虽然有一项研究报道锌鼻胶对治疗有益，但其临床疗效不确定[4]。紫锥花属（*Echinacea*）用于治疗或预防感冒也未得到证实[5,6]。但可应用的紫锥花属制品有很大的差别，某证据指出由紫锥花地上部分的制品，如早期开始治疗对成年人可能有效[5]。普来可那利（病毒衣壳结合剂）口服制剂的临床试验，存在病毒耐药及与口服避孕药的药物相互作用问题，鼻用制剂较好[7]。

1. Arroll B, Kenealy T. Antibiotics for the common cold and acute purulent rhinitis. Available in The Cochrane Database of Systematic Reviews; Issue 3. Chichester: John Wiley; 2005 (accessed 02/04/08).
2. Hemilä H, *et al.* Vitamin C for preventing and treating the common cold. Available in The Cochrane Database of Systematic Reviews; Issue 3. Chichester: John Wiley; 2007 (accessed 02/04/08).
3. Mossad SB. Treatment of the common cold. *BMJ* 1998; **317:** 33–6.
4. Caruso TJ, *et al.* Treatment of naturally acquired common colds with zinc: a structured review. *Clin Infect Dis* 2007; **45:** 569–74.
5. Linde K, *et al.* Echinacea for preventing and treating the common cold. Available in The Cochrane Database of Systematic Reviews; Issue 1. Chichester: John Wiley; 2006 (accessed 02/04/08).
6. Caruso TJ, Gwaltney JM. Treatment of the common cold with Echinacea: a structured review. *Clin Infect Dis* 2005; **40:** 807–10.
7. Fleischer R, Laessig K. Safety and efficacy evaluation of pleconaril for treatment of the common cold. *Clin Infect Dis* 2003; **37:** 1722.

脑炎

脑炎是脑实质的急性炎症过程，与脑膜炎症的脑膜炎不同，脑膜脑炎为波及脑实质及脑膜的炎症。病毒感染是脑炎最常见的病因[1~5]，对免疫活性个体而言，单纯疱疹病毒（见第824页）是最常见的病因病毒。其他可致脑炎的病毒包括肠道病毒（如脊髓灰质炎病毒）、Epstein-Barr病毒、流感病毒、拉萨热病毒、麻疹及腮腺炎（副黏病毒）病毒、狂犬病病毒、风疹病毒及水痘-带状疱疹病毒。巨细胞病毒和人免疫缺陷病毒仅在免疫减弱个体中引发脑炎。副黏病毒科的Hendra病毒及Nipah病毒是20世纪90年代新发现的脑炎病原，蝙蝠是它们的贮存宿主，也可通过与第二宿主，如马和猪的密切接触而传染给人。一组昆虫传染的脑炎病毒（虫媒病毒），在临床主要引起脑炎，包括：

- 布尼亚病毒包括加州脑炎病毒和La Crosse病毒（两者均由蚊传染）。
- 黄病毒（以前属虫媒病毒B组）包括日本脑炎病毒、St Louis脑炎病毒、墨莱溪谷（Murray Valley）脑炎病毒、Rocio病毒、West Nile病毒（全部由蚊传染）；壁虱传播的绵羊跳跃病病毒（louping ill virus）、Powassan病毒、东方及西方亚型病毒。
- 呼肠病毒包括科罗拉多壁虱热病毒（由壁虱传染）。
- 披膜病毒包括东方、西方及委内瑞拉马脑炎病毒（由蚊传染）。

在病毒性脑炎地方流行区，当患者出现发热、头痛、颈强直、不同程度意识障碍（由嗜睡到昏迷）及弥散性大脑功能异常症状（幻觉、精神病、个性改变和激动）应怀疑患者是否患有病毒性脑炎，癫痫发作也很常见。患者由脑炎痊愈可能遗留永久性神经性病变后遗症。

因单纯疱疹病毒是最常见的病毒性脑炎病因，建议对脑炎患者应用阿昔洛韦静脉给药进行经验性治疗，直到病因被确诊（对脑炎患者也可应用抗菌药进行经验治疗，直到明确病因；如怀疑是立克次体或埃利希粒感染，需应用多西环素进行治疗）[5]。对非疱疹病毒脑炎无特异治疗（尽管试验性治疗，包括被动免疫和抑制性RNA分子，正处于发展阶段）[6]，且患者必须进行强化的支持疗法。在某些情况下，推荐应用皮质激素，但是否应用存在争论。流感病毒引起的感染可考虑应用奥司他韦，利巴韦林可应用于麻疹或Nipah病毒感染，干扰素α-2可应用于St Louis脑炎病毒感染[5]。普来可那利治疗肠道病毒脑炎正进行临床试验。在地方流行区灭蚊，灭虱及减少与媒介体的接触是重要的预防感染措施。对高危个体可进行日本脑炎疫苗或壁虱传播脑炎疫苗主动免疫，在一些国家可提供壁虱传播脑炎免疫球蛋白进行被动免疫。

1. Whitley RJ, Gnann JW. Viral encephalitis: familiar infections and emerging pathogens. *Lancet* 2002; **359:** 507–14.
2. Chaudhuri A, Kennedy PGE. Diagnosis and treatment of viral encephalitis. *Postgrad Med J* 2002; **78:** 575–83.
3. Steiner I, *et al.* Viral encephalitis: a review of diagnostic methods and guidelines for management. *Eur J Neurol* 2005; **12:** 331–43.
4. Solomon T, *et al.* Viral encephalitis: a clinician's guide. *Pract Neurol* 2007; **7:** 285–302.
5. Tunkel AR, *et al.* Infectious Diseases Society of America. The management of encephalitis: clinical practice guidelines by the Infectious Diseases Society of America. *Clin Infect Dis* 2008; **47:** 303–27.
6. Gould EA, *et al.* Does antiviral therapy have a role in the control of Japanese encephalitis? *Antiviral Res* 2008; **78:** 140–9.

胃肠炎

胃肠炎（胃及肠的炎症）可由病毒、细菌或原虫引起[1,2]。病毒性胃肠炎是腹泻的重要原因，尤其是儿童和免疫减弱患者。引起病毒性腹泻及其他胃肠症状的病毒包括嵌杯病毒（calicivirus）[如诺如病毒（norovirus）和sapovirus]、轮状病毒及腺病毒和星状病毒（astrovirus）。

- 轮状病毒是引起地方性婴幼儿急性腹泻的主要病因，也可在AIDS患者偶然引起急性或慢性腹泻。可表现为亚临床感染，症状性轮状病毒感染通常有2～3天的发热和呕吐，然后是4～5天的水泻，其他症状有急性腹痛性痉挛和头痛。
- 诺如病毒［如诺沃克病毒（Norwalk）］是引起较大儿童及成年人病毒胃肠炎常见病因，在婴儿并不引起严重疾病。在疗养院、军营和游轮，诺如病毒通过污染水源可引起暴发性胃肠炎。
- 在幼儿更易发现Sapoviruses（如Sapporo病毒）引起的腹泻，病情较轻，病程24～72h，症状为恶心和急性腹痛，其他症状有腹泻、呕吐、头痛、肌痛及低热。
- 巨细胞病毒是AIDS患者引起腹泻的重要病因（参见下文**HIV相关消瘦**）。

任何病因的急性腹泻，最重要的是补充水及电解质，以维持水及电解质的平衡，尤其是婴儿及老年人（第1617页）。更详细的讨论参见**口服补液**（第1594页）。处理病毒性腹泻，目前尚无抗病毒药，除非由巨细胞病毒引起的腹泻，可用更昔洛韦、缬更昔洛韦或膦甲酸治疗。应用3天疗程的硝唑尼特治疗幼儿轮状病毒感染，可明显缩短病程[3]。经常洗手和良好的个人卫生可预防人与人之间传播。洗涤污染衣物及家具表面，煮沸消毒污染饮水都是预防感染的措施。已开发数种轮状病毒口服活疫苗（第2156页），可预防儿童腹泻，有些已获批准。

1. Musher DM, Musher BL. Contagious acute gastrointestinal infections. *N Engl J Med* 2004; **351:** 2417–27.
2. Casburn-Jones AC, Farthing MJG. Management of infectious diarrhoea. *Gut* 2004; **53:** 296–305.
3. Rossignol J-F, *et al.* Effect of nitazoxanide for treatment of severe rotavirus diarrhoea: randomised double-blind placebo-controlled trial. *Lancet* 2006; **368:** 124–9.

出血热

病毒性出血热是一组病毒性疾病，其特征是热性疾病，一些患者可相继发生严重出血、进行性器官衰竭及死亡。病毒通常通过蚊、壁虱及啮齿类动物传播，具有地域分布特点。引起人出血热的重要病毒包括：

- 沙粒病毒引起南美出血热综合征（包括阿根廷、玻利维亚、巴西及委内瑞拉出血热）及拉萨热（由啮齿类动物传播）。
- 丝状病毒引起埃博拉及马堡出血热，其自然界宿主尚未确定。
- 黄病毒（以前属虫媒病毒B组）引起登革热及黄热病（由蚊传播）。Kyasanur丛林热及Omsk出血热（由壁虱传播）。
- 汉坦病毒引起肾综合征出血热及汉坦病毒肺综合征（由啮齿类动物传播）。
- 内罗病毒引起克里米亚-刚果出血热（由壁虱传播）。
- 白蛉热病毒引起立谷热（Rift Valley fever）（由蚊传播）。

根据感染的病毒种类，表现不同的症状及潜伏期；一般潜伏期短（通常少于7天，也有长达21天），紧随突然（或是渐进性，如拉萨热）发热、头痛、肌痛、皮疹及胃肠道功能紊乱，如腹痛、厌食、腹泻、恶心及呕吐。严重出血患者（皮肤或黏膜出血、吐血、血尿或黑便）中，肝炎，循环系统、肾、呼吸系统衰竭及昏迷是常见的。根据感染的病毒，可表现不同的主要症状，如黄疸（黄热病及克里米亚-刚果出血热）、肌肉和关节痛（登革热）或肺症状（汉坦病毒）。不同疾病的病死率不同，登革热及拉萨热（应用最佳的支持疗法）小于5%，黄热病及克里米亚-刚果出血热为15%～30%，严重的埃博拉及马堡出血热为70%～80%。

病毒性出血热治疗关键在于对感染的警惕、病原的分离及最佳的支持疗法。控制媒介及预防叮咬也很重要。虽然利巴韦林可降低拉萨热及肾综合征出血热病死率，也可能降低克里米亚-刚果出血热及玻利维亚出血热病死率，但出血热一般无特异治疗。对阿根廷出血热、立谷热及黄热病的高危个体，可用疫苗；登革热及肾综合征出血热的疫苗在研发中。抗埃博拉及马堡病毒疫苗的研究正在进行；在一些国家可提供克里米亚-刚果出血热免疫球蛋白进行被动免疫。WHO[1,2]及相关机构[3]出版了预防、控制及治疗登革热及黄热病指南。一些欧洲国家出版了处理出血热指南[4,5]。Pan American Health Organization[6]及CDC[7]也出版了处理汉坦病毒肺综合征指南。

1. Vainio J, Cutts F. *Yellow fever*. Geneva: WHO, 1998. Also available at: http://www.who.int/vaccines-documents/DocsPDF/www9842.pdf (accessed 02/04/08)
2. WHO. *Prevention and control of dengue and dengue haemorrhagic fever: comprehensive guidelines*. New Delhi: WHO, 1999. Also available at: http://www.searo.who.int/EN/Section10/Section332/Section554.htm (accessed 02/04/08)
3. Lloyd LS. *Best practices for dengue prevention and control in the Americas*. Washington DC: Environmental Health Project, 2003. Also available at: http://www.ehproject.org/PDF/Strategic_papers/SR7-BestPractice.pdf (accessed 02/04/08)
4. Advisory Committee on Dangerous Pathogens. *Management and control of viral haemorrhagic fevers*. London: HMSO, 1996. Also available at: http://www.hpa.org.uk/web/HPAwebFile/HPAweb_C/1194947341973 (accessed 28/08/08)
5. Viral haemorrhagic fevers. *Eur Surveill* 2002; **7** (Mar.) 31–52. Also available at: http://www.eurosurveillance.org/images/dynamic/EM/v07n03/v07n03.pdf (accessed 28/08/08)
6. Pan American Health Organization. *Hantavirus in the Americas: guidelines for diagnosis, treatment, prevention, and control*. Washington, DC: PAHO, 1999. Also available at: http://www.paho.org/English/AD/DPC/CD/hantavirus-americas.htm (accessed 02/04/08)
7. CDC. Hantavirus pulmonary syndrome — United States: updated recommendations for risk reduction. *MMWR* 2002; **51** (RR09): 1–12. Also available at: http://www.cdc.gov/mmwr/PDF/rr/rr5109.pdf (accessed 02/04/08)

肝炎

肝炎可由多种原因引起，而病毒肝炎是由嗜肝病毒引起的感染，有甲、乙、丙、丁、戊5种肝炎病毒可致原发感染。肝炎也可发生于其他病毒感染的临床过程，包括巨细胞病毒、Epstein-Barr病毒、单纯疱疹病毒、风疹、水痘-带状疱疹及黄热病。

甲型和戊型肝炎由粪-口途径传播；乙型、丙型和丁型肝炎由污染的血液及血液制品、围生期或性接触途径传播。所有病毒均可引起急性肝炎和偶然的暴发性肝炎；乙型、丙型和丁型肝炎也可引起慢性肝炎。疱疹病毒在免疫减弱患者的原发感染或潜伏感染的再发中可引起肝炎（有关疱疹病毒感染治疗的讨论见第824页）。由蚊传播的黄热病，在非免疫个体可引起暴发性肝炎。

急性病毒性肝炎引起肝细胞坏死和炎症。临床症状广泛，可由无症状感染到暴发性肝衰竭。症状性急性肝炎的特征为腹痛、厌食、乏力、黄疸、低热、恶心、呕吐及肝酶（AST和ALT）升高。慢性病毒性肝炎通常无症状，但可进展为肝纤维化、肝硬化或肝细胞肝癌。急性及慢性肝炎可并发暴发性肝炎及肝衰竭，特征为肝性脑病、昏迷及死亡。由于HIV、乙型肝炎和丙型肝炎共享传播的危险因素，有相当多患者同时感染两种病毒或所有三种病毒。HIV和乙型肝炎或丙型肝炎共感染患者具有较高的肝炎相关发病率及病死率，加速进展到肝硬化、终末期肝病及肝细胞肝癌[1]。

疫苗可预防甲型肝炎、乙型肝炎及黄热病。对到甲型肝炎地方流行区旅行者、血友病及那些具有高危性职业或生活方式的个体，建议注射甲型肝炎疫苗（第2134页）。在一些国家，对甲型肝炎患者家庭成员及密切接触者，建议在暴露后应用甲型肝炎免疫球蛋白进行被动免疫，有些国家建议应用正常免疫球蛋白预防感染。乙型肝炎疫苗被普遍推广为婴儿免疫计划之一，应用于处于感染危险的未免疫的婴儿和成人（第2135页）。对暴露于乙型肝炎患者的个体，建议应用乙型肝炎免疫球蛋白预防感染；对乙型肝炎患者进行肝移植后，建议应用乙型肝炎免疫球蛋白预防乙型肝炎病毒对移植肝的损伤（第2134页）。黄热病疫苗可应用于感染高危人群，包括到黄热病地方流行区旅行者；对有黄热病地方流行的国家也可考虑将黄热病疫苗纳入标准婴儿免疫计划（第2163页）。

急性肝炎的治疗大多数是对症处理，无有效的抗病毒药。对具免疫能力的成人，大多数急性乙型肝炎可自愈，不需治疗。一项小样本的试验性研究[2]报道，在15例严重急性乙型肝炎患者中，应用拉米夫定治疗，13例迅速产生临床和生化应答。急性丙型肝炎一般无症状[3]，如经诊断，可考虑干扰素α治疗[4]，有证据表明，干扰素α治疗可降低疾病进展到慢性感染的危险[5]。一项急性丙型肝炎小样本临床研究[6]指出，如12周后急性丙型肝炎尚未自愈，需用6个月的聚乙二醇化干扰素α-2b治疗，因急性感染比慢性感染对抗病毒治疗反应率高。American Association for the Study of Liver Diseases（AASLD）推荐[5]，急性丙型肝炎一旦确诊，如2～3月后尚未自愈，需用12周或24周的干扰素或聚乙二醇化干扰素治疗。Clinical Effectiveness Group of the British Association of Sexual Health and HIV和Scottish Intercollegiate Guidelines Network[8]公布了同样观点[7]。AASLD也申明不推荐或反对加用利巴韦林，其应用需进行病例与病例对比评价[5]。

慢性乙型肝炎的治疗目的为达到血清e抗原（HBeAg）阳性转换为e抗原阴性的慢性感染（伴有较低水平病毒复制和较缓慢疾病进展），抑制病毒复制，延缓慢性肝炎进展到肝硬化或肝细胞癌，治疗肝外并发症（如肾小球肾炎）。完全抑制病毒复制对降低病毒耐药性至关重要。治疗仅推荐用于伴有高水平HBV DNA的活动性或进展性肝病患者。用于治疗慢性乙型肝炎的药物包括免疫调节药（干扰素α-2b、聚乙二醇化干扰素α-2a）及核苷/核苷酸衍生物（拉米夫定、阿德福韦、恩替卡韦、替比夫定及替诺福韦）[9～11]。恩曲他滨用于治疗慢性乙型肝炎正处于研究阶段[9,10]，对克立夫定的临床研究因严重毒性而终止[12]。

干扰素α是第一个批准治疗慢性乙型肝炎药物，一项荟萃分析发现[13]，HBeAg阳性的慢性乙型肝炎患者，经3～6个月干扰素α治疗，与未治疗的对照组相比，有显著较高比例的患者转为HBeAg阴性。对近期乙型肝炎感染患者、治疗前高ALT及低乙型肝炎病毒DNA水平患者，干扰素α治疗更有效[12]。研究指出，聚乙二醇化干扰素α皮下注射疗效与干扰素α皮下注射疗效相当或略佳[12]。不同研究指出[14]，聚乙二醇化干扰素α皮下注射，每周1次，共48周，对HBeAg阳性[15]和HBeAg阴性的慢性乙型肝炎患者[16]的疗效比抗病毒药拉米夫定更好。

口服拉米夫定与干扰素疗效相当，但不良反应较少。研究[17,18]发现，经长期治疗，对患者肝组织学、病毒学及生化特征均有明显疗效，包括延缓疾病进展和延缓伴有肝硬化或晚期纤维化患者进展到肝细胞癌。对HBeAg阳性患者，拉米夫定治疗在血清转换后至少还要坚持6个月的治疗；对HBeAg阴性患者，由于停药后的高复发率，可能需无限期用药[12]。

研究显示，HBeAg阳性慢性乙型肝炎患者每日口服阿德福韦二匹伏酯治疗48周，患者血内乙型肝炎病毒DNA平均降低3.5个对数值（logs）（以10为底）[19]，HBeAg阴性慢性乙型肝炎患者，血内乙型肝炎病毒DNA平均降低4.0个对数值[20]。HBeAg阴性患者连续治疗144周，可维持疗效，但在治疗48周后停药患者，出现病毒反跳[20]。治疗96周及治疗144周后，分别有71%及79%患者血内乙型肝炎病毒DNA降到检测水平以下[20]。大多数HBeAg阳性及HBeAg阴性患者血清ALT及肝组织学也有改善[19,20]。

其他已批准用于治疗慢性乙型肝炎（包括对拉米夫定耐药的患者）的口服药物，有恩替卡韦和替比夫定。研究显示，HBeAg阳性慢性乙型肝炎患者每日口服恩替卡韦，治疗48周，患者血内乙型肝炎病毒DNA平均降低6.9个对数值（logs）[21]；HBeAg阴性慢性乙型肝炎患者，血内乙型肝炎病毒DNA约平均降低5.0个对数值[22]。恩替卡韦治疗持续到96周，对HBeAg阳性慢性乙型肝炎患者仍显示有效[23]。两项研究均指出恩替卡韦抑制乙型肝炎病毒作用比口服拉米夫定更强。研究显示，替比夫定治疗52周，对HBeAg阳性慢性乙型肝炎患者的疗效优于拉米夫定，对HBeAg阴性慢性乙型肝炎患者的疗效与拉米夫定相当[24]。经替比夫定治疗104周，对HBeAg阳性慢性乙型肝炎患者和HBeAg阴性慢性乙型肝炎患者的疗效均优于拉米夫定[25]。一项小型开放标记研究[26]应用替比夫定或阿德福韦52周，或先用阿德福韦24周，再续用替比夫定28周。治疗24周后显示，对HBeAg阳性慢性乙型肝炎患者，替比夫定比阿德福韦降低乙型肝炎病毒DNA更明显、更一致。治疗52周后，对连续应用替比夫定或先用阿德福韦24周，再续用替比夫定28周的患者比对连续应用阿德福韦52周患者降低乙型肝炎病毒DNA更多。最近批准的治疗慢性乙型肝炎的抗病毒药为替诺福韦酯。研究结果显示每日口服替诺福韦酯，共48周，抗病毒效果比阿德福韦二匹伏酯佳[27]。

应用核苷/核苷酸药物长期治疗，要考虑抗病毒耐药的发展。拉米夫定治疗1年，有14%～32%原来有治疗反应的患者发生耐药；治疗5年，有80%患者发生耐药[28]。因此一般不推荐拉米夫定为一线治疗药物[29]。阿德福韦二匹伏酯治疗1年不发生耐药，但其耐药率逐年增加，治疗3年、4年、5年后，其耐药率分别增加到11%、18%和29%[19,20,30,31]。长期应用阿德福韦二匹伏酯治疗，小于6%的患者发生耐药突变，对拉米夫定耐药的患者也有效[20]。恩替卡韦对未治疗过的患者用药6年，几乎不发生耐药[28]，但对拉米夫定耐药患者的耐药发生率很高（6年后接近60%）[28]。替比夫定治疗1年，耐药率为2%～4%[32]，治疗2年为9%（HBeAg阴性患者）和21%（HBeAg阳性患者）[28]。初步结果显示，替诺福韦治疗48周，几乎不发生耐药[28]。为了预防耐药和改进疗效，正在临床研究应用不同核苷/核苷酸衍生物联合用药方案的效果[28,33]。聚乙二醇化干扰素α与拉米夫定联用并不能明显增加疗效[16,34,35]。拉米夫定与阿德福韦联用效果与单独应用拉米夫定相当[36]。拉米夫定与替比夫定联用效果不如单独应用替比夫定[37]，但恩曲他滨与阿德福韦联用疗效比单独应用阿德福韦佳[36]。

AASLD[12]宣布所有批准的药物都可能作为首次治疗药物，对HBeAg阳性或阴性慢性乙型肝炎成年患者优先推荐应用聚乙二醇化干扰素α或核苷衍生物替诺福韦或恩替卡韦。对HBeAg阳性慢性乙型肝炎儿童患者，推荐应用标准干扰素α或拉米夫定。对HBeAg阳性患者应用干扰素治疗一定期限（干扰素α治疗4个月，聚乙二醇化干扰素α治疗12个月），当HBeAg血清转换后，通常再应用核苷/核苷酸衍生物治疗6个月。大多数HBeAg阴性患者在停止治疗后会复发，对这样的患者也可应用干扰素治疗一定期限（干扰素α或聚乙二醇化干扰素α均治疗12个月），但应用核苷/核苷酸衍生物治疗是无限期的。对干扰素α（标准或聚乙二醇化）治疗无反应的患者可再用核苷衍生物治疗。对6个月治疗无反应的患者应改用其他治疗方案。对拉米夫定耐药的乙型肝炎病毒感染患者，可应用拉米夫定与阿德福韦[29,38]或替诺福韦[38]联合治疗。对代偿性肝硬化患者不推荐应用干扰素α，因可引起肝炎暴发或肝脏失代偿。也有其他国家的指南[7,39～42]。

乙型肝炎合并感染**丁型肝炎病毒**患者比单独感染乙型肝炎病毒患者对干扰素治疗反应差。一项研究[43]应用大剂量干扰素α（9×10^6U），每周3次，共48周，有50%的患者ALT正常，并抑制丁型肝炎病毒复制。治疗停止后，虽然生化指标反应可持续4年，但复发很常见。对这组患者进行2～14年长期随访，发现大剂量干扰素α治疗可改善长期结果和患者生存[44]。

慢性丙型肝炎治疗的目的为降低病毒复制或根除丙型肝炎病毒，延缓进展到肝硬化，因此降低肝细胞癌发生率，并且治疗感染的肝外并发症。首先可应用的药物为干扰素α-2b，随后用干扰素α-2a，每周3次，皮下注射。应用这些干扰素治疗，有10%～20%的患者获得持续性病毒学反应（sustained virological response，SVR），但复发率很高。将每日口服利巴韦林与非聚乙二醇化干扰素α联用48周，可显著改进SVR率，约达40%。自从每周皮下注射1次的聚乙二醇化干扰素α上市后，同时每日口服利巴韦林，将SVR率进一步提高达60%。研究[45,46]发现，聚乙二醇化干扰素α加利巴韦林（SVR为54%～56%）比干扰素α加利巴韦林（SVR为44%～47%）更有效。SVR反应低的可能因素有病毒基因型1型、治疗前高病毒载量、肥胖及肝硬化。一项聚乙二醇化干扰素α-2b或干扰素α-2b与利巴韦林联用研究[45]发现，基因1型患者的SVR率为42%；基因2型及3型患者的SVR率为80%。感染丙型肝炎病毒基因1型患者需治疗48周，利巴韦林为标准剂量（每日1g或1.2g）。感染丙型肝炎病毒基因2型或3型患者可治疗24周，利巴韦林剂量为每日800mg[47]。其他研究[48～52]指出，对某些感染基因2型或3型患者，经12～16周治疗，可达到SVR，尤其是在治疗4周后丙型肝炎病毒RNA已不能检出的患者。感染基因1型的治疗反应缓慢患者（患者获得病毒载量降低2个对数值，但在12周仍可发现病毒RNA）[53,54]可能需要较长期治疗（长达72周）。一项研究[53]显示，治疗反应缓慢患者治疗72周，SVR率达44%，而治疗48周，其SVR率仅为28%。

英国[8,55～57]、加拿大[58]、美国[5,59]公布了治疗慢性丙型肝炎的详细指南。对中度和重度慢性丙型肝炎患者的一线治疗方案均推荐为每周皮下注射聚乙二醇化干扰素α加每日口服利巴韦林。对轻度慢性丙型肝炎患者的治疗方案需个别制订；如决定治疗，仍首选皮下注射聚乙二醇化干扰素α加口服利巴韦林。

对基因2型和3型感染，一般推荐24周疗程[5,55]，但有些指南[8,59]对治疗4周后丙型肝炎病毒RNA已不能检出的基因2型和3型患者，推荐12周或16周疗程。对基因1型，一般推荐48周疗程。对基因1型感染，如治疗12周后，丙型肝炎病毒RNA降低少于2个对数值，可早期预测治疗失败。有些指南[5,8,56]建议对这些患者可考虑在此时间点停药，但British Society for Gastroenterology[55]建议如治疗24周后，仍可发现丙型肝炎病毒RNA，可停药。有些指南[5,8]建议，对伴有明显纤维化或肝硬化的无反应或复发患者、最初应用干扰素（非-聚乙二醇化）加或不加利巴韦林[5,8]或单用聚乙二醇化干扰素[5]患者可再次治疗（聚乙二醇化干扰素加利巴韦林）。对其他基因型感染患者需应用联合治疗48周[56,59]。

胸腺法新作为慢性乙型肝炎及慢性丙型肝炎常规辅助治疗药物正进行临床研究。Telaprevir为丙型肝炎病毒丝氨酸蛋白酶抑制药，正处于治疗慢性丙型肝炎的研究阶段[60～62]。

慢性肝炎与 HIV 共感染患者的治疗。HIV 感染降低当前治疗乙型肝炎的效果；它降低患者对干扰素 α 的反应并增加耐拉米夫定乙型肝炎病毒变异[1]。不同专家组撰写了对 HIV 与乙型肝炎共感染患者的治疗指南[63～65]。British HIV Association[63]指南讨论了抗病毒药的适当选择及它们抗乙型肝炎病毒和 HIV 的活性。对不需要抗 HIV 治疗的患者，乙型肝炎的治疗需选择不具有抗 HIV 活性的药物。对伴有轻度纤维化、ALT 上升、低乙型肝炎病毒 DNA 及基因 A 型感染（如检测）的 HBeAg 阳性患者可考虑应用 12 周聚乙二醇化干扰素 α 治疗。如无乙型肝炎病毒 DNA 反应（12 周病毒 DNA 降低少于 1 个对数值，24 周病毒载量大于 2000IU/L）需停药。阿德福韦二匹伏酯可作为替代干扰素长期治疗的另一种选择，也是伴有显著纤维化患者的选用药。阿德福韦二匹伏酯可与替比夫定联用，但不能单独应用替比夫定，因其可诱导乙型肝炎病毒的高耐药率。对未应用过抗逆转录病毒治疗的 HIV 野株感染患者可考虑早期开始高效抗逆转录病毒疗法（highly active antiretrovirus therapy，HAART）（包括替诺福韦和恩曲他滨）。对同时需要抗 HIV 和抗乙型肝炎治疗患者，可选择替诺福韦单药治疗，或与拉米夫定或恩曲他滨联用作为他们抗逆转录病毒治疗方案的一部分或增加到他们抗逆转录病毒治疗方案中。为了防止发生病毒耐药，在 HAART 方案内，拉米夫定或恩曲他滨不能作为仅有的抗乙型肝炎病毒的活性药物。因毒性需停用替诺福韦，可换用恩替卡韦，但必须应用充分抑制的 HAART 方案[63]。成功治疗 HIV 的 HAART 对共感染患者可引起乙型肝炎严重恶化。

抗丙型肝炎治疗对 HIV 与**丙型肝炎**共感染患者，可增加不良反应率及降低治疗应答率。对共感染患者的抗丙型肝炎联合治疗不如对单一丙型肝炎有效，但研究报道[66～68]聚乙二醇化干扰素 α 加利巴韦林对共感染患者可获得 SVR。两项研究报道[67,68]聚乙二醇化干扰素 α 加利巴韦林的 SVR 率为 27%，干扰素 α 加利巴韦林的 SVR 率为 12%～20%。APRICOT 研究组报道[66]聚乙二醇化干扰素 α 加利巴韦林的 SVR 率为 40%，单独应用聚乙二醇化干扰素 α 的 SVR 率为 20%，干扰素 α 加利巴韦林的 SVR 率为 12%。对感染丙型肝炎病毒基因 1 型的共感染患者，聚乙二醇化干扰素 α 加利巴韦林的 SVR 率明显降低，仅为 29%，而感染丙型肝炎病毒基因 2 型及 3 型的共感染患者的 SVR 率达 62%，对感染基因 1 型患者需进一步研究治疗策略[66,68]。

不同专家组公布了治疗和处理 HIV 和丙型肝炎共感染的指南[5,8,63,69]。一般共同推荐聚乙二醇化干扰素 α 和利巴韦林的联合治疗，通常用药 48 周。在第 4 周和第 12 周要评估病毒学反应，仅对有早期病毒学反应患者，需继续超过 12 周的治疗。对具有迅速病毒学反应（在 4 周内）的基因 2 型和 3 型患者可考虑较短期治疗（24 周）。对在 4 周无病毒学反应，但在 12 周和 24 周有病毒学反应的基因 1 型和 4 型患者，可给予 60～72 周的较长期治疗。利巴韦林可引起明显的溶血性贫血，要避免同时应用齐多夫定，如可能需更换司他夫定。去羟肌苷永远不要与利巴韦林联用，因可能引起威胁生命的并发症，如乳酸酸中毒、肌病、神经病、胰腺炎及脂肪变性[63,69,70]。如有可能，应避免阿巴卡韦与利巴韦林联用。如依法韦仑与干扰素联用，需密切监测患者增加的 CNS 毒性[63]。

1. Núñez M, *et al.* Treatment of chronic hepatitis B in the human immunodeficiency virus-infected patient: present and future. *Clin Infect Dis* 2003; **37:** 1678–85.
2. Schmilovitz-Weiss H, *et al.* Lamivudine treatment for acute severe hepatitis B: a pilot study. *Liver Int* 2004; **24:** 547–51.
3. Maheshwari A, *et al.* Acute hepatitis C. *Lancet* 2008; **372:** 321–32.
4. Myers RP, *et al.* Interferon for acute hepatitis C. Available in The Cochrane Database of Systematic Reviews; Issue 4. Chichester: John Wiley; 2001 (accessed 02/04/08).
5. Ghany MG, *et al.* American Association for the Study of Liver Diseases. Diagnosis, management, and treatment of hepatitis C: an update *Hepatology* 2009; **49:** 1335–74. Also available at: http://www.aasld.org/practiceguidelines/Documents/Bookmarked%20Practice%20Guidelines/Diagnosis_of_HEP_C_Update.Aug%20_09pdf.pdf (accessed 09/09/09)
6. Santantonio T, *et al.* Efficacy of a 24-week course of PEG-interferon α-2b monotherapy in patients with acute hepatitis C after failure of spontaneous clearance. *J Hepatol* 2005; **42:** 329–33.
7. Clinical Effectiveness Group (British Association of Sexual Health and HIV). United Kingdom national guideline on the management of the viral hepatitides A, B & C 2008. Available at: http://www.bashh.org/documents/1927 (accessed 16/09/09)
8. Scottish Intercollegiate Guidelines Network. Management of hepatitis C: a national clinical guideline (issued December 2006). Available at: http://www.sign.ac.uk/pdf/sign92.pdf (accessed 02/04/08)
9. Singh NA, Reau N. Management of hepatitis B virus. *J Antimicrob Chemother* 2008; **62:** 224–8.
10. Dienstag JL. Hepatitis B virus infection. *N Engl J Med* 2008; **359:** 1486–500.
11. Liaw YF, Chu CM. Hepatitis B virus infection. *Lancet* 2009; **373:** 582–92.
12. Lok ASF, McMahon BJ. American Association for the Study of Liver Diseases. Chronic hepatitis B: update 2009. *Hepatology* 2009; **50:** 661–2. Full version available at: http://www.aasld.org/practiceguidelines/Documents/Bookmarked%20Practice%20Guidelines/Chronic_Hep_B_Update_2009%208_24_2009.pdf (accessed 19/11/09)
13. Wong DKH, *et al.* Effect of alpha-interferon treatment in patients with hepatitis B e antigen-positive chronic hepatitis B: a meta-analysis. *Ann Intern Med* 1993; **119:** 312–23.
14. Marcellin P, *et al.* Treatment of chronic hepatitis B. *J Viral Hepatitis* 2005; **12:** 333–45.
15. Lau GKK, *et al.* Peginterferon alfa-2a, lamivudine, and the combination for HBeAg-positive chronic hepatitis B. *N Engl J Med* 2005; **352:** 2682–95.
16. Marcellin P, *et al.* Peginterferon alfa-2a alone, lamivudine alone, and the two in combination in patients with HBeAg-negative chronic hepatitis B. *N Engl J Med* 2004; **351:** 1206–17.
17. Dienstag JL, *et al.* Lamivudine as initial treatment for chronic hepatitis B in the United States. *N Engl J Med* 1999; **341:** 1256–63.
18. Liaw Y-F, *et al.* Lamivudine for patients with chronic hepatitis B and advanced liver disease. *N Engl J Med* 2004; **351:** 1521–31.
19. Marcellin P, *et al.* Adefovir dipivoxil for the treatment of hepatitis B e antigen-positive chronic hepatitis B. *N Engl J Med* 2003; **348:** 808–16. Correction. *ibid.:* 1192.
20. Hadziyannis SJ, *et al.* Long-term therapy with adefovir dipivoxil for HBeAg-negative chronic hepatitis B. *N Engl J Med* 2005; **352:** 2673–81.
21. Chang T-T, *et al.* A comparison of entecavir and lamivudine for HBeAg-positive chronic hepatitis B. *N Engl J Med* 2006; **354:** 1001–10.
22. Lai C-L, *et al.* Entecavir versus lamivudine for patients with HBeAg-negative chronic hepatitis B. *N Engl J Med* 2006; **354:** 1011–20. Correction. *ibid.;* 1863.
23. Gish RG, *et al.* Entecavir therapy for up to 96 weeks in patients with HBeAg-positive chronic hepatitis B. *Gastroenterology* 2007; **133:** 1437–44.
24. Lai C-L, *et al.* Globe Study Group. Telbivudine versus lamivudine in patients with chronic hepatitis B. *N Engl J Med* 2007; **357:** 2576–88.
25. Liaw YF, *et al.* 2-Year GLOBE trial results: telbivudine is superior to lamivudine in patients with chronic hepatitis B. *Gastroenterology* 2009; **136:** 486–95.
26. Chan HLY, *et al.* Treatment of hepatitis B e antigen-positive chronic hepatitis with telbivudine or adefovir: a randomized trial. *Ann Intern Med* 2007; **147:** 745–54.
27. Marcellin P, *et al.* Tenofovir disoproxil fumarate versus adefovir dipivoxil for chronic hepatitis B. *N Engl J Med* 2008; **359:** 2442–55.
28. Zoulim F, Locarnini S. Hepatitis B virus resistance to nucleos(t)ide analogues. *Gastroenterology* 2009; **137:** 1593–608.
29. Osborn MK, Lok ASF. Antiviral options for the treatment of chronic hepatitis B. *J Antimicrob Chemother* 2006; **57:** 1030–4.
30. Hadziyannis SJ, *et al.* Adefovir dipivoxil for the treatment of hepatitis B e antigen-negative chronic hepatitis B. *N Engl J Med* 2003; **348:** 800–7. Correction. *ibid.;* 1192.
31. Delaney WE. Progress in the treatment of chronic hepatitis B: long-term experience with adefovir dipivoxil. *J Antimicrob Chemother* 2007; **59:** 827–32.
32. Leemans WF, *et al.* Future prospectives for the management of chronic hepatitis B. *World J Gastroenterol* 2007; **13:** 2554–67.
33. Han S-HB. Natural course, therapeutic options and economic evaluation of therapies for chronic hepatitis B. *Drugs* 2006; **66:** 1831–51.
34. Janssen HLA, *et al.* Pegylated interferon alfa-2b alone or in combination with lamivudine for HBeAg-positive chronic hepatitis B: a randomised trial. *Lancet* 2005; **365:** 123–9.
35. Kaymakoglu S, *et al.* Pegylated interferon alfa-2b monotherapy and pegylated interferon alfa-2b plus lamivudine combination therapy for patients with hepatitis B virus e antigen-negative chronic hepatitis B. *Antimicrob Agents Chemother* 2007; **51:** 3020–2.
36. Lok AS-F. Navigating the maze of hepatitis B treatments. *Gastroenterology* 2007; **132:** 1586–94. Correction. *ibid.;* **133:** 2077.
37. Lai C-L, *et al.* A 1-year trial of telbivudine, lamivudine, and the combination in patients with hepatitis B e antigen-positive chronic hepatitis B. *Gastroenterology* 2005; **129:** 528–36.
38. Keeffe EB. Hepatitis B: explosion of new knowledge. *Gastroenterology* 2007; **133:** 1718–21.
39. NICE. Adefovir dipivoxil and peginterferon alfa-2a for the treatment of chronic hepatitis B. (issued February 2006). Available at: http://www.nice.org.uk/nicemedia/pdf/TA096guidance.pdf (accessed 02/04/08)
40. Sherman M, *et al.* Canadian Association for the Study of the Liver; Association of Medical Microbiology and Infectious Disease Canada. Management of chronic hepatitis B: consensus guidelines. *Can J Gastroenterol* 2007; **21** (suppl C): 5C–24C. Also available at: http://www.hepatology.ca/cm/FileLib/hepB.pdf (accessed 02/04/08)
41. Liaw YF, *et al.* Asian-Pacific consensus statement on the management of chronic hepatitis B: a 2005 update. *Liver Int* 2005; **25:** 472–89.
42. Thomas HC. Best practice in the treatment of chronic hepatitis B: a summary of the European Viral Hepatitis Educational Initiative (EVHEI). *J Hepatol* 2007; **47:** 588–97.
43. Farci P, *et al.* Treatment of chronic hepatitis D with interferon alfa-2a. *N Engl J Med* 1994; **330:** 88–94.
44. Farci P, *et al.* Long-term benefit of interferon α therapy of chronic hepatitis D: regression of advanced hepatic fibrosis. *Gastroenterology* 2004; **126:** 1740–9.
45. Manns MP, *et al.* Peginterferon alfa-2b plus ribavirin compared with interferon alfa-2b plus ribavirin for initial treatment of chronic hepatitis C: a randomised trial. *Lancet* 2001; **358:** 958–65.
46. Fried MW, *et al.* Peginterferon alfa-2a plus ribavirin for chronic hepatitis C virus infection. *N Engl J Med* 2002; **347:** 975–82.
47. Hadziyannis SJ, *et al.* Peginterferon-α2a and ribavirin combination therapy in chronic hepatitis C: a randomized study of treatment duration and ribavirin dose. *Ann Intern Med* 2004; **140:** 346–55.
48. Mangia A, *et al.* Peginterferon alfa-2b and ribavirin for 12 vs 24 weeks in HCV genotype 2 or 3. *N Engl J Med* 2005; **352:** 2609–17.
49. Dalgard O, *et al.* Treatment with pegylated interferon and ribavarin in HCV infection with genotype 2 or 3 for 14 weeks: a pilot study. *Hepatology* 2004; **40:** 1260–5.
50. von Wagner M, *et al.* Peginterferon-α-2a (40KD) and ribavirin for 16 or 24 weeks in patients with genotype 2 or 3 chronic hepatitis C. *Gastroenterology* 2005; **129:** 522–7.
51. Yu ML, *et al.* A randomised study of peginterferon and ribavirin for 16 versus 24 weeks in patients with genotype 2 chronic hepatitis C. *Gut* 2007; **56:** 553–9.
52. Shiffman ML, *et al.* Peginterferon alfa-2a and ribavirin for 16 or 24 weeks in HCV genotype 2 or 3. *N Engl J Med* 2007; **357:** 124–34.
53. Sánchez-Tapias JM, *et al.* Peginterferon-alfa2a plus ribavirin for 48 versus 72 weeks in patients with detectable hepatitis C virus RNA at week 4 of treatment. *Gastroenterology* 2006; **131:** 451–60. Correction. *ibid.;* 1363.
54. Berg T, *et al.* Extended treatment duration for hepatitis C virus type 1: comparing 48 versus 72 weeks of peginterferon-alfa-2a plus ribavirin. *Gastroenterology* 2006; **130:** 1086–97.
55. Cramp M, Rosenberg W. British Society for Gastroenterology: guidance on the treatment of hepatitis C incorporating the use of pegylated interferons. 2003. Available at: http://www.bsg.org.uk/pdf_word_docs/pegylated_2003.doc (accessed 02/04/08)
56. NICE. Interferon alfa (pegylated and non-pegylated) and ribavirin for the treatment of chronic hepatitis C. (issued January 2004). Available at: http://www.nice.org.uk/nicemedia/pdf/TA075guidance.pdf (accessed 02/04/08)
57. NICE. Peginterferon alfa and ribavirin for the treatment of mild chronic hepatitis C (issued August 2006). Available at: http://www.nice.org.uk/nicemedia/pdf/TA106guidance.pdf (accessed 16/10/09)
58. Sherman M, *et al.* Management of chronic hepatitis C: consensus guidelines. *Can J Gastroenterol* 2007; **21** (suppl C): 25C–34C. Also available at: http://www.hepatology.ca/cm/FileLib/hepC.pdf (accessed 02/04/08)
59. Dienstag JL, McHutchison JG. American Gastroenterological Association technical review on the management of hepatitis C. *Gastroenterology* 2006; **130:** 231–64.
60. McHutchison JG, *et al.* Telaprevir with peginterferon and ribavirin for chronic HCV genotype 1 infection. *N Engl J Med* 2009; **360:** 1827–38.
61. Hézode C, *et al.* Telaprevir and peginterferon with or without ribavirin for chronic HCV infection. *N Engl J Med* 2009; **360:** 1839–50.
62. McHutchison JG, *et al.* Telaprevir for previously treated chronic HCV infection. *N Engl J Med* 2010; **362:** 1292–1303. Correction [dose]. *ibid.;* 1647.
63. Brook G, *et al.* British HIV association guidelines for the management of coinfection with HIV-1 and chronic hepatitis B or C 2010. Full version available at: http://www.bhiva.org/documents/Guidelines/HepBC/2010/hiv_781.pdf (accessed 09/12/09)
64. Soriano V, *et al.* Care of patients with chronic hepatitis B and HIV co-infection: recommendations from an HIV-HBV International Panel. *AIDS* 2005; **19:** 221–40. Correction. *ibid.;* 640.
65. Alberti A, *et al.* Short statement of the first European Consensus Conference on the treatment of chronic hepatitis B and C in HIV co-infected patients. *J Hepatol* 2005; **42:** 615–24. Correction. *ibid.;* **43:** 1098.
66. Torriani FJ, *et al.* Peginterferon alfa-2a plus ribavirin for chronic hepatitis C virus infection in HIV-infected patients. *N Engl J Med* 2004; **351:** 438–50.
67. Carrat F, *et al.* Pegylated interferon alfa-2b vs standard interferon alfa-2b, plus ribavirin, for chronic hepatitis C in HIV-infected patients: a randomized controlled trial. *JAMA* 2004; **292:** 2839–48.
68. Chung RT, *et al.* Peginterferon alfa-2a plus ribavirin versus interferon alfa-2a plus ribavirin for chronic hepatitis C in HIV-coinfected persons. *N Engl J Med* 2004; **351:** 451–9.
69. Soriano V, *et al.* Care of patients coinfected with HIV and hepatitis C virus: 2007 updated recommendations from the HCV-HIV International Panel. *AIDS* 2007; **21:** 1073–89.
70. Lee W, Dieterich D. Challenges in the management of HIV and hepatitis C virus co-infection. *Drugs* 2004; **64:** 693–700.

疱疹病毒感染

下面讨论的疱疹病毒致病原包括猴疱疹病毒 1 型、巨细胞病毒、Epstein-Barr 病毒、单纯疱疹病毒及水痘-带状疱疹病毒。疱疹病毒 6、7、8 型为潜在致病原，可致不同疾病，包括儿童发热疾病、恶性肿瘤包括卡波西肉瘤（见第642页）及多发性硬化（见第858页）。

猴疱疹病毒 1 型感染 猴疱疹病毒 1 型（猴疱疹病毒，猴 B 病毒，疱疹 B 病毒）属疱疹病毒，通常感染恒河猴，由于实验室意外或被感染猴咬伤或抓伤偶尔传播给人。初发症状和体征可包括咬伤或抓伤部位疱疹、疲乏、发热、头痛及肌痛。也可发生淋巴结炎、淋巴结病、腹痛、恶心及呕吐。因感染可扩散到中枢神经系统，可引起脑炎、昏迷及死亡。存活患者常遗留严重的神经损伤后遗症。

有症状或经培养证实的感染者，初始**治疗**[1～3]需即刻彻底清洗伤口或暴露部位，静脉注射高剂量阿昔洛韦或更昔洛韦，随后口服治疗。对有外周神经系统或 CNS 症状或体征患者，建议用更昔洛韦治疗。虽然对潜在暴露者可考虑口服伐昔洛韦作为暴露后**预防**，在暴露后几小时内开始给药，共 14 天，但不建议常规应用抗病毒药**预防**。研究了抗病毒疫苗。

1. Cohen JI, *et al.* CDC. Recommendations for prevention of and therapy for exposure to B virus (Cercopithecine herpesvirus 1). *Clin Infect Dis* 2002; **35:** 1191–1203. Also available at: http://www.journals.uchicago.edu/doi/pdf/10.1086/344754 (accessed 28/08/08)

2. Huff JL, Barry PA. B-virus (Cercopithecine herpesvirus 1) infection in humans and macaques: potential for zoonotic disease. *Emerg Infect Dis* 2003; **9:** 246–50.
3. Nsabimana J-MM, *et al.* Infection humaine par le virus B du singe en Afrique. *Sante* 2008; **18:** 3–8.

巨细胞病毒感染 巨细胞病毒（cytomegalovirus，**CMV**）是疱疹病毒属成员之一。感染可由宫内、围生期，或性传播，通过口腔接触感染个体的唾液、通过血传播或通过感染组织的移植传播。感染后，病毒DNA与宿主细胞DNA结合，形成终身潜伏感染，偶尔再激活。具有免疫能力的青少年和成人，原发感染一般无症状，偶尔可表现为传染性单核细胞增多症、淋巴细胞增多症或淋巴结病。大多数先天性感染婴儿也无症状，但有些可表现为宫内生长延缓、黄疸、肝脾肿大、脑炎及血小板减少症。对免疫减弱个体，CMV是主要发病率及死亡率的原因，尤其是移植受体及AIDS患者，可表现为CMV视网膜炎、结肠炎、食管炎、肝炎、肺炎或神经疾病（表现为痴呆）、脑室脑炎或上升性多发性神经根脊髓病。肺炎常见于移植受体，而视网膜炎在AIDS患者最常见。

CMV治疗通常仅给予免疫减弱患者，由于病毒潜伏感染的特性，停药后，经常复发。对移植受体及AIDS患者应用更昔洛韦和其前药缬更昔洛韦治疗严重感染，但更昔洛韦可引起中性粒细胞减少症。膦甲酸钠是具有相似疗效的另一种选择，它虽有肾毒性及电解质紊乱等不良反应，但不引起骨髓抑制。西多福韦可用于治疗CMV视网膜炎，具有可间隙治疗的优点，长期用药受到其肾毒性的限制。

HIV感染患者 美国[1]指南对HIV感染成人及青少年CMV*视网膜炎***初始治疗**建议指出，对有即刻威胁视力的病损，眼内注入更昔洛韦并口服缬更昔洛韦。对外周视网膜病损，可单独口服缬更昔洛韦。也可选择更昔洛韦静脉给药，随后口服缬更昔洛韦、静脉输注膦甲酸钠或西多福韦。对HIV感染儿童，建议静脉输注更昔洛韦或膦甲酸钠，对已可给予成人口服缬更昔洛韦剂量的较大儿童，可考虑缬更昔洛韦联合或不联合眼内注入更昔洛韦[2]。

对伴有CMV视网膜炎的AIDS患者，诱导治疗后建议**维持治疗**（继发性预防），直到抗逆转录病毒治疗达到免疫重建，否则终生用药。治疗视网膜炎药物包括静脉输注更昔洛韦或口服缬更昔洛韦，静脉输注膦甲酸钠，静脉输注西多福韦或眼内植入更昔洛韦。单独眼内治疗不能保护对侧眼或其他器官系统，必须联用口服缬更昔洛韦[1]。对静止CMV感染患者，表现CD4＋T淋巴细胞数增至大于100个/μl，治疗维持3～6个月或6个月以上，可停止维持治疗，但需密切眼科监测。如CD4＋T淋巴细胞数降到100个/μl以下，需重新开始维持治疗[1]。

持续免疫减弱患者的CMV视网膜炎的早期复发是常见的，一般由于全身给药（药物渗透到眼内很少）而不是耐药引起。因此对经全身治疗后复发患者建议眼内植入更昔洛韦，再以同样的全身给药再诱导治疗。如怀疑药物耐药或因毒性而不能应用初始药物时，再考虑其他药物。患者如不能应用其他选择，可考虑更昔洛韦与膦甲酸钠联合用药，但毒性增加。通常因耐药引起治疗晚期复发，对由眼分离的低水平更昔洛韦耐药毒株的患者，应用更昔洛韦眼内植入，可能有效，因局部有较高浓度药物。但对具有高水平更昔洛韦耐药毒株的患者，需更换其他疗法[1]。

HIV感染成人及青少年的CMV*结肠炎*或*食管炎*的初始治疗需用静脉输入更昔洛韦或静脉输入膦甲酸钠或伴口服缬更昔洛韦[1]。不建议常规应用维持治疗，如复发可考虑维持治疗[1]。对神经疾病迅速的即刻开始治疗是获得临床良好反应的关键，建议静脉输入更昔洛韦及静脉输入膦甲酸钠联合用药，需终生维持治疗[1]。对CMV*肺炎*需等待细胞学或组织学证明为CMV疾病，且对其他致病原的治疗无反应时，再开始CMV治疗。通常应用静脉输注更昔洛韦、膦甲酸钠或西多福韦。对这些患者，维持治疗的作用有待研究[1]。

对所有CMV血清阳性且CD4＋T淋巴细胞数低于50个/μl的HIV感染成人及青少年可考虑口服更昔洛韦*初始预防*CMV感染。由于药物费用、潜在诱导CMV耐药和缺乏有益于存活的证据，美国指南通常不推荐此预防给药[1]。

移植治疗 移植受者对高危患者，尤其是移植受者的初始预防CMV疾病，曾报道静脉应用更昔洛韦[3~5]、缬更昔洛韦[6,7]、膦甲酸钠[8]、盐酸伐昔洛韦[9~13]及巨细胞病毒免疫球蛋白[14,15]。对某些移植患者，口服更昔洛韦用于初始预防及未发病的感染者（pre-emptive)(已证明有CMV活性感染，但未证明有CMV-相关疾病。)[16~18]。一篇综述[19]发现，对实体器官移植受体，CMV免疫球蛋白不能降低CMV疾病或全因死亡率；并且加入到阿昔洛韦或更昔洛韦治疗并不比单用抗病毒药更有效。

British Transplantation Society（BTS）[20]和其他专家组，包括Transplantation Society的国际顾问组[21]公布了对实质器官移植后患者CMV疾病的预防和处理方案。方案指出，最危险的患者，如CMV-血清阴性受者接受CMV-血清阳性供体的实质器官移植需提供初始预防。下面治疗方案的选择在英国都可获得，也是BTS的建议[20]：

- 口服缬更昔洛韦100天（对心脏、肾脏、肾脏/胰腺或肝移植受者）；
- 盐酸伐昔洛韦90天（对心脏、肾脏、肾脏/胰腺、肝或肺）；
- 静脉更昔洛韦至少28天（对心脏、肾脏、肾脏/胰腺、肝或肺）；
- 高剂量口服阿昔洛韦12周（肾）；
- 间歇应用高价CMV超免疫球蛋白12周（肾）。

经常性监测，通常可能需要静脉应用更昔洛韦作未发病感染者的预防治疗[20]。

当受体、供体均为CMV血清阳性并且患者正接受抗胸腺细胞球蛋白、抗淋巴细胞免疫球蛋白或莫罗单抗-CD3治疗时，以上方案也用于预防CMV疾病。如没有应用这些药物，BTS认为CMV血清阳性受体接受由CMV血清阳性供体的肾脏、肾脏及胰腺、肝或心脏移植不需预防治疗，但对肺移植受者需进行如上文CMV血清阴性患者的化学预防[20]。

BTS也建议口服更昔洛韦90天，作为心脏、肾脏、肾脏/胰腺、肝或肺移植后的预防，但在制订上文建议时，英国药厂已停止生产口服更昔洛韦，仍保留这条建议是以备将来有供应时的一种选择[20]。

Infectious Diseases Working Party of the European Group for Blood and Marrow Transplantation公布了对接受同种异基因干细胞移植受体的CMV感染处理方案[22]。应用更昔洛韦及正常免疫球蛋白治疗CMV肺炎，其他形式CMV疾病，不需正常免疫球蛋白治疗[22]。为预防CMV疾病，对未发病的CMV感染者应用静脉更昔洛韦或膦甲酸钠治疗，而不是初始预防。虽静脉应用更昔洛韦对初始预防有效，应保留当患者处于发生疾病高危时期时应用。阿昔洛韦或盐酸伐昔洛韦也可用于初始预防，但它们的应用必须与监测结合。静脉应用更昔洛韦或膦甲酸钠作为对未发病的CMV感染者治疗。如初始预防时用了更昔洛韦，则膦甲酸钠作为对未发病的CMV感染者的一线先占式治疗。缬更昔洛韦作为初始预防用药正在研究中，如被应用，则膦甲酸钠应作为对未发病的CMV感染者的一线先占式治疗。西多福韦可作为对未发病的CMV感染者的二线先占式治疗[22]。

CMV疫苗正在开发。

1. CDC. Guidelines for prevention and treatment of opportunistic infections in HIV-infected adults and adolescents: recommendations from the CDC, the National Institutes of Health, and the HIV Medicine Association of the Infectious Diseases Society of America. *MMWR* 2009; **58** (RR-4): 1–207. Also available at: http://www.cdc.gov/mmwr/PDF/rr/rr5804.pdf (accessed 09/10/09)
2. CDC. Guidelines for the prevention and treatment of opportunistic infections among HIV-exposed and HIV-infected children: recommendations from CDC, the National Institutes of Health, the HIV Medicine Association of the Infectious Diseases Society of America, the Pediatric Infectious Diseases Society, and the American Academy of Pediatrics. *MMWR* 2009; **58** (RR-11): 1–166. Also available at: http://www.cdc.gov/mmwr/PDF/rr/rr5811.pdf (accessed 11/09/09)
3. Winston DJ, Busuttil RW. Randomized controlled trial of sequential intravenous and oral ganciclovir versus prolonged intravenous ganciclovir for long-term prophylaxis of cytomegalovirus disease in high-risk cytomegalovirus-seronegative liver transplant recipients with cytomegalovirus-seropositive donors. *Transplantation* 2004; **77:** 305–8.
4. Dickenmann MJ, *et al.* Ganciclovir prophylaxis to prevent CMV disease in kidney recipients undergoing anti-lymphocyte globulin treatment for acute rejection. *Clin Microbiol Infect* 2004; **10:** 337–9.
5. Said T, *et al.* Cytomegalovirus prophylaxis with ganciclovir in kidney transplant recipients receiving induction antilymphocyte antibodies. *Transplant Proc* 2004; **36:** 1847–9.
6. Paya C, *et al.* Efficacy and safety of valganciclovir vs oral ganciclovir for prevention of cytomegalovirus disease in solid organ transplant recipients. *Am J Transplant* 2004; **4:** 611–20.
7. Zamora MR, *et al.* Following universal prophylaxis with intravenous ganciclovir and cytomegalovirus immune globulin, valganciclovir is safe and effective for prevention of CMV infection following lung transplantation. *Am J Transplant* 2004; **4:** 1635–42.
8. Reusser P, *et al.* Randomized multicenter trial of foscarnet versus ganciclovir for preemptive therapy of cytomegalovirus infection after allogeneic stem cell transplantation. *Blood* 2002; **99:** 1159–64.
9. Egan JJ, *et al.* Valacyclovir prevention of cytomegalovirus reactivation after heart transplantation: a randomized trial. *J Heart Lung Transplant* 2002; **21:** 460–6.
10. Ljungman P, *et al.* Randomized study of valacyclovir as prophylaxis against cytomegalovirus reactivation in recipients of allogeneic bone marrow transplants. *Blood* 2002; **99:** 3050–6.
11. Winston DJ, *et al.* Randomized comparison of oral valacyclovir and intravenous ganciclovir for prevention of cytomegalovirus disease after allogeneic bone marrow transplantation. *Clin Infect Dis* 2003; **36:** 749–58.
12. Yango A, *et al.* Comparative study of prophylactic oral ganciclovir and valacyclovir in high-risk kidney transplant recipients. *Nephrol Dial Transplant* 2003; **18:** 809–13.
13. Reischig T, *et al.* Valacyclovir for cytomegalovirus prophylaxis reduces the risk of acute renal allograft rejection. *Transplantation* 2005; **79:** 317–24.
14. Bonaros NE, *et al.* Comparison of combined prophylaxis of cytomegalovirus hyperimmune globulin plus ganciclovir versus cytomegalovirus hyperimmune globulin alone in high-risk heart transplant recipients. *Transplantation* 2004; **77:** 890–7.
15. Vrtovec B, *et al.* Comparison of intravenous ganciclovir and cytomegalovirus hyperimmune globulin pre-emptive treatment in cytomegalovirus-positive heart transplant recipients. *J Heart Lung Transplant* 2004; **23:** 461–5.
16. Paya CV, *et al.* Preemptive use of oral ganciclovir to prevent cytomegalovirus infection in liver transplant patients: a randomized, placebo-controlled trial. *J Infect Dis* 2002; **185:** 854–60.
17. Szer J, *et al.* Oral versus intravenous ganciclovir for the prophylaxis of cytomegalovirus disease after allogeneic bone marrow transplantation. *Intern Med J* 2004; **34:** 98–101.
18. Winston DJ, Busuttil RW. Randomized controlled trial of oral ganciclovir versus oral acyclovir after induction with intravenous ganciclovir for long-term prophylaxis of cytomegalovirus disease in cytomegalovirus-seropositive liver transplant recipients. *Transplantation* 2003; **75:** 229–33.
19. Hodson EM, *et al.* Immunoglobulins, vaccines or interferon for preventing cytomegalovirus disease in solid organ transplant recipients. Available in The Cochrane Database of Systematic Reviews; Issue 2. Chichester: John Wiley; 2007 (accessed 03/04/08).
20. British Transplantation Society. Guidelines for the prevention and management of cytomegalovirus disease after solid organ transplantation, 2nd ed., 2004.
Available at: http://bts.demo.eibs.co.uk/EasySiteWeb/GatewayLink.aspx?alId=417 (accessed 19/08/10)
21. Kotton CN, *et al.* Transplantation Society International CMV Consensus Group. International consensus guidelines on the management of cytomegalovirus in solid organ transplantation. *Transplantation* 2010; **89:** 779–95.
22. Ljungman P, *et al.* European Group for Blood and Marrow Transplantation. Management of CMV infections: recommendations from the infectious diseases working party of the EBMT. *Bone Marrow Transplant* 2004; **33:** 1075–81.

Epstein-Barr病毒感染 Epstein-Barr病毒（EBV）是属于疱疹病毒的DNA病毒，在全世界流行。EBV是传染性单核细胞增多症的病因，常在儿童期引起无症状感染。最初暴露后，终生带毒。慢性EBV感染，尤其在免疫减弱个体，伴有几种恶性疾病，包括Burkitt淋巴瘤、鼻咽癌、淋巴增殖性疾病、Hodgkin病、T细胞淋巴瘤及某些胃癌。EBV在婴儿AIDS患者伴有慢性间质性肺炎，在较大儿童AIDS患者伴有口腔毛白斑病及CNS淋巴瘤。

传染性单核细胞增多症（腺热）是一种急性、自限性、淋巴增生性感染，为发生于青少年和青年的原发感染[1,2]。通过密切口腔接触传染，潜伏期为30～50天。疾病的特征包括发热、咽痛及淋巴结病，其他症状和体征有不适、肌痛、黄疸、皮疹及脾肿大。症状持续2～3周，大多数患者仅用支持疗法可平静的恢复，但乏力可持续几个月。少数患者可发生并发症，很少致患者死亡。并发症包括脑炎、贫血或血细胞减少症。疾病转为慢性很少见。慢性活动性EBV的定义为持续大于6个月的严重疾病、有主要器官被侵犯的证据及EBV抗体滴度上升。这些患者预后不好，很多死于进行性全血细胞减少症、血（内）丙种球蛋白过少症或淋巴瘤样疾病。

虽然临床进行了各种治疗方案研究，迄今对EBV感染[1]无特异**治疗**[3]。一般应用对症治疗：补充水电解质、对乙酰氨基酚或NSAIDs、咽锭剂或喷雾剂。一项荟萃分析[4]包括五项随机对照，对339例轻度、中度及重度EBV感染患者治疗研究发现，应用阿昔洛韦可降低口咽部病毒排出，但仅有边缘性临床疗效，且停药后效果不能持续。在一项小样本慢性活性EBV感染研究中，更昔洛韦[5,6]及干扰素[7,8]对症状或EBV复制有疗效。对无并发症EBV感染者[9]一般不用皮质激素，但对呼吸道阻塞患者可能有利[1,10]。对全身并发症患者如自动-免疫溶血性贫血、再生障碍性贫血、血小板减少症可考虑应用，也可考虑对CNS并发症、心肌炎及心包炎患者应用。但皮质激素的应用可损伤免疫，使潜伏病毒库增大及增加日后发生EBV-相关肿瘤的危险性。

对传染性单核细胞增多症患者并发咽部链球菌感染时，不能应用阿莫西林或氨苄西林治疗，因它们可引起斑丘疹。

1. Ebell MH. Epstein-Barr virus infectious mononucleosis. *Am Fam Physician* 2004; **70:** 1279–87.
2. Luzuriaga K, Sullivan JL. Infectious mononucleosis. *N Engl J Med* 2010; **362:** 1993–2000.
3. Gershburg E, Pagano JS. Epstein-Barr virus infections: prospects for treatment. *J Antimicrob Chemother* 2005; **56:** 277–81.
4. Torre D, Tambini R. Acyclovir for treatment of infectious mononucleosis: a meta-analysis. *Scand J Infect Dis* 1999; **31:** 543–7.
5. Pirsch JD, *et al.* Treatment of severe Epstein-Barr virus-induced lymphoproliferative syndrome with ganciclovir: two cases after

solid organ transplantation. *Am J Med* 1989; **86:** 241–4.
6. Ishida Y, *et al.* Ganciclovir for chronic active Epstein-Barr virus infection. *Lancet* 1993; **341:** 560–1.
7. Fujisaki T, *et al.* Gamma-interferon for severe chronic active Epstein-Barr virus. *Ann Intern Med* 1993; **118:** 474–5.
8. Sakai Y, *et al.* Interferon-α therapy for chronic active Epstein-Barr virus infection: potential effect on the development of T-lymphoproliferative disease. *J Pediatr Hematol Oncol* 1998; **20:** 342–6.
9. Tynell E, *et al.* Acyclovir and prednisolone treatment of acute infectious mononucleosis: a multicenter, double-blind, placebo-controlled study. *J Infect Dis* 1996; **174:** 324–31.
10. Thompson SK, *et al.* Infectious mononucleosis and corticosteroids: management practices and outcomes. *Arch Otolaryngol Head Neck Surg* 2005; **131:** 900–4.

单纯疱疹病毒感染 单纯疱疹病毒（herpes simplex virus，HSV，herpesvirus hominis）属于疱疹病毒科的DNA病毒，在全世界流行[1]。HSV可分为血清型1型（HSV-1）及2型（HSV-2）。二者可引起感觉神经节慢性感染，由各种诱因如压力、细菌感染、发热、照射（包括日光）、月经及免疫抑制可激活该处病毒。原发感染可在相同范围内反复发作。

原发HSV感染通过与活性HSV感染患者病损或无症状排毒者的黏膜分泌液直接接触而感染。HSV-1原发感染通常发生于口周，HSV-2发生在生殖道，也可发生于其他部位，包括肛交后的手指（瘭疽）及直肠（疱疹直肠炎）。两型病毒的潜伏期为2～12天，大多数原发感染无症状。

- HSV-1通常引起症状性*口咽疱疹*，表现为急性龈口炎或咽炎，特征为颊及齿龈黏膜病损、发热及颈腺病。

HSV-1感染在免疫减弱患者，尤其是器官移植接受者及进行化疗患者是很普遍的。这些患者感染可能更严重，伴有广泛的皮肤黏膜和播散性疾病。

- *生殖道疱疹*的特征为疼痛性溃疡疹，可伴有排尿困难、阴道或尿道口溢液及触痛的腹股沟淋巴腺病。生殖道疱疹最常见的病因为HSV-2，但也可由HSV-1引起。HSV-2引起的生殖道疱疹趋向于更广泛疾病，可能包括并发症，如无菌性脑膜炎、播散性疾病、生殖道外病损及细菌二重感染。

在HIV-阳性患者，疱疹病损很普遍，可能是严重的、疼痛的和非典型的。HSV复发和无症状排毒也增加了。

- *眼疱疹*一般由HSV-1引起，通常仅感染一侧眼，最常见感染角膜，引起上皮或基质角膜炎。上皮角膜炎通常痊愈后不遗留瘢痕，但基质角膜炎侵犯较深层组织，可引起瘢痕、视力降低及偶尔致盲。HSV较少见的可引起眼色素层炎、脉络膜视网膜炎或急性坏死性视网膜炎。
- HSV是Bell麻痹（Bell's palsy，面神经麻痹）及急性、散发性病毒*脑炎*最常见病因。HSV-1和HSV-2都可引起脑炎，如不治疗，常可致命或遗留神经后遗症，尤其是超过35岁患者。
- HSV-2（或HSV-1）引起的*新生儿疱疹*由母亲在围生期传播。当母亲于接近分娩期发生原发生殖道疱疹，新生儿疱疹危险性最高，复发性疱疹的传播危险性明显降低。新生儿疱疹是严重的播散性感染，常引起CNS疾病。如不治疗，常可致命，存活者常遗留持续性眼疾病。

复发疱疹由潜伏感染**再激活**，通常比原发感染轻且病程短。复发常伴有前驱症状及体征，由轻度麻刺感到刺痛，全身症状和淋巴腺病很少见。*唇疱疹*（herpes labialis），常被称作热病性疱疹、感冒疱（fever blisters or cold sores），是HSV-1再激活最常见的感染；生殖道疱疹的复发常由HSV-2所致。

治疗 阿昔洛韦是最广泛应用的抗单纯疱疹病毒感染的药物，其他改进口服生物利用度的药物有泛昔洛韦及盐酸伐昔洛韦。原发单纯疱疹病毒感染的抗病毒治疗可减轻症状及缩短排毒期，但不能防止复发。抗病毒治疗对原发感染比复发感染更有效，应尽可能在发病早期开始治疗，以症状出现后3天内治疗为佳。阿昔洛韦耐药主要发生于免疫减弱患者[2]。对单纯疱疹病毒疫苗的试用，效果令人失望。

- **口面单纯疱疹感染**。原发黏膜皮肤HSV感染可局部、口服或静脉输注阿昔洛韦治疗。口服泛昔洛韦及盐酸伐昔洛韦与口服阿昔洛韦疗效相似，可作为另一种选择[1]。HIV患者的黏膜皮肤HSV感染可用静脉或口服阿昔洛韦、口服泛昔洛韦或口服盐酸伐昔洛韦[3]。复发唇疱疹通常为自限性，很少需要治疗。对免疫活性患者加强个人卫生、镇痛药对症治疗及抗菌药降低继发感染等措施已足够。应用防晒药也可降低复发频率。抗病毒药应在前驱期尽早应用。局部抗病毒药包括阿昔洛韦、喷昔洛韦及曲金刚胺，在前驱期开始应用时，效果最佳[4]。二十二醇是局部抗病毒药的另一种选择[5]。口服抗病毒药（阿昔洛韦、泛昔洛韦及盐酸伐昔洛韦）可缩短症状损的病程约一天[4]。高剂量口服盐酸伐昔洛韦对抑制复发有效并具有一日服药一次的方便[6]。对免疫减弱患者的原发症状性感染或复发感染，可用静脉或口服阿昔洛韦、口服泛昔洛韦或口服盐酸伐昔洛韦。建议口服抗病毒药（阿昔洛韦、泛昔洛韦或盐酸伐昔洛韦）治疗HIV感染患者的唇疱疹[3]。
- **生殖道疱疹**应用口服阿昔洛韦、泛昔洛韦或盐酸伐昔洛韦治疗[3,7~9]。静脉阿昔洛韦用于严重疾病或神经并发症。一项研究[10]，发现口服阿昔洛韦及口服盐酸伐昔洛韦治疗对抑制复发或排毒率是有效。治疗原发HSV感染对复发无影响。由患者经验感到复发前驱症状时，自行口服阿昔洛韦、泛昔洛韦或盐酸伐昔洛韦治疗5天，可缩短病程和降低疾病严重度[7~9]。另一方案是口服2天高剂量阿昔洛韦[8,11]，1天泛昔洛韦或3天伐昔洛韦[7,8]。HIV阳性患者的症状性HSV复发对抗HSV治疗反应更慢，需要较长期治疗和较高剂量抗病毒药[8,12]。

对感觉不到前驱症状的HIV阴性患者或发作频繁患者，可考虑用阿昔洛韦、泛昔洛韦或盐酸伐昔洛韦持续抑制治疗[7~9]。用盐酸伐昔洛韦每日一次抑制治疗可明显降低生殖道疱疹在异性伴侣及仅一方感染HSV-2伴侣中传播的危险[13]。对所有HIV感染患者需考虑抑制性治疗[3,7,12]。

- **眼单纯疱疹感染**需用抗病毒药和（或）干扰素治疗，局部应用的抗病毒药包括阿昔洛韦、更昔洛韦、曲氟尿苷及阿糖腺苷；无一种药物比另一种更有效[14]。全身应用的抗病毒药包括阿昔洛韦、泛昔洛韦及盐酸伐昔洛韦，其他曾被临床评价的全身应用的抗病毒药包括更昔洛韦、膦甲酸钠及西多福韦[14]。HSV上皮角膜炎可用局部抗病毒药、局部干扰素α或干扰素β或二者联合治疗。无论干扰素或抗病毒药，单药治疗7天，疗效相似，但干扰素与一种抗病毒药联合治疗比单一抗病毒药局部应用可较快地促进愈合[14]。曲氟尿苷滴眼剂是HIV-感染患者单纯疱疹上皮角膜炎的治疗选择[15]。

局部皮质激素治疗上皮角膜炎效果相反，使疾病加重；但对基质角膜炎治疗需同时应用局部曲氟尿苷及局部皮质激素。疱疹眼疾病研究[16]报道局部泼尼松龙加局部曲氟尿苷治疗可降低68%持续性或进展性基质角膜-虹膜炎的危险性，而进一步增加口服阿昔洛韦不能增加疗效[17]。正用局部曲氟尿苷治疗上皮角膜炎患者加用口服阿昔洛韦不能防止基质角膜炎或虹膜炎的发生[18]。口服阿昔洛韦确可降低HSV眼疾病的复发率，尤其对以前曾患过基质角膜炎患者[19]，对正用局部皮质激素及抗病毒药治疗的眼葡萄膜炎患者加用口服阿昔洛韦可能有益[20]。

- **严重或播散性单纯疱疹感染**，尤其是免疫减弱患者，需要静脉给药治疗。CNS感染及播散性HSV感染用阿昔洛韦治疗[1,3,15]，对阿昔洛韦耐药患者可用静注膦甲酸钠[3]。局部延长应用曲氟尿苷、西多福韦或咪喹莫特可成功治疗外表面病损[3]。新生儿疱疹感染需用高剂量静脉输注阿昔洛韦治疗[7,9,15]。对免疫减弱患者经常性或丧失能力的复发，用口服阿昔洛韦、盐酸伐昔洛韦或泛昔洛韦预防治疗可能有益处[3,15]。

预防 对所有HSV-血清阳性患者进行同种异体造血干细胞移植时，建议用静脉阿昔洛韦预防潜伏HSV再激活。对HSV-血清阳性患者进行自体造血干细胞移植，并因条件化疗而处于发生严重黏膜炎危险时，也可考虑阿昔洛韦预防治疗[21]。口服阿昔洛韦、泛昔洛韦或盐酸伐昔洛韦可给予柔顺能耐受口服治疗的患者。一项系统性综述[22]显示，阿昔洛韦对正处于治疗的恶性肿瘤患者HSV感染的预防和治疗有效，盐酸伐昔洛韦疗效并不比阿昔洛韦强，且高剂量盐酸伐昔洛韦并不比低剂量强。患有生殖道疱疹的母亲，其婴儿有患新生儿疱疹的危险。虽然临床研究显示在临近分娩期口服阿昔洛韦或盐酸伐昔洛韦可降低排毒和在分娩和生产过程时的复发，这些研究对应用剖宫产是否可降低新生儿疱疹的风险无肯定结论[23,24]。因此，抗病毒药在妊娠晚期的预防应用也没有常规推荐[7,15]。

1. Whitley RJ, Roizman B. Herpes simplex virus infections. *Lancet* 2001; **357:** 1513–18.
2. Chen Y, *et al.* Resistant herpes simplex virus type 1 infection: an emerging concern after allogeneic stem cell transplantation. *Clin Infect Dis* 2000; **31:** 927–35.
3. CDC. Guidelines for prevention and treatment of opportunistic infections in HIV-infected adults and adolescents: recommendations from the CDC, the National Institutes of Health, and the HIV Medicine Association of the Infectious Diseases Society of America. *MMWR* 2009; **58** (RR-4): 1–207. Also available at: http://www.cdc.gov/mmwr/PDF/rr/rr5804.pdf (accessed 11/09/09)
4. Jensen LA, *et al.* Oral antivirals for the acute treatment of recurrent herpes labialis. *Ann Pharmacother* 2004; **38:** 705–9.
5. Sacks SL, *et al.* Clinical efficacy of topical docosanol 10% cream for herpes simplex labialis: a multicenter, randomized, placebo-controlled trial. *J Am Acad Dermatol* 2001; **45:** 222–30.
6. Spruance SL, *et al.* High-dose, short-duration, early valacyclovir therapy for episodic treatment of cold sores: results of two randomized, placebo-controlled, multicenter studies. *Antimicrob Agents Chemother* 2003; **47:** 1072–80.
7. CDC. Sexually transmitted diseases treatment guidelines 2006. *MMWR* 2006; **55** (RR-11): 1–94. Also available at: http://www.cdc.gov/mmwr/PDF/rr/rr5511.pdf (accessed 03/04/08)
8. Clinical Effectiveness Group (Association for Genitourinary Medicine and the Medical Society for the Study of Venereal Diseases). 2007 National guideline for the management of genital herpes. Available at: http://www.bashh.org/documents/115/115.pdf (accessed 28/08/08)
9. WHO. *Guidelines for the management of sexually transmitted infections.* Geneva: WHO, 2003 Also available at: http://whqlibdoc.who.int/publications/2003/9241546263.pdf (accessed 03/04/08)
10. Gupta R, *et al.* Valacyclovir and acyclovir for suppression of shedding of herpes simplex virus in the genital tract. *J Infect Dis* 2004; **190:** 1374–81.
11. Wald A, *et al.* Two-day regimen of acyclovir for treatment of recurrent genital herpes simplex virus type 2 infection. *Clin Infect Dis* 2002; **34:** 944–8.
12. Strick LB, *et al.* Management of herpes simplex virus type 2 infection in HIV type 1-infected persons. *Clin Infect Dis* 2006; **43:** 347–56.
13. Corey L, *et al.* Once-daily valacyclovir to reduce the risk of transmission of genital herpes. *N Engl J Med* 2004; **350:** 11–20.
14. Wilhelmus K. Therapeutic interventions for herpes simplex virus epithelial keratitis. Available in The Cochrane Database of Systematic Reviews; Issue 1. Chichester: John Wiley; 2008 (accessed 03/04/08).
15. CDC. Guidelines for the prevention and treatment of opportunistic infections among HIV-exposed and HIV-infected children: recommendations from CDC, the National Institutes of Health, the HIV Medicine Association of the Infectious Diseases Society of America, the Pediatric Infectious Diseases Society, and the American Academy of Pediatrics. *MMWR* 2009; **58** (RR-11): 1–166. Also available at: http://www.cdc.gov/mmwr/PDF/rr/rr5811.pdf (accessed 11/09/09)
16. Wilhelmus KR, *et al.* Herpetic eye disease study: a controlled trial of topical corticosteroids for herpes simplex stromal keratitis. *Ophthalmology* 1994; **101:** 1883–96.
17. Barron BA, *et al.* Herpetic eye disease study: a controlled trial of oral acyclovir for herpes simplex stromal keratitis. *Ophthalmology* 1994; **101:** 1871–82.
18. Herpetic Eye Disease Study Group. A controlled trial of oral acyclovir for the prevention of stromal keratitis or iritis in patients with herpes simplex virus epithelial keratitis: the epithelial keratitis trial. *Arch Ophthalmol* 1997; **115:** 703–12.
19. Herpetic Eye Disease Study Group. Acyclovir for the prevention of recurrent herpes simplex virus eye disease. *N Engl J Med* 1998; **339:** 300–6.
20. Herpetic Eye Disease Study Group. A controlled trial of oral acyclovir for iridocyclitis caused by herpes simplex virus. *Arch Ophthalmol* 1996; **114:** 1065–72.
21. Dykewicz CA. CDC. Summary of the guidelines for preventing opportunistic infections among hematopoietic stem cell transplant recipients. *Clin Infect Dis* 2001; **33:** 139–44. Also available at: http://www.journals.uchicago.edu/doi/pdf/10.1086/321805 (accessed 28/08/08)
22. Glenny AM, *et al.* Interventions for the prevention and treatment of herpes simplex virus in patients being treated for cancer. Available in The Cochrane Database of Systematic Reviews; Issue 1. Chichester: John Wiley; 2009 (accessed 15/09/09).
23. Hollier LM, Wendel GD. Third trimester antiviral prophylaxis for preventing maternal genital herpes simplex virus (HSV) recurrences and neonatal infection. Available in The Cochrane Database of Systematic Reviews; Issue 1. Chichester: John Wiley; 2008 (accessed 02/04/08).
24. Jones CA. Vertical transmission of genital herpes: prevention and treatment options. *Drugs* 2009; **69:** 421–34.

水痘-带状疱疹病毒感染 水痘-带状疱疹病毒（varicella-zoster virus，VZV）属于疱疹病毒科，可引起两种不同的疾病：水痘（chickenpox，varicella）及带状疱疹（zoster，shingles）。通过呼吸道飞沫或与感染者密切接触而传播。VZV原发感染常发生于儿童期，引起水痘。在免疫活性个体水痘为自限性疾病，并可获得终生免疫。但病毒并未清除，仍休止于感觉神经节。在成年/老年期或免疫减弱人群，病毒由感觉神经节再激活，产生神经痛及沿脊神经后根感觉纤维皮肤分布区的皮疹（带状疱疹）。免疫减弱患者可发生复发性水痘。

*水痘*潜伏期为14～15天。儿童通常表现为全身皮疹、发热和不适。皮疹由斑疹迅速发展为丘疹，疱疹，然后结痂，在几天内连续分批出疹。儿童期水痘是持续3～5天的轻度感染，最常见的并发症为继发性皮肤细菌感染。成年人水痘可能更严重，并发症发生率高。免疫减弱患者疾病更严重，侵犯多个器官、高热、更广泛的发疹、严重肺炎及脑炎。

妊娠头20周的原发水痘感染偶尔伴有先天性水痘综合征，其特征为皮肤瘢痕、局部肌肉萎缩、脉络膜视网膜炎、脑炎、大脑皮质萎缩及小头症。母亲感染直到至少分娩前5天，可引起轻度新生儿感染，但母亲在分娩前7天到分娩后7天期内感染，可引起严重新生儿感染，死亡率约30%。

*带状疱疹*的特征为沿脊神经后根感觉纤维皮肤分布

区的疼痛性疱疹，可有发热、不适或发疹区皮肤疼痛的前驱症状。发疹持续3～5天，然后消失，10～15天后结痂。约10%患者在皮疹痊愈后，有持续性慢性疼痛，称为疱疹后神经痛（见第10页）。侵犯三叉神经可引起威胁视力的眼带状疱疹。免疫减弱患者的带状疱疹更严重，更广泛，但很少致死。

治疗 儿童[1]、成年人[2]和妊娠期[2,3]水痘已有推荐方案。治疗其他健康患者水痘通常应用对症治疗，解热、镇痛、止痒及降低并发症，对继发性皮肤细菌感染需用抗菌药。对健康儿童无并发症水痘，不建议应用抗病毒药[1]。但在症状开始24h内口服阿昔洛韦，可缩短发热时期及减少皮损数日[4]。抗病毒药并不能降低健康儿童水痘-相关并发症的发生率，但对成人或免疫减弱患者可能有益。对严重水痘可用静脉给药治疗。

抗病毒药在带状疱疹治疗中的地位早已确立，已出版治疗推荐方案和指南[5～8]。抗病毒药治疗可降低急性疼痛的严重度及时间，减少并发症、皮疹和排毒[5]。对所有免疫减弱并且具有严重疼痛或皮疹，或涉及非躯干部的超过50岁的患者推荐全身给予抗病毒药。应于发疹72h内开始治疗，通常连续7～10天。对发疹72h后才就诊，并且伴有皮肤、运动神经、神经或眼并发症，仍有新疱疹出现，老年人，或有严重疼痛患者也可考虑抗病毒药治疗[7]。不推荐局部应用抗病毒药。

根据感染的严重程度可口服或静脉给予阿昔洛韦。口服泛昔洛韦、盐酸伐昔洛韦或溴夫定是另一种选择[7]。这些药物的口服生物利用度比阿昔洛韦好，对皮损痊愈的疗效优于阿昔洛韦，对缓解疼痛与阿昔洛韦效果相同或更好[7,9～12]。

口服阿昔洛韦预防疱疹后神经痛及眼并发症的作用存在争议。一项荟萃分析提出，免疫活性成人发疹72h内开始口服阿昔洛韦治疗，6个月内可降低后遗神经痛46%[13]。以后的分析发现阿昔洛韦降低疱疹后神经痛发生率很低[14]或无[15]，泛昔洛韦[14,15]或盐酸伐昔洛韦[14]也不能降低疱疹后神经痛发生率。但一致认为抗病毒药可缩短疱疹后神经痛期限[14]，并且有些专家甚至推荐对发生疱疹后神经痛和其他并发症风险低的患者也应用抗病毒药[7]。抗病毒药加皮质激素也不能降低疱疹后神经痛发生率或病期，但可提高神经炎的消散率或改进疼痛的控制[16,17]。

重度免疫减弱患者或其他有发生严重或播散性带状疱疹高危患者，需应用静脉阿昔洛韦。对较低严重度免疫减弱患者，可考虑口服阿昔洛韦、泛昔洛韦或盐酸伐昔洛韦[7]。索立夫定及溴夫定也对带状疱疹感染有效[18]。溴夫定治疗免疫减弱患者[19]效果至少与阿昔洛韦相当，但对这类患者不推荐应用，因其与氟尿嘧啶（和相关药物）可潜在发生致死性相互作用[7]。索立夫定也因与氟尿嘧啶联用使患者死亡而由市场退出。膦甲酸钠对阿昔洛韦耐药的带状疱疹患者可能有价值[20～22]，虽然有治疗失败的报道[23]。

眼带状疱疹在发疹72h内开始口服抗病毒药治疗；也可考虑加用眼局部阿昔洛韦治疗。口服阿昔洛韦、泛昔洛韦或盐酸伐昔洛韦都可减少眼带状疱疹的疼痛[24,25]。

预防 水痘带状疱疹免疫球蛋白用于有发生并发症的高危患者，如母亲在分娩前7天到分娩后7天期内感染水痘的免疫减弱新生儿及怀疑有严重暴露的孕妇**预防**水痘。有报道进行皮质激素治疗患者发生严重水痘病例。英国推荐在3个月前曾接受高剂量皮质激素治疗患者暴露于病毒，建议应用水痘带状疱疹免疫球蛋白预防感染[26]（**见皮质激素的注意事项项下水痘**，第1428页）。一些国家有水痘带状疱疹疫苗，英国对个体有感染或并发症的高风险时，包括免疫减弱患者的健康接触者，推荐应用水痘带状疱疹疫苗进行主动免疫。美国推荐将2-剂量免疫接种计划作为婴儿和儿童初期免疫计划的一部分。也推荐对证明没有免疫力的超过13岁者进行常规免疫接种[27]，对60岁和60岁以上者推荐高价抗水痘带状疱疹疫苗[28]。有关水痘带状疱疹疫苗的进一步讨论，见第2162页。

用阿昔洛韦治疗原发病例不能预防水痘对家庭接触者的传播，但有证据显示阿昔洛韦在敏感接触者潜伏期使用可抑制其传播[29,30]。虽然这种预防的需要性受到质疑，尤其是对健康儿童[31]，但对可能发生更严重感染的家庭接触者应用抗病毒药进行预防或早期治疗是有益的[1,32,33]。

1. Tarlow MJ, Walters S. Chickenpox in childhood: a review prepared for the UK Advisory Group on Chickenpox on behalf of the British Society for the Study of Infection. *J Infect* 1998; **36** (suppl 1): 39–47.
2. Tunbridge AJ, *et al.* British Infection Society. Chickenpox in adults—clinical management. *J Infect* 2008; **57**: 95–102. Also available at: http://www.britishinfection.org/drupal/sites/default/files/jeffery08VZV_0.pdf (accessed 08/09/10)
3. Nathwani D, *et al.* Varicella infections in pregnancy and the newborn: a review prepared for the UK Advisory Group on Chickenpox on behalf of the British Society for the Study of Infection. *J Infect* 1998; **36** (suppl 1): 59–71.
4. Klassen TP, *et al.* Acyclovir for treating varicella in otherwise healthy children and adolescents. Available in The Cochrane Database of Systematic Reviews; Issue 4. Chichester: John Wiley; 2005 (accessed 03/04/08).
5. BSSI Working Group. Guidelines for the management of shingles: report of a working group of the British Society for the Study of Infection (BSSI). *J Infect* 1995; **30**: 193–200.
6. Gross G, *et al.* Herpes zoster guideline of the German Dermatology Society (DDG). *J Clin Virol* 2003; **26**: 277–89.
7. Dworkin RH, *et al.* Recommendations for the management of herpes zoster. *Clin Infect Dis* 2007; **44** (Suppl 1): S1–S26.
8. Cunningham AL, *et al.* The prevention and management of herpes zoster. *Med J Aust* 2008; **188**: 171–6.
9. Tyring S, *et al.* Famciclovir for the treatment of acute herpes zoster: effects on acute disease and postherpetic neuralgia. A randomized, double-blind, placebo-controlled trial. *Ann Intern Med* 1995; **123**: 89–96.
10. Beutner KR, *et al.* Valaciclovir compared with acyclovir for improved therapy for herpes zoster in immunocompetent adults. *Antimicrob Agents Chemother* 1995; **39**: 1546–53.
11. Sampathkumar P, *et al.* Herpes zoster (shingles) and postherpetic neuralgia. *Mayo Clin Proc* 2009; **84**: 274–80.
12. Whitley RJ. A 70-year-old woman with shingles: review of herpes zoster. *JAMA* 2009; **302**: 73–80.
13. Jackson JL, *et al.* The effect of treating herpes zoster with oral acyclovir in preventing postherpetic neuralgia: a meta-analysis. *Arch Intern Med* 1997; **157**: 909–12.
14. Alper BS, Lewis PR. Does treatment of acute herpes zoster prevent or shorten postherpetic neuralgia? *J Fam Pract* 2000; **49**: 255–64.
15. Li Q, *et al.* Antiviral treatment for preventing postherpetic neuralgia. Available in The Cochrane Database of Systematic Reviews; Issue 2. Chichester: John Wiley; 2009 (accessed 05/01/10).
16. Wood MJ, *et al.* A randomized trial of acyclovir for 7 days or 21 days with and without prednisolone for treatment of acute herpes zoster. *N Engl J Med* 1994; **330**: 896–900.
17. Whitley RJ, *et al.* Acyclovir with and without prednisone for the treatment of herpes zoster: a randomized, placebo-controlled trial. *Ann Intern Med* 1996; **125**: 376–83.
18. Snoeck R, *et al.* Current pharmacological approaches to the therapy of varicella zoster virus infections: a guide to treatment. *Drugs* 1999; **57**: 187–206.
19. Wutzler P, *et al.* Oral brivudin vs intravenous acyclovir in the treatment of herpes zoster in immunocompromised patients: a randomized double-blind trial. *J Med Virol* 1995; **46**: 252–7.
20. Safrin S, *et al.* Foscarnet therapy in five patients with AIDS and acyclovir-resistant varicella-zoster virus infection. *Ann Intern Med* 1991; **115**: 19–21.
21. Smith KJ, *et al.* Acyclovir-resistant varicella zoster responsive to foscarnet. *Arch Dermatol* 1991; **127**: 1069–71.
22. Breton G, *et al.* Acyclovir-resistant herpes zoster in human immunodeficiency virus-infected patients: results of foscarnet therapy. *Clin Infect Dis* 1998; **27**: 1525–7.
23. Bendel AE, *et al.* Failure of foscarnet in disseminated herpes zoster. *Lancet* 1993; **341**: 1342.
24. Tyring S, *et al.* Famciclovir for ophthalmic zoster: a randomised aciclovir controlled study. *Br J Ophthalmol* 2001; **85**: 576–81.
25. Opstelten W, Zaal MJW. Managing ophthalmic herpes zoster in primary care. *BMJ* 2005; **331**: 147–51.
26. DoH. Varicella. In *Immunisation against infectious disease* 2006 (update 01/04/10): "The Green Book". Available at: http://www.dh.gov.uk/prod_consum_dh/groups/dh_digitalassets/04.00dh/04.00en/documents/digitalasset/dh_115138.pdf (accessed 02/07/10)
27. CDC. Prevention of varicella: recommendations of the Advisory Committee on Immunization Practices (ACIP). *MMWR* 2007; **56** (RR-4): 1–40. Also available at: http://www.cdc.gov/mmwr/PDF/rr/rr5604.pdf (accessed 03/04/08)
28. CDC. CDC's Advisory Committee recommends "shingles" vaccination. Press release from the Advisory Committee on Immunization Practices (ACIP) (issued 26 October 2006). Available at: http://www.cdc.gov/media/pressrel/r061026.htm (accessed 03/04/08)
29. Asano Y, *et al.* Postexposure prophylaxis of varicella in family contact by oral acyclovir. *Pediatrics* 1993; **92**: 219–22.
30. Suga S, *et al.* Effect of oral acyclovir against primary and secondary viraemia in incubation period of varicella. *Arch Dis Child* 1993; **69**: 639–42.
31. Conway SP. Effect of oral acyclovir against primary and secondary viraemia in incubation period of varicella: commentary. *Arch Dis Child* 1993; **69**: 642–3.
32. Ogilvie MM. Antiviral prophylaxis and treatment in chickenpox: a review prepared for the UK Advisory Group on Chickenpox on behalf of the British Society for the Study of Infection. *J Infect* 1998; **36**: (suppl 1): 31–8.
33. Lin TY, *et al.* Oral acyclovir prophylaxis of varicella after intimate contact. *Pediatr Infect Dis J* 1997; **16**: 1162–5.

HIV 感染和 AIDS

AIDS的病因是人免疫缺陷病毒［HIV；以前称human T-cell lymphotropic virus type Ⅲ（HTLV-Ⅲ）或LAS-associated virus（LAV）］，由性接触、血和血制品、污染针头及母婴垂直传播的逆转录病毒。HIV有两个亚型，即全世界流行的HIV-1和主要在西非流行的HIV-2，HIV-2进展到AIDS比HIV-1慢。

HIV利用CD4受体和CCR5或CXCR4辅助受体进入T淋巴细胞和单核细胞/巨噬细胞，在细胞内病毒RNA逆转录为病毒DNA，后者与宿主基因组整合。病毒复制引起免疫激活和CD4＋T细胞进行性消耗。原发性HIV感染的特征为发展非中和HIV抗体（血清转换），某些患者可表现短暂的皮疹、咽痛及淋巴腺病（血清转换病）。原发性HIV感染大多数紧跟无症状慢性感染，可能表现出持续性全身淋巴结病。慢性HIV感染的特征为CD4＋T细胞逐渐消耗，引起进行性免疫缺陷，可出现临床症状，如疲乏、体重降低、反复发热、腹泻及鹅口疮。患者也可发生严重的机会感染，如卡氏肺囊虫肺炎、弓形虫脑炎、食管念珠菌病、隐球菌脑膜炎、CMV视网膜炎、鸟分枝杆菌复合征、复发性细菌肺炎、肺或肺外结核或肿瘤［如卡波西肉瘤、宫颈癌及淋巴瘤，总称AIDS-相关疾病（AIDS-defining illnesses）］。AIDS-相关疾病一般不发生，直到疾病发展到严重免疫缺陷时（CD4＋T细胞少于200个/μl或少于淋巴细胞总数14%）。如在淋巴细胞计数降到上述水平之前，开始有效抗HIV治疗，大多数AIDS-相关疾病是可预防的。自从HAART实施以来，AIDS-相关疾病发生率显著下降。但抗逆转录病毒治疗可引起毒性或使机会感染恶化。

在慢性HIV感染病程中监测CD4＋T细胞计数和HIV RNA（病毒载量）对预后有帮助。CD4＋绝对值或CD4%反应患者对机会感染的敏感性，而高病毒载量使CD4＋计数更快的下降及临床疾病更快的进展。HIV病毒载量用于监测抗病毒治疗的效果，治疗目的是完全抑制病毒复制（HIV病毒载量低于检测水平）。CD4＋计数和病毒载量是何时开始抗逆转录病毒治疗的两个重要因素。

治疗 以下讨论HIV感染及AIDS的抗逆转录病毒治疗。继发机会感染及其他并发症的治疗见下文复发部分。

HIV感染治疗策略改变很快，美国[1～3]，英国[4]、European AIDS Clinical Society（EACS）[5]和WHO[6,7]出版了HIV感染治疗指南并经常更新。

支持治疗急性HIV感染的临床资料有限，治疗原发HIV感染可缓解血清转换病的症状；可限制对免疫系统的损伤，一旦停止治疗可降低病毒载量设定水平，可降低病毒变异率及降低HIV传播给性伴侣的危险性[8]。英国指南不常规推荐早期治疗急性HIV感染，但提出对伴有神经感染、任何AIDS-相关疾病、CD4＋计数在3个月或更长时间低于200个/μl的患者可考虑治疗[4]。美国指南[2]提出急性HIV感染的治疗可任意选择。

对慢性感染，抗逆转录病毒治疗的目的是预防或逆转免疫缺陷、预防机会感染及延长生命。何时开始抗逆转录病毒治疗的决定应根据患者特异的有关治疗风险及利益制定个体化治疗方案。指南[1,2,4～6]推荐患者CD4＋计数低于250～350个/μl或有症状疾病，不考虑其病毒载量或CD4＋计数，应给予抗逆转录病毒治疗。对无症状、CD4＋计数高于350个/μl患者，不建议治疗，但如其病毒载量大于100000拷贝/μl、CD4＋计数迅速下降（每年大于100～120个/μl）、乙型肝炎或丙型肝炎共感染、HIV肾病或非AIDS危险因素（特别是心血管疾病）患者都可考虑治疗[2,4]。但美国[1]某些专家推荐对CD4＋计数为500个/μl或少于500个/μl的无症状患者可考虑抗逆转录病毒治疗，并且对CD4＋计数高于500个/μl患者也可考虑治疗。

联合治疗 抗病毒药联合治疗的目的是提高疗效、减少毒性及延缓药物耐药。用于联合治疗的药物包括：

- 核苷类逆转录酶抑制药（nucleoside reverse transcriptase inhibitors，NsRTI）（阿巴卡韦、去羟肌苷、恩曲他滨、拉米夫定、司他夫定、扎西他滨及齐多夫定）或核苷酸类逆转录酶抑制药（nucleotide reverse transcriptase inhibitors，NtRTI）替诺福韦。
- HIV-蛋白酶抑制药（protease inhibitors，PI）（安泼那韦、安扎那韦、膦安泼那韦、茚地那韦、洛匹那韦、奈非那韦、利托那韦、沙奎那韦及替拉那韦）。
- 非核苷类逆转录酶抑制药（non-nucleoside reverse transcriptase inhibitors，NNRTI）（地拉韦啶、依法韦仑、奈韦拉平及依曲韦林）。
- 进入抑制药，包括HIV-融合抑制药恩夫韦地、CCR5-抑制药马拉韦克以及HIV整合酶抑制药拉泰格韦和elvitegravir。

虽然高剂量利托那韦抑制HIV-蛋白酶，但它仅用低剂量，因它抑制细胞色素酶CYP450，可提高同时给予的其他蛋白酶抑制药的血浓度。三种抗逆转录病毒药物的联合用药，典型的组合是应用两种核苷类/核苷酸类逆转录酶抑制药（NsRTI/NtRTI）加任一种（利托那韦提高血浓度的）HIV-蛋白酶抑制药（PI）或一种非核苷类逆转录酶抑制药（NNRTI），称为高效抗逆转录病毒疗法（HAART）。HAART疗法可持续降低病毒载量达检测水平以下，同时伴有CD4＋计数增加、免疫功能改进及生活质量提高。表现在HIV患者经HAART疗法后的发病率和死亡率均下降。包含至少两类药物的三药治疗方案比单药、双药或三药NRTI疗法佳。四药治疗方案对某些患者可能有益，但也增加毒性。完全抑制病毒复制可减少耐药HIV的出现[9～11]。

当考虑抗逆转录病毒药物的联合用药时要注意几种因素。联合的药物需提供增加或协同抗病毒活性，不伴有毒性增加或影响疗效的药品之间药动学相互作用。需联合最大疗效药物，以减少发生药物耐药性的危险。也要考虑患者对某一疗法的依从性、共患疾病情况、基因型药物耐药试验结果及妊娠的可能性。

在发达国家，考虑到司他夫定及扎西他滨的毒性，可联合齐多夫定与拉米夫定、阿巴卡韦与拉米夫定、恩曲他滨与替诺福韦作为大多数未经治疗患者的选择。由于齐多夫定的不良反应和长期毒性（脂肪萎缩），治疗方案由齐多夫定/拉米夫定转向阿巴卡韦/拉米夫定或替诺福韦/恩曲他滨。美国某些专家[2]考虑到阿巴卡韦对具有高心脏风险因素患者有增加心肌梗死的风险，认为阿巴卡韦/拉米夫定为二线联合方案。也考虑到阿巴卡韦/拉米夫定对基线病毒载量大于 100000 拷贝/μl 患者的疗效[1,2,4]。同样，对 NNRTI，目前很少用地拉韦啶，而且因奈韦拉平可能引起严重的皮肤及肝脏毒性，由奈韦拉平转向依法韦仑。依法韦仑是 NNRTI 首选药物，除非是妊娠妇女（尤其是妊娠头 3 个月）或有高度妊娠可能的妇女。联合替诺福韦、恩曲他滨和依法韦仑三药的片剂可每日服 1 次。HIV-蛋白酶抑制药无一例外的应用利托那韦提高血浓度。利托那韦与安泼那韦、安扎那韦、达鲁那韦、福司安泼那韦、茚地那韦、洛匹那韦、沙奎那韦或替拉那韦联用，可改进这些蛋白酶抑制药的药动学性质及提高疗效。对未治疗过的患者，可接受的 PIs 为利托那韦增效的安扎那韦、达鲁那韦、福司安泼那韦、洛匹那韦[1,2,4]或沙奎那韦[2,4]。随机对照研究显示，齐多夫定、拉米夫定和阿巴卡韦三药联合的 NRTI 疗效不如两个 NRTIs 与任一 NNRTI 或 PI 的联合，前者的病毒学失败率较高，因此不推荐该治疗方案[2,4]。不推荐三联或四联 NRTI 治疗方案[1]，但当以 PI 或 NNRTI 为基础的 HAART 疗法不能应用[4]的特殊情况下，可考虑应用。在美国，拉泰格韦与两个 NRTIs，优先考虑替诺福韦和恩曲他滨，也可作为初始治疗方案[1,2]。仅对嗜 CCR5 HIV 病毒感染患者，马拉韦克与齐多夫定加拉米夫定的疗效与依法韦仑相当；对这组患者，马拉韦克可考虑用于已经治疗的患者或对初始药物耐药的患者[1]。

WHO 指南[6]推荐对初始治疗患者，可应用包括两个 NRTIs 与一个 NNRTI 的三联治疗方案开始治疗。建议的方案包括齐多夫定、拉米夫定和依法韦仑或奈韦拉平，或替诺福韦、拉米夫定或恩曲他滨和依法韦仑或奈韦拉平。

治疗失败　虽然 HAART 疗法对首次接受抗逆转录病毒治疗患者疗效最佳，但对有治疗经验的患者也有良好反应[12]。对治疗反应不充分的患者需仔细评价患者遵守治疗的依从性，并分析依从性不佳的潜在原因。如患者因药物毒性不能耐受治疗或其他任何原因不能坚持治疗，需更换药物。如患者对当前抗逆转录病毒治疗的病毒学反应不理想，或 CD4＋计数增加有限或下降，或在充分抑制治疗方案下，临床表现反变坏，都需考虑改变治疗方案。需进行耐药试验，以确定哪种抗病毒药活性可能最强。

由于从对照研究来的证明有限，所以二线治疗方案的选择基本是经验性的[13]。不推荐将某单一抗逆转录病毒药物加入到失败的联合治疗方案，因可能导致进一步耐药[1,2,4]。当开始一种新的治疗方案，需包括 2～3 种患者未用过的药物或病毒对其不耐药。

- 一项失败的包括两种 NRTIs 与一种 NNRTI 的治疗方案可用利托那韦增效的 PI 和一种或两种不同的具有充分活性的 NRTIs 替代[1,2,4,6]。
- 一项失败的 NNRTI 治疗方案，需用作用机制不同的药物替代 NNRTI，最常用利托那韦增效的 PI，也可试用新的药物，如整合酶抑制药拉泰格韦，CCR5 抑制药马拉韦克，或 NNRTI 依曲韦林。依曲韦林必须加入到包含有高活性利托那韦增效的 PI 治疗方案内[1]。
- 当患者对以利托那韦增效的 PI 为基础的治疗方案失败时，可以 NNRTI 为基础的治疗方案替代（如以前未用过），用一种交叉耐药有限的 HIV-PI 替代（如利托那韦增效的安扎那韦、达鲁那韦、洛匹那韦或替拉那韦），和（或）加用作用机制不同的药物，如 HIV-融合抑制药恩夫韦地、拉泰格韦或 CCR5 抑制药马拉韦克[2,4]。

对**多药经验患者**的治疗目的仍为抑制 HIV-1 RNA（低于 50 拷贝/ml）。这些患者的治疗方案至少应包括 2 个高活性药物，最好是 3 个，并且至少包括 1 个不同类的药物，如恩夫韦地、依曲韦林、马拉韦克或拉泰格韦[1,4]。具有抗耐药活性的利托那韦增效的 PIs 通常是新治疗方案的基础[1,2]。对多药耐药患者，利托那韦增效的替拉那韦[14,15]或达鲁那韦[16]与至少 1 个（最好 2 个）活性药物（如恩夫韦地）组成的治疗方案，比标准利托那韦增效的 PIs 方案能有更好地抑制病毒和增加 CD4＋计数[17,18]。依曲韦林的应用依赖于 NNRTI 耐药变异的数目，必须加入到包含有高活性利托那韦增效的 PI 方案内；可用达鲁那韦，但不能用替拉那韦[1]。没有应用 2 个 HIV-PIs 的证据[1]，但对生活在药源有限的国家、没有较新、昂贵的药物、可选择治疗方案有限的患者，也可考虑作为一种选择[19]。

虽然 HAART 疗法使大多数患者的血浆病毒载量维持在检测水平以下，但一旦停药，病毒即反跳到治疗前水平。*治疗中断*可伴随 CD4＋计数剧降、临床疾病进展和发展成耐药。对 HIV 感染患者，一般不推荐结构性长期间歇疗法（或计划性中断），甚至也不推荐用于如耐药引起慢性的对 HIV RNA 无抑制的患者[1,2,4,20]。任何 HAART 的持续疗效依赖于患者严格的治疗依从性。有几种抗逆转录病毒药物已开发改良制剂及复合制剂，可降低药丸的负担，而且新药的不良反应较少。但治疗的费用较高，而且在疾病负担重的发展中国家，获得有效治疗虽有改进，但很有限。

进一步降低药丸负担且不良反应少的抗逆转录病毒新药正在开发中。增加抗耐药分离株活性的药物正在研究中，如 HIV 进入抑制药（抑制 HIV 进入的三个步骤：CD4 吸附、化学趋向因子受体接合及膜融合）及 HIV 整合酶抑制药[21,22]。白介素-2 可改进 HIV 晚期患者的 CD4＋计数，或对早期 HIV 感染保持 CD4＋计数。但白介素-2 是否对进行抗逆转录病毒治疗患者能获得任何其他临床益处还不清楚（见第704页）。预防 HIV 感染或降低 HIV 病毒载量的一些疫苗正在研究中（见 **AIDS 疫苗**，第2123页）。

1. Thompson MA, *et al.* International AIDS Society-USA. Antiretroviral treatment of adult HIV infection: 2010 recommendations of the International AIDS Society-USA panel. *JAMA* 2010; **304:** 321–33. Also available at: http://jama.ama-assn.org/cgi/reprint/304/3/321 (accessed 02/09/10)
2. Panel on Antiretroviral Guidelines for Adults and Adolescents. Guidelines for the use of antiretroviral agents in HIV-1-infected adults and adolescents. Department of Health and Human Services. December 2009. Available at: http://aidsinfo.nih.gov/contentfiles/AdultandAdolescentGL.pdf (accessed 08/12/09)
3. Working Group on Antiretroviral Therapy and Medical Management of HIV-Infected Children. Guidelines for the use of antiretroviral agents in pediatric HIV infection. February 2009. Available at: http://aidsinfo.nih.gov/contentfiles/PediatricGuidelines.pdf (accessed 08/12/09)
4. Gazzard BG. British HIV Association Guidelines for the treatment of HIV-1-infected adults with antiretroviral therapy 2008. *HIV Med* 2008; **9:** 563–608. Also available at: http://www.bhiva.org/documents/Guidelines/Treatment%20Guidelines/Current/TreatmentGuidelines2008.pdf (accessed 19/08/10)
5. Clumeck N, *et al.* EACS Executive Committee. European AIDS Clinical Society (EACS) guidelines for the clinical management and treatment of HIV-infected adults. *HIV Med* 2008; **9:** 65–71.
6. WHO. *Rapid advice: antiretroviral therapy for HIV infection in adults and adolescents.* Geneva: WHO, 2009. Available at: http://www.who.int/hiv/pub/arv/rapid_advice_art.pdf (accessed 09/12/09)
7. WHO. *Rapid advice: use of antiretroviral drugs for treating pregnant women and preventing HIV infection in infants.* Geneva: WHO, 2009. Available at: http://www.who.int/hiv/pub/mtct/rapid_advice_mtct.pdf (accessed 09/12/09)
8. Kassutto S, Rosenberg ES. Primary HIV type 1 infection. *Clin Infect Dis* 2004; **38:** 1447–53.
9. Jordan R, *et al.* Systematic review and meta-analysis of evidence for increasing numbers of drugs in antiretroviral combination therapy. *BMJ* 2002; **324:** 757–60.
10. Rutherford G, *et al.* Three- or four- versus two-drug antiretroviral maintenance regimens for HIV infection. Available in The Cochrane Database of Systematic Reviews; Issue 4. Chichester: John Wiley; 2003 (accessed 03/04/08).
11. Yazdanpanah Y, *et al.* Clinical efficacy of antiretroviral combination therapy based on protease inhibitors or non-nucleoside analogue reverse transcriptase inhibitors: indirect comparison of controlled trials. *BMJ* 2004; **328:** 249–55.
12. Mocroft A, *et al.* Virological rebound after suppression on highly active antiretroviral therapy. *AIDS* 2003; **17:** 1741–51.
13. Humphreys EH, *et al.* Antiretroviral regimens for patients with HIV who fail first-line antiretroviral therapy. Available in The Cochrane Database of Systematic Reviews; Issue 6. Chichester: John Wiley; 2010 (accessed 19/08/10).
14. Gathe J, *et al.* Efficacy of the protease inhibitors tipranavir plus ritonavir in treatment-experienced patients: 24-week analysis from the RESIST-1 trial. *Clin Infect Dis* 2006; **43:** 1337–46.
15. Cahn P, *et al.* Ritonavir-boosted tipranavir demonstrates superior efficacy to ritonavir-boosted protease inhibitors in treatment-experienced HIV-infected patients: 24-week results of the RESIST-2 trial. *Clin Infect Dis* 2006; **43:** 1347–56.
16. Clotet B, *et al.* Efficacy and safety of darunavir-ritonavir at week 48 in treatment-experienced patients with HIV-1 infection in POWER 1 and 2: a pooled subgroup analysis of data from two randomised trials. *Lancet* 2007; **369:** 1169–78.
17. Madruga JV, *et al.* Efficacy and safety of TMC125 (etravirine) in treatment-experienced HIV-1-infected patients in DUET-1: 24-week results from a randomised, double-blind, placebo-controlled trial. *Lancet* 2007; **370:** 29–38.
18. Lazzarin A, *et al.* Efficacy and safety of TMC125 (etravirine) in treatment-experienced HIV-1-infected patients in DUET-2: 24-week results from a randomised, double-blind, placebo-controlled trial. *Lancet* 2007; **370:** 39–48.
19. Ribera E, Curran A. Double-boosted protease inhibitor antiretroviral regimens: what role? *Drugs* 2008; **68:** 2257–67.
20. Pai NP, *et al.* Structured treatment interruptions (STI) in chronic unsuppressed HIV infection in adults. Available in The Cochrane Database of Systematic Reviews; Issue 3. Chichester: John Wiley; 2006 (accessed 03/04/08).
21. Waters L, Nelson MR. New drugs. *HIV Med* 2005; **6:** 225–31.
22. Reeves JD, Piefer AJ. Emerging drug targets for antiretroviral therapy. *Drugs* 2005; **65:** 1747–66.

HIV 相关感染和并发症　*感染*　HIV 感染及 AIDS 患者由于细胞免疫的损伤，增加了细菌、真菌、原虫及病毒感染的危险性。由于抗微生物预防和 HAART 的介入，使大多数 AIDS 相关机会感染发生率显著下降，尤其在发达国家。但在新诊断的 HIV 感染患者、HAART 疗程早期患者、对 HIV 治疗不依从患者、耐药 HIV 感染患者中仍有 AIDS 相关机会感染及死亡发生；非机会感染和慢性病毒性肝炎也可致死亡[1]。

- *肺部感染*包括复发性细菌肺炎（见第177页）、肺孢子菌肺炎（见第496页）及肺结核（见第187页）。
- 在 HIV 感染患者，大量致病原可引起*胃肠道疾病*，如白色念珠菌食管炎（见第494页）、CMV 结肠炎（见第823页）、阿米巴病（见第791页）、隐孢子虫病（见第793页）、贾第虫病（见第793页）、等孢球虫病（见第793页）或微孢子虫病（见第795页）。
- AIDS 相关*神经感染*包括 AIDS 痴呆综合征（HIV 脑病）、隐球菌脑膜炎（见第494页）、脑弓形虫病（见第796页）及进行性多灶性脑白质病（见**免疫受损患者感染**，第828页）。
- AIDS 患者的*系统机会感染*，常见的有结核、球孢子菌病（见第494页）、组织胞浆菌病（见第495页）及*鸟分枝杆菌复合症*（见**非结核分枝杆菌感染**，第172页）。CMV 视网膜炎（见第823页）可致盲，慢性单纯疱疹病毒感染（见第824页）可影响皮肤和胃肠道。

AIDS 相关机会感染的治疗和预防已出版指南[2,3]。对 HARRT 有反应患者的免疫重建足以对某些机会感染提供保护，并可停止原发或继发预防治疗[1,4]。

其他并发症　HIV 感染的非感染并发症包括心血管事件、肾疾病、代谢和骨骼疾病、HAART 毒性以及恶性肿瘤（见下文）。

HIV 感染和 HAART 不良反应可加速伴随老化的典型问题，尤其是*心血管疾病*[5]。HIV 感染患者与未感染人群相比，冠心病危险增加 2 倍，并且发病平均年龄要提前大于 10 年（约 50 岁）。

由于 HIV 相关肾病（HIVAN）或栓塞性微血管病，HIV 感染的黑人患者可发展为*慢性或末期肾病*；抗逆转录病毒治疗可改进 HIVAN 的肾功能，并可能延缓甚至停止疾病进展。对伴有（机会）感染住院患者、恶性肿瘤或丙型肝炎共患者，发生急性肾衰竭是很常见的。蛋白尿在所有 HIV 患者中很常见，可能增加心血管事件的危险。抗逆转录病毒药物，尤其是替诺福韦和茚地那韦，可引起肾功能障碍[6~9]。HIV Association of the Infectious Diseases Society of America[6] 公布了 HIV 感染患者慢性肾病的处理指南。

与 HIV 感染和 HAART 相关的*代谢并发症*包括血脂紊乱、糖代谢异常（胰岛素抗药性、糖耐量损伤、糖尿病）以及骨病（骨质减少、骨质疏松、骨坏死）；可发生肝脂肪变性，伴或不伴有脂肪增生（脂肪累积）性脂肪营养不良或脂肪萎缩（脂肪丢失）性脂肪营养不良。HAART 偶尔可引起乳酸酸中毒[10,11]。美国公布了对接受抗逆转录病毒治疗的 HIV 感染成人评估和处理血脂紊乱指南[12]。

各类*血细胞减少*常见于 HIV 感染晚期患者，*神经症状*如无菌性脑膜炎、头痛、神经病、肌病和吉兰-巴雷综合征可发生在感染任何阶段。

1. Hung C-C, Chang S-C. Impact of highly active antiretroviral therapy on incidence and management of human immunodeficiency virus-related opportunistic infections. *J Antimicrob Chemother* 2004; **54:** 849–53.
2. CDC. Guidelines for prevention and treatment of opportunistic infections in HIV-infected adults and adolescents: recommendations from the CDC, the National Institutes of Health, and the HIV Medicine Association of the Infectious Diseases Society of America. *MMWR* 2009; **58** (RR-4): 1–207. Also available at: http://www.cdc.gov/mmwr/PDF/rr/rr5804.pdf (accessed 09/10/09)
3. CDC. Guidelines for the prevention and treatment of opportunistic infections among HIV-exposed and HIV-infected children: recommendations from CDC, the National Institutes of Health, the HIV Medicine Association of the Infectious Diseases Society of America, the Pediatric Infectious Diseases Society, and the American Academy of Pediatrics. *MMWR* 2009; **58** (RR-11): 1–166. Also available at: http://www.cdc.gov/mmwr/PDF/rr/rr5811.pdf (accessed 09/10/09)
4. Hermsen ED, *et al.* Discontinuation of prophylaxis for HIV-associated opportunistic infections in the era of highly active antiretroviral therapy. *Am J Health-Syst Pharm* 2004; **61:** 245–56.
5. Ho JE, Hsue PY. Cardiovascular manifestations of HIV infection. *Heart* 2009; **95:** 1193–202.

6. Gupta SK, *et al.* Guidelines for the management of chronic kidney disease in HIV-infected patients: recommendations of the HIV Medicine Association of the Infectious Diseases Society of America. *Clin Infect Dis* 2005; **40:** 1559–85. Also available at: http://www.journals.uchicago.edu/doi/pdf/10.1086/430257 (accessed 28/08/08)
7. Röling J, *et al.* HIV-associated renal diseases and highly active antiretroviral therapy-induced nephropathy. *Clin Infect Dis* 2006; **42:** 1488–95.
8. Wyatt CM, Klotman PE. HIV-associated nephropathy in the era of antiretroviral therapy. *Am J Med* 2007; **120:** 488–92.
9. de Silva TI, *et al.* HIV-1 infection and the kidney: an evolving challenge in HIV medicine. *Mayo Clin Proc* 2007; **82:** 1103–16.
10. Milinkovic A, Martinez E. Current perspectives on HIV-associated lipodystrophy syndrome. *J Antimicrob Chemother* 2005; **56:** 6–9.
11. Morse CG, Kovacs JA. Metabolic and skeletal complications of HIV infection: the price of success. *JAMA* 2006; **296:** 844–54.
12. Dubé MP, *et al.* Guidelines for the evaluation and management of dyslipidemia in human immunodeficiency virus (HIV)-infected adults receiving antiretroviral therapy: recommendations of the HIV Medical Association of the Infectious Disease Society of America and the Adult AIDS Clinical Trials Group. *Clin Infect Dis* 2003; **37:** 613–27.

HIV 相关恶性肿瘤 HIV 感染患者某些恶性肿瘤发生率有上升趋势。常见 HIV 相关恶性肿瘤有卡波西肉瘤（见第642页）、霍奇金病、非霍奇金淋巴瘤及原发 CNS 淋巴瘤（见 **AIDS 相关淋巴瘤**，第624页）、浸润性宫颈癌（见第630页）及直肠癌（见**肛门恶性肿瘤**，第633页）。有效的抗逆转录病毒药物治疗可使某些肿瘤消退。British HIV association 公布了处理 HIV 相关恶性肿瘤指南[1]。

1. Bower M, *et al.* AIDS Malignancy Subcommittee. British HIV Association guidelines for HIV-associated malignancies 2008. *HIV Med* 2008; **9:** 336–88. Also available at: http://www.bhiva.org/documents/Guidelines/Malignancy/080627MaligFinal.pdf (accessed 19/08/10)

HIV 相关消瘦 HIV 感染患者的严重营养不良称为消瘦综合征[1~4]，其定义为不随意的体重降低 10%或以上（瘦和脂肪减少），并可伴有疲乏、发热和腹泻（不能用其他原因解释）。如何更好地对此综合征下定义，对以体重降低 5%或 10%，及是否以身体组成或单独体重降低为指标有争论。在晚期 HIV 感染和 AIDS，消瘦与发病率及死亡率有关。消瘦综合征与进食不充分、吸收障碍综合征、代谢紊乱、性腺功能减退及细胞因子产生增加有关。接受 HAART 治疗患者的体重丢失和营养不良不那么严重。但接受 HAART 治疗患者可发生体细胞质量丢失，需与脂肪再分布（脂肪营养不良）区别。

因 HIV 复制是消瘦综合征发病机制的关键，应该用抗逆转录病毒治疗。对抗逆转录病毒治疗反应不理想患者需补充营养、锻炼及药物治疗。曾进行临床试验的药物包括生长激素、食欲刺激剂屈大麻酚及甲地孕酮、生长激素介质美卡舍明、类固醇激素（睾酮、睾酮类似物）、合成的组成代谢类固醇（诺龙、氧雄龙及羟甲烯龙）及降低细胞因子产生药物（如己酮可可碱和沙利度胺）。一项初始处理消瘦的建议[3]是增加食物蛋白质摄入或增加总热量。开始药物治疗以前，鼓励患者补充营养及锻炼。对男性 HIV 感染患者伴有显著体重丢失和低睾酮水平，可用睾酮替代治疗。甲地孕酮可用于不能自觉增加或维持总能量摄入的患者。其他药物（如生长激素和组成代谢类固醇）可用于伴有体重迅速丢失的急性感染及持续体重丢失又拒绝非药物治疗的严重病例。

1. Corcoran C, Grinspoon S. Treatments for wasting in patients with the acquired immunodeficiency syndrome. *N Engl J Med* 1999; **340:** 1740–50. Correction. *ibid.*; **341:** 776.
2. Grinspoon S, Mulligan K. Weight loss and wasting in patients infected with human immunodeficiency virus. *Clin Infect Dis* 2003; **36** (suppl 2): S69–S78.
3. Polsky B, *et al.* Treatment guidelines for HIV-associated wasting. *HIV Clin Trials* 2004; **5:** 50–61.
Also available at: http://thomasland.metapress.com/content/6larcpwaxeh9wg3t/fulltext.pdf (accessed 03/04/08)
4. Dudgeon WD, *et al.* Counteracting muscle wasting in HIV-infected individuals. *HIV Med* 2006; **7:** 299–310.

HIV 感染预防

HIV 的非职业性暴露 降低 HIV 感染在一般群体传播最行之有效的方法是行为改变，包括发扬安全性生活及对静脉吸毒者的针头交换计划。美国[1]公布了对一般人群在性交后、静脉吸毒者或其他非职业性 HIV 暴露者的暴露后预防（postexposure prophylaxis，PEP）指南。

- 对非职业暴露于已知或怀疑 HIV 感染患者的潜在的感染体液，确切存在传播危险，并在暴露 72h 内，建议应用 28 天的 HAART 疗法。
- 非职业暴露于未知 HIV 感染状态个体，在暴露 72h 内寻求治疗或这种暴露确有传播危险性，因来源为 HIV 感染者时，建议针对个体情况，评估危险性和 PEP 利益。
- 对无确切 HIV 传播危险的个体寻求治疗或暴露已超过 72h 的个体，一般不推荐 PEP（虽然寻求治疗时，暴露已超过 72h，但暴露确有传播危险时，也可考虑 PEP）。

英国[2,3]对在保健单位（healthcare setting）外暴露及类似于那些职业性暴露者（详见下文）也公布了非职业性 PEP；当决定给予 PEP 时，暴露后尽可能早开始 PEP。

HIV 的职业性暴露 经皮肤污染 HIV 感染的血液，血清转换率为 0.3%～0.4%，由于意外污染完整皮肤或黏膜，血清转换率很低。由于抗逆转录病毒药物潜在的毒性，决定是否应用 PEP，需平衡感染危险性及潜在的药物毒性，PEP 仅即刻提供给高危病例。增加职业性-获得 HIV 感染的危险因素包括：

- 深度损伤。
- 引起损伤的工具有可见血液。
- 被置于源头患者动脉或静脉的针头损伤。
- 源头患者为原发感染或终期 HIV 相关疾病。

如进行 PEP，在暴露后尽可能早开始。齐多夫定单药治疗被广泛用于 PEP，对皮肤暴露可降低血清转换率 79%。现今趋向应用 PEP、抗逆转录病毒药物联合治疗，因其可更完全抑制病毒复制，并可提供抗耐药 HIV 毒株感染的保护。

英国指南[2]建议经皮肤、黏膜或破损皮肤职业暴露于已知或怀疑 HIV 感染患者的高危体液或组织者，给 4 周的抗逆转录病毒治疗。PEP 急诊包装应包含两个核苷类逆转录酶抑制药（NsRTIs）(替诺福韦和恩曲他滨）和一个增效的 HIV-蛋白酶抑制药（洛匹那韦-利托那韦）。

美国指南[4]建议根据暴露和其他考虑（如污染源可能为抗逆转录病毒药物耐药毒株）决定传播危险程度和选择 PEP 方案。大多数职业性 HIV 暴露应用两药方案，即两个 NsRTIs 或一个 NsRTI 加一个核苷酸逆转录酶抑制药（NtRTI）。虽然没有明确资料表示三药 PEP 方案比两药 PEP 方案增加疗效。但对处于被增加传播的高危风险或可能有抗逆转录病毒药物耐药的情况下，可考虑增加第三个药。HIV-蛋白酶抑制药被推荐包含在三药或四药方案内。当已知或怀疑污染源对 HIV 蛋白酶抑制药耐药情况下，建议考虑应用 NNRTI，依法韦仑。由于阿巴卡韦、地拉韦啶、奈韦拉平、扎西他滨及联合去羟肌苷与司他夫定有潜在引起严重或威胁生命不良反应的危险性，不建议用于 PEP。

降低 HIV 由母亲**垂直传播**给婴儿的措施包括母亲和婴儿的抗逆转录病毒治疗、选择性剖宫产及在可接受、可负担和安全条件下取代母乳，避免母乳喂养[5~9]。

垂直传播危险性与母亲在分娩时血内病毒载量直接成比例，当母亲的病毒载量低于检测水平时很少分娩 HIV-感染儿童。因此，对伴有可检测的或高病毒载量的妇女，最好实施选择性剖宫产。妊娠和分娩及分娩后婴儿用齐多夫定单药治疗，不论母亲的病毒载量或 CD4＋计数，均可降低垂直传播率 70%[10,11]。但齐多夫定单药治疗并不是最佳方案，对具有高病毒载量的母亲，需用联合抗逆转录病毒治疗预防垂直传播。

在药源有限的地方，HIV 感染母亲所生婴儿虽然没有哺乳，仍有很高死亡率或发病率的危险。当伴有 HIV 感染，危险增加，因此 WHO 推荐如不可能有取代喂养，对 HIV 感染母亲所生婴儿，头 6 个月只用母乳喂养，母乳喂养可行、可承受、可持续、安全[12]。然而母乳喂养会使婴儿持续暴露于 HIV 感染的危险，对延长抗逆转录病毒预防治疗是否可降低 HIV 由母乳喂养传播的研究正在进行中。应用奈韦拉平或奈韦拉平加齐多夫定对婴儿头 14 周进行延长药物预防治疗可显著降低 9 个月大婴儿出生后 HIV 感染[13]，但应用奈韦拉平对婴儿头 6 周进行延长药物治疗不能降低 6 个月大婴儿出生后 HIV 感染[14]。奈韦拉平的应用有争议，因其可迅速诱导对 NNRTIs 耐药[15]。应用拉米夫定对哺乳婴儿进行最长 6 个月药物预防治疗可降低 HIV 传播[16]。另一预防出生后 HIV 传播方案的研究，是对那些在为了预防出生后 HIV 传播而妊娠期应用 HAART 的 HIV 感染母亲，在哺乳期间继续 HAART 治疗[17]。

美国[7]及英国[9]均发布了处理妊娠妇女 HIV 感染及预防 HIV 由母亲传播给儿童的指南。美国指南[7]推荐，以齐多夫定为基础的治疗对预防围生期 HIV 传播证明有益，但对妊娠妇女，如以治疗 HIV 感染和预防围生期 HIV 传播两个目的，应考虑三药联合的标准疗法。预防后者的治疗应对所有妇女提供，不考虑CD4＋计数和病毒载量：

- 正处于 HAART 治疗的妇女如果妊娠需继续她们的治疗，但因方案内包含有潜在致畸药物（如依法韦仑），在妊娠头 3 个月需更换，如同已知对母亲可能有不良反应的药物（如司他夫定/去羟肌苷）一样。如需应用 HIV-蛋白酶抑制药，可选用利托那韦增效的洛匹那韦；或者利托那韦增效的安扎那韦、茚地那韦或沙奎那韦。分娩（可静脉给予齐多夫定和口服其他抗逆转录病毒药）和产后需继续治疗。
- 对未接受过抗逆转录病毒治疗并有治疗指征的妇女也需开始 HARRT 疗法，注意点同上；对那些本身不需要 HAART 治疗的妇女，为了预防围生期 HIV 传播也需提供 HAART，但治疗需延迟到妊娠 3 个月后，并且产后需停止治疗，除非患者有了治疗指征。如疗法内包含长半衰期 NNRTI，停药后，需考虑继续给予 NRTIs 至少 7 天。
- 对接受过抗逆转录病毒治疗的患者需提供有耐药试验基础的 HARRT 疗法，如有可能，推荐在方案内包括齐多夫定。产后是否继续治疗需要评估。
- 上述所有患者的婴儿需静脉给予或口服齐多夫定 6 周，出生后 6～12h 即开始；如不能坚持或有药物毒性问题，可将疗程缩短为 4 周。
- 如孕妇产前未接受过抗逆转录病毒治疗，需提供下列治疗：
    - 母亲：分娩时继续注射齐多夫定；婴儿：出生后 6～12h 内开始应用齐多夫定，6 周。

    或

    - 母亲：分娩时继续注射齐多夫定，一开始时即加单剂量的奈韦拉平；应考虑分娩时加拉米夫定，产后继续齐多夫定和拉米夫定 7 天以降低发展成奈韦拉平耐药的可能；婴儿：出生后 2～3 天口服单剂量的奈韦拉平，加 6 周的齐多夫定。
    - 如母亲在产前或分娩时均未接受抗逆转录病毒治疗，婴儿出生后仍需尽早开始应用齐多夫定 6 周。对婴儿应用其他预防药物需咨询专家。

与美国指南相似，英国指南[9]推荐对不宜进行 HAART 疗法且病毒载量低于 10000 拷贝/ml 的孕妇或在妊娠期不愿接受 HAART 疗法的孕妇，可用齐多夫定单药治疗及选择性剖宫产。HIV 感染母亲分娩后，新生儿应给予 4 周齐多夫定治疗。如母亲的治疗方案内未包括齐多夫定，婴儿可应用其他抗逆转录病毒药物。如母亲未接受抗逆转录病毒药物治疗或母亲被 HIV 耐药株感染，建议婴儿用三药联合治疗。

WHO 出版了在药源有限地方应用抗逆转录病毒药物预防 HIV 由孕妇传播给婴儿的指南[8]。并用已获得的证据对其进行了在线更新[5]。

- 在有条件实施 HAART 的国家，对那些 CD4＋ T 淋巴细胞计数低于 350 个/μl 的妇女以及那些CD4＋T 淋巴细胞计数大于 350 个/μl 但具有其他抗逆转录病毒药物治疗指征的妇女，应在妊娠期即开始 HAART 疗法。优先方案为齐多夫定加拉米夫定和奈韦拉平或依法韦仑。其他推荐方案包括替诺福韦加拉米夫定或恩曲他滨，奈韦拉平或依法韦仑[5]。但以依法韦仑为基础的方案不能在妊娠头 3 个月内开始。

    已经进行抗逆转录病毒治疗的妇女应继续治疗；但对妊娠头 3 个月的妇女，应考虑换药，用依法韦仑替换包含奈韦拉平的方案。

    这些母亲所生的婴儿如不需要母乳喂养，从出生到出生后 6 周内应给予齐多夫定或奈韦拉平；如需要母乳喂养，从出生到出生后 6 周内应给予奈韦拉平[5]。
- 不宜在妊娠期进行 HAART 的妇女或生活在无条件实施 HAART 的国家，应在孕 14 周时开始短程齐多夫定治疗或尽可能快地在 14 周后开始，并一直继续到分娩。分娩开始时给予单剂量奈韦拉平。为了降低奈韦拉平耐药，分娩和生产时给予齐多夫定和拉米夫定并继续到产后 7 天。当妊娠时母亲已接受大于 4 周的齐多夫定治疗，可取消分娩时和产后应用单剂量奈韦拉平和齐多夫定加拉米夫定的治疗。

    这些母亲所生的婴儿如不需要母乳喂养，从出生到出生后 6 周内应给予齐多夫定或奈韦拉平；如需要母乳喂养，从出生到停止母乳喂养后 1 周给予奈韦拉平[5]。
- 对那些是为了预防围生期 HIV 传播而不是为了自身健康而进行治疗的 HIV 感染妇女，另一种选择是三联抗逆转录病毒疗法，在孕 14 周即开始治疗，直到母乳喂养停止后一周。推荐的方案包括齐多夫定、拉米夫定加任一种利托那韦增效的洛匹那韦、阿巴卡韦或依法韦仑，或替诺福韦、恩曲他滨或拉米夫定，加依法韦仑。

    这些母亲所生的婴儿如不需母乳喂养哺乳婴儿，从出生到出生后 6 周内应给予齐多夫定或奈韦拉平；如需母乳喂养，从出生到出生后 6 周内应给予奈韦拉平[5]。

其他减少感染传播的方法包括严格选择输血员、血液的微生物筛查及如可能，对血制品进行加热处理。在非洲发现母亲缺乏维生素 A，是垂直传播的危险因素（见第1875页）。在无齐多夫定治疗供给的区域，分娩时加强营养和清洁产道也可降低垂直传播。

1. CDC. Antiretroviral postexposure prophylaxis after sexual, injection-drug use, or other nonoccupational exposure to HIV in the United States: recommendations from the US Department of Health and Human Services. *MMWR* 2005; **54** (RR-2): 1–20. Also available at: http://www.cdc.gov/mmwr/PDF/rr/rr5402.pdf (accessed 03/04/08)
2. DoH. HIV post-exposure prophylaxis: guidance from the UK Chief Medical Officers' Expert Advisory Group on AIDS. London: Department of Health, September 2008. Available at: http://www.dh.gov.uk/prod_consum_dh/groups/dh_digitalassets/@dh/@en/documents/digitalasset/dh_089997.pdf (accessed 06/10/09)
3. Fisher M, *et al.* Clinical Effectiveness Group (British Association for Sexual Health and HIV). UK Guideline for the use of post-exposure prophylaxis for HIV following sexual exposure. *Int J STD AIDS* 2006; **17:** 81–92. Also available at: http://www.bashh.org/documents/58/58.pdf (accessed 06/10/09)
4. CDC. Updated US Public Health Service guidelines for the management of occupational exposures to HIV and recommendations for postexposure prophylaxis. *MMWR* 2005; **54** (RR-9): 1–17. Also available at: http://www.cdc.gov/mmwr/PDF/rr/rr5409.pdf (accessed 03/04/08)
5. WHO. *Rapid advice: use of antiretroviral drugs for treating pregnant women and preventing HIV infection in infants.* Geneva: WHO, 2009. Available at: http://www.who.int/hiv/pub/mtct/rapid_advice_mtct.pdf (accessed 10/12/09)
6. Loutfy MR, Walmsley SL. Treatment of HIV infection in pregnant women: antiretroviral management options. *Drugs* 2004; **64:** 471–88.
7. Public Health Service Task Force. Recommendations for use of antiretroviral drugs in pregnant HIV-infected women for maternal health and interventions to reduce perinatal HIV transmission in the United States (issued 29th April 2009, updated 24th May 2010). Available at: http://aidsinfo.nih.gov/contentfiles/PerinatalGL.pdf (accessed 19/08/10)
8. WHO. Antiretroviral drugs and the prevention of mother-to-child transmission of HIV infection in resource-limited settings: recommendations for a public health approach (2005 revision). Geneva: WHO, 2005. Also available at: http://www.who.int/3by5/PMTCTreport_June2005.pdf (accessed 03/04/08)
9. British HIV Association and Children's HIV Association. Guidelines for the management of HIV infection in pregnant women 2008. Available at: http://www.bhiva.org/documents/Guidelines/Pregnancy/2008/PregnancyPub.pdf (accessed 19/08/10)
10. Connor EM, *et al.* Reduction of maternal-infant transmission of human immunodeficiency virus type 1 with zidovudine treatment. *N Engl J Med* 1994; **331:** 1173–80.
11. Sperling RS, *et al.* Maternal viral load, zidovudine treatment, and the risk of transmission of human immunodeficiency virus type 1 from mother to infant. *N Engl J Med* 1996; **335:** 1621–9.
12. WHO. Consensus statement: HIV and infant feeding technical consultation held on behalf of the Inter-agency Task Team (IATT) on prevention of HIV infections in pregnant women, mothers and their infants, October 2006. Geneva: WHO, 2006. Available at: http://www.who.int/child_adolescent_health/documents/pdfs/who_hiv_infant_feeding_technical_consultation.pdf (accessed 05/10/09)
13. Kumwenda NI, *et al.* Extended antiretroviral prophylaxis to reduce breast-milk HIV-1 transmission. *N Engl J Med* 2008; **359:** 119–29.
14. SWEN Study Team. Extended-dose nevirapine to 6 weeks of age for infants to prevent HIV transmission via breastfeeding in Ethiopia, India, and Uganda: an analysis of three randomised controlled trials. *Lancet* 2008; **372:** 300–13.
15. Stringer JS, Chi BH. Extended nevirapine prophylaxis to prevent HIV transmission. *Lancet* 2008; **372:** 267–9.
16. Kilewo C, *et al.* Prevention of mother-to-child transmission of HIV-1 through breast-feeding by treating infants prophylactically with lamivudine in Dar es Salaam, Tanzania: the Mitra Study. *J Acquir Immune Defic Syndr* 2008; **48:** 315–23.
17. Kilewo C, *et al.* Prevention of mother-to-child transmission of HIV-1 through breastfeeding by treating mothers with triple antiretroviral therapy in Dar es Salaam, Tanzania: the Mitra Plus study. *J Acquir Immune Defic Syndr* 2009; **52:** 406–16.

免疫受损患者的感染

大多数病毒感染在免疫受损患者中表现得比免疫活性患者严重得多。在免疫受损患者可能成为特殊问题的病毒感染有：肝炎、疱疹病毒感染（包括 CMV 和 Epstein-Barr 病毒感染）、麻疹及呼吸道合胞体病毒感染（respiratory syncytial virus，RSV）。这些感染的信息和治疗可在有关单个疾病章节中见到。发生在 HIV 感染患者的继发感染，见第826页。

人细小病毒 B19 持续感染，可因红血球发育不全引起贫血，尤其是免疫受损患者；有报道免疫球蛋白治疗是成功的。

乳多空病毒（JC 病毒）[1,2]感染可引起**进行性多灶性脑白质病**。虽然无经常成功的治疗方法[1]，但接受干扰素 α[3]及接受 HAART 治疗[4～6]的患者可延长生命。对 HAART 无反应患者，西多福韦可能有益[7,8]。

偶尔在肾移植患者，JC 病毒和更普遍的相关多瘤病毒——BK 病毒[9]与**多瘤病毒相关肾病**（polyomavirus associated nephropathy，PVAN）有关系，其移植物存活预后差。干细胞移植后，BK 病毒也与出血性膀胱炎有关[10]。曾研究应用西多福韦[11]处理 BK 病毒感染。

1. Brink NS, Miller RF. Clinical presentation, diagnosis and therapy of progressive multifocal leukoencephalopathy. *J Infect* 1996; **32:** 97–102.
2. Greenlee JE. Progressive multifocal leukoencephalopathy—progress made and lessons relearned. *N Engl J Med* 1998; **338:** 1378–80.
3. Huang SS, *et al.* Survival prolongation in HIV-associated progressive multifocal leukoencephalopathy treated with alpha-interferon: an observational study. *J Neurovirol* 1998; **4:** 324–32.
4. Albrecht H, *et al.* Highly active antiretroviral therapy significantly improves the prognosis of patients with HIV-associated progressive multifocal leukoencephalopathy. *AIDS* 1998; **12:** 1149–54.
5. Elliot B, *et al.* 2.5 Year remission of AIDS-associated progressive multifocal leukoencephalopathy with combined antiretroviral therapy. *Lancet* 1997; **349:** 850.
6. Domingo P, *et al.* Remission of progressive multifocal leucoencephalopathy after antiretroviral therapy. *Lancet* 1997; **349:** 1554–5.
7. Segarra-Newnham M, Vodolo KM. Use of cidofovir in progressive multifocal leukoencephalopathy. *Ann Pharmacother* 2001; **35:** 741–4.
8. Razonable RR, *et al.* Cidofovir treatment of progressive multifocal leukoencephalopathy in a patient receiving highly active antiretroviral therapy. *Mayo Clin Proc* 2001; **76:** 1171–5.
9. Ramos E, *et al.* The decade of polyomavirus BK-associated nephropathy: state of affairs. *Transplantation* 2009; **87:** 621–30.
10. Harkensee C, *et al.* Prevention and management of BK-virus associated haemorrhagic cystitis in children following haematopoietic stem cell transplantation—a systematic review and evidence-based guidance for clinical management. *Br J Haematol* 2008; **142:** 717–31.
11. Lamoth F, *et al.* Low-dose cidofovir for the treatment of polyomavirus-associated nephropathy: two case reports and review of the literature. *Antivir Ther* 2008; **13:** 1001–9.

流感

流感是正黏病毒科 RNA 病毒引起的急性上呼吸道感染，分流感病毒甲、乙及丙三型。甲型引起大多数人类感染；乙型引起相似但比甲型较轻的感染；丙型一般引起轻度感染。甲型流感病毒通常引起流感流行。由甲型流感病毒引起的流感暴发发生在大多数年份，而乙型流感病毒引起的流感暴发趋向于间隔几年发生一次。流感病毒的主要表面抗原（血凝素和神经氨酸酶）持续不断的发生变异，这些表面抗原定期发生大变异（抗原位移），导致出现新病毒亚型，后者可能引发流感大流行；小变异（抗原漂移）发生频繁，导致每年的流感暴发流行。

流感通过飞沫在人与人之间传播，潜伏期 1～2 天。甲型流感病毒或乙型流感病毒感染的病程通常为 1～2 周，特征为突发高热、寒战、头痛、不适、肌痛、干咳、鼻塞及咽干或咽痛。通常为急性自限性感染，有特异免疫力的个体或接受流感疫苗注射的个体，感染症状较轻。感染过程中可发生并发症，包括原发性病毒肺炎、继发细菌肺炎、哮吼、增剧哮喘或慢性支气管炎、肌炎、Reye 综合征及毒性休克综合征。发生并发症的高危患者包括老年人、有心脏病或慢性胸腔疾病患者和免疫减弱个体。

1997 年中国香港首次报道人感染禽流感病毒 H5N1（通常称禽流感），禽流感可引起严重疾病，死亡率高。此后在其他亚洲国家及邻近东方国家陆续有报道。虽然当前 H5N1 流感株还不能在人与人之间传播，但必须警惕毒株的进一步变异或与人流感病毒混合感染使 H5N1 转变为可在人与人之间传播的毒株，导致严重的大流行[1,2]。2009 年 4 月暴发人流感，首先在墨西哥发现，称为 2009 流感大流行（H1N1）[以前认为是新甲型流感病毒（H1N1），也认为是猪流感]，是由一株新亚甲型流感病毒 H1N1 引起的。全球均有病例报道，WHO 于 2009 年 7 月 11 日宣布全球流感大流行。由于没有或仅有很少针对该病毒的免疫，与季节性流感相比，感染发生于广泛年龄范围的人群（尤其是儿童和青年）。该毒株可感染下呼吸道，很快进展为肺炎，尤其对儿童和青壮年。虽然大多数患者感染轻，不需要抗病毒治疗或医学干预即可痊愈，但也可发生包括死亡在内的严重并发症。超过半数需住院的患者有基础健康问题或免疫系统较弱。伴有严重疾病的 1/3 患者需重症监护，直到恢复病前的健康。2010 年 8 月流行病学资料显示病毒表现和传播方式转向季节性流感，WHO 宣布 2009 流感大流行（H1N1）结束。大流行后一段时间，仍有散发和局部暴发，在高危人群可继续发生严重病例[24]。WHO 公布了详细的对人禽流感[3,4]和 2009 流感大流行（H1N1）[5,6]的药物治疗指南。很多国家也公布了相似的处理流感大流行指南[7～9]。

预防流感最有效的方法是进行流感疫苗季节性接种，该流感疫苗需适合当前抗原的漂移和位移，并包括甲型流感病毒和乙型流感病毒。WHO[10]推荐老年人和发生流感相关并发症的任何年龄段高危个体应接种流感疫苗。英国[11]和美国[12]也有相似的推荐。

流感疫苗对生活在工业化国家的健康成年人的保护率为 70%～90%，对生活在社区的老年人可降低住院率 25%～39% 和死亡率 39%～75%[10]。已开发出抗 2009 流感大流行（H1N1）和禽流感疫苗。

4 种抗病毒药可预防流感：M2 离子通道抑制药金刚烷胺和金刚乙胺以及神经氨酸酶抑制药磷酸奥司他韦和扎那米韦。抗病毒药作用与疫苗不同，可提供阻断病毒的作用，但不能替代疫苗接种。它们可用于暴露后预防、未接种疫苗高危个体的季节性预防、护理高危个体人员、流感暴发在接种灭活疫苗两周内的个体或认为病毒流行株与疫苗株不同的个体。抗病毒药预防也可考虑应用于已接种疫苗，但抗体反应不完全的免疫减弱个体[13,14]。

当金刚烷胺和金刚乙胺在暴露前开始用药，一直持续整个暴露期，对甲型流感病毒感染的保护率为 60%～90%。它们对乙型流感病毒无抑制活性，因此不能替代疫苗接种，除非疫苗为禁忌[13,15]。这两个药物的另一个问题是病毒迅速发生耐药，耐药病毒可传播给予密切接触者并可能引起严重的 CNS 不良反应。一项对健康成年人临床研究的系统性综述显示[16]，两种神经氨酸酶抑制药磷酸奥司他韦和扎那米韦在预防和治疗甲型和乙型流感病毒感染症状时均有效，但它们不能预防感染或终止鼻腔排毒。

在美国，这 4 种药物均注册为流感暴露后预防药，但 Advisory Committee on Immunization Practices[17]和 CDC[18]仅推荐磷酸奥司他韦和扎那米韦。在英国，金刚烷胺、扎那米韦及磷酸奥司他韦也注册为预防药，但 National Institute for Clinical Excellence（NICE）[19]仅推荐磷酸奥司他韦和扎那米韦作为流感并发症高危人群的暴露后预防。不推荐预防季节性流感。

对大多数患者，流感的**治疗**主要是对症和支持疗法，但抗病毒药可用于治疗有症状的免疫或未免疫患者。如在症状开始 48h 内开始用药，金刚烷胺和金刚乙胺可缩短无并发症甲型流感病毒感染的病程。这些药物可考虑用于发生流感并发症的高危患者。治疗失败可能因药物迅速产生耐药[13,15,20]。它们对乙型流感病毒或禽流感病毒 H5N1 株无效[13]。磷酸奥司米韦和扎那米韦在症状开始 48h 内开始用药，对甲型流感病毒和乙型流感病毒感染有效，在健康成年人和青少年的无并发症流感可缩短病程 1 天。这 4 种药物对发生流感并发症高危患者的疗效资料有限并无结论。与金刚烷胺相比，神经氨酸酶抑制药的优点为：降低病毒耐药、对乙型流感病毒感染有效、不良反应较少（包括对 CNS 的影响）及降低临床症状。对金刚烷胺和金刚乙胺耐药的病毒株一般仍对神经氨酸酶抑制药敏感[16,20,21]。

英国推荐[22]对发生流感并发症高危成年患者，在症状开始 48h 内用磷酸奥司米韦和扎那米韦治疗（对儿童，一旦有症状应在 36h 内用扎那米韦治疗）。英国 NICE 不推荐用金刚烷胺治疗流感。美国 Advisory Committee on Immunization Practices[17]、CDC[18]和 America Academy of Pediatrics[23]推荐应用磷酸奥司他韦和扎那米韦治疗甲型和乙型流感病毒引起的急性疾病。如快速检测为甲型流感病毒感染[23]，或无条件检测[23]，或怀疑对磷酸奥司他韦耐药[17,18]，可将金刚烷胺或金刚乙胺与神经氨酸酶抑制药联用。神经氨酸酶抑制药在动物研究中显示对禽流感某些毒株和 2009 流感大流行（H1N1）有活性，对怀疑感染可考虑为预防和治疗用药[2,5,13,18]。

1. WHO. Avian influenza ("bird flu") — fact sheet: February 2006. Available at: http://www.who.int/mediacentre/factsheets/avian_influenza/en/index.html (accessed 03/04/08)
2. Thomas JK, Noppenberger J. Avian influenza: a review. *Am J Health-Syst Pharm* 2007; **64:** 149–65.
3. WHO. *Rapid Advice Guidelines on pharmacological management of humans infected with avian influenza A (H5N1) virus.* Geneva: WHO, 2006. Available at: http://www.who.int/medicines/publications/WHO_PSM_PAR_2006.6.pdf (accessed 03/04/08)
4. WHO. *Clinical management of human infection with avian influenza A (H5N1) virus.* Geneva: WHO, 2007. Available at: http://www.who.int/csr/disease/avian_influenza/guidelines/ClinicalManagement07.pdf (accessed 03/04/08)
5. WHO. WHO Guidelines for pharmacological management of pandemic (H1N1) 2009 influenza and other influenza viruses, August 2009. Geneva: WHO, 2009. Available at: http://www.who.int/csr/resources/publications/swineflu/h1n1_guidelines_pharmaceutical_mngt.pdf (accessed 05/10/09)
6. Clinical management of human infection with pandemic (H1N1) 2009: revised guidance, November 2009. Geneva: WHO, 2009. Available at: http://www.who.int/csr/resources/publications/swineflu/clinical_management_h1n1.pdf (accessed 08/12/09)
7. British Infection Society, British Thoracic Society, Health Protection Agency. Pandemic flu: clinical management of patients with an influenza-like illness during an influenza pandemic. *Thorax* 2007; **62** (suppl 1): i1–i46. Correction. *ibid.*; 474. Also available at: http://www.brit-thoracic.org.uk/Portals/0/Clinical%20Information/Influenza/Guidelines/pandemicflupdf07.pdf (accessed 19/08/10)
8. Security and Prosperity Partnership of North America. North American plan for avian and pandemic influenza (issued August 2007). Available at: http://www.spp.gov/pdf/nap_flu07.pdf (accessed 03/04/08)
9. Dwyer DE, *et al.* Preparing for an influenza pandemic. *Med J Aust* 2006; **185** (suppl): S25–S80.

10. WHO. Influenza vaccines: WHO position paper. *Wkly Epidem Rec* 2005; **80:** 277–88. Available at: http://www.who.int/immunization/wer8033influenza_August2005_position_paper.pdf (accessed 03/04/08)
11. DoH. *The influenza immunisation programme*. London: Department of Health, 2009/2010. Available at: http://www.dh.gov.uk/prod_consum_dh/groups/dh_digitalassets/documents/digitalasset/dh_097535.pdf (accessed 06/10/09)
12. CDC. Prevention and control of seasonal influenza with vaccines: recommendations of the Advisory Committee on Immunization Practices (ACIP), 2009. *MMWR* 2009; **58** (RR-8): 1–52. Correction. *ibid.*; 896–7. Also available at: http://www.cdc.gov/mmwr/PDF/rr/rr5808.pdf (accessed 05/10/09)
13. Anonymous. Antiviral drugs for prophylaxis and treatment of influenza. *Med Lett Drugs Ther* 2005; **47** 93–5.
14. Nicholson KG, *et al.* Influenza. *Lancet* 2003; **362:** 1733–45.
15. Jefferson T, *et al.* Amantadine and rimantadine for influenza A in adults. Available in The Cochrane Database of Systematic Reviews; Issue 2. Chichester: John Wiley; 2006 (accessed 03/04/08).
16. Jefferson T, *et al.* Neuraminidase inhibitors for preventing and treating influenza in healthy adults. Available in The Cochrane Database of Systematic Reviews; Issue 2. Chichester: John Wiley; 2010 (accessed 01/07/10).
17. CDC. Prevention and control of influenza: recommendations of the Advisory Committee on Immunization Practices (ACIP), 2008. *MMWR* 2008; **57** (RR-7): 1–60. Also available at: http://www.cdc.gov/mmwr/PDF/rr/rr5707.pdf (accessed 05/10/08)
18. CDC. Updated interim recommendations for the use of antiviral medications in the treatment and prevention of influenza for the 2009-2010 Season. Available at: http://www.cdc.gov/h1n1flu/recommendations.htm (accessed 05/10/09)
19. NICE. Oseltamivir, amantadine (review) and zanamivir for the prophylaxis of influenza; includes a review of NICE technology appraisal guidance 67: NICE technology appraisal 158 (issued September 2008). Available at: http://www.nice.org.uk/nicemedia/pdf/TA158Guidance.pdf (accessed 03/04/08)
20. Schmidt AC. Antiviral therapy for influenza : a clinical and economic comparative review. *Drugs* 2004; **64:** 2031–46.
21. Matheson NJ, *et al.* Neuraminidase inhibitors for preventing and treating influenza in children. Available in The Cochrane Database of Systematic Reviews; Issue 1. Chichester: John Wiley; 2007 (accessed 03/04/08).
22. NICE. Amantadine, oseltamivir and zanamivir for the treatment of influenza; review of NICE technology appraisal guidance 58: NICE technology appraisal guidance 168 (issued February 2009). Available at: http://www.nice.org.uk/nicemedia/pdf/TA168fullguidance.pdf (accessed 06/10/09)
23. American Academy of Pediatrics Committee on Infectious Diseases. Policy statement–recommendations for the prevention and treatment of influenza in children, 2009 -2010. *Pediatrics* 2009; **124:** 1216–26. Also available at: http://pediatrics.aappublications.org/cgi/reprint/124/4/1216 (accessed 11/12/09)
24. WHO. H1N1 in post-pandemic period. Statement from the Director-General WHO (issued 10 August 2010). Available at: http://www.who.int/mediacentre/news/statements/2010/h1n1_vpc_20100810/en/print.html (accessed 02/09/10)

麻疹

麻疹[1]是副黏病毒科麻疹病毒属麻疹病毒（RNA病毒）引起的急性病毒疾病。传染性很强，通过飞沫传播或与患者呼吸道分泌物直接接触传播。感染可提供终身免疫。

麻疹潜伏期 8～12 天，紧跟几天的前驱期。前驱期特征为不适、发热、结膜炎、咳嗽、鼻炎、充血及随后发生的颊黏膜 Koplik 斑。前驱期末红色斑丘疹首发于面部，随后扩散于躯干和四肢。麻疹一般为良性的，无并发症，通常在皮疹出现后 1 周痊愈。成年人和营养不良儿童或免疫减弱儿童更常见发生严重疾病和并发症。大多数并发症发生于当麻疹病毒进一步抑制宿主免疫反应，导致潜伏感染再激活或细菌的超感染。呼吸道并发症包括巨细胞肺炎、支气管肺炎及喉气管支气管炎；神经系统并发症包括发热性癫痫发作、急性脑炎、进行性亚急性脑炎及进展更慢的进行性亚急性硬化性全脑炎（progressive subacute sclerosing panencephalitis，SSPE），可发生于原发麻疹后几年。其他并发症包括腹泻、中耳炎、伴有紫癜和出血的血小板减少症、肝炎、心肌炎、心包炎及可致盲的严重性角膜炎。

麻疹可用麻疹疫苗进行主动免疫**预防**，麻疹免疫球蛋白可用于被动免疫。正常免疫球蛋白可用于预防或可能减轻对免疫减弱患者发生严重或致死疾病的危险性。

麻疹通常只需要对症和支持**疗法**，如退热药和液体补充。发展中国家对患麻疹儿童用维生素 A 治疗可显著降低死亡率（见第1875页）。一项随机研究的系统性综述结论指出，200000U 维生素 A 连续给两天，可降低 2 岁以下麻疹患儿的死亡率[2]。WHO 推荐对发展中国家所有患麻疹儿童补充维生素 A，以预防角膜炎及致盲。一篇近期综述建议应用预防性抗菌药对预防麻疹患儿并发症（如肺炎、化脓性中耳炎和扁桃腺炎）可能有益，但对结膜炎或胃肠炎无益[3]；较早期综述的证据并不支持这种应用[4,5]。但当患者发生角膜炎、中耳炎或肺炎时，需即刻给予抗菌药治疗。抗病毒药疗效没有确证，虽然有病例报道曾应用利巴韦林治疗严重感染及患急性麻疹[6]或亚急性硬化性全脑炎的免疫减弱成人患者（静脉输注利巴韦林加鞘内注射高剂量干扰素 α[7]或心室内注射利巴韦林[8]）。临床对利巴韦林的应用无对照研究，应视为经验性治疗。

1. Perry RT, Halsey NA. The clinical significance of measles: a review. *J Infect Dis* 2004; **189** (suppl 1): S4–S16.
2. Yang HM, *et al.* Vitamin A for treating measles in children. Available in The Cochrane Database of Systematic Reviews; Issue 4. Chichester: John Wiley; 2005 (accessed 03/04/08).
3. Kabra SK, *et al.* Antibiotics for preventing complications in children with measles. Available in The Cochrane Database of Systematic Reviews; Issue 3. Chichester: John Wiley; 2008 (accessed 28/08/08).
4. Shann F. Meta-analysis of trials of prophylactic antibiotics for children with measles: inadequate evidence. *BMJ* 1997; **314:** 334–7.
5. Duke T, Mgone CS. Measles: not just another viral exanthem. *Lancet* 2003; **361:** 763–73.
6. Forni AL, *et al.* Severe measles pneumonitis in adults: evaluation of clinical characteristics and therapy with intravenous ribavirin. *Clin Infect Dis* 1994; **19:** 454–62.
7. Hosoya M, *et al.* High-dose intravenous ribavirin therapy for subacute sclerosing panencephalitis. *Antimicrob Agents Chemother* 2001; **45:** 943–5.
8. Tomoda A, *et al.* Trial of intraventricular ribavirin therapy for subacute sclerosing panencephalitis in Japan. *Brain Dev* 2003; **25:** 514–7.

呼吸道合胞体病毒感染

呼吸道合胞体病毒（respiratory syncytial virus，RSV）是副黏病毒科的 RNA 病毒，全世界传播。RSV 是婴幼儿呼吸道感染主要病因，通常感染局限在呼吸道。疾病也可发生在任何年龄，是老年人[1]、儿童及伴有心脏、呼吸道或免疫系统功能缺陷的成年人发病率和死亡率的病因之一。RSV 通过与患者呼吸道分泌物密切接触或与污染环境表面接触传播。RSV 感染有高度传染性，并可导致广泛的医院内传播。RSV 每年有暴发，通常发生于晚秋到早春之间。

婴幼儿原发感染的特征为：发热、咳嗽、流涕或鼻充血、呕吐及有时有喘鸣。50％婴儿原发感染向下呼吸道扩散，最常见导致支气管炎和肺炎，后者有 1％～2％需住院治疗。需住院治疗的婴儿大多数小于 6 个月或存在严重感染的危险性，如早产儿、预先存在心脏或呼吸道疾病的患儿或有免疫缺陷称小儿。婴幼儿 RSV 感染常见并发症为中耳炎和持续性喘鸣。RSV 感染可引发急性呼吸窘迫综合征和加剧预先存在的心脏、肾脏（肾综合征）或肺（囊性纤维化）疾病。获得性免疫不能预防再感染，但再感染较轻。

婴儿和儿童轻度 RSV 感染的**治疗**[2～7]包括支持疗法，如发热的控制和充足水分。伴有较严重下呼吸道疾病患儿需住院给予吸氧。采取措施限制感染在医院和单位传播是很重要的。药物治疗效果有限。对细支气管炎治疗常用 β_2 受体拮抗药的支气管扩张药，虽然临床研究的系统性综述和荟萃分析指出对临床症状仅有中度短期效果，对住院率、住院时间或氧饱和度的改进均未降低[2,8]。一项综述[9]报道指出应用抗胆碱能支气管扩张药异丙托溴铵的疗效无可证明。应用喷雾或静脉肾上腺素治疗 RSV 感染的临床研究报道[2]指出，对一些婴儿有疗效并可降低住院率和住院时间。但系统性综述[10]发现支持住院患儿应用肾上腺素的证据不充分，虽然有建议对院外患儿应用肾上腺素可能有短期效果。有建议如考虑进行支气管扩张药或吸入肾上腺素的临床试验，如经 1 或 2 次治疗，临床无反应，应停止试验[2,4]。

高渗盐水喷雾可增加黏液的清除，一项包括 254 例 24 个月大的婴儿的 4 项临床随机研究系统性综述[11]显示，3％高渗盐水喷雾可显著降低住院时间并改进急性病毒性细支气管炎临床严重度评分。

全身皮质激素治疗被广泛应用，尽管缺乏资料清晰证明有疗效。一项系统性综述[12]发现对住院时间长短或住院率改进有限，对临床评分、呼吸率、或氧饱和与对照组比无差别。但一项近期研究[13]发现对伴有呼吸窘迫 6～35 个月大婴幼儿，给予口服泼尼松龙 3 天疗程，可降低疾病严重程度、住院时间及症状期。另一项研究[14]显示，口服单剂量地塞米松对婴儿中度至重度细支气管炎无益。一项包括 800 例细支气管炎婴儿的双盲安慰剂对照研究[15]显示，口服地塞米松加肾上腺素喷雾治疗可显著降低住院率。专家组不建议常规应用全身皮质激素治疗[4,5]。细支气管炎初始急性期吸入皮质激素治疗并不能预防细支气管炎后的喘鸣[16]。

利巴韦林是唯一治疗婴儿和儿童严重 RSV 细支气管炎的注册抗病毒药（仅在某些国家有供应）。虽然某些应用利巴韦林气雾剂研究显示对伴有下呼吸道 RSV 感染婴儿有一些疗效，但对住院时间和短期结果无影响[2]。由于这些研究的病例数目较少，效果的评价较困难。实施气雾给药有一定困难，并且要考虑医务人员的健康和安全及高额医疗费用。不建议常规应用[4,5]，但可给予处于严重疾病和并发症及高危婴儿及儿童的选择性病例。如应用，利巴韦林治疗应开始于病程早期[2～4]。

虽然抗菌药常用于治疗细支气管炎，但并不常规推荐其应用[4,5]。三项小型研究结果显示[7～19]，表面活性剂可降低空气流通持续的时间和危重护理的时间。

RSV 感染的**预防**包括良好的控制感染措施和应用 RSV 免疫球蛋白及 RSV 人单克隆抗体——帕利珠单抗（呼吸道合胞体病毒单抗）。RSV 暴发时，可给予 RSV 免疫球蛋白及帕利珠单抗，以预防婴儿的严重并发症及高危儿童。RSV 免疫球蛋白[20]及帕利珠单抗[21]的疗效，曾进行包括高危婴儿及儿童（早产儿或支气管肺发育不良病史）的随机对照临床研究。接受 RSV 免疫球蛋白预防者，其住院率减少 41％；接受帕利珠单抗预防者，其住院率减少 55％；对伴有或不伴有支气管肺发育不良者，住院率分别减少 39％及 78％。在帕利珠单抗组的呼吸严重度评分、住院天数、补氧日期及进入危重护理率等指标均比对照组明显降低。帕利珠单抗预防应用也可降低早产儿细支气管炎后喘鸣[22]。某些专家组推荐对严重 RSV 感染的高危婴儿和儿童应用帕利珠单抗预防感染[4,5,23]。预防 RSV 感染的疫苗正在开发中。

1. Walsh EE, *et al.* Risk factors for severe respiratory syncytial virus infection in elderly persons. *J Infect Dis* 2004; **189:** 233–8.
2. Black CP. Systematic review of the biology and medical management of respiratory syncytial virus infection. *Respir Care* 2003; **48:** 209–31.
3. Jafri HS. Treatment of respiratory syncytial virus: antiviral therapies. *Pediatr Infect Dis J* 2003; **22** (suppl): S89–S93.
4. American Academy of Pediatrics Subcommittee on Diagnosis and Management of Bronchiolitis. Diagnosis and management of bronchiolitis. *Pediatrics* 2006; **118:** 1774–93. Also available at: http://pediatrics.aappublications.org/cgi/reprint/118/4/1774.pdf (accessed 03/04/08)
5. Scottish Intercollegiate Guidelines Network. Bronchiolitis in children: a national clinical guideline. (issued November 2006). Available at: http://www.sign.ac.uk/pdf/sign91.pdf (accessed 03/04/08)
6. Yanney M, Vyas H. The treatment of bronchiolitis. *Arch Dis Child* 2008; **93:** 793–8.
7. Turner T, *et al.* Health for Kids Guideline Development Group. Evidence based guideline for the management of bronchiolitis. *Aust Fam Physician* 2008; **37:** 6–13.
8. Godomski AM, Bhasale AL. Bronchodilators for bronchiolitis. Available in The Cochrane Database of Systematic Reviews; Issue 3. Chichester: John Wiley; 2006 (accessed 03/04/08).
9. Everard M, *et al.* Anticholinergic drugs for wheeze in children under the age of two years. Available in The Cochrane Database of Systematic Reviews; Issue 3. Chichester: John Wiley; 2005 (accessed 03/04/08).
10. Hartling L, *et al.* Epinephrine for bronchiolitis. Available in The Cochrane Database of Systematic Reviews; Issue 1. Chichester: John Wiley; 2004 (accessed 03/04/08).
11. Zhang L, *et al.* Nebulized hypertonic saline solution for acute bronchiolitis in infants. Available in The Cochrane Database of Systematic Reviews; Issue 4. Chichester: John Wiley; 2008 (accessed 16/09/09).
12. Patel H, *et al.* Glucocorticoids for acute viral bronchiolitis in infants and young children [withdrawn and awaiting update]. Available in The Cochrane Database of Systematic Reviews; Issue 1. Chichester: John Wiley; 2008 (accessed 28/08/08).
13. Csonka P, *et al.* Oral prednisolone in the acute management of children age 6 to 35 months with viral respiratory infection-induced lower airway disease: a randomized, placebo-controlled trial. *J Pediatr* 2003; **143:** 725–30.
14. Corneli HM, *et al.* Bronchiolitis Study Group of the Pediatric Emergency Care Applied Research Network (PECARN). A multicenter, randomized, controlled trial of dexamethasone for bronchiolitis. *N Engl J Med* 2007; **357:** 331–9.
15. Plint AC, *et al.* Epinephrine and dexamethasone in children with bronchiolitis. *N Engl J Med* 2009; **360:** 2079–89.
16. Blom DJM, *et al.* Inhaled corticosteroids during acute bronchiolitis in the prevention of post-bronchiolitic wheezing. Available in The Cochrane Database of Systematic Reviews; Issue 1. Chichester: John Wiley; 2007 (accessed 03/04/08).
17. Luchetti M, *et al.* Porcine-derived surfactant treatment of severe bronchiolitis. *Acta Anaesthesiol Scand* 1998; **42:** 805–10.
18. Tibby SM, *et al.* Exogenous surfactant supplementation in infants with respiratory syncytial virus bronchiolitis. *Am J Respir Crit Care Med* 2000; **162:** 1251–6.
19. Luchetti M, *et al.* Multicenter, randomized, controlled study of porcine surfactant in severe respiratory syncytial virus-induced respiratory failure. *Pediatr Crit Care Med* 2002; **3:** 261–8.
20. The PREVENT Study Group. Reduction of respiratory syncytial virus hospitalization among premature infants and infants with bronchopulmonary dysplasia using respiratory syncytial virus immune globulin prophylaxis. *Pediatrics* 1997; **99:** 93–9.
21. The IMpact-RSV Study Group. Palivizumab, a humanized respiratory syncytial virus monoclonal antibody, reduces hospitalization from respiratory syncytial virus infection in high-risk infants. *Pediatrics* 1998; **102:** 531–7.
22. Simoes EA, *et al.* Palivizumab prophylaxis, respiratory syncytial virus, and subsequent recurrent wheezing. *J Pediatr* 2007; **151:** 34–42.
23. Committee on Infectious Diseases of the American Academy of Pediatrics. Policy statements—modified recommendations for use of palivizumab for prevention of respiratory syncytial virus infections. *Pediatrics* 2009; **124:** 1694–1701. Also available at: http://pediatrics.aappublications.org/cgi/reprint/124/6/1694 (accessed 02/07/10)

严重急性呼吸道综合征（SARS）

SARS[1,2]是由冠状病毒（SARS-CoV）引起的呼吸道疾病。SARS 主要发生于健康成人，虽然也有发生于儿童的病例报道。SARS-CoV 通过接触或飞沫传播，传播主要发生在疾病的第二周。SARS 潜伏期 2～10 天，但可延长到 16 天。疾病开始主要表现为类似流感前驱症状，通常的特征为发热、不适、肌痛、头痛及强直。咳嗽（开始为干咳）、呼吸困难和腹泻可发生于疾病第一周，但更常见于疾病第二周。严重患者迅速进展到呼吸困难和缺氧，约20%患者需插管或机械换气。约20%患者发生大量水泻。2002～2003年SARS暴发的病死率约9.5%。

目前对SARS无最好治疗方案，治疗建议主要根据2002～2003年SARS暴发时所得到的处理经验。WHO[3]曾公布SARS**监测及处理**指南。英国[4]指南涉及SARS成人患者的医院处理及其他由香港临床医生所撰写的指南[5]，这些医生卷入了那次SARS暴发。因SARS与病毒和细菌引起的肺炎不能区别，推荐根据地方对严重社区获得肺炎（见第177页）的治疗指南进行经验性抗菌治疗。需要时给予液体和氧气治疗。其他治疗试验包括皮质激素、利巴韦林、干扰素、正常免疫球蛋白及复合HIV-蛋白酶抑制药利托那韦增效的洛匹那韦。皮质激素（通常与利巴韦林联用）被广泛应用，即时给予高剂量皮质激素可降低发热、改进放射影像和降低需氧量[6～8]。高剂量和长时期应用皮质激素可抑制患者的免疫系统，导致促进病毒复制及可能发生细菌或真菌的二重感染。英国指南推荐对需增加氧气供给的严重患者可考虑应用中等剂量[4]。利巴韦林的疗效并无可以信服的临床证明，英国指南并不推荐常规应用利巴韦林[4]。虽然干扰素β的体外抗SARS-CoV活性较大，2002～2003年SARS暴发时大多数临床经验是应用干扰素α，伴有或不伴有正常免疫球蛋白[6]。一项开放研究[9]应用干扰素-alfacon-1及高剂量脉冲给予甲泼尼松龙结果显示，比单独用皮质激素更迅速改进放射影像和降低需氧量。有报道患者每日应用干扰素α加高剂量皮质激素比干扰素α加低剂量或有限剂量皮质激素的疗效好[8]。英国指南提出关于干扰素的应用，无推荐意见可提供[4]。虽然正常免疫球蛋白也用于治疗SARS，由于常与其他药物共同使用，无法判断其效果[6]。一项在41例疑似SARS患者初步的开放研究显示[10]，应用复合制剂利托那韦增效的洛匹那韦及地方性利巴韦林和皮质激素地区性标准疗法治疗，可改进第21天临床结果，降低病毒载量和皮质激素用量及医院感染的发生率。有报道氯喹和氯硝柳胺在体外有抗病毒活性[11]，但未在临床试用。新的抗冠状病毒药物[12,13]和抗SARS-CoV疫苗[14]正在研究中。

1. Peiris JSM, *et al.* The severe acute respiratory syndrome. *N Engl J Med* 2003; **349:** 2431–41.
2. Christian MD, *et al.* Severe acute respiratory syndrome. *Clin Infect Dis* 2004; **38:** 1420–7.
3. WHO. WHO guidelines for the global surveillance of severe acute respiratory syndrome (SARS): updated recommendations October 2004. Available at: http://www.who.int/csr/resources/publications/WHO_CDS_CSR_ARO_2004_1.pdf (accessed 03/04/08)
4. Lim WS, *et al.* The British Thoracic Society, the British Infection Society, and the Health Protection Agency. Hospital management of adults with severe acute respiratory syndrome (SARS) if SARS re-emerges—updated 10 February 2004. *J Infect* 2004; **49:** 1–7. Also available at: http://www.brit-thoracic.org.uk/Portals/0/Clinical%20Information/Severe%20Acute%20Resp%20Syndrome/Guidelines/sars0304.pdf (accessed 03/04/08)
5. So LK-Y, *et al.* Development of a standard treatment protocol for severe acute respiratory syndrome. *Lancet* 2003; **361:** 1615–17.
6. Kamps BS, Hoffmann, eds. *SARS Reference—10/2003.* 3rd ed. Available at: http://www.sarsreference.com/sarsreference.pdf (accessed 03/04/08)
7. Sung JJY, *et al.* Severe acute respiratory syndrome: report of treatment and outcome after a major outbreak. *Thorax* 2004; **59:** 414–20.
8. Zhao Z, *et al.* Description and clinical treatment of an early outbreak of severe acute respiratory syndrome (SARS) in Guangzhou, PR China. *J Med Microbiol* 2003; **52:** 715–20.
9. Loutfy MR, *et al.* Interferon alfacon-1 plus corticosteroids in severe acute respiratory syndrome: a preliminary study. *JAMA* 2003; **290:** 3222–8.
10. Chu CM, *et al.* Role of lopinavir/ritonavir in the treatment of SARS: initial virological and clinical findings. *Thorax* 2004; **59:** 252–6.
11. Wong SS, Yuen KY. The management of coronavirus infections with particular reference to SARS. *J Antimicrob Chemother* 2008; **62:** 437–41.
12. Tong TR. Therapies for coronaviruses. Part I of II—viral entry inhibitors. *Expert Opin Ther Pat* 2009; **19:** 357–67.
13. Tong TR. Therapies for coronaviruses. Part 2: Inhibitors of intracellular life cycle. *Expert Opin Ther Pat* 2009; **19:** 415–31.
14. Roper RL, Rehm KE. SARS vaccines: where are we? *Expert Rev Vaccines* 2009; **8:** 887–98.

疣

疣由人乳头瘤病毒引起。病损有几种不同形式，虽然最常见感染手、足和肛门生殖道，但可感染任何皮肤位置。肛门生殖道疣称为尖锐湿疣。一般依据局部组织损坏的表现进行治疗（见第1511页）。也可用干扰素治疗（见第857页）。

Abacavir (*BAN*, *rINN*) 阿巴卡韦

Abacavirum; Abakaviiri; Abakavir. {(1S,4R)-4-[2-Amino-6-(cyclopropylamino)-9H-purin-9-yl]cyclopent-2-enyl}methanol.
Абакавир
$C_{14}H_{18}N_6O$ = 286.3.
CAS — 136470-78-5.
ATC — J05AF06.
ATC Vet — QJ05AF06.
UNII — WR2TIP26VS.

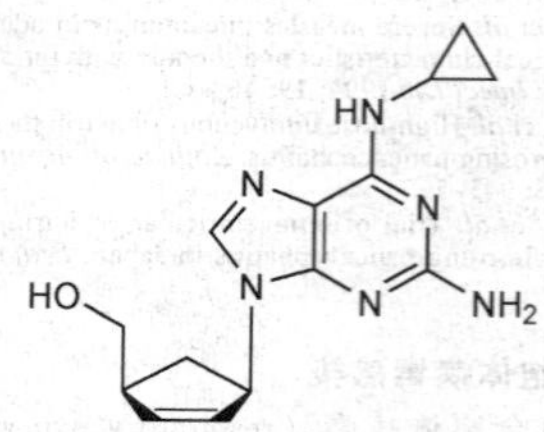

注：阿巴卡韦曾用代号1592U89，但保留此代号用于硫酸阿巴卡韦较合适。

Abacavir Succinate (*BANM*, *USAN*, *rINNM*) 琥珀酸阿巴卡韦

Abacavir, Succinate d'; Abacaviri Succinas; Succinato de abacavir.
Абакавира Суксинат
$C_{14}H_{18}N_6O,C_4H_6O_4$ = 404.4.
CAS — 168146-84-7.
ATC — J05AF06.
ATC Vet — QJ05AF06.
UNII — 40FH6D8CHK.

注：琥珀酸阿巴卡韦曾用代号1592U89，但保留此代号用于硫酸阿巴卡韦较合适。

Abacavir Sulfate (*USAN*, *rINNM*) 硫酸阿巴卡韦

Abacavir, Sulfate d'; Abacavir Sulphate *(BANM)*; Abacaviri Sulfas; Sulfato de abacavir; 1592U89.
Абакавира Сульфат
$(C_{14}H_{18}N_6O)_2,H_2SO_4$ = 670.7.
CAS — 188062-50-2.
ATC — J05AF06.
ATC Vet — QJ05AF06.
UNII — J220T4J9Q2.

注：硫酸阿巴卡韦曾用代号1592U89及其缩写形式——1592，也曾用于阿巴卡韦及琥珀酸阿巴卡韦。

不良反应

约9%应用包含阿巴卡韦抗逆转录病毒治疗方案的患者最突出的不良反应为严重超敏反应，有时是致命的，常发生在治疗头6周内（但不是绝对的），或当间隙治疗时。超敏反应症状常常包括发热、皮疹、咳嗽、呼吸困难、昏睡、不适、头痛、肌痛及胃肠障碍，特别是恶心和呕吐、腹泻和腹痛。可发生过敏性反应。需提高警惕，因超敏反应可误诊为流感、呼吸道疾病或胃肠炎。偶尔发生多形性红斑、Stevens-Johnson综合征及中毒性表皮坏死松解症。阿巴卡韦引起的其他不良反应包括胰腺炎及肝酶升高。有接受核苷逆转录酶抑制药治疗患者发生乳酸酸中毒的报道，有时是致命的，常伴有严重肝肿大和脂肪变性。

有报道称，严重免疫缺陷的HIV感染患者应用包含阿巴卡韦的联合抗逆转录病毒治疗，在治疗初始期会发生免疫重建综合征（炎症性免疫反应导致临床恶化）。接受包含阿巴卡韦的抗逆转录病毒治疗的患者可见到体脂肪堆积或再分布（脂肪营养不良），包括中心肥胖、后颈部脂肪增多（水牛背）、外周消瘦、脸消瘦、胸部增大及类库欣综合征表现。也有代谢异常的报道，如高甘油三酯血症、高胆固醇血症、胰岛素耐药、高血糖和高乳酸血症。NRTIs也与线粒体功能异常（如异常行为、贫血、惊厥、高脂酶血症、张力亢进和中性白细胞减少症）有关。有肌酸磷酸激酶升高、肌痛、肌炎和偶见横纹肌溶解症的报道，尤其是核苷类似物与HIV-蛋白酶抑制药联用时。也有骨坏死的报道，尤其是在晚期HIV-感染或长期暴露在联合抗逆转录病毒治疗的患者。有关NRTIs不良反应的更多信息见**齐多夫定**，第879页。

对心脏的影响 应用阿巴卡韦的患者有发生心肌梗死的危险，见**齐多夫定**的**不良反应**项下**对心脏的影响**，第879页。

对皮肤的影响 一名患者接受包括阿巴卡韦、拉米夫定及齐多夫定的抗逆转录病毒治疗，发生Stevens-Johnson综合征，可能与阿巴卡韦有关[1]。停止抗逆转录病毒药治疗后，病情缓解。当改用其他仍包括拉米夫定及齐多夫定的治疗方案时，并未再发生此不良反应。

1. Bossi P, *et al.* Stevens-Johnson syndrome associated with abacavir therapy. *Clin Infect Dis* 2002; **35:** 902.

超敏反应 涉及阿巴卡韦引起的超敏反应[1,2]的综述如下。

1. Hewitt RG. Abacavir hypersensitivity reaction. *Clin Infect Dis* 2002; **34:** 1137–42.
2. Hughes CA, *et al.* Abacavir hypersensitivity reaction: an update. *Ann Pharmacother* 2008; **42:** 387–96.

注意事项

携带有人白细胞抗原HLA-B（*）5701等位基因的患者发生阿巴卡韦超敏反应的危险增加；应用阿巴卡韦开始治疗之前，对患者筛查HLA-B（*）5701等位基因可降低超敏反应的发生。推荐所有患者开始应用包含阿巴卡韦的治疗之前，包括那些以前耐受阿巴卡韦治疗但不了解HLA-B（*）5701情况的患者，常规筛查HLA-B（*）5701等位基因。一旦发生超敏反应相关症状，应立即停用阿巴卡韦；因阿巴卡韦超敏反应而停药的患者，*不能再度应用*阿巴卡韦。在治疗头2个月内（虽然超敏反应可发生于任何时候）需要密切观察超敏反应症状。患者中断治疗特别危险，即使患者以往未发生过超敏反应症状。因间隙治疗可增加超敏反应发生的危险性，因此应教育患者遵医嘱按时服药的重要性。

一些研究显示，应用阿巴卡韦在前6个月发生心肌梗死危险增加（见**齐多夫定**的**不良反应**项下**对心脏的影响**，第879页）；因此应考虑心血管疾病风险并尽力减少危险因素。

对伴有中度或重度肝损伤的患者不能应用阿巴卡韦；对较轻度肝损伤及有肝脏疾病危险因素的患者需慎用和降低剂量。如肝功能迅速恶化或肝肿大或发生不可解释的代谢酸中毒时，应停止阿巴卡韦治疗。

肾脏疾病晚期患者不能应用阿巴卡韦。

药物相互作用

乙醇可降低阿巴卡韦消除率，导致增加药物暴露。阿巴卡韦可增加口服美沙酮全身消除率，需严密观察患者是否有美沙酮撤药症状，对某些患者可能需增加美沙酮剂量。

乙醇 参考文献如下。

1. McDowell JA, *et al.* Pharmacokinetic interaction of abacavir (1592U89) and ethanol in human immunodeficiency virus-infected adults. *Antimicrob Agents Chemother* 2000; **44:** 1686–90.

抗病毒作用

阿巴卡韦在细胞内转化为其活性形式卡波佛三磷酸，后者通过竞争性抑制逆转录酶和结合入病毒DNA来抑制包括HIV在内的逆转录病毒DNA合成。

1. Faletto MB, *et al.* Unique intracellular activation of the potent anti-human immunodeficiency virus agent 1592U89. *Antimicrob Agents Chemother* 1997; **41:** 1099–1107.

药动学

阿巴卡韦口服后迅速吸收，口服生物利用度约80%。食物会轻度延缓阿巴卡韦吸收，但不影响血药浓度。阿巴卡韦可通过血脑屏障。血浆蛋白结合率约50%。单剂量口服半衰期约为1.5h。阿巴卡韦在细胞内代谢为活性抗病毒代谢物卡波佛三磷酸。阿巴卡韦主要通过肝脏乙醇脱氢酶和葡糖醛酸化代谢，代谢物主要由尿排泄。肝细胞色素P450同工酶对阿巴卡韦无明显代谢作用。

1. Kumar PN, *et al.* Safety and pharmacokinetics of abacavir (1592U89) following oral administration of escalating single doses in human immunodeficiency virus type 1-infected adults. *Antimicrob Agents Chemother* 1999; **43:** 603–8.
2. Hughes W, *et al.* Safety and single-dose pharmacokinetics of abacavir (1592U89) in human immunodeficiency virus type 1-infected children. *Antimicrob Agents Chemother* 1999; **43:** 609–15.
3. McDowell JA, *et al.* Multiple-dose pharmacokinetics and pharmacodynamics of abacavir alone and in combination with zidovudine in human immunodeficiency virus-infected adults. *Antimicrob Agents Chemother* 2000; **44:** 2061–7.
4. Izzedine H, *et al.* Pharmacokinetics of abacavir in HIV-1-infected patients with impaired renal function. *Nephron* 2001; **89:** 62–7.
5. Jullien V, *et al.* Abacavir pharmacokinetics in human immunodeficiency virus-infected children ranging in age from 1 month to 16 years: a population analysis. *J Clin Pharmacol* 2005; **45:** 257–64.
6. Yuen GJ, *et al.* A review of the pharmacokinetics of abacavir. *Clin Pharmacokinet* 2008; **47:** 351–71.
7. Sleasman JW, *et al.* Abacavir pharmacokinetics during chronic therapy in HIV-1-infected adolescents and young adults. *Clin Pharmacol Ther* 2009; **85:** 394–401.

用途和用法

阿巴卡韦为抗 HIV 的核苷类逆转录酶抑制药，用于治疗 HIV 感染和 AIDS（见第825页）。当单独应用阿巴卡韦，很快发生耐药，因此需与其他抗逆转录病毒药物联用。

阿巴卡韦以硫酸盐作为口服制剂，剂量根据碱基计算，1.17g 硫酸阿巴卡韦相当 1g 阿巴卡韦。成人剂量为 300mg，每日 2 次；或 600mg，每日 1 次。儿童的详细剂量见下文。肝损伤患者需减量（详见下文）。

为了改进患者的依从性和避免单药治疗，开发了固定剂量的联合制剂，可降低获得耐药的危险。在某些国家，有包含阿巴卡韦与拉米夫定或阿巴卡韦、拉米夫定和齐多夫定的联合制剂。

1. Hervey PS, Perry CM. Abacavir: a review of its clinical potential in patients with HIV infection. *Drugs* 2000; **60**: 447–79.
2. Dando TM, Scott LJ. Abacavir plus lamivudine: a review of their combined use in the management of HIV infection. *Drugs* 2005; **65**: 285–302.
3. Castillo SA, *et al.* Long-term safety and tolerability of the lamivudine/abacavir combination as components of highly active antiretroviral therapy. *Drug Safety* 2006; **29**: 811–26.
4. Shey M, *et al.* A combination drug of abacavir-lamivudine-zidovudine (Trizivir^{RTM}) for treating HIV infection and AIDS. Available in The Cochrane Database of Systematic Reviews; Issue 3. Chichester: John Wiley; 2009 (accessed 05/10/09).
5. Sivasubramanian G, *et al.* Abacavir/lamivudine combination in the treatment of HIV: a review. *Ther Clin Risk Manag* 2010; **6**: 83–94.

儿童用法 治疗 3 个月及 3 个月以上年龄的儿童，阿巴卡韦以口服片剂或口服溶液形式与其他抗逆转录病毒药物联用。根据体重计算剂量：

- 14～21kg：150mg（半片），每日 2 次；
- 22～29kg：早晨 150mg（半片），晚上 300mg（一片）；
- 30kg 或以上：300mg（一片），每日 2 次；

或

- 口服液的剂量为 8mg/kg，每日 2 次；直到最大剂量 300mg，每日 2 次。

在肝损伤中的用法 中度或重度肝损伤患者不能应用阿巴卡韦；轻度肝损伤（Child-Pugh 评分 5～6）患者可用 200mg，每日 2 次。

制剂

专利制剂

Arg.: Filabac; Finecil; Panka; Plusabcir; Zepril; Ziagenavir; **Austral.:** Ziagen; **Austria:** Ziagen; **Belg.:** Ziagen; **Braz.:** Ziagenavir; **Canad.:** Ziagen; **Chile:** Ziagen; **Cz.:** Ziagen; **Denm.:** Ziagen; **Fin.:** Ziagen; **Fr.:** Ziagen; **Ger.:** Kivexa; Ziagen; **Gr.:** Ziagen; **Hong Kong:** Ziagen; **Hung.:** Ziagen; **India:** Abamune; **Irl.:** Ziagen; **Israel:** Ziagen; **Ital.:** Ziagen; **Mex.:** Ziagenavir; **Neth.:** Ziagen; **Norw.:** Ziagen; **NZ:** Ziagen; **Pol.:** Ziagen; **Port.:** Ziagen; **Rus.:** Ziagen (Зиаген); **S.Afr.:** Ziagen; **Singapore:** Ziagen; **Spain:** Ziagen; **Swed.:** Ziagen; **Switz.:** Ziagen; **Thai.:** Ziagenavir; **Turk.:** Ziagen; **UK:** Ziagen; **USA:** Ziagen; **Venez.:** Ziagen.

多组分制剂 **Arg.:** Kivexa; Tricivir; Trivudin; Zidomuv; **Austral.:** Kivexa; Trizivir; **Austria:** Kivexa; Trizivir; **Belg.:** Kivexa; Trizivir; **Canad.:** Kivexa; Trizivir; **Chile:** Kivexa; Tricivir; **Cz.:** Kivexa; Trizivir; **Denm.:** Kivexa; Trizivir; **Fin.:** Kivexa; Trizivir; **Fr.:** Kivexa; Trizivir; **Ger.:** Trizivir; **Gr.:** Kivexa; Trizivir; **Hong Kong:** Kivexa; Trizivir; **Hung.:** Kivexa; Trizivir; **Irl.:** Kivexa; Trizivir; **Israel:** Kivexa; Trizivir; **Ital.:** Kivexa; Trizivir; **Mex.:** Kivexa; Trizivir; **Neth.:** Kivexa; Trizivir; **Norw.:** Kivexa; Trizivir; **NZ:** Kivexa; Trizivir; **Pol.:** Kivexa; Trizivir; **Port.:** Kivexa; Trizivir; **Rus.:** Kivexa (Кивекса); Trizivir (Тризивир); **S.Afr.:** Kivexa; Trizivar; **Singapore:** Kivexa; **Spain:** Kivexa; Trizivir; **Swed.:** Kivexa; Trizivir; **Switz.:** Kivexa; Trizivir; **Thai.:** Kivexa; **Turk.:** Trizivir; **UK:** Kivexa; Trizivir; **USA:** Epzicom; Trizivir; **Venez.:** Trizivir.

Aciclovir（*BAN*，*rINN*）阿昔洛韦

Acicloguanosina; Aciclovirum; Aciklovír; Aciklovir; Acikloviras; Acycloguanosine; Acyclovir *(USAN)*; Acyklowir; Asikloviiri; Asiklovir; BW-248U. 9-[(2-Hydroxyethoxy)methyl]guanine; 2-Amino-1,9-dihydro-9-(2-hydroxyethoxymethyl)-6*H*-purin-6-one.

Ацикловир

$C_8H_{11}N_5O_3$ = 225.2.

CAS — 59277-89-3.

ATC — D06BB03; J05AB01; S01AD03.

ATC Vet — QD06BB03; QJ05AB01; QS01AD03.

UNII — X4HES1O11F.

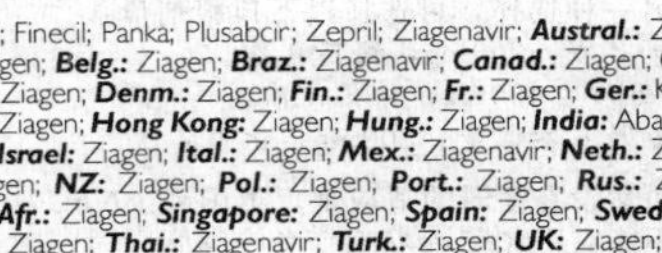

Pharmacopoeias. In *Chin.*, *Eur.* (see p.vii), and *US.*

Ph. Eur. 6.8（Aciclovir） 白色及类白色结晶性粉末。微溶于水；极微溶于乙醇；易溶于二甲基亚砜；溶于稀释的氢氧化物碱液及无机酸。

USP 33（Acyclovir） 白色及类白色结晶性粉末。微溶于水；不溶于乙醇；溶于稀释的盐酸。贮藏于密闭容器。避光，防潮。

Aciclovir Sodium（*BANM*，*rINNM*）阿昔洛韦钠

Aciclovir sódico; Aciclovir Sodique; Acyclovir Sodium *(USAN)*; Natrii Aciclovirum.

Натрий Ацикловир

$C_8H_{10}N_5NaO_3$ = 247.2.

CAS — 69657-51-8.

ATC — D06BB03; J05AB01; S01AD03.

ATC Vet — QD06BB03; QJ05AB01; QS01AD03.

UNII — 927L42J563.

配伍禁忌 阿昔洛韦与膦甲酸不能配伍[1,2]。也曾报道[3]在阿昔洛韦与环孢素、苯海拉明、庆大霉素、格拉司琼或甲氧氯普胺之间好像是 Y-site 注射液的视觉配伍禁忌。

1. Lor E, Takagi J. Visual compatibility of foscarnet with other injectable drugs. *Am J Hosp Pharm* 1990; **47**: 157–9.
2. Baltz JK, *et al.* Visual compatibility of foscarnet with other injectable drugs during simulated Y-site administration. *Am J Hosp Pharm* 1990; **47**: 2075–7.
3. Canann D, *et al.* Visual compatibility of iv medications routinely used in bone marrow transplant recipients. *Am J Health-Syst Pharm* 2009; **66**: 727–9. Correction. *ibid.*; 1431.

稳定性

一项研究发现[1]，用 0.9% 氯化钠和 5% 葡萄糖配制的阿昔洛韦钠溶液，在 23℃分别保存 7 天和 21 天是稳定的。在 4℃保存 35 天是稳定的，虽然以后保存于室温会产生不可逆的沉淀。当新配制的溶液保存于冰箱也可发生沉淀，但在室温沉淀可再溶解。美国注册药品信息推荐稀释的溶液需在配制后 24h 内应用。

1. Zhang Y, *et al.* Stability of acyclovir sodium 1, 7, and 10 mg/mL in 5% dextrose injection and 0.9% sodium chloride injection. *Am J Health-Syst Pharm* 1998; **55**: 574–7.

不良反应

阿昔洛韦一般耐受好。阿昔洛韦静脉给药，如阿昔洛韦钠，可引起局部注射部位炎症反应及静脉炎；这些反应可能伴有引起组织坏死的外渗。

某些患者接受阿昔洛韦系统给药可引起肾损伤；通常是可逆的，有报道补液及（或）降低剂量或停药可逆转肾毒性，但也可能进展为急性肾衰竭。患者缺水、既往存在肾损伤、应用大剂量药物、迅速注射或大剂量注射等因素，促使阿昔洛韦在肾小管析出结晶，可增加肾毒性的危险性。某些患者接受阿昔洛韦系统给药可能有暂时性血尿素和肌酐升高，虽然静脉给药此不良反应可更急性发生。

阿昔洛韦系统给药后，偶见的不良反应包括血胆红素和肝酶升高、血液学改变、皮疹（包括多形性红斑、Stevens-Johnson 综合征及中毒性表皮坏死松解症）、发热、头痛、眩晕、胃肠道的影响（如恶心、呕吐及腹泻）。超敏反应也有报道。偶见报道肝炎和黄疸。可逆性神经系统影响，包括昏睡、嗜睡、精神混乱、幻觉、激动、震颤、精神病、惊厥及昏迷，尤其是阿昔洛韦静脉给药患者及既往存在肾损伤患者易发生；这些影响在老年患者更显著。对免疫减弱患者胃肠外给予大剂量阿昔洛韦可发生血栓形成性血小板减少性紫癜及溶血性尿毒症综合征，有时可致死。也有报道促进弥漫性脱发。

阿昔洛韦局部应用可引起短暂的刺痛、烧灼感、刺激或红斑。眼膏偶尔可引起短暂的刺痛、浅表的点状角膜病变、眼睑炎或结膜炎。

对血液的影响 骨髓移植后患者应用阿昔洛韦，未发现有骨髓毒性[1,2]。三例怀疑或证实有单纯疱疹脑炎的患者应用阿昔洛韦，在骨髓中发现巨幼红细胞造血[3]。一篇报道称在健康个体应用阿昔洛韦后，发现有抑制人外周血淋巴细胞的现象[4]。

1. Serota FT, *et al.* Acyclovir treatment of herpes zoster infections: use in children undergoing bone marrow transplantation. *JAMA* 1982; **247**: 2132–5.
2. Gluckman E, *et al.* Oral acyclovir prophylactic treatment of herpes simplex infection after bone marrow transplantation. *J Antimicrob Chemother* 1983; **12** (suppl B): 161–7.
3. Amos RJ, Amess JAL. Megaloblastic haemopoiesis due to acyclovir. *Lancet* 1983; **i**: 242–3.
4. Tauris P, *et al.* Evaluation of the acyclovir-induced modulation of the plaque-forming cell response of human peripheral blood lymphocytes. *J Antimicrob Chemother* 1984; **13**: 71–7.

对肾脏的影响 阿昔洛韦大多数由肾排泄，并在肾小管腔内达高浓度，其在尿内溶解度很低，因此引起肾小管结晶沉淀。高剂量、容量消耗或既往存在肾损伤可增加与阿昔洛韦有关的急性肾衰竭的危险，其发生率在一些报道中可达 12%～48%。虽然一般无症状，也可能有恶心、呕吐和胁痛，并伴有血尿和脓尿。大多数患者经停药和补液可恢复，但有些患者需进行暂时透析；对某些患者应用袢利尿药可能有益。缓慢静脉注射和充分补液可预防结晶析出，对既往存在肾损伤的患者需降低剂量[1]。

也有报道肾毒性与结晶析出无关[2～4]。

1. Perazella MA. Crystal-induced acute renal failure. *Am J Med* 1999; **106**: 459–65.
2. Giustina A, *et al.* Low-dose acyclovir and acute renal failure. *Ann Intern Med* 1988; **108**: 312.
3. Eck P, *et al.* Acute renal failure and coma after a high dose of oral acyclovir. *N Engl J Med* 1991; **325**: 1178.
4. Johnson GL, *et al.* Acute renal failure and neurotoxicity following oral acyclovir. *Ann Pharmacother* 1994; **28**: 460–3.

对神经系统的影响 神经毒性包括、精神紊乱、肌痉挛、激动、昏睡或幻觉，为阿昔洛韦不常见的不良反应，很难与基础疾病进展相区别。肾损伤可增加危险，虽然与血浆高峰浓度无明显相关性，老年和应用其他神经毒性药物的患者发生这些不良反应也更常见[1]。143 例骨髓移植后患者应用阿昔洛韦静脉滴注，治疗疱疹病毒感染，每日剂量为 0.75～3.6g/m²，6 例发生可逆的神经系统症状，包括震颤、激动、恶心、昏睡、轻度方向感丧失、自主神经失调、偏侧下身麻木、说话含糊不清[2]。所有 6 例患者 EEGs 广泛性不正常。所有患者停用阿昔洛韦后症状改进，2 例患者重新应用阿昔洛韦后症状复发。所有 6 例患者同时应用放射治疗和鞘内注入甲氨蝶呤，3 例患者同时应用干扰素 α，1 例患者同时应用环孢素。有报道发生神经毒性症状[3]，与代谢物 9-羰基甲氧基甲基鸟嘌呤在血清和 CSF 内浓度上升有关。

1. Ernst ME, Franey RJ. Acyclovir- and ganciclovir-induced neurotoxicity. *Ann Pharmacother* 1998; **32**: 111–13.
2. Wade JC, Meyers JD. Neurologic symptoms associated with parenteral acyclovir treatment after marrow transplantation. *Ann Intern Med* 1983; **98**: 921–5.
3. Helldén A, *et al.* The aciclovir metabolite CMMG is detectable in the CSF of subjects with neuropsychiatric symptoms during aciclovir and valaciclovir treatment. *J Antimicrob Chemother* 2006; **57**: 945–9.

对皮肤的影响 单纯疱疹脑炎患者静脉应用阿昔洛韦，发生水疱或大疱性病损[1,2]。需仔细鉴别是毒性反应，还是疱疹病变。也有报道既往发生带状疱疹皮损部位发生复发性皮炎与阿昔洛韦有关[3]。

也可见下文**过敏反应**。

1. Buck ML, *et al.* Vesicular eruptions following acyclovir administration. *Ann Pharmacother* 1993; **27**: 1458–9.
2. Armingaud P, *et al.* Eruption bulleuse localisée après injection intraveineuse d'aciclovir: mécanisme toxique ou immunoallergique? *Ann Dermatol Venereol* 2000; **127**: 496–8.
3. Carrasco L, *et al.* Drug eruption secondary to aciclovir with recall phenomenon in a dermatome previously affected by herpes zoster. *Clin Exp Dermatol* 2002; **27**: 132–4.

超敏反应 超敏反应包括斑丘疹和瘙痒，与应用阿昔洛韦有关。也可发生与泛昔洛韦[1]（虽然有些对阿昔洛韦过敏患者改用泛昔洛韦[2]）和前药伐昔洛韦[3]交叉过敏。曾报道成功诱导耐受口服阿昔洛韦的病例[1]。

1. Kawsar M, *et al.* Graded challenge in an aciclovir allergic patient. *Sex Transm Infect* 2001; **77**: 204–5.
2. Bayrou O, *et al.* Famciclovir as a possible alternative treatment in some cases of allergy to acyclovir. *Contact Dermatitis* 2000; **42**: 42.
3. Lammintausta K, *et al.* Rapid systemic valaciclovir reaction subsequent to aciclovir contact allergy. *Contact Dermatitis* 2001; **45**: 181.

脉管炎 阿昔洛韦可引起脉管炎。1 例患者[1]应用很多药物，阿昔洛韦是其中之一，可能是引起坏死性脉管炎的因素。另一例报道，1 例患水痘的免疫减弱患儿，静脉应用阿昔洛韦，发生脉管炎皮疹，停药后消失[2]。

一例伴有脉管炎的外周神经病由前药伐昔洛韦引起，见**对神经系统的影响**，第876页。

1. von Schultess GK, Sauter C. Acyclovir and herpes zoster. *N Engl J Med* 1981; **305**: 1349.
2. Platt MPW, Eden OB. Vasculitis in association with chickenpox treatment in childhood acute lymphoblastic leukaemia. *Lancet* 1982; **ii**: 763–4.

注意事项

伴有肾损伤的患者需谨慎系统给予阿昔洛韦，并需降低剂量。对老年人和已存在肾损伤的患者，需密切监测神经不良反应。胃肠外给予阿昔洛韦或口服高剂量阿昔洛韦的患者要维持充分补液。静脉输注剂量需大于 1h，以避免阿昔洛韦在肾内沉淀；要避免迅速或大量注射。与其他肾毒性药物联用，可增加肾损伤的危险。对伴有神经系统异常、明显缺氧、严重肝或电解质异常患者，应用阿昔洛韦静脉给药时需谨慎。

哺乳 阿昔洛韦可分布于乳汁[1～4]，母乳内阿昔洛韦浓度高于母亲血浆浓度[1～3]。注册药品信息报告显示，母亲口服阿昔洛韦 200mg，每日 5 次，使哺乳的婴儿每日暴露于 300μg/kg 的剂量，因此对哺乳母亲应用阿昔洛韦需慎重。但应用阿昔洛韦的哺乳母亲，其婴儿未发

现不良反应，并且 American Academy of Pediatrics 认为[5]二者是相容的。

1. Lau RJ, *et al.* Unexpected accumulation of acyclovir in breast milk with estimation of infant exposure. *Obstet Gynecol* 1987; **69:** 468–71.
2. Meyer LJ, *et al.* Acyclovir in human breast milk. *Am J Obstet Gynecol* 1988; **158:** 586–8.
3. Bork K, Benes P. Concentration and kinetic studies of intravenous acyclovir in serum and breast milk of a patient with eczema herpeticum. *J Am Acad Dermatol* 1995; **32:** 1053–5.
4. Taddio A, *et al.* Acyclovir excretion in human breast milk. *Ann Pharmacother* 1994; **28:** 585–7.
5. American Academy of Pediatrics. The transfer of drugs and other chemicals into human milk. *Pediatrics* 2001; **108:** 776–89. [Retired May 2010] Correction. *ibid.*; 1029. Also available at: http://aappolicy.aappublications.org/cgi/content/full/pediatrics%3b108/3/776 (accessed 02/04/08)

妊娠 1246 例暴露于阿昔洛韦的妊娠妇女，其胎儿先天性畸形和自然流产发生率并不比一般妊娠妇女多[1]。

1. Stone KM, *et al.* Pregnancy outcomes following systemic prenatal acyclovir exposure: conclusions from the International Acyclovir Pregnancy Registry, 1984-1999. *Birth Defects Res A Clin Mol Teratol* 2004; **70:** 201–7.

钠浓度 1g 阿昔洛韦钠含 4.05mmol 钠。

药物相互作用

丙磺舒可阻碍阿昔洛韦的肾清除。与其他肾毒性药物联用，可增加肾损伤的危险。

抗病毒药 齐多夫定与阿昔洛韦联用，一般不增加毒性[1]。但一篇报道[2]指出，一名患者同时应用阿昔洛韦与齐多夫定发生严重的疲乏，每个药物单独应用时无此反应。

干扰素 α-n1 的药品信息报道，同时给予阿昔洛韦，患者曾发生进行性肾衰竭。

1. Tartaglione TA, *et al.* Pharmacokinetic evaluations of low- and high-dose zidovudine plus high-dose acyclovir in patients with symptomatic human immunodeficiency virus infection. *Antimicrob Agents Chemother* 1991; **35:** 2225–31.
2. Bach MC. Possible drug interaction during therapy with azidothymidine and acyclovir for AIDS. *N Engl J Med* 1987; **316:** 547.

茶碱 证明阿昔洛韦可抑制茶碱代谢，导致累积，参考第1105页。

抗病毒作用

阿昔洛韦抑制单纯疱疹病毒 1 型、2 型及水痘-带状疱疹病毒的复制。阿昔洛韦活性需要在细胞内被病毒胸腺嘧啶核苷激酶转化成单磷酸盐，随后被细胞酶逐步磷酸化为二磷酸及活性三磷酸。后者抑制疱疹病毒 DNA 聚合酶并结合入病毒 DNA 而抑制病毒 DNA 合成及复制。此过程特异的发生在感染细胞内。动物和体外研究发现不同病毒株对阿昔洛韦敏感性不同，但这些病毒仍可被临床易达到的阿昔洛韦血浓度抑制。单纯疱疹病毒 1 型对阿昔洛韦最敏感，其次为 2 型，再次为水痘-带状疱疹病毒。

Epstein-Barr 病毒及 CMV 对阿昔洛韦敏感性较低。对 CMV 的作用不是通过胸腺嘧啶核苷激酶活化，可能通过不同的作用机制。Epstein-Barr 病毒的胸腺嘧啶核苷激酶活性低，但其 DNA 聚合酶对阿昔洛韦三磷酸的抑制很敏感，可能为部分作用机制。

阿昔洛韦对潜伏病毒无活性，但有些证据指出阿昔洛韦可抑制单纯疱疹病毒再激活的早期阶段。

耐药

缺失胸腺嘧啶核苷激酶的单纯疱疹病毒突变株在体内体外可对阿昔洛韦耐药。其他耐药机制包括胸腺嘧啶核苷激酶底物特异性改变和对病毒 DNA 聚合酶敏感性降低。对水痘-带状疱疹病毒耐药也有报道，可能通过类似耐药机制。

虽然偶有治疗失败的报道，耐药并不是单纯疱疹病毒感染治疗的主要问题。对免疫抑制患者而言，耐药病毒感染是一问题。AIDS 患者更易罹患阿昔洛韦耐药的黏膜-皮肤单纯疱疹病毒感染。

因缺失胸腺嘧啶核苷激酶而对阿昔洛韦耐药的突变株可能对其他需此酶磷酸化的抗病毒药有交叉耐药，如溴夫定、碘苷及更昔洛韦。因胸腺嘧啶核苷激酶底物特异性改变而耐药的突变株，可能对溴夫定有交叉耐药；因对病毒 DNA 聚合酶敏感性降低而耐药的突变株，可能对溴夫定和阿糖腺苷有交叉耐药。那些伴有改变的酶特异性或敏感性的病毒具有不同的交叉-耐药特征，并且可能对前述的其他抗病毒药敏感。

1. Bacon TH, *et al.* Herpes simplex virus resistance to acyclovir and penciclovir after two decades of antiviral therapy. *Clin Microbiol Rev* 2003; **16:** 114–28.
2. Malvy D, *et al.* A retrospective, case-control study of acyclovir resistance in herpes simplex virus. *Clin Infect Dis* 2005; **41:** 320–6.

药动学

口服阿昔洛韦由胃肠道吸收很差。口服阿昔洛韦的生物利用度为 10%～20%；为克服其很差的吸收，开发了口服活性前药，如伐昔洛韦（见第876页）。

静脉输入阿昔洛韦钠可广泛分布于体组织与体液（包括 CSF），其浓度可达血浆浓度的 50%。报道的蛋白结合率为 9%～33%。

阿昔洛韦大多数以原形由尿排泄，由肾小球过滤和一些活性肾小管分泌，有高达 14%无活性代谢物 9-羧基甲氧基甲基鸟嘌呤出现在尿内。肾功能正常患者半衰期为 2～3h。慢性肾衰竭患者，此数据上升，在无尿患者可高达 19.5h。当血液透析时，有报道半衰期可降为 5.7h，60%阿昔洛韦剂量被排出。约相当 2%剂量的阿昔洛韦由粪便排泄。

丙磺舒可增加阿昔洛韦半衰期和阿昔洛韦血药浓度-时间曲线下面积。

阿昔洛韦可通过胎盘，并分布于母乳，在母乳内浓度比母亲血清浓度高 3 倍。

虽然改进剂型可增加吸收，但阿昔洛韦经局部完整皮肤吸收很少。3%阿昔洛韦眼膏可吸收，水状液（眼房水）内可达相当高浓度，血内浓度可忽略。

1. de Miranda P, Blum MR. Pharmacokinetics of acyclovir after intravenous and oral administration. *J Antimicrob Chemother* 1983; **12** (suppl B): 29–37.
2. Laskin OL. Clinical pharmacokinetics of acyclovir. *Clin Pharmacokinet* 1983; **8:** 187–201.
3. Wagstaff AJ, *et al.* Aciclovir: a reappraisal of its antiviral activity, pharmacokinetic properties and therapeutic efficacy. *Drugs* 1994; **47:** 153–205.

分布 口服阿昔洛韦药动学和其在眼内分布的参考文献如下[1]。

1. Hung SO, *et al.* Pharmacokinetics of oral acyclovir (Zovirax) in the eye. *Br J Ophthalmol* 1984; **68:** 192–5.

用途和用法

阿昔洛韦是合成的嘌呤核苷类似物，结构与鸟嘌呤相近。主要用于治疗和预防单纯疱疹病毒 1 型和 2 型（第824页）及水痘-带状疱疹病毒（带状疱疹和水痘，见第824页）感染。

单纯疱疹病毒感染包括疱疹角膜炎、唇疱疹及生殖器疱疹，症状出现后尽早通过静脉、口服或局部用药。对原发及复发感染均可成功治疗。长期治疗可减少复发，尤其对免疫减弱患者长期治疗很重要，但停止长期治疗，感染可复发。

静脉或口服阿昔洛韦可促进带状疱疹病变痊愈和减轻急性疼痛；对防止疱疹后神经痛的效果有争论（详见第10页）。对免疫减弱患者的效果可能更明显。

阿昔洛韦钠静脉滴注以碱基计算剂量，1.1g 阿昔洛韦钠相当 1g 阿昔洛韦。静脉滴注阿昔洛韦浓度通常配成 25mg/ml 或 50mg/ml；然后稀释到不大于 5mg/ml（0.5%）终浓度，静脉滴注大于 1h。或者配成 25mg/ml 应用可控制速度的输液泵，给药大于 1h。对肥胖患者需根据实际体重计算剂量，以免超剂量。

对免疫受损患者单纯疱疹病毒感染、严重的原发生殖道疱疹或免疫受损患者预防单纯疱疹病毒感染，静脉滴注剂量为 5mg/kg，每 8h 1 次，建议治疗 5～7 天。较高剂量 10mg/kg，每 8h 1 次，用于治疗单纯疱疹脑炎，需治疗 10 天。

对免疫活性良好患者**水痘-带状疱疹感染**，剂量为 5mg/kg，每 8h 1 次。免疫受损患者需用较高剂量 10mg/kg，每 8h 1 次。

根据适应证，阿昔洛韦口服剂量不同。对**单纯疱疹病毒感染**：

- 对包括生殖器疱疹的原发感染，应用 200mg，每日 5 次（醒时，每 4h 1 次），5～10 天。
- 对严重免疫受损患者或吸收功能损害患者，可用 400mg，每日 5 次，服用 5 天。
- 对免疫活性良好患者抑制单纯疱疹复发，每日 800mg，分 2～4 次口服；也可试用每日 400～600mg，也曾用过高到每日 1g 的剂量。每隔 6～12 月需停药，重新评估患者情况。

慢性抑制治疗对轻度或不经常复发的患者是不恰当的。对这样患者，针对复发时治疗可能更有利；建议用 200mg，每日 5 次，治疗 5 天，在前驱期开始治疗较好。

- 对免疫受损患者预防单纯疱疹，用 200～400mg，每日 4 次。

阿昔洛韦治疗**水痘**剂量为 800mg，每日 4～5 次，5～7 天；对**带状疱疹**用 800mg，每日 5 次，7～10 天。

皮肤单纯疱疹感染包括生殖器疱疹和唇疱疹，用含 5%阿昔洛韦软膏或乳膏局部治疗，每日 5 次或 6 次，5～10 天。在前驱期当体征或症状开始时尽早、尽快治疗较佳。对单纯疱疹**角膜炎**可用 3%眼膏，每日 5 次，直到痊愈后 3 天。

对肾损伤患者应降低剂量（详见下文）。

儿童的详细剂量见下文**儿童用法**。

1. Wagstaff AJ, *et al.* Aciclovir: a reappraisal of its antiviral activity, pharmacokinetic properties and therapeutic efficacy. *Drugs* 1994; **47:** 153–205.
2. Leflore S, *et al.* A risk-benefit evaluation of aciclovir for the treatment and prophylaxis of herpes simplex virus infections. *Drug Safety* 2000; **23:** 131–42.
3. Nasser M, *et al.* Acyclovir for treating primary herpetic gingivostomatitis. Available in The Cochrane Database of Systematic Reviews; Issue 4. Chichester: John Wiley; 2008 (accessed 29/10/09).

儿童用法 阿昔洛韦已允许用于治疗婴儿和儿童的单纯疱疹和水痘-带状疱疹感染以及预防免疫受损儿童的单纯疱疹感染。阿昔洛韦可经静脉缓慢滴注（>1h）或口服。

推荐的静脉剂量因国家和患者的年龄而有所不同。一般每 8h 1 次。

在英国，3 个月～12 岁患儿的 8h 剂量根据体表面积来计算。通常治疗 5～10 天：

- 免疫活性良好患儿的单纯疱疹和水痘-带状疱疹感染：250mg/m²。
- 免疫受损儿童的水痘-带状疱疹感染或单纯疱疹脑炎：500mg/m²。

在美国，3 个月～12 岁患儿的 8h 静脉剂量根据体重来计算：

- 单纯疱疹感染：10mg/kg，7 天。
- 免疫受损儿童的水痘-带状疱疹感染：20mg/kg，7 天。
- 单纯疱疹脑炎：20mg/kg，10 天。

在英国和美国，新生儿到 3 个月婴儿的静脉剂量根据体重计算；治疗单纯疱疹感染可应用 10mg/kg 每 8h 1 次的静脉剂量。新生儿单纯疱疹感染通常需治疗 10 天。*BNFC 2010/11* 推荐对新生儿到 3 个月婴儿单纯疱疹感染应用 20mg/kg 每 8h 1 次的较高静脉剂量，治疗 14 天（如有 CNS 感染治疗 21 天）。同样，对这个年龄组水痘-带状疱疹感染也推荐 10～20mg/kg 每 8h 1 次的静脉剂量，最少治疗 7 天。

在英国，治疗单纯疱疹感染和预防免疫受损患儿的单纯疱疹感染允许下列口服剂量：

- 2 岁及 2 岁以上：通常成人剂量（见上文）。
- 小于 2 岁：通常成人剂量的一半。

在英国和美国，治疗水痘的口服剂量：

- 大于 2 岁：20mg/kg，最大 800mg，每日 4 次，5 天。

另一种选择，可选择以下口服剂量：

- 小于 2 岁：200mg，每日 4 次。
- 2～5 岁：400mg，每日 4 次。
- 6 岁及 6 岁以上：800mg，每日 4 次。

虽然没有注册的适应证，英国和 *BNFC 2010/11* 推荐当不能应用水痘-带状疱疹免疫球蛋白时，阿昔洛韦也可用于暴露水痘后减轻疾病，对 1 个月～18 岁人群：推荐 10mg/kg，每日 4 次，暴露水痘后 1 周开始用药。

在肾损伤中的用法 对肾损伤患者需根据肌酐清除率（CC）和注册药品信息降低阿昔洛韦剂量，指南如下：

静脉剂量：

- CC 在 25～50ml/min：静脉注入间隔可延长到 12h。
- CC 在 10～25ml/min：静脉注入间隔可延长到 24h。
- CC<10ml/min：进行腹膜透析患者，需接受通常适当剂量的一半，每 24h 给药 1 次；进行血液透析患者，需接受通常适当剂量的半量，每 24h 给药 1 次，血液透析后，再加半量。

口服剂量：

- CC<10ml/min：单纯疱疹感染，每 12h 给药 200mg；水痘-带状疱疹感染，每 12h 给药 800mg。
- CC 在 10～25ml/min：水痘-带状疱疹感染，给药 800mg/次，每日 3 次，每 8h 1 次。

多形红斑 复发性多形红斑患者（见第1507页）患单纯疱疹感染，在感染开始时给予口服阿昔洛韦 5 天疗程，可防止随后的皮肤损害[1]。如治疗失败，口服阿昔洛韦 6 个月疗程对患者有益[2]，即使疱疹感染并不明显，口服阿昔洛韦 6 个月疗程对患者也有益。需注意的是，多形性红斑也可能为阿昔洛韦系统用药的不良反应。

1. Schofield JK, *et al.* Recurrent erythema multiforme: clinical features and treatment in a large series of patients. *Br J Dermatol* 1993; **128:** 542–5.
2. Tatnall FM, *et al.* A double-blind, placebo-controlled trial of continuous acyclovir therapy in recurrent erythema multiforme. *Br J Dermatol* 1995; **132:** 267–70.

制剂

BP 2010: Aciclovir Cream; Aciclovir Eye Ointment; Aciclovir Intravenous Infusion; Aciclovir Oral Suspension; Aciclovir Tablets; Dispersible Aciclovir Tablets;
USP 33: Acyclovir Capsules; Acyclovir for Injection; Acyclovir Ointment; Acyclovir Oral Suspension; Acyclovir Tablets.

专利制剂

Arg.: Acerpes; Aciclo; Aciclotex; Apofarm; Dioxis; Duolip; Lafevir; Lisovyr; Oralsone Herpes; Poviral; Virostatic; Xiclovir; Zovirax; ***Austral.:*** Acihexal; Acivir; Acyclo-V; Chemists Own Cold Sore; Lovir; Nyal Antiviral Cold Sore; Ozvir; Zovirax; Zyclir†; ***Austria:*** Acic; Aciclobene; Aciclostad; Activir; Acyclox†; Exviral†; Fibral†; Herpomed; Nycovir; Simplex-Fieberblasen†; Stadovir†; ViroMed; Xorox; Zovirax; ***Belg.:*** Aciclomed; Aciclophar†; Docaciclo; Viratop; Zovirax; ***Braz.:*** Aciclomed; Aciclor; Aciclovan†; Aciveral; Acivirax; Anclomax; Antivirax; Aviral; Ciclavix†; Ciclocris†; Clovir†; Ductovirax; Exavir†; Ezopen; Heclivir; Herpesil†; Hervirax; Hpvir; Uni Vir; Ziclovir†; Zovirax; ***Canad.:*** Zovirax; ***Chile:*** Eurovir; Lisovyr; Oftavir; Vironida; Zovirax; ***Cz.:*** Acyclostad; Herpesin; Herpotern†; Provirsan; Ranvir†; Supraviran†; Virot†; Virolex†; Xorox†; Zovirax; ***Denm.:*** Aciclodan; Acivir; Avirox; Geavir; Herpavir; Orivir†; Zovir; ***Fin.:*** Aclotad; Aclovir; Acyclostad; Acyrax; Antix; Geavir†; Herpolips; Zovirax; ***Fr.:*** Aciclovivax; Activir; Herpevir; Kendix; Remex; Virucalm; Zovirax; ***Ger.:*** Acerpes; Acic; Acic-Ophtal; Aciclo; Aciclobeta; Aciclostad; Acivir; Dynexan Herpescreme†; Herpetad†; Juviral†; Mapox†; Supraviran; Virax†; Virupos; Viruseen†; Virzin; Zoliparin; Zovirax; ***Gr.:*** Abduce; Amitrox; Biozirox; Cargosil; Cevinolon; Clovirax; Cycloviran; Erpaclovir; Erpizon; Etasisen; Fibrilan; Hagevir; Helposol; Herzkur; Neldim; Pulibex; Uniplex; Verpir; Virusteril; Xorox; Zeramil; Zicoten; Zidovimm; Zovirax; ***Hong Kong:*** Acilax†; Aclovirax; Acyvir†; Avorax; Clinovir; Cusiviral; Cyclorax†; Cyclovax; Entir; Euroclovir; Fanovir; Lovir; Medovir; Qualiclovir; Saforax; Synclovir; Vidaclovir†; Virest; Viroclear; Virucid; Wariviron†; Zevin†; Zoral; Zoraxin†; Zostin; Zostinol; Zovirax; ***Hung.:*** Acyclostad; Herpesin; Telviran; Virokill†; Virolex; Zovirax; ***India:*** Acivir; Cyclovir; Herpex; Ocurax; Zovirax; ***Indon.:*** Acifar; Azovir†; Clinovir; Clopes; Danovir; Herax; Herpiclof; Kenrovir†; Licovir; Matrovir†; Molavir; Nevirz†; Palovir; Poviral; Quavir; Scanovir; Temiral; Viralis; Vircella†; Vircovir; Virdam; Vireth; Virpes; Virtaz-200; Virules; Zorel†; Zoter; Zovirax; Zumasid†; Zyclorax; ***Irl.:*** Acic; Bellvirax; Herpetad; Soothelip; Viralief; Zovirax; ***Israel:*** Acivir; Acyclo-V; Cyclomed; Supra-Vir; Zovirax; ***Ital.:*** Aciclin; ACY; Acyvir; Alovir; Amodivyr; Avirase; Avix; Avyclor; Avyplus; Avysal†; Citivir†; Cycloviran; Dravyr; Efriviral; Esavir; Euclivir; Fuviron; Herpesnil; Iliaclor; Immunovir†; Ipaviran†; Ipsovir†; Neclovir†; Neviran; Rexan†; Riduvir; Sanavir; Sifiviral†; Voraclor; Zovirax; ***Jpn:*** Zovirax; ***Malaysia:*** Acylete; Avorax; Cusiviral; Declovir; Hepirax; Lovir; Medovir; Vacrax; Virest†; Virless; Virucid; Zevin; Zoral; Zorax†; Zovirax; ***Mex.:*** Acifur; Akevir; Apo-Vir; Avirex-T; Bioviraz; Brimex; Cicloferon; Clirbest; Clociver; Clovex; Clyvorax; Epsin†; Erser; Firex; Hercivir; Herpilem; Isavir; Jersin†; Kerastil; Laciken; Landvir; Lesaclor; Maclov; Opthavir; Pharcilex†; Seracic; Sinarden; Sophivir; Soviclor; Vicloran; Viclovir; Virestat; Viroxil; Zirconia; Ziverone; Zovirax; ***Neth.:*** Acyclostad; Herpolips; Kruidvat Koortslipcreme; Zovirax; ***Norw.:*** Antix; Zovirax; ***NZ:*** Acicvir†; Lovir; Viraban; Zolaten; Zovirax; ***Philipp.:*** Acyhex†; Cyclostad; Herpex; Klozivex; Terclovir; Virest; Zealor; Zoteran; Zovirax; ***Pol.:*** Abbovir†; Acix; Antivir; Awirol; Cusiviral; Hascovir; Herpesin; Herpex; Heviran; Virolex; Viru-POS; Xorovir†; Zovirax; ***Port.:*** Aciclosina; Aciclovax; Briclofar; Cicloviral; Divicil; Faulviral; Hermix-Sofex; Herpex†; Milavir; Vidovir; Zov800; Zovirax; ***Rus.:*** Aciclostad (Ациклостад)†; Cyclovir (Цикловир); Herpesin (Герпесин); Herpevir (Герпевир); Lovir (Ловир); Medovir (Медовир); Provirsan (Провирсан); Virolex (Виролекс); Vivorax (Виворакс); Zovirax (Зовиракс); ***S.Afr.:*** Acitab DT; Acitop; Activir; Cyclivex; Lovire; Vyrohexal; Zovirax; ***Singapore:*** Avorax; Bearax; Cusiviral; Dravyr; Entir; Erlvirax†; Lovir; Medovir; Vacrax; Virest; Virless; Vivorax; Zoral; Zorax; Zovirax; ***Spain:*** Aciclostad; Bel Labial; Herpial; Maynar; Milavir†; Virherpes; Virmen; Viruderm; Zovicrem; Zovirax; ***Swed.:*** Anti; Geavir; Zovirax; ***Switz.:*** Acivir; Aviral; Helvevir; Virucalm; Zovirax; ***Thai.:*** ACV; Acyvir; Azovax; Azycin; Clinovir; Clovin; Clovira; Colsor; Covir; Cyclorax; Entir; Falerm; Herpenon; Herperax; Herpirax; Herpizyg; Lermex; M-Zavir; Marvir; Monirax; Norum; Paviria; Ranvir; Reclovax; Vermis; Vilerm; Viraxy; Virofik; Virogon; Virolan; Viromed; Vironil; Vivax; Vivir; Vizo; Zevin; Zocovin; Zovirax; Zyvirpac; ***Turk.:*** Acyl; Aklovir; Asiviral; Hernovir; Herpeks†; Klovireks-L; Provir; Silovir; Virosil; Virupos; Xorox; Zovirax; ***UAE:*** Lovrak; ***UK:*** Aviral; Clearsore; Cymex Ultra; Herpetad; Soothelip; Virasorb; Virovir; Zovirax; ***Ukr.:*** Acic (Ацик); Herpevir (Герпевир); Heviran (Гевиран); Virolex (Виролекс); Zovirax (Зовиракс); ***USA:*** Zovirax; ***Venez.:*** Aciclor; Avir; Cloryvil; Clovirex†; Herpiclor†; Herpin; Klovir†; Zovirax.

Adefovir (*BAN*, *USAN*, *rINN*) 阿德福韦

Adéfovir; Adefovirum; GS-0393; PMEA. {[2-(6-Amino-9*H*-purin-9-yl)ethoxy]methyl}phosphonic acid; 9-[2-(Phosphonomethoxy)ethyl]adenine.

Адефовир

$C_8H_{12}N_5O_4P$ = 273.2.

CAS — 106941-25-7.

ATC — J05AF08.

ATC Vet — QJ05AF08.

UNII — 6GQP90I798.

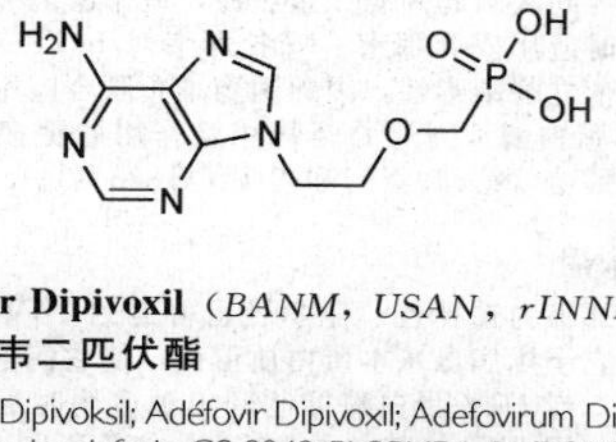

Adefovir Dipivoxil (*BANM*, *USAN*, *rINNM*) 阿德福韦二匹伏酯

Adefovir Dipivoksil; Adéfovir Dipivoxil; Adefovirum Dipivoxilum; Dipivoxilo de adefovir; GS-0840; Piv2PMEA; *Bis*(POM)PMEA. 9-[2-({Bis[(pivaloyloxy)methoxy]phosphinyl}methoxy)ethyl]adenine.

Адефовир Дипивоксил

$C_{20}H_{32}N_5O_8P$ = 501.5.

CAS — 142340-99-6.

ATC — J05AF08.

ATC Vet — QJ05AF08.

UNII — U6Q8Z01514.

不良反应

阿德福韦最常见的不良反应为胃肠道反应，包括恶心、胃肠胀气、腹泻、消化不良、呕吐及腹痛。其他常见的不良反应为头痛和衰弱。也有报道发生瘙痒症和皮疹。可发生血清肌酐浓度上升，并有肾损伤和急性肾衰竭的报道：近侧肾小管病、Fanconi 综合征和低磷血症也有报道。阿德福韦停药后，有发生肝酶升高和严重急性肝炎恶化的报道。

与核苷类衍生物或与抗逆转录病毒药联用时，可发生乳酸酸中毒，常伴有严重肝肿大和脂肪变性（详见**齐多夫定**，第879页）。

注意事项

如发生转氨酶浓度迅速上升、进行性肝肿大或脂肪变性或代谢性乳酸酸中毒或不明原因的乳酸酸中毒应即刻停药。有肝肿大或其他肝病的危险因素患者需慎用阿德福韦。对有肝酶升高患者，应仔细鉴别，是患者对治疗有反应还是阿德福韦毒性的表现。阿德福韦停药后，对阿德福韦发生耐药和停用阿德福韦患者有肝炎恶化的报道；患者停止治疗，应在适当期间内对患者密切监测。为了减少耐药的危险，对拉米夫定耐药的乙型肝炎患者，阿德福韦需联合应用拉米夫定，不能应用单药治疗。肾功能正常患者应用阿德福韦，应每 3 个月监测是否有肾功能损伤的征象；患者存在肾损伤危险需更频繁监测，尤其对肌酐清除<50ml/min 的患者要特别注意，可能需调整剂量，对同时接受其他对肾脏有影响药物的患者，也应严密监测。

对未诊断或未治疗的 HIV 患者，应用阿德福韦治疗慢性乙型肝炎病毒感染可诱导 HIV 耐药株。美国注册药品信息推荐所有患者开始阿德福韦治疗之前需测定 HIV 抗体。

哺乳 阿德福韦是否可分布到母乳不确定，注册药品信息推荐如母亲应用阿德福韦需停止哺乳。

妊娠 研究发现啮齿类动物静脉给予高剂量阿德福韦（系统暴露比人高 38 倍）有胎毒性或胚胎毒性；无论是口服高剂量（系统暴露比人高 23～40 倍）或静脉给予低剂量（系统暴露比人高 12 倍）都未证明致畸性或胚胎毒性。无妊娠妇女应用阿德福韦的研究，注册药品信息推荐仅对经评估潜在的益处大于潜在的危险的妊娠妇女应用阿德福韦。

药物相互作用

阿德福韦与其他由肾小管自动排泄的药物共同应用时应警惕，由于竞争排泄通路，可使双方药物血清浓度增加。同时接受其他对肾有潜在毒性的药物也要警惕；注册药品信息忠告，反对与替诺福韦联用。

抗病毒作用

阿德福韦在细胞内转化为阿德福韦二磷酸，后者通过竞争性抑制逆转录酶和掺入病毒 DNA 而抑制乙型肝炎病毒（HBV）DNA 合成。高剂量有抗 HIV 活性。

抗病毒耐药 长期应用核苷或核苷酸类药物治疗慢性乙型肝炎发生耐药是令人担忧的问题。研究显示[1～4]，慢性乙型肝炎患者应用阿德福韦治疗 1 年无耐药发生，但随着用药时间的延长，耐药率也逐步增加，用药 3 年、4 年和 5 年，耐药率分别为 11%、18%和 29%。既往对拉米夫定耐药的患者应用阿德福韦有效[4]。

1. Marcellin P, *et al.* Adefovir dipivoxil for the treatment of hepatitis B e antigen-positive chronic hepatitis B. *N Engl J Med* 2003; **348:** 808–16. Correction. *ibid.*: 1192.
2. Hadziyannis SJ, *et al.* Adefovir dipivoxil for the treatment of hepatitis B e antigen-negative chronic hepatitis B. *N Engl J Med* 2003; **348:** 800–7. Correction. *ibid.*; 1192.
3. Hadziyannis SJ, *et al.* Long-term therapy with adefovir dipivoxil for HBeAg-negative chronic hepatitis B. *N Engl J Med* 2005; **352:** 2673–81.
4. Delaney WE. Progress in the treatment of chronic hepatitis B: long-term experience with adefovir dipivoxil. *J Antimicrob Chemother* 2007; **59:** 827–32.

药动学

阿德福韦二匹伏酯口服后迅速转化为阿德福韦。约 0.6～4h 后阿德福韦达血浆峰浓度。单剂量的口服生物利用度为 59%。与食物同服延缓吸收，但不减少吸收。阿德福韦广泛分布于组织，尤其是肾、肝及小肠。血浆或血清蛋白结合率小于 4%。阿德福韦通过肾小球滤过和肾小管自动排泄消除；终末消除半衰期约为 7h。阿德福韦可由血透析部分排出。

用途和用法

阿德福韦是核苷酸类逆转录酶抑制药，其结构与腺嘌呤有关，阿德福韦用前药阿德福韦二匹伏酯口服给药治疗**慢性乙型肝炎**（见第821页）。还用于治疗成人伴肝功失代偿的慢性乙型肝炎，或伴有活性病毒复制、持续性丙氨酸转氨酶浓度升高、组织学证明有活动性肝炎及纤维化的有肝功代偿的肝病。阿德福韦二匹伏酯常用剂量为 10mg，每日 1 次。伴肾损伤患者的剂量调整详见下文。

阿德福韦二匹伏酯最初用于治疗 **HIV 感染**，由于需要高剂量，使其应用受到肾毒性的限制。

1. Dando TM, Plosker GL. Adefovir dipivoxil: a review of its use in chronic hepatitis B. *Drugs* 2003; **63:** 2215–34.
2. Rivkin AM. Adefovir dipivoxil in the treatment of chronic hepatitis B. *Ann Pharmacother* 2004; **38:** 625–33.
3. Danta M, Dusheiko G. Adefovir dipivoxil: review of a novel acyclic nucleoside analogue. *Int J Clin Pract* 2004; **58:** 877–86.
4. Jones J, *et al.* Adefovir dipivoxil and pegylated interferon alpha for the treatment of chronic hepatitis B: an updated systematic review and economic evaluation. *Health Technol Assess* 2009; **13:** 1–172.

在肾损伤中的用法 对伴肾损伤患者口服应用阿德福韦二匹伏酯时应降低剂量。根据患者肌酐清除率（CC）调整给药间隔：

- CC 50ml/min 或以上：10mg 每日 1 次（见上文）。
- CC 30～49ml/min：10mg 每 48h 1 次。
- CC 10～29ml/min：10mg 每 72h 1 次。
- 血透析患者：透析后，10mg 每 7 天 1 次。

制剂

专利制剂

Arg.: Biovir; Hepsera; Revervir; ***Austral.:*** Hepsera; ***Austria:*** Hepsera; ***Belg.:*** Hepsera; ***Braz.:*** Hepsera; ***Canad.:*** Hepsera; ***Chile:*** Hepsera; ***Cz.:*** Hepsera; ***Denm.:*** Hepsera; ***Fin.:*** Hepsera; ***Fr.:*** Hepsera; ***Ger.:*** Hepsera; ***Gr.:*** Hepsera; ***Hong Kong:*** Hepsera; ***Hung.:*** Hepsera; ***India:*** Adesera; ***Indon.:*** Hepsera; ***Irl.:*** Hepsera; ***Israel:*** Hepsera; ***Ital.:*** Hepsera; ***Malaysia:*** Hepsera; ***Mex.:*** Hepsera; ***Neth.:*** Hepsera; ***Norw.:*** Hepsera; ***NZ:*** Hepsera; ***Philipp.:*** Hepsera; ***Pol.:*** Hepsera; ***Port.:*** Hepsera; ***Singapore:*** Hepsera; ***Spain:*** Hepsera; ***Swed.:*** Hepsera; ***Switz.:*** Hepsera; ***Thai.:*** Hepsera; ***Turk.:*** Hepsera; ***UK:*** Hepsera; ***USA:*** Hepsera; ***Venez.:*** Hepsera.

多组分制剂 ***Fr.:*** Hepsera.

Amprenavir (*BAN*, *USAN*, *rINN*) 安泼那韦

Amprenaviiri; Amprénavir; Amprenavirum; KVX-478; VX-478; 141W94. (3*S*)-Tetrahydro-3-furyl{(*S*)-α-[(1*R*)-1-hydroxy-2-(*N*[1]-isobutylsulfanilamido)ethyl]phenethyl}carbamate.

Ампренавир

$C_{25}H_{35}N_3O_6S$ = 505.6.

CAS — 161814-49-9.

ATC — J05AE05.

ATC Vet — QJ05AE05.

UNII — 5S0W860XNR.

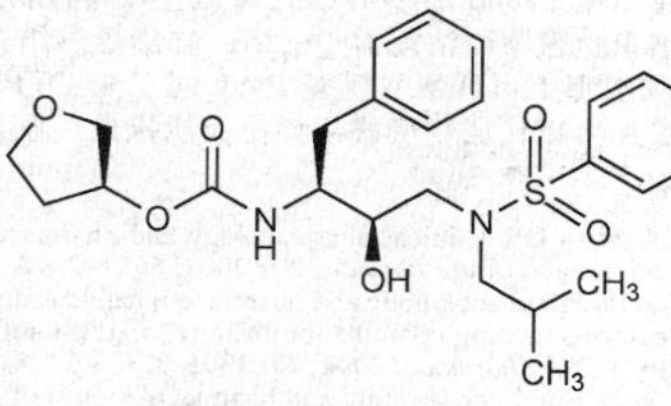

不良反应

大多数包含安泼那韦的抗逆转录病毒治疗方案的不良反应为轻度到中度。最常见的不良反应为胃肠道紊乱，如腹泻、胃肠胀气、恶心和呕吐。其他报道的常见不良反应包括疲乏、头痛、口感觉异常和味觉紊乱，最常见报道的严重不良反应包括外周感觉异常、皮疹和情绪紊乱（包括抑郁）。轻度到中度皮疹（通常为红斑或斑丘疹，有时瘙痒）一般发生在治疗的第二周并在 2 周内消退。有报道安泼那韦可能与 Stevens-Johnson 综合征有关。

有关 HIV-蛋白酶抑制药不良反应的更多信息见**硫酸茚地那韦**，第849页。

注意事项

伴有严重肝损伤患者禁忌应用安泼那韦（与利托那韦联用），对轻度和中度肝病患者需谨慎应用（需监测肝酶）。与慢性乙型肝炎或丙型肝炎共同感染并且应用联合抗逆转录病毒治疗的患者，发生严重或潜在死亡的肝不良反应事件的危险增加。有报道治疗 A 型和 B 型血友病患者需谨慎，因应用 HIV-蛋白酶抑制药可发生自发性出血。应用安泼那韦治疗，如患者发生严重的或威胁生命的皮疹，或皮疹伴有系统或过敏症状或波及黏膜，应永久停药。

安泼那韦是一种磺胺，已知对磺胺过敏的患者需慎用。口服液和胶囊制剂（*Agenerase*，*GlaxoSmithKline*）也提供高日剂量的维生素 E（伴随的不良反应见第1893页）。口服液含有高浓度丙二醇，作为赋形剂，应适当关注；婴幼儿、孕妇、肝或肾损伤患者禁用。有关丙二醇毒性的详情见**不良反应和注意事项**，第1973页。

妊娠 在动物，安泼那韦与致畸有关。由于口服液含高浓度丙二醇，孕妇禁用。

药物相互作用

报道显示安泼那韦由细胞色素 P450 同工酶 CYP3A4 代谢。它也是细胞色素 P450 同工酶 CYP3A4 和 CYP2C19 的中度抑制剂。影响这些同工酶的药物可改变安泼那韦血浆浓度，安泼那韦也可改变由这些酶系统代谢的其他药物的药动学。

对高度依赖 CYP3A4 清除和因血浆浓度上升而伴有严重或威胁生命不良反应的药物，禁用安泼那韦。这些药物包括抗心律失常药（胺碘酮、苄普地尔和奎尼丁），抗组胺药（阿司咪唑和特非那定），麦角衍生物（双氢麦角胺、麦角新碱、麦角胺、甲基麦角新碱），促胃肠动力药（西沙必利），抗精神病药（匹莫齐特），镇静药和催眠药（咪达唑仑和三唑仑）以及他汀类药（辛伐他汀和洛伐他汀）。同样地，利托那韦增效的安泼那韦不能与治疗窗很窄且高度依赖 CYP2D6 清除的药物（如抗心律失常药氟卡尼和普罗帕酮）联用。利福平和圣约翰草（贯叶金丝桃）会降低安泼那韦的浓度；不推荐与抗逆转录病毒药联合应用，因可能失去安泼那韦活性并产生耐药。

如患者应用双硫仑或其他可降低乙醇代谢的产品（如甲硝唑）和含有乙醇的产品（如利托那韦口服液），应禁用 Agenerase 口服液（*GlaxoSmithKline*），因其丙二醇成分有潜在毒性危险。

有关 HIV-蛋白酶抑制药的药物相互作用的更多信息见**硫酸茚地那韦**（第849页）和**表 1**（第883页）。

抗病毒作用

安泼那韦是选择性、竞争性、可逆的 HIV-1 和 HIV-2 蛋白酶抑制药。它干扰病毒基本蛋白质形成，使它们不能感染其他细胞。当 HIV-蛋白酶抑制药单独应用时病毒很快产生耐药，因此需与其他抗逆转录病毒药联合应用。HIV-蛋白酶抑制药之间可发生交叉耐药，但 HIV-蛋白酶抑制药与 HIV-逆转录酶抑制药之间不易产生耐药。安泼那韦耐药机制与其他 HIV-蛋白酶抑制药耐药机制可能不同。

药动学

安泼那韦口服后，由胃肠道很快吸收。高脂肪餐降低其吸收。安泼那韦胶囊与口服液的生物利用度不相等；安泼那韦口服液制剂的口服生物利用度比胶囊制剂（*Agenerase*，*GlaxoSmithKline*）的口服生物利用度低 14%。单剂量达血浆峰浓度需 1～2h。血浆蛋白结合率约 90%。安泼那韦由肝细胞色素 P450 同工酶 CYP3A4 代谢。安泼那韦以代谢物形式主要由粪便排出。血浆消除半衰期为 7.1～10.6h。

1. Sadler BM, Stein DS. Clinical pharmacology and pharmacokinetics of amprenavir. *Ann Pharmacother* 2002; **36:** 102–18.
2. Stein DS, *et al.* Pharmacokinetic and pharmacodynamic analysis of amprenavir-containing combination therapy in HIV-1-infected children. *J Clin Pharmacol* 2004; **44:** 1301–8.
3. Yogev R, *et al.* Single-dose safety and pharmacokinetics of amprenavir (141W94), a human immunodeficiency virus type 1 (HIV-1) protease inhibitor, in HIV-infected children. *Antimicrob Agents Chemother* 2005; **49:** 336–41.

用途和用法

安泼那韦为抗 HIV 的 HIV-蛋白酶抑制药。用于治疗 HIV 感染和 AIDS（见第825页）。当安泼那韦单独应用时病毒很快产生耐药，因此需与其他抗逆转录病毒药联合应用。

安泼那韦口服液制剂和胶囊制剂（*Agenerase*，*GlaxoSmithKline*）的口服生物利用度不同，二者剂量不能互相转换：

- 成人和青少年（13～16 岁），体重 50kg 或大于 50kg，给予胶囊 1.2g，每日 2 次；如与利托那韦联合应用（利托那韦增效的安泼那韦），推荐剂量为安泼那韦 600mg 加利托那韦 100mg，每日 2 次；或安泼那韦 1.2g 加利托那韦 200mg，每日 1 次。
- 口服液剂量为 17mg/kg，每日 3 次（每日最大剂量为 2.8g）；或 1.4g，每日 2 次。

体重低于 50kg 的儿童和成人的详细剂量见下文。肝损伤患者的剂量也见下文。

目前安泼那韦常用其前药福沙安泼那韦（见第843页），由于其不良反应较低和剂量的可塑性，增加了患者的依从性。

1. Noble S, Goa KL. Amprenavir: a review of its clinical potential in patients with HIV infection. *Drugs* 2000; **60:** 1383–1410.
2. Arvieux C, Tribut O. Amprenavir or fosamprenavir plus ritonavir in HIV infection: pharmacology, efficacy and tolerability profile. *Drugs* 2005; **65:** 633–59.

儿童用法 对 4～12 岁的儿童和体重低于 50kg 的青少年（13～16 岁）HIV 感染者，应每日给予安泼那韦和其他抗逆转录病毒药。根据体重计算剂量：

- 胶囊的口服剂量为 20mg/kg，每日 2 次；或 15mg/kg，每日 3 次，每日最大剂量为 2.4g。
- 口服液的口服剂量为 22.5mg/kg，每日 2 次；或 17mg/kg，每日 3 次，每日最大剂量为 2.8g。

在肝损伤中的用法 肝损伤患者需慎用安泼那韦，并要降低剂量。因口服液含有丙二醇，增加了其他的限制。

英国注册药品信息推荐以下剂量：

口服液：

- 不用。

胶囊：

- 中度损伤：450mg，每日 2 次。
- 严重损伤：300mg，每日 2 次。

美国药品信息推荐以下剂量：

口服液：

- Child-Pugh 评分 5～8：513mg，每日 2 次。
- Child-Pugh 评分 9～12：342mg，每日 2 次。
- 肝衰竭：不用。

胶囊：

- Child-Pugh 评分 5～8：450mg，每日 2 次。
- Child-Pugh 评分 9～12：300mg，每日 2 次。

制剂

专利制剂

Arg.: Agenerase; ***Austral.:*** Agenerase; ***Austria:*** Agenerase; ***Belg.:*** Agenerase†; ***Braz.:*** Agenerase; ***Canad.:*** Agenerase†; ***Chile:*** Agenerase†; ***Cz.:*** Agenerase; ***Denm.:*** Agenerase†; ***Fin.:*** Agenerase; ***Fr.:*** Agenerase†; ***Ger.:*** Agenerase; ***Gr.:*** Agenerase; ***Irl.:*** Agenerase; ***Israel:*** Agenerase; ***Ital.:*** Agenerase†; ***Mex.:*** Agenerase†; ***Neth.:*** Agenerase; ***Norw.:*** Agenerase†; ***NZ:*** Agenerase; ***Pol.:*** Agenerase; ***Port.:*** Agenerase; ***Rus.:*** Agenerase (Агенераза); ***Spain:*** Agenerase; ***Swed.:*** Agenerase†; ***Switz.:*** Agenerase; ***Turk.:*** Agenerase†; ***UK:*** Agenerase†; ***USA:*** Agenerase†; ***Venez.:*** Agenerase.

Atazanavir Sulfate (*USAN*, *rINNM*) 硫酸安扎那韦

Atazanavir, Sulfate d'; Atazanavir Sulphate (*BANM*); Atazanaviri Sulfas; BMS-232632-05; BMS-232632 (atazanavir); Sulfato de atazanavir. Dimethyl (3*S*,8*S*,9*S*,12*S*)-9-Benzyl-3,12-di-*tert*-butyl-8-hydroxy-4,11-dioxo-6-(*p*-2-pyridylbenzyl)-2,5,6,10,13-pentaazatetradecanedioate sulfate (1:1).

Атазанавира Сульфат

$C_{38}H_{52}N_6O_7,H_2SO_4$ = 802.9.

CAS — 198904-31-3 (atazanavir); 229975-97-7 (atazanavir sulfate).

ATC — J05AE08.

ATC Vet — QJ05AE08.

UNII — 4MT4VIE29P.

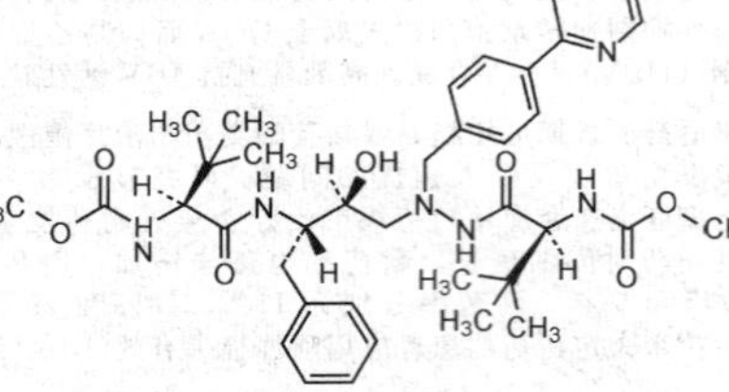

(*atazanavir*)

不良反应

通常报道含有安扎那韦的抗逆转录病毒治疗方案的中度或重度不良反应包括胃肠道紊乱（腹痛、腹泻、消化不良、恶心、呕吐和黄疸）、头痛、失眠、外周神经症状和巩膜黄疸。其他常见报道的不良反应为衰弱和疲乏。有报道轻度到中度皮疹（通常为斑丘疹），一般发生在治疗后第 8 周并在 1～2 周内消退。有报道应用安扎那韦患者发生 Stevens-Johnson 综合征和多形性红斑。有报道在一些患者，安扎那韦可延长 ECG 的 PR 间期和无症状的Ⅰ度 AV 传导阻滞。偶有报道 QT 间期延长和尖端扭转型室性心动过速。有发生肾石症病例。大多数应用安扎那韦治疗患者有无症状的游离胆红素升高，停药后可恢复正常。其他异常的化验结果包括淀粉酶和脂肪酶升高、肝脏酶升高和嗜中性粒细胞降低。

有报道称，严重免疫缺陷的 HIV 感染患者应用包括安扎那韦的联合抗逆转录病毒治疗，在治疗初始期会发生免疫重建综合征（炎症性免疫反应导致临床恶化）。接受包含安扎那韦的抗逆转录病毒治疗患者可见体脂肪堆积或再分布（脂肪营养不良），包括中心肥胖、后颈部脂肪增多（水牛背）、外周消瘦、脸消瘦、胸部增大和类库欣综合征表现。代谢异常（如胰岛素耐药、高血糖和高乳酸血症）也有报道；一般未增效的安扎那韦对脂质水平没有负面影响。有报道 HIV-蛋白酶抑制药（尤其是与核苷衍生物联合应用时）可发生肌酸磷酸激酶升高、肌痛、肌炎和偶见的横纹肌溶解症。有报道骨坏死，尤其是在晚期 HIV 感染或长期暴露于联合抗逆转录病毒治疗的患者。

有关 HIV-蛋白酶抑制药不良反应的更多信息见**硫酸茚地那韦**（第849页）。

注意事项

在美国，严重肝损伤患者禁用安扎那韦，英国注册药品信息建议中度肝损伤患者也要避免应用。对轻度肝损伤患者要慎用并监测肝酶。在肝损伤患者中未进行应用利托那韦增效的安扎那韦的研究；美国注册药品信息推荐对任何程度肝功能欠佳患者避免应用安扎那韦，英国注册药品信息允许轻度肝损伤患者谨慎应用。慢性乙型或丙型肝炎共同感染并且应用联合抗逆转录病毒治疗的患者发生严重或潜在死亡的肝不良反应事件的危险增加。

有报道治疗 A 型和 B 型血友病患者需谨慎，因应用 HIV-蛋白酶抑制药可发生自发性出血。对已存在心传导紊乱患者或应用延长 PR 间期和增加 QT 间期药物的患者需慎用。患者发生黄疸或巩膜黄疸伴高胆红素血症需试用其他抗逆转录病毒药，不考虑降低安扎那韦剂量。

妊娠 在动物中，安扎那韦无致畸作用。虽然理论上认为应用安扎那韦的母亲可加重生理性高胆红素血症并且导致新生儿和婴儿核黄疸，但这些影响到目前还没有在临床研究中发现[1]。有关妊娠期应用 HIV-蛋白酶抑制药的更多信息见**茚地那韦**，第849页。

1. Public Health Service Task Force. Recommendations for use of antiretroviral drugs in pregnant HIV-infected women for maternal health and interventions to reduce perinatal HIV transmission in the United States (issued 29th April, 2009; updated 24th May, 2010). Available at: http://aidsinfo.nih.gov/contentfiles/PerinatalGL.pdf (accessed 05/10/09)

药物相互作用

安扎那韦在肝内由细胞色素 P450 同工酶 CYP3A4 广泛代谢并且抑制 CYP3A4、CYP2C8 和 UGT1A1。应用主要由这些同工酶代谢的药物可引起其血浆浓度增高，而抑制 CYP3A4 药物可增加安扎那韦血浆浓度。应用利托那韦增效的安扎那韦疗法时，利托那韦的药物相互作用模式为主要，因利托那韦是比安扎那韦更强的 CYP3A4 抑制剂。

对高度依赖 CYP3A4 清除和因血浆浓度上升而伴有严重或威胁生命不良反应的药物，禁用安扎那韦。这些药物包括 α_1-肾上腺受体拮抗药阿夫唑嗪，抗心律失常药（胺碘酮、苄普地尔和奎尼丁），抗组胺药（阿司咪唑和特非那定），抗肿瘤药（依立替康），麦角衍生物（双氢麦角胺、麦角新碱、麦角胺、甲基麦角新碱），促胃肠动力药（西沙必利），抗精神病药（匹莫齐特），镇静药和催眠药（咪达唑仑和三唑仑）以及他汀类药（辛伐他汀和洛伐他汀）。由于潜在增加西地那非血清浓度，当西地那非以必需剂量治疗肺动脉高压时，需避免安扎那韦与其联合应用。同样，安扎那韦可增加吸入沙美特罗的血清浓度，不推荐两药联合应用。治疗窗很窄且高度依赖 CYP2D6 清除的药物（如抗心律失常药氟卡尼和普罗帕酮）不能与利托那韦增效的安扎那韦联合应用。质子泵抑制药、利福平和圣约翰草（贯叶金丝桃）会降低安扎那韦的浓度；不推荐与抗逆转录病毒药联合应用，因可能失去安扎那韦活性并产生耐药。实际上 H_2-受体拮抗药也可降低安扎那韦血清浓度，当需应用安扎那韦时，需谨慎考虑前者的剂量及应用的时间。有关处理药物相互作用的剂量信息见下文**用途和用法**。

由于可间接引起高胆红素血症，应用茚地那韦的患者不能同时应用安扎那韦。安扎那韦对 UGT1A1 的抑制可增加依立替康毒性，因此两药禁止联合应用。

HIV-蛋白酶抑制药的药物相互作用的更多信息见**硫酸茚地那韦**（第849页）和表 1（第883页）。

抗病毒作用

安扎那韦为选择性、竞争性、可逆的 HIV-蛋白酶抑制药。它干扰病毒基本蛋白质形成，使它们不能感染其他细胞。当 HIV-蛋白酶抑制药单独应用时病毒很快产生耐药，因此需与其他抗逆转录病毒药联合应用。HIV-蛋白酶抑制药之间可发生不同程度的交叉耐药。

药动学

安扎那韦口服后由胃肠道迅速吸收，2～2.5h 后达血浆峰浓度。应用多剂量利托那韦增效的安扎那韦疗法，3h 后达血浆峰浓度。食物增加口服生物利用度（利托那韦增效和不增效的安扎那韦疗法）。报道的安扎那韦血清蛋白结合率为 86%。安扎那韦可分布于精液和 CSF。安扎那韦被完全代谢，主要由细胞色素 P450 同工酶 CYP3A 氧化；代谢物无活性。安扎那韦以代谢物形式主要由粪便排泄，尿排泄较少。报道的利托那韦增效疗法的终期消除半衰期为 7h 和 8.6h。

1. Le Tiec C, *et al.* Clinical pharmacokinetics and summary of efficacy and tolerability of atazanavir. *Clin Pharmacokinet* 2005; **44:** 1035–50.
2. Avihingsanon A, *et al.* A low dose of ritonavir-boosted atazanavir provides adequate pharmacokinetic parameters in HIV-1-infected Thai adults. *Clin Pharmacol Ther* 2009; **85:** 402–8.

用途和用法

安扎那韦为抗 HIV-1 的 HIV-蛋白酶抑制药。用于治疗 HIV 感染和 AIDS（见第843页）。当安扎那韦单独应用时病毒很快产生耐药，因此需与其他抗逆转录病毒药联合应用。

安扎那韦以硫酸盐与食物同服，但以安扎那韦计算剂量；硫酸安扎那韦 228mg 约相当于 200mg 安扎那韦。

通常对未曾经过治疗的成人新患者和已经治疗的患者用 300mg，每日 1 次，同时用利托那韦 100mg，每日 1 次。在美国，对不能耐受利托那韦的未曾经过治疗的成人新患者也可考虑应用不增效的安扎那韦 400mg，每日 1 次。

如安扎那韦必须与依法韦仑、替诺福韦、H2-受体拮抗药或质子泵抑制药联合应用时，通常需用利托那韦增效。在英国，推荐与依法韦仑联合应用时，应用较高剂量安扎那韦（400mg）与利托那韦（200mg），每日 1 次；在美国，仅对未曾经过治疗的新患者可考虑应用相似剂量（每日安扎那韦 400mg 和利托那韦 100mg）。应用质子泵抑制药、高剂量 H_2-受体拮抗药（超过相当法莫替丁 40mg/日的剂量）或 H_2-受体拮抗药以及不能避免应用替诺福韦时，也推荐应用安扎那韦 400mg 与利托那韦 100mg，每日 1 次。

儿童和青少年的详细剂量见下文。

肾或肝损伤患者安扎那韦的详细推荐剂量见下文。

1. Havlir DV, O'Marro SD. Atazanavir: new option for treatment of HIV infection. *Clin Infect Dis* 2004; **38:** 1599–1604.
2. Musial BL, *et al.* Atazanavir: a new protease inhibitor to treat HIV infection. *Am J Health-Syst Pharm* 2004; **61:** 1365–74.
3. Orrick JJ, Steinhart CR. Atazanavir. *Ann Pharmacother* 2004; **38:** 1664–74.
4. Swainston Harrison T, Scott LJ. Atazanavir: a review of its use in the management of HIV infection. *Drugs* 2005; **65:** 2309–36.
5. Croom KF, *et al.* Atazanavir: a review of its use in the management of HIV-1 infection. *Drugs* 2009; **69:** 1107–40.
6. Bentué-Ferrer D, *et al.* Clinical pharmacology, efficacy and safety of atazanavir: a review. *Expert Opin Drug Metab Toxicol* 2009; **5:** 1455–68.

儿童用法 治疗 6 岁及以上儿童和青少年的 HIV 感染者，安扎那韦与食物同服。根据体重计算剂量。对至少 6 岁未经治疗的新患儿，推荐的安扎那韦与利托那韦剂量如下：

- 15～24kg：安扎那韦 150mg，每日 1 次，与利托那韦 80mg，每日 1 次。
- 25～31kg：安扎那韦 200mg，每日 1 次，与利托那韦 100mg，每日 1 次。
- 32～38kg：安扎那韦 250mg，每日 1 次，与利托那韦 100mg，每日 1 次。
- ≥39kg：安扎那韦 300mg，每日 1 次，与利托那韦 100mg，每日 1 次。

对至少 13 岁和体重 39kg 未经治疗不能耐受利托那韦的新患儿，推荐的安扎那韦剂量为 400mg，每日 1 次。

对至少 6 岁已经治疗的患儿推荐的安扎那韦和利托那韦剂量为：

- 25～31kg：安扎那韦 200mg，每日 1 次，与利托那韦 100mg，每日 1 次。
- 32～38kg：安扎那韦 250mg，每日 1 次，与利托那韦 100mg，每日 1 次。
- ≥39kg：安扎那韦 300mg，每日 1 次，与利托那韦 100mg，每日 1 次。

在肝损伤中的用法 对未经治疗的伴肝损伤的新患者，安扎那韦剂量调整如下：

- 轻度肝损伤（Child-Pugh 分类 A）：谨慎用药（无特殊降低剂量建议）。
- 中度肝损伤（Child-Pugh 分类 B）：安扎那韦 300mg，每日 1 次。
- 重度肝损伤（Child-Pugh 分类 C）：不推荐。

轻度肝损伤患者需谨慎应用利托那韦增效的安扎那韦疗法，对中度与重度肝损伤患者不推荐应用该疗法。

在肾损伤中的用法 一般肾损伤患者不需要调整口服剂量。但美国注册药品信息推荐对进行透析的未经治疗的新患者需给予安扎那韦 300mg，每日 1 次，与利托那韦 100mg，每日 1 次；进行透析的已经治疗患者不推荐应用安扎那韦。

制剂

专利制剂

Arg.: Reyataz; **Austral.:** Reyataz; **Austria:** Reyataz; **Belg.:** Reyataz; **Braz.:** Reyataz; **Canad.:** Reyataz; **Chile:** Reyataz; **Cz.:** Reyataz; **Denm.:** Reyataz; **Fin.:** Reyataz; **Fr.:** Reyataz; **Ger.:** Reyataz; **Gr.:** Reyataz; **Hong Kong:** Reyataz; **Hung.:** Reyataz; **Indon.:** Reyataz; **Irl.:** Reyataz; **Ital.:** Reyataz; **Jpn:** Reyataz; **Malaysia:** Reyataz; **Mex.:** Reyataz; **Neth.:** Reyataz; **Norw.:** Reyataz; **NZ:** Reyataz; **Pol.:** Reyataz; **Port.:** Reyataz; **Rus.:** Reyataz (Реатаз); **S.Afr.:** Reyataz; **Singapore:** Reyataz; **Spain:** Reyataz; **Swed.:** Reyataz; **Switz.:** Reyataz; **Thai.:** Reyataz; **UK:** Reyataz; **USA:** Reyataz.

Brivudine（*rINN*）溴夫定

Brivudin; Brivudina; Brivudinum; BVDU. (*E*)-5-(2-Bromovinyl)-2′-deoxyuridine.

Бривудин

$C_{11}H_{13}BrN_2O_5$ = 333.1.

CAS — 69304-47-8.

ATC — J05AB15.

ATC Vet — QJ05AB15.

UNII — 2M3055079H.

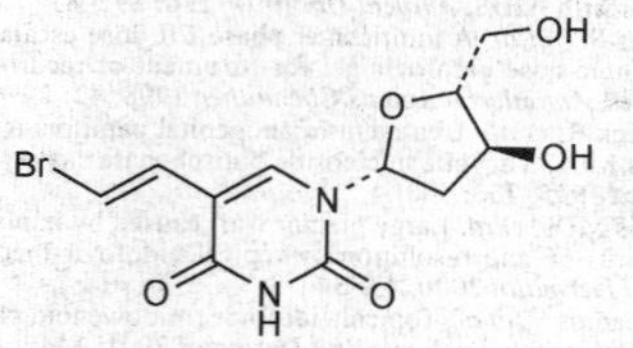

简介

溴夫定为核苷衍生物，体外抑制单纯疱疹病毒 1 型和水痘-带状疱疹病毒，单纯疱疹病毒 2 型仅在相当高浓度时对溴夫定敏感。溴夫定抗病毒活性由于（至少是部分）其被病毒胸腺嘧啶核苷激酶（相对于细胞激酶）选择性优先磷酸化。由于溴夫定与阿昔洛韦作用机制相似，两者之间可能有交叉耐药（见第832页）。

口服溴夫定治疗带状疱疹（第824页）的剂量为每日 125mg，治疗 7 天。也可口服或局部应用治疗单纯疱疹感染。

1. Keam SJ, *et al.* Brivudin (bromovinyl deoxyuridine). *Drugs* 2004; **64:** 2091–7.
2. Wassilew S. Collaborative Brivudin PHN Study Group. Brivudin compared with famciclovir in the treatment of herpes zoster: effects in acute disease and chronic pain in immunocompetent patients. A randomized, double-blind, multinational study. *J Eur Acad Dermatol Venereol* 2005; **19:** 47–55.
3. Mottu A, *et al.* Acute hepatitis due to brivudin: a case report. *J Hepatol* 2009; **51:** 967–9.

药物相互作用 当溴夫定与卡培他滨联合应用时，发生死亡事故，可参考抗病毒药氟尿嘧啶的药物相互作用项下，见第691页。

制剂

专利制剂

Arg.: Zostydol; **Austria:** Mevir; **Belg.:** Zerpex; **Cz.:** Zostevir; **Ger.:** Zostex; **Gr.:** Brivir; Zostevir; **Ital.:** Brivirac; Zecovir; **Port.:** Bridic; Zostex; **Spain:** Brinix†; Nervinex; Nervol†; Zostydol†; **Switz.:** Brivex; **Turk.:** Zostex.

Cidofovir（*BAN*, *USAN*, *rINN*）西多福韦

Cidofovirum; GS-504; GS-0504; HPMPC; Sidofoviiri; Sidofovir. {[(*S*)-2-(4-Amino-2-oxo-1(2*H*)-pyrimidinyl)-1-(hydroxymethyl)-ethoxy]methyl}phosphonic acid; 1-[(*S*)-3-Hydroxy-2-(phosphonomethoxy)propyl]-cytosine.

Цидофовир

$C_8H_{14}N_3O_6P$ = 279.2.

CAS — 113852-37-2 (anhydrous cidofovir); 149394-66-1 (cidofovir dihydrate).

ATC — J05AB12.

ATC Vet — QJ05AB12.

UNII — JIL713Q00N (cidofovir); 768M1V522C (anhydrous cidofovir).

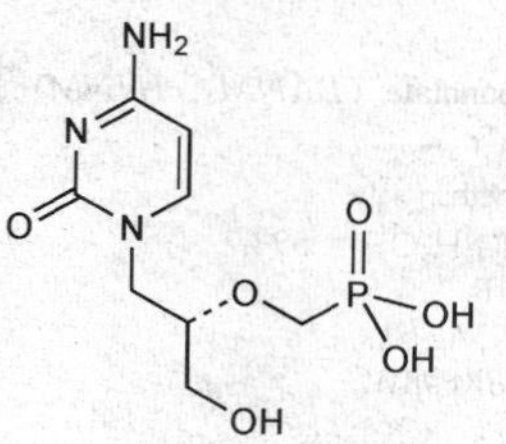

不良反应

西多福韦最严重的剂量限制性不良反应为肾毒性，应用丙磺舒和确保充分补液可降低肾毒性的发生率和严重度。有报道，仅用 1 次或 2 次剂量，就发生急性肾衰竭，并有病例死亡的报道。有报道可发生低血浆碳酸氢盐浓度和代谢性酸中毒、有时伴有近肾小管损伤和肾损耗综合征（包括 Fanconi 综合征）或伴有肝功能紊乱和胰腺炎。也可发生可逆性中性粒细胞减少症。其他不良反应包括腹泻、头痛、恶心和呕吐、发热、寒战、衰弱、皮疹、呼吸困难、脱发及眼压过低（内眼压降低）。虹膜炎或眼色素层炎也有报道。

西多福韦在动物中显示致癌性和胚胎毒性，可能引起男性不育（见下文注意事项）。

对眼的影响 西多福韦静脉给药对眼的不良影响包括虹膜炎[1]、眼色素层炎[2~4]及眼压过低[4]。当发生眼压过低，应考虑停用西多福韦[2]，单独发生虹膜炎或眼色素层炎时，如对局部应用皮质激素和睫状肌麻痹药有反应，可继续抗病毒治疗；如无反应或症状加重需要停用西多福韦。

1. Tseng AL, *et al.* Iritis associated with intravenous cidofovir. *Ann Pharmacother* 1999; **33:** 167–71.
2. Ambati J, *et al.* Anterior uveitis associated with intravenous cidofovir use in patients with cytomegalovirus retinitis. *Br J Ophthalmol* 1999; **83:** 1153–8.
3. Rougier M-B, *et al.* Uvéite antérieure et cidofovir. *J Fr Ophtalmol* 2001; **24:** 491–5.
4. Rapp P, *et al.* Uvéite bilatérale et hypotonie définitive due au cidofovir intraveineux: à propos d'un cas. *J Fr Ophtalmol* 2003; **26:** 717–19.

对肾脏的影响 与剂量相关的肾毒性是西多福韦最严重的不良反应，并且多到 50% 患者发生严重蛋白尿。有报道仅用 1 次或 2 次剂量后，就发生急性肾衰竭，并有病例死亡。有报道 2% 患者发生伴肾小管损伤的 Fanconi 综合征，一例患者仅在第 3 次注射西多福韦后，发生这样的不良反应，导致不可逆的肾损伤[1]。另一例发生可逆性肾损伤伴有持续性 Fanconi 综合征的报道[2]。一例接受西多福韦治疗的患者在无实验室异常预兆情况下，发生肾性糖尿病尿崩症的报道[3]。

1. Vittecoq D, *et al.* Fanconi syndrome associated with cidofovir therapy. *Antimicrob Agents Chemother* 1997; **41:** 1846.
2. Kazory A, *et al.* Simultaneous development of Fanconi syndrome and acute renal failure associated with cidofovir. *J Antimicrob Chemother* 2007; **60:** 193–4.
3. Schliefer K, *et al.* Nephrogenic diabetes insipidus in a patient taking cidofovir. *Lancet* 1997; **350:** 413–14. Correction. *ibid.*; 1558.

注意事项

肾损伤患者禁用西多福韦。每次给药前要检测肾功能。英国推荐如肾功能恶化，应中断治疗或停药，但美国推荐血肌酐比基线升高 400μg/dl 以内，允许降低剂量应用。患者应在给予每一次西多福韦剂量时，口服丙磺舒和静脉补液。如因临床显著过敏（对丙磺舒或其他磺胺药物）而不能应用丙磺舒，也禁用西多福韦。西多福韦不能与富马酸替诺福韦联合应用，因可增加 Fanconi 综合征的危险。并推荐要监测患者中性粒细胞计数和定期眼科检查。糖尿病患者具有眼压过低的高危性。

西多福韦在动物显示致癌性和胚胎毒性。妊娠时不能应用西多福韦，当应用西多福韦时，两性应采用有效的避孕措施；并且停药后妇女需要继续有效避孕 1 个月，男性需要继续 3 个月。西多福韦有引起男性不育的可能性。

西多福韦只能静脉给药；直接眼内注射可引起显著的眼压过低和视觉损害，因此禁用。

药物相互作用

西多福韦与其他肾毒性药物［如氨基糖苷类抗菌药、两性霉素 B、膦甲酸钠、静脉喷他脒、万古霉素或非甾体抗炎药（NSAIDs）］联用，对肾毒性有相加作用。开始西多福韦治疗前至少 7 天要停用潜在肾毒性药物。与西多福韦联用的丙磺舒可能会改变其他同时应用药物的清除率（详见丙磺舒的药物相互作用项下，第532页）。

对 CMV 视网膜炎患者，如在玻璃体内注射福米韦生的 2～4 周内再应用西多福韦，可增加不良炎症反应的危险。

抗病毒作用

西多福韦在细胞内被细胞激酶磷酸化，转化为抗病毒代谢物，西多福韦二磷酸，后者为病毒 DNA 聚合酶的竞争性抑制剂。西多福韦对包括 CMV 在内的一些疱疹病毒有抑制作用，因其活性不依赖病毒酶，可保留对一些阿昔洛韦耐药和膦甲酸钠耐药病毒株的抑制活性。常见与更昔洛韦交叉耐药。

1. Cherrington JM, *et al.* In vitro antiviral susceptibilities of isolates from cytomegalovirus retinitis patients receiving first- or second-line cidofovir therapy: relationship to clinical outcome. *J Infect Dis* 1998; **178:** 1821–5.
2. Jabs DA, *et al.* Incidence of foscarnet resistance and cidofovir resistance in patients treated for cytomegalovirus retinitis. *Antimicrob Agents Chemother* 1998; **42:** 2240–4.

药动学

静脉给西多福韦后，血清浓度下降，终末半衰期约 2.2h（西多福韦二磷酸在细胞内的半衰期为 65h）。西多福韦主要通过肾小球滤过和肾小管自动分泌而排泄。80%～100%的剂量以原形在 24h 内由尿排出。丙磺舒通过阻碍肾小管分泌而一定程度降低西多福韦的排泄，虽然 70%～85%仍以原形在 24h 内由尿排出。

1. Cundy KC. Clinical pharmacokinetics of the antiviral nucleotide analogues cidofovir and adefovir. *Clin Pharmacokinet* 1999; **36:** 127–43.
2. Brody SR, *et al.* Pharmacokinetics of cidofovir in renal insufficiency and in continuous ambulatory peritoneal dialysis or high-flux hemodialysis. *Clin Pharmacol Ther* 1999; **65:** 21–8.
3. Wolf DL, *et al.* Pharmacokinetics and renal effects of cidofovir with a reduced dose of probenecid in HIV-infected patients with cytomegalovirus retinitis. *J Clin Pharmacol* 2003; **43:** 43–51.

用途和用法

西多福韦是抗疱疹病毒的核苷衍生物，用于治疗AIDS患者的CMV视网膜炎（见第823页），已有研究者对治疗单纯疱疹病毒眼感染和其他病毒感染进行了研究。

治疗CMV视网膜炎，西多福韦的剂量为5mg/kg，在大于1h内静脉滴注，每周1次，连续2周，然后每两周1次维持治疗。每次静脉滴注西多福韦前3h口服丙磺舒2g，并且静脉滴注结束2h和8h后，再口服丙磺舒1g。为确保充分的液体，每次静脉滴注西多福韦前，给予0.9%氯化钠1L在大于1～2h内即刻静脉滴注，如患者能够耐受更多的液体，再以1～3h补充0.9%氯化钠1L，可与西多福韦静脉滴注同时开始（或静脉滴注结束后即刻开始）。肾损伤患者的剂量调整详见下文。

有报道经验性应用玻璃体内注射西多福韦给药，但目前市场上的制剂不适合应用这种途径，并且注册药品信息也不建议用此种途径给药（详见上文**注意事项**）。

西多福韦口服活性前药 cyclic-HPMPC（GS-930）正在研究中。也进行了西多福韦局部应用的研究。

1. Lea AP, Bryson HM. Cidofovir. *Drugs* 1996; **52:** 225–30.
2. Kendle JB, Fan-Havard P. Cidofovir in the treatment of cytomegaloviral disease. *Ann Pharmacother* 1998; **32:** 1181–92.
3. Plosker GL, Noble S. Cidofovir: a review of its use in cytomegalovirus retinitis in patients with AIDS. *Drugs* 1999; **58:** 325–45.
4. De Clercq E. Cidofovir in the treatment of poxvirus infections. *Antiviral Res* 2002; **55:** 1–13.
5. Snoeck R, De Clercq E. Role of cidofovir in the treatment of DNA virus infections, other than CMV infections, in immunocompromised patients. *Curr Opin Investig Drugs* 2002; **3:** 1561–6.
6. Toro JR, *et al.* Topical cidofovir for the treatment of dermatologic conditions: verruca, condyloma, intraepithelial neoplasia, herpes simplex and its potential use in smallpox. *Dermatol Clin* 2003; **21:** 301–9.
7. Cha S, *et al.* Treatment of verruca vulgaris with topical cidofovir in an immunocompromised patient: a case report and review of the literature. *Transpl Infect Dis* 2005; **7:** 158–61.
8. Soma MA, Albert DM. Cidofovir: to use or not to use? *Curr Opin Otolaryngol Head Neck Surg* 2008; **16:** 86–90.
9. Donne AJ, *et al.* Scientific and clinical aspects of the use of cidofovir in recurrent respiratory papillomatosis. *Int J Pediatr Otorhinolaryngol* 2008; **72:** 939–44.
10. Lamoth F, *et al.* Low-dose cidofovir for the treatment of polyomavirus-associated nephropathy: two case reports and review of the literature. *Antivir Ther* 2008; **13:** 1001–9.
11. Coremans G, Snoeck R. Cidofovir: clinical experience and future perspectives on an acyclic nucleoside phosphonate analog of cytosine in the treatment of refractory and premalignant HPV-associated anal lesions. *Expert Opin Pharmacother* 2009; **10:** 1343–52.
12. Moyo TK, *et al.* Review: use of cidofovir for the treatment of HIV-negative human herpes virus-8-associated primary effusion lymphoma. *Clin Adv Hematol Oncol* 2010; **8:** 372–4.

在肾损伤中的用法 伴肾损伤患者（血清肌酐＞1.5mg/dl，肌酐清除率55ml/min或更少，或尿蛋白100mg/dl或更多）禁用西多福韦，当西多福韦治疗时，如血清肌酐上升＞500μg/dl或更多，或发展显著蛋白尿，应中断或停用西多福韦；在美国，如血清肌酐浓度比基线上升300～400μg/dl，允许西多福韦剂量由5mg/kg降低到3mg/kg，继续静脉用药。

病毒感染 除用西多福韦治疗CMV视网膜炎，西多福韦还系统用于治疗单纯疱疹感染[1～4]、进行性多灶性脑白质病[5～9]、BK多瘤病毒相关的出血性膀胱炎[4,10]和多瘤病毒感染[11]。0.3%～0.5%西多福韦局部制剂用于治疗单纯疱疹[12,13]、多瘤病毒感染[14～20]和传染性软疣[18,21,22]。

1. Lalezari JP, *et al.* Treatment with intravenous (S)-1-[3-hydroxy-2-(phosphonylmethoxy)propyl]-cytosine of acyclovir-resistant mucocutaneous infection with herpes simplex virus in a patient with AIDS. *J Infect Dis* 1994; **170:** 570–2.
2. Bryant P, *et al.* Successful treatment of foscarnet-resistant herpes simplex stomatitis with intravenous cidofovir in a child. *Pediatr Infect Dis J* 2001; **20:** 1083–6.
3. Kopp T, *et al.* Successful treatment of an aciclovir-resistant herpes simplex type 2 infection with cidofovir in an AIDS patient. *Br J Dermatol* 2002; **147:** 134–8.
4. Andrei G, *et al.* Dual infection with polyomavirus BK and acyclovir-resistant herpes simplex virus successfully treated with cidofovir in a bone marrow transplant recipient. *Transpl Infect Dis* 2007; **9:** 126–31.
5. Segarra-Newnham M, Vodolo KM. Use of cidofovir in progressive multifocal leukoencephalopathy. *Ann Pharmacother* 2001; **35:** 741–4.
6. Razonable RR, *et al.* Cidofovir treatment of progressive multifocal leukoencephalopathy in a patient receiving highly active antiretroviral therapy. *Mayo Clin Proc* 2001; **76:** 1171–5.
7. Marra CM, *et al.* Adult AIDS Clinical Trials Group 363 Team. A pilot study of cidofovir for progressive multifocal leukoencephalopathy in AIDS. *AIDS* 2002; **16:** 1791–7.
8. Garvey L, *et al.* Progressive multifocal leukoencephalopathy: prolonged survival in patients treated with protease inhibitors and cidofovir: a case series. *AIDS* 2006; **20:** 791–3.
9. Viallard JF, *et al.* Improvement of progressive multifocal leukoencephalopathy after cidofovir therapy in a patient with a destructive polyarthritis. *Infection* 2007; **35:** 33–6.
10. Cesaro S, *et al.* Cidofovir for BK virus-associated hemorrhagic cystitis: a retrospective study. *Clin Infect Dis* 2009; **49:** 233–40.
11. Kottke MD, Parker SRS. Intravenous cidofovir-induced resolution of disfiguring cutaneous human papillomavirus infection. *J Am Acad Dermatol* 2006; **55:** 533–6.
12. Lalezari J, *et al.* A randomized, double-blind, placebo-controlled trial of cidofovir gel for the treatment of acyclovir-unresponsive mucocutaneous herpes simplex virus infection in patients with AIDS. *J Infect Dis* 1997; **176:** 892–8.
13. Sacks SL, *et al.* A multicenter phase I/II dose escalation study of single-dose cidofovir gel for treatment of recurrent genital herpes. *Antimicrob Agents Chemother* 1998; **42:** 2996–9.
14. Snoeck R, *et al.* Treatment of anogenital papillomavirus infections with an acyclic nucleoside phosphonate analogue. *N Engl J Med* 1995; **333:** 943–4.
15. Davis MDP, *et al.* Large plantar wart caused by human papillomavirus-66 and resolution by topical cidofovir therapy. *J Am Acad Dermatol* 2000; **43:** 340–3.
16. Descamps V, *et al.* Topical cidofovir for bowenoid papulosis in an HIV-infected patient. *Br J Dermatol* 2001; **144:** 642–3.
17. Snoeck R, *et al.* Phase II double-blind, placebo-controlled study of the safety and efficacy of cidofovir topical gel for the treatment of patients with human papillomavirus infection. *Clin Infect Dis* 2001; **33:** 597–602.
18. Calista D. Topical cidofovir for severe cutaneous human papillomavirus and molluscum contagiosum infections in patients with HIV/AIDS: a pilot study. *J Eur Acad Dermatol Venereol* 2000; **14:** 484–8.
19. Husak R, *et al.* Refractory human papillomavirus-associated oral warts treated topically with 1-3% cidofovir solutions in human immunodeficiency virus type 1-infected patients. *Br J Dermatol* 2005; **152:** 590–1.
20. Field S, *et al.* The treatment of viral warts with topical cidofovir 1%: our experience of seven paediatric patients. *Br J Dermatol* 2009; **160:** 223–4.
21. Davies EG, *et al.* Topical cidofovir for severe molluscum contagiosum. *Lancet* 1999; **353:** 2042.
22. Toro JR, *et al.* Topical cidofovir: a novel treatment for recalcitrant molluscum contagiosum in children infected with human immunodeficiency virus 1. *Arch Dermatol* 2000; **136:** 983–5.

制剂

专利制剂

Austral.: Vistide; ***Austria:*** Vistide; ***Belg.:*** Vistide; ***Cz.:*** Vistide; ***Fr.:*** Vistide; ***Ger.:*** Vistide; ***Gr.:*** Vistide; ***Irl.:*** Vistide; ***Ital.:*** Vistide; ***Neth.:*** Vistide; ***Port.:*** Vistide; ***Spain:*** Vistide; ***Swed.:*** Vistide; ***Switz.:*** Vistide; ***UK:*** Vistide; ***USA:*** Vistide.

Darunavir（*BAN*，*USAN*，*rINN*）达鲁那韦

Darunavirum; TMC-114; UIC-94017. (3*R*,3a*S*,6a*R*)-Hexahydrofuro[2,3-*b*]furan-3-yl *N*-[(1*S*,2*R*)-1-benzyl-2-hydroxy-3-(N^1-isobutylsulfanilamido)propyl]carbamate.

Дарунавир

$C_{27}H_{37}N_3O_7S$ = 547.7.

CAS — 206361-99-1.

ATC — J05AE10.

ATC Vet — QJ05AE10.

UNII — YO603Y8113.

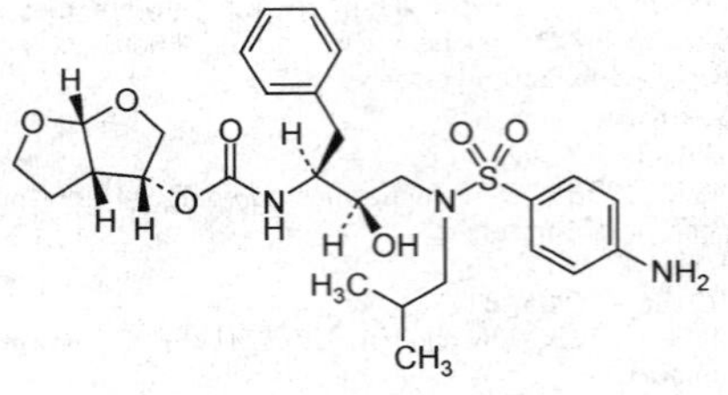

Darunavir Ethanolate（*BANM*，*rINNM*）达鲁那韦乙酸盐

Darunavir monoethanolate.

$C_{27}H_{37}N_3O_7S,C_2H_5OH$ = 593.7.

ATC — J05AE10.

ATC Vet — QJ05AE10.

UNII — 33O78XF0BW.

不良反应

包含达鲁那韦的抗逆转录病毒治疗方案最常见的不良反应为胃肠道紊乱（腹痛、腹泻、恶心和呕吐）、鼻咽炎和高甘油三酯血症。5%～10%患者发生皮疹（通常为轻度到中等严重度），常发生于开始治疗的4周内，不需停止治疗即可消退。偶见严重皮疹，包括多形性红斑和Stevens-Johnson综合征；如发生严重皮疹需停止治疗。

其他报道的不良反应有衰弱、眩晕、疲乏、头痛和失眠。报道的不常见不良反应包括毛囊炎、心肌梗死、骨痛、骨质疏松、多尿、嗜睡、心动过速、短暂性脑缺血性损伤和眩晕。有报道药物引起肝炎，包括死亡病例。也可发生肝和胰腺功能化验异常、贫血、嗜中性粒细胞减少症和血小板减少症。

有报道称，严重免疫缺陷的HIV感染患者应用包括达鲁那韦的联合抗逆转录病毒治疗，在治疗初始期会发生免疫重建综合征（炎症性免疫反应导致临床恶化）。接受包含达鲁那韦的抗逆转录病毒治疗患者可见体脂肪堆积或再分布（脂肪营养不良），包括中心肥胖、后颈部脂肪增多（水牛背）、外周消瘦、脸消瘦、胸部增大和类库欣综合征表现。代谢异常（如高甘油三酯血症、高胆固醇血症、胰岛素耐药、高血糖和高乳酸血症）也有报道。有报道HIV-蛋白酶抑制药尤其与核苷衍生物联合应用时可发生肌酸磷酸激酶升高、肌痛、肌炎和偶见的横纹肌溶解症。有报道骨坏死，尤其是在晚期HIV感染或长期暴露于联合抗逆转录病毒治疗的患者。

有关HIV-蛋白酶抑制药不良反应的更多信息见**硫酸茚地那韦**，第849页。

注意事项

患者开始应用达鲁那韦治疗之前和治疗过程中需检查肝功能。对严重肝损伤（Child-Pugh分类C）患者不要应用达鲁那韦，对轻度和中度肝脏损伤（Child-Pugh分类A和B）患者以及慢性乙型肝炎或丙型肝炎共同感染患者要慎用（监测肝酶）。慢性乙型肝炎或丙型肝炎共同感染患者应用联合抗逆转录病毒治疗，发生严重或潜在死亡的肝不良反应事件的危险增加。如发生症状显示新的肝脏毒性或肝脏毒性加剧情况，需告诫所有患者进行医学咨询。

达鲁那韦含有磺胺分子，已知对磺胺过敏的患者需慎用，虽然不知它与磺胺药物的潜在交叉过敏情况。有报道治疗A型和B型血友病患者需谨慎，因应用HIV-蛋白酶抑制药可发生自发性出血。有报道可发生与治疗相关的多形性红斑和Stevens-Johnson综合征。如患者发生严重皮疹，需停止治疗。

药物相互作用

达鲁那韦抑制并由细胞色素P450同工酶CYP3A4广泛代谢。它可影响由这些同工酶代谢的其他药物的清除，可能会增加它们的血浆浓度和毒性。

对高度依赖CYP3A4清除和因血浆浓度上升而伴有严重或威胁生命不良反应的药物，禁用利托那韦增效的达鲁那韦。这些药物包括α_1-肾上腺受体拮抗药阿夫唑嗪，抗心律失常药（胺碘酮、苄普地尔、奎尼丁和全身应用利多卡因），抗组胺药（阿司咪唑和特非那定），麦角衍生物（双氢麦角胺、麦角新碱、麦角胺、甲基麦角新碱），促胃肠动力药（西沙必利），抗精神病药（匹莫齐特），镇静药和催眠药（咪达唑仑和三唑仑）以及他汀类药（辛伐他汀和洛伐他汀）。由于潜在增加西地那非血清浓度，当西地那非以必需剂量治疗肺动脉高压时，需避免利托那韦增效的达鲁那韦与其联合应用。同样，利托那韦增效的达鲁那韦可增加吸入沙美特罗的血清浓度，不推荐两药联合应用。利托那韦增效的洛匹那韦、利福平、抗癫痫药（甲苯比妥和磷苯妥英钠）和圣约翰草（贯叶金丝桃）会降低达鲁那韦的浓度；不推荐与达鲁那韦联合应用，因可能失去达鲁那韦活性并产生耐药。

HIV-蛋白酶抑制药药物相互作用的更多信息见**硫酸茚地那韦**（第849页）和**表1**（第883页）。

抗病毒作用

达鲁那韦为HIV-蛋白酶选择性抑制药。它干扰病毒基本蛋白质形成，使它们不能感染其他细胞。当HIV-蛋白酶抑制药单独应用时病毒很快产生耐药，因此需与其他抗逆转录病毒药联合应用。在有些HIV-蛋白酶抑制药之间可发生交叉耐药，但达鲁那韦的耐药机制可能与这类药的其他药物不同。

药动学

达鲁那韦口服后迅速吸收，与推荐的利托那韦剂量联合应用时，口服生物利用度达82%，食物增加口服生物利用度。2.5～4h达血浆峰浓度。达鲁那韦血浆蛋白结合率为95%。达鲁那韦由细胞色素P450系统氧化代谢（主要为同工酶CYP3A4），至少有3个代谢物显示一些抗逆转录病毒活性。约80%的剂量由粪便排泄，其中41.2%为原形药物；14%由尿排泄，其中7.7%为原形药物。达鲁那韦平均终期消除半衰期约为15h。

1. Rittweger M, Arastéh K. Clinical pharmacokinetics of darunavir. *Clin Pharmacokinet* 2007; **46:** 739–56.
2. Vermeir M, *et al.* Absorption, metabolism, and excretion of darunavir, a new protease inhibitor, administered alone and with low-dose ritonavir in healthy subjects. *Drug Metab Dispos* 2009; **37:** 809–20.
3. Yilmaz A, *et al.* Darunavir concentrations in cerebrospinal fluid and blood in HIV-1-infected individuals. *AIDS Res Hum Retroviruses* 2009; **25:** 457–61.
4. Giguère P, *et al.* Pharmacokinetics of darunavir, etravirine and raltegravir in an HIV-infected patient on haemodialysis. *AIDS* 2009; **23:** 740–2.
5. Ripamonti D, *et al.* Transplacental passage of ritonavir-boosted darunavir in two pregnant women. *Int J STD AIDS* 2009; **20:** 215–16.
6. Sekar V, *et al.* Pharmacokinetics of multiple-dose darunavir in combination with low-dose ritonavir in individuals with mild-to-moderate hepatic impairment. *Clin Pharmacokinet* 2010; **49:** 343–50.

用途和用法

达鲁那韦为抗 HIV 的 HIV-蛋白酶抑制药。用于治疗 HIV 感染和 AIDS（见第825页）。达鲁那韦单独应用时病毒很快产生耐药，因此需与其他抗逆转录病毒药联合应用。

达鲁那韦用低剂量利托那韦增效，后者为药动学增强剂。以乙酸盐口服，但以碱基计算剂量；达鲁那韦乙酸盐约相当于 300mg 达鲁那韦。

对未曾经过治疗的新患者推荐用达鲁那韦 800mg（同时应用利托那韦 100mg），每日 1 次，与食物同服。对已经治疗的患者用达鲁那韦 600mg（同时应用利托那韦 100mg），每日 2 次。

儿童的详细剂量见下文。

1. Clotet B, *et al.* Efficacy and safety of darunavir-ritonavir at week 48 in treatment-experienced patients with HIV-1 infection in POWER 1 and 2: a pooled subgroup analysis of data from two randomised trials. *Lancet* 2007; **369:** 1169–78.
2. Busse KH, Penzak SR. Darunavir: a second-generation protease inhibitor. *Am J Health-Syst Pharm* 2007; **64:** 1593–602.
3. McKeage K, *et al.* Darunavir: a review of its use in the management of HIV infection in adults. *Drugs* 2009; **69:** 477–503.

儿童用法 治疗 6 岁及以上儿童和体重至少 20kg 的 HIV 感染患儿应用利托那韦增效达鲁那韦，并与其他抗逆转录病毒药联合应用。在英国，进一步推荐达鲁那韦应保留，仅仅应用于已经治疗的患儿。推荐下列根据体重计算的口服剂量，不能超过推荐的已经治疗的成人患者剂量（见上文）：

- 20～30kg：达鲁那韦 375mg（同时应用利托那韦 50mg），每日 2 次。
- 30～40kg：达鲁那韦 450mg（同时应用利托那韦 60mg），每日 2 次。
- 40kg 和>40kg：达鲁那韦 600mg（同时应用利托那韦 100mg），每日 2 次。

更多儿童用法的参考文献如下。

1. Blanche S, *et al.* Pharmacokinetics, safety and efficacy of darunavir/ritonavir in treatment-experienced children and adolescents. *AIDS* 2009; **23:** 2005–13.
2. Neely M, Kovacs A. Managing treatment-experienced pediatric and adolescent HIV patients: role of darunavir. *Ther Clin Risk Manag* 2009; **5:** 595–615.
3. McKeage K, Scott LJ. Darunavir: in treatment-experienced pediatric patients with HIV-1 infection. *Paediatr Drugs* 2010; **12:** 123–31.

制剂

专利制剂

Arg.: Prezista; **Austral.:** Prezista; **Austria:** Prezista; **Belg.:** Prezista; **Canad.:** Prezista; **Chile:** Prezista; **Cz.:** Prezista; **Denm.:** Prezista; **Fr.:** Prezista; **Ger.:** Prezista; **Gr.:** Prezista; **Hung.:** Prezista; **Irl.:** Prezista; **Israel:** Prezista; **Ital.:** Prezista; **Malaysia:** Prezista; **Neth.:** Prezista; **Norw.:** Prezista; **NZ:** Prezista; **Pol.:** Prezista; **Port.:** Prezista; **Rus.:** Prezista (Презиста); **Singapore:** Prezista; **Spain:** Prezista; **Swed.:** Prezista; **Switz.:** Prezista; **Thai.:** Prezista; **UK:** Prezista; **USA:** Prezista.

Delavirdine Mesilate (*rINNM*) 甲磺酸地拉韦啶

Délavirdine, Mésilate de; Delavirdine Mesylate (*USAN*); Delavirdini Mesilas; Mesilato de delavirdina; U-90152S. 1-[3-(Isopropylamino)-2-pyridyl]-4-[(5-methanesulfonamidoindol-2-yl)carbonyl]-piperazine monomethanesulfonate.

Делавирдина Мезилат

$C_{22}H_{28}N_6O_3S,CH_4O_3S$ = 552.7.

CAS — 136817-59-9 (delavirdine); 147221-93-0 (delavirdine mesilate).

ATC — J05AG02.

ATC Vet — QJ05AG02.

UNII — 421105KRQE.

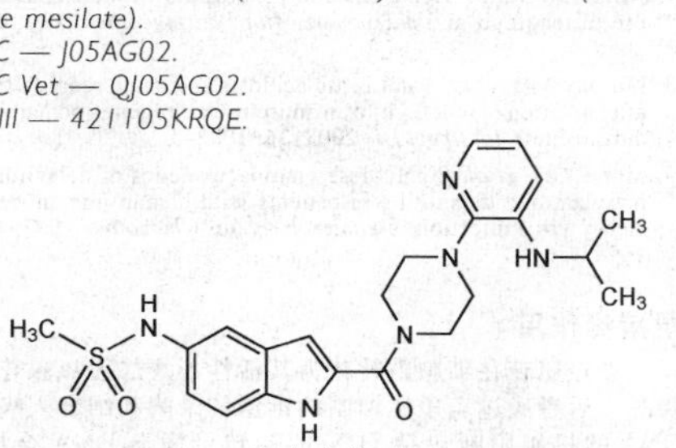

(delavirdine)

不良反应

含有地拉韦啶的抗逆转录病毒治疗方案大多数为轻度和中度不良反应。地拉韦啶最常见的不良反应为皮疹（通常为弥漫性、斑丘疹、红疹，经常瘙痒），通常发生在开始治疗的头 3 周内，3～14 天后消失。有报道严重皮肤反应，包括多形性红斑和 Stevens-Johnson 综合征。其他中度和严重度的不良反应包括全腹痛、衰弱、疲乏、发热、流感症状、头痛和局部痛。其他报道的不良反应包括胃肠道紊乱（腹泻、恶心、呕吐）、增加的肝酶值、焦虑、压抑症状、失眠和呼吸道反应（气管炎、咳嗽、咽炎、鼻窦炎和上呼吸道感染）。上市临床应用后有报道肝衰竭、溶血性贫血、横纹肌溶解和急性肾功能衰竭。

有报道称，严重免疫缺陷的 HIV 感染患者应用包括地拉韦啶的联合抗逆转录病毒治疗，在治疗初始期会发生免疫重建综合征（炎症性免疫反应导致临床恶化）。接受包含地拉韦啶的抗逆转录病毒治疗患者可见体脂肪堆积或再分布（脂肪营养不良），包括中心肥胖、后颈部脂肪增多（水牛背）、外周消瘦、脸消瘦、胸部增大和类库欣综合征表现。

注意事项

如发生严重皮疹或皮疹伴随发热、发疱、口腔病变、结膜炎、肿胀或肌肉或关节痛时，应停用地拉韦啶。对肝损伤患者需谨慎用药。

妊娠 在动物中，地拉韦啶有致畸性。临床研究和上市后资料确认了出生于在妊娠期应用地拉韦啶的母亲的 10 例新生儿。8 例婴儿出生健康；1 例婴儿出生时 HIV 阳性，但无先天异常；1 例为早产儿伴有小的肌部室间隔缺陷，后自发痊愈。

药物相互作用

地拉韦啶主要由细胞色素 P450 同工酶 CYP3A4 代谢。因此地拉韦啶与其他可被该系统酶代谢的药物竞争，可能导致相互增加血浆浓度和毒性。诱导此系统酶的药物可降低地拉韦啶血浆浓度。增加胃 pH 的药物（如抗酸药和组胺 H_2-拮抗药）可降低地拉韦啶的吸收。

对高度依赖 CYP3A4 清除和因血浆浓度上升而伴有严重或威胁生命不良反应的药物，禁用地拉韦啶。这些药物包括抗组胺药（阿司咪唑和特非那定），麦角衍生物（双氢麦角胺、麦角新碱、麦角胺、甲基麦角新碱），促胃肠动力药（西沙必利），抗精神病药（匹莫齐特），镇静药和催眠药（阿普唑仑、咪达唑仑和三唑仑）。抗癫痫药卡马西平、磷苯妥英钠和苯巴比妥，抗结核杆菌药利福布汀和利福平以及圣约翰草（贯叶金丝桃）会降低地拉韦啶的浓度；不推荐与抗逆转录病毒药联合应用，因可能失去抗病毒活性并导致耐药。NNRTIs 药物相互作用的更多信息见**表 2**，第914页。

抗菌药 地拉韦啶可增加氨苯砜和利福布汀的血浆浓度；利福布汀和利福平[1]可降低地拉韦啶的血浆浓度，不推荐地拉韦啶与这些药物的任一种同时应用。更多信息见**利福平**（第310页）和**利福布汀**（第308页）。

1. Borin MT, *et al.* Pharmacokinetic study of the interaction between rifampin and delavirdine mesylate. *Clin Pharmacol Ther* 1997; **61:** 544–53.

抗病毒药 地拉韦啶与去羟肌苷缓冲剂同时给药，可导致两药的血浆浓度降低[1]，因此这两种药物应至少间断 1h 给药；地拉韦啶可增加 HIV-蛋白酶抑制药（包括茚地那韦和沙奎那韦）的血浆浓度（详见**茚地那韦的药物相互作用**项下**抗病毒药**，第850页），患者接受地拉韦啶和沙奎那韦治疗，需要监测肝功能。

1. Morse GD, *et al.* Single-dose pharmacokinetics of delavirdine mesylate and didanosine in patients with human immunodeficiency virus infection. *Antimicrob Agents Chemother* 1997; **41:** 169–74.

抗病毒作用

地拉韦啶非竞争性地抑制 HIV-1 逆转录酶；地拉韦啶与酶结合，破坏酶催化位置的构型和损伤其 RNA-依赖和 DNA-依赖的聚合酶活性。

可见地拉韦啶耐药及地拉韦啶与其他非核苷类逆转录酶抑制药交叉耐药的报道。

药动学

地拉韦啶口服后迅速吸收，约 1h 后达血浆峰浓度。单剂量地拉韦啶片剂的生物利用度相当于口服液的 85%。100mg 片剂在应用前溶解在水内可增加生物利用度约 20%；200mg 片剂不易在水中分散，需完整吞服。地拉韦啶血浆蛋白结合率约 98%。地拉韦啶被肝微粒体酶完全代谢，主要为细胞色素 P450 同工酶 CYP3A4（虽然 CYP2D6 也可能起一些作用），地拉韦啶被代谢为几个无活性代谢物。口服常用剂量后的血浆半衰期约 5.8h，其范围为 2～11h。地拉韦啶以代谢物由尿和粪排泄，小于 5% 以原形由尿排泄。

1. Voorman RL, *et al.* Metabolism of delavirdine, a human immunodeficiency virus type-1 reverse transcriptase inhibitor, by microsomal cytochrome P450 in humans, rats, and other species: probable involvement of CYP2D6 and CYP3A. *Drug Metab Dispos* 1998; **26:** 631–9.
2. Tran JQ, *et al.* Delavirdine: clinical pharmacokinetics and drug interactions. *Clin Pharmacokinet* 2001; **40:** 207–26.
3. Shelton MJ, *et al.* Pharmacokinetics of ritonavir and delavirdine in human immunodeficiency virus-infected patients. *Antimicrob Agents Chemother* 2003; **47:** 1694–9.
4. Smith PF, *et al.* Population pharmacokinetics of delavirdine and N-delavirdine in HIV-infected individuals. *Clin Pharmacokinet* 2005; **44:** 99–109.

用途和用法

地拉韦啶为非核苷类逆转录酶抑制药，具有抗 HIV-1 活性。单独应用地拉韦啶，迅速产生耐药，因此地拉韦啶需要与其他抗逆转录病毒药物联合应用治疗 HIV 感染和 AIDS（见第825页）。

地拉韦啶以甲磺酸盐口服给药，常用剂量为 400mg，每日 3 次。为了增加生物利用度，某些片剂制剂在口服前可预先在水中分散（详见上文）。

1. Scott LJ, Perry CM. Delavirdine: a review of its use in HIV infection. *Drugs* 2000; **60:** 1411–44.

制剂

专利制剂

Austral.: Rescriptor; **Canad.:** Rescriptor; **Mex.:** Rescriptor†; **USA:** Rescriptor.

Denotivir (*pINN*) 地诺替韦

Dénotivir; Denotivirum. 5-Benzamido-4′-chloro-3-methyl-4-isothiazolecarboxanilide.

Денотивир

$C_{18}H_{14}ClN_3O_2S$ = 371.8.

CAS — 51287-57-1.

UNII — W656S9100W.

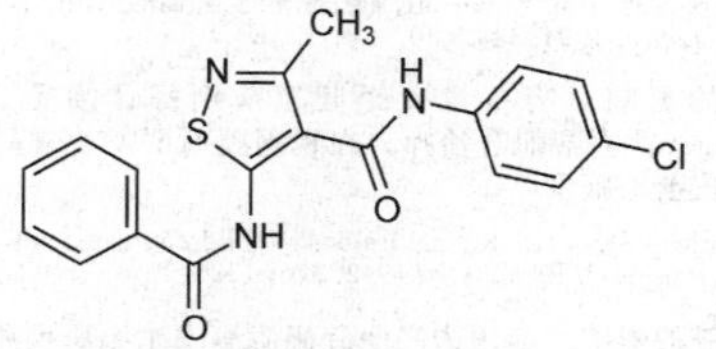

简介

地诺替韦有抗病毒、抗菌、抗炎作用。3% 地诺替韦膏剂可治疗疱疹病毒感染及其他皮肤病并发细菌感染。

制剂

专利制剂

Pol.: Polvir; Vratizolin.

Didanosine (*BAN, USAN, rINN*) 去羟肌苷

BMY-40900; ddI; ddIno; Didanocin; Didanosiini; Didanosin; Didanosina; Didanosinum; Didanozin; Didanozinas; Dideoxyinosine; Didesoxinosina; NSC-612049. 2′,3′-Dideoxyinosine.

Диданозин

$C_{10}H_{12}N_4O_3$ = 236.2.

CAS — 69655-05-6.

ATC — J05AF02.

ATC Vet — QJ05AF02.

UNII — K3GDH6OH08.

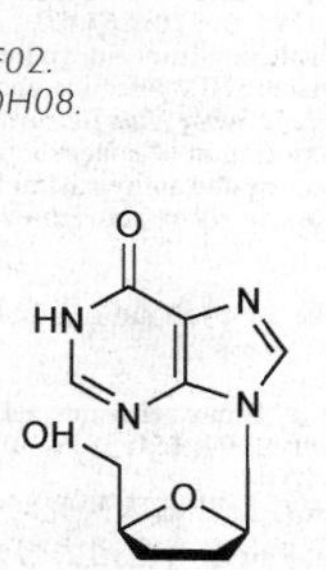

Pharmacopoeias. In *Eur.* (see p.vii), *Int.*, and *US.*

Ph. Eur. 6.8 (Didanosine) 白色到类白色结晶性粉末。微溶于水；微溶于乙醇和甲基乙醇；易溶于二甲基亚砜。

USP 33 (Didanosine) 白色或黄白色结晶性粉末。几乎不溶于或不溶于丙酮及甲基乙醇；极易溶于二甲基亚砜。20～25℃保存，允许温度范围为 15～30℃。

不良反应

去羟肌苷最常见的严重不良反应为周围神经病和潜在致命的胰腺炎。其他常见报道的不良反应包括腹痛、腹泻、疲乏、头痛、恶心、皮疹和呕吐。可发生肝功化验异常，偶见肝炎或致命的肝衰竭；报道的致命的不良

反应最常见于去羟肌苷与司他夫定和羟基脲联合应用的患者。非肝硬化门静脉高压（包括导致肝移植或死亡的病例）也有报道。有报道在儿童尤其是接受比推荐剂量更高剂量的患儿可发生视网膜和视神经改变；成年患者有发生视网膜脱色素的报道。其他不良反应包括脱发、贫血、衰弱、口干、发热、胃肠胀气、腮腺肿大、白细胞减少、超敏反应（包括过敏反应）、高尿酸血症和血小板减少症。接受NRTIs治疗的患者有发生伴严重肝肿大和脂肪变性的乳酸酸中毒；有时是致命的，一般发生于治疗几个月后。

有报道称，严重免疫缺陷的HIV感染患者应用包括去羟肌苷的联合抗逆转录病毒治疗，在治疗初始期发生会免疫重建综合征（炎症性免疫反应导致临床恶化）。接受包含去羟肌苷的抗逆转录病毒治疗患者可见体脂肪堆积或再分布（脂肪营养不良），包括中心肥胖、后颈部脂肪增多（水牛背）、外周消瘦、脸消瘦、胸部增大和类库欣综合征表现。代谢异常（如高甘油三酯血症、高胆固醇血症、胰岛素耐受、高血糖和高乳酸血症）也有报道。NRTIs与腺粒体功能紊乱（如行为异常、贫血、抽搐、高脂血症、张力亢进和嗜中性细胞减少）有关。有报道HIV-蛋白酶抑制药尤其与核苷衍生物联合应用时可发生肌酸磷酸激酶升高、肌痛、肌炎和偶见的横纹肌溶解症。NRTIs药物不良反应的更多信息见**齐多夫定**，第879页。

对血液的影响 一般来说，去羟肌苷引起的血液学异常不如齐多夫定常见。但有去羟肌苷引起血小板减少症的报道[1~3]。

1. Butler KM, *et al.* Dideoxyinosine in children with symptomatic human immunodeficiency virus infection. *N Engl J Med* 1991; **324:** 137–44.
2. Lor E, Liu YQ. Didanosine-associated eosinophilia with acute thrombocytopenia. *Ann Pharmacother* 1993; **27:** 23–5.
3. Herranz P, *et al.* Cutaneous vasculitis associated with didanosine. *Lancet* 1994; **344:** 680.

对眼的影响 有报道4个儿童病例每日接受270～540mg/m² 去羟肌苷治疗，在视网膜周围发生视网膜色素上皮萎缩病变[1]。

1. Whitcup SM, *et al.* Retinal lesions in children treated with dideoxyinosine. *N Engl J Med* 1992; **326:** 1226–7.

对心脏的影响 应用去羟肌苷患者有发生心肌梗死的危险，见**齐多夫定的不良反应**项下**对心脏的影响**，第879页。

对肝脏的影响 1例患者应用去羟肌苷治疗发生致命的暴发性肝衰竭[1]。厂家报道进行去羟肌苷临床研究时，有14例患者的肝酶升高[2~5]。

有报道在一些HIV感染患者发生可能致命的非肝硬化门静脉高压。一项包括15例NCPH患者和75例对应的对照患者的小样本对照研究发现，HIV患者长期暴露于去羟肌苷治疗是NCPH唯一独立的危险因素[6]。

1. Lai KK, *et al.* Fulminant hepatic failure associated with 2′,3′-dideoxyinosine (ddI). *Ann Intern Med* 1991; **115:** 283–4.
2. Dolin R, *et al.* Zidovudine compared with didanosine in patients with advanced HIV type 1 infection and little or no experience with zidovudine. *Arch Intern Med* 1995; **155:** 961–74.
3. Jablonowski H, *et al.* A dose comparison study of didanosine in patients with very advanced HIV infection who are intolerant to or clinically deteriorate on zidovudine. *AIDS* 1995; **9:** 463–9.
4. Alpha International Coordinating Committee. The Alpha trial: European/Australian randomized double-blind trial of two doses of didanosine in zidovudine-intolerant patients with symptomatic HIV disease. *AIDS* 1996; **10:** 867–80.
5. Gatell JM, *et al.* Switching from zidovudine to didanosine in patients with symptomatic HIV infection and disease progression. *J Acquir Immune Defic Syndr Hum Retrovirol* 1996; **12:** 249–58.
6. Kovari H, *et al.* Association of noncirrhotic portal hypertension in HIV-infected persons and antiretroviral therapy with didanosine: a nested case-control study. *Clin Infect Dis* 2009; **49:** 626–35.

对心理状态的影响 1例患者应用去羟肌苷治疗发生复发性躁狂症[1]。

1. Brouillette MJ, *et al.* Didanosine-induced mania in HIV infection. *Am J Psychiatry* 1994; **151:** 1839–40.

对代谢的影响 去羟肌苷临床研究时，常见高尿酸血症的不良反应[1,2]。3例患者应用去羟肌苷治疗发生低钾血症，其中2个病例有腹泻[3]。1例患者应用去羟肌苷治疗发生两次高甘油三酯血症[4]，这种高脂血症的影响可能是发展为胰腺炎的病因。

1. Cooley TP, *et al.* Once-daily administration of 2′,3′-dideoxyinosine (ddI) in patients with the acquired immunodeficiency syndrome or AIDS-related complex: results of a phase I trial. *N Engl J Med* 1990; **322:** 1340–5.
2. Montaner JSG, *et al.* Didanosine compared with continued zidovudine therapy for HIV-infected patients with 200 to 500 CD4 cells/mm³: a double-blind, randomized, controlled trial. *Ann Intern Med* 1995; **123:** 561–71.
3. Katlama C, *et al.* Dideoxyinosine-associated hypokalaemia. *Lancet* 1991; **337:** 183.
4. Tal A, Dall L. Didanosine-induced hypertriglyceridemia. *Am J Med* 1993; **95:** 247.

对口腔的影响

患者应用去羟肌苷治疗可发生麻烦的口腔干燥症（口干）[1,2]。

1. Dodd CL, *et al.* Xerostomia associated with didanosine. *Lancet* 1992; **340:** 790.
2. Valentine C, *et al.* Xerostomia associated with didanosine. *Lancet* 1992; **340:** 1542.

对胰腺的影响 胰腺炎是去羟肌苷最严重的不良反应，可能致命[1~3]。胰腺炎的发生与剂量有关，每日接受750mg去羟肌苷治疗的患者有13%发生该不良反应[2,4]。停用去羟肌苷[5]，胰腺炎可缓解，再次应用去羟肌苷时，对一些患者要警惕胰腺炎再度发生的可能性[6]。实际上已发生胰腺炎的患者，可有淀粉酶浓度升高[3]和对糖不耐受的报道。

1. Bouvet E, *et al.* Fatal case of 2′,3′-dideoxyinosine-associated pancreatitis. *Lancet* 1990; **336:** 1515.
2. Kahn JO, *et al.* A controlled trial comparing continued zidovudine with didanosine in human immunodeficiency virus infection. *N Engl J Med* 1992; **327:** 581–7.
3. Dolin R, *et al.* Zidovudine compared with didanosine in patients with advanced HIV-type 1 infection and little or no previous experience with zidovudine. *Arch Intern Med* 1995; **155:** 961–74.
4. Jablonowski H, *et al.* A dose comparison study of didanosine in patients with very advanced HIV infection who are intolerant to or clinically deteriorate on zidovudine. *AIDS* 1995; **9:** 463–9.
5. Nguyen B-Y, *et al.* Five-year follow-up of a phase I study of didanosine in patients with advanced human immunodeficiency virus infection. *J Infect Dis* 1995; **171:** 1180–9.
6. Butler KM, *et al.* Pancreatitis in human immunodeficiency virus-infected children receiving dideoxyinosine. *Pediatrics* 1993; **91:** 747–51.

对皮肤的影响 1例患者应用去羟肌苷治疗发生Stevens-Johnson综合征[1]，另1例发生皮肤脉管炎[2]。

1. Parneix-Spake A, *et al.* Didanosine as probable cause of Stevens-Johnson syndrome. *Lancet* 1992; **340:** 857–8.
2. Herranz P, *et al.* Cutaneous vasculitis associated with didanosine. *Lancet* 1994; **344:** 680.

注意事项

对有胰腺炎病史和甘油三酯浓度增高患者应用去羟肌苷需特别谨慎，需仔细观察胰腺炎症状，对所有患者如出现可能胰腺炎的症状和体征时，应中断去羟肌苷治疗，直到症状消失。发生周围神经病症状的患者需考虑其他治疗方案。要避免与其他可引起胰腺炎和周围神经病（详见下文**药物相互作用**）的药物同时应用；当这些药物是基本药物时，如可能需暂停应用去羟肌苷。

慢性乙型肝炎或丙型肝炎共同感染患者应用联合抗逆转录病毒治疗增加了发生严重或潜在死亡的肝不良反应事件的危险。有报道在未证明患病毒肝炎的患者发生非肝硬化门静脉高压（有些导致肝移植或死亡）。对肝肿大或其他肝病危险因素以及伴肝损害患者要谨慎应用去羟肌苷。建议定期检查肝功能。在治疗过程中如肝酶值增加超过正常上限5倍，需停用去羟肌苷。患者也要检测门脉高压的早期征兆（包括血小板减少和脾肿大）。证明患者有门静脉高压需停用去羟肌苷。去羟肌苷治疗可发生乳酸酸中毒，如转氨酶浓度迅速增高、进行性肝肿大、脂肪变性、或代谢性或未知原因的乳酸酸中毒，需停用去羟肌苷。对伴有肾损伤的患者可能需要降低剂量。

应用去羟肌苷患者每年需考虑眼科检查（包括视力、色视觉和扩大的眼底检查），监测视网膜或视神经的改变。当视力有任何改变时，需停用去羟肌苷。对成人也要考虑监测。

药物相互作用

应避免去羟肌苷与其他可引起胰腺炎（如静脉喷他脒）或周围神经病（如甲硝唑、异烟肼、长春新碱）的药物同时应用。如必须同时应用，应仔细监测这些不良反应的预兆。

据报道，与别嘌醇或其他黄嘌呤氧化酶抑制药同时应用可使去羟肌苷的血浆浓度-时间曲线下面积增加；由于有毒性的危险，不建议去羟肌苷与别嘌醇联合应用。

美沙酮可降低去羟肌苷血浆浓度，更昔洛韦或缬更昔洛韦可增加去羟肌苷血浆浓度，虽然可因去羟肌苷特别制剂而程度不同。用于口服液的儿科粉末（*Videx*；*BMS*，*USA*）不要与美沙酮或更昔洛韦联合应用，虽然包有肠溶衣的片剂（*Videx*；*BMS*，*USA*）可以应用，如需要，应仔细监测。

去羟肌苷制剂（可咀嚼或可分散制剂）含抗酸药和其他可被增加的胃pH影响的药物（如HIV-蛋白酶抑制药、酮康唑、依曲康唑、抗菌药氟喹诺酮），至少应在口服去羟肌苷前2h给药。去羟肌苷制剂内含有镁或铝抗酸药，不能与四环素同用。

去羟肌苷与替诺福韦同时应用可增加去羟肌苷血浓度，导致增加去羟肌苷相关不良反应，如周围神经病、胰腺炎及乳酸酸中毒。有死亡病例报道。应用去羟肌苷、替诺福韦及拉米夫定，3个核苷药物每日1次联合应用治疗方案时，有病毒学治疗失败和在治疗早期产生耐药的报道。英国注册药品信息不建议去羟肌苷和替诺福韦共同给药，无论是用去羟肌苷的标准剂量或降低的剂量。曾评价每日250mg去羟肌苷的治疗方案，但导致病毒学治疗失败和产生耐药。但美国去羟肌苷的药品信息建议对肾功能正常患者，可慎用该种共同给药治疗方案。患者体重大于60kg，去羟肌苷剂量应降低到每日250mg，患者体重小于60kg，去羟肌苷剂量应降低到每日200mg。由于缺乏资料，美国替诺福韦的药品信息建议患者体重小于60kg不能联用去羟肌苷和替诺福韦。体外研究发现利巴韦林可增加细胞内去羟肌苷三磷酸水平，潜在增加去羟肌苷相关不良反应的危险；避免此两种药物的联合应用。

也可详见下文与其他抗病毒药的药物相互作用。

抗糖尿病药 有报道[1]一例患者同时应用二甲双胍、去羟肌苷、司他夫定及替诺福韦发生致命性乳酸酸中毒。

1. Worth L, *et al.* A cautionary tale: fatal lactic acidosis complicating nucleoside analogue and metformin therapy. *Clin Infect Dis* 2003; **37:** 315–16.

抗病毒药 更昔洛韦增加去羟肌苷血浆浓度约1倍[1~3]。更昔洛韦前药——缬更昔洛韦可抑制嘌呤核苷磷酸化酶和增加去羟肌苷浓度。1例HIV阳性患者应用包含去羟肌苷的抗逆转录病毒疗法，同时应用缬更昔洛韦治疗CMV小肠炎，虽然能完全抑制病毒，但发生了显著的CD4+ T细胞计数下降和去羟肌苷毒性症状。当用阿巴卡韦替代去羟肌苷，CD4+ T细胞计数完全恢复，症状也消失[4]。

联合应用去羟肌苷与齐多夫定可改变这两个药物的药动学，但研究结果不一致，这种影响的临床意义有限。更多细节详见**齐多夫定的药物相互作用**，第881页。

替诺福韦明显增加去羟肌苷血浆浓度[5]（也见上文），并可能增加去羟肌苷相关胰腺炎的危险[6,7]。有报道在包括去羟肌苷的治疗方案内增加替诺福韦，发生了急性肾衰竭和致命性乳酸酸中毒的病例[8]。

在一项单次剂量研究中，同时应用去羟肌苷和地拉韦啶导致这两个药物的浓度时间曲线下面积减少[9]。地拉韦啶注册药品信息建议这两个药物应至少间隔1h给药。

某些HIV-蛋白酶抑制药的吸收可被某些去羟肌苷剂型内的缓冲剂降低，因此，它们与去羟肌苷至少应间隔2h给药（见第850页）。

1. Griffy KG. Pharmacokinetics of oral ganciclovir capsules in HIV-infected persons. *AIDS* 1996; **10** (suppl 4): S3–S6.
2. Jung D, *et al.* Effect of high-dose oral ganciclovir on didanosine disposition in human immunodeficiency virus (HIV)-positive patients. *J Clin Pharmacol* 1998; **38:** 1057–62.
3. Cimoch PJ, *et al.* Pharmacokinetics of oral ganciclovir alone and in combination with zidovudine, didanosine, and probenecid in HIV-infected subjects. *J Acquir Immune Defic Syndr Hum Retrovirol* 1998; **17:** 227–34.
4. Tseng AL, Salit IE. CD4+ cell count decline despite HIV suppression: a probable didanosine-valganciclovir interaction. *Ann Pharmacother* 2007; **41:** 512–17.
5. Pecora Fulco P, Kirian MA. Effect of tenofovir on didanosine absorption in patients with HIV. *Ann Pharmacother* 2003; **37:** 1325–8.
6. Blanchard JN, *et al.* Pancreatitis with didanosine and tenofovir disoproxil fumarate. *Clin Infect Dis* 2003; **37:** e57–e62. Correction. *ibid.*: 995. [title of paper corrected]
7. Kirian MA, *et al.* Acute onset of pancreatitis with concomitant use of tenofovir and didanosine. *Ann Pharmacother* 2004; **38:** 1660–3.
8. Murphy MD, *et al.* Fatal lactic acidosis and acute renal failure after addition of tenofovir to an antiretroviral regimen containing didanosine. *Clin Infect Dis* 2003; **36:** 1082–5.
9. Morse GD, *et al.* Single-dose pharmacokinetics of delavirdine mesylate and didanosine in patients with human immunodeficiency virus infection. *Antimicrob Agents Chemother* 1997; **41:** 169–74.

抗病毒作用

去羟肌苷在细胞内转化为其活性形式二去氧腺苷三磷酸，后者通过竞争性抑制病毒逆转录酶和结合入病毒DNA的机制阻断包括HIV的逆转录病毒DNA合成。应用去羟肌苷治疗可发展HIV的去羟肌苷耐药株。与其他抑制核苷逆转录酶药物有交叉耐药。

耐药 有报道64例应用齐多夫定治疗的HIV晚期患者改用去羟肌苷单药治疗，在治疗的24周内，有36例患者发展HIV的去羟肌苷耐药株[1]。具有对去羟肌苷耐药的病毒逆转录酶变异株的患者比不具有耐药株患者显示CD4+T细胞计数下降较多且病毒载量增加。

患者长时期应用包含去羟肌苷的抗逆转录病毒联合治疗方案，有发展多药耐药的报道[2]。

1. Kozal MJ, *et al.* Didanosine resistance in HIV-infected patients switched from zidovudine to didanosine monotherapy. *Ann Intern Med* 1994; **121:** 263–8.
2. Kavlick MF, *et al.* Emergence of multi-dideoxynucleoside-resistant human immunodeficiency virus type 1 variants, viral sequence variation, and disease progression in patients receiving antiretroviral chemotherapy. *J Infect Dis* 1998; **98:** 1506–13.

药动学

去羟肌苷在胃酸中迅速水解，因此口服时需与 pH 缓冲药或抗酸药同用。根据不同的制剂，生物利用度为 20%～40%；去羟肌苷某些剂型与食物同服或进食后服用，其生物利用度降低。口服后约 1h 达血浆峰浓度。血浆蛋白结合率小于 5%。去羟肌苷不能穿过血脑屏障。

去羟肌苷在细胞内转化为其活性抗病毒代谢物二去氧腺苷三磷酸。血浆消除半衰期约 1.5h。去羟肌苷通过肾小球过滤和活性肾小管分泌排泄；约 20% 的口服剂量由尿排泄。去羟肌苷部分被血液透析排泄，但不被腹膜透析排泄。

1. Balis FM, *et al.* Clinical pharmacology of 2′,3′-dideoxyinosine in human immunodeficiency virus-infected children. *J Infect Dis* 1992; **165:** 99–104.
2. Morse GD, *et al.* Comparative pharmacokinetics of antiviral nucleoside analogues. *Clin Pharmacokinet* 1993; **24:** 101–23.
3. Mueller BU, *et al.* Clinical and pharmacokinetic evaluation of long-term therapy with didanosine in children with HIV infection. *Pediatrics* 1994; **94:** 724–31.
4. Knupp CA, *et al.* Disposition of didanosine in HIV-seropositive patients with normal renal function or chronic renal failure: influence of hemodialysis and continuous ambulatory peritoneal dialysis. *Clin Pharmacol Ther* 1996; **60:** 535–42.
5. Wintergerst U, *et al.* Lack of absorption of didanosine after rectal administration in human immunodeficiency virus-infected patients. *Antimicrob Agents Chemother* 1999; **43:** 699–701.
6. Abreu T, *et al.* Bioavailability of once- and twice-daily regimens of didanosine in human immunodeficiency virus-infected children. *Antimicrob Agents Chemother* 2000; **44:** 1375–6.
7. Hernández-Novoa B, *et al.* Effect of food on the antiviral activity of didanosine enteric-coated capsules: a pilot comparative study. *HIV Med* 2008; **9:** 187–91.

妊娠 有报道胎儿血浓度为母亲血清去羟肌苷浓度的 14%～19%[1]。有证明去羟肌苷在胎盘内被广泛代谢[2]。

1. Pons JC, *et al.* Fetoplacental passage of 2′,3′-dideoxyinosine. *Lancet* 1991; **337:** 732.
2. Dancis J, *et al.* Transfer and metabolism of dideoxyinosine by the perfused human placenta. *J Acquir Immune Defic Syndr* 1993; **6:** 2–6.

用途和用法

去羟肌苷是结构与肌苷相关的核苷类逆转录酶抑制药，具有抗 HIV 的抗病毒活性。去羟肌苷用于治疗 HIV 感染和 AIDS（见第825页），当去羟肌苷单独应用时很快发生病毒耐药，因此应与其他抗逆转录病毒药物联合用药。

去羟肌苷用于口服给药，有含缓冲剂的可咀嚼/可分散的片剂，或肠衣包裹的胶囊。需要在餐前至少 30min 或餐后 2h 服药。由剂型和剂量决定全日剂量是单次服用或分 2 次服用。对体重大于 60kg 的患者，推荐剂量为每日 400mg；体重低于 60kg 的患者为每日 250mg。对体重低于 25kg 的患者，美国建议应用肠衣包裹的胶囊（*Videx*；*EC*，*BMS*），给予单一剂量，每日 200mg。

儿童剂量详见下文。

当共同应用去羟肌苷与其他抗逆转录病毒药物时，去羟肌苷剂量可能要调整。更多细节详见上文**药物相互作用**。

对有肾损伤（详见下文）和肝损伤的患者，去羟肌苷剂量可能要减少，虽然对肝损伤患者无特别降低剂量的建议，但需要密切监控。

1. Shelton MJ, *et al.* Didanosine. *Ann Pharmacother* 1992; **26:** 660–70.
2. Lipsky JJ. Zalcitabine and didanosine. *Lancet* 1993; **341:** 30–2.
3. Perry CM, Noble S. Didanosine: an updated review of its use in HIV infection. *Drugs* 1999; **58:** 1099–1135.
4. Moreno S, *et al.* Didanosine enteric-coated capsule: current role in patients with HIV-1 infection. *Drugs* 2007; **67:** 1441–62.

儿童用法 治疗 HIV 感染儿童，每日给予去羟肌苷与其他抗逆转录病毒药物联用；需空腹口服剂量。

美国提供口服液和肠衣包裹的片剂：

- 2 周以上婴儿可给予根据年龄和体表面积的下列剂量的口服液：
  - 2 周～8 个月婴儿：100mg/m²，每日 2 次。
  - >8 个月：120mg/m²，每日 2 次。
- 体重至少为 20kg 的儿童可给予下列根据体重剂量的肠衣包裹的胶囊口服：
  - 20～25kg：200mg，每日 1 次。
  - 25～60kg：250mg，每日 1 次。
  - ≥60kg：400mg，每日 1 次。

英国提供可咀嚼或可分散片剂或肠衣包裹的胶囊，根据体表面积计算剂量：

- 大于 3 个月的婴儿，给予可咀嚼或可分散片剂口服，每日 240mg/m²，单次给药或分为 2 次等量给药；如同时给予齐多夫定，每日 180mg/m²，单次给药或分为 2 次等量给药。
- 肠衣包裹的胶囊仅给予大于 6 岁的儿童口服，剂量为每日 240mg/m²；如同时给予齐多夫定，剂量为每日 180mg/m²。

儿童剂量不能超过推荐的成人剂量（见上文**用途和用法**）。

在肾损伤中的用法 伴有肾损伤的患者，需要降低去羟肌苷的剂量。下文是根据患者体重和肌酐清除率（CC），建议的口服剂量。

成人体重≥60kg：

- CC≥60ml/min：成人常规剂量。
- CC 30～59ml/min：每日 200mg，单次给药或分为 2 次等量给药。
- CC 10～29ml/min：150mg，每日 1 次。
- CC<10ml/min：100mg，每日 1 次。

成人体重小于 60kg 者：

- CC≥60ml/min：成人常规剂量。
- CC 30～59ml/min：每日 150mg，单次给药或分为 2 次等量给药。
- CC 10～29ml/min：100mg，每日 1 次。
- CC<10ml/min：75mg，每日 1 次。

对需要间歇透析或不卧床透析患者，可推荐 CC<10ml/min 的剂量；透析后给予剂量较佳。

制剂

USP 33: Didanosine for Oral Solution; Didanosine Tablets for Oral Suspension.

专利制剂

Arg.: Dinosin; Videx; ***Austral.:*** Videx; ***Austria:*** Videx; ***Belg.:*** Videx; ***Braz.:*** Didanox†; Videx; ***Canad.:*** Videx; ***Chile:*** Videx; ***Cz.:*** Videx; ***Denm.:*** Videx; ***Fin.:*** Videx; ***Fr.:*** Videx; ***Ger.:*** Videx; ***Gr.:*** Videx; ***Hong Kong:*** Videx; ***Hung.:*** Videx; ***India:*** Dinex; ***Indon.:*** Videx†; ***Irl.:*** Videx; ***Ital.:*** Videx; ***Malaysia:*** Videx; ***Mex.:*** Apodasit†; Didasten; Dinocin; Videx; ***Neth.:*** Videx; ***Norw.:*** Videx; ***NZ:*** Videx; ***Pol.:*** Videx; ***Port.:*** Videx; ***Rus.:*** Videx (Видекс); ***S.Afr.:*** Videx; ***Singapore:*** Videx†; ***Spain:*** Videx; ***Swed.:*** Videx; ***Switz.:*** Videx; ***Thai.:*** Divir; Videx; ***Turk.:*** Videx; ***UK:*** Videx; ***USA:*** Videx; ***Venez.:*** Videx.

多组分制剂 ***India:*** Odivir Kit.

Docosanol（*USAN*）二十二醇

Behenyl Alcohol; *n*-Docosanol; Docosyl Alcohol; IK-2. 1-Docosanol.

Докозанол

$C_{22}H_{46}O$ = 326.6.
CAS — 661-19-8.
ATC — D06BB11.
ATC Vet — QD06BB11.
UNII — 9G1OE216XY.

简介

二十二醇是抗病毒药，其 10% 乳膏每日 5 次局部应用，治疗复发唇疱疹（见**单纯疱疹感染**，第824页）。报道的二十二醇作用为抑制细胞浆膜与单纯疱疹病毒的融合，因此防止病毒进入细胞和随后的病毒复制。对其治疗生殖器疱疹的应用也进行了研究。

1. Habbema L, *et al.* n-Docosanol 10% cream in the treatment of recurrent herpes labialis: a randomised, double-blind, placebo-controlled study. *Acta Derm Venereol* 1996; **76:** 479–81.
2. Sacks SL, *et al.* Clinical efficacy of topical docosanol 10% cream for herpes simplex labialis: a multicenter, randomized, placebo-controlled trial. *J Am Acad Dermatol* 2001; **45:** 222–30.
3. Leung DT, Sacks SL. Docosanol: a topical antiviral for herpes labialis. *Expert Opin Pharmacother* 2004; **5:** 2567–71.

制剂

专利制剂

Canad.: Abreva; ***Cz.:*** Erazaban; ***Denm.:*** Healip; ***Fin.:*** Healip; ***Fr.:*** Erazaban; ***Gr.:*** Healip; ***Irl.:*** Erazaban; ***Israel:*** Abrax†; ***Neth.:*** Erazaban; ***Norw.:*** Heloc; ***Pol.:*** Erazaban; ***Port.:*** Erazaban; ***Swed.:*** Healip; ***USA:*** Abreva.

Edoxudine（*USAN*，*rINN*）依度尿苷

Edoxudina; Édoxudine; Edoxudinum; EDU; Ethyl Deoxyuridine; EUDR; ORF-15817; RWJ-15817. 2′-Deoxy-5-ethyluridine.

Эдоксудин

$C_{11}H_{16}N_2O_5$ = 256.3.
CAS — 15176-29-1.
ATC — D06BB09.
ATC Vet — QD06BB09.
UNII — 15ZQM81Y3R.

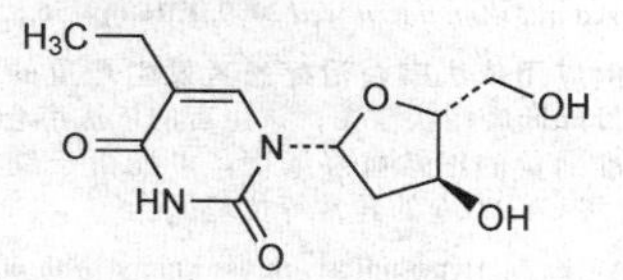

简介

依度尿苷是抗病毒药，用于治疗黏膜皮肤单纯疱疹病毒感染（见第824页）；也有眼膏制剂。

制剂

专利制剂

Switz.: Edurid†.

Efavirenz（*BAN*，*rINN*）依法韦仑

5B706; DMP-266; Efavirentsi; Éfavirenz; Efavirenzum; L-743; L-743726. (*S*)-6-Chloro-4-(cyclopropylethynyl)-1,4-dihydro-4-(trifluoromethyl)-2*H*-3,1-benzoxazin-2-one.

Эфавиренз

$C_{14}H_9ClF_3NO_2$ = 315.7.
CAS — 154598-52-4.
ATC — J05AG03.
ATC Vet — QJ05AG03.
UNII — JE6H2O27P8.

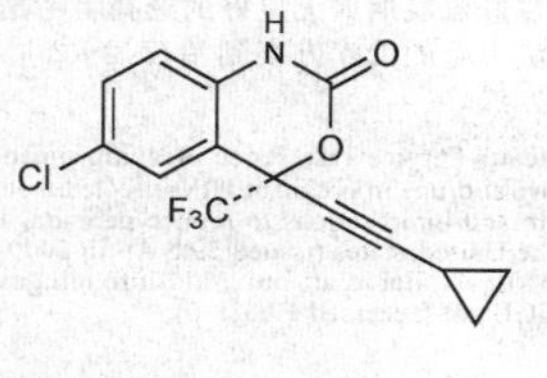

Pharmacopoeias. In *Int.*

不良反应

包括依法韦仑的抗逆转录病毒治疗方案最常见的不良反应为皮疹、精神障碍和 CNS 障碍。轻度到中度皮疹（通常为斑丘疹暴发），一般发生在开始治疗的头 2 周内，可在继续治疗 1 个月内消退；严重反应（包括多形性红斑和 Stevens-Johnson 综合征）偶有报道。CNS 不良反应包括激动、遗忘、精神混乱、眩晕、欣快、头痛、失眠或嗜睡、注意力不集中、异常思维或梦幻、惊厥、人格解体以及幻觉。这些反应通常开始于治疗的第 1 天或第 2 天，一般在头 2～4 周消失；当依法韦仑与食物同服时发生更频繁，可能由于增加了依法韦仑的血浆浓度。严重的精神不良反应包括严重压抑、自杀观念和企图、挑衅行为以及精神病反应（包括妄想狂和癫狂）。其他不良反应包括恶心和呕吐、腹泻、疲乏以及胰腺炎。有报道肝酶升高、血清胆固醇和血清甘油三酯浓度升高。曾发生肝衰竭和光敏性皮炎。

有报道称，伴有严重免疫缺陷的 HIV 感染患者应用包括依法韦仑的联合抗逆转录病毒治疗，在治疗初始期会发生免疫重建综合征（炎症性免疫反应导致临床恶化）。接受包含依法韦仑的抗逆转录病毒治疗患者可见体脂肪堆积或再分布（脂肪营养不良），包括中心肥胖、后颈部脂肪增多（水牛背）、外周消瘦、脸消瘦、胸部增大和类库欣综合征表现。代谢异常（如高甘油三酯血症、高胆固醇血症、胰岛素耐药、高血糖和高乳酸血症）也有报道。

对口的影响 1 例患者在长期应用的联合抗逆转录病毒治疗方案内加入依法韦仑后 2 周发生口烧灼症状[1]。停用依法韦仑后 1 周内，症状消失。

1. Borrás-Blasco J, *et al.* Burning mouth syndrome due to efavirenz therapy. *Ann Pharmacother* 2006; **40:** 1471–2.

对神经系统的影响 超过 50% 的患者开始依法韦仑治疗后有依法韦仑相关的神经精神不良反应。这些不良反应可能很严重，导致患者不得不停用依法韦仑，虽然对焦虑和抑郁加重的危险有疑问。症状一般是暂时的，并在开始治疗 4 周内消失[1]。随机、双盲、多中心研究结果建议[2]在大于 2 周时间内逐步增加依法韦仑口服剂量（第 1～6 天每日 200mg，第 7～13 天每日 400mg，第 14

天及以后每日 600mg），可能降低依法韦仑相关神经精神不良反应的发生率和强度，且不降低抗病毒效果。

1. Clifford DB, *et al.* Impact of efavirenz on neuropsychological performance and symptoms in HIV-infected individuals. *Ann Intern Med* 2005; **143:** 714–21.
2. Gutiérrez-Valencia A, *et al.* Stepped-dose versus full-dose efavirenz for HIV infection and neuropsychiatric adverse events: a randomized trial. *Ann Intern Med* 2009; **151:** 149–56.

多汗 1 例应用依法韦仑治疗患者发生严重的夜晚盗汗，当剂量降低后症状消失；该患者的依法韦仑血浆浓度高于标准剂量的正常血浆浓度，可能由于细胞色素 P450 同工酶 CYP2D6 的异常等位基因[1]。

1. Martín AF, *et al.* Hyperhidrosis in association with efavirenz. *AIDS Patient Care STDS* 2009; **23:** 143–5.

注意事项

严重肝损伤（Child-Pugh 分类 C）患者禁用依法韦仑，对轻度和中度肝病患者需慎用，并要监测肝酶的浓度。同时感染慢性乙型肝炎或丙型肝炎，并应用联合抗逆转录病毒治疗的患者严重肝不良反应，甚至潜在致命的肝不良反应的危险增加。对伴有癫痫发作或精神病病史（包括压抑）患者要提高警惕。如严重皮疹伴有发疱、脱皮、波及黏膜或发热时需要停用依法韦仑。应用依法韦仑治疗时，应考虑监测血清脂质和血糖。食物可增加依法韦仑的暴露并导致不良反应增加的频率。

有报道某些应用依法韦仑治疗患者，尿的大麻二酚试验出现假阳性。

妊娠 注册药品信息表明，在动物中依法韦仑与致畸性相关。超过 500 例妇女在妊娠头 3 个月应用包括依法韦仑的联合抗逆转录病毒治疗方案未发现特殊畸形。但对这些孕妇回顾分析发现有少数儿例神经管缺陷，包括脊膜脊髓膨出。美国对 HIV 感染妊娠妇女应用抗逆转录病毒药物指南[1]建议，在妊娠头 3 个月要避免应用依法韦仑，在妊娠晚期如无更好的选择可考虑。当开始应用包括依法韦仑的治疗方案到治疗后 12 周建议应用保险的避孕方法。

1. Public Health Service Task Force. Recommendations for use of antiretroviral drugs in pregnant HIV-infected women for maternal health and interventions to reduce perinatal HIV transmission in the United States (issued 29th April, 2009; updated 24th May, 2010). Available at: http://aidsinfo.nih.gov/contentfiles/PerinatalGL.pdf (accessed 19/08/10)

药物相互作用

依法韦仑主要由包括 CYP3A4 的细胞色素 P450 同工酶代谢，它可能与被该酶系统代谢的其他药物竞争，导致相互增加血浆浓度和毒性。该酶诱导剂可减低依法韦仑的血浆浓度；依法韦仑本身也是酶诱导剂，可降低其他药物血浆浓度。依法韦仑在体外可抑制某些 P450 同工酶活性。

对高度依赖 CYP3A4 清除和因血浆浓度上升而伴有严重或威胁生命不良反应的药物，禁用依法韦仑。这些药物包括抗组胺药（阿司咪唑和特非那定），钙通道阻滞药（苄普地尔），麦角衍生物（双氢麦角胺、麦角新碱、麦角胺、甲基麦角新碱），促胃肠动力药（西沙必利），抗精神病药（匹莫齐特），镇静药和催眠药（咪达唑仑和三唑仑）。圣约翰草（贯叶金丝桃）可降低依法韦仑的浓度；不推荐与抗逆转录病毒药联合应用，因可能失去抗病毒活性并产生耐药。与 NNRTs 相互作用的更多信息见**表 2**（第914页）。

抗菌药 利福平可降低依法韦仑血浆浓度，因此可能需要增加依法韦仑剂量。更多信息见利福平，第310页。同时应用利福布汀对依法韦仑浓度无明显影响，但依法韦仑对利福布汀的影响见第308页。

依法韦仑与克拉霉素联用，可降低克拉霉素血浆浓度和增加克拉霉素活性水解代谢物。二者联合应用引起皮疹的高发率。

抗真菌药 当依法韦仑与伏立康唑联合应用时，可增加依法韦仑浓度，降低伏立康唑浓度[1]。依法韦仑注册药品信息建议当两药联合应用时，伏立康唑的维持剂量需增加到 400mg，每日 2 次，依法韦仑的剂量需降低到 300mg，每日 1 次。

1. Damle B, *et al.* Pharmacokinetic interactions of efavirenz and voriconazole in healthy volunteers. *Br J Clin Pharmacol* 2008; **65:** 523–30.

抗病毒药 依法韦仑对 HIV-蛋白酶抑制药的影响，详见第850页。

葡萄柚 同时饮用葡萄柚汁可能抑制依法韦仑的代谢。

抗病毒作用

依法韦仑是 HIV-1 逆转录酶的非竞争性抑制药；它结合到酶，破坏其催化位置的构型，并且损害其 RNA-依赖和 DNA-依赖的多聚酶活性。

依法韦仑耐药和与其他非核苷类逆转录酶抑制药的交叉耐药均有报道。

药动学

依法韦仑口服后吸收，3～5h 达血浆峰浓度。多剂量后，6～7 天达血浆稳态浓度。高脂餐增加生物利用度。依法韦仑与血浆蛋白结合率大于 99%，并分布于 CSF。依法韦仑主要通过肝细胞色素 P450 同工酶 CYP3A4 和 CYP2B6 代谢为无活性的羟基化代谢物。依法韦仑是该酶的诱导剂，诱导本身代谢，导致多剂量的终末半衰期为 40～55h，而单剂量终末半衰期为 52～76h。剂量的 14%～34% 由尿排泄（少于 1% 为原形药），16%～61% 由粪排泄（主要为原形药）。

1. Kappelhoff BS, *et al.* Population pharmacokinetics of efavirenz in an unselected cohort of HIV-1-infected individuals. *Clin Pharmacokinet* 2005; **44:** 849–61.
2. Almond LM, *et al.* Intracellular and plasma pharmacokinetics of efavirenz in HIV-infected individuals. *J Antimicrob Chemother* 2005; **56:** 738–44.
3. Burger D, *et al.* Interpatient variability in the pharmacokinetics of the HIV non-nucleoside reverse transcriptase inhibitor efavirenz: the effect of gender, race, and CYP2B6 polymorphism. *Br J Clin Pharmacol* 2006; **61:** 148–54.
4. Back DJ, *et al.* Population pharmacokinetics of efavirenz in an unselected cohort of HIV-1-infected individuals. *Clin Pharmacokinet* 2006; **45:** 213–14.
5. Wintergerst U, *et al.* Antiviral efficacy, tolerability and pharmacokinetics of efavirenz in an unselected cohort of HIV-infected children. *J Antimicrob Chemother* 2008; **61:** 1336–9.

用途和用法

依法韦仑是抗 HIV 的非核苷逆转录酶抑制药。与其他抗逆转录病毒药联合应用治疗 HIV 感染和 AIDS（见第825页）。

依法韦仑以胶囊或片剂口服，剂量为 600mg，每日 1 次；也可给予口服液，剂量为 720mg，每日 1 次。依法韦仑片剂或胶囊需空腹给药。在开始治疗的 2～4 周内，建议睡前服药，可改善耐受性。依法韦仑口服液的生物利用度比胶囊低，需要成比例增加口服液的剂量。

为了降低依法韦仑相关神经精神不良反应，应用逐步增加依法韦仑口服剂量方案，见第839页。

儿童和青少年的详细剂量见下文。

已开发固定剂量的联合制剂，可改进患者的依从性和避免单药治疗；因此可降低耐药的危险。某些国家有依法韦仑联合恩曲他滨和替诺福韦的制剂。

1. Adkins JC, Noble S. Efavirenz. *Drugs* 1998; **56:** 1055–64.
2. Gazzard BG. Efavirenz in the management of HIV infection. *Int J Clin Pract* 1999; **53:** 60–4.
3. Frampton JE, Croom KF. Efavirenz/emtricitabine/tenofovir disoproxil fumarate: triple combination tablet. *Drugs* 2006; **66:** 1501–12.
4. Maggiolo F. Efavirenz: a decade of clinical experience in the treatment of HIV. *J Antimicrob Chemother* 2009; **64:** 910–28.

儿童用法 治疗 HIV 感染的 3 岁及以上儿童和青少年，每日给予依法韦仑与其他抗逆转录病毒药物联用。美国提供口服胶囊和片剂，根据体重计算剂量：

- 10～14kg：200mg，每日 1 次。
- 15～19kg：250mg，每日 1 次。
- 20～24kg：300mg，每日 1 次。
- 25～32.4kg：350mg，每日 1 次。
- 32.5～39kg：400mg，每日 1 次。
- ≥40kg：成人剂量（见上文）。

英国对儿童和青少年提供胶囊，剂量与美国相似。

英国也提供口服液；根据体重和年龄计算剂量：

- 13～14kg：小于 5 岁儿童，360mg，每日 1 次；5 岁及以上儿童，270mg，每日 1 次。
- 15～19kg：小于 5 岁儿童，390mg，每日 1 次；5 岁及以上儿童，300mg，每日 1 次。
- 20～24kg：小于 5 岁儿童，450mg，每日 1 次；5 岁及以上儿童，360mg，每日 1 次。
- 25～32.4kg：小于 5 岁儿童，510mg，每日 1 次；5 岁及以上儿童，450mg，每日 1 次。
- 32.5～39kg：5 岁及以上儿童，510mg，每日 1 次。
- ≥40kg：5 岁及以上儿童，如上文成人剂量。

制剂

专利制剂

Arg.: Efavilea; Filginase; Stocrin; Sulfinav; Virorrever; ***Austral.:*** Stocrin; ***Austria:*** Stocrin; ***Belg.:*** Stocrin; ***Braz.:*** Stocrin; ***Canad.:*** Sustiva; ***Chile:*** Stocrin; ***Cz.:*** Stocrin; Sustiva; ***Denm.:*** Stocrin; ***Fin.:*** Stocrin; ***Fr.:*** Sustiva; ***Ger.:*** Sustiva; ***Gr.:*** Stocrin; Sustiva; ***Hong Kong:*** Stocrin; ***Hung.:*** Stocrin; ***India:*** Efavir; ***Irl.:*** Stocrin; Sustiva; ***Israel:*** Stocrin; ***Ital.:*** Sustiva; ***Malaysia:*** Stocrin; ***Mex.:*** Stocrin; ***Neth.:*** Stocrin; Sustiva; ***Norw.:*** Stocrin; ***NZ:*** Stocrin; ***Pol.:*** Stocrin; ***Port.:*** Stocrin; Sustiva; ***Rus.:*** Stocrin (Стокрин); ***S.Afr.:*** Stocrin; ***Singapore:*** Stocrin; ***Spain:*** Sustiva; ***Swed.:*** Stocrin; ***Switz.:*** Stocrin; ***Thai.:*** Stocrin; ***Turk.:*** Stocrin; ***UK:*** Sustiva; ***USA:*** Sustiva; ***Venez.:*** Efavir; Stocrin.

多组分制剂 ***Canad.:*** Atripla; ***Cz.:*** Atripla; ***Gr.:*** Atripla; ***India:*** Odivir Kit; ***Irl.:*** Atripla; ***Neth.:*** Atripla; ***Port.:*** Atripla; ***UK:*** Atripla; ***USA:*** Atripla.

Elvitegravir（*USAN*，*rINN*）艾维坦韦

Elvitégravir; Elvitegravirum; GS-9137; JTK-303. 6-(3-Chloro-2-fluorobenzyl)-1-[(2*S*)-1-hydroxy-3-methylbutan-2-yl]-7-methoxy-4-oxo-1,4-dihydroquinoline-3-carboxylic acid.

Эльвитегравир

$C_{23}H_{23}ClFNO_5$ = 447.9.

CAS — 697761-98-1.

UNII — 4GDQ854U53.

简介

艾维坦韦是 HIV 整合酶抑制药，具有抗 HIV-1 的抗逆转录病毒活性。其治疗 HIV 感染和 AIDS 正在研究中。

1. Ramanathan S, *et al.* Pharmacokinetics of coadministered ritonavir-boosted elvitegravir and zidovudine, didanosine, stavudine, or abacavir. *J Acquir Immune Defic Syndr* 2007; **46:** 160–6.
2. Shimura K, *et al.* Broad antiretroviral activity and resistance profile of the novel human immunodeficiency virus integrase inhibitor elvitegravir (JTK-303/GS-9137). *J Virol* 2008; **82:** 764–74.
3. Shimura K, Kodama EN. Elvitegravir: a new HIV integrase inhibitor. *Antiviral Chem Chemother* 2009; **20:** 79–85.
4. Klibanov OM. Elvitegravir, an oral HIV integrase inhibitor, for the potential treatment of HIV infection. *Curr Opin Investig Drugs* 2009; **10:** 190–200.
5. Zolopa AR, *et al.* Activity of elvitegravir, a once-daily integrase inhibitor, against resistant HIV type 1: results of a phase 2, randomized, controlled, dose-ranging clinical trial. *J Infect Dis* 2010; **201:** 814–22.

Emtricitabine（*USAN*，*rINN*）恩曲他滨

BW-524W91; Emtricitabina; Emtricitabinum; Emtrisitabin; FTC; (−)-FTC; FTC-(−). 5-Fluoro-1-[(2*R*,5*S*)-2-(hydroxymethyl)-1,3-oxathiolan-5-yl]cytosine.

Эмтрицитабин

$C_8H_{10}FN_3O_3S$ = 247.2.

CAS — 143491-57-0.

ATC — J05AF09.

ATC Vet — QJ05AF09.

UNII — G70B4ETF4S.

不良反应

包括恩曲他滨的抗逆转录病毒治疗方案最常见的不良反应为头痛、腹泻和恶心；色素沉着的皮肤变色在儿童中很常见，成人也常见。其他常见不良反应包括腹痛、呕吐、消化不良、异常梦想、衰弱、眩晕、失眠、疼痛、过敏皮肤反应、瘙痒、皮疹和风疹。与包括恩曲他滨治疗方案相关的异常化验检查结果包括高胆红素血症、血清脂肪酶和胰腺淀粉酶浓度上升以及肝酶浓度升高。也有报道中性白细胞减少症和贫血。接受 NRTIs 治疗的患者有发生乳酸酸中毒（通常伴严重肝肿大和脂肪变性）的报道。

有报道称，伴有严重免疫缺陷的 HIV 感染患者应用包括恩曲他滨的联合抗逆转录病毒治疗，在治疗初始期会发生免疫重建综合征（炎症性免疫反应导致临床恶化）。接受包含恩曲他滨的抗逆转录病毒治疗患者可见体脂肪堆积或再分布（脂肪营养不良），包括中心肥胖、后颈部脂肪增多（水牛背）、外周消瘦、脸消瘦、胸部增大和类库欣综合征表现。代谢异常（如高甘油三酯血症、高胆固醇血症、胰岛素耐药、高血糖和高乳酸血症）也有报道。NRTIs 与腺粒体功能紊乱（如行为异常、贫血、抽搐、高脂血症、张力亢进和嗜中性粒细胞减少）有关。有报道核苷衍生物尤其与 HIV-蛋白酶抑制药联合应用时可发生肌酸磷酸激酶升高、肌痛、肌炎和偶见的横纹肌溶解症。有报道骨坏死，尤其发生于晚期 HIV 或长期暴露于联合抗逆转录病毒药物治疗的患者。NRTIs 药物不良反应的更多信息见**齐多夫定**，第879页。

注意事项

应用恩曲他滨治疗，如发生转氨酶浓度迅速升高、进行性肝肿大或脂肪变性、或代谢性乳酸酸中毒或不明原因的乳酸酸中毒时应停药。有肝肿大或其他肝病危险因素的患者需谨慎应用恩曲他滨。慢性乙型肝炎或丙型肝炎共同感染患者应用联合抗逆转录病毒治疗发生严重或潜在死亡的肝不良反应事件的危险增加；如有证据显示肝脏疾病恶化，需中断或停止治疗。建议所有患者在开始治疗之前需检查是否存在乙型肝炎感染。有报道乙型肝炎患者停止恩曲他滨治疗后发生急性肝炎，有时肝炎严重恶化；对同时感染 HIV 和乙型肝炎患者，停止恩曲他滨治疗后，在几个月内要密切监测肝炎恶化的症状。对肾损伤患者需谨慎应用恩曲他滨，并要调整剂量。

药物相互作用

当恩曲他滨与其他由肾小管主动分泌排泄的药物同时应用时需慎重，因恩曲他滨可竞争排泄通路，导致任一种药物的血清浓度上升。

抗病毒作用

恩曲他滨在细胞内转化为三磷酸衍生物，后者通过竞争性抑制逆转录酶而阻断 HIV 的 DNA 合成。已鉴定对恩曲他滨耐药的 HIV 变异株，并可与其他核苷类逆转录酶抑制药物发生交叉耐药。

药动学

口服恩曲他滨，迅速而广泛地由胃肠道吸收，1～2h 后达血浆峰浓度。恩曲他滨胶囊的生物利用度为 93%。血浆蛋白结合率小于 4%。血浆消除半衰期约 10h。恩曲他滨的代谢有限，主要以原形由尿排泄，由粪排泄较少。血液透析可部分消除恩曲他滨。

用途和用法

恩曲他滨是与胞嘧啶有关的核苷类逆转录酶抑制药，具有抗 HIV-1 和乙型肝炎病毒活性。用于治疗 HIV 感染和 AIDS（见第825页）。单独应用恩曲他滨很快发生病毒耐药，因此需与其他抗逆转录病毒药联合应用。

恩曲他滨胶囊口服，每日 1 次，成人剂量为 200mg 或口服液 240mg。

婴儿、儿童和青少年的详细剂量见下文。

对肾损伤患者，恩曲他滨的详细剂量见下文。

已开发固定剂量的联合制剂，可改进患者的依从性和避免单药治疗，因此可降低获得耐药的危险。某些国家有恩曲他滨和替诺福韦和与依法韦仑加替诺福韦的联合制剂。

1. Dando TM, Wagstaff AJ. Emtricitabine/tenofovir disoproxil fumarate. *Drugs* 2004; **64:** 2075–82.
2. Modrzejewski KA, Herman RA. Emtricitabine: a once-daily nucleoside reverse transcriptase inhibitor. *Ann Pharmacother* 2004; **38:** 1006–14.
3. Frampton JE, Perry CM. Emtricitabine: a review of its use in the management of HIV infection. *Drugs* 2005; **65:** 1427–48.
4. Saag MS. Emtricitabine, a new antiretroviral agent with activity against HIV and hepatitis B virus. *Clin Infect Dis* 2006; **42:** 126–31.
5. Perry CM. Emtricitabine/tenofovir disoproxil fumarate: in combination with a protease inhibitor in HIV-1 infection. *Drugs* 2009; **69:** 843–57.

儿童用法 治疗 HIV 感染婴儿、儿童和青少年，给予恩曲他滨与其他抗逆转录病毒药物联用，每日 1 次，根据体重计算剂量：

- 婴儿到 3 个月，给予口服液每日 3mg/kg。
- 大于 3 个月婴儿、儿童和青少年，给予口服液每日 6mg/kg，到每日最大剂量 240mg。
- 胶囊可给予体重大于 33kg 的儿童和青少年，通常给予成人剂量，即每日 200mg。

在肾损伤中的用法 对伴有肾损伤的患者，根据患者的肌酐清除率（CC），恩曲他滨的降低剂量如下。

- CC 至少为 50ml/min：成人常规剂量（胶囊或口服液）。
- CC 30～49ml/min：每 48h 200mg（胶囊）或每 24h 120mg（口服液）。
- CC 15～29ml/min：每 72h 200mg（胶囊）或每 24h 80mg（口服液）。
- CC 小于 15ml/min：每 96h 200mg（胶囊）或每 24h 60mg（口服液）。

制剂

专利制剂

Arg.: Emtriva; **Austral.:** Emtriva; **Austria:** Emtriva; **Belg.:** Emtriva; **Canad.:** Emtriva; **Cz.:** Emtriva; **Denm.:** Emtriva; **Fin.:** Emtriva; **Fr.:** Emtriva; **Ger.:** Emtriva; **Gr.:** Emtriva; **Hung.:** Emtriva; **Irl.:** Emtriva; **Ital.:** Emtriva; **Mex.:** Emtriva; **Neth.:** Emtriva; **Norw.:** Emtriva; **NZ:** Emtriva; **Pol.:** Emtriva; **Port.:** Emtriva; **Spain:** Emtriva; **Swed.:** Emtriva; **Switz.:** Emtriva; **UK:** Emtriva; **USA:** Emtriva.

多组分制剂 **Arg.:** Truvada; **Austral.:** Truvada; **Austria:** Truvada; **Canad.:** Atripla; Truvada; **Chile:** Truvada; **Cz.:** Atripla; Truvada; **Denm.:** Truvada; **Fin.:** Truvada; **Fr.:** Truvada; **Ger.:** Truvada; **Gr.:** Atripla; Truvada; **Hong Kong:** Truvada; **Irl.:** Atripla; Truvada; **Israel:** Truvada; **Ital.:** Truvada; **Mex.:** Truvada; **Neth.:** Atripla; Truvada; **Norw.:** Truvada; **NZ:** Truvada; **Pol.:** Truvada; **Port.:** Atripla; Truvada; **S.Afr.:** Truvada; **Spain:** Truvada; **Swed.:** Truvada; **Switz.:** Truvada; **UK:** Atripla; Truvada; **USA:** Atripla; Truvada.

Enfuvirtide (*BAN,USAN,rINN*) 恩夫韦地

DP-178; Enfuvirtida; Enfuvirtidum; Pentafusida; Pentafuside; T-20.

Энфувиртид

$C_{204}H_{301}N_{51}O_{64}$ = 4491.9.

CAS — 159519-65-0.

ATC — J05AX07.

ATC Vet — QJ05AX07.

UNII — 19OWO1T3ZE.

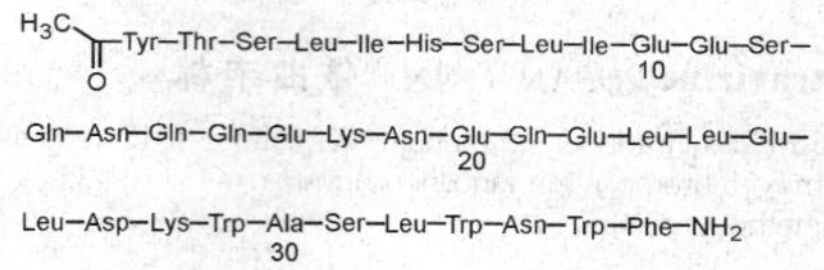

H_3C–C(=O)–Tyr–Thr–Ser–Leu–Ile–His–Ser–Leu–Ile–Glu–Glu–Ser–(10)

Gln–Asn–Gln–Gln–Glu–Lys–Asn–Glu–Gln–Glu–Leu–Leu–Glu–(20)

Leu–Asp–Lys–Trp–Ala–Ser–Leu–Trp–Asn–Trp–Phe–NH_2 (30)

不良反应

包括恩夫韦地的抗逆转录病毒治疗方案最常见的不良反应为局部注射部位反应，导致疼痛、红斑、硬化、节结和囊肿、瘙痒及瘀斑。这些不良反应发生于 98% 患者，但只有很少一部分患者需要停药。其他很常见的不良反应包括恶心、腹泻、体重丢失和外周神经病。厌食、腹痛、便秘、胰腺炎、肌痛、虚弱或乏力、淋巴结病、失眠、抑郁、"类流感"疾病、鼻窦炎及结合膜炎。接受恩夫韦地治疗的患者，某些细菌感染的发生率增加，尤其是肺炎。约 1% 患者发生超敏反应。其他不良反应包括焦虑、高血糖、高甘油三酯血症及嗜酸性粒细胞增多症。

有报道称，伴有严重免疫缺陷的 HIV 感染患者应用包括恩夫韦地的联合抗逆转录病毒治疗，在治疗初始期会发生免疫重建综合征（炎症性免疫反应导致临床恶化）。有报道骨坏死，尤其发生于晚期 HIV 或长期暴露于联合抗逆转录病毒药物治疗的患者。

1. Maggi P, *et al.* Cutaneous injection site reactions to long-term therapy with enfuvirtide. *J Antimicrob Chemother* 2004; **53:** 678–81.
2. Morilla ME, *et al.* Localized amyloidosis at the site of enfuvirtide injection. *Ann Intern Med* 2009; **151:** 515–16.
3. Kousignian I, *et al.* Does enfuvirtide increase the risk of bacterial pneumonia in patients receiving combination antiretroviral therapy? *J Antimicrob Chemother* 2010; **65:** 138–44.

注意事项

如患者发生全身性超敏反应，需即刻停用恩夫韦地，并且不能再度应用。接受恩夫韦地治疗的患者，某些细菌感染发生率增加，尤其是肺炎，需要密切监控患者是否有肺炎的症状。英国注册药品信息建议对肝损伤及中度和重度肾损伤患者需慎用恩夫韦地。慢性乙型肝炎或丙型肝炎共同感染患者应用联合抗逆转录病毒治疗，发生严重或可能死的肝不良反应事件的危险增加。

抗病毒作用

恩夫韦地是 HIV 融合抑制药物，其与病毒外膜糖蛋白 gp41 亚单位结合，抑制病毒外膜与细胞膜融合，从而阻止病毒进入细胞。由接受恩夫韦地治疗的患者体内分离到对恩夫韦地敏感性降低的病毒株，由于恩夫韦地不同的作用机制和其抗病毒作用不需在细胞内活化，使其与其他抗逆转录病毒药物发生交叉耐药的可能性很少。

耐药 对恩夫韦地产生耐药的参考文献如下。

1. Greenberg ML, Cammack N. Resistance to enfuvirtide, the first HIV fusion inhibitor. *J Antimicrob Chemother* 2004; **54:** 333–40.
2. van Lelyveld SF, *et al.* Therapy failure following selection of enfuvirtide-resistant HIV-1 in cerebrospinal fluid. *Clin Infect Dis* 2010; **50:** 387–90.
3. Leung PH, *et al.* High prevalence of primary enfuvirtide (ENF) resistance-associated mutations in HIV-1-infected patients in Hong Kong. *J Clin Virol* 2010; **47:** 273–5.

药动学

恩夫韦地经皮下注射后吸收，其平均绝对生物利用度为 84%。血浆蛋白结合率为 92%。恩夫韦地为肽，通过水解代谢；恩夫韦地不抑制细胞色素 P450 同工酶。皮下注射后消除半衰期为 3.8h，其清除途径还未确定。

1. Patel IH, *et al.* Pharmacokinetics, pharmacodynamics and drug interaction potential of enfuvirtide. *Clin Pharmacokinet* 2005; **44:** 175–86.
2. Zhang X, *et al.* Population pharmacokinetics of enfuvirtide in HIV-1-infected pediatric patients over 48 weeks of treatment. *J Clin Pharmacol* 2007; **47:** 510–17.

用途和用法

恩夫韦地为合成的 36-氨基酸多肽，阻断 HIV 与细胞融合和阻止病毒进入细胞。恩夫韦地与其他抗逆转录病毒药物联合应用治疗 HIV 感染和 AIDS（见第825页）。恩夫韦地经皮下注射给药，注射部位为上臂、大腿前侧或腹部，成人剂量为 90mg，每日 2 次。每次注射部位需要不同于前次注射部位。儿童和青少年的详细剂量见下文。

1. Lalezari JP, *et al.* Enfuvirtide, an HIV-1 fusion inhibitor, for drug-resistant HIV infection in North and South America. *N Engl J Med* 2003; **348:** 2175–85. Correction. *ibid.*; **349:** 1100.
2. Duffalo ML, James CW. Enfuvirtide: a novel agent for the treatment of HIV-1 infection. *Ann Pharmacother* 2003; **37:** 1448–56.
3. Oldfield V, *et al.* Enfuvirtide: a review of its use in the management of HIV infection. *Drugs* 2005; **65:** 1139–60.
4. Reynes J, *et al.* TORO: ninety-six-week virologic and immunologic response and safety evaluation of enfuvirtide with an optimized background of antiretrovirals. *AIDS Patient Care STDS* 2007; **21:** 533–43.
5. Wiznia A, *et al.* T20-310 Study Group. Safety and efficacy of enfuvirtide for 48 weeks as part of an optimized antiretroviral regimen in pediatric human immunodeficiency virus 1-infected patients. *Pediatr Infect Dis J* 2007; **26:** 799–805.
6. Rockstroh J, *et al.* Adherence to enfuvirtide and its impact on treatment efficacy. *AIDS Res Hum Retroviruses* 2008; **24:** 141–8.
7. Saberi P, *et al.* Immunologic benefits of enfuvirtide in patients enrolled in a drug assistance program. *Ann Pharmacother* 2008; **42:** 621–6.
8. Kitchen CM, *et al.* Enfuvirtide antiretroviral therapy in HIV-1 infection. *Ther Clin Risk Manag* 2008; **4:** 433–9.
9. Makinson A, Reynes J. The fusion inhibitor enfuvirtide in recent antiretroviral strategies. *Curr Opin HIV AIDS* 2009; **4:** 150–8.

儿童用法 治疗 6～16 岁 HIV 感染儿童，恩夫韦地经皮下注射给药，注射部位为上臂、大腿前侧或腹部，剂量为 2mg/kg，每日 2 次（直到最大剂量 90mg，每日 2 次）。每次注射部位需要不同于前次注射部位。

制剂

专利制剂

Arg.: Fuzeon; **Austral.:** Fuzeon; **Austria:** Fuzeon; **Belg.:** Fuzeon; **Braz.:** Fuzeon; **Canad.:** Fuzeon; **Chile:** Fuzeon; **Cz.:** Fuzeon; **Denm.:** Fuzeon; **Fin.:** Fuzeon; **Fr.:** Fuzeon; **Ger.:** Fuzeon; **Gr.:** Fuzeon; **Hung.:** Fuzeon; **Irl.:** Fuzeon; **Israel:** Fuzeon; **Ital.:** Fuzeon; **Mex.:** Fuzeon; **Neth.:** Fuzeon; **Norw.:** Fuzeon; **NZ:** Fuzeon; **Pol.:** Fuzeon; **Port.:** Fuzeon; **Rus.:** Fuzeon (Фузеон); **Spain:** Fuzeon; **Swed.:** Fuzeon; **Switz.:** Fuzeon; **Thai.:** Fuzeon; **UK:** Fuzeon; **USA:** Fuzeon.

Entecavir (*USAN, rINN*) 恩替卡韦

BMS-200475-01; Entécavir; Entecavirum; SQ-34676. 9-[(1S,3R,4S)-4-Hydroxy-3-(hydroxymethyl)-2-methylenecyclopentyl]guanine monohydrate.

Энтекавир

$C_{12}H_{15}N_5O_3,H_2O$ = 295.3.

CAS — 142217-69-4 (anhydrous entecavir); 209216-23-9 (entecavir monohydrate).

ATC — J05AF10.

ATC Vet — QJ05AF10.

UNII — 5968Y6H45M (entecavir); NNU2O4609D (anhydrous entecavir).

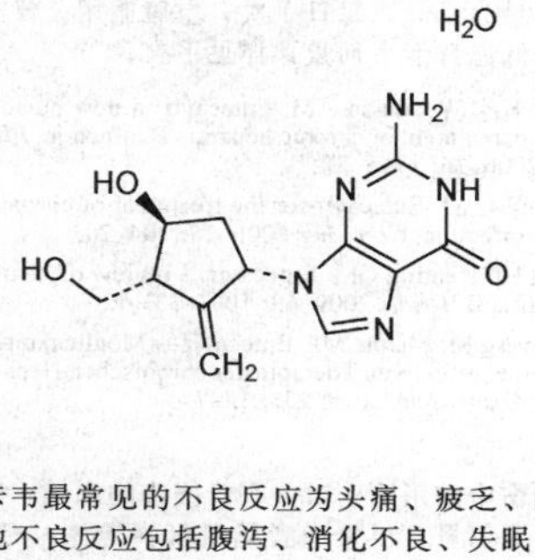

不良反应

恩替卡韦最常见的不良反应为头痛、疲乏、眩晕及恶心。其他不良反应包括腹泻、消化不良、失眠、嗜睡和恶心。

有报道可发生肝酶浓度升高和停止恩替卡韦治疗后肝炎严重恶化。与核苷类似物单独联用或与其他抗逆转录病毒药联合应用时，可发生乳酸酸中毒，常伴有严重肝肿大和脂肪变性（详见**齐多夫定**，第879页）。

恩替卡韦对啮齿动物有致癌作用，但与人肿瘤关系还未确定。

注意事项

如转氨酶浓度迅速升高、进行性肝肿大或脂肪变性、或代谢性酸中毒或未知原因的乳酸酸中毒，应停用恩替卡韦。对肝肿大或其他肝病危险因素的患者要谨慎应用恩替卡韦。对有肝酶升高患者，应仔细鉴别是患者对治疗有反应还是恩替卡韦毒性的表现。有报道应用恩替卡韦治疗时和停止恩替卡韦治疗后，乙型肝炎恶化。因此治疗时和停药后几个月内要密切监测肝功能。对肾损伤患者可能需要降低剂量。

有限临床经验建议，如未诊断或未治疗的 HIV 患者应用恩替卡韦治疗慢性乙型肝炎病毒感染可能发生 HIV 对 NRTIs 的耐药。对未接受 HAART 治疗的共同感染患者不建议应用恩替卡韦治疗。美国注册药品信息推荐在对所有患者开始应用恩替卡韦治疗前需检测 HIV 抗体。

HIV 感染患者 开始认为恩替卡韦临床相关剂量不抑制 HIV 复制。但在 3 例 HIV-1 和乙型肝炎病毒共同感染患者应用恩替卡韦单药治疗，观察到小量 HIV-1 RNA 持续降低[1]。其中 1 例患者发现含 M184V 耐药取代的 HIV 变体。此后体外分析发现该 HIV-1 变体对恩替卡韦耐药。

1. McMahon MA, *et al.* The HBV drug entecavir—effects on HIV-1 replication and resistance. *N Engl J Med* 2007; **356:** 2614–21.

药物相互作用

恩替卡韦与其他由肾小管主动分泌排泄的药物联合应用时需慎重，因恩替卡韦可竞争排泄通道，导致任一种药物的血清浓度上升。

抗病毒作用

恩替卡韦在细胞内磷酸化，转化为活性三磷酸形式，后者与乙型肝炎病毒逆转录酶正常底物脱氧鸟嘌呤三磷酸竞争，抑制酶活性的每一个步骤。

虽然开始认为恩替卡韦临床相关剂量不抑制 HIV，但恩替卡韦有足够活性导致选择 HIV 耐药变株（见上文**注意事项下 HIV 感染患者**）。

药动学

口服恩替卡韦后，由胃肠道迅速吸收。单剂量口服后 30～90min 达血浆峰浓度，多剂量治疗后 6～10 天达稳态浓度。食物延迟和降低恩替卡韦吸收；对核苷药物治疗的新患者，不考虑此现象与临床有关，但对拉米夫定耐药患者可影响疗效，因此后者需空腹应用恩替卡韦。片剂和口服液的生物利用度相同，两种制剂可交换应用。体外血浆蛋白结合率约 13%。恩替卡韦不被细胞色素 P450 系统代谢。主要通过肾小球过滤和活性肾小管分泌机制由肾消除恩替卡韦，终末消除半衰期为 128～149h。产生少量葡糖醛酸和硫酸结合的代谢物。血液透析可部分消除恩替卡韦。

用途和用法

恩替卡韦是结构与鸟嘌呤有关的、选择性抑制乙型肝炎病毒的核苷类逆转录酶抑制药。恩替卡韦应用于治疗成人有活性病毒复制、持续性肝酶升高或组织学证明有活动性疾病的代偿性慢性乙型肝炎（见第821页），包括对拉米夫定耐药的患者。对未用核苷类药物治疗过的新患者，恩替卡韦的剂量为 500μg，每日 1 次，与食物或空腹口服。对应用拉米夫定治疗时仍有乙型肝炎病毒血症病史的患者或已知对拉米夫定耐药的患者，恩替卡韦的剂量为 1mg，每日 1 次，空腹服用。伴有肾损伤患者应降低恩替卡韦剂量，详见下文。

1. Sims KA, Woodland AM. Entecavir: a new nucleoside analog for the treatment of chronic hepatitis B infection. *Pharmacotherapy* 2006; **26:** 1745–57.
2. Matthews SJ. Entecavir for the treatment of chronic hepatitis B virus infection. *Clin Ther* 2006; **28:** 184–203.
3. Scott LJ, Keating GM. Entecavir: a review of its use in chronic hepatitis B. *Drugs* 2009; **69:** 1003–33.
4. Cornberg M, Manns MP. Entecavir— Möglichkeiten und Grenzen einer effektiven Therapie der chronischen Hepatitis B. *Dtsch Med Wochenschr* 2010; **135:** 32–7.

在肾损伤中的用法 对伴有肾损伤的患者，需降低恩替卡韦口服剂量，根据患者的肌酐清除率（CC）计算剂量如下。

- CC 30～49ml/min：对未用核苷类药物治疗的新患者，250μg，每日 1 次；或 500μg，每 48h 1 次。对拉米夫定耐药患者，500μg，每日 1 次；或 1 mg，每 48h 1 次。
- CC 10～29ml/min：对未用核苷类药物治疗的新患者，150μg，每日 1 次；或 500μg，每 72h 1 次。对拉米夫定耐药患者，300μg，每日 1 次，500μg，每 48h 1 次；或 1 mg，每 72h 1 次。
- CC 小于 10ml/min（并且患者进行血液透析或连续不卧床腹膜透析）：对未用核苷类药物治疗的新患者，50μg，每日 1 次；或 500μg，每 5～7 天 1 次。对拉米夫定耐药患者，100μg，每日 1 次；500μg，每 72h 1 次；或 1 mg，每 7 天 1 次。

进行血液透析患者，在每次透析后接受适当剂量。

制剂

专利制剂

Arg.: Baraclude; ***Austral.:*** Baraclude; ***Austria:*** Baraclude; ***Belg.:*** Baraclude; ***Canad.:*** Baraclude; ***Chile:*** Baraclude; ***Cz.:*** Baraclude; ***Denm.:*** Baraclude; ***Fr.:*** Baraclude; ***Ger.:*** Baraclude; ***Gr.:*** Baraclude; ***Hong Kong:*** Baraclude; ***Hung.:*** Baraclude; ***Indon.:*** Baraclude; ***Irl.:*** Baraclude; ***Ital.:*** Baraclude; ***Malaysia:*** Baraclude; ***Neth.:*** Baraclude; ***Norw.:*** Baraclude; ***NZ:*** Baraclude; ***Philipp.:*** Baraclude; ***Port.:*** Baraclude; ***Rus.:*** Baraclude (Бараклюд); ***S.Afr.:*** Baraclude; ***Singapore:*** Baraclude; ***Spain:*** Baraclude; ***Swed.:*** Baraclude; ***Switz.:*** Baraclude; ***Thai.:*** Baraclude; ***Turk.:*** Baraclude; ***UK:*** Baraclude; ***USA:*** Baraclude.

Etravirine (*USAN, rINN*) 依曲韦林

Etravirina; Étravirine; Etravirinum; R-165335; TMC-125. 4-[6-Amino-5-bromo-2-(4-cyanoanilino)pyrimidin-4-yloxy]-3,5-dimethylbenzonitrile.

Этравирин

$C_{20}H_{15}BrN_6O$ = 435.3.

CAS — 269055-15-4.

ATC — J05AG04.

ATC Vet — QJ05AG04.

UNII — 0C50HW4FO1.

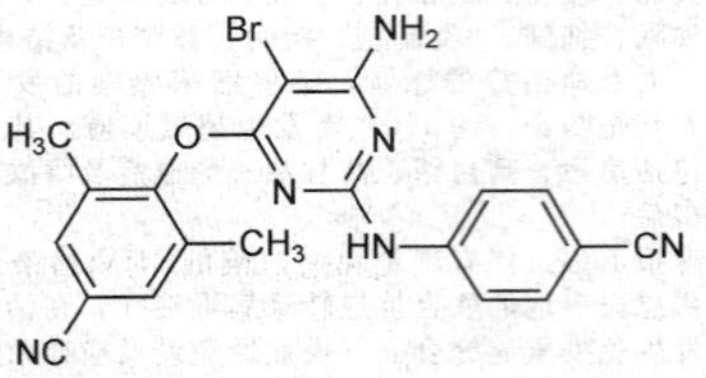

不良反应

包括依曲韦林的抗逆转录病毒治疗方案最常见的不良反应为恶心和皮疹（一般为轻度到中度），通常发生在开始治疗的第 2 周，1～2 周内消退。有报道严重且可能威胁生命的皮肤反应包括多形性红斑、Stevens-Johnson 综合征和中毒性表皮坏死松解症。包括导致肝衰竭病例的严重系统超敏反应（DRESS 综合征，即药疹伴嗜酸性粒细胞增多和全身症状）也有发生。临床研究中发现，至少 2% 接受依曲韦林治疗的患者发生中度到重度其他不良反应，包括胃肠道反应（腹痛、腹泻、恶心和呕吐）、疲乏、头痛、高血压和周围神经病变。升高的肝酶值、血糖水平以及血清胆固醇和甘油三酯浓度也有报道。

有报道称，伴有严重免疫缺陷的 HIV 感染患者应用包括依曲韦林的联合抗逆转录病毒治疗，在治疗初始期发生免疫重建综合征（炎症性免疫反应导致临床恶化）。接受包含依曲韦林的抗逆转录病毒治疗患者可见体脂肪堆积或再分布（脂肪营养不良），包括中心肥胖、后颈部脂肪增多（水牛背）、外周消瘦、脸消瘦、胸部增大和类库欣综合征表现。

1. Grinsztejn B, *et al.* A review of the safety and tolerability profile of the next-generation NNRTI etravirine. *AIDS Res Hum Retroviruses* 2010; **26:** 725–33.

注意事项

如发生严重皮肤反应或其他体征或超敏症状，包括严重皮疹或皮疹伴发热、不适、疲乏、肌肉或关节疼痛、水疱、口病变、结膜炎、面部水肿、肝炎或嗜酸性粒细胞增多，需立即停止依曲韦林治疗。对严重肝损伤（Child-Pugh 分类 C）患者不建议应用依曲韦林，对轻度和中度肝病患者要慎用。应用包含 NNRTI 治疗方案病毒学失败患者，在应用仅仅包含 NRTIs 治疗方案时不能给予依曲韦林。

药物相互作用

依曲韦林主要由细胞色素 P450 同工酶 CYP3A4、CYP2C9 和 CYP2C19 代谢。它是 CYP3A4 诱导剂，CYP2C9 和 CYP2C19 抑制剂。因此它可与这些同工酶代谢的其他药物竞争，导致相互改变血浆浓度和可能的毒性。酶诱导剂可降低依曲韦林血浆浓度。卡马西平、苯巴比妥，磷苯妥英钠、利福平、利福布汀和圣约翰草（贯叶金丝桃）可显著降低依曲韦林浓度；不推荐与抗逆转录病毒药联合应用，因可能失去抗病毒活性并产生耐药。

依曲韦林不能与其他 NNRTIs 或利托那韦未增效的 HIV-蛋白酶抑制药联合应用。美国注册药品信息也推荐避免与利托那韦增效的安扎那韦、福沙安泼那韦或替拉那韦联用，仅与利托那韦增效的洛匹那韦谨慎联合应用。但英国注册药品信息建议依曲韦林可与利托那韦增效的阿扎那韦联合应用并不需调整剂量，也可与利托那韦增效的福沙安泼那韦联合应用，虽然可能需要降低剂量。NNRTIs 药物相互作用的更多信息见**表 2**（第914页）。

抗菌药 依曲韦林与利福布汀和利福平的相互作用信息，分别见第308页和第310页。

抗病毒作用

依曲韦林的作用是抑制 HIV-1 逆转录酶并阻断病毒 RNA-依赖和 DNA-依赖的 DNA 聚合酶活性。它是一个经过设计的可变的分子，以不同方式适合病毒逆转录酶活性"口袋"，甚至可适合因病毒变异而改变构型的"口袋"。这是为了降低产生耐药的危险；对有治疗经验患者的Ⅱ期临床研究显示，依曲韦林对其他 NNRTIs（地拉韦啶、依法韦仑和奈韦拉平）耐药 HIV 有活性。

药动学

口服依曲韦林易吸收，2.5～4h 达血浆峰浓度；食物增加吸收。约 99.9% 与血浆蛋白结合。依曲韦林被肝微粒体酶广泛代谢，主要由细胞色素 P450 同工酶 CYP3A4、CYP2C9 和 CYP2C19 家族代谢为较低活性代谢物。通常剂量的平均血浆半衰期约 41h，范围为 21～61h。约 93.7% 的剂量出现在粪便中（81.2%～86.4% 为原形药），1.2% 在尿内（尿内检测不到原形药）。

1. Schöller-Gyüre M, *et al.* Clinical pharmacokinetics and pharmacodynamics of etravirine. *Clin Pharmacokinet* 2009; **48:** 561–74.

用途和用法

依曲韦林为具有抗 HIV-1 活性的非核苷类逆转录酶抑制药。它与其他抗逆转录病毒药联合治疗有治疗经历患者的 HIV 感染和 AIDS（见第825页），有证据表明这些患者伴有病毒复制并且有对一种 NNRTI 和其他抗逆转录病毒药耐药的 HIV-1 株。依曲韦林的通常剂量为 200mg，餐后口服，每日 2 次。

1. Madruga JV, *et al.* Efficacy and safety of TMC125 (etravirine) in treatment-experienced HIV-1-infected patients in DUET-1: 24-week results from a randomised, double-blind, placebo-controlled trial. *Lancet* 2007; **370:** 29–38.
2. Lazzarin A, *et al.* Efficacy and safety of TMC125 (etravirine) in treatment-experienced HIV-1-infected patients in DUET-2: 24-week results from a randomised, double-blind, placebo-controlled trial. *Lancet* 2007; **370:** 39–48.
3. Deeks ED, Keating GM. Etravirine. *Drugs* 2008; **68:** 2357–72.
4. Johnson LB, Saravolatz LD. Etravirine, a next-generation non-nucleoside reverse-transcriptase inhibitor. *Clin Infect Dis* 2009; **48:** 1123–8.
5. Harris M, *et al.* Canadian consensus guidelines for the optimal use of etravirine in the treatment of HIV-infected adults. *Can J Infect Dis Med Microbiol* 2009; **20:** e24–e34.
6. Martinez E, Nelson M. Simplification of antiretroviral therapy with etravirine. *AIDS Rev* 2010; **12:** 52–9.
7. Tseng A, Macarthur RD. Profile of etravirine for the treatment of HIV infection. *Ther Clin Risk Manag* 2010; **6:** 49–58.
8. Towner W, *et al.* Efficacy, safety, and tolerability of etravirine with and without darunavir/ritonavir or raltegravir in treatment-experienced patients: analysis of the etravirine early access program in the United States. *J Acquir Immune Defic Syndr* 2010; **53:** 614–18.

制剂

专利制剂

Austral.: Intelence; ***Canad.:*** Intelence; ***Cz.:*** Intelence; ***Fr.:*** Intelence; ***Gr.:*** Intelence; ***Hung.:*** Intelence; ***Pol.:*** Intelence; ***Port.:*** Intelence; ***Rus.:*** Intelence (Интеленс); ***Switz.:*** Intelence; ***UK:*** Intelence; ***USA:*** Intelence.

Famciclovir (*BAN, USAN, rINN*) 泛昔洛韦

AV-42810; BRL-42810; Famciclovirum; Famciklovir; Famsikloviiri; Famsiklovir. 2[2-(2-Amino-9*H*-purin-9-yl)ethyl]trimethylene diacetate.

Фамцикловир

$C_{14}H_{19}N_5O_4$ = 321.3.

CAS — 104227-87-4.

ATC — J05AB09; S01AD07.

ATC Vet — QJ05AB09; QS01AD07.

UNII — QIC03ANI02.

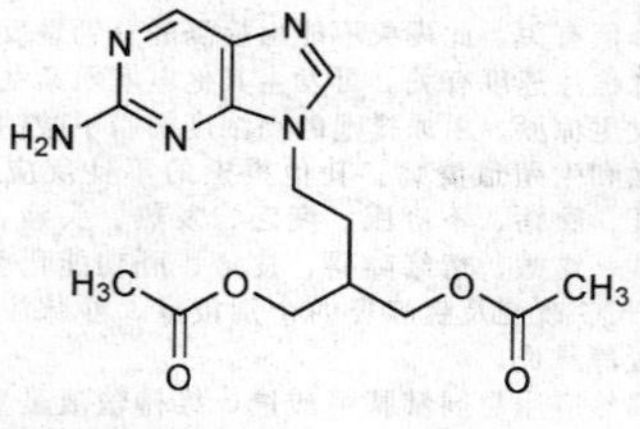

Pharmacopoeias. In *Chin.*

不良反应和注意事项

泛昔洛韦最常见的不良反应为头痛和恶心。其他少见的不良反应报道为黄疸、呕吐、眩晕、皮疹、瘙痒、风疹、嗜睡、精神混乱及幻觉。应用泛昔洛韦的免疫减弱患者还报道有腹痛和发热。

伴有肾损伤患者需要降低泛昔洛韦剂量。曾报道伴有肾损伤患者接受不适当高剂量泛昔洛韦发生急性肾衰竭。

1. Saltzman R, *et al.* Safety of famciclovir in patients with herpes zoster and genital herpes. *Antimicrob Agents Chemother* 1994; **38:** 2454–7.

超敏反应 见下文脉管炎。关于泛昔洛韦与阿昔洛韦过敏患者交叉过敏反应的矛盾现象见第831页。

脉管炎 白细胞破碎性（或超敏性）脉管炎，一种皮肤小血管脉管炎，发生于1例开始应用泛昔洛韦500mg口服，每日3次治疗带状疱疹后3天的老年妇女[1]。口服皮质激素治疗2个月后症状改善。报道的作者认为泛昔洛韦是最可能的诱因，并根据一篇以前的病例报道[2]提出这种反应的危险性可能是剂量依赖。

1. Te CC, *et al.* Famciclovir-induced leukocytoclastic vasculitis. *Ann Pharmacother* 2008; **42:** 1323–6.
2. Ali SO, *et al.* Case reports: cutaneous small vessel vasculitis due to famciclovir therapy. *J Drugs Dermatol* 2005; **4:** 486–9.

药物相互作用

泛昔洛韦与丙磺舒联合应用时，丙磺舒可降低活性代谢物喷昔洛韦的肾排泄，导致增加血浆浓度。泛昔洛韦一部分由乙醛氧化酶转化为喷昔洛韦，该酶的强抑制剂（如雷洛昔芬）可能潜在降低喷昔洛韦的生成。

抗病毒作用

参见喷昔洛韦，第867页。

药动学

口服泛昔洛韦迅速吸收。食物延缓但不降低泛昔洛韦的吸收。泛昔洛韦迅速转化为喷昔洛韦（详见第页），单剂口服后约1h内达血浆峰浓度，实际上在血浆或尿内不能发现泛昔洛韦。泛昔洛韦生物利用度为77%。泛昔洛韦以喷昔洛韦和其6-脱氧前体形式主要由尿排泄（部分由肾小管分泌）；伴有肾损伤患者泛昔洛韦的排泄降低。

1. Pue MA, Benet LZ. Pharmacokinetics of famciclovir in man. *Antiviral Chem Chemother* 1993; **4** (suppl 1): 47–55.
2. Boike SC, *et al.* Pharmacokinetics of famciclovir in subjects with varying degrees of renal impairment. *Clin Pharmacol Ther* 1994; **55:** 418–26.
3. Boike SC, *et al.* Pharmacokinetics of famciclovir in subjects with chronic hepatic disease. *J Clin Pharmacol* 1994; **34:** 1199–1207.
4. Gill KS, Wood MJ. The clinical pharmacokinetics of famciclovir. *Clin Pharmacokinet* 1996; **31:** 1–8.
5. Sáez-Llorens X, *et al.* Pharmacokinetics and safety of famciclovir in children with herpes simplex or varicella-zoster virus infection. *Antimicrob Agents Chemother* 2009; **53:** 1912–20.
6. Ogungbenro K, *et al.* Population pharmacokinetics and optimal design of paediatric studies for famciclovir. *Br J Clin Pharmacol* 2009; **68:** 546–60.
7. Blumer J, *et al.* Single-dose pharmacokinetics of famciclovir in infants and population pharmacokinetic analysis in infants and children. *Antimicrob Agents Chemother* 2010; **54:** 2032–41.

用途和用法

泛昔洛韦是抗病毒药喷昔洛韦的前体药（见第867页）。泛昔洛韦口服，用于治疗带状疱疹（详见**水痘-带状疱疹**，第824页）和生殖道及黏膜皮肤疱疹（详见**单纯疱疹感染**，第824页）。

泛昔洛韦治疗**带状疱疹**的剂量为250mg，每日3次；或750mg，每日1次，共7天（美国建议剂量为500mg，每日3次，共7天）；免疫受损患者剂量为500mg，每日3次，共10天。

对**单纯疱疹感染**，泛昔洛韦治疗生殖道疱疹第一次发病的剂量为250mg，每日3次，共5天；免疫减弱患者剂量为500mg，每日2次，共7天。急性治疗复发生殖道疱疹的剂量为125mg，每日2次，共5天（美国建议的剂量为1g，每日2次，1天）。需尽快于第一个体征或症状发生的前驱期开始治疗。免疫减弱患者剂量为500mg，每日2次，共7天。抑制生殖道疱疹复发的剂量为250mg，每日2次；HIV患者为500mg，每日2次。每隔6～12个月可中断这种抑制治疗，以观察疾病自然病史可能的改变。

急性治疗HIV患者的复发黏膜皮肤疱疹的剂量为500mg，每日2次，共7天。

在美国，泛昔洛韦也可用于治疗复发唇疱疹，单一剂量1.5g，前驱期开始治疗较佳。

伴有肾损伤患者需要降低泛昔洛韦剂量（详见下文）。

1. Perry CM, Wagstaff AJ. Famciclovir: a review of its pharmacological properties and therapeutic efficacy in herpesvirus infections. *Drugs* 1995; **50:** 396–415.
2. Faro S. A review of famciclovir in the management of genital herpes. *Infect Dis Obstet Gynecol* 1998; **6:** 38–43.
3. Vinh DC, Aoki FY. Famciclovir for the treatment of recurrent genital herpes: a clinical and pharmacological perspective. *Expert Opin Pharmacother* 2006; **7:** 2271–86.
4. Simpson D, Lyseng-Williamson KA. Famciclovir: a review of its use in herpes zoster and genital and orolabial herpes. *Drugs* 2006; **66:** 2397–2416.
5. Chacko M, Weinberg JM. Famciclovir for cutaneous herpesvirus infections: an update and review of new single-day dosing indications. *Cutis* 2007; **80:** 77–81.
6. Aoki FY. The continuing evolution of antiviral therapy for recurrent genital herpes: 1-day patient-initiated treatment with famciclovir. *Herpes* 2007; **14:** 62–5.
7. Mubareka S, *et al.* Famciclovir: a focus on efficacy and safety. *Expert Opin Drug Safety* 2010; **9:** 643–58.

在肾损伤中的用法 伴有肾损伤的患者需要降低泛昔洛韦剂量。英国注册药品信息建议下列根据肌酐清除率(CC)/1.73m² 的口服剂量：

免疫活性良好患者：

带状疱疹

- CC 30～59ml/min：250mg，每日2次。
- CC 10～29ml/min：250mg，每日1次。

生殖道疱疹原发感染

- CC 30～59ml/min：250mg，每日2次。
- CC 10～29ml/min：125mg，每日1次。

急性复发性生殖道疱疹，治疗

- CC≥30ml/min：不需要调整剂量。
- CC 10～29ml/min：125mg，每日1次。

复发性生殖道疱疹，抑制

- CC≥30ml/min：不需要调整剂量。
- CC 10～29ml/min：125mg，每日2次。

免疫减弱患者：

带状疱疹

- CC≥40ml/min：不需要调整剂量。
- CC 30～39ml/min：250mg，每日3次。
- CC 10～29ml/min：125mg，每日3次。

单纯疱疹感染

- CC≥40ml/min：不需要调整剂量。
- CC 30～39ml/min：250mg，每日2次。
- CC 10～29ml/min：125mg，每日2次。

进行血液透析（HD）的患者，每次透析后即刻给予泛昔洛韦，带状疱疹感染给予250mg或单纯疱疹感染给予125mg。

美国根据CC调整口服剂量如下：

HIV感染患者的带状疱疹，或复发的皮肤黏膜疱疹或生殖道疱疹

- 40～59ml/min：每12h，500mg。
- 20～39ml/min：每24h，500mg。
- <20ml/min：每24h，250mg。
- HD：每次透析后250mg

复发性生殖道疱疹，治疗

- 40～59ml/min：每12h，500mg，1天。
- 20～39ml/min：单一剂量500mg。
- <20ml/min或需要透析：单一剂量250mg（HD患者于透析后给药）。

复发性生殖道疱疹，抑制

- 20～39ml/min：每12h，125mg。
- <20ml/min：每24h，125mg。
- HD：每次透析后125mg。

单一剂量治疗复发唇疱疹

- 40～59ml/min：750mg。
- 20～39ml/min：500mg。
- <20ml/min或需要HD：250mg（HD患者于透析后给药）。

制剂

专利制剂

Arg.: Pentavir; **Austral.:** Famvir; **Austria:** Famvir; **Belg.:** Famvir†; **Braz.:** Famvir; Fanclomax; Penvir; **Canad.:** Famvir; **Cz.:** Famvir†; **Denm.:** Famvir; **Fin.:** Famvir; **Fr.:** Oravir; **Ger.:** Famvir; **Gr.:** Famvir; **Hong Kong:** Famvir; **Hung.:** Famvir; **India:** Famtrex; **Indon.:** Famvir; **Irl.:** Famlov; Famvir; Myclovear; **Ital.:** Famvir; Ziravir; **Neth.:** Famvir; **NZ:** Famvir†; **Port.:** Famvir†; Zyvir†; **Rus.:** Famvir (Фамвир); **S.Afr.:** Famvir; **Singapore:** Famvir†; **Spain:** Ancivin; Famvir; **Swed.:** Famvir; **Switz.:** Famvir; **Thai.:** Famvir; **Turk.:** Famvir; **UK:** Famvir; **USA:** Famvir.

Fomivirsen Sodium (*BANM, USAN, rINNM*) 福米韦生钠

Fomivirseeninatrium; Fomivirsén sódico; Fomivirsen Sodique; Fomivirsennatrium; Fomivirsenum Natricum; Isis-2922; Natrii Fomivirsenum.

Натрий Фомивирсен

$C_{204}H_{243}N_{63}Na_{20}O_{114}P_{20}S_{20}$ = 7122.0.

CAS — 144245-52-3 (fomivirsen); 160369-77-7 (fomivirsen sodium).

ATC — S01AD08.

ATC Vet — QS01AD08.

UNII — 3Z6W3S36X5.

不良反应和注意事项

福米韦生眼内注射的不良反应局限于注射侧眼，包括眼内炎症、暂时眼内压增加、视网膜脱离和水肿及视力异常。其他因玻璃体内注射引起的不良反应包括玻璃体出血、眼内炎、眼色素层炎及白内障形成。

在治疗过程中，需要监测患者眼压改变、视野、眼外CMV疾病及对侧眼的疾病。

药物相互作用

为了减少炎症的危险，在西多福韦治疗2～4周内，不建议眼内应用福米韦生。

抗病毒作用

福米韦生为抑制人CMV复制的反义低聚核苷酸。福米韦生对更昔洛韦、膦甲酸钠和西多福韦耐药的CMV变异毒株具有抑制活性。体外可诱导福米韦生耐药变异株，但不会与其他作用机制不同的抗病毒药产生交叉耐药。

用途和用法

福米韦生为反义低聚核苷酸，以钠盐曾用于局部治疗AIDS患者CMV视网膜炎（见第823页）。对新诊断患者的剂量为165μg患病侧玻璃体内注射，1周1次，共3周，然后每隔1周注射1次。对以前治疗过的患者的剂量为330μg患病侧玻璃体内注射，2周后可再注射1次，然后每隔4周注射1次。

1. Perry CM, Barman Balfour JA. Fomivirsen. *Drugs* 1999; **57:** 375–80.
2. Geary RS, *et al.* Fomivirsen: clinical pharmacology and potential drug interactions. *Clin Pharmacokinet* 2002; **41:** 255–60.

制剂

专利制剂

USA: Vitravene†.

Fosamprenavir Calcium (*USAN, rINNM*) 福沙安泼那韦钙

Calcii Fosamprenavirum; Fosamprenavir cálcico; Fosamprénavir Calcique; GW-433908G. (3S)-Tetrahydro-3-furyl{(αS)-α-[(1R)-1-hydroxy-2-(N^1-isobutylsulfanilamido)ethyl]phenethyl}carbamate calcium phosphate (1:1).

Кальций Фосампренавир

$C_{25}H_{36}CaN_3O_9PS$ = 625.7.

CAS — 226700-79-4 (fosamprenavir); 226700-81-8 (fosamprenavir calcium).

ATC — J05AE07.

ATC Vet — QJ05AE07.

UNII — ID1GU2627N.

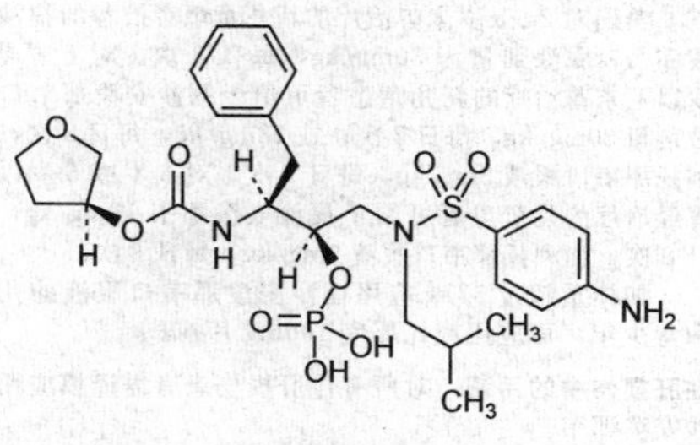

(fosamprenavir)

不良反应和处置

参见安泼那韦，第833页。

药物相互作用

与安泼那韦相互作用的药物也能与安泼那韦（第

833页）相互作用。

HIV-蛋白酶抑制药的药物相互作用的更多信息见**硫酸茚地那韦**（第849页）和**表 1**（第883页）。

抗病毒作用

同安泼那韦（见第834页）。福沙安泼那韦是前药，当它在肠上皮吸收时被细胞磷酸酶迅速水解为安泼那韦。在体外，福沙安泼那韦本身抗病毒作用很弱或无。

药动学

福沙安泼那韦钙口服后，当其吸收时，很快在胃肠道上皮细胞水解为安泼那韦。1.5～4h达安泼那韦血浆峰浓度。福沙安泼那韦钙可与食物同时服用或不与食物同时服用。更多药动学细节详见**安泼那韦**（第834页）。

1. Wire MB, *et al.* Fosamprenavir: clinical pharmacokinetics and drug interactions of the amprenavir prodrug. *Clin Pharmacokinet* 2006; **45:** 137–68.
2. Pérez-Elías MJ, *et al.* Pharmacokinetics of fosamprenavir plus ritonavir in human immunodeficiency virus type 1-infected adult subjects with hepatic impairment. *Antimicrob Agents Chemother* 2009; **53:** 5185–96.

用途和用法

福沙安泼那韦是安泼那韦的前药，为具有抗 HIV 的 HIV-蛋白酶抑制药。福沙安泼那韦用于治疗 HIV 感染和 AIDS（见第825页）。福沙安泼那韦单独应用时病毒很快产生耐药，因此需与其他抗逆转录病毒药联合应用。

福沙安泼那韦可与食物同时服用或不与食物同时服用。福沙安泼那韦以钙盐口服，其剂量以碱基计算。福沙安泼那韦钙 748mg 约相当 700mg 福沙安泼那韦。注册药品信息申明该剂量约相当 600mg 安泼那韦。

英国对有治疗经历的成人患者和未经治疗的新成人患者，推荐利托那韦增效的福沙安泼那韦剂量为 700mg，每日 2 次，加利托那韦 100mg，每日 2 次。

美国对未经治疗的新成人患者推荐剂量为：

- 福沙安泼那韦 1.4g，每日 2 次，不用利托那韦，或
- 福沙安泼那韦 1.4g，每日 1 次，加利托那韦 200mg，每日 1 次，或
- 福沙安泼那韦 1.4g，每日 1 次，加利托那韦 100mg，每日 1 次，或
- 福沙安泼那韦 700mg，每日 2 次，加利托那韦 100mg，每日 2 次。

对有治疗经历患者的推荐剂量为福沙安泼那韦 700mg，每日 2 次，加利托那韦 100mg，每日 2 次。

儿童和青少年的详细剂量见下文。

对肝损伤患者需降低剂量（见下文）。

1. Chapman TM, *et al.* Fosamprenavir: a review of its use in the management of antiretroviral therapy-naive patients with HIV infection. *Drugs* 2004; **64:** 2101–24.
2. Hester EK, *et al.* Fosamprenavir: drug development for adherence. *Ann Pharmacother* 2006; **40:** 1301–10.
3. Torres HA, Arduino RC. Fosamprenavir calcium plus ritonavir for HIV infection. *Expert Rev Anti Infect Ther* 2007; **5:** 349–63.

儿童用法 治疗 HIV 感染儿童和青少年，给予福沙安泼那韦与其他抗逆转录病毒药物，每日口服。根据体重计算剂量，总剂量不要超过成人剂量（见上文**用途和用法**）。

英国对体重 25～38kg 儿童和青少年推荐的福沙安泼那韦口服液剂量为 18mg/kg，每日 2 次，加利托那韦口服液 3mg/kg，每日 2 次。儿童和青少年体重超过 39kg，可给予上文成人福沙安泼那韦片剂剂量。对体重低于 25kg 或 6 岁以下儿童无注册应用。

美国对 2～5 岁未曾治疗的新儿童患者推荐的福沙安泼那韦口服液剂量为 30mg/kg，每日 2 次。对 6 岁或 6 岁以上未曾治疗的新儿童患者可给予福沙安泼那韦口服液剂量 30mg/kg，每日 2 次；或 18mg/kg，每日 2 次，加利托那韦口服液 3mg/kg，每日 2 次。对 6 岁或 6 岁以上曾经治疗的儿童患者可给予福沙安泼那韦 18mg/kg，每日 2 次，加利托那韦口服液 3mg/kg，每日 2 次。

如体重超过 33kg 应用福沙安泼那韦口服液的儿童和青少年，可应用利托那韦 100mg 片剂。

在肝损伤中的用法 对所有伴肝损伤患者需谨慎应用福沙安泼那韦。

英国注册药品信息建议：

- 患者伴轻度肝损伤（Child-Pugh 评分 5～6 分）：福沙安泼那韦 700mg，每日 2 次，加利托那韦 100mg，每日 1 次。
- 患者伴中度肝损伤（Child-Pugh 评分 7～9 分）：福沙安泼那韦 450mg，每日 2 次，加利托那韦 100mg，每日 1 次。
- 患者伴重度肝损伤（Child-Pugh 评分 10～15 分）：福沙安泼那韦 300mg，每日 2 次，加利托那韦 100mg，每日 1 次。

美国注册药品信息建议：

- 未曾治疗的新患者伴轻度肝损伤（Child-Pugh 评分 5～6 分）：福沙安泼那韦 700mg，每日 2 次，不加利托那韦或加利托那韦 100mg，每日 1 次。
- 曾用 HIV-蛋白酶抑制药治疗的患者伴轻度肝损伤（Child-Pugh 评分 5～6 分）：福沙安泼那韦 700mg，每日 2 次，加利托那韦 100mg，每日 1 次。
- 未曾治疗的新患者伴中度肝损伤（Child-Pugh 评分 7～9 分）：福沙安泼那韦 700mg，每日 2 次，不加利托那韦；或福沙安泼那韦 450mg，每日 2 次，加利托那韦 100mg，每日 1 次。
- 曾用 HIV-蛋白酶抑制药治疗的患者伴中度肝损伤（Child-Pugh 评分 7～9 分）：福沙安泼那韦 450mg，每日 2 次，加利托那韦 100mg，每日 1 次。
- 未曾治疗的新患者伴重度肝损伤（Child-Pugh 评分 10～15 分）：福沙安泼那韦 350mg，每日 2 次，不加利托那韦；或福沙安泼那韦 300mg，每日 2 次，加利托那韦 100mg，每日 1 次。
- 曾用 HIV-蛋白酶抑制药治疗的患者伴重度肝损伤（Child-Pugh 评分 10～15 分）：福沙安泼那韦 300mg，每日 2 次，加利托那韦 100mg，每日 1 次。

制剂

专利制剂

Arg.: Telzir; ***Austral.:*** Telzir; ***Austria:*** Telzir; ***Belg.:*** Telzir; ***Canad.:*** Telzir; ***Chile:*** Telzir; ***Cz.:*** Telzir; ***Denm.:*** Telzir; ***Fin.:*** Telzir; ***Fr.:*** Telzir; ***Ger.:*** Telzir; ***Gr.:*** Telzir; ***Hung.:*** Telzir; ***Irl.:*** Telzir; ***Israel:*** Lexiva; ***Ital.:*** Telzir; ***Mex.:*** Telzer; ***Neth.:*** Telzir; ***Norw.:*** Telzir; ***Pol.:*** Telzir; ***Port.:*** Telzir; ***Rus.:*** Telzir (Телзир); ***Spain:*** Telzir; ***Swed.:*** Telzir; ***Switz.:*** Telzir; ***Turk.:*** Telzir; ***UK:*** Telzir; ***USA:*** Lexiva.

Foscarnet Sodium (*BAN, USAN, rINN*) 膦甲酸钠

A-29622; EHB-776 (anhydrous and hexahydrate); Foscarnet sódico; Foscarnet Sodique; Foscarnet sodique hexahydraté; Foscarnetum Natricum; Foscarnetum natricum hexahydricum; Foskarneettinatriumheksahydraatti; Foskarnet sodná sůl hexahydrát; Foskarnet Sodyum; Foskarnetnatriumhexahydrat; Foskarneto natrio druska heksahidratas; Foszkarnet-nátrium; Phosphonoformate Trisodium; Phosphonoformate Trisodium. Trisodium phosphonatoformate hexahydrate.

Фоскарнет Натрий

$CNa_3O_5P,6H_2O$ = 300.0.

CAS — 63585-09-1 (foscarnet sodium); 34156-56-4 (foscarnet sodium hexahydrate).

ATC — J05AD01.

ATC Vet — QJ05AD01.

UNII — 964YS000G1.

$$\left[{}^{-}O-\overset{\overset{\displaystyle O}{\|}}{\underset{\underset{\displaystyle {}^{-}O}{|}}{P}}-COO^{-} \right] \; 3Na^{+}$$

Pharmacopoeias. In *Eur.* (see p.vii) and *US.*

Ph. Eur. 6.8 (Foscarnet Sodium Hexahydrate; Foscarnet Sodium Bp 2010) 白色或类白色结晶性粉末。溶于水；几乎不溶于乙醇。2%水溶液的 pH 为 9.0～11.0。避光。

USP 33 (Foscarnet Sodium) 白色或类白色结晶性粉末。溶于水；几乎不溶于乙醇。2%水溶液的 pH 为 9.0～11.0。贮藏于密闭容器中。避光。

配伍禁忌 膦甲酸钠与某些常用的注射药物不能配伍，包括两性霉素 B、阿昔洛韦钠盐、磺胺甲基异噁唑、更昔洛韦、喷他脒羟乙磺酸盐[1,2]；注册药品信息也列出与万古霉素、30%葡萄糖液和含钙溶液配伍禁忌。因此建议不要将膦甲酸钠与任何其他药物由同一静脉滴注。

1. Lor E, Takagi J. Visual compatibility of foscarnet with other injectable drugs. *Am J Hosp Pharm* 1990; **47:** 157–9.
2. Baltz JK, *et al.* Visual compatibility of foscarnet with other injectable drugs during simulated Y-site administration. *Am J Hosp Pharm* 1990; **47:** 2075–7.

不良反应和处置

膦甲酸钠最严重的常见不良反应是肾损伤，有时可能很严重。常见贫血，粒细胞减少和血小板减少也有报道。膦甲酸钠可螯合二价金属离子，并可能与急性血浆离子钙降低有关，此现象不能由检测的总钙量反应；降低与静脉输注速度有关。可发生其他电解质紊乱。有些患者可发生惊厥。由尿排泄的高浓度的膦甲酸钠可引起局部刺激和生殖道溃疡。其他报道的不良反应包括恶心、呕吐、腹泻、不舒服、疲乏、发热、头痛、眩晕、感觉异常、震颤、情绪障碍、皮疹、肝功能化验异常、血压和 ECG 改变及胰腺炎的个别报道。静脉注射可致注射位置静脉炎。

如偶然应用超剂量膦甲酸钠，维持输液是重要的。血液透析可增加膦甲酸钠的消除。

对中枢神经系统的影响 10%接受膦甲酸钠的 AIDS 患者和某些超剂量患者发生惊厥。有关的因素包括中枢神经系统病变（HIV 相关脑病和其他感染）及膦甲酸钠相关电解质紊乱。但是癫痫发作也可发生于无任何危险因素的患者[1]。

也有报道[2]1 例患者应用膦甲酸钠发生急性张力障碍反应。

1. Lor E, Liu YQ. Neurologic sequelae associated with foscarnet therapy. *Ann Pharmacother* 1994; **28:** 1035–7.
2. Dubow JS, *et al.* Acute dystonic reaction associated with foscarnet administration. *Am J Ther* 2008; **15:** 184–6.

对电解质平衡的影响 有报道约 30%接受膦甲酸钠治疗的 AIDS 患者可发生急性低钙血症。其他电解质紊乱包括低钾血症和低镁血症（各约 15%）、低磷血症（8%）及高磷血症（6%）。低钙血可引起感觉异常，如同时伴有低镁血症和低钾血症的患者易引起癫痫发作和心血管障碍。

有报道 1 例给予胃肠外全营养患者应用膦甲酸钠显著地加重电解质紊乱（钙、镁、磷和钾需要量增加；钠需要量减少）[1]。

1. Matarese LE, *et al.* Foscarnet-induced electrolyte abnormalities in a bone marrow transplant patient receiving parenteral nutrition. *J Parenter Enteral Nutr* 2000; **24:** 170–3.

对肾脏的影响 膦甲酸钠的最严重的常见不良反应是肾毒性。临床上约 30%患者血清-肌酸酐浓度显著增加，并且伴随膦甲酸钠剂量的增加[1]和治疗时间的延长[2]，肾毒性的发生率也上升。膦甲酸钠以原形由尿排泄，有肾小管间质损伤和肾小球毛细管内结晶沉积的报道[3]。有急性肾衰竭的报道，血透析可降低血浆-膦甲酸钠的浓度[4]。确保充分补液、应用间断治疗方案[5]和根据血清-肌酸酐浓度调整膦甲酸钠剂量可减少肾毒性的危险。有报道应用膦甲酸钠，引起肾源性尿崩症和肾小管性酸中毒[6～8]。

1. Jacobson MA, *et al.* A dose-ranging study of daily maintenance intravenous foscarnet therapy for cytomegalovirus retinitis in AIDS. *J Infect Dis* 1993; **168:** 444–8.
2. Gaub J, *et al.* The effect of foscarnet (phosphonoformate) on human immunodeficiency virus isolation, T-cell subsets and lymphocyte function in AIDS patients. *AIDS* 1987; **1:** 27–33.
3. Beaufils H, *et al.* Foscarnet and crystals in glomerular capillary lumens. *Lancet* 1990; **336:** 755.
4. Deray G, *et al.* Foscarnet-induced acute renal failure and effectiveness of haemodialysis. *Lancet* 1987; **ii:** 216.
5. Deray G, *et al.* Prevention of foscarnet nephrotoxicity. *Ann Intern Med* 1990; **113:** 332.
6. Farese RV, *et al.* Nephrogenic diabetes insipidus associated with foscarnet treatment of cytomegalovirus retinitis. *Ann Intern Med* 1990; **112:** 955–6.
7. Conn J, *et al.* Nephrogenic diabetes insipidus associated with foscarnet—a case report. *J Antimicrob Chemother* 1996; **37:** 1180–1.
8. Navarro JF, *et al.* Nephrogenic diabetes insipidus and renal tubular acidosis secondary to foscarnet therapy. *Am J Kidney Dis* 1996; **27:** 431–4.

对皮肤和黏膜的影响 1 例患者接受膦甲酸钠治疗，发生全身瘙痒斑（点）疹，停药后消退[1]。

有一些生殖道溃疡的报道[2～7]，可能因尿内含有高浓度的膦甲酸钠，引起局部毒性反应。在应用膦甲酸钠的治疗过程中，可发生口腔溃疡，通常伴随生殖道溃疡[3～5]。悬雍垂溃疡和食管溃疡也有报道[4,8]。

1. Green ST, *et al.* Generalised cutaneous rash associated with foscarnet usage in AIDS. *J Infect* 1990; **21:** 227–8.
2. Van Der Pijl JW, *et al.* Foscarnet and penile ulceration. *Lancet* 1990; **335:** 286.
3. Gilquin J, *et al.* Genital and oral erosions induced by foscarnet. *Lancet* 1990; **335:** 287.
4. Fégueux S, *et al.* Penile ulcerations with foscarnet. *Lancet* 1990; **335:** 547.
5. Moyle G, *et al.* Penile ulcerations with foscarnet. *Lancet* 1990; **335:** 547–8.
6. Lacey HB, *et al.* Vulval ulceration associated with foscarnet. *Genitourin Med* 1992; **68:** 182.
7. Caumes E, *et al.* Foscarnet-induced vulvar erosion. *J Am Acad Dermatol* 1993; **28:** 799.
8. Saint-Marc T, *et al.* Uvula and oesophageal ulcerations with foscarnet. *Lancet* 1992; **340:** 970–1.

注意事项

对肾损伤患者需要慎用膦甲酸钠，如血清肌酐浓度

上升，要降低膦甲酸钠的剂量。在膦甲酸钠诱导治疗全程中，需隔天检查血清肌酐浓度；在维持治疗期间，需要每周测定血清肌酐浓度。在膦甲酸钠的治疗全过程中，确保给予充分液体，预防肾毒性。电解质，尤其是钙和镁，也要监测。在应用膦甲酸钠治疗前和治疗全程中，如有电解质低下，需要纠正。

电解质含量 每克膦甲酸钠（六水合物）含有约 10mmol 钠和约 3.3mmol 磷。

药物相互作用

膦甲酸钠与可引起肾不良反应的其他药物，如氨基糖苷类抗菌药、两性霉素 B 和环孢素等不可联合应用，与其他影响血清钙浓度药物也不能联用。喷他脒静脉应用能引起上面两种影响，如与膦甲酸钠联合应用，可产生严重毒性相加作用；发生死亡。

环丙沙星 2 例患者接受多种抗微生物药同时，又接受膦甲酸钠治疗，发生全身强直阵挛性癫痫发作，认为环丙沙星加剧此不良反应[1]。

1. Fan-Havard P, *et al.* Concurrent use of foscarnet and ciprofloxacin may increase the propensity for seizures. *Ann Pharmacother* 1994; **28:** 869–72.

胃肠外营养 对接受胃肠外全营养患者，膦甲酸钠可加剧电解质替代的需要。见上文对**电解质平衡的影响**。

抗病毒作用

膦甲酸钠抑制人疱疹病毒复制，包括 CMV、单纯疱疹病毒 1 型和 2 型、疱疹病毒 6 型、Epstein-Barr 病毒和水痘-带状疱疹病毒。也可抑制乙型肝炎病毒和 HIV。膦甲酸钠的作用机制为抑制病毒特异的 DNA 聚合酶和逆转录酶；与核苷类逆转录酶抑制药物和更昔洛韦不同，膦甲酸钠不需要在细胞内转化为活性三磷酸衍生物。

1. Balfour HH, *et al.* Effect of foscarnet on quantities of cytomegalovirus and human immunodeficiency virus in blood of persons with AIDS. *Antimicrob Agents Chemother* 1996; **40:** 2721–6.
2. Jabs DA, *et al.* Incidence of foscarnet resistance and cidofovir resistance in patients treated for cytomegalovirus retinitis. *Antimicrob Agents Chemother* 1998; **42:** 2240–4.

药动学

膦甲酸钠的药动学由于治疗过程中诱导肾损伤的高发率和膦甲酸钠在骨内沉积及随后的逐步释放而复杂化。因此半衰期的测定依赖于膦甲酸钠疗程的时间和测定的时间。肾功能正常的患者，其血浆半衰期为 2～4h，但有报道当发生骨累积时，其终末半衰期可达 8 天。血浆蛋白结合率 14%～17%。膦甲酸钠通过血脑屏障的量波动较大；有报道 CSF 内浓度可为血浆浓度的 0～3 倍。大多数膦甲酸钠主要通过肾小球过滤，以原形由尿排泄。

一项研究指出，13 例有淋巴结病或 AIDS 相关综合征的 HIV 感染男性患者[1]，连续静脉滴注膦甲酸钠［140～190μg/(kg·min)］，产生血浆膦甲酸钠浓度为 100～500nmol/ml。发现不良反应程度与血浆浓度相关。膦甲酸钠主要由肾排泄。静脉滴注膦甲酸钠 7 天后，大于 20% 累积静脉剂量可能沉积在骨内。

进入 CSF 的膦甲酸钠量波动较大，5 例患者[1]CSF 内膦甲酸钠的量相当血浆浓度的 13%～68%。随后的研究发现大多数患者 CSF 内膦甲酸钠浓度达抑制病毒浓度[2]，单次静脉滴注后 CSF 内膦甲酸钠的平均浓度达血浆浓度的 25%[2,3]，当血浆膦甲酸钠的浓度达稳态时，CSF 内膦甲酸钠的浓度达血浆稳态浓度的 66%[3]。CSF 内膦甲酸钠浓度在 0%～340%[2] 波动，血浆浓度在 5%～72%[3] 波动。一项研究发现 CSF 内膦甲酸钠浓度与脑膜炎症相关[2]，另一篇报道指出与 HIV 感染阶段有关[3]，但无一篇指出与血浆浓度有关。

1. Sjövall J, *et al.* Pharmacokinetics of foscarnet and distribution to cerebrospinal fluid after intravenous infusion in patients with human immunodeficiency virus infection. *Antimicrob Agents Chemother* 1989; **33:** 1023–31.
2. Raffi F, *et al.* Penetration of foscarnet into cerebrospinal fluid of AIDS patients. *Antimicrob Agents Chemother* 1993; **37:** 1777–80.
3. Hengge UR, *et al.* Foscarnet penetrates the blood-brain barrier: rationale for therapy of cytomegalovirus encephalitis. *Antimicrob Agents Chemother* 1993; **37:** 1010–14.

用途和用法

膦甲酸钠是抗疱疹病毒的非核苷类焦磷酸衍生物。其三钠盐主要用于治疗 AIDS 患者的 CMV 视网膜炎（见下文）和免疫减弱患者阿昔洛韦耐药的单纯疱疹病毒黏膜皮肤感染（见下文）。

由静脉滴注膦甲酸钠给药。膦甲酸钠 24mg/ml 由中心静脉给药，或用 5% 葡萄糖液或 0.9% 氯化钠液稀释成 12mg/ml 并由外周静脉给药。建议每次给药要补充 0.9% 氯化钠液或 5% 葡萄糖液 0.5～1L，以降低肾毒性。

对肾功能正常患者，治疗 **CMV 视网膜炎**的通常剂量为 60mg/kg，静脉点滴至少 1h，每 8h 1 次；或 90mg/kg，静脉点滴 1.5～2h，每 12h 1 次，疗程为2～3 周。此疗程随后为 60mg/kg，每日 1 次的维持疗法；如患者能耐受，可增加剂量 90～120mg/kg，每日 1 次，静脉点滴 2h。

对肾功能正常患者，治疗阿昔洛韦耐药的**单纯疱疹病毒黏膜皮肤感染**的剂量为 40mg/kg，静脉点滴 1h，每 8h 1 次或每 12h 1 次，疗程为 2～3 周或直到皮损痊愈。

对肾损伤患者需要降低剂量（详见下文）。

1. Chrisp P, Clissold SP. Foscarnet: a review of its antiviral activity, pharmacokinetic properties and therapeutic use in immunocompromised patients with cytomegalovirus retinitis. *Drugs* 1991; **41:** 104–29.
2. Wagstaff AJ, Bryson HM. Foscarnet: a reappraisal of its antiviral activity, pharmacokinetic properties and therapeutic use in immunocompromised patients with viral infections. *Drugs* 1994; **48:** 199–226.

儿童用法 膦甲酸钠在英国没有注册应用于儿童。但 *BNFC 2010/11* 考虑儿童从 1 个月大开始如需治疗 CMV 疾病或单纯疱疹黏膜皮肤感染可考虑应用。对 CMV 感染可给予膦甲酸钠诱导剂量 60mg/kg 静脉滴注，每 8h 1 次，2～3 周，随后的维持剂量与推荐的治疗成人 CMV 视网膜炎剂量相似（见上文**用途和用法**）。治疗单纯疱疹黏膜皮肤感染推荐剂量为 40mg/kg 静脉滴注，每 8h 1 次，2～3 周或直到皮损痊愈。

在肾损伤中的用法 伴有肾损伤的患者，可能需要降低静注膦甲酸钠的剂量，英国注册药品信息根据肌酐清除率（CC）建议下列每 8h 剂量：

治疗 CMV 视网膜炎：

- CC>1.6ml/(kg·min)：60mg/kg 。
- CC 1.6～1.4ml/(kg·min)：55mg/kg。
- CC 1.4～1.2ml/(kg·min)：49mg/kg。
- CC 1.2～1.0ml/(kg·min)：42mg/kg。
- CC 1.0～0.8ml/(kg·min)：35mg/kg。
- CC 0.8～0.6ml/(kg·min)：28mg/kg。
- CC 0.6～0.4ml/(kg·min)：21mg/kg。
- CC<0.4ml/(kg·min)：不建议应用 。

治疗阿昔洛韦耐药的单纯疱疹病毒黏膜皮肤感染

- CC>1.6ml/(kg·min)：40mg/kg。
- CC 1.6～1.4ml/(kg·min)：37mg/kg。
- CC 1.4～1.2ml/(kg·min)：33mg/kg。
- CC 1.2～1.0ml/(kg·min)：28mg/kg。
- CC 1.0～0.8ml/(kg·min)：24mg/kg。
- CC 0.8～0.6ml/(kg·min)：19mg/kg。
- CC 0.6～0.4ml/(kg·min)：14mg/kg。
- CC<0.4ml/(kg·min)：不建议应用。

美国建议通过延长剂量间隔来调整剂量，每日总剂量类似英国成比率降低方案。

巨细胞病毒感染 应用膦甲酸钠治疗免疫减弱患者的严重 CMV 感染（第823页），与更昔洛韦疗效相似[1]（详见**更昔洛韦**，第847页）。尤其是需要同时应用抗逆转录病毒药物治疗 AIDS 又不能耐受更昔洛韦（因为血液毒性）的 AIDS 患者，膦甲酸钠更有益处。对不能耐受系统应用膦甲酸钠的患者，可试用玻璃体内注射[2～4]。有报道应用不同疗法取得良好治疗反应，包括膦甲酸钠 1.2mg 每 48h 玻璃体内注射 1 次，共 4 个剂量[2]；或诱导剂量 2.4mg，每周 2 次[4]；或每 72h 1 次，共 6 个剂量[3]；然后每周 1 次维持剂量[3,4]。有报道膦甲酸钠与更昔洛韦联合应用，每一个药物都用玻璃体内注射的疗法，也显示临床疗效[5]，虽然联合系统治疗被广泛应用，但怀疑存在对更昔洛韦耐药，抗 CMV 协同作用的证明并不强[6]。

对高危 CMV 感染的骨髓移植受体，有应用膦甲酸钠初始预防 CMV 感染的研究报道[7,8]。

1. Reusser P, *et al.* Infectious Diseases Working Party of the European Group for Blood and Marrow Transplantation. Randomized multicenter trial of foscarnet versus ganciclovir for preemptive therapy of cytomegalovirus infection after allogeneic stem cell transplantation. *Blood* 2002; **99:** 1159–64.
2. Lieberman RM, *et al.* Efficacy of intravitreal foscarnet in a patient with AIDS. *N Engl J Med* 1994; **330:** 868–9.
3. Diaz-Llopis M, *et al.* High dose intravitreal foscarnet in the treatment of cytomegalovirus retinitis in AIDS. *Br J Ophthalmol* 1994; **78:** 120–4.
4. Ausayakhun S, *et al.* Intravitreal foscarnet for cytomegalovirus retinitis in patients with AIDS. *J Med Assoc Thai* 2005; **88:** 103–7.
5. Velez G, *et al.* High-dose intravitreal ganciclovir and foscarnet for cytomegalovirus retinitis. *Am J Ophthalmol* 2001; **131:** 396–7.
6. Drew WL. Is combination antiviral therapy for CMV superior to monotherapy? *J Clin Virol* 2006; **35:** 485–8.
7. Ippoliti C, *et al.* Foscarnet for prevention of cytomegalovirus infection in allogeneic marrow transplant recipients unable to receive ganciclovir. *Bone Marrow Transplant* 1997; **20:** 491–5.
8. Bregante S, *et al.* Foscarnet prophylaxis of cytomegalovirus infections in patients undergoing allogeneic bone marrow transplantation (BMT): a dose-finding study. *Bone Marrow Transplant* 2000; **26:** 23–9.

单纯疱疹病毒感染 虽然膦甲酸钠治疗单纯疱疹病毒感染有效，但通常保留其用于严重或播散单纯疱疹病毒感染者，尤其是对阿昔洛韦耐药的免疫减弱患者的单纯疱疹病毒感染（见第824页）。2% 乳膏局部应用治疗难治疗的单纯疱疹皮肤感染[1]，在一些国家已注册这种应用。也研究了局部应用 1% 膦甲酸钠乳膏的疗效[2]。有关玻璃体内注射膦甲酸钠治疗单纯疱疹诱导的急性视网膜坏死见下文**水痘-带状疱疹感染**。

1. Gross G, Braun D. Wirksamkeit und Verträglichkeit von topisch appliziertem Foscarnet-Natrium bei der Behandlung von Herpes labialis. Ergebnisse einer Anwendungsbeobachtung. *Hautarzt* 2006; **57:** 40–6.
2. Javaly K, *et al.* Treatment of mucocutaneous herpes simplex virus infections unresponsive to acyclovir with topical foscarnet cream in AIDS patients: a phase I/II study. *J Acquir Immune Defic Syndr* 1999; **21:** 301–6.

HIV 感染 膦甲酸钠具有一些抗 HIV 逆转录酶活性，对多种抗逆转录病毒药物耐药的 HIV 感染患者（见第825页），曾研究应用于抢救方案[1～3]；有些证明显示治疗反应取决存在于病毒内的任何胸腺嘧啶相关变异的数目和性质。

1. Canestri A, *et al.* Foscarnet salvage therapy for patients with late-stage HIV disease and multiple drug resistance. *Antivir Ther* 2006; **11:** 561–6.
2. Mathiesen S, *et al.* Long-term foscarnet therapy remodels thymidine analogue mutations and alters resistance to zidovudine and lamivudine in HIV-1. *Antivir Ther* 2007; **12:** 335–43.
3. Charpentier C, *et al.* Foscarnet salvage therapy efficacy is associated with the presence of thymidine-associated mutations (TAMs) in HIV-infected patients. *J Clin Virol* 2008; **43:** 212–5.

水痘-带状疱疹感染 静脉输注膦甲酸钠被推荐用于治疗阿昔洛韦耐药的水痘-带状疱疹感染（见第824页）。一项研究中[1]，5 例 AIDS 和阿昔洛韦耐药的水痘-带状疱疹感染患者，每日应用膦甲酸钠 120mg/kg，共 14～26 天，3 例痊愈。停药后，2 例患者分别于停药后 7 天及 14 天复发。另一项研究[2]中，13 例 HIV 感染伴阿昔洛韦耐药的水痘-带状疱疹感染患者，应用膦甲酸钠 100mg/kg，每日 2 次，共12～30 天，10 例痊愈。停药后，5 例患者在停药后中位数 110 天复发。对水痘-带状疱疹诱导的急性视网膜坏死患者，玻璃体内注射膦甲酸钠被推荐为预防视网膜脱离的有益辅助治疗；对单纯疱疹诱导的疾病是否有相似疗效不清楚[3]。

1. Safrin S, *et al.* Foscarnet therapy in five patients with AIDS and acyclovir-resistant varicella-zoster virus infection. *Ann Intern Med* 1991; **115:** 19–21.
2. Breton G, *et al.* Acyclovir-resistant herpes zoster in human immunodeficiency virus-infected patients: results of foscarnet therapy. *Clin Infect Dis* 1998; **27:** 1525–7.
3. Wong R, *et al.* Acute retinal necrosis: the effects of intravitreal foscarnet and virus type on outcome. *Ophthalmology* 2010; **117:** 556–60.

制剂

BP 2010: Foscarnet Intravenous Infusion.

专利制剂

Austral.: Foscavir; ***Austria:*** Foscavir†; ***Belg.:*** Foscavir; ***Braz.:*** Foscavir; ***Cz.:*** Foscavir†; ***Fr.:*** Foscavir; ***Ger.:*** Foscavir; Triapten; ***Gr.:*** Foscavir; ***Hung.:*** Foscavir; ***Israel:*** Foscavir; ***Ital.:*** Foscavir; ***Jpn:*** Foscavir; ***Neth.:*** Foscavir; ***Norw.:*** Foscavir; ***NZ:*** Foscavir; ***Port.:*** Foscavir; ***Singapore:*** Foscavir; ***Spain:*** Foscavir; ***Swed.:*** Foscavir; ***Switz.:*** Foscavir; ***UK:*** Foscavir; ***USA:*** Foscavir†.

Ganciclovir (*BAN, USAN, rINN*) 更昔洛韦

BIOLF-62; BN-B759V; BW-759; BWB-759U; BW-759U; DHPG; Dihydroxypropoxymethylguanine; 9-(1,3-Dihydroxy-2-propoxymethyl)guanine; Ganciclovirum; Gancyklovir; Gansikloviiri; Gansiklovir; 2′-NDG; 2′-Nor-2′-deoxyguanosine; RS-21592. 9-[2-Hydroxy-1-(hydroxymethyl)ethoxymethyl]guanine.

Ганцикловир

$C_9H_{13}N_5O_4$ = 255.2.

CAS — 82410-32-0.

ATC — J05AB06; S01AD09.

ATC Vet — QJ05AB06; QS01AD09.

UNII — P9G3CKZ4P5.

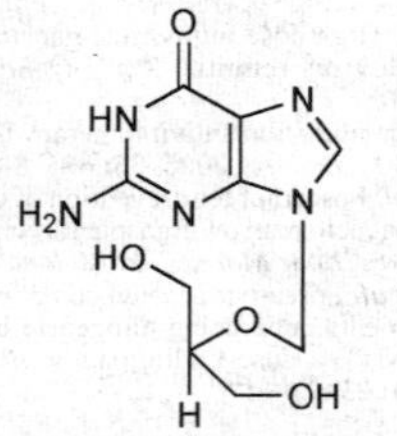

Pharmacopoeias. In *Chin.*, *Eur.* (see p.vii), and *US.*

Ph. Eur. 6.8 (Ganciclovir) 白色或类白色吸湿性、结晶性粉末。有多形性。微溶于水；极微溶于乙醇；溶于稀释的无机酸和氢氧化碱溶液。贮藏于密闭容器中。

USP 33 (Ganciclovir) 白色或类白色结晶性粉末。贮存于密闭容器中，温度为25℃，允许温度范围为15～30℃。

Ganciclovir Sodium (*BANM*, *USAN*, *rINNM*)
更昔洛韦钠

Ganciclovir sódico; Ganciclovir Sodique; Natrii Ganciclovirum.
Натрий Ганцикловир
$C_9H_{12}N_5NaO_4$ = 277.2.
CAS — 107910-75-8.
ATC — J05AB06; S01AD09.
ATC Vet — QJ05AB06; QS01AD09.
UNII — 02L083W284.

配伍禁忌 更昔洛韦与膦甲酸钠配伍禁忌。

稳定性 0.9%氯化钠液配制的更昔洛韦钠液，储存在聚丙烯输液泵注射器内，25℃，12h 和 4℃，10 天，是稳定的[1]。2% 更昔洛韦液置于室温、5℃和 −8℃，10～24 天，更昔洛韦浓度变化很小[2]。

1. Mulye NV, *et al.* Stability of ganciclovir sodium in an infusion-pump syringe. *Am J Hosp Pharm* 1994; **51:** 1348–9.
2. Morlet N, *et al.* High dose intravitreal ganciclovir for CMV retinitis: a shelf life and cost comparison study. *Br J Ophthalmol* 1995; **79:** 753–5.

不良反应和处置

更昔洛韦系统给药最常见的不良反应为血液学毒性，包括中性粒细胞减少症和血小板减少症；贫血也可发生。50%更昔洛韦给药患者发生中性粒细胞减少症，最常见发生于给药的第 1 周或第 2 周。此不良反应一般是可逆的，但也有长期的或不可逆的，甚至导致潜在致死性感染。AIDS 患者比其他免疫抑制患者处于更高的罹患中性粒细胞减少症的危险。20%更昔洛韦给药患者发生血小板减少症。医源性免疫抑制患者比 AIDS 患者具有发生血小板减少症更高的危险性。更昔洛韦系统给药患者发生的其他不良反应包括呼吸困难、头痛、发热、皮疹、瘙痒、衰弱、中枢神经系统和胃肠道障碍、感染、血清肌酐浓度增加以及肝功能化验异常。报道的较少发生的不良反应包括过敏反应、心律失常、低血压、胰腺炎、血尿，以及代谢、肌肉骨骼、泌尿生殖道和皮肤症状。当静脉给药时，由于高 pH 可引起局部注射部位的刺激或静脉炎。

眼内植入更昔洛韦和应用局部眼膏伴有局部不良反应。

动物研究指出，更昔洛韦可能对睾丸有不良影响，发生暂时性或永久性精子发育的抑制。也可能影响雌性生育力。研究也指出更昔洛韦是潜在的诱变剂、致畸物及致癌物。

血液透析和补液对降低更昔洛韦血浆浓度是有帮助的。某些患者通过停药或降低剂量可逆转血液学不良反应；血细胞计数应在 3～7 天内恢复正常。

集落刺激因子与更昔洛韦联用可限制其血液学毒性。

对血液的影响 在 1 例 CMV 视网膜炎和骨髓抑制患者发生更昔洛韦诱导的中性粒细胞减少症，应用 *molgramostim* 5μg/kg 每日静脉给药成功治愈[1]。更昔洛韦的一项多中心、随机对照研究显示[2]，69 例感染 CMV 的 AIDS 患者，因更昔洛韦治疗发生中性粒细胞减少症，应用 *lenograstim* 50μg/m² 每日皮下注射[2]，产生相似的阳性结果。

1. Russo CL, *et al.* Treatment of neutropenia associated with dyskeratosis congenita with granulocyte-macrophage colony-stimulating factor. *Lancet* 1990; **336:** 751–2.
2. Dubreuil-Lemaire M-L, *et al.* Lenograstim for the treatment of neutropenia in patients receiving ganciclovir for cytomegalovirus infection: a randomised, placebo-controlled trial in AIDS patients. *Eur J Haematol* 2000; **65:** 337–43.

对心理功能的影响 2 例肾功能正常患者应用静脉输注更昔洛韦发生精神病[1,2]。2 例患者的精神症状（如激动、精神混乱和幻觉）发生于开始更昔洛韦治疗的 2～6 天内；停止更昔洛韦治疗后，症状消失。

1. Hansen BA, *et al.* Ganciclovir-induced psychosis. *N Engl J Med* 1996; **335:** 1397.
2. Southworth MR, Dunlap SH. Psychotic symptoms and confusion associated with intravenous ganciclovir in a heart transplant recipient. *Pharmacotherapy* 2000; **20:** 479–83.

对皮肤的影响 有报道 1 例 57 岁的妇女应用静脉输注更昔洛韦治疗 CMV 肺炎，约 1 个月后发生间歇性肉芽肿性皮肤反应[1]。发生病变前未用其他新的药物，停止更昔洛韦治疗后，疾变在 2 周内自动消失。

1. Marcollo Pini A, *et al.* Interstitial granulomatous drug reaction following intravenous ganciclovir. *Br J Dermatol* 2008; **158:** 1391–3.

注意事项

对肾损伤患者需要慎用更昔洛韦，并应根据肌酐清除率调整剂量。当静脉给药时，更昔洛韦不能迅速或大量注射，并要给予充分液体维持。对血细胞计数低或对药物有细胞减少反应史的患者需慎用更昔洛韦。更昔洛韦静脉用药头 14 天，需要隔日或每日测定全血和血小板计数，随后每周测定一次；如中性粒细胞计数低于 500 个/μl 或血小板计数低于 25000 个/μl，需要停药。患者口服更昔洛韦也需要定期监测。

*孕妇*禁用更昔洛韦；在更昔洛韦治疗期间，建议避孕，对男性，停药后还要继续避孕 90 天。*动物试验*发现在妊娠和哺乳期给予更昔洛韦，对动物子代会产生不良影响。

因致癌危险和更昔洛韦药液的高 pH，在准备更昔洛韦钠注射液时，避免药液与皮肤和眼接触。

钠含量 每克更昔洛韦钠含约 3.6mmol 钠。

药物相互作用

齐多夫定与更昔洛韦联用，对中性粒细胞减少症有相加作用，因此，在更昔洛韦静脉诱导治疗期间，不能正常加用齐多夫定，虽然在口服更昔洛韦维持治疗期间曾谨慎应用齐多夫定。丙磺舒和其他抑制肾小管分泌和再吸收的药物可降低更昔洛韦肾清除率，使其血清浓度上升。静脉应用更昔洛韦，同时口服霉酚酸酯，由于竞争肾小管排泄，导致两个药物的血浆浓度增加。抑制细胞快速分裂的药物（如两性霉素 B、某些抗肿瘤药、磺胺甲基异噁唑、氨苯砜、氟胞嘧啶、羟基脲、核苷衍生物和喷他脒）与更昔洛韦联用，对毒性有相加作用。更昔洛韦与亚胺培南和西司他丁联用时，有发生惊厥的报道。

抗病毒药 *齐多夫定*与更昔洛韦联用可发生对血液毒性相加作用，包括中性粒细胞减少症（详见**齐多夫定**，第881页），*去羟肌苷*与更昔洛韦联用有增加去羟肌苷血浆浓度的报道（详见第838页）。一份报道[1]指出，当去羟肌苷（每 12h 200mg）在更昔洛韦（每 8h 口服 1g）前 2h 给予，可使更昔洛韦血浓度降低，但两个药物同一时间应用，无此影响。但是，一项随后的研究[2]应用 2 倍更昔洛韦剂量口服，发现不论更昔洛韦是在去羟肌苷前 2h 或后 2h 应用均无此影响。

更昔洛韦口服与*扎西他滨*联用使更昔洛韦浓度-时间下曲线面积增加 22%，不需要调整剂量[3]。更昔洛韦口服与*司他夫定*联用，无药动学变化[3]。

1. Cimoch PJ, *et al.* Pharmacokinetics of oral ganciclovir alone and in combination with zidovudine, didanosine, and probenecid in HIV-infected subjects. *J Acquir Immune Defic Syndr Hum Retrovirol* 1998; **17;** 227–34.
2. Jung D, *et al.* Effect of high-dose oral ganciclovir on didanosine disposition in human immunodeficiency virus (HIV)-positive patients. *J Clin Pharmacol* 1998; **38:** 1057–62.
3. Jung D, *et al.* The pharmacokinetics and safety profile of oral ganciclovir combined with zalcitabine or stavudine in asymptomatic HIV- and CMV-seropositive patients. *J Clin Pharmacol* 1999; **39:** 505–12.

环孢素 4 例患者骨髓移植后，接受环孢素和更昔洛韦治疗，发生典型的第 6 对颅神经麻痹症状（可逆的急性单侧或双侧眼运动障碍）[1]。

1. Openshaw H, *et al.* Eye movement disorders in bone marrow transplant patients on cyclosporin and ganciclovir. *Bone Marrow Transpl* 1997; **19:** 503–5.

抗病毒作用

更昔洛韦在体内和体外抑制人疱疹病毒复制。更昔洛韦抗 CMV、单纯疱疹病毒 1 型和 2 型、Epstein-Barr 病毒、水痘-带状疱疹病毒及疱疹病毒 6。更昔洛韦活性是由于其在细胞内被病毒胸苷激酶（在单纯疱疹和水痘-带状疱疹感染细胞内）或可能被细胞脱氧鸟苷激酶（在 Epstein-Barr 感染细胞内）转化为更昔洛韦单磷酸，随后被细胞转化为更昔洛韦二磷酸和活性更昔洛韦三磷酸。更昔洛韦三磷酸通过抑制病毒 DNA 聚合酶和掺入病毒 DNA 而抑制病毒 DNA 合成。此过程选择性发生于感染细胞内；在感染细胞内更昔洛韦三磷酸浓度比未感染细胞高几百倍。

更昔洛韦抗病毒谱与阿昔洛韦相似，单纯疱疹病毒 1 型和 2 型是疱疹病毒中最敏感的。但 CMV 对更昔洛韦比对阿昔洛韦更敏感。

耐药

体外研究发现单纯疱疹病毒、水痘-带状疱疹病毒和 CMV 的更昔洛韦耐药株。耐药可能的机制包括更昔洛韦磷酸化为活性三磷酸形式降低和病毒 DNA 聚合酶敏感性降低。有报道由接受更昔洛韦长期治疗和原始具有高病毒载量患者体内分离到 CMV 耐药株。在从未用过更昔洛韦的伴有 CMV 视网膜炎的 AIDS 患者，也发现 CMV 耐药株。更昔洛韦与西多福韦交叉耐药常见。

对接受更昔洛韦长期治疗的患者，更昔洛韦耐药 CMV 的发展可能是疾病进展的因素之一，并且耐药发生率随着治疗时间的延长而增加[1]。95 例患者经 9 个月的治疗后，30%患者分离到 CMV 更昔洛韦耐药株，并与感染播散到对侧眼相关[2]。应用更昔洛韦全身给药（静脉输注，或口服加植入）治疗单侧视网膜炎，伴有对侧眼发生更昔洛韦耐药 CMV 感染发生率比单独应用更昔洛韦植入疗法高[3]。

有报道[4]更昔洛韦耐药 CMV 是血清阴性患者接受 CMV 血清阳性器官移植晚期发病率的重要原因。一项研究中[5]，67 例血清阴性受体有 5 例发生更昔洛韦耐药 CMV 疾病，而 173 例血清阳性个体无一例这种感染。有综述报道更昔洛韦耐药 CMV 感染的处理[6]。

1. Drew WL. Cytomegalovirus resistance to antiviral therapies. *Am J Health-Syst Pharm* 1996; **53** (suppl 2): S17–S23.
2. Jabs DA, *et al.* Cytomegalovirus retinitis and viral resistance: ganciclovir resistance. *J Infect Dis* 1998; **177:** 770–3.
3. Imai Y, *et al.* Emergence of drug-resistant cytomegalovirus retinitis in the contralateral eyes of patients with AIDS treated with ganciclovir. *J Infect Dis* 2004; **189:** 611–15.
4. Limaye AP. Ganciclovir-resistant cytomegalovirus in organ transplant recipients. *Clin Infect Dis* 2002; **35:** 866–72.
5. Limaye AP, *et al.* Emergence of ganciclovir-resistant cytomegalovirus disease among recipients of solid-organ transplants. *Lancet* 2000; **356:** 645–9.
6. Avery RK. Update in management of ganciclovir-resistant cytomegalovirus infection. *Curr Opin Infect Dis* 2008; **21:** 433–7.

药动学

口服更昔洛韦，胃肠道吸收很差；玻璃体内注射，系统吸收很少。口服更昔洛韦的生物利用度为 5%，食物使其生物利用度增加到 6%～9%。更昔洛韦钠静脉应用后广泛分布于器官与体液，包括内眼液和 CSF。血浆蛋白结合率为 1%～2%。更昔洛韦以原形由尿排泄，其机制主要为通过肾小球过滤，也通过活性肾小管分泌。肾功能正常患者，其静脉应用半衰期为 2.5～4.5h，口服半衰期为 4～5.7h。伴有肾功能损伤患者，肾消除率下降和半衰期增加；有报道称，当血清肌酐浓度大于 398μmol/L，半衰期达 28.5h。

血液透析降低血浆更昔洛韦浓度约 50%。

1. Arevalo JF, *et al.* Intravitreous and plasma concentrations of ganciclovir and foscarnet after intravenous therapy in patients with AIDS and cytomegalovirus retinitis. *J Infect Dis* 1995; **172:** 951–6.
2. Morlet N, *et al.* High dose intravitreal ganciclovir injection provides a prolonged therapeutic intraocular concentration. *Br J Ophthalmol* 1996; **80:** 214–16.
3. Lavelle J, *et al.* Effect of food on the relative bioavailability of oral ganciclovir. *J Clin Pharmacol* 1996; **36:** 238–41.
4. Zhou X-J, *et al.* Population pharmacokinetics of ganciclovir in newborns with congenital cytomegalovirus infection. *Antimicrob Agents Chemother* 1996; **40:** 2202–5.
5. Giffy KG. Pharmacokinetics of oral ganciclovir capsules in HIV-infected persons. *AIDS* 1996; **10** (suppl 4): S3–S6.
6. Jung D, *et al.* Steady-state relative bioavailability of three oral ganciclovir dosage regimens delivering 6,000 mg/day in patients with human immunodeficiency virus. *J Clin Pharmacol* 1998; **38:** 1021–4.
7. Jung D, *et al.* Absolute bioavailability and dose proportionality of oral ganciclovir after ascending multiple doses in human immunodeficiency virus (HIV)-positive patients. *J Clin Pharmacol* 1998; **38:** 1122–8.
8. Jung D, *et al.* Effect of food on high-dose oral ganciclovir disposition in HIV-positive subjects. *J Clin Pharmacol* 1999; **39:** 161–5.
9. Snell GI, *et al.* Pharmacokinetic assessment of oral ganciclovir in lung transplant recipients with cystic fibrosis. *J Antimicrob Chemother* 2000; **45:** 511–16.
10. Wiltshire H, *et al.* Pharmacokinetic profile of ganciclovir after its oral administration and from its prodrug, valganciclovir, in solid organ transplant recipients. *Clin Pharmacokinet* 2005; **44:** 495–507.
11. Asano-Mori Y, *et al.* Pharmacokinetics of ganciclovir in haematopoietic stem cell transplantation recipients with or without renal impairment. *J Antimicrob Chemother* 2006; **57:** 1004–7.
12. Caldés A, *et al.* Population pharmacokinetics of ganciclovir after intravenous ganciclovir and oral valganciclovir administration in solid organ transplant patients infected with cytomegalovirus. *Antimicrob Agents Chemother* 2009; **53:** 4816–24.

用途和用法

更昔洛韦是合成的与阿昔洛韦有关的鸟苷衍生物（见第831页），其抗 CMV 活性较强。用于治疗和抑制免疫减弱患者威胁生命或威胁视力的 CMV 感染，包括 AIDS 患者和器官移植或肿瘤化疗的医源性免疫抑制患者（也见下文）。也用于治疗眼表浅单纯疱疹感染。

更昔洛韦以钠盐静脉给药，剂量以更昔洛韦表示，54.3mg 更昔洛韦钠相当 50mg 更昔洛韦。灌注液浓度通常配成 50mg/ml，然后进一步稀释成不超过 10mg/ml 的浓度。静脉药液在大于 1h 内滴注。

对于 **CMV 感染**，更昔洛韦的通常*治疗*初始剂量为 5mg/kg 静脉滴注，每 12h 1 次，14～21 天。诱导期治疗后可应用维持治疗，预防复发或疾病进展。维持剂量通常为 5mg/kg 静脉滴注，每日 1 次，每周 7 天；或 6mg/kg 静脉滴注，每日 1 次，每周 5 天。如视网膜炎复发或进展，可再次应用更昔洛韦诱导疗程。AIDS 患者已接受更昔洛韦静脉滴注诱导治疗，至少经 3 周静脉治疗，表现为稳定 CMV 视网膜炎，可口服缬更昔洛韦。某些国家提供更昔洛韦口服制剂，用于维持治疗：典型剂量为每日 3 克，分次给药。

对免疫减弱患者*预防* CMV 感染，尤其是器官移植后进行免疫抑制治疗的患者，可应用*初始*剂量为 5mg/kg 静脉滴注，每 12h 1 次，7～14 天，随后给予上文的静脉维持治疗。

肾损伤患者需要降低更昔洛韦剂量（详见下文）。

对那些不能忍受更昔洛韦系统给药的 CMV 视网膜炎患者，可应用玻璃体植入的更昔洛韦缓释制剂；植入剂可在 5～8 月内释放更昔洛韦。

局部眼科应用的 0.15% 更昔洛韦胶，也用于治疗急性单纯疱疹角膜炎；一般每日应用胶 5 次，直到角膜痊愈，然后每日用 3 次，进一步治疗 7 天。

儿童剂量见下文。

1. Faulds D, Heel RC. Ganciclovir: a review of its antiviral activity, pharmacokinetic properties and therapeutic efficacy in cytomegalovirus infections. *Drugs* 1990; **39:** 597–638.
2. Markham A, Faulds D. Ganciclovir: an update of its therapeutic use in cytomegalovirus infection. *Drugs* 1994; **48:** 455–84.
3. Crumpacker CS. Ganciclovir. *N Engl J Med* 1996; **335:** 721–9.
4. McGavin JK, Goa KL. Ganciclovir: an update of its use in the prevention of cytomegalovirus infection and disease in transplant recipients. *Drugs* 2001; **61:** 1153–83.

儿童用法 英国对儿童应用更昔洛韦没有注册，但 *BNFC 2010/11* 考虑儿童从 1 个月大开始，如需要预防或治疗 CMV 感染可考虑应用，剂量与上文成人剂量相等。对新生儿先天性 CNS 的 CMV 感染，建议的剂量为 6mg/kg，静脉输注，每 12h 1 次，共 6 周。

在肾损伤中的用法 伴有肾损伤的患者需要降低更昔洛韦剂量。注册药品信息建议的根据肌酐清除率（CC）的静脉剂量如下。

- CC≥70ml/min：5mg/kg，每 12h 1 次为诱导，随后 5mg/kg，每 24h 1 次为维持。
- CC 50～69ml/min：2.5mg/kg，每 12h 1 次为诱导，随后 2.5mg/kg，每 24h 1 次为维持。
- CC 25～49ml/min：2.5mg/kg，每 24h 1 次为诱导，随后 1.25mg/kg，每 24h 1 次为维持。
- CC 10～24ml/min：1.25mg/kg，每 24h 1 次为诱导，随后 625μg/kg，每 24h 1 次为维持。
- 透析患者，透析当天 1.25mg/kg 为诱导，或 625μg/kg 为维持，每位患者在透析结束后即给予治疗。美国建议每周最多用 3 个剂量。

巨细胞病毒感染 更昔洛韦用于治疗和预防免疫减弱患者 CMV 感染（见第823页）。现在可选择前药缬更昔洛韦，其效果与更昔洛韦相当且为更方便的口服剂量疗法。

如同其他疱疹病毒感染，抗病毒治疗为抑制病毒复制，而不是根除病毒，因此长期维持治疗是必需的。由于齐多夫定与更昔洛韦联用，对血液毒性有相加作用，使 AIDS 患者治疗复杂化。临床研究比较更昔洛韦与膦甲酸钠治疗 AIDS 相关 CMV 视网膜病效果，发现更昔洛韦治疗组的死亡率大于膦甲酸钠治疗组[1,2]。有报道更昔洛韦与 CMV 免疫球蛋白联用[3,4]或与正常免疫球蛋白[5]联用或与膦甲酸钠[6,7]联用，可提高疗效和耐受性。

另一种选择是应用玻璃体内植入缓释更昔洛韦[8～11]，以避免系统不良反应。有报道玻璃体内植入更昔洛韦和玻璃体内植入膦甲酸钠联合应用有疗效[12]。

更昔洛韦口服制剂已用于维持治疗，是应用玻璃体内植入剂患者预防系统感染的有效辅助治疗[13]（但见上文**耐药**）。对口服高剂量更昔洛韦进行了研究[14]，每日剂量高达 6g，报道有疗效，虽然与静脉标准剂量疗效比较的结论尚未肯定。AIDS 患者其他部位 CMV 感染包括胃肠道和肺感染，对更昔洛韦治疗应答不如视网膜炎。

更昔洛韦对*移植受体预防* CMV 感染和 CMV 感染早期治疗均有价值[7,15～22]。对感染患者移植前治疗（pre-emptive）是否比预防为更佳的策略不清楚[23]。对已确定的感染，更昔洛韦对实体器官移植患者的疗效比骨髓移植患者疗效强。更昔洛韦也试用于 AIDS 患者预防 CMV 感染，但结果矛盾[24,25]。

治疗先天性感染，一般疗效不佳。延长治疗可能改进疗效，但对此年龄组患儿，长期应用更昔洛韦的安全性未充分评价，需要进一步随机对照临床试验的研究[26]。一些证明显示[27,28]，对临床确诊 CNS 损伤新生儿，应用 6 周疗程，在患儿 6 个月时有预防听力恶化的效果，在 1 岁或大于 1 岁时也可能预防听力恶化。

1. Studies of Ocular Complications of AIDS Research Group, in Collaboration with the AIDS Clinical Trials Group. Mortality in patients with the acquired immunodeficiency syndrome treated with either foscarnet or ganciclovir for cytomegalovirus retinitis. *N Engl J Med* 1992; **326:** 213–20.
2. Polis MA, *et al.* Increased survival of a cohort of patients with acquired immunodeficiency syndrome and cytomegalovirus retinitis who received sodium phosphonoformate (foscarnet). *Am J Med* 1993; **94:** 175–80.
3. D'Alessandro AM, *et al.* Successful treatment of severe cytomegalovirus infections with ganciclovir and CMV hyperimmune globulin in liver transplant recipients. *Transplant Proc* 1989; **21:** 3560–1.
4. Salmela K, *et al.* Ganciclovir in the treatment of severe cytomegalovirus disease in liver transplant patients. *Transplant Proc* 1990; **22:** 238–40.
5. Emanuel D, *et al.* Cytomegalovirus pneumonia after bone marrow transplantation successfully treated with the combination of ganciclovir and high-dose intravenous immune globulin. *Ann Intern Med* 1988; **109:** 777–82.
6. Studies of Ocular Complications of AIDS Research Group, in Collaboration with the AIDS Clinical Trials Group. Combination foscarnet and ganciclovir therapy vs monotherapy for the treatment of relapsed cytomegalovirus retinitis in patients with AIDS: the Cytomegalovirus Retreatment Trial. *Arch Ophthalmol* 1996; **114:** 23–33.
7. Mylonakis E, *et al.* Combination antiviral therapy for ganciclovir-resistant cytomegalovirus infection in solid-organ transplant recipients. *Clin Infect Dis* 2002; **34:** 1337–41.
8. Anand R, *et al.* Control of cytomegalovirus retinitis using sustained release of intraocular gancyclovir. *Arch Ophthalmol* 1993; **111:** 223–7.
9. Martin DF, *et al.* Treatment of cytomegalovirus retinitis with an intraocular sustained-release ganciclovir implant: a randomized controlled clinical trial. *Arch Ophthalmol* 1994; **112:** 1531–9.
10. Musch DC, *et al.* Treatment of cytomegalovirus retinitis with a sustained-release ganciclovir implant. *N Engl J Med* 1997; **337:** 83–90.
11. Ausayakhun S, *et al.* Treatment of cytomegalovirus retinitis in AIDS patients with intravitreal ganciclovir. *J Med Assoc Thai* 2005; **88** (suppl 9): S15–S20.
12. Velez G, *et al.* High-dose intravitreal ganciclovir and foscarnet for cytomegalovirus retinitis. *Am J Ophthalmol* 2001; **131:** 396–7.
13. Martin DF, *et al.* Oral ganciclovir for patients with cytomegalovirus retinitis treated with a ganciclovir implant. *N Engl J Med* 1999; **340:** 1063–70.
14. Lalezari JP, *et al.* High dose oral ganciclovir treatment for cytomegalovirus retinitis. *J Clin Virol* 2002; **24:** 67–77.
15. Goodrich JM, *et al.* Ganciclovir prophylaxis to prevent cytomegalovirus disease after allogeneic marrow transplant. *Ann Intern Med* 1993; **118:** 173–8.
16. Winston DJ, *et al.* Ganciclovir prophylaxis of cytomegalovirus infection and disease in allogeneic bone marrow transplant recipients. *Ann Intern Med* 1993; **118:** 179–84.
17. Hibberd PL, *et al.* Preemptive ganciclovir therapy to prevent cytomegalovirus disease in cytomegalovirus antibody-positive renal transplant recipients: a randomized controlled trial. *Ann Intern Med* 1995; **123:** 18–26.
18. Winston DJ, *et al.* Randomised comparison of ganciclovir and high-dose acyclovir for long-term cytomegalovirus prophylaxis in liver-transplant recipients. *Lancet* 1995; **346:** 69–74.
19. Gane E, *et al.* Randomised trial of efficacy and safety of oral ganciclovir in the prevention of cytomegalovirus disease in liver-transplant recipients. *Lancet* 1997; **350:** 1729–33.
20. Singh N. Preemptive therapy versus universal prophylaxis with ganciclovir for cytomegalovirus in solid organ transplant recipients. *Clin Infect Dis* 2001; **32:** 742–51.
21. Paya CV, *et al.* Preemptive use of oral ganciclovir to prevent cytomegalovirus infection in liver transplant patients: a randomized, placebo-controlled trial. *J Infect Dis* 2002; **185:** 854–60.
22. Keven K, *et al.* Cytomegalovirus prophylaxis using oral ganciclovir or valganciclovir in kidney and pancreas-kidney transplantation under antibody preconditioning. *Transplant Proc* 2004; **36:** 3107–12.
23. Monforte V, *et al.* Preemptive therapy with intravenous ganciclovir for the prevention of cytomegalovirus disease in lung transplant recipients. *Transplant Proc* 2005; **37:** 4039–42.
24. McCarthy M. Oral ganciclovir fails to prevent CMV in HIV trial. *Lancet* 1995; **346:** 895.
25. Spector SA, *et al.* Oral ganciclovir for the prevention of cytomegalovirus disease in persons with AIDS. *N Engl J Med* 1996; **334:** 1491–7.
26. Michaels MG, *et al.* Treatment of children with congenital cytomegalovirus infection with ganciclovir. *Pediatr Infect Dis J* 2003; **22:** 504–8.
27. Kimberlin DW, *et al.* Effect of ganciclovir therapy on hearing in symptomatic congenital cytomegalovirus disease involving the central nervous system: a randomized, controlled trial. *J Pediatr* 2003; **143:** 16–25.
28. Oliver SE, *et al.* National Institute of Allergy, Infectious Diseases Collaborative Antiviral Study Group. Neurodevelopmental outcomes following ganciclovir therapy in symptomatic congenital cytomegalovirus infections involving the central nervous system. *J Clin Virol* 2009; **46** (suppl 4): S22–S26.

Epstein-Barr 病毒感染 轶闻报道[1～4]更昔洛韦对 Epstein-Barr 病毒（EBV）感染有一些疗效，虽然没有抗病毒治疗是完全满意的（见第823页）。

1. Pirsch JD, *et al.* Treatment of severe Epstein-Barr virus-induced lymphoproliferative syndrome with ganciclovir: two cases after solid organ transplantation. *Am J Med* 1989; **86:** 241–4.
2. Ishida Y, *et al.* Ganciclovir for chronic active Epstein-Barr virus infection. *Lancet* 1993; **341:** 560–1.
3. MacGinley R, *et al.* Epstein-Barr virus encephalitis in a renal allograft recipient diagnosed by polymerase chain reaction on cerebrospinal fluid and successfully treated with ganciclovir. *Nephrol Dial Transplant* 2001; **16:** 197–8.
4. Adams LA, *et al.* Ganciclovir and the treatment of Epstein-Barr virus hepatitis. *J Gastroenterol Hepatol* 2006; **21:** 1758–60.

疱疹病毒感染 在很多国家，0.15% 更昔洛韦胶被注册用于治疗单纯疱疹眼表浅感染（见第824页）。研究显示 0.15% 更昔洛韦胶疗效与 3% 阿昔洛韦眼膏疗效相当或者耐受更好[1]。

1. Colin J. Ganciclovir ophthalmic gel, 0.15%: a valuable tool for treating ocular herpes. *Clin Ophthalmol* 2007; **1:** 441–53.

制剂

USP 33: Ganciclovir for Injection; Ganciclovir Oral Suspension.

专利制剂

Arg.: Ciganclor; Cymevene; Gasmilen; Grinevel; Neagel; Virgan; ***Austral.:*** Cymevene; Vitrasert; ***Austria:*** Cymevene; ***Belg.:*** Cymevene; Virgan; ***Braz.:*** Cymevene; Gancivir†; Ganvirax; ***Canad.:*** Cytovene; ***Chile:*** Cymevene; ***Cz.:*** Cymevene; Virgan; ***Denm.:*** Cymevene; ***Fin.:*** Cymevene; ***Fr.:*** Cymevan; Virgan; ***Ger.:*** Cymeven; Virgan; ***Gr.:*** Cymevene; Virgan; ***Hong Kong:*** Cymevene; Virgan; ***Hung.:*** Cymevene; Virgan; ***Indon.:*** Cymevene; ***Irl.:*** Cymevene; ***Israel:*** Cymevene; ***Ital.:*** Citovirax; Cymevene; Virgan; ***Malaysia:*** Cymevene; ***Mex.:*** Cymevene†; Umecortil; ***Neth.:*** Cymevene; ***Norw.:*** Cymevene; ***NZ:*** Cymevene; ***Philipp.:*** Cymevene; Virgan; ***Pol.:*** Cymevene; Virgan; ***Port.:*** Cymevene; Virgan; ***Rus.:*** Cymevene (Цимевен); ***S.Afr.:*** Cymevene; ***Singapore:*** Cymevene; ***Spain:*** Cymevene; Virgan; ***Swed.:*** Cymevene; ***Switz.:*** Cymevene; ***Thai.:*** Cymevene; ***Turk.:*** Cymevene; ***UK:*** Cymevene; Virgan; ***Ukr.:*** Cymevene (Цимевен)†; ***USA:*** Cytovene; Vitrasert; ***Venez.:*** Cymevene.

Ibacitabine（*rINN*）伊巴他滨

Ibacitabina; Ibacitabinum; Iododesoxycytidine. 2′-Deoxy-5-iodocytidine.

Ибацитабин

$C_9H_{12}IN_3O_4$ = 353.1.

CAS — 611-53-0.

ATC — D06BB08.

ATC Vet — QD06BB08.

UNII — 3EK8532DZV.

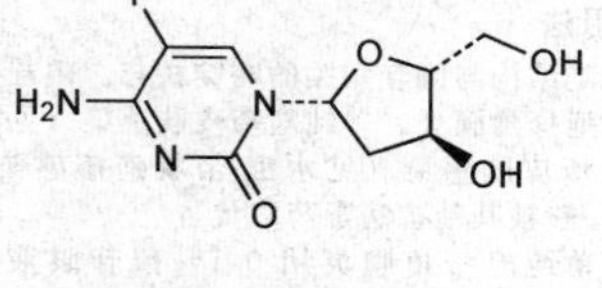

简介

伊巴他滨是抗病毒药，1% 胶用于局部治疗唇疱疹（见**单纯疱疹感染**，第824页）。

制剂

专利制剂

Fr.: Cuterpes; ***Gr.:*** Marenil.

Idoxuridine（*BAN*，*USAN*，*rINN*）碘苷

Allergan 211; GF-1115; Idoksuridiini; Idoksuridinas; Idoxuridin; Idoxuridina; Idoxuridinum; IDU; 5-IDUR; 5-IUDR; NSC-39661; SKF-14287. 2′-Deoxy-5-iodouridine.

Идоксуридин

$C_9H_{11}IN_2O_5$ = 354.1.

CAS — 54-42-2.

ATC — D06BB01; J05AB02; S01AD01.

ATC Vet — QD06BB01; QJ05AB02; QS01AD01.

UNII — LGP81V5245.

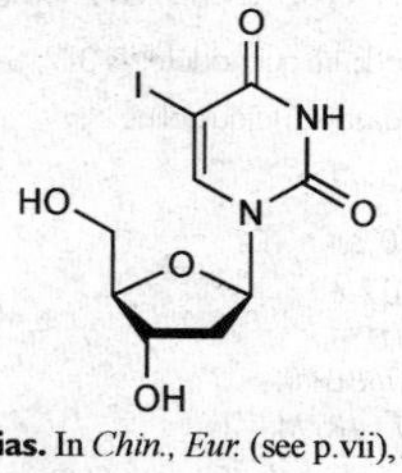

Pharmacopoeias. In *Chin.*, *Eur.* (see p.vii), *Int.*, *Jpn*, and *US.*

Ph. Eur. 6.8（Idoxuridine） 白色或类白色结晶性粉末。m. p. 约 180℃，伴有分解。微溶于水和乙醇；溶于稀碱液。0.1%溶液的 pH 为 5.5～6.5。避光。

USP 33（Idoxuridine） 白色无臭结晶性粉末。微溶于水和乙醇；几乎不溶于氯仿和乙醚。贮藏于密闭容器中。避光。

稳定性 加热碘苷释放碘蒸气。有报道某些分解产物（如碘尿嘧啶）比碘苷毒性更大，并且抗病毒活性降低。

不良反应

应用碘苷于眼，偶有超敏反应，如刺激、疼痛和瘙痒。其他不良反应包括刺痛、结膜炎、水肿、眼或眼睑炎症、畏光、瘙痒及少见的泪管闭塞。长期应用或过多的应用可损伤角膜。

应用碘苷于皮肤，可产生刺激、刺痛和超敏反应。可发生味觉障碍。皮肤局部应用碘苷过量，可引起皮肤浸软。

碘苷是潜在致癌物和致畸物。

致癌性 有报道局部应用碘苷治疗，与发生鳞癌相关[1]。

1. Koppang HS, Aas E. Squamous carcinoma induced by topical idoxuridine therapy? *Br J Dermatol* 1983; **108:** 501–3.

注意事项

对波及角膜基质层的深层溃疡需慎用碘苷，因延迟痊愈可导致穿孔。避免长期局部应用。

由于碘苷潜在致畸，对治疗妊娠患者和可能受孕患者要提高警惕。对接受碘苷治疗的患者需慎用皮质激素，因它们可促进病毒感染散布。

药物相互作用

因可引起局部刺激，含有硼酸的制剂不能应用于正接受碘苷眼制剂治疗的眼。

抗病毒作用

碘苷在细胞内磷酸化为三磷酸衍生物，可取代胸苷结合入病毒 DNA，抑制敏感病毒株的复制。碘苷也结合入哺乳动物细胞 DNA。碘苷抑制单纯疱疹病毒和 Epstein-Barr 病毒。也可抑制牛痘病毒、CMV 和腺病毒。

药动学

碘苷穿入角膜和皮肤很少。全身应用碘苷，在体内迅速代谢为碘尿嘧啶、尿嘧啶和碘化物，由尿排泄。

用途和用法

碘苷是结构与胸苷相关的嘧啶核苷。碘苷用于局部治疗单纯疱疹角膜炎、单纯疱疹皮肤感染（见第824页）及带状疱疹皮肤感染（见**水痘-带状疱疹感染**，第824页），但一般被其他抗病毒药取代。

治疗单纯疱疹角膜炎用 0.1% 碘苷眼液和 0.5% 眼膏。

应用 5%碘苷二甲基亚砜（协助吸收）可涂布于单纯疱疹皮损和带状疱疹，每日 4 次，共 4 天。

制剂

BP 2010: Idoxuridine Eye Drops;
USP 33: Idoxuridine Ophthalmic Ointment; Idoxuridine Ophthalmic Solution.

专利制剂

Arg.: Idulea; ***Austral.:*** Herplex-D†; Stoxil†; ***Braz.:*** Herpesine; ***Canad.:*** Herplex; ***Ger.:*** Virunguent; Zostrum†; ***Hung.:*** Oftan IDU†; ***India:*** Ridinox†; ***Indon.:*** Isotic Ixodine; ***Ital.:*** Idustatin; ***Malaysia:*** Virunguent†; ***Mex.:*** Idina†; ***Neth.:*** Virexen; ***NZ:*** Virasolve; ***Port.:*** Virunguent†; ***Rus.:*** Oftan IDU (Офтан ИДУ); ***Singapore:*** Virunguent; ***Spain:*** Virexen; ***Switz.:*** Virunguent; ***UK:*** Herpid; ***Venez.:*** Herpidum†.

多组分制剂 ***Arg.:*** Itro†; ***Austral.:*** Virasolve; ***Gr.:*** Dispersidu-C; ***Ital.:*** Iducher.

Imiquimod（*BAN, USAN, rINN*） 咪喹莫特

Imikimod; Imikimodi; Imiquimodum; R-837; S-26308. 4-Amino-1-isobutyl-1*H*-imidazo[4,5-*c*]quinoline.

Имихимод

$C_{14}H_{16}N_4$ = 240.3.
CAS — 99011-02-6.
ATC — D06BB10.
ATC Vet — QD06BB10.
UNII — P1QW714R7M.

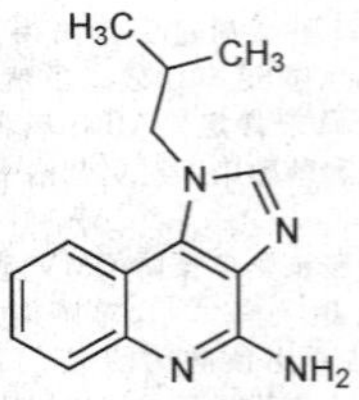

不良反应

局部应用咪喹莫特的不良反应包括局部皮肤糜烂、红斑、表皮脱落、鳞片及水肿。有报道局部脱色和局部色素沉着过度。有报道皮肤反应可发生于远离局部用药部位。局部用药的全身反应包括头痛、类流感症状和肌痛。局部应用咪喹莫特偶见报道肝胆紊乱，包括严重病例。

反复摄取咪喹莫特可发生低血压。

超敏反应 一例 61 岁男性患者用 5% 咪喹莫特乳膏局部治疗鳞状原位细胞癌（Bowen 病）[1]，3 周后开始在双手和双足发生血管（神经）性水肿，后波及到舌头。

1. Barton JC. Angioedema associated with imiquimod. *J Am Acad Dermatol* 2004; **51:** 477–8.

用途和用法

咪喹莫特是免疫反应调节药，用于局部治疗外生殖道和肛周疣（见第1511页）、表面基底细胞癌及光化性角化病（见下文**皮肤恶性肿瘤**）。治疗外生殖道和肛周**疣**，用 5%咪喹莫特乳膏，每周 3 次，16 周，并且使药物保留在局部 6～10h。治疗表面**基底细胞癌**，用 5%咪喹莫特乳膏，每周 5 次，6 周，并且使药物保留在局部 8h。治疗面部或头皮**光化性角化病**，用 5%咪喹莫特乳膏，并且使药物保留在局部 8h。英国建议每周用 3 次，4 周，如必要，间隔 4 周后，再重复 4 周治疗。美国建议每周 2 次，16 周。

对咪喹莫特治疗其他鳞状细胞癌也在研究中。

1. Tyring S, *et al.* Imiquimod; an international update on therapeutic uses in dermatology. *Int J Dermatol* 2002; **41:** 810–16.
2. Garland SM. Imiquimod. *Curr Opin Infect Dis* 2003; **16:** 85–9.
3. Wagstaff AJ, Perry CM. Topical imiquimod: a review of its use in the management of anogenital warts, actinic keratoses, basal cell carcinoma and other skin lesions. *Drugs* 2007; **67:** 2187–2210.
4. Schön MP, Schön M. Imiquimod: mode of action. *Br J Dermatol* 2007; **157** (suppl 2): 8–13.
5. Harwood CA, *et al.* Imiquimod cream 5% for recalcitrant cutaneous warts in immunosuppressed individuals. *Br J Dermatol* 2005; **152:** 122–9.
6. Ulrich C, *et al.* Topical immunomodulation under systemic immunosuppression: results of a multicentre, randomized, placebo-controlled safety and efficacy study of imiquimod 5% cream for the treatment of actinic keratoses in kidney, heart, and liver transplant patients. *Br J Dermatol* 2007; **157** (suppl 2): 25–31.
7. Stockfleth E, *et al.* Multicentre, open-label study using imiquimod 5% cream in one or two 4-week courses of treatment for multiple actinic keratoses on the head. *Br J Dermatol* 2007; **157** (suppl 2): 41–6.
8. Schöfer H. Evaluation of imiquimod for the therapy of external genital and anal warts in comparison with destructive therapies. *Br J Dermatol* 2007; **157** (suppl 2): 52–5.
9. Ganjian S, *et al.* Off-label indications for imiquimod. *Dermatol Online J* 2009; **15:** 4.
10. Trakatelli M, *et al.* Efforts to counteract locally the effects of systemic immunosupression: a review on the use of imiquimod, a topical immunostimulator in organ transplant recipients. *Int J Immunopathol Pharmacol* 2010; **23:** 387–96.

利什曼病 由少量研究[1,2]的证据建议，5%或 7.5%咪喹莫特乳膏加胃肠外锑酸葡胺（见第798页）可用于治疗皮肤利什曼病（见第794页）。

1. Miranda-Verástegui C, *et al.* Randomized, double-blind clinical trial of topical imiquimod 5% with parenteral meglumine antimoniate in the treatment of cutaneous leishmaniasis in Peru. *Clin Infect Dis* 2005; **40:** 1395–1403.
2. Arevalo I, *et al.* Role of imiquimod and parenteral meglumine antimoniate in the initial treatment of cutaneous leishmaniasis. *Clin Infect Dis* 2007; **44:** 1549–54.

皮肤恶性肿瘤 咪喹莫特用于治疗光化性角化症[1～4]和基底细胞癌（见第639页）[5～9]。也报道治疗皮肤 T 细胞淋巴瘤（如蕈样肉芽肿病）（见第625页）[10～12]，及 1 例患者的 CD30 + 退行发育的大细胞淋巴瘤有效[13]。2 例皮肤 B 细胞淋巴瘤经咪喹莫特局部治疗后部分减轻，1 例对治疗无反应[12]；但 1 例初始皮肤滤泡中心淋巴瘤治疗成功[13]。咪喹莫特治疗 Bowen 病正在研究中[14]。咪喹莫特也试用于治疗恶性小痣[15]和其他形式局部或原位黑色素瘤[16,17]，还有治疗迁移性黑色素瘤[18,19]以及肛门和阴道上皮内瘤的报道[20～22]。

1. Lebwohl M, *et al.* Imiquimod 5% cream for the treatment of actinic keratosis: results from two phase III, randomized, double-blind, parallel group, vehicle-controlled trials. *J Am Acad Dermatol* 2004; **50:** 714–21.
2. Korman N, *et al.* Dosing with 5% imiquimod cream 3 times per week for the treatment of actinic keratosis: results of two phase 3, randomized, double-blind, parallel-group, vehicle-controlled trials. *Arch Dermatol* 2005; **141:** 467–73.
3. Krawtchenko N, *et al.* A randomised study of topical 5% imiquimod vs topical 5-fluorouracil vs cryosurgery in immunocompetent patients with actinic keratoses: a comparison of clinical and histological outcomes including 1-year follow-up. *Br J Dermatol* 2007; **157** (suppl 2): 34–40.
4. Alomar A, *et al.* Vehicle-controlled, randomized, double-blind study to assess safety and efficacy of imiquimod 5% cream applied once daily 3 days per week in one or two courses of treatment of actinic keratoses on the head. *Br J Dermatol* 2007; **157:** 133–41.
5. Chen TM, *et al.* Treatment of a large superficial basal cell carcinoma with 5% imiquimod: a case report and review of the literature. *Dermatol Surg* 2002; **28:** 344–6.
6. Drehs MM, *et al.* Successful treatment of multiple superficial basal cell carcinomas with topical imiquimod: case report and review of the literature. *Dermatol Surg* 2002; **28:** 427–9.
7. Schulze HJ, *et al.* Imiquimod 5% cream for the treatment of superficial basal cell carcinoma: results from a randomized vehicle-controlled phase III study in Europe. *Br J Dermatol* 2005; **152:** 939–47.
8. Bath-Hextall FJ, *et al.* Interventions for basal cell carcinoma of the skin. Available in The Cochrane Database of Systematic Reviews; Issue 1. Chichester: John Wiley; 2007 (accessed 13/06/08).
9. Love WE, *et al.* Topical imiquimod or fluorouracil therapy for basal and squamous cell carcinoma: a systematic review. *Arch Dermatol* 2009; **145:** 1431–8.
10. Deeths MJ, *et al.* Treatment of patch and plaque stage mycosis fungoides with imiquimod 5% cream. *J Am Acad Dermatol* 2005; **52:** 275–80.
11. Martinez-González MC, *et al.* Imiquimod in mycosis fungoides. *Eur J Dermatol* 2008; **18:** 148–52.
12. Coors EA, *et al.* Topical imiquimod as treatment for different kinds of cutaneous lymphoma. *Eur J Dermatol* 2006; **16:** 391–3.
13. Stavrakoglou A, *et al.* Successful treatment of primary cutaneous follicle centre lymphoma with topical 5% imiquimod. *Br J Dermatol* 2007; **157:** 620–2.
14. Mackenzie-Wood A, *et al.* Imiquimod 5% cream in the treatment of Bowen's disease. *J Am Acad Dermatol* 2001; **44:** 462–70.
15. Rajpar SF, Marsden JR. Imiquimod in the treatment of lentigo maligna. *Br J Dermatol* 2006; **155:** 653–6.
16. Lonsdale-Eccles AA, *et al.* Successful treatment of vulval melanoma in situ with topical 5% imiquimod cream. *Br J Dermatol* 2006; **155:** 215–17.
17. Spieth K, *et al.* Topical imiquimod: effectiveness in intraepithelial melanoma of oral mucosa. *Lancet Oncol* 2006; **7:** 1036–7.
18. Zeitouni NC, *et al.* Treatment of cutaneous metastatic melanoma with imiquimod 5% cream and the pulsed-dye laser. *Br J Dermatol* 2005; **152:** 376–7.
19. Utikal J, *et al.* Complete remission of multiple satellite and in-transit melanoma metastases after sequential treatment with isolated limb perfusion and topical imiquimod. *Br J Dermatol* 2006; **155:** 488–91.
20. Wieland U, *et al.* Imiquimod treatment of anal intraepithelial neoplasia in HIV-positive men. *Arch Dermatol* 2006; **142:** 1438–44.
21. van Seters M, *et al.* Treatment of vulvar intraepithelial neoplasia with topical imiquimod. *N Engl J Med* 2008; **358:** 1465–73.
22. Mahto M, *et al.* More than a decade on: review of the use of imiquimod in lower anogenital intraepithelial neoplasia. *Int J STD AIDS* 2010; **21:** 8–16.

皮肤疾病 少数局限性硬皮病（硬斑病）患者应用 5%咪喹莫特有些疗效[1]。也成功用于治疗 1 例家族性良性天疱疮患者（Hailey-Hailey 病）[2]的人乳头瘤病毒 5 型皮损；1 例人乳头瘤病毒相关口白斑病患者用口内给药以降低白斑病的范围，有利于外科手术除去残留病变[3]。

局部应用咪喹莫特具有抗血管生成作用并且试用于治疗一些婴儿的婴儿血管瘤[4～6]和 1 例毛细管畸形患者[7]，大多数患者治疗有益。

1. Dytoc M, *et al.* First case series on the use of imiquimod for morphoea. *Br J Dermatol* 2005; **153:** 815–20.
2. Chan CC, *et al.* Human papillomavirus type 5 infection in a patient with Hailey-Hailey disease successfully treated with imiquimod. *Br J Dermatol* 2007; **156:** 579–81.
3. Allam JP, *et al.* Successful treatment of extensive human papillomavirus-associated oral leucoplakia with imiquimod. *Br J Dermatol* 2008; **158:** 644–6.
4. Welsh O, *et al.* Treatment of infantile hemangiomas with short-term application of imiquimod 5% cream. *J Am Acad Dermatol* 2004; **51:** 639–42.
5. Ho NT, *et al.* Topical imiquimod in the treatment of infantile hemangiomas: a retrospective study. *J Am Acad Dermatol* 2007; **56:** 63–8.
6. Martinez MI, *et al.* Infantile hemangioma: clinical resolution with 5% imiquimod cream. *Arch Dermatol* 2002; **138:** 881–4.
7. Kouba DJ, *et al.* Topical imiquimod in the treatment of a long-standing capillary malformation. *Br J Dermatol* 2007; **157:** 1071–2.

制剂

专利制剂

Arg.: Aldara; Imimore; Miquimod; Quinilan; Virosupril; ***Austral.:*** Aldara; ***Austria:*** Aldara; ***Belg.:*** Aldara; ***Braz.:*** Aldara; ***Canad.:*** Aldara; ***Chile:*** Aldara†; Imimor; Labimiq; Tocasol; ***Cz.:*** Aldara; ***Denm.:*** Aldara; ***Fin.:*** Aldara; ***Fr.:*** Aldara; ***Ger.:*** Aldara; ***Gr.:*** Aldara; ***Hong Kong:*** Aldara; ***Hung.:*** Aldara; ***Irl.:*** Aldara; ***Israel:*** Aldara; ***Ital.:*** Aldara; ***Jpn:*** Beselna; ***Malaysia:*** Aldara; ***Mex.:*** Aldara; ***Neth.:*** Aldara; ***Norw.:*** Aldara; ***NZ:*** Aldara; ***Philipp.:*** Aldara; ***Pol.:*** Aldara; ***Port.:*** Aldara; ***S.Afr.:*** Aldara; ***Singapore:*** Aldara; ***Spain:*** Aldara; ***Swed.:*** Aldara; ***Switz.:*** Aldara; ***Thai.:*** Aldara; ***Turk.:*** Aldara; ***UK:*** Aldara; ***USA:*** Aldara; Zyclara.

Indinavir Sulfate (*USAN*, *pINNM*) 硫酸茚地那韦

Indinavir, sulfate d'; Indinavir Sulphate (*BANM*); Indinaviri sulfas; L-735524; MK-639; MK-0639; Sulfato de indinavir. (α*R*,γ*S*,2*S*)-α-Benzyl-2-(*tert*-butylcarbamoyl)-γ-hydroxy-*N*-[(1*S*,2*R*)-2-hydroxy-1-indanyl]-4-(3-pyridylmethyl)-1-piperazinevaleramide sulfate (1:1).

Индинавира Сульфат

$C_{36}H_{47}N_5O_4,H_2SO_4$ = 711.9.

CAS — 150378-17-9 (indinavir); 157810-81-6 (indinavir sulfate).

ATC — J05AE02.

ATC Vet — QJ05AE02.

UNII — 771H53976Q.

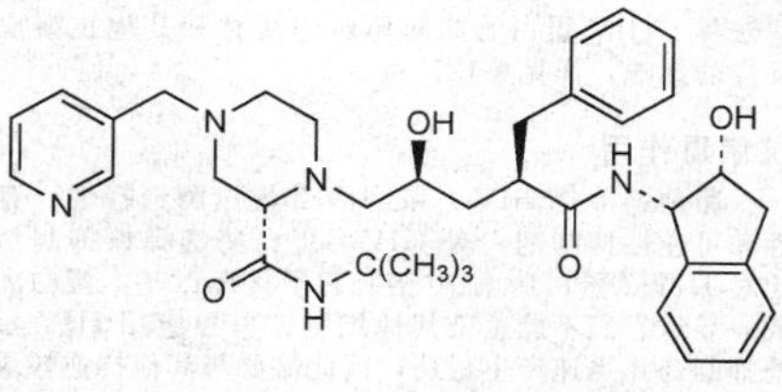

(indinavir)

Pharmacopoeias. In *Eur.* (see p.vii), *Int.*, and *US.*

Ph. Eur. 6.8 (Indinavir Sulfate) 白色或类白色，吸湿性粉末。易溶于水；溶于甲醇；几乎不溶于庚烷。贮藏于密闭容器中。避光。

USP 33 (Indinavir Sulfate) 贮藏于密闭容器和25℃，允许温度范围为15～30℃。防潮。

不良反应

包括茚地那韦的抗逆转录病毒治疗方案最常见的不良反应有胃肠道紊乱（腹痛、腹泻、消化不良、恶心和呕吐）、味觉障碍、头痛、眩晕。最常见报道的严重不良反应为肾石病，常伴有肋腹痛，伴或不伴血尿。它与剂量有关，最常发生于每日剂量大于2.4g的患者，也常发生于儿童。暂时停止治疗和补充液体常可缓解症状，但间质性肾炎和急性肾衰竭也有报道。常见皮肤干燥和皮疹，偶有严重病例。也有报道Stevens-Johnson综合征和多形性红斑。超敏反应（包括脉管炎，有时为过敏性反应）与茚地那韦相关。也可发生肝炎，包括肝衰竭和死亡的病例。有报道急性溶血性贫血，有时有死亡病例。其他常见不良反应为口干、排尿困难、疲乏、胃肠胀气、感觉减退、失眠、感觉异常、瘙痒和反酸。中性粒细胞计数可能降低，平均红细胞容积增加。茚地那韦治疗患者的异常实验室检测结果包括结晶尿、血尿、蛋白尿、肝酶升高和无症状的胆红素血症。

有报道称，伴有严重免疫缺陷的HIV感染患者应用包括茚地那韦的联合抗逆转录病毒治疗，在治疗初始期发生免疫重建综合征（炎症性免疫反应导致临床恶化）。接受包含茚地那韦的抗逆转录病毒治疗患者可见体脂肪堆积或再分布（脂肪营养不良），包括中心肥胖、后颈部脂肪增多（水牛背）、外周消瘦、脸消瘦、胸部增大和类库欣综合征表现。代谢异常（如高甘油三酯血症、高胆固醇血症、胰岛素耐药、高血糖和高乳酸血症）也有报道。有报道核苷衍生物尤其与HIV-蛋白酶抑制药联合应用时可发生肌酸磷酸激酶升高、肌痛、肌炎和偶见的横纹肌溶解症。有报道骨坏死，尤其发生于晚期HIV疾病或长期暴露于联合抗逆转录病毒药物治疗的患者。

1. Moyle GJ, Gazzard BG. A risk-benefit assessment of HIV protease inhibitors. *Drug Safety* 1999; **20:** 299–321.

对糖类和脂质代谢的影响 HIV-蛋白酶抑制药可引起脂肪代谢障碍综合征，其特征为周围脂肪消耗、中心肥胖和所谓的"水牛背"、高脂血症及胰岛素抵抗[1]。

一项调查显示，113例接受平均21周HIV-蛋白酶抑制药物治疗，发现83%患者发生脂肪代谢障碍（严重者11%），23%患者发生糖耐量受损（包括7%糖尿病）[2]。

一篇对已发表文章的系统性综述[3]结论提出，HIV-蛋白酶抑制药的应用伴随总胆固醇、甘油三酯和低密度脂蛋白浓度增加；常伴有心血管疾病形态学征兆，如颈动脉内膜厚度增加或动脉粥样硬化病变；并有一些增加心肌梗死危险的证明。比较特异蛋白酶抑制药的影响显示，茚地那韦伴随脂质增加是一致的，虽然某些研究显示沙奎那韦伴有脂质增加，但其引起脂质增加程度比其他药物低。已发表对HIV-感染患者的抗逆转录病毒药物诱导的脂质紊乱的处理指南，包括药物治疗[4]。

糖耐量损伤与对胰岛素敏感性降低有关[5]，并影响到对磺酰脲类或胰岛素治疗的应答[6]。

1. Carr A, *et al.* Pathogenesis of HIV-1-protease inhibitor-associated peripheral lipodystrophy, hyperlipidaemia, and insulin resistance. *Lancet* 1998; **351:** 1881–3.
2. Carr A, *et al.* Diagnosis, prediction, and natural course of HIV-1 protease-inhibitor-associated lipodystrophy, hyperlipidaemia, and diabetes mellitus: a cohort study. *Lancet* 1999; **353:** 2093–9.
3. Rhew DC, *et al.* Association between protease inhibitor use and increased cardiovascular risk in patients infected with human immunodeficiency virus: a systematic review. *Clin Infect Dis* 2003; **37:** 959–72.
4. Dubé MP, *et al.* Guidelines for the evaluation and management of dyslipidemia in human immunodeficiency virus (HIV)-infected adults receiving antiretroviral therapy: recommendations of the HIV Medicine Association of the Infectious Disease Society of America and the Adult AIDS Clinical Trials Group. *Clin Infect Dis* 2003; **37:** 613–27.
Also available at: http://www.journals.uchicago.edu/doi/pdf/10.1086/378131 (accessed 28/08/08)
5. Walli R, *et al.* Impaired glucose tolerance and protease inhibitors. *Ann Intern Med* 1998; **129:** 837–8.
6. Dubé MP, *et al.* Protease inhibitor-associated hyperglycaemia. *Lancet* 1997; **350:** 713–14.

对心血管系统的影响 HIV-蛋白酶抑制药对糖类和脂质代谢的不良反应增加冠状血管疾病的危险性，详见上文。

对肾脏的影响 约10%接受茚地那韦治疗的患者发生肾石病，发病率比血友病或丙型肝炎患者可能更高[1]。接受茚地那韦治疗的患者有发生无症状[2]或有症状[3,4]结晶尿的报道，8%伴有症状性尿道疾病。茚地那韦是尿结晶[2]和结石[5]的主要成分。此外，有茚地那韦引起急性间质性肾炎[6]和茚地那韦[7]及利托那韦[8,9]引起肾功能损害的报道。茚地那韦长期治疗可引起肾萎缩[10,11]。

1. Brodie SB, *et al.* Variation in incidence of indinavir-associated nephrolithiasis among HIV-positive patients. *AIDS* 1998; **12:** 2433–7.
2. Kopp JB, *et al.* Crystalluria and urinary tract abnormalities associated with indinavir. *Ann Intern Med* 1997; **127:** 119–25.
3. Hachey DM, *et al.* Indinavir crystalluria in an HIV-positive man. *Ann Pharmacother* 2000; **34:** 403.
4. Famularo G, *et al.* Symptomatic crystalluria associated with indinavir. *Ann Pharmacother* 2000; **34:** 1414–18.
5. Daudon M, *et al.* Urinary stones in HIV-1-positive patients treated with indinavir. *Lancet* 1997; **349:** 1294–5.
6. Marroni M, *et al.* Acute interstitial nephritis secondary to the administration of indinavir. *Ann Pharmacother* 1998; **32:** 843–4.
7. Boubaker K, *et al.* Changes in renal function associated with indinavir. *AIDS* 1998; **12:** F249–F254.
8. Duong M, *et al.* Renal failure after treatment with ritonavir. *Lancet* 1996; **348:** 693–4.
9. Chugh S, *et al.* Ritonavir and renal failure. *N Engl J Med* 1997; **336:** 138.
10. Hanabusa H, *et al.* Renal atrophy associated with long-term treatment with indinavir. *N Engl J Med* 1999; **340:** 392–3.
11. Cattelan AM, *et al.* Severe hypertension and renal atrophy associated with indinavir. *Clin Infect Dis* 2000; **30:** 619–21.

对月经周期的影响 4例接受利托那韦治疗患者发生月经不规则、经期延长或经血过多[1]的不良反应，3例患者改用其他HIV-蛋白酶抑制药后恢复正常。

1. Nielsen H. Hypermenorrhoea associated with ritonavir. *Lancet* 1999; **353:** 811–12.

对精神状态的影响 1例接受沙奎那韦治疗患者，在两种情况下发生急性妄想狂反应[1]。

1. Finlayson JA, Laing RBS. Acute paranoid reaction to saquinavir. *Am J Health-Syst Pharm* 1998; **55:** 2016–17.

对胰腺的影响 1例[1]接受利托那韦和沙奎那韦治疗患者及其他2例[2]接受利托那韦（其他药物未特别指出）治疗的患者发生胰腺炎，认为是继发于高脂血症（详见上文**对糖类和脂质代谢的影响**）。

1. McBride M, *et al.* Lipid lowering therapy in patients with HIV infection. *Lancet* 1998; **352:** 1782–3.
2. Di Perri G, *et al.* HIV-protease inhibitors. *N Engl J Med* 1998; **339:** 773–4.

对性功能的影响 接受HIV-蛋白酶抑制药和逆转录酶抑制药联合治疗的患者，有发生性功能障碍的报道[1,2]。

1. Martinez E, *et al.* Sexual dysfunction with protease inhibitors. *Lancet* 1999; **353:** 810–11.
2. Colebunders R, *et al.* Sexual dysfunction with protease inhibitors. *Lancet* 1999; **353:** 1802.

对皮肤的影响 约20%接受茚地那韦治疗患者和3%～5%接受奈非那韦或沙奎那韦治疗患者发生皮疹。皮疹是利托那韦常见不良反应。接受茚地那韦治疗患者发生的皮疹[1]，通常在开始治疗的2周内发生，常伴随瘙痒，为自限性反应，一般在4周内消退。接受茚地那韦治疗患者，有发生踇趾甲沟炎和发热性肉芽肿的报道[2]。

1. Gajewski LK, *et al.* Characterization of rash with indinavir in a national patient cohort. *Ann Pharmacother* 1999; **33:** 17–21.
2. Bouscarat F, *et al.* Paronychia and pyogenic granuloma of the great toes in patients treated with indinavir. *N Engl J Med* 1998; **338:** 1776–7.

注意事项

茚地那韦主要由肝代谢，因此对肝损伤患者需慎用，必要时需要降低剂量。已存在肝疾病或与慢性乙型肝炎或丙型肝炎共感染和应用联合抗逆转录病毒治疗的患者，发生严重和潜在死亡性肝不良反应的危险增加。

虽然肾排泄在清除途径中所占比例相当小，仍建议充分补充液体，以避免肾石病的危险；如存在肾损伤，监测是必要的。对发生肾石病的患者，可能需要暂时中断治疗或完全停药。有报道治疗A型和B型血友病患者需谨慎，因应用HIV-蛋白酶抑制药可发生自发性出血。

妊娠 一项回顾性调查[1]包括了89例接受HIV-蛋白酶抑制药治疗的孕妇，结果显示这些抗病毒药一般是安全的。美国对HIV感染妊娠妇女应用抗逆转录病毒药物指南建议[2]，无论是为了母亲的健康或预防新生儿HIV传播（见第827页），当需应用HIV-蛋白酶抑制药作为抗逆转录病毒治疗方案一部分时，可选择利托那韦增效的洛匹那韦；其他适用的HIV-蛋白酶抑制药包括奈非那韦或利托那韦增效的安扎那韦、茚地那韦或沙奎那韦。

1. Morris AB, *et al.* Multicenter review of protease inhibitors in 89 pregnancies. *J Acquir Immune Defic Syndr* 2000; **25:** 306–11.
2. Public Health Service Task Force. Recommendations for use of antiretroviral drugs in pregnant HIV-infected women for maternal health and interventions to reduce perinatal HIV transmission in the United States (issued 29th April, 2009; updated 24th May, 2010). Available at: http://aidsinfo.nih.gov/contentfiles/PerinatalGL.pdf (accessed 19/08/10)

药物相互作用

茚地那韦主要由细胞色素P450同工酶CYP3A4代谢。它与很多应用相似代谢途径的药物竞争同样的代谢途径，导致相互增加血浆浓度。如某一药物为微粒体酶（尤其是CYP3A4）的强诱导剂，其可降低茚地那韦血浆浓度。HIV-蛋白酶抑制药本身可诱导代谢，降低其他药物的血浆浓度。

对高度依赖CYP3A4清除和因血浆浓度上升而伴有严重或威胁生命不良反应的药物，禁用大多数HIV-蛋白酶抑制药（包括茚地那韦）。这些药物包括α_1-肾上腺受体拮抗药阿夫唑嗪，抗心律失常药（胺碘酮），抗组胺药（阿司咪唑和特非那定），麦角衍生物（双氢麦角胺、麦角新碱、麦角胺、甲基麦角新碱），促胃肠动力药（西沙必利），抗精神病药（匹莫齐特），镇静药和催眠药（阿普唑仑、咪达唑仑和三唑仑）以及他汀类药（洛伐他汀和辛伐他汀）。同样，茚地那韦和利托那韦不能与治疗窗狭窄且高度依赖CYP2D6清除的药物联用，如抗心律失常药氟卡尼和普罗帕酮。由于潜在增加西地那非血浆浓度，当西地那非以必需剂量治疗肺动脉高压时，需避免茚地那韦与其联合应用。同样，茚地那韦可增加吸入沙美特罗的血清浓度，不推荐两药联合应用。茚地那韦需避免与罗苏伐他汀联用。利福平和圣约翰草（贯叶金丝桃）会降低茚地那韦的浓度；不推荐与抗逆转录病毒药联合应用，因可能失去抗病毒活性并产生耐药。茚地那韦与安扎那韦禁用，因两药与间接高胆红素血症有关。

其他HIV-蛋白酶抑制药具有相似的相互作用。主要药物相互作用列于下文，其被报道为一种或多种不同HIV-蛋白酶抑制药危险因素。HIV-蛋白酶抑制药的药物相互作用的更多信息见**表1**，第883页。

与HIV-蛋白酶抑制药相关的药物相互作用的参考文献如下。

1. Eagling VA, *et al.* Differential inhibition of cytochrome P450 isoforms by the protease inhibitors, ritonavir, saquinavir and indinavir. *Br J Clin Pharmacol* 1997; **44:** 190–4.
2. von Moltke LL, *et al.* Protease inhibitors as inhibitors of human cytochromes P450: high risk associated with ritonavir. *J Clin Pharmacol* 1998; **38:** 106–11.
3. Malaty LI, Kuper JJ. Drug interactions of HIV protease inhibitors. *Drug Safety* 1999; **20:** 147–69.
4. Jackson A, *et al.* Pharmacokinetics and pharmacodynamics of drug interactions involving HIV-1 protease inhibitors. *AIDS Rev* 2004; **6:** 208–17.

苯丙胺 患者同时接受利托那韦和甲烯二氧甲苯丙胺（MDMA）（Ecstasy）的相互作用详见第2079页，包括1例致死性血清素反应。

镇痛药 利托那韦和其他可能的HIV-蛋白酶抑制药与一些阿片类联用会产生复杂的和潜在严重的相互作用（详见第98页）。利托那韦和右丙氧芬（见第40页）或哌替啶（见第108页）之间的相互作用特别危险。利托那韦也可延长芬太尼诱导的呼吸道压抑（见第55页）。安泼那韦、奈非那韦、利托那韦和利托那韦增强的蛋白酶抑制药可降低美沙酮的血浆浓度（详见第80页）。某些HIV-蛋白酶抑制药对丁丙诺啡药动学的影响，见第29页。

利托那韦与吡罗昔康联用，可潜在导致吡罗昔康毒

性浓度（详见第112页）。

抗心律失常药 HIV-蛋白酶抑制药与抗心律失常药，胺碘酮、恩卡尼、氟卡尼、普罗帕酮或奎尼丁联用可引起潜在的这些药物的毒性血浆浓度，同时增加室性心律失常的危险。

抗菌药 利福平可降低HIV-蛋白酶抑制药血浆浓度到治疗水平以下。利福布汀一般影响较小但可降低未增效的茚地那韦、沙奎那韦、奈非那韦的血浆浓度；相反，应用利福布汀可增加利托那韦增效的洛匹那韦的血浆浓度（见第862页）。并且利托那韦增效的利福布汀的血浆浓度一般被大多数HIV-蛋白酶抑制药增加，导致葡萄膜炎的危险性。一般来说，HIV-蛋白酶抑制药不要与利福平联用（见第310页），如与利福布汀联用需要调整剂量；美国注册药品信息建议增加茚地那韦剂量到1g每8h 1次，并且利福布汀的剂量减半。详情见**利福布汀的药物相互作用**（第308页）及**结核和HIV感染**（见第308页）。

HIV-蛋白酶抑制药可抑制克拉霉素的代谢（见第236页），对其他大环内酯类抗菌药也可能有相似影响。

抗抑郁药 HIV-蛋白酶抑制药可抑制地昔帕明和其他三环类抗抑郁药（见第358页）。HIV-蛋白酶抑制药与SSRIs如氟西汀（见第373页）之间可发生药物相互作用，与安非他酮（见第362页）和曲唑酮（见第401页）之间也可发生。

圣约翰草（贯叶金丝桃）可降低HIV-蛋白酶抑制药的血浆浓度，因其可诱导细胞色素P450，二者不能联用[1]。

1. Piscitelli SC, *et al.* Indinavir concentrations and St John's wort. *Lancet* 2000; **355:** 547–8. Correction. *ibid.* 2001; **357:** 1210.

抗癫痫药 如HIV-蛋白酶抑制药与酶诱导剂卡马西平、苯巴比妥或苯妥英联用，可降低HIV-蛋白酶抑制药的血浆浓度。有报道奈非那韦降低苯妥英血浆浓度（见第477页）；利托那韦可产生相似影响。有报道利托那韦可增加卡马西平的浓度（见第455页）[1]。

1. Bates DE, Herman RJ. Carbamazepine toxicity induced by lopinavir/ritonavir and nelfinavir. *Ann Pharmacother* 2006; **40:** 1190–5.

抗真菌药 唑类抗真菌药可增加HIV-蛋白酶抑制药的血浆浓度。注册药品信息建议当与伊曲康唑联用时，茚地那韦的剂量需要降低到600mg，每8h 1次；当酮康唑与茚地那韦联用时，要考虑同样的剂量降低。

相反，利托那韦可增加酮康唑血浆浓度，也可能增加伊曲康唑血浆浓度；但可实质性降低伏立康唑浓度。

抗组胺药 HIV-蛋白酶抑制药抑制非镇静抗组胺药的代谢，如阿司咪唑和特非那定，使这些药的血浆浓度增加，并且增加严重心律失常的危险性。要避免这样的联合用药。

抗肿瘤药 当茚地那韦与白介素2联用时，可增加茚地那韦血浆浓度[1]。当与利托那韦联用时，长春花生物碱、长春新碱和长春碱（见第757页）的血浆浓度也可能增加；潜在导致显著的血液学和胃肠道不良反应。HIV-蛋白酶抑制药对紫杉醇的影响见**抗病毒药的药物相互作用**（见第728页）。

1. Piscitelli SC, *et al.* Alteration in indinavir clearance during interleukin-2 infusions in patients infected with the human immunodeficiency virus. *Pharmacotherapy* 1998; **18:** 1212–16.

抗精神病药 利托那韦和其他可能的HIV-蛋白酶抑制药可增加氯氮平（见第955页）、匹莫齐特（见第988页）和舍吲哚（见第998页）的血浆浓度，导致毒性增加，要避免联用。当硫利达嗪与某些HIV-蛋白酶抑制药联用时，硫利达嗪的血浆浓度也可能增加。

抗病毒药 HIV-蛋白酶抑制药可抑制其他同类药物的代谢，并导致不良反应增加。

奈韦拉平可降低安扎那韦、茚地那韦[1]和洛匹那韦-利托那韦的血浆浓度；英国注册药品信息推荐茚地那韦剂量增加到1g，每8h 1次。

地拉韦啶可增加茚地那韦[2]和沙奎那韦的血浆浓度；英国茚地那韦注册药品信息推荐接受地拉韦啶治疗患者，茚地那韦剂量降低到400～600mg，每8h 1次，并且英国沙奎那韦注册药品信息推荐如沙奎那韦与地拉韦啶联用，需要监测肝功。

依法韦仑可降低安泼那韦、安扎那韦、茚地那韦、洛匹那韦和沙奎那韦的血浆浓度。依法韦仑与利托那韦联用，增加不良反应发生率，可能因对代谢的竞选性抑制，并且需要监测肝功。依法韦仑可增加奈非那韦的血浆浓度，在应用标准剂量情况下，患者可耐受这种联合治疗。

虽然HIV-蛋白酶抑制药与去羟肌苷无直接相互作用，包含在去羟肌苷制剂内的缓冲系统可影响它们的吸收；需要在口服去羟肌苷后至少间隔1～2h再口服HIV-蛋白酶抑制药，去羟肌苷需空腹给药。

有报道接受利托那韦治疗患者，可降低齐多夫定的血药浓度-时间曲线下面积，详见第881页。

1. Murphy RL, *et al.* Antiviral effect and pharmacokinetic interaction between nevirapine and indinavir in persons infected with human immunodeficiency virus type 1. *J Infect Dis* 1999; **179:** 1116–23.
2. Ferry JJ, *et al.* Pharmacokinetic drug-drug interaction study of delavirdine and indinavir in healthy subjects. *J Acquir Immune Defic Syndr Hum Retrovirol* 1998; **18:** 252–9.

苯二氮䓬类 HIV-蛋白酶抑制药对苯二氮䓬类的影响，详见**地西泮**，第961页。

强心苷 利托那韦与地高辛的相互作用详见第1217页。

皮质激素 皮质激素，尤其是地塞米松，可诱导HIV蛋白酶抑制药的代谢，导致血浆浓度降低。利托那韦对氟替卡松血浆浓度的影响详见第1429页。

麦角类生物碱 患者接受HIV-蛋白酶抑制药和麦角胺有发生麦角中毒的报道，详见**麦角胺**（第591页）。

胃肠药 12例健康受试者给予单剂量抗腹泻药洛哌丁胺和沙奎那韦，发现洛哌丁胺显著降低沙奎那韦血浓度[1]。暴露降低约54%，同时应用酶诱导药（如利福平）时，也可见到同样程度的降低，虽然后者的机制被认为是减少抗病毒药的吸收。长期应用洛哌丁胺导致沙奎那韦血浆浓度实质性降低，并且降低临床疗效。洛哌丁胺血浆浓度也增加，其代谢物去甲基洛哌丁胺相应减少，但无临床意义。

阿扎那韦与茚地那韦的充分吸收依赖胃的酸性pH，抗酸药（如组胺H2-受体拮抗药和质子泵抑制药）可显著降低它们的吸收；如必须用抗酸药治疗，建议应用低剂量利托那韦增效这些HIV-蛋白酶抑制药，以保证充分的抗病毒活性[2]。一项综述[3]提出对福沙安泼那韦需同样注意（或两药的服用时间有适当的间隔）；也有矛盾的证据，增加胃pH伴有洛匹那韦和替拉那韦的血浆浓度降低，其临床意义不明确。奈非那韦不能与质子泵抑制药联合应用[3]。一篇12例HIV患者临床药动学研究报告指出，奥美拉唑与常规剂量利托那韦增效的沙奎那韦同时应用或提前2h应用可增加对沙奎那韦的暴露。其药物相互作用机制不明。可能为奥美拉唑抑制细胞色素P450同工酶的作用[4]。注册药品信息建议当同时应用奥美拉唑与利托那韦增效的沙奎那韦时要谨慎，并建议监测沙奎那韦的毒性。

HIV-蛋白酶抑制药对西沙必利的影响，详见第1642页。

1. Mikus G, *et al.* Reduction of saquinavir exposure by coadministration of loperamide: a two-way pharmacokinetic interaction. *Clin Pharmacokinet* 2004; **43:** 1015–24.
2. Fulco PP, *et al.* Acid suppressive therapy and the effects on protease inhibitors. *Ann Pharmacother* 2006; **40:** 1974–83.
3. Falcon RW, Kakuda TN. Drug interactions between HIV protease inhibitors and acid-reducing agents. *Clin Pharmacokinet* 2008; **47:** 75–89.
4. Singh K, *et al.* Pharmacokinetics and safety of saquinavir/ritonavir and omeprazole in HIV-infected subjects. *Clin Pharmacol Ther* 2008; **83:** 867–72.

葡萄柚 当沙奎那韦与葡萄柚汁同时服用时，沙奎那韦的暴露增加50%[1]；但注册药品信息无任何调整沙奎那韦剂量的建议。

1. Kupferschmidt HHT, *et al.* Grapefruit juice enhances the bioavailability of the HIV protease inhibitor saquinavir in men. *Br J Clin Pharmacol* 1998; **45:** 355–9.

激素类避孕药 HIV-蛋白酶抑制药对激素性避孕药疗效的影响，详见第2003页。

免疫抑制药 有报道1例肾移植受体患者的沙奎那韦和环孢素血浆浓度-时间曲线下面积相互增加[1]。当两药剂量减半时不良反应减轻，同样的药物相互作用也发生于其他HIV-蛋白酶抑制药。

HIV-蛋白酶抑制药可抑制他克莫司的代谢（见**抗病毒药**，第1761页）。

1. Brinkman K, *et al.* Pharmacokinetic interaction between saquinavir and cyclosporine. *Ann Intern Med* 1998; **129:** 914–15.

苯丙醇胺 苯丙醇胺与包括茚地那韦的抗逆转录病毒药可能发生的相互作用，详见**司他夫定**（第873页）。

他汀类药 HIV-蛋白酶抑制药可抑制由CYP3A4同工酶代谢的他汀类药物的代谢，导致心肌病的危险性增加。虽然那些对CYP3A4代谢依赖较少的他汀类药物，在某些情况下可用于治疗HIV-蛋白酶抑制药物诱导的脂质紊乱，一般避免使用洛伐他汀或辛伐他汀，对接受阿托伐他汀或罗苏伐他汀的患者需要慎用HIV-蛋白酶抑制药。

茶碱 利托那韦对茶碱潜在的影响，详见第1106页。

泌尿科药物 当某些HIV-蛋白酶抑制药，尤其是利托那韦与磷酸二酯酶5型抑制药西地那非、氯他达那非和伐地那非联用时，它们的血清浓度可能增加。

HIV-蛋白酶抑制药对西地那非的影响，包括1例应用利托那韦和沙奎那韦的患者在用西地那非后发生致死性心肌梗死的报道，见第2114页。

当西地那非、氨他达那非或伐地那非与一种强CYP3A4抑制药（如茚地那韦或利托那韦）联用不可避免时，建议降低剂量；应用西地那非治疗肺动脉高血压禁用HIV-蛋白酶抑制药（尤其是利托那韦）。更多信息见**西地那非**（第2114页）、**他达那非**（第2116页）和**伐地那非**（第2119页）的**用途和用法**项下。

血管加压素 HIV-蛋白酶抑制药抑制考尼伐普坦（第2217页）和托伐普坦（第2348页）的代谢。

华法林 HIV-蛋白酶抑制药对华法林和其他抗凝血药反应的影响，详见第1373页。

抗病毒作用

茚地那韦是HIV-1和HIV-2蛋白酶选择性、竞争性和可逆性抑制剂，对HIV-1蛋白酶选择性抑制活性比对HIV-2蛋白酶大10倍。它干扰病毒基本蛋白的生成，导致它们不能感染其他细胞。单独应用HIV-蛋白酶抑制药，迅速产生耐药，因此需要与其他抗逆转录病毒药联用。在HIV-蛋白酶抑制药之间可产生不同程度的交叉耐药。

药动学

茚地那韦口服后迅速吸收，0.8h（范围为0.5～1.1h）达血浆峰浓度。单剂量800mg的生物利用度约65%。高热量、高脂肪和高蛋白餐降低茚地那韦的吸收，但清淡食物对其吸收影响较小（pH的影响见上文**药物相互作用**项下的**胃肠药**）。剂量增加到1g，血浆浓度呈比率增加，大于剂量增加的影响。血浆蛋白结合率约60%。茚地那韦可通过血脑屏障。茚地那韦被细胞色素P450同工酶CYP3A4氧化代谢和葡糖醛酸化。至少有7个代谢物被鉴定（1个为葡糖醛酸化代谢物，6个为氧化代谢物）。消除半衰期为1.8h。小于20%吸收剂量由尿排泄，其中约一半为原形药。其余部分由粪便排泄。

1. Ståhle L, *et al.* Indinavir in cerebrospinal fluid of HIV-1-infected patients. *Lancet* 1997; **350:** 1823.
2. Bernard L, *et al.* Indinavir concentrations in hair from patients receiving highly active antiretroviral therapy. *Lancet* 1998; **352:** 1757–8.
3. Wintergerst U, *et al.* Use of saliva specimens for monitoring indinavir therapy in human immunodeficiency virus-infected patients. *Antimicrob Agents Chemother* 2000; **44:** 2572–4.
4. Haas DW, *et al.* Steady-state pharmacokinetics of indinavir in cerebrospinal fluid and plasma among adults with human immunodeficiency virus type 1 infection. *Clin Pharmacol Ther* 2000; **68:** 367–74.
5. Burger DM, *et al.* Pharmacokinetics of the protease inhibitor indinavir in human immunodeficiency virus type 1-infected children. *Antimicrob Agents Chemother* 2001; **45:** 701–5.
6. Kappelhoff BS, *et al.* Population pharmacokinetics of indinavir alone and in combination with ritonavir in HIV-1-infected patients. *Br J Clin Pharmacol* 2005; **60:** 276–86.
7. Unadkat JD, *et al.* Pharmacokinetics and safety of indinavir in human immunodeficiency virus-infected pregnant women. *Antimicrob Agents Chemother* 2007; **51:** 783–6.

用途和用法

茚地那韦为具有抗HIV抗病毒活性的HIV-蛋白酶抑制药。用于治疗HIV感染和AIDS（第825页）。茚地那韦单独应用很快产生病毒耐药，因此应与其他抗逆转录病毒药联合应用。

茚地那韦以硫酸盐口服，剂量以碱基表达。116mg茚地那韦硫酸盐约相当100mg茚地那韦。通常成人剂量为800mg，每8h 1次。建议应用唑类抗真菌药或NNRTI地拉韦啶时要降低剂量。对应用利福布汀或奈韦拉平患者要增加剂量，见上文**药物相互作用**项下的**抗菌药**、**抗真菌药**和**抗病毒药**。茚地那韦需在进餐前1h或进餐后2h服药，或与清淡、低脂肪餐同服。要维持充分的液体。如发生急性肾石病，要中断治疗。

儿童和青少年的详细剂量见下文。对肝损伤患者的剂量调整详见下文。

1. Rayner CR, *et al.* A critical evaluation of the therapeutic range of indinavir. *Ann Pharmacother* 2002; **36:** 1230–7.
2. Boyd M. Indinavir: the forgotten HIV-protease inhibitor: does it still have a role? *Expert Opin Pharmacother* 2007; **8:** 957–64.
3. Cressey TR, *et al.* Indinavir/ritonavir remains an important component of HAART for the treatment of HIV/AIDS, particularly in resource-limited settings. *Expert Opin Drug Metab Toxicol* 2007; **3:** 347–61.

儿童用法 茚地那韦口服治疗4岁及4岁以上HIV感染儿童，应与其他抗逆转录病毒药联合应用。推荐剂量为

500mg/m²，每 8h 1 次，不能超过成人剂量（见上文）。

在肝损伤中的用法 对因肝硬化导致轻度和中度肝损伤的患者，需要降低茚地那韦剂量，即 600mg，每 8h 1 次。

制剂

专利制剂

Arg.: Avural; Crixivan; Elvenavir; Forli; Indilea; Inhibisam†; **Austral.:** Crixivan; **Austria:** Crixivan; **Belg.:** Crixivan; **Braz.:** Crixivan; Dinavir†; Indinax; **Canad.:** Crixivan; **Chile:** Crixivan; **Cz.:** Crixivan; **Denm.:** Crixivan; **Fin.:** Crixivan; **Fr.:** Crixivan; **Ger.:** Crixivan; **Gr.:** Crixivan; **Hong Kong:** Crixivan; **Hung.:** Crixivan; **India:** Indivan; **Irl.:** Crixivan; **Israel:** Crixivan; **Ital.:** Crixivan; **Jpn:** Crixivan; **Malaysia:** Crixivan; **Mex.:** Aviran; Crixivan; Indilan; **Neth.:** Crixivan; **Norw.:** Crixivan; **NZ:** Crixivan; **Philipp.:** Crixivan; **Pol.:** Crixivan; **Port.:** Crixivan; **Rus.:** Crixivan (Криксиван); **S.Afr.:** Crixivan; **Singapore:** Crixivan; **Spain:** Crixivan; **Swed.:** Crixivan; **Switz.:** Crixivan; **Thai.:** Crixivan; Inavir; **Turk.:** Crixivan; **UK:** Crixivan; **USA:** Crixivan; **Venez.:** Crixivan; Indivan.

Inosine Pranobex（*BAN*）异丙肌苷

Inosine Dimepranol Acedoben *(pINNM)*; Inosin Pranobeks; Inosina dimepranol acedobén; Inosina pranobex; Inosine Acédobène Dimépranol; Inosinum Dimepranolum Acedobenum; Inosinum pranobexum; Inosiplex; Isoprinosine; Methisoprinol; NP-113; NPT-10381. Inosine 2-hydroxypropyldimethylammonium 4-acetamidobenzoate (1:3).

Инозин Димепранол Ацедобен

$C_{10}H_{12}N_4O_5$:$C_{14}H_{22}N_2O_4$ (1:3) = 1115.2.

CAS — 36703-88-5.

ATC — J05AX05.

ATC Vet — QJ05AX05.

注：醋氨苯酸二甲氨丙醇是 *pINN* 和 *USAN*。

不良反应和注意事项

有些患者可发生暂时性恶心、呕吐、头痛、关节痛、疲乏、眩晕、肝酶上升、瘙痒及皮疹。异丙肌苷内肌苷的代谢导致血清和尿内尿酸浓度增加；对肾损伤、痛风及高血尿酸症患者要慎用。

抗病毒作用

异丙肌苷在病毒感染中主要发挥调节或刺激细胞介导免疫过程，而不是对病毒的直接作用。

药动学

异丙肌苷由胃肠道迅速吸收，口服单剂量后 1h 达血浆峰浓度。也迅速代谢，血浆半衰期为 50min。复合物的肌苷部分产生尿酸；其他成分被氧化和葡糖醛酸化。代谢物由尿排泄。

1. Nielsen P, Beckett AH. The metabolism and excretion in man of NN-dimethylamino-isopropanol and p-acetamido-benzoic acid after administration of isoprinosine. *J Pharm Pharmacol* 1981; **33:** 549–50.

用途和用法

异丙肌苷是肌苷（第2259页）与醋氨苯酸二甲氨丙醇［(±)-1-(二甲胺)-2-丙醇对位-乙酰氨基苯甲酸盐］的复合物。异丙肌苷用于治疗各种病毒感染（见下文），包括单纯疱疹、生殖道疣、亚急性硬化性全脑炎，虽然其他的治疗或方法对这些疾病更常用。治疗黏膜皮肤单纯疱疹感染的剂量为 1g，每日 4 次口服，疗程为 7～14 天。治疗生殖道疣，作为标准局部治疗的辅助治疗，剂量为 1g，每日 3 次口服，疗程为 7～28 天。治疗亚急性硬化性全脑炎的剂量为每日 50～100mg/kg，分成相等的剂量，每 4h 服药 1 次。

1. Campoli-Richards DM, *et al.* Inosine pranobex: a preliminary review of its pharmacodynamic and pharmacokinetic properties, and therapeutic efficacy. *Drugs* 1986; **32:** 383–424.

脱发 研究口服异丙肌苷（每日 50mg/kg，分成 5 次剂量，治疗 12 周）[1]治疗顽固性簇状脱发（第1505页）有明显效果。

1. Georgala S, *et al.* Inosiplex for treatment of alopecia areata: a randomized placebo-controlled study. *Acta Derm Venereol* 2006; **86:** 422–4.

亚急性硬化性全脑炎 异丙肌苷曾试用于[1,2]治疗亚急性硬化性全脑炎，一种麻疹的并发症（见第829页），但临床研究结果是不明确的。当异丙肌苷与干扰素和其他抗病毒药联用时，有一些成功治疗的报道。一项包括 121 例患者的随机研究，其中 67 例完全分析，在口服异丙肌苷，每日 100mg/kg，分为 3 等分剂量（最大剂量为每日 3g），共 6 个月的治疗方案，与同样剂量加心室内干扰素 α 的治疗方案之间无任何区别，约 35％患者治疗满意，比历史对照只有 10％的缓解率效果好，说明两种治疗方案均有些效果[3]。

1. Haddad FS, Risk WS. Isoprinosine treatment in 18 patients with subacute sclerosing panencephalitis: a controlled study. *Ann Neurol* 1980; **7:** 185–8.
2. Jones CE, *et al.* Inosiplex therapy in subacute sclerosing panencephalitis: a multicentre, non-randomised study in 98 patients. *Lancet* 1982; **i:** 1034–7.
3. Gascon GG. International Consortium on Subacute Sclerosing Panencephalitis. Randomized treatment study of inosiplex versus combined inosiplex and intraventricular interferon-α in subacute sclerosing panencephalitis (SSPE): international multicenter study. *J Child Neurol* 2003; **18:** 819–27. Correction. *ibid.* 2004; **19:** 342.

疣 虽然治疗手掌/足底疣未见明显疗效[1]，口服异丙肌苷治疗在[2]难治疗的宫颈生殖道疣显示有效果（第1551页），可明显改善妇女阴道亚临床人乳头瘤病毒感染产生的上皮形态学[3]。

1. Berth-Jones J, Hutchinson PE. Modern treatment of warts: cure rates at 3 and 6 months. *Br J Dermatol* 1992; **127:** 262–5.
2. Georgala S, *et al.* Oral inosiplex in the treatment of cervical condylomata acuminata: a randomised placebo-controlled trial. *BJOG* 2006; **113:** 1088–91.
3. Tay SK. Efficacy of inosine pranobex oral therapy in subclinical human papillomavirus infection of the vulva: a randomized double-blinded placebo controlled study. *Int J STD AIDS* 1996; **7:** 276–80.

制剂

专利制剂

Austria: Isoprinosin†; **Belg.:** Isoprinosine; **Canad.:** Imunovir; **Chile:** Isoprinosine; **Cz.:** Isoprinosine; **Fr.:** Isoprinosine; **Ger.:** delimmun†; Isoprinosine; **Gr.:** Cicloxab; Iostop; Isoprinosine; **Hong Kong:** Qualiprinol; **Hung.:** Isoprinosine; **Indon.:** Isoprinosine; Isprinol; **Irl.:** Imunovir; Isoprinosine; **Ital.:** Virustop†; Viruxan; **Mex.:** Isoprinosine; Pranosine; **NZ:** Imunovir; **Philipp.:** Immunosin; Isoprinosine; **Pol.:** Groprinosin; **Port.:** Isovir†; **Rus.:** Groprinosin (Гроприносин); Isoprinosine (Изопринозин); **Singapore:** Imin; **UK:** Imunovir; **Ukr.:** Groprinosin (Гроприносин); Isoprinosine (Изопринозин).

Interferon Alfa（*BAN*，*rINN*）干扰素 α

IFN-α; Interferón-α; Interferon-α; Interferón alfa; Interféron alfa; Interferon alpha; Interferoni alfa; Interferonialfa; Interferonum Alfa; Ro-22-8181 (interferon alfa-2a); Sch-30500 (interferon alfa-2b).

Интерферон Альфа

CAS — 74899-72-2 (interferon alfa); 76543-88-9 (interferon alfa-2a); 99210-65-8 (interferon alfa-2b); 118390-30-0 (interferon alfacon-1); 198153-51-4 (peginterferon alfa-2a); 215647-85-1 (peginterferon alfa-2b).

ATC — L03AB01 (natural); L03AB04 (2a); L03AB05 (2b); L03AB06 (n1); L03AB09 (alfacon-1); L03AB10 (peginterferon alfa-2b); L03AB11 (peginterferon alfa-2a).

ATC Vet — QL03AB01 (natural); QL03AB04 (2a); QL03AB05 (2b); QL03AB06 (n1); QL03AB09 (alfacon-1); QL03AB10 (peginterferon alfa-2b); QL03AB11 (peginterferon alfa-2a).

UNII — 47RRR83SK7 (interferon alfa-2a); 43K1W2T1M6 (interferon alfa-2b).

注：干扰素 α 即以前的白细胞干扰素或淋巴细胞样干扰素，干扰素 α-2a、α-2b、α-n1 和 α-n3 是 *USAN*。

干扰素 α-1（*BAN*，*USAN*，*rINN*）是重组的非天然产生的 α 干扰素。聚乙二醇化干扰素 α-2a（*BAN*，*USAN*，*rINN*）和聚乙二醇化干扰素 α-2b（*BAN*，*rINN*）是大分子聚乙二醇化干扰素。

Pharmacopoeias. *Chin.* includes monographs for recombinant human alfa-2a and alfa-2b. *Eur.* (see p.vii) includes Interferon Alfa-2 Concentrated Solution.

Ph. Eur. 6. 8（Interferon Alfa-2 Concentrated Solution; Interferoni Alfa-2 Solutio Concentrata） 应用以细菌为宿主细胞的 DNA 重组技术产生。根据干扰素 α 基因 α-2 亚种编码信息生产的蛋白质溶液。干扰素 α-2a 在 23 位为赖氨酸残基，干扰素 α-2b 在 23 位为精氨酸残基。溶液浓度最少含 2×10^8U/ml 及最低效力 1.4×10^8U/mg 蛋白质。透明，无色或微黄色液体。贮藏于密闭容器中，−20℃或以下。避光。

命名 干扰素 α 可来源于白细胞或淋巴母细胞或通过重组 DNA 技术产生。人 α 基因亚种可产生具有不同蛋白质的干扰素 α 或蛋白质的混合物。蛋白质的变种可用数目命名（如干扰素 α-2），并可以进一步用字母指出在 23 位和 34 位的氨基酸序列。

- 干扰素 α-2a 的 23 位为赖氨酸，34 位为组氨酸；
- 干扰素 α-2b 的 23 位为精氨酸，34 位为组氨酸；
- 干扰素 α-2c 的 23 位和 34 位均为精氨酸。

对蛋白质混合物应用包括字母数字的名称（如干扰素 α-n1）。干扰素 alfacon-1 在 166 个氨基酸中有 20 个与干扰素 α-2 不同。

名称可进一步用批准的字首字母系列在括号内指出生产的方法：（rbe）表示通过重组 DNA 技术由细菌（*Escherichia coli*）产生；（lns）表示由仙台病毒刺激的 Namalwa 细胞系的淋巴母细胞产生；（bls）表示由仙台病毒刺激的人血白细胞产生。

1. Finter NB. The naming of cats—and alpha-interferons. *Lancet* 1996; **348:** 348–9.

不良反应和处置

干扰素的不良反应各种各样，天然产品比纯合成产品毒性低。聚乙二醇化干扰素 α 不良反应的频率和严重度与干扰素 α 相似，虽然剂量相关的中性粒细胞减少症和血小板减少症以及注射部位反应更常见。临床经验指出，干扰素 β 和干扰素 γ 具有类似的不良反应。

剂量低于每日 5×10^6U 的不良反应一般为轻度和可逆的。大多数应用干扰素治疗的患者产生"类流感"综合征，如食欲缺乏、发热、寒战、疲乏、头痛、不舒服、肌痛、关节痛及出汗。这些症状与剂量有关，大多数发生在治疗开始阶段，并且大多数对对乙酰氨基酚治疗有反应（与对乙酰氨基酚可能的相互作用，详见下文**药物相互作用**）。

其他常见不良反应为脱发、衰弱、体重减轻、焦虑、抑郁、皮炎、腹泻、烦躁、恶心、神经质、中性粒细胞减少、瘙痒、睡眠障碍、味觉改变和呕吐。报道的严重不良反应包括神经精神障碍（杀人念头、自杀念头、自杀倾向和自杀）和神经障碍（精神混乱、昏迷和惊厥），严重的细菌感染（败血症），骨髓毒性（细胞减少症和偶见的再生障碍贫血），心血管疾病（低血压或高血压、室上性心律不齐和心肌梗死），内分泌紊乱（如甲状腺疾病和糖尿病）、肺部疾病（呼吸困难、肺炎、细支气管炎闭塞、间质性肺炎和结节病），大肠炎（溃疡性大肠炎和出血性或缺血性大肠炎），胰腺炎以及眼科疾病（如视力下降或丧失、视网膜病变包括黄斑水肿和视网膜栓塞或出血、视神经炎和视盘水肿）。

可发生超敏反应，包括过敏性反应。干扰素治疗可引起或加重自身免疫性疾病（如先天性血小板减少性紫癜、血小板性血小板减少性紫癜、银屑病、系统性红斑狼疮、风湿性关节炎和间质性肾炎）。

可发生高甘油三酯血症，有时严重。高剂量可引起电解质紊乱，包括血钙浓度下降。可能有肝功能改变征兆和肝炎的报道。也可发生肾衰竭和肾病综合征。有报道干扰素可影响生育和导致月经不规律，尤其是干扰素 β。皮下注射可产生注射部位反应，主要为轻度炎症和红斑，但疼痛、过敏及其他非特异反应也有报道。报道的反应常见于干扰素 β，有时可发生包括局部坏死的严重反应。

对丙型肝炎和 HIV 共同感染患者，聚乙二醇化干扰素 α（单独应用或与利巴韦林联用）的不良反应与仅感染丙型肝炎患者相似。虽然血液学反应（如中性粒细胞减少症、血小板减少症和贫血）更常见于共同感染患者，大多数患者可进行剂量调整处理。给予聚乙二醇化干扰素 α 和利巴韦林的共同感染患者的其他不良反应包括冷淡、血淀粉酶上升、唇皲裂、色素尿、γ-谷氨酰转移酶上升和肝炎、流感、乳酸酸中毒（包括高乳酸血症）、脂肪营养不良、情绪改变、咽痛、喉痛、背痛和肢体痛、肺炎以及耳鸣。开始聚乙二醇化干扰素治疗的头 4 个月内伴有 CD4＋细胞计数降低，当减少剂量或停药后，是可逆的；在治疗或随访时，未见对 HIV 病毒血症有不良影响。

经鼻给药可产生黏膜刺激和损伤。

1. Vial T, Descotes J. Clinical toxicity of the interferons. *Drug Safety* 1994; **10:** 115–50.
2. Pardo M, *et al.* Risks and benefits of interferon-α in the treatment of hepatitis. *Drug Safety* 1995; **13:** 304–16.
3. Kirkwood JM, *et al.* Mechanisms and management of toxicities associated with high-dose interferon alfa-2b therapy. *J Clin Oncol* 2002; **20:** 3703–18.
4. Sleijfer S, *et al.* Side effects of interferon-alpha therapy. *Pharm World Sci* 2005; **27:** 423–31.
5. Hauschild A, *et al.* Practical guidelines for the management of interferon-α-2b side effects in patients receiving adjuvant treatment for melanoma: expert opinion. *Cancer* 2008; **112:** 982–94.

对血液的影响 干扰素 α 有骨髓抑制作用，伴随其应用最常见的血液学不良反应是剂量相关的白细胞减少症、中性粒细胞减少症、血小板减少症，偶见贫血的报道。报道的与干扰素 α 有关的其他不良反应包括免疫溶血性贫血[1]和免疫血小板减少症[2,3]。1 例免疫血小板减少性紫癜患者因干扰素 α 的治疗发生出血[4]，因此在这种情况下要谨慎应用干扰素[3,4]。偶见凝血障碍报道，1 例慢性髓细胞白血病患者应用干扰素 α 增强的羟基脲治疗，在第Ⅷ因子抑制药诱导治疗时发生出血[5]。与干扰素 α 治疗有关的血栓症[6]也有报道。

3 例患者在骨髓移植后接受干扰素 α 治疗，其骨髓功能恢复延迟[7]。实验室结果显示人白细胞干扰素 α 抑制粒细胞克隆生长。对伴有严重骨髓不足患者，禁用干扰素 α，并且在移植物充分发挥功能以前，不要对骨髓移植患者应用干扰素 α。但其他 5 例应用重组干扰素 α 患者并不影响骨髓移植，虽然 3 例患者发生发热和寒战，4 例患者外周粒细胞绝对计数降低大于 60%，并且 4 例患者血小板绝对计数降低 37%～80%[8]。所有患者淋巴细胞计数增加；当干扰素治疗停止后，血细胞计数恢复正常。2 例 HIV-阳性伴机会感染患者，应用干扰素 α 治疗丙型肝炎，引起 CD4＋ T 淋巴细胞计数下降[9]。

1. Akard LP, *et al.* Alpha-interferon and immune hemolytic anemia. *Ann Intern Med* 1986; **105:** 306.
2. McLaughlin P, *et al.* Immune thrombocytopenia following α-interferon therapy in patients with cancer. *JAMA* 1985; **254:** 1353–4.
3. Färkkilä M, Iivanainen M. Thrombocytopenia and interferon. *BMJ* 1988; **296:** 642.
4. Matthey F, *et al.* Bleeding in immune thrombocytopenic purpura after alpha-interferon. *Lancet* 1990; **335:** 471–2.
5. English KE, *et al.* Acquired factor VIII inhibitor in a patient with chronic myelogenous leukaemia receiving interferon-alfa therapy. *Ann Pharmacother* 2000; **34:** 737–9.
6. Durand JM, *et al.* Thrombosis and recombinant interferon-α. *Am J Med* 1993; **95:** 115.
7. Nissen C, *et al.* Toxicity of human leucocyte interferon preparations in human bone-marrow cultures. *Lancet* 1977; **i:** 203–4.
8. Winston DJ, *et al.* Safety and tolerance of recombinant leukocyte A interferon in bone marrow transplant recipients. *Antimicrob Agents Chemother* 1983; **23:** 846–51.
9. Pesce A, *et al.* Opportunistic infections and CD4 lymphocytopenia with interferon treatment in HIV-1 infected patients. *Lancet* 1993; **341:** 1597.

对心血管系统的影响 最常见报道的心血管不良反应为低血压、高血压、心动过速和远侧发绀。报道的其他心脏并发症包括心律不齐、房室传导阻滞、缺血性心脏病症状（包括心肌梗死和猝死）、充血性心力衰竭、急性呼吸困难、心包积液[1,2]和心肌病[1,3,4]。心脏毒性与每日或累积总剂量或治疗持续时间无关，停止干扰素治疗后一般是可逆的[1]。

外周血管并发症（如雷诺综合征[5~9]）与干扰素 α 或其他类型干扰素治疗有关。

1. Sonnenblick M, Rosin A. Cardiotoxicity of interferon. A review of 44 cases. *Chest* 1991; **99:** 557–61.
2. Vial T, Descotes J. Clinical toxicity of the interferons. *Drug Safety* 1994; **10:** 115–50.
3. Angulo MP, *et al.* Reversible cardiomyopathy secondary to α-interferon in an infant. *Pediatr Cardiol* 1999; **20:** 293–4.
4. Kuwata A, *et al.* A case of reversible dilated cardiomyopathy after α-interferon therapy in a patient with renal cell carcinoma. *Am J Med Sci* 2002; **324:** 331–4.
5. Bachmeyer C, *et al.* Raynaud's phenomenon and digital necrosis induced by interferon-alpha. *Br J Dermatol* 1996; **135:** 481–3.
6. Linden D. Severe Raynaud's phenomenon associated with interferon-β treatment for multiple sclerosis. *Lancet* 1998; **352:** 878–9.
7. Kruit WH, *et al.* Interferon-α induced Raynaud's syndrome. *Ann Oncol* 2000; **11:** 1501–2.
8. Schapira D, *et al.* Interferon-induced Raynaud's syndrome. *Semin Arthritis Rheum* 2002; **32:** 157–62.
9. Iorio R, *et al.* Severe Raynaud's phenomenon with chronic hepatitis C disease treated with interferon. *Pediatr Infect Dis J* 2003; **22:** 195–7.

对内分泌系统的影响 可发生甲状腺功能减退和甲状腺功能亢进，与干扰素 α 治疗有关[1]。通常甲状腺紊乱是轻微的，停止干扰素治疗（伴或不伴其他治疗）后消失。但干扰素 α 诱导的 Graves 病患者停止干扰素治疗后很少消退[1]。大多数这种情况发生于治疗丙型肝炎的患者[1]，1 例患者报道有长期持续性眼病[2]。

1 型糖尿病的发展也与干扰素 α 治疗有关[3~6]，也有使已存在的 2 型糖尿病恶化的报道[7,8]。有报道接受干扰素 α 治疗可发生可逆的垂体功能减退[9,10]。有报道重组干扰素 γ 不影响甲状腺功能[11]。

1. Tomer Y, *et al.* Interferon alpha treatment and thyroid dysfunction. *Endocrinol Metab Clin North Am* 2007; **36:** 1051–66.
2. Binaghi M, *et al.* Ophtalmopathie de Basedow sévère liée à l'interféron alpha. *J Fr Ophtalmol* 2002; **25:** 412–15.
3. Fabris P, *et al.* Development of type 1 diabetes mellitus during interferon alfa therapy for chronic HCV hepatitis. *Lancet* 1992; **340:** 548.
4. Guerci A-P, *et al.* Onset of insulin-dependent diabetes mellitus after interferon-alfa therapy for hairy cell leukaemia. *Lancet* 1994; **343:** 1167–8.
5. Gori A, *et al.* Reversible diabetes in patient with AIDS-related Kaposi's sarcoma treated with interferon α-2a. *Lancet* 1995; **345:** 1438–9.
6. Murakami M, *et al.* Diabetes mellitus and interferon-α therapy. *Ann Intern Med* 1995; **123:** 318.
7. Campbell S, *et al.* Rapidly reversible increase in insulin requirement with interferon. *BMJ* 1996; **313:** 92.
8. Lopes EPA, *et al.* Exacerbation of type 2 diabetes mellitus during interferon-alfa therapy for chronic hepatitis B. *Lancet* 1994; **343:** 244. Correction. *ibid.*: 680.
9. Sakane N, *et al.* Reversible hypopituitarism after interferon-alfa therapy. *Lancet* 1995; **345:** 1305.
10. Concha LB, *et al.* Interferon-induced hypopituitarism. *Am J Med* 2003; **114:** 161–3.
11. Bhakri H, *et al.* Recombinant gamma interferon and autoimmune thyroid disease. *Lancet* 1985; **ii:** 457.

对眼的影响 与干扰素 α 治疗有关的对眼的最典型不良反应为视网膜病变，其特征为棉絮状点和表层视网膜出血。干扰素有关的视网膜病变报道已有综述[1,2]。视力降低或视力完全丧失很少见或有限，通常停止治疗后是可逆的。43 例慢性肝炎患者接受 8～10 周干扰素 α 治疗后，37 例无糖尿病患者中有 11 例，6 例糖尿病患者中有 3 例发生视网膜病变[3]。这些患者在治疗前无一例有视网膜病变；对无糖尿病患者，此不良反应在停药后是可逆的。视力敏锐度无改变。另 3 例无糖尿病患者发生结合膜下出血。1 例无糖尿病患者接受干扰素 α 治疗后，发生严重的不可逆的视力丧失[4]。一项 156 例患者接受干扰素 α 或聚乙二醇化干扰素 α（加利巴韦林或不加利巴韦林）治疗的前瞻性研究[5]报道，24% 患者有视网膜病变体征；29 例患者发生棉絮状点，7 例患者发生视网膜出血，2 例患者在治疗时发生以上两种病变。这些患者在治疗前无一例有视网膜病变。病变无症状，所有患者的病变均消退。大于 45 岁、高血压和应用聚乙二醇化干扰素 α 为视网膜病变的危险因素。31 例患者在干扰素治疗前有神经视力损伤，74 例患者在治疗期间发生神经视力损伤。另一项 19 例患者的研究报道[6]，8 例患者应用干扰素 α（加利巴韦林或不加利巴韦林）治疗时发生无症状视网膜病变；以前对干扰素单药治疗无反应的患者应用联合治疗比以前对干扰素治疗有反应和缓解的患者似乎更易发生视网膜病变。变化是暂时的，有时患者仍在治疗但变化消失。患者应用干扰素 β 治疗多发性硬化时偶可发生视网膜病变[7~9]。停止治疗后症状消失。

1 例患者接受干扰素 α 治疗后，发生一侧眼球痛，导致眼球突出和完全的视力丧失[10]；尽管停用干扰素，并应用抗菌药和皮质激素治疗，但眼球最终破裂，不得不进行眼球摘除术。应用干扰素 α 治疗的其他严重的眼不良反应包括类 Vogt-Koyanagi-Harada 病紊乱、中心视网膜静脉闭塞、中心视网膜动脉闭塞以及伴严重视力损伤的双侧缺血性视神经病[11]。

干扰素 α 是否可引起眼表面毒性还不清楚，但 1 例患者局部应用干扰素 α-2b 治疗 4 周后有上皮微囊形成[12]。

1. Hayasaka S, *et al.* Interferon associated retinopathy. *Br J Ophthalmol* 1998; **82:** 323–5.
2. Savant V, Gillow T. Interferon-associated retinopathy. *Eye* 2003; **17:** 534–6.
3. Hayasaka S, *et al.* Retinopathy and subconjunctival haemorrhage in patients with chronic viral hepatitis receiving interferon alfa. *Br J Ophthalmol* 1995; **79:** 150–2.
4. Lohmann CP, *et al.* Severe loss of vision during adjuvant interferon alfa-2b treatment for malignant melanoma. *Lancet* 1999; **353:** 1326.
5. d'Alteroche L, *et al.* Ophthalmologic side effects during alpha-interferon therapy for viral hepatitis. *J Hepatol* 2006; **44:** 56–61.
6. Jain K, *et al.* Retinopathy in chronic hepatitis C patients during interferon treatment with ribavirin. *Br J Ophthalmol* 2001; **85:** 1171–3.
7. Saito H, *et al.* Retinopathy in a multiple sclerosis patient undergoing interferon-therapy. *Multiple Sclerosis* 2007; **13:** 939–40.
8. Longmuir R, *et al.* Cotton wool spots associated with interferon beta-1 alpha therapy. *Semin Ophthalmol* 2007; **22:** 49–53.
9. Folden DV, *et al.* Interferon beta-associated retinopathy in patients treated for multiple sclerosis. *Neurology* 2008; **70:** 1153–5.
10. Yamada H, *et al.* Acute onset of ocular complications with interferon. *Lancet* 1994; **343:** 914.
11. Sène D, *et al.* Intraocular complications of IFN-alpha and ribavirin therapy in patients with chronic viral hepatitis C. *World J Gastroenterol* 2007; **13:** 3137–40.
12. Aldave AJ, Nguyen A. Ocular surface toxicity associated with topical interferon alpha-2b. *Br J Ophthalmol* 2007; **91:** 1087–8.

对胃肠道的影响 应用干扰素 α 治疗的患者有 30%～40% 发生轻度和暂时胃肠道不良反应，如恶心、腹泻、呕吐和厌食。有报道[1~4]应用干扰素或聚乙二醇化干扰素 α（某些患者加用利巴韦林）治疗丙型肝炎发生腹部疾病。停用干扰素和开始进食无麸质食物后，症状一般可消退。有报道 1 例无消化道紊乱病史患者应用重组干扰素 α-2b 治疗 12 周后发生嗜酸性小肠炎[5]；停用干扰素并应用泼尼松龙治疗后症状消退。有报道应用干扰素或聚乙二醇化干扰素 α（加利巴韦林或不加利巴韦林）治疗，发生新的溃疡性大肠炎[6,7]或加重溃疡性大肠炎[8]。通常停用干扰素治疗[7,8]和应用适当治疗[如美沙拉秦和（或）皮质激素][6~8]后，症状趋向消失或改善。偶见报道应用干扰素或聚乙二醇化干扰素 α 发生缺血性大肠炎[9]。

1. Bardella MT, *et al.* Celiac disease during interferon treatment. *Ann Intern Med* 1999; **131:** 157–8.
2. Cammarota G, *et al.* Onset of coeliac disease during treatment with interferon for chronic hepatitis C. *Lancet* 2000; **356:** 1494–5.
3. Bourlière M, *et al.* Onset of coeliac disease and interferon treatment. *Lancet* 2001; **357:** 803–4.
4. Martins EV, Gaburri AK. Celiac disease onset after pegylated interferon and ribavirin treatment of chronic hepatitis C. *Arq Gastroenterol* 2004; **41:** 132–3.
5. Kakumitsu S, *et al.* Eosinophilic enteritis observed during alpha-interferon therapy for chronic hepatitis C. *J Gastroenterol* 2000; **35:** 548–51.
6. Mavrogiannis C, *et al.* Ulcerative colitis associated with interferon treatment for chronic hepatitis C. *J Hepatol* 2001; **34:** 964–5.
7. Sprenger R, *et al.* Acute ulcerative colitis during successful interferon/ribavirin treatment for chronic hepatitis. *Gut* 2005; **54:** 438–9.
8. Watanabe T, *et al.* A case of exacerbation of ulcerative colitis induced by combination therapy with PEG-interferon alpha-2b and ribavirin. *Gut* 2006; **55:** 1682–3.
9. Leung Y, *et al.* Ischemic colitis during pegylated interferon-alpha and ribavirin therapy for chronic hepatitis C. *Can J Gastroenterol* 2006; **20:** 661–3.

对毛发的影响 应用干扰素或聚乙二醇化干扰素 α 治疗，有 7%～30% 患者发生静止期头发暂时性过度丢失而导致中度和可逆的脱发。偶有簇状[1~3]或普遍性脱发[4,5]报道；完成干扰素 α 治疗，头发完全再生。也有局部应用干扰素 α 眼药水 3 个月发生脱发的报道[6]。

1 例转移性恶性黑素瘤患者接受 5 个月干扰素 α 治疗后，头发开始变成明显灰白色；干扰素疗程完成后，头发恢复到正常色泽[7]。2 例慢性丙型肝炎患者应用干扰素 α-2b 或聚乙二醇化干扰素 α-2b 和利巴韦林联合治疗，头皮和躯体毛发明显变直[8]。第一例患者头皮毛发弥漫性变稀薄，毛发质地改变，灰白发增多，眉毛变长；停药后 6 个月，开始生长原来的卷发。当患者再进行治疗时，尽管将干扰素 α-2b 替换为聚乙二醇化干扰素 α-2b，毛发异常再度发生。第二例患者应用聚乙二醇化干扰素 α-2b 和利巴韦林联合治疗，发生头发、眉毛及阴毛变直[8]。应用干扰素 α 治疗患者也有睫毛变长、变厚的报道[9,10]。1 例应用聚乙二醇化干扰素 α 和利巴韦林治疗患者发生睫毛和眼毛生长过多的报道[11]。

1. Radny P, *et al.* Alopecia areata induced by adjuvant treatment with alpha-interferon in malignant melanoma? *Dermatology* 2004; **209:** 249–50.
2. Agesta N, *et al.* Alopecia areata during interferon alpha-2b/ribavirin therapy. *Dermatology* 2002; **205:** 300–1.
3. Kernland KH, Hunziker T. Alopecia areata induced by interferon alpha? *Dermatology* 1999; **198:** 418–19.
4. Taliani G, *et al.* Reversible alopecia universalis during treatment with PEG-interferon and ribavirin for chronic hepatitis C. *J Chemother* 2005; **17:** 212–14.
5. Kartal ED, *et al.* Reversible alopecia universalis secondary to PEG-interferon alpha-2b and ribavirin combination therapy in a patient with chronic hepatitis C virus infection. *Eur J Gastroenterol Hepatol* 2007; **19:** 817–20.
6. Finger PT, Reichstein D. Interferon alpha eye drops: treatment of atypical lymphoid hyperplasia with secondary alopecia. *Br J Ophthalmol* 2007; **91:** 1085–6.
7. Fleming CJ, MacKie RM. Alpha interferon-induced hair discolouration. *Br J Dermatol* 1996; **135:** 337–8.
8. Bessis D, *et al.* Straight hair associated with interferon-alfa plus ribavirin in hepatitis C infection. *Br J Dermatol* 2002; **147:** 392–3.
9. Hernández-Núñez A, *et al.* Trichomegaly following treatment with interferon alpha-2b. *Lancet* 2002; **359:** 1107.
10. Dikici B, *et al.* Interferon alpha and hypertrichosis of eyelashes. *Pediatr Infect Dis J* 2002; **21:** 448–9.
11. Howaizi M. Pegylated interferon-induced eyelid and eyebrow trichomegaly during chronic hepatitis C. *J Gastroenterol Hepatol* 2005; **20:** 1945–6.

对听力的影响 偶有报道应用干扰素或聚乙二醇化干扰素治疗患者发生感觉神经听力丧失，大多为双侧。一项前瞻性研究[1]报道 49 例接受干扰素治疗患者，18 例发生感觉神经听力丧失，14 例发生耳鸣。接受干扰素 β 治疗比接受干扰素 α 治疗对听力的影响更常见，停药后所有患者听力恢复正常。有报道[2]6 例患者正接受聚乙二醇化干扰素 α 和利巴韦林联合治疗，突然听力丧失，停止治疗后听力未完全恢复；但继续治疗的患者也未加重。有报道[3]1 例患者开始聚乙二醇化干扰素 α 和利巴韦林联合治疗后 2 个月，发生急性感觉神经听力丧失；停止治疗后 4 个月再开始治疗，该患者听力未进一步丧失，并且左耳听力未受影响。另一病例报道[4]1 例患者开始聚乙二醇化干扰素 α 治疗后 22 周发生听力丧失，继续治疗，症状未加重。停止治疗后 2 周内听力恢复。

1. Kanda Y, *et al.* Sudden hearing loss associated with interferon. *Lancet* 1994; **343:** 1134–5.
2. Formann E, *et al.* Sudden hearing loss in patients with chronic hepatitis C treated with pegylated interferon/ribavirin. *Am J Gastroenterol* 2004; **99:** 873–7.
3. Wong VK, *et al.* Acute sensorineural hearing loss associated with peginterferon and ribavirin combination therapy during hepatitis C treatment: outcome after resumption of therapy. *World J Gastroenterol* 2005; **11:** 5392–3.
4. Elloumi H, *et al.* Sudden hearing loss associated with peginterferon and ribavirin combination therapy during hepatitis C treatment. *World J Gastroenterol* 2007; **13:** 5411–12.

对肾脏的影响 干扰素相关肾不良反应通常为轻度，15%～20% 患者发生无症状蛋白尿和血清肌酐中度上升。有报道干扰素 γ 治疗可发生剂量相关的无症状蛋白尿[1]。偶见干扰素 α 治疗相关的急性肾衰竭和肾病综合征，大多数见于有基础肾疾病或恶性肿瘤[2~5]的患者以及接受高剂量的患者[6]。也有报道发生于应用干扰素或聚乙二醇化干扰素 α 治疗的慢性丙型肝炎患者[7~9]。肾病综合征也发生于应用干扰素 β 的患者[10~12]。肾功能紊乱一般在停止治疗后缓解，但也有不完全缓解和死亡的报道[5,8]。

1. Vial T, Descotes J. Clinical toxicity of the interferons. *Drug Safety* 1994; **10:** 115–50.
2. Averbuch SD, *et al.* Acute interstitial nephritis with the nephrotic syndrome following recombinant leukocyte A interferon therapy for mycosis fungoides. *N Engl J Med* 1984; **310:** 32–5.
3. Selby P, *et al.* Nephrotic syndrome during treatment with interferon. *BMJ* 1985; **290:** 1180.
4. Herrman J, Gabriel F. Membranoproliferative glomerulonephritis in a patient with hairy-cell leukemia treated with alpha-II interferon. *N Engl J Med* 1987; **316:** 112–13.
5. Colovic M, *et al.* Interferon alpha sensitisation induced fatal renal insufficiency in a patient with chronic myeloid leukaemia: case report and review of literature. *J Clin Pathol* 2006; **59:** 879–81.
6. Kramer P, *et al.* Recombinant leucocyte interferon A induces steroid-resistant acute vascular rejection episodes in renal transplant recipients. *Lancet* 1984; **i:** 989–90.
7. Endo M, *et al.* Appearance of nephrotic syndrome following interferon-α therapy in a patient with hepatitis B virus and hepatitis C virus coinfection. *Am J Nephrol* 1998; **18:** 439–43.
8. Fisher ME, *et al.* A woman with chronic hepatitis C infection and nephrotic syndrome who developed multiple renal lesions after interferon alfa therapy. *Am J Kidney Dis* 2004; **44:** 567–73.
9. Couto CA, *et al.* Life-threatening thrombocytopenia and nephrotic syndrome due to focal segmental glomerulosclerosis associated with pegylated interferon alpha-2b and ribavirin treatment for hepatitis C. *Liver Int* 2006; **26:** 1294–7.
10. Nakao K, *et al.* Minimal change nephrotic syndrome developing during postoperative interferon-beta therapy for malignant melanoma. *Nephron* 2002; **90:** 498–500.
11. Auty A, Saleh A. Nephrotic syndrome in a multiple sclerosis patient treated with interferon beta 1a. *Can J Neurol Sci* 2005; **32:** 366–8.
12. Kumasaka R, *et al.* Nephrotic syndrome associated with interferon-beta-1b therapy for multiple sclerosis. *Clin Exp Nephrol* 2006; **10:** 222–5.

对脂质的影响 应用干扰素 α 治疗，有发生可逆的高甘油三酯血症（伴或不伴总胆固醇水平升高）的报道[1～3]。高甘油三酯血症常发生于长期治疗患者，与预先存在的心血管紊乱或基础血脂异常无关；发生的频率和严重度不依赖剂量。通常需通过改变生活方式和应用贝特类或他汀类药物治疗来降低甘油三酯水平。一项小型研究报道[4]对应用干扰素 α 治疗的慢性丙型肝炎患者，补充 ω-3 脂肪酸（每日 3g，6 个月）可降低甘油三酯水平。

1. Graessle D, *et al.* Alpha-interferon and reversible hypertriglyceridemia. *Ann Intern Med* 1993; **118:** 316–17.
2. Junghans V, Rünger TM. Hypertriglyceridaemia following adjuvant interferon-α treatment in two patients with malignant melanoma. *Br J Dermatol* 1999; **140:** 183–4.
3. Wong SF, *et al.* Management of hypertriglyceridemia in patients receiving interferon for malignant melanoma. *Ann Pharmacother* 2004; **38:** 1655–9.
4. Malaguarnera M, *et al.* Fish oil treatment of interferon-alpha-induced dyslipidaemia: study in patients with chronic hepatitis C. *BioDrugs* 1999; **11:** 285–91.

对肝脏的影响 25%～30%应用干扰素 α 治疗患者可发生轻度肝毒性，伴有无症状和可逆的血清转氨酶水平升高；偶见严重肝毒性[1]，但也有致死性肝衰竭的报道[2～5]，有时是由于慢性乙型肝炎和（或）丙型肝炎严重恶化[4,5]。一项对 40 例患者应用高剂量干扰素 α 治疗黑色素瘤的毒性的分析报道，39 例患者显示肝毒性，其中 26 例患者显示 3～4 级的肝毒性[6]。有报道接受聚乙二醇化干扰素 α 治疗的慢性丙型肝炎患者发生聚乙二醇化干扰素 α 诱导的自动免疫肝炎[7,8]。

有报道约 37%接受干扰素 β 治疗的多发性硬化患者，血清丙氨酸氨基转移酶水平上升，约 1.4%患者显示 3～4 级的肝毒性[9]。

1. Vial T, Descotes J. Clinical toxicity of the interferons. *Drug Safety* 1994; **10:** 115–50.
2. Durand JM, *et al.* Liver failure due to recombinant alpha interferon. *Lancet* 1991; **338:** 1268–9.
3. Wandl UB, *et al.* Liver failure due to recombinant alpha interferon for chronic myelogenous leukaemia. *Lancet* 1992; **339:** 123–4.
4. Marcellin P, *et al.* Fatal exacerbation of chronic hepatitis B induced by recombinant alpha-interferon. *Lancet* 1991; **338:** 828.
5. Janssen HLA, *et al.* Fatal hepatic decompensation associated with interferon alfa. *BMJ* 1993; **306:** 107–8.
6. Jonasch E, *et al.* Adjuvant high-dose interferon alfa-2b in patients with high-risk melanoma. *Cancer J* 2000; **6:** 139–45.
7. Kogure T, *et al.* Fulminant hepatic failure in a case of autoimmune hepatitis in hepatitis C during peg-interferon-alpha 2b plus ribavirin treatment. *World J Gastroenterol* 2007; **13:** 4394–7.
8. Kontorinis N, *et al.* Pegylated interferon-induced immune-mediated hepatitis post-liver transplantation. *Liver Transpl* 2006; **12:** 827–30.
9. Byrnes V, *et al.* Drug induced liver injury secondary to interferon-beta (IFN-beta) in multiple sclerosis. *Ann Hepatol* 2006; **5:** 56–9.

对神经系统和精神状态的影响 有报道应用干扰素 α 治疗慢性丙型肝炎或恶性肿瘤患者[1～5]，发生神经系统不良反应。开始高剂量干扰素 α 治疗后可迅速发生急性精神混乱状态，而抑郁综合征的发生要缓慢些，通常在治疗数周或数月后发生。狂躁症较少见，其特点为极度易怒和激动，但也可发生极度愉快的心情。

干扰素 α 诱导的急性精神混乱状态的特征为方向障碍、昏睡、言语和书写困难、帕金森症、精神活动延迟、精神症状（如幻觉）和嗜睡。

16%～58%接受干扰素 α 治疗的患者发生抑郁症[5～9]。那些原来就有情绪紊乱和焦虑混乱症状、严重抑郁病史以及接受高剂量干扰素 α 或长期治疗方案的患者，有发展成抑郁症的危险。SSRIs 可成功用于治疗干扰素 α 相关抑郁症以允许治疗继续进行[10,11]，也可在治疗前应用于预防抑郁症的发生[12]。发生躁狂症[13]时要停止应用干扰素 α 和抗抑郁药治疗，并给予情绪镇定药。干扰素 α 诱导的情绪紊乱也可表现为抑郁和躁狂交替发生。一项前瞻性研究[14]报道包括 93 例应用干扰素 α 加利巴韦林治疗的慢性丙型肝炎患者，有 30 例发生情绪紊乱：3 例躁狂症，15 例易怒性轻度躁狂症和 12 例混合抑郁状态。如何区别两种状态很重要，因处理抑郁症特殊症状对 SSRIs 治疗反应好，而抗抑郁药可使躁狂症和轻度躁狂症状态加重。

有关报道叙述了干扰素 α 诱导的癫痫发作[15～17]。

虽然认为干扰素 β 较少引起神经毒性，但也有报道接受干扰素 β 治疗的患者发生神经毒性[1,18]。

慢性丙型肝炎可并发系统性脉管炎，由混合性冷球蛋白血症或类似于节结性多动脉炎的非冷球蛋白血症脉管炎引起。干扰素 α 对肝炎感染的成功治疗常导致脉管炎症状，包括神经病变。但干扰素（包括聚乙二醇化干扰素 α）[19～22]治疗也可促成脉管炎或加重导致发生脉管炎神经病变。也有报道发生非脉管炎外周神经病变，包括颅的神经病变[20～23]。其他报道[24]认为聚乙二醇化干扰素 α 与外周神经病变无关。大多数患者应用皮质激素治疗后症状改善或自动改善，尽管停止应用干扰素并给予免疫抑制药治疗，仍可发生致死性脉管炎加重[21]。

1. Vial T, Descotes J. Clinical toxicity of the interferons. *Drug Safety* 1994; **10:** 115–50.
2. Dieperink E, *et al.* Neuropsychiatric symptoms associated with hepatitis C and interferon alpha: A review. *Am J Psychiatry* 2000; **157:** 867–76.
3. Malek-Ahmadi P. Mood disorders associated with interferon treatment: theoretical and practical considerations. *Ann Pharmacother* 2001; **35:** 489–95.
4. Van Gool AR, *et al.* Neuropsychiatric side effects of interferon-alfa therapy. *Pharm World Sci* 2003; **25:** 11–20.
5. Raison CL, *et al.* Neuropsychiatric adverse effects of interferon-alpha: recognition and management. *CNS Drugs* 2005; **19:** 105–23.
6. Janssen HLA, *et al.* Suicide associated with alfa-interferon therapy for chronic viral hepatitis. *J Hepatol* 1994; **21:** 241–3.
7. Renault PF, *et al.* Psychiatric complications of long-term interferon alfa therapy. *Arch Intern Med* 1987; **147:** 1577–80.
8. Adverse Drug Reactions Advisory Committee (ADRAC). Depression with interferon. *Aust Adverse Drug React Bull* 1999; **18:** 6.
9. Capuron L, Ravaud A. Prediction of the depressive effects of interferon alfa therapy by the patient's initial affective state. *N Engl J Med* 1999; **340:** 1370.
10. Levenson JL, Fallon HJ. Fluoxetine treatment of depression caused by interferon-α. *Am J Gastroenterol* 1993; **88:** 760–1.
11. Schramm TM, *et al.* Sertraline treatment of interferon-alfa-induced depressive disorder. *Med J Aust* 2000; **173:** 359–61.
12. Musselman DL, *et al.* Paroxetine for the prevention of depression induced by high-dose interferon alfa. *N Engl J Med* 2001; **344:** 961–6.
13. Kingsley D. Interferon-alpha induced 'tertiary mania'. *Hosp Med* 1999; **60:** 381–2.
14. Constant A, *et al.* Mood alterations during interferon-alfa therapy in patients with chronic hepatitis C: evidence for an overlap between manic/hypomanic and depressive symptoms. *J Clin Psychiatry* 2005; **66:** 1050–7.
15. Janssen HLA, *et al.* Seizures associated with low-dose α-interferon. *Lancet* 1990; **336:** 1580.
16. Brouwers PJ, *et al.* Photosensitive seizures associated with interferon alpha-2a. *Ann Pharmacother* 1999; **33:** 113–14.
17. Ameen M, Russell-Jones R. Seizures associated with interferon-α treatment of cutaneous malignancies. *Br J Dermatol* 1999; **141:** 386–7.
18. Goeb JL, *et al.* Psychiatric side effects of interferon-beta in multiple sclerosis. *Eur Psychiatry* 2006; **21:** 186–93.
19. Batisse D, *et al.* Sustained exacerbation of cryoglobulinaemia-related vasculitis following treatment of hepatitis C with peginterferon alfa. *Eur J Gastroenterol Hepatol* 2004; **16:** 701–3.
20. Boonyapisit K, Katirji B. Severe exacerbation of hepatitis C-associated vasculitic neuropathy following treatment with interferon alpha: a case report and literature review. *Muscle Nerve* 2002; **25:** 909–13.
21. Beuthien W, *et al.* Vasculitic complications of interferon-alpha treatment for chronic hepatitis C virus infection: case report and review of the literature. *Clin Rheumatol* 2005; **24:** 507–15.
22. Stübgen JP. Interferon alpha and neuromuscular disorders. *J Neuroimmunol* 2009; **207:** 3–17.
23. Gastineau DA, *et al.* Severe neuropathy associated with low-dose recombinant interferon-alpha. *Am J Med* 1989; **87:** 116.
24. Briani C, *et al.* Peripheral neurotoxicity of pegylated interferon alpha: a prospective study in patients with HCV. *Neurology* 2006; **67:** 781–5.

对口腔黏膜的影响 1 例应用干扰素 α 治疗慢性肝炎患者发生疼痛性口腔溃疡，导致治疗终止[1]。另一例慢性丙型肝炎患者应用干扰素 α 治疗，加重了原有的口咽扁平苔藓[2,3]。有报道接受干扰素 α 治疗恶性疾病[4]和慢性肝炎[5]患者发生口咽扁平苔藓新病例。

1. Qaseem T, *et al.* A case report of painful oral ulcerations associated with the use of alpha interferon in a patient with chronic hepatitis due to non-A non-B non-C virus. *Mil Med* 1993; **158:** 126–7.
2. Areias J, *et al.* Lichen planus and chronic hepatitis C: exacerbation of the lichen under interferon-alpha-2a therapy. *Eur J Gastroenterol Hepatol* 1996; **8:** 825–8.
3. Nagao Y, *et al.* Exacerbation of oral erosive lichen planus by combination of interferon and ribavirin therapy for chronic hepatitis C. *Int J Mol Med* 2005; **15:** 237–41.
4. Kütting B, *et al.* Oropharyngeal lichen planus associated with interferon-α treatment for mycosis fungoides: a rare side-effect in the therapy of cutaneous lymphomas. *Br J Dermatol* 1997; **137:** 836–7.
5. Guijarro Guijarro B, *et al.* Aparición de un liquen plano erosivo durante el tratamiento con interferón alfa-2a por una hepatitis C crónica. *Med Oral* 2001; **6:** 358–63.

对呼吸系统的影响 应用干扰素和聚乙二醇化干扰素 α 治疗患者偶见肺不良反应的报道。一篇文献综述发现[1]最常报道的不良反应是间质性肺炎，随后发生无干酪化肉芽肿形成的类肉瘤反应。其他较少见的不良反应为哮喘恶化、胸腔积液、伴组织机化肺炎的梗阻性细支气管炎，以及 1 例致死性急性类呼吸窘迫综合征（ARDS）。随后，1 例应用聚乙二醇化干扰素 α 治疗患者也发生 ARDS 的报道[2]。

1. Midturi J, *et al.* Spectrum of pulmonary toxicity associated with the use of interferon therapy for hepatitis C: case report and review of the literature. *Clin Infect Dis* 2004; **39:** 1724–9.
2. Vartany E, *et al.* Adult respiratory distress syndrome after treatment with pegylated interferon α-2a and ribavirin. *Heart Lung* 2008; **37:** 153–6.

对骨骼肌的影响 肌痛是"类流感"症状之一，为常见的干扰素不良反应[1～3]。横纹肌溶解症发生于应用干扰素 α 治疗的患者，并证明 1 例患者接受辅助性高剂量干扰素 α 治疗多发性骨髓瘤，伴随多个器官衰竭，最终死亡[1]。也有报道 1 例接受干扰素 β 治疗多发性硬化的患者发生横纹肌溶解症[4]。伴随干扰素 α 治疗发生的其他少见的肌肉紊乱包括炎性肌病、类多发性肌炎症状和 1 例线粒体肌病[5]。

1. Reinhold U, *et al.* Fatal rhabdomyolysis and multiple organ failure associated with adjuvant high-dose interferon alfa in malignant melanoma. *Lancet* 1997; **349:** 540–1.
2. Gabrielli M, *et al.* Acute reversible rhabdomyolysis during interferon alpha2b therapy for hepatitis C. *Am J Gastroenterol* 2003; **98:** 940.
3. Ozdag F, *et al.* Acute rhabdomyolysis during the treatment of scleromyxedema with interferon alfa. *J Dermatolog Treat* 2001; **12:** 167–9.
4. Lünemann JD, *et al.* Rhabdomyolysis during interferon-beta 1a treatment. *J Neurol Neurosurg Psychiatry* 2002; **72:** 274. Correction. *ibid.*; **73;** 354.
5. Stübgen JP. Interferon alpha and neuromuscular disorders. *J Neuroimmunol* 2009; **207:** 3–17.

对皮肤的影响 5%～12%应用干扰素 α 治疗患者可发生皮肤不良反应，包括干燥、红斑、皮疹或风疹；很少发生严重事件[1]。有报道接受重组干扰素 α[2～4]、聚乙二醇化干扰素 α[5]和干扰素 β-1a[6]治疗的患者发生银屑病或银屑病加重。但在 7 例接受干扰素 γ 治疗的患者未见这种不良反应[7]。1 例接受干扰素 α 治疗的 10 岁慢性乙型肝炎感染患儿发生白癜风和银屑病；停止干扰素治疗，皮肤情况未见改善[8]。有报道 1 例[9]应用聚乙二醇化干扰素 α 和利巴韦林治疗慢性丙型肝炎的患者，在治疗的第 3 个月发生银屑病；该情况在聚乙二醇化干扰素 α 疗程完成后仍持续存在。也有当干扰素 α 治疗时扁平苔藓加重的报道[10]（也可见上文**对口腔黏膜的影响**）。有应用干扰素或聚乙二醇化干扰素 α 和利巴韦林治疗慢性丙型肝炎发生皮肤结节病的报道；皮肤病变通常为良性，继续干扰素 α 治疗，皮肤病变有时会自动消失，或完成疗程几个月内消失[11,12]。44 例接受干扰素 α-2a 治疗的患者，有 18 例发生伴点状毛细管扩张的皮肤血管损伤；这些损伤不在注射部位[13]。1 例患者接受重组干扰素 β-1b 治疗，在注射部位发生严重坏死性皮损；当用干扰素 α-n3 代替重组干扰素 β-1b 时，皮损痊愈[14]。皮肤坏死也可伴随干扰素 α[15,16]和聚乙二醇化干扰素 α[17]的应用。5 例[18]患者在注射部位发生自身缓解的皮损，类似红斑狼疮；其中 3 例应用干扰素 α 治疗恶性黑色素瘤，其他 2 例应用干扰素 β 治疗多发性硬化。1 例患者接受干扰素 α-2a 治疗，发生致死性癌旁天疱疮[19]。2 例深肤色患者应用干扰素 α 和利巴韦林治疗时，发生皮肤和舌色素沉着[20]。

1. Vial T, Descotes J. Clinical toxicity of the interferons. *Drug Safety* 1994; **10:** 115–50.
2. Quesada JR, Gutterman JU. Psoriasis and alpha-interferon. *Lancet* 1986; **i:** 1466–8.
3. Funk J, *et al.* Psoriasis induced by interferon-α. *Br J Dermatol* 1991; **125:** 463–5.
4. Taylor C, *et al.* Extensive psoriasis induced by interferon alfa treatment for chronic hepatitis C. *Postgrad Med J* 2000; **76:** 365–6.
5. Ketikoglou I, *et al.* Extensive psoriasis induced by pegylated interferon alpha-2b treatment for chronic hepatitis B. *Eur J Dermatol* 2005; **15:** 107–9.
6. López-Lerma I, *et al.* New-onset psoriasis in a patient treated with interferon beta-1a. *Br J Dermatol* 2009; **160:** 716–7.
7. Schulze H-J, Mahrle G. Gamma interferon and psoriasis. *Lancet* 1986; **ii:** 926–7.
8. Seçkin D, *et al.* Concomitant vitiligo and psoriasis in a patient treated with interferon alfa-2a for chronic hepatitis B infection. *Pediatr Dermatol* 2004; **21:** 577–9.
9. Tomasiewicz K, *et al.* Vitiligo associated with pegylated interferon and ribavirin treatment of patients with chronic hepatitis

C: a case report. *Adv Therapy* 2006; **23:** 139–42.
10. Protzer U, *et al.* Exacerbation of lichen planus during interferon alfa-2a therapy for chronic active hepatitis C. *Gastroenterology* 1993; **104:** 903–5.
11. Eberlein-König B, *et al.* Cutaneous sarcoid foreign body granulomas developing in sites of previous skin injury after systemic interferon-alpha treatment for chronic hepatitis C. *Br J Dermatol* 1999; **140:** 370–2.
12. Hurst EA, Mauro T. Sarcoidosis associated with pegylated interferon alfa and ribavirin treatment for chronic hepatitis C: a case report and review of the literature. *Arch Dermatol* 2005; **141:** 865–8.
13. Dreno B, *et al.* Alpha-interferon therapy and cutaneous vascular lesions. *Ann Intern Med* 1989; **111:** 95–6.
14. Sheremata WA, *et al.* Severe necrotizing cutaneous lesions complicating treatment with interferon beta-1b. *N Engl J Med* 1995; **332:** 1584.
15. Shinohara K. More on interferon-induced cutaneous necrosis. *N Engl J Med* 1995; **333:** 1222.
16. Sasseville D, *et al.* Interferon-induced cutaneous necrosis. *J Cutan Med Surg* 1999; **3:** 320–3.
17. Bessis D, *et al.* Necrotizing cutaneous lesions complicating treatment with pegylated-interferon alfa in an HIV-infected patient. *Eur J Dermatol* 2002; **12:** 99–102.
18. Arrue I, *et al.* Lupus-like reaction to interferon at the injection site: report of five cases. *J Cutan Pathol* 2007; **34** (suppl 1): 18–21.
19. Kirsner RS, *et al.* Treatment with alpha interferon associated with the development of paraneoplastic pemphigus. *Br J Dermatol* 1995; **132:** 474–8.
20. Willems M, *et al.* Hyperpigmentation during interferon-alpha therapy for chronic hepatitis C virus infection. *Br J Dermatol* 2003; **149:** 390–4.

休克 1例恶性黑色素瘤患者应用干扰素 α-2b 治疗，在接受第3次剂量后，发生致死性非心源性休克[1]。另一例恶性黑色素瘤患者发生类似的致死性反应（详见上文**对骨骼肌的影响**）。

1. Carson JJ, *et al.* Fatality and interferon α for malignant melanoma. *Lancet* 1998; **352:** 1443–4.

注意事项

对抑郁症或精神紊乱、癫痫或其他中枢神经系统疾病、严重肾损伤或肝损伤、晚期肝炎、失代偿肝疾病或肝硬化、自身免疫肝炎、心脏紊乱、骨髓抑制、控制不佳的甲状腺紊乱、肺疾病、糖尿病、自身免疫疾病、凝血障碍或有这些情况病史的患者，要谨慎应用干扰素或避免应用。

所有接受干扰素的患者需密切监测任何精神紊乱的体征和症状；如精神症状继续或加重或有已鉴定的自杀念头，需停止干扰素治疗。

对低血糖、高血糖和（或）未有效控制的糖尿病病患者，不推荐干扰素治疗；如这些情况在治疗时有发展并且应用药物不能有效控制时，需停止干扰素的治疗。开始干扰素治疗前及治疗期间需定期进行标准的血液和生化实验室检测（包括甲状腺功能）。对同时应用其他潜在骨髓抑制药物患者需谨慎应用干扰素。

对已存在心脏异常患者，建议在干扰素治疗开始前评估心功能，如有任何心血管状态恶化，需中断或停用干扰素。

干扰素治疗过程中要监测肝肾功能。在治疗期间，如有证据显示发展为肝失代偿时，需要停止干扰素的治疗。对于那些尽管已降低干扰素剂量但病情仍有进展且有临床意义的血清丙氨酸氨基转移酶上升的患者，需要停止干扰素治疗。

对接受干扰素治疗的有视力障碍的患者要进行眼科检查。建议在治疗开始前，首先进行基线眼科检查，对易发生视网膜病变的患者（如糖尿病或高血压病患者），在全疗程中要定期进行眼科检查。对发生新的眼科疾病或眼科疾病加重的患者，需要停止干扰素治疗。有报道银屑病或结节病患者在干扰素 α 治疗过程中，病情恶化。当干扰素 α 治疗时，需要充分补充液体，因有些患者会发生与液体消耗有关的低血压。

干扰素可能影响驾驶或操作机器的能力。

对外源干扰素可产生抗体，降低其活性。

哮喘 有报道患者接受干扰素 α 治疗可严重加剧哮喘，详见上文**对呼吸系统的影响**。

哺乳 American Academy of Pediatrics[1]称，无一份涉及哺乳的母亲应用干扰素 α 对婴儿有任何临床影响的报道，因此认为干扰素 α 与哺乳是相容的。并认为干扰素分子量太大，不能以临床有关剂量进入母乳[2]。

1. American Academy of Pediatrics. The transfer of drugs and other chemicals into human milk. *Pediatrics* 2001; **108:** 776–89. [Retired May 2010] Correction. *ibid.*; 1029. Also available at: http://aappolicy.aappublications.org/cgi/content/full/pediatrics%3b108/3/776 (accessed 12/06/08)
2. Kumar AR, *et al.* Transfer of interferon alfa into human breast milk. *J Hum Lact* 2000; **16:** 226–8.

精神紊乱 原来就有情绪紊乱病史的患者发生情绪紊乱的危险详见上文**对神经系统和精神状态的影响**。

药物相互作用

干扰素的药物相互作用未充分评价，但已知干扰素可抑制肝细胞色素 P450 酶的氧化代谢；这种药物相互作用的临床相关性还不清楚，因此当与通过此途径代谢的药物联用时要慎重。研究聚乙二醇化干扰素 α 显示，其可增加细胞色素 P450 同工酶 CYP2C8/9 和 CYP2D6 活性；因此当聚乙二醇化干扰素 α 与被这些同工酶代谢的药物（如华法林、苯妥英和氟卡尼）联合应用时要谨慎。干扰素和聚乙二醇化干扰素 α 可抑制由细胞色素 P450 同工酶 CYP1A2 代谢的茶碱的代谢。像利巴韦林和齐多夫定这样的药物可加剧干扰素对血液学的影响，也需要谨慎应用。干扰素也可增加其他药物的神经毒性和心脏毒性。

ACEI 患者接受干扰素 α 和 ACEI，可能发生对血液毒性协同作用的报道，见第1154页。

镇痛药 3例患者应用对乙酰氨基酚 1g，每日2次或3次，每周与干扰素 α 同日给药3天，他们的肝酶值上升；每个第3周也给予长春碱[1]。在健康个体发现对乙酰氨基酚可增加干扰素 α 的抗病毒作用[2]。

1. Kellokumpu-Lehtinen P, *et al.* Hepatotoxicity of paracetamol in combination with interferon and vinblastine. *Lancet* 1989; **i:** 1143.
2. Hendrix CW, *et al.* Modulation of α-interferon's antiviral and clinical effects by aspirin, acetaminophen, and prednisone in healthy volunteers. *Antiviral Res* 1995; **28:** 121–31.

抗凝血药 患者接受干扰素 α 治疗时，可增强醋硝香豆素或华法林作用，对该两药需要降低剂量的参考文献见第1373页。

抗肿瘤药 接受干扰素 α 治疗的患者，可降低美法仑的血药浓度-时间曲线下面积，见第710页。

抗病毒药 一项报道指出干扰素 α 与齐多夫定联合应用对骨髓毒性有协同作用，见第881页。

沙利度胺 干扰素 α 与沙利度胺联合应用时毒性的报道见第2342页。

茶碱 患者接受干扰素 α 治疗，可降低茶碱的消除，其参考文献见第1106页。

抗病毒作用

干扰素是真核细胞对病毒感染和其他生物诱导剂反应产生的天然蛋白质，对同种类未感染细胞提供保护作用。它们是细胞因子，除抗病毒活性外，还影响很多细胞功能，包括抗增殖作用及免疫调节作用。干扰素有三大类：α、β和γ。干扰素 α 和干扰素 β 为Ⅰ型干扰素，干扰素 γ 为Ⅱ型干扰素。这些干扰素的生物活性有重叠但可清晰区分；干扰素 γ 是一种特别强的巨噬细胞刺激因子。

干扰素与人细胞表面特异受体结合而发挥其生物作用。结合后，细胞内发生一连串级联事件，包括诱导一定的酶。这个过程为各种细胞对干扰素的反应，包括在病毒感染细胞内抑制病毒复制、抑制细胞增殖和调节免疫活性（如增加巨噬细胞的吞噬细胞活性和增加淋巴细胞对靶细胞的特殊细胞毒性）。

聚乙二醇化干扰素具有相似活性，但可能比天然干扰素活性略弱。

研究显示干扰素对乙型肝炎病毒、丙型肝炎病毒、单纯疱疹病毒、水痘-带状疱疹病毒、CMV、鼻病毒及乳头瘤病毒感染有治疗作用。

药动学

干扰素不由胃肠道吸收。大于80%皮下或肌内注射干扰素 α 的剂量被吸收。肌内注射后，重组干扰素 α 或白细胞产生的干扰素 α 显示相似的血浆浓度，虽然单个干扰素之间有很大区别。血浆浓度与剂量有关；一般4～8h达峰浓度，16～24h回到基线浓度。静脉给药时血清干扰素水平下降率比皮下或肌内注射略快，静脉给药后4h不能发现干扰素。全身用药后，在呼吸道分泌液、CSF、眼和脑可发现低水平干扰素。皮下或肌内注射后干扰素 α 的消除半衰期为2～7h，静脉给药后消除半衰期为2h。干扰素 α 通过肾脏进行分解代谢，干扰素在尿内的排泄量可忽略；很少部分由胆汁排泄和肝脏代谢消除。

干扰素附着于大的无活性聚乙二醇（PEG）分子称为聚乙二醇化，大大降低干扰素的吸收率和排泄率并增加血浆浓度。皮下注射聚乙二醇化干扰素 α-2b 后15～44h达峰浓度，高浓度可维持48～72h；平均消除半衰期为40h。聚乙二醇化干扰素 α-2a 皮下注射后72～96h达最大血清浓度，平均消除半衰期约为160h。聚乙二醇化干扰素 α-2a 的绝对生物利用度为84%，与未改变的干扰素 α-2a 相似。

1. Zeuzem S, *et al.* Pharmacokinetics of peginterferons. *Semin Liver Dis* 2003; **23** (suppl 1): 23–8.
2. Pedder SC. Pegylation of interferon alfa: structural and pharmacokinetic properties. *Semin Liver Dis* 2003; **23** (suppl 1): 19–22.
3. Caliceti P. Pharmacokinetics of pegylated interferons: what is misleading? *Dig Liver Dis* 2004; **36** (suppl 3): S334–9.
4. Bressler B, *et al.* Pharmacokinetics and response of obese patients with chronic hepatitis C treated with different doses of PEG-IFN alpha-2a (40KD) (PEGASYS). *Br J Clin Pharmacol* 2009; **67:** 280–7.

用途和用法

干扰素是细胞因子，有多种生物活性。除抗病毒活性外，还可抗恶性肿瘤，并有免疫调节作用。市场上干扰素 α 的品种有：干扰素 α-2a（rbe）、干扰素 α-2b（rbe）、α-n3（bls）、alfacon-1（rbe）、聚乙二醇化干扰素 α-2a（rbe）及聚乙二醇化干扰素 α-2b（rbe）。

干扰素 α 用于治疗慢性乙型肝炎和慢性丙型肝炎；治疗恶性肿瘤，包括 AIDS 相关卡波西肉瘤、毛细胞白血病、慢性髓细胞白血病、滤泡性淋巴瘤、皮肤T细胞淋巴瘤、类癌肿瘤、黑色素瘤、多发性骨髓瘤、肾细胞癌及尖锐湿疣。

用法和剂量 干扰素 α 的剂量方案：

- **慢性活动性乙型肝炎** *干扰素 α-2a*（2.5～5）$\times 10^6$U/m^2，每周3次皮下注射，4～6个月。*聚乙二醇化干扰素 α-2a* 180μg，每周1次皮下注射，48周。*干扰素 α-2b*（5～10）$\times 10^6$U，每周3次，4～6个月，或每日 5$\times 10^6$U，16周；皮下或肌内注射。
- **慢性丙型肝炎** *干扰素 α-2a*（3～4.5）$\times 10^6$U，每周3次，皮下注射，6个月，与利巴韦林联用。对不能耐受利巴韦林的患者，应用干扰素 α-2a 单药治疗，开始剂量（3～6）$\times 10^6$U，每周3次，6个月；随后 3$\times 10^6$U，每周3次，继续用药6个月；或 3$\times 10^6$U，每周3次，12个月；皮下注射。*聚乙二醇化干扰素 α-2a* 180μg，每周1次皮下注射，与利巴韦林联用或单独应用，24～48周（根据基因型）。*干扰素 α-2b* 3$\times 10^6$U，每周3次，6～12个月（根据基因型），与利巴韦林联用或单独应用时，疗程为6～18个月，或延长到24个月（根据基因型）；皮下或肌内注射。*聚乙二醇化干扰素 α-2b* 1.5μg/kg，每周1次，24～48周，与利巴韦林联用；或单独应用时，0.5μg/kg 或 1μg/kg，每周1次，24～48周。*干扰素 alfacon-1* 9μg，每周3次，皮下注射，24周；随后 15μg，每周3次；如有必要，疗程可达48周。

有关利巴韦林治疗慢性丙型肝炎剂量，见**利巴韦林**（第869页）。

- **AIDS 相关卡波西肉瘤** *干扰素 α-2a*，通常应用逐步递增剂量方案，每日 3$\times 10^6$U 3天，每日 9$\times 10^6$U 3天，每日 18$\times 10^6$U 3天及每日 36$\times 10^6$U。如患者能耐受，此剂量的疗程由第10天直到第84天，皮下注射；随后，应用最大耐受量（直到 36$\times 10^6$U），每周3次。*干扰素 α-2b* 30$\times 10^6$U/m^2，每周3次，皮下或肌内注射。
- **毛细胞白血病** *干扰素 α-2a* 的开始剂量为每日 3$\times 10^6$U，16～24周，然后同样剂量，每周3次，皮下注射，疗程可延续到24个月。*干扰素 α-2b* 2$\times 10^6$U/m^2，每周3次，皮下或肌内注射，6个月或更长时间疗程。
- **慢性髓细胞白血病** *干扰素 α-2a* 皮下注射，应用逐步递增剂量方案，每日 3$\times 10^6$U 3天，每日 6$\times 10^6$U 3天，然后每日 9$\times 10^6$U。如患者在治疗12周后表现对治疗有反应，应继续治疗，直到显示完全的血液学反应，或最长治疗18个月；对达到完全血液学反应患者，为了达到细胞生成反应，需要继续治疗，每日 9$\times 10^6$U（或最少 9$\times 10^6$U，每周3次）。*干扰素 α-2b*（4～5）$\times 10^6$U/m^2，每日皮下注射，继续应用最大耐受剂量，以维持缓解［通常每日（4～5）$\times 10^6$U/m^2］。
- **滤泡性淋巴瘤** *干扰素 α-2a* 作为每28天化疗循环的辅助治疗，在第22天到第26天，应用每日 6$\times 10^6$U/m^2，皮下注射。*干扰素 α-2b* 作为化疗的辅助治疗应用 5$\times 10^6$U，每周3次皮下注射，18个月。
- **皮肤T细胞淋巴瘤** *干扰素 α-2a* 皮下注射，应用逐步递增剂量方案，每日 3$\times 10^6$U 3天，每日 9$\times 10^6$U 3天，然后每日 18$\times 10^6$U，完成12周的疗程。对治疗有反应的患者，应用最大耐受剂量（最高剂量为 18$\times 10^6$U），每周3次，最少继续治疗12个月。
- **类癌肿瘤** *干扰素 α-2b*（3～9）$\times 10^6$U（一般 5$\times 10^6$U），每周3次，皮下注射。对晚期患者，可应用每日 5$\times 10^6$U。
- **黑色素瘤** *干扰素 α-2a* 3$\times 10^6$U，每周3次，皮下注射，18个月。治疗需在手术后不迟于6周内开始。*干扰素 α-2b* 的开始剂量为每日 20$\times 10^6$U/m^2，每周5次，4周，在大于20min静脉滴注；然后以 10$\times 10^6$U/m^2，每周3次，皮下注射，继续治疗48周。
- **多发性骨髓瘤** *干扰素 α-2b* 3$\times 10^6$U/m^2，每周3次，皮下注射，作为化疗诱导剂量后的维持疗法。
- **肾细胞癌** *干扰素 α-2a* 作为细胞毒性化疗（长春碱）的辅助治疗，以逐步递增剂量方案，皮下注射，3$\times 10^6$U，每周3次，1周，然后 9$\times 10^6$U，每周3次，1周，然后 18$\times 10^6$U，每周3次，3～12个月；如患者不能耐受，随后的剂量可降低到 9$\times 10^6$U，每周3

次。作为贝伐单抗的辅助治疗，干扰素 α-2a 9×10^6U，皮下注射，每周3次（随后如需要，可在一段时期内应用逐步递增剂量，但不超过2周）。继续治疗直到疾病进展，或最长治疗12个月。如耐受，剂量可降低到最小3×10^6U，每周3次。

- **尖锐湿疣**　干扰素 α-2b 1×10^6U，每个皮损内注射，每周3次，3周，12～16周后，如需要，再重复以上疗程。每次治疗时，皮损不超过5个。干扰素 α-n3 0.25×10^6U，皮损内注射，每周2次，8周，每个疗程的最大剂量可达2.5×10^6U。

干扰素 α 用法的更多详细资料和某些其他用途，详见下文参考文献。

1. Volz MA, Kirkpatrick CH. Interferons 1992: how much of the promise has been realised? *Drugs* 1992; **43:** 285–94.
2. Dorr RT. Interferon-α: malignant and viral diseases: a review. *Drugs* 1993; **45:** 177–211.
3. Haria M, Benfield P. Interferon-α-2a: a review of its pharmacological properties and therapeutic use in the management of viral hepatitis. *Drugs* 1995; **50:** 873–96.
4. Ruszczak Z, Schwartz RA. Interferons in dermatology: biology, pharmacology, and clinical applications. *Adv Dermatol* 1997; **13:** 235–88.
5. Edwards L. The interferons. *Dermatol Clin* 2001; **19:** 139–46, ix.
6. Moschos S, *et al.* Interferons in the treatment of solid tumors. *Cancer Treat Res* 2005; **126:** 207–41.
7. Pestka S. The interferons: 50 years after their discovery, there is much more to learn. *J Biol Chem* 2007; **282:** 20047–51.
8. Friedman RM. Clinical uses of interferons. *Br J Clin Pharmacol* 2008; **65:** 158–62.
9. Antonelli G. Biological basis for a proper clinical application of alpha interferons. *New Microbiol* 2008; **31:** 305–18.
10. Fensterl V, Sen GC. Interferons and viral infections. *Biofactors* 2009; **35:** 14–20.
11. Keating GM. Peginterferon-α-2a (40 kD): a review of its use in chronic hepatitis B. *Drugs* 2009; **69:** 2633–60.
12. Foster GR. Pegylated interferons for the treatment of chronic hepatitis C: pharmacological and clinical differences between peginterferon-α-2a and peginterferon-α-2b. *Drugs* 2010; **70:** 147–65.

儿童用法　干扰素 α 产品在某些国家已注册用于治疗儿童慢性乙型肝炎和慢性丙型肝炎；它们需要在专家的密切监督下应用。关于应用干扰素 α 治疗儿童血管瘤的信息见下文。

慢性乙型肝炎

在美国，干扰素 α-2b（*Intron A*；*Schering-Plough*）已注册用于治疗慢性乙型肝炎。其适应证是根据一项由1～17岁儿童的研究确定的。剂量根据体表面积计算：治疗的第一周应用3×10^6U/m²，每周3次，皮下注射，随后剂量增加到6×10^6U/m²，每周3次（最大剂量为10×10^6U/m²，每周3次）。

治疗慢性乙型肝炎通常要4～6个月。

慢性丙型肝炎

干扰素和聚乙二醇化干扰素 α-2b 与利巴韦林联用可用于治疗3～17岁儿童慢性丙型肝炎。治疗的时间受感染的丙型肝炎病毒基因型的影响。对单独感染慢性丙型肝炎患儿，感染病毒基因1型需要治疗48周，感染病毒基因2型或3型需要治疗24周。推荐剂量根据体表面积计算：干扰素 α-2b 3×10^6U/m²，每周3次，皮下注射，聚乙二醇化干扰素 α-2b 60μg/m²，每周1次，皮下注射。

关于应用利巴韦林治疗儿童慢性丙型肝炎剂量的信息见**利巴韦林**（第869页）。

年龄相关性黄斑变性　年龄相关性黄斑变性（老年性黄斑变性）是老年人视力损伤常见病因，中心视力逐渐和进行性损伤，常波及双眼（见第756页）。尽管应用干扰素 α 治疗获得一些令人鼓舞的效果[1～4]，但对照资料发现治疗1年后，并未显示益处[5]。

1. Fine SL, *et al.* Age-related macular degeneration. *N Engl J Med* 2000 **342:** 483–92.
2. Arnold JJ, Sarks SH. Extracts from "clinical evidence": age related macular degeneration. *BMJ* 2000 **321:** 741–4.
3. Comer GM, *et al.* Current and future treatment options for nonexudative and exudative age-related macular degeneration. *Drugs Aging* 2004 **21:** 967–92.
4. Sun JK, Miller JW. Medical treatment of choroidal neovascularization secondary to age-related macular degeneration. *Int Ophthalmol Clin* 2005 **45:** 115–32.
5. Pharmacological Therapy for Macular Degeneration Study Group. Interferon alfa-2a in ineffective for patients with choroidal neovascularization secondary to age-related macular degeneration: results of a prospective randomized placebo-controlled clinical trial. *Arch Ophthalmol* 1997; **115:** 865–72.

血管瘤疾病　患各种血管瘤疾病的5例儿童，应用干扰素 α-2a 治疗，4例显示令人鼓舞的疗效[1]。18例婴儿和儿童患者接受干扰素 α-2a 治疗1～5个月，11例患儿的血管瘤体积缩小超过50%[2]，并且19例儿童中有11例至少治疗4个月[3]。干扰素 α-2b 至少治疗6个月，使38例患儿中有27例的血管瘤退化[4]。有报道干扰素 α-2b 成功治疗婴儿巨细胞成血管细胞瘤[5]和成人肝血管内皮瘤的骨盆转移[6]。

有关于干扰素作为抗血管生成药物应用[7]的综述。

1. White CW, *et al.* Treatment of childhood angiomatous diseases with recombinant interferon alfa-2a. *J Pediatr* 1991; **118:** 59–66.
2. Deb G, *et al.* Treatment of hemangiomas of infants and babies with interferon alfa-2a: preliminary results. *Int J Pediatr Hematol/Oncol* 1996; **3:** 109–13.
3. Greinwald JH, *et al.* An update on the treatment of hemangiomas in children with interferon alfa-2a. *Arch Otolaryngol Head Neck Surg* 1999; **125:** 21–7.
4. Garmendia G, *et al.* Regression of infancy hemangiomas with recombinant IFN-α 2b. *J Interferon Cytokine Res* 2001; **21:** 31–8.
5. Marler JJ, *et al.* Successful antiangiogenic therapy of giant cell angioblastoma with interferon alfa 2b: report of 2 cases. *Pediatrics* 2002; **109:** e37.
Also available at: http://pediatrics.aappublications.org/cgi/content/full/109/2/e37 (accessed 12/06/08)
6. Kayler LK, *et al.* Epithelioid hemangioendothelioma of the liver disseminated to the peritoneum treated with liver transplantation and interferon alpha-2B. *Transplantation* 2002; **74:** 128–30.
7. Lindner DJ. Interferons as antiangiogenic agents. *Curr Oncol Rep* 2002; **4:** 510–14.

Behcet 综合征　Behcet 综合征（第1433页）是系统性炎症疾病，其特征为反复发作的口腔溃疡、生殖道溃疡、皮肤病变、葡萄膜炎或其他影响血管、胃肠道、呼吸道和中枢神经系统的表现。基本为对症治疗和经验治疗。一篇文献综述[1]报道338例患者接受干扰素 α 治疗（264例患者接受干扰素 α-2a，74例接受干扰素 α-2b），86%患者皮肤黏膜症状改善；90例患者有关节表现，其中95%患者显示部分或完全对干扰素 α 治疗有反应。182例患者有眼表现，其中94%患者显示部分或完全对治疗有反应[1]。最大的反应发生于开始治疗后2～4个月[2]。高剂量疗法比低剂量疗法更有效[1,2]，但最佳疗程仍需进一步确定。最好结果见于伴严重或顽固眼疾病患者[2]。另一篇综述[3]涉及 Behcet 综合征的治疗，报道当炎症发作时应用干扰素 α 治疗可改进口腔溃疡的病程和疼痛；对眼表现的患者也有效。随机对照研究显示干扰素 α 可预防复发并且对抑制更严重的系统表现和黏膜皮肤疾病有效。干扰素 α 的开放研究指出，如患者有对常规免疫抑制疗法无反应的疾病，应用干扰素 α 治疗可能有益。

1. Kötter I, *et al.* The use of interferon alpha in Behçet disease: review of the literature. *Semin Arthritis Rheum* 2004; **33:** 320–35.
2. Yang DS, *et al.* Interferon-alpha in the management of patients with Behçet's disease. *Br J Hosp Med* 2008; **69:** 575–9.
3. Gul A. Standard and novel therapeutic approaches to Behçet's disease. *Drugs* 2007; **67:** 2013–22.

血液疾病　干扰素 α 可用于治疗骨髓增殖紊乱，如原发性（特性）血小板增多症[1～4]（第623页）、真性红细胞增多症[1～5]（第622页）和特发性骨髓外生化[2]。有报道干扰素 α 对治疗伴随 HIV 感染的血小板减少症有益[6]，虽然有报道干扰素可诱导免疫性血小板减少症，并且有1例伴先天性血小板减少紫癜患者发生出血的报道（见上文**对血液的影响**）。

除病例报道提出干扰素 α 对皮质激素或羟基脲治疗无反应的特发性嗜酸细胞增多综合征[7～9]患者产生一定疗效，研究也显示干扰素 α 单独应用[10]或与皮质激素或羟基脲联用[11,12]对患者有益。

也可详见下文**恶性肿瘤**。

矛盾的是，干扰素 α 用于伴丙型肝炎的血小板减少症患者获得一些成功[13～15]。

1. Elliott MA, Tefferi A. Interferon-alpha therapy in polycythemia vera and essential thrombocythemia. *Semin Thromb Hemost* 1997; **23:** 463–72.
2. Radin AI, *et al.* Eastern Cooperative Oncology Group. Phase II study of alpha2 interferon in the treatment of the chronic myeloproliferative disorders (E5487): a trial of the Eastern Cooperative Oncology Group. *Cancer* 2003; **98:** 100–109.
3. Jabbour E, *et al.* PEG-IFN-alpha-2b therapy in BCR-ABL-negative myeloproliferative disorders: final result of a phase 2 study. *Cancer* 2007; **110:** 2012–18.
4. Quintás-Cardama A, *et al.* Pegylated interferon alfa-2a yields high rates of hematologic and molecular response in patients with advanced essential thrombocythemia and polycythemia vera. *J Clin Oncol* 2009; **27:** 5418–24.
5. Lengfelder E, *et al.*. Interferon alpha in the treatment of polycythemia vera. *Ann Hematol* 2000; **79:** 103–9.
6. Marroni M, *et al.* Interferon-α is effective in the treatment of HIV-1-related, severe, zidovudine-resistant thrombocytopenia. *Ann Intern Med* 1994; **121:** 423–9.
7. Zielinski RM, Lawrence WD. Interferon-α for the hypereosinophilic syndrome. *Ann Intern Med* 1990; **113:** 716–18.
8. Busch FW, *et al.* Alpha-interferon for the hypereosinophilic syndrome. *Ann Intern Med* 1991; **114:** 338–9.
9. Yoon T-Y, *et al.* Complete remission of hypereosinophilic syndrome after interferon-α therapy: report of a case and literature review. *J Dermatol* 2000; **27:** 110–15.
10. Butterfield JH, Gleich GJ. Interferon-α treatment of six patients with the idiopathic hypereosinophilic syndrome. *Ann Intern Med* 1994; **121:** 648–53.
11. Coutant G, *et al.* Traitement des syndromes hypereosinophiliques à expression myeloproliferative par l'association hydroxyurée-interféron alpha. *Ann Med Interne (Paris)* 1993; **144:** 243–50.
12. Baratta L, *et al.* Favorable response to high-dose interferon-alpha in idiopathic hypereosinophilic syndrome with restrictive cardiomyopathy: case report and literature review. *Angiology* 2002; **53:** 465–70.
13. Uygun A, *et al.* Interferon treatment for thrombocytopenia associated with chronic HCV infection. *Int J Clin Pract* 2000; **54:** 683–4.
14. Rajan S, Liebman HA. Treatment of hepatitis C related thrombocytopenia with interferon alpha. *Am J Hematol* 2001; **68:** 202–9.
15. Benci A, *et al.* Thrombocytopenia in patients with HCV-positive chronic hepatitis: efficacy of leucocyte interferon-α treatment. *Int J Clin Pract* 2003; **57:** 17–19.

Churg-Strauss 综合征　干扰素 α 治疗可能对 Churg-Strauss 综合征有益的报道，见第1434页。

肝炎　干扰素 α（包括聚乙二醇化干扰素 α）是治疗病毒性乙型肝炎和丙型肝炎及与 HIV 共感染的慢性病毒性乙型肝炎和丙型肝炎（见第821页）的主要药物之一。

干扰素 α 是被批准为治疗**慢性乙型肝炎**的第一个药物。一项荟萃分析[1]发现 HbeAg 阳性慢性乙型肝炎患者经3～6个月干扰素 α 治疗后，与未治疗的对照组相比，患者转为 HbeAg 阴性的百分率显著增高。干扰素 α 对近期感染的乙型肝炎、治疗前 ALT 值高和低乙型肝炎病毒 DNA 水平患者的疗效最佳。研究结果显示皮下注射聚乙二醇化干扰素 α 疗效与皮下注射干扰素 α 的疗效相似或略佳[2]。不同的研究结果[3]均证实，应用聚乙二醇化干扰素 α，每周一次、48周的疗程，对 HbeAg 阳性[4]和 HbeAg 阴性慢性乙型肝炎患者[5]的疗效，均比拉米夫定的疗效好。但拉米夫定与聚乙二醇化干扰素 α 联用，疗效并未明显增加[5,6]。干扰素 α 对某些**慢性乙型肝炎和丁型肝炎**共感染患者有益[7]。但这些共感染患者对干扰素治疗的应答不如单独感染乙型肝炎的患者。一项研究[7]应用高剂量干扰素 α-2a（9×10^6U），肌内注射，每周3次，48周，使患者 ALT 正常，并且抑制50%患者的丁型肝炎病毒复制。停药后，常见复发，虽然生化反应可维持4年。长期随访这组患者2～14年，发现高剂量 α 可改善远期疗效和患者存活率[8]。

干扰素 α-2b 是治疗**慢性丙型肝炎**的第一个药物，随后是干扰素 α-2a，皮下注射，每周3次。一项涉及丙型肝炎干扰素治疗的荟萃分析[9]提出，干扰素 α 3×10^6U，每周3次，至少治疗12个月，该疗程对慢性丙型肝炎患者显示最佳的风险-利益比率。应用聚乙二醇化干扰素 α，每周1次的研究[10,11]结果指出，对慢性丙型肝炎患者，包括那些伴有肝硬化或广泛纤维化的患者，该疗程比干扰素 α 每周3次疗程更有效[12]。

干扰素 α 与口服利巴韦林联用治疗慢性丙型肝炎疗效的持续反应比任一药物单独应用好[13]，荟萃分析也推断联合治疗对那些对干扰素单独治疗或任何以前其他疗法无反应[14]和较轻疾病患者更有效[15]。有很好的证据[16～18]指出聚乙二醇化干扰素 α 与利巴韦林联合治疗比干扰素 α 与利巴韦林联合治疗更有效。British Society for Gastroenterology[19]和 American Association for the Study of Liver Diseases（AASLD）[20]建议皮下注射聚乙二醇化干扰素 α 与每日口服利巴韦林联合应用是治疗慢性丙型肝炎的第一选择。但也存在某些疑问，这种疗法是否对所有病毒基因型感染均如此有效，提出聚乙二醇化干扰素 α 主要对感染对治疗反应差的基因1型病毒的患者有益，而不是感染基因2型或3[21]型病毒的患者［一项研究指出[16]，感染基因1型病毒患者的持续病毒反应率（SVR）为42%左右，而感染病毒基因2型和3型患者的 SVR 约为80%］。一项感染基因1型病毒患者的研究，治疗48周，持续病毒反应率和耐受性在聚乙二醇化干扰素 α-2a 和干扰素 α-2b（二药均与利巴韦林联用）之间无明显区别[22]。

由不同专家组撰写的 **HIV 和乙型肝炎**共同感染患者的处理指南已发表[23～25]。对不需要治疗 HIV、非肝硬化 HBeAg-阳性患者，可考虑应用聚乙二醇化干扰素 α 治疗12个月[23]。治疗 **HIV 与丙型肝炎**共感染患者伴随较高的不耐受率和较低的反应率。虽然对 HIV 与丙型肝炎共感染患者的丙型肝炎联合治疗效果不如单独丙型肝炎感染患者，研究[26～28]显示应用聚乙二醇化干扰素 α 与利巴韦林联合治疗对共感染患者获得 SVR。两项研究[26～28]报道应用聚乙二醇化干扰素 α 与利巴韦林联合治疗的 SVR 率为27%，而应用干扰素 α 与利巴韦林联合治疗的 SVR 率为12%～20%。APRICOT 研究组[27]报道应用聚乙二醇化干扰素 α 与利巴韦林联合治疗的 SVR 率为40%，应用聚乙二醇化干扰素 α 单独治疗的 SVR 率为20%，应用干扰素 α 与利巴韦林联合治疗的 SVR 率为12%。比较丙型肝炎病毒基因1型共感染患者的 SVR 率（29%）与丙型肝炎病毒基因2型和3型共感染患者的 SVR 率（62%），发现聚乙二醇化干扰素 α 与利巴韦林联合治疗对丙型肝炎病毒基因1型共感染患者的 SVR 率更低，需要进一步研究对丙型肝炎病毒基因 1 型感染的治疗策略[27,28]。由不同专家组发表了对 HIV 和丙型肝炎共感染患者的治疗和处理指南[20,23,25,29]。一般，他们一致推荐应用聚乙二醇化干扰素 α 与利巴韦林联合治疗 48 周。对慢性乙型和丙型肝炎与 HIV 共感染患者治疗的详细讨论，见第821页。

虽然**急性肝炎**一般不需要抗病毒药治疗，应用干扰素 α 治疗急性丙型肝炎显示病毒血症更快地消退[30]和发展慢性肝炎的危险可能降低[31]。应用聚乙二醇化干扰素 α-2b 治疗急性丙型肝炎的小样本研究[32]显示相似的疗效。AASLD[20]建议对急性丙型肝炎，如果感染在确诊后持续 2～4 个月，可考虑应用干扰素或聚乙二醇化干扰素 α，至少治疗 6 个月。British Association of Sexual Health and HIV[33]的 Clinical Effectiveness Group 和 Scottish Intercollegiate Guidelines Network[29]出版了同样的观点。

1. Wong DKH, *et al.* Effect of alpha-interferon treatment in patients with hepatitis B e antigen-positive chronic hepatitis B: a meta-analysis. *Ann Intern Med* 1993; **119:** 312–23.
2. Lok ASF, McMahon BJ. American Association for the Study of Liver Diseases. Chronic hepatitis B: update 2009. *Hepatology* 2009; **50:** 661–2.
Full version: http://www.aasld.org/practiceguidelines/Documents/Bookmarked%20Practice%20Guidelines/Chronic_Hep_B_Update_2009%208_24_2009.pdf (accessed 17/08/10)
3. Marcellin P, *et al.* Treatment of chronic hepatitis B. *J Viral Hepatitis* 2005; **12:** 333–45.
4. Lau GKK, *et al.* Peginterferon alfa-2a, lamivudine, and the combination for HBeAg-positive chronic hepatitis B. *N Engl J Med* 2005; **352:** 2682–95.
5. Marcellin P, *et al.* Peginterferon alfa-2a alone, lamivudine alone, and the two in combination in patients with HBeAg-negative chronic hepatitis B. *N Engl J Med* 2004; **351:** 1206–17.
6. Janssen HLA, *et al.* Pegylated interferon alfa-2b alone or in combination with lamivudine for HBeAg-positive chronic hepatitis B: a randomised trial. *Lancet* 2005; **365:** 123–9.
7. Farci P, *et al.* Treatment of chronic hepatitis D with interferon alfa-2a. *N Engl J Med* 1994; **330:** 88–94.
8. Farci P, *et al.* Long-term benefit of interferon α therapy of chronic hepatitis D: regression of advanced hepatic fibrosis. *Gastroenterology* 2004; **126:** 1740–9.
9. Poynard T, *et al.* Meta-analysis of interferon randomized trials in the treatment of viral hepatitis C: effects of dose and duration. *Hepatology* 1996; **24:** 778–89.
10. Zeuzem S, *et al.* Peginterferon alfa-2a in patients with chronic hepatitis C. *N Engl J Med* 2000; **343:** 1666–72.
11. Perry CM, Jarvis B. Peginterferon-α-2a (40 kD): a review of its use in the management of chronic hepatitis C. *Drugs* 2001; **61:** 2263–88.
12. Heathcote EJ, *et al.* Peginterferon alfa-2a in patients with chronic hepatitis C and cirrhosis. *N Engl J Med* 2000; **343:** 1673–80.
13. Brok J, *et al.* Ribavirin plus interferon versus interferon for chronic hepatitis C. Available in The Cochrane Database of Systematic Reviews; Issue 1. Chichester: John Wiley; 2010 (accessed 21/01/10).
14. Cummings KJ, *et al.* Interferon and ribavirin vs interferon alone in the re-treatment of chronic hepatitis C previously nonresponsive to interferon: a meta-analysis of randomized trials. *JAMA* 2001; **285:** 193–9.
15. Hartwell D, Shepherd J. Pegylated and non-pegylated interferon-alfa and ribavirin for the treatment of mild chronic hepatitis C: a systematic review and meta-analysis. *Int J Technol Assess Health Care* 2009; **25:** 56–62.
16. Manns MP, *et al.* Peginterferon alfa-2b plus ribavirin compared with interferon alfa-2b plus ribavirin for initial treatment of chronic hepatitis C: a randomised trial. *Lancet* 2001; **358:** 958–65.
17. Fried MW, *et al.* Peginterferon alfa-2a plus ribavirin for chronic hepatitis C virus infection. *N Engl J Med* 2002; **347:** 975–82.
18. Simin M, *et al.* Cochrane systematic review: pegylated interferon plus ribavirin vs. interferon plus ribavirin for chronic hepatitis C. *Aliment Pharmacol Ther* 2007; **25:** 1153–62.
19. Cramp M, Rosenberg W. British Society for Gastroenterology: guidance on the treatment of hepatitis C incorporating the use of pegylated interferons. 2003. Available at: http://www.bsg.org.uk/pdf_word_docs/pegylated_2003.doc (accessed 13/06/08)
20. Ghany MG, *et al.*, American Association for the Study of Liver Diseases. Diagnosis, management, and treatment of hepatitis C: an update. *Hepatology* 2009; **49:** 1335–74. Also available at: http://www.aasld.org/practiceguidelines/Documents/Bookmarked%20Practice%20Guidelines/Diagnosis_of_HEP_C_Update.Aug_09pdf.pdf (accessed 17/08/10)
21. Jamall IS, *et al.* Is pegylated interferon superior to interferon, with ribavarin, in chronic hepatitis C genotypes 2/3? *World J Gastroenterol* 2008; **14:** 6627–31.
22. McHutchison JG, *et al.* Peginterferon alfa-2b or alfa-2a with ribavirin for treatment of hepatitis C infection. *N Engl J Med* 2009; **361:** 580–93. Correction. *ibid.*; 1027.
23. Brook G, *et al.* British HIV Association guidelines for the management of coinfection with HIV-1 and hepatitis B or C virus 2010. *HIV Med* 2010; **11:** 1–30. Also available at: http://www.bhiva.org/documents/Guidelines/HepBC/2010/hiv_781.pdf (accessed 17/08/10)
24. Soriano V, *et al.* Care of patients with chronic hepatitis B and HIV co-infection: recommendations from an HIV-HBV International Panel. *AIDS* 2005; **19:** 221–40. Correction. *ibid.*; 640.
25. Alberti A, *et al.* Short statement of the first European Consensus Conference on the treatment of chronic hepatitis B and C in HIV co-infected patients. *J Hepatol* 2005; **42:** 615–24. Correction. *ibid.*; **43:** 1098.
26. Carrat F, *et al.* Pegylated interferon alfa-2b vs standard interferon alfa-2b, plus ribavirin, for chronic hepatitis C in HIV-infected patients: a randomized controlled trial. *JAMA* 2004; **292:** 2839–48.
27. Torriani FJ, *et al.* Peginterferon alfa-2a plus ribavirin for chronic hepatitis C virus infection in HIV-infected patients. *N Engl J Med* 2004; **351:** 438–50.
28. Chung RT, *et al.* Peginterferon alfa-2a plus ribavirin versus interferon alfa-2a plus ribavirin for chronic hepatitis C in HIV-coinfected persons. *N Engl J Med* 2004; **351:** 451–9.
29. Scottish Intercollegiate Guidelines Network. Management of hepatitis C: a national clinical guideline (issued December 2006). Available at: http://www.sign.ac.uk/pdf/sign92.pdf (accessed 13/06/08)
30. Myers RP, *et al.* Interferon for acute hepatitis C. Available in The Cochrane Database of Systematic Reviews; Issue 4. Chichester: John Wiley; 2001 (accessed 13/06/08).
31. Jaeckel E, *et al.* Treatment of acute hepatitis C with interferon alfa-2b. *N Engl J Med* 2001; **345:** 1452–7.
32. Santantonio T, *et al.* Efficacy of a 24-week course of PEG-interferon α-2b monotherapy in patients with acute hepatitis C after failure of spontaneous clearance. *J Hepatol* 2005; **42:** 329–33.
33. Clinical Effectiveness Group (British Association of Sexual Health and HIV). United Kingdom national guideline on the management of the viral hepatitides A, B & C 2008. Available at: http://www.bashh.org/documents/1927 (accessed 02/11/09)

单纯疱疹感染 单纯疱疹感染通常用阿昔洛韦治疗（见第824页），但有报道局部应用干扰素 α 治疗生殖道疱疹有益，虽然结果是混合的[1]。也有报道干扰素 α 治疗疱疹性角膜炎有效。一项治疗单纯疱疹上皮角膜炎的系统性综述[2]发现干扰素单独治疗对树枝状上皮角膜炎疗效有限，并不比其他抗病毒药疗效强，并认为抗病毒核苷与干扰素联用可能会促进愈合。

1. Leung DT, Sacks SL. Current recommendations for the treatment of genital herpes. *Drugs* 2000; **60:** 1329–52.
2. Wilhelmus K. Therapeutic interventions for herpes simplex virus epithelial keratitis. Available in The Cochrane Database of Systematic Reviews; Issue 1. Chichester: John Wiley; 2008 (accessed 13/06/08).

HIV 感染和 AIDS 干扰素在治疗 AIDS 患者的卡波西肉瘤和分枝杆菌感染方面取得一些成功（详见下文以及**干扰素 γ** 项下，第860页）。

炎性肠病 干扰素 α 是试用于治疗炎性肠病的多种药物之一（见第1620页）。一项研究[1]发现 28 例伴溃疡性大肠炎患者经干扰素 α-2a 治疗 6～12 个月后，有 26 例获得临床缓解。5 例克罗恩病[2]患者接受干扰素 α 治疗，有 2 例获得部分缓解，但另一项 12 例患者[3]的研究中，未见干扰素 α 的疗效。虽然干扰素 β 对皮质激素治疗无反应的溃疡性大肠炎显示有益的治疗反应[4,5]，一项对照研究，应用干扰素 β-1a 治疗伴中等活性疾病患者，未发现任何明显的疗效[6]。

1. Sümer N, Palabiyikoğlu M. Induction of remission by interferon-α in patients with chronic active ulcerative colitis. *Eur J Gastroenterol Hepatol* 1995; **7:** 597–602.
2. Davidsen B, *et al.* Tolerability of interferon alpha-2b, a possible new treatment of active Crohn's disease. *Aliment Pharmacol Ther* 1995; **9:** 75–9.
3. Gasché C, *et al.* Prospective evaluation of interferon-α in treatment of chronic active Crohn's disease. *Dig Dis Sci* 1995; **40:** 800–4.
4. Musch E, *et al.* Induction and maintenance of clinical remission by interferon-β in patients with steroid-refractory active ulcerative colitis—an open long-term pilot trial. *Aliment Pharmacol Ther* 2002; **16:** 1233–9.
5. Musch E, *et al.* Successful treatment of steroid refractory active ulcerative colitis with natural interferon-β—an open long-term trial. *Z Gastroenterol* 2007; **45:** 1235–40.
6. Pena-Rossi C, *et al.* Clinical trial: a multicentre, randomized, double-blind, placebo-controlled, dose-finding, phase II study of subcutaneous interferon-β-la in moderately active ulcerative colitis. *Aliment Pharmacol Ther* 2008; **28:** 758–67.

卡波西肉瘤 对治疗卡波西肉瘤各种方法（包括作为一线治疗的 HAART 在 AIDS 相关卡波西肉瘤中的作用）的讨论，见（第942页）。干扰素 α 被应用于治疗 HIV 相关卡波西肉瘤和经典的、非流行形式的患者。AIDS 相关卡波西肉瘤患者，单独应用干扰素 α 或与齐多夫定联用，对伴相当高 CD4＋T 淋巴细胞计数（大于 150 个/μl）[1]的 HIV 阳性患者显示有益，虽然其他药物取代了干扰素 α 对卡波西肉瘤的治疗[2]。全身和局部治疗（如干扰素 α）以及化疗可与 HAART 联合应用[3]。

1. Jonasch E, Haluska FG. Interferon in oncological practice: review of interferon biology, clinical applications, and toxicities. *Oncologist* 2001; **6:** 34–55.
2. Krown SE. AIDS-associated Kaposi's sarcoma: is there still a role for interferon alfa? *Cytokine Growth Factor Rev* 2007; **18:** 395–402.
3. Aldenhoven M, *et al.* Therapeutic strategies for epidemic Kaposi's sarcoma. *Int J STD AIDS* 2006; 571–8.

恶性肿瘤 干扰素治疗各种肿瘤的效果有很多报道；大多数涉及干扰素 α。

对少数几个恶性肿瘤已建立干扰素常规治疗，尤其是毛细胞白血病（第622页）、卡波西肉瘤（见上文）及慢性髓性白血病（第622页）。对多发性骨髓瘤，干扰素 α 可改进缓解的持续时间[1～4]，而不是存活率[2,5]。包括干扰素的联合治疗也用于无痛性、低度非霍奇金淋巴瘤（第624页），并且单独应用干扰素 α 维持缓解。肾细胞癌（第634页）对干扰素 α 与白介素-2 联合应用治疗反应好，但毒性高；干扰素 α 单独应用产生的益处很有限[6]。干扰素 α 与贝伐单抗联合应用对存活率的改善很有限[7,8]。干扰素 α 也用于治疗其他肿瘤，包括黑色素瘤（第639页），神经内分泌瘤[9]（第641页），脊髓发育不良，皮肤 T 细胞淋巴瘤（包括蕈样肉芽肿病，第625页）和脑（脊）膜瘤[10,11]。干扰素作为辅助治疗，用于表面膀胱肿瘤手术后局部治疗（第627页）和基底细胞癌病损内部或病损周围注射[12～14]，也用于治疗瘢痕瘤[15,16]。它们也可作为辅助治疗用于病毒性肝炎患者的肝细胞肝癌[17]。干扰素 α 与氟尿嘧啶联用，治疗不能手术的结肠直肠癌，结果显示其疗效并不比单独应用氟尿嘧啶更佳[18]。干扰素 α 与齐多夫定联合应用，治疗成人 T 细胞白血病淋巴瘤获得令人鼓舞的结果[19]。聚乙二醇化干扰素 α 对治疗慢性髓细胞白血病和实体瘤（包括转移性黑色素瘤和肾细胞癌）有效[20]。

1. Mandelli F, *et al.* Maintenance treatment with recombinant interferon alfa-2b in patients with multiple myeloma responding to conventional induction chemotherapy. *N Engl J Med* 1990; **322:** 1430–4.
2. Nordic Myeloma Study Group. Interferon-α2b added to melphalan-prednisone for initial and maintenance therapy in multiple myeloma: a randomized, controlled trial. *Ann Intern Med* 1996; **124:** 212–22.
3. Fritz E, Ludwig H. Interferon-α treatment in multiple myeloma: meta-analysis of 30 randomised trials among 3948 patients. *Ann Oncol* 2000; **11:** 1427–36.
4. Myeloma Trialists' Collaborative Group. Interferon as therapy for multiple myeloma: an individual patient data overview of 24 randomized trials and 4012 patients. *Br J Haematol* 2001; **113:** 1020–34.
5. Österborg A, *et al.* Natural interferon-α in combination with melphalan/prednisone versus melphalan/prednisone in the treatment of multiple myeloma stages II and III: a randomized study from the myeloma group of central Sweden. *Blood* 1993; **81:** 1428–34.
6. Medical Research Council Renal Cancer Collaborators. Interferon-α and survival in metastatic renal carcinoma: early results of a randomised controlled study. *Lancet* 1999; **353:** 14–17.
7. Rini BI, *et al.* Phase III trial of bevacizumab plus interferon alfa versus interferon alfa monotherapy in patients with metastatic renal cell carcinoma: final results of CALGB 90206. *J Clin Oncol* 2010; **28:** 2137–43.
8. Escudier B, *et al.* Phase III trial of bevacizumab plus interferon alfa-2a in patients with metastatic renal cell carcinoma (AVOREN): final analysis of overall survival. *J Clin Oncol* 2010; **28:** 2144–50.
9. Kölby L, *et al.* Randomized clinical trial of the effect of interferon α on survival in patients with disseminated midgut carcinoid tumours. *Br J Surg* 2003; **90:** 687–93.
10. Wöber-Bingöl Ç, *et al.* Interferon-alfa-2b for meningioma. *Lancet* 1995; **345:** 331.
11. Kaba SE, *et al.* The treatment of recurrent unresectable and malignant meningiomas with interferon alpha-2B. *Neurosurgery* 1997; **40:** 271–5.
12. Kowalzick L, *et al.* Intralesional recombinant interferon beta-1a in the treatment of basal cell carcinoma: results of an open-label multicentre study. *Eur J Dermatol* 2002; **12:** 558–61.
13. Bostanci S, *et al.* Treatment of basal cell carcinoma located in the head and neck region with intralesional interferon alpha-2a: evaluation of long-term follow-up results. *Clin Drug Investig* 2005; **25:** 661–7.
14. Tucker SB, *et al.* Long-term follow-up of basal cell carcinomas treated with perilesional interferon alfa 2b as monotherapy. *J Am Acad Dermatol* 2006; **54:** 1033–8.
15. Granstein RD, *et al.* A controlled trial of intralesional recombinant interferon-γ in the treatment of keloidal scarring. *Arch Dermatol* 1990; **126:** 1295–1302.
16. Larrabee WF, *et al.* Intralesional interferon gamma treatment for keloids and hypertrophic scars. *Arch Otolaryngol Head Neck Surg* 1990; **116:** 1159–62.
17. Breitenstein S, *et al.* Systematic review and meta-analysis of interferon after curative treatment of hepatocellular carcinoma in patients with viral hepatitis. *Br J Surg* 2009; **96:** 975–81.
18. Thirion P, *et al.* Alpha-interferon does not increase the efficacy of 5-fluorouracil in advanced colorectal cancer: Meta-analysis Group in Cancer. *Br J Cancer* 2001; **84:** 611–20.
19. Gill PS, *et al.* Treatment of adult T-cell leukemia-lymphoma with a combination of interferon alfa and zidovudine. *N Engl J Med* 1995; **332:** 1744–8.
20. Bukowski RM, *et al.* Treating cancer with PEG Intron: pharmacokinetic profile and dosing guidelines for an improved interferon-alpha-2b formulation. *Cancer* 2002; **95:** 389–96.

分枝杆菌感染 干扰素 α 在分枝杆菌感染中的应用见**干扰素 γ**（第860页）。

进行性多灶性白质脑病 有报道应用干扰素 α 治疗 HIV 相关的进行性多灶性白质脑病（PML）有良好反应[1]。1 例伴无症状人 T 淋巴细胞病毒 I 型携带者发生 PML 和肺囊虫肺炎，应用每日肌内注射干扰素 α 治疗 2 周，某些神经症状改善[2]。但一篇[3] HAART 和干扰素 α 治疗 AIDS 相关 PML 价值的回顾性分析显示，联合应用干扰素 α 在延长存活率上并不比仅用 HAART 强，因此推论干扰素 α 未增加疗效。

1. Huang SS, *et al.* Survival prolongation in HIV-associated progressive multifocal leukoencephalopathy treated with alpha-interferon: an observational study. *J Neurovirol* 1998; **4:** 324–32.
2. Kimura A, *et al.* Progressive multifocal leukoencephalopathy in an HTLV-I carrier. *Clin Neurol Neurosurg* 2006; **108:** 768–71.
3. Geschwind MD, *et al.* The relative contributions of HAART and alpha-interferon for therapy of progressive multifocal leukoencephalopathy in AIDS. *J Neurovirol* 2001; **7:** 353–7.

皮肤疾病 干扰素 α 在伴 IgE 浓度升高的皮肤疾病中的应用见**干扰素 γ**，（第860页）。

疣 不同干扰素通过不同途径试用于治疗肛门生殖道疣（尖锐湿疣）（见第1511页）。

皮损内注射可确保疣内有相当高浓度的干扰素，但系统不良反应的出现说明干扰素可由注射部位吸收。有报道接受皮损内注射干扰素 α-2b 患者，有 36％患者获得完全应答[1]，而安慰剂组为 17％；62.4％患者感染范围全面缩小，而安慰剂组为 1.2％。但随访时间不够长，不能评价复发率。另一项研究[2]应用干扰素 α-2b、干扰素 α-n1 或干扰素 β 治疗难治性疣，发现相似应答，47％皮损内注射干扰素患者获得完全应答，而安慰剂组为 22％。一项研究[3]比较皮损内注射两个不同剂量干扰素 β，每周 3 次，共 3 周，63％皮损内注射 1×10^6U 患者获得完全应答，而皮损内注射 33 000U 患者，有 38％获得完全应答。皮损内注射干扰素 α-n3 对难治疗疣和复发疣均获得良好应答[4]。干扰素治疗组比安慰剂组复发延迟并且复发疣较少。皮损内注射干扰素 α-2b 与鬼臼属药物联合应用比单独应用鬼臼属药物效果更佳[5]，虽然每组各有约 66％患者复发。一项系统综述推论，根据有限的可得到的证明显示皮损内注射干扰素有治疗效果，但并不比较简单的和较安全的治疗方法有显著的优点[6]。

有报道局部应用干扰素 α 比鬼臼毒素更有效[7,8]。干扰素 β 也局部应用于疣手术切除后[9]。

理论上，干扰素系统应用对控制亚临床感染和降低复发有优势。但是，对皮下注射干扰素 α 的反应，一般令人失望[10~12]，虽然皮下或肌内注射干扰素 α-2b 的反应与烧灼疗法可比较，并且降低复发率[13]。有关系统应用干扰素作为常规治疗辅助疗法的信息很少，一项 97 例复发疣患者[14]接受冷冻疗法加皮下注射干扰素 α 或单独应用冷冻疗法，两组在治疗反应或复发率均无区别。一项研究比较冷冻疗法加皮下注射干扰素 α、β、γ，发现反应率无显著区别，虽然应用干扰素 β 或 γ 患者发生新的疣较少[15]。

皮损内加皮下注射干扰素 α 试用于治疗口腔疣；4 例 HIV-阳性患者伴复发性口腔疣，对外科和其他治疗无反应，但对干扰素 α 治疗有反应[16]。

1. Eron LJ, *et al.* Interferon therapy for condylomata acuminata. *N Engl J Med* 1986; **315:** 1059–64.
2. Reichman RC, *et al.* Treatment of condyloma acuminatum with three different interferons administered intralesionally: a double-blind, placebo-controlled trial. *Ann Intern Med* 1988; **108:** 675–9.
3. Monsonego J, *et al.* Randomised double-blind trial of recombinant interferon-beta for condyloma acuminatum. *Genitourin Med* 1996; **72:** 111–14.
4. Friedman-Kien AE, *et al.* Natural interferon alfa for treatment of condylomata acuminata. *JAMA* 1988; **259:** 533–8.
5. Douglas JM, *et al.* A randomized trial of combination therapy with intralesional interferon α_{2b} and podophyllin versus podophyllin alone for the therapy of anogenital warts. *J Infect Dis* 1990; **162:** 52–9.
6. Gibbs S, Harvey I. Topical treatments for cutaneous warts. Available in The Cochrane Database of Systematic Reviews; Issue 3. Chichester: John Wiley; 2006 (accessed 13/06/08).
7. Syed TA, *et al.* Human leukocyte interferon-alpha versus podophyllotoxin in cream for the treatment of genital warts in males: a placebo-controlled, double-blind, comparative study. *Dermatology* 1995; **191:** 129–32.
8. Syed TA, *et al.* Management of genital warts in women with human leukocyte interferon-α vs podophyllotoxin in cream: a placebo-controlled, double-blind, comparative study. *J Mol Med* 1995; **73:** 255–8.
9. Gross G, *et al.* Recombinant interferon beta gel as an adjuvant in the treatment of recurrent genital warts: results of a placebo-controlled double-blind study in 120 patients. *Dermatology* 1998; **196:** 330–4.
10. Reichman RC, *et al.* Treatment of condyloma acuminatum with three different interferon-α preparations administered parenterally: a double-blind, placebo-controlled trial. *J Infect Dis* 1990; **162:** 1270–6.
11. Condylomata International Collaborative Study Group. Recurrent condylomata acuminata treated with recombinant interferon alfa-2a: a multicenter double-blind placebo-controlled clinical trial. *JAMA* 1991; **265:** 2684–7.
12. Condylomata International Collaborative Study Group. Recurrent condylomata acuminata treated with recombinant interferon alpha-2a: a multicenter double-blind placebo-controlled clinical trial. *Acta Derm Venereol (Stockh)* 1993; **73:** 223–6.
13. Panici PB, *et al.* Randomized clinical trial comparing systemic interferon with diathermocoagulation in primary multiple and widespread anogenital condyloma. *Obstet Gynecol* 1989; **74:** 393–7.
14. Eron LJ, *et al.* Recurrence of condylomata acuminata following cryotherapy is not prevented by systemically administered interferon. *Genitourin Med* 1993; **69:** 91–3.
15. Bonnez W, *et al.* A randomized, double-blind, placebo-controlled trial of systemically administered interferon-α, -β, or -γ in combination with cryotherapy for the treatment of condyloma acuminatum. *J Infect Dis* 1995; **171:** 1081–9.
16. Lozada-Nur F, *et al.* Use of intralesional interferon-alpha for the treatment of recalcitrant oral warts in patients with AIDS: a report of 4 cases. *Oral Surg Oral Med Oral Pathol Oral Radiol Endod* 2001; **92:** 617–22.

制剂

专利制剂

Arg.: Avirostat; Bioferon; INF; Infostat; Inter 2-B; Intron A Peg†; Intron A†; Pegasys; Roferon-A†; ***Austral.:*** Intron A; Pegasys; PegIntron; Roferon-A; ***Austria:*** IntronA; Pegasys; PegIntron; Roferon-A; ***Belg.:*** IntronA; Pegasys; PegIntron; Roferon-A; ***Braz.:*** Beferon; Blauferon; Intron A; Kinnoferon 2A; Pegasys; PegIntron; Roferon-A; ***Canad.:*** Infergen; Intron A; Pegasys; Roferon-A†; Unitron PEG; ***Chile:*** Intermax-Alpha†; IntronA; Pegasys; PegIntron; ***Cz.:*** Alfaferone; Infergen†; Interferon Alfanative†; IntronA; Multiferon; Pegasys; PegIntron; Roferon-A; Viraferon†; ViraferonPeg; Wellferon†; ***Denm.:*** IntronA; Pegasys; PegIntron; ***Fin.:*** Finnferon-Alpha†; IntronA; Pegasys; PegIntron; Roferon-A; ***Fr.:*** Infergen†; IntronA; Pegasys; Roferon-A; Viraferon†; ViraferonPeg; ***Ger.:*** Inferax†; IntronA; Pegasys; PegIntron; Roferon-A; ***Gr.:*** Inferax; Infergen; IntronA; Pegasys; PegIntron; Roferon-A; ***Hong Kong:*** Intron A; Pegasys; PegIntron; Roferon-A†; ***Hung.:*** Egiferon; Infergen†; Intron A; Pegasys; PegIntron; Roferon-A; ***India:*** Roferon-A; ***Indon.:*** Interferon Alfanative; IntronA; Kalferon; Pegasys; PegIntron; ***Irl.:*** IntronA; Pegasys; PegIntron; Roferon-A; ViraferonPeg; ***Israel:*** Intron A; Pegasys; PegIntron; Roferon-A; ***Ital.:*** Alfaferone; Alfater†; Biaferone†; Cilferon-A†; Humoferon†; Infergen†; IntronA; Isiferone†; Pegasys; PegIntron; Roferon-A; ***Jpn:*** Canferon†; OIF; Pegasys; Roferon-A†; Sumiferon; ***Malaysia:*** Intron A; Pegasys; PegIntron; Roferon-A; ***Mex.:*** Alferon; FNI 2B; Intron A; Lemeron; Nisoftat; Pegasys; Pegtron; Proquiferon; Roferon-A†; Urifron; ***Neth.:*** Infergen†; IntronA; Pegasys; PegIntron; Roferon-A; Viraferon; ViraferonPeg; ***Norw.:*** IntronA; Pegasys; PegIntron; Roceron; ***NZ:*** Intron A; Pegasys; PegIntron; Roferon-A; ***Philipp.:*** Intron A; Pegasys; PegIntron; Roferon-A; Shanferon; Uniferon; ***Pol.:*** Alfaferone; Intron A; Pegasys; PegIntron; Roferon-A; ***Port.:*** Intron A; Pegasys; PegIntron; Roferon-A; Viraferon†; ViraferonPeg; ***Rus.:*** Interal (Интераль); Intron A (Интрон А); Lifferon (Лайфферон); Locferon (Локферон); Pegasys (Пегасис); PegIntron (Пегинтрон); Reaferon Lipint (Реаферон Липинт); Realdiron (Реальдирон); Roferon-A (Роферон-А); Viferon (Виферон); Wellferon (Вэллферон); ***S.Afr.:*** Intron A; Multiferon†; Pegasys; PegIntron; Roferon-A; ***Singapore:*** Intron A; Pegasys; PegIntron; Roferon-A; ***Spain:*** Intron A; Pegasys; PegIntron; Roferon-A; ***Swed.:*** IntronA; Multiferon; Pegasys; PegIntron; Roferon-A; ***Switz.:*** Intron A; Pegasys; PegIntron; Roferon-A; ***Thai.:*** Bioferon; INF; Intron A; Pegasys; PegIntron; Roferon-A†; ***Turk.:*** Intron A; Pegasys; PegIntron; Roferon-A; ***UK:*** IntronA; Pegasys; PegIntron; Roferon-A; Viraferon; ViraferonPeg; ***Ukr.:*** Genferon (Генферон); Intron A (Интрон-а); Lipoferon (Липоферон); Nazoferon (Назоферон); Pegasys (Пегасис); PegIntron (Пегинтрон); Roferon-A (Роферон-А); Virogel (Вирогель); ***USA:*** Alferon N; Infergen; Intron A; Pegasys; PegIntron; Roferon-A†; ***Venez.:*** Intron; Intron A; Pegasys; PegIntron; Roferon-A.

多组分制剂 Bioferon Hepakit; Pegatron†; ***Austral.:*** Pegasys RBV; Pegatron; Rebetron†; ***Canad.:*** Pegasys RBV; Pegetron; ***Hong Kong:*** Rebetron; ***Mex.:*** Hepatron C†; Pegtron Cotronak Kit†; ***NZ:*** Pegasys RBV; Pegatron; Rebetron; Roferon-A RBV; ***Philipp.:*** Pegasys RBV; ***Rus.:*** Genferon (Генферон); Kipferon (Кипферон); ***USA:*** Rebetron†.

Interferon Beta (*BAN*, *rINN*) 干扰素 β

IFN-β; Interferón-β; Interferon-β; Interféron bêta; Interferón beta; Interferoni beta; Interferonum Beta; SH-Y-579A (interferon beta-1b).

Интерферон Бета

CAS — 74899-71-1 (interferon beta); 145258-61-3 (interferon beta-1a); 145155-23-3 (interferon beta-1b); 90598-63-3 (interferon beta-1b).

ATC — L03AB02 (natural); L03AB07 (1a); L03AB08 (1b).

ATC Vet — QL03AB02 (natural); QL03AB07 (1a); QL03AB08 (1b).

UNII — XRO4566Q4R (interferon beta-1a); TTD90R31WZ (interferon beta-1b).

注：干扰素 β 过去的名称为成纤维细胞干扰素。

干扰素 β-1a 和 干扰素 β-1b 均为 *USAN*。

Pharmacopoeias. *Eur.* (see p.vii) includes Interferon Beta-1a Concentrated Solution.

Ph. Eur. 6. 8 (Interferon Beta-1a Concentrated Solution) 糖基化蛋白质溶液，具有与人二倍体成纤维细胞对病毒感染和各种其他诱导剂反应而产生的干扰素 β 相同的氨基酸序列和二硫键以及相似的糖基化形式。应用 DNA 重组技术以哺乳细胞培养产生。最少含 0.20mg 蛋白质/ml，最低效价为 1.5×10^8U/mg 蛋白质。可能含缓冲盐。清澈或微乳白色光泽，无色或微黄色液体。贮藏于密闭容器中，低于－70°。避光。

命名 干扰素 β 可由成纤维细胞或重组 DNA 技术产生。由人 β 基因亚种产生的具有蛋白质变异的干扰素 β 的命名可用数字表示（如干扰素 β-1）。干扰素 β-1 进一步用字母在 1 位和 17 位表示氨基酸序列，并指出是否有糖基化。

- 干扰素 β-1a 的 1 位为甲硫氨酸，17 位为半胱氨酸，并在 80 位有糖基化。
- 干扰素 β-1b 的 17 位为丝氨酸，无糖基化。

命名可进一步用批准的字首字母系列在括号内指出生产的方法：（rch）表示由基因工程构建的中国仓鼠卵细胞产生；（rbe）表示通过重组 DNA 技术由细菌（*Escherichia coli*）产生。

不良反应

同干扰素（见**干扰素 α**，第851页）。

有报道注射部位发生严重反应，包括组织坏死。应用干扰素 β 可引起月经不规律。有报道，在注射时可发生暂时性神经症状，类似多发性硬化的加重。此外，在治疗任何时刻都可发生暂时的肌张力亢进和（或）严重肌无力。

1. Bayas A, Rieckmann P. Managing the adverse effects of interferon-beta therapy in multiple sclerosis. *Drug Safety* 2000; **22:** 149–59.

自身免疫紊乱 有报道应用干扰素 β 治疗患者发生可逆的亚急性皮肤红斑狼疮[1]和系统性红斑狼疮[2]。1 例患者[3]应用干扰素 β-1b 治疗多发性硬化 4 年后，发生红斑狼疮；停止治疗后神经症状和皮下结节消失。有报道患者接受干扰素 β 治疗，发生重症肌无力；患者对吡啶斯的明治疗有反应[4]。

1. Nousari HC, *et al.* Subacute cutaneous lupus erythematosus associated with interferon beta-1a. *Lancet* 1998; **352:** 1825–6.
2. Crispín JC, Diaz-Jouanen E. Systemic lupus erythematosus induced by therapy with interferon-β in a patient with multiple sclerosis. *Lupus* 2005; **14:** 495–6.
3. Gono T, *et al.* Lupus erythematosus profundus (lupus panniculitis) induced by interferon-β in a multiple sclerosis patient. *J Clin Neurosci* 2007; **14:** 997–1000.
4. Dionisiotis J, *et al.* Development of myasthenia gravis in two patients with multiple sclerosis following interferon β treatment. *J Neurol Neurosurg Psychiatry* 2004; **75:** 1079.

对血液的影响 1 例多发性硬化患者应用干扰素 β-1a 治疗约 1 年，发生再生障碍性贫血[1]，停止干扰素治疗，患者对免疫抑制治疗反应良好。有综述涉及多发性硬化患者应用皮下注射干扰素 β-1a 对血液学的影响[2]。

1. Aslam AK, Singh T. Aplastic anemia associated with interferon beta-1a. *Am J Ther* 2002; **9:** 522–3.
2. Rieckmann P, *et al.* Haematological effects of interferon-beta-1a (Rebif) therapy in multiple sclerosis. *Drug Safety* 2004; **27:** 745–56.

对心血管系统的影响 1 例患者应用干扰素 β 治疗时，发生严重雷诺综合征[1]。一旦停用干扰素 β，症状消失。

1. Linden D. Severe Raynaud's phenomenon associated with interferon-β treatment for multiple sclerosis. *Lancet* 1998; **352:** 878–9.

对眼的影响 干扰素 β 并不引起特殊的视网膜病变，但也有一些报道，见**干扰素 α**（第852页）。

对听力的影响 接受干扰素 β 治疗患者发生感觉神经听力丧失的报道见**干扰素 α**（第852页）。

对肝脏的影响 有综述报道干扰素可引起肝毒性，有时严重，偶见致死病例，尤其是多发性硬化患者应用干扰素 β-1a 治疗时[1]。

1. Francis GS, *et al.* Hepatic reactions during treatment of multiple sclerosis with interferon-β-1a: incidence and clinical significance. *Drug Safety* 2003; **26:** 815–27.

对皮肤的影响 有报道 1 例患者应用干扰素 β-1a 皮下注射治疗多发性硬化 3 年后，发生钙化的皮下结节[1]。患者应用干扰素 β 治疗，在注射部位发生严重坏死性皮损和发生银屑病的报道，见**干扰素 α**（第853页）。也详见上文**自身免疫紊乱**，伴随干扰素 β 的应用发生皮肤红斑狼疮的报道。

1. Macbeth AE, *et al.* Calcified subcutaneous nodules: a long-term complication of interferon beta-1a therapy. *Br J Dermatol* 2007; **157:** 624–5.

注意事项

一般同干扰素（见**干扰素 α**，第854页）。

高剂量干扰素 β 对胚胎有毒性，对灵长类动物为堕胎药，当妊娠时避免应用干扰素 β。

抗体生成 对生成干扰素 β 中和抗体的评论和对其效果的影响，见下文**用途**中的**多发性硬化**。

药物相互作用

同干扰素（见**干扰素 α**，第854页）。

抗病毒作用

同干扰素（见**干扰素 α**，第854页）。

药动学

干扰素不由胃肠道吸收。约 50％皮下注射和 40％肌内注射干扰素 β 的剂量被吸收。某些干扰素 β-1a 制剂皮下和肌内注射剂量的生物利用度和血药浓度-时间曲线下面积相等，但有些制剂肌内注射比皮下注射产生较高的数值。因此皮下注射剂量不能替代肌内注射剂量。皮下注射干扰素 β-1a 达血清峰浓度时间为 3h，肌内注射为 3～15h，皮下注射干扰素 β-1b 的血清浓度达峰时间为 1～8h。肌内注射干扰素 β-1a 的消除半衰期约 10h。干扰素 β-1a 主要由肝代谢和由肾排泄。

用途和用法

干扰素 β 是细胞因子，有抗病毒和免疫调节活性。

有两种形式干扰素β：干扰素β-1a和干扰素β-1b（见上文命名）。干扰素β主要用于治疗复发-缓解多发性硬化（见下文），虽然其作用机制不清楚；对聚乙二醇化干扰素β-1a也进行了研究。在英国，干扰素β-1b也注册应用于继发性进行性多发性硬化的治疗。

干扰素β-1a治疗复发-缓解多发性硬化的剂量依赖于制剂：

- *Avones*（*Biogen*）的剂量为6×10^6U（30μg），每周3次，肌内注射。
- *Rebif*（*Serono*）应用历时4周逐步递增剂量的方法给药，直到12×10^6U（44μg），每周3次，皮下注射，或对不能耐受高剂量患者，剂量可递增到6×10^6U（22μg），每周3次，皮下注射。

干扰素β-1b治疗复发-缓解多发性硬化和继发性进行性多发性硬化，应用历时3～6周逐步递增剂量，直到8×10^6U（250μg），隔日1次，皮下注射。

在英国，当情况足够严重值得静脉应用皮质激素时，干扰素β-1a（*Avonex*）和干扰素β-1b也可用于治疗伴活性炎症过程的单纯脱髓鞘症。

1. Goodkin DE. Interferon beta-1b. *Lancet* 1994; **344:** 1057–60.
2. Etheridge LJ, *et al.* The use of interferon beta in relapsing-remitting multiple sclerosis. *Arch Dis Child* 2004; **89:** 789–91.
3. Markowitz CE. Interferon-beta: mechanism of action and dosing issues. *Neurology* 2007; **68** (suppl 4): S8–S11.
4. Bertolotto A, Gilli F. Interferon-beta responders and non-responders: a biological approach. *Neurol Sci* 2008; **29** (suppl 2): S216–S217.
5. Demina TL, *et al.* Efficacy and safety of prolonged immunomodulatory treatment with interferon beta. *Neurosci Behav Physiol* 2009; **39:** 497–9.
6. Smith D. Interferon-beta therapy for multiple sclerosis—is the injection site the relevant action site? *J Neuroimmunol* 2009; **215:** 117–21.

吉兰-巴雷综合征 有报道1例伴随空肠弯曲杆菌感染的吉兰-巴雷综合征患者，应用干扰素β-1a治疗，其运动功能迅速改善[1]。但干扰素治疗和即刻在干扰素治疗之前的血浆交换疗程之间的相关贡献未能评价[2]。有报道1例吉兰-巴雷综合征患者应用干扰素β-1a和静脉注射免疫球蛋白成功治疗[3]。一项小规模随机、安慰剂-对照先导研究[4]显示，皮下注射干扰素β-1a或安慰剂治疗吉兰-巴雷综合征，改善率无明显区别。

1. Créange A, *et al.* Treatment of Guillain-Barré syndrome with interferon-β. *Lancet* 1998; **352:** 368.
2. Sawaya RA. Interferon beta for Guillain-Barré syndrome. *Lancet* 1998; **352:** 1550–1.
3. Schaller B, *et al.* Successful treatment of Guillain-Barré syndrome with combined administration of interferon-β-1a and intravenous immunoglobulin. *Eur Neurol* 2001; **46:** 167–8.
4. Pritchard J, *et al.* A randomized controlled trial of recombinant interferon-beta 1a in Guillain-Barré syndrome. *Neurology* 2003; **61:** 1282–4.

多发性硬化 多发性硬化（multiple sclerosis，MS）[1～4]是一种影响中枢神经系统的慢性炎症和脱髓鞘疾病。它是年轻人（尤其是20～40岁）最常见的致残性神经疾病，其中女性患者比男性多近2倍。虽然MS的病因和病理不明，但认为其可能与免疫有关并发生于基因敏感个体。MS的特征为多个区域的炎症和脱髓鞘；激活的T细胞进入中枢神经系统并产生免疫级联反应，导致局部髓磷脂、少突胶质细胞和轴突的丢失。导致的损坏（斑块）随着时间累积，伴有沿神经纤维（轴突）损伤或电子传递减少。

MS患者通常表现为个体混合**症状**，症状可在几年甚至几十年内不断进展。症状的类型和数目根据病变侵犯范围而不同，但典型症状包括肠和膀胱功能障碍、认知能力改变、眩晕、抑郁、虚弱、行走和平衡困难、感觉异常、疼痛、性功能失调、痉挛状态、言语和吞咽问题、震颤、视力损伤（明显是由于视神经炎）。大多数患者经初次发病后，症状有某种程度改善，但病程和严重度不可预料。

MS患者通常具有MS疾病四种临床**过程**之一，可能为轻度、中度和重度。85%患者表现为*复发-缓解病程*（*relapsing-remitting course*，*RR-MS*），周期性恶化（flare-ups），随后临床症状改善和相当长时期缓解。10～15年后，50%患者发生进行性神经损伤，被分类为*继发性进行性疾病*（*secondary progressive disease*，*SP-MS*）。但约15% RR-MS患者15年后具有伴轻度或无残疾的轻型疾病（*benign-MS*）。10%～15%患者无复发，病情缓慢持续性恶化，被分类为*原发性进行性疾病*（*primary progressive disease*，*PP-MS*）。约5%患者疾病被分类为进行性复发；这类MS患者开始就有不断恶化的疾病，但也有急性恶化。

治疗的选择

免疫活性药物（改变疾病的药物）被试用于治疗MS，治疗目的为促进急性发作的痊愈、预防或减少进一步发作（复发）以及终止基础病理的进展[5]。不同疗法被用于急性发作患者、RR-MS患者、进行性亚型患者和症状处理患者。对联合疗法也进行了研究，尤其是在那些单一免疫调节药物治疗失败的患者中。

*皮质激素*的免疫调节和抗炎作用被用于治疗急性发作（复发）。皮质激素治疗可降低复发病程和促进痊愈，但其是否改变疾病长期过程不得而知[6]。作为药物选择，通常静脉给予高剂量甲基泼尼松龙（常用剂量为1g），3～5天，有时，随后给予很小剂量泼尼松龙口服。每日剂量曾用到2g[7]。对伴有急性视神经炎患者（常常是MS第一次发作），应用甲基泼尼松龙可以延缓MS其他症状的发作[8]，虽然效果不能持续超过两年[9]。口服甲基泼尼松龙的剂量包括500mg，每日1次，5天，随后给予很小剂量，大于10天[10]；或48mg，每日1次，7天，随后给予很小剂量，大于14天；均显示有益反应[11]。一项小型临床研究显示大剂量口服泼尼松龙的生物利用度与高剂量静脉给予甲基泼尼松龙可能相似[12]。对PP-MS患者，应用不长于3个月的甲基泼尼松龙短期治疗有益[13]，虽然对SP-MS患者，一项初步研究提出间歇高剂量甲基泼尼松龙的治疗可延缓进展[14]。

*干扰素β*已在被选患者中用于治疗RR-MS，也可用于治疗SP-MS[15～17]。对活性RR-MS患者，不同剂量*干扰素*β-1b皮下注射显示疗效。应用*干扰素*β-1a皮下或肌内注射治疗RR-MS患者也获得相似的结果[18～20]，虽然对比研究提出[21,22]皮下注射干扰素β-1a（44μg，每周3次）比肌内注射干扰素β-1a（每周30μg）更有效。一项前瞻性、随机、多中心研究[23]对干扰素β-1a和干扰素β-1b不同给药频率进行了比较，发现对RR-MS高剂量干扰素β-1b隔日1次比干扰素β-1a每周1次更有效。对发生第一次脱髓鞘病情（临床单独症状）或有其他早期疾病表现患者的研究[24～26]显示，干扰素β治疗可降低临床MS进展率，此观点已被近期系统性综述证实[27]。对一项研究[26]的3年随访分析[28]发现，早期干扰素β-1b治疗可预防已确认残疾的发展。

在46%患者发现干扰素的中和抗体，人们不得不考虑其影响[29～31]。中和抗体的产生与疗效降低有关，并可能使疾病再度活跃。应用较高剂量干扰素和应用干扰素β-1b的患者中和抗体产生较多[32]。已有应用抗体滴度来指导治疗的建议[33]。

应用干扰素β治疗SP-MS患者也获得某些令人鼓舞的结果[34]。但是，干扰素β-1a或干扰素β-1b治疗SP-MS[35,36]或PP-MS[37]，未发现对残疾进展有影响。

RR-MS患者的*格拉默*（glatiramer）研究结果[38,39]显示，格拉默的治疗可降低复发的数目和对神经残疾有改善。对这些患者进行了约3年的随访，结果显示对疾病复发率有好的影响。MRI资料支持该临床疗效[40,41]。当进行比较时，干扰素β-1b和醋酸格拉默对RR-MS患者有相似的临床疗效，对疾病活性（见每月脑MRI检测结果）的抑制相似。这些由不同疗法产生的益处，有望应用这两种药物联合治疗。对那些显示临床单一症状和MRI发现的脑病变患者，早期应用格拉默治疗也有效，可延缓转化为临床多发性硬化[42]。

*那他珠单抗*是人源化单抗，发现其可降低RR-MS恶化的频率。一项2年的随机、安慰剂-对照研究[43]评价静脉应用那他珠单抗的安全性和疗效，报道68%患者无复发，MRI显示新病灶数目或脑病灶扩大数目有83%的降低；在那他珠单抗组，持续性残疾进展的累积可能性为17%，而安慰剂对照组为29%。另一项2年研究报道[44]，那他珠单抗加用肌内注射干扰素β-1a比干扰素β-1a单药治疗更有效。与干扰素β-1a单药治疗组比较，接受联合治疗组有55%的患者无复发，MRI显示新病灶数目或脑病灶扩大数目有83%的降低。联合治疗组残疾进展的可能性患者为23%，而干扰素单独治疗组为29%。虽然认为那他珠单抗加用醋酸格拉默联合治疗有潜在拮抗作用，但在一项临床Ⅱ期、随机、双盲、安慰剂-对照研究发现，将那他珠单抗与已存在的醋酸格拉默治疗联合应用，对那些至少有一次复发的RR-MS患者，在6个月的治疗期间耐受很好，并且未影响疗效[45]。但那他珠单抗有增加进行性多灶性脑白质病发生的危险，因此它的应用只限于伴高活度RR-MS并且对其他疗法反应不充分或不能耐受患者。

虽然某些研究显示*免疫抑制药*有一定益处，大量对照研究的结论一般是已存在的免疫抑制疗法（如硫唑嘌呤、环孢素、环磷酰胺和甲氨蝶呤）的任何微弱效果都被需要产生疗效剂量的毒性过分评价[46～53]。但是，一篇系统性综述[54]也指出硫唑嘌呤在开始治疗2～3年内可降低患者复发和降低疾病进展患者的数目。认为硫唑嘌呤可作为干扰素β的另一种选择，用于经常复发和需要皮质激素治疗患者的维持治疗。长期毒性（包括恶性肿瘤的危险）可能与大于600g的累积剂量和超过10年的长期治疗有关。曾在RR-MS、PR-MS和SP-MS患者中研究过米托蒽醌（静脉输注），发现其在降低疾病进展和复发频率上有一些效果[55,56]。它的应用受到剂量相关的心毒性和治疗相关的急性白血病的限制[57]，建议米托蒽醌可用于疾病迅速进展或对高剂量干扰素无反应的患者。目前大多数的治疗药物为胃肠外给药，临床正进行口服药的研究，包括免疫抑制药克拉屈滨[58,59]和laquinimod[60,61]。一项克拉屈滨的综述[58]指出，克拉屈滨可降低增加病损的数目，但也显示明显比安慰剂有更多不良反应（包括骨髓抑制）。作者们建议可将克拉屈滨用于治疗顽固的SP-MS患者。在随机、安慰剂-对照、多中心CLARITY研究中[59]，显示口服克拉屈滨治疗RR-MS患者96周，明显降低复发率、残疾进展的危险和MRI-测定的疾病活性。但淋巴细胞白血病和带状疱疹感染的发生率增加。一项临床Ⅱ期安慰剂-对照研究[60]评价RR-MS患者每日口服laquinimod（300μg）的治疗效果，结果显示laquinimod可抑制活性病变的发展，而且随后的研究报道[61]每日口服laquinimod（600μg）可显著降低MRI-测定的疾病活性。

*对其他免疫疗法*的评价包括单克隆抗体（如阿仑单抗、达克珠单抗、利妥昔单抗）和免疫抑制药（如麦考酚酸莫酯）。虽然发现阿仑单抗治疗早期RR-MS患者比干扰素β-1a更有效，但研究不得不早期停止，因在接受阿仑单抗治疗组发生3例免疫性血小板减少性紫癜，并有1例死亡。HMG-CoA还原酶抑制药（他汀类）有免疫调节作用[62]，一项小型研究[63]报道辛伐他汀治疗RR-MS患者可显著降低新MRI病变的数目和体积。一项开放标签研究发现少数RR-MS患者在当前干扰素β-1a治疗基础上加用强力霉素安全、有效[64]。其他治疗RR-MS的口服研究药物有二甲基延胡索酸[65]（BG-12）、特立氟胺[66]和1-磷酸-鞘氨醇受体调节药fingolimod[67～69]，与肌内注射干扰素β相比，后者治疗RR-MS患者可减少复发率和改进MRI结果[69]。

一项对间隙静脉应用正常免疫球蛋白治疗RR-MS的系统性综述[70]结论为可减少复发率和增加缓解期，但无证据显示免疫球蛋白治疗可降低MS进展或逆转已存在的病变。静脉应用正常免疫球蛋白对SP-MS无效[71]。自体生血干细胞移植对某些进展性MS患者有益[72,73]。

英国[74,75]、美国[76]和其他国家[77,78]已公布了处理多发性硬化的指南。

症状治疗

MS可产生各种各样的症状，很多症状是可以处理的；症状治疗是针对痉挛状态、共济失调、震颤、发作性症状、疼痛、疲乏及膀胱功能障碍的对症治疗。常用治疗痉挛状态的药物有巴氯芬、丹曲林、地西泮及替扎尼定（见第1798页）。一些旧的证据显示大麻和单个的大麻索类（包括合成的大麻索类，如大麻隆）可改善疼痛和痉挛状态[79]。一篇综述[80]提出缺乏效果的证明。MS患者可遭受不同类型的疼痛，包括痉挛状态引起的疼痛，治疗必须针对每一种特殊疼痛症状进行个体化治疗（见**镇痛药的选择**，第4页）。初始研究发现，疼痛、痉挛及痉挛状态用加巴喷丁治疗有反应[81～86]。一篇综述指出对抗痉挛状态药的绝对和相对疗效以及耐受性报道很少[87]。常用三环类抗抑郁药和抗癫痫药治疗常见的感觉异常和感觉不良。研究金刚烷胺、莫达非尼、匹莫林和氨吡啶用于治疗伴MS的疲乏已有研究[88]。对膀胱功能障碍的治疗，可应用α受体阻断药，如酚苄明和合适的拟副交感神经或抗毒蕈碱（如奥昔布宁）治疗，以控制膀胱收缩（见**尿失禁和尿潴留**，第2100页）。有报道氨吡啶和阿芳吡啶可产生有益的症状反应，如改善行走、灵活性和视力，可能是由于阻断钾离子通路活性，但一篇系统性综述[89]对其安全和效果未得出结论，提出是该文章的偏见引起的问题。但是随后进一步多中心随机-对照研究获得阳性结果。氨吡啶已在美国注册，用于治疗伴行走困难的MS患者。

常规的治疗仅有部分效果并且会产生不良反应，很多MS患者试用其他疗法。最常见的*饮食干预*为补充多不饱和脂肪酸（ω-3脂肪酸和ω-6脂肪酸，如鱼油、晚樱草花油或葵花子油）、无过敏原饮食、维生素、微量元素和抗氧化剂（如硒、银杏提取液和辅酶Q10）。一项涉及饮食干预与MS关系综述的结论认为无充分证据决定它们的益处和风险[90]。多不饱和脂肪酸似乎对超过2年的疾病进展和恶化的复发无主要作用。发现较高水平维生素D与MS较低危险相关后，对维生素D价值的研究正在进行中[91]。

对MS患者应用*高压氧疗法*争论了很多年。某些研究报道认为有益，尤其对膀胱和肠功能或小脑功能，然而，其他报道未能证实任何远期益处，并且综述结论提出无令人信服的证据显示高压氧疗法有益[92,93]。

1. Flachenecker P, Rieckmann P. Early intervention in multiple sclerosis: better outcomes for patients and society? *Drugs* 2003; **63:** 1525–33.
2. Sorensen PS. Early-stage multiple sclerosis: what are the treatment options? *Drugs* 2004; **64:** 2021–9.
3. Murray TJ. Diagnosis and treatment of multiple sclerosis. *BMJ* 2006; **332:** 525–7.
4. Compston A, Coles A. Multiple sclerosis. *Lancet* 2008; **372:** 1502–17.
5. Menge T, *et al.* Disease-modifying agents for multiple sclerosis: recent advances and future prospects. *Drugs* 2008; **68:** 2445–68.
6. Filippini G, *et al.* Corticosteroids or ACTH for acute exacerbations in multiple sclerosis. Available in The Cochrane Database of Systematic Reviews; Issue 4. Chichester: John Wiley; 2000 (accessed 13/06/08).
7. Oliveri RL, *et al.* Randomized trial comparing two different high doses of methylprednisolone in MS: a clinical and MRI study. *Neurology* 1998; **50:** 1833–6.
8. Beck RW, *et al.* The effect of corticosteroids for acute optic neuritis on the subsequent development of multiple sclerosis. *N Engl J Med* 1993; **329:** 1764–9.
9. Beck RW, *et al.* The optic neuritis treatment trial: three-year follow-up results. *Arch Ophthalmol* 1995; **113:** 136–7.
10. Sellebjerg F, *et al.* Double-blind, randomized, placebo-controlled study of oral, high-dose methylprednisolone in attacks of MS. *Neurology* 1998; **51:** 529–34.
11. Barnes D, *et al.* Randomised trial of oral and intravenous methylprednisolone in acute relapses of multiple sclerosis. *Lancet* 1997; **349:** 902–6.
12. Morrow SA, *et al.* The bioavailability of iv methylprednisolone and oral prednisone in multiple sclerosis. *Neurology* 2004; **63:** 1079–80.
13. Cazzato G, *et al.* Double-blind, placebo-controlled, randomized, crossover trial of high-dose methylprednisolone in patients with chronic progressive form of multiple sclerosis. *Eur Neurol* 1995; **35:** 193–8.
14. Goodkin DE, *et al.* A phase II study of IV methylprednisolone in secondary-progressive multiple sclerosis. *Neurology* 1998; **51:** 239–45.
15. The IFNB Multiple Sclerosis Study Group. Interferon beta-1b is effective in relapsing-remitting multiple sclerosis I: clinical results of a multicenter, randomized, double-blind, placebo-controlled trial. *Neurology* 1993; **43:** 655–61.
16. The IFNB Multiple Sclerosis Study Group and the University of British Columbia MS/MRI Analysis Group. Interferon beta-1b in the treatment of multiple sclerosis: final outcome of the randomised controlled trial. *Neurology* 1995; **45:** 1277–85.
17. Paty DW, *et al.* Interferon beta-1b is effective in relapsing-remitting multiple sclerosis II: MRI analysis results of a multicenter, randomized, double-blind, placebo-controlled trial. *Neurology* 1993; **43:** 662–7.
18. Jacobs LD, *et al.* Intramuscular interferon beta-1a for disease progression in relapsing multiple sclerosis. *Ann Neurol* 1996; **39:** 285–94.
19. Rudick RA, *et al.* Impact of interferon beta-1a on neurologic disability in relapsing multiple sclerosis. *Neurology* 1997; **49:** 358–63.
20. PRISMS Study Group. Randomised double-blind placebo-controlled study of interferon β-1a in relapsing/remitting multiple sclerosis. *Lancet* 1998; **352:** 1498–1504.
21. Panitch H, *et al.* Randomized, comparative study of interferon β-1a treatment regimens in MS: the EVIDENCE trial. *Neurology* 2002; **59:** 1496–1506.
22. Schwid SR, *et al.* Enhanced benefit of increasing interferon beta-1a dose and frequency in relapsing multiple sclerosis: the EVIDENCE study. *Arch Neurol* 2005; **62:** 785–92.
23. Durelli L, *et al.* Every-other-day interferon beta-1b versus once-weekly interferon beta-1a for multiple sclerosis: results of a 2-year prospective randomised multicentre study (INCOMIN). *Lancet* 2002; **359:** 1453–60.
24. Jacobs LD, *et al.* Intramuscular interferon beta-1a therapy initiated during a first demyelinating event in multiple sclerosis. *N Engl J Med* 2000; **343:** 898–904.
25. Comi G, *et al.* Effect of early interferon treatment on conversion to definite multiple sclerosis: a randomised study. *Lancet* 2001; **357:** 1576–82.
26. Kappos L, *et al.* Treatment with interferon beta-1b delays conversion to clinically definite and McDonald MS in patients with clinically isolated syndromes. *Neurology* 2006; **67:** 1242–9.
27. Clerico M, *et al.* Recombinant interferon beta or glatiramer acetate for delaying conversion of the first demyelinating event to multiple sclerosis. Available in The Cochrane Database of Systematic Reviews; Issue 2. Chichester: John Wiley; 2008 (accessed 19/06/08).
28. Kappos L, *et al.* Effect of early versus delayed interferon beta-1b treatment on disability after a first clinical event suggestive of multiple sclerosis: a 3-year follow-up analysis of the BENEFIT study. *Lancet* 2007; **370:** 389–97.
29. Paty DW, *et al.* Guidelines for physicians with patients on IFNB-1b: the use of an assay for neutralizing antibodies (NAB). *Neurology* 1996; **47:** 865–6.
30. IFNB Multiple Sclerosis Study Group, University of British Columbia MS/MRI Analysis Group. Neutralizing antibodies during treatment of multiple sclerosis with interferon beta-1b: experience during the first three years. *Neurology* 1996; **47:** 889–94.
31. Sorensen PS, *et al.* Clinical importance of neutralising antibodies against interferon beta in patients with relapsing-remitting multiple sclerosis. *Lancet* 2003; **362:** 1184–91. Correction. *ibid.* 2004; **363:** 402.
32. Francis GS, *et al.* Interferon beta-1a in MS: results following development of neutralizing antibodies in PRISMS. *Neurology* 2005; **65:** 48–55.
33. Polman CH, *et al.* Recommendations for clinical use of data on neutralising antibodies to interferon-beta therapy in multiple sclerosis. *Lancet Neurol* 2010; **9:** 740–50.
34. European Study Group on Interferon β-1b in Secondary Progressive MS. Placebo-controlled multicentre randomised trial of interferon β-1b in secondary progressive multiple sclerosis. *Lancet* 1998; **352:** 1491–7.
35. Secondary Progressive Efficacy Clinical Trial of Recombinant Interferon-beta-1a in MS (SPECTRIMS) Study Group. Randomized controlled trial of interferon- beta-1a in secondary progressive MS: clinical results. *Neurology* 2001; **56:** 1496–1504.
36. Andersen O, *et al.* Multicentre, randomised, double blind, placebo controlled, phase III study of weekly, low dose, subcutaneous interferon beta-1a in secondary progressive multiple sclerosis. *J Neurol Neurosurg Psychiatry* 2004; **75:** 706–10.
37. Rojas JI, *et al.* Interferon beta for primary progressive multiple sclerosis. Available in The Cochrane Database of Systematic Reviews; Issue 1. Chichester: John Wiley; 2010 (accessed 17/08/10).
38. Johnson KP, *et al.* Copolymer 1 Multiple Sclerosis Study Group. Extended use of glatiramer acetate (Copaxone) is well tolerated and maintains its clinical effect on multiple sclerosis relapse rate and degree of disability. *Neurology* 1998; **50:** 701–8.
39. Johnson KP, *et al.* Copolymer 1 Multiple Sclerosis Study Group. Sustained clinical benefits of glatiramer acetate in relapsing multiple sclerosis patients observed for 6 years *Multiple Sclerosis* 2000; **6:** 255–66.
40. Comi G, *et al.* European/Canadian Glatiramer Acetate Study Group. European/Canadian multicenter, double-blind, randomized, placebo-controlled study of the effects of glatiramer acetate on magnetic resonance imaging-measured disease activity and burden in patients with relapsing multiple sclerosis. *Ann Neurol* 2001; **49:** 290–7.
41. Cadavid D, *et al.* Efficacy of treatment of MS with IFNβ-1b or glatiramer acetate by monthly brain MRI in the BECOME study. *Neurology* 2009; **72:** 1976–83.
42. Comi G, *et al.* Effect of glatiramer acetate on conversion to clinically definite multiple sclerosis in patients with clinically isolated syndrome (PreCISe study): a randomised, double-blind, placebo-controlled trial. *Lancet* 2009; **374:** 1503–11.
43. Polman CH, *et al.* A randomized, placebo-controlled trial of natalizumab for relapsing multiple sclerosis. *N Engl J Med* 2006; **354:** 899–910.
44. Rudick RA, *et al.* Natalizumab plus interferon beta-1a for relapsing multiple sclerosis. *N Engl J Med* 2006; **354:** 911–23.
45. Goodman AD, *et al.* GLANCE: results of a phase 2, randomized, double-blind, placebo-controlled study. *Neurology* 2009; **72:** 806–12.
46. British and Dutch Multiple Sclerosis Azathioprine Trial Group. Double-masked trial of azathioprine in multiple sclerosis. *Lancet* 1988; **ii:** 179–83.
47. Ellison GW, *et al.* A placebo-controlled, randomized, double-masked, variable dosage, clinical trial of azathioprine with and without methylprednisolone in multiple sclerosis. *Neurology* 1989; **39:** 1018–26.
48. Rudge P, *et al.* Randomised double blind controlled trial of cyclosporin in multiple sclerosis. *J Neurol Neurosurg Psychiatry* 1989; **52:** 559–65.
49. The Multiple Sclerosis Study Group. Efficacy and toxicity of cyclosporine in chronic progressive multiple sclerosis: a randomized, double-blinded, placebo-controlled clinical trial. *Ann Neurol* 1990; **27:** 591–605.
50. The Canadian Cooperative Multiple Sclerosis Study Group. The Canadian cooperative trial of cyclophosphamide and plasma exchange in progressive multiple sclerosis. *Lancet* 1991; **337:** 441–6.
51. La Mantia L, *et al.* Cyclophosphamide for multiple sclerosis. Available in The Cochrane Database of Systematic Reviews; Issue 1. Chichester: John Wiley; 2007 (accessed 13/06/08).
52. Yudkin PL, *et al.* Overview of azathioprine treatment in multiple sclerosis. *Lancet* 1991; **338:** 1051–5.
53. Gray O, *et al.* Methotrexate for multiple sclerosis. Available in The Cochrane Database of Systematic Reviews; Issue 2. Chichester: John Wiley; 2004 (accessed 13/06/08).
54. Casetta I, *et al.* Azathioprine for multiple sclerosis. Available in The Cochrane Database of Systematic Reviews; Issue 4. Chichester: John Wiley; 2007 (accessed 13/06/08).
55. Jeffery DR, Herndon R. Review of mitoxantrone in the treatment of multiple sclerosis. *Neurology* 2004; **63** (suppl 6): S19–S24.
56. Martinelli Boneschi F, *et al.* Mitoxantrone for multiple sclerosis. Available in The Cochrane Database of Systematic Reviews; Issue 4. Chichester: John Wiley; 2005 (accessed 13/06/08).
57. Marriott JJ, *et al.* The efficacy and safety of mitoxantrone (Novantrone) in the treatment of multiple sclerosis: report of the Therapeutics and Technology Assessment Subcommittee of the American Academy of Neurology. *Neurology* 2010; **74:** 1463–70.
58. Brousil JA, *et al.* Cladribine: an investigational immunomodulatory agent for multiple sclerosis. *Ann Pharmacother* 2006; **40:** 1814–21.
59. Giovannoni G, *et al.* CLARITY Study Group. A placebo-controlled trial of oral cladribine for relapsing multiple sclerosis. *N Engl J Med* 2010; **362:** 416–26.
60. Polman C, *et al.* Treatment with laquinimod reduces development of active MRI lesions in relapsing MS. *Neurology* 2005; **64:** 987–91.
61. Comi G, *et al.* Effect of laquinimod on MRI-monitored disease activity in patients with relapsing-remitting multiple sclerosis: a multicentre, randomised, double-blind, placebo-controlled phase IIb study. *Lancet* 2008; **371:** 2085–92.
62. Coles AJ, *et al.* Alemtuzumab vs. interferon beta-1a in early multiple sclerosis. *N Engl J Med* 2008; **359:** 1786–801.
63. Vollmer T, *et al.* Oral simvastatin treatment in relapsing-remitting multiple sclerosis. *Lancet* 2004; **363:** 1607–8.
64. Minagar A, *et al.* Combination therapy with interferon beta-1a and doxycycline in multiple sclerosis: an open-label trial. *Arch Neurol* 2008; **65:** 199–204.
65. Kappos L, *et al.* BG-12 Phase IIb Study Investigators. Efficacy and safety of oral fumarate in patients with relapsing-remitting multiple sclerosis: a multicentre, randomised, double-blind, placebo-controlled phase IIb study. *Lancet* 2008; **372:** 1463–72.
66. Warnke C, *et al.* Review of teriflunomide and its potential in the treatment of multiple sclerosis. *Neuropsychiatr Dis Treat* 2009; **5:** 333–40.
67. Brinkmann V. FTY720 (fingolimod) in Multiple Sclerosis: therapeutic effects in the immune and the central nervous system. *Br J Pharmacol* 2009; **158:** 1173–82.
68. Kappos L, *et al.* A placebo-controlled trial of oral fingolimod in relapsing multiple sclerosis. *N Engl J Med* 2010; **362:** 387–401.
69. Cohen JA, *et al.* Oral fingolimod or intramuscular interferon for relapsing multiple sclerosis. *N Engl J Med* 2010; **362:** 402–15.
70. Gray O, *et al.* Intravenous immunoglobulins for multiple sclerosis. Available in The Cochrane Database of Systematic Reviews; Issue 3. Chichester: John Wiley; 2003 (accessed 13/06/08).
71. Hommes OR, *et al.* Intravenous immunoglobulin in secondary progressive multiple sclerosis: randomised placebo-controlled trial. *Lancet* 2004; **364:** 1149–56.
72. Saiz A, *et al.* Clinical and MRI outcome after autologous hematopoietic stem cell transplantation in MS. *Neurology* 2004; **62:** 282–4.
73. Saccardi R, *et al.* Autologous HSCT for severe progressive multiple sclerosis in a multicenter trial: impact on disease activity and quality of life. *Blood* 2005; **105:** 2601–7.
74. NICE/National Collaborating Centre for Chronic Conditions. Multiple sclerosis: national clinical guidelines for diagnosis and management in primary and secondary care (issued February 2004). Available at: http://www.rcplondon.ac.uk/pubs/books/MS/MSfulldocument.pdf (accessed 13/06/08)
75. Association of British Neurologists. Revised (2009) guidelines for prescribing in multiple sclerosis. Available at: http://www.theabn.org/abn/userfiles/file/ABN_MS_Guidelines_2009_Final.pdf (accessed 17/08/10)
76. Goodin DS, *et al.* Disease modifying therapies in multiple sclerosis: report of the Therapeutics and Technology Assessment Subcommittee of the American Academy of Neurology and the MS Council for Clinical Practice Guidelines. *Neurology* 2002; **58:** 169–78. Correction. *ibid.* **59:** 480.
77. Multiple Sclerosis Advisory Committee of the Neurological Association of South Africa (NASA). Guideline for the use of beta-interferons in patients with multiple sclerosis—a South African proposal. *S Afr Med J* 2004; **94:** 917–21.
78. Freedman MS, *et al.* Canadian MS Working Group. Treatment optimization in multiple sclerosis. *Can J Neurol Sci* 2004; **31:** 157–68.
79. Berman JS, *et al.* Efficacy of two cannabis based medicinal extracts for relief of central neuropathic pain from brachial plexus avulsion: results of a randomised controlled trial. *Pain* 2004; **112:** 299–306.
80. Killestein J, *et al.* Cannabinoids in multiple sclerosis: do they have a therapeutic role? *Drugs* 2004; **64:** 1–11.
81. Mueller ME, *et al.* Gabapentin for relief of upper motor neuron symptoms in multiple sclerosis. *Arch Phys Med Rehabil* 1997; **78:** 521–4.
82. Samkoff LM, *et al.* Amelioration of refractory dysesthetic limb pain in multiple sclerosis by gabapentin. *Neurology* 1997; **49:** 304–5.
83. Solaro C, *et al.* An open-label trial of gabapentin treatment of paroxysmal symptoms in multiple sclerosis patients. *Neurology* 1998; **51:** 609–11.
84. Dunevsky A, Perel AB. Gabapentin for relief of spasticity associated with multiple sclerosis. *Am J Phys Med Rehabil* 1998; **77:** 451–4.
85. Cutter NC, *et al.* Gabapentin effect on spasticity in multiple sclerosis: a placebo-controlled, randomized trial. *Arch Phys Med Rehabil* 2000; **81:** 164–9.
86. Solaro C, *et al.* Gabapentin is effective in treating nocturnal painful spasms in multiple sclerosis. *Multiple Sclerosis* 2000; **6:** 192–3.
87. Shakespeare D, *et al.* Anti-spasticity agents for multiple sclerosis. Available in The Cochrane Database of Systematic Reviews; Issue 4. Chichester: John Wiley; 2003 (accessed 13/06/08).
88. Zifko UA. Management of fatigue in patients with multiple sclerosis. *Drugs* 2004; **64:** 1295–1304.
89. Solari A, *et al.* Aminopyridines for symptomatic treatment in multiple sclerosis. Available in The Cochrane Database of Systematic Reviews; Issue 4. Chichester: John Wiley; 2002 (accessed 13/06/08).
90. Farinotti M, *et al.* Dietary interventions for multiple sclerosis. Available in The Cochrane Database of Systematic Reviews: Issue 1. Chichester: John Wiley; 2007 (accessed 13/06/08).
91. Munger KL, *et al.* Serum 25-hydroxyvitamin D levels and risk of multiple sclerosis. *JAMA* 2006; **296:** 2832–8.
92. Webb HE. Multiple sclerosis: therapeutic pessimism. *BMJ* 1992; **304:** 1260–1.
93. Bennett MH, Heard R. Hyperbaric oxygen therapy for multiple sclerosis. Available in The Cochrane Database of Systematic Reviews; Issue 1. Chichester: John Wiley; 2004 (accessed 26/05/05).

类风湿关节炎 最初的研究指出干扰素 β 可能对类风湿关节炎有有益的作用[1]，其常规疗法在第12页有讨论。但随后一项随机、双盲研究[2]发现，对类风湿关节炎患者，在甲氨蝶呤治疗中增加皮下注射干扰素 β，其临床或放射学益处并未超过安慰剂对照组。

1. van Holten J, *et al.* Interferon-β for treatment of rheumatoid arthritis? *Arthritis Res* 2002; **4:** 346–52.
2. van Holten J, *et al.* A multicentre, randomised, double blind, placebo controlled phase II study of subcutaneous interferon beta-1a in the treatment of patients with active rheumatoid arthritis. *Ann Rheum Dis* 2005; **64:** 64–9.

疣 应用干扰素 β 治疗疣见**干扰素 α**（第857页）。

制剂

专利制剂

Arg.: Avonex; Betaferon; Blastoferon; Rebif; ***Austral.:*** Avonex; Betaferon; Rebif; ***Austria:*** Avonex; Betaferon; Rebif; ***Belg.:*** Avonex; Betaferon; Rebif; ***Braz.:*** Avonex; Betaferon; Rebif; Serobif; ***Canad.:*** Avonex; Betaseron; Rebif; ***Chile:*** Avonex; Betaferon; Rebif†; ***Cz.:*** Avonex; Betaferon; Extavia; Rebif; ***Denm.:*** Avonex; Betaferon; Rebif; ***Fin.:*** Avonex; Betaferon; Rebif; ***Fr.:*** Avonex; Betaferon; Rebif; ***Ger.:*** Avonex; Betaferon; Fiblaferon; Rebif; ***Gr.:*** Avonex; Betaferon; Extavia; Rebif; ***Hong Kong:*** Betaferon; Rebif; ***Hung.:*** Avonex; Betaferon; Rebif; ***India:*** Betaferon†; Rebif; ***Indon.:*** Betaferon; Rebif†; ***Irl.:*** Avonex; Betaferon; Extavia; Rebif; ***Israel:*** Avonex; Betaferon; Rebif; ***Ital.:*** Avonex; Betaferon; Rebif; Serobif; ***Jpn:*** Feron; ***Malaysia:*** Betaferon; Rebif; ***Mex.:*** Avonex; Betaferon; Rebif; Uribeta; Xerfelan; ***Neth.:*** Avonex; Betaferon; Rebif; ***Norw.:*** Avonex; Betaferon; Rebif; ***NZ:*** Avonex; Betaferon; Rebif; ***Philipp.:*** Betaferon; Rebif; ***Pol.:*** Avonex; Betaferon; Extavia; Rebif; ***Port.:*** Avonex; Betaferon; Extavia; Rebif; ***Rus.:*** Avonex (Авонекс); Betaferon (Бетаферон); Rebif (Ребиф); ***S.Afr.:*** Avonex; Betaferon; Rebif; ***Singapore:*** Betaferon; Rebif; ***Spain:*** Avonex; Betaferon; Rebif; ***Swed.:*** Avonex; Betaferon; Rebif; ***Switz.:*** Avonex; Betaferon; Rebif; ***Thai.:*** Betaferon; Rebif†; ***Turk.:*** Avonex; Betaferon; Rebif; ***UK:*** Avonex; Betaferon; Extavia; Rebif; ***USA:*** Avonex; Betaseron; Extavia; Rebif; ***Venez.:*** Avonex; Rebif.

Interferon Gamma (*BAN*, *rINN*) 干扰素 γ

IFN-γ; Interferón-γ; Interferon-γ; Interféron gamma; Interferón gamma; Interferoni gamma; Interferonigamma; Interferonum

Gamma.
Интерферон Гамма
CAS — 98059-18-8 (interferon gamma-1a); 98059-61-1 (interferon gamma-1b).
ATC — L03AB03.
ATC Vet — QL03AB03.
UNII — 21K6M2I7AG (interferon gamma-1B).

注：干扰素γ过去的名称为免疫干扰素（Immune Interferone）。

干扰素γ-1b是*USAN*，过去的名称为干扰素γ-2a。

Pharmacopoeias. *Eur.* (see p.vii) includes Interferon Gamma-1b Concentrated Solution.

Ph. Eur. 6. 8（Interferon γ-1b Concentrated Solution；Interferoni γ-1b Solutio Concentrata） 干扰素γ-1b浓缩液是干扰素γ *N*-末端甲硫氨酰基化形式的液体。用以细菌为宿主细胞的DNA重组技术产生。至少含30×10^6 U/mg蛋白质透明，无色或微黄色液体。贮藏于密闭容器中，−70℃。避光。

命名 干扰素γ可由免疫刺激T淋巴细胞（因此，以前称为免疫干扰素）或重组DNA技术产生。与人干扰素α相似，干扰素γ的蛋白质变异的命名可用数字表示，并进一步用字母在1位和139位表示氨基酸序列：

- 干扰素γ-1a的1位为氢、半胱氨酸、酪氨酸和半胱氨酸，139位为精氨酸、丙氨酸、丝氨酸、谷氨酰胺及羟基。
- 干扰素γ-1b，以前称为干扰素γ-2a，1位为氢、甲硫氨酸，139位为羟基。

重组DNA技术产生的干扰素γ的标记为（rbe）。

不良反应

同干扰素（见**干扰素α**，第851页）。

注意事项

同干扰素（见**干扰素α**，第854页）。高剂量干扰素γ在灵长目可增加流产发生率，因此孕妇避免应用。

药物相互作用

同干扰素（见**干扰素α**，第854页）。

抗病毒作用

同干扰素（见**干扰素α**，第854页）。

药动学

干扰素不由胃肠道吸收。肌内注射干扰素γ-1b达血浆峰浓度时间约4h，皮下注射7～8h。半衰期为38min（静脉给药剂量）、2.9h（肌内给药剂量）及4.9～5.9h（皮下给药剂量）。

用途和用法

干扰素γ为有抗病毒和免疫调节活性的细胞因子。干扰素γ-1b作为巨噬细胞刺激因子用于慢性肉芽肿疾病抗微生物治疗的辅助治疗。也用于严重恶性骨硬化病的治疗，以延缓疾病进展的时间和降低严重感染的频率。

干扰素γ-1b的剂量为50μg/m²（1×10^7 U/m²），每周3次皮下注射。患者体表面积小于0.5m²，接受1.5μg/kg，每周3次。

干扰素γ-1b治疗特发性肺纤维化也进行了研究（详见下文）。

干扰素γ-n1也用于治疗皮肤T细胞淋巴瘤。

1. Marciano BE, *et al.* Long-term interferon-γ therapy for patients with chronic granulomatous disease. *Clin Infect Dis* 2004; **39:** 692–9.
2. Errante PR, *et al.* The use of interferon-gamma therapy in chronic granulomatous disease. *Recent Pat Antiinfect Drug Discov* 2008; **3:** 225–30.
3. Hastie C. Interferon gamma, a possible therapeutic approach for late-stage prostate cancer? *Anticancer Res* 2008; **28:** 2843–9.
4. Miller CH, *et al.* Clinical use of interferon-gamma. *Ann N Y Acad Sci* 2009; **1182:** 69–79.
5. Kane A, Yang I. Interferon-gamma in brain tumor immunotherapy. *Neurosurg Clin N Am* 2010; **21:** 77–86.

细菌感染 除用于控制慢性肉芽肿疾病外，干扰素作为抗菌辅助治疗在治疗Whipple病中显示某些功效[1]，但在一项烧伤相关感染[2]的研究中未显示益处。这些感染的常规治疗见**Whipple病**（第190页）和**皮肤感染**（第184页）。

1. Schneider T, *et al.* Treatment of refractory Whipple disease with interferon-γ. *Ann Intern Med* 1998; **129:** 875–7.
2. Wasserman D, *et al.* Interferon-γ in the prevention of severe burn-related infections: a European phase III multicenter trial. *Crit Care Med* 1998; **26:** 434–9.

分枝杆菌感染 干扰素治疗AIDS患者机会性非结核分枝杆菌感染的经验有限。干扰素γ与抗分枝杆菌药联合治疗鸟（型）结核分枝杆菌复合感染产生良好应答，但在其他单独应用干扰素γ治疗的患者中，未产生应答或仅有暂时应答[1～3]。与白介素-2联合治疗有疗效[4]。

有应用干扰素α[5]或干扰素γ[6,7]作为抗分枝杆菌药的辅助治疗，对常规治疗无反应的伴分枝杆菌感染的HIV阴性患者取得良好应答的报道。干扰素α曾试用作为多杆菌性麻风常规治疗的辅助治疗[8]。

对肺结核患者应用干扰素α[9]或干扰素γ[10]吸入疗法作为常规抗分枝杆菌治疗的辅助治疗可能有益。

对这些感染和它们的标准疗法的讨论见**麻风**（第168页），**非结核分枝杆菌感染**（第172页）及**结核**（第187页）。

1. Squires KE, *et al.* Interferon-γ and Mycobacterium avium-intracellulare infection. *J Infect Dis* 1989; **159:** 599–600.
2. Squires KE, *et al.* Interferon-γ treatment for Mycobacterium avium-intracellulare complex bacillemia in patients with AIDS. *J Infect Dis* 1992; **166:** 686–7.
3. Lauw FN, *et al.* No beneficial effect of interferon-gamma treatment in 2 human immunodeficiency virus-infected patients with Mycobacterium avium complex infection. *Clin Infect Dis* 2001; **32:** e81–e82.
4. Sekiguchi Y, *et al.* Effective combination therapy using interferon-gamma and interleukin-2 for disseminated Mycobacterium avium complex infection in a pediatric patient with AIDS. *Clin Infect Dis* 2005; **41:** e104–e106.
5. Maziarz RT, *et al.* Reversal of infection with Mycobacterium avium intracellulare by treatment with alpha-interferon in a patient with hairy cell leukemia. *Ann Intern Med* 1988; **109:** 292–4.
6. Holland SM, *et al.* Treatment of refractory disseminated nontuberculous mycobacterial infection with interferon gamma: a preliminary report. *N Engl J Med* 1994; **330:** 1348–55.
7. Milanés-Virelles MT, *et al.* Adjuvant interferon gamma in patients with pulmonary atypical mycobacteriosis: a randomized, double-blind, placebo-controlled study. *BMC Infect Dis* 2008; **8:** 17. Available at: http://www.biomedcentral.com/content/pdf/1471-2334-8-17.pdf (accessed 26/01/10)
8. Ganapati R, *et al.* A multicenter study of recombinant interferon-alpha2b in the treatment of multibacillary leprosy. *Int J Lepr* 1997; **65:** 495–7.
9. Giosuè S, *et al.* Effects of aerosolized interferon-α in patients with pulmonary tuberculosis. *Am J Respir Crit Care Med* 1998; **158:** 1156–62.
10. Condos R, *et al.* Treatment of multidrug-resistant pulmonary tuberculosis with interferon-γ via aerosol. *Lancet* 1997; **349:** 1513–15.

特发性肺纤维化 一项对皮质激素或其他免疫抑制治疗无反应的特发性肺纤维化（IPF）（见**间质性肺疾病**，第1438页）患者的初步研究中[1]，应用干扰素γ-1b与泼尼松龙联合治疗12个月，9例患者肺容量增加，而9例单独应用泼尼松龙相同时期治疗患者的病情恶化。但此项研究的方法学受到批评，其研究发现的统计显著性也受到质疑[2]。1项含330例特发性肺纤维化患者的随后研究[3]未能发现干扰素γ-1b对无进展患者存活率或肺功能有益处；但接受干扰素γ-1b组与安慰剂组相比，前者显示较低死亡率趋势。随后一项研究[4]描述皮下注射干扰素γ-1b的分子效应（与安慰剂对照相比），发现干扰素γ-1b通过多种途径影响IPF，可能有潜在益处。一项随机、前瞻性研究[5]比较了干扰素γ-1b与秋水仙碱（治疗24个月）对轻度到中度IPF患者的疗效，报道在干扰素γ-1b组有15.6%患者死亡，秋水仙碱组有38.8%患者死亡。经干扰素γ-1b治疗24个月后，患者的用力肺活量增加。一项应用干扰素γ-1b治疗CFA的综述[6]发现干扰素γ-1b的效果与肺功能改变和死亡率不一致，虽然研究提出干扰素γ-1b可能在疾病早期阶段有益。一项评价应用干扰素γ-1b治疗IPF疗效的随机、对照研究的荟萃分析[7]，结论为干扰素γ-1b治疗与降低死亡率有关。但随后一项大型随机、安慰剂-对照研究[8]，评价干扰素γ-1b治疗对轻度到中度肺功能损伤基线IPF患者存活率的影响，经64周中期治疗和第2次期中分析后，研究不得不早期终止，因干扰素γ-1b组有15%（80/551）患者死亡，安慰剂组有13%（35/275）患者死亡。

1. Ziesche R, *et al.* A preliminary study of long-term treatment with interferon gamma-1b and low-dose prednisolone in patients with idiopathic pulmonary fibrosis. *N Engl J Med* 1999; **341:** 1264–9.
2. King TE. Interferon gamma-1b for the treatment of idiopathic pulmonary fibrosis. *N Engl J Med* 2000; **342:** 974–5.
3. Raghu G, *et al.* A placebo-controlled trial of interferon gamma-1b in patients with idiopathic pulmonary fibrosis. *N Engl J Med* 2004; **350:** 125–33.
4. Strieter RM, *et al.* Effects of interferon-γ 1b on biomarker expression in patients with idiopathic pulmonary fibrosis. *Am J Respir Crit Care Med* 2004; **170:** 133–40.
5. Antoniou KM, *et al.* Long-term clinical effects of interferon gamma-1b and colchicine in idiopathic pulmonary fibrosis. *Eur Respir J* 2006; **28:** 496–504.
6. Pacanowski MA, Amsden GW. Interferon gamma-1b in the treatment of idiopathic pulmonary fibrosis. *Ann Pharmacother* 2005; **39:** 1678–86.
7. Bajwa EK, *et al.* Interferon-γ1b therapy in idiopathic pulmonary fibrosis: a metaanalysis. *Chest* 2005; **128:** 203–6.
8. King TE, *et al.* Effect of interferon gamma-1b on survival in patients with idiopathic pulmonary fibrosis (INSPIRE): a multicentre, randomised, placebo-controlled trial. *Lancet* 2009; **374:** 222–8.

利什曼病 系统或局部应用干扰素γ作为利什曼病（见第794页）标准治疗的辅助治疗获得令人鼓舞的结果。一项应用干扰素γ治疗非病毒感染综述[1]的结论认为，干扰素γ与锑化合物联合应用对治疗失败的内脏利什曼病患者有效，并可增加未治疗患者对初始治疗的应答。但锑化合物高度耐药的患者对干扰素γ辅助治疗应答有限[2]。对皮肤感染，病损内注射干扰素γ有效[3]，但疗效不如病损内注射锑化合物[4]。皮下注射干扰素γ（伴锑化合物静脉给药）的疗效并不比单独应用大于10天短疗程锑化合物疗效更强[5]。但对锑化合物单独应用失败的患者，报道了令人鼓舞的治疗应答[6]。

1. Murray HW. Interferon-gamma and host antimicrobial defense: current and future clinical applications. *Am J Med* 1994; **97:** 459–67.
2. Sundar S, *et al.* Response to interferon-γ plus pentavalent antimony in Indian visceral leishmaniasis. *J Infect Dis* 1997; **176:** 1117–19.
3. Harms G, *et al.* Effects of intradermal gamma-interferon in cutaneous leishmaniasis. *Lancet* 1989; **i:** 1287–92.
4. Harms G, *et al.* A randomized trial comparing a pentavalent antimonial drug and recombinant interferon-γ in the local treatment of cutaneous leishmaniasis. *Trans R Soc Trop Med Hyg* 1991; **85:** 214–16.
5. Arana BA, *et al.* Efficacy of a short course (10 days) of high-dose meglumine antimonate with or without interferon-γ in treating cutaneous leishmaniasis in Guatemala. *Clin Infect Dis* 1994; **18:** 381–4.
6. Falcoff E, *et al.* Clinical healing of antimony-resistant cutaneous or mucocutaneous leishmaniasis following the combined administration of interferon-γ and pentavalent antimonial compounds. *Trans R Soc Trop Med Hyg* 1994; **88:** 95–7.

骨硬化症 干扰素γ试用于治疗骨硬化症（第1441页）。一项包括14例患者的研究[1]发现干扰素γ-1b可增加骨吸收。11例接受这种治疗18个月的患者显示病情稳定或临床病情改善并降低严重感染的频率。

1. Key LL, *et al.* Long-term treatment of osteopetrosis with recombinant human interferon gamma. *N Engl J Med* 1995; **332:** 1594–9.

皮肤疾病 干扰素试用于治疗伴IgE水平上升的皮肤疾病。1例患者应用干扰素γ皮下注射改善湿疹症状并降低血清IgE浓度，但停止治疗后，在1周内病情逐渐复发[1]。在两项研究中[2,3]，皮下注射干扰素γ治疗伴血清IgE浓度上升的遗传性过敏性皮肤炎，使皮肤状况改善；IgE浓度在一项研究[2]内降低，在另一项研究内仍高[3]。2例非常严重的遗传性过敏性皮肤炎患者应用皮下注射干扰素α治疗失败；血清IgE浓度和皮肤状况的严重度均无改善[4]。干扰素α试用于治疗亚急性皮肤红斑狼疮[5,6]和盘状红斑狼疮[6]。虽然治疗显示明显改善，但停止治疗后几周内，病情趋向复发。**湿疹**常规治疗的讨论见第1506页，红斑狼疮常规治疗的讨论见**系统性红斑狼疮**（第1444页）。

有报道[7,8]干扰素α成功控制肥大细胞性荨麻疹的症状（见第1100页）。

有建议干扰素γ作为抗纤维化治疗用于治疗弥漫性硬皮病（见第1734页）。一项干扰素γ治疗皮硬化疗效的多中心研究[9]，发现可改善皮肤症状，但伴随治疗发生不可接受的不良反应发生率。干扰素γ也试用于治疗嗜酸细胞性脓疱性毛囊炎[10]。

干扰素也用于治疗疣（见**干扰素α**，第857页）。

1. Souillet G, *et al.* Alpha-interferon treatment of patient with hyper IgE syndrome. *Lancet* 1989; **i:** 1384.
2. Reinhold U, *et al.* Recombinant interferon-γ in severe atopic dermatitis. *Lancet* 1990; **335:** 1282.
3. Boguniewicz M, *et al.* Recombinant gamma interferon in treatment of patients with atopic dermatitis and elevated IgE levels. *Am J Med* 1990; **88:** 365–70.
4. MacKie RM. Interferon-α for atopic dermatitis. *Lancet* 1990; **335:** 1282–3.
5. Nicolas J-F, Thivolet J. Interferon alfa therapy in severe unresponsive subacute cutaneous lupus erythematosus. *N Engl J Med* 1989; **321:** 1550–1.
6. Thivolet J, *et al.* Recombinant interferon α2a is effective in the treatment of discoid and subacute cutaneous lupus erythematosus. *Br J Dermatol* 1990; **122:** 405–9.
7. Kolde G, *et al.* Treatment of urticaria pigmentosa using interferon alpha. *Br J Dermatol* 1995; **133:** 91–4.
8. Lippert U, Henz BM. Long-term effect of interferon alpha treatment in mastocytosis. *Br J Dermatol* 1996; **134:** 1164–5.
9. Polisson RP, *et al.* A multicenter trial of recombinant human interferon gamma in patients with systemic sclerosis: effects on cutaneous fibrosis and interleukin 2 receptor levels. *J Rheumatol* 1996; **23:** 654–8.
10. Fushimi M, *et al.* Eosinophilic pustular folliculitis effectively treated with recombinant interferon-γ: suppression of mRNA expression of interleukin 5 in peripheral blood mononuclear cells. *Br J Dermatol* 1996; **134:** 766–72.

制剂

专利制剂

Arg.: Imufor†; Imukin; ***Austral.:*** Imukin; ***Austria:*** Imukin; ***Belg.:*** Immukine; ***Cz.:*** Imukin; ***Denm.:*** Imukin; ***Fin.:*** Imukin; ***Fr.:*** Imukin; ***Ger.:*** Imukin; ***Gr.:*** Imukin; ***Hong Kong:*** Immukin; ***Hung.:*** Imukin; ***Irl.:*** Immukin; ***Ital.:*** Imukin; ***Jpn:*** Biogamma†; ***Neth.:*** Immukine; ***Norw.:*** Imukin; ***NZ:*** Imukin; ***Port.:*** Imukin; ***Rus.:*** Ingaron (Ингарон); ***Singapore:*** Imukin; ***Spain:*** Imukin; ***Swed.:*** Imukin; ***Switz.:*** Imukin; ***UK:*** Immukin; ***USA:*** Actimmune.

Lamivudine（*BAN*, *USAN*, *rINN*）拉米夫定

3TC; (−)-2′-Deoxy-3′-thiacytidine; GR-109714X; Lamivudiini; Lamivudin; Lamivudina; Lamivudinum; Lamiwudyna; Lavmivudin. (−)-1-[(2*R*,5*S*)-2-(Hydroxymethyl)-1,3-oxathiolan-5-yl]cytosine.

Ламивудин

$C_8H_{11}N_3O_3S$ = 229.3.

CAS — *131086-21-0; 134678-17-4.*

ATC — *J05AF05.*

ATC Vet — *QJ05AF05.*

UNII — *2T8Q726O95.*

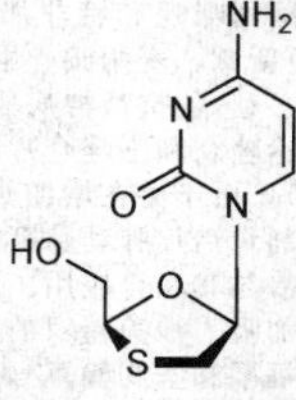

Pharmacopoeias. In *Eur.* (see p.vii), *Int.*, and *US.*

Ph. Eur. 6. 8（Lamivudine） 白色或几乎白色粉末。有多形性。溶于水；微溶于乙醇；微溶于甲基乙醇。避光。

USP 33（Lamivudine） 白色到几乎白色固体。溶于水。避光。

不良反应

拉米夫定单药治疗或与其他抗逆转录病毒药联合应用治疗 HIV，常见的不良反应包括腹痛、恶心、呕吐、腹泻、头痛、发热、皮疹、脱发、不舒服、失眠、咳嗽、鼻症状、关节痛及骨骼肌痛。也有报道胰腺炎、贫血、中性粒细胞减少症和血小板减少症。可发生肝酶和血清淀粉酶上升。有报道拉米夫定与核苷类逆转录酶抑制药联合应用时发生乳酸酸中毒，通常伴随严重肝肿大和脂肪变性。

有报道称，伴有严重免疫缺陷的 HIV 感染患者应用包括拉米夫定的联合抗逆转录病毒治疗，在治疗初始期发生免疫重建综合征（炎症性免疫反应导致临床恶化）。接受包含拉米夫定的抗逆转录病毒治疗患者可见体脂肪堆积或再分布（脂肪营养不良），包括中心肥胖、后颈部脂肪增多（水牛背）、外周消瘦、脸消瘦、胸部增大和类似库欣综合征表现。代谢异常（如高甘油三酯血症、高胆固醇血症、胰岛素耐药、高血糖和高乳酸血症）也有报道。NRTIs 与腺粒体功能紊乱（如行为异常、贫血、抽搐、高脂血症、张力亢进和中性粒细胞减少）有关。有报道核苷衍生物尤其是与 HIV-蛋白酶抑制药联合应用时可发生肌酸磷酸激酶升高、肌痛、肌炎和偶见的横纹肌溶解症。有报道骨坏死，尤其发生于晚期 HIV 疾病或长期暴露于联合抗逆转录病毒药物治疗的患者。NRTIs 药物不良反应的更多信息见**齐多夫定**（第879页）。

患者应用低剂量拉米夫定治疗慢性乙型肝炎常有腹部不适和疼痛、腹泻、疲乏、头痛、恶心、不舒服、呼吸道感染和呕吐。最常见报道的实验室异常为肌酸磷酸激酶升高、血清脂肪酶增加和肝酶（尤其是丙氨酸氨基转移酶）上升。偶见报道乳酸酸中毒、胰腺炎和肌肉紊乱（如痉挛、肌痛和横纹肌溶解症）。

对血液的影响 虽然贫血常见于拉米夫定与齐多夫定联用时，有报道[1]1 例 62 岁 HIV 感染的男性患者接受拉米夫定单独治疗发生严重贫血。

1. Weitzel T, *et al.* Severe anaemia as a newly recognized side-effect caused by lamivudine. *AIDS* 1999; **13:** 2309–11.

对毛发的影响 5 例接受拉米夫定治疗患者发生脱发[1]。

1. Fong IW. Hair loss associated with lamivudine. *Lancet* 1994; **344:** 1702.

对神经系统的影响 有报道 1 例患者应用拉米夫定替代扎西他滨时，周围神经病变恶化[1]。也有报道 1 例患者之前伴轻度神经病变，开始应用拉米夫定治疗肝炎[2]后 3 个月，神经病变严重恶化并且伴线粒体毒性，最终死亡。

1. Cupler EJ, Dalakas MC. Exacerbation of peripheral neuropathy by lamivudine. *Lancet* 1995; **345:** 460–1.
2. Fodale V, *et al.* Fatal exacerbation of peripheral neuropathy during lamivudine therapy: evidence for iatrogenic mitochondrial damage. *Anaesthesia* 2005; **60:** 806–10.

超敏反应 1 例患者接受第一次拉米夫定剂量后 30min，发生血管性水肿、风疹及过敏反应[1]。

1. Kainer MA, Mijch A. Anaphylactoid reaction, angioedema, and urticaria associated with lamivudine. *Lancet* 1996; **348:** 1519.

注意事项

接受拉米夫定治疗患者，如发生腹痛、恶心或呕吐或异常的生化检查结果需要停药，直到排除胰腺炎。

接受拉米夫定治疗患者可发生乳酸酸中毒，如转氨酶浓度迅速增加、进行性肝肿大或代谢性或未知病因的乳酸酸中毒时需要停药。对有肝肿大或其他肝病危险因素的患者，要慎用拉米夫定。HIV 和慢性乙型肝炎或丙型肝炎共同感染患者，应用联合抗逆转录病毒治疗，发生严重且可能致死的肝不良反应危险增加。慢性乙型肝炎患者当停用拉米夫定时，有肝炎反弹的危险，对这样的患者要监测肝功能。开始应用拉米夫定治疗乙型肝炎之前，先要排除 HIV 感染，因应用较低剂量拉米夫定治疗乙型肝炎可导致对拉米夫定耐药的 HIV 变异株。

对肾功能损伤患者需要降低剂量。

药物相互作用

拉米夫定的肾排泄可被其他主要由肾主动分泌清除的药物抑制，如甲氧苄啶。一般预防剂量的甲氧苄啶不需要降低拉米夫定剂量，除非患者有肾损伤，但联合应用拉米夫定与高剂量甲氧苄啶（如磺胺甲噁唑）治疗肺囊虫肺炎和弓形虫病应当避免。虽然拉米夫定与齐多夫定通常无临床显著的药物相互作用，但偶尔有报道两药联用时发生严重贫血的不良反应（见**齐多夫定**的**药物相互作用**项下，第880页）。拉米夫定可拮抗扎西他滨的抗病毒作用，两药不能联合应用。拉米夫定和替诺福韦与阿巴卡韦或去羟肌苷，三个核苷药物每日 1 次，联合应用的疗法常伴随高频率的治疗失败和出现耐药，应当避免。

抗肿瘤药 拉米夫定和克拉屈滨相互作用的报道，见第669页。

苯丙醇胺 苯丙醇胺与抗逆转录病毒药可能的相互作用，见**司他夫定**（第873页）。

抗病毒作用

拉米夫定在细胞内逐步转化为三磷酸衍生物。后者通过竞争性抑制逆转录酶和嵌入病毒 DNA，抑制逆转录病毒（包括 HIV）的 DNA 合成。拉米夫定也抗乙型肝炎病毒。有报道分离到对拉米夫定耐药的 HIV 和乙型肝炎病毒耐药株。

药动学

拉米夫定口服后，迅速吸收，达血浆峰浓度时间约 1h。食物延缓拉米夫定吸收，但不降低浓度。生物利用度为 80%～87%。血浆蛋白结合率为 36%。拉米夫定可穿过血脑屏障，CSF 与血清浓度的比值为 0.12。拉米夫定也可穿过胎盘并分布于母乳。

拉米夫定在细胞内代谢为活性三磷酸衍生物。拉米夫定的肝代谢很少，主要以原形由活性肾分泌清除。单剂量的消除半衰期为 5～7h。

1. Mueller BU, *et al.* Serum and cerebrospinal fluid pharmacokinetics of intravenous and oral lamivudine in human immunodeficiency virus-infected children. *Antimicrob Agents Chemother* 1998; **42:** 3187–92.
2. Johnson MA, *et al.* Clinical pharmacokinetics of lamivudine. *Clin Pharmacokinet* 1999; **36:** 41–66.
3. Bruno R, *et al.* Comparison of the plasma pharmacokinetics of lamivudine during twice and once daily administration in patients with HIV. *Clin Pharmacokinet* 2001; **40:** 695–700.
4. Asari A, *et al.* Pharmacokinetics of lamivudine in subjects receiving peritoneal dialysis in end-stage renal failure. *Br J Clin Pharmacol* 2007; **64:** 738–44.
5. Burger DM, *et al.* Age-dependent pharmacokinetics of lamivudine in HIV-infected children. *Clin Pharmacol Ther* 2007; **81:** 517–20.
6. Tremoulet AH, *et al.* Pediatric AIDS Clinical Trials Group. Population pharmacokinetics of lamivudine in human immunodeficiency virus-exposed and -infected infants. *Antimicrob Agents Chemother* 2007; **51:** 4297–4302.

用途和用法

拉米夫定是结构与胞嘧啶有关的核苷逆转录酶抑制药，具有抗 HIV-1 和乙型肝炎病毒的抗病毒活性。用于口服治疗 HIV 感染和 AIDS（第825页）和慢性乙型肝炎感染（第821页）。当拉米夫定单独用于治疗 HIV 感染时，很快发生耐药，因此需与其他抗逆转录病毒药联合应用。

对 HIV 感染，拉米夫定的成人剂量为 300mg，每日 1 次口服或分为两个等剂量。

对慢性乙型肝炎，拉米夫定的成人剂量为 100mg，每日 1 次口服。对 HIV 和乙型肝炎共同感染患者，需应用适合 HIV 的剂量。

对婴儿、儿童和青少年的详细剂量见下文。

对肾损伤患者，建议降低剂量（详见下文）。

为了改善患者的依从性和避免单药治疗，已开发出固定剂量的联合制剂治疗 HIV 感染和 AIDS，因此可降低获得耐药的危险。在某些国家有拉米夫定加齐多夫定或阿巴卡韦和拉米夫定加阿巴卡韦加齐多夫定的联合制剂。

1. Dando TM, Scott LJ. Abacavir plus lamivudine: a review of their combined use in the management of HIV infection. *Drugs* 2005; **65:** 285–302.
2. Shey M, *et al.* A combination drug of abacavir-lamivudine-zidovudine (Trizivir®) for treating HIV infection and AIDS. Available in The Cochrane Database of Systematic Reviews; Issue 3. Chichester: John Wiley; 2009 (accessed 14/10/09).
3. Somboonwit C, *et al.* Abacavir and lamivudine combination. *Expert Opin Drug Metab Toxicol* 2009; **5:** 1599–1606.
4. Kumar PN, Patel P. Lamivudine for the treatment of HIV. *Expert Opin Drug Metab Toxicol* 2010; **6:** 105–14.
5. Achenbach CJ, *et al.* Abacavir/lamivudine fixed-dose combination antiretroviral therapy for the treatment of HIV. *Adv Therapy* 2010; **27:** 1–16. Correction. *ibid.*; 127.

儿童用法 常用口服片剂或口服液与其他抗逆转录病毒药联合应用治疗婴儿和儿童 HIV 感染。根据体重计算剂量：

- 对大于 3 个月的婴儿和儿童，体重低于 14kg 或不能吞服片剂，可应用口服液，4mg/kg，每日 2 次，每日最大剂量为 300mg。
- 体重 14～21kg 儿童，给予片剂，75mg，每日 2 次。
- 体重 21～30kg 儿童，给予片剂，早晨给 75mg，晚上给 150mg。
- 体重大于 30kg 儿童，给予片剂，150mg，每日 2 次。

对伴中度到严重度肾损伤［肌酐清除率（CC）低于 50ml/min］的 HIV 感染患儿（至少 3 个月大，体重低于 30kg），需降低拉米夫定剂量：

- CC 30～49ml/min：第一次剂量为 4mg/kg，然后 4mg/kg，每日 1 次。
- CC 15～29ml/min：第一次剂量为 4mg/kg，然后 2.6mg/kg，每日 1 次。
- CC 5～14ml/min：第一次剂量为 4mg/kg，然后 1.3mg/kg，每日 1 次。
- CC < 5ml/min：第一次剂量为 1.3mg/kg，然后 700μg/kg，每日 1 次。

治疗 2～17 岁慢性乙型肝炎感染儿童和青少年，美国注册药品信息建议拉米夫定口服剂量为 3mg/kg，每日 1 次，到最大剂量 100mg。对肾损伤患者需降低剂量。英国注册药品信息对小于 17 岁儿童不推荐应用拉米夫定治疗慢性乙型肝炎。

在肾损伤中的用法 对中度到严重度肾损伤患者［肌酐清除率（CC）低于 50ml/min］，需要降低拉米夫定的剂量。

成人（HIV 感染）：

- CC 30～49ml/min：第一次剂量为 150mg，然后 150mg，每日 1 次。
- CC 15～29ml/min：第一次剂量为 150mg，然后 100mg，每日 1 次。
- CC 5～14ml/min：第一次剂量为 150mg，然后 50mg，每日 1 次。
- CC<5ml/min：第一次剂量为 50mg，然后 25mg，每日 1 次。
- 透析患者：常规血液透析或腹腔透析后不需要再用药。

成人（慢性乙型肝炎）：

- CC 30～49ml/min：第一次剂量为 100mg，然后 50mg，每日 1 次。
- CC 15～29ml/min：第一次剂量为 100mg，然后 25mg，每日 1 次。
- CC 5～14ml/min：第一次剂量为 35mg，然后 15mg，每日 1 次。
- CC<5ml/min：第一次剂量为 35mg，然后 10mg，每日 1 次。
- 透析患者：常规血液透析或腹膜透析后不需要再用药。

儿童：

- 见上文**儿童用法**。

肝炎 拉米夫定是抗病毒药之一，作为干扰素 α 的另一种选择[1～3]，用于治疗慢性乙型肝炎（见第821页）。初期研究，拉米夫定每日 100mg 或 300mg，可降低乙型肝炎病毒 DNA 到低水平或检测水平之下[4]。一项包括 350 例慢性乙型肝炎患者的一年双盲研究，拉米夫定每日 100mg，很多患者显示实质性组织学改善，每日 25mg 的效果较弱[5]。一旦停止拉米夫定治疗，有复发报道，并有 1 例患者的乙型肝炎感染再激活[6]。拉米夫定与胸腺法新（第2345页）联合应用比单独应用拉米夫定可能更有效[7]。拉米夫定对进行化疗[8～10]和肝移植[11,12]患者可有效预防乙型肝炎病毒的再感染，对急

性乙型肝炎感染患者肝移植后，应用拉米夫定每日100mg长期治疗有良好应答[13]。

1. Dienstag JL, *et al.* Lamivudine as initial treatment for chronic hepatitis B in the United States. *N Engl J Med* 1999; **341:** 1256–63.
2. Hagmeyer KO, Pan Y-Y. Role of lamivudine in the treatment of chronic hepatitis B virus infection. *Ann Pharmacother* 1999; **33:** 1104–12.
3. Jonas MM, *et al.* Clinical trial of lamivudine in children with chronic hepatitis B. *N Engl J Med* 2002; **346:** 1706–13. Correction. *ibid.*; **347:** 955.
4. Dienstag JL, *et al.* A preliminary trial of lamivudine for chronic hepatitis B infection. *N Engl J Med* 1995; **333:** 1657–61.
5. Lai C-L, *et al.* A one-year trial of lamivudine for chronic hepatitis B. *N Engl J Med* 1998; **339:** 61–8.
6. Honkoop P, *et al.* Hepatitis B reactivation after lamivudine. *Lancet* 1995; **346:** 1156–7.
7. Zhang YY, *et al.* Treatment with lamivudine versus lamivudine and thymosin alpha-1 for e antigen-positive chronic hepatitis B patients: a meta-analysis. *Virol J* 2009; **6:** 63.
8. Yeo W, *et al.* Lamivudine for the prevention of hepatitis B virus reactivation in hepatitis B s-antigen seropositive cancer patients undergoing cytotoxic chemotherapy. *J Clin Oncol* 2004; **22:** 927–34.
9. Idilman R. Lamivudine prophylaxis in HBV carriers with haemato-oncological malignancies who receive chemotherapy. *J Antimicrob Chemother* 2005; **55:** 828–31.
10. Loomba R, *et al.* Systematic review: the effect of preventive lamivudine on hepatitis B reactivation during chemotherapy. *Ann Intern Med* 2008; **148:** 519–28. Correction. *ibid.* 2009; **150:** 657–8.
11. Grellier L, *et al.* Lamivudine prophylaxis against reinfection in liver transplantation for hepatitis B cirrhosis. *Lancet* 1996; **348:** 1212–15. Correction. *ibid.* 1997; **349:** 364.
12. Perrillo RP, *et al.* A multicenter United States-Canadian trial to assess lamivudine monotherapy before and after liver transplantation for chronic hepatitis B. *Hepatology* 2001; **33:** 424–32.
13. Andreone P, *et al.* Lamivudine treatment for acute hepatitis B after liver transplantation. *J Hepatol* 1998; **29:** 985–9.

HIV 感染和 AIDS 体外拉米夫定是 HIV-1 和 HIV-2（包括齐多夫定耐药变异株）的强抑制剂[1]。拉米夫定单独用于治疗 HIV 感染很快产生耐药[2]，虽然发生耐药，但仍可产生持续应答[3]。如第825页的讨论，包括拉米夫定的 NRTIs 是目前用于治疗 HIV 感染的联合抗逆转录病毒疗法，典型疗法为与其他一种 NRTI 和一种 NNRTI 或一种 HIV-蛋白酶抑制药联合组成。

拉米夫定也用于职业暴露 HIV 感染后的预防疗法和试用于降低母婴垂直感染率[4,5]，更多信息见第827页。

1. Anonymous. Lamivudine: impressive benefits in combination with zidovudine. *WHO Drug Inf* 1996; **10:** 5–7.
2. Wainberg MA, *et al.* Development of HIV-1 resistance to (−)2′-deoxy-3′-thiacytidine in patients with AIDS or advanced AIDS-related complex. *AIDS* 1995; **9:** 351–7.
3. Ingrand D, *et al.* Phase I/II study of 3TC (lamivudine) in HIV-positive, asymptomatic or mild AIDS-related complex patients: sustained reduction in viral markers. *AIDS* 1995; **9:** 1323–9.
4. Mandelbrot L, *et al.* Lamivudine-zidovudine combination for prevention of maternal-infant transmission of HIV-1. *JAMA* 2001; **285:** 2083–93.
5. The Petra Study Team. Efficacy of three short-course regimens of zidovudine and lamivudine in preventing early and late transmission of HIV-1 from mother to child in Tanzania, South Africa, and Uganda (Petra study): a randomised, double-blind, placebo-controlled trial. *Lancet* 2002; **359:** 1178–86.

制剂

USP 33: Lamivudine and Zidovudine Tablets.

专利制剂

Arg.: 3TC; Amilitrap; Ganvirel; Heptodine; Imunoxa†; Kess; Lamibergen; Lamilea; Oralmuv; Ultraviral†; Vuclodir; ***Austral.:*** 3TC; Zeffix; ***Austria:*** Epivir; Zeffix; ***Belg.:*** Epivir; Zeffix; ***Braz.:*** Epivir; Lami; Vudirax; ***Canad.:*** 3TC; Heptovir; ***Chile:*** 3TC/Epivir; ***Cz.:*** Epivir; Zeffix; ***Denm.:*** Epivir; Zeffix; ***Fin.:*** Epivir; Zeffix; ***Fr.:*** Epivir; Zeffix; ***Ger.:*** Epivir; Kivexa; Zeffix; ***Gr.:*** Epivir; Zeffix; ***Hong Kong:*** 3TC; Zeffix; ***Hung.:*** Epivir; Zeffix; ***India:*** Ladiwin; Lamda; Lamidac; Lamirex†; Lamivir; ***Indon.:*** 3TC; 3TC-HBV; ***Irl.:*** Epivir; Zeffix; ***Israel:*** Epivir; Zeffix; ***Ital.:*** Epivir; Zeffix; ***Jpn:*** Epivir; ***Malaysia:*** 3TC; Zeffix; ***Mex.:*** 3TC; ***Neth.:*** Epivir; Zeffix; ***Norw.:*** Epivir; Zeffix; ***NZ:*** 3TC; Zeffix; ***Philipp.:*** Zeffix; ***Pol.:*** Epivir; Zeffix; ***Port.:*** Epivir; Zeffix; ***Rus.:*** Epivir (Эпивир); Zeffix (Зеффикс); ***S.Afr.:*** 3TC; ***Singapore:*** Epivir; Zeffix; ***Spain:*** Epivir; Zeffix; ***Swed.:*** Epivir; Zeffix; ***Switz.:*** 3TC; Zeffix; ***Thai.:*** Epivir; Lahep; Lamivir; Zeffix; ***Turk.:*** Epivir; Medovir; Mivux; Zeffix; Zefomen; ***UK:*** Epivir; Zeffix; ***USA:*** Epivir; ***Venez.:*** Epivir; Heptodine†; Lamivir.

多组分制剂 ***Arg.:*** 3TC Complex; 3TC/AZT; Ganvirel Duo; Imunoxa Complex†; Kess Complex; Kivexa; Lazinevir; Muvidina; Tricivir; Trivudin; Ultraviral Duo†; Zetavudin; Zidomuv; ***Austral.:*** Combivir; Kivexa; Trizivir; ***Austria:*** Combivir; Kivexa; Trizivir; ***Belg.:*** Combivir; Kivexa; Trizivir; ***Braz.:*** Biovir; Vir-Complex†; Zidolam; ***Canad.:*** Combivir; Kivexa; Trizivir; ***Chile:*** Combivir; Kivexa; Tricivir; ***Cz.:*** Combivir; Kivexa; Trizivir; ***Denm.:*** Combivir; Kivexa; Trizivir; ***Fin.:*** Combivir; Kivexa; Trizivir; ***Fr.:*** Combivir; Kivexa; Trizivir; ***Ger.:*** Combivir; Trizivir; ***Gr.:*** Combivir; Kivexa; Trizivir; ***Hong Kong:*** Combivir; Kivexa; Trizivir; ***Hung.:*** Combivir; Kivexa; Trizivir; ***India:*** Combirex†; Duovir; Duovir N; Lamda-Z; Lamivir S; Lamuzid; Odivir Kit; Triomune; ***Irl.:*** Combivir; Kivexa; Trizivir; ***Israel:*** Combivir; Kivexa; Trizivir; ***Ital.:*** Combivir; Kivexa; Trizivir; ***Malaysia:*** Combivir; ***Mex.:*** Combivir; Kivexa; Trizivir; ***Neth.:*** Combivir; Kivexa; Trizivir; ***Norw.:*** Combivir; Kivexa; Trizivir; ***NZ:*** Combivir; Kivexa; Trizivir; ***Philipp.:*** Combivir; ***Pol.:*** Combivir; Kivexa; Trizivir; ***Port.:*** Combivir; Kivexa; Trizivir; ***Rus.:*** Combivir (Комбивир); Kivexa (Кивекса); Trizivir (Тризивир); ***S.Afr.:*** Cipla-Duovir; Combivir; Kivexa; Lamzid; Retrovir/3TC Post-HIV Exposure†; Sonke-LamiNevStav; Triomune; Trizivar; ***Singapore:*** Combivir; Kivexa; ***Spain:*** Combivir; Kivexa; Trizivir; ***Swed.:*** Combivir; Kivexa; Trizivir; ***Switz.:*** Combivir; Kivexa; Trizivir; ***Thai.:*** Combid; GPO-Vir S; GPO-Vir Z; Kivexa; La-Stavir; Zilavir; ***Turk.:*** Combivir; Trizivir; ***UK:*** Combivir; Kivexa; Trizivir; ***USA:*** Combivir; Epzicom; Trizivir; ***Venez.:*** Combivir; Duovir; Triomune; Trizivir.

Lopinavir (*BAN*, *USAN*, *rINN*) 洛匹那韦

A-157378.0; ABT-378; Lopinaviiri; Lopinavirum. (α*S*)-Tetrahydro-*N*-((α*S*)-α-{(2*S*,3*S*)-2-hydroxy-4-phenyl-3-[2-(2,6-xylyloxy)acetamido]butyl}phenethyl)-α-isopropyl-2-oxo-1(2*H*)-pyrimidineacetamide.

Лопинавир

$C_{37}H_{48}N_4O_5$ = 628.8.

CAS — 192725-17-0.

ATC — J05AE06.

ATC Vet — QJ05AE06.

UNII — 2494G1JF75.

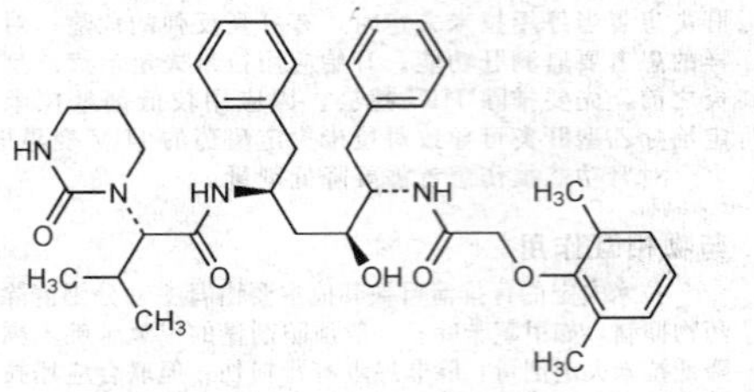

不良反应

包含洛匹那韦（与利托那韦联用）的抗逆转录病毒药物疗法最常见的不良反应为轻度到中等严重度腹泻。接受洛匹那韦治疗的患者，包括那些发生明显甘油三酯升高的患者，可见胰腺炎；某些病例发生死亡。有报道患者接受利托那韦增效的洛匹那韦，尤其是原先就有肝病的患者，发生严重肝毒性，某些病例发生致死性肝毒性。其他常见不良反应包括衰弱、头痛、失眠、疼痛、感觉异常、胃肠道障碍、痤疮和皮疹。与包含洛匹那韦疗法有关的实验室异常包括血清胆固醇和甘油三酯增加、肝酶上升。有些患者发生心电图异常，如 PR 间期延长，某些病例进展到Ⅱ度和Ⅲ度 AV 传导阻滞；QT 间期延长和尖端扭转型室性心动过速也有报道。

有报道称，伴有严重免疫缺陷的 HIV 感染患者应用包括洛匹那韦的联合抗逆转录病毒治疗，在治疗初始期会发生免疫重建综合征（炎症性免疫反应导致临床恶化）。接受包含洛匹那韦的抗逆转录病毒治疗患者可见体脂肪堆积或再分布（脂肪营养不良），包括中心肥胖、后颈部脂肪增多（水牛背）、外周消瘦、脸消瘦、胸部增大和类库欣综合征表现。代谢异常（如高甘油三酯血症、高胆固醇血症、胰岛素耐药、高血糖和高乳酸血症）也有报道。有报道核苷衍生物，尤其是与 HIV-蛋白酶抑制药联合应用时可发生肌酸磷酸激酶升高、肌痛、肌炎和偶见的横纹肌溶解症。有报道骨坏死，尤其发生于晚期 HIV 疾病或长期暴露于联合抗逆转录病毒药物治疗的患者。

有关 HIV-蛋白酶抑制药不良反应的更多信息见**硫酸茚地那韦**，第849页。

注意事项

晚期 HIV 疾病患者甘油三酯升高和胰腺炎发病的危险增加，有胰腺炎病史患者应用利托那韦增效的洛匹那韦治疗时增加复发的危险。如出现胰腺炎的症状，应终止治疗。

如患者原来就有肝功能障碍或肝酶显著增高，可增加进一步肝毒性的危险，需仔细监测；如有肝功能恶化的证据，需考虑停止治疗。在英国，对严重肝损伤患者禁止应用利托那韦增效的洛匹那韦。

由于潜在的 ECG 异常和潜在的心律失常，对有基础心脏病或传导系统异常或应用其他已知可延长 PR 间期药物的患者，需慎用利托那韦增效的洛匹那韦。对先天性长 QT 综合征、血钾过少或应用其他延长 QT 间期药物的患者也要避免应用。

口服液（*Kaletra*，*Abbott*）含有作为赋形剂的高浓度乙醇和丙二醇，需要适当注意；对婴儿和幼儿、妊娠妇女、肝或肾损伤患者禁用。丙二醇毒性的更多信息见**不良反应和注意事项**，第1973页。

妊娠 注册药品信息提到，给予大鼠利托那韦增效的洛匹那韦的毒性剂量，有早期再吸收、胎儿活动度和体重降低以及骨骼变异发生率增加和子代骨骼骨化延缓。但美国对 HIV 感染孕妇应用抗逆转录病毒药物的指南提出没有对人类致畸的证据，认为利托那韦增效的洛匹那韦是妊娠时需要应用 HIV 药物疗法的一种选择（见**茚地那韦**，第849页）。妊娠晚期需要增加剂量的证据见下文**药动学**。

1. Public Health Service Task Force. Recommendations for use of antiretroviral drugs in pregnant HIV-infected women for maternal health and interventions to reduce perinatal HIV transmission in the United States (issued 29th April, 2009; updated 24th May, 2010). Available at: http://aidsinfo.nih.gov/contentfiles/PerinatalGL.pdf (accessed 19/08/10)

药物相互作用

洛匹那韦被细胞色素 P450 同工酶 CYP3A4 完全代谢。与低剂量利托那韦联用，利托那韦抑制该酶活性，因此增加洛匹那韦的暴露。这种联用是 CYP3A4 的抑制剂并增加主要由此同工酶代谢药物的血浆浓度。体内也显示诱导其自身代谢，并且增加由细胞色素 P450 同工酶代谢和葡萄苷酸化的某些药物的生物转化。与 CYP3A4 强诱导药物联合可导致血浆浓度降低。

对高度依赖 CYP3A4 清除和因血浆浓度上升而伴有严重或威胁生命不良反应的药物，禁用利托那韦增效的洛匹那韦。这些药物包括 α_1-肾上腺受体拮抗药阿夫唑嗪，抗组胺药（阿司咪唑和特非那定），麦角衍生物（双氢麦角胺、麦角新碱、麦角胺、甲基麦角新碱），促胃肠动力药（西沙必利），抗精神病药（匹莫齐特），镇静药和催眠药（咪达唑仑和三唑仑）以及他汀类药（辛伐他汀和洛伐他汀）。由于潜在增加西地那非血浆浓度，当西地那非以必需剂量治疗肺动脉高压时，应避免利托那韦增效的洛匹那韦与其联合应用。同样，利托那韦增效的洛匹那韦可增加吸入沙美特罗的血清浓度，不推荐两药联合应用。利福平和圣约翰草（贯叶金丝桃）会降低洛匹那韦的浓度：不推荐与抗逆转录病毒药联合应用，因可能失去抗病毒活性并产生耐药。英国注册药品信息提出利托那韦增效的洛匹那韦与伐地那非和胺碘酮禁用。

HIV-蛋白酶抑制药的药物相互作用的更多信息见**硫酸茚地那韦**（第849页）和**表 1**（第883页）。

抗菌药 虽然利福布丁可能降低某些 HIV-蛋白酶抑制药的血浆浓度（见**茚地那韦**，第850页），一项回顾研究[1]发现利福布丁与利托那韦增效的洛匹那韦联用可增加血浆洛匹那韦浓度。

1. Stöhr W, *et al.* UK CHIC Steering Committee. Factors influencing lopinavir and atazanavir plasma concentration. *J Antimicrob Chemother* 2010; **65:** 129–37.

抗病毒作用

洛匹那韦为选择性、竞争性、可逆的 HIV-蛋白酶抑制药。它干扰病毒基本蛋白形成，导致它们不能感染其他细胞。单独应用 HIV-蛋白酶抑制药，迅速产生耐药，因此需要与其他抗逆转录病毒药联合应用。HIV-蛋白酶抑制药之间可产生不同程度的交叉耐药。

药动学

洛匹那韦口服后由胃肠道迅速吸收，4h 后达血浆峰浓度。高脂肪餐可增加其生物利用度。报道的洛匹那韦血浆蛋白结合率为 98%～99%。洛匹那韦被细胞色素 P450 同工酶 CYP3A4 完全代谢，主要为氧化；有 13 个代谢物被鉴定，如具有抗病毒活性的 4-氧洛匹那韦和 4-羟基洛匹那韦。洛匹那韦主要由粪便排泄，较少部分由尿排泄；2.2%剂量以原形由尿排出，19.8%剂量以原形由粪便排出。多剂量后，少于 3%吸收的洛匹那韦剂量以原形由尿排泄。终末消除半衰期为 5～6h。

儿童 有报道洛匹那韦在儿童的药动学有很大的变异，在某些亚群体要考虑药物暴露降低[1]。虽然推荐的儿童标准利托那韦增效的洛匹那韦剂量在临床证明抗病毒疗效好，4 岁及 4 岁以上儿童的洛匹那韦药动学模型[2]建议：虽然这些剂量对野毒株病毒感染儿童的治疗是充分的，但对那些甚至只是中度耐药的 HIV 毒株不能提供足够的抑制浓度；作者建议，对 HIV-蛋白酶抑制药有治疗经历的儿童患者，常规监测血清药物水平和评价耐药是有益的。

1. Jullien V, *et al.* Population analysis of weight-, age-, and sex-related differences in the pharmacokinetics of lopinavir in children from birth to 18 years. *Antimicrob Agents Chemother* 2006; **50:** 3548–55.
2. Rakhmanina N, *et al.* Population pharmacokinetics of lopinavir predict suboptimal therapeutic concentrations in treatment-experienced human immunodeficiency virus-infected children. *Antimicrob Agents Chemother* 2009; **53:** 2532–8.

妊娠 由于缺乏资料表明片剂的血清浓度是否足够，美国指南[1]建议避免对孕妇应用利托那韦增效的洛匹那韦每日 1 次的疗法。需用每日 2 次的疗法：一些专家主张应用标准剂量（见下文**用途和用法**）并监测血清浓度，其他专家建议经验性增加剂量。

一项对孕妇患者的小型研究[2]建议，妊娠中期和晚期，需增加利托那韦增效的洛匹那韦片剂剂量（600mg 洛匹那韦加 150mg 利托那韦，每日 2 次），以提供与非妊娠患者相等的暴露，非妊娠患者通常应用 400mg 洛匹那韦加 100mg 利托那韦，每日 2 次疗法。需在分娩后两周内将剂量减少到标准剂量。

1. Public Health Service Task Force. Recommendations for use of antiretroviral drugs in pregnant HIV-infected women for maternal health and interventions to reduce perinatal HIV transmission in the United States (issued 29th April, 2009; updated 24th May, 2010). Available at: http://aidsinfo.nih.gov/contentfiles/PerinatalGL.pdf (accessed 19/08/10)
2. Best BM, *et al.* International Maternal Pediatric Adolescent AIDS Clinical Trials Group 1026s Study Team. Lopinavir tablet pharmacokinetics with an increased dose during pregnancy. *J Acquir Immune Defic Syndr* 2010; **54:** 381–8.

用途和用法

洛匹那韦是 HIV-蛋白酶抑制药，具有抗 HIV 的抗病毒活性。洛匹那韦与低剂量利托那韦联用，后者为药动学增强剂，用于治疗 HIV 感染和 AIDS（见第825页）。利托那韦增效的洛匹那韦也推荐用于暴露 HIV 后的预防治疗（见第827页）。单独应用利托那韦增效的洛匹那韦很快产生耐药，因此需与其他抗逆转录病毒药联合应用。

洛匹那韦对未曾治疗的新患者和已经过治疗的成人患者剂量为 400mg（与利托那韦 100mg 联用），每日 2 次。对仅有很少（少于 3 个）HIV-蛋白酶抑制药相关的耐药变异的患者，也可考虑用洛匹那韦 800mg（与利托那韦 200mg 联用）每日 1 次的疗法。

美国注册药品信息推荐当洛匹那韦与安泼那韦、奈非那韦、依法韦仑或奈韦拉平联用时，剂量需要增加到 500mg（与利托那韦 125mg 联用），每日 2 次。当患者应用口服液疗法时，剂量需要增加到洛匹那韦 533mg（与利托那韦 133mg 联用），每日 2 次。当应用任一种这些药物时，不要应用洛匹那韦每日 1 次的疗法。

洛匹那韦薄膜包裹片剂可与或不与食物同服；软胶囊和口服液需与食物同服。

妊娠剂量的讨论见上文**药动学**项下**妊娠**。

儿童的详细剂量见下文。

1. Oldfield V, Plosker GL. Lopinavir/ritonavir: a review of its use in the management of HIV infection. *Drugs* 2006; **66:** 1275–99.
2. Schechter M, Nunes EP. Monotherapy with lopinavir/ritonavir. *Expert Opin Invest Drugs* 2007; **16:** 735–41.
3. Barragan P, Podzamczer D. Lopinavir/ritonavir: a protease inhibitor for HIV-1 treatment. *Expert Opin Pharmacother* 2008; **9:** 2363–75.

儿童用法 可应用利托那韦增效的洛匹那韦治疗 HIV 感染儿童，每日 2 次，与其他抗逆转录病毒药联合应用。美国注册药品信息允许洛匹那韦应用于 14 天婴儿，而英国允许应用的最低年龄为 2 岁。剂量不能超过成人最大剂量（见上文）。

在英国，首选口服液，因可给予更精确的剂量。根据体表面积计算剂量：

- 2 岁或 2 岁以上儿童，推荐的口服液剂量为洛匹那韦 230mg/m^2（与利托那韦 57.5mg/m^2 联用），每日 2 次，与食物同服。当与依法韦仑或奈韦拉平联用时，剂量需要增加到 300mg/m^2（与利托那韦 75mg/m^2 联用），每日 2 次，与食物同服。

在美国，根据体重或体表面积计算剂量如下：

- 与无相互作用的抗逆转录病毒药联用：
- 14 天到 6 个月：洛匹那韦 16mg/kg（与利托那韦 4mg/kg 联用），每日 2 次；或洛匹那韦 300mg/m^2（与利托那韦 75mg/m^2 联用），每日 2 次。
- 6 个月或 6 个月以上，<15kg：洛匹那韦 12mg/kg（与利托那韦 3mg/kg 联用），每日 2 次；或洛匹那韦 230mg/m^2（与利托那韦 57.5mg/m^2 联用），每日 2 次。
- 15～40kg：洛匹那韦 10mg/kg（与利托那韦 2.5mg/kg 联用），每日 2 次，或洛匹那韦 230mg/m^2（与利托那韦 57.5mg/m^2 联用），每日 2 次。
- >40kg：同正常成人剂量。
- 治疗方案内有安泼那韦、依法韦仑、奈非那韦或奈韦拉平（需要增加洛匹那韦/利托那韦剂量）：
- 6 个月或 6 个月以上，<15kg：洛匹那韦 13mg/kg（与利托那韦 3.25mg/kg 联用），每日 2 次；或洛匹那韦 300mg/m^2（与利托那韦 75mg/m^2 联用），每日 2 次。
- 15～45kg：洛匹那韦 11mg/kg（与利托那韦 2.75mg/kg 联用），每日 2 次；或洛匹那韦 300mg/m^2（与利托那韦 75mg/m^2 联用），每日 2 次。
- >45kg：同上文成人剂量。

有 HIV-蛋白酶抑制药治疗经历的儿童，其对标准剂量的利托那韦增效的洛匹那韦反应不充分。更多信息见上文**药动学**项下。

SARS 一项初步的开放研究[1]中，41 例疑似 SARS 患者接受利托那韦增效的洛匹那韦及地方标准的利巴韦林和皮质激素治疗。21 天时病情有改进，表现在病毒载量、皮质激素剂量及医院内感染发生率均有降低。

1. Chu CM, *et al.* Role of lopinavir/ritonavir in the treatment of SARS: initial virological and clinical findings. *Thorax* 2004; **59:** 252–6.

制剂

多组分制剂 ***Arg.:*** Kaletra; ***Austral.:*** Kaletra; ***Austria:*** Kaletra; ***Belg.:*** Kaletra; ***Braz.:*** Kaletra; ***Canad.:*** Kaletra; ***Chile:*** Kaletra; ***Cz.:*** Kaletra; ***Denm.:*** Kaletra; ***Fin.:*** Kaletra; ***Fr.:*** Kaletra; ***Ger.:*** Kaletra; ***Gr.:*** Kaletra; ***Hong Kong:*** Kaletra; ***Hung.:*** Kaletra; ***India:*** Ritomax-L; ***Irl.:*** Kaletra; ***Israel:*** Kaletra; ***Ital.:*** Kaletra; ***Malaysia:*** Kaletra; ***Mex.:*** Kaletra; ***Neth.:*** Kaletra; ***Norw.:*** Kaletra; ***NZ:*** Kaletra; ***Pol.:*** Kaletra; ***Port.:*** Kaletra; ***Rus.:*** Kaletra (Калетра); ***S.Afr.:*** Aluvia; Kaletra; ***Singapore:*** Kaletra; ***Spain:*** Kaletra; ***Swed.:*** Kaletra; ***Switz.:*** Kaletra; ***Thai.:*** Kaletra; ***Turk.:*** Kaletra; ***UK:*** Kaletra; ***USA:*** Kaletra; ***Venez.:*** Kaletra.

Maraviroc（*BAN,USAN*，*rINN*）马拉韦克

Maravirocum; UK-427857. 4,4-Difluoro-*N*-((1*S*)-3-{(1*R*,3*s*,5*S*)-3-[3-methyl-5-(propan-2-yl)-4*H*-1,2,4-triazol-4-yl]-8-azabicyclo[3.2.1]octan-8-yl}-1-phenylpropyl)cyclohexanecarboxamide.

Маравирок

$C_{29}H_{41}F_2N_5O$ = 513.7.

CAS — 376348-65-1.

ATC — J05AX09.

ATC Vet — QJ05AX09.

UNII — MD6P741W8A.

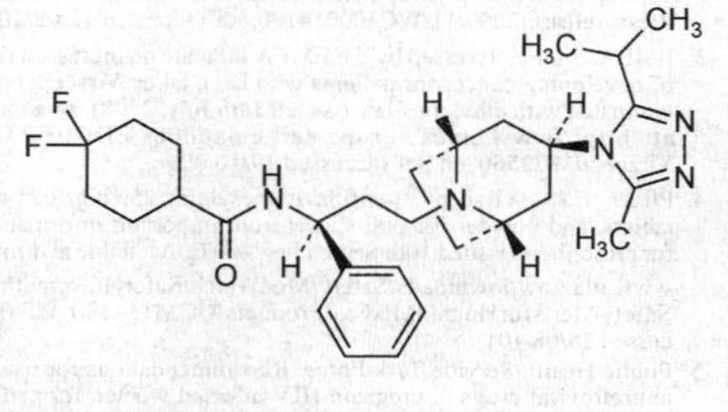

不良反应和注意事项

根据有限的资料，马拉韦克耐受较好：与马拉韦克基础疗法相关的非特异性不良反应包括虚弱、咳嗽和上呼吸道感染、眩晕、腹痛和胀气、便秘、腹泻、消化不良、恶心、呕吐、发热、头痛、失眠、嗜睡、肌肉痉挛和背痛、瘙痒和皮疹。报道较少发生的不良反应包括骨髓抑制、肌炎和横纹肌溶解症、骨坏死和心血管反应（如心肌缺血和心肌梗死）；报道的心脏不良反应主要发生于患者原来就有心脏疾病或存在危险因子。如患者有直立性低血压病史或应用降血压药物，需谨慎应用马拉韦克。

肝胆紊乱，包括肝硬化、胆汁淤积性黄疸和门静脉栓塞偶有报道。也有报道肝毒性，有时在有全身过敏反应之前发生；有肝炎症状或体征、或有皮疹或其他全身症状的患者，如果其肝酶上升时，需考虑停用马拉韦克。如患者原先就有肝功能紊乱或与乙型或丙型肝炎共同感染，需慎重考虑。

虽然认为马拉韦克仅有剂量的小部分由肾脏清除，但对肾损伤（肌酐清除率<80ml/min）并同时应用细胞色素 P450 同工酶 CYP3A4 强抑制药的患者，需谨慎应用马拉韦克，因为马拉韦克浓度可显著增加。如肾损伤严重（肌酐清除率低于 30ml/min)，可增加直立性低血压的危险，导致进一步的心血管不良反应；美国注册药品信息建议，马拉韦克仅可考虑用于那些没有应用这些细胞色素强抑制药或诱导药的患者并且无其他可替代的疗法时。

由于马拉韦克的作用机制，它可影响对感染的免疫反应并可能导致恶性肿瘤的危险增加。

药物相互作用

马拉韦克是细胞色素 P450 同工酶 CYP3A4 和 P-糖蛋白的底物，因此具有几种临床意义的相互作用。CYP3A4 抑制药（如 HIV-蛋白酶抑制药，替拉那韦除外）增加马拉韦克血清浓度。CYP3A4 诱导药（如依法韦仑）可降低马拉韦克血清浓度。马拉韦克与 NRTIs、奈韦拉平或增效的福沙安泼那韦或替拉那韦之间无临床意义的相互作用。

其他非抗逆转录病毒药物可明显改变马拉韦克的代谢，包括 CYP3A4 抑制药酮康唑、伊曲康唑、克拉霉素和奈法唑酮，CYP3A4 诱导药利福平和圣约翰草（贯叶金丝桃）。马拉韦克不引起其他药物的浓度有显著临床改变。

抗病毒作用

马拉韦克是 CCR5 趋化因子受体拮抗药。当感染时，HIV 与宿主细胞表面 CD4 受体结合，然后与两个辅助受体 CCR5 或 CXCR4 作用，允许细胞膜融合并进入细胞。马拉韦克结合 CCR5 并抑制这一过程，可防止应用 CCR5 的 HIV-1 毒株（CCR5 嗜性病毒）进入细胞，该毒株在早期感染较常见。马拉韦克对 CXCR4 毒株或双嗜性或混合嗜性毒株无活性。

药动学

马拉韦克口服后吸收，0.5～4h 达血浆峰浓度。在个体之间药动学有相当大变异。血浆蛋白结合率为 76%。马拉韦克被细胞色素 P450 系统代谢（特别是同工酶 CYP3A4）为无活性代谢物。马拉韦克以原形和代谢物形式由尿（20%）和粪便（76%）排泄。

用途和用法

马拉韦克是 CCR5 趋化因子受体拮抗药（见上文**抗病毒作用**）。它与其他抗逆转录病毒药联合用于治疗仅由 CCR5-嗜性 HIV-1 毒株感染成人患者的 HIV 感染和 AIDS（见第825页）。马拉韦克应用之前需应用特殊试验检测病毒的辅助受体嗜性。

马拉韦克剂量为 300mg 口服，每日 2 次，虽然根据与其他药物的相互作用可能要调整剂量；英国推荐以下剂量：

- 对同时应用 CYP3A4 抑制药，如 HIV-蛋白酶抑制药（利托那韦增效的福沙安泼那韦或替拉那韦除外）、地拉韦啶、酮康唑、伊曲康唑、克拉霉素、奈法唑酮和泰利霉素的患者，建议的剂量为 150mg，每日 2 次。
- 对同时应用 CYP3A4 诱导药（不用 CYP3A4 抑制药），如依法韦仑、卡马西平、苯巴比妥和苯妥英钠的患者，建议的剂量为 600mg，每日 2 次。
- 患者应用其他抗逆转录病毒药（包括利托那韦增效的福沙安泼那韦和替拉那韦）或其他药物，可给予标准剂量 300mg，每日 2 次。

美国注册剂量一般与英国相似，美国注册药品信息并不将利托那韦增效的福沙安泼那韦从那些被认为是 CYP3A4 强抑制药的药物中排除；因此当它们联合应用时，马拉韦克剂量为 150mg，每日 2 次。

1. Carter NJ, Keating GM. Maraviroc. *Drugs* 2007; **67:** 2277–88.
2. Vandekerckhove L, *et al.* Maraviroc: integration of a new antiretroviral drug class into clinical practice. *J Antimicrob Chemother* 2008; **61:** 1187–90.
3. MacArthur RD, Novak RM. Maraviroc: the first of a new class of antiretroviral agents. *Clin Infect Dis* 2008; **47:** 236–41.
4. Dau B, Holodniy M. Novel targets for antiretroviral therapy: clinical progress to date. *Drugs* 2009; **69:** 31–50.
5. Yost R, *et al.* Maraviroc: a coreceptor CCR5 antagonist for management of HIV infection. *Am J Health-Syst Pharm* 2009; **66:** 715–26.
6. Perry CM. Maraviroc: a review of its use in the management of CCR5-tropic HIV-1 infection. *Drugs* 2010; **70:** 1189–1213.

在肾损伤中的用法 英国注册药品信息建议对伴肾损伤并同时应用细胞色素 P450 同工酶 CYP3A4 强抑制药的患者需调整口服剂量。根据患者肌酐清除率（CC）改变给药间隔：

- 同时应用 CYP3A4 强抑制药，如利托那韦增效的 HIV-蛋白酶抑制药（福沙安泼那韦或替拉那韦除外）、酮康唑、伊曲康唑、克拉霉素和泰利霉素的患者，并且 CC<80ml/min：每 24h 150mg。
- 同时应用利托那韦增效的福沙安泼那韦，并且 CC<80ml/min：每 12h 150mg。

或者，美国注册药品信息推荐同时应用 CYP3A4 强抑制药（包括利托那韦增效的福沙安泼那韦）并且 CC 为 30～80ml/min 的患者，需应用马拉韦克 150mg，每日 2 次。对 CC<30ml/min 并应用 CYP3A4 强抑制药或诱导药的患者，不建议应用马拉韦克。

对不应用 CYP3A4 强抑制药或诱导药的肾损伤患者，虽然一般不建议调整剂量，但美国注册药品信息建议 CC<30ml/min 并且伴直立性低血压的患者，马拉韦克剂量需降低为 150mg，每日 2 次。

不应用 CYP3A4 强抑制药或与替拉那韦联合应用的患者，不需要调整马拉韦克剂量。

制剂

专利制剂

Austral.: Celsentri; ***Belg.:*** Celsentri; ***Canad.:*** Celsentri; ***Cz.:*** Celsentri; ***Denm.:*** Celsentri; ***Fr.:*** Celsentri; ***Ger.:*** Celsentri; ***Gr.:*** Celsentri; ***Irl.:*** Celsentri; ***Ital.:*** Celsentri; ***Neth.:*** Celsentri; ***Norw.:*** Celsentri; ***Pol.:*** Celsentri; ***Port.:*** Celsentri; ***Swed.:*** Celsentri; ***Switz.:*** Celsentri; ***UK:*** Celsentri; ***USA:*** Selzentry.

Moroxydine (*BAN, rINN*) **吗啉胍**

Moroksidiini; Moroxidin; Moroxidina; Moroxydinum

Мороксидин

$C_6H_{13}N_5O$ = 171.2.

CAS — 3731-59-7.

ATC — J05AX01.

ATC Vet — QJ05AX01.

UNII — O611591WAH.

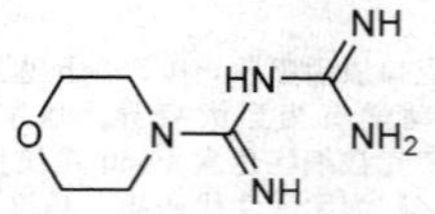

Moroxydine Hydrochloride (*BANM, rINNM*) **盐酸吗啉胍**

Abitilguanide Hydrochloride; ABOB; Hidrocloruro de moroxidina; Moroxydine, Chlorhydrate de; Moroxydini Hydrochloridum. 1-(Morpholinoformimidoyl)guanidine hydrochloride.

Мороксидина Гидрохлорид

$C_6H_{13}N_5O,HCl$ = 207.7.

CAS — 3160-91-6.

ATC — J05AX01.

ATC Vet — QJ05AX01.

简介

盐酸吗啉胍口服，用于治疗单纯疱疹和水痘-带状疱疹感染。也用于局部治疗。盐酸吗啉胍作为制剂的成分之一，用于治疗感冒和流感症状。

制剂

多组分制剂 ***Hong Kong:*** Virulex Forte; ***Mex.:*** Amgrip; Flepin X-3†; Frira†; Singril; Singrilen; ***S.Afr.:*** Corenza C; Virobis†.

Nelfinavir Mesilate (*BANM, rINNM*) **甲磺酸奈非那韦**

AG-1343 (nelfinavir or nelfinavir mesilate); Mesilato de nelfinavir; Nelfinavir, Mésilate de; Nelfinavir Mesylate *(USAN)*; Nelfinaviri Mesilas. 3S[2(2S*,3S*),3α,4aβ,8aβ]-*N*-(1,1-Dimethylethyl)decahydro-2-2-hydroxy-3-[(3-hydroxy-2-methylbenzoyl)amino]-4-(phenylthio)butyl-3-isoquinolinecarboxamide monomethanesulphonate; (3S,4aS,8aS)-*N-tert*-Butyldecahydro-2-[(2*R*,3*R*)-3-(3-hydroxy-*o*-toluamido)-2-hydroxy-4-(phenylthio)butyl]isoquinoline-3-carboxamide monomethanesulphonate.

Нелфинавира Мезилат

$C_{32}H_{45}N_3O_4S,CH_4O_3S$ = 663.9.

CAS — 159989-64-7 (nelfinavir); 159989-65-8 (nelfinavir mesilate).

ATC — J05AE04.

ATC Vet — QJ05AE04.

UNII — 98D603VP8V.

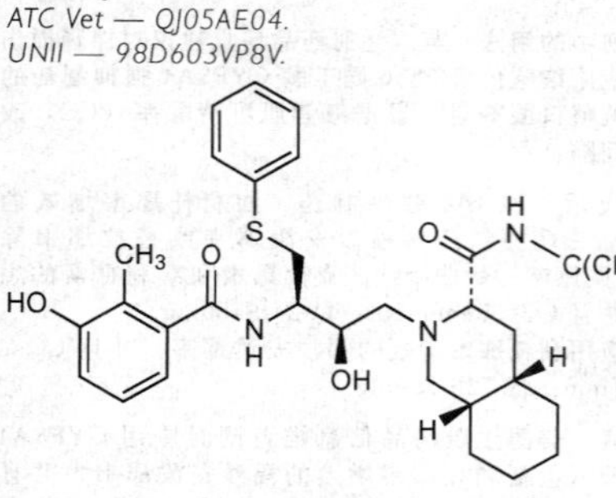

(*nelfinavir*)

注：不要将奈非那韦与奈韦拉平（见下文）相混。

Pharmacopoeias. In *Int.*

不良反应

包含奈非那韦抗逆转录病毒药物疗法最常见的不良反应为腹泻、胃肠胀气、恶心和皮疹。也有报道肝酶升高和白细胞计数下降。

有报道称，伴有严重免疫缺陷的 HIV 感染患者应用包括奈非那韦的联合抗逆转录病毒治疗，在治疗初始期发生免疫重建综合征（炎症性免疫反应导致临床恶化）。接受包含奈非那韦的抗逆转录病毒治疗患者可见体脂肪堆积或再分布（脂肪营养不良），包括中心肥胖、后颈部脂肪增多（水牛背）、外周消瘦、脸消瘦、胸部增大和类库欣综合征表现。代谢异常（如高甘油三酯血症、高胆固醇血症、胰岛素耐药、高血糖和高乳酸血症）也有报道。有报道核苷衍生物，尤其是与 HIV-蛋白酶抑制药联合应用时可发生肌酸磷酸激酶升高、肌痛、肌炎和偶见的横纹肌溶解症。有报道骨坏死，尤其发生于晚期 HIV 疾病或长期暴露于联合抗逆转录病毒药物治疗的患者。有关 HIV-蛋白酶抑制药不良反应的更多信息见**硫酸茚地那韦**，第849页。

污染 2007 年 7 月，在欧洲生产的奈非那韦（*Viracept*; *Roche*）含高水平乙基甲磺酸盐（ethyl methanesulfonate，EMS），EMS 在人类可致癌，在动物可致子代缺陷和潜在肿瘤。于 2007 年 8 月由欧洲市场召回奈非那韦[1]。后经产家鉴定并矫正污染源，2007 年 9 月 EMEA 建议提高药物的悬浮剂[2]。后来确定因污染产物导致的 EMS 暴露远低于导致 DNA 损伤的阈值[3]。美国制造商（*Pfizer, USA*）在 2007 年 9 月通知医生，美国生产的奈非那韦也含有 EMS，但含量远低于欧洲生产的奈非那韦[4]。当时 FDA 考虑到因药物召回停止奈非那韦治疗的危险性比应用美国生产的奈非那韦的危险性大，因此建议限制其应用，尤其是对儿童和孕妇。但是，2008 年 3 月 31 日，所有美国 Pfizer 生产的奈非那韦达到了由 FDA 颁布的对全部患者群体的 EMS 含量新限制，这些建议就不需要实施了[5]。

1. EMEA. European Medicines Agency agrees on action plan following the recall of Viracept and recommends suspension of the marketing authorisation (issued 21st June, 2007). Available at: http://www.ema.europa.eu/docs/en_GB/document_library/Press_release/2009/11/WC500014204.pdf (accessed 18/08/10)
2. EMEA. European medicines agency recommends lifing of suspension for Viracept (issued 20th September, 2007). Available at: http://www.ema.europa.eu/docs/en_GB/document_library/Press_release/2009/11/WC500014100.pdf (accessed 18/08/10)
3. EMEA. Studies assessed by the EMEA indicate no increased risk of developing cancer for patients who have taken Viracept contaminated with ethyl mesilate (issued 24th July, 2008). Available at: http://www.emea.europa.eu/humandocs/PDFs/EPAR/Viracept/38225608en.pdf (accessed 19/10/09)
4. Pfizer, USA. Viracept® (nelfinavir mesylate) 250 mg, 625 mg tablets, and powder for oral suspension: important information for prescribers (issued 10th September, 2007). Available at: http://www.fda.gov/downloads/Safety/MedWatch/SafetyInformation/SafetyAlertsforHumanMedicalProducts/UCM154880.pdf (accessed 18/08/10)
5. Public Health Service Task Force. Recommendations for use of antiretroviral drugs in pregnant HIV-infected women for maternal health and interventions to reduce perinatal HIV transmission in the United States (issued 29th April, 2009; updated 24th May, 2010). Available at: http://aidsinfo.nih.gov/contentfiles/PerinatalGL.pdf (accessed 19/08/10)

注意事项

伴中度肝病的患者需慎用奈非那韦并监测肝酶值；美国对中度或严重肝损伤患者不建议应用奈非那韦。与慢性乙型肝炎或丙型肝炎共同感染并应用联合抗逆转录病毒药物疗法的患者，发生严重和可能致死肝不良反应的危险增加。有报道用于治疗 A 型和 B 型血友病患者需谨慎，因应用 HIV-蛋白酶抑制药可发生自发性出血。

有关在儿童的和孕妇中的谨慎应用见上文**污染**。

药物相互作用

有报道奈非那韦部分由细胞色素 P450 同工酶 CYP3A4 和 CYP2C19 代谢。诱导这些同工酶的药物可降低奈非那韦血浆浓度。相反，奈非那韦与抑制 CYP3A4 的药物联合应用，可增加奈非那韦血浆浓度。奈非那韦也可改变由此同工酶系统代谢药物的药动学，可能导致严重不良反应。

对高度依赖 CYP3A4 清除和因血浆浓度上升而伴有严重或威胁生命不良反应的药物，禁用奈非那韦。这些药物包括 α_1-肾上腺受体拮抗药阿夫唑嗪，抗心律失常药（胺碘酮和奎尼丁），抗组胺药（阿司咪唑和特非那定），麦角衍生物（双氢麦角胺、麦角新碱、麦角胺和甲基麦角新碱），促胃肠动力药（西沙必利），抗精神病药（匹莫齐特），镇静药和催眠药（咪达唑仑和三唑仑）以及他汀类药（辛伐他汀和洛伐他汀）。由于潜在增加西地那非血浆浓度，当西地那非以必需剂量治疗肺动脉高压时，需避免奈非那韦与其联合应用。同样，奈非那韦可增加吸入沙美特罗的血清浓度，不推荐两药联合应用。奥美拉唑、利福平和圣约翰草（贯叶金丝桃）会降低奈非那韦的浓度：不推荐与抗逆转录病毒药联合应用，因可能失去抗病毒活性并产生耐药。

HIV-蛋白酶抑制药的药物相互作用的更多信息见**硫酸茚地那韦**（第849页）和**表 1**（第883页）。

抗病毒作用

奈非那韦为选择性、可逆的 HIV-蛋白酶抑制药。它干扰病毒基本蛋白形成，导致它们不能感染其他细胞。单独应用 HIV-蛋白酶抑制药，迅速产生耐药，因此需要与其他抗逆转录病毒药联合应用。奈非那韦的耐药机制与其他 HIV-蛋白酶抑制药明显不同，因此可降低奈非那韦与其他 HIV-蛋白酶抑制药之间的交叉耐药。因靶向酶不同，奈非那韦与 NNRTIs 不产生交叉耐药。

药动学

奈非那韦由胃肠道吸收，2～4h 达血浆峰浓度。与食物同服可增加吸收。奈非那韦血浆蛋白结合率大于 98%。奈非那韦被细胞色素 P450 同工酶（包括 CYP3A4 和 CYP2C19）氧化代谢。主要氧化代谢物在体外抗病毒活性与奈非那韦相同。13 岁和 13 岁以上患者的血浆终末半衰期为 3.5～5h；2～13 岁儿童的清除率比成人大 2～3 倍。奈非那韦主要以原形（22%）和代谢物（78%）由粪便排泄。只有 1%～2% 由尿排泄，主要为原形药。

1. Panhard X, *et al.* Population pharmacokinetic analysis for nelfinavir and its metabolite M8 in virologically controlled HIV-infected patients on HAART. *Br J Clin Pharmacol* 2005; **60:** 390–403.
2. Goujard C, *et al.* High variability of indinavir and nelfinavir pharmacokinetics in HIV-infected patients with a sustained virological response on highly active antiretroviral therapy. *Clin Pharmacokinet* 2005; **44:** 1267–78.
3. Regazzi M, *et al.* Clinical pharmacokinetics of nelfinavir and its metabolite M8 in human immunodeficiency virus (HIV)-positive and HIV-hepatitis C virus-coinfected subjects. *Antimicrob Agents Chemother* 2005; **49:** 643–9.
4. Damle B, *et al.* Pharmacokinetics of nelfinavir in subjects with hepatic impairment. *J Clin Pharmacol* 2006; **46:** 1241–9.
5. Fletcher CV, *et al.* Pharmacokinetics and pharmacodynamics of efavirenz and nelfinavir in HIV-infected children participating in an area-under-the-curve controlled trial. *Clin Pharmacol Ther* 2008; **83:** 300–6.
6. Hirt D, *et al.* Pharmacokinetic modelling of the placental transfer of nelfinavir and its M8 metabolite: a population study using 75 maternal-cord plasma samples. *Br J Clin Pharmacol* 2007; **64:** 634–44.
7. Hirt D, *et al.* Effect of CYP2C19 polymorphism on nelfinavir to M8 biotransformation in HIV patients. *Br J Clin Pharmacol* 2008; **65:** 548–57.
8. Read JS, *et al.* Pharmacokinetics of new 625 mg nelfinavir formulation during pregnancy and postpartum. *HIV Med* 2008; **9:** 875–82.
9. Damle BD, *et al.* Influence of CYP2C19 polymorphism on the pharmacokinetics of nelfinavir and its active metabolite. *Br J Clin Pharmacol* 2009; **68:** 682–9.

用途和用法

奈非那韦是 HIV-蛋白酶抑制药，具有抗 HIV 的抗病毒活性，用于治疗 HIV 感染和 AIDS（第825页）。当奈非那韦单独应用时，很快产生耐药，因此与其他抗逆转录病毒药联合应用。

奈非那韦以甲磺酸盐口服，剂量以碱基表示。甲磺酸奈非那韦 292mg 约相当奈非那韦 250mg。奈非那韦有片剂和口服粉剂。口服粉剂不要与酸性食物或酸性饮料同服，因可导致苦味。奈非那韦的成人剂量为 1.25g 每日 2 次；或 750mg，每日 3 次，与食物同服。

儿童的详细剂量见下文。

1. Pai VB, Nahata MC. Nelfinavir mesylate: a protease inhibitor. *Ann Pharmacother* 1999; **33:** 325–39.
2. Perry CM, *et al.* Nelfinavir: a review of its use in the management of HIV infection. *Drugs* 2005; **65:** 2209–44.

儿童用法 奈非那韦（口服）与其他抗逆转录病毒药联合应用治疗儿童 HIV 感染。美国注册药品信息允许 2 岁及 2 岁以上儿童应用奈非那韦，而英国注册药口信息允许 3 岁以上儿童应用。

英国建议的奈非那韦剂量为 50～55mg/kg，每日 2 次；或 25～30mg/kg，每日 3 次，与食物同服。美国建议的剂量为 45～55mg/kg，每日 2 次；或 25～35mg/kg，每日 3 次，与食物同服。

恶性肿瘤 有一些将奈非那韦作为潜在抗肿瘤药的研究[1~3]。

1. Gills JJ, *et al.* Nelfinavir, a new anti-cancer drug with pleiotropic effects and many paths to autophagy. *Autophagy* 2008; **4:** 107–9.
2. Brunner TB, *et al.* Phase I trial of the human immunodeficiency virus protease inhibitor nelfinavir and chemoradiation for locally advanced pancreatic cancer. *J Clin Oncol* 2008; **26:** 2699–706.
3. Wu W, *et al.* Nelfinavir: a magic bullet to annihilate cancer cells? *Cancer Biol Ther* 2009; **8:** 233–5.

制剂

专利制剂

Arg.: Filosfil; Nalvir; Nelfilea; Nemacina; Retroinhi; Viracept†; ***Austral.:*** Viracept; ***Austria:*** Viracept; ***Belg.:*** Viracept; ***Braz.:*** Viracept; ***Canad.:*** Viracept; ***Chile:*** Viracept†; ***Cz.:*** Viracept; ***Denm.:*** Viracept†; ***Fin.:*** Viracept†; ***Fr.:*** Viracept; ***Ger.:*** Viracept; ***Gr.:*** Viracept; ***Hong Kong:*** Viracept; ***Hung.:*** Viracept; ***India:*** Nelvir; ***Irl.:*** Viracept; ***Israel:*** Viracept; ***Ital.:*** Viracept; ***Jpn:*** Viracept; ***Malaysia:*** Viracept; ***Mex.:*** Viracept†; ***Neth.:*** Viracept; ***Norw.:*** Viracept†; ***NZ:*** Viracept†; ***Philipp.:*** Viracept†; ***Pol.:*** Viracept; ***Port.:*** Viracept; ***Rus.:*** Viracept (Вирасепт); ***S.Afr.:*** Viracept; ***Singapore:*** Viracept; ***Spain:*** Viracept; ***Swed.:*** Viracept†; ***Switz.:*** Viracept; ***Thai.:*** Nafavir; Viracept†; ***UK:*** Viracept; ***Ukr.:*** Viracept (Вірасепт); ***USA:*** Viracept; ***Venez.:*** Nelvir; Viracept.

Nevirapine（*BAN*，*USAN*，*rINN*） **奈韦拉平**

BI-RG-587; BIRG-0587; Nevirapiini; Nevirapiini, vedetön; Nevirapin; Nevirapin bezvodý; Nevirapin, vattenfritt; Nevirapina; Névirapine; Névirapine anhydre; Nevirapinum; Nevirapinum anhydricum; Nevirapina bezwodna. 11-Cyclopropyl-5,11-dihydro-4-methyl-6*H*-dipyrido[3,2-*b*:2′,3′-*e*]-[1,4]diazepin-6-one.

Невирапин

$C_{15}H_{14}N_4O$ = 266.3.

CAS — *129618-40-2.*

ATC — *J05AG01.*

ATC Vet — *QJ05AG01.*

UNII — *99DK7FVK1H.*

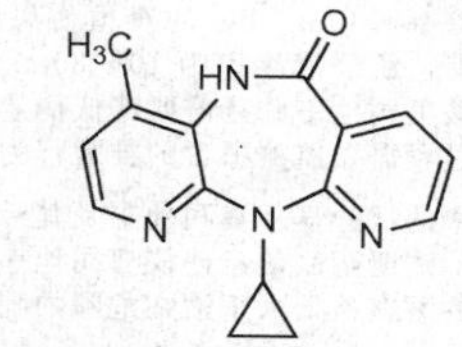

注：不要将奈韦拉平与奈非那韦（见上文）相混。

Pharmacopoeias. In *Eur.* (see p.vii) and *US*.

Int. permits anhydrous or the hemihydrate.

Ph. Eur. 6. 8（Nevirapine，Anhydrous） 白色或几乎白色粉末。几乎不溶于水；在二氯甲烷中的溶解度很小或微溶于二氯甲烷；微溶于甲醇。

USP 33（Nevirapine） 无水或含半个分子结晶水。白色到近白色，无臭到接近无臭，结晶粉末。几乎不溶于水；微溶于乙醇和甲醇。水合形式也微溶（slightly soluble）于丙二醇。贮藏于密闭容器中，25℃，允许的温度范围为 15～30℃。

不良反应

包含奈韦拉平的抗逆转录病毒疗法相关的最常见不良反应为皮疹（通常是轻度到中度斑丘疹、红疹和有时瘙痒），通常发生于开始治疗的头 6 周内。可发生严重的和威胁生命的（有死亡病例）皮肤反应，包括 Stevens-Johnson 综合征和更少见的中毒性表皮坏死松解症。有超敏反应（包括血管性水肿、风疹及过敏反应）报道。皮疹可单独发生或作为超敏反应的症状之一，还可伴随其他症状，如发热、关节痛、肌痛、淋巴腺病、嗜酸性粒细胞增多、粒细胞减少或肾功能紊乱。粒细胞减少症在儿童比在成人更常见。也可发生严重肝毒性，包括肝炎和肝坏死，偶尔致死，并且在女性和开始治疗时伴高 CD4＋细胞计数患者更易发生。也有报道应用奈韦拉平作为 HIV 未感染患者的 HIV 暴露后预防治疗，发生严重肝毒性。伴皮肤和（或）肝脏反应患者发生横纹肌溶解症。其他常见不良反应包括恶心、呕吐、腹泻、腹痛、疲乏、睡意、发热、肌痛和头痛。

有报道称，伴有严重免疫缺陷的 HIV 感染患者应用包括奈韦拉平的联合抗逆转录病毒治疗，在治疗初始期发生免疫重建综合征（炎症性免疫反应导致临床恶化）。接受包含奈韦拉平的抗逆转录病毒治疗患者可见体脂肪堆积或再分布（脂肪营养不良），包括中心肥胖、后颈部脂肪增多（水牛背）、外周消瘦、脸消瘦、胸部增大和类库欣综合征表现。代谢异常（如高甘油三酯血症、高胆固醇血症、胰岛素耐药、高血糖和高乳酸血症）也有报道。有报道骨坏死，尤其发生于晚期 HIV 疾病或长期暴露于联合抗逆转录病毒药物治疗的患者。

对肝脏的影响 FDA 提示[1]奈韦拉平的症状性肝毒性比其他抗逆转录病毒药更常见。毒性包括肝酶值增高和至少一种其他症状（如皮疹、类流感症状或发热），尽管有监测，也可能迅速进展到肝衰竭。常发生于治疗几周后，女性和具有较高 CD4＋计数患者危险较大。可发生死亡，包括一些妊娠妇女（也可见下文**妊娠**），但在单一剂量后或 HIV 感染儿童未报道发生严重毒性。

更多参考文献如下[2～7]。

1. FDA. Public health advisory for nevirapine (Viramune) (issued 19th January, 2005). Available at: http://www.fda.gov/Drugs/DrugSafety/PostmarketDrugSafetyInformationforPatientsandProviders/DrugSafetyInformationforHeathcareProfessionals/PublicHealthAdvisories/ucm051674.htm (accessed 19/08/10)
2. Martinez E, *et al.* Hepatotoxicity in HIV-1-infected patients receiving nevirapine-containing antiretroviral therapy. *AIDS* 2001; **15:** 1261–8.
3. CSM/MCA. Nevirapine (Viramune): serious adverse reactions when used in HIV post exposure prophylaxis. *Current Problems* 2001; **27:** 13.
4. Gonzalez de Requena D, *et al.* Liver toxicity caused by nevirapine. *AIDS* 2002; **16:** 290–1.
5. De Maat MM, *et al.* Hepatotoxicity following nevirapine-containing regimens in HIV-1-infected individuals. *Pharmacol Res* 2002; **46:** 295–300.
6. Patel SM, *et al.* Serious adverse cutaneous and hepatic toxicities associated with nevirapine use by non-HIV-infected individuals. *J Acquir Immune Defic Syndr* 2004; **35:** 120–5.
7. Torti C, *et al.* BHCC Study Group. Analysis of severe hepatic events associated with nevirapine-containing regimens: CD4+ T-cell count and gender in hepatitis C seropositive and seronegative patients. *Drug Safety* 2007; **30:** 1161–9.

对皮肤的影响 参考文献如下。

1. Warren KJ, *et al.* Nevirapine-associated Stevens-Johnson syndrome. *Lancet* 1998; **351:** 567.
2. Wetterwald E, *et al.* Nevirapine-induced overlap Stevens-Johnson syndrome/toxic epidermal necrolysis. *Br J Dermatol* 1999; **140:** 980–2.
3. CSM/MCA. Nevirapine (Viramune): serious adverse reactions when used in HIV post exposure prophylaxis. *Current Problems* 2001; **27:** 13.
4. Antinori A, *et al.* Female sex and the use of anti-allergic agents increase the risk of developing cutaneous rash associated with nevirapine therapy. *AIDS* 2001; **15:** 1579–81.
5. de Maat MM, *et al.* Incidence and risk factors for nevirapine-associated rash. *Eur J Clin Pharmacol* 2003; **59:** 457–62.
6. Manosuthi W, *et al.* Incidence and risk factors of nevirapine-associated skin rashes among HIV-infected patients with CD4 cell counts <250 cells/microL. *Int J STD AIDS* 2007; **18:** 782–6.
7. Wit FW, *et al.* Discontinuation of nevirapine because of hypersensitivity reactions in patients with prior treatment experience, compared with treatment-naive patients: the ATHENA cohort study. *Clin Infect Dis* 2008; **46:** 933–40.
8. Kiertiburanakul S, *et al.* Risk factors for nevirapine-associated rash among HIV-infected patients with low CD4 cell counts in resource-limited settings. *Curr HIV Res* 2008; **6:** 65–9.
9. Popovic M, *et al.* Nevirapine hypersensitivity. *Handb Exp Pharmacol* 2010; **196:** 437–51.

注意事项

患者接受奈韦拉平治疗的头 18 周内，需要密切观察皮肤不良反应和肝毒性；开始治疗的头 6 周要特别警惕。伴中度肝损伤患者（Child-Pugh 分类 B）应用奈韦拉平治疗要特别慎重；伴严重肝损伤患者禁用奈韦拉平（Child-Pugh 分类 C）。伴高 CD4＋细胞计数患者（女性患者 CD4＋细胞计数＞250 个/μl 或男性患者 CD4＋细胞计数＞400 个/μl）以及慢性乙型肝炎或丙型肝炎共同感染患者，肝毒性的危险增加。英国注册药品信息建议在治疗的头 2 个月需要每 2 周检测肝功能，第 3 个月再检测，然后按常规检测。

对发生严重皮疹、皮疹伴全身症状（如发热、起疱、口腔病变、结膜炎、面部水肿、肌肉或关节痛或全身不适）、超敏反应或临床肝炎患者，需要永远停用奈韦拉平。接受奈韦拉平治疗的头 18 周内发生皮疹的所有患者需监测转氨酶水平，如患者肝酶水平增加大于正常值上限 5 倍或显示肝炎症状，需要暂时停用奈韦拉平。某些患者如肝功恢复到基线值并且患者无肝炎临床症状或皮疹，可应用最初剂量再开始治疗（如异常再度发生，需要永远停用奈韦拉平）。某些患者即使停药，肝损伤仍继续进展。奈韦拉平开始治疗的头 14 天内发生任何皮疹，直到皮疹完全消退不要尝试递增剂量方案。但是，如在开始治疗的 28 天内不可能实施递增剂量方案，需寻找其他疗法。对患者和护理人员要进行如何识别超敏反应的教育，并且指导他们在发生超敏反应征兆时如何寻找即时的医疗帮助。肾透析患者可能需要改变剂量。

妊娠 在动物中，奈韦拉平无致畸性。注册药品信息提出 Antiretroviral Pregnancy Registry 没有发现在妊娠头 3 个月暴露奈韦拉平后，先天性缺陷的危险增加，无论是妊娠早期、中期还是晚期，暴露奈韦拉平导致的先天性缺陷发生率与一般人群的先天性缺陷发生率类似。

应用包括奈韦拉平治疗方案的女性，尤其是首次应用的女性，可发生显著的和潜在威胁生命的母体毒性[1]，虽然其他研究[2]并未发现妊娠妇女在接受以奈韦拉平为基础的治疗方案时，肝毒性比其他抗逆转录病毒疗法大。由于严重肝毒性的危险，美国对 HIV 感染妊娠妇女应用抗逆转录病毒药物指南[3]建议，对 CD4＋细胞计数＞250 个/μl 的妊娠妇女不要开始应用奈韦拉平，除非益处明显大于危险；当对包括奈韦拉平治疗方案耐受很好的妇女妊娠时，可继续治疗，不必考虑 CD4＋细胞计数。

1. van Schalkwyk JE, *et al.* Serious toxicity associated with continuous nevirapine-based HAART in pregnancy. *BJOG* 2008; **115:** 1297–302.
2. Ouyang DW, *et al.* Lack of increased hepatotoxicity in HIV-infected pregnant women receiving nevirapine compared with other antiretrovirals. *AIDS* 2010; **24:** 109–14.
3. Public Health Service Task Force. Recommendations for use of antiretroviral drugs in pregnant HIV-infected women for maternal health and interventions to reduce perinatal HIV transmission in the United States (issued 29th April, 2009; updated 24th May, 2010). Available at: http://aidsinfo.nih.gov/contentfiles/PerinatalGL.pdf (accessed 19/08/10)

药物相互作用

奈韦拉平主要由细胞色素 P450 同工酶 CYP3A4 和 CYP2B6 代谢。因此，奈韦拉平可与由此酶系统代谢的其他药物竞争，可能导致相互增加血浆浓度和毒性。酶诱导剂可降低奈韦拉平血浆浓度；奈韦拉平本身可作为轻度到中度酶诱导剂，降低其他药物的血浆浓度。

利福平和圣约翰草（贯叶金丝桃）降低奈韦拉平浓度；不建议与抗逆转录病毒药物联用，因可能失去活性并产生耐药。与 NNRTIs 药物相互作用的详情见**表 2**（第914页）。

抗病毒药 奈韦拉平对 HIV-蛋白酶抑制药的影响，见第850页。

美沙酮 奈韦拉平可诱导美沙酮的代谢（见第80页），导致血浆美沙酮浓度降低。

抗病毒作用

奈韦拉平是 HIV-1 逆转录酶的非竞争性抑制剂。它结合到酶，破坏酶催化位置构型和损伤酶的 RNA-依赖和 DNA-依赖的多聚酶活性。

有奈韦拉平耐药和与其他非核苷逆转录酶抑制药交叉耐药的报道。

药动学

奈韦拉平口服后易吸收，并不受食物或抗酸药的影响。生物利用度大于 90%。奈韦拉平片剂和口服悬液的生物利用度类似，剂量到 200mg 可相互转换。单剂量达血浆峰浓度时间为 4h。奈韦拉平的血浆蛋白结合率约为 60%。CSF 内浓度约为血浆浓度的 45%。奈韦拉平可通过胎盘并分布于乳汁。奈韦拉平由肝微粒体酶广泛代谢，主要被细胞色素 P450 同工酶 CYP3A4 和 CYP2B6 代谢为几种羟基化代谢物。这些酶的自动诱导导致应用常规剂量 2～4 周后表观口服清除率增加1. 5～2 倍，终末半衰期由 45h 降低到 25～30h。奈韦拉平主要以羟基化代谢物的葡糖苷酸结合物由尿排泄。在儿童，奈韦拉平清除率从 1 岁开始增加，到 2 岁左右达最大清除率，随后的儿童期逐步下降，8 岁以下儿童清除率值约为成人的 2 倍。

1. Mirochnick M, *et al.* Nevirapine: pharmacokinetic considerations in children and pregnant women. *Clin Pharmacokinet* 2000; **39:** 281–93.
2. Almond LM, *et al.* Intracellular and plasma pharmacokinetics of nevirapine in human immunodeficiency virus-infected individuals. *Clin Pharmacol Ther* 2005; **78:** 132–42.
3. von Hentig N, *et al.* A comparison of the steady-state pharmacokinetics of nevirapine in men, nonpregnant women and women in late pregnancy. *Br J Clin Pharmacol* 2006; **62:** 552–9.
4. Cammett AM, *et al.* Pharmacokinetic assessment of nevirapine and metabolites in human immunodeficiency virus type 1-infected patients with hepatic fibrosis. *Antimicrob Agents Chemother* 2009; **53:** 4147–52.

用途和用法

奈韦拉平是抗 HIV-1 的非核苷类逆转录酶抑制药。用于治疗 HIV 感染和 AIDS（见第825页）。奈韦拉平单独应用时迅速产生耐药，因此常与其他抗逆转录病毒药联合应用。

应用奈韦拉平开始 14 天的口服成人剂量为 200mg，每日 1 次，如无皮疹发生，剂量增加到 200mg，每日 2 次（详见上文**注意事项**）。

如治疗中断大于 7 天，需要如同新治疗一样，头 14 天由较低剂量开始治疗。

婴儿、儿童和青少年的详细剂量见下文。

奈韦拉平常用于预防 HIV 垂直感染（母亲到孩子）的治疗。对没有 HAART 治疗指征的妇女或不能提供该疗法时，单一剂量奈韦拉平 200mg 可在分娩开始时给予，在围生期应用齐多夫定和拉米夫定疗程（见 **HIV 感染预防**，第827页）。

1. Floridia M, *et al.* A randomized, double-blind trial on the use of a triple combination including nevirapine, a nonnucleoside reverse transcriptase HIV inhibitor, in antiretroviral-naive patients with advanced disease. *J Acquir Immune Defic Syndr Hum Retrovirol* 1999; **20:** 11–19.
2. Guay LA, *et al.* Intrapartum and neonatal single-dose nevirapine compared with zidovudine for prevention of mother-to-child transmission of HIV-1 in Kampala, Uganda: HIVNET 012 randomised trial. *Lancet* 1999; **354:** 795–802.
3. Bardsley-Elliot A, Perry CM. Nevirapine: a review of its use in the prevention and treatment of paediatric HIV infection. *Paediatr Drugs* 2000; **2:** 373–407.
4. Dorenbaum A, *et al.* Two-dose intrapartum/newborn nevirapine and standard antiretroviral therapy to reduce perinatal HIV transmission: a randomized trial. *JAMA* 2002; **288:** 189–98.
5. Moodley D, *et al.* A multicenter randomized controlled trial of nevirapine versus a combination of zidovudine and lamivudine to reduce intrapartum and early postpartum mother-to-child transmission of human immunodeficiency virus type 1. *J Infect Dis* 2003; **187:** 725–35.
6. Taha TE, *et al.* Short postexposure prophylaxis in newborn babies to reduce mother-to-child transmission of HIV-1: NVAZ randomised clinical trial. *Lancet* 2003; **362:** 1171–7.
7. Lallemant M, *et al.* Single-dose perinatal nevirapine plus standard zidovudine to prevent mother-to-child transmission of HIV-1 in Thailand. *N Engl J Med* 2004; **351:** 217–28.
8. Shapiro RL, *et al.* Maternal single-dose nevirapine versus placebo as part of an antiretroviral strategy to prevent mother-to-child HIV transmission in Botswana. *AIDS* 2006; **20:** 1281–8.
9. Lockman S, *et al.* Response to antiretroviral therapy after a single, peripartum dose of nevirapine. *N Engl J Med* 2007; **356:**

135–47.
10. Parienti JJ, *et al.* SIROCCO study team. Efavirenz to nevirapine switch in HIV-1-infected patients with dyslipidemia: a randomized, controlled study. *Clin Infect Dis* 2007; **45:** 263–6.
11. Dart Trial Team. Twenty-four-week safety and tolerability of nevirapine vs. abacavir in combination with zidovudine/lamivudine as first-line antiretroviral therapy: a randomized double-blind trial (NORA). *Trop Med Int Health* 2008; **13:** 6–16.
12. Ena J, *et al.* Switching from suppressive protease inhibitor-based regimens to nevirapine-based regimens: a meta-analysis of randomized controlled trials. *HIV Med* 2008; **9:** 747–56.
13. Rodríguez-Arrondo F, *et al.* Long-term effectiveness and safety outcomes in HIV-1-infected patients after a median time of 6 years on nevirapine. *Curr HIV Res* 2009; **7:** 526–32.
14. Calmy A, *et al.* HAART Observational Medical Evaluation and Research Cohort. Netherlands ATHENA Observational Cohort. Safety and efficacy of once-daily nevirapine dosing: a multicohort study. *Antivir Ther* 2009; **14:** 931–8.
15. Reliquet V, *et al.* Twelve-year experience of nevirapine use: benefits and convenience for long-term management in a French cohort of HIV-1-infected patients. *HIV Clin Trials* 2010; **11:** 110–17.

儿童用法 奈韦拉平（口服）常与其他抗逆转录病毒药物联合用于治疗婴儿、儿童和青少年 HIV 感染。根据年龄提出以下根据体重计算剂量：

- 15 天～8 岁：4mg/kg，每日 1 次，14 天；如不发生皮疹，7mg/kg，每日 2 次。
- 8～16 岁：4mg/kg，每日 1 次，14 天；然后 4mg/kg，每日 2 次。

或者，根据体表面积计算剂量：口服 150mg/m^2，每日 1 次，2 周；然后 150mg/m^2，每日 2 次。每日总剂量不要超过 400mg。

应用包括奈韦拉平的疗法预防 HIV 垂直传播（母亲到孩子）的信息见 **HIV 感染的预防**，第827页。

在肾损伤中的用法 患者肌酐清除率＞20ml/min，不需要调整剂量。对透析患者，在每次透析后要补给奈韦拉平 200mg。

制剂

USP 33: Nevirapine Oral Suspension; Nevirapine Tablets.

专利制剂

Arg.: Filide; Nerapin; Protease; Ritvir; Virainhi; Viramune; ***Austral.:*** Viramune; ***Austria:*** Viramune; ***Belg.:*** Viramune; ***Braz.:*** Viramune; ***Canad.:*** Viramune; ***Chile:*** Viramune; ***Cz.:*** Viramune; ***Denm.:*** Viramune; ***Fin.:*** Viramune; ***Fr.:*** Viramune; ***Ger.:*** Viramune; ***Gr.:*** Viramune; ***Hong Kong:*** Viramune; ***Hung.:*** Viramune; ***India:*** Neve; Nevimune; ***Indon.:*** Viramune; ***Irl.:*** Viramune; ***Israel:*** Viramune; ***Ital.:*** Viramune; ***Jpn:*** Viramune; ***Malaysia:*** Nevipan; Viramune; ***Mex.:*** Viramune; ***Neth.:*** Viramune; ***Norw.:*** Viramune; ***NZ:*** Viramune; ***Pol.:*** Viramune; ***Port.:*** Viramune; ***Rus.:*** Viramune (Вирамун); ***S.Afr.:*** Viramune; ***Singapore:*** Viramune; ***Spain:*** Viramune; ***Swed.:*** Viramune; ***Switz.:*** Viramune; ***Thai.:*** Neravir; Viramune; ***Turk.:*** Viramune; ***UK:*** Viramune; ***USA:*** Viramune; ***Venez.:*** Nevimune; Viramune.

多组分制剂 ***Arg.:*** Lazinevir; ***India:*** Duovir N; Triomune; ***S.Afr.:*** Sonke-LamiNevStav; Triomune; ***Thai.:*** GPO-Vir S; GPO-Vir Z; ***Venez.:*** Triomune.

Oseltamivir Phosphate（*BANM*，*USAN*，*rINNM*）磷酸奥司他韦

Fosfato de oseltamivir; GS-4104/002; Oséltamivir, Phosphate d'; Oseltamiviri Phosphas; Ro-64-0796/002. Ethyl (3*R*,4*R*,5*S*)-4-acetamido-5-amino-3-(1-ethylpropoxy)-1-cyclohexene-1-carboxylate phosphate (1:1).

Осельтамивира Фосфат

$C_{16}H_{28}N_2O_4,H_3PO_4$ = 410.4.

CAS — 196618-13-0 (oseltamivir); 204255-11-8 (oseltamivir phosphate).

ATC — J05AH02.

ATC Vet — QJ05AH02.

UNII — 4A3O49NGEZ.

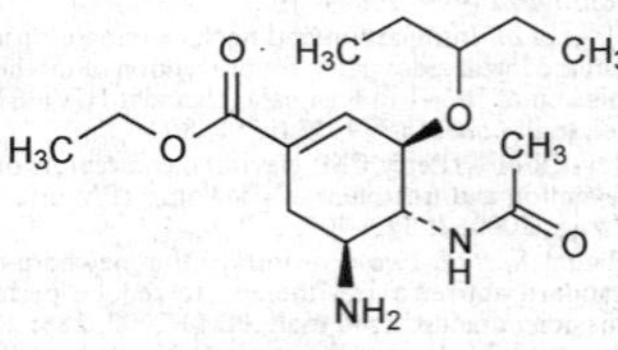

(oseltamivir)

Pharmacopoeias. In *US.*

USP 33（Oseltamivir Phosphate） 白色到近白色粉末。易溶于水；微溶于乙醇；溶于甲醇、二甲基亚砜和丙二醇；略溶于二甲基甲酰胺；极微溶于异丙醇和 macrogol 400；几乎不溶于乙腈、丙酮、二氯甲烷和 n-己烷。贮藏于 25℃，允许的温度范围为15～30℃。

不良反应

成人应用磷酸奥司他韦治疗或预防，最常见的不良反应为恶心和呕吐、腹痛、支气管炎、失眠、眩晕、腹泻、头晕眼花、头痛、咳嗽及疲乏，很多不良反应与流感症状难以区别。其他不良反应不常见或发生频率尚不知道，包括不稳定性心绞痛、贫血、心律不齐、胃肠道出血、出血性或假膜性肠炎、肺炎、发热及扁桃体周围脓肿。偶有过敏反应和皮疹的报道，包括中毒性表皮坏死松解症、Stevens-Johnson 综合征和多形性红斑。偶见肝酶上升和肝炎的报道，包括致死性暴发性肝炎或肝衰竭。成人预防应用磷酸奥司他韦也伴有各种各样的病痛和疼痛、消化不良、流涕及上呼吸道感染。

儿童应用磷酸奥司他韦治疗或预防，最常见的不良反应为呕吐和其他胃肠道问题。其他常见的不良反应包括哮喘、支气管炎、结膜炎、皮炎、鼻衄、耳病和中耳炎、淋巴结病、肺炎及鼻窦炎。

上市后有报道神经精神不良反应（主要是日本儿童和青少年）（见下文）。

不良反应发生率 一项代表性网上调查[1]报道学校儿童应用奥司他韦预防 2009 年流感（H1N1）大流行发现，在小学中少于一半儿童（48%）完成全疗程，而在中学中有约 3/4（76%）学生完成全疗程。超过所有儿童的一半（53%）报道发生一种或更多不良反应。40%儿童报道有胃肠道症状，如恶心、呕吐、腹泻、胃痛或痉挛，18%报道有轻度神经精神不良反应，如注意力不集中、不能清晰思考、睡眠问题、感觉眩晕或混乱、梦魇或噩梦、奇怪的行为。报道的神经精神不良反应在中学（20%）比小学（13%）更常见。

MHRA（英国）报道[2] 2009 年 7 月 23 日～2009 年 10 月 6 日发放 628351 份奥司他韦疗程的药物［为了处理 2009 年流感（H1N1）大流行，通过 National Pandemic Flu Service 发放］，在 2009 年 4 月 1 日～2009 年 10 月 8 日有 1365 份怀疑为应用奥司他韦不良反应的报告自愿提交给该组织。最常见报道的怀疑为奥司他韦的不良反应与识别的奥司他韦不良反应相一致，如轻度过敏反应、胃肠道影响、头痛和眩晕，所有症状可由类似流感疾病引起；未发现新的安全隐患。但是，他们也收到 6 份患者死亡的报告，还有一些肝脏反应报道，包括 2 例肝衰竭，但这些报道都没有证据确认奥司他韦与任何这些事件有直接关联。

1. Kitching A, *et al.* Oseltamivir adherence and side effects among children in three London schools affected by influenza A(H1N1)v, May 2009–an internet-based cross-sectional survey. *Eur Surveill.* 2009; **14** (30th Jul.) 2–5. Available at: http://www.eurosurveillance.org/images/dynamic/EE/V14N30/art19287.pdf (accessed 22/10/09)
2. MHRA. UK suspected adverse drug reaction (ADR) analysis influenza antivirals - oseltamivir (Tamiflu) and zanamivir (Relenza), (issued 15 October 2009). Available at: http://www.mhra.gov.uk/home/groups/pl-p/documents/websiteresources/con059973.pdf (accessed 22/10/09)

神经精神反应 一份 FDA 的 Adverse Event Reporting System（AERS）数据库综述报道，2004 年 3 月～2005 年 4 月，有 75 例与儿童应用奥司他韦有关的严重不良反应；日本有 69 例，美国有 5 例，加拿大有 1 例。报道了 32 例神经精神不良反应，包括谵妄、异常行为、幻觉、惊厥和脑炎，其中 31 例是由日本报道的。有 12 例死亡的报道；其中 4 例突然死亡，4 例由于心肺骤停，其他由于知觉障碍（无摔倒）、肺炎、窒息和伴心肺骤停的胰腺炎。所有死亡报道来自日本[1]。Japanese Ministry of Health Labour and Welfare 报道，2001～2007 年 5 月接收了 1377 份与应用奥司他韦有关不良反应的报告，包括 567 例严重神经精神不良反应和 211 例行为异常。71 例死亡报道[2]。2 例青少年自杀后，日本专家建议反对在 10～19 岁青少年应用奥司他韦[3]。但是，流感本身可有神经精神症状，仍然不能证明与药物导致有关系。

一份产家发布的全面的评价[4]证实，1999～2007 年 9 月 15 日接收了 3051 份与应用奥司他韦治疗流感有关的神经精神不良反应的自发报告；2772 份（90.9%）事件来自日本，190 份（6.2%）来自美国，89 份（2.9%）来自其他国家。在这期间全球约有 4800 万人应用奥司他韦。神经精神不良反应在儿童更常见（2218 事件发生于 1808 例 16 岁及 16 岁以下的儿童，833 事件发生于 638 例成人），男性发生的频率更高。一般发生于开始治疗的 48h 内和流感疾病的开始，最常见报道的神经精神不良反应有异常行为、妄想、知觉障碍和谵妄或类谵妄事件。大多数报道的神经精神不良反应可自动缓解，但偶有病例导致损伤或死亡。可获得的资料指出，应用奥司他韦的患者神经精神不良反应发生率并不比不应用奥司他韦的患者高。此外，并未在日本人和白种人中发现奥司他韦及其活性代谢产物羧酸奥司他韦的血浆药动学有临床意义的不同。也见上文**不良反应发生率**。

1. FDA, Center for Drug Evaluation and Research. Pediatric safety update for Tamiflu: Pediatric Advisory Committee meeting (issued 18 November 2005). Available at: http://www.fda.gov/ohrms/dockets/ac/05/briefing/2005-4180b_06_06_summary.pdf (accessed 13/06/08)
2. Hama R. Oseltamivir's adverse reactions: Fifty sudden deaths may be related to central suppression. *BMJ* 2007; **335:** 59.
3. Maxwell SRJ. Tamiflu and neuropsychiatric disturbance in adolescents. *BMJ* 2007; **334:** 1232–3.
4. Toovey S, *et al.* Assessment of neuropsychiatric adverse events in influenza patients treated with oseltamivir: a comprehensive review. *Drug Safety* 2008; **31:** 1097–114.

注意事项

对肌酐清除率≤10ml/min 的肾损伤患者不建议应用磷酸奥司他韦，肌酐清除率为 10～30ml/min 的肾损伤患者慎用磷酸奥司他韦并且需要降低剂量。

在治疗全过程需要监测患者的异常行为。

哺乳 在大鼠中的试验显示奥司他韦及其活性代谢产物可分布于乳液，注册药品信息建议奥司他韦仅能应用于那些经过评估的潜在益处大于潜在危险的哺乳妇女。

妊娠 在大鼠中的研究显示未发现大剂量奥司他韦有胎儿毒性或胚胎毒性。有关妊娠妇女应用奥司他韦的资料有限，注册药品信息建议奥司他韦仅能应用于经过评估的潜在益处大于潜在危险的妊娠妇女。

奥司他韦在妊娠中的安全性有综述报道[1]。

1. Donner B, *et al.* Safety of oseltamivir in pregnancy: a review of preclinical and clinical data. *Drug Safety* 2010; **33:** 631–42.

药物相互作用

奥司他韦可潜在抑制流感病毒活疫苗的病毒复制。因此，美国注册药品信息公布流感病毒活疫苗需于停用奥司他韦治疗后 48h 接种，并且接种流感病毒活疫苗后 2 周内不能应用奥司他韦。灭活（裂解病毒或表面抗原）疫苗不受应用奥司他韦治疗的影响。

抗病毒作用

磷酸奥司他韦抗病毒活性与扎那米韦相似（见第879页）。它的活性代谢物羧酸奥司他韦选择性阻断细胞表面神经氨酸酶，因此防止病毒子粒由感染细胞释放。奥司他韦有抗流感甲型和乙型病毒神经氨酸酶的活性。

耐药 在接受奥司他韦治疗流感的患者中发现有奥司他韦耐药的甲型病毒，包括 H5N1 亚型[1～3]。日本的一项研究[1]发现 50 例流感甲型（H3N2）病毒感染儿童接受奥司他韦治疗后，有 9 例（18%）儿童分离到伴神经氨酸酶基因（主要为 *R292K*）变异的耐药株。另一项日本研究[4]报道接受奥司他韦治疗的 43 例儿童有 7 例（16%）儿童分离到伴 H274Y 变异的耐药流感甲型（H1N1）病毒。两项研究中儿童接受 2mg/kg 口服、每日 2 次的治疗。但美国一项较大的研究[5]中儿童应用根据年龄和体重调整的剂量（因此，有时实际上为较高剂量），与日本研究应用的剂量相比未发现耐药。英国一项小型研究中[6]，在 2005～2007 年流感季节，儿童应用阶梯式以体重为基础的奥司他韦剂量疗法，在 11 例流感甲型（H1N1）病毒感染儿童发现 3 例耐药病毒，在 34 例流感甲型（H3N2）病毒感染儿童发现 1 例耐药病毒，而在 19 例感染流感乙型病毒儿童未发现耐药毒株。奥司他韦耐药病毒在 2006～2007 年流感季节不是很常见，但 2007～2008 年冬天在欧洲很多区域的流感甲型（H1N1）分离株内常见到 H274Y 变株[7,8]，2008 年 12 月 CDC 报告 25 株流感甲型（H1N1）分离株有 24 株对奥司他韦耐药，但仍对扎那米韦敏感[9]。美国一项研究报道[10]，2008～2009 年流感季节，268 株流感甲型（H1N1）分离株有 98.5%对奥司他韦耐药并且携带神经氨酸酶 H274Y 变异。其他含 N1 毒株，包括禽流感甲型（H5N1）具有同样的 H274Y 突变，因此对奥司他韦耐药，但仍对扎那米韦敏感[7,8]。流感甲型（H3N2）病毒仍对奥司他韦和扎那米韦敏感[7]。

Global Influenza Surveillance Network 对 2009（H1N1）流感大流行的系统监测已发现对奥司他韦耐药的大流行（H1N1）2009 流感病毒毒株的散发和很少发生事件，但无证据显示有人与人之间的传播或耐药病毒在社区内或全球循环。到 2009 年 9 月 25 日全球发现 28 株耐药病毒并进行了鉴定。所有这些病毒都有同样的 H275Y 变异，产生对奥司他韦耐药，但对扎那米韦敏感。从应用奥司他韦进行暴露后预防治疗的患者中分离到 12 株耐药病毒，10 株从接受奥司他韦治疗的患者中分离到，其中 6 株有严重免疫抑制；2 株分离自未应用奥司他韦治疗或预防治疗的患者[11]。

流感乙型病毒发生耐药不如流感甲型病毒常见。一项研究中[12]，74 例感染流感乙型病毒儿童应用奥司他韦治疗，报道 1 例对神经氨酸酶抑制药敏感性降低；由未治疗患者分离的 422 株病毒中有 7 株敏感性也降低，

说明耐药的流感乙型病毒在社区和家庭内传播。

在有免疫能力人群未分离到对扎那米韦耐药的毒株[13]，虽然在1例感染乙型流感病毒免疫减弱儿童中发生耐药[14]。

1. Kiso M, *et al.* Resistant influenza A viruses in children treated with oseltamivir: descriptive study. *Lancet* 2004; **364:** 759–65.
2. de Jong MD, *et al.* Oseltamivir resistance during treatment of influenza A (H5N1) infection. *N Engl J Med* 2005; **353:** 2667–72.
3. Le QM, *et al.* Avian flu: isolation of drug-resistant H5N1 virus. *Nature* 2005; **437:** 1108. Correction. *ibid.*; **438:** 754.
4. Ward P, *et al.* Oseltamivir (Tamiflu®) and its potential for use in the event of an influenza pandemic. *J Antimicrob Chemother* 2005; **55** (suppl 1): i5–i21.
5. Hayden FG, *et al.* Management of influenza in households: a prospective, randomized comparison of oseltamivir treatment with or without postexposure prophylaxis. *J Infect Dis* 2004; **189:** 440–9.
6. Stephenson I, *et al.* Neuraminidase inhibitor resistance after oseltamivir treatment of acute influenza A and B in children. *Clin Infect Dis* 2009; **48:** 389–96.
7. Monto AS. Implications of antiviral resistance of influenza viruses. *Clin Infect Dis* 2009; **48:** 397–9.
8. Weinstock DM, Zuccotti G. The evolution of influenza resistance and treatment. *JAMA* 2009; **301:** 1066–9.
9. CDC. Update: Influenza Activity—United States, September 28–November 29, 2008. *MMWR* 2008; **57:** 1329–32. Also available at: http://www.cdc.gov/mmwr/PDF/wk/mm5749.pdf (accessed 26/10/09)
10. Dharan NJ, *et al.* Oseltamivir-Resistance Working Group. Infections with oseltamivir-resistant influenza A(H1N1) virus in the United States. *JAMA* 2009; **301:** 1034–41.
11. WHO. Antiviral use and the risk of drug resistance pandemic (H1N1) 2009 briefing note 12 (issued 25th September 2009). Available at: http://www.who.int/csr/disease/swineflu/notes/h1n1_antiviral_use_20090925/en/index.html (accessed 19/10/09)
12. Hatakeyama S, *et al.* Emergence of influenza B viruses with reduced sensitivity to neuraminidase inhibitors. *JAMA* 2007; **297:** 1435–42.
13. Moscona A. Oseltamivir-resistant influenza? *Lancet* 2004; **364:** 733–4.
14. Gubareva LV, *et al.* Evidence for zanamivir resistance in an immunocompromised child infected with influenza B virus. *J Infect Dis* 1998; **178:** 1257–62.

药动学

奥司他韦口服后易由胃肠道吸收并在肝内广泛地被代谢为活性化合物——羧酸奥司他韦。至少75%的口服剂量以羧酸盐形式进入系统循环。羧酸奥司他韦与血浆蛋白结合率约3%，而母体药物为42%。奥司他韦的血浆半衰期为1～3h。羧酸奥司他韦的血浆半衰期为6～10h。羧酸奥司他韦不进一步代谢，由尿排泄。

1. Abe M, *et al.* Pharmacokinetics of oseltamivir in young and very elderly subjects. *Ann Pharmacother* 2006; **40:** 1724–30.
2. Rayner CR, *et al.* Population pharmacokinetics of oseltamivir when coadministered with probenecid. *J Clin Pharmacol* 2008; **48:** 935–47.

用途和用法

奥司他韦是羧酸奥司他韦的前药，为神经氨酸酶（唾液酸酶）抑制药，该酶在流感甲型和乙型病毒的感染性和复制中发挥作用。它用于治疗和暴露后预防流感甲型和乙型（见下文）病毒感染，包括大流行株。

奥司他韦以磷酸盐制剂口服，剂量以碱基表示。磷酸奥司他韦98.5mg约相当奥司他韦75mg。治疗应用75mg，在症状开始后（48h内）尽早用药，每日2次，共5天。暴露后预防应用75mg，每日1次，至少10天，当流行时，可用到6周；治疗需要在暴露后48h内开始。

儿童的详细剂量见下文。

伴肾损伤患者需降低剂量（见下文）。

奥司他韦被试用于预防和治疗H5N1疾病（禽流感），并建议作为一种措施处理任何潜在大流行，直到有效的疫苗开发成功。

用法 当不能获得商用口服悬液时，可能需要由奥司他韦胶囊**紧急混合**制备成口服悬液。英国注册药品信息建议对不能吞服胶囊的患者，可打开适当剂量的奥司他韦胶囊并倒入适当的小量（最大一茶匙）甜食，可掩盖苦味。混合物制备后需要搅拌并即刻让患者全部服下。

或者，注册药品信息为药剂师提供了制备药液指南（终浓度为15mg/ml，用于大于1岁儿童）：打开奥司他韦胶囊，用含0.1%质量浓度苯甲酸钠的水、樱桃糖浆（*Humco*）或 *Ora-Sweet SF* 作为赋型剂制备。英国注册药品信息也提供了制备10mg/ml口服液的指南，用于小于1岁的婴儿。

儿童用法 奥司他韦口服用于治疗和预防感染流感甲型或乙型的1岁和1岁以上儿童。但是，英国注册药品信息建议当流感大流行暴发时，对小于12个月儿童也可应用奥司他韦治疗和暴露后预防流感。根据体重计算剂量，治疗流感甲型和乙型应用每日2次，共5天；预防应用每日1次，共10天，如下：

- >40kg的儿童：75mg。
- 23～40kg：60mg。
- 15～23kg：45mg。
- ≤15kg：30mg。

当流感大流行暴发时，对小于12个月儿童的剂量根据年龄和体重计算，以下剂量可用于治疗（每日1次），5天；或预防（每日1次），10天：

- 0～1个月婴儿：2mg/kg。
- 1～3个月：2.5mg/kg。
- 3～12个月：3mg/kg。

治疗需在暴露后48h内开始。

当社区暴发，预防可用到6周。

在肾损伤中的用法 对伴有肾损伤患者，根据肌酐清除率（CC），需要降低奥司他韦的口服剂量：

- CC 10～30ml/min：*治疗流感*，75mg每日1次或30mg每日2次；*预防*，75mg隔日1次或30mg每日1次。
- CC≤10ml/min：不建议用药。
- 透析患者：不建议用药。

流感 有关奥司他韦和其他神经氨酸酶抑制药治疗和预防流感的综述见第828页[1～9]。有证据[10]显示扎那米韦治疗乙型流感比奥司他韦治疗更有效。但在日本儿童的研究中[11]发现奥司他韦和扎那米韦在治疗流感甲型（H1N1）、流感甲型（H3N2）和流感乙型病毒感染时，对降低发热期的效果相当。一项系统性综述和定量分析[12]评价长期（大于4周）应用神经氨酸酶抑制药预防季节性流感的安全性和效果，显示在有免疫能力的白种人和日本成年人之间，奥司他韦和扎那米韦预防症状性流感效果无统计意义的区别，虽然恶心和呕吐在应用奥司他韦治疗的患者更常见。

1. Gubareva LV, *et al.* Influenza virus neuraminidase inhibitors. *Lancet* 2000; **355:** 827–35.
2. McClellan K, Perry CM. Oseltamivir: a review of its use in influenza. *Drugs* 2001; **61:** 263–83.
3. Matheson NJ, *et al.* Neuraminidase inhibitors for preventing and treating influenza in children. Available in The Cochrane Database of Systematic Reviews; Issue 1. Chichester: John Wiley; 2007 (accessed 13/06/08).
4. Cooper NJ, *et al.* Effectiveness of neuraminidase inhibitors in treatment and prevention of influenza A and B: systematic review and meta-analyses of randomised controlled trials. *BMJ* 2003; **326:** 1235–9.
5. Dutkowski R, *et al.* Safety and pharmacology of oseltamivir in clinical use. *Drug Safety* 2003; **26:** 787–801.
6. Ward P, *et al.* Oseltamivir (Tamiflu) and its potential for use in the event of an influenza pandemic. *J Antimicrob Chemother* 2005; **55** (suppl 1): i5–i21.
7. Democratis J, *et al.* Use of neuraminidase inhibitors to combat pandemic influenza. *J Antimicrob Chemother* 2006; **58:** 911–15.
8. Jefferson T, *et al.* Neuraminidase inhibitors for preventing and treating influenza in healthy adults. Available in The Cochrane Database of Systematic Reviews; Issue 2. Chichester: John Wiley; 2010 (accessed 18/08/10).
9. Shun-Shin M, *et al.* Neuraminidase inhibitors for treatment and prophylaxis of influenza in children: systematic review and meta-analysis of randomised controlled trials. *BMJ* 2009; **339:** b3172. Full version: http://www.bmj.com/cgi/reprint/339/aug10_1/b3172.pdf (accessed 26/10/09)
10. Kawai N, *et al.* A comparison of the effectiveness of zanamivir and oseltamivir for the treatment of influenza A and B. *J Infect* 2008; **56:** 51–7.
11. Sugaya N, *et al.* Comparison of the clinical effectiveness of oseltamivir and zanamivir against influenza virus infection in children. *Clin Infect Dis* 2008; **47:** 339–45.
12. Khazeni N, *et al.* Systematic review: safety and efficacy of extended-duration antiviral chemoprophylaxis against pandemic and seasonal influenza. *Ann Intern Med* 2009; **151:** 464–73.

制剂

USP 33: Oseltamivir Phosphate Capsules.

专利制剂

Arg.: Agucort; Tamiflu; ***Austral.:*** Tamiflu; ***Austria:*** Tamiflu; ***Belg.:*** Tamiflu; ***Braz.:*** Tamiflu; ***Canad.:*** Tamiflu; ***Chile:*** Rimivat; Tamiflu; Virobin; ***Cz.:*** Tamiflu; ***Denm.:*** Tamiflu; ***Fin.:*** Tamiflu; ***Fr.:*** Tamiflu; ***Ger.:*** Tamiflu; ***Gr.:*** Tamiflu; ***Hong Kong:*** Tamiflu; ***Hung.:*** Tamiflu; ***Irl.:*** Tamiflu; ***Israel:*** Tamiflu; ***Ital.:*** Tamiflu; ***Jpn:*** Tamiflu; ***Malaysia:*** Fluhalt; Tamiflu; ***Neth.:*** Tamiflu; ***Norw.:*** Tamiflu; ***NZ:*** Tamiflu; ***Philipp.:*** Tamiflu; ***Pol.:*** Tamiflu; ***Port.:*** Tamiflu; ***Rus.:*** Tamiflu (Тамифлю); ***S.Afr.:*** Tamiflu; ***Singapore:*** Tamiflu; ***Spain:*** Tamiflu; ***Swed.:*** Tamiflu; ***Switz.:*** Tamiflu; ***Thai.:*** GPO-A-Flu; Tamiflu; ***Turk.:*** Tamiflu; ***UK:*** Tamiflu; ***Ukr.:*** Tamiflu (Тамифлю); ***USA:*** Tamiflu.

Penciclovir (*BAN, USAN, rINN*) 喷昔洛韦

BRL-39123; BRL-39123-D (penciclovir sodium); Penciclovirum; Penciclovir; Pensikloviiri; Pensiklovir. 9-[4-Hydroxy-3-(hydroxymethyl)butyl]guanine.

Пенцикловир

$C_{10}H_{15}N_5O_3$ = 253.3.

CAS — 39809-25-1 (penciclovir); 97845-62-0 (penciclovir sodium).

ATC — D06BB06; J05AB13.

ATC Vet — QD06BB06; QJ05AB13.

UNII — 359HUE8FJC.

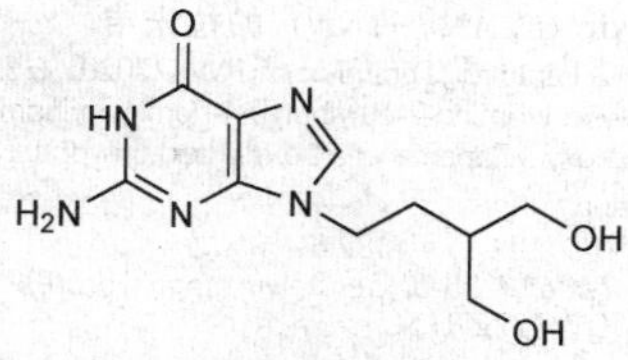

不良反应和注意事项

喷昔洛韦局部应用可引起暂时的刺痛、烧灼及麻木。

泛昔洛韦系统用药后的喷昔洛韦不良反应，见第843页。

抗病毒作用

喷昔洛韦的抗病毒作用与阿昔洛韦相似（见第832页）。喷昔洛韦在体外、体内抗单纯疱疹病毒1型和2型及水痘-带状疱疹病毒。喷昔洛韦在细胞内由病毒诱导的胸腺嘧啶核苷激酶转化为活性喷昔洛韦三磷酸，后者抑制病毒DNA复制并在感染细胞内存在大于12h。该药也有抗Epstein-Barr病毒和乙型肝炎病毒活性。

1. Vere-Hodge RA. Famciclovir and penciclovir: the mode of action of famciclovir including its conversion to penciclovir. *Antiviral Chem Chemother* 1993; **4:** 67–84.
2. Boyd MR, *et al.* Penciclovir: a review of its spectrum of activity, selectivity, and cross-resistance pattern. *Antiviral Chem Chemother* 1993; **4** (suppl 1): 3–11.
3. Bacon TH, Boyd MR. Activity of penciclovir against Epstein-Barr virus. *Antimicrob Agents Chemother* 1995; **39:** 1599–1602.
4. Sarisky RT, *et al.* Profiling penciclovir susceptibility and prevalence of resistance of herpes simplex virus isolates across eleven clinical trials. *Arch Virol* 2003; **148:** 1757–69.

药动学

喷昔洛韦由胃肠道吸收很少。通常应用前药泛昔洛韦口服作为系统用药，泛昔洛韦迅速转化为喷昔洛韦，达血浆峰浓度时间与剂量成比例（在125～750mg），发生于服药后45min～1h。血浆消除半衰期约2h。活性三磷酸代谢物在细胞内半衰期较长。喷昔洛韦的血浆蛋白结合率小于20%。喷昔洛韦主要以原形由尿排泄。

用途和用法

喷昔洛韦是结构与鸟嘌呤有关的核苷衍生物，有抗疱疹病毒活性。1%乳膏局部应用，白天每2h 1次，治疗唇疱疹（见**单纯疱疹感染**，第824页）。

以前药泛昔洛韦口服作为全身用药（见第843页）。静脉应用喷昔洛韦剂量也进行了研究。

1. Spruance SL, *et al.* Penciclovir cream for the treatment of herpes simplex labialis: a randomized, multicenter, double-blind, placebo-controlled trial. *JAMA* 1997; **277:** 1374–9.
2. Lazarus HM, *et al.* Intravenous penciclovir for treatment of herpes simplex infections in immunocompromised patients: results of a multicenter, acyclovir-controlled trial. *Antimicrob Agents Chemother* 1999; **43:** 1192–7.
3. Boon R, *et al.* Penciclovir cream for the treatment of sunlight-induced herpes simplex labialis: a randomized, double-blind, placebo-controlled trial. *Clin Ther* 2000; **22:** 76–90.
4. Raborn GW, *et al.* Effective treatment of herpes simplex labialis with penciclovir cream: combined results of two trials. *J Am Dent Assoc* 2002; **133:** 303–9.
5. Lin L, *et al.* Topical application of penciclovir cream for the treatment of herpes simplex facialis/labialis: a randomized, double-blind, multicentre, aciclovir-controlled trial. *J Dermatol Treat* 2002; **13:** 67–72.

制剂

专利制剂

Arg.: Pentavir; ***Austral.:*** Vectavir; ***Austria:*** Famvir; Fenivir; Vectavir†; ***Belg.:*** Vectavir; ***Braz.:*** Penvir Labia; Vectavir; ***Canad.:*** Denavir; ***Cz.:*** Vectavir; ***Denm.:*** Vectavir; ***Fin.:*** Vectavir; ***Ger.:*** Fenistil Pencivir; Vectavir†; ***Gr.:*** Fenivir; Vectavir; ***Hung.:*** Fenivir; Vectavir†; ***Irl.:*** Vectavir; ***Israel:*** Vectavir†; ***Ital.:*** Vectavir; Zilip; ***Neth.:*** Famvir†; Vectavir; ***Norw.:*** Vectavir; ***Port.:*** Denovir; Fenivir; ***Rus.:*** Fenistil Pencivir (Фенистил Пенцивир); ***S.Afr.:*** Fenivir; ***Spain:*** Vectavir; ***Swed.:*** Vectavir; ***Switz.:*** Famvir; Fenivir; ***Turk.:*** Vectavir; ***UK:*** Fenistil; Vectavir; ***USA:*** Denavir.

Peptide T 多肽 T

D-Ala-peptide-T-amide; Péptido T.

Пептид Т

简介

多肽T是HIV外膜糖蛋白的8肽片段。曾研究其治疗HIV感染和HIV相关神经紊乱。多肽T也试用于治疗银屑病。

Peramivir (*USAN*, *rINN*) **帕拉米韦**

BCX-1812; Péramivir; Peramivirum; RWJ-270201. (1S,2S,3R,4R)-3-[(1S)-1-Acetylamino-2-ethylbutyl]-4-[(aminoiminomethyl)amino]-2-hydroxycyclopentanecarboxylic acid trihydrate.

Перамивир

$C_{15}H_{28}N_4O_4,3H_2O$ = 382.5.

CAS — 229614-55-5 (peramivir monohydrate).

UNII — QW7Y7ZR15U.

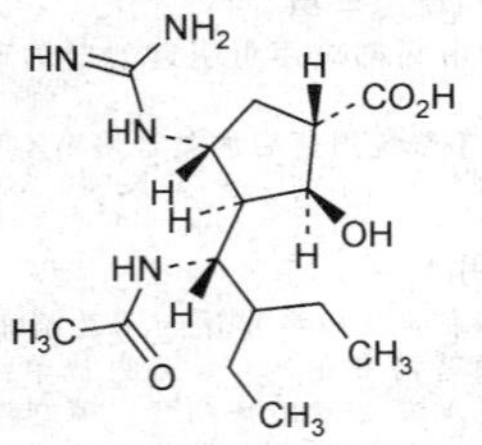

不良反应

有关帕拉米韦的安全和疗效资料有限。最常见报道的不良反应为腹泻、恶心、呕吐和中性粒细胞减少症。FDA考虑可能偶有过敏反应或严重皮肤反应，虽然至今临床未见。与其他神经氨酸酶抑制药相似，很少有神经和行为为症状的报道。与神经氨酸酶抑制药有关的神经不良反应和其他不良反应的更多信息见**奥司他韦**，第866页。

已知或怀疑患者肾功能不足，需在应用帕拉米韦治疗之前检测基础肌酐清除率。肾损伤患者可能需要调整剂量。

用途和用法

帕拉米韦是神经氨酸酶抑制药，通过静脉给药；正进行临床Ⅲ期研究评价其治疗流感的效果（见第828页）。虽然尚未被批准上市，对怀疑或实验室证实为大流行（H1N1）2009流感，或不能确定亚型的流感甲型病毒，根据社区流行怀疑为2009 H1N1，FDA授权在美国紧急应用帕拉米韦治疗某些成年人和儿童。

从18岁开始的患者，建议的剂量为600mg，在大于30min内静滴，每日1次，治疗5～10天。肾损伤患者需调整剂量，见下文。

儿童的详细剂量见下文。

儿童用法 帕拉米韦可用于治疗儿童大流行（H1N1）2009流感，与治疗成年人类似（见上文）。根据年龄，在大于60min内静滴，每日1次，治疗5～10天，剂量如下：

- 出生～30天：6mg/kg。
- 31～90天：8mg/kg。
- 91～180天：10mg/kg。
- 181天～5岁：12mg/kg。
- 6～17岁：10 mg/kg。

每日最大剂量为600mg。伴肾损伤儿童的详细剂量调整见下文。

在肾损伤中的用法 肾损伤患者需降低帕拉米韦静脉剂量，根据肌酐清除率（CC）调整：

从18岁开始的患者
- CC 31～49ml/min：每日150mg。
- CC 10～30ml/min：每日100mg。
- CC<10ml/min：第一天100mg，然后每日15mg。
- 间隙性血液透析：第一天100mg，然后每次透析后2h。

婴儿和儿童
- CC 31～49ml/(min・1.73m²)：
  - 出生～30天，每日1.5mg/kg。
  - 31～90天，每日2mg/kg。
  - 91～180天，每日2.5mg/kg。
  - 181天～5岁，每日3mg/kg。
  - 6～17岁，每日2.5mg/kg。
- CC 10～30ml/(min・1.73m²)：
  - 出生～30天，每日1mg/kg。
  - 31～90天，每日1.3mg/kg。
  - 91～180天，每日1.6mg/kg。
  - 181天～5岁，每日1.9mg/kg。
  - 6～17岁，每日1.6mg/kg。
- CC<10ml/(min・1.73m²)：
  - 出生～30天，第一天1mg/kg，然后每日0.15mg/kg。
  - 31～90天，第一天1.3mg/kg，然后每日0.2mg/kg。
  - 91～180天，第一天1.6mg/kg，然后每日0.25mg/kg。
  - 181天～5岁，第一天1.9mg/kg，然后每日0.3mg/kg。
  - 6～17岁，第一天1.6mg/kg，然后每日0.25mg/kg。
- 间隙性血液透析儿童，第一天给予与下文根据年龄和体重的剂量，然后每次透析后2h：
  - 出生～30天，1mg/kg。
  - 31～90天，1.3mg/kg。
  - 91～180天，1.6mg/kg。
  - 181天～5岁，1.9mg/kg。
  - 6～17岁，1.6mg/kg。

Pleconaril (*USAN*, *rINN*) **普来可立**

Pléconaril; Pleconarilo; Pleconarilum; VP-63843; Win-63843. 3-{4-[3-(3-Methyl-5-isoxazolyl)propoxy]-3,5-xylyl}-5-(trifluoromethyl)-1,2,4-oxadizole.

Плеконарил

$C_{18}H_{18}F_3N_3O_3$ = 381.3.

CAS — 153168-05-9.

ATC — J05AX06.

ATC Vet — QJ05AX06.

UNII — 9H4570Q89D.

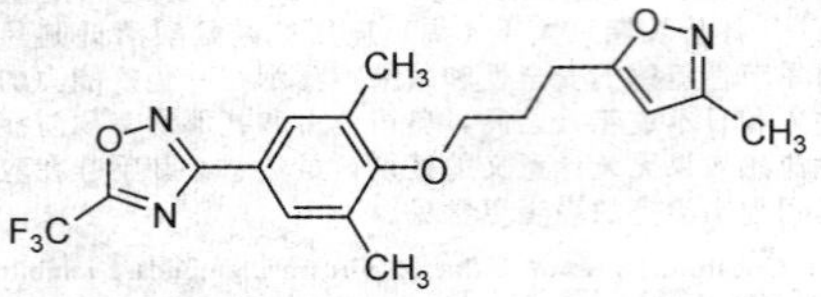

简介

普来可立是抗病毒药，有抗一定范围小RNA病毒活性。治疗病毒性脑膜炎和脑炎、上呼吸道病毒感染及其他肠道病毒感染的口服制剂正进行研究。要考虑疗效、病毒耐药以及与口服避孕药的相互作用。治疗感冒的鼻内制剂也正在开发。

1. Nowak-Wegrzyn A, *et al.* Successful treatment of enterovirus infection with the use of pleconaril in 2 infants with severe combined immunodeficiency. *Clin Infect Dis* 2001; **32:** E13–E14.
2. Rotbart HA, Webster AD. Treatment of potentially life-threatening enterovirus infections with pleconaril. *Clin Infect Dis* 2001; **32:** 228–35.
3. Aradottir E, *et al.* Severe neonatal enteroviral hepatitis treated with pleconaril. *Pediatr Infect Dis J* 2001; **20:** 457–9.
4. Starlin R, *et al.* Acute flaccid paralysis syndrome associated with echovirus 19, managed with pleconaril and intravenous immunoglobulin. *Clin Infect Dis* 2001; **33:** 730–2.
5. Hayden FG, *et al.* Oral pleconaril treatment of picornavirus-associated viral respiratory illness in adults: efficacy and tolerability in phase II clinical trials. *Antivir Ther* 2002; **7:** 53–65.
6. Abzug MJ, *et al.* Double blind placebo-controlled trial of pleconaril in infants with enterovirus meningitis. *Pediatr Infect Dis J* 2003; **22:** 335–41.
7. Hayden FG, *et al.* Efficacy and safety of oral pleconaril for treatment of colds due to picornaviruses in adults: results of 2 double-blind, randomized, placebo-controlled trials. *Clin Infect Dis* 2003; **36:** 1523–32.
8. Webster AD. Pleconaril—an advance in the treatment of enteroviral infection in immuno-compromised patients. *J Clin Virol* 2005; **32:** 1–6.
9. Desmond RA, *et al.* Enteroviral meningitis: natural history and outcome of pleconaril therapy. *Antimicrob Agents Chemother* 2006; **50:** 2409–14.

Poly I. poly C12U 聚肌胞12尿苷酸

Poli(I)²poli(C_{12}U); Poly(I):poly(C_{12}U).

Поли I.Поли C12U

简介

聚肌胞12尿苷酸是合成的错配多聚双链RNA，有抗病毒和免疫调节作用（见**聚肌胞苷酸**，第2312页）。正研究用于治疗HIV感染、肾细胞癌、慢性疲乏综合征、浸润性黑色素瘤及乙型肝炎和丙型肝炎。

制剂

专利制剂

USA: Ampligen.

Propagermanium (*rINN*) **丙帕锗**

Propagermanio. A polymer obtained from 3-(trihydroxygermyl)propionic acid.

Пропагерманий

$(C_3H_5GeO_{3.5})_n$.

CAS — 12758-40-6.

简介

丙帕锗是免疫调节药，曾用于治疗慢性乙型肝炎感染。有报道患者接受丙帕锗治疗发生肝炎急性恶化，包括一些死亡病例。

1. Hirayama C, *et al.* Propagermanium: a nonspecific immune modulator for chronic hepatitis B. *J Gastroenterol* 2003; **38:** 525–32.

制剂

专利制剂

Jpn: Serocion.

Raltegravir (*BAN*, *USAN*, *rINN*) **拉泰格韦**

Raltégravir; Raltegravirum. N-{2-[4-(4-Fluorobenzylcarbamoyl)-5-hydroxy-1-methyl-6-oxo-1,6-dihydropyrimidin-2-yl]propan-2-yl}-5-methyl-1,3,4-oxadiazole-2-carboxamide.

Ральтегравир

$C_{20}H_{21}FN_6O_5$ = 444.4.

CAS — 518048-05-0.

ATC — J05AX08.

ATC Vet — QJ05AX08.

UNII — 22VKV8053U.

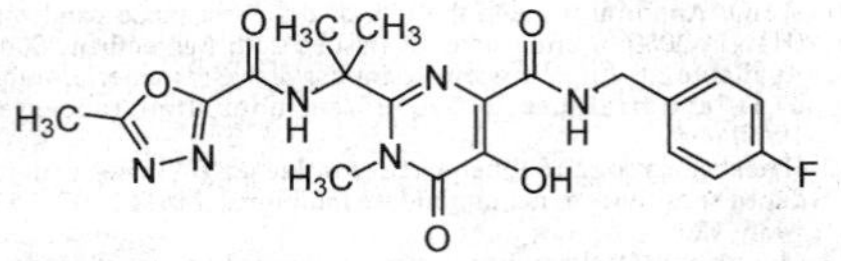

Raltegravir Potassium (*BANM*, *USAN*, *rINNM*) **拉泰格韦钾**

Kalii Raltegravirum; MK-0518; Raltegravir potásico; Raltégravir Potassique. Potassium 4-[(4-fluorobenzyl)carbamoyl]-1-methyl-2-(1-methyl-1-{[(5-methyl-1,3,4-oxadiazol-2-yl)carbonyl]amino}ethyl)-6-oxo-1,6-dihydropyrimidin-5-olate.

Калия Ральтегравир

$C_{20}H_{20}FKN_6O_5$ = 482.5.

CAS — 871038-72-1.

UNII — 43Y000U234.

不良反应和注意事项

根据有限的资料，拉泰格韦耐受佳；与以拉泰格韦为基础疗法有关的非特异性不良反应包括皮疹、失眠、异常梦、头痛、腹痛、腹泻、恶心、呕吐、衰弱、疲乏、眩晕和头晕。偶见更严重不良反应，如免疫重建综合征、胃炎、肝炎、肾衰竭、中性粒细胞减少症、血小板减少症和严重皮肤反应（如Stevens-Johnson综合征）。精神障碍包括焦虑、消沉、妄想狂和自杀意念也有报道，特别在原先就有精神疾病病史患者可发生。有报道可发生异常的肌酸磷酸激酶值、肌痛和横纹肌溶解症，虽然未确定因果关系；但是，对这些情况危险的增加患者要谨慎。也可能发生肝脏转氨酶和血清甘油三酯浓度增高。

药物相互作用

拉泰格韦不是细胞色素P450同工酶的底物，与由此机制代谢的药物无相互作用。但利福平诱导代谢拉泰格韦的葡糖醛酸糖苷酶（UGT1A1），可降低拉泰格韦血浆浓度；如不能避免与利福平联用可考虑增加拉泰格韦剂量（见下文用途和用法）。

抗病毒药 在健康人中，阿扎那韦和利托那韦增效的阿扎那韦可略增加拉泰格韦血浆浓度；这种增加不认为有临床意义[1]。

1. Iwamoto M, *et al.* Atazanavir modestly increases plasma levels of raltegravir in healthy subjects. *Clin Infect Dis* 2008; **47:** 137–40.

胃肠药 拉泰格韦溶解度依赖pH，在健康人中发现奥美拉唑可增加拉泰格韦血浆浓度[1]。但一些HIV感染患者（尤其是AIDS）可增加与他们疾病有关的胃pH，由HIV感染患者获得的数据提出了可接受的安全性，而且降低胃酸的药物与拉泰格韦联用时仅有一些轻度的药动学相互作用[1]。美国注册药品信息建议降低胃酸的药物与拉泰格韦联用时不需要调整拉泰格韦剂量；虽然英国注册药品信息建议需避免这种联合应用，除非认为必须应用。

1. Iwamoto M, *et al.* Effects of omeprazole on plasma levels of raltegravir. *Clin Infect Dis* 2009; **48:** 489–92.

药动学

拉泰格韦口服剂量可吸收，3h后达峰浓度。要考虑个体之间的药动学差别。拉泰格韦由尿苷二磷酸葡萄苷酸转移酶1A1（UGT1A1）催化的葡萄苷酸化代谢，以原形和代谢物由尿和粪便排泄。

用途和用法

拉泰格韦是 HIV 整合酶抑制药，该酶是将病毒 DNA 插入宿主基因组和复制的关键酶。拉泰格韦与其他抗逆转录病毒药联合应用治疗 HIV 感染和 AIDS（见第825页），并注册用于未曾治疗的新患者和已有治疗经历的患者。

拉泰格韦口服制剂为钾盐，剂量根据碱基计算：拉泰格韦钾盐 434mg 约相当 400mg 拉泰格韦，通常剂量为相当 400mg 拉泰格韦，每日 2 次，与食物或不与食物同服。

拉泰格韦与利福平联用时可能需要调整拉泰格韦剂量：建议 800mg，每日 2 次。

1. Iwamoto M, *et al.* Safety, tolerability, and pharmacokinetics of raltegravir after single and multiple doses in healthy subjects. *Clin Pharmacol Ther* 2008; **83:** 293–9.
2. Croxtall JD, *et al.* Raltegravir. *Drugs* 2008; **68:** 131–8.
3. Croxtall JD, Keam SJ. Raltegravir: a review of its use in the management of HIV infection in treatment-experienced patients. *Drugs* 2009; **69:** 1059–75.
4. Hicks C, Gulick RM. Raltegravir: the first HIV type 1 integrase inhibitor. *Clin Infect Dis* 2009; **48:** 931–9.
5. Lennox JL, *et al.* Safety and efficacy of raltegravir-based versus efavirenz-based combination therapy in treatment-naive patients with HIV-1 infection: a multicentre, double-blind randomised controlled trial. *Lancet* 2009; **374:** 796–806. Correction. *ibid.*; 786.
6. Croxtall JD, Scott LJ. Raltegravir: in treatment-naive patients with HIV-1 infection. *Drugs* 2010; **70:** 631–42.
7. Steigbigel RT, *et al.* BENCHMRK Study Teams. Long-term efficacy and safety of raltegravir combined with optimized background therapy in treatment-experienced patients with drug-resistant HIV infection: week 96 results of the BENCHMRK 1 and 2 phase III trials. *Clin Infect Dis* 2010; **50:** 605–12.
8. Ramkumar K, Neamati N. Raltegravir: the evidence of its therapeutic value in HIV-1 infection. *Core Evid* 2010; **4:** 131–47.

制剂

专利制剂

Austral.: Isentress; **Belg.:** Isentress; **Canad.:** Isentress; **Chile:** Isentress; **Cz.:** Isentress; **Denm.:** Isentress; **Fr.:** Isentress; **Gr.:** Isentress; **Hung.:** Isentress; **Irl.:** Isentress; **Ital.:** Isentress; **Malaysia:** Isentress; **Norw.:** Isentress; **NZ:** Isentress; **Pol.:** Isentress; **Port.:** Isentress; **Switz.:** Isentress; **UK:** Isentress; **USA:** Isentress.

Resiquimod（*rINN*）瑞喹莫德

R-848; Résiquimod; Resiquimodum; S-28463; VML-600. 4-Amino-2-(ethoxymethyl)-α,α-dimethyl-1*H*-imidazo[4,5-c]quinoline-1-ethanol.

Резихимод

$C_{17}H_{22}N_4O_2$ = 314.4.
CAS — 144875-48-9.
UNII — V3DMU7PVXF.

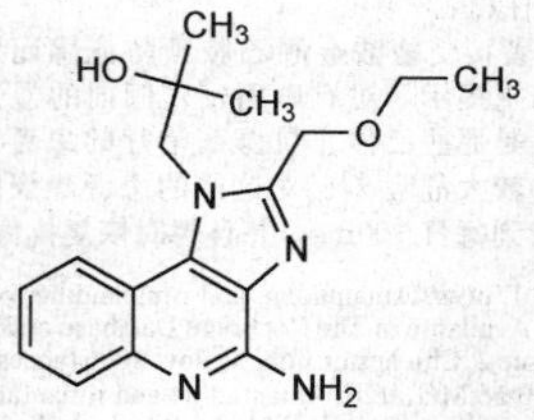

简介

瑞喹莫德是免疫调节药，曾研究局部治疗生殖道疱疹、寻常疣和光化性角化病。作为改善某些疫苗免疫反应的潜在辅助治疗的研究正在进行中。

1. Spruance SL, *et al.* Application of a topical immune response modifier, resiquimod gel, to modify the recurrence rate of recurrent genital herpes: a pilot study. *J Infect Dis* 2001; **184:** 196–200.
2. Mark KE, *et al.* Topical resiquimod 0.01% gel decreases herpes simplex virus type 2 genital shedding: a randomized, controlled trial. *J Infect Dis* 2007; **195:** 1324–31.
3. Szeimies RM, *et al.* A phase II dose-ranging study of topical resiquimod to treat actinic keratosis. *Br J Dermatol* 2008; **159:** 205–10.
4. Igartua M, Pedraz JL. Topical resiquimod: a promising adjuvant for vaccine development? *Expert Rev Vaccines* 2010; **9:** 23–7.

Ribavirin（*BAN*，*USAN*，*rINN*）利巴韦林

ICN-1229; Ribaviriini; Ribavirina; Ribavirinas; Ribavirine; Ribavirinum; RTCA; Tribavirin. 1-β-D-Ribofuranosyl-1*H*-1,2,4-triazole-3-carboxamide.

Рибавирин

$C_8H_{12}N_4O_5$ = 244.2.
CAS — 36791-04-5.
ATC — J05AB04.
ATC Vet — QJ05AB04.
UNII — 49717AWG6K.

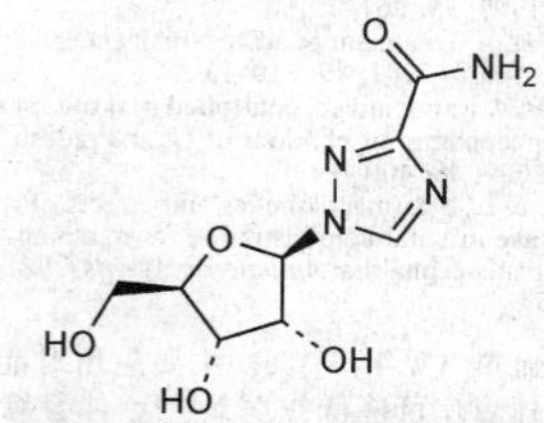

Pharmacopoeias. In *Chin., Eur.* (see p.vii), and *US.*

Ph. Eur. 6.8（Ribavirin） 白色或类白色结晶性粉末。有多形性。易溶于水；微溶于乙醇；微溶或极微溶于二氯甲烷。2%水溶液的 pH 为 4.0～6.0。避光。

USP 33（Ribavirin） 白色结晶粉末。易溶于水；微溶于无水乙醇。贮藏于密闭容器中。

不良反应

利巴韦林吸入给药，有时引起肺功能恶化、细菌性肺炎、气胸、对心血管的影响（包括血压下降和心搏骤停）及偶见的贫血、溶血和网状细胞增多症。也可发生结膜炎和皮疹。吸入利巴韦林的沉淀可沉积在呼吸器管道内，导致积液。

口服利巴韦林与干扰素 α 或聚乙二醇化干扰素 α 联合应用最常见的不良反应为精神反应（如焦虑、抑郁、失眠和易怒）及类流感症状。威胁生命和致死的不良反应包括严重抑郁、自杀意念、药物滥用或超剂量导致的复发和细菌感染。严重不良反应包括溶血性贫血、白细胞减少症、血小板减少症、再生障碍性贫血、糖尿病、自身免疫性疾病、胃肠道症状、胰腺炎、肺栓塞、胸痛、肝功能损伤和间质性肺炎。红斑狼疮、皮疹（包括非常罕见的 Stevens-Johnson 综合征和中毒性表皮坏死松解症）和光敏感性也有报道。有报道对儿童可发生生长迟缓（包括身高和体重降低）。利巴韦林与干扰素 α 联合应用可产生不同的不良反应（见**干扰素 α** 项下的**不良反应**，第851页）。

不良反应发生率 一篇综述[1]报道应用利巴韦林治疗 110 例怀疑或可能为 SARS 的患者，发现 61%患者有发生溶血性贫血的证据。在一项较少的 76 例群体中，报道分别有 58%患者有低钙血症，46%患者有低镁血症，而 29%患者同时有低钙血症和低镁血症。一项回顾性队列研究[2]包括 306 例证实的或可能为 SARS 的患者，发现明显的与应用利巴韦林（大多数为高剂量）有关的不良反应有进行性贫血、低镁血症和心动过缓。

1. Knowles SR, *et al.* Common adverse events associated with the use of ribavirin for severe acute respiratory syndrome in Canada. *Clin Infect Dis* 2003; **37:** 1139–42.
2. Muller MP, *et al.* Canadian SARS Research Network. Adverse events associated with high-dose ribavirin: evidence from the Toronto outbreak of severe acute respiratory syndrome. *Pharmacotherapy* 2007; **27:** 494–503.

注意事项

吸入治疗的特别注意 当利巴韦林气雾治疗期间，要维持标准的呼吸支持和液体应用及密切监测电解质。用设备监测利巴韦林沉淀物。应用利巴韦林气雾疗法时，要谨慎从事以减少利巴韦林对空气的污染。

口服治疗的特别注意 如患者原先就有可被利巴韦林诱导的溶血恶化的医学状况，包括显著的和不稳定的心脏疾病或血红蛋白病（地中海贫血或镰状细胞贫血），不能给予利巴韦林口服。利巴韦林开始治疗，治疗 2 周和 4 周及以后要定期进行血细胞计数和血化检测。患者伴肾损伤，肌酐清除率小于 50ml/min，不能口服利巴韦林。伴严重肝损伤或失代偿性肝硬化（Child-Pugh 为 6 或更高）的患者要避免应用利巴韦林。对潜在倾向于发生痛风的患者要慎重考虑。对患者要严密观察精神病的症状和体征，对儿童和青少年有精神病史或精神病者禁用利巴韦林。需监测儿童的生长，每 3 个月要检查甲状腺功能。对丙型肝炎和 HIV 共同感染患者需仔细监测线粒体毒性和乳酸酸中毒的体征。有报道牙和牙周疾病，需定期检查牙齿并保持良好的口腔卫生。

接触透镜（隐形眼镜） 有报道一位护士在 1 个月内间断职业性暴露于利巴韦林气雾，使软接触透镜受损。

1. Diamond SA, Dupuis LL. Contact lens damage due to ribavirin exposure. *DICP Ann Pharmacother* 1989; **23:** 428–9.

妊娠 利巴韦林对大鼠有致畸和致胚胎死亡作用，因此孕妇和可能受孕妇女禁用。未发现利巴韦林对狒狒有致畸作用。虽然目前没有妊娠时因暴露于利巴韦林气雾而发生致畸的报道，注册药品信息建议孕妇和计划受孕妇女需避免暴露于利巴韦林气雾。男性患者接受口服利巴韦林治疗时配偶也要避免妊娠。在治疗期间和停药后 6 个月需要采用有效的避孕措施。男性患者的配偶已妊娠，需用避孕套以减少阴道对利巴韦林的暴露。

药物相互作用

不建议利巴韦林与齐多夫定联合用药，因可增加患者发生贫血的危险。与去羟肌苷联合应用也有增加毒性的危险，要避免联用。利巴韦林能抑制 NRTIs（如齐多夫定、拉米夫定和司他夫定）的磷酸化，虽然英国注册药品信息建议可能降低它们的抗 HIV 活性，但美国注册药品信息指出实际应用中未发现这种降低。

抗凝血药 利巴韦林对华法林活性的影响，见**抗病毒药**，第1373页。

抗病毒作用

利巴韦林在体外和动物模型内广泛抑制很多病毒。但其抗病毒活性并不必定与抗人类感染活性有关。利巴韦林被磷酸化，但其作用机制仍不清楚；可能作用于几种靶位，包括细胞酶、干扰病毒核酸合成。利巴韦林单磷酸和三磷酸衍生物与其抗病毒作用有关。对其敏感的 DNA 病毒包括疱疹病毒、腺病毒及痘病毒。敏感的 RNA 病毒包括布尼亚病毒科、流感、副流感、麻疹、腮腺炎、呼吸道合胞病毒及 HIV。

药动学

气雾利巴韦林可系统吸收，但在呼吸道分泌液的局部浓度比血浆浓度高很多。血浆半衰期约 9.5h。气雾利巴韦林的生物利用度不详，可能依赖于给药方式。

利巴韦林口服后迅速吸收，在 1～2h 达血浆峰浓度。吸收很广泛，但根据首过代谢的结果，口服生物利用度为 45%～65%。每日 2 次口服剂量，约 4 周后达稳态血浆浓度，血浆峰浓度比单次给药峰浓度高 6 倍。由于非血浆相缓慢清除的结果，使停药后血浆半衰期约为 300h。利巴韦林不与血浆蛋白结合。利巴韦林不由细胞色素 P450 系统代谢；由可逆的磷酰化、涉及 deribosylation 的降解以及酰胺水解代谢，降解为三唑羧酸代谢物。单一剂量的终末消除半衰期为 120～170h。利巴韦林以原形和代谢物主要由尿排泄。利巴韦林被血液透析清除的量很少。

1. Kramer TH, *et al.* Hemodialysis clearance of intravenously administered ribavirin. *Antimicrob Agents Chemother* 1990; **34:** 489–90.
2. Glue P, *et al.* The single dose pharmacokinetics of ribavirin in subjects with chronic liver disease. *Br J Clin Pharmacol* 2000; **49:** 417–21.
3. Tsubota A, *et al.* Pharmacokinetics of ribavirin in combined interferon-alpha 2b and ribavirin therapy for chronic hepatitis C virus infection. *Br J Clin Pharmacol* 2003; **55:** 360–7.
4. Kamar N, *et al.* Ribavirin pharmacokinetics in renal and liver transplant patients: evidence that it depends on renal function. *Am J Kidney Dis* 2004; **43:** 140–6.
5. Uchida M, *et al.* Assessment of adverse reactions and pharmacokinetics of ribavirin in combination with interferon alpha-2b in patients with chronic hepatitis C. *Drug Metab Pharmacokinet* 2004; **19:** 438–43.
6. Wade JR, *et al.* Pharmacokinetics of ribavirin in patients with hepatitis C virus. *Br J Clin Pharmacol* 2006; **62:** 710–14.

用途和用法

利巴韦林是结构与鸟嘌呤有关的合成的核苷衍生物，气雾给药用于治疗 RSV 感染（见第829页）；气雾给药比口服途径疗效较好，虽然任一途径的疗效都是有疑问的。利巴韦林口服与干扰素 α 或聚乙二醇化干扰素 α 联合治疗丙型肝炎（第855页），包括 HIV 共感染患者。利巴韦林试用于治疗伴肾综合征出血热、拉萨热（见下文）和 SARS（见第829页）。

儿童的详细剂量见下文。

利巴韦林与干扰素 α 或聚乙二醇化干扰素 α 联用治疗**慢性丙型肝炎**。治疗慢性丙型肝炎的干扰素 α 剂量信息见**干扰素 α**（第855页）。利巴韦林的剂量依据所用的产品，一般每日口服 2 次，根据体重调整剂量。疗程（有时也包括剂量）的选择受丙型肝炎病毒基因型的影响，对单独感染丙型肝炎患者，感染病毒基因 1 型，也可能基因 4 型，疗程为 48 周；感染病毒基因 2 型或基因 3 型，疗程为 24 周；对感染病毒基因 5 型或基因 6 型的资料不充分，不能提出建议。对与 HIV 共同感染患者，不论病毒基因型，疗程均为 48 周。

Rebetol（*Schering-Plough*）与干扰素 α-2b 或聚乙二醇化干扰素 α-2b 联用治疗丙型肝炎感染。

英国建议以下剂量：

- 成人体重<65kg：400mg，早晚各服 1 次。
- 65～80kg：早晨 400mg，晚上 600mg。
- 81～105kg：600mg，早晚各服 1 次。
- >105kg：早晨 600mg，晚上 800mg。

在美国，利巴韦林与干扰素 α-2b 联用的剂量为：

- 成人体重≤75kg：早晨 400mg，晚上 600mg。
- >75kg：600mg，早晚各服 1 次。

以下为与聚乙二醇化干扰素 α-2b 联用的剂量：

- 成人体重≤65kg：400mg，早晚各服 1 次。
- 66～80kg：早晨 400mg，晚上 600mg。
- 81～105kg：600mg，早晚各服一次。
- >105kg：早晨 600mg，晚上 800mg。

Copegus（*Roche*）应用于英国，与干扰素 α-2a 或聚乙二醇化干扰素 α-2a 联用，在美国，与聚乙二醇化干扰素 α-2a 联用：

下列剂量与聚乙二醇化干扰素 α-2a 联合用于病毒基因 1 型或 4 型的单独感染：

- 成人体重≤75kg：早晨 400mg，晚上 600mg。
- >75kg：600mg，早晚各服 1 次。

对病毒基因 2 型或 3 型的单独感染（与聚乙二醇化干扰素 α-2a 联用）：

- 所有成人：400mg，早晚各服 1 次。

下列剂量与干扰素 α-2a 联合用于病毒基因 1 型或 4 型的单独感染：

- 成人体重直到 75kg：早晨 400mg，晚上 600mg。
- >75kg：600mg，早晚各服 1 次。

对 HIV 共同感染患者：

- 所有成人，不论基因型，每日 800mg。

患者显示低血红蛋白浓度，需要降低利巴韦林剂量。患者的 CC<50ml/min，禁用利巴韦林。

1. Gish RG. Treating HCV with ribavirin analogues and ribavirin-like molecules. *J Antimicrob Chemother* 2006; **57:** 8–13.
2. Gambarin-Gelwan M, Jacobson IM. Optimal dose of peginterferon and ribavirin for treatment of chronic hepatitis C. *J Viral Hepatitis* 2008; **15:** 623–33.
3. Reddy KR, *et al.* Ribavirin: current role in the optimal clinical management of chronic hepatitis C. *J Hepatol* 2009; **50:** 402–11.
4. Shiffman ML. What future for ribavirin? *Liver Int* 2009; **29** (suppl 1): 68–73.
5. Brok J, *et al.* Ribavirin monotherapy for chronic hepatitis C. Available in The Cochrane Database of Systematic Reviews; Issue 4. Chichester: John Wiley; 2009 (accessed 22/01/10).
6. Aghemo A, *et al.* Pegylated IFN-α2a and ribavirin in the treatment of hepatitis C. *Expert Rev Anti Infect Ther* 2009; **7:** 925–35.
7. Gluud LL, *et al.* Peginterferon plus ribavirin for chronic hepatitis C in patients with human immunodeficiency virus. *Am J Gastroenterol* 2009; **104:** 2335–41.
8. Ventre K, Randolph A. Ribavirin for respiratory syncytial virus infection of the lower respiratory tract in infants and young children [withdrawn]. Available in The Cochrane Database of Systematic Reviews; Issue 5. Chichester: John Wiley; 2010 (accessed 18/08/10).

用法 静脉应用利巴韦林的参考文献如下[1]。

1. Riner A, *et al.* Intravenous ribavirin—review of the FDA's Emergency Investigational New Drug Database (1997-2008) and literature review. *Postgrad Med* 2009; **121:** 139–46.

儿童用法 利巴韦林气雾剂通过小颗粒气雾发生器用于治疗婴儿和儿童严重 **RSV** 感染。应用 20mg/ml 药液，300ml，相当于 6g 利巴韦林，在 12～18h 内进行气雾治疗，平均利巴韦林浓度为每升空气 190μg。疗程为 3～7 天。

利巴韦林与干扰素 α 或聚乙二醇化干扰素 α 联用治疗**慢性丙型肝炎**。利巴韦林的剂量依据所用的产品，一般每日口服 2 次，根据体重调整剂量。疗程（有时也包括剂量）的选择受到丙型肝炎病毒基因型的影响。对单独感染丙型肝炎患者，感染病毒基因 1 型，疗程为 48 周；感染病毒基因 2 型或基因 3 型，疗程为 24 周。

Rebetol（*Schering-Plough*）与干扰素 α-2b 或聚乙二醇化干扰素 α-2b 联用治疗丙型肝炎感染。

英国建议用以下剂量治疗 3 岁及 3 岁以上儿童：

- <47kg：每日 15mg/kg，分 2 次口服。
- 47～49kg：早晨 200mg，晚上 400mg。
- 50～65kg：400mg，早晚各服 1 次。
- >65kg：同成人剂量（上文）。

在美国，利巴韦林被注册与干扰素 α-2b 和聚乙二醇化干扰素 α-2b 联用治疗 3～17 岁儿童。推荐的利巴韦林剂量为：

- <47kg：每日 15mg/kg。
- 47～59kg：400mg，早晚各服 1 次。
- 60～73kg：早晨 400mg，晚上 600mg。
- >75kg：600mg，早晚各服 1 次。

Copegus（*Roche*）没有注册用于 18 岁以下儿童。

儿童应用干扰素 α 治疗慢性丙型肝炎剂量的信息见**干扰素 α**，第855页。

脑炎 1 例患严重 La Crosse 脑炎的患儿对利巴韦林治疗反应良好[1]。利巴韦林静脉给药，开始 24h 剂量为 25mg/kg，然后降低剂量到每日 15mg/kg，继续应用 9 天。一项小型开放标签研究[2]认为利巴韦林可能降低急性 Nipah 脑炎的死亡率和神经缺陷。但是，口服利巴韦林并不能降低儿童日本脑炎的死亡率[3]。

心室内注射利巴韦林（加心室内注射干扰素和口服异丙肌苷）对 5 例亚急性硬化性全脑炎中的 4 例有疗效[4]。CSF 内利巴韦林浓度达 50～200μg/ml，可完全抑制病毒复制；达到此浓度的利巴韦林剂量为每日 1～9mg/kg。

1. McJunkin JE, *et al.* Treatment of severe La Crosse encephalitis with intravenous ribavirin following diagnosis by brain biopsy. *Pediatrics* 1997; **99:** 261–7.
2. Chong HT, *et al.* Treatment of acute Nipah encephalitis with ribavirin. *Ann Neurol* 2001; **49:** 810–13.
3. Kumar R, *et al.* Randomized, controlled trial of oral ribavirin for Japanese encephalitis in children in Uttar Pradesh, India. *Clin Infect Dis* 2009; **48:** 400–6.
4. Hosoya M, *et al.* Pharmacokinetics and effects of ribavirin following intraventricular administration for treatment of subacute sclerosing panencephalitis. *Antimicrob Agents Chemother* 2004; **48:** 4631–5.

出血热 出血热（见第820页）主要应用对症治疗。有报道利巴韦林治疗可降低拉萨热[1]、伴肾综合征出血热[2]的死亡率，可能降低克里米亚-刚果出血热[3～5]及玻利维亚出血热[6]的死亡率。利巴韦林也试用于治疗相关的汉坦病毒肺综合征[7,8]，但一项小型随机、双盲、安慰剂对照应用利巴韦林静脉给药的研究报道[9]，生存率在两组之间无显著区别。

治疗拉萨热，利巴韦林静脉给药，开始剂量为 2g，然后每 6h 1g，共 4 天，然后每 8h 500mg，共 6 天[1]。如在发热开始 6 天内给药，治疗效果最好。临床经验显示，如药物以大量静注方式给药，可发生寒战，如在大于 30min 内静脉点滴给药，可克服此不良反应[10]。预防应用，对成人建议利巴韦林 600mg 口服，每日 4 次，共 10 天[11]。但其他评论员认为剂量过大[12]，他们建议口服剂量为每日 1g（对开始预防治疗推迟患者，经静脉诱导剂量后）较合适。

1. McCormick JB, *et al.* Lassa fever: effective therapy with ribavirin. *N Engl J Med* 1986; **314:** 20–6.
2. Huggins JW, *et al.* Prospective, double-blind, concurrent, placebo-controlled clinical trial of intravenous ribavirin therapy of hemorrhagic fever with renal syndrome. *J Infect Dis* 1991; **164:** 1119–27.
3. Fisher-Hoch SP, *et al.* Crimean Congo-haemorrhagic fever treated with oral ribavirin. *Lancet* 1995; **346:** 472–5.
4. Mardani M, *et al.* The efficacy of oral ribavirin in the treatment of crimean-congo hemorrhagic fever in Iran. *Clin Infect Dis* 2003; **36:** 1613–18.
5. Soares-Weiser K, *et al.* Ribavirin for Crimean-Congo hemorrhagic fever: systematic review and meta-analysis. *BMC Infect Dis* 2010; **10:** 207.
6. Kilgore PE, *et al.* Treatment of Bolivian hemorrhagic fever with intravenous ribavirin. *Clin Infect Dis* 1997; **24:** 718–22.
7. Anonymous. Hantavirus pulmonary syndrome—northeastern United States, 1994. *JAMA* 1994; **272:** 997–8.
8. Prochoda K, *et al.* Hantavirus-associated acute respiratory failure. *N Engl J Med* 1993; **329:** 1744.
9. Mertz GJ, *et al.* Collaborative Antiviral Study Group. Placebo-controlled, double-blind trial of intravenous ribavirin for the treatment of hantavirus cardiopulmonary syndrome in North America. *Clin Infect Dis* 2004; **39:** 1307–13.
10. Fisher-Hoch SP, *et al.* Unexpected adverse reactions during a clinical trial in rural West Africa. *Antiviral Res* 1992; **19:** 139–47.
11. Holmes GP, *et al.* Lassa fever in the United States: investigation of a case and new guidelines for management. *N Engl J Med* 1990; **323:** 1120–23.
12. Johnson KM, Monath TP. Imported Lassa fever—reexamining the algorithms. *N Engl J Med* 1990; **323:** 1139–41.

制剂

BP 2010: Ribavirin Nebuliser Solution;
USP 33: Ribavirin for Inhalation Solution.

专利制剂

Arg.: Copegus; Laztie†; Vibuzol; Xilopar; ***Austral.:*** Virazide†; ***Austria:*** Copegus; Rebetol; ***Belg.:*** Copegus; Rebetol; Virazole; ***Braz.:*** Rebetol†; Ribav; Ribaviron C†; Viramid; Virazole†; ***Canad.:*** Virazole; ***Chile:*** Rebetol; ***Cz.:*** Copegus; Rebetol; ***Denm.:*** Copegus; Rebetol; ***Fin.:*** Copegus; Rebetol; ***Fr.:*** Copegus; Rebetol; ***Ger.:*** Copegus; Rebetol; Virazole; ***Gr.:*** Copegus; Rebetol; Virazole; ***Hong Kong:*** Copegus; Rebetol; Virazole; ***Hung.:*** Copegus; Rebetol; Virazole†; ***India:*** Ribavin; ***Indon.:*** Hepaviral; Rebetol; Virazide; ***Irl.:*** Copegus; Rebetol; ***Israel:*** Copegus; Rebetol; ***Ital.:*** Copegus; Rebetol; Virazole; ***Jpn:*** Copegus; ***Malaysia:*** Copegus; Rebetol; ***Mex.:*** Copegus†; Desiken; Trivorin; Varinar; Vilona; Virazide; ***Neth.:*** Copegus; Rebetol; Virazole; ***Norw.:*** Copegus; Rebetol; ***NZ:*** Copegus; Rebetol; ***Philipp.:*** Rebetol; Ribazole; ***Pol.:*** Copegus; Rebetol; ***Port.:*** Copegus; Rebetol; ***Rus.:*** Arviron (Арвирон)†; Rebetol (Ребетол); Ribamidil (Рибамидил); Ribapeg (Рибапег); Ribavin (Рибавин); Trivorin (Триворин); Virazole (Виразол); ***S.Afr.:*** Copegus; ***Singapore:*** Copegus; Rebetol; Virazole; ***Spain:*** Copegus; Rebetol; Virazole; ***Swed.:*** Copegus; Rebetol; Virazole; ***Switz.:*** Copegus; Rebetol; Virazole†; ***Thai.:*** Copegus; Rebetol; ***Turk.:*** Copegus; Rebetol; Ribasphere; Viron; ***UK:*** Copegus; Rebetol; Virazole; ***Ukr.:*** Copegus (Копегус)†; ***USA:*** Copegus; Rebetol; RibaPak; Ribaspheres; Ribatab; Virazole; ***Venez.:*** Rebetol.

多组分制剂 ***Arg.:*** Bioferon Hepakit; Pegatron†; ***Austral.:*** Pegasys RBV; Pegatron; Rebetron†; ***Canad.:*** Pegasys RBV; Pegetron; ***Hong Kong:*** Rebetron; ***Mex.:*** Hepatron C†; Pegtron Cotronak Kit†; ***NZ:*** Pegasys RBV; Pegatron; Rebetron; Roferon-A RBV; ***Philipp.:*** Pegasys RBV; ***USA:*** Rebetron†.

Rimantadine Hydrochloride（*BANM, USAN, rINNM*）盐酸金刚乙胺

EXP-126; Hidrocloruro de rimantadina; Rimantadine, Chlorhydrate de; Rimantadini Hydrochloridum. (*RS*)-1-(Adamantan-1-yl)ethylamine hydrochloride; α-Methyl-1-adamantanemethylamine hydrochloride.

Римантадина Гидрохлорид

$C_{12}H_{21}N,HCl = 215.8.$

CAS — 13392-28-4 (rimantadine); 1501-84-4 (rimantadine hydrochloride).

ATC — J05AC02.

ATC Vet — QJ05AC02.

UNII — JEI07OOS8Y.

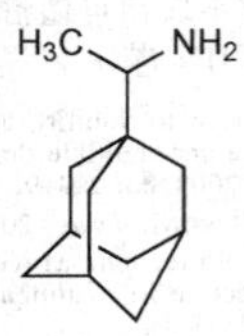

(*rimantadine*)

Pharmacopoeias. In *US.*

USP 33（Rimantadine Hydrochloride）贮藏温度为 15～30℃。

不良反应和注意事项

金刚乙胺不良反应的发生率和严重度较低。最常见报道的不良反应包括胃肠道障碍（如恶心、呕吐、腹痛、口干和厌食），CNS 影响（如头痛、失眠、神经过敏、头晕眼花及衰弱）。其他少见报道的不良反应包括共济失调、激动、注意力集中困难、腹泻、消化不良、抑郁、呼吸困难、皮疹、嗜睡和耳鸣。

有报道痉挛，包括癫痫大发作痉挛，因此对癫痫患者慎用金刚乙胺。对严重肾或肝损伤患者要降低剂量；对老年人也要降低剂量。

一项成人临床研究综述[1]结论指出，金刚乙胺与金刚烷胺对预防和治疗甲型流感的疗效相同，但在常用剂量，金刚乙胺耐受性明显优于金刚烷胺。另一项系统性综述[2]评价金刚烷胺与金刚乙胺治疗儿童和老年人流感甲型感染的安全性和疗效，结论为虽然金刚乙胺对这些人群是安全的，但它的疗效未证实，因此不能推荐应用。

一项研究[3]评价在一次甲型流感流行时老年人、慢性病患者对长期服用金刚乙胺的安全性，与安慰剂对照组相比，服用金刚乙胺组的焦虑和（或）恶心发生率显著增加。发生焦虑、恶心、精神混乱或呕吐的日期数也明显增加。这些不良反应大多数持续不到 9 天，偶尔见严重反应，2 例患者因失眠、焦虑或二者而退出研究，1 例患者因发生全身惊厥而退出研究。一项更大型的研究[4]发现这些不良反应的发生率在治疗组和安慰剂对照组相似。

2 例患者接受盐酸金刚乙胺预防流感而发生癫痫发作的报道着重提示，对有癫痫发作倾向的慢性病和老年患者（尤其是那些已停止抗癫痫治疗的患者）可能存在癫痫发作的较大危险[5]。对这样的患者建议降低盐酸金刚乙胺剂量到每日 100mg，并且暂时恢复抗癫痫药治疗。

1. Jefferson T, *et al.* Amantadine and rimantadine for influenza A in adults. Available in The Cochrane Database of Systematic Reviews; Issue 2. Chichester: John Wiley; 2006 (accessed 3/10/07).
2. Alves Galvão MG, *et al.* Amantadine and rimantadine for influenza A in children and the elderly. Available in The Cochrane Database of Systematic Reviews; Issue 1. Chichester: John Wiley; 2008 (accessed 27/02/08).
3. Patriarca PA, *et al.* Safety of prolonged administration of rimantadine hydrochloride in the prophylaxis of influenza A virus infections in nursing homes. *Antimicrob Agents Chemother* 1984; **26:** 101–3.
4. Monto AS, *et al.* Safety and efficacy of long-term use of rimantadine for prophylaxis of type A influenza in nursing homes. *Antimicrob Agents Chemother* 1995; **39:** 2224–8.
5. Bentley DW, *et al.* Rimantadine and seizures. *Ann Intern Med* 1989; **110:** 323–4.

哺乳 在动物中，金刚乙胺可分布于乳液，浓度约 2 倍于血清浓度。美国注册药品信息建议哺乳母亲要避免应用金刚乙胺。

妊娠 虽然有关孕妇应用金刚乙胺尚无可应用的资料，美国注册药品信息建议，因曾有报道在大鼠应用高剂量金刚乙胺有胚胎毒性，金刚乙胺仅仅应用于经评估的潜在益处大于对胎儿危险的患者。

抗病毒作用

金刚乙胺是 M2 离子通道抑制药，主要通过阻断 M2 蛋白离子通道而抑制甲型流感病毒复制，由此防止病毒和宿主细胞膜融合以及病毒 RNA 释放到感染细胞浆内。

金刚乙胺耐药可很快产生并且耐药病毒可由金刚乙胺治疗患者传播给密切接触者并导致流感。金刚乙胺与金刚烷胺有完全的交叉耐药。

耐药 流感甲型病毒对金刚烷 M2 离子通道抑制药金刚烷胺与金刚乙胺的耐药可自发产生或当治疗时很快产生。在 M2 蛋白氨基酸密码序列的 26、27、30、31 或 34 位发生单个点突变，可发生金刚烷胺与金刚乙胺交叉耐药。耐药病毒仍可复制和传播[1~3]。一篇报道[4]叙述金刚烷胺耐药流感甲型病毒在全球流行，10 年后显示药物耐药增加，由 1994/1995 流感季节的 0.4%，增加到 2003/2004 季节的 12.3%。2005/2006 流感季节，WHO 和 National Respiratory and Enteric Virus Surveillance System（NREVSS）在美国的实验室报告 120 株流感病毒中有 109 株（91%）在 M2 蛋白有替代物，并对金刚烷胺与金刚乙胺耐药[3]。在美国报道的流感甲型病毒金刚烷耐药率由 2004/2005 流感季节的 11%增加到 2005/2006 流感季节的 92%[5]。在此信息的基础上，CDC 不再推荐金刚烷胺或金刚乙胺治疗或预防流感甲型感染[3,6]。

1. Belshe RB, *et al.* Genetic basis of resistance to rimantadine emerging during treatment of influenza virus infection. *J Virol* 1988; **62:** 1508–12.
2. Hayden FG, *et al.* Emergence and apparent transmission of rimantadine-resistant influenza A virus in families. *N Engl J Med* 1989; **321:** 1696–1702.
3. CDC. High levels of adamantane resistance among influenza A (H3N2) viruses and interim guidelines for use of antiviral agents—United States, 2005–06 influenza season. *MMWR* 2006; **55:** 44–6. Also available at: http://www.cdc.gov/mmwr/preview/mmwrhtml/mm5502a7.htm (accessed 13/06/08)
4. Bright RA, *et al.* Incidence of adamantane resistance among influenza A (H3N2) viruses isolated worldwide from 1994 to 2005: a cause for concern. *Lancet* 2005; **366:** 1175–81.
5. Bright RA, *et al.* Adamantane resistance among influenza A viruses isolated early during the 2005-2006 influenza season in the United States. *JAMA* 2006; **295:** 891–4.
6. CDC. Prevention and control of influenza: recommendations of the Advisory Committee on Immunization Practices (ACIP). *MMWR* 2007; **56** (RR-6): 1–54. Also available at: http://www.cdc.gov/mmwr/PDF/rr/rr5606.pdf (accessed 13/06/08)

药动学

盐酸金刚乙胺经胃肠道吸收佳，但吸收缓慢，约 6h 达血浆峰浓度。具有大容积分布和长消除半衰期；报道的健康成人半衰期为 13～65h（平均 25.4h），大于 70 岁老人为 20～65h（平均 32h）。金刚乙胺的蛋白结合率约 40%，它在肝内被广泛代谢，小于 25%的剂量以原形由尿排泄；在大于 72h 内约 75%为羟基化代谢物。严重肾损伤或肝损伤患者的消除半衰期延长一倍，需要降低剂量。

用途和用法

盐酸金刚乙胺在预防和治疗怀疑的甲型流感感染（见第828页）中的应用与金刚烷胺相似（见第766页）。成人常用剂量为每日 200mg，均分为 2 次口服。老年患者常用剂量为每日 100mg。伴严重肾损伤或肝损伤患者需要降低剂量（详见下文）。

儿童的详细剂量见下文。

1. Jefferson T, *et al.* Amantadine and rimantadine for influenza A in adults. Available in The Cochrane Database of Systematic Reviews; Issue 2. Chichester: John Wiley; 2006 (accessed 13/06/08).
2. Alves Galvão MG, *et al.* Amantadine and rimantadine for influenza A in children and the elderly. Available in The Cochrane Database of Systematic Reviews; Issue 1. Chichester: John Wiley; 2008 (accessed 21/10/09).

儿童用法 由 1 岁开始预防流感甲型的口服剂量为每日 5mg/kg，1 次剂量或等分成 2 次剂量，最大剂量可给予每日 150mg。10 岁及 10 岁以上儿童应用 100mg，每日 2 次。虽然对治疗流感甲型没有注册，某些专家认为儿童由 1 岁开始可给予治疗。

在肝损伤或肾损伤中的用法 对严重肾损伤或肝损伤和养老院患者的常用口服剂量为每日 100mg。

制剂

USP 33: Rimantadine Hydrochloride Tablets.

专利制剂

Arg.: Germicit; ***Cz.:*** Maridin; ***Mex.:*** Gabirol; ***Pol.:*** Rimantin; ***Rus.:*** Algirem (Альгирем); Orvirem (Орвирем); ***Ukr.:*** Remavir (Ремавир); ***USA:*** Flumadine.

多组分制剂 ***Rus.:*** Antigrippin-Maximum (Антигриппин-Максимум).

Ritonavir（*BAN*，*USAN*，*rINN*）利托那韦

A-84538; Abbott-84538; ABT-538; Ritonaviiri; Ritonavirum. 5-Thiazolylmethyl {(αS)-α-[(1S,3S)-1-hydroxy-3-((2S)-2-{3-[(2-isopropyl-4-thiazolyl)methyl]-3-methylureido}-3-methylbutyramido)-4-phenylbutyl]phenethyl}carbamate; N^1-[(1S,3S,4S)-1-Benzyl-3-hydroxy-5-phenyl-4-(1,3-thiazol-5-ylmethoxycarbonylamino)pentyl]-N^2-{[(2-isopropyl-1,3-thiazol-4-yl)methyl](methyl)carbamoyl}-L-valinamide.

Ритонавир

$C_{37}H_{48}N_6O_5S_2$ = 720.9.

CAS — 155213-67-5.

ATC — J05AE03.

ATC Vet — QJ05AE03.

UNII — O3J8G9O825.

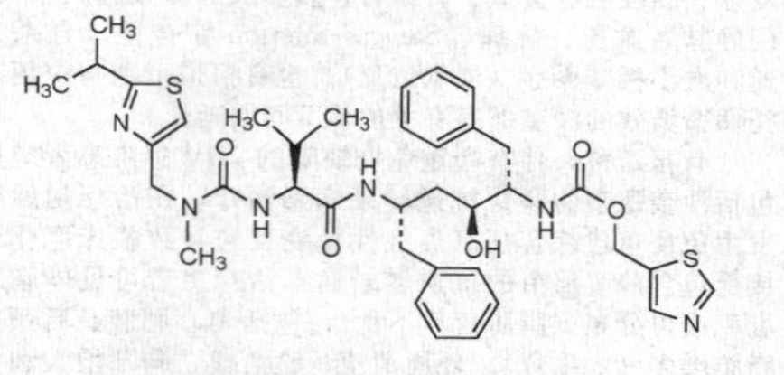

Pharmacopoeias. In *Eur.* (see p.vii), *Int.*, and *US.*

Ph. Eur. 6.8（Ritonavir） 白色或类白色粉末。几乎不溶于水；易溶于甲醇和二氯甲烷；极微溶于乙腈。多形性。避光。

USP 33（Ritonavir） 白色到浅棕色粉末。几乎不溶于水；极易溶于乙腈；易溶于二氯甲烷和甲醇。贮藏于密闭容器中，贮藏温度为 5～30℃。避光。

不良反应

包括利托那韦的抗逆转录病毒治疗方案最常见的不良反应为衰弱、胃肠道反应（腹痛、厌食、腹泻、恶心和呕吐）、头痛、味觉障碍和口周麻木。利托那韦最严重的不良反应之一为潜在致死性胰腺炎。其他常见报道的不良反应包括焦虑、眩晕、失眠、发热、其他胃肠道反应（口干、消化不良、胀气、局部咽刺激）、感觉过敏、口腔黏膜溃疡、不适、咽炎、瘙痒、皮疹、出汗、血管舒张和体重减轻。过敏反应包括风疹、轻度发疹、支气管痉挛、血管性水肿和偶见的过敏反应。有报道利托那韦可能引起 Stevens-Johnson 综合征。报道的异常实验室结果为血红蛋白水平降低、嗜酸性粒细胞计数增加、肝酶和尿酸浓度上升、游离甲状腺素和总甲状腺素浓度下降；血细胞和中性粒细胞计数可降低或增加。

利托那韦作为药动学增强药的不良反应取决于其他 HIV-蛋白酶抑制药。

有报道称，伴有严重免疫缺陷的 HIV 感染患者应用包括利托那韦的联合抗逆转录病毒治疗，在治疗初始期发生免疫重建综合征（炎症性免疫反应导致临床恶化）。接受包含利托那韦的抗逆转录病毒治疗患者可见体脂肪堆积或再分布（脂肪营养不良），包括中心肥胖、后颈部脂肪增多（水牛背）、外周消瘦、脸消瘦、胸部增大和类库欣综合征表现。代谢异常（如高甘油三酯血症、高胆固醇血症、胰岛素耐药、高血糖和高乳酸血症）也有报道。有报道核苷衍生物尤其是与 HIV-蛋白酶抑制药联合应用时可发生肌酸磷酸激酶升高、肌痛、肌炎和偶见的横纹肌溶解症。有报道骨坏死，尤其发生于晚期 HIV 疾病或长期暴露于联合抗逆转录病毒药物治疗的患者。HIV-蛋白酶抑制药不良反应的更多信息见**硫酸茚地那韦**，第849页。

注意事项

利托那韦（作为抗病毒药或作为药动学增强药）不能应用于肝失代偿患者。如患者伴严重肝损伤（Child-Pugh 分级 C）但无失代偿，当利托那韦作为其他 HIV-蛋白酶抑制药的药动学增强药时仍需慎用，虽然特别的推荐取决于其他药物。如患者原先就有肝病或共同感染慢性乙型肝炎或丙型肝炎并应用联合抗逆转录病毒治疗，则发生严重和可能致死的肝不良反应的危险增加。有报道治疗 A 型和 B 型血友病患者需谨慎，因应用 HIV-蛋白酶抑制药可发生自发性出血。患者需监测胰腺炎的体征和症状（腹痛、恶心、呕吐和血清脂肪酶或淀粉酶水平上升），如患者发生胰腺炎，需停用利托那韦。利托那韦可延长某些患者 PR 间期，偶见导致Ⅱ度或Ⅲ度 AV 传导阻滞病例；因此对那些危险增加的患者（包括有基础结构性心脏病、原先就有传导系统异常、缺血性心脏病或心肌病患者）需谨慎应用。

药物相互作用

有报道利托那韦与几种细胞色素 P450 同工酶有高度亲和力，按亲和力大小排列如下：CYP3A＞CYP2D6＞CYP2C9。

因此利托那韦可与其他应用此酶系统代谢的药物竞争，潜在导致相互增加血浆浓度和毒性（此特性用于利托那韦作为药动学增加药增加其他 HIV-蛋白酶抑制药浓度）。利托那韦对 P 糖蛋白也有高度亲和力，可抑制该运输蛋白；利托那韦也可诱导 CYP1A2 和 CYP2C19 的葡萄苷酸化和氧化。

利托那韦的口服液制剂含有乙醇，避免与双硫仑或甲硝唑同用。

对高度依赖 CYP3A4 或 CYP2D6 清除和因血浆浓度上升而伴有严重或威胁生命事件的药物，禁用利托那韦。这些药物包括 $α_1$-肾上腺受体拮抗药阿夫唑嗪，抗心律失常药（胺碘酮、苄普地尔、恩卡尼、氟卡尼、普罗帕酮和奎尼丁），抗组胺药（阿司咪唑和特非那定），麦角衍生物（双氢麦角胺、麦角新碱、麦角胺、甲基麦角新碱），促胃肠动力药（西沙必利），抗精神病药（氯氮平和匹莫齐特），镇静药和催眠药（咪达唑仑和三唑仑）以及他汀类药（洛伐他汀和辛伐他汀）。由于潜在增加西地那非血浆浓度，当西地那非以必需剂量治疗肺动脉高压时，利托那韦需避免与其联合应用。同样，利托那韦可增加吸入沙美特罗的血清浓度，不推荐两药联合应用。利托那韦需避免与伏立康唑联用，因其实际上可降低后者血浆浓度，尤其当应用利托那韦 400mg，每日 2 次或更高剂量时。圣约翰草（贯叶金丝桃）会降低利托那韦的浓度：不推荐与抗逆转录病毒药联合应用，因其可能失去抗病毒活性并产生耐药。英国注册药品信息提出，利托那韦禁止与麻醉性镇痛药哌替啶、吡罗昔康、右丙氧芬、安非他酮、夫西地酸、利福布汀和一些其他镇静药和催眠药（氯卓酸钾、地西泮、艾司唑仑、氟西泮）联用。

有 HIV-蛋白酶抑制药的药物相互作用的更多信息见**硫酸利托那韦**（第849页）和**表 1**（第883页）。

1. Foisy MM, *et al.* Induction effects of ritonavir: implications for drug interactions. *Ann Pharmacother* 2008; **42:** 1048–59.

抗病毒作用

利托那韦是选择性、竞争性、可逆性 HIV-蛋白酶抑制药。有抗 HIV-1 活性，抗 HIV-2 活性较弱。它干扰病毒基本蛋白质形成，使它们不能感染其他细胞。利托那韦也是细胞色素 P450 亚群 CYP3A（主要为同工酶 CYP3A4）的强抑制药，低剂量利托那韦与其他HIV-蛋白酶抑制药联合应用降低它们的代谢，因此增加其他 HIV-蛋白酶抑制药的血浆浓度；这样的应用被称为利托那韦药动学增强或利托那韦增强疗法。当 HIV-蛋白酶抑制药单独应用时病毒很快产生耐药，因此它们需与其他抗逆转录病毒药联合应用。在 HIV-蛋白酶抑制药之间可发生不同程度交叉耐药，一般突变的数目越多，耐药的水平越高。HIV-蛋白酶抑制药与 NRTIs 或 NNRTIs 之间无交叉耐药。

药动学

利托那韦口服后吸收，2～4h 后达血浆峰浓度。利托那韦与食物同服可增加其吸收，并与剂量相关。蛋白结合率约 98%，进入 CSF 很少。利托那韦在肝内主要由细胞色素 P450 同工酶 CYP3A4 广泛代谢，由 CYP2D6 代谢较少。有 5 个代谢物被鉴定，主要代谢物有抗病毒活性，但血浆浓度很低。在 2～14 岁 HIV 感染儿童中的研究显示，利托那韦清除率比成人大 1.5～1.7 倍。约 85%的剂量主要由粪便排泄（原形和代谢物），约 11%由尿排泄（3.5%为原形）。半衰期为 3～5h。

1. Hsu A, *et al.* Multiple-dose pharmacokinetics of ritonavir in human immunodeficiency virus-infected subjects. *Antimicrob Agents Chemother* 1997; **41:** 898–905.
2. Hsu A, *et al.* Ritonavir: clinical pharmacokinetics and interactions with other anti-HIV agents. *Clin Pharmacokinet* 1998; **35:** 275–91.

用途和用法

利托那韦是 HIV-蛋白酶抑制药，具有抗 HIV 的抗病毒活性。利托那韦用于治疗 HIV 感染和 AIDS（见第825页）。当利托那韦单独应用时病毒很快产生耐药，因此需与其他抗逆转录病毒药联合应用。它也被广泛应用为其他 HIV-蛋白酶抑制药的药动学增强药（利托那韦增强疗法）。

治疗用，利托那韦的成人口服剂量为 600mg，每日 2 次，与食物同服。为了减少恶心，利托那韦的开始剂量可用 300mg，每日 2 次，在 14 天内间隔递增 100mg，每日 2 次，直达总剂量 600mg，每日 2 次。对儿童的详细剂量见下文。作为药动学增强药用，利托那韦剂量为 100mg 或 200mg，每日 1 次或每日 2 次。

1. Lea AP, Faulds D. Ritonavir. *Drugs* 1996; **52:** 541–6.
2. Cooper CL, *et al.* A review of low-dose ritonavir in protease inhibitor combination therapy. *Clin Infect Dis* 2003; **36:** 1585–92.
3. Wilkins E. The current role of ritonavir-boosted protease inhibitors in the management of HIV infection. *J HIV Ther* 2008; **13:** 9–18.
4. Bierman WF, *et al.* HIV monotherapy with ritonavir-boosted protease inhibitors: a systematic review. *AIDS* 2009; **23:** 279–91.

用法 对 2 例患者调整利托那韦剂量，由 600mg，每日 2 次，调整到 300mg，每 6h1 次，耐受性改善，否则需要停药[1]。

1. Merry C, *et al.* Improved tolerability of ritonavir derived from pharmacokinetic principles. *Br J Clin Pharmacol* 1996; **42:** 787.

儿童用法 治疗 HIV 感染儿童，利托那韦（口服）与其他抗逆转录病毒药联合应用。美国注册药品信息允许大于 1 个月婴儿口服利托那韦，但英国推荐由 2 岁开始应用。剂量不能超过成人最大剂量 600mg，每日 2 次。

建议的剂量为：开始剂量 $250mg/m^2$，每日 2 次；在 2～3 天间隔内递增 $50mg/m^2$，每日 2 次；直到 $350～400mg/m^2$，每日 2 次。

传染性软疣 当 1 例患者接受利托那韦治疗 HIV 感染时，该患者的难治性传染性软疣（一种病毒性皮肤感染）消退[1]。

1. Hicks CB, *et al.* Resolution of intractable molluscum contagiosum in a human immunodeficiency virus-infected patient after institution of antiretroviral therapy with ritonavir. *Clin Infect Dis* 1997; **24:** 1023–5.

制剂

专利制剂

Arg.: Busvir; Rifaxi; ***Austral.:*** Norvir; ***Austria:*** Norvir; ***Belg.:*** Norvir; ***Braz.:*** Ritovir†; ***Canad.:*** Norvir; ***Chile:*** Norvir; ***Cz.:*** Norvir; ***Denm.:*** Norvir; ***Fin.:*** Norvir; ***Fr.:*** Norvir; ***Ger.:*** Norvir; ***Gr.:*** Norvir; ***Hong Kong:*** Norvir; ***Hung.:*** Norvir; ***India:*** Ritomune; ***Indon.:*** Norvir; ***Irl.:*** Norvir; ***Israel:*** Norvir; ***Ital.:*** Norvir; ***Jpn:*** Norvir; ***Malaysia:*** Norvir; ***Mex.:*** Norvir; ***Neth.:*** Norvir; ***Norw.:*** Norvir; ***NZ:*** Norvir; ***Pol.:*** Norvir; ***Port.:*** Norvir; ***Rus.:*** Norvir (Норвир); ***S.Afr.:*** Norvir; ***Singapore:*** Norvir; ***Spain:*** Norvir; ***Swed.:*** Norvir; ***Switz.:*** Norvir; ***Thai.:*** Norvir; Rinavir; ***Turk.:*** Norvir; ***UK:*** Norvir; ***USA:*** Norvir; ***Venez.:*** Norvir.

多组分制剂 ***Arg.:*** Kaletra; ***Austral.:*** Kaletra; ***Austria:*** Kaletra; ***Belg.:*** Kaletra; ***Braz.:*** Kaletra; ***Canad.:*** Kaletra; ***Chile:*** Kaletra; ***Cz.:*** Kaletra; ***Denm.:*** Kaletra; ***Fin.:*** Kaletra; ***Fr.:*** Kaletra; ***Ger.:*** Kaletra; ***Gr.:*** Kaletra; ***Hong Kong:*** Kaletra; ***Hung.:*** Kaletra; ***India:*** Ritomax-L; ***Irl.:*** Kaletra; ***Israel:*** Kaletra; ***Ital.:*** Kaletra; ***Malaysia:*** Kaletra; ***Mex.:*** Kaletra; ***Neth.:*** Kaletra; ***Norw.:*** Kaletra; ***NZ:*** Kaletra; ***Pol.:*** Kaletra; ***Port.:*** Kaletra; ***Rus.:*** Kaletra (Калетра); ***S.Afr.:*** Aluvia; Kaletra; ***Singapore:*** Kaletra; ***Spain:*** Kaletra; ***Swed.:*** Kaletra; ***Switz.:*** Kaletra; ***Thai.:*** Kaletra; ***Turk.:*** Kaletra; ***UK:*** Kaletra; ***USA:*** Kaletra; ***Venez.:*** Kaletra.

Saquinavir（*BAN,USAN,rINN*）沙奎那韦

Ro-31-8959; Sakinavir; Saquinavirum. N^1-{(1*S*,2*R*)-1-Benzyl-3-[(3*S*,4a*S*,8a*S*)-3-(*tert*-butylcarbamoyl)perhydroisoquinolin-2-yl]-2-hydroxypropyl}-N^2-(2-quinolylcarbonyl)-L-aspartamide; (*S*)-*N*-[(α*S*)-α-{(1*R*)-2-[(3*S*,4a*S*,8a*S*)-3-(*tert*-Butylcarbamoyl)octahydro-2(1*H*)-isoquinolyl]-1-hydroxyethyl}phenethyl]-2-quinaldamido-succinamide.

Саквинавир

$C_{38}H_{50}N_6O_5$ = 670.8.

CAS — 127779-20-8.

ATC — J05AE01.

ATC Vet — QJ05AE01.

UNII — L3JE09KZ2F.

Pharmacopoeias. In *Int.*

Saquinavir Mesilate（*BANM，rINNM*）甲磺酸沙奎那韦

Mesilato de saquinavir; Ro-31-8959/003; Sakinaviirimesilaatti; Sakinavirmesilat; Saquinavir, mésilate de; Saquinavir Mesylate (*USAN*); Saquinaviri mesilas. Saquinavir methanesulfonate.

Саквинавира Мезилат

$C_{38}H_{50}N_6O_5,CH_4O_3S$ = 766.9.

CAS — 149845-06-7.

ATC — J05AE01.

ATC Vet — QJ05AE01.

UNII — UHB9Z3841A.

Pharmacopoeias. In *Eur.* (see p.vii), *Int.*, and *US.*

Ph. Eur. 6.8（Saquinavir Mesilate） 白色或类白色微吸水粉末。几乎不溶于水；微溶于乙醇；略溶于甲醇。贮藏于密闭容器中。避光。

USP 33（Saquinavir Mesilate） 贮藏于密闭容器中。

不良反应

包括沙奎那韦的抗逆转录病毒治疗方案最常见的不良反应为胃肠道紊乱（腹痛、腹泻、胀气、恶心、呕吐）和衰弱。其他常见报道的不良反应包括脱发、贫血、厌食、食欲增加、虚弱、便秘、眩晕、口唇、口和皮肤干燥、消化不良、呼吸困难、湿疹、头痛、感觉过敏、性欲降低、不适、肌肉痉挛、感觉异常、外周神经病、瘙痒、皮疹、睡眠障碍和味觉紊乱。常见报道的实验室化验异常包括肝酶值上升、血淀粉酶、胆红素和肌酐上升以及血红蛋白、血小板、淋巴细胞和白血球计数降低。可能与沙奎那韦有关的偶见的但严重的不良反应包括急性骨髓白血病、溶血性贫血、过敏反应、腹水、大疱性皮疹、肠梗阻、黄疸、肾结石、胰腺炎、多发性关节炎、门静脉高血压、癫痫、Stevens-Johnson 综合征、自杀未遂和血小板减少症（偶尔致死）。也有报道可能与应用利托那韦增效的沙奎那韦有关的 QT 间期延长。

有报道称，伴有严重免疫缺陷的 HIV 感染患者应用包括沙奎那韦的联合抗逆转录病毒治疗，在治疗初始期发生免疫重建综合征（炎症性免疫反应导致临床恶化）。接受包含沙奎那韦的抗逆转录病毒治疗患者可见体脂肪堆积或再分布（脂肪营养不良），包括中心肥胖、后颈部脂肪增多（水牛背）、外周消瘦、脸消瘦、胸部增大和类库欣综合征表现。代谢异常（如高甘油三酯血症、高胆固醇血症、胰岛素耐药、高血糖和高乳酸血症）也有报道。有报道核苷衍生物尤其是与 HIV-蛋白酶抑制药联合应用时可发生肌酸磷酸激酶升高、肌痛、肌炎和偶见的横纹肌溶解症。有报道骨坏死，尤其发生于晚期 HIV 疾病或长期暴露于联合抗逆转录病毒药物治疗的患者。

有关 HIV-蛋白酶抑制药不良反应的更多信息见**硫酸茚地那韦**，第849页。

注意事项

伴有失代偿肝病患者不能应用利托那韦增效沙奎那韦，伴中度肝损伤或严重肾损伤患者需谨慎应用。如患者原先就有肝病或共同感染慢性乙型肝炎或丙型肝炎并应用联合抗逆转录病毒治疗，则发生严重和可能致死的肝不良反应的危险增加。有报道治疗 A 型和 B 型血友病患者需谨慎，因应用 HIV-蛋白酶抑制药可发生自发性出血。由于可能引起 QT 间期延长，如患者有 QT 间期延长病史或应用其他已知可延长 QT 间期药物，不能应用利托那韦增效的沙奎那韦。

有关 HIV-蛋白酶抑制药在妊娠期的应用见茚地那韦（第849页）

药物相互作用

有报道沙奎那韦由细胞色素 P450 系统代谢，尤其是同工酶 CYP3A4 承担其超过 90%的肝内代谢。沙奎那韦也是 P 糖蛋白的底物和抑制药。影响上述同工酶和（或）P 糖蛋白的药物可改变沙奎那韦血浆浓度。沙奎那韦也可改变依赖此酶系统代谢或为 P 糖蛋白底物的其他药物的药动学。

对高度依赖 CYP3A4 或 CYP2D6 清除和因血浆浓度上升而伴有严重或威胁生命事件的药物，禁用利托那韦增效的沙奎那韦。这些药物包括 α_1-肾上腺受体拮抗药阿夫唑嗪，抗心律失常药（胺碘酮、苄普地尔、恩卡尼、普罗帕酮和奎尼丁），抗组胺药（阿司咪唑和特非那定），抗分支杆菌药（利福平），麦角衍生物（双氢麦角胺、麦角新碱、麦角胺、甲基麦角新碱），促胃肠动力药（西沙必利），抗精神病药（匹莫齐特），镇静药和催眠药（咪达唑仑和三唑仑）以及他汀类药（辛伐他汀和洛伐他汀）。由于潜在增加西地那非血浆浓度，当西地那非以必需剂量治疗肺动脉高压时，利托那韦增效的沙奎那韦需避免与其联合应用。同样，利托那韦增效沙奎那韦可增加吸入沙美特罗的血清浓度，不推荐两药联合应用。圣约翰草（贯叶金丝桃）会降低沙奎那韦的浓度；不推荐与抗逆转录病毒药联合应用，因可能失去抗病毒活性并产生耐药。

有关 HIV-蛋白酶抑制药的药物相互作用的更多信息见**硫酸茚地那韦**（第849页）和**表 1**（第883页）。

抗病毒作用

沙奎那韦为选择性、竞争性、可逆性 HIV-1 和 HIV-2 蛋白酶抑制药。它干扰病毒基本蛋白质形成，使它们不能感染其他细胞。当 HIV-蛋白酶抑制药单独应用时病毒很快产生耐药，因此它们需与其他抗逆转录病毒药联合应用。有报道分离到沙奎那韦耐药的 HIV 毒株，与其他 HIV-蛋白酶抑制药之间可发生不同程度交叉耐药。HIV-蛋白酶抑制药与 NRTIs 或 NNRTIs 之间无交叉耐药，因这些药物具有不同的靶酶。

药动学

甲磺酸沙奎那韦与食物同服吸收有限（约 30%），并被广泛地首过肝代谢，导致生物利用度仅为 4%。发现沙奎那韦碱在适当载体的软胶囊制剂（*Fortovase*，*Roche*）生物利用度比硬胶囊制剂（*Invirase*，*Roche*）大。沙奎那韦在禁食状态下口服，其生物利用度实际更低。HIV 感染患者的血浆浓度比健康成人高。沙奎那韦的血浆蛋白结合率约 98%，广泛分布于组织，CSF 内浓度很低。沙奎那韦被细胞色素 P450 酶系统（特别是 CYP3A4 同工酶）迅速代谢为几种无活性单羟基化和双羟基化代谢物。主要由粪便排泄，终末半衰期为 13.2h。

1. Regazzi MB, *et al.* Pharmacokinetic variability and strategy for therapeutic drug monitoring of saquinavir (SQV) in HIV-1 infected individuals. *Br J Clin Pharmacol* 1999; **47:** 379–82.
2. Grub S, *et al.* Pharmacokinetics and pharmacodynamics of saquinavir in pediatric patients with human immunodeficiency virus infection. *Clin Pharmacol Ther* 2002; **71:** 122–30.
3. Acosta EP, *et al.* Pharmacokinetics of saquinavir plus low-dose ritonavir in human immunodeficiency virus-infected pregnant women. *Antimicrob Agents Chemother* 2004; **48:** 430–6.
4. Dickinson L, *et al.* Population pharmacokinetics of ritonavir-boosted saquinavir regimens in HIV-infected individuals. *J Antimicrob Chemother* 2008; **62:** 1344–55.

用途和用法

沙奎那韦是 HIV-蛋白酶抑制药，具有抗 HIV 的抗病毒活性。沙奎那韦应用于治疗 HIV 感染和 AIDS（见第825页）。当沙奎那韦单独应用时很快产生耐药，因此需与其他抗逆转录病毒药联合应用，包括低剂量利托那韦，后者作为药动学增强药（利托那韦增强的沙奎那韦）。

沙奎那韦以甲磺酸盐（*Invirase*，*Roche*）口服，剂量用碱基表达。229mg 甲磺酸沙奎那韦相当 200mg 沙奎那韦。成人剂量是 1g，每日 2 次，与利托那韦 100mg，每日 2 次并与食物同服或餐后口服。

1. Vella S, Floridia M. Saquinavir: clinical pharmacology and efficacy. *Clin Pharmacokinet* 1998; **34:** 189–201.
2. Figgitt DP, Plosker GL. Saquinavir soft-gel capsule: an updated review of its use in the management of HIV infection. *Drugs* 2000; **60:** 481–516.
3. Plosker GL, Scott LJ. Saquinavir: a review of its use in boosted regimens for treating HIV infection. *Drugs* 2003; **63:** 1299–1324.
4. la Porte CJ. Saquinavir, the pioneer antiretroviral protease inhibitor. *Expert Opin Drug Metab Toxicol* 2009; **5:** 1313–22.

制剂

USP 33: Saquinavir Capsules.

专利制剂

Arg.: Fortovase; Proteovir; ***Austral.:*** Fortovase†; Invirase; ***Austria:*** Fortovase†; Invirase; ***Belg.:*** Fortovase†; Invirase; ***Braz.:*** Fortovase; Invirase; Svir†; ***Canad.:*** Fortovase†; Invirase; ***Chile:*** Invirase; ***Cz.:*** Fortovase†; Invirase; ***Denm.:*** Fortovase†; Invirase; ***Fin.:*** Fortovase†; Invirase; ***Fr.:*** Fortovase†; Invirase; ***Ger.:*** Fortovase†; Invirase; ***Gr.:*** Fortovase; Invirase; ***Hong Kong:*** Fortovase†; Invirase; ***Hung.:*** Invirase; ***Irl.:*** Fortovase†; Invirase; ***Israel:*** Fortovase†; Invirase; ***Ital.:*** Fortovase†; Invirase; ***Jpn:*** Fortovase; Invirase; ***Malaysia:*** Invirase; ***Mex.:*** Fortovase; Invirase; ***Neth.:*** Fortovase; Invirase; ***Norw.:*** Fortovase†; Invirase; ***NZ:*** Fortovase†; Invirase; ***Philipp.:*** Invirase; ***Pol.:*** Invirase; ***Port.:*** Fortovase†; Invirase; ***Rus.:*** Fortovase (Фортоваза); Invirase (Инвираза); ***S.Afr.:*** Fortovase†; Invirase; ***Singapore:*** Fortovase; ***Spain:*** Fortovase†; Invirase; ***Swed.:*** Fortovase†; Invirase; ***Switz.:*** Fortovase†; Invirase; ***Thai.:*** Fortovase†; Invirase; ***UK:*** Invirase; ***USA:*** Fortovase†; Invirase; ***Venez.:*** Fortovase.

Sorivudine（*BAN，USAN，rINN*）索立夫定

Bravavir; Bromovinylarauracil; Brovavir; BV-araU; BVAU; Sorivudina; Sorivudinum; SQ-32756; YN-72. (*E*)-1-β-D-Arabinofuranosyl-5-(2-bromovinyl)uracil.

Соривудин

$C_{11}H_{13}BrN_2O_6$ = 349.1.

CAS — 77181-69-2.

简介

索立夫定是合成的胸腺嘧啶核苷衍生物，具有抗水痘-带状疱疹病毒的抗病毒活性。某一口服制剂曾应用于治疗带状疱疹，但因患者同时服用氟尿嘧啶而致死亡的事件发生后，由日本市场撤出。局部制剂正在研究中。

1. Yawata M. Deaths due to drug interaction. *Lancet* 1993; **342:** 1166.
2. Diasio RB. Sorivudine and 5-fluorouracil: a clinically significant drug-drug interaction due to inhibition of dihydropyrimidine dehydrogenase. *Br J Clin Pharmacol* 1998; **46:** 1–4.

Stavudine（*BAN*，*USAN*，*pINN*）**司他夫定**

BMY-27857; d4T; Estavudina; Sanilvudine; Stavudiini; Stavudin; Stavudinas; Stavudinum. 1-(2,3-Dideoxy-β-D-*glycero*-pent-2-enofuranosyl)thymine.

Ставудин

$C_{10}H_{12}N_2O_4$ = 224.2.

CAS — 3056-17-5.

ATC — J05AF04.

ATC Vet — QJ05AF04.

UNII — BO9LE4QFZF.

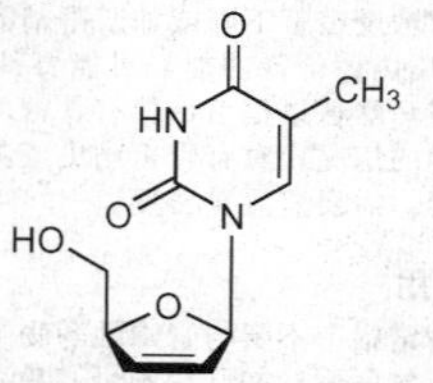

Pharmacopoeias. In *Eur.* (see p.vii), *Int.*, and *US.*

Ph. Eur. 6.8（Stavudine） 白色或类白色粉末。多形性。溶于水；略溶于乙醇；微溶于二氯甲烷。避光和防潮。

USP 33（Stavudine） 白色到几乎白色结晶性粉末。溶于水、二甲基乙酰胺及二甲基亚砜；略溶于乙醇、乙腈及甲醇；微溶于二氯甲烷；不溶于石油精。贮藏于密闭容器中，25℃，允许的温度范围为15～30℃。避光。

不良反应

无论司他夫定单独应用或与其他抗逆转录病毒药联合应用，最常报道的不良反应为周围神经病变；最常见发生于患者同时应用司他夫定、去羟肌苷和羟基脲。其他常见不良反应包括腹痛、恶心、腹泻、厌食、衰弱、眩晕、抑郁、头痛、失眠、睡眠障碍、瘙痒和皮疹。可发生异常肝功能试验，偶见报道肝炎、肝衰竭和胰腺炎；可发生死亡病例，尤其常见发生于患者同时应用司他夫定、去羟肌苷和羟基脲。乳酸酸中毒（通常伴有严重肝肿大和脂肪变性）发生于NRTIs治疗时。有报道应用司他夫定，可发生肌无力，尤其在发生乳酸酸中毒时。

有报道称，伴有严重免疫缺陷的HIV感染患者应用包括司他夫定的联合抗逆转录病毒治疗，在治疗初始期发生免疫重建综合征（炎症性免疫反应导致临床恶化）。接受包含司他夫定的抗逆转录病毒治疗患者可见体脂肪堆积或再分布（脂肪营养不良），包括中心肥胖、后颈部脂肪增多（水牛背）、外周消瘦、脸消瘦、胸部增大和类库欣综合征表现。代谢异常（如高甘油三酯血症、高胆固醇血症、胰岛素耐药、高血糖和高乳酸血症）也有报道。NRTIs与腺粒体功能紊乱（如行为异常、贫血、抽搐、高脂血症、张力亢进和嗜中性粒细胞减少）有关。有报道核苷衍生物尤其是与HIV-蛋白酶抑制药联合应用时可发生肌酸磷酸激酶升高、肌痛、肌炎和偶见的横纹肌溶解症。有报道骨坏死，尤其发生于晚期HIV疾病或长期暴露于联合抗逆转录病毒药物治疗的患者。有关NRTIs不良反应的更多信息见**齐多夫定**，第879页。

对神经系统的影响 周围神经病变是司他夫定熟知的不良反应，并为一篇综述的主题[1]。一项代表性研究[2]涉及294例应用司他夫定的HIV感染患者，发现年龄和身高增加与发生神经病变有关；作者建议，如可能，对年龄超过40岁或身高超过170cm高（尤其同时符合这两个标准）的患者不要应用以司他夫定为基础的疗法。

1. Moyle GJ, Sadler M. Peripheral neuropathy with nucleoside antiretrovirals: risk factors, incidence and management. *Drug Safety* 1998; **19:** 481–94.
2. Cherry CL, *et al.* Age and height predict neuropathy risk in patients with HIV prescribed stavudine. *Neurology* 2009; **73:** 315–20.

男子乳腺发育 1例HIV患者应用司他夫定治疗，发生双侧男子乳腺发育，该患者同时服用拉米夫定和磺胺甲噁唑[1]。当停用司他夫定后，症状消失。4例其他HIV感染患者应用包括司他夫定的HAART疗法也发生男子乳腺发育[2]。

1. Melbourne KM, *et al.* Gynecomastia with stavudine treatment in an HIV-positive patient. *Ann Pharmacother* 1998; **32:** 1108.
2. Manfredi R, *et al.* Gynecomastia associated with highly active antiretroviral therapy. *Ann Pharmacother* 2001; **35:** 438–9.

注意事项

对有周围神经病变病史患者要慎用司他夫定，如患者发生周围神经病变要停药；如停药后症状消失，可再度应用以前剂量的半量治疗。司他夫定治疗可伴随乳酸酸中毒，如有转氨酶浓度迅速上升、进行性肝肿大或脂肪变性或代谢性乳酸酸中毒或未知原因的乳酸酸中毒时需要停药。对肝肿大患者或有肝病其他危险因素患者需要慎用司他夫定。当治疗时，如肝酶增加超过正常值上限5倍，需停用司他夫定。正进行抗逆转录病毒药物联合治疗的慢性乙型或丙型肝炎共感染患者发生严重和可能致死的肝不良反应危险性增加。当应用司他夫定治疗时，对有胰腺炎病史的患者需要仔细观察胰腺炎的症状。如可能，司他夫定需要避免与其他可引起周围神经病变或胰腺炎的药物同时应用。对肾损伤患者，需要慎用司他夫定并要降低剂量。

药物相互作用

司他夫定在细胞内的激活和抗病毒活性可被齐多夫定、多柔比星及利巴韦林抑制。

如可能要避免与其他可引起周围神经病变或胰腺炎的药物同时应用。如司他夫定与羟基脲及去羟肌苷联合应用，可能引起包括肝毒性、周围神经病变及胰腺炎（致死和非致死）等不良反应的较高危险性。

抗糖尿病药 有报道[1]1例患者同时应用盐酸二甲双胍、去羟肌苷、司他夫定及替诺福韦发生致死性乳酸酸中毒。

1. Worth L, *et al.* A cautionary tale: fatal lactic acidosis complicating nucleoside analogue and metformin therapy. *Clin Infect Dis* 2003; **37:** 315–16.

苯丙醇胺 1例患者接受茚地那韦、拉米夫定及司他夫定预防HIV，发生伴随应用苯丙醇胺和氯马斯汀的高血压危象[1]。最可能的原因是苯丙醇胺与司他夫定发生药物相互作用，虽然与其他抗逆转录病毒药的相互作用不能排除。

1. Khurana V, *et al.* Hypertensive crisis secondary to phenylpropanolamine interacting with triple-drug therapy for HIV prophylaxis. *Am J Med* 1999; **106:** 118–19.

抗病毒作用

司他夫定在细胞内逐步转化为三磷酸衍生物。司他夫定三磷酸通过竞争性抑制逆转录酶和结合入病毒DNA而抑制包括HIV的逆转录病毒DNA合成。已鉴定HIV的司他夫定耐药株，与其他核苷类逆转录酶抑制药可发生交叉耐药。

药动学

司他夫定口服后迅速吸收，在1h内达血浆峰浓度，生物利用度约86%。食物可延缓吸收，但不降低吸收。司他夫定可通过血脑屏障，4h后CSF与血浆浓度比值约为0.4。血浆蛋白结合可忽略。司他夫定在细胞内被代谢为活性抗病毒三磷酸。单剂量或多剂量的终末半衰期为1～1.5h。体外测定司他夫定三磷酸在细胞内的半衰期为3.5h。约40%的剂量通过肾小管分泌和肾小球过滤由尿排泄。血液透析可清除司他夫定。

1. Rana KZ, Dudley MN. Clinical pharmacokinetics of stavudine. *Clin Pharmacokinet* 1997; **33:** 276–84.
2. Kaul S, *et al.* Effect of food on bioavailability of stavudine in subjects with human immunodeficiency virus infection. *Antimicrob Agents Chemother* 1998; **42:** 2295–8.
3. Grasela DM, *et al.* Pharmacokinetics of single-dose oral stavudine in subjects with renal impairment and in subjects requiring hemodialysis. *Antimicrob Agents Chemother* 2000; **44:** 2149–53.

用途和用法

司他夫定是与胸腺嘧啶核苷有关的核苷类逆转录酶抑制药，具有抗HIV-1活性。司他夫定用于治疗HIV感染和AIDS（见第825页）。当单独应用时，很快产生耐药，因此与其他抗逆转录病毒药联合应用。司他夫定是口服，通常为胶囊或溶液。司他夫定的成人常用剂量，体重≥60kg，为40mg每12h口服1次；或体重<60kg，为30mg每12h1次。

婴儿、儿童和青少年的详细剂量见下文。

对肾损伤患者降低司他夫定剂量的详情见下文。

1. Hurst M, Noble S. Stavudine: an update of its use in the treatment of HIV infection. *Drugs* 1999; **58:** 919–49.
2. Cheer SM, Goa KL. Stavudine once daily. *Drugs* 2002; **62:** 2667–74.
3. Hill A, *et al.* Systematic review of clinical trials evaluating low doses of stavudine as part of antiretroviral treatment. *Expert Opin Pharmacother* 2007; **8:** 679–88.
4. Makinson A, *et al.* Safety of stavudine in the treatment of HIV infection with a special focus on resource-limited settings. *Expert Opin Drug Safety* 2008; **7:** 283–93.
5. Martin JC, *et al.* Early nucleoside reverse transcriptase inhibitors for the treatment of HIV: a brief history of stavudine (D4T) and its comparison with other dideoxynucleosides. *Antiviral Res* 2010; **85:** 34–8.
6. Spaulding A, *et al.* Stavudine or zidovudine in three-drug combination therapy for initial treatment of HIV infection in antiretroviral-naïve individuals. Available in The Cochrane Database of Systematic Reviews; Issue 8. Chichester: John Wiley; 2010 (accessed 10/08/10).

儿童用法 司他夫定（口服）与其他抗逆转录病毒药联合应用治疗婴儿、儿童和青少年HIV感染。剂量根据体重计算：

- 由出生到13天新生儿的剂量为500μg/kg，每12h。
- 至少14天婴儿和体重<30kg儿童的剂量为1mg/kg，每12h。
- 儿童和青少年体重≥30kg，应用成人剂量（见上文）。

在肾损伤中的用法 对肾损伤患者根据肌酐清除率（CC）调整司他夫定口服剂量。

- CC 26～50ml/min：每12h 20mg（体重≥60kg）或每12h 15mg（体重<60kg）。
- CC <26ml/min：每24h 20mg（体重≥60kg）或每24h 15mg（体重<60kg）。

制剂

USP 33: Stavudine Capsules; Stavudine for Oral Solution.

专利制剂

Arg.: Lion; Revixil†; Stamar; Stavubergen; STV; Tonavir; Zerit; **Austral.:** Zerit; **Austria:** Zerit; **Belg.:** Zerit; **Braz.:** Svudin†; Zeritavir; **Canad.:** Zerit; **Chile:** Zerit; **Cz.:** Zerit; **Denm.:** Zerit; **Fin.:** Zerit; **Fr.:** Zerit; **Ger.:** Zerit; **Gr.:** Zerit; **Hong Kong:** Zerit; **Hung.:** Zerit; **India:** Stavir; **Indon.:** Zerit†; **Irl.:** Zerit; **Ital.:** Zerit; **Jpn:** Zerit; **Malaysia:** Virostav; Zerit†; **Mex.:** Apostavina†; Landstav; Pravidine†; Ranstar; Zerit; **Neth.:** Zerit; **Norw.:** Zerit; **NZ:** Zerit; **Pol.:** Zerit; **Port.:** Zerit; **Rus.:** Actastav (Актастав); Zerit (Зерит); **S.Afr.:** Stavir; Zerit; **Singapore:** Zerit; **Spain:** Zerit; **Swed.:** Zerit; **Switz.:** Zerit; **Thai.:** Stavir; Zerit; **Turk.:** Zerit; **UK:** Zerit; **USA:** Zerit; **Venez.:** Stavir; Zerit.

多组分制剂 **India:** Lamivir S; Triomune; **S.Afr.:** Sonke-LamiNevStav; Triomune; **Thai.:** GPO-Vir S; La-Stavir; **Venez.:** Triomune.

Telbivudine（*BAN*，*USAN*，*rINN*）**替比夫定**

L-dT; Epavudine; LDT-600; NV-02B; Telbivudina; Telbivudinum. 2′-Deoxy-L-thymidine; 1-(2-Deoxy-β-L-*erythro*-pentofuranosyl)-5-methylpyrimidine-2,4(1*H*,3*H*)-dione.

Тельбивудин

$C_{10}H_{14}N_2O_5$ = 242.2.

CAS — 3424-98-4.

ATC — J05AF11.

ATC Vet — QJ05AF11.

UNII — 2OC4HKD3SF.

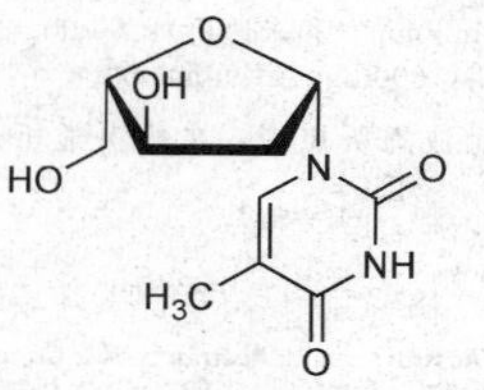

不良反应

有关替比夫定最常报道的不良反应为咳嗽、眩晕、衰弱、胃肠道反应（包括腹痛、腹泻和恶心）以及皮疹。也有报道关节痛、肌痛、肌病（包括肌炎）和不适。血清淀粉酶、脂肪酶和肌酸磷酸激酶水平可能升高。停止应用替比夫定的治疗后可发生血清丙氨酸氨基转移酶浓度增加和肝炎恶化的报道。偶有报道周围神经病变，尤其与聚乙二醇化干扰素α-2a联用时。

乳酸酸中毒和伴脂肪变性的严重肝肿大与核苷类药物治疗有关（见齐多夫定，第879页）。

注意事项

如患者伴有肝硬化、肝肿大或肝病的其他危险因素，需慎用替比夫定；如转氨酶浓度迅速上升、进行性肝肿大或脂肪变性、或代谢性乳酸酸中毒或不知原因的乳酸酸中毒时，需停用替比夫定。有报道当正进行替比夫定的治疗或停止应用替比夫定后都可发生肝炎恶化。正进行替比夫定的治疗期间或停止应用替比夫定治疗后几个月内要密切监测肝功能。患者应用替比夫定治疗时要监测周围神经病变，如诊断已发生肌病或周围神经病变时要停止治疗。伴有肾损伤患者可能需要降低剂量。

药物相互作用

当替比夫定与其他改变肾功能药物联用时需提高警

惕；两者的血清浓度都可受影响。患者应用其他可能产生肌病不良反应的药物（如唑类抗真菌药、环孢素、皮质激素、红霉素、贝特类、HMG-CoA 还原酶抑制药、青霉胺和齐多夫定），需慎用替比夫定。

干扰素 患者同时应用替比夫定和聚乙二醇化干扰素 α-2a 可增加周围神经病变的危险，见上文**不良反应**。

抗病毒作用

替比夫定在细胞内磷酸化为活性三磷酸形式，后者与胸苷 5-三磷酸竞争乙型肝炎病毒逆转录酶自然底物，因此引起 DNA 链终止和抑制乙型肝炎病毒复制。

替比夫定无抗 HIV 活性。

药动学

替比夫定口服后由胃肠道吸收。约 3h 后达血浆峰浓度。食物不影响吸收。体外替比夫定与血浆蛋白结合率约 3.3%。替比夫定不由细胞色素 P450 酶系统代谢。它主要以原形通过肾小球过滤排泄，终末清除半衰期为 30～53.6h。血液透析可部分消除替比夫定。

1. Zhou XJ, *et al.* Population pharmacokinetics of telbivudine and determination of dose adjustment for patients with renal impairment. *J Clin Pharmacol* 2009; **49:** 725–34.

用途和用法

替比夫定是具有抗乙型肝炎病毒活性的 L-核苷衍生物。用于口服治疗慢性乙型肝炎（见第821页）伴有代偿性肝病和证明有活性病毒复制、持续升高的丙氨酸氨基转移酶浓度和组织学证明活性肝炎和肝纤维化的患者。替比夫定通常剂量为 600mg，每日 1 次。对肾损伤患者的详细剂量调整见下文。

1. Kim JW, *et al.* Telbivudine: a novel nucleoside analog for chronic hepatitis B. *Ann Pharmacother* 2006; **40:** 472–8.
2. Jones R, Nelson M. Novel anti-hepatitis B agents: a focus on telbivudine. *Int J Clin Pract* 2006; **60:** 1295–9.
3. Keam SJ. Telbivudine. *Drugs* 2007; **67:** 1917–29.
4. Hadziyannis SJ, Vassilopoulos D. Telbivudine in the treatment of chronic hepatitis B. *Expert Rev Gastroenterol Hepatol* 2008; **2:** 13–22.
5. Osborn MK. Safety and efficacy of telbivudine for the treatment of chronic hepatitis B. *Ther Clin Risk Manag* 2009; **5:** 789–98.
6. Milazzo L, *et al.* Telbivudine in the treatment of chronic hepatitis B: experience in HIV type-1-infected patients naive for antiretroviral therapy. *Antivir Ther* 2009; **14:** 869–72.
7. Liaw YF, *et al.* 2-Year GLOBE trial results: telbivudine is superior to lamivudine in patients with chronic hepatitis B. *Gastroenterology* 2009; **136:** 486–95.
8. Lui YY, Chan HL. Treatment of chronic hepatitis B: focus on telbivudine. *Expert Rev Anti Infect Ther* 2009; **7:** 259–68.

在肾损伤中的用法 肾损伤患者需降低替比夫定口服剂量，根据患者肌酐清除率（CC）调整剂量间隔：

- CC≥50ml/min：600mg，每日 1 次。
- CC 30～49ml/min：600mg，每 48h 1 次。
- CC<30ml/min（和未透析）：600mg，每 72h 1 次。
- 肾病末期：600mg，每 96h 1 次。

接受血液透析患者，在每次透析后需接受适当剂量。

制剂

专利制剂

Arg.: Sebivo; ***Austral.:*** Sebivo; ***Austria:*** Sebivo; ***Canad.:*** Sebivo; ***Cz.:*** Sebivo; ***Denm.:*** Sebivo; ***Ger.:*** Sebivo; ***Gr.:*** Sebivo; ***Hong Kong:*** Sebivo; ***Indon.:*** Sebivo; ***Irl.:*** Sebivo; ***Israel:*** Sebivo; ***Ital.:*** Sebivo; ***Malaysia:*** Sebivo; ***Neth.:*** Sebivo; ***Norw.:*** Sebivo; ***NZ:*** Sebivo; ***Philipp.:*** Sebivo; ***Pol.:*** Sebivo; ***Port.:*** Sebivo; ***Rus.:*** Sebivo (Себиво); ***Singapore:*** Sebivo; ***Swed.:*** Sebivo; ***Switz.:*** Sebivo; ***Thai.:*** Sebivo; ***Turk.:*** Sebivo; ***UK:*** Sebivo; ***USA:*** Tyzeka.

Tenofovir (*BAN, USAN, rINN*) 替诺福韦

GS-1278; PMPA; (*R*)-PMPA; Ténofovir; Tenofovirum. 9-[(*R*)-2-(Phosphonomethoxy)propyl]adenine monohydrate; {[(*R*)-2-(6-Amino-9*H*-purin-9-yl)-1-methylethoxy]methyl}phosphonic acid monohydrate.

Тенофовир

$C_9H_{14}N_5O_4P,H_2O$ = 305.2.

CAS — 147127-20-6 (anhydrous tenofovir); 206184-49-8 (tenofovir monohydrate).

UNII — 99YXE507IL.

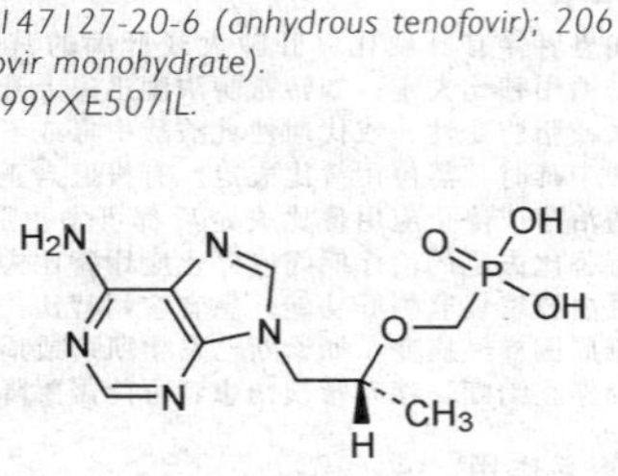

(*anhydrous tenofovir*)

Tenofovir Disoproxil Fumarate (*BANM, USAN, rINNM*) 富马酸替诺福韦

1998, 42, 612; Bis(POC)PMPA Fumarate; Fumarato de disoproxilo de tenofovir; GS-4331/05; Ténofovir Disoproxil, Fumarate de; Tenofovirum Disoproxilum Fumaras. 9-{(*R*)-2-[(Bis{[(isopropoxycarbonyl)oxy]methoxy}phosphinyl)methoxy]propyl}adenine fumarate (1:1).

Тенофовир Дизопроксил Фумарат

$C_{19}H_{30}N_5O_{10}P,C_4H_4O_4$ = 635.5.

CAS — 202138-50-9.

ATC — J05AF07.

ATC Vet — QJ05AF07.

UNII — OTT9J7900I.

不良反应

无论富马酸替诺福韦单独应用治疗慢性乙型肝炎或与其他抗逆转录病毒药物联合治疗 HIV，常见的不良反应为轻度到中度胃肠道影响，如厌食、腹痛、腹泻、消化不良、胃肠胀气、恶心和呕吐。其他常见报道的不良反应为眩晕、衰弱和头痛。可发生皮疹。常见低磷血症。血清淀粉酶浓度可上升，偶见胰腺炎。也有报道肝酶值上升和肝炎。

肾脏影响包括肾炎、肾源性尿崩症、肾损伤、近端肾小管病（包括 Fanconi 综合征）和急性肾功能衰竭与应用替诺福韦有关，发生于开始治疗后数周到数月。肾脏近小管病可引起骨痛和骨软化，有时导致骨折。

乳酸酸中毒（通常伴有严重的肝脏肿大和脂肪变性）发生于 NRTIs 治疗时。

有报道称，伴有严重免疫缺陷的 HIV 感染患者应用包括富马酸替诺福韦的联合抗逆转录病毒治疗，在治疗初始期发生免疫重建综合征（炎症性免疫反应导致临床恶化）。接受包含富马酸替诺福韦的抗逆转录病毒治疗患者可见体脂肪堆积或再分布（脂肪营养不良），包括中心肥胖、后颈部脂肪增多（水牛背）、外周消瘦、脸消瘦、胸部增大和类库欣综合征表现。代谢异常（如高甘油三酯血症、高胆固醇血症、胰岛素耐药、高血糖和高乳酸血症）也有报道。NRTIs 与腺粒体功能紊乱（如行为异常、贫血、抽搐、高脂血症、张力亢进和嗜中性粒细胞减少）有关。有报道核苷衍生物尤其是与 HIV-蛋白酶抑制药联合应用时可发生肌酸磷酸激酶升高、肌痛、肌炎和偶见的横纹肌溶解症。有报道骨坏死，尤其发生于晚期 HIV 疾病或长期暴露于联合抗逆转录病毒药物治疗的患者。有关 NRTIs 不良反应的更多信息见**齐多夫定**，第879页。

对肾脏的影响 应用替诺福韦治疗 HIV 感染可发生肾毒性[1]，包括 Fanconi 综合征[2]、间质性肾炎[3]和急性肾功能衰竭[4,5]。急性肾功能衰竭的机制为肾小管坏死，该不良反应在停药后可能不能缓解[6]。有些研究指出，当患者应用包含替诺福韦疗法时，肾小球滤过率或肌酐清除率持续下降[7,8]，有报道该不良反应在联合应用 HIV-蛋白酶抑制药患者比联合应用 NNRTIs 患者多[8]。其他研究并未发现肾毒性是一显著问题[9,10]。一篇包含 17 项研究的系统性综述[11]的结论为：虽然应用替诺福韦治疗可伴随肾功能损伤，但其临床意义小；建议在不能提供定期监测肾功能设备的区域，不需要限制它的应用。

1. Gitman MD, *et al.* Tenofovir-induced kidney injury. *Expert Opin Drug Safety* 2007; **6:** 155–64.
2. Gupta SK. Tenofovir-associated Fanconi syndrome: review of the FDA adverse event reporting system. *AIDS Patient Care STDS* 2008; **22:** 99–103.
3. Schmid S, *et al.* Acute interstitial nephritis of HIV-positive patients under atazanavir and tenofovir therapy in a retrospective analysis of kidney biopsies. *Virchows Arch* 2007; **450:** 665–70.
4. Hynes P, *et al.* Acute renal failure after initiation of tenofovir disoproxil fumarate. *Ren Fail* 2007; **29:** 1063–6.
5. Kapitsinou PP, Ansari N. Acute renal failure in an AIDS patient on tenofovir: a case report. *J Med Case Reports* 2008; **2:** 94.
6. Zimmermann AE, *et al.* Tenofovir-associated acute and chronic kidney disease: a case of multiple drug interactions. *Clin Infect Dis* 2006; **42:** 283–90.
7. Fux CA, *et al.* Tenofovir use is associated with a reduction in calculated glomerular filtration rates in the Swiss HIV Cohort Study. *Antivir Ther* 2007; **12:** 1165–73.
8. Goicoechea M, *et al.* Greater tenofovir-associated renal function decline with protease inhibitor-based versus nonnucleoside reverse-transcriptase inhibitor-based therapy. *J Infect Dis* 2008; **197:** 102–8.
9. Viganò A, *et al.* Renal safety of tenofovir in HIV-infected children: a prospective, 96-week longitudinal study. *Clin Drug Investig* 2007; **27:** 573–81.
10. Madeddu G, *et al.* Tenofovir renal safety in HIV-infected patients: results from the SCOLTA Project. *Biomed Pharmacother* 2008; **62:** 6–11.
11. Cooper RD, *et al.* Systematic review and meta-analysis: renal safety of tenofovir disoproxil fumarate in HIV-infected patients. *Clin Infect Dis* 2010; **51:** 496–505.

注意事项

如转氨酶浓度迅速上升、进行性肝肿大或脂肪变性或代谢性乳酸酸中毒或未知病因的乳酸酸中毒时需要停止富马酸替诺福韦的治疗。对肝肿大患者或有肝病其他危险因素患者需要慎用，尤其对正接受干扰素 α 和利巴韦林治疗的丙型肝炎共感染患者需要特别谨慎。对乙型肝炎共感染患者，停用富马酸替诺福韦后，有严重急性肝炎恶化的危险，对这样的患者要密切监测肝功能，至少要监测几个月。

在治疗开始前，治疗第一年每 4 周。然后每 3 个月要监测肾功能和血清磷浓度（也见上文**对肾脏的影响**）；对有肾损伤病史或具有特别危险因素的患者，需要更频繁地监测。对肾损伤患者要慎用替诺福韦并需调整剂量。如血清磷浓度显著下降或如肌酐清除率低于 50ml/min，需在 1 周内评价肾功能，可能要调整用药间隔或中断治疗。富马酸替诺福韦可伴有骨密度降低，需要观察患者骨异常的情况；对有骨折病史或具有骨质减少危险因素的患者，需要监测骨密度。

药物相互作用

富马酸替诺福韦不要与肾毒性药物或其他由肾小管主动排泄的药物联用；如联用不可避免，需要每周监测肾功能。替诺福韦不能与阿德福韦联用。替诺福韦、拉米夫定与阿巴卡韦或去羟肌苷三个核苷药物，每日 1 次的联合疗法可伴随高水平治疗失败和出现耐药，也要避免这种联合疗法。替诺福韦增加去羟肌苷血浆浓度（见第838页）。当替诺福韦与安扎那韦联用时，降低安扎那韦血浆浓度并且增加替诺福韦浓度；当应用利托那韦作为药动学增强药时，这种影响显著降低。联合应用利托那韦增效的洛匹那韦和替诺福韦，轻度升高替诺福韦血浆浓度。

抗糖尿病药 有报道[1]1 例患者同时应用盐酸二甲双胍、去羟肌苷、司他夫定及替诺福韦，发生致死性乳酸酸中毒。

1. Worth L, *et al.* A cautionary tale: fatal lactic acidosis complicating nucleoside analogue and metformin therapy. *Clin Infect Dis* 2003; **37:** 315–16.

抗病毒作用

替诺福韦在细胞内转化为二磷酸衍生物。替诺福韦二磷酸通过竞争性抑制逆转录酶和插入病毒 DNA 而抑制 HIV 的 DNA 合成。它也抑制乙型肝炎病毒聚合酶，导致抑制病毒复制。已鉴定 HIV 的替诺福韦耐药株与其他逆转录酶抑制药可发生交叉耐药。

药动学

富马酸替诺福韦口服后，迅速吸收和转化为替诺福韦，1～2h 后达血浆峰浓度。禁食患者的生物利用度约 25%，但富马酸替诺福韦与高脂餐同服时，可增加生物利用度。替诺福韦广泛分布于组织，尤其是肾脏和肝脏。血浆蛋白结合率小于 1%，与血清蛋白结合率约 7%。替诺福韦终末消除半衰期为 12～18h。替诺福韦通过肾小管主动分泌和肾小球滤过，主要由尿排泄。血液透析可清除替诺福韦。

1. Kearney BP, *et al.* Tenofovir disoproxil fumarate: clinical pharmacology and pharmacokinetics. *Clin Pharmacokinet* 2004; **43:** 595–612.
2. Kearney BP, *et al.* Pharmacokinetics and dosing recommendations of tenofovir disoproxil fumarate in hepatic or renal impairment. *Clin Pharmacokinet* 2006; **45:** 1115–24.
3. Gagnieu MC, *et al.* Population pharmacokinetics of tenofovir in AIDS patients. *J Clin Pharmacol* 2008; **48:** 1282–8.

用途和用法

替诺福韦是核苷酸逆转录酶抑制药，具有抗 HIV-1 和乙型肝炎的抗病毒活性。用于治疗 HIV 感染和 AIDS（第825页）和慢性乙型肝炎感染（第821页）。当替诺福韦单独应用治疗 HIV 感染时，病毒很快产生耐药，因此需要与其他抗逆转录病毒药联合应用。

替诺福韦以富马酸酯口服。富马酸替诺福韦 300mg 约相当 245mg tenofovir disoproxil，约相当 136mg 替诺福韦。治疗 HIV 或慢性乙型肝炎，富马酸替诺福韦常用剂量为 300mg，每日 1 次与食物同服。

对肾损伤患者调整富马酸替诺福韦剂量的详情见下文。

为了治疗 HIV 感染和 AIDS，已开发固定剂量的联合制剂，可改进患者依从性和避免单药治疗，从而降低产生耐药的危险。在某些国家可提供富马酸替诺福韦与恩曲他滨和与依法韦仑加恩曲他滨的联合制剂。

正在研究含替诺福韦的胶，作为局部杀微生物药预防 HIV 感染。

1. Grim SA, Romanelli F. Tenofovir disoproxil fumarate. *Ann Pharmacother* 2003; **37:** 849–59.
2. Gallant JE, Deresinski S. Tenofovir disoproxil fumarate. *Clin Infect Dis* 2003; **37:** 944–50.
3. Dando TM, Wagstaff AJ. Emtricitabine/tenofovir disoproxil fu-

marate. *Drugs* 2004; **64:** 2075–82.
4. Lyseng-Williamson KA, *et al.* Tenofovir disoproxil fumarate: a review of its use in the management of HIV infection. *Drugs* 2005; **65:** 413–32.
5. Wong SN, Lok AS. Tenofovir disoproxil fumarate: role in hepatitis B treatment. *Hepatology* 2006; **44:** 309–13.
6. Reijnders JGP, Janssen HLA. Potency of tenofovir in chronic hepatitis B: mono or combination therapy? *J Hepatol* 2008; **48:** 383–6.
7. Stephan C. Experience with tenofovir disoproxil fumarate for antiretroviral therapy. *Expert Opin Pharmacother* 2008; **9:** 1197–209.
8. Pozniak A. Tenofovir: what have over 1 million years of patient experience taught us? *Int J Clin Pract* 2008; **62:** 1285–93.
9. Perry CM. Emtricitabine/tenofovir disoproxil fumarate: in combination with a protease inhibitor in HIV-1 infection. *Drugs* 2009; **69:** 843–57.
10. Foster C, *et al.* Tenofovir disoproxil fumarate in pregnancy and prevention of mother-to-child transmission of HIV-1: is it time to move on from zidovudine? *HIV Med* 2009; **10:** 397–406.
11. Perry CM, Simpson D. Tenofovir disoproxil fumarate: in chronic hepatitis B. *Drugs* 2009; **69:** 2245–56.
12. De Clercq E. A new drug combination therapy for treatment-naive patients with HIV-1 infection, consisting of raltegravir, emtricitabine and tenofovir disoproxil fumarate. *Expert Opin Pharmacother* 2009; **10:** 2935–7.

用法 局部用法 正进行替诺福韦作为局部应用胶的研究，因其可潜在的作为杀微生物药用于预防 HIV 传播，已获得令人鼓舞的初步结果。

1. Mayer KH, *et al.* Safety and tolerability of tenofovir vaginal gel in abstinent and sexually active HIV-infected and uninfected women. *AIDS* 2006; **20:** 543–51.
2. Carballo-Diéguez A, *et al.* Acceptability of tenofovir gel as a vaginal microbicide by US male participants in a Phase I clinical trial (HPTN 050). *AIDS Care* 2007; **19:** 1026–31.
3. Rosen RK, *et al.* Acceptability of tenofovir gel as a vaginal microbicide among women in a phase I trial: a mixed-methods study. *J Womens Health (Larchmt)* 2008; **17:** 383–92.
4. Schwartz JL, *et al.* Safety evaluation of 1% tenofovir gel in healthy men. *Int J STD AIDS* 2009; **20:** 384–6.
5. Karim QA, *et al.* CAPRISA 004 Trial Group. Effectiveness and safety of tenofovir gel, an antiretroviral microbicide, for the prevention of HIV infection in women.
Available at: http://www.caprisa.org/joomla/Micro/AbdoolKarim-07-23-10_EMBARGOED.pdf (accessed 10/08/10)

在肾损伤中的用法 对肾损伤患者根据肌酐清除率（CC）调整富马酸替诺福韦剂量的间隔。

- CC≥50ml/min：通常每日 1 次（见上文**用途和用法**）。
- CC 30～49ml/min：每 48h 1 次。
- CC 10～29ml/min：每 72～96h 1 次。
- 血液透析患者：每 7 天给药 1 次或累积透析 12h 后。

制剂

专利制剂

Arg.: Viread; **Austral.:** Viread; **Austria:** Viread; **Belg.:** Viread; **Canad.:** Viread; **Chile:** Viread; **Cz.:** Viread; **Denm.:** Viread; **Fin.:** Viread; **Fr.:** Viread; **Ger.:** Viread; **Gr.:** Viread; **Hong Kong:** Viread; **Hung.:** Viread; **Irl.:** Viread; **Israel:** Viread; **Ital.:** Viread; **Mex.:** Viread; **Neth.:** Viread; **Norw.:** Viread; **NZ:** Viread; **Pol.:** Viread; **Port.:** Viread; **S.Afr.:** Viread; **Singapore:** Viread; **Spain:** Viread; **Swed.:** Viread; **Switz.:** Viread; **Thai.:** Viread; **UK:** Viread; **USA:** Viread.

多组分制剂 **Arg.:** Truvada; **Austral.:** Truvada; **Austria:** Truvada; **Canad.:** Atripla; Truvada; **Chile:** Truvada; **Cz.:** Atripla; Truvada; **Denm.:** Truvada; **Fin.:** Truvada; **Fr.:** Truvada; **Ger.:** Truvada; **Gr.:** Atripla; Truvada; **Hong Kong:** Truvada; **Irl.:** Atripla; Truvada; **Israel:** Truvada; **Ital.:** Truvada; **Mex.:** Truvada; **Neth.:** Atripla; Truvada; **Norw.:** Truvada; **NZ:** Truvada; **Pol.:** Truvada; **Port.:** Atripla; Truvada; **S.Afr.:** Truvada; **Spain:** Truvada; **Swed.:** Truvada; **Switz.:** Truvada; **UK:** Atripla; Truvada; **USA:** Atripla; Truvada.

Tilorone Hydrochloride（*USAN*，*rINNM*）盐酸泰洛隆

Hidrocloruro de tilorona; NSC-143969; Tilorone, Chlorhydrate de; Tiloroni Hydrochloridum. 2,7-Bis(2-diethylaminoethoxy)fluoren-9-one dihydrochloride.

Тилорона Гидрохлорид

$C_{25}H_{34}N_2O_3,2HCl = 483.5.$

CAS — 27591-69-1.

UNII — BJ507J4LKY.

(tilorone)

简介

有报道泰诺隆为干扰素诱导药，具有抗病毒和免疫调节作用，曾用于治疗病毒感染，也可用盐酸制剂。

制剂

专利制剂

Rus.: Amixin (Амиксин); Lavomax (Лавомакс).

Tipranavir（*rINN*）替拉那韦

PNU-140690; Tipranavirum; U-140690. 3′-{(1*R*)-1-[(6*R*)-5,6-Dihydro-4-hydroxy-2-oxo-6-phenethyl-6-propyl-2*H*-pyran-3-yl]propyl}-5-(trifluoromethyl)-2-pyridinesulfonanilide.

Типранавир

$C_{31}H_{33}F_3N_2O_5S = 602.7.$

CAS — 174484-41-4.

ATC — J05AE09.

ATC Vet — QJ05AE09.

UNII — ZZT404XD09.

Tipranavir Sodium（*BANM*，*rINNM*）替拉那韦钠

Natrii Tipranavirum; PNU-140690E; Tipranavir Disodium *(USAN)*; Tipranavir sodico; Tipranavir Sodique.

Натрий Типранавир

$C_{31}H_{31}F_3N_2Na_2O_5S = 646.6.$

CAS — 191150-83-1.

ATC — J05AE09.

ATC Vet — QJ05AE09.

UNII — 9BAN2XG1ZW.

不良反应

包括替拉那韦的抗逆转录病毒治疗方案最常见的不良反应为胃肠道紊乱（腹痛、腹泻、消化不良、胀气、恶心和呕吐）、厌食、衰弱和头痛。报道的严重不良反应包括出血的危险性增加、脂质异常（高脂血症和高甘油三酯血症）、严重的肝脏毒性（肝炎和肝失代偿）和颅内出血（包括某些死亡病例）。皮疹一般报道发生于治疗后约 2 个月，并可持续约 3 周；有时皮疹伴关节痛、僵硬、咽部发紧或全身瘙痒。

有报道称，伴有严重免疫缺陷的 HIV 感染患者应用包括替拉那韦的联合抗逆转录病毒治疗，在治疗初始期发生免疫重建综合征（炎症性免疫反应导致临床恶化）。接受包含替拉那韦的抗逆转录病毒治疗患者可见体脂肪堆积或再分布（脂肪营养不良），包括中心肥胖、后颈部脂肪增多（水牛背）、外周消瘦、脸消瘦、胸部增大和类库欣综合征表现。代谢异常（如高甘油三酯血症、高胆固醇血症、胰岛素耐药、高血糖和高乳酸血症）也有报道。有报道核苷衍生物尤其是与 HIV-蛋白酶抑制药联合应用时可发生肌酸磷酸激酶升高、肌痛、肌炎和偶见的横纹肌溶解症。有报道骨坏死，尤其发生于晚期 HIV 疾病或长期暴露于联合抗逆转录病毒药物治疗的患者。

有关 HIV-蛋白酶抑制药不良反应的更多信息见**硫酸茚地那韦**，第849页。

注意事项

对中度到重度肝损伤（Child-Pugh 分类为 B 或 C）患者不要用替拉那韦，对轻度肝损伤（Child-Pugh 分类为 A）患者要慎用替拉那韦。对治疗前肝酶值水平大于正常值上限 5 倍的患者不能开始替拉那韦治疗。需对患者密切监测肝炎的临床症状和体征；建议在治疗前和治疗中要监测肝酶。对轻度肝损伤患者、慢性肝炎或其他肝病患者建议更频繁地监测肝酶。如肝功能恶化，需要中断或停止治疗。对肝酶值水平大于正常值上限 10 倍的患者或发生临床肝炎的症状和体征时需要永远停药。如患者原先就有肝病或与慢性乙型肝炎或丙型肝炎共感染并应用联合抗逆转录病毒疗法，则发生严重和潜在致死肝不良反应的危险增加。

对有出血危险增加的患者要谨慎，如患者伴有 A 型和 B 型血友病或正接受抗血小板药或抗凝血药治疗，因有报道应用 HIV-蛋白酶抑制药可发生自发性出血。替拉那韦口服液含有维生素 E，患者应用口服液时，不要补充高剂量维生素 E。

替拉那韦含有磺胺分子，已知对磺胺过敏患者需要慎用。

药物相互作用

替拉那韦是细胞色素 P450 同工酶 CYP3A4 的诱导药和抑制药，虽然与低剂量利托那韦联用，仍对 P450 同工酶 CYP3A4 有净抑制作用：因此与其他被此酶代谢的药物有潜在的、复杂的药物相互作用。利托那韦增效的替拉那韦也是 P 糖蛋白的净诱导药。

对高度依赖 CYP3A4 或 CYP2D6 清除和因血浆浓度上升而伴有严重或威胁生命事件的药物，禁用利托那韦增效的替拉那韦。这些药物包括 α_1-肾上腺受体拮抗药阿夫唑嗪，抗心律失常药（胺碘酮、苄普地尔、恩卡尼、美托洛尔、普罗帕酮和奎尼丁），抗组胺药（阿司咪唑和特非那定），麦角衍生物（双氢麦角胺、麦角新碱、麦角胺、甲基麦角新碱），促胃肠动力药（西沙必利），抗精神病药（匹莫齐特），镇静药和催眠药（咪达唑仑和三唑仑）以及他汀类药（辛伐他汀和洛伐他汀）。在英国，不推荐与卤泛群、本芴醇或托特罗定联用。由于潜在增加西地那非血浆浓度，当西地那非以必需剂量治疗肺动脉高压时，利托那韦增效的替拉那韦需避免与其联合应用。同样，利托那韦增效的替拉那韦可增加吸入沙美特罗的血清浓度，不推荐两药联合应用。利福平和圣约翰草（贯叶金丝桃）会降低替拉那韦的浓度：不推荐与抗逆转录病毒药联合应用，因可能失去抗病毒活性并产生耐药。

有关 HIV-蛋白酶抑制药的药物相互作用的更多信息见**硫酸茚地那韦**，（第849页）和**表 1**（第883页）。

抗病毒作用

替拉那韦是非肽类 HIV-蛋白酶抑制药。它干扰病毒基本蛋白质形成，使它们不能感染其他细胞。有报道分离到替拉那韦耐药的 HIV 毒株，当 HIV-蛋白酶抑制药单独应用时病毒很快产生耐药，因此需与其他抗逆转录病毒药联合应用。在 HIV-蛋白酶抑制药之间可发生不同程度交叉耐药。

药动学

替拉那韦口服后吸收有限。高脂餐改进耐受性和增加生物利用度。1～5h 内达血浆峰浓度，通常经 7～10 天治疗后达稳态。血浆蛋白结合率为 99.9%。替拉那韦由细胞色素 P450 系统代谢（主要为同工酶 CYP3A4），当同时应用利托那韦时，替拉那韦代谢最少，并与大多数利托那韦以原形由粪排泄。平均消除半衰期为 4.8～6h。

用途和用法

替拉那韦是非肽类 HIV-蛋白酶抑制药，具有抗 HIV 的抗病毒活性。替拉那韦用于治疗 HIV 感染和 AIDS（见第825页），可用于治疗有治疗经历的患者或多药耐药 HIV 感染患者。替拉那韦单独应用时病毒很快产生耐药，因此需与其他抗逆转录病毒药联合应用。

替拉那韦与低剂量利托那韦联用，后者作为药动学增强药（利托那韦增效的替拉那韦）。替拉那韦剂量为 500mg（与利托那韦 200mg 联用），每日 2 次，与食物同服。

儿童的详细剂量见下文。

对肾损伤或轻度肝病患者不需要调整剂量。对中度到重度肝病患者不能应用替拉那韦。

1. Croom KF, Keam SJ. Tipranavir: a ritonavir-boosted protease inhibitor. *Drugs* 2005; **65:** 1669–77.
2. Dong BJ, Cocohoba JM. Tipranavir: a protease inhibitor for HIV salvage therapy. *Ann Pharmacother* 2006; **40:** 1311–21.
3. King JR, Acosta EP. Tipranavir: a novel nonpeptidic protease inhibitor of HIV. *Clin Pharmacokinet* 2006; **45:** 665–82.
4. Temesgen Z, Feinberg J. Tipranavir: a new option for the treatment of drug-resistant HIV infection. *Clin Infect Dis* 2007; **45:** 761–9.
5. Orman JS, Perry CM. Tipranavir: a review of its use in the management of HIV infection. *Drugs* 2008; **68:** 1435–63.
6. Courter JD, *et al.* Tipranavir: a new protease inhibitor for the pediatric population. *Expert Rev Anti Infect Ther* 2008; **6:** 797–803.

儿童用法 替拉那韦（口服）与其他抗逆转录病毒药联合应用治疗 2 岁以上 HIV 感染儿童。它与低剂量利托那韦联用，后者作为药动学增强药。根据体重或体表面积计算剂量，不要超过成人最大剂量（见上文）。

- 通常对儿童的推荐剂量为：替拉那韦 14mg/kg（与利托那韦 6mg/kg），每日 2 次；或替拉那韦 375mg/m²（与利托那韦 150mg/m²），每日 2 次。
- 美国注册药品信息建议对不能耐受或对通常剂量产生毒性的儿童，可降低剂量：替拉那韦 12mg/kg（与利托那韦 5mg/kg），每日 2 次；或替拉那韦 290mg/m²（与利托那韦 115mg/m²），每日 2 次。

制剂

专利制剂

Arg.: Aptivus; **Austral.:** Aptivus; **Austria:** Aptivus; **Belg.:** Aptivus; **Cz.:** Aptivus; **Denm.:** Aptivus; **Fin.:** Aptivus; **Fr.:** Aptivus; **Ger.:** Aptivus; **Gr.:** Aptivus; **Hung.:** Aptivus; **Irl.:** Aptivus; **Ital.:** Aptivus; **Mex.:** Aptivus; **Neth.:** Aptivus; **Norw.:** Aptivus; **Pol.:** Aptivus; **Port.:** Aptivus; **Spain:** Aptivus; **Swed.:** Aptivus; **Switz.:** Aptivus; **UK:** Aptivus; **USA:** Aptivus.

Trichosanthin 天花粉

Compound Q; GLQ-223 (a purified form of trichosanthin); Tricosantina.

CAS — 60318-52-7 (trichosanthins); 116899-30-0 (Trichosanthes kirilowii); 160185-58-0 (Trichosanthes kirilowii root); 120947-28-6 (GLQ-223).

简介

天花粉是由栝楼［*trichosanthes kirilowii*（Cucurbitaceae）］根提取的多肽。曾研究治疗 HIV 感染，在中国作为堕胎药。

HIV 感染和 AIDS 天花粉曾用于 AIDS、AIDS 相关综合征或 HIV 感染[1,2]。一般应用静脉注射。肌内注射由于注射部位发生疼痛和坏死而放弃[1]。静脉应用常见的不良反应为类似流感症状，包括头痛、肌痛、发热及关节痛，一般为轻度到中度反应[3]，也有报道发生神经系统不良反应，并有进展到昏迷和死亡的病例[1,2]。有报道对中度疾病[3]和对逆转录酶抑制药无反应的患者[4]，通过治疗可改进 HIV 的标志物，包括增加 CD4＋T 淋巴细胞计数。

1. Byers VS, *et al.* A phase I/II study of trichosanthin treatment of HIV disease. *AIDS* 1990; **4:** 1189–96.
2. Kahn JO, *et al.* The safety and pharmacokinetics of GLQ223 in subjects with AIDS and AIDS-related complex: a phase I study. *AIDS* 1990; **4:** 1197–1204.
3. Kahn JO, *et al.* Safety, activity, and pharmacokinetics of GLQ223 in patients with AIDS and AIDS-related complex. *Antimicrob Agents Chemother* 1994; **38:** 260–7.
4. Byers VS, *et al.* A phase II study of effect of addition of trichosanthin to zidovudine in patients with HIV disease and failing antiretroviral agents. *AIDS Res Hum Retroviruses* 1994; **10:** 413–20.

Trifluridine（*USAN*，*rINN*）曲氟尿苷

F_3T; F_3TDR; NSC-75520; Trifluorothymidine; Trifluorothymidinum; Trifluorotymidiini; Trifluorotymidin; Trifluridiini; Trifluridin; Trifluridina; Trifluridinum. ααα-Trifluorothymidine; 2′-Deoxy-5-trifluoromethyluridine.

Трифлуридин

$C_{10}H_{11}F_3N_2O_5$ = 296.2.

CAS — 70-00-8.

ATC — S01AD02.

ATC Vet — QS01AD02.

UNII — RMW9V5RW38.

Pharmacopoeias. In *US.*

USP 33（Trifluridine） 白色无臭粉末，在显微镜下呈现类似杆状结晶。贮藏于密闭容器中。避光。

不良反应

曲氟尿苷眼内应用的不良反应与碘苷（见第848页）相似，但发生频率较少。

1. Udell IJ. Trifluridine-associated conjunctival cicatrization. *Am J Ophthalmol* 1985; **99:** 363–4.

抗病毒作用

曲氟尿苷与碘苷相似，磷酸化后干扰病毒 DNA 合成。有报道曲氟尿苷可抑制单纯疱疹病毒、某些腺病毒、牛痘病毒及 CMV。曲氟尿苷与碘苷相似，可掺入哺乳动物细胞 DNA。

药动学

曲氟尿苷滴眼后，可通过角膜吸收，眼存在损伤或炎症可增加曲氟尿苷透入。眼内应用无系统吸收。

用途和用法

曲氟尿苷是结构与胸腺嘧啶核苷相关的嘧啶核苷。用于治疗单纯疱疹病毒引起的原发性角膜结膜炎和复发性上皮性角膜炎（见第824页）。1%滴眼液每 2h 滴 1 滴，最多每日滴 9 次，直到上皮完全再形成。然后降低到每 4h 1 滴，最少 5 滴，继续治疗 7 天。疗程不能超过 21 天。

曲氟尿苷单独或与胸苷磷酸化酶抑制药组成联合制剂，可降低它的代谢（TAS-102），曾研究治疗恶性肿瘤。

1. Heidelberger C, King DH. Trifluorothymidine. *Pharmacol Ther* 1979; **6:** 427–42.
2. Carmine AA, *et al.* Trifluridine: a review of its antiviral activity and therapeutic use in the topical treatment of viral eye infections. *Drugs* 1982; **23:** 329–53.
3. Temmink OH, *et al.* Therapeutic potential of the dual-targeted TAS-102 formulation in the treatment of gastrointestinal malignancies. *Cancer Sci* 2007; **98:** 779–89.

制剂

专利制剂

Canad.: Viroptic; **Cz.:** Triherpine†; **Fr.:** Virophta; **Ger.:** Triflumann; **Gr.:** Thilol; Triherpine; Viromidin; **Hung.:** Triherpine†; **Ital.:** Triherpine; **Neth.:** TFT Ophtiole; **Port.:** Adrocil†; Viridin; **S.Afr.:** TFT; **Spain:** Viromidin†; **Switz.:** Triherpine†; **Thai.:** Triherpine†; **Turk.:** TFT-Thilo; **USA:** Viroptic.

Tromantadine Hydrochloride（*rINNM*）盐酸曲金刚胺

D-41; Hidrocloruro de tromantadina; Tromantadine, Chlorhydrate de; Tromantadini Hydrochloridum. *N*-1-Adamantyl-2-(2-dimethylaminoethoxy)acetamide hydrochloride; 2-(2-Dimethylaminoethoxy)-*N*-(tricyclo[3.3.1.1^{3,7}]dec-1-yl)acetamide hydrochloride.

Тромантадина Гидрохлорид

$C_{16}H_{28}N_2O_2$,HCl = 316.9.

CAS — 53783-83-8 (tromantadine); 41544-24-5 (tromantadine hydrochloride).

ATC — D06BB02; J05AC03.

ATC Vet — QD06BB02; QJ05AC03.

(tromantadine)

简介

盐酸曲金刚胺是金刚烷胺衍生物（见第764页），具有抗病毒活性。1%盐酸曲金刚胺局部应用治疗皮肤和黏膜单纯疱疹感染（见第824页）。

盐酸曲金刚胺局部应用，有发生接触性皮炎的报道。

对皮肤的影响 盐酸曲金刚胺引起接触性皮炎的参考文献如下。

1. Fanta D, Mischer P. Contact dermatitis from tromantadine hydrochloride. *Contact Dermatitis* 1976; **2:** 282–4.
2. Lembo G, *et al.* Allergic dermatitis from Viruserol ointment probably due to tromantadine hydrochloride. *Contact Dermatitis* 1984; **10:** 317.
3. Jauregui I, *et al.* Allergic contact dermatitis from tromantadine. *J Investig Allergol Clin Immunol* 1997; **7:** 260–1.

制剂

专利制剂

Austria: Viru-Merz Serol; **Belg.:** Viru-Merz†; **Braz.:** Herpex; **Cz.:** Viru-Merz; **Ger.:** Viru-Merz Serol; **Gr.:** Viru-Merz Serol; **Hong Kong:** Viru-Merz; **Hung.:** Viru-Merz; **Indon.:** Viru-Merz; **Israel:** Viru-Merz; **Malaysia:** Viru-Merz; **Mex.:** Viru-Serol; **Philipp.:** Viru-Merz; **Pol.:** Viru-Merz; **Port.:** Viru-Merz; **Rus.:** Viru-Merz Serol (Виру-Мерц Серол); **Singapore:** Viru-Merz; **Spain:** Viru-Serol; **Switz.:** Viru-Merz Serol.

Valaciclovir Hydrochloride（*BANM*，*rINNM*）盐酸伐昔洛韦

Hidrocloruro de valaciclovir; 256U87 (valaciclovir); Valaciclovir, chlorhydrate de; Valacicloviri hydrochloridum; Valacyclovir Hydrochloride (*USAN*). L-Valine, ester with 9-[(2-hydroxyethoxy)methyl]guanine hydrochloride.

Валацикловира Гидрохлорид

$C_{13}H_{20}N_6O_4$,HCl = 360.8.

CAS — 124832-26-4 (valaciclovir); 124832-27-5 (valaciclovir hydrochloride).

ATC — J05AB11.

ATC Vet — QJ05AB11.

UNII — G447S0T1VC.

(valaciclovir)

Pharmacopoeias. In *Chin.* and *US.*

USP 33（Valacyclovir Hydrochloride） 白色到近白色粉末。溶于水；不溶于三氯甲烷。贮藏于密闭容器中，温度低于 30℃。

不良反应和注意事项

参见阿昔洛韦，见第831页。

哺乳 一项研究中，5 例妇女口服盐酸伐昔洛韦 500mg，每日 2 次，7 天，在开始剂量后 4h，母乳内活性代谢物阿昔洛韦浓度 3.4 倍于母亲血清浓度，然而药物浓度达到恒态浓度时，此比例下降为 1.85。但是，经过计算，婴儿吞入的剂量可忽略（约为婴儿静脉应用阿昔洛韦标准剂量的 2%，由于该药的口服生物利用度很差，暴露可进一步降低），因此认为盐酸伐昔洛韦与哺乳是相容的[1]。

1. Sheffield JS, *et al.* Acyclovir concentrations in human breast milk after valaciclovir administration. *Am J Obstet Gynecol* 2002; **186:** 100–102.

对神经系统的影响 有报道[1]1 例妇女应用盐酸伐昔洛韦（一天疗程）治疗唇疱疹后一周，由于脉管炎发生多发性单神经炎。应用泼尼松龙口服治疗，在 10 天内症状改善，当重新启用盐酸伐昔洛韦后，症状又复发。

1. Pary LF, *et al.* Vasculitic mononeuritis multiplex induced by valacyclovir. *Neurology* 2004; **62:** 1906–7.

药物相互作用

参见阿昔洛韦，见第832页。

抗病毒作用

参见阿昔洛韦，见第832页。

药动学

参见阿昔洛韦，见第832页。

盐酸伐昔洛韦口服后，易由胃肠道吸收，并通过首过肠或肝代谢迅速转化为阿昔洛韦和缬氨酸。应用伐昔洛韦后的阿昔洛韦的生物利用度为 54%，后者达血浆峰浓度时间为 1.5h。伐昔洛韦主要以阿昔洛韦及其代谢物 9-羧基甲氧基甲基鸟嘌呤消除；小于 1%伐昔洛韦剂量以原形由尿排泄。

1. Steingrimsdottir H, *et al.* Bioavailability of aciclovir after oral administration of aciclovir and its prodrug valaciclovir to patients with leukopenia after chemotherapy. *Antimicrob Agents Chemother* 2000; **44:** 207–9.
2. Höglund M, *et al.* Comparable aciclovir exposures produced by oral valaciclovir and intravenous aciclovir in immunocompromised cancer patients. *J Antimicrob Chemother* 2001; **47:** 855–61.
3. Bras AP, *et al.* Comparative bioavailability of acyclovir from oral valacyclovir and acyclovir in patients treated for recurrent genital herpes simplex virus infection. *Can J Clin Pharmacol* 2001; **8:** 207–11.
4. Nadal D, *et al.* An investigation of the steady-state pharmacokinetics of oral valacyclovir in immunocompromised children. *J Infect Dis* 2002; **186** (suppl 1): S123–S130.
5. MacDougall C, Guglielmo BJ. Pharmacokinetics of valaciclovir. *J Antimicrob Chemother* 2004; **53:** 899–901.
6. Kimberlin DW, *et al.* Pharmacokinetics and safety of extemporaneously compounded valacyclovir oral suspension in pediatric patients from 1 month through 11 years of age. *Clin Infect Dis* 2010; **50:** 221–8.
7. Smith JP, *et al.* Pharmacokinetics of acyclovir and its metabolites in cerebrospinal fluid and systemic circulation after administration of high-dose valacyclovir in subjects with normal and impaired renal function. *Antimicrob Agents Chemother* 2010; **54:** 1146–51.

用途和用法

伐昔洛韦是抗病毒药阿昔洛韦的前药（见第832页）。用于治疗带状疱疹（见第824页）和皮肤及黏膜单纯疱疹（见第824页）感染，包括生殖道疱疹。一旦症状发生，即开始治疗。伐昔洛韦用于抑制复发性单纯疱疹感染，当用于抑制治疗和作为部分安全性生活措施

时，可降低生殖道疱疹传播给敏感性伴侣的危险性。也用于肾移植后预防 CMV 感染。伐昔洛韦以盐酸盐口服；剂量以碱基表示。1.11g 盐酸伐昔洛韦约相当 1g 伐昔洛韦。

治疗**带状疱疹**，1g，每日 3 次，共 7 天。治疗**单纯疱疹感染**，对复发感染，500mg，每日 2 次，共 5 天（美国用 3 天）；或对第一次复发可用到 10 天的疗程；在美国，对生殖道疱疹第一次复发感染建议剂量为 1g，每日 2 次，共 10 天。治疗唇疱疹，建议应用 4g，均分为 2 次，间隔 12h 口服。对免疫活性患者抑制单纯疱疹感染的剂量为每日 500mg，单次或均分为 2 次口服；在美国，抑制复发性生殖道疱疹的剂量为 1g，每日 1 次，虽然对每年有 9 次或较少复发病史的患者，500mg 每日 1 次的剂量也是充分的。500mg 每日 2 次可用于免疫减弱患者。为了降低生殖道传播，对感染性伴侣每日应用 500mg。

对肾移植受体预防 **CMV 感染**的剂量为 2g，每日 4 次；应在 72h 内开始预防治疗，通常治疗延续 90 天。

儿童和肾损伤患者的剂量见下文。

1. Ormrod D, *et al.* Valaciclovir: a review of its long term utility in the management of genital herpes simplex virus and cytomegalovirus infections. *Drugs* 2000; **59:** 839–63.
2. Ormrod D, Goa K. Valaciclovir: a review of its use in the management of herpes zoster. *Drugs* 2000; **59:** 1317–40.
3. Tyring SK, *et al.* Valacyclovir for herpes simplex virus infection: long-term safety and sustained efficacy after 20 years' experience with acyclovir. *J Infect Dis* 2002; **186** (suppl 1): S40–S46.
4. Corey L, *et al.* Once-daily valacyclovir to reduce the risk of transmission of genital herpes. *N Engl J Med* 2004; **350:** 11–20.
5. Brantley JS, *et al.* Valacyclovir for the treatment of genital herpes. *Expert Rev Anti Infect Ther* 2006; **4:** 367–76.
6. Fife KH, *et al.* Effect of valacyclovir on viral shedding in immunocompetent patients with recurrent herpes simplex virus 2 genital herpes: a US-based randomized, double-blind, placebo-controlled clinical trial. *Mayo Clin Proc* 2006; **81:** 1321–7.
7. Vigil KJ, Chemaly RF. Valacyclovir: approved and off-label uses for the treatment of herpes virus infections in immunocompetent and immunocompromised adults. *Expert Opin Pharmacother* 2010; **11:** 1901–13.

儿童用法 在美国，盐酸伐昔洛韦用于 2～18 岁免疫活性儿童治疗水痘，虽然英国没有注册这种用途。推荐口服剂量为 20mg/kg（最大 1g），每日 3 次，5 天；治疗需在皮疹开始后 24h 内启动。美国提供了盐酸伐昔洛韦口服固体制剂（*Valtrex Caplets*；*GSK*，*USA*）。注册药品信息提供了特殊临时的制备 25mg/ml 或 50mg/ml 口服悬液方法，方便儿童应用，首先研磨胶囊，并应用适当调味剂悬于悬液结构载体 *USNF* 内。制备的悬液保存于 2～8℃，在 28 天内应用。

在英国，盐酸伐昔洛韦被注册用于 12 岁以上儿童肾移植后预防 CMV 感染：剂量与成人相同（见上文）。*BNFC 2010/11* 建议，如有必要，对 12 岁及 12 岁以上儿童（免疫减弱儿童）用于治疗带状疱疹和治疗并抑制单纯疱疹，剂量同成人剂量。

在肾损伤中的用法 对肾损伤患者需要降低伐昔洛韦的口服剂量。英国注册药品信息根据肌酐清除率（CC）建议降低剂量如下。

带状疱疹：

- CC 15～30ml/min：1g，每日 2 次。
- CC<15ml/min：1g，每日 1 次。
- 血液透析患者：血液透析后，1g，每日 1 次。

单纯疱疹感染：

- CC <15ml/min：500mg，每日 1 次。
- 血液透析患者：血液透析后，500mg，每日 1 次。

抑制单纯疱疹：

- CC <15ml/min：免疫活性患者为 250mg，每日 1 次；免疫减弱患者为 500mg，每日 1 次。
- 血液透析患者：免疫活性患者为血液透析后，250mg，每日 1 次；免疫减弱患者为血液透析后，500mg，每日 1 次。

降低生殖道疱疹传播：

- CC <15ml/min：250mg，每日 1 次。
- 血液透析患者：血液透析后，250mg，每日 1 次。

预防 CMV：

- CC 50～74ml/min：1.5g，每日 4 次。
- CC 25～49ml/min：1.5g，每日 3 次。
- CC 10～24ml/min：1.5g，每日 2 次。
- CC<10ml/min：1.5g，每日 1 次。
- 血液透析患者：血液透析后，1.5g，每日 1 次。

或者，下列为美国注册药品信息建议根据 CC 的调整剂量：

带状疱疹：

- CC 30～49ml/min：1g，每 12h 1 次。
- CC 10～29ml/min：1g，每 24h 1 次。
- CC<10ml/min：500mg，每 24h 1 次。

生殖道单纯疱疹感染：

- CC 10～29ml/min：对初始感染，1g，每 24h 1 次；对复发感染，500mg，每 24h 1 次。
- CC<10ml/min：对初始和复发感染均为 500mg，每 24h 1 次。

唇疱疹：

- CC 30～49ml/min：1g，每 12h 1 次，两个剂量。
- CC 10～29ml/min：500mg，每 12h 1 次，两个剂量。
- CC<10ml/min：500mg，单一剂量。

抑制生殖道单纯疱疹：

- CC<30ml/min：500mg，每 24h 1 次；对免疫活性患者每年复发 9 次或较少复发：500mg，每 48h 1 次。

需血液透析患者，在每次透析后给予推荐的剂量。

制剂

专利制剂

Arg.: Valtrex; Viramixal; Viranet; ***Austral.:*** Valtrex; ***Austria:*** Valtrex; ***Belg.:*** Zelitrex; ***Braz.:*** Valtrex; ***Canad.:*** Valtrex; ***Chile:*** Pervioral; Vadiral; Valtrex; Virmax†; ***Cz.:*** Valtrex; ***Denm.:*** Zelitrex; ***Fin.:*** Valavir; Valtrex; ***Fr.:*** Zelitrex; ***Ger.:*** Valtrex; ***Gr.:*** Valtrex; ***Hong Kong:*** Valtrex; ***India:*** Valcivir; ***Indon.:*** Herclov; Valtrex; Valvir; ***Irl.:*** Myval; Valotix; Valtrex; ***Israel:*** Valtrex; ***Ital.:*** Talavir; Zelitrex; ***Malaysia:*** Valtrex; ***Mex.:*** Rapivir; Valinir; ***Neth.:*** Zelitrex; ***Norw.:*** Valtrex; ***Philipp.:*** Valtrex; ***Port.:*** Crotax; Valavir; Valtrex; ***Rus.:*** Vacirex (Вацирекс); Valtrex (Валтрекс); ***S.Afr.:*** Zelitrex; ***Singapore:*** Valtrex; ***Spain:*** Valherpes; Valtrex; Virval; ***Swed.:*** Valtrex; ***Switz.:*** Valtrex; ***Thai.:*** Valtrex; ***Turk.:*** Valtrex; ***UK:*** Valtrex; ***Ukr.:*** Valavir (Валавир); Valtrex (Вальтрекс); ***USA:*** Valtrex; ***Venez.:*** Valtrex.

Valganciclovir Hydrochloride（*BANM*,*USAN*，*rINNM*）盐酸缬更昔洛韦

Hidrocloruro de valganciclovir; Ro-107-9070/194; RS-079070-194; Valganciclovir, Chlorhydrate de; Valganciclovini Hydrochloridum. L-Valine, ester with 9-{[2-hydroxy-1-(hydroxymethyl)-ethoxy]methyl} guanine hydrochloride.

Вальганцикловира Гидрохлорид

$C_{14}H_{22}N_6O_5$,HCl = 390.8.

CAS — 175865-60-8 (valganciclovir); 175865-59-5 (valganciclovir hydrochloride).

ATC — J05AB14.

ATC Vet — QJ05AB14.

UNII — 4P3T9QF9NZ.

and epimer at C*

(valganciclovir)

Pharmacopoeias. In *US.*

USP 33（Valganciclovir Hydrochloride） 白色到近白色粉末。易溶于乙醇；几乎不溶于丙酮或乙酸乙酯；微溶于己烷；极易溶于异丙醇。贮藏于密闭容器中，25℃，允许的温度范围为 15～30℃。

稳定性 参考文献如下。

1. Anaizi NH, *et al.* Stability of valganciclovir in an extemporaneously compounded oral liquid. *Am J Health-Syst Pharm* 2002; **59:** 1267–70.
2. Henkin CC, *et al.* Stability of valganciclovir in extemporaneously compounded liquid formulations. *Am J Health-Syst Pharm* 2003; **60:** 687–90.

不良反应、处置和注意事项

参见**更昔洛韦**，见第846页。

在美国，缬更昔洛韦不用于肝移植受体，因有报道与更昔洛韦治疗患者相比，应用缬更昔洛韦患者患组织侵犯性 CMV 感染较多（见下文 **CMV 感染**）。在英国，缬更昔洛韦注册用于所有实体器官移植受体预防 CMV 疾病。

药物相互作用

参见**更昔洛韦**，见第846页。

抗病毒作用

参见**更昔洛韦**，见第846页。

药动学

缬更昔洛韦口服后由胃肠道吸收良好，并通过首过肠或肝代谢迅速转化为更昔洛韦。应用与食物同服的口服剂量缬更昔洛韦后的更昔洛韦的生物利用度约 60%，更昔洛韦达血浆峰浓度时间为 1～3h。缬更昔洛韦以更昔洛韦由尿排泄（见第846页）。

1. Brown F, *et al.* Pharmacokinetics of valganciclovir and ganciclovir following multiple oral dosages of valganciclovir in HIV- and CMV-seropositive volunteers. *Clin Pharmacokinet* 1999; **37:** 167–76.
2. Jung D, Dorr A. Single-dose pharmacokinetics of valganciclovir in HIV- and CMV-seropositive subjects. *J Clin Pharmacol* 1999; **39:** 800–4.
3. Pescovitz MD, *et al.* Valganciclovir results in improved oral absorption of ganciclovir in liver transplant recipients. *Antimicrob Agents Chemother* 2000; **44:** 2811–15.
4. Wiltshire H, *et al.* Pharmacokinetic profile of ganciclovir after its oral administration and from its prodrug, valganciclovir, in solid organ transplant recipients. *Clin Pharmacokinet* 2005; **44:** 495–507.
5. Winston DJ, *et al.* Pharmacokinetics of ganciclovir after oral valganciclovir versus intravenous ganciclovir in allogeneic stem cell transplant patients with graft-versus-host disease of the gastrointestinal tract. *Biol Blood Marrow Transplant* 2006; **12:** 635–40.
6. Zhao W, *et al.* Population pharmacokinetics of ganciclovir following administration of valganciclovir in paediatric renal transplant patients. *Clin Pharmacokinet* 2009; **48:** 321–8.
7. Caldés A, *et al.* Population pharmacokinetics of ganciclovir after intravenous ganciclovir and oral valganciclovir administration in solid organ transplant patients infected with cytomegalovirus. *Antimicrob Agents Chemother* 2009; **53:** 4816–24.
8. Perrottet N, *et al.* Valganciclovir in adult solid organ transplant recipients: pharmacokinetic and pharmacodynamic characteristics and clinical interpretation of plasma concentration measurements. *Clin Pharmacokinet* 2009; **48:** 399–418.

用途和用法

缬更昔洛韦是抗病毒药更昔洛韦的前药（见第847页），用于治疗 HIV 患者 CMV 视网膜炎和对移植受体接受 CMV 阳性供体器官预防 CMV 疾病。

缬更昔洛韦以盐酸盐与食物同服；以碱基表示剂量。1.1g 盐酸缬更昔洛韦约相当 1g 缬更昔洛韦。

对活性 CMV 视网膜炎患者的诱导剂量为 900mg，每日 2 次，共 21 天。诱导剂量后的维持剂量，或非活性 CMV 视网膜炎患者，剂量为每日 900mg。当维持治疗时，患者的视网膜炎恶化，可重复诱导剂量，但要考虑病毒耐药的可能性。对器官移植受体预防 CMV 疾病的剂量为每日 900mg，在 10 天内开始治疗，直到移植后 100 天。对儿童和肾损伤患者，缬更昔洛韦的剂量见下文。

1. Freeman RB. Valganciclovir: oral prevention and treatment of cytomegalovirus in the immunocompromised host. *Expert Opin Pharmacother* 2004; **5:** 2007–16.
2. Cvetković RS, Wellington K. Valganciclovir: a review of its use in the management of CMV infection and disease in immunocompromised patients. *Drugs* 2005; **65:** 859–78.

儿童用法 虽然英国不建议应用于小于 18 岁儿童患者，在美国，缬更昔洛韦被注册用于 4 个月～16 岁接受心脏或肾脏移植患儿预防 CMV 疾病。建议的口服剂量由公式计算，该公式是根据体表面积和肌酐清除率而制定的；需参考注册药品信息（*Valcyte*；*Roche*，*USA*）[1]。需在移植后 10 天内开始给药，并连续给药到移植后 100 天。

1. Roche USA. Valcyte Full Prescribing Information (issued August 2010). Available at: http://www.rocheusa.com/products/valcyte/pi.pdf (accessed 18/08/10)

在肾损伤中的用法 对肾损伤患者根据肌酐清除率（CC）需要降低缬更昔洛韦的口服剂量。注册药品信息建议以下剂量：

- CC 40～59ml/min：诱导剂量为 450mg，每日 2 次；维持或预防剂量为 450mg，每日 1 次。
- CC 25～39ml/min：诱导剂量为 450mg，每日 1 次；维持或预防剂量为 450mg，隔日 1 次（或 225mg，每日 1 次）。
- CC 10～24ml/min：诱导剂量为 450mg，隔二日 1 次（或 225mg，每日 1 次）；维持或预防剂量为 450mg，每周 2 次（或 125mg，每日 1 次）。
- 血液透析患者：诱导剂量为 200mg，每周 3 次；维持或预防剂量为 100mg，每周 3 次，需于透析后给药。

巨细胞病毒感染 口服缬更昔洛韦后可产生更昔洛韦的高系统浓度；它的暴露可能高于更昔洛韦的静脉给药方案[1]，因此可活性抑制 CMV 感染（见第823页）。对治疗 AIDS 患者 CMV 视网膜炎显示了诱导剂量和维持剂量的益处[2～4]，虽然在发达国家，由于 HAART 疗法的实施，这种病情较少扩散，但在资源匮乏区域仍为持续的问题；因此要求广泛提供缬更昔洛韦，尤其在缺乏有效的和方便的药物供给区域[3]。

对移植受体，缬更昔洛韦也用于预防和抢先（preemptive）治疗 CMV 感染[5～10]，很多中心认为此疗法为这种适应证的标准疗法（包括肝移植，虽然在美国是禁用的，见上文**不良反应、处置和注意事项**）[11]。后发疾病（发生于停药后）可能是预防疗法的问题（特别是 CMV 阴性患者接受 CMV 阳性

移植物），因此研究了延长的预防疗法[12,13]；此问题不影响抢先疗法[14]。

1. Einsele H, *et al.* Oral valganciclovir leads to higher exposure to ganciclovir than intravenous ganciclovir in patients following allogeneic stem cell transplantation. *Blood* 2006; **107:** 3002–8.
2. Martin DF, *et al.* Valganciclovir Study Group. A controlled trial of valganciclovir as induction therapy for cytomegalovirus retinitis. *N Engl J Med* 2002; **346:** 1119–26. Correction. *ibid.*; **347:** 862.
3. Heiden D, *et al.* Cytomegalovirus retinitis: the neglected disease of the AIDS pandemic. *PLoS Med* 2007; **4:** e334. Available at: http://medicine.plosjournals.org/archive/1549-1676/4/12/pdf/10.1371_journal.pmed.0040334-S.pdf (accessed 28/08/08)
4. Patil AJ, *et al.* Valganciclovir in the treatment of cytomegalovirus retinitis in HIV-infected patients. *Clin Ophthalmol* 2010; **4:** 111–19.
5. Paya C, *et al.* Valganciclovir Solid Organ Transplant Study Group. Efficacy and safety of valganciclovir vs. oral ganciclovir for prevention of cytomegalovirus disease in solid organ transplant recipients. *Am J Transplant* 2004; **4:** 611–20.
6. Khoury JA, *et al.* Prophylactic versus preemptive oral valganciclovir for the management of cytomegalovirus infection in adult renal transplant recipients. *Am J Transplant* 2006; **6:** 2134–43.
7. Said T, *et al.* Oral valgancyclovir versus intravenous gancyclovir for cytomegalovirus prophylaxis in kidney transplant recipients. *Transplant Proc* 2007; **39:** 997–9.
8. Asberg A, *et al.* VICTOR Study Group. Oral valganciclovir is noninferior to intravenous ganciclovir for the treatment of cytomegalovirus disease in solid organ transplant recipients. *Am J Transplant* 2007; **7:** 2106–13.
9. Len O, *et al.* RESITRA. Valganciclovir as treatment for cytomegalovirus disease in solid organ transplant recipients. *Clin Infect Dis* 2008; **46:** 20–7.
10. Asberg A, *et al.* Valganciclovir for the prevention and treatment of CMV in solid organ transplant recipients. *Expert Opin Pharmacother* 2010; **11:** 1159–66.
11. Snydman DR. Use of valganciclovir for prevention and treatment of cytomegalovirus disease. *Clin Infect Dis* 2008; **46:** 28–9.
12. Humar A, *et al.* The efficacy and safety of 200 days valganciclovir cytomegalovirus prophylaxis in high-risk kidney transplant recipients. *Am J Transplant* 2010; **10:** 1228–37.
13. Palmer SM, *et al.* Extended valganciclovir prophylaxis to prevent cytomegalovirus after lung transplantation: a randomized, controlled trial. *Ann Intern Med* 2010; **152:** 761–9.
14. Sun H-Y, *et al.* Prevention of posttransplant cytomegalovirus disease and related outcomes with valganciclovir: a systematic review. *Am J Transplant* 2008; **8:** 2111–18.

制剂

USP 33: Valganciclovir Tablets.

专利制剂

Arg.: Valixa; ***Austral.:*** Valcyte; ***Austria:*** Valcyte; ***Belg.:*** Valcyte; ***Braz.:*** Valcyte; ***Canad.:*** Valcyte; ***Chile:*** Valixa; ***Cz.:*** Valcyte; ***Denm.:*** Valcyte; ***Fin.:*** Valcyte; ***Fr.:*** Rovalcyte; ***Ger.:*** Valcyte; ***Gr.:*** Valcyte; ***Hong Kong:*** Valcyte; ***Hung.:*** Valcyte; ***Indon.:*** Valcyte; ***Irl.:*** Valcyte; ***Israel:*** Valcyte; ***Ital.:*** Darilin; Valcyte; ***Malaysia:*** Valcyte; ***Mex.:*** Valcyte; ***Neth.:*** Valcyte; Valixa; ***Norw.:*** Valcyte; ***NZ:*** Valcyte; ***Philipp.:*** Valcyte; ***Pol.:*** Valcyte; ***Port.:*** Rovalcyte; ***Rus.:*** Valcyte (Вальцит); ***S.Afr.:*** Valcyte; ***Singapore:*** Valcyte; ***Spain:*** Valcyte; ***Swed.:*** Valcyte; ***Switz.:*** Valcyte; ***Thai.:*** Valcyte; ***Turk.:*** Valcyte; ***UK:*** Valcyte; ***USA:*** Valcyte; ***Venez.:*** Valixa.

Vidarabine（*BAN*，*USAN*，*rINN*）阿糖腺苷

Adenine Arabinoside; Ara-A; CI-673; Vidarabiini; Vidarabin; Vidarabina; Vidarabinum. 9-β-D-Arabinofuranosyladenine monohydrate.

Видарабин

$C_{10}H_{13}N_5O_4,H_2O = 285.3.$

CAS — 5536-17-4 (anhydrous vidarabine); 24356-66-9 (vidarabine monohydrate).

ATC — J05AB03; S01AD06.

ATC Vet — QJ05AB03; QS01AD06.

UNII — FA2DM6879K (vidarabine); 3XQD2MEW34 (anhydrous vidarabine).

(anhydrous vidarabine)

Pharmacopoeias. In *US.*

USP 33（Vidarabine） 白色到近白色粉末。极微溶于水；微溶于二甲基甲酰胺。贮藏于密闭容器中。

Vidarabine Phosphate（*BANM*，*USAN*，*rINNM*）磷酸阿糖腺苷

Ara-AMP; Arabinosyladenine Monophosphate; CI-808; Fosfato de vidarabina; Vidarabine 5′-Monophosphate; Vidarabine, Phosphate de; Vidarabini Phosphas. 9-β-D-Arabinofuranosyladenine 5′-(dihydrogen phosphate).

Видарабина Фосфат

$C_{10}H_{14}N_5O_7P = 347.2.$

CAS — 29984-33-6.

ATC — J05AB03; S01AD06.

ATC Vet — QJ05AB03; QS01AD06.

UNII — 106XV160TZ.

Vidarabine Sodium Phosphate（*BANM*，*USAN*，*rINNM*）磷酸阿糖腺苷钠

CI-808 Sodium; Fosfato sódico de vidarabina; Natrii Vidarabini Phosphas; Vidarabine, Phosphate Sodique de. 9-β-D-Arabinofuranosyladenine 5′-(dihydrogen phosphate) disodium.

Натрия Видарабина Фосфат

$C_{10}H_{12}N_5Na_2O_7P = 391.2.$

CAS — 71002-10-3.

ATC — J05AB03; S01AD06.

ATC Vet — QJ05AB03; QS01AD06.

不良反应

眼内应用阿糖腺苷的不良反应包括刺激、疼痛、表面点状角膜炎、畏光、流泪、泪管闭塞。

药动学

眼内应用阿糖腺苷无系统吸收；微量的阿糖腺苷主要代谢物次黄嘌呤阿糖核苷（阿糖次黄嘌呤）和阿糖腺苷，如角膜损伤，可在水状液（眼房水）内发现。

用途和用法

阿糖腺苷是 *Stretomyces antibiotics* 产生的嘌呤核苷。曾用于治疗单纯疱疹和水痘-带状疱疹感染（见第824页和第824页），虽然一般首选阿昔洛韦和相关药物。

3%阿糖腺苷眼膏用于局部治疗单纯疱疹角膜炎和角膜结膜炎。

磷酸阿糖腺苷钠10%凝胶剂用于治疗生殖道疱疹。

以前曾静脉应用阿糖腺苷治疗严重的播散性单纯疱疹感染和带状疱疹，但首选阿昔洛韦。

制剂

USP 33: Vidarabine Ophthalmic Ointment.

专利制剂

Gr.: Erpimycin; Tekarin; Virerpin; ***Jpn:*** Arasena-A.

Zalcitabine（*BAN*，*USAN*，*rINN*）扎西他滨

ddC; ddCyd; Dideoxycytidine; NSC-606170; Ro-24-2027; Ro-24-2027/000; Tsalsitabiini; Zalcitabin; Zalcitabina; Zalcitabinum; Zalsitabin. 2′,3′-Dideoxycytidine.

Зальцитабин

$C_9H_{13}N_3O_3 = 211.2.$

CAS — 7481-89-2.

ATC — J05AF03.

ATC Vet — QJ05AF03.

UNII — 6L3XT8CB3I.

Pharmacopoeias. In *US.*

USP 33（Zalctitabine） 白色到近白色结晶性粉末。溶于水和甲醇；略溶于乙醇、乙腈、氯仿、二氯甲烷；微溶于环已烷。贮藏于密闭容器中。避光。

不良反应

扎西他滨最严重的不良反应为周围神经病变，可影响1/3患者；胰腺炎少见，影响1%患者，但可致死。其他严重不良反应包括口腔和食管溃疡、超敏反应（包括过敏性反应）、心肌病及心力衰竭、乳酸酸中毒和伴脂肪变性的严重肝肿大（二者对生命有潜在威胁）及肝衰竭。

注意事项

如发生周围神经病变需中断或停用扎西他滨。如治疗即刻停止，神经病变可缓慢恢复，但如症状发生后继续治疗，神经病变可能不可逆。对已患有神经病变患者要避免应用扎西他滨。对有发生周围神经病变危险因素的患者（尤其是CD4＋细胞计数低）和那些接受其他可引起周围神经病变药物的患者要慎用扎西他滨（详见下文**药物相互作用**）。

当患者出现腹痛、恶心、呕吐或异常生化结果时要中断治疗，直到排除胰腺炎。如发生胰腺炎，需永远停用扎西他滨。伴有胰腺炎病史的患者或淀粉酶浓度上升要密切监测。扎西他滨不能与其他已知可引起胰腺炎的药物联用（详见下文**药物相互作用**）。

对肝损伤患者要慎用扎西他滨，如肝功能恶化或有肝损伤体征或发生乳酸酸中毒时，需中断或停止治疗。伴肾损伤患者要慎用扎西他滨，可能要降低剂量。对心肌病或心力衰竭患者也要慎用。

治疗前和治疗全过程要定期测定全血细胞计数和生化检查。

管理 避免皮肤暴露扎西他滨和吸入扎西他滨粉末。

药物相互作用

扎西他滨不能与其他已知可引起胰腺炎的药物联用（如静脉应用喷他脒）。与其他可引起周围神经病变的药物联用时要谨慎，如其他核苷类逆转录酶抑制药、氯霉素、氨苯砜、乙硫异烟胺、异烟肼（其清除率可能受影响，见第275页）、甲硝唑、呋喃妥因、利巴韦林及长春新碱。不建议扎西他滨与去羟肌苷联合应用。

扎西他滨与含铝或镁抗酸药同用时，其吸收降低约25%。

西咪替丁、丙磺舒或甲氧苄啶可降低扎西他滨肾清除率，导致扎西他滨血浆浓度增加。两性霉素B、氨基糖苷类药物或膦甲酸钠也可降低扎西他滨肾清除率，潜在增加其毒性。

扎西他滨的抗病毒作用可被拉米夫定拮抗，因此两药不能联用。

抗病毒作用

扎西他滨在细胞内逐步转化为三磷酸衍生物。该三磷酸衍生物通过竞争性抑制逆转录酶和结合入病毒DNA，从而抑制包括HIV的逆转录病毒的DNA合成[1]。

有报道发现扎西他滨耐药的HIV毒株。

1. Jeffries DJ. The antiviral activity of dideoxycytidine. *J Antimicrob Chemother* 1989; **23** (suppl A): 29–34.

药动学

扎西他滨由胃肠道吸收，生物利用度大于80%。与食物同服可降低其吸收率。禁食状态下达血浆峰浓度时间约在1h内。扎西他滨可穿过血脑屏障，CSF内浓度相当于血浆浓度的9%～37%。血浆蛋白结合率可忽略。血浆消除半衰期约2h。

扎西他滨在细胞内代谢为活性抗病毒三磷酸衍生物。扎西他滨实际上不由肝代谢，主要由尿排泄，部分通过肾小管主动分泌。

用途和用法

扎西他滨是结构与胞嘧啶核苷相关的核苷类逆转录酶抑制药，具有抗HIV活性。用于治疗HIV感染和AIDS（见第825页）。当扎西他滨单独应用治疗HIV感染时很快产生病毒耐药，因此需与其他抗逆转录病毒药联合应用。

扎西他滨的口服剂量为750μg，每8h 1次。对肾损伤患者要降低剂量（详见下文）。

在肾损伤中的用法 对肾损伤患者根据肌酐清除率（CC）调整剂量。

- CC 10～40ml/min：750μg，每12h 1次。
- CC <10ml/min：750μg，每24h 1次。

制剂

USP 33: Zalcitabine Tablets.

专利制剂

Austral.: Hivid†; ***Austria:*** Hivid†; ***Belg.:*** Hivid†; ***Canad.:*** Hivid†; ***Cz.:*** Hivid†; ***Denm.:*** Hivid†; ***Fin.:*** Hivid†; ***Fr.:*** Hivid†; ***Ger.:*** Hivid†; ***Gr.:*** Hivid; ***Hong Kong:*** Hivid†; ***Irl.:*** Hivid†; ***Israel:*** Hivid†; ***Ital.:*** Hivid†; ***Jpn:*** Hivid; ***Mex.:*** Arlevid; Hivid; ***Neth.:*** Hivid†; ***Port.:*** Hivid†; ***Rus.:*** Hivid (Хивид); ***S.Afr.:*** Hivid†; ***Singapore:*** Hivid; ***Spain:*** Hivid†; ***Swed.:*** Hivid†; ***Switz.:*** Hivid†; ***Thai.:*** Hivid†; ***Turk.:*** Hivid; ***UK:*** Hivid†; ***USA:*** Hivid†; ***Venez.:*** Hivid.

Zanamivir（*BAN*，*USAN*，*rINN*）扎那米韦

GG-167; GR-121167X; 4-Guanidino-2,4-dideoxy-2,3-dehydro-*N*-acetylneuraminic Acid; Tsanamiviiri; Zanamivirum. 5-Acetamido-2,6-anhydro-3,4,5-trideoxy-4-guanidino-D-*glycero*-D-*galacto*-non-2-enonic acid.

Занамивир
$C_{12}H_{20}N_4O_7$ = 332.3.
CAS — 139110-80-8.
ATC — J05AH01.
ATC Vet — QJ05AH01.
UNII — L6O3XI777I.

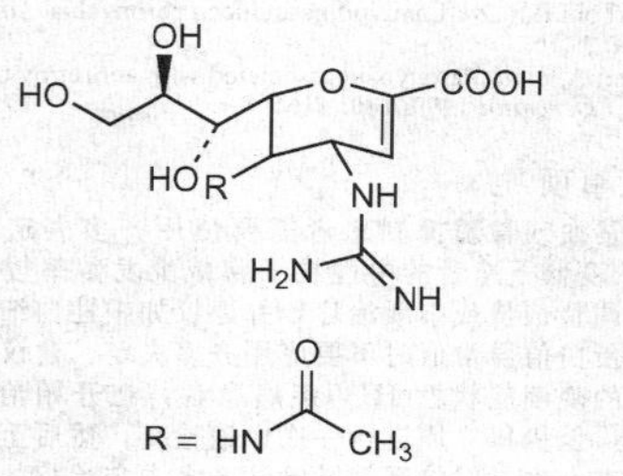

不良反应

吸入扎那米韦一般耐受性佳。偶有报道对有呼吸道疾病史患者或非常少见无呼吸道疾病史患者发生急性支气管痉挛或呼吸功能下降，甚至有死亡病例。其他不良反应包括鼻症状、头痛、胃肠道症状、咳嗽及支气管炎，但这些不良反应很难与流感症状区别。偶有超敏反应的报道，包括口咽水肿和严重皮疹。

上市后有报道（大多数来自日本）患者应用神经氨酸酶抑制药（如扎那米韦），发生神经精神不良反应，如谵妄和行为异常。

1. Freund B, *et al.* Zanamivir: a review of clinical safety. *Drug Safety* 1999; **21:** 267–81.
2. Gravenstein S, *et al.* Zanamivir: a review of clinical safety in individuals at high risk of developing influenza-related complications. *Drug Safety* 2001; **24:** 1113–25.

注意事项

对有慢性呼吸道疾病患者需要慎用扎那米韦，因可增加支气管痉挛的危险性；对伴有哮喘或慢性阻塞性肺疾病患者考虑采用扎那米韦治疗时，在治疗过程中，需要常备快作用支气管扩张药。对应用吸入支气管扩张药作为维持治疗的患者，在接受扎那米韦治疗之前应先吸入支气管扩张药。对有支气管痉挛经历的患者建议停用扎那米韦，并寻求医疗关注。

在治疗期间，需监测患者异常行为。

扎那米韦吸入粉末仅由厂家提供的吸入器设备给药；不能应用喷雾器或机械呼吸机给药。将吸入粉末溶于液体并用机械呼吸机给药曾发生死亡病例。

抗病毒作用

扎那米韦抑制病毒表面神经氨酸酶（唾液酸酶），该酶对新病毒子粒由感染细胞释放是必需的，并有利于病毒通过黏液与细胞表面接触。扎那米韦活性抑制流感甲型和乙型病毒复制。

耐药 有关扎那米韦和其他神经氨酸酶抑制药的耐药信息见**奥司他韦**（第866页）。

药动学

口服扎那米韦吸收差，生物利用度约2%。吸入剂量在呼吸道局部可产生高浓度。4%～20%吸入剂量被吸收，1～2h达血浆峰浓度。扎那米韦与血浆蛋白结合率小于10%。扎那米韦不代谢并且吸收的药物以原形由尿排泄，血清半衰期为2.6～5h；未吸收部分由粪便排泄。

1. Aoki FY, Hayden FG (eds.). The pharmacokinetics of zanamivir: a new inhaled antiviral for influenza. *Clin Pharmacokinet* 1999; **36** (suppl 1): 1–58.

用途和用法

扎那米韦是神经氨酸酶抑制药，用于治疗和预防（暴露后和季节性）甲型和乙型流感（见第828页）。治疗剂量为10mg，每日2次，共5天，在症状发生后尽早开始治疗（48h内）。

对家庭和密切接触者应用吸入扎那米韦作为暴露后预防甲型和乙型流感须在暴露后36h内开始用药。剂量为10mg，每日1次，10天。社区季节性预防，剂量为10mg，每日1次，可用到28天，需在暴发后5天内开始用药。

儿童的详细剂量见下文。

用法 虽然正常情况下扎那米韦以吸入给药，偶尔对严重疾病患者可用静脉给药，600mg，每日2次。

1. Kidd IM, *et al.* H1N1 pneumonitis treated with intravenous zanamivir. *Lancet* 2009; **374:** 1036.
2. Gaur AH, *et al.* Intravenous zanamivir for oseltamivir-resistant 2009 H1N1 influenza. *N Engl J Med* 2010; **362:** 88–9.
3. Härter G, *et al.* Intravenous zanamivir for patients with pneumonitis due to pandemic (H1N1) 2009 influenza virus. *Clin Infect Dis* 2010; **50:** 1249–51.

儿童用法 吸入扎那米韦用于治疗和暴露后预防甲型和乙型流感。*治疗*：儿童可给予成人相同的剂量（10mg，每日2次，共5天），在症状发生后36～48h内开始治疗。美国批准儿童由7岁开始可应用扎那米韦，而英国注册药品信息允许儿童由5岁开始应用。

暴露后预防：感染患者的密切接触者需在暴露后36h内开始用药。儿童由5岁开始可给予与成人相同的剂量（10mg，每日1次，共10天）。扎那米韦也可用于社区季节性预防，*BNFC 2010/11* 建议当流行时，剂量可用到28天。

流感 见综述[1~3]。有关神经氨酸酶抑制药（包括扎那米韦）的更多信息可见**奥司他韦**项下**流感**，第867页。

1. Cheer SM, Wagstaff AJ. Zanamivir: an update of its use in influenza. *Drugs* 2002; **62:** 71–106.
2. Fleming DM. Zanamivir in the treatment of influenza. *Expert Opin Pharmacother* 2003; **4:** 799–805.
3. Tappenden P, *et al.* Amantadine, oseltamivir and zanamivir for the prophylaxis of influenza (including a review of existing guidance no. 67): a systematic review and economic evaluation. *Health Technol Assess* 2009; **13:** 1–246.

制剂

专利制剂

Arg.: Relenza†; **Austral.:** Relenza; **Austria:** Relenza; **Belg.:** Relenza; **Braz.:** Relenza; **Canad.:** Relenza; **Chile:** Relenza†; **Cz.:** Relenza; **Denm.:** Relenza; **Fin.:** Relenza; **Fr.:** Relenza; **Ger.:** Relenza; **Gr.:** Relenza; **Hong Kong:** Relenza; **Hung.:** Relenza; **Irl.:** Relenza; **Israel:** Relenza†; **Ital.:** Relenza; **Malaysia:** Relenza; **Mex.:** Relenza; **Neth.:** Relenza; **Norw.:** Relenza; **NZ:** Relenza; **Port.:** Relenza; **Rus.:** Relenza (Реленза); **S.Afr.:** Relenza; **Singapore:** Relenza; **Spain:** Relenza; **Swed.:** Relenza; **Switz.:** Relenza; **Turk.:** Relenza; **UK:** Relenza; **USA:** Relenza.

Zidovudine (*BAN, USAN, rINN*) 齐多夫定

Azidodeoxythymidine; Azidothymidine; Azidotimidina; AZT; BW-A509U; BW-509U; Compound-S; Tsidovudiini; Zidovudin; Zidovudina; Zidovudinas; Zidovudinum; Zydowudyna. 3′-Azido-3′-deoxythymidine.

Зидовудин
$C_{10}H_{13}N_5O_4$ = 267.2.
CAS — 30516-87-1.
ATC — J05AF01.
ATC Vet — QJ05AF01.
UNII — 4B9XT59T7S.

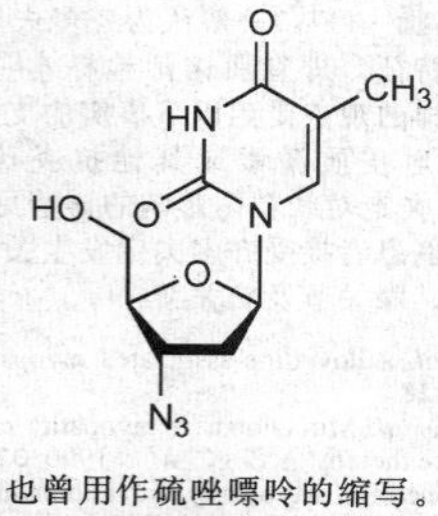

注：AZT也曾用作硫唑嘌呤的缩写。

Pharmacopoeias. In *Eur.* (see p.vii), *Int.*, *Jpn*, and *US.*

Ph. Eur. 6. 8（Zidovudine） 白色或褐色粉末。有多形性。略溶于水；溶于无水乙醇。避光。

USP 33（Zidovudine） 白色到黄色粉末。有多形性。略溶于水；溶于乙醇。贮藏于密闭容器中，25℃，允许的温度范围为15～30℃。避光。

不良反应

报道的齐多夫定的最严重不良反应是贫血、白细胞减少症和中性粒细胞减少症。最常见于应用较高剂量时（每日1.2～1.5g）以及晚期HIV疾病和低CD4+细胞计数（少于100个/mm^3）患者。在中断治疗或降低剂量时，这些血液毒性通常可恢复，但贫血也可能很严重，不得不进行输血。偶见再生障碍性贫血、纯红细胞再生障碍、全细胞贫血和血小板减少症的报道。

其他常见报道的不良反应包括头晕眼花、头痛、不舒服、肌痛和胃肠道症状（如腹痛、腹泻、恶心和呕吐）。长期应用齐多夫定可伴有肌病。单独应用齐多夫定或与其他抗逆转录病毒药联合应用患者偶见报道肝酶升高、高胆红素血症、乳酸中毒和伴脂肪变性的严重肝肿大，有时可致死。其他少见但潜在严重的不良反应包括心肌病、惊厥和胰腺炎。

有报道称，伴有严重免疫缺陷的HIV感染患者应用包括齐多夫定的联合抗逆转录病毒治疗，在治疗初始期发生免疫重建综合征（炎症性免疫反应导致临床恶化）。接受包含齐多夫定的抗逆转录病毒治疗患者可见体脂肪堆积或再分布（脂肪营养不良），包括中心肥胖、后颈部脂肪增多（水牛背）、外周消瘦、脸消瘦、胸部增大和类库欣综合征表现。代谢异常（如高甘油三酯血症、高胆固醇血症、胰岛素耐药、高血糖和高乳酸血症）也有报道。NRTIs与腺粒体功能紊乱（如行为异常、贫血、抽搐、高脂血症、张力亢进和中性粒细胞减少）有关。有报道核苷衍生物尤其是与HIV-蛋白酶抑制药联合应用时可发生肌酸磷酸激酶升高、肌痛、肌炎和偶见的横纹肌溶解症。有报道骨坏死，尤其发生于晚期HIV疾病或长期暴露于联合抗逆转录病毒药物治疗的患者。

对血液的影响 齐多夫定的血液不良反应可能很严重，包括伴红细胞系发育不全或再生不良贫血和中性粒细胞减少[1~5]。虽然这些影响在停药后可恢复[5]，但可持续几周[2,3]，有些患者可能需要输血[1~4]。一项研究指出齐多夫定诱导的中性粒细胞减少仅显著增加细菌感染的危险，如患者多核细胞计数降到低于500个/μl[6]。齐多夫定对血小板计数的影响较复杂，治疗期间，伴血小板减少的患者并不危险[7]。

可应用红细胞生成素以降低输血的需要[8,9]，虽然获益患者比率有限，并且有些报道认为无效[10]。同样，应用粒细胞巨噬细胞集落刺激因子对有些患者可改善中性粒细胞计数，但不是所有患者都有应答[11]。

1. Forester G. Profound cytopenia secondary to azidothymidine. *N Engl J Med* 1987; **317:** 772.
2. Gill PS, *et al.* Azidothymidine associated with bone marrow failure in the acquired immunodeficiency syndrome (AIDS). *Ann Intern Med* 1987; **107:** 502–5.
3. Mir N, Costello C. Zidovudine and bone marrow. *Lancet* 1988; **ii:** 1195–6.
4. Walker RE, *et al.* Anemia and erythropoiesis in patients with the acquired immunodeficiency syndrome (AIDS) and Kaposi sarcoma treated with zidovudine. *Ann Intern Med* 1988; **108:** 372–6.
5. Cohen H, *et al.* Reversible zidovudine-induced pure red-cell aplasia. *AIDS* 1989; **3:** 177–8.
6. Shaunak S, Bartlett JA. Zidovudine-induced neutropenia: are we too cautious? *Lancet* 1989; **ii:** 91–2.
7. Flegg PJ, *et al.* Effect of zidovudine on platelet count. *BMJ* 1989; **298:** 1074–5.
8. Fischl M, *et al.* Recombinant human erythropoietin for patients with AIDS treated with zidovudine. *N Engl J Med* 1990; **322:** 1488–93.
9. Henry DH, *et al.* Recombinant human erythropoietin in the treatment of anemia associated with human immunodeficiency virus (HIV) infection and zidovudine therapy: overview of four clinical trials. *Ann Intern Med* 1992; **117:** 739–48.
10. Shepp DH, *et al.* Erythropoietin for zidovudine-induced anemia. *N Engl J Med* 1990; **323:** 1069–70.
11. Hewitt RG, *et al.* Pharmacokinetics and pharmacodynamics of granulocyte-macrophage colony-stimulating factor and zidovudine in patients with AIDS and severe AIDS-related complex. *Antimicrob Agents Chemother* 1993; **37:** 512–22.

对中枢神经系统的影响 齐多夫定对中枢神经系统的不良影响包括狂躁[1,2]、癫痫发作[3,4]（1例患者因超过剂量[5]）、精神性恐慌[6]及Wernicke脑病[7]，大多数情况下每一不良反应涉及1例或2例患者。1例AIDS患者的死亡，考虑与齐多夫定相关的中枢神经系统毒性有关[8]。

有关母亲在围生期接受齐多夫定治疗，其婴儿发生伴线粒体功能紊乱的神经症状，详见下文**对线粒体的影响**。

1. Maxwell S, *et al.* Manic syndrome associated with zidovudine treatment. *JAMA* 1988; **259:** 3406–7.
2. Wright JM, *et al.* Zidovudine-related mania. *Med J Aust* 1989; **150:** 339–40.
3. Harris PJ, Caceres CA. Azidothymidine in the treatment of AIDS. *N Engl J Med* 1988; **318:** 250.
4. D'Silva M, *et al.* Seizure associated with zidovudine. *Lancet* 1995; **346:** 452.
5. Routy JP, *et al.* Seizure after zidovudine overdose. *Lancet* 1989; **i:** 384–5.
6. Levitt AJ, Lippert GP. Psychogenic panic after zidovudine therapy—the therapeutic benefit of an N of 1 trial. *Can Med Assoc J* 1990; **142:** 341–2.
7. Davtyan DG, Vinters HV. Wernicke's encephalopathy in AIDS patient treated with zidovudine. *Lancet* 1987; **i:** 919–20.
8. Hagler DN, Frame PT. Azidothymidine neurotoxicity. *Lancet* 1986; **ii:** 1392–3.

对心脏的影响 一项研究[1]评价了NRTIs是否增加HIV感染个体心肌梗死的危险。在D：A：D研究中募集了33347例患者，517例报道有心肌梗死。近期应用阿巴卡韦或去羟肌苷（不是累积资料），与那些近期没有应用这种药物的患者相比，心肌梗死发生率增加（相对危险度分别为1.90和1.49）。此过度危险不能用基础已有的心血管危险因子解释并且不发生于停药后超过6个月的患者。未发现心肌梗死发生率与应用齐多夫定、司他夫定或拉米夫定有关联。

以后的研究探索了这些发现的可重复性，却显示矛盾的结果。SMART研究[2]募集了2752例患者，发现与其他NRTIs相比，近期应用阿巴卡韦，心血管病的危险增加，包括显著增加心肌梗死的危险（危险率为4.3）；而未发现去羟肌苷的心血管病危险增加。相反，一项由52家厂家发起的合并的无因果关系（post-hoc）研究[3]（14174患者）发现，包含阿巴卡韦的抗逆转录病毒药物疗法与不包含阿巴卡韦的抗逆转录病毒药物疗法相比，无心肌梗死的过度危险。

根据已有资料以及缺乏已建立的解释此报道危险的生物机制，EMEA的结论为，应用阿巴卡韦治疗与心肌梗死危险之间的因果关系不能证实也不能反驳[4]。

1. D:A:D Study Group. Use of nucleoside reverse transcriptase inhibitors and risk of myocardial infarction in HIV-infected patients enrolled in the D:A:D study: a multi-cohort collaboration. *Lancet* 2008; **371:** 1417–26. Correction. *ibid.*; **372:** 292.
2. SMART/INSIGHT and DAD Study Groups. Use of nucleoside reverse transcriptase inhibitors and risk of myocardial infarction in HIV-infected patients. *AIDS* 2008; **22:** F17–F24.
3. Brothers CH, *et al.* Risk of myocardial infarction and abacavir therapy: no increased risk across 52 GlaxoSmithKline-sponsored clinical trials in adult subjects. *J Acquir Immune Defic Syndr* 2009; **51:** 20–8.
4. MHRA/CHM. Abacavir: risk of myocardial infarction—update from epidemiological studies. *Drug Safety Update* 2009; **2** (12): 4–5. Available at: http://www.mhra.gov.uk/home/idcplg?IdcService=GET_FILE&dDocName=CON051771&RevisionSelectionMethod=LatestReleased (accessed 24/11/09)

对肝脏的影响 1例患者发生胆汁淤积性肝炎而需要停用齐多夫定，此后该患者不能耐受齐多夫定的再次治疗[1]。3例患者因肝功能生化检查值异常而停用齐多夫定[2]，其中2例患者再度应用齐多夫定，肝功能无进一步改变。2例患者暴露HIV后，接受齐多夫定和扎西他滨预防治疗，发生可逆性肝酶增高和皮疹[3]。有报道1例患者因齐多夫定相关贫血接受输血而发生肝铁沉积[4]。

有报道6例HIV感染患者接受齐多夫定治疗或以前接受过齐多夫定治疗发生了致死性伴脂肪变性肝紊乱[5]。其中5例也发生代谢性酸中毒。有报道患者接受齐多夫定和其他核苷衍生物治疗发生致死性乳酸酸中毒和肝衰竭或脂肪变性的病例[6,7]。

1. Dubin G, Braffman MN. Zidovudine-induced hepatotoxicity. *Ann Intern Med* 1989; **110:** 85–6.
2. Melamed AJ, *et al.* Possible zidovudine-induced hepatotoxicity. *JAMA* 1987; **258:** 2063.
3. Henry K, *et al.* Hepatotoxicity and rash associated with zidovudine and zalcitabine chemoprophylaxis. *Ann Intern Med* 1996; **124:** 855.
4. Lindley R, *et al.* Iron deposition in liver in zidovudine-related transfusion-dependent anaemia. *Lancet* 1989; **ii:** 681.
5. Freiman JP, *et al.* Hepatomegaly with severe steatosis in HIV-seropositive patients. *AIDS* 1993; **7:** 379–85.
6. Sundar K, *et al.* Zidovudine-induced fatal lactic acidosis and hepatic failure in patients with acquired immunodeficiency syndrome: report of two patients and review of the literature. *Crit Care Med* 1997; **25:** 1425–30. Correction. *ibid.*: 1762.
7. Acosta BS, Grimsley EW. Zidovudine-associated type B lactic acidosis and hepatic steatosis in an HIV-infected patient. *South Med J* 1999; **92:** 421–3.

对代谢的影响 齐多夫定治疗可发生乳酸酸中毒，有时伴有肌病或肝毒性（详见上文），某些病例可致死[1~6]。但有报道在7例HIV患者发生无明显病因[7]的乳酸酸中毒；4例患者接受齐多夫定，1例患者接受更昔洛韦，1例患者接受氯法齐明。这些患者的紊乱类似Reye综合征，也不清楚此酸中毒是否由齐多夫定引起或因HIV感染。

4例接受核苷逆转录酶抑制药治疗的患者发生乳酸酸中毒，对维生素 B_2 治疗有应答[8,9]。

1. Olano JP, *et al.* Massive hepatic steatosis and lactic acidosis in a patient with AIDS who was receiving zidovudine. *Clin Infect Dis* 1995; **21:** 973–6.
2. Sundar K, *et al.* Zidovudine-induced fatal lactic acidosis and hepatic failure in patients with acquired immunodeficiency syndrome: report of two patients and review of the literature. *Crit Care Med* 1997; **25:** 1425–30. Correction. *ibid.*: 1762.
3. Scalfaro P, *et al.* Severe transient neonatal lactic acidosis during prophylactic zidovudine treatment. *Intensive Care Med* 1998; **24:** 247–50.
4. Chariot P, *et al.* Zidovudine-induced mitochondrial disorder with massive liver steatosis, myopathy, lactic acidosis, and mitochondrial DNA depletion. *J Hepatol* 1999; **30:** 156–60.
5. Acosta BS, Grimsley EW. Zidovudine-associated type B lactic acidosis and hepatic steatosis in an HIV-infected patient. *South Med J* 1999; **92:** 421–3.
6. Roy P-M, *et al.* Severe lactic acidosis induced by nucleoside analogues in an HIV-infected man. *Ann Emerg Med* 1999; **34:** 282–4.
7. Chattha G, *et al.* Lactic acidosis complicating the acquired immunodeficiency syndrome. *Ann Intern Med* 1993; **118:** 37–9.
8. Fouty B, *et al.* Riboflavin to treat nucleoside analogue-induced lactic acidosis. *Lancet* 1998; **352:** 291–2.
9. Luzzati R, *et al.* Riboflavine and severe lactic acidosis. *Lancet* 1999; **353:** 901–2.

对线粒体的影响 在法国[2]报道8例婴儿因母亲在妊娠时接受齐多夫定单药或与拉米夫定联合治疗预防HIV垂直传染发生线粒体功能紊乱后，对核苷类逆录酶抑制药对线粒体的影响受到关注[1]。8例患儿中有2例显示严重脱髓鞘神经紊乱，并在约1岁时死亡。3例其他患儿发生癫痫发作，1例伴严重心肌病，1例伴痉挛性双侧瘫痪，然而其他3例无症状。无1例感染HIV。一项研究[3]包括382例无HIV感染儿童（36例曾暴露齐多夫定）和58例HIV感染患儿（12例曾暴露齐多夫定），所有患儿出生于HIV感染妇女，他们由出生到5岁有超声心动（描记）图记载。研究发现伴随围生期应用齐多夫定，未发现对左心室结构和功能的影响，但认为进一步评估此毒性是必要的，并着重提出应维持对妊娠时齐多夫定单药治疗目前的建议[1,2]。

NRTIs对线粒体的影响被广泛综述[4~14]，很多已知不良反应（如肌病、神经病、肝毒性、脂肪发育不良和乳酸酸中毒-肝脂肪变性综合征）被假定为抑制线粒体DNA聚合酶γ而导致，虽然可能有其他机制。扎西他滨、去羟肌苷和司他夫定对线粒体潜在毒性最大，拉米夫定和阿巴卡韦最小[4]。

1. CSM. Antiretroviral drugs in pregnancy and mitochondrial cytopathy in infants. *Current Problems* 1999; **25:** 15.
2. Blanche S, *et al.* Persistent mitochondrial dysfunction and perinatal exposure to antiretroviral nucleoside analogues. *Lancet* 1999; **354:** 1084–9.
3. Lipshultz SE, *et al.* Absence of cardiac toxicity of zidovudine in infants. *N Engl J Med* 2000; **343:** 759–66.
4. Kakuda TN. Pharmacology of nucleoside and nucleotide reverse transcriptase inhibitor-induced mitochondrial toxicity. *Clin Ther* 2000; **22:** 685–708.
5. Loubeyre-Unique C, *et al.* Antirétroviraux et grossesse: cytopathie mitochondriale et analogues nucléosidiques. *Therapie* 2001; **56:** 261–6.
6. White AJ. Mitochondrial toxicity and HIV therapy. *Sex Transm Infect* 2001; **77:** 158–73.
7. Walker UA, Brinkman K. NRTI induced mitochondrial toxicity as a mechanism for HAART related lipodystrophy: fact or fiction? *HIV Med* 2001; **2:** 163–5.
8. Lewis W. Mitochondrial dysfunction and nucleoside reverse transcriptase inhibitor therapy: experimental clarifications and persistent clinical questions. *Antiviral Res* 2003; **58:** 189–97.
9. Walker UA. Update on mitochondrial toxicity: where are we now? *J HIV Ther* 2003; **8:** 32–5.
10. Lewis W, *et al.* Mitochondrial toxicity of NRTI antiviral drugs: an integrated cellular perspective. *Nat Rev Drug Discov* 2003; **2:** 812–22.
11. Lewis W. Nucleoside reverse transcriptase inhibitors, mitochondrial DNA and AIDS therapy. *Antivir Ther* 2005; **10** (suppl 2): M13–M27.
12. Moyle G. Mechanisms of HIV and nucleoside reverse transcriptase inhibitor injury to mitochondria. *Antivir Ther* 2005; **10** (suppl 2): M47–M52.
13. Cherry CL, *et al.* Mitochondrial toxicity of nucleoside analogues: mechanism, monitoring and management. *Sex Health* 2005; **2:** 1–11.
14. Kohler JJ, Lewis W. A brief overview of mechanisms of mitochondrial toxicity from NRTIs. *Environ Mol Mutagen* 2007; **48:** 166–72.

对肌肉骨骼系统的影响 患者接受齐多夫定可发生肌痛和其他肌肉不良反应，虽然有时很难区别是药物影响或是HIV感染症状[1~4]。一般认为齐多夫定诱导的肌病具有不一样的特征，即在肌肉活检标本[2]中存在异常的线粒体；这样的观点受到以下事实的支持：肌病对停用齐多夫定或对皮质激素或其他抗炎药治疗应答良好[1~3]。齐多夫定对线粒体影响的详情见上文。

有报道1例患者接受齐多夫定发生关节痛，包括膝关节、肘关节、踝关节及腕关节[5]。

1. Gertner E, *et al.* Zidovudine-associated myopathy. *Am J Med* 1989; **86:** 814–18.
2. Dalakas MC, *et al.* Mitochondrial myopathy caused by long-term zidovudine therapy. *N Engl J Med* 1990; **322:** 1098–1105.
3. Till M, MacDonell KB. Myopathy with human immunodeficiency virus type 1 (HIV-1) infection: HIV-1 or zidovudine? *Ann Intern Med* 1990; **113:** 492–4.
4. Simpson DM, *et al.* Myopathies associated with human immunodeficiency virus and zidovudine: can their effects be distinguished? *Neurology* 1993; **43:** 971–6.
5. Murphy D, *et al.* Zidovudine related arthropathy. *BMJ* 1994; **309:** 97.

对指甲的影响 有报道一些患者接受齐多夫定发生指甲和（或）脚趾甲呈蓝色或棕色变色[1~5]。最常见黑皮肤患者受到影响[2,4]。偶尔色素沉着也影响到皮肤[3,5]。有报道指出指甲变色也可发生于未曾应用齐多夫定治疗的HIV感染患者[6]。1例患者开始应用包含齐多夫定、拉米夫定加依法韦仑的联合抗逆转录病毒疗法后3个月发生无痛性、甲周化脓性肉芽肿，停用齐多夫定和拉米夫定后1个月，病变接近消散[7]。12例应用拉米夫定的HIV感染患者发生甲沟炎[8]。进一步研究，6例患者当应用拉米夫定和茚地那韦时发生甲沟炎[9]。

1. Furth PA, Kazakis AM. Nail pigmentation changes associated with azidothymidine (zidovudine). *N Engl J Med* 1987; **107:** 350.
2. Vaiopoulos G, *et al.* Nail pigmentation and azidothymidine. *Ann Intern Med* 1988; **108:** 777.
3. Merenich JA, *et al.* Azidothymidine-induced hyperpigmentation mimicking primary adrenal insufficiency. *Am J Med* 1989; **86:** 469–70.
4. Don PC, *et al.* Nail dyschromia associated with zidovudine. *Ann Intern Med* 1990; **112:** 145–6.
5. Bendick C, *et al.* Azidothymidine-induced hyperpigmentation of skin and nails. *Arch Dermatol* 1989; **125:** 1285–6.
6. Chandrasekar PH. Nail discoloration and human immunodeficiency virus infection. *Am J Med* 1989; **86:** 506–7.
7. Williams LH, Fleckman P. Painless periungual pyogenic granulomata associated with reverse transcriptase inhibitor therapy in a patient with human immunodeficiency virus infection. *Br J Dermatol* 2007; **156:** 163–4.
8. Zerboni R, *et al.* Lamivudine-induced paronychia. *Lancet* 1998; **351:** 1256.
9. Tosti A, *et al.* Paronychia associated with antiretroviral therapy. *Br J Dermatol* 1999; **140:** 1165–8.

注意事项

贫血或骨髓抑制患者需要慎用齐多夫定。维生素 B_{12} 浓度低下患者的中性粒细胞减少发生率较大，可能需要调整剂量或中断治疗，并建议如中性白细胞计数或血红蛋白值异常低时不要应用齐多夫定。建议口服齐多夫定的晚期症状性HIV疾病患者，在开始治疗的头3个月，至少每2周进行一次血液检查，然后至少每4个月检查一次；对接受静脉输注齐多夫定治疗的患者，至少每周要检查一次。对HIV早期感染患者，血液检查可不用这么频繁（如每隔1～3个月）。

对老年患者以及肾功能或肝功能减低患者也要慎用齐多夫定，可能要降低剂量。如患者有肝病危险因素，治疗时需要监控。如患者伴中度到重度肝疾病（Child-Pugh评分为7～15），不建议应用齐多夫定。患者共同感染慢性乙型或丙型肝炎并应用联合抗逆转录病毒药物治疗，可增加发生严重和潜在致死肝不良反应的危险。接受干扰素α和利巴韦林治疗的丙型肝炎患者可能具有特别危险性，尤其对肥胖和女性患者要特别谨慎。如发生转氨酶浓度迅速增加、进行性肝肿大或脂肪变性、代谢性酸中毒或未知原因的乳酸酸中毒时，需要停止齐多夫定治疗。

对伴有相当严重高胆红素血症而需要除光线疗法外的其他治疗或转氨酶浓度显著增加的新生儿，不要应用齐多夫定。

对实验室检查的干扰 由于母亲接受齐多夫定治疗，使新生儿尿内胸腺嘧啶浓度增加，引起在先天性代谢异常的筛查中产生错误的结果[1]。

1. Sewell AC. Zidovudine and confusion in urinary metabolic screening. *Lancet* 1998; **352:** 1227.

妊娠 HIV感染孕妇由妊娠14周直到分娩应用齐多夫定，以后对新生儿应用齐多夫定治疗，可降低垂直感染率（详见下文**用途和用法**）。但动物研究显示在妊娠早期应用齐多夫定，对胎儿有毒；但是，人类妊娠的有限研究未证明对人有致畸作用[1]，并在一组婴儿随访观察5～6年未发现不良反应[2]。虽然注册药品信息建议一般不要在妊娠14周前应用齐多夫定。但有些专家[1]主张在妊娠期优先应用NRTI的抗逆转录病毒药疗法。

1. Public Health Service Task Force. Recommendations for use of antiretroviral drugs in pregnant HIV-infected women for maternal health and interventions to reduce perinatal HIV transmission in the United States (issued 29th April, 2009; updated 24th May, 2010). Available at: http://aidsinfo.nih.gov/contentfiles/PerinatalGL.pdf (accessed 19/08/10)
2. Culnane M, *et al.* Lack of long-term effects of in utero exposure to zidovudine among uninfected children born to HIV-infected women. *JAMA* 1999; **281:** 151–7.

药物相互作用

齐多夫定与有骨髓抑制作用的药物（如两性霉素B、磺胺甲基异噁唑、氨苯砜、多柔比星、氟胞嘧啶、更昔洛韦、干扰素、系统喷他脒、乙胺嘧啶和长春花碱）或肾毒性的药物联合应用要慎重。通过葡醛酸化代谢的药物可能延缓齐多夫定的代谢，但很少引起有临床重要性的齐多夫定血浆浓度增加。有报道当齐多夫定与某些其他抗病毒药联合应用时可增加毒性和降低抗逆转录病毒活性，与某些HIV感染患者常用的抗感染药联合应用也可产生药动学相互作用。

镇痛药 齐多夫定与*NSAIDs*联用可能增加血液毒性的危险。

齐多夫定与美沙酮联用可降低齐多夫定清除率[1]并增加齐多夫定血药浓度-时间曲线下面积[2]。

1例患者接受齐多夫定和磺胺甲基异噁唑[3]治疗，应用对乙酰氨基酚后发生严重肝毒性。但无论是短期[4]或长期[5]研究（后者也在个别患者），均未显示齐多夫定与对乙酰氨基酚联用改变齐多夫定的清除。

1. Burger DM, *et al.* Pharmacokinetic variability of zidovudine in HIV-infected individuals: subgroup analysis and drug interactions. *AIDS* 1994; **8:** 1683–9.
2. Schwartz EL, *et al.* Pharmacokinetic interactions of zidovudine and methadone in intravenous drug-using patients with HIV infection. *J Acquir Immune Defic Syndr* 1992; **5:** 619–26.
3. Shriner K, Goetz MB. Severe hepatotoxicity in a patient receiving both acetaminophen and zidovudine. *Am J Med* 1992; **93:**

94–6.
4. Sattler FR, *et al.* Acetaminophen does not impair clearance of zidovudine. *Ann Intern Med* 1991; **114:** 937–40.
5. Burger DM, *et al.* Pharmacokinetics of zidovudine and acetaminophen in a patient on chronic acetaminophen therapy. *Ann Pharmacother* 1994; **28:** 327–30.

抗菌药 研究显示克拉霉素可降低齐多夫定的吸收[1]。注册药品信息建议齐多夫定与克拉霉素至少间隔 2h 分开服用，这样对齐多夫定的生物利用度无全面的影响[2]。有报道接受齐多夫定的患者应用利福霉素，可降低齐多夫定的暴露，可能由于诱导葡糖醛酸化作用和氨化。齐多夫定注册药品信息警告指出这样可导致部分或完全失掉药物的效果[3,4]。利福布汀对齐多夫定的消除无明显影响[5]。有报道甲氧苄啶[6,7]降低 60%齐多夫定的肾清除，导致齐多夫定血浆浓度增加，但此影响仅对伴肝损伤患者有临床意义[7]。

接受齐多夫定的患者可降低吡嗪酰胺浓度的报道，见第305页。

1. Polis MA, *et al.* Clarithromycin lowers plasma zidovudine levels in persons with human immunodeficiency virus infection. *Antimicrob Agents Chemother* 1997; **41:** 1709–14.
2. Vance E, *et al.* Pharmacokinetics of clarithromycin and zidovudine in patients with AIDS. *Antimicrob Agents Chemother* 1995; **39:** 1355–60.
3. Burger DM, *et al.* Pharmacokinetic interaction between rifampin and zidovudine. *Antimicrob Agents Chemother* 1993; **37:** 1426–31.
4. Gallicano KD, *et al.* Induction of zidovudine glucuronidation and amination pathways by rifampicin in HIV-infected patients. *Br J Clin Pharmacol* 1999; **48:** 168–79.
5. Gallicano K, *et al.* Effect of rifabutin on the pharmacokinetics of zidovudine in patients infected with human immunodeficiency virus. *Clin Infect Dis* 1995; **21:** 1008–11.
6. Chatton JY, *et al.* Trimethoprim, alone or in combination with sulphamethoxazole, decreases the renal excretion of zidovudine and its glucuronide. *Br J Clin Pharmacol* 1992; **34:** 551–4.
7. Lee BL, *et al.* Zidovudine, trimethoprim, and dapsone pharmacokinetic interactions in patients with human immunodeficiency virus infection. *Antimicrob Agents Chemother* 1996; **40:** 1231–6.

抗癫痫药 6 例接受齐多夫定患者应用丙戊酸，增加血浆齐多夫定浓度和血药浓度-时间曲线下面积[1]。证明显示此影响是由于降低齐多夫定葡糖醛酸化作用。齐多夫定可能降低或增加苯妥英的血浆浓度。

1. Lertora JJL, *et al.* Pharmacokinetic interaction between zidovudine and valproic acid in patients infected with human immunodeficiency virus. *Clin Pharmacol Ther* 1994; **56:** 272–8.

抗真菌药 在 12 例患者的研究中发现氟康唑与齐多夫定联用产生较高的血清齐多夫定浓度，增加血药浓度-时间曲线下面积，与单独应用齐多夫定相比，延长终末半衰期[1]。体外研究显示氟康唑可抑制齐多夫定的葡糖醛酸化作用，两性霉素 B、酮康唑及咪康唑也显示抑制作用，但氟胞嘧啶和伊曲康唑无此抑制作用[2]。

1. Sahai J, *et al.* Effect of fluconazole on zidovudine pharmacokinetics in patients infected with human immunodeficiency virus. *J Infect Dis* 1994; **169:** 103–7.
2. Sampol E, *et al.* Comparative effects of antifungal agents on zidovudine glucuronidation by human liver microsomes. *Br J Clin Pharmacol* 1995; **40:** 83–6.

抗痛风药 丙磺舒与齐多夫定联合应用可增加齐多夫定血浆浓度和血浆浓度-时间曲线下面积，可能由于抑制了葡糖醛酸化[1]，也降低了葡糖醛酸化代谢物的肾小管排泄。有报道某些接受这种联合疗法的患者，不良反应的发生率高[2]。

1. de Miranda P, *et al.* Alteration of zidovudine pharmacokinetics by probenecid in patients with AIDS or AIDS-related complex. *Clin Pharmacol Ther* 1989; **46:** 494–500.
2. Petty BG, *et al.* Zidovudine with probenecid: a warning. *Lancet* 1990; **335:** 1044–5.

抗原虫药 阿托伐醌与齐多夫定联合应用可轻度增加齐多夫定血浆浓度和血浆浓度-时间曲线下面积，可能由于抑制了葡糖醛酸化。

1. Lee BL, *et al.* Atovaquone inhibits the glucuronidation and increases the plasma concentrations of zidovudine. *Clin Pharmacol Ther* 1996; **59:** 14–21.

抗病毒药 虽然体外研究显示利巴韦林抑制齐多夫定磷酸化，可能降低后者抗病毒活性，这种药物相互作用是否有临床意义尚不清楚；齐多夫定注册药品信息不建议两药联合应用，但与利巴韦林注册药品信息不一致，美国注册药品信息指出无临床影响。但联合应用增加贫血的危险。齐多夫定注册药品信息也建议避免齐多夫定与司他夫定联合应用，因在体外发现相似的拮抗作用[1]。干扰素 α 和齐多夫定联用对骨髓祖细胞显示协同的细胞毒性[2]。对伴 CMV 视网膜炎的 AIDS 患者，将齐多夫定加入更昔洛韦治疗时，发生严重的血液学毒性，对大多数患者实际上需要降低齐多夫定剂量或停用齐多夫定[3,4]。这种与更昔洛韦的毒性相加作用可能是为何患者接受齐多夫定与更昔洛韦联合治疗不如接受齐多夫定与膦甲酸钠联合治疗好的原因之一。齐多夫定与阿昔洛韦联合应用，一般不伴随毒性相加作用[5]，但在 1 例接受齐多夫定与阿昔洛韦联合治疗患者发生严重的疲乏和昏睡；当任一药单独应用时，无此不良反应[6]。齐多夫定与去羟肌苷联合治疗的药动学相互作用结果是矛盾的，对齐多夫定血浆浓度的影响，有的报道为无影响[7]，有的报道为增加[8]，而有的报道为降低[9]。有报道对去羟肌苷血浆浓度有轻度降低[10]。但所有的改变一般为轻度，临床意义有限。同时接受利托那韦的 HIV 患者齐多夫定的暴露（以血浆峰浓度和浓度-时间曲线下面积表示）降低，而利托那韦的药动学不受齐多夫定的影响[11]，其临床相关性不知。齐多夫定与拉米夫定联合应用，血浆齐多夫定浓度轻度上升。虽然这种药物相互作用通常无临床意义，但偶见严重贫血的报道[12,13]。

1. Havlir DV, *et al.* In vivo antagonism with zidovudine plus stavudine combination therapy. *J Infect Dis* 2000; **182:** 321–5.
2. Berman E, *et al.* Synergistic cytotoxic effect of azidothymidine and recombinant interferon alpha on normal human bone marrow progenitor cells. *Blood* 1989; **74:** 1281–6.
3. Millar AB, *et al.* Treatment of cytomegalovirus retinitis with zidovudine and ganciclovir in patients with AIDS: outcome and toxicity. *Genitourin Med* 1990; **66:** 156–8.
4. Hochster H, *et al.* Toxicity of combined ganciclovir and zidovudine for cytomegalovirus disease associated with AIDS: an AIDS Clinical Trials Group study. *Ann Intern Med* 1990; **113:** 111–17.
5. Tartaglione TA, *et al.* Pharmacokinetic evaluations of low- and high-dose zidovudine plus high-dose acyclovir in patients with symptomatic human immunodeficiency virus infection. *Antimicrob Agents Chemother* 1991; **35:** 2225–31.
6. Bach MC. Possible drug interaction during therapy with azidothymidine and acyclovir for AIDS. *N Engl J Med* 1987; **316:** 547.
7. Collier AC, *et al.* Combination therapy with zidovudine and didanosine compared with zidovudine alone in HIV-1 infection. *Ann Intern Med* 1993; **119:** 786–93.
8. Barry M, *et al.* Pharmacokinetics of zidovudine and dideoxyinosine alone and in combination in patients with the acquired immunodeficiency syndrome. *Br J Clin Pharmacol* 1994; **37:** 421–6.
9. Burger DM, *et al.* Pharmacokinetic interaction study of zidovudine and didanosine. *J Drug Dev* 1994; **6:** 187–94.
10. Gibb D, *et al.* Pharmacokinetics of zidovudine and dideoxyinosine alone and in combination in children with HIV infection. *Br J Clin Pharmacol* 1995; **39:** 527–30.
11. Cato A, *et al.* Multidose pharmacokinetics of ritonavir and zidovudine in human immunodeficiency virus-infected patients. *Antimicrob Agents Chemother* 1998; **42:** 1788–93.
12. Hester EK, Peacock JE. Profound and unanticipated anemia with lamivudine-zidovudine combination therapy in zidovudine-experienced patients with HIV infection. *AIDS* 1998; **12:** 439–40.
13. Tseng A, *et al.* Precipitous declines in hemoglobin levels associated with combination zidovudine and lamivudine therapy. *Clin Infect Dis* 1998; **27:** 908–9.

抗病毒作用

齐多夫定在细胞内通过胸腺嘧啶核苷激酶和其他酶逐步转化为三磷酸衍生物。此三磷酸衍生物通过竞争性抑制逆转录酶和掺入病毒 DNA 而阻断包括 HIV 的逆转录病毒 DNA 的合成。齐多夫定在体外也显示抑制 Epstein-Barr 病毒和革兰阴性细菌的活性。

当齐多夫定治疗时，迅速产生齐多夫定耐药 HIV 毒株，后者为齐多夫定长期单药治疗缺乏疗效的原因。该耐药病毒对其他核苷类逆转录酶抑制药显示交叉耐药。

耐药 从 1989 年已认识到接受长期齐多夫定治疗患者可出现齐多夫定耐药 HIV 毒株[1,2]。耐药出现伴随于齐多夫定的疗程[3]，而不是剂量[4]，耐药是由于 HIV 逆转录酶基因高频率变异[3,5]。晚期 HIV 感染患者发生高水平齐多夫定耐药，伴随疾病迅速进展和死亡[6]。由齐多夫定耐药 HIV 引起的原发感染[7]已有报道，应用其他核苷类逆转录酶抑制药进行治疗的患者对齐多夫定耐药也有报道[8,9]，但这些患者也可能存在对齐多夫定的暴露未进行记录[8]。有报道齐多夫定与其他逆转录酶抑制药的交叉耐药，虽然齐多夫定与拉米夫定联合治疗可延缓或逆转某些齐多夫定耐药变株的出现，但也有报道发生对齐多夫定和拉米夫定同时耐药的双重耐药变株[10]。Delta 临床试验[11]结果的分析发现，当齐多夫定与去羟肌苷或扎西他滨联合治疗时，并未延缓齐多夫定耐药株的出现，当联合治疗时耐药病毒在循环中浓度较低，并且抗病毒活性未受到损伤。无论如何，人们可以预期齐多夫定与其他抗逆转录病毒药联用，尤其是高活性疗法，可高度抑制病毒的复制而延缓耐药的出现。对以前曾经历过多种疗法的患者，可能存在多药耐药，导致临床应答不佳[12,13]。

1. Larder BA, *et al.* HIV with reduced sensitivity to zidovudine (AZT) isolated during prolonged therapy. *Science* 1989; **243:** 1731–4.
2. Rooke R, *et al.* Isolation of drug-resistant variants of HIV-1 from patients on long-term zidovudine therapy. *AIDS* 1989; **3:** 411–15.
3. Japour AJ, *et al.* Prevalence and clinical significance of zidovudine resistance mutations in human immunodeficiency virus isolated from patients after long-term zidovudine treatment. *J Infect Dis* 1995; **171:** 1172–9.
4. Richman DD, *et al.* Effect of stage of disease and drug dose on zidovudine susceptibilities of isolates of human immunodeficiency virus. *J Acquir Immune Defic Syndr* 1990; **3:** 743–6.
5. Loveday C, *et al.* HIV-1 RNA serum-load and resistant viral genotypes during early zidovudine therapy. *Lancet* 1995; **345:** 820–4.
6. D'Aquila RT, *et al.* Zidovudine resistance and HIV-1 disease progression during antiretroviral therapy. *Ann Intern Med* 1995; **122:** 401–8.
7. Erice A, *et al.* Brief report: primary infection with zidovudine-resistant human immunodeficiency virus type 1. *N Engl J Med* 1993; **328:** 1163–5.
8. Lin P-F, *et al.* Genotypic and phenotypic analysis of human immunodeficiency virus type 1 isolates from patients on prolonged stavudine therapy. *J Infect Dis* 1994; **170:** 1157–64.
9. Demeter LM, *et al.* Development of zidovudine resistance mutations in patients receiving prolonged didanosine monotherapy. *J Infect Dis* 1995; **172:** 1480–5.
10. Miller V, *et al.* Dual resistance to zidovudine and lamivudine in patients treated with zidovudine-lamivudine combination therapy: association with therapy failure. *J Infect Dis* 1998; **177:** 1521–32.
11. Brun-Vézinet F, *et al.* HIV-1 viral load, phenotype, and resistance in a subset of drug-naive participants from the Delta trial. *Lancet* 1997; **350:** 983–90.
12. Kavlick MF, *et al.* Emergence of multi-dideoxynucleoside-resistant human immunodeficiency virus type 1 variants, viral sequence variation, and disease progression in patients receiving antiretroviral chemotherapy. *J Infect Dis* 1998; **177:** 1506–13.
13. Shafer RW, *et al.* Multiple concurrent reverse transcriptase and protease mutations and multidrug resistance of HIV-1 isolates from heavily treated patients. *Ann Intern Med* 1998; **128:** 906–11.

药动学

齐多夫定由胃肠道迅速吸收，并通过肝首过代谢，生物利用度为 60%～70%。约 1h 后达血浆峰浓度。与食物同服可延缓吸收，但生物利用度可能不受影响。齐多夫定可通过血脑屏障，CSF 浓度与血浆浓度之比值约 0.5。齐多夫定可通过胎盘并分布于母乳。精液中可发现齐多夫定。血浆蛋白结合率为 34%～38%。血浆半衰期约 1h。

齐多夫定在细胞内代谢为抗病毒的三磷酸衍生物。齐多夫定也在肝内代谢，主要为无活性的葡糖醛酸代谢物，齐多夫定以原形和代谢物由尿排泄。

1. Acosta EP, *et al.* Clinical pharmacokinetics of zidovudine: an update. *Clin Pharmacokinet* 1996; **30:** 251–62.

新生儿 齐多夫定在大于 14 天新生儿的药动学类似成人。有报道母亲接受齐多夫定剂量后，7 例新生儿的齐多夫定半衰期延长到平均 13h[1]。与较大婴儿相比，小于 14 天新生儿接受齐多夫定治疗，显示较低的总清除、较长的终末半衰期（约 3h）和较高的生物利用度[2]。早产儿的齐多夫定清除率低，并且半衰期延长到约 7h[3]。

1. O'Sullivan MJ, *et al.* The pharmacokinetics and safety of zidovudine in the third trimester of pregnancy for women infected with human immunodeficiency virus and their infants: phase 1 Acquired Immunodeficiency Syndrome Clinical Trials Group Study (protocol 082). *Am J Obstet Gynecol* 1993; **168:** 1510–16.
2. Boucher FD, *et al.* Phase 1 evaluation of zidovudine administered to infants exposed at birth to the human immunodeficiency virus. *J Pediatr* 1993; **122:** 137–44.
3. Mirochnick M, *et al.* Zidovudine pharmacokinetics in premature infants exposed to human immunodeficiency virus. *Antimicrob Agents Chemother* 1998; **42:** 808–12.

妊娠 一项在 3 例 HIV 感染的妊娠妇女的研究显示[1]，与分娩后 4 周相比，当妊娠时，齐多夫定的血药浓度-时间曲线下面积降低，口服剂量的清除时间增加。这些结果与另一项研究报道不同，后者报道妊娠与妊娠后无区别[2]。后项研究的对比资料取自分娩后不迟于 48h，在此时间内生理功能并未恢复到非妊娠状态。齐多夫定和其葡糖醛酸代谢物穿过胎盘，在胎儿的血浓度与母亲的血浓度相似[3,4]。但是，有报道齐多夫定在胎儿 CNS 的浓度低于需要发挥抗 HIV 作用的浓度[5]。

1. Watts DH, *et al.* Pharmacokinetic disposition of zidovudine during pregnancy. *J Infect Dis* 1991; **163:** 226–32.
2. O'Sullivan MJ, *et al.* The pharmacokinetics and safety of zidovudine in the third trimester of pregnancy for women infected with human immunodeficiency virus and their infants: phase 1 Acquired Immunodeficiency Syndrome Clinical Trials Group Study (protocol 082). *Am J Obstet Gynecol* 1993; **168:** 1510–16.
3. Gillet JY, *et al.* Fetoplacental passage of zidovudine. *Lancet* 1989; **ii:** 269–70.
4. Chavanet P, *et al.* Perinatal pharmacokinetics of zidovudine. *N Engl J Med* 1989; **321:** 1548–9.
5. Lyman WD, *et al.* Zidovudine concentrations in human fetal tissue: implications for perinatal AIDS. *Lancet* 1990; **335:** 1280–1.

用途和用法

齐多夫定是结构与胸腺嘧啶核苷有关的核苷类逆转录酶抑制药，具有抗 HIV-1 的抗病毒活性。用于治疗 HIV 感染和 AIDS（见第825页）。当单独应用齐多夫定时，很快产生耐药，因此通常与其他抗逆转录病毒药联合应用。如抗逆转录病毒联合治疗不能实施时，齐多夫定可单独用于预防母亲对婴儿的垂直感染。

齐多夫定**治疗**的口服剂量为每日 500～600mg，分 2 次或 3 次口服。对不能口服的患者可短期静脉滴注 2～4mg/ml，给药时间 1h 以上。剂量为 1～2mg/kg，每 4h（相当于口服剂量，每 4h 1.5～3mg/kg）。

对**预防**母亲-胎儿 HIV 传播，母亲由妊娠第 14 周直到分娩，应用齐多夫定 100mg，每日 5 次口服。当分娩时，应用齐多夫定静脉给药，剂量为 2mg/kg，滴注 1h 以上，然后每小时 1mg/kg 直到脐带被夹紧。当决定进行剖宫产时，手术开始前 4h 给予齐多夫定静脉滴注。

婴儿和儿童的详细剂量，包括预防母亲-胎儿 HIV 垂直传播，见下文。

要定期进行血液检查，详见上文**注意事项**。如白细胞计数或血红蛋白水平下降，需要降低剂量或短期中断治疗，直到血化验恢复。如毒性严重，应中断治疗，一旦骨髓恢复，再起动治疗时要谨慎。对伴肾损伤（见下文）或肝损伤患者可能要调整剂量。

为了改善患者依从性和避免单药治疗，以降低药物耐药的危险，开发了固定剂量的联合产品。某些国家可提供包含齐多夫定与拉米夫定或与阿巴卡韦加拉米夫定的产品。

儿童用法 为了**治疗 HIV 感染**婴儿和儿童，齐多夫定可给予口服或静脉输注方式与其他抗逆转录病毒药物联合应用。英国注册药品信息建议口服剂量应根据体重；剂量不能超过最大成人剂量：

口服液：

- 4～9kg：12mg/kg，每日 2 次。
- 9～30kg：9mg/kg，每日 2 次。
- 30kg 或以上：250mg 或 300mg，每日 2 次。

口服胶囊：

- 8～14kg：100mg，每日 2 次。
- 14～21kg：早晨 100mg，晚上 200mg。
- 22～28kg：200mg，每日 2 次。
- 28～30kg：200mg 或 250mg，每日 2 次。
- 30kg 或以上：250mg 或 300mg，每日 2 次。

在美国，齐多夫定被注册用于 4 周以上儿童。建议根据体重与上列相同的每日 mg/kg 剂量，分成 2 等分或 3 等分剂量。或者，根据体表面积计算，建议每日 480mg/m²（分成 2 等分或 3 等分剂量）。

齐多夫定也可给予**静脉输注**，剂量为每 6h 80～160mg/m²。每 6h 120mg/m² 静脉剂量相当于每 6h 约 180mg/m² 的口服剂量。

为**预防母亲-胎儿 HIV 传播**，新生儿由出生后 12h 内开始给予齐多夫定口服并持续 6 周，剂量为每 6h 口服 2mg/kg。不能接受口服剂量的新生儿给予静脉输注，每 6h 1.5mg/kg，超过 30min（预防母亲-胎儿 HIV 传播的母亲剂量见上文。）

在肾损伤中的用法 严重肾损伤患者（肌酐清除率<10～15ml/min）和进行血液透析或腹膜透析的患者需降低齐多夫定口服剂量。注册药品信息提供下列指南：

- 口服给药：每 6～8h 100mg。
- 静脉给药：每 6～8h 1mg/kg。

HIV 感染和 AIDS 正如第825页的讨论，治疗 HIV 感染的抗逆转录病毒药的应用经研究后有了改变，即应用联合用药治疗可改善治疗反应。

齐多夫定与其他抗逆转录病毒药联合应用可改善疗效、降低毒性及延缓药物耐药。Delta[1] 研究和美国 AIDS Clinical Trial Group 175（ACTG175）[2] 研究结果显示，联合治疗对未用过抗逆转录病毒药治疗的患者比单药治疗更有效，并有临床意义的显著改变。两项研究指出对未用过抗逆转录病毒药治疗的患者应用齐多夫定加去羟肌苷或扎西他滨联合治疗，与齐多夫定单药治疗相比，在治疗 30 个月时，显示实质性死亡率的降低。三药治疗，即齐多夫定加其他核苷类抗逆转录酶抑制药或加一种 HIV-蛋白酶抑制药或一种非核苷类逆转录酶抑制药（HAART 疗法），降低病毒载量比单药治疗或两药联合治疗更有效，目前 HAART 疗法被认为标准疗法。齐多夫定与 NRTIs 阿巴卡韦和拉米夫定[3] 联合应用也是有效的疗法，特别是当原有医疗条件或不能耐受药物限制了疗法的选择时。

1. Delta Coordinating Committee. Delta: a randomised double-blind controlled trial comparing combinations of zidovudine plus didanosine or zalcitabine with zidovudine alone in HIV-infected individuals. *Lancet* 1996; **348:** 283–91.
2. Hammer SM, *et al.* A trial comparing nucleoside monotherapy with combination therapy in HIV-infected adults with CD4 cell counts from 200 to 500 per cubic millimeter. *N Engl J Med* 1996; **335:** 1081–90.
3. Shey M, *et al.* A combination drug of abacavir-lamivudine-zidovudine (Trizivir®) for treating HIV infection and AIDS. Available in The Cochrane Database of Systematic Reviews; Issue 3. Chichester: John Wiley; 2009 (accessed 16/12/09).

预防 HIV 感染 抗逆转录病毒药可用于职业性和非职业性暴露 HIV 感染后的化学预防。齐多夫定通常与其他抗逆转录病毒药联合应用于预防暴露后感染的危险（见第827页）。

齐多夫定可有效地降低由母亲到婴儿的垂直传播。有关应用齐多夫定预防由母亲到儿童 HIV 传播的更多信息见 **HIV 感染的预防**，第827页。

制剂

USP 33: Lamivudine and Zidovudine Tablets; Zidovudine Capsules; Zidovudine Injection; Zidovudine Oral Solution; Zidovudine Tablets.

考利制剂

Arg.: Azotine†; Crisazet; Enper†; Retrovir; Zetrotax; ***Austral.:*** Retrovir; ***Austria:*** Retrovir; ***Belg.:*** Retrovir; ***Braz.:*** Produvir; Retrovir; Revirax; Virozid†; Zidovir†; ***Canad.:*** Novo-AZT; Retrovir; ***Chile:*** Retrovir; ***Cz.:*** Retrovir; ***Denm.:*** Retrovir; ***Fin.:*** Retrovir; ***Fr.:*** Retrovir; ***Ger.:*** Retrovir; ***Gr.:*** Apo; Retrovir; Viroclon; Zidrevir; ***Hong Kong:*** Retrovir; ***Hung.:*** Retrovir; ***India:*** Retrovir; Zidorex†; Zidovir; Zilion; Zydowin; ***Indon.:*** Retrovir; ***Irl.:*** Retrovir; ***Israel:*** Retrovir; ***Ital.:*** Retrovir; ***Malaysia:*** Retrovir; ***Mex.:*** Azetavir; Novavir; Pranadox; Retrovir; Timivudin; Zidic-C†; Zidovir†; ***Neth.:*** Retrovir; ***Norw.:*** Retrovir; ***NZ:*** Retrovir; ***Philipp.:*** Retrovir; ***Pol.:*** Azovir†; Retrovir; ***Port.:*** Ambrodil; Azidina†; Hivalase†; Retrovir; Virotec†; ***Rus.:*** Retrovir (Ретровир); Thymazide (Тимазид); Viro-Z (Виро-ЗЕТ); Zido-H (Зидо-ЭЙЧ); Zidovirine (Зидовирин); ***S.Afr.:*** Retrovir; ***Singapore:*** Retrovir; ***Spain:*** Retrovir; ***Swed.:*** Retrovir; ***Switz.:*** Retrovir; ***Thai.:*** Antivir; Retrovir; T-ZA; TO Vir; ***Turk.:*** Retrovir; ***UK:*** Retrovir; ***USA:*** Retrovir; ***Venez.:*** Retrovir; Zidovir.

多组分制剂 ***Arg.:*** 3TC Complex; 3TC/AZT; Ganvirel Duo; Imunoxa Complex†; Kess Complex; Lazinevir; Muvidina; Tricivir; Trivudin; Ultraviral Duo†; Zetavudin; Zidomuv; ***Austral.:*** Combivir; Trizivir; ***Austria:*** Combivir; Trizivir; ***Belg.:*** Combivir; Trizivir; ***Braz.:*** Biovir; Vir-Complex†; Zidolam; ***Canad.:*** Combivir; Trizivir; ***Chile:*** Combivir; Tricivir; ***Cz.:*** Combivir; Trizivir; ***Denm.:*** Combivir; Trizivir; ***Fin.:*** Combivir; Trizivir; ***Fr.:*** Combivir; Trizivir; ***Ger.:*** Combivir; Trizivir; ***Gr.:*** Combivir; Trizivir; ***Hong Kong:*** Combivir; Trizivir; ***Hung.:*** Combivir; Trizivir; ***India:*** Combirex†; Duovir; Duovir N; Lamda-Z; Lamuzid; ***Irl.:*** Combivir; Trizivir; ***Israel:*** Combivir; Trizivir; ***Ital.:*** Combivir; Trizivir; ***Malaysia:*** Combivir; ***Mex.:*** Combivir; Trizivir; ***Neth.:*** Combivir; Trizivir; ***Norw.:*** Combivir; Trizivir; ***NZ:*** Combivir; Trizivir; ***Philipp.:*** Combivir; ***Pol.:*** Combivir; Trizivir; ***Port.:*** Combivir; Trizivir; ***Rus.:*** Combivir (Комбивир); Trizivir (Тризивир); ***S.Afr.:*** Cipla-Duovir; Combivir; Lamzid; Retrovir/3TC Post-HIV Exposure†; Trizivar; ***Singapore:*** Combivir; ***Spain:*** Combivir; Trizivir; ***Swed.:*** Combivir; Trizivir; ***Switz.:*** Combivir; Trizivir; ***Thai.:*** Combid; GPO-Vir Z; Zilavir; ***Turk.:*** Combivir; Trizivir; ***UK:*** Combivir; Trizivir; ***USA:*** Combivir; Trizivir; ***Venez.:*** Combivir; Duovir; Trizivir.

表1　药物相互作用：治疗HIV感染的药物．HIV-蛋白酶抑制药

	(福沙)安泼那韦		安扎那韦		达鲁那韦	
	作用	临床意见	作用	临床意见	作用	临床意见
抗病毒药：抗逆转录病毒药						
蛋白酶抑制药						
(福沙)安泼那韦	N/A	N/A	潜在相互作用	不建议联合用药。如给予需密切监测；未建立适当剂量	潜在相互作用	一般不推荐两个蛋白酶抑制药联合应用
安扎那韦	潜在相互作用	不建议联合用药。如给予需密切监测；未建立适当剂量	N/A	N/A	增效：增加达鲁那韦浓度	不建议联合用药
达鲁那韦	潜在相互作用	一般不推荐两个蛋白酶抑制药联合应用	增效：增加达鲁那韦浓度	不建议联合用药	N/A	N/A
茚地那韦	未增效：可能增加安泼那韦浓度；增效：未评价	密切监测——未建立适当的剂量调整方案	临床显著意义的药物相互作用	不建议——两种药物均可引起高胆红素血症	增加增效的达鲁那韦和增效的茚地那韦浓度	密切监测——可能需要降低茚地那韦剂量
洛匹那韦(利托那韦增效)	降低安泼那韦和洛匹那韦浓度	密切监测——未建立适当的剂量调整方案，但不要给予利托那韦增效的洛匹那韦作为每日单一剂量 不建议双增效	期望增效的安扎那韦增加洛匹那韦浓度	不建议联合用药	降低增效的达鲁那韦浓度	不建议联合用药
奈非那韦	未增效：可能增加安泼那韦浓度； 增效：未评价	密切监测——未建立适当的剂量调整方案	期望增效的安扎那韦增加奈非那韦浓度	不建议联合用药	潜在相互作用	一般不推荐两个蛋白酶抑制药联合应用
利托那韦	增加安泼那韦浓度(水溶液制剂含丙二醇——潜在毒性)	需降低安泼那韦剂量(禁忌——联合应用安泼那韦和利托那韦溶液)	增加安扎那韦浓度	联合用药，作为利托那韦增效的安扎那韦	增加达鲁那韦浓度	联合用药，作为利托那韦增效的达鲁那韦
沙奎那韦	未增效：可能降低安泼那韦浓度； 增效：降低沙奎那韦浓度	密切监测——未建立适当的剂量调整方案	增加沙奎那韦浓度	密切监测——未建立适当的剂量调整方案	降低增效的达鲁那韦浓度	一般不推荐两个蛋白酶抑制药联合应用
替拉那韦	增效：降低安泼那韦浓度	密切监测或调整剂量，不建议联合用药	增效：降低安扎那韦浓度和增加替拉那韦浓度	不建议联合用药	潜在相互作用	一般不推荐两个蛋白酶抑制药联合应用
非核苷类逆转录酶抑制药(NNRTIs)						
地拉韦啶	降低地拉韦啶浓度	未建立合适剂量，不推荐联合用药	潜在相互作用	未建立剂量调整方案	潜在相互作用	密切监测或调整剂量
依法韦仑	增效和未增效：降低安泼那韦浓度	未增效：未建立剂量调整方案； 增效：若每日给药2次，无需调整剂量	降低安扎那韦浓度	治疗新患者——增加利托那韦增效的安扎那韦的剂量；治疗有治疗经历患者——不推荐	降低增效的达鲁那韦浓度和增加依法韦仑浓度	密切监测——联合用药可能引起中枢神经系统毒性
依曲韦林	增效和未增效的安泼那韦增加安泼那韦浓度	禁忌	未增效的安扎那韦降低安扎那韦浓度；增效的安扎那韦降低安扎那韦浓度和增加依曲韦林浓度	禁忌	增效的达鲁那韦降低依曲韦林浓度	无需调整剂量
奈韦拉平	可能降低安泼那韦浓度和增加奈韦拉平浓度	安泼那韦：未建立剂量调整方案——可能需增加安泼那韦剂量； 福沙安泼那韦未增效：不推荐；增效：若每日给药2次，无需调整剂量	降低安扎那韦浓度；增加奈韦拉平浓度	未建立适当的剂量调整方案；不建议联合用药	增效的达鲁那韦增加奈韦拉平和达鲁那韦浓度	无临床显著意义的相互作用；联合用药无需调整剂量
核苷类逆转录酶抑制药/核苷酸类逆转录酶抑制药(NsRTIs/NtRTIs)						
阿巴卡韦	无临床显著意义的药物相互作用	无需调整剂量	无临床显著意义的药物相互作用	无需调整剂量	无临床显著意义的药物相互作用	无需调整剂量
去羟肌苷	去羟肌苷，缓冲液剂型降低安泼那韦浓度，但不降低福沙安泼那韦浓度	安泼那韦：至少间隔1h分别用药； 福沙安泼那韦：无需调整剂量	降低安扎那韦浓度(仅与去羟肌苷缓冲剂型联用时)	去羟肌苷和安泼那韦至少间隔2h分别用药	潜在相互作用	密切监测；在增效的达鲁那韦之前1h或者之后2h给予去羟肌苷
恩曲他滨	无临床显著意义的药物相互作用	无需调整剂量	无临床显著意义的药物相互作用	无需调整剂量	无临床显著意义的药物相互作用	无需调整剂量
拉米夫定	无临床显著意义的药物相互作用	无需调整剂量	无临床显著意义的药物相互作用	无需调整剂量	无临床显著意义的药物相互作用	无需调整剂量
司他夫定	无临床显著意义的药物相互作用	无需调整剂量	无临床显著意义的药物相互作用	无需调整剂量	无临床显著意义的药物相互作用	无需调整剂量
替诺福韦	潜在相互作用	密切监测或调整剂量	未增效：降低安扎那韦浓度； 增效：增加替诺福韦浓度	常使用增效的安扎那韦；密切监测替诺福韦的不良反应	增效的达鲁那韦增加替诺福韦浓度	密切监测替诺福韦的不良反应；尤其是肾病患者

续表

	(福沙)安泼那韦		安扎那韦		达鲁那韦	
	作用	临床意见	作用	临床意见	作用	临床意见
核苷类逆转录酶抑制药/核苷酸类逆转录酶抑制药(NsRTIs/NtRTIs)						
扎西他滨	无临床显著意义的药物相互作用	无需调整剂量	无临床显著意义的药物相互作用	无需调整剂量	无临床显著意义的药物相互作用	无需调整剂量
齐多夫定	无临床显著意义的药物相互作用	无需调整剂量	无临床显著意义的药物相互作用	无需调整剂量	无临床显著意义的药物相互作用	无需调整剂量

	茚地那韦		洛匹那韦(利托那韦增效)		奈非那韦	
	作用	临床意见	作用	临床意见	作用	临床意见
抗病毒药:抗逆转录病毒药						
蛋白酶抑制药						
(福沙)安泼那韦	未增效:增加安泼那韦浓度; 增效:未评价	密切监测——未建立适当的剂量调整方案	降低安泼那韦和洛匹那韦浓度	密切监测——未建立适当的剂量调整方案,但不要给予利托那韦增效的洛匹那韦作为每日单一剂量 不建议双增效	未增效:可能增加安泼那韦浓度; 增效:未评价	密切监测——未建立适当的剂量调整方案
安扎那韦	临床显著意义的相互作用	禁忌——两种药物均可引起高胆红素血症	期望增效的安扎那韦增加洛匹那韦浓度	不建议联合用药	期望增效的安扎那韦增加奈非那韦浓度	不建议联合用药
达鲁那韦	增加增效的达鲁那韦和增效的茚地那韦浓度	密切监测——可能需要减少茚地那韦剂量	降低增效的达鲁那韦浓度	不建议联合用药	降低增效奈非那韦浓度	一般不推荐两个蛋白酶抑制药联合应用
茚地那韦	N/A	N/A	增加茚地那韦浓度	密切监测;当与利托那韦增效的洛匹那韦400mg/100mg每日2次联用时,降低茚地那韦剂量为600mg每日2次	增加奈非那韦和茚地那韦浓度	密切监测——未建立适当的剂量调整方案
洛匹那韦(利托那韦增效)	增加茚地那韦浓度	密切监测;当与利托那韦增效的洛匹那韦400mg/100mg每日2次联用时,降低茚地那韦剂量为600mg每日2次	N/A	N/A	增加奈非那韦浓度和降低洛匹那韦浓度	密切监测;可能需要将利托那韦增效的洛匹那韦的剂量调整25%~33%;不能每日单次给药
奈非那韦	增加茚地那韦和奈非那韦浓度	密切监测——未建立适当的剂量调整方案	增加奈非那韦浓度和降低洛匹那韦浓度	密切监测;可能需要将利托那韦增效的洛匹那韦的剂量调整25%~33%;不能每日单次给药	N/A	N/A
利托那韦	增加茚地那韦和利托那韦浓度	密切监测——未建立适当的剂量调整方案;两药联用时伴有肾石病	未增效:增加洛匹那韦浓度	密切监测——未建立适当的剂量调整方案	增加奈非那韦浓度	密切监测——未建立适当的剂量调整方案
沙奎那韦	未增效:增加沙奎那韦浓度; 增效:增加茚地那韦浓度	密切监测——未建立适当的剂量调整方案	增加沙奎那韦浓度	密切监测——当与利托那韦增效的洛匹那韦400mg/100mg每日2次联用时,沙奎那韦剂量为1g每日2次	未增效:增加奈非那韦和沙奎那韦浓度; 增效:增加沙奎那韦浓度和降低奈非那韦浓度	未增效:密切监测或调整剂量; 增效:不建议
替拉那韦	潜在相互作用	密切监测或调整剂量;不建议联合用药	降低洛匹那韦浓度	不建议联合用药	潜在相互作用	密切监测或调整剂量;不建议联合用药
非核苷类逆转录酶抑制药(NNRTIs)						
地拉韦啶	可能增加茚地那韦浓度	密切监测,可能需降低茚地那韦剂量为400~600mg,每8h 1次	可能增加洛匹那韦浓度	密切监测——未建立适当的剂量调整方案	增加奈非那韦浓度和降低地拉韦啶浓度	密切监测——未建立适当的剂量调整方案
依法韦仑	降低茚地那韦浓度	密切监测;尽管未建立适当的剂量调整方案,可能需要增加茚地那韦剂量	可能降低洛匹那韦浓度	不要每日单次给药;增加利托那韦增效的洛匹那韦剂量25%~33%,每日2次	降低奈非那韦浓度	无需调整剂量
依曲韦林	降低茚地那韦浓度	禁忌	增加依曲韦林浓度	谨慎使用	可能降低奈非那韦浓度	禁忌
奈韦拉平	降低茚地那韦浓度	密切监测,可能需要增加茚地那韦剂量为1g每8h 1次	可能降低洛匹那韦浓度	不要每日单次给药;增加利托那韦增效的洛匹那韦剂量25%~33%,每日2次	降低奈非那韦浓度;不期望有显著的临床意义	密切监测——未建立适当的剂量调整方案;通常无需调整剂量
核苷类逆转录酶抑制药/核苷酸类逆转录酶抑制药(NsRTIs/NtRTIs)						
阿巴卡韦	无临床显著意义的药物相互作用	无需调整剂量	可能降低阿巴卡韦浓度	临床显著性未知	无临床显著意义的药物相互作用	无需调整剂量

续表

	茚地那韦		洛匹那韦(利托那韦增效)		奈非那韦	
	作用	临床意见	作用	临床意见	作用	临床意见
核苷类逆转录酶抑制药/核苷酸类逆转录酶抑制药(NsRTIs/NtRTIs)						
去羟肌苷	潜在相互作用	去羟肌苷(含缓冲液剂型)和茚地那韦间隔1h分别用药;空腹给药	潜在相互作用	密切监测;在给洛匹那韦/利托那韦药液前1h或给药后2h给去羟肌苷	由于去羟肌苷的剂型有潜在相互作用	密切监测;分开给药——给去羟肌苷前1h或给药后2h,给奈非那韦(或相反)
恩曲他滨	无临床显著意义的药物相互作用	无需调整剂量	无临床显著意义的药物相互作用	无需调整剂量	无临床显著意义的药物相互作用	无需调整剂量
拉米夫定	无临床显著意义的药物相互作用	无需调整剂量	无临床显著意义的药物相互作用	无需调整剂量	无临床显著意义的药物相互作用	无需调整剂量
司他夫定	无临床显著意义的药物相互作用	无需调整剂量	无临床显著意义的药物相互作用	无需调整剂量	无临床显著意义的药物相互作用	无需调整剂量
替诺福韦	增加茚地那韦浓度	无需调整剂量	轻度增加替诺福韦浓度	密切监测替诺福韦的不良反应	潜在相互作用	密切监测或调整剂量
扎西他滨	无临床显著意义的药物相互作用	无需调整剂量	无临床显著意义的药物相互作用	无需调整剂量	无临床显著意义的药物相互作用	无需调整剂量
齐多夫定	无临床显著意义的药物相互作用	无需调整剂量	可能降低齐多夫定浓度	临床显著性未知	无临床显著意义的药物相互作用	无需调整剂量

	利托那韦		沙奎那韦		替拉那韦	
	作用	临床意见	作用	临床意见	作用	临床意见
抗病毒药:抗逆转录病毒药						
蛋白酶抑制药						
(福沙)安泼那韦	增加安泼那韦浓度(水溶液制剂含丙二醇——潜在毒性)	可根据患者以前接受抗逆转录病毒药物治疗的情况来确定利托那韦增效的(福沙)安泼那韦的剂量 (禁忌——联合应用安泼那韦和利托那韦溶液)	未增效:可能降低安泼那韦浓度; 增效:降低沙奎那韦浓度	密切监测——未建立适当的剂量调整方案	增效:降低安泼那韦浓度	密切监测或调整剂量;不建议联合用药
安扎那韦	增加安扎那韦浓度	联合用药,作为利托那韦增效的安扎那韦	增效:增加沙奎那韦和利托那韦浓度	密切监测——未建立适当的剂量调整方案;某些国家注册产品信息禁止它们的应用	增效:降低安扎那韦浓度和增加替拉那韦浓度	密切监测或调整剂量;不建议联合用药
达鲁那韦	增加达鲁那韦浓度	联合用药,作为利托那韦增效的达鲁那韦	降低增效的达鲁那韦浓度	一般不推荐两个蛋白酶抑制药联合应用	潜在相互作用	一般不推荐两个蛋白酶抑制药联合应用
茚地那韦	增加茚地那韦浓度	密切监测——未建立适当的剂量调整方案;两药联用时伴有肾石病	未增效:增加沙奎那韦浓度; 增效:增加茚地那韦浓度	密切监测——未建立适当的剂量调整方案;增效方案可能引起肾石病	潜在相互作用	密切监测或调整剂量;不建议联合用药
洛匹那韦(利托那韦增效)	未增效:增加洛匹那韦浓度	密切监测——未建立适当的剂量调整方案	未增效:潜在相互作用	密切监测——当与洛匹那韦/利托那韦400mg/100mg每日2次联用时,沙奎那韦剂量为1g每日2次 某些国家注册产品信息禁止它们的应用	增效:降低洛匹那韦浓度	密切监测或调整剂量;不建议联合用药
奈非那韦	增加奈非那韦浓度	密切监测——未建立适当的剂量调整方案	未增效:增加奈非那韦和沙奎那韦浓度; 增效:增加沙奎那韦浓度和降低奈非那韦浓度	未增效:密切监测或者调整剂量;增效:不建议	潜在相互作用	密切监测或调整剂量;不建议联合用药
利托那韦	N/A	N/A	增加沙奎那韦浓度	密切监测或调整剂量(临床作为增效联合)	增加替拉那韦浓度	联合用药,作为利托那韦增效的替拉那韦
沙奎那韦	增加沙奎那韦浓度	联合用药,作为利托那韦增效的沙奎那韦	N/A	N/A	增效:降低沙奎那韦浓度	密切监测或调整剂量;不建议联合用药
替拉那韦	增加替拉那韦浓度	联合用药,作为利托那韦增效的替拉那韦	增效:降低沙奎那韦浓度	不建议	N/A	N/A
非核苷类逆转录酶抑制药(NNRTIs)						
地拉韦啶	增加利托那韦浓度	密切监测;可能需要降低利托那韦剂量(降低方案还未建立)	未增效:增加沙奎那韦浓度; 增效:未评价	可能需要降低沙奎那韦剂量;应当监测肝细胞变化	潜在相互作用	密切监测或调整剂量
依法韦仑	增加依法韦仑和利托那韦浓度	密切监测;有高频率的不良反应报道	未增效:降低沙奎那韦和依法韦仑浓度; 增效:无有关相互作用	密切监测;利托那韦增效	增效:有限的数据显示未见显著意义的相互作用	无需调整剂量

续表

	利托那韦		沙奎那韦		替拉那韦	
	作用	临床意见	作用	临床意见	作用	临床意见
非核苷类逆转录酶抑制药(NNRTIs)						
依曲韦林	降低依曲韦林浓度	禁忌(除非采用低剂量用于药动学增效)	增效的沙奎那韦降低依曲韦林浓度	无需调整剂量	增效替拉那韦降低依曲韦林浓度	禁忌
奈韦拉平	无临床显著意义的药物相互作用	无需调整剂量	未增效:降低沙奎那韦浓度; 增效:无期望的显著临床意义的相互作用	当采用增效方案时(软胶囊)无需调整剂量	增效:有限的数据显示未见显著意义的相互作用	无需调整剂量
核苷类逆转录酶抑制药/核苷酸类逆转录酶抑制药(NsRTIs/NtRTIs)						
阿巴卡韦	无临床显著意义的药物相互作用	无需调整剂量	无临床显著意义的药物相互作用	无需调整剂量	增效:降低阿巴卡韦浓度	未建立剂量调整方案:应用其他的核苷类逆转录酶抑制药
去羟肌苷	去羟肌苷制剂引起潜在相互作用	密切监测:分开给予去羟肌苷和利托那韦药,间隔2.5h	增效:潜在相互作用	密切监测或者可能调整剂量	增效:降低去羟肌苷浓度	分开给药,需至少间隔2h
恩曲他滨	无临床显著意义的药物相互作用	无需调整剂量	无临床显著意义的药物相互作用	无需调整剂量	无临床显著意义的药物相互作用	无需调整剂量
拉米夫定	无临床显著意义的药物相互作用	无需调整剂量	无临床显著意义的药物相互作用	无需调整剂量	无临床显著意义的药物相互作用	无需调整剂量
司他夫定	无临床显著意义的药物相互作用	无需调整剂量	无临床显著意义的药物相互作用	无需调整剂量	无临床显著意义的药物相互作用	无需调整剂量
替诺福韦	潜在相互作用	密切监测或调整剂量	密切监测或调整剂量	无需调整剂量	无临床显著意义的药物相互作用	无需调整剂量
扎西他滨	无临床显著意义的药物相互作用	无需调整剂量	未增效:未见临床显著意义的相互作用; 增效:未研究	无需调整剂量	无临床显著意义的药物相互作用	无需调整剂量
齐多夫定	无临床显著意义的药物相互作用	无需调整剂量	未增效:未见临床显著意义的相互作用; 增效:未研究	无需调整剂量	增效:降低齐多夫定浓度	未建立剂量调整方案:应用其他的核苷类逆转录酶抑制药

	(福沙)安泼那韦		安扎那韦		达鲁那韦	
	作用	临床意见	作用	临床意见	作用	临床意见
其他抗逆转录病毒药						
艾维坦韦	无临床显著意义的药物相互作用	无需调整剂量	潜在相互作用	密切监测或调整剂量	无临床显著意义的药物相互作用	无需调整剂量
恩夫韦地	无临床显著意义的药物相互作用	无需调整剂量	无临床显著意义的药物相互作用	无需调整剂量	无临床显著意义的药物相互作用	无需调整剂量
马拉韦克	可能增加马拉韦克浓度	马拉韦克减量50%	增效和未增效:增加马拉韦克浓度	使用利托那韦增效的安扎那韦:降低马拉韦克剂量50%	增效:增加马拉韦克浓度	降低马拉韦克剂量50%
拉泰格韦	无临床显著意义的药物相互作用	无需调整剂量	潜在相互作用	密切监测或调整剂量	无临床显著意义的药物相互作用	无需调整剂量
抗病毒药						
阿昔洛韦	无临床显著意义的药物相互作用	无需调整剂量	无临床显著意义的药物相互作用	无需调整剂量	无临床显著意义的药物相互作用	无需调整剂量
阿德福韦	无临床显著意义的药物相互作用	无需调整剂量	无临床显著意义的药物相互作用	无需调整剂量	无临床显著意义的药物相互作用	无需调整剂量
西多福韦	无临床显著意义的药物相互作用	无需调整剂量	无临床显著意义的药物相互作用	无需调整剂量	无临床显著意义的药物相互作用	无需调整剂量
恩替卡韦	无临床显著意义的药物相互作用	无需调整剂量	无临床显著意义的药物相互作用	无需调整剂量	无临床显著意义的药物相互作用	无需调整剂量
泛昔洛韦	无临床显著意义的药物相互作用	无需调整剂量	无临床显著意义的药物相互作用	无需调整剂量	无临床显著意义的药物相互作用	无需调整剂量
膦甲酸	无临床显著意义的药物相互作用	无需调整剂量	无临床显著意义的药物相互作用	无需调整剂量	无临床显著意义的药物相互作用	无需调整剂量
更昔洛韦	无临床显著意义的药物相互作用	无需调整剂量	无临床显著意义的药物相互作用	无需调整剂量	无临床显著意义的药物相互作用	无需调整剂量
奥司他韦	无临床显著意义的药物相互作用	无需调整剂量	无临床显著意义的药物相互作用	无需调整剂量	无临床显著意义的药物相互作用	无需调整剂量
利巴韦林	无临床显著意义的药物相互作用	无需调整剂量	潜在相互作用	监测高胆红素血症和黄疸	无临床显著意义的药物相互作用	无需调整剂量
伐昔洛韦	无临床显著意义的药物相互作用	无需调整剂量	无临床显著意义的药物相互作用	无需调整剂量	无临床显著意义的药物相互作用	无需调整剂量
扎那米韦	无临床显著意义的药物相互作用	无需调整剂量	无临床显著意义的药物相互作用	无需调整剂量	无临床显著意义的药物相互作用	无需调整剂量

续表

	(福沙)安泼那韦		安扎那韦		达鲁那韦	
	作用	临床意见	作用	临床意见	作用	临床意见
其他药物						
镇痛药、抗炎药和退热药						
阿芬太尼	潜在相互作用	密切监测或调整剂量	潜在相互作用	密切监测或调整剂量	潜在相互作用	密切监测或调整剂量
阿司匹林	无临床显著意义的药物相互作用	无需调整剂量	无临床显著意义的药物相互作用	无需调整剂量	无临床显著意义的药物相互作用	无需调整剂量
丁丙诺啡	潜在相互作用	密切监测或调整剂量	增效和未增效：增加丁丙诺啡浓度	监测临床影响，可能需要降低丁丙诺啡剂量	潜在相互作用	密切监测或调整剂量
可待因	潜在相互作用	密切监测或调整剂量	潜在相互作用	密切监测或调整剂量	潜在相互作用	密切监测或调整剂量
右丙氧芬	潜在相互作用	密切监测或调整剂量	潜在相互作用	密切监测或调整剂量	潜在相互作用	密切监测或调整剂量
二醋吗啡	潜在相互作用	密切监测或调整剂量	潜在相互作用	密切监测或调整剂量	潜在相互作用	密切监测或调整剂量
双氯芬酸	无临床显著意义的药物相互作用	无需调整剂量	无临床显著意义的药物相互作用	无需调整剂量	无临床显著意义的药物相互作用	无需调整剂量
芬太尼	潜在相互作用	密切监测或调整剂量	潜在相互作用	密切监测或调整剂量	潜在相互作用	密切监测或调整剂量
布洛芬	无临床显著意义的药物相互作用	无需调整剂量	无临床显著意义的药物相互作用	无需调整剂量	无临床显著意义的药物相互作用	无需调整剂量
美沙酮	降低美沙酮和安泼那韦浓度	可能需要增加美沙酮剂量；监测药物撤退症状；考虑其他抗逆转录病毒药	未增效：无临床显著意义的药物相互作用；增效：无期望的临床显著意义的药物相互作用	无需调整剂量；但需监测药物撤退症状	降低美沙酮浓度	可能需要增加美沙酮剂量；监测药物撤退症状
吗啡	潜在相互作用	密切监测或调整剂量	潜在相互作用	密切监测或调整剂量	潜在相互作用	密切监测或调整剂量
对乙酰氨基酚	无临床显著意义的药物相互作用	无需调整剂量	无临床显著意义的药物相互作用	无需调整剂量	无临床显著意义的药物相互作用	无需调整剂量
哌替啶	潜在相互作用	密切监测或调整剂量	潜在相互作用	密切监测或调整剂量	潜在相互作用	密切监测或调整剂量
吡罗昔康	潜在相互作用	密切监测或调整剂量	潜在相互作用	密切监测或调整剂量	潜在相互作用	密切监测或调整剂量
曲马朵	潜在相互作用	密切监测或调整剂量	潜在相互作用	密切监测或调整剂量	潜在相互作用	密切监测或调整剂量
	茚地那韦		**洛匹那韦(利托那韦增效)**		**奈非那韦**	
	作用	临床意见	作用	临床意见	作用	临床意见
其他抗逆转录病毒药						
艾维坦韦	潜在相互作用	密切监测或调整剂量	潜在相互作用	密切监测或调整剂量	潜在相互作用	密切监测或调整剂量
恩夫韦地	无临床显著意义的药物相互作用	无需调整剂量	无临床显著意义的药物相互作用	无需调整剂量	无临床显著意义的药物相互作用	无需调整剂量
马拉韦克	增加马拉韦克浓度	降低马拉韦克剂量 50%	增加马拉韦克浓度	降低马拉韦克剂量 50%	可能增加马拉韦克浓度	降低马拉韦克剂量 50%
拉泰格韦	无临床显著意义的药物相互作用	无需调整剂量	无临床显著意义的药物相互作用	无需调整剂量	无临床显著意义的药物相互作用	无需调整剂量
抗病毒药						
阿昔洛韦	无临床显著意义的药物相互作用	无需调整剂量	无临床显著意义的药物相互作用	无需调整剂量	无临床显著意义的药物相互作用	无需调整剂量
阿德福韦	无临床显著意义的药物相互作用	无需调整剂量	无临床显著意义的药物相互作用	无需调整剂量	无临床显著意义的药物相互作用	无需调整剂量
西多福韦	无临床显著意义的药物相互作用	无需调整剂量	无临床显著意义的药物相互作用	无需调整剂量	无临床显著意义的药物相互作用	无需调整剂量
恩替卡韦	无临床显著意义的药物相互作用	无需调整剂量	无临床显著意义的药物相互作用	无需调整剂量	无临床显著意义的药物相互作用	无需调整剂量
泛昔洛韦	无临床显著意义的药物相互作用	无需调整剂量	无临床显著意义的药物相互作用	无需调整剂量	无临床显著意义的药物相互作用	无需调整剂量
膦甲酸	无临床显著意义的药物相互作用	无需调整剂量	无临床显著意义的药物相互作用	无需调整剂量	无临床显著意义的药物相互作用	无需调整剂量
更昔洛韦	无临床显著意义的药物相互作用	无需调整剂量	无临床显著意义的药物相互作用	无需调整剂量	无临床显著意义的药物相互作用	无需调整剂量
奥司他韦	无临床显著意义的药物相互作用	无需调整剂量	无临床显著意义的药物相互作用	无需调整剂量	无临床显著意义的药物相互作用	无需调整剂量
利巴韦林	无临床显著意义的药物相互作用	无需调整剂量	无临床显著意义的药物相互作用	无需调整剂量	无临床显著意义的药物相互作用	无需调整剂量
伐昔洛韦	无临床显著意义的药物相互作用	无需调整剂量	无临床显著意义的药物相互作用	无需调整剂量	无临床显著意义的药物相互作用	无需调整剂量
扎那米韦	无临床显著意义的药物相互作用	无需调整剂量	无临床显著意义的药物相互作用	无需调整剂量	无临床显著意义的药物相互作用	无需调整剂量

续表

	茚地那韦		洛匹那韦(利托那韦增效)		奈非那韦	
	作用	临床意见	作用	临床意见	作用	临床意见
其他药物						
镇痛药、抗炎药和退热药						
阿芬太尼	潜在相互作用	密切监测或调整剂量	潜在相互作用	密切监测或调整剂量	潜在相互作用	密切监测或调整剂量
阿司匹林	无临床显著意义的药物相互作用	无需调整剂量	无临床显著意义的药物相互作用	无需调整剂量	无临床显著意义的药物相互作用	无需调整剂量
丁丙诺啡	潜在相互作用	密切监测或调整剂量	无临床显著意义的药物相互作用	无需调整剂量	潜在相互作用	密切监测或调整剂量
可待因	潜在相互作用	密切监测或调整剂量	潜在相互作用	密切监测或调整剂量	潜在相互作用	密切监测或调整剂量
右丙氧芬	增效:这些药物不可联用	禁忌	潜在相互作用	密切监测或调整剂量	潜在相互作用	密切监测或调整剂量
二醋吗啡	潜在相互作用	密切监测或调整剂量	潜在相互作用	密切监测或调整剂量	潜在相互作用	密切监测或调整剂量
双氯芬酸	无临床显著意义的药物相互作用	无需调整剂量	无临床显著意义的药物相互作用	无需调整剂量	无临床显著意义的药物相互作用	无需调整剂量
芬太尼	潜在相互作用	密切监测或调整剂量	增加芬太尼浓度	密切监测或调整剂量	潜在相互作用	密切监测或调整剂量
布洛芬	无临床显著意义的药物相互作用	无需调整剂量	无临床显著意义的药物相互作用	无需调整剂量	无临床显著意义的药物相互作用	无需调整剂量
美沙酮	增效:降低美沙酮浓度	增效:可能需要增加美沙酮剂量;监测药物撤退症状;未增效:无需调整剂量	降低美沙酮浓度	可能需要增加美沙酮剂量;监测药物撤退症状	降低美沙酮浓度	可能需要增加美沙酮剂量;监测药物撤退症状;虽然很少与奈非那韦联用
吗啡	潜在相互作用	密切监测或调整剂量	潜在相互作用	密切监测或调整剂量	潜在相互作用	密切监测或调整剂量
对乙酰氨基酚	无临床显著意义的药物相互作用	无需调整剂量	无临床显著意义的药物相互作用	无需调整剂量	无临床显著意义的药物相互作用	无需调整剂量
哌替啶	增效:这些药物不可联用	禁忌	潜在相互作用	密切监测或调整剂量	潜在相互作用	密切监测或调整剂量
吡罗昔康	增效:这些药物不可联用	禁忌	潜在相互作用	密切监测或调整剂量	潜在相互作用	密切监测或调整剂量
曲马朵	潜在相互作用	密切监测或调整剂量	潜在相互作用	密切监测或调整剂量	潜在相互作用	密切监测或调整剂量

	利托那韦		沙奎那韦		替拉那韦	
	作用	临床意见	作用	临床意见	作用	临床意见
其他抗逆转录病毒药						
艾维坦韦	潜在相互作用	密切监测或调整剂量	潜在相互作用	密切监测或调整剂量	无临床显著意义的药物相互作用	无需调整剂量
恩夫韦地	无临床显著意义的药物相互作用	无需调整剂量	增效:无临床显著意义的药物相互作用	无需调整剂量	增加替拉那韦浓度	无需调整剂量
马拉韦克	增加马拉韦克浓度	密切监测或调整剂量;为了临床获益,可能应用药物相互作用	增效:增加马拉韦克浓度	降低马拉韦克剂量50%	无临床显著意义的药物相互作用	无需调整剂量
拉泰格韦	无临床显著意义的药物相互作用	无需调整剂量	无临床显著意义的药物相互作用	无需调整剂量	无临床显著意义的药物相互作用	无需调整剂量
抗病毒药						
阿昔洛韦	无临床显著意义的药物相互作用	无需调整剂量	无临床显著意义的药物相互作用	无需调整剂量	无临床显著意义的药物相互作用	无需调整剂量
阿德福韦	无临床显著意义的药物相互作用	无需调整剂量	潜在相互作用	密切监测或调整剂量	无临床显著意义的药物相互作用	无需调整剂量
西多福韦	无临床显著意义的药物相互作用	无需调整剂量	无临床显著意义的药物相互作用	无需调整剂量	无临床显著意义的药物相互作用	无需调整剂量
恩替卡韦	无临床显著意义的药物相互作用	无需调整剂量	无临床显著意义的药物相互作用	无需调整剂量	无临床显著意义的药物相互作用	无需调整剂量
泛昔洛韦	无临床显著意义的药物相互作用	无需调整剂量	无临床显著意义的药物相互作用	无需调整剂量	无临床显著意义的药物相互作用	无需调整剂量
膦甲酸	无临床显著意义的药物相互作用	无需调整剂量	无临床显著意义的药物相互作用	无需调整剂量	无临床显著意义的药物相互作用	无需调整剂量
更昔洛韦	无临床显著意义的药物相互作用	无需调整剂量	无临床显著意义的药物相互作用	无需调整剂量	无临床显著意义的药物相互作用	无需调整剂量
奥司他韦	无临床显著意义的药物相互作用	无需调整剂量	无临床显著意义的药物相互作用	无需调整剂量	无临床显著意义的药物相互作用	无需调整剂量

续表

	利托那韦		沙奎那韦		替拉那韦	
	作用	临床意见	作用	临床意见	作用	临床意见
抗病毒药						
利巴韦林	无临床显著意义的药物相互作用	无需调整剂量	无临床显著意义的药物相互作用	无需调整剂量	无临床显著意义的药物相互作用	无需调整剂量
伐昔洛韦	无临床显著意义的药物相互作用	无需调整剂量	无临床显著意义的药物相互作用	无需调整剂量	无临床显著意义的药物相互作用	无需调整剂量
扎那米韦	无临床显著意义的药物相互作用	无需调整剂量	无临床显著意义的药物相互作用	无需调整剂量	无临床显著意义的药物相互作用	无需调整剂量
其他药物						
镇痛药、抗炎药和退热药						
阿芬太尼	潜在相互作用	密切监测或调整剂量	潜在相互作用	密切监测或调整剂量	潜在相互作用	密切监测或调整剂量
阿司匹林	无临床显著意义的药物相互作用	无需调整剂量	无临床显著意义的药物相互作用	无需调整剂量	无临床显著意义的药物相互作用	无需调整剂量
丁丙诺啡	增加丁丙诺啡浓度；不期望有临床显著意义的药物相互作用	无需调整剂量	潜在相互作用	密切监测或调整剂量	潜在相互作用	监测镇静药撤退症状
可待因	潜在相互作用	密切监测或调整剂量	潜在相互作用	密切监测或调整剂量	潜在相互作用	密切监测或调整剂量
右丙氧芬	增加右丙氧芬浓度	禁忌，因为潜在引起严重或威胁生命的不良反应	潜在相互作用	密切监测或调整剂量	潜在相互作用	密切监测或调整剂量
二醋吗啡	潜在相互作用	密切监测或调整剂量	潜在相互作用	密切监测或调整剂量	潜在相互作用	密切监测或调整剂量
双氯芬酸	无临床显著意义的药物相互作用	无需调整剂量	无临床显著意义的药物相互作用	无需调整剂量	无临床显著意义的药物相互作用	无需调整剂量
芬太尼	可能增加芬太尼浓度	密切监测或调整剂量	潜在相互作用	密切监测或调整剂量	潜在相互作用	密切监测或调整剂量
布洛芬	潜在相互作用	密切监测或调整剂量	无临床显著意义的药物相互作用	无需调整剂量	无临床显著意义的药物相互作用	无需调整剂量
美沙酮	降低美沙酮浓度	可能需要增加美沙酮剂量；监测药物撤退症状	增效：降低美沙酮浓度	可能需要增加美沙酮剂量；监测药物撤退症状；某些国家注册产品信息禁止它们的应用	增效：降低美沙酮浓度	可能需要增加美沙酮剂量；监测药物撤退症状
吗啡	可能降低吗啡浓度	密切监测或调整剂量	潜在相互作用	密切监测或调整剂量	潜在相互作用	密切监测或调整剂量
对乙酰氨基酚	无临床显著意义的药物相互作用	无需调整剂量	无临床显著意义的药物相互作用	无需调整剂量	无临床显著意义的药物相互作用	无需调整剂量
哌替啶	降低哌替啶浓度和增加哌替啶代谢产物浓度	不推荐增加剂量和长期使用，因为可能潜在引起严重的中枢神经系统不良反应	潜在相互作用	密切监测或调整剂量	降低哌替啶浓度和增加哌替啶代谢产物浓度	不推荐长期使用；密切监测或调整剂量
吡罗昔康	增加吡罗昔康浓度	禁忌，因为潜在引起严重或威胁生命的不良反应	潜在相互作用	密切监测或调整剂量	潜在相互作用	密切监测或调整剂量
曲马朵	可能增加曲马朵浓度	密切监测或调整剂量	潜在相互作用	密切监测或调整剂量	潜在相互作用	密切监测或调整剂量

	（福沙）安泼那韦		安扎那韦		达鲁那韦	
	作用	临床意见	作用	临床意见	作用	临床意见
抗菌药						
抗分歧杆菌药						
乙胺丁醇	无临床显著意义的药物相互作用	无需调整剂量	无临床显著意义的药物相互作用	无需调整剂量	无临床显著意义的药物相互作用	无需调整剂量
异烟肼	无临床显著意义的药物相互作用	无需调整剂量	无临床显著意义的药物相互作用	无需调整剂量	无临床显著意义的药物相互作用	无需调整剂量
吡嗪酰胺	无临床显著意义的药物相互作用	无需调整剂量	无临床显著意义的药物相互作用	无需调整剂量	无临床显著意义的药物相互作用	无需调整剂量
利福布汀	增加利福布汀和其代谢产物浓度	降低利福布汀剂量	增加利福布汀浓度	降低利福布汀剂量	增加利福布汀浓度；降低达鲁那韦浓度	降低利福布汀剂量
利福平	降低安泼那韦浓度	禁忌——可使抗逆转录病毒活性丧失	降低安扎那韦浓度	禁忌——可使抗逆转录病毒活性丧失	降低达鲁那韦浓度	禁忌——可使抗逆转录病毒活性丧失
利福喷汀	潜在相互作用	高结核复发率；优先考虑其他治疗	潜在相互作用	高结核复发率；优先考虑其他治疗	潜在相互作用	高结核复发率；优先考虑其他治疗
链霉素	无临床显著意义的药物相互作用	无需调整剂量	无临床显著意义的药物相互作用	无需调整剂量	无临床显著意义的药物相互作用	无需调整剂量

续表

	(福沙)安泼那韦		安扎那韦		达鲁那韦	
	作用	临床意见	作用	临床意见	作用	临床意见
大环内酯类						
阿奇霉素	无临床显著意义的药物相互作用	无需调整剂量	无临床显著意义的药物相互作用	无需调整剂量	潜在相互作用	密切监测或调整剂量
克拉霉素	未增效:无临床显著意义的药物相互作用; 增效:可能增加克拉霉素浓度	未增效:无需调整剂量; 增效:对肾损伤患者需降低克拉霉素剂量	增加安扎那韦和克拉霉素浓度;降低克拉霉素代谢产物浓度	降低克拉霉素剂量约50%;或者考虑其他选择,鸟分支杆菌复合感染除外	增加克拉霉素浓度;无法监测克拉霉素代谢产物浓度	正常肾功能:谨慎使用和监测; 肾功能受损:降低克拉霉素剂量50%~70%
红霉素	可能增加红霉素浓度	密切监测或调整剂量	无临床显著意义的药物相互作用	无需调整剂量	潜在相互作用	密切监测或调整剂量
喹诺酮类						
环丙沙星	无临床显著意义的药物相互作用	无需调整剂量	无临床显著意义的药物相互作用	无需调整剂量	无临床显著意义的药物相互作用	无需调整剂量
莫西沙星	无临床显著意义的药物相互作用	无需调整剂量	潜在相互作用;延长QT间期	密切监测或调整剂量	无临床显著意义的药物相互作用	无需调整剂量
氧氟沙星	无临床显著意义的药物相互作用	无需调整剂量	潜在相互作用;延长QT间期	密切监测或调整剂量	无临床显著意义的药物相互作用	无需调整剂量
其他抗菌药						
阿米卡星	无临床显著意义的药物相互作用	无需调整剂量	无临床显著意义的药物相互作用	无需调整剂量	无临床显著意义的药物相互作用	无需调整剂量
克拉维酸	无临床显著意义的药物相互作用	无需调整剂量	无临床显著意义的药物相互作用	无需调整剂量	无临床显著意义的药物相互作用	无需调整剂量
克林霉素	无临床显著意义的药物相互作用	无需调整剂量	无临床显著意义的药物相互作用	无需调整剂量	无临床显著意义的药物相互作用	无需调整剂量
磺胺甲噁唑	无临床显著意义的药物相互作用	无需调整剂量	无临床显著意义的药物相互作用	无需调整剂量	无临床显著意义的药物相互作用	无需调整剂量
氨苯砜	可能增加氨苯砜浓度	密切监测——虽然无临床显著意义的药物相互作用	无临床显著意义的药物相互作用	无需调整剂量	无临床显著意义的药物相互作用	无需调整剂量
夫西地酸	—	—	—	—	—	—
甲硝唑	安泼那韦溶液(而非福沙安泼那韦溶液)含有丙二醇,有潜在毒性	禁忌——由于安泼那韦溶液潜在严重或威胁生命的不良反应	潜在相互作用	密切监测或调整剂量	潜在相互作用	密切监测或调整剂量
青霉素	无临床显著意义的药物相互作用	无需调整剂量	无临床显著意义的药物相互作用	无需调整剂量	无临床显著意义的药物相互作用	无需调整剂量
奎奴普丁/达福普汀	—	—	—	—	—	—
四环素	无临床显著意义的药物相互作用	无需调整剂量	无临床显著意义的药物相互作用	无需调整剂量	无临床显著意义的药物相互作用	无需调整剂量
抗抑郁药						
三环类药						
阿米替林	增加三环类药物浓度	密切监测或调整剂量	增加三环类药物浓度	警告:潜在严重或威胁生命的不良反应	潜在相互作用	密切监测或调整剂量
地昔帕明	增加三环类药物浓度	密切监测或调整剂量	潜在相互作用	密切监测或调整剂量	增加地昔帕明浓度	警告:可能需要降低地昔帕明剂量
多塞平	潜在相互作用	密切监测或调整剂量	潜在相互作用	密切监测或调整剂量	潜在相互作用	密切监测或调整剂量
去甲替林	增加三环类药物浓度	密切监测或调整剂量	潜在相互作用	密切监测或调整剂量	潜在相互作用	密切监测或调整剂量

	茚地那韦		洛匹那韦(利托那韦增效)		奈非那韦	
	作用	临床意见	作用	临床意见	作用	临床意见
抗菌药						
抗分枝杆菌药						
乙胺丁醇	无临床显著意义的药物相互作用	无需调整剂量	无临床显著意义的药物相互作用	无需调整剂量	无临床显著意义的药物相互作用	无需调整剂量
异烟肼	无临床显著意义的药物相互作用	无需调整剂量	无临床显著意义的药物相互作用	无需调整剂量	无临床显著意义的药物相互作用	无需调整剂量
吡嗪酰胺	无临床显著意义的药物相互作用	无需调整剂量	无临床显著意义的药物相互作用	无需调整剂量	无临床显著意义的药物相互作用	无需调整剂量
利福布汀	增加利福布汀浓度;降低茚地那韦浓度	降低利福布汀剂量和增加茚地那韦剂量	增加利福布汀和其代谢产物浓度	降低利福布汀剂量	增加利福布汀浓度;降低奈非那韦浓度	降低利福布汀剂量
利福平	降低茚地那韦浓度	禁忌——可使抗逆转录病毒活性丧失	降低洛匹那韦浓度	禁忌——可使抗逆转录病毒活性丧失	降低奈非那韦浓度	禁忌——可使抗逆转录病毒活性丧失

续表

	茚地那韦		洛匹那韦(利托那韦增效)		奈非那韦	
	作用	临床意见	作用	临床意见	作用	临床意见
抗分歧杆菌药						
利福喷汀	潜在相互作用	高结核复发率;优先考虑其他治疗	潜在相互作用	高结核复发率;优先考虑其他治疗	潜在相互作用	高结核复发率;优先考虑其他治疗
链霉素	无临床显著意义的药物相互作用	无需调整剂量	无临床显著意义的药物相互作用	无需调整剂量	无临床显著意义的药物相互作用	无需调整剂量
大环内酯类						
阿奇霉素	无临床显著意义的药物相互作用	无需调整剂量	无临床显著意义的药物相互作用	无需调整剂量	增加阿奇霉素浓度	无需调整剂量,但需要监测肝酶活性和听力
克拉霉素	增加克拉霉素和茚地那韦浓度	未建立适当的剂量调整方案	增加克拉霉素浓度	正常肾功能:无需调整剂量; 肾功能受损:降低克拉霉素剂量 50%～75%	无临床显著意义的药物相互作用	无需调整剂量
红霉素	潜在相互作用	密切监测或调整剂量	增加红霉素浓度	密切监测或调整剂量	无临床显著意义的药物相互作用	无需调整剂量
喹诺酮类						
环丙沙星	无临床显著意义的药物相互作用	无需调整剂量	无临床显著意义的药物相互作用	无需调整剂量	无临床显著意义的药物相互作用	无需调整剂量
莫西沙星	无临床显著意义的药物相互作用	无需调整剂量	潜在相互作用;延长QT间期	密切监测或调整剂量	无临床显著意义的药物相互作用	无需调整剂量
氧氟沙星	无临床显著意义的药物相互作用	无需调整剂量	潜在相互作用;延长QT间期	密切监测或调整剂量	无临床显著意义的药物相互作用	无需调整剂量
其他抗菌药						
阿米卡星	无临床显著意义的药物相互作用	无需调整剂量	无临床显著意义的药物相互作用	无需调整剂量	无临床显著意义的药物相互作用	无需调整剂量
克拉维酸	无临床显著意义的药物相互作用	无需调整剂量	无临床显著意义的药物相互作用	无需调整剂量	无临床显著意义的药物相互作用	无需调整剂量
克林霉素	无临床显著意义的药物相互作用	无需调整剂量	无临床显著意义的药物相互作用	无需调整剂量	无临床显著意义的药物相互作用	无需调整剂量
磺胺甲噁唑	无临床显著意义的药物相互作用	无需调整剂量	无临床显著意义的药物相互作用	无需调整剂量	无临床显著意义的药物相互作用	无需调整剂量
氨苯砜	无临床显著意义的药物相互作用	无需调整剂量	无临床显著意义的药物相互作用	无需调整剂量	无临床显著意义的药物相互作用	无需调整剂量
夫西地酸	增效:这些药物不应联合用药	禁忌	—	—	—	—
甲硝唑	无临床显著意义的药物相互作用	无需调整剂量	洛匹那韦/利托那韦制剂含有乙醇	可能引起双硫仑反应	无临床显著意义的药物相互作用	无需调整剂量
青霉素	无临床显著意义的药物相互作用	无需调整剂量	无临床显著意义的药物相互作用	无需调整剂量	无临床显著意义的药物相互作用	无需调整剂量
奎奴普丁/达福普汀	—	—	—	—	—	—
四环素	无临床显著意义的药物相互作用	无需调整剂量	无临床显著意义的药物相互作用	无需调整剂量	无临床显著意义的药物相互作用	无需调整剂量
抗抑郁药						
三环类药						
阿米替林	潜在相互作用	密切监测或调整剂量	潜在相互作用	密切监测或调整剂量	无临床显著意义的药物相互作用	无需调整剂量
地昔帕明	潜在相互作用	密切监测或调整剂量	无临床显著意义的药物相互作用	无需调整剂量	无临床显著意义的药物相互作用	无需调整剂量
多塞平	潜在相互作用	密切监测或调整剂量	潜在相互作用	密切监测或调整剂量	潜在相互作用	密切监测或调整剂量
去甲替林	潜在相互作用	密切监测或调整剂量	潜在相互作用	密切监测或调整剂量	无临床显著意义的药物相互作用	无需调整剂量

	利托那韦		沙奎那韦		替拉那韦	
	作用	临床意见	作用	临床意见	作用	临床意见
抗菌药						
抗分歧杆菌药						
乙胺丁醇	无临床显著意义的药物相互作用	无需调整剂量	无临床显著意义的药物相互作用	无需调整剂量	无临床显著意义的药物相互作用	无需调整剂量
异烟肼	无临床显著意义的药物相互作用	无需调整剂量	无临床显著意义的药物相互作用	无需调整剂量	无临床显著意义的药物相互作用	无需调整剂量
吡嗪酰胺	无临床显著意义的药物相互作用	无需调整剂量	无临床显著意义的药物相互作用	无需调整剂量	无临床显著意义的药物相互作用	无需调整剂量
利福布汀	增加利福布汀和其代谢产物浓度;	降低利福布汀剂量	增加利福布汀和降低沙奎那韦浓度	降低利福布汀剂量	增效:增加利福布汀和其代谢产物浓度	降低利福布汀剂量

续表

	利托那韦		沙奎那韦		替拉那韦	
	作用	临床意见	作用	临床意见	作用	临床意见
抗分歧杆菌药						
利福平	降低利托那韦浓度	禁忌——可使抗逆转录病毒活性丧失	未增效:降低沙奎那韦浓度; 增效:引起肝细胞毒性	禁忌——增效和未增效的沙奎那韦均不与利福平联用	增效:降低替拉那韦浓度	禁忌——可使抗逆转录病毒活性丧失
利福喷汀	潜在相互作用	高结核复发率;优先考虑其他治疗	潜在相互作用	高结核复发率;优先考虑其他治疗	潜在相互作用	高结核复发率;优先考虑其他治疗
链霉素	无临床显著意义的药物相互作用	无需调整剂量	无临床显著意义的药物相互作用	无需调整剂量	无临床显著意义的药物相互作用	无需调整剂量
大环内酯类						
阿奇霉素	潜在相互作用	密切监测或调整剂量	无临床显著意义的药物相互作用	无需调整剂量	无临床显著意义的药物相互作用	无需调整剂量
克拉霉素	增加克拉霉素浓度	正常肾功能:无需调整剂量; 肾功能受损:降低克拉霉素剂量	未增效:增加克拉霉素和沙奎那韦浓度; 增效:未评价	正常肾功能:无需调整剂量; 肾功能受损:降低克拉霉素剂量	增效:增加替拉那韦和克拉霉素浓度;降低克拉霉素代谢产物浓度	正常肾功能:无需调整剂量; 肾功能受损:降低克拉霉素剂量
红霉素	可能增加红霉素浓度	密切监测或调整剂量	未增效:无临床显著意义的药物相互作用; 增效:未评价	未增效:无需调整剂量; 增效:禁忌	潜在相互作用	密切监测或调整剂量
喹诺酮类						
环丙沙星	无临床显著意义的药物相互作用	无需调整剂量	无临床显著意义的药物相互作用	无需调整剂量	无临床显著意义的药物相互作用	无需调整剂量
莫西沙星	无临床显著意义的药物相互作用	无需调整剂量	无临床显著意义的药物相互作用	无需调整剂量	无临床显著意义的药物相互作用	无需调整剂量
氧氟沙星	无临床显著意义的药物相互作用	无需调整剂量	无临床显著意义的药物相互作用	无需调整剂量	无临床显著意义的药物相互作用	无需调整剂量
其他抗菌药						
阿米卡星	无临床显著意义的药物相互作用	无需调整剂量	无临床显著意义的药物相互作用	无需调整剂量	无临床显著意义的药物相互作用	无需调整剂量
克拉维酸	无临床显著意义的药物相互作用	无需调整剂量	无临床显著意义的药物相互作用	无需调整剂量	无临床显著意义的药物相互作用	无需调整剂量
克林霉素	潜在相互作用	密切监测或调整剂量	无临床显著意义的药物相互作用	无需调整剂量	无临床显著意义的药物相互作用	无需调整剂量
磺胺甲噁唑	无临床显著意义的药物相互作用	无需调整剂量	无临床显著意义的药物相互作用	无需调整剂量	潜在相互作用	密切监测或调整剂量
氨苯砜	无临床显著意义的药物相互作用	无需调整剂量	潜在相互作用	密切监测或调整剂量	潜在相互作用	密切监测或调整剂量
夫西地酸	增加夫西地酸和利托那韦浓度	禁忌	—	—	—	—
甲硝唑	利托那韦制剂含有乙醇	可能引起双硫仑反应	无临床显著意义的药物相互作用	无需调整剂量	替拉那韦胶囊含有乙醇	可能引起双硫仑反应
青霉素	无临床显著意义的药物相互作用	无需调整剂量	无临床显著意义的药物相互作用	无需调整剂量	无临床显著意义的药物相互作用	无需调整剂量
奎奴普丁/达福普汀	—	—	未增效:潜在增加沙奎那韦浓度; 增效:未评价	密切监测或调整剂量	—	—
四环素	无临床显著意义的药物相互作用	无需调整剂量	无临床显著意义的药物相互作用	无需调整剂量	无临床显著意义的药物相互作用	无需调整剂量
抗抑郁药						
三环类药						
阿米替林	可能增加三环类药物浓度	密切监测或调整剂量	增效:潜在降低三环类药物浓度	密切监测或调整剂量;某些国家注册产品信息禁止它们的应用	潜在相互作用	密切监测或调整剂量
地昔帕明	增加地昔帕明浓度	应用低剂量的地昔帕明起始剂量	潜在相互作用	密切监测或调整剂量	增效:可能增加地昔帕明浓度	可能需要降低地昔帕明剂量
多塞平	潜在相互作用	密切监测或调整剂量	潜在相互作用	密切监测或调整剂量	潜在相互作用	密切监测或调整剂量
去甲替林	可能增加三环类药物浓度	密切监测或调整剂量	潜在相互作用	密切监测或调整剂量	潜在相互作用	密切监测或调整剂量

续表

	(福沙)安泼那韦		安扎那韦		达鲁那韦	
	作用	临床意见	作用	临床意见	作用	临床意见
SSRIs						
西酞普兰	潜在相互作用	密切监测或调整剂量	潜在相互作用	密切监测或调整剂量	潜在相互作用	密切监测或调整剂量
氟西汀	潜在相互作用	密切监测或调整剂量	潜在相互作用	密切监测或调整剂量	潜在相互作用	密切监测或调整剂量
帕罗西汀	增效:降低帕罗西汀浓度	密切监测或调整剂量	潜在相互作用	密切监测或调整剂量	可能降低帕罗西汀浓度	以帕罗西汀最小剂量开始给药,密切监测
舍曲林	潜在相互作用	密切监测或调整剂量	潜在相互作用	密切监测或调整剂量	可能降低舍曲林浓度	以舍曲林最小剂量开始给药,密切监测
其他抗抑郁药						
安非他酮	潜在相互作用	密切监测或调整剂量	潜在相互作用	密切监测或调整剂量	潜在相互作用	密切监测或调整剂量
锂	无临床显著意义的药物相互作用	无需调整剂量	潜在相互作用	密切监测或调整剂量	无临床显著意义的药物相互作用	无需调整剂量
米氮平	潜在相互作用	密切监测或调整剂量	潜在相互作用	密切监测或调整剂量	潜在相互作用	密切监测或调整剂量
奈法唑酮	潜在相互作用	密切监测或调整剂量	潜在相互作用	密切监测或调整剂量	潜在相互作用	密切监测或调整剂量
圣约翰草(贯叶金丝桃)	降低安泼那韦浓度	禁忌——可使抗逆转录病毒活性丧失和可能对安泼那韦耐药	降低安扎那韦浓度	禁忌——可使抗逆转录病毒活性丧失和可能对安扎那韦耐药	降低达鲁那韦浓度	禁忌——可使抗逆转录病毒活性丧失
曲唑酮	增加曲唑酮浓度	警告:可能需要降低曲唑酮剂量	增加曲唑酮浓度	警告:可能需要降低曲唑酮剂量	增加曲唑酮浓度	警告:可能需要降低曲唑酮剂量
文拉法辛	潜在相互作用	密切监测或调整剂量	潜在相互作用	密切监测或调整剂量	潜在相互作用	密切监测或调整剂量
抗糖尿病药						
格列齐特	潜在相互作用	密切监测或调整剂量	潜在相互作用	密切监测或调整剂量	潜在相互作用	密切监测或调整剂量
格列美脲	—	—	—	—	—	—
格列吡嗪	潜在相互作用	密切监测或调整剂量	潜在相互作用	密切监测或调整剂量	潜在相互作用	密切监测或调整剂量
格列本脲	—	—	—	—	—	—
胰岛素	无临床显著意义的药物相互作用	无需调整剂量	无临床显著意义的药物相互作用	无需调整剂量	无临床显著意义的药物相互作用	无需调整剂量
二甲双胍	无临床显著意义的药物相互作用	无需调整剂量	潜在相互作用	密切监测或调整剂量	无临床显著意义的药物相互作用	无需调整剂量
吡格列酮	潜在相互作用	密切监测或调整剂量	潜在相互作用	密切监测或调整剂量	潜在相互作用	密切监测或调整剂量
罗格列酮	无临床显著意义的药物相互作用	无需调整剂量	无临床显著意义的药物相互作用	无需调整剂量	潜在相互作用	密切监测或调整剂量
瑞格列奈	—	—	—	—	—	—
甲苯磺丁脲	潜在相互作用	密切监测或调整剂量	潜在相互作用	密切监测或调整剂量	潜在相互作用	密切监测或调整剂量
抗癫痫药						
卡马西平	未增效和增效:降低安泼那韦浓度;增效也可能增加卡马西平浓度	监测病毒学反应;考虑其他抗癫痫药或者用利托那韦增效;和/或监测药物浓度	未增效和增效:降低安扎那韦浓度;增效也可能增加卡马西平浓度	监测病毒学反应;考虑其他抗癫痫药或者用利托那韦增效;和/或监测药物浓度	增加卡马西平浓度	监测抗癫痫药水平和在需要时调整剂量
氯硝西泮	潜在相互作用	密切监测或调整剂量	潜在相互作用	密切监测或调整剂量	潜在相互作用	密切监测或调整剂量
乙琥胺	潜在相互作用	密切监测或调整剂量	潜在相互作用	密切监测或调整剂量	潜在相互作用	密切监测或调整剂量
加巴喷丁	无临床显著意义的药物相互作用	无需调整剂量	无临床显著意义的药物相互作用	无需调整剂量	无临床显著意义的药物相互作用	无需调整剂量
拉可沙胺	无临床显著意义的药物相互作用	无需调整剂量	无临床显著意义的药物相互作用	无需调整剂量	无临床显著意义的药物相互作用	无需调整剂量
拉莫三嗪	无临床显著意义的药物相互作用	无需调整剂量	增效:潜在相互作用; 未增效:无临床显著意义的药物相互作用	密切监测或调整剂量	无临床显著意义的药物相互作用	无需调整剂量
左乙拉西坦	无临床显著意义的药物相互作用	无需调整剂量	无临床显著意义的药物相互作用	无需调整剂量	无临床显著意义的药物相互作用	无需调整剂量
苯巴比妥	降低安泼那韦浓度	监测病毒学反应;考虑其他抗癫痫药或监测药物浓度	降低安扎那韦浓度	监测病毒学反应;考虑其他抗癫痫药或监测药物浓度	显著的临床相互作用	考虑其他抗癫痫药或监测药物浓度和评估病毒学反应
苯妥英	未增效:降低安泼那韦浓度; 增效:增加安泼那韦浓度和降低苯妥英浓度	监测病毒学反应;考虑其他抗癫痫药或者用利托那韦增效;和/或监测药物浓度	潜在相互作用	监测病毒学反应;考虑其他抗癫痫药或监测药物浓度	降低达鲁那韦浓度	禁忌——可使抗逆转录病毒活性丧失

续表

	(福沙)安泼那韦		安扎那韦		达鲁那韦	
	作用	临床意见	作用	临床意见	作用	临床意见
抗癫痫药						
丙戊酸盐	无临床显著意义的药物相互作用	无需调整剂量	潜在相互作用	密切监测或调整剂量	无临床显著意义的药物相互作用	无需调整剂量
氨己烯酸	无临床显著意义的药物相互作用	无需调整剂量	无临床显著意义的药物相互作用	无需调整剂量	无临床显著意义的药物相互作用	无需调整剂量
	茚地那韦		**洛匹那韦(利托那韦增效)**		**奈非那韦**	
	作用	临床意见	作用	临床意见	作用	临床意见
SSRIs						
西酞普兰	潜在相互作用	密切监测或调整剂量	潜在相互作用	密切监测或调整剂量	潜在相互作用	密切监测或调整剂量
氟西汀	潜在相互作用	密切监测或调整剂量	潜在相互作用	密切监测或调整剂量	无临床显著意义的药物相互作用	无需调整剂量
帕罗西汀	增效:降低帕罗西汀浓度	密切监测或调整剂量	潜在相互作用	密切监测或调整剂量	无临床显著意义的药物相互作用	无需调整剂量
舍曲林	潜在相互作用	密切监测或调整剂量	潜在相互作用	密切监测或调整剂量	潜在相互作用	密切监测或调整剂量
其他抗抑郁药						
安非他酮	潜在相互作用	密切监测或调整剂量	可能降低安非他酮浓度	为保持疗效需调整安非他酮剂量	潜在相互作用	密切监测或调整剂量
锂	无临床显著意义的药物相互作用	无需调整剂量	无临床显著意义的药物相互作用	无需调整剂量	无临床显著意义的药物相互作用	无需调整剂量
米氮平	潜在相互作用	密切监测或调整剂量	潜在相互作用	密切监测或调整剂量	潜在相互作用	密切监测或调整剂量
奈法唑酮	潜在相互作用	密切监测或调整剂量	潜在相互作用	密切监测或调整剂量	潜在相互作用	密切监测或调整剂量
圣约翰草(贯叶金丝桃)	降低茚地那韦浓度	禁忌——可使抗逆转录病毒活性丧失和可能对茚地那韦耐药	降低利托那韦增效的洛匹那韦浓度	禁忌——可使抗逆转录病毒活性丧失和可能对洛匹那韦耐药	降低奈非那韦浓度	禁忌——可使抗逆转录病毒活性丧失和可能对奈非那韦耐药
曲唑酮	增加曲唑酮浓度	警告:可能需要降低曲唑酮剂量	增加曲唑酮浓度	谨慎使用,考虑降低曲唑酮剂量	增加曲唑酮浓度	谨慎使用,考虑降低曲唑酮剂量
文拉法辛	降低茚地那韦浓度	未知临床显著性	潜在相互作用	密切监测或调整剂量	潜在相互作用	密切监测或调整剂量
抗糖尿病药						
格列齐特	潜在相互作用	密切监测或调整剂量	潜在相互作用	密切监测或调整剂量	潜在相互作用	密切监测或调整剂量
格列美脲	—	—	—	—	—	—
格列吡嗪	潜在相互作用	密切监测或调整剂量	潜在相互作用	密切监测或调整剂量	潜在相互作用	密切监测或调整剂量
格列本脲	—	—	—	—	—	—
胰岛素	无临床显著意义的药物相互作用	无需调整剂量	无临床显著意义的药物相互作用	无需调整剂量	无临床显著意义的药物相互作用	无需调整剂量
二甲双胍	无临床显著意义的药物相互作用	无需调整剂量	无临床显著意义的药物相互作用	无需调整剂量	无临床显著意义的药物相互作用	无需调整剂量
吡格列酮	潜在相互作用	密切监测或调整剂量	潜在相互作用	密切监测或调整剂量	潜在相互作用	密切监测或调整剂量
罗格列酮	无临床显著意义的药物相互作用	无需调整剂量	无临床显著意义的药物相互作用	无需调整剂量	无临床显著意义的药物相互作用	无需调整剂量
瑞格列奈	—		—	—	—	—
甲苯磺丁脲	潜在相互作用	密切监测或调整剂量	潜在相互作用	密切监测或调整剂量	潜在相互作用	密切监测或调整剂量
抗癫痫药						
卡马西平	未增效和增效:降低茚地那韦浓度;增效也可能增加卡马西平浓度	监测病毒学反应;考虑其他抗癫痫药或者用利托那韦增效;和/或监测药物浓度	降低洛匹那韦浓度	监测病毒学反应;考虑其他抗癫痫药或者监测药物浓度;禁忌——不能与利托那韦增效的洛匹那韦每日单次给药联用	降低奈非那韦浓度	不建议联合用药——可使抗逆转录病毒活性丧失
氯硝西泮	潜在相互作用	密切监测或调整剂量	潜在相互作用	密切监测或调整剂量	潜在相互作用	密切监测或调整剂量
乙琥胺	潜在相互作用	密切监测或调整剂量	潜在相互作用	密切监测或调整剂量	潜在相互作用	密切监测或调整剂量
加巴喷丁	无临床显著意义的药物相互作用	无需调整剂量	无临床显著意义的药物相互作用	无需调整剂量	无临床显著意义的药物相互作用	无需调整剂量
拉可沙胺	无临床显著意义的药物相互作用	无需调整剂量	无临床显著意义的药物相互作用	无需调整剂量	无临床显著意义的药物相互作用	无需调整剂量
拉莫三嗪	潜在相互作用	密切监测或调整剂量	降低拉莫三嗪浓度	为保证疗效需调整拉莫三嗪浓度	无临床显著意义的药物相互作用	无需调整剂量

续表

	茚地那韦		洛匹那韦(利托那韦增效)		奈非那韦	
	作用	临床意见	作用	临床意见	作用	临床意见
抗癫痫药						
左乙拉西坦	无临床显著意义的药物相互作用	无需调整剂量	无临床显著意义的药物相互作用	无需调整剂量	无临床显著意义的药物相互作用	无需调整剂量
苯巴比妥	降低茚地那韦浓度	监测病毒学反应；考虑其他抗癫痫药或监测药物浓度	可能降低洛匹那韦浓度	监测病毒学反应；考虑其他抗癫痫药或监测药物浓度；禁忌——不能与利托那韦增效的洛匹那韦每日单次给药联用	可能降低奈非那韦浓度	监测病毒学反应；考虑其他抗癫痫药或监测药物浓度
苯妥英	降低茚地那韦浓度	密切监测或调整剂量	可能降低洛匹那韦和苯妥英浓度	监测病毒学反应；考虑其他抗癫痫药或监测药物浓度；禁忌——不能与利托那韦增效的洛匹那韦每日单次给药联用	降低苯妥英浓度	密切监测苯妥英浓度；可能需要调整剂量
丙戊酸盐	潜在相互作用	密切监测或调整剂量	可能降低丙戊酸浓度和增加洛匹那韦浓度	密切监测或调整剂量	潜在相互作用	密切监测或调整剂量
氨己烯酸	无临床显著意义的药物相互作用	无需调整剂量	无临床显著意义的药物相互作用	无需调整剂量	无临床显著意义的药物相互作用	无需调整剂量

	利托那韦		沙奎那韦		替拉那韦	
	作用	临床意见	作用	临床意见	作用	临床意见
SSRIs						
西酞普兰	可能增加西酞普兰浓度	密切监测或调整剂量	潜在相互作用	密切监测或调整剂量	潜在相互作用	密切监测或调整剂量
氟西汀	可能增加氟西汀浓度	密切监测或调整剂量	潜在相互作用	密切监测或调整剂量	未研究，但潜在增加氟西汀浓度	密切监测或调整剂量
帕罗西汀	可能增加帕罗西汀浓度	密切监测或调整剂量	潜在相互作用	密切监测或调整剂量	未研究，但潜在增加帕罗西汀浓度	密切监测或调整剂量
舍曲林	可能增加舍曲林浓度	密切监测或调整剂量	潜在相互作用	密切监测或调整剂量	未研究，但潜在增加舍曲林浓度	密切监测或调整剂量
其他抗抑郁药						
安非他酮	降低安非他酮和其活性代谢产物浓度	密切监测或调整剂量	潜在相互作用	密切监测或调整剂量	增效：降低安非他酮浓度	为保证疗效需调整安非他酮剂量
锂	无临床显著意义的药物相互作用	无需调整剂量	无临床显著意义的药物相互作用	无需调整剂量	无临床显著意义的药物相互作用	无需调整剂量
米氮平	潜在相互作用	密切监测或调整剂量	潜在相互作用	密切监测或调整剂量	潜在相互作用	密切监测或调整剂量
奈法唑酮	可能增加奈法唑酮浓度	密切监测或调整剂量	未增效：增加沙奎那韦浓度； 增效：未评价	未增效：不推荐	潜在相互作用	密切监测或调整剂量
圣约翰草(贯叶金丝桃)	降低利托那韦浓度	禁忌——可使抗逆转录病毒活性丧失和可能对利托那韦耐药	未增效：降低沙奎那韦浓度； 增效：未评价	禁忌——可使抗逆转录病毒活性丧失和可能对沙奎那韦耐药	降低替拉那韦浓度	禁忌——可使抗逆转录病毒活性丧失和可能对替拉那韦耐药
曲唑酮	增加曲唑酮浓度	谨慎使用：考虑降低曲唑酮剂量	增效：增加曲唑酮浓度	谨慎使用：考虑降低曲唑酮剂量；某些国家注册产品信息为禁忌	增效：增加曲唑酮浓度	谨慎使用，考虑降低曲唑酮剂量
文拉法辛	潜在相互作用	密切监测或调整剂量	潜在相互作用	密切监测或调整剂量	潜在相互作用	密切监测或调整剂量
抗糖尿病药						
格列齐特	潜在相互作用	密切监测或调整剂量	潜在相互作用	密切监测或调整剂量	潜在相互作用	密切监测或调整剂量
格列美脲	—	—	—	—	未研究，但潜在相互作用	谨慎使用和监测血糖
格列吡嗪	潜在相互作用	密切监测或调整剂量	潜在相互作用	密切监测或调整剂量	未研究，但潜在相互作用	谨慎使用和监测血糖
格列本脲	—	—	—	—	未研究但潜在相互作用	谨慎使用和监测血糖
胰岛素	无临床显著意义的药物相互作用	无需调整剂量	无临床显著意义的药物相互作用	无需调整剂量	无临床显著意义的药物相互作用	无需调整剂量
二甲双胍	无临床显著意义的药物相互作用	无需调整剂量	无临床显著意义的药物相互作用	无需调整剂量	无临床显著意义的药物相互作用	无需调整剂量
吡格列酮	潜在相互作用	密切监测或调整剂量	潜在相互作用	密切监测或调整剂量	未研究，但潜在相互作用	谨慎使用和监测血糖
罗格列酮	无临床显著意义的药物相互作用	无需调整剂量	无临床显著意义的药物相互作用	无需调整剂量	无临床显著意义的药物相互作用	无需调整剂量

续表

	利托那韦		沙奎那韦		替拉那韦	
	作用	临床意见	作用	临床意见	作用	临床意见
抗糖尿病药						
瑞格列奈	—	—	—	—	未研究，但潜在相互作用	谨慎使用和监测血糖
甲苯磺丁脲	可能增加甲苯磺丁脲浓度	密切监测或调整剂量	潜在相互作用	密切监测或调整剂量	未研究，但潜在相互作用	谨慎使用和监测血糖
抗癫痫药						
卡马西平	可能增加卡马西平浓度	密切监测或调整剂量	增效：降低沙奎那韦浓度和可能增加卡马西平浓度	考虑其他抗癫痫药或监测药物浓度；评价抗病毒反应	增效：降低替拉那韦浓度和可能增加卡马西平浓度	考虑其他抗癫痫药或监测药物浓度；评价抗病毒反应
氯硝西泮	可能增加氯硝西泮浓度	密切监测或调整剂量	潜在相互作用	密切监测或调整剂量	潜在相互作用	密切监测或调整剂量
乙琥胺	可能增加乙琥胺浓度	密切监测或调整剂量	潜在相互作用	密切监测或调整剂量	潜在相互作用	密切监测或调整剂量
加巴喷丁	无临床显著意义的药物相互作用	无需调整剂量	无临床显著意义的药物相互作用	无需调整剂量	无临床显著意义的药物相互作用	无需调整剂量
拉可沙胺	无临床显著意义的药物相互作用	无需调整剂量	无临床显著意义的药物相互作用	无需调整剂量	无临床显著意义的药物相互作用	无需调整剂量
拉莫三嗪	可能降低拉莫三嗪浓度	密切监测或调整剂量	无临床显著意义的药物相互作用	无需调整剂量	无临床显著意义的药物相互作用	无需调整剂量
左乙拉西坦	无临床显著意义的药物相互作用	无需调整剂量	无临床显著意义的药物相互作用	无需调整剂量	无临床显著意义的药物相互作用	无需调整剂量
苯巴比妥	降低利托那韦浓度	监测病毒学反应；考虑其他抗癫痫药或监测药物浓度	未增效：可能降低沙奎那韦浓度； 增效：未评价	监测病毒学反应；考虑其他抗癫痫药或监测药物浓度	增效：可能降低替拉那韦浓度	监测病毒学反应；考虑其他抗癫痫药或监测药物浓度
苯妥英	降低苯妥英浓度	密切监测或调整剂量	未增效：可能降低沙奎那韦； 增效：可能降低沙奎那韦浓度	监测病毒学反应；考虑其他抗癫痫药或监测药物浓度	增效：降低替拉那韦浓度	监测抗癫痫药物的推荐浓度
丙戊酸盐	潜在相互作用	密切监测或调整剂量	无临床显著意义的药物相互作用	无需调整剂量	降低丙戊酸盐浓度	监测抗癫痫药物的推荐浓度
氨己烯酸	无临床显著意义的药物相互作用	无需调整剂量	无临床显著意义的药物相互作用	无需调整剂量	无临床显著意义的药物相互作用	无需调整剂量

	(福沙)安泼那韦		安扎那韦		达鲁那韦	
	作用	临床意见	作用	临床意见	作用	临床意见
抗真菌药						
两性霉素B	无临床显著意义的药物相互作用	无需调整剂量	无临床显著意义的药物相互作用	无需调整剂量	无临床显著意义的药物相互作用	无需调整剂量
卡泊芬净	潜在相互作用	密切监测或调整剂量	潜在相互作用	密切监测或调整剂量	潜在相互作用	密切监测或调整剂量
氟康唑	无临床显著意义的药物相互作用	无需调整剂量	无临床显著意义的药物相互作用	无需调整剂量	无临床显著意义的药物相互作用	无需调整剂量
氟胞嘧啶	无临床显著意义的药物相互作用	无需调整剂量	无临床显著意义的药物相互作用	无需调整剂量	无临床显著意义的药物相互作用	无需调整剂量
伊曲康唑	可能增加伊曲康唑浓度	警告：增效，对应用伊曲康唑每日大于200mg的患者可能需要调整剂量；未增效，对应用伊曲康唑每日大于400mg的患者可能需要调整剂量	可能增加伊曲康唑浓度	警告：增效，对应用伊曲康唑每日大于200mg的患者可能需要调整剂量；未增效：监测伊曲康唑浓度	未研究——可能增加伊曲康唑和达鲁那韦浓度	警告：伊曲康唑剂量每日不得超过200mg
酮康唑	可能增加酮康唑浓度	警告：增效，对应用酮康唑每日大于200mg的患者可能需要调整剂量；未增效，对应用酮康唑每日大于400mg的患者可能需要调整剂量	可能增加酮康唑浓度	警告：增效，对应用酮康唑每日大于200mg的患者可能需要调整剂量；未增效：监测酮康唑浓度	增加酮康唑和达鲁那韦浓度	警告：酮康唑剂量每日不得超过200mg
咪康唑	无数据	无数据	潜在相互作用	密切监测或调整剂量	潜在相互作用	密切监测或调整剂量
泊沙康唑	潜在相互作用	未增效：不推荐； 增效：监测两种药物浓度	增效和未增效：增加安扎那韦浓度	监测安扎那韦不良反应	潜在相互作用	密切监测或调整剂量
特比萘芬	无临床显著意义的药物相互作用	无需调整剂量	无临床显著意义的药物相互作用	无需调整剂量	无临床显著意义的药物相互作用	无需调整剂量
伏立康唑	未增效：可能增加两种药物浓度； 增效：降低伏立康唑浓度	未增效：监测毒性； 增效：不推荐，除非益处高于风险	未增效：可能增加两种药物浓度； 增效：降低伏立康唑浓度	未增效：监测毒性； 增效：不推荐，除非益处高于风险	未研究：可能降低伏立康唑浓度	一般不推荐联合用药

续表

	(福沙)安泼那韦		安扎那韦		达鲁那韦	
	作用	临床意见	作用	临床意见	作用	临床意见
抗痛风药						
秋水仙碱	增加秋水仙碱浓度	监测秋水仙碱毒性	增加秋水仙碱浓度	禁忌——肝肾功能损伤患者；其他患者需调整剂量	增加秋水仙碱浓度	禁忌——肝肾功能损伤患者；其他患者需调整剂量
抗组胺药						
阿司咪唑	增加阿司咪唑浓度	禁忌——由于潜在严重或威胁生命的反应	增加阿司咪唑浓度	禁忌——由于潜在严重或威胁生命的反应	增加阿司咪唑浓度	禁忌——由于潜在严重或威胁生命的反应
西替利嗪	无临床显著意义的药物相互作用	无需调整剂量	无临床显著意义的药物相互作用	无需调整剂量	无临床显著意义的药物相互作用	无需调整剂量
非索非那定	潜在相互作用	密切监测或调整剂量	潜在相互作用	密切监测或调整剂量	潜在相互作用	密切监测或调整剂量
氯雷他定	潜在相互作用	密切监测或调整剂量	潜在相互作用	密切监测或调整剂量	潜在相互作用	密切监测或调整剂量
异丙嗪	潜在相互作用	密切监测或调整剂量	潜在相互作用	密切监测或调整剂量	潜在相互作用	密切监测或调整剂量
特非他定	增加特非他定浓度	禁忌——由于潜在严重或威胁生命的反应	增加特非他定浓度	禁忌——由于潜在严重或威胁生命的反应	增加特非他定浓度	禁忌——由于潜在严重或威胁生命的反应
抗疟药/抗原虫药						
阿莫地喹	潜在相互作用	密切监测或调整剂量	潜在相互作用	密切监测或调整剂量	潜在相互作用	密切监测或调整剂量
青蒿素	潜在相互作用	密切监测或调整剂量	潜在相互作用	密切监测或调整剂量	潜在相互作用	密切监测或调整剂量
阿托伐醌	无临床显著意义的药物相互作用	无需调整剂量	潜在相互作用	密切监测或调整剂量	潜在相互作用	密切监测或调整剂量
氯喹	无临床显著意义的药物相互作用	无需调整剂量	无临床显著意义的药物相互作用	无需调整剂量	无临床显著意义的药物相互作用	无需调整剂量
卤泛群	不可联合用药	禁忌	不可联合用药	禁忌	不可联合用药	禁忌
本芴醇	不可联合用药	禁忌	不可联合用药	禁忌	不可联合用药	禁忌
甲氟喹	潜在相互作用	密切监测或调整剂量	潜在相互作用	密切监测或调整剂量	潜在相互作用	密切监测或调整剂量
喷他脒	无临床显著意义的药物相互作用	无需调整剂量	无临床显著意义的药物相互作用	无需调整剂量	无临床显著意义的药物相互作用	无需调整剂量
氯胍	无临床显著意义的药物相互作用	无需调整剂量	无临床显著意义的药物相互作用	无需调整剂量	无临床显著意义的药物相互作用	无需调整剂量
乙胺嘧啶	无临床显著意义的药物相互作用	无需调整剂量	无临床显著意义的药物相互作用	无需调整剂量	无临床显著意义的药物相互作用	无需调整剂量
乙胺嘧啶-磺胺多辛	无临床显著意义的药物相互作用	无需调整剂量	无临床显著意义的药物相互作用	无需调整剂量	无临床显著意义的药物相互作用	无需调整剂量
奎宁	潜在相互作用	密切监测或调整剂量	潜在相互作用	密切监测或调整剂量	潜在相互作用	密切监测或调整剂量

	茚地那韦		洛匹那韦(利托那韦增效)		奈非那韦	
	作用	临床意见	作用	临床意见	作用	临床意见
抗真菌药						
两性霉素 B	无临床显著意义的药物相互作用	无需调整剂量	无临床显著意义的药物相互作用	无需调整剂量	无临床显著意义的药物相互作用	无需调整剂量
卡泊芬净	无临床显著意义的药物相互作用	无需调整剂量	潜在相互作用	密切监测或调整剂量	无临床显著意义的药物相互作用	无需调整剂量
氟康唑	无临床显著意义的药物相互作用	无需调整剂量	无临床显著意义的药物相互作用	无需调整剂量	轻度增加奈非那韦浓度；不期望存在临床显著意义的药物相互作用	无需调整剂量
氟胞嘧啶	无临床显著意义的药物相互作用	无需调整剂量	无临床显著意义的药物相互作用	无需调整剂量	无临床显著意义的药物相互作用	无需调整剂量
伊曲康唑	增加茚地那韦浓度	警告：对应用伊曲康唑每日大于 200mg 的患者可能需要调整剂量；考虑将茚地那韦剂量减至每 8h 600mg	增加伊曲康唑浓度	警告：应用伊曲康唑每日大于 200mg 的患者可能需要调整剂量	未增效：可能增加伊曲康唑和奈非那韦浓度	监测两药浓度
酮康唑	可能增加茚地那韦浓度	密切监测——未建立适当的剂量调整方案；考虑将茚地那韦剂量减至每 8h 600mg	增加酮康唑浓度	密切监测或调整剂量；酮康唑每日剂量不超过 200mg	增加奈非那韦浓度；不期望存在临床显著意义的药物相互作用	无需调整剂量
咪康唑	无数据	无数据	潜在相互作用	密切监测或调整剂量	无数据	无数据
泊沙康唑	潜在相互作用	密切监测或调整剂量	潜在相互作用	密切监测或调整剂量	潜在相互作用	密切监测或调整剂量
特比萘芬	无临床显著意义的药物相互作用	无需调整剂量	无临床显著意义的药物相互作用	无需调整剂量	无临床显著意义的药物相互作用	无需调整剂量
伏立康唑	未增效：无临床显著性药物相互作用；增效：可能降低伏立康唑浓度	未增效：无需调整剂量；增效：不推荐，除非益处高于风险	可能降低伏立康唑浓度	不推荐，除非益处高于风险	未增效：可能增加伏立康唑和奈非那韦浓度	监测毒性

续表

	茚地那韦		洛匹那韦(利托那韦增效)		奈非那韦	
	作用	临床意见	作用	临床意见	作用	临床意见
抗痛风药						
秋水仙碱	增加秋水仙碱浓度	禁忌——肝或肾功能损伤患者;其他患者需调整剂量	增加秋水仙碱浓度	禁忌——肝或肾功能损伤患者;其他患者需调整剂量	增加秋水仙碱浓度	禁忌——肝或肾功能损伤患者;其他患者需调整剂量
抗组胺药						
阿司咪唑	增加阿司咪唑浓度	禁忌——由于潜在严重或威胁生命的反应	增加阿司咪唑浓度	禁忌——由于潜在严重或威胁生命的反应	增加阿司咪唑浓度	禁忌——由于潜在严重或威胁生命的反应
西替利嗪	无临床显著意义的药物相互作用	无需调整剂量	无临床显著意义的药物相互作用	无需调整剂量	无临床显著意义的药物相互作用	无需调整剂量
非索非那定	潜在相互作用	密切监测或调整剂量	潜在相互作用	密切监测或调整剂量	无临床显著意义的药物相互作用	无需调整剂量
氯雷他定	潜在相互作用	密切监测或调整剂量	潜在相互作用	密切监测或调整剂量	潜在相互作用	密切监测或调整剂量
异丙嗪	潜在相互作用	密切监测或调整剂量	潜在相互作用	密切监测或调整剂量	潜在相互作用	密切监测或调整剂量
特非他定	增加特非他定浓度	禁忌——由于潜在严重或威胁生命的反应	增加特非他定浓度	禁忌——由于潜在严重或威胁生命的反应	增加特非他定浓度	禁忌——由于潜在严重或威胁生命的反应
抗疟药/抗原虫药						
阿莫地喹	潜在相互作用	密切监测或调整剂量	潜在相互作用	密切监测或调整剂量	潜在相互作用	密切监测或调整剂量
青蒿素	潜在相互作用	密切监测或调整剂量	无临床显著意义的药物相互作用	无需调整剂量	潜在相互作用	密切监测或调整剂量
阿托伐醌	潜在相互作用	密切监测或调整剂量	降低阿托伐醌浓度	未知临床显著性;可能需要增加阿托伐醌剂量	无临床显著意义的药物相互作用	无需调整剂量
氯喹	无临床显著意义的药物相互作用	无需调整剂量	无临床显著意义的药物相互作用	无需调整剂量	无临床显著意义的药物相互作用	无需调整剂量
卤泛群	不可联合用药	禁忌	不可联合用药	禁忌	不可联合用药	禁忌
本芴醇	不可联合用药	禁忌	潜在相互作用	密切监测或调整剂量	不可联合用药	禁忌
甲氟喹	潜在相互作用	密切监测或调整剂量	潜在相互作用	密切监测或调整剂量	潜在相互作用	密切监测或调整剂量
喷他脒	无临床显著意义的药物相互作用	无需调整剂量	无临床显著意义的药物相互作用	无需调整剂量	无临床显著意义的药物相互作用	无需调整剂量
氯胍	无临床显著意义的药物相互作用	无需调整剂量	潜在相互作用	密切监测或调整剂量	无临床显著意义的药物相互作用	无需调整剂量
乙胺嘧啶	无临床显著意义的药物相互作用	无需调整剂量	无临床显著意义的药物相互作用	无需调整剂量	无临床显著意义的药物相互作用	无需调整剂量
乙胺嘧啶-磺胺多辛	无临床显著意义的药物相互作用	无需调整剂量	无临床显著意义的药物相互作用	无需调整剂量	无临床显著意义的药物相互作用	无需调整剂量
奎宁	潜在相互作用	密切监测或调整剂量	潜在相互作用	密切监测或调整剂量	潜在相互作用	密切监测或调整剂量

	利托那韦		沙奎那韦		替拉那韦	
	作用	临床意见	作用	临床意见	作用	临床意见
抗真菌药						
两性霉素 B	无临床显著意义的药物相互作用	无需调整剂量	无临床显著意义的药物相互作用	无需调整剂量	无临床显著意义的药物相互作用	无需调整剂量
卡泊芬净	潜在相互作用	密切监测或调整剂量	无临床显著意义的药物相互作用	无需调整剂量	潜在相互作用	密切监测或调整剂量
氟康唑	无临床显著意义的药物相互作用	无需调整剂量	轻度增加沙奎那韦浓度	无需调整剂量	增效:增加替拉那韦浓度	无需调整替拉那韦剂量;氟康唑最大剂量为每日 200mg
氟胞嘧啶	无临床显著意义的药物相互作用	无需调整剂量	无临床显著意义的药物相互作用	无需调整剂量	无临床显著意义的药物相互作用	无需调整剂量
伊曲康唑	增加伊曲康唑浓度	密切监测或调整剂量;伊曲康唑最大剂量为每日 200mg	未增效:潜在双向抑制; 增效:未评价	密切监测或调整剂量	增效:可能增加伊曲康唑浓度	谨慎使用,伊曲康唑最大剂量为每日 200mg
酮康唑	增加酮康唑浓度	密切监测或调整剂量;酮康唑最大剂量为每日 200mg	未增效:增加沙奎那韦浓度; 增效:潜在双向抑制	密切监测或调整剂量;酮康唑每日剂量不超过 200mg	增效:可能增加酮康唑浓度	谨慎使用,酮康唑最大剂量为每日 200mg
咪康唑	潜在相互作用	密切监测或调整剂量	无临床显著意义的药物相互作用	无需调整剂量	潜在相互作用	密切监测或调整剂量
泊沙康唑	潜在相互作用	密切监测或调整剂量	潜在相互作用	密切监测或调整剂量	潜在相互作用	密切监测或调整剂量
特比萘芬	无临床显著意义的药物相互作用	无需调整剂量	无临床显著意义的药物相互作用	无需调整剂量	无临床显著意义的药物相互作用	无需调整剂量

续表

	利托那韦		沙奎那韦		替拉那韦	
	作用	临床意见	作用	临床意见	作用	临床意见
抗真菌药						
伏立康唑	高剂量利托那韦降低伏立康唑浓度；低剂量利托那韦(增效)降低伏立康唑和利托那韦浓度	高剂量：禁忌；低剂量(增效)：避免使用，除非益处高于风险	增效：降低伏立康唑浓度	不推荐，除非益处高于风险；监测毒性	未评价：潜在与增效的替拉那韦相互作用	不推荐，除非益处高于风险
抗痛风药						
秋水仙碱	增加秋水仙碱浓度	禁忌——肝或肾功能损伤患者；其他患者需调整剂量	增加秋水仙碱浓度	禁忌——肝或肾功能损伤患者；其他患者需调整剂量	增加秋水仙碱浓度	禁忌——肝或肾功能损伤患者；其他患者需调整剂量
抗组胺药						
阿司咪唑	增加阿司咪唑浓度	禁忌——由于潜在严重或威胁生命的反应	未增效和增效：认为会增加阿司咪唑浓度	禁忌——延长 QTc 间期	增加阿司咪唑浓度	禁忌——由于潜在严重或威胁生命的反应
西替利嗪	无临床显著意义的药物相互作用	无需调整剂量	无临床显著意义的药物相互作用	无需调整剂量	无临床显著意义的药物相互作用	无需调整剂量
非索非那定	可能增加非索非那定浓度	密切监测或调整剂量	潜在相互作用	密切监测或调整剂量	潜在相互作用	密切监测或调整剂量
氯雷他定	可能增加氯雷他定浓度	密切监测或调整剂量	潜在相互作用	密切监测或调整剂量	潜在相互作用	密切监测或调整剂量
异丙嗪	潜在相互作用	密切监测或调整剂量	潜在相互作用	密切监测或调整剂量	潜在相互作用	密切监测或调整剂量
特非他定	增加特非他定浓度	禁忌——由于潜在严重或威胁生命的反应	未增效和增效：增加特非他定浓度	禁忌——延长 QTc 间期	增加特非他定浓度	禁忌——由于潜在严重或威胁生命的反应
抗疟药/抗原虫药						
阿莫地喹	潜在相互作用	密切监测或调整剂量	潜在相互作用	密切监测或调整剂量	潜在相互作用	密切监测或调整剂量
青蒿素	潜在相互作用	密切监测或调整剂量	潜在相互作用	密切监测或调整剂量	潜在相互作用	密切监测或调整剂量
阿托伐醌	可能降低阿托伐醌浓度	密切监测或调整剂量	无临床显著意义的药物相互作用	无需调整剂量	潜在相互作用	密切监测或调整剂量
氯喹	潜在相互作用	密切监测或调整剂量	无临床显著意义的药物相互作用	无需调整剂量	无临床显著意义的药物相互作用	无需调整剂量
卤泛群	不可联合用药	禁忌	不可联合用药	禁忌	可能增加卤泛群浓度	禁忌
本芴醇	不可联合用药	禁忌	不可联合用药	禁忌	可能增加本芴醇浓度	禁忌
甲氟喹	潜在相互作用	密切监测或调整剂量	潜在相互作用	密切监测或调整剂量	潜在相互作用	密切监测或调整剂量
喷他脒	潜在相互作用	密切监测或调整剂量	临床显著意义的药物相互作用	禁忌	无临床显著意义的药物相互作用	无需调整剂量
氯胍	潜在相互作用	密切监测或调整剂量	无临床显著意义的药物相互作用	无需调整剂量	无临床显著意义的药物相互作用	无需调整剂量
乙胺嘧啶	潜在相互作用	密切监测或调整剂量	无临床显著意义的药物相互作用	无需调整剂量	无临床显著意义的药物相互作用	无需调整剂量
乙胺嘧啶-磺胺多辛	潜在相互作用	密切监测或调整剂量	无临床显著意义的药物相互作用	无需调整剂量	潜在相互作用	密切监测或调整剂量
奎宁	可能增加奎宁浓度	密切监测或调整剂量	潜在相互作用	密切监测或调整剂量	潜在相互作用	密切监测或调整剂量

	(福沙)安泼那韦		安扎那韦		达鲁那韦	
	作用	临床意见	作用	临床意见	作用	临床意见
抗偏头痛药						
麦角衍生物	增加麦角毒性的危险性	禁忌——由于潜在严重的或威胁生命的不良反应	增加麦角毒性的危险性	禁忌——由于潜在严重的或威胁生命的不良反应	增加麦角衍生物浓度	禁忌——由于潜在严重的或威胁生命的不良反应
舒马曲坦	无临床显著意义的药物相互作用	无需调整剂量	无临床显著意义的药物相互作用	无需调整剂量	无临床显著意义的药物相互作用	无需调整剂量
抗肿瘤药						
环磷酰胺	潜在相互作用	密切监测或调整剂量	潜在相互作用	密切监测或调整剂量	潜在相互作用	密切监测或调整剂量
阿糖胞苷	无临床显著意义的药物相互作用	无需调整剂量	无临床显著意义的药物相互作用	无需调整剂量	无临床显著意义的药物相互作用	无需调整剂量
达卡巴嗪	潜在相互作用	密切监测或调整剂量	增效：潜在相互作用； 未增效：无临床显著意义的药物相互作用	增效：密切监测或剂量调整	潜在相互作用	密切监测或调整剂量
多西他赛	潜在相互作用	密切监测或调整剂量	潜在相互作用	密切监测或调整剂量	潜在相互作用	密切监测或调整剂量
多柔比星	无临床显著意义的药物相互作用	无需调整剂量	无临床显著意义的药物相互作用	无需调整剂量	无临床显著意义的药物相互作用	无需调整剂量

续表

	(福沙)安泼那韦		安扎那韦		达鲁那韦	
	作用	临床意见	作用	临床意见	作用	临床意见
抗肿瘤药						
依托泊苷	潜在相互作用	密切监测或调整剂量	潜在相互作用	密切监测或调整剂量	潜在相互作用	密切监测或调整剂量
伊立替康	潜在相互作用	密切监测或调整剂量	增加依立替康毒性	禁忌	潜在相互作用	密切监测或调整剂量
紫杉醇	潜在相互作用	密切监测或调整剂量	潜在相互作用	密切监测或调整剂量	潜在相互作用	密切监测或调整剂量
他莫昔芬	潜在相互作用	密切监测或调整剂量	潜在相互作用	密切监测或调整剂量	潜在相互作用	密切监测或调整剂量
长春花生物碱类	潜在相互作用	密切监测或调整剂量	潜在相互作用	密切监测或调整剂量	潜在相互作用	密切监测或调整剂量
抗焦虑镇静催眠药和抗精神病药						
抗精神病药						
氯丙嗪	潜在相互作用	密切监测或调整剂量	潜在相互作用	密切监测或调整剂量	潜在相互作用	密切监测或调整剂量
氯氮平	潜在相互作用	密切监测或调整剂量	潜在相互作用	密切监测或调整剂量	潜在相互作用	密切监测或调整剂量
氟哌啶醇	潜在相互作用	密切监测或调整剂量	潜在相互作用	密切监测或调整剂量	潜在相互作用	密切监测或调整剂量
奥氮平	潜在相互作用	密切监测或调整剂量	潜在相互作用	密切监测或调整剂量	潜在相互作用	密切监测或调整剂量
奋乃静	无临床显著意义的药物相互作用	无需调整剂量	无临床显著意义的药物相互作用	无需调整剂量	无临床显著意义的药物相互作用	无需调整剂量
匹莫齐特	增加心律失常危险	禁忌——由于潜在严重的或威胁生命的不良反应	增加心律失常危险	禁忌——由于潜在严重的或威胁生命的不良反应	增加心律失常危险	禁忌——由于潜在严重的或威胁生命的不良反应
喹硫平	潜在相互作用	密切监测或调整剂量	潜在相互作用	密切监测或调整剂量	潜在相互作用	密切监测或调整剂量
利培酮	无临床显著意义的药物相互作用	无需调整剂量	无临床显著意义的药物相互作用	无需调整剂量	增加利培酮浓度	密切监测或调整剂量
舒必利	无临床显著意义的药物相互作用	无需调整剂量	无临床显著意义的药物相互作用	无需调整剂量	无临床显著意义的药物相互作用	无需调整剂量
硫利达嗪	无临床显著意义的药物相互作用	无需调整剂量	无临床显著意义的药物相互作用	无需调整剂量	增加硫利达嗪浓度	密切监测或调整剂量
抗焦虑药						
丁螺环酮	—	—	—	—	—	—
苯二氮䓬类						
阿普唑仑	增加阿普唑仑浓度	考虑其他苯二氮䓬类药物	可能增加阿普唑仑浓度	考虑其他苯二氮䓬类药物	可能增加阿普唑仑浓度	考虑其他苯二氮䓬类药物
氯䓬酸	增加氯䓬酸浓度	密切监测或调整剂量	潜在相互作用	密切监测或调整剂量	潜在相互作用	密切监测或调整剂量
地西泮	增加地西泮浓度	考虑其他苯二氮䓬类药物	可能增加地西泮浓度	考虑其他苯二氮䓬类药物	可能增加地西泮浓度	考虑其他苯二氮䓬类药物
氟西泮	增加氟西泮浓度	密切监测或调整剂量	潜在相互作用	密切监测或调整剂量	潜在相互作用	密切监测或调整剂量
劳拉西泮	无临床显著意义的药物相互作用	无需调整剂量	无临床显著意义的药物相互作用	无需调整剂量	无临床显著意义的药物相互作用	无需调整剂量
咪达唑仑	增加咪达唑仑浓度	禁忌——口服咪达唑仑,由于潜在严重的或威胁生命的不良反应;静脉输注,密切监测或调整剂量	增加咪达唑仑浓度	禁忌——口服咪达唑仑,由于潜在严重的或威胁生命的不良反应;静脉输注,密切监测或调整剂量	增效:增加咪达唑仑浓度	禁忌——口服咪达唑仑,由于潜在严重的或威胁生命的不良反应;静脉输注,密切监测或调整剂量
奥沙西泮	无临床显著意义的药物相互作用	无需调整剂量	无临床显著意义的药物相互作用	无需调整剂量	无临床显著意义的药物相互作用	无需调整剂量
替马西泮	无临床显著意义的药物相互作用	无需调整剂量	无临床显著意义的药物相互作用	无需调整剂量	无临床显著意义的药物相互作用	无需调整剂量
三唑仑	增加三唑仑浓度	禁忌——由于潜在严重的或威胁生命的不良反应	增加三唑仑浓度	禁忌——由于潜在严重的或威胁生命的不良反应	增效:增加三唑仑浓度	禁忌——由于潜在严重的或威胁生命的不良反应

	茚地那韦		洛匹那韦(利托那韦增效)		奈非那韦	
	作用	临床意见	作用	临床意见	作用	临床意见
抗偏头痛药						
麦角衍生物	增加麦角衍生物浓度	禁忌——由于潜在严重的或威胁生命的不良反应	增加麦角衍生物浓度	禁忌——由于潜在严重的或威胁生命的不良反应	增加麦角衍生物浓度	禁忌——由于潜在严重的或威胁生命的不良反应
舒马曲坦	无临床显著意义的药物相互作用	无需调整剂量	无临床显著意义的药物相互作用	无需调整剂量	无临床显著意义的药物相互作用	无需调整剂量

续表

	茚地那韦		洛匹那韦(利托那韦增效)		奈非那韦	
	作用	临床意见	作用	临床意见	作用	临床意见
抗肿瘤药						
环磷酰胺	潜在相互作用	密切监测或调整剂量	潜在相互作用	密切监测或调整剂量	潜在相互作用	密切监测或调整剂量
阿糖胞苷	无临床显著意义的药物相互作用	无需调整剂量	无临床显著意义的药物相互作用	无需调整剂量	无临床显著意义的药物相互作用	无需调整剂量
达卡巴嗪	潜在相互作用	密切监测或调整剂量	潜在相互作用	密切监测或调整剂量	无临床显著意义的药物相互作用	无需调整剂量
多西他赛	潜在相互作用	密切监测或调整剂量	潜在相互作用	密切监测或调整剂量	无临床显著意义的药物相互作用	无需调整剂量
多柔比星	无临床显著意义的药物相互作用	无需调整剂量	无临床显著意义的药物相互作用	无需调整剂量	无临床显著意义的药物相互作用	无需调整剂量
依托泊苷	潜在相互作用	密切监测或调整剂量	潜在相互作用	密切监测或调整剂量	潜在相互作用	密切监测或调整剂量
伊立替康	潜在相互作用	密切监测或调整剂量	潜在相互作用	密切监测或调整剂量	潜在相互作用	密切监测或调整剂量
紫杉醇	潜在相互作用	密切监测或调整剂量	潜在相互作用	密切监测或调整剂量	潜在相互作用	密切监测或调整剂量
他莫昔芬	潜在相互作用	密切监测或调整剂量	潜在相互作用	密切监测或调整剂量	无临床显著意义的药物相互作用	无需调整剂量
长春花生物碱类	潜在相互作用	密切监测或调整剂量	可能增加长春碱浓度	密切监测或调整剂量	潜在相互作用	密切监测或调整剂量
抗焦虑镇静催眠药和抗精神病药						
抗精神病药						
氯丙嗪	潜在相互作用	密切监测或调整剂量	潜在相互作用	密切监测或调整剂量	潜在相互作用	密切监测或调整剂量
氯氮平	增效：此类药物不可联合用药	禁忌	潜在相互作用	密切监测或调整剂量	潜在相互作用	密切监测或调整剂量
氟哌啶醇	潜在相互作用	密切监测或调整剂量	潜在相互作用	密切监测或调整剂量	潜在相互作用	密切监测或调整剂量
奥氮平	潜在相互作用	密切监测或调整剂量	潜在相互作用	密切监测或调整剂量	潜在相互作用	密切监测或调整剂量
奋乃静	无临床显著意义的药物相互作用	无需调整剂量	无临床显著意义的药物相互作用	无需调整剂量	无临床显著意义的药物相互作用	无需调整剂量
匹莫齐特	增加匹莫齐特浓度	禁忌——由于潜在严重的或威胁生命的不良反应	增加匹莫齐特浓度	禁忌——由于潜在严重的或威胁生命的不良反应	增加匹莫齐特浓度	禁忌——由于潜在严重的或威胁生命的不良反应
喹硫平	潜在相互作用	密切监测或调整剂量	潜在相互作用	密切监测或调整剂量	潜在相互作用	密切监测或调整剂量
利培酮	无临床显著意义的药物相互作用	无需调整剂量	无临床显著意义的药物相互作用	无需调整剂量	无临床显著意义的药物相互作用	无需调整剂量
舒必利	无临床显著意义的药物相互作用	无需调整剂量	无临床显著意义的药物相互作用	无需调整剂量	无临床显著意义的药物相互作用	无需调整剂量
硫利达嗪	无临床显著意义的药物相互作用	无需调整剂量	无临床显著意义的药物相互作用	无需调整剂量	无临床显著意义的药物相互作用	无需调整剂量
抗焦虑药						
丁螺环酮	增效：可能增加丁螺环酮浓度	密切监测或调整剂量	—	—	—	—
苯二氮䓬类						
阿普唑仑	增加阿普唑仑浓度	考虑其他苯二氮䓬类药物	可能增加阿普唑仑浓度	考虑其他苯二氮䓬类药物	可能增加阿普唑仑浓度	考虑其他苯二氮䓬类药物
氯䓬酸	增效：此类药物不可联合用药	禁忌	潜在相互作用	密切监测或调整剂量	潜在相互作用	密切监测或调整剂量
地西泮	增效：此类药物不可联合用药	考虑其他苯二氮䓬类药物	可能增加地西泮浓度	考虑其他苯二氮䓬类药物	可能增加地西泮浓度	考虑其他苯二氮䓬类药物
氟西泮	增效：此类药物不可联合用药	禁忌	潜在相互作用	密切监测或调整剂量	潜在相互作用	密切监测或调整剂量
劳拉西泮	无临床显著意义的药物相互作用	无需调整剂量	无临床显著意义的药物相互作用	无需调整剂量	无临床显著意义的药物相互作用	无需调整剂量
咪达唑仑	增加咪达唑仑浓度	禁忌——口服咪达唑仑，由于潜在严重的或威胁生命的不良反应；静脉输注，密切监测或调整剂量	增加咪达唑仑浓度	禁忌——口服咪达唑仑，由于潜在严重的或威胁生命的不良反应；静脉输注，密切监测或调整剂量	增效：增加咪达唑仑浓度	禁忌——口服咪达唑仑，由于潜在严重的或威胁生命的不良反应；静脉输注，密切监测或调整剂量
奥沙西泮	无临床显著意义的药物相互作用	无需调整剂量	无临床显著意义的药物相互作用	无需调整剂量	无临床显著意义的药物相互作用	无需调整剂量
替马西泮	无临床显著意义的药物相互作用	无需调整剂量	无临床显著意义的药物相互作用	无需调整剂量	无临床显著意义的药物相互作用	无需调整剂量
三唑仑	增加三唑仑浓度	禁忌——由于潜在严重的或威胁生命的不良反应	增加三唑仑浓度	禁忌——由于潜在严重的或威胁生命的不良反应	增效：增加三唑仑浓度	禁忌——由于潜在严重的或威胁生命的不良反应

续表

	利托那韦		沙奎那韦		替拉那韦	
	作用	临床意见	作用	临床意见	作用	临床意见
抗偏头痛药						
麦角衍生物	增加麦角生物碱浓度	禁忌——由于潜在严重的或威胁生命的不良反应	增效：增加麦角生物碱浓度	禁忌——由于潜在严重的或威胁生命的不良反应	增效：增加麦角生物碱浓度	禁忌——由于潜在严重的或威胁生命的不良反应
舒马曲坦	无临床显著意义的药物相互作用	无需调整剂量	无临床显著意义的药物相互作用	无需调整剂量	无临床显著意义的药物相互作用	无需调整剂量
抗肿瘤药						
环磷酰胺	潜在相互作用	密切监测或调整剂量	潜在相互作用	密切监测或调整剂量	潜在相互作用	密切监测或调整剂量
阿糖胞苷	无临床显著意义的药物相互作用	无需调整剂量	无临床显著意义的药物相互作用	无需调整剂量	无临床显著意义的药物相互作用	无需调整剂量
达卡巴嗪	潜在相互作用	密切监测或调整剂量	潜在相互作用	密切监测或调整剂量	潜在相互作用	密切监测或调整剂量
多西他赛	潜在相互作用	密切监测或调整剂量	潜在相互作用	密切监测或调整剂量	潜在相互作用	密切监测或调整剂量
多柔比星	无临床显著意义的药物相互作用	无需调整剂量	无临床显著意义的药物相互作用	无需调整剂量	无临床显著意义的药物相互作用	无需调整剂量
依托泊苷	潜在相互作用	密切监测或调整剂量	潜在相互作用	密切监测或调整剂量	潜在相互作用	密切监测或调整剂量
伊立替康	潜在相互作用	密切监测或调整剂量	潜在相互作用	密切监测或调整剂量	潜在相互作用	密切监测或调整剂量
紫杉醇	潜在相互作用	密切监测或调整剂量	潜在相互作用	密切监测或调整剂量	潜在相互作用	密切监测或调整剂量
他莫昔芬	潜在相互作用	密切监测或调整剂量	潜在相互作用	密切监测或调整剂量	潜在相互作用	密切监测或调整剂量
长春花生物碱类	增加长春碱浓度	密切监测或调整剂量	潜在相互作用	密切监测或调整剂量	潜在相互作用	密切监测或调整剂量
抗焦虑镇静催眠药和抗精神病药						
抗精神病药						
氯丙嗪	潜在相互作用	密切监测或调整剂量	潜在相互作用	密切监测或调整剂量	潜在相互作用	密切监测或调整剂量
氯氮平	增加氯氮平浓度	禁忌——由于潜在严重的或威胁生命的不良反应	潜在相互作用	密切监测或调整剂量；某些国家注册产品信息为禁忌	潜在相互作用	密切监测或调整剂量
氟哌啶醇	可能增加氟哌啶醇浓度	密切监测或调整剂量	潜在相互作用	密切监测或调整剂量；某些国家注册产品信息为禁忌	潜在相互作用	密切监测或调整剂量
奥氮平	潜在相互作用	密切监测或调整剂量	潜在相互作用	密切监测或调整剂量	潜在相互作用	密切监测或调整剂量
奋乃静	可能增加羟哌氯丙嗪浓度	密切监测或调整剂量	无临床显著意义的药物相互作用	无需调整剂量	无临床显著意义的药物相互作用	无需调整剂量
匹莫齐特	增加匹莫齐特浓度	禁忌——由于潜在严重的或威胁生命的不良反应	增效：增加匹莫齐特浓度	禁忌——由于潜在严重的或威胁生命的不良反应	增效：增加匹莫齐特浓度	禁忌——由于潜在严重的或威胁生命的不良反应
喹硫平	潜在相互作用	密切监测或调整剂量	潜在相互作用	密切监测或调整剂量	潜在相互作用	密切监测或调整剂量
利培酮	可能增加利培酮浓度	密切监测或调整剂量	无临床显著意义的药物相互作用	无需调整剂量	无临床显著意义的药物相互作用	无需调整剂量
舒必利	无临床显著意义的药物相互作用	无需调整剂量	无临床显著意义的药物相互作用	无需调整剂量	无临床显著意义的药物相互作用	无需调整剂量
硫利达嗪	可能增加硫利达嗪浓度	密切监测或调整剂量	潜在相互作用	密切监测或调整剂量；某些国家注册产品信息为禁忌	无临床显著意义的药物相互作用	无需调整剂量
抗焦虑药						
丁螺环酮	可能增加丁螺环酮浓度	密切监测或调整剂量	—	—	—	—
苯二氮䓬类						
阿普唑仑	可能增加阿普唑仑浓度	考虑其他苯二氮䓬类药物	增效：增加阿普唑仑浓度	考虑其他苯二氮䓬类药物	可能增加阿普唑仑浓度	考虑其他苯二氮䓬类药物
氯䓬酸	增加氯䓬酸浓度	禁忌——由于潜在严重的或威胁生命的不良反应	增效：增加氯䓬酸浓度	密切监测或调整剂量	潜在相互作用	密切监测或调整剂量
地西泮	增加地西泮浓度	禁忌——由于潜在严重的或威胁生命的不良反应	增效：增加地西泮浓度	考虑其他苯二氮䓬类药物	可能增加地西泮浓度	考虑其他苯二氮䓬类药物
氟西泮	增加氟西泮浓度	禁忌——由于潜在严重的或威胁生命的不良反应	增效：增加氟西泮浓度	密切监测或调整剂量	—	—
劳拉西泮	无临床显著意义的药物相互作用	无需调整剂量	无临床显著意义的药物相互作用	无需调整剂量	无临床显著意义的药物相互作用	无需调整剂量

续表

	利托那韦		沙奎那韦		替拉那韦	
	作用	临床意见	作用	临床意见	作用	临床意见
苯二氮䓬类						
咪达唑仑	增加咪达唑仑浓度	禁忌——口服咪达唑仑，由于潜在严重的或威胁生命的不良反应；静脉输注，密切监测或调整剂量	未增效：增加咪达唑仑浓度；增效：未评价	禁忌——口服咪达唑仑，由于潜在严重的或威胁生命的不良反应；静脉输注，密切监测或调整剂量	增效：潜在增加咪达唑仑浓度	禁忌——口服咪达唑仑，由于潜在严重的或威胁生命的不良反应；静脉输注，密切监测或调整剂量
奥沙西泮	无临床显著意义的药物相互作用	无需调整剂量	无临床显著意义的药物相互作用	无需调整剂量	无临床显著意义的药物相互作用	无需调整剂量
替马西泮	无临床显著意义的药物相互作用	无需调整剂量	无临床显著意义的药物相互作用	无需调整剂量	无临床显著意义的药物相互作用	无需调整剂量
三唑仑	增加三唑仑浓度	禁忌——由于潜在严重的或威胁生命的不良反应	增效：潜在增加三唑仑浓度	禁忌——由于潜在严重的或威胁生命的不良反应	增效：潜在增加三唑仑浓度	禁忌——由于潜在严重的或威胁生命的不良反应

	(福沙)安泼那韦		安扎那韦		达鲁那韦	
	作用	临床意见	作用	临床意见	作用	临床意见
催眠药						
唑吡坦	潜在相互作用	密切监测或调整剂量	潜在相互作用	密切监测或调整剂量	潜在相互作用	密切监测或调整剂量
支气管扩张药						
沙丁胺醇	无临床显著意义的药物相互作用	无需调整剂量	无临床显著意义的药物相互作用	无需调整剂量	无临床显著意义的药物相互作用	无需调整剂量
沙美特罗	增效：增加沙美特罗浓度	不推荐——增加心脏不良反应风险	增效：增加沙美特罗浓度	不推荐——增加心脏不良反应风险	增效：增加沙美特罗浓度	不推荐——增加心脏不良反应风险
茶碱	无临床显著意义的药物相互作用	无需调整剂量	潜在相互作用	密切监测或调整剂量	潜在相互作用	密切监测或调整剂量
心血管药						
波生坦	增加波生坦浓度	根据耐受性起始剂量或者调整波生坦剂量为62.5mg每日1次或隔日1次	可能降低安扎那韦浓度和增加波生坦浓度	未增效：禁忌；增效：根据耐受性起始剂量或者调整波生坦剂量为62.5mg每日1次或隔日1次	增加波生坦浓度	根据耐受性起始剂量或者调整波生坦剂量为62.5mg每日1次或隔日1次
地高辛	可能增加地高辛浓度	密切监测或调整剂量	潜在相互作用	密切监测或调整剂量	增加地高辛浓度	以地高辛可能的最低剂量开始给药，然后监测
抗凝血药						
华法林/醋硝香豆素	潜在改变华法林浓度	监测INR，如需要可改变剂量	潜在改变华法林浓度	监测INR，如需要可改变剂量	潜在改变华法林浓度	监测INR，如需要可改变剂量
抗心律失常药						
胺碘酮	增加胺碘酮浓度	谨慎使用	可能增加胺碘酮浓度	谨慎使用——由于潜在严重的或威胁生命的不良反应	增加胺碘酮浓度	禁忌——由于潜在严重的或威胁生命的不良反应
丙吡胺	潜在相互作用	密切监测或调整剂量	潜在相互作用	密切监测或调整剂量	潜在相互作用	密切监测或调整剂量
氟卡尼	未明确临床显著意义的药物相互作用	禁忌——不能与利托那韦增效的安泼那韦联用	这些药物不能联合应用	禁忌	潜在相互作用	密切监测或调整剂量
利多卡因(全身性)	增加利多卡因浓度	谨慎使用	可能增加利多卡因浓度	谨慎使用——由于潜在严重的或威胁生命的不良反应	增加利多卡因浓度	禁忌——由于潜在严重的或威胁生命的不良反应
美西律	潜在相互作用	密切监测或调整剂量	潜在相互作用	密切监测或调整剂量	潜在相互作用	密切监测或调整剂量
普罗帕酮	未明确临床显著意义的药物相互作用	禁忌——不能与利托那韦增效的安泼那韦联用	这些药物不能联合应用	禁忌	潜在相互作用	密切监测或调整剂量
奎尼丁	增加奎尼丁浓度	谨慎使用	可能增加奎尼丁浓度	禁忌——由于潜在严重的或威胁生命的不良反应	增加奎尼丁浓度	禁忌——由于潜在严重的或威胁生命的不良反应
β受体阻滞药						
阿替洛尔	无临床显著意义的药物相互作用	无需调整剂量	潜在相互作用	密切监测或调整剂量	潜在相互作用	密切监测或调整剂量
比索洛尔	无临床显著意义的药物相互作用	无需调整剂量	潜在相互作用	密切监测或调整剂量	潜在相互作用	密切监测或调整剂量
卡维地洛	潜在相互作用	密切监测或调整剂量	潜在相互作用	密切监测或调整剂量	潜在相互作用	密切监测或调整剂量
美托洛尔	潜在相互作用	密切监测或调整剂量	潜在相互作用	密切监测或调整剂量	增加美托洛尔浓度	密切监测或调整剂量
普萘洛尔	无临床显著意义的药物相互作用	无需调整剂量	潜在相互作用	密切监测或调整剂量	潜在相互作用	密切监测或调整剂量
噻吗洛尔	—	—	—	—	增加噻吗洛尔浓度	密切监测或调整剂量

续表

	(福沙)安泼那韦		安扎那韦		达鲁那韦	
	作用	临床意见	作用	临床意见	作用	临床意见
钙通道阻滞药(CCB)						
氨氯地平	可能增加CCB浓度	密切监测或调整剂量	潜在相互作用	密切监测或调整剂量	潜在相互作用	密切监测或调整剂量
苄普地尔	增加CCB浓度	禁忌——由于潜在严重的或威胁生命的不良反应	可能增加CCB浓度	禁忌——由于潜在严重的或威胁生命的不良反应	增加CCB浓度	禁忌——由于潜在严重的或威胁生命的不良反应
地尔硫草	可能增加CCB浓度	密切监测或调整剂量	增加地尔硫草浓度	警告——可能需要降低地尔硫草剂量至50%	潜在相互作用	密切监测或调整剂量
非洛地平	可能增加CCB浓度	密切监测或调整剂量	可能增加CCB浓度	密切监测或调整剂量	可能增加CCB浓度	密切监测或调整剂量
伊拉地平	可能增加CCB浓度	密切监测或调整剂量	潜在相互作用	密切监测或调整剂量	可能增加CCB浓度	密切监测或调整剂量
尼卡地平	可能增加CCB浓度	密切监测或调整剂量	可能增加CCB浓度	密切监测或调整剂量	可能增加CCB浓度	密切监测或调整剂量
硝苯地平	可能增加CCB浓度	密切监测或调整剂量	可能增加CCB浓度	密切监测或调整剂量	可能增加CCB浓度	密切监测或调整剂量
尼莫地平	可能增加CCB浓度	密切监测或调整剂量	潜在相互作用	密切监测或调整剂量	可能增加CCB浓度	密切监测或调整剂量
尼索地平	可能增加CCB浓度	密切监测或调整剂量	潜在相互作用	密切监测或调整剂量	潜在相互作用	密切监测或调整剂量
维拉帕米	可能增加CCB浓度	密切监测或调整剂量	可能增加CCB浓度	密切监测或调整剂量	潜在相互作用	密切监测或调整剂量

	茚地那韦		洛匹那韦(利托那韦增效)		奈非那韦	
	作用	临床意见	作用	临床意见	作用	临床意见
催眠药						
唑吡坦	潜在相互作用	密切监测或调整剂量	潜在相互作用	密切监测或调整剂量	潜在相互作用	密切监测或调整剂量
支气管扩张药						
沙丁胺醇	无临床显著意义的药物相互作用	无需调整剂量	无临床显著意义的药物相互作用	无需调整剂量	无临床显著意义的药物相互作用	无需调整剂量
沙美特罗	增加沙美特罗浓度	不推荐——增加心脏不良反应风险	增加沙美特罗浓度	不推荐——增加心脏不良反应风险	增加沙美特罗浓度	不推荐——增加心脏不良反应风险
茶碱	无临床显著意义的药物相互作用	无需调整剂量	潜在相互作用	密切监测或调整剂量	无临床显著意义的药物相互作用	无需调整剂量
心血管药						
波生坦	增效:增加波生坦浓度	根据耐受性起始剂量或者调整波生坦剂量为62.5mg每日1次或隔日1次	增加波生坦浓度	根据耐受性起始剂量或者调整波生坦剂量为62.5mg每日1次或隔日1次	增加波生坦浓度	根据耐受性起始剂量或者调整波生坦剂量为62.5mg每日1次或隔日1次
地高辛	潜在相互作用	密切监测或调整剂量	可能增加地高辛浓度	警告——密切监测	潜在相互作用	密切监测或调整剂量
抗凝血药						
华法林/醋硝香豆素	潜在改变华法林浓度	监测INR,如需要可改变剂量	潜在改变华法林浓度	监测INR,如需要可改变剂量	潜在改变华法林浓度	监测INR,如需要可改变剂量
抗心律失常药						
胺碘酮	增加胺碘酮浓度	禁忌——由于潜在严重的或威胁生命的不良反应	可能增加胺碘酮浓度	禁忌——由于潜在严重的或威胁生命的不良反应	可能增加胺碘酮浓度	禁忌——由于潜在严重的或威胁生命的不良反应
丙吡胺	潜在相互作用	密切监测或调整剂量	潜在相互作用	密切监测或调整剂量	潜在相互作用	密切监测或调整剂量
氟卡尼	增效:这些药物不能联合应用	禁忌	这些药物不能联合应用	禁忌	潜在相互作用	密切监测或调整剂量
利多卡因(全身性)	可能增加利多卡因浓度	密切监测或调整剂量	可能增加利多卡因浓度	谨慎使用——密切监测	潜在相互作用	密切监测或调整剂量
美西律	潜在相互作用	密切监测或调整剂量	潜在相互作用	密切监测或调整剂量	潜在相互作用	密切监测或调整剂量
普罗帕酮	增效:这些药物不能联合应用	禁忌	这些药物不能联合应用	禁忌	潜在相互作用	密切监测或调整剂量
奎尼丁	增效:这些药物不能联合应用	增效:禁忌; 未增效:谨慎使用和监测奎尼丁水平	可能增加奎尼丁浓度	警告——密切监测	增加奎尼丁浓度	禁忌——由于潜在严重的或威胁生命的不良反应
β受体阻滞药						
阿替洛尔	无临床显著意义的药物相互作用	无需调整剂量	潜在相互作用	密切监测或调整剂量	无临床显著意义的药物相互作用	无需调整剂量
比索洛尔	无临床显著意义的药物相互作用	无需调整剂量	潜在相互作用	密切监测或调整剂量	无临床显著意义的药物相互作用	无需调整剂量
卡维地洛	潜在相互作用	密切监测或调整剂量	潜在相互作用	密切监测或调整剂量	潜在相互作用	密切监测或调整剂量
美托洛尔	无临床显著意义的药物相互作用	无需调整剂量	潜在相互作用	密切监测或调整剂量	无临床显著意义的药物相互作用	无需调整剂量

续表

	茚地那韦		洛匹那韦(利托那韦增效)		奈非那韦	
	作用	临床意见	作用	临床意见	作用	临床意见
β受体阻滞药						
普萘洛尔	无临床显著意义的药物相互作用	无需调整剂量	潜在相互作用	密切监测或调整剂量	无临床显著意义的药物相互作用	无需调整剂量
噻吗洛尔	—	—	—	—	—	—
钙通道阻滞药(CCB)						
氨氯地平	可能增加CCB浓度	密切监测或调整剂量	可能增加CCB浓度	警告——密切监测	可能增加CCB浓度	密切监测或调整剂量
苄普地尔	增效：这些药物不能联合应用	增效：禁忌； 未增效：谨慎使用和监测苄普地尔浓度	可能增加苄普地尔浓度	警告——密切监测	可能增加CCB浓度	密切监测或调整剂量
地尔硫䓬	可能增加CCB浓度	密切监测或调整剂量	可能增加CCB浓度	警告——密切监测	可能增加CCB浓度	密切监测或调整剂量
非洛地平	可能增加CCB浓度	密切监测或调整剂量	可能增加非洛地平浓度	警告——密切监测	可能增加CCB浓度	密切监测或调整剂量
伊拉地平	可能增加CCB浓度	密切监测或调整剂量	可能增加CCB浓度	警告——密切监测	可能增加CCB浓度	密切监测或调整剂量
尼卡地平	可能增加CCB浓度	密切监测或调整剂量	可能增加尼卡地平浓度	警告——密切监测	可能增加CCB浓度	密切监测或调整剂量
硝苯地平	可能增加CCB浓度	密切监测或调整剂量	可能增加硝苯地平浓度	警告——密切监测	可能增加CCB浓度	密切监测或调整剂量
尼莫地平	可能增加CCB浓度	密切监测或调整剂量	可能增加CCB浓度	警告——密切监测	可能增加CCB浓度	密切监测或调整剂量
尼索地平	潜在相互作用	密切监测或调整剂量	可能增加CCB浓度	警告——密切监测	可能增加CCB浓度	密切监测或调整剂量
维拉帕米	可能增加CCB浓度	密切监测或调整剂量	可能增加CCB浓度	警告——密切监测	可能增加CCB浓度	密切监测或调整剂量

	利托那韦		沙奎那韦		替拉那韦	
	作用	临床意见	作用	临床意见	作用	临床意见
催眠药						
唑吡坦	增加唑吡坦浓度	密切监测或调整剂量	潜在相互作用	密切监测或调整剂量	潜在相互作用	密切监测或调整剂量
支气管扩张药						
沙丁胺醇	无临床显著意义的药物相互作用	无需调整剂量	无临床显著意义的药物相互作用	无需调整剂量	无临床显著意义的药物相互作用	无需调整剂量
沙美特罗	增加沙美特罗浓度	不推荐——增加心脏不良反应风险	增加沙美特罗浓度	不推荐——增加心脏不良反应风险	增加沙美特罗浓度	不推荐——增加心脏不良反应风险
茶碱	降低茶碱浓度	密切监测；可能需要增加茶碱剂量	无临床显著意义的药物相互作用	无需调整剂量	增效的替拉那韦可能降低茶碱浓度	密切监测；可能需要增加茶碱剂量
心血管药						
波生坦	增加波生坦浓度	根据耐受性起始剂量或者调整波生坦剂量为62.5mg每日1次或隔日1次	增加波生坦浓度	根据耐受性起始剂量或者调整波生坦剂量为62.5mg每日1次或隔日1次	增加波生坦浓度	根据耐受性起始剂量或者调整波生坦剂量为62.5mg每日1次或隔日1次
地高辛	可能增加地高辛浓度	密切监测或调整剂量	增效：增加地高辛浓度	密切监测或调整剂量	增效：第一次剂量后地高辛的暴露可能加倍，但在恒态浓度时地高辛可能降低	密切监测或调整剂量直到达到恒态浓度
抗凝血药						
华法林/醋硝香豆素	降低华法林浓度	监测INR，如需要可改变剂量	潜在改变华法林浓度	监测INR，如需要可改变剂量	潜在相互作用	监测INR，如需要可改变剂量
抗心律失常药						
胺碘酮	增加胺碘酮浓度	禁忌——由于潜在严重的或威胁生命的不良反应	增效：增加胺碘酮浓度	禁忌——由于潜在严重的或威胁生命的心律失常	增效：增加胺碘酮浓度	禁忌——由于潜在严重的或威胁生命的不良反应
丙吡胺	可能增加丙吡胺浓度	密切监测或调整剂量	潜在相互作用	密切监测或调整剂量	潜在相互作用	密切监测或调整剂量
氟卡尼	增加氟卡尼浓度	禁忌——由于潜在严重的或威胁生命的不良反应	增效：增加氟卡尼浓度	禁忌——由于潜在严重的或威胁生命的心律失常	增效：增加氟卡尼浓度	禁忌——由于潜在严重的或威胁生命的不良反应
利多卡因(全身性)	可能增加利多卡因浓度	密切监测或调整剂量	增效：增加利多卡因浓度	禁忌——由于潜在严重的或威胁生命的心律失常	潜在相互作用	密切监测或调整剂量
美西律	可能增加美西律浓度	密切监测或调整剂量	潜在相互作用	密切监测或调整剂量	潜在相互作用	密切监测或调整剂量

续表

	利托那韦		沙奎那韦		替拉那韦	
	作用	临床意见	作用	临床意见	作用	临床意见
抗心律失常药						
普罗帕酮	增加普罗帕酮浓度	禁忌——由于潜在严重的或威胁生命的不良反应	增效:增加普罗帕酮浓度	禁忌——由于潜在严重的或威胁生命的心律失常	增效:增加普罗帕酮浓度	禁忌——由于潜在严重的或威胁生命的不良反应
奎尼丁	增加奎尼丁浓度	禁忌——由于潜在严重的或威胁生命的不良反应	增效:增加奎尼丁浓度	禁忌——由于潜在严重的或威胁生命的不良反应	增效:增加奎尼丁浓度	禁忌——由于潜在严重的或威胁生命的不良反应
β受体阻滞药						
阿替洛尔	潜在相互作用	密切监测或调整剂量	无临床显著意义的药物相互作用	无需调整剂量	潜在相互作用	密切监测或调整剂量
比索洛尔	潜在相互作用	密切监测或调整剂量	无临床显著意义的药物相互作用	无需调整剂量	潜在相互作用	密切监测或调整剂量
卡维地洛	潜在相互作用	密切监测或调整剂量	潜在相互作用	密切监测或调整剂量	潜在相互作用	密切监测或调整剂量
美托洛尔	可能增加美托洛尔浓度	密切监测或调整剂量	无临床显著意义的药物相互作用	无需调整剂量	增效:增加美托洛尔浓度	禁忌——心力衰竭患者
普萘洛尔	潜在相互作用	密切监测或调整剂量	无临床显著意义的药物相互作用	无需调整剂量	潜在相互作用	密切监测或调整剂量
噻吗洛尔	可能增加噻吗洛尔浓度	密切监测或调整剂量	—	—	—	—
钙通道阻滞药(CCB)						
氨氯地平	可能增加氨氯地平浓度	密切监测或调整剂量	增效:潜在增加CCB浓度	密切监测或调整剂量	潜在相互作用	密切监测或调整剂量
苄普地尔	增加苄普地尔浓度	禁忌——由于潜在严重的或威胁生命的不良反应	增效:增加CCB浓度	禁忌——由于潜在严重的或威胁生命的不良反应	增效:增加CCB浓度	禁忌——由于潜在严重的或威胁生命的不良反应
地尔硫䓬	可能增加地尔硫䓬浓度	密切监测或调整剂量	增效:潜在增加CCB浓度	密切监测或调整剂量	未研究,但潜在相互作用	密切监测或调整剂量
非洛地平	可能增加CCB浓度	密切监测或调整剂量	增效:潜在增加CCB浓度	密切监测或调整剂量	可能增加非洛地平浓度	密切监测或调整剂量
伊拉地平	可能增加CCB浓度	密切监测或调整剂量	增效:潜在增加CCB浓度	密切监测或调整剂量	潜在相互作用	密切监测或调整剂量
尼卡地平	可能增加CCB浓度	密切监测或调整剂量	增效:潜在增加CCB浓度	密切监测或调整剂量	未研究,但潜在相互作用	密切监测或调整剂量
硝苯地平	可能增加硝苯地平浓度	密切监测或调整剂量	增效:潜在增加CCB浓度	密切监测或调整剂量	潜在相互作用	密切监测或调整剂量
尼莫地平	可能增加CCB浓度	密切监测或调整剂量	增效:潜在增加CCB浓度	密切监测或调整剂量	潜在相互作用	密切监测或调整剂量
尼索地平	可能增加CCB浓度	密切监测或调整剂量	增效:潜在增加CCB浓度	密切监测或调整剂量	未研究,但潜在相互作用	密切监测或调整剂量
维拉帕米	可能增加维拉帕米浓度	密切监测或调整剂量	增效:潜在增加CCB浓度	密切监测或调整剂量	未研究,但潜在相互作用	密切监测或调整剂量

	(福沙)安泼那韦		安扎那韦		达鲁那韦	
	作用	临床意见	作用	临床意见	作用	临床意见
血脂调节药						
阿托伐他汀	增加阿托伐他汀浓度	应用可能最低剂量的阿托伐他汀并监测或改用其他他汀类药物	增加阿托伐他汀浓度	应用可能最低剂量的阿托伐他汀并监测或改用其他他汀类药物	增加阿托伐他汀浓度	应用可能最低剂量的阿托伐他汀并监测或改用其他他汀类药物
氯贝丁酯	无临床显著意义的药物相互作用	无需调整剂量	无临床显著意义的药物相互作用	无需调整剂量	无临床显著意义的药物相互作用	无需调整剂量
依泽替米贝	无临床显著意义的药物相互作用	无需调整剂量	潜在相互作用	密切监测或调整剂量	无临床显著意义的药物相互作用	无需调整剂量
非诺贝特	无临床显著意义的药物相互作用	无需调整剂量	无临床显著意义的药物相互作用	无需调整剂量	无临床显著意义的药物相互作用	无需调整剂量
氟伐他汀	无临床显著意义的药物相互作用	无需调整剂量	无临床显著意义的药物相互作用	无需调整剂量	无临床显著意义的药物相互作用	无需调整剂量
吉非贝齐	无临床显著意义的药物相互作用	无需调整剂量	无临床显著意义的药物相互作用	无需调整剂量	无临床显著意义的药物相互作用	无需调整剂量
洛伐他汀	潜在增加洛伐他汀浓度	不建议——增加肌病危险	潜在增加洛伐他汀浓度	不建议——增加肌病危险	潜在增加洛伐他汀浓度	不建议——增加肌病危险
普伐他汀	无临床显著意义的药物相互作用	无需调整剂量	无临床显著意义的药物相互作用	无需调整剂量	可能增加普伐他汀浓度	开始时应用最低剂量的普伐他汀并监测

续表

	(福沙)安泼那韦		安扎那韦		达鲁那韦	
	作用	临床意见	作用	临床意见	作用	临床意见
血脂调节药						
罗舒伐他汀	增加罗舒伐他汀浓度	应用可能最低剂量的罗舒伐他汀并监测或改用其他他汀类药物	增加罗舒伐他汀浓度	应用可能最低剂量的罗舒伐他汀并监测或改用其他他汀类药物	增加罗舒伐他汀浓度	应用可能最低剂量的罗舒伐他汀并监测或改用其他他汀类药物
辛伐他汀	潜在增加辛伐他汀浓度	不建议——增加肌病危险	潜在增加辛伐他汀浓度	不建议——增加肌病危险	潜在增加辛伐他汀浓度	不建议——增加肌病危险
皮质激素药						
布地奈德	潜在相互作用	密切监测或调整剂量	潜在相互作用	密切监测或调整剂量	潜在相互作用	密切监测或调整剂量
地塞米松	降低安泼那韦浓度	警告——可使抗逆转录病毒活性丧失	可能降低安扎那韦浓度	密切监测或调整剂量	降低达鲁那韦浓度	警惕全身应用地塞米松——可使抗逆转录病毒活性丧失
氟替卡松	增加氟替卡松浓度	未增效：长期应用应考虑使用其他药物；增效：不推荐	增加氟替卡松浓度	未增效：长期应用应考虑使用其他药物；增效：不推荐	增加氟替卡松浓度	不推荐，除非益处大于风险
氢化可的松(全身性)	潜在相互作用	密切监测或调整剂量	潜在相互作用	密切监测或调整剂量	潜在相互作用	密切监测或调整剂量
泼尼松龙	潜在相互作用	密切监测或调整剂量	潜在相互作用	密切监测或调整剂量	潜在相互作用	密切监测或调整剂量
胃肠药						
抗酸药	可能干扰吸收	抗酸药和安泼那韦至少间隔1h分开服药；福沙安泼那韦，无需调整剂量	降低安扎那韦浓度	抗酸药和安扎那韦至少间隔1～2h分开服药	无临床显著意义的药物相互作用	无需调整剂量
促动力药						
西沙必利	增加心律失常风险	禁忌——由于潜在严重的或威胁生命的不良反应	增加心律失常风险	禁忌——由于潜在严重的或威胁生命的不良反应	增加心律失常风险	禁忌——由于潜在严重的或威胁生命的不良反应
多潘立酮	潜在相互作用	密切监测或调整剂量	潜在相互作用	密切监测或调整剂量	潜在相互作用	密切监测或调整剂量
洛哌丁胺	无临床显著意义的药物相互作用	无需调整剂量	潜在相互作用	密切监测或调整剂量	潜在相互作用	密切监测或调整剂量
甲氧氯普胺	无临床显著意义的药物相互作用	无需调整剂量	无临床显著意义的药物相互作用	无需调整剂量	无临床显著意义的药物相互作用	无需调整剂量
H_2 受体拮抗药						
西咪替丁	可能增加安泼那韦浓度	谨慎使用	降低安扎那韦浓度——"类效应"	在服用 H_2 受体拮抗药之前2h或之后10h服药	无临床显著意义的药物相互作用	无需调整剂量
法莫替丁	可能增加安泼那韦浓度	谨慎使用	降低安扎那韦浓度——"类效应"	在服用 H_2 受体拮抗药之前2h或之后10h服药	无临床显著意义的药物相互作用	无需调整剂量
尼扎替丁	可能增加安泼那韦浓度	谨慎使用	降低安扎那韦浓度——"类效应"	在服用 H_2 受体拮抗药之前2h或之后10h服药	无临床显著意义的药物相互作用	无需调整剂量
雷尼替丁	可能增加安泼那韦浓度	谨慎使用	降低安扎那韦浓度——"类效应"	在服用 H_2 受体拮抗药之前2h或之后10h服药	无临床显著意义的药物相互作用	无需调整剂量

	茚地那韦		洛匹那韦(利托那韦增效)		奈非那韦	
	作用	临床意见	作用	临床意见	作用	临床意见
血脂调节药						
阿托伐他汀	增加阿托伐他汀浓度	应用可能最低剂量的阿托伐他汀并监测或考虑其他他汀类药物	增加阿托伐他汀浓度	应用可能最低剂量的阿托伐他汀并监测或考虑其他他汀类药物	增加阿托伐他汀浓度	应用可能最低剂量的阿托伐他汀并监测或考虑其他他汀类药物
氯贝丁酯	无临床显著意义的药物相互作用	无需调整剂量	无临床显著意义的药物相互作用	无需调整剂量	无临床显著意义的药物相互作用	无需调整剂量
依泽替米贝	无临床显著意义的药物相互作用	无需调整剂量	无临床显著意义的药物相互作用	无需调整剂量	无临床显著意义的药物相互作用	无需调整剂量
非诺贝特	无临床显著意义的药物相互作用	无需调整剂量	无临床显著意义的药物相互作用	无需调整剂量	无临床显著意义的药物相互作用	无需调整剂量
氟伐他汀	潜在相互作用	密切监测或调整剂量	无临床显著意义的药物相互作用	无需调整剂量	无临床显著意义的药物相互作用	无需调整剂量
吉非贝齐	无临床显著意义的药物相互作用	无需调整剂量	潜在相互作用	密切监测或调整剂量	无临床显著意义的药物相互作用	无需调整剂量
洛伐他汀	潜在增加洛伐他汀浓度	不建议——增加肌病危险	潜在增加洛伐他汀浓度	不建议——增加肌病危险	潜在增加洛伐他汀浓度	不建议——增加肌病危险

续表

	茚地那韦		洛匹那韦(利托那韦增效)		奈非那韦	
	作用	临床意见	作用	临床意见	作用	临床意见
血脂调节药						
普伐他汀	潜在相互作用	密切监测或调整剂量	降低普伐他汀浓度	无需调整剂量	无临床显著意义的药物相互作用	无需调整剂量
罗舒伐他汀	增加罗舒伐他汀浓度	应用可能最低剂量的罗舒伐他汀并监测或考虑其他他汀类药物	增加罗舒伐他汀浓度	应用可能最低剂量的罗舒伐他汀并监测或考虑其他他汀类药物	增加罗舒伐他汀浓度	应用可能最低剂量的罗舒伐他汀并监测或考虑其他他汀类药物
辛伐他汀	潜在增加辛伐他汀浓度	不建议——增加肌病危险	潜在增加辛伐他汀浓度	不建议——增加肌病危险	增加辛伐他汀浓度	不建议——增加肌病危险
皮质激素药						
布地奈德	潜在相互作用	密切监测或调整剂量	潜在相互作用	密切监测或调整剂量	潜在相互作用	密切监测或调整剂量
地塞米松	降低茚地那韦浓度	密切监测或调整剂量	可能降低洛匹那韦浓度	密切监测或调整剂量	可能降低奈非那韦浓度	密切监测或调整剂量
氟替卡松	增加氟替卡松浓度	未增效:长期应用应考虑使用其他药物; 增效:不推荐	利托那韦成分增加氟替卡松浓度	不推荐,除非益处大于皮质类固醇相关不良反应的危险	增加氟替卡松浓度	警告——长期应用应考虑使用其他药物
氢化可的松(全身性)	潜在相互作用	密切监测或调整剂量	潜在相互作用	密切监测或调整剂量	潜在相互作用	密切监测或调整剂量
泼尼松龙	潜在相互作用	密切监测或调整剂量	潜在相互作用	密切监测或调整剂量	潜在相互作用	密切监测或调整剂量
胃肠药						
抗酸药	潜在相互作用	密切监测或调整剂量	无临床显著意义的药物相互作用	无需调整剂量	—	—
促动力药						
西沙必利	增加西沙比利浓度	禁忌——由于潜在严重的或威胁生命的不良反应	增加西沙比利浓度	禁忌——由于潜在严重的或威胁生命的不良反应	未明确临床显著意义的药物相互作用	禁忌——由于潜在严重的或威胁生命的不良反应
多潘立酮	潜在相互作用	密切监测或调整剂量	潜在相互作用	密切监测或调整剂量	潜在相互作用	密切监测或调整剂量
洛哌丁胺	无临床显著意义的药物相互作用	无需调整剂量	潜在相互作用	密切监测或调整剂量	无临床显著意义的药物相互作用	无需调整剂量
甲氧氯普胺	无临床显著意义的药物相互作用	无需调整剂量	无临床显著意义的药物相互作用	无需调整剂量	无临床显著意义的药物相互作用	无需调整剂量
H_2 受体拮抗药						
西咪替丁	无临床显著意义的药物相互作用	无需调整剂量	无临床显著意义的药物相互作用	无需调整剂量	无临床显著意义的药物相互作用	无需调整剂量
法莫替丁	潜在相互作用	密切监测或调整剂量	无临床显著意义的药物相互作用	无需调整剂量	无临床显著意义的药物相互作用	无需调整剂量
尼扎替丁	—	—	无临床显著意义的药物相互作用	无需调整剂量	—	—
雷尼替丁	无临床显著意义的药物相互作用	无需调整剂量	无临床显著意义的药物相互作用	无需调整剂量	无临床显著意义的药物相互作用	无需调整剂量

	利托那韦		沙奎那韦		替拉那韦	
	作用	临床意见	作用	临床意见	作用	临床意见
血脂调节药						
阿托伐他汀	增加阿托伐他汀浓度	应用可能最低剂量的阿托伐他汀并监测或考虑其他他汀类药物	增效:增加阿托伐他汀浓度	应用可能最低剂量的阿托伐他汀并监测或考虑其他他汀类药物	增效:增加阿托伐他汀浓度;降低阿托伐他汀代谢产物浓度	应用可能最低剂量的阿托伐他汀并监测或考虑其他他汀类药物
氯贝丁酯	无临床显著意义的药物相互作用	无需调整剂量	无临床显著意义的药物相互作用	无需调整剂量	无临床显著意义的药物相互作用	无需调整剂量
依泽替米贝	无临床显著意义的药物相互作用	无需调整剂量	无临床显著意义的药物相互作用	无需调整剂量	无临床显著意义的药物相互作用	无需调整剂量
非诺贝特	无临床显著意义的药物相互作用	无需调整剂量	无临床显著意义的药物相互作用	无需调整剂量	无临床显著意义的药物相互作用	无需调整剂量
氟伐他汀	无临床显著意义的药物相互作用	无需调整剂量潜在相互作用	潜在相互作用	如果没有其他可选药物,需谨慎使用并监测	无临床显著意义的药物相互作用	无需调整剂量
吉非贝齐	无临床显著意义的药物相互作用	无需调整剂量	无临床显著意义的药物相互作用	无需调整剂量	无临床显著意义的药物相互作用	无需调整剂量
洛伐他汀	增加洛伐他汀浓度	不建议——增加肌病危险	增效:增加洛伐他汀浓度	不建议——增加肌病危险	增效:增加洛伐他汀浓度	不建议——增加肌病危险
普伐他汀	无临床显著意义的药物相互作用	无需调整剂量	潜在相互作用	如果没有其他可选药物,需谨慎使用并监测	增效:未研究,但可能增加普伐他汀浓度	从普伐他汀最低剂量开始给药并监测

续表

	利托那韦		沙奎那韦		替拉那韦	
	作用	临床意见	作用	临床意见	作用	临床意见
血脂调节药						
罗舒伐他汀	增加罗舒伐他汀浓度	应用可能最低剂量的罗舒伐他汀并监测或考虑其他他汀类药物	增效：增加罗舒伐他汀浓度	应用可能最低剂量的罗舒伐他汀并监测或考虑其他他汀类药物	增效：增加罗舒伐他汀浓度	应用可能最低剂量的罗舒伐他汀并监测或考虑其他他汀类药物
辛伐他汀	增加辛伐他汀浓度	不建议——增加肌病危险	增效：增加辛伐他汀浓度	不建议——增加肌病危险	增效：增加辛伐他汀浓度	不建议——增加肌病危险
皮质激素药						
布地奈德	潜在相互作用	密切监测或调整剂量	潜在相互作用	密切监测或调整剂量	潜在相互作用	密切监测或调整剂量
地塞米松	可能增加地塞米松浓度	密切监测或调整剂量	未增效：降低沙奎那韦浓度； 增效：未评价	密切监测或调整剂量	可能降低替拉那韦浓度	密切监测或调整剂量
氟替卡松	增加氟替卡松浓度	禁忌，除非益处大于皮质类固醇相关不良反应的危险	增效：增加氟替卡松浓度	禁忌，除非益处大于皮质类固醇相关不良反应的危险	增效：增加氟替卡松浓度	禁忌，除非益处大于皮质类固醇相关不良反应的危险
氢化可的松（全身性）	潜在相互作用	密切监测或调整剂量	潜在相互作用	密切监测或调整剂量	潜在相互作用	密切监测或调整剂量
泼尼松龙	可能增加泼尼松龙浓度	密切监测或调整剂量	潜在相互作用	密切监测或调整剂量	潜在相互作用	密切监测或调整剂量
胃肠药						
抗酸药	—	—	无临床显著意义的药物相互作用	无需调整剂量	增效：降低替拉那韦浓度	抗酸药和替拉那韦至少间隔 2h 分开服药
促动力药						
西沙必利	增加西沙比利浓度	禁忌——由于潜在严重的或威胁生命的不良反应	增加西沙比利浓度	禁忌——由于潜在严重的或威胁生命的不良反应	增加西沙比利浓度	禁忌——由于潜在严重的或威胁生命的不良反应
多潘立酮	潜在相互作用	密切监测或调整剂量	潜在相互作用	密切监测或调整剂量	潜在相互作用	密切监测或调整剂量
洛哌丁胺	潜在相互作用	密切监测或调整剂量	潜在相互作用	密切监测或调整剂量	增效：降低洛哌丁胺浓度	未知临床相关性
甲氧氯普胺	无临床显著意义的药物相互作用	无需调整剂量	—	—	无临床显著意义的药物相互作用	无需调整剂量
H_2 受体拮抗药						
西咪替丁	无临床显著意义的药物相互作用	无需调整剂量	无临床显著意义的药物相互作用	无需调整剂量	无数据，但因为增加胃 pH，可能存在相互作用	不认为需要调整剂量
法莫替丁	无临床显著意义的药物相互作用	无需调整剂量	无临床显著意义的药物相互作用	无需调整剂量	无数据，但因为增加胃 pH，可能存在相互作用	不认为需要调整剂量
尼扎替丁	—	—	—	—	无数据，但因为增加胃 pH，可能存在相互作用	不认为需要调整剂量
雷尼替丁	无临床显著意义的药物相互作用	无需调整剂量	未增效：增加沙奎那韦浓度； 增效：未评价	密切监测——未建立合适的剂量调整方案	无数据，但因为增加胃 pH，可能存在相互作用	不认为需要调整剂量

	（福沙）安泼那韦		安扎那韦		达鲁那韦	
	作用	临床意见	作用	临床意见	作用	临床意见
质子泵抑制药（PPIs）						
艾美拉唑	增效和未增效：无临床显著意义的药物相互作用	无需调整剂量	降低安扎那韦类效应浓度	禁忌——对治疗有经历患者；对未治疗过的新患者，在服用安扎那韦前 12h 给药	无临床显著意义的药物相互作用	无需调整剂量
兰索拉唑	增效和未增效：无临床显著意义的药物相互作用	无需调整剂量	降低安扎那韦类效应浓度	禁忌——对治疗有经历患者；对未治疗过的新患者，在服用安扎那韦前 12h 给药	无临床显著意义的药物相互作用	无需调整剂量
奥美拉唑	增效和未增效：无临床显著意义的药物相互作用	无需调整剂量	降低安扎那韦类效应浓度	禁忌——对治疗有经验患者；对未治疗过的新患者，在服用安扎那韦前 12h 给药	无临床显著意义的药物相互作用	无需调整剂量
泮托拉唑	增效和未增效：无临床显著意义的药物相互作用	无需调整剂量	降低安扎那韦类效应浓度	禁忌——对治疗有经验患者；对未治疗过的新患者，在服用安扎那韦前 12h 给药	无临床显著意义的药物相互作用	无需调整剂量

续表

	(福沙)安泼那韦		安扎那韦		达鲁那韦	
	作用	临床意见	作用	临床意见	作用	临床意见
全身麻醉药						
恩氟烷	无临床显著意义的药物相互作用	无需调整剂量	无临床显著意义的药物相互作用	无需调整剂量	无临床显著意义的药物相互作用	无需调整剂量
氟烷	无临床显著意义的药物相互作用	无需调整剂量	无临床显著意义的药物相互作用	无需调整剂量	无临床显著意义的药物相互作用	无需调整剂量
氯胺酮	无临床显著意义的药物相互作用	无需调整剂量	无临床显著意义的药物相互作用	无需调整剂量	无临床显著意义的药物相互作用	无需调整剂量
免疫抑制药						
环孢素	增加环孢素浓度	密切监测或调整剂量	可能增加环孢素浓度	密切监测或调整剂量	增加环孢素浓度	密切监测或调整剂量
霉酚酸酯	潜在相互作用	密切监测或调整剂量	潜在相互作用	密切监测或调整剂量	潜在相互作用	密切监测或调整剂量
西罗莫司	增加西罗莫司浓度	密切监测或调整剂量	可能增加西罗莫司浓度	密切监测或调整剂量	增加西罗莫司浓度	密切监测或调整剂量
他克莫司	增加他克莫司浓度	密切监测或调整剂量	可能增加他克莫司浓度	密切监测或调整剂量	增加他克莫司浓度	密切监测或调整剂量
性激素						
醋酸甲地孕酮	无临床显著意义的药物相互作用	无需调整剂量	无临床显著意义的药物相互作用	无需调整剂量	无临床显著意义的药物相互作用	无需调整剂量
诺龙	无临床显著意义的药物相互作用	无需调整剂量	无临床显著意义的药物相互作用	无需调整剂量	无临床显著意义的药物相互作用	无需调整剂量
司坦唑醇	潜在相互作用	密切监测或调整剂量	潜在相互作用	密切监测或调整剂量	潜在相互作用	密切监测或调整剂量
睾酮	潜在相互作用	密切监测或调整剂量	潜在相互作用	密切监测或调整剂量	潜在相互作用	密切监测或调整剂量
口服避孕药						
炔雌醇	显著临床相互作用	未增效和增效：建议换药或另外的避孕方式	未增效：增加炔雌醇浓度(与炔诺酮联用)；增效：降低炔雌醇浓度(与诺孕酯联用)	当用利托那韦增效的安扎那韦时，口服避孕药需要含有至少 35μg 的炔雌醇；未用利托那韦增效时炔雌醇含量不得高于 30μg	降低炔雌醇浓度	建议换药或另外的避孕方式
依托孕烯	潜在相互作用	密切监测或调整剂量	潜在相互作用	密切监测或调整剂量	潜在相互作用	密切监测或调整剂量
左炔诺孕酮	潜在相互作用	密切监测或调整剂量	潜在相互作用	密切监测或调整剂量	潜在相互作用	密切监测或调整剂量
醋酸甲羟孕酮	无临床显著意义的药物相互作用	无需调整剂量	无临床显著意义的药物相互作用	无需调整剂量	无临床显著意义的药物相互作用	无需调整剂量
炔诺酮	显著临床相互作用	未增效和增效：建议换药或另外的避孕方式	增加炔诺酮浓度	建议换药或另外的避孕方式	降低炔诺酮浓度	建议换药或另外的避孕方式
诺孕酯	潜在相互作用	密切监测或调整剂量	增加诺孕酯浓度	密切监测(也见上文炔雌醇)	潜在相互作用	密切监测或调整剂量

	茚地那韦		洛匹那韦(利托那韦增效)		奈非那韦	
	作用	临床意见	作用	临床意见	作用	临床意见
质子泵抑制药(PPIs)						
艾美拉唑	潜在相互作用	密切监测或调整剂量	无临床显著意义的药物相互作用	无需调整剂量	潜在降低奈非那韦浓度("类效应")	不推荐
兰索拉唑	潜在降低茚地那韦浓度	密切监测或调整剂量；使用增效的茚地那韦	无临床显著意义的药物相互作用	无需调整剂量	潜在降低奈非那韦浓度("类效应")	不推荐
奥美拉唑	降低茚地那韦浓度	密切监测或调整剂量；使用增效的茚地那韦	无临床显著意义的药物相互作用	无需调整剂量	降低奈非那韦浓度	禁忌——可使抗逆转录病毒活性丧失
泮托拉唑	潜在相互作用	密切监测或调整剂量	无临床显著意义的药物相互作用	无需调整剂量	潜在降低奈非那韦浓度("类效应")	不推荐
全身麻醉药						
恩氟烷	无临床显著意义的药物相互作用	无需调整剂量	无临床显著意义的药物相互作用	无需调整剂量	无临床显著意义的药物相互作用	无需调整剂量
氟烷	无临床显著意义的药物相互作用	无需调整剂量	无临床显著意义的药物相互作用	无需调整剂量	无临床显著意义的药物相互作用	无需调整剂量
氯胺酮	无临床显著意义的药物相互作用	无需调整剂量	无临床显著意义的药物相互作用	无需调整剂量	无临床显著意义的药物相互作用	无需调整剂量
免疫抑制药						
环孢素	可能增加环孢素浓度	密切监测或调整剂量	可能增加环孢素浓度	密切监测或调整剂量	可能增加环孢素浓度	密切监测或调整剂量
霉酚酸酯	潜在相互作用	密切监测或调整剂量	潜在相互作用	密切监测或调整剂量	潜在相互作用	密切监测或调整剂量

续表

	茚地那韦		洛匹那韦(利托那韦增效)		奈非那韦	
	作用	临床意见	作用	临床意见	作用	临床意见
免疫抑制药						
西罗莫司	可能增加西罗莫司浓度	密切监测或调整剂量	可能增加西罗莫司浓度	密切监测或调整剂量	可能增加西罗莫司浓度	密切监测或调整剂量
他克莫司	可能增加他克莫司浓度	密切监测或调整剂量	可能增加他克莫司浓度	密切监测或调整剂量	可能增加他克莫司浓度	密切监测或调整剂量
性激素						
醋酸甲地孕酮	无临床显著意义的药物相互作用	无需调整剂量	无临床显著意义的药物相互作用	无需调整剂量	无临床显著意义的药物相互作用	无需调整剂量
诺龙	无临床显著意义的药物相互作用	无需调整剂量	无临床显著意义的药物相互作用	无需调整剂量	无临床显著意义的药物相互作用	无需调整剂量
司坦唑醇	潜在相互作用	密切监测或调整剂量	潜在相互作用	密切监测或调整剂量	潜在相互作用	密切监测或调整剂量
睾酮	潜在相互作用	密切监测或调整剂量	潜在相互作用	密切监测或调整剂量	潜在相互作用	密切监测或调整剂量
口服避孕药						
炔雌醇	未增效：增加炔雌醇浓度；增效：无数据	未增效：无需调整剂量	降低炔雌醇浓度	建议换药或另外的避孕方式	降低炔雌醇浓度	建议换药或另外的避孕方式
依托孕烯	潜在相互作用	密切监测或调整剂量	潜在相互作用	密切监测或调整剂量	潜在相互作用	密切监测或调整剂量
左炔诺孕酮	潜在相互作用	密切监测或调整剂量	潜在相互作用	密切监测或调整剂量	潜在相互作用	密切监测或调整剂量
醋酸甲羟孕酮	无临床显著意义的药物相互作用	无需调整剂量	无临床显著意义的药物相互作用	无需调整剂量	潜在相互作用	密切监测或调整剂量
炔诺酮	未增效：增加炔诺酮浓度；增效：无数据	未增效：无需调整剂量	降低炔诺酮浓度	建议换药或另外的避孕方式	降低炔诺酮浓度	建议换药或另外的避孕方式
诺孕酯	潜在相互作用	密切监测或调整剂量	潜在相互作用	密切监测或调整剂量	潜在相互作用	密切监测或调整剂量

	利托那韦		沙奎那韦		替拉那韦	
	作用	临床意见	作用	临床意见	作用	临床意见
质子泵抑制药(PPIs)						
艾美拉唑	无临床显著意义的药物相互作用	无需调整剂量	潜在相互作用	密切监测或调整剂量；某些国家注册产品信息为禁忌	可能降低艾美拉唑浓度	不推荐，但如应用需增加艾美拉唑剂量
兰索拉唑	无临床显著意义的药物相互作用	无需调整剂量	潜在相互作用	密切监测或调整剂量；某些国家注册产品信息为禁忌	潜在相互作用	不推荐；但如应用需密切监测或调整剂量
奥美拉唑	无临床显著意义的药物相互作用	无需调整剂量	增效：增加沙奎那韦浓度	密切监测或调整剂量；某些国家注册产品信息为禁忌	可能降低奥美拉唑浓度	不推荐；但如应用需增加奥美拉唑剂量
泮托拉唑	无临床显著意义的药物相互作用	无需调整剂量	潜在相互作用	密切监测或调整剂量；某些国家注册产品信息为禁忌	潜在相互作用	不推荐；但如应用需密切监测或调整剂量
全身麻醉药						
恩氟烷	无临床显著意义的药物相互作用	无需调整剂量	无临床显著意义的药物相互作用	无需调整剂量	无临床显著意义的药物相互作用	无需调整剂量
氟烷	无临床显著意义的药物相互作用	无需调整剂量	无临床显著意义的药物相互作用	无需调整剂量	无临床显著意义的药物相互作用	无需调整剂量
氯胺酮	无临床显著意义的药物相互作用	无需调整剂量	无临床显著意义的药物相互作用	无需调整剂量	无临床显著意义的药物相互作用	无需调整剂量
免疫抑制药						
环孢素	可能增加环孢素浓度	密切监测或调整剂量	增效：潜在增加环孢素浓度	密切监测或调整剂量	未研究，但与增效的替拉那韦潜在存在相互作用	经常监测免疫抑制药浓度
霉酚酸酯	潜在相互作用	密切监测或调整剂量	潜在相互作用	密切监测或调整剂量	潜在相互作用	密切监测或调整剂量
西罗莫司	可能增加西罗莫司浓度	密切监测或调整剂量	增效：潜在增加西罗莫司浓度	密切监测或调整剂量	未研究，但与增效的替拉那韦潜在存在相互作用	经常监测免疫抑制药浓度
他克莫司	可能增加他克莫司浓度	密切监测或调整剂量	增效：潜在增加他克莫司浓度	密切监测或调整剂量	未研究，但与增效的替拉那韦潜在存在相互作用	经常监测免疫抑制药浓度
性激素						
醋酸甲地孕酮	无临床显著意义的药物相互作用	无需调整剂量	无临床显著意义的药物相互作用	无需调整剂量	无临床显著意义的药物相互作用	无需调整剂量

续表

	利托那韦		沙奎那韦		替拉那韦	
	作用	临床意见	作用	临床意见	作用	临床意见
性激素						
诺龙	无临床显著意义的药物相互作用	无需调整剂量	无临床显著意义的药物相互作用	无需调整剂量	无临床显著意义的药物相互作用	无需调整剂量
司坦唑醇	潜在相互作用	密切监测或调整剂量	潜在相互作用	密切监测或调整剂量	潜在相互作用	密切监测或调整剂量
睾酮	潜在相互作用	密切监测或调整剂量	潜在相互作用	密切监测或调整剂量	潜在相互作用	密切监测或调整剂量
口服避孕药						
炔雌醇	降低炔雌醇浓度；	密切监测；建议换药或另外的避孕方式	增效：降低炔雌醇浓度	密切监测；建议换药或另外的避孕方式	增效：降低炔雌醇浓度	建议换药或另外的避孕方式
依托孕烯	潜在相互作用	密切监测或调整剂量	潜在相互作用	密切监测或调整剂量	潜在相互作用	密切监测或调整剂量
左炔诺孕酮	潜在相互作用	密切监测或调整剂量	潜在相互作用	密切监测或调整剂量	潜在相互作用	密切监测或调整剂量
醋酸甲羟孕酮	无临床显著意义的药物相互作用	无需调整剂量	无临床显著意义的药物相互作用	无需调整剂量	无临床显著意义的药物相互作用	无需调整剂量
炔诺酮	潜在相互作用	密切监测或调整剂量	潜在相互作用	密切监测或调整剂量	潜在相互作用	建议换药或另外的避孕方式
诺孕酯	潜在相互作用	密切监测或调整剂量	潜在相互作用	密切监测或调整剂量	潜在相互作用	密切监测或调整剂量

	(福沙)安泼那韦		安扎那韦		达鲁那韦	
	作用	临床意见	作用	临床意见	作用	临床意见
泌尿科用药						
阿夫唑嗪	—	—	可能增加阿夫唑嗪浓度	禁忌	增加阿夫唑嗪浓度	禁忌——由于潜在严重的或威胁生命的不良反应
阿扑吗啡	潜在相互作用	密切监测或调整剂量	潜在相互作用	密切监测或调整剂量	潜在相互作用	密切监测或调整剂量
西地那非	增加西地那非浓度	警告——密切监测或调整剂量；治疗勃起功能障碍，西地那非剂量，每48h不超过25mg	增加西地那非浓度	警告——密切监测或调整剂量；治疗勃起功能障碍时，西地那非剂量，每48h不超过25mg；肺动脉高压患者，禁忌	增加西地那非浓度	警告——密切监测或调整剂量；治疗勃起功能障碍时，西地那非剂量，每48h不超过25mg；肺动脉高压患者，禁忌
他达拉非	增加他达拉非浓度	警告——密切监测或调整剂量；治疗勃起功能障碍，他达拉非剂量，每72h不超过10mg	增加他达拉非浓度	警告——密切监测或调整剂量；治疗勃起功能障碍，他达拉非剂量，每72h不超过10mg；对肺动脉高压患者，初始或者调整剂量为每日20mg；对耐受患者，增加剂量至每日40mg	增加他达拉非浓度	警告——密切监测或调整剂量；治疗勃起功能障碍，他达拉非剂量，每72h不超过10mg；对肺动脉高压患者，初始或者调整剂量为每日20mg；对耐受患者，增加剂量至每日40mg
伐地那非	增加伐地那非浓度	警告——密切监测或调整剂量；治疗勃起功能障碍，应用利托那韦增效时伐地那非剂量每72h不超过2.5mg或不增效时每24h不超过2.5mg	增加伐地那非浓度	警告——密切监测或调整剂量；治疗勃起功能障碍，应用利托那韦增效时伐地那非剂量每72h不超过2.5mg或不增效时每24h不超过2.5mg	增加伐地那非浓度	警告——密切监测或调整剂量；治疗勃起功能障碍，应用利托那韦增效时伐地那非剂量每72h不超过2.5mg
其他药						
苯丙胺	潜在相互作用	密切监测或调整剂量	潜在相互作用	密切监测或调整剂量	潜在相互作用	密切监测或调整剂量
双硫仑	由于安泼那韦溶液含有丙二醇，潜在毒性危险(但福沙安泼那韦溶液无潜在危险)	禁忌——安泼那韦溶液，由于潜在严重的或威胁生命的反应	无明确临床显著意义的药物相互作用	禁忌——由于潜在严重的或威胁生命的反应	—	—
草药						
紫锥花	潜在相互作用	密切监测或调整剂量	潜在相互作用	密切监测或调整剂量	潜在相互作用	密切监测或调整剂量
大蒜(胶囊)	潜在相互作用	密切监测或调整剂量	潜在相互作用	密切监测或调整剂量	潜在相互作用	密切监测或调整剂量
银杏	可能增加安泼那韦浓度	未增效：不推荐	可能降低安扎那韦浓度	未增效：不推荐	增效：无临床显著意义的药物相互作用	无需调整剂量
葡萄柚汁	无临床显著意义的药物相互作用	无需调整剂量	无临床显著意义的药物相互作用	无需调整剂量	无临床显著意义的药物相互作用	无需调整剂量
蛇麻花(蛇麻草)	潜在相互作用	密切监测或调整剂量	潜在相互作用	密切监测或调整剂量	潜在相互作用	密切监测或调整剂量
奶蓟(水飞蓟素)	潜在相互作用	密切监测或调整剂量	潜在相互作用	密切监测或调整剂量	潜在相互作用	密切监测或调整剂量
维生素E	安泼那韦(福沙安泼那韦除外)胶囊含有大剂量的维生素E	补充维生素E仅与安泼那韦禁忌	无临床显著意义的药物相互作用	无需调整剂量	无临床显著意义的药物相互作用	无需调整剂量

续表

	茚地那韦		洛匹那韦(利托那韦增效)		奈非那韦	
	作用	临床意见	作用	临床意见	作用	临床意见
泌尿科用药						
阿夫唑嗪	增加阿夫唑嗪浓度	增效:禁忌; 未增效:密切监测或调整剂量	增加阿夫唑嗪浓度	禁忌——由于潜在威胁生命的不良反应	增加阿夫唑嗪浓度	禁忌——由于潜在威胁生命的不良反应
阿扑吗啡	潜在相互作用	密切监测或调整剂量	潜在相互作用	密切监测或调整剂量	潜在相互作用	密切监测或调整剂量
西地那非	增加西地那非浓度	警告——密切监测或调整剂量;治疗勃起功能障碍,西地那非剂量,每48h不超过25mg;肺动脉高压患者,禁忌	增加西地那非浓度	警告——密切监测或调整剂量;治疗勃起功能障碍时,西地那非剂量,每48h不超过25mg;肺动脉高压患者,禁忌	增加西地那非浓度	警告——密切监测或调整剂量;治疗勃起功能障碍时,西地那非剂量,每48h不超过25mg;肺动脉高压患者,禁忌
他达拉非	增加他达拉非浓度	警告——密切监测或调整剂量;治疗勃起功能障碍,他达拉非剂量,每72h不超过10mg;对肺动脉高压患者,初始或者调整剂量为每日20mg;对耐受患者,增加剂量至每日40mg	增加他达拉非浓度	警告——密切监测或调整剂量;治疗勃起功能障碍,他达拉非剂量,每72h不超过10mg;对肺动脉高压患者,初始或者调整剂量为每日20mg;对耐受患者,增加剂量至每日40mg	增加他达拉非浓度	警告——密切监测或调整剂量;治疗勃起功能障碍,他达拉非剂量,每72h不超过10mg;对肺动脉高压患者,初始或者调整剂量为每日20mg;对耐受患者,增加剂量至每日40mg
伐地那非	增加伐地那非浓度	警告——密切监测或调整剂量;治疗勃起功能障碍,应用利托那韦增效时伐地那非剂量每72h不超过2.5mg或不增效时每24h不超过2.5mg	增加伐地那非浓度	警告——密切监测或调整剂量;治疗勃起功能障碍,应用利托那韦增效时伐地那非剂量每72h不超过2.5mg	增加伐地那非浓度	警告——密切监测或调整剂量;治疗勃起功能障碍,应用利托那韦增效时伐地那非剂量每72h不超过2.5mg或不增效时每24h不超过2.5mg
其他药						
苯丙胺	潜在相互作用	密切监测或调整剂量	潜在相互作用	密切监测或调整剂量	潜在相互作用	密切监测或调整剂量
双硫仑	—	—	洛匹那韦/利托那韦制剂含有乙醇	可能引起双硫仑反应	—	—
草药						
紫锥花	潜在相互作用	密切监测或调整剂量	无临床显著意义的药物相互作用	无需调整剂量	潜在相互作用	密切监测或调整剂量
大蒜(胶囊)	潜在相互作用	密切监测或调整剂量	潜在相互作用	密切监测或调整剂量	潜在相互作用	密切监测或调整剂量
银杏	可能降低茚地那韦浓度	不推荐	增效:无临床显著意义的药物相互作用	无需调整剂量	可能降低奈非那韦浓度	不推荐
葡萄柚汁	降低茚地那韦浓度(当维生素C剂量>1g/d)	监测病毒学反应	无临床显著意义的药物相互作用	无需调整剂量	无临床显著意义的药物相互作用	无需调整剂量
蛇麻花(蛇麻草)	潜在相互作用	密切监测或调整剂量	潜在相互作用	密切监测或调整剂量	潜在相互作用	密切监测或调整剂量
奶蓟(水飞蓟素)	无临床显著意义的药物相互作用	无需调整剂量	潜在相互作用	密切监测或调整剂量	潜在相互作用	密切监测或调整剂量
维生素E	无临床显著意义的药物相互作用	无需调整剂量	无临床显著意义的药物相互作用	无需调整剂量	无临床显著意义的药物相互作用	无需调整剂量

	利托那韦		沙奎那韦		替拉那韦	
	作用	临床意见	作用	临床意见	作用	临床意见
泌尿科用药						
阿夫唑嗪	增加阿夫唑嗪浓度	禁忌——由于潜在严重或威胁生命的不良反应	可能增加阿夫唑嗪浓度	禁忌——由于潜在严重或威胁生命的不良反应	可能增加阿夫唑嗪浓度	禁忌——由于潜在严重或威胁生命的不良反应
阿扑吗啡	潜在相互作用	密切监测或调整剂量	潜在相互作用	密切监测或调整剂量	潜在相互作用	密切监测或调整剂量
西地那非	增加西地那非浓度	警告——密切监测或调整剂量;治疗勃起功能障碍,西地那非剂量,每48h不超过25mg;肺动脉高压患者,禁忌	未增效:增加西地那非浓度	警告——密切监测或调整剂量;治疗勃起功能障碍,西地那非剂量,每48h不超过25mg;肺动脉高压患者,禁忌	未评价,但使用增效的替拉那韦潜在增加西地那非浓度	警告——密切监测或调整剂量;治疗勃起功能障碍,西地那非剂量,每48h不超过25mg;肺动脉高压患者,禁忌
他达拉非	增加他达拉非浓度	警告——密切监测或调整剂量;治疗勃起功能障碍,他达拉非剂量,每72h不超过10mg;对肺动脉高压患者,初始或者调整剂量为每日20mg;对耐受患者,增加剂量至每日40mg	增效:增加他达拉非浓度	警告——密切监测或调整剂量;治疗勃起功能障碍,他达拉非剂量,每72h不超过10mg;对肺动脉高压患者,初始或者调整剂量为每日20mg;对耐受患者,增加剂量至每日40mg	使用增效的替拉那韦潜在增加他达拉非浓度	警告——密切监测或调整剂量;治疗勃起功能障碍,他达拉非剂量,每72h不超过10mg;对肺动脉高压患者,初始或者调整剂量为每日20mg;对耐受患者,增加剂量至每日40mg

续表

	利托那韦		沙奎那韦		替拉那韦	
	作用	临床意见	作用	临床意见	作用	临床意见
泌尿科用药						
伐地那非	增加伐地那非浓度	警告——密切监测或调整剂量;治疗勃起功能障碍,伐地那非剂量,每72h不超过2.5mg	增效:增加伐地那非浓度	警告——密切监测或调整剂量;治疗勃起功能障碍,应用增效疗法时剂量,每72h不超过2.5mg	未研究,但使用增效替拉那韦潜在增加伐地那非浓度	警告——密切监测或调整剂量;治疗勃起功能障碍,应用增效疗法时剂量,每72h不超过2.5mg
其他药						
苯丙胺	可能增加苯丙胺浓度	密切监测或调整剂量	潜在相互作用	密切监测或调整剂量	潜在相互作用	密切监测或调整剂量
双硫仑	利托那韦制剂含有乙醇	可能引起双硫仑反应	—	—	替拉那韦胶囊含有乙醇	可能引起双硫仑反应
草药						
紫锥花	潜在相互作用	密切监测或调整剂量	无临床显著意义的药物相互作用	无需调整剂量	潜在相互作用	密切监测或调整剂量
大蒜(胶囊)	潜在相互作用	密切监测或调整剂量	未增效:降低沙奎那韦浓度; 增效:未评价相互作用	禁忌	潜在相互作用	密切监测或调整剂量
银杏	增效:无临床显著意义的药物相互作用; 未增效:可能降低利托那韦浓度	增效:无需调整剂量	增效:无临床显著意义的药物相互作用; 未增效:可能降低沙奎那韦浓度	增效:无需调整剂量; 未增效:不推荐	增效:无临床显著意义的药物相互作用	无需调整剂量
葡萄柚汁	无临床显著意义的药物相互作用	无需调整剂量	未增效:无临床显著意义的药物相互作用; 增效:未评价	无需调整剂量	无临床显著意义的药物相互作用	无需调整剂量
蛇麻花(蛇麻草)	潜在相互作用	密切监测或调整剂量	潜在相互作用	密切监测或调整剂量	潜在相互作用	密切监测或调整剂量
奶蓟(水飞蓟素)	潜在相互作用	密切监测或调整剂量	潜在相互作用	密切监测或调整剂量	潜在相互作用	密切监测或调整剂量
维生素E	无临床显著意义的药物相互作用	无需调整剂量	无临床显著意义的药物相互作用	无需调整剂量	潜在相互作用	密切监测或调整剂量

表2 药物相互作用:治疗HIV感染的药物.非核苷类逆转录酶抑制药(NNRTIs)

	地拉韦啶		依法韦仑		依曲韦林		奈韦拉平	
	作用	临床意见	作用	临床意见	作用	临床意见	作用	临床意见
抗病毒药:抗逆转录病毒药								
蛋白酶抑制药								
(福沙)安泼那韦	增加安泼那韦浓度	未建立适当的剂量调整方案;不建议联合用药	增效和未增效:降低安泼那韦浓度	未增效:未建立剂量调整方案; 增效:若每日给药2次,无需调整剂量	增效和未增效的安泼那韦增加安泼那韦浓度	禁忌	可能降低安泼那韦浓度和增加奈韦拉平浓度	安泼那韦:未建立剂量调整方案;可能需要增加安泼那韦剂量; (福沙)安泼那韦不推荐使用未增效的;增效:若每日给药2次,无需调整剂量
安扎那韦	潜在相互作用	未建立剂量调整方案	降低安扎那韦浓度	治疗新患者要增加利托那韦增效的安扎那韦的剂量;治疗有治疗经历患者,不推荐	未增效的安扎那韦降低安扎那韦浓度;增效的安扎那韦降低安扎那韦浓度和增加依曲韦林浓度	禁忌	降低安扎那韦浓度;并增加奈韦拉平浓度	未建立剂量调整方案;不推荐联合用药
达鲁那韦	潜在相互作用	密切监测或调整剂量	降低达鲁那韦浓度和增加依法韦仑浓度	密切监测——联合用药可能引起中枢神经系统毒性	增效的达鲁那韦降低依曲韦林浓度	无需调整剂量	增效的达鲁那韦增加奈韦拉平和达鲁那韦浓度	无临床显著意义的药物相互作用;联合用药无需调整剂量
茚地那韦	增加茚地那韦浓度	降低茚地那韦剂量为每8h 400~600mg较合适	降低茚地那韦浓度	密切监测;尽管未建立适当的剂量调整方案,可能需要增加茚地那韦剂量	降低茚地那韦浓度	禁忌	降低茚地那韦浓度	可能需要增加茚地那韦剂量为每8h 1g

续表

	地拉韦啶		依法韦仑		依曲韦林		奈韦拉平	
	作用	临床意见	作用	临床意见	作用	临床意见	作用	临床意见
抗病毒药：抗逆转录病毒药								
蛋白酶抑制药								
茚地那韦（利托那韦增效）	—	—	降低茚地那韦浓度	不要每日单次给药；可考虑增加为每日2次给药，茚地那韦 800mg/利托那韦 200mg	—	—	—	—
洛匹那韦（利托那韦增效）	增加利托那韦和洛匹那韦浓度	未建立适当的剂量调整方案	降低洛匹那韦浓度	不要每日单次给药；利托那韦增效的洛匹那韦剂量应该增加 33%，每日2次	降低依曲韦林浓度	无需调整剂量	降低洛匹那韦浓度	不要每日单次给药；利托那韦增效的洛匹那韦剂量应该增加33%，每日2次
奈非那韦	降低地拉韦啶浓度和增加奈非那韦浓度	密切监测；未建立适当的剂量调整方案	降低奈非那韦浓度	无需调整剂量	增加奈非那韦浓度	禁忌	降低奈非那韦浓度；不期望有临床显著意义的药物相互作用	密切监测——未建立适当的剂量调整方案；通常无需调整剂量
利托那韦	增加利托那韦浓度	可能需要降低利托那韦剂量（未建立适当的剂量调整方案）	增加利托那韦和依法韦仑浓度	密切监测有高频率的不良反应报道	降低依曲韦林浓度	禁忌（除非使用低剂量用以增效）	无临床显著意义的药物相互作用	无需调整剂量
沙奎那韦	未增效：增加沙奎那韦浓度；增效：未评价	可能需要降低沙奎那韦剂量；需监测肝细胞变化	未增效：降低沙奎那韦和依法韦仑浓度；增效：无有关的相互作用	密切监测；利托那韦增效	增效的沙奎那韦降低依曲韦林浓度	无需调整剂量	未增效：降低沙奎那韦浓度；增效：无临床显著意义的药物相互作用	当采用增效方案（软胶囊）时无需调整剂量
替拉那韦	潜在相互作用	密切监测或调整剂量	增效：有限的数据显示无临床显著意义的药物相互作用	无需调整剂量	增效的替拉那韦降低依曲韦林浓度	禁忌	增效：有限的数据显示无临床显著意义的药物相互作用	无需调整剂量
非核苷类逆转录酶抑制药（NNRTIs）								
地拉韦啶	N/A	N/A	潜在相互作用	密切监测或调整剂量	增加依曲韦林浓度	禁忌	潜在相互作用	密切监测或调整剂量
依法韦仑	潜在相互作用	密切监测或调整剂量	N/A	N/A	降低依曲韦林浓度	禁忌	降低依法韦仑浓度	不建议联合用药
依曲韦林	增加依曲韦林浓度	禁忌	降低依曲韦林浓度	禁忌	N/A	N/A	降低依曲韦林浓度	禁忌
奈非那韦	潜在相互作用	密切监测或调整剂量	降低依法韦仑浓度	不建议联合用药	降低依曲韦林浓度	禁忌	N/A	N/A
核苷类逆转录酶抑制药/核苷酸类逆转录酶抑制药（NsRTIs/NtRTIs）								
阿巴卡韦	无临床显著意义的药物相互作用	无需调整剂量	无临床显著意义的药物相互作用	无需调整剂量	无临床显著意义的药物相互作用	无需调整剂量	无临床显著意义的药物相互作用	无需调整剂量
去羟肌苷	缓冲片剂——降低地拉韦啶和去羟肌苷浓度	这两种片剂至少需间隔 1h 分开服用	无临床显著意义的药物相互作用	无需调整剂量	无临床显著意义的药物相互作用	无需调整剂量	无临床显著意义的药物相互作用	无需调整剂量
恩曲他滨	无临床显著意义的药物相互作用	无需调整剂量	无临床显著意义的药物相互作用	无需调整剂量	无临床显著意义的药物相互作用	无需调整剂量	无临床显著意义的药物相互作用	无需调整剂量
拉米夫定	无临床显著意义的药物相互作用	无需调整剂量	无临床显著意义的药物相互作用	无需调整剂量	无临床显著意义的药物相互作用	无需调整剂量	无临床显著意义的药物相互作用	无需调整剂量
司他夫定	无临床显著意义的药物相互作用	无需调整剂量	无临床显著意义的药物相互作用	无需调整剂量	无临床显著意义的药物相互作用	无需调整剂量	无临床显著意义的药物相互作用	无需调整剂量
替诺福韦	无临床显著意义的药物相互作用	无需调整剂量	无临床显著意义的药物相互作用	无需调整剂量	无临床显著意义的药物相互作用	无需调整剂量	无临床显著意义的药物相互作用	无需调整剂量
扎西他滨	无临床显著意义的药物相互作用	无需调整剂量	无临床显著意义的药物相互作用	无需调整剂量	—	—	无临床显著意义的药物相互作用	无需调整剂量
齐多夫定	无临床显著意义的药物相互作用	无需调整剂量	无临床显著意义的药物相互作用	无需调整剂量	无临床显著意义的药物相互作用	无需调整剂量	降低齐多夫定浓度	无需调整剂量

续表

	地拉韦啶		依法韦仑		依曲韦林		奈韦拉平	
	作用	临床意见	作用	临床意见	作用	临床意见	作用	临床意见
其他抗逆转录病毒药								
艾维坦韦	潜在相互作用	密切监测或调整剂量	潜在相互作用	密切监测或调整剂量	潜在相互作用	密切监测或调整剂量	潜在相互作用	密切监测或调整剂量
恩夫韦地	无临床显著意义的药物相互作用	无需调整剂量	无临床显著意义的药物相互作用	无需调整剂量	无临床显著意义的药物相互作用	无需调整剂量	无临床显著意义的药物相互作用	无需调整剂量
马拉韦克	潜在相互作用	密切监测或调整剂量	降低马拉韦克浓度	建议增加马拉韦克剂量	降低马拉韦克浓度（当也与强CYP3A抑制药联用时，增加马拉韦克浓度）	建议增加马拉韦克剂量（当也与强CYP3A抑制药联用时，应当降低马拉韦克剂量）	无临床显著意义的药物相互作用	无需调整剂量
拉泰格韦	潜在相互作用	密切监测或调整剂量	潜在相互作用	密切监测或调整剂量	无临床显著意义的药物相互作用	无需调整剂量	无临床显著意义的药物相互作用	无需调整剂量
抗病毒药								
阿昔洛韦	无临床显著意义的药物相互作用	无需调整剂量	无临床显著意义的药物相互作用	无需调整剂量	无临床显著意义的药物相互作用	无需调整剂量	无临床显著意义的药物相互作用	无需调整剂量
阿德福韦	潜在相互作用	密切监测或调整剂量	无临床显著意义的药物相互作用	无需调整剂量	无临床显著意义的药物相互作用	无需调整剂量	无临床显著意义的药物相互作用	无需调整剂量
西多福韦	无临床显著意义的药物相互作用	无需调整剂量	无临床显著意义的药物相互作用	无需调整剂量	无临床显著意义的药物相互作用	无需调整剂量	无临床显著意义的药物相互作用	无需调整剂量
泛昔洛韦	无临床显著意义的药物相互作用	无需调整剂量	无临床显著意义的药物相互作用	无需调整剂量	无临床显著意义的药物相互作用	无需调整剂量	无临床显著意义的药物相互作用	无需调整剂量
膦甲酸	无临床显著意义的药物相互作用	无需调整剂量	无临床显著意义的药物相互作用	无需调整剂量	无临床显著意义的药物相互作用	无需调整剂量	无临床显著意义的药物相互作用	无需调整剂量
更昔洛韦	无临床显著意义的药物相互作用	无需调整剂量	无临床显著意义的药物相互作用	无需调整剂量	无临床显著意义的药物相互作用	无需调整剂量	无临床显著意义的药物相互作用	无需调整剂量
利巴韦林	无临床显著意义的药物相互作用	无需调整剂量	无临床显著意义的药物相互作用	无需调整剂量	无临床显著意义的药物相互作用	无需调整剂量	无临床显著意义的药物相互作用	无需调整剂量
伐昔洛韦	无临床显著意义的药物相互作用	无需调整剂量	无临床显著意义的药物相互作用	无需调整剂量	无临床显著意义的药物相互作用	无需调整剂量	无临床显著意义的药物相互作用	无需调整剂量
其他药物								
镇痛药、抗炎药和退热药								
阿芬太尼	潜在相互作用	密切监测或调整剂量	潜在相互作用	密切监测或调整剂量	潜在相互作用	密切监测或调整剂量	潜在相互作用	密切监测或调整剂量
丁丙诺啡	潜在相互作用	密切监测或调整剂量	降低布洛芬浓度	密切监测或调整剂量	潜在相互作用	密切监测或调整剂量	潜在相互作用	密切监测或调整剂量
可待因	潜在相互作用	密切监测或调整剂量	潜在相互作用	密切监测或调整剂量	潜在相互作用	密切监测或调整剂量	潜在相互作用	密切监测或调整剂量
双氢可待因	潜在相互作用	密切监测或调整剂量	潜在相互作用	密切监测或调整剂量	潜在相互作用	密切监测或调整剂量	潜在相互作用	密切监测或调整剂量
右丙氧芬	潜在相互作用	密切监测或调整剂量	无临床显著意义的药物相互作用	无需调整剂量	无临床显著意义的药物相互作用	无需调整剂量	无临床显著意义的药物相互作用	无需调整剂量
芬太尼	潜在相互作用	密切监测或调整剂量	潜在相互作用	密切监测或调整剂量	潜在相互作用	密切监测或调整剂量	可能降低芬太尼浓度	密切监测或调整剂量
美沙酮	增加美沙酮浓度	可能需要降低美沙酮剂量	降低美沙酮浓度	可能需要增加美沙酮剂量；监测撤退症状	潜在相互作用	可能需要调整美沙酮剂量；监测撤退症状	降低美沙酮浓度	可能需要增加美沙酮剂量；监测撤退症状
哌替啶	潜在相互作用	密切监测或调整剂量	无临床显著意义的药物相互作用	无需调整剂量	无临床显著意义的药物相互作用	无需调整剂量	无临床显著意义的药物相互作用	无需调整剂量
曲马朵	潜在相互作用	密切监测或调整剂量	潜在相互作用	密切监测或调整剂量	潜在相互作用	密切监测或调整剂量	无临床显著意义的药物相互作用	无需调整剂量

续表

	地拉韦啶		依法韦仑		依曲韦林		奈韦拉平	
	作用	临床意见	作用	临床意见	作用	临床意见	作用	临床意见
抗菌药								
抗分歧杆菌药								
乙胺丁醇	无临床显著意义的药物相互作用	无需调整剂量	无临床显著意义的药物相互作用	无需调整剂量	无临床显著意义的药物相互作用	无需调整剂量	无临床显著意义的药物相互作用	无需调整剂量
异烟肼	无临床显著意义的药物相互作用	无需调整剂量	无临床显著意义的药物相互作用	无需调整剂量	无临床显著意义的药物相互作用	无需调整剂量	无临床显著意义的药物相互作用	无需调整剂量
吡嗪酰胺	无临床显著意义的药物相互作用	无需调整剂量	无临床显著意义的药物相互作用	无需调整剂量	无临床显著意义的药物相互作用	无需调整剂量	无临床显著意义的药物相互作用	无需调整剂量
利福布汀	降低地拉韦啶浓度	不建议联合用药；可能失去病毒学反应	降低利福布汀浓度	增加50%利福布汀每日剂量；对间隙疗法，考虑利福布汀剂量加倍	降低依曲韦林和利福布汀浓度	禁忌——与增效的达鲁那韦或沙奎那韦联用时；若未与增效的蛋白酶抑制药联用，利福布汀采用常规剂量	增加利福布汀浓度	谨慎和密切监测
利福平	降低地拉韦啶浓度	不建议联合用药；可能失去病毒学反应	降低依法韦仑浓度	未建立剂量调整方案；尽管可以考虑增加依法韦仑剂量为每日800mg	降低依曲韦林浓度	禁忌	降低奈韦拉平浓度	禁忌——改用利福布汀
利福喷汀	潜在相互作用	不建议联合用药；较高结核复发率	潜在相互作用	不建议联合用药；较高结核复发率	降低依曲韦林浓度	禁忌	潜在相互作用	不建议联合用药；较高结核复发率
链霉素	无临床显著意义的药物相互作用	无需调整剂量	无临床显著意义的药物相互作用	无需调整剂量	无临床显著意义的药物相互作用	无需调整剂量	无临床显著意义的药物相互作用	无需调整剂量
大环内酯类								
阿奇霉素	无临床显著意义的药物相互作用	无需调整剂量	无临床显著意义的药物相互作用	无需调整剂量	无临床显著意义的药物相互作用	无需调整剂量	无临床显著意义的药物相互作用	无需调整剂量
克拉霉素	增加克拉霉素浓度	肾功能衰竭患者降低克拉霉素剂量	降低克拉霉素浓度	应考虑用其他药物替换克拉霉素	增加依曲韦林浓度和降低克拉霉素浓度	应考虑用其他药物替换克拉霉素	显著降低克拉霉素浓度	应考虑用其他药物
红霉素	无临床显著意义的药物相互作用	无需调整剂量	无临床显著意义的药物相互作用	无需调整剂量	潜在相互作用	密切监测或调整剂量	潜在相互作用	密切监测或调整剂量
喹诺酮类								
环丙沙星	无临床显著意义的药物相互作用	无需调整剂量	无临床显著意义的药物相互作用	无需调整剂量	无临床显著意义的药物相互作用	无需调整剂量	无临床显著意义的药物相互作用	无需调整剂量
氧氟沙星	无临床显著意义的药物相互作用	无需调整剂量	无临床显著意义的药物相互作用	无需调整剂量	无临床显著意义的药物相互作用	无需调整剂量	无临床显著意义的药物相互作用	无需调整剂量
其他抗菌药								
克林霉素	无临床显著意义的药物相互作用	无需调整剂量	无临床显著意义的药物相互作用	无需调整剂量	无临床显著意义的药物相互作用	无需调整剂量	无临床显著意义的药物相互作用	无需调整剂量
磺胺甲噁唑	无临床显著意义的药物相互作用	无需调整剂量	无临床显著意义的药物相互作用	无需调整剂量	无临床显著意义的药物相互作用	无需调整剂量	无临床显著意义的药物相互作用	无需调整剂量
氨苯砜	潜在相互作用	可能需要增加氨苯砜剂量	无临床显著意义的药物相互作用	无需调整剂量	无临床显著意义的药物相互作用	无需调整剂量	无临床显著意义的药物相互作用	无需调整剂量
甲硝唑	无临床显著意义的药物相互作用	无需调整剂量	无临床显著意义的药物相互作用	无需调整剂量	无临床显著意义的药物相互作用	无需调整剂量	无临床显著意义的药物相互作用	无需调整剂量
四环素	无临床显著意义的药物相互作用	无需调整剂量	无临床显著意义的药物相互作用	无需调整剂量	无临床显著意义的药物相互作用	无需调整剂量	无临床显著意义的药物相互作用	无需调整剂量

续表

	地拉韦啶		依法韦仑		依曲韦林		奈韦拉平	
	作用	临床意见	作用	临床意见	作用	临床意见	作用	临床意见
抗抑郁药								
三环类								
氯米帕明	潜在相互作用	密切监测或调整剂量	潜在相互作用	密切监测或调整剂量	潜在相互作用	密切监测或调整剂量	潜在相互作用	密切监测或调整剂量
多塞平	潜在相互作用	密切监测或调整剂量	无临床显著意义的药物相互作用	无需调整剂量	无临床显著意义的药物相互作用	无需调整剂量	无临床显著意义的药物相互作用	无需调整剂量
SSRIs								
西酞普兰	潜在相互作用	密切监测或调整剂量	潜在相互作用	密切监测或调整剂量	潜在相互作用	密切监测或调整剂量	潜在相互作用	密切监测或调整剂量
氟西汀	增加地拉韦啶浓度	密切监测或调整剂量	无临床显著意义的药物相互作用	无需调整剂量	无临床显著意义的药物相互作用	无需调整剂量	无临床显著意义的药物相互作用	无需调整剂量
帕罗西汀	无临床显著意义的药物相互作用	无需调整剂量	无临床显著意义的药物相互作用	无需调整剂量	无临床显著意义的药物相互作用	无需调整剂量	无临床显著意义的药物相互作用	无需调整剂量
舍曲林	潜在相互作用	密切监测或调整剂量	降低舍曲林浓度	可能需要增加舍曲林剂量	潜在相互作用	密切监测或调整剂量	潜在相互作用	密切监测或调整剂量
其他抗抑郁药								
安非他酮	潜在相互作用	密切监测或调整剂量	降低安非他酮浓度	根据临床反应滴定安非他酮剂量	潜在相互作用	密切监测或调整剂量	潜在相互作用	密切监测或调整剂量
米氮平	潜在相互作用	密切监测或调整剂量	潜在相互作用	密切监测或调整剂量	潜在相互作用	密切监测或调整剂量	潜在相互作用	密切监测或调整剂量
奈法唑酮	潜在相互作用	密切监测或调整剂量	潜在相互作用	密切监测或调整剂量	潜在相互作用	密切监测或调整剂量	潜在相互作用	密切监测或调整剂量
曲唑酮	增加曲唑酮浓度	警告：可能需要降低曲唑酮剂量	潜在相互作用	密切监测或调整剂量	潜在相互作用	密切监测或调整剂量	潜在相互作用	密切监测或调整剂量
圣约翰草（贯叶金丝桃）	潜在降低地拉韦啶浓度	不建议联合用药；可能失去病毒学反应	可能降低依法韦仑浓度	禁忌	降低依曲韦林浓度	禁忌	可能降低奈韦拉平浓度	禁忌
文拉法辛	潜在相互作用	密切监测或调整剂量	潜在相互作用	密切监测或调整剂量	潜在相互作用	密切监测或调整剂量	潜在相互作用	密切监测或调整剂量
抗糖尿病药（口服）								
格列齐特	潜在相互作用	密切监测或调整剂量	潜在相互作用	密切监测或调整剂量	潜在相互作用	密切监测或调整剂量	潜在相互作用	密切监测或调整剂量
格列吡嗪	潜在相互作用	密切监测或调整剂量	潜在相互作用	密切监测或调整剂量	潜在相互作用	密切监测或调整剂量	潜在相互作用	密切监测或调整剂量
二甲双胍	无临床显著意义的药物相互作用	无需调整剂量	无临床显著意义的药物相互作用	无需调整剂量	无临床显著意义的药物相互作用	无需调整剂量	无临床显著意义的药物相互作用	无需调整剂量
吡格列酮	潜在相互作用	密切监测或调整剂量	潜在相互作用	密切监测或调整剂量	潜在相互作用	密切监测或调整剂量	潜在相互作用	密切监测或调整剂量
罗格列酮	无临床显著意义的药物相互作用	无需调整剂量	无临床显著意义的药物相互作用	无需调整剂量	潜在相互作用	密切监测或调整剂量	潜在相互作用	密切监测或调整剂量
甲苯磺丁脲	潜在相互作用	密切监测或调整剂量	潜在相互作用	密切监测或调整剂量	潜在相互作用	密切监测或调整剂量	潜在相互作用	密切监测或调整剂量
抗癫痫药								
卡马西平	降低地拉韦啶浓度	不建议联合用药；可能失去病毒学反应	可能降低卡马西平和/或依法韦仑浓度	监测依法韦仑和卡马西平浓度；考虑其他抗癫痫药	降低依曲韦林浓度	禁忌	可能降低卡马西平浓度	密切监测或调整剂量
氯硝西泮	潜在相互作用	密切监测或调整剂量	潜在相互作用	密切监测或调整剂量	潜在相互作用	密切监测或调整剂量	可能降低氯硝西泮浓度	密切监测或调整剂量
乙琥胺	潜在相互作用	密切监测或调整剂量	潜在相互作用	密切监测或调整剂量	潜在相互作用	密切监测或调整剂量	可能降低乙琥胺浓度	密切监测或调整剂量
加巴喷丁	无临床显著意义的药物相互作用	无需调整剂量	无临床显著意义的药物相互作用	无需调整剂量	无临床显著意义的药物相互作用	无需调整剂量	无临床显著意义的药物相互作用	无需调整剂量
拉可沙胺	无临床显著意义的药物相互作用	无需调整剂量	潜在相互作用	密切监测或调整剂量	潜在相互作用	密切监测或调整剂量	潜在相互作用	密切监测或调整剂量

续表

	地拉韦啶		依法韦仑		依曲韦林		奈韦拉平	
	作用	临床意见	作用	临床意见	作用	临床意见	作用	临床意见
抗癫痫药								
拉莫三嗪	无临床显著意义的药物相互作用	无需调整剂量	无临床显著意义的药物相互作用	无需调整剂量	无临床显著意义的药物相互作用	无需调整剂量	无临床显著意义的药物相互作用	无需调整剂量
左乙拉西坦	无临床显著意义的药物相互作用	无需调整剂量	无临床显著意义的药物相互作用	无需调整剂量	无临床显著意义的药物相互作用	无需调整剂量	无临床显著意义的药物相互作用	无需调整剂量
奥卡西平	潜在相互作用	密切监测或调整剂量	无临床显著意义的药物相互作用	无需调整剂量	潜在相互作用	密切监测或调整剂量	潜在相互作用	密切监测或调整剂量
苯巴比妥	降低地拉韦啶浓度	不建议联合用药；可能失去病毒学反应	可能降低或者增加苯巴比妥和/或依法韦仑浓度	谨慎使用和监测抗癫痫药物浓度	降低依曲韦林浓度	禁忌	潜在相互作用	密切监测或调整剂量
苯妥英	降低地拉韦啶浓度	不建议联合用药；可能失去病毒学反应	可能降低或者增加苯妥英和/或依法韦仑浓度	谨慎使用和监测抗癫痫药物浓度	降低依曲韦林浓度	禁忌	潜在相互作用	密切监测或调整剂量
丙戊酸盐	无临床显著意义的药物相互作用	无需调整剂量	无临床显著意义的药物相互作用	无需调整剂量	无临床显著意义的药物相互作用	无需调整剂量	潜在相互作用	密切监测或调整剂量
氨己烯酸	无临床显著意义的药物相互作用	无需调整剂量	无临床显著意义的药物相互作用	无需调整剂量	无临床显著意义的药物相互作用	无需调整剂量	无临床显著意义的药物相互作用	无需调整剂量
抗真菌药								
两性霉素 B	无临床显著意义的药物相互作用	无需调整剂量	无临床显著意义的药物相互作用	无需调整剂量	无临床显著意义的药物相互作用	无需调整剂量	无临床显著意义的药物相互作用	无需调整剂量
卡泊芬净	无临床显著意义的药物相互作用	无需调整剂量	潜在相互作用	密切监测或调整剂量	潜在相互作用	密切监测或调整剂量	潜在相互作用	密切监测或调整剂量
氟康唑	无临床显著意义的药物相互作用	无需调整剂量	无临床显著意义的药物相互作用	无需调整剂量	增加依曲韦林浓度	密切监测	增加奈韦拉平浓度	谨慎使用和密切监测——考虑其他药物
伊曲康唑	潜在相互作用	密切监测或调整剂量	可能降低伊曲康唑浓度	临床意义不明；考虑其他抗真菌药	增加依曲韦林浓度和降低伊曲康唑浓度	密切监测或调整剂量	可能降低伊曲康唑浓度	密切监测或调整剂量
酮康唑	增加地拉韦啶浓度	密切监测或调整剂量	可能降低酮康唑浓度	临床意义不明	增加依曲韦林浓度和降低酮康唑浓度	密切监测或调整剂量	降低酮康唑浓度和增加奈韦拉平浓度	禁忌——考虑其他药物
泊沙康唑	潜在相互作用	密切监测或调整剂量	降低泊沙康唑浓度	避免联合用药，除非益处大于风险	增加依曲韦林浓度	密切监测或调整剂量	潜在相互作用	密切监测或调整剂量
特比萘芬	无临床显著意义的药物相互作用	无需调整剂量	无临床显著意义的药物相互作用	无需调整剂量	无临床显著意义的药物相互作用	无需调整剂量	无临床显著意义的药物相互作用	无需调整剂量
伏立康唑	潜在相互作用	密切监测或调整剂量	降低伏立康唑浓度和增加依法韦仑浓度	增加伏立康唑维持剂量和降低依法韦仑剂量	增加依曲韦林和伏立康唑浓度	密切监测	潜在相互作用	密切监测或调整剂量
抗组胺药								
阿司咪唑	增加心律失常危险	禁忌	可能增加阿司咪唑浓度；潜在心脏毒性	禁忌	未明确临床相互作用	禁忌	潜在相互作用	密切监测或调整剂量
西替利嗪	无临床显著意义的药物相互作用	无需调整剂量	无临床显著意义的药物相互作用	无需调整剂量	无临床显著意义的药物相互作用	无需调整剂量	无临床显著意义的药物相互作用	无需调整剂量
非索非那定	潜在相互作用	密切监测或调整剂量	潜在相互作用	密切监测或调整剂量	潜在相互作用	密切监测或调整剂量	潜在相互作用	密切监测或调整剂量
氯雷他定	潜在相互作用	密切监测或调整剂量	潜在相互作用	密切监测或调整剂量	潜在相互作用	密切监测或调整剂量	无临床显著意义的药物相互作用	无需调整剂量
特非他定	增加心律失常危险	禁忌	可能增加特非他定浓度；潜在心脏毒性	禁忌	未明确临床相互作用	禁忌	潜在相互作用	密切监测或调整剂量

续表

	地拉韦啶		依法韦仑		依曲韦林		奈韦拉平	
	作用	临床意见	作用	临床意见	作用	临床意见	作用	临床意见
抗疟药/抗原虫药								
阿莫地喹	潜在相互作用	密切监测或调整剂量	增加阿莫地喹浓度；肝酶升高的风险	禁忌	潜在相互作用	密切监测或调整剂量	潜在相互作用	密切监测或调整剂量
青蒿素	潜在相互作用	密切监测或调整剂量	潜在相互作用	密切监测或调整剂量	潜在相互作用	密切监测或调整剂量	潜在相互作用	密切监测或调整剂量
阿托伐醌	无临床显著意义的药物相互作用	无需调整剂量	可能降低阿托伐醌浓度	密切监测或调整剂量	无临床显著意义的药物相互作用	无需调整剂量	无临床显著意义的药物相互作用	无需调整剂量
卤泛群	增加心律失常风险	禁忌	潜在相互作用	密切监测或调整剂量	潜在相互作用	密切监测或调整剂量	潜在相互作用	密切监测或调整剂量
本芴醇	潜在相互作用	密切监测或调整剂量	潜在相互作用	密切监测或调整剂量	潜在相互作用	密切监测或调整剂量	潜在相互作用	密切监测或调整剂量
甲氟喹	无临床显著意义的药物相互作用	无需调整剂量	无临床显著意义的药物相互作用	无需调整剂量	无临床显著意义的药物相互作用	无需调整剂量	无临床显著意义的药物相互作用	无需调整剂量
氯胍	无临床显著意义的药物相互作用	无需调整剂量	可能降低氯胍浓度	密切监测或调整剂量	无临床显著意义的药物相互作用	无需调整剂量	无临床显著意义的药物相互作用	无需调整剂量
奎宁	潜在相互作用	密切监测或调整剂量	潜在相互作用	密切监测或调整剂量	潜在相互作用	密切监测或调整剂量	潜在相互作用	密切监测或调整剂量
抗偏头痛药								
麦角衍生物	增加麦角毒性	禁忌	增加麦角毒性	禁忌	临床相互作用不明	禁忌	可能降低麦角胺浓度	可能需要调整剂量
舒马曲坦	无临床显著意义的药物相互作用	无需调整剂量	无临床显著意义的药物相互作用	无需调整剂量	无临床显著意义的药物相互作用	无需调整剂量	无临床显著意义的药物相互作用	无需调整剂量
抗肿瘤药								
环磷酰胺	潜在相互作用	密切监测或调整剂量	潜在相互作用	密切监测或调整剂量	潜在相互作用	密切监测或调整剂量	可能降低环磷酰胺浓度	密切监测或调整剂量
达卡巴嗪	潜在相互作用	密切监测或调整剂量	无临床显著意义的药物相互作用	无需调整剂量	无临床显著意义的药物相互作用	无需调整剂量	无临床显著意义的药物相互作用	无需调整剂量
多西他赛	潜在相互作用	密切监测或调整剂量	潜在相互作用	密切监测或调整剂量	潜在相互作用	密切监测或调整剂量	潜在相互作用	密切监测或调整剂量
依托泊苷	潜在相互作用	密切监测或调整剂量	潜在相互作用	密切监测或调整剂量	潜在相互作用	密切监测或调整剂量	潜在相互作用	密切监测或调整剂量
伊立替康	潜在相互作用	密切监测或调整剂量	潜在相互作用	密切监测或调整剂量	潜在相互作用	密切监测或调整剂量	潜在相互作用	密切监测或调整剂量
紫杉醇	潜在相互作用	密切监测或调整剂量	潜在相互作用	密切监测或调整剂量	潜在相互作用	密切监测或调整剂量	潜在相互作用	密切监测或调整剂量
他莫昔芬	潜在相互作用	密切监测或调整剂量	潜在相互作用	密切监测或调整剂量	潜在相互作用	密切监测或调整剂量	潜在相互作用	密切监测或调整剂量
长春花生物碱类	潜在相互作用	密切监测或调整剂量	潜在相互作用	密切监测或调整剂量	潜在相互作用	密切监测或调整剂量	潜在相互作用	密切监测或调整剂量
抗焦虑镇静催眠药和抗精神病药								
抗精神病药								
氯丙嗪	潜在相互作用	密切监测或调整剂量	无临床显著意义的药物相互作用	无需调整剂量	无临床显著意义的药物相互作用	无需调整剂量	无临床显著意义的药物相互作用	无需调整剂量
氯氮平	无临床显著意义的药物相互作用	无需调整剂量	无临床显著意义的药物相互作用	无需调整剂量	无临床显著意义的药物相互作用	无需调整剂量	无临床显著意义的药物相互作用	无需调整剂量
氟哌啶醇	潜在相互作用	密切监测或调整剂量	无临床显著意义的药物相互作用	无需调整剂量	潜在相互作用	密切监测或调整剂量	潜在相互作用	密切监测或调整剂量
奥氮平	潜在相互作用	密切监测或调整剂量	潜在相互作用	密切监测或调整剂量	潜在相互作用	密切监测或调整剂量	潜在相互作用	密切监测或调整剂量
奋乃静	无临床显著意义的药物相互作用	无需调整剂量	无临床显著意义的药物相互作用	无需调整剂量	无临床显著意义的药物相互作用	无需调整剂量	无临床显著意义的药物相互作用	无需调整剂量

续表

	地拉韦啶		依法韦仑		依曲韦林		奈韦拉平	
	作用	临床意见	作用	临床意见	作用	临床意见	作用	临床意见
抗精神病药								
匹莫齐特	增加心率失常风险	禁忌	增加心率失常风险	禁忌	潜在相互作用	密切监测或调整剂量	潜在相互作用	密切监测或调整剂量
喹硫平	潜在相互作用	密切监测或调整剂量	潜在相互作用	密切监测或调整剂量	潜在相互作用	密切监测或调整剂量	潜在相互作用	密切监测或调整剂量
利培酮	无临床显著意义的药物相互作用	无需调整剂量	无临床显著意义的药物相互作用	无需调整剂量	无临床显著意义的药物相互作用	无需调整剂量	无临床显著意义的药物相互作用	无需调整剂量
硫利达嗪	无临床显著意义的药物相互作用	无需调整剂量	无临床显著意义的药物相互作用	无需调整剂量	无临床显著意义的药物相互作用	无需调整剂量	无临床显著意义的药物相互作用	无需调整剂量
苯二氮䓬类								
阿普唑仑	延长/增加镇静或呼吸抑制的风险	禁忌	潜在相互作用	密切监测或调整剂量	潜在相互作用	密切监测或调整剂量	潜在相互作用	密切监测或调整剂量
氯䓬酸	潜在相互作用	密切监测或调整剂量	潜在相互作用	密切监测或调整剂量	潜在相互作用	密切监测或调整剂量	潜在相互作用	密切监测或调整剂量
地西泮	潜在相互作用	密切监测或调整剂量	潜在相互作用	密切监测或调整剂量	增加地西泮浓度	可能需要降低地西泮剂量	潜在相互作用	密切监测或调整剂量
艾司唑仑	潜在相互作用	密切监测或调整剂量	潜在相互作用	密切监测或调整剂量	潜在相互作用	密切监测或调整剂量	潜在相互作用	密切监测或调整剂量
氟西泮	潜在相互作用	密切监测或调整剂量	潜在相互作用	密切监测或调整剂量	潜在相互作用	密切监测或调整剂量	潜在相互作用	密切监测或调整剂量
劳拉西泮	无临床显著意义的药物相互作用	无需调整剂量	无临床显著意义的药物相互作用	无需调整剂量	无临床显著意义的药物相互作用	无需调整剂量	无临床显著意义的药物相互作用	无需调整剂量
咪达唑仑	延长/增加镇静或呼吸抑制的风险	禁忌	延长/增加镇静或呼吸抑制的风险	禁忌	潜在相互作用	密切监测或调整剂量	潜在相互作用	密切监测或调整剂量
奥沙西泮	无临床显著意义的药物相互作用	无需调整剂量	无临床显著意义的药物相互作用	无需调整剂量	无临床显著意义的药物相互作用	无需调整剂量	无临床显著意义的药物相互作用	无需调整剂量
替马西泮	无临床显著意义的药物相互作用	无需调整剂量	无临床显著意义的药物相互作用	无需调整剂量	无临床显著意义的药物相互作用	无需调整剂量	无临床显著意义的药物相互作用	无需调整剂量
三唑仑	延长/增加镇静或呼吸抑制的风险	禁忌	延长/增加镇静或呼吸抑制的风险	禁忌	潜在相互作用	密切监测或调整剂量	潜在相互作用	密切监测或调整剂量
催眠药								
唑吡坦	潜在相互作用	密切监测或调整剂量	潜在相互作用	密切监测或调整剂量	潜在相互作用	密切监测或调整剂量	潜在相互作用	密切监测或调整剂量
支气管扩张药								
沙美特罗	潜在相互作用	密切监测或调整剂量	无临床显著意义的药物相互作用	无需调整剂量	无临床显著意义的药物相互作用	无需调整剂量	无临床显著意义的药物相互作用	无需调整剂量
沙丁胺醇	无临床显著意义的药物相互作用	无需调整剂量	无临床显著意义的药物相互作用	无需调整剂量	无临床显著意义的药物相互作用	无需调整剂量	无临床显著意义的药物相互作用	无需调整剂量
茶碱	无临床显著意义的药物相互作用	无需调整剂量	无临床显著意义的药物相互作用	无需调整剂量	无临床显著意义的药物相互作用	无需调整剂量	无临床显著意义的药物相互作用	无需调整剂量
心血管药								
抗凝血药								
氯吡格雷	潜在相互作用	密切监测或调整剂量	潜在相互作用	密切监测或调整剂量	可能降低氯吡格雷活性代谢产物浓度	考虑用其他药物代替氯吡格雷	潜在相互作用	密切监测或调整剂量
华法林	潜在改变凝血时间；增加华法林浓度	监测抗凝血水平（INR）	潜在改变凝血时间；增加华法林浓度	监测抗凝血水平（INR）	潜在改变凝血时间；增加华法林浓度	监测抗凝血水平（INR）	潜在改变凝血时间；增加华法林浓度	监测抗凝血水平（INR）

续表

	地拉韦啶		依法韦仑		依曲韦林		奈韦拉平	
	作用	临床意见	作用	临床意见	作用	临床意见	作用	临床意见
抗心律失常药								
胺碘酮	可能增加胺碘酮浓度	谨慎使用	潜在药物相互作用	密切监测或调整剂量	可能降低胺碘酮浓度	密切监测或调整剂量	可能降低胺碘酮浓度	可能需要调整剂量
地高辛	潜在相互作用	密切监测或调整剂量	潜在相互作用	密切监测或调整剂量	增加地高辛浓度	监测血清地高辛浓度	潜在相互作用	密切监测或调整剂量
丙吡胺	潜在相互作用	密切监测或调整剂量	潜在相互作用	密切监测或调整剂量	可能降低丙吡胺浓度	密切监测或调整剂量	可能降低丙吡胺浓度	可能需要调整剂量
氟卡尼	可能增加氟卡尼浓度	谨慎使用	潜在相互作用	密切监测或调整剂量	可能降低氟卡尼浓度	密切监测或调整剂量	潜在相互作用	密切监测或调整剂量
利多卡因（全身性）	可能增加利多卡因浓度	谨慎使用	潜在相互作用	密切监测或调整剂量	可能降低利多卡因浓度	密切监测或调整剂量	可能降低利多卡因浓度	可能需要调整剂量
美西律	潜在相互作用	密切监测或调整剂量	潜在相互作用	密切监测或调整剂量	可能降低美西律浓度	密切监测或调整剂量	潜在相互作用	密切监测或调整剂量
普罗帕酮	可能增加普罗帕酮浓度	谨慎使用	潜在相互作用	密切监测或调整剂量	可能降低普罗帕酮浓度	密切监测或调整剂量	潜在相互作用	密切监测或调整剂量
奎尼丁	可能增加奎尼丁浓度	谨慎使用	潜在相互作用	密切监测或调整剂量	可能降低奎尼丁浓度	密切监测或调整剂量	潜在相互作用	密切监测或调整剂量
β受体阻滞药								
卡维地洛	潜在相互作用	密切监测或调整剂量	潜在相互作用	密切监测或调整剂量	潜在相互作用	密切监测或调整剂量	潜在相互作用	密切监测或调整剂量
钙通道阻断药（CCB）								
氨氯地平	增加CCB浓度	谨慎使用	潜在相互作用	密切监测或调整剂量	潜在相互作用	密切监测或调整剂量	潜在相互作用	密切监测或调整剂量
苄普地尔	增加心律失常风险	谨慎使用	增加心律失常风险	禁忌	可能降低苄普地尔浓度	密切监测或调整剂量	潜在相互作用	密切监测或调整剂量
地尔硫草	增加CCB浓度	谨慎使用	降低地尔硫草浓度	密切监测或调整剂量	潜在相互作用	密切监测或调整剂量	可能降低地尔硫草浓度	密切监测或调整剂量
非洛地平	增加CCB浓度	谨慎使用	可能降低非洛地平浓度	密切监测或调整剂量	潜在相互作用	密切监测或调整剂量	潜在相互作用	密切监测或调整剂量
伊拉地平	增加CCB浓度	谨慎使用	—	—	—	—	—	—
尼卡地平	增加CCB浓度	谨慎使用	潜在降低尼卡地平浓度	密切监测或调整剂量	潜在相互作用	密切监测或调整剂量	潜在相互作用	密切监测或调整剂量
硝苯地平	增加CCB浓度	谨慎使用	可能降低硝苯地平浓度	密切监测或调整剂量	潜在相互作用	密切监测或调整剂量	可能降低硝苯地平浓度	密切监测或调整剂量
尼莫地平	增加CCB浓度	谨慎使用	—	—	—	—	—	—
尼索地平	增加CCB浓度	谨慎使用	—	—	潜在相互作用	密切监测或调整剂量	潜在相互作用	密切监测或调整剂量
维拉帕米	增加CCB浓度	谨慎使用	可能降低维拉帕米浓度	密切监测或调整剂量	潜在相互作用	密切监测或调整剂量	可能降低维拉帕米浓度	密切监测或调整剂量
血脂调节药								
阿托伐他汀	增加阿托伐他汀浓度	应用他汀类最低可能剂量	降低阿托伐他汀浓度	需调整阿托伐他汀剂量，但不能超过最高剂量	降低阿托伐他汀浓度	可能需要调整阿托伐他汀剂量	潜在相互作用	密切监测或调整剂量
西立伐他汀	增加西立伐他汀浓度	应用他汀类最低可能剂量	—	—	—	—	—	—
氟伐他汀	增加氟伐他汀浓度	应用他汀类最低可能剂量	潜在相互作用	密切监测或调整剂量	增加氟伐他汀浓度	可能需要调整剂量	潜在相互作用	密切监测或调整剂量
洛伐他汀	临床显著意义的药物相互作用未明	不建议——增加肌病危险	潜在相互作用	密切监测或调整剂量	降低洛伐他汀浓度	可能需要调整剂量	潜在相互作用	密切监测或调整剂量
普伐他汀	临床显著意义的药物相互作用未明	无需调整剂量	降低普伐他汀浓度	可能需要调整普伐他汀剂量，但不能超过最高剂量	无临床显著意义的药物相互作用	无需调整剂量	无临床显著意义的药物相互作用	无需调整剂量
罗舒伐他汀	无临床显著意义的药物相互作用	无需调整剂量	无临床显著意义的药物相互作用	无需调整剂量	潜在相互作用	密切监测或调整剂量	无临床显著意义的药物相互作用	无需调整剂量
辛伐他汀	临床显著意义的药物相互作用未明	不建议——增加肌病危险	降低辛伐他汀浓度	可能需要调整辛伐他汀剂量，但不能超过最高剂量	降低辛伐他汀浓度	可能需要调整剂量	潜在相互作用	密切监测或调整剂量

续表

	地拉韦啶		依法韦仑		依曲韦林		奈韦拉平	
	作用	临床意见	作用	临床意见	作用	临床意见	作用	临床意见
皮质激素药								
布地奈德	潜在相互作用	密切监测或调整剂量	无临床显著意义的药物相互作用	无需调整剂量	无临床显著意义的药物相互作用	无需调整剂量	无临床显著意义的药物相互作用	无需调整剂量
地塞米松	降低地拉韦啶浓度	谨慎使用	潜在相互作用	密切监测或调整剂量	降低依曲韦林浓度	考虑其他药物；尤其是长期治疗	潜在相互作用	密切监测或调整剂量
氟替卡松	增加氟替卡松浓度	谨慎使用或考虑其他药物	无临床显著意义的药物相互作用	无需调整剂量	无临床显著意义的药物相互作用	无需调整剂量	无临床显著意义的药物相互作用	无需调整剂量
氢化可的松（全身性）	潜在相互作用	密切监测或调整剂量	潜在相互作用	密切监测或调整剂量	潜在相互作用	密切监测或调整剂量	潜在相互作用	密切监测或调整剂量
泼尼松龙	潜在相互作用	密切监测或调整剂量	潜在相互作用	密切监测或调整剂量	潜在相互作用	密切监测或调整剂量	潜在相互作用	密切监测或调整剂量
胃肠药								
抗酸药	降低地拉韦啶浓度	地拉韦啶至少提前抗酸药 1h 服用	无临床显著意义的药物相互作用	无需调整剂量	无临床显著意义的药物相互作用	无需调整剂量	无临床显著意义的药物相互作用	无需调整剂量
促动力药								
西沙必利	增加心律失常风险	禁忌	增加心律失常风险	禁忌	潜在相互作用	密切监测或调整剂量	可能降低西沙必利浓度	密切监测或调整剂量
多潘立酮	潜在相互作用	密切监测或调整剂量	潜在相互作用	密切监测或调整剂量	潜在相互作用	密切监测或调整剂量	潜在相互作用	密切监测或调整剂量
洛哌丁胺	无临床显著意义的药物相互作用	无需调整剂量	无临床显著意义的药物相互作用	无需调整剂量	无临床显著意义的药物相互作用	无需调整剂量	无临床显著意义的药物相互作用	无需调整剂量
甲氧氯普胺	无临床显著意义的药物相互作用	无需调整剂量	无临床显著意义的药物相互作用	无需调整剂量	无临床显著意义的药物相互作用	无需调整剂量	无临床显著意义的药物相互作用	无需调整剂量
H_2 受体拮抗药								
西咪替丁	可能降低地拉韦啶吸收	不建议长期用药	无临床显著意义的药物相互作用	无需调整剂量	无临床显著意义的药物相互作用	无需调整剂量	无临床显著意义的药物相互作用	无需调整剂量
法莫替丁	可能降低地拉韦啶吸收	不建议长期用药	无临床显著意义的药物相互作用	无需调整剂量	无临床显著意义的药物相互作用	无需调整剂量	无临床显著意义的药物相互作用	无需调整剂量
尼扎替丁	可能降低地拉韦啶吸收	不建议长期用药	—	—	—	—	—	—
雷尼替丁	可能降低地拉韦啶吸收	不建议长期用药	无临床显著意义的药物相互作用	无需调整剂量	无临床显著意义的药物相互作用	无需调整剂量	无临床显著意义的药物相互作用	无需调整剂量
质子泵抑制药（PPIs）								
兰索拉唑	可能降低地拉韦啶吸收	不建议长期用药	无临床显著意义的药物相互作用	无需调整剂量	无临床显著意义的药物相互作用	无需调整剂量	无临床显著意义的药物相互作用	无需调整剂量
奥美拉唑	可能降低地拉韦啶吸收	不建议长期用药	无临床显著意义的药物相互作用	无需调整剂量	无临床显著意义的药物相互作用	无需调整剂量	无临床显著意义的药物相互作用	无需调整剂量
泮托拉唑	可能降低地拉韦啶吸收	不建议长期用药	无临床显著意义的药物相互作用	无需调整剂量	无临床显著意义的药物相互作用	无需调整剂量	无临床显著意义的药物相互作用	无需调整剂量
雷贝拉唑	可能降低地拉韦啶吸收	不建议长期用药	无临床显著意义的药物相互作用	无需调整剂量	无临床显著意义的药物相互作用	无需调整剂量	无临床显著意义的药物相互作用	无需调整剂量
全身麻醉药								
恩氟烷	无临床显著意义的药物相互作用	无需调整剂量	无临床显著意义的药物相互作用	无需调整剂量	无临床显著意义的药物相互作用	无需调整剂量	无临床显著意义的药物相互作用	无需调整剂量
氟烷	无临床显著意义的药物相互作用	无需调整剂量	无临床显著意义的药物相互作用	无需调整剂量	无临床显著意义的药物相互作用	无需调整剂量	无临床显著意义的药物相互作用	无需调整剂量
氯胺酮	潜在相互作用	密切监测或调整剂量	潜在相互作用	密切监测或调整剂量	潜在相互作用	密切监测或调整剂量	潜在相互作用	密切监测或调整剂量

续表

	地拉韦啶		依法韦仑		依曲韦林		奈韦拉平	
	作用	临床意见	作用	临床意见	作用	临床意见	作用	临床意见
免疫抑制药								
环孢素	增加环孢素浓度	监测浓度，可能需要调整剂量	潜在相互作用	密切监测或调整剂量	降低环孢素浓度	密切监测或调整剂量	可能降低环孢素浓度	可能需要调整剂量
霉酚酸酯	潜在相互作用	监测浓度，可能需要调整剂量	潜在相互作用	密切监测或调整剂量	潜在相互作用	密切监测或调整剂量	可能降低奈韦拉平浓度	密切监测或调整剂量
西罗莫司	增加西罗莫司浓度	监测浓度，可能需要调整剂量	潜在相互作用	密切监测或调整剂量	降低西罗莫司浓度	密切监测或调整剂量	可能降低西罗莫司浓度	可能需要调整剂量
他克莫司	增加他克莫司浓度	监测浓度，可能需要调整剂量	潜在相互作用	密切监测或调整剂量	降低他克莫司浓度	密切监测或调整剂量	可能降低他克莫司浓度	可能需要调整剂量
性激素								
醋酸甲地孕酮	无临床显著意义的药物相互作用	无需调整剂量	无临床显著意义的药物相互作用	无需调整剂量	无临床显著意义的药物相互作用	无需调整剂量	无临床显著意义的药物相互作用	无需调整剂量
诺龙	无临床显著意义的药物相互作用	无需调整剂量	无临床显著意义的药物相互作用	无需调整剂量	无临床显著意义的药物相互作用	无需调整剂量	无临床显著意义的药物相互作用	无需调整剂量
司坦唑醇	潜在相互作用	密切监测或调整剂量	潜在相互作用	密切监测或调整剂量	潜在相互作用	密切监测或调整剂量	潜在相互作用	密切监测或调整剂量
睾酮	潜在相互作用	密切监测或调整剂量	潜在相互作用	密切监测或调整剂量	潜在相互作用	密切监测或调整剂量	潜在相互作用	密切监测或调整剂量
口服避孕药								
炔雌醇	增加炔雌醇浓度	临床显著性不明；建议换药或其他的避孕方法	潜在相互作用	除激素避孕药外还必须应用隔离避孕方法	无临床显著意义的药物相互作用	无需调整剂量	降低炔雌醇浓度	建议换药或其他的避孕方法
依托孕烯	潜在相互作用	密切监测或调整剂量	降低依托孕烯浓度；有报道避孕失败	除激素避孕药外还必须应用隔离避孕方法	潜在相互作用	密切监测或调整剂量	潜在相互作用	建议换药或其他的避孕方法
左炔诺孕酮	潜在相互作用	密切监测或调整剂量	降低活性代谢产物浓度	除激素避孕药外还必须应用隔离避孕方法	潜在相互作用	密切监测或调整剂量	潜在相互作用	建议换药或其他的避孕方法
醋酸甲羟孕酮	无临床显著意义的药物相互作用	无需调整剂量	有限的数据显示，无临床显著意义的药物相互作用	直到获得更多数据为止，建议还应采取隔离避孕方法	无临床显著意义的药物相互作用	无需调整剂量	无临床显著意义的药物相互作用	无需调整剂量
炔诺酮	潜在相互作用	密切监测或调整剂量	潜在相互作用	密切监测或调整剂量	无临床显著意义的药物相互作用	无需调整剂量	降低炔诺酮浓度	建议换药或其他的避孕方法
诺孕酯	潜在相互作用	密切监测或调整剂量	降低活性代谢产物浓度	除激素避孕药外还必须应用隔离避孕方法	潜在相互作用	密切监测或调整剂量	潜在相互作用	建议换药或另外的避孕方法
泌尿科用药								
阿扑吗啡	潜在相互作用	密切监测或调整剂量	潜在相互作用	密切监测或调整剂量	潜在相互作用	密切监测或调整剂量	潜在相互作用	密切监测或调整剂量
西地那非	增加西地那非浓度	警告——增加不良反应的危险；48h内单剂量西地那非不要超过25mg	潜在相互作用	密切监测或调整剂量	降低西地那非浓度	密切监测；可能需要调整西地那非剂量	潜在相互作用	密切监测或调整剂量
他达拉非	潜在相互作用	每72h内他达拉非剂量不超过10mg	潜在相互作用	密切监测或调整剂量	潜在相互作用	密切监测或调整剂量	潜在相互作用	密切监测或调整剂量
坦洛新	潜在相互作用	密切监测或调整剂量	潜在相互作用	密切监测或调整剂量	潜在相互作用	密切监测或调整剂量	潜在相互作用	密切监测或调整剂量
伐地那非	潜在相互作用	每24h内不超过2.5mg	潜在相互作用	密切监测或调整剂量	潜在相互作用	密切监测或调整剂量	潜在相互作用	密切监测或调整剂量
其他药								
苯丙胺	增加苯丙胺浓度	谨慎使用	无临床显著意义的药物相互作用	无需调整剂量	无临床显著意义的药物相互作用	无需调整剂量	无临床显著意义的药物相互作用	无需调整剂量
甲烯二氧甲苯丙胺（MDMA）	潜在相互作用	密切监测或调整剂量	无临床显著意义的药物相互作用	无需调整剂量	无临床显著意义的药物相互作用	无需调整剂量	无临床显著意义的药物相互作用	无需调整剂量
草药								
紫锥花	潜在相互作用	密切监测或调整剂量	潜在相互作用	密切监测或调整剂量	潜在相互作用	密切监测或调整剂量	潜在相互作用	密切监测或调整剂量
大蒜	潜在相互作用	密切监测或调整剂量	潜在相互作用	密切监测或调整剂量	潜在相互作用	密切监测或调整剂量	潜在相互作用	密切监测或调整剂量
银杏	可能降低地拉韦啶浓度	不建议联合用药；可能失去病毒学反应	可能降低依法韦仑浓度；有病毒暴发和耐药的报道	不建议联合用药；可能失去病毒学反应	可能降低依曲韦林浓度	不建议联合用药；可能失去病毒学反应	可能降低奈韦拉平浓度	不建议联合用药；可能失去病毒学反应
蛇麻花（蛇麻草）	潜在相互作用	密切监测或调整剂量	潜在相互作用	密切监测或调整剂量	潜在相互作用	密切监测或调整剂量	潜在相互作用	密切监测或调整剂量
奶蓟（水飞蓟素）	潜在相互作用	密切监测或调整剂量	潜在相互作用	密切监测或调整剂量	潜在相互作用	密切监测或调整剂量	潜在相互作用	密切监测或调整剂量
缬草	无临床显著意义的药物相互作用	无需调整剂量	无临床显著意义的药物相互作用	无需调整剂量	无临床显著意义的药物相互作用	无需调整剂量	无临床显著意义的药物相互作用	无需调整剂量

抗焦虑镇静催眠药和抗精神病药

本章介绍的药物包括：

- 抗焦虑药，以前被称为弱镇静药，用于治疗焦虑障碍。
- 促进睡眠的药物（催眠药）。
- 用于治疗精神病的药物（抗精神病药，以前被称为强镇静药）。有时也用术语神经阻滞药来描述能引起锥体外系反应的抗精神病药。

抗焦虑药和催眠药在作用上的差异主要是作用程度上的差异，同一种药物或一类药物可能同时具有这两种作用，需要较大剂量才能起到促进睡眠的作用。

苯二氮䓬类药（以**地西泮**为代表，第957页）代替了巴比妥类药（以**异戊巴比妥**为代表，第933页）及其相关的镇静药，作为一类重要的药物用于抗焦虑和镇静催眠。一些苯二氮䓬类药还有肌肉松弛和抗惊厥的作用。新的抗焦虑药包括丁螺环酮（第937页），这是一种影响 5-羟色胺能神经传递的药物。

传统的抗精神病药（以**氯丙嗪**为代表，第940页）包括丁酰苯类、二苯丁基哌啶、吲哚衍生物、酚噻嗪类和硫杂蒽类。一些新型抗精神病药，如氯氮平（第952页）、利培酮（第994页）、奥氮平（第982页）、喹硫平（第992页）和氨磺必利（第933页），常被称为非典型抗精神病药，这类药物比传统的抗精神病药引起的锥体外系反应风险小。

焦虑障碍

焦虑是一种情绪障碍，症状特点为感觉焦虑和恐惧，并且伴有躯体症状，如心动过速、呼吸急促、多汗和颤抖。焦虑还可能是一种正常的情绪状态，但是如果焦虑情绪非常严重，使患者的能力受损，焦虑就是一种病理性焦虑。

焦虑障碍很难定义，有几种分类方法。

- 在**急性应激障碍**中，焦虑与近期严重的应激性事件有关，如居丧，几周后可以缓解。
- 在**广泛性焦虑障碍**中，持续广泛性焦虑和担心，通常持续 6 个月或以上，造成不安或日常工作能力明显受损，症状包括疲乏、睡眠障碍、运动性紧张和自主神经活动增强，易激惹和集中注意力困难。

对于不是因为潜在疾病导致的焦虑，**治疗**的第一步是心理治疗，如认知疗法。这种治疗对于多种类型的焦虑有效。如果心理治疗不成功，可以考虑短期苯二氮䓬类药治疗[1]。苯二氮䓬类药起效很快，可能首次用药就起效，因此非常适合治疗急性反应性焦虑[2]。但是在慢性疾病（如广泛性焦虑）中的使用受到限制，因为药物有严重依赖的风险（参见**地西泮**项下，第957页）。苯二氮䓬类药的抗焦虑效果可以逐渐被耐受，但是其精神运动性效应很少有耐受。各种苯二氮䓬类药治疗焦虑的疗效都非常相似[3]，但是不良反应和药动学特点不同，会影响药物间的选择。

丁螺环酮是一种氮螺酮类化合物，表现出很多与苯二氮䓬类药相似的疗效，但是起效较慢，很少引起镇静和依赖。据报道该药没有使人欣快的作用。对于以前使用过大量苯二氮䓬类药的患者，疗效会差一些[4,5]。

目前越来越多的抗抑郁药被用于治疗广泛性焦虑，苯二氮䓬类药使用减少了[1,2,4,6~12]，特别是需要中长期治疗的患者或者患者同时伴有抑郁时。抗抑郁药服用几周后才起效，所以开始治疗时可能需要合并苯二氮䓬类药。已经证实三环类抗抑郁药（如米帕明）能有效治疗广泛性焦虑障碍[2~4,6~8]。SSRIs 也被用作抗焦虑药，艾司西酞普兰和帕罗西汀的使用最常见[3,12~14]。去甲肾上腺素和 5-羟色胺再摄取抑制药文拉法辛也用在焦虑症的治疗中[1,8,12]。这些新型药物过量后比较安全，严重不良反应少，这些都明显优于三环类药物，在英国 NICE[1]和其他指南[9,11]中，考虑 SSRIs 作为广泛性焦虑障碍治疗中抗抑郁药的选择。

β受体阻滞药也可用于治疗焦虑的躯体症状[14]。几乎没有证据支持抗组胺药（如羟嗪）在焦虑患者中的疗效[2]，抗组胺药单独用在焦虑障碍中起镇静作用，目前 *BNF 59* 认为这并不适当。严重焦虑障碍中也用抗精神病药，利用其镇静作用，应避免长期使用，因为有迟发性运动障碍的风险。在一些研究中，也发现抗癫痫药（如普瑞巴林和硫加宾）能有效治疗广泛性焦虑障碍[15]。

在**混合性焦虑抑郁障碍**中，焦虑还可能与其他疾病（如抑郁）共存，该共病的治疗在第352页**抑郁症**项下讨论。

1. NICE. Anxiety: management of anxiety (panic disorder, with or without agoraphobia, and generalised anxiety disorder) in adults in primary, secondary and community care (issued December 2004). Available at: http://www.nice.org.uk/nicemedia/pdf/CG022NICEguideline.pdf (accessed 15/08/08)
2. Ballenger JC, *et al.* Consensus statement on generalized anxiety disorder from the International Consensus Group on Depression and Anxiety. *J Clin Psychiatry* 2001; **62** (suppl 11): 53–8. Also available at: http://www.psychiatrist.com/private/supplenet/v62s11/v62s1108.pdf (accessed 15/08/08)
3. Sramek JJ, *et al.* Generalised anxiety disorder: treatment options. *Drugs* 2000; **62:** 1635–48.
4. Rickels K, Rynn M. Pharmacotherapy of generalized anxiety disorder. *J Clin Psychiatry* 2002; **63** (suppl 14): 9–16.
5. Chessick CA, *et al.* Azapirones for generalized anxiety disorder. Available in The Cochrane Database of Systematic Reviews; Issue 3. Chichester: John Wiley; 2006 (accessed 11/04/08).
6. Gorman JM. Treating generalized anxiety disorder. *J Clin Psychiatry* 2003; **64** (suppl 2): 24–9.
7. Kapczinski F, *et al.* Antidepressants for generalized anxiety disorder. Available in The Cochrane Database of Systematic Reviews; Issue 2. Chichester: John Wiley; 2003 (accessed 21/09/05).
8. Fricchione G. Generalized anxiety disorder. *N Engl J Med* 2004; **351:** 675–82.
9. Baldwin DS, *et al.* Evidence-based guidelines for the pharmacological treatment of anxiety disorders: recommendations from the British Association for Psychopharmacology. *J Psychopharmacol* 2005; **19:** 567–96. Also available at: http://www.bap.org.uk/pdfs/Anxiety_Disorder_Guidelines.pdf (accessed 26/07/10)
10. Tyrer P, Baldwin D. Generalised anxiety disorder. *Lancet* 2006; **368:** 2156–66.
11. Bandelow B, *et al.* WFSBP Task Force on Treatment Guidelines for Anxiety, Obsessive-Compulsive and Post-Traumatic Stress Disorders. World Federation of Societies of Biological Psychiatry (WFSBP) guidelines for the pharmacological treatment of anxiety, obsessive-compulsive and post-traumatic stress disorders–first revision. *World J Biol Psychiatry* 2008; **9:** 248–312. Also available at: http://www.wfsbp.org/fileadmin/pdf/guides/Guidelines_Anxiety_revision.pdf (accessed 26/07/10)
12. Davidson JRT. First-line pharmacotherapy approaches for generalized anxiety disorder. *J Clin Psychiatry* 2009; **70** (suppl 2): 25–31.
13. Feighner JP. Overview of antidepressants currently used to treat anxiety disorders. *J Clin Psychiatry* 1999; **60** (suppl 22): 18–22.
14. House A, Stark D. Anxiety in medical patients. *BMJ* 2002; **325:** 207–9.
15. Van Ameringen M, *et al.* Antiepileptic drugs in the treatment of anxiety disorders: role in therapy. *Drugs* 2004; **64:** 2199–2220.

强迫性障碍 强迫性障碍的主要表现为插入性的、反复出现的、强迫性的观念和（或）重复性、仪式性的强迫行为（如洗手）。药物治疗、行为治疗和心理治疗联合治疗的长期预后较好。**药物治疗**以抗抑郁药为主，抑制 5-羟色胺的再摄取[1~12]。这类药物包括氯米帕明、SSRIs、5-羟色胺和去甲肾上腺素再摄取抑制药文拉法辛。有一些证据显示，氯米帕明比 SSRIs 更有效，但其不良反应是较大的问题[3,5,13]。在英国，NICE 考虑 SSRIs 是强迫性障碍中抗抑郁药的选择[8]，这与美国[10]和国际上[11]指南的推荐意见相似。这些药物通常的起效时间为 4～6 周，治疗 12 周才能获得最佳疗效[2,10,11]。如果一种 5-羟色胺再摄取抑制药无效，换用另一种治疗[2~5,8,10]，例如有建议如果患者对两种 SSRIs 治疗无效，可以尝试换用另一种不同作用机制的药物，如氯米帕明或文拉法辛[6]。治疗有效的患者至少持续 12 周[8]。但是有 40%～60%的患者对这些药物的治疗无效，在那些治疗有效的患者中很多患者也未获得完全缓解[3]。治疗有效的患者一旦治疗停止，很容易复发，因此需要长期甚至终身治疗[7,14]，但是 SSRIs 治疗强迫性障碍的长期疗效和耐受性还需研究确定[15]。已经有建议患者在维持治疗期间可以减量[16]，但是最适剂量还不确定[7]。如果患者也在接受行为治疗，最适合的减药方式是在几个月内逐渐减量[5]。

一些药物，如丁螺环酮、锂、吲哚洛尔和一些抗精神病药（包括非典型抗精神病药）曾用于 5-羟色胺再摄取抑制药和行为治疗无效患者的**增效治疗**，但是增效治疗的研究结果不尽相同[2~7]。NICE 推荐在 SSRI 或氯米帕明治疗基础上加抗精神病药治疗或者在西酞普兰治疗基础上增加氯米帕明治疗这些对 5-羟色胺再摄取抑制药和行为治疗无效的患者[8]。也有尝试用静脉注射氯米帕明作为难治性患者的增效治疗[6]。

1. Piccinelli M, *et al.* Efficacy of drug treatment in obsessive-compulsive disorder: a meta-analytic review. *Br J Psychiatry* 1995; **166:** 424–43.
2. Carpenter LL, *et al.* A risk-benefit assessment of drugs used in the management of obsessive-compulsive disorder. *Drug Safety* 1996; **15:** 116–34.
3. Goodman WK. Obsessive-compulsive disorder: diagnosis and treatment. *J Clin Psychiatry* 1999; **60** (suppl 18): 27–32.
4. Stein DJ, *et al.* Obsessive-compulsive disorder. *Lancet* 2002; **360:** 397–405.
5. McDonough M, Kennedy N. Pharmacological management of obsessive-compulsive disorder: a review for clinicians. *Harv Rev Psychiatry* 2002; **10:** 127–37.
6. Kaplan A, Hollander E. A review of pharmacologic treatments for obsessive-compulsive disorder. *Psychiatr Serv* 2003; **54:** 1111–8.
7. Jenike MA. Obsessive-compulsive disorder. *N Engl J Med* 2004; **350:** 259–65.
8. NICE. Obsessive-compulsive disorder: core interventions in the treatment of obsessive-compulsive disorder and body dysmorphic disorder (issued November 2005). Available at: http://www.nice.org.uk/nicemedia/pdf/cg031niceguideline.pdf (accessed 15/08/08)
9. Heyman I, *et al.* Obsessive-compulsive disorder. *BMJ* 2006; **333:** 424–9.
10. Koran LM, *et al.* American Psychiatric Association. Practice guideline for the treatment of patients with obsessive-compulsive disorder (issued July 2007). *Am J Psychiatry* 2007; **164** (7 suppl): 5–53.
Also available at: http://www.psychiatryonline.com/pracGuide/loadGuidelinePdf.aspx?file=OCDPracticeGuidelineFinal05-04-07 (accessed 08/06/09)
11. Bandelow B, *et al.* WFSBP Task Force on Treatment Guidelines for Anxiety, Obsessive-Compulsive and Post-Traumatic Stress Disorders. World Federation of Societies of Biological Psychiatry (WFSBP) guidelines for the pharmacological treatment of anxiety, obsessive-compulsive and post-traumatic stress disorders–first revision. *World J Biol Psychiatry* 2008; **9:** 248–312. Also available at: http://www.wfsbp.org/fileadmin/pdf/guides/Guidelines_Anxiety_revision.pdf (accessed 26/07/10)
12. Abramowitz JS, *et al.* Obsessive-compulsive disorder. *Lancet* 2009; **374:** 491–9.
13. Ackerman DL, Greenland S. Multivariate meta-analysis of controlled drug studies for obsessive-compulsive disorder. *J Clin Psychopharmacol* 2002; **22:** 309–17.
14. March JS, *et al.* The expert consensus guideline series: treatment of obsessive-compulsive disorder. *J Clin Psychiatry* 1997; **58** (suppl 4): 1–73.
15. Soomro GM, *et al.* Selective serotonin re-uptake inhibitors (SSRIs) versus placebo for obsessive compulsive disorder (OCD). Available in The Cochrane Database of Systematic Reviews; Issue 1. Chichester: John Wiley; 2008 (accessed 11/04/08).
16. Mundo E, *et al.* Long-term pharmacotherapy of obsessive-compulsive disorder: a double-blind controlled study. *J Clin Psychopharmacol* 1997; **17:** 4–10.

惊恐障碍 惊恐障碍的临床特征是严重的、突然出现的、意外的、反复恶化的焦虑（惊恐发作）。惊恐发作期间，患者出现害怕、恐惧、濒死感或毁灭感，伴有自主神经系统症状。惊恐发作后，出现对下一次发作和发作后果的持续担心（至少 1 个月）。

如果行为或认知治疗不能有效控制惊恐障碍发作，则开始药物治疗，并且药物治疗应持续足够长的时间，因为该病的高停药复发率[1]。抗抑郁药是惊恐障碍治疗的选择。有人认为联合心理治疗和抗抑郁药是惊恐障碍的一线治疗[2]，也有人认为联合认知行为治疗和抗抑郁药的优势并未明确被确认[3]。三环类抗抑郁药或 SSRIs 能够减少惊恐发作的频率，并且经常能完全预防惊恐障碍的再发作[4~7]。SSRIs 的严重不良反应发生率较低[3,7~11]，而疗效相似，在英国 NICE 指南中推荐 SSRIs 为惊恐障碍治疗的首选药物[12]。美国的指南认为 SSRIs 和 SNRIs 是治疗惊恐障碍的一线选择，氯米帕明和米帕明可能是二线选择[12]。MAOIs（如苯乙肼）也能有效控制惊恐障碍发作，但是由于其饮食限制和严重不良反应限制了 MAOIs 用于对三环类和 SSRIs 治疗无效患者[3~6]。

抗抑郁药治疗惊恐障碍的疗效通常经过几周才能表现出来，甚至治疗初期还可能加重焦虑和惊恐障碍的发作频率。苯二氮䓬类药有时用作辅助治疗，待抗抑郁药疗效完全表现出来后，逐渐停用[3,6~9,11]。短期使用苯二氮䓬类还用于不能耐受抗抑郁药治疗或者对抗抑郁药治疗无效的患者[4]。但是通常苯二氮䓬类的治疗优势会掩盖其依赖的风险[5]，NICE指南也不推荐苯二氮䓬类治疗惊恐障碍[12]。几乎没有证据支持β受体阻滞药治疗惊恐障碍的疗效，但是这类药物可以控制惊恐障碍的躯体症状。其他药物（如丙戊酸盐）[4,6,8,13]也可有效地治疗某些患者，可乐定也可能有效[14]。

1. Michels R, Marzuk PM. Progress in psychiatry. *N Engl J Med* 1993; **329:** 628–38.
2. Furukawa TA, *et al.* Combined psychotherapy plus antidepressants for panic disorder with or without agoraphobia. Available in The Cochrane Database of Systematic Reviews; Issue 1. Chichester: John Wiley; 2007 (accessed 11/04/08).
3. American Psychiatric Association. Practice guideline for the treatment of patients with panic disorder, 2nd edition (issued January 2009). Available at: http://www.psychiatryonline.com/pracGuide/loadGuidelinePdf.asx?file=PanicDisorder_2e_PracticeGuideline (accessed 08/06/09)
4. Johnson MR, *et al.* Panic disorder: pathophysiology and drug treatment. *Drugs* 1995; **49:** 328–44.
5. Anonymous. Stopping panic attacks. *Drug Ther Bull* 1997; **35:** 58–62.
6. Bennett JA, *et al.* A risk-benefit assessment of pharmacological treatments for panic disorder. *Drug Safety* 1998; **18:** 419–30.
7. Katon WJ. Panic disorder. *N Engl J Med* 2006; **354:** 2360–7.
8. Ballenger JC, *et al.* Consensus statement on panic disorder from the International Consensus Group on Depression and Anxiety. *J Clin Psychiatry* 1998; **59** (suppl 8): 47–54. Also available at: http://www.psychiatrist.com/private/supplenet/v59s/v59s08.pdf (accessed 15/08/08)
9. Kasper S, Resinger E. Panic disorder: the place of benzodiazepines and selective serotonin reuptake inhibitors. *Eur Neuropsychopharmacol* 2001; **11:** 307–21.
10. Bakker A, *et al.* SSRIs vs TCAs in the treatment of panic disorder: a meta-analysis. *Acta Psychiatr Scand* 2002; **106:** 163–7.
11. Roy-Byrne PP, *et al.* Panic disorder. *Lancet* 2006; **368:** 1023–32.
12. NICE. Anxiety: management of anxiety (panic disorder, with or without agoraphobia, and generalised anxiety disorder) in adults in primary, secondary and community care (issued December 2004). Available at: http://www.nice.org.uk/nicemedia/pdf/CG022NICEguideline.pdf (accessed 15/08/08)
13. Van Ameringen M, *et al.* Antiepileptic drugs in the treatment of anxiety disorders: role in therapy. *Drugs* 2004; **64:** 2199–2220.
14. Puzantian T, Hart LL. Clonidine in panic disorder. *Ann Pharmacother* 1993; **27:** 1351–3.

恐怖性障碍 恐怖性障碍包括对特定目标、活动或场所的不合理的或夸大的恐惧，希望回避。由于广场恐怖与惊恐障碍（见上文）之间有密切联系，治疗非常相似。单纯性或特定性恐怖通常对药物治疗的疗效差，而对行为治疗有较好疗效，帕罗西汀或苯二氮䓬类药物可用于治疗上述治疗无效的患者[1]。

SSRIs（特别是帕罗西汀）是治疗**社交焦虑障碍**（社交恐怖）的药物选择[1~6]。5-羟色胺和去甲肾上腺素再摄取抑制药文拉法辛也用于治疗社交焦虑障碍[1]。一项系统性综述和荟萃分析[7]发现了支持艾司西酞普兰、伏氟沙明、帕罗西汀、舍曲林和文拉法辛治疗社交焦虑障碍的证据，这些药物的疗效相似，但是不良反应发生特点可能存在差异。MAOIs如苯乙肼治疗社交焦虑障碍有效，可以改善预期性焦虑和功能残疾[8,9]，但是，系统性综述发现它们的疗效不像SSRIs的疗效那样一致[10]，它们的使用也因为饮食限制和严重不良反应受到限制。可逆性单胺氧化酶抑制药吗氯贝胺的研究结果也不一致[2~5,10]。有研究报道苯二氮䓬类药溴西泮和氯硝西泮治疗某些患者有效[1,2,4,5,8,11]，但是苯二氮䓬类药物的使用应该谨慎，因为这类药物有依赖和滥用的风险。其他正在研究用于治疗社交焦虑障碍的药物包括加巴喷丁和普瑞巴林[1,12]。

β受体阻滞药可以有助于缓解与**操作相关焦虑**的躯体症状[4,8,11]。

1. Baldwin DS, *et al.* Evidence-based guidelines for the pharmacological treatment of anxiety disorders: recommendations from the British Association for Psychopharmacology. *J Psychopharmacol* 2005; **19:** 567–96. Also available at: http://www.bap.org.uk/pdfs/Anxiety_Disorder_Guidelines.pdf (accessed 27/07/10)
2. Ballenger JC, *et al.* Consensus statement on social anxiety disorder from the International Consensus Group on Depression and Anxiety. *J Clin Psychiatry* 1998; **59** (suppl 17): 54–60.
3. Liebowitz MR. Update on the diagnosis and treatment of social anxiety disorder. *J Clin Psychiatry* 1999; **60** (suppl 18): 22–6.
4. Sareen J, Stein M. A review of the epidemiology and approaches to the treatment of social anxiety disorder. *Drugs* 2000; **59:** 497–509.
5. Blanco C, *et al.* Pharmacotherapy of social anxiety disorder. *Biol Psychiatry* 2002; **51:** 109–20.
6. Schneier FR. Social anxiety disorder. *N Engl J Med* 2006; **355:** 1029–36.
7. Hansen RA, *et al.* Efficacy and tolerability of second-generation antidepressants in social anxiety disorder. *Int Clin Psychopharmacol* 2008; **23:** 170–9.
8. den Boer JA. Social phobia: epidemiology, recognition, and treatment. *BMJ* 1997; **315:** 796–800.
9. Hale AS. Anxiety. *BMJ* 1997; **314:** 1886–9.
10. Stein DJ, *et al.* Pharmacotherapy for social anxiety disorder. Available in the Cochrane Database of Systematic Reviews; Issue 4. Chichester: John Wiley; 2000 (accessed 21/09/05).
11. Healy D. Social phobia in primary care. *Prim Care Psychiatry* 1995; **1:** 31–8.
12. Van Ameringen M, *et al.* Antiepileptic drugs in the treatment of anxiety disorders: role in therapy. *Drugs* 2004; **64:** 2199–2220.

创伤后应激障碍 在创伤后应激障碍（PSTD）中，焦虑常被创伤性经历的持续回忆而加重，特别是危险性的或灾难性的创伤性经历。患者还可能经历很多负性症状（阴性症状），如回避、自我隔离、情感麻木和回避社交，主要的治疗是心理治疗[1~6]。药物治疗主要针对伴随的焦虑或抑郁症状[7]。合并两种治疗方法更适合于严重患者[8]。负性症状（阴性症状）通常对药物治疗效果不好。判断疗效通常需要持续治疗8～12周[2,3]。

SSRIs是PTSD大部分症状的药物治疗选择[1~3,6,8~13]。三环类抗抑郁药或者在难治性患者中MAOIs可能是SSRIs药物的其他选择，可能有助于减轻创伤性回忆和梦魇，控制幻觉再现[1~3,9]。新型抗抑郁药奈法唑酮和文拉法辛也尝试用于这方面治疗[1~3,9]，通常治疗对SSRIs治疗无效的患者，也有学者认为这些药物是优于三环类或MAOIs的更佳选择，因为三环类抗抑郁药和MAOIs有较严重的不良反应[10]。已有研究评价非典型抗精神病药单一治疗或者作为增效剂治疗对SSRIs无效的患者，如果患者的偏执和幻觉较严重时，也适合选择非典型抗精神病药[10]。

在英国NICE[5]推荐使用帕罗西汀、米氮平、阿米替林或苯乙肼治疗拒绝心理治疗的患者，此时在那些有共病严重抑郁或严重醒觉过度的患者中应用心理治疗不适合或无效或者作为辅助治疗。如果患者对治疗无效，考虑另一种不同类型的抗抑郁药或辅助奥氮平进一步治疗。治疗有效者应该持续至少12周药物治疗，再考虑逐渐停药。

也有建议使用抗惊厥药治疗共病双相障碍的患者，共病双相障碍的患者常伴有冲动控制障碍或者以愤怒为主要临床表现[10]。卡马西平和丙戊酸盐能够改善过度活动、暴力行为和突发暴怒，但是只对少数患者进行过研究[9,10,14]，拉莫三嗪也可能减轻回避和插入性症状，同样地，进行这类研究的受试者也较少[9,14]。

苯二氮䓬类药可以短期治疗焦虑和睡眠障碍（虽然一些研究并没有发现这样的结果[7]，但是必须谨慎使用苯二氮䓬类药物，因为这类药有依赖和滥用的风险[1,10,11]，并且有可能恶化PTSD[11]，但有些人不愿意使用苯二氮䓬类药，即使是短期使用[3,6]。几项小样本研究发现，哌唑嗪是治疗睡眠相关症状的一个有前景和具有良好耐受性的药物[13,15]。

1. Foa EB, *et al.* The expert consensus guideline series: treatment of posttraumatic stress disorder. *J Clin Psychiatry* 1999; **60** (suppl 16): 1–75. Also available at: http://www.psychguides.com/ptsdgl.pdf (accessed 21/09/05)
2. Yehuda R. Post-traumatic stress disorder. *N Engl J Med* 2002; **346:** 108–14.
3. Ballenger JC, *et al.* Consensus statement on posttraumatic stress disorder from the International Consensus Group on Depression and Anxiety. *J Clin Psychiatry* 2000; **61** (suppl 5): 60–6. Also available at: http://www.psychiatrist.com/private/supplenet/v61s05/v61s0508.pdf (accessed 15/08/08)
4. Adshead G. Psychological therapies for post-traumatic stress disorder. *Br J Psychiatry* 2000; **177:** 144–8.
5. NICE. Post-traumatic stress disorder (PTSD): the management of PTSD in adults and children in primary and secondary care (issued March 2005). Available at: http://www.nice.org.uk/nicemedia/pdf/CG026NICEguideline.pdf (accessed 15/08/08)
6. Alderman CP, *et al.* Pharmacotherapy for post-traumatic stress disorder. *Expert Rev Clin Pharmacol* 2009; **2:** 77–86.
7. Stein DJ, *et al.* Pharmacotherapy for post traumatic stress disorder (PTSD). Available in The Cochrane Database of Systematic Reviews; Issue 1. Chichester: John Wiley; 2006 (accessed 11/04/06).
8. Ballenger JC, *et al.* Consensus statement update on posttraumatic stress disorder from the International Consensus Group on Depression and Anxiety. *J Clin Psychiatry* 2004; **65** (suppl 1): 55–62. Also available at: http://www.psychiatrist.com/private/supplenet/v65s01/v65s0109.pdf (accessed 15/08/08)
9. Hageman I, *et al.* Post-traumatic stress disorder: a review of psychobiology and pharmacotherapy. *Acta Psychiatr Scand* 2001; **104:** 411–22.
10. Asnis GM, *et al.* SSRIs versus non-SSRIs in post-traumatic stress disorder: an update with recommendations. *Drugs* 2004; **64:** 383–404.
11. Ursano RJ, *et al.* American Psychiatric Association. Practice guideline for the treatment of patients with acute stress disorder and posttraumatic stress disorder. *Am J Psychiatry* 2004; **161** (suppl): 3–31.
Also available at: http://www.psychiatryonline.com/pracGuide/pracGuideChap Toc_11.aspx (accessed 15/08/08)
12. Bandelow B, *et al.* WFSBP Task Force on Treatment Guidelines for Anxiety, Obsessive-Compulsive and Post-Traumatic Stress Disorders. World Federation of Societies of Biological Psychiatry (WFSBP) guidelines for the pharmacological treatment of anxiety, obsessive-compulsive and post-traumatic stress disorders–first revision. *World J Biol Psychiatry* 2008; **9:** 248–312. Also available at: http://www.wfsbp.org/fileadmin/pdf/guides/Guidelines_Anxiety_revision.pdf (accessed 26/07/10)
13. Benedek DM, *et al.* American Psychiatric Association. Guideline watch: practice guideline for the treatment of patients with acute stress disorder and posttraumatic stress disorder (issued March 2009). Available at: http://www.psychiatryonline.com/pracGuide/loadGuidelinePdf.aspx?file=AcuteStressDisorder-PTSD_GuidelineWatch (accessed 08/06/09)
14. Van Ameringen M, *et al.* Antiepileptic drugs in the treatment of anxiety disorders: role in therapy. *Drugs* 2004; **64:** 2199–2220.
15. Dierks MR, *et al.* Prazosin treatment of nightmares related to posttraumatic stress disorder. *Ann Pharmacother* 2007; **41:** 1013–17.

锥体外系障碍

锥体外系障碍是一些运动障碍，包括锥体束外的大脑运动系统。锥体外系障碍的临床特点是运动障碍（运动丧失）或运动迟缓（运动异常减慢），伴有肌肉张力增高（以帕金森综合征为代表，第763页），或者运动障碍（异常不自主运动），常伴有肌肉张力减弱（参见下文一些例子）。药物诱发的锥体外系障碍在**氯丙嗪**项下介绍，第943页。

投掷症 投掷症有时被称为偏身投掷障碍或者偏身抽搐，因为症状常表现为单侧肢体，包括肢体末端不自主样投掷运动，多数常由急性血管梗死或丘脑下核出血引起。常会自行改善，但需要多巴胺阻断性抗精神病药（如氟哌啶醇）或多巴胺耗竭药（如丁苯那嗪）来控制严重的症状。对于严重患者需要外科手术。

舞蹈症 舞蹈症的特征是短暂的、不自主肌肉收缩和不能持续自主收缩。该病可能与尾状核和纹状体壳核的神经异常以及其他基底神经结构的异常有关。多巴胺能黑质纹状体通路的过度活化以及γ-氨基丁酸（GABA）和乙酰胆碱的耗竭也起了部分作用。舞蹈症也可能是一些药物的不良反应，如抗精神病药、左旋多巴和口服避孕药，也可能是一些潜在器质性疾病（如系统性红斑狼疮）的症状。

Huntington舞蹈症（Huntington病，进行性遗传性舞蹈症）是一种遗传性常染色体显性遗传性疾病，临床表现是舞蹈样动作、行为紊乱和痴呆认知功能最终的进行性损害以及死亡。目前已经发现舞蹈症的基因标记，这就可以及早发现异常基因携带者[1~3,7]。症状通常出现在中年，15年后可能死亡，也有一些病例在青少年期起病。Westphal变异是一种最常见的儿童期的变异，这一型患者表现的肌肉僵硬明显比舞蹈症患者重[1]。

Sydenham舞蹈症（St Vitus样舞蹈，小幅度的舞蹈症）是一种急性起病、通常可自我限制的疾病，有自主神经疾病基础临床特征表现为舞蹈样动作和行为紊乱，常发生在风湿热后的6个月左右，由于风湿性发热的发生明显降低，目前已经较少见到。妊娠期间发生风险可能会增高（舞蹈症子痫）。

舞蹈症的治疗主要是对症治疗，不会改变Huntington舞蹈症进行性衰退的病程[1~7]。Sydenham舞蹈症在几周或几个月内可以自行缓解，已经有建议，抗菌药预防性治疗可以预防风湿热（第179页）的复发。其他类型的舞蹈症经过对潜在器质性疾病的治疗或停止使用诱发药物后也可以缓解。丁苯那嗪用在舞蹈症治疗中有很好疗效，但并非所有患者都有效，该药有可能引起抑郁[1~3,6]，但也发现，丁苯那嗪治疗Huntington舞蹈症疗效的临床研究证据最强[5,7]。作用机制可能是耗竭了纹状体多巴胺[2]。利舍平有相似的作用和疗效，也曾用过，但是由于利舍平不良反应限制了其使用[2]。

酚噻嗪类药物（如氟奋乃静）[2]具有多巴胺受体阻断作用，也用于治疗舞蹈症。其他已应用的有相似作用机制的抗精神病药包括氟哌啶醇[1,2,7]、匹莫齐特[2]和舒必利[1,2,7]。一些非典型抗精神病药[2,6,7]（如奥氮平、喹硫平、利培酮和佐替平）也尝试用于舞蹈症治疗。不良反应（如迟发性运动障碍）限制了抗精神病药的使用[1,2]，治疗剂量尽可能要低[2]，目前不推荐完全控制舞蹈病样的运动。除了改善舞蹈样动作外，抗精神病药还能有效地控制Huntington舞蹈症的行为症状。还可以使用抗焦虑药和抗抑郁药[1,2]。

对少数患者尝试用卡马西平治疗[1]，有一定疗效。使用增强GABA活性的药物的治疗价值很有限[2]。其他正在研究的药物包括金刚烷胺[3]、米诺环素[2,3]和泛癸利酮[1~3]。还有研究评价了人和猪胚神经元细胞的移植[1]，为各种基因治疗。

1. Quinn N, Schrag A. Huntington's disease and other choreas. *J Neurol* 1998; **245:** 709–16.
2. Bonelli RM, *et al.* Huntington's disease: present treatments and future therapeutic modalities. *Int Clin Psychopharmacol* 2004; **19:** 51–62.
3. Walker FO. Huntington's disease. *Lancet* 2007; **369:** 218–28.
4. Mestre T, *et al.* Therapeutic interventions for disease progression in Huntington's disease. Available in The Cochrane Database of Systematic Reviews; Issue 3. Chichester: John Wiley; 2009 (accessed 09/10/09).
5. Mestre T, *et al.* Therapeutic interventions for symptomatic treatment in Huntington's disease. Available in The Cochrane Database of Systematic Reviews; Issue 3. Chichester: John Wiley; 2009 (accessed 09/10/09).
6. Frank S, Jankovic J. Advances in the pharmacological management of Huntington's disease. *Drugs* 2010; **70:** 561–71.
7. Novak MJU, Tabrizi SJ. Huntington's disease. *BMJ* 2010; **341:** 34–40.

局部抽搐症 局部抽搐症表现为突然发生的、不自主、短暂、局部的、重复性运动，单纯型（包括眨眼、鼻颤或头部痉挛）和复合型（如触摸、跳跃和踢动），它们也可能本质上是感觉的，或者以一种声音或语音方式存在，从简单清晰的喉咙发出的声音到复杂的症状，如模仿语言（不自主重复其他言语）或秽语症（不自主或不适当地骂人）。症状通常可以自行减轻，应激情况下可能会加重，分散注意力可能会减轻[1~3]。一些局部抽搐症在睡眠状态下还持续存在[2,3]，最常见的原因是 **Tourette 综合征**（儿童秽语多动综合征，Gilles de la Tourette 综合征），Tourette 综合征通常是行为紊乱伴有局部抽搐症[1~5]。这是一种遗传性疾病，儿童期起病，复发性多动症和言语抽动不是因为物质或躯体疾病的直接心理学反应，常持续至少 1 年。

很多患者的症状时好时坏，行为治疗和安慰可以缓解轻度抽动障碍[1,5]。如果抽动障碍很严重，引起不安和苦恼，则需要药物治疗[1,2,4,6]。可乐定[1,5~7]或胍法辛[1,5~7]越来越多地当作轻中度抽动障碍患者的一线治疗，这两种药物严重不良反应较少。对于较严重的患者，传统的抗精神病药匹莫齐特或氟哌啶醇治疗[3,8]可降低抽动发作的频率和严重程度，还可以改善伴随的行为症状。但它们可能会诱发严重不良反应，如迟发性运动障碍，因此选择药物时应当仔细衡量药物的不良反应和疗效[8]。匹莫齐特疗效稍差于氟哌啶醇，但不良反应也相对少见[9]。其他抗精神病药，如氟奋乃静、舒必利或硫必利也在尝试使用[4,6,8]，现在越来越多的非典型抗精神病药，尤其是利培酮，其他还包括奥氮平、喹硫平和齐拉西酮更常被选择，由于这些药物的不良反应更少，所以易于被大家接受[7]。剂量应尽可能低，切记，最佳治疗不一定都能引起症状的彻底控制[2,4]。

其他可以用在局部抽搐症和（或）Tourette 综合征行为问题治疗中的药物[1~4,6,8]包括巴氯芬、肉毒杆菌毒素、氯硝西泮、左旋多巴、培高利特和丁苯那嗪。据报道，烟碱单独或和氟哌啶醇联合使用也能有效地治疗氟哌啶醇单独治疗不能控制症状的患者[7,10]。

关于用于治疗 Tourette 综合征共病的其他疾病，如共病强迫性障碍和注意力缺陷过动症的药物，分别参见上文和第2069页。

1. Kossoff EH, Singer HS. Tourette syndrome: clinical characteristics and current management strategies. *Paediatr Drugs* 2001; **3:** 355–63.
2. Jankovic J. Tourette's syndrome. *N Engl J Med* 2001; **345:** 1184–92.
3. Singer HS. Tourette's syndrome: from behaviour to biology. *Lancet Neurol* 2005; **4:** 149–59.
4. Jiménez-Jiménez FJ, García-Ruiz PJ. Pharmacological options for the treatment of Tourette's disorder. *Drugs* 2001; **61:** 2207–20.
5. Leckman JF. Tourette's syndrome. *Lancet* 2002; **360:** 1577–86.
6. Singer HS. The treatment of tics. *Curr Neurol Neurosci Rep* 2001; **1:** 195–202.
7. Sandor P. Pharmacological management of tics in patients with TS. *J Psychosom Res* 2003; **55:** 41–8.
8. Scahill L, *et al.* Pharmacologic treatment of tic disorders. *Child Adolesc Psychiatr Clin North Am* 2000; **9:** 99–117.
9. Pringsheim T, Marras C. Pimozide for tics in Tourette's syndrome. Available in The Cochrane Database of Systematic Reviews; Issue 2. Chichester: John Wiley; 2009 (accessed 08/10/09).
10. Robertson MM, Stern JS. Gilles de la Tourette syndrome: symptomatic treatment based on evidence. *Eur Child Adolesc Psychiatry* 2000; **9** (suppl 1): 60–75.

疑病症

疑病症（疑病性神经症）是一种病态的偏见，全身心关注个人健康问题，临床特征伴有恐惧或相信正常机体感觉预示着患有严重疾病。尽管躯体检查证实没有躯体疾病，但这种信念持续存在，治疗很困难。如果疑病症继发于精神疾病，特别是抑郁和某些焦虑障碍，治疗重点应该放在原发性疾病的治疗上，原发性疾病缓解会使疑病症状改善[1~3]。

认知和行为治疗在疑病症的治疗中很有效，药物治疗原发性疑病症还较少研究，抗抑郁药（如 SSRIs）治疗可能有效[1~4]。匹莫齐特常用于疑病症精神病性症状的治疗，如寄生虫感染妄想[5]。非典型抗精神病药（如喹硫平和利培酮）也已作为匹莫齐特治疗寄生虫感染妄想的另外选择[6~8]。一篇系统性综述[7]并未发现用典型或非典型抗精神病药治疗寄生虫感染妄想的随机、对照研究，仅仅是试验性结论，证据较弱，抗精神病药可以有效治疗原发性寄生虫感染妄想。匹莫齐特效应强，但其应用受其不良反应所限制。

1. Fallon BA, *et al.* The pharmacotherapy of hypochondriasis. *Psychopharmacol Bull* 1996; **32:** 607–11.
2. Barsky AJ. The patient with hypochondriasis. *N Engl J Med* 2001; **345:** 1395–9.
3. Magariños M, *et al.* Epidemiology and treatment of hypochondriasis. *CNS Drugs* 2002; **16:** 9–22.
4. Perkins RJ. SSRI antidepressants are effective for treating delusional hypochondriasis. *Med J Aust* 1999; **170:** 140–1.
5. Zomer SF, *et al.* Delusions of parasitosis. A psychiatric disorder to be treated by dermatologists? An analysis of 33 patients. *Br J Dermatol* 1998; **138:** 1030–2.
6. Wenning MT, *et al.* Atypical antipsychotics in the treatment of delusional parasitosis. *Ann Clin Psychiatry* 2003; **15:** 233–9.
7. Lepping P, *et al.* Antipsychotic treatment of primary delusional parasitosis: systematic review. *Br J Psychiatry* 2007; **191:** 198–205.
8. Healy R, *et al.* Management of patients with delusional parasitosis in a joint dermatology/liaison psychiatry clinic. *Br J Dermatol* 2009; **161:** 197–9.

精神病

精神病和精神病性障碍为专门术语，用于描述一系列严重精神病性障碍，这类患者表现为思维障碍和因为妄想和（或）幻觉无法与现实接触。还常伴发心境或行为障碍。器质性精神病起源于由毒素损害、代谢紊乱、感染或结构异常产生的器质性脑病，可以是急性（谵妄）或慢性（痴呆）疾病的表现。

行为紊乱 药物治疗往往适宜于快速控制各种疾病出现的严重行为紊乱、激越或暴力行为，如中毒性谵妄、脑损伤、躁狂（参见**双相障碍**，第351页）或其他精神病性障碍。在英国，NICE 指南已经制订了成人行为紊乱或暴力行为的短期治疗[1]。抗精神病药和苯二氮䓬类药，单独或联合常用于治疗行为紊乱。目前对于哪种抗精神病药是治疗行为紊乱的药物还没有一致的共识，药物的选择主要根据患者的疾病特点和药物的不良反应特点[2~9]。先尝试口服药物，当口服药物治疗无效或拒绝口服药物治疗时，才考虑胃肠外给药治疗，高效价丁酰苯类药物氟哌啶醇常用于治疗**急性行为紊乱**，该药无镇静作用，可能会出现严重的锥体外系不良反应。非典型抗精神病药（如奥氮平和利培酮）越来越多地用于治疗急性行为紊乱。一篇系统性综述[10]，虽然来自 3 项小样本研究，试验性结论是：小剂量氟哌啶醇和奥氮平或利培酮治疗谵妄的疗效和不良反应没有差异。高剂量的氟哌啶醇更常引起锥体外系不良反应。苯二氮䓬类药（如地西泮和劳拉西泮）是紊乱和谵妄患者重要的镇静药选择。抗精神病药和苯二氮䓬类药联合治疗要求两种药物的剂量都较低。然而，一篇系统性综述[11]认为，现在还没有足够的资料支持或反驳苯二氮䓬类药的使用，包括单独使用或在抗精神病药治疗基础上增加苯二氮䓬类治疗急性精神病性症状。另一篇系统性综述[12]发现，合并使用氟哌啶醇和抗组胺药异丙嗪，两种药物都以肌内注射给药，能有效地控制急性行为紊乱。

其他药物在控制症状（如激动、发怒或激烈行为）方面取得一定成功，包括 β 受体阻滞药、锂剂、卡马西平和丙戊酸盐。丁螺环酮和抗抑郁药（如 SSRIs 或曲唑酮）也可能有效。

抗精神病药治疗与慢性疾病（如阿尔茨海默病）（第342页）的**痴呆**有关的行为紊乱有中等程度的疗效[13~18]。然而，抗精神病药自身可加重意识障碍或痴呆恶化，加速认知减退，增加发生摔倒、无法自制和困倦的危险以及影响运动技能操作[19]。据报道，老年痴呆患者，尤其是伴有 Lewy-body 痴呆，对抗精神病药的锥体外系不良反应尤其敏感，这种危险甚至是致命的。2005 年，FDA[20]从安慰剂对照研究中发现老年痴呆患者使用非典型抗精神病药阿立哌唑、奥氮平、喹硫平和利培酮，会增加患者的死亡风险，大多数死亡原因是因为心血管事件或感染。FDA 认为这可能是非典型抗精神病药这一类药物可能会增加这一人群的死亡风险（详细信息见第995页，**利培酮**项下**老年人**）。通过深入的综述，2008 年，在老年患者中进行了 2 项观察性研究，FDA[21]得出结论是，传统抗精神病药和非典型抗精神病药均可能增加老年痴呆相关精神障碍患者的死亡风险（详细信息见第944页，**氯丙嗪**项下**老年人**）。方法学上的限制排除了传统抗精神病药具有更大的死亡风险的结论。

抗精神病药应在仔细识别什么原因导致患者出现了行为紊乱后，并权衡抗精神病药治疗的获益和风险后，谨慎使用。起始剂量应当从较小剂量开始，根据临床反应和不良反应发生情况，逐渐加量，定期评估是否需要继续用药。同样，目前还没有共识认为哪种药物更好。系统性综述注意到，尽管鲜有证据支持常规使用氟哌啶醇可以治疗痴呆患者的攻击行为，但是临床上，确实可以减少攻击行为[22]。非典型抗精神病药如奥氮平、喹硫平和利培酮较少产生锥体外系不良反应，但是脑血管不良反应是一个问题。2004 年英国 CSM 在分析了安慰剂对照临床试验后，推荐[23]利培酮和奥氮平不应该用于老年痴呆患者行为问题的治疗，分析结果发现这两种非典型抗精神病药会增加卒中的发生风险（见下文）。在英国发布了治疗痴呆患者和有卒中史或短暂性脑缺血性发作患者行为和精神症状的指南[24]，指南中提到如果患者正接受奥氮平和利培酮治疗，需要考虑停药，换为传统抗精神病药或者不增加脑血管不良反应的非典型抗精神病药治疗。一项大样本多中心研究[25]得出结论，即非典型抗精神病药（奥氮平、喹硫平和利培酮）治疗阿尔茨海默病患者的行为紊乱时，其不良事件超过其获益。一项在阿尔茨海默病患者中进行的长期安慰剂（活性药物为氯丙嗪、氟哌啶醇、利培酮、硫利哒嗪和三氟拉嗪）对照研究[26]结果显示，大部分患者停用抗精神病药治疗后，其功能和认知状态不会发生不良改变。作者认为虽然抗精神病药对一些严重行为紊乱具有维持治疗效果，但是也应该权衡治疗获益和严重不良事件的危险。在随访期间[27]，发现继续接受抗精神病药治疗的患者，相比这些停止抗精神病药治疗的患者，其死亡率更高；大部分是接受利培酮和氟哌啶醇治疗的患者。作者建议抗精神病药应该仅仅短期治疗严重的神经精神症状，特别是这些患者的攻击性症状。2009 年，英国的 CHM[28]分析了 3 项随机研究后，发现在老年痴呆患者中短期使用利培酮治疗攻击性症状有显著疗效，目前利培酮在英国被批准使用。

镇静性药物氯美噻唑可能是控制老年激越行为的另一个有用的选择，引起的不良反应较少，呼吸抑制、过度镇静和依赖可能是一个问题。苯二氮䓬类药物通常不是治疗老年痴呆患者的最适合药物，因为持续使用可能会引起依赖、脱抑制效应以及这些药物在老龄患者中出现的特殊问题（参见**地西泮**项下**老年人**，第959页）。在缓解行为问题方面，它们不像抗精神病药那样有效，但可短期控制严重焦虑障碍，或者给仅有罕见激越发作并需要服用的患者。

使用抗精神病药控制**儿童行为问题**一直很有争议，可能仅适用于病情严重和对非药物治疗无效患者[29~31]。儿童攻击（如孤独症、行为障碍和精神发育迟滞）可以短期使用抗精神病药治疗。高效价传统抗精神病药（如氟哌啶醇）引起的镇静作用较少，很少损害警觉、认知功能和学习。非典型抗精神病药（如奥氮平和利培酮）已经用于控制孤独症、行为障碍儿童的攻击行为，但是可以引起体重增加[30~32]。但是，在有些国家，包括美国，阿立哌唑和利培酮被批准用于治疗儿童青少年孤独症患者的易激惹；在英国，利培酮被批准短期治疗儿童青少年智力低下或精神发育迟滞患者行为障碍的持续性攻击症状。喹硫平和齐拉西酮也正用于治疗孤独症的行为紊乱[32,33]。抗精神病药可能会降低孤独症儿童患者的癫痫发作阈，应当特别引起注意，因为孤独症儿童癫痫发作的风险较高。其他已经尝试过的药物包括可乐定、锂和 SSRIs[30,31]。American Academy of Pediatrics[34]已经发表了治疗孤独症谱系的指南。

抗精神病药已经用在控制帕金森病患者在**药物治疗过程中诱发**的精神病性障碍[35~37]，治疗前，应先排除感染、代谢性疾病和内分泌改变等躯体疾病[36]。如果精神病性症状持续存在，可以逐渐停用抗帕金森症药或者使用最低有效剂量。治疗这些患者的睡眠障碍可能会使精神症状有所缓解，低剂量镇静性抗抑郁药（如米氮平、去甲替林或曲唑酮）比苯二氮䓬类药或抗组胺药更有优势，因为苯二氮䓬类药或抗组胺药有加重意识混乱和精神病性障碍的风险[37]。精神病的治疗困难，传统抗精神病药诱发的锥体外系症状还可能会加重运动障碍。已经有报道非典型抗精神病药氯氮平有较好疗效（氯氮平必须谨慎使用，因为有粒细胞缺乏症的风险），但其他非典型抗精神病药（如利培酮和奥氮平）的疗效不一致，喹硫平的耐受性较好。其他已经尝试的药物包括抗胆碱酯酶药（如多奈哌齐和利伐斯的明），ECT 也被考虑用于治疗对药物治疗无效的患者[36,37]。

抗精神病药已用于对症处理**下肢不宁综合征**患者的激越和不安[38~40]。虽然抗精神病药可能会恶化下肢不宁综合征患者中存在的肌阵挛症状和抽搐，且可能对于晚期患者可能产生足够的镇静作用使患者镇静下来，但是氟哌啶醇常用在不需要镇静作用的下肢不宁综合征患者中，控制患者的激越和不安。一些人[38~40]甚至认为氟哌啶醇是一个较好的选择，氯丙嗪[38~40]和奥氮平是另外的选择。也可用苯二氮䓬类药物（如劳拉西泮或米达唑仑）、左美丙嗪和丙泊酚[38~40]。

性欲倒错和其他**异常性行为**在女性中较少见，因此治疗主要关注男性，主要包括心理治疗和使用抑制性欲的药物，如抗雄性激素[41~44]。使用这些药物治疗很有争议，不仅仅是医学问题，还涉及法律问题，抗雄激素机制的药物包括环丙孕酮和甲羟孕酮。也尝试用戈那瑞林类似物抑制性欲[42]。也有用甲羟孕酮控制老年痴呆男性患者的闯入性性行为脱抑制。SSRIs 也可用于少数严重患者，尤其是控制各种性欲倒错相关的性幻想，如果单独 SSRIs 治疗没有足够的疗效，也可以和抗激素药物联合治疗[43,44]。抗精神病药苯哌利多在一些国家使用治疗性行为异常，但是治疗价值还没有得以证实。已经进行的一些对照双盲研究评价了用药物治疗性侵犯者，但是没有证据证明药物治疗能够降低重复侵犯者的比例。

1. NICE. Violence: the short-term management of disturbed/violent behaviour in in-patient psychiatric settings and emergency departments (issued February 2005). Available at: http://www.nice.org.uk/nicemedia/pdf/cg025niceguideline.pdf (accessed 15/08/08)
2. Fava M. Psychopharmacologic treatment of pathologic aggression. *Psychiatr Clin North Am* 1997; **20:** 427–51.
3. American Psychiatric Association. Practice guideline for the treatment of patients with delirium. *Am J Psychiatry* 1999; **156** (suppl): 1–20. Also available at: http://www.psychiatryonline.com/pracGuide/pracGuideChapToc_2.aspx (accessed 15/08/08)
4. Davies T. Management of the acutely disturbed patient. *Prescribers' J* 1999; **39:** 129–35.
5. Lambert M, *et al.* Pharmacotherapy of first-episode psychosis. *Expert Opin Pharmacother* 2003; **4:** 717–50.
6. Seitz DP, *et al.* Antipsychotics in the treatment of delirium: a systematic review. *J Clin Psychiatry* 2007; **68:** 11–21.
7. Cook IA. American Psychiatric Association. Guideline watch: practice guideline for the treatment of patients with delirium (issued August 2004).
Available at: http://www.psychiatryonline.com/pracGuide/loadGuideline Pdf.aspx?file=Delirium.watch (accessed 09/06/09)
8. Inouye SK. Delirium in older persons. *N Engl J Med* 2006; **354:** 1157–65. Correction. *ibid.*; 1655. [dose of quetiapine]
9. Nicholson TRJ, Henderson M. Management of delirium. *Br J Hosp Med* 2009; **70:** 217–21.
10. Lonergan E, *et al.* Antipsychotics for delirium. Available in The Cochrane Database of Systematic Reviews; Issue 2. Chichester: John Wiley; 2007 (accessed 11/04/08).
11. Gillies D, *et al.* Benzodiazepines alone or in combination with antipsychotic drugs for acute psychosis. Available in The Cochrane Database of Systematic Reviews; Issue 4. Chichester: John Wiley; 2005 (accessed 11/04/06).
12. Huf G, *et al.* Haloperidol plus promethazine for psychosis-induced aggression. Available in the Cochrane Database of Systematic Reviews; Issue 3. Chichester: John Wiley; 2009 (accessed 19/10/09).
13. Rabins PV, *et al.* APA Work Group on Alzheimer's Disease and other Dementias. Steering Committee on Practice Guidelines. American Psychiatric Association practice guideline for the treatment of patients with Alzheimer's disease and other dementias. Second edition. *Am J Psychiatry* 2007; **164** (12 suppl): 5–56. Also available at: http://www.psychiatryonline.com/pracGuide/loadGuidelinePdf.aspx?file=AlzPG101007 (accessed 23/07/08)
14. Alexopoulos GS, *et al.* Treatment of agitation in older persons with dementia. *Postgrad Med* 1998; Apr (suppl): 1–88.
15. Ballard C, O'Brien J. Treating behavioural and psychological signs in Alzheimer's disease. *BMJ* 1999; **319:** 138–9.
16. Daniel DG. Antipsychotic treatment of psychosis and agitation in the elderly. *J Clin Psychiatry* 2000; **61** (suppl 14): 49–52.
17. Scottish Intercollegiate Guidelines Network. Management of patients with dementia: a national clinical guideline (issued February 2006). Available at: http://www.sign.ac.uk/pdf/sign86.pdf (accessed 06/08/08)
18. Anonymous. Drugs for disruptive features in dementia. *Drug Ther Bull* 2003; **41:** 1–4.
19. McShane R, *et al.* Do neuroleptic drugs hasten cognitive decline in dementia: prospective study with necropsy follow up. *BMJ* 1997; **314:** 266–70.
20. FDA. Public Health Advisory: deaths with antipsychotics in elderly patients with behavioral disturbances (issued 11th April, 2005). Available at: http://www.fda.gov/Drugs/DrugSafety/PublicHealthAdvisories/ucm053171 (accessed 27/07/10)
21. FDA. Information for healthcare professionals: conventional antipsychotics (issued 16th June, 2008).
Available at: http://www.fda.gov/Drugs/DrugSafety/PostmarketDrugSafetyInformationforPatientsandProviders/ucm124830 (accessed 27/07/10)
22. Lonergan E, *et al.* Haloperidol for agitation in dementia. Available in the Cochrane Database of Systematic Reviews; Issue 2. Chichester: John Wiley; 2002 (accessed 21/09/05).
23. MHRA. Atypical antipsychotic drugs and stroke. Message from Professor G Duff, Chairman of CSM (issued 9th March, 2004). Available at: http://www.mhra.gov.uk/home/groups/pl-p/documents/websiteresources/con019488.pdf (accessed 15/08/08)
24. Working group for the Faculty of Old Age Psychiatry RCPsych, RCGP, BGS, and Alzheimer's Society, following CSM restriction on risperidone and olanzapine. Guidance for the management of behavioural and psychiatric symptoms in dementia and the treatment of psychosis in people with history of stroke/TIA (issued March 2004). See also Royal College of Psychiatrists Faculty for the Psychiatry of Old Age. Atypical antipsychotics and BPSD: prescribing update for old age psychiatrists (issued November 2004). Available at: http://www.rcpsych.ac.uk/pdf/Atypicalguidance.pdf (accessed 15/08/08)
25. Schneider LS, *et al.* CATIE-AD Study Group. Effectiveness of atypical antipsychotic drugs in patients with Alzheimer's disease. *N Engl J Med* 2006; **355:** 1525–38.
26. Ballard C, *et al.* Investigators DART AD. A randomised, blinded, placebo-controlled trial in dementia patients continuing or stopping neuroleptics (The DART-AD Trial). *PLoS Med* 2008; **5:** e76. Available at: http://medicine.plosjournals.org/archive/1549-1676/5/4/pdf/10.1371_journal.pmed.0050076-L.pdf (accessed 10/04/08)
27. Ballard C, *et al.* DART-AD investigators. The dementia antipsychotic withdrawal trial (DART-AD): long-term follow-up of a randomised placebo-controlled trial. *Lancet Neurol* 2009; **8:** 151–7.
28. MHRA/CHM. Antipsychotics: use in elderly people with dementia. *Drug Safety Update* 2009; **2** (8): 5–6.
Available at: http://www.mhra.gov.uk/Publications/Safetyguidance/DrugSafetyUpdate/CON041211 (accessed 09/06/09)
29. Connor DF, Steingard RJ. A clinical approach to the pharmacotherapy of aggression in children and adolescents. *Ann N Y Acad Sci* 1996; **794:** 290–307.
30. McDougle CJ, *et al.* Treatment of aggression in children and adolescents with autism and conduct disorder. *J Clin Psychiatry* 2003; **64** (suppl 4): 16–25.
31. Masi G. Pharmacotherapy of pervasive developmental disorders in children and adolescents. *CNS Drugs* 2004; **18:** 1031–52.
32. Malone RP, Waheed A. The role of antipsychotics in the management of behavioural symptoms in children and adolescents with autism. *Drugs* 2009; **69:** 535–48.
33. Stachnik JM, Nunn-Thompson C. Use of atypical antipsychotics in the treatment of autistic disorder. *Ann Pharmacother* 2007; **41:** 626–34.
34. Myers SM, Johnson CP. American Academy of Pediatrics Council on Children With Disabilities. Management of children with autism spectrum disorders. *Pediatrics* 2007; **120:** 1162–82. Also available at: http://pediatrics.aappublications.org/cgi/reprint/peds.2007-2362v1.pdf (accessed 15/08/08)
35. Friedman JH, Factor SA. Atypical antipsychotics in the treatment of drug-induced psychosis in Parkinson's disease. *Mov Disord* 2000; **15:** 201–11.
36. Fernandez HH, *et al.* Treatment of psychosis in Parkinson's disease: safety considerations. *Drug Safety* 2003; **26:** 643–59.
37. Marsh L. Psychosis in Parkinson's disease. *Curr Treat Options Neurol* 2004; **6:** 181–9.
38. Kehl KA. Treatment of terminal restlessness: a review of the evidence. *J Pain Palliat Care Pharmacother* 2004; **18:** 5–30.
39. Jackson KC, Lipman AG. Drug therapy for delirium in terminally ill patients. Available in The Cochrane Database of Systematic Reviews; Issue 2. Chichester: John Wiley; 2004 (accessed 21/09/05).
40. Breitbart W, Alici Y. Agitation and delirium at the end of life: "We couldn't manage him". *JAMA* 2008; **300:** 2898–2910.
41. Bradford JMW. Treatment of men with paraphilia. *N Engl J Med* 1998; **338:** 464–5.
42. Briken P, *et al.* Pharmacotherapy of paraphilias with long-acting agonists of luteinizing hormone-releasing hormone: a systematic review. *J Clin Psychiatry* 2003; **64:** 890–7.
43. Hill A, *et al.* Differential pharmacological treatment of paraphilias and sex offenders. *Int J Offender Ther Comp Criminol* 2003; **47:** 407–21.
44. Thibaut F, *et al.* WFSBP Task Force on Sexual Disorders. The World Federation of Societies of Biological Psychiatry (WFSBP) guidelines for the biological treatment of paraphilias. *World J Biol Psychiatry* 2010; **11:** 604–55. Also available at: http://www.wfsbp.org/fileadmin/pdf/guides/Paraphilias_Guidelines.pdf (accessed 26/07/10)

躁狂 躁狂常作为双相障碍疾病的部分发作，躁狂急性发作的治疗包括在双相障碍（第351页）中提到的抗精神病药的作用。

精神分裂症 精神分裂症是一种复杂性疾病，发病率很高，可能是一组相关的症状而不仅仅是一种障碍。精神分裂症最常起病于青少年后期和20岁早期，很多患者逐渐慢性化、频繁复发。据估计该病在人群中的患病率为0.2%～1%。急性精神分裂综合征主要的临床特征可以被分为不同的精神病性症状，包括妄想、幻觉和紊乱，紊乱又分为言语紊乱、思维紊乱和行为紊乱（一起被称为“阳性症状”）。慢性综合征的主要特征包括淡漠、缺乏动机和回避社交（所谓的“阴性症状”）。阳性症状比阴性症状对药物治疗的效果好，精神分裂症的病理机制尚不清楚，用于精神分裂症治疗的传统抗精神病药主要阻断中脑的多巴胺 D_2 受体，认为精神分裂症的病理机制可能为多巴胺功能亢进。然而，非典型抗精神病药［如氯氮平（见下文）］是一种相对弱的 D_2 受体阻断药，能改善其他神经递质的失衡，如5-羟色胺，可能5-羟色胺也参与精神分裂症的病理机制（见**氯丙嗪项下作用**，第955页）。

精神分裂症的**治疗**主要是结合社会治疗和抗精神病药治疗[1～16]。药物治疗必须以最佳预后为主要衡量标准，传统抗精神病药之间（如氯丙嗪和氟哌啶醇）疗效几乎没有区别。非典型抗精神病药氯氮平显然在治疗阳性症状和阴性症状方面均优于传统药物，但是氯氮平的使用受到限制，因为它可以诱发致命性的粒细胞缺乏症。比较研究结果显示，其他非典型抗精神病药对阳性症状的疗效至少与传统药物相当，但是对阴性症状的疗效是否优于传统药物还有待于证实。

抗精神病药的选择主要根据不良反应的风险大小(不同类型抗精神病药的不良反应不一样)、既往治疗史以及治疗成本来决定。非典型抗精神病药比典型药物有更好的耐受性，尤其是锥体外系不良反应较少发生。但是传统抗精神病药仍然被广泛地使用，因为它们有多种剂型（片剂、口服液、注射液和长效注射液），并且治疗费用低，这些是比非典型抗精神病药具有优势的方面。因为非典型抗精神病药利培酮和奥氮平用于治疗老年痴呆患者，可能会增加卒中的风险（见第955页**利培酮项下老年人**）[17]。NICE指南因此不建议经传统抗精神病药治疗症状已经被稳定、并且也没有出现任何不可接受的不良反应的患者，换用非典型抗精神病药。由于利培酮和奥氮平用于老年痴呆患者可能会增加卒中的风险，英国的NICE指南[18]推荐，如果患者有卒中、短暂性脑缺血发作或其他脑血管疾病病史，即使不伴发痴呆，也应当考虑使用其他抗精神病药。但是指导老年患者处方的证据很少[18]。

抗精神病药疗效的个体间差异较大，选择最适当的药物可能需要经过尝试用不同化学结构抗精神病药治疗后才能知晓，治疗期间还要密切调整剂量。英国的Royal College of Psychiatrists提出建议，使用高于正常推荐剂量抗精神病药（参见**氯丙嗪的用途和用法**中的**用法**项下，第955页）。但是最近几年，有一种更愿意用小剂量抗精神病药合并苯二氮䓬类药的趋势（见下文）。通常不建议同时合并使用两种以上抗精神病药。

大约30%的患者对传统抗精神病药几乎无或无任何疗效，也有很大部分患者仅有部分疗效，这些**难治性精神分裂症**可能是由于患者的依从性较差，这是精神分裂症患者治疗的主要问题，依从性差可能是因为不良反应（对于可能的治疗见下文）或者是因为患者虽然服药却出现了复发或者是患者不愿意接受维持治疗所致[19]。只有当至少两种不同抗精神病药（NICE推荐至少一种非典型抗精神病药[13]的足量足疗程（至少6～8周）治疗无效后，才考虑患者为难治性精神分裂症。如果其他药物也无效，可以尝试用氯氮平，至少要治疗3个月，如果仍无效，尝试其他治疗如ECT或合并增效剂（见下文）。

精神分裂症患者经抗精神病药治疗症状被控制后，停药的患者复发率很高，因此需要进行**维持**治疗。有建议在维持治疗期间使用较低剂量的抗精神病药，可以减少不良反应的发生，但是这会增加复发的风险。对于稳定的患者完全停药的决定是一个比较复杂的问题，需要考虑过去精神病的发作次数。一些患者可能需要无限期的维持治疗。有时维持治疗期间，需要定期注射长效贮库抗精神病药，尤其是依从性问题较大的患者[13,20]。肌内注射长效抗精神病药对于生活在社区的患者特别有用，对于那些由于较强的首关代谢或肠道吸收困难而对治疗无效的患者更有优势。应当关注使用长效抗精神病药可能会增加锥体外系不良反应和其他不良反应的风险，但是这一点还未得到证实。

精神分裂症治疗中还常用到**增效治疗**策略，以增强抗精神病药的疗效或减少药物的不良反应[21]。急性发作的精神分裂症患者短期增加苯二氮䓬类药可以增强镇静和抗焦虑效果。还可有助于降低抗精神病药的剂量，以减少锥体外系不良反应的风险。但是，一篇系统性综述[22]结果发现现有的使用证据较弱或不一致。

使用抗胆碱能类抗帕金森药预防性治疗抗精神病药诱发的锥体外系不良反应，目前还存在争议（参见**锥体外系障碍**，第953页）。抗胆碱能药能有效治疗急性肌张力障碍，但是对药物诱发的帕金森综合征效果差，对静坐不能几乎没有效果。长期使用抗胆碱能药可能会增加迟发性运动障碍的担心目前还未经证实，但是可能会恶化迟发性运动障碍，如果发生迟发性运动障碍，应该停药。但是抗胆碱能药的不良反应也很令人苦恼，可能会使抗精神病药的抗胆碱能作用变得更加复杂。抗胆碱能药还有使人欣快的作用，因此，常规预防性使用抗胆碱能药可能不适合有运动障碍高风险的患者或者以前有运动障碍发作史的患者，可短期使用。抗胆碱能药仅仅短期使用治疗运动障碍。

使用锂作为抗精神病药的增效剂治疗对于部分单用抗精神病药治疗无效的患者比较有效，但是这种增效策略可能有药物相互作用的风险（第381页）。

使用抗抑郁药治疗精神分裂症的抑郁症状目前还未得到共识，但是在精神病急性发作后的康复期，如果出现了抑郁症状，可以考虑使用如三环类等抗抑郁药治疗。

一些难治性精神分裂症患者使用卡马西平可能有中度疗效，主要的作用是可以缓解伴随的兴奋症状、冲动和攻击行为，但是在氟哌啶醇治疗的基础上使用卡马西平可能会造成氟哌啶醇的血浆浓度降低，使少数患者临床症状恶化。一篇系统性综述[23]发现合并卡马西平治疗，并没有优势。丙戊酸盐也试用过。但是系统性综述[24]发现没有资料支持或反对使用丙戊酸盐单独用或者与抗精神病药联合使用来治疗精神分裂症。

已有报道，高剂量普萘洛尔能有效治疗难治性精神分裂症患者，但是几项对照研究增效使用普萘洛尔发现只有轻微效果或者没有效果。然而，如果患者出现了静坐不能，并对抗胆碱能药无效，可以作为增效治疗。

1. McGrath J, Emmerson WB. Treatment of schizophrenia. *BMJ* 1999; **319:** 1045–8.
2. Campbell M, *et al.* The use of atypical antipsychotics in the management of schizophrenia. *Br J Clin Pharmacol* 1999; **47:** 13–22.
3. Frankenburg FR. Choices in antipsychotic therapy in schizophrenia. *Harv Rev Psychiatry* 1999; **6:** 241–9.
4. Kane JM. Management strategies for the treatment of schizophrenia. *J Clin Psychiatry* 1999; **60** (suppl 12): 13–17.
5. Kane JM. Pharmacologic treatment of schizophrenia. *Biol Psychiatry* 1999; **46:** 1396–1408.
6. American Academy of Child and Adolescent Psychiatry. Practice parameter for the assessment and treatment of children and adolescents with schizophrenia. *J Am Acad Child Adolesc Psychiatry* 2001; **40** (suppl 7): 4S–23S. Also available at: http://www.aacap.org/galleries/PracticeParameters/Schiz.pdf (accessed 15/08/08)
7. Maguire GA. Comprehensive understanding of schizophrenia and its treatment. *Am J Health-Syst Pharm* 2002; **59** (suppl 5): S4–S11.
8. Lambert TJR, Castle DJ. Pharmacological approaches to the management of schizophrenia. *Med J Aust* 2003; **178** (suppl): S57–S61.
9. Freedman R. Schizophrenia. *N Engl J Med* 2003; **349:** 1738–49.

10. Bradford DW, *et al.* Pharmacological management of first-episode schizophrenia and related nonaffective psychoses. *Drugs* 2003; **63:** 2265–83.
11. Kelly DL, *et al.* First-episode schizophrenia: a focus on pharmacological treatment and safety considerations. *Drugs* 2005; **65:** 1113–38.
12. Noel JM. American Society of Health-System Pharmacists. ASHP therapeutic position statement on the use of second-generation antipsychotic medications in the treatment of adults with psychotic disorders. *Am J Health-Syst Pharm* 2007; **64:** 863–76. Also available at: http://www.ashp.org/s_ashp/docs/files/BP07/TPS_Antipsychotic.pdf (accessed 15/08/08)
13. NICE. Schizophrenia: core interventions in the treatment and management of schizophrenia in adults in primary and secondary care (issued March 2009). Available at: http://www.nice.org.uk/nicemedia/pdf/CG82NICEGuideline.pdf (accessed 09/06/09)
14. Falkai P, *et al.* WFSBP Task Force on Treatment Guidelines for Schizophrenia. World Federation of Societies of Biological Psychiatry (WFSBP) guidelines for biological treatment of schizophrenia, part 1: acute treatment of schizophrenia. *World J Biol Psychiatry* 2005; **6:** 132–91.
Also available at: http://www.wfsbp.org/fileadmin/pdf/guides/FalkaiWFSBPSchizKonsensus05.pdf (accessed 26/07/10)
15. Falkai P, *et al.* WFSBP Task Force on Treatment Guidelines for Schizophrenia. World Federation of Societies of Biological Psychiatry (WFSBP) guidelines for biological treatment of schizophrenia, part 2: long-term treatment of schizophrenia. *World J Biol Psychiatry* 2006; **7:** 5–40. Also available at: http://www.wfsbp.org/fileadmin/pdf/guides/Falkai.pdf (accessed 26/07/10)
16. van Os J, Kapur S. Schizophrenia. *Lancet* 2009; **374:** 635–45.
17. Working group for the Faculty of Old Age Psychiatry RCPsych, RCGP, BGS, and Alzheimer's Society, following CSM restriction on risperidone and olanzapine. Guidance for the management of behavioural and psychiatric symptoms in dementia and the treatment of psychosis in people with history of stroke/TIA (issued March 2004). See also Royal College of Psychiatrists Faculty for the Psychiatry of Old Age. Atypical antipsychotics and BPSD: prescribing update for old age psychiatrists (issued November 2004). Available at: http://www.rcpsych.ac.uk/pdf/Atypicalguidance.pdf (accessed 15/08/08)
18. Marriott RG, *et al.* Antipsychotic medication for elderly people with schizophrenia. Available in The Cochrane Database of Systematic Reviews; Issue 1. Chichester: John Wiley; 2006 (accessed 09/05/06).
19. Pantelis C, Lambert TJR. Managing patients with "treatment-resistant" schizophrenia. *Med J Aust* 2003; **178** (suppl): S62–S66.
20. Altamura AC, *et al.* Intramuscular preparations of antipsychotics: uses and relevance in clinical practice. *Drugs* 2003; **63:** 493–512.
21. Johns CA, Thompson JW. Adjunctive treatments in schizophrenia: pharmacotherapies and electroconvulsive therapy. *Schizophr Bull* 1995; **21:** 607–19.
22. Volz A, *et al.* Benzodiazepines for schizophrenia. Available in The Cochrane Database of Systematic Reviews; Issue 1. Chichester: John Wiley; 2007 (accessed 15/04/08).
23. Leucht S, *et al.* Carbamazepine for schizophrenia. Available in The Cochrane Database of Systematic Reviews; Issue 3. Chichester: John Wiley; 2007 (accessed 15/04/08).
24. Schwarz C, *et al.* Valproate for schizophrenia. Available in The Cochrane Database of Systematic Reviews; Issue 3. Chichester: John Wiley; 2008 (accessed 09/06/09).

镇静

由于镇静药可以缓解兴奋和焦虑，因此常用在各种医疗过程之前或医疗过程中，以减轻恐惧或使患者镇静下来。临床实践中，治疗的目的常需要**意识镇定**，例如在口腔医学或在探查过程，如内镜检查中，镇静可以减轻或消除患者对应激的生理或心理反应，并保持意识清醒、对检查合作并保持保护性反射。重症监护需要深度的镇静，有些人认为患者应该保持轻度睡眠，但应易于被唤醒。镇静和催眠之间的差异主要与剂量相关，同一种药物或同一类药物可以有同样的效应，较大剂量时产生催眠效应，这是为了使患者保持睡眠状态。

一些需要镇静的特殊疾病将在下文讨论。使用镇静药作为麻醉前用药将在第1700页讨论。

口腔科镇静 静脉给予咪达唑仑可以替代地西泮，用在口腔科处理过程中。但是咪达唑仑需要缓慢给药，逐渐增加剂量，因为咪达唑仑的镇静作用终点出现得比地西泮突然，咪达唑仑能比地西泮更快起效和恢复，引起的睡眠程度更深，但可导致儿童出现幻觉[1]。目前，支持在16岁以下儿童的口腔科处理过程中常规静脉给予镇静药的证据还不多。建议在16岁以下儿童口腔科处理过程中，静脉给予镇静药、使用全麻药或这两种药物联合使用，作为一种非常规使用，仅限于在专家诊所或住院情况下[2]。

吸入一氧化氮（通常含氧量20%～40%[3]）是一种广泛使用的镇痛和镇静方法，在口腔科处理过程中可减轻患者对口腔科处理的轻中度焦虑[3,4]。这种方法相对安全简便，但是对牙齿的长期影响目前引起一些关注[3,4]。儿童能很好耐受一氧化氮吸入，是处理儿童焦虑最优先选用的方法，但是需要患者的配合[1,2,5]，因此在可能有疼痛的操作中，建议合并使用局部麻醉药[2]。

也可以口服镇静药使意识镇静[4]，特别是在操作前使患者好好地休息一晚更有帮助，催眠药可以在操作前1～3天使用。使用的药物包括苯二氮䓬类药的地西泮、硝西泮和替马西泮，如果需要减轻残留症状，则优先选用替马西泮。抗组胺药羟嗪和异丙嗪也已用在儿童患者中[1,4,5]。口服镇静药没有麻醉作用，应当给予适当的麻醉药[5]。已经有建议小心增加吸入一氧化氮可以加强口服镇静药在成人的镇静效果，改变一氧化氮的浓度可以改变镇静的深度[4]。

1. Hosey MT. UK National Clinical Guidelines in Paediatric Dentistry—managing anxious children: the use of conscious sedation in paediatric dentistry. *Int J Paediatr Dent* 2002; **12:** 359–72. Also available at: http://www.rcseng.ac.uk/fds/publications-clinical-guidelines/clinical_guidelines/documents/paed_sedation.pdf (accessed 26/07/10)
2. Scottish Intercollegiate Guidelines Network. Safe sedation of children undergoing diagnostic and therapeutic procedures: a national clinical guideline (issued May 2004) [withdrawn and awaiting update]. Available at: http://www.sign.ac.uk/pdf/sign58.pdf (accessed 21/09/05)
3. Holroyd I, Roberts GJ. Inhalation sedation with nitrous oxide: a review. *Dent Update* 2000; **27:** 141–6.
4. Jackson DL, Johnson BS. Inhalational and enteral conscious sedation for the adult dental patient. *Dent Clin North Am* 2002; **46:** 781–802.
5. Alcaino EA. Conscious sedation in paediatric dentistry: current philosophies and techniques. *Ann R Australas Coll Dent Surg* 2000; **15:** 206–10.

内镜检查术 临床实践中，在内镜检查术前常规给予镇静药，但这种处理方法在不同国家以及同一个国家的使用差别很大[1～3]。目前还不清楚是否镇静可以增强患者的舒适感，使这些操作更易于进行[1]，在内镜检查过程中很难鉴别出患者是需要镇静还是需要麻醉。最终是否可以接受非镇静性的内镜检查，不同的患者、不同的处理过程表现出很大不同[2]，比较适当的办法是让患者来选择[4]。

内镜检查过程中常用苯二氮䓬类药静脉给药产生镇静效应[1,2,5,6]。与地西泮相比，更倾向于选择咪达唑仑，因为咪达唑仑作用持续时间短、遗忘效果较强[5]。由于使用苯二氮䓬类药可以产生通气不足和氧去饱和，内镜检查本身又可以降低氧饱和，一些专家建议预防性使用鼻氧气吸入，并监测氧饱和度[2,3,5,6]。

静脉给予阿片类镇痛药（如吗啡和哌替啶）已经用在内镜检查术中，但最近被新型的短效阿片类药物，如芬太尼替代，这样可以更快地恢复[3,6]。苯二氮䓬类药常与阿片类药物一起用，如哌替啶，这种联合给药可以减轻呕吐，增加患者的耐受性[2]。当剂量超过常规意识镇静剂量时，可以加深镇静深度。但是这种联合使用可增加心脏呼吸系统不良反应，甚至有致命危险[2,5]。因此，建议使用最低有效剂量[3,5]，并尽可能在苯二氮䓬类药使用前给予阿片类，在内镜检查术前监测苯二氮䓬类药和阿片类药物的效果[5]。另外，静脉注射苯海拉明、氟哌利多（参见第965页**氟哌利多的不良反应、处置和注意事项**），或者在这种联合治疗基础上再加上异丙嗪，会产生更强的镇静。如果镇静作用不足时可使用[6]。

使用低剂量丙泊酚静脉给药使意识镇静，可作为咪达唑仑和阿片类的另一种选择[4]，它可以加强苯二氮䓬类药和阿片类药物的效果，因此减少镇静和镇痛时需要的苯二氮䓬类药和阿片类药物的剂量[6]。也单独使用丙泊酚，以达到深度镇静的效果，尤其是在较长时间或复杂的内镜检查术中，在短期的内镜检查术中未发现其效果[6]。但是不良事件的风险限制了其使用[6]，并且需要麻醉师来操作[5]。有些国家用磷丙泊酚作镇静药，这种药是异丙酚的前药。

建议持续监测镇静患者的血液动力学和通气状态以及意识水平[2～10]。

愿意接受内镜检查术但是不希望镇静的患者可以使用局部麻醉药，如利多卡因，因为局部麻醉药对这些预先使用过苯二氮䓬类药或阿片类药物患者的功能影响较小[4,11]，不同的局部麻醉药临床差异较小，喷雾型的麻醉镇静药更安全，比糖锭药物更有效，但是甚至用喷雾型药也很难引起咽喉部有效的麻醉效应。

对于要进行内镜检查术的**儿童**实施镇静麻醉的方法有很大不同[7～10]，在儿童中是选择实施全麻和镇静还有很大争议[7]。很多方法与用于成人的很相似，常用的药物有咪达唑仑、阿片类如芬太尼或哌替啶和丙泊酚[7,10]。但是不建议丙泊酚用于儿童（参见**丙泊酚的不良反应**，第1710页）。在英国，全麻在年幼儿童中更常用，麻醉前也可以使用咪达唑仑[8]。

1. Ristikankare M, *et al.* Is routinely given conscious sedation of benefit during colonoscopy? *Gastrointest Endosc* 1999; **49:** 566–72.
2. Zuccaro G. Sedation and sedationless endoscopy. *Gastrointest Endosc Clin N Am* 2000; **10:** 1–20.
3. Karan SB, Bailey PL. Update and review of moderate and deep sedation. *Gastrointest Endosc Clin N Am* 2004; **14:** 289–312.
4. Lazzaroni M, Bianchi Porro G. Preparation, premedication, and surveillance. *Endoscopy* 2005; **37:** 101–9.
5. British Society of Gastroenterology. Guidelines: safety and sedation during endoscopic procedures (issued September 2003). Available at: http://www.bsg.org.uk/pdf_word_docs/sedation.doc (accessed 30/05/06)
6. Lichtenstein DR, *et al.* American Society for Gastrointestinal Endoscopy. Sedation and anesthesia in GI endoscopy. *Gastrointest Endosc* 2008; **68:** 815–26. Also available at: http://www.asge.org/uploadedFiles/Publications_and_Products/Practice_Guidelines/Sedation%20and%20Anesthesia%20in%20GI%20Endoscopy%202008.pdf (accessed 11/06/09)
7. Lightdale JR. Sedation and analgesia in the pediatric patient. *Gastrointest Endosc Clin N Am* 2004; **14:** 385–99.
8. Scottish Intercollegiate Guidelines Network. Safe sedation of children undergoing diagnostic and therapeutic procedures: a national clinical guideline (issued May 2004) [withdrawn and awaiting update]. Available at: http://www.sign.ac.uk/pdf/sign58.pdf (accessed 21/09/05)
9. Krauss B, Green SM. Procedural sedation and analgesia in children. *Lancet* 2006; **367:** 766–80.
10. Lee KK, *et al.* American Society for Gastrointestinal Endoscopy. Modifications in endoscopic practice for pediatric patients. *Gastrointest Endosc* 2008; **67:** 1–9. Also available at: http://www.asge.org/WorkArea/showcontent.aspx?id=4176 (accessed 11/06/09)
11. Davis DE, *et al.* Topical pharyngeal anesthesia does not improve upper gastrointestinal endoscopy in conscious sedated patients. *Am J Gastroenterol* 1999; **94:** 1853–6.

重症监护 如果已经镇痛，并非所有重症监护的患者都需要镇静，特别是在24～48h后，但是很多人还需要均衡联合镇痛和镇静来缓解疼痛和焦虑[1～9]。使用高剂量的镇痛药来进行深度镇静是不恰当的，单用镇静药治疗这些疼痛患者也不恰当。建议为了避免过度镇静，在给予镇静药之前，给予足够量的镇痛药[6,7]。所需要的镇静药量有个体差异。通常，认为患者处于睡眠状态、易于唤醒是较恰当的镇静水平。

很多镇静和镇痛药都是胃肠外给药。持续静脉输注给药可以避免间歇地肌内注射或静脉注射镇静药和镇痛药的峰谷浓度波动，但是这在多大程度上能改善患者的预后，还不太清楚。持续静脉输注给药引起的镇静可能会延长对机械性气道通畅的需要，也可能增加肺部并发症。

阿片类镇痛药有镇静和镇痛作用，适合用于可能有疼痛时的镇静，但是没有人工保持气道通畅时，需要特别监护。阿片类药物的镇咳作用也有助于通气患者耐受气管导管。不同治疗中心、不同的患者可能在阿片类药物选择方面不同，吗啡是重症监护[6]很多情况下的最适选择，但是起效较慢。如果需要延长镇静，可以通过给予负荷剂量然后连续输注来达到镇痛。很多治疗中心现在更愿意使用苯基哌啶衍生物、芬太尼、阿芬太尼、舒芬太尼或瑞芬太尼[5～9]。

丙泊酚广泛用于重症监护中心的短期镇静（最长72h）[4～9]，但是目前它的安全性已经受到关注，特别是在儿童中的安全性（通常不建议用于儿童）或者长期或大剂量使用的安全性（见**丙泊酚的不良反应**，第1710页）。丙泊酚特别适用于神经外科手术患者，缓解颅内高压[6～8]，或者需要患者快速醒过来时[6]。

苯二氮䓬类药可以催眠、减轻焦虑和松弛肌肉张力以及引起深度睡眠，但是没有镇痛作用。咪达唑仑可以快速起效、单次给药后作用时间较短，已经在很多方面代替了苯二氮䓬类药的地西泮，作为镇静药的选择。特别适合于长期镇静（超过72h）[5,9]。当在重症监护持续静脉给药使患者保持长期镇静状态时，咪达唑仑的半衰期可被明显地延长。也曾使用劳拉西泮[1,6]，尤其在美国[6]，使醒觉时间保持一致，但是劳拉西泮的起效时间比咪达唑仑短。各种苯二氮䓬类药都可能引起心血管和呼吸抑制，如果和阿片类药物一起使用，需要特别监护，这种联合治疗在重症监护较常用。

氟马西尼是一种特异的苯二氮䓬类拮抗药，一些人认为，氟马西尼可使服用苯二氮䓬类药的患者恢复其自主呼吸和意识。可能需要多次给药，因为氟马西尼的作用时间较短[1]。但是很少建议在长期苯二氮䓬类药治疗后，常规使用氟马西尼，因为有可能出现戒断综合征[6]。

右美托咪定也被批准用在重症监护中起镇静作用，可能还有镇痛增效作用[6]。

也研究过在重症监护中使用氯胺酮引起镇静[4]，很有效。它可以用作辅助治疗[8,9]。可乐定也用作其他药物的辅助治疗[3,6,8,9]。在激越或谵妄患者中，也可以使用氟哌啶醇[4,6]。

停止镇静药治疗（如苯二氮䓬类药、阿片类药物和丙泊酚）速度太快，可能会出现戒断综合征[6,7]，尤其是高剂量或长期治疗后（超过1周）。为了避免出现戒断综合征，应逐渐减药。苯二氮䓬类药治疗可以出现耐受，可引起药物的长期镇静（2天或2天以上），也曾报道过对阿片类药物的耐受[7]。

关于重症监护中心**儿童**的镇静和镇痛方法目前还有争议。使用的很多方法与成年人相似或经过改进后用于儿科镇静。经常使用的药物有咪达唑仑和阿片类药物，如芬太尼或特别是吗啡[3]。但是也引起一些关注，有报道重症监护的婴幼儿长期使用咪达唑仑和芬太尼镇静患了脑病（见**对神经系统的影响**项下**脑病**，第958页）。正如上文所述，丙泊酚不推荐用于重症监护的儿童。

1. Wagner BKJ, O'Hara DA. Pharmacokinetics and pharmacodynamics of sedatives and analgesics in the treatment of agitated critically ill patients. *Clin Pharmacokinet* 1997; **33:** 426–53.
2. Lerch C, Park GR. Sedation and analgesia. *Br Med Bull* 1999; **55:** 76–95.
3. Bennett NR. Paediatric intensive care. *Br J Anaesth* 1999; **83:** 139–56.
4. Ostermann ME, *et al.* Sedation in the intensive care unit: a systematic review. *JAMA* 2000; **283:** 1451–9.
5. Murdoch S, Cohen A. Intensive care sedation: a review of current British practice. *Intensive Care Med* 2000; **26:** 922–8.
6. Society of Critical Care Medicine and American Society of Health-System Pharmacists. Clinical practice guidelines for the sustained use of sedatives and analgesics in the critically ill adult. *Am J Health-Syst Pharm* 2002; **59:** 150–78. Also available at: http://www.sccm.org/professional_resources/guidelines/table_of_contents/documents/sedatives.pdf (accessed 21/09/05)
7. Walder B, Tramèr MR. Analgesia and sedation in critically ill patients. *Swiss Med Wkly* 2004; **134:** 333–46.
8. Albanèse J, *et al.* Les agents utilisés pour la sédation en neuroréanimation. *Ann Fr Anesth Reanim* 2004; **23:** 528–34.
9. Martin J, *et al.* Practice of sedation and analgesia in German intensive care units: results of a national survey. *Crit Care* 2005; **9:** R117–R123.

睡眠障碍

睡眠的确切功能目前还不清楚，可以肯定的是睡眠参与了机体的能量保持、恢复和修复、发育和生长。对睡眠有两种描述：非快眼动相（非 REM）睡眠（分为 4 期）和快眼动相（**REM**）睡眠（有时称为第 5 期）。睡眠开始，先是浅睡眠期（1 期和 2 期睡眠），然后是深睡眠期（3 期和 4 期睡眠），后者也被称为慢波睡眠。4 期睡眠发生在睡眠开始后约 90min，4 期睡眠后是快眼动相睡眠（第 5 期睡眠），大部分的做梦都发生在第 5 期睡眠，EEG 检查会发现有大量高频波。整个睡眠期间，大约有几个从 1 期睡眠到 4 期睡眠，然后是 REM 睡眠的循环，非 REM 睡眠期缩短，REM 睡眠则变长。有助于机体能量恢复的是慢波睡眠。很多健康成人睡眠时间为每天 7～8h，个体间睡眠时间有较大的差异（从 4h 到 11h）。老年人慢波睡眠时间短，睡眠很容易中断。

睡眠障碍包括失眠（见下文）、睡眠过多如发作性睡病（第2069页）以及异睡状态（见下文**睡眠相关运动障碍**），发作性睡病中，睡眠时间、睡眠长度和睡眠质量都发生了改变，睡眠中的异常事件发生在深睡状态中。

失眠 失眠是不能入睡或维持睡眠，是最常见的一种睡眠障碍[1~20]，令失眠者对睡眠感到不安，可能会导致白天工作能力受损。

- 短暂性失眠也可见于睡眠正常者，也可能是睡眠环境发生了改变，例如环境中有噪声或者不寻常的休息方式，如轮班工作或在时区间旅行（时差综合征）。也可能是有急性病。
- 短期失眠常与情绪问题或较严重的躯体疾病（如急性疼痛）有关。可能会持续几周，还有可能复发。
- 慢性失眠可能与潜在的精神疾病有关，尤其是抑郁或焦虑、酒药滥用或某些药物治疗或摄入过量的咖啡因或白天睡眠过多或者躯体原因（如疼痛、瘙痒症或呼吸困难）。

失眠的治疗需要先去除任何的应激性事件或找到各种应激源，积极治疗潜在的病因，重点是非药物治疗，如咨询、行为治疗、学习放松技巧和避免刺激性物质。急性应激患者应短期使用催眠药，催眠药避免用在老年人中，极少用于儿童，偶尔使用，要调整剂量。通常用最低有效剂量的催眠药，并尽可能短期使用，暂时性失眠可以使用一次或两次短效催眠药，而在短期失眠中，间断使用短效催眠药不超过 3 周（理想的时间是 1 周）是合适的。慢性失眠催眠药很难有效，长期使用催眠药不是理想的治疗方法。很快就可能出现耐受（连续使用 3～14 天就可能出现），长期使用后停药可能会出现戒断症状，引起失眠反跳。

苯二氮䓬类药常被认为是催眠药选择，可以促进入睡、减少夜间觉醒次数、延长总睡眠时间、常给患者深睡的感觉，使患者感觉精神振奋。但是减少了慢波睡眠和 REM 睡眠，额外的睡眠时间很多由相对短的浅睡眠构成。如果不希望有残余的睡眠效应影响次日活动、如果入睡有问题或者如果老年人需要，可以使用短效苯二氮䓬类药如替马西泮。但是短效苯二氮䓬类药的戒断症状更常见，长效苯二氮䓬类药（如硝西泮）适合治疗早醒或者需要白天抗焦虑作用的患者或者可以接受一些精神运动性损害的患者。

由于苯二氮䓬类药有依赖的风险（第957页），英国 CSM[21]提出了一些治疗建议：

- 苯二氮䓬类药仅用于严重、致残性失眠或因极度应激所致的应激。
- 应给予最低剂量控制症状（如果可能，间断给药）。
- 不应连续给药超过 4 周。
- 应逐渐减药，直到停药。

后来，欧盟 Committee on Proprietary Medicinal Products（CPMP）推荐，如果使用溴替唑仑、咪达唑仑或三唑仑治疗，治疗时间不应超过两周[22]。

对苯二氮䓬类药催眠效果的耐受很快就能够出现，睡眠潜伏期和睡眠方式在开始治疗几周后，能变回到治疗前的水平。

已经有一些药物作为苯二氮䓬类药的替代选择，扎来普隆、佐匹克隆和唑吡坦作用于和苯二氮䓬类药一样的受体或受体亚型，但是这些药物在结构上各有不同。它们的作用时间较短，使得药物能更快地帮助患者入睡，CPMP 已经推荐用唑吡坦治疗应该限制最长治疗 4 周[22]。这些药物是否比苯二氮䓬类药更优越还有待于证实，事实上，CSM 考虑佐匹克隆有着与苯二氮䓬类同样的精神方面不良反应，包括依赖性[23]。英国的 NICE[24]还发现，迄今没有任何证据显示这些药物与短效苯二氮䓬类药在有效性、不良反应或者依赖或滥用潜在风险方面，有任何令人注目、有临床意义的差异，因此 NICE 推荐对扎来普隆、佐匹克隆、唑吡坦或苯二氮䓬类药无效的患者，不应该在这些药物之间互换，如果产生的不良反应和某一种药物有关，可以在这些药物之间换药。

三环类抗抑郁药多塞平也可以治疗睡眠维持困难的失眠[25]，使用剂量比抗抑郁治疗要低。

现在对水合氯醛及其衍生物作为催眠药的使用比较受限制。它们在老年人中是苯二氮䓬类药之外的治疗选择，但是目前还没有令人信服的证据证明对老年患者的特殊价值。它们也被认为是对儿童有效的催眠药，但这种用途难以证实。

氯美噻唑也用作老年人苯二氮䓬类药以外的治疗选择，但是氯美噻唑引起的鼻和结膜刺激很令人苦恼，过量后的危险和依赖性的风险也必须考虑。

一些抗组胺药也有催眠作用，许多药物包括阿利马嗪、苯海拉明、多西拉敏和异丙嗪都作为治疗失眠的药物上市。它们可能会引起令人苦恼的抗毒蕈碱效应，长半衰期药还可能引起宿醉效应，异丙嗪广泛用于儿童，但是这种使用没有证实（见**异丙嗪的不良反应**项下**婴儿猝死综合征**，第560页）。

巴比妥酸盐不再作为催眠药推荐使用，因为它们的不良反应。CSM[26]已经建议巴比妥酸盐应当仅用于严重性和顽固性失眠患者以及已经使用了巴比妥酸盐的患者。CSM 还建议应当尽量使接受巴比妥酸盐治疗失眠的患者戒掉巴比妥酸盐。同样地，也不应该推荐使用乙氯维诺、格鲁米特和甲喹酮。

也不推荐使用乙醇，因为乙醇的催眠作用较短，并且弱，可能产生反跳性兴奋，引起早晨早醒。它的利尿作用可能会妨碍睡眠，长期慢性使用可能会引起耐受和成瘾。

色氨酸有时以食品添加剂形式在很大一部分人群中治疗失眠，但它的效果很难证实，因为发表的与色氨酸有关的报道与嗜酸性红细胞的肌痛综合征有关，色氨酸作为食品添加剂治疗失眠已经从很多国家的市场上退出了。

褪黑素是一种参与调节昼夜节律的激素，可能有助于治疗某些失眠，如因**时差**[27]或其他疾病（可能是通过使患者的生物钟恢复正常）引起的以及老年人的失眠。但是，关于褪黑激素的疗效还有质疑[28]，某些证据显示，褪黑素直接的催眠效果还缺乏最后定论，其促睡眠作用也仅见于非常高的、抑制生理效应的浓度时[5,6]。雷美尔通，一种褪黑激素受体激动药，在有些国家也用作镇静药使用。

1. National Medical Advisory Committee. The management of anxiety and insomnia. A report by the National Medical Advisory Committee. Edinburgh: HMSO 1994.
2. Mendelson WB, Jain B. An assessment of short-acting hypnotics. *Drug Safety* 1995; **13:** 257–70.
3. NIH Technology Assessment Panel. Integration of behavioral and relaxation approaches into the treatment of chronic pain and insomnia. *JAMA* 1996; **276:** 313–18.
4. Ashton CH. Management of insomnia. *Prescribers' J* 1997; **37:** 1–10.
5. Wagner J, *et al.* Beyond benzodiazepines: alternative pharmacologic agents for the treatment of insomnia. *Ann Pharmacother* 1998; **32:** 680–91.
6. Nishino S, Mignot E. Drug treatment of patients with insomnia and excessive daytime sleepiness: pharmacokinetic considerations. *Clin Pharmacokinet* 1999; **37:** 305–30.
7. Holbrook AM, *et al.* The diagnosis and management of insomnia in clinical practice: a practical evidence-based approach. *Can Med Assoc J* 2000; **162:** 216–20.
8. Lenhart SE, Buysse DJ. Treatment of insomnia in hospitalized patients. *Ann Pharmacother* 2001; **35:** 1449–57.
9. Lavie P. Sleep disturbances in the wake of traumatic events. *N Engl J Med* 2001; **345:** 1825–32.
10. Grunstein R. Insomnia: diagnosis and management. *Aust Fam Physician* 2002; **31:** 995–1000.
11. Sateia MJ, Nowell PD. Insomnia. *Lancet* 2004; **364:** 1959–73.
12. Silber MH. Chronic insomnia. *N Engl J Med* 2005; **353:** 803–10. Correction. *ibid.*; 2827.
13. Benca RM. Diagnosis and treatment of chronic insomnia: a review. *Psychiatr Serv* 2005; **56:** 332–43.
14. National Institutes of Health. NIH state-of-the-science conference statement on manifestations and management of chronic insomnia in adults. *NIH Consens Sci Statements* 2005; **22:** 1–30. Also available at: http://consensus.nih.gov/2005/Insomniastatement.pdf (accessed 27/07/10)
15. Kamel NS, Gammack JK. Insomnia in the elderly: cause, approach, and treatment. *Am J Med* 2006; **119:** 463–9.
16. Summers MO, *et al.* Recent developments in the classification, evaluation, and treatment of insomnia. *Chest* 2006; **130:** 276–86.
17. Mendelson WB. Combining pharmacologic and nonpharmacologic therapies for insomnia. *J Clin Psychiatry* 2007; **68** (suppl 5): 19–23.
18. Ramakrishnan K, Scheid DC. Treatment options for insomnia. *Am Fam Physician* 2007; **76:** 517–26.
19. Wilson JF. In the clinic: insomnia. *Ann Intern Med* 2008; **148:** ITC13–1–ITC13–16. Also available at: http://www.annals.org/cgi/reprint/148/1/ITC1-1.pdf (accessed 12/06/09)
20. Passarella S, Duong M-T. Diagnosis and treatment of insomnia. *Am J Health-Syst Pharm* 2008; **65:** 927–34.
21. CSM. Benzodiazepines, dependence and withdrawal symptoms. *Current Problems 21* 1988.
22. Anonymous. Short-acting hypnotics: a comparative assessment. *WHO Drug Inf* 1993; **7:** 125–6.
23. CSM. Zopiclone (Zimovane) and neuro-psychiatric reactions. *Current Problems 30* 1990.
24. NICE. Guidance on the use of zaleplon, zolpidem and zopiclone for the short-term management of insomnia: Technology Appraisal 77 (issued April 2004). Available at: http://www.nice.org.uk/nicemedia/pdf/TA077fullguidance.pdf (accessed 15/08/08)
25. Weber J, *et al.* Low-dose doxepin: in the treatment of insomnia. *CNS Drugs* 2010; **24:** 713–20.
26. CSM/MCA. Barbiturate hypnotics: avoid whenever possible. *Current Problems* 1996; **22:** 7.
27. Herxheimer A, Petrie KJ. Melatonin for the prevention and treatment of jet lag. Available in The Cochrane Database of Systematic Reviews; Issue 2. Chichester: John Wiley; 2002 (accessed 22/09/05).
28. Buscemi N, *et al.* Efficacy and safety of exogenous melatonin for secondary sleep disorders and sleep disorders accompanying sleep restriction: meta-analysis. *BMJ* 2006; **332:** 385–8.

睡眠相关运动障碍 异态睡眠是一种运动障碍，伴或不伴自主神经特征，发生在睡眠期间或者在睡眠期间恶化。异态睡眠的主要表现包括梦魇、夜间惊吓、梦游（梦游症）、夜间遗尿（第2099页）、夜磨牙症（磨牙）、撞头和睡眠中的攻击行为。其他常见的与睡眠有关的运动障碍有下肢不宁综合征、睡眠中肢体的周期性运动。异态睡眠较常见，但很少需要药物治疗，与睡眠有关的医学问题常需要对症治疗。这些综合征的治疗将在下文详细讨论。

下肢不宁综合征的临床特征是患者感到腿深部难以忍受的爬行感，并且无法抗拒地急于移动腿部。症状始于晚上或入睡后放松状态时，影响患者入睡。该病的病因未明，治疗也是经验性治疗[1~11]。并非一定要用药物治疗，开始可以尝试非药物治疗，如培养一种好的睡眠卫生[1,3,7,8,12]。已经有关于各种治疗效果的报道，但是几乎没有哪种治疗经过系统研究。多巴胺能药物常作为一线治疗，为了避免左旋多巴的并发症，长效激动药（如卡麦角林、培高利特、普拉克索、罗匹尼罗）均为优先选择的治疗药物[5,6,8~12]。抗惊厥药，如卡马西平、氯硝西泮和加巴喷丁也可用于不能耐受多巴胺激动药或者需要增加其他药物治疗的患者[5,8,11]。报道的其他有疗效的药物包括阿片类药物、可乐定和苯二氮䓬类药[5,7~12]。如果症状是因为铁缺乏所致，铁添加剂治疗有效[2~4,7~12]。很多患下肢不宁综合征的患者表现出**睡眠期间周期性的肢体运动**[2,3]，临床特征是睡眠期间重复的、周期性的腿和脚急促抽动。治疗与下肢不宁综合征的治疗一样，氯硝西泮和左旋多巴是有效的药物。

一些**异态睡眠**对苯二氮䓬类药治疗有效[13~15]，包括夜磨牙症、撞头和睡眠中的攻击行为、夜间惊吓和梦游。

1. Clark MM. Restless legs syndrome. *J Am Board Fam Pract* 2001; **14:** 368–74.
2. Odin P, *et al.* Restless legs syndrome. *Eur J Neurol* 2002; **9** (suppl 3): 59–67.
3. Stiasny K, *et al.* Clinical symptomatology and treatment of restless legs syndrome and periodic limb movement disorder. *Sleep Med Rev* 2002; **6:** 253–65.
4. Earley CJ. Restless legs syndrome. *N Engl J Med* 2003; **348:** 2103–9.
5. Schapira AH. Restless legs syndrome: an update on treatment options. *Drugs* 2004; **64:** 149–58.
6. Hening WA, *et al.* American Academy of Sleep Medicine. An update on the dopaminergic treatment of restless legs syndrome and periodic limb movement disorder. *Sleep* 2004; **27:** 560–83. Also available at: http://journalsleep.org/Articles/270329.pdf (accessed 15/08/08)
7. Silber MH, *et al.* An algorithm for the management of restless legs syndrome. *Mayo Clin Proc* 2004; **79:** 916–22. Correction. *ibid.*; 1341.
8. Thorpy MJ. New paradigms in the treatment of restless legs syndrome. *Neurology* 2005; **64** (suppl 3): S28–S33.
9. Ryan M, Slevin JT. Restless legs syndrome. *Am J Health-Syst Pharm* 2006; **63:** 1599–1612.
10. Gamaldo CE, Earley CJ. Restless legs syndrome: a clinical up-

date. *Chest* 2006; **130:** 1596–1604.
11. Hening WA. Current guidelines and standards of practice for restless legs syndrome. *Am J Med* 2007; **120** (suppl 1): S22–S27.
12. Trenkwalder C, *et al.* The restless legs syndrome. *Lancet Neurol* 2005; **4:** 465–75.
13. Stores G. Dramatic parasomnias. *J R Soc Med* 2001; **94:** 173–6.
14. Wills L, Garcia J. Parasomnias: epidemiology and management. *CNS Drugs* 2002; **16:** 803–10.
15. Mason TBA, Pack AI. Sleep terrors in childhood. *J Pediatr* 2005; **147:** 388–92.

Acamprosate Calcium (*BANM*, *USAN*, *rINNM*) 阿坎酸钙

Acamprosate calcique; Acamprosate de Calcium; Acamprosato de calcio; Acamprosatum calcicum; Akamprosaattikalsium; Akamprosát vápenatá sůl; Akamprosatkalcium; Akamprosato kalcio druska; Akamprozát-kalcium; Calcii Acamprosatum; Calcium Acetylhomotaurinate. Calcium 3-acetamido-1-propanesulphate.
Кальций Акампрозат
$C_{10}H_{20}CaN_2O_8S_2$ = 400.5.
CAS — 77337-76-9 (acamprosate); 77337-73-6 (acamprosate calcium).
ATC — N07BB03.
UNII — 59375N1D0U.

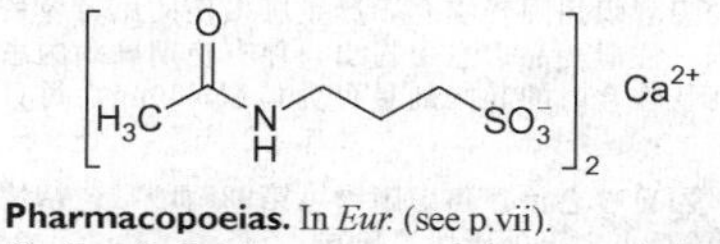

Pharmacopoeias. In *Eur.* (see p.vii).
Ph. Eur. 6. 8 (Acamprosate Calcium) 白色或类白色粉末。易溶于水；几乎不溶于乙醇和二氯甲烷。5%水溶液的 pH 值为 5.5～7.0。

不良反应

阿坎酸的主要不良反应是剂量相关的腹泻，恶心、呕吐和腹痛的发生率次之。其他不良反应还包括瘙痒以及偶尔出现的斑丘疹，极少数情况下可能会出现大疱性皮肤反应（bullous skin）。此外，也有关于抑郁症和性欲改变的报道。超敏反应（包括荨麻疹、血管神经性水肿以及过敏性休克）也偶有报道。

对皮肤的影响 一例报道称，一名肝硬化女性患者的多形性红斑是由于服用了该药所致[1]，尽管这一病例中多形性红斑的诊断及其与阿坎酸的相关性都受到严重的质疑[2]。

1. Fortier-Beaulieu M, *et al.* Possible association of erythema multiforme with acamprosate. *Lancet* 1992; **339:** 991.
2. Potgieter AS, Opsomer L. Acamprosate as cause of erythema multiforme contested. *Lancet* 1992; **340:** 856–7.

注意事项

阿坎酸不经过肝脏代谢，故其药动学在轻度至中度肝损伤的患者（Child-Pugh 分类为 A 或 B）中并不发生改变，不需要让这样的患者改变剂量。对于重度肝损伤的患者（Child-Pugh 分类为 C），虽然美国注册药品信息中没有相关建议，但英国注册药品信息禁止使用阿坎酸。关于肾损伤患者使用阿坎酸的注意事项，参见下文**用途和用法**。

药动学

阿坎酸的胃肠道吸收缓慢但是持久，存在相当的个体差异。用药 7 天后血药浓度可达稳定水平。伴随食物服用时会降低其生物利用度。阿坎酸不与血浆蛋白结合，但是是一种亲水性物质，有报道称它可以穿过血脑屏障。阿坎酸似不能在体内代谢，以原形随尿液排出体外。据报道，该药口服后在血浆中的消除半衰期约为 33h。

1. Saivin S, *et al.* Clinical pharmacokinetics of acamprosate. *Clin Pharmacokinet* 1998; **35:** 331–45.

用途和用法

阿坎酸的化学结构与内源性氨基酸高牛磺酸相似，后者是一种 γ-氨基丁酸（GABA，第2239页）和牛磺酸（第2339页）的结构类似物。以钙盐的形式口服可以防止酗酒者戒断酒精后的复发（见下文）。阿坎酸钙常规口服用量为每次 666mg，每日 3 次。英国注册药品信息推荐，体重不足 60kg 的患者也可早、中、晚分别服用 666mg、333mg 和 333mg 剂量的药物。对于有肾损伤的患者，剂量的应用见下文。酒精戒断后应尽早使用本药，并持续应用 1 年，即便中途复发也不要间断。

在肾损伤中的用法 目前认为[1]，肾功能不全的患者长期使用治疗剂量的阿坎酸会出现药物蓄积。已有研究报道，单次口服 666mg 阿坎酸后，测得平均最高药物浓度在 12 名中度至重度肾功能不全患者中为 813ng/ml，而在 6 名健康受试者中为 198ng/ml；血浆消除半衰期则分别为 47h 和 18h。英国注册药品信息禁止肾功能不全（血清肌酐大于 120μmol/L）的患者使用阿坎酸。美国注册药品信息同样禁止严重肾功能不全的患者［肌酐清除率（CC）小于 30ml/min］使用阿坎酸，但是对于中度肾损害的患者（CC30～50ml/min），可给予起始剂量每日 333mg，分 3 次口服。

1. Wilde MI, Wagstaff AJ. Acamprosate: a review of its pharmacology and clinical potential in the management of alcohol dependence after detoxification. *Drugs* 1997; **53:** 1038–53.

酒精依赖 阿坎酸可以用作酒精依赖患者戒断后维持性心理治疗的辅助治疗手段（第1551页）。对安慰剂对照研究的综述[1~5]显示，为期 1 年的阿坎酸治疗可以防止患者的复发并能增加这期间乃至随后 1 年内患者不饮酒的天数。现有资料显示，阿坎酸的疗效呈剂量依赖性，但是其促进戒断的效果可能随着治疗的进程而减弱。与双硫仑或纳曲酮合用可以改善疗效，但是在美国开展的一项大规模多中心研究发现，将阿坎酸加入纳曲酮或行为治疗并不能进一步改善治疗效果，而且单独用药也不能产生疗效[6]。然而，一些评论员[7~9]对该发现表示质疑，并指出研究设计上的差异，比如患者队列的高度选择性，可能是重要的影响因素。目前人们已经提出了一些阿坎酸作用的可能机制，其中包括通过拮抗兴奋性氨基酸（如谷氨酸）的作用来对神经元的兴奋性进行抑制。

1. Wilde MI, Wagstaff AJ. Acamprosate: a review of its pharmacology and clinical potential in the management of alcohol dependence after detoxification. *Drugs* 1997; **53:** 1038–53.
2. Anonymous. Acamprosate for alcohol dependence? *Drug Ther Bull* 1997; **35:** 70–2.
3. Mason BJ. Treatment of alcohol-dependent outpatients with acamprosate: a clinical review. *J Clin Psychiatry* 2001; **62** (suppl 20): 42–8.
4. Overman GP, *et al.* Acamprosate for the adjunctive treatment of alcohol dependence. *Ann Pharmacother* 2003; **37:** 1090–9.
5. Bouza C, *et al.* Efficacy and safety of naltrexone and acamprosate in the treatment of alcohol dependence: a systematic review. *Addiction* 2004; **99:** 811–28.
6. Anton RF, *et al.* Combined pharmacotherapies and behavioral interventions for alcohol dependence. The COMBINE study: a randomized controlled trial. *JAMA* 2006; **295:** 2003–17.
7. Kranzler HR. Evidence-based treatments for alcohol dependence: new results and new questions. *JAMA* 2006; **295:** 2075–6.
8. Jonas JM, Chabac S. Pharmacotherapy and behavioral intervention for alcohol dependence. *JAMA* 2006; **296:** 1727.
9. Kiefer F, Mann K. Pharmacotherapy and behavioral intervention for alcohol dependence. *JAMA* 2006; **296:** 1727–8.

制剂

专利制剂

Arg.: Campral†; ***Austral.:*** Campral; ***Austria:*** Campral; ***Belg.:*** Campral; ***Braz.:*** Campral†; ***Canad.:*** Campral; ***Chile:*** Campral; ***Cz.:*** Campral; ***Denm.:*** Campral; ***Fr.:*** Aotal; ***Ger.:*** Campral; ***Hong Kong:*** Campral†; ***Hung.:*** Campral; ***Irl.:*** Campral; ***Mex.:*** Campral†; ***Neth.:*** Campral; ***Norw.:*** Campral; ***Pol.:*** Campral; ***Port.:*** Campral; ***S.Afr.:*** Besobrial; ***Singapore:*** Campral; ***Spain:*** Campral; Zulex; ***Swed.:*** Campral; ***Switz.:*** Campral; ***Turk.:*** Campral; ***UK:*** Campral; ***USA:*** Campral.

Acecarbromal (*rINN*) 阿巴辛

Acécarbromal; Acecarbromalum; Acetcarbromal; Acetylcarbromal. *N*-Acetyl-*N'*-(2-bromo-2-ethylbutyryl)urea.
Ацекарбромал
$C_9H_{15}BrN_2O_3$ = 279.1.
CAS — 77-66-7.
UNII — E47C56IGOY.

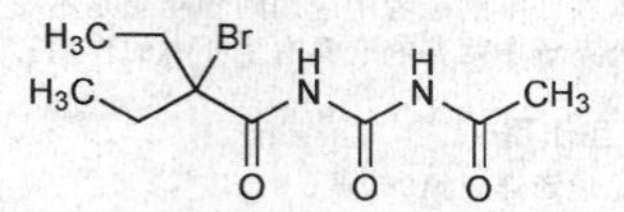

简介

阿巴辛与卡溴脲（第939页）的作用相似。从前该药的应用是因为其具有镇静作用，但是现在一般不赞成使用溴化物。

制剂

多组分制剂 ***Cz.:*** Afrodor†; ***Ger.:*** Afrodor†; ***Hung.:*** Afrodor†; ***Rus.:*** Afrodor (Афродор)†.

Acepromazine (*BAN*, *rINN*) 乙酰丙嗪

Acepromazin; Acepromazina; Acépromazine; Acepromazinum; Asepromatsiini. 10-(3-Dimethylaminopropyl)phenothiazin-2-yl methyl ketone.
Ацепромазин
$C_{19}H_{22}N_2OS$ = 326.5.
CAS — 61-00-7.
ATC — N05AA04.
ATC Vet — QN05AA04.
UNII — 54EJ303F0R.

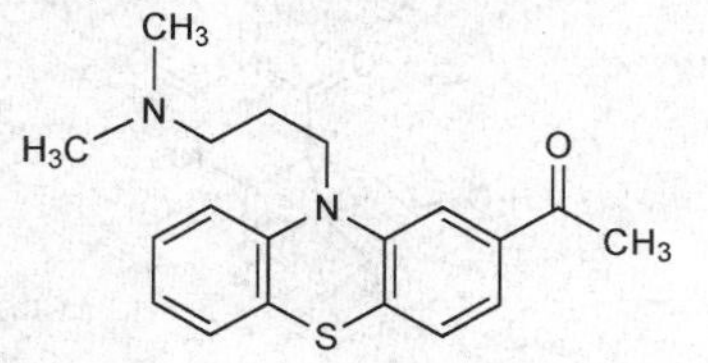

Acepromazine Maleate (*BANM*, *USAN*, *rINNM*) 马来酸乙酰丙嗪

Acépromazine, Maléate d'; Acepromazini Maleas; Acetylpromazine Maleate; Asepromazin Maleat; Maleato de acepromazina. 10-(3-Dimethylaminopropyl)phenothiazin-2-yl methyl ketone hydrogen maleate.
Ацепромазина Малеат
$C_{19}H_{22}N_2OS,C_4H_4O_4$ = 442.5.
CAS — 3598-37-6.
ATC — N05AA04.
ATC Vet — QN05AA04.
UNII — 37862HP2OM.

Pharmacopoeias. In *US* for veterinary use only. Also in *BP(Vet)*.
BP (Vet) 2010 (Acepromazine Maleate) 黄色结晶性粉末。溶于水和乙醇；易溶于氯仿；微溶于乙醚。1%水溶液的 pH 值为 4.0～4.5。
USP 33 (Acepromazine Maleate) 1%溶液的 pH 值为 4.0～4.5。避光保存。

简介

乙酰丙嗪属于酚噻嗪类，总体性质与氯丙嗪（第940页）相似。以马来酸盐的形式口服治疗焦虑障碍、呃逆、恶心和呕吐。治疗焦虑障碍可每日单次或最多分 3 次给予相当于 10～20mg 碱基的剂量；更低的剂量曾被用于治疗呃逆、恶心和呕吐。

乙酰丙嗪也可在制剂中以碱基的形式治疗失眠。

制剂

专利制剂

Denm.: Plegicil; ***Turk.:*** Plegicil.

多组分制剂 ***Fr.:*** Noctran.

Aceprometazine (*rINN*) 醋异丙嗪

16-64 CB; Aceprometazina; Acéprométazine; Aceprometazinum. 10-(2-Dimethylaminopropyl)phenothiazin-2-yl methyl ketone.
Ацепрометазин
$C_{19}H_{22}N_2OS$ = 326.5.
CAS — 13461-01-3.
UNII — 984N9YTM4Y.

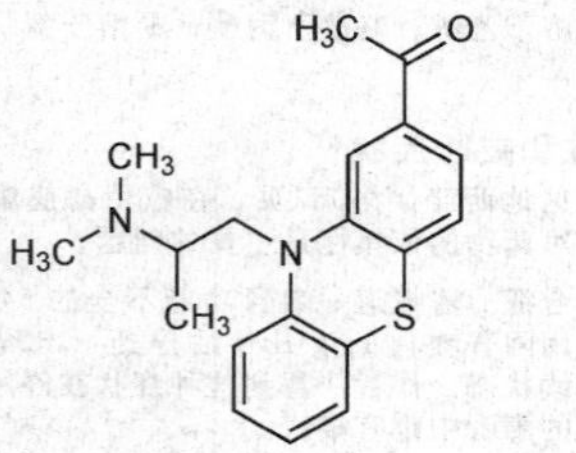

简介

醋异丙嗪属于酚噻嗪类，总体性质与氯丙嗪（第940页）相似。在制剂中通常以马来酸的形式存在，用于治疗失眠。

制剂

多组分制剂 ***Fr.:*** Mepronizine; Noctran.

Allobarbital (*USAN*, *rINN*) 阿洛巴比妥

Allobarbitaali; Allobarbitalum; Allobarbitone; Alobarbital; Diallylbarbitone; Diallylbarbituric Acid; Diallylmalonylurea; Diallymalum; NSC-9324. 5,5-Diallylbarbituric acid.
Аллобарбитал
$C_{10}H_{12}N_2O_3$ = 208.2.
CAS — 52-43-7.

ATC — N05CA21.
ATC Vet — QN05CA21.
UNII — 8NT43GG2HA.

简介

阿洛巴比妥属于巴比妥酸盐类药物，总体性质与异戊巴比妥（第933页）相似。曾经以复方制剂的形式用于治疗睡眠障碍和疼痛，但是现在，巴比妥酸盐类不再被认为适合于此项用途。

制剂

多组分制剂 ***Cz.:*** Dinyl†; Eunalgit†; ***Hung.:*** Demalgonil; ***Pol.:*** Krople Zoladkowe†; Pabialgin P†; ***Turk.:*** Spasmo-Panalgine.

Alprazolam (*BAN*, *USAN*, *rINN*) 阿普唑仑

Alpratsolaami; Alprazolám; Alprazolamas; Alprazolamum; U-31889. 8-Chloro-1-methyl-6-phenyl-4*H*-1,2,4-triazolo[4,3-*a*][1,4]benzodiazepine.

Алпразолам

$C_{17}H_{13}ClN_4$ = 308.8.

CAS — 28981-97-7 (alprazolam).
ATC — N05BA12.
ATC Vet — QN05BA12.
UNII — YU55MQ3IZY.

俗名 以下术语已被用作各形式阿普唑仑的"俗名"（第vii页）和俚语：

Bars; Benzo; Coffins; Dogbones; Fo' Bars; Fo's; Footballs; Forgetful Pills; Four Bars; French Fries; Gold Bars; Green Bars; Quad bar; School Buses; Sticks; Totem Poles; White Bars; X-Boxes; Xan-Bars; Xannies; Xanny; Xany Bars; Zanny; Zan-Bars; Zannies; Zanny-Bars; Zany bar; Zbars; Z-Bars.

Pharmacopoeias. In *Chin.*, *Eur.* (see p.vii), *Jpn*, and *US*.

Ph. Eur. 6.8（Alprazolam） 白色或类白色结晶性粉末。具多晶型。几乎不溶于水；略溶于乙醇和丙酮；易溶于二氯甲烷。避光保存。

USP 33（Alprazolam） 白色至米色结晶性粉末。不溶于水；溶于乙醇；略溶于丙酮；易溶于氯仿；微溶于乙酸乙酯。

依赖性和戒断症状

参见地西泮，第957页。在应用高剂量治疗惊恐发作时，对药物的依赖性是主要的问题。

撤药综合征 曾报道一名肾功能不全的64岁男性，在每晚服用阿普唑仑1mg几年后停药，出现了非惊厥性癫痫持续状态。作者注意到这种症状在停用地西泮和劳拉西泮的患者中也有报道。

1. Olnes MJ, *et al.* Nonconvulsive status epilepticus resulting from benzodiazepine withdrawal. *Ann Intern Med* 2003; **139:** 956–8.

不良反应和处置

参见地西泮，第958页。

对肝脏的影响 给一名应用苯乙肼治疗抑郁症的患者追加使用阿普唑仑后，出现了两次肝酶值异常的情况[1]。无法确定这是阿普唑仑单独使用的结果还是与苯乙肼合用后的协同作用。

1. Roy-Byrne P, *et al.* Alprazolam-related hepatotoxicity. *Lancet* 1983; **ii:** 786–7.

对皮肤的影响 有报道称阿普唑仑可导致皮肤对光过敏[1,2]。

1. Kanwar AJ, *et al.* Photosensitivity due to alprazolam. *Dermatologica* 1990; **181:** 75.
2. Watanabe Y, *et al.* Photosensitivity due to alprazolam with positive oral photochallenge test after 17 days administration. *J Am Acad Dermatol* 1999; **40:** 832–3.

过量 一项研究苯二氮䓬类药物过量应用的回顾性分析[1]搜集了1987年1月至2002年10月间澳大利亚某一区域的2063名住院患者的资料，发现过量使用阿普唑仑的患者需要重症监护的比例是那些使用其他苯二氮䓬类药物过量者的两倍。在131例过量应用阿普唑仑的患者中，14%需要应用氟马西尼，16%需要人工通气，这些都显著高于使用其他苯二氮䓬类药物患者中的比例。由于过量应用阿普唑仑后明显较高的毒性作用，因此给那些有重度风险的患者开该药的处方是值得商榷的。

1. Isbister GK, *et al.* Alprazolam is relatively more toxic than other benzodiazepines in overdose. *Br J Clin Pharmacol* 2004; **58:** 88–95.

注意事项

参见地西泮，第959页。

滥用 在应用维持剂量的美沙酮后使用高剂量的阿普唑仑能产生愉快和兴奋的感觉，而无明显的镇静作用，非阿片类药物的滥用者也会滥用这种药物[1]。由于该药的代谢产物以极低的浓度排出，因此针对苯二氮䓬类药物常用的尿毒性检测经常会得出假阴性的结果，这就给滥用的检测增加了难度。一篇随后的综述[2]认为，现有的文献并不支持阿普唑仑比其他苯二氮䓬类药物更易导致滥用这一被广泛接受的观点，但也并不能排除这种可能性。

1. Weddington WW, Carney AC. Alprazolam abuse during methadone maintenance therapy. *JAMA* 1987; **257:** 3363.
2. Rush CR, *et al.* Abuse liability of alprazolam relative to other commonly used benzodiazepines: a review. *Neurosci Biobehav Rev* 1993; **17:** 277–85.

哺乳 American Academy of Pediatrics[1]指出，尽管阿普唑仑对于哺乳期的婴儿的影响还是未知的，但是进行哺乳的母亲还是应该慎用该药，因为抗焦虑药物确实可以出现在母乳中，从而可能短期和长期改变婴儿的CNS功能。

一项针对8名泌乳期妇女乳汁阿普唑仑分布的研究显示，估计平均每日有0.3～5μg/kg或母体用药量约3%的阿普唑仑经母乳被婴儿吸收[2]。

1. American Academy of Pediatrics. The transfer of drugs and other chemicals into human milk. *Pediatrics* 2001; **108:** 776–89. [Retired May 2010] Correction. *ibid.*; 1029. Also available at: http://aappolicy.aappublications.org/cgi/content/full/pediatrics%3b108/3/776 (accessed 28/04/04)
2. Oo CY, *et al.* Pharmacokinetics in lactating women: prediction of alprazolam transfer into milk. *Br J Clin Pharmacol* 1995; **40:** 231–6.

管理 注意不要吸入阿普唑仑颗粒，也不要将皮肤暴露于该药。

肝损伤 17名酒精性肝硬化不伴腹水的患者与17名健康受试者相比，口服1mg阿普唑仑，前者的吸收慢于后者[1]。在肝硬化患者中，阿普唑仑血药浓度平均达峰时间为3.34h，平均血浆消除半衰期为19.7h，而健康受试者分别为1.47h和11.4h。尽管如此，二者在最大血药浓度上没有显著区别。这些结果显示，与其他经氧化代谢的苯二氮䓬类药一样，患有酒精性肝病的患者比健康受试者体内阿普唑仑更易蓄积，因此在这类人群中，阿普唑仑的每日剂量应当减半。参见下文在**肝损伤或肾损伤中的用法**。

1. Juhl RP, *et al.* Alprazolam pharmacokinetics in alcoholic liver disease. *J Clin Pharmacol* 1984; **24:** 113–19.

卟啉病 在卟啉病患者中应用阿普唑仑是不安全的，因为在体外系统中阿普唑仑具有生卟啉的作用。

药物相互作用

参见地西泮，第960页。

药动学

阿普唑仑口服后由胃肠道吸收良好，单次服用后血浆浓度在1～2h内达峰值。平均血浆半衰期为11～15h。阿普唑仑的血浆蛋白结合率为70%～80%，主要与血浆白蛋白结合。阿普唑仑主要由肝细胞色素P450同工酶CYP3A4代谢，代谢产物包括α-羟-阿普唑仑和4-羟-阿普唑仑以及一种无活性苯二氮䓬类物质，据报道称，前者的活性相当于母体化合物的一半。代谢产物的血浆浓度非常低。阿普唑仑以原形和代谢产物的形式经尿液排出。

1. Greenblatt DJ, Wright CE. Clinical pharmacokinetics of alprazolam: therapeutic implications. *Clin Pharmacokinet* 1993; **24:** 453–71.
2. Wright CE, *et al.* Pharmacokinetics and psychomotor performance of alprazolam: concentration-effect relationship. *J Clin Pharmacol* 1997; **37:** 321–9.
3. Kaplan GB, *et al.* Single-dose pharmacokinetics and pharmacodynamics of alprazolam in elderly and young subjects. *J Clin Pharmacol* 1998; **38:** 14–21.
4. Park J-Y, *et al.* Effect of CYP3A5*3 genotype on the pharmacokinetics and pharmacodynamics of alprazolam in healthy subjects. *Clin Pharmacol Ther* 2006; **79:** 590–9.
5. Glue P, *et al.* Pharmacokinetics of an extended release formulation of alprazolam (Xanax XR) in healthy normal adolescent and adult volunteers. *Am J Ther* 2006; **13:** 418–22.

用途和用法

阿普唑仑属于短效苯二氮䓬类药物，总体性质与地西泮（第963页）相似。适用于短期治疗焦虑障碍（见下文），口服每次250～500μg，每日3次，也可以按需要每3～4天增加剂量至每日3～4mg。

在治疗伴或不伴广场恐怖症的惊恐发作时，阿普唑仑的起始剂量为500μg，每日3次口服，根据需要可增加剂量，每3～4天加量不超过1mg；最高剂量每日10mg。

对于老年或体质较差的患者，建议起始剂量为250μg，每日2～3次。肝功能或肾功能损伤患者的剂量见下文。

也可使用阿普唑仑缓释制剂，每日服药1次。

1. Verster JC, Volkerts ER. Clinical pharmacology, clinical efficacy, and behavioral toxicity of alprazolam: a review of the literature. *CNS Drug Rev* 2004; **10:** 45–76.

在肝损伤或肾损伤中的用法 英国注册药品信息建议有肝肾损伤的患者慎用阿普唑仑，严重肝损伤的患者应禁用。在美国，注册药品信息中指出，伴有晚期肝病的患者在使用阿普唑仑时的起始剂量可为口服250μg，每日2～3次。

焦虑障碍 阿普唑仑治疗焦虑障碍（第925页），包括惊恐障碍（第925页）正处于研究阶段。

1. Cross-National Collaborative Panic Study, Second Phase Investigators. Drug treatment of panic disorder: comparative efficacy of alprazolam, imipramine, and placebo. *Br J Psychiatry* 1992; **160:** 191–202.
2. Lepola UM, *et al.* Three-year follow-up of patients with panic disorder after short-term treatment with alprazolam and imipramine. *Int Clin Psychopharmacol* 1993; **8:** 115–18.
3. Pollack MH, *et al.* Long-term outcome after acute treatment with alprazolam or clonazepam for panic disorder. *J Clin Psychopharmacol* 1993; **13:** 257–63.
4. Spiegel DA. Efficacy studies of alprazolam in panic disorder. *Psychopharmacol Bull* 1998; **34:** 191–5.
5. Rickels K. Alprazolam extended-release in panic disorder. *Expert Opin Pharmacother* 2004; **5:** 1599–1611.
6. Uhlenhuth EH, *et al.* Cognitive style, alprazolam plasma levels, and treatment response in panic disorder. *Depress Anxiety* 2008; **25:** E18–E26.

抑郁症 尽管苯二氮䓬类药对于与抑郁症相伴的焦虑可能有作用，但并不适合用于治疗抑郁症（第352页）本身，然而，一些药物如阿普唑仑已试用于此适应证[1]。

1. Kravitz HM, *et al.* Alprazolam and depression: a review of risks and benefits. *J Clin Psychiatry* 1993; **54:** (suppl): 78–84.

经前期综合征 有研究报道，阿普唑仑对于治疗经前期综合征（第2031页）有效[1～3]，但并不是所有研究都有这样的发现[4]，此外，苯二氮䓬类的不良反应也限制了这类药物的应用。如果选用苯二氮䓬类药治疗经前期综合征，最好将用药小心限制在患者的黄体期内，以减少发生依赖和戒断综合征的风险[5]。使用阿普唑仑等短效药物后可能会发生更为严重的戒断综合征。SSRIs等抗抑郁药可能是更好的选择。

1. Smith S, *et al.* Treatment of premenstrual syndrome with alprazolam: results of a double-blind, placebo-controlled, randomized crossover clinical trial. *Obstet Gynecol* 1987; **70:** 37–43.
2. Harrison WM, *et al.* Treatment of premenstrual dysphoria with alprazolam: a controlled study. *Arch Gen Psychiatry* 1990; **47:** 270–5.
3. Freeman EW, *et al.* A double-blind trial of oral progesterone, alprazolam, and placebo in treatment of severe premenstrual syndrome. *JAMA* 1995; **274:** 51–7.
4. Evans SM, *et al.* Mood and performance changes in women with premenstrual dysphoric disorder: acute effects of alprazolam. *Neuropsychopharmacology* 1998; **19:** 499–516.
5. Mortola JF. A risk-benefit appraisal of drugs used in the management of premenstrual syndrome. *Drug Safety* 1994; **10:** 160–9.

耳鸣 也有人用阿普唑仑治疗耳鸣（第1779页）。

1. Johnson RM, *et al.* Use of alprazolam for relief of tinnitus: a double-blind study. *Arch Otolaryngol Head Neck Surg* 1993; **119:** 842–5.
2. Huynh L, Fields S. Alprazolam for tinnitus. *Ann Pharmacother* 1995; **29:** 311–12.
3. Vernon JA, Meikle MB. Masking devices and alprazolam treatment for tinnitus. *Otolaryngol Clin North Am* 2003; **36:** 307–20.

制剂

USP 33: Alprazolam Oral Suspension; Alprazolam Tablets.

专利制剂

Arg.: Alplax; Alprazol; Amziax; Ansielix; Aplacaina; Bayzolam; Becede; Bestrol; Calmol; Emeral; Isoproxal; Krama; Medronal; Nivelan N; Novazolam; Pirval; Plasedan; Prenadona†; Prinox; Psicosedol; PTA; Razolam; Relaxten; Retan†; Rilow; Silarten; Tensium; Thiprasolan; Tranquinal; Xanax; ***Austral.:*** Alprax; Kalma; Xanax; ***Austria:*** Alprastad; Xanor; ***Belg.:*** Alpraz; Alprazomed; Docalprazo; Topazolam; Xanax; ***Braz.:*** Alfron; Altrox; Apraz; Constante; Frontal; Neozolam; Tranquinal; ***Canad.:*** Apo-Alpraz; Novo-Alprazol; Nu-Alpraz; Xanax; ***Chile:*** Adax; Grifoalpram†; Prazam; Sanerva;

Tricalma; Zotran; ***Cz.:*** Frontin; Helex; Neurol; Xanax; ***Denm.:*** Alprox; Tafil; ***Fin.:*** Alprox; Xanor; ***Fr.:*** Xanax; ***Ger.:*** Cassadan; Tafil; Xanax†; ***Gr.:*** Antanax; Saturnil; Xanax; ***Hong Kong:*** Alprax; Kalma; Nalion†; Renax†; Xanax; ***Hung.:*** Frontin; Helex; Xanax; ***India:*** Alprax; Alprocontin†; Anzilum; Pacyl; Restyl; Tranax; Xycalm; Zolam; ***Indon.:*** Actazolam; Alganax; Alviz; Apazol; Atarax; Calmlet†; Feprax; Frixitas; Grazolam; Soxietas†; Xanax; Zolastin; Zypraz; ***Irl.:*** Alprol; Alprox†; Calmax; Gerax; Xanax; ***Israel:*** Alpralid; Alprox; Xanagis; Xanax; ***Ital.:*** Alpravecs; Alprazig; Frontal; Ibizolam†; Mialin†; Valeans; Xanax; ***Malaysia:*** Alpraline; Alpranax; Apo-Alpraz; Besquil; Prazovex; Xanax; ***Mex.:*** Alzam; Farmapram; Irizz; Neupax; Noxeprom; Tafil; Tazun; ***Neth.:*** Xanax; ***Norw.:*** Xanor; ***NZ:*** Xanax; ***Philipp.:*** Altrox; Xanor; ***Pol.:*** Afobam; Alprazomerck; Alprox; Neurol; Xanax; Zomiren; ***Port.:*** Alpronax†; Pazolam; Prazam; Unilan; Xanax; ***Rus.:*** Alzolam (Алзолам); Helex (Хелекс); Neurol (Неурол); Xanax (Ксанакс); ***S.Afr.:*** Adco-Alzam; Anxirid†; Azor; Xanor; Zopax; ***Singapore:*** Apo-Alpraz; Xanax; Zacetin; ***Spain:*** Trankimazin; ***Swed.:*** Xanor; ***Switz.:*** Xanax; ***Thai.:*** Alcelam; Alnax; Alprax; Anax; Anpress; Anzion†; Dizolam; Manex; Marzolam; Mitranax; Pharnax; Siampraxol; Sunax; Xanacine; Xanax; Xiemed; Zolam; ***Turk.:*** Xanax; ***UK:*** Xanax; ***USA:*** Niravam; Xanax; ***Venez.:*** Abaxon; Alpram; Ansilan; Danox†; Tafil.

多组分制剂 ***Arg.:*** Alplax Digest; Alplax Net; Ansielix Digest; Eucition Stress; Sidomal; Tensium Gastric; Tranquinal Soma; ***India:*** Fludep Plus; Restyl Forte; Restyl Plus; Stresnil; Zopax Plus; ***Mex.:*** Neupax Duo-S.

Amisulpride (*BAN*, *rINN*) 氨磺必利

Amisülprid; Amisulprid; Amisulprida; Amisulpridas; Amisulpridi; Amisulpridum; Amiszulprid; DAN-216. 4-Amino-*N*-[(1-ethyl-2-pyrrolidinyl)methyl]-5-(ethylsulphonyl)-2-methoxybenzamide; (*RS*)-4-Amino-*N*-[(1-ethylpyrrolidin-2-yl)methyl]-5-(ethylsulfonyl)-*o*-anisamide.

Амисульприд

$C_{17}H_{27}N_3O_4S$ = 369.5.

CAS — 71675-85-9.

ATC — N05AL05.

ATC Vet — QN05AL05.

UNII — 8110R61I4U.

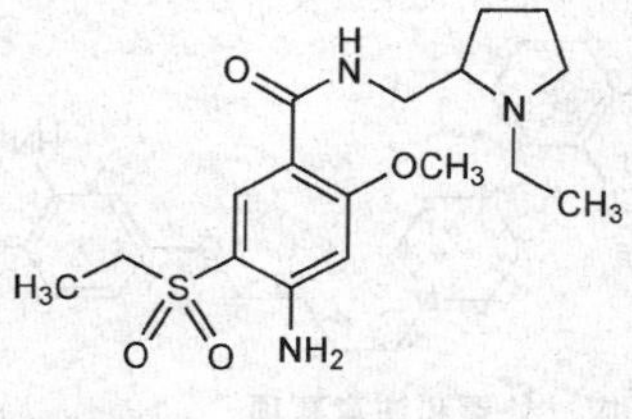

Pharmacopoeias. In *Eur.* (see p.vii).

Ph. Eur. 6.8 (Amisulpride) 白色或类白色的结晶性粉末。几乎不溶于水；略溶于无水乙醇；易溶于二氯甲烷。

不良反应、处置和注意事项

尽管氨磺必利可能与典型抗精神病药有相似的不良反应（见**氯丙嗪**，第941页），但发生率和严重程度却不尽相同。失眠、焦虑和易激惹是氨磺必利所致的常见不良反应，其他相对少见一些的不良反应包括困倦、胃肠道疾病（如便秘、恶心、呕吐）以及口干。有极少数报道称可致过敏反应、肝功能异常和癫痫发作。

应用氨磺必利可以伴发高泌乳素血症，这可导致溢乳、闭经、生育力损害、男性乳腺发育、乳房痛和性功能障碍。此外，还有关于体重增加的报道。还可能出现剂量依赖性的锥体外系反应，但是在许可的剂量下，急性肌张力障碍、帕金森综合征和静坐不能等症状通常较轻。长期用药后有出现迟发性运动障碍的报道，极少的病例会发展成神经阻滞药恶性综合征（neuroleptic malignant syndrome）。偶尔会发生低血压和心动过缓，也曾出现过 QT 间期延长，并在极少数的病例中导致尖端扭转型室性心动过速。在原有的心动过缓、低钾血症以及先天性或获得性 QT 间期延长的基础上，患者使用氨磺必利后出现 QT 间期延长的风险将增加，因此，在对患者用药前应该检查其是否合并有这些症状。有些药物也能增加这种风险（见下文的**药物相互作用**）。

对于患有嗜铬细胞瘤或催乳素依赖性肿瘤（prolactin-dependent tumors）的患者，不应给予氨磺必利治疗。对于有严重肾损伤以及有癫痫或帕金森病病史的患者也应慎用此药。在老年患者中，发生低血压和镇静的风险增加。

氨磺必利会影响到诸如驾驶等一些熟练性的操作。

突然停药后，在少数情况下可能会发生戒断症状，因此，在停用氨磺必利的时候应逐渐减量。

对体重的影响 尽管有使用氨磺必利导致体重增加的病例报道[2]，但有综述[1]指出，这一风险要小于应用奥氮平或利培酮。关于非典型抗精神病药引起体重增加的风险增加，也会在**氯氮平**的**不良反应**项下进行讨论，第952页。

1. McKeage K, Plosker GL. Amisulpride: a review of its use in the management of schizophrenia. *CNS Drugs* 2004; **18:** 933–56.
2. Papadimitriou GN, *et al.* Acute weight gain induced by amisulpride monotherapy in a first-episode schizophrenic patient. *Int Clin Psychopharmacol* 2006; **21:** 181–4.

对糖代谢的影响 使用非典型抗精神病药导致葡萄糖耐受不良和糖尿病的风险增加以及相应的监测方面的建议，这些问题将会在**氯氮平**的**不良反应**项下进行讨论，第952页。

对心血管系统的影响 关于与抗精神病药有关的猝死方面的讨论，参见**氯丙嗪**的**不良反应**项下，第941页。

对脂类代谢的影响 使用某些非典型抗精神病药可导致患高脂血症的风险增加，这一问题将会在**氯丙嗪**的**不良反应**项下进行讨论，第942页。同时参见**氯氮平**的**不良反应**项下**对糖代谢的影响**，第952页。

老年人 关于抗精神病药在老年患者应用的风险的讨论，参见**氯丙嗪**的**注意事项**项下，第943页；非典型抗精神病药在伴有**痴呆**的老年患者中的应用也在**利培酮**中有详细讨论，第995页。

过量 有一篇报道记录了两例过量应用氨磺必利所致的影响[1]。第一名患者服用了约 3g 氨磺必利以及未知量的度硫平，血中氨磺必利达到了 9.63μg/ml。全身性惊厥（generalised conulsions）自行消退后出现昏迷、静坐不能、心动过速和较轻微的 QT 间期延长。对患者进行洗胃后 48h 内得到恢复。第二名患者发现时已经死亡，血中氨磺必利浓度达到了 41.7μg/ml。之后报告到澳大利亚毒物信息中心的病例中，另有 4 例服用过量氨磺必利达 4～32g[2]，均发生了严重的心脏毒性作用——显著的 QT 间期延长，伴有束支阻滞或尖端扭转型室性心动过速。其中一例据估计可能服用了 16～24g 药物的患者，在出现心脏停搏后死亡。

1. Tracqui A, *et al.* Amisulpride poisoning: a report on two cases. *Hum Exp Toxicol* 1995; **14:** 294–8.
2. Isbister GK, *et al.* Amisulpride deliberate self-poisoning causing severe cardiac toxicity including QT prolongation and torsades de pointes. *Med J Aust* 2006; **184:** 354–6.

妊娠 对妊娠期患者使用某些非典型抗精神病药的评价，参见**氯氮平**的**注意事项**，第954页。

药物相互作用

氨磺必利不应与一些可导致心律失常（包括尖端扭转型室性心动过速）的药物合用，这些药物包括一些抗心律失常药、西沙必利、硫利达嗪、红霉素和卤泛群。与那些延长 QT 间期的药物如匹莫齐特、氟哌啶醇、三环类抗抑郁药或者可致心动过缓或低血钾的药物包括 β 受体阻滞药、一些钙通道阻滞药、可乐定、地高辛、胍法辛、排钾利尿药和锂合用也可导致发生心律失常的风险增加，氨磺必利与这些药物合用需谨慎。

氨磺必利可增强包括乙醇在内的其他 CNS 抑制药的中枢作用。氨磺必利还可以增强抗高血压药的作用。由于氨磺必利具有多巴胺阻滞功能，可拮抗左旋多巴等多巴胺能药物的作用，因此不宜与之合用。

对 7 名接受氨磺必利治疗的患者引入锂治疗，导致氨磺必利呈剂量相关的血药浓度平均上升了 32%[1]。更早的一项研究显示，同时应用**氯氮平**也可以升高氨磺必利的血浆浓度[2]。

1. Bergemann N, *et al.* Increase in plasma concentrations of amisulpride after receiving co-medication with lithium. *Pharmacopsychiatry* 2005; **38:** 44.
2. Bergemann N, *et al.* Plasma amisulpride levels in schizophrenia or schizoaffective disorder. *Eur Neuropsychopharmacol* 2004; **14:** 245–50.

药动学

氨磺必利经胃肠道吸收，但据报道，其生物利用度只有 48%。口服该药，血浆浓度的首峰时间出现在 1h 后，3～4h 后出现第二个峰值。报道显示，氨磺必利的血浆蛋白结合率只有约 16%。该药的体内代谢很有限，大部分药物以原形出现在尿液中。该药的终末消除半衰期约为 12h。

1. Rosenzweig P, *et al.* A review of the pharmacokinetics, tolerability and pharmacodynamics of amisulpride in healthy volunteers. *Hum Psychopharmacol* 2002; **17:** 1–13.

用途和用法

氨磺必利是一种取代苯甲酰胺类非典型抗精神病药。报道显示，氨磺必利对多巴胺 D_2 和 D_3 受体有很高的亲和性。氨磺必利主要用于精神分裂症（见下文）等精神病的治疗，但是在一些国家也尝试用于治疗抑郁症（第352页）。

对于成年人或者年龄超过 15 岁的青少年的急性精神病发作，可使用每日 400～800mg 的剂量，分 2 次口服，如果需要也可增至每日 1.2g。对于以阴性症状为主的患者，推荐剂量为每日 50～300mg。每日 300mg 以内的剂量可以采用单次用药的方式。也有人使用肌内注射的方式用药，每日剂量 400mg。

建议肾损伤患者降低剂量服用，见下文。

儿童用法 氨磺必利在青少年中的用途和剂量详见上文。

在肾损伤中的用法 对于有肾损伤的患者，氨磺必利的用量应该根据肌酐清除率（CC）进行相应地减少。

- CC 在 30～60ml/min，将剂量减到通常用量的 1/2（见上文**用途和用法**）。
- CC 在 10～30ml/min，将剂量减到通常用量的 1/3。

肌内注射氨磺必利时剂量也应作相似的降低。

精神分裂症 关于氨磺必利的综述[1～3]指出，对于治疗精神分裂症（第928页）的常见症状和阴性症状，与传统的抗精神病药相比，前者更加有效且锥体外系不良反应较少。

1. Leucht S, *et al.* Amisulpride, an unusual "atypical" antipsychotic: a meta-analysis of randomized controlled trials. *Am J Psychiatry* 2002; **159:** 180–90.
2. Mota Neto JIS, *et al.* Amisulpride for schizophrenia. Available in The Cochrane Database of Systematic Reviews; Issue 2. Chichester: John Wiley; 2002 (accessed 24/05/05).
3. Pani L, *et al.* Practical issues with amisulpride in the management of patients with schizophrenia. *Clin Drug Investig* 2008; **28:** 465–77.

制剂

专利制剂

Arg.: Enorden; ***Austral.:*** Amipride; Solian; Sulprix; ***Austria:*** Majorem†; Solian; ***Belg.:*** Solian; ***Braz.:*** Socian; ***Chile:*** Socian; ***Cz.:*** Amilia; Deniban; Solian; ***Denm.:*** Solian; ***Fr.:*** Solian; ***Ger.:*** Amisulid; Solian; ***Gr.:*** Goldalian; Matil; Nodasic; Prilarem; Solamid; Solian; Zoloser; ***Hong Kong:*** Solian; ***Hung.:*** Amiprid; Amitrex; Asulpan; ***Irl.:*** Solian; ***Israel:*** Solian; ***Ital.:*** Deniban; Solian; Sulamid; ***Malaysia:*** Solian; ***Mex.:*** Solian; ***Norw.:*** Solian; ***NZ:*** Solian; ***Philipp.:*** Solian; ***Pol.:*** Solian; ***Port.:*** Amitrex; Socian; ***Rus.:*** Lymipranil (Лимипранил); Solian (Солиан); ***S.Afr.:*** Solian; ***Singapore:*** Solian; ***Spain:*** Solian; ***Switz.:*** Solian; ***Turk.:*** Paxiprid; Solian; ***UK:*** Solian; ***Ukr.:*** Solian (Солиан).

Amobarbital (*BAN*, *rINN*) 异戊巴比妥

Amobarbitaali; Amobarbitál; Amobarbitalis; Amobarbitalum; Amylobarbitone; Pentymalum. 5-Ethyl-5-isopentylbarbituric acid.

Амобарбитал

$C_{11}H_{18}N_2O_3$ = 226.3.

CAS — 57-43-2.

ATC — N05CA02.

ATC Vet — QN05CA02.

UNII — GWH6IJ239E.

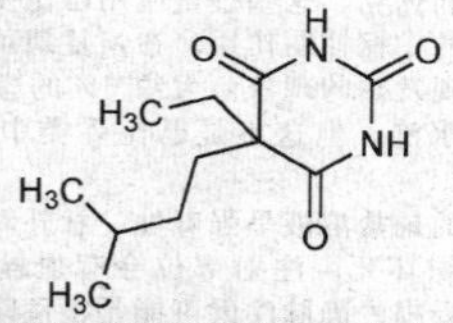

俗名 以下术语已用作各种形式异戊巴比妥的“俗名”（第vii页）和俚语：

Amys; Birds; Blue; Blue angels; Blue birds; Blue bullets; Blue clouds; Blue devils; Blue dolls; Blue heaven; Blue heavens; Blues.

Pharmacopoeias. In *Chin.*, *Eur.* (see p.vii), and *Jpn.*

Ph. Eur. 6.8 (Amobarbital) 白色或类白色结晶性粉末。极微溶于水；易溶于乙醇；可溶于二氯甲烷。可以与氢氧化物、碳酸盐以及氨水形成可溶于水的复合物。

Amobarbital Sodium (*BANM*, *rINNM*) 异戊巴比妥钠

Amobarbitaalinatrium; Amobarbital sódico; Amobarbital sodique; Amobarbital sodná sůl; Amobarbitalio natrio druska; Amobarbitalnatrium; Amobarbitál-nátrium; Amobarbitalum natricum; Amylobarbitone Sodium; Barbamylum; Natrii Amobarbitalum; Pentymalnatrium; Sodium Amobarbital; Soluble Amylobarbitone. Sodium 5-ethyl-5-isopentylbarbiturate.

Натрий Амобарбитал

$C_{11}H_{17}N_2NaO_3$ = 248.3.

CAS — 64-43-7.

ATC — N05CA02.

ATC Vet — QN05CA02.

UNII — G0313KNC7D.

Pharmacopoeias. In *Chin.*, *Eur.* (see p.vii), and *US.*

Jpn includes Amobarbital Sodium for Injection.

Ph. Eur. 6.8 (Amobarbital Sodium) 一种白色或类白色、易潮解的颗粒状粉末。极易溶于不含二氧化碳的水（一小部分可能不溶）；易溶于乙醇。10%水溶液的 pH 值不超过 11.0。贮藏于密闭容器中。

USP 33 (Amobarbital Sodium) 一种白色、无臭、易潮解、易碎的颗粒状粉末。极易溶于水；溶于乙醇；几

乎不溶于氯仿和乙醚。溶液放置会分解，加热可加速分解。10%水溶液的 pH 值不超过 11.0。贮藏于密闭容器中。

配伍禁忌 异戊巴比妥可能会从含有异戊巴比妥钠的制剂中沉淀出来，这取决于浓度和 pH 值。因此，有很多关于异戊巴比妥钠配伍禁忌的报道，尤其是与酸类以及酸性盐。

巴比妥类的依赖性和戒断症状

使用异戊巴比妥和其他巴比妥类药物的一个很大风险就是依赖性的发生，甚至短时间常规剂量应用后也可能发生。因此，应用巴比妥类不能突然停药，应该经过数天或数周的时间逐渐减量。长效巴比妥类药物（如苯巴比妥）可以由短效或中效药物代替，继而逐渐减少苯巴比妥的用量。

戒断症状与酒精戒断症状相似但可能更为严重。轻微的症状可于最后一次服药 8～12h 后出现，一般以下列顺序出现：焦虑、肌肉痉挛、手或手指震颤、进行性虚弱、困倦、视物变形、恶心、呕吐、失眠以及直立性低血压。抽搐、幻觉和谵妄可能在突然停止服用巴比妥类药物 16h 内出现并持续 5 天。强烈的撤药反应可在 15 天内逐渐减弱。已有患者因为心血管虚脱导致死亡。

不良反应

困倦、镇静以及共济失调是异戊巴比妥和其他巴比妥类药物最常见的不良反应，是剂量依赖性的中枢抑制作用的结果。其他不良反应还包括呼吸抑制、头痛、胃肠道紊乱、共济失调、易激惹、意识混乱和思维异常。反常的兴奋和激惹也可能出现，尤其在儿童、老年人和伴有急性疼痛的患者中。极少数情况下会发生包括皮疹（有过多形性红斑和剥脱性皮炎的报道，有时致命）、肝炎和胆汁淤积以及光过敏在内的超敏反应。血液疾病，如慢性应用巴比妥类药物后出现的巨幼红细胞性贫血也偶尔会发生。

有报道显示，妇女在妊娠期接受巴比妥治疗可能使新生儿出现中毒、药物依赖和类似于维生素 K 缺乏的症状。至于妇女在妊娠期应用巴比妥与其子女患先天畸形的相关性，虽然有这方面的报道，但是其中是否存在因果关系仍然是一个争论的问题。

过量应用巴比妥类药物后可能出现眼球震颤、瞳孔缩小、反射减弱或消失、言语不清和共济失调的症状。昏迷、呼吸和心血管系统的抑制，伴随可导致肾衰竭和死亡的低血压和休克，这些过量应用巴比妥类的毒性表现源于其复杂的中枢抑制作用。在恢复期可能出现体温过低和相继出现发热的现象。大约 6%的患者会出现红斑性或出血性水泡，但这不是巴比妥类中毒的特征性反应。

巴比妥类的钠盐溶液呈强碱性，意外动脉内注射或外渗会发生组织坏死。注射部位会有血栓静脉炎、疼痛、邻近神经受损。静脉注射可能是很危险的，快速注射后很可能发生低血压、休克、严重呼吸抑制、喉痉挛和窒息。

过量 下面的综述[1]详细总结了包括巴比妥类在内的药物引起的木僵和昏迷。

1. Ashton CH, *et al.* Drug-induced stupor and coma: some physical signs and their pharmacological basis. *Adverse Drug React Acute Poisoning Rev* 1989; **8:** 1–59.

不良反应的处置

对于过量应用巴比妥类药物导致意识不清的患者，可以使用气管插管术。对于服用了超过 10mg/kg 药物并处于服药后 1h 以内的患者（包括儿童），推荐经口或鼻给予活性炭，如有必要可重复使用。活性炭同样推荐用于摄入任何剂量的戊巴比妥或司可巴比妥的儿童或未经治疗的成年人，以及正在服药治疗但超过常规剂量或 5mg/kg 的成年患者。摄入任何剂量的戊巴比妥或司可巴比妥的兽医制剂的患者，也应当给予活性炭。要加强对患者的支持治疗，尤其注意维持心血管、呼吸和肾功能的正常以及电解质的平衡。对于长期昏迷，或者伴有肠鸣音不规律或消失的严重病例，应当进行活性炭血液灌注。其他清除巴比妥类药物的方法在应用价值上仍存在疑问。

注意事项

由于其不良反应以及发生药物依赖的风险，巴比妥盐作为镇静催眠药已不再推荐（参见下文**用途和用法**）。

对年老体质虚弱的患者、青年人、儿童以及那些患有抑郁症或存在酒精依赖及滥用史的患者，最好不要使用异戊巴比妥和其他巴比妥类药物。

对合并有肺动脉瓣闭锁不全、睡眠性呼吸暂停、事先存在的中枢抑制或昏迷以及严重肝损伤的患者，禁用异戊巴比妥，慎用于肾损伤的患者。巴比妥类药物可以使处在疼痛中的患者产生反常的兴奋性反应，同时使用镇痛药可以消除这一作用。持续用药时，患者对巴比妥类药物镇静和催眠作用产生的耐受性要强于对其致死作用所产生的耐受性。巴比妥类药物引起的困倦可持续到第二天，有这样表现的患者不宜驾驶或操作机器。

妊娠期应用巴比妥类药物的危险，见上文**不良反应**项下，哺乳期的母亲应用此类药物的注意事项，见下文**哺乳**项下。

一旦使用巴比妥类药物，很容易产生**依赖性**，如果突然停药还会伴随**戒断症状**（见上文**依赖性和戒断症状**项下）。

巴比妥类药物会因其欣快作用而被滥用。

哺乳 巴比妥类药物会有少量分布到乳汁当中，诸如 *BNF 57* 在内的许多权威机构都认为哺乳期的妇女不宜使用此类药物。尽管 American Academy of Pediatrics 认为一些巴比妥类药物可能适合哺乳期应用，但是他们也指出[1]，像苯巴比妥这样的长效抗癫痫巴比妥类药与一些在母乳喂养的婴儿身上出现的显著效应是相互关联的。

1. American Academy of Pediatrics. The transfer of drugs and other chemicals into human milk. *Pediatrics* 2001; **108:** 776–89. [Retired May 2010] Correction. *ibid.*; 1029. Also available at: http://aappolicy.aappublications.org/cgi/content/full/pediatrics%3b108/3/776 (accessed 28/04/04)

卟啉病 包括异戊巴比妥在内的巴比妥类药物和卟啉病的急性发作相关，因此对于卟啉病患者来说是不安全的。

药物相互作用

具有中枢抑制性的药物可增强巴比妥类的镇静和呼吸抑制作用，尤其应该避免与乙醇合用。巴比妥类药物可诱导肝微粒体酶的活性，因此可以加快许多其他药物和内源性物质的代谢速度（也就是降低了它们的活性）。持续应用可能诱导此类药物自身的代谢。MAOIs 可能通过抑制某些巴比妥类药物代谢的方式延长它们的中枢抑制效应。但是与其他抗抑郁药一样，MAOIs 也会降低发生惊厥的阈值，从而拮抗了巴比妥类药物的抗惊厥作用。

关于巴比妥类的药物相互作用，详见**苯巴比妥**项下（第472页）。

药动学

异戊巴比妥易经胃肠道吸收并迅速分布至全身组织和体液。该药约有 60%和血浆蛋白结合。其半衰期为 20～25h，在新生儿这一时间有明显增加。药物可以透过胎盘，在乳汁中也有少量分布。异戊巴比妥在肝中代谢，分别有近 50%和 30%的药物以 3-羟基异戊巴比妥和 *N*-羟基异戊巴比妥的形式经尿液排出，少于 1%以原形经尿液排出，近 5%经粪便排出。

用途和用法

异戊巴比妥是用于催眠和镇静用途的巴比妥类药物。由于有不良反应和发生依赖的风险，异戊巴比妥作为催眠和镇静药现已不再推荐使用，尽管在某些已经使用此药的难治性失眠（第930页）患者中，持续的用药也偶尔是必要的。尽管巴比妥类药物作为术前镇静的药物基本已被其他药物取代，但在麻醉程序中经肠外给予异戊巴比妥钠仍被作为术前用药（第1700页）。异戊巴比妥钠还用于控制难治性强直阵挛性癫痫持续状态（第450页），尽管该症状应首选短效巴比妥类药物。

异戊巴比妥作为催眠药的常规剂量用为碱基 100～200mg，或钠盐制剂 60～200mg，睡前口服。使用钠盐制剂起效更快。

长效巴比妥类药物如苯巴比妥（第471页）现在仍然用于治疗癫痫，那些短效药物，如美索比妥（第1708页）或硫喷妥钠（第1714页）则用于麻醉。

1. López-Muñoz F, *et al.* The history of barbiturates a century after their clinical introduction. *Neuropsychiatr Dis Treat* 2005; **1:** 329–43.

脑血管疾病 关于利用巴比妥类药物诱导的昏迷治疗患有脑缺血或颅压增高的患者，见**戊巴比妥**项下，第987页。

制剂

USP 33: Amobarbital Sodium for Injection; Secobarbital Sodium and Amobarbital Sodium Capsules.

专利制剂

Gr.: Amytal; ***Hung.:*** Dorlotyn†; ***UK:*** Amytal; ***USA:*** Amytal†.

多组分制剂 ***Arg.:*** Cuait N†; ***Hong Kong:*** Alubar; Alutal; Amiton; ***Hung.:*** Tardyl†; ***S.Afr.:*** Repasma†; ***Thai.:*** Ama; ***UK:*** Tuinal; ***USA:*** Tuinal.

Amperozide (*BAN, rINN*) 安哌齐特

Amperozida; Ampérozide; Amperozidum; FG-5606. 4-[4,4-Bis(4-fluorophenyl)butyl]-*N*-ethylpiperazine-1-carboxamide.

Амперозид

$C_{23}H_{29}F_2N_3O$ = 401.5.

CAS — 75558-90-6 (amperozide); 75529-73-6 (amperozide hydrochloride).

ATC Vet — QN05AX90.

UNII — 0M2W3TAG39.

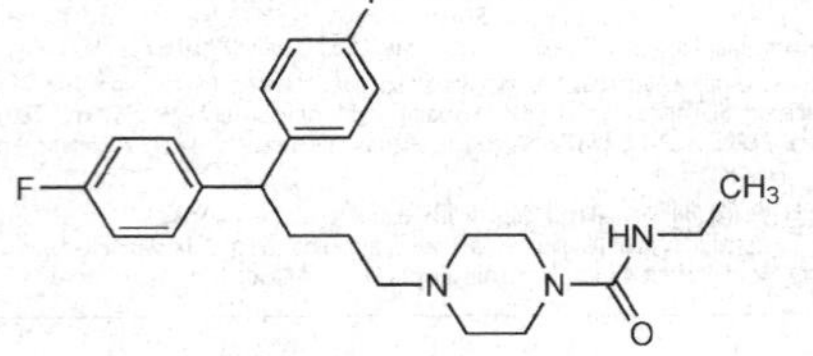

简介

安哌齐特是一种在兽医学领域应用的抗精神病药。

Aripiprazole (*BAN, USAN, rINN*) 阿立哌唑

Aripiprazol; Aripiprazolum; OPC-31; OPC-14597. 7-{4-[4-(2,3-Dichlorophenyl)-piperazin-1-yl]butoxy}-3,4-dihydroquinolin-2(1*H*)-one.

Арипипразол

$C_{23}H_{27}Cl_2N_3O_2$ = 448.4.

CAS — 129722-12-9.

ATC — N05AX12.

ATC Vet — QN05AX12.

UNII — 82VFR53I78.

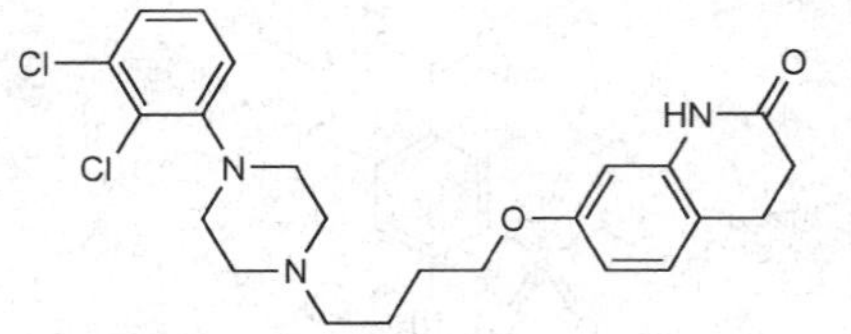

不良反应、处置和注意事项

尽管阿立哌唑会表现出一些传统抗精神病药的不良反应（见**氯丙嗪**，第941页），但是在发生率和程度上却可能存在差异。阿立哌唑的常见不良反应包括便秘、消化不良、恶心、呕吐等胃肠道疾病以及头痛、焦虑、失眠、头晕和困倦。也有关于体重增加的报道，但变化并不是很大。也可能出现血象改变，包括粒细胞缺乏、白细胞减少、嗜中性粒细胞减少、血小板减少等。阿立哌唑的锥体外系反应发生率较低，其中以静坐不能的报道最多。迟发性运动障碍的报道并不多见，也有过一些病例发展成了神经阻滞药恶性综合征。心动过速和体位性低血压在阿立哌唑治疗中不常见。心动过缓、室性心律失常、心搏骤停以及不明原因猝死的报道极少，因为存在 QT 间期延长和尖端扭转型室性心动过速的风险。尽管如此，阿立哌唑在患有心脑血管疾病的患者中或者那些合并体位性低血压诱因的患者中应慎用。

阿立哌唑导致癫痫的病例并不多见，但是对有癫痫病史的患者以及那些有较低癫痫发作阈值的患者，用药还是应该谨慎。

如果阿立哌唑用于抑郁症患者的联合治疗，在治疗初期应严密观察患者直至症状得到明显改善，因为自杀是抑郁症患者固有的风险。更多内容详见**抑郁症**项下，第352页。

阿立哌唑可能会影响到像驾驶这样的技能性操作。

1. Marder SR, *et al.* Aripiprazole in the treatment of schizophrenia: safety and tolerability in short-term, placebo-controlled trials. *Schizophr Res* 2003; **61:** 123–36.

对体重的影响 使用非典型抗精神病药与体重增加的风险在**氯氮平**的**不良反应**项下中讨论，第952页。

1. McQuade RD, *et al.* A comparison of weight change during treatment with olanzapine or aripiprazole: results from a randomized, double-blind study. *J Clin Psychiatry* 2004; **65** (suppl 18): 47–56.

对糖代谢的影响 使用某些非典型抗精神病药与发生糖尿病和葡萄糖耐受不良的风险以及对监测的推荐在**氯氮平**的**不良反应**项下讨论，第952页。

对心血管系统的影响 关于与抗精神病药有关的猝死的讨论，详见**氯丙嗪**的**不良反应**项下，第941页。

对脂类代谢的影响 使用某些非典型抗精神病药与发生高脂血症的风险在**氯丙嗪**的**不良反应**项下讨论，第942页。也可见**氯氮平**的**不良反应**项下**对糖代谢的影响**，第952页。

老年人 阿立哌唑用于老年患者相关风险的讨论详见**氯丙嗪**的**注意事项**项下（第943页），关于非典型抗精神病药用于**痴呆**的老年患者的讨论详见**利培酮**项下，第995页。

阿立哌唑的注册药品信息中包含一条警告，即有证据显示，在合并有阿尔茨海默病的老年精神病患者中应用阿立哌唑与发生脑血管不良反应之间存在量效关系。

过量 据生产商报道，有患者服用了近 1080mg 阿立哌唑也未出现致死性。症状和体征包括恶心、呕吐、虚弱、腹泻和嗜睡。有一例报道[1]中，一名 27 岁的女性服用了 330mg 阿立哌唑、10mg 环苯扎珠和 25mg 噻硫平后出现昏睡现象，但是 50min 后就很容易地被唤醒了。在最初应用活性炭治疗后，患者很自然地康复了。在服用药物 195min 后测量，这名女患者的血清阿立哌唑浓度和其主要代谢产物脱氢阿立哌唑的浓度分别是 596ng/ml 和 120ng/ml。在另一例报道[2]中，一名两岁半的儿童在服用 195mg（17.1mg/kg）阿立哌唑后的 1h 内出现了呕吐和嗜睡的症状。服药 3h 后给予了活性炭治疗，不过随后该儿童出现了意识不清的现象。在接下来的 24h 内，患儿逐渐恢复了意识，并未应用呼吸支持。嗜睡、共济失调和震颤等症状也在接下来的 7 天内逐渐消失。服药 10h 后的血清阿立哌唑加脱氢阿立哌唑浓度是 1873ng/ml。

1. Carstairs SD, Williams SR. Overdose of aripiprazole, a new type of antipsychotic. *J Emerg Med* 2005; **28:** 311–13.
2. Seifert SA. Aripiprazole (Abilify™) overdose in a 2.5 year-old. *J Toxicol Clin Toxicol* 2003; **41:** 647–8.

妊娠 关于妊娠期使用包括阿立哌唑在内的一些非典型抗精神病药的评价，见**氯氮平**的**注意事项**项下，第954页。

注册药品信息指出，阿立哌唑在某些动物中表现出了致畸作用，但在妊娠期妇女中还没有足够的对照良好的研究。只有当阿立哌唑对母亲的益处大于对胎儿的风险时才应使用阿立哌唑。

药物相互作用

阿立哌唑可能增强乙醇等中枢抑制药的作用，也可增强抗高血压药的作用。对于正在使用那些可以导致 QT 间期延长或电解质失衡药物的患者，应慎用阿立哌唑。

阿立哌唑由细胞色素 P450 同工酶 CYP3A4 和 CYP2D6 代谢。酮康唑是 CYP3A4 的有效抑制剂，可以把阿立哌唑的血药浓度提高约 60%，注册药品信息建议，如果与酮康唑合用，阿立哌唑的剂量应减半（参见下文**用途和用法**）。同样，在与 CYP2D6 的有效抑制剂奎尼丁合用时，阿立哌唑的剂量也应该减半。卡马西平是 CYP3A4 的有效诱导剂，可降低阿立哌唑的血药浓度达 70%，如果阿立哌唑与卡马西平合用，其剂量应该加倍。其他药物也可能对这类同工酶有相似的抑制或诱导作用，阿立哌唑在与这些药物合用时应酌情减少或增加其剂量。

抗癫痫药 阿立哌唑与拉莫三嗪合用发生 Stevens-Johnson 综合征的报道见第465页。

药动学

阿立哌唑口服后从胃肠道吸收良好，血药浓度达峰时间为 3～5h。肌内注射时，血药浓度的达峰时间为 1～3h。报道称阿立哌唑的生物利用度口服时为 87%，肌内注射为 100%，体内分布广泛。阿立哌唑主要在肝中代谢，代谢通路包括由细胞色素酶 P450 同工酶 CYP3A4 和 CYP2D6 负责的脱氢作用和羟基化作用以及由 CYP3A4 负责的 *N*-脱烷基作用。主要代谢产物为脱氢阿立哌唑，同样具有活性，占血浆阿立哌唑水平的 40%。阿立哌唑和脱氢阿立哌唑的平均清除半衰期分别约为 75h 和 95h，在少数代谢不良的人群中，阿立哌唑的平均消除半衰期可延长至 146h。阿立哌唑及主要代谢产物的血浆蛋白结合率约为 99%，主要与白蛋白结合。药物主要是以代谢产物的形式排出，约 55% 由粪便排出，经尿排出的约占 25%。对大鼠的研究显示，药物可以分布到乳汁中。

1. Mallikaarjun S, *et al.* Pharmacokinetics, tolerability, and safety of aripiprazole following multiple oral dosing in normal healthy volunteers. *J Clin Pharmacol* 2004; **44:** 179–87.
2. Boulton DW, *et al.* Pharmacokinetics and tolerability of intramuscular, oral and intravenous aripiprazole in healthy subjects and in patients with schizophrenia. *Clin Pharmacokinet* 2008; **47:** 475–85.
3. Mallikaarjun S, *et al.* Effects of hepatic or renal impairment on the pharmacokinetics of aripiprazole. *Clin Pharmacokinet* 2008; **47:** 533–42.

用途和用法

阿立哌唑是一类非典型抗精神病药，具有 5-HT_{1A} 受体部分激动剂和 5-HT_{2A} 受体部分拮抗剂的作用，同时还是多巴胺 D_2 受体的部分激动剂。阿立哌唑主要用于治疗精神分裂症和急性躁狂或与双相障碍的混合发作。阿立哌唑也用于抑郁症治疗的辅助用药（见下文**精神障碍**）

在治疗**精神分裂症**时，阿立哌唑口服的初始剂量为 10mg 或 15mg，每日 1 次。常用的维持剂量是 15mg，每日 1 次，可以在不少于 2 周的时间内将剂量加至最大的每日 30mg。

阿立哌唑用于治疗双相障碍的**躁狂**时，口服初始剂量 15mg，每日 1 次，随后根据耐受性可增至 30mg，每日 1 次。

阿立哌唑深层肌内注射可用于控制精神分裂症或双相障碍躁狂患者的急性激越症状。推荐的初始剂量为 9．75mg，尽管有些患者可能仅需要 5．25mg，而另一些患者则需要高至 15mg。如有必要，2h 后可再次给药，总剂量不应超过每日 30mg。如患者需要持续用药，应尽快更改为口服药物。

阿立哌唑用于**抑郁症**辅助治疗时，美国注册药品信息推荐初始口服剂量为每日 2～5mg，可调整剂量，方法为每次增加不超过 5mg，间隔不少于 1 周，最高剂量为每日 15mg。推荐的常规剂量为每日 5～10mg。

如果患者同时合用细胞色素酶 P450 同工酶的有效抑制剂或诱导剂，则可能有必要调整阿立哌唑的剂量。详见上文**药物相互作用**。

儿童和青少年用药参见下文。

儿童用法 在美国，阿立哌唑批准用于治疗：

- 13～17 岁青少年的精神分裂症；
- 10～17 岁双相障碍患者的急性躁狂或混合发作；
- 6～17 岁孤独症患者的兴奋症状。

在英国，阿立哌唑批准用于 15 岁及以上青少年的精神分裂症。

治疗**精神分裂症**或**躁狂**时，推荐的初始剂量为口服每日 2mg，两天后增加至 5mg，再过两天增加为目标剂量 10mg；之后增加剂量可以每次增加 5mg，直至最大剂量每日 30mg。

用于控制**孤独症兴奋症状**时，推荐的初始剂量为每日 2mg，之后增加为每日 5mg。如有必要，可继续增加剂量，每次增加不超过 5mg，间隔不少于 1 周，最高剂量为每日 15mg。

对于同时使用细胞色素 P450 同工酶的有效抑制剂或诱导剂的患者，有必要调整阿立哌唑的剂量，详见上文**药物相互作用**项下。

精神障碍 阿立哌唑用于精神分裂症（第928页）的治疗[1～5]。尽管数据有些匮乏，但还是有系统性综述[2,4,6]对阿立哌唑进行了总结，认为该药与其他传统的抗精神病药和非典型抗精神病药相比，在治疗精神分裂症中并无显著优势，但是耐受性更好，患者患高泌乳素血症和 QT 间期延长的风险更低。

阿立哌唑也可用于双相障碍[7～10]患者（第351页）以及抑郁症[11～13]患者的辅助治疗（第352页）。该药还用于控制儿童和青少年孤独症患者的兴奋症状[14]。

1. Harrison TS, Perry CM. Aripiprazole: a review of its use in schizophrenia and schizoaffective disorder. *Drugs* 2004; **64:** 1715–36.
2. El-Sayeh HG, Morganti C. Aripiprazole for schizophrenia. Available in The Cochrane Database of Systematic Reviews; Issue 2. Chichester: John Wiley; 2006 (accessed 15/05/06).
3. Tran-Johnson TK, *et al.* Efficacy and safety of intramuscular aripiprazole in patients with acute agitation: a randomized, double-blind, placebo-controlled trial. *J Clin Psychiatry* 2007; **68:** 111–19.
4. Bhattacharjee J, El-Sayeh HGG. Aripiprazole versus typical antipsychotic drugs for schizophrenia. Available in The Cochrane Database of Systematic Reviews; Issue 3. Chichester: John Wiley; 2008 (accessed 29/05/09).
5. Janicak PG, *et al.* The acute efficacy of aripiprazole across the symptom spectrum of schizophrenia: a pooled post hoc analysis from 5 short-term studies. *J Clin Psychiatry* 2009; **70:** 25–35.
6. Komossa K, *et al.* Aripiprazole versus other atypical antipsychotics for schizophrenia. Available in The Cochrane Database of Systematic Reviews; Issue 4. Chichester: John Wiley; 2009 (accessed 23/11/09).
7. Keck PE, *et al.* A placebo-controlled, double-blind study of the efficacy and safety of aripiprazole in patients with acute bipolar mania. *Am J Psychiatry* 2003; **160:** 1651–8.
8. Sokolski KN. Adjunctive aripiprazole in bipolar I depression. *Ann Pharmacother* 2007; **41:** 35–40.
9. Keck PE, *et al.* Aripiprazole Study Group. Aripiprazole monotherapy for maintenance therapy in bipolar I disorder: a 100-week, double-blind study versus placebo. *J Clin Psychiatry* 2007; **68:** 1480–91.
10. Findling RL, *et al.* Acute treatment of pediatric bipolar I disorder, manic or mixed episode, with aripiprazole: a randomized, double-blind, placebo-controlled study. *J Clin Psychiatry* 2009; **70:** 1441–51.
11. Berman RM, *et al.* The efficacy and safety of aripiprazole as adjunctive therapy in major depressive disorder: a multicenter, randomized, double-blind, placebo-controlled study. *J Clin Psychiatry* 2007; **68:** 843–53.
12. Marcus RN, *et al.* The efficacy and safety of aripiprazole as adjunctive therapy in major depressive disorder: a second multicenter, randomized, double-blind, placebo-controlled study. *J Clin Psychopharmacol* 2008; **28:** 156–65.
13. Trivedi MH, *et al.* Adjunctive aripiprazole in major depressive disorder: analysis of efficacy and safety in patients with anxious and atypical features. *J Clin Psychiatry* 2008; **69:** 1928–36.
14. Owen R, *et al.* Aripiprazole in the treatment of irritability in children and adolescents with autistic disorder. *Pediatrics* 2009; **124:** 1533–40.

制剂

专利制剂

Arg.: Arlemide; Groven; Irazem; Lemidal; Siblix; ***Austral.:*** Abilify; ***Austria:*** Abilify; **Belg.:** Abilify; **Braz.:** Abilify; **Chile:** Abilify; Azymol; Ilimit; Viza; **Cz.:** Abilify; **Denm.:** Abilify; ***Fin.:*** Abilify; **Fr.:** Abilify; **Ger.:** Abilify; **Gr.:** Abilify; **Hong Kong:** Abilify; **Hung.:** Abilify; ***India:*** Real One; ***Indon.:*** Abilify; ***Irl.:*** Abilify; ***Ital.:*** Abilify; ***Jpn:*** Abilify; ***Malaysia:*** Abilify; ***Mex.:*** Abilify; **Neth.:** Abilify; **Norw.:** Abilify; **NZ:** Abilify; ***Philipp.:*** Abilify; **Pol.:** Abilify; **Port.:** Abilify; **Rus.:** Abilify (Абилифай); ***S.Afr.:*** Abilify; ***Singapore:*** Abilify; ***Spain:*** Abilify; **Swed.:** Abilify; ***Switz.:*** Abilify; ***Thai.:*** Abilify; ***Turk.:*** Abilify; **UK:** Abilify; **USA:** Abilify; ***Venez.:*** Abilify.

Asenapine Maleate（*BANM*，*USAN*，*rINNM*）阿赛那平马来酸盐

Asénapine, Maléate d'; Asenapini Maleas; Maleato de asenapina; Org-5222. (3a*RS*,12b*RS*)-5-Chloro-2-methyl-2,3,3a,12b-tetrahydro-1*H*-dibenzo[2,3:6,7]oxepino[4,5-c]pyrrole (2*Z*)-2-butenedioate (1:1).

Азенапина Малеат

$C_{17}H_{16}ClNO,C_4H_4O_4$ = 401.8.

CAS — 65576-45-6 (asenapine); 85650-56-2 (asenapine maleate).

ATC — N05AH05.

ATC Vet — QN05AH05.

UNII — CU9463U2E2.

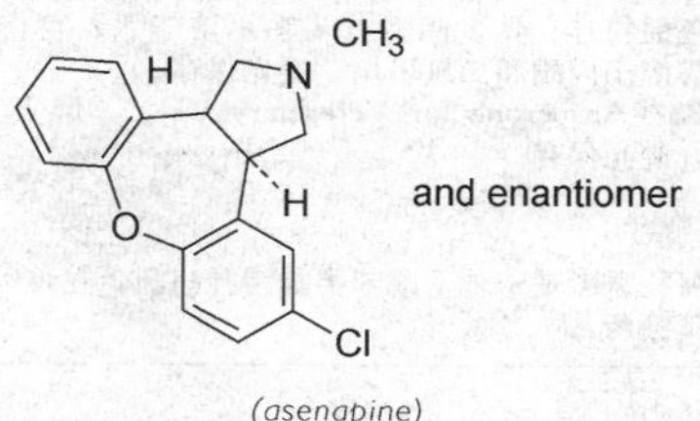

(asenapine)

简介

阿赛那平是一种非典型抗精神病药，它是多种 5-羟色胺和多巴胺受体的拮抗剂，同时也拮抗肾上腺素（α_1 和 α_2）和组胺（H_1 和 H_2）受体。该药用于治疗精神分裂症（第928页）和双相障碍（第351页）。

阿赛那平以马来酸盐的形式经舌下给药，但它的剂量通常用碱基表示，7mg 阿赛那平马来酸盐相当于 5mg 阿赛那平。

治疗精神分裂症的常规起始剂量和目标剂量为碱基 5mg，每日 2 次。治疗双相障碍急性躁狂发作推荐的起始剂量和维持剂量为 10mg，每日 2 次；如果出现不良反应，可减量至 5mg，每日 2 次。

不推荐将阿赛那平马来酸盐用于肝功能严重损伤的患者（Child-Pugh C 级），轻度肝损伤的患者不需要调整剂量。

1. Potkin SG, *et al.* Efficacy and tolerability of asenapine in acute schizophrenia: a placebo- and risperidone-controlled trial. *J Clin Psychiatry* 2007; **68:** 1492–1500.
2. Weber J, McCormack PL. Asenapine. *CNS Drugs* 2009; **23:** 781–92.

制剂

专利制剂

USA: Saphris.

Avizafone（*BAN*，*rINN*）阿维扎封

Avizafona; Avizafonum; Prodiazepam; Ro-03-7355; Ro-03-7355/000; Ro-03-7355/002 (avizafone hydrochloride). L-Lysyl-(2′-benzoyl-4′-chloro-*N*′-methyl)glycinanilide.

Авизафон

$C_{22}H_{27}ClN_4O_3$ = 430.9.

CAS — 65617-86-9 (avizafone); 60067-16-5 (avizafone hydrochloride).

UNII — 65NK71K78P.

简介

阿维扎封在体内迅速代谢为地西泮（第957页），其作为抗惊厥成分，经肌内注射被军事人员用于神经毒剂的解毒剂。阿维扎封以该制剂给药时，常规剂量为10mg，如有必要可每15min重复给药，总剂量不超过30mg。

制剂

多组分制剂 ***UK:*** Nerve Agent Antidote L4A1.

Azaperone (*BAN, USAN, rINN*) **阿扎哌隆**

Atsaperoni; Azaperon; Azaperona; Azapérone; Azaperonum; R-1929. 4′-Fluoro-4-[4-(2-pyridyl)piperazin-1-yl]butyrophenone.

Азаперон

$C_{19}H_{22}FN_3O$ = 327.4.

CAS — 1649-18-9.

ATC Vet — QN01AX91; QN05AD90.

UNII — 19BV78AK7W.

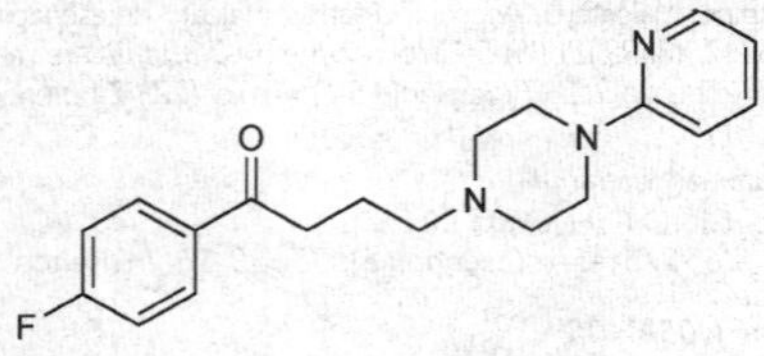

Pharmacopoeias. In *Eur.* (see p.vii) and *US* for veterinary use only.

Ph. Eur. 6. 8 (Azaperone for Veterinary Use) 白色或类白色的粉末。具多晶型。几乎不溶于水；可溶于乙醇；易溶于丙酮和二氯甲烷。避光保存。

USP 33 (Azaperone for Veterinary Use) 熔点92～95℃。避光保存。

简介

阿扎哌隆是一种丁酰苯类抗精神病药，在兽医学中用作镇静药。

Barbital (*BAN, rINN*) **巴比妥**

Barbitaali; Barbitál; Barbitalis; Barbitalum; Barbitone; Diemalum; Diethylmalonylurea. 5,5-Diethylbarbituric acid.

Барбитал

$C_8H_{12}N_2O_3$ = 184.2.

CAS — 57-44-3.

ATC — N05CA04.

ATC Vet — QN05CA04.

UNII — 5WZ53ENE2P.

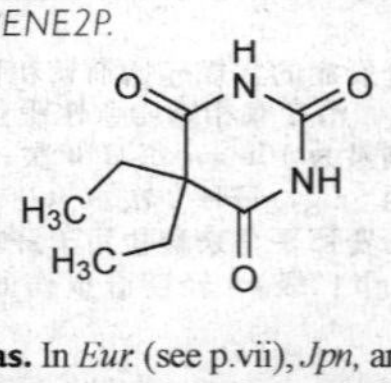

Pharmacopoeias. In *Eur.* (see p.vii), *Jpn*, and *Pol.*

Ph. Eur. 6. 8 (Barbital) 白色或类白色结晶性粉末或无色结晶。微溶于水；可溶于沸水和乙醇。可与氢氧化物、碳酸盐和氨水形成水溶性化合物。

Barbital Sodium (*BANM, rINN*) **巴比妥钠**

Barbital de sodio; Barbital sódico; Barbital sodique; Barbital sodowy; Barbitalum Natricum; Barbitone Sodium; Diemalnatrium; Soluble Barbitone. Sodium 5,5-diethylbarbiturate.

Барбитал Натрий

$C_8H_{11}N_2NaO_3$ = 206.2.

CAS — 144-02-5.

ATC — N05CA04.

ATC Vet — QN05CA04.

UNII — 275L5M93QS.

简介

巴比妥是一种巴比妥酸盐，总体性质与异戊巴比妥（第933页）相似。以往曾用作催眠与镇静药，但现在普遍认为已不适用于这些方面。

Benperidol (*BAN, USAN, rINN*) **苯哌利多**

Benpéridol; Benperidoli; Benperidolis; Benperidolum; Benzperidol; CB-8089; McN-JR-4584; R-4584. 1-{1-[3-(4-Fluorobenzoyl)propyl]-4-piperidyl}benzimidazolin-2-one.

Бенперидол

$C_{22}H_{24}FN_3O_2$ = 381.4.

CAS — 2062-84-2.

ATC — N05AD07.

ATC Vet — QN05AD07.

UNII — 9706X78C53.

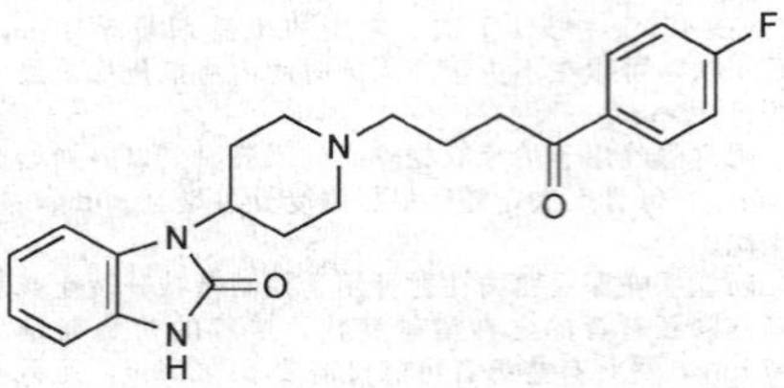

Pharmacopoeias. In *Eur.* (see p.vii).

Ph. Eur. 6. 8 (Benperidol) 白色或类白色的粉末。具多晶型。几乎不溶于水；微溶于乙醇；可溶于二氯甲烷；易溶于二甲基甲酰胺。避光保存。

简介

苯哌利多是一种丁酰苯类药物，总体性质与氟哌啶醇（第970页）相似。每日分次口服0.25～1.5mg，可用于治疗性行为异常。老年或体弱的患者可能需要减量，常规剂量的一半可能是足够的。

在某些国家苯哌利多可以以口服或胃肠外给药的方式治疗精神病（第927页）。

性行为异常 双盲安慰剂-对照交叉试验结果显示，每日1.25mg苯哌利多、125mg氯丙嗪与安慰剂相比，对12名恋童癖性罪犯的性冲动和性兴奋的作用没有区别，不过使用苯哌利多的受试者的性思维的频率较低[1]。苯哌利多的作用似乎不足以控制一些严重的反社会性的性行为异常。性行为异常的治疗在行为紊乱（第927页）项下讨论。

1. Tennent G, *et al.* The control of deviant sexual behaviour by drugs: a double-blind controlled study of benperidol, chlorpromazine, and placebo. *Arch Sex Behav* 1974; **3:** 261–71.

制剂

专利制剂

Belg.: Frenactil; ***Ger.:*** Glianimon; ***Gr.:*** Glianimon; ***Neth.:*** Frenactil; ***UK:*** Anquil.

Bentazepam (*USAN, rINN*) **苯他西泮**

Bentazépam; Bentazepamum; CI-718; QM-6008. 1,3,6,7,8,9-Hexahydro-5-phenyl-2*H*-[1]benzothieno[2,3-e]-1,4-diazepin-2-one.

Бентазепам

$C_{17}H_{16}N_2OS$ = 296.4.

CAS — 29462-18-8.

UNII — 66JKK43S1Z.

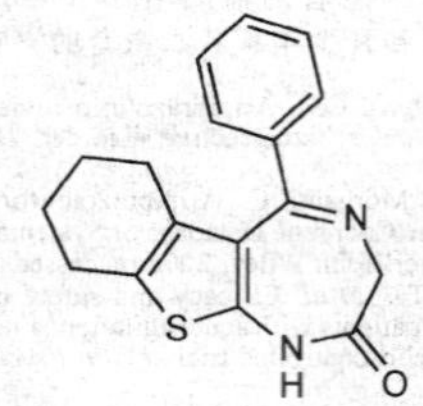

简介

苯他西泮是一种苯二氮䓬类药物，总体性质与地西泮（第957页）相似。在短期治疗焦虑障碍（第925页）时可口服用药，常用剂量为每8h 25mg。也可用于治疗失眠。

对肝脏的影响 有一篇报道，一名接受长期苯他西泮治疗的65岁的老年男子患有慢性活动性肝炎[1]。

1. Andrade RJ, *et al.* Bentazepam-associated chronic liver disease. *Lancet* 1994; **343:** 860.

制剂

专利制剂

Spain: Tiadipona.

Blonanserin (*rINN*) **布南色林**

AD-5423; Blonanserina; Blonansérine; Blonanserinum. 2-(4-Ethyl-1-piperazinyl)-4-(p-fluorophenyl)-5,6,7,8,9,10-hexahydrocyclo-octa[b]pyridine.

Блонансерин

$C_{23}H_{30}FN_3$ = 367.5.

CAS — 132810-10-7.

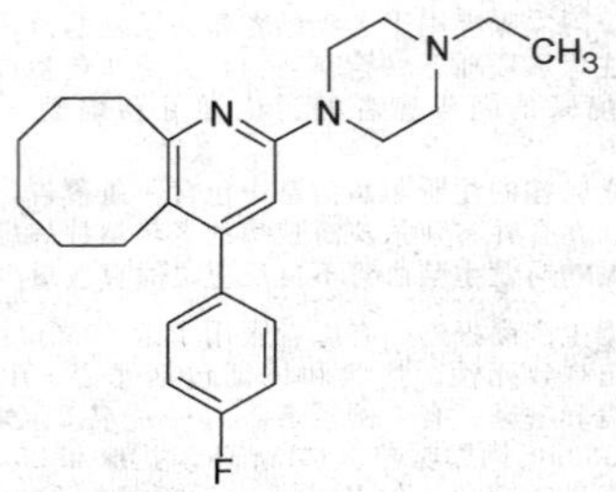

简介

布南色林是一种非典型抗精神病药，是多巴胺D_2受体和5-羟色胺（5-HT_2）受体的拮抗剂。该药口服用于治疗精神分裂症（第928页），初始剂量为4mg，每日2次，根据治疗反应可逐渐增加剂量，常规维持剂量为每日8～16mg，最高日剂量为24mg。

1. Garcia E, *et al.* The efficacy and safety of blonanserin compared with haloperidol in acute-phase schizophrenia: a randomized, double-blind, placebo-controlled, multicentre study. *CNS Drugs* 2009; **23:** 615–25.

制剂

专利制剂

Jpn: Lonasen.

Brallobarbital (*rINN*) **溴烯比妥**

Brallobarbitaali; Brallobarbitalum; Bralobarbital; UCB-5033. 5-Allyl-5-(2-bromoallyl)barbituric acid.

Браллобарбитал

$C_{10}H_{11}BrN_2O_3$ = 287.1.

CAS — 561-86-4.

UNII — D0N7A2M3MU.

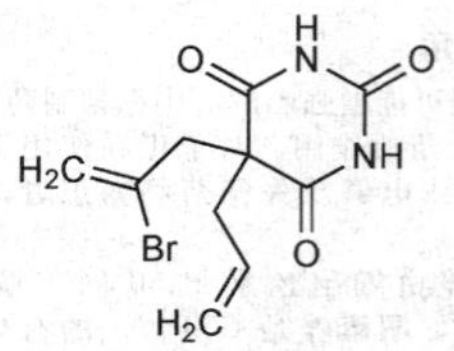

简介

溴烯比妥是一种巴比妥酸盐，总体性质与异戊巴比妥（第933页）相似。曾经在制剂中用于治疗失眠，但是现在一般认为巴比妥类药物不再适用于这一用途。溴烯比妥钙曾经用于相似的用途。

制剂

多组分制剂 ***Port.:*** Vesparax†.

Bromazepam (*BAN, USAN, rINN*) **溴西泮**

Bromatsepaami; Brómazepám; Bromazépam; Bromazepamas; Bromazepamum; Ro-5-3350. 7-Bromo-1,3-dihydro-5-(2-pyridyl)-1,4-benzodiazepin-2-one.

Бромазепам

$C_{14}H_{10}BrN_3O$ = 316.2.

CAS — 1812-30-2.

ATC — N05BA08.

ATC Vet — QN05BA08.

UNII — X015L14V0O.

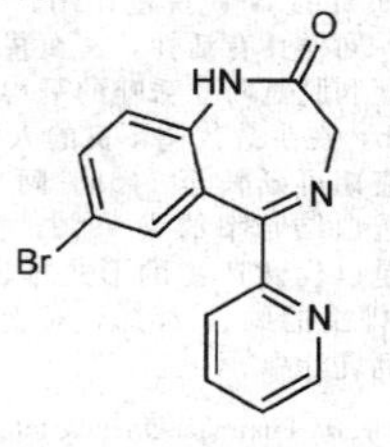

Pharmacopoeias. In *Eur.* (see p.vii) and *Jpn.*

Ph. Eur. 6. 8 (Bromazepam) 白色或淡黄色的结晶性粉末。几乎不溶于水；略溶于或难溶于乙醇和二氯甲烷。避光保存。

简介

溴西泮是一种苯二氮䓬类药物，总体性质与地西泮（第957页）相似。曾用于短期治疗单独发生或伴有失眠的焦虑障碍（第925页）。治疗焦虑的常用初始剂量为6～18mg，分次口服。偶尔会应用高达每日60mg的剂量。对于老年和体弱的患者，初始剂量不应超过每日

3mg，而且要分次服用。

1. Kaplan SA, *et al.* Biopharmaceutical and clinical pharmacokinetic profile of bromazepam. *J Pharmacokinet Biopharm* 1976; **4:** 1–16.
2. Ochs HR, *et al.* Bromazepam pharmacokinetics: influence of age, gender, oral contraceptives, cimetidine, and propranolol. *Clin Pharmacol Ther* 1987; **41:** 562–70.
3. Erb T, *et al.* Preoperative anxiolysis with minimal sedation in elderly patients: bromazepam or clorazepate-dipotassium? *Acta Anaesthesiol Scand* 1998; **42:** 97–101.
4. Lakhal K, *et al.* Protracted deep coma after bromazepam poisoning. *Int J Clin Pharmacol Ther* 2010; **48:** 79–83.

制剂

专利制剂

Arg.: Atemperator; Balamol; Benedorm†; Bromatanil†; Butecam; Creosedin; Equisedin; Estomina; Fabozepam; Finaten; Gasmol; Lexotanil; Neurozepam; Nulastres; Octanyl; Sipcar; Tritopan; **Austral.:** Lexotan; **Austria:** Lexotanil; **Belg.:** Bromatop; Bromidem; Docbromaze; Kelalexan†; Lexotan; **Braz.:** Bromazepan†; Bromoxon; Brozepax†; Lexotan; Lezepan; Nervium; Neurilan; Relaxil; Somalium; Uni Bromazepax; **Canad.:** Lectopam; **Chile:** Lexotanil; Totasedan; **Cz.:** Lexaurin; **Denm.:** Bromam; Lexotan; **Fr.:** Anxyrex†; Lexomil; Quietiline; **Ger.:** BromaLich†; Bromaz†; Bromazanil; Bromazep; durazanil†; Gityl; Lexostad; Lexotanil; neo OPT; Normoc; **Gr.:** Anconevron; Evagelin; Lexotanil; Libronil-R; Notorium; Pascalium; **Hong Kong:** Akamon; Lexilium†; Lexotan; **Indon.:** Lexotan; Lexzepam; **Irl.:** Lexotan; **Israel:** Lenitin; **Ital.:** Brixopan; Compendium; Lexotan; **Malaysia:** Akamon; Lexotan; **Mex.:** Lexotan; Otedram; **Neth.:** Lexotanil†; **Philipp.:** Lexotan; **Pol.:** Lexotan†; Sedam; **Port.:** Bromalex; Lexotan; Ultramidol; **Rus.:** Lexotan (Лексотан); **S.Afr.:** Brazepam; Bromaze; Lexotan; **Singapore:** Lexotan†; **Spain:** Lexatin; **Switz.:** Lexotanil; **Thai.:** Lexotan; **Venez.:** Lexotanil; Nervan.

多组分制剂 **Arg.:** Biorgan B; Colixane B; Debridat B; Eudon; Eumotil-T; Faradil Novo; Fenatrop-A†; Miopropan-T; Somasedan; Vegestabil Digest; Veralipral T; **Braz.:** Bromopirin; Sulpan; **Ital.:** Lexil.

Bromisoval (*rINN*) 溴米索伐

Bromisovaali; Bromisovalerylurea; Bromisovalum; Bromovalerylurea; Bromsoval; Bromvalerylurea; Bromvaletone; Bromylum. *N*-(2-Bromo-3-methylbutyryl)urea.

Бромизовал

$C_6H_{11}BrN_2O_2$ = 223.1.

CAS — 496-67-3.

ATC — N05CM03.

ATC Vet — QN05CM03.

UNII — 469GW8R486.

Pharmacopoeias. In *Jpn.*

简介

溴米索伐的作用和用途与卡溴脲（第939页）相似，但是现在对溴化物的使用遭到普遍的反对。

1. Wang Y-T, *et al.* Pseudohyperchloraemia due to bromvalerylurea abuse. *Nephrol Dial Transplant* 2005; **20:** 1767–8.
2. Kowa H, *et al.* A case of acute bromvalerylurea intoxication: clinical course and alteration in serum bromvalerylurea concentration. *No To Shinkei* 2006; **58:** 323–8.

制剂

多组分制剂 **Pol.:** Milocardin; **Rus.:** Pagluferal (Паглюферал).

Bromperidol (*BAN, USAN, rINN*) 溴哌利多

Bromiperidoli; Brómperidol; Brompéridol; Bromperidoli; Bromperidolis; Bromperidolum; R-11333. 4-[4-(*p*-Bromophenyl)-4-hydroxypiperidino]-4′-fluorobutyrophenone.

Бромперидол

$C_{21}H_{23}BrFNO_2$ = 420.3.

CAS — 10457-90-6.

ATC — N05AD06.

ATC Vet — QN05AD06.

UNII — LYH6F7I22E.

Pharmacopoeias. In *Eur.* (see p.vii).

Ph. Eur. 6.8（Bromperidol） 白色或几乎白色粉末。几乎不溶于水；微溶于乙醇；略溶于二氯甲烷和甲醇。避光保存。

Bromperidol Decanoate (*BANM, USAN, rINNM*) 癸酸溴哌利多

Brompéridol, décanoate de; Bromperidoldekanoat; Brómperidol-dekanoát; Bromperidol-dekanoát; Bromperidoli decanoas; Bromperidolidekanoaatti; Bromperidolio dekanoatas; Decanoato de bromperidol; R-46541.

Бромперидола Деканоат

$C_{31}H_{41}BrFNO_3$ = 574.6.

CAS — 75067-66-7.

UNII — 73LG72M4LV.

Pharmacopoeias. In *Eur.* (see p.vii).

Ph. Eur. 6.8（Bromperidol Decanoate） 白色或类白色粉末。几乎不溶于水；可溶于乙醇；极易溶于二氯甲烷。60℃时熔化。25℃以下贮藏。避光。

简介

溴哌利多是一种丁酰苯类药物，总体性质与氟哌啶醇（第970页）相似。用于治疗精神分裂症和其他精神病（第927页）。一些溴哌利多制剂需要乳酸的帮助来进行配制，因此可能会标明含有溴哌利多乳酸盐，但是剂量都是通过等量的溴哌利多表示的。常用剂量是每日1～15mg口服，但也可以给到最多每日50mg的剂量。老年患者可能需要减少剂量。溴哌利多也可以通过肌内注射和静脉注射的方式给药。

对于需要长期应用溴哌利多治疗的患者可以使用其长效癸酸酯。剂量以碱基的形式表达，68.4mg癸酸溴哌利多相当于约50mg溴哌利多。每4周可以通过深部肌内注射的方式应用相当于300mg溴哌利多的癸酸溴哌利多。

1. Benfield P, *et al.* Bromperidol: a preliminary review of its pharmacodynamic and pharmacokinetic properties, and therapeutic efficacy in psychoses. *Drugs* 1988; **35:** 670–84.

精神分裂症 一篇系统性综述[1]指出，长效溴哌利多对于治疗精神分裂症（第928页）有益，但不如长效氟哌啶醇长效剂或氟奋乃静有效。

1. Adams CE, *et al.* Depot bromperidol decanoate for schizophrenia. Available in The Cochrane Database of Systematic Reviews; Issue 3. Chichester: John Wiley; 2004 (accessed 14/04/05).

制剂

专利制剂

Arg.: Bromodol; Erodium; **Belg.:** Impromen; **Ger.:** Impromen; Tesoprel; **Gr.:** Bromodol; **Ital.:** Impromen; **Neth.:** Impromen; **Port.:** Impromen†; **Thai.:** Brofed†; Impromen†.

Brotizolam (*BAN, USAN, rINN*) 溴替唑仑

Brotitsolaami; Brotizolamum; Brotyzolam; We-941; We-941-BS. 2-Bromo-4-(2-chlorophenyl)-9-methyl-6*H*-thieno[3,2-*f*][1,2,4]-triazolo[4,3-*a*][1,4]diazepine.

Бротизолам

$C_{15}H_{10}BrClN_4S$ = 393.7.

CAS — 57801-81-7.

ATC — N05CD09.

ATC Vet — QN05CD09.

UNII — 5XZM1R3DKF.

Pharmacopoeias. In *Eur.* (see p.vii).

Ph. Eur. 6.8（Brotizolam） 白色或淡黄色的粉末。几乎不溶于水；微溶于乙醇；难溶或微溶于甲醇。

简介

溴替唑仑是一种短效苯二氮䓬类药物，总体性质与地西泮（第957页）相似。可于夜间短期（最多2周）口服治疗失眠（第930页），常用剂量250μg。对于老年和体弱患者的推荐剂量为125μg。

滥用 德国和中国香港地区有关溴替唑仑滥用的参考文献[1]。

1. WHO. WHO expert committee on drug dependence: twenty-ninth report. *WHO Tech Rep Ser 856* 1995. Also available at: http://libdoc.who.int/trs/WHO_TRS_856.pdf (accessed 28/07/09).

药动学 参考文献如下。

1. Bechtel WD. Pharmacokinetics and metabolism of brotizolam in humans. *Br J Clin Pharmacol* 1983; **16:** 279S–283S.
2. Jochemsen R, *et al.* Pharmacokinetics of brotizolam in healthy subjects following intravenous and oral administration. *Br J Clin Pharmacol* 1983; **16:** 285S–290S.
3. Tokairin T, *et al.* Inhibition of the metabolism of brotizolam by erythromycin in humans: in vivo evidence for the involvement of CYP3A4 in brotizolam metabolism. *Br J Clin Pharmacol* 2005; **60:** 172–5.

制剂

专利制剂

Austria: Lendorm; **Belg.:** Lendormin; **Chile:** Dormex; Noctilan; **Denm.:** Lendorm†; **Ger.:** Lendormin; **Gr.:** Lendormin; **Hung.:** Lendormin; **Israel:** Bondormin; **Ital.:** Lendormin; Nimbisan; **Jpn:** Lendormin; **Mex.:** Lindormin; **Neth.:** Lendormin; **Port.:** Lendormin; **S.Afr.:** Lendormin; **Spain:** Sintonal; **Venez.:** Lendormin.

Buspirone Hydrochloride (*BANM, USAN, rINNM*) 盐酸丁螺环酮

Buspiron Hidroklorür; Buspirone, chlorhydrate de; Buspiron hydrochlorid; Buspironhydroklorid; Buspironi hydrochloridum; Buspironihydrokloridi; Buspironu chlorowodorek; Hidrocloruro de buspirona; MJ-9022-1. 8-[4-(4-Pyrimidin-2-ylpiperazin-1-yl)-butyl]-8-azaspiro[4.5]decane-7,9-dione hydrochloride.

Буспирона Гидрохлорид

$C_{21}H_{31}N_5O_2,HCl$ = 422.0.

CAS — 36505-84-7 (buspirone); 33386-08-2 (buspirone hydrochloride).

ATC — N05BE01.

ATC Vet — QN05BE01.

UNII — 207LT9J9OC.

(buspirone)

Pharmacopoeias. In *Eur.* (see p.vii) and *US.*

Ph. Eur. 6.8（Buspirone Hydrochloride） 白色或类白色的结晶性粉末。具多晶型。易溶于水和甲醇；几乎不溶于丙酮。避光保存。

USP 33（Buspirone Hydrochloride） 白色结晶性粉末。极易溶于水；略溶于乙醇和乙腈；易溶于二氯甲烷和甲醇；极微溶于乙酸乙酯；几乎不溶于己烷。15～30℃密闭容器中贮藏。避光。

依赖性和不良反应

如果应用盐酸丁螺环酮出现了不良反应，往往是在治疗初期，随着治疗继续或降低剂量后，不良反应可消失。

有报道使用盐酸丁螺环酮后最常见的不良反应包括头晕、恶心、头痛、神经过敏、头重脚轻和兴奋。其他不良反应还包括心动过速、心悸、非特异性胸痛、困倦、行为异常，睡眠障碍、意识不清、癫痫发作、口干、耳鸣、咽喉肿痛、鼻塞、疲倦和发汗。一小部分患者在使用丁螺环酮后很快出现了坐立不安的症状。报道显示，与苯二氮䓬类药物相比，丁螺环酮的镇静作用较弱，发生滥用和依赖的风险也较小。

对神经系统的影响 对一名使用三环类抗抑郁药治疗惊恐障碍的40岁男子加入单次10mg的丁螺环酮后两次出现了轻微的急性高血压和惊恐症状。肾上腺素能和5-羟色胺能功能紊乱可能是这一反应的机制[1,2]。也有一部分患者在使用丁螺环酮后会出现精神病性反应[3]。也有个别关于躁狂的报道[4]，癫痫发作主要发生在过量用药的患者中[5]。

1. Chignon JM, Lepine JP. Panic and hypertension associated with single dose of buspirone. *Lancet* 1989; **ii:** 46–7.
2. Norman TR, Judd FK. Panic attacks, buspirone, and serotonin function. *Lancet* 1989; **ii:** 615.
3. Friedman R. Possible induction of psychosis by buspirone. *Am J Psychiatry* 1991; **148:** 1606.
4. Price WA, Bielefeld M. Buspirone-induced mania. *J Clin Psychopharmacol* 1989; **9:** 150–1.
5. Catalano G, *et al.* Seizures associated with buspirone overdose: case report and literature review. *Clin Neuropharmacol* 1998; **21:** 347–50.

锥体外系障碍 在个别报道中，丁螺环酮可能加重或诱发运动障碍[1～4]。但是也有一些报道称，丁螺环酮能改善某些患者的迟发性运动障碍（见下文用途和用法项下锥体外系障碍）。

1. Hammerstad JP, *et al.* Buspirone in Parkinson's disease. *Clin Neuropharmacol* 1986; **9:** 556–60.
2. Ritchie EC, *et al.* Acute generalized myoclonus following buspirone administration. *J Clin Psychiatry* 1988; **49:** 242–3.
3. Strauss A. Oral dyskinesia associated with buspirone use in an elderly woman. *J Clin Psychiatry* 1988; **49:** 322–3.
4. LeWitt PA, *et al.* Persistent movement disorders induced by buspirone. *Mov Disord* 1993; **8:** 331–4.

注意事项

在有肝肾损伤的患者中应慎用盐酸丁螺环酮，如果损伤严重则应禁用该药。在患有癫痫或有癫痫病史的患者中不宜使用该药。丁螺环酮与苯二氮䓬类药物或其他常用镇静催眠药不存在交叉耐药性，因而不能阻断这些药物引起的戒断症状，所以在开始丁螺环酮治疗之前对这些药物应逐渐撤药。丁螺环酮可能损害患者的驾驶或操作机器的能力。

诊断和测试 丁螺环酮可能会干扰儿茶酚胺类的尿检[1]。

1. Cook FJ, *et al.* Effect of buspirone on urinary catecholamine assays. *N Engl J Med* 1995; **332:** 401.

肝损伤 在肝病患者中要慎用丁螺环酮。肝硬化患者与对照相比，口服丁螺环酮后血药峰浓度的平均值要高出约16倍[1]，药物的消除半衰期也延长了约2倍。在某些受试者中血药浓度会出现第二个峰值，在肝硬化患者中出现时间为服药后的4～24h，在对照中出现的时间为服药后的2～8h。多次用药的研究数据[2]显示，丁螺环酮及其代谢产物1-(2-嘧啶基)-哌嗪可以在肝损伤患者的体内蓄积，但不论肝功能的状态如何，血药浓度都在3天后达到稳态。肝损伤患者与健康受试者相比，丁螺环酮的曲线下面积与平均峰浓度都要高于后者，但其代谢产物的这两项指标在患者与对照中却没有显著差异。由于肝损伤患者自身以及肝损伤患者之间丁螺环酮血药浓度的变异很大，因此不能制定专门的推荐剂量。

1. Dalhoff K, *et al.* Buspirone pharmacokinetics in patients with cirrhosis. *Br J Clin Pharmacol* 1987; **24:** 547–50.
2. Barbhaiya RH, *et al.* Disposition kinetics of buspirone in patients with renal or hepatic impairment after administration of single and multiple doses. *Eur J Clin Pharmacol* 1994; **46:** 41–7.

妊娠和哺乳 在一些动物研究中，妊娠期应用大剂量的丁螺环酮对于生存、分娩以及幼体断奶后的体重会产生不良的影响。大鼠实验中发现丁螺环酮可分泌进乳汁。注册药品信息中对于妊娠和哺乳期使用丁螺环酮的意见不尽相同，有的建议尽量避免使用，也有的建议禁用。

肾损伤 在肾损伤患者中应慎用丁螺环酮[1,2]。有证据显示多次用药后，丁螺环酮及其代谢产物1-(2-嘧啶基)-哌嗪可在体内蓄积，但不论肾功能状态如何血药浓度都在3天后达到稳态。在稳态下，肾衰竭患者与健康受试者相比，丁螺环酮及其代谢产物的曲线下面积和最大血药浓度，前者均高于后者。血液透析不能清除丁螺环酮，但可以清除其代谢产物。由于肾损伤患者自身以及肾损伤患者之间多次用药后丁螺环酮血药浓度的变异很大，因此不能制定专门的推荐剂量。

1. Caccia S, *et al.* Clinical pharmacokinetics of oral buspirone in patients with impaired renal function. *Clin Pharmacokinet* 1988; **14:** 171–7.
2. Barbhaiya RH, *et al.* Disposition kinetics of buspirone in patients with renal or hepatic impairment after administration of single and multiple doses. *Eur J Clin Pharmacol* 1994; **46:** 41–7.

药物相互作用

乙醇和其他中枢抑制药能够增强丁螺环酮的镇静作用。因为有报道称合用丁螺环酮与MAOI的患者出现了血压增高，所以丁螺环酮的注册药品信息建议不要将二者合用。

丁螺环酮的代谢是由细胞色素P450同工酶CYP3A4介导的，因此丁螺环酮可能和该酶的抑制剂、诱导剂或底物发生相互作用。与CYP3A4的有效抑制剂合用则可能需要减少丁螺环酮的用量。同时应用CYP3A4的有效抑制剂（如地尔硫䓬、红霉素、伊曲康唑、奈法唑酮、利托那韦以及维拉帕米）时，需要减少丁螺环酮的剂量；注册药品信息建议，当丁螺环酮与这些药物合用时，可口服2.5mg，每日1～2次。柚子汁也具有增加丁螺环酮血浆浓度的作用，因此服药期间要避免食用。相反，对CYP3A4有诱导作用的药物（如利福平）可降低丁螺环酮在血浆中的浓度，此时需要调整丁螺环酮的剂量。

抗抑郁药 丁螺环酮与西酞普兰[1]、氟西汀[2]及圣约翰草[3]合用有发生5-羟色胺综合征（第392页）的报道。

1. Spigset O, Adielsson G. Combined serotonin syndrome and hyponatraemia caused by a citalopram-buspirone interaction. *Int Clin Psychopharmacol* 1997; **12:** 61–3.
2. Manos GH. Possible serotonin syndrome associated with buspirone added to fluoxetine. *Ann Pharmacother* 2000; **34:** 871–4.
3. Dannawi M. Possible serotonin syndrome after combination of buspirone and St John's Wort. *J Psychopharmacol* 2002; **16:** 401.

抗精神病药 关于丁螺环酮对氟哌啶醇血药浓度的影响，见氯丙嗪项下，第946页。与氯氮平合用后可能出现致命的胃肠出血和显著的高血糖，见氯氮平项下，第955页。

抗病毒药 一名54岁的男子在服用了包括丁螺环酮、茚地那韦和利托那韦的药物方案后出现了帕金森样症状[1]。推测利托那韦的应用，是导致丁螺环酮血浆浓度升高的主要原因，因为利托那韦抑制细胞色素P450同工酶CYP3A4的作用较茚地那韦更强。改变抗病毒药的方案并且减少丁螺环酮的剂量可以解决不良反应的症状。

1. Clay PG, Adams MM. Pseudo-Parkinson disease secondary to ritonavir-buspirone interaction. *Ann Pharmacother* 2003; **37:** 202–5.

药动学

单次口服盐酸丁螺环酮后可快速由胃肠道吸收，血药浓度在40～90min后迅速达到峰值。由于明显的首关代谢，该药的全身生物利用度较低。但在进食时服用可以提高生物利用度，因为这样能够延迟药物在胃肠道的吸收，也就减少了进入体循环前的清除。丁螺环酮的血浆蛋白结合率约为95%，在肝中的代谢主要由细胞色素P450同工酶CYP3A4介导，羟基化作用产生数种无活性的代谢产物，而氧化脱烷基作用产生的代谢产物1-(2-嘧啶基)-哌嗪在一种抗焦虑作用的模型中却有丁螺环酮活性的25%。丁螺环酮的清除半衰期通常为2～4h，但是也有报道称可长达11h。丁螺环酮主要以代谢产物的形式从尿中排出，也可以从粪便中排出。大鼠实验中已发现丁螺环酮及其代谢产物可分泌进乳汁。

1. Mahmood I, Sahajwalla C. Clinical pharmacokinetics and pharmacodynamics of buspirone, an anxiolytic drug. *Clin Pharmacokinet* 1999; **36:** 277–87.

用途和用法

盐酸丁螺环酮是一种氮螺酮类抗焦虑药。报道显示其基本缺乏镇静、抗惊厥和肌肉松弛作用。

盐酸丁螺环酮用于治疗焦虑障碍的短期用药（见下文），初始口服剂量5mg，每日2～3次。若需增加剂量，可以每2～3日增加5mg，直到增加至常用剂量每日15～30mg，分次服用。在英国和美国，推荐使用的最大剂量分别是每日45mg和60mg，分次服用。

对于同时使用细胞色素P450同工酶CYP3A4的有效抑制剂或诱导剂的患者，有必要调整丁螺环酮的剂量。参见上文**药物相互作用**项下。

1. Fulton B, Brogden RN. Buspirone: an updated review of its clinical pharmacology and therapeutic applications. *CNS Drugs* 1997; **7:** 68–88.
2. Apter JT, Allen LA. Buspirone: future directions. *J Clin Psychopharmacol* 1999; **19:** 86–93.

作用 丁螺环酮具有多巴胺能、去甲肾上腺素能和5-羟色胺能调节作用[1]，其抗焦虑作用可能与它对5-羟色胺（5-HT）神经传递的影响有关。丁螺环酮及相关药物吉哌隆（第970页）和伊沙匹隆是5-HT_{1A}受体的部分激动剂[1,2]。这类药物可能会抑制5-羟色胺的神经传递（很有可能是通过激活5-HT_{1A}自身受体），但是也能通过突触后5-HT_{1A}受体的激动作用促进5-羟色胺能的神经传递[1]。更为复杂的是，在焦虑动物模型中，5-HT_{1A}受体的部分激动剂既有抗焦虑作用，又有焦虑生成作用。然而在临床试验中，丁螺环酮对治疗广泛性焦虑有效[1,2]。

丁螺环酮和吉哌隆的临床研究提示，5-HT_{1A}受体的部分激动剂可能对于治疗抑郁症有效，其机制可能是通过下调5-HT_{1A}和（或）5-HT_2受体[1]。丁螺环酮还有可能对于人类有抗攻击作用，现在还不清楚这是通过多巴胺能系统的作用还是5-羟色胺能系统的作用[1]。

丁螺环酮还同时具有多巴胺受体激动剂和拮抗剂的特性，这可能导致促进生长激素分泌同时也促进催乳素的分泌[3]。

1. Glitz DA, Pohl R. 5-HT_{1A} partial agonists: what is their future? *Drugs* 1991; **41:** 11–18.
2. Marsden CA. The pharmacology of new anxiolytics acting on 5-HT neurones. *Postgrad Med J* 1990; **66** (suppl 2): S2–S6.
3. Meltzer HY, *et al.* The effect of buspirone on prolactin and growth hormone secretion in man. *Arch Gen Psychiatry* 1983; **40:** 1099–1102.

焦虑障碍 作为治疗广泛性焦虑障碍（第925页）的短期用药，丁螺环酮和苯二氮䓬类药一样有效，并且不易引起镇静或精神运动以及认知损害。丁螺环酮和乙醇发生相互作用的风险也较低，同时不易引起滥用和依赖。但是，治疗过程起效相对缓慢（可能需要2～4周）可能会限制它的应用。对于那些最近服用过苯二氮䓬类药的患者，丁螺环酮的作用也会下降。对于治疗惊恐障碍无效，对其他焦虑障碍也缺乏有效的确凿的证据。

1. Deakin JFW. A review of clinical efficacy of 5-HT_{1A} agonists in anxiety and depression. *J Psychopharmacol* 1993; **7:** 283–9.
2. Pecknold JC. A risk-benefit assessment of buspirone in the treatment of anxiety disorders. *Drug Safety* 1997; **16:** 118–32.
3. Fulton B, Brogden RN. Buspirone: an updated review of its clinical pharmacology and therapeutic applications. *CNS Drugs* 1997; **7:** 68–88.
4. Chessick CA, *et al.* Azapirones for generalized anxiety disorder. Available in The Cochrane Database of Systematic Reviews; Issue 3. Chichester: John Wiley; 2006 (accessed 11/04/08).

夜磨牙症 以丁螺环酮作为辅助治疗用药可以成功地控制SSRI类药物诱导的夜磨牙症[1,2]。不过，这种用法受到近来一篇报道[3]的作者的质疑，他们认为在使用丁螺环酮以前，应首先减少SSRI类药物的剂量。

1. Romanelli F, *et al.* Possible paroxetine-induced bruxism. *Ann Pharmacother* 1996; **30:** 1246–7.
2. Bostwick JM, Jaffee MS. Buspirone as an antidote to SSRI-induced bruxism in 4 cases. *J Clin Psychiatry* 1999; **60:** 857–60.
3. Ranjan S, *et al.* Antidepressant-induced bruxism: need for buspirone? *Int J Neuropsychopharmacol* 2006; **9:** 485–7.

小脑性共济失调 总的来说，小脑性共济失调的治疗方法都是支持性的。尽管一项治疗小脑皮质活性增高的小规模研究[1]中，丁螺环酮可改善患者一些共济失调的症状，但最近另一项小规模研究[2]发现，丁螺环酮治疗脊髓小脑性共济失调的作用并不优于安慰剂。

1. Trouillas P, *et al.* Buspirone, a 5-hydroxytryptamine$_{1A}$ agonist, is active in cerebellar ataxia: results of a double-blind drug placebo study in patients with cerebellar cortical atrophy. *Arch Neurol* 1997; **54:** 749–52.
2. Assadi M, *et al.* Treatment of spinocerebellar ataxia with buspirone. *J Neurol Sci* 2007; **260:** 143–6.

抑郁症 一些研究希望扩大丁螺环酮的治疗范围，将其与有抑制5-羟色胺再摄取功能的抗抑郁药合用以治疗难治性抑郁症（第352页），但是结果并不一致。

1. Fischer P, *et al.* Weak antidepressant response after buspirone augmentation of serotonin reuptake inhibitors in refractory severe depression. *Int Clin Psychopharmacol* 1998; **13:** 83–6.
2. Dimitriou EC, Dimitriou CE. Buspirone augmentation of antidepressant therapy. *J Clin Psychopharmacol* 1998; **18:** 465–9.
3. Landen M, *et al.* A randomized, double-blind, placebo-controlled trial of buspirone in combination with an SSRI in patients with treatment-refractory depression. *J Clin Psychiatry* 1998; **59:** 664–8.
4. Appelberg BG, *et al.* Patients with severe depression may benefit from buspirone augmentation of selective serotonin reuptake inhibitors: results from a placebo-controlled, randomized, double-blind, placebo wash-in study. *J Clin Psychiatry* 2001; **62:** 448–52.
5. Önder E, Tural Ü. Faster response in depressive patients treated with fluoxetine alone than in combination with buspirone. *J Affect Disord* 2003; **76:** 223–7.
6. Trivedi MH, *et al.* STAR*D Study Team. Medication augmentation after the failure of SSRIs for depression. *N Engl J Med* 2006; **354:** 1243–52.

行为紊乱 丁螺环酮被尝试用于多种疾病，目的是控制诸如激越、攻击性以及分裂行为等症状（见**行为紊乱**，第927页），但是证明其有效的证据却十分有限。尽管如此，在治疗痴呆患者的行为紊乱时，有人认为[1]在那些非精神病患者中尝试使用丁螺环酮还是值得的，尤其是对那些症状轻微或对抗精神病药不耐受或无反应的患者。

1. Rabins PV, *et al.* APA Work Group on Alzheimer's Disease and other Dementias. Steering Committee on Practice Guidelines. American Psychiatric Association practice guideline for the treatment of patients with Alzheimer's disease and other dementias. Second edition. *Am J Psychiatry* 2007; **164** (12 suppl): 5–56. Also available at: http://www.psychiatryonline.com/pracGuide/loadGuidelinePdf.aspx?file=AlzPG101007 (accessed 23/07/08)

锥体外系障碍 尽管有报道[1,2]称，丁螺环酮可以改善药物所致的运动障碍（第943页），但是有多巴胺能活性的药物大部分都会恶化运动障碍的症状，并且有一些关于伴随应用丁螺环酮出现锥体外系障碍的报道（见上文**不良反应**项下）。

1. Moss LE, *et al.* Buspirone in the treatment of tardive dyskinesia. *J Clin Psychopharmacol* 1993; **13:** 204–9.
2. Bonifati V, *et al.* Buspirone in levodopa-induced dyskinesias. *Clin Neuropharmacol* 1994; **17:** 73–82.

药物依赖 酒精 尽管一项早期的报道[1]认为，丁螺环酮能够减少酒精依赖患者对酒精的渴求，但是以后的研究[2～4]都没能证实丁螺环酮有助于戒酒或减少酒精的使用。一些研究[4,5]发现，丁螺环酮可能改善酒精依赖者的精神病理性症状，但另一些研究[2]未能发现这种作用，一项综合了5项研究的荟萃分析[6]支持前者的说法。

酒精戒断症状以及酒瘾戒除的处置在（第1551页）讨论。

1. Bruno F. Buspirone in the treatment of alcoholic patients. *Psychopathology* 1989; **22** (suppl 1): 49–59.
2. Malcolm R, *et al.* A placebo-controlled trial of buspirone in anxious inpatient alcoholics. *Alcohol Clin Exp Res* 1992; **16:** 1007–13.
3. George DT, *et al.* Buspirone does not promote long term abstinence in alcoholics. *Clin Pharmacol Ther* 1995; **57:** 161.
4. Malec E, *et al.* Buspirone in the treatment of alcohol dependence: a placebo-controlled trial. *Alcohol Clin Exp Res* 1996; **20:** 307–12.
5. Kranzler HR, *et al.* Buspirone treatment of anxious alcoholics: a placebo-controlled trial. *Arch Gen Psychiatry* 1994; **51:** 720–31.
6. Malec TS, *et al.* Efficacy of buspirone in alcohol dependence: a review. *Alcohol Clin Exp Res* 1996; **20:** 853–8.

烟碱 一篇系统性综述指出丁螺环酮在戒烟（第2292页）中的作用，结果并不一致。但是根据当时得到的证据，尚不能排除该药在戒烟中的有益作用。

1. Hughes JR, *et al.* Anxiolytics for smoking cessation. Available in The Cochrane Database of Systematic Reviews; Issue 4. Chichester: John Wiley; 2000 (accessed 12/01/09).

阿片 也有关于丁螺环酮治疗阿片依赖患者阿片戒断（第96页）的研究，有两次小规模研究[1,2]证明有效。

1. Rose JS, *et al.* Effects of buspirone in withdrawal from opiates. *Am J Addict* 2003; **12:** 253–9.
2. Buydens-Branchey L, *et al.* Efficacy of buspirone in the treatment of opioid withdrawal. *J Clin Psychopharmacol* 2005; **25:** 230–6.

制剂

USP 33: Buspirone Hydrochloride Tablets.

专利制剂

Arg.: Ansial; Aristopiron; **Austral.:** Buspar; **Austria:** Buspar; **Belg.:** Buspar; **Braz.:** Ansienon†; Ansitec; Buspanil†; Buspar; **Canad.:** Buspar; Bustab; **Chile:** Paxon; **Cz.:** Anxiron†; Buspar†; **Denm.:** Buspar; **Fin.:** Anksilon; Buspar; **Fr.:** Buspar; **Ger.:** Anxut; Bespar; Busp; **Gr.:** Abivax; Anchocalm; Antipsichos; Bergamol; Bespar; Boronex; Epsilat; Hiremon; Hobatstress; Komasin; Lanamont; Lebilon; Ledion; Lostress; Loxapin; Nadrifor; Nervostal; Nevrorestol; Norbal; Pendium; Stressigal; Svitalark; Tendan; Tensispes; Trafuril; Umolit; Vulbefer; **Hong Kong:** Buspar; Kalmiren†; **Hung.:** Anxiron; Spitomin; **India:** Buscalm; **Indon.:** Tran-Q†; Xiety; **Irl.:** Buspar; **Israel:** Buspirol†; Sorbon; **Ital.:** Buspar; **Mex.:** Buspar; **Norw.:** Buspar; **NZ:** Biron; Buspar; **Pol.:** Mabuson†; Spamilan; **Port.:** Ansiten; Busansil; Buscalma; Buspar; Buspium; Establix†; Itagil; Psibeter†; **Rus.:** Spitomin (Спитомин); **S.Afr.:** Buspar†; Pasnn; **Spain:** Buspar; **Swed.:** Buspar; **Switz.:** Buspar; **Thai.:** Anxiolan†; **Turk.:** Buspon; **UK:** Buspar†; **USA:** Buspar; **Venez.:** Dalpas.

Butalbital (*USAN*, *rINN*) 布他比妥

Alisobumalum; Allylbarbital; Allylbarbituric Acid; Butalbitaali; Butalbitalum; Itobarbital; Tetrallobarbital. 5-Allyl-5-isobutylbarbituric acid.

Буталбитал

$C_{11}H_{16}N_2O_3$ = 224.3.
CAS — 77-26-9.
UNII — KHS0AZ4JVK.

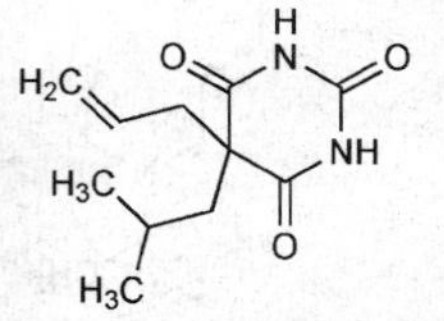

注：布他比妥这一名称也用于其 *S*-丁酰基类似物他布比妥（Talbutal），后者曾经作为催眠和镇静药使用。

布他比妥的复方制剂可能以下述名称表示。

- Co-bucafAPAP（*PEN*）——布他比妥、对乙酰氨基酚和咖啡因。

Pharmacopoeias. In *US.*

USP 33（Butalbital） 白色无臭结晶性粉末。微溶于冷水；可溶于沸水；易溶于乙醇、氯仿和乙醚；溶于固定碱的溶液和碳酸盐的碱性溶液。饱和溶液用石蕊测试呈酸性。

简介

布他比妥是一种巴比妥酸盐，总体性质与异戊巴比妥（第933页）相似。曾经主要与镇痛药一起制成合剂用于治疗偶发的紧张性头痛，但现在更倾向用于其他治疗。

制剂

USP 33: Butalbital and Aspirin Tablets; Butalbital, Acetaminophen, and Caffeine Capsules; Butalbital, Acetaminophen, and Caffeine Tablets; Butalbital, Aspirin, and Caffeine Capsules; Butalbital, Aspirin, and Caffeine Tablets; Butalbital, Aspirin, Caffeine, and Codeine Phosphate Capsules.

多组分制剂 **Canad.:** Fiorinal; Fiorinal C; ratio-Tecnal; ratio-Tecnal C; Trianal; Trianal C; **Chile:** Cafergot PB†; **Denm.:** Gynergen Comp†; **Ital.:** Optalidon; **S.Afr.:** Cafergot-PB†; **Switz.:** Cafergot-PB; **USA:** Alagesic LQ; Amaphen with Codeine; Americet; Anolor; Ascomp with Codeine; Bupap; Butex; Cephadyn; Dolgic; Dolgic LQ; Dolgic Plus; Endolor; Esgic; Esgic-Plus; Fioricet; Fioricet with Codeine; Fiorinal; Fiorinal with Codeine; Margesic; Marten-Tab; Medigesic†; Orbivan; Pacaps; PhenazoForte Plus; Phrenilin; Phrenilin w Caffeine and Codeine; Promacet; Prominol; Pyridium Plus; Repan; Sedapap; Tencet; Tencon; Trellium Plus†; Triad.

Butobarbital (*BAN*) 丁巴比妥

Butethal; Butobarbitaali; Butobarbitalum; Butobarbitone. 5-Butyl-5-ethylbarbituric acid.

Бутобарбитал

$C_{10}H_{16}N_2O_3$ = 212.2.
CAS — 77-28-1.
ATC — N05CA03.
ATC Vet — QN05CA03.
UNII — OHZ8QAW6YC.

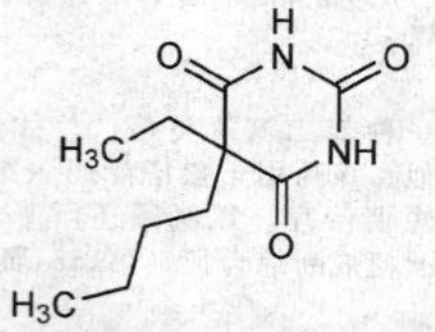

注：应注意避免巴比妥酸盐与相似名称之间的混淆：丁巴比妥应该和仲丁比妥相区别，后者为仲丁比妥同义词（第997页），而仲丁比妥应与司可巴比妥相区别（第997页）。

简介

丁巴比妥是一种巴比妥酸盐，总体性质与异戊巴比妥（第933页）相似。由于其不良反应和依赖性的风险，现已不再推荐使用丁巴比妥，尽管对于患有严重的难治性失眠（第930页）并且已经使用该药的患者还偶尔有必要继续使用。夜间口服的常规剂量是100～200mg。

制剂

专利制剂

UK: Soneryl.

多组分制剂 **Cz.:** Dinyl†.

Calcium Bromolactobionate 乳糖醛酸溴化钙

Bromolactobionato de calcio; Calcium Galactogluconate Bromide. Calcium bromide lactobionate hexahydrate.

$Ca(C_{12}H_{21}O_{12})_2,CaBr_2,6H_2O$ = 1062.6.
CAS — 33659-28-8 (anhydrous calcium bromolactobionate).

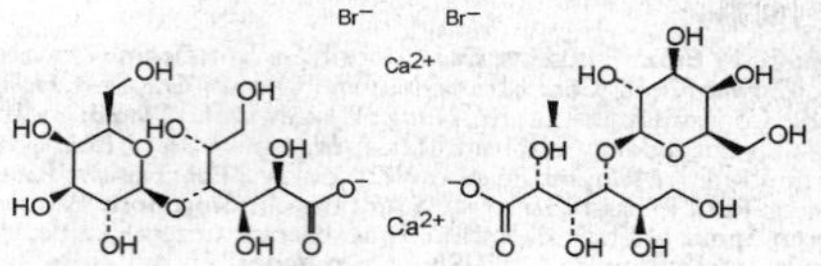

简介

乳糖醛酸溴化钙具有镇静作用，口服给药可治疗失眠和焦虑疾病。现在普遍反对使用溴化物。

过量 有一例报道称，过量使用乳糖醛酸溴化钙片剂后患者出现了溴化物中毒现象[1]。

1. Danel VC, *et al.* Bromide intoxication and pseudohyperchloremia. *Ann Pharmacother* 2001; **35:** 386–7.

制剂

专利制剂

Chile: Bromocalcio†; Nervolta†; Sedofantil; **Cz.:** Calabron†; **Ital.:** Calcibronat; **Mon.:** Calcibronat; **Venez.:** Sedabron†.

Captodiame Hydrochloride (*BANM*, *pINNM*) 盐酸卡普托胺

Captodiame, Chlorhydrate de; Captodiami Hydrochloridum; Captodiamine Hidrochloride; Captodiamine Hydrochloride; Hidrocloruro de captodiamo. 2-(4-Butylthiobenzhydrylthio)ethyldimethylamine hydrochloride.

Каптодиама Гидрохлорид

$C_{21}H_{29}NS_2,HCl$ = 396.1.
CAS — 486-17-9 (captodiame); 904-04-1 (captodiame hydrochloride).
ATC — N05BB02.
ATC Vet — QN05BB02.
UNII — 9I7N9PR9J2.

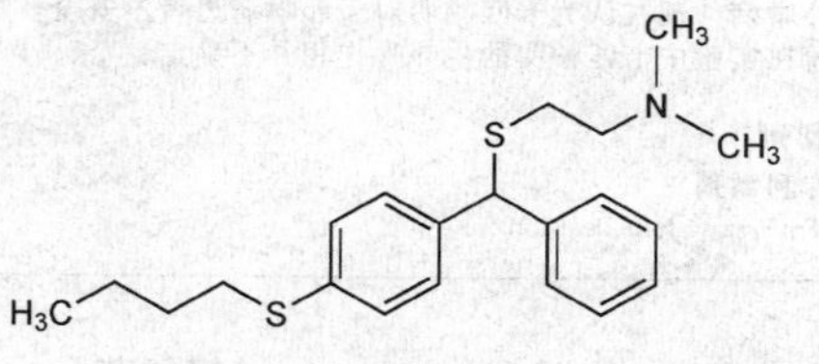

(captodiame)

简介

盐酸卡普托胺用于治疗焦虑障碍（第925页），口服每次50mg，每日3次。

制剂

专利制剂

Fr.: Covatine.

Carbromal (*BAN*, *rINN*) 卡溴脲

Bromodiethylacetylurea; Carbromalum; Karbromaali; Karbromal. *N*-(2-Bromo-2-ethylbutyryl)urea.

Карбромал

$C_7H_{13}BrN_2O_2$ = 237.1.
CAS — 77-65-6.
ATC — N05CM04.
ATC Vet — QN05CM04.
UNII — 0Y299JY9V3.

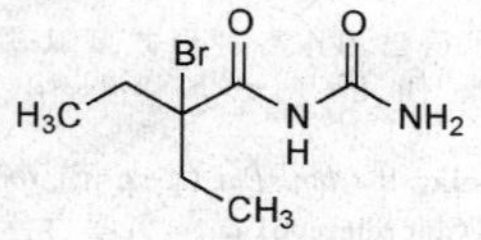

简介

卡溴脲是一种溴酰脲类药物，总体性质与巴比妥酸盐相似（见**异戊巴比妥**，第933页）。曾经用作催眠和镇静药。慢性应用卡溴脲可能导致溴化物在体内的蓄积并诱发类似溴中毒的症状（见**溴化物**，第2194页）。现在普遍反对使用溴化物。

卟啉病 卡溴脲和急性卟啉病的发作有关，因此在卟啉病患者中应用是不安全的。

制剂

多组分制剂 **Hung.:** Demalgon.

Carpipramine Hydrochloride (*rINNM*) 盐酸卡匹帕明

Carpipramine, Chlorhydrate de; Carpipramine Dihydrochloride; Carpipramini Hydrochloridum; Hidrocloruro de carpipramina; PZ-1511. 1-[3-(10,11-Dihydro-5*H*-dibenz[*b,f*]azepin-5-yl)propyl]-4-piperidinopiperidine-4-carboxamide dihydrochloride monohydrate.

Карпипрамина Гидрохлорид

$C_{28}H_{38}N_4O,2HCl,H_2O$ = 537.6.
CAS — 5942-95-0 (carpipramine); 7075-03-8 (anhydrous carpipramine hydrochloride); 100482-23-3 (carpipramine maleate).
UNII — 53X71X3I1W.

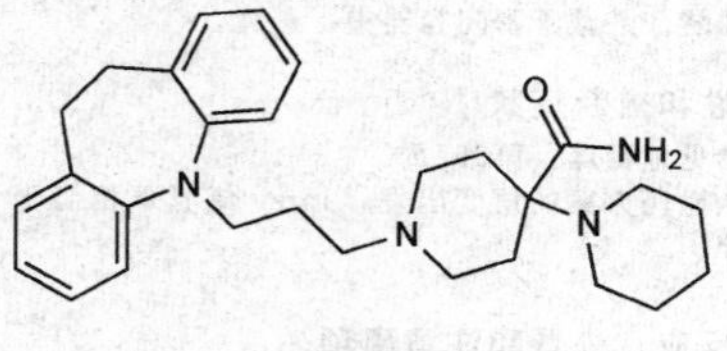

(carpipramine)

简介

卡匹帕明在结构上与米帕明（第376页）和丁酰苯类如氟哌啶醇（第970页）相关。用于治疗焦虑障碍（第925页）和精神分裂症（第928页）等精神病。卡匹帕明以盐酸化合物的形式表示，但剂量以碱基的形式表达。60.2mg盐酸卡匹帕明相当于约50mg卡匹帕明。日常用剂量为150mg的碱基等效剂量，分2～3次口服，剂量范围为每日50～400mg。也可使用马来酸盐。

卟啉病 现在认为卡匹帕明对于卟啉病患者不安全，尽管在实验中卡匹帕明的生卟啉作用并不确定。

制剂

专利制剂

Fr.: Prazinil; ***Jpn:*** Defekton.

Chlordiazepoxide (*BAN*, *rINN*) 氯氮䓬

Chlordiazepoksidas; Chlordiazepoxid; Chlordiazépoxide; Chlordiazepoxidum; Chlorodiazepoksyd; Clordiazepóxido; Klooridiatsepoksidi; Klordiazepoksit; Klórdiazepoxid; Klordiazepoxid; Methaminodiazepoxide. 7-Chloro-2-methylamino-5-phenyl-3*H*-1,4-benzodiazepine 4-oxide.

Хлордиазепоксид

$C_{16}H_{14}ClN_3O$ = 299.8.

CAS — 58-25-3.

ATC — N05BA02.

ATC Vet — QN05BA02.

UNII — 6RZ6XEZ3CR.

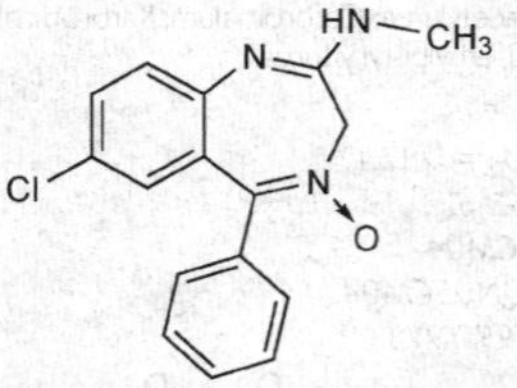

俗名 下列术语已用作各种形式氯氮䓬的"俗名"(第vii页)或俚语：Green apples；Green and blacks；Lib。

Pharmacopoeias. In *Chin., Eur.* (see p.vii), *Jpn,* and *US.*

Ph. Eur. 6.8 (Chlordiazepoxide) 几乎白色或淡黄色结晶性粉末。具多晶型。几乎不溶于水；略溶于乙醇。避光保存。

USP 33 (Chlordiazepoxide) 黄色、几乎无臭的结晶性粉末。不溶于水；溶于乙醇（1：50），溶于氯仿（1：6250），溶于乙醚（1：130）。贮藏于密闭容器中。避光。

Chlordiazepoxide Hydrochloride (*BANM*, *USAN*, *rINNM*) 盐酸氯氮䓬

Chlordiazepoksido hidrochloridas; Chlordiazepoksydu chlorowodorek; Chlordiazépoxide, chlorhydrate de; Chlordiazepoxid-hydrochlorid; Chlordiazepoxidi hydrochloridum; Hidrocloruro de clordiazepóxido; Klooridiatsepoksidihydrokloridi; Klordiazepoksit Hidroklorür; Klórdiazepoxid-hidroklorid; Klordiazepoxidhydroklorid; Methaminodiazepoxide Hydrochloride; NSC-115748; Ro-5-0690.

Хлордиазепоксида Гидрохлорид

$C_{16}H_{14}ClN_3O,HCl$ = 336.2.

CAS — 438-41-5.

ATC — N05BA02.

ATC Vet — QN05BA02.

UNII — MFM6K1XWDK.

Pharmacopoeias. In *Eur.* (see p.vii) and *US.*

Ph. Eur. 6.8 (Chlordiazepoxide Hydrochloride) 一种白色或微黄色结晶性粉末。具多晶型。溶于水；略溶于乙醇。避光保存。

USP 33 (Chlordiazepoxide Hydrochloride) 一种白色或类白色的无臭结晶性粉末。溶于水；略溶于乙醇；不溶于石油醚。贮藏于密闭容器中。避光。

依赖性和戒断症状

参见地西泮，第957页。

从撤药方案的角度出发，15mg 氯氮䓬相当于 5mg 地西泮。

不良反应、处置和注意事项

参见地西泮，第958页。

肝损伤 在一名患有肝硬化和肝炎的妇女中应用氯氮䓬20天后出现了进行性的困倦[1]。停药1周后，患者仍不能被唤醒，又经过了1周后患者也没有完全恢复意识。造成长时间昏迷的原因可能是氯氮䓬的活性代谢产物在体内的蓄积。

1. Barton K, *et al.* Chlordiazepoxide metabolite accumulation in liver disease. *Med Toxicol* 1989; **4:** 73–6.

卟啉病 氯氮䓬与急性卟啉病的发作有关，因此在卟啉病患者中应用是不安全的。

药物相互作用

参见地西泮，第960页。

药动学

口服后氯氮䓬几乎完全吸收，血药浓度峰值在服药后1～2h出现。肌内注射后药物的吸收可能较慢且不稳定，取决于注射的位置。氯氮䓬的血浆蛋白结合率约为96%。报道中氯氮䓬的消除半衰期为5～30h不等，但其主要的活性代谢产物去甲地西泮（去甲西泮，第982页）的半衰期可达数日之久。氯氮䓬其他药理活性代谢产物还包括去甲氯氮䓬、地莫西泮和奥沙西泮（第984页）。氯氮䓬可以进入CSF和乳汁，也可穿过胎盘。原形药和代谢产物都经尿排出，但排出物的主要形式是结合代谢产物。

1. Greenblatt DJ, *et al.* Clinical pharmacokinetics of chlordiazepoxide. *Clin Pharmacokinet* 1978; **3:** 381–94.

用途和用法

氯氮䓬是一种苯二氮䓬类药，总体性质与地西泮（第963页）相似。该药用于焦虑障碍（第925页）单独或合并失眠的短期治疗。氯氮䓬还用于治疗肌肉痉挛（第1798页）、酒精戒断综合征（第1551页）并用作术前用药。

氯氮䓬可以以盐酸或碱基的形式经口给药，使用相同的等效剂量。氯氮䓬也可以以盐酸盐形式深度肌内注射或缓慢静脉注射的方式给药。

老年人或者体弱的患者使用的剂量应少于或等于正常成年人剂量的一半。

治疗**焦虑**通常所用的口服剂量可至每日30mg，分次服用，严重时剂量可增至每日100mg。治疗伴有焦虑的失眠时，可睡前口服10～30mg。用于术前担忧和焦虑时，可于术前几日口服5～10mg，每日3～4次。

用于缓解**肌肉痉挛**，推荐每日口服10～30mg，分次服用。

控制**酒精戒断**的急性症状，可口服25～100mg氯氮䓬或盐酸氯氮䓬，如果需要可在2～4h后重复用药，至每日最大剂量300mg。

儿童剂量细节见下文。

儿童用法 在美国，盐酸氯氮䓬用于6岁以上儿童短期治疗焦虑障碍和术前忧虑和焦虑。每日口服5mg，分2～4次服用。一些儿童可增加至每日10mg，分2～3次服用。

制剂

BP 2010: Chlordiazepoxide Capsules; Chlordiazepoxide Hydrochloride Tablets;

USP 33: Chlordiazepoxide and Amitriptyline Hydrochloride Tablets; Chlordiazepoxide Hydrochloride and Clidinium Bromide Capsules; Chlordiazepoxide Hydrochloride Capsules; Chlordiazepoxide Hydrochloride for Injection; Chlordiazepoxide Tablets.

专利制剂

Arg.: OCM; ***Braz.:*** Psicosedin; ***Cz.:*** Defobin†; Elenium; ***Denm.:*** Klopoxid; Risolid; ***Fin.:*** Risolid; ***Ger.:*** Librium; Multum; Radepur; ***Gr.:*** Oasil; ***Hong Kong:*** Corlium; Librium; Litamin; ***Hung.:*** Elenium; Librium; ***India:*** Equilibrium; Librium; ***Indon.:*** Cetabrium; Librium; ***Irl.:*** Librium; Rima; ***Ital.:*** Librium; Reliberan†; ***Malaysia:*** Benpine; ***NZ:*** Novapam; ***Pol.:*** Elenium; ***Port.:*** Paxium; ***Rus.:*** Elenium (Элениум); ***S.Afr.:*** Librium; ***Singapore:*** Benpine; Klorpo; ***Spain:*** Huberplex; Omnalio; ***Thai.:*** Benpine; Cozep; Epoxide; Minoxide; ***UK:*** Librium; Tropium; ***USA:*** Librium; ***Venez.:*** Eposal.

多组分制剂 ***Arg.:*** Libraxin; ***Austria:*** Limbitrol; ***Braz.:*** Limbitrol; Menotensil; ***Canad.:*** Apo-Chlorax; Librax; ***Chile:*** Aero Itan; Aerogastrol; Antalin; Garceptol; Gaseofin†; Gastrolen; Lerogin; Libraxin; Limbatrilin; Lironex†; Morelin; No-Ref; Profisin; Sedogastrol†; Tensoliv; Tiperin; ***Fin.:*** Klotriptyl; Librax; Limbitrol; ***Fr.:*** Librax; ***Gr.:*** Librax; Pro-Alusin-L; ***Hong Kong:*** Bralix†; Epilon; Librax; Syntabrax; ***India:*** Emotrip; Equirex; Normaxin; Spasrax; ***Indon.:*** Braxidin; Cliad; Klidibrax; Librax; Limbitrol; Melidox; Neurogen†; Renagas; Sanmag; Spasmium; ***Israel:*** Nirvaxal; ***Ital.:*** Diapatol; Librax; Limbitryl; Sedans; ***Malaysia:*** Apo-Chlorax†; Liblan; ***Port.:*** Librax; ***Rus.:*** Amixide (Амиксид); ***S.Afr.:*** Librax; Limbitrol; ***Singapore:*** Apo-Chlorax; Chlobax; Librax; Medocalum; ***Spain:*** Psico Blocan; ***Switz.:*** Librax; Librocol; Limbitrol; ***Thai.:*** Kenspa; Librax; Pobrax†; Tumax; Zepobrax†; ***Turk.:*** Klipaks; Libkol; Librax; ***USA:*** Clindex; Librax; Limbitrol; ***Venez.:*** Librax.

Chlormezanone (*BAN*, *rINN*) 氯美扎酮

Chlormethazanone; Chlormézanone; Chlormezanonum; Clormezanona; Kloorimetsanoni; Klormezanon. 2-(4-Chlorophenyl)-3-methylperhydro-1,3-thiazin-4-one 1,1-dioxide.

Хлормезанон

$C_{11}H_{12}ClNO_3S$ = 273.7.

CAS — 80-77-3.

ATC — M03BB02.

ATC Vet — QM03BB02.

UNII — GP568V9G19.

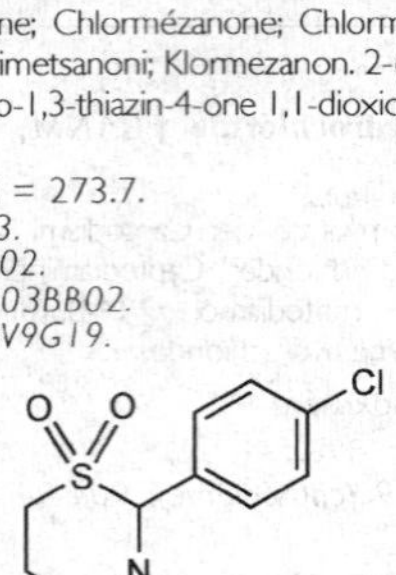

简介

氯美扎酮曾经用于治疗焦虑障碍和失眠。也曾用于与疼痛性肌肉痉挛相关的状况（经常与镇痛药组成复方制剂），这一作用机制还不十分清楚，但估计很可能与其镇静效应有关。很多国家现在都不再应用氯美扎酮，因为出现了很多关于严重皮肤反应的报道（见下文）。

对皮肤的影响 在芬兰一家医院中，1971年到1980年间发现的86例固定性药疹病例中，其中5例是由氯美扎酮所致[1]，1981年到1985年间的77例固定性药疹中，1例是由氯美扎酮所致[2]。一项病例对照研究[3]包括245例由于中毒性表皮坏死松解症或Stevens-Johnson综合征而住院的患者，1147例对照，在其中13名患者和1名对照中发现曾经使用过氯美扎酮。从这些数字中可以计算出氯美扎酮的大概的相对危险度高达62，超额危险度估计为每周每百万使用者1.7例。

1. Kauppinen K, Stubb S. Fixed eruptions: causative drugs and challenge tests. *Br J Dermatol* 1985; **112:** 575–8.
2. Stubb S, *et al.* Fixed drug eruptions: 77 cases from 1981 to 1985. *Br J Dermatol* 1989; **120:** 583.
3. Roujeau J-C, *et al.* Medication use and the risk of Stevens-Johnson syndrome or toxic epidermal necrolysis. *N Engl J Med* 1995; **333:** 1600–7.

卟啉病 氯美扎酮与急性卟啉病的发作有关，因此在卟啉病患者中应用是不安全的。

制剂

专利制剂

Chile: Restoril†.

多组分制剂 ***Chile:*** Ansioval; Calmosedan; Cardiosedantol; Diapam; Dolnix; Dolonase; Fibrorelax; Mesolona†; Multisedil; Neo Butartrol; Precenid; Promidan†; Sedantol; Sedilit; Silrelax†; Sin-Algin; ***Hong Kong:*** Parazone; ***S.Afr.:*** Myoflex†.

Chlorproethazine Hydrochloride (*rINNM*) 盐酸氯丙沙嗪

Chlorproéthazine, Chlorhydrate de; Chlorproethazini Hydrochloridum; Hidrocloruro de clorproetazina; RP-4909 (chlorproethazine). 3-(2-Chlorophenothiazin-10-yl)-*NN*-diethylpropylamine hydrochloride.

Хлорпроэтазина Гидрохлорид

$C_{19}H_{23}ClN_2S,HCl$ = 383.4.

CAS — 84-01-5 (chlorproethazine); 4611-02-3 (chlorproethazine hydrochloride).

ATC — N05AA07.

ATC Vet — QN05AA07.

UNII — 520P4U8V2Z.

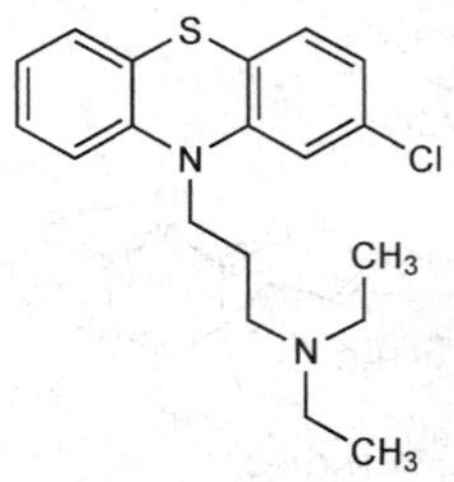

(*chlorproethazine*)

简介

氯丙沙嗪是一种酚噻嗪衍生物，与氯丙嗪的化学区别在于以一个二乙基取代了后者的二甲基。总体性质与氯丙嗪相似（见下文），但是主要用作肌肉松弛药或者用于治疗肌肉痉挛。尽管将皮肤暴露于酚噻嗪类药物可能导致过敏反应，还是有人将盐酸氯丙沙嗪作局部用药，只是要注意避免直接暴露于阳光的照射。氯丙沙嗪也可以口服或肌内注射或缓慢静脉注射。

制剂

专利制剂

Fr.: Neuriplege†.

Chlorpromazine (*BAN*, *rINN*) 氯丙嗪

Chlorpromazinum; Clorpromazina; Klooripromatsiini; Klorpromazin. 3-(2-Chlorophenothiazin-10-yl)propyldimethylamine.

Хлорпромазин

$C_{17}H_{19}ClN_2S$ = 318.9.

CAS — 50-53-3.

ATC — N05AA01.

ATC Vet — QN05AA01.

UNII — U42B7VYA4P.

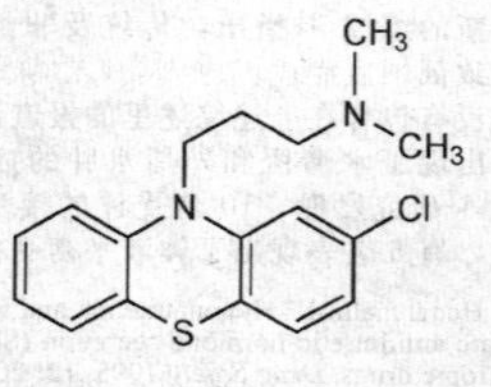

Pharmacopoeias. In *Br.* and *US.*

BP 2010（Chlorpromazine） 白色或奶白色粉末或蜡状固体，无臭或几乎无臭。熔点 56～58℃。几乎不溶于水；易溶于乙醇和乙醚；极易溶于氯仿。避光保存。

USP 33（Chlorpromazine） 白色结晶性固体，有胺样臭。长时间暴露于光线下会变暗。几乎不溶于水；溶于乙醇（1∶3），溶于氯仿（1∶2），溶于乙醚（1∶3），溶于苯酚（1∶2）；易溶于稀释的无机酸；几乎不溶于稀释的氢氧化物。贮藏于密闭容器中。避光。

Chlorpromazine Embonate（*BANM*，*rINNM*）双羟萘酸氯丙嗪

Chlorpromazine, Embonate de; Chlorpromazine Pamoate; Chlorpromazini Embonas; Embonato de clorpromazina.

Хлорпромазина Эмбонат

$(C_{17}H_{19}ClN_2S)_2,C_{23}H_{16}O_6$ = 1026.1.

ATC — N05AA01.

ATC Vet — QN05AA01.

Chlorpromazine Hydrochloride（*BANM*，*rINNM*）盐酸氯丙嗪

Aminazine; Chloropromazyny chlorowodorek; Chlorpromazin hydrochlorid; Chlorpromazine, chlorhydrate de; Chlorpromazini hydrochloridum; Chlorpromazino hidrochloridas; Hidrocloruro de clorpromazina; Klooripromatsiinihydrokloridi; Klorpromazin Hidroklorür; Klórpromazin-hidroklorid; Klorpromazinhydroklorid.

Хлорпромазина Гидрохлорид

$C_{17}H_{19}ClN_2S,HCl$ = 355.3.

CAS — 69-09-0.

ATC — N05AA01.

ATC Vet — QN05AA01.

UNII — 9WP59609J6.

Pharmacopoeias. In *Chin.*, *Eur.* (see p.vii), *Int.*, *Jpn*, *US*, and *Viet.*

Ph. Eur. 6.8（Chlorpromazine Hydrochloride） 一种白色或几乎白色的结晶性粉末。在空气中或光照下分解。极易溶于水；易溶于乙醇。新鲜配制的10%水溶液的pH值为3.5～4.5。贮藏于密闭容器中。避光。

USP 33（Chlorpromazine Hydrochloride） 一种白色或有轻微奶白色的无臭结晶性粉末。长时间暴露于光线下会变暗。溶于水（1∶1）；溶于乙醇和氯仿（1∶1.5）；不溶于乙醚和苯酚。贮藏于密闭容器中。避光。

稀释 2.5%的盐酸氯丙嗪溶液可以用0.9%氯化钠溶液稀释至100ml，前提是稀释后溶液的pH值不要超过6.7～6.8的临界值[1]。如果盐水的pH值是7.0或7.2，那么稀释液的pH将是6.4。

1. D'Arcy PF, Thompson KM. Stability of chlorpromazine hydrochloride added to intravenous infusion fluids. *Pharm J* 1973; **210:** 28.

配伍禁忌 已经有报道称，盐酸氯丙嗪注射液与其他一些化合物存在配伍禁忌，尤其当最终pH值升高时，很有可能将氯丙嗪碱基沉淀下来。报道的和盐酸氯丙嗪存在配伍禁忌的药物包括氨茶碱、两性霉素B、氨曲南、一些巴比妥类药物、丁二酸钠氯霉素、氯噻嗪钠、茶苯海明、肝素钠、硫酸吗啡（当和氯甲酚一起保存时）、一些青霉素类药物和瑞芬太尼。

关于氯丙嗪溶液（*Thorazine*；*GSK*，USA）与卡马西平悬液（*Tegretol*；*Novartis*，USA）之间的配伍禁忌的警告，见第452页。

吸附 使用塑料灌注系统（配有PVC输液管的丙酸纤维素滴定管）输入盐酸氯丙嗪7h后会有约41%的药物从溶液中丢失，通过硅橡胶输液管经玻璃注射器输入1h后会有约79%的药物从溶液中丢失[1]。用聚乙烯输液管和玻璃注射器输入1h后的药物损失可以忽略不计。

1. Kowaluk EA, *et al.* Interactions between drugs and intravenous delivery systems. *Am J Hosp Pharm* 1982; **39:** 460–7.

不良反应

与巴比妥类药物或苯二氮䓬类药物相比，氯丙嗪的中枢抑制作用较小，而且多数患者对用药初始阶段的镇静作用很快出现耐受。由于氯丙嗪具有抗胆碱作用，因此可能会引起诸如口干、便秘、排尿困难、视物模糊和瞳孔散大等不良反应。还会出现心动过速和ECG的改变（尤其是Q波和T波的异常），偶尔也会发生心律失常。低血压（通常是体位性低血压）比较常见。其他不良反应还包括谵妄、激越、紧张性精神病样状态（很少发生）、失眠或困倦、梦魇、抑郁症、瞳孔缩小、EEG改变和惊厥、鼻充血、青光眼沉淀、肝功能试验的轻微异常、射精抑制、性无能和阴茎异常勃起。

超敏反应包括荨麻疹、剥脱性皮炎、多形性红斑以及接触性过敏。有过类似于系统性红斑狼疮的综合征的报道以及可能是免疫源性的黄疸。长期治疗可能导致皮肤以及眼部的色素沉着（后者更常见）、角膜和晶状体浑浊。使用氯丙嗪在极少数情况下还可导致色素性视网膜病。光过敏的发生率高于使用其他抗精神病药。

偶尔也有溶血性贫血、再生障碍性贫血、血小板减少性紫癜、嗜酸性红细胞过多和有生命危险的粒细胞缺乏症等血液系统疾病的报道。这些可能是超敏反应的表现。大多数粒细胞缺乏症都出现在开始用药后的4～10周内，要注意观察咽喉痛和发热等症状，一旦出现就应系统地对白细胞进行计数。在长期使用高剂量的氯丙嗪后，约30%的患者都会出现轻微的白细胞减少症。

锥体外系功能不良及所致的运动障碍包括急性肌张力障碍、帕金森综合征样症状和静坐不能，后期影响包括迟发性运动障碍和口周震颤。也可能发生神经阻滞药恶性综合征。

氯丙嗪可改变内分泌和代谢功能。患者可能会出现闭经、溢乳及男性由于高泌乳素血症发生乳房发育的症状，此外还可能会有体重增加、高血糖和葡萄糖耐量异常的改变。体温调节功能可能受损，依环境不同可能导致体温过高或过低。也有高胆固醇血症的报道。

也有个别氯丙嗪导致猝死的报道，原因可能包括心律失常或由于抑制了咳嗽和呕吐反射后所致的误吸和窒息。

可能在注射部位出现疼痛和刺激的症状。肌内注射后可能形成小的结节。

酚噻嗪类药物不会引起使用巴比妥类和苯二氮䓬类药物时遇到的依赖现象。但是对接受长期和（或）高剂量维持治疗的患者突然停药可能会引起戒断症状。

尽管**其他酚噻嗪类药物**的不良反应在本质上大体与氯丙嗪相似，但按发生频率和形式还是可以分成三类：

- 第一类（如氯丙嗪、左美丙嗪和丙嗪）的特征是显著的镇静作用和适度的抗胆碱能作用以及锥体外系效应。
- 第二类（如哌氰嗪、哌泊噻嗪和硫利达嗪）的特征是适度的镇静作用、显著的抗胆碱能作用以及相对第一类、第三类较少的锥体外系效应。
- 第三类（如氟奋乃静、奋乃静、丙氯拉嗪和三氟拉嗪）的特征是较少的镇静作用和抗胆碱能作用，但锥体外系效应强于前两类。

其他化学类别的传统抗精神病药更接近酚噻嗪类药物的第三类。这些传统药物包括丁酰苯类（如苯哌利多和氟哌啶醇）、二苯丁哌啶类（如匹莫齐特）、硫杂蒽类（如氟哌噻吨和珠氯噻醇）、取代的苯酰胺类（如舒必利）、奥昔哌汀以及洛沙平。

致癌性 见下文对内分泌功能的影响。

惊厥 抗精神病药治疗可导致EEG异常并降低癫痫发作的阈值[1]。对于有癫痫病史或药物诱发癫痫史的患者、EEG异常者、接受过电休克治疗者或有事先存在的中枢异常的患者，抗精神病药治疗更易诱发惊厥。抗精神病药治疗的初始阶段，大剂量治疗或突然增加药量或使用多种抗精神病药，这些情况伴随更高的发病风险。虽然如此，实际上抗精神病药诱发惊厥的发生率大概在1%以下。

总的来说，惊厥发生的概率与抗精神病药的镇静作用相关。酚噻嗪类药物中镇静作用显著的药物（第一类）如氯丙嗪，其所表现出的致惊厥的作用就要大于那些锥体外系作用显著的药物（第三类）。氟哌啶醇表现出的诱发癫痫的风险较小。需要对有癫痫发作风险的患者或正在接受抗癫痫治疗的患者使用传统抗精神病药时，应考虑下列药物：氟奋乃静、氟哌啶醇、匹莫齐特或者三氟拉嗪。抗精神病药的剂量应该缓慢增加，并且要考虑与抗癫痫治疗的相互作用（见下文**药物相互作用**项下）。

非典型抗精神病药氯氮平似乎有很高的诱发癫痫的风险（见**氯氮平**项下**对神经系统的影响**，第953页）。如果要对有癫痫风险的患者使用非典型抗精神病药，应考虑使用利培酮。

1. Pisani F, *et al.* Effects of psychotropic drugs on seizure threshold. *Drug Safety* 2002; **25:** 91–110.

对血液的影响 英国CSM提供了1963年7月到1993年1月间收到的关于粒细胞缺乏症和嗜中性粒细胞减少症报告的数据[1]。在一些经常牵涉到的药物中，酚噻嗪类药物所致的粒细胞缺乏症有87例报道（42例死亡），嗜中性粒细胞减少症有33例报道（22例死亡）。酚噻嗪类中涉及最多的是氯丙嗪，共有51例粒细胞缺乏症的报道（26例死亡）和12例嗜中性粒细胞减少症的报道（2例死亡），其次是硫利达嗪，共有20例粒细胞缺乏症的报道（9例死亡）和10例嗜中性粒细胞减少症的报道（无死亡）。

1. CSM/MCA. Drug-induced neutropenia and agranulocytosis. *Current Problems* 1993; **19:** 10–11.

对体重的影响 大多数抗精神病药都与体重增加有关。一项荟萃分析[1]发现，无论传统抗精神病药（氯丙嗪、氟奋乃静、氟哌啶醇、洛沙平、奋乃静、硫利达嗪、替沃噻吨或三氟拉嗪），还是非典型抗精神病药（氯氮平、奥氮平、喹硫平、利培酮、舍吲哚和齐拉西酮），都可引起体重增加。相反的是，吗茚酮和匹莫齐特这两种药物似乎与体重下降相关，尽管来自匹莫齐特的数据没有得到统计学方法的确认。安慰剂治疗同样与体重降低相关。详见**氯氮平**中**对体重的影响**项下，第952页。

1. Allison DB, *et al.* Antipsychotic-induced weight gain: a comprehensive research synthesis. *Am J Psychiatry* 1999; **156:** 1686–96.

对心血管系统的影响 **体位性低血压**是应用抗精神病药的患者常见的一种不良反应，在低效价的抗精神病药中尤其常见[1]。

在应用抗精神病药的患者中可能出现各种**ECG的改变**或者直接出现**心律失常**的症状。在一些报道中，T波的改变出现在应用低效价抗精神病药的患者中，这一改变经常是良性且可逆的，并受昼夜节律的影响。低效价抗精神病药，特别是硫利达嗪和美索达嗪以及高效价药物匹莫齐特，这些药物延长QT间期的方式与Ⅰ型抗心律失常药（如奎尼丁或普鲁卡因胺）类似，因此在使用这些抗心律失常药的患者中应禁用。另一种高效价药物氟哌利多也可以延长QT间期[2]，在精神药物诱导的尖端扭转型室性心动过速[2]的报道中，最常涉及的是硫利达嗪，此外还涉及氯丙嗪和匹莫齐特。氟哌利多、美索达嗪及甲硫哒嗪有较高的延长QT间期的风险，这限制了它们的应用，详见各论。过量应用[3～5]或大剂量静脉注射[6]高效价抗精神病药氟哌啶醇也可诱发尖端扭转型室性心动过速。有个别报道称，在试图快速控制精神病症状而使用大剂量的氟哌啶醇后，出现了心律失常[7,8]。有报道称，美哌隆（一种与氟哌啶醇相关的丁酰苯类药物）具有Ⅲ型抗心律失常药的电生理作用[9,10]。

在英国，CSM已针对抗精神病药治疗的心律失常的风险成立了专家工作组[11]；基于心电图监测提出了下述建议：

- 在了解患者的相关病史、家族史及临床检查结果的基础上做心电图，基线心电图对老年患者和有自身心脏病史或家族心脏病史或任何心脏异常史的患者益处最大（在匹莫齐特和硫利达嗪的注册药品信息中都建议：所有患者在开始用任一种药物治疗前都应做心电图检查）。
- 在治疗期间，如果患者出现心悸或任何其他提示心脏病的症状均应该进行心电图检查；如果QT间期延长，可能需要将药物减量，如果QT间期延长超过500ms，可能需要停药。
- 在药物加量时需考虑做心电图检查。
- 在治疗开始前及出现急症时需监测血钾浓度。

已有报道，在使用传统抗精神病药或非典型抗精神病药治疗的患者中有发生**猝死**的情况[12]。至于这是由于疾病本身所致还是由于药物治疗目前还不清楚。但是，一项涵盖了482000名患者的回顾性队列研究[13]发现，1487名心源性猝死的病例中，接受100mg以上硫利达嗪或等效剂量经典抗精神病药治疗的患者发生猝死的概率升高了2.4倍，而之前如果合并有严重的心血管疾病，则猝死概率升高3.53倍。之后的一项在英国5所精神病医院进行的病例-对照研究[14]发现，精神病患者中出现的不能解释的猝死与高血压、缺血性心脏病以及当前应用硫利达嗪治疗存有相关性。虽然考虑有几种机制参与了这种不良反应，但QT间期延长可能是部分病例的发病机制[12]。近期，对93300例使用抗精神病药的患者（其中，44218例使用传统抗精神病药，46089例使用非典型抗精神病药）与18600例不使用药物的对照组进行了回顾性队列研究[15]，根据对一百万患者年（1 million patient-year）的随访中出现的1870例突发心脏猝死事件进行的分析可以推测：目前使用传统或非典型抗精神病药的患者与不使用药物的人相比，他们出现突发心脏猝死的概率与药物剂量呈正相关。以前使用过药物并不会明显增加现在心脏猝死的风险。过高的死亡率可能部分是由于一些精神分裂症患者缺乏恰当的看护而健康状况较差所致。一项进行了11年随访的针对精神分裂症的队列研究[16]显示：与不用药

相比，使用了长效传统或非典型抗精神病药的患者，其各种原因的死亡率都有所下降。此外，该研究还发现，与奋乃静、喹硫平、氟哌啶醇及利培酮相比，正在使用氯氮平治疗的患者死亡率最低，而正在使用利培酮治疗的患者死亡率最高。

一项病例-对照研究[17]的结果显示，使用传统抗精神病药可能与自发性**静脉血栓栓塞**相关。在治疗的最初3个月发病的风险最大，低效价药物的风险大于高效价药物。这项研究没有涉及非典型抗精神病药。对WHO有关药物不良反应数据的一项更新的分析[18]显示：当分两组比较时，使用低效价或高效价的传统抗精神病药与静脉血栓栓塞并不相关；然而，当对珠氯噻醇（一种高效价药物）单独分析时，它的使用与静脉血栓栓塞的发生有显著的统计学关联。研究还发现，在非典型抗精神病药物使用与静脉血栓栓塞之间有明显的关联，见**氯氮平**项下，第953页。尽管如此，研究者承认此研究存在局限性，即报告偏移及临床数据不完整，可以考虑进行更多的研究。

1. DiGiacomo J. Cardiovascular effects of psychotropic drugs. *Cardiovasc Rev Rep* 1989; **10:** 31–2, 39–41, and 47.
2. Reilly JG, *et al.* QTc-interval abnormalities and psychotropic drug therapy in psychiatric patients. *Lancet* 2000; **355:** 1048–52.
3. Zee-Cheng C-S, *et al.* Haloperidol and torsades de pointes. *Ann Intern Med* 1985; **102:** 418.
4. Henderson RA, *et al.* Life-threatening ventricular arrhythmia (torsades de pointes) after haloperidol overdose. *Hum Exp Toxicol* 1991; **10:** 59–62.
5. Wilt JL, *et al.* Torsade de pointes associated with the use of intravenous haloperidol. *Ann Intern Med* 1993; **119:** 391–4.
6. O'Brien JM, *et al.* Haloperidol-induced torsade de pointes. *Ann Pharmacother* 1999; **33:** 1046–50.
7. Mehta D, *et al.* Cardiac arrhythmia and haloperidol. *Am J Psychiatry* 1979; **136:** 1468–9.
8. Bett JHN, Holt GW. Malignant ventricular tachyarrhythmia and haloperidol. *BMJ* 1983; **287:** 1264.
9. Møgelvang JC, *et al.* Antiarrhythmic properties of a neuroleptic butyrophenone, melperone, in acute myocardial infarction. *Acta Med Scand* 1980; **208:** 61–4.
10. Hui WKK, *et al.* Melperone: electrophysiologic and antiarrhythmic activity in humans. *J Cardiovasc Pharmacol* 1990; **15:** 144–9.
11. CSM/MHRA. Cardiac arrhythmias associated with antipsychotic drugs. *Current Problems* 2006; **31:** 9.
12. Haddad PM, Anderson IM. Antipsychotic-related QTc prolongation, torsade de pointes and sudden death. *Drugs* 2002; **62:** 1649–71.
13. Ray WA, *et al.* Antipsychotics and the risk of sudden cardiac death. *Arch Gen Psychiatry* 2001; **58:** 1161–7.
14. Reilly JG, *et al.* Thioridazine and sudden unexplained death in psychiatric in-patients. *Br J Psychiatry* 2002; **180:** 515–22.
15. Ray WA, *et al.* Atypical antipsychotic drugs and the risk of sudden cardiac death. *N Engl J Med* 2009; **360:** 225–35. Correction. *ibid.*; **361:** 1814.
16. Tiihonen J, *et al.* 11-year follow-up of mortality in patients with schizophrenia: a population-based cohort study (FIN11 study). *Lancet* 2009; **374:** 620–7.
17. Zornberg GL, Jick H. Antipsychotic drug use and risk of first-time idiopathic venous thromboembolism: a case-control study. *Lancet* 2000; **356:** 1219–23.
18. Hägg S, *et al.* Associations between venous thromboembolism and antipsychotics: a study of the WHO database of adverse drug reactions. *Drug Safety* 2008; **31:** 685–94.

对内分泌功能的影响 通过对中枢多巴胺 D_2 受体的拮抗功能，抗精神病药可以改变垂体前叶泌乳素、生长激素和促甲状腺激素的分泌。在治疗剂量下，传统抗精神病药以及一些非典型抗精神病药（如氨磺必利和利培酮）可以增加血清泌乳素的浓度，这一效应比抗精神病作用出现的略晚一些，所需剂量也略低。但是，在长期用药后患者会产生对高催乳素血症的部分耐受作用[1]。在停止口服抗精神病药后的3周内，血清泌乳素回落到正常水平，但如果是肌内长效药物注射，则在停药后6个月时血清泌乳素水平仍然处于升高状态[1]。

泌乳素浓度升高可以导致性激素缺乏，其长期后果已经引起了关注。有证据表明，长期使用那些有升高泌乳素作用的抗精神病药的患者，由于性腺功能减退，因此患骨质疏松症的风险较高[2]。长期应用抗精神病药还可以增加大鼠乳房肿瘤的发生率。尽管早期的研究[3,4]基本上没有找到女性精神分裂症患者慢性用药后患乳腺癌的风险增加的证据，一项后来的回顾性队列研究[5]发现，使用有多巴胺拮抗作用的抗精神病药与女性患乳腺癌的风险有轻度的剂量依赖关系。在使用有多巴胺拮抗作用的止吐药的女性当中也发现了这一剂量依赖关系。有人担心长期使用酚噻嗪类药物治疗可在患者中诱发包括脑垂体肿瘤[6]在内的垂体异常，但是这一担心还没有被证实[7,8]。

抗精神病药在某些情况下可降低生长激素的基础分泌以及应激分泌，但是试图通过使用抗精神病药对生长激素调节障碍进行治疗的尝试是不成功的[9]。一些临床研究发现，急性应用抗精神病药可增加促甲状腺激素的基础以及应激分泌，但大多数研究却只发现了长期使用抗精神病药对升高促甲状腺激素有很小的作用或者根本没有任何作用。

一项小样本研究[10]显示，与其他抗精神病药相比，硫利达嗪更易降低男性血清中的睾酮和黄体生成激素的浓度，不过在大多数使用抗精神病药的患者中，激素的浓度并未超过正常水平的范围。

参见下文**对体液和电解质平衡的影响**以及**对性功能的影响**。

1. Haddad PM, Wieck A. Antipsychotic-induced hyperprolactinaemia: mechanisms, clinical features and management. *Drugs* 2004; **64:** 2291–2314.
2. Meaney AM, *et al.* Effects of long-term prolactin-raising antipsychotic medication on bone mineral density in patients with schizophrenia. *Br J Psychiatry* 2004; **184:** 503–8.
3. Mortensen PB. The incidence of cancer in schizophrenic patients. *J Epidemiol Community Health* 1989; **43:** 43–7.
4. Mortensen PB. The occurrence of cancer in first admitted schizophrenic patients. *Schizophr Res* 1994; **12:** 185–94.
5. Wang PS, *et al.* Dopamine antagonists and the development of breast cancer. *Arch Gen Psychiatry* 2002; **59:** 1147–54.
6. Asplund K, *et al.* Phenothiazine drugs and pituitary tumors. *Ann Intern Med* 1982; **96:** 533.
7. Rosenblatt S, *et al.* Chronic phenothiazine therapy does not increase sellar size. *Lancet* 1978; **ii:** 319–20.
8. Lilford VA, *et al.* Long-term phenothiazine treatment does not cause pituitary tumours. *Br J Psychiatry* 1984; **144:** 421–4.
9. Gunnet JW, Moore KE. Neuroleptics and neuroendocrine function. *Ann Rev Pharmacol Toxicol* 1988; **28:** 347–66.
10. Brown WA, *et al.* Differential effects of neuroleptic agents on the pituitary-gonadal axis in men. *Arch Gen Psychiatry* 1981; **38:** 1270–2.

对眼的影响 酚噻嗪类药物可能诱发色素性视网膜病变，取决于治疗的剂量和治疗持续时间[1]。与其他酚噻嗪衍生物相比，含有哌啶侧链的酚噻嗪衍生物（如硫利达嗪）诱发视网膜毒性的风险更高，那些含有脂肪族侧链的药物（如氯丙嗪）则少有这样的报道，含哌嗪侧链的药物也未表现出直接的眼毒性[2]。视网膜病变可能是急性的（与视网膜水肿和视盘充血相关的突然视力丧失），也可能是慢性的（眼底中央区细微的色素沉着，向周围扩散但不涉及黄斑）。在近中央区和中央周围区可能发现慢性的盲点。硫利达嗪撤药后色素紊乱仍有可能继续发展，但并不与视觉功能的恶化平行，尽管如此，在一些病例中这还是能导致进行性的脉络膜视网膜病变[3]。有报道称，导致这种严重的视觉毒性所使用的硫利达嗪的剂量是每日800mg[1]，英国注册药品信息建议，硫利达嗪的用量通常不要超过每日600mg。尽管如此，一名长期用低于此剂量的硫利达嗪治疗的患者（每日剂量不超过400mg，服药总量752g），还是发生了色素性视网膜病变[4]。

伴随着酚噻嗪类药物的使用，色素沉着还可能发生在角膜、晶状体和结膜。这些变化可能与皮肤上的色素改变相关并呈剂量依赖性。在对100名马来群岛的患者进行的研究中，使用氯丙嗪总量在100～299g的，有稍稍超过一半的人发生了眼色素沉着，而用药量在300～599g的15名患者中的13人发生了眼色素沉着[5]。所有使用氯丙嗪或硫利达嗪超过600g的患者则全部发生了眼色素沉着。在极少数的情况下也会发生白内障形成（主要是前极白内障的一个变种），主要发生在使用氯丙嗪的患者中，但并未发现呈剂量依赖性[2]。

一名患者10年间每2周接受一次12.5mg的氟奋乃静注射（总量3.25g），在暴露于焊接光线小于2min后发生了双侧的黄斑病变[6]。这可能是由于酚噻嗪在视网膜上皮内累积后导致了患者对光损害的敏感性升高。但是，另一名患者在25年间每两周接受一次25mg的氟奋乃静注射（总量16.25g），在未暴露于任何极端光化学刺激的情况下也同样发生了双侧黄斑病变[7]。那篇报道的作者们认为，这是由氟奋乃静累积于视网膜上皮后的直接效应所致。

1. Spiteri MA, James DG. Adverse ocular reactions to drugs. *Postgrad Med J* 1983; **59:** 343–9.
2. Crombie AL. Drugs causing eye problems. *Prescribers' J* 1981; **21:** 222–7.
3. Marmor MF. Is thioridazine retinopathy progressive? Relationship of pigmentary changes to visual function. *Br J Ophthalmol* 1990; **74:** 739–42.
4. Lam RW, Remick RA. Pigmentary retinopathy associated with low-dose thioridazine treatment. *Can Med Assoc J* 1985; **132:** 737.
5. Ngen CC, Singh P. Long-term phenothiazine administration and the eye in 100 Malaysians. *Br J Psychiatry* 1988; **152:** 278–81.
6. Power WJ, *et al.* Welding arc maculopathy and fluphenazine. *Br J Ophthalmol* 1991; **75:** 433–5.
7. Lee MS, Fern AI. Fluphenazine and its toxic maculopathy. *Ophthalmic Res* 2004; **36:** 237–9.

对体液和电解质平衡的影响 有报道称，服用抗精神病药的患者偶尔会发生水中毒的现象。一篇有关抗精神病药所致血钠过低和抗利尿激素不适当分泌的综述[1]总结了20篇相关的报道。所涉及的药物包括硫利达嗪（8例报道）、氟哌啶醇（3例报道）、氯丙嗪、三氟拉嗪和氟奋乃静（各2例报道）以及氟哌噻吨、替沃噻吨和氯氮平（各1例报道）。这些报道中的大部分都不能保证得到明确的结论，尤其是那些长期慢性用药的病例，抗精神病药的作用就更不清楚了。不过，其中至少有3篇报道有翔实的纪录，并且支持抗精神病药引起血钠过低的观点。最新的综述[2]指出，传统及非经典抗精神病药都可能导致低钠血症。

有一篇没有包含在上述综述里的报道记录了应用氯丙嗪的患者出现了水潴留和外周水肿的症状[3]。一项小样本对照[4]研究发现，10名受评的接受氟哌啶醇治疗的患者中，有5名表现出了体液平衡受损的症状。

1. Spigset O, Hedenmalm K. Hyponatraemia and the syndrome of inappropriate antidiuretic hormone secretion (SIADH) induced by psychotropic drugs. *Drug Safety* 1995; **12:** 209–25.
2. Meulendijks D, *et al.* Antipsychotic-induced hyponatraemia: a systematic review of the published evidence. *Drug Safety* 2010; **33:** 101–14.
3. Witz L, *et al.* Chlorpromazine induced fluid retention masquerading as idiopathic oedema. *BMJ* 1987; **294:** 807–8.
4. Rider JM, *et al.* Water handling in patients receiving haloperidol decanoate. *Ann Pharmacother* 1995; **29:** 663–6.

对脂质代谢的影响 许多抗精神病药都与高脂血症相关。一篇综述[1]发现了支持这一观点的证据，并且指出，使用低效价传统抗精神病药（如氯丙嗪和硫利达嗪）或非典型抗精神病药（如氯氮平、奥氮平和喹硫平）的患者，发生高脂血症的风险较高。高效价传统抗精神病药（如氟哌啶醇）以及一些非典型抗精神病药（如阿立哌唑、利培酮和齐拉西酮），则表现出了相对较低的高脂血症风险。与抗精神病药治疗有关的血脂障碍，其机制可能包括葡萄糖耐受不良、体重增加以及食谱的变化。见**氯氮平**的**不良反应**项下（第953页）以及上文**对体重的影响**。

1. Meyer JM, Koro CE. The effects of antipsychotic therapy on serum lipids: a comprehensive review. *Schizophr Res* 2004; **70:** 1–17.

对肝脏的影响 氯丙嗪和其他酚噻嗪类药物可能诱发肝小管胆汁淤积并常伴有肝细胞损伤，提示存在免疫性肝损伤[1]。只有一小部分患者会出现这样的症状，起病一般是在接受抗精神病药治疗后的前4周。药物或者其一种代谢产物可能导致肝细胞膜性质的改变，从而使其具有抗原性，此外，也有证据显示，药物自由基的产生与肝毒性作用有直接的关系。每个个体在氯丙嗪的代谢和自由基的产生方面可能会有各自不同的特异体质。一项研究发现，羟基化作用健全而磺化氧化作用不良的患者在使用氯丙嗪后最容易诱发黄疸[2]。

一项在日本进行的初步研究[3]发现，精神科住院患者的胆结石发病率较高，这与疾病的时程以及抗精神病药的应用具有相关性。胆结石可能是酚噻嗪类药物所致胆汁淤积的结果。

1. Sherlock S. The spectrum of hepatotoxicity due to drugs. *Lancet* 1986; **ii:** 440–4.
2. Watson RGP, *et al.* A proposed mechanism for chlorpromazine jaundice—defective hepatic sulphoxidation combined with rapid hydroxylation. *J Hepatol* 1988; **7:** 72–8.
3. Fukuzako H, *et al.* Ultrasonography detected a higher incidence of gallstones in psychiatric inpatients. *Acta Psychiatr Scand* 1991; **84:** 83–5.

对性功能的影响 酚噻嗪类药物可导致性无能和射精功能障碍[1]。其中涉及最多的是硫利达嗪，在一项早期研究中，57名使用硫利达嗪的男性患者中有60%发生了性功能障碍，而使用其他抗精神病药的64名患者中这一比例只有25%[2]。也有一些报道发现酚噻嗪类药物还可导致阴茎异常勃起[1,3~5]，这也许部分是由于此类药物具有α肾上腺素受体阻滞的作用。其他传统抗精神病药（如丁酰苯类、二苯丁基哌啶类和硫杂蒽类）引起包括阴茎异常勃起在内的男性性功能障碍的报道则极为少见[6]。氯氮平[7]和其他非典型抗精神病药也可以引起阴茎异常勃起。抗精神病药对女性性功能的影响研究较少。据报道，硫利达嗪、三氟拉嗪和氟奋乃静还可以引起性高潮障碍[8]。

高泌乳素血症（见上文**对内分泌功能的影响**）对性功能的影响见第2012页。

1. Beeley L. Drug-induced sexual dysfunction and infertility. *Adverse Drug React Acute Poisoning Rev* 1984; **3:** 23–42.
2. Kotin J, *et al.* Thioridazine and sexual dysfunction. *Am J Psychiatry* 1976; **133:** 82–5.
3. Baños JE, *et al.* Drug-induced priapism: its aetiology, incidence and treatment. *Med Toxicol* 1989; **4:** 46–58.
4. Chan J, *et al.* Perphenazine-induced priapism. *DICP Ann Pharmacother* 1990; **24:** 246–9.
5. Salado J, *et al.* Priapism associated with zuclopenthixol. *Ann Pharmacother* 2002; **36:** 1016–18.
6. Fabian J-L. Psychotropic medications and priapism. *Am J Psychiatry* 1993, **150:** 349–50.
7. Patel AG, *et al.* Priapism associated with psychotropic drugs. *Br J Hosp Med* 1996; **55:** 315–19.
8. Segraves RT. Psychiatric drugs and inhibited female orgasm. *J Sex Marital Ther* 1988; **14:** 202–7.

对皮肤的影响 长效针剂注射 在总共接受了2354次长效抗精神病药注射的217名患者中，42名（19.4%）在注射部位发生了局部反应，18名（8.3%）合并了慢性并发症，30名（13.8%）有急性反应[1]。急性症状的报道中包括31人次的罕见疼痛发作，21人次出血或血肿，19 人次出现药物从注射部位外漏，11 人次有急性炎症性硬结以及 2 人次有短暂的小结节生成。并发症在下述情况中更常见，如使用浓缩制剂、使用大剂量、每周注射、使用癸酸氟哌啶醇或癸酸珠氯噻醇、注射体积大于 1ml 以及用药超过 5 年。慢性反应多出现于大于 50 岁的患者。

1. Hay J. Complications at site of injection of depot neuroleptics. *BMJ* 1995; **311:** 421.

光过敏　对 7 名应用氯丙嗪的患者的测试显示，光过敏主要以即刻红斑的形式出现。主要是对可见光以及紫外光中波长较长的 A 波（UVA）有敏感性异常，而对紫外光 B 波的敏感性正常[1]。

有人认为应用氯丙嗪后光过敏的发生率在 3%左右，不过也有报道显示更高为 16%～25%的发生率[2]。

也可见上文**对眼的影响**。

1. Ferguson J, *et al.* Further clinical and investigative studies of chlorpromazine phototoxicity. *Br J Dermatol* 1986; **115** (suppl 30): 35.
2. Harth Y, Rapoport M. Photosensitivity associated with antipsychotics, antidepressants and anxiolytics. *Drug Safety* 1996; **14:** 252–9.

色素沉着　使用氯丙嗪后患者皮肤上出现的色素沉着被认为是氯丙嗪-黑色素聚合物[1]，是通过光催化的厌氧反应生成的。这一过程中释放的氯化氢可能是造成皮肤刺激的原因。对 2 名志愿者皮内注射了这种聚合物后可以产生蓝紫色的变色反应，3 天后消退。

1. Huang CL, Sands FL. Effect of ultraviolet irradiation on chlorpromazine II: anaerobic condition. *J Pharm Sci* 1967; **56:** 259–64.

锥体外系障碍　抗精神病药以及包括止吐药（如甲氧氯普胺）和一些抗抑郁药在内的其他药物都可以引起涉及锥体外运动系统的运动障碍或不自主运动，包括帕金森综合征、静坐不能、急性肌张力障碍和慢性迟发性运动障碍等[1～4]。这些不良反应是抗精神病药治疗所要面对的一个主要问题。使用任何抗精神病药都可导致这些不良反应，但是，除迟发性运动障碍以外，其他不良反应在使用高效价的药物（如三环哌嗪类和丁酰苯）时更加显著。像氯氮平这样的抗精神病药发生锥体外系反应的风险较小，因此被称作非典型抗精神病药。使用氯氮平的患者发生迟发性运动障碍的概率是最小的，尽管还没有足够的证据证明其他非典型抗精神病药也有类似的作用（见第953页及下文）。

对 2811 名使用丙氯拉嗪（一种容易诱发锥体外系反应的药物）治疗的患者的研究[5]显示，在治疗的前几个月内有 57 名发生了不良反应，其中 16 例与锥体外系有关。4 例是张力障碍性运动障碍（30 岁以下和 30 岁以上者的概率分别是 1/464 和 1/707），9 例是帕金森综合征（60 岁以下者和 60 岁以上者的概率分别是 1/1555和 1/159），3 例是静坐不能（1/562）。

锥体外系障碍的一种解释是大脑中多巴胺系统和胆碱能系统的平衡失调。但是这种简单的模型不能解释多种锥体外系反应共存的现象，因此又有一些替代性的机制出现[2,6]。基于多巴胺不同受体亚型相互作用的假说有助于解释为什么某些抗精神病药不易诱发锥体外系不良反应（见下文**用途和用法**项下**作用**）。

1. CSM/MCA. Drug-induced extrapyramidal reactions. *Current Problems* 1994; **20:** 15–16.
2. Ebadi M, Srinivasan SK. Pathogenesis, prevention, and treatment of neuroleptic-induced movement disorders. *Pharmacol Rev* 1995; **47:** 575–604.
3. Holloman LC, Marder SR. Management of acute extrapyramidal effects induced by antipsychotic drugs. *Am J Health-Syst Pharm* 1997; **54:** 2461–77.
4. Jiménez-Jiménez FJ, *et al.* Drug-induced movement disorders. *Drug Safety* 1997; **16:** 180–204.
5. Bateman DN, *et al.* Extrapyramidal reactions to metoclopramide and prochlorperazine. *Q J Med* 1989; **71:** 307–11.
6. Ereshefsky L, *et al.* Pathophysiologic basis for schizophrenia and the efficacy of antipsychotics. *Clin Pharm* 1990; **9:** 682–707.

静坐不能　静坐不能是一种精神和运动系统的不安状态，患者总是有一种想要移动的冲动，不能静坐或站立不动。静坐不能是接受抗精神病药治疗最常见的不良反应[1]。急性静坐不能呈剂量依赖性，经常发生于开始治疗后的前几天或者发生于剂量快速增加之后，而在停药或减量时则会有所改善。抗毒蕈碱性抗帕金森病药只表现出了有限的改善作用，尽管当患者合并有帕金森综合征时该药更易取得成功。低剂量的 β 受体阻滞药（如普萘洛尔）（尽管缺乏充分证据[2]）或者苯二氮䓬类药物[3]有助于改善症状。可乐定和金刚烷胺虽然有效，但是前者的不良反应以及后者易产生耐药性的特点限制了它们作用的发挥。与迟发性运动障碍（见下文）相似，迟发性静坐不能出现在治疗开始的数月之后，对抗毒蕈碱药无反应并且很难治疗。

1. Miller CH, Fleischhacker WW. Managing antipsychotic-induced acute and chronic akathisia. *Drug Safety* 2000; **22:** 73–81.
2. Barnes TRE, *et al.* Central action beta-blockers versus placebo for neuroleptic-induced acute akathisia. Available in The Cochrane Database of Systematic Reviews; Issue 4. Chichester: John Wiley; 2004 (accessed 21/08/08).
3. Resende Lima A *et al.* Benzodiazepines for neuroleptic-induced acute akathisia. Available in The Cochrane Database of Systematic Reviews; Issue 4. Chichester: John Wiley; 1999 (accessed 15/05/09).

肌张力障碍　在接受抗精神病药治疗的患者中，约有 10%发生急性肌张力障碍反应，主要影响面部、颈部和躯干的肌肉，症状包括牙关紧闭、斜颈和动眼神经危象。喉部肌张力障碍十分少见，但却是致命的[1]。肌张力障碍通常发生于治疗开始后的前几天或剂量增加之后，但也有可能出现在撤药时。症状通常很短暂，常见于儿童和青年人。抗毒蕈碱药（如比哌立登或丙环定）或抗组胺药（如苯海拉明或异丙嗪）都可以控制肌张力障碍反应[2]，也可以应用苯二氮䓬类药（如地西泮）。预防性应用抗毒蕈碱药可以防止肌张力障碍的发生，但是常规应用不推荐因为会诱发或加重迟发性运动障碍（见下文），而且不是所有患者都需要这种给药策略，只在那些肌张力障碍高风险的人群，如有药物诱发肌张力障碍既往史或者需要使用高效价抗精神病药初始治疗的年轻患者，才会短期预防性给予抗毒蕈碱药[3,4]。有些患者会发生迟发性肌张力障碍，到目前为止，试用过的各种药物都没能取得一致的改善效果[5]。

1. Koek RJ, Pi EH. Acute laryngeal dystonic reactions to neuroleptics. *Psychosomatics* 1989; **30:** 359–64.
2. van Harten PN, *et al.* Acute dystonia induced by drug treatment. *BMJ* 1999; **319:** 623–6.
3. WHO. Prophylactic use of anticholinergics in patients on long-term neuroleptic treatment: a consensus statement. *Br J Psychiatry* 1990; **156:** 412.
4. Barnes TRE. Comment on the WHO consensus statement. *Br J Psychiatry* 1990; **156:** 413–14.
5. Raja M. Managing antipsychotic-induced acute and tardive dystonia. *Drug Safety* 1998; **19:** 57–72.

帕金森综合征　在接受抗精神病药治疗的患者中可能会发生不能与自发性帕金森病（第763页）相区别的帕金森综合征。这一不良反应通常发生在开始治疗后的前几周或数月。现在通常认为帕金森综合征在成年人及年长者中更多见，但是一项针对氟哌啶醇使用者的回顾性研究却发现，药源性帕金森综合征与年龄呈反相关[1]。在撤药或减量时，帕金森综合征通常是可逆的，有时即便在持续用药的情况下也可逐渐消失。抗毒蕈碱性抗帕金森病药可以用来抑制帕金森综合征的症状[2]，但是效果通常十分有限，而且还会引发不良反应。由于这类药会诱发或加重迟发性运动障碍，因此不推荐常规应用（见下文）。金刚烷胺可以用来替代抗毒蕈碱药[2]。

1. Moleman P, *et al.* Relationship between age and incidence of parkinsonism in psychiatric patients treated with haloperidol. *Am J Psychiatry* 1986; **143:** 232–4.
2. Mamo DC, *et al.* Managing antipsychotic-induced parkinsonism. *Drug Safety* 1999; **20:** 269–75.

迟发性运动障碍　迟发性运动障碍的核心特征是口面运动障碍，表现为舌出（protrusion of the tongue）、［"抓飞虫"（fly catching）］、咂嘴、吸吮、侧向咀嚼和撅嘴及鼓腮。四肢和躯干可能出现舞蹈症样运动，如手部重复的"弹钢琴"运动、耸肩、顿足或躯干摆动。接受抗精神病药治疗的患者，迟发性运动障碍的发生率差异很大，但大约有可达 60%的患者会出现症状。多数情况下病情较轻且呈非进行性，会出现自然增长或减退。尽管迟发性运动障碍多发生于抗精神病药治疗多年以后，但是到目前为止，关于药物治疗的长度或药物的类别与该不良反应是否相关还没有明确的认识。不过，氯氮平似乎不会导致迟发性运动障碍（也见下文），有时甚至可以改善已经发生的症状（见**氯氮平**项下**精神分裂症**，第956页）。其他非典型抗精神病药是否也有降低迟发性运动障碍发生率作用还有待确证，尽管已经有一些数据显示情况可能确实如此[1～3]。最近的队列研究[4]显示，使用非典型抗精神病药（氯氮平除外）造成迟发性运动障碍的风险要比使用传统药物高出一半。可能出乎意料，该研究还发现，与使用传统药物相比，氯氮平所致的迟发性运动障碍的风险有非显著性的增加。然而，尚不能明确的是，这种增加是真正由于氯氮平所致还是因为使用氯氮平治疗的这部分患者本身比别的患者出现运动障碍的风险机会更高所致。迟发性运动障碍的症状经常出现在停药或减量以后。危险因素包括年龄偏大、女性、情感障碍、阴性症状为主的精神分裂症和器质性脑损伤。

导致迟发性运动障碍的可能原因包括多巴胺功能亢进、多巴胺能系统和胆碱能系统功能失调、突触后多巴胺受体超敏性、突触前儿茶酚胺功能亢进以及 γ-氨基丁酸（GABA）系统功能改变。

迟发性运动障碍的治疗选择包括在维持抗精神病药治疗的同时尝试其他治疗或者停止抗毒蕈碱药治疗并且停止抗精神病药治疗或将用量减少到最低或改用非典型抗精神病药。

尽管很多药物已经试用于迟发性运动障碍的**治疗**，但是双盲研究却很少。关于迟发性运动障碍的综述[1,5～7]指出，针对该不良反应目前似乎还没有安全可靠的治疗方法。总的来说，传统抗精神病药在掩盖迟发性运动障碍的症状方面最有效但可能会发生耐药性，而且从理论上讲，可能会加重迟发性运动障碍的内在病理生理基础。其他作用相当且有拮抗多巴胺作用的药物包括利舍平、奥昔哌汀、丁苯那嗪和甲酪氨酸。除此之外最有效的药物是去甲肾上腺素能拮抗药（如可乐定）。GABA 能药物，如苯二氮䓬类、巴氯芬、普罗加胺和丙戊酸盐以及氨己烯酸的研究也取得了一些令人鼓舞的结果，尽管有一篇研究 GABA 能药物[8]（包括苯二氮䓬类[9]）的系统性综述认为这些研究不是决定性的且/或还不足以令人信服。胆碱能药物的作用目前还不能证实[10,11]。多巴胺能药物和抗毒蕈碱药主要是恶化症状，但也有人认为[12]没有足够的证据证明长期使用抗毒蕈碱药会增加迟发性运动障碍的发病风险。其他作用不够明确的药物包括维生素 E[13] 和一些钙通道阻滞药[14]。

对致病性药物**停药**后可能会加重病情，尽管症状通常会在数周（有时会达 1 年左右）内减轻或消退。在年轻一些的患者中停药更易成功。在此过程中，可给予患者诸如地西泮或氯硝西泮这样的药物以缓解症状。尽管传统抗精神病药确实有效，但是不推荐作压制症状的常规用药，只在患者出现急性痛苦表现或有威胁生命的反应时，或者有其他治疗无效的慢性迟发性运动障碍时才应用。对于极端难治的病例，有人曾经使用过一种抗精神病药与丙戊酸盐或卡马西平或利舍平以及甲酪氨酸的组合。

考虑到迟发性运动障碍没有取得令人满意的结果，如何对其进行**预防**受到更多关注。抗精神病药的使用应具备明确的指征，应使用最小剂量，需要继续用药时必须有明确的证据可以使患者受益。有人认为采用"药物假期"（drug holidays）的策略可以降低迟发性运动障碍的发生概率，但是有限的证据却显示这样做可能增加持久性运动障碍和精神病复发的风险[15]。增加抗精神病药的用量一般只能在短时间内改善症状。

1. Casey DE. Tardive dyskinesia and atypical antipsychotic drugs. *Schizophr Res* 1999; **35** (suppl): S61–S66.
2. Kane JM. Tardive dyskinesia in affective disorders. *J Clin Psychiatry* 1999; **60** (suppl 5): 43–7.
3. Llorca P-M, *et al.* Tardive dyskinesias and antipsychotics: a review. *Eur Psychiatry* 2002; **17:** 129–38.
4. Woods SW, *et al.* Incidence of tardive dyskinesia with atypical versus conventional antipsychotic medications: a prospective cohort study. *J Clin Psychiatry* 2010; **71:** 463–74.
5. Haag H, *et al.*, eds. Tardive Dyskinesia. *WHO Expert Series on Biological Psychiatry Volume 1.* Seattle: Hogrefe & Huber, 1992.
6. Egan MF, *et al.* Treatment of tardive dyskinesia. *Schizophr Bull* 1997; **23:** 583–609.
7. Najib J. Tardive dyskinesia: a review and current treatment options. *Am J Ther* 1999; **6:** 51–60.
8. Rathbone J, *et al.* Gamma-aminobutyric acid agonists for neuroleptic-induced tardive dyskinesia. Available in The Cochrane Database of Systematic Reviews; Issue 4. Chichester: John Wiley; 2004 (accessed 12/08/08).
9. Bhoopathi PS, Soares-Weiser K. Benzodiazepines for neuroleptic-induced tardive dyskinesia. Available in The Cochrane Database of Systematic Reviews; Issue 3. Chichester: John Wiley; 2006 (accessed 14/03/08).
10. Tammenmaa I, *et al.* Cholinergic medication for neuroleptic-induced tardive dyskinesia. Available in The Cochrane Database of Systematic Reviews; Issue 3. Chichester: John Wiley; 2002 (accessed 21/08/08).
11. Tammenmaa IA, *et al.* Systematic review of cholinergic drugs for neuroleptic-induced tardive dyskinesia: a meta-analysis of randomized controlled trials. *Prog Neuropsychopharmacol Biol Psychiatry* 2004; **28:** 1099–1107.
12. Barnes TRE. Comment on the WHO consensus statement. *Br J Psychiatry* 1990; **156:** 413–14.
13. McGrath J, Soares-Weiser K. Vitamin E for neuroleptic-induced tardive dyskinesia. Available in The Cochrane Database of Systematic Reviews; Issue 4. Chichester: John Wiley; 2001 (accessed 21/08/08).
14. Soares-Weiser K, Rathbone J. Calcium channel blockers for neuroleptic-induced tardive dyskinesia. Available in The Cochrane Database of Systematic Reviews; Issue 1. Chichester: John Wiley; 2004 (accessed 14/04/05).
15. Soares-Weiser K, Rathbone J. Neuroleptic reduction and/or cessation and neuroleptics as specific treatments for tardive dyskinesia. Available in The Cochrane Database of Systematic Reviews; Issue 1. Chichester: John Wiley; 2006 (accessed 12/05/06).

神经阻滞药恶性综合征　神经阻滞药恶性综合征（neuroleptic malignant syndrome，NMS）是包括抗精神病药和其他多巴胺拮抗药（如甲氧氯普胺）在内的一些药物的潜在致命不良反应。一般认为，这一典型综合征的临床**特征**包括体温过高，严重的锥体外系症状包括肌肉僵直、自主神经系统紊乱和意识水平的改变。也可出现骨骼肌损伤并导致肌红蛋白尿，进而引起肾衰竭。但是目前还没有一个普遍性的诊断标准。有人认为 NMS 是抗精神病药一系列作用的一种极端形式，并引入了温和变异型或不完全变异型的概念。也有人认为，NMS 是一种罕见的特异反应并建议应该保留神经阻滞药恶性综合征这一名称，涵盖全部相关的反应。因为缺乏统一的标准，NMS **发生率**的估计值存有很大变异，最近的结果从 0.02%～2.5%不等。NMS 的致死率很高，但是近年来随着诊断和治疗的改善，死亡率已经有所下降，但这也有可能是发现了一些温和或不完全变异型的结果。可能的危险因素包括脱水、原有的器质性脑疾病以及既往有过 NMS 发作史，此外，报道显示年轻男性尤其容易发生 NMS。

NMS 的**发病机制**尚不清楚。阻断纹状体的多巴胺受体可能导致肌肉的收缩和僵直并产生热量，而阻断下丘脑的多巴胺受体可能导致散热功能受损。血管舒缩神经麻痹等外周机制也是可能的病因。在停止使用多巴胺受体激动药如左旋多巴（第777页）后也曾观察到类似于 NMS 的症状。症状可能发生于开始抗精神病治疗或增加剂量后的数日到数月，并在出现后的 24～72h 内迅速发展，但是关于治疗的剂量和时间跨度是否与 NMS 的发生存在相关性，目前还没有一致的结论。停止使用口服药或长效制剂后症状仍可分别持续长达 14 天或 4 周。所有抗精神病药都可导致 NMS，但使用长效制剂的患者发生 NMS 后所需的恢复时间更长，因此死亡率也更高。使用碳酸锂或抗毒蕈碱药可能增加发生 NMS 的可能性。

典型综合征的诊断一旦成立就应立即停止抗精神病药治疗，继而针对症状采取措施并辅以支持**治疗**，包括降温、纠正脱水以及针对心血管、呼吸和肾的并发症开展的治疗。对于温和发作的患者是否应该停止使用抗精神病药以及如何开展治疗仍是争论的话题。

特异性药物的治疗效果仍有待证实，现阶段的治疗的合理性主要是基于病例报道。

- 最早应用的药物是*丹曲林*，由于它对于治疗恶性体温过高有效。丹曲林直接作用于骨骼肌，可能对于逆转由肌肉源性的体温过高尤为有效。
- 与上述机制不同，多巴胺激动药可以缓解中枢源性的体温过高，恢复多巴胺能传递从而减轻锥体外系症状。有少数使用*金刚烷胺*和*左旋多巴*获得成功的报道，但通常来讲更倾向于使用溴隐亭。但是，多巴胺能药物可能会加重潜在的精神病症状。
- 由于丹曲林和多巴胺能药物作用的机制不同，因此将二者结合可能会带来一些优势，但这还未证实。
- 一般认为*抗毒蕈碱药*的作用不大，反而可能加重体温过高的症状。
- *苯二氮䓬类药物*可用于激越患者，产生镇静作用，同时也可以治疗并发的紧张症。对于难治性 NMS 或者当紧张性症状出现的时候，ECT 可以作为一种替代性治疗手段。

再次引入抗精神病药治疗并非不可行，但并不总能成功，而且需要极度谨慎。在 NMS 症状消退后，推荐至少再过 5～14 天再重新应用抗精神病药治疗。

1. Wells AJ, *et al.* Neuroleptic rechallenge after neuroleptic malignant syndrome: case report and literature review. *Drug Intell Clin Pharm* 1988; **22:** 475–80.
2. Bristow MF, Kohen D. How "malignant" is the neuroleptic malignant syndrome? *BMJ* 1993; **307:** 1223–4.
3. Kornhuber J, Weller M. Neuroleptic malignant syndrome. *Curr Opin Neurol* 1994; **7:** 353–7.
4. Velamoor VR, *et al.* Management of suspected neuroleptic malignant syndrome. *Can J Psychiatry* 1995; **40:** 545–50.
5. Ebadi M, Srinivasan SK. Pathogenesis, prevention, and treatment of neuroleptic-induced movement disorders. *Pharmacol Rev* 1995; **47:** 575–604.
6. Bristow MF, Kohen D. Neuroleptic malignant syndrome. *Br J Hosp Med* 1996; **55:** 517–20.
7. Velamoor VR. Neuroleptic malignant syndrome: recognition, prevention and management. *Drug Safety* 1998; **19:** 73–82.
8. Adnet P, *et al.* Neuroleptic malignant syndrome. *Br J Anaesth* 2000; **85:** 129–35.
9. Strawn JR, *et al.* Neuroleptic malignant syndrome. *Am J Psychiatry* 2007; **164:** 870–6.

戒断症状 突然停止抗精神病药治疗可能产生戒断症状，最常见的有恶心、呕吐、食欲减退、腹泻、流涕、发汗、肌痛、感觉异常、失眠、坐立不安、焦虑和激越[1]。患者也可能经历眩晕、冷热交替感和震颤等症状。症状通常开始于戒断的 1～4 天，于 7～14 天消退。如果同时停止使用抗毒蕈碱药，症状可能更为严重且出现的概率更高。

1. Dilsaver SC. Withdrawal phenomena associated with antidepressant and antipsychotic agents. *Drug Safety* 1994; **10:** 103–14.

不良反应的处置

氯丙嗪或其他酚噻嗪类药物过量应用后，应对患者进行重症监护，主要采取对症治疗和支持治疗。在气道受保护的情况下，如果患者就医时距其服用可能中毒剂量的酚噻嗪不足 1h，可以对患者给予口服活性炭治疗，胃部去污的效果并不肯定，透析对酚噻嗪中毒只有微小的效果，甚至没有效果。

遇到低血压的情况，可以通过抬高患者双腿的方法及静脉补液纠正。当低血压为系统性血管阻力下降所致时，具有强效的 α-肾上腺素活性的药物（如去甲肾上腺素）或大量的多巴胺可能有效。对于难治性病例，可以考虑进行中心静脉压监测。如果有必要使用血管收缩药治疗酚噻嗪诱发的低血压，注意要避免使用有较高 β 受体激动药活性的肾上腺素或其他拟交感神经药，因为它们的缩血管作用是通过 α 受体介导的，而酚噻嗪类药物具有 α 受体阻断作用，这可能会对抗上述药物的缩血管作用，从而使其表现出 β 受体激动作用，进一步加剧低血压。

神经阻滞药恶性综合征的治疗和治疗锥体外系不良反应（尤其是迟发性运动障碍）的困难已经在上文进行了讨论。

注意事项

如果患者本身有如中枢抑制或昏迷、骨髓抑制、嗜铬细胞瘤或泌乳素依赖性肿瘤，那么应该禁用氯丙嗪或其他酚噻嗪类药物。对于有肝、肾、心血管、脑血管和呼吸功能损伤的患者以及那些有黄疸、帕金森综合征、糖尿病、甲状腺功能减退症、重症肌无力、麻痹性肠梗阻、前列腺增生或尿潴留病史的患者和闭角型青光眼患者，应慎用或禁用此类药物。对患有癫痫或有癫痫史的患者要实行监护，因为酚噻嗪类药物可降低癫痫发作的阈值。老年（尤其是合并痴呆的患者）和体弱者应用酚噻嗪类药物后更易发生不良反应。妊娠期应用酚噻嗪类的注意事项见下文。

酚噻嗪类药物的镇静作用在治疗开始后的前几天最为显著，受到影响的患者应避免驾驶或操作机器。

酚噻嗪类药物对呕吐中枢的作用可能会掩盖其他药物应用过量或如胃肠道阻塞等疾病后可能出现的症状。在体温过高或过低时应用酚噻嗪类药物可能会出现危险，因为该类药物会损害体温调节。

建议对接受长期酚噻嗪类药物治疗的患者进行常规的眼检查，并且避免过度的阳光直射。当患者合并有急性感染或白细胞减少症时要慎用酚噻嗪类药物。如果患者出现了不能解释的感染或发热，应对患者进行血细胞计数。

胃肠外给药后患者应仰卧至少 30min，建议对患者血压进行监测。

最好避免酚噻嗪治疗突然撤药。

AIDS 有个别报道[1,2]称，AIDS 患者尤其容易出现抗精神病药诱发的锥体外系反应。

1. Hollander H, *et al.* Extrapyramidal symptoms in AIDS patients given low-dose metoclopramide or chlorpromazine. *Lancet* 1985; **ii:** 1186.
2. Edelstein H, Knight RT. Severe parkinsonism in two AIDS patients taking prochlorperazine. *Lancet* 1987; **ii:** 341–2.

哮喘 一项回顾性病例对照研究[1]的发现提示，在哮喘患者中使用抗精神病药会增加哮喘致死或濒死的风险。

1. Joseph KS, *et al.* Increased morbidity and mortality related to asthma among asthmatic patients who use major tranquillisers. *BMJ* 1996; **312:** 79–82.

哺乳 American Academy of Pediatrics[1]认为，处于哺乳期的母亲要慎用氯丙嗪，因为已经有相关的研究发现母亲有溢乳现象，婴儿出现困倦、嗜睡和发育评分降低的表现。*BNF 59* 认为，哺乳期的妇女除非在绝对必要的时候，否则应避免使用氯丙嗪等抗精神病药。

在 4 名妇女的乳汁样品中都检出了氯丙嗪[2]，浓度在 7～98ng/ml。其中的 2 名对婴儿进行母乳喂养。这 2 名婴儿中一个没有任何症状，而另一个却表现出了困倦和嗜睡，乳汁中氯丙嗪的浓度分别为 7ng/ml 和 92ng/ml。

1. American Academy of Pediatrics. The transfer of drugs and other chemicals into human milk. *Pediatrics* 2001; **108:** 776–89. [Retired May 2010] Correction. *ibid.*; 1029. Also available at: http://aappolicy.aappublications.org/cgi/content/full/pediatrics%3b108/3/776 (accessed 27/10/04)
2. Wiles DH, *et al.* Chlorpromazine levels in plasma and milk of nursing mothers. *Br J Clin Pharmacol* 1978; **5:** 272–3.

儿童 很少有酚噻嗪类药物被推荐在儿童中使用，尤其值得注意的是酚噻嗪衍生物对婴儿的影响（见**婴儿猝死综合征**，第560页）。对于患有新生儿戒断综合征的婴儿如何使用氯丙嗪见下文**用途和用法**项下**药质依赖**和**阿片**。对儿童的其他用途也参见下文**儿童用法**。

1. Dyer KS, Woolf AD. Use of phenothiazines as sedatives in children: what are the risks? *Drug Safety* 1999; **21:** 81–90.

接触性致敏作用 由于有接触性致敏作用的存在，*BNF 59* 发出警告称，保健员要避免与氯丙嗪直接接触，不要碾碎药物的片剂并且要小心对待药物的溶液。

老年人 报道显示，在接受抗精神病药治疗的老年患者中，*髋骨骨折*的发生风险增加。一项针对 65 岁以上的老年患者的大样本病例对照研究发现，正在使用抗精神病药治疗人群发生髋骨骨折的概率比对照高出 2 倍[1]。这种影响呈剂量依赖性，并且对于氯丙嗪、氟哌啶醇和硫利达嗪的使用者来说，风险是相当的。抗精神病药所致的镇静或体位性低血压也许会增加老年人摔倒的可能。一项在 12 名使用抗精神病药加其他药物（如抗毒蕈碱药或苯二氮䓬类药）的患者中开展的研究显示，长期的抗精神病药治疗可能降低骨骼的矿化作用[2]。后来的一项研究显示，摔倒的风险可能是由抗精神病药对平衡的影响所致，因为硫利达嗪可使老年人出现摇摆的症状，而年轻受试者就没有这样的表现[3]。涉及了 98 项研究的荟萃分析[4]得出这样的结论，包括抗精神病药在内的大多数精神治疗药物与骨折之间有一定程度的临床上可明显观察到的相关性。不过，上述的众多研究仅仅只是基于观察性数据，没有对混杂因素、可能的发表偏倚进行校正。

大量病例对照研究[5]发现，年龄≥65 岁的患者在使用传统或非典型抗精神病药时，患社区*获得性肺炎*的风险增加。此风险呈剂量依赖型并且在治疗开始不久后即出现。

有证据显示[6,7]，使用抗精神病药治疗*痴呆*的行为合并症可能增加认知衰退的概率。患有痴呆（尤其是 Lewy-body 痴呆）的老年患者，很容易在使用抗精神病药后发生锥体外系不良反应[8,9]，而且可能非常严重，甚至致命。如果需要在患有痴呆的老年人中使用这类药物，一定要应用非常低的剂量，当怀疑所患的是 Lewy-body 痴呆时更要给予特别的看护，因为可能会突发致命性衰退[10]。由于可能涉及多巴胺 D_2 受体，不应使用长效制剂，并且曾经有人推荐使用像氯氮平这样的抗精神病药，以减少对多巴胺 D_2 受体的拮抗[9]。然而，使用非典型抗精神病药的患者并非没有风险，有证据表明使用它们会导致死亡风险增加（见**利培酮**项下，第995页）。

在使用传统抗精神病药的老年患者中也观察到了*死亡风险的增加*。一项回顾性队列研究[11,12]对大约 60000 例使用传统或非典型抗精神病药的患者进行分析发现，在增加老年患者死亡风险方面，传统药物至少与非典型药物的可能性一样。该研究者还指出，在使用大剂量传统抗精神病药开始治疗后不久的死亡风险最大。在另一项对老年痴呆患者进行的大型回顾性群体研究[13]中也发现了使用传统抗精神病药后的死亡风险与使用非典型药物所致的风险相似。基于对两个此类研究的综述[12,13]，FDA 得出结论：传统或非典型抗精神病药在用于治疗老年痴呆患者的精神病性症状[14]时都会增加死亡风险。然而，方法学的局限性导致难以得出这样的结论：传统抗精神病药比非典型抗精神病药带来的死亡风险更大。

更多关于使用抗精神病药治疗老年人行为紊乱的讨论，见第927页。

1. Ray WA, *et al.* Psychotropic drug use and the risk of hip fracture. *N Engl J Med* 1987; **316:** 363–9.
2. Higuchi T, *et al.* Certain neuroleptics reduce bone mineralization in schizophrenic patients. *Neuropsychobiology* 1987; **18:** 185–8.
3. Liu Y, *et al.* Comparative clinical effects of thioridazine (THD) on fall risk on young and elderly subjects. *Clin Pharmacol Ther* 1995; **57:** 200.
4. Takkouche B, *et al.* Psychotropic medications and the risk of fracture: a meta-analysis. *Drug Safety* 2007; **30:** 171–84.
5. Trifirò G, *et al.* Association of community-acquired pneumonia with antipsychotic drug use in elderly patients: a nested case-control study. *Ann Intern Med* 2010; **152:** 418–25.
6. McShane R, *et al.* Do neuroleptic drugs hasten cognitive decline in dementia? Prospective study with necropsy follow up. *BMJ* 1997; **314:** 266–70.
7. Holmes C, *et al.* Do neuroleptic drugs hasten cognitive decline in dementia? Carriers of apolipoprotein E ε4 allele seem particularly susceptible to their effects. *BMJ* 1997; **314:** 1411.
8. McKeith I, *et al.* Neuroleptic sensitivity in patients with senile dementia of Lewy body type. *BMJ* 1992; **305:** 673–8.
9. Piggott MA, *et al.* DRD2 Ser311/Cys311 polymorphism in schizophrenia. *Lancet* 1994; **343:** 1044–5. Correction. *ibid.*; 1170. [Title: Dopamine D2 receptors in demented patients with severe neuroleptic sensitivity.]
10. CSM/MCA. Neuroleptic sensitivity in patients with dementia. *Current Problems* 1994; **20:** 6.
11. Wang PS, *et al.* Risk of death in elderly users of conventional vs. atypical antipsychotic medications. *N Engl J Med* 2005; **353:** 2335–41.
12. Schneeweiss S, *et al.* Risk of death associated with the use of conventional versus atypical antipsychotic drugs among elderly patients. *Can Med Assoc J* 2007; **176:** 627–32. Correction. *ibid.*; 1613.
13. Gill SS, *et al.* Antipsychotic drug use and mortality in older adults with dementia. *Ann Intern Med* 2007; **146:** 775–86.
14. FDA. Information for healthcare professionals: conventional antipsychotics (issued 16th June, 2008). Available at: http://www.fda.gov/Drugs/DrugSafety/PostmarketDrugSafetyInformationforPatientsandProviders/ucm124830.htm (accessed 26/07/10)

癫痫 见上文**不良反应**项下**惊厥**。

叶酸缺乏 15 名接受长期氯丙嗪或硫利哒嗪治疗的患

者，血清和红细胞中叶酸的浓度降低[1]。所有患者都表现出了显著的肝微粒体酶诱导作用。对肝微粒体酶的诱导可导致叶酸缺乏，后者可能限制酶的诱导，从而减少药物的代谢，进而在表面上已经稳定数年之久的患者身上产生中毒症状。

1. Labadarios D, *et al.* The effects of chronic drug administration on hepatic enzyme induction and folate metabolism. *Br J Clin Pharmacol* 1978; **5:** 167–73.

甲状旁腺功能减退症 有极少数的报道称[1,2]，在未经治疗的患有甲状旁腺功能减退症的患者中使用酚噻嗪类药物可能与急性肌张力障碍的发生有关。对患有甲状旁腺功能减退症的患者，要慎用酚噻嗪衍生物类药物。如果用药后发生了任何急性不良反应，则应该进一步调查是否存在某些隐性手足抽搐症。

1. Schaaf M, Payne CA. Dystonic reactions to prochlorperazine in hypoparathyroidism. *N Engl J Med* 1966; **275:** 991–5.
2. Gur H, *et al.* Acute dystonic reaction to methotrimeprazine in hypoparathyroidism. *Ann Pharmacother* 1996; **30:** 957–9.

妊娠 注册药品信息通常建议不要在妊娠晚期使用酚噻嗪类药物，因为这种用法可能与新生儿中毒存在相关性。氯丙嗪可能会延长分娩，因此在宫颈扩大 3～4cm 之前不能使用。但是，从整体的角度考虑，有人建议[1]妊娠期妇女选择抗精神病药的标准与非妊娠妇女一致，并且认为妊娠期妇女持续应用最小有效剂量的抗精神病药所带来的好处要超过对胎儿可能产生的风险。

一篇关于妊娠期应用酚噻嗪类药物的综述[2]认为，还没有明确的证据表明此类药物会引起胎儿畸形的显著增加。尽管如此，当怀孕的患者需要这类治疗时，建议只使用一种酚噻嗪类药物，而且要使用那些已确定的药物。

随后的一篇综述[3]报道，患有精神分裂症的妇女出现不良产科结局（如早产、低体重儿以及小样儿）的风险较高。该综述还认为，如胎儿在妊娠 4～10 周时暴露于酚噻嗪类药物，则发生先天畸形的风险将升高，不过这一看法以及该综述选择数据的方法都受到了批评[4]。

也参见第535页中，酚噻嗪类作为妊娠期止吐药的用途。

1. Trixler M, Tényi T. Antipsychotic use in pregnancy: what are the best treatment options? *Drug Safety* 1997; **16:** 403–10.
2. McElhatton PR. The use of phenothiazines during pregnancy and lactation. *Reprod Toxicol* 1992; **6:** 475–90.
3. Patton SW, *et al.* Antipsychotic medication during pregnancy and lactation in women with schizophrenia: evaluating the risk. *Can J Psychiatry* 2002; **47:** 959–65.
4. Levinson A. Review: women with schizophrenia have poorer pregnancy outcomes than other women, but it is unclear whether antipsychotic medications affect their infants. *Evid Based Ment Health* 2003; **6:** 89.

肾损伤 尽管在肾损伤患者中没有需要调整酚噻嗪类药物剂量的特殊指征，但 *BNF 59* 认为，在重度肾损伤的患者中大脑对抗精神病药的敏感性可能会增高。一项研究[1]显示，应用氯丙嗪的慢性肾衰竭患者中，有 4 名患者出现了酚噻嗪类诱导的中毒性精神病。

1. McAllister CJ, *et al.* Toxic psychosis induced by phenothiazine administration in patients with chronic renal failure. *Clin Nephrol* 1978; **10:** 191–5.

药物相互作用

应用氯丙嗪等酚噻嗪类药物最常见的药物相互作用来自于与有相似药理作用的药物合用的时候。乙醇、全身麻醉药、催眠药、抗焦虑药和阿片等其他中枢抑制药可以使酚噻嗪类药物的中枢抑制症状增强。当与其他能引发体位性低血压的药物合用时，有必要进行剂量调整。但是，需要注意的是，有报道称酚噻嗪类药物可以减弱胍乙啶和其他肾上腺素能神经元阻滞药的抗高血压作用。许多酚噻嗪类药物都有抗毒蕈碱作用，因此可以强化其他有抗毒蕈碱作用的药物的不良反应，如三环类抗抑郁药和抗毒蕈碱能抗帕金森病药，而这些药物又可能用于治疗酚噻嗪类药物引发的锥体外系不良反应。理论上，有多巴胺阻断功能的抗精神病药和那些如用于治疗帕金森综合征的多巴胺能药物之间可能是相互拮抗的。合用甲氧氯普胺可能增加抗精神病药诱发的锥体外系不良反应的发生风险。

当抗精神病药与那些能延长 QT 间期的药物（如某些抗心律失常药、其他抗精神病药、非镇静性抗组胺药、抗疟药和西沙必利）合用时会增加发生心律失常的风险性，与能引起电解质紊乱（尤其是低血钾症）的利尿药合用时也会产生同样的作用。当三环类抗抑郁药与能延长 QT 间期的抗精神病药合用时也会增加心律失常的发生风险。美国注册药品信息建议患者在进行放射成像检查之前停止使用氯丙嗪，因为会增加癫痫发作的风险。

多数和抗精神病药发生的药物相互作用都是累加性药理作用的结果[1]。由于人体会对很多不良反应发生耐受，所以药物相互作用在合并用药的起始阶段可能有更重要的意义。

1. Livingston MG. Interactions that matter: 11 antipsychotic drugs. *Prescribers' J* 1987; **27** (Dec): 26–9.

乙醇 酚噻嗪类药物可以增加乙醇对 CNS 的抑制作用。有报道称，接受抗精神病药治疗的患者在饮用了乙醇后出现了静坐不能和肌张力障碍的表现[1]，乙醇还可能降低患者对抗精神病药神经毒性不良反应的抵抗阈值。

1. Lutz EG. Neuroleptic-induced akathisia and dystonia triggered by alcohol. *JAMA* 1976; **236:** 2422–3.

抗酸药 一项针对 6 名患者的研究发现，氯丙嗪与氢氧化铝和三硅酸镁抗酸凝胶（水合硅酸铝镁，*Gelusil*）合用后，血浆中氯丙嗪的浓度比单独应用氯丙嗪有显著的降低[1]。体外研究显示，氯丙嗪能与凝胶高度结合。

1. Fann WE, *et al.* Chlorpromazine: effects of antacids on its gastrointestinal absorption. *J Clin Pharmacol* 1973; **13:** 388–90.

抗心律失常药 当抗精神病药与那些能延长 QT 间期的药物合用时会增加发生心律失常的风险。建议不要将氟哌利多匹莫齐特或硫利达嗪与抗心律失常药（尤其是胺碘酮、丙吡胺、普鲁卡因胺和奎尼丁）合用。也不要将氟哌啶醇与胺碘酮合用。一项在健康人群中开展的研究[1]显示，奎尼丁可以使氟哌啶醇的血药浓度升高。

1. Young D, *et al.* Effect of quinidine on the interconversion kinetics between haloperidol and reduced haloperidol in humans: implications for the involvement of cytochrome P450IID6. *Eur J Clin Pharmacol* 1993; **44:** 433–8.

抗菌药 使用利福平等抗结核药物（除异烟肼外，有时也使用乙胺丁醇）治疗的 7 例精神分裂症患者与未使用抗分枝杆菌药治疗的精神分裂症并发结核的患者及未患结核的精神分裂症患者相比，氟哌啶醇的血药浓度相对较低[1]。这些患者的药动学研究提示，在使用利福平的情况下血清氟哌啶醇的清除率加速。在 18 名单独应用异烟肼的患者中，有 3 名血清氟哌啶醇的浓度有异常增高。

一名接受米诺环素、奋乃静、盐酸阿米替林和盐酸苯海拉明治疗的患者发生了黑色溢乳现象[2]。这可能是由于酚噻嗪类药物所致的溢乳与四环素诱发的色素沉着同时存在的结果。

有报道[3]称，在同时使用克拉霉素和匹莫齐特的患者中出现过心源性猝死。事先应用克拉霉素可以升高匹莫齐特的血药浓度[4]。匹莫齐特的生产商建议不要将其与大环内酯类抗生素合用。

1. Takeda M, *et al.* Serum haloperidol levels of schizophrenics receiving treatment for tuberculosis. *Clin Neuropharmacol* 1986; **9:** 386–97.
2. Basler RSW, Lynch PJ. Black galactorrhea as a consequence of minocycline and phenothiazine therapy. *Arch Dermatol* 1985; **121:** 417–18.
3. Flockhart DA, *et al.* A metabolic interaction between clarithromycin and pimozide may result in cardiac toxicity. *Clin Pharmacol Ther* 1996; **59:** 189.
4. Desta Z, *et al.* Effect of clarithromycin on the pharmacokinetics and pharmacodynamics of pimozide in healthy poor and extensive metabolisers of cytochrome P450 2D6 (CYP2D6). *Clin Pharmacol Ther* 1999; **65:** 10–20.

抗凝血药 关于抗精神病药对抗凝血药活性的作用，见**华法林**项下，第1373页。

抗抑郁药 抗精神病药与三环类抗抑郁药之间的相互作用大致可分为两类：累加性药理作用（如抗毒蕈碱作用或低血压）或药动学相互作用。尽管在文献中提到的不多，但是累加性抗毒蕈碱作用确实会带来很大风险，尤其是对于老年人。谨慎选择药物可有效预防发生严重的不良反应。抗精神病药和三环类抗抑郁药相互间抑制代谢所需的肝药酶可导致两者的血药浓度都增加。一项研究[1]在氯丙嗪治疗中加入去甲替林后可导致前者的血药浓度增加，但同时却伴有激越和紧张的反常增加。

当三环类抗抑郁药与能延长 QT 间期的药物合用时也会增加心律失常的发生风险。建议不要将氟哌利多、匹莫齐特或硫利达嗪与三环类抗抑郁药合用。

当接受氟哌啶醇治疗的患者同时应用氟西汀[2]、氟伏沙明[3]或萘法唑酮时，可导致氟哌啶醇的血药浓度上升。偶有报道[4~9]显示，氟西汀与抗精神病药合用时会出现锥体外系症状、精神神经运动综合征、木僵、心动过缓以及尿潴留，提示氟西汀可能会加重抗精神病药的不良反应或者产生累加的毒性作用。在使用奋乃静和帕罗西汀的患者中也观察到了类似的 CNS 作用[10]。在使用洛沙平治疗的患者中加入氟伏沙明后，偶尔曾出现闭经和溢乳的报道[11]。加用氟伏沙明后硫利达嗪的血药浓度显著升高[12]。帕罗西汀也可抑制硫利达嗪的代谢，导致其血药浓度上升，帕罗西汀的英国注册药品信息中将二者列为禁止同时使用的药物。帕罗西汀的美国注册药品信息中指出，该药与匹莫齐特合用后平均会使后者浓度-时间曲线下的面积增加 151%，平均最大血药浓度增加 62%。由于匹莫齐特的治疗系数相对狭窄，因此不要同时应用这两种药物。

合用抗精神病药和锂时需要谨慎。锂可以降低氯丙嗪的血浆浓度，有一则报道显示，一名同时应用氯丙嗪和锂的患者，在停用锂后出现了心室纤维性颤动。据报道，氯丙嗪可以促进锂的排出。在接受抗精神病药和锂治疗的患者中，出现神经毒性和锥体外系症状的情况非常少见，这些可能是锂中毒的不典型病例或者是神经阻滞剂恶性综合征。上述内容在（第381页）有更详细的讨论，并附有相关文献。

一名长期使用三氟拉嗪的患者在接受了单次文拉法辛后出现了神经阻滞药恶性综合征[13]。该篇报道的作者还注意到，文拉法辛的生产商还曾收到少数接受抗精神病药包括吗茚酮治疗的患者使用文拉法辛后出现类似情况的报道。

偶尔有报道称合用酚噻嗪类药物与色氨酸可能导致性功能去抑制。

1. Loga S, *et al.* Interaction of chlorpromazine and nortriptyline in patients with schizophrenia. *Clin Pharmacokinet* 1981; **6:** 454–62.
2. Goff DC, *et al.* Elevation of plasma concentrations of haloperidol after the addition of fluoxetine. *Am J Psychiatry* 1991; **148:** 790–2.
3. Daniel DG, *et al.* Coadministration of fluvoxamine increases serum concentrations of haloperidol. *J Clin Psychopharmacol* 1994; **14:** 340–3.
4. Tate JL. Extrapyramidal symptoms in a patient taking haloperidol and fluoxetine. *Am J Psychiatry* 1989; **146:** 399–400.
5. Ahmed I, *et al.* Possible interaction between fluoxetine and pimozide causing sinus bradycardia. *Can J Psychiatry* 1993; **38:** 62–3.
6. Ketai R. Interaction between fluoxetine and neuroleptics. *Am J Psychiatry* 1993; **150:** 836–7.
7. Hansen-Grant S, *et al.* Fluoxetine-pimozide interaction. *Am J Psychiatry* 1993; **150:** 1751–2.
8. D'Souza DC, *et al.* Precipitation of a psychoneuromotor syndrome by fluoxetine in a haloperidol-treated schizophrenic patient. *J Clin Psychopharmacol* 1994; **14:** 361–3.
9. Benazzi F. Urinary retention with fluoxetine-haloperidol combination in a young patient. *Can J Psychiatry* 1996; **41:** 606–7.
10. Özdemir V, *et al.* Paroxetine potentiates the central nervous system side effects of perphenazine: contribution of cytochrome P4502D6 inhibition in vivo. *Clin Pharmacol Ther* 1997; **62:** 334–47.
11. Jeffries J, *et al.* Amenorrhea and galactorrhea associated with fluvoxamine in a loxapine-treated patient. *J Clin Psychopharmacol* 1992; **12:** 296–7.
12. Carrillo JA, *et al.* Pharmacokinetic interaction of fluvoxamine and thioridazine in schizophrenic patients. *J Clin Psychopharmacol* 1999; **19:** 494–9.
13. Nimmagadda SR, *et al.* Neuroleptic malignant syndrome after venlafaxine. *Lancet* 2000; **354:** 289–90.

抗糖尿病药 氯丙嗪可以引起血糖升高或损害葡萄糖耐量，因此在糖尿病患者中合用氯丙嗪与口服降糖药或胰岛素时，要增加后者的剂量。

抗癫痫药 卡马西平、苯巴比妥以及苯妥英都是酶的有效诱导剂，因而当合用时可以降低抗精神病药及其活性代谢产物的血药浓度[1~5]。药物相互作用所产生的临床效果并不一致，精神病症状可能出现恶化、改善或不变等各种表现。在 1 名使用氟哌啶醇和卡马西平的患者中出现了谵妄的症状[6]。苯妥英可能会加重抗精神病药所致的运动障碍[7]。停用有酶诱导作用的抗癫痫药时要谨慎，因为可能会导致抗精神病药血浆浓度上升[8]。

抗精神病药对抗癫痫药浓度的影响在第455页（卡马西平）和第477页（苯妥英）进行讨论。也应注意的是，抗精神病药可能会降低癫痫发作的阈值。

1. Loga S, *et al.* Interactions of orphenadrine and phenobarbitone with chlorpromazine: plasma concentrations and effects in man. *Br J Clin Pharmacol* 1975; **2:** 197–208.
2. Linnoila M, *et al.* Effect of anticonvulsants on plasma haloperidol and thioridazine levels. *Am J Psychiatry* 1980; **137:** 819–21.
3. Jann MW, *et al.* Effects of carbamazepine on plasma haloperidol levels. *J Clin Psychopharmacol* 1985; **5:** 106–9.
4. Arana GW, *et al.* Does carbamazepine-induced reduction of plasma haloperidol levels worsen psychotic symptoms? *Am J Psychiatry* 1986; **143:** 650–1.
5. Ereshefsky L, *et al.* Thiothixene pharmacokinetic interactions: a study of hepatic enzyme inducers, clearance inhibitors, and demographic variables. *J Clin Psychopharmacol* 1991; **11:** 296–301.
6. Kanter GL, *et al.* Case report of a possible interaction between neuroleptics and carbamazepine. *Am J Psychiatry* 1984; **141:** 1101–2.
7. DeVeaugh-Geiss J. Aggravation of tardive dyskinesia by phenytoin. *N Engl J Med* 1978; **298:** 457–8.
8. Jann MW, *et al.* Clinical implications of increased antipsychotic plasma concentrations upon anticonvulsant cessation. *Psychiatry Res* 1989; **28:** 153–9.

抗组胺药 关于含有马来酸氯苯那敏和盐酸苯丙醇胺的制剂对硫利达嗪的影响，见**拟交感神经药**（下文）。当抗精神病药与能延长 QT 间期的药物合用时，心律失常的发生风险增加。建议避免将氟哌利多、匹莫齐特或硫利达嗪与阿司咪唑或特非那定等抗组胺药合用。

抗高血压药 关于酚噻嗪类药物与有降血压作用的药物之间的相互作用的讨论，见上文**药物相互作用**。关于氯丙嗪促进二氮嗪升高血压作用的报道，见第1213页。关于合用甲基多巴和抗精神病药后高血压或痴呆的报道，见第1284页。

抗疟药 单次联合应用乙胺嘧啶和硫酸氯喹或盐酸氨酚喹啉或磺胺多辛可以使应用氯丙嗪维持治疗的精神分裂症患者血浆中氯丙嗪和7-羟氯丙嗪的浓度增高，但对硫氧化氯丙嗪的浓度没有影响[1]。升高的血药浓度似乎与更大程度上的镇静作用相关联。

当抗精神病药与能延长QT间期的药物合用时，心律失常的发生风险增加。建议避免将抗精神病药（尤其是匹莫齐特）与卤泛群、甲氟喹或奎宁等抗疟药合用。关于奎尼丁与抗精神病药合用后可能的影响，见上文**抗心律失常药**。

1. Makanjuola ROA, *et al.* Effects of antimalarial agents on plasma levels of chlorpromazine and its metabolites in schizophrenic patients. *Trop Geogr Med* 1988; **40:** 31–3.

抗偏头痛药 在一则报道[1]中，1名接受洛沙平治疗的患者在皮下注射舒马普坦15min后出现了肌张力障碍，这提示着两种药物可能存在相互作用或者可以加强对方的不良反应。不过，该患者曾发生过氟哌啶醇引发的肌张力障碍，而且当时正预防性地应用苯扎托品。此外，患者于症状出现前2天增加了洛沙平的治疗剂量，这也可能使其易于出现肌张力障碍的症状。

1. Garcia G, *et al.* Dystonic reaction associated with sumatriptan. *Ann Pharmacother* 1994; **28:** 1199.

抗帕金森症药 抗帕金森症药有时会和抗精神病药合用，以治疗后者诱发的包括锥体外系障碍在内的不良反应（见上文**不良反应**处置）。理论上，多巴胺能药物如左旋多巴和溴隐亭可能会诱发或加剧精神病性症状。一项针对18名受试者的研究及对此研究的综述显示，溴隐亭可以在有精神病性疾病风险的患者中安全地应用，只要他们在临床上有稳定的表现并且用抗精神病药维持[1]。反过来，抗精神病药也可以拮抗多巴胺能药物的作用，一些抗精神病药与左旋多巴合用后可以降低左旋多巴疗效（第778页），硫利达嗪可以对抗溴隐亭对泌乳素分泌的抑制作用（第771页）。

当抗毒蕈碱性抗帕金森症药与抗精神病药合用时，累加性抗毒蕈碱不良反应是一个明显的危险因素。尽管这些不良反应通常较轻，但是也有过严重的病例报道。苯海索[2]和邻甲苯海拉明[3]都可以降低氯丙嗪的血药浓度，这可能是干扰了该药在胃肠道吸收的结果。有报道称，抗毒蕈碱药可能在神经递质水平拮抗抗精神病药的抗精神病作用，这还需要进一步确证。

1. Perovich RM, *et al.* The behavioral toxicity of bromocriptine in patients with psychiatric illness. *J Clin Psychopharmacol* 1989; **9:** 417–22.
2. Rivera-Calimlim L, *et al.* Effects of mode of management on plasma chlorpromazine in psychiatric patients. *Clin Pharmacol Ther* 1973; **14:** 978–86.
3. Loga S, *et al.* Interactions of orphenadrine and phenobarbitone with chlorpromazine: plasma concentrations and effects in man. *Br J Clin Pharmacol* 1975; **2:** 197–208.

抗精神病药 据报道，氯丙嗪或氯氮平可以升高精神分裂症患者的血浆氟哌啶醇浓度[1]。

1. Allen SA. Effect of chlorpromazine and clozapine on plasma concentrations of haloperidol in a patient with schizophrenia. *J Clin Pharmacol* 2000; **40:** 1296–7.

抗病毒药 利托那韦可能会使某些抗精神病药的血浆浓度升高。利托那韦与匹莫齐特合用时会导致后者血药浓度上升较高，以至于在利托那韦的注册药品信息中建议避免二者同时应用。其他典型抗精神病药（如氟哌啶醇、奋乃静和硫利达嗪）在与利托那韦合用时血药浓度也会上升，建议与利托那韦合用时监测血药浓度和(或)不良反应。

β受体阻滞药 氯丙嗪和普萘洛尔可以相互抑制对方在肝中的代谢，据报道，普萘洛尔可以升高氯丙嗪[1]和硫利达嗪[2,3]在血浆中的浓度，吲哚洛尔可以升高硫利达嗪在血浆中的浓度[4]。检测的两种β受体阻滞药都未能对氟哌啶醇的血药浓度造成显著性影响[3,4]，但是有一则报道发现，在合用氟哌啶醇和普萘洛尔的精神分裂症患者中有3例出现了严重的低血压或心肺功能停止的症状[5]。抗精神病药和β受体阻滞药之间相互作用的临床意义尚不清楚。

关于氯丙嗪对普萘洛尔的影响，见**β受体阻滞药**的**药物相互作用**下**抗焦虑药**及**抗精神病药**项下，第1184页。

当抗精神病药与能延长QT间期的药物合用时，心律失常的发生风险增加。建议避免将抗精神病药尤其是匹莫齐特与索他洛尔合用。

1. Peet M, *et al.* Pharmacokinetic interaction between propranolol and chlorpromazine in schizophrenic patients. *Lancet* 1980; **ii:** 978.
2. Silver JM, *et al.* Elevation of thioridazine plasma levels by propranolol. *Am J Psychiatry* 1986; **143:** 1290–2.
3. Greendyke RM, Kanter DR. Plasma propranolol levels and their effect on plasma thioridazine and haloperidol concentrations. *J Clin Psychopharmacol* 1987; **7:** 178–82.
4. Greendyke RM, Gulya A. Effect of pindolol administration on serum levels of thioridazine, haloperidol, phenytoin, and phenobarbital. *J Clin Psychiatry* 1988; **49:** 105–7.
5. Alexander HE, *et al.* Hypotension and cardiopulmonary arrest associated with concurrent haloperidol and propranolol therapy. *JAMA* 1984; **252:** 87–8.

丁螺环酮 氟哌啶醇与丁螺环酮合用可导致血清氟哌啶醇浓度升高。尽管有人称[1]血清氟哌啶醇浓度平均升高26%，但其他人[2]并未观察到显著的变化。

1. Goff DC, *et al.* An open trial of buspirone added to neuroleptics in schizophrenic patients. *J Clin Psychopharmacol* 1991; **11:** 193–7.
2. Huang HF, *et al.* Lack of pharmacokinetic interaction between buspirone and haloperidol in patients with schizophrenia. *J Clin Pharmacol* 1996; **36:** 963–9.

西咪替丁 尽管有人认为西咪替丁可能会减少氯丙嗪的代谢，但是在8名常规应用氯丙嗪治疗的患者中连续7天应用西咪替丁后，氯丙嗪平均稳态血药浓度不是升高而是下降了[1]。可能的解释是西咪替丁干扰了氯丙嗪的吸收。在2名接受氯丙嗪治疗的慢性精神分裂症患者中加入西咪替丁后出现了过度镇静，并迫使下调了氯丙嗪的剂量[2]。

1. Howes CA, *et al.* Reduced steady-state plasma concentrations of chlorpromazine and indomethacin in patients receiving cimetidine. *Eur J Clin Pharmacol* 1983; **24:** 99–102.
2. Byrne A, O'Shea B. Adverse interaction between cimetidine and chlorpromazine in two cases of chronic schizophrenia. *Br J Psychiatry* 1989; **155:** 413–15.

可卡因 在可卡因滥用者中，抗精神病药诱发的肌张力障碍的风险可能会增加。7名接受氟哌啶醇治疗的可卡因滥用者中有6名发生了肌张力障碍的不良反应[1]。

1. Kumor K, *et al.* Haloperidol-induced dystonia in cocaine addicts. *Lancet* 1986; **ii:** 1341–2.

去铁草酰胺 2名接受去铁草酰胺治疗的患者应用丙氯拉嗪后出现了意识丧失的现象并持续了48～72h[1]。丙氯拉嗪可能会促进由去铁草酰胺介导的过渡金属从脑细胞中的转移。

1. Blake DR, *et al.* Cerebral and ocular toxicity induced by desferrioxamine. *Q J Med* 1985; **56:** 345–55.

双硫仑 1名精神病患者以前曾经口服奋乃静，每日2次，每次8mg，血药浓度维持在2～3nmol/ml，接受双硫仑治疗后，尽管奋乃静剂量没有变化，血浆中奋乃静浓度还是降低到低于治疗剂量范围的1nmol/ml[1]。奋乃静硫氧化代谢产物的浓度显著上升。在将奋乃静的给药方式从口服调整到肌内注射后，临床效果出现了重大改善，与之相伴的是奋乃静治疗血药浓度的回升及其代谢产物浓度的下降。双硫仑可能会大大促进口服奋乃静的生物转化，使之变成无活性的代谢产物，但胃肠外给药可以避免在肝中发生的"首关"效应。

1. Hansen LB, Larsen N-E. Metabolic interaction between perphenazine and disulfiram. *Lancet* 1982; **ii:** 1472.

全身麻醉药 1名应用口服氯丙嗪和氟哌噻吨长效注射治疗的无癫痫病史的精神分裂症患者，在接受了恩氟烷麻醉后出现了抽搐性癫痫发作[1]。

1. Vohra SB. Convulsions after enflurane in a schizophrenic patient receiving neuroleptics. *Can J Anaesth* 1994; **41:** 420–2.

纳曲酮 2名接受硫利达嗪维持治疗的患者在应用了两剂纳曲酮后出现了强烈的睡意和嗜睡症状[1]。

1. Maany I, *et al.* Interaction between thioridazine and naltrexone. *Am J Psychiatry* 1987; **144:** 966.

NSAIDs 一则报道称，在合用氟哌啶醇和吲哚美辛的患者中出现了严重的困倦和意识错乱的表现[1]。

1. Bird HA, *et al.* Drowsiness due to haloperidol/indomethacin in combination. *Lancet* 1983; **i:** 830–1.

阿片类镇痛药 关于酚噻嗪类药物对哌替啶的影响，见第108页。

哌嗪 在一则单独的报道[1]中，1名几天前服用过哌嗪的儿童在应用了氯丙嗪后出现了抽搐的症状。随后在动物身上进行的药物相互作用的研究[1～3]没有得到一致的结果；有人认为[3]，哌嗪只有在体内达到高浓度时药物的相互作用才有临床意义。

1. Boulos BM, Davis LE. Hazard of simultaneous administration of phenothiazine and piperazine. *N Engl J Med* 1969; **280:** 1245–6.
2. Armbrecht BH. Reaction between piperazine and chlorpromazine. *N Engl J Med* 1970; **282:** 1490–1.
3. Sturman G. Interaction between piperazine and chlorpromazine. *Br J Pharmacol* 1974; **50:** 153–5.

拟交感神经药 关于酚噻嗪类药物与肾上腺素之间可能的相互作用，见上文**不良反应的处置**。

1名27岁的女性患有精神分裂症并伴有心脏T波异常[1]，接受硫利达嗪治疗，每日100mg，同时应用丙环定每日2次，每次2.5mg，在单次应用了含有马来酸氯苯那敏4mg和盐酸苯丙醇胺50mg的制剂（康泰克C）2h后，死于心室纤维性颤动。

1. Chouinard G, *et al.* Death attributed to ventricular arrhythmia induced by thioridazine in combination with a single Contac C capsule. *Can Med Assoc J* 1978; **119:** 729–31.

吸烟 研究显示，吸烟可以降低氯丙嗪导致的镇静[1,2]和体位性低血压[2]的发生率。此外，研究还发现，吸烟可以加速氯丙嗪[3]、氟奋乃静[4]、替沃噻吨[5]、氟哌啶醇[6]和硫利达嗪[7]在患者体内的清除。有人认为烟的某些成分可能会成为肝药酶的诱导剂。至于这一效应的临床意义目前尚不清楚，但是需要留意的是在吸烟者中用药的剂量可能要有所增加。

1. Swett C. Drowsiness due to chlorpromazine in relation to cigarette smoking: a report from the Boston Collaborative Drug Surveillance Program. *Arch Gen Psychiatry* 1974; **31:** 211–13.
2. Pantuck EJ, *et al.* Cigarette smoking and chlorpromazine disposition and actions. *Clin Pharmacol Ther* 1982; **31:** 533–8.
3. Chetty M, *et al.* Smoking and body weight influence the clearance of chlorpromazine. *Eur J Clin Pharmacol* 1994; **46:** 523–6.
4. Ereshefsky L, *et al.* Effects of smoking on fluphenazine clearance in psychiatric inpatients. *Biol Psychiatry* 1985; **20:** 329–32.
5. Ereshefsky L, *et al.* Thiothixene pharmacokinetic interactions: a study of hepatic enzyme inducers, clearance inhibitors, and demographic variables. *J Clin Psychopharmacol* 1991; **11:** 296–301.
6. Jann MW, *et al.* Effects of smoking on haloperidol and reduced haloperidol plasma concentrations and haloperidol clearance. *Psychopharmacology (Berl)* 1986; **90:** 468–70.
7. Berecz R, *et al.* Thioridazine steady-state plasma concentrations are influenced by tobacco smoking and CYP2D6, but not by the CYP2C9 genotype. *Eur J Clin Pharmacol* 2003; **59:** 45–50.

维生素 在一项研究中，对因患双向型障碍接受氟奋乃静治疗的患者给予维生素C（治疗维生素C缺乏）可能导致了氟奋乃静的血药浓度下降以及行为表现的恶化[1]。

1. Dysken MW, *et al.* Drug interaction between ascorbic acid and fluphenazine. *JAMA* 1979; **241:** 2008.

含有黄嘌呤的饮料 体外研究显示咖啡和茶能使某些抗精神病药从溶液中沉淀出来[1,2]。但是，一项研究发现，16名使用抗精神病药的患者血药浓度或行为与茶或咖啡的应用之间不存在相关性[3]。

1. Kulhanek F, *et al.* Precipitation of antipsychotic drugs in interaction with coffee or tea. *Lancet* 1979; **ii:** 1130.
2. Lasswell WL, *et al.* In vitro interaction of neuroleptics and tricyclic antidepressants with coffee, tea, and gallotannic acid. *J Pharm Sci* 1984; **73:** 1056–8.
3. Bowen S, *et al.* Effect of coffee and tea on blood levels and efficacy of antipsychotic drugs. *Lancet* 1981; **i:** 1217–18.

药动学

氯丙嗪易经胃肠道吸收，尽管有时并不规则，血药峰浓度在服药2～4h后出现。该药易受肠壁首关代谢的影响，也有很大一部分在肝中代谢，并以多种有活性或无活性的代谢产物从尿和胆汁中排出。有证据显示可能存在肝肠循环。由于首关效应，药物经口服后的血药浓度比经肌内注射后要低很多。此外，氯丙嗪的血药浓度在个体间也存在很大变异，还没有发现血药浓度或代谢产物的浓度与疗效之间存在简单的相关性（见下文**用途和用法**项下**用法**）。氯丙嗪的代谢途径包括羟基化作用、与葡糖苷酸结合、*N*-氧化、S原子位置氧化以及脱烷基作用。氯丙嗪在血浆中的半衰期约为30h，但是其代谢产物的清除可能需要很长时间。氯丙嗪诱导自身代谢的证据非常有限。

氯丙嗪的血浆蛋白结合率为95%～98%。在体内广泛分布，可穿过血脑屏障在脑内达到高于血浆中的浓度。氯丙嗪及其代谢产物可以穿过胎盘并且在乳汁中也有分布。

用途和用法

氯丙嗪是一种酚噻嗪类抗精神病药。它作用广泛，包括对中枢的抑制作用、α肾上腺素能阻断作用以及抗毒蕈碱作用。氯丙嗪是一种多巴胺抑制药，能增加脑内多巴胺的循环速度。有证据表明，对中枢多巴胺功能的抑制，尤其是对多巴胺D_2受体的抑制与抗精神病作用有关。氯丙嗪具有镇静作用，但是患者通常很快对此产生耐受性。该药还具有止吐作用、5-羟色胺阻滞作用和弱的抗组胺作用以及轻度的神经节阻滞作用。氯丙嗪能抑制体温调节中枢，所以患者体温易受环境影响（变温现象）。氯丙嗪能松弛骨骼肌。

广泛应用于精神病以及一些非精神病性疾病的治疗，如：

- 急慢性精神分裂症（见下文）。
- 减少双相障碍的急性躁狂发作（见下文）。
- 控制严重的行为紊乱以及激越和暴力行为（第927页），有时也用于其他一些精神病状况。

- 重度焦虑短期治疗的辅助用药（也可见第925页），减少术前焦虑。
- 对某些类别的恶心和呕吐（见下文）可用作止吐药，对运动疾病引起的症状无效。
- 缓解难治性呃逆（见下文）。
- 可作为治疗破伤风（第186页和第1811页）的辅助用药，也可用于控制急性间歇性卟啉病（第1390页）的症状。
- 用于低体温诱导。

氯丙嗪可以以盐酸盐和双羟萘酸盐的形式口服。不论哪种形式，剂量都是以盐酸盐的形式表达，144mg双羟萘酸氯丙嗪相当于100mg盐酸氯丙嗪。氯丙嗪也可以以盐酸盐的形式经注射给药，剂量就以盐酸盐的形式表达。碱基以栓剂的形式经直肠给药，剂量即以碱基的形式表达。

剂量依个体的不同和用药目的的不同而变化。对于有**精神病问题**的大多数患者来说，可以从开始就采取口服用药，一般以每剂25mg盐酸氯丙嗪（或相当量的双羟萘酸氯丙嗪）作为起始剂量，每日3次，如有必要可以加量，也可以在夜间服用75mg药物，每日1次。对于某些患者，每剂10mg，每日3次的剂量也许就足够了。如果需要的话，维持剂量的范围可以为25～100mg，每日3次，尽管有些精神病患者需要每日1g或以上的药物。

对于精神症状和大多数**其他治疗指征**，如果需要胃肠外给药，首选深层肌内注射，但有时稀释溶液也可经静脉缓慢输注用来治疗破伤风、严重的难治性呃逆或与手术相关的恶心、呕吐等适应证。禁止使用皮下注射的方式给药。注射氯丙嗪后，患者至少应该仰卧30min，并监测血压。肌内注射的常用剂量是25～50mg，如果需要每6～8h重复注射一次，但还是应尽快转换至口服治疗。

如果口服和注射给药不适合，氯丙嗪还可以以栓剂的形式经直肠给药。每剂含100mg氯丙嗪碱基，效果相当于口服40～50mg盐酸氯丙嗪或者肌内注射20～25mg。通常直肠给药每次100mg，每隔6～8h一次。

对于老年人或体弱的患者，起始剂量推荐应用正常成年人剂量的1/3～1/2，剂量的增加则应该更加循序渐进。老年人肌内注射的剂量可以减至正常剂量的1/4。

为控制**恶心和呕吐**，氯丙嗪的推荐用量为每剂10～25mg口服，每4～6h一次。如果必要，可以使用肌内注射给药，起始剂量25mg，以后每3～4h注射25～50mg，直至呕吐停止。

对于**难治性呃逆**，如果每日3～4次，每次口服25～50mg药物，2～3天后仍然无效，可以改用肌内注射药物25～50mg；如果仍然无效，可以用含有25～50mg药物的0.9%氯化钠500～1000ml缓慢静脉输注，患者需仰卧，并小心监测血压。

在儿童中的使用剂量，详见下文。

作用 抗精神病药的治疗作用可能是由于干预了脑内多巴胺的传递（至少这应该是一部分原因）。氯丙嗪、硫利达嗪和硫杂蒽衍生物对 D_1 和 D_2 受体的亲和力相当，尽管它们的代谢产物可能有更强的 D_2 受体阻断作用[1]。丁酰苯类药物（如氟哌啶醇）和二苯丁基哌啶类药物（如匹莫齐特）相对选择性作用于 D_2 受体，取代的苯甲酰胺类药物（如舒必利）具有高度的 D_2 受体选择性。氯氮平有复杂的药理作用，它是相对较弱的 D_2 受体抑制药，但是对其他受体如 D_1 受体、D_4 受体和 5-HT_2 受体则有较高的亲和性[2]。其他非典型药物大多也具有这一特性，即对 5-HT_2 受体的选择性高于 D_2 受体[2]。

传统的假设认为，抗精神病药的治疗作用来自于对边缘系统和皮质区域的 D_2 受体的阻断，而不良反应如锥体外系障碍则是由于对纹状体（基底节中一个典型的运动区域）D_2 受体的阻断所致[3]。泌乳素分泌改变是因为阻断了垂体前叶的 D_2 受体。但是这一假设并不能圆满地解释非典型抗精神病药的作用，对抗精神病药药理作用的争论也在继续着。针对非典型药物的药理特性，有人认为，对 5-HT_2 受体和 D_2 受体的平衡拮抗决定了"非典型性"（但是非典型抗精神病药氨磺必利缺少明显的 5-HT_2 受体拮抗作用），也有观点认为从 D_2 受体上快速解离可能是决定因素（但是不清楚像利培酮这样的非典型药是否满足这一标准）[2]。与阳性症状比较，非典型药物在治疗阴性症状时更有效，谷氨酸能等其他神经递质系统可能在这方面发挥了一定作用[2]，从这个角度考虑，二苯丁基哌啶类的钙拮抗作用可能也是非常重要的[4]。

将抗精神病药分成低效价和高效价组，这部分内容在下面的**用法**项下讨论。有关抗精神病药对神经内分泌功能的影响，见上文**不良反应**项下**对内分泌功能的影响**。

1. Ereshefsky L, *et al.* Pathophysiologic basis for schizophrenia and the efficacy of antipsychotics. *Clin Pharm* 1990; **9:** 682–707.
2. Remington G. Understanding antipsychotic 'atypicality': a clinical and pharmacological moving target. *J Psychiatry Neurosci* 2003; **28:** 275–84.
3. Anonymous. Now we understand antipsychotics? *Lancet* 1990; **336:** 1222–3.
4. Snyder SH. Drug and neurotransmitter receptors: new perspectives with clinical relevance. *JAMA* 1989; **261:** 3126–9.

用法 传统抗精神病药经常被分成：

- **低效价**药物（含脂肪族或哌啶侧链的酚噻嗪类药物或者含有脂肪族侧链的硫杂蒽类药物）；
- **高效价**药物（丁酰苯类药物、二苯丁基哌啶类药物以及酚噻嗪类或含有哌嗪侧链的硫杂蒽类药物）。

在具有等效抗精神病作用的剂量下，低效价药物比高效价药物更易引起镇静和抗毒蕈碱或α肾上腺素阻断作用。但是，低效价药物引发锥体外系反应的概率较低（迟发性运动障碍除外，对于所有传统抗精神病药来说，引发该不良反应的概率都在同一水平）。

在不同文献中，抗精神病药的*等效剂量*有很大差异。在英国，以下的口服抗精神病药的日剂量被认为与最大许可剂量的抗精神病活性近似等效：

- 盐酸氯丙嗪 100mg；
- 氯氮平 50mg；
- 氟哌啶醇 2～3mg；
- 匹莫齐特 2mg；
- 利培酮 0.5～1mg；
- 舒必利 200mg；
- 硫利达嗪 100mg；
- 三氟拉嗪 5mg。

应当注意，在接受匹莫齐特治疗前，所有患者均应检查心电图，并在治疗期间定期监测心电图（见第988页）。使用氟哌利多和硫利达嗪时也需要特别注意监测心电图（分别见第965页和第1001页）。

建议肌注长效抗精神病药的等效剂量如下：

- 三氟噻吨癸酸酯，每2周40mg；
- 氟奋乃静癸酸酯，每2周25mg；
- 氟哌啶醇（癸酸酯的形式），每4周100mg；
- 安乐嗪棕榈酸酯，每4周50mg；
- 珠氯噻醇癸酸酯，每2周200mg。

有文献曾指出[1]，*大剂量*（大于每日600mg氯丙嗪的等效剂量）的抗精神病药一般对于治疗（起始用药和维持用药）精神病性障碍是不必要的，可能还会导致不良反应的发生率上升以及临床治疗有效率的下降。但是，当必须应用大剂量时，应该遵循逐渐加量原则，在有紧急复苏设备和相关专业人员监测的情况下谨慎操作。英国 Royal College of Psychiatrists（由它制订的大剂量治疗的标准中，每日总用药量超过了 *BNF 59* 推荐的剂量上限）制订了关于大剂量抗精神病药治疗的建议[2]。涉及如下内容：

- 现有的证据尚无法支持日常大剂量应用抗精神病药的合理性；
- 只有在循证医学的治疗方案无效时，才可应用大剂量治疗，而且要有严密的监测；
- 在专家完成对患者的评估后，要将使用大剂量治疗的决定过程以及预期的结果详细记录下来；
- 事先要对治疗的可能禁忌证以及药物相互作用的风险进行评估；
- 在开始大剂量治疗之前要测量患者的ECG，治疗开始后的几天内重复，接下来在治疗的早期阶段每1～3个月测量一次或依临床需要而定；
- 每次增加剂量不宜过大，而且在进一步加量前要留出时间评价疗效；
- 在使用"必须"的抗精神病药治疗或联合用药时，要严密监测以防总剂量在不注意的情况下超过大剂量的阈值。

对于大多数抗精神病药来说，是否存在*治疗范围*（治疗窗）还是一个没有被证实的问题（氟哌啶醇可能除外[3]），因此在解释血药浓度时需要谨慎[1,3]。在剂量、血药浓度和临床改善效果之间建立一个有意义的关联是一件困难的事情，这受到很多因素的制约，如吸收不完全、首关效应、酶的诱导作用、有活性及无活性的代谢产物的存在、种族、吸烟以及在受体水平发生的因素[3]。

1. Baldessarini RJ, *et al.* Significance of neuroleptic dose and plasma level in the pharmacological treatment of psychoses. *Arch Gen Psychiatry* 1988; **45:** 77–91.
2. The Royal College of Psychiatrists. Consensus statement on high-dose antipsychotic medication. *Council Report CR138*; London: Royal College of Psychiatrists, May 2006. Available at: http://www.rcpsych.ac.uk/files/pdfversion/CR138.pdf (accessed 30/05/06)
3. Sramek JJ, *et al.* Neuroleptic plasma concentrations and clinical response: in search of a therapeutic window. *Drug Intell Clin Pharm* 1988; **22:** 373–80.

儿童用法 氯丙嗪用于治疗儿童急慢性精神分裂症，控制严重行为紊乱、激越或暴力行为、孤独症，降低术前焦虑，对某些类别的恶心和呕吐用作止吐药及诱导低体温。

对于年龄在1～12岁的儿童，可以通过口服或肌内注射的方式给予盐酸氯丙嗪，剂量均为500μg/kg，口服者4～6h服用1次，肌内注射则6～8h1次。但是对于精神病指征来说，6～12岁的儿童的口服用药量通常是成年人剂量（见上文）的1/3～1/2。*BNFC 2010/11* 则建议使用每次10mg，每日3次的给药方案。为降低术前焦虑而用药则仅在手术前2～3h口服给药1次。为诱导低体温，可以先肌内注射0.5～1mg/kg，之后每4～6h维持给药剂量为500μg/kg。对于各治疗指征，1～5岁的儿童盐酸氯丙嗪每日用量不超过40mg，6～12岁儿童不超过75mg。如果处于挽救生命的考虑，可以对1岁以内的婴儿使用氯丙嗪。12岁及以上的儿童青少年可以使用和成人一样的剂量（见上文）。

有关在儿童中使用冬眠合剂（含有氯丙嗪、异丙嗪和哌替啶）或替代药物，见**镇静**项下**冬眠合剂**，第109页。

双相障碍 双相障碍（第351页）伴急性躁狂发作的患者，如果同时存在精神病性症状、激越或行为紊乱，通常应用抗精神病药治疗，因为这样可以迅速控制症状。传统抗精神病药（如氯丙嗪或氟哌啶醇）使用得非常广泛，但是非典型药物（如氯氮平或奥氮平）的使用也在增加。

舞蹈症 有关舞蹈症各种治疗方法（包括酚噻嗪类，如氯丙嗪的使用）的讨论，见第926页。

呼吸困难 有报道显示，在健康受试者中应用盐酸氯丙嗪口服25mg可以减少运动导致的呼吸急促，而对通气没有影响也不产生镇静作用[1]。尽管对于晚期癌症伴有呼吸困难（第99页）的患者，其他药物可能更合适，但是氯丙嗪还是可以缓解那些对于通常的治疗方法没有反应的缺氧症状[2]，如果需要的话，氯丙嗪也可用于那些痛苦无法缓解的濒死的患者，产生镇静作用。推荐较小的起始剂量，缓慢静脉注射12.5mg或栓剂25mg。

1. O'Neill PA, *et al.* Chlorpromazine—a specific effect on breathlessness? *Br J Clin Pharmacol* 1985; **19:** 793–7.
2. Walsh D. Dyspnoea in advanced cancer. *Lancet* 1993; **342:** 450–1.

肌张力障碍 抗精神病药（如酚噻嗪类、氟哌啶醇或匹莫齐特）可以用于治疗对其他药物无效的原发性肌张力障碍（第779页）[1]。但是这些药物的作用通常没有特异性，在减少运动过度的同时可能会引发帕金森综合征，并且可能在现有肌张力障碍的基础上带来其他药物诱导的锥体外系反应（见上文**不良反应**项下**锥体外系障碍**）。

1. Marsden CD, Quinn NP. The dystonias. *BMJ* 1990; **300:** 139–44.

子痫和先兆子痫 在很多国家，冬眠合剂可用于治疗先兆子痫或突发子痫。冬眠合剂通常由氯丙嗪、哌替啶和（或）异丙嗪组成。但是一般情况下，不宜在处于妊娠晚期的患者身上应用酚噻嗪类药物，妊娠期高血压也应首选其他药物治疗（见**高血压**项下**高血压与妊娠**，第1133页）。有关抽搐期子痫的治疗在第450页讨论。

头痛 对于应用甲氧氯普胺和多潘立酮（第587页）等止吐药无效的由偏头痛引起的严重恶心和呕吐症状以及对胃肠外应用二氢麦角胺和舒马普坦无效的严重偏头痛发作，可以使用氯丙嗪、左美丙嗪和丙氯拉嗪等酚噻嗪类药物。

1. Stiell IG, *et al.* Methotrimeprazine versus meperidine and dimenhydrinate in the treatment of severe migraine: a randomized, controlled trial. *Ann Emerg Med* 1991; **20:** 1201–5.
2. Jones EB, *et al.* Safety and efficacy of rectal prochlorperazine for the treatment of migraine in the emergency department. *Ann Emerg Med* 1994; **24:** 237–41.
3. Coppola M, *et al.* Randomized, placebo-controlled evaluation of prochlorperazine versus metoclopramide for emergency department treatment of migraine headache. *Ann Emerg Med* 1995; **26:** 541–6.
4. Jones J, *et al.* Intramuscular prochlorperazine versus metoclopramide as single-agent therapy for the treatment of acute migraine headache. *Am J Emerg Med* 1996; **14:** 262–4.
5. Kelly AM, *et al.* Intravenous chlorpromazine versus intramuscular sumatriptan for acute migraine. *J Accid Emerg Med* 1997; **14:** 209–11.
6. Bigal ME, *et al.* Intravenous chlorpromazine in the emergency department treatment of migraines: a randomized controlled trial. *J Emerg Med* 2002; **23:** 141–8.

呃逆 横膈无意识的痉挛性收缩后突然吸入的空气由于声门的关闭而突然停止运动，这一过程就是呃逆。呃逆的起因通常很简单，如胃扩张等，也通常可以自行消退或对简单的治疗反应良好。难治性呃逆可能由某一严重内因引起，如脑疾病、代谢或内分泌紊乱、CNS 感染以及食管或其他胃肠道疾病。其他诱因包括麻醉和药物治疗等。

治疗难治性呃逆应该从一开始就以缓解或去除内在诱因（如缓解胃扩张或食管阻塞）为目的[1~5]。诸如屏气、再呼吸或改变正常呼吸节律等升高二氧化碳分压的方法可能有效。刺激咽喉也可以打断呃逆，这可以解释一些治疗方法（如啜饮冰水、含漱和吞咽砂糖）的作用机制。许多药物都被尝试用于呃逆的治疗，但多半是来自于无对照的研究或者是自由研究。一个早期的难治性呃逆治疗守则[6]（基于对文献的回顾和作者经历）建议，在找到有效的方法之前对患者采用逐步治疗，具体过程如下：

- 纠正存在的代谢异常；
- 吞咽干燥的砂糖；
- 经鼻胃管对胃减压，然后刺激咽喉；
- 静脉注射 25～50mg 氯丙嗪，如果需要可最多重复 3 次，如果胃肠外给药有效，换成口服氯丙嗪维持 10 天（注册信息中建议一开始就使用口服药，见上文**用途和用法**）；
- 静脉注射甲氧氯普胺 10mg，如果有效，换成口服药维持 10 天；
- 口服奎尼丁，每次 200mg，每日 4 次；
- 如果都无效，考虑是否是左侧膈神经阻滞或者受压。

在那之后的讨论中[1,3]，氯丙嗪始终是疗效最稳定的治疗首选，甲氧氯普胺是可以接受的第二选择，硝苯地平可以作为第三选择[3]，而氟哌啶醇也有一定价值[1,4]。其他可用于治疗难治性呃逆的酚噻嗪类药物包括奋乃静和丙嗪。氯硝西泮、卡马西平、苯妥英和丙戊酸也具有一定价值，尤其是对于神经病性呃逆[1]。其他有正性效果的药物还包括阿米替林和金刚烷胺。巴氯芬和加巴喷丁也曾被试用于呃逆的治疗。对于采取姑息治疗的患者，*BNF 59* 推荐使用联合抗酸药和抗胃肠胀气药的制剂治疗由胃扩张引起的呃逆。如果这样无效，可以加入甲氧氯普胺（口服或皮下注射或肌内注射）。巴氯芬、硝苯地平或氯丙嗪应该用于那些应用甲氧氯普胺也无效的患者。

1. Howard RS. Persistent hiccups: if excluding or treating any underlying pathology fails try chlorpromazine. *BMJ* 1992; **305:** 1237–8.
2. Rousseau P. Hiccups. *South Med J* 1995; **88:** 175–81.
3. Friedman NL. Hiccups: a treatment review. *Pharmacotherapy* 1996; **16:** 986–95.
4. WHO. Hiccup. In: *Symptom relief in terminal illness.* Geneva: WHO, 1998.
5. Smith HS, Busracamwongs A. Management of hiccups in the palliative care population. *Am J Hosp Palliat Care* 2003; **20:** 149–54.
6. Williamson BWA, Macintyre IMC. Management of intractable hiccup. *BMJ* 1977; **2:** 501–3.

Lesch-Nyhan 综合征 Lesch-Nyhan 综合征是一种遗传性疾病，由次黄嘌呤-鸟嘌呤磷酸核糖转移酶（一种在嘌呤代谢中涉及的酶）的完全缺乏引起。该综合征的特征性表现包括高尿酸血症、痉挛状态、舞蹈手足徐动症、自残和精神发育迟滞。高尿酸血症（第525页）可以由别嘌醇等药物控制，但是神经缺陷还没有好的方法可以治疗。有人认为这些行为问题与脑内多巴胺递质系统的改变有关。有极少数的报道称给予抗精神病药或卡马西平和加巴喷丁等抗癫痫药可以改善患者的自残症状。

1. Nyhan WL, Wong DF. New approaches to understanding Lesch-Nyhan disease. *N Engl J Med* 1996; **334:** 1602–4.

偏头痛 见上文头痛项下。

恶心和呕吐 许多抗精神病药（硫利达嗪是个显著的例外）都有止吐作用，可以用来预防或治疗多种原因引起的恶心和呕吐（第1622页），如放射病、恶性肿瘤、抗肿瘤药和阿片类镇痛药等药物引起的呕吐。有关妊娠期用酚噻嗪止吐治疗对于胎儿的风险性，见上文**注意事项**项下及第537页。

精神分裂症 氯丙嗪、氟哌啶醇和硫利达嗪等传统抗精神病药一直以来都是精神分裂症（第928页）患者的传统治疗选择，不过非典型抗精神病药现在可能成为了首选的一线用药。传统抗精神病药之间的疗效没有明显差别，但是硫利达嗪由于其心脏毒性作用现在只限于治疗精神分裂症。

药物依赖 *乙醇* 有关反对在酒精戒断过程中使用抗精神病药的建议，见第1551页。

阿片 1986 年时，在美国，阿片、地西泮和苯巴比妥广泛用于治疗新生儿戒断综合征（第97页），但是在英国，氯丙嗪却更受欢迎[1]。到 20 世纪 90 年代中期，情况仍然如此，尽管具体的操作已经有了很大的变化[2]。不过，一篇系统性综述[3]却指出，还没于发现可将氯丙嗪用于此项治疗的足够证据。有人建议使用下面的给药方案[1]：氯丙嗪起始负荷剂量 3mg/kg，随后的维持剂量为每日口服 3mg/kg，分 4 次或 6 次服用。作者建议，如果戒断症状十分严重，可以在此基础上每日增加 3mg/kg 的用量。一旦稳定下来，可以尝试按每 3 天 2mg/kg[1]的速度将剂量减少。除了极少数情况下发生的癫痫，基本上没有与酚噻嗪使用相关的并发症出现。

1. Rivers RPA. Neonatal opiate withdrawal. *Arch Dis Child* 1986; **61:** 1236–9.
2. Morrison CL, Siney C. A survey of the management of neonatal opiate withdrawal in England and Wales. *Eur J Pediatr* 1996; **155:** 323–6.
3. Osborn DA, *et al.* Sedatives for opiate withdrawal in newborn infants. Available in The Cochrane Database of Systematic Reviews; Issue 3. Chichester: John Wiley; 2005 (accessed 02/10/07).

味觉障碍 味觉的紊乱可以大体上分为味觉的丧失和扭曲。味觉的丧失又可分为完全丧失（味觉丧失）和部分丧失（味觉减退）。味觉的扭曲（味觉障碍，dysgeusia）可分为味觉异常和幻味，前者表现为食物和水等刺激产生了不适当的味觉，后者表现为不愉快的味觉体验与外部刺激无关，这通常又被称作味幻觉。发生味觉紊乱的原因很多，包括感染、代谢或营养障碍、放射线照射、CNS 疾病、肿瘤、药物治疗或者是自然衰老的结果[1]。治疗方面主要是针对内在疾病的治疗。停止使用让人不快的药物通常能够使症状消退，但偶尔症状持续存在则需进行治疗[2]。可以使用锌或维生素治疗。但是有些味觉紊乱虽然是由于药物治疗或医疗处置引起的，却不存在锌或维生素浓度降低的问题。对于这类味觉紊乱，锌和维生素治疗的效果还没有足够的证据来确证[1,3]。幻味可能与多巴胺受体活性过高有关，因为有报道[4]称，短期、小剂量抗精神病药（如氟哌啶醇或匹莫齐特）可能对此症状有效。

1. Schiffman SS. Taste and smell losses in normal aging and disease. *JAMA* 1997; **278:** 1357–62.
2. Henkin RI. Drug-induced taste and smell disorders: incidence, mechanisms and management related primarily to treatment of sensory receptor dysfunction. *Drug Safety* 1994; **11:** 318–77.
3. Heyneman CA. Zinc deficiency and taste disorders. *Ann Pharmacother* 1996; **30:** 186–7.
4. Henkin RI. Salty and bitter taste. *JAMA* 1991; **265:** 2253.

制剂

BP 2010: Chlorpromazine Injection; Chlorpromazine Oral Solution; Chlorpromazine Suppositories; Chlorpromazine Tablets;
USP 33: Chlorpromazine Hydrochloride Injection; Chlorpromazine Hydrochloride Oral Concentrate; Chlorpromazine Hydrochloride Syrup; Chlorpromazine Hydrochloride Tablets; Chlorpromazine Suppositories.

专利制剂

Arg.: Ampliactil; Conrax; ***Austral.:*** Largactil; ***Braz.:*** Amplictil; Clopsina; Clorpromaz; Longactil; ***Canad.:*** Largactil†; ***Chile:*** Largactil; ***Cz.:*** Plegomazin; ***Denm.:*** Largactil†; ***Fin.:*** Klorproman; ***Fr.:*** Largactil; ***Ger.:*** Propaphenin†; ***Gr.:*** Largactil; Solidon; Zuledin; ***Hung.:*** Hibernal; ***Indon.:*** Cepezet; Meprosetil; Promactil; ***Irl.:*** Clonazine†; Largactil†; ***Israel:*** Taroctyl; ***Ital.:*** Largactil; Prozin; ***Malaysia:*** Matcine; ***Mex.:*** Largactil; ***Neth.:*** Largactil†; ***Norw.:*** Largactil†; ***NZ:*** Largactil; ***Philipp.:*** Globazine; Laractyl; Psynor; Thorazine; ***Pol.:*** Fenactil; ***Port.:*** Largactil; Largatrex†; ***Rus.:*** Aminazin (Аминазин); ***S.Afr.:*** Largactil; ***Singapore:*** Largo; Matcine; ***Spain:*** Largactil; ***Swed.:*** Hibernal†; ***Switz.:*** Chlorazin; ***Thai.:*** Chlopazine; Chlormazine†; Chlorpromasit†; Chlorpromed; Duncan; Matcine; Plegomazine; Pogetol; Prozine; ***Turk.:*** Largactil; ***UK:*** Largactil; ***USA:*** Thorazine†; ***Venez.:*** Largactil†.

多组分制剂 ***Arg.:*** 6 Copin; ***India:*** Trinicalm Forte; ***Spain:*** Largatrex†; ***Thai.:*** Ama.

Chlorprothixene (*BAN*, *USAN*, *rINN*) 氯普噻吨

Chlorprothixène; Chlorprothixenum; Clorprotixeno; Klooriprotikseeni; Klorprotixen; N-714; Ro-4-0403. (*Z*)-3-(2-Chlorothioxanthen-9-ylidene)-*NN*-dimethylpropylamine.

Хлорпротиксен

$C_{18}H_{18}ClNS$ = 315.9.

CAS — 113-59-7.

ATC — N05AF03.

ATC Vet — QN05AF03.

UNII — 9S7OD60EWP.

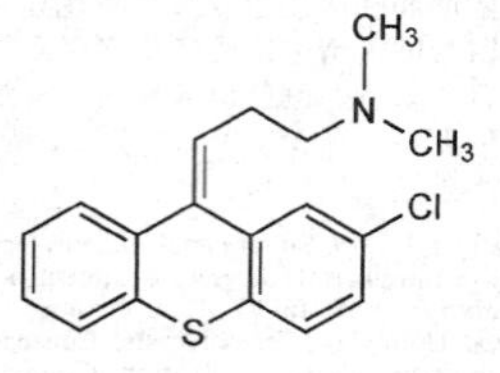

Pharmacopoeias. In *Chin.*

Chlorprothixene Hydrochloride (*BANM*, *rINNM*) 盐酸氯普噻吨

Chloroprotyksenu chlorowodorek; Chlorprothixène, chlorhydrate de; Chlorprothixen-hydrochlorid; Chlorprothixeni hydrochloridum; Chlorprotikseno hidrochloridas; Hidrocloruro de clorprotixeno; Klooriprotikseenihydrokloridi; Klórprotixen-hidroklorid; Klorprotixenhydroklorid.

Хлорпротиксена Гидрохлорид

$C_{18}H_{19}Cl_2NS$ = 352.3.

ATC — N05AF03.

ATC Vet — QN05AF03.

UNII — 268KCR965N.

Pharmacopoeias. In *Eur.* (see p.vii).

Ph. Eur. 6.8 (Chlorprothixene Hydrochloride) 白色或类白色的结晶性粉末。溶于水和乙醇；微溶于二氯甲烷。1%的水溶液的 pH 值为 4.4～5.2。避光保存。

简介

氯普噻吨是一种硫杂蒽类抗精神病药，总体性质与氯丙嗪（第940页）等酚噻嗪类药物相似。主要用于精神病（第927页）的治疗。氯普噻吨一般采用盐酸制剂的形式。在乳酸的帮助下制备的氯普噻吨制剂含有乳酸氯普噻吨。除上述这些之外，还有醋酸制剂、枸橼酸制剂及甲磺酸氯普噻吨。

氯普噻吨通常以盐酸氯普噻吨的形式口服给药，剂量就以该盐的形式表达。治疗精神病的常规口服起始用量是 15～50mg，每日 3 次或 4 次，根据疗效确定加量方案，在严重病例或难治性病例中，可以用到每日 600mg 或更多的剂量。在年老或体弱的患者中，应减少氯普噻吨的用量。

不良反应 一名 59 岁的男性患者接受氯普噻吨治疗（之前还有过一次用药记录）急性躁狂发作，在数天内发生了严重的阻塞性黄疸，该患者还同时应用氯磺丙脲、地高辛和利尿药[1]。氯普噻吨是诱发黄疸最有可能的因素，尽管也不能排除由氯磺丙脲导致的可能性。

1. Ruddock DGS, Hoenig J. Chlorprothixene and obstructive jaundice. *BMJ* 1973; **1:** 231.

哺乳 American Academy of Pediatrics[1]指出，尽管目前尚不清楚氯普噻吨对母乳喂养的婴儿有什么影响，但是考虑到抗精神病药确实会出现在母乳中并可能会对婴儿的 CNS 造成短期或长期的改变，因此哺乳期的母亲在使用该药时应该谨慎。

2 名接受每日 200mg 氯普噻吨治疗的母亲，她们的乳汁中含有浓缩的氯普噻吨及其硫氧化代谢产物。但是按每千克体重计算，真正被婴儿摄入的剂量只有母亲用量的 0.1%[2]。

1. American Academy of Pediatrics. The transfer of drugs and other chemicals into human milk. *Pediatrics* 2001; **108:** 776–89. [Retired May 2010] Correction. *ibid.*; 1029. Also available at: http://aappolicy.aappublications.org/cgi/content/full/pediatrics%3b108/3/776 (accessed 28/04/04)
2. Matheson I, *et al.* Presence of chlorprothixene and its metabolites in breast milk. *Eur J Clin Pharmacol* 1984; **27:** 611–13.

代谢 来自于动物和男性[1]的有关氯普噻吨的代谢研究结果显示，在尿液中，除了主要的代谢产物硫氧化氯普噻吨之外，还发现了另外两种代谢产物，分别是 *N*-去甲基氯普噻吨-硫氧化物和氯普噻吨-硫氧化物-*N*-氧。

1. Raaflaub J. Zum Metabolismus des Chlorprothixen. *Arzneimittelforschung* 1967; **17:** 1393–5.

制剂

专利制剂

Austria: Truxal; Truxaletten†; ***Denm.:*** Truxal; ***Fin.:*** Truxal; ***Ger.:*** Truxal; ***Gr.:*** Truxal; ***Hung.:*** Truxal; ***Neth.:*** Truxal; ***Norw.:*** Truxal; ***Rus.:*** Truxal (Труксал); ***Swed.:*** Truxal; ***Switz.:*** Truxal; Truxaletten.

Cinolazepam (*rINN*) 西诺西泮

Cinolazépam; Cinolazepamum; OX-373. 7-Chloro-5-(2-fluorophenyl)-2,3-dihydro-3-hydroxy-2-oxo-1*H*-1,4-benzodiazepine-1-propionitrile.

Цинолазепам

$C_{18}H_{13}ClFN_3O_2$ = 357.8.

CAS — 75696-02-5.

ATC — N05CD13.

ATC Vet — QN05CD13.

UNII — 68P0556B0U.

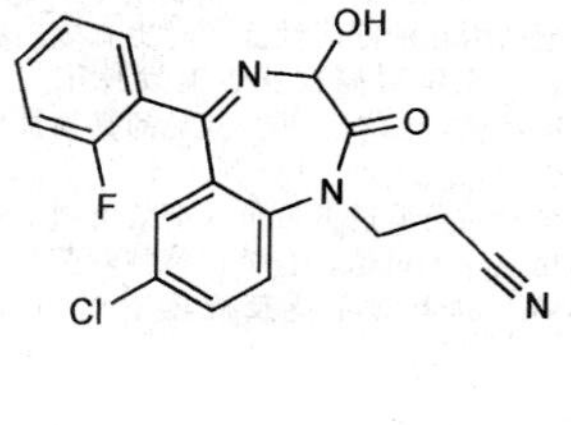

简介

西诺西泮是一种苯二氮䓬类衍生物，总体性质与地西泮（第957页）相似，曾用于睡眠障碍的短期治疗，常规剂量是 40mg，夜间口服用药。

制剂

专利制剂

Austria: Gerodorm; ***Cz.:*** Gerodorm; ***Hung.:*** Gerodorm.

Clocapramine Hydrochloride (*rINNM*) 盐酸氯卡帕明

Chlorcarpipramine Hydrochloride; Clocapramine, Chlorhydrate de; Clocapramini Hydrochloridum; Hidrocloruro de clocapramina; Y-4153. 1′-[3-(3-Chloro-10,11-dihydro-5*H*-dibenz[*b,f*]azepin-5-yl)propyl][1,4′-bipiperidine]-4′-carboxamide dihydrochloride monohydrate.

Клокапрамина Гидрохлорид

$C_{28}H_{37}ClN_4O,2HCl,H_2O$ = 572.0.

CAS — 47739-98-0 (clocapramine); 28058-62-0 (clocapramine hydrochloride).

UNII — 9NLU6H3LRD.

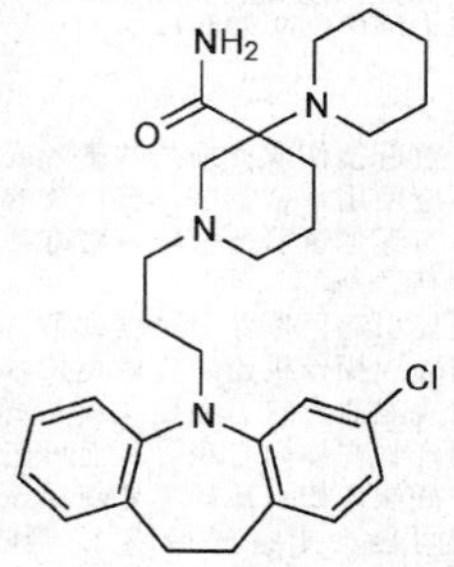

(clocapramine)

Pharmacopoeias. In *Jpn.*

简介

氯卡帕明是卡匹帕明（第939页）的氯化衍生物，其盐酸化合物以口服方式用于治疗精神分裂症。

制剂

专利制剂

Jpn: Clofekton; Padrasen.

Clomethiazole (*BAN, rINN*) 氯美噻唑

Chlormethiazole; Clométhiazole; Clomethiazolum; Clometiazol; Klometiatsoli; Klometiazol. 5-(2-Chloroethyl)-4-methyl-1,3-thiazole.

Клометиазол

C_6H_8ClNS = 161.7.

CAS — 533-45-9.

ATC — N05CM02.

ATC Vet — QN05CM02.

UNII — 0C5DBZ19HV.

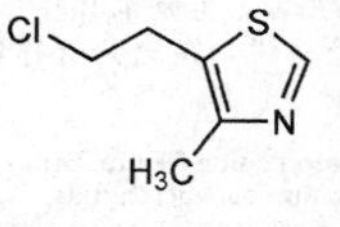

Pharmacopoeias. In *Br.*

BP 2010 (Clomethiazole) 一种无色或微黄棕色液体，有特异臭。微溶于水；可与乙醇、氯仿和乙醚混合。0.5%水溶液的 pH 值为 5.5～7.0。贮藏于 2～8℃。

Clomethiazole Edisilate (*BANM, rINNM*) 氯美噻唑乙二磺酸盐

Chlormethiazole Edisylate; Chlormethiazole Ethanedisulphonate; Clométhiazole, Edisilate de; Clomethiazole Edisylate (*USAN*); Clomethiazoli Edisilas; Edisilato de clometiazol; Klometiazolu edysylan; NEX-002. 5-(2-Chloroethyl)-4-methylthiazole ethane-1,2-disulphonate.

Клометиазола Эдизилат

$(C_6H_8ClNS)_2,C_2H_6O_6S_2$ = 513.5.

CAS — 1867-58-9.

ATC — N05CM02.

ATC Vet — QN05CM02.

UNII — 22NJI0W1D2.

Pharmacopoeias. In *Br.* and *Pol.*

BP 2010 (Clomethiazole Edisilate) 有特异臭的白色结晶性粉末。易溶于水；溶于乙醇；几乎不溶于乙醚。

配伍禁忌 许多研究显示，氯美噻唑乙二磺酸盐可以穿过或被静脉输注袋等给药设备中的塑料吸收[1～4]。该药还可能与塑料反应并将其软化[1]。注册药品信息指出，在儿童中长期输液时出现的血栓性静脉炎、发热和头痛等现象可能是由于该药与塑料输注设备或硅胶管发生反应引起的。因此，建议在儿童中输注该药时应使用电机驱动的玻璃注射器，而在成年人中应用时应每 24h 更换塑料滴注设备，并使用特伏龙（teflon）静脉套管。

1. Lingam S, *et al.* Problems with intravenous chlormethiazole (Heminevrin) in status epilepticus. *BMJ* 1980; **280:** 155–6.
2. Tsuei SE, *et al.* Sorption of chlormethiazole by intravenous infusion giving sets. *Eur J Clin Pharmacol* 1980; **18:** 333–8.
3. Kowaluk EA, *et al.* Dynamics of clomethiazole edisylate interaction with plastic infusion systems. *J Pharm Sci* 1984; **73:** 43–7.
4. Lee MG. Sorption of four drugs to polyvinyl chloride and polybutadiene intravenous administration sets. *Am J Hosp Pharm* 1986; **43:** 1945–50.

依赖性和戒断症状

氯美噻唑可能导致药物依赖，尤其是当长期使用超过推荐剂量的氯美噻唑时。依赖性和戒断症状的特征与巴比妥类相似（见**异戊巴比妥**，第934页）。

不良反应、处置和注意事项

氯美噻唑可能导致鼻充血和刺激症状、喷嚏以及有时和头痛相关的结膜刺激症状。鼻咽部和支气管的分泌增加。还可能发生皮疹和荨麻疹，在极少数的情况下可发生大疱疹（bullous eruptions）。口服后有过胃肠道紊乱的报道，如恶心和呕吐等。有过肝酶值以及血胆红素浓度出现可逆性增高的报道。氯美噻唑（尤其是在大剂量应用时）可引起过度的困倦并可持续至第二天，受影响的患者不应驾驶或操作机器。极少数情况下会出现逆转性兴奋作用和意识错乱。极少数情况下也有过敏反应的报道。

剂量过大时可引起昏迷、呼吸抑制、低血压和体温过低，呼吸道分泌物增加后可引起肺炎。药物过量的处置与巴比妥类药物相似（见**异戊巴比妥**，第934页）。

急性肺功能不全的患者应禁用氯美噻唑，对于患有睡眠呼吸暂停综合征、慢性肺功能不全或肝、肾、脑、心脏等器官疾病的患者，应慎用氯美噻唑。老年患者使用氯美噻唑需特别小心，因为存在消除时间长、生物利用度增加的可能。患有 Lennox Gastaut 综合征的患者可出现癫痫的异常加重。

静脉输注给药 氯美噻唑静脉注射给药后会出现严重的不良反应，现在一般已经不再应用静脉制剂了。当氯美噻唑经静脉给药时，需要准备喉管插管及复苏设备，要保证患者的气道畅通，因为在深度镇静时有可能出现气道的机械性堵塞。当注射的速度过快时，氯美噻唑诱发的睡眠可能演变成为深度的意识昏迷，因此要对患者进行密切而持续的观察。快速注射还能导致短暂的呼吸暂停和低血压，要对包括老年人在内的易出现心脑并发症的患者实行特殊的监护。长时间输注可能会导致电解质紊乱，这是由于作为溶剂的葡萄糖会增加水负荷所致。长期输注后恢复的时间显著延长。

对心脏的影响 2 名长期酗酒者中出现的心脏停搏现象可能与氯美噻唑的输注有关[1]。

1. McInnes GT, *et al.* Cardiac arrest following chlormethiazole infusion in chronic alcoholics. *Postgrad Med J* 1980; **56:** 742–3.

过量 在一则报道中，13 名患者出现了 16 次氯美噻唑中毒现象，其中某些人在同时应用乙醇和其他药物[1]。有 7 人次出现了唾液过多，其他方面的临床特征和巴比妥中毒的表现一样（见**异戊巴比妥的不良反应**项下，第934页）。血氯美噻唑的最高浓度是 36μg/ml，而在清醒的患者中浓度最高为 11.5μg/ml。与巴比妥中毒一样，经过强化的支持治疗后，没有患者死亡。

1. Illingworth RN, *et al.* Severe poisoning with chlormethiazole. *BMJ* 1979; **2:** 902–3.

腮腺炎 在一篇报道中，给予氯美噻唑后一名患者出现了急性双侧腮腺炎[1]。停药后肿胀消失，再次给药后又复发。

1. Bosch X, *et al.* Parotitis induced by chlormethiazole. *BMJ* 1994; **309:** 1620.

妊娠 有报道称，妊娠期妇女因子痫或先兆子痫使用了氯美噻唑后，新生儿出现了不良反应[1,2]，包括镇静、肌张力下降和呼吸暂停。其中一篇文献[1]指出，不良反应可能是氯美噻唑和二氮嗪的协同作用所致，因为受影响的婴儿的母亲多数同时使用了这两种药物。

1. Johnson RA. Adverse neonatal reaction to maternal administration of intravenous chlormethiazole and diazoxide. *BMJ* 1976; **1:** 943.
2. Wood C, Renou P. Sleepy and hypotonic neonates. *Med J Aust* 1978; **2:** 73.

药物相互作用

乙醇、巴比妥类药物、其他镇静催眠药和抗精神病药等中枢抑制药可以增强氯美噻唑的镇静作用。

乙醇 氯美噻唑曾经是治疗酒精戒断综合征（第1551页）的一个很受欢迎的选择。但是如果长期用药，患者很容易转而对该药依赖，如果此时患者仍然滥用酒精，那就有可能导致严重的中毒症状，如深度昏迷和潜在的致命性呼吸抑制[1]。

1. McInnes GT. Chlormethiazole and alcohol: a lethal cocktail. *BMJ* 1987; **294:** 592.

β受体阻滞药 一名 84 岁的女性服用普萘洛尔治疗高血压，在服用了第二剂氯美噻唑 192mg 后 3h 出现了窦性心动过缓[1]。在停止使用普萘洛尔和氯美噻唑后，其每分钟脉搏数增加，之后当她服用普萘洛尔和氟哌啶醇后脉搏稳定了下来。

1. Adverse Drug Reactions Advisory Committee (Australia). *Med J Aust* 1979; **2:** 553.

二氮嗪 有一则报道，当母亲应用氯美噻唑和二氮嗪后，新生儿出现了不良反应，见上文**不良反应、处置和注意事项**项下**妊娠**。

组胺 H_2 受体拮抗药 8 名健康受试者每日口服 1g 西咪替丁 1 周后，口服 1g 氯美噻唑乙二磺酸盐所能造成的睡眠时间被从 30～60min 延长达至少 2h[1]。这与该催眠药的平均清除率降低了 31%、平均血药峰浓度升高了 69%、平均消除半衰期从 2.33h 上升到 3.63h 有关。

一项在 7 名健康受试者中开展的实验显示，雷尼替丁未能显著影响氯美噻唑的药动学[2]。

1. Shaw G, *et al.* Cimetidine impairs the elimination of chlormethiazole. *Eur J Clin Pharmacol* 1981; **21:** 83–5.
2. Mashford ML, *et al.* Ranitidine does not affect chlormethiazole or indocyanine green disposition. *Clin Pharmacol Ther* 1983; **34:** 231–3.

药动学

氯美噻唑经胃肠道迅速吸收，依口服制剂的不同形式，血药峰浓度出现在服药后的 15～90min 内。该药在体内广泛分布，据报道血浆蛋白结合率为 65%。氯美噻唑只有小部分以原形从尿中排出，其余大部分可能在肝中通过首关效应进行代谢。据报道，该药的血浆消除半衰期约为 4h，但是在老年人和有肝损伤的患者中可以延长至 8h 以上。氯美噻唑可以穿过胎盘，并且可以分布到乳汁中。

肝损伤 对 8 名晚期肝硬化患者和 6 名健康男性受试者进行的研究显示，单次口服氯美噻唑后，进入血液循环的未经代谢的药物浓度，前者是后者的 10 倍[1]。这与药物可以在健康人肝内通过首关效应进行广泛的代谢有关。

1. Pentikäinen PJ, *et al.* Pharmacokinetics of chlormethiazole in healthy volunteers and patients with cirrhosis of the liver. *Eur J Clin Pharmacol* 1980; **17:** 275–84.

用途和用法

氯美噻唑是一种具有抗惊厥作用的镇静和催眠药，用于治疗老年患者的激越和不安（见**行为紊乱**，第927页）、老年人严重失眠（第930页）的短期治疗以及急性的酒精戒断综合征（第1551页）。曾经也通过静脉输注的形式治疗癫痫持续状态和预防子痫或治疗急性子痫发作。但是现在已经不再应用氯美噻唑的胃肠外给药制剂了。

在英国，氯美噻唑（即 *Heminevrin*；*AstraZeneca*）有胶囊和糖浆两种形式，前者含 192mg 氯美噻唑碱基，后者每 5ml 含 250mg 氯美噻唑乙二磺酸盐。由于不同形式的制剂生物利用度不同，上述两种剂型在临床上是等效的，即 1 粒胶囊和 5ml 糖浆效果相同。

治疗**失眠**时，氯美噻唑常用的催眠剂量是 1 粒或 2 粒胶囊（192mg 或 384mg 碱基）或其他剂型的等效药量。治疗**不安或激越**，可以单次服用 1 粒胶囊（192mg 碱基）或其他剂型的等效药量，每日 3 次。

治疗**酒精戒断**时可以有多种用药方案。通常是在第一天分 3～4 次服用 9～12 粒胶囊或其他剂型的等效药量，在随后的 5 天内药量递减。治疗应在医院或专业机构进行。由于有发生依赖性的风险（见上文），一般不

推荐使用该药超过9天。

卟啉病 患有癫痫的卟啉病（第451页）患者在恢复期如还继续表现出抽搐症状，氯美噻唑是可用于预防复发的药物之一。

卒中 氯美噻唑曾被作为一种用于卒中患者急性治疗的神经保护药物，但是研究发现该药对长期的治疗效果没有什么好处[1,2]。

1. Wahlgren NG, *et al.* CLASS Study Group. Clomethiazole Acute Stroke Study (CLASS): results of a randomized, controlled trial of clomethiazole versus placebo in 1360 acute stroke patients. *Stroke* 1999; **30:** 21–8.
2. Lyden P, *et al.* Clomethiazole Acute Stroke Study in ischemic stroke (CLASS-I): final results. *Stroke* 2002; **33:** 122–8.

药物依赖 关于阿片戒断症状的治疗包括氯美噻唑的应用见第96页。

制剂

BP 2010: Clomethiazole Capsules; Clomethiazole Intravenous Infusion; Clomethiazole Oral Solution.

专利制剂

Austral.: Heminevrin†; ***Belg.:*** Distraneurine†; ***Cz.:*** Heminevrin; ***Denm.:*** Heminevrin†; ***Ger.:*** Distraneurin; ***Gr.:*** Distaneurin; Distraneurine; Heminevrin; ***Hung.:*** Heminevrin; ***Irl.:*** Heminevrin†; ***Norw.:*** Heminevrin; ***Pol.:*** Heminevrin; ***Spain:*** Distraneurine; ***Swed.:*** Heminevrin; ***Switz.:*** Distraneurin; ***UK:*** Heminevrin.

Cloral Betaine (*BAN, rINN*) 氯醛甜菜碱

Chloral Betaine (*USAN*); Cloral betaína; Cloral Bétaïne; Cloralum Betainum; Compound 5107. An adduct of cloral hydrate and betaine.

Хлораль Бетаин

$C_7H_{12}Cl_3NO_3,H_2O$ = 282.5.

CAS — 2218-68-0.

UNII — 8680278NRH.

简介

氯醛甜菜碱在胃中迅速解离并释放出水合氯醛，其作用和用途与水合氯醛（见下文）相似。可短期口服治疗失眠（第930页），口服片剂含707mg氯醛甜菜碱（约相当于414mg水合氯醛）。催眠的剂量通常是1～2片口服，夜间与水或牛奶一起服用。日最大剂量为5片口服（相当于水合氯醛2g）。对体质较弱的老年人和有肝损伤的患者应减量。

制剂

专利制剂

UK: Somnwell; Welldorm.

Cloral Hydrate 水合氯醛

Chloral Hydrate (*BAN*); Chloral, hydrate de; Chloralhydrát; Chlorali hydras; Chloralio hidratas; Chloralu wodzian; Cloral, hidrato de; Kloraalihydraatti; Kloral Hidrat; Klorál-hidrát; Kloralhydrat. 2,2,2-Trichloroethane-1,1-diol.

Хлоралгидрат

$C_2H_3Cl_3O_2$ = 165.4.

CAS — 302-17-0.

ATC — N05CC01.

ATC Vet — QN05CC01.

UNII — 418M5916WG.

俗名 下列术语已用作各种形式水合氯醛的“俗名”（第vii页）或俚语：

Jellies; Jelly beans; Joy Juice; Knockout Drops; Knock out drops; Mickey; Mickeys; Mickey Finn; Mickey Finns; Peter; Torpedo.

Pharmacopoeias. In *Chin., Eur.* (see p.vii), *Int., Jpn, US,* and *Viet.*

Ph. Eur. 6.8（Chloral Hydrate） 无色透明晶体。极易溶于水；易溶于乙醇。10%水溶液的pH值为3.5～5.5。贮藏于密闭容器中。

USP 33（Chloral Hydrate） 无色透明或白色晶体，有芳香性、具穿透力并略带辛辣臭。暴露于空气后缓慢挥发，在约55℃时融化。溶于水（1∶0.25），溶于乙醇（1∶1.3），溶于氯仿（1∶2），溶于乙醚（1∶1.5）；极易溶于橄榄油。贮藏于密闭容器中。

配伍禁忌 据报道，水合氯醛与下述物质有配伍禁忌，包括碱金属、碱土、碱性碳酸盐、可溶性巴比妥类药、硼砂、鞣酸、碘化物、氧化剂、高锰酸盐和乙醇（可能析出氯醇化物）。当与许多有机化合物（如樟脑、薄荷脑、安替比林、苯酚、麝香草酚和奎宁盐）研磨时会形成液态混合物。

依赖性和戒断症状、不良反应和处置

水合氯醛有一种让人不愉快的味道，如果稀释不当，对皮肤和黏膜具有腐蚀性。最常见的不良反应是胃刺激，也可能发生腹胀和胃肠胀气。偶尔会发生对CNS的影响，如困倦、头晕、共济失调、头痛、异常兴奋、幻觉、梦魇、谵妄和意识错乱（有时伴有偏执）。过敏反应包括皮疹（使用相关的化合物三氯福司后有多形性红斑和Stevens-Johnson综合征的报道）。还会发生酮尿。

急性过量反应和巴比妥类的中毒反应类似（见**异戊巴比妥下的过量**，第934页及下文），治疗方法也类似。此外，刺激作用可引起早期的呕吐，胃坏死会导致胃的缩窄。也出现过心律失常的报道。肝损伤后可出现黄疸，肾损伤后可出现白蛋白尿。

该药可致耐受性和依赖性。依赖性和戒断症状的特征与巴比妥类药物类似（见**异戊巴比妥**，第934页）。

不良反应发生率 在一项药物监督项目中[1]，使用水合氯醛的1130名患者发生可逆性不良反应的概率是2.3%，包括胃肠道症状（10例）、CNS抑制（20例）和皮疹（5例）。1名患者的凝血酶原时间增加，1名患者的肝性脑病似恶化，1名患者发生了心动过缓。在另一项类似的项目中，5435名应用水合氯醛的患者不良反应的发生率为2%[2]。其中3名有生命危险。

1. Shapiro S, *et al.* Clinical effects of hypnotics II: an epidemiologic study. *JAMA* 1969; **209:** 2016–20.
2. Miller RR, Greenblatt DJ. Clinical effects of chloral hydrate in hospitalized medical patients. *J Clin Pharmacol* 1979; **19:** 669–74.

致癌性 水合氯醛曾被广泛用作镇静药，尤其是在儿童中。该药在啮齿类动物[1]中具有致癌性的警告引起了一些关注，包括American Academy of Pediatrics在内的专家们对在治疗中使用该药的危险性做了回顾和评估[2,3]。最初的警告可能是基于这样的假定，即水合氯醛是三氯乙烯的活性代谢产物并且是三氯乙烯致癌性的根源。但是有证据指出，三氯乙烯的致癌性源于一种活性中间环氧化代谢产物。体外研究显示，在一些哺乳动物检测系统中，水合氯醛能损伤染色体，不过到目前为止还没有在人身上关于水合氯醛致癌性的研究。一些在小鼠身上开展的长期研究显示，水合氯醛与肝腺瘤或癌的发生有关。但是需要注意的是，水合氯醛并不是唯一在实验动物身上具有致癌性的镇静药。American Academy of Pediatrics认为水合氯醛是一种有效的镇静药，当按照建议短期用药时急性毒性作用的发生率也很低。尽管目前有一些有关其致癌性的担心，但是还不足以就此确定这种镇静药物的风险性。还没有足够的证据显示有哪种替代药物在婴儿或者儿童中更加安全或有效。但是，若要在新生儿或儿童中维持镇静作用而长期用药，则可能导致该药代谢产物在体内的蓄积及产生毒性作用。

一项最近的队列研究[4]没能找到有说服力的证据支持水合氯醛与癌症发生有关，但是统计学数字却显示二者之间有弱的相关性，尤其是对个别部位的癌症。

1. Smith MT. Chloral hydrate warning. *Science* 1990; **250:** 359.
2. Steinberg AD. Should chloral hydrate be banned? *Pediatrics* 1993; **92:** 442–6.
3. American Academy of Pediatrics Committee on Drugs and Committee on Environmental Health. Use of chloral hydrate for sedation in children. *Pediatrics* 1993; **92:** 471–3.
4. Haselkorn T, *et al.* Short-term chloral hydrate administration and cancer in humans. *Drug Safety* 2006; **29:** 67–77.

对CNS的影响 1名2岁的儿童在接受了70mg/kg的水合氯醛用于镇静后，出现了两次癫痫发作，其中一次发生在用药后60min[1]。

1. Muñoz M, *et al.* Seizures caused by chloral hydrate sedative doses. *J Pediatr* 1997; **131:** 787–8.

高胆红素血症 小样本回顾性研究[1]显示，长期在新生儿中使用水合氯醛可能和高胆红素血症的发生相关。这可能与其代谢产物三氯乙醇在新生儿中的半衰期延长有关。

1. Lambert GH, *et al.* Direct hyperbilirubinemia associated with chloral hydrate administration in the newborn. *Pediatrics* 1990; **86:** 277–81.

过量 对于水合氯醛中毒的处置大体上与巴比妥类相似（见**异戊巴比妥下不良反应的处置**，第934页）。成人或儿童水合氯醛用量超过30mg/kg的，如果处在服药后1h之内且气道可以得到保护，可以使用口服活性炭治疗。然而，胃部去污治疗药物过量的效果却不确定。报告到英国National Poisons Information Service（NPIS）的76例水合氯醛中毒的病例中，严重的有49例[1]。在39名成年人中，12名出现了心律失常，这12名中又有5名出现了心脏停搏。除非有特别明显的禁忌证外，推荐使用抗心律失常药。对于那些长时间昏迷的患者，推荐使用经过活性炭的血液灌注或血液透析。在来自澳大利亚的水合氯醛过量的12例报道中，心律失常和CNS抑制也是两种最主要的特征[2]。利多卡因对于控制心律失常并不总是有效，但是应用普萘洛尔的7例患者全部奏效了。需要注意的是，难治性心律失常，尤其像心室纤维性颤动、室性心动过速和室上性心动过速，往往是水合氯醛过量应用的患者最常见的致死原因。尽管在过量应用水合氯醛的患者中还没有关于抗心律失常药治疗的对照研究，但是文献中报道，使用β受体阻滞药治疗成功后，还有可能复发。事实上，英国NPIS指出静脉应用β受体阻滞药（如艾司洛尔、普萘洛尔）后，心动过速通常能够得到快速控制。

给予氟马西尼可以使过量应用水合氯醛的患者意识水平升高、瞳孔扩张以及呼吸频率和血压向正常恢复[3]。

1. Wiseman HM, Hampel G. Cardiac arrhythmias due to chloral hydrate poisoning. *BMJ* 1978; **2:** 960.
2. Graham SR, *et al.* Overdose with chloral hydrate: a pharmacological and therapeutic review. *Med J Aust* 1988; **149:** 686–8.
3. Donovan KL, Fisher DJ. Reversal of chloral hydrate overdose with flumazenil. *BMJ* 1989; **298:** 1253.

注意事项

对于有严重肝损伤或肾损伤的患者或有严重心脏疾病的患者，不应使用水合氯醛，有胃炎的患者应尽量避免口服用药。与其他镇静药一样，对有呼吸功能不全的患者应慎用此药。

水合氯醛能引起困倦并可持续到第二天，受影响的患者应避免驾驶或操作机器。应避免长时间用药或突然停药，以防出现戒断症状。在婴儿或儿童中的重复用药可能导致代谢产物在体内蓄积，从而可能增加不良反应的发生风险。妊娠期妇女最好不要使用该药。

水合氯醛可能会干扰尿糖或17-羟皮质类固醇的检测。

哺乳 American Academy of Pediatrics指出[1]，尽管水合氯醛通常适于在哺乳期使用，但是也有报道称哺乳期母亲在使用了该药后导致婴儿出现睡眠增多。

1. American Academy of Pediatrics. The transfer of drugs and other chemicals into human milk. *Pediatrics* 2001; **108:** 776–89. [Retired May 2010] Correction. *ibid.*; 1029. Also available at: http://aappolicy.aappublications.org/cgi/content/full/pediatrics%3b108/3/776 (accessed 28/04/04)

新生儿 新生儿中三氯乙醇（水合氯醛的一种活性代谢产物）的半衰期延长[1]，在有的报道中甚至可以长达66h。单次口服给药25～50mg/kg所产生的短期镇静作用对新生儿来说是相对安全的[1]。重复给药会引起代谢产物的蓄积，有发生严重的中毒作用的风险。甚至在停止用药后毒性作用仍可能存在，因为代谢产物可能会在体内蓄积数日。

1. Jacqz-Aigrain E, Burtin P. Clinical pharmacokinetics of sedatives in neonates. *Clin Pharmacokinet* 1996; **31:** 423–43.

阻塞性睡眠呼吸暂停 患有阻塞性睡眠呼吸暂停的儿童应用水合氯醛镇静后可能会处于危及生命的呼吸阻塞的风险之中。有报道记录了2例在使用水合氯醛后出现呼吸衰竭的儿童的详细情况[1]。

1. Biban P, *et al.* Adverse effect of chloral hydrate in two young children with obstructive sleep apnea. *Pediatrics* 1993; **92:** 461–3.

卟啉病 英国注册药品信息中建议，不要将水合氯醛应用于患有卟啉病的患者，但是也有些人认为这种用法是安全的[1]，不管怎么说，在遇到这样的情况时还是应当谨慎。

1. Welsh Medicines Information Centre. Drugs that are considered to be safe for use in the acute porphyrias. Available at: http://www.wmic.wales.nhs.uk/pdfs/porphyria/Porphyria_Safe_LIst_2009_with_letter_updated%20Oct%202009.pdf (accessed 26/07/10)

药物相互作用

水合氯醛的镇静作用在遇到其他有CNS抑制作用的药物，如酒精（侦探小说中的催眠饮料）、巴比妥类药和其他镇静药后可能增强。

水合氯醛可改变香豆素抗凝血药的作用（见**华法林**，第1373页）。有报道称，患者在使用了水合氯醛后接受静脉注射呋塞米，之后出现了代谢亢进的现象，这明显是甲状腺激素从结合蛋白上被取代的结果。

药动学

水合氯醛可以迅速经胃肠道吸收，口服后30min就可以发挥作用。它在体内分布广泛，可以在红细胞、肝

和其他组织内快速代谢成三氯乙醇和三氯乙酸（第1545页），部分以三氯乙醇和其葡糖苷酸（三氯乙基葡糖苷酸）以及三氯乙酸的形式经尿排出，有一些也经胆汁排出。

三氯乙醇是一种活性代谢产物，可以进入 CSF、进入乳汁并可通过胎盘。据报道，血浆中三氯乙醇的半衰期为 7～11h，但在新生儿中显著延长。三氯乙酸的半衰期可达数日之久。

用途和用法

水合氯醛是一种镇静和催眠药，性质与巴比妥类药物类似。可以用于失眠（第930页）的短期治疗，也可用作术前镇静药（见**麻醉**，第1700页）。它作为催眠药的用途（特别是应用于儿童）已被限制。

外用时，水合氯醛有发赤药作用，并曾用作抗刺激药。

水合氯醛可以以液体或明胶胶囊（将水合氯醛溶于适当的溶剂）的形式经口给药，也可以溶于温和的无挥发性的油中，通过灌肠或栓剂的形式给药。

应避免以片剂的形式给药，因为可能存在损伤消化道黏膜的风险。

常用的催眠剂量是夜间口服 0.5～2mg，作为镇静药可每日口服 3 次，每次 250mg，日最大用量为 2g。口服制剂应适当稀释或与大量的清水或牛奶一起服用。

对于体弱的老年人和那些有肝损伤的患者，应减少剂量。对儿童的用法，见下文。

水合氯醛的衍生物，如氯醛甜菜碱（见上文）、氯醛糖（第1920页）和氯醛比林（第964页），在体内可以降解产生水合氯醛，用法与水合氯醛相似。

儿童用法　水合氯醛曾用于控制儿童短期失眠和术前镇静。然而，其致癌性引起了关注（见上文**致癌性**项下），此类用途被限制。

BNFC 2010/11 建议对于 1 个月至 12 岁的儿童，水合氯醛作为催眠药可夜间口服给药，每次 30～50mg/kg（最大单次剂量 1g）。12～18 岁的患者可以应用 0.5～1g（最大单次剂量 2g）。

尽管在英国，水合氯醛没有作为儿童镇静药得到许可，但是 *BNFC 2010/11* 建议，可以在有痛操作之前的 45～60min 口服给药：新生儿至 12 岁儿童，30～50mg/kg，有呼吸监测时可用至最高 100mg/kg（最大剂量 2g）；12～18 岁者剂量在 1～2g。

BNFC 2010/11 指出，当口服给药难以实现时，可以上述剂量进行直肠给药。

制剂

BP 2010: Chloral Hydrate Oral Solution;
USP 33: Chloral Hydrate Capsules; Chloral Hydrate Syrup.

专利制剂

Ger.: Chloraldurat; **Switz.:** Chloraldurat; Medianox†; Nervifene; **UK:** Welldorm; **USA:** Aquachloral†; Somnote.

多组分制剂　**Belg.:** Dentophar; Sedemol; Sulfa-Sedemol; Synthol†; **Rus.:** Efcamon (Эфкамон); **Spain:** Dentol Topico†; **Turk.:** Dilan†.

Clorazepic Acid（*BAN*）氯䓬酸

Clorazépico, ácido. 7-Chloro-2,3-dihydro-2,2-dihydroxy-5-phenyl-1*H*-1,4-benzodiazepine-3-carboxylic acid.
$C_{16}H_{11}ClN_2O_3$ = 314.7.
CAS — 23887-31-2; 20432-69-3.
UNII — D51WO0G0L4.

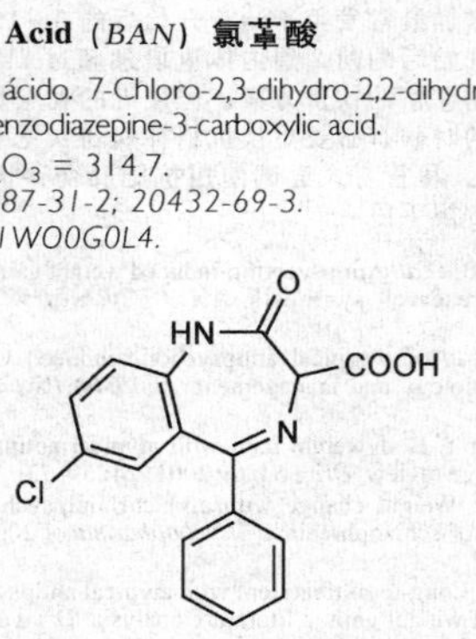

Clorazepate Monopotassium（*USAN*）氯䓬酸一钾

Abbott-39083; 4311-CB; Clorazepato monopotásico. Potassium 7-chloro-2,3-dihydro-2-oxo-5-phenyl-1*H*-1,4-benzodiazepine-3-carboxylate.
Монокалий Клоразепата
$C_{16}H_{10}ClKN_2O_3$ = 352.8.
CAS — 5991-71-9.
UNII — MS63G8NQUI.

Dipotassium Clorazepate（*BANM*, *rINN*）氯䓬酸二钾

Abbott-35616; AH-3232; 4306-CB; Clorazépate dipotassique; Clorazepate Dipotassium (*USAN*); Clorazepato de dipotasio; Dikalii clorazepas; Dikalio klorazepatas; Dikaliumkloratsepaatti; Dikaliumklorazepat; Dikálium-klórazepát; Kalii Clorazepas; Kaliumkloratsepaatti; Klaiumklorazepat; Klorazepát didraselná sůl; Klorazepat Dipotasyum; Potassium Clorazepate. Compound of Potassium 7-chloro-2,3-dihydro-2-oxo-5-phenyl-1*H*-1,4-benzodiazepine-3-carboxylate with potassium hydroxide.
Дикалия Клоразепат
$C_{16}H_{11}ClK_2N_2O_4$ = 408.9.
CAS — 57109-90-7.
ATC — N05BA05.
ATC Vet — QN05BA05.
UNII — 63FN7G03XY.

Pharmacopoeias. In *Eur.* (see p.vii), *Jpn*, and *US*.

Ph. Eur. 6. 8（Dipotassium Clorazepate）白色或淡黄色结晶性粉末。其水溶液和乙醇溶液不稳定，配制后应立即使用。易溶或极易溶于水；极微溶于乙醇；几乎不溶于二氯甲烷。贮藏于密闭容器中。避光。

USP 33（Clorazepate Dipotassium）淡黄色结晶性粉末，遇光后变暗。可溶于水，一旦放置可能会从溶液中沉淀；微溶于乙醇和异丙醇；几乎不溶于丙酮、氯仿、二氯甲烷、乙醚和苯酚。密闭贮藏于氮中。避光。

依赖性和戒断症状

参见地西泮，第957页。

不良反应、处置和注意事项

参见地西泮，第958页。

对肝脏的影响　氯䓬酸的应用可能与黄疸和肝坏死的发生有关[1]。

1. Parker JLW. Potassium clorazepate (Tranxene)-induced jaundice. *Postgrad Med J* 1979; **55:** 908–910.

对神经系统的影响　关于与应用苯二氮䓬类药物（包括氯䓬酸）有关的锥体外系障碍，见地西泮（第958页）。

卟啉病　氯䓬酸可能与卟啉病的急性发作有关，用于卟啉病患者可能是不安全的。

药物相互作用

参见地西泮，第960页。

药动学

氯䓬酸在胃的低 pH 环境中很快发生脱羧反应，形成去甲地西泮（**去甲西泮**，第982页），后者很快被吸收。

1. Ochs HR, *et al.* Comparative single-dose kinetics of oxazolam, prazepam, and clorazepate: three precursors of desmethyldiazepam. *J Clin Pharmacol* 1984; **24:** 446–51.
2. Bertler Å, *et al.* Intramuscular bioavailability of chlorazepate as compared to diazepam. *Eur J Clin Pharmacol* 1985; **28:** 229–30.

用途和用法

氯䓬酸是一种长效苯二氮䓬类药物，性质大体上与地西泮（第 963 页）相似。该药主要用于焦虑障碍（第925页）的短期治疗，作为一种辅助用药治疗癫痫（第 446 页）以及用于酒精戒断综合征（第1551页）。

氯䓬酸钾通常以口服的形式给药，但是在某些国家也有静脉注射剂或肌内注射制剂。在某些国家每日 1 次缓释制剂给药可用于维持治疗。

用于治疗**焦虑**时，氯䓬酸二钾常用口服剂量为每日 30mg，分次给药，根据药物反应，剂量可调整至每日 15～60mg。也可以夜间单次给药，起始剂量为 15mg。

在治疗**癫痫**或**酒精戒断综合征**时，可以分次给药，每日用量最多可达 90mg。

对于老年或虚弱的患者应减量给予。建议治疗焦虑的初始剂量为每日 7.5～15mg。

对儿童的具体用法，见下文。

儿童用法　作为治疗癫痫的辅助用药，9～12 岁的儿童可以口服氯䓬酸二钾，最大起始剂量为 7.5mg，每日 2 次，每周增加幅度不超过 7.5mg，每日最高总量 60mg。年长儿童可使用成人剂量（见上文）。

制剂

USP 33: Clorazepate Dipotassium Tablets.

专利制剂

Arg.: Justum; Tencilan; Tranxilium; **Austria:** Tranxilium; **Belg.:** Tranxene; Uni-Tranxene; **Braz.:** Tranxilene; **Canad.:** Novo-Clopate; **Chile:** Calner; Tranxilium; **Cz.:** Tranxene†; **Fr.:** Tranxene; **Ger.:** Tranxilium; **Gr.:** Tranxene; **Hong Kong:** Tranxene; **Irl.:** Tranxene†; **Israel:** Tranxal; **Ital.:** Transene; **Malaysia:** Sanor†; **Mex.:** Tranxene; **Neth.:** Tranxene; Tranxilium; **Philipp.:** Tranxene; **Pol.:** Cloranxen; Tranxene; **Port.:** Medipax; Tranxene; **S.Afr.:** Tranxene; **Singapore:** Tranxene; **Spain:** Tranxilium; **Switz.:** Tranxilium; **Thai.:** Anxielax†; Cloramed; Cloraxene; Diposef†; Dipot; Flulium; Manotran; Polizep; Pomadom; Posene†; Sanor†; Serene†; Trancap; Tranclor†; Trancon; Tranmed; Tranxene; Zetran; **Turk.:** Ankser; Tranxilene; **UK:** Tranxene†; **USA:** Tranxene; **Venez.:** Tranxen.

多组分制剂　**Arg.:** Euciton Complex; Maxitratobes†; Tranxilium Digest; Vegestabil; **Fr.:** Noctran; **Spain:** Dorken.

Clotiapine（*BAN*, *rINN*）氯噻平

Clothiapine (*USAN*); Clotiapina; Clotiapinum; HF-2159. 2-Chloro-11-(4-methylpiperazin-1-yl)dibenzo[*b*,*f*][1,4]thiazepine.
Клотиапин
$C_{18}H_{18}ClN_3S$ = 343.9.
CAS — 2058-52-8.
ATC — N05AH06.
ATC Vet — QN05AH06.
UNII — Z05HCY0X1T.

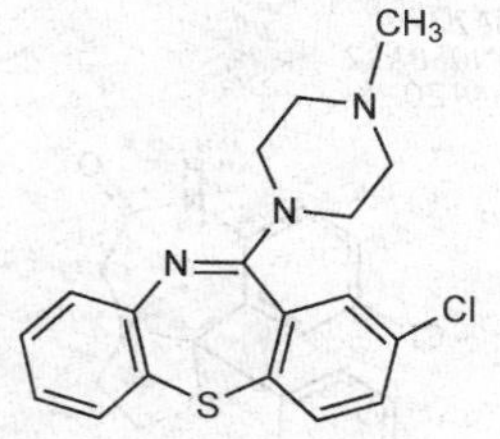

简介

氯噻平是一种二苯甲酰硫西平抗精神病药，性质大体上与酚噻嗪类药物相似（见**氯丙嗪**，第940页）。用于治疗包括精神分裂症（第928页）、躁狂（见**双相障碍**，第351页）和焦虑（第925页）在内的多种精神科疾病。口服给药，剂量每日 10～200mg，分次服用，对于严重或难治性精神病，最大剂量可至每日 360mg。也可以静脉缓慢注射或深部肌内注射。

精神病　一项系统性综述[1]发现，在急性精神病的治疗中氯噻平的效果优于其他抗精神病药尚缺乏好的证据。

1. Berk M, *et al.* Clotiapine for acute psychotic illnesses. Available in The Cochrane Database of Systematic Reviews; Issue 4. Chichester: John Wiley; 2004 (accessed 21/08/08).

制剂

专利制剂

Arg.: Etumina; **Belg.:** Etumine; **Israel:** Entumin; **Ital.:** Entumin; **S.Afr.:** Etomine; **Spain:** Etumina; **Switz.:** Entumine.

Clotiazepam（*rINN*）氯噻西泮

Clotiazépam; Clotiazepamum; Y-6047. 5-(2-Chlorophenyl)-7-ethyl-1,3-dihydro-1-methyl-2*H*-thieno[2,3-e]-1,4-diazepin-2-one.
Клотиазепам
$C_{16}H_{15}ClN_2OS$ = 318.8.
CAS — 33671-46-4.
ATC — N05BA21.
ATC Vet — QN05BA21.
UNII — ZCN055599V.

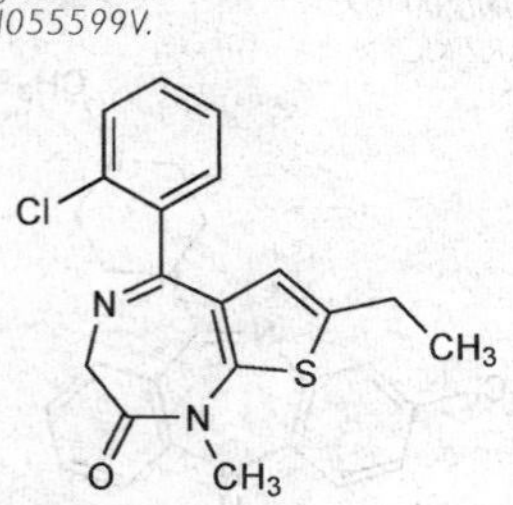

Pharmacopoeias. In *Jpn*.

简介

氯噻西泮是一种短效噻烯杂䓬类药，性质大体上与地西泮（第 940 页）相似。短期治疗焦虑障碍（第925页）的每日常用剂量是 5～15mg，分次口服，最大也可至每日 60mg。治疗失眠（第930页）可以每日在夜间单次服用 10mg。术前用药（见**麻醉**，第1700页）可以口服 10～15mg。对于老年或虚弱的患者应减量给予。

对肝脏的影响　一名 65 岁的女性患者发生了肝炎，这被归因于 7 个月前开始服用的氯噻西泮[1]。服用三唑仑和劳拉西泮的患者肝不受明显影响，推测氯噻西泮的肝毒性作用可能与其化学机构中的噻吩环有关。

1. Habersetzer F, *et al.* Clotiazepam-induced acute hepatitis. *J Hepatol* 1989; **9:** 256–9.

卟啉病　由于氯噻西泮在体外系统具有生卟啉作用，因此一般认为该药对于患有卟啉病的患者不安全。

制剂

专利制剂

Belg.: Clozan; **Chile:** Rize; **Fr.:** Veratran; **Ital.:** Rizen; Tienor; **Jpn:** Rize; **Spain:** Distensan.

Cloxazolam (*rINN*) 氯噁唑仑

Cloxazolamum; CS-370; Kloksatsolaami; Kloxazolam. 10-Chloro-11b-(2-chlorophenyl)-2,3,7,11b-tetrahydro-oxazolo[3,2-*d*][1,4]-benzodiazepin-6(5*H*)-one.

Клоксазолам

$C_{17}H_{14}Cl_2N_2O_2$ = 349.2.

CAS — 24166-13-0.

ATC — N05BA22.

ATC Vet — QN05BA22.

UNII — GYL649Z0HY.

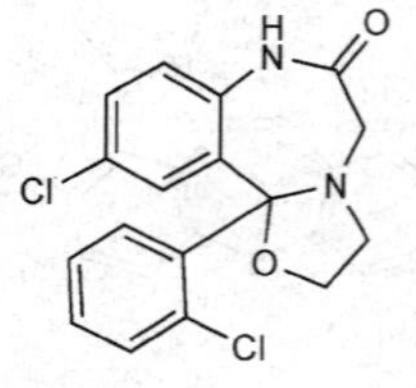

Pharmacopoeias. In *Jpn.*

简介

氯噁唑仑是一种长效苯二氮䓬类药物，性质大体与地西泮（第940页）相似。当用于短期治疗焦虑障碍（见第925页）时，常用口服剂量为每日 2～4mg，分次给药。部分患者可能需要增加剂量，最高可达每日12mg。术前给药剂量为 100μg/kg（见**麻醉**，第1700页）。

1. Ito M, *et al.* Cloxazolam treatment for patients with intractable epilepsy. *Pediatr Neurol* 2004; **30:** 111–14.

制剂

专利制剂

Arg.: Tolestan; **Belg.:** Akton; **Braz.:** Anoxolan; Clozal; Elum; Eutonis; Olcadil; **Jpn:** Sepazon; **Port.:** Cloxam; Olcadil; **Switz.:** Lubalix†.

Clozapine (*BAN*, *USAN*, *rINN*) 氯氮平

Clozapina; Clozapinum; HF-1854; Klotsapiini; Klozapin; Klozapina; Klozapinas. 8-Chloro-11-(4-methylpiperazin-1-yl)-5*H*-dibenzo-[*b*,*e*][1,4]diazepine.

Клозапин

$C_{18}H_{19}ClN_4$ = 326.8.

CAS — 5786-21-0.

ATC — N05AH02.

ATC Vet — QN05AH02.

UNII — J60AR2IKIC.

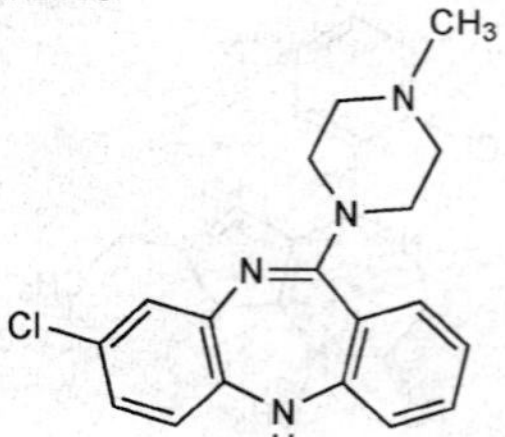

Pharmacopoeias. In *Chin.*, *Eur.* (see p.vii), and *US.*

Ph. Eur. 6. 8（Clozapine） 黄色结晶性粉末。几乎不溶于水；溶于乙醇；易溶于二氯甲烷。可用稀释的醋酸溶解。

USP 33（Clozapine） 黄色结晶性粉末。不溶于水；溶于乙醇、丙酮和氯仿；略溶于乙腈。

稳定性 将 100mg 氯氮平片剂碾碎后悬于 5ml 含有羧甲基纤维素的糖浆混合物，与羟苯甲酯和羟苯丙酯一同保存（Guy's Hospital 儿科基础配方），制备后可稳定达至少 18 天[1]。

1. Ramuth S, *et al.* A liquid clozapine preparation for oral administration in hospital. *Pharm J* 1996; **257:** 190–1.

不良反应和处置

尽管氯氮平可能也会导致一些应用传统抗精神病药后出现的不良反应（见**氯丙嗪**，第941页），但是发生率和严重程度是存在区别的。氯氮平的抗毒蕈碱作用更加显著，镇静和增加体重的作用也更加明显。氯氮平可引起可逆性的中性粒细胞减少症，进而有可发展成有致命危险的粒细胞缺乏症，对白细胞计数进行严格的监测是必要的（见下文**注意事项**）。也可能发生嗜酸性粒细胞增多。极少数情况也有关于贫血、血小板减少和血小板增多的报道。

氯氮平较少诱发锥体外系障碍，包括迟发性运动障碍。氯氮平对泌乳素的分泌影响较小。与氯丙嗪相比，氯氮平诱发癫痫的可能性更大，二者诱发心血管疾病（如心动过速和体位性低血压）的风险相当。在极少数情况下可能发生伴有心跳和呼吸停止的循环衰竭，也有高血压的报道。使用氯氮平的患者发生心肌炎的风险也会增加，在极少数情况下还可能出现生命危险，也有发生心肌病和心包炎的报道。

应用氯氮平的其他不良反应还包括眩晕、唾液分泌过多（尤其在夜间）、头痛、恶心、呕吐、便秘（在一些病例中会导致胃肠道阻塞、粪便滞留和麻痹性肠梗阻）、尿失禁、尿潴留、疲劳和短暂的发热（必须和粒细胞缺乏症危象区别）。也有少数报道称发生了吞咽困难、腮腺增大、意识错乱、谵妄、血栓栓塞、急性胰腺炎、肝炎和胆汁淤积性黄疸和极少数的暴发性肝坏死。还有个别出现急性间质性肾炎的病例。偶尔会发生葡萄糖平衡异常和糖尿病，也有严重的高血糖有时导致酮症酸中毒或高渗性昏迷的报道。同样极少见的还有高胆固醇血症和高三酸甘油酯血症。许多应用氯氮平所致的不良反应最常见于治疗的起始阶段，可以通过逐渐加量将其发生减少到最低。

对血液的影响 氯氮平可导致可逆的中性粒细胞减少症，此时如果不及时停药可能发展成有致命风险的**粒细胞缺乏症**。对这一不良反应的关注起自 1975 年芬兰的一项报道，17 名发生中性粒细胞减少症或粒细胞减少症的患者中有 8 人死亡[1]，在这项芬兰流行病调查中，粒细胞缺乏症或严重的粒细胞减少症的发病概率为 0.71%[2]。这些报道使得许多国家停止了氯氮平的使用或对其使用规定了严格的限制并进行血象监测。1990 年英国和美国规定，可以在严格监测白细胞计数的情况下使用氯氮平，因为在那之前有研究发现氯氮平对于那些应用传统抗精神病药后无疗效的严重精神分裂症患者有效。英国 CSM 提供了该机构收到的 1963 年 7 月到 1993 年 1 月间粒细胞缺乏症和中性粒细胞减少症的相关报告的数据[3]。氯氮平是其中涉及最多的药物，有 14 例粒细胞缺乏症的报道（1 例死亡）以及 119 例中性粒细胞减少症的报道（无死亡）。有许多关于氯氮平相关的粒细胞缺乏症的**发病率**估计，其中来自于美国的 11555 例接受氯氮平治疗的患者的数据显示[4]，粒细胞缺乏症 1 年的累积发病率为 0.8%，1 年半的累积发病率为 0.91%，老年人发病风险增加。大多数粒细胞缺乏症的病例发生在开始治疗后的 3 个月内，在第三个月时发病风险达到最大。生产商报道的粒细胞缺乏症发病率略低，前 6 个月为 0.48%[5]，随后 2 年半中年平均发病率为 0.08%。这些数字是基于到 1993 年 3 月底在美国 56000 名接受氯氮平治疗的患者的数据。来自于英国和爱尔兰的数据显示，1990 年 1 月到 1994 年 7 月间登记使用（但是不一定真正应用了）氯氮平治疗的 6316 名患者中，第一年粒细胞缺乏症的累积发病率为 0.7%，整个实验过程中的发病率为 0.8%[6]。大部分发生粒细胞缺乏症和中性粒细胞减少的病例出现于治疗开始后的第 6 到 18 周。第二年中粒细胞缺乏症和中性粒细胞减少症的发病率分别为 0.07%和 0.7%，这与在应用某些酚噻嗪类传统抗精神病药的患者中观察到的发病率处于同一数量级。

这些数据[6]以及那些来自美国的比较数据[7]显示，强制性血象监测（见下文**注意事项**）有助于降低氯氮平诱发的中性粒细胞减少症和粒细胞缺乏症所带来的以及与死亡相关的风险。氯氮平诱发粒细胞缺乏症的机制尚不清楚，可能是直接的毒性作用或免疫反应的结果[8,9]。发生粒细胞缺乏症的**易感因素**还不确定，目前只发现女性和老年患者的发病率较高。此外，无论是粒细胞缺乏症还是中性粒细胞减少症，其发生都没有明显的氯氮平剂量依赖性。到目前为止，发现犹太人血统的患者发生粒细胞缺乏症的概率较高，这可能与遗传因素有关[10]。非洲人和 Afro-Caribbeans 发生中性粒细胞减少症的比例较高[6]，许多这些种族的患者现已被排除在应用氯氮平的范围之外，因为他们白细胞和中性粒细胞的计数通常低于治疗要求的范围（见下文**注意事项**下的**监测**）[11]。不过，英国注册药品信息中建议，由良性种族性中性粒细胞减少症导致白细胞计数减少的患者，在血液病医师同意的情况下可以开始氯氮平治疗。

证据显示，如果患者发生了氯氮平诱发的白细胞减少症或粒细胞减少症，那么在以后的任何时候都不应再次使用氯氮平治疗，在 9 名再次使用氯氮平治疗的患者中，无一例外地都再次发生了白细胞减少症或粒细胞减少症[12]。在美国，由于中度白细胞减少（当白细胞计数减少到 2000～3000 个/mm^3 时）而停用氯氮平的患者，当白细胞计数恢复后可以考虑再次应用氯氮平，这些患者患粒细胞缺乏症的风险要比一般人高出 5～6 倍[5]。

1. Idänpään-Heikkilä J, *et al.* Agranulocytosis during treatment with clozapine. *Eur J Clin Pharmacol* 1977; **11:** 193–8.
2. Anderman B, Griffith RW. Clozapine-induced agranulocytosis: a situation report up to August 1976. *Eur J Clin Pharmacol* 1977; **11:** 199–201.
3. CSM/MCA. Drug-induced neutropenia and agranulocytosis. *Current Problems* 1993; **19:** 10–11.
4. Alvir JMJ, *et al.* Clozapine-induced agranulocytosis: incidence and risk factors in the United States. *N Engl J Med* 1993; **329:** 162–7.
5. Finkel MJ, Arellano F. White-blood-cell monitoring and clozapine. *Lancet* 1995; **346:** 849.
6. Atkin K, *et al.* Neutropenia and agranulocytosis in patients receiving clozapine in the UK and Ireland. *Br J Psychiatry* 1996; **169:** 483–8.
7. Honigfeld G, *et al.* Reducing clozapine-related morbidity and mortality: 5 years experience with the Clozaril National Registry. *J Clin Psychiatry* 1998; **59** (suppl 3): 3–7.
8. Gerson SL, *et al.* Polypharmacy in fatal clozapine-associated agranulocytosis. *Lancet* 1991; **338:** 262–3.
9. Hoffbrand AV, *et al.* Mechanisms of clozapine-induced agranulocytosis. *Drug Safety* 1992; **7** (suppl 1): 1–60.
10. Leiberman JA, *et al.* HLA-B38, DR4, DQw3 and clozapine-induced agranulocytosis in Jewish patients with schizophrenia. *Arch Gen Psychiatry* 1990; **47:** 945–8.
11. Fisher N, Baigent B. Treatment with clozapine: black patients' low white cell counts currently mean that they cannot be treated. *BMJ* 1996; **313:** 1262.
12. Safferman AZ, *et al.* Rechallenge in clozapine-induced agranulocytosis. *Lancet* 1992; **339:** 1296–7.

对体重的影响 大多数抗精神病药都与体重的增加有关。一项荟萃分析[1]发现，无论使用传统抗精神病药（氯丙嗪、氟奋乃静、氟哌啶醇、洛沙平、奋乃静、硫利达嗪、替沃噻吨或三氟拉嗪）还是非传统抗精神病药（氯氮平、奥氮平、喹硫平、利培酮、舍吲哚或齐拉西酮），都有患者体重增长的证据。不过，吗茚酮和匹莫齐特这两种药物似乎却与体重的下降相关，尽管关于匹莫齐特的研究没有被统计学证实。安慰剂治疗同样与体重的下降相关。不过，一篇后来的综述指出，有极大的证据证明，非典型抗精神病药能比传统抗精神病药引起更大程度的体重增加[2]。

另有一篇综述[3]计算了使用非典型抗精神病药后体重增长的月平均值，具体如下：

- 奥氮平（2.28kg）；
- 佐替平（2.28kg）；
- 喹硫平（1.76kg）；
- 氯氮平（1.72kg）；
- 利培酮（0.96kg）；
- 齐拉西酮（0.80kg）。

最近一篇将各短期（14 周及以内）和长期（6 个月及以上）研究都考虑在内的综述[4]指出，在所有非典型药物中，奥氮平和氯氮平造成的体重增加最严重，阿立哌唑和齐拉西酮造成的体重增加最轻。另一篇针对长期研究（1 年及以上）的综述[5]指出，尽管氯氮平体重增加的风险最高、齐拉西酮最低，当与短期研究获得的结果相比时，其他非典型药物之间体重增加风险的差别很小（短期研究结果提示，体重增加风险由大到小的可能的顺序是：氯氮平、奥氮平、喹硫平、利培酮、氨磺必利、阿立哌唑、齐拉西酮）。

体重增加最常发生于治疗开始后的 6～12 个月。如果在治疗开始后的前 2 周内体重增加超过 2kg，建议立即开始应用严格的饮食方案。但最近的观点是，当遇到这种情况的时候有必要更换抗精神病药（见下文**对糖代谢的影响**）。尽管有人尝试使用抗肥胖药，但是不推荐以此作为常规手段[2,6]。

1. Allison DB, *et al.* Antipsychotic-induced weight gain: a comprehensive research synthesis. *Am J Psychiatry* 1999; **156:** 1686–96.
2. Ananth J, *et al.* Atypical antipsychotic induced weight gain: pathophysiology and management. *Ann Clin Psychiatry* 2004; **16:** 75–85.
3. Wetterling T. Bodyweight gain with atypical antipsychotics: a comparative review. *Drug Safety* 2001; **24:** 59–73.
4. Haddad P. Weight change with atypical antipsychotics in the treatment of schizophrenia. *J Psychopharmacol* 2005; **19** (suppl): 16–27.
5. Gentile S. Long-term treatment with atypical antipsychotics and the risk of weight gain: a literature analysis. *Drug Safety* 2006; **29:** 303–19.
6. Allison DB, Casey DE. Antipsychotic-induced weight gain: a review of the literature. *J Clin Psychiatry* 2001; **62** (suppl 7): 22–31.

对糖代谢的影响 接受氯氮平治疗的患者发生葡萄糖耐受不良或者糖尿病的风险增加，使用其他非典型抗精神病药的患者可能也有类似的表现[1]。

WHO 收到的数据显示，截止到 2000 年 12 月，共有 480 例与氯氮平相关的葡萄糖耐受不良的报道，奥氮平 253 例，利培酮 138 例[2]。在有些病例中，同时也

有体重增加的报道，并可能是葡萄糖耐受不良的诱发因素之一。其他已知的危险因素还包括潜在的糖尿病、男性以及联合用药（如丙戊酸盐、SSRIs和丁螺环酮）。在使用氯氮平、奥氮平和利培酮时要对体重、血糖和血脂进行常规监测。

使用非典型抗精神病药喹硫平后也有葡萄糖耐受不良的报道[3,4]。

其他人也发现了相似的证据支持非典型抗精神病药导致发生糖尿病风险增高的观点[5,6]。因此，2003年9月，FDA要求在所有非典型抗精神病药的说明中都必须加入如下的建议和警告：

- 患有糖尿病的患者在接受非典型抗精神病药治疗时必须进行常规的监测，以防血糖情况恶化；
- 有糖尿病危险因素的患者应该在非典型抗精神病药治疗前和治疗中进行空腹血糖测试；
- 所有使用非典型抗精神病药的患者都应在治疗中监测血糖状况，那些血糖升高者应接受空腹血糖测试；
- 有一些血糖升高的患者，在停用非典型药物后血糖恢复正常，但是一些患者尽管停药还要继续接受抗糖尿病治疗。

然而，American Diabetes Association和其他一些医学组织[7]认为，不同的非典型药物之间风险也不相同，在开处方时要考虑这个问题。发生体重增加、糖尿病和血脂异常的风险，在使用氯氮平和奥氮平的患者中最大，其次是利培酮和喹硫平，影响最小的是阿立哌唑和齐拉西酮（见上文**对体重的影响**）。这些组织建议*基线监测*（baseline monitoring）应该包括：

- 肥胖、糖尿病、血脂异常、高血压或心血管疾病的个人或家族史；
- 体重、身高和腰围；
- 血压；
- 空腹葡萄糖；
- 空腹血脂。

有发生糖尿病风险的患者应该使用对体重影响较小并且不易导致葡萄糖耐受不良的非典型药物。*随访监测*（follow-up moitoring）应该包括在4周、8周和12周时对体重进行重新评价，对于那些在治疗期间体重增长超过初始体重5%的患者建议更换药物。在接受治疗3个月时应测量空腹血糖和血压，依据风险的不同，以后每年（或更短的时间）都要进行。在治疗开始后的3个月要评价血脂水平，如果正常则以后每隔5年重新评价一次。患者一旦出现高血糖或血脂障碍恶化的情况，都应换用与体重增加以及糖尿病关系不大的抗精神病药。

1. Melkersson K, Dahl M-L. Adverse metabolic effects associated with atypical antipsychotics: literature review and clinical implications. *Drugs* 2004; **64:** 701–23.
2. Hedenmalm K, *et al.* Glucose intolerance with atypical antipsychotics. *Drug Safety* 2002; **25:** 1107–16.
3. Griffiths J, Springuel P. Atypical antipsychotics: impaired glucose metabolism. *Can Adverse Drug React News* 2001; **11** (4): 3–6. Also available at: http://www.hc-sc.gc.ca/dhp-mps/alt_formats/hpfb-dgpsa/pdf/medeff/carn-bcei_v11n4-eng.pdf (accessed 21/08/08)
4. Adverse Drug Reactions Advisory Committee (ADRAC). Atypical antipsychotics and hyperglycaemia. *Aust Adverse Drug React Bull* 2004; **23:** 11–12. Also available at: http://www.tga.health.gov.au/adr/aadrb/aadr0406.htm (accessed 25/05/05)
5. Citrome LL, Jaffe AB. Relationship of atypical antipsychotics with development of diabetes mellitus. *Ann Pharmacother* 2003; **37:** 1849–57.
6. Newcomer JW. Second-generation (atypical) antipsychotics and metabolic effects: a comprehensive literature review. *CNS Drugs* 2005; **19** (suppl 1): 1–93.
7. American Diabetes Association; American Psychiatric Association; American Association of Clinical Endocrinologists; North American Association for the Study of Obesity. Consensus development conference on antipsychotic drugs and obesity and diabetes. *Diabetes Care* 2004; **27:** 596–601. Also available at: http://care.diabetesjournals.org/cgi/reprint/27/2/596.pdf (accessed 24/05/05)

对心血管系统的影响 英国CSM[1]在1993年11月发出警告，提醒使用氯氮平有发生**心肌炎**的风险。3名在使用氯氮平时死亡的患者就有发生心肌炎的证据。CSM还接到了其他关于使用氯氮平后发生心肌炎和一例心肌病的报道。随后，1994年11月，澳大利亚Adverse Drug Reactions Advisory Committee（ADRAC）也报道了5例与使用氯氮平相关的心肌炎[2]。之后来自澳大利亚的报道[3]又确认了15例心肌炎患者（1993年1月到1999年3月），其中5例死亡（这些数据来自ADRAC和澳大利亚的药物生产商）。1989年9月到1999年12月间，FDA共收到在时间上与氯氮平使用相关的心肌炎报道28例（18例死亡），心肌病报道41例（10例死亡）[4]。新西兰药物预警机构（pharmacovigilance authorities）的综述中指出[5]，到1999年为止，生产商（*Novartis*）已经分析了全世界范围内的125例心肌炎报道，其中35例死亡。53%的心肌炎发生在开始治疗后的1个月内，但是也有5%的病例发生在开始治疗的两年以后。最近的一篇综述[6]回顾了ADRAC 1993～2003年间共116例心肌炎报道，其中，60例患者得到了康复，10例死亡。心肌炎出现在开始氯氮平治疗后平均17天内。在CSM的备忘录[7]中也提到，大部分心肌炎发生在治疗开始后的前2个月，而心肌病则发生在治疗的相对晚些时候。也有发生心包炎和心包积液的报道。由于心肌炎的诊断有些困难，而且经常不能确诊，所以CSM建议，对于那些在临床上高度怀疑患有心包炎的患者，应停止使用抗精神病药治疗。主要症状包括休息时持续的心动过速、心力衰竭、心律失常或类似于心肌梗死或心包炎的症状。那些使用氯氮平后出现过心肌炎或心肌病的患者应避免再次应用氯氮平。

有证据显示[8]，氯氮平的使用可能与致命的**血栓栓塞**的发生有关。在1990年2月到1999年12月间，FDA[9]收到了99例与接受氯氮平治疗有关的静脉血栓栓塞病例报告。其中有83例出现了肺栓塞，伴或不伴深静脉栓塞，16例仅出现了深静脉栓塞，63例死亡是肺栓塞造成的。从2000年3月起，瑞典Adverse Reactions Advisory Committee收到的与氯氮平使用有关的报道[10]中有6例（5例死亡）肺栓塞报道和6例静脉栓塞的报道。这些反应大都发生在治疗开始后的前3个月，主要涉及男性。但是来自于德国和瑞士的数据分析[11]显示，精神科患者中与氯氮平有关的血栓栓塞的发生率，在使用传统抗精神病药治疗或根本没有治疗的患者中没有区别。

有关抗精神病药与**猝死**之间关系的讨论，见第941页，**氯丙嗪的不良反应**项下。

在某些个别报道中，使用氯氮平的患者出现了**反常高血压**[12,13]。使用阿替洛尔控制了高血压症状以后氯氮平治疗得以继续进行。

一些研究[14]指出，在健康受试者中应用氯氮平后，严重的心血管问题发生率和严重程度均大于在精神分裂症患者中应用该药后的情况。生产商因此要求氯氮平的药动学试验要在难治性精神分裂症患者中进行，而非在健康受试者中。

有关氯氮平对心血管系统的影响的更详细内容，见下文**药物相互作用**项下**苯二氮䓬类药**。

1. CSM/MCA. Myocarditis with antipsychotics: recent cases with clozapine (Clozaril). *Current Problems* 1993; **19:** 9–10.
2. Adverse Drug Reactions Advisory Committee (ADRAC). Clozapine and myocarditis. *Aust Adverse Drug React Bull* 1994; **13** (Nov): 14–15.
3. Kilian JG, *et al.* Myocarditis and cardiomyopathy associated with clozapine. *Lancet* 1999; **354:** 1841–5.
4. La Grenade L, *et al.* Myocarditis and cardiomyopathy associated with clozapine use in the United States. *N Engl J Med* 2001; **345:** 224–5.
5. New Zealand Medicines and Medical Devices Safety Authority. Potentially fatal complications of clozapine therapy: myocarditis, venous thromboembolism and constipation. Available at: http://www.medsafe.govt.nz/profs/puarticles/cloz1.htm (accessed 24/05/05)
6. Haas SJ, *et al.* Clozapine-associated myocarditis: a review of 116 cases of suspected myocarditis associated with the use of clozapine in Australia during 1993-2003. *Drug Safety* 2007; **30:** 47–57.
7. CSM/MCA. Clozapine and cardiac safety: updated advice for prescribers. *Current Problems* 2002; **28:** 8.
8. Paciullo CA. Evaluating the association between clozapine and venous thromboembolism. *Am J Health-Syst Pharm* 2008; **65:** 1825–9.
9. Knudson JF, *et al.* Antipsychotic drugs and venous thromboembolism. *Lancet* 2000; **356:** 252–3.
10. Hägg S, *et al.* Association of venous thromboembolism and clozapine. *Lancet* 2000; **355:** 1155–6.
11. Wolstein J, *et al.* Antipsychotic drugs and venous thromboembolism. *Lancet* 2000; **356:** 252.
12. Gupta S. Paradoxical hypertension associated with clozapine. *Am J Psychiatry* 1994; **151:** 148.
13. Ennis LM, Parker RM. Paradoxical hypertension associated with clozapine. *Med J Aust* 1997; **166:** 278.
14. Pokorny R, *et al.* Normal volunteers should not be used for bioavailability or bioequivalence studies of clozapine. *Pharm Res* 1994; **11:** 1221.

对体液和电解质平衡的影响 像其他抗精神病药一样，使用氯氮平可能会出现血钠过低的现象（第942页）[1]。需要注意的是，在考虑氯氮平本身的致癫痫作用时，应将低血钠的影响排除在外。

1. Ogilvie AD, Croy MF. Clozapine and hyponatraemia. *Lancet* 1992; **340:** 672.

对胃肠道的影响 从1999年3月起，英国CSM已经收到了与氯氮平有关的严重胃肠道反应类似于梗阻的报告共20例，其中3例死亡[1]。这些反应可能是由于氯氮平的抗毒蕈碱作用所致，因此当氯氮平与其他有抗毒蕈碱作用的药物（如三环类抗抑郁药、抗帕金森症药和其他抗精神病药）合用时更易发生。对于有结肠疾病史或做过肠手术的患者也要保证护理的实施。对于使用氯氮平的患者，发现并治疗其便秘是非常重要的，这可以防止更严重的并发症（如肠道阻塞以及麻痹性肠梗阻）的发生。随后，仍有持续的对与氯氮平致胃肠动力减弱作用有关的严重胃肠道不良反应（如肠梗阻、缺血、穿孔）的报道[2~5]。

1. CSM/MCA. Clozapine (Clozaril) and gastrointestinal obstruction. *Current Problems* 1999; **25:** 5.
2. Palmer SE, *et al.* Life-threatening clozapine-induced gastrointestinal hypomotility: an analysis of 102 cases. *J Clin Psychiatry* 2008; **69:** 759–68.
3. Leung JSY, *et al.* Rapidly fatal clozapine-induced intestinal obstruction without prior warning signs. *Aust N Z J Psychiatry* 2008; **42:** 1073–4.
4. Hibbard KR, *et al.* Fatalities associated with clozapine-related constipation and bowel obstruction: a literature review and two case reports. *Psychosomatics* 2009; **50:** 416–19.
5. Martínez Díaz-Caneja C, *et al.* Severe bowel ischemia due to clozapine with complete remission after withdrawal. *J Clin Psychopharmacol* 2010; **30:** 463–5.

对肾脏的影响 在接受氯氮平治疗的患者中有过发生急性间质性肾炎的报道[1~3]。全部3名患者都出现了急性肾衰竭的表现，停药后症状消退。其中一篇报道的作者注意到，英国CSM在1989年12月到1999年2月间共收到了7例与使用氯氮平有关的急性肾衰竭的报道，其中1例死亡[2]。

1. Elias TJ, *et al.* Clozapine-induced acute interstitial nephritis. *Lancet* 1999; **354:** 1180–1.
2. Fraser D, Jibani M. An unexpected and serious complication of treatment with the atypical antipsychotic drug clozapine. *Clin Nephrol* 2000; **54:** 78–80.
3. Au AF, *et al.* Clozapine-induced acute interstitial nephritis. *Am J Psychiatry* 2004; **161:** 1501.

对脂代谢的影响 使用某些非典型抗精神病药后发生高血脂的风险增加，这部分内容在**氯丙嗪**的**不良反应**项下讨论，第942页。也可见上文**对糖代谢的影响**。

对神经系统的影响 与其他抗精神病药一样（见**惊厥**，第941页），氯氮平也可以降低癫痫发作的阈值并引起EEG的异常，尽管接受氯氮平治疗的患者癫痫发作的频率似乎更高一些。对美国1972～1988年1418名接受氯氮平治疗的患者的综述[1]发现，其中41名曾经出现了全身强直-阵挛发作。认为氯氮平诱发的惊厥的风险是剂量依赖性的，发作频率经计算后如下：

- 剂量小于每日300mg时为1%；
- 剂量在每日300～599mg时为2.7%；
- 剂量在每日600mg及以上时为4.4%。

其中6名患者还在同时服用其他有可能降低癫痫发作阈值的药物。41名中的31名继续使用氯氮平治疗，但是减少了每日的剂量。41名中约一半的患者开始接受抗癫痫药治疗。

英国CSM[2]认为，尽管有人认为氯氮平的致惊厥效应是呈剂量依赖性的，但是个体之间氯氮平的代谢和血浆浓度变异很大，8例报告到CSM的病例显示惊厥的发生可能是与易感个体内的高血药浓度相关的。建议对于易感个体，以低剂量起始，随后依据患者的反应谨慎加量，之后再向下调整到维持剂量，以避免惊厥的发生。

1. Devinsky O, *et al.* Clozapine-related seizures. *Neurology* 1991; **41:** 369–71.
2. CSM. Convulsions may occur in patients receiving clozapine (Clozaril®, Sandoz). *Current Problems 31* 1991.

对胰腺的影响 有个别的报道显示，患者在接受氯氮平治疗[1~3]或用药过量后发生了胰腺炎[4]。对截止到2002年2月的FDA监测数据库和发表的病例报道的系统性综述[5]显示，共有192名患者在接受了一种或多种抗精神病药治疗后发生了胰腺炎（22名死亡）。其中单独应用的抗精神病药包括氯氮平（72名）、奥氮平（62名）、利培酮（31名）和氟哌啶醇（12名）。大多数病例都发生在开始治疗后的前6个月内。

1. Martin A. Acute pancreatitis associated with clozapine use. *Am J Psychiatry* 1992; **149:** 714.
2. Frankenburg FR, Kando J. Eosinophilia, clozapine, and pancreatitis. *Lancet* 1992; **340:** 251.
3. Garlipp P, *et al.* The development of a clinical syndrome of asymptomatic pancreatitis and eosinophilia after treatment with clozapine in schizophrenia: implications for clinical care, recognition and management. *J Psychopharmacol* 2002; **16:** 399–400.
4. Jubert P, *et al.* Clozapine-related pancreatitis. *Ann Intern Med* 1994; **121:** 722–3.
5. Koller EA, *et al.* Pancreatitis associated with atypical antipsychotics: from the Food and Drug Administration's MedWatch surveillance system and published reports. *Pharmacotherapy* 2003; **23:** 1123–30.

锥体外系障碍 尽管氯氮平能够导致粒细胞缺乏症，但是它仍然在精神科药物治疗中占有一席之地，至少部分是因为它能减少锥体外系反应的发生率（第943页）。由氯氮平也发展出了其他一些同类的抗精神病药。然而，尽管非典型抗精神病药的锥体外系反应发生率较低，但并不是不会引起该类不良反应，急性和迟发性症状都有报道。对非典型药物使用高剂量的趋势也可能减少它的相对优势[1]。

1. Pierre JM. Extrapyramidal symptoms with atypical antipsychotics: incidence, prevention and management. *Drug Safety* 2005; **28:** 191–208.

唾液分泌过多 接受氯氮平治疗的患者中有将近 54% 的人会发生唾液分泌过多[1,2]。这一不良反应的病理生理机制目前仍不清楚，但是有可能包括对毒蕈碱受体（M_3 和 M_4）的作用、对 α_2 肾上腺素受体的阻断或者舌咽反射的变化。治疗措施包括咀嚼口香糖以增加吞咽次数或者对稳定的患者减少氯氮平的剂量，当其他方法失效时可以尝试应用抗毒蕈碱药或鼻内应用异丙阿托品或 α_2 受体激动药。但是抗毒蕈碱药有可能会恶化氯氮平的抗毒蕈碱性不良反应。最近的一篇系统综述[3]指出，已有的研究存在各种局限性及高度的偏倚，目前数据尚不足以对应对措施给出任何建议。

1. Davydov L, Botts SR. Clozapine-induced hypersalivation. *Ann Pharmacother* 2000; **34:** 662–5.
2. Sockalingam S, *et al.* Clozapine-induced hypersalivation: a review of treatment strategies. *Can J Psychiatry* 2007; **52:** 377–84.
3. Syed R, *et al.* Pharmacological interventions for clozapine-induced hypersalivation. Available in The Cochrane Database of Systematic Reviews; Issue 3. Chichester: John Wiley; 2008 (accessed 03/06/09).

神经阻滞药恶性综合征 对文献的回顾[1]显示，与传统抗精神病药相比，接受氯氮平治疗的患者发生锥体外系反应的概率较低，肌酸激酶浓度升高的幅度也较小。使用氯氮平后患者发生神经阻滞药恶性综合征（NMS，第943页）的概率与应用传统抗精神病药类似[1]，但是二者的表现不同，前者较少出现发热和僵直，病情可能也较轻，但是发汗却更为常见[2]。不过后来的综述[3]认为，使用非典型抗精神病药（如氯氮平、奥氮平、喹硫平和利培酮）后出现的 NMS，无论从本质还是严重程度上都与使用传统药物后的 NMS 没有区别。也有使用氨磺必利及阿立哌唑后出现 NMS 的报道[4]。

11～18 岁的儿童青少年出现 NMS 的报道与非典型抗精神病药阿立哌唑、氯氮平、奥氮平、喹硫平、利培酮和齐拉西酮的使用有关；症状与成人相同[5]。

1. Sachdev P, *et al.* Clozapine-induced neuroleptic malignant syndrome: a review and report of new cases. *J Clin Psychopharmacol* 1995; **15:** 365–71.
2. Karagianis JL, *et al.* Clozapine-associated neuroleptic malignant syndrome: two new cases and a review of the literature. *Ann Pharmacother* 1999; **33:** 623–30. Correction. *ibid.*; 1011.
3. Ananth J, *et al.* Neuroleptic malignant syndrome and atypical antipsychotic drugs. *J Clin Psychiatry* 2004; **65:** 464–70.
4. Adverse Drug Reactions Advisory Committee (ADRAC). Aripiprazole and neuroleptic malignant syndrome. *Aust Adverse Drug React Bull* 2007; **26:** 2. Also available at: http://www.tga.health.gov.au/adr/aadrb/aadr0704.pdf (accessed 03/04/08)
5. Croarkin PE, *et al.* Neuroleptic malignant syndrome associated with atypical antipsychotics in pediatric patients: a review of published cases. *J Clin Psychiatry* 2008; **69:** 1157–65.

撤药 突然停止应用氯氮平后可能出现的症状被称为"胆碱反弹"，尽管这些表现，如头痛、大量出汗、唾液分泌过多、支气管收缩、激越、尿失禁以及腹泻等，与5-羟色胺综合征（第392页）有一些共同之处。突然停药后还可能发生运动障碍和锥体外系反应的恶化。除此之外，像其他抗精神病药一样，突然停药还可能导致最初精神病症状的快速复发。一项回顾性病例记录研究显示，29 名精神分裂症患者停止使用氯氮平后，突然停药的 20 名立即出现了显著的精神状态恶化情况[1]。另一研究中，3 名患者在停用氯氮平后很快出现了谵妄，其中的 1 名在 24h 内症状继续发展，尽管停药是在 2 周内逐渐完成的[2]。恢复应用低剂量氯氮平后，在所有患者身上都很快见效了。

1. Baker M, White T. Life after clozapine. *Med Sci Law* 2004; **44:** 217–21.
2. Stanilla JK, *et al.* Clozapine withdrawal resulting in delirium with psychosis: a report of three cases. *J Clin Psychiatry* 1997; **58:** 252–5.

注意事项

对于有以下情况的患者不宜应用氯氮平：未能控制的癫痫、酒精性或中毒性精神病、药物中毒或有循环衰竭史的患者。对于有癫痫史的患者或是处在某种能够降低癫痫发作阈值的情况之下的患者，应慎用氯氮平。对于有骨髓抑制、骨髓增生障碍或者任何白细胞计数异常或血细胞分类计数异常的患者，应禁用氯氮平。同样，对于曾经出现过药物诱发（不包括化疗）的中性粒细胞减少症或粒细胞缺乏症的患者，也应禁用氯氮平。氯氮平不宜与那些能增加骨髓抑制发生风险的药物合用（见下文**药物相互作用**）。

有严重肾损伤的患者禁用氯氮平，有轻度至中度肾损伤的患者慎用。对于有肝损伤的患者应慎用氯氮平，对于患有症状性或进行性肝病或者肝衰竭的患者，应避免应用氯氮平。对于有心脏损伤病史或者在检查时有心脏异常发现的患者，都应移交至专科医生处做进一步的评估（可能包括 ECG），只有在潜在的利益明确大于风险的时候才应进行氯氮平治疗。对于有严重心力衰竭的患者不应使用氯氮平。

氯氮平具有抗毒蕈碱作用，因此对于患有麻痹性肠梗阻的患者应禁用。对于患有良性前列腺增生和闭角性青光眼的患者应慎用。

建议在临床上监测高血糖，尤其是对那些有糖尿病或有发生糖尿病风险的患者（见上文**对糖代谢的影响**）。

在进行氯氮平治疗时要强制性监测白细胞计数和中性粒细胞绝对计数，要依照当地法律规定执行，这可能在各国会有所不同（进一步的细节内容见下文**监测**）。如患者发生感染或者有提示感染的迹象（如发热、咽喉痛和流感样症状等），患者本人或其看护人要进行报告。

如果患者出现心动过速（休息时）、呼吸困难、心律失常、胸痛或者其他心力衰竭的体征和症状时，要立即进行调查，如果怀疑是心肌炎或心肌病则要停止使用氯氮平。

初始用药时氯氮平剂量的快速上调所引发的体位性低血压可能会导致发生循环衰竭的风险上升，因此建议在治疗的开始阶段应该对患者进行密切的医疗监测。此外，对患有帕金森病的患者应该在开始治疗的第 1 周进行血压监测。

在计划停药后，氯氮平的剂量要在至少 1～2 周的时间内逐渐减少，以避免精神病症状的反弹和其他戒断症状（见上文）。如果必须快速停药，一定要对患者进行密切的观察。

氯氮平可能会影响诸如驾驶这样的技术性操作。

哺乳 American Academy of Pediatrics[1]指出，尽管氯氮平对于哺乳期的婴儿的影响还是未知的，但是进行哺乳的母亲还是应该慎用该药，因为抗精神病药确实可以出现在母乳中，从而可能对婴儿的 CNS 造成短期和长期的影响。

氯氮平可以以较高的浓度分布到母乳中[2]。日剂量为 50mg 的患者，其乳汁中和血浆中的药物分别浓度是 63.5ng/ml 和 14.7ng/ml；日剂量 100mg 的患者，乳汁和血浆中的浓度分别为 115.6ng/ml 和 41.4ng/ml。生产商也指出，*动物*研究显示氯氮平可以分布到乳汁中，并对哺乳期的婴儿造成影响，因此建议接受氯氮平治疗的母亲不要进行母乳喂养婴儿。

1. American Academy of Pediatrics. The transfer of drugs and other chemicals into human milk. *Pediatrics* 2001; **108:** 776–89. [Retired May 2010] Correction. *ibid.*; 1029. Also available at: http://aappolicy.aappublications.org/cgi/content/full/pediatrics%3b108/3/776 (accessed 24/05/05)
2. Barnas C, *et al.* Clozapine concentrations in maternal and fetal plasma, amniotic fluid, and breast milk. *Am J Psychiatry* 1994; **151:** 945.

老年人 关于老年人使用抗精神病药风险的讨论，见**氯丙嗪**项下（第944页）。老年**痴呆**患者使用非典型抗精神病的情况将在**利培酮**项下进一步讨论，见第995页。

监测 *白细胞计数* 在开始氯氮平治疗之前以及治疗的过程中必须进行白细胞计数和血细胞分类计数。如果白细胞计数少于 3500 个/mm³ 并且中性粒细胞绝对计数（absolute neutrophil count，ANC）少于 2000 个/mm³，或者分类计数出现异常，则不应开始氯氮平治疗。这种监测应该贯串整个治疗过程，并且在停药后的前 4 周继续进行。

在欧洲，包括英国在内，治疗开始后的前 18 周，监测应该每周 1 次，18～52 周时，至少每 2 周 1 次。治疗开始 1 年后，在中性粒细胞计数稳定的情况下可以至少每 4 周监测 1 次。

- 如果在治疗中白细胞计数下降到 3000～3500 个/mm³ 或者 ANC 下降到 1500～2000 个/mm³，则监测应该**每周 2 次**，直到细胞计数稳定或者回升。
- 如果在治疗中白细胞计数下降到 3000 个/mm³ 以下或者 ANC 下降到 1500 个/mm³ 以下，则应该立即**停止应用**氯氮平，并每天监测血细胞计数直到其回升至正常范围。这类患者不应再继续应用氯氮平治疗。

在美国，治疗开始后的前 6 个月，白细胞和 ANC 监测应该每周 1 次，随后每 2 周 1 次；治疗开始 1 年后，可以每 4 周监测 1 次。

- 如果在治疗中白细胞计数下降到 3000～3500 个/mm³，但 ANC 在 1500 个/mm³ 以上，则监测应该**每周 2 次**。
- 如果在治疗中白细胞计数下降到 3000 个/mm³ 以下或者 ANC 下降到 1500 个/mm³ 以下，则应该**暂停**氯氮平，并在开始时每天监测血细胞计数。当白细胞计数恢复到 3500 个/mm³ 以上并且 ANC 恢复到 2000 个/mm³ 以上时，可以重新开始氯氮平治疗。但是建议在接下来的 12 个月内监测要每周进行，然后每 2 周 1 次，共进行 6 个月，之后可以每 4 周 1 次。
- 如果在治疗中白细胞计数下降到 2000 个/mm³ 以下或者 ANC 下降到 1000 个/mm³ 以下，则应该立即**停止应用**氯氮平，并在开始时每天监测血细胞计数直到其回升至正常范围。这类患者不应再继续应用氯氮平治疗。

对于出现白细胞或 ANC 减少的患者，特别要注意的是，如患者发生感染或者有提示感染的迹象（如发热、咽喉痛和流感样症状等），患者本人或其看护人要进行报告。

嗜酸性粒细胞计数 在欧洲，如果嗜酸性粒细胞计数高于 3000 个/mm³，应停止使用氯氮平。只有当计数降到 1000 个/mm³ 以下时才可以重新应用。

在美国也有类似的注册药品信息建议，只不过标准不同：如果嗜酸性粒细胞计数高于 4000 个/mm³，应停止使用氯氮平。只有当计数降到 3000 个/mm³ 以下时才可以重新应用。

血小板计数 欧洲注册信息中规定，如果血小板计数下降到 50000 个/mm³ 以下，应停止使用氯氮平。

中断治疗 如果不是由于血象异常而中断氯氮平治疗，那么在重新开始治疗后需要更加频繁的监测。

在欧洲，如果患者在接受了至少 18 周的氯氮平治疗后停用了 3 天～4 周的时间，那么当重新开始治疗后要坚持每周 1 次的监测至少 6 周时间，如果计数稳定才可以减少到每 4 周 1 次。如果停药在 4 周或以上，则重新用药后需要在接下来的 18 周坚持每周 1 次的监测。

美国注册药品信息建议，如果患者中断用药达 1 个月以上，则重新用药后需要每周监测 6 个月，如果白细胞计数达到上面提到的值，则可以降低监测的频率。如果患者在接受了至少 6 个月的氯氮平治疗后停用了 3 天～4 周的时间，那么当重新开始治疗后要坚持每周 1 次的监测至少 6 周时间，如果计数稳定才可以减少到每 2 周监测 1 次，坚持 6 个月。如果患者在接受了至少 1 年的氯氮平治疗后停用了 3 天～4 周的时间，那么当重新开始治疗后要坚持每周 1 次的监测 6 周时间，而后可以减少至每 4 周监测 1 次。

妊娠 一篇综述[1]在回顾了 1993 年到 2004 年 4 月间的文献后指出，氯氮平和奥氮平似乎并不增加胎儿畸形的发生风险。还没有关于阿立哌唑、喹硫平、利培酮和齐拉西酮的文献资料。接受氯氮平或奥氮平治疗的妇女，其自发流产的发生率并不高于普通人群，但是这两种药物能够增加妊娠期妇女高血糖的发生风险。一项前瞻性比较研究[2]同样发现，接受氯氮平、奥氮平、喹硫平和利培酮治疗的妊娠期妇女与普通人群相比，胎儿发生重大畸形的风险并没有增加。那篇文章的作者建议，对于每一例类似情况，都要认真权衡利弊，在密切监测的情况下对患者妊娠期及产后的精神科疾病进行最佳的控制。

1. Gentile S. Clinical utilization of atypical antipsychotics in pregnancy and lactation. *Ann Pharmacother* 2004; **38:** 1265–71.
2. McKenna K, *et al.* Pregnancy outcome of women using atypical antipsychotic drugs: a prospective comparative study. *J Clin Psychiatry* 2005; **66:** 444–9.

药物相互作用

氯氮平可增强 MAOIs 和 CNS 抑制药物（如乙醇、抗组胺药、苯二氮䓬类药物和阿片类镇痛药）的中枢作用。

氯氮平不宜与那些易致骨髓抑制的药物合用，这些药物包括卡马西平、磺胺甲基异噁唑、氯霉素、青霉胺、磺胺类药物、抗肿瘤药或保泰松类镇痛药（如阿扎丙宗）。长效抗精神病药具有骨髓抑制的作用，不宜与氯氮平合用，因为一旦发生中性粒细胞减少症，无法立即停药。当氯氮平与具有抗毒蕈碱、低血压或呼吸抑制作用的药物合用时，可能出现累加效应。氯氮平可能会降低 α 肾上腺素受体激动药（如去甲肾上腺素）的作用。氯氮平的代谢主要是通过细胞色素 P450 同工酶 CYP1A2 介导的。使用那些能够抑制此同工酶活性或者可作为此酶底物的药物可以影响氯氮平的血浆药物浓度，进而需要改变氯氮平的用量。突然戒烟的患者氯氮平的血浆浓度可能会出现升高，发生不良反应的风险也可能会增加。使用苯妥英或其他有酶诱导作用的药物能够加速氯氮平的代谢，降低其血药浓度。

1. Taylor D. Pharmacokinetic interactions involving clozapine. *Br J Psychiatry* 1997; **171:** 109–12.

抗菌药 1 名应用氯氮平治疗进行控制的精神分裂症患者，在使用红霉素 7 天后发生了强直阵挛发作[1]。红霉素可能抑制了氯氮平的代谢并升高了其血药浓度。1 名接受氯氮平和氨苄西林治疗的患者出现了困倦和唾液分泌过多的症状，在用多西环素代替氨苄西林后患者恢复[2]。

1 名有复杂精神分裂症病史的患者在使用氯氮平治

疗的同时加入利福平后，前者的血药浓度下降，随后重新出现偏执性思维[3]。用环丙沙星代替利福平后症状得到改善。这可能是由于利福平能够诱导细胞色素P450同工酶（尤其是CYP1A2），从而加速了氯氮平的代谢的结果。

1. Funderburg LG, *et al.* Seizure following addition of erythromycin to clozapine treatment. *Am J Psychiatry* 1994; **151:** 1840–1.
2. Csik V, Molnár J. Possible adverse interaction between clozapine and ampicillin in an adolescent with schizophrenia. *J Child Adolesc Psychopharmacol* 1994; **4:** 123–8.
3. Joos AAB, *et al.* Pharmacokinetic interaction of clozapine and rifampicin in a forensic patient with atypical mycobacterial infection. *J Clin Psychopharmacol* 1998; **18:** 83–5.

抗抑郁药 对应用氯氮平治疗的患者加入氟西汀[1]、氟伏沙明[2]、帕罗西汀[3]或舍曲林[3]后可以升高氯氮平的血药浓度。1名接受氯米帕明和氯氮平治疗的患者在逐渐将氯氮平从治疗方案中撤出后发生了类似于5-羟色胺综合征（第392页）的表现[4]（尽管症状也类似于氯氮平的戒断症状，见上文）。有个别报道[5]称，在氯氮平和劳拉西泮治疗方案中加入氟西汀后79天患者出现了阵挛性抽搐的症状，尽管有人[6]认为这很有可能不全是药物相互作用的结果。在氯氮平治疗中加入锂后可能会增加神经阻滞药恶性综合征的发生风险。关于合用锂和氯氮平治疗后患者的神经反应，见第381页。

1. Centorrino F, *et al.* Serum concentrations of clozapine and its major metabolites: effects of cotreatment with fluoxetine or valproate. *Am J Psychiatry* 1994; **151:** 123–5.
2. Jerling M, *et al.* Fluvoxamine inhibition and carbamazepine induction of the metabolism of clozapine: evidence from a therapeutic drug monitoring service. *Ther Drug Monit* 1994; **16:** 368–74.
3. Centorrino F, *et al.* Serum levels of clozapine and norclozapine in patients treated with selective serotonin reuptake inhibitors. *Am J Psychiatry* 1996; **153:** 820–2.
4. Zerjav-Lacombe S, Dewan V. Possible serotonin syndrome associated with clomipramine after withdrawal of clozapine. *Ann Pharmacother* 2001; **35:** 180–2.
5. Kingsbury SJ, Puckett KM. Effects of fluoxetine on serum clozapine levels. *Am J Psychiatry* 1995; **152:** 473.
6. Baldessarini RJ, *et al.* Effects of fluoxetine on serum clozapine levels. *Am J Psychiatry* 1995; **152:** 473–4.

抗癫痫药 使用苯妥英或其他有酶诱导作用的抗癫痫药能够加速氯氮平的代谢，降低其血药浓度。有研究发现，在氯氮平治疗方案中加入丙戊酸钠后可能会升高[1]或降低[2]前者的血药浓度。尽管在这些研究中没有出现氯氮平相关的不良反应或精神病症状失去控制的报道，但是有一则报道[3]称，在对应用氯氮平治疗的患者给予丙戊酸盐后，该患者出现了镇静、意识不清、言语迟钝和其他功能损害的症状。

也可见下文**苯二氮䓬类药**。

1. Centorrino F, *et al.* Serum concentrations of clozapine and its major metabolites: effects of cotreatment with fluoxetine or valproate. *Am J Psychiatry* 1994; **151:** 123–5.
2. Finley P, Warner D. Potential impact of valproic acid therapy on clozapine disposition. *Biol Psychiatry* 1994; **36:** 487–8.
3. Costello LE, Suppes T. A clinically significant interaction between clozapine and valproate. *J Clin Psychopharmacol* 1995; **15:** 139–41.

抗精神病药 1名患有分裂情感性障碍的患者，使用氯氮平治疗可以部分控制其症状，加入利培酮后症状得到了改善，但是血清氯氮平浓度在2周的时间内升高了74%[1]。尽管在这名患者中没有发生不良反应，但是在合用这两种药物时还是应当注意可能发生的严重不良反应。已经有关于氯哌啶醇和氯氮平合用后出现神经阻滞药恶性综合征的报道[2]。

见**氯丙嗪**，第946页。

1. Tyson SC, *et al.* Pharmacokinetic interaction between risperidone and clozapine. *Am J Psychiatry* 1995; **152:** 1401–2.
2. Garcia G, *et al.* Neuroleptic malignant syndrome with antidepressant/antipsychotic drug combination. *Ann Pharmacother* 2001; **35:** 784–5.

抗病毒药 尽管利托那韦的英国注册药品信息声明该药可以增加氯氮平的血药浓度，从而使发生中毒的风险增高，但是有证据显示，实际上利托那韦可能会降低氯氮平的血药浓度[1]。有人发现利托那韦可以诱导细胞色素P450同工酶CYP1A2（氯氮平主要通过该同工酶代谢），进而加速氯氮平的代谢。

1. Penzak SR, *et al.* Comment: significant interactions with new antiretrovirals and psychotropic drugs. *Ann Pharmacother* 1999; **33:** 1372–3.

苯二氮䓬类药 合用氯氮平和苯二氮䓬类药可能会导致心脏呼吸衰竭的报道[1,2]引起了相关人士和机构的关注。作为回应，氯氮平的生产商列举了它们收到的发生在美国的类似病例[3]。7名呼吸暂停或抑制的患者中，只有2名近期使用过苯二氮䓬类药。在药物上市的第一年中26名发生体位性低血压伴晕厥的患者，其中只有8名近期使用了苯二氮䓬类药。生产商得出结论，合用两种药物导致患者发生这些不良反应的风险增加的可能性是存在的，但是并不确定，在接受苯二氮䓬类药治疗的患者中应用氯氮平应该谨慎。

合用这两种药物后可能加重各自导致的唾液分泌过多的症状。对1名使用氯氮平的患者加入氯硝西泮后，该患者出现了唾液分泌增多、唾液变稠以及腮腺扩大的症状[4]。在另外的报道中，5名合用氯氮平和苯二氮䓬类药的患者发生的不良反应包括唾液分泌过多、镇静、共济失调和谵妄[5,6]。

1. Sassim N, Grohmann R. Adverse drug reactions with clozapine and simultaneous application of benzodiazepines. *Pharmacopsychiatry* 1988; **21:** 306–7.
2. Friedman LJ, *et al.* Clozapine—a novel antipsychotic agent. *N Engl J Med* 1991; **325:** 518.
3. Finkel MJ, Schwimmer JL. Clozapine—a novel antipsychotic agent. *N Engl J Med* 1991; **325:** 518–19.
4. Martin SD. Drug-induced parotid swelling. *Br J Hosp Med* 1993; **50:** 426.
5. Cobb CD, *et al.* Possible interaction between clozapine and lorazepam. *Am J Psychiatry* 1991; **148:** 1606–7.
6. Jackson CW, *et al.* Delirium associated with clozapine and benzodiazepine combinations. *Ann Clin Psychiatry* 1995; **7:** 139–41.

丁螺环酮 1名联合应用氯氮平和丁螺环酮的患者发生了可能会有生命危险的胃肠出血，伴有严重的酸中毒和高血糖[1]。该患者之前接受氯氮平治疗已1年有余，未发生不良反应，随后单独应用氯氮平维持也没出现症状的复发。

1. Good MI. Lethal interaction of clozapine and buspirone? *Am J Psychiatry* 1997; **154:** 1472–3.

胃肠药 1名接受氯氮平治疗后情况稳定的患者在开始使用西咪替丁后前者的血药浓度升高并出现了氯氮平中毒表现[1]。停用西咪替丁改用雷尼替丁后毒性表现未再发生。

2名使用氯氮平后情况稳定的吸烟患者开始应用奥美拉唑后氯氮平血药浓度出现了显著的下降[2]。奥美拉唑可以诱导细胞色素P450同工酶CYP1A2。然而，一项小样本的回顾性分析显示，13名同时应用这两种药物的患者停止应用奥美拉唑后只对非吸烟患者有显著影响，而且氯氮平的剂量在所有患者中都不需要调整[3]。

1. Szymanski S, *et al.* A case report of cimetidine-induced clozapine toxicity. *J Clin Psychiatry* 1991; **52:** 21–2.
2. Frick A, *et al.* Omeprazole reduces clozapine plasma concentrations: a case report. *Pharmacopsychiatry* 2003; **36:** 121–3.
3. Mookhoek EJ, Loonen AJ. Retrospective evaluation of the effect of omeprazole on clozapine metabolism. *Pharm World Sci* 2004; **26:** 180–2.

黄嘌呤 咖啡因可以抑制氯氮平的代谢[1,2]。对于应用氯氮平情况稳定的患者，在开始或停止饮用含黄嘌呤的饮料之前都要谨慎。

1. Carrillo JA, *et al.* Effects of caffeine withdrawal from the diet on the metabolism of clozapine in schizophrenic patients. *J Clin Psychopharmacol* 1998; **18:** 311–16.
2. Hägg S, *et al.* Effect of caffeine on clozapine pharmacokinetics in healthy volunteers. *Br J Clin Pharmacol* 2000; **49:** 59–63.

药动学

尽管氯氮平可以很好地经胃肠道吸收，但是其生物利用度只有约50%，这是首关代谢作用的结果。口服后平均经过约2.5h血浆中药物浓度达到峰值。氯氮平的血浆蛋白结合率约为95%，在稳定状态下终末消除半衰期平均约为12h。该药几乎完全代谢，途径有*N*-脱甲基作用、羟基化作用和*N*-氧化作用。去甲基代谢产物（去甲氯氮平）只有有限活性。氯氮平的代谢主要由细胞色素P450同工酶CYP1A2介导。代谢产物以及痕量的原形药主要都是经尿液排出，也可由粪便排出。个体之间的血浆药物浓度差别很大，在治疗效果与血药浓度之间没有发现简单的相关性。氯氮平可以分布进入乳汁。

1. Jann MW, *et al.* Pharmacokinetics and pharmacodynamics of clozapine. *Clin Pharmacokinet* 1993; **24:** 161–76.
2. Lin S-K, *et al.* Disposition of clozapine and desmethylclozapine in schizophrenic patients. *J Clin Pharmacol* 1994; **34:** 318–24.
3. Freeman DJ, Oyewumi LK. Will routine therapeutic drug monitoring have a place in clozapine therapy? *Clin Pharmacokinet* 1997; **32:** 93–100.
4. Olesen OV. Therapeutic drug monitoring of clozapine treatment: therapeutic threshold value for serum clozapine concentrations. *Clin Pharmacokinet* 1998; **34:** 497–502.
5. Guitton C, *et al.* Clozapine and metabolite concentrations during treatment of patients with chronic schizophrenia. *J Clin Pharmacol* 1999; **39:** 721–8.
6. Dettling M, *et al.* Long-term therapeutic drug monitoring of clozapine and metabolites in psychiatric in- and outpatients. *Psychopharmacology (Berl)* 2000; **152:** 80–6.
7. Renwick AC, *et al.* Monitoring of clozapine and norclozapine plasma concentration-time curves in acute overdose. *J Toxicol Clin Toxicol* 2000; **38:** 325–8.
8. Frazier JA, *et al.* Clozapine pharmacokinetics in children and adolescents with childhood-onset schizophrenia. *J Clin Psychopharmacol* 2003; **23:** 87–91.
9. Tang Y-L, *et al.* Gender, age, smoking behaviour and plasma clozapine concentrations in 193 Chinese inpatients with schizophrenia. *Br J Clin Pharmacol* 2007; **64:** 49–56.

生物利用度 10名使用氯氮平的患者，当从临时液体制剂改换到传统的片剂后，平均血药浓度从329ng/ml上升到了629ng/ml[1]。

1. Coker-Adeyemi F, Taylor D. Clozapine plasma levels in patients switched from clozapine liquid to tablets. *Pharm J* 2002; **269:** 650–2.

用途和用法

氯氮平是一种二苯并二氮䓬类衍生物，是所有非典型抗精神病药的原形。对D_1、D_2、D_3和D_5受体的阻断作用相对较弱，但是对D_4受体的亲和作用较强。氯氮平还有α肾上腺素受体阻断、抗毒蕈碱能、抗组胺能、抗5-羟色胺能和镇静作用。

氯氮平用于精神分裂症的治疗（见下文），但是由于有诱发粒细胞缺乏症的风险，它一般被保留用于那些使用其他抗精神病药（包括非典型药物）无效的患者或者那些使用这些药物后出现严重的神经反应的患者。在美国，该药也用于那些有慢性自杀风险的精神分裂症或分裂性情感障碍的患者，以减少反复自杀行为出现的风险。在英国，氯氮平也用于与帕金森病相关的难治性精神病（见下文）。

使用氯氮平时必须有严格的程序监测白细胞计数（见上文**注意事项**）。为把不良反应的发生率降到最低，氯氮平的治疗应该循序渐进，以低剂量开始，根据效果逐渐加量。

治疗**精神分裂症**时（包括减少自杀的风险），通常的剂量是第一天口服12.5mg，1次或2次，第二天口服25mg，1次或2次。之后，日剂量可以以25～50mg的增量逐渐增加，在14～21天内增加到300mg（美国注册药品信息允许在第二周结束时将剂量增加到最多450mg）。再接下来，剂量可以以每次50～100mg的增量继续增加，每周1次或2次，但是日剂量不得超过900mg。一旦取得治疗效果，建议逐渐将剂量减到合适的维持用量，大部分患者在每日200～450mg的剂量下都可以取得疗效。每日的剂量要分次给予，夜间可以应用其中一大部分。日维持剂量200mg或更少，可以在晚间一次性给予。尽管在英国未获得在小于16岁儿童青少年中应用的许可，但*BNFC 2010/11*建议，12岁及以上的儿童可以使用成人剂量。

老年患者可能需要使用较低剂量，建议第一天用量为12.5mg，以后每次加量应限制在25mg。

如果要停用氯氮平，应该在1～2周时间内逐渐减量。但是，如果发生中性粒细胞减少症或者怀疑发生了心肌炎或心肌病（见上文**注意事项**），则必须在严密的观察下立即停药。

对于停药超过2天的患者，重新用药时第一天剂量应为12.5mg，应用1次或2次。如果患者可以耐受这个剂量，随后的剂量增加可以快于第一次用药。但是，如果患者在初始用药时出现过呼吸或心搏停止，但随后成功地加至治疗剂量，则即便只停药24h，再次用药时也应极为谨慎。如果治疗中断，则可能需要额外的白细胞计数监测，见上文**监测**项下中断治疗。

建议在开始氯氮平治疗之前逐渐停止使用其他抗精神病药口服治疗。

氯氮平也可以通过肌内注射的方式给药。

在治疗**帕金森病中的精神病**时，氯氮平的初始口服剂量不要超过每日1次，每次12.5mg，晚间用药。之后，日剂量可以每周增加最多2次，每次增加12.5mg。在第二周结束时，日剂量不要超过50mg。常用剂量的范围在每日25～37.5mg。只有在个别情况下日剂量可以超过50mg，以每周增加12.5mg的速度增加到最多每日100mg。日总剂量最好在晚间一次性给予。如果在接受氯氮平治疗至少2周后，精神病症状完全缓解，则可以增加抗帕金森症药的剂量。如果在增加抗帕金森症药后，精神病症状复发，则需按照上述指导增加氯氮平的用量。与在精神分裂症患者中一样，要停止在帕金森病患者中使用氯氮平也应在1～2周内逐渐减量，每次减少12.5mg。

作用 一般认为抗精神病药通过抑制多巴胺D_2受体发挥作用（第947页），但是这一假设不能解释氯氮平等非典型抗精神病药的作用。氯氮平对几种受体都有较高的亲和作用，它如何发挥其抗精神病作用仍不清楚[1]。

1. Kerwin RW. The new atypical antipsychotics: a lack of extrapyramidal side-effects and new routes in schizophrenia research. *Br J Psychiatry* 1994; **164:** 141–8.

用法 对于不同品牌的氯氮平之间的生物等效性和其他方面还存在争论。尽管一些报道指出，从品牌药物转换到非专利制剂完全没有问题[1～5]，但还是需要考虑监测和重新确定使用剂量（不同产品之间可能缺乏生物等效性[6]）的问题。有一些报道称患者转用非专利制剂后精神病症状出现了恶化[7,8]。

1. Sajbel TA, *et al.* Converting patients from brand-name clozapine to generic clozapine. *Ann Pharmacother* 2001; **35:** 281–4.
2. Makela EH, *et al.* Branded versus generic clozapine for treatment of schizophrenia. *Ann Pharmacother* 2003; **37:** 350–3.
3. Stoner SC, *et al.* A program to convert patients from trade-name to generic clozapine. *Pharmacotherapy* 2003; **23:** 806–10.
4. Bazire S, Burton V. Generic clozapine in schizophrenia: what is all the fuss about? *Pharm J* 2004; **273:** 720–1.
5. Oluboka O, *et al.* Does therapeutic equivalence follow bioequivalence? A randomized trial to assess clinical effects after switching from Clozaril to generic clozapine (Gen-Clozapine). *J Clin Pharmacol* 2010; **50:** 531–5.
6. Lam YW, *et al.* Branded versus generic clozapine: bioavailability comparison and interchangeability issues. *J Clin Psychiatry* 2001; **62** (suppl 5): 18–22.
7. Kluznik JC, *et al.* Clinical effects of a randomized switch of patients from clozaril to generic clozapine. *J Clin Psychiatry* 2001; **62** (suppl 5): 14–17.
8. Mofsen R, Balter J. Case reports of the reemergence of psychotic symptoms after conversion from brand-name clozapine to a generic formulation. *Clin Ther* 2001; **23:** 1720–31.

儿童用法 关于氯氮平在儿童青少年中的具体用法及剂量详见上文。

双相障碍 氯氮平可用于治疗双相障碍（第351页）患者中出现的躁狂，非典型抗精神病药在此类患者中的应用也正在增加。但是，氯氮平的不良反应限制了它的应用。

痴呆 尽管抗精神病药（如氯氮平）曾被试用于伴有痴呆的老年患者，但在此类患者中应用这些药物存在死亡率增加的风险。详见**利培酮**项下（第995页）。对紊乱行为管理的进一步讨论，详见第927页。

帕金森综合征 氯氮平可以作为传统抗精神病药的替代品用于治疗帕金森病（第763页）患者中出现的**难治性精神病**。有些神经病学家甚至认为氯氮平是治疗这类患者首选的抗精神病药[1]，不过这还需要进一步确定。1994年的一篇综述[2]认为，支持氯氮平作为首选抗精神病药的证据还太少，现有的相关研究质量不够高而且该药需要在严格的监测下使用。但是一项双盲、安慰剂-对照研究[3]显示，低剂量的氯氮平治疗（最高每日 50mg）在没有加重帕金森综合征的情况下显著改善了药物诱发的精神病。尽管在氯氮平治疗组的 30 名患者中有一例白细胞减少的报道，但不良反应一般是较轻的。一项相似的研究[4]也认为，接受氯氮平治疗确有益处，尽管 32 名患者中的 7 名出现了帕金森综合征加重（通常较轻且很短暂）的情况。其他研究报道的不良反应包括：1 名帕金森综合征患者在增加氯氮平用量时出现了精神病症状恶化的情况[5]，另 1 名帕金森综合征患者的精神病症状出现了突然的反弹，在这之前该患者的精神病症状已经成功地被氯氮平治疗了 5 年[6]。

在患有严重的帕金森病患者中，低剂量（约每日 40mg）的氯氮平似乎也可用于治疗**左旋多巴诱发的运动障碍**[7]。

1. Klein C, *et al.* Clozapine in Parkinson's disease psychosis: 5-year follow-up review. *Clin Neuropharmacol* 2003; **26:** 8–11.
2. Pfeiffer C, Wagner ML. Clozapine therapy for Parkinson's disease and other movement disorders. *Am J Hosp Pharm* 1994; **51:** 3047–53.
3. The Parkinson Study Group. Low-dose clozapine for the treatment of drug-induced psychosis in Parkinson's disease. *N Engl J Med* 1999; **340:** 757–63.
4. The French Clozapine Parkinson Study Group. Clozapine in drug-induced psychosis in Parkinson's disease. *Lancet* 1999; **353:** 2041–2.
5. Auzou P, *et al.* Worsening of psychotic symptoms by clozapine in Parkinson's disease. *Lancet* 1994; **344:** 955.
6. Greene P. Clozapine therapeutic plunge in patient with Parkinson's disease. *Lancet* 1995; **345:** 1172–3.
7. Durif F, *et al.* Clozapine improves dyskinesias in Parkinson disease: a double-blind, placebo-controlled study. *Neurology* 2004; **62:** 381–8.

精神分裂症 氯氮平是精神分裂症（第928页）治疗中一种有效的药物，但是它对血液系统的毒性限制了它的应用。一项多中心的研究[1]显示，氯氮平比传统抗精神病药更有效、更优越。使用至少 3 种抗精神病药后无效并且在氟哌啶醇单盲试验后没有改善的患者，随机双盲地应用氯氮平每日最多 900mg 或盐酸氯丙嗪最多 1800mg 合用甲磺酸苯扎托品每日最多 6mg。最后接受评估的有 267 名患者，应用氯丙嗪和苯扎托品的 141 名中有 5 名（4%）得到了改善，应用氯氮平的 126 名患者中有 38 名（30%）得到改善。氯氮平在治疗阴性和阳性症状方面都优于氯丙嗪。有关氯氮平的综述[2,3]指出，随后的研究和临床实践已经重复了上述那些结果。然而，后来综述[3]的作者认为被囊括分析的研究数据力度不足且有偏倚倾向。但是还不清楚的是，在尝试应用氯氮平治疗时多长时间比较合适。一项研究[4]显示，在开始治疗后的第 12 个月时，仍然有患者开始对氯氮平产生疗效反应，但是其他研究[2,5]认为，如果患者在治疗的前 6～24 周内没有改善，那么氯氮平治疗可能对这部分人就是无效的。

氯氮平还用于减少慢性精神分裂症患者的自杀风险[6]。一项研究[7]发现，自从 1990 年开始，英国 6300 名使用氯氮平的患者中，自杀的比例是每年 0.05%，这仅仅是预期的 1/10。一项随后的研究[8]发现，氯氮平比奥氮平更能有效地防止精神分裂症或分裂性情感障碍患者中的自杀倾向。

对于有持续的攻击或暴力行为的精神分裂症患者，氯氮平总能有较好的临床效果[2,9]。至于这到底是由于氯氮平的镇静作用，还是特异的治疗攻击行为的作用亦或是精神病的总体改善，目前还不清楚。

一直以来，氯氮平是公认的可用于治疗伴有中度或重度迟发性运动障碍的精神分裂症患者的药物。虽然到目前仍然不清楚氯氮平本身能不能引发迟发性运动障碍，但是有一些确实患有迟发性运动障碍的患者在应用氯氮平后症状出现了改善[10,11]。

1. Kane J, *et al.* Clozapine for the treatment-resistant schizophrenic: a double-blind comparison with chlorpromazine. *Arch Gen Psychiatry* 1988; **45:** 789–96.
2. Buckley PF. New dimensions in the pharmacologic treatment of schizophrenia and related psychoses. *J Clin Pharmacol* 1997; **37:** 363–78. Correction. *ibid.* 1998; **38:** 27.
3. Essali A, *et al.* Clozapine versus typical neuroleptic medication for schizophrenia. Available in The Cochrane Database of Systematic Reviews; Issue 1. Chichester: John Wiley; 2009 (accessed 04/06/09).
4. Meltzer HY, *et al.* A prospective study of clozapine in treatment-resistant schizophrenic patients I: preliminary report. *Psychopharmacology (Berl)* 1989; **99:** S68–S72.
5. Conley RR, *et al.* Time to clozapine response in a standardized trial. *Am J Psychiatry* 1997; **154:** 1243–7.
6. Meltzer HY, Okayli G. Reduction of suicidality during clozapine treatment of neuroleptic-resistant schizophrenia: impact on risk-benefit assessment. *Am J Psychiatry* 1995; **152:** 183–90.
7. Kerwin RW. Clozapine: back to the future for schizophrenia research. *Lancet* 1995; **345:** 1063–4.
8. Meltzer HY, *et al.* Clozapine treatment for suicidality in schizophrenia: International Suicide Prevention Trial (InterSePT). *Arch Gen Psychiatry* 2003; **60:** 82–91. Correction. *ibid.* 735.
9. Volavka J, *et al.* Overt aggression and psychotic symptoms in patients with schizophrenia treated with clozapine, olanzapine, risperidone, or haloperidol. *J Clin Psychopharmacol* 2004; **24:** 225–8.
10. Tamminga CA, *et al.* Clozapine in tardive dyskinesia: observations from human and animal model studies. *J Clin Psychiatry* 1994; **55** (suppl B): 102–6.
11. Nair C, *et al.* Dose-related effects of clozapine on tardive dyskinesia among "treatment-refractory" patients with schizophrenia. *Biol Psychiatry* 1996; **39:** 529–30.

制剂

USP 33: Clozapine Tablets.

专利制剂

Arg.: Lapenax; Sequax; ***Austral.:*** Clopine; Clozaril; ***Austria:*** Lanolept; Leponex; ***Belg.:*** Leponex; ***Braz.:*** Leponex; ***Canad.:*** Clozaril; ***Chile:*** Dicomex; Leponex; ***Cz.:*** Leponex; ***Denm.:*** Leponex; ***Fin.:*** Froidir; Leponex; ***Fr.:*** Leponex; ***Ger.:*** Elcrit; Leponex; ***Gr.:*** Leponex; ***Hong Kong:*** Clozaril; ***Hung.:*** Leponex; ***India:*** Lozapin; Sizopin; ***Indon.:*** Clopine; Clorilex; Clozaril; Lufiten; Sizoril; ***Irl.:*** Clozalux; Clozaril; Denzapine; ***Israel:*** Leponex; Lozapine; ***Ital.:*** Leponex; ***Jpn:*** Clozaril; ***Malaysia:*** Clozaril; Zapine; ***Mex.:*** Clopsine; Leponex; ***Neth.:*** Leponex; ***Norw.:*** Leponex; ***NZ:*** Clopine; Clozaril; ***Philipp.:*** Leponex; Syclop; Ziproc; ***Pol.:*** Klozapol; Leponex; ***Port.:*** Leponex; Ozapim; ***Rus.:*** Leponex (Лепонекс); ***S.Afr.:*** Cloment; Leponex; ***Singapore:*** Clozaril; ***Spain:*** Leponex; ***Swed.:*** Leponex; ***Switz.:*** Clopin; Leponex; ***Thai.:*** Cloril; Clozamed; Clozaril; ***Turk.:*** Clonex; Leponex; ***UK:*** Clozaril; Denzapine; Zaponex; ***Ukr.:*** Azapin (Азапин); Leponex (Лепонекс); ***USA:*** Clozaril; FazaClo; Fazalco†; ***Venez.:*** Leponex.

Cyamemazine (*rINN*) 氰美马嗪

Ciamemazina; Cyamémazine; Cyamemazinum; Cyamepromazine; RP-7204. 10-(3-Dimethylamino-2-methylpropyl)phenothiazine-2-carbonitrile.

Циамемазин

$C_{19}H_{21}N_3S = 323.5.$

CAS — 3546-03-0 (cyamemazine); 93841-82-8 (cyamemazine tartrate).

ATC — N05AA06.

ATC Vet — QN05AA06.

UNII — A2JGV5CNU4.

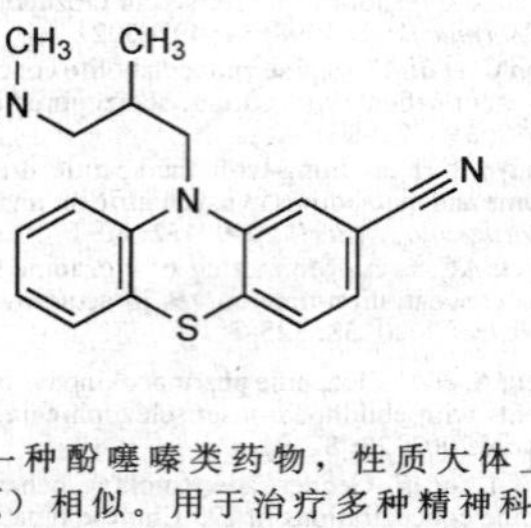

简介

氰美马嗪一种酚噻嗪类药物，性质大体上与氯丙嗪（第940页）相似。用于治疗多种精神科疾病，包括焦虑障碍（第925页）和攻击行为（第927页）。

氰美马嗪可以以碱基或酒石酸盐的形式口服，或者以碱基的形式注射。剂量是以碱基的形式表达的，36.6mg 酒石酸氰美马嗪与 25mg 氰美马嗪等效。口服剂量的范围是每日 25～600mg，依个体素质和患病情况不同而变化，每日服药 2～3 次，对于重症或难治性病例，每日最高口服剂量为 600mg。肌内注射的剂量范围是每日 25～200mg。

氰美马嗪用于老年人时应减量，对老人不推荐使用胃肠外途径给药。

制剂

专利制剂

Fr.: Tercian; ***Port.:*** Tercian.

Cyclobarbital (*BAN*, *rINN*) 环己巴比妥

Ciclobarbital; Cyclobarbitalum; Cyclobarbitone; Cyklobarbital; Ethylhexabital; Hexemalum; Syklobarbitaali. 5-(Cyclohex-1-enyl)-5-ethylbarbituric acid.

Циклобарбитал

$C_{12}H_{16}N_2O_3 = 236.3.$

CAS — 52-31-3.

ATC — N05CA10.

ATC Vet — QN05CA10.

UNII — 0M8A98AD9H.

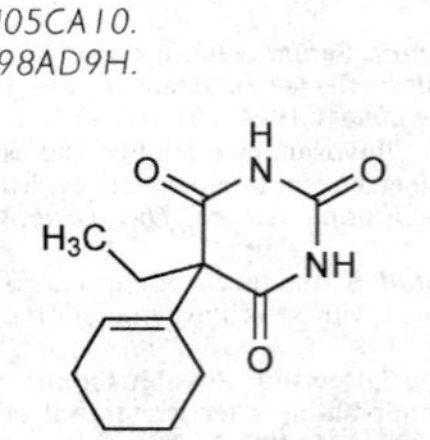

注：有时名称“ciclobarbital”也被用于海索比妥（第972页）。

Cyclobarbital Calcium (*BANM*, *rINNM*) 环巴比妥钙

Calcii Cyclobarbitalum; Ciclobarbital cálcico; Ciclobarbital Calcium; Cyclobarbital Calcique; Cyclobarbitalum Calcicum; Cyclobarbitone Calcium; Cyklobarbital wapniowy; Hexemalcalcium. Calcium 5-(cyclohex-1-enyl)-5-ethylbarbiturate.

Кальций Циклобарбитал

$(C_{12}H_{15}N_2O_3)_2Ca = 510.6.$

CAS — 5897-20-1.

ATC — N05CA10.

ATC Vet — QN05CA10.

UNII — 0HZN7FV25R.

Pharmacopoeias. In *Pol.*

简介

环巴比妥钙一种巴比妥类药物，性质大体上与异戊巴比妥（第933页）相似。这种钙盐曾经被用作催眠药，但是现在认为巴比妥类药物不再适合这种用途。

制剂

多组分制剂 ***Rus.:*** Reladorm (Реладорм)†.

Delorazepam (*pINN*) 地洛西泮

Chlordesmethyldiazepam; Clordesmethyldiazepam; Délorazépam; Delorazepamum. 7-Chloro-5-(2-chlorophenyl)-1,3-dihydro-2*H*-1,4-benzodiazepin-2-one.

Делоразепам

$C_{15}H_{10}Cl_2N_2O = 305.2.$

CAS — 2894-67-9.

UNII — 091W32476G.

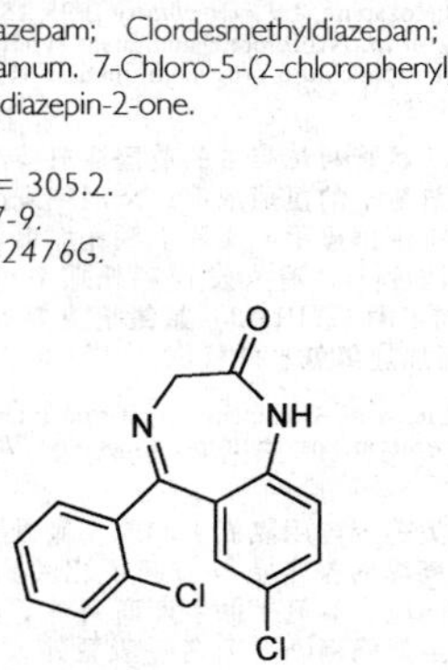

简介

地洛西泮一种长效苯二氮䓬类药物，性质大体上与地西泮（第957页）相似。在用于短期治疗焦虑障碍（第925页）时，其口服剂量为每次 0.5～2mg，每日

2～3次。治疗失眠（第930页）时则夜间一次口服0.5～2mg。它也曾通过胃肠外途径给药。

在肝损伤或肾损伤中的用法　进行血液透析的肾衰竭患者与对照相比，总地洛西泮的药动学没有改变[1]，但是未结合药物的表观分布容积减小，血浆清除率下降。在伴有肝病的患者中，未结合药物的表观分布容积和清除率同样也下降了[2]。

1. Sennesael J, *et al.* Pharmacokinetics of intravenous and oral chlordesmethyldiazepam in patients on regular haemodialysis. *Eur J Clin Pharmacol* 1991; **41:** 65–8.
2. Bareggi SR, *et al.* Effects of liver disease on the pharmacokinetics of intravenous and oral chlordesmethyldiazepam. *Eur J Clin Pharmacol* 1995; **48:** 265–8.

制剂

专利制剂

Ital.: Dadumir; En.

Detomidine Hydrochloride (*BANM, USAN, rINNM*) 盐酸地托咪定

Demotidini Hydrochloridum; Detomidiinihydrokloridi; Detomidin hydrochlorid; Détomidine, chlorhydrate de; Detomidin-hidroklorid; Detomidinhydroklorid; Detomidini hydrochloridum; Hidrocloruro de detomidina; MPV-253-AII. 4-(2,3-Dimethylbenzyl)imidazole hydrochloride.

Детомидина Гидрохлорид

$C_{12}H_{14}N_2$,HCl = 222.7.

CAS — 76631-46-4 (detomidine); 90038-01-0 (detomidine hydrochloride).

UNII — 95K4LKB6QE.

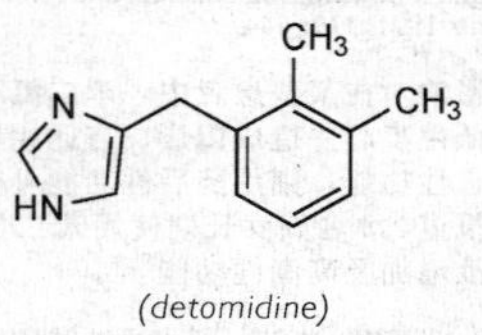

(detomidine)

Pharmacopoeias. In *Eur.* (see p.vii) for veterinary use only.

Ph. Eur. 6. 8［Detomidine Hydrochloride for Veterinary Use; Detomide Hydrochloride BP（Vet）2010］白色或类白色易潮解的结晶性粉末。可溶于水；易溶于乙醇；几乎不溶于丙酮；极微溶于二氯甲烷。防潮保存。

简介

地托咪定是一种 α2 肾上腺素受体激动药，具有镇静、肌松和镇痛作用。以盐酸盐的形式用于兽医学。

Dexmedetomidine Hydrochloride (*BANM, USAN, rINNM*) 盐酸右美托咪定

Deksmedetomidin Hidroklorür; Dexmédétomidine, Chlorhydrate de; Dexmedetomidini Hydrochloridum; Hidrocloruro de dexmedetomidina; MPV-1440 (dexmedetomidine). (*S*)-4-[1-(2,3-Xylyl)ethyl]imidazole hydrochloride.

Дексмедетомидина Гидрохлорид

$C_{13}H_{16}N_2$,HCl = 236.7.

CAS — 113775-47-6 (dexmedetomidine); 145108-58-3 (dexmedetomidine hydrochloride).

ATC — N05CM18.

ATC Vet — QN05CM18.

UNII — 1018WH7F9I.

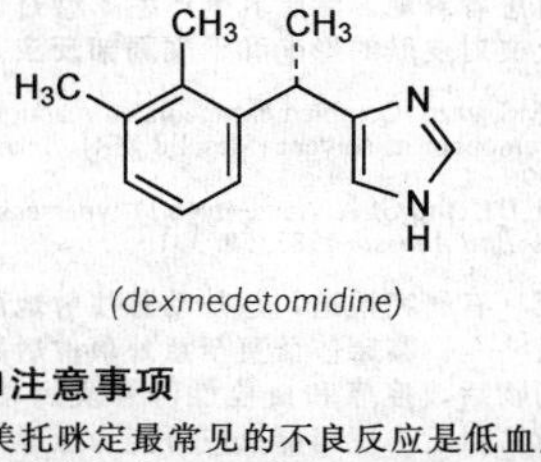

(dexmedetomidine)

不良反应和注意事项

应用右美托咪定最常见的不良反应是低血压。其他常见的不良反应包括高血压、恶心、呕吐、心动过缓、心动过速、发热、缺氧和贫血。患者在治疗时应该接受连续的监测。患有重度心脏传导阻滞、肝肾损伤的患者以及老年人应慎用右美托咪定。

药物相互作用

右美托咪定可以增强其他 CNS 抑制药物的作用。右美托咪定还可增强血管扩张药或强心苷等具有负性变时效应的药物的作用。

药动学

右美托咪定的血浆蛋白结合率约为94%，但是在有肝损伤的患者中显著下降。右美托咪定通过直接的葡糖苷酸化作用或细胞色素P450同工酶，几乎完全代谢。该药主要以代谢产物的形式从尿液和粪便中排出。药物的终末消除半衰期约为2h。

1. De Wolf AM, *et al.* The pharmacokinetics of dexmedetomidine in volunteers with severe renal impairment. *Anesth Analg* 2001; **93:** 1205–9.
2. Anttila M, *et al.* Bioavailability of dexmedetomidine after extravascular doses in healthy subjects. *Br J Clin Pharmacol* 2003; **56:** 691–3.

用途和用法

右美托咪定是一种选择性 α2 肾上腺素受体激动药，具有抗焦虑、镇痛和镇静作用。用于重症监护下机械通气的患者及手术和其他医疗操作时的不插管患者，产生镇静（第929页）。右美托咪定以盐酸盐的形式给药，但是剂量是以碱基的形式表达。118μg 盐酸右美托咪定与100μg 右美托咪定等效。

使用前用0.9%氯化钠溶液将药物浓度稀释至4μg/ml，然后经静脉输注的方式给药，至少前10min的导入剂量应等价于1μg/kg右美托咪定。当使用重症监护设备时，随后的24h可用每小时200～700ng/kg的维持剂量。用于术前镇静时，导入剂量后的静脉输注维持剂量为每小时0.2～1μg/kg。创伤性较小的操作，其导入剂量应减量。在有肝肾损伤的患者以及老年患者中剂量应该减少。

其外消旋化合物美托咪定（第976页）可以以盐酸盐的形式用于兽医学。

1. Venn RM, *et al.* Preliminary UK experience of dexmedetomidine, a novel agent for postoperative sedation in the intensive care unit. *Anaesthesia* 1999; **54:** 1136–42.
2. Bhana N, *et al.* Dexmedetomidine. *Drugs* 2000; **59:** 263–8.
3. Coursin DB, *et al.* Dexmedetomidine. *Curr Opin Crit Care* 2001; **7:** 221–6.
4. Bekker A, Sturaitis MK. Dexmedetomidine for neurological surgery. *Neurosurgery* 2005; **57** (suppl): 1–10.
5. Szumita PM, *et al.* Sedation and analgesia in the intensive care unit: evaluating the role of dexmedetomidine. *Am J Health-Syst Pharm* 2007; **64:** 37–44.
6. Pandharipande PP, *et al.* Effect of sedation with dexmedetomidine vs lorazepam on acute brain dysfunction in mechanically ventilated patients: the MENDS randomized controlled trial. *JAMA* 2007; **298:** 2644–53.
7. Riker RR, *et al.* SEDCOM (Safety and Efficacy of Dexmedetomidine Compared With Midazolam) Study Group. Dexmedetomidine vs midazolam for sedation of critically ill patients: a randomized trial. *JAMA* 2009; **301:** 489–99.
8. Gerlach AT, *et al.* An updated focused review of dexmedetomidine in adults. *Ann Pharmacother* 2009; **43:** 2064–74.
9. Farag E. Dexmedetomidine in the neurointensive care unit. *Discov Med* 2010; **9:** 42–5.

制剂

专利制剂

Arg.: Precedex; ***Austral.:*** Precedex; ***Braz.:*** Precedex; ***Cz.:*** Precedex; ***Hong Kong:*** Precedex†; ***Indon.:*** Precedex; ***Israel:*** Precedex†; ***Malaysia:*** Precedex; ***Mex.:*** Precedex†; ***NZ:*** Precedex; ***Philipp.:*** Precedex; ***Pol.:*** Precedex†; ***S.Afr.:*** Precedex; ***Singapore:*** Precedex†; ***Thai.:*** Precedex; ***Turk.:*** Precedex†; ***USA:*** Precedex; ***Venez.:*** Precedex†.

Diazepam (*BAN, USAN, rINN*) 地西泮

Diatsepaami; Diazépam; Diazepám; Diazepamas; Diazepamum; LA-III; NSC-77518; Ro-5-2807; Wy-3467. 7-Chloro-1,3-dihydro-1-methyl-5-phenyl-2*H*-1,4-benzodiazepin-2-one.

Диазепам

$C_{16}H_{13}ClN_2O$ = 284.7.

CAS — 439-14-5.

ATC — N05BA01.

ATC Vet — QN05BA01.

UNII — Q3JTX2Q7TU.

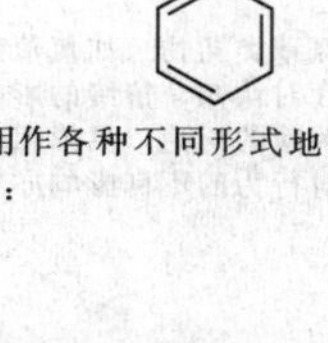

俗名　以下术语已用作各种不同形式地西泮的"俗名"（见第vii页）或俚语：Benzo; Black pearl; Blue; Blue bombers; Blue boys; Blue magoo's; Blue thunder; Blues; Drunk pills; La Roche; Ludes; Mother's little helper; Mother's little helpers; Pami; Roaches; Roachies; Roche; V; V's blues; Valleys; Vallies; Vals.

Pharmacopoeias. In *Chin., Eur.* (see p.vii), *Int., Jpn, US,* and *Viet.*

Ph. Eur. 6. 8（Diazepam）白色或类白色结晶性粉末。极微溶于水；溶于乙醇。避光保存。

USP 33（Diazepam）米色至黄色几乎无臭的结晶性粉末。溶于水（1∶333）；溶于乙醇（1∶16）；溶于氯仿（1∶2）；溶于乙醚（1∶39）。贮藏于密闭容器中。避光。

配伍禁忌　已有报道称地西泮和一些其他药物存在配伍禁忌。地西泮注射制剂的注册药品信息建议不要将该药与其他药物混合。

吸附　地西泮可以吸附于塑料制品之上，因此在持续静脉输注时可能会引起一些问题。溶液中50%以上的地西泮可以吸附到PVC输液袋壁上，因此应避免使用PVC输液袋。给药器材应尽可能减少PVC管的使用，而且还要避免使用含有丙酸纤维素的容量控制装置。适用于地西泮输注容器、注射器和给药器材的材料包括玻璃、聚烯烃、聚丙烯和聚乙烯。

1. Cloyd JC, *et al.* Availability of diazepam from plastic containers. *Am J Hosp Pharm* 1980; **37:** 492–6.
2. Parker WA, MacCara ME. Compatibility of diazepam with intravenous fluid containers and administration sets. *Am J Hosp Pharm* 1980; **37:** 496–500.
3. Kowaluk EA, *et al.* Interactions between drugs and intravenous delivery systems. *Am J Hosp Pharm* 1982; **39:** 460–7.
4. Kowaluk EA, *et al.* Factors affecting the availability of diazepam stored in plastic bags and administered through intravenous sets. *Am J Hosp Pharm* 1983; **40:** 417–23.
5. Martens HJ, *et al.* Sorption of various drugs in polyvinyl chloride, glass, and polyethylene-lined infusion containers. *Am J Hosp Pharm* 1990; **47:** 369–73.

稳定性　将地西泮注射制剂稀释后输注时要注意观察，因为可能会出现沉淀。在选择稀释剂和确定地西泮的浓度时要遵照注册药品信息的说明，所有溶液都应新鲜配制。

依赖性和戒断症状

常规使用苯二氮草类药物后时常产生药物依赖，甚至在治疗剂量下短期使用亦会如此。药物依赖尤其常见于有酒精或药物滥用史和具有显著人格障碍的患者，因此，即使用药仅数星期，亦应在常规使用苯二氮草类药物之后逐渐减少用药剂量而停用。戒断药物所需时间可为时4周至1年甚至更长。关于药物耐受发生的程度目前尚存争议，但较抗焦虑效应而言其更常涉及精神运动性行为。患者在苯二氮草类药物的治疗剂量下很少出现觅药行为。因其欣快作用，患者常通过静脉注射滥用高剂量地西泮和其他苯二氮草类药物。

苯二氮草类药物戒断综合征　临床上很难预料患者是否会出现对苯二氮草类药物的依赖。危险因素包括高剂量用药、常规持续用药、使用半衰期短的苯二氮草类药物、患者具有依赖性人格特质或有药物或酒精依赖史以及出现药物耐受。药物依赖的机制尚未明确，可能与γ-氨基丁酸（GABA）受体下调所致的GABA活性下降有关。

苯二氮草类药物戒断症状包括焦虑，抑郁，注意力不集中，失眠，头痛，眩晕，耳鸣，食欲降低，震颤，出汗，易激惹，对躯体、视觉和听觉刺激过敏及味觉异常等感知紊乱，恶心，呕吐，腹痛，心悸，轻度收缩期高血压，心动过速以及体位性低血压。较为少见但更为严重的症状包括肌肉颤搐、混乱性或偏执性精神病、惊厥、幻觉以及类谵妄震颤。在苯二氮草类药物撤药后，伴有生动梦境的间断性睡眠以及增多的REM睡眠可持续数周。

尽管连续使用苯二氮草类药物，患者仍会出现传统的戒断症状。其原因可能为患者对药物产生耐受。对于作用时间比较短暂的药物（如三唑仑），原因可能为苯二氮草类药物的快速消除。伪戒断反应已有报道，在这种情况下，患者错误地认为他们服用的苯二氮草类药物正在减量。在理论上可通过时程不同从而将苯二氮草类药物戒断综合征与这类反应和反跳现象（即回复到较治疗前更为严重的初始症状）区分开来。戒断综合征以其发生、新症状的出现以及消退后的峰强度为特点。戒断综合征的发生取决于药物及其活性代谢物的半衰期。症状可在短效苯二氮草类药物撤药后数小时内发生，而对于作用时间较长的苯二氮草类药物，停药3周亦不会出现。症状的消退往往需要数日或数月。尽管短效苯二氮草类药物引起的戒断综合征更为严重，但短效与长效苯二氮草类药物引起的药物依赖在本质上是相同的。短效

苯二氮䓬类药物更易引起反跳效应。对于作用非常短暂的三唑仑，反跳与戒断症状迅速发生。

随着对短效苯二氮䓬类药物依赖问题重视的增加，人们强调通过合理用药和慎重选择患者对此加以**预防**。例如，英国CSM推荐，用于短期（仅2～4周）缓解严重的、使能力丧失或给患者造成无法接受的痛苦的焦虑（焦虑单独发生或者伴有失眠或短期精神躯体、器质性或精神病性疾病）时，方可使用苯二氮䓬类药物。这些主张与英国 Royal College of Psychiatrists 的观点相似。

一般而言，鼓励长期使用苯二氮䓬类药物后**撤药**。已形成的药物依赖难以治疗，患者应获得专业人员和家庭成员的支持，行为治疗可能有一定作用。对于某些患者，可能需要在专家治疗中心中进行撤药。由于突然停用苯二氮䓬类药物可能导致严重戒断症状，药物应逐渐减量。*BNF 59* 指出，可按照每2周减少日剂量的1/8逐步对苯二氮䓬类药物减量（可从1/10～1/4）。针对各种撤药方案的有效性目前尚缺乏比较研究，在实践中应以患者的反应调整方案。临床医师常给予患者以地西泮夜间给药量的等效剂量。在英国，推荐使用以下与5mg 地西泮大致等效的各药物剂量：

- 氯氮䓬 15mg；
- 氯普唑仑 0.5～1mg；
- 劳拉西泮 500μg；
- 氯甲西泮 0.5～1mg；
- 硝西泮 5mg；
- 奥沙西泮 15mg；
- 替马西泮 10mg。

接着，地西泮的日剂量可以2～3周为间隔，以0.5～2.5mg 逐步减量。如果发生不良戒断反应，则应在进一步减量之前维持该剂量更长一段时间，尽量避免增加药物剂量。缓慢减量要优于快速减量。撤药所需时间可能持续4周至1年或更长。在多数情况下，撤药速度最好根据患者情况决定。

一般情况下应避免进行辅助治疗。尽管在出现显著的交感神经活动过度时可以使用β受体阻滞药，但 *BNF 59* 推荐，仅在其他措施失败后方可试用此类药物。抗抑郁药应仅应用于临床抑郁症或惊恐发作。由于可使症状恶化，应避免使用抗精神病药。

有报道称，撤药后症状得到逐渐缓解，然而撤药后症状可持续数周或数月。在撤药后第1年，需要继续给予患者支持治疗以预防复发。

1. CSM. Benzodiazepines, dependence and withdrawal symptoms. *Current Problems 21* 1988.
2. Marriott S, Tyrer P. Benzodiazepine dependence: avoidance and withdrawal. *Drug Safety* 1993; **9:** 93–103.
3. Pétursson H. The benzodiazepine withdrawal syndrome. *Addiction* 1994; **89:** 1455–59.
4. Ashton H. The treatment of benzodiazepine dependence. *Addiction* 1994; **89:** 1535–41.
5. The Royal College of Psychiatrists. Benzodiazepines: risks, benefits or dependence—a re-evaluation. *Council Report CR59*. London: January, 1997 [under review]. Available at: http://www.rcpsych.ac.uk/files/pdfversion/cr59.pdf (accessed 24/02/09)
6. O'Brien CP. Benzodiazepine use, abuse, and dependence. *J Clin Psychiatry* 2005; **66** (suppl 2): 28–33.
7. Denis C, *et al.* Pharmacological interventions for benzodiazepine mono-dependence management in outpatient settings. Available in The Cochrane Database of Systematic Reviews; Issue 3. Chichester: John Wiley; 2006 (accessed 14/03/08).
8. Oude Voshaar RC, *et al.* Strategies for discontinuing long-term benzodiazepine use: meta-analysis. *Br J Psychiatry* 2006; **189:** 213–20.
9. DoH (England) and the devolved administrations (2007). *Drug misuse and dependence: UK guidelines on clinical management* (updated September 2007). London: Department of Health (England), the Scottish Government, Welsh Assembly Government and Northern Ireland Executive. Also available at: http://www.nta.nhs.uk/uploads/clinical_guidelines_2007.pdf (accessed 26/07/10)
10. Lader M, *et al.* Withdrawing benzodiazepines in primary care. *CNS Drugs* 2009; **23:** 19–34.

不良反应

困倦、镇静、肌无力和共济失调为使用地西泮后最常见的不良反应。这些不良反应为CNS受到抑制所致，一般可经继续用药缓解。较少见的不良反应包括眩晕、头痛、意识错乱、抑郁（见下文**对心理功能的影响**）、言语不清或构音障碍、性欲改变、震颤、视觉紊乱、尿潴留或尿失禁、胃肠功能紊乱、唾液分泌改变以及失忆。某些患者可能体验到一种逆转性兴奋作用，这可使患者出现敌对状态、攻击行为和失抑制。黄疸、血液病和超敏反应极少报道。增高肝酶的现象已有报道。高剂量下胃肠外给药时，呼吸抑制和低血压偶有发生。

地西泮的某些静脉内给药剂制剂可引起疼痛和血栓性静脉炎。

过量给药可引起CNS抑制和昏迷或逆转性兴奋。然而，单独用药过量极少导致患者死亡。

妊娠头3个月使用地西泮偶与胎儿先天性畸形有关，但目前尚未发现二者的直接联系。这一问题总结于下文**妊娠**项下。妊娠后期使用地西泮与新生儿中毒有关。

致癌性 International Agency for Research on Cancer 总结认为[1]，有足够人群研究证据表明，地西泮并不会引起乳腺癌，此外没有充分证据支持地西泮对其他器官组织具有潜在致癌性。对于大多数其他苯二氮䓬类药物，由于缺乏人群研究，其对人类的致癌性尚未明确。然而，似乎有充分证据表明，动物实验中具有致癌性的奥沙西泮在人类亦可能具有致癌性。

1. IARC/WHO. Some pharmaceutical drugs. *IARC monographs on the evaluation of carcinogenic risks to humans volume 66* 1996. Also available at: http://monographs.iarc.fr/ENG/Monographs/vol66/volume66.pdf (accessed 15/05/06)

对体温的影响 对健康受试者的研究[1,2]表明，苯二氮䓬类药物可降低体温。11名受试者单剂量口服地西泮10mg后，暴露于寒冷环境体温降至平均36.93℃，而未服药暴露时则降至37.08℃[1]。1名86岁的妇女在服用5mg硝西泮后出现体温过低[3]。恢复后她再次被误给予5mg硝西泮并再次出现体温过低。咪达唑仑（被用于麻醉前给药）亦导致体核温度降低，该反应可被阿托品阻断[4]，然而与麻醉给药的其他用药成分相比这一作用可以忽略[5]。有研究报道，母亲在妊娠后期使用苯二氮䓬类药物后，新生儿出现体温过低。

1. Martin SM. The effect of diazepam on body temperature change in humans during cold exposure. *J Clin Pharmacol* 1985; **25:** 611–13.
2. Matsukawa T, *et al.* I.M. midazolam as premedication produces a concentration-dependent decrease in core temperature in male volunteers. *Br J Anaesth* 1997; **78:** 396–9.
3. Impallomeni M, Ezzat R. Hypothermia associated with nitrazepam administration. *BMJ* 1976; **1:** 223–4.
4. Matsukawa T, *et al.* Atropine prevents midazolam-induced core hypothermia in elderly patients. *J Clin Anesth* 2001; **13:** 504–8.
5. Kurz A, *et al.* Midazolam minimally impairs thermoregulatory control. *Anesth Analg* 1995; **81:** 393–8.

对内分泌功能的影响 有报道指出，4名服用苯二氮䓬类药物的妇女出现溢乳，而血清催乳素浓度正常[1]。有研究报道，男性患者在服用日高量30～140mg的地西泮后出现乳房发育[2~4]。部分患者血清雌二醇浓度升高。然而，在连续2周每日服用地西泮10～20mg的男性患者中，亦发现血浆睾酮浓度升高[5]。

1. Kleinberg DL, *et al.* Galactorrhea: a study of 235 cases, including 48 with pituitary tumors. *N Engl J Med* 1977; **296:** 589–600.
2. Moerck HJ, Magelund G. Gynaecomastia and diazepam abuse. *Lancet* 1979; **i:** 1344–5.
3. Bergman D, *et al.* Increased oestradiol in diazepam related gynaecomastia. *Lancet* 1981; **ii:** 1225–6.
4. Jelenkovic AV, Macukanovic-Golubovic LD. Diazepam-associated gynecomastia. *Ann Pharmacother* 2005; **39:** 201.
5. Argüelles AE, Rosner J. Diazepam and plasma-testosterone levels. *Lancet* 1975; **ii:** 607.

对眼的影响 2名连续多年每日口服地西泮≥5mg的患者出现晶状体布朗浑浊[1]。文献亦记载了服用很高剂量（100mg）地西泮后出现严重视野缺损[2]。

1. Pau H. Braune scheibenförmige Einlagerungen in die Linse nach Langzeitgabe von Diazepam (Valium®). *Klin Monatsbl Augenheilkd* 1985; **187:** 219–20.
2. Elder MJ. Diazepam and its effects on visual fields. *Aust N Z J Ophthalmol* 1992; **20:** 267–70.

对肝脏的影响 胆汁淤积性黄疸[1]和伴有细胞内胆汁淤积的局灶性肝坏死[2]与地西泮的使用有关。

1. Jick H, *et al.* Drug-induced liver disease. *J Clin Pharmacol* 1981; **21:** 359–64.
2. Tedesco FJ, Mills LR. Diazepam (Valium) hepatitis. *Dig Dis Sci* 1982; **27:** 470–2.

对心理功能的影响 苯二氮䓬类药物对精神运动性行为影响的实验室检测[1]结果不易外推用于解释临床中的问题。例如，在老年患者中，手术后认知功能障碍似乎并不与血中苯二氮䓬类药物浓度相关[2]。对13项研究的荟萃分析[3]显示，长期使用苯二氮䓬类药物与认知功能（如视觉空间能力、注意集中能力、运动技能、语言及非语言记忆、反应时间及整体智力功能）损害有关。对上述部分研究进行的进一步荟萃分析[4]显示，与对照组或规范用药情况下的数据相比，尽管长期使用苯二氮䓬类药物在停药后认知功能能够有所恢复，但仍残留有明显的损害，这些损害至少持续6个月，且部分损害是持续性的。

有报道[5]在使用苯二氮䓬类药物后出现异常反应，其特点为话多、兴奋、失眠、过度运动、充满敌意、暴怒。这些反应出现在不到1%的患者中，有一些证据提示年轻人或老年人、易感体质、酒精中毒、精神障碍或人格障碍是其危险因素。

有研究报道，女性在静脉给予地西泮或咪达唑仑镇静后出现性幻想[6]。这一现象可能与剂量相关[7]。

认为苯二氮䓬类药物可在较少情况下引起抑郁的观点受到质疑[8]。

一些苯二氮䓬类药物（如氯䓬酸）可用于抗癫痫治疗。抗癫痫治疗对认知、情绪的影响，特别是增加自杀观念及行为的风险的讨论，见第448页。

阿普唑仑对行为的不良影响亦有总结[9]。

1. Woods JH, *et al.* Abuse liability of benzodiazepines. *Pharmacol Rev* 1987; **39:** 251–413.
2. Rasmussen LS, *et al.* Benzodiazepines and postoperative cognitive dysfunction in the elderly. *Br J Anaesth* 1999; **83:** 585–9.
3. Barker MJ, *et al.* Cognitive effects of long-term benzodiazepine use: a meta-analysis. *CNS Drugs* 2004; **18:** 37–48.
4. Barker MJ, *et al.* Persistence of cognitive effects after withdrawal from long-term benzodiazepine use: a meta-analysis. *Arch Clin Neuropsychol* 2004; **19:** 437–54.
5. Mancuso CE, *et al.* Paradoxical reactions to benzodiazepines: literature review and treatment options. *Pharmacotherapy* 2004; **24:** 1177–85.
6. Dundee JW. Fantasies during sedation with intravenous midazolam or diazepam. *Med Leg J* 1990; **58:** 29–34.
7. Brahams D. Benzodiazepine sedation and allegations of sexual assault. *Lancet* 1989; **i:** 1339–40.
8. Patten SB, Love EJ. Drug-induced depression: incidence, avoidance and management. *Drug Safety* 1994; **10:** 203–19.
9. Cole JO, Kando JC. Adverse behavioral events reported in patients taking alprazolam and other benzodiazepines. *J Clin Psychiatry* 1993; **54** (suppl): 49–61.

对神经系统的影响 一些个别研究报道了患者服用苯二氮䓬类药物后出现了锥体外系症状[1~4]。苯二氮䓬类药物已被用于治疗抗精神病药引起的这些症状（见**氯丙嗪下的锥体外系障碍**，第943页）。

1. Rosenbaum AH, De La Fuente JR. Benzodiazepines and tardive dyskinesia. *Lancet* 1979; **ii:** 900.
2. Sandyk R. Orofacial dyskinesias associated with lorazepam therapy. *Clin Pharm* 1986; **5:** 419–21.
3. Stolarek IH, Ford MJ. Acute dystonia induced by midazolam and abolished by flumazenil. *BMJ* 1990; **300:** 614.
4. Joseph AB, Wroblewski BA. Paradoxical akathisia caused by clonazepam, clorazepate and lorazepam in patients with traumatic encephalopathy and seizure disorders: a subtype of benzodiazepine-induced disinhibition? *Behav Neurol* 1993; **6:** 221–3.

脑病 延长使用咪达唑仑和芬太尼与重症监护镇静下婴儿脑病有关[1]。

1. Bergman I, *et al.* Reversible neurologic abnormalities associated with prolonged intravenous midazolam and fentanyl administration. *J Pediatr* 1991; **119:** 644–9.

对性功能的影响 在某些患者中，苯二氮䓬类药物的镇静作用可降低性唤起并造成阳痿。与此相反，如果先前因焦虑而损害性功能，则用药后性功能可得到改善。

有研究报道，2名妇女长期使用苯二氮䓬类药物撤药后出现性欲增加及高潮性功能[1]。

1. Nutt D, *et al.* Increased sexual function in benzodiazepine withdrawal. *Lancet* 1986; **ii:** 1101–2.

对骨骼肌的影响 一项研究报道[1]，2名患者出现了继发于低钠血症的横纹肌溶解症，而使用苯二氮䓬类药物可能造成了横纹肌溶解症。在8例出现了与低钠血症相关的横纹肌溶解症的病例当中，5名患者服用了苯二氮䓬类药物。亦有报道称静脉滥用替马西泮口服制剂与横纹肌溶解症相关[2]。

1. Fernández-Real JM, *et al.* Hyponatremia and benzodiazepines result in rhabdomyolysis. *Ann Pharmacother* 1994; **28:** 1200–1.
2. Deighan CJ, *et al.* Rhabdomyolysis and acute renal failure resulting from alcohol and drug abuse. *Q J Med* 2000; **93:** 29–33.

对皮肤的影响 苯二氮䓬类药物引起的皮肤反应鲜有报道，包括接触性皮炎、固定性药疹、中毒性表皮坏死松解症以及 Stevens-Johnson 综合征。由 Boston Collaborative Drug Surveillance Program 对15438名1975至1982年间入院的患者数据所做的分析发现，在4707名用药者中，2例过敏性皮肤反应为地西泮所致[1]。根据这些数据计算得出，出现反应率为0.4/1000服药者。

1. Bigby M, *et al.* Drug-induced cutaneous reactions. *JAMA* 1986; **256:** 3358–63.

超敏反应 使用地西泮后，超敏反应包括过敏反应非常少见。过敏反应被认为是由用于某些胃肠外制剂赋形剂的聚乙二醇蓖麻子油类（第1970页）所致[1]。亦有报道称，有患者对地西泮脂乳剂产生Ⅰ型过敏反应[2]。

见上文**对皮肤的影响**和下文**局部反应**。

1. Hüttel MS, *et al.* Complement-mediated reactions to diazepam with Cremophor as solvent (Stesolid MR). *Br J Anaesth* 1980; **52:** 77–9.
2. Deardon DJ, Bird GLA. Acute (type 1) hypersensitivity to iv Diazemuls. *Br J Anaesth* 1987; **59:** 391.

局部反应 有研究报道，意外动脉注射地西泮后发生缺血与坏疽[1,2]。临床体征直至意外事件后数日出现。静脉使用药物后，疼痛和血栓性静脉炎可能同样出现延迟。静脉注射后出现局部反应可能为赋形剂所致，地西泮在丙二醇溶液制剂中比在多乙氧基化蓖麻油制剂中更易引起局部反应[3]。地西泮豆油乳剂或水乳剂较少引起局部反应[3]。疼痛和静脉炎亦可因注射部位地西泮的沉淀引起[4]。1名接受静脉注射地西泮的患者出现动脉痉挛，这可能因为上臂充气中的套囊的压力导致了地西泮自静脉渗出并渗入桡动脉内[5]。

直肠应用地西泮后亦出现局部刺激症状[6]。关于由青霉胺引起地西泮所致血栓性静脉炎恶化（见第962页）。

1. Gould JDM, Lingam S. Hazards of intra-arterial diazepam. *BMJ* 1977; **2:** 298–9.
2. Rees M, Dormandy J. Accidental intra-arterial injection of diazepam. *BMJ* 1980; **281:** 289–90.
3. Olesen AS, Hüttel MS. Local reactions to iv diazepam in three different formulations. *Br J Anaesth* 1980; **52:** 609–11.
4. Hussey EK, *et al.* Correlation of delayed peak concentration with infusion-site irritation following diazepam administration. *DICP Ann Pharmacother* 1990; **24:** 678–80.
5. Tin LNW, *et al.* Arterial spasm after administration of diazepam. *Br J Anaesth* 1994; **72:** 139.
6. Hansen HC, *et al.* Local irritation after administration of diazepam in a rectal solution. *Br J Anaesth* 1989; **63:** 287–9.

过量 苯二氮䓬类药物中毒后很快出现意识损害[1]。深度昏迷或脑干生命功能受严重抑制的其他表现十分少见，较为常见的为睡眠样状态，这种情况下患者可被适当刺激短暂唤起。呼吸抑制极少见或不出现，在不出现缺氧或严重低血压的情况下心率与心律维持正常。由于苯二氮䓬类药物耐受发展很快，血药浓度较可引起昏迷的浓度更高时，患者常恢复意识。焦虑和失眠可在急性药物过量恢复期内发生，而完全形成的、可能伴有严重惊厥的戒断综合征可出现在有慢性用药史的患者中。

在1980～1989年间，英国有1576件致命中毒事件由苯二氮䓬类药物引起[2]。其中，891例与单独苯二氮䓬类药物过量有关，而591件与药物过量和酒精有关。通过对死亡率统计和同期处方资料的比较，计算出每百万处方中与死亡相关的毒性指数，结果表明，各种苯二氮䓬类药物过量的相对毒性有所不同。如氟西泮和替马西泮被认为是过量时毒性最大的两种。此后一项对另外303例苯二氮䓬类药物中毒的研究[3]支持了毒性不同的这一发现，该研究同时指出，苯二氮䓬类药物过量的相对安全性也有所不同。见第932页，**阿普唑仑**项下。

1. Ashton CH, *et al.* Drug-induced stupor and coma: some physical signs and their pharmacological basis. *Adverse Drug React Acute Poisoning Rev* 1989; **8:** 1–59.
2. Serfaty M, Masterton G. Fatal poisonings attributed to benzodiazepines in Britain during the 1980s. *Br J Psychiatry* 1993; **163:** 386–93.
3. Buckley NA, *et al.* Relative toxicity of benzodiazepines in overdose. *BMJ* 1995; **310:** 219–21.

不良反应的处置

一般而言，对苯二氮䓬类药物过量的治疗为对症和支持性治疗。服药4h后仍无症状的患者不太可能出现严重中毒反应。如果摄入量过大（见下文）且在服药1h内，可给予活性炭口服。特异性苯二氮䓬类药物拮抗剂氟马西尼很少使用并可能引发危险，尤其在涉及与三环类抗抑郁药混合过量或在苯二氮䓬类药物依赖的患者中（第1388页）。英国Poisons Information Service反对将氟马西尼用于混合药物过量的情况中。*BNF59*认为，氟马西尼必须在专家指导下方可使用。

活性炭 英国Posions Information Service认为，胃部去污对于治疗苯二氮䓬类药物过量的效果不确定。然而，对于成人或儿童，在服药后1h之内且该苯二氮䓬类药物超过下述剂量，呼吸道能够得到保护的情况下推荐使用口服活性炭：

阿普唑仑：100μg/kg；
溴西泮：1mg/kg；
氯氮䓬：1mg/kg；
氯巴占：5mg/kg；
氯硝西泮：500μg/kg；
地西泮：500μg/kg；
氟硝西泮：100μg/kg；
氟西泮：2mg/kg；
氯普唑仑：100μg/kg；
劳拉西泮：100μg/kg；
氯甲西泮：70μg/kg；
咪达唑仑：1mg/kg；
硝西泮：400μg/kg；
奥沙西泮：3mg/kg；
普拉西泮：1mg/kg；
替马西泮：2mg/kg。

老年患者或严重肝损伤患者可能在较低剂量时就需要干预。

注意事项

在已有CNS抑制或昏迷、呼吸抑制、急性肺动脉瓣关闭不全、重症肌无力或睡眠呼吸暂停的患者中避免使用地西泮，在伴有慢性肺动脉瓣关闭不全时应慎重使用。在老年患者或虚弱患者中应慎用地西泮，因为这类患者更易发生不良反应。在伴有肝无力或肝肾损伤的患者中须谨慎使用，使用时可能需要降低剂量。在严重肝损伤的患者中则应避免使用。地西泮的镇静作用在用药前几天内最为显著，受到影响的患者应避免驾驶或操作机器（也可见下文**驾驶**）。当苯二氮䓬类药物用于深度镇静时，一般建议监测心肺功能。

地西泮不适用于治疗慢性精神病或惊恐、强迫状态。地西泮引起的去抑制可能促进自杀或攻击性行为的产生，因此，不应单独用于治疗抑郁症或与抑郁相关的焦虑，在具有人格障碍的患者中亦应谨慎使用。在伴有器质性脑改变尤其是动脉硬化的患者中须慎用。在哀丧的情况下，心理调节可能为地西泮所抑制。

地西泮和其他苯二氮䓬类药物的注册药品信息可能建议禁止在青光眼患者中使用，但这一禁忌证的原理尚不明确。

关于妊娠期和哺乳期使用苯二氮䓬类药物的警告见下文。

甚至在治疗剂量下短期使用（见上文），以戒断综合征为特点的药物依赖也可能在常规使用地西泮后出现。由于发生依赖的风险，在有酒精或药物成瘾史的患者中应慎重使用地西泮。

由于静脉给予苯二氮䓬类药物可发生低血压和呼吸暂停，因此推荐仅在具备有机械通气装置可以逆转呼吸抑制的条件下方可采用该给药途径。患者应保持仰卧位，并在静脉注射后至少1h内接受医学监护。在拥有重症监护设施的专家中心进行静脉注射最佳，如此便于密切、经常地对患者进行监护。

哺乳 American Academy of Pediatrics认为，哺乳的母亲长期使用苯二氮䓬类药物的问题值得关注，抗焦虑药可分泌至母乳中并可能短期和长期改变婴儿的CNS功能[1]。与此相似，英国CSM建议[2]，苯二氮䓬类药物不应在哺乳母亲中使用。根据一位评论家的观点[3]，分布到母乳中的药物含量有限，并不会对哺乳中的婴儿构成威胁，然而，必须检测婴儿是否出现镇静和无法吮乳。另一个小组亦报道，对于母亲服用包括苯二氮䓬类药物在内的精神药物的哺乳婴儿，毒性和不良反应发生率较低[4]。有观点指出[5]，如果在哺乳期不得不使用苯二氮䓬类药物的话，最好使用在母乳中分布最低且代谢物无活性的短效药物，奥沙西泮、劳拉西泮、阿普唑仑和咪达唑仑可能较为适合。

1. American Academy of Pediatrics. The transfer of drugs and other chemicals into human milk. *Pediatrics* 2001; **108:** 776–89. [Retired May 2010] Correction. *ibid*; 1029. Also available at: http://aappolicy.aappublications.org/cgi/content/full/pediatrics%3b108/3/776 (accessed 28/04/04)
2. CSM/MCA. Reminder: avoid benzodiazepines in pregnancy and lactation. *Current Problems* 1997; **23:** 10.
3. McElhatton PR. The effects of benzodiazepine use during pregnancy and lactation. *Reprod Toxicol* 1994; **8:** 461–75.
4. Birnbaum CS, *et al.* Serum concentrations of antidepressants and benzodiazepines in nursing infants: a case series. Abstract: *Pediatrics* 1999; **104:** 104. Full version: http://pediatrics.aappublications.org/cgi/content/full/104/1/e11 (accessed 28/04/04)
5. Chisholm CA, Kuller JA. A guide to the safety of CNS-active agents during breastfeeding. *Drug Safety* 1997; **17:** 127–42.

心血管疾病 见下文**呼吸系统疾病**项下。

驾驶 在服用苯二氮䓬类药物时出现倦怠的患者不应驾驶或操作机器。在英国，因受到某些药物影响而感到不适时仍驾驶被认为是违法行为，苯二氮䓬类药物是最可能损害驾驶表现的精神药物，尤其是长效药物[1]。然而应该指出，患有精神疾病的驾驶者在常规服药控制症状时较疾病状态下更安全。持续使用这类药物其致倦怠的影响会变小。此外，对于长期滥用苯二氮䓬类药物或药物依赖的患者，其在取得驾驶执照时会受到限制。

对11项苯二氮䓬类药物对驾驶能力影响的流行病学研究的荟萃分析[2]发现，使用苯二氮䓬类药物的患者与不用药者相比，其撞车的风险明显升高。尽管老年人对苯二氮䓬类药物的部分作用（如日间疲劳和认知损害）较敏感，但老年组撞车的风险与全部年龄组的平均风险却基本相同。这个矛盾现象可能是由于老年人更少驾车或者更少在危险情况下驾驶。该荟萃分析还对16项通过模拟驾驶或路上测验分析苯二氮䓬类药物与驾驶表现的试验性研究（包括患者及健康志愿者）进行了分析。尽管使用苯二氮䓬类药物后，保持路上位置更困难，但刹车反应时间并没有推迟或变慢。

1. Driver and Vehicle Licensing Agency. For medical practitioners: at a glance guide to the current medical standards of fitness to drive (issued February 2010).
Available at: http://www.dft.gov.uk/dvla/~/media/pdf/medical/at_a_glance.ashx (accessed 15/04/10)
2. Rapoport MJ, *et al.* Benzodiazepine use and driving: a meta-analysis. *J Clin Psychiatry* 2009; **70:** 663–73.

老年人 随年龄增加，苯二氮䓬类药物的分布、消除和清除率发生改变[1,2]。主要经由氧化代谢的苯二氮䓬类药物的代谢清除率降低，而经由葡糖苷酸结合作用或硝基还原作用经生物转化的药物的清除率并不降低。老年人群中药物半衰期的延长可能是该清除率降低或分布容积增加的结果。这些改变的临床结果取决于多种因素，如服药日程以及肝首关清除的程度。

老年人可出现对急性剂量的苯二氮䓬类药物敏感性增加，这与药动学的改变无关[1～3]。记忆、认知功能和精神运动行为损害及行为去抑制可能比年轻患者更常见[4]。在老年患者中长期使用常使潜在的痴呆症状恶化[4]。

有证据显示，老年患者使用苯二氮䓬类药物后，跌倒所致髋骨骨折概率增加[5,6]。对11项流行病学研究的综述[5]指出，苯二氮䓬类药物会增加老年患者髋骨骨折风险，然而，由于部分在医院内进行的研究显示苯二氮䓬类药物并没有增加髋骨骨折风险，该结论是不可靠的。当这些研究被剔除后，结果一致性更高：使用苯二氮䓬类药物后，骨折风险提高50%。尽管髋骨骨折与苯二氮䓬类药物半衰期之间的关系仍有争议，但几乎没有证据能证明短效和长效苯二氮䓬类药物引起的风险存在差异。使用剂量较高的患者及处于用药初期的患者髋骨骨折风险更高。近期的队列研究[6]指出，在开始治疗后的最初2周风险最高，随后风险下降。

苯二氮䓬类在老年人中的药物药动学和药效学改变的结果是，在这些患者中，不良反应发生更频繁且往往在较低剂量下即发生不良反应。如果认为有必要在老年患者中使用一种苯二氮䓬类药物，那么最好选用短效药物。应该记住，由于老年人发生睡眠相关呼吸障碍（如睡眠呼吸暂停）的风险增加，应避免在这些患者中使用催眠药［如苯二氮䓬类药物（见下文**呼吸系统疾病**）］。

1. Greenblatt DJ, *et al.* Implications of altered drug disposition in elderly: studies of benzodiazepines. *J Clin Pharmacol* 1989; **29:** 866–72.
2. Greenblatt DJ, *et al.* Clinical pharmacokinetics of anxiolytics and hypnotics in the elderly: therapeutic considerations. *Clin Pharmacokinet* 1991; **21:** 165–77 and 262–73.
3. Swift CG. Pharmacodynamics: changes in homeostatic mechanisms, receptor and target organ sensitivity in the elderly. *Br Med Bull* 1990; **46:** 36–52.
4. Juergens SM. Problems with benzodiazepines in elderly patients. *Mayo Clin Proc* 1993; **68:** 818–20.
5. Cumming RG, Le Couteur DG. Benzodiazepines and risk of hip fractures in older people: a review of the evidence. *CNS Drugs* 2003; **17:** 825–37.
6. Wagner AK, *et al.* Benzodiazepine use and hip fractures in the elderly: who is at greatest risk? *Arch Intern Med* 2004; **164:** 1567–72.

制剂 地西泮的非口服制剂可能含有赋形剂苯甲醇，该物质可能造成新生儿致死性的毒性综合征（见第1556页）。注册药品信息建议此类制剂不应用于早产儿或新生儿。有报道显示，高剂量地西泮静脉输注时间延长后出现苯甲醇中毒[1]。

赋形剂聚乙烯二醇和丙二醇用于部分苯二氮䓬类药物（如地西泮和劳拉西泮）的制剂，这些赋形剂所致药物中毒的情况也有报道（见第1973页，**丙二醇的中毒**项下）。

1. Lopez-Herce J, *et al.* Benzyl alcohol poisoning following diazepam intravenous infusion. *Ann Pharmacother* 1995; **29:** 632.

宿醉效应 长效苯二氮䓬类药物较半衰期较短的药物在体内蓄积的程度更大。尽管可据此预期服用催眠剂量后日间镇静与表现受损（所谓的宿醉效应）加甚，但在实践中并不总能发现这种直接的关系[1]。

顺行性遗忘更常见于短效药物如三唑仑，“旅行者遗忘”用于描述服用苯二氮䓬类药物以应对时差所致睡眠紊乱的患者所表现出的遗忘[2]。

1. Greenblatt DJ, *et al.* Neurochemical and pharmacokinetic correlates of the clinical action of benzodiazepine hypnotic drugs. *Am J Med* 1990; **88** (suppl 3A): 18S–24S.
2. Meyboom RHB. Benzodiazepines and pilot error. *BMJ* 1991; **302:** 1274–5.

高空障碍 由于显著的氧去饱和作用及周期性呼吸相关的经常性唤醒，在高海拔下睡眠可受到损害。传统的建议是不应在高海拔下给予镇静药[1]。但在中等海拔下亦应保持警惕，尤其对于水土不服的登山者来说[2]。由于地西泮（可能还有其他镇静药）令低氧性通气反应迟钝，睡眠低氧血症可能被恶化，但关于这一问题仍有争议。一项小样本研究[3]提示，小剂量短效苯二氮䓬类药物（如10mg西泮）的确可能改善患者的睡眠质量并可减少动脉去饱和作用的发作次数而不改变平均氧饱和度。另一项较小规模的研究[4]也发现，10mg替马西泮能够减少周期性呼吸。高海拔下的日间状态未受影响。然而，应谨记用于预防或治疗急性高山病的乙酰唑胺和苯二氮䓬类药物之间可能的相互作用，伴有急性高山病的登山者出现的呼吸抑制被认为是乙酰唑胺对三唑仑的强化作用所致[5]。

1. Sutton JR, *et al.* Insomnia, sedation, and high altitude cerebral oedema. *Lancet* 1979; **i:** 165.
2. Röggla G, *et al.* Effect of temazepam on ventilatory response at moderate altitude. *BMJ* 2000; **320:** 56.
3. Dubowitz G. Effect of temazepam on oxygen saturation and sleep quality at high altitude: randomised placebo controlled crossover trial. *BMJ* 1998; **316:** 587–9.
4. Nickol AH, *et al.* Temazepam at high altitude reduces periodic breathing without impairing next-day performance: a rand-

omized cross-over double-blind study. *J Sleep Res* 2006; **15:** 445–54.
5. Masuyama S, *et al.* 'Ondine's curse': side effect of acetazolamide? *Am J Med* 1989; **86:** 637.

新生儿 一项对 63 名在新生儿重症监护室中使用劳拉西泮或咪达唑仑的婴儿的记录进行的回顾性调查表明，有 14 例不良反应与苯二氮草类药物的使用相关（6 例出现癫痫、5 例低血压以及 3 例呼吸抑制）[1]。其中 7 例与静脉内快速注射劳拉西泮有关，其余则与持续注射咪达唑仑有关。尽管该研究有局限性，但在该组中不良反应的发生率较高，该文作者建议在新生儿中使用苯二氮草类药物时应辅以密切监护。见上文制剂。

1. Ng E, *et al.* Safety of benzodiazepines in newborns. *Ann Pharmacother* 2002; **36:** 1150–5.

神经系统疾病 苯二氮草类药物可降低脑灌注压和血液氧合作用，其降低程度可在颅脑损伤的患者中引起不可逆性神经学损伤。因此，在这类患者中使用药物尤应提高警惕[1,2]。应避免使用该类药物控制颅脑损伤患者的癫痫发作或其他急性神经学损伤，因为这些患者可用苯妥英得到妥善处理。

1. Eldridge PR, Punt JAG. Risks associated with giving benzodiazepines to patients with acute neurological injuries. *BMJ* 1990; **300:** 1189–90.
2. Papazian L, *et al.* Effect of bolus doses of midazolam on intracranial pressure and cerebral perfusion pressure in patients with severe head injury. *Br J Anaesth* 1993; **71:** 267–71.

癫痫 与其他抗癫痫药相似[1]，鲜有关于苯二氮草类药物在癫痫患者中产生癫痫反向恶化的报道[2~5]。

1. Guerrini R, *et al.* Antiepileptic drug-induced worsening of seizures in children. *Epilepsia* 1998; **39** (suppl 3): S2–S10.
2. Prior PF, *et al.* Intravenous diazepam. *Lancet* 1971; **2:** 434–5.
3. Tassinari CA, *et al.* A paradoxical effect: status epilepticus induced by benzodiazepines (Valium and Mogadon). *Electroencephalogr Clin Neurophysiol* 1971; **31:** 182.
4. Di Mario FJ, Clancy RR. Paradoxical precipitation of tonic seizures by lorazepam in a child with atypical absence seizures. *Pediatr Neurol* 1988; **4:** 249–51.
5. Borusiak P, *et al.* Seizure-inducing paradoxical reaction to antiepileptic drugs. *Brain Dev* 2000; **22:** 243–5.

卟啉病 地西泮与急性卟啉病发作有关，在卟啉病患者中用药被认为是不安全的。

然而，静脉给予地西泮已被成功用于控制急性卟啉病发作后的癫痫持续状态。关于处置与急性卟啉病发作相关的癫痫的讨论，见第451页。

妊娠 苯二氮草类药物广泛用于妊娠期患者[1]。在妊娠期后 3 个月和分娩时使用苯二氮草类药物可能与某些婴儿出现的新生儿戒断综合征或婴儿松弛综合征有关。少数在子宫内暴露于苯二氮草类药物的胎儿在娩后早期几年发育缓慢，但至 4 岁时已基本发育正常，对于那些无发育异常的婴儿而言，很难证明苯二氮草类药物暴露与发育之间有任何因果关系。在一项对妊娠头 3 个月使用苯二氮草类药物而婴儿安全出生的荟萃分析[2]中，多项队列研究的混合数据并未显示苯二氮草类药物使用与单独严重畸形或唇裂之间存在关联。然而，多项病例对照研究结果表明，出现唇裂的风险呈小幅但显著增加。尽管苯二氮草类药物并不是一种主要的人类致畸剂，但仍建议使用超声图像检查法以排除可见形式的唇裂。一项最近的研究[3]指出，1979 例在孕早期及 401 例在孕晚期暴露于苯二氮草类药物和（或）催眠药扎来普隆、唑吡坦、佐匹克隆的婴儿，其早产和低体重风险升高，但两组婴儿在子宫内的生长未受明显影响。后一组婴儿早产率更高。尽管暴露组婴儿口裂风险并没有增高，但仍存在与幽门狭窄和小肠闭锁相关。一项对 112 例母亲曾试图通过服用大剂量地西泮（25～800mg）自杀的婴儿的研究[4]发现先天畸形率没有升高。对 10 例试图使用 60～500mg 美达西泮自杀的孕妇的研究得出了相似的结论[5]。然而，英国 CSM 建议[6]，如果准备妊娠或怀疑已妊娠，育龄期妇女在可能接受苯二氮草类药物处方时最好与专科医师联系，就是否停药进行咨询。

1. McElhatton PR. The effects of benzodiazepine use during pregnancy and lactation. *Reprod Toxicol* 1994; **8:** 461–75.
2. Dolovich LR, *et al.* Benzodiazepine use in pregnancy and major malformations or oral cleft: meta-analysis of cohort and case-control studies. *BMJ* 1998; **317:** 839–43.
3. Wikner BN, *et al.* Use of benzodiazepines and benzodiazepine receptor agonists during pregnancy: neonatal outcome and congenital malformations. *Pharmacoepidemiol Drug Safety* 2007; **16:** 1203–10.
4. Gidai J, *et al.* No association found between use of very large doses of diazepam by 112 pregnant women for a suicide attempt and congenital abnormalities in their offspring. *Toxicol Ind Health* 2008; **24:** 29–39.
5. Gidai J, *et al.* A study of the effects of large doses of medazepam used for self-poisoning in 10 pregnant women on fetal development. *Toxicol Ind Health* 2008; **24:** 61–8.
6. CSM/MCA. Reminder: avoid benzodiazepines in pregnancy and lactation. *Current Problems* 1997; **23:** 10.

呼吸系统疾病 苯二氮草类药物可能影响睡眠时通气的控制，并可使睡眠呼吸暂停或其他睡眠相关呼吸障碍恶化，这尤其易在慢性阻塞性肺病或心力衰竭的患者中发生[1]。睡眠呼吸暂停常不能诊断，其危险因素包括年老、肥胖、男性、女性绝经后及重鼾史。尽管苯二氮草类药物可减少睡眠间断，长期使用时可能在重鼾者中引起部分或完全性阻塞性睡眠呼吸暂停，在近期发生心肌梗死的患者中则可引起短暂的重复中央性睡眠呼吸暂停。

1. Guilleminault C. Benzodiazepines, breathing, and sleep. *Am J Med* 1990; **88** (suppl 3A): 25S–28S.

药物相互作用

地西泮或其他苯二氮草类药物如与其他具有 CNS 抑制特点的药物合用则可增加镇静作用或对呼吸与心血管系统的抑制。这些药物包括乙醇、抗抑郁药、镇静性抗组胺药、抗精神病药、全身麻醉药、其他催眠药或镇静药以及阿片类镇痛药。大多是苯二氮草类药物经细胞色素酶 P450 系统代谢，特别是 CYP2C19 和 CYP3A4 同工酶。因此，在使用抑制或诱导或经这些酶代谢的药物时可能出现药物不良反应。已被报道可以改变苯二氮草类药物药动学的药物将在下文详细讨论，但是这些药物的相互作用极少有临床意义。主要经肝微粒体氧化作用代谢的苯二氮草类药物（如阿普唑仑、地西泮和咪达唑仑）可能较那些主要经葡糖苷酸结合作用清除的药物（如劳拉西泮、奥沙西泮和替马西泮）更易受药动学的影响。

镇痛药 当给予 6 名健康受试者二氟尼柳后，奥沙西泮的血浆峰浓度显著降低，葡糖苷酸代谢物的肾清除率减少，而其平均清除半衰期从 10h 增加至 13h[1]。在体外，二氟尼柳亦将奥沙西泮从血浆蛋白结合位点上置换下来。阿司匹林在 78 名患者中缩短了咪达唑仑诱导麻醉的时间，其可能原因亦为血浆蛋白结合位点的竞争[2]。对乙酰氨基酚并不显著改变地西泮或其主要代谢产物的血浆浓度，只是在 4 名健康受试者中引起尿液度的轻微改变[3]。

苯二氮草类药物（如地西泮、劳拉西泮和咪达唑仑）可与阿片类镇痛药合用于麻醉或镇痛给药。有研究报道与镇静药合用会产生累加镇静作用[4]，咪达唑仑和芬太尼[5]合用亦可引起严重呼吸抑制，而咪达唑仑与芬太尼[6]或舒芬太尼[7]合用时可突然引起低血压。芬太尼可降低咪达唑仑的清除率[8]，这可能是由细胞色素 P450 同工酶 CYP3A 引起的竞争性代谢抑制引起。因此，当咪达唑仑与这类阿片类药物合用时，应进行小心监测并可能需要降低两种药物的剂量。有研究报道，咪达唑仑与芬太尼之间具有麻醉诱导的协同增强作用[9]，但一项研究指出，咪达唑仑可降低舒芬太尼的镇痛效果[10]。吗啡或哌替啶预治疗可降低地西泮的口服吸收率。这一效应为阿片类镇痛药对胃肠运动性的影响的结果[11]。

在健康受试者中，右丙氧芬可延长阿普唑仑的半衰期并降低其清除率，而对地西泮或劳拉西泮无影响[12]。

有报道[13]一名怀疑服用大量羟考酮片的患者，口服三唑仑镇静后出现幻觉。

1. Van Hecken AM, *et al.* The influence of diflunisal on the pharmacokinetics of oxazepam. *Br J Clin Pharmacol* 1985; **20:** 225–34.
2. Dundee JW, *et al.* Aspirin and probenecid pretreatment influences the potency of thiopentone and the onset of action of midazolam. *Eur J Anaesthesiol* 1986; **3:** 247–51.
3. Mulley BA, *et al.* Interactions between diazepam and paracetamol. *J Clin Pharm* 1978; **3:** 25–35.
4. Tverskoy M, *et al.* Midazolam-morphine sedative interaction in patients. *Anesth Analg* 1989; **68:** 282–5.
5. Yaster M, *et al.* Midazolam-fentanyl intravenous sedation in children: case report of respiratory arrest. *Pediatrics* 1990; **86:** 463–7.
6. Burtin P, *et al.* Hypotension with midazolam and fentanyl in the newborn. *Lancet* 1991; **337:** 1545–6.
7. West JM, *et al.* Sudden hypotension associated with midazolam and sufentanil. *Anesth Analg* 1987; **66:** 693–4.
8. Hase I, *et al.* I.V. fentanyl decreases the clearance of midazolam. *Br J Anaesth* 1997; **79:** 740–3.
9. Ben-Shlomo I, *et al.* Midazolam acts synergistically with fentanyl for induction of anaesthesia. *Br J Anaesth* 1990; **64:** 45–7.
10. Luger TJ, Morawetz RF. Clinical evidence for a midazolam-sufentanil interaction in patients with major trauma. *Clin Pharmacol Ther* 1991; **49:** 133.
11. Gamble JAS, *et al.* Some pharmacological factors influencing the absorption of diazepam following oral administration. *Br J Anaesth* 1976; **48:** 1181–5.
12. Abernethy DR, *et al.* Interaction of propoxyphene with diazepam, alprazolam and lorazepam. *Br J Clin Pharmacol* 1985; **19:** 51–7.
13. Goodchild JH, Donaldson M. Hallucinations and delirium in the dental office following triazolam administration. *Anesth Prog* 2005; **52:** 17–20.

抗心律失常药 1 名 78 岁的男性在开始夜间服用 500μg 氯硝西泮以治疗下肢不宁综合征之后 2 个月出现苯二氮草类药物中毒的症状[1]，据此怀疑，氯硝西泮与目前胺碘酮治疗之间可能存在相互作用。停用氯硝西泮后症状解除。

1. Witt DM, *et al.* Amiodarone-clonazepam interaction. *Ann Pharmacother* 1993; **27:** 1463–4.

抗菌药 研究报道，在健康受试者中，红霉素[1]和醋竹桃霉素[2]均抑制三唑仑的肝代谢。三唑仑的血浆峰浓度增加，半衰期延长，清除率降低。醋竹桃霉素延长了三唑仑引起的精神运动损害和遗忘作用[2]。1 名以咪达唑仑预治疗的儿童在接受红霉素注射之后失去意识，这与相似的药物相互作用有关[3]，亦有研究报道，在使用红霉素后咪达唑仑的血浆峰浓度升高，并产生深而延长的麻醉[4]。在使用咪达唑仑时，应避免使用红霉素或者将咪达唑仑用量减少 50%～75%。克拉霉素亦可降低咪达唑仑的清除率，大约可使该苯二氮草类药物的口服生物利用度加倍[5,6]。奎奴普丁/达福普汀的注册药品信息指出，这两种药物亦可能增加咪达唑仑的血浆浓度。据报道[7]罗红霉素对咪达唑仑的药动学和药效学有一定影响，但专家认为这一改变并不与临床相关。但是，当同时使用罗红霉素时，推荐将使用最低可能有效剂量的咪达唑仑作为一种预防方法。在另一项研究中[8]，并未发现阿奇霉素对咪达唑仑的代谢或精神运动作用有任何影响。

一项个别研究指出，合用环丙沙星时，咪达唑仑的稳态血液浓度显著增加[9]。亦有报道指出，尽管地西泮的药效学并未在心理测量中出现任何改变，但环丙沙星可降低地西泮的清除率并延长其半衰期[10]。环丙沙星对替马西泮的药动学及药效学似乎没有影响[11]。

异烟肼在健康受试者中可增加单剂量地西泮[12]和三唑仑[13]的半衰期，而对奥沙西泮[14]半衰期无影响。与此相反，利福平减少了阿普唑仑[14]、地西泮[15]和硝西泮[17]的半衰期并或多或少地消除咪达唑仑[17]和三唑仑的效应[18]，而乙胺丁醇对地西泮药动学无影响[12]。在服用异烟肼、利福平和乙胺丁醇治疗结核病的患者中，单剂量地西泮的半衰期缩短，清除率增加[12]。因此，利福平的酶诱导作用较异烟肼的酶抑制作用更显著。

1. Phillips JP, *et al.* A pharmacokinetic drug interaction between erythromycin and triazolam. *J Clin Psychopharmacol* 1986; **6:** 297–9.
2. Warot D, *et al.* Troleandomycin-triazolam interaction in healthy volunteers: pharmacokinetic and psychometric evaluation. *Eur J Clin Pharmacol* 1987; **32:** 389–93.
3. Hiller A, *et al.* Unconsciousness associated with midazolam and erythromycin. *Br J Anaesth* 1990; **65:** 826–8.
4. Olkkola KT, *et al.* A potentially hazardous interaction between erythromycin and midazolam. *Clin Pharmacol Ther* 1993; **53:** 298–305.
5. Gorski JC, *et al.* The contribution of intestinal and hepatic CYP3A to the interaction between midazolam and clarithromycin. *Clin Pharmacol Ther* 1998; **64:** 133–43.
6. Quinney SK, *et al.* Interaction between midazolam and clarithromycin in the elderly. *Br J Clin Pharmacol* 2008; **65:** 98–109.
7. Backman JT, *et al.* A pharmacokinetic interaction between roxithromycin and midazolam. *Eur J Clin Pharmacol* 1994; **46:** 551–5.
8. Mattila MJ, *et al.* Azithromycin does not alter the effects of oral midazolam on human performance. *Eur J Clin Pharmacol* 1994; **47:** 49–52.
9. Orko R, *et al.* Intravenous infusion of midazolam, propofol and vecuronium in a patient with severe tetanus. *Acta Anaesthesiol Scand* 1988; **32:** 590–2.
10. Kamali F, *et al.* The influence of steady-state ciprofloxacin on the pharmacokinetics and pharmacodynamics of a single dose of diazepam in healthy volunteers. *Eur J Clin Pharmacol* 1993; **44:** 365–7.
11. Kamali F, *et al.* The influence of ciprofloxacin on the pharmacokinetics and pharmacodynamics of a single dose of temazepam in the young and elderly. *J Clin Pharm Ther* 1994; **19:** 105–9.
12. Ochs HR, *et al.* Diazepam interaction with antituberculous drugs. *Clin Pharmacol Ther* 1981; **29:** 671–8.
13. Ochs HR, *et al.* Differential effect of isoniazid on triazolam oxidation and oxazepam conjugation. *Br J Clin Pharmacol* 1983; **16:** 743–6.
14. Schmider J, *et al.* Simultaneous assessment of CYP3A4 and CYP1A2 activity in vivo with alprazolam and caffeine. *Pharmacogenetics* 1999; **9:** 725–34.
15. Ohnhaus EE, *et al.* The effect of antipyrine and rifampin on the metabolism of diazepam. *Clin Pharmacol Ther* 1987; **42:** 148–56.
16. Brockmeyer NH, *et al.* Comparative effects of rifampin and/or probenecid on the pharmacokinetics of temazepam and nitrazepam. *Int J Clin Pharmacol Ther Toxicol* 1990; **28:** 387–93.
17. Backman JT, *et al.* Rifampin drastically reduces plasma concentrations and effects of oral midazolam. *Clin Pharmacol Ther* 1996; **59:** 7–13.
18. Villikka K, *et al.* Triazolam is ineffective in patients taking rifampicin. *Clin Pharmacol Ther* 1997; **61:** 8–14.

抗凝血药 静脉使用肝素后，地西泮和去甲地西泮的血浆结合率旋即降低，游离浓度增加[1]。

苯二氮草类药物并不经常与口服抗凝血药相互作用，尽管有少数研究报道抗凝血药活性受到影响。

1. Routledge PA, *et al.* Diazepam and N-desmethyldiazepam redistribution after heparin. *Clin Pharmacol Ther* 1980; **27:** 528–32.

抗抑郁药 由于同时使用将会导致阿普唑仑血浆浓度加倍，因此在合用氟伏沙明时，推荐对阿普唑仑减量[1]。由于溴西泮[2]和地西泮[3]的血浆浓度亦可受到氟伏沙明的影响，推荐服用氟伏沙明的患者如果需要使用苯二氮草类药物，应最好使用具有不同代谢途径[3]的药物如劳拉西泮。小样本研究提示，氟西汀亦可增加阿普唑仑的血浆浓度[4,5]。氟西汀对地西泮可有类似作用，但地西泮的活性代谢物去甲西泮的血药浓度降低，有人认为整体效应可能较小[6]。与舍曲林、帕罗西汀或西酞普兰之间可能的临床显著的相互作用很小[7]。

据美国生产商报道，阿普唑仑可能增加米帕明和地昔帕明的稳态血浆浓度，然而这一改变的临床意义尚属未知。关于苯二氮䓬类药物可增加阿米庚酸氧化为有毒代谢产物的建议，见**阿米替林的不良反应**中**对肝脏的影响**项下，第355页。

据报道，萘法唑酮可增加阿普唑仑和三唑仑的血浆浓度，导致镇静作用增强、精神运动行为损害加剧[8,9]。萘法唑酮可抑制阿普唑仑和三唑仑的氧化代谢。同样，口服萘法唑酮时，咪达唑仑的血浆浓度上升[10]。尚无研究报道萘法唑酮与主要通过结合作用消除的劳拉西泮具有相互作用。

关于一项对于服用地西泮和锂后发生体温过低的个别报道，见第381页。

偶有报道称，合用色氨酸和苯二氮䓬类药物的患者出现性去抑制。

1. Fleishaker JC, Hulst LK. A pharmacokinetic and pharmacodynamic evaluation of the combined administration of alprazolam and fluvoxamine. *Eur J Clin Pharmacol* 1994; **46:** 35–9.
2. Van Harten J, *et al.* Influence of multiple-dose administration of fluvoxamine on the pharmacokinetics of the benzodiazepines bromazepam and lorazepam: a randomized crossover study. *Eur Neuropsychopharmacol* 1992; **2:** 381.
3. Perucca E, *et al.* Inhibition of diazepam metabolism by fluvoxamine: a pharmacokinetic study in normal volunteers. *Clin Pharmacol Ther* 1994; **56:** 471–6.
4. Lasher TA, *et al.* Pharmacokinetic pharmacodynamic evaluation of the combined administration of alprazolam and fluoxetine. *Psychopharmacology (Berl)* 1991; **104:** 323–7.
5. Greenblatt DJ, *et al.* Fluoxetine impairs clearance of alprazolam but not of clonazepam. *Clin Pharmacol Ther* 1992; **52:** 479–86.
6. Lemberger L, *et al.* The effect of fluoxetine on the pharmacokinetics and psychomotor responses of diazepam. *Clin Pharmacol Ther* 1988; **43:** 412–19.
7. Sproule BA, *et al.* Selective serotonin reuptake inhibitors and CNS drug interactions: a critical review of the evidence. *Clin Pharmacokinet* 1997; **33:** 454–71.
8. Greene DS, *et al.* Coadministration of nefazodone (NEF) and benzodiazepines I: pharmacokinetic assessment. *Clin Pharmacol Ther* 1994; **55:** 141.
9. Kroboth P, *et al.* Coadministration of nefazodone and benzodiazepines II: pharmacodynamic assessment. *Clin Pharmacol Ther* 1994; **55:** 142.
10. Lam YWF, *et al.* Effect of antidepressants and ketoconazole on oral midazolam pharmacokinetics. *Clin Pharmacol Ther* 1998; **63:** 229.

抗癫痫药 卡马西平、苯巴比妥和苯妥英均为肝药代谢酶的诱导剂。因此，在长期接受这些药物治疗的患者中，苯二氮䓬类药物的代谢可能被增强。对于口服咪达唑仑而言，卡马西平或苯妥英的作用实际上足以消除其标准剂量下的作用，可使苯二氮䓬类药物的血浆浓度峰值降低90%以上[1]。苯二氮䓬类药物和这些抗癫痫药之间的相互作用在第455页（卡马西平）和第477页（苯妥英）中进一步讨论。

一项对66名服用氯巴占的儿童和成人的研究[2]结果表明，氯巴占的清除率显著增加，致使其主要活性代谢物 *N*-去甲基-氯巴占蓄积，其中16名患者服用了非尔氨酯。氯巴占和 *N*-去甲基-氯巴占的代谢被司替戊醇（一种潜在的肝酶抑制剂）减慢，导致该代谢物血药浓度升高了3倍[3]。

在8名儿童中，加用拉莫三嗪治疗后，4名儿童的血氯硝西泮浓度明显下降[4]。

据报道，丙戊酸钠可从血浆蛋白结合位点中置换地西泮[5]。散发研究报道，当丙戊酸盐合用氯硝西泮时[6,7]会出现不良反应，如嗜睡、甚至更为严重的失神性癫痫持续状态，然而二者的相互作用仍未得到证实[8]。当丙戊酸盐合并硝西泮使用时亦可出现嗜睡[9]。合用丙戊酸半钠与劳拉西泮时可因前者抑制劳拉西泮的葡糖苷酸化作用而使劳拉西泮的血药浓度增加[10]。

1. Backman JT, *et al.* Concentrations and effects of oral midazolam are greatly reduced in patients treated with carbamazepine or phenytoin. *Epilepsia* 1996; **37:** 253–7.
2. Contin M, *et al.* Effect of felbamate on clobazam and its metabolite kinetics in patients with epilepsy. *Ther Drug Monit* 1999; **21:** 604–8.
3. Giraud C, *et al.* In vitro and in vivo inhibitory effect of stiripentol on clobazam metabolism. *Drug Metab Dispos* 2006; **34:** 608–11.
4. Eriksson A-S, *et al.* Pharmacokinetic interactions between lamotrigine and other antiepileptic drugs in children with intractable epilepsy. *Epilepsia* 1996; **37:** 769–73.
5. Dhillon S, Richens A. Valproic acid and diazepam interaction in vivo. *Br J Clin Pharmacol* 1982; **13:** 553–60.
6. Watson WA. Interaction between clonazepam and sodium valproate. *N Engl J Med* 1979; **300:** 678.
7. Browne TR. Interaction between clonazepam and sodium valproate. *N Engl J Med* 1979; **300:** 679.
8. Levy RH, Koch KM. Drug interactions with valproic acid. *Drugs* 1982; **24:** 543–56.
9. Jeavons PM, *et al.* Treatment of generalized epilepsies of childhood and adolescence with sodium valproate (Epilim). *Dev Med Child Neurol* 1977; **19:** 9–25.
10. Samara EE, *et al.* Effect of valproate on the pharmacokinetics and pharmacodynamics of lorazepam. *J Clin Pharmacol* 1997; **37:** 442–50.

抗真菌药 酮康唑单剂量或多剂量给药均可使氯氮䓬单次静脉注射给药的清除率降低[1]。研究表明[2~4]，酮康唑和伊曲康唑可与咪达唑仑或三唑仑产生显著的药动学相互作用并且显著增加这些苯二氮䓬类药物的作用强度和持续时间。酮康唑和伊曲康唑分别使口服咪达唑仑的血浆浓度-时间曲线下面积增加了15倍和10倍，而咪达唑仑的血浆峰浓度分别增加了4倍和3倍[2]。亦有报道称[5]，伏立康唑对口服咪达唑仑有相似的作用，能够增加其AUC 10倍，升高血浆峰浓度4倍。酮康唑和伊曲康唑分别使三唑仑的曲线下面积增加了22倍和27倍[3]，而两种抗真菌药使三唑仑的血浆峰浓度均增加了3倍。亦有报道称，酮康唑对阿普唑仑有类似但不显著的作用[6]，与伊曲康唑对溴替唑仑[7]、依替唑仑[8]的作用相似。一项研究[9]表明，在停用伊曲康唑之后药物相互作用的风险仍可持续数日。在使用这些抗真菌药时，建议避免与苯二氮䓬类药物合用或者大幅减少苯二氮䓬类药物的剂量。氟康唑与咪达唑仑[10]或三唑仑[11]之间存在类似的但不显著的相互作用，然而，在合用时应减少苯二氮䓬类药物的剂量。

1. Brown MW, *et al.* Effect of ketoconazole on hepatic oxidative drug metabolism. *Clin Pharmacol Ther* 1985; **37:** 290–7.
2. Olkkola KT, *et al.* Midazolam should be avoided in patients receiving the systemic antimycotics ketoconazole or itraconazole. *Clin Pharmacol Ther* 1994; **55:** 481–5.
3. Varhe A, *et al.* Oral triazolam is potentially hazardous to patients receiving systemic antimycotics ketoconazole or itraconazole. *Clin Pharmacol Ther* 1994; **56:** 601–7.
4. Greenblatt DJ, *et al.* Interaction of triazolam and ketoconazole. *Lancet* 1995; **345:** 191.
5. Saari TI, *et al.* Effect of voriconazole on the pharmacokinetics and pharmacodynamics of intravenous and oral midazolam. *Clin Pharmacol Ther* 2006; **79:** 362–70.
6. Schmider J, *et al.* Simultaneous assessment of CYP3A4 and CYP1A2 activity in vivo with alprazolam and caffeine. *Pharmacogenetics* 1999; **9:** 725–34.
7. Osanai T, *et al.* Effect of itraconazole on the pharmacokinetics and pharmacodynamics of a single oral dose of brotizolam. *Br J Clin Pharmacol* 2004; **58:** 476–81.
8. Araki K, *et al.* Inhibition of the metabolism of etizolam by itraconazole in humans: evidence for the involvement of CYP3A4 in etizolam metabolism. *Eur J Clin Pharmacol* 2004; **60:** 427–30.
9. Neuvonen PJ, *et al.* The effect of ingestion time interval on the interaction between itraconazole and triazolam. *Clin Pharmacol Ther* 1996; **60:** 326–31.
10. Ahonen J, *et al.* Effect of route of administration of fluconazole on the interaction between fluconazole and midazolam. *Eur J Clin Pharmacol* 1997; **51:** 415–19.
11. Varhe A, *et al.* Effect of fluconazole dose on the extent of fluconazole-triazolam interaction. *Br J Clin Pharmacol* 1996; **42:** 465–70.

抗组胺药 苯海拉明引起的替马西泮代谢减少可能与母亲服用上述药物后胎儿围生期死亡有关[1]。

1. Kargas GA, *et al.* Perinatal mortality due to interaction of diphenhydramine and temazepam. *N Engl J Med* 1985; **313:** 1417–18.

抗病毒药 非核苷逆转录酶抑制药地拉韦啶和依法韦仑[1]以及HIV蛋白酶抑制药（如茚地那韦、那非那韦、利托那韦[1~4]和沙奎那韦[1,5]）可能抑制参与某些苯二氮䓬类药物代谢的肝微粒体系统。长期使用这些蛋白酶抑制剂亦可能诱导这些代谢系统，因此，药物相互作用可能较复杂而且难以预料。在这种情况下，可能需要实施监测并对苯二氮䓬类药物的剂量进行调整或者应避免合并用药。不应与HIV蛋白酶抑制药合用的苯二氮䓬类药物包括阿普唑仑、氯氮䓬、地西泮、艾司唑仑、氟西泮、咪达唑仑和三唑仑。

1. Antoniou T, Tseng AL. Interactions between recreational drugs and antiretroviral agents. *Ann Pharmacother* 2002; **36:** 1598–1613.
2. Greenblatt DJ, *et al.* Extensive impairment of triazolam and alprazolam clearance by short-term low-dose ritonavir: the clinical dilemma of concurrent inhibition and induction. *J Clin Psychopharmacol* 1999; **19:** 293–6.
3. Greenblatt DJ, *et al.* Alprazolam-ritonavir interaction: implications for product labeling. *Clin Pharmacol Ther* 2000; **67:** 335–41.
4. Greenblatt DJ, *et al.* Differential impairment of triazolam and zolpidem clearance by ritonavir. *J Acquir Immune Defic Syndr* 2000; **24:** 129–36.
5. Palkama VJ, *et al.* Effect of saquinavir on the pharmacokinetics and pharmacodynamics of oral and intravenous midazolam. *Clin Pharmacol Ther* 1999; **66:** 33–9.

β受体阻滞药 苯二氮䓬类药物与β受体阻滞药之间的具体药物相互作用形式尚未明确。普萘洛尔可能抑制地西泮[1,2]和溴西泮[3]的代谢，美托洛尔可能在某种程度上抑制地西泮[1,4]或溴西泮[5]的代谢，尽管在许多情况下对药动学和药效学的作用不太可能具有临床意义。未发现普萘洛尔与阿普唑仑[2]、劳拉西泮[2]或奥沙西泮[6]之间具有显著的药动学相互作用，尽管阿普唑仑的吸收率可能降低[2]。与此相似，阿替洛尔与地西泮[1]、拉贝洛尔与奥沙西泮[6]或美托洛尔与劳拉西泮[5]之间均未发现具有药动学相互作用。

1. Hawksworth G, *et al.* Diazepam/β-adrenoceptor antagonist interactions. *Br J Clin Pharmacol* 1984; **17:** 69S–76S.
2. Ochs HR, *et al.* Propranolol interactions with diazepam, lorazepam, and alprazolam. *Clin Pharmacol Ther* 1984; **36:** 451–5.
3. Ochs HR, *et al.* Bromazepam pharmacokinetics: influence of age, gender, oral contraceptives, cimetidine, and propranolol. *Clin Pharmacol Ther* 1987; **41:** 562–70.
4. Klotz U, Reimann IW. Pharmacokinetic and pharmacodynamic interaction study of diazepam and metoprolol. *Eur J Clin Pharmacol* 1984; **26:** 223–6.
5. Scott AK, *et al.* Interaction of metoprolol with lorazepam and bromazepam. *Eur J Clin Pharmacol* 1991; **40:** 405–9.
6. Sonne J, *et al.* Single dose pharmacokinetics and pharmacodynamics of oral oxazepam during concomitant administration of propranolol and labetalol. *Br J Clin Pharmacol* 1990; **29:** 33–7.

钙通道阻滞药 当服用地尔硫䓬或维拉帕米的健康受试者使用咪达唑仑时，咪达唑仑的血浆峰浓度增加，消除半衰期延长[1]。相似的相互作用亦见于地尔硫䓬与三唑仑[2,3]之间。在这种情况下应避免同时使用两类药物或者将苯二氮䓬类药物减量。

1. Backman JT, *et al.* Dose of midazolam should be reduced during diltiazem and verapamil treatments. *Br J Clin Pharmacol* 1994; **37:** 221–5.
2. Varhe A, *et al.* Diltiazem enhances the effects of triazolam by inhibiting its metabolism. *Clin Pharmacol Ther* 1996; **59:** 369–75.
3. Kosuge K, *et al.* Enhanced effect of triazolam with diltiazem. *Br J Clin Pharmacol* 1997; **43:** 367–72.

环孢素 体外研究表明，环孢素可抑制咪达唑仑的代谢[1]。然而，患者服用环孢素以预防移植排斥反应时，可能因为环孢素血药浓度太低不能导致这样的相互作用。

1. Li G, *et al.* Is cyclosporin A an inhibitor of drug metabolism? *Br J Clin Pharmacol* 1990; **30:** 71–7.

可乐定 当可乐定和氟硝西泮进行术前用药时焦虑反应减轻，镇静加强[1]。

1. Kulka PJ, *et al.* Sedative and anxiolytic interactions of clonidine and benzodiazepines. *Br J Anaesth* 1994; **72** (suppl 1): 81.

氯氮平 关于患者服用苯二氮䓬类药物和氯氮平后发生心肺衰竭和其他不良反应的报道，见第955页。

皮质激素 在糖皮质激素长期使用者中，咪达唑仑的代谢加快[1]，这可能是由于细胞色素P450同工酶CYP3A4或与葡糖苷酸化相关酶受到诱导所致。如果咪达唑仑静脉给药则认为无临床相关性，但口服给药时可能与此有关。

1. Nakajima M, *et al.* Effects of chronic administration of glucocorticoid on midazolam pharmacokinetics in humans. *Ther Drug Monit* 1999; **21:** 507–13.

地高辛 关于阿普唑仑和地西泮对地高辛药动学的作用，见第1217页。

双硫仑 对健康受试者和酗酒者的研究证据表明，长期使用双硫仑可以抑制氯氮䓬和地西泮的代谢，导致二者半衰期延长，清除率降低，双硫仑对奥沙西泮的处理影响很小[1]。在酗酒患者中未观察到双硫仑与阿普唑仑之间具有显著药动学相互作用[2]。有研究报道了因双硫仑与替马西泮合用而发生替马西泮中毒的情况[3]。

见**双硫仑**项下内容，第2227页。

1. MacLeod SM, *et al.* Interaction of disulfiram with benzodiazepines. *Clin Pharmacol Ther* 1978; **24:** 583–9.
2. Diquet B, *et al.* Lack of interaction between disulfiram and alprazolam in alcoholic patients. *Eur J Clin Pharmacol* 1990; **38:** 157–60.
3. Hardman M, *et al.* Temazepam toxicity precipitated by disulfiram. *Lancet* 1994; **344:** 1231–2.

胃肠药 抗酸药对苯二氮䓬类药物的吸收具有多种不同作用[1~6]，然而由此所致的药物相互作用似乎不具有重要的临床意义。

一些研究发现，健康受试者单次使用地西泮后，西咪替丁可以抑制地西泮的肝代谢[7~10]。一般而言，地西泮清除率降低，半衰期延长。一些研究亦表明，其主要代谢物去甲地西泮（去甲西泮）的代谢清除率受到损害。西咪替丁亦可抑制其他苯二氮䓬类药物（一般为通过氧化代谢的药物）的代谢，这些药物包括：阿普唑仑[11,12]、溴西泮[13]、氯氮䓬[14]、氯巴占[15,16]、氟西泮[17]、咪达唑仑[18]、硝西泮[19]和三唑仑[11,12]。西咪替丁似乎并不抑制劳拉西泮[17]、奥沙西泮[17]或替马西泮[20]的肝代谢。西咪替丁与苯二氮䓬类药物之间相互作用的临床意义仍存疑问，其对认知功能或镇静程度仅有轻微影响。

许多研究未能发现雷尼替丁对地西泮肝代谢具有影响[21~24]，而有一项研究报道[25]，单剂量口服咪达唑仑时其生物利用度增加，指出雷尼替丁影响肝清除率的可能性较影响吸收的可能性更大。这些结果与另一项研究结果一致，后者表明，在服用雷尼替丁预治疗的患者中咪达唑仑的镇静效果增强[26]。研究发现，雷尼替丁可以增加三唑仑[27]的生物利用度，但对劳拉西泮[22]的药动学或对替马西泮[26]的镇静效果无影响。

法莫替丁[10]或者尼扎替丁[24]对地西泮的肝代谢无抑制作用。

静脉给予甲氧氯普胺后口服地西泮的吸收速度加快[28]。其原因可能为胃肠道蠕动增强。西沙必利亦可能加快地西泮的吸收速度[29]。

在健康受试者中持续使用奥美拉唑对单剂量静脉注射地西泮药动学的影响的研究表明，奥美拉唑以与西咪替丁类似的方式抑制了地西泮的代谢[30,31]。奥美拉唑降低地西泮的清除率并延长其清除半衰期，此外，去甲西泮的生成与消除均降低。这种效应在奥美拉唑快代谢物中较慢代谢物中更显著[32]，并可能因种族而异[33]。艾美拉唑的注册药品信息称，它有可能减低地西泮的清除率。这些相互作用的临床显著性仍待证明。然而，奥美拉唑和艾美拉唑的注册药品信息建议可能需要减少地西泮剂量。报道称，兰索拉唑[34]和泮托拉唑[35]不影响地西泮的药动学。

1. Nair SG, *et al.* The influence of three antacids on the absorption and clinical action of oral diazepam. *Br J Anaesth* 1976; **48:** 1175–80.
2. Greenblatt DJ, *et al.* Influence of magnesium and aluminum hydroxide mixture on chlordiazepoxide absorption. *Clin Pharmacol Ther* 1976; **19:** 234–9.
3. Chun AHC, *et al.* Effect of antacids on absorption of clorazepate. *Clin Pharmacol Ther* 1977; **22:** 329–35.
4. Shader RI, *et al.* Impaired absorption of desmethyldiazepam from clorazepate by magnesium aluminum hydroxide. *Clin Pharmacol Ther* 1978; **24:** 308–15.
5. Greenblatt DJ, *et al.* Diazepam absorption: effect of antacids and food. *Clin Pharmacol Ther* 1978; **24:** 600–9.
6. Shader RI, *et al.* Steady-state plasma desmethyldiazepam during long-term clorazepate use: effect of antacids. *Clin Pharmacol Ther* 1982; **31:** 180–3.
7. Klotz U, Reimann I. Delayed clearance of diazepam due to cimetidine. *N Engl J Med* 1980; **302:** 1012–14.
8. Gough PA, *et al.* Influence of cimetidine on oral diazepam elimination with measurement of subsequent cognitive change. *Br J Clin Pharmacol* 1982; **14:** 739–42.
9. Greenblatt DJ, *et al.* Clinical importance of the interaction of diazepam and cimetidine. *N Engl J Med* 1984; **310:** 1639–43.
10. Locniskar A, *et al.* Interaction of diazepam with famotidine and cimetidine, two H_2-receptor antagonists. *J Clin Pharmacol* 1986; **26:** 299–303.
11. Abernethy DR, *et al.* Interaction of cimetidine with the triazolobenzodiazepines alprazolam and triazolam. *Psychopharmacology (Berl)* 1983; **80:** 275–8.
12. Pourbaix S, *et al.* Pharmacokinetic consequences of long term coadministration of cimetidine and triazolobenzodiazepines, alprazolam and triazolam, in healthy subjects. *Int J Clin Pharmacol Ther Toxicol* 1985; **23:** 447–51.
13. Ochs HR, *et al.* Bromazepam pharmacokinetics: influence of age, gender, oral contraceptives, cimetidine, and propranolol. *Clin Pharmacol Ther* 1987; **41:** 562–70.
14. Desmond PV, *et al.* Cimetidine impairs elimination of chlordiazepoxide (Librium) in man. *Ann Intern Med* 1980; **93:** 266–8.
15. Grigoleit H-G, *et al.* Pharmacokinetic aspects of the interaction between clobazam and cimetidine. *Eur J Clin Pharmacol* 1983; **25:** 139–42.
16. Pullar T, *et al.* The effect of cimetidine on the single dose pharmacokinetics of oral clobazam and N-desmethylclobazam. *Br J Clin Pharmacol* 1987; **23:** 317–21.
17. Greenblatt DJ, *et al.* Interaction of cimetidine with oxazepam, lorazepam, and flurazepam. *J Clin Pharmacol* 1984; **24:** 187–93.
18. Sanders LD, *et al.* Interaction of H2-receptor antagonists and benzodiazepine sedation: a double-blind placebo-controlled investigation of the effects of cimetidine and ranitidine on recovery after intravenous midazolam. *Anaesthesia* 1993; **48:** 286–92.
19. Ochs HR, *et al.* Cimetidine impairs nitrazepam clearance. *Clin Pharmacol Ther* 1983; **34:** 227–30.
20. Greenblatt DJ, *et al.* Noninteraction of temazepam and cimetidine. *J Pharm Sci* 1984; **73:** 399–401.
21. Klotz U, *et al.* Effect of ranitidine on the steady state pharmacokinetics of diazepam. *Eur J Clin Pharmacol* 1983; **24:** 357–60.
22. Abernethy DR, *et al.* Ranitidine does not impair oxidative or conjugative metabolism: noninteraction with antipyrine, diazepam, and lorazepam. *Clin Pharmacol Ther* 1984; **35:** 188–92.
23. Fee JPH, *et al.* Diazepam disposition following cimetidine or ranitidine. *Br J Clin Pharmacol* 1984; **17:** 617P–18P.
24. Klotz U, *et al.* Nocturnal doses of ranitidine and nizatidine do not affect the disposition of diazepam. *J Clin Pharmacol* 1987; **27:** 210–12.
25. Fee JPH, *et al.* Cimetidine and ranitidine increase midazolam bioavailability. *Clin Pharmacol Ther* 1987; **41:** 80–4.
26. Wilson CM, *et al.* Effect of pretreatment with ranitidine on the hypnotic action of single doses of midazolam, temazepam and zopiclone. *Br J Anaesth* 1986; **58:** 483–6.
27. Vanderveen RP, *et al.* Effect of ranitidine on the disposition of orally and intravenously administered triazolam. *Clin Pharm* 1991; **10:** 539–43.
28. Gamble JAS, *et al.* Some pharmacological factors influencing the absorption of diazepam following oral administration. *Br J Anaesth* 1976; **48:** 1181–5.
29. Bateman DN. The action of cisapride on gastric emptying and the pharmacokinetics of oral diazepam. *Eur J Clin Pharmacol* 1986; **30:** 205–8.
30. Gugler R, Jensen JC. Omeprazole inhibits elimination of diazepam. *Lancet* 1984; **i:** 969.
31. Andersson T, *et al.* Effect of omeprazole and cimetidine on plasma diazepam levels. *Eur J Clin Pharmacol* 1990; **39:** 51–4.
32. Andersson T, *et al.* Effect of omeprazole treatment on diazepam plasma levels in slow versus normal rapid metabolizers of omeprazole. *Clin Pharmacol Ther* 1990; **47:** 79–85.
33. Caraco Y, *et al.* Interethnic difference in omeprazole's inhibition of diazepam metabolism. *Clin Pharmacol Ther* 1995; **58:** 62–72.
34. Lefebvre RA, *et al.* Influence of lansoprazole treatment on diazepam plasma concentrations. *Clin Pharmacol Ther* 1992; **52:** 458–63.
35. Gugler R, *et al.* Lack of pharmacokinetic interaction of pantoprazole with diazepam in man. *Br J Clin Pharmacol* 1996; **42:** 249–52.

全身麻醉药 咪达唑仑与硫喷妥钠在催眠作用上具有协同性相互作用[1]。尽管在所用剂量下咪达唑仑不能产生麻醉效果，但其可以使硫喷妥钠的麻醉效能增加两倍。相似的协同作用亦出现于咪达唑仑与美索比妥[2]和异丙酚[3,4]之间。咪达唑仑与异丙酚之间的相互作用很难单独以二者任一的游离血浆浓度的改变解释[5]，尽管随后一项研究[6]确实表明，异丙酚通过其对细胞色素 P450 同工酶 CYP3A4 的作用抑制咪达唑仑代谢，从而降低咪达唑仑的清除率。有研究表明，咪达唑仑可以显著降低氟烷达到麻醉效果时所需的浓度[7]。

1. Short TG, *et al.* Hypnotic and anaesthetic action of thiopentone and midazolam alone and in combination. *Br J Anaesth* 1991; **66:** 13–19.
2. Tverskoy M, *et al.* Midazolam acts synergistically with methohexitone for induction of anaesthesia. *Br J Anaesth* 1989; **63:** 109–12.
3. McClune S, *et al.* Synergistic interaction between midazolam and propofol. *Br J Anaesth* 1992; **69:** 240–5.
4. Short TG, Chui PT. Propofol and midazolam act synergistically in combination. *Br J Anaesth* 1991; **67:** 539–45.
5. Teh J, *et al.* Pharmacokinetic interactions between midazolam and propofol: an infusion study. *Br J Anaesth* 1994; **72:** 62–5.
6. Hamaoka N, *et al.* Propofol decreases the clearance of midazolam by inhibiting CYP3A4: an in vivo and in vitro study. *Clin Pharmacol Ther* 1999; **66:** 110–7.
7. Inagaki Y, *et al.* Anesthetic interaction between midazolam and halothane in humans. *Anesth Analg* 1993; **76:** 613–7.

葡萄柚汁 据报道，葡萄柚汁可以增加口服地西泮[1]、咪达唑仑[2,3]、夸西泮[4]或三唑仑[3~5]的生物利用度，并可增加其血浆峰浓度。与单次摄入相比，重复摄入葡萄柚汁更能增加三唑仑浓度并进一步延长其半衰期[6]。此相互作用造成的临床显著性可能很小或者没有临床意义。

1. Ozdemir M, *et al.* Interaction between grapefruit juice and diazepam in humans. *Eur J Drug Metab Pharmacokinet* 1998; **23:** 55–9.
2. Kupferschmidt HHT, *et al.* Interaction between grapefruit juice and midazolam in humans. *Clin Pharmacol Ther* 1995; **58:** 20–8.
3. Vanakoski J, *et al.* Grapefruit juice does not enhance the effects of midazolam and triazolam in man. *Eur J Clin Pharmacol* 1996; **50:** 501–8.
4. Sugimoto K, *et al.* Interaction between grapefruit juice and hypnotic drugs: comparison of triazolam and quazepam. *Eur J Clin Pharmacol* 2006; **62:** 209–15.
5. Hukkinen SK, *et al.* Plasma concentrations of triazolam are increased by concomitant ingestion of grapefruit juice. *Clin Pharmacol Ther* 1995; **58:** 127–31.
6. Lilja JJ, *et al.* Effect of grapefruit juice dose on grapefruit juice-triazolam interaction: repeated consumption prolongs triazolam half-life. *Eur J Clin Pharmacol* 2000; **56:** 411–15.

卡瓦根 1 名使用阿普唑仑、西咪替丁和特拉唑嗪治疗的患者开始服用卡瓦根后出现嗜睡与定向力障碍[1]。据此怀疑，卡瓦根与苯二氮䓬类药物之间可能存在相互作用。

1. Almeida JC, Grimsley EW. Coma from the health food store: interaction between kava and alprazolam. *Ann Intern Med* 1996; **125:** 940–1.

左旋多巴 关于苯二氮䓬类药物对左旋多巴的作用，见**抗焦虑药**，第778页。

神经肌肉阻滞药 关于地西泮对神经肌肉阻滞的作用，见第1813页，**阿曲库铵的药物相互作用**项下**苯二氮䓬类**。

口服避孕药 某些针对阿普唑仑[1]、氯氮䓬[2]和地西泮[3]的研究表明，尽管在氯噻西泮[4]或三唑仑[1]中并未发现药动学的显著改变，但口服避孕药可能抑制苯二氮䓬类药物经氧化代谢途径的生物转化。劳拉西泮、奥沙西泮或替马西泮等苯二氮䓬类药物经结合代谢途径的生物转化可被增强[1,2]或无改变[5]。未发现上述药动学改变与临床效应之间具有一致的关联。有研究发现[6]，口服地西泮所致的精神运动损害在停经期内比在 21 天每日口服避孕药的周期内更为严重。这可能是由于口服避孕药影响了地西泮的吸收。另一项研究[7]指出，与对照相比，使用口服避孕药的妇女在单剂量口服阿普唑仑、劳拉西泮或三唑仑后对精神运动损害更为敏感。在两组内替马西泮的作用较微。无法明确镇静或对遗忘的作用的改变。

1. Stoehr GP, *et al.* Effect of oral contraceptives on triazolam, temazepam, alprazolam, and lorazepam kinetics. *Clin Pharmacol Ther* 1984; **36:** 683–90.
2. Patwardhan RV, *et al.* Differential effects of oral contraceptive steroids on the metabolism of benzodiazepines. *Hepatology* 1983; **3:** 248–53.
3. Abernethy DR, *et al.* Impairment of diazepam metabolism by low-dose estrogen-containing oral-contraceptive steroids. *N Engl J Med* 1982; **306:** 791–2.
4. Ochs HR, *et al.* Disposition of clotiazepam: influence of age, sex, oral contraceptives, cimetidine, isoniazid and ethanol. *Eur J Clin Pharmacol* 1984; **26:** 55–9.
5. Abernethy DR, *et al.* Lorazepam and oxazepam kinetics in women on low-dose oral contraceptives. *Clin Pharmacol Ther* 1983; **33:** 628–32.
6. Ellinwood EH, *et al.* Effects of oral contraceptives on diazepam-induced psychomotor impairment. *Clin Pharmacol Ther* 1984; **35:** 360–6.
7. Kroboth PD, *et al.* Pharmacodynamic evaluation of the benzodiazepine-oral contraceptive interaction. *Clin Pharmacol Ther* 1985; **38:** 525–32.

青霉胺 静脉地西泮给药相关的静脉炎可通过局部热敷解决，但在两种个别的情况下，口服青霉胺后静脉炎复发[1]。

1. Brandstetter RD, *et al.* Exacerbation of intravenous diazepam-induced phlebitis by oral penicillamine. *BMJ* 1981; **283:** 525.

丙磺舒 在 9 名健康受试者中，丙磺舒增加了静脉给予劳拉西泮的半衰期[1]。丙磺舒被认为可以选择性损害葡糖苷酸生成，因此降低了劳拉西泮等药物的清除率。在 46 名患者中，丙磺舒亦缩短了咪达唑仑诱导麻醉所需的时间[2]。该效应可能与血浆蛋白结合位点的竞争有关。亦有报道[3]称丙磺舒降低了硝西泮而非替马西泮的清除率。

1. Abernethy DR, *et al.* Probenecid inhibition of acetaminophen and lorazepam glucuronidation. *Clin Pharmacol Ther* 1984; **35:** 224.
2. Dundee JW, *et al.* Aspirin and probenecid pretreatment influences the potency of thiopentone and the onset of action of midazolam. *Eur J Anaesthesiol* 1986; **3:** 247–51.
3. Brockmeyer NH, *et al.* Comparative effects of rifampin and/or probenecid on the pharmacokinetics of temazepam and nitrazepam. *Int J Clin Pharmacol Ther Toxicol* 1990; **28:** 387–93.

平滑肌松弛药 首先接受静脉注射地西泮作为抗焦虑药的两名患者，于海绵窦内给予罂粟碱后勃起时间延长[1]。

1. Vale JA, *et al.* Papaverine, benzodiazepines, and prolonged erections. *Lancet* 1991; **337:** 1552.

吸烟 Boston Collaborative Drug Surveillance Program 报道，吸烟者较不吸烟者更少出现嗜睡这种地西泮或氯氮䓬用药的不良反应[1]。然而，多项药动学研究得到两种结果，一种发现吸烟诱导苯二氮䓬类药物的肝代谢，另一种则未发现吸烟对苯二氮䓬类药物的药动学具有任何作用[2]。因此，终末器官反应性的降低可能部分地与临床所见效应有关。饮用含大量黄嘌呤的饮料亦可能减少吸烟引起的酶诱导效应[3]。

1. Boston Collaborative Drug Surveillance Program, Boston University Medical Center. Clinical depression of the central nervous system due to diazepam and chlordiazepoxide in relation to cigarette smoking and age. *N Engl J Med* 1973; **288:** 277–80.
2. Miller LG. Cigarettes and drug therapy: pharmacokinetic and pharmacodynamic considerations. *Clin Pharm* 1990; **9:** 125–35.
3. Downing RW, Rickels K. Coffee consumption, cigarette smoking and reporting of drowsiness in anxious patients treated with benzodiazepines or placebo. *Acta Psychiatr Scand* 1981; **64:** 398–408.

黄嘌呤 多项研究报道，静脉给予氨茶碱可逆转静脉地西泮给药所引起的镇静[1~3]，尽管氨茶碱并不总如氟马西尼[4]那样作用完全[2]且有效。据推测，这种相互作用的机制可能是氨茶碱阻断了腺苷受体[3,5]。

含黄嘌呤的饮料可能会降低苯二氮䓬类药物引起的嗜睡的发生率，因为黄嘌呤可刺激 CNS 并可诱导肝药代谢酶的活性。然而，嗜睡只在某些情况下减少，并且黄嘌呤本身的作用可因大量吸食烟草而减弱[6,7]。

1. Arvidsson SB, *et al.* Aminophylline antagonises diazepam sedation. *Lancet* 1982; **ii:** 1467.
2. Kleindienst G, Usinger P. Diazepam sedation is not antagonised completely by aminophylline. *Lancet* 1984; **i:** 113.
3. Niemand D, *et al.* Aminophylline inhibition of diazepam sedation: is adenosine blockade of GABA-receptors the mechanism? *Lancet* 1984; **i:** 463–4.
4. Sibai AN, *et al.* Comparison of flumazenil with aminophylline to antagonise midazolam in elderly patients. *Br J Anaesth* 1991; **66:** 591–5.
5. Henauer SA, *et al.* Theophylline antagonises diazepam-induced psychomotor impairment. *Eur J Clin Pharmacol* 1983; **25:** 743–7.
6. Downing RW, Rickels K. Coffee consumption, cigarette smoking and reporting of drowsiness in anxious patients treated with benzodiazepines or placebo. *Acta Psychiatr Scand* 1981; **64:** 398–408.
7. Ghoneim MM, *et al.* Pharmacokinetic and pharmacodynamic interactions between caffeine and diazepam. *J Clin Psychopharmacol* 1986; **6:** 75–80.

药动学

地西泮从胃肠道中迅速并完全吸收，血浆峰浓度大约出现在口服后 30～90min。以直肠溶液形式给药时，地西泮迅速被吸收，给药后 10～30min 达到血浆峰浓度。肌内注射给药后吸收较不稳定，与口服的方式相比，血浆峰浓度较低。地西泮呈高度脂溶性，可以穿过血脑屏障。地西泮迅速作用于大脑，由于在脂肪库和组织中的重新分布，其初始效应迅速减弱。

地西泮具有双相半衰期，包括初始快速分布期和为期1天或2天的延长终末消除期。由于其主要活性代谢物去甲地西泮（去甲西泮，第982页）的半衰期更长（2～5天），地西泮的作用时间被进一步延长。重复给药后地西泮和去甲西泮在体内蓄积，长期给药后体内去地西泮的相对比例增加。在地西泮或其代谢物血浆浓度与其治疗效应之间并未发现存在简单的关联。

地西泮主要在肝中代谢，尤其通过细胞色素P450同工酶CYP2C19及CYP3A4，除去甲西泮外，其活性代谢物包括奥沙西泮和三唑仑。地西泮主要以游离或结合代谢物的形式排泄于尿液中。有98%～99%的地西泮与血浆蛋白相结合。

在新生儿、老年人以及患有肝病或肾病的患者中，地西泮和（或）其代谢物的血浆清除半衰期延长。除可穿过血脑屏障外，地西泮及其代谢物亦可穿过胎盘屏障并可以分布于母乳中。

1. Bailey L, *et al.* Clinical pharmacokinetics of benzodiazepines. *J Clin Pharmacol* 1994; **34:** 804–11.
2. Fukasawa T, *et al.* Effects of genetic polymorphism of cytochrome P450 enzymes on the pharmacokinetics of benzodiazepines. *J Clin Pharm Ther* 2007; **32:** 333–41.

吸收与血浆浓度 长期口服给药 在36名连续1个月至10年每日服用2～30mg地西泮的患者中，血浆地西泮的浓度与剂量呈正相关而与年龄呈反相关[1]。地西泮血药浓度与其代谢物去甲西泮血药浓度密切相关，二者浓度均独立于治疗持续时间。血浆地西泮浓度的范围是20ng/ml～1.01μg/ml，血浆去甲西泮的浓度范围是55ng/ml～1.765μg/ml。一项相似的研究[2]得到近似的一般性结果。

1. Rutherford DM, *et al.* Plasma concentrations of diazepam and desmethyldiazepam during chronic diazepam therapy. *Br J Clin Pharmacol* 1978; **6:** 69–73.
2. Greenblatt DJ, *et al.* Plasma diazepam and desmethyldiazepam concentrations during long-term diazepam therapy. *Br J Clin Pharmacol* 1981; **1:** 35–40.

直肠给药 在6名给予10mg地西泮口服或以溶液形式直肠给药（*Valium injection*；*Roche*，*UK*）的成人患者中，平均生物利用度分别为同等剂量下静脉注射生物利用度的76%和81%[1]。在对同一试验组的第二次研究发现：栓剂给药较直肠给药溶液的生物利用度低[1]。研究支持在儿童中使用直肠溶液给药而非栓剂给药[2,3]。

1. Dhillon S, *et al.* Bioavailability of diazepam after intravenous, oral and rectal administration in adult epileptic patients. *Br J Clin Pharmacol* 1982; **13:** 427–32.
2. Dhillon S, *et al.* Rectal absorption of diazepam in epileptic children. *Arch Dis Child* 1982; **57:** 264–7.
3. Sonander H, *et al.* Effects of the rectal administration of diazepam. *Br J Anaesth* 1985; **57:** 578–80.

分布于母乳中 已有研究对母体地西泮和去甲西泮通过母乳到达婴儿体内后的浓度进行了检测[1,2]。

也可见上文**注意事项**项下。

1. Erkkola R, Kanto J. Diazepam and breast-feeding. *Lancet* 1972; **i:** 1235–6.
2. Brandt R. Passage of diazepam and desmethyldiazepam into breast milk. *Arzneimittelforschung* 1976; **26:** 454–7.

老年人 关于在老年人的药动学，见上文**注意事项**项下。

肝损伤 关于肝损伤患者中地西泮药动学的改变，见下文**在肝损伤中的用法**。

代谢 多数苯二氮䓬类药均为高度脂溶性的化合物，在排泄至体外前需要进行生物转化，许多药物形成活性代谢物从而影响作用持续时间。苯二氮䓬类药可分为长效、中效和短效药物[1]。

- **长效**苯二氮䓬类药或者是N_1-脱烷基衍生物（地洛西泮和去甲西泮）或者在肝中氧化为N_1-脱烷基衍生物（以此方式氧化的苯二氮䓬类药包括氯氮䓬、氯巴占、氯䓬酸钾、氯噁唑仑、地西泮、氟西泮、哈拉西泮、凯他唑仑、美达西泮、奥沙唑仑、匹那西泮、普拉西泮和夸西泮）。氯氮䓬与普拉西泮可以被看作是前体药，因为其代谢物将是有效物质。母体药物和代谢物均增加了其他长效药活性。N_1-脱烷基代谢产物的进一步生物转化较母体药物进行得更加缓慢，因此在数日治疗后会在体内蓄积。代谢的限速步骤（除1,5-衍生物外）为对具有药理学活性的奥沙西泮或其2′-卤代类似物的C3-羟基化作用。
- **中效**苯二氮䓬类药包括7-硝基苯二氮䓬类药（如氯硝西泮、氟硝西泮和硝西泮），这组药物通过硝基还原作用代谢，不生成重要的已知具有活性的代谢物。在排泄至尿液前，长效和中效苯二氮䓬类药的代谢物需进行结合作用。
- **短效**苯二氮䓬类药包括C3-羟基化苯二氮䓬类药（如劳拉西泮、氯甲西泮、奥沙西泮和替马西泮），这组药物通过与葡糖苷酸快速结合形成水溶性无活性代谢物并排泄至尿液中。还包括阿普唑仑、溴替唑仑、艾司唑仑、依替唑仑、咪达唑仑、托非索泮和三唑仑，这组药物在结合之前需要经过涉及脂肪羟基化的氧化作用。尽管这些羟基化代谢物可能具有药理学活性，但是由于其血浆浓度极低且通过葡糖苷酸化作用迅速失活，因此不太可能具有显著临床活性。

药物代谢的能力受到许多因素的影响，如遗传、年龄、性别、内分泌与营养状态、吸烟、疾病以及同时使用的药物治疗。这导致个体间母体药物浓度和代谢物-母体药物比值具有很大的差异。

1. Caccia S, Garattini S. Formation of active metabolites of psychotropic drugs: an updated review of their significance. *Clin Pharmacokinet* 1990; **18:** 434–59.

妊娠 地西泮穿过胎盘的能力部分取决于母体与胎儿中蛋白结合的相对程度。而这又受到妊娠阶段以及母体和胎儿血浆游离脂肪酸浓度等因素的影响[1～6]。由于药物代谢尚未成熟，新生儿可在出生后数天内持续存在不良反应。地西泮与胆红素竞争蛋白结合位点可导致新生儿高胆红素血症[7]。

与妊娠期使用苯二氮䓬类药物相关的不良反应详见上文**注意事项**项下。

1. Idänpään-Heikkilä J, *et al.* Placental transfer and fetal metabolism of diazepam-C^{14} in early human pregnancy. *Clin Pharmacol Ther* 1971; **12:** 293.
2. Kanto J, *et al.* Accumulation of diazepam and N-demethyldiazepam in the fetal blood during the labour. *Ann Clin Res* 1973; **5:** 375–9.
3. Lee JN, *et al.* Serum protein binding of diazepam in maternal and foetal serum during pregnancy. *Br J Clin Pharmacol* 1982; **14:** 551–4.
4. Kuhnz W, Nau H. Differences in in vitro binding of diazepam and N-desmethyldiazepam to maternal and fetal plasma proteins at birth: relation to free fatty acid concentration and other parameters. *Clin Pharmacol Ther* 1983; **34:** 220–6.
5. Nau H, *et al.* Decreased serum protein binding of diazepam and its major metabolite in the neonate during the first postnatal week related to increased free fatty acid levels. *Br J Clin Pharmacol* 1984; **17:** 92–8.
6. Ridd MJ, *et al.* The disposition and placental transfer of diazepam in cesarean section. *Clin Pharmacol Ther* 1989; **45:** 506–12.
7. Notarianni LJ. Plasma protein binding of drugs in pregnancy and in neonates. *Clin Pharmacokinet* 1990; **18:** 20–36.

用途和用法

地西泮是一种长效苯二氮䓬类药，具有抗惊厥、抗焦虑、镇静、肌松和产生遗忘的特点。其药理作用通过促进脑内一种主要的抑制性神经递质——γ-氨基丁酸（GABA）——的活性介导。地西泮用于短期治疗严重焦虑障碍（第925页），用作催眠药短期治疗失眠（第930页），用作镇静药（第929页）和术前用药（见**麻醉**，第1700页），用作抗惊厥药（尤其用于处理癫痫持续状态和高热惊厥）控制不同原因造成的肌肉痉挛，并用于治疗戒断综合征（见下文参考文献）。

地西泮经口服、直肠和胃肠外**给药**，因其具有依赖的风险而大大影响了治疗剂量和持续时间。地西泮给药剂量应减至最低，能控制症状即可，疗程应短，一般不超过4周，且应逐渐停药（见上文**依赖性和戒断症状**项下）。老年和虚弱患者用药量不应超过成人常规剂量的一半。肝损伤或肾损伤的患者亦可能需要降低剂量。

对许多适应证适合**口服给药**，在某些国家可获得缓释剂型。直肠给药可选用栓剂、直肠溶液或凝胶。尽管肌内注射后药物吸收可能不稳定并且血药浓度较口服途径低，但地西泮亦可采用深部肌内注射或缓慢静脉注射给药。深部肌内注射通常仅在难以口服和静脉给药时使用。静脉注射应在肘前窝大静脉处缓慢进行，推荐给药速度为不超过每分钟1ml 0.5%的溶液（5mg）。应在给药后至少1h内保持患者仰卧位并对其进行医学监护。地西泮可采用持续静脉输注给药，由于存在地西泮沉淀的危险，应谨遵注册药品信息关于溶剂与地西泮浓度的指导，新鲜制备溶液。地西泮可大量吸附于某些塑料制品上（见上文**吸附**项下）。当行静脉地西泮给药时，应保证有可用的复苏设施。

治疗**严重焦虑**时可给予口服地西泮，常用剂量为每日3次，每次2mg，每日最大剂量为30mg。在美国，每日剂量范围更广，为4～40mg，每日分次服药。必要时，每12h后可重复使用500μg/kg直肠地西泮溶液或10～30mg栓剂。当给药剂量达10mg时，可采用肌内或静脉注射地西泮，必要时4h后重复给药。*BNF 59*声称，此剂量可静脉给药以控制急性惊恐发作，但仅在其他方法都无效的时候方可使用。

苯二氮䓬类药对**失眠**的作用有限，地西泮被用于短期治疗焦虑相关的失眠。尽管许可的最高剂量为30mg，但*BNF*推荐睡前口服5～15mg地西泮。

地西泮可用于全身**麻醉前给药**或者可在小手术或探查操作中提供**镇静作用**。操作前用药的口服剂量范围为5～20mg。当用于术前给药或镇静时，静脉注射剂量通常为100～200μg/kg或10～20mg。也可给予500μg/kg的地西泮直肠溶液。

地西泮用于治疗多种**癫痫发作**。对于某些癫痫，采用口服地西泮作为辅助治疗，在这种情况下，每日给予2～60mg药物，分次给药。在辅助治疗渐增癫痫活动发作和难治性癫痫时，可采用直肠凝胶制剂。常用剂量是200μg/kg，必要时在4～12h后重复用药。每月发作次数不超过5次且每5日发作次数不超过1次时应使用此剂量治疗。直肠溶液较适用于高热惊厥、癫痫持续状态和中毒后惊厥，此时不宜使用栓剂，因为其吸收太过缓慢。直肠溶液的各种推荐剂量有所差别，但典型剂量为500μg/kg（最高量30mg）。*BNF 59*推荐剂量为10～20mg。如果首次给药后不能控制惊厥症状，注册药品信息推荐使用其他抗惊厥治疗方式。然而，*BNF 59*推荐：如癫痫惊厥发作未得到控制，在10～15min后可重复用药1次，最高总量为30mg。作为备选，地西泮可静脉注射给药，剂量为150～250μg/kg（常用10～20mg），必要时在30～60min后重复用药（*BNF 59*推荐可在10min后重复用药）。其他方式包括小剂量频繁给药或者地西泮肌内给药，但同样，此时吸收非常缓慢。一旦癫痫得到控制，改用缓慢静脉输注以防止复发，24h内最多给予3mg/kg。

每日分多次口服2～15mg的地西泮可用于缓解**肌肉痉挛**。在一些严重的痉挛性障碍中，如脑性麻痹，地西泮用量可增至每日60mg。如果肌内给药或者缓慢静脉注射，剂量为10mg，必要时4h后重复给药。更大的剂量用于控制破伤风所致强直性痉挛，每1～4h静脉注射一次，每次100～300μg/kg。或者可采用24h内持续静脉输注或选用适当液体口服剂型经鼻十二指肠给予3～10mg/kg地西泮。地西泮亦可通过直肠途径以500μg/kg直肠溶液的形式给药，必要时每12h重复给药1次。

儿童中的详细用法，见下文。

酒精戒断综合征的症状可通过口服5～10mg地西泮得到控制，必要时2～4h后重复给药。另一种给药方式是首日每次给药10mg，共3～4次，需要时减至每日3～4次，每次5mg。如果症状十分严重或者出现震颤谵妄，需给予地西泮注射。肌内注射或者静脉注射10～20mg可能已足够，必要时在4h后重复用药，但有些患者可能需要更高剂量。

1. Ashton H. Guidelines for the rational use of benzodiazepines: when and what to use. *Drugs* 1994; **48:** 25–40.
2. Chouinard G. Issues in the clinical use of benzodiazepines: potency, withdrawal, and rebound. *J Clin Psychiatry* 2004; **65** (suppl 5): 7–12.
3. Stevens JC, Pollack MH. Benzodiazepines in clinical practice: consideration of their long-term use and alternative agents. *J Clin Psychiatry* 2005; **66** (suppl 2): 21–7.
4. Witek MW, *et al.* Review of benzodiazepine use in children and adolescents. *Psychiatr Q* 2005; **76:** 283–96.
5. Cloos JM, Ferreira V. Current use of benzodiazepines in anxiety disorders. *Curr Opin Psychiatry* 2009; **22:** 90–5.

儿童用法 地西泮可用于儿童全身麻醉前的**术前给药**或用于小手术或侵入性检查中起**镇静**作用。*BNFC 2010/11*推荐根据不同年龄使用下述标准：

提前45～60min，口服用药：

- 1月龄～18岁：200～300μg/kg；12岁及以下儿童，最高剂量为10mg；18岁及以下者，最高剂量为20mg。

操作前2～4min即刻给药，静脉用药（乳液制剂更佳）：

- 1月龄～18岁：100～200μg/kg；12岁及以下儿童，最高剂量为5mg；18岁及以下者，最高剂量为20mg。

操作前30min，直肠用药（直肠溶液）：

- 1～3岁：5mg；
- 3～12岁：5～10mg；
- 12～18岁：10mg。

然而，*BNFC 2010/11*并没有对儿童围手术期使用地西泮进行一般性的推荐，这是因为其效应和作用开始时间并不可靠，有可能产生相反的效果。

地西泮用于各种**癫痫发作**，在一些国家，直肠凝胶制剂可用于辅助治疗2岁及以上儿童渐增的频繁癫痫发作。根据不同年龄使用下述剂量，必要时可在4～12h后重复用药：

- 2～5岁：500μg/kg；
- 6～11岁：300μg/kg；
- 12岁及以上：200μg/kg。

对于高热惊厥、癫痫持续状态和中毒性癫痫，较适宜用直肠溶液。栓剂不宜使用，因为吸收太慢。注册药品信息推荐对于1岁及以上儿童，直肠溶液剂量为500μg/kg，必要时12h后重复用药。或者，*BNFC 2010/11*推荐根据年龄选用下述剂量，必要时10min后重复1次：

- 新生儿：1.25～2.5mg；
- 1月龄～2岁：5mg；
- 2～12岁：5～10mg；
- 12～18岁：10～20mg。

静脉注射，必要时在30～60min后以5mg/min的速度重复用药，剂量范围为200～300μg/kg，或者每1岁给予1mg。*BNFC 2010/11*推荐根据年龄给予下述剂量，必要时在 10min 后重复用药 1 次：

- 新生儿～12 岁：300～400μg/kg；
- 12～18 岁：10～20mg。

为缓解各种原因造成的**肌肉痉挛可口服地西泮**，总量每日 2～40mg，分数次给予。对于脑性麻痹或术后骨骼肌痉挛，*BNFC 2010/11* 推荐根据年龄使用下述起始口服剂量，每日 2 次：

- 1～12 月：250μg/kg；
- 1～5 岁：2.5mg；
- 5～12 岁：5mg；
- 12～18 岁：10mg（每日最大剂量 40mg）。

对于破伤风后强直性肌肉痉挛，*BNFC 2010/11* 推荐，1 月龄～18 岁患儿可每 1～4h 静脉注射 100～300μg/kg。或者可采用 24h 内持续静脉输注或选用适当液体口服剂型经鼻十二指肠给予 3～10mg/kg 地西泮。

对于 1 岁及以上患儿，地西泮亦可通过直肠途径以 500μg/kg 直肠溶液的形式给药，必要时每 12h 重复给药 1 次。

在肝损伤中的用法 在肝损伤患者中，地西泮的氧化代谢明显减少，造成半衰期延长，清除率降低[1～3]。在这些研究中一般需要减少药物剂量，但是英国和美国均未以注册药品信息的形式给出任何特别的建议。

1. Branch RA, *et al.* Intravenous administration of diazepam in patients with chronic liver disease. *Gut* 1976; **17:** 975–83.
2. Klotz U, *et al.* Disposition of diazepam and its major metabolite desmethyldiazepam in patients with liver disease. *Clin Pharmacol Ther* 1977; **21:** 430–6.
3. Ochs HR, *et al.* Repeated diazepam dosing in cirrhotic patients: cumulation and sedation. *Clin Pharmacol Ther* 1983; **33:** 471–6.

在肾损伤中的用法 地西泮及其代谢物排泄至尿液中。在英国，注册药品信息建议，在肾损伤患者中使用时需要减少药物剂量，但是在如何操作方面并未给予特别的建议。

心律失常 尽管地西泮并不是一种抗心律失常药，但试用于治疗氯喹中毒引起的心脏毒性时具有很好的效果（第572页）。然而，研究报道地西泮既有抗心律失常又有促心律失常的特点，这可能与剂量不同有关[1]。

1. Kumagai K, *et al.* Antiarrhythmic and proarrhythmic properties of diazepam demonstrated by electrophysiological study in humans. *Clin Cardiol* 1991; **14:** 397–401.

氯喹中毒 关于地西泮可能用于减少氯喹心脏毒性的内容，见第572页。

转换与分离障碍 转换与分离障碍（以往称作癔病）[1] 以不具有器质性疾病而出现躯体症状为特点。药物对转换与分离障碍本身毫无治疗作用，而当其继发于抑郁或焦虑障碍等本身需要治疗的状态时可能有效。

有观点指出，地西泮或咪达唑仑等镇静药可用于确诊癔病性麻痹[2,3]。该检测可能会使器质性疾病恶化而使精神障碍得到缓解。

1. Kihlstrom JF. Dissociative disorders. *Annu Rev Clin Psychol* 2005; **1:** 227–53.
2. Ellis SJ. Diazepam as a truth drug. *Lancet* 1990; **336:** 752–3.
3. Keating JJ, *et al.* Hysterical paralysis. *Lancet* 1990; **336:** 1506–7.

行为紊乱 关于精神病性障碍相关行为紊乱的治疗以及苯二氮䓬类药应用价值的讨论，见第927页。苯二氮䓬类药物可用于缓解终末烦躁不安的姑息治疗中。咪达唑仑经常使用，而其他苯二氮䓬类药（如地西泮）也试用过[1]。地西泮的推荐剂量为 5～10mg，以直肠溶液方式缓慢给药，每 8～12h 重复给药。然而在临床实践中，更宜选用氟哌啶醇。一项综述表明，苯二氮䓬类药单用可能使问题恶化。如果激越症状严重，可合并使用劳拉西泮和氟哌啶醇或利培酮，而咪达唑仑皮下给药则保留用于难治性病例的治疗[2]。

1. Burke AL. Palliative care: an update on "terminal restlessness." *Med J Aust* 1997; **166:** 39–42.
2. Jakobsson M, Strang P. Midazolam (Dormicum) vid terminal oro och agitation: sistahandsalternativ i palliativ vård. *Lakartidningen* 1999; **96:** 2079–81.

呼吸困难 尽管在患有任一形式的呼吸抑制或肺动脉瓣关闭不全的患者中用药具有风险（见上文**注意事项**项下**呼吸系统疾病**），但苯二氮䓬类药如地西泮已用于试治疗呼吸困难（第99页），认为其可以通过使增加的呼吸动力降低从而缓解呼吸窘迫。然而，其有益之处尚待确认。苯二氮䓬类药对于缓解晚期癌症患者的浅快呼吸可能有帮助。一些指南[1]建议，仅在临终关怀治疗时，当焦虑症状成为主要临床相或者触发呼吸抑制，并且非药物方法不能缓解时，可尝试使用低剂量苯二氮䓬类药物，规律给药或需要时给药。*BNF 59* 建议地西泮每日剂量 5～10mg。

1. Davis C, Percy G. Breathlessness, cough, and other respiratory problems. In: Fallon M, Hanks G, eds. *ABC of palliative care.* 2nd ed. London: BMJ Publishing Group, 2006: 13–16.

子痫和先兆子痫 地西泮已被用于初期控制先兆子痫或子痫（第450页），然而目前仍主要以硫酸镁为最佳治疗药物。

癫痫与其他惊厥性障碍 某些苯二氮䓬类药（如地西泮）可用于控制癫痫持续状态（第450页），包括卟啉病患者的癫痫持续状态（第451页，也可见上文**注意事项**项下**卟啉病**）以及高热惊厥（第450页）和酒精戒断所致癫痫（第 1551 页）。地西泮亦用于治疗子痫（见上文）和新生儿痫性发作（第451页）。苯二氮䓬类药（如氯巴占和氯硝西泮）可用于治疗癫痫（第446页），但因镇静、依赖和耐受等问题，其长期使用发挥抗癫痫作用受到了限制。地西泮被用于辅助治疗某些类型的癫痫，包括肌阵挛等。

1. Rosman NP, *et al.* A controlled trial of diazepam administered during febrile illnesses to prevent recurrence of febrile seizures. *N Engl J Med* 1993; **329:** 79–84.
2. Somerville ER, Antony JH. Position statement on the use of rectal diazepam in epilepsy. *Med J Aust* 1995; **163:** 268–9.
3. Uhari M, *et al.* Effect of acetaminophen and low intermittent doses of diazepam on prevention of recurrences of febrile seizures. *J Pediatr* 1995; **126:** 991–5.
4. Akinbi MS, Welty TE. Benzodiazepines in the home treatment of acute seizures. *Ann Pharmacother* 1999; **33:** 99–102.
5. Rey E, *et al.* Pharmacokinetic optimisation of benzodiazepine therapy for acute seizures: focus on delivery routes. *Clin Pharmacokinet* 1999; **36:** 409–24.
6. Ogutu BR, *et al.* Pharmacokinetics and anticonvulsant effects of diazepam in children with severe falciparum malaria and convulsions. *Br J Clin Pharmacol* 2002; **53:** 49–57.
7. Riss J, *et al.* Benzodiazepines in epilepsy: pharmacology and pharmacokinetics. *Acta Neurol Scand* 2008; **118:** 69–86.

锥体外系障碍 关于苯二氮䓬类药在治疗抗精神病药引起的锥体外系障碍中的应用，见**氯丙嗪**，第943页。

肠易激综合征 尽管某些苯二氮䓬类药已被用于治疗肠易激综合征（第1621页），但目前尚无证据支持在这种情况下使用此类药物。相关化合物右旋托非索泮（见第1003页，**托非索泮项下**）正在研究中。

躁狂症 在锂剂发挥完全效应之前，苯二氮䓬类药用于双相障碍（第351页）患者躁狂发作早期控制的短期辅助治疗用药。

肌肉痉挛 地西泮和其他苯二氮䓬类药可用于缓解多种病因所引起的肌肉痉挛（第1798页），包括继发于肌肉或关节炎症或肿瘤，如急性**腰背痛**（第8页）、**肌强直**（第1798页）、**肌张力障碍**（第779页）、**僵人综合征**（见下文）、**脑性麻痹**、**中毒或破伤风**（第1811页）等的肌肉痉挛。往往需要使用高剂量，其治疗可能会受不良反应或依赖风险的限制。

僵人综合征 僵人综合征较为罕见，其特点是痛性间歇性痉挛以及中轴与四肢肌强直。其确切原因尚不清楚，但有证据提示，该综合征可能为体内产生的针对参与γ-氨基丁酸（GABA）神经递质合成的一种酶的自身抗体所致。该综合征常与自身免疫病和 1 型糖尿病相关联。患者典型地对苯二氮䓬类药有反应，可用于该综合征的鉴别诊断。地西泮已成为治疗的主要用药，尤其是对家族性惊跳病（僵人综合征的一种罕见的先天性形式），而氯硝西泮亦可能有治疗作用。尽管僵人综合征的僵直和痉挛不能被地西泮完全缓解，但其缓解程度足以使患者恢复到接近正常的功能水平。然而，往往需要大剂量用药，在某些患者中，其镇静作用会成为一个限制因素。当地西泮无效或不能被耐受时，其他可选用的药物包括巴氯芬或丙戊酸钠，但是收效较轻微。一些个别的无对照研究报道，使用氨己烯酸、噻加宾、加巴喷丁和左乙拉西坦后可改善症状。也尝试过肉毒素 A。有时可采用抗癫痫药或巴氯芬与苯二氮䓬类药合并用药。皮质激素可能有治疗作用，但常需数周才可产生效果，此外，疾病本身的慢性特点和较高的 1 型糖尿病发病率可能会限制皮质激素的使用。其他免疫调节手段（如血浆置换）的效果常不稳定，有证据表明，免疫球蛋白可能有效，但为保证疗效需重复输液。

1. Stayer C, Meinck H-M. Stiff-man syndrome: an overview. *Neurologia* 1998; **13:** 83–8.
2. Levy LM, *et al.* The stiff-person syndrome - an autoimmune disorder affecting neurotransmission of γ-aminobutyric acid. *Ann Intern Med* 1999; **131:** 522–30.
3. Meinck H-M. Stiff man syndrome. *CNS Drugs* 2001; **15:** 515–26.
4. Dalakas MC, *et al.* High-dose intravenous immune globulin for stiff-person syndrome. *N Engl J Med* 2001; **345:** 1870–6.
5. Vasconcelos OM, Dalakas MC. Stiff-person syndrome. *Curr Treat Options Neurol* 2003; **5:** 79–90.
6. Murinson BB. Stiff-person syndrome. *Neurologist* 2004; **10:** 131–7.
7. Dalakas MC. Advances in the pathogenesis and treatment of patients with stiff person syndrome. *Curr Neurol Neurosci Rep* 2008; **8:** 48–55.

恶心和呕吐 苯二氮䓬类药尤其是劳拉西泮常用于辅助治疗癌症化疗引起的恶心和呕吐（第1622页），特别是用于处理预期性呕吐。咪达唑仑已被用于预防术后恶心和呕吐，见第980页。

经前期综合征 关于苯二氮䓬类药在治疗经前期综合征中的有限应用，见第2301页。

精神分裂症 苯二氮䓬类药在精神分裂症（第928页）早期阶段的治疗中可能发挥有效的辅助作用。

睡眠相关运动障碍 除对症治疗睡眠相关医学问题之外，睡眠相关运动障碍（第930页）极少需要治疗。已有报道称，包括下肢不宁综合征、梦游症和夜惊等在内的许多这样的情况对苯二氮䓬类药治疗有反应。尽管苯二氮䓬类药的肌松和抗焦虑作用可能对夜磨牙症（磨牙）有所帮助，但只建议在急性期短期使用苯二氮䓬类药。

1. Schenck CH, Mahowald MW. Long-term, nightly benzodiazepine treatment of injurious parasomnias and other disorders of disrupted nocturnal sleep in 170 adults. *Am J Med* 1996; **100:** 333–7.

药物依赖 苯二氮䓬类药已用于治疗酒精（第1551页）、阿片（第96页）和可卡因（第1773页）戒断症状。

眩晕 尽管静脉使用地西泮已被用于终止周围源性眩晕的急性发作（第538页），但地西泮可以延长从前庭损伤中功能代偿和恢复的时间[1]。

1. Rascol O, *et al.* Antivertigo medications and drug-induced vertigo: a pharmacological review. *Drugs* 1995; **50:** 777–91.

制剂

BP 2010: Diazepam Injection; Diazepam Oral Solution; Diazepam Rectal Solution; Diazepam Tablets;
USP 33: Diazepam Capsules; Diazepam Extended-release Capsules; Diazepam Injection; Diazepam Tablets.

专利制剂

Arg.: Cuadel; Daiv; Dezepan; Diactal; Dipezona; Fabotranil; Lembrol; Plidan; Plidex T; Psicotop; Rupediz; Saromet; Timab†; Valium; ***Austral.:*** Antenex; Ducene; Ranzepam; Valium; Valpam; ***Austria:*** Gewacalm; Psychopax; Stesolid; Umbrium†; Valium; ***Belg.:*** Valium; ***Braz.:*** Ansilive; Calmociteno; Compaz; Diazefast; Diazepan†; Dienpax; Kiatrium; Letansil; Menostress; Noan; Pazolini†; Relapax†; Somaplus†; Uni Diazepax; Valium; Vetansil; ***Canad.:*** Diastat; Diazemuls; Novo-Dipam; Valium; Vivol; ***Chile:*** Pacinax†; ***Cz.:*** Apaurin; Seduxen†; Stesolid†; ***Denm.:*** Apozepam; Hexalid; Stesolid; Valaxona; Valium†; ***Fin.:*** Diapam; Medipam; Stesolid; ***Fr.:*** Novazam†; Valium; ***Ger.:*** Diazep; Faustan; Lamra†; Stesolid; Valiquid; Valium; Valocordin-Diazepam; ***Gr.:*** Apollonset; Atarviton; Mozepam; Nivalen; Reval; Stedon; Stesolid; ***Hong Kong:*** Antenex; Diazemuls; Kratium; Stesolid; Synium; Valpam; ***Hung.:*** Seduxen; Stesolid†; ***India:*** Anxol; Calmpose; Elcion; Paxum; Placidox; Rec-DZ; Valium; Zepose; ***Indon.:*** Mentalium†; Stesolid; Trazep; Valdimex; Valisanbe; Valium; ***Irl.:*** Anxicalm; Diazemuls; Rimapam; Stesolid; Valium; ***Israel:*** Assival; Diaz; Stesolid; ***Ital.:*** Aliseum†; Ansiolin; Diazemuls; Micronoan; Noan; Tranquirit; Valium; Vatran; ***Malaysia:*** Diapine; Diapo; Valium; ***Mex.:*** Alboral; Arzepam; Benzyme†; Diacepam†; Diapanil†; Ifa-Fonal; Laxyl†; Onapan†; Ortopsique; Prizem†; Relazepam; Sunzepan; Valium; Zepan†; Zeprat†; ***Neth.:*** Diazemuls; Stesolid; Valium†; ***Norw.:*** Stesolid; Valium; Vival; ***NZ:*** D-Pam; Diazemuls; Propam; Stesolid; ***Philipp.:*** Anxiol; Nixtensyn; Trankil; Valium; Valzepam; ***Pol.:*** Neorelium; Relanium; Relsed; ***Port.:*** Bialzepam; Metamidol; Stesolid; Unisedil; Valium; ***Rus.:*** Apaurin (Апаурин); Relanium (Реланиум); Relium (Релиум); Seduxen (Седуксен); ***S.Afr.:*** Benzopin†; Betapam; Calmpose†; Doval†; Pax; Tranject; Valium; ***Singapore:*** Diapine; Diapo; Stesolid; ***Spain:*** Aneurol; Complutine†; Gobanal; Pacium; Stesolid; Valium; Vincosedan; ***Swed.:*** Apozepam†; Stesolid; ***Switz.:*** Paceum; Psychopax; Stesolid; Valium; ***Thai.:*** Azepam†; Diamed; Diano; Diapam; Diapine; Dizan†; Dizep; Dizepam†; Sipam; Stesolid†; V Day Zepam; Valium†; Vescopam; Zopam; ***Turk.:*** Diapam; Diazem; Lizan; Nervium; ***UK:*** Dialar; Diazemuls; Rimapam; Stesolid; Tensium; Valclair; ***Ukr.:*** Relanium (Реланиум); Seduxen (Седуксен); ***USA:*** Diastat; Valium; ***Venez.:*** Talema; Telsomet†; Valium†.

多组分制剂 ***Arg.:*** Arnol; Dafne; Dislembral†; Faradil; Pasminox Somatico; Spasmoctyl Somatico; Tratobes; ***Austria:*** Betamed; Harmomed; ***Braz.:*** Dialudon†; Dobesix†; ***Chile:*** Ansioval; Calmosedan; Cardiosedantol; Diapam; Mesolona†; Multisedil; Promidan†; Sedantol; Sedilit; ***Cz.:*** Seduxen RG†; ***Fin.:*** Gastrodyn comp†; Relapamil; Vertipam; ***Gr.:*** Distedon; ***India:*** Depsonil-DZ; Dericip Plus; ***Indon.:*** Analsik; Cetalgin; Danalgin; Hedix; Metaneuron; Neurindo; Neurodial; Neuroval; Opineuron; Proneuron; ***Ital.:*** Gamibetal Plus; Spasen Somatico; Spasmeridan; Spasmomen Somatico; Valpinax; Valtrax; ***Mex.:*** Adepsique; Esbelcaps; Numencial; Qual; Redotex; ***Rus.:*** Reladorm (Реладорм)†; ***Spain:*** Ansium; Tepazepan; Tropargal; ***Turk.:*** Spazmo-Valibrin; ***USA:*** Emergent-Ez; ***Venez.:*** Tepazepam†.

Dichloralphenazone（*BAN*）氯醛比林

Dicloralfenazona; Dikloraalifenatsoni; Dikloralfenazon.
Дихлоралфеназон
$C_{15}H_{18}Cl_6N_2O_5$ = 519.0.
CAS — 480-30-8.
ATC — N05CC04.
ATC Vet — QN05CC04.
UNII — YYX637R279.

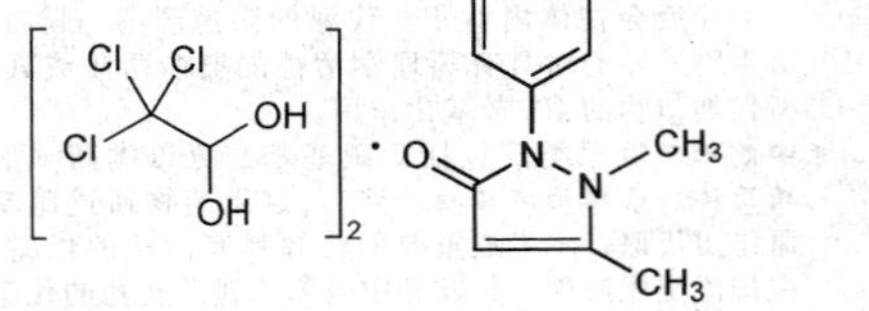

Pharmacopoeias. In *US.*

USP 35（Dichloralphenazone） 白色微晶粉末，有微弱

的水合氯醛臭。易溶于水、乙醇和氯仿；可溶于稀释的酸。在稀释的碱溶液中分解，释放出氯仿。

简介

氯醛比林在体内解离，形成水合氯醛和安替比林。具有水合氯醛（第950页）的一般性质，尽管口服后不易引起胃刺激。然而，可能会出现安替比林诱发的斑疹（第109页）。在某些国家，氯醛比林以复方制剂的形式主要用于治疗紧张和血管性头痛。

卟啉病 氯醛比林和卟啉病的急性发作有关，不宜用于卟啉病患者。

制剂

USP 33: Isometheptene Mucate, Dichloralphenazone, and Acetaminophen Capsules.

多组分制剂 ***USA:*** Duradrin†; Epidrin; Midrin; Migratine†; Migrazone.

Difebarbamate (*rINN*) 苯巴氨酯

Difébarbamate; Difebarbamato; Difebarbamatum. 1,3-Bis(3-butoxy-2-hydroxypropyl)-5-ethyl-5-phenylbarbituric acid dicarbamate ester.

Дифебарбамат

$C_{28}H_{42}N_4O_9$ = 578.7.

CAS — 15687-09-9.

UNII — 7EE4K616KK.

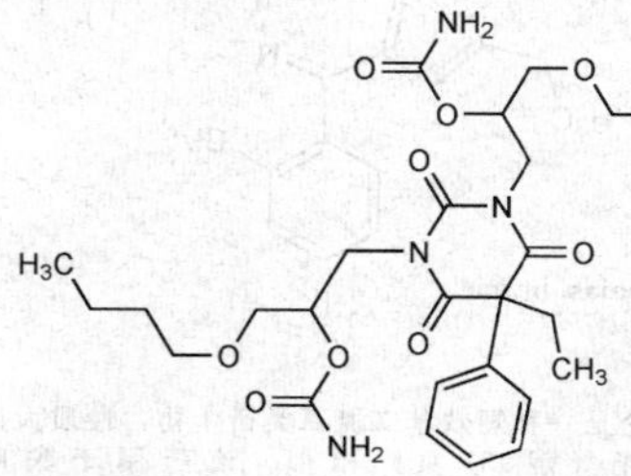

简介

苯巴氨酯是一种巴比妥类药物，性质大体上与异戊巴比妥（第933页）相似。苯巴氨酯、非巴氨酯和苯巴比妥的复合物四氨酯曾用于治疗焦虑障碍和酒精戒断综合征，但是也与肝炎的发生相关。此外，现在认为巴比妥类已不再适宜用于治疗焦虑障碍。

制剂

多组分制剂 ***Hung.:*** Atrium†.

Dixyrazine 地西拉嗪

Diksyratsiini; Dixirazina; Dixyrazin; Dixyrazinum; UCB-3412. 2-(2-{4-[2-Methyl-3-(phenothiazin-10-yl)propyl]piperazin-1-yl}-ethoxy)ethanol.

Диксиразин

$C_{24}H_{33}N_3O_2S$ = 427.6.

CAS — 2470-73-7.

ATC — N05AB01.

ATC Vet — QN05AB01.

UNII — 7H368W3AYC.

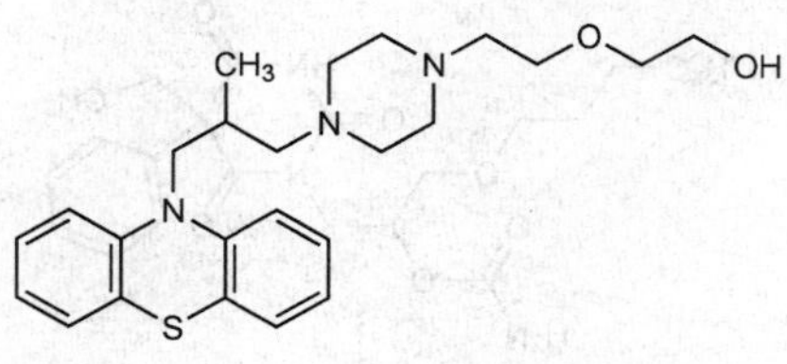

简介

地西拉嗪是一种酚噻嗪类药物，性质大体上与氯丙嗪（第940页）相似。该药有一条哌嗪侧链。具有抗精神病、止吐和镇静作用，口服剂量为每日20～75mg。也可注射给药。

1. Larsson S, *et al.* Premedication with intramuscular dixyrazine (Esucos®): a controlled double-blind comparison with morphine-scopolamine and placebo. *Acta Anaesthesiol Scand* 1988; **32:** 131–4.
2. Karlsson E, *et al.* The effects of prophylactic dixyrazine on postoperative vomiting after two different anaesthetic methods for squint surgery in children. *Acta Anaesthesiol Scand* 1993; **37:** 45–8.
3. Oikkonen M, *et al.* Dixyrazine premedication for cataract surgery: a comparison with diazepam. *Acta Anaesthesiol Scand* 1994; **38:** 214–17.
4. Feet PO, Götestam KG. Increased antipanic efficacy in combined treatment with clomipramine and dixyrazine. *Acta Psychiatr Scand* 1994; **89:** 230–4.
5. Kokinsky E, *et al.* Postoperative nausea and vomiting in children using patient-controlled analgesia: the effect of prophylactic intravenous dixyrazine. *Acta Anaesthesiol Scand* 1999; **43:** 191–5.
6. Glaser C, *et al.* Dixyrazine for the prevention of postoperative nausea and vomiting after laparoscopic cholecystectomy. *Acta Anaesthesiol Scand* 2004; **48:** 1287–91.

卟啉病 地西拉嗪用于卟啉病患者不安全，因为动物实验显示该药具有生卟啉作用。

制剂

专利制剂

Austria: Esucos; ***Fin.:*** Esucos; ***Ital.:*** Esucos; ***Norw.:*** Esucos†; ***Swed.:*** Esucos†.

Droperidol (*BAN, USAN, rINN*) 氟哌利多

Dropéridol; Droperidoli; Droperidolis; Droperidolum; McN-JR-4749; R-4749. 1-{1-[3-(4-Fluorobenzoyl)propyl]-1,2,3,6-tetrahydro-4-pyridyl}-benzimidazolin-2-one.

Дроперидол

$C_{22}H_{22}FN_3O_2$ = 379.4.

CAS — 548-73-2.

ATC — N01AX01; N05AD08.

ATC Vet — QN01AX01; QN05AD08.

UNII — O9U0F09D5X.

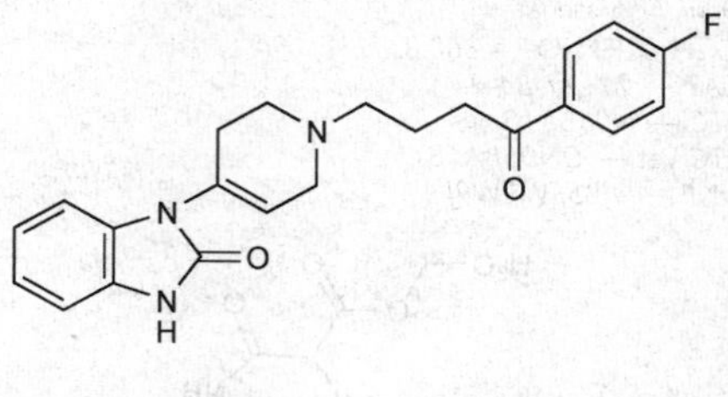

Pharmacopoeias. In *Eur.* (see p.vii), *Jpn,* and *US.*

Ph. Eur. 6.8 (Droperidol) 白色或类白色的粉末。具多晶型。几乎不溶于水；略溶于乙醇；易溶于二氯甲烷和二甲基甲酰胺。避光保存。

USP 33 (Droperidol) 白色至淡褐色无定形或微晶粉末。几乎不溶于水；溶于乙醇（1∶140），溶于氯仿（1∶4），溶于乙醚（1∶500）。于8～15℃贮藏于装有氮的密闭容器中。避光。

不良反应、处置和注意事项

参见**氯丙嗪**，第941页。应用氟哌利多会导致发生心毒性和QT间期延长的风险增加（第941页）。对于已有或怀疑有QT间期延长的患者，不宜应用氟哌利多，对于有发生心律失常的风险的患者（包括心功能损伤、低血钾或其他电解质失衡），应用氟哌利多时要极为慎重。建议在所有患者应用氟哌利多之前都做ECG基线检测。

药物相互作用

参见**氯丙嗪**（见第945页），氟哌利多与其他能延长QT间期或引起电解质紊乱的药物同时使用可导致心律失常风险增加（详见第988页，**匹莫齐特**）。

氟哌利多经细胞色素酶P450同工酶CYP1A2和CYP3A4代谢，使用这些酶的抑制剂会减少氟哌利多代谢，延长其疗效。

药动学

静脉用药后血浆氟哌利多浓度快速下降，平均消除半衰期是134min。85%～90%的氟哌利多与血浆蛋白结合。它主要在肝脏经细胞色素酶P450同工酶CYP1A2和CYP3A4代谢，少量经CYP2C19代谢，生成无活性代谢产物。大约75%的药物经尿液排出，其中1%以原形排出，11%药物通过粪便排泄。

用途和用法

氟哌利多是一种丁酰苯类药物，性质大体上与氟哌啶醇（第970页）相似。氟哌利多的作用时间可持续2～4h，但是需要警惕在个别情况下可以持续达12h。

2001年3月，一家氟哌利多的生产商（*Janssen-Cilag*）主动将该药物从市场上撤下，因为有报道称发现了相关的QT间期延长、严重的室性心律失常或猝死。但是在美国，其他生产商仍然在提供该药，尽管使用仅限于对其他治疗没有表现出足够疗效的手术或诊断后出现的恶心和呕吐见（第1622页）。随后，氟哌利多在2008年通过其他生产商回到英国市场，它的使用也受到了类似的限制。在其他一些国家，氟哌利多现在还可用作术前用药、麻醉的辅助用药以及控制激越的急性精神病或躁狂患者。氟哌利多曾用于治疗化疗后出现的恶心和呕吐，与枸橼酸芬太尼等阿片类镇痛药合用让患者维持在安定镇痛的状态，让他们对环境保持平静和淡漠以配合医生。要注意该药在与阿片类镇痛药合用后作用时间会延长。

预防及治疗术后出现的**恶心和呕吐**，在美国可以肌注或静脉给药，最大初始剂量2.5mg，如果必要可追加1.25mg。在英国，推荐静脉剂量范围为625μg～1.25mg。在手术结束前30min给药，需要时每6h重复用药。老年患者使用剂量为625μg。肝损伤或者肾损伤患者推荐剂量更低（见下文）。在英国，氟哌利多可用于预防并治疗术后患者自控吗啡及其衍生物麻醉所致的恶心呕吐。每毫克吗啡使用15～50μg氟哌利多，每日最高剂量为5mg，可以静脉用药。

在儿童中的用法，详见下文。

1. McKeage K, *et al.* Intravenous droperidol: a review of its use in the management of postoperative nausea and vomiting. *Drugs* 2006; **66:** 2123–47.
2. Jackson CW, *et al.* Evidence-based review of the black-box warning for droperidol. *Am J Health-Syst Pharm* 2007; **64:** 1174–86.

儿童用法 当其他治疗效果欠佳时，氟哌利多可用于预防并治疗儿童术后恶心呕吐。在美国，2～12岁儿童，起始剂量每日最高为100μg/kg，肌内或静脉用药。在英国，2岁以上儿童和青少年静脉应用剂量为20～50μg/kg，最高量为1.25mg。在手术结束前30min给药，必要时每6h重复用药。

在肝损伤或肾损伤中的用法 英国注册药品信息推荐肝损伤肾损伤患者氟哌利多用法为静脉注射625μg。

制剂

BP 2010: Droperidol Injection; Droperidol Tablets;
USP 33: Droperidol Injection.

专利制剂

Austral.: Droleptan; ***Belg.:*** Dehydrobenzperidol; ***Braz.:*** Droperdal; ***Cz.:*** Dehydrobenzperidol†; Xomolix; ***Denm.:*** Dehydrobenzperidol; ***Fin.:*** Dehydrobenzperidol; ***Fr.:*** Droleptan; ***Gr.:*** Dehydrobenzperidol; Droleptan; Xomolix; ***Hung.:*** Xomolix; ***India:*** Droperol; ***Irl.:*** Xomolix; ***Ital.:*** Sintodian†; ***Neth.:*** Dehydrobenzperidol; ***NZ:*** Droleptan; ***Port.:*** Dehidrobenzperidol†; Xomolix; ***S.Afr.:*** Paxical†; ***Swed.:*** Dridol; ***Thai.:*** Dehydrobenzperidol†; ***UK:*** Xomolix; ***USA:*** Inapsine†.

多组分制剂 ***Arg.:*** Disifelit; ***Braz.:*** Nilperidol; ***Gr.:*** Thalamonal; ***Ital.:*** Leptofen†.

Estazolam (*USAN, rINN*) 艾司唑仑

Abbott-47631; D-40TA; Estatsolaami; Estazolamum. 8-Chloro-6-phenyl-4*H*-1,2,4-triazolo[4,3-*a*]-1,4-benzodiazepine.

Эстазолам

$C_{16}H_{11}ClN_4$ = 294.7.

CAS — 29975-16-4.

ATC — N05CD04.

ATC Vet — QN05CD04.

UNII — 36S3EQV54C.

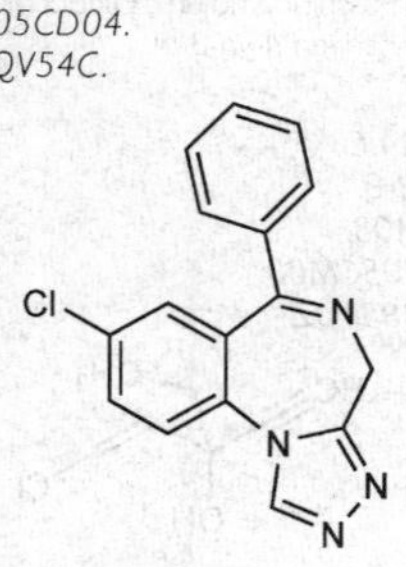

Pharmacopoeias. In *Chin.* and *Jpn.*

简介

艾司唑仑是一种短效苯二氮草类药物，其一般特点与地西泮（见第957页）相似。它被作为催眠药用于短期治疗失眠（见第930页），常用剂量为每晚0.5～2mg。一些患者最高可用至4mg。

制剂

专利制剂

Braz.: Noctal; ***Fr.:*** Nuctalon; ***Indon.:*** Esilgan; ***Ital.:*** Esilgan; ***Jpn:*** Eurodin; ***Mex.:*** Tasedan; ***Philipp.:*** Esilgan; ***Port.:*** Kainever; ***USA:*** Prosom†.

Eszopiclone (*USAN, rINN*) 艾司佐匹克隆

Eszopiclona; Eszopiclonum; (*S*)-Zopiclone; (+)-Zopiclone. (+)-(5*S*)-6-(5-Chloropyridin-2-yl)-7-oxo-6,7-dihydro-5*H*-pyrrolo-

[3,4-*b*]pyrazin-5-yl 4-methylpiperazine-1-carboxylate.

Эзопиклон

$C_{17}H_{17}ClN_6O_3$ = 388.8.

CAS — 138729-47-2.

ATC — N05CF04.

ATC Vet — QN05CF04.

UNII — UZX80K71OE.

俗名 以下述语已用作各种形式艾司佐匹克隆的"俗名"（第ⅶ页）或俚语：Sleepeasy。

简介

艾司佐匹克隆是佐匹克隆（第1008页）的（+）-异构体，与佐匹克隆类似，也用于失眠（第930页）的短期治疗。

常用剂量是口服 2mg，睡前服用，在适当的情况下，剂量可以从 3mg 开始或增加至 3mg。对于入睡有困难的老年患者，起始剂量为 1mg，随后可增至 2mg。对于维持睡眠有困难的老年患者，起始剂量为 2mg。

对于同时服用细胞色素 P450 同工酶 CYP3A4 有效抑制剂的患者，应减少艾司佐匹克隆的起始剂量，建议起始剂量不超过 1mg，随后可增至 2mg。在有肝损伤的患者中的剂量，见下文。

1. Melton ST, *et al.* Eszopiclone for insomnia. *Ann Pharmacother* 2005; **39:** 1659–66.
2. Halas CJ. Eszopiclone. *Am J Health-Syst Pharm* 2006; **63:** 41–8.
3. Hair PI, *et al.* Eszopiclone: a review of its use in the treatment of insomnia. *Drugs* 2008; **68:** 1415–34.
4. Morin AK, Willett K. The role of eszopiclone in the treatment of insomnia. *Adv Therapy* 2009; **26:** 500–18.

在肝损伤中的用法 对于有严重肝损伤的患者，艾司佐匹克隆的起始剂量应下调至 1mg，睡前服用。对于有轻度或中度肝损伤的患者，不必调整剂量。

制剂

专利制剂

Arg.: Inductal; Miapax; Novo Insomnium; ***Chile:*** Eszop; Valnoc; ***USA:*** Lunesta.

Ethchlorvynol (*BAN, rINN*) 乙氯维诺

β-Chlorovinyl Ethyl Ethynyl Carbinol; Etclorvinol; Éthchlorvynol; *E*-Ethchlorvynol; Ethchlorvynolum; Etkloorivinoli; Etklorvinol. 1-Chloro-3-ethylpent-1-en-4-yn-3-ol.

Этхлорвинол

C_7H_9ClO = 144.6.

CAS — 113-18-8.

ATC — N05CM08.

ATC Vet — QN05CM08.

UNII — 6EIM3851UZ.

Pharmacopoeias. In *US.*

USP 33 (Ethchlorvynol) 无色至黄色微黏稠的液体，有特征性刺激臭。遇光和空气后变暗。与水互不相溶，易与大多数有机溶剂混合。贮藏于密闭的玻璃或聚乙烯容器中，聚乙烯封闭。避光。

简介

乙氯维诺是一种镇静催眠药，大部分效果与巴比妥类相似（见**异戊巴比妥**，第933页）。它还有部分抗惊厥及松弛肌肉的作用。它可用于短期治疗失眠，但已被其他药物广泛代替。

卟啉病 乙氯维诺与卟啉病的急性发作有关，不宜用于卟啉病患者。

制剂

USP 33: Ethchlorvynol Capsules.

Ethyl Alpha-bromoisovalerate α-溴代异戊酸乙酯

Ethyl 2-Bromoisovalerate; Ethyl 2-Bromo-3-methylbutanoate; Ethyl 2-Bromo-3-methylbutyrate. Alpha-bromoisovaleric Acid Ethyl Ester; .

$C_7H_{13}BrO_2$ = 209.1.

CAS — 609-12-1.

简介

α-溴代异戊酸乙酯的作用及用途与卡溴脲（见第939页）相似，但其溴化物已被弃用。

制剂

多组分制剂 ***Rus.:*** Valoserdin (Валосердин); ***Ukr.:*** Barboval (Барбовал); Corvaldinum (Корвалдин).

Ethyl Loflazepate (*rINN*) 氯氟䓬乙酯

CM-6912; Éthyle, Loflazépate d'; Ethylis Loflazepas; Loflazepato de etilo. Ethyl 7-chloro-5-(2-fluorophenyl)-2,3-dihydro-2-oxo-1*H*-1,4-benzodiazepine-3-carboxylate.

Этил Лофлазепат

$C_{18}H_{14}ClFN_2O_3$ = 360.8.

CAS — 29177-84-2.

ATC — N05BA18.

ATC Vet — QN05BA18.

UNII — VJB5FW9W9J.

简介

氯氟䓬乙酯是一种长效苯二氮䓬类衍生物，性质大体上与地西泮（第957页）相似。该药用于焦虑障碍（第925页）的短期治疗，常用剂量为口服每日 1～3mg，单次或分多次服用。

制剂

专利制剂

Arg.: Victan†; ***Belg.:*** Victan; ***Fr.:*** Victan; ***Jpn:*** Meilax; ***Mex.:*** Victan; ***Port.:*** Victan; ***Thai.:*** Victan†.

Etifoxine Hydrochloride (*BANM, rINNM*) 盐酸依替福嗪

Etifoxin Hydrochloride; Étifoxine, Chlorhydrate d'; Etifoxini Hydrochloridum; Hidrocloruro de etifoxina; Hoe-36801. 6-Chloro-4-methyl-4-phenyl-3,1-benzoxazin-2-yl(ethyl)amine hydrochloride.

Этифоксина Гидрохлорид

$C_{17}H_{17}ClN_2O,HCl$ = 337.2.

CAS — 21715-46-8 (etifoxine); 56776-32-0 (etifoxine hydrochloride).

ATC — N05BX03.

ATC Vet — QN05BX03.

(etifoxine)

简介

盐酸依替福嗪是一种抗焦虑药，用于焦虑障碍（第925页）的短期治疗。口服给药的常用剂量是每日 150mg 或 200mg，分 2～3 次服用。

1. Nguyen N, *et al.* Efficacy of etifoxine compared to lorazepam monotherapy in the treatment of patients with adjustment disorders with anxiety: a double-blind controlled study in general practice. *Hum Psychopharmacol* 2006; **21:** 139–49. Correction. *ibid.*; 562.
2. Zeilhofer HU. Etifoxine (Stresam) for chemotherapy-induced pain? *Pain* 2009; **147:** 9–10.

制剂

专利制剂

Fr.: Stresam; ***S.Afr.:*** Stresam; ***Ukr.:*** Stresam (Стрезам).

Etizolam (*rINN*) 依替唑仑

AHR-3219; Étizolam; Etizolamum; Y-7131. 4-(2-Chlorophenyl)-2-ethyl-9-methyl-6*H*-thieno[3,2-*f*]-*s*-triazolo[4,3-*a*][1,4]diazepine.

Этизолам

$C_{17}H_{15}ClN_4S$ = 342.8.

CAS — 40054-69-1.

ATC — N05BA19.

ATC Vet — QN05BA19.

UNII — A76X10HL37.

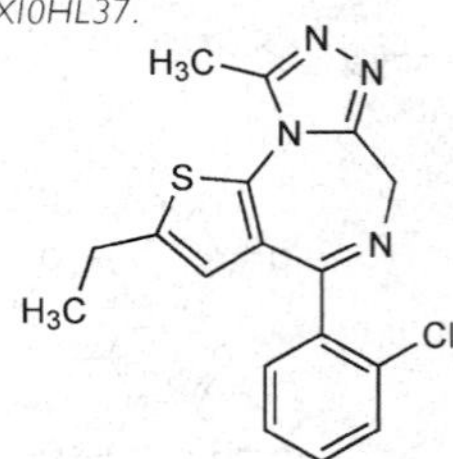

Pharmacopoeias. In *Jpn.*

简介

依替唑仑是一种短效苯二氮䓬类衍生物，性质大体上与地西泮（第 957 页）相似。该药用于失眠（第930页）和焦虑障碍（第925页）的短期治疗，口服每日最多 3mg，分多次服用或单次夜间服用。

1. Fukasawa T, *et al.* Pharmacokinetics and pharmacodynamics of etizolam are influenced by polymorphic CYP2C19 activity. *Eur J Clin Pharmacol* 2005; **61:** 791–5.
2. Kato Z, *et al.* Accidental etizolam ingestion in a child. *Pediatr Emerg Care* 2007; **23:** 472–3.

制剂

专利制剂

Ital.: Depas; Pasaden; ***Jpn:*** Depas.

Febarbamate (*rINN*) 非巴氨酯

Fébarbamate; Febarbamato; Febarbamatum; Go-560. 1-(3-Butoxy-2-carbamoyloxypropyl)-5-ethyl-5-phenylbarbituric acid.

Фебарбамат

$C_{20}H_{27}N_3O_6$ = 405.4.

CAS — 13246-02-1.

ATC — M03BA05.

ATC Vet — QM03BA05.

UNII — 5Z48ONN38P.

简介

非巴氨酯是一种巴比妥类药物，性质大体上与异戊巴比妥（第933页）相似，曾用于治疗焦虑、失眠和酒精戒断综合征。但是现在认为巴比妥类药物已不再适用于治疗这些状况。

苯巴氨酯、非巴氨酯和苯巴比妥的复合物四氨酯曾用于类似的情况，但是与肝炎的发生相关。

制剂

多组分制剂 ***Hung.:*** Atrium†.

Fluanisone（*BAN*，*rINN*）**氟阿尼酮**

Fluanison; Fluanisona; Fluanisoni; Fluanisonum; Haloanisone; MD-2028; R-2028; R-2167. 4′-Fluoro-4-[4-(2-methoxyphenyl)piperazin-1-yl]butyrophenone.

Флуанизон

$C_{21}H_{25}FN_2O_2$ = 356.4.
CAS — 1480-19-9.
ATC — N05AD09.
ATC Vet — QN05AD09.
UNII — 1D0W98U114.

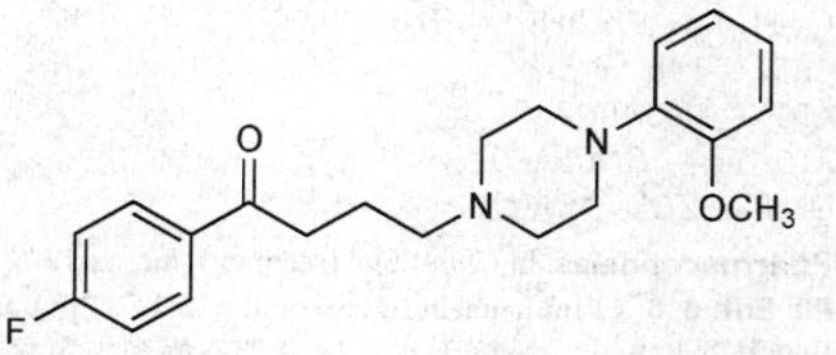

Pharmacopoeias. In *BP(Vet)*.

BP（Vet）2010（Fluanisone） 白色或类白色至浅黄色结晶或粉末，无臭或几乎无臭。具多晶型。熔点72～76℃。几乎不溶于水；易溶于乙醇、氯仿和乙醚以及有机酸稀溶液。避光保存。

简介

氟阿尼酮是一种丁酰苯类药物，性质大体上与氟哌啶醇（第970页）相似，曾用于治疗精神科患者的激越状态，也用于术前麻醉。

现在氟阿尼酮在兽医学中用于产生安定镇痛状态。

Fludiazepam（*rINN*）**氟地西泮**

Fludiazépam; Fludiazepamum; ID-540. 7-Chloro-5-(2-fluorophenyl)-1,3-dihydro-1-methyl-2*H*-1,4-benzodiazepin-2-one.

Флудиазепам

$C_{16}H_{12}ClFN_2O$ = 302.7.
CAS — 3900-31-0.
ATC — N05BA17.
ATC Vet — QN05BA17.
UNII — 7F64A2K16Z.

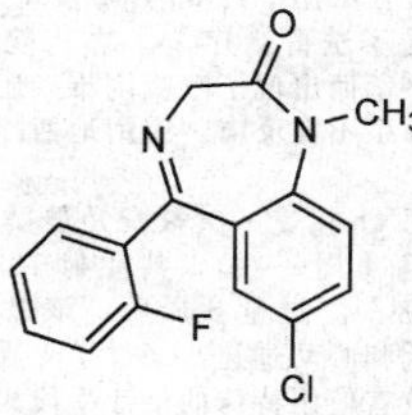

Pharmacopoeias. In *Jpn*.

简介

氟地西泮是一种短效苯二氮䓬类药物，性质大体上与地西泮（第957页）相似。该药用于焦虑障碍的短期治疗。

Flunitrazepam（*BAN*，*USAN*，*rINN*）氟硝西泮

Flunitratsepaami; Flunitrazépam; Flunitrazepám; Flunitrazepamas; Flunitrazepamum; Ro-5-4200. 5-(2-Fluorophenyl)-1,3-dihydro-1-methyl-7-nitro-1,4-benzodiazepin-2-one.

Флунитразепам

$C_{16}H_{12}FN_3O_3$ = 313.3.
CAS — 1622-62-4.
ATC — N05CD03.
ATC Vet — QN05CD03.
UNII — 620X0222FQ.

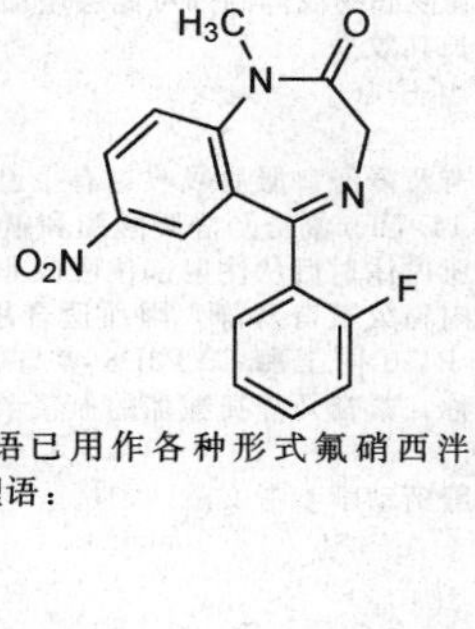

俗名 以下术语已用作各种形式氟硝西泮的"俗名"（第vii页）或俚语：

Benzo; Circles; Date rape drug; Forget me drug; Forget pill; Forget-me pill; Forget-Me-Pill; Getting roached; La Rocha; La Roche; Lunch money drug; Mexican valium; Pingus; R2; R-2; Reynolds; Rib; Rick James Biatch; Roach; Roach 2; Roach-2; Roaches; Roachies; Roapies; Robutal; Rochas dos; Roche; Roches; Rolpes; Roofie; Roofies; Roopies; Rope; Rophies; Rophy; Ropies; Roples; Ropples; Row-shay; Ruffies; Ruffles; Sedexes; Wolfies.

Pharmacopoeias. In *Eur.* (see p.vii) and *Jpn*.

Ph. Eur. 6.8（Flunitrazepam） 白色或浅黄色结晶性粉末。几乎不溶于水；微溶于乙醇；溶于丙酮。避光保存。

依赖性和戒断症状

参见地西泮，第957页。

不良反应、处置和注意事项

参见地西泮，第958页。

滥用 一篇 WHO 的综述[1]指出，氟硝西泮具有中度的滥用潜能，并可能高于其他苯二氮䓬类药物。当前就有证据显示在药物滥用者中（尤其是那些应用阿片或可卡因的滥用者）存在广泛的氟硝西泮滥用现象。在社交性聚集时，氟硝西泮经口或经鼻途径滥用[2,3]。

氟硝西泮无味无臭，受害者误用后可丧失行为能力，在进行了性侵犯后会产生失忆，还会导致药物驱动下的强奸行为（"date rape"）[2~4]。1mg 的剂量可导致8～12h 的损害[3]。一些生产商在氟硝西泮的片剂中加入了一种蓝色染料，可以在该药被加入饮料中[4]后增加可视性。但是有报道称，蓝色的热带饮料和宾至（一种混合饮料）可以用来掩盖药物的颜色，因此仍然有必要保持警惕。

1. WHO expert committee on drug dependence: twenty-ninth report. *WHO Tech Rep Ser 856* 1995. Available at: http://libdoc.who.int/trs/WHO_TRS_856.pdf (accessed 21/08/08)
2. National Institute on Drug Abuse. Club drugs (GHB, Ketamine, and Rohypnol) (issued August 2008). Available at: http://www.drugabuse.gov/pdf/infofacts/ClubDrugs08.pdf (accessed 27/03/09)
3. Smith KM, *et al.* Club drugs: methylenedioxymethamphetamine, flunitrazepam, ketamine hydrochloride, and γ-hydroxybutyrate. *Am J Health-Syst Pharm* 2002; **59:** 1067–76.
4. Simmons MM, Cupp MJ. Use and abuse of flunitrazepam. *Ann Pharmacother* 1998; **32:** 117–19.

哺乳 哺乳期的母亲在第一天晚间单次应用 2mg 的氟硝西泮后，第二天早上乳汁中药物的浓度会低到不足以对婴儿产生临床作用，但是重复用药后药物可能会在乳汁中蓄积[1]。

1. Kanto J, *et al.* Placental transfer and breast milk levels of flunitrazepam. *Curr Ther Res* 1979; **26:** 539–46.

局部反应 对 43 名患者单次静脉给予氟硝西泮 1～2mg 后，有 2 名在 7～10 天后出现了局部血栓形成[1]。这一不良反应的发生率低于应用地西泮（溶液）后的结果。但是在另一项研究中，静脉应用氟硝西泮和地西泮后局部反应的发生率几乎没有区别[2]。

1. Hegarty JE, Dundee JW. Sequelae after the intravenous injection of three benzodiazepines—diazepam, lorazepam, and flunitrazepam. *BMJ* 1977; **2:** 1384–5.
2. Mikkelsen H, *et al.* Local reactions after iv injections of diazepam, flunitrazepam and isotonic saline. *Br J Anaesth* 1980; **52:** 817–19.

卟啉病 氟硝西泮可能与卟啉病的急性发作有关，用于卟啉病患者可能是不安全的。

药物相互作用

参见地西泮，第960页。

药动学

氟硝西泮口服后易经胃肠道吸收，血浆蛋白结合率为 77%～80%。氟硝西泮大部分在肝中代谢，主要以游离或结合型代谢产物的形式从尿液中排出。主要的代谢产物是 7-氨基氟硝西泮和 *N*-去甲氟硝西泮，报道显示 *N*-去甲氟硝西泮具有药理活性但小于原形化合物。据报道，氟硝西泮的消除半衰期在 16～35h。氟硝西泮可穿过胎盘屏障，并可以分布到乳汁当中。

1. Davis PJ, Cook DR. Clinical pharmacokinetics of the newer intravenous anaesthetic agents. *Clin Pharmacokinet* 1986; **11:** 18–35.
2. Pariente-Khayat A, *et al.* Pharmacokinetics and tolerance of flunitrazepam in neonates and in infants. *Clin Pharmacol Ther* 1999; **66:** 136–9.

妊娠 14 名妊娠期妇女服用一剂氟硝西泮 1mg 11～15h 后，脐静脉和脐动脉血中的药物浓度低于母体静脉血中的药物浓度，羊水中的药物浓度则更低[1]。

1. Kanto J, *et al.* Placental transfer and breast milk levels of flunitrazepam. *Curr Ther Res* 1979; **26:** 539–46.

用途和用法

氟硝西泮是一种短效苯二氮䓬类药物，性质大体上与地西泮（第 963 页）相似。该药可用于失眠（第930页）的短期治疗、用作术前用药以及用于诱导麻醉（第1700页）。

治疗**失眠**的常用剂量是口服 0.5～1mg，夜间服用，必要时可增至最多 2mg。对于老年或体弱的患者，初始剂量不宜超过 500μg，夜间服用，必要时可增至最多 1mg。

肌内注射或口服用于**术前用药**或缓慢静脉注射用于**诱导全身麻醉**的剂量为 1～2mg（15～30μg/kg）。

制剂

专利制剂

Arg.: Nervocuril; Primum; Rohypnol; **Austral.:** Hypnodorm; **Austria:** Guttanotte; Rohypnol; Somnubene; **Belg.:** Rohypnol; **Braz.:** Rohydorm; Rohypnol; **Chile:** Ipnopen; **Cz.:** Rohypnol†; **Denm.:** Flunipam; Rohypnol†; Ronal†; **Fr.:** Narcozep; Rohypnol; **Ger.:** Fluni†; Flunibeta†; Flunimerck†; Fluninoc; Rohypnol; **Gr.:** Hipnosedon; Ilman; Neo Nifalium; Nilium; Stedonil; Vulbegal; **Hong Kong:** Flunita†; Rohypnol; **Irl.:** Rohypnol; **Israel:** Hypnodorm; **Ital.:** Darkene†; Roipnol; Valsera; **Mex.:** Rohypnol; **Neth.:** Rohypnol†; **Norw.:** Flunipam; Rohypnol†; **Pol.:** Rohypnol; **Port.:** Rohypnol; Sedex†; **S.Afr.:** Hypnor; Insom†; Rohypnol; **Spain:** Rohipnol; **Swed.:** Fluscand; Rohypnol†; **Switz.:** Rohypnol; **Thai.:** Rohypnol.

Flupentixol（*BAN*，*rINN*）氟哌噻吨

Flupenthixol; Flupentiksoli; Flupentixolum; LC-44; N-7009. (*Z*)-2-{4-[3-(2-Trifluoromethylthioxanthen-9-ylidene)propyl]piperazin-1-yl}ethanol.

Флупентиксол

$C_{23}H_{25}F_3N_2OS$ = 434.5.
CAS — 2709-56-0.
ATC — N05AF01.
ATC Vet — QN05AF01.
UNII — FA0UYH6QUO.

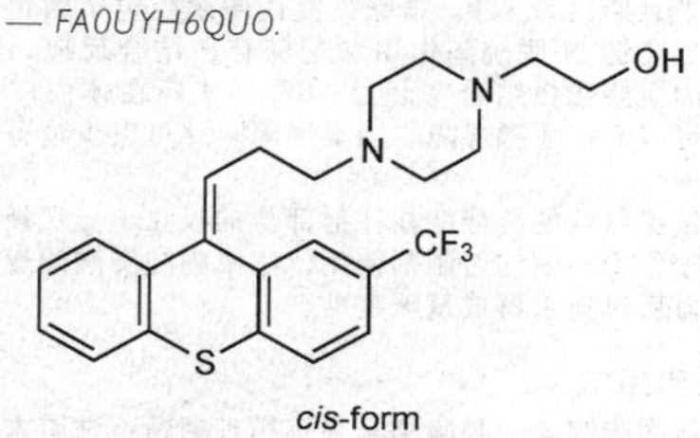

cis-form

Flupentixol Decanoate（*BANM*，*rINNM*）**三氟噻吨癸酸酯**

Decanoato de flupentixol; Flupenthixol Decanoate; (*Z*)-Flupentixol Decanoate; *cis*-Flupenthixol Decanoate; Flupentiksol Dekanoat; Flupentixol, Décanoate de; Flupentixoli Decanoas.

Флупентиксола Деканоат

$C_{33}H_{43}F_3N_2O_2S$ = 588.8.
CAS — 30909-51-4.
ATC — N05AF01.
ATC Vet — QN05AF01.
UNII — 3B2FE28C1W.

Pharmacopoeias. In *Br.*

BP 2010（Flupentixol Decanoate） 黄色黏稠的油状液体。极微溶于水；溶于乙醇；易溶于氯仿和乙醚。−15℃以下密闭容器中贮藏。避光。

Flupentixol Hydrochloride（*BANM*，*rINNM*）**盐酸氟哌噻吨**

Flupenthixol Dihydrochloride; Flupenthixol Hydrochloride; Flupentiksol Dihidroklorür; Flupentiksolidihydrokloridi; Flupentiksolio dihidrochloridas; Flupentixol, Chlorhydrate de; Flupentixol, dichlorhydrate de; Flupentixol-dihidroklorid; Flupentixol-dihydrochlorid; Flupentixoldihydroklorid; Flupentixoli dihydrochloridum; Flupentixoli Hydrochloridum; Hidrocloruro de flupentixol.

Флупентиксола Гидрохлорид

$C_{23}H_{25}F_3N_2OS,2HCl$ = 507.4.
CAS — 2413-38-9.
ATC — N05AF01.
ATC Vet — QN05AF01.

Pharmacopoeias. In *Eur.* (see p.vii).

Ph. Eur. 6.8（Flupentixol Dihydrochloride；Flupentixol Hydrochloride BP 2010） 白色或类白色粉末。极易溶于水；溶于乙醇；几乎不溶于二氯甲烷。1%水溶液的 pH 值为 2.0～3.0。避光保存。

稳定性 参考文献如下。

1. Enever RP, *et al.* Flupenthixol dihydrochloride decomposition in aqueous solution. *J Pharm Sci* 1979; **68:** 169–71.
2. Li Wan Po A, Irwin WJ. The photochemical stability of cis- and trans-isomers of tricyclic neuroleptic drugs. *J Pharm Pharmacol* 1980; **32:** 25–9.

不良反应和处置

参见氯丙嗪，第941页。氟哌噻吨不易引起镇静，

但是锥体外系反应的发生更加频繁。

猝死 有一则报道称，3名接受长效注射三氟噻吨癸酸酯的患者出现了猝死[1]。

1. Turbott J, Smeeton WMI. Sudden death and flupenthixol decanoate. *Aust N Z J Psychiatry* 1984; **18:** 91–4.

注意事项

参见氯丙嗪，第944页。治疗包括躁狂在内的兴奋或活动过度状态时不推荐使用氟哌噻吨。

当氟哌噻吨用于治疗抑郁症时，在治疗初期应密切观察患者直到抑郁症状显著改善为止，因为抑郁症患者存在自杀的固有风险。详见抑郁症，第352页。

卟啉病 在卟啉病患者中应用氟哌噻吨是不安全的，因为动物实验显示氟哌噻吨具有生卟啉作用。

药物相互作用

参见氯丙嗪，第945页。

药动学

氟哌噻吨口服后易经胃肠道吸收，并可能在肠壁发生首关代谢。氟哌噻吨大部分也在肝中代谢，主要以各种代谢产物的形式从尿液和粪便中排出，有证据显示氟哌噻吨会发生肝肠循环。由于受首关效应的影响，口服氟哌噻吨后血浆药物浓度远低于肌内注射等效估算剂量的长效制剂。此外，氟哌噻吨的个体间血药浓度也存在很大变异，在临床实践中，还没有发现氟哌噻吨及其代谢产物血药浓度和治疗效果之间存有简单的联系。口服该药后，血药浓度的峰值出现在约4h的时候，药物的生物半衰期约为35h。氟哌噻吨代谢途径包括磺化氧化作用、侧链*N*-脱烷基作用和葡糖苷酸结合反应。氟哌噻吨的血浆蛋白结合率超过95%。该药在体内广泛分布，可以穿过血脑屏障、胎盘屏障，并可以少量分布到乳汁中。

氟哌噻吨的癸酸酯在注射部位的吸收十分缓慢，因此适于作为长效注射制剂使用。三氟噻吨癸酸酯逐渐释放入血后迅速水解成氟哌噻吨。

用途和用法

氟哌噻吨是一种硫杂蒽类抗精神病药，性质大体上与氯丙嗪（第946页）等酚噻嗪类药物类似。该药有一条哌嗪侧链。用于治疗精神分裂症（第928页）和其他精神病。与氯丙嗪不同的是，氟哌噻吨具有一定的兴奋作用，因此不宜用于活动性过高或躁狂的患者。氟哌噻吨也曾用作抗抑郁药。

口服氟哌噻吨是其盐酸盐，但是剂量以碱基的形式表达，3.5mg盐酸氟哌噻吨约与3mg氟哌噻吨等效。氟哌噻吨也可以长效癸酸酯的形式用于深度肌内注射。在英国应用的三氟噻吨癸酸酯长效制剂所含有的是其顺式（*Z*）异构体（见下文作用），剂量是以顺式（*Z*）三氟噻吨癸酸酯的量表示的。

治疗精神病的常用初始口服剂量等效于3～9mg氟哌噻吨，每日2次并按疗效进行调整，推荐每日最大剂量不要超过18mg。老年人或体弱的患者用量为常用初始剂量的1/4或一半。如果使用深度肌内注射，可以尝试用20mg癸酸酯（2%油溶液1ml）作为初始剂量。接着，至少7天以后，可以根据疗效每2～4周应用20～40mg。可以根据患者的反应缩短给药间隔或加大给药剂量。老年人或体弱的患者用量为常用初始剂量的1/4或一半。如果剂量必须大于40mg（2ml），那么应该分两个部位注射。对于需要大剂量治疗的患者，另一种减少注射液体积的方法是使用100mg/ml或200mg/ml的癸酸酯（10%或20%）。常用的维持剂量范围是每4周50mg到每2周300mg，但对于严重或难治性患者，也有给予每周最多400mg的情况。

氟哌噻吨也可以以盐酸盐的形式治疗轻度至中度的抑郁症（伴有或不伴有焦虑，第352页）。常用初始口服剂量为每日1mg（等效于氟哌噻吨的量，老年人中为0.5mg），1周后增加至每日2mg（老年人为1mg），之后最大应用剂量为每日3mg（老年人为2mg）。应用每日2mg（老年人为1mg）以上时应分2次服用。每日最后的服药时间不应晚于下午4点。如果使用最大剂量治疗1周后仍然没有疗效则需停止用药。

作用 急性精神分裂症患者分别应用α-氟哌噻吨[（*Z*）-氟哌噻吨或顺式氟哌噻吨]或等剂量的β-氟哌噻吨[（*E*）-氟哌噻吨或反式氟哌噻吨]或安慰剂，3周后，使用α-氟哌噻吨的患者改善更多[1]。与β-异构体相比，α-异构体治疗精神分裂症的阳性症状更为有效，而治疗阴性症状时二者的效果没有这么明显的差距。异构体间的这种区别是由于α-异构体对多巴胺受体具有更强的阻滞作用，而非由于二者在体内分布的不同[2]。

1. Johnstone EC, *et al.* Mechanism of the antipsychotic effect in the treatment of acute schizophrenia. *Lancet* 1978; **i:** 848–51.
2. Crow TJ, Johnstone EC. Mechanism of action of neuroleptic drugs. *Lancet* 1978; **i:** 1050.

制剂

BP 2010: Flupentixol Injection.

专利制剂

Austral.: Fluanxol; ***Austria:*** Fluanxol; ***Belg.:*** Fluanxol; ***Canad.:*** Fluanxol; ***Chile:*** Fluanxol; ***Cz.:*** Fluanxol; ***Denm.:*** Fluanxol; ***Fin.:*** Fluanxol; ***Fr.:*** Fluanxol; ***Ger.:*** Fluanxol; Fluspendura†; ***Gr.:*** Fluanxol; ***Hong Kong:*** Fluanxol; ***Hung.:*** Fluanxol; ***India:*** Fluanxol; ***Irl.:*** Depixol; Fluanxol; ***Israel:*** Fluanxol; ***Malaysia:*** Fluanxol; ***Mex.:*** Fluanxol; ***Neth.:*** Fluanxol; ***Norw.:*** Fluanxol; ***NZ:*** Fluanxol; Psytixol†; ***Philipp.:*** Fluanxol; ***Pol.:*** Fluanxol; ***Port.:*** Fluanxol; ***Rus.:*** Fluanxol (Флюанксол); ***S.Afr.:*** Fluanxol; ***Singapore:*** Fluanxol; ***Swed.:*** Fluanxol; ***Switz.:*** Fluanxol; ***Thai.:*** Fluanxol; ***Turk.:*** Fluanxol; ***UK:*** Depixol; Fluanxol.

多组分制剂 ***Austria:*** Deanxit; ***Belg.:*** Deanxit; ***Hong Kong:*** Anfree; Danxipress; Deanxit; Quali-Xit; ***Singapore:*** Deanxit; ***Spain:*** Deanxit; ***Switz.:*** Deanxit; ***Thai.:*** Deanxit.

Fluphenazine (*BAN*, *rINN*) 氟奋乃静

Flufenatsiini; Flufenazin; Flufenazina; Fluphénazine; Fluphenazinum. 2-{4-[3-(2-Trifluoromethylphenothiazin-10-yl)propyl]piperazin-1-yl}ethanol.

Флуфеназин

$C_{22}H_{26}F_3N_3OS$ = 437.5.

CAS — 69-23-8.

ATC — N05AB02.

ATC Vet — QN05AB02.

UNII — S79426A41Z.

Fluphenazine Decanoate (*BANM*, *rINNM*) 氟奋乃静癸酸酯

Decanoato de flufenazina; Flufenatsiinidekanoaatti; Flufenazin Dekanoat; Flufenazindekanoat; Flufenazin-dekanoát; Flufenazinedekanoát; Flufenazino dekanoatas; Fluphénazine, décanoate de; Fluphenazini decanoas.

Флуфеназина Деканоат

$C_{32}H_{44}F_3N_3O_2S$ = 591.8.

CAS — 5002-47-1.

ATC — N05AB02.

ATC Vet — QN05AB02.

UNII — FMU62K1L3C.

Pharmacopoeias. In *Chin., Eur.* (see p.vii), *Int.*, and *US.*

Ph. Eur. 6.8（Fluphenazine Decanoate） 浅黄色黏稠液体或黄色固体。几乎不溶于水；极易溶于无水乙醇和二氯甲烷；易溶于甲醇。避光保存。

USP 33（Fluphenazine Decanoate） 贮藏于密闭容器中。避光。

Fluphenazine Enantate (*BANM*, *rINNM*) 氟奋乃静庚酸酯

Enantato de flufenazina; Flufenatsiinienantaatti; Flufenazinenantat; Flufenazin-enantát; Flufenazino enantatas; Fluphénazine, enantate de; Fluphenazine Enanthate; Fluphenazine Heptanoate; Fluphenazini enantas.

Флуфеназина Энантат

$C_{29}H_{38}F_3N_3O_2S$ = 549.7.

CAS — 2746-81-8.

ATC — N05AB02.

ATC Vet — QN05AB02.

UNII — QSB34YF0W9.

Pharmacopoeias. In *Eur.* (see p.vii), *Int., Jpn*, and *US.*

Ph. Eur. 6.8（Fluphenazine Enantate） 浅黄色黏稠液体或黄色固体。几乎不溶于水；极易溶于无水乙醇和二氯甲烷；易溶于甲醇。避光保存。

USP 33（Fluphenazine Enantate） 浅黄色至橘黄色澄清至微浑浊的黏稠液体，有特征性臭。不溶于水；溶于乙醇和氯仿（>1∶1）；溶于乙醚（1∶2）。室温下在空气中能稳定存在，但是在强光下不稳定。贮藏于密闭容器中。避光。

Fluphenazine Hydrochloride (*BANM*, *rINNM*) 盐酸氟奋乃静

Flufenatsiinihydrokloridi; Flufenazin-dihydrochlorid; Flufenazinhidroklorid; Flufenazinhydroklorid; Flufenazino hidrochloridas; Flufenazyny chlorowodorek; Fluphénazine, chlorhydrate de; Fluphenazine Dihydrochloride; Fluphenazini Dihydrochloridum; Fluphenazini hydrochloridum; Hidrocloruro de flufenazina.

Флуфеназина Гидрохлорид

$C_{22}H_{26}F_3N_3OS,2HCl$ = 510.4.

CAS — 146-56-5.

ATC — N05AB02.

ATC Vet — QN05AB02.

UNII — ZOU145W1XL.

Pharmacopoeias. In *Chin., Eur.* (see p.vii), *Int.*, and *US.*

Ph. Eur. 6.8（Fluphenazine Hydrochloride） 白色或类白色结晶性粉末。易溶于水；微溶于乙醇和二氯甲烷。5%水溶液的pH值为1.9～2.4。避光保存。

USP 33（Fluphenazine Hydrochloride） 白色或类白色无臭结晶性粉末。溶于水（1∶1.4），溶于乙醇（1∶6.7）；微溶于丙酮和氯仿；几乎不溶于乙醚和苯酚。贮藏于密闭容器中。避光。

不良反应和处置

参见氯丙嗪，第941页。氟奋乃静不易导致镇静、低血压或抗毒蕈碱性作用，但是锥体外系反应的发生率更高。

惊厥 有观点认为，氟奋乃静适用于有发生癫痫风险的患者，见第941页。

对肝脏的影响 一名患者在2周的时间内注射了3次含有氟奋乃静癸酸酯的长效抗精神病药，第一次注射17天后，该患者出现了黄疸[1]。这名患者有严重的肝中毒表现，血胆红素和肝酶的值极度升高，在接下来的4个月内病情一直非常严重。该患者对氟哌啶醇有交叉敏感反应，但对氟哌噻吨没有。

也可见氯丙嗪项下，第942页。

1. Kennedy P. Liver cross-sensitivity to antipsychotic drugs. *Br J Psychiatry* 1983; **143:** 312.

过量 一名患者在服用了约30片2.5mg的盐酸氟奋乃静片剂之后接受了洗胃治疗[1]。在入院20h后，该患者由于呼吸肌痉挛而出现了呼吸困难，还出现了其他非常严重的锥体外系不良反应。应用地西泮后肌肉痉挛得到了控制。

一名患者每4h接受一次氟奋乃静癸酸酯肌内注射50mg（本应该每4周一次），共注射1050mg，几乎没有发生不良反应[2]。过量3周后，该患者出现了一定程度的体温过低和心动过速，又过了1周后出现了帕金森病的迹象。没有应用特殊的治疗手段。

1. Ladhani FM. Severe extrapyramidal manifestations following fluphenazine overdose. *Med J Aust* 1974; **2:** 26.
2. Cheung HK, Yu ECS. Effect of 1050 mg fluphenazine decanoate given intramuscularly over six days. *BMJ* 1983; **286:** 1016–17.

注意事项

参见氯丙嗪（第944页），氟奋乃静可能加重抑郁，因此，重度抑郁是其禁忌证。

妊娠 一例新生儿出现了严重流涕所致鼻塞，呼吸抑制、呕吐和锥体外系不良反应。其母亲在孕期每日食用10～20mg的盐酸氟奋乃静。伪麻黄碱对呼吸症状有治疗效果。

1. Nath SP, *et al.* Severe rhinorrhea and respiratory distress in a neonate exposed to fluphenazine hydrochloride prenatally. *Ann Pharmacother* 1996; **30:** 35–7.

药物相互作用

参见氯丙嗪，第945页。氟奋乃静经细胞色素酶P450同工酶CYP2D6代谢，其自身为该酶的抑制剂。CYP2D6的其他底物或抑制剂可能会增加氟奋乃静的血浆浓度，延长其效果。

药动学

盐酸氟奋乃静经口服后吸收，有报道称，口服后血浆半衰期为14.7h。氟奋乃静癸酸酯和氟奋乃静庚酸酯皮下注射或肌内注射后从注射部位吸收非常缓慢。它们都逐渐向体内释放氟奋乃静，因而适合用作长效制剂。细胞色素酶P450同工酶CYP2D6参与氟奋乃静的代谢。有报道称，氟奋乃静癸酸酯的血浆半衰期肌内注射后为6～9天。

氟奋乃静药动学参考文献[1～4]。

1名患者单次口服盐酸氟奋氮静后，血药半衰期为14.7h，2名患者肌内注射盐酸氟奋乃静后半衰期分别为14.9h和15.3h[1]。2名患者肌内注射氟奋乃静庚酸酯后，药物在体内的半衰期分别为3.6天和3.7天，另2名患者肌内注射氟奋乃静癸酸酯后，半衰期分别为9.6天和6.8天。应用氟奋乃静癸酸酯的患者与应用氟奋乃静庚酸酯的患者相比，前者的血药浓度峰值出现较早。在尿液和粪便中可以发现氟奋乃静硫氧化物和7-羟氟奋乃静。

1. Curry SH, *et al.* Kinetics of fluphenazine after fluphenazine dihydrochloride, enanthate and decanoate administration to man. *Br J Clin Pharmacol* 1979; **7:** 325–31.
2. Wistedt B, *et al.* Slow decline of plasma drug and prolactin levels after discontinuation of chronic treatment with depot neuroleptics. *Lancet* 1981; **i:** 1163.
3. Midha KK, *et al.* Kinetics of oral fluphenazine disposition in humans by GC-MS. *Eur J Clin Pharmacol* 1983; **25:** 709–11.
4. Marder SR, *et al.* Plasma levels of parent drug and metabolites in patients receiving oral and depot fluphenazine. *Psychopharmacol Bull* 1989; **25:** 479–82.

用途和用法

氟奋乃静是一种酚噻嗪类药物，性质大体上与氯丙嗪（第946页）相似。该药有一条哌嗪侧链。用于治疗包括精神分裂症（见下文）和躁狂（见**双相障碍**，第351页）在内的精神科疾病。它也用于治疗严重的焦虑障碍和行为紊乱。盐酸氟奋乃静可经口服给药，有时也可经肌注给药，剂量都以盐酸氟奋乃静的形式表达。长效的氟奋乃静癸酸酯或庚酸酯可经肌内注射给药或者有时皮下注射，剂量以各自酯的形式表达。

治疗精神分裂症、躁狂和其他**精神病**时，口服盐酸氟奋乃静的常用初始剂量为每日2.5～10mg，分次服用，6～8h 1次，然后依患者的反应增加剂量，最大每日20mg，但有时也会应用更高的剂量。随后要将剂量减到常用维持量，每日1～5mg，可每日1次用药。对于老年患者，推荐使用相对较低的用量，初始剂量每日1～2.5mg，然后依患者的反应增加。有时，治疗的初始阶段也可采用肌注盐酸氟奋乃静的给药方式，剂量1.25mg，随后根据患者反应进行调整。常用的初始肌注给药剂量是每日2.5～10mg，分次给药，每6～8h注射1次。一般来说，盐酸氟奋乃静肠外给药所需的量约是口服给药量的1/3～1/2。当症状得到控制以后，可以代替以口服维持治疗。

长效氟奋乃静癸酸酯或庚酸酯通常经深度肌内注射给药，主要用于精神分裂症患者或其他慢性精神病患者的维持治疗。起效通常是在注射后的1～3天，注射后2～4天通常效果明显。肌注氟奋乃静癸酸酯的初始剂量为12.5mg（老年人中为6.25mg）。随后剂量和给药间隔的调整应根据患者的反应而定，剂量可以从12.5～100mg，给药间隔可以从2～5周或6周。某些患者可以使用更低一些的剂量（见下文**精神分裂症**）。如果必须使用大于50mg的剂量，在增加剂量时要谨慎，每次可增加12.5mg。氟奋乃静庚酸酯可以间隔1～3周给药一次，剂量与癸酸酯相似。

精神分裂症 关于氟奋乃静癸酸酯用于治疗精神分裂症（第928页）的文献[1～3]显示，低剂量（每2周10mg或更少）的药物可能对某些患者有效。也有使用常规剂量但延长给药间隔（6周）的尝试[4]。一篇系统性综述指出，长效制剂与口服制剂相比，在改善精神分裂症患者的依从性方面基本上没有优势[5]。另一篇系统性综述[6]认为，尽管口服氟奋乃静价格便宜且易获取，但考虑到其不良反应，优先选择其他药物。

1. Kane JM, *et al.* Low-dose neuroleptic treatment of outpatient schizophrenics: I preliminary results for relapse rates. *Arch Gen Psychiatry* 1983; **40:** 893–6.
2. Marder SR, *et al.* Low- and conventional-dose maintenance therapy with fluphenazine decanoate: two-year outcome. *Arch Gen Psychiatry* 1987; **44:** 581–21.
3. Hogarty GE, *et al.* Dose of fluphenazine, familial expressed emotion, and outcome in schizophrenia: results of a two-year controlled study. *Arch Gen Psychiatry* 1988; **45:** 797–805.
4. Carpenter WT, *et al.* Comparative effectiveness of fluphenazine decanoate injections every 2 weeks versus every 6 weeks. *Am J Psychiatry* 1999; **156:** 412–18.
5. David A, *et al.* Depot fluphenazine decanoate and enanthate for schizophrenia. Available in The Cochrane Database of Systematic Reviews; Issue 2. Chichester: John Wiley; 2004 (accessed 14/04/05).
6. Matar HE, AlMerie MQ. Oral fluphenazine versus placebo for schizophrenia. Available in The Cochrane Database of Systematic Reviews; Issue 1. Chichester: John Wiley; 2007 (accessed 18/03/08).

Tourette综合征 氟奋乃静曾被尝试代替氟哌啶醇或匹莫齐特等标准的多巴胺拮抗药，用于Tourette综合征（第927页）的对症治疗。

制剂

BP 2010: Fluphenazine Decanoate Injection; Fluphenazine Tablets;
USP 33: Fluphenazine Decanoate Injection; Fluphenazine Enanthate Injection; Fluphenazine Hydrochloride Elixir; Fluphenazine Hydrochloride Injection; Fluphenazine Hydrochloride Oral Solution; Fluphenazine Hydrochloride Tablets.

专利制剂

Austral.: Anatensol†; Modecate; **Austria:** Dapotum; **Braz.:** Flufenan; **Canad.:** Modecate; **Chile:** Modecate; **Cz.:** Moditen; **Denm.:** Pacinol†; Siqualone; **Fin.:** Siqualone; **Fr.:** Modecate; Moditen; **Ger.:** Dapotum; Lyogen; Lyorodin†; Omca†; **Hong Kong:** Modecate; **Hung.:** Moditen; **India:** Anatensol; Fludecan; **Indon.:** Anatensol†; Modecate; **Irl.:** Modecate; **Israel:** Fludecate; **Ital.:** Anatensol†; Moditen; **Malaysia:** Deca; **Mex.:** Siqualine; **Neth.:** Anatensol; Moditen†; **Norw.:** Siqualone†; **NZ:** Anatensol; Modecate; **Philipp.:** Fluxim; Modezine; Shrizine†; Sydepres†; **Port.:** Anatensol; Cenilene†; Phenazin; **Rus.:** Moditen (Модитен); **S.Afr.:** Fludecate†; Modecate; **Singapore:** Modecate†; **Spain:** Modecate; **Swed.:** Siqualone; **Switz.:** Dapotum; **Thai.:** Deca; Fluzine; Pharnazine; Potensone†; **Turk.:** Prolixin; **UK:** Modecate; Moditen†; **Ukr.:** Moditen (Модитен)†; **USA:** Prolixin†; **Venez.:** Moditen.

多组分制剂 **Braz.:** Diserim; **Chile:** Motitrel†; **Indon.:** Motival†; **Irl.:** Motival; **Ital.:** Dominans; **Mex.:** Motival; **S.Afr.:** Motival†; **Thai.:** Cetavol; **UK:** Motival†.

Flurazepam (*BAN*, *rINN*) 氟西泮

Fluratsepaami; Flurazépam; Flurazepamum. 7-Chloro-1-(2-diethylaminoethyl)-5-(2-fluorophenyl)-1,3-dihydro-1,4-benzodiazepin-2-one.

Флуразепам

$C_{21}H_{23}ClFN_3O$ = 387.9.

CAS — 17617-23-1.

ATC — N05CD01.

ATC Vet — QN05CD01.

UNII — IHP475989U.

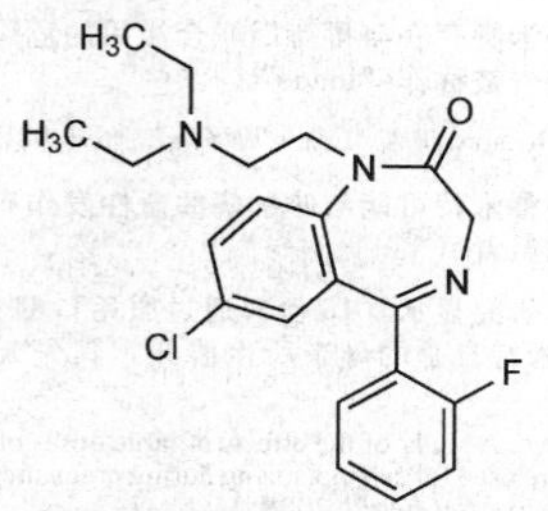

俗名 下列术语为氟奋乃静的各种形式的俗名（见第vii页）或俚语：Downs。

Pharmacopoeias. In *Jpn.*

Flurazepam Monohydrochloride (*BANM*, *rINNM*) 单盐酸氟西泮

Fluratsepaamimonohydrokloridi; Flurazepam hydrochlorid; Flurazépam, monochlorhydrate de; Flurazepam Hydrochloridum; Flurazepami monohydrochloridum; Flurazepám-monohidroklorid; Flurazepammonohydroklorid; Flurazepamo monohidrochloridas; Monochidrocloruro de flurazepam.

Флуразепама Моногидрохлорид

$C_{21}H_{23}ClFN_3O,HCl$ = 424.3.

CAS — 36105-20-1.

ATC — N05CD01.

ATC Vet — QN05CD01.

Pharmacopoeias. In *Eur.* (see p.vii) and *Jpn.*

Ph. Eur. 6.8 (Flurazepam Monohydrochloride) 白色或类白色结晶性粉末。极易溶于水；易溶于乙醇。5%水溶液的pH值为5.0～6.0。避光保存。

Flurazepam Dihydrochloride (*BANM*, *rINNM*) 二盐酸氟西泮

Dihidrocloruro de flurazepam; Flurazépam, Dichlorhydrate de; Flurazepam Hydrochloride (*USAN*); Flurazepami Dihydrochloridum; NSC-78559; Ro-5-6901.

Флуразепама Дигидрохлорид

$C_{21}H_{23}ClFN_3O,2HCl$ = 460.8.

CAS — 1172-18-5.

ATC — N05CD01.

ATC Vet — QN05CD01.

UNII — 756RDM536M.

Pharmacopoeias. In *Chin.* and *US.*

USP 33 (Flurazepam Hydrochloride) 米色至黄色的结晶性粉末。无臭或有微弱臭。溶于水（1∶2），溶于乙醇（1∶4），溶于氯仿（1∶2500），溶于甲醇（1∶3），溶于异丙醇（1∶69），溶于乙醚和石油醚（1∶5000），溶于苯酚（1∶2500）。水溶液的石蕊反应显示为酸性。贮藏于密闭容器中。避光。

依赖性和戒断症状

参见地西泮，第957页。

不良反应、处置和注意事项

参见地西泮，第958页。

对肝脏的影响 有使用氟西泮后出现胆汁淤积性黄疸的报道[1,2]。

1. Fang MH, *et al.* Cholestatic jaundice associated with flurazepam hydrochloride. *Ann Intern Med* 1978; **89:** 363–4.
2. Reynolds R, *et al.* Cholestatic jaundice induced by flurazepam hydrochloride. *Can Med Assoc J* 1981; **124:** 893–4.

对味觉的影响 有报道称氟西泮可引起味觉障碍[1]。

1. Willoughby JMT. Drug-induced abnormalities of taste sensation. *Adverse Drug React Bull* 1983 (June): 368–71.

卟啉病 氟西泮可能与卟啉病的急性发作有关，不宜应用于卟啉病患者。

肾损伤 5名应用血液透析维持治疗的患者发生了由氟西泮和地西泮导致的脑病[1]。

1. Taclob L, Needle M. Drug-induced encephalopathy in patients on maintenance haemodialysis. *Lancet* 1976; **ii:** 704–5.

药物相互作用

参见地西泮，第960页。

药动学

氟西泮易经胃肠道吸收。口服给药后30～60min，血浆药物浓度达峰值。该药经广泛的首关代谢，主要以结合型代谢产物的形式从尿液中排出。主要的活性代谢产物是*N*-脱烷基氟西泮，有报道称该代谢产物的半衰期可达47～100h或更长，可以通过胎盘屏障。

代谢 在一项研究[1]中，4名健康男性受试者每日应用30mg氟西泮，持续2周时间。在单次用药后，血液中出现了一种羟乙基代谢产物。血中主要代谢产物*N*-脱烷基氟西泮的半衰期在47～100h。7～8天后药物达到稳态浓度，并且是第一天浓度的5～6倍。另一项在3名患者中进行的研究显示，氟西泮的一些代谢可以发生在小肠黏膜[2]。

1. Kaplan SA, *et al.* Blood level profile in man following chronic oral administration of flurazepam hydrochloride. *J Pharm Sci* 1973; **62:** 1932–5.
2. Mahon WA, *et al.* Metabolism of flurazepam by the small intestine. *Clin Pharmacol Ther* 1977; **22:** 228–33.

用途和用法

氟西泮属于长效苯二氮䓬类药物，总体性质与地西泮（第963页）相似。用作催眠药用于失眠（第930页）的短期治疗。在美国，氟西泮以双盐酸化合物的形式给药，剂量以盐的形式表达，30mg二盐酸氟西泮约与25.3mg氟西泮等效。口服用药剂量为15～30mg，夜间服用。在英国，氟西泮以单盐酸化合物的形式给药，但是剂量以碱基的形式表达，32.8mg单盐酸氟西泮约与30mg氟西泮等效。口服剂量为与15～30mg氟西泮等效的药物，夜间服用。

对老年或体弱患者，建议最大初始剂量为15mg。

制剂

BP 2010: Flurazepam Capsules;
USP 33: Flurazepam Hydrochloride Capsules.

专利制剂

Austria: Staurodorm†; **Belg.:** Staurodorm; **Braz.:** Dalmadorm; **Canad.:** Dalmane; Novo-Flupam; Som-Pam; Somnol; **Ger.:** Dalmadorm; Staurodorm Neu; **Gr.:** Dalmadorm; **Hong Kong:** Dalmadorm; **India:** Fluraz; **Indon.:** Dalmadorm; **Irl.:** Dalmane; Dalmapam; **Ital.:** Dalmadorm; Felison; Flunox; Remdue; Valdorm; **Jpn:** Benozil; **Neth.:** Dalmadorm; **Port.:** Dalmadorm; Morfex; **S.Afr.:** Dalmadorm; **Singapore:** Dalmadorm; **Spain:** Dormodor; **Switz.:** Dalmadorm; **Thai.:** Dalmadorm†; **UK:** Dalmane; **USA:** Dalmane; **Venez.:** Fluralema.

Fluspirilene (*BAN*, *USAN*, *rINN*) 氟司必林

Fluspirileeni; Fluspirilen; Fluspirilenas; Fluspirilène; Fluspirileno; Fluspirilenum; McN-JR-6218; R-6218. 8-[4,4-Bis(4-fluorophenyl)butyl]-1-phenyl-1,3,8-triazaspiro[4.5]decan-4-one.

Флуспирилен

$C_{29}H_{31}F_2N_3O$ = 475.6.

CAS — 1841-19-6.

ATC — N05AG01.

ATC Vet — QN05AG01.

UNII — C5QA4GLR9M.

Pharmacopoeias. In *Eur.* (see p.vii).

Ph. Eur. 6. 8 (Fluspirilene) 白色或类白色粉末。具多晶型。几乎不溶于水；微溶于乙醇；可溶于二氯甲烷。避光保存。

简介

氟司必林是一种二苯丁基哌啶类抗精神病药，性质大体上与酚噻嗪类药物氯丙嗪（第940页）相似。相比之下不易导致镇静。曾以深度肌内注射的形式用于治疗精神分裂症（见下文）等精神病。常用的初始剂量是深度肌内注射每周达 2mg，根据患者的反应增加剂量。常用维持剂量从每周 1mg 到 10mg 不等，但是在个别情况下也可用到更高的剂量。

不良反应 参考文献如下。

1. McCreadie RG, *et al.* Probable toxic necrosis after prolonged fluspirilene administration. *BMJ* 1979; **1:** 523–4.

精神分裂症 一篇系统性综述发现，应用长效氟司必林代替口服氯丙嗪或其他长效抗精神病药治疗精神分裂症（第 928 页）的做法缺乏证据支持[1]。

1. Abhijnhan A, *et al.* Depot fluspirilene for schizophrenia. Available in The Cochrane Database of Systematic Reviews; Issue 1. Chichester: John Wiley; 2007 (accessed 18/03/08).

制剂

专利制剂

Arg.: Imap; ***Belg.:*** Imap; ***Cz.:*** Imap†; ***Ger.:*** Fluspi; Imap; ***Neth.:*** Imap.

Gepirone Hydrochloride (*USAN*, *rINNM*) 盐酸吉哌隆

BMY-13805-1; Gépirone, Chlorhydrate de; Gepironi Hydrochloridum; Hidrocloruro de gepirona; MJ-13805-1; Org-33062 (gepirone). 3,3-Dimethyl-*N*-{4-[4-(2-pyrimidinyl)-1-piperazinyl]-butyl}glutarimide hydrochloride.

Гепирона Гидрохлорид

$C_{19}H_{29}N_5O_2,HCl$ = 395.9.

CAS — 83928-76-1 (gepirone); 83928-66-9 (gepirone hydrochloride).

ATC — N06AX19.

ATC Vet — QN06AX19.

UNII — 80C9L8EP6V.

(gepirone)

简介

吉哌隆在结构上与丁螺环酮（第937页）相关。已经对其盐酸盐进行研究以用于治疗抑郁症和焦虑障碍。

作用 吉哌隆是血清素（5-羟色胺，5-HT）受体亚型 $5-HT_{1A}$ 的部分激动剂。有关该药的作用和潜在用途的内容，见丁**螺环酮**，第938页。

1. Feiger AD, *et al.* Gepirone extended-release: new evidence for efficacy in the treatment of major depressive disorder. *J Clin Psychiatry* 2003; **64:** 243–9.
2. Robinson DS, *et al.* A review of the efficacy and tolerability of immediate-release and extended-release formulations of gepirone. *Clin Ther* 2003; **25:** 1618–33.
3. Amsterdam JD, *et al.* Sustained efficacy of gepirone-IR in major depressive disorder: a double-blind placebo substitution trial. *J Psychiatr Res* 2004; **38:** 259–65.
4. Alpert JE, *et al.* Gepirone extended-release treatment of anxious depression: evidence from a retrospective subgroup analysis in patients with major depressive disorder. *J Clin Psychiatry* 2004; **65:** 1069–75.
5. Keller MB, *et al.* Relapse prevention with gepirone ER in outpatients with major depression. *J Clin Psychopharmacol* 2005; **25:** 79–84.
6. Bielski RJ, *et al.* Gepirone extended-release in the treatment of adult outpatients with major depressive disorder: a double-blind, randomized, placebo-controlled, parallel-group study. *J Clin Psychiatry* 2008; **69:** 571–7.

Glutethimide (*BAN*, *rINN*) 格鲁米特

Glutéthimide; Glutethimidum; Glutetimid; Glutetimida; Glutetimide; Glutetimidi. 2-Ethyl-2-phenylglutarimide; 3-Ethyl-3-phenylpiperidine-2,6-dione.

Глутетимид

$C_{13}H_{15}NO_2$ = 217.3.

CAS — 77-21-4.

ATC — N05CE01.

ATC Vet — QN05CE01.

UNII — C8I4BVN78E.

俗名 以下术语已用作各种形式格鲁米特的“俗名”（第vii页）或俚语：

Cb; Cd; CIBAs; D; Doors; G. b. s; Goofers; King Kong pius。

简介

格鲁米特是一种哌啶二酮类镇静催眠药，性质广泛类似于巴比妥类药物（见**异戊巴比妥**，第933页）。该药具有抗毒蕈碱作用。曾经用于失眠的短期治疗，但是早已被其他药物取代。

滥用 格鲁米特存在与可待因联合滥用的危险，关于这一危险的警告被称作“loads”[1]。

1. Sramek JJ, Khajawall A. "Loads". *N Engl J Med* 1981; **305:** 231.

卟啉病 格鲁米特可能与卟啉病的急性发作有关，不宜用于卟啉病患者。

妊娠 一项研究显示，16 例曾通过服用口服大量（1～15g）格鲁米特自杀的母亲所生婴儿，其先天畸形概率没有增加。

1. Petik D, *et al.* A study of the effects of large doses of glutethimide that were used for self-poisoning during pregnancy on human fetuses. *Toxicol Ind Health* 2008; **24:** 69–78.

制剂

多组分制剂 ***Hung.:*** Tardyl†.

Halazepam (*BAN*, *USAN*, *rINN*) 哈拉西泮

Halatsepaami; Halazépam; Halazepamum; Sch-12041. 7-Chloro-1,3-dihydro-5-phenyl-1-(2,2,2-trifluoroethyl)-1,4-benzodiazepin-2-one.

Галазепам

$C_{17}H_{12}ClF_3N_2O$ = 352.7.

CAS — 23092-17-3.

ATC — N05BA13.

ATC Vet — QN05BA13.

UNII — 320YC168LF.

简介

哈拉西泮是一种苯二氮䓬类药物，总体性质与地西泮（第957页）相似。曾以口服给药的方式用于焦虑障碍（第925页）的短期治疗，常用剂量为每次 20～40mg，每 6～8h 1 次。

制剂

专利制剂

Port.: Pacinone; ***Spain:*** Alapryl.

Haloperidol (*BAN*, *USAN*, *rINN*) 氟哌啶醇

Aloperidolo; Halopéridol; Haloperidoli; Haloperidolis; Haloperidolum; McN-JR-1625; R-1625. 4-[4-(4-Chlorophenyl)-4-hydroxypiperidino]-4′-fluorobutyrophenone.

Галоперидол

$C_{21}H_{23}ClFNO_2$ = 375.9.

CAS — 52-86-8.

ATC — N05AD01.

ATC Vet — QN05AD01.

UNII — J6292F8L3D.

Pharmacopoeias. In *Chin.*, *Eur.* (see p.vii), *Int.*, *Jpn*, *Pol.*, *US*, and *Viet.*

Ph. Eur. 6. 8 (Haloperidol) 白色或类白色的粉末。几乎不溶于水；微溶于乙醇、二氯甲烷和甲醇。避光。

USP 33 (Haloperidol) 白色至微黄色无定形的或微晶性的粉末。几乎不溶于水；溶于乙醇（1∶60），溶于氯仿（1∶15），溶于乙醚（1∶200）。饱和溶液用石蕊检测呈中性。贮藏于密闭容器中。避光。

稀释 见下文**配伍禁忌**。

配伍禁忌 把氟哌啶醇（乳酸氟哌啶醇）溶于 0.9%的氯化钠注射液中，当最终的氟哌啶醇浓度大于或等于 1mg/ml 时，将形成沉淀[1]。

据报道，未稀释的氟哌啶醇注射液（5mg/ml）与肝素钠（溶解于 0.9%氯化钠注射液或 5%葡萄糖注射液）[2]、硝普钠（溶解于 5%葡萄糖注射液）[1]、头孢美唑钠[3]和苯海拉明[4]不能配伍。将相同体积的浓度为 10μg/ml 的莫拉司亭和浓度为 200μg/ml 的氟哌啶醇（乳酸氟哌啶醇）混合后，在第 4 小时会出现沉淀[5]。

1. Outman WR, Monolakis J. Visual compatibility of haloperidol lactate with 0.9% sodium chloride injection or injectable critical-care drugs during simulated Y-site injection. *Am J Hosp Pharm* 1991; **48:** 1539–41.
2. Solomon DA, Nasinnyk KK. Compatibility of haloperidol lactate and heparin sodium. *Am J Hosp Pharm* 1982; **39:** 843–4.
3. Hutchings SR, *et al.* Compatibility of cefmetazole sodium with commonly used drugs during Y-site delivery. *Am J Health-Syst Pharm* 1996; **53:** 2185–8.
4. Ukhun IA. Compatibility of haloperidol and diphenhydramine in a hypodermic syringe. *Ann Pharmacother* 1995; **29:** 1168–9.
5. Trissel LA, *et al.* Visual compatibility of sargramostim with selected antineoplastic agents, anti-infectives, or other drugs during simulated Y-site injection. *Am J Hosp Pharm* 1992; **49:** 402–6.

稳定性 联合使用苯甲醇和香草醛能够避免氟哌啶醇被光降解[1]。

1. Thoma K, Klimek R. Photostabilisation of drugs in dosage forms without protection from packaging materials. *Int J Pharmaceutics* 1991; **67:** 169–75.

Haloperidol Decanoate (*BANM*, *USAN*, *rINNM*) 氟哌啶醇癸酸酯

Decanoato de haloperidol; Halopéridol, décanoate d'; Haloperidoldekanoat; Haloperidol-dekanoát; Haloperidoli decanoas; Haloperidolidekanoaatti; Haloperidolio dekanoatas; R-13672.

Галоперидола Деканоат

$C_{31}H_{41}ClFNO_3$ = 530.1.

CAS — 74050-97-8.

ATC — N05AD01.

ATC Vet — QN05AD01.

UNII — AC20PJ4101.

Pharmacopoeias. In *Eur.* (see p.vii) and *US.*

Ph. Eur. 6. 8 (Haloperidol Decanoate) 白色或类白色的粉末。熔点大约是 42℃。几乎不溶于水；易溶于乙醇、二氯甲烷和甲醇。在 25℃以下的环境贮藏。避光。

USP 33 (Haloperidol Decanoate) 白色或类白色的粉末。几乎不溶于水；易溶于乙醇、甲醇和二氯甲烷。贮藏于密闭容器中。避光。

不良反应、处置和注意事项

参见**氯丙嗪**，第941页。氟哌啶醇引起镇静、低血压或抗毒蕈碱效应的可能性较小，但发生锥体外系反应的比例较高。氟哌啶醇应用于儿童和青少年患者时应非常小心，因为他们出现严重肌张力障碍的风险可能更大，而甲状腺功能亢进症患者可能也存在更大的风险。高剂量或胃肠外使用氟哌啶醇，特别是静脉用药时，QT 间期延长和（或）室性心律失常的风险可能增加。

哺乳 American Academy of Pediatrics[1]认为，对正在哺乳的母亲使用氟哌啶醇是值得关注的问题，因为已有报道指出，母乳喂养的婴儿的发育评分降低。而注册药

品信息也有在母乳喂养婴儿中产生锥体外系反应的个案报道。

据报道，连续 6 天给予平均剂量为每日 30mg 的氟哌啶醇后，该母亲乳汁中氟哌啶醇的浓度是 5ng/ml，在第 12 天，给予 12mg 的氟哌啶醇，9h 后乳汁中的药物浓度是 2ng/ml[2]。

1. American Academy of Pediatrics. The transfer of drugs and other chemicals into human milk. *Pediatrics* 2001; **108:** 776–89. [Retired May 2010] Correction. *ibid.*; 1029. Also available at: http://aappolicy.aappublications.org/cgi/content/full/pediatrics%3b108/3/776 (accessed 28/04/04)
2. Stewart RB, *et al.* Haloperidol excretion in human milk. *Am J Psychiatry* 1980; **137:** 849–50.

惊厥 作为一种抗精神病药，氟哌啶醇适用于有癫痫发作风险的患者，见第941页。

对肝脏的影响 一名 15 岁男性在使用氟哌啶醇和甲磺酸苯扎托品 4 周后出现了肝功能障碍，表现为黄疸和嗜酸性粒细胞增多[1]。2 周后停药，一部分症状持续了 28 个月。可能是药物诱发的过敏反应，氟哌啶醇是最有可能的致敏原因，但氟哌啶醇引起的肝损伤较为罕见。

1. Dincsoy HP, Saelinger DA. Haloperidol-induced chronic cholestatic liver disease. *Gastroenterology* 1982; **83:** 694–700.

过量 过量给予氟哌啶醇后，儿童出现的症状包括可预料到的不良反应，如困倦、坐立不安、混乱、显著的锥体外系症状和低体温[1,2]和未曾预料的反应，如心动过缓（可能继发于低体温）[1]和晚发的严重高血压[3]。

对于成人，过量给药可致尖端扭转型室性心动过速（详见**氯丙嗪**项下**对心血管系统的影响**，第941页）。

1. Scialli JVK, Thornton WE. Toxic reactions from a haloperidol overdose in two children: thermal and cardiac manifestations. *JAMA* 1978; **239:** 48–9.
2. Sinaniotis CA, *et al.* Acute haloperidol poisoning in children. *J Pediatr* 1978; **93:** 1038–9.
3. Cummingham DG, Challapalli M. Hypertension in acute haloperidol poisoning. *J Pediatr* 1979; **95:** 489–90.

卟啉病 虽然关于生卟啉作用的实验室证据是不一致的，但还是认为，卟啉病患者使用氟哌啶醇是不安全的。

腹膜后纤维变性 一名 45 岁的女性每日使用 5～15mg 的氟哌啶醇，持续了 8 年，出现了梗阻性尿路病[1]。在此期间她也使用了苯扎托品，并且在前 5 年使用了氯丙嗪和氟奋乃静。作出了腹膜后纤维变性的诊断并暂时认为其发生与长期的抗精神病药治疗有关。

1. Jeffries JJ, *et al.* Retroperitoneal fibrosis and haloperidol. *Am J Psychiatry* 1982; **139:** 1524–5.

中毒性脑病 有一则关于高剂量静脉使用氟哌啶醇后可能出现中毒性脑病的报道[1]，该患者有双相障碍和脑血管意外的病史，用静脉给药的方式给予剂量逐渐递增的氟哌啶醇（每日最多 270mg）以控制手术后兴奋。在停用氟哌啶醇 8 天后脑病的问题得到解决。

1. Maxa JL, *et al.* Possible toxic encephalopathy following high-dose intravenous haloperidol. *Ann Pharmacother* 1997; **31:** 736–7.

药物相互作用

参见**氯丙嗪**，第945页。氟哌啶醇经多种途径代谢，包括细胞色素酶 P450 系统，特别是同工酶 CYP3A4 和 CYP2D6。因此，氟哌啶醇与其他能诱导或抑制这些酶或者是经这些酶代谢的药物有潜在的药物相互作用，导致氟哌啶醇浓度改变。当使用这些药物时，氟哌啶醇的剂量可能需要调整。氟哌啶醇自身是 CYP2D6 的抑制剂，能够抑制三环类抗抑郁药的代谢从而增加其血浆浓度。

对正在接受锂治疗的患者使用氟哌啶醇必须极度谨慎，因为已有报道指出，合并使用这两种药后出现了脑病综合征（第381页）。

药动学

氟哌啶醇经口服后容易被胃肠道吸收，在肝中代谢，经尿液和通过胆汁经粪便排出体外，有证据指出存在肠肝循环。由于存在肝脏的首关代谢，故与肌内注射的给药方式相比，口服给药后的血浆浓度较低。此外，氟哌啶醇的血浆浓度在不同受试者间存在着较大的个体差异。然而，实际上并未发现氟哌啶醇的血浆浓度与其治疗效应之间有强关联。氟哌啶醇的代谢途径包括氧化型 *N*-脱烷基作用，主要是通过细胞色素酶 P450 同工酶 CYP3A4 和 CYP2D6、葡醛酸结合反应，将酮类还原成醇（还原型氟哌啶醇）。代谢物最终与甘氨酸结合。据报道，口服给药后氟哌啶醇的血浆消除半衰期是12～38h。约 92%的氟哌啶醇可与血浆蛋白结合。氟哌啶醇在体内广泛分布（包括母乳），并可通过血脑屏障。

由于氟哌啶醇的癸酸酯在注射部位的吸收非常缓慢，因此适合于长效注射。它可以逐渐地释放人血液，然后快速水解成氟哌啶醇。

1. Kudo S, Ishizaki T. Pharmacokinetics of haloperidol: an update. *Clin Pharmacokinet* 1999 **37:** 435–56.

代谢产物 关于氟哌啶醇的还原代谢产物的临床疗效，目前有很多争论[1,2]，虽然它的活性比母体的活性低得多，但是有一些证据显示，还原氟哌啶醇可再氧化成氟哌啶醇[1～3]。一些研究指出，对氟哌啶醇治疗无效的患者，其血浆中还原氟哌啶醇和氟哌啶醇的比值是升高的，而另一些研究者则报道了相反的发现[2]。在尿中检测到氧化氟哌啶醇产生的吡啶代谢产物，担心它们可能以类似 MPTP（见**帕金森综合征**，第763页）——一种可诱发不可逆帕金森综合征的混合物——的方式毒害神经[4]。

1. Sramek JJ, *et al.* Neuroleptic plasma concentrations and clinical response: in search of a therapeutic window. *Drug Intell Clin Pharm* 1988; **22:** 373–80.
2. Froemming JS, *et al.* Pharmacokinetics of haloperidol. *Clin Pharmacokinet* 1989; **17:** 396–423.
3. Chakraborty BS, *et al.* Interconversion between haloperidol and reduced haloperidol in healthy volunteers. *Eur J Clin Pharmacol* 1989; **37:** 45–8.
4. Eyles DW, *et al.* Quantitative analysis of two pyridinium metabolites of haloperidol in patients with schizophrenia. *Clin Pharmacol Ther* 1994; **56:** 512–20.

治疗药物监测 测量头发中氟哌啶醇或还原氟哌啶醇的浓度是一种有用的监测方法[1,2]。已经对氟哌啶醇的血浆浓度和其治疗精神分裂症的效果之间存在的任何关系的证据进行了讨论[3]。

1. Uematsu T, *et al.* Human scalp hair as evidence of individual dosage history of haloperidol: method and retrospective study. *Eur J Clin Pharmacol* 1989; **37:** 239–44.
2. Matsuno H, *et al.* The measurement of haloperidol and reduced haloperidol in hair as an index of dosage history. *Br J Clin Pharmacol* 1990; **29:** 187–94.
3. Ulrich S, *et al.* The relationship between serum concentration and therapeutic effect of haloperidol in patients with acute schizophrenia. *Clin Pharmacokinet* 1998; **34:** 227–63.

用途和用法

氟哌啶醇属于丁酰苯类药物，性质大体上与酚噻嗪类的氯丙嗪（第964页）相似。它是一种抗精神病药，作用与有哌嗪侧链的酚噻嗪类很相似。

氟哌啶醇用于治疗包括精神分裂症（见下文）和躁狂（见**双相障碍**，第351页）在内的各种精神疾病、行为紊乱（第927页）、Tourette 综合征和严重的抽搐（见下文）、难治性呃逆（第947页）以及严重的焦虑（第925页），包括重症监护（第929页）或姑息治疗中需要安静患者的镇静。由于氟哌啶醇具有止吐作用，它也用于治疗各种原因引起的恶心和呕吐（第1622页）。

氟哌啶醇通常是通过口服给药或以碱基的形式注射给药或以长效癸酸酯的形式肌内注射给药。一些氟哌啶醇制剂是以乳酸为辅助制备的，可能含有氟哌啶醇乳酸酯。剂量是以氟哌啶醇的等值量来表达的。141mg 的氟哌啶醇癸酸酯相当于约 100mg 的氟哌啶醇。老人或虚弱的患者应减量，通常起始剂量是普通成人剂量的一半。而对青少年，也建议使用剂量范围内的低限剂量。儿童使用剂量，详见下文。

治疗**精神病**以及相关的行为障碍，通常的口服起始剂量是每次 0.5～5mg，每日 2～3 次。对严重的或难治的精神病，在英国，推荐每日最高剂量为 30mg，在美国，剂量可达到每日 100mg，但每日用药剂量超过 100mg 则很罕见。根据患者的反应，应逐渐减少药物的用量。维持剂量低至每日 3～10mg 可能已足够。

为了控制急性精神病状态，可采用肌内注射 2～10mg 氟哌啶醇的方法，尽管给药间隔 4～8h 可能已足够，但如果症状难以控制，可以接下来每小时给药，直到症状得到控制，每日最大剂量 18mg。紧急控制极度紊乱时，推荐肌内注射的起始剂量不要超过 18mg，而给药方式也可以采用静脉途径。

对于病情已经稳定的采用口服方式并需要长期治疗的患者，可采用深部肌内注射的方式给予长效氟哌啶醇癸酸酯。通常的起始剂量相当于口服氟哌啶醇的总日剂量 10～20 倍，最大剂量 100mg，如果需要的起始剂量超过了 100mg，那么超过的那部分药物应该在之后的 3～7 天给予。以后的给药通常是每 4 周给一次，剂量可以 50mg 逐步增加，一直到 300mg 或更多，而剂量和给药间隔都应该根据患者的需要进行调整。

对于治疗**恶心和呕吐**，可肌内注射 0.5～2mg 的氟哌啶醇。如果仅仅是为了姑息治疗，可每日 1～2 次口服 1.5mg 的氟哌啶醇或必要时可增加至每日 5～10mg，分次服用，或者 24h 经由注射器驱动器皮下输注 2.5～10mg。静脉途径也可用。

治疗 **Tourette 综合征**和严重的**抽搐**，建议口服起始剂量是每次 0.5～1.5mg，每日 3 次。尽管服药剂量个体间差异较大，应谨慎地调整药物剂量以获得最佳疗效，但治疗 Tourette 综合征，剂量最多大约为每日 30mg，对大多数患者，有效维持剂量为 4mg。

治疗难治性**呃逆**，推荐口服剂量是每次 1.5mg，每日 3 次，应根据反应进行调整。

短期治疗严重的**焦虑障碍**，可每日 2 次口服 500μg 作为辅助治疗。

在姑息治疗中，可每 8h 口服 1～3mg 的氟哌啶醇来治疗**坐立不安和混乱**。也可以采用 24h 皮下输注 5～15mg 的方法。

儿童用法 在英国，治疗儿童**精神分裂症和行为紊乱**，氟哌啶醇口服维持剂量为每日 25～50μg/kg，分 2 次服用。在美国，对于 3～12 岁、体重在 15～40kg 的儿童，其口服剂量范围更高，为每次 50～150μg/kg。在英国，每日推荐最高剂量为 10mg，在美国，注册药品信息称，没有证据支持每日剂量超过 6mg 能改善行为异常。

尽管没有被批准用于姑息治疗时治疗**恶心和呕吐**，*BNFC 2010/11* 建议，对于 1 月龄～12 岁的婴儿和儿童，每 24h 可用 25～85μg/kg 的氟哌啶醇持续皮下注射。对于年长儿童，每 24h 可以给予 1.5～5mg 药物，或者夜间给予 1.5mg，必要时增加至每日 2 次，每次 1.5mg，每日最高剂量 5mg。也可以静脉用药。

在英国，治疗儿童 **Tourett 综合征**和严重**抽搐**时，氟哌啶醇每日维持剂量最高为 10mg。或者，*BNFC 2010/11* 建议，对于 5～12 岁患儿，可口服给予12.5～25μg/kg，每日 2 次，根据效果调节剂量。年长儿童可给予每日 3 次，每次 1.5mg 氟哌啶醇。在美国，对于 3～12岁、体重在15～40kg 的儿童，口服剂量为每日 50～75μg/kg。

在姑息治疗时，*BNFC 2010/11* 建议，氟哌啶醇治疗**坐立不安和混乱**时，口服剂量为每次 10～20μg/kg，每 8～12h 用药 1 次。

投掷症 阻断多巴胺的抗精神病药（如氟哌啶醇）有时候也可用于治疗症状严重的投掷症（第926页）患者。

舞蹈症 各种舞蹈症的治疗讨论中提到了使用氟哌啶醇，见第926页。

肌张力障碍 抗精神病药（如酚噻嗪类、氟哌啶醇或匹莫齐特）治疗对其他药物无效的特发性肌张力障碍（第779页）的患者往往有效。但是这种效果是非特异性的，在治疗机张力障碍的同时增加发生药源性锥体外系不良反应的风险（见**氯丙嗪**的**不良反应**项下**锥体外系障碍**，第943页）。

精神分裂症 一项对氟哌啶醇治疗精神分裂症（见第928页）的系统性综述[1,2]指出，尽管使用氟哌啶醇锥体外系不良反应发生率较高，其治疗效果与氯丙嗪相似。较早的系统性综述[3]指出，没有证据显示对于不复杂的急性精神分裂症患者，氟哌啶醇每日剂量超过 7.5mg，其效果增加。

1. Joy CB, *et al.* Haloperidol versus placebo for schizophrenia. Available in The Cochrane Database of Systematic Reviews; Issue 4. Chichester: John Wiley; 2006 (accessed 19/03/08).
2. Leucht C, *et al.* Haloperidol versus chlorpromazine for schizophrenia. Available in The Cochrane Database of Systematic Reviews; Issue 1. Chichester: John Wiley; 2008 (accessed 19/03/08).
3. Waraich PS, *et al.* Haloperidol dose for the acute phase of schizophrenia. Available in The Cochrane Database of Systematic Reviews; Issue 2. Chichester: John Wiley; 2002 (accessed 19/03/08).

喷嚏 有报道指出[1]，每日 2 次给予 5mg 的氟哌啶醇后，一名患者的难治性喷嚏得到了控制。在停止治疗后 5 周，症状复发，再次给予 5mg 氟哌啶醇，每日 3 次，治疗有效。随后逐步减量后 6 个月内患者没有复发，在以后的 6 个月没有药物治疗，患者仍保持着康复状态。

1. Davison K. Pharmacological treatment for intractable sneezing. *BMJ* 1982; **284:** 1163–4.

口吃 口吃是一种影响说话流利性的病症。发育上的口吃常常在幼童时期出现，并且男孩比女孩更多见。虽然一些儿童的口吃可能在仅仅数月就会消失，但在其他的一些儿童中，它也可能变成一种慢性的长期状态。起病于成人期的口吃更加罕见，可能是神经学创伤的结果。口吃也可能是药物诱导的。虽然通过加强言语训练，口吃的情况可能得到很大的改善，但其他形式的治疗（如催眠、心理疗疗、咨询和药物治疗）的疗效常常难以令人信服[1]。虽然已有很多药物用于治疗口吃，但一篇文献综述[2]指出，目前还缺乏疗效方面足够的研究。氟哌啶醇被认为是经过了很好研究的药物，在一些双盲的安慰剂对照研究中证实了其疗效。然而，虽然大多数患者需要持续使用氟哌啶醇来维持疗效，但由于其不良反应，几乎没有人这么做。尽管用药后个别患者的情况有显著的改善，但在大体上，双盲研究无法证实关于 β 受体阻滞药和钙通道阻滞药这类药物疗效的报道。其他的已被研究且可能有效的药物包括氯米帕明[3]、SSRIs[4]和非典型抗精神病药[4]（如奥氮平和利培酮），福莫特罗局部麻醉药和注射肉毒杆菌毒素也已试用。

1. Andrews G, *et al.* Stuttering. *JAMA* 1988; **260:** 1445.
2. Brady JP, *et al.* The pharmacology of stuttering: a critical review. *Am J Psychiatry* 1991; **148:** 1309–16.
3. Gordon CT, *et al.* A double-blind comparison of clomipramine and desipramine in the treatment of developmental stuttering. *J Clin Psychiatry* 1995; **56:** 238–42.
4. Costa D, Kroll R. Stuttering: an update for physicians. *Can Med Assoc J* 2000; **162:** 1849–55.

味觉障碍 关于使用氟哌啶醇治疗味觉障碍可参见氯丙嗪，第948页。

Tourette 综合征 很多 Tourette 综合征（第927页）的患者不需要药物治疗，但是当需要治疗时，最常使用的是有抗多巴胺作用的（如抗精神病药氟哌啶醇或匹莫齐特）。它们常常能减少抽搐发作的频度和严重度，并且可能会改善与其伴随的任何行为紊乱。然而，就疗效或不良反应而言，还没有证据能清楚地指出哪种药更具有优越性[1,2]。由于存在急性和长期不良反应的可能性，所以推荐给药剂量应尽可能低，治疗的目的不是必须完全地控制症状。药物治疗常常在使用数年后停用。

1. Shapiro E, *et al.* Controlled study of haloperidol, pimozide, and placebo for the treatment of Gilles de la Tourette's syndrome. *Arch Gen Psychiatry* 1989; **46:** 722–30.
2. Sallee FR, *et al.* Relative efficacy of haloperidol and pimozide in children and adolescents with Tourette's disorder. *Am J Psychiatry* 1997; **154:** 1057–62.

制剂

BP 2010: Haloperidol Capsules; Haloperidol Injection; Haloperidol Oral Solution; Haloperidol Tablets; Strong Haloperidol Oral Solution;
USP 33: Haloperidol Injection; Haloperidol Oral Solution; Haloperidol Tablets.

专利制剂

Arg.: Enabran; Halopidol; Halozen†; Limerix; Neupram; ***Austral.:*** Haldol; Serenace; ***Austria:*** Haldol; ***Belg.:*** Haldol; ***Braz.:*** Decan Haloper; Haldol; Halo; Haloper; Loperidol; Uni Haloper; ***Canad.:*** Novo-Peridol; ***Chile:*** Alternus; Haldol; ***Denm.:*** Serenase; ***Fin.:*** Serenase; ***Fr.:*** Haldol; ***Ger.:*** Haldol; Haloper; Sigaperidol†; ***Gr.:*** Aloperidin; Ovocterol; Sevium; ***Hong Kong:*** Haldol; Serenace; ***India:*** Cizoren; Serenace; ***Indon.:*** Dores†; Govotil; Haldol; Lodomer; Serenace; ***Irl.:*** Haldol; Serenace; ***Israel:*** Haldol; Haloper; Pericate; Peridor; ***Ital.:*** Haldol; Serenase; ***Malaysia:*** Avant†; Manace; ***Mex.:*** Haldol; Haloperil; Hispadol; Kepsidol; Pulsit; ***Neth.:*** Haldol; ***Norw.:*** Haldol; ***NZ:*** Haldol; Serenace; ***Philipp.:*** Haldol; Seredol; Serenace; ***Pol.:*** Decaldol; ***Port.:*** Haldol; Serenelfi†; ***Rus.:*** Haloper (Галопер); Senorm (Сенорм); ***S.Afr.:*** Serenace; ***Singapore:*** Serenace; ***Swed.:*** Haldol; ***Switz.:*** Haldol; Sigaperidol†; ***Thai.:*** H-Tab; Haldol; Halo-P; Halomed; Halopol; Haricon; Haridol; Perida; Polyhadon; Schizopol†; Tensidol†; ***Turk.:*** Leptol; Norodol; Sedaperidol; ***UK:*** Dozic; Haldol; Serenace; ***USA:*** Haldol; ***Venez.:*** Haldol; Tiplac.

多组分制剂 ***Fr.:*** Vesadol†.

Haloxazolam (*rINN*) 卤沙唑仑

Haloxazolamum. 10-Bromo-11b-(2-fluorophenyl)-2,3,7,11b-tetrahydrooxazolo[3,2-*d*][1,4]benzodiazepin-6(5*H*)-one.

Галоксазолам

$C_{17}H_{14}BrFN_2O_2$ = 377.2.
CAS — 59128-97-1.
UNII — M448L2V8XP.

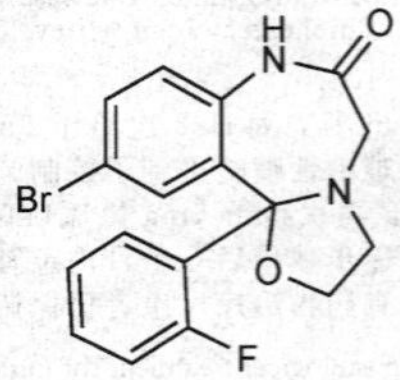

Pharmacopoeias. In *Jpn.*

简介

卤沙唑仑是一种苯二氮䓬类药物，性质大体上与地西泮（第957页）相似。它作为一种催眠药，通过口服的方式，用于失眠的短期治疗。

Hexobarbital (*BAN*, *rINN*) 海索比妥

Enhexymalum; Enimal; Heksobarbitaali; Heksobarbitalis; Hexobarbitál; Hexobarbitalum; Hexobarbitone; Methexenyl; Methylcyclohexenylmethyl-barbitursäure; Methylhexabarbital. 5-(Cyclohex-1-enyl)-1,5-dimethylbarbituric acid.

Гексобарбитал

$C_{12}H_{16}N_2O_3$ = 236.3.
CAS — 56-29-1.
ATC — N01AF02; N05CA16.
ATC Vet — QN01AF02; QN05CA16.
UNII — AL8Z8K3P6S.

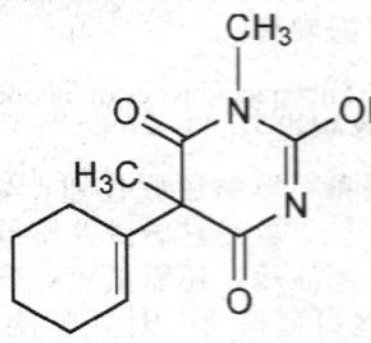

注：名称 ciclobarbital（见环己巴比妥，第956页）有时候也被用于海索比妥。

Pharmacopoeias. In *Eur.* (see p.vii).

Ph. Eur. 6. 8（Hexobarbital） 一种白色或类白色结晶性粉末。极微溶于水；略溶于乙醇。与碱金属氢氧化物和碳酸盐以及与氨水可形成水溶性复合物。

Hexobarbital Sodium (*BANM*, *rINNM*) 海索比妥钠

Enhexymalnatrium; Hexenalum; Hexobarbital sódico; Hexobarbital Sodique; Hexobarbitalum Natricum; Hexobarbitone Sodium; Natrii Hexobarbitalum; Sodium Hexobarbital; Soluble Hexobarbitone. Sodium 5-(cyclohex-1-enyl)-1,5-dimethylbarbiturate.

Натрий Гексобарбитал

$C_{12}H_{15}N_2NaO_3$ = 258.2.
CAS — 50-09-9.
ATC — N01AF02; N05CA16.
ATC Vet — QN01AF02; QN05CA16.
UNII — I788X867K7.

简介

海索比妥是一种巴比妥酸盐，具有异戊巴比妥的一般性质（第933页）。它一直被用作催眠药和镇静药，但是现在不再认为巴比妥类药适合这种用途。

制剂

专利制剂

Hung.: Novopan†.

Iloperidone (*BAN*, *USAN*, *rINN*) 伊潘立酮

HP-873; ILO-522; Iloperidona; Ilopéridone; Iloperidonum. 4′-{3-[4-(6-Fluoro-1,2-benzisoxazol-3-yl)piperidino]propoxy}-3′-methoxyacetophenone.

Илоперидон

$C_{24}H_{27}FN_2O_4$ = 426.5.
CAS — 133454-47-4.
UNII — VPO7KJ050N.

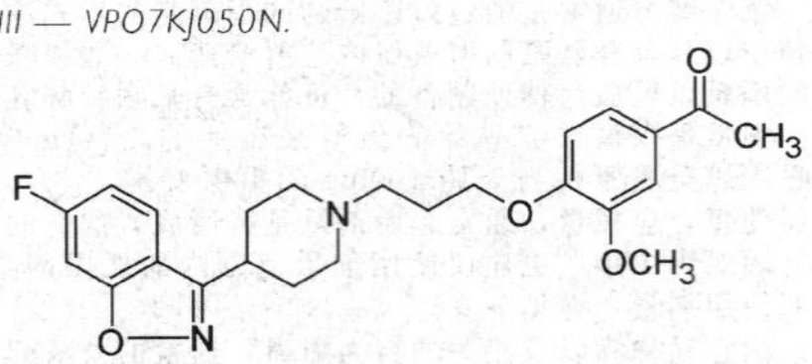

简介

伊潘立酮是一种苯异恶唑衍生的非典型抗精神病药（见第925页），据报道称，它是一种 D_2、5-HT_2、肾上腺（α_1 和 α_2）受体的拮抗药。用于治疗精神分裂症（第928页）时，口服起始剂量为每日2次，每次1mg，在第2～7天分别增加至每日2次，每次2mg、4mg、6mg、8mg、10mg、12mg。目标剂量为每日2次，每次6～12mg。如果停药超过3天，应当重新开始逐渐增加伊潘立酮剂量。

如患者同时服用细胞色素酶 P450 同工酶 CYP2D6 的有效抑制剂（如氟西汀和帕罗西汀）或 CYP3A4 的有效抑制剂（如克拉霉素和酮康唑），伊潘立酮的口服剂量应当减半。

1. Albers LJ, *et al.* Iloperidone: a new benzisoxazole atypical antipsychotic drug—is it novel enough to impact the crowded atypical antipsychotic market? *Expert Opin Invest Drugs* 2008; **17:** 61–75.
2. Potkin SG, *et al.* Efficacy of iloperidone in the treatment of schizophrenia: initial phase 3 studies. *J Clin Psychopharmacol* 2008; **28** (suppl 1): S4–S11.
3. Kane JM, *et al.* Long-term efficacy and safety of iloperidone: results from 3 clinical trials for the treatment of schizophrenia. *J Clin Psychopharmacol* 2008; **28** (suppl 1): S29–S35.

制剂

专利制剂

USA: Fanapt.

Ketazolam (*BAN*, *USAN*, *rINN*) 凯他唑仑

Ketatsolaami; Kétazolam; Ketazolamum; U-28774. 11-Chloro-8,12b-dihydro-2,8-dimethyl-12b-phenyl-4*H*-[1,3]oxazino[3,2-*d*]-[1,4]benzodiazepine-4,7(6*H*)-dione.

Кетазолам

$C_{20}H_{17}ClN_2O_3$ = 368.8.
CAS — 27223-35-4.
ATC — N05BA10.
ATC Vet — QN05BA10.
UNII — 92A214MD7Y.

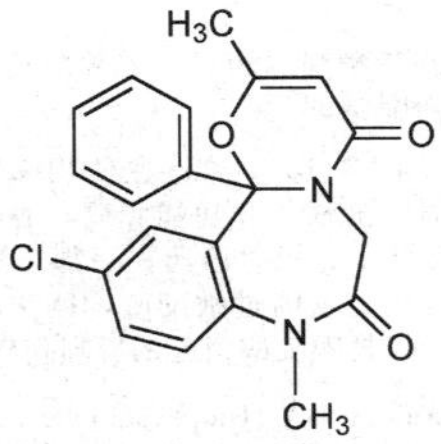

简介

凯他唑仑是一种长效的苯二氮䓬类药物，性质大体上与地西泮（第957页）相似。通过口服给药的方式用于焦虑（第925页）的短期治疗，其常用剂量是每日15～60mg，分次给药或者晚上一次给药。老年人或虚弱的患者可能需要减量服用。

1. Angelini G, *et al.* Ketazolam, a new long-acting benzodiazepine, in the treatment of anxious patients: a multicenter study of 2,056 patients. *Curr Ther Res* 1989; **45:** 294–304.

制剂

专利制剂

Arg.: Ansieten; ***Belg.:*** Solatran†; ***Chile:*** Ansietil; Sedatival; ***Ital.:*** Anseren; ***Port.:*** Unakalm; ***S.Afr.:*** Solatran; ***Spain:*** Marcen; Sedotime; ***Switz.:*** Solatran.

Levomepromazine (*BAN*, *USAN*, *rINN*) 左美丙嗪

CL-36467; CL-39743; Levomepromatsiini; Levomepromazin; Levomepromazina; Lévomépromazine; Levomepromazinum; Methotrimeprazine; RP-7044; SKF-5116; XP-03. (−)-*NN*-Dimethyl-3-(2-methoxyphenothiazin-10-yl)-2-methylpropylamine; 3-(2-Methoxyphenothiazin-10-yl)-2-methylpropyldimethylamine.

Левомепромазин

$C_{19}H_{24}N_2OS$ = 328.5.
CAS — 60-99-1.
ATC — N05AA02.
ATC Vet — QN05AA02.
UNII — 9G0LAW7ATQ.

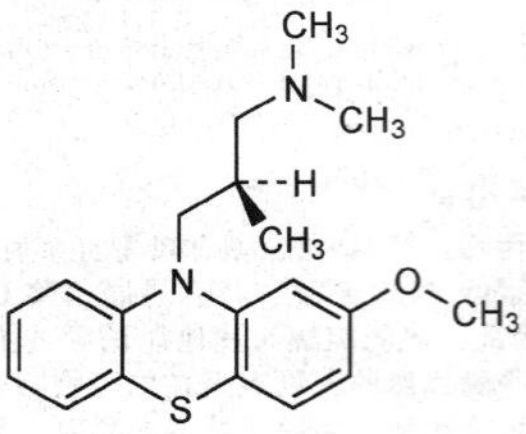

Pharmacopoeias. In *US.* Also in *BP(Vet).*

BP 2010（Levomepromazine） 一种白色或微奶油色的结晶性粉末，无臭，或几乎无臭。几乎不溶于水；微溶于乙醇；易溶于乙醚。避光。

USP 33（Methotrimeprazine） 一种纯白的、几乎无臭的结晶性粉末。可溶于水、乙醇、甲醇（1∶10），溶于氯仿（1∶2）；易溶于乙醚；在25℃时略溶于乙醇，但易溶于煮沸的乙醇。贮藏于25℃，允许的温度范围是15～30℃。避光。

Levomepromazine Hydrochloride (*BANM*, *USAN*, *rINNM*) 盐酸左美丙嗪

Hidrocloruro de levomepromazina; Levomepromatsiinihydrokloridi; Levomepromazin hydrochlorid; Lévomépromazine, chlorhydrate de; Levomepromazin-hidroklorid; Levomepromazinhydroklorid; Levomepromazini hydrochloridum; Levomepromazino hidrochloridas; Lewomepromazyny chlorowodorek; Methotrimeprazine Hydrochloride.

Левомепромазина Гидрохлорид

$C_{19}H_{24}N_2OS,HCl$ = 364.9.
CAS — 4185-80-2; 1236-99-3.

ATC — N05AA02.
ATC Vet — QN05AA02.
UNII — 42BB1Y2586.

Pharmacopoeias. In *Eur.* (see p.vii).

Ph. Eur. 6. 8 (Levomepromazine Hydrochloride) 白色或微黄色轻度易潮的结晶性粉末。暴露于空气和光中会变质。易溶于水和乙醇。贮藏于密闭容器中，避光。

配伍禁忌 据报道，盐酸左美丙嗪与碱性溶液不能配伍。

Levomepromazine Maleate (*BANM, USAN, rINNM*) 马来酸左美丙嗪

Levomepromatsiinimaleaatti; Levomepromazin maleinát; Lévomépromazine, maléate de; Levomepromazini maleas; Levomepromazinmaleat; Levomepromazin-maleát; Levomepromazinc maleatas; Lewomepromazyny maleinian; Maleato de levomepromazina; Methotrimeprazine Hydrogen Maleate; Methotrimeprazine Maleate.

Левомепромазина Малеат

$C_{19}H_{24}N_2OS,C_4H_4O_4$ = 444.5.
CAS — 7104-38-3.
ATC — N05AA02.
ATC Vet — QN05AA02.
UNII — 5KN5Y9V01K.

Pharmacopoeias. In *Eur.* (see p.vii) and *Jpn.*

Ph. Eur. 6. 8 (Levomepromazine Maleate) 白色或微黄色结晶性粉末。当暴露于空气和光时会变质。微溶于水和乙醇；略溶于二氯甲烷。在水中 2%分散相的上清液 pH 值为 3.5～5.5。避光。

不良反应、处置和注意事项

参见**氯丙嗪**，第941页，但其镇静作用更强，也可见**抗组胺药的不良反应**，第534页。

左美丙嗪可能会导致严重的体位性低血压，起始剂量较高的患者、超过 50 岁的患者以及采用注射给药方式的患者，应该平躺。儿童对左美丙嗪引起的低血压和镇静效应非常敏感。

药物相互作用

参见**氯丙嗪**，第945页。

抗抑郁药 虽然已有人将 MAOIs 和酚噻嗪类合并使用，并且无不良反应，但应避免将左美丙嗪和 MAOIs 合用，这种合并用药已经引起了两起死亡性事故[1,2]。

1. Barsa JA, Saunders JC. A comparative study of tranylcypromine and pargyline. *Psychopharmacologia* 1964; **6:** 295–8.
2. McQueen EG. New Zealand committee on adverse drug reactions: fourteenth annual report 1979. *N Z Med J* 1980; **91:** 226–9.

药动学

一项包括了 5 名精神病患者的研究发现，左美丙嗪的血浆峰浓度出现在口服给药后的 1～4h 以及臀肌注射后的 30～90min[1]。大约 50%的口服剂量到达体循环。尽管在单次肌内注射后没有检测到左美丙嗪的代谢产物硫氧化物，但是在单次和多次口服药物后发现，代谢产物的浓度高于未被代谢的左美丙嗪。大约连续多剂量口服给药 7 天后，两种物质在血浆中达到稳态。多剂量口服给药过程中出现的血浆浓度的波动现象表明，急性不良反应可能与左美丙嗪的血浆峰浓度有关，在两者之间的相互关系进一步研究以前，口服大剂量左美丙嗪时，建议将每日总量分 2～3 次给予。

1. Dahl SG. Pharmacokinetics of methotrimeprazine after single and multiple doses. *Clin Pharmacol Ther* 1976; **19:** 435–42.

半衰期 给予 8 名精神病患者每日 50～350mg 的左美丙嗪后发现，血浆半衰期有较大的个体间差异，从 16.5h 到 77.8h 不等，并且这种差异与服药剂量无关[1]。

1. Dahl SG, *et al.* Pharmacokinetics and relative bioavailability of levomepromazine after repeated administration of tablets and syrup. *Eur J Clin Pharmacol* 1977; **11:** 305–310.

用途和用法

左美丙嗪属于酚噻嗪类药物，具有与氯丙嗪（第946页）和异丙嗪（第560页）相似的药理学活性。它除了具有类似于氯丙嗪的 CNS 效应以外，也具有抗组胺的作用（第534页）。有报道提示它也具有镇痛的作用。其适应证是治疗包括精神分裂症（第928页）在内的各种精神病，作为一种镇痛药常用于控制卧床患者的中度至重度疼痛，也可作为术前用药（见**麻醉**，第1700页）。它也在姑息治疗中控制坐立不安、兴奋、疼痛（见下文）、恶心和呕吐（第1622页）。

左美丙嗪也应用于兽医学。

左美丙嗪以马来酸盐或盐酸盐的形式口服给药，或者以盐酸盐的形式注射给药。在英国，剂量（见下文）是以适当的盐的形式表达的，但是在一些国家，左美丙嗪的剂量可能是以碱基的形式表达的，也有使用双羟萘酸盐形式的。由于可能出现严重低血压的风险，因此左美丙嗪应谨慎用于老年患者，如用于这些患者需要减量使用。

通常，马来酸左美丙嗪治疗**精神分裂症**的起始口服剂量是每日 25～50mg，常常将日剂量分 3 次服用，并将剂量较大的一次给药放在晚上。对于卧床患者，给药剂量是每日 100～200mg，如有必要，可将剂量逐渐增加到最多每日 1g。

在**姑息治疗**中，马来酸左美丙嗪用于治疗严重的末梢神经痛镇痛及相关的**坐立不安和激越**时，溶于等体积的 0.9%的氯化钠注射液，稀释后通过肌内注射或静脉注射的方式给予 12.5～2.5mg。对严重激越患者，可每隔 6～8h 给予，最高量达 50mg。或者，将其用 0.9%氯化钠注射液适当稀释后，可通过注射泵持续性的皮下输注。日剂量范围为 25～200mg。起始剂量较大时，应保持卧床状态。如果方便口服，马来酸左美丙嗪可以口服给药，每 4～8h 口服 12.5～50mg。尽管可以单一用药，也可以联合用药，*BNF 59* 推荐仅用于对其他药物治疗无效患者阿片类药物治疗的增效剂。*BNF 59* 还推荐马来酸左美丙嗪每日 6～50mg 单剂量治疗对一线镇吐药治疗无效的**恶心和呕吐**患者或每日分 2 次服用。也可以每日 5～25mg 连续皮下滴注（见上文），但是镇静可能会限制增加剂量。

儿童用药剂量详见下文。

在一些国家，盐酸左美丙嗪可通过非胃肠道给药方式控制急性疼痛、作为**术前用药**以及用于术后镇痛。而在一些国家，左美丙嗪也被批准用作**抗焦虑**和**镇静药**以及治疗其他类型的疼痛，如**分娩痛**。

儿童用法 左美丙嗪可用于治疗各种儿童精神病包括精神分裂症，虽然容易出现低血压和镇静不良反应。注册药品信息提示，10 岁儿童可以每日口服 12.5～25mg 马来酸左美丙嗪，分次服用。每日剂量不超过 37.5mg。

不建议对儿童以非胃肠道方式使用盐酸左美丙嗪，但是 *BNFC 2010/11* 建议治疗姑息治疗中的恶心、呕吐，年龄在 1 个月到 12 岁的儿童，可以 24h 内连续静脉或皮下滴注 100～400μg/kg。年长的儿童使用剂量与成人相当（见上文）。24 小时内，给予 0.35～3mg/kg 连续皮下滴注也用于治疗 1～12 岁儿童姑息治疗中出现的疼痛及相关的不安和意识混乱；年长的儿童使用剂量与成人相当（见上文）。

疼痛 由于左美丙嗪除了具有止吐和抗精神病作用以外，还具有内在的镇痛效果，故它可用于控制坐立不安和呕吐以及用于晚期疾病患者的疼痛治疗（见**镇痛药的选择**，第4页）中作为阿片类镇痛药的辅助用药。

1. Oliver DJ. The use of methotrimeprazine in terminal care. *Br J Clin Pract* 1985; **39:** 339–40.
2. Patt RB, *et al.* The neuroleptics as adjuvant analgesics. *J Pain Symptom Manage* 1994; **9:** 446–53.
3. O'Neill J, Fountain A. Levomepromazine (methotrimeprazine) and the last 48 hours. *Hosp Med* 1999; **60:** 564–7.
4. Skinner J, Skinner A. Levomepromazine for nausea and vomiting in advanced cancer. *Hosp Med* 1999; **60:** 568–70.

头痛 左美丙嗪作为一种酚噻嗪类药物（第947页），可有效[1]缓解偏头痛发作时的疼痛。

1. Stiell IG, *et al.* Methotrimeprazine versus meperidine and dimenhydrinate in the treatment of severe migraine: a randomized, controlled trial. *Ann Emerg Med* 1991; **20:** 1201–5.

制剂

BP 2010: Levomepromazine Injection; Levomepromazine Tablets;
USP 33: Methotrimeprazine Injection.

专利制剂

Arg.: Detenler; Levolam; Nozinan; Togrel; ***Austria:*** Nozinan; ***Belg.:*** Nozinan; ***Braz.:*** Levozine; Neozine; ***Canad.:*** Apo-Methoprazine; Nozinan; ***Chile:*** Sinogan; ***Cz.:*** Tisercin; ***Denm.:*** Nozinan; ***Fin.:*** Levozin; Nozinan; ***Fr.:*** Nozinan; ***Ger.:*** Levium; Neurocil; ***Gr.:*** No-Calm; Nozinan; Prazine†; Sinogan; ***Hung.:*** Tisercin; ***Irl.:*** Nozinan; ***Israel:*** Methozane; Nozinan; Ronexine; ***Ital.:*** Nozinan; ***Mex.:*** Levocina; Sinogan; ***Neth.:*** Nozinan; ***Norw.:*** Nozinan; ***NZ:*** Nozinan; ***Philipp.:*** Nozinan; ***Pol.:*** Tisercin; ***Port.:*** Nozinan; ***Rus.:*** Tisercin (Тизерцин); ***Spain:*** Sinogan; ***Swed.:*** Nozinan; ***Switz.:*** Nozinan; ***UK:*** Levinan; Nozinan; ***Ukr.:*** Tisercin (Тизерцин); ***Venez.:*** Sinogan.

Loprazolam Mesilate (*BANM, rINNM*) 甲磺酸氯普唑仑

HR-158; Loprazolam, Mésilate de; Loprazolam Mesylate; Loprazolam Methanesulphonate; Loprazolami Mesilas; Mesilato de loprazolam; RU-31158. 6-(2-Chlorophenyl)-2,4-dihydro-2-(4-methylpiperazin-1-ylmethylene)-8-nitroimidazo[1,2-*a*][1,4]benzodiazepin-1-one methanesulphonate monohydrate.

Лопразолама Мезилат

$C_{23}H_{21}ClN_6O_3,CH_4O_3S,H_2O$ = 579.0.
CAS — 61197-73-7 (loprazolam); 70111-54-5 (anhydrous loprazolam mesilate).
ATC — N05CD11.
ATC Vet — QN05CD11.

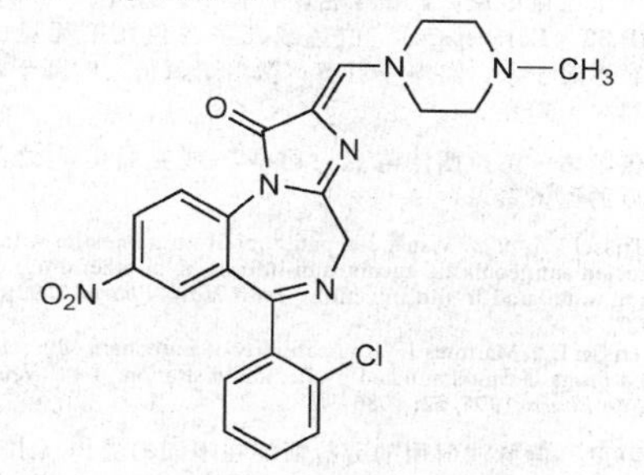

(loprazolam)

Pharmacopoeias. In *Br.*

BP 2010 (Loprazolam Mesilate) 一种黄色的结晶性粉末。微溶于水、乙醇和氯仿；极微溶于乙醚。

依赖性和戒断症状

参见地西泮，见第957页。

从安全撤药的角度考虑，0.5～1mg 的氯普唑仑相当于大约 5mg 的地西泮。

不良反应、处置和注意事项

参见**地西泮**，见第958页。

卟啉病 由于在体外研究中，发现氯普唑仑具生卟啉作用，故对于有卟啉病的患者，使用它是不安全的。

药物相互作用

参见**地西泮**，见第960页。

药动学

参见文献如下。

1. Garzone PD, Kroboth PD. Pharmacokinetics of the newer benzodiazepines. *Clin Pharmacokinet* 1989; **16:** 337–64.
2. Dorling MC, Hindmarch I. Pharmacokinetic profile of loprazolam in 12 young and 12 elderly healthy volunteers. *Drugs Exp Clin Res* 2001; **27:** 151–9.

用途和用法

氯普唑仑是一种中效苯二氮䓬类药物，性质大体上与地西泮（第963页）相似。常利用甲磺酸氯普唑仑的催眠特性，将其用于失眠（第930页）的短期治疗。氯普唑仑作为甲磺酸盐，剂量以碱基表示。甲磺酸氯普唑仑 1.25mg 相当于约 1mg 的氯普唑仑。常用剂量相当于 1mg 的氯普唑仑，夜间服用。如有必要，剂量可逐渐增加到 2mg。老年或虚弱患者的起始剂量 500μg 逐渐增加到最大剂量 1mg。

制剂

BP 2010: Loprazolam Tablets.

专利制剂

Arg.: Dormonoct; ***Belg.:*** Dormonoct; ***Fr.:*** Havlane; ***Ger.:*** Sonin†; ***Neth.:*** Dormonoct; ***Port.:*** Dormonoct; ***S.Afr.:*** Dormonoct; ***Spain:*** Somnovit.

Lorazepam (*BAN, USAN, rINN*) 劳拉西泮

Loratsepaami; Lorazépam; Lorazepám; Lorazepamas; Lorazepamum; Wy-4036. 7-Chloro-5-(2-chlorophenyl)-1,3-dihydro-3-hydroxy-1,4-benzodiazepin-2-one.

Лоразепам

$C_{15}H_{10}Cl_2N_2O_2$ = 321.2.
CAS — 846-49-1.
ATC — N05BA06.
ATC Vet — QN05BA06.
UNII — O26FZP769L.

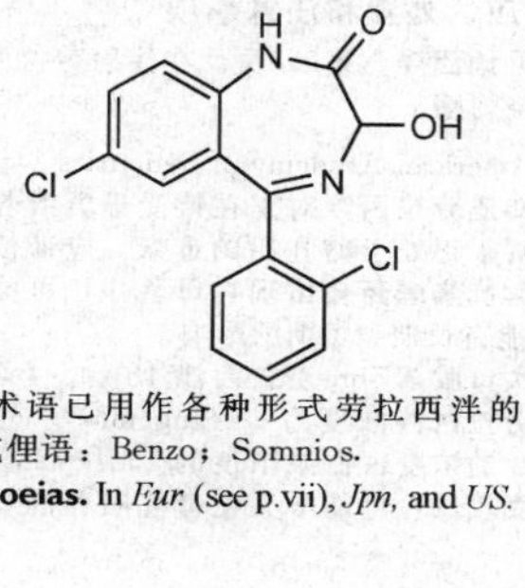

俗名 以下术语已用作各种形式劳拉西泮的“俗名”（第vii页）或俚语：Benzo；Somnios.

Pharmacopoeias. In *Eur.* (see p.vii), *Jpn*, and *US.*

Ph. Eur. 6. 8（Lorazepam） 白色或类白色的结晶性粉末。具多晶型。几乎不溶于水；略溶于乙醇；略溶于或微溶于二氯甲烷。贮藏于密闭容器中。避光。

USP 33（Lorazepam） 白色或几乎白色几乎无臭的粉末。不溶于水；略溶于乙醇；微溶于氯仿。贮藏于密闭容器中。避光。

配伍禁忌 劳拉西泮与莫拉司亭[1]或氨曲南[2]之间有明显的配伍禁忌。

1. Trissel LA, *et al.* Visual compatibility of sargramostim with selected antineoplastic agents, anti-infectives, or other drugs during simulated Y-site injection. *Am J Hosp Pharm* 1992; **49:** 402–6.
2. Trissel LA, Martinez JF. Compatibility of aztreonam with selected drugs during simulated Y-site administration. *Am J Health-Syst Pharm* 1995; **52:** 1086–90.

溶解度 静脉注射用的劳拉西泮在不同的液体（水、葡萄糖注射液、乳酸林格注射液和氯化钠注射液）中溶解度不同，溶解度最大的是在葡萄糖注射液（5%）中，为 62μg/ml，最小的是在氯化钠注射液（0.9%）中，为 27μg/ml[1]，这种溶解度的差异与液体的 pH 值有关。据报道，商品化的注射液为了克服这种低溶解度的问题，在丙二醇中加入了聚乙二醇。但是将劳拉西泮注射液用氯化钠注射液（0.9%）稀释到浓度为 500μg/ml 时，这种配制的溶液出现了沉淀[2]。一个工作组[3]的研究发现，用葡萄糖注射液（5%）作为稀释液，并将劳拉西泮的浓度控制在 80μg/ml～1mg/ml，通过这些方式他们成功地解决了沉淀问题。有人提出混合物中的丙二醇可能导致出现这种异常的浓度效应。另一个研究组[4]采纳了此建议，但是他们观察到如果用 4mg/ml 的劳拉西泮配制注射液会出现沉淀现象，当使用 2mg/ml 的劳拉西泮时，没有出现沉淀反应。该研究组也推荐在美国的劳拉西泮注射液的生产商建议，混合物应该仅用 2mg/ml 的劳拉西泮制备。

1. Newton DW, *et al.* Lorazepam solubility in and sorption from intravenous admixture solutions. *Am J Hosp Pharm* 1983; **40:** 424–7.
2. Boullata JI, *et al.* Precipitation of lorazepam infusion. *Ann Pharmacother* 1996; **30:** 1037–8.
3. Volles DF, *et al.* More on usability of lorazepam admixtures for continuous infusion. *Am J Health-Syst Pharm* 1996; **53:** 2753–4.
4. Levanda M. Noticeable difference in admixtures prepared from lorazepam 2 and 4 mg/ml. *Am J Health-Syst Pharm* 1998; **55:** 2305.

吸收作用 据报道，劳拉西泮溶液贮藏于聚氯乙烯[1]或聚丙烯[2]给药装置中会出现显著的损耗，贮藏于聚烯烃[3~5]或玻璃[6]制品中较适合。

1. Hoey LL, *et al.* Lorazepam stability in parenteral solutions for continuous intravenous administration. *Ann Pharmacother* 1996; **30:** 343–6.
2. Stiles ML, *et al.* Stability of deferoxamine mesylate, floxuridine, fluorouracil, hydromorphone hydrochloride, lorazepam, and midazolam hydrochloride in polypropylene infusion-pump syringes. *Am J Health-Syst Pharm* 1996; **53:** 1583–8.
3. Trissel LA, Pearson SD. Storage of lorazepam in three injectable solutions in polyvinyl chloride and polyolefin bags. *Am J Hosp Pharm* 1994; **51:** 368–72.
4. Norenberg JP, *et al.* Stability of lorazepam in 0.9% sodium chloride stored in polyolefin bags. *Am J Health-Syst Pharm* 2004; **61:** 1039–41.
5. Trissel LA, *et al.* Drug compatibility with new polyolefin infusion solution containers. *Am J Health-Syst Pharm* 2006; **63:** 2379–82.
6. Martens HJ, *et al.* Sorption of various drugs in polyvinyl chloride, glass, and polyethylene-lined infusion containers. *Am J Hosp Pharm* 1990; **47:** 369–73.

依赖性和戒断症状

参见**地西泮**，第957页。

从安全撤药的角度考虑，500μg 的劳拉西泮可能相当于大约 5mg 的地西泮。

戒断症状 一项前瞻性开放研究观察了 29 名儿童，停药后 7 名儿童出现了戒断症状，这个研究中用劳拉西泮在机械性通气时用作镇静药。劳拉西泮的剂量要逐渐减低，减药时间超过 6 天。

1. Dominguez KD, *et al.* Withdrawal from lorazepam in critically ill children. *Ann Pharmacother* 2006; **40:** 1035–9.

不良反应、处置和注意事项

参见**地西泮**，第958页。在注射劳拉西泮后会产生疼痛和烧灼感。

哺乳 American Academy of Pediatrics[1]认为，虽然目前还不知道劳拉西泮对正在接受母乳喂养的婴儿的影响，但对于正处于哺乳期的母亲，应谨慎使用劳拉西泮，因为抗焦虑药会出现在母乳中，可能会对婴儿的 CNS 功能有长期和短期的影响。

单次口服 3.5mg 劳拉西泮 4h 后，4 名母亲乳汁中的游离劳拉西泮浓度为 8～9ng/ml[2]。这提示母乳中劳拉西泮的浓度占血浆浓度的 15%～26%，母乳中的药物浓度较低，可能不会使母乳喂养的婴儿产生不良反应。

1. American Academy of Pediatrics. The transfer of drugs and other chemicals into human milk. *Pediatrics* 2001; **108:** 776–89. [Retired May 2010] Correction. *ibid.*; 1029. Also available at: http://aappolicy.aappublications.org/cgi/content/full/pediatrics%3b108/3/776 (accessed 28/04/04)
2. Summerfield RJ, Nielsen MS. Excretion of lorazepam into breast milk. *Br J Anaesth* 1985; **57:** 1042–3.

对血液的影响 1988 年报道了一个与口服劳拉西泮有关的全面血细胞减少症的案例[1]，在之前的 13 年，英国 CSM 和英国制药商共仅收到 5 例血小板减少的个案报告，这些个案中并没有出现白细胞减少。

1. El-Sayed S, Symonds RP. Lorazepam induced pancytopenia. *BMJ* 1988; **296:** 1332.

对体液和电解质平衡的影响 一个个案报道，一名 81 岁妇女由于血管加压素的分泌异常出现低血钠[1]，血管加压素分泌异常与劳拉西泮的摄取有关。

1. Engel WR, Grau A. Inappropriate secretion of antidiuretic hormone associated with lorazepam. *BMJ* 1988; **297:** 858.

对神经系统的影响 关于与劳拉西泮相关的锥体外系障碍，见**地西泮**，第958页。

老年人 关于老年患者需要减量使用苯二氮䓬类药物的讨论包括劳拉西泮，见**地西泮**，第959页。

剂型 有些非胃肠道使用剂型中含有聚乙二醇、苯甲醇和丙二醇。苯甲醇可引起新生儿"喘息综合征"（见第1556页）。应避免用于 3 岁以下婴幼儿。也有报道聚乙二醇和丙二醇引起毒性反应（见第1973页），特别是有肝肾功能损伤的儿童患者。

肝损伤 对严重肝损伤的患者，禁忌使用劳拉西泮，轻中度肝损伤的患者，可减量使用。一项研究评价了 13 名酒精性肝硬化患者和 11 名对照受试者劳拉西泮的体内代谢，与正常对照者相比，酒精性肝硬化患者劳拉西泮的消除半衰期延长，但与系统的血浆清除率损害没有关系[1]。急性病毒性肝炎除了可适度地减少结合的血浆蛋白外，对劳拉西泮的体内处置动力学并没有影响。

1. Kraus JW, *et al.* Effects of aging and liver disease on disposition of lorazepam. *Clin Pharmacol Ther* 1978; **24:** 411–19.

局部反应 单次静脉给予 40 名患者劳拉西泮 4mg，2～3 天后 3 名患者出现局部血栓，7～10 天后 6 名患者出现局部血栓[1]。这个发生率低于给予地西泮（溶液）后的发生率。

1. Hegarty JE, Dundee JW. Sequelae after the intravenous injection of three benzodiazepines—diazepam, lorazepam, and flunitrazepam. *BMJ* 1977; **2:** 1384–5.

药物相互作用

参见**地西泮**，第960页。

药动学

劳拉西泮口服后容易在胃肠道被吸收，生物利用度大约是 90%，据报道，血浆浓度的峰值大约出现在口服药物 2h 后。肌内注射后的药物吸收曲线和口服后的相似。

大约 85% 的劳拉西泮和血浆蛋白结合。它能穿过血脑屏障和胎盘屏障，并能分布到母乳中。劳拉西泮在肝中代谢为无活性的葡糖苷酸，通过尿液排泄。据报道，它的消除半衰期范围是 10～20h。

1. Greenblatt DJ. Clinical pharmacokinetics of oxazepam and lorazepam. *Clin Pharmacokinet* 1981; **6:** 89–105.
2. Swart EL, *et al.* Comparative population pharmacokinetics of lorazepam and midazolam during long-term continuous infusion in critically ill patients. *Br J Clin Pharmacol* 2004; **57:** 135–45.
3. Swart EL, *et al.* Population pharmacokinetics of lorazepam and midazolam and their metabolites in intensive care patients on continuous venovenous hemofiltration. *Am J Kidney Dis* 2005; **45:** 360–71.
4. Chung JY, *et al.* Effect of the UGT2B15 genotype on the pharmacokinetics, pharmacodynamics, and drug interactions of intravenous lorazepam in healthy volunteers. *Clin Pharmacol Ther* 2005; **77:** 486–94.
5. de Wit M, *et al.* Lorazepam concentrations, pharmacokinetics and pharmacodynamics in a cohort of mechanically ventilated ICU patients. *Int J Clin Pharmacol Ther* 2006; **44:** 466–73.

儿童 劳拉西泮在儿童体内的药动学的参考文献如下[1,2]。

1. Relling MV, *et al.* Lorazepam pharmacodynamics and pharmacokinetics in children. *J Pediatr* 1989; **114:** 641–6.
2. Muchohi SN, *et al.* Pharmacokinetics and clinical efficacy of lorazepam in children with severe malaria and convulsions. *Br J Clin Pharmacol* 2008; **65:** 12–21.

新生儿 劳拉西泮在新生儿体内缓慢消除的参考文献如下[1~3]。

1. Cummings AJ, Whitelaw AGL. A study of conjugation and drug elimination in the human neonate. *Br J Clin Pharmacol* 1981; **12:** 511–15.
2. McDermott CA, *et al.* Pharmacokinetics of lorazepam in critically ill neonates with seizures. *J Pediatr* 1992; **120:** 479–83.
3. Reiter PD, Stiles AD. Lorazepam toxicity in a premature infant. *Ann Pharmacother* 1993; **27:** 727–9.

分布 有证据显示，劳拉西泮可经历肠肝循环，可能存在首关代谢[1]。

1. Herman RJ, *et al.* Disposition of lorazepam in human beings: enterohepatic recirculation and first-pass effect. *Clin Pharmacol Ther* 1989; **46:** 18–25.

CNS 一项包括了 6 名健康受试者的研究发现，在完成 1min 的静脉注射后 5min，劳拉西泮的血浆浓度达到峰值[1]。EEG 活性检测发现，CNS 效应在注射 30min 后才达到最大值，CNS 效应在 5～8h 后缓慢下降到基线水平，与血浆浓度的下降相对应。相反，地西泮的 CNS 效应在注射后立即达到最大值。它们 CNS 效应的下降也比劳拉西泮更迅速，同样与血浆浓度的下降相对应。在大鼠中进行的研究发现，劳拉西泮的起效缓慢，至少部分原因是因为它通过血液循环到达脑组织延迟。

1. Greenblatt DJ, *et al.* Kinetic and dynamic study of intravenous lorazepam: comparison with intravenous diazepam. *J Pharmacol Exp Ther* 1989; **250:** 134–40.

用途和用法

劳拉西泮是一种短效的苯二氮䓬类药物，性质大体上与地西泮（第963页）相似。用于焦虑障碍（第925页）包括惊恐障碍（第925页）的短期治疗，可作为催眠药短期治疗失眠（第930页），也可作为抗惊厥药治疗癫痫持续状态（第450页）。治疗癫痫持续状态时，如果静脉给药，劳拉西泮具有延长的抗癫痫作用，可能是早期治疗的首选药。另外，由于其镇静和遗忘特性，可用作术前用药，也可作为控制癌症化疗引起的恶心和呕吐（见下文）的辅助用药。

在一些国家，劳拉西泮以特戊酸盐形式用于口服，但常用的还是以碱基的形式口服或注射。在一些国家也使用舌下含片，其剂量等量于标准含片。当无法使用口服或静脉给药的方式时，通常使用肌内注射的方式。在使用前应先稀释注射液，大静脉注射给药的速度应低于 2mg/min。老年或虚弱患者应减量使用劳拉西泮，使用成人常用剂量的一半以下就可达到足够的效应。

口服劳拉西泮治疗**焦虑障碍**的常用剂量是每日 1～6mg，分 2～3 次给药，并把剂量最大的一次给药放在晚上，可增加到每日最多 10mg。治疗急性焦虑，可每 6h 静脉给予 25～30μg/kg 的药物。劳拉西泮也可用于治疗**惊恐发作**，*BNF 59* 建议的剂量是每日 3～5mg。急性发作时，可肠外给予劳拉西泮，*BNF 59* 建议的剂量是 25～30μg/kg（通常是 1.5～2.5mg），如有必要可每 6h 重复给药。在睡前单次口服 1～4mg 可治疗与焦虑相关的**失眠**。然而英国 MHRA 建议不要使用超过 4mg 的劳拉西泮治疗焦虑症和恐怖症，治疗失眠时勿超过 2mg。

在手术前的晚上口服 2～3mg 作为**术前用药**，*BNF 59* 建议，当预计手术会延迟时，如有必要，可在第二天早上接着给予小剂量的药物。或者，可在手术前 1～2h 给予 2～4mg。将劳拉西泮用于术前用药也可通过肠外途径；英国注册药品信息推荐如果是静脉给药，可在手术前 30～45min 给予 50μg/kg 的剂量，如果是肌内注射给药，可在手术前1～1.5h 给予此剂量。其他国家的推荐剂量与英国相似。美国注册药品信息推荐经静脉或肌内注射给药时最大剂量不超过 4mg。

治疗**癫痫持续状态**可单次静脉给药 4mg，如果起始剂量无效，可 10～15min 后重复给药一次。

儿童用药详见下文。

对正在接受中度肿瘤化疗的患者，为了预防**恶心和呕吐**，可在使用多潘立酮和甲氧氯普胺止吐的基础上增加口服 1～2mg 的劳拉西泮。由于劳拉西泮具有抗焦虑、镇静和遗忘效应，故它的加入对预防预期性症状可能有帮助。

儿童用药 劳拉西泮用于**儿童术前**用药时，*BNFC 2010/11* 建议，对于 1 个月～12 岁的儿童，可在手术前至少 1h 口服 50～100μg/kg（最大量是 4mg）的药物，年龄更大的儿童可给予 1～4mg。也可在手术前的晚上给予相同的剂量，作为术前用药的增加或替换。对于 1 个月～18 岁的儿童，*BNFC 2010/11* 也建议可在手术前 30～45min 通过缓慢静脉注射给药，剂量为 50～100μg/kg（最大量是 4mg），3～5min 内注射完（最大注射速度为 50μg/kg 的剂量 3min 注射完）。在英国，劳拉西泮作为术前用药时，口服劳拉西泮被注册用于 5 岁以上儿童，当用于术前时，非胃肠道制剂则用于 12 岁以上儿童。

治疗**癫痫持续状态**时，英国药品注册信息的推荐剂量为单次静脉注射 2mg。另外，*BNFC 2010/11* 建议，对新生儿和 12 岁以下儿童，可单次缓慢静脉注射 100μg/kg 的剂量（最大剂量 4mg），如有必要 10min 后可重复给药一次。更大年龄的儿童可给予成人的常规用量（见上文）。

紧张症 劳拉西泮已在治疗紧张症的研究[1,2]中取得一些疗效。

1. Manjunatha N, *et al.* Idiopathic recurrent catatonia needs maintenance lorazepam: case report and review. *Aust N Z J Psychiatry* 2007; **41:** 625–7.
2. Seethalakshmi R, *et al.* Catatonic syndrome: importance of detection and treatment with lorazepam. *Ann Clin Psychiatry* 2008; **20:** 5–8.

行为紊乱 关于与各种精神障碍有关的行为紊乱的治疗以及苯二氮䓬类药物的治疗价值，见第927页。

1. Bieniek SA, *et al.* A double-blind study of lorazepam versus the combination of haloperidol and lorazepam in managing agitation. *Pharmacotherapy* 1998; **18:** 57–62.
2. Alexander J, *et al.* Rapid tranquillisation of violent or agitated patients in a psychiatric emergency setting: pragmatic randomised trial of intramuscular lorazepam v. haloperidol plus promethazine. *Br J Psychiatry* 2004; **185:** 63–9.

恶心和呕吐 劳拉西泮被作为治疗癌症化疗（第1622页）所致恶心和呕吐的联合用药[1,2]。

1. Malik IA, *et al.* Clinical efficacy of lorazepam in prophylaxis of anticipatory, acute, and delayed nausea and vomiting induced by high doses of cisplatin: a prospective randomized trial. *Am J Clin Oncol* 1995; **18:** 170–5.
2. Bleicher J, *et al.* Lorazepam, diphenhydramine, and haloperidol transdermal gel for rescue from chemotherapy-induced nausea/vomiting: results of two pilot trials. *J Support Oncol* 2008; **6:** 27–32.

术前用药和镇静 劳拉西泮可用作术前用药（见第1700页麻醉），也可用作治疗和检查操作［如牙科镇静（第929页）、内镜检查术（第929页）和重症监护（第929页）］中的镇静药。

1. Maltais F, *et al.* A randomized, double-blind, placebo-controlled study of lorazepam as premedication for bronchoscopy. *Chest* 1996; **109:** 1195–8.

药物依赖 劳拉西泮可用于酒精戒断（第1551页）症状的治疗。

1. D'Onofrio G, *et al.* Lorazepam for the prevention of recurrent seizures related to alcohol. *N Engl J Med* 1999; **340:** 915–19.

制剂

BP 2010: Lorazepam Injection; Lorazepam Tablets;
USP 33: Lorazepam Injection; Lorazepam Oral Concentrate; Lorazepam Tablets.

专利制剂

Arg.: Aplacasse; Calmatron; Emotival; Kalmalin; Lorezan; Lyovial; Microzepam; Nervistop; Sedatival†; Sidenar; Trapax; ***Austral.:*** Ativan; ***Austria:*** Merlit; Temesta; ***Belg.:*** Docloraze; Lauracalm; Lorazemed; Lorazetop; Loridem; Optisedine; Serenase; Temesta; Vigiten†; ***Braz.:*** Ansirax; Calmogenol†; Lorapan; Lorax; Lorazefast; Lorazepan†; Max-Pax; Mesmerin; ***Canad.:*** Ativan; Novo-Lorazem; Nu-Loraz; ***Chile:*** Abinol; Amparax; ***Cz.:*** Loram†; Tavor†; ***Denm.:*** Lorabenz†; Temesta; ***Fin.:*** Temesta; ***Fr.:*** Temesta; ***Ger.:*** duralozam†; Laubeel†; Somagerol†; Tavor; Tolid; ***Gr.:*** Aripax; Ativan; Cicletan; Dorm; Modium; Nevrogamma; Nifalin; Novhepar; Proneurit; Tavor; Titus; Trankilium; ***Hong Kong:*** LAtiwen†; Lorans; Lorivan; Silence; ***India:*** Ativan; Calmese; Larpose; ***Indon.:*** Ativan†; Merlopam; Renaquil; ***Irl.:*** Ativan; ***Israel:*** Lorivan; ***Ital.:*** Control; Loralin†; Lorans; Slipirem; Tavor; Zeloram; ***Malaysia:*** Ativan†; Lorans; ***Mex.:*** Ativan; Sinestron; ***Neth.:*** Temesta; ***NZ:*** Ativan; Lorapam†; ***Pol.:*** Lorafen; ***Port.:*** Ansilor; Lorenin; Lorsedal; Rialam; ***Rus.:*** Lorafen (Лорафен); ***S.Afr.:*** Ativan; Tranqipam; ***Singapore:*** Ativan; Lorans; ***Spain:*** Donix; Idalprem; Orfidal; Placinoral; Sedicepan†; ***Swed.:*** Temesta; ***Switz.:*** Lorasifar; Sedazin; Temesta; ***Thai.:*** Anta; Anxira; Ativan†; Lonza; Lora; Lora-P; Loramed; Lorapam†; Loravan; Lorazep; Ora; Razepam†; Tranavan; Zora; ***Turk.:*** Ativan; ***UK:*** Ativan; ***USA:*** Ativan; ***Venez.:*** Ativan.

多组分制剂 ***Switz.:*** Somnium.

Lormetazepam（*BAN*，*USAN*，*rINN*）氯甲西泮

Lormetatsepaami; Lormétazépam; Lormetazepamum; Wy-4082. (*RS*)-7-Chloro-5-(2-chlorophenyl)-1,3-dihydro-3-hydroxy-1-methyl-1,4-benzodiazepin-2-one.

Лорметазепам

$C_{16}H_{12}Cl_2N_2O_2$ = 335.2.

CAS — 848-75-9.

ATC — N05CD06.

ATC Vet — QN05CD06.

UNII — GU56C842ZA.

Pharmacopoeias. In *Br.*

BP 2010（Lormetazepam） 白色结晶性粉末。几乎不溶于水；溶于乙醇和甲醇。避光。

依赖性和戒断症状

参见地西泮，第957页。

从安全撤药的角度考虑，0.5～1mg 的氯甲西泮相当于 5mg 的地西泮。

不良反应、处置和注意事项

参见地西泮，第958页。

药物相互作用

参见地西泮，第960页。

药动学

氯甲西泮口服后在胃肠道被快速吸收，生物利用度约为 80%；据报道血浆峰浓度出现在口服药物后 1.5h。与血浆蛋白强结合。该药在肝脏代谢为无活性的葡糖苷酸并分泌入尿液。据报道其终末半衰期大约为 11h。

关于氯甲西泮药动学的简要综述如下[1]。

1. Greenblatt DJ, *et al.* Clinical pharmacokinetics of the newer benzodiazepines. *Clin Pharmacokinet* 1983; **8:** 233–52.

用途和用法

氯甲西泮是一种短效的苯二氮䓬类药物，性质大体上与地西泮（第930页）相似。它主要用作催眠药短期治疗失眠（第930页），常用剂量是晚上口服 0.5～1.5mg。对于老年或虚弱患者推荐的使用剂量是 500μg。在一些国家，氯甲西泮也作为术前用药。

制剂

BP 2010: Lormetazepam Tablets.

专利制剂

Arg.: Dilamet†; ***Austria:*** Noctamid; ***Belg.:*** Doclormeta; Keladormet†; Loramet; Loranka; Lormetamed; Metatop; Noctacalm; Noctamid; Octonox; Sedaben; Stilaze; ***Chile:*** Nocton; ***Denm.:*** Pronoctan; ***Fr.:*** Noctamide; ***Ger.:*** Ergocalm; Loretam; Noctamid; ***Gr.:*** Loramet; Noctamid; ***Irl.:*** Noctamid; ***Ital.:*** Axilium; Ipnolor; Luzul; Mexylor; Minias; ***Neth.:*** Loramet†; Noctamid; ***NZ:*** Noctamid; ***Pol.:*** Noctofer; ***Port.:*** Noctamid†; ***S.Afr.:*** Loramet; Noctamid; ***Singapore:*** Loramet†; ***Spain:*** Aldosomnil; Loramet; Noctamid; ***Switz.:*** Loramet; Noctamid.

Loxapine（*BAN*，*USAN*，*rINN*）洛沙平

CL-62362; Loksapiini; Loxapin; Loxapina; Loxapinum; Oxilapine; SUM-3170. 2-Chloro-11-(4-methylpiperazin-1-yl)dibenz[*b*,*f*][1,4]oxazepine.

Локсапин

$C_{18}H_{18}ClN_3O$ = 327.8.

CAS — 1977-10-2.

ATC — N05AH01.

ATC Vet — QN05AH01.

UNII — LER583670J.

Loxapine Hydrochloride（*BANM*，*rINNM*）盐酸洛沙平

Hidrocloruro de loxapina; Loxapine, Chlorhydrate de; Loxapini Hydrochloridum.

Локсапина Гидрохлорид

$C_{18}H_{18}ClN_3O,HCl$ = 364.3.

ATC — N05AH01.

ATC Vet — QN05AH01.

UNII — 376MYL4MAL.

Loxapine Succinate（*BANM*，*USAN*，*rINNM*）琥珀酸洛沙平

CL-71563; Loxapine, Succinate de; Loxapini Succinas; Succinato de loxapina.

Локсапина Сукцинат

$C_{18}H_{18}ClN_3O,C_4H_6O_4$ = 445.9.

CAS — 27833-64-3.

ATC — N05AH01.

ATC Vet — QN05AH01.

UNII — X59SG0MRYU.

Pharmacopoeias. In *US.*

USP 33（Loxapine Succinate） 一种白色至淡黄色无臭的结晶性粉末。贮藏于密闭容器中。

不良反应、处置和注意事项

参见氯丙嗪，第941页。

报道的其他不良反应包括恶心和呕吐、皮脂溢、呼吸困难、上睑下垂、头痛、感觉异常、面部潮红、体重增加或降低以及烦渴。

滥用 有一项报道，3 例个体滥用琥珀酸洛沙平[1]。

1. Sperry L, *et al.* Loxapine abuse. *N Engl J Med* 1984; **310:** 598.

对糖代谢的影响 一名患者在接受锂治疗的基础上又接受每日 150mg 的洛沙平治疗后，出现了可逆的非酮症高血糖、昏迷和谵妄[1]。在停用洛沙平后症状改善，再次给予阿莫沙平后，症状随后复现。究其原因，可能是 7-羟阿莫沙平的作用，它是阿莫沙平和洛沙平的共同代谢产物。

1. Tollefson G, Lesar T. Nonketotic hyperglycemia associated with loxapine and amoxapine: case report. *J Clin Psychiatry* 1983; **44:** 347–8.

躁狂症 一名起初被诊断为精神分裂症的患者在接受洛沙平治疗后出现了躁狂症状[1]。修正诊断为分裂情感性精神障碍，但怀疑洛沙平在诱发情感症状方面起了一定作用。洛沙平和抗抑郁药阿莫沙平有共同的代谢产物，因此认为抗抑郁药的作用可以诱发躁狂症状。

1. Gojer JAC. Possible manic side-effects of loxapine. *Can J Psychiatry* 1992; **37:** 669–70.

过量 一名 8 岁的儿童意外摄入 375mg 的洛沙平，在 30min 内使用了活性炭治疗[1]。该儿童出现嗜睡并睡熟了，在摄入药物 1h 后觉醒。镇静的程度在摄入 3.75h 后达到高峰，在摄入约 20h 后该儿童出院。

1. Tarricone NW. Loxitane overdose. *Pediatrics* 1998; **101:** 496.

卟啉病 对有卟啉病的患者使用洛沙平不安全，体外研究证明洛沙平具生卟啉作用。

药物相互作用

参见氯丙嗪，第945页。

药动学

洛沙平容易被胃肠道吸收，血浆峰浓度出现在 1～2h 以内。它的代谢非常迅速和广泛，有证据证明存在首关效应。它主要以结合型代谢产物的形式从尿液排出体外，也有少量的未结合型代谢产物出现在粪便中，在第一个 24h 会排泄掉单次服药的大部分药物成分。洛沙平的主要代谢产物是有活性的 7-羟洛沙平和 8-羟洛沙平，它们和葡糖苷酸或硫酸盐结合，其他代谢产物包括羟洛沙平-*N*-氧化物、洛沙平-*N*-氧化物和羟去甲洛沙平（羟阿莫沙平）。洛沙平分布广泛，动物研究结果提示，它可以透过胎盘并可分布到母乳中。

用途和用法

洛沙平是一种苯二氮䓬类药物，性质大体上与酚噻嗪类药物氯丙嗪（第946页）相似。它用于治疗包括精神分裂症在内的精神病，以琥珀酸盐的形式口服或以碱基的形式肌内注射。剂量以碱基的形式表达，34mg 的琥珀酸洛沙平相当于大约 25mg 的洛沙平。

口服的常用起始剂量是每日 20～50mg，分 2 次给药，在接下来的 7～10 天，可根据反应将剂量增加到每日 60～100mg 或以上，分 2～4 次给药，最大的推荐剂量是每日 250mg。维持剂量通常在每日 20～100mg，分次给药。为了控制急性状态，可通过肌内注射的方式给药，剂量每日最多 300mg，分 2～3 次给药。老年患者需要减量给药。

洛沙平也可以盐酸盐的形式通过口服和肌内注射的方式给药。

行为紊乱 关于抗精神病药如洛沙平在行为紊乱患者中的使用和局限的讨论，见第927页。

1. Carlyle W, *et al.* Aggression in the demented patient: a double-blind study of loxapine versus haloperidol. *Int J Clin Psychopharmacol* 1993; **8:** 103–8.

精神分裂症 一篇关于洛沙平的简短综述[1]提示，没有结论性证据可以支持它对妄想型精神分裂症（第928页）有独特的疗效。而后来的一篇系统性综述认为，这些有限的证据不能清楚地显示它和其他抗精神病药的疗效之间的差异[2]。

1. Anonymous. Clozapine and loxapine for schizophrenia. *Drug Ther Bull* 1991; **29:** 41–2.
2. Chakrabarti A, *et al.* Loxapine for schizophrenia. Available in The Cochrane Database of Systematic Reviews; Issue 4. Chichester: John Wiley; 2007 (accessed 19/03/08).

制剂

USP 33: Loxapine Capsules.

专利制剂

Canad.: Loxapac; ***Fr.:*** Loxapac; ***Gr.:*** Loxapac; ***India:*** Loxapac; ***Spain:*** Desconex†; ***USA:*** Loxitane.

Medazepam (*BAN*, *rINN*) 美达西泮

Medatsepaami; Médazépam; Medazepamum. 7-Chloro-2,3-dihydro-1-methyl-5-phenyl-1*H*-1,4-benzodiazepine.

Медазепам

$C_{16}H_{15}ClN_2$ = 270.8.

CAS — *2898-12-6.*

ATC — *N05BA03.*

ATC Vet — *QN05BA03.*

UNII — *P0J3387W3S.*

Pharmacopoeias. In *Jpn.*

Medazepam Hydrochloride (*USAN*) 盐酸美达西泮

Medazepam, hidrocloruro de; Ro-5-4556.

$C_{16}H_{15}ClN_2,HCl$ = 307.2.

CAS — *2898-11-5.*

ATC — *N05BA03.*

ATC Vet — *QN05BA03.*

UNII — *ETM878JC9K.*

简介

美达西泮是一种长效的苯二氮䓬类药物，性质大体上与地西泮（第957页）相似。通过口服给药的方式短期治疗焦虑障碍（第925页）。常用剂量是每日10～30mg，分2～3次给药或夜间给药1次。病情严重时，可给予每日最多60mg。对于老年或虚弱患者应该减量给药。

制剂

专利制剂

Cz.: Ansilan; Rusedal†; ***Ger.:*** Rudotel; Rusedal; ***Hung.:*** Nobrium†; Rudotel; Rusedal; ***Pol.:*** Rudotel; ***Rus.:*** Mezapam (Мезапам); Rudotel (Рудотель).

多组分制剂 ***Ital.:*** Debrum; ***Spain:*** Nobritol; ***Turk.:*** Tanko-Buskas†; Tranko-Buskas.

Medetomidine Hydrochloride (*BANM*, *USAN*, *rINNM*) 盐酸美托咪定

Hidrocloruro de medetomidina; Medetomidiinihydrokloridi; Médétomidine, Chlorhydrate de; Medetomidinhydroklorid; Medetomidini Hydrochloridum; MPV-785. (±)-4-[1-(2,3-Xylyl)-ethyl]imidazole monohydrochloride.

Медетомидина Гидрохлорид

$C_{13}H_{16}N_2,HCl$ = 236.7.

CAS — *86347-15-1 (medetomidine hydrochloride); 86347-14-0 (medetomidine).*

ATC Vet — *QN05CM91.*

UNII — *BH210P244U.*

(medetomidine)

简介

美托咪定是一种 α2 肾上腺素受体激动药，具有镇静、松弛肌肉和镇痛的特性。它以盐酸盐的形式应用于兽医学。

右美托咪定（第957页）以盐酸盐的形式应用于重症监护及手术和医疗过程，作用为镇静。

Melperone Hydrochloride (*BANM*, *rINNM*) 盐酸美哌隆

FG-5111; Flubuperone Hydrochloride; Hidrocloruro de melperona; Melperon Hidroklorür; Melpérone, Chlorhydrate de; Melperoni Hydrochloridum; Methylperone Hydrochloride. 4′-Fluoro-4-(4-methylpiperidino)butyrophenone hydrochloride.

Мелперона Гидрохлорид

$C_{16}H_{22}FNO,HCl$ = 299.8.

CAS — *3575-80-2 (melperone); 1622-79-3 (melperone hydrochloride).*

ATC — *N05AD03.*

ATC Vet — *QN05AD03.*

UNII — *88G640374K.*

(melperone)

简介

美哌隆是一种丁酰苯类药物，性质大体上与氟哌啶醇（第970页）相似。它以盐酸盐的形式通过口服来治疗精神病，如精神分裂症（见下文）和行为紊乱（第927页）。剂量是以盐酸盐的形式表达的。常用的口服剂量可每日最多400mg，分次给药。在急性情况下可肌内注射。

心律失常 据报道，美哌隆具有Ⅲ类电生理学和抗心律失常药的活性[1,2]，但由于其不良反应发生率较高，因此它作为抗心律失常药的使用受到限制[2]。关于抗精神病药对心血管系统的影响，见**氯丙嗪**项下，第941页。

1. Møgelvang JC, *et al.* Antiarrhythmic properties of a neuroleptic butyrophenone, melperone, in acute myocardial infarction. *Acta Med Scand* 1980; **208:** 61–4.
2. Hui WKK, *et al.* Melperone: electrophysiologic and antiarrhythmic activity in humans. *J Cardiovasc Pharmacol* 1990; **15:** 144–9.

药动学 参考文献如下。

1. Köppel C, *et al.* Gas chromatographic-mass spectrometric study of urinary metabolism of melperone. *J Chromatogr Biomed Appl* 1988; **427:** 144–50.

精神分裂症 应用美哌隆治疗精神分裂症（第928页）的参考文献[1～3]提示，由于美哌隆治疗中出现的锥体外系不良反应发生率较低，它可能是一种非典型抗精神病药。

1. Meltzer HY, *et al.* Melperone in the treatment of neuroleptic-resistant schizophrenia. *Psychiatry Res* 2001; **105:** 201–9.
2. Sumiyoshi T, *et al.* The effect of melperone, an atypical antipsychotic drug, on cognitive function in schizophrenia. *Schizophr Res* 2003; **59:** 7–16.
3. Sumiyoshi T, *et al.* A comparison of two doses of melperone, an atypical antipsychotic drug, in the treatment of schizophrenia. *Schizophr Res* 2003; **62:** 65–72.

制剂

专利制剂

Austria: Buronil; ***Belg.:*** Buronil; ***Cz.:*** Buronil; ***Denm.:*** Buronil; ***Fin.:*** Melpax; ***Ger.:*** Eunerpan; Harmosin†; Mel-Puren; Melneurin; Melperomerck†; ***Port.:*** Bunil; ***Swed.:*** Buronil; ***Turk.:*** Buronon†.

Meprobamate (*BAN*, *rINN*) 甲丙氨酯

Meprobamaatti; Meprobamát; Meprobamat; Meprobamatas; Méprobamate; Meprobamato; Meprobamatum; Meprotanum. 2-Methyl-2-propyltrimethylene dicarbamate.

Мепробамат

$C_9H_{18}N_2O_4$ = 218.3.

CAS — *57-53-4.*

ATC — *N05BC01.*

ATC Vet — *QN05BC01.*

UNII — *9I7LNY769Q.*

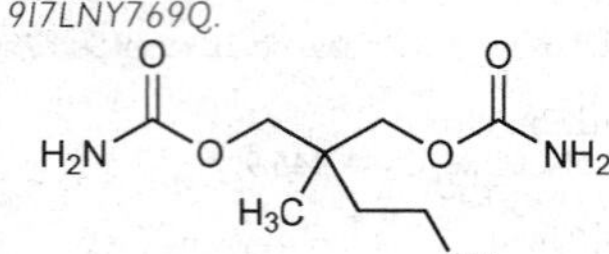

俗名 以下术语已被用作各种形式甲丙氨酯的"俗名"（第ⅶ页）或俚语：

Miltown; Mother's little helper Uncle Miltie;.

Pharmacopoeias. In *Eur.* (see p.vii), *US,* and *Viet.*

Ph. Eur. 6.8（Meprobamate） 白色或几乎白色的结晶性或无定形性粉末。微溶于水；易溶于乙醇。

USP 33（Meprobamate） 具有特征性臭的白色粉末。微溶于水；易溶于乙醇和丙酮；几乎不溶或不溶于乙醚。贮藏于密闭容器中。

依赖性和戒断症状

参见巴比妥类（见**异戊巴比妥**，第934页）。

不良反应和处置

困倦是甲丙氨酯最常见的不良反应。其他反应包括恶心、呕吐、腹泻、感觉异常、虚弱以及CNS效应，如头痛、异常兴奋、眩晕、共济失调和视觉障碍。也可能会出现低血压、心动过速和心律失常。超敏反应偶可发生，主要表现为皮疹、荨麻疹和紫癜，或者也可能更严重，比如出现血管性水肿、支气管痉挛或无尿。多形性红斑、Stevens-Johnson综合征、表皮脱落或大疱性皮炎也有报道。

偶有关于血液病的报道，包括粒细胞缺乏症、嗜酸性红细胞增多、白细胞减少症、血小板减少症和再生障碍性贫血。

过量使用甲丙氨酯出现的症状和过量使用巴比妥酸盐出现的症状相似（见**异戊巴比妥**，第934页），处置方法也相似。

过量 2名2岁和2.5岁的儿童在过量使用甲丙氨酯和苄氟噻嗪后，尽管检测血浆甲丙氨酯浓度分别是170μg/ml和158μg/ml，但单独给予保守治疗后康复[1]。建议在血浆甲丙氨酯浓度高于100μg/ml时应考虑使用血液灌流，但作者认为对于成年人，建议只有在血浆浓度高于200μg/ml时应该考虑血液灌流。

一项回顾性研究[2]分析了74例甲丙氨酯中毒进入重症监护病房的患者，发现其中29例出现了低血压（平均血浆甲丙氨酯浓度为106μg/ml），未找到与发生低血压有关的预测因子。然而，在另一项包含59例甲丙氨酯中毒患者的研究[3]中发现，平均血浆甲丙氨酯根据导纳测得的（measured on admittance）浓度与导致昏迷的程度有关，昏迷程度根据Glasgow昏迷量表（GCS）评定：

- GCS A组：111.05μg/ml；
- GCS B组：80.77μg/ml；
- GCS C组：62.6μg/ml。

作者认为，为了保证给予患者适当的照顾，甲丙氨酯浓度的测定非常重要。

1. Dennison J, *et al.* Meprobamate overdosage. *Hum Toxicol* 1985; **4:** 215–17.
2. Charron C, *et al.* Incidence, causes and prognosis of hypotension related to meprobamate poisoning. *Intensive Care Med* 2005; **31:** 1582–6.
3. Buire A-C, *et al.* Overdose of meprobamate: plasma concentration and Glasgow Coma Scale. *Br J Clin Pharmacol* 2009; **68:** 126–7.

注意事项

甲丙氨酯禁用于急性肺功能不全或呼吸抑制患者。对于肝损伤或肾损伤、抑郁、肌无力的患者，以及与所有镇静药一样，对于呼吸系统疾病患者，甲丙氨酯的使用应谨慎。慎用于老年或虚弱患者。对于有癫痫病史的患者，使用甲丙氨酯可能会诱发癫痫发作。

由于甲丙氨酯可能会导致困倦，建议服药患者不应该驾驶或操作机器。

哺乳 注册药品信息认为，应该避免对哺乳母亲使用甲丙氨酯，因为乳汁中的药物浓度可能高达母体血浆浓度的4倍，可能导致婴儿困倦。

卟啉病 甲丙氨酯与卟啉病的急性发作有关，对卟啉病患者使用甲丙氨酯可能不安全。

妊娠 注册药品信息建议，妊娠期间应避免使用甲丙氨酯，尤其是妊娠头3个月，因为一项研究推测，孕期使用抗焦虑药（包括甲丙氨酯），可能与先天畸形的风险增高有关。有关于妊娠期间使用甲丙氨酯的研究[1～3]。

1. Milkovich L, van den Berg BJ. Effects of prenatal meprobamate and chlordiazepoxide hydrochloride on human embryonic and fetal development. *N Engl J Med* 1974; **291:** 1268–71.
2. Crombie DL, *et al.* Fetal effects of tranquilizers in pregnancy. *N Engl J Med* 1975; **293:** 198–9.
3. Hartz SC, *et al.* Antenatal exposure to meprobamate and chlordiazepoxide in relation to malformations, mental development, and childhood mortality. *N Engl J Med* 1975; **292:** 726–8.

药物相互作用

甲丙氨酯的镇静作用可被CNS抑制剂加强，包括乙醇。甲丙氨酯对参与药物代谢的肝微粒体酶系统有诱导作用，如果同时给药，可加强其他药物的代谢。

药动学

甲丙氨酯容易被胃肠道吸收，服药后1～3h可达到血浆浓度的峰值。甲丙氨酯在体内广泛分布。血浆蛋白结合率大约为20%。在肝中被广泛代谢，主要以无活性的羟基化代谢产物及其葡糖苷酸结合物的形式经尿液排出体外。大约10%服用量的药物以原形排出体外。据报道，甲丙氨酯的半衰期范围是6～17h，长期使用后半衰期可能会延长。

甲丙氨酯可透过胎盘并可分布到母乳中，其浓度可达到母体血浆浓度的4倍。

用途和用法

甲丙氨酯是一种氨基甲酸酯类药物，该药也具有催眠、镇静和一定的松弛肌肉作用，虽然在治疗剂量时的松弛肌肉效应可能主要是因镇静作用而不是直接作用所致。被用于焦虑障碍（第925页）和失眠（第930页）的短期治疗，目前已被其他药物大量取代。有时单独或联合镇痛药使用甲丙氨酯治疗肌肉痉挛（第1798页）和肌骨骼疾病导致的疼痛，现在已经认为这种用法不恰当。

抗焦虑的常用口服剂量是400mg，每日3～4次，最大剂量是每日2.4g。对于老年患者，建议使用剂量不应超过成人常用剂量的一半。

制剂

USP 33: Meprobamate Oral Suspension; Meprobamate Tablets.

专利制剂

Austria: Cyrpon†; Epikur†; Microbamat; Miltaun; ***Fr.:*** Equanil; ***Gr.:*** Praol; ***Hung.:*** Andaxin; ***Israel:*** Mepro; ***Ital.:*** Quanil; ***S.Afr.:*** Equanil; ***Switz.:*** Meprodil; ***USA:*** Miltown†; Neuramate†.

多组分制剂 ***Chile:*** Butartrol; ***Fin.:*** Anervan; Crampiton; ***Fr.:*** Kaologeais; Mepronizine; Precyclan; ***Indon.:*** Deparon†; ***Mex.:*** Artrilan; ***Norw.:*** Anervan; ***S.Afr.:*** Adco-Payne; Adco-Salterpyn; Antipyn Forte; Ban Pain†; Briscopyn†; Equagesic†; Fevapar†; Go-Pain; Medipyn; Megapyn; Meprogesic; Mepromol; Micro-Gesic†; Noralget†; Painagon; Painrite†; Pynmed; Spectrapain Forte; Stilpane; Stopayne; Supragesic; Synaleve; Tenston; Trinagesic; Vacudol Forte†; Xerogesic†; ***UK:*** Paxidal; ***USA:*** Equagesic; Micrainin†.

Mesoridazine (*BAN*, *USAN*, *rINN*) 美索达嗪

Mesoridatsiini; Mesoridazin; Mesoridazina; Mésoridazine; Mesoridazinum; Mesuridazine; Mezoridazin; NC-123; TPS-23. 10-[2-(1-Methyl-2-piperidyl)ethyl]-2-(methylsulphinyl)phenothiazine.

Мезоридазин

$C_{21}H_{26}N_2OS_2$ = 386.6.
CAS — 5588-33-0.
ATC — N05AC03.
ATC Vet — QN05AC03.
UNII — 5XE4NWM740.

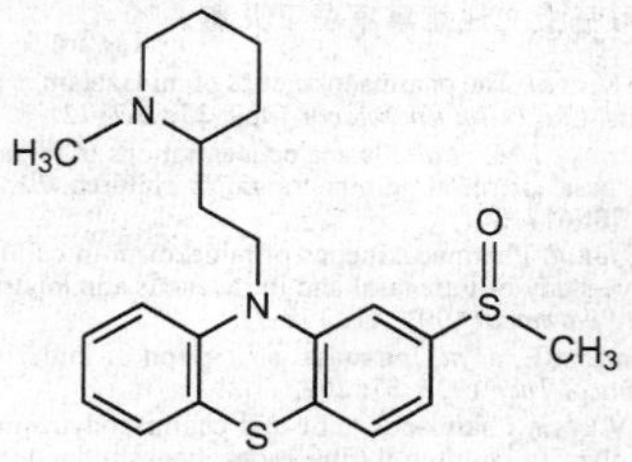

Mesoridazine Besilate (*BANM*, *rINNM*) 苯磺酸美索达嗪

Bencenosulfonato de mesoridazina; Besilato de mesoridazina; Mesoridazine Benzenesulphonate; Mésoridazine, Bésilate de; Mesoridazine Besylate; Mesoridazini Besilas; Mesuridazine Benzenesulphonate.

Мезоридазина Безилат

$C_{21}H_{26}N_2OS_2,C_6H_6O_3S$ = 544.7.
CAS — 32672-69-8 (mesoridazine besilate).
ATC — N05AC03.
ATC Vet — QN05AC03.
UNII — T4G2I958J2.

Pharmacopoeias. In *US.*

USP 33 (Mesoridazine Besylate) 白色至淡黄色的粉末，至多有一点微弱恶臭。溶于水（1∶1），溶于乙醇（1∶11），溶于氯仿（1∶3），溶于乙醚（1∶6300）；易溶于甲醇。新鲜配制的1∶100的溶液pH值为4.2～5.7。贮藏于密闭容器中。避光。

简介

美索达嗪是一类酚噻嗪类药物，性质大体与氯丙嗪（第940页）相似。它有一个哌啶侧链，是硫利达嗪（第1001页）的一种代谢产物。美索达嗪通常是以苯磺酸盐的形式给药，口服或者肌内注射。

美索达嗪能延长QT间期，且效应与剂量相关，增加了致命性心律失常的风险，如尖端扭转型心动过速或猝死，因此限制了它在治疗精神分裂症中的使用（详见**硫利达嗪的注意事项**项下，第1001页）。权衡使用利弊后，由于其潜在的心脏毒性较大的结果不能被接受，美索达嗪已经被禁止用于其他精神疾病的治疗，很多国家已无此药。

哺乳 American Academy of Pediatrics[1]认为，尽管还不知道美索达嗪对接受母乳喂养的婴儿的影响，但对哺乳期的母亲慎用该药，因为抗精神病药会出现在母乳中，可能会对婴儿的CNS功能有长期和短期的影响。

1. American Academy of Pediatrics. The transfer of drugs and other chemicals into human milk. *Pediatrics* 2001; **108:** 776–89. [Retired May 2010] Correction. *ibid.*; 1029. Also available at: http://aappolicy.aappublications.org/cgi/content/full/pediatrics%3b108/3/776 (accessed 28/04/04)

制剂

USP 33: Mesoridazine Besylate Injection; Mesoridazine Besylate Oral Solution; Mesoridazine Besylate Tablets.

专利制剂

Turk.: Lidanil.

Methaqualone (*BAN*, *USAN*, *rINN*) 甲喹酮

Cl-705; CN-38703; Metacualona; Metakvalon; Metakvalonas; Metakvaloni; Methachalonum; Methakvalon; Méthaqualone; Methaqualonum; QZ-2; R-148; TR-495. 2-Methyl-3-*o*-tolylquinazolin-4-(3*H*)-one.

Метахалон

$C_{16}H_{14}N_2O$ = 250.3.
CAS — 72-44-6 (methaqualone); 340-56-7 (methaqualone hydrochloride).
ATC — N05CM01.
ATC Vet — QN05CM01.
UNII — 7ZKH8MQW6T.

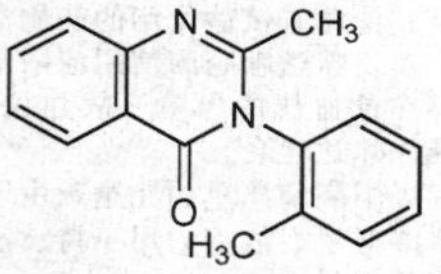

俗名 以下术语已被用作各种形式甲喹酮的“俗名”（第vii页）或俚语：

300's; 712; 714; 714s; Bandits; Beiruts; Blou Bulle; Blue Balls; Blue bulls; Disco biscuits; Down and dirtys; Drunfos; Drunken Monkey; Ewings; Flamingos; Flowers; Four-strokes; Fuckers; Genuines; Germans; Golfsticks; Gorilla Biscuits; Humbles; Joe Fridays; Knoppies; Lemmon 714; Lemmons; Lemons; Lennons; Lewds; Lizards; Loss-of-memory; Love drug; Lovers; Ludes; Luds; Lula; Magwheels; Mandies; No. 714; Pressouts; Pupumala; Q; Qua; Quaa; Quaalude; Quaaludes; Quaas; Quack; Quacks; Quad; Quads; Quas; Quay; Roar; Seven fourteen; Seven fourteens; Shiny Tops; Soaper; Soapers; Sopes; Sopor; Sopors; Sporos; Strawberries; Super Sopors; Supers; Supper; The love drug; Three hundreds; Vitamin Q; Wagon Wheels; Wallbangers; Whore pills.

Pharmacopoeias. In *Eur.* (see p.vii).

Ph. Eur. 6.8 (Methaqualone) 白色或类白色的结晶性粉末。极微溶于水；溶于乙醇；溶解于稀硫酸。避光。

简介

甲喹酮是一种喹唑啉的衍生物，具有镇静和催眠的特性。可通过口服甲喹酮来短期治疗失眠，但现在认为它已不再适合于短期治疗失眠。也与苯海拉明合用以获得增强作用。

由于存在滥用的问题，在很多国家，甲喹酮已退出了市场。

虽然据报道，甲喹酮所致的心脏和呼吸抑制不常发生，但它的不良反应和过量给药后的症状与巴比妥类相似（见**异戊巴比妥**，第933页）。

滥用 虽然广泛收回甲喹酮片剂后，它在发达国家的口服滥用情况显著减少，但是在南非和非洲的其他一些地方以及印度，吸食甲喹酮（通常是违法制造的）（通常合并大麻和烟草）却是主要的公共卫生问题。虽然地西泮被用于治疗依赖性，但是现在还没有评价治疗效果的对照研究[1]。

1. McCarthy G, *et al.* Treatment for methaqualone dependence in adults. Available in The Cochrane Database of Systematic Reviews; Issue 2. Chichester: John Wiley; 2005 (accessed 11/05/06).

制剂

多组分制剂 ***Switz.:*** Toquilone compositum†.

Mexazolam (*rINN*) 美沙唑仑

CS-386; Methylcloxazolam; Mexazolamum. 10-Chloro-11b-(2-chlorophenyl)-2,3,7,11b-tetrahydro-3-methyloxazolo[3,2-*d*][1,4]-benzodiazepin-6(5*H*)-one.

Мексазолам

$C_{18}H_{16}Cl_2N_2O_2$ = 363.2.
CAS — 31868-18-5.
UNII — S5969B6237.

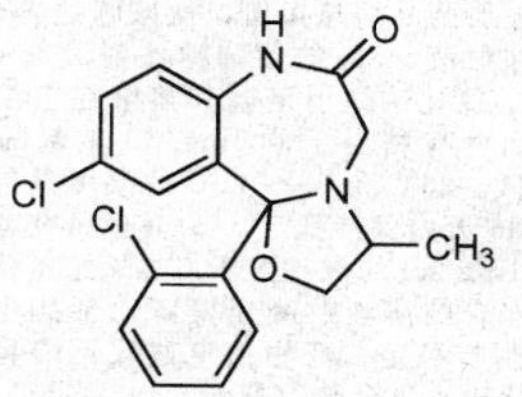

简介

美沙唑仑是一种苯二氮䓬类药物，性质大体上与地西泮（第957页）相似。可通过口服给药的方式用于抗焦虑和镇静。

制剂

专利制剂

Port.: Sedoxil.

Midazolam (*BAN*, *rINN*) 咪达唑仑

Midatsolaami; Midazolám; Midazolamas; Midazolamum; Ro-21-3971. 8-Chloro-6-(2-fluorophenyl)-1-methyl-4*H*-imidazo[1,5-*a*][1,4]benzodiazepine.

Мидазолам

$C_{18}H_{13}ClFN_3$ = 325.8.
CAS — 59467-70-8.
ATC — N05CD08.
ATC Vet — QN05CD08.
UNII — R60L0SM5BC.

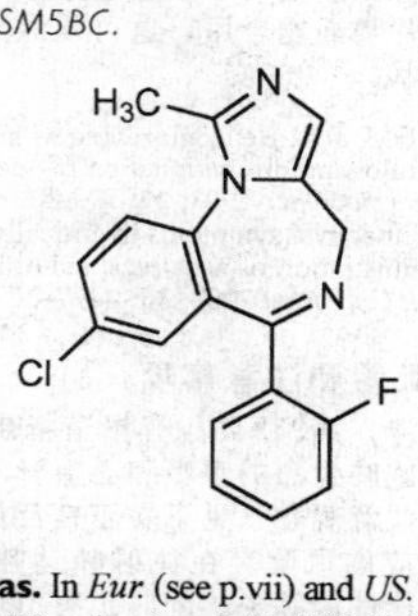

Pharmacopoeias. In *Eur.* (see p.vii) and *US.*

Ph. Eur. 6.8 (Midazolam) 白色或淡黄色结晶性粉末。几乎不溶于水；易溶于乙醇和丙酮；溶于甲醇。

USP 33 (Midazolam) 白色或淡黄色粉末。不溶于水。贮藏于密闭容器中。避光。咪哒唑仑的盐酸盐可溶于水溶液。

Midazolam Hydrochloride (*BANM*, *USAN*, *rINNM*) 盐酸咪达唑仑

Hidrocloruro de midazolam; Midazolam, Chlorhydrate de; Midazolami Hydrochloridum; Ro-21-3981/003.

Мидазолама Гидрохлорид

$C_{18}H_{13}ClFN_3,HCl$ = 362.2.
CAS — 59467-96-8.
ATC — N05CD08.
ATC Vet — QN05CD08.
UNII — W7TTW573JJ.

配伍禁忌 有人对盐酸咪达唑仑和一组其他药物之间的视觉相容性进行了超过4h的研究[1]。盐酸咪达唑仑与茶苯海明、戊巴比妥钠、奋乃静、乙二磺酸丙氯拉嗪和盐酸雷尼替丁混合后立即出现白色沉淀。据报道[2,3]，它与呋塞米、硫喷妥钠和肠外营养液之间也存在相似的配伍禁忌。如果形成的混合物的pH值等于或大于5，那么盐酸咪达唑仑就可能形成沉淀[4,5]。然而，可发现

在保持清澈的溶液中，也存在咪哒唑仑的明显丢失，尽管增加了 pH 值。

1. Forman JK, Souney PF. Visual compatibility of midazolam hydrochloride with common preoperative injectable medications. *Am J Hosp Pharm* 1987; **44:** 2298–9.
2. Chiu MF, Schwartz ML. Visual compatibility of injectable drugs used in the intensive care unit. *Am J Health-Syst Pharm* 1997; **54:** 64–5.
3. Trissel LA, *et al.* Compatibility of parenteral nutrient solutions with selected drugs during simulated Y-site administration. *Am J Health-Syst Pharm* 1997; **54:** 1295–300.
4. Swart EL, *et al.* Compatibility of midazolam hydrochloride and lorazepam with selected drugs during simulated Y-site administration. *Am J Health-Syst Pharm* 1995; **52:** 2020–2.
5. Good PD, *et al.* The compatibility and stability of midazolam and dexamethasone in infusion solutions. *J Pain Symptom Manage* 2004; **27:** 471–5.

稳定性 注册药品信息指出，盐酸咪达唑仑溶于 0.9% 的氯化钠注射液、5% 的葡萄糖注射液或 4% 的葡萄糖加 0.18% 的氯化钠注射液，其溶液在室温下可 24h 保持稳定，而含有相当于 0.5mg/ml 碱基的相似溶液在 4～6℃，24～26℃ 和 39～41℃ 的温度条件下贮藏于玻璃瓶可在 36 天内保持稳定[1]。其他研究者[2]发现，当把相当于 1mg/ml 的碱基溶于 0.9% 的氯化钠注射液的盐酸咪达唑仑的溶液贮藏于聚氯乙烯袋中时，至少在 10 天内可保持稳定。药物信息建议不要将咪达唑仑和乳酸钠静脉输注复合物（Hartmann 溶液）混合，因为这样会降低咪达唑仑的效能。

1. Pramar YV, *et al.* Stability of midazolam hydrochloride in syringes and i.v. fluids. *Am J Health-Syst Pharm* 1997; **54:** 913–15.
2. McMullin ST, *et al.* Stability of midazolam hydrochloride in polyvinyl chloride bags under fluorescent light. *Am J Health-Syst Pharm* 1995; **52:** 2018–20.

Midazolam Maleate (*BANM, USAN, rINNM*) 马来酸咪达唑仑

Maleato de midazolam; Midazolam, Maléate de; Midazolami Maleas; Ro-21-3981/001.

Мидазолама Малеат

$C_{18}H_{13}ClFN_3,C_4H_4O_4$ = 441.8.

CAS — 59467-94-6.

ATC — N05CD08.

ATC Vet — QN05CD08.

依赖性和戒断症状

参见地西泮，第957页。

已有报道[1,2]称 2 名儿童在机械通气期间使用咪达唑仑来镇静，停药后出现了戒断症状。在多数病例中，咪达唑仑与阿片类药物合用，这可能混淆了苯二氮䓬类药物的撤药症状。

1. van Engelen BGM, *et al.* Benzodiazepine withdrawal reaction in two children following discontinuation of sedation with midazolam. *Ann Pharmacother* 1993; **27:** 579–81.
2. Ista E, *et al.* Withdrawal symptoms in critically ill children after long-term administration of sedatives and/or analgesics: a first evaluation. *Crit Care Med* 2008; **36:** 2427–32.

不良反应、处置和注意事项

参见地西泮，第958页。有报道指出，在使用咪达唑仑后出现了威胁生命的呼吸和心血管不良事件，故给予咪达唑仑应注意观察（见下文**不良反应发生率**）以降低此类不良反应的风险。在注射咪达唑仑后可出现疼痛、触痛和血栓性静脉炎。同时也有出现呃逆的报道。

不良反应发生率 有报道指出，在静脉给予咪达唑仑以达到知觉镇静效果后，患者由于呼吸抑制、低血压或心搏停止而死亡[1]。1986 年 5 月，美国引进咪达唑仑，在以后的大约 6 个月以内，报道了 13 起由于心脏呼吸抑制导致的死亡性事故（在美国使用的起始剂量较英国高）。虽然在 1987 年 11 月，成人的推荐使用剂量降低到 70μg/kg，老人的降低到 50μg/kg，但到 1988 年 1 月，共报道了 66 起死亡事件。在英国也出现了死亡性事故（该国使用的剂量是 70μg/kg，老年人减量），到 1987 年 11 月，有 4 起死亡事件报告到了英国 CSM。

虽然在使用等效剂量时，咪达唑仑和地西泮引起的通气不足和氧饱和度下降的程度非常相似[2]，但是在使用咪达唑仑时，出现镇静时更为突然[3]。因此在使用时应适当谨慎：

- 当静脉注射咪达唑仑时，应时刻准备好复苏设备。
- 应持续监控心肺功能。
- 咪达唑仑的用量应该根据患者的反应谨慎地逐渐增加，并且应留心与剂量增加速度有关的产品介绍。
- 对于同时接受阿片类镇痛药治疗的患者、老年人和儿童以及虚弱或慢性病患者（如心肺功能受损、慢性肾衰、或肝损害的患者）应特别小心，包括咪达唑仑的减量。
- 口服使用咪达唑仑时，也有类似的告诫事项。

苯二氮䓬类拮抗药氟马西尼并不应该鼓励于使用大剂量咪达唑仑所出现的反应[1]。

由于上消化道的内镜检查本身能降低血氧饱和度，故一些研究者提倡，对于那些存在上述特殊风险的患者，在操作过程中，可预防性地经鼻给予氧气。

1. Anonymous. Midazolam—is antagonism justified? *Lancet* 1988; **ii:** 140–2.
2. Bell GD. Review article: premedication and intravenous sedation for upper gastrointestinal endoscopy. *Aliment Pharmacol Ther* 1990; **4:** 103–22.
3. Ryder W, Wright PA. Dental sedation: a review. *Br Dent J* 1988; **165:** 207–16.

哺乳 American Academy of Pediatrics[1] 认为，尽管还不知道咪达唑仑对正在接受母乳喂养的婴儿的影响，但对于正在哺乳期的母亲，使用咪达唑仑可能还是应该小心，因为精神药物确实会出现在母乳中，因此可能对婴儿的 CNS 功能有着长期和短期的影响。

有 11 名母亲第一次或者是第五次晚上口服 15mg 的咪达唑仑，次日早上在她们的乳汁中没有检测到咪达唑仑[2]。在另外的对 2 名母亲的研究中发现，咪达唑仑和它的羟基代谢产物能快速地从乳汁中消失，在第 4h 其浓度已检测不到。在 6 组配对样本中，咪达唑仑在乳汁和血浆中的比值平均是 0.15。另一项研究[3]对 5 名母亲静脉注射 2mg 咪达唑仑作为术前镇静，之后发现用药 24h 内分泌入乳汁的咪达唑仑小于母体剂量的 0.1%，因此不可能对健康足月母乳喂养的婴儿造成影响。

1. American Academy of Pediatrics. The transfer of drugs and other chemicals into human milk. *Pediatrics* 2001; **108:** 776–89. [Retired May 2010] Correction. *ibid.*; 1029. Also available at: http://aappolicy.aappublications.org/cgi/content/full/pediatrics%3b108/3/776 (accessed 28/04/04)
2. Matheson I, *et al.* Midazolam and nitrazepam in the maternity ward: milk concentrations and clinical effects. *Br J Clin Pharmacol* 1990; **30:** 787–93.
3. Nitsun M, *et al.* Pharmacokinetics of midazolam, propofol, and fentanyl transfer to human breast milk. *Clin Pharmacol Ther* 2006; **79:** 549–57.

儿童 对心脏手术后正接受吗啡静脉注射治疗的儿童，静脉推注咪达唑仑后，引起了暂时的心输出量下降[1]。对于已经接受其他具有镇静作用的药物治疗的患者，在手术后早期，建议咪达唑仑的使用应限于连续输注。类似地，由于存在低血压的风险，故建议[2]在新生儿中应避免静脉推注咪达唑仑。

对于 3 岁以下病情严重的儿童，由于他们的咪达唑仑血浆清除率降低了，故将它用于持续静脉镇静时，可能需要减少起始剂量[3]。

1. Shekerdemian L, *et al.* Cardiovascular effects of intravenous midazolam after open heart surgery. *Arch Dis Child* 1997; **76:** 57–61.
2. Jacqz-Aigrain E, Burtin P. Clinical pharmacokinetics of sedatives in neonates. *Clin Pharmacokinet* 1996; **31:** 423–43.
3. Hughes J, *et al.* Steady-state plasma concentrations of midazolam in critically ill infants and children. *Ann Pharmacother* 1996; **30:** 27–30.

对心理功能的影响 苯二氮䓬类药物对精神功能的不良影响包括曾有报道接受静脉注射咪达唑仑治疗的妇女出现了性幻想，详细的讨论参见**地西泮**，第958页。

对神经系统的影响 与使用咪达唑仑有关的急性张力障碍，见**地西泮**，第958页。

脑病 长期合用咪达唑仑与芬太尼可使接受重症监护的婴儿发生脑病，见**地西泮**，第958页。

肌阵挛 以每小时 30～60μg/kg 的速度连续静脉输注咪达唑仑[1]，接受此治疗的 102 名新生儿中有 6 名出现了四肢的肌阵挛颤搐。停止输注数小时后，肌阵挛停止并未再复发。在肌阵挛期间，EEGs 的记录未检测到有癫痫发作。

1. Magny JF, *et al.* Midazolam and myoclonus in neonate. *Eur J Pediatr* 1994; **153:** 389–90.

老年人 老年受试者仅需要一半剂量的咪达唑仑就可引起与年轻受试者类似的镇静效应[1]。由于年龄的问题而造成了这种药效学上的差异，因此老年受试者对咪达唑仑的 CNS 敏感性增加。

1. Albrecht S, *et al.* The effect of age on the pharmacokinetics and pharmacodynamics of midazolam. *Clin Pharmacol Ther* 1999; **65:** 630–9.

肝损伤 关于在肝功能受损的患者中需留心的注意事项，见下文**药动学**项下。

肾损伤 当给予咪达唑仑后，5 名有严重肾损伤的患者出现了较长时间的镇静状态，这可能与结合代谢产物的蓄积有关[1]。

1. Bauer TM, *et al.* Prolonged sedation due to accumulation of conjugated metabolites of midazolam. *Lancet* 1995; **346:** 145–7.

药物相互作用

参见地西泮，第960页。

药动学

咪达唑仑的吸收迅速，根据给药途径的不同，单剂量达到血浆峰浓度的时间为 20～60min。由于存在广泛的首关代谢，导致了口服药物后全身生物利用度较低。当肌内注射给药时，生物利用度较高但不稳定，通常大于 90%。

咪达唑仑在正常生理 pH 情况下是亲脂性的，故能穿过胎盘并分布到母乳中（见上文）。96%～98% 的咪达唑仑与血浆蛋白结合，主要是白蛋白。

虽然有报道在一些危重患者中，咪达唑仑的半衰期会延长 6 倍，但是通常它的消除半衰期较短，为 1.5～2h。在新生儿、老年人和有肝病或心功能不全的患者中，它的半衰期也延长。

咪达唑仑在肝内经由细胞色素 P450 同工酶 CYP3A4 代谢。主要的代谢产物 1-羟基咪达唑仑（α-羟基咪达唑仑）仍有一些活性，它的半衰期小于 1h。咪达唑仑的代谢产物主要以葡糖苷酸结合物的形式经由尿液排泄。

1. Garzone PD, Kroboth PD. Pharmacokinetics of the newer benzodiazepines. *Clin Pharmacokinet* 1989; **16:** 337–64.
2. Swart EL, *et al.* Comparative population pharmacokinetics of lorazepam and midazolam during long-term continuous infusion in critically ill patients. *Br J Clin Pharmacol* 2004; **57:** 135–45.

儿童 一项关于咪达唑仑在儿童体内的药动学的研究[1]发现，0.15mg/kg 剂量的咪达唑仑经由静脉注射、肌内注射、口服和直肠的方式给药后，其测得的生物利用度分别是 100%、87%、27% 和 18%。当剂量增加到 450μg/kg 和 1mg/kg 后，以口服方式给药的生物利用度分别降低到 16% 和 15%。在肌内注射 150μg/kg 的剂量和口服 450μg/kg 的剂量后的 45～120min 期间，两种方式的给药是生物等效的。当给药剂量是 150μmg/kg 时，经由直肠途径吸收后的血清咪达唑仑浓度较经由口服途径吸收后的浓度低。

当鼻内给予儿童咪达唑仑后，药物吸收迅速，在大约 12min 内就达到了平均的最大血浆浓度[2～4]，报道的生物利用度的值是 30% 和 55%[3,4]，但是在成人的研究中（见下文），优化的鼻内给药方法可获得较高的生物利用度。一项研究在儿童中比较了经由鼻内、静脉内和直肠给予咪达唑仑后的情况，结果发现，经由鼻内和静脉内给药的 45min 后，药物的血浆浓度是相似的，而与这两种给药途径相比，经由直肠途径给药后的药物血浆浓度一直较低[2]。作者认为，出现这种情况可能包括了以下原因，即广泛存在的直肠 pH 值的个体间差异可能影响了咪达唑仑的吸收。

另一项研究探讨了在儿童中，静脉注射剂量和血浆咪达唑仑浓度之间的关系[5]。

也可见上文**注意事项**项下**儿童**。

1. Payne K, *et al.* The pharmacokinetics of midazolam in paediatric patients. *Eur J Clin Pharmacol* 1989; **37:** 267–72.
2. Malinovsky J-M, *et al.* Plasma concentrations of midazolam after iv, nasal or rectal administration in children. *Br J Anaesth* 1993; **70:** 617–20.
3. Rey E, *et al.* Pharmacokinetics of midazolam in children: comparative study of intranasal and intravenous administration. *Eur J Clin Pharmacol* 1991; **41:** 355–7.
4. Kauffman RE, *et al.* Intranasal absorption of midazolam. *Clin Pharmacol Ther* 1995; **57:** 209.
5. Tolia V, *et al.* Pharmacokinetic and pharmacodynamic study of midazolam in children during esophagogastroduodenoscopy. *J Pediatr* 1991; **119:** 467–71.

新生儿 新生儿的咪达唑仑药动学的参考文献[1～7]如下。

1. Jacqz-Aigrain E, *et al.* Pharmacokinetics of midazolam in critically ill neonates. *Eur J Clin Pharmacol* 1990; **39:** 191–2.
2. Jacqz-Aigrain E, *et al.* Pharmacokinetics of midazolam during continuous infusion in critically ill neonates. *Eur J Clin Pharmacol* 1992; **42:** 329–32.
3. Burtin P, *et al.* Population pharmacokinetics of midazolam in neonates. *Clin Pharmacol Ther* 1994; **56:** 615–25.
4. Jacqz-Aigrain E, Burtin P. Clinical pharmacokinetics of sedatives in neonates. *Clin Pharmacokinet* 1996; **31:** 423–43.
5. Harte GJ, *et al.* Haemodynamic responses and population pharmacokinetics of midazolam following administration to ventilated, preterm neonates. *J Paediatr Child Health* 1997 **33:** 335–8.
6. Lee TC, *et al.* Population pharmacokinetic modeling in very premature infants receiving midazolam during mechanical ventilation: midazolam neonatal pharmacokinetics. *Anesthesiology* 1999; **90:** 451–7.
7. de Wildt SN, *et al.* Pharmacokinetics and metabolism of intravenous midazolam in preterm infants. *Clin Pharmacol Ther* 2001; **70:** 525–31.

半衰期 从包括了 90 名受试者的 7 项研究中收集的资料表明，在一小部分患者中，咪达唑仑半衰期的延长是由于分布容量的增加，而不是咪达唑仑清除率和代谢改变的结果[1]。据报道[2]，2 名患者由于癫痫持续状态而连续输注咪达唑仑后，观察到药物的半衰期延长了。

1. Wills RJ, *et al.* Increased volume of distribution prolongs midazolam half-life. *Br J Clin Pharmacol* 1990; **29:** 269–72.
2. Naritoku DK, Sinha S. Prolongation of midazolam half-life after sustained infusion for status epilepticus. *Neurology* 2000 **54:** 1366–8.

鼻内给药 鼻内给药后，咪达唑仑的血浆浓度能快速达到足以引起知觉镇静的水平[1]。虽然在儿童中，以前鼻内给药（见上文）后生物利用度可达到55%，但是在成人中，缓慢给药和优化鼻内给药的方法可使生物利用度增加，有2项研究[2,3]中达到83%，另一项研究中为72.5%[4]。

1. Burstein AH, *et al.* Pharmacokinetics and pharmacodynamics of midazolam after intranasal administration. *J Clin Pharmacol* 1997; **37:** 711–18.
2. Björkman S, *et al.* Pharmacokinetics of midazolam given as an intranasal spray to adult surgical patients. *Br J Anaesth* 1997; **79:** 575–80.
3. Knoester PD, *et al.* Pharmacokinetics and pharmacodynamics of midazolam administered as a concentrated intranasal spray: a study in healthy volunteers. *Br J Clin Pharmacol* 2002; **53:** 501–7.
4. Wermeling DP, *et al.* Pharmacokinetics and pharmacodynamics of a new intranasal midazolam formulation in healthy volunteers. *Anesth Analg* 2006; **103:** 344–9.

肝病 对晚期肝硬化患者，咪达唑仑的药动学特征是口服给药后的全身生物利用度增加[1]及由消除半衰期延长引起的清除率下降[1,2]，故给药量需减少。然而，在肝移植的无肝期发现了咪达唑仑的新陈代谢，这表明了咪达唑仑存在肝外代谢（见下文）。

1. Pentikäinen PJ, *et al.* Pharmacokinetics of midazolam following intravenous and oral administration in patients with chronic liver disease and in healthy subjects. *J Clin Pharmacol* 1989; **29:** 272–7.
2. MacGilchrist AJ, *et al.* Pharmacokinetics and pharmacodynamics of intravenous midazolam in patients with severe alcoholic cirrhosis. *Gut* 1986; **27:** 190–5.

代谢 关于苯二氮䓬类药物的代谢的讨论，见**地西泮**，第963页。在肝和肾发现了至少3种不同的细胞色素P540同工酶参与了咪达唑仑的代谢[1]。这些酶活性的变异可能解释了咪达唑仑在药动学和药效学方面的一些个体间差异[2]。然而，在经历肝移植患者中进行的一项研究[3]表明，小肠是与咪达唑仑的首关代谢有关的一个重要场所，推测细胞色素P450同工酶CYP3A4在肠黏膜催化咪达唑仑的代谢。

1. Wandel C, *et al.* Midazolam is metabolized by at least three different cytochrome P450 enzymes. *Br J Anaesth* 1994; **73:** 658–61.
2. Lown KS, *et al.* The erythromycin breath test predicts the clearance of midazolam. *Clin Pharmacol Ther* 1995; **57:** 16–24.
3. Paine MF, *et al.* First-pass metabolism of midazolam by the human intestine. *Clin Pharmacol Ther* 1996; **60:** 14–24.

舌下给药 当舌下给予咪达唑仑后，可获得较高的生物利用度（75%）和可靠的血浆浓度[1]。

1. Schwagmeier R, *et al.* Midazolam pharmacokinetics following intravenous and buccal administration. *Br J Clin Pharmacol* 1998; **46:** 203–6.

用途和用法

咪达唑仑是一种短效的苯二氮䓬类药物，它除了具有更强的遗忘作用以外，性质大体上与地西泮（第963页）相似。它主要用作小手术或检查操作以及重症监护中的镇静（见下文）、术前用药以及全身麻醉的诱导。它也作为催眠药（见下文）用于失眠的短期治疗（最多2周）。当咪达唑仑用作术前用药或知觉镇静时，镇静作用在肌内注射后大约15min出现，在30～60min达到高峰，而静脉注射后3～5min内即出现镇静作用。当它用作麻醉诱导药时，在静脉注射后2～2.5min能诱导麻醉，当使用阿片类镇痛药作为术前用药后，作用的出现将更加迅速。

因为咪达唑仑的镇静出现突然，所以药量应根据患者的反应小心地逐渐增加，当使用了阿片类镇痛药后，要求减少咪达唑仑的用量。应持续监护呼吸和心肺功能，并且复苏设备应随手可及。在静脉给药期间和操作的过程中，应让患者保持仰卧。对于**老年和虚弱患者**，咪达唑仑应减量使用（见下文）。

咪达唑仑以盐酸盐的形式通过口服、肠外和直肠的途径给药，马来酸盐的形式也可用于口服。所有的剂量都是碱基的形式，8.3mg的盐酸咪达唑仑或10.2mg的马来酸咪达唑仑都相当于大约7.5mg咪达唑仑。

以*静脉给药*的方式用作牙科、小手术和其他操作的**镇静**，其常用总剂量的范围是2.5～7.5mg（大约70μg/kg）静脉注射，不过通常不需要大于5mg。建议在术前5～10min以2mg/min的速度给予2～2.5mg作为起始剂量，之后如有必要可每隔至少2min给予0.5～1mg，直至达到理想结果。

处于**重症监护**下的患者，需要通过*静脉输注*咪达唑仑来维持镇静。在英国可静脉输注30～300μg/kg的起始负荷剂量诱导镇静，每次追加量为1～2.5mg，应当用20～30s缓慢注射，追加用药间隔2min。在美国，推荐使用较小的剂量，即10～50μg/kg（通常为0.5～4mg）。需要的维持剂量经静脉输注，差异很大，但建议每小时给予20～200μg/kg的剂量。对于血容量低、血管收缩或体温低的患者，负荷剂量应减少或省略，而维持剂量也应减少。应该每天评估患者是否需要持续输注，以此来减少药物蓄积和延迟苏醒的风险。间断的*静脉推注*咪达唑仑也可达到镇静的目的，可给予1～2mg的剂量，并可反复给药，直到达到需要的镇静水平。长期用药后应避免突然停药。

在手术前20～60min，可*肌内注射*咪达唑仑作为**术前用药**。常用剂量大约是5mg，剂量范围是70～100μg/kg。此外，术前5～30min可静脉给予1～2mg，必要时可重复。

咪达唑仑用作**麻醉诱导**（第　页）的常用剂量是150～250μg/kg，通过*静脉缓慢输注*，而对于未接受术前用药的患者，常用剂量是300～350μg/kg。理想的麻醉水平需通过逐步滴定达到，每次增加剂量为不超过5mg，用20～30s注射完毕，注射间隔为2min。完成诱导可能需要追加剂量，对于难治的案例，可使用到600μg/kg的剂量。在短时间的手术操作期间，也可以进一步增加25%诱导剂量的咪达唑仑，以作为**麻醉维持方案**的一个组成部分。

在**联合麻醉**中，也可以*静脉注射*咪达唑仑用以镇静，剂量是30～100μg/kg，如有需要可反复给药，或者也可以每小时*静脉输注*30～100μg/kg的咪达唑仑。

儿童用药详见下文。

马来酸咪达唑仑也可通过*口服给药*的方式用于失眠的短期治疗，晚上的常用剂量相当于咪达唑仑7.5～15mg。

用法 经直肠[1]、鼻内[1～5]、口腔含化[6～11]和舌下[1,12]途径的给药方式可作为肠外使用咪达唑仑的替代。

鼻内滴入咪达唑仑可引起剧烈的灼热感、刺激以及流泪，在对儿童使用咪达唑仑之前，提倡使用利多卡因鼻腔喷雾[13]。此外，鼻内吸入咪达唑仑喷雾可能引起较少不适[14,15]（*BNFC 2010/11* 不推荐将咪达唑仑鼻内给药用于儿童）。由于需要的药物体积较大，故在成人，鼻内使用咪达唑仑喷雾既不适用也不舒服，因此将其制成一种雾化溶液使用[16,17]。

1. Wong L, McQueen KD. Midazolam routes of administration. *DICP Ann Pharmacother* 1991; **25:** 476–7.
2. Theroux MC, *et al.* Efficacy of intranasal midazolam in facilitating suturing of lacerations in preschool children in the emergency department. *Pediatrics* 1993; **91:** 624–7.
3. Louon A, *et al.* Sedation with nasal ketamine and midazolam for cryotherapy in retinopathy of prematurity. *Br J Ophthalmol* 1993; **77:** 529–30.
4. Bates BA, *et al.* A comparison of intranasal sufentanil and midazolam to intramuscular meperidine, promethazine, and chlorpromazine for conscious sedation in children. *Ann Emerg Med* 1994; **24:** 646–51.
5. Ljungman G, *et al.* Midazolam nasal spray reduces procedural anxiety in children. *Pediatrics* 2000; **105:** 73–8.
6. Body R, Ijaz M. Buccal midazolam as an alternative to rectal diazepam for prolonged seizures in childhood and adolescence. *Emerg Med J* 2005; **22:** 364–5.
7. McIntyre J, *et al.* Safety and efficacy of buccal midazolam versus rectal diazepam for emergency treatment of seizures in children: a randomised controlled trial. *Lancet* 2005; **366:** 205–10.
8. Baysun S, *et al.* A comparison of buccal midazolam and rectal diazepam for the acute treatment of seizures. *Clin Pediatr (Phila)* 2005; **44:** 771–6.
9. Bailie RK, *et al.* Premedication with buccal midazolam in children and in adults with learning disabilities. *Anaesthesia* 2007; **62:** 535–6.
10. Wilson KE, *et al.* Comparison of transmucosal midazolam with inhalation sedation for dental extractions in children: a randomized, cross-over, clinical trial. *Acta Anaesthesiol Scand* 2007; **51:** 1062–7.
11. Mpimbaza A, *et al.* Comparison of buccal midazolam with rectal diazepam in the treatment of prolonged seizures in Ugandan children: a randomized clinical trial. *Pediatrics* 2008; **121:** 165–6. Full version: http://pediatrics.aappublications.org/cgi/reprint/121/1/e58 (accessed 23/04/09)
12. Karl HW, *et al.* Transmucosal administration of midazolam for premedication of pediatric patients: comparison of the nasal and sublingual routes. *Anesthesiology* 1993; **78:** 885–91.
13. Lugo RA, *et al.* Complication of intranasal midazolam. *Pediatrics* 1993; **92:** 638.
14. Gilchrist F, *et al.* The use of intranasal midazolam in the treatment of paediatric dental patients. *Anaesthesia* 2007; **62:** 1262–5.
15. Lane RD, Schunk JE. Atomized intranasal midazolam use for minor procedures in the pediatric emergency department. *Pediatr Emerg Care* 2008; **24:** 300–3.
16. Hodgson PE, *et al.* Administration of nebulized intranasal midazolam to healthy adult volunteers: a pilot study. *Br J Anaesth* 1994; **73:** 719P.
17. McCormick ASM, *et al.* Plasma concentrations and sedation scores after nebulized and intranasal midazolam in healthy volunteers. *Br J Anaesth* 2008; **100:** 631–6.

儿童用法 咪达唑仑可用于儿童小手术或检查操作的镇静。在英国，不推荐以口服和口腔含化的途径给药，但这些给药途径可能被用于儿童，下列是 *BNFC 2010/11* 根据年龄推荐的用药剂量：

口服

- 1个月～18岁：术前30～60min给予500μg/kg（最大剂量20mg）。

在英国，已有专业生产企业提供一种口服液，此外，也可用苹果汁、黑加仑汁、巧克力酱或可乐稀释注射液服用。

口腔含化

- 6个月～10岁：200～300μg/kg（最大剂量5mg）；
- 10～18岁：6～7mg（如体重超过70kg，最大剂量可为8mg）。

在英国，已有专业生产企业生产出口腔含化的制剂。使用口腔注射器在口腔两侧的上唇和牙龈之间各给予一半的剂量，并在吞咽前保持至少5min。

在美国，虽然年龄较小（小于6岁）或合作较差的儿童患者，可能需要给予1mg/kg的剂量，但6个月以上儿童的推荐剂量为单次口服250～500μg/kg（最大剂量20mg）。

如果患者更适合*静脉注射*的给药途径，可根据年龄给予以下剂量：

- 6个月～5岁：50～100μg/kg，可一直用到总剂量600μg/kg（但不应超过6mg）；
- 6～12岁：25～50μg/kg，可一直用到总剂量400μg/kg（或最大剂量10mg）；
- 大龄儿童应当使用成人的常规剂量（见上文）。

起始剂量的注射时间应超过2～3min，追加给药时建议间隔2～5min。虽然没有被注册，但 *BNFC 2010/11* 推荐可经静脉注射咪达唑仑25～50μg/kg作为1个月以上儿童患者的起始剂量。

在一些国家包括英国，注射制剂可经*直肠*给药用于6个月以上儿童的镇静，剂量范围为300～500μg/kg，单次给药。如果药液体积太小，可用水将注射制剂稀释至最多10ml。

在儿童中，*肌内注射*的途径只在特殊情况下使用，因为此注射法令人疼痛。对于1～15岁儿童，推荐的剂量范围是50～150μg/kg。

咪达唑仑也被用于**重症监护**儿童的镇静。以下是根据年龄推荐的*静脉注射*剂量，可根据用药反应进行调整：

- 胎龄小于32周的新生儿：静脉输注，每小时30μg/kg；
- 胎龄大于32周的新生儿以及6个月以下婴儿：静脉输注，每小时60μg/kg；
- 6个月～12岁：起始负荷剂量为50～200μg/kg，注射时间应超过2～3min，维持剂量为每小时60～120μg/kg；
- 大龄儿童应当使用成人的常规剂量（见上文）。

负荷剂量不推荐用于6个月以下婴儿。

咪达唑仑也可作为**术前用药**，可在术前15～30min给药。*口服*剂量与镇静的剂量相似（见上文）。在一些国家术前用药采用*直肠*给药的途径，英国对于6个月以上儿童推荐的总剂量是300～500μg/kg。1～15岁的儿童也准许采用*肌内注射*，剂量为80～200μg/kg，然而，如前所述，该给药方法只用于特殊情况。

作为**麻醉诱导**时，推荐用于7岁以上儿童，剂量为150μg/kg，缓慢*静脉注射*。但 *BNFC 2010/11* 提出，这样的用法很少见，并建议给予50μg/kg（最多2.5mg）的追加量，给药时间2～5min。对于年龄达到18岁的患者，在等待2～5min后，如果需要，可每2min追加给药一次，直至最大总剂量500μg/kg（不超过25mg）。

咪达唑仑在控制**癫痫持续状态**时的用法参见下文**惊厥**。

以下是一些咪达唑仑用于儿童的参考文献[1,2]。

1. Blumer JL. Clinical pharmacology of midazolam in infants and children. *Clin Pharmacokinet* 1998; **35:** 37–47.
2. Marshall J, *et al.* Pediatric pharmacodynamics of midazolam oral syrup. *J Clin Pharmacol* 2000; **40:** 578–89.

老年人用法 对于年龄大于60岁以及衰弱或慢性病的患者，应用咪达唑仑应谨慎，应给予较低的剂量，且持续监测这些患者重要功能的早期改变。与年轻人比较，老年人达到峰值治疗效应要慢得多。

用于口腔科、小手术或其他操作的**镇静**时，起始剂量0.5～1.5mg*静脉注射*，注射速度为2mg/min，5～10min注射完毕，如果需要，可追加给药每次0.5～1mg，直至最大总剂量3.5mg或达到理想的镇静效果。

用于**重症监护**的持续镇静时，可给予常规成人剂量（见上文）。

作为**术前用药**，可于手术前20～60min*肌内注射*咪达唑仑，常规剂量2～3mg（剂量范围为20～50μg/kg）。此外，可在手术前5～30min*静脉注射*起始剂量500μg，如有必要可缓慢重复给药。

用作**麻醉诱导**的常用剂量是50～150μg/kg，通过缓慢*静脉注射*给术前患者，对于未接受术前用药的患者，常用剂量是 150～300μg/kg。病情严重或衰弱，且未接受术前用药的患者，更低的剂量（250μg/kg）可能足够。理想的麻醉水平需逐步滴定达到，可进一步增加 25%的诱导剂量，作为**麻醉维持**方案的一个组成部分。

用于**联合麻醉**的镇静时，可能需要更低的维持剂量（参见上文成人常规剂量）。

马来酸咪达唑仑也可通过口服给药的方式用于**失眠**的短期治疗，常用剂量相当于咪达唑仑 7.5mg，晚上服用。

转换和分离障碍 关于诊断转换障碍，如癔病性麻痹使用咪达唑仑，见第964页。

惊厥 苯二氮䓬类药物，如地西泮或劳拉西泮，常常以肠外给药的方式首先尝试用作控制癫痫持续状态（第450页）。咪达唑仑被当做一种可供选择的药物来使用[1]。在使用静脉给药很困难时，可以考虑，因为肌内注射咪达唑仑后可达到它的有效浓度[2,3]。*BNF 59* 认为，当需要持续皮下输注以控制惊厥时，如姑息治疗，它是可选用的苯二氮䓬类药物之一，并且起始剂量是 20～40mg，可每 24h 给药。在一些中心[4]静脉注射咪达唑仑主要控制对地西泮、劳拉西泮或苯妥英治疗无效的癫痫持续状态，但文献综述[5]显示其疗效主要来源于非对照研究，数据有一定的限制。

鼻内[6,7]和口腔含化[8]的给药方式也用于治疗癫痫发作，英国指南[9]认为，在家里或是其他不可能使用静脉给药方式的地方，口腔含化咪达唑仑可代替经直肠给予地西泮治疗癫痫持续状态的最初治疗。此外，最近的一项研究[10,11]发现，在医院，治疗癫痫发作的儿童，口腔含化咪达唑仑比经直肠给予地西泮更有效，并且没有增加呼吸抑制的风险。*BNF 59* 指出，对于成人和大于 10 岁的儿童，可经口腔含化给药，单次剂量为咪达唑仑 10mg，如有必要可于 10min 后再给药一次。

BNFC 2010/11 根据年龄推荐的口腔含化给药的剂量如下，如果需要，可每 10min 重复给药一次：

- 出生～6 个月：300μg/kg（最大剂量 2.5mg）；
- 6 个月～1 岁：2.5mg；
- 1～5 岁：5mg；
- 5～10 岁：7.5mg；
- 10～18 岁：10mg；

或者，对于新生儿、儿童、青少年直至 18 岁的患者，在给予 150～200μg/kg 的起始负荷剂量后，可每分钟持续静脉输注 1μg/kg 的剂量。以每分钟 1μg/kg 为单位计，可每 15min 增加剂量，直至惊厥得到控制或达到每分钟 5μg/kg 的最大值。对于顽固性癫痫持续状态的患儿，主张使用更高剂量的咪达唑仑静脉注射[12]。

咪达唑仑还尝试用于控制儿童重症疟疾相关的急性抽搐。[13]

1. Hanley DF, *et al.* Use of midazolam in the treatment of refractory status epilepticus. *Clin Ther* 1998; **20:** 1093–1105.
2. Bauer J, Elger CE. Management of status epilepticus in adults. *CNS Drugs* 1994; **1:** 26–44.
3. Towne AR, DeLorenzo RJ. Use of intramuscular midazolam for status epilepticus. *J Emerg Med* 1999; **17:** 323–8.
4. Bebin M, Bleck TP. New anticonvulsant drugs: focus on flunarizine, fosphenytoin, midazolam and stiripentol. *Drugs* 1994; **48:** 153–71.
5. Denzel D, Burstein AH. Midazolam in refractory status epilepticus. *Ann Pharmacother* 1996; **30:** 1481–3.
6. Wallace SJ. Nasal benzodiazepines for management of acute childhood seizures? *Lancet* 1997; **349:** 222.
7. Lahat E, *et al.* Intranasal midazolam for childhood seizures. *Lancet* 1998; **352:** 620.
8. Scott RC, *et al.* Buccal midazolam and rectal diazepam for treatment of prolonged seizures in childhood and adolescence: a randomised trial. *Lancet* 1999; **353:** 623–6.
9. NICE. The epilepsies: the diagnosis and management of the epilepsies in adults and children in primary and secondary care (issued October 2004). Available at: http://www.nice.org.uk/nicemedia/pdf/CG020NICEguideline.pdf (accessed 21/08/08)
10. McIntyre J, *et al.* Safety and efficacy of buccal midazolam versus rectal diazepam for emergency treatment of seizures in children: a randomised controlled trial. *Lancet* 2005; **366:** 205–10.
11. Mpimbaza A, *et al.* Comparison of buccal midazolam with rectal diazepam in the treatment of prolonged seizures in Ugandan children: a randomized clinical trial. *Pediatrics* 2008; **121:** 165–6. Full version: http://pediatrics.aappublications.org/cgi/reprint/121/1/e58 (accessed 23/04/09)
12. Morrison G, *et al.* High-dose midazolam therapy for refractory status epilepticus in children. *Intensive Care Med* 2006; **32:** 2070–6.
13. Muchohi SN, *et al.* Pharmacokinetics and clinical efficacy of midazolam in children with severe malaria and convulsions. *Br J Clin Pharmacol* 2008; **66:** 529–38.

行为紊乱 使用苯二氮䓬类药物如咪达唑仑可以作为严重坐立不安的临时治疗手段，详细的讨论见（第927页）。

呼吸困难 苯二氮䓬类药物如咪达唑仑可用于缓解晚期癌症患者的呼吸困难，特别是伴有焦虑时（见**地西泮**，第964页）。每 4h 皮下给予咪达唑仑 5mg 已成功地与吗啡联合使用[1]。建议[2]可将咪达唑仑代替氯丙嗪用于晚期癌症和难治性呼吸困难患者以缓解空气的缺乏，并且能对那些极度痛苦的濒死患者起到镇静作用。

1. Navigante AH, *et al.* Midazolam as adjunct therapy to morphine in the alleviation of severe dyspnea perception in patients with advanced cancer. *J Pain Symptom Manage* 2006; **31:** 38–47.
2. Walsh D. Dyspnoea in advanced cancer. *Lancet* 1993; **342:** 450–1.

呃逆 关于治疗难治性呃逆，可见**氯丙嗪**项下，第947页。据报道[1,2]，2 名转移癌患者的呃逆对常规治疗无效，但经静脉或皮下给予咪达唑仑后显效。然而，据记录[1,3]，苯二氮䓬类（如咪达唑仑）可能会恶化或促成呃逆。

1. Wilcock A, Twycross R. Midazolam for intractable hiccup. *J Pain Symptom Manage* 1996; **12:** 59–61.
2. Moro C, *et al.* Midazolam for long-term treatment of intractable hiccup. *J Pain Symptom Manage* 2005; **29:** 221–3.
3. Rousseau P. Hiccups. *South Med J* 1995; **88:** 175–81.

失眠 对失眠的治疗包括限制苯二氮䓬类药物的使用，同时推荐咪达唑仑的使用不应超过 2 周，见第930页。

1. Monti JM, *et al.* The effect of midazolam on transient insomnia. *Eur J Clin Pharmacol* 1993; **44:** 525–7.

恶心和呕吐 咪达唑仑已试用于预防术后恶心和呕吐[1～5]。

1. Rodolà F. Midazolam as an anti-emetic. *Eur Rev Med Pharmacol Sci* 2006; **10:** 121–6.
2. Lee Y, *et al.* Midazolam vs ondansetron for preventing postoperative nausea and vomiting: a randomised controlled trial. *Anaesthesia* 2007; **62:** 18–22.
3. Riad W, *et al.* Effect of midazolam, dexamethasone and their combination on the prevention of nausea and vomiting following strabismus repair in children. *Eur J Anaesthesiol* 2007; **24:** 697–701.
4. Jung JS, *et al.* Prophylactic antiemetic effect of midazolam after middle ear surgery. *Otolaryngol Head Neck Surg* 2007; **137:** 753–6.
5. Tarhan Ö, *et al.* Subhypnotic doses of midazolam prevent nausea and vomiting during spinal anesthesia for cesarean section. *Minerva Anestesiol* 2007; **73:** 629–33.

疼痛 常规使用苯二氮䓬类药物治疗疼痛时，它是作为肌松剂以缓解和骨骼肌肉痉挛有关的疼痛（见**镇痛药的选择**项下，第4页）。咪达唑仑被一些研究[1～7]用于鞘内注射镇痛，但由于风险和收益的不确定性，其应用很少。一项包含 13 个研究的荟萃分析[8]发现咪达唑仑作为椎管内麻醉的辅助用药，可改善围术期和围生期的镇痛效果，且可降低术后恶心呕吐的发生率，尤其用于剖宫产时，作者们认为，尽管神经系统症状很罕见且与安慰剂比较并无显著增加，但仍有必要对其他全性进一步研究。

1. Cripps TP, Goodchild CS. Intrathecal midazolam and the stress response to upper abdominal surgery. *Clin J Pain* 1988; **4:** 125–8.
2. Serrao JM, *et al.* Intrathecal midazolam for the treatment of chronic mechanical low back pain: a controlled comparison with epidural steroid in a pilot study. *Pain* 1992; **48:** 5–12.
3. Baaijens PFJ, *et al.* Intrathecal midazolam for the treatment of chronic mechanical low back pain: a randomized double-blind placebo-controlled study. *Br J Anaesth* 1995; **74** (suppl 1): 143.
4. Valentine JMJ, *et al.* The effect of intrathecal midazolam on post-operative pain. *Eur J Anaesthesiol* 1996; **13:** 589–93.
5. Batra YK, *et al.* Addition of intrathecal midazolam to bupivacaine produces better post-operative analgesia without prolonging recovery. *Int J Clin Pharmacol Ther* 1999; **37:** 519–23.
6. Duncan MA, *et al.* Prospective audit comparing intrathecal analgesia (incorporating midazolam) with epidural and intravenous analgesia after major open abdominal surgery. *Anaesth Intensive Care* 2007; **35:** 558–62.
7. Murali Krishna T, *et al.* Combination of low doses of intrathecal ketamine and midazolam with bupivacaine improves postoperative analgesia in orthopaedic surgery. *Eur J Anaesthesiol* 2008; **25:** 299–306.
8. Ho KM, Ismail H. Use of intrathecal midazolam to improve perioperative analgesia: a meta-analysis. *Anaesth Intensive Care* 2008; **36:** 365–73.

术前用药和镇静 咪达唑仑作为术前用药（见**麻醉**，第1700页）和镇静药（第929页）用在治疗和检查操作过程中，如口腔科治疗（第929页）和内镜检查（见下文）。它也用于重症监护（第929页）患者的持续镇静，但是一篇系统性综述担心将此用法应用于新生儿的效果（详见上文**注意事项**的**儿童**项下）。

1. Sandler ES, *et al.* Midazolam versus fentanyl as premedication for painful procedures in children with cancer. *Pediatrics* 1992; **89:** 631–4.
2. Jacqz-Aigrain E, *et al.* Placebo-controlled trial of midazolam sedation in mechanically ventilated newborn babies. *Lancet* 1994; **344:** 646–50.
3. McErlean M, *et al.* Midazolam syrup as a premedication to reduce the discomfort associated with pediatric intravenous catheter insertion. *J Pediatr* 2003; **142:** 429–30.
4. TREC Collaborative Group. Rapid tranquillisation for agitated patients in emergency psychiatric rooms: a randomised trial of midazolam versus haloperidol plus promethazine. *BMJ* 2003; **327:** 708–11.
5. Ng E, *et al.* Intravenous midazolam infusion for sedation of infants in the neonatal intensive care unit. Available in The Cochrane Database of Systematic Reviews; Issue 1. Chichester: John Wiley; 2003 (accessed 24/03/06).
6. Averley PA, *et al.* An RCT pilot study to test the effects of intravenous midazolam as a conscious sedation technique for anxious children requiring dental treatment: an alternative to general anaesthesia. *Br Dent J* 2004; **197:** 553–8.
7. Lam C, *et al.* Midazolam premedication in children: a pilot study comparing intramuscular and intranasal administration. *Anesth Prog* 2005; **52:** 56–61.
8. Wilson KE, *et al.* A comparison of oral midazolam and nitrous oxide sedation for dental extractions in children. *Anaesthesia* 2006; **61:** 1138–44.

内镜检查 接受内镜检查（第929页）的患者常常首选静脉注射苯二氮䓬类药物（如地西泮或咪达唑仑）进行镇静。有时也使用阿片类镇痛药来镇静[1]。

如果使用静脉推注而非缓慢静滴给药时，咪达唑仑需减量用于内镜检查。一项在 788 名接受内镜检查的患者中进行的研究发现，对于 70 岁以下的患者，静脉推注平均 4.65mg 的咪达唑仑是安全有效的，而对 70 岁以上的患者，1.89mg 的平均剂量是足够的[2]。而且，用此剂量的咪达唑仑不需要局部咽麻醉。同时，静脉推注的给药方式也比静滴容易操作，且氧饱和度下降程度更小[3]。另外的研究发现，作为胃镜检查前的术前用药，低剂量咪达唑仑（35μg/kg）也有效，和较高剂量（70μg/kg）相比，出现的并发症更少[4]。

也尝试内镜检查前的镇静，经鼻内[5]和口服[6,7]给予咪达唑仑，尤其是对于儿童，更适合[5,6]。

1. Mamula P, *et al.* Safety of intravenous midazolam and fentanyl for pediatric GI endoscopy: prospective study of 1578 endoscopies. *Gastrointest Endosc* 2007; **65:** 203–10.
2. Smith MR, *et al.* Small bolus injections of intravenous midazolam for upper gastrointestinal endoscopy: a study of 788 consecutive cases. *Br J Clin Pharmacol* 1993; **36:** 573–8.
3. Morrow JB, *et al.* Sedation for colonoscopy using a single bolus is safe, effective, and efficient: a prospective, randomized, double-blind trial. *Am J Gastroenterol* 2000; **95:** 2242–7.
4. Campo R, *et al.* Efficacy of low and standard midazolam doses for gastroscopy: a randomized, double-blind study. *Eur J Gastroenterol Hepatol* 2000; **12:** 187–90.
5. Fishbein M, *et al.* Evaluation of intranasal midazolam in children undergoing esophagogastroduodenoscopy. *J Pediatr Gastroenterol Nutr* 1997; **25:** 261–6.
6. Martinez JL, *et al.* A comparison of oral diazepam versus midazolam, administered with intravenous meperidine, as premedication to sedation for pediatric endoscopy. *J Pediatr Gastroenterol Nutr* 2002; **35:** 51–8.
7. Mui LM, *et al.* Premedication with orally administered midazolam in adults undergoing diagnostic upper endoscopy: a double-blind placebo-controlled randomized trial. *Gastrointest Endosc* 2005; **61:** 195–200.

制剂

BP 2010: Midazolam Injection; Midazolam Oral Solution;
USP 33: Midazolam Injection.

专利制剂

Arg.: Dalam; Dormicum; Dormid; Drimnorth; Gobbizolam; Rem; Ukel†; ***Austral.:*** Hypnovel; ***Austria:*** Dormicum; ***Belg.:*** Dormicum; ***Braz.:*** Dormire; Dormium; Dormonid; Hipnazolam†; ***Chile:*** Dormonid; Noctura; Terap; Zolmid; ***Cz.:*** Dormicum; Fulsed†; ***Denm.:*** Dormicum; ***Fin.:*** Dormicum; ***Fr.:*** Hypnovel; Versed; ***Ger.:*** Dormicum; ***Gr.:*** Damizol; Dormicum; Dormixal; ***Hong Kong:*** Dormicum; ***Hung.:*** Dormicum; ***India:*** Fulsed; ***Indon.:*** Anesfar; Dormicum; Fortanest; Hipnoz; Miloz; Sedacum; ***Irl.:*** Hypnovel; ***Israel:*** Dormicum†; Midazol; Midolam; ***Ital.:*** Ipnovel; ***Malaysia:*** Dormicum; Fulsed; Mizolam; ***Mex.:*** Dormicum; Relacum; Zomsol; ***Neth.:*** Dormicum; ***Norw.:*** Dormicum; ***NZ:*** Hypnovel; ***Philipp.:*** Dormicum; Dormizol; Sedoz; ***Pol.:*** Dormicum; Midanium; Sopodorm; ***Port.:*** Dormicum; Zolamid; ***Rus.:*** Dormicum (Дормикум); ***S.Afr.:*** Dormicum; Midacum; Midanium; ***Singapore:*** Dormicum; Fulsed; ***Spain:*** Dormicum; ***Swed.:*** Dormicum; ***Switz.:*** Dormicum; ***Thai.:*** Dormicum; Midazol†; ***Turk.:*** Demizolam; Dormicum; ***UK:*** Hypnovel; ***Ukr.:*** Fulsed (Фульсед); ***Venez.:*** Benzosed; Doricum; Midazepin.

Molindone Hydrochloride (*BANM, USAN, rINNM*) 盐酸吗茚酮

EN-1733A; Hidrocloruro de molindona; Molindone, Chlorhydrate de; Molindoni Hydrochloridum. 3-Ethyl-1,5,6,7-tetrahydro-2-methyl-5-(morpholinomethyl)indol-4-one hydrochloride.

Молиндона Гидрохлорид

$C_{16}H_{24}N_2O_2$,HCl = 312.8.

CAS — 7416-34-4 (molindone); 15622-65-8 (molindone hydrochloride).

ATC — N05AE02.

ATC Vet — QN05AE02.

UNII — 1DWS68PNE6.

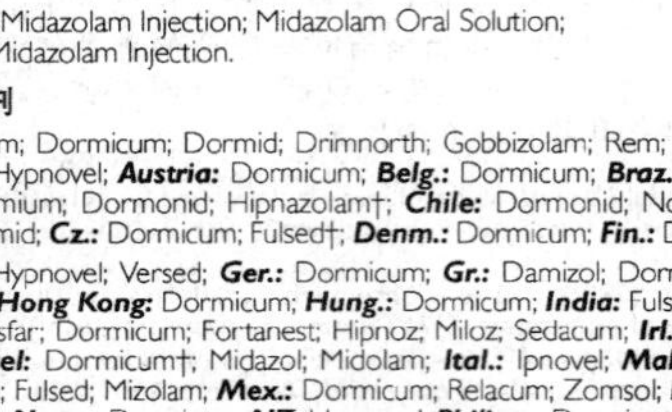

(molindone)

Pharmacopoeias. In *US.*

USP 33 (Molindone Hydrochloride) 1%水溶液的 pH 值为 4.0～5.0。贮藏于密闭容器中。避光。

不良反应、处置和注意事项

参见**氯丙嗪**，第941页。与氯丙嗪相比，盐酸吗茚酮引起低血压的风险较小，锥体外系反应虽然常见但较不严重。它引起镇静的发生率居于氯丙嗪和含有一个哌

嗪侧链的酚噻嗪类药物所引起的镇静发生率之间。它可能会引起体重增加或减轻，但体重减轻更显著（第941页）。

对肝脏的影响 1名患者在使用吗茚酮以后出现了肝毒性，并伴随流感样综合征[1]。停药后症状消失且肝酶值恢复到正常范围，再次给予小剂量的药物后又复发。这种情况可能是由超敏反应所致。

1. Bhatia SC, *et al.* Molindone and hepatotoxicity. *Drug Intell Clin Pharm* 1985; **19:** 744–6.

药物相互作用

参见氯丙嗪，第945页。

药动学

吗茚酮口服后易吸收，未代谢的吗茚酮的峰浓度出现在给药后的大约1.5h以内。它的代谢快速而广泛，并且有大量的代谢产物。它主要是以代谢产物的形式经尿和粪便排出体外，而只有不到2%～3%的药物以原形排泄。据报道，单次口服药物后其药理学效应可持续24～36h。

1. Zetin M, *et al.* Bioavailability of oral and intramuscular molindone hydrochloride in schizophrenic patients. *Clin Ther* 1985; **7:** 169–75.

用途和用法

吗茚酮是一种吲哚衍生物，性质大体上与酚噻嗪类药物氯丙嗪（第946页）相似。盐酸吗茚酮用于治疗包括精神分裂症（见下文）在内的精神病。

口服盐酸吗茚酮的常用起始剂量是每日50～75mg，在3～4天内增加到每日100mg，对于严重或难治的病例，可能需要将剂量增加到每日225mg。根据症状的严重程度，维持剂量可从每日15mg到每日225mg不等。通常是将日剂量分为3～4次给予。

对于老年或虚弱患者，吗茚酮需减量使用。

精神障碍 一篇系统性综述[1]基于有限的数据指出，吗茚酮对治疗精神分裂症（第928页）以及其他严重精神疾病有效，但与其他传统抗精神病药的不同之处还缺乏相关的证据。

1. Bagnall A, *et al.* Molindone for schizophrenia and severe mental illness. Available in The Cochrane Database of Systematic Reviews; Issue 1. Chichester: John Wiley; 2007 (accessed 19/03/08).

制剂

USP 33: Molindone Hydrochloride Tablets.

专利制剂

USA: Moban†.

Moperone Hydrochloride (*rINNM*) 盐酸莫哌隆

Hidrocloruro de moperona; Methylperidol Hydrochloride; Mopérone, Chlorhydrate de; Moperoni Hydrochloridum; R-1658 (moperone). 4′-Fluoro-4-(4-hydroxy-4-*p*-tolylpiperidino)butyrophenone hydrochloride.

Моперона Гидрохлорид

$C_{22}H_{26}FNO_2,HCl = 391.9.$

CAS — 1050-79-9 (moperone); 3871-82-7 (moperone hydrochloride).

ATC — N05AD04.

ATC Vet — QN05AD04.

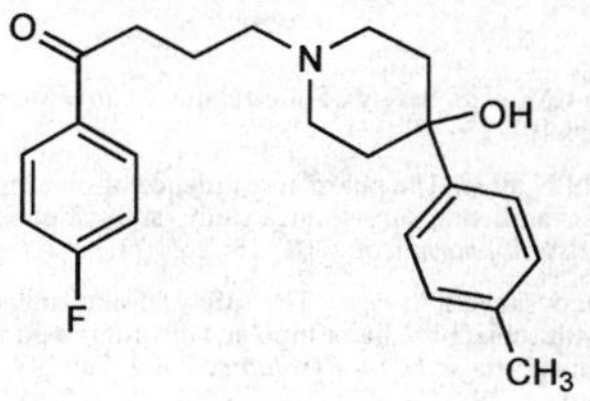

(moperone)

简介

莫哌隆是一种丁酰苯类药物，性质大体上与氟哌啶醇（第970页）相似。它可通过口服给药的方式用于精神病的治疗。

制剂

专利制剂

Jpn: Luvatren†.

Mosapramine (*rINN*) 莫沙帕明

Clospipramine; Mosapramina; Mosapraminum; Y-516. (±)-1′-[3-(3-Chloro-10,11-dihydro-5*H*-dibenz[*b,f*]azepin-5-yl)propyl]hexahydrospiro[imidazo[1,2-*a*]pyridine-3(2*H*),4′-piperidin]-2-one.

Мозапрамин

$C_{28}H_{35}ClN_4O = 479.1.$

CAS — 89419-40-9 (mosapramine); 98043-60-8 (mosapramine hydrochloride).

ATC — N05AX10.

ATC Vet — QN05AX10.

UNII — 04UZQ7O9SJ.

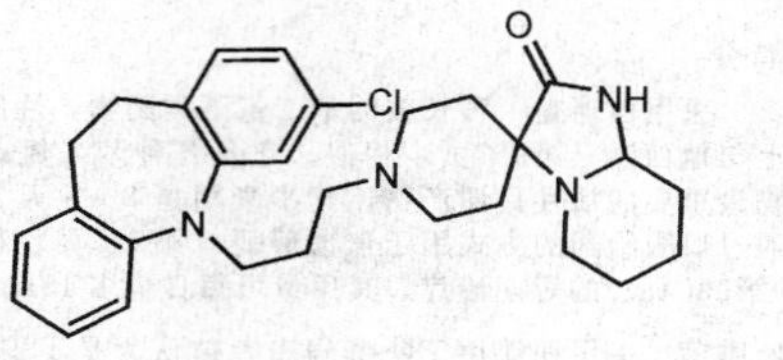

简介

莫沙帕明是一种抗精神病药，以盐酸盐的形式被尝试用于精神分裂症的治疗。

1. Ishigooka J, *et al.* Pilot study of plasma concentrations of mosapramine, a new iminodibenzyl antipsychotic agent, after multiple oral administration in schizophrenic patients. *Curr Ther Res* 1994; **55:** 331–42.
2. Takahashi N, *et al.* Comparison of risperidone and mosapramine addition to neuroleptic treatment in chronic schizophrenia. *Neuropsychobiology* 1999; **39:** 81–5.

制剂

专利制剂

Jpn: Cremin.

Nemonapride (*rINN*) 奈莫必利

Emonapride; Nemonaprida; Némonapride; Nemonapridum; YM-09151-2. (±)-*cis*-*N*-(1-Benzyl-2-methyl-3-pyrrolidinyl)-5-chloro-4-(methylamino)-*o*-anisamide.

Немонаприд

$C_{21}H_{26}ClN_3O_2 = 387.9.$

CAS — 93664-94-9.

UNII — Q88T5P3444.

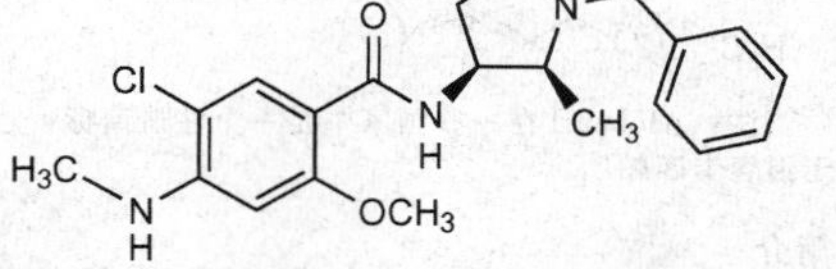

简介

奈莫必利是一种取代的苯酰胺类抗精神病药，性质大体上与舒必利（第999页）相似。它通过口服给药的方式用于精神分裂症（第928页）的治疗，常用剂量是每日9～36mg，分次给药，如有必要，给药剂量可增加到每日最多60mg。

1. Satoh K, *et al.* Effects of nemonapride on positive and negative symptoms of schizophrenia. *Int Clin Psychopharmacol* 1996; **11:** 279–81.

制剂

专利制剂

Jpn: Emilace.

Nimetazepam (*rINN*) 尼美西泮

Menifazepam; Nimétazépam; Nimetazepamum; S-1530. 1,3-Dihydro-1-methyl-7-nitro-5-phenyl-1,4-benzodiazepin-2-one.

Ниметазепам

$C_{16}H_{13}N_3O_3 = 295.3.$

CAS — 2011-67-8.

UNII — 4532264KW6.

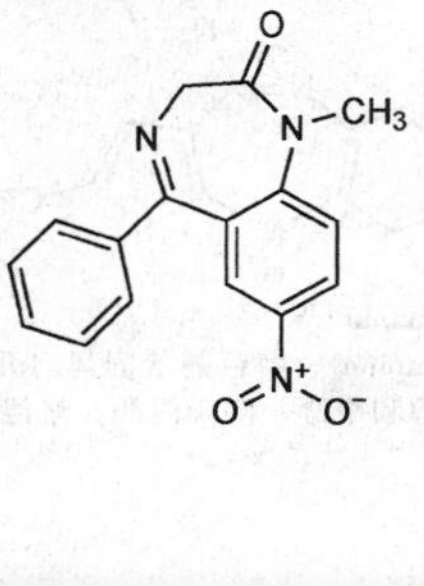

俗名 以下名称是各种形式尼美西泮的“俗名”（见第vii页）或俚语：Happy5。

简介

尼美西泮是一种苯二氮䓬类药物，性质大体上与地西泮（第957页）相似。它可通过口服给药的方式用于失眠的短期治疗。它易被滥用，特别是在东南亚地区。

制剂

专利制剂

Jpn: Erimin.

Nitrazepam (*BAN, USAN, rINN*) 硝西泮

Nitratsepaami; Nitrazépam; Nitrazepám; Nitrazepamas; Nitrazepamum; NSC-58775; Ro-4-5360; Ro-5-3059. 1,3-Dihydro-7-nitro-5-phenyl-2*H*-1,4-benzodiazepin-2-one.

Нитразепам

$C_{15}H_{11}N_3O_3 = 281.3.$

CAS — 146-22-5.

ATC — N05CD02.

ATC Vet — QN05CD02.

UNII — 9CLV70W7HS.

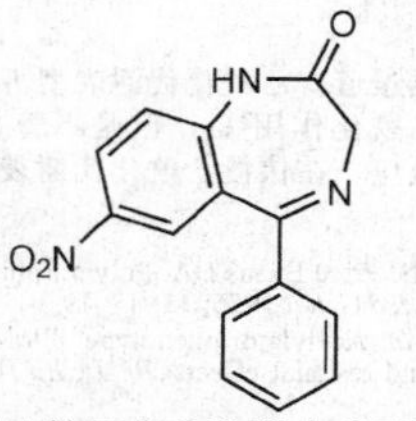

俗名 以下术语已被用作各种形式硝西泮的“俗名”（第vii页）或俚语：

Don; Moggies; Moogles; Nitro's; The Don.

Pharmacopoeias. In *Chin., Eur.* (see p.vii), *Int., Jpn,* and *Pol.*

Ph. Eur. 6. 8（Nitrazepam） 白色或黄色的结晶性粉末。几乎不溶于水；微溶于乙醇。避光。

依赖性和戒断症状

参见地西泮，第957页。

从安全撤药的角度考虑，5mg的硝西泮相当于约5mg的地西泮。

不良反应、处置和注意事项

参见地西泮，第958页。

对消化系统的影响 2名儿童在使用硝西泮抗癫痫治疗后，出现了流涎、进食困难和吸入性肺炎，当减少硝西泮的使用量后，1名患者的症状改善[1]。测压研究表明，这些患者在吞咽时，常态的环咽肌的舒张起始延迟到咽下部收缩以后，这导致了吞咽损伤以及食物等溢入气管。在使用了硝西泮的儿童中，其他的研究者[2]也在吞咽和环咽肌舒张间发现了类似的效应。据报道，有6名5岁以下的患癫痫并接受硝西泮治疗的儿童出现了死亡[3]。其中3名是意外死亡，考虑到先前的关于吞咽困难和吸入的报道，推荐在年幼儿童中使用硝西泮应限用于那些对其他抗癫痫药控制癫痫发作效果不好的患者。另外的研究[4]也发现，特别是在那些难治性癫痫的年轻患者中，与硝西泮治疗相关的死亡风险明显增加。

1. Wyllie E, *et al.* The mechanism of nitrazepam-induced drooling and aspiration. *N Engl J Med* 1986; **314:** 35–8.
2. Lim HCN, *et al.* Nitrazepam-induced cricopharyngeal dysphagia, abnormal esophageal peristalsis and associated bronchospasm: probable cause of nitrazepam-related sudden death. *Brain Dev* 1992; **14:** 309–14.
3. Murphy JV, *et al.* Deaths in young children receiving nitrazepam. *J Pediatr* 1987; **111:** 145–7.
4. Rintahaka PJ, *et al.* Incidence of death in patients with intractable epilepsy during nitrazepam treatment. *Epilepsia* 1999; **40:** 492–6.

卟啉病 硝西泮与卟啉病的急性发作有关。故在卟啉病患者中使用硝西泮不安全。

药物相互作用

参见地西泮，第960页。

药动学

尽管存在一些个体间差异，但硝西泮非常容易被胃肠道吸收。血浆峰浓度出现于服药后2～3h大约87%的硝西泮与血浆蛋白结合。它能通过血脑屏障和胎盘屏障，在母乳中也发现有微量。硝西泮在肝中代谢，主要是通过硝基还原后的乙酰化作用，不存在具有明显活性

的代谢产物。它以代谢产物（游离或结合型）的形式经尿液排出体外，只有少量以原形排出体外。口服剂量约20%药物经粪便排除。据报道，平均消除半衰期是24～30h。

母乳中的分布 连续5天晚上给予9名产后妇女口服5mg的硝西泮后，药物在乳汁和血浆中的浓度比值的平均值为0.27[1]。在研究期间，硝西泮在乳汁中的蓄积与血浆中的蓄积相似。

1. Matheson I, *et al.* Midazolam and nitrazepam in the maternity ward: milk concentrations and clinical effects. *Br J Clin Pharmacol* 1990; **30:** 787–93.

肝损伤 静脉给予12名肝硬化患者和9名22～49岁的健康受试者及8名67～76岁的健康老年受试者硝西泮后，将受试者的药动学特点进行比较[1]。硝西泮的平均消除半衰期，年轻受试者是26h，老年受试者是38h，这种差异不显著，可能主要是因为老年受试者体内分布容积较大造成的。尽管年轻受试者和老年受试者之间游离硝西泮的百分比（分别是13.0%和13.9%）也没有显著差异，但是相对于健康受试者，肝硬化患者的游离硝西泮百分比（平均值是18.9%）明显较高，而清除率较低。

1. Jochemsen R, *et al.* Effect of age and liver cirrhosis on the pharmacokinetics of nitrazepam. *Br J Clin Pharmacol* 1983; **15:** 295–302.

代谢 虽然据报道，乙酰化代谢表型可影响硝西泮还原代谢产物的乙酰化作用[1]，但是不管是硝西泮的半衰期还是残留效应，在快慢乙酰化代谢表型之间都没有显著的差异[2]。

1. Karim AKMB, Price Evans DA. Polymorphic acetylation of nitrazepam. *J Med Genet* 1976; **13:** 17–19.
2. Swift CG, *et al.* Acetylator phenotype, nitrazepam plasma concentrations and residual effects. *Br J Clin Pharmacol* 1980; **9:** 312P–313P.

用途和用法

硝西泮是一种中效的苯二氮䓬类药物，性质大体上与地西泮（第963页）相似。它作为催眠药用于失眠（第930页）的短期治疗，而且据报道，它在用药后30～60min内起效并可使睡眠持续6～8h。硝西泮也用于治疗癫痫，特别是婴儿性痉挛（见下文）。

对于一些患者，虽然治疗失眠的口服剂量可能需要10mg，但常用剂量是晚上5mg。对于老年和虚弱患者，使用剂量不应该超过标准成人剂量的一半。

儿童用法 儿童硝西泮使用剂量详见下文**癫痫**。

癫痫 苯二氮䓬类药物有时被用于治疗癫痫（第446页），但是存在的一些问题（如镇静、依赖性以及对抗癫痫效应的耐受）限制了它们的长期使用。在治疗婴儿性痉挛（如West综合征）和所谓的婴儿肌痉挛性癫痫发作时，硝西泮可能是最有用的。*BNFC 2010/11* 建议1～2岁患者使用125μg/kg的初始剂量，每日给药2次，根据治疗反应，2～3周内将剂量增加到每日2次，每次250～500μg/kg（最高剂量500μg/kg，但不应超过5mg，每日2次）；同样的日剂量也可分3次给予。然而，有人担心在年幼儿童中的问题，即伴随有气管吸入的吞咽困难以及与使用硝西泮有关的意外死亡（见上文**不良反应项下对消化系统的影响**）。

制剂

BP 2010: Nitrazepam Oral Suspension; Nitrazepam Tablets.

专利制剂

Austral.: Alodorm; Mogadon; ***Austria:*** Mogadon; ***Belg.:*** Mogadon; ***Braz.:*** Nitrapan; Nitrazepol; Sonebon†; ***Canad.:*** Mogadon; Nitrazadon; ***Denm.:*** Apodorm; Mogadon; Pacisyn; ***Fin.:*** Insomin; ***Fr.:*** Mogadon; ***Ger.:*** Dormalon†; Dormo-Puren; Eatan N†; Imeson; Mogadan; Novanox; Radedorm; ***Hong Kong:*** Alodorm; Mogadon; ***Hung.:*** Eunoctin; ***India:*** Hypnotex; Nitavan; Nitravet; ***Indon.:*** Dumolid; ***Irl.:*** Mogadon; ***Israel:*** Numbon; ***Ital.:*** Mogadon; ***Malaysia:*** Mogadon†; ***Neth.:*** Mogadon; ***Norw.:*** Apodorm; Mogadon; ***NZ:*** Insoma†; Nitrados; ***Philipp.:*** Mozepam; ***Rus.:*** Eunoctin (Эуноктин); Nitrosun (Нитросан); Radedorm (Радедорм); ***S.Afr.:*** Arem; Mogadon; Ormodon†; Paxadorm†; ***Singapore:*** Dima; Nitrados; ***Swed.:*** Apodorm; Mogadon; ***Switz.:*** Mogadon; ***Thai.:*** Alodorm†; ***UK:*** Mogadon; Remnos; Somnite; ***Venez.:*** Onirema.

多组分制剂 ***Arg.:*** Cavodan†.

Nordazepam (*rINN*) 去甲西泮

A-101; Demethyldiazepam; Desmethyldiazepam; *N*-Desmethyldiazepam; Nordazépam; Nordazepamum; Nordiazepam; Ro-5-2180. 7-Chloro-1,3-dihydro-5-phenyl-2*H*-1,4-benzodiazepin-2-one.

Нордазепам

$C_{15}H_{11}ClN_2O$ = 270.7.

CAS — 1088-11-5.

ATC — N05BA16.

ATC Vet — QN05BA16.

UNII — 67220MCM01.

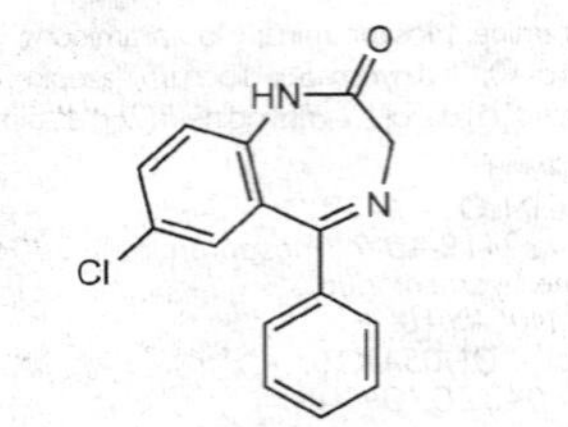

简介

去甲西泮是一种长效的苯二氮䓬类药物，性质大体上与地西泮（第957页）相似。它是几种苯二氮䓬类药物最重要的活性代谢产物，其半衰期是2～5天。它可通过口服给药的方式用于焦虑障碍（第925页）和失眠（第930页）的短期治疗，其用量可每日最多15mg。

卟啉病 去甲西泮用于卟啉病患者被认为是不安全的，因为在动物和体外研究中，发现其具生卟啉作用。

制剂

专利制剂

Belg.: Calmday; ***Fr.:*** Nordaz; ***Ger.:*** Tranxilium N; ***Gr.:*** Lomax; ***Ital.:*** Madar; ***Port.:*** Sopax†; ***Singapore:*** Nordaz.

Obenoxazine Hydrochloride 盐酸奥苯沙秦

Afobazol; Afobazole; Aphobazole; CM-346; Hidrocloruro de obenoxazina; Obenoxazine, Chlorhydrate d'; Obenoxazinum Hydrochloridum; SM-346. 5-Ethoxy-2-{[2-(4-morpholinyl)-ethyl]thio}-1*H*-benzimidazole Monohydrochloride.

Афобазола Гидрохлорид

$C_{15}H_{21}N_3O_2S,HCl$ = 343.9.

CAS — 173352-21-1 (obenoxazine); 173352-39-1 (obenoxazine monohydrochloride).

UNII — HDO6HX6NZU.

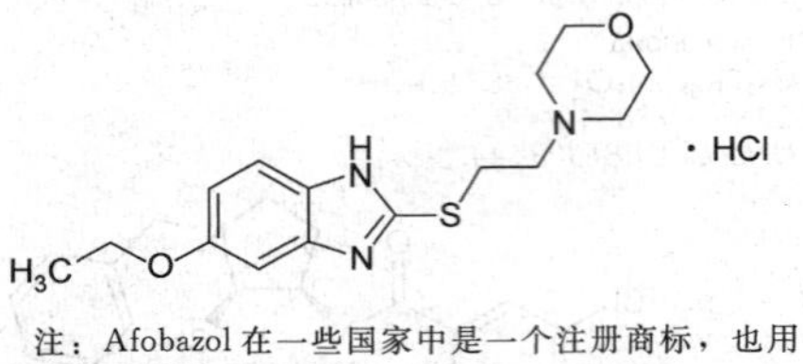

注：Afobazol在一些国家中是一个注册商标，也用于形容卡匹帕明。

简介

奥苯沙秦是一种非苯二氮䓬类抗焦虑药，用于治疗焦虑障碍（第925页）。该药以盐酸盐的形式口服给药，常规剂量是10mg，每日3次。最高剂量为每日60mg。

1. Neznamov GG, *et al.* Aphobazol—new selective anxyolytic drug. *Zh Nevrol Psikhiatr Im S S Korsakova* 2005; **105:** 35–40.
2. Medvedev VE, *et al.* Psychopharmacotherapy of anxiety disorders in patients with cardio-vascular diseases: the use of aphobazole. *Zh Nevrol Psikhiatr Im S S Korsakova* 2007; **107:** 25–9.

Olanzapine (*BAN, USAN, rINN*) 奥氮平

LY-170053; Olantsapiini; Olanzapin; Olanzapina; Olanzapinum. 2-Methyl-4-(4-methyl-1-piperazinyl)-10*H*-thieno[2,3-*b*][1,5]benzodiazepine.

Оланзапин

$C_{17}H_{20}N_4S$ = 312.4.

CAS — 132539-06-1.

ATC — N05AH03.

ATC Vet — QN05AH03.

UNII — N7U69T4SZR.

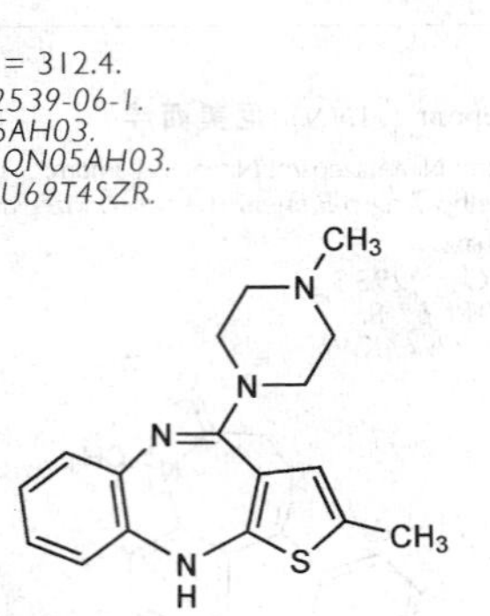

Pharmacopoeias. In *US.*

USP 33 (Olanzapine) 黄色晶状固体。几乎不溶于水；微溶于无水乙醇和甲醇；溶于丙醇；略溶于乙腈。

稳定性 将奥氮平片剂压碎并将粉末悬浮于糖浆注射用混合液中——此混合物包含了羧甲基纤维素，它是用羟苯甲酯和羟苯丙酯（专科医院儿科基础配方）保存的——以此方法制备的1mg/ml的奥氮平混悬液冷藏时可在2周内保持稳定[1]。

1. Harvey EJ, *et al.* The preparation and stability of a liquid olanzapine preparation for oral administration in hospitals. *Pharm J* 2000; **265:** 275–6.

Olanzapine Embonate (*BANM, rINNM*) 双氢萘酸奥氮平

Embonato de olanzapina; Olanzapine, Embonate d'; Olanzapine Pamoate (*USAN*); Olanzapini Embonas.

Оланзапина Эмбонат

$C_{23}H_{16}O_6,C_{17}H_{20}N_4S,H_2O$ = 718.8.

CAS — 221373-18-8.

ATC — N05AH03.

ATC Vet — QN05AH03.

UNII — X7S6Q4MHCB.

不良反应、处置和注意事项

虽然奥氮平具有与典型抗精神病药（见**氯丙嗪**，第941页）相似的一些不良反应，但这些不良反应的发生率和严重程度不同。奥氮平最常见的不良反应是嗜睡和体重增加，高泌乳素血症也常见，但常无临床症状。食欲增加、头昏、疲劳、血糖、甘油三酯和肝酶值增高、水肿、体位性低血压以及轻度而短暂的抗毒蕈碱样效应（如便秘和口干），这些不良反应也较常见。血恶液质包括粒细胞缺乏症、嗜酸性粒细胞增多症、白细胞减少症、中性粒细胞减少症以及血小板减少症等也有报道。体重增加、嗜睡及肝酶值、血脂和催乳素的改变可能在青少年中较成人更大。较严重的糖代谢异常则不常见，发生严重的高血糖或现有的糖尿病恶化后会导致酮症酸中毒、昏迷或者死亡。建议对高血糖进行临床监测，尤其是糖尿病患者或有可能发展成糖尿病的患者。也推荐临床中应监测血脂和体重。

奥氮平引起的锥体外系不良反应（包括迟发性运动障碍）的发生率低，在使用高剂量及应用于老年人时，较常出现这些反应。长期使用也会增加迟发性运动障碍的发生风险。罕有神经阻滞剂恶性综合征的报道。

由于接受奥氮平肌内注射治疗的患者可能出现低血压、缓慢性心律失常和通气不足，故对其应严密观察2～4h。对于有心血管疾病史或接受过心脏手术的患者，不应该通过肌内注射的方式给予奥氮平，这类患者和那些有脑血管疾病或处于易患低血压的患者，通过口服的方式给予奥氮平时应谨慎。对于老年患者，建议应定时地监测血压。

由于奥氮平具有抗毒蕈碱效应，故它禁用于闭角型青光眼患者，对于良性前列腺增生或麻痹性肠梗阻的患者，使用奥氮平时也应谨慎。因为奥氮平的使用常常导致帕金森症状加重和幻觉，故对于帕金森病患者，也不建议使用它。对于有肝损伤或有血液异常及骨髓抑制病史，或有骨髓组织增生性疾病的患者，应谨慎使用。虽然奥氮平所致癫痫发作很罕见，但对有癫痫发作病史或癫痫发作阈值较低的患者，应谨慎使用。

奥氮平用于双相障碍抑郁发作或单相抑郁发作时，在治疗初期应严密观察患者直至症状得到明显改善，因为自杀是抑郁症患者固有的风险。更多内容详见**双相障碍**（第351页）以及**抑郁症**（第352页）。

奥氮平可能对技巧性工作的操作能力有影响，如驾驶。

突然停止使用奥氮平后，罕有戒断症状发生，包括出汗、震颤、焦虑、恶心和呕吐。建议停用奥氮平时逐渐减量。

1. Beasley CM, *et al.* Safety of olanzapine. *J Clin Psychiatry* 1997; **58** (suppl 10): 13–17.
2. Biswal PN, *et al.* The pharmacovigilance of olanzapine: results of a post-marketing surveillance study on 8858 patients in England. *J Psychopharmacol* 2001; **15:** 265–71.
3. Kryzhanovskaya LA, *et al.* The safety of olanzapine in adolescents with schizophrenia or bipolar I disorder: a pooled analysis of 4 clinical trials. *J Clin Psychiatry* 2009; **70:** 247–58. Correction. *ibid.*; 1729.
4. Marder SR, *et al.* Case reports of postmarketing adverse event experiences with olanzapine intramuscular treatment in patients with agitation. *J Clin Psychiatry* 2010; **71:** 433–41.

哺乳 在一项研究[1]中，给予7名处于哺乳期的妇女中等剂量（每日7.5mg）的奥氮平后，药物分布到了母乳中，经检测，母亲接受中等剂量，接受母乳喂养的婴儿摄入母体剂量的1.02%（经过体重校正）。从6名婴儿血浆中采集的样本中没有监测到奥氮平，所有的7名婴儿，也未观察到不良反应。然而，英国的注册药品信息表明，在稳定状态下，接受奥氮平治疗的母亲母乳喂养的婴儿的平均摄入量是母体剂量的1.8%，因此建议，如果患者正在接受奥氮平治疗则不应该哺乳。

1. Gardiner SJ, *et al.* Transfer of olanzapine into breast milk, calculation of infant drug dose, and effect on breast-fed infants. *Am J Psychiatry* 2003; **160:** 1428–31.

对血液的影响 一则综述[1]描述了 11 例与奥氮平相关的血液毒性反应报道，其中包括了 3 例粒细胞缺乏症个案报道，6 例中性粒细胞减少症个案报道和 2 例白细胞减少症个案报道。在大多数案例中，血液毒性发生在治疗的第 1 个月内，而停用奥氮平后患者痊愈。其中，5 名患者存在与奥氮平相关的血液毒性病史。因此建议，在奥氮平治疗期间应定期监测白细胞的数量。

氯氮平诱导的粒细胞减少症患者在血细胞计数恢复到正常范围以前改用奥氮平后，奥氮平也会明显延迟粒细胞计数的恢复[2]。

有案例报道[3,4]，奥氮平治疗会引起血小板减少症。其中的一篇报道[3]指出，患者在停用奥氮平后病情改善，但随后出现了和苯扎托品治疗相关的类似发作。另一篇报道[4]则发现，1 名特发型血小板减少性紫癜的老年患者死于出血并发症，该并发症由奥氮平治疗诱发的血小板减少所致，据报道，该患者的奥氮平血浆浓度是通常的平均治疗剂量时的 10 倍。

1. Tolosa-Vilella C, *et al.* Olanzapine-induced agranulocytosis: a case report and review of the literature. *Prog Neuropsychopharmacol Biol Psychiatry* 2002; **26:** 411–4.
2. Flynn SW, *et al.* Prolongation of clozapine-induced granulocytopenia associated with olanzapine. *J Clin Psychopharmacol* 1997; **17:** 494–5.
3. Bogunovic O, Viswanathan R. Thrombocytopenia possibly associated with olanzapine and subsequently with benztropine mesylate. *Psychosomatics* 2000; **41:** 277–88.
4. Carrillo JA, *et al.* Thrombocytopenia and fatality associated with olanzapine. *Eur J Clin Pharmacol* 2004; **60:** 295–6.

对体温的影响 偶尔也有与奥氮平相关的低体温的报道。一篇报道[1]发现，一名患有双相障碍的妇女在接受奥氮平治疗的数日后体温下降到 33.4℃。同时患有亚临床型甲状腺功能减退症的患者没有症状，且停用奥氮平后体温就恢复到正常水平，不清楚这种情况是否由内分泌失常所致。

1. Blass DM, Chuen M. Olanzapine-associated hypothermia. *Psychosomatics* 2004; **45:** 135–9.

对体重的影响 一些非典型抗精神病药可引起体重增加，关于这种风险，在**氯氮平**的**不良反应**中进行了讨论，第952页。

1. Haberfellner EM, Rittmannsberger H. Weight gain during long-term treatment with olanzapine: a case series. *Int Clin Psychopharmacol* 2004; **19:** 251–3.
2. Hennen J, *et al.* Weight gain during treatment of bipolar I patients with olanzapine. *J Clin Psychiatry* 2004; **65:** 1679–87.
3. Hester EK, Thrower MR. Current options in the management of olanzapine-associated weight gain. *Ann Pharmacother* 2005; **39:** 302–10.

对糖代谢的影响 一些非典型抗精神病药可增加葡萄糖耐受不良和糖尿病的发病风险，关于这些不良反应以及对其监测的建议，在**氯氮平**的**不良反应**中进行了讨论，第952页。

下面给出了更多的关于与使用奥氮平相关的不良反应参考文献，在一些案例中，这些不良反应导致了患者死亡。

1. Bettinger TL, *et al.* Olanzapine-induced glucose dysregulation. *Ann Pharmacother* 2000; **34:** 865–7.
2. Roefaro J, Mukherjee SM. Olanzapine-induced hyperglycemic nonketonic coma. *Ann Pharmacother* 2001: **35:** 300–302.
3. Bonanno DG, *et al.* Olanzapine-induced diabetes mellitus. *Ann Pharmacother* 2001; **35:** 563–5.
4. Ragucci KR, Wells BJ. Olanzapine-induced diabetic ketoacidosis. *Ann Pharmacother* 2001; **35:** 1556–8.
5. Koller E, *et al.* Atypical antipsychotic drugs and hyperglycemia in adolescents. *JAMA* 2001; **286:** 2547–8.
6. CSM. Olanzapine (Zyprexa) and diabetes. *Current Problems* 2002; **28:** 3.
7. Koro CE, *et al.* Assessment of independent effect of olanzapine and risperidone on risk of diabetes among patients with schizophrenia: population based nested case-control study. *BMJ* 2002; **325:** 243–5.
8. Ramaswamy K, *et al.* Risk of diabetic ketoacidosis after exposure to risperidone or olanzapine. *Drug Safety* 2007; **30:** 589–99.

对心血管系统的影响 3 例老年患者中有 2 例在开始使用奥氮平治疗的短时间内出现了静脉血栓栓塞，同时也出现了肺栓塞的症状[1]，此外还有两个与奥氮平治疗相关的肺栓塞的个案[2,3]，据报道，一名 28 岁的男性[2]和一名 22 岁的男性[3]分别在接受奥氮平治疗后的 10 周和 6 个月后出现了肺栓塞。两名患者最后都康复了，并且换用了另外的非典型抗精神病药。

与抗精神病药相关的猝死的讨论详见第 941 页，**氯丙嗪**的**不良反应**项下。

1. Hägg S, *et al.* Olanzapine and venous thromboembolism. *Int Clin Psychopharmacol* 2003; **18:** 299–300.
2. Waage IM, Gedde-Dahl A. Pulmonary embolism possibly associated with olanzapine treatment. *BMJ* 2003; **327:** 1384.
3. Health Canada. Olanzapine (Zyprexa): suspected association with pulmonary embolism. *Can Adverse React News* 2005; **15** (1): 5. Also available at: http://www.hc-sc.gc.ca/dhp-mps/alt_formats/hpfb-dgpsa/pdf/medeff/carn-bcei_v15n1-eng.pdf (accessed 21/08/08)

对脂代谢的影响 一些非典型抗精神病药可增加高脂血症的发病风险，关于此问题在**氯丙嗪**的**不良反应**中进行了讨论，第941页。也可参见**氯氮平**的**不良反应**项下**对糖代谢的影响**，第952页。

1. Osser DN, *et al.* Olanzapine increases weight and serum triglyceride levels. *J Clin Psychiatry* 1999; **60:** 767–70.

对肝脏的影响 在 1 名 78 岁的妇女开始接受奥氮平治疗的 13 天后出现了急性的肝细胞性胆汁淤积性黄疸[1]。

1. Jadallah KA, *et al.* Acute hepatocellular-cholestatic liver injury after olanzapine therapy. *Ann Intern Med* 2003; **138:** 357–8.

对神经系统的影响 1 名有复杂医疗史的 31 岁女性在接受奥氮平治疗的 13 天后出现了 3 次癫痫大发作[1]，在使用苯妥英治疗后康复。另一名 Huntington 病的患者在接受每日 30mg 的奥氮平治疗 1 个月后也出现了一次严重的癫痫大发作[2]，继续使用奥氮平但加用了卡马西平后，癫痫没有再复发。

1. Lee JW, *et al.* Seizure associated with olanzapine. *Ann Pharmacother* 1999; **33:** 554–6.
2. Bonelli RM. Olanzapine-associated seizure. *Ann Pharmacother* 2003; **37:** 149–50.

对胰腺的影响 有报道报告了与奥氮平治疗有关的胰腺炎[1~3]，也可见**氯氮平**项下，第953页。

1. Doucette DE, *et al.* Olanzapine-induced acute pancreatitis. *Ann Pharmacother* 2000; **34:** 1128–31.
2. Hagger R, *et al.* Olanzapine and pancreatitis. *Br J Psychiatry* 2000; **177:** 567.
3. Waage C, *et al.* Olanzapine-induced pancreatitis: a case report. *JOP* 2004; **5:** 388–91.

对性功能的影响 据报道[1,2]，有 2 名患者在接受奥氮平治疗后出现了阴茎异常勃起。

1. Deirmenjian JM, *et al.* Olanzapine-induced reversible priapism: a case report. *J Clin Psychopharmacol* 1998; **18:** 351–3.
2. Songer DA, Barclay JC. Olanzapine-induced priapism. *Am J Psychiatry* 2001; **158:** 2087–8.

老年人 有关抗精神病药物在老人中应用的风险详见第944页**氯丙嗪**的**注意事项**项下。非典型抗精神病药在伴有痴呆的老年患者中的应用在**利培酮**（第995页）有详细讨论。

锥体外系障碍 有个别的报道[1,2]报告了与奥氮平治疗有关的迟发性运动障碍。然而，通常来讲，与传统的抗精神病药相比，非典型抗精神病药引起的锥体外系反应（第943页）发生率较低。

1. Herrán A, Vázquez-Barquero JL. Tardive dyskinesia associated with olanzapine. *Ann Intern Med* 1999; **131:** 72.
2. Bella VL, Piccoli F. Olanzapine-induced tardive dyskinesia. *Br J Psychiatry* 2003; **182:** 81–2.

躁狂症 虽然奥氮平可用于治疗双相障碍，但是，在精神分裂症和双相障碍患者中，使用奥氮平后都有出现躁狂发作的报道[1~4]。一篇由制药商赞助的报告发现，从两项包括 254 名双相障碍患者的安慰剂对照研究中收集的资料并未显示出奥氮平治疗和躁狂发作之间有联系[5]。

1. Lindenmayer J-P, Klebanov R. Olanzapine-induced manic-like syndrome. *J Clin Psychiatry* 1998; **59:** 318–19.
2. Fitz-Gerald MJ, *et al.* Olanzapine-induced mania. *Am J Psychiatry* 1999; **156:** 1114.
3. Aubry J-M, *et al.* Possible induction of mania and hypomania by olanzapine or risperidone: a critical review of reported cases. *J Clin Psychiatry* 2000; **61:** 649–55.
4. Henry C, Demotes-Mainard J. Olanzapine-induced mania in bipolar disorders. *J Psychiatry Neurosci* 2002; **27:** 200–201.
5. Baker RW, *et al.* Placebo-controlled trials do not find association of olanzapine with exacerbation of bipolar mania. *J Affect Disord* 2003; **73:** 147–53.

神经阻滞药恶性综合征 有奥氮平的治疗出现神经阻滞剂恶药综合征的个案报道（第943页）[1~4]。

1. Filice GA, *et al.* Neuroleptic malignant syndrome associated with olanzapine. *Ann Pharmacother* 1998; **32:** 1158–9.
2. Nyfort-Hansen K, Alderman CP. Possible neuroleptic malignant syndrome associated with olanzapine. *Ann Pharmacother* 2000; **34:** 667.
3. Suh H, *et al.* Neuroleptic malignant syndrome and low-dose olanzapine. *Am J Psychiatry* 2003; **160:** 796.
4. Kogoj A, Velikonja I. Olanzapine induced neuroleptic malignant syndrome–a case review. *Hum Psychopharmacol* 2003; **18:** 301–9.

过量 一名两岁半的男孩在使用一片或两片 7.5mg 的奥氮平后出现睡眠且唤醒困难[1]。报道的症状有激越、攻击行为、瞳孔缩小、多涎、心动过速和共济失调，24h后恢复到正常。也有一篇报道[2]，一名青少年在联合使用了 75mg 的奥氮平和小剂量普拉西泮后，出现了尿崩症和轻微 CNS 抑制症状。多尿症对去氨加压素有反应。在一篇综述[3]中，确定了 29 起与过量使用奥氮平有关的死亡性事故，但关于它们之间的直接因果关系，目前的证据非常有限。

1. Yip L, *et al.* Olanzapine toxicity in a toddler. *Pediatrics* 1998; **102:** 1494.
2. Etienne L, *et al.* Polyuria after olanzapine overdose. *Am J Psychiatry* 2004; **161:** 1130.
3. Chue P, Singer P. A review of olanzapine-associated toxicity and fatality in overdose. *J Psychiatry Neurosci* 2003; **28:** 253–61.

帕金森综合征 有报道[1~4]，帕金森综合征患者在使用奥氮平后运动功能变得更差。

1. Graham JM, *et al.* Olanzapine in the treatment of hallucinosis in idiopathic Parkinson's disease: a cautionary note. *J Neurol Neurosurg Psychiatry* 1998 **65:** 774–7.
2. Molho ES, Factor SA. Worsening of motor features of parkinsonism with olanzapine. *Mov Disord* 1999; **14:** 1014–16.
3. Goetz CG, *et al.* Olanzapine and clozapine: comparative effects on motor function in hallucinating PD patients. *Neurology* 2000; **55:** 789–94.
4. Manson AJ, *et al.* Low-dose olanzapine for levodopa induced dyskinesias. *Neurology* 2000; **55:** 795–9.

妊娠 制药商对接受奥氮平治疗的前瞻性和回顾性妊娠案例进行了综述[1]。在 37 例前瞻性案例中，有 14 例治疗性流产（没有报道胎儿异常），3 例自发性流产（同样没有报道胎儿异常），1 例死胎，在剩余的 19 例妊娠中，16 例是没有并发症的正常分娩，1 例早产，2 例过期产。在 11 例回顾性案例中，有 2 例严重畸形（肾发育不良和 Down 综合征），1 例死胎（在母亲过量用药以后），1 例新生儿惊厥和 1 例婴儿猝死。关于一些非典型抗精神病药（包括奥氮平）在妊娠期的使用的评论可见**氯氮平**的**注意事项**项下，第954页。

1. Goldstein DJ, *et al.* Olanzapine-exposed pregnancies and lactation: early experience. *J Clin Psychopharmacol* 2000; **20:** 399–403.

言语障碍 虽然奥氮平也可用于口吃的治疗，但也有报道提示它与该病的发生有关，见下文**用途和用法**项下。

药物相互作用

奥氮平可能会增强其他 CNS 抑制剂（包括乙醇）的中枢效应，也可能会抵抗多巴胺能效应。当奥氮平和丙戊酸盐合用时，中性粒细胞减少症的出现可能更常见。与丙戊酸盐或锂盐合用还可增加震颤、口干、食欲增加以及体重增加等的发生率。当奥氮平和其他已知的可致 QT 间期延长的药物合用时，可能存在出现此不良反应的风险。

以肌内注射的方式给予患者奥氮平后，再合用可诱发低血压、心动过缓或呼吸抑制的药物时，应小心谨慎。根据推荐，奥氮平和苯二氮䓬类药物不应一起使用，故肠外给予苯二氮䓬类药物应该在肌内注射奥氮平至少 1h 后。

奥氮平的代谢大多由细胞色素 P450 同工酶 CYP1A2 介导。当合用了能抑制或者诱导此同工酶或此同工酶底物的药物时，可能会影响奥氮平的血浆浓度，也可能需要调整奥氮平的使用剂量。CYP1A2 的抑制剂氟伏沙明能显著抑制奥氮平的代谢。吸烟和使用卡马西平能增加奥氮平的清除率。

丙戊酸盐 一项对 4 名患者的研究发现，丙戊酸盐降低了奥氮平的血浆浓度 32.3%～78.8%（平均 53.6%）[1]。

1. Bergemann N, *et al.* Valproate lowers plasma concentrations of olanzapine. *Pharmacopsychiatry* 2005; **38:** 44.

药动学

奥氮平口服后能很好地被胃肠道吸收，但它的首关代谢很显著。在口服后的 5～8h 和肌内注射后的 15～45min，达到血浆峰浓度。大约 93%的奥氮平和血浆蛋白结合。在肝中，它主要通过直接的葡糖苷酸化作用和氧化作用被广泛代谢，而介导这些作用的是细胞色素 P450 同工酶 CYP1A2，在较小程度上，也包括了 CYP2D6。两个主要的代谢产物（10-*N*-葡糖苷酸和4′-*N*-去甲基奥氮平）是没有活性的。大约 57%单次服用的剂量通过尿液排出体外，主要是以代谢产物的形式，约 30%通过粪便排泄。根据不同的报道，平均的血浆消除半衰期是 30～38h，女性患者比男性患者的半衰期长。奥氮平可分布到母乳中。

1. Callaghan JT, *et al.* Olanzapine: pharmacokinetic and pharmacodynamic profile. *Clin Pharmacokinet* 1999; **37:** 177–93.
2. Markowitz JS, *et al.* Pharmacokinetics of olanzapine after single-dose oral administration of standard tablet versus normal and sublingual administration of an orally disintegrating tablet in normal volunteers. *J Clin Pharmacol* 2006; **46:** 164–71.
3. Bigos KL, *et al.* Sex, race, and smoking impact olanzapine exposure. *J Clin Pharmacol* 2008; **48:** 157–65.

用途和用法

奥氮平是一种噻吩苯二氮䓬类非典型抗精神病药。它除了能和各种多巴胺受体结合外，也对 5-羟色胺、毒蕈碱、组胺（H_1）和肾上腺素能（α_1）受体具有亲和力。

奥氮平用于治疗精神分裂症（见下文）以及中度至重度双相障碍的躁狂发作（见下文）。该药也与氟西汀联合应用治疗双相障碍抑郁发作（见下文）以及难治性单相抑郁（第352页）。奥氮平通常口服给药或以碱基的形式经肌内注射。另有长效奥氮平双羟萘酸盐经肌内注射给药。所有给药途径中，都以相当于奥氮平多少来表示剂量，230.1mg双氢萘酸奥氮平相当于奥氮平100mg。

英国的注册药品信息称，治疗**精神分裂症**的常用起始剂量是每日10mg，单剂量口服，此后，应根据患者的反应调整用药量，剂量的调整幅度应在每日5～20mg的范围以内，间隔至少24h。美国批准的起始剂量是每日5～10mg，推荐超过了每日10mg的剂量调整，间隔期至少是1周，日剂量的调整可按5mg的幅度增减。每2～4周深部肌内注射一次长效制剂可用于精神分裂症的维持治疗。对于从未使用过奥氮平的患者，开始治疗时应当给予口服奥氮平治疗，以便评估其对药物的耐受性及反应。之后根据口服奥氮平的目标剂量，按照下列剂量给予长效制剂：

- 每日10mg：每2周210mg或每4周405mg，2个月后可调整为每2周150mg或每4周300mg；
- 每日15mg：每2周300mg，2个月后可调整为每2周210mg或每4周405mg；
- 每日20mg：每2周300mg，2个月后可调整为每2周300mg；

在开始治疗的1～2月中，应严密观察有无复发的迹象，如果有必要补充奥氮平口服制剂，则两种制剂的总剂量不得超过相应的最大口服剂量每日20mg。

奥氮平单一治疗**双相障碍**的急性混合性发作或躁狂发作，推荐的口服起始剂量是每日10mg或15mg，如果作为锂盐或丙戊酸钠联合治疗的一部分，其推荐的口服起始剂量是每日10mg，如有必要，日剂量的调整可以按5mg的幅度增减，时间间隔至少是24h，剂量可达每日5～20mg。如有效，可继续使用同等剂量来预防复发。对于在以前躁狂发作时奥氮平治疗有效的患者，为了维持治疗，推荐的起始剂量是每日10mg。

奥氮平用于治疗双相障碍**抑郁发作**或难治性**单相抑郁**时，推荐的口服起始剂量为5mg，每日1次。可根据疗效及耐受性调整剂量，治疗双相障碍抑郁发作的剂量范围为每日5～12.5mg，治疗单相抑郁的剂量范围为每日5～20mg。在一些国家，已有固定剂量的奥氮平与氟西汀制成的合剂可用于上述治疗。

为了**快速控制**精神分裂症或躁狂患者的**激越和行为紊乱**，可肌内注射奥氮平，其起始剂量是5～10mg，如有需要，可在2h后再给予5～10mg。在任何时候，24h内至多可注射3次奥氮平，并且最大日剂量（包括口服给药）不可超过20mg。注射治疗可使用3天，这是使用时间的上限，一有可能就应尽快换为口服治疗。

对于女性、老年人或不吸烟的患者，奥氮平的代谢可能会比较缓慢，如果患者同时具备上述多于一种的特征，应考虑降低起始剂量（如口服每日5mg），且增加剂量时应更加缓慢。对于老年人，肌内注射的剂量应减半。长效奥氮平制剂一种更低的起始剂量即每4周150mg，虽然不作为常规推荐，但对于65岁以上的老人应当考虑如此应用；对于75岁以上老人，由于缺乏相关数据，应当不给予长效制剂。肝损伤或肾损伤患者的用药剂量详见下文**在肝损伤或肾损伤中的用法**。

青少年的用药剂量详见下文**儿童用法**。

在一些国家，苯甲酸和酒石酸盐的用法相似。

儿童用法 在美国，批准奥氮平用于13～17岁青少年精神分裂症的治疗，以及急性躁狂发作或双相障碍混合发作的单药治疗。在上述两种治疗中，奥氮平的推荐剂量为口服2.5～5mg，每日1次，逐渐加量至目标剂量每日10mg。已在2.5～20mg的剂量范围内观察到疗效。如有必要可调整剂量，每次调整2.5～5mg。

虽然英国没有批准奥氮平用于18岁以下儿童和青少年，但*BNFC 2010/11*却推荐奥氮平可用于12岁以上患者。用于精神分裂症治疗或作为合并药物治疗躁狂发作时，可给予5～10mg的起始剂量，之后调整至常规剂量每日5～20mg；用于躁狂发作单药治疗时，推荐的起始剂量为每日15mg，之后调整至常规剂量每日5～20mg。

在肝损伤或肾损伤中的用法 对于有肝损伤或肾损伤的患者，可能需要起始剂量为口服或肌内注射每日5mg奥氮平，或长效奥氮平注射液每4周150mg。对于中度肝功能不全的患者（Child-Pugh分级A级或B级），只有在非常谨慎的情况下才能增加起始剂量。

双相障碍 对于双相障碍（第351页）患者，奥氮平适宜于治疗伴或不伴有精神症状的躁狂发作，非典型抗精神病药在这类患者群中的使用正在增加。然而，有个案报道指出奥氮平能诱发躁狂发作（见上文）。

奥氮平用于治疗双相障碍的抑郁相和其他形式的难治性抑郁引起人们越来越多的兴趣。在一些国家，固定剂量的奥氮平和氟西汀合剂治疗双相障碍的抑郁发作。

1. Shelton RC, *et al.* A novel augmentation strategy for treating resistant major depression. *Am J Psychiatry* 2001; **158:** 131–4.
2. Rendell JM, *et al.* Olanzapine alone or in combination for acute mania. Available in The Cochrane Database of Systematic Reviews; Issue 1. Chichester: John Wiley; 2003 (accessed 24/05/05).
3. McCormack PL, Wiseman LR. Olanzapine: a review of its use in the management of bipolar I disorder. *Drugs* 2004; **64:** 2709–26.
4. Shelton RC. Olanzapine/fluoxetine combination for bipolar depression. *Expert Rev Neurother* 2006; **6:** 33–9.
5. Tohen M, *et al.* Olanzapine versus placebo in the treatment of adolescents with bipolar mania. *Am J Psychiatry* 2007; **164:** 1547–56.
6. Strawn JR, Delbello MP. Olanzapine for the treatment of bipolar disorder in children and adolescents. *Expert Opin Pharmacother* 2008; **9:** 467–74.
7. Deeks ED, Keating GM. Olanzapine/fluoxetine: a review of its use in the treatment of acute bipolar depression. *Drugs* 2008; **68:** 1115–37.
8. Cipriani A, *et al.* Olanzapine in long-term treatment for bipolar disorder. Available in The Cochrane Database of Systematic Reviews; Issue 1. Chichester: John Wiley; 2009 (accessed 01/06/09).
9. Trivedi MH, *et al.* An integrated analysis of olanzapine/fluoxetine combination in clinical trials of treatment-resistant depression. *J Clin Psychiatry* 2009; **70:** 387–96.

恶心和呕吐 奥氮平作为二线药物用于姑息治疗时控制恶心和呕吐，详见第1622页。

帕金森综合征 奥氮平所引起的锥体外系不良反应的发生率相对较低，有研究用奥氮平治疗帕金森病患者的精神病[1]（见**行为紊乱**，第927页）。然而，也有几篇不良反应报道，如恶化运动障碍（见上文**注意事项**的**帕金森综合征**项下）。

1. Wolters EC, *et al.* Olanzapine in the treatment of dopaminomimetic psychosis in patients with Parkinson's disease. *Neurology* 1996; **47:** 1085–7.

精神障碍 创伤后应激障碍（第926页）的主要治疗方法是心理治疗，奥氮平也可作为辅助治疗，治疗对心理治疗和（或）抗抑郁药治疗效果不好的患者。也用奥氮平控制孤独症和行为障碍儿童的攻击行为（见**行为紊乱**，第927页）。

精神分裂症 研究发现，奥氮平治疗精神分裂症（第928页）阳性症状的疗效和氟哌啶醇相当，在短期治疗中，阴性症状的改善优于氟哌啶醇，长期治疗也可能明显改善阴性症状[1～5]，虽然曾有一篇系统性综述认为奥氮平在阴性症状的疗效方面证据模棱两可[6]。根据临床评估接受奥氮平治疗的患者生活质量较高[7]。在对照研究中，与氟哌啶醇相比，接受奥氮平治疗的患者锥体外系不良反应的发生较少，且中断治疗的患者比例较低。奥氮平和其他非典型抗精神病药的对照研究发表得相对较少，但一篇系统性综述[8]提示，除了不良反应，奥氮平和利培酮之间几乎没有差异，利培酮可能引起运动障碍和性功能障碍，而奥氮平则可引起体重的快速增加。另一项研究发现，奥氮平不劣于氯氮平[9]。更新的一篇系统性综述[10]发现，奥氮平的疗效略优于阿立哌唑、喹硫平、利培酮和齐拉西酮，但是与氨磺必利和氯氮平相比疗效并无差异。奥氮平与其他非典型抗精神病药（除氯氮平以外）相比，更容易导致体重增加。奥氮平治疗难治性精神分裂症的效能仍有待确定，一项小规模的随机研究发现，奥氮平并不比氟哌啶醇更有效[11]。

奥氮平用于儿童青少年精神分裂症的治疗也得到研究[12～14]，一些国家已经批准应用。

1. Beasley CM, *et al.* Olanzapine HGAD Study Group. Olanzapine versus placebo and haloperidol: acute phase results of the North American double-blind olanzapine trial. *Neuropsychopharmacology* 1996; **14:** 111–23.
2. Beasley C, *et al.* Olanzapine versus haloperidol: long-term results of the multi-center international trial. *Eur Neuropsychopharmacol* 1996; **6** (suppl 3): 59.
3. Beasley CM, *et al.* Olanzapine versus haloperidol: acute phase results of the international double-blind olanzapine trial. *Eur Neuropsychopharmacol* 1997; **7:** 125–37.
4. Tollefson GD, *et al.* Olanzapine versus haloperidol in the treatment of schizophrenia and schizoaffective and schizophreniform disorders: results of an international collaborative trial. *Am J Psychiatry* 1997; **154:** 457–65.
5. Bhana N, *et al.* Olanzapine: an updated review of its use in the management of schizophrenia. *Drugs* 2001; **61:** 111–61.
6. Duggan L, *et al.* Olanzapine for schizophrenia. Available in The Cochrane Database of Systematic Reviews; Issue 2. Chichester: John Wiley; 2005 (accessed 24/05/05).
7. Hamilton SH, *et al.* Olanzapine versus placebo and haloperidol: quality of life and efficacy results of the North American double-blind trial. *Neuropsychopharmacology* 1998; **18:** 41–9.
8. Jayaram MB, *et al.* Risperidone versus olanzapine for schizophrenia. Available in The Cochrane Database of Systematic Reviews; Issue 2. Chichester: John Wiley; 2006 (accessed 16/01/07).
9. Naber D, *et al.* Randomized double blind comparison of olanzapine vs clozapine on subjective well-being and clinical outcome in patients with schizophrenia. *Acta Psychiatr Scand* 2005; **111:** 106–15.
10. Komossa K, *et al.* Olanzapine versus other atypical antipsychotics for schizophrenia. Available in The Cochrane Database of Systematic Reviews; Issue 3. Chichester: John Wiley; 2010 (accessed 24/03/10).
11. Buchanan RW, *et al.* Olanzapine treatment of residual positive and negative symptoms. *Am J Psychiatry* 2005; **162:** 124–9.
12. Quintana H, *et al.* An open-label study of olanzapine in children and adolescents with schizophrenia. *J Psychiatr Pract* 2007; **13:** 86–96.
13. Dittmann RW, *et al.* Effectiveness and tolerability of olanzapine in the treatment of adolescents with schizophrenia and related psychotic disorders: results from a large, prospective, open-label study. *J Child Adolesc Psychopharmacol* 2008; **18:** 54–69.
14. Kryzhanovskaya L, *et al.* Olanzapine versus placebo in adolescents with schizophrenia: a 6-week, randomized, double-blind, placebo-controlled trial. *J Am Acad Child Adolesc Psychiatry* 2009; **48:** 60–70.

口吃 虽然奥氮平可能治疗口吃（第971页）有效[1,2]，但有报道发现6名成年精神分裂症或抑郁症患者出现的口吃可能与奥氮平的使用有关[3]。

1. Lavid N, *et al.* Management of child and adolescent stuttering with olanzapine: three case reports. *Ann Clin Psychiatry* 1999; **11:** 233–6.
2. Maguire GA, *et al.* Olanzapine in the treatment of developmental stuttering: a double-blind, placebo-controlled trial. *Ann Clin Psychiatry* 2004; **16:** 63–7.
3. Bär KJ, *et al.* Olanzapine- and clozapine-induced stuttering: a case series. *Pharmacopsychiatry* 2004; **37:** 131–4.

Tourette综合征 当需要用药物治疗Tourette综合征的抽搐和行为紊乱时（见**局部抽搐症**，第927页），常使用氟哌啶醇或匹莫齐特，目前越来越多地尝试用包括奥氮平在内的非典型抗精神病药治疗[1～5]。

1. Stamenkovic M, *et al.* Effective open-label treatment of tourette's disorder with olanzapine. *Int Clin Psychopharmacol* 2000; **15:** 23–8.
2. Onofrj M, *et al.* Olanzapine in severe Gilles de la Tourette syndrome: a 52-week double-blind cross-over study vs. low-dose pimozide. *J Neurol* 2000; **247:** 443–6.
3. Budman CL, *et al.* An open-label study of the treatment efficacy of olanzapine for Tourette's disorder. *J Clin Psychiatry* 2001; **62:** 290–4.
4. Stephens RJ, *et al.* Olanzapine in the treatment of aggression and tics in children with Tourette's syndrome: a pilot study. *J Child Adolesc Psychopharmacol* 2004; **14:** 255–66.
5. McCracken JT, *et al.* Effectiveness and tolerability of open label olanzapine in children and adolescents with Tourette syndrome. *J Child Adolesc Psychopharmacol* 2008; **18:** 501–8.

制剂

USP 33: Olanzapine Tablets.

专利制剂

Arg.: Midax; Zyprexa; ***Austral.:*** Zyprexa; ***Austria:*** Zyprexa; ***Belg.:*** Zyprexa; ***Braz.:*** Zyprexa; ***Canad.:*** Zyprexa; ***Chile:*** Olivin; Sincris; Tanssel; Zapinex; Zyprexa; ***Cz.:*** Lapozan; Olipazix; Parnassan; Zalasta; Zypadhera; Zyprexa; ***Denm.:*** Zyprexa; ***Fin.:*** Solazin; Zyprexa; ***Fr.:*** Zypadhera; Zyprexa; ***Ger.:*** Zyprexa; ***Gr.:*** Caprilon; Lapenza; Olapine; Zyprexa; ***Hong Kong:*** Zyprexa; ***Hung.:*** Zypadhera; Zyprexa; ***India:*** Joyzol; Olexar; Ozapin; Psycholanz; ***Indon.:*** Olandoz; Zyprexa; ***Irl.:*** Zalasta; Zypadhera; Zyprexa; ***Israel:*** Zyprexa; ***Ital.:*** Zyprexa; ***Malaysia:*** Zyprexa; ***Mex.:*** Zyprexa; ***Neth.:*** Zyprexa; ***Norw.:*** Zyprexa; ***NZ:*** Zyprexa; ***Philipp.:*** Olan; Olanzapro; Zanprex; Zyprexa; ***Pol.:*** Olanzin; Olzapin; Ranofren; Zalasta; Zolafren; Zolaxa; Zyprexa; ***Port.:*** Decolan; Fordep; Lemup; Nakozap; Nolian; Olan; Olapin; Olasyn; Synza; Tizina; Xapritx; Zalasta; Ziprodec; Zolafren; Zonapir; Zypadhera; Zyprexa; ***Rus.:*** Zalasta (Заласта); Zyprexa (Зипрекса); ***S.Afr.:*** Zyprexa; ***Singapore:*** Zyprexa; ***Spain:*** Zyprexa; ***Swed.:*** Zyprexa; ***Switz.:*** Zyprexa; ***Thai.:*** Zyprexa; ***Turk.:*** Elynza; Oferta; Olfrex; Ollafax; Ozaprin; Rexapin; Zyprexa; Zyzapin; ***UK:*** Zypadhera; Zyprexa; ***Ukr.:*** Zyprexa (Зипрекса); ***USA:*** Zyprexa; ***Venez.:*** Zyprexa.

多组分制剂 ***Arg.:*** Combined†; Symbyax†; ***Chile:*** Symbyax; ***Mex.:*** Symbyax; ***USA:*** Symbyax.

Oxazepam (*BAN*, *USAN*, *rINN*) 奥沙西泮

Oksatsepaami; Oksazeoam; Oksazepam; Oksazepamas; Oxazépam; Oxazepám; Oxazepamum; Wy-3498. 7-Chloro-1,3-dihydro-3-hydroxy-5-phenyl-1,4-benzodiazepin-2-one.

Оксазепам

$C_{15}H_{11}ClN_2O_2$ = 286.7.

CAS — 604-75-1.

ATC — N05BA04.

ATC Vet — QN05BA04.

UNII — 6GOW6DWN2A.

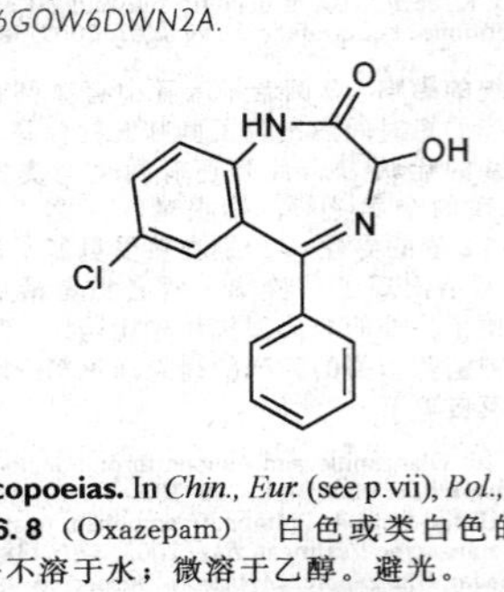

Pharmacopoeias. In *Chin.*, *Eur.* (see p.vii), *Pol.*, and *US.*

Ph. Eur. 6.8（Oxazepam） 白色或类白色的结晶性粉末。几乎不溶于水；微溶于乙醇。避光。

USP 33（Oxazepam） 奶白色至淡黄色、几乎无臭的粉末。几乎不溶于水；溶于乙醇（1∶220），溶于氯仿（1∶270），溶于乙醚（1∶2200）。2%的水混悬液的

pH 值为 4.8～7.0。

依赖性和戒断症状

参见地西泮，第957页。

从安全撤药的角度考虑，15mg 奥沙西泮相当于约 5mg 的地西泮。

不良反应、处置和注意事项

参见地西泮，第958页。

肝损伤 所有的苯二氮草类药物治疗肝损伤患者时都应谨慎，但短效药物如奥沙西泮可能相对比较安全。

7 名急性病毒性肝炎患者、6 名肝硬化患者和 16 名年龄匹配的健康对照受试者比较，单次口服奥沙西泮 15～45mg[1]，结果发现急性和慢性器质性肝病患者的尿排泄率和血浆清除模式没有改变。2 周口服给予 2 名健康受试者和 2 名肝硬化患者每日 3 次，每次 15mg 的奥沙西泮，均没有出现药物蓄积。

1. Shull HJ, *et al.* Normal disposition of oxazepam in acute viral hepatitis and cirrhosis. *Ann Intern Med* 1976; **84:** 420–5.

卟啉病 虽然关于奥沙西泮生卟啉作用的实验室证据并不一致，但卟啉病患者使用奥沙西泮仍被认为不安全。

肾损伤 根据药动学研究结果建议，肾损伤患者一般不需要调整奥沙西泮的用量[1～3]。

1. Murray TG, *et al.* Renal disease, age, and oxazepam kinetics. *Clin Pharmacol Ther* 1981; **30:** 805–9.
2. Busch U, *et al.* Pharmacokinetics of oxazepam following multiple administration in volunteers and patients with chronic renal disease. *Arzneimittelforschung* 1981; **31:** 1507–11.
3. Greenblatt DJ, *et al.* Multiple-dose kinetics and dialyzability of oxazepam in renal insufficiency. *Nephron* 1983; **34:** 234–8.

甲状腺疾病 7 名甲状腺功能亢进症患者服用奥沙西泮，结果发现奥沙西泮的半衰期缩短而表观口服清除率增加[1]。6 名甲状腺功能减退症患者服用奥沙西泮，奥沙西泮的清除率没有全部改变，尽管使用了较低剂量（15mg），6 人中仍有 5 人抱怨出现了困倦。

1. Scott AK, *et al.* Oxazepam pharmacokinetics in thyroid disease. *Br J Clin Pharmacol* 1984; **17:** 49–53.

药物相互作用

参见地西泮，第960页。

药动学

奥沙西泮能被胃肠道很好地吸收，并且在摄入后大约 2h 后达到血浆峰浓度。它能通过胎盘且能在母乳中检测到。约 97%的奥沙西泮和血浆蛋白结合，清除半衰期的范围是 4～15h。它被大量代谢为无活性的葡糖苷酸，并经尿液排出体外。

妊娠 一项研究中 12 名分娩期女性单次给予 25mg 奥沙西泮后，评价药物通过胎盘的情况以及在这个群体中的代谢情况[1]。结果显示奥沙西泮容易被吸收，虽然它的血浆半衰期（在 8 名被研究的受试者中是 5.3～7.8h）比报道的非妊娠受试者的血浆半衰期短，但它的血浆峰浓度的范围和那些接受了相同剂量的健康男性和非妊娠女性一致。在所有的 12 名患者的脐静脉中都检测到了奥沙西泮，它在脐静脉和母体静脉中浓度的比值大约是 1.35，在给药结束后 3h 仍保持稳定。所有婴儿的阿氏评分值都在正常范围。虽然在分娩后的 6～10h 期间新生儿体内 3 种奥沙西泮结合物的血浆浓度升高（这表明新生儿有结合奥沙西泮的能力），但奥沙西泮在新生儿体内的血浆半衰期是在母亲体内的3～4 倍。

1. Tomson G, *et al.* Placental passage of oxazepam and its metabolism in mother and newborn. *Clin Pharmacol Ther* 1979; **25:** 74–81.

用途和用法

奥沙西泮是一种短效的苯二氮草类药物，性质大体上与地西泮（第963页）相似。它用于焦虑障碍（第925页）以及与焦虑有关的失眠（第930页）的短期治疗，也可用于控制与戒酒（第1551页）有关的症状。奥沙西泮通常是以碱基的形式给药，但在一些多组分制剂中也可使用半琥珀酸酯的形式。

奥沙西泮治疗焦虑或者控制戒酒症状的常用剂量是每日口服 3～4 次，每次 15～30mg。用于轻度至中度焦虑障碍时，可尝试更低的起始剂量，如每日口服 3～4 次，每次 7.5～15mg。对于老年或虚弱患者，推荐的起始剂量是每日 3 次，每次 10mg，如有必要，可增加到每日 3～4 次，每次 10～20mg。使用奥沙西泮治疗和焦虑有关的失眠，可在睡前 1h 给予 15～25mg，有时候可能必须用到 50mg。

制剂

BP 2010: Oxazepam Tablets;
USP 33: Oxazepam Capsules; Oxazepam Tablets.

专利制剂

Arg.: Pausafren T; **Austral.:** Alepam; Murelax; Serepax; **Austria:** Adumbran; Anxiolit; Oxahexal†; Praxiten; **Belg.:** Seresta†; Tranquo; **Canad.:** Novoxapam; **Denm.:** Alopam; Oxabenz; Oxapax; Serepax†; **Fin.:** Opamox; Oxamin; Oxepam†; **Fr.:** Seresta; **Ger.:** Adumbran; durazepam†; Mirfudorm†; Oxa; Praxiten; Sigacalm†; Uskan†; **Gr.:** Adumbran; **India:** Serepax; **Israel:** Vaben; **Ital.:** Limbial; Serpax; **Neth.:** Seresta; **Norw.:** Alopam; Sobril; **NZ:** Ox-Pam; **Pol.:** Oxam†; **Port.:** Serenal; **Rus.:** Nozepam (НОЗЕПАМ); Tazepam (Тазепам); **S.Afr.:** Medopam†; Noripam†; Purata; Serepax; **Swed.:** Oxascand; Sobril; **Switz.:** Anxiolit; Seresta; **USA:** Serax†; **Venez.:** Anastil†.

多组分制剂 **Arg.:** Cavodan†; Pankreoflat Sedante†; **Austria:** Anxiolit plus; **Chile:** Novalona; **Port.:** Sedioton†; **Spain:** Suxidina; **Venez.:** Vuscobras.

Oxazolam (*rINN*) 奥沙唑仑

Oxazolamum; Oxazolazepam. 10-Chloro-2,3,7,11b-tetrahydro-2-methyl-11b-phenyloxazolo[3,2-*d*][1,4]benzodiazepin-6(5*H*)-one.

Оксазолам

$C_{18}H_{17}ClN_2O_2$ = 328.8.

CAS — 24143-17-7.

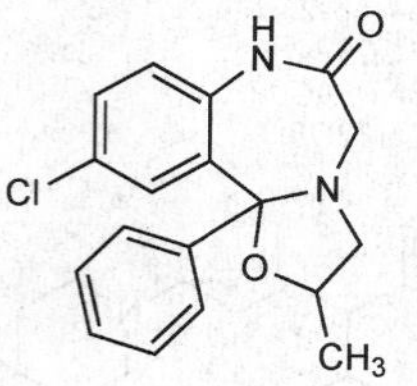

Pharmacopoeias. In *Jpn.*

简介

奥沙唑仑是一种长效的苯二氮草类药物，性质大体上与地西泮（第957页）相似。它可以通过口服给药的方式用于焦虑障碍的短期治疗。

在全身麻醉中，奥沙唑仑也可用作术前用药。

Paliperidone (*BAN*, *USAN*, *rINN*) 帕立哌酮

9-Hydroxyrisperidone; Paliperidona; Palipéridone; Paliperidonum; RO-76477. (±)-3-{2-[4-(6-Fluoro-1,2-benzisoxazol-3-yl)piperidino]ethyl}-6,7,8,9-tetrahydro-9-hydroxy-2-methyl-4*H*-pyrido-[1,2-*a*]pyrimidin-4-one.

Палиперидон

$C_{23}H_{27}FN_4O_3$ = 426.5.

CAS — 144598-75-4.
ATC — N05AX13.
ATC Vet — QN05AX13.
UNII — 838F01T721.

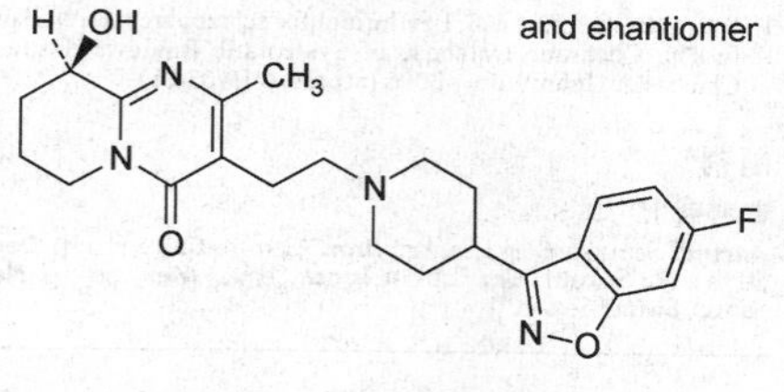

and enantiomer

Paliperidone Palmitate (*BANM*, *USAN*, *rINNM*) 帕立哌酮棕榈酸酯

Palipéridone, Palmitate de; Paliperidoni Palmitas; Palmitato de paliperidona; RO-92670. (9*RS*)-3-{2-[4-(6-Fluoro-1,2-benzisoxazol-3-yl)piperidin-1-yl]ethyl}-2-methyl-4-oxo-6,7,8,9-tetrahydro-4*H*-pyrido[1,2-*a*]pyrimidin-9-yl hexadecanoate.

Палиперидона Пальмитат

$C_{39}H_{57}FN_4O_4$ = 664.9.

CAS — 199739-10-1.
UNII — R8P8USM8FR.

简介

帕立哌酮是一种苯并异恶唑衍生物，是非典型抗精神病药利培酮（第994页）的主要活性代谢产物。据报道帕立哌酮是多巴胺 D_2 受体、5-羟色胺（5-HT_2）受体、肾上腺素（α_1 和 α_2）受体以及组胺（H_1）受体的拮抗剂。该药用于治疗精神分裂症（第928页）和分裂情感障碍（第 页）。帕立哌酮以碱基的形式口服，剂量也以碱基表示。也可肌内注射其棕榈酸酯盐长效制剂，这些药物的剂量以盐的形式表示。156mg 帕立哌酮棕榈酸酯相当于 100mg 帕立哌酮。

治疗**精神分裂症**时，作为缓释制剂，推荐的口服剂量为帕立哌酮 6mg，每日 1 次；剂量范围为每日 3～12mg，加量间隔应大于 5 天，每次增加 3mg。肌内注射帕立哌酮可选择三角肌和臀肌，但起初的 2 次注射应选择三角肌。从未使用过帕立哌酮或利培酮的患者，起始治疗时应选择帕立哌酮或利培酮的口服制剂以便评估耐受性。帕立哌酮棕榈酸酯的起始剂量为 234mg，1 周后给予 156mg。之后，推荐的月维持剂量为 117mg，剂量范围为 39～234mg，进一步的剂量调整应间隔 1 月。

在美国，批准帕立哌酮用于**分裂情感障碍**的治疗，可单药治疗或作为情感稳定剂和（或）抗抑郁药的辅助用药。用法为口服给药，剂量与治疗精神分裂症相似，但增加剂量的间隔为大于 4 天。

关于肾损伤患者的减少用量的问题，详见下文。

1. Dolder C, *et al.* Paliperidone for schizophrenia. *Am J Health-Syst Pharm* 2008; **65:** 403–13.
2. Nussbaum AM, Stroup TS. Paliperidone for the treatment of adults with schizophrenia. Available in The Cochrane Database of Systematic Reviews; Issue 2. Chichester: John Wiley; 2008 (accessed 01/06/09).
3. Meltzer HY, *et al.* Efficacy and tolerability of oral paliperidone extended-release tablets in the treatment of acute schizophrenia: pooled data from three 6-week, placebo-controlled studies. *J Clin Psychiatry* 2008; **69:** 817–29.
4. Marino J, Caballero J. Paliperidone extended-release for the treatment of schizophrenia. *Pharmacotherapy* 2008; **28:** 1283–98.
5. Boom S, *et al.* Single- and multiple-dose pharmacokinetics and dose proportionality of the psychotropic agent paliperidone extended release. *J Clin Pharmacol* 2009; **49:** 1318–30.
6. Samtani MN, *et al.* Population pharmacokinetics of intramuscular paliperidone palmitate in patients with schizophrenia: a novel once-monthly, long-acting formulation of an atypical antipsychotic. *Clin Pharmacokinet* 2009; **48:** 585–600.
7. Canuso CM, *et al.* A randomized, double-blind, placebo-controlled study of 2 dose ranges of paliperidone extended-release in the treatment of subjects with schizoaffective disorder. *J Clin Psychiatry* 2010; **71:** 587–98.

在肾损伤中的用法 在肾损伤的患者中帕立哌酮的血浆浓度增加。因此，应根据肌酐清除率（CC）将上述常用口服剂量进行如下调整：

- CC 50～80ml/min：起始剂量 3mg，每日 1 次，之后可根据治疗反应和耐受性增加至 6mg，每日 1 次；
- CC 10～50ml/min：起始剂量 1.5mg，每日 1 次，之后可增加至 3mg，每日 1 次。

CC 小于 10ml/min 的患者中，尚未进行帕立哌酮口服用药的研究，不推荐将帕立哌酮用于这些患者。

肌内注射长效棕榈酸酯盐时也应当作如下减量：

- CC 50～80ml/min：起始剂量 156mg，1 周后 117mg，之后每月 78mg。

CC 小于 50ml/min 时不推荐使用肌内注射制剂。

制剂

专利制剂

Arg.: Invega; **Austral.:** Invega; **Canad.:** Invega; **Cz.:** Invega; **Denm.:** Invega; **Fr.:** Invega; **Ger.:** Invega; **Gr.:** Invega; **Hong Kong:** Invega; **Hung.:** Invega; **Indon.:** Invega; **Irl.:** Invega; **Ital.:** Invega; **Malaysia:** Invega; **Mex.:** Inveda; **Neth.:** Invega; **Philipp.:** Invega; **Pol.:** Invega; **Port.:** Invega; **Rus.:** Invega (Инвега); **Singapore:** Invega; **Swed.:** Invega; **Switz.:** Invega; **Thai.:** Invega; **UK:** Invega; **USA:** Invega.

Paraldehyde 副醛

Paracetaldehído; Paracetaldehyde; Paraldehid; Paraldehidas; Paraldehído; Paraldehit; Paraldehyd; Paraldéhyde; Paraldehydi; Paraldehydum. The trimer of acetaldehyde; 2,4,6-Trimethyl-1,3,5-trioxane.

Паральдегид

$(C_2H_4O)_3$ = 132.2.

CAS — 123-63-7.
ATC — N05CC05.
ATC Vet — QN05CC05.
UNII — S6M3YBG8QA.

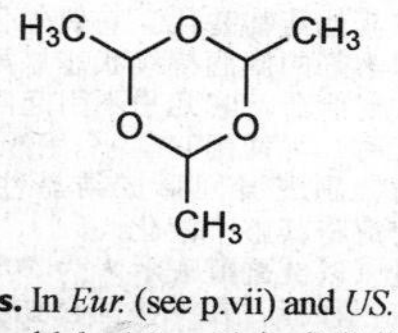

Pharmacopoeias. In *Eur.* (see p.vii) and *US.*

Ph. Eur. 6.8 (Paraldehyde) 无色或微黄色透明液体。冷却凝固后形成结晶性团块。它可能含有适量的抗氧化剂。相对密度是 0.991～0.996。熔点是 10～13℃，在温度低于 123℃时，蒸馏量不超过 10%，在温度低于 126℃时，蒸馏量不少于 95%。它溶于水但在沸水中溶

解度降低，易与乙醇和挥发油混合。应以小型容器适当充装密闭贮藏。避光。

USP 33（Paraldehyde） 无色的透明液体，具有强烈的独特臭，但此臭不会令人不快，也没有明显的刺激作用。被氧化后形成乙酸。它可能含有适当的稳定剂。相对密度大约是0.99。它的凝固温度不低于11℃，而在120～126℃时完全蒸馏。溶于水（1∶10）（体积分数），但是溶于沸水仅（1∶17）（体积分数）；易与乙醇、氯仿、乙醚和挥发油混合。以容积不超过30ml的容器适当充装密闭贮藏，温度不超过25℃。避光。且打开容器后超过24h就不能使用。

配伍禁忌 副醛对橡胶、聚苯乙烯、苯乙烯-丙烯腈共聚物有溶解作用，故给药时不应该使用这些材料制成的塑料注射器。对副醛与塑料注射器及针头接口的相容性进行评估后，得出的结论是，如果可能，使用副醛时应选择全玻璃制品的注射器[1]。可使用塑料接口的针头。具有橡胶头塑料内芯的聚丙烯注射器（*Plastipak*），或具有天然橡胶头塑料内芯（*Glaspak*）的玻璃注射器仅用于副醛的即刻给药或剂量测量。

1. Johnson CE, Vigoreaux JA. Compatibility of paraldehyde with plastic syringes and needle hubs. *Am J Hosp Pharm* 1984; **41:** 306–8.

稳定性 副醛在贮藏过程中分解，特别是在容器被打开以后。部分被分解的副醛如果被摄入是**有危害的**，因此，如果它的颜色呈褐色或散发出乙酸的尖锐刺鼻臭，则不能使用。

依赖性和戒断症状

副醛的长期使用可能会导致依赖性，特别是对于酗酒的人更可能如此。它的依赖性和戒断症状的特征与巴比妥类相似（见**异戊巴比妥**，第934页）。

不良反应和处置

副醛在贮藏过程中分解，并且使用这些物质后会因腐蚀毒性而造成死亡。副醛有一种令人不愉快的味道，并可使呼吸带有一种臭味，它可引起皮疹。

口服或经直肠给予副醛可能会引起胃或直肠的刺激。肌内注射会引起疼痛并可能引发组织坏死、无菌脓肿和神经损伤。静脉给药是非常危险的，因为可能会导致肺的水肿和出血、低血压和心脏扩大以及循环衰竭，静脉给药也可能会引起血栓性静脉炎。

过量给药后，由于肺损伤和酸中毒，会导致急速呼吸窘迫。口服过量药物后可能会引起恶心和呕吐。除了出现肝肾损伤外，也可能出现呼吸抑制和昏迷。处置可参考巴比妥类过量给药的处理方法（见**异戊巴比妥**，第934页）。

注意事项

对于有胃部疾病的患者，不应使用副醛，对于有支气管肺疾病或肝损伤的患者，应谨慎使用。对于有结肠炎的患者，不应经直肠给药。禁用存放时间过长的副醛。

在口服或经直肠给药以前，必须适当地稀释副醛，如果必须经静脉给予副醛，必须将其适当地稀释并且非常谨慎地缓慢给药（也可见上文的**不良反应**和下文的**用途**）。肌内注射时，药物可不用稀释，但应注意避免神经损害。应避免使用塑料注射器（见上文**配伍禁忌**）。

药物相互作用

CNS抑制剂（如乙醇、巴比妥类和其他的镇静剂）可增强副醛的镇静效果。少数的病例报告指出，双硫仑可能会增强副醛的毒性；故不推荐将它们合用。

药动学

虽然据报道，对于副醛的吸收，经直肠给药比口服或肌内注射缓慢，总体来讲，副醛易被吸收。它分布广泛，报道的半衰期是4～10h。大约80%的副醛可能在肝中被代谢为乙醛，而乙醛又被乙醛脱氢酶氧化成乙酸。原形的药物大部分通过肺排泄，仅有少量通过尿液排泄。它能通过胎盘屏障并能分布到母乳中。

用途和用法

副醛是一种催眠药和镇静药，具有抗癫痫的作用。使用它可能造成一定的危害，它与塑料可能发生反应并且药物变质会带来一定危险，这些问题导致该药的使用已经大量地被其他药物替代。它偶尔仍用于控制那些对常规治疗效果不好的癫痫持续状态（第450页）。经直肠给药或肌内注射给药，它几乎不引起呼吸抑制，因此当复苏设备缺乏时，可使用它。

在低温时，副醛凝固形成结晶性团块。如果凝固了，在使用前应将其整个液化。

常用剂量（以纯副醛表示）为20ml，经直肠给药。副醛给药前应当稀释，在一些国家如英国，已有8%～50%的预稀释灌肠液。

儿童用药剂量见下文。

在具有重症监护设备的专科中心，副醛可通过缓慢静脉输注的方式给药，但这种给药途径往往不被推荐。该药在使用前，必须用0.9%的氯化钠溶液稀释。也可采用肌内注射方式给药。

副醛可通过口服方式给药，使用前应适当稀释以避免胃部刺激。

1. Rowland AG, *et al.* Review of the efficacy of rectal paraldehyde in the management of acute and prolonged tonic-clonic convulsions. *Arch Dis Child* 2009; **94:** 720–3.

儿童用法 副醛可用于儿童，治疗对传统治疗抵抗的癫痫持续状态。虽然尚未注册，但*BNFC 2010/11*推荐副醛0.4ml/kg（最多10ml，以纯副醛的剂量表示）可用于新生儿至18岁以下儿童。副醛使用前必须稀释。

制剂

BP 2010: Paraldehyde Injection.

专利制剂

USA: Paral†.

Penfluridol（*BAN*，*USAN*，*rINN*）五氟利多

McN-JR-16341; Penfluridoli; Penfluridolum; R-16341. 4-(4-Chloro-3-trifluoromethylphenyl)-1-[3-(*p,p'*-difluorobenzhydryl)propyl]piperidin-4-ol.

Пенфлуридол

$C_{28}H_{27}ClF_5NO$ = 524.0.

CAS — 26864-56-2.

ATC — N05AG03.

ATC Vet — QN05AG03.

UNII — 25TLU22Q8H.

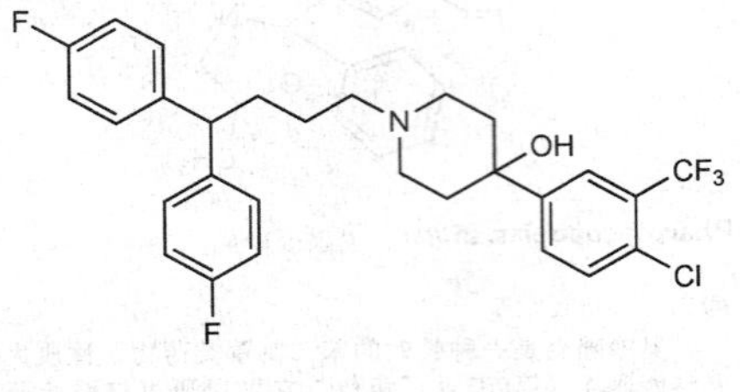

Pharmacopoeias. In *Chin.*

简介

五氟利多是一种二苯丁基哌啶类抗精神病药，性质大体上与酚噻嗪类氯丙嗪（第940页）相似。口服后，作用持续时间可长达1周。它用于治疗包括精神分裂症（见下文）在内的精神病。

五氟利多治疗慢性精神病的常用剂量是，每周1次，每次20～60mg，口服。对于严重的或难治的病例，剂量可能需要达到每周1次，每次250mg。

精神分裂症 一篇系统性综述称[1]，五氟利多与其他治疗精神分裂症（第928页）的传统抗精神病药相比，似乎具有相似的疗效和不良反应谱。该综述的作者也推荐将五氟利多每周40～80mg作为备选疗法，尤其适合于那些对每日口服的药物无反应或者对长效制剂适应良好的患者。

1. Soares BGO, Lima MS. Penfluridol for schizophrenia. Available in The Cochrane Database of Systematic Reviews; Issue 2. Chichester: John Wiley; 2006 (accessed 19/03/08).

制剂

专利制剂

Austria: Semap†; ***Belg.:*** Semap; ***Braz.:*** Semap; ***Cz.:*** Semap†; ***Denm.:*** Semap; ***Fr.:*** Semap†; ***Gr.:*** Flupidol; ***Israel:*** Semap; ***Mex.:*** Semap; ***Neth.:*** Semap; ***Switz.:*** Semap.

Pentobarbital（*BAN*，*rINN*）戊巴比妥

Aethaminalum; Mebubarbital; Mebumal; Pentobarbitaali; Pentobarbitál; Pentobarbitalis; Pentobarbitalum; Pentobarbitone. 5-Ethyl-5-(1-methylbutyl)barbituric acid.

Пентобарбитал

$C_{11}H_{18}N_2O_3$ = 226.3.

CAS — 76-74-4.

ATC — N05CA01.

ATC Vet — QN05CA01; QN51AA01.

UNII — I4744080IR.

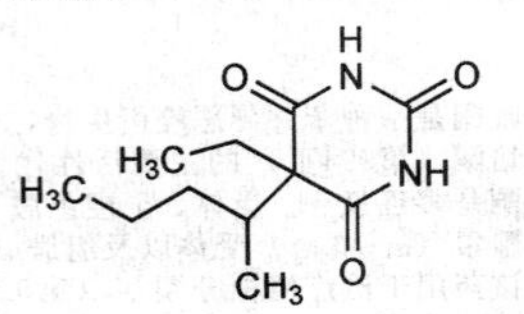

俗名 以下的术语已被用作各种形式戊巴比妥的"俗名"（第vii页）或俚语：

Blockbuster; Menish; Nebbies; Nembies; Nemish; Nemmies; Nimbies; Nimby; Yellow; Yellow bullets; Yellow dolls; Yellow jackets; Yellow submarines; Yellows.

Pharmacopoeias. In *Eur.* (see p.vii) and *US.*

Ph. Eur. 6.8（Pentobarbital） 无色结晶或白色或类白色结晶性粉末。极微溶于水；易溶于无水乙醇。它可与强碱氢氧化物、碳酸盐和氨水形成水溶性复合物。

USP 33（Pentobarbital） 白色或几乎白色的，几乎无臭的细微粉末。极微溶于水和四氯化碳；溶于乙醇（1∶4.5），溶于氯仿（1∶4），溶于乙醚（1∶10）；极易溶于丙酮和甲醇；溶于苯酚。贮藏于密闭容器中。

Pentobarbital Calcium（*BANM*，*rINNM*）戊巴比妥钙

Calcii Pentobarbitalum; Pentobarbital cálcico; Pentobarbital Calcique; Pentobarbitone Calcium. Calcium 5-ethyl-5-(1-methylbutyl)barbiturate.

Кальций Пентобарбитал

$(C_{11}H_{17}N_2O_3)_2Ca$ = 490.6.

ATC — N05CA01.

ATC Vet — QN05CA01.

Pharmacopoeias. In *Jpn.*

Pentobarbital Sodium（*BANM*，*rINNM*）戊巴比妥钠

Aethaminalum-Natrium; Ethaminal Sodium; Mebumalnatrium; Natrii Pentobarbitalum; Pentobarbitaalinatrium; Pentobarbital sódico; Pentobarbital sodique; Pentobarbital sodná sůl; Pentobarbitalio natrio druska; Pentobarbitalnatrium; Pentobarbitál-nátrium; Pentobarbitalum natricum; Pentobarbitone Sodium; Sodium Pentobarbital; Soluble Pentobarbitone. Sodium 5-ethyl-5-(1-methylbutyl)barbiturate.

Натрий Пентобарбитал

$C_{11}H_{17}N_2NaO_3$ = 248.3.

CAS — 57-33-0.

ATC — N05CA01.

ATC Vet — QN05CA01.

UNII — NJJ0475N0S.

Pharmacopoeias. In *Eur.* (see p.vii) and *US.*

Ph. Eur. 6.8（Pentobarbital Sodium） 白色或类白色易潮的结晶性粉末。极易溶于水。新鲜配制的10%水溶液的pH值为9.6～11.0。贮藏于密闭容器中。

USP 33（Pentobarbital Sodium） 白色的结晶性颗粒或白色粉末。无臭或有轻微的独特臭。极易溶于水；易溶于乙醇；几乎不溶于乙醚。10%水溶液的pH值为9.8～11.0。溶液在静置时分解，在高温下分解作用加快。贮藏于密闭容器中。

配伍禁忌 戊巴比妥可能会从含有戊巴比妥钠的制剂中沉淀出来，这依赖于它的浓度和pH值。因此，有报道戊巴比妥钠和许多的其他药物（尤其是酸和酸性盐）不能配伍。

依赖性和戒断症状

参见**异戊巴比妥**，第934页。

不良反应、处置和注意事项

参见**异戊巴比妥**，第934页。

剂型 有报道称乳酸酸中毒与静脉输注含丙二醇的戊巴比妥有关，见**丙二醇**项下**毒性**（第1973页）。

药物相互作用

参见**异戊巴比妥**，第934页。

药动学

在口服或经直肠给药后，戊巴比妥可很好地被胃肠道吸收，据报道，60%～70%和血浆蛋白结合。清除半衰期表现出剂量依赖性，报道的范围是15～50h。戊巴比妥在肝中主要通过羟基化作用代谢，并且主要以代谢产物的形式从尿液中排泄。

用途和用法

戊巴比妥是一种巴比妥类药物，被当作催眠药和镇静药使用。它的性质和用途大体上与异戊巴比妥（第934页）相似。它作为镇静药用于失眠（第930页）的短期治疗，但巴比妥类被认为不适合于此用途。戊巴比妥钠可在麻醉操作（第1700页）中用作术前用药，但巴比妥类用于术前镇静已被其他药物取代。尽管临床常用的是短效巴比妥类药物硫喷妥钠，但非胃肠道途径给予戊巴比妥钠也已用于急性癫痫发作包括癫痫持续状态（第450页）的应急处置。虽然戊巴比妥本身以及其钙盐形式都在使用，但通常是以钠盐的形式。

戊巴比妥钠用于治疗失眠的常用剂量是晚上口服100～200mg。其他情况下常用的肠外给药剂量分别是：150～200mg单次肌内注射或100mg缓慢静脉输注。

脑血管疾病 尽管对于其有效性和安全性尚存争议，巴比妥类药物诱导昏迷（通常用戊巴比妥或硫喷妥钠）已被治疗性或预防性地应用于脑缺血时对脑组织的保护（见硫喷妥钠，第1715页），还用于传统方法难以奏效的颅内压升高（第1140页）。

制剂

BP 2010: Pentobarbital Tablets;
USP 33: Pentobarbital Elixir; Pentobarbital Sodium Capsules; Pentobarbital Sodium Injection.

专利制剂

Denm.: Mebumal; ***S.Afr.:*** Sopental†; ***USA:*** Nembutal.

多组分制剂 ***Arg.:*** Dimaval; ***USA:*** Cafatine-PB.

Perazine Dimalonate 培拉嗪丙二酸氢盐

P-725 (perazine); Pemazine Dimalonate; Perazina, dimalonato de. 10-[3-(4-Methylpiperazin-1-yl)propyl]phenothiazine dimalonate.

$C_{20}H_{25}N_3S,2C_3H_4O_4$ = 547.6.
CAS — 84-97-9 (perazine); 14777-25-4 (perazine dimalonate).
ATC — N05AB10.
ATC Vet — QN05AB10.

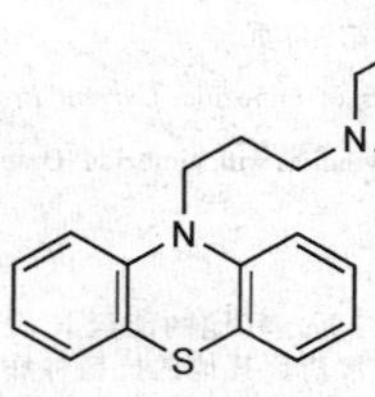

(perazine)

Pharmacopoeias. *Pol.* includes only an injection of the dimalonate. It also includes a monograph for Perazine Dimaleate.

简介

培拉嗪丙二酸氢盐是一种酚噻嗪类药物，性质大体上与氯丙嗪（第940页）相似，用于治疗精神病状态。它具有一个哌嗪侧链，虽然剂量是以碱基的形式表达，但给药是以丙二酸氢盐的形式口服，40.3mg的培拉嗪丙二酸氢盐大约相当于25mg的培拉嗪。常用的剂量相当于每日50～600mg的碱基，对于难治性病例，剂量可达每日最多1g。它也可以通过肌内注射的方式给药。

不良反应 有报道，5名接受培拉嗪丙二酸氢盐治疗的患者在暴露于日光下以后，浅表的神经纤维出现了急性轴突性神经病[1]。

1. Roelcke U, *et al.* Acute neuropathy in perazine-treated patients after sun exposure. *Lancet* 1992; **340:** 729–30.

制剂

专利制剂

Ger.: Taxilan; ***Pol.:*** Peragal; Perazin; Perazyna†; Pernazinum.

Pericyazine (*BAN*) 哌氰嗪

Periciazine (*pINN*); Periciazin; Periciazina; Périciazine; Periciazinum; Perisiatsiini; Propericiazine; RP-8909; SKF-20716. 10-[3-(4-Hydroxypiperidino)propyl]phenothiazine-2-carbonitrile; 1-[3-(2-Cyanophenothiazin-10-yl)propyl]piperidin-4-ol.

Перициазин
$C_{21}H_{23}N_3OS$ = 365.5.
CAS — 2622-26-6.
ATC — N05AC01.
ATC Vet — QN05AC01.
UNII — 3405M6FD73.

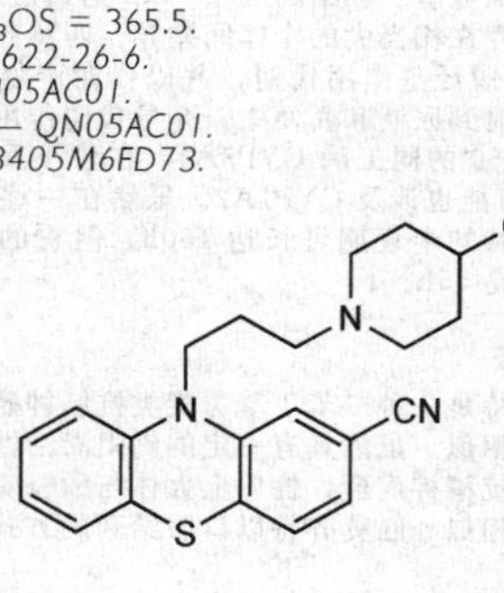

不良反应、处置和注意事项

参见氯丙嗪，第941页。镇静和体位性低血压可能较显著。

药物相互作用

参见氯丙嗪，第945页。

用途和用法

哌氰嗪是一种酚噻嗪类药物，性质大体上与氯丙嗪（第946页）相似。具有一个哌啶侧链。它用于各种精神病的治疗，包括精神分裂症（第928页）和行为紊乱（第927页）以及严重焦虑（第925页）的短期治疗。

哌氰嗪通常是以碱基的形式给药，但甲磺酸盐和酒石酸盐的形式也有使用。

治疗严重焦虑、激越、攻击或冲动行为的常用口服剂量是每日15～30mg，分两次给药且晚上的那次给药剂量较大。治疗精神分裂症和严重的精神病的起始剂量是每日75mg，分次给药，如有必要，可以25mg为单位每周递增，直到每日300mg的最大值。

对于老年患者，应减量使用：治疗焦虑和行为紊乱的推荐起始剂量是每日5～10mg，治疗精神分裂症或精神病的推荐剂量是每日15～30mg，均应分次给药。

儿童用药详见下文。

儿童用法 用于治疗儿童行为障碍和精神分裂症，推荐对于年龄超过1岁体重10kg的儿童，推荐的起始口服剂量是500μg；对于体重超过了10kg的儿童，每增加5kg的体重即增加1mg的起始剂量，直到每日10mg的最大值。此后可根据患者的反应逐渐增加剂量，但每日的维持剂量不应该超过起始剂量的2倍。12岁以上儿童可使用成人剂量（见上文）。

制剂

专利制剂

Arg.: Neuleptil; ***Austral.:*** Neulactil; ***Austria:*** Neuleptil†; ***Braz.:*** Neuleptil; ***Canad.:*** Neuleptil; ***Chile:*** Neuleptil; ***Cz.:*** Neuleptil†; ***Denm.:*** Neulactil; ***Fin.:*** Neulactil; ***Fr.:*** Neuleptil; ***Gr.:*** Nemactil; Neuleptil; ***Hong Kong:*** Neulactil; ***Irl.:*** Neulactil†; ***Israel:*** Neuleptil; ***Ital.:*** Neuleptil; ***Neth.:*** Neuleptil; ***NZ:*** Neulactil; ***Rus.:*** Neuleptil (Неулептил); ***S.Afr.:*** Neulactil†; ***Spain:*** Nemactil; ***UK:*** Neulactil; ***Venez.:*** Neuleptil.

Perospirone Hydrochloride (*rINNM*) 盐酸哌罗匹隆

Hidrocloruro de perospirona; Pérospirone, Chlorhydrate de; Perospironi Hydrochloridum; SM-9018. *cis-N-*{4-[4-(1,2-Benzisothiazol-3-yl)-1-piperazinyl]butyl}-1,2-cyclohexanedicarboximide hydrochloride.

Пероспирона Гидрохлорид
$C_{23}H_{30}N_4O_2S,HCl$ = 463.0.
CAS — 150915-41-6 (perospirone); 129273-38-7 (perospirone hydrochloride).

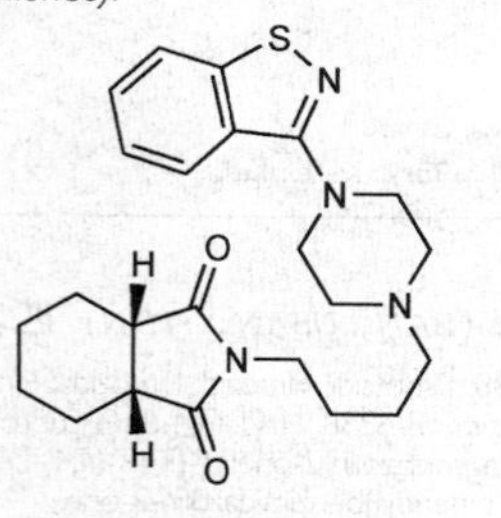

(perospirone)

简介

哌罗匹隆是一种用于治疗精神分裂症（第928页）的抗精神病药。虽然它被描述为一种非典型抗精神病药，但是与非典型药物［如氯氮平（第952页）］相比，它引起的锥体外系反应的发生率较高。盐酸哌罗匹隆通过口服给药，常用剂量是每日12～48mg，分3次给药。

1. Onrust SV, McClellan K. Perospirone. *CNS Drugs.* 2001; **15:** 329–37.

制剂

专利制剂

Jpn: Lullan.

Perphenazine (*BAN, rINN*) 奋乃静

Perfenatsiini; Perfenazin; Perfenazina; Perfenazinas; Perfenazyna; Perphénazine; Perphenazinum. 2-{4-[3-(2-Chlorophenothiazin-10-yl)propyl]piperazin-1-yl}ethanol.

Перфеназин
$C_{21}H_{26}ClN_3OS$ = 404.0.
CAS — 58-39-9.
ATC — N05AB03.
ATC Vet — QN05AB03.
UNII — FTA7XXY4EZ.

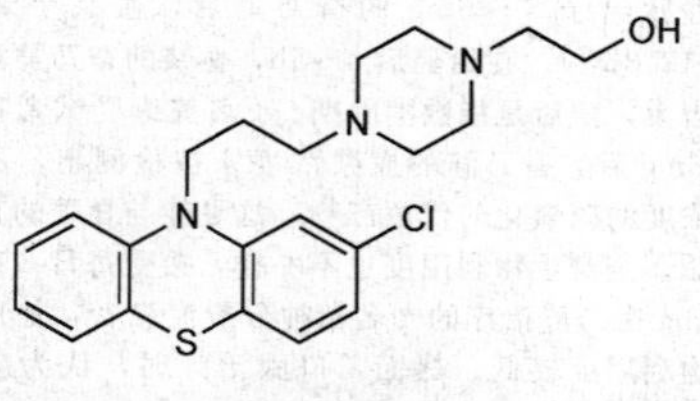

Pharmacopoeias. In *Chin., Eur.* (see p.vii), *Jpn, Pol.,* and *US. Jpn* also includes the maleate.

Ph. Eur. 6.8（Perphenazine） 白色或淡黄白色的结晶性粉末。熔点96～100℃。几乎不溶于水；溶于乙醇；易溶于二氯甲烷；溶解于盐酸的稀释溶液。避光。

USP 33（Perphenazine） 白色或奶白色的无臭粉末。熔点是94～100℃。几乎不溶于水；溶于乙醇（1∶7），溶于丙酮（1∶13）；易溶于氯仿。贮藏于密闭容器中。避光。

配伍禁忌 据报道，奋乃静与头孢哌酮钠[1]及盐酸咪达唑仑（第977页）不能配伍。

1. Gasca M, *et al.* Visual compatibility of perphenazine with various antimicrobials during simulated Y-site injection. *Am J Hosp Pharm* 1987; **44:** 574–5.

Perphenazine Decanoate (*BANM, rINNM*) 奋乃静癸酸酯

Decanoato de perfenazina; Perphénazine, Décanoate de; Perphenazini Decanoas.

Перфеназина Деканоат
$C_{31}H_{44}ClN_3O_2S$ = 558.2.
ATC — N05AB03.
ATC Vet — QN05AB03.

Perphenazine Enantate (*BANM, rINNM*) 奋乃静庚酸酯

Enantato de perfenazina; Perphénazine, Enantate de; Perphenazine Enanthate; Perphenazine Heptanoate; Perphenazini Enantas.

Перфеназина Энантат
$C_{28}H_{38}ClN_3O_2S$ = 516.1.
CAS — 17528-28-8.
ATC — N05AB03.
ATC Vet — QN05AB03.

不良反应、处置和注意事项

参见氯丙嗪，第941页。奋乃静引起的镇静发生率较低，但锥体外系反应发生率较高。

哺乳 American Academy of Pediatrics[1]认为，尽管还不知道奋乃静对正在接受母乳喂养的婴儿的影响，但对于正处于哺乳期的母亲，使用奋乃静可能还是令人担忧，因为抗精神病药确实会出现在母乳中，因此可能会对婴儿的CNS功能有着长期和短期影响。

一项研究评价了一名口服奋乃静每日24mg之后剂量降至每日16mg的母亲[2]乳汁中奋乃静的分布情况。在估计母乳喂养的婴儿将会摄入约占到母亲服药剂量的0.1%后，开始哺乳。使用奋乃静治疗持续了3.5个月，在此期间，婴儿生长发育正常且没有观察到由药物诱发的症状。

1. American Academy of Pediatrics. The transfer of drugs and other chemicals into human milk. *Pediatrics* 2001; **108:** 776–89. [Retired May 2010] Correction. *ibid.*; 1029. Also available at: http://aappolicy.aappublications.org/cgi/content/full/pediatrics%3b108/3/776 (accessed 28/04/04)
2. Olesen OV, *et al.* Perphenazine in breast milk and serum. *Am J Psychiatry* 1990; **147:** 1378–9.

药物相互作用

参见氯丙嗪，第945页。

药动学

奋乃静口服后能被很好地吸收，经过一些首关代谢导致相对生物利用度是60%～80%。血浆浓度在摄入后的1～3h达到峰值。它分布广泛并可通过胎盘。奋乃静被广泛地代谢，70%主要以代谢产物的形式经尿液排泄，而大约5%经粪便排泄。它的血浆消除半衰期是

9～12h。奋乃静癸酸酯和奋乃静庚酸酯在肌内注射部位被缓慢吸收，然后逐渐将奋乃静释放到体内，因此它们适合用于长效注射。

一项研究中，4名精神分裂症患者和4名健康受试者经静脉给予5～6mg的奋乃静后，血浆半衰期是8.4～12.3h[1]。在给药后3～5h，血浆的奋乃静浓度变化相当大，随后是指数消除期。4名健康受试者在单次口服6mg后，奋乃静的血浆浓度未被检测出，而仅检出低浓度的硫氧化的代谢产物，这可能与显著的首关效应有关。全身生物利用度也不一样，接受每日3次，每次12mg奋乃静治疗的4名精神分裂症患者，他们的全身生物利用度较低。然而，口服治疗时，认为应间隔8h给药。每2周肌内注射50mg或100mg的奋乃静庚酸酯与持续口服药物后达到的奋乃静血浆浓度相似，但在开始的2～3天，快速的起始吸收可能会引起严重的CNS的不良反应。

1. Hansen CE, *et al.* Clinical pharmacokinetic studies of perphenazine. *Br J Clin Pharmacol* 1976; **3:** 915–23.

代谢 12名健康受试者单次口服奋乃静后，在异喹胍羟化作用强和弱代谢者之间，体内过程存在明确的差异[1]。

1. Dahl-Puustinen M-L, *et al.* Disposition of perphenazine is related to polymorphic debrisoquin hydroxylation in human beings. *Clin Pharmacol Ther* 1989; **46:** 78–81.

用途和用法

奋乃静是一种酚噻嗪类药物，性质大体上与氯丙嗪（第946页）相似。具有一个哌嗪侧链。它除了用于行为紊乱（第927页）以外，也用于包括精神分裂症（第928页）和躁狂（见**双相障碍**，第351页）在内的各种精神病的治疗，以及用于严重焦虑（第925页）的短期辅助治疗。奋乃静也用于治疗手术后或化疗所诱发的恶心和呕吐（第1622页）以及难治性呃逆（第947页）。

奋乃静通常以碱基的形式口服，有时候也采用肌内注射或静脉注射的方式。长效奋乃静癸酸酯或庚酸酯（在一些国家可以合法应用），可通过肌内注射给药。

治疗**精神分裂症**、**躁狂和其他的精神病**的常用口服起始剂量是4mg，每日3次。剂量可根据反应进行调整，可一直用到每日24mg的常用最大剂量，在住院患者中偶尔可用到每日64mg。治疗**严重的激越或暴力行为**以及**严重焦虑**可使用类似的剂量。奋乃静有时可与三环类抗抑郁药（如阿米替林）合用治疗伴有抑郁的焦虑。

对于**控制恶心和呕吐**，常用的剂量是口服4mg，每日3次，但可能需要最多用到8mg，每日3次。

长效奋乃静癸酸酯或庚酸酯可通过深部肌内注射的方式给药，剂量是50～300mg，间隔2～4周给药。

对于老年患者，奋乃静以及它的酯类应减量后使用，但需要注意的是，对于治疗这些患者的激越和坐立不安，没有指出需要减量使用。

1. Hartung B, *et al.* Perphenazine for schizophrenia. Available in The Cochrane Database of Systematic Reviews; Issue 1. Chichester: John Wiley; 2005 (accessed 14/04/05).

制剂

BP 2010: Perphenazine Tablets;
USP 33: Perphenazine and Amitriptyline Hydrochloride Tablets; Perphenazine Injection; Perphenazine Oral Solution; Perphenazine Syrup; Perphenazine Tablets.

专利制剂

Austria: Decentan; ***Canad.:*** Trilafon†; ***Denm.:*** Trilafon; ***Fin.:*** Peratsin; ***Fr.:*** Trilifan†; ***Ger.:*** Decentan; ***Hong Kong:*** Synazin; ***Indon.:*** Trilafon; ***Irl.:*** Fentazin; ***Israel:*** Perphenan; ***Ital.:*** Trilafon; ***Mex.:*** Leptopsique; ***Neth.:*** Trilafon†; ***Norw.:*** Trilafon; ***Philipp.:*** Trilafon†; ***Pol.:*** Trilafon; ***S.Afr.:*** Trilafon†; ***Spain:*** Decentan; ***Swed.:*** Trilafon; ***Switz.:*** Trilafon; ***Thai.:*** Conazine; Pernamed; Pernazine; Perzine; Porazine; ***UK:*** Fentazin.

多组分制剂 ***Arg.:*** Karile; ***Canad.:*** Apo Peram; PMS-Levazine; ***Chile:*** Mutabon D†; ***Fin.:*** Pertriptyl; ***Gr.:*** Minitran; Triphenaze; ***Indon.:*** Mutabon-D; Mutabon-M; ***Irl.:*** Triptafen; ***Ital.:*** Mutabon; ***Mex.:*** Adepsique; ***Port.:*** Mutabon; ***Spain:*** Mutabase; ***Thai.:*** Anxipress-D†; Neuragon; Polybon; ***UK:*** Triptafen; ***USA:*** Etrafon.

Phenazepam 芬纳西泮

Fenazepam. 7-Bromo-5-(2-chlorophenyl)-1,3-dihydro-2*H*-1,4-benzodiazepin-2-one.

Феназепам

$C_{15}H_{10}BrClN_2O$ = 349.6.
CAS — 51753-57-2.
UNII — 3DSB43090Z.

简介

芬纳西泮是一种苯二氮䓬类药物，性质大体上与地西泮（第957页）相似。它用于焦虑障碍的短期治疗，并可用作抗惊厥药。

过量 曾报道瑞典一名患者滥用芬纳西泮400～600mg（通常单剂量最多1mg）后出现严重中毒。作者称芬纳西泮的半衰期大约为60h，而且在注射结束14天以后，仍然能够观察到其他方面的症状[1]。

1. Mrozkowska J, *et al.* Missbruk av fenazepam—ny företeelse i Sverige. Bensodiazepinderivat från Ryssland gav svår intoxikation. *Lakartidningen* 2009; **106:** 516–17.

制剂

专利制剂

Rus.: Elzepam (Элзепам); Phenorelaxan (Фенорелаксан); Phezipam (Фезипам); Trankvezipam (Транквезипам).

Phenprobamate (*BAN, rINN*) 苯丙醇氨酯

Fenprobamaatti; Fenprobamat; Fenprobamato; MH-532; Phenprobamatum; Proformiphen. 3-Phenylpropyl carbamate.

Фенпробамат

$C_{10}H_{13}NO_2$ = 179.2.
CAS — 673-31-4.
ATC — M03BA01.
ATC Vet — QM03BA01.
UNII — UJZ473TPS0.

简介

苯丙醇氨酯是一种氨基甲酸酯类药物，性质大体上与甲丙氨酯（第976页）相似。它因为具有抗焦虑和肌松作用而被使用。

制剂

专利制剂

Turk.: Gamaflex; Gamakuil.

多组分制剂 ***Turk.:*** Kuiflex; Kuilil.

Pimozide (*BAN, USAN, rINN*) 匹莫齐特

McN-JR-6238; Pimotsidi; Pimozid; Pimozida; Pimozidas; Pimozidum; Pimozyd; R-6238. 1-{1-[4,4-Bis(4-fluorophenyl)butyl]-4-piperidyl}benzimidazolin-2-one; 1-{1-[3-(4,4′-Difluorobenzhydryl)propyl]-4-piperidyl}benzimidazolin-2-one.

Пимозид

$C_{28}H_{29}F_2N_3O$ = 461.5.
CAS — 2062-78-4.
ATC — N05AG02.
ATC Vet — QN05AG02.
UNII — 1HIZ4DL86F.

Pharmacopoeias. In *Eur.* (see p.vii), and *US.*

Ph. Eur. 6.8 (Pimozide) 白色的或类白色的粉末。几乎不溶于水；微溶于乙醇；溶于二氯甲烷；略溶于甲醇。避光。

USP 33 (Pimozide) 白色的结晶性粉末。不溶于水；溶于乙醇、乙醚和甲醇（1∶1000）；溶于丙酮（1∶100）；溶于氯仿（1∶10）；溶于0.1mol/L的盐酸（＜1∶1000）。贮藏于密闭容器中。避光。

不良反应、处置和注意事项

参见氯丙嗪，第941页。

与氯丙嗪相比，匹莫齐特引起的锥体外系反应可能更常见，但它引起镇静、低血压或抗毒蕈碱的反应的可能性较小。

使用匹莫齐特可能会引起室性心律失常和其他的ECG异常，如QT间期的延长和T波的改变。因此，在治疗前应做ECG检查并且在治疗中应定期复查。如果出现复极化改变或发生心律失常，则应该审查继续匹莫齐特治疗的必要，建议匹莫齐特减量，或者当QT间期大于500ms时，停止匹莫齐特治疗。对于存在QT间期延长的患者或有先天性QT间期延长家族史的患者以及有心律失常病史的患者，使用匹莫齐特是禁忌的。在接受匹莫齐特治疗的患者中出现电解质紊乱，如低钾血症或低镁血症，可能会导致心脏毒性。

对心血管系统的影响 英国CSM收到了一些报告，即关于使用匹莫齐特引起的室性心律失常和其他的ECG异常（如QT间期延长和T波改变）[1,2]的报告。在1990年8月，他们收到了自1971年以来的13例意外猝死的报告，这些患者中的许多人并没有存在心脏疾病的证据，其中有7人年龄在30岁以下。在这13人中有5人接受了其他抗精神病药的治疗。在大多数的病例中，匹莫齐特的使用剂量超过了每日20mg，并且很多案例加量迅速，这些都可能导致了药物大量的组织蓄积。在1995年2月以前，CSM一共收到40例关于严重的心脏反应的报告（16例是死亡报告），其中大多数与心律失常有关。

也可参见氯丙嗪，第941页。

1. CSM. Cardiotoxic effects of pimozide. *Current Problems 29* 1990.
2. CSM/MCA. Cardiac arrhythmias with pimozide (Orap). *Current Problems* 1995; **21:** 2.

药物相互作用

参见氯丙嗪，第945页。其他的能延长QT间期药物，包括一些抗心律失常药、其他的抗精神病药（包括长效制剂）、三环类抗抑郁药、抗组胺药特非那定和阿司咪唑、抗疟药和西沙比利，有可能会增加匹莫齐特引起心律失常的发生风险。应该避免将它们合用。同时也应该避免合用那些可诱发电解质紊乱的药物（如利尿药）。

忌合用匹莫齐特和那些可抑制细胞色素P450同工酶CYP3A4的药物。在匹莫齐特的代谢中，代谢降低会导致药物血浆浓度的增加，由此而增加了心律失常的发生风险。CYP3A4的抑制剂包括大环内酯类抗生素（如克拉霉素、红霉素和醋竹桃霉素）、吡咯抗真菌药（包括伊曲康唑和酮康唑）、HIV蛋白酶抑制药、非核苷类逆转录酶抑制药、奈法唑酮和齐留通。葡萄柚汁可能也会抑制匹莫齐特的代谢，因此应避免它们的合用。

虽然程度较小，但CYP2D6也参与了匹莫齐特的代谢，体外研究资料表明，CYP2D6的抑制剂奎尼丁也可能减少匹莫齐特的代谢。英国注册药品信息禁止将这些抑制剂与匹莫齐特合用。同工酶CYP1A2可能也参与了匹莫齐特的代谢，因此，在理论上存在匹莫齐特和CYP1A2抑制剂相互作用的可能。

匹莫齐特不应与SSRI类药物合用，如西酞普兰、依他普仑、帕罗西汀和舍曲林。据报道帕罗西汀和舍曲林可增加匹莫齐特在血浆中的浓度，从而使得发生QT间期延长的风险更大。有报道称西酞普兰和依他普仑与匹莫齐特合用出现QT间期延长，其机制不明。匹莫齐特与SSRI类药物合用出现锥体外系反应、动眼危象以及镇静等也有报道。

抗菌药 一些联合使用匹莫齐特和克拉霉素的患者出现了猝死，见第945页。

药动学

据报道，超过了口服剂量一半的匹莫齐特被吸收。它的首关代谢显著。在给药后4～12h达到血浆峰浓度，并且此浓度存在相当大的个体间差异。匹莫齐特在肝中主要通过*N*-脱烃基作用代谢，并以代谢产物和药物原形的形式排泄到尿液和粪便中。介导代谢作用的主要是细胞色素P450的同工酶CYP3A4，在较小程度上包括CYP2D6，可能也涉及CYP1A2。虽然在一些患者中记录到匹莫齐特的半衰期可长达150h，但它的平均消除半衰期大约是55h。

用途和用法

匹莫齐特是一种二苯丁基哌啶类抗精神病药，结构上与丁酰苯相似。虽然具有一定的钙阻滞活性，但它是一种长效的抗精神病药，性质上大体与酚噻嗪类氯丙嗪（第946页）相似。匹莫齐特以口服给药的方式用于治疗

包括精神分裂症（见下文）、偏执状态和疑病症（第927页）在内的精神病以及 Tourette 综合征（见下文）。所有患者在接受匹莫齐特治疗前都应做 ECG 检查（见上文**不良反应、处置和注意事项**）。

治疗**精神分裂症**常用的起始剂量是每日 2mg（对 12～18 岁的患者，*BNFC 2010/11* 的建议剂量是 1mg），此后根据反应以 2～4mg 为单位增加剂量，间隔期至少是 1 周，不应超过 20mg 的最大日剂量。通常是日剂量单次给药。

治疗**疑病症**和**偏执性精神病**的起始剂量是每日 4mg，可按上文的方法调整剂量，直到每日 16mg 的最大值。对于老年患者，匹莫齐特的起始剂量应是常用起始剂量的一半。

在美国，匹莫齐特治疗 **Tourette 综合征**的起始剂量是每日 1～2mg，分次给药，之后每隔 1 天增加一次剂量，直至增加到最大值每日 10mg 或者每日 200μg/kg。儿童用药详见下文。

儿童用法 在美国，匹莫齐特被批准用于治疗儿童的 Tourette 综合征，起始剂量为口服 50μg/kg，睡前服药，之后每 3 天增加一次剂量直至最大剂量每日 200μg/kg（不应超过 10mg）。虽然在英国，匹莫齐特并未注册用于儿童，但 *BNFC 2010/11* 建议，对于 2～12 岁儿童，可给予每日 1～4mg 口服，而对于 12～18 岁的患者，可给予 2～10mg 口服。

青少年精神分裂症的治疗剂量详见上文**用途和用法**。

舞蹈症 抗精神病药，如匹莫齐特，除了能用于控制 Huntington 舞蹈病的行为紊乱以外，还具有对抗舞蹈病样运动（第926页）的作用。

1. Shannon KM, Fenichel GM. Pimozide treatment of Sydenham's chorea. *Neurology* 1990; **40:** 186.

肌张力障碍 抗精神病药，如酚噻嗪类、氟哌啶醇或匹莫齐特，在治疗那些对其他的药物治疗效果不好的原发性肌张力障碍（第779页）患者时，有时候是有用的[1]。对于非常严重的肌张力障碍，可能需要使用联合疗法。逐渐增加匹莫齐特的剂量到每日 12mg，将它与丁苯那嗪和苯海索合用时，有时候是有效的。然而，抗精神病药的作用常常没有特异性，且它在治疗肌张力障碍的基础上可增加药物诱导的锥体外系障碍的发生风险（见**氯丙嗪**的**不良反应**项下**锥体外系障碍**，第943页）。

1. Marsden CD, Quinn NP. The dystonias. *BMJ* 1990; **300:** 139–44.

精神分裂症 一篇系统性综述[1]推论，匹莫齐特在治疗精神分裂症（第928页）时表现出与其他传统抗精神病药相似的疗效。对于偏执性精神障碍患者或者主要伴随阴性症状的患者，没有证据指出匹莫齐特特别有用。

1. Rathbone J, McMonagle T. Pimozide for schizophrenia or related psychoses. Available in The Cochrane Database of Systematic Reviews; Issue 3. Chichester: John Wiley; 2007 (accessed 20/03/08).

味觉障碍 关于使用匹莫齐特治疗味觉障碍见**氯丙嗪**，第948页。

Tourette 综合征 Tourette 综合征（见**局部抽搐症**，第927页）是一种病症，其特点是发声器官的局部抽搐和行为紊乱。很多 Tourette 综合征的患者不需要药物治疗，但当需要治疗时，多巴胺拮抗药（如抗精神病药氟哌啶醇或匹莫齐特[1～3]）是最常使用的。它们可以减少抽搐发生的频率和严重程度，并且可能会改善伴随的任何行为紊乱。匹莫齐特的疗效较氟哌啶醇略低，但不良反应也更少[3]。由于存在出现急性和长期的不良反应的可能，通常推荐逐渐增加药量时应尽可能缓慢，治疗的目标不是必须完全控制症状。药物治疗通常在数年后停用。

1. Shapiro E, *et al.* Controlled study of haloperidol, pimozide, and placebo for the treatment of Gilles de la Tourette's syndrome. *Arch Gen Psychiatry* 1989; **46:** 722–30.
2. Sallee FR, *et al.* Relative efficacy of haloperidol and pimozide in children and adolescents with Tourette's disorder. *Am J Psychiatry* 1997; **154:** 1057–62.
3. Pringsheim T, Marras C. Pimozide for tics in Tourette's syndrome. Available in The Cochrane Database of Systematic Reviews; Issue 2. Chichester: John Wiley; 2009 (accessed 28/09/09).

制剂

BP 2010: Pimozide Tablets;
USP 33: Pimozide Tablets.

专利制剂

Arg.: Orap; ***Austral.:*** Orap†; ***Austria:*** Orap; ***Belg.:*** Orap; ***Braz.:*** Orap; ***Canad.:*** Orap; ***Chile:*** Orap; ***Cz.:*** Orap†; ***Denm.:*** Orap; ***Fr.:*** Orap; ***Ger.:*** Orap; ***Gr.:*** Pirium; ***Hong Kong:*** Orap; ***India:*** Orap; ***Indon.:*** Orap; ***Irl.:*** Orap; ***Israel:*** Orap; ***Ital.:*** Orap; ***Jpn:*** Orap; ***Neth.:*** Orap; ***NZ:*** Orap; ***Port.:*** Orap; ***S.Afr.:*** Orap; ***Spain:*** Orap; ***Thai.:*** Orap; Pizide; ***Turk.:*** Norofren; ***UK:*** Orap; ***USA:*** Orap; ***Venez.:*** Orap.

Pinazepam (*rINN*) 匹那西泮

Pinazépam; Pinazepamum. 7-Chloro-1,3-dihydro-5-phenyl-1-(prop-2-ynyl)-2*H*-1,4-benzodiazepin-2-one.

Пиназепам

$C_{18}H_{13}ClN_2O$ = 308.8.
CAS — *52463-83-9.*
ATC — *N05BA14.*
ATC Vet — *QN05BA14.*
UNII — *5286RBZ882.*

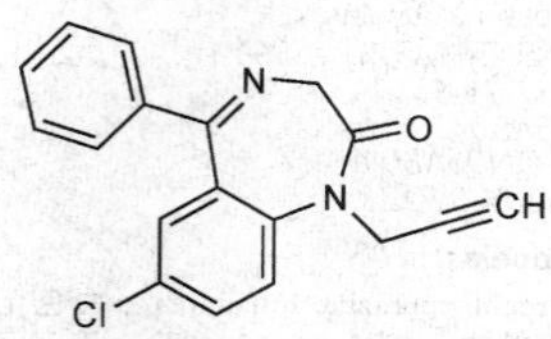

简介

匹那西泮是一种长效的苯二氮䓬类药物，性质大体上与地西泮（第957页）相似。匹那西泮用于短期治疗焦虑障碍（第925页）时，口服剂量是每日 5～20mg，分次给药，用于治疗失眠（第930页）时，可晚上口服 2.5～5mg。

制剂

专利制剂

Hong Kong: Domar; ***Ital.:*** Domar; ***Mex.:*** Yunir; ***Singapore:*** Domar; ***Spain:*** Duna; ***Thai.:*** Domar.

Pipamperone (*BAN, USAN, rINN*) 匹泮哌隆

Floropipamide; McN-JR-3345; Pipamperon; Pipamperona; Pipampérone; Pipamperoni; Pipamperonum; R-3345. 1-[3-(4-Fluorobenzoyl)propyl]-4-piperidinopiperidine-4-carboxamide.

Пипамперон

$C_{21}H_{30}FN_3O_2$ = 375.5.
CAS — *1893-33-0.*
ATC — *N05AD05.*
ATC Vet — *QN05AD05.*
UNII — *5402501F0W.*

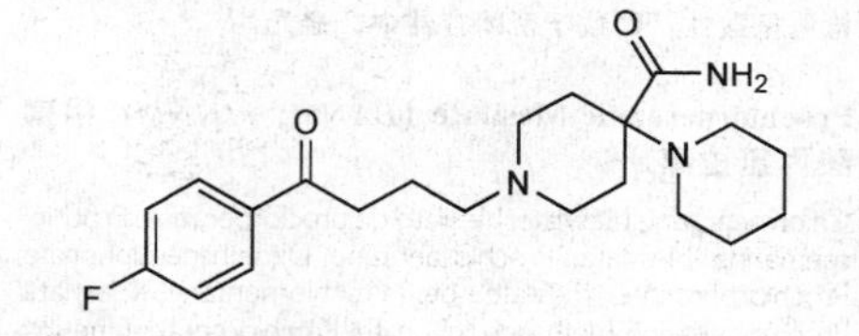

Pipamperone Hydrochloride (*BANM, rINNM*) 盐酸匹泮哌隆

Hidrocloruro de pipamperona; Pipampérone, Chlorhydrate de; Pipamperoni Hydrochloridum.

Пипамперона Гидрохлорид

$C_{21}H_{30}FN_3O_2,2HCl$ = 448.4.
CAS — *2448-68-2.*
ATC — *N05AD05.*
ATC Vet — *QN05AD05.*

简介

匹泮哌隆是一种丁酰苯类药物，性质大体上与氟哌啶醇（第970页）相似。它以盐酸盐的形式通过口服给药用于治疗精神病。剂量是用碱基的形式表达的，47.8mg 盐酸匹泮哌隆相当于 40mg 匹泮哌隆。常用的起始剂量相当于 40mg 的碱基，每日 2～3 次，此后可根据患者的反应逐渐增加剂量，用药量可大于或等于每日 360mg，应分次给药。

制剂

专利制剂

Belg.: Dipiperon; ***Denm.:*** Dipiperon; ***Fr.:*** Dipiperon; ***Ger.:*** Dipiperon; ***Gr.:*** Dipiperon; ***Ital.:*** Piperonil†; ***Neth.:*** Dipiperon; ***Switz.:*** Dipiperon.

Pipotiazine (*BAN, rINN*) 哌泊噻嗪

Pipothiazine; Pipotiatsiini; Pipotiazin; Pipotiazina; Pipotiazinum; RP-19366. 10-{3-[4-(2-Hydroxyethyl)piperidino]propyl}-*NN*-dimethylphenothiazine-2-sulphonamide; 2-{4-[3-(2-Dimethylsulphamoylphenothiazin-10-yl)propyl]piperazin-1-yl}ethanol.

Пипотиазин

$C_{24}H_{33}N_3O_3S_2$ = 475.7.
CAS — *39860-99-6.*
ATC — *N05AC04.*
ATC Vet — *QN05AC04.*
UNII — *L903J9JPYV.*

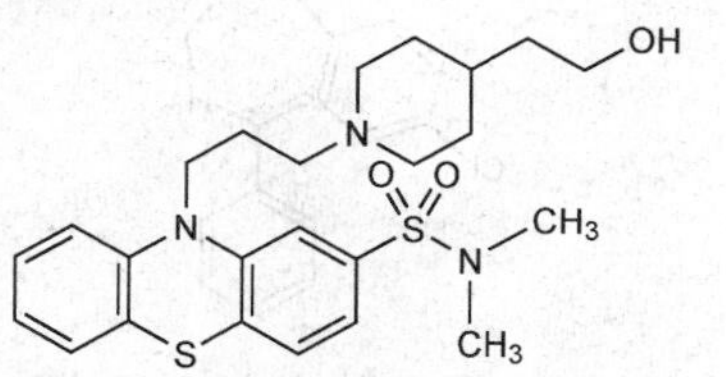

Pipotiazine Palmitate (*BANM, USAN, rINNM*) 哌泊噻嗪棕榈酸酯

IL-19552; Palmitato de pipotiazina; Pipothiazine Palmitate; Pipotiazine, Palmitate de; Pipotiazini Palmitas; RP-19552.

Пипотиазина Пальмитат

$C_{40}H_{63}N_3O_4S_2$ = 714.1.
CAS — *37517-26-3.*
ATC — *N05AC04.*
ATC Vet — *QN05AC04.*
UNII — *4Q3H01QRMI.*

不良反应、处置和注意事项

参见**氯丙嗪**，第941页。

对心理功能的影响 1 名精神分裂症患者在使用哌泊噻嗪棕榈酸酯后出现了躁狂症状。再次给药时症状重现[1]。

1. Singh AN, Maguire J. Pipothiazine palmitate induced mania. *BMJ* 1984; **289:** 734.

药动学

哌泊噻嗪棕榈酸酯在肌内注射部位被缓慢地吸收，然后将哌泊噻嗪逐渐释放到体内，因此它适合作为长效注射剂使用。

用途和用法

哌泊噻嗪是一种酚噻嗪类药物，性质大体上与氯丙嗪（第946页）相似。具有一个哌啶侧链。它用于治疗精神分裂症（见下文）和其他的精神病。口服哌泊噻嗪是以碱基的形式，深部肌内注射是以棕榈酸酯的形式，口服剂量以碱基的形式表达而肠外给药剂量以酯的形式表达。

治疗精神病的常用剂量是每日 5～20mg，对于严重的精神病，短期内可使用每日最多 30mg。

长效的哌泊噻嗪棕榈酸酯通过深部肌内注射的方式给药。给予 25mg 的初次试验剂量后，可在 4～7 天后再给予 25～50mg，然后可根据患者的反应调整剂量，每 4 周以 25～50mg 增量调整。常用的维持剂量是 50～100mg，给药的平均间隔是 4 周，在英国，推荐的最大剂量是每 4 周给予 200mg。

对于老年患者，哌泊噻嗪需减量使用，肌内注射哌泊噻嗪棕榈酸酯的建议起始剂量是 5～10mg。

精神分裂症 一篇系统性综述[1]指出，就疗效和不良反应而言，长效哌泊噻嗪棕榈酸酯与其他的抗精神病药（通过口服或长效注射的方式给药）之间在治疗精神分裂症方面（第928页）并无差异。

1. Dinesh M, *et al.* Depot pipotiazine palmitate and undecylenate for schizophrenia. Available in The Cochrane Database of Systematic Reviews; Issue 3. Chichester: John Wiley; 2004 (accessed 14/04/05).

制剂

专利制剂

Arg.: Piportil L4; ***Braz.:*** Piportil; ***Canad.:*** Piportil L4; ***Chile:*** Piportyl; ***Fr.:*** Piportil; ***Hung.:*** Piportil†; ***Irl.:*** Piportil†; ***Mex.:*** Piportil†; ***Neth.:*** Piportil†; ***NZ:*** Piportil; ***Rus.:*** Piportil (Пипортил)†; ***Singapore:*** Piportil; ***Spain:*** Lonseren; ***UK:*** Piportil.

Prazepam (*BAN, USAN, rINN*) 普拉西泮

Pratsepaami; Prazépam; Prazepám; Prazepamas; Prazepamum; W-4020. 7-Chloro-1-(cyclopropylmethyl)-1,3-dihydro-5-phenyl-2*H*-1,4-benzodiazepin-2-one.

Празепам

$C_{19}H_{17}ClN_2O$ = 324.8.
CAS — *2955-38-6.*

ATC — N05BA11.
ATC Vet — QN05BA11.
UNII — Q30VCC064M.

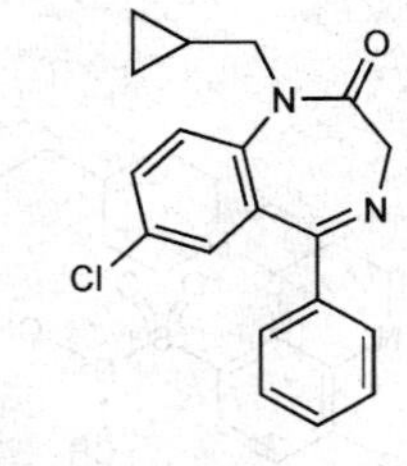

Pharmacopoeias. In *Eur.* (see p.vii) and *Jpn.*

Ph. Eur. 6. 8（Prazepam） 白色的或类白色的结晶性粉末。几乎不溶于水；略溶于无水乙醇；易溶于二氯甲烷。避光。

简介

普拉西泮是一种长效的苯二氮䓬类药物，性质大体上与地西泮（第957页）相似。口服后，普拉西泮在肝中经过广泛的首关代谢后，形成奥沙西泮（第984页）和去甲西泮（第982页）。普拉西泮的药理学活性主要是通过去甲西泮实现的。短期治疗焦虑障碍（第925页）的常用口服剂量是每日 30mg，可晚上单次服用或分次给药，对于严重情况可使用到每日最多 60mg。对于老年或虚弱患者，治疗的起始日剂量不应该超过 15mg。

哺乳 American Academy of Pediatrics[1]认为，尽管还不知道普拉西泮对正在接受母乳喂养的婴儿的影响，但对于正处在哺乳期的母亲，使用普拉西泮可能还是令人担忧的，因为抗焦虑药确实会出现在母乳中，因此可以想象得到它对婴儿的 CNS 功能有着长期和短期的影响。

连续 3 天给予 5 名女性每日 3 次，每次 20mg 的普拉西泮，在最后一次给药的 12h 后，测量到在这些患者的血浆和母乳中去甲西泮浓度的比值是 9.6[2]。据估计，接受普拉西泮持续治疗的母亲，其母乳喂养的婴儿摄入的药量大约相当于母亲日剂量的 4%。

1. American Academy of Pediatrics. The transfer of drugs and other chemicals into human milk. *Pediatrics* 2001; **108:** 776–89. [Retired May 2010] Correction. *ibid.*; 1029. Also available at: http://aappolicy.aappublications.org/cgi/content/full/pediatrics%3b108/3/776 (accessed 28/04/04)
2. Brodie RR, *et al.* Concentrations of N-descyclopropylmethylprazepam in whole-blood, plasma, and milk after administration of prazepam to humans. *Biopharm Drug Dispos* 1981; **2:** 59–68.

药动学 参考文献如下。

1. Ochs HR, *et al.* Comparative single-dose kinetics of oxazolam, prazepam, and clorazepate: three precursors of desmethyldiazepam. *J Clin Pharmacol* 1984; **24:** 446–51.

卟啉病 由于在体外研究中，普拉西泮被证实具生卟啉作用，故认为将其应用于卟啉病患者是不安全的。

制剂

专利制剂

Austria: Demetrin; ***Belg.:*** Lysanxia; ***Fr.:*** Lysanxia; ***Ger.:*** Demetrin; Mono Demetrin; ***Gr.:*** Centrac; Demetonevrin; ***Irl.:*** Centrax; ***Ital.:*** Prazene; Trepidan; ***Neth.:*** Reapam; ***Port.:*** Demetrin; ***S.Afr.:*** Demetrin; ***Switz.:*** Demetrin; ***Thai.:*** Pozapam; Prasepine.

Prochlorperazine（*BAN*，*rINN*）丙氯拉嗪

Chlormeprazine; Prochlorpemazine; Prochlorpérazine; Prochlorperazinum; Proclorperazina; Proklooriperatsiini; Proklorperazin.
2-Chloro-10-[3-(4-methylpiperazin-1-yl)propyl]phenothiazine.
Прохлорперазин
$C_{20}H_{24}ClN_3S = 373.9.$
CAS — 58-38-8.
ATC — N05AB04.
ATC Vet — QN05AB04.
UNII — YHP6YLT61T.

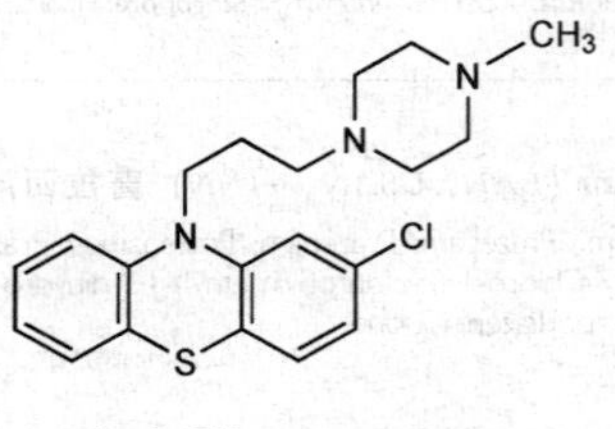

Pharmacopoeias. In *US.*

USP 33（Prochlorperazine） 透明的、淡黄色黏稠液体，对光敏感。极微溶于水；易溶于乙醇、氯仿和乙醚。贮藏于密闭容器中。避光。

Prochlorperazine Edisilate（*BANM*，*rINNM*）乙二磺酸丙氯拉嗪

Chlormeprazine Edisylate; Edisilato de proclorperazina; Prochlorpemazine Edisylate; Prochlorpérazine, Edisilate de; Prochlorperazine Edisylate; Prochlorperazine Ethanedisulphonate; Prochlorperazini Edisilas.
Прохлорперазина Эдизилат
$C_{20}H_{24}ClN_3S,C_2H_6O_6S_2 = 564.1.$
CAS — 1257-78-9.
ATC — N05AB04.
ATC Vet — QN05AB04.
UNII — PG20W5VQZS.

Pharmacopoeias. In *US.*

USP 33（Prochlorperazine Edisilate） 白色至淡黄色无臭的结晶性粉末。溶于水（1：2），溶于乙醇（1：1500）；不溶于氯仿和乙醚。水溶液用石蕊检测呈酸性。贮藏于密闭容器中。避光。

配伍禁忌 见下文**甲磺酸丙氯拉嗪**项下。

Prochlorperazine Maleate（*BANM*，*rINNM*）马来酸丙氯拉嗪

Chlormeprazine Maleate; Maleato de proclorperazina; Prochloroperazyny maleinian; Prochlorpemazine Maleate; Prochlorperazine Dihydrogen Maleate; Prochlorperazine Dimaleate; Prochlorpérazine, Maléate de; Prochlorperazini maleas; Prochlorperazin-maleinát; Prochlorperazino maleatas; Proklooriperatsiinimaleaatti; Proklorperazinmaleat; Proklórperazin-maleát.
Прохлорперазина Малеат
$C_{20}H_{24}ClN_3S,2C_4H_4O_4 = 606.1.$
CAS — 84-02-6.
ATC — N05AB04.
ATC Vet — QN05AB04.
UNII — I1T8O1JTL6.

Pharmacopoeias. In *Eur.* (see p.vii), *Jpn*, and *US.*

Ph. Eur. 6. 8（Prochlorperazine Maleate） 白色的或淡黄色的结晶性粉末。极微溶于水和乙醇。新鲜配制的饱和水溶液的 pH 值为 3.0～4.0。避光。

USP 33（Prochlorperazine Maleate） 白色的或淡黄色的几乎无臭的结晶性粉末。几乎不溶于水；溶于乙醇（1：1200）；微溶于加热的氯仿。它的饱和溶液用石蕊检测呈酸性。贮藏于密闭容器中。避光。

Prochlorperazine Mesilate（*BANM*，*rINNM*）甲磺酸丙氯拉嗪

Chlormeprazine Mesylate; Mesilato de proclorperazina; Prochlorpemazine Mesylate; Prochlorperazine Dimethanesulphonate; Prochlorpérazine, mésilate de; Prochlorperazine Mesylate; Prochlorperazine Methanesulphonate; Prochlorperazini mesilas; Prochlorperazini Mesylas.
Прохлорперазина Мезилат
$C_{20}H_{24}ClN_3S,2CH_3SO_3H = 566.2.$
CAS — 5132-55-8.
ATC — N05AB04.
ATC Vet — QN05AB04.
UNII — 531SH87H9N.

Pharmacopoeias. In *Br.*

BP 2010（Prochlorperazine Mesilate） 白色或类白色的、无臭或几乎无臭的粉末。极易溶于水；略溶于乙醇；微溶于氯仿；几乎不溶于乙醚。2% 的水溶液的 pH 值为 2.0～3.0。避光。

配伍禁忌 据报道，丙氯拉嗪的乙二磺酸盐或甲磺酸盐与一些其他的化合物不能配伍。这些化合物包括：氨茶碱、两性霉素 B、氨苄西林钠、氨曲南、一些巴比妥类药物、青霉素盐、葡萄糖酸钙、头孢噻吩钠、头孢美唑钠、丁二酸钠氯霉素、氯噻嗪钠、茶苯海明、肝素钠、琥珀酸氢化可的松、盐酸咪达唑仑和一些磺胺类药物。乙二磺酸丙氯拉嗪和硫酸吗啡不能配伍，这是由于阿片类物质中的一些成分里出现了苯酚[1,2]。据报道，乙二磺酸丙氯拉嗪注射液和含有羟苯甲酯和羟苯丙酯作为防腐剂的氯化钠注射液不能配伍[3]。但当氯化钠未加防腐剂或者用作防腐剂的是苯甲醇时，这种问题不会发生。据报道，甲磺酸丙氯拉嗪糖浆和三硅酸镁合剂不能配伍[4]。

1. Stevenson JG, Patriarca C. Incompatibility of morphine sulfate and prochlorperazine edisylate in syringes. *Am J Hosp Pharm* 1985; **42:** 2651.
2. Zuber DEL. Compatibility of morphine sulfate injection and prochlorperazine edisylate injection. *Am J Hosp Pharm* 1987; **44:** 67.
3. Jett S, *et al.* Prochlorperazine edisylate incompatibility. *Am J Hosp Pharm* 1983; **40:** 210.
4. Greig JR. Stemetil syrup and magnesium trisilicate. *Pharm J* 1986; **237:** 504.

不良反应、处置和注意事项

参见**氯丙嗪**，第941页。丙氯拉嗪引起的镇静作用可能较小且抗毒蕈碱效应较少，但锥体外系反应可能更多见。

患者在使用丙氯拉嗪后可能会出现严重的肌张力障碍，特别是儿童和青少年。因此，儿童使用它时应非常谨慎。另外，在英国，不推荐儿童采用胃肠外给药的方式。

在使用马来酸丙氯拉嗪的口含片后会出现局部的刺激。

对心血管系统的影响 据报道[1]，为了预防顺铂诱发的恶心和呕吐，对一些患者静脉给予丙氯拉嗪，给药后出现了高血压。也见**氯丙嗪**，第 941 页。

1. Roche H, *et al.* Hypertension and intravenous antidopaminergic drugs. *N Engl J Med* 1985; **312:** 1125–6.

对口的影响 有报道[1,2]使用马来酸丙氯拉嗪口含片后引起了唇舌的溃疡和疼痛。在停用丙氯拉嗪后，糜烂性唇炎的问题得到了解决，但再次用药后复发。

1. Duxbury AJ, *et al.* Erosive cheilitis related to prochlorperazine maleate. *Br Dent J* 1982; **153:** 271–2.
2. Reilly GD, Wood ML. Prochlorperazine—an unusual cause of lip ulceration. *Acta Derm Venereol (Stockh)* 1984; **64:** 270–1.

药物相互作用

参见**氯丙嗪**，第945页。

药动学

对 8 名健康受试者在静脉使用 6.25mg 和 12.5mg 丙氯拉嗪和口服 25mg 丙氯拉嗪后的药动学特点进行了研究[1]。静脉给药后，可见药动学间有显著的个体间差异，但没有发现药动学参数具有剂量依赖性，平均的终末半衰期在高剂量时是 6.8h，在低剂量时是 6.9h。该药的表观分布容积很大并且血浆清除率的值似乎比肝血流量更大，这些现象表明肝可能不是该药唯一的代谢场所。口服给药后，在 8 名受试者中只有 4 名的丙氯拉嗪浓度达到了可检测的水平，一部分原因是生物利用度低，而一部分原因是使用的高压流体色谱分析法敏感性差。达到血浆峰浓度的时间变化在 1.5～5h，而峰浓度变化在 1.6～7.6ng/ml。据估计，生物利用度的范围是 0～16%。因为丙氯拉嗪的血浆清除率高，所以它的生物利用度低（由于首关代谢作用大）是在意料之中的。

1. Taylor WB, Bateman DN. Preliminary studies of the pharmacokinetics and pharmacodynamics of prochlorperazine in healthy volunteers. *Br J Clin Pharmacol* 1987; **23:** 137–42.

颊黏膜途径 单剂量和多剂量给药的研究表明，与口服相比，经颊黏膜给药后，马来酸丙氯拉嗪的生物利用度较高[1,2]。通过颊黏膜途径给药（每次 3mg，每日 2 次）和通过口服给药（每次 5mg，每日 3 次）可达到相似的稳定状态的血浆浓度[1]。

1. Hessell PG, *et al.* A comparison of the availability of prochlorperazine following im buccal and oral administration. *Int J Pharmaceutics* 1989; **52:** 159–64.
2. Finn A, *et al.* Bioavailability and metabolism of prochlorperazine administered via the buccal and oral delivery route. *J Clin Pharmacol* 2005; **45:** 1383–90.

用途和用法

丙氯拉嗪是一种酚噻嗪类抗精神病药，性质大体上与氯丙嗪（第946页）相似。它具有一个哌嗪侧链。丙氯拉嗪以及它的盐类广泛应用于恶心和呕吐（第1622页）的预防和治疗，其中包括与偏头痛（见下文**头痛**）相关的恶心和呕吐或者是药物诱发的呕吐。它们也用于眩晕（第538页）［发生于梅尼埃病（第537页）或迷路炎］的短期症状缓解以及精神分裂症（第928页）、躁狂（见**双相障碍**，第351页）和其他精神病的治疗。丙氯拉嗪可作为辅助药用于严重焦虑（第925页）的短期治疗。

丙氯拉嗪作为其盐类之一，可能通过各种给药途径给药：

- 马来酸丙氯拉嗪或甲磺酸丙氯拉嗪通过口服途径给药，乙二磺酸（edisilate）盐也通过这种途径给药；
- 马来酸丙氯拉嗪可通过颊黏膜给药；
- 乙二磺酸丙氯拉嗪或甲磺酸丙氯拉嗪通过肠外途径给药。

该药也可以碱基的形式通过直肠途径给药。

根据国家或制药商不同，丙氯拉嗪剂量的表达可用碱基或盐的形式。7.5mg 的乙二磺酸丙氯拉嗪、8.1mg 的马来酸丙氯拉嗪或 7.6mg 的甲磺酸丙氯拉嗪相当于大约 5mg 的丙氯拉嗪。在英国，大多数的剂量是以马来酸盐或者甲磺酸盐的形式表达的，而在美国，大多数的剂量是以碱基的形式表达的。因此，在这些国家推荐的剂量是有差异的，美国的推荐剂量较高。

对于老年患者，可能要求减量使用。

治疗**恶心和呕吐**的剂量如下：

- 在英国，用于预防的常用口服剂量是 5～10mg 的马来酸盐或甲磺酸盐（大致相当于 3～6.5mg 的碱基），每日 2～3 次。
- 治疗恶心和呕吐，英国推荐的口服剂量是 20mg 的马来酸盐或甲磺酸盐，深部肌内注射的剂量是 12.5mg 的甲磺酸盐。如有必要，可于口服后 2h 或肌内注射后 6h 再次给予 10mg 的剂量。经颊黏膜给予马来酸丙氯拉嗪的推荐剂量是 3～6mg，每日 2 次。
- 在美国，控制恶心和呕吐可每日 3～4 次，每次口服相当于 5mg 或 10mg 碱基（以马来酸盐的形式）的剂量。肌内注射时，推荐每 3～4h 给予相当于 5～10mg 碱基（以乙二磺酸盐的形式）的剂量，如有必要，剂量可到每日最多 40mg。经直肠给药时，每日 2 次，每次 25mg 的碱基。治疗严重的恶心和呕吐，可缓慢静脉注射或输注（速度不应超过 5mg/min）相当于 2.5～10mg 丙氯拉嗪（以乙二磺酸盐的形式）的剂量，每日剂量不应超过 40mg。

治疗**精神病**，剂量如下：

- 在英国，可通过口服，连续 7 天给予马来酸丙氯拉嗪或甲磺酸丙氯拉嗪 12.5mg，每日 2 次，根据反应逐渐将剂量调整到每日 75～100mg；一些患者的维持剂量可能是每日 25～50mg。可通过深部肌内注射的方式，给予每日 2～3 次，每次 12.5～25mg 的甲磺酸丙氯拉嗪。
- 在美国，可通过口服，以马来酸丙氯拉嗪的形式，每日 3～4 次，每次给予相当于 5mg 或 10mg 碱基的常用起始剂量，根据患者的反应，逐渐将剂量调整到每日 150mg 碱基的最大剂量。在急性障碍中，可通过深部肌内注射的方式，以乙二磺酸盐的形式给予相当于 10～20mg 碱基的剂量，如有必要，可每 2～4h 重复给药。

儿童用药剂量参见下文。

作为**严重焦虑障碍**的短期辅助治疗，可每日最多 3～4次，每次口服 5～10mg 马来酸盐或甲磺酸盐（或者在美国，相当于 5mg 碱基的剂量）。

在英国，丙氯拉嗪也被批准用于治疗眩晕，包括梅尼埃病引起的眩晕。治疗剂量为每日 15～30mg 马来酸盐或甲磺酸盐，分次口服；数周后，剂量可逐渐减少到每日 5～10mg。对于此症，推荐的经颊黏膜给药途径的剂量是每日 2 次，每次马来酸丙氯拉嗪 3～6mg。

儿童用法 由于存在严重锥体外系反应的发生风险，故在儿童中使用丙氯拉嗪时应非常谨慎，对于非常年幼或体重低于 10kg 的儿童，不推荐使用。

与在成人中相似，在儿童中应用丙氯拉嗪也存在剂量上的差异，参见上文**用途和用法**。下列是治疗**恶心和呕吐**的推荐剂量：

- 当不可避免地需要用于儿童时，英国注册药品信息建议，对于预防和治疗恶心和呕吐，可通过口服给予 1 岁以上的儿童每日 2～3 次，每次 250mg/kg 的马来酸盐或甲磺酸盐，肌内注射的方式则不合适。不过，*BNFC 2010/11* 建议，在必要时可每日最多 3 次重复给予肌内注射，剂量如下：2～5 岁，1.25～2.5mg；5～12 岁，5～6.25mg。
- 在美国，对于 2 岁及以上的儿童，可以口服、经直肠和肌内注射的途径给药。对于体重在 10～13kg 的儿童，常用的口服或经直肠给药的止吐剂量为每日 7.5mg 的碱基或者它的相应剂量，分次给药；对于体重在 14～17kg 的儿童，剂量可达到每日最多 10mg；对于 18～39kg 的儿童，剂量可达到每日最多 15mg。口服或经直肠给药止吐的治疗很少需要超过 1 天。建议肌内注射剂量相当于大约 132μg/kg 碱基的剂量，以乙二磺酸盐的形式通过单次深部肌内注射给予。

在美国，丙氯拉嗪也用于治疗**精神分裂症**。对于 2～5岁的儿童，常规口服或经直肠途径给药的剂量为每日最多 20mg 的碱基剂量或与此相当的剂量，对于 6～10 岁的儿童，剂量为每日最多 25mg。也可经肌内注射的途径给予与治疗恶心和呕吐相似的剂量。

头痛 一些酚噻嗪类药物，如丙氯拉嗪，可用于控制严重偏头痛（第947页）的症状。在对照研究[1,2]中，胃肠外给药时，丙氯拉嗪在缓解偏头痛和恶心呕吐方面比甲氧氯普胺更有效。一项小样本的无对照研究[3]发现，治疗儿童难治性阵发性偏头痛，静脉给予丙氯拉嗪有效。

1. Coppola M, *et al.* Randomized, placebo-controlled evaluation of prochlorperazine versus metoclopramide for emergency department treatment of migraine headache. *Ann Emerg Med* 1995; **26:** 541–6.
2. Jones J, *et al.* Intramuscular prochlorperazine versus metoclopramide as single-agent therapy for the treatment of acute migraine headache. *Am J Emerg Med* 1996; **14:** 262–4.
3. Kabbouche MA, *et al.* Tolerability and effectiveness of prochlorperazine for intractable migraine in children. *Pediatrics* 2001; **107:** 767. Full version: http://pediatrics.aappublications.org/cgi/content/full/107/4/e62 (accessed 28/04/04)

制剂

BP 2010: Prochlorperazine Buccal Tablets; Prochlorperazine Injection; Prochlorperazine Oral Solution; Prochlorperazine Tablets;
USP 33: Prochlorperazine Edisylate Injection; Prochlorperazine Maleate Tablets; Prochlorperazine Oral Solution; Prochlorperazine Suppositories.

专利制剂

Austral.: Stemetil; Stemzine; ***Canad.:*** Apo-Prochlorazine; Nu-Prochlor; Stemetil†; ***Denm.:*** Stemetil; ***Fin.:*** Stemetil; ***Hong Kong:*** Antinaus; Dhaperazine; Metil; PCP; Peratil; Seratil; Stemetil; ***India:*** Bukatel; Emidoxyn; Stemetil; Vometil; ***Irl.:*** Buccastem; Stemetil; ***Ital.:*** Stemetil; ***Malaysia:*** Dhaperazine; Nautisol; Prochlor; Stemetil†; ***Neth.:*** Stemetil; ***Norw.:*** Stemetil; ***NZ:*** Antinaus; Buccastem; Stemetil; ***Pol.:*** Chloropernazinum; ***S.Afr.:*** Mitil; Scrip-to-Metic; Stemetil; ***Singapore:*** Dhaperazine; Prochlor; Stemetil; ***Swed.:*** Stemetil; ***Thai.:*** Proclozine; Stabil; Stemetil; ***UK:*** Buccastem; Proziere†; Stemetil; ***USA:*** Compazine†; Compro.

多组分制剂 ***Ital.:*** Difmetre.

Promazine（*BAN*，*rINN*）丙嗪

A-145; NSC-31447; Promatsiini; Promazin; Promazina; Promazinum; Propazinum; 3276-RP; RP-3276; WY-1094. *NN*-Dimethyl-3-phenothiazin-10-ylpropylamine.

Промазин

$C_{17}H_{20}N_2S$ = 284.4.

CAS — 58-40-2.

ATC — N05AA03.

ATC Vet — QN05AA03.

UNII — O9M39HTM5W.

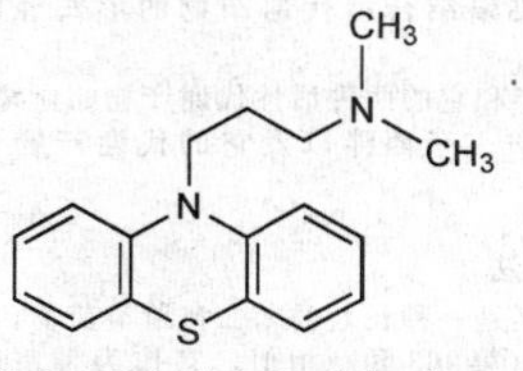

注：代码 A-145 也用于 *N*-ethylcarbaminomethyl-L-isoleucine——一种被研究用作抗肿瘤的化合物。

Promazine Embonate（*BANM*，*rINNM*）双羟萘酸丙嗪

Embonato de promazina; Promazine, Embonate de; Promazine Pamoate; Promazini Embonas.

Промазина Эмбонат

$(C_{17}H_{20}N_2S)_2,C_{23}H_{16}O_6$ = 957.2.

ATC — N05AA03.

ATC Vet — QN05AA03.

Promazine Hydrochloride（*BANM*，*rINNM*）盐酸丙嗪

Hidrocloruro de promazina; Promatsiinihydrokloridi; Promazine, chlorhydrate de; Promazin-hidroklorid; Promazin-hydrochlorid; Promazinhydroklorid; Promazini hydrochloridum; Promazino hidrochloridas; Promazyny chlorowodorek.

Промазина Гидрохлорид

$C_{17}H_{20}N_2S,HCl$ = 320.9.

CAS — 53-60-1.

ATC — N05AA03.

ATC Vet — QN05AA03.

UNII — U16EOR79U4.

Pharmacopoeias. In *Eur.* (see p.vii) and *US.*

Ph. Eur. 6.8（Promazine Hydrochloride） 白色的或类白色的、轻微易潮的结晶性粉末。极易溶于水、乙醇和二氯甲烷。新鲜配制的 5% 水溶液的 pH 值为 4.2～5.2。避光。

USP 33（Promazine Hydrochloride） 白色或微黄色的、几乎无臭的结晶性粉末。延长暴露于空气中会氧化，变成粉红色或蓝色。溶于水（1∶3）；易溶于氯仿。1∶20 的溶液 pH 值为 4.2～5.2。贮藏于密闭容器中。避光。

配伍禁忌 据报道，盐酸丙嗪和一些其他的化合物不能配伍，这些化合物包括氨茶碱、一些巴比妥类药物、青霉素钾、金霉素、氯噻嗪钠、茶苯海明、肝素钠、琥珀酸氢化可的松钠、苯妥英钠、泼尼松龙磷酸钠和碳酸氢钠。

吸收 一项药物从静脉给药系统损失的研究[1]报道，通过塑料输液器具输液 7h 后，11% 的盐酸丙嗪从溶液中损失，而当玻璃注射器通过硅橡胶管输液 1h 后，59% 的盐酸丙嗪损失。在由玻璃注射器和聚乙烯管组成的系统中输注 1h 后，损失的量可以忽略不计。

1. Kowaluk EA, *et al.* Interactions between drugs and intravenous delivery systems. *Am J Hosp Pharm* 1982; **39:** 460–7.

稳定性 将丙嗪用 0.9% 的氯化钠或 5% 的葡萄糖注射液稀释成 0.1% 的溶液，一项研究探讨了其稳定性，结果发现用 5% 葡萄糖稀释的溶液在 4℃ 环境中可保持稳定 6 天，在室温环境中时，如果避光贮藏稳定性也如此[1]。然而，用 0.9% 的氯化钠稀释的溶液即使是避光贮藏，也会在制备 24h 后观察到丙嗪的变质，当在光中暴露时，在 8h 后观察到变质。温度对降解率没有影响。

1. Tebbett IR, *et al.* Stability of promazine as an intravenous infusion. *Pharm J* 1986; **237:** 172–4.

不良反应、处置和注意事项

参见氯丙嗪，第941页。

妊娠 新生儿黄疸发生率的增加和丙嗪使用的增加有关[1]。尽管在分娩期限制丙嗪的使用对新生儿黄疸的发生率没有影响，但在医院观察到，在全部撤药 3 个月后，黄疸的发生率降低。

1. John E. Promazine and neonatal hyperbilirubinaemia. *Med J Aust* 1975; **2:** 342–4.

药物相互作用

参见氯丙嗪，第945页。

药动学

丙嗪和氯丙嗪（第946页）的药动学特点大体上相似。

用途和用法

丙嗪是一种酚噻嗪类药物，性质大体上与氯丙嗪（第946页）相似。它的抗精神病活性相对较弱而没有广泛地应用于精神病的治疗。它主要用于激越或行为紊乱（第927页）的短期治疗，也用于缓解恶心和呕吐（第1622页）。丙嗪可以盐酸盐的形式口服、肌内注射或缓慢静脉注射，也可以双羟萘酸盐的形式口服。

对于**激越行为**的治疗，可每日 4 次，每次口服相当于 100～200mg 盐酸盐的剂量或肌内注射相当于 50mg 盐酸盐的剂量，如有必要，可在 6～8h 后重复给药。对于严重激越的住院患者，也可采用缓慢静脉注射的方式，其药物浓度不应超过 25mg/ml。

对于**恶心和呕吐**的控制，可每 4～6h 口服 25～50mg，也可采用肌内注射的方法。

对于老年和虚弱患者，丙嗪应减量使用中，对于控制激越和坐立不安，可口服 25mg 起始剂量的盐酸盐，如有必要，可增加到 50mg，每日 4 次。

呃逆 在一些国家，盐酸丙嗪可用于难治性呃逆的治疗。治疗难治性呃逆的方案可参见氯丙嗪，第947页。

制剂

BP 2010: Promazine Injection; Promazine Tablets;
USP 33: Promazine Hydrochloride Injection; Promazine Hydrochloride Oral Solution; Promazine Hydrochloride Syrup; Promazine Hydrochloride Tablets.

专利制剂

Fin.: Sparine†; ***Ger.:*** Protactyl†; Sinophenin†; ***Gr.:*** Prazine; Sinophenin; Sparine; ***Ital.:*** Talofen; ***Rus.:*** Propazine (Пропазин); ***S.Afr.:*** Sparine†; ***Switz.:*** Prazine; ***USA:*** Prozine.

Propionylpromazine 丙酰丙嗪

Dipropimazine; Propionilpromazina; Propiopromazine.

CAS — 3568-24-9.

UNII — Y1BCT334I7.

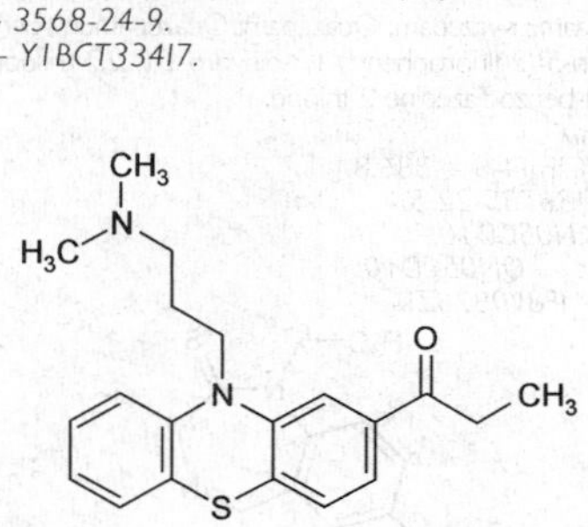

简介

丙酰丙嗪是一种酚噻嗪类抗精神病药，在兽医学中用于镇静和术前用药。

Prothipendyl Hydrochloride (*BANM*, *rINNM*) **盐酸丙硫喷地**

D-206; Hidrocloruro de protipendilo; Phrenotropin; Prothipendyl, Chlorhydrate de; Prothipendyli Hydrochloridum. *NN*-Dimethyl-3-(pyrido[3,2-*b*][1,4]benzothiazin-10-yl)propylamine hydrochloride monohydrate.

Протипендила Гидрохлорид

$C_{16}H_{19}N_3S,HCl,H_2O$ = 339.9.

CAS — 303-69-5 (prothipendyl); 1225-65-6 (anhydrous prothipendyl hydrochloride).

ATC — N05AX07.

ATC Vet — QN05AX07.

UNII — 7610629RVH.

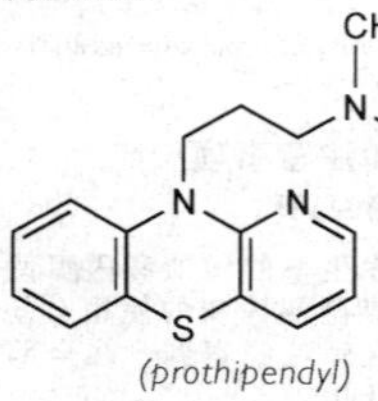

(prothipendyl)

简介

丙硫喷地是一种杂氮酚噻嗪类药物，性质大体上与氯丙嗪（第940页）相似。对于治疗精神病（第927页）和激越，可以盐酸盐的形式口服 40～80mg，每日 2～4次。盐酸丙硫喷地也可通过注射给药。

制剂

专利制剂

Austria: Dominal; ***Belg.:*** Dominal; ***Ger.:*** Dominal.

Proxibarbal (*rINN*) **丙羟巴比**

HH-184; Proksybarbal; Proxibarbalum; Proxibarbital. 5-Allyl-5-(2-hydroxypropyl)barbituric acid.

Проксибарбал

$C_{10}H_{14}N_2O_4$ = 226.2.

CAS — 2537-29-3.

ATC — N05CA22.

ATC Vet — QN05CA22.

UNII — F97OMS297F.

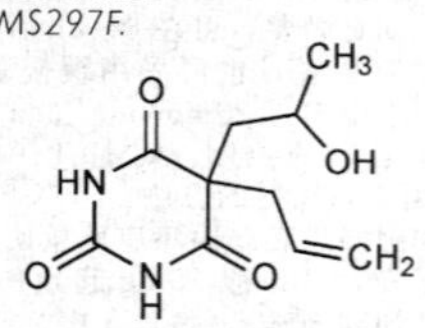

Pharmacopoeias. In *Pol.*

简介

丙羟巴比是一种巴比妥酸盐，性质大体上与异戊巴比妥（第933页）相似。它作为镇静药用于焦虑障碍的治疗。它也可用于头痛的治疗。然而，现在认为巴比妥酸盐不适合用于这些情况的治疗。使用丙羟巴比可能会引起因严重超敏反应而诱发的血小板减少症。

制剂

专利制剂

Gr.: Axeen; ***Hung.:*** Vasalgin.

Quazepam (*BAN*, *USAN*, *rINN*) **夸西泮**

Kvatsepaami; Kvazepam; Quazépam; Quazepamum; Sch-16134. 7-Chloro-5-(2-fluorophenyl)-1,3-dihydro-1-(2,2,2-trifluoroethyl)-1,4-benzodiazepine-2-thione.

Квазепам

$C_{17}H_{11}ClF_4N_2S$ = 386.8.

CAS — 36735-22-5.

ATC — N05CD10.

ATC Vet — QN05CD10.

UNII — JF8V0828ZI.

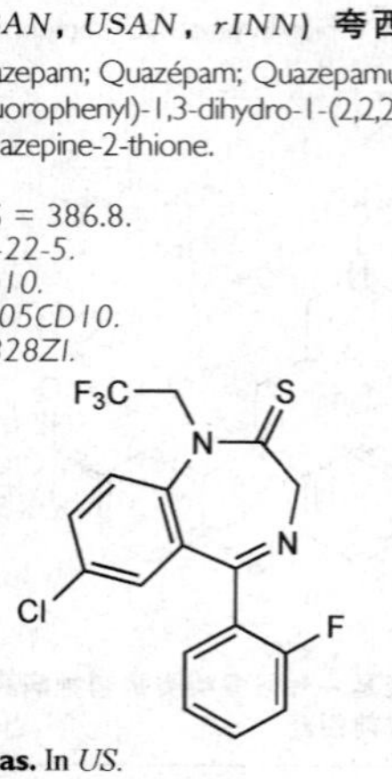

Pharmacopoeias. In *US.*

USP 33 (Quazepam) 米色至淡黄色的粉末。

依赖性和戒断症状

参见地西泮，第957页。

不良反应、处置和注意事项

参见地西泮，第958页。

哺乳 American Academy of Pediatrics[1]认为，尽管还不知道夸西泮对正在接受母乳喂养的婴儿的影响，但对于正处在哺乳期的母亲，使用夸西泮可能还是令人担忧，因为精神药物确实会出现在母乳中，因此它会对婴儿的 CNS 功能有着长期和短期的影响。

然而，一项研究发现，给予 4 名女性 15mg 单次剂量的夸西泮后，48h 内仅约 0.1% 的药物以夸西泮以及其两种主要代谢产物的形式分泌到母乳中[2]。

1. American Academy of Pediatrics. The transfer of drugs and other chemicals into human milk. *Pediatrics* 2001; **108:** 776–89. [Retired May 2010] Correction. *ibid.*; 1029. Also available at: http://aappolicy.aappublications.org/cgi/content/full/pediatrics%3b108/3/776 (accessed 28/04/04)
2. Hilbert JM, *et al.* Excretion of quazepam into human breast milk. *J Clin Pharmacol* 1984; **24:** 457–62.

药物相互作用

参见地西泮，第960页。

药动学

夸西泮经口服后易被胃肠道吸收，血浆浓度在大约 2h 达到峰值。它在肝中被广泛代谢，主要的活性代谢产物是 2-氧代夸西泮（2-oxoquazepam）和 *N*-脱烷基-2 氧代夸西泮（*N*-desalkyl-2-oxoquazepam）（*N*-脱烷基氟西泮），它们的消除半衰期大约分别是 39h 和 73h，而夸西泮的半衰期是 39h。此后可进一步发生羟化作用，夸西泮主要以结合型代谢产物的形式经尿液和粪便排泄。

夸西泮和它的两种活性代谢产物的血浆蛋白结合率超过了 95%。夸西泮以及它的代谢产物可分泌到母乳中。

用途和用法

夸西泮是一种长效的苯二氮䓬类药物，性质大体上与地西泮（第963页）相似。它作为催眠药用于失眠（第930页）的短期治疗，起始剂量是晚上口服 15mg，对于年老的或虚弱的以及一些其他的患者，剂量可减至 7.5mg。

制剂

USP 33: Quazepam Tablets.

专利制剂

Gr.: Dormyl; ***Ital.:*** Quazium†; ***Jpn:*** Doral; ***Port.:*** Prosedar†; ***S.Afr.:*** Dorme†; ***Spain:*** Quiedorm; ***USA:*** Doral.

Quetiapine Fumarate (*BANM*, *USAN*, *pINNM*) **富马酸喹硫平**

Fumarato de quetiapina; ICI-204636; Quétiapine, Fumarate de; Quetiapini Fumaras; ZD-5077; ZM-204636. 2-[2-(4-Dibenzo-[*b,f*][1,4]thiazepin-11-yl-1-piperazinyl)ethoxy]ethanol fumarate (2:1) salt.

Кветиапина Фумарат

$(C_{21}H_{25}N_3O_2S)_2,C_4H_4O_4$ = 883.1.

CAS — 111974-69-7 (quetiapine); 111974-72-2 (quetiapine fumarate).

ATC — N05AH04.

ATC Vet — QN05AH04.

UNII — 2S3PL1B6UJ.

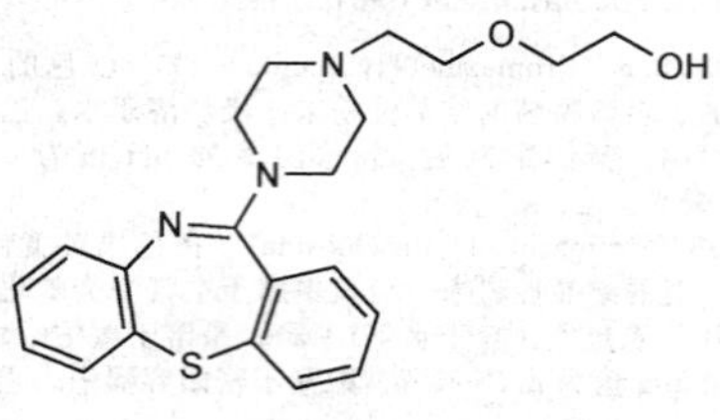

(quetiapine)

俗名 下述术语被用作各种形式富马酸喹硫平的“俗名”（见第ⅶ页）或俚语：

Baby heroin；Susie-Q；Quell。

不良反应、处置和注意事项

虽然喹硫平和传统的抗精神病药（见氯丙嗪，第941页）可能引起一些相同的不良反应，但这些反应的发生率和严重程度可能不一样。喹硫平引起的锥体外系症状的发生率低，但长期使用后可能会引起迟发性运动障碍。与氯丙嗪相比，它引起催乳素浓度升高的可能性较小。

喹硫平引起的不良反应中最常见的是嗜睡、头痛和头昏。其他常见不良反应包括体重增加，特别是在治疗早期，及血浆甘油三酯和总胆固醇浓度增加。而轻微的无力、焦虑、易激惹、发热、鼻炎、外周水肿、食欲增加、便秘、消化不良、口干和肝酶升高也较常见。也有报道因体位性低血压引起头昏、心动过速和晕厥，特别是在初始的逐步增加剂量的时期更易发生。喹硫平引起的 QT 间期的延长不显著。静脉血栓栓塞少有报道。罕有报道高血糖的发生和已患糖尿病的恶化。推荐对高血糖进行临床监测，特别是对糖尿病患者或有发展成糖尿病风险的患者更应密切监测。喹硫平引起的神经阻滞药恶性综合征较罕见。也有关于白细胞减少症、中性粒细胞减少症、血小板减少症和嗜酸性红细胞增多症的报道，还有血浆甲状腺激素的浓度降低。罕有癫痫发作和超敏反应（包括血管性水肿和阴茎异常勃起）的报道。

长期使用喹硫平的患者会出现无症状的眼晶状体改变，在狗的慢性给药研究中，观察到了白内障的出现。在美国，对于接受喹硫平治疗的患者，建议在治疗开始时及治疗期间每 6 个月做一次眼检查以便及时发现白内障。

儿童、青少年出现食欲增加、锥体外系症状及催乳素浓度升高等不良反应的可能比成人大。在儿童、青少年中有血压升高的报道，因此，使用喹硫平治疗时，在治疗初期及治疗过程中应定期监测血压。

对于有肝肾损伤的患者、有心血管疾病或处于有低血压倾向的其他状态的患者、有脑血管疾病或有癫痫发作病史或处于癫痫发作阈值较低状态的患者，使用喹硫平时都应谨慎。

当喹硫平用于治疗双相障碍的抑郁相或单相抑郁时，在治疗早期，患者应当被密切监护，直至抑郁症状明显改善，这是因为抑郁患者存在自杀这一固有风险。详见**双相障碍**（第351页）及**抑郁症**（第352页）。

喹硫平可能对技巧性工作的操作能力有影响，如驾驶。

由于突然停药常会出现撤药症状，如恶性、呕吐、失眠和精神病的反跳，故建议在撤除喹硫平时应采用逐渐停药的方式。

滥用 有关喹硫平滥用的参考文献如下。

1. Pierre JM, *et al.* Intranasal quetiapine abuse. *Am J Psychiatry* 2004; **161:** 1718.
2. Hussain MZ, *et al.* Intravenous quetiapine abuse. *Am J Psychiatry* 2005; **162:** 1755–6.
3. Waters BM, Joshi KG. Intravenous quetiapine-cocaine use ("Q-ball"). *Am J Psychiatry* 2007; **164:** 173–4.
4. Morin AK. Possible intranasal quetiapine misuse. *Am J Health-Syst Pharm* 2007; **64:** 723–5.
5. Reeves RR, Brister JC. Additional evidence of the abuse potential of quetiapine. *South Med J* 2007; **100:** 834–6.
6. Paparrigopoulos T, *et al.* Quetiapine: another drug with potential for misuse? A case report. *J Clin Psychiatry* 2008; **69:** 162–3.
7. Murphy D, *et al.* Addictive potential of quetiapine. *Am J Psychiatry* 2008; **165:** 918.
8. Tcheremissine OV. Is quetiapine a drug of abuse? Reexamining the issue of addiction. *Expert Opin Drug Safety* 2008; **7:** 739–48.

哺乳 有一个案例报道[1]，一名母亲口服每日 200mg 的喹硫平，给药后 1h 药物在母乳中的最大浓度是 62μg/L，超过 6h 的平均浓度是 13μg/L。作者推论，母乳喂养的婴儿摄入的最大值是母亲服用剂量（经过体重校正）的 0.43% 的每日等效剂量。在出生后 8 周开始接受该母乳喂养的婴儿，随访 4.5 个月未见不良反应。

注册药品信息建议，接受喹硫平治疗的患者不应哺乳。

1. Lee A, *et al.* Excretion of quetiapine in breast milk. *Am J Psychiatry* 2004; **161:** 1715–16.

对血液的影响 有报道喹硫平治疗引起白细胞减少症[1]、中性粒细胞减少症[2]和各类血细胞减少症[3]，当停药后，3 名患者全部好转。也有报道 1 名患者在两次单独的间隔时间为 2 年的时期接受喹硫平治疗后出现了血栓性血小板减少性紫癜[4]。1997 年 12 月至 2006 年 10 月期间，Health Canada[5]共收到 11 例与喹硫平相关的血小板减少症的报道，其中 6 例仅与喹硫平相关。这 6 例中的 1 例，喹硫平在停用 1 月后重新使用，3 个月后，再度出现了血小板减少症。

1. Clark N, *et al.* Quetiapine and leukopenia. *Am J Psychiatry* 2001; **158:** 817–18.
2. Croarkin P, Rayner T. Acute neutropenia in a patient treated with quetiapine. *Psychosomatics* 2001; **42:** 368.
3. Iraqi A. A case report of pancytopenia with quetiapine use. *Am J Geriatr Psychiatry* 2003; **11:** 694.
4. Huynh M, *et al.* Thrombotic thrombocytopenic purpura associated with quetiapine. *Ann Pharmacother* 2005; **39:** 1346–8.
5. Health Canada. Quetiapine: pancreatitis and thrombocytopenia. *Can Adverse React News* 2007; **17** (2): 1–2. Available at: http://www.hc-sc.gc.ca/dhp-mps/alt_formats/hpfb-dgpsa/pdf/medeff/carn-bcei_v17n2_e.pdf (accessed 09/04/08)

对体重的影响 一些非典型抗精神病药可能会引起体重的增加，关于此风险的增加在**氯氮平**的**不良反应**项下讨论，第952页。

1. Brecher M, *et al.* Quetiapine and long-term weight change: a comprehensive data review of patients with schizophrenia. *J Clin Psychiatry* 2007; **68:** 597–603.

对糖代谢的影响 一些非典型抗精神病药（包括喹硫平）可能会增加葡萄糖耐受不良及糖尿病的发生风险，关于此问题以及监测的建议，在**氯氮平**的**不良反应**项下讨论，第952页。

使用喹硫平可能引起的这些不良反应的更多参考文献如下。

1. Koller EA, *et al.* A survey of reports of quetiapine-associated hyperglycemia and diabetes mellitus. *J Clin Psychiatry* 2004; **65:** 857–63.
2. Takahashi M, *et al.* Rapid onset of quetiapine-induced diabetic ketoacidosis in an elderly patient: a case report. *Pharmacopsychiatry* 2005; **38:** 183–4.

对心血管系统的影响 有关抗精神病药相关的猝死的讨论，见**氯丙嗪**的**不良反应**项下，第941页。

对脂代谢的影响 一些非典型抗精神病药可能会引起高脂血症的发生风险增加，在**氯丙嗪**的**不良反应**项下讨论，第942页。也可参见**氯氮平**的**不良反应**项下**对糖代谢的影响**，第952页。

对胰腺的影响 1997年12月至2006年10月期间，Health Canada[1]共收到9例与喹硫平相关的胰腺炎的报道，其中5例仅与喹硫平相关。报道称，一例患者出现了严重出血性胰腺炎，另一例患者为坏死性胰腺炎。某篇报道描述了出现在同一患者身上的两次独立的胰腺炎发作。

1. Health Canada. Quetiapine: pancreatitis and thrombocytopenia. *Can Adverse React News* 2007; **17** (2): 1–2. Available at: http://www.hc-sc.gc.ca/dhp-mps/alt_formats/hpfb-dgpsa/pdf/medeff/carn-bcei_v17n2-eng.pdf (accessed 26/07/10)

对呼吸系统的影响 有使用喹硫平后出现过度通气和呼吸性碱中毒的报道[1]。一位92岁女性，有慢性阻塞性肺疾病病史，单次给予50mg喹硫平后出现了急性呼吸衰竭[2]。

1. Shelton PS, *et al.* Hyperventilation associated with quetiapine. *Ann Pharmacother* 2000; **34:** 335–7.
2. Jabeen S, *et al.* Acute respiratory failure with a single dose of quetiapine fumarate. *Ann Pharmacother* 2006; **40:** 559–62.

老年人 有关老年人使用抗精神病药的风险的讨论，见**氯丙嗪**的**注意事项**，第944页。有关老年**痴呆**患者使用非典型抗精神病药情况，也将在**利培酮**项下（第995页）进行详细讨论。

躁狂 虽然喹硫平可用于双相障碍的治疗，但它也可能会引起躁狂。在一篇报道中，1名26岁的患精神分裂症的男性在接受喹硫平的治疗后出现了躁狂症状，当停用喹硫平后，症状消失[1]。

1. Lykouras L, *et al.* Manic symptoms associated with quetiapine treatment. *Eur Neuropsychopharmacol* 2003; **13:** 135–6.

过量 1名患者在使用3g过量的喹硫平后出现的主要临床症状是低血压、心动过速和嗜睡[1]。观察到了一次长时间的心动过速且其持续时间出乎意料得长。处置是对症治疗，包括补液支持。另1名患者使用2g过量的喹硫平后出现了无症状的QT间期延长[2]。在她的治疗方案中也包括了利培酮，作者认为，在使用治疗剂量的利培酮的同时合用过量的喹硫平，出现QT间期延长的可能性很大。

后来的一篇报道[3]描述了一个案例系列，即18名患者接受喹硫平的治疗，剂量从500mg到24g不等，采用的方案有单一治疗（6名患者）或合并其他药物治疗（12名患者）。过量使用喹硫平主要引起CNS和呼吸的抑制以及窦性心动过速。18名患者中有4名需要机械通气，但是没有死亡出现。经校正过的QT间期（不是QT间期）延长了，但除了窦性心动过速以外，没有患者出现节律异常。有2名患者出现了癫痫发作，3名出现了谵妄。接受24g喹硫平治疗的患者，该药物的血浆峰浓度达到20.48μg/ml。她在摄入药物1.5h后入院，对其插管洗胃后给予活性炭治疗，在约2.5h后出现全身强直阵挛发作，在经过了40h无后遗症的观察期后，患者出院。另一项针对14例过量给药（剂量是1.2～18g）的分析[4]指出，给药剂量和血清浓度之间没有相关性，并且中毒的严重程度和更大的摄入量之间也没有必然的关联。毒性通常比较轻微，主要的症状是心动过速和嗜睡，没有出现死亡性事故。

1. Beelen AP, *et al.* Asymptomatic QTc prolongation associated with quetiapine fumarate overdose in a patient being treated with risperidone. *Hum Exp Toxicol* 2001; **20:** 215–19.
2. Pollak PT, Zbuk K. Quetiapine fumarate overdose: clinical and pharmacokinetic lessons from extreme conditions. *Clin Pharmacol Ther* 2000; **68:** 92–7.
3. Balit CR, *et al.* Quetiapine poisoning: a case series. *Ann Emerg Med* 2003; **42:** 751–8.
4. Hunfeld NG, *et al.* Quetiapine in overdosage: a clinical and pharmacokinetic analysis of 14 cases. *Ther Drug Monit* 2006; **28:** 185–9.

妊娠 关于在妊娠期使用一些包括喹硫平在内的非典型抗精神病药的评论，可见**氯氮平**的**注意事项**项下，第954页。

药物相互作用

喹硫平可能会增强其他的CNS抑制剂（包括乙醇）的中枢作用。对于正在接受抗高血压药或能延长QT间期的药物治疗的患者，使用喹硫平应谨慎。喹硫平可拮抗多巴胺能药物（如左旋多巴）的作用。

在细胞色素P450介导的喹硫平代谢中，主要的同工酶是CYP3A4，故在合用喹硫平和CYP3A4强抑制剂（如红霉素、氟康唑、伊曲康唑和酮康唑）时应谨慎，在合用这些药物时推荐使用较低剂量的喹硫平。相反的，酶诱导剂（如卡马西平和苯妥英）可能会使喹硫平的血浆浓度降低，这时使用较高剂量的喹硫平可能是必要的。据报道，硫利达嗪也能增加喹硫平的清除率。

抗菌药 在一项研究中，19名中国的精神分裂症患者使用喹硫平200mg，每日2次，同时加用红霉素500mg，每日3次后，它们的喹硫平血浆浓度的最大值、浓度时间曲线下面积和终末消除半衰期分别增加了68%、129%和92%。喹硫平代谢产物的血浆浓度降低，这表明红霉素可能抑制了由细胞色素P450同工酶CYP3A4介导的喹硫平的代谢。在合用两药的这组患者中，建议应调整药物的剂量[1]。

1. Li K-Y, *et al.* Effect of erythromycin on metabolism of quetiapine in Chinese suffering from schizophrenia. *Eur J Clin Pharmacol* 2005; **60:** 791–5.

抗精神病药 有报道1名患者同时使用喹硫平和利培酮后出现了无症状的QT间期延长，见上文**过量**。

药动学

喹硫平口服后能被很好地吸收并且可广泛分布到全身，在大约1.5h后血浆浓度达到峰值。血浆蛋白结合率大约是83%。在肝中，它通过主要由细胞色素P450同工酶CYP3A4介导的磺化氧化作用和氧化作用而被广泛代谢。它主要是以无活性代谢产物的形式排泄，大约73%通过尿液而大约20%通过粪便。据报道，它的消除半衰期是6～7h。它也可分布到母乳中。

1. DeVane CL, Nemeroff CB. Clinical pharmacokinetics of quetiapine: an atypical antipsychotic. *Clin Pharmacokinet* 2001; **40:** 509–22.
2. Jaskiw GE, *et al.* Pharmacokinetics of quetiapine in elderly patients with selected psychotic disorders. *Clin Pharmacokinet* 2004; **43:** 1025–35. Correction. *ibid.*; 1178.

用途和用法

富马酸喹硫平是一种二苯甲酰硫西平类（dibenzothiazepine）非典型抗精神病药。据报道，它除了能与多巴胺（D_1和D_2）受体结合外，对5-羟色胺（5-HT_2）、组胺（H_1）、肾上腺素（α_1和α_2）受体也有亲和性。喹硫平用于治疗精神分裂症（见下文）以及双相障碍（见下文）。它也用于减轻难治性或对抗抑郁药不耐受的单相抑郁（见下文）患者的症状。

虽然喹硫平的剂量是以碱基的形式表达的，但它以富马酸盐的形式口服，28.8mg的富马酸喹硫平相当于大约25mg的喹硫平。

治疗**精神分裂症**，它的常用起始剂量是在第一天给予相当于50mg碱基的剂量，分2次服用。英国注册药品信息推荐，第二天给予100mg，第三天给予200mg，第四天给予300mg，均将日剂量分为2次给予。随后，可根据患者的反应和耐受性将剂量调整到每日300～450mg的常用范围，虽然对于一些患者，可能每日150mg的剂量已足够，推荐的最大剂量是每日750mg。美国药品信息称常用的起始剂量可在第二天和第三天分别增加50～150mg，如果能耐受，在第四天达到每日300～400mg的目标剂量。在第一天，日剂量常分为2次给药，但根据耐受性也可分为3次给药。如有必要，可进一步调整剂量，其中日剂量可以50～100mg为单位增加，间隔期至少是2天，最后达到的常用剂量范围与英国注册信息类似。

治疗**双相障碍**的*急性躁狂发作*，起始剂量为第一天100mg，第2天200mg，第3天300mg，第4天400mg，每日剂量均分为2次服用。此后如需增加剂量，每日增加的量不应超过200mg，至第6天时，每日剂量可加至800mg。此后，剂量可根据患者的反应及耐受性调整至400～800mg，尽管对于一些患者，每日200mg的剂量可能已经足够。喹硫平也用于治疗双相障碍的*抑郁相*。初始剂量为第一天睡前服用50mg，第2天加至100mg，第3天200mg，第4天300mg。必要时，剂量可以进一步增加，第5日可加至400mg，第8日600mg。对于双相障碍的*维持治疗*，患者应当使用与稳定期相同的剂量。

在一些国家有喹硫平的缓释剂型，可以每日1次给药，用于治疗精神分裂症和双相障碍。

在治疗**单相抑郁**时，缓释剂型用作抗抑郁剂的增效剂。初始剂量为第1、2天，每日1次给药50mg，第3天增加至常用剂量，每日1次给药150mg。此后，必要时，剂量可增加至最大剂量每日300mg。

治疗老年患者时，喹硫平应减量使用。推荐的速释剂型的起始剂量为每日25mg，此后，根据患者的反应，每日可增加25～50mg。类似的，使用缓释剂型时，老年患者应当从最低可用剂量开始，滴定速度也应减慢。有效剂量的范围可能比年轻的成人患者低。对于肝损伤患者，也建议减量用药，见下文的**在肝损伤中的用法**。

在儿童青少年中的用法和相关剂量，详见下文**儿童用法**。

儿童用法 在美国，喹硫平被批准用于治疗13～17岁青少年精神分裂症，并被批准单药治疗10～17岁双相障碍患者的躁狂发作或混合发作。这两种情况的推荐起始剂量为，第1天给予相当于50mg碱基的剂量，随后在第2天为100mg，第3天200mg，第4天300mg，第5天400mg。通常每日剂量分2次给予，根据反应和耐受性必要时可分3次服用。此后，每次增加剂量不应超过100mg，根据反应和耐受性，治疗精神分裂症时的常用剂量范围为每日400～800mg，治疗双相障碍时的剂量范围为每日400～600mg。

尽管在英国未被批准用于治疗18岁以下儿童青少年患者，但*BNFC 2010/11*建议，用于治疗精神分裂症时，12岁及以上儿童青少年可使用成人（见上文）常用的口服剂量。

在肝损伤中的用法 对于有肝损伤的患者，喹硫平应减量使用，对于速释剂型推荐起始剂量是每日25mg，可根据患者的反应每日增加25～50mg。相似的，使用缓释剂型时，肝损伤患者应当从最低可用剂量开始。

双相障碍 喹硫平有益于双相障碍（第351页）患者躁狂的治疗，且在此类患者的治疗中，非典型抗精神病药的使用正在增加。然而，有个别案例报道喹硫平可诱发躁狂（见上文）。喹硫平也用于治疗双相障碍抑郁相及其他形式的难治性抑郁（见下文）。

1. Vieta E, *et al.* Quetiapine in the treatment of rapid cycling bipolar disorder. *Bipolar Disord* 2002; **4:** 335–40.
2. Delbello MP, *et al.* A double-blind, randomized, placebo-controlled study of quetiapine as adjunctive treatment for adolescent mania. *J Am Acad Child Adolesc Psychiatry* 2002; **41:** 1216–23.
3. Yatham LN, *et al.* Quetiapine versus placebo in combination with lithium or divalproex for the treatment of bipolar mania. *J Clin Psychopharmacol* 2004; **24:** 599–606. Correction. *ibid.* 2005; **25:** 103.
4. Bowden CL, *et al.* A randomized, double-blind, placebo-controlled efficacy and safety study of quetiapine or lithium as monotherapy for mania in bipolar disorder. *J Clin Psychiatry* 2005; **66:** 111–21.
5. Dando TM, Keating GM. Quetiapine: a review of its use in acute mania and depression associated with bipolar disorder. *Drugs* 2005; **65:** 2533–51.
6. Calabrese JR, *et al.* BOLDER Study Group. A randomized, double-blind, placebo-controlled trial of quetiapine in the treatment of bipolar I or II depression. *Am J Psychiatry* 2005; **162:** 1351–60.
7. Thase ME, *et al.* BOLDER II Study Group. Efficacy of quetiapine monotherapy in bipolar I and II depression: a double-blind, placebo-controlled study (the BOLDER II study). *J Clin Psychopharmacol* 2006; **26:** 600–9. Correction. *ibid.* 2007; **27:** 51.
8. Pini S, *et al.* The role of quetiapine in the treatment of bipolar disorder. *Expert Opin Pharmacother* 2006; **7:** 929–40.
9. Khouzam HR, Singh F. Bipolar disorder: historic perspective, current pharmacologic treatment options and a review of quetiapine. *Expert Rev Neurother* 2006; **6:** 131–44.
10. Keating GM, Robinson DM. Quetiapine: a review of its use in the treatment of bipolar depression. *Drugs* 2007; **67:** 1077–94.
11. Brahm NC, *et al.* Quetiapine for acute mania in bipolar disorder. *Am J Health-Syst Pharm* 2007; **64:** 1045–53.
12. Weisler RH, *et al.* Efficacy of quetiapine monotherapy for the treatment of depressive episodes in bipolar I disorder: a post hoc analysis of combined results from 2 double-blind, randomized, placebo-controlled studies. *J Clin Psychiatry* 2008; **69:** 769–82.
13. DelBello MP, *et al.* A double-blind, placebo-controlled pilot study of quetiapine for depressed adolescents with bipolar disorder. *Bipolar Disord* 2009; **11:** 483–93.

14. Young AH, *et al.* EMBOLDEN I (Trial 001) Investigators. A double-blind, placebo-controlled study of quetiapine and lithium monotherapy in adults in the acute phase of bipolar depression (EMBOLDEN I). *J Clin Psychiatry* 2010; **71:** 150–62.
15. McElroy SL, *et al.* EMBOLDEN II (Trial D1447C00134) Investigators. A double-blind, placebo-controlled study of quetiapine and paroxetine as monotherapy in adults with bipolar depression (EMBOLDEN II). *J Clin Psychiatry* 2010; **71:** 163–74.

抑郁症 在一些国家，喹硫平缓释剂型用于治疗难治性抑郁（第352页）。

1. Cutler AJ, *et al.* Extended release quetiapine fumarate monotherapy in major depressive disorder: a placebo- and duloxetine-controlled study. *J Clin Psychiatry* 2009; **70:** 526–39. Correction. *ibid.*; 1729.
2. Bauer M, *et al.* Extended-release quetiapine as adjunct to an antidepressant in patients with major depressive disorder: results of a randomized, placebo-controlled, double-blind study. *J Clin Psychiatry* 2009; **70:** 540–9.
3. Weisler R, *et al.* Moonstone Study Group. Extended release quetiapine fumarate monotherapy for major depressive disorder: results of a double-blind, randomized, placebo-controlled study. *CNS Spectr* 2009; **14:** 299–313.

帕金森综合征 喹硫平作为一种抗精神病药[1~4]试用于帕金森综合征（第763页）患者。

1. Fernandez HH, *et al.* Long-term outcome of quetiapine use for psychosis among Parkinsonian patients. *Mov Disord* 2003; **18:** 510–14.
2. Juncos JL, *et al.* Quetiapine improves psychotic symptoms and cognition in Parkinson's disease. *Mov Disord* 2004; **19:** 29–35.
3. Morgante L, *et al.* Quetiapine and clozapine in parkinsonian patients with dopaminergic psychosis. *Clin Neuropharmacol* 2004; **27:** 153–6. Correction. *ibid.*; 256.
4. Kurlan R, *et al.* Alzheimer's Disease Cooperative Study Group. Quetiapine for agitation or psychosis in patients with dementia and parkinsonism. *Neurology* 2007; **68:** 1356–63.

精神分裂症 一篇系统性综述[1]指出，虽然喹硫平治疗精神分裂症（第925页）有效，但与传统的抗精神病药以及利培酮相似。喹硫平治疗引起的锥体外系反应的发生率较低，但发生口干和嗜睡的风险较高。未发现喹硫平有利于阴性症状的治疗。

1. Srisurapanont M, *et al.* Quetiapine for schizophrenia. Available in The Cochrane Database of Systematic Reviews; Issue 2. Chichester: John Wiley; 2004 (accessed 30/05/05).

Tourette 综合征 当需要药物治疗 Tourette 综合征（见局部抽搐症，第927页）中的抽搐和行为紊乱时，常常使用氟哌啶醇或匹莫齐特，但包括喹硫平在内的非典型抗精神病药也越来越多地被尝试使用[1~3]。

1. Mukaddes NM, Abali O. Quetiapine treatment of children and adolescents with Tourette's disorder. *J Child Adolesc Psychopharmacol* 2003; **13:** 295–9.
2. Little AE, *et al.* Quetiapine in the treatment of tic disorder. *Ann Pharmacother* 2006; **40:** 1472.
3. de Jonge JL, *et al.* Quetiapine in patients with Tourette's disorder: an open-label, flexible-dose study. *J Clin Psychiatry* 2007; **68:** 1148–50.

制剂

专利制剂

Arg.: Atipina; Biatrix; Quetiazic; Rostrum; Seroquel; Vesparax; **Austral.:** Seroquel; **Austria:** Seroquel; **Belg.:** Seroquel; **Braz.:** Seroquel; **Canad.:** Seroquel; **Chile:** Asicot; Gofyl; Norsic; Quetiazic; Quetidin; Seroquel; **Cz.:** Derin; Equeta; Hedonin; Ketilept; Kventiax; Nantarid; Quepita; Questax; Quetifi; Quetin; Resirentin; Seroquel; Stadaquel; Taiqutabs; **Denm.:** Seroquel; **Fin.:** Ketipinor; Seroquel; **Ger.:** Seroquel; **Gr.:** Seroquel; **Hong Kong:** Seroquel; **Hung.:** Equepin; Ketilept; Kventiax; Lantiapin; Nantarid; Resirentin; Seroquel; **India:** Quel; Seroquin; Socalm; **Indon.:** Seroquel; **Irl.:** Quelor; Quetex; Seroquel; Seroquin; Tevaquel; **Israel:** Seroquel; **Ital.:** Seroquel; **Jpn:** Seroquel; **Malaysia:** Seroquel; **Mex.:** Seroquel; **Neth.:** Seroquel; **Norw.:** Seroquel; **NZ:** Quetapel; Seroquel; **Philipp.:** Seroquel; **Pol.:** Ketilept; Ketipinor; Ketrel; Kventiax; Kwetaplex; Loquen; Nantarid; Seroquel; Symquel; **Port.:** Alzen; Ketiron; Neurorace; Pinapaz; Raikar; Seroquel; Viketo; **Rus.:** Ketilept (Кетилепт); Kventiax (Квентиакс); Seroquel (Сероквель); **S.Afr.:** Seroquel; **Singapore:** Seroquel; **Spain:** Seroquel; **Swed.:** Seroquel; **Switz.:** Seroquel; **Thai.:** Seroquel; **Turk.:** Cedrina; Gyrex; Serex; Seroquel; **UK:** Seroquel; **Ukr.:** Seroquel (Сероквель); **USA:** Seroquel; **Venez.:** Seroquel.

Raclopride (*BAN, rINN*) 雷氯必利

A-40664 (raclopride tartrate); FLA-870; Racloprida; Raclopridium; Raclopridum; Raklopridi. (*S*)-3,5-Dichloro-*N*-(1-ethylpyrrolidin-2-ylmethyl)-2-hydroxy-6-methoxybenzamide.
Раклоприд
$C_{15}H_{20}Cl_2N_2O_3$ = 347.2.
CAS — 84225-95-6 (raclopride); 98185-20-7 (raclopride tartrate).
UNII — 430K3SOZ7G.

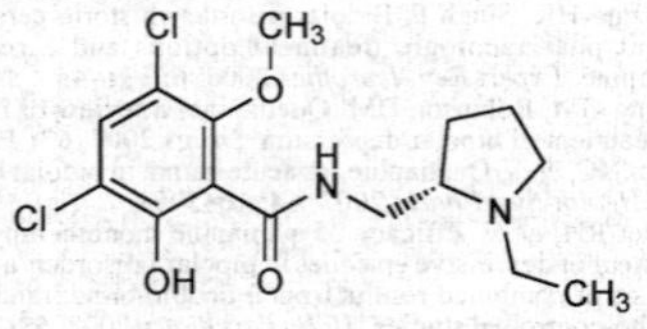

简介

雷氯必利是一种取代的苯甲酰胺类药物，与舒必利（第999页）相关。它被研究用于精神病的治疗。由于它能选择性地与受体结合并对多巴胺能 D_2 受体有高亲和力，故用^{11}碳标记的雷氯必利被尝试作为一种示踪剂，用于与脑多巴胺能 D_2 受体功能障碍有关的神经疾病的 CT 研究。

Ramelteon (*BAN, USAN, rINN*) 雷美替胺

Ramelteón; Ramelteon; Ramelteonum; TAK-375. (-)-*N*-{2-[(8*S*)-1,6,7,8-Tetrahydro-2*H*-indeno[5,4-*b*]furan-8-yl]ethyl}propanamide.
Рамельтеон
$C_{16}H_{21}NO_2$ = 259.3.
CAS — 196597-26-9.
ATC — N05CH02.
ATC Vet — QN05CH02.
UNII — 901AS54I69.

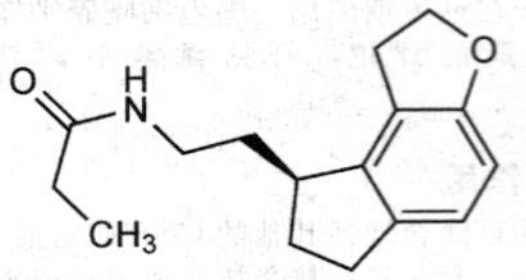

简介

雷美替胺是一种褪黑激素受体激动药，它作为一种催眠药用于失眠（第930页）的治疗，特别是对入睡困难的患者的治疗。常用剂量是在睡前 30min 内口服 8mg，不应在高脂餐时或餐后立即服用。

对于有严重肝损伤的患者，不推荐使用雷美替胺，对于有中度损伤的患者，使用时应谨慎。

雷美替胺主要经细胞色素 P450 同工酶 CYP1A2 代谢，因此，不应将它与氟伏沙明（同工酶的强抑制剂）合用，而对于正在使用其他能抑制此酶的药物的患者，使用雷美替胺时也应谨慎。

罕有报道严重过敏或类过敏反应。幻觉或行为改变如怪异行为、激越、躁狂也有报道。记忆缺失和焦虑的出现可能不可预料。复杂睡眠相关行为，如睡眠时进食或驾驶，与雷美替胺治疗有关，当同时使用酒精或其他中枢抑制剂时，行为出现的风险增加。

1. Reynoldson JN, *et al.* Ramelteon: a novel approach in the treatment of insomnia. *Ann Pharmacother* 2008; **42:** 1262–70.
2. Simpson D, Curran MP. Ramelteon: a review of its use in insomnia. *Drugs* 2008; **68:** 1901–19.
3. Pandi-Perumal SR, *et al.* Ramelteon: a review of its therapeutic potential in sleep disorders. *Adv Therapy* 2009; **26:** 613–26.
4. Miyamoto M. Pharmacology of ramelteon, a selective MT_1/MT_2 receptor agonist: a novel therapeutic drug for sleep disorders. *CNS Neurosci Ther* 2009; **15:** 32–51.

制剂

专利制剂

Fr.: Rozerem†; **Indon.:** Rozerem; **Jpn:** Rozerem; **Philipp.:** Rozerem; **USA:** Rozerem.

Rilmazafone Hydrochloride (*rINNM*) 盐酸利马扎封

Hidrocloruro de rilmazafona; Rilmazafone, Chlorhydrate de; Rilmazafoni Hydrochloridum; 450191-S. 5-[(2-Aminoacetamido)methyl]-1-[4-chloro-2-(*o*-chlorobenzoyl)phenyl]-*N*,*N*-dimethyl-1*H*-1,2,4-triazole-3-carboxamide hydrochloride dihydrate.
Рильмазафона Гидрохлорид
$C_{21}H_{20}Cl_2N_6O_3,HCl,2H_2O$ = 547.8.
CAS — 99593-25-6 (rilmazafone); 85815-37-8 (anhydrous rilmazafone hydrochloride).

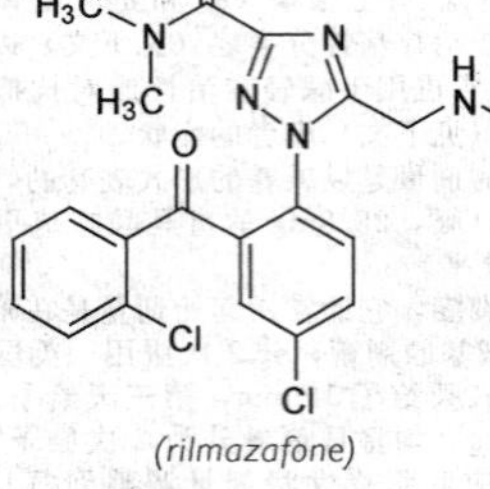

(rilmazafone)

简介

盐酸利马扎封是一种催眠镇静药，用于失眠（第930页）的短期治疗，常用的口服剂量是临睡时 1～2mg，作为术前用药（见麻醉，第1700页）时也使用类似的剂量。

制剂

专利制剂

Jpn: Rhythmy.

Risperidone (*BAN, USAN, rINN*) 利培酮

R-64766; Risperidon; Risperidona; Risperidonas; Rispéridone; Risperidoni; Risperidonum; Riszperidon; Rysperydon. 3-{2-[4-(6-Fluoro-1,2-benzisoxazol-3-yl)piperidino]ethyl}-6,7,8,9-tetrahydro-2-methylpyrido[1,2-*a*]pyrimidin-4-one.
Рисперидон
$C_{23}H_{27}FN_4O_2$ = 410.5.
CAS — 106266-06-2.
ATC — N05AX08.
ATC Vet — QN05AX08.
UNII — L6UH7ZF8HC.

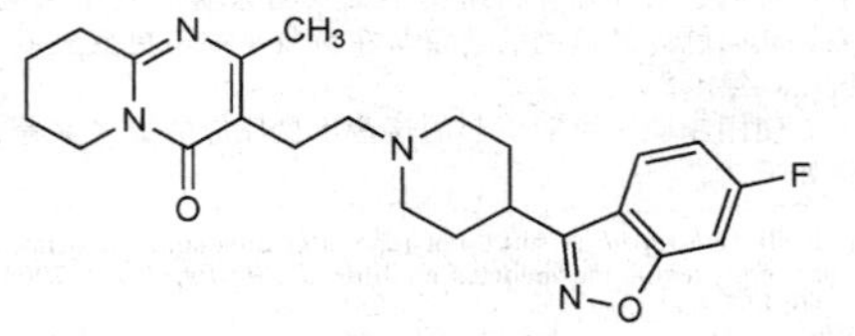

Pharmacopoeias. In *Eur.* (see p.vii) and *US.*

Ph. Eur. 6.8（Risperidone） 白色的或类白色的粉末。具多晶型。几乎不溶于水；略溶于乙醇；易溶于二氯甲烷；可溶解于稀释的酸溶液。避光。

UPS 33（Risperidone） 一种白色或类白色的粉末。易溶于水；难溶于乙醇；可溶于二氯甲烷。

不良反应、处置和注意事项

虽然利培酮可能和传统的抗精神病药引起一些相同的不良反应（见**氯丙嗪**，第941页），但这些反应的发生率和严重程度可能是不同的。据报道，利培酮可能较少引起镇静或锥体外系反应（也可见下文用途和用法），但可能更多地引起激越。其他常见的不良反应有失眠、焦虑和头痛。而消化不良、恶心和呕吐、腹痛、便秘、视物模糊、性功能障碍（包括阴茎异常勃起）、遗尿、出疹和其他的过敏性反应、困倦、精力无法集中、头昏、疲乏和鼻炎的报道则较不常见。除了体位性低血压以外，也有极少数高血压的报道。利培酮引起的其他不良反应包括脑血管意外、心动过速、体重增加、水肿和肝酶值增加。利培酮可能会引起剂量依赖性的泌乳素水平升高。在罕有的案例中，也报道了高血糖和已有的糖尿病病情恶化。建议对高血糖进行临床监测，特别是有糖尿病或有发展成糖尿病风险的患者更应如此。其他罕见的不良反应有血恶液质（包括粒细胞缺乏症、白细胞减少症、中性粒细胞减少症和血小板减少症）、癫痫发作、体温失调、低钠血症、神经阻滞药恶性综合征和迟发性运动障碍。

对于有心血管疾病的患者，包括处于 QT 间期延长引起的相关状态或处于有低血压倾向的状态，使用利培酮时应谨慎。而对于有脑血管病史或有发生脑血管疾病风险的患者、有帕金森病或癫痫的患者和有肝肾损伤的患者，也建议谨慎使用。

利培酮可能对技巧性工作的操作能力有影响，如驾驶。

由于突然停药可能会出现戒断症状，包括出汗、恶心和呕吐以及精神病的反跳，故推荐在利培酮撤药时应采用逐渐停药的方式。

哺乳 一名母亲口服每日 6mg 的利培酮后，对其乳汁中的利培酮及它的活性代谢产物 9-羟利培酮的浓度进行了研究，估计该母乳喂养的婴儿可能摄入了母体剂量（经过体重校正）的 4.3%的每日等效剂量（利培酮等效剂量）[1]。稍后的案例报道[2]，3 名妇女分别口服每日 3mg、4mg 和 1.5mg 的利培酮后，估计这些母乳喂养的婴儿分别摄入了了母体剂量（经过体重校正）的 2.3%、2.8%、4.7%的每日等效剂量。当采用母乳喂养时，在后两种情况中，接受母乳喂养的婴儿没有出现不良反应，在任何一名婴儿的血浆中都没有检测到利培酮和 9-羟利培酮。

注册药品信息指出，接受利培酮治疗的患者不应该哺乳，美国的信息也建议，在肌内注射利培酮后的至少 12 周不应哺乳。

1. Hill RC, *et al.* Risperidone distribution and excretion into human milk: case report and estimated infant exposure during breast-feeding. *J Clin Psychopharmacol* 2000; **20:** 285–6.
2. Ilett KF, *et al.* Transfer of risperidone and 9-hydroxyrisperidone into human milk. *Ann Pharmacother* 2004; **38:** 273–6.

对体重的影响 一些非典型抗精神病药可能会引起体重增加，关于此风险的讨论可见**氯氮平**的**不良反应**项下，第952页。

更多参考文献如下。

1. Safer DJ. A comparison of risperidone-induced weight gain across the age span. *J Clin Psychopharmacol* 2004; **24:** 429–36.

对糖代谢的影响 一些包括利培酮在内的非典型抗精神病药可能会增加葡萄糖耐受不良和糖尿病的发病风险，关于此问题和监测的建议，在**氯氮平**的**不良反应**中讨论。第952页。

更多参考文献如下。

1. Koller EA, *et al.* Risperidone-associated diabetes mellitus: a pharmacovigilance study. *Pharmacotherapy* 2003; **23:** 735–44.
2. Ramaswamy K, *et al.* Risk of diabetic ketoacidosis after exposure to risperidone or olanzapine. *Drug Safety* 2007; **30:** 589–99.

对心血管系统的影响 有关抗精神病药相关的猝死的讨论，见**氯丙嗪**的**不良反应**项下，第941页。

对脂代谢的影响 一些非典型抗精神病药可能会增加高脂血症的发病风险，在**氯丙嗪**的**不良反应**项下进行了讨论，第942页。也可见**氯氮平**的**不良反应**项下**对糖代谢的影响**，第952页。

对肝脏的影响 有报道2例与利培酮使用有关的肝毒性[1]。而另一名患者在仅接受两次利培酮治疗后出现了肝毒性，怀疑这是对利培酮的特异质反应[2]。

1. Fuller MA, *et al.* Risperidone-associated hepatotoxicity. *J Clin Psychopharmacol* 1996; **16:** 84–5.
2. Phillips EJ, *et al.* Rapid onset of risperidone-induced hepatotoxicity. *Ann Pharmacother* 1998; **32:** 843.

对皮肤的影响 一名患者在使用利培酮剂量达到每日6mg，2周后出现了面部和眼周的水肿[1]。当剂量减半后水肿消退，但是将剂量再次增加到6mg后水肿很快重现。在以前，她对锂有类似的反应并且也有血管性水肿的家族病史。

1. Cooney C, Nagy A. Angio-oedema associated with risperidone. *BMJ* 1995; **311:** 1204.

老年人 将不同对照研究的数据分析之后可以得到如下证据：老年痴呆患者使用利培酮后脑血管不良事件（如卒中和短暂性脑缺血发作）发生的风险增加。其中4项研究，囊括了764例使用利培酮的此类患者，共出现29例脑血管不良事件（4例为致死性），而另外使用安慰剂的466例患者中则出现了7例脑血管不良事件（1例为致死性）。上市后数据显示，老年痴呆患者中，超过240万患者年（patient-year）的暴露量下，共出现了37例脑血管不良事件（16例为致死性）[1]。

因此，那时英国CSM[2]建议，老年痴呆患者出现行为问题时不应使用利培酮（但请看下文）。相似的，在对安慰剂对照研究进行分析之后，CSM[2]建议，奥氮平也不应用于治疗老年痴呆患者的行为问题或痴呆相关精神异常，因为使用奥氮平后，包括卒中在内的脑血管不良事件风险呈3倍增长，而各种原因导致的死亡率则呈2倍增长。现在认为[2]，该风险不限于痴呆患者，在有卒中或短暂性脑缺血发作病史或其他存在脑血管疾病危险因素（如高血压、糖尿病、目前吸烟或房颤病史）的任何患者中都存在。

FDA[3]也指出，非典型抗精神病药组用于治疗老年痴呆患者的行为问题将导致死亡风险增加。他们的建议基于对在有行为障碍的老年痴呆患者中进行的17项对阿立哌唑、奥氮平、喹硫平或利培酮的安慰剂对照研究的分析（该分析未发表），分析发现，15项研究显示药物治疗组较安慰剂组患者的死亡率增加。这些研究共包括5106名患者，死亡率呈1.6～1.7倍增加，大多数的死亡是由心血管事件或感染所致。另一已发表的对安慰剂对照研究进行的荟萃分析[4]也有相似的结论。

然而，在老年人中进行的3项大规模回顾性人群研究（一项涉及10385名使用非典型抗精神病药的患者和1015名使用传统抗精神病药的患者[5]，而另一项涉及17845名使用非典型抗精神病药的患者和14865名使用传统抗精神病药的患者[6]，第三项则涉及24359名使用非典型抗精神病药的患者和12882名使用传统抗精神病药的患者[7]）指出，与传统的抗精神病药相比，非典型抗精神病药引起的卒中风险的增加不具有统计学显著性。另外，英国注册药品信息称，与单独用药相比，合并使用利培酮和呋塞米的老年痴呆患者有较高的死亡率，而利培酮与其他利尿药（主要是低剂量噻嗪类利尿药）合用时则没有发现此现象。

最近，英国CHM[8]（原CSM）指出，对3项随机研究的分析显示，短期使用利培酮治疗老年痴呆患者的攻击行为有明显获益。实际上，目前在英国利培酮已被批准用于上述治疗，但对每一例患者都应小心评估风险和获益之间的平衡，详细情况和剂量见下文的**用途和用法**。

对老年人中抗精神病药与行为紊乱的相关问题的讨论详见第927页和**氯丙嗪**的**注意事项**项下，第944页。

1. Janssen-Ortho Inc./Health Canada. Important drug safety information: Risperdal (risperidone) and cerebrovascular adverse events in placebo-controlled dementia trials (issued 11th October, 2002). Available at: http://www.hc-sc.gc.ca/dhp-mps/alt_formats/hpfb-dgpsa/pdf/medeff/risperdal_hpc-cps-eng.pdf (accessed 21/08/08)
2. Duff G. Atypical antipsychotic drugs and stroke: message from Professor G Duff, Chairman of Committee on Safety of Medicines (issued 9th March, 2004).
Available at: http://www.mhra.gov.uk/home/groups/pl-p/documents/websiteresources/con019488.pdf (accessed 21/08/08)
3. FDA. Public Health Advisory: deaths with antipsychotics in elderly patients with behavioral disturbances (issued 11th April, 2005). Available at: http://www.fda.gov/Drugs/DrugSafety/PublicHealthAdvisories/ucm053171.htm (accessed 26/07/10)
4. Schneider LS, *et al.* Risk of death with atypical antipsychotic drug treatment for dementia: meta-analysis of randomized placebo-controlled trials. *JAMA* 2005; **294:** 1934–43.
5. Herrmann N, *et al.* Atypical antipsychotics and risk of cerebrovascular accidents. *Am J Psychiatry* 2004; **161:** 1113–15.
6. Gill SS, *et al.* Atypical antipsychotic drugs and risk of ischaemic stroke: population based retrospective cohort study. *BMJ* 2005; **330:** 445–8.
7. Schneeweiss S, *et al.* Risk of death associated with the use of conventional versus atypical antipsychotic drugs among elderly patients. *Can Med Assoc J* 2007; **176:** 627–32. Correction. *ibid.*; 1613.
8. MHRA/CHM. Antipsychotics: use in elderly people with dementia. *Drug Safety Update* 2009; **2** (8): 5–6. Available at: http://www.mhra.gov.uk/Publications/Safetyguidance/DrugSafetyUpdate/CON041211 (accessed 03/06/09)

锥体外系障碍 有报道3例口服利培酮治疗后引起的迟发性肌张力障碍[1,2]，发病时间是在开始用药后的3～8个月。也有报道在停用口服的利培酮和西酞普兰治疗后5天出现了运动障碍[3]。在另一则报道[4]里，3名患者在接受利培酮口服治疗时虽然也加用了抗毒蕈碱治疗（二环己丙醇或苯海索），但还是出现了早发的迟发性运动障碍。也有报道在肌内注射利培酮的24h内出现了锥体外系不良反应[5]。然而，一般而言，与传统的抗精神病药相比，非典型抗精神病药引起的锥体外系反应（第943页）发生率较低。

1. Vercueil L, Foucher J. Risperidone-induced tardive dystonia and psychosis. *Lancet* 1999; **353:** 981.
2. Krebs MO, Olie JP. Tardive dystonia induced by risperidone. *Can J Psychiatry* 1999; **44:** 507–508.
3. Miller LJ. Withdrawal-emergent dyskinesia in a patient taking risperidone/citalopram. *Ann Pharmacother* 2000; **34:** 269.
4. Suzuki E, *et al.* Tardive dyskinesia with risperidone and anticholinergics. *Am J Psychiatry* 2002; **159:** 1948.
5. Adamou M, Hale AS. Extrapyramidal syndrome and long-acting injectable risperidone. *Am J Psychiatry* 2004; **161:** 756–7.

躁狂 虽然利培酮可用于双相障碍的治疗，但在精神分裂症和双相障碍患者中都有报道利培酮可能引起躁狂[1～3]。

1. Dwight MM, *et al.* Antidepressant activity and mania associated with risperidone treatment of schizoaffective disorder. *Lancet* 1994; **344:** 554–5.
2. Zolezzi M, Badr MG. Risperidone-induced mania. *Ann Pharmacother* 1999; **33:** 380–1.
3. Aubry J-M, *et al.* Possible induction of mania and hypomania by olanzapine or risperidone: a critical review of reported cases. *J Clin Psychiatry* 2000; **61:** 649–55.

神经阻滞药恶性综合征 利培酮偶尔会引起神经阻滞药恶性综合征（第943页）[1～5]。

1. Sharma R, *et al.* Risperidone-induced neuroleptic malignant syndrome. *Ann Pharmacother* 1996; **30:** 775–8.
2. Tarsy D. Risperidone and neuroleptic malignant syndrome. *JAMA* 1996; **275:** 446.
3. Reeves RR, *et al.* Neuroleptic malignant syndrome during a change from haloperidol to risperidone. *Ann Pharmacother* 2001; **35:** 698–701.
4. Gerritsen AA, *et al.* Het maligne neurolepticasyndroom bij gebruik van risperidon. *Ned Tijdschr Geneeskd* 2004; **148:** 1801–4.
5. Norris B, *et al.* Neuroleptic malignant syndrome with delayed onset of fever following risperidone administration. *Ann Pharmacother* 2006; **40:** 2260–4.

过量 一名3岁半的儿童意外摄入4mg的一片利培酮片后出现了锥体外系症状[1]。在最初给予他洗胃、活性炭和山梨醇治疗后给予苯海拉明，它对治疗锥体外系症状有效，最后该儿童完全康复。在一篇报道[2]中，一名15岁的女孩摄入了40mg的利培酮，在治疗中强调需要监测和治疗过量用药后的低血压。一名72岁的女性使用每日6mg的利培酮后出现了意识丧失、低血压和低体温[3]，其他报道的症状有Ⅰ度心脏传导阻滞、QT间期延长和呼吸停止，她在接受支持治疗后康复。

1. Cheslik TA, Erramouspe J. Extrapyramidal symptoms following accidental ingestion of risperidone in a child. *Ann Pharmacother* 1996; **30:** 360–3.
2. Himstreet JE, Daya M. Hypotension and orthostasis following a risperidone overdose. *Ann Pharmacother* 1998; **32:** 267.
3. Rassam S, Srinivasa R. Respiratory depression after accidental risperidone overdose. *Am J Emerg Med* 2002; **20:** 570.

妊娠 关于在妊娠期使用一些非典型抗精神病药（包括利培酮）的评价，可见**氯氮平**的**注意事项**项下，第954页。

1. Coppola D, *et al.* Evaluating the postmarketing experience of risperidone use during pregnancy: pregnancy and neonatal outcomes. *Drug Safety* 2007; **30:** 247–64.

药物相互作用

利培酮可能会增强包括乙醇在内的CNS抑制剂的中枢效应，也可能会增强抗高血压药的效应。当利培酮和其他已知的可导致QT间期延长的药物合用时，发生QT间期延长的风险可能会增加。利培酮可能会拮抗左旋多巴和其他多巴胺的作用。

卡马西平能降低利培酮中具有抗精神病作用的成分（利培酮加9-羟利培酮）的血浆浓度，其他的酶诱导剂也可能引起类似的效应。氟西汀可通过增加利培酮的浓度而增加具有抗精神病作用成分的血浆浓度。在这些情况下，需要调整利培酮的用药剂量。

有报道称，老年痴呆患者合并使用利培酮和呋塞米后死亡率增加（见上文的**老年人**）。建议利培酮与呋塞米或其他强效利尿药合用时需特别注意。

抗癫痫药 利培酮对*丙戊酸盐*的作用，见第488页。

抗精神病药 一篇报道指出，利培酮可能会增加*氯氮平*的血浆浓度，见第955页。关于一篇报道指出一名患者同时接受*喹硫平*和利培酮引起了无症状的QT间期延长，见**喹硫平**项下**过量**，第993页。

抗病毒药 有报道一名接受利培酮治疗的AIDS患者在加用*茚地那韦*和*利托那韦*后1周出现了肌张力障碍和震颤的恶化[1]。当停用这3种药并用氯硝西泮治疗后，患者该症状消失。早期暴露于利培酮、茚地那韦和利托那韦时，没有导致任何的锥体外系不良反应。作者认为这是由于在当时患者暴露于利培酮的时间相对较短。

1. Kelly DV, *et al.* Extrapyramidal symptoms with ritonavir/indinavir plus risperidone. *Ann Pharmacother* 2002; **36:** 827–30.

药动学

利培酮口服易吸收，血浆浓度在1～2h内达到峰值。它在肝中被广泛代谢，通过羟化作用变成它的主要代谢产物9-羟利培酮（帕利哌酮，第985页），而另一种较次要的代谢途径是氧化*N*-脱烷基作用。羟化作用是由细胞色素P450同工酶CYP2D6介导的，而它也是遗传多态性的作用靶点。排泄主要通过尿液，较少部分通过粪便。利培酮和9-羟利培酮的血浆蛋白结合率分别是90%和77%。它们都可以分布到母乳中。

代谢 虽然羟化作用受基因多态性的调控，但是据报道，具有抗精神病作用的活性成分（利培酮加9-羟利培酮）的药动学特点和作用在强或弱代谢型之间几乎没有差异[1]。口服利培酮后活性成分的终末消除半衰期的平均值是19.5h[1]。

1. Huang M-L, *et al.* Pharmacokinetics of the novel antipsychotic agent risperidone and the prolactin response in healthy subjects. *Clin Pharmacol Ther* 1993; **54:** 257–68.

用途和用法

利培酮是一种苯异噁唑类非典型抗精神病药，对多巴胺D_2、5-羟色胺（5-HT_2）、肾上腺素（α_1和α_2）和组胺（H_1）受体有拮抗作用。它通过口服用于治疗精神分裂症（见下文）和短期治疗双相障碍（见下文）的急性躁狂发作或混合发作。当非药物治疗无效且患者存在伤害他人或自己的风险时，它也可口服用于短期治疗（不超过6周）中重度阿尔茨海默病持续的攻击行为（见下文的**行为紊乱**）。深部肌内注射利培酮可用于对口服制剂耐受的精神分裂症或双相障碍患者的维持治疗。

对于**精神分裂症**，利培酮的口服常用初始日剂量是2mg，在第二天可增加到4mg，随后，如有需要并根据耐受性，可以每日1～2mg为单位增加，加药间隔不少于24h。每日4～6mg的剂量对大多数患者有效。利培酮的给药可每日1次或每日2次。当剂量超过每日10mg时，发生锥体外系症状的可能性增加，虽然如果采用单次给药的方法，可允许使用更高的剂量，但美国注册药品信息推荐，如果采用每日2次给药的方法，日剂量不应超过6mg。最大推荐剂量是每日16mg。

对于老年或虚弱精神分裂症患者，推荐起始剂量是500μg，每日2次口服，如有必要，可以500μg，每日2次为单位，缓慢增加到1～2mg，每日2次。当剂量超过1.5mg，每日2次后，药物增加的间隔期应至少是1周。

长效形式的利培酮应通过深部肌内注射的方式每2周给予。没有利培酮使用史的患者应口服数天的利培酮以评估其耐受性。随后开始治疗，方案如下：

- 口服利培酮后未稳定的患者：每2周25mg。
- 口服利培酮的剂量在每日4mg或以下，稳定时间至少持续了2周的患者：每2周25mg。

- 口服利培酮的剂量在每日 4mg 以上，稳定时间至少持续了 2 周的患者：每 2 周 37.5mg。

在第一次注射后的前 3 周应继续口服利培酮。

在早先剂量调整到每 2 周 50mg 的最大值后，再增加 12.5mg 的剂量应至少间隔 4 周，调整剂量的临床效应可能需要在改变剂量后至少 3 周才能看出。

治疗**双相障碍**的躁狂发作，推荐的起始剂量是口服 2～3mg，每日 1 次。可间隔至少 24h 调整每日 1mg 的剂量，一直到每日最多 6mg 的总剂量。对于老年或虚弱患者，起始给药方案应像治疗精神分裂症一样需要减量（见上文）。在美国，长效注射针剂可通过深部肌内注射用于维持治疗，剂量为每 2 周 25mg，一些患者可能需要更高剂量如 37.5mg 或 50mg。

用于治疗阿尔茨海默病**持续的攻击行为**时，常用起始口服剂量是 250μg，每日 2 次。必要时可进行剂量调整，以 250μg，每日 2 次为单位，调整间隔不应低于 2 天。大多数患者的最佳剂量为 500μg，每日 2 次，尽管部分患者需要增加至 1mg，每日 2 次。

对于肝肾损伤患者需要减量用药，见下文的**在肝损伤或肾损伤中的用法**。

关于在儿童青少年中的用法和相关剂量，见下文的**在儿童用法和行为紊乱**。

作用 利培酮被归为非典型抗精神病药，虽然它很少引起帕金森综合征，但有报道可引起肌张力障碍和静坐不能[1]（也可见上文**锥体外系障碍**）。传统的假说认为，抗精神病药通过阻断多巴胺 D_2 受体而起作用，并且锥体外系不良反应就是由于阻断了纹状体的 D_2 受体而引起的（第947页）。像氯氮平一样，利培酮对 5-HT_2 受体有高亲和性，并且像氟哌啶醇一样，对多巴胺 D_2 受体也有高亲和性。利培酮也能和 α-肾上腺素受体和组胺 H_1 受体结合。现在还不清楚利培酮的抗精神病效应是由于对多巴胺 D_2 受体的作用还是由于对其他受体的作用。但是认为[1]利培酮对其他受体的强作用可能平衡了它对 D_2 受体的作用而使它表现出非典型性。

1. Kerwin RW. The new atypical antipsychotics: a lack of extrapyramidal side-effects and new routes in schizophrenia research. *Br J Psychiatry* 1994; **164:** 141–8.

儿童用法 在美国，利培酮被批准用于治疗 13～17 岁青少年精神分裂症，及用于短期治疗 10～17 岁儿童青少年双相障碍急性躁狂发作或混合发作，也用于治疗 5～16岁孤独症患者的易激惹症状。在英国，利培酮被批准短期（不超过 6 周）治疗 5～18 岁智能障碍或精神发育迟滞的儿童青少年行为障碍患者的持续攻击行为，建议治疗期间给予特别监护。

用于治疗**精神分裂症**或**躁狂**时，起始口服剂量是 500μg，每日 1 次，早晨或晚上服用。根据耐受性，用于治疗精神分裂症可逐渐增加至每日 3mg，用于治疗躁狂可增加至每日 2.5mg，每次增加 0.5～1mg，加药间隔不少于 24h。对这两种适应证的最大推荐剂量为每日 6mg。对于持续嗜睡的患者，每日剂量可分 2 次给予。或者，*BNFC 2010/11* 推荐，治疗急性或慢性精神病，12 岁及以上患者使用的口服剂量可参照治疗成人精神分裂症患者的剂量（见上文的**用途和用法**）。

治疗**孤独症患者的易激惹症状**时，根据体重给予下述剂量口服，每日 1 次，或分 2 次服用。

- 低于 20kg：常用起始剂量每日 250μg，间隔至少 4 天之后可增加至每日 500μg，随后根据需要调整剂量，每次增加 250μg，调整间隔不低于 2 周。最大推荐剂量为每日 1mg。对于体重低于 15kg 的儿童调整剂量时需要特别注意。
- 20kg 及以上：常用起始剂量每日 500μg，间隔至少 4 天之后可增加至每日 1mg，随后根据需要调整剂量，每次增加 500μg，调整间隔不低于 2 周。体重超过 20kg 者，最大推荐剂量为每日 2.5mg，超过 45kg 者，最大推荐剂量为每日 3mg。
- 对于持续嗜睡患者，可以将每日总量在睡前 1 次服用或分 2 次服用，或者减量。

BNFC 2010/11 推荐，对于 5 岁及以上儿童在密切监护下可以使用利培酮用于短期治疗孤独症的严重攻击行为，使用剂量与美国批准用于治疗孤独症的剂量相似。

利培酮治疗儿童孤独症的更多信息见下文的**行为紊乱**。

治疗**行为障碍的持续攻击行为**时，体重低于 50kg 者，常用口服起始剂量为，每日 1 次，每次 250μg，随后根据需要调整剂量，每次增加 250μg，加药间隔不低于 2 天。大多数患儿的最佳治疗剂量为每日 1 次，每次 500μg，尽管部分患儿只需要每次 250μg，另一部分患儿则需要每次 750μg。体重为 50kg 及以上者，常用口服起始剂量为，每日 1 次，每次 500μg，随后根据需要调整剂量，每次增加 500μg，加药间隔不低于 2 天。大多数患儿的最佳治疗剂量为每日 1 次，每次 1mg，尽管部分患儿只需要每次 500μg，另一部分患儿则需要每次 1.5mg。

在肝损伤或肾损伤中的用法 英国注册药品信息推荐，不考虑禁忌证，对于肝肾损伤患者，口服利培酮的起始剂量和连续使用剂量均应减半。在美国，注册药品信息推荐利培酮的口服起始剂量是 500μg，每日 2 次，如有必要，可在此基础上以 500μg，每日 2 次为单位缓慢增加剂量，当剂量超过 1.5mg，每日 2 次后，再增加剂量时，间隔期应至少是 1 周。

对于耐受至少每日 2mg 口服剂量利培酮的患者，可换用利培酮的长效制剂，推荐的剂量是每两周深部肌内注射 25mg。或者，可以予 12.5mg 作为起始剂量进行深部肌内注射。

AIDS 在 21 名患者中，利培酮被成功地用于控制与 HIV 相关或与 AIDS 相关的精神病，而这些患者中的一些也有躁狂症状[1]。在治疗期间，没有锥体外系不良反应的报道。然而报道也指出，在有分裂情感性障碍的患者中，利培酮能诱发或加重他们的躁狂症状，见上文**不良反应**项下**躁狂**。关于一名 AIDS 患者使用利培酮和抗逆转录病毒治疗后，它们之间的相互作用见上文**药物相互作用**。

1. Singh AN, *et al.* Treatment of HIV-related psychotic disorders with risperidone: a series of 21 cases. *J Psychosom Res* 1997; **42:** 489–93.

焦虑障碍 虽然有无对照的报道[1,2]指出，对于传统治疗效果不好的有强迫障碍的患者，加用利培酮治疗后病情能改善，但是也有报道[3]指出，当一名患者在使用利培酮治疗迟发性运动障碍后，他的强迫行为复发。

1. Jacobsen FM. Risperidone in the treatment of affective illness and obsessive-compulsive disorder. *J Clin Psychiatry* 1995; **56:** 423–9.
2. McDougle CJ, *et al.* Risperidone addition in fluvoxamine-refractory obsessive-compulsive disorder: three cases. *J Clin Psychiatry* 1995; **56:** 526–8.
3. Remington G, Adams M. Risperidone and obsessive-compulsive symptoms. *J Clin Psychopharmacol* 1994; **14:** 358–9.

双相障碍 利培酮有益于治疗躁狂，包括双相障碍（第351页）的患者，并且对于此类患者的治疗，非典型抗精神病药的使用正在增加。然而，也有个别的案例报道利培酮能诱发躁狂（见上文）。

1. Segal J, *et al.* Risperidone compared with both lithium and haloperidol in mania: a double-blind randomized controlled trial. *Clin Neuropharmacol* 1998; **21:** 176–80.
2. Sachs GS, *et al.* Combination of a mood stabilizer with risperidone or haloperidol for treatment of acute mania: a double-blind, placebo-controlled comparison of efficacy and safety. *Am J Psychiatry* 2002; **159:** 1146–54.
3. Yatham LN, *et al.* Mood stabilisers plus risperidone or placebo in the treatment of acute mania: international, double-blind, randomised controlled trial. *Br J Psychiatry* 2003; **182:** 141–7. Correction. *ibid.*; 369.
4. Hirschfeld RM, *et al.* Rapid antimanic effect of risperidone monotherapy: a 3-week multicenter, double-blind, placebo-controlled trial. *Am J Psychiatry* 2004; **161:** 1057–65.
5. Nguyen LN, Guthrie SK. Risperidone treatment of bipolar mania. *Ann Pharmacother* 2006; **40:** 674–82.
6. Rendell JM, *et al.* Risperidone alone or in combination for acute mania. Available in The Cochrane Database of Systematic Reviews; Issue 1. Chichester: John Wiley; 2006 (accessed 16/05/06).
7. Deeks ED. Risperidone long-acting injection: in bipolar I disorder. *Drugs* 2010; **70:** 1001–12.

行为紊乱 虽然利培酮被用于治疗[1~4]**老年痴呆患者**（见第927页）的行为紊乱，但却会增加死亡风险（见上文**不良反应**项下的**老年人**）。此外，尽管有无对照的报道[5]指出利培酮治疗路易小体（Lewy-body）痴呆患者有效，其他报道[6]则认为这些患者可能是恰好对利培酮和传统抗精神病药（见第944页，**氯丙嗪的注意事项**下的**老年人**）一样敏感。不管怎样，利培酮在英国被批准用于短期治疗非药物治疗无效且可能对患者自身或他人造成伤害的中重度阿尔茨海默病患者的持续攻击行为。详见上文**用途和用法**。

有证据[7~12]表明，利培酮在减少**孤独症患儿**的行为紊乱方面可能有效（见**行为紊乱**，第927页），但是它对其核心症状几乎没有影响，证据同时也指出，利培酮诱发的显著的高泌乳素血症能导致性腺功能减退并对青少年的骨骼起有害作用[13]。一项系统性综述[14]指出，利培酮可能对一些症状（如活动增加、易激惹、重复、社会退缩）有效，尽管needs衡量同时存在的不良反应特别是体重增加的风险。作者指出，仅有 3 项研究进入分析，包括 1 项在成人中进行的研究，数据可用性受限，进一步的研究已被批准。尽管如此，在一些国家，包括美国，利培酮被批准用于治疗 5～16 岁儿童青少年孤独症患者的易激惹症状，详见上文的**儿童用法**。

利培酮可能对减少智能障碍儿童**行为障碍**[15]患者的攻击症状有效，有关治疗剂量见上文。

1. De Deyn PP, *et al.* A randomized trial of risperidone, placebo, and haloperidol for behavioral symptoms of dementia. *Neurology* 1999; **53:** 946–55.
2. Falsetti AE. Risperidone for control of agitation in dementia patients. *Am J Health-Syst Pharm* 2000; **57:** 862–70.
3. Katz IR, *et al.* Risperidone Study Group. Comparison of risperidone and placebo for psychosis and behavioral disturbances associated with dementia: a randomized, double-blind trial. *J Clin Psychiatry* 1999; **60:** 107–15.
4. Brodaty H, *et al.* A randomized placebo-controlled trial of risperidone for the treatment of aggression, agitation, and psychosis of dementia. *J Clin Psychiatry* 2003; **64:** 134–43.
5. Allen RL, *et al.* Risperidone for psychotic and behavioural symptoms in Lewy body dementia. *Lancet* 1995; **346:** 185.
6. McKeith IG, *et al.* Neuroleptic sensitivity to risperidone in Lewy body dementia. *Lancet* 1995; **346:** 699.
7. Research Units on Pediatric Psychopharmacology Autism Network. Risperidone in children with autism and serious behavioral problems. *N Engl J Med* 2002; **347:** 314–21.
8. Shea S, *et al.* Risperidone in the treatment of disruptive behavioral symptoms in children with autistic and other pervasive developmental disorders. Abstract: *Pediatrics* 2004; **114:** 1329. Full version: http://pediatrics.aappublications.org/cgi/reprint/114/5/e634 (accessed 15/01/07)
9. Reyes M, *et al.* A randomized, double-blind, placebo-controlled study of risperidone maintenance treatment in children and adolescents with disruptive behavior disorders. *Am J Psychiatry* 2006; **163:** 402–10.
10. Reyes M, *et al.* Long-term safety and efficacy of risperidone in children with disruptive behaviour disorders: results of a 2-year extension study. *Eur Child Adolesc Psychiatry* 2006; **15:** 97–104.
11. Chavez B, *et al.* Role of risperidone in children with autism spectrum disorder. *Ann Pharmacother* 2006; **40:** 909–16.
12. Scott LJ, Dhillon S. Risperidone: a review of its use in the treatment of irritability associated with autistic disorder in children and adolescents. *Pediatr Drugs* 2007; **9:** 343–54.
13. Valiquette G. Risperidone in children with autism and serious behavioral problems. *N Engl J Med* 2002; **347:** 1890–1.
14. Jesner OS, *et al.* Risperidone for autism spectrum disorder. Available in The Cochrane Database of Systematic Reviews; Issue 1. Chichester: John Wiley; 2007 (accessed 10/04/08).
15. LeBlanc JC, *et al.* Risperidone reduces aggression in boys with a disruptive behaviour disorder and below average intelligence quotient: analysis of two placebo-controlled randomized trials. *Int Clin Psychopharmacol* 2005; **20:** 275–83.

肌张力障碍 对于左旋多巴或抗毒蕈碱治疗无效的原发性肌张力障碍（第779页）的患者，给予抗精神病药治疗有时有用。但是，与使用传统抗精神病药一样，也可能会在此肌张力障碍的基础上增加药物诱发锥体外系反应的风险。据报道，少数对氟哌啶醇治疗部分不敏感的原发性节段性肌张力障碍的患者，使用利培酮治疗有效[1]。

1. Zuddas A, Cianchetti C. Efficacy of risperidone in idiopathic segmental dystonia. *Lancet* 1996; **347:** 127–8.

帕金森综合征 有一些关于利培酮作为一种抗精神病药用于治疗少数帕金森病患者的不一致的报道（也可见**行为紊乱**，第927页）。在一些患者中，利培酮可改善左旋多巴诱发的幻觉而不恶化锥体外系症状[1,2]，而在另一些患者中，则报道利培酮引起了症状的严重恶化[2,3]。

1. Meco G, *et al.* Risperidone for hallucinations in levodopa-treated Parkinson's disease patients. *Lancet* 1994; **343:** 1370–1.
2. Leopold NA. Risperidone treatment of drug-related psychosis in patients with parkinsonism. *Mov Disord* 2000; **15:** 301–4.
3. Ford B, *et al.* Risperidone in Parkinson's disease. *Lancet* 1994; **344:** 681.

精神分裂症 利培酮引起锥体外系反应的发生率相对较低，且对精神分裂症的阳性和阴性症状均有效（第928页）。大多数早期的研究将利培酮和氟哌啶醇做了比较，但一些主要的研究[1~3]因为其方法学上潜在的缺点[4,5]而被批评，并且很难确定在疗效（包括对阴性症状的影响）上的任何差异。稍后的一篇系统性综述[6]指出，虽然与氟哌啶醇相比，利培酮似乎能降低锥体外系反应的发生风险，而氟哌啶醇引起的此反应的发生率相对较高，但是，利培酮具有的能超过氟哌啶醇或其他传统抗精神病药的优势是微不足道的。此外，利培酮引起的锥体外系反应的发生风险似乎是剂量依赖性的[7]：虽然它与安慰剂相比引起此风险的发生率类似，但在剂量超过 10mg 时，使用它引起的风险已接近于使用氟哌啶醇。最近的一项双盲随机研究[8]发现，对于最初使用相对小剂量的利培酮（平均 3.3mg）或氟哌啶醇（平均 2.9mg）治疗有效的首发精神病患者，接受至少两年的治疗后其复发率分别是 42%（197 名患者中 82 名复发）和 55%（203 名患者中 111 名复发）。至于复发的中位时间，使用利培酮（466 天）较使用氟哌啶醇（205 天）长。一项最近的综述[9]指出，目前仍缺乏有力的证据能说明利培酮的最佳使用剂量，但根据临床效果及不良反应，每日 4～6mg 的剂量被认为最合适；较弱的证据认为首发患者，每日 2～4mg 的剂量有效。在与其他非典型抗精神病药的少数比较研究中发现，利培酮与氯氮平的效力相似[10]。然而，另一篇系统性综述[11]指出，它和氯氮平之间没有表现出这种等效性。关于比较利培酮和奥氮平的系统性综述，可见第984页。没有足够的证据可以表明，利培酮在治疗难治性或敏感性较差的患者时是否有效，但是有一些证据表明，对于利培酮治疗能稳定的患者，其复发的可能性较小[12]。一篇关于使用利培酮长效注射制剂治疗精神分裂症的系统性综述[13]认为，虽然使用长效制剂可能有更好的依从性，但几乎没有证据表明它优于口服给药。

1. Chouinard G, *et al.* A Canadian multicenter placebo-controlled study of fixed doses of risperidone and haloperidol in the treatment of chronic schizophrenic patients. *J Clin Psychopharmacol* 1993; **13:** 25–40.
2. Marder SR, Meibach RC. Risperidone in the treatment of schizophrenia. *Am J Psychiatry* 1994; **151:** 825–35.
3. Peuskens J, *et al.* Risperidone Study Group. Risperidone in the treatment of patients with chronic schizophrenia: a multi-national, multi-centre, double-blind, parallel-group study versus haloperidol. *Br J Psychiatry* 1995; **166:** 712–26.
4. Livingston MG. Risperidone. *Lancet* 1994; **343:** 457–60.
5. Musser WS, Kirisci L. Critique of the Canadian multicenter placebo-controlled study of risperidone and haloperidol. *J Clin Psychopharmacol* 1995; **15:** 226–8.
6. Hunter RH, *et al.* Risperidone versus typical antipsychotic medication for schizophrenia. Available in The Cochrane Database of Systematic Reviews; Issue 2. Chichester: John Wiley; 2003 (accessed 30/05/05).
7. Owens DGC. Extrapyramidal side effects and tolerability of risperidone: a review. *J Clin Psychiatry* 1994; **55** (suppl 5): 29–35.
8. Schooler N, *et al.* Risperidone and haloperidol in first-episode psychosis: a long-term randomized trial. *Am J Psychiatry* 2005; **162:** 947–53.
9. Li C, *et al.* Risperidone dose for schizophrenia. Available in The Cochrane Database of Systematic Reviews; Issue 4. Chichester: John Wiley; 2009 (accessed 23/11/09).
10. Klieser E, *et al.* Randomized, double-blind, controlled trial of risperidone versus clozapine in patients with chronic schizophrenia. *J Clin Psychopharmacol* 1995; **15** (suppl 1): 45S–51S.
11. Gilbody SM, *et al.* Risperidone versus other atypical antipsychotic medication for schizophrenia. Available in The Cochrane Database of Systematic Reviews; Issue 3. Chichester: John Wiley; 2000 (accessed 30/05/05).
12. Csernansky JG, *et al.* A comparison of risperidone and haloperidol for the prevention of relapse in patients with schizophrenia. *N Engl J Med* 2002; **346:** 16–22.
13. Hosalli P, Davis JM. Depot risperidone for schizophrenia. Available in The Cochrane Database of Systematic Reviews; Issue 4. Chichester: John Wiley; 2003 (accessed 30/05/05).

口吃 在包括 16 名患者的安慰剂对照研究[1]中发现，使用每日 0.5～2mg 的利培酮有益于口吃（第971页）的治疗。但是有一个个案报道[2]在利培酮治疗期间患者的口吃复现。

1. Maguire GA, *et al.* Risperidone for the treatment of stuttering. *J Clin Psychopharmacol* 2000; **20:** 479–82.
2. Lee H-J, *et al.* A case of risperidone-induced stuttering. *J Clin Psychopharmacol* 2001; **21:** 115–16.

Tourette 综合征 当需要使用药物治疗 Tourette 综合征（见**局部抽搐症**，第927页）的抽搐和行为紊乱时，常选用氟哌啶醇和匹莫齐特，但也越来越多地尝试使用非典型抗精神病药（特别是利培酮）[1～3]。

1. Bruun RD, Budman CL. Risperidone as a treatment for Tourette's syndrome. *J Clin Psychiatry* 1996; **57:** 29–31.
2. Bruggeman R, *et al.* Risperidone versus pimozide in Tourette's disorder: a comparative double-blind parallel-group study. *J Clin Psychiatry* 2001; **62:** 50–6.
3. Scahill L, *et al.* A placebo-controlled trial of risperidone in Tourette syndrome. *Neurology* 2003; **60:** 1130–5.

制剂

USP 33: Risperidone Tablets.

专利制剂

Arg.: Dozic; Dropicine; Edalen; Restelea; Riatul; Risper; Risperdal; Risperin; Rispex; Roxodyn; Sequinan; ***Austral.:*** Rispa; Risperdal; Rixadone; ***Austria:*** Risperdal; Rispolin; ***Belg.:*** Risperdal; ***Braz.:*** Respidon; Risperdal; Risperix; Viverdal; Zargus; ***Canad.:*** Risperdal; ***Chile:*** Dagotil; Goval; Radigen; Risperdal; Spiron; ***Cz.:*** Apo-Risper; Medorisper; Ridoner; Rigenin; Rileptid; Ripetomar†; Rispero; Rispadim†; Rispedep†; Rispedolet†; Rispedospes†; Rispemar; Rispen; Rispera; Risperdal; Risperigamma; Risperinin†; Risperit†; Risperstad; Rispimed; Rispolux; Risset; Rorendo; Unispera; ***Denm.:*** Risperanne; Risperdal; ***Fin.:*** Risperdal; ***Fr.:*** Risperdal; ***Ger.:*** Risocon; Rispe-Q; Risperdal; Risperdoc; Risperigamma; ***Gr.:*** Adovia; Axelabron; Belasperdal-S; Caputon; Depolan; Depredon; Dixine; Evitrat; Helposper; Isipredon; Lassen; Leterzin; Lucipral; Muistin; Nerve; Novoris; Orotral; Preridon; Psychordal; Ribex; Rifocus; Ripepral; Risenar; Risgal; Risidral; Rispalm; Rispefar; Rispelen; Rispen; Rispenet; Risperascol; Risperdal; Risperom; Risperoprol; Rispersan; Rispogen; Sperelax; Wisperdon; Zafitral; ***Hong Kong:*** Risperdal; ***Hung.:*** Hunperdal; Perdox; Rileptid; Ripedon; Rispe; Risperdal; Rispolux; Rispons; Ronkal†; Rosipin; Torendo; Ziperid; ***India:*** Respidon; Risnia; Risperdal; Rispid; Rozidal; Sizorisp†; ***Indon.:*** Neripros; Nodiril; Persidal; Risperdal; Rizodal; Zofredal; ***Irl.:*** Perdamel; Resdal; Rispal; Rispatal; Risperdal; Risperger; Rispeva; Rispone; ***Israel:*** Risperdal; Risperidex; Rispond; ***Ital.:*** Belivon; Risperdal; ***Jpn:*** Risperdal; ***Malaysia:*** Risperdal; Rozidal; ***Mex.:*** Reskizof; Risperdal; Rispolux; ***Neth.:*** Belivon; Risperdal; Rispimed; Rispimedica; Torendo; ***Norw.:*** Risperdal; ***NZ:*** Ridal; Risperdal; ***Philipp.:*** Aspidon; Rispedin; Risperdal; Rispond; ***Pol.:*** Apo-Risperid; Disaperid; Doresol; Galperinon; Lioxam†; Mepharis†; Nodir; Ranperidon; Rispen; Risperatio†; Risperiwin; Risperon; Rispofren; Rispolept; Rispolux; Risset; Ryspolit; Speridan; Torendo; Ziperid; ***Port.:*** Belivon†; Itraxel; Lergitec; Lotin; Neclav; Perdin; Ripax; Risperdal; Smissen; Zoridal; ***Rus.:*** Leptinorm (Лептинорм); Rileptid (Рилептид); Risdonal (Рисдонал); Rispaksole (Риспаксол); Rispen (Риспен); Rispolept (Рисполепт); Rispolux (Рисполюкс); Risset (Риссет); Sizodon (Сизодон); Speridan (Сперидан); Torendo (Торендо); ***S.Afr.:*** Perizal; Risperdal; Risperlet; Risponz; Zoxadon; ***Singapore:*** Risperdal; ***Spain:*** Arketin; Atomil; Diaforin; Risfarmal; Risperdal; ***Swed.:*** Risperdal; ***Switz.:*** Risperdal; ***Thai.:*** Risperdal; ***Turk.:*** Nodirep; Perilife; Restela; Ripesil; Risperdal; Rixol; Rixper; ***UK:*** Risperdal; ***Ukr.:*** Neirispin (Нейриспин); Rileptid (Рилептид); Rispond (Риспонд); Risset (Риссет); ***USA:*** Risperdal; ***Venez.:*** Ridal; Risperdal; Risperid.

Ritanserin (*BAN, USAN, rINN*) 利坦色林

R-55667; Ritanserina; Ritansérine; Ritanserinum. 6-{2-[4-(4,4′-Difluorobenzhydrylidene)piperidino]ethyl}-7-methyl[1,3]thiazolo[3,2-*a*]pyrimidin-5-one.

Ритансерин

$C_{27}H_{25}F_2N_3OS = 477.6.$

CAS — 87051-43-2.

UNII — 145TFV465S.

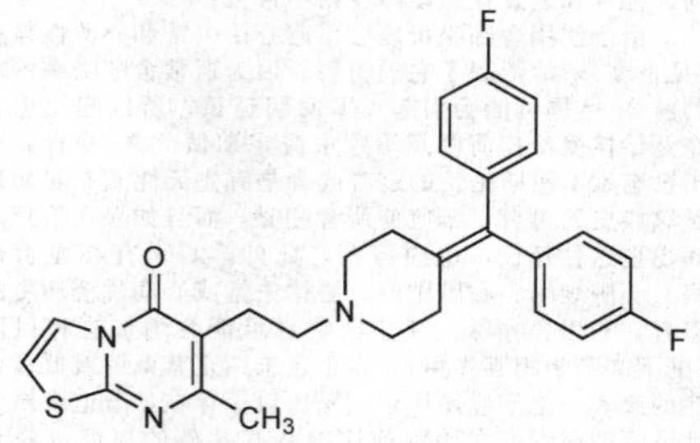

简介

利坦色林是一种 5-羟色胺拮抗药，它被研究用于多种疾病的治疗，其中包括焦虑障碍、抑郁症和精神分裂症。据报道，它几乎没有镇静作用。

作用 利坦色林是 5-羟色胺（5-HT）受体 $5\text{-}HT_2$ 亚型的相对选择性拮抗药，虽然它对 $5\text{-}HT_{1C}$ 受体也有明显的亲和力[1]。不同于酮色林（第1270页）的是，它不阻断 α_1 肾上腺素能受体。利坦色林具有抗焦虑活性，它也能促进慢波睡眠的开始，但停药后可能会使睡眠变差。

1. Marsden CA. The pharmacology of new anxiolytics acting on 5-HT neurones. *Postgrad Med J* 1990; **66** (suppl 2): S2–S6.

药物依赖 虽然前期的一些鼓舞人心的资料[1]指出，利坦色林可能会影响对饮酒的渴望，但后来的研究[2,3]没有证明利坦色林在酒精依赖（第1551页）患者中有此作用。

1. Meert TF. Ritanserin and alcohol abuse and dependence. *Alcohol Alcohol* 1994; **2** (suppl): 523–30.
2. Johnson BA, *et al.* Ritanserin Study Group. Ritanserin in the treatment of alcohol dependence—a multi-center clinical trial. *Psychopharmacology (Berl)* 1996; **128:** 206–15.
3. Wiesbeck GA, *et al.* The effects of ritanserin on mood, sleep, vigilance, clinical impression, and social functioning in alcohol-dependent individuals. *Alcohol Alcohol* 2000; **35:** 384–9.

Romifidine (*BAN, rINN*) 罗米非定

Romifidiini; Romifidin; Romifidina; Romifidinum; STH-2130. 2-Bromo-6-fluoro-*N*-(1-imidazolin-2-yl)aniline.

Ромифидин

$C_9H_9BrFN_3 = 258.1.$

CAS — 65896-16-4.

ATC Vet — QN05CM93.

UNII — 876351L05K.

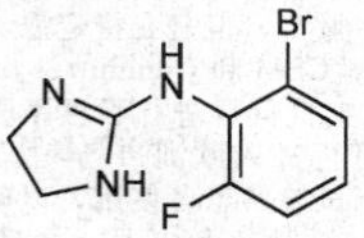

简介

罗米非定是一种 α_2 肾上腺素能受体激动药，具有镇静、松弛肌肉和镇痛性质，应用于兽医学。

Secbutabarbital (*rINN*) 仲丁比妥

Butabarbital; Butabarbitone; Secbutabarbitalum; Secbutobarbital (*BAN*); Secbutobarbitone. 5-sec-Butyl-5-ethylbarbituric acid.

Секбутабарбитал

$C_{10}H_{16}N_2O_3 = 212.2.$

CAS — 125-40-6.

UNII — P0078O25A9.

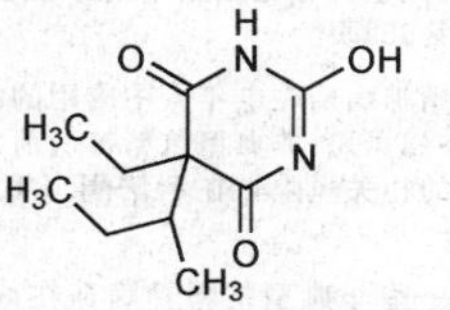

注：应注意不要将名称相似的巴比妥盐相混淆：仲丁比妥（butabarbital）是仲丁比妥（secbutabarbital）的同义词，应当与丁巴比妥（butobarbital，第939页）区分，仲丁比妥（secbutabarbita）应当与司可巴比妥（secobarbital，第997页）区分。

Pharmacopoeias. In *US.*

USP 33（Butabarbital） 白色的、无臭的、结晶性粉末。极微溶于水；溶于乙醇、氯仿、乙醚和碱金属氢氧化物及碳酸盐的水溶液。贮藏于密闭容器中。

Secbutabarbital Sodium (*rINNM*) 仲丁比妥钠

Butabarbital Sodium; Natrii Secbutabarbitalum; Secbutabarbital sódico; Secbutabarbital Sodique; Secbutobarbital Sodium (*BANM*); Secbutobarbitone Sodium; Secumalnatrium; Sodium Butabarbital. Sodium 5-sec-butyl-5-ethylbarbiturate.

Натрий Секбутабарбитал

$C_{10}H_{15}N_2NaO_3 = 234.2.$

CAS — 143-81-7.

UNII — 9WTD50I918.

Pharmacopoeias. In *US.*

USP 33（Butabarbital Sodium） 白色粉末。溶于水（1∶2），溶于乙醇（1∶7），溶于氯仿（1∶7000）；几乎不溶于无水乙醚。10%水溶液的 pH 值为 10.0～11.2。贮藏于密闭容器中。

简介

仲丁比妥是一种巴比妥酸盐，性质大体上与异戊巴比妥（第933页）相似。它被用作镇静催眠药，但现在认为巴比妥酸盐用于此用途已不再适合。作为失眠（第930页）的短期治疗，常常以钠盐的形式在晚上口服 50～100mg，作为镇静药，给予的剂量是 15～30mg，每日3～4 次。仲丁比妥也可以碱基的形式给药。

制剂

USP 33: Butabarbital Sodium Elixir; Butabarbital Sodium Tablets.

专利制剂

USA: Butisol.

多组分制剂 ***USA:*** Butibel; Phenazopyridine Plus; Pyrelle HB; Urelief Plus; ***Venez.:*** Butropina; Eumidral.

Secobarbital (*rINN*) 司可巴比妥

Meballymal; Quinalbarbitone; Sécobarbital; Secobarbitalum; Secobarbitone; Sekobarbitaali. 5-Allyl-5-(1-methylbutyl)barbituric acid.

Секобарбитал

$C_{12}H_{18}N_2O_3 = 238.3.$

CAS — 76-73-3.

ATC — N05CA06.

ATC Vet — QN05CA06; QN51AA02.

UNII — 1P7H87IN75.

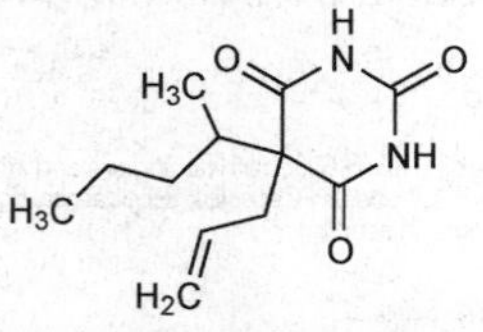

注：应注意不要将名称相似的巴比妥盐相混淆：司可巴比妥（secobarbital）应当与仲丁比妥（secbutabarbital，第997页）区分。

俗名 以下术语已被用作各种形式司可巴比妥的"俗名"（第vii页）或俚语：

F-40s; Marshmallow reds; M&Ms; Mexican reds; Pink ladies; Pink lady; Pinks; RDs; Red birds; Red bullets; Red devil; Red devils; Red dolls; Red lillies; Reds; Seccies; Seccy; Seco; Seggy.

Pharmacopoeias. In *US.*

USP 33（Secobarbital） 白色的、无定形的或结晶性的无臭粉末。极微溶于水；易溶于乙醇、乙醚和固定碱金属氢氧化物和碳酸盐的溶液；溶于氯仿；溶于 0.5mol/L 的氢氧化钠（1∶8.5）。饱和水溶液的 pH 值大约是 5.6。贮藏于密闭容器中。

Secobarbital Sodium (*BAN, rINNM*) 司可巴比妥钠

Meballymalnatrium; Natrii Secobarbitalum; Quinalbarbitone Sodium; Secobarbital sódico; Sécobarbital Sodique; Secobarbitalum Natricum; Secobarbitone Sodium. Sodium 5-allyl-5-(1-methylbutyl)barbiturate.

Натрий Секобарбитал

$C_{12}H_{17}N_2NaO_3 = 260.3.$

CAS — 309-43-3.

ATC — N05CA06.

ATC Vet — QN05CA06.

UNII — XBP604F6UM.

Pharmacopoeias. In *Chin.* and *US.*

USP 33（Secobarbital Sodium） 白色的、无臭的、易潮粉末。极易溶于水；溶于乙醇；几乎不溶于乙醚。10%水溶液的 pH 值为 9.7～10.5。溶液在静置时分解，加热可加速分解。贮藏于密闭容器中。

配伍禁忌 司可巴比妥可能会从含有司可巴比妥钠的制剂中析出，这取决于它的浓度和 pH 值。因此，有报道，司可巴比妥和许多其他的药物不能配伍，特别是酸和酸性盐。

依赖性和戒断症状

参见异戊巴比妥，第934页。

不良反应、处置和注意事项

参见异戊巴比妥，第934页。

哺乳 接受司可巴比妥治疗的母亲，其母乳喂养的婴儿没有出现不良反应，而 American Academy Pediatrics 也认为[1]，用药和哺乳之间没有冲突。然而，有人认为，对于正在哺乳的女性不应使用巴比妥类药物，见**异戊巴比妥**项下，第934页。

1. American Academy of Pediatrics. The transfer of drugs and other chemicals into human milk. *Pediatrics* 2001; **108:** 776–89. [Retired May 2010] Correction. *ibid.*; 1029. Also available at: http://aappolicy.aappublications.org/cgi/content/full/pediatrics%3b108/3/776 (accessed 28/04/04)

工业暴露 6 名医药工业中的工人暴露于司可巴比妥钠，导致了药物的大量吸收，并且血药浓度达到了一次治疗剂量后的预期水平[1]。尽管使用了防护面罩以减少吸入，但依然有吸收的证据，且大量的吸收好像是通过皮肤完成的。

1. Baxter PJ, *et al.* Exposure to quinalbarbitone sodium in pharmaceutical workers. *BMJ* 1986; **292:** 660–1.

药物相互作用

参见异戊巴比妥，第934页。

药动学

司可巴比妥口服后能被胃肠道很好地吸收，据报道，它的血浆蛋白结合率是 46%～70%，平均消除半衰期是 28h，范围是 15～40h。它主要通过羟化作用而在肝中代谢，以代谢产物的形式经尿液排泄，而小部分是以药物原形的形式排泄。

用途和用法

司可巴比妥是一种巴比妥盐，性质大体上与异戊巴比妥（第934页）相似。它曾被用作镇静催眠药，但由于其不良反应和有产生依赖的危险性，已不再推荐使用，尽管认为一直使用司可巴比妥的顽固性失眠（第930页）患者继续使用可能有时候是必须的。常用的剂量是晚上口服 10mg 的钠盐。尽管巴比妥盐作为术前镇静已被其他药物所取代，在麻醉操作（第1700页）中，可采用口服或肌内注射或静脉注射的方式给予钠盐作为术前用药。

制剂

USP 33: Secobarbital Elixir; Secobarbital Sodium and Amobarbital Sodium Capsules; Secobarbital Sodium Capsules; Secobarbital Sodium for Injection; Secobarbital Sodium Injection.

专利制剂

UK: Seconal; ***USA:*** Seconal.

多组分制剂 ***Port.:*** Vesparax†; ***UK:*** Tuinal; ***USA:*** Tuinal.

Sertindole（*BAN*, *USAN*, *rINN*）舍吲哚

Lu-23-174; Sertindol; Sertindoli; Sertindolum. 1-(2-{4-[5-Chloro-1-(*p*-fluorophenyl)indol-3-yl]piperidino}ethyl)-2-imidazolidinone.

Сертиндол

$C_{24}H_{26}ClFN_4O$ = 440.9.

CAS — 106516-24-9.

ATC — N05AE03.

ATC Vet — QN05AE03.

UNII — GVV4Z879SP.

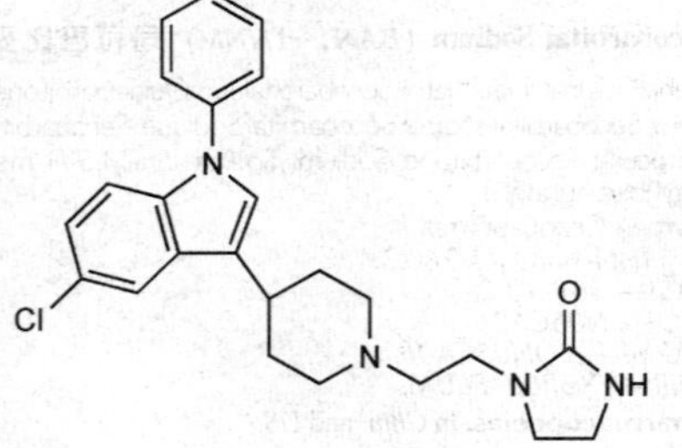

不良反应、处置和注意事项

虽然舍吲哚可能和传统抗精神病药（见**氯丙嗪**，第941页）引起相同的不良反应，但这些反应的发生率和严重程度可能是不一样的。舍吲哚引起的锥体外系不良反应的发生率可能较低，而且似乎不引起镇静。催乳素的升高可能也不常见。舍吲哚引起的最常见的不良反应是外周水肿、鼻炎、呼吸困难、性功能障碍、头昏、口干、体位性低血压、体重增加和感觉异常。而高血糖、惊厥和迟发性运动障碍则不常见。

由于使用舍吲哚可能会引起心律失常和心源性猝死（见下文），故限制了它的销售。因为通常舍吲哚在治疗的前 3～6 周可能会引起 QT 间期延长，所以建议患者在开始接受治疗前以及治疗中应定期做 ECG 检查。对于已有 QT 间期延长的患者或者是有先天性 QT 间期延长家族史的患者，不应使用舍吲哚，而且如果在治疗期间出现这种延长，也应停药。此外，对于有心血管疾病、心脏衰竭、心脏肥厚、心律失常或心动过缓病史的患者，忌用舍吲哚。某些药物也可能会增加这种风险（见下文**药物相互作用**）。对于还未纠正其低钾或低镁血症的患者，也不应使用舍吲哚。对于存在显著电解质紊乱风险的患者，在治疗前应检查其基础的血清钾镁含量。在舍吲哚治疗期间，对于有电解质紊乱、恶心和呕吐或者正在用利尿药的患者，应监测血钾水平。在增加剂量期和早期维持治疗期，也建议监测血压水平。

对于有严重肝损伤的患者，忌用舍吲哚。对于老年人和有帕金森病的患者、有轻度至中度肝损伤的患者或有癫痫发作病史的患者，使用舍吲哚时都应谨慎。

舍吲哚可能对技巧性工作的操作能力有影响，如驾驶。

因为突然停药时可能会出现戒断症状，如出汗、恶心和呕吐以及精神病的反跳，所以建议在撤除舍吲哚时采取逐渐停药的方法。

对体重的影响 某些非典型抗精神病药可能会引起体重的增加，在**氯氮平**的**不良反应**中对此进行了讨论，第952页。

对糖代谢的影响 一些非典型抗精神病药可能会引起葡萄糖耐受不良和糖尿病的发病风险增加，在**氯氮平**的**不良反应**中对此问题进行了讨论并给出了监测的建议，第952页。

对心血管的影响 制药商指出，舍吲哚引起的 QT 间期延长较常见，并且如果使用剂量在范围的高限，则此作用更强。此外，与一些其他的抗精神病药相比，它引起 QT 间期延长的程度更高。QT 间期的延长是发生严重心律失常（如扭转型室性心动过速）的一个已知的危险因素，但舍吲哚引起的这种心律失常并不常见。

呈递给 FDA 的一份报告指出，截至 1996 年 6 月 1 日，在 2194 名使用舍吲哚患者的临床研究中，有 27 人死亡，其中 16 人的死亡是由于心脏不良事件[1]。到 1998 年 11 月底，英国 CSM 统计到 36 起致死性的可疑药物不良反应，其中有 9 起发生在英国[2]。在英国，也有报道 13 起严重但不致命的心律失常。虽然并不是所有的死亡事件都与突发的心脏事件有关，但是在当时，考虑到发生严重心律失常和心源性猝死的数量，CSM 认为，舍吲哚的风险收益比值已不再得到专家们的赞同。因此，此药被撤出英国市场，随后也从许多其他国家的市场中撤出，但是在指定患者中仍可使用。然而，在 2001 年，CSM 和 Committee on Proprietary Medicinal Products 对此问题进行了再评估，建议舍吲哚在一定的限制下可再进入欧洲市场[3]。在开始，舍吲哚仅限于进入临床试验的患者使用，以确保他们能被谨慎地选择和监控。在 2002 年 9 月，舍吲哚重新进入英国市场。抗精神病药相关的猝死风险在**氯丙嗪**的**不良反应**项下讨论（第941页）

1. Barnett AA. Safety concerns over antipsychotic drug, sertindole. *Lancet* 1996; **348:** 256.
2. CSM/MCA. Suspension of availability of sertindole (Serdolect). *Current Problems* 1999; **25:** 1.
3. CSM/MCA. Restricted re-introduction of the atypical antipsychotic sertindole (Serdolect) (issued 10th September, 2002). Available at: http://www.mhra.gov.uk/Safetyinformation/Safetywarningsalertsandrecalls/Safetywarningsandmessagesformedicines/CON019523 (accessed 21/08/08)

对脂代谢的影响 一些非典型抗精神病药可增加高脂血症的发病风险，在**氯丙嗪**的**不良反应**中对此进行了讨论，第942页。也可参见**氯氮平**的**不良反应**项下**对糖代谢的影响**，第952页。

老年人 抗精神病药在老年人中应用的相关风险，参见**氯丙嗪**（第944页）。非典型抗精神病药用于患有痴呆的老年患者时的相关风险，在**利培酮**（第995页）有详细讨论。

妊娠 关于一些非典型抗精神病药在妊娠期的使用评价，见**氯氮平**的**注意事项**项下，第954页。

药物相互作用

其他能引起 QT 间期延长的药物可能会增加舍吲哚引起心律失常的风险，故应避免它们的合用。合用舍吲哚和那些可引起电解质紊乱的药物时应谨慎，如果合用了排钾型利尿剂，则建议监测血钾浓度。

舍吲哚可能会拮抗多巴胺效应。

舍吲哚通过细胞色素 P450 同工酶 CYP3A 组和 CYP2D6 而被广泛代谢。忌将舍吲哚和 CYP3A 的强抑制剂（如茚地那韦、伊曲康唑和酮康唑）合用。当患者合用了大环内酯抗菌药或钙通道阻滞药（也抑制 CYP3A）时，可观察到舍吲哚的血浆浓度有小幅度地升高，然而，虽然浓度的升高是小幅度的，但仍不推荐将舍吲哚和这些 CYP3A 抑制剂合用。氟西汀和帕罗西汀（CYP2D6 的强抑制剂）可使舍吲哚的血浆浓度以 2～3 倍的系数增加，这时可能要求较低的舍吲哚维持剂量。相反的，酶诱导剂（如利福平、卡马西平、苯妥英和苯巴比妥）可能使舍吲哚的血浆浓度以 2～3 倍的系数降低，在这些情况下，可能就需要使用较高的舍吲哚剂量。

药动学

舍吲哚口服后被缓慢吸收，其浓度在约 10h 达到峰值。它的血浆蛋白结合率大约是 99.5%，且可轻易地通过胎盘。在肝中，舍吲哚通过细胞色素 P450 同工酶 CYP3A 和 CYP2D6 而被广泛代谢。由于同工酶 CYP2D6 有多态现象，故在舍吲哚的药动学方面存在中度的个体间差异。缺乏这种同工酶的弱代谢者，其舍吲哚的血浆浓度可能比其他的患者高 2～3 倍。它的两种主要代谢产物（脱氢舍吲哚和去甲基舍曲林）没有活性。舍吲哚和它的代谢产物排泄缓慢，主要是通过粪便，小部分是通过尿液。平均的终末半衰期大约是 3 天。

用途和用法

舍吲哚是一种非典型抗精神病药，对中枢的多巴胺（D_2）、5-羟色胺（5-HT_2）和肾上腺素（α_1）受体有拮抗作用。它用于治疗那些不能耐受至少一种其他的抗精神病药的精神分裂症（第928页）患者。此外，舍吲哚应仅用于进入临床试验的患者，以确保他们得到足够的监控，特别是常规的 ECG 检查（见上文**不良反应**）。

舍吲哚的口服起始剂量是 4mg，每日 1 次，然后以每 4～5 天 4mg 的幅度缓慢增加到常用的维持剂量 12～20mg，每日 1 次。最大剂量是每日 24mg。对于老年患者和轻度至中度肝损伤的患者，采取缓慢加量和较低维持剂量的方案是明智的。

如果治疗中断了 1 周或以上，应从头开始增加舍吲哚的剂量。再次使用舍吲哚前也应做 ECG 检查。

1. Lewis R. *et al.* Sertindole for schizophrenia. Available in The Cochrane Database of Systematic Reviews; Issue 3. Chichester: John Wiley; 2005 (accessed 16/05/06).

制剂

专利制剂

Arg.: Serdolect; ***Austria:*** Serdolect; ***Belg.:*** Serdolect; ***Cz.:*** Serdolect; ***Denm.:*** Serdolect; ***Fin.:*** Serdolect; ***Fr.:*** Serdolect†; ***Ger.:*** Serdolect; ***Gr.:*** Serdolect; ***Hung.:*** Serdolect; ***Irl.:*** Serdolect; ***Israel:*** Serdolect; ***Mex.:*** Serlect; ***Neth.:*** Serdolect; ***Norw.:*** Serdolect; ***Philipp.:*** Serdolect; ***Pol.:*** Serdolect; ***Port.:*** Serdolect; ***Rus.:*** Serdolect (Сердолект); ***Spain:*** Serdolect; ***Swed.:*** Serdolect; ***Switz.:*** Serdolect; ***Turk.:*** Serdolect; ***UK:*** Serdolect†.

Spiperone（*BAN*, *USAN*, *rINN*）螺哌隆

Espiperona; R-5147; Spipérone; Spiperonum; Spiroperidol. 8-[3-(4-Fluorobenzoyl)propyl]-1-phenyl-1,3,8-triazaspiro[4.5]decan-4-one.

Спиперон

$C_{23}H_{26}FN_3O_2$ = 395.5.

CAS — 749-02-0.

UNII — 4X6E73CJ0Q.

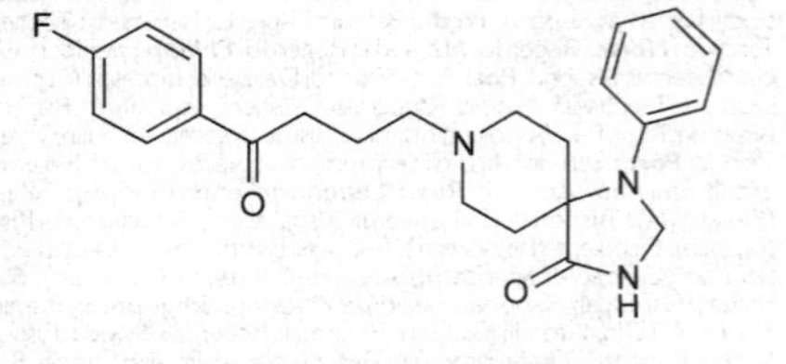

简介

螺哌隆是一种丁酰苯类药物，其特性与氟哌啶醇（第970页）相似。该药口服用于治疗精神分裂症。

制剂

专利制剂

Jpn: Spiropitan.

Sulpiride (*BAN*, *USAN*, *rINN*) 舒必利

Sulpirid; Sulpirida; Sulpiridas; Sulpiridi; Sulpiridum; Sülpirid; Szulpirid. *N*-(1-Ethylpyrrolidin-2-ylmethyl)-2-methoxy-5-sulphamoylbenzamide.

Сульпирид

$C_{15}H_{23}N_3O_4S$ = 341.4.

CAS — 15676-16-1 (sulpiride).

ATC — N05AL01.

ATC Vet — QN05AL01.

UNII — 7MNE9M8287.

Pharmacopoeias. In *Chin., Eur.* (see p.vii), and *Jpn.*

Ph. Eur. 6. 8 (Sulpiride) 白色的或类白色的结晶性粉末。几乎不溶于水；微溶于乙醇和二氯甲烷；略溶于甲醇。溶解于无机酸的稀释溶液和碱金属氢氧化物。

Levosulpiride (*rINN*) 左舒必利

Levosulpirida; Lévosulpiride; Levosulpiridum; Levosulpride; L-Sulpiride.

Левосульпирид

$C_{15}H_{23}N_3O_4S$ = 341.4.

CAS — 23672-07-3.

ATC — N05AL07.

ATC Vet — QN05AL07.

UNII — JTG7R315LK.

不良反应、处置和注意事项

参见氯丙嗪，第941页。

可能会引起睡眠障碍、刺激过度和激越。锥体外系反应的出现和使用氯丙嗪时一样常见，但程度通常较轻。舒必利可能较少引起迟发性运动障碍，但是缺乏有力的证据证明它和氯丙嗪之间存在任何显著的差异。与氯丙嗪相比，舒必利较少引起镇静，并且抗毒蕈碱的效应极微。一般来说，心血管效应（如低血压）较罕见，但过量给药时也可能出现。

对于躁狂或轻度躁狂的患者，使用舒必利应谨慎，因为它有可能会使这些患者的症状加重。

哺乳 舒必利可分布到母乳中，故 *BNF 59* 建议，对于想要哺乳的母亲应避免使用它。

45名女性每日2次，每次使用50mg的D-舒必利、DL-舒必利或L-舒必利，在给药后的第五天，她们母乳中舒必利的平均浓度分别是840ng/ml、850ng/ml和810ng/ml[1]。

1. Polatti F. Sulpiride isomers and milk secretion in puerperium. *Clin Exp Obstet Gynecol* 1982; **9:** 144–7.

对心血管系统的影响 26名高血压患者口服100mg的舒必利后，有6名患者出现了高血压的发作，有4名患者的3-甲氧基4-羟基扁桃酸和儿茶酚胺类的尿排泄增加[1]。3名被发现患有嗜铬细胞瘤的患者在使用舒必利后出现了血压和儿茶酚胺的一过性升高，而另一名很可能患有嗜铬细胞瘤。舒必利引起高血压的机制还不清楚，但可能与去甲肾上腺素能的作用有关。在嗜铬细胞瘤治疗期应避免使用舒必利，而对于高血压病患者，给药也应非常小心。

1. Corvol P, *et al.* Poussées hypertensives déclenchées par le sulpiride. *Sem Hop Paris* 1974; **50:** 1265–9.

卟啉病 由于在动物中，舒必利显示有生卟啉作用，故认为卟啉病患者使用它是不安全的。

肾损伤 对于肾损伤的患者应留心的注意事项，见下文用途和用法项下。

药物相互作用

参见氯丙嗪，第945页。

胃肠药 同时给予6名健康受试者舒必利和治疗剂量的硫糖铝或抗酸剂（含有氢氧化铝和氢氧化镁）后，观察到舒必利的平均口服生物利用度分别减少了40%和32%[1]。给予抗酸剂或硫糖铝（分别是两名受试者）2h后再给予舒必利，观察到生物利用度大约减少了25%。这种相互作用具有临床意义，故建议舒必利的使用应在给予硫糖铝或抗酸剂之前，而不是同时或者之后。

1. Gouda MW, *et al.* Effect of sucralfate and antacids on the bioavailability of sulpiride in humans. *Int J Pharmaceutics* 1984; **22:** 257–63.

药动学

舒必利从胃肠道吸收缓慢，血浆浓度在摄入3～6h后达到峰值。生物利用度低且存在个体间差异。它能快速分布到组织但不易通过血脑屏障。舒必利的血浆蛋白结合率大约是40%，且血浆半衰期是8～9h。它主要以原形经尿液和粪便排泄。舒必利能分布到母乳中。

1. Wiesel F-A, *et al.* The pharmacokinetics of intravenous and oral sulpiride in healthy human subjects. *Eur J Clin Pharmacol* 1980; **17:** 385–91.
2. Bressolle F, *et al.* Sulpiride pharmacokinetics in humans after intramuscular administration at three dose levels. *J Pharm Sci* 1984; **73:** 1128–36.
3. Bressolle F, *et al.* Absolute bioavailability, rate of absorption, and dose proportionality of sulpiride in humans. *J Pharm Sci* 1992; **81:** 26–32.
4. Mauri MC, *et al.* L-sulpiride in young and elderly negative schizophrenics: clinical and pharmacokinetic variables. *Prog Neuropsychopharmacol Biol Psychiatry* 1994; **18:** 355–6.
5. Muller MJ, *et al.* Serum levels of sulpiride enantiomers after oral treatment with racemic sulpiride in psychiatric patients: a pilot study. *Pharmacopsychiatry* 2001; **34:** 27–32.

用途和用法

舒必利是一种取代的苯甲酰胺类抗精神病药，据报道，它是中枢的多巴胺（D_2、D_3和D_4）受体的选择性拮抗剂，它也具有振奋情绪的作用。

舒必利主要用于精神病的治疗，如精神分裂症（见下文）。也用于治疗 Tourette 综合征、焦虑障碍、抑郁症、眩晕和良性消化性溃疡（见下文的**胃肠道疾病**）。左舒必利是舒必利L型异构体，使用和舒必利相似。

对于成人及年龄大于14岁的儿童舒必利治疗**精神分裂症**的口服起始剂量是200～400mg，每日2次，如有必要，对于以阳性症状为主的患者可增加到1.2g，每日2次的最大剂量，或者对于以阴性症状为主的患者可将剂量增加到每日800mg。对于同时具有阴性和阳性症状且任何一方没有明显优势的患者，常用的剂量是400～600mg，每日2次。对于老年患者，建议使用较低的起始剂量，随后根据需要而做调整。

在一些国家，也采用肌内注射的方法给予舒必利，常用剂量范围是每日200～800mg。

对于有肾损伤的患者，建议调整给药剂量（见下文）。

儿童用法 治疗儿童 Tourette 综合征的剂量见下文。青少年精神分裂症的治疗剂量详见上文。

在肾损伤中的用法 对于6名肾功能正常（CC大于90ml/min）的健康受试者和3组（每组6名）CC范围分别在30～60ml/min、10～30ml/min和小于10ml/min的患者，给予100mg的单次静脉剂量舒必利[1]。结果发现，随着肾功能的降低，舒必利的清除率递减，同时而半衰期增加。在4个组中，平均的血浆消除半衰期分别是5.90h、11.02h、19.27h和25.96h。

英国某制剂（*Generics*, *UK*）的注册药品信息建议应根据肌酐清除率（CC）来减少口服剂量，具体如下：

- CC 30～60ml/min：标准剂量的2/3，或给药的间隔时间延长1.5倍。
- CC 10～30ml/min：标准剂量的1/2，或给药的间隔时间延长2倍。
- CC 小于10ml/min：标准剂量的1/3，或给药的间隔时间延长3倍。

1. Bressolle F, *et al.* Pharmacokinetics of sulpiride after intravenous administration in patients with impaired renal function. *Clin Pharmacokinet* 1989; **17:** 367–73.

舞蹈症 抗精神病药除了用于控制 Huntington 舞蹈病的行为紊乱外，对舞蹈病样运动（第926页）也有一定的拮抗作用。虽然在一项双盲对照研究[1]中，与对照组相比，舒必利能使所有的11名 Huntington 舞蹈病患者的异常运动减少，但是通常这并没有伴随功能的改善，并且当使用舒必利时，病情较轻的患者有加重的倾向。

1. Quinn N, Marsden CD. A double blind trial of sulpiride in Huntington's disease and tardive dyskinesia. *J Neurol Neurosurg Psychiatry* 1984; **47:** 844–7.

胃肠道疾病 虽然在一些国家，舒必利用作消化性溃疡（第1624页）的辅助治疗，但是它并不是治疗这一疾病更常用的药物。舒必利或左舒必利治疗许多种其他的胃肠道疾病［如肠易激综合征（第1621页）、胃肠动力不足（第1617页）、恶心和呕吐（第1622页）］也有效，但是它们也仍然不是治疗这些疾病的常用药物。

泌乳 药物治疗偶尔应用于刺激哺乳期母亲的泌乳，但是主要的方法仍然是对乳头的机械性刺激。多巴胺拮抗药（如舒必利）能使母乳的分泌量适度增加[1～3]，但是甲氧氯普胺的使用更为广泛（第1902页）。然而，对这些药物的不良反应仍有担心。舒必利能分布到母乳中并且可能引起婴儿的不良反应，故建议它不应该用于增加泌乳量[4,5]。

1. Aono T, *et al.* Effect of sulpiride on poor puerperal lactation. *Am J Obstet Gynecol* 1982; **143:** 927–32.
2. Ylikorkala O, *et al.* Sulpiride improves inadequate lactation. *BMJ* 1982; **285:** 249–51.
3. Ylikorkala O, *et al.* Treatment of inadequate lactation with oral sulpiride and buccal oxytocin. *Obstet Gynecol* 1984; **63:** 57–60.
4. Pons G, *et al.* Excretion of psychoactive drugs into breast milk: pharmacokinetic principles and recommendations. *Clin Pharmacokinet* 1994; **27:** 270–89.
5. Lasich AJ. Sulpiride and breastfeeding. *S Afr Med J* 2005; **95:** 624–6.

精神分裂症 使用舒必利治疗精神分裂症（第928页）或严重精神病的系统性综述[1]指出，虽然舒必利在治疗精神分裂症时和典型的抗精神病药一样有效并且引起更少的不良反应，但是还缺乏证据证明它治疗阴性症状的价值。同时，它和非典型抗精神病药的对照研究也还缺乏。

1. Soares B, *et al.* Sulpiride for schizophrenia. Available in The Cochrane Database of Systematic Reviews; Issue 1. Chichester: John Wiley; 1999 (accessed 21/08/08).

Tourette 综合征 当需要使用药物治疗 Tourette 综合征（见**抽搐**，第927页）的抽搐和行为紊乱时，最常使用多巴胺拮抗药（如抗精神病药氟哌啶醇或匹莫齐特），但是也有使用舒必利的尝试[1]。虽然在英国不允许使用它治疗 Tourette 综合征，但 *BNFC 2010/11* 建议，对于年龄在2～12岁的儿童可给予口服剂量的舒必利50～400mg，每日2次。对于12～18岁的青少年可给予口服舒必利100～400mg，每日2次。

1. Robertson MM, *et al.* Management of Gilles de la Tourette syndrome using sulpiride. *Clin Neuropharmacol* 1990; **13:** 229–35.

制剂

BP 2010: Sulpiride Tablets.

专利制剂

Arg.: Dislep; Vipral; ***Austria:*** Dogmatil; Meresa; ***Belg.:*** Docsulpiri; Dogmatil; Levopraid; ***Braz.:*** Dogmatil; Equilid; ***Chile:*** Aplacid; Dislep; Endacine; Istefral; Sanblex; Sedusen; Sulpilan; Sulpivol; ***Cz.:*** Dogmatil; Eglonyl†; Prosulpin; Sulpirol; ***Denm.:*** Dogmatil; ***Fin.:*** Suprium; ***Fr.:*** Aiglonyl†; Dogmatil; Synedil; ***Ger.:*** Arminol; Dogmatil; Meresa; neogama; Sulp†; Sulpivert; Vertigo-Meresa; vertigo-neogama; ***Gr.:*** Calmoflorine; Darleton; Desmenat; Dogmatyl; Eclorion; Esalfon; Fardalan; Fidelan; Mariastel; Noneston; Nufarol; Nylipark; Omaha; Omiryl; Ozoderpin; Restful; Silavidon; Stamonevrol; Valirem; Zymocomb; ***Hong Kong:*** Dogmatil; Spanomid; ***Hung.:*** Depral; ***Indon.:*** Dogmatil; ***Irl.:*** Dolmatil; ***Israel:*** Modal; ***Ital.:*** Championyl; Dobren; Equilid; Levobren; Levopraid; ***Jpn:*** Dogmatyl; ***Malaysia:*** Dogmatil; Sulpin; ***Mex.:*** Dislep; Ekilid; Pontiride; Rimastine; ***Neth.:*** Dogmatil; ***Philipp.:*** Dogmatil; ***Port.:*** Dogmatil; Gustamax†; Lisopride†; ***Rus.:*** Betamaks (Бетамакс); Eglek (Эглек); Eglonil (Эвитол); Prosulpin (Просульпин); ***S.Afr.:*** Eglonyl; Espiride; ***Singapore:*** Dogmatil; ***Spain:*** Digton; Dogmatil; Guastil; Lebopride; Levogastrol; Pausedal; Psicocen; Tepavil; ***Switz.:*** Dogmatil; ***Turk.:*** Dogmatil; Meresa; Sulpir; Zeprid; ***UK:*** Dolmatil; Sulpitil†; Sulpor; ***Ukr.:*** Eglonil (Эглонил); ***Venez.:*** Dislep; Guven†.

多组分制剂 ***Arg.:*** Alplax Digest; Tranquinal Soma; Tranxilium Digest; Vegestabil; ***Braz.:*** Bromopirin; Sulpan; ***Mex.:*** Neupax Duo-S; Numencial; ***Spain:*** Ansium; Sirodina†; Tepazepan; ***Venez.:*** Tepazepam†.

Sultopride Hydrochloride (*rINNM*) 盐酸舒托必利

Hidrocloruro de sultoprida; LIN-1418; Sultopride, Chlorhydrate de; Sultopridi Hydrochloridum. *N*-(1-Ethylpyrrolidin-2-ylmethyl)-5-ethylsulphonyl-2-methoxybenzamide hydrochloride.

Сультоприда Гидрохлорид

$C_{17}H_{26}N_2O_4S,HCl$ = 390.9.

CAS — 53583-79-2 (sultopride); 23694-17-9 (sultopride hydrochloride).

ATC — N05AL02.

ATC Vet — QN05AL02.

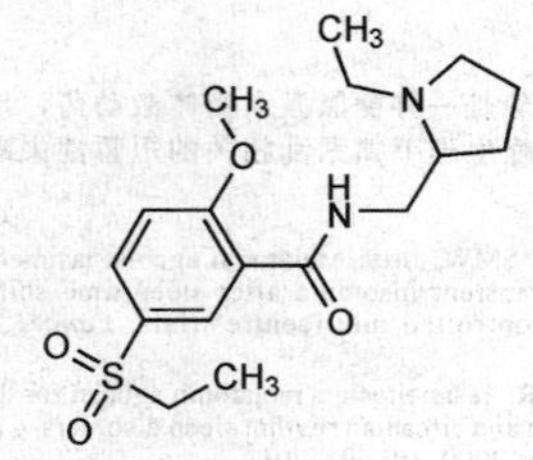

(sultopride)

简介

舒托必利是一种取代的苯甲酰胺类药物，性质大体上与舒必利（第999页）相似。它用于治疗精神分裂症（第928页）。也用于紧急处理精神病患者的激越或有攻击行为的患者。

有报道舒托必利引起了室性心律失常，包括尖端扭转型室性心动过速。对于心动过缓的患者，建议不应使用舒托必利。

卟啉病 由于舒托必利在体外系统显示生卟啉作用，故认为卟啉病患者使用舒托必利是不安全的。

制剂

专利制剂

Belg.: Barnetil†; **Fr.:** Barnetil†; **Gr.:** Barnetil; **Ital.:** Barnotil†; **Port.:** Barnetil†; **Rus.:** Topral (Топрал).

Tandospirone Citrate (*BANM*, *USAN*, *rINNM*) 枸橼酸坦度螺酮

Citrato de tandospirona; Metanopirone Citrate; SM-3997 (tandospirone or tandospirone citrate); Tandospirone, Citrate de; Tandospironi Citras. (1R*,2S*,3R*,4S*)-*N*-{4-[4-(2-Pyrimidinyl)-1-piperazinyl]butyl}-2,3-norbornanedicarboximide citrate.

Тандоспирона Цитрат

$C_{21}H_{29}N_5O_2,C_6H_8O_7$ = 575.6.

CAS — 87760-53-0 (tandospirone); 112457-95-1 (tandospirone citrate).

UNII — 0R8E9BWM4J.

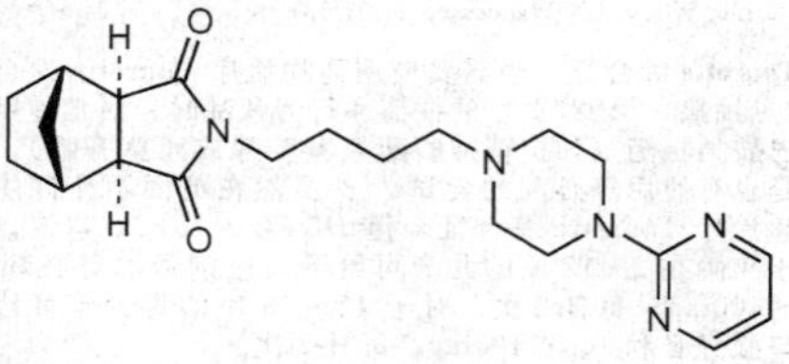

(tandospirone)

简介

坦度螺酮是一种 $5-HT_{1A}$ 亚型的 5-羟色胺（5-HT）受体部分激动药，也是一种抗焦虑药，结构上与丁螺环酮（第937页）相关。它也具有抗抑郁作用。枸橼酸坦度螺酮的常用口服剂量是每日 30mg，分 3 次给药，最大剂量是每日 60mg。

1. Sumiyoshi T, *et al.* The effect of tandospirone, a serotonin(1A) agonist, on memory function in schizophrenia. *Biol Psychiatry* 2001; **49:** 861–8.
2. Yamada K, *et al.* Clinical efficacy of tandospirone augmentation in patients with major depressive disorder: a randomized controlled trial. *Psychiatry Clin Neurosci* 2003; **57:** 183–7.
3. Takei A, *et al.* Treatment of cerebellar ataxia with 5-HT1A agonist. *Cerebellum* 2005; **4:** 211–15.

制剂

专利制剂

Jpn: Sediel.

Tasimelteon (*USAN*, *rINN*) 他司美琼

BMS-214778; Tasimeltéon; Tasimelteón; Tasimelteonum; VEC-162. N-{[(1R,2R)-2-(2,3-Dihydro-1-benzofuran-4-yl)cyclopropyl]methyl}propanamide.

Тасимелтеон

$C_{15}H_{19}NO_2$ = 245.3.

CAS — 609799-22-6.

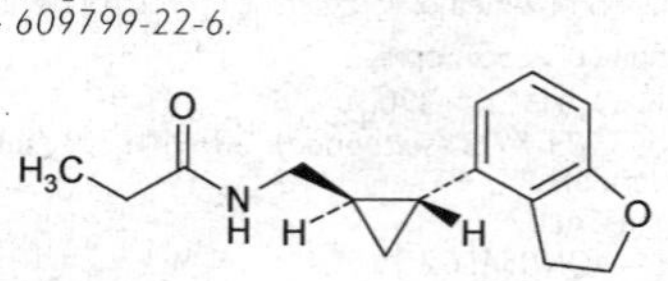

简介

他司美琼是一种褪黑激素受体激动药，该药正在被研究用于治疗生理节律紊乱相关的短暂性失眠，如倒班或时差。

1. Rajaratnam SMW, *et al.* Melatonin agonist tasimelteon (VEC-162) for transient insomnia after sleep-time shift: two randomised controlled multicentre trials. *Lancet* 2009; **373:** 482–91.
2. Hardeland R. Tasimelteon, a melatonin agonist for the treatment of insomnia and circadian rhythm sleep disorders. *Curr Opin Investig Drugs* 2009; **10:** 691–701.

Temazepam (*BAN*, *USAN*, *rINN*) 替马西泮

ER-115; 3-Hydroxydiazepam; K-3917; Ro-5-5345; Tematsepaami; Témazépam; Temazepám; Temazepamas; Temazepamum; Wy-3917. 7-Chloro-1,3-dihydro-3-hydroxy-1-methyl-5-phenyl-1,4-benzodiazepin-2-one.

Темазепам

$C_{16}H_{13}ClN_2O_2$ = 300.7.

CAS — 846-50-4.

ATC — N05CD07.

ATC Vet — QN05CD07.

UNII — CHB1QD2QSS.

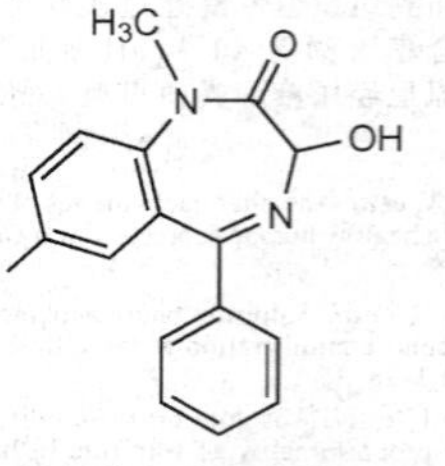

俗名 以下术语已被用作各种形式替马西泮的"俗名"（第vii页）或俚语：

Beans; Egg; Eggs; Jellies; Jelly babies; Knockout Pills; Mazzies; Oranges; Rugby Balls; Temazies; Temmies; Terms; Wobbly jellies; Yellow eggs.

Pharmacopoeias. In *Eur.* (see p.vii) and *US.*

Ph. Eur. 6.8（Temazepam） 白色的或类白色的结晶性粉末。几乎不溶于水；略溶于乙醇；易溶于二氯甲烷。避光。

USP 33（Temazepam） 白色的或类白色的结晶性粉末。极微溶于水；略溶于乙醇。避光。

依赖性和戒断症状

参见地西泮，第957页。

从撤药方案的角度出发，10mg 的替马西泮可能大约相当于 5mg 的地西泮。

不良反应、处置和注意事项

参见地西泮，第958页。

滥用 替马西泮胶囊的内容物为液状，它在违禁药品市场被广泛滥用，而液状凝胶的形态使得它可用作静脉注射[1]。因此，在许多国家，片剂或者内容物为半固态凝胶状的胶囊取代了它的这种剂型，因为半固态凝胶状的胶囊即使在加热或将凝胶溶于各种溶剂后都难以注射[2]。尽管如此，也有经静脉或动脉滥用这些胶囊的证据[3~5]，也有报道造成了局部缺血，有一些病例甚至被迫截肢[6~8]。片剂也可能被滥用，有一篇报道是患者将替马西泮片剂压碎制成溶液，静脉注射后引起了死亡[9]。替马西泮酏剂的制药商认为，相对于胶囊中的液体酏剂的黏性和低浓度使得它经静脉滥用的可能性低[10]。但是，也有报道[3]关于一些药物滥用者注射大量稀释的酏剂。

关于滥用替马西泮引起的横纹肌溶解，可参见地西泮项下对骨骼肌的影响，第958页。

1. Farrell M, Strang J. Misuse of temazepam. *BMJ* 1988; **297:** 1402.
2. Launchbury AP. Temazepam abuse. *Pharm J* 1990; **244:** 749.
3. Ruben SM, Morrison CL. Temazepam misuse in a group of injecting drug users. *Br J Addict* 1992; **87:** 1387–92.
4. Scott RN, *et al.* Intra-arterial temazepam. *BMJ* 1992; **304:** 1630.
5. Adiseshiah M, *et al.* Intra-arterial temazepam. *BMJ* 1992; **304:** 1630.
6. Blair SD, *et al.* Leg ischaemia secondary to non-medical injection of temazepam. *Lancet* 1991; **338:** 1393–4.
7. Fox R, *et al.* Misuse of temazepam. *BMJ* 1992; **305:** 253.
8. Feeney GFX, Gibbs HH. Digit loss following misuse of temazepam. *Med J Aust* 2002; **176:** 380.
9. Vella EJ, Edwards CW. Death from pulmonary microembolization after intravenous injection of temazepam. *BMJ* 1993; **307:** 26.
10. Drake J, Ballard R. Misuse of temazepam. *BMJ* 1988; **297:** 1402.

哺乳 American Academy of Pediatrics[1]认为，尽管还不知道替马西泮对正在接受母乳喂养的婴儿的影响，但对于正处在哺乳期的母亲，使用替马西泮可能还是令人担忧的，因为精神治疗药物确实会出现在母乳中，因此可以想象得到它会对婴儿的 CNS 功能有着长期和短期的改变效应。

使用替马西泮作为睡前镇静的 10 名母亲中，只在 1 名的乳汁中检测到替马西泮[2]，给予单次剂量 10～20mg 的替马西泮，15h 后检测到其在乳汁中的浓度。作者认为，接受该母乳喂养的新生儿摄入的替马西泮量可忽略不计。

1. American Academy of Pediatrics. The transfer of drugs and other chemicals into human milk. *Pediatrics* 2001; **108:** 776–89. [Retired May 2010] Correction. *ibid.*; 1029. Also available at: http://aappolicy.aappublications.org/cgi/content/full/pediatrics%3b108/3/776 (accessed 28/04/04)
2. Lebedevs TH, *et al.* Excretion of temazepam in breast milk. *Br J Clin Pharmacol* 1992; **33:** 204–6.

对皮肤的影响 1 名老年患者接受了包括替马西泮在内的治疗后出现了弥漫性苔藓样药物性皮疹，且持续了 5 个月，在停用苯二氮䓬类药物后的 10 天内该问题得到了解决[1]。也有报道使用过量替马西泮后出现了大疱疹[2]。

1. Norris P, Sounex TS. Generalised lichenoid drug eruption associated with temazepam. *BMJ* 1986; **293:** 510.
2. Verghese J, Merino J. Temazepam overdose associated with bullous eruptions. *Acad Emerg Med* 1999; **6:** 1071.

肝损伤 对于有肝损伤的患者，使用所有的苯二氮䓬类药物都应谨慎，在英国，注册药品信息建议，对于肝损伤严重的患者，应避免使用替马西泮。然而，对于有肝损伤的患者，使用短效的苯二氮䓬类药物（如替马西泮）的危险可能较小；一项关于 15 名肝硬化患者和 16 名健康受试者的研究表明，肝病对替马西泮的药动学参数或清除形式没有显著的影响[1]。

1. Ghabrial H, *et al.* The effects of age and chronic liver disease on the elimination of temazepam. *Eur J Clin Pharmacol* 1986; **30:** 93–7.

药物相互作用

参见地西泮，第960页。

药动学

替马西泮经胃肠道吸收相当容易，但确切的吸收率依赖于剂型而有不同。它的血浆蛋白结合率大约是 96%。替马西泮主要经肝脏代谢，平均消除半衰期是 8～15h 或更长。它主要经尿液排泄，其形式是无活性的葡糖苷酸结合物和少量的脱甲基衍生物奥沙西泮（也是结合型）。替马西泮可分泌到乳汁。

吸收和血浆浓度 各种口服的替马西泮剂型在全世界都可得到，包括粉末填充的硬明胶胶囊、液体填充的软明胶胶囊、半固体凝胶填充的软明胶胶囊和一种酏剂。对于这些剂型吸收情况的比较，存在相当大的争议，而且多年来在一些情况下这些剂型已被改良过。需要注意的是，关于替马西泮的药动学研究不一定都清楚地说明了所使用的剂型。

以胶囊（未说明类型）或酏剂的形式给予 80 名接受外科手术的患者 30mg 的替马西泮作为术前用药[1]。在给予任何剂型的药物后 30min 达到平均血浆峰浓度（大约 800ng/ml），尽管血浆浓度存在广泛的个体间差异。此证据符合前面的建议，即为确保其镇静作用需要血浆浓度等于或大于 250ng/ml。有无焦虑不会影响这些制剂的吸收。

1. Hosie HE, Nimmo WS. Temazepam absorption in patients before surgery. *Br J Anaesth* 1991; **66:** 20–4.

分布到 CSF 一项关于 13 名男性的研究发现，非结合替马西泮在血浆中的浓度和 CSF 中检测到的替马西泮的量之间存在相关性[1]。CSF 中替马西泮浓度和总的血浆替马西泮浓度的平均比值是 5.2。

1. Badcock NR. Plasma and cerebrospinal fluid concentrations of temazepam following oral drug administration. *Eur J Clin Pharmacol* 1990; **38:** 153–5.

代谢 参考文献如下。

1. Locniskar A, Greenblatt DJ. Oxidative versus conjugative biotransformation of temazepam. *Biopharm Drug Dispos* 1990; **11:** 499–506.

性别差异 使用 30mg 替马西泮的 17 名女性和 14 名男性的消除半衰期分别是 16.8h 和 12.3h，女性的消除半衰期明显长于男性[1]。而总的清除率也是女性的较低。在校正了蛋白结合的差异后，非结合替马西泮的清除率也仍然是女性较低，但是年龄对此参数没有明显的影响。这些受试者的年龄或性别对达到血浆峰浓度的时间和分布容积没有影响。

1. Divoll M, *et al.* Effect of age and gender on disposition of temazepam. *J Pharm Sci* 1981; **70:** 1104–7.

用途和用法

替马西泮是一种短效的苯二氮䓬类药物，性质大体上与地西泮（第963页）相似。它作为一种催眠药用于失眠（第930页）的短期治疗，也作为手术或研究操作（见麻醉，第1700页）前的术前给药。

治疗失眠的常用剂量是晚上口服 10～20mg，特别的情况下，需要的剂量也可达最多 40mg。作为术前用

药的常用剂量是提前 0.5～1h 口服 20～40mg。

对于老年或虚弱患者，替马西泮应减量后使用，成人常用剂量的一半或更少可能已足够（见下文**老年人用法**）。

儿童用药剂量详见下文**儿童用法**。

用法 可参考口服替马西泮的各种剂型，见上文**不良反应、处置和注意事项**项下**滥用**。

儿童用法 替马西泮作为儿童手术或研究操作前的术前用药。在英国，*BNFC 2010/11* 建议，1～12 岁儿童，术前 1h 给予 1mg/kg 口服（最大总量为 30mg）。12～18 岁儿童，给予口服剂量 20～30mg。

老年人用法 在一项小样本研究[1]中发现，对于短期治疗老年患者的失眠，7.5mg 的替马西泮已足够。

1. Vgontzas AN, *et al.* Temazepam 7.5 mg: effects on sleep in elderly insomniacs. *Eur J Clin Pharmacol* 1994; **46:** 209–13.

制剂

BP 2010: Temazepam Oral Solution; Temazepam Tablets;
USP 33: Temazepam Capsules.

专利制剂

Austral.: Normison; Temaze; Temtabs; ***Austria:*** Levanxol†; ***Canad.:*** Restoril; ***Fin.:*** Normison†; Tenox; ***Fr.:*** Normison; ***Ger.:*** Norkotral Tema†; Planum; Pronervon T; Remestan; Temazep; ***Gr.:*** Euhypnos; Normison; Reposium; Tonirem; ***Hung.:*** Signopam; ***Irl.:*** Euhypnos†; Insomniger; Normison†; Nortem; Tenox; ***Ital.:*** Euipnos; Normison; ***Neth.:*** Normison; ***NZ:*** Euhypnos; Normison; ***Pol.:*** Signopam; ***Port.:*** Normison; ***Rus.:*** Signopam (Сигнопам); ***S.Afr.:*** Normison; ***Switz.:*** Normison; ***Thai.:*** Euhypnos; ***USA:*** Restoril.

Tetrazepam（*BAN*，*pINN*）四氢西泮

CB-4261; Tetratsepaami; Tétrazépam; Tetrazepám; Tetrazepamas; Tetrazepamum. 7-Chloro-5-(cyclohex-1-enyl)-1,3-dihydro-1-methyl-2*H*-1,4-benzodiazepin-2-one.

Тетразепам

$C_{16}H_{17}ClN_2O$ = 288.8.
CAS — 10379-14-3.
ATC — M03BX07.
ATC Vet — QM03BX07.
UNII — FO92091VP8.

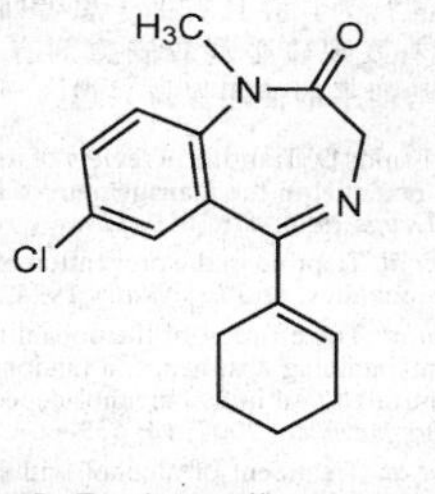

Pharmacopoeias. In *Eur.* (see p.vii).

Ph. Eur. 6.8（Tetrazepam） 淡黄色或黄色的结晶性粉末。几乎不溶于水；溶于乙腈；易溶于二氯甲烷。避光。

简介

四氢西泮是一种苯二氮䓬类药物，性质大体上与地西泮（第957页）相似。由于它具有松弛肌肉的特性，故用于肌肉痉挛（第1798页）的治疗。常用的口服起始剂量是 25～50mg，如有必要，可增加到每日 150mg 或更多。老年患者或虚弱患者需减少剂量，推荐给予常规剂量的一半。

对皮肤的影响 一些病例报道称，患者使用四氢西泮后出现皮肤反应，包括接触性皮炎[1～4]、多形性红斑[5]、急性泛发性发疹性脓疱病[6]、中毒性表皮坏死松解症[7]等。9 名对四氢西泮发生皮肤反应的患者中，无人对地西泮、溴西泮或劳拉西泮过敏，而 5 名接受口服激发试验的病例中，无人发生皮肤反应[8]。

1. Lepp U, *et al.* Occupational airborne contact allergy to tetrazepam. *Contact Dermatitis* 2003; **49:** 260–1.
2. Ferran M, *et al.* Occupational airborne contact dermatitis from sporadic exposure to tetrazepam during machine maintenance. *Contact Dermatitis* 2005; **52:** 173–4.
3. Breuer K, *et al.* Occupational airborne contact allergy to tetrazepam in a geriatric nurse. *J Dtsch Dermatol Ges* 2009; **7:** 896–8.
4. Vander Hulst K, *et al.* Occupational allergic contact dermatitis from tetrazepam in nurses. *Contact Dermatitis* 2010; **62:** 303–8.
5. Cabrerizo Ballesteros S, *et al.* Erythema multiforme to tetrazepam. *J Investig Allergol Clin Immunol* 2007; **17:** 205–6.
6. Thomas E, *et al.* Acute generalized exanthematous pustulosis due to tetrazepam. *J Investig Allergol Clin Immunol* 2008; **18:** 119–22.
7. Delesalle F, *et al.* Toxic epidermal necrolysis caused by tetrazepam. *Int J Dermatol* 2006; **45:** 480.
8. Barbaud A, *et al.* No cross-reactions between tetrazepam and other benzodiazepines: a possible chemical explanation. *Contact Dermatitis* 2009; **61:** 53–6.

药动学 参考文献如下。

1. Bun H, *et al.* Plasma levels and pharmacokinetics of single and multiple dose of tetrazepam in healthy volunteers. *Arzneimittelforschung* 1987; **37:** 199–202.

卟啉病 由于在体外系统中，四氢西泮显示生卟啉作用，故认为卟啉病患者使用它是不安全的。

制剂

专利制剂

Austria: Myolastan; ***Belg.:*** Epsipam; Myolastan; ***Cz.:*** Myolastan; ***Fr.:*** Megavix†; Myolastan; Panos; ***Ger.:*** Mobiforton†; Musapam; Musaril; Myospasmal; Rilex; Spasmorelax†; Tethexal†; Tetra-saar; Tetramdura†; Tetrazep; ***Mex.:*** Miolastan; ***Pol.:*** Miozepam; Myolastan; Myopam; Tetraratio; ***Spain:*** Myolastan.

Thioproperazine Mesilate（*BANM*，*rINNM*）甲磺酸硫丙拉嗪

Mesilato de tioproperazina; RP-7843; SKF-5883; Thioproperazine Dimethanesulphonate; Thiopropérazine, Mésilate de; Thioproperazine Mesylate; Thioproperazine Methanesulphonate; Thioproperazini Mesilas. *NN*-Dimethyl-10-[3-(4-methylpiperazin-1-yl)propyl]phenothiazine-2-sulphonamide dimethanesulphonate.

Тиопропериазина Мезилат

$C_{22}H_{30}N_4O_2S_2,2CH_4O_3S$ = 638.8.
CAS — 316-81-4 (thioproperazine); 2347-80-0 (thioproperazine mesilate).
ATC — N05AB08.
ATC Vet — QN05AB08.
UNII — 71P630M192.

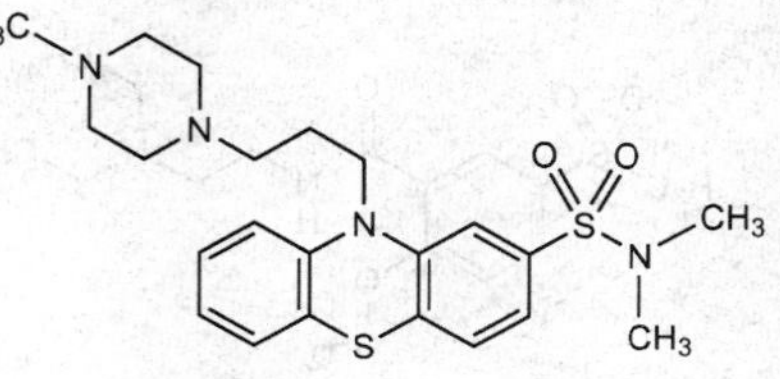

(*thioproperazine*)

Pharmacopoeias. In *Fr.*

简介

硫丙拉嗪是一种酚噻嗪类药物，性质大体上与氯丙嗪（第940页）相似。具有一个哌嗪侧链。它用于治疗精神分裂症（第928页）、躁狂（见**双相障碍**，第351页）和其他的精神病。硫丙拉嗪以甲磺酸盐的形式给药，但剂量以碱基的形式表达，7.2mg 的甲磺酸硫丙拉嗪相当于约 5mg 的硫丙拉嗪。起始的口服日剂量是 5mg，如有必要，可增加剂量，常用的有效剂量是每日 30～40mg。对于严重或难治的病例，可能需要给予 90mg 或更多的日剂量。

制剂

专利制剂

Canad.: Majeptil; ***Gr.:*** Majeptil; ***Rus.:*** Majeptil (Мажептил); ***Spain:*** Majeptil†; ***Venez.:*** Majeptil†.

Thioridazine（*BAN*，*USAN*，*rINN*）硫利达嗪

Thioridazin; Thioridazinum; Tioridatsiini; Tioridazin; Tioridazina; Tioridazinas; TP-21. 10-[2-(1-Methyl-2-piperidyl)ethyl]-2-methylthiophenothiazine.

Тиоридазин

$C_{21}H_{26}N_2S_2$ = 370.6.
CAS — 50-52-2.
ATC — N05AC02.
ATC Vet — QN05AC02.
UNII — N3D6TG58NI.

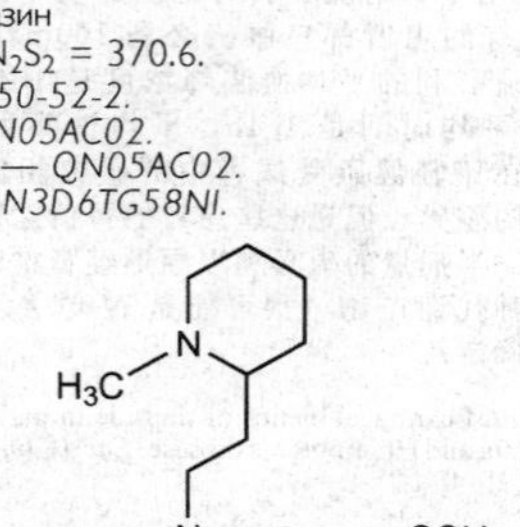

Pharmacopoeias. In *Eur.* (see p.vii) and *US.*

Ph. Eur. 6.8（Thioridazine） 白色或类白色的粉末。几乎不溶于水；溶于乙醇；极易溶于二氯甲烷；易溶于甲醇。避光。

USP 33（Thioridazine） 白色至微黄色的结晶性或微粒化粉末。无臭或有微弱恶臭。几乎不溶于水；易溶于无水乙醇和乙醚；极易溶于氯仿。避光。

Thioridazine Hydrochloride（*BANM*，*rINNM*）盐酸硫利达嗪

Hidrocloruro de tioridazina; Thioridazin hydrochlorid; Thioridazine, chlorhydrate de; Thioridazini hydrochloridum; Tioridatsiinihydrokloridi; Tioridazinhidroklorid; Tioridazinhydroklorid; Tioridazino hidrochloridas; Tiorydazyny chlorowodorek; Tiorydazyny chlorowodorek.

Тиоридазина Гидрохлорид

$C_{21}H_{26}N_2S_2,HCl$ = 407.0.
CAS — 130-61-0.
ATC — N05AC02.
ATC Vet — QN05AC02.
UNII — 4WCI67NK8M.

Pharmacopoeias. In *Chin.*, *Eur.* (see p.vii), *Jpn*, and *US.*

Ph. Eur. 6.8（Thioridazine Hydrochloride） 白色或类白色的结晶性粉末。易溶于水和甲醇；溶于乙醇。1% 水溶液的 pH 值为 4.2～5.2。避光。

USP 33（Thioridazine Hydrochloride） 白色至微黄色的颗粒性粉末，有微臭。易溶于水、氯仿和甲醇；不溶于乙醚。1% 水溶液的 pH 值为 4.2～5.2。贮藏于密闭容器中。避光。

配伍禁忌 关于盐酸硫利达嗪溶液（*Mellaril*；*Novartis*，*USA*）和卡马西平混悬液（*Tegretol*；*Novartis*，*USA*）不能配伍的警告见第452页。

不良反应和处置

参见**氯丙嗪**，第941页。

与氯丙嗪相比，硫利达嗪引起的抗毒蕈碱效应的发生率较高，但锥体外系效应的发生率较低。它镇静作用也较小。然而，它更易诱发低血压，并且增加心脏毒性和剂量相关的 QT 间期延长的发生风险。由于它存在这样的不良反应以及因此而造成的致命性心律失常（如尖端扭转型室性心动过速和猝死）的发生危险，其使用受到了限制（见下文**注意事项及用途和用法**）。硫利达嗪引起的性功能障碍也比较常见。

特别是在使用大剂量的患者中，硫利达嗪可引起色素性视网膜病（以视力敏锐度减退为特征性改变）、褐色视觉和暗视觉受损。

对心血管系统的影响 从 1964 年到 2001 年，英国 CSM 收到了 42 例关于硫利达嗪引起的可疑性的心率和心律紊乱的报告[1]。在报告的 39 例结果确定的案例中有 21 例是死亡性事故。

也可参见**氯丙嗪**项下，第941页。

1. CSM/MCA. QT interval prolongation with antipsychotics. *Current Problems* 2001; **27:** 4.

超敏反应 一名妇女在性交后生殖器出现了瘙痒和红斑疹，研究发现是由于其丈夫晚上使用了 100mg 的硫利达嗪后该药分布到了精液中[1]。

1. Sell MB. Sensitization to thioridazine through sexual intercourse. *Am J Psychiatry* 1985; **142:** 271–2.

过量 有报道一名患者在过量使用硫利达嗪后出现了横纹肌溶解[1]。在使用了 9.4g 的硫利达嗪 24h 后，该患者出现活动和说话困难。检查发现他的上臂、大腿和小腿肿胀并有触痛。广泛性的肌无力引起了共济失调和短暂的发音困难。其他的反应则和硫利达嗪引起的抗毒蕈碱作用一致。他没有神经阻滞药恶性综合征的征象但尿液中含有肌红蛋白。给予洗胃、活性炭和补水治疗，一周后血清生化指标恢复正常并且肌肉触痛和无力感消失。

1. Nankivell BJ, *et al.* Rhabdomyolysis induced by thioridazine. *BMJ* 1994; **309:** 378.

注意事项

参见**氯丙嗪**，第944页。对于有重大临床心脏疾病、未纠正低钾血症或其他电解质紊乱的患者、有已知或可疑 QT 间期延长或有 QT 间期延长家族病史的患者或者有室性心律失常（包括尖端扭转型室性心动过速）病史的患者，都不应使用硫利达嗪。对于细胞色素 P450 同工酶 CYP2D6（此酶介导了硫利达嗪的代谢）活性降低的患者，也忌用硫利达嗪。也应避免与能干扰硫利达嗪代谢的药物、已知能延长 QT 间期的药物或可能引起电解质失衡的药物合用（见下文**药物相互作用**）。

对于所有开始使用硫利达嗪的患者，建议先检查

ECG 和电解质。在每次增加剂量前，达到最大治疗剂量 1 周后以及治疗期的每 6 个月也应复查 ECG。在治疗期也应定期监测血清电解质浓度，并且应纠正任何的电解质失衡。

卟啉病 硫利达嗪与卟啉病的急性发作有关，故认为在卟啉病患者中使用它是不安全的。

药物相互作用

参见**氯丙嗪**，第945页。硫利达嗪的代谢由细胞色素 P450 同工酶 CYP2D6 介导，而它本身也是一种 CYP2D6 的抑制剂。因此，硫利达嗪和其他能抑制此酶或充当此酶底物的药物之间可能存在相互作用，这些药物不应与硫利达嗪合用。比如抗心律失常药、某些抗抑郁药（包括选择性 5-羟色胺再摄取抑制药和三环类抗抑郁药）、某些抗精神病药、β 受体阻滞药、HIV 蛋白抑制药和阿片类。

像与那些已知的可引起电解质失衡的药物合用一样，与其他已知能延长 QT 间期的药物（如 Ⅰ A 类和Ⅲ类抗心律失常药、三环类抗抑郁药以及一些其他的抗精神病药）的合用也应避免。

药动学

硫利达嗪的药动学特点和氯丙嗪（第946页）大致类似。硫利达嗪通过细胞色素 P450 同工酶 CYP2D6 而代谢。它主要的活性代谢产物是美索达嗪（第977页），另外代谢产物磺达嗪也有一定的活性。硫利达嗪以及它的活性代谢产物的蛋白结合率高（大于 95%）。据估计，硫利达嗪的血浆半衰期是 4～10h。它可通过胎盘并可分布到母乳中。

1. Mårtensson E, Roos B-E. Serum levels of thioridazine in psychiatric patients and healthy volunteers. *Eur J Clin Pharmacol* 1973; **6:** 181–6.
2. Axelsson R, Mårtensson E. Serum concentration and elimination from serum of thioridazine in psychiatric patients. *Curr Ther Res* 1976; **19:** 242–65.

代谢 对于 10 名硫利达嗪治疗稳定的精神病患者，换用等效剂量的硫利达嗪代谢产物，即有侧链的亚砜（美索达嗪）和有侧链的砜（磺达嗪）[1]。两种代谢产物都表现出抗精神病作用，而需要的剂量大约是硫利达嗪的 2/3。对于血清半衰期，硫利达嗪是 21h，美索达嗪是 16h，磺达嗪是 13h。在这两种代谢产物的治疗期，逐渐出现情感淡漠、抑郁和坐立不安，他们不能在稍长的一段时间内使用。这两种代谢产物引起的锥体外系症状、多涎和困倦更常见，其中 2 名患者出现了癫痫发作，1 名接受磺达嗪的患者出现了可能的胆汁淤积性黄疸。

有一些证据表明，硫利达嗪的代谢受异喹胍羟化酶表型的影响[2]。一项关于 19 名健康男性受试者的单剂量研究指出，美索达嗪的生成缓慢，因此与羟化酶多的快代谢者相比，异喹胍羟化酶少的慢代谢者血清硫利达嗪的浓度更高。羟化酶少的慢代谢者中，硫利达嗪环亚砜的形成代偿性增加。

1. Axelsson R. On the serum concentrations and antipsychotic effects of thioridazine, thioridazine side-chain sulfoxide and thioridazine side-chain sulfone, in chronic psychotic patients. *Curr Ther Res* 1977; **21:** 587–605.
2. von Bahr C, *et al.* Plasma levels of thioridazine and metabolites are influenced by the debrisoquin hydroxylation phenotype. *Clin Pharmacol Ther* 1991; **49:** 234–40.

用途和用法

硫利达嗪是一种酚噻嗪类药物，性质大体上与氯丙嗪（第946页）相似。与氯丙嗪不同的是，它有一个哌啶侧链，而且几乎没有止吐的作用。

硫利达嗪的使用局限于治疗那些对其他的抗精神病药反应不佳的精神分裂症（第928页）患者。由于它有引起心脏毒性的可能，故当评估风险收益不能接受后，放弃了使用它治疗其他的精神障碍，它已从包括英国在内的一些国家的市场中撤出。

对于所有开始使用硫利达嗪的患者，建议定期检查 ECG 和电解质（详见上文**注意事项**）。

硫利达嗪以盐酸盐或碱基的形式口服给药，而剂量则可能以这两种形式的任何一种表达。在一些国家，口服液体制剂的剂量是以碱基的形式表达的，而片剂则以盐酸盐的形式表达。在美国，所有的剂量都以盐酸盐的形式表达。22.8mg 的硫利达嗪相当于大约 25mg 的盐酸硫利达嗪。

治疗精神分裂症，盐酸硫利达嗪的常用起始剂量应是 50～100mg，每日 3 次，如有必要，可缓慢增加到每日 800mg 的最大值，一旦达到有效控制后，就应减量。日剂量的范围是 200～800mg，可分 2～4 次给药。建议剂量的增加每周不应超过 100mg。

对于低体重或有肝肾损伤的患者，应给予较低起始剂量的硫利达嗪，剂量的增加也应更缓慢。

在使用高剂量或长期使用硫利达嗪的患者中突然停药后，有时会出现撤药症状，如胃肠道病症、头昏、焦虑和失眠，故对于需要撤除硫利达嗪的患者，剂量应在 1～2 周逐渐减少以避免引起这些症状。

1. Fenton M, *et al.* Thioridazine for schizophrenia. Available in The Cochrane Database of Systematic Reviews; Issue 3. Chichester: John Wiley; 2007 (accessed 25/03/08).

制剂

USP 33: Thioridazine Hydrochloride Oral Solution; Thioridazine Hydrochloride Tablets; Thioridazine Oral Suspension.

专利制剂

Austral.: Aldazine†; ***Braz.:*** Melleril; Unitidazin; ***Chile:*** Nervosan†; Simultan; Tinsenol†; ***Fin.:*** Orsanil†; ***Ger.:*** Melleretten†; Melleril; ***Gr.:*** Detril; Elperil; Melleril; ***India:*** Thioril; ***Indon.:*** Melleril†; ***Irl.:*** Thiozine†; ***Israel:*** Ridazin; ***Mex.:*** Dazithin; Melleril; ***NZ:*** Aldazine†; ***Philipp.:*** Thiozine; ***Rus.:*** Sonapax (Сонапакс); Thiodazine (Тиодазин); Thioril (Тиорил); Tison (Тисон); ***Thai.:*** Dazine-P; Ridazine; Thiomed; Thiosia; ***Ukr.:*** Sonapax (Сонапакс).

Tiapride Hydrochloride（*BANM*，*rINNM*）盐酸硫必利

FLO-1347; Hidrocloruro de tiaprida; Tiapride, chlorhydrate de; Tiaprid-hidroklorid; Tiaprid-hydrochlorid; Tiapridhydroklorid; Tiapridi hydrochloridum; Tiapridihydrokloridi; Tiaprido hidrochloridas. *N*-(2-Diethylaminoethyl)-2-methoxy-5-methylsulphonylbenzamide hydrochloride.

Тиаприда Гидрохлорид

$C_{15}H_{24}N_2O_4S,HCl = 364.9.$

CAS — 51012-32-9 (tiapride); 51012-33-0 (tiapride hydrochloride).

ATC — N05AL03.

ATC Vet — QN05AL03.

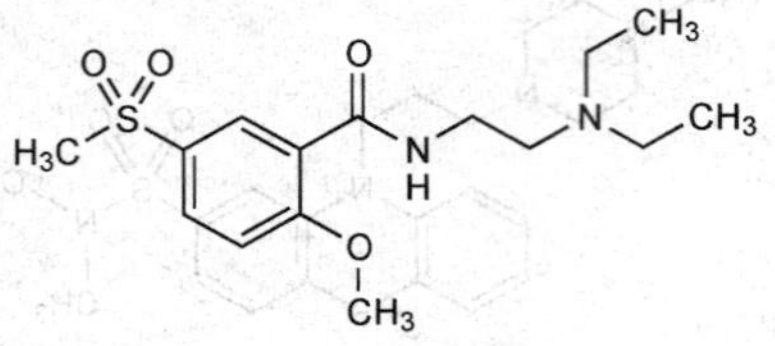

(tiapride)

Pharmacopoeias. In *Eur.* (see p.vii).

Ph. Eur. 6.8（Tiapride Hydrochloride） 白色或类白色的结晶性粉末。极易溶于水；微溶于无水乙醇；溶于甲醇。5%水溶液的 pH 值为 4.0～6.0。

不良反应、处置和注意事项

参见**氯丙嗪**，第941页。

对心血管系统的影响 1 名有心脏病（尖端扭转型室性心动过速的一个已知的危险因素）的老年患者使用了单次剂量的硫必利后出现了这种心律失常[1]。

1. Iglesias E, *et al.* Tiapride-induced torsade de pointes. *Am J Med* 2000; **109:** 509.

药物相互作用

参见**氯丙嗪**，第945页。

药动学

硫必利口服后迅速吸收，血浆浓度在 1～2h 后达到峰值。原形从尿液中大量排泄。据报道，血浆半衰期是 3～4h。基于动物实验的结果，研究者认为它可分布到母乳中。

在 5 名迟发性运动障碍的老年患者和 2 名 Huntington 舞蹈病的患者中，对硫必利的稳态药动学情况进行了研究[1]。所有的患者都口服硫必利 100mg，每日 3 次，共 7 天。硫必利的平均血浆峰浓度是 1.47μg/ml，达到此浓度的平均时间是 1.4h，平均消除半衰期是 3.8h。与之前在年轻健康受试者中的研究相比，这些值并没有显著的差异，但是这些患者的肾清除率有轻微的降低。大约一半剂量的硫必利以原形经肾排泄，在尿液中检出了一种代谢产物（很可能是 *N*-单去乙基硫必利，但还不能确定）。

1. Roos RAC, *et al.* Pharmacokinetics of tiapride in patients with tardive dyskinesia and Huntington's disease. *Eur J Clin Pharmacol* 1986; **31:** 191–4.

用途和用法

硫必利是一种取代的苯甲酰胺类药物，性质大体上与舒必利（第999页）相似。

它通常以盐酸盐的形式作为镇痛药用于治疗行为紊乱（见下文）和运动障碍（见下文的**锥体外系障碍**）。剂量以碱基的等效剂量表达，222.2mg 的盐酸硫必利相当于约 200mg 的硫必利。通常每日口服 100～300mg，用于治疗行为障碍。治疗运动障碍需要更高的剂量。每日口服 200～400mg，用于治疗严重的顽固性疼痛。盐酸硫必利也可采用肌内注射或静脉注射的方式给药。

行为紊乱 对于行为紊乱治疗的讨论（包括使用抗精神病药的限制）可见第927页。

1. Gutzmann H, *et al.* Measuring the efficacy of psychopharmacological treatment of psychomotoric restlessness in dementia: clinical evaluation of tiapride. *Pharmacopsychiatry* 1997; **30:** 6–11.
2. Allain H, *et al.* Double blind study of tiapride versus haloperidol and placebo in agitation and aggressiveness in elderly patients with cognitive impairment. *Psychopharmacology (Berl)* 2000; **148:** 361–6.

锥体外系障碍 硫必利试用于治疗抗精神病药诱发的迟发性运动障碍（第943页），但是，和所有的抗精神病药一样，其改善作用可能仅是短期的。

硫必利也试用于治疗 Tourette 综合征（见**抽搐**，第927页）。

关于使用硫必利对抗左旋多巴对呼吸作用的不良反应，见第776页。

舞蹈症 抗精神病药除了能用于控制 Huntington 舞蹈病的行为紊乱外，也具有一些抗舞蹈样运动的作用，而硫必利广泛用于这些治疗。对于各种舞蹈症治疗的讨论，见第926页。

使用硫必利的参考文献如下。

1. Roos RAC, *et al.* Tiapride in the treatment of Huntington's chorea. *Acta Neurol Scand* 1982; **65:** 45–50.
2. Deroover J, *et al.* Tiapride versus placebo: a double-blind comparative study in the management of Huntington's chorea. *Curr Med Res Opin* 1984; **9:** 329–38.

药物依赖 一篇早期的综述[1]指出，对于有发生严重反应风险的患者，他们仍需要辅助治疗来控制幻觉和癫痫发作，故硫必利在急性酒精戒断（第1551页）治疗中的作用可能是有限的。在一项研究中[2]，在患者解毒后，使用硫必利在某种程度上可能减轻痛苦、提高节制、改善饮酒行为，并且有助于患者回归社会。但后来的研究[3]没有发现硫必利较安慰剂有任何优势，临床医生仍对卡马西平的使用保持兴趣[4～6]。

1. Peters DH, Faulds D. Tiapride: a review of its pharmacology and therapeutic potential in the management of alcohol dependence syndrome. *Drugs* 1994; **47:** 1010–32.
2. Shaw GK, *et al.* Tiapride in the prevention of relapse in recently detoxified alcoholics. *Br J Psychiatry* 1994; **165:** 515–23.
3. Bender S, *et al.* The efficacy of the dopamine D_2/D_3 antagonist tiapride in maintaining abstinence: a randomized, double-blind, placebo-controlled trial in 299 alcohol-dependent patients. *Int J Neuropsychopharmacol* 2007; **10:** 653–60.
4. Franz M, *et al.* Treatment of alcohol withdrawal: tiapride and carbamazepine versus clomethiazole: a pilot study. *Eur Arch Psychiatry Clin Neurosci* 2001; **251:** 185–92.
5. Lucht M, *et al.* Alcohol withdrawal treatment in intoxicated vs non-intoxicated patients: a controlled open-label study with tiapride/carbamazepine, clomethiazole and diazepam. *Alcohol Alcohol* 2003; **38:** 168–75.
6. Soyka M, *et al.* Efficacy and safety of outpatient alcohol detoxification with a combination of tiapride/carbamazepine: additional evidence. *Pharmacopsychiatry* 2006; **39:** 30–4.

制剂

专利制剂

Austria: Delpral; ***Belg.:*** Tiapridal; ***Braz.:*** Tiapridal; ***Chile:*** Sereprid; ***Cz.:*** Tiapra; Tiapralan; Tiapridal; ***Fr.:*** Equilium†; Tiapridal; ***Ger.:*** Tiapridex; ***Gr.:*** Tiapridal; ***Hung.:*** Tiapridal; ***Israel:*** Doparid†; ***Ital.:*** Italprid; Sereprile; ***Jpn:*** Gramalil; ***Neth.:*** Betaprid†; Elbaprid; Tiacob; Tiajac†; Tiapridal; Tiastad†; Tiazet; ***Pol.:*** Tiapridal; ***Port.:*** Normagit†; Tiapridal; ***Rus.:*** Tiapridal (Тиапридал); ***Spain:*** Tiaprizal; ***Switz.:*** Tiapridal.

Timiperone（*rINN*）替米哌隆

DD-3480; Timiperona; Timipérone; Timiperonum. 4′-Fluoro-4-[4-(2-thioxo-1-benzimidazolinyl)piperidino]butyrophenone.

Тимиперон

$C_{22}H_{24}FN_3OS = 397.5.$

CAS — 57648-21-2.

UNII — 626DQ7N19L.

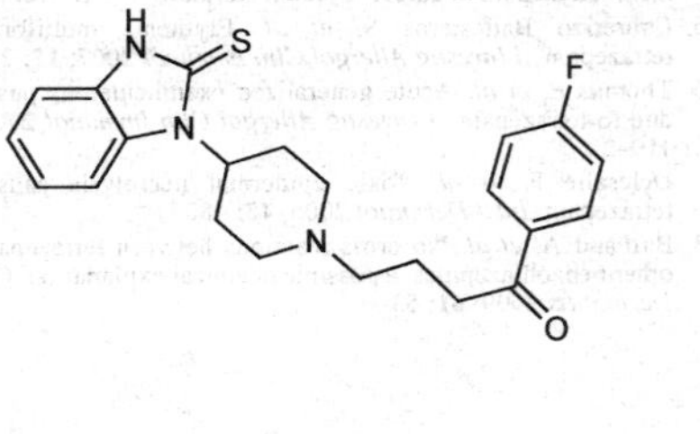

简介

替米哌隆是一种丁酰苯类药物，性质大体上与氟哌啶醇（第570页）相似。它通过口服或静脉注射和肌内注射用于治疗精神分裂症，也可通过注射给药。

制剂

专利制剂

Jpn: Celmanil; Tolopelon.

Tiotixene (*BAN*, *rINN*) 替沃噻吨

NSC-108165; P-4657B; Thiothixene *(USAN)*; Tiotikseeni; Tiotixen; Tiotixène; Tiotixeno; Tiotixenum. (*Z*)-*NN*-Dimethyl-9-[3-(4-methylpiperazin-1-yl)propylidene]thioxanthene-2-sulphonamide.

Тиотиксен

$C_{23}H_{29}N_3O_2S_2$ = 443.6.

CAS — 5591-45-7; 3313-26-6 (tiotixene Z-isomer).

ATC — N05AF04.

ATC Vet — QN05AF04.

UNII — 7318FJ13YJ.

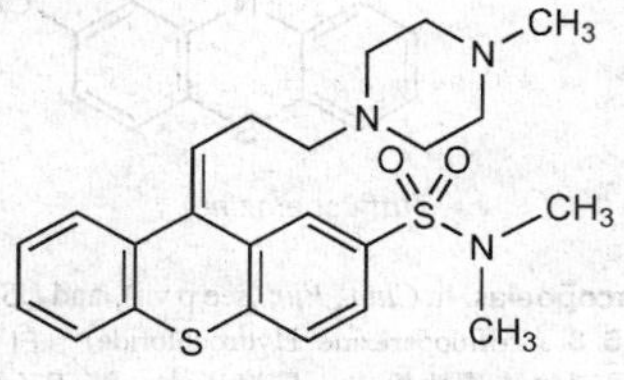

cis-form

Pharmacopoeias. In *US*.

USP 33 (Tiotixene) 白色至黄褐色几乎无臭的结晶。几乎不溶于水；溶于无水乙醇（1：110），溶于氯仿（1：2），溶于乙醚（1：120）；微溶于丙酮和甲醇。贮藏于密闭容器中。避光。

Tiotixene Hydrochloride (*BANM*, *rINNM*) 盐酸替沃噻吨

CP-12252-1; Hidrocloruro de tiotixeno; Thiothixene Hydrochloride *(USAN)*; Tiotixène, Chlorhydrate de; Tiotixeni Hydrochloridum.

Тиотиксена Гидрохлорид

$C_{23}H_{29}N_3O_2S_2,2HCl,2H_2O$ = 552.6.

CAS — 58513-59-0 (anhydrous tiotixene hydrochloride); 49746-04-5 (anhydrous tiotixene hydrochloride, Z-isomer); 22189-31-7 (tiotixene hydrochloride dihydrate); 49746-09-0 (tiotixene hydrochloride dihydrate, Z-isomer).

ATC — N05AF04.

ATC Vet — QN05AF04.

UNII — B3CRJ1EWJU.

Pharmacopoeias. In *US*, which permits both the dihydrate and the anhydrous form.

USP 33 (Thiothixene Hydrochloride) 它有无水形式（$C_{23}H_{29}N_3O_2S_2$，2HCl=516.5）或二水化物形式。白色的或类白色的结晶性粉末，有微臭。溶于水（1：8），溶于无水乙醇（1：270），溶于氯仿（1：280）；几乎不溶于丙酮、乙醚和苯酚。贮藏于密闭容器中。避光。

稳定性 硫酸羟喹和香草醛的稳定剂复合物能保护替沃噻吨不被光降解[1]。

1. Thoma K, Klimek R. Photostabilization of drugs in dosage forms without protection from packaging materials. *Int J Pharmaceutics* 1991; **67:** 169–75.

不良反应、处置和注意事项

参见氯丙嗪，第941页。替沃噻吨引起镇静的可能性较小但引起锥体外系反应较常见。

药物相互作用

参见氯丙嗪，第945页。

药动学

15名口服替沃噻吨每日15～60mg，分2次、3次或4次给药的精神分裂症患者，在最后一次给药后126～150min发现，尽管在使用剂量上存在4倍的差异，但他们的血浆浓度却在一个相对较窄的范围（10～22.5ng/ml）内[1]。在另外的5名患者中的研究发现，血浆浓度在单次剂量后的1～3h达到峰值，这表明此药物吸收迅速，其吸收半衰期大约是30min。早的血浆半衰期大约是210min，而晚的血浆半衰期大约是34h，在一些受试者中药物浓度的再次升高可能是由于存在肠肝循环。

1. Hobbs DC, *et al.* Pharmacokinetics of thiothixene in man. *Clin Pharmacol Ther* 1974; **16:** 473–8.

代谢 一项研究[1]表明，替沃噻吨可能会诱导自身的代谢。

1. Bergling R, *et al.* Plasma levels and clinical effects of thioridazine and thiothixene. *J Clin Pharmacol* 1975; **15:** 178–86.

用途和用法

替沃噻吨是一种硫杂蒽类抗精神病药，性质大体上与酚噻嗪类氯丙嗪（第946页）相似。它具有一个哌嗪侧链，用于治疗包括精神分裂症（第928页）在内的各种精神病。口服替沃噻吨是以碱基或盐酸盐的形式，而肌内注射是以盐酸盐的形式。剂量的表达是以碱基的形式。1mg替沃噻吨相当于约1.2mg的盐酸替沃噻吨。

常用的起始口服剂量是2mg，每日3次（或在更严重的情况下给予5mg，每日2次），如有必要，可缓慢增加到每日20～30mg，也可将日剂量一次给予。对于严重或难治性的精神病，给予的剂量可达每日最多60mg。常用的起始肌内注射剂量是4mg，每日2～4次，如有必要，可增加到每日30mg的最大剂量。

对于老年或虚弱患者，使用替沃噻吨时应减量。

制剂

USP 33: Thiothixene Capsules; Thiothixene Hydrochloride for Injection; Thiothixene Hydrochloride Injection; Thiothixene Hydrochloride Oral Solution.

专利制剂

Austral.: Navane†; **Canad.:** Navane; **Hong Kong:** Navane†; **NZ:** Thixit; **USA:** Navane.

Tofisopam (*rINN*) 托非索泮

EGYT-341; Tofisopaami; Tofisopamum; Tofizopam. 1-(3,4-Dimethoxyphenyl)-5-ethyl-7,8-dimethoxy-4-methyl-5*H*-2,3-benzodiazepine.

Тофизопам

$C_{22}H_{26}N_2O_4$ = 382.5.

CAS — 22345-47-7.

ATC — N05BA23.

ATC Vet — QN05BA23.

UNII — UZC80HAU42.

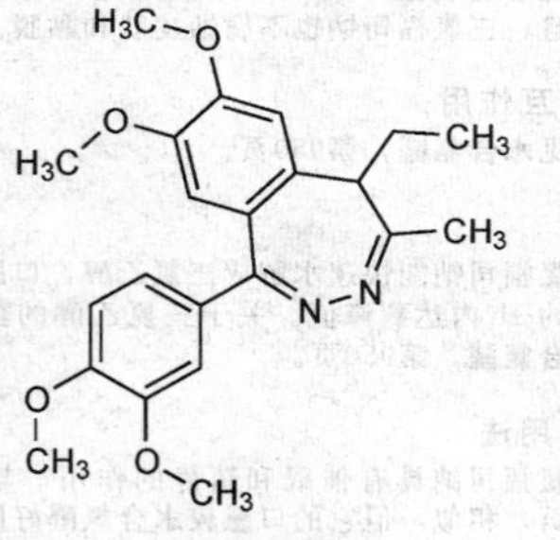

Pharmacopoeias. In *Jpn*.

简介

托非索泮是一种2,3-苯二氮草类药物，结构上与1,4-苯二氮草类药物［如地西泮（第957页）］有关，并且具有一些相同的作用。然而，据报道，它缺乏常规的苯二氮草类药物具有的镇静、抗惊厥和松弛肌肉的作用。托非索泮通过口服用于焦虑障碍的短期治疗。其*R*-(+)-异构体左旋托非索泮正尝试用于治疗肠易激综合征。

1. Leventer SM, *et al.* Clinical trial: dextofisopam in the treatment of patients with diarrhoea-predominant or alternating irritable bowel syndrome. *Aliment Pharmacol Ther* 2008; **27:** 197–206.

制剂

专利制剂

Cz.: Grandaxin; **Hung.:** Grandaxin; **Jpn:** Grandaxin; **Rus.:** Grandaxin (Грандаксин); **Thai.:** Grandaxin.

Triacetonamine Tosilate 甲苯磺酸三丙酮胺

Tempidon. 2,2,6,6-Tetramethyl-4-piperidone toluene-4-sulfonate.

Триацетонамина Тозилат

$C_{16}H_{25}NO_4S$ = 327.4.

CAS — 826-36-8 (triacetonamine); 29334-13-2 (triacetonamine tosilate).

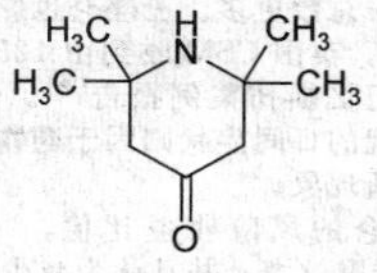

(triacetonamine)

简介

甲苯磺酸三丙酮胺具有镇痛作用，与镇痛药一起作为合剂使用。

制剂

多组分制剂 **Rus.:** Tempalgin (Темпалгин); Tempanginol (Темпангинол); **Ukr.:** Tempalgin (Темпалгин).

Triazolam (*BAN*, *USAN*, *rINN*) 三唑仑

Clorazolam; Triatsolaami; Triazolamum; U-33030. 8-Chloro-6-(2-chlorophenyl)-1-methyl-4*H*-[1,2,4]triazolo[4,3-*a*][1,4]benzodiazepine.

Триазолам

$C_{17}H_{12}Cl_2N_4$ = 343.2.

CAS — 28911-01-5.

ATC — N05CD05.

ATC Vet — QN05CD05.

UNII — 1HM943223R.

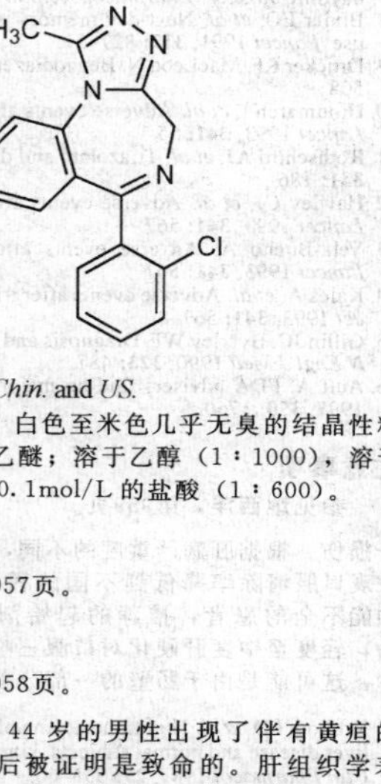

Pharmacopoeias. In *Chin.* and *US.*

USP 33 (Triazolam) 白色至米色几乎无臭的结晶性粉末。几乎不溶于水和乙醚；溶于乙醇（1：1000），溶于氯仿（1：25），溶于0.1mol/L的盐酸（1：600）。

依赖性和戒断症状

参见地西泮，第957页。

不良反应和处置

参见地西泮，第958页。

对肝脏的影响 一名44岁的男性出现了伴有黄疸的严重瘙痒，而这在随后被证明是致命的。肝组织学表现出严重的胆汁淤积。专家认为三唑仑是最有可能的原因[1]。

1. Cobden I, *et al.* Fatal intrahepatic cholestasis associated with triazolam. *Postgrad Med J* 1981; **57:** 730–1.

对心理功能的影响 关于三唑仑对心理功能的影响是有争议的，van der Kroef观察了25名患者后在1979年首次描述了一系列的症状，如焦虑、遗忘、人格解体和现实感丧失、抑郁、偏执和严重的自杀倾向，并把这些症状归因于三唑仑的影响[1]。这导致了在荷兰三唑仑的暂停使用（在1990年重新获得认可）以及1mg片剂从其他市场的撤出。后来也报道了三唑仑引起的相似的认知受损症状，这导致了1987年和1988年在一些国家取消了500μg的剂型，并且推荐剂量从晚上的1mg逐渐减少到了125～250μg。接着在1991年，三唑仑从英国[2]和其他市场撤出。对于三唑仑的不良反应的看法也有分歧，主要的问题是相对于其他的苯二氮草类药物，它引起不良反应的倾向以及它的风险收益比值是否值得医生继续使用它[3,4]。

其他的学者[5]对美国FDA收到的关于三唑仑、替马西泮和氟西泮自发不良反应的报告进行了评论。日间的镇静在3种药物中都可观察到，但三唑仑可更多的引起激越、混乱、幻觉和遗忘。使用250μg的剂量和使用500μg的剂量所引起的这些反应一样常见。分析三唑仑和替马西泮上市后前7年的报告可得出相似的结果，但是不能完全排除这种情况可能是由于选择因素造成的三唑仑更高报告率[6]。将500μg的三唑仑、2mg的劳拉西泮或安慰剂连续25天分别给予3组患者（每组40人），结果发现三唑仑引起的日间焦虑、惊恐、现实感丧失和偏执最常见[7]。另一项[8]研究发现，与30mg的替马西泮相比，500μg晚间剂量的三唑仑引起记忆受

损或遗忘的报告总数更多。三唑仑也影响延迟记忆（而不是瞬时记忆）。英国 CSM 收到由 125～250μg 的三唑仑引起的类似记忆损伤案例报告[2]。使用三唑仑治疗超过几天后出现的日间症状归因于药物快速消除引起的症状反跳或戒断现象。

关于三唑仑的风险收益比值，一些研究者质疑 250μg 药物的催眠效力，并且认为减少剂量对效力的降低大于不良反应的减少[3]。

FDA 和生产厂家（*Upjohn*）为三唑仑作出了辩解，认为不同于 FDA 的自发报告，流行病学的研究不能证明它和其他的苯二氮䓬类药物之间存在不良反应的重大差别（遗忘的发病率可能得除外）[9]。而有类似发现的回顾性的研究[10,11]则成为人们批评的对象[12～14]。其他的研究者引用了一些研究结果，指出了 250μg 的三唑仑治疗失眠的益处[15]。一篇英国 Institute of Medicine 的综述指出，使用每日 250μg 的三唑仑 7～10 天是安全的，但呼吁研究它的较低剂量以及它的长期使用[16]。

1. Van der Kroef C. Reactions to triazolam. *Lancet* 1979; **ii:** 526.
2. Anonymous. The sudden withdrawal of triazolam—reasons and consequences. *Drug Ther Bull* 1991; **29:** 89–90.
3. O'Donovan MC, McGuffin P. Short acting benzodiazepines. *BMJ* 1993; **306:** 945–6.
4. Ghaeli P, *et al.* Triazolam treatment controversy. *Ann Pharmacother* 1994; **28:** 1038–40.
5. Bixler EO, *et al.* Adverse reactions to benzodiazepine hypnotics: spontaneous reporting system. *Pharmacology* 1987; **35:** 286–300.
6. Wysowski DK, Barash D. Adverse behavioral reactions attributed to triazolam in the Food and Drug Administration's spontaneous reporting system. *Arch Intern Med* 1991; **151:** 2003–8.
7. Adam K, Oswald I. Can a rapidly-eliminated hypnotic cause daytime anxiety? *Pharmacopsychiatry* 1989; **22:** 115–19.
8. Bixler EO, *et al.* Next-day memory impairment with triazolam use. *Lancet* 1991; **337:** 827–31.
9. Drucker RF, MacLeod N. Benzodiazepines. *Pharm J* 1989; **243:** 508.
10. Hindmarch I, *et al.* Adverse events after triazolam substitution. *Lancet* 1993; **341:** 55.
11. Rothschild AJ, *et al.* Triazolam and disinhibition. *Lancet* 1993; **341:** 186.
12. Hawley CJ, *et al.* Adverse events after triazolam substitution. *Lancet* 1993; **341:** 567.
13. Vela-Bueno A. Adverse events after triazolam substitution. *Lancet* 1993; **341:** 567.
14. Kales A, *et al.* Adverse events after triazolam substitution. *Lancet* 1993; **341:** 567–8.
15. Gillin JC, Byerley WF. Diagnosis and management of insomnia. *N Engl J Med* 1990; **323:** 487.
16. Ault A. FDA advisers find no major Halcion dangers. *Lancet* 1997; **350:** 1760.

注意事项

参见**地西泮**，第959页。

肝损伤 根据肝病严重度的不同，肝硬化可使三唑仑的表观口服清除率降低到不同的程度[1]。对于有严重肝功能不全的患者，推荐的起始剂量是 125μg。专家认为，轻度至中度肝硬化对口服三唑仑的代谢影响相对较少，这可能是由于肠壁的一部分首关代谢的作用[2]。

1. Kroboth PD, *et al.* Nighttime dosing of triazolam in patients with liver disease and normal subjects: kinetics and daytime effects. *J Clin Pharmacol* 1987; **27:** 555–60.
2. Robin DW, *et al.* Triazolam in cirrhosis: pharmacokinetics and pharmacodynamics. *Clin Pharmacol Ther* 1993; **54:** 630–7.

肾损伤 与 11 名对照者相比，11 名透析患者的三唑仑血浆峰浓度较低[1]。研究者推测，透析患者相对较高的基础胃酸分泌可能导致了水解和三唑仑环状结构的打开，而这有力地减少了它的系统利用度。给予抗酸药能逆转这种作用。肾衰竭患者对三唑仑的药动学没有其他的影响，或许能给予常用剂量。

1. Kroboth PD, *et al.* Effects of end stage renal disease and aluminium hydroxide on triazolam pharmacokinetics. *Br J Clin Pharmacol* 1985; **19:** 839–42.

药物相互作用

参见**地西泮**，第960页。

药动学

三唑仑能快速地和几乎完全地从胃肠道吸收，血浆浓度在口服后 2h 内达到峰值。它的血浆消除半衰期是 1.5～5.5h，血浆蛋白结合率大约是 89%。三唑仑在肝中被细胞色素 P450 同工酶 CYP3A4 羟化，大部分以结合型代谢产物的形式经尿液排泄，少量以原形排泄。有研究发现三唑仑及其代谢产物可分泌到大鼠乳汁中。

1. Garzone PD, Kroboth PD. Pharmacokinetics of the newer benzodiazepines. *Clin Pharmacokinet* 1989; **16:** 337–64.
2. Greenblatt DJ, *et al.* Age and gender effects on the pharmacokinetics and pharmacodynamics of triazolam, a cytochrome P450 3A substrate. *Clin Pharmacol Ther* 2004; **76:** 467–79.

用途和用法

三唑仑是一种短效的苯二氮䓬类药物，性质大体上与地西泮（第963页）相似。它作为催眠药可用于失眠（第930页）的短期治疗（最多 2 周），使用剂量是 125～250μg，夜间服用。对于难治性患者，剂量可达每晚 500μg，但这可能会增加严重不良反应（见上文**对心理功能的影响**）的发生风险。对于老年和虚弱患者，推荐的起始剂量是每晚 125μg，只有当必要时，才可增加到每晚 250μg 的最大剂量。

在肝损伤或肾损伤中的用法 见上文**注意事项**项下。

制剂

USP 33: Triazolam Tablets.

专利制剂

Austral.: Halcion; ***Austria:*** Halcion; ***Belg.:*** Halcion; ***Canad.:*** Apo-Triazo; Halcion†; ***Chile:*** Balidon; Somese; ***Cz.:*** Halcion†; ***Denm.:*** Halcion; Rilamir†; ***Fin.:*** Halcion; ***Fr.:*** Halcion†; ***Ger.:*** Halcion†; ***Gr.:*** Halcion; ***Hong Kong:*** Halcion; ***Irl.:*** Halcion; Trilam†; ***Israel:*** Halcion; ***Ital.:*** Halcion; Songar; Zotrilax; ***Malaysia:*** Somese; ***Mex.:*** Halcion; ***NZ:*** Halcion; Hypam; ***Port.:*** Halcion; ***S.Afr.:*** Halcion; ***Spain:*** Halcion; ***Swed.:*** Halcion; ***Switz.:*** Halcion; ***Thai.:*** Halcion; ***USA:*** Halcion; ***Venez.:*** Somese.

Triclofos Sodium（*BANM, USAN, rINNM*）三氯福司钠

Natrii Triclofosum; Sch-10159; Sodium Triclofos; Triclofós sódico; Triclofos Sodique. Sodium 2,2,2-trichloroethyl hydrogen orthophosphate.

Натрий Триклофос

$C_2H_3Cl_3NaO_4P$ = 251.4.

CAS — 306-52-5 (triclofos); 7246-20-0 (triclofos sodium).

ATC — N05CM07.

ATC Vet — QN05CM07.

UNII — 9F90KA5Q8U.

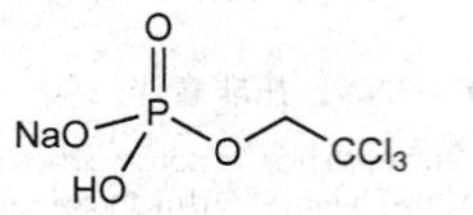

Pharmacopoeias. In *Br.* and *Jpn.*

BP 2010（Triclofos Sodium） 白色或类白色、无臭的或几乎无臭的易潮粉末。易溶于水；微溶于乙醇；几乎不溶于乙醚。2%水溶液的 pH 值为 3.0～4.5。

依赖性和戒断症状、不良反应、处置和注意事项

参见**水合氯醛**，第950页。但引起的胃肠道紊乱较少。而且，三氯福司钠也不腐蚀皮肤和黏膜。

药物相互作用

参见**水合氯醛**，第950页。

药动学

三氯福司钠能快速水解成三氯乙醇，口服后血清浓度在大约 1h 内达到峰值。关于三氯乙醇的药动学，可参见**水合氯醛**，第950页。

用途和用法

三氯福司钠具有催眠和镇静的作用，与水合氯醛（第951页）相似，但它的口感较水合氯醛好同时也引起较少胃刺激。它用于失眠（第930页）的短期治疗和无痛操作（见第 1700 页）前对儿童的镇静。不过，该药作为催眠药的使用现在已被限制，尤其是在儿童中的使用。

作为催眠药的常用剂量为 1～2g，夜间服用。

儿童用药剂量参见下文。

儿童用法 三氯福司钠曾用于儿童失眠的短期治疗以及无痛操作前对儿童的镇静，不过，其作为催眠药的使用目前受到限制。

作为催眠药时，*BNFC 2010/11* 根据年龄，推荐夜间单次口服以下剂量：

- 1 个月～1 岁：25～30mg/kg；
- 1～5 岁：250～500mg；
- 6～12 岁：0.5～1g。

年龄较大的儿童可给予成人的常用剂量（参见上文）。

尽管在英国该药未被批准用于儿童无痛操作前的镇静，但 *BNFC 2010/11* 推荐可在操作前 45～60min 给予以下剂量：

- 新生儿：25～30mg/kg；
- 1 个月～18 岁：30～50mg/kg（最多 2g），不过可在呼吸监护下使用最大剂量 100mg/kg（最多 2g）。

制剂

BP 2010: Triclofos Oral Solution.

专利制剂

India: Tricloryl; ***Israel:*** Triclonam.

Trifluoperazine Hydrochloride（*BANM, rINNM*）盐酸三氟拉嗪

Hidrocloruro de trifluoperazina; Trifluoperazin Hidroklorür; Trifluoperazin hydrochlorid; Trifluopérazine, chlorhydrate de; Trifluoperazinhidroklorid; Trifluoperazinhydroklorid; Trifluoperazini hydrochloridum; Trifluoperazino hidrochloridas; Trifluoperazyny chlorowodorek; Trifluoriperatsiinihydrokloridi; Triphthazinum. 10-[3-(4-Methylpiperazin-1-yl)propyl]-2-trifluoromethylphenothiazine dihydrochloride.

Трифлуоперазина Гидрохлорид

$C_{21}H_{24}F_3N_3S,2HCl$ = 480.4.

CAS — 117-89-5 (trifluoperazine); 440-17-5 (trifluoperazine hydrochloride).

ATC — N05AB06.

ATC Vet — QN05AB06.

UNII — 6P1Y2SNF5V.

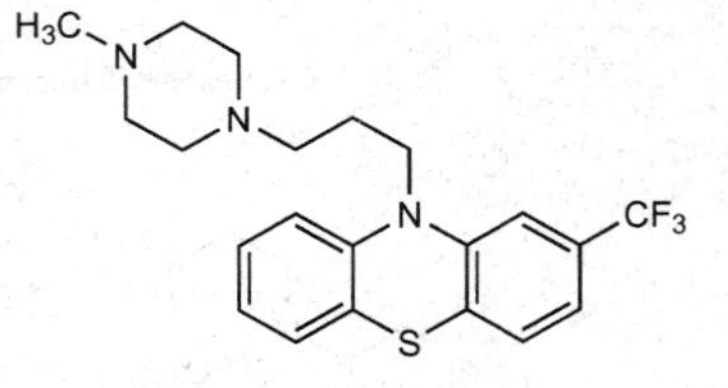

(trifluoperazine)

Pharmacopoeias. In *Chin., Eur.* (see p.vii), and *US.*

Ph. Eur. 6.8（Trifluoperazine Hydrochloride） 白色至淡黄色的、易潮的结晶性粉末。易溶于水；溶于乙醇；几乎不溶于乙醚。10%水溶液的 pH 值为 1.6～2.5。避光。

USP 33（Trifluoperazine Hydrochloride） 白色至淡黄色的、几乎无臭的结晶性粉末。溶于水（1∶3.5），溶于乙醇（1∶11），溶于氯仿（1∶100）；不溶于乙醚和苯酚。1∶20 溶液的 pH 值为 1.7～2.6。贮藏于密闭容器中，贮藏温度是 25℃，允许的范围是 15～30℃。避光。

不良反应、处置和注意事项

参见**氯丙嗪**，第941页。三氟拉嗪较少引起镇静、低血压、低体温或抗毒蕈碱样效应，但是引起的锥体外系反应发生率较高，特别是当日剂量超过 6mg 时更是如此。

哺乳 American Academy of Pediatrics[1]认为，尽管还不知道三氟拉嗪对正在接受母乳喂养的婴儿的影响，但对于正处在哺乳期的母亲使用三氟拉嗪可能还是令人担忧的，因为抗精神病药确实会出现在母乳中，因此可以想象得到它会对婴儿的 CNS 功能有着长期和短期的改变效应。

1. American Academy of Pediatrics. The transfer of drugs and other chemicals into human milk. *Pediatrics* 2001; **108:** 776–89. [Retired May 2010] Correction. *ibid.*; 1029. Also available at: http://aappolicy.aappublications.org/cgi/content/full/pediatrics%3b108/3/776 (accessed 29/04/04)

药物相互作用

参见**氯丙嗪**，第945页。

药动学

盐酸三氟拉嗪口服后易被胃肠道吸收，血浆浓度在摄入后 1.5～6h 达到峰值，生物利用度存在个体间差异。它的血浆蛋白结合率高。三氟拉嗪的消除是多相的，终末半衰期约是 22h。主要的代谢产物可能是有活性的 *N*-氧化物。其他代谢产物有亚砜和 7-羟基衍生物。三氟拉嗪可分布到母乳中。

用途和用法

三氟拉嗪是一种酚噻嗪类抗精神病药，性质大体上与氯丙嗪（第946页）相似。它具有一个哌嗪侧链。

三氟拉嗪用于治疗各种精神障碍，包括精神分裂症见下文、严重焦虑（第925页）和行为紊乱（第927页）。它也用于控制恶心和呕吐（第1622页）。

三氟拉嗪以盐酸盐的形式给药，但剂量以碱基的形式表达。1mg 的三氟拉嗪大约相当于 1.2mg 的盐酸三氟拉嗪。在一些国家，也使用缓释制剂。三氟拉嗪也可通过肌内注射给药。对于老年和虚弱患者，三氟拉嗪应减量使用。

治疗**精神分裂症和其他的精神病**，常用的起始剂量是口服 2～5mg，每日 2 次，逐渐增加到常用的剂量范围每日 15～20mg，对于严重或难治的精神病，可给予 40mg 或更多的日剂量。

对于控制**恶心和呕吐**，常用的成人口服剂量是 1mg 或 2mg，每日 2 次，总日剂量可达最多 6mg，分次

给药。

当作为**严重焦虑障碍**短期治疗的辅助治疗时，使用的剂量和控制恶心和呕吐的剂量类似。

儿童用药剂量详见下文。

儿童用法 对于12岁以下儿童，三氟拉嗪治疗精神分裂症和其他精神病的起始口服剂量为每日最多5mg，分次给药。之后，可根据年龄、体重以及用药反应对剂量进行调整，调整剂量的间隔不应小于3天；美国注册药品信息推荐，6～12岁儿童，每日最高剂量应为15mg。

治疗3～5岁儿童恶心和呕吐时，可给予每日最多1mg，分次给药。在6～12岁的儿童中，剂量可增加为每日最多4mg。

用于严重焦虑障碍短期治疗的辅助治疗时，用药剂量与控制恶心和呕吐的剂量相似。

大于12岁的儿童和青少年可给予成人常用剂量，参见上文。

精神分裂症 一篇关于使用三氟拉嗪治疗精神分裂症（第928页）的系统性综述[1]指出，与其他常用的传统抗精神病药相比，它们的疗效相似，不良反应的概况也相似。然而，似乎没有强有力的证据可以证明它在低剂量时对治疗精神分裂症有效。

1. Marques LO, *et al.* Trifluoperazine for schizophrenia. Available in The Cochrane Database of Systematic Reviews; Issue 1. Chichester: John Wiley; 2004 (accessed 17/05/05).

制剂

BP 2010: Trifluoperazine Tablets;
USP 33: Trifluoperazine Hydrochloride Injection; Trifluoperazine Hydrochloride Syrup; Trifluoperazine Hydrochloride Tablets.

专利制剂

Arg.: Cuait Trifluoperazina; Stelazine; ***Austral.:*** Stelazine; ***Braz.:*** Stelazine; ***Canad.:*** Terfluzine; ***Gr.:*** Oxyperazine; Stelazine; Stelium; ***India:*** Trinicalm; ***Indon.:*** Stelazine; Stelosi; ***Irl.:*** Stelazine; ***Ital.:*** Modalina; ***Mex.:*** Flupazine; Stelazine; ***NZ:*** Stelazine; ***Rus.:*** Triphtazine (Трифтазин); ***S.Afr.:*** Stelazine; Terflurazine†; ***Spain:*** Eskazine; ***Thai.:*** Psyrazine; Triflumed; Triozine; Triplex; ***Turk.:*** Stilizan; ***UK:*** Stelazine; ***Venez.:*** Leptazine; Taclorpil†.

多组分制剂 ***Arg.:*** Cuait D; Cuait N†; Stelapar; ***India:*** Sycot; Trinicalm Forte; Trinicalm Plus; ***Ital.:*** Parmodalin; ***Mex.:*** Stelabid.

Trifluperidol (*BAN, USAN, rINN*) 三氟哌多

McN-JR-2498; R-2498; Triflupéridol; Trifluperidoli; Trifluperidolum. 4′-Fluoro-4-[4-hydroxy-4-(3-trifluoromethylphenyl)piperidino]butyrophenone.

Трифлуперидол

$C_{22}H_{23}F_4NO_2$ = 409.4.
CAS — 749-13-3.
ATC — N05AD02.
ATC Vet — QN05AD02.
UNII — R8869Q7R8I.

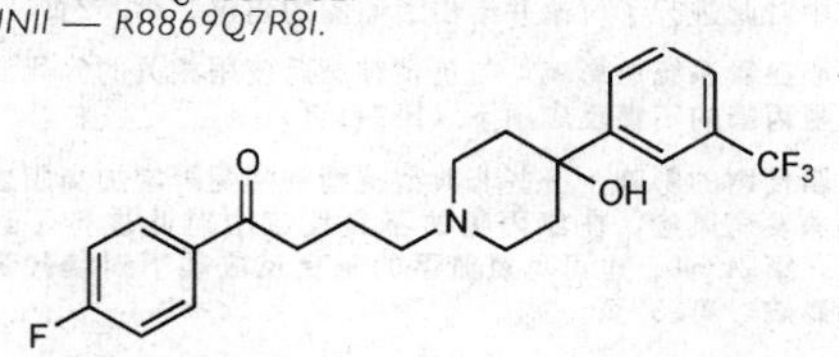

Trifluperidol Hydrochloride (*BANM, rINNM*) 盐酸三氟哌多

Hidrocloruro de trifluperidol; Triflupéridol, Chlorhydrate de; Trifluperidoli Hydrochloridum.

Трифлуперидола Гидрохлорид

$C_{22}H_{23}F_4NO_2,HCl$ = 445.9.
CAS — 2062-77-3.
ATC — N05AD02.
ATC Vet — QN05AD02.

简介

三氟哌多是一种丁酰苯类药物，性质大体上与氟哌啶醇（第970页）相似。它以盐酸盐的形式用于治疗包括精神分裂症在内的精神病。

制剂

专利制剂

India: Triperidol.

Triflupromazine (*BAN, rINN*) 三氟丙嗪

Fluopromazine; Triflupromazina; Triflupromazinum. *NN*-Dimethyl-3-(2-trifluoromethylphenothiazin-10-yl)propylamine.

Трифлупромазин

$C_{18}H_{19}F_3N_2S$ = 352.4.
CAS — 146-54-3.
ATC — N05AA05.
ATC Vet — QN05AA05.
UNII — RO16TQF95Y.

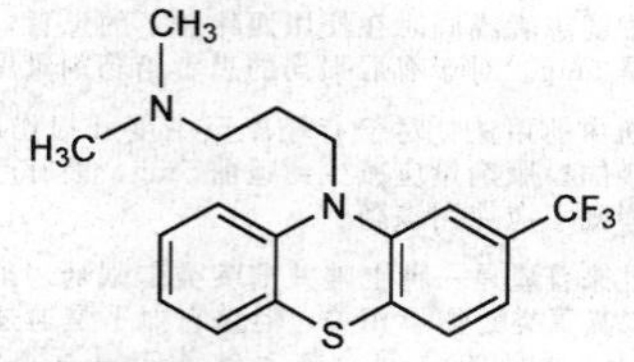

Pharmacopoeias. In *US.*

USP 33（Triflupromazine） 淡琥珀色的黏稠油状液体，长期贮藏可形成大量不规则的结晶。几乎不溶于水。贮藏于密闭容器中。避光。

Triflupromazine Hydrochloride (*BANM, rINNM*) 盐酸三氟丙嗪

Fluopromazine Hydrochloride; Hidrocloruro de triflupromazina; Triflupromazine, Chlorhydrate de; Triflupromazini Hydrochloridum.

Трифлупромазина Гидрохлорид

$C_{18}H_{19}F_3N_2S,HCl$ = 388.9.
CAS — 1098-60-8.
ATC — N05AA05.
ATC Vet — QN05AA05.
UNII — 9E75N4A5HM.

Pharmacopoeias. In *US.*

USP 33（Triflupromazine Hydrochloride） 白色或淡黄褐色的结晶性粉末，有轻微的特殊臭。溶于水和乙醇（>1∶1），溶于氯仿（1∶1.7）；溶于丙酮；不溶于乙醚。贮藏于玻璃容器中。避光。

简介

盐酸三氟丙嗪是一种酚噻嗪类药物，性质大体上与氯丙嗪（第940页）相似。它主要用于治疗精神病和控制恶心和呕吐。盐酸三氟丙嗪通常是以注射给药，但在一些国家也使用口服制剂。

制剂

USP 33: Triflupromazine Hydrochloride Injection; Triflupromazine Hydrochloride Tablets; Triflupromazine Oral Solution.

专利制剂

Austria: Psyquil†; ***India:*** Siquil.

Trimetozine (*USAN, rINN*) 曲美托嗪

Abbott-22370; NSC-62939; PS-2383; Trimetozina; Trimétozine; Trimetozinum. 4-(3,4,5-Trimethoxybenzoyl)morpholine.

Триметоцин

$C_{14}H_{19}NO_5$ = 281.3.
CAS — 635-41-6.
UNII — 31EPT7G9PL.

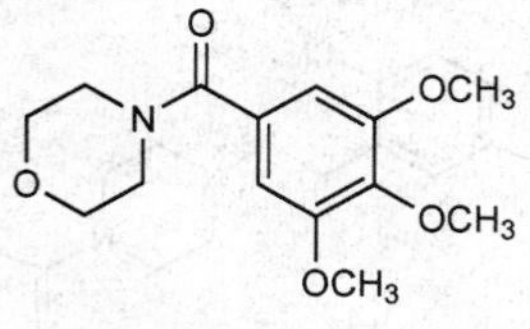

简介

曲美托嗪因具有镇静作用而被使用。

制剂

专利制剂

Hung.: Trioxazin.

Valnoctamide (*USAN, rINN*) 戊诺酰胺

McN-X-181; NSC-32363; Valnoctamida; Valnoctamidum. 2-Ethyl-3-methylvaleramide.

Вальноктамид

$C_8H_{17}NO$ = 143.2.
CAS — 4171-13-5.
ATC — N05CM13.
ATC Vet — QN05CM13.
UNII — 3O25NRX9YG.

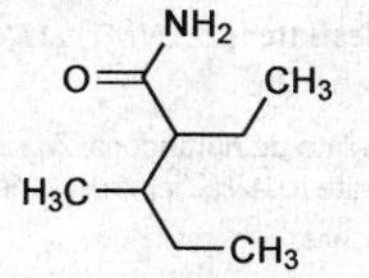

简介

戊诺酰胺是丙戊酰胺（第485页）的异构体，以口服的方式用于焦虑障碍的治疗。

1. Bialer M, *et al.* Pharmacokinetics of a valpromide isomer, valnoctamide, in healthy subjects. *Eur J Clin Pharmacol* 1990; **38:** 289–91.
2. Barel S, *et al.* Stereoselective pharmacokinetic analysis of valnoctamide in healthy subjects and in patients with epilepsy. *Clin Pharmacol Ther* 1997; **61:** 442–9.
3. Bersudsky Y, *et al.* Valnoctamide as a valproate substitute with low teratogenic potential in mania: a double-blind, controlled, add-on clinical trial. *Bipolar Disord* 2010; **12:** 376–82.

药物相互作用 关于卡马西平和戊诺酰胺之间可能存在相互作用的讨论见**抗癫痫药**（第455页）。

Veralipride (*rINN*) 维拉必利

Veraliprida; Véralipride; Veralipridum. *N*-[(1-Allyl-2-pyrrolidinyl)methyl]-5-sulphamoyl-2-veratramide.

Вералиприд

$C_{17}H_{25}N_3O_5S$ = 383.5.
CAS — 66644-81-3.
ATC — N05AL06.
ATC Vet — QN05AL06.
UNII — S7064109UD.

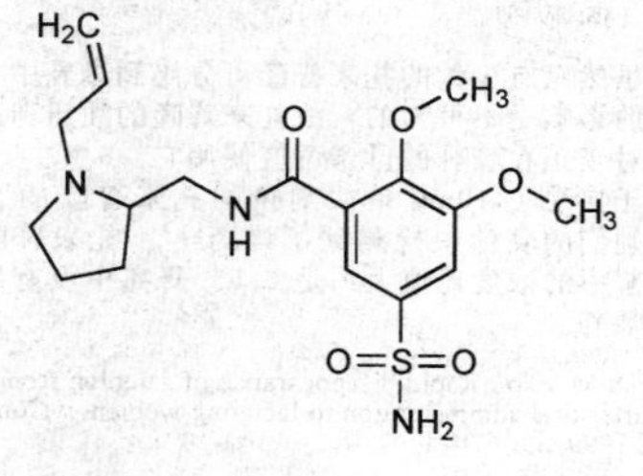

简介

维拉必利是一种衍生的苯甲酰胺类药物。它用于治疗与更年期有关的心血管和心理症状。在有些国家，维拉必利已退出市场，因为有人认为其风险和收益比不可接受，无论治疗中亦或治疗之后，都有一些不良反应与维拉必利相关，如焦虑、抑郁以及迟发性运动障碍。

绝经期疾病 使用雌激素的激素替代疗法是治疗绝经相关的急性症状（第2010页）的主要手段，但是当意识到它不适合后，专家们开始尝试使用各种其他的药物（包括维拉必利）[1]。对于绝经后的妇女，也尝试合用雷洛昔芬[2]。然而，维拉必利的使用可能会引起锥体外系不良反应[3,4]。该药在一些国家已退出市场（见上文）。

1. Young RL, *et al.* Management of menopause when estrogen cannot be used. *Drugs* 1990; **40:** 220–30.
2. Morgante G, *et al.* Veralipride administered in combination with raloxifene decreases hot flushes and improves bone density in early postmenopausal women. *Gynecol Endocrinol* 2004; **18:** 194–8.
3. Masmoudi K, *et al.* Troubles extrapyramidaux sous véralipride (Agréal®), traitement symptomatique des bouffées de chaleur: à propos de 17 cas. *Rev Med Interne* 2005; **26:** 453–7.
4. Raja M, Azzoni A. Tardive dyskinesia after long-term veralipride treatment. *J Neuropsychiatr Clin Neurosci* 2005; **17:** 252–3.

卟啉病 因为在体外系统维拉必利显示生卟啉作用，故认为卟啉病患者使用维拉必利是不安全的。

制剂

专利制剂

Arg.: Veralipral; ***Belg.:*** Agreal†; ***Braz.:*** Agreal; ***Chile:*** Agreal; ***Fr.:*** Agreal†; ***Gr.:*** Phyllan; ***Ital.:*** Agradil†; Veralipril†; ***Mex.:*** Aclimafel; Veraligral†; ***Port.:*** Agreal†; ***Spain:*** Agreal†.

多组分制剂 ***Arg.:*** Veralipral T.

Zaleplon (*BAN, USAN, rINN*) 扎来普隆

CL-284846; L-846; LJC-10846; Tsaleploni; ZAL-846; Zaleplón; Zaléplone; Zaleplonum. 3′-(3-Cyanopyrazolo[1,5-*a*]pyrimidin-7-yl)-*N*-ethylacetanilide.

Залеплон

$C_{17}H_{15}N_5O$ = 305.3.
CAS — 151319-34-5.
ATC — N05CF03.
ATC Vet — QN05CF03.
UNII — S62U433RMH.

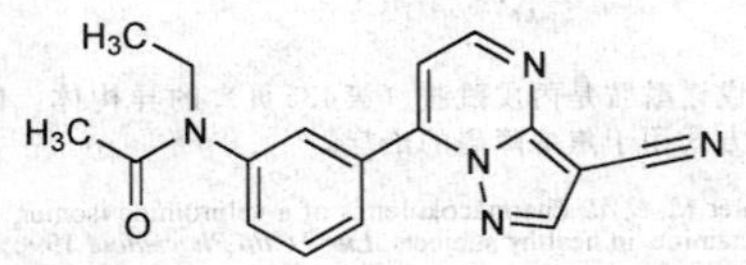

依赖性和戒断症状

参见地西泮，第957页。

不良反应、处置和注意事项

参见地西泮，第958页。使用扎来普隆时应谨慎，对于有肝损伤的患者应减量使用，对于损伤严重的患者应避免使用。

对于过量用药的治疗主要是支持性的。洗胃是否有益尚不确定。对于摄入剂量超过 50mg 的成人或者是 1mg/kg 的儿童，如果在摄入后 1h 以内入院可给予活性炭口服，前提是呼吸道能够得到保护。对于有严重 CNS 抑制的患者可考虑使用氟马西尼。

1. Israel AG, Kramer JA. Safety of zaleplon in the treatment of insomnia. *Ann Pharmacother* 2002; **36:** 852–9.

滥用 关于有药物滥用史的健康患者的一项对照研究发现，扎来普隆滥用的可能性可与苯二氮䓬类药物三唑仑相比[1]。

1. Rush CR, *et al.* Zaleplon and triazolam in humans: acute behavioral effects and abuse potential. *Psychopharmacology (Berl)* 1999; **145:** 39–51.

哺乳 虽然只有少量的扎来普隆可分泌到母乳中，但它对乳儿的影响是不可知的，故扎来普隆的注册药品信息建议，对于正在哺乳的母亲不应使用它。

对于接受了 10mg 单次剂量的扎来普隆的 5 名母亲，在她们的乳汁中检测到了该药[1]。扎来普隆在母乳和血浆中的浓度比值大约是 0.5。研究中没有婴儿接受母乳喂养。

1. Darwish M, *et al.* Rapid disappearance of zaleplon from breast milk after oral administration to lactating women. *J Clin Pharmacol* 1999; **39:** 670–4.

对心理功能的影响 有关催眠药包括扎来普隆在心理功能方面不良反应的报道，如复杂的睡眠相关行为，参见下文**唑吡坦**。

超敏反应 与催眠药包括扎来普隆相关的过敏反应的报道，参见下文**唑吡坦**。

过量 一例扎来普隆过量的报道称患者的嘴、唇部、尿液和呕吐物发生蓝绿色变色，这是由于摄入了扎来普隆胶囊中的染料所致。

1. Louis CJ, *et al.* A case of zaleplon overdose. *Clin Toxicol* 2008; **46:** 782.

药物相互作用

参见地西泮，第960页。扎来普隆主要通过醛氧化酶代谢，合用这些酶的抑制剂（如西咪替丁）可能会导致扎来普隆的血浆浓度升高（见下文用**途和用法**）。一部分的扎来普隆也可通过细胞色素 P450 同工酶 CYP3A4 代谢，因此，合用一些可作为此酶的底物或抑制剂的药物时应谨慎。西咪替丁也是 CYP3A4 的抑制剂，因此对扎来普隆主要的和次要的代谢通路都能抑制。

合用利福平或者其他的酶强诱导剂可使扎来普隆的代谢加快并降低它的血浆浓度。

药动学

扎来普隆口服后能被胃肠道快速吸收，大约 1h 后血浆浓度达到峰值。饱餐或食用高脂食品后能延缓它的吸收并降低血浆浓度。由于存在显著的肝首关代谢，故生物利用度大约是 30%。扎来普隆主要通过醛氧化酶的作用代谢形成 5-氧扎来普隆，而少部分通过细胞色素 P450 同工酶 CYP3A4 形成去乙基扎来普隆，然后进一步通过醛氧化酶代谢形成 5-氧去乙基扎来普隆。扎来普隆的血浆消除半衰期大约是 1h。单次剂量的大约 70% 是以无活性代谢产物或它们的葡糖苷酸形式经尿液排泄，不足 1% 以原形排泄。而大约 17% 主要是以 5-氧扎来普隆的形式经粪便排泄。扎来普隆可分布到母乳中。

1. Greenblatt DJ, *et al.* Comparative kinetics and dynamics of zaleplon, zolpidem, and placebo. *Clin Pharmacol Ther* 1998; **64:** 553–61.
2. Drover D, *et al.* Pharmacokinetics, pharmacodynamics, and relative pharmacokinetic/pharmacodynamic profiles of zaleplon and zolpidem. *Clin Ther* 2000; **22:** 1443–61.
3. Drover DR. Comparative pharmacokinetics and pharmacodynamics of short-acting hypnosedatives: zaleplon, zolpidem and zopiclone. *Clin Pharmacokinet* 2004; **43:** 227–38.

用途和用法

扎来普隆是一种吡唑并嘧啶类药物，具有与苯二氮䓬类（见地西泮，第963页）相似的镇静作用。它作为催眠药用于失眠（见下文）的短期治疗。扎来普隆的起效时间快且持续时间短。常用的口服剂量是睡前 10mg，但是美国的药品信息指出，偶尔有患者可能需要 20mg。老年或虚弱患者或同时在使用西咪替丁的患者，应给予的剂量是 5mg。对于有肝损伤的患者给药剂量见下文。

在肝损伤中的用法 对于有轻度至中度肝损伤的患者，扎来普隆的口服剂量应减少到睡前 5mg，而有严重肝损伤的患者则不应使用该药。

失眠 扎来普隆是一种吡唑并嘧啶类催眠药。虽然结构上与苯二氮䓬类药物不相关，但是它似乎是通过选择性结合 GABA 亚型的 A 复合体上的苯二氮䓬类Ⅰ型受体（BZ1-受体或 ω_1-受体）而起作用的。扎来普隆能减少入睡前的等待时间但对睡眠的持续时间几乎没有影响，它能快速吸收和消除，因此次日的残留效应极小。这些特性使得它最适于治疗入睡困难的失眠（第930页）患者，扎来普隆可在睡前给予，也可在夜间醒后难以再次入睡的时候给予，如此可保证患者至少有 4h 不间断睡眠。

1. Anonymous. Zaleplon for insomnia. *Med Lett Drugs Ther* 1999; **41:** 93–4.
2. Danjou P, *et al.* A comparison of the residual effects of zaleplon and zolpidem following administration 5 to 2 h before awakening. *Br J Clin Pharmacol* 1999; **48:** 367–74.
3. Elie R, *et al.* Sleep latency is shortened during 4 weeks of treatment with zaleplon, a novel nonbenzodiazepine hypnotic. *J Clin Psychiatry* 1999; **60:** 536–44.
4. Dooley M, Plosker GL. Zaleplon: a review of its use in the treatment of insomnia. *Drugs* 2000; **60:** 413–45.
5. George CFP. Pyrazolopyrimidines. *Lancet* 2001; **358:** 1623–6.
6. Terzano MG, *et al.* New drugs for insomnia: comparative tolerability of zopiclone, zolpidem and zaleplon. *Drug Safety* 2003; **26:** 261–82.
7. Barbera J, Shaprio [sic] C. Benefit-risk assessment of zaleplon in the treatment of insomnia. *Drug Safety* 2005; **28:** 301–18.

制剂

专利制剂

Arg.: Hegon; Hipnodem; **Austria:** Sonata†; **Belg.:** Sonata; **Braz.:** Sonata; **Canad.:** Starnoc†; **Chile:** Noctiplon†; Plenidon; Rhem†; Sedartryl; **Cz.:** Sonata; Zerene; **Denm.:** Sonata; **Fin.:** Sonata; **Ger.:** Sonata; **Gr.:** Sonata; **Hung.:** Sonata; **India:** Zalep; Zaplon; Zaso; **Irl.:** Sonata; Zerene; **Ital.:** Sonata; Zerene; **Neth.:** Sonata; Zerene; **Pol.:** Selofen; **Port.:** Sonata; Zerene; **Rus.:** Andante (Анданте); **Spain:** Sonata; **Swed.:** Sonata; **Switz.:** Sonata; **UK:** Sonata; **Ukr.:** Andante (Анданте); Selofen (Селофен); **USA:** Sonata.

Ziprasidone (*BAN, rINN*) 齐拉西酮

Ziprasidona; Ziprasidonum. 5-{2-[4-(1,2-Benzisothiazol-3-yl)piperazinyl]ethyl}-6-chloro-2-indolinone.

Зипрасидон

$C_{21}H_{21}ClN_4OS$ = 412.9.

CAS — 146939-27-7 (ziprasidone).

ATC — N05AE04.

ATC Vet — QN05AE04.

UNII — 6UKA5VEJ6X.

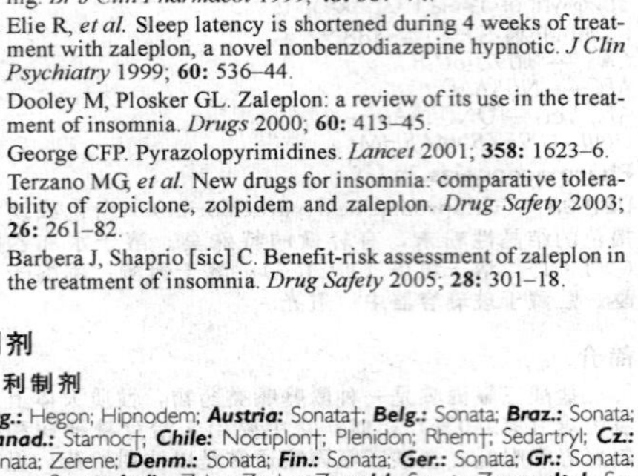

Ziprasidone Hydrochloride (*BANM, USAN, rINNM*) 盐酸齐拉西酮

CP-88059; CP-88059-1; Hidrocloruro de ziprasidona; Ziprasidone, chlorhydrate de; Ziprasidoni hydrochloridum.

Зипрасидона Гидрохлорид

$C_{21}H_{21}ClN_4OS,HCl,H_2O$ = 467.4.

CAS — 138982-67-9.

ATC — N05AE04.

ATC Vet — QN05AE04.

UNII — 216X081ORU.

Pharmacopoeias. In *US.*

USP 33（Ziprasidone Hydrochloride） 白色至浅粉色粉末。几乎不溶于水；易溶于甲醇；微溶于异丙醇及热的四氢呋喃。贮藏于密闭容器中。避光。

Ziprasidone Mesilate (*BANM, rINNM*) 甲磺酸齐拉西酮

CP-88059/27; Mesilato de ziprasidona; Ziprasidone, Mésilate de; Ziprasidone Mesylate *(USAN)*; Ziprasidoni Mesilas.

Зипрасидона Мезилат

$C_{21}H_{21}ClN_4OS,CH_4O_3S,3H_2O$ = 563.1.

CAS — 199191-69-0.

ATC — N05AE04.

ATC Vet — QN05AE04.

UNII — 3X6SAX83JZ.

不良反应、处置和注意事项

虽然齐拉西酮和传统的抗精神病药（见**氯丙嗪**，第941页）可能引起一些相同的不良反应，但是这些反应的发生率和严重程度可能是不同的。齐拉西酮引起的不良反应，常见的有嗜睡、疹或荨麻疹、胃肠道功能紊乱、头昏、流感样症状、高血压、头痛、激越、混乱和呼吸困难。体位性低血压可能是一个难题，特别是在治疗的开始更是如此。齐拉西酮可能会引起催乳素水平的升高，也可引起体重的增加。关于性功能障碍的报道不常见。可能会引起锥体外系症状，在延长使用时也可能出现迟发性运动障碍。而胆汁淤积性黄疸、肝炎、惊厥发作、血液病（包括粒细胞缺乏症、白细胞减少症、中性粒细胞减少症和血小板减少症）和高脂血症的出现则不常见或罕见。齐拉西酮引起的高血糖症也不常见。专家建议应对高血糖进行临床监测，特别是对糖尿病患者或是有发展成糖尿病风险的患者更是如此。

齐拉西酮可能会引起剂量相关的 QT 间期延长。因为存在这种不良反应和因此而发生致命性心律失常（如尖端扭转型室性心动过速）的危险，所以对于有 QT 间期延长或心律失常病史的患者、近期有急性心肌梗死的患者或有失代偿的心力衰竭的患者，忌用齐拉西酮。某些药物也可能会增加这种风险（见下文**药物相互作用**）。对于有发生严重电解质紊乱危险的患者应做基础的血清钾镁检测，而在开始齐拉西酮治疗前，应纠正低钾或低镁血症。对于在齐拉西酮治疗期间使用利尿药的患者，应监测其血清电解质水平。对于在接受齐拉西酮治疗时有症状（如头昏、心悸或晕厥）表明可能发生了尖端扭转型心动过速的患者，应做进一步的评估。

对于有癫痫发作病史或处于癫痫发作较低阈值状态下的患者、有心脑血管疾病的患者或处于有低血压倾向状态下的患者，使用齐拉西酮时应谨慎。因为齐拉西酮的肌内注射剂是用环糊精配制的，而环糊精是通过肾过滤清除的，故注册药品信息建议对于有肾损伤的患者，使用齐拉西酮时应谨慎。

齐拉西酮可能会对技巧性工作的操作能力有影响，如驾驶。

对体重的影响 一些非典型抗精神病药可能会引起体重的增加，在**氯氮平**的**不良反应**中对此进行了讨论，第952页。

对糖代谢的影响 一些非典型抗精神病药可能会增加葡萄糖耐受不良和糖尿病的发病风险，在**氯氮平**的**不良反应**中对此进行了讨论并给出了监测的建议，第952页。

对心血管系统的影响 与抗精神病药使用相关的猝死详见**氯丙嗪**的**不良反应**项下（第941页）。

对脂代谢的影响 一些非典型抗精神病药可增加高脂血症的发病风险，在**氯丙嗪**的**不良反应**中对此进行了讨论，第942页。也可见**氯氮平**的**不良反应**项下**对糖代谢的影响**，第952页。

老年人 老年人应用抗精神病药相关的风险，详见**氯丙嗪**的**注意事项**项下（第944页）。非典型抗精神病药用于伴有痴呆的老年患者的讨论，详见**利培酮**（第995页）项下。

锥体外系障碍 齐拉西酮治疗引起了迟发性运动障碍[1~3]，发病时间是在开始该药物治疗后的 2～34 个月。也有报道[4,5]齐拉西酮引起了急性肌张力障碍。然而，一般来说，与传统抗精神病药相比，非典型抗精神病药引起的锥体外系不良反应（第943页）的发生率较低。

1. Rosenquist KJ, *et al.* Tardive dyskinesia and ziprasidone. *Am J Psychiatry* 2002; **159:** 1436.
2. Keck ME, *et al.* Ziprasidone-related tardive dyskinesia. *Am J Psychiatry* 2004; **161:** 175–6.
3. Ananth J, *et al.* Tardive dyskinesia in 2 patients treated with ziprasidone. *J Psychiatry Neurosci* 2004; **29:** 467–9.
4. Ziegenbein M, *et al.* Ziprasidone-induced Pisa syndrome after clozapine treatment. *J Neuropsychiatr Clin Neurosci* 2003; **15:** 458–9.
5. Mason MN, *et al.* Ziprasidone-induced acute dystonia. *Am J Psychiatry* 2005; **162:** 625–6.

躁狂 虽然齐拉西酮可用于治疗双相障碍，但有报道它引起了双相障碍患者出现躁狂，见下文**用途和用法**项下。

神经阻滞药恶性综合征 齐拉西酮可能会引起神经阻滞药恶性综合征（NMS，第943页）[1]，然而该患者同时也接受了锂的治疗，而锂也可能引起神经阻滞药恶性综合征。

1. Borovicka MC, *et al.* Ziprasidone- and lithium-induced neuroleptic malignant syndrome. *Ann Pharmacother* 2006; **40:** 139–42.

妊娠　关于在妊娠期一些非典型抗精神病药（包括齐拉西酮）的使用，见**氯氮平**的**注意事项**项下，第954页。

英国注册药品信息指出，对于一些动物，齐拉西酮可能有致畸作用，但对于人类，还没有充分的令人满意的对照研究。只有当使用齐拉西酮的收益比胎儿所冒风险更重要时，才可使用它。

药物相互作用

忌将齐拉西酮和其他的已知能延长 QT 间期的药物合用，因为这会增加心律失常的发生风险。如果齐拉西酮和利尿药合用，建议应监测血清电解质水平。

齐拉西酮的代谢是由细胞色素 P450 同工酶 CYP3A4 介导的。因此，在齐拉西酮和其他能诱导、抑制此酶或作为此酶底物的药物之间可能存在相互作用。

齐拉西酮可能会增强其他的 CNS 抑制剂和某些抗高血压药的作用，它可能会拮抗左旋多巴和多巴胺能的效应。

药动学

齐拉西酮口服后能被胃肠道很好地吸收，在 6～8h 后血浆浓度达到峰值。食物的存在可能会加倍它的吸收。肌内注射后血浆浓度在 1h 内达到峰值。血浆蛋白的结合率大约是 99%。齐拉西酮通过醛羟化酶（大约一次剂量的 66%）和细胞色素 P450 同工酶 CYP3A4 而被广泛代谢。据报道，关于平均的终末消除半衰期，口服后大约是 7h 而肌内注射后是 2～5h。齐拉西酮主要以代谢产物的形式经粪便（约 66%）和尿液（约 20%）排泄，而以药物原形排泄的不足 5%。

1. Various. The pharmacokinetics of ziprasidone. *Br J Clin Pharmacol* 2000; **49** (suppl 1): 1S–76S.
2. Miceli JJ, *et al.* Pharmacokinetics, safety, and tolerability of intramuscular ziprasidone in healthy volunteers. *J Clin Pharmacol* 2005; **45:** 620–30.
3. Preskorn SH. Pharmacokinetics and therapeutics of acute intramuscular ziprasidone. *Clin Pharmacokinet* 2005; **44:** 1117–33.

用途和用法

齐拉西酮是一种非典型抗精神病药，对多巴胺（D_2）、肾上腺素（α_1）、组胺（H_1）和 5-羟色胺（5-HT_2）受体有亲和性。它用于治疗精神分裂症（见下文）以及双相障碍的急性躁狂的发作或混合发作（见下文）。齐拉西酮通常以盐酸盐的形式口服，也以甲磺酸盐的形式经肠外给药。齐拉西酮硫酸氢也开始应用。剂量以碱基的形式表达，11.3mg 的盐酸齐拉西酮大约相当于 10mg 的齐拉西酮。

对于治疗**精神分裂症**，盐酸齐拉西酮的口服起始剂量是相当于碱基的 20mg，每日 2 次，与食物共服。如有必要，剂量可增加到最多 80mg，每日 2 次，增加剂量的间隔时间不应少于 2 天。对于维持治疗，每日 2 次，每次 20mg 的低剂量可能已有效。

对于控制精神分裂症患者的急性激越，齐拉西酮可以甲磺酸盐的形式经肌内注射给药。推荐剂量是相当于碱基的 10～20mg，如有需要，可增加到每日 40mg 的最大剂量，连续使用 3 天。10mg 的剂量可每 2h 给予，20mg 的剂量可每 4h 给予。应尽快换用口服治疗。

对于治疗**双相障碍**的*急性混合发作或躁狂发作*，盐酸齐拉西酮的起始剂量是相当于碱基的 40mg，每日 2 次，与食物共服。在第二天可增加到 60mg 或 80mg，每日 2 次，以后可根据患者的耐受情况进行调整。盐酸齐拉西酮也可作为锂剂或丙戊酸钠的辅助药物，用于双相障碍的*维持治疗*，患者应继续服用赖以稳定的剂量，范围在 40～80mg 以内，每日 2 次。

双相障碍　齐拉西酮对治疗双相障碍[1,2]（第 351 页）患者的急性躁狂有效，但是它也可能会诱发这些患者的躁狂或轻躁狂[3]。该药也可作为维持治疗的辅助用药[4]。

1. Keck PE, *et al.* Ziprasidone in the treatment of acute bipolar mania: a three-week, placebo-controlled, double-blind, randomized trial. *Am J Psychiatry* 2003; **160:** 741–8.
2. Keck PE, *et al.* Long-term safety and efficacy of ziprasidone in subpopulations of patients with bipolar mania. *J Clin Psychiatry* 2009; **70:** 844–51.
3. Baldassano CF, *et al.* Ziprasidone-associated mania: a case series and review of the mechanism. *Bipolar Disord* 2003; **5:** 72–5.
4. Bowden CL, *et al.* Ziprasidone plus a mood stabilizer in subjects with bipolar I disorder: a 6-month, randomized, placebo-controlled, double-blind trial. *J Clin Psychiatry* 2010; **71:** 130–7.

精神分裂症　一篇关于齐拉西酮治疗精神分裂症（第928页）患者的疗效和安全性的综述[1]指出，从能获得的有限资料里可以看出，齐拉西酮和氟哌啶醇一样有效，它引起锥体外系障碍的可能性较小但引起恶性和呕吐的可能性较大，并且在注射部位可出现疼痛。一项关于肌内注射齐拉西酮和肌内注射氟哌啶醇的对照研究[2]指出，齐拉西酮治疗急性精神病患者的疗效也较好。当时尚缺乏与非典型抗精神病药的对比研究。最近一项综述[3]提出，从能获得的有限资料来看，齐拉西酮的疗效略逊于氨磺必利、奥氮平和利培酮，但引起体重增加以及相关不良反应的概率更小。

1. Bagnall A, *et al.* Ziprasidone for schizophrenia and severe mental illness. Available in The Cochrane Database of Systematic Reviews; Issue 4. Chichester: John Wiley; 2000 (accessed 20/10/05).
2. Brook S, *et al.* Intramuscular ziprasidone compared with intramuscular haloperidol in the treatment of acute psychosis. *J Clin Psychiatry* 2000; **61:** 933–41.
3. Komossa K, *et al.* Ziprasidone versus other atypical antipsychotics for schizophrenia. Available in The Cochrane Database of Systematic Reviews; Issue 4. Chichester: John Wiley; 2009 (accessed 23/11/09).

Tourette 综合征　当需要药物治疗 Tourette 综合征（第927页）的抽搐和行为紊乱时，常使用氟哌啶醇或匹莫齐特，但现在也越来越多地尝试使用非典型抗精神病药（如齐拉西酮）[1]。

1. Sallee FR, *et al.* Ziprasidone treatment of children and adolescents with Tourette's syndrome: a pilot study. *J Am Acad Child Adolesc Psychiatry* 2000; **39:** 292–9.

制剂

专利制剂

Arg.: Zeldox; ***Austral.:*** Zeldox; ***Austria:*** Zeldox; ***Braz.:*** Geodon; ***Canad.:*** Zeldox; ***Chile:*** Zeldox; ***Cz.:*** Zeldox; Zipsi; Zypsila; ***Denm.:*** Zeldox; ***Fin.:*** Zeldox; ***Ger.:*** Zeldox; ***Gr.:*** Geodon; ***Hong Kong:*** Zeldox; ***Hung.:*** Ypsila; Zeldox; ***India:*** Zipsydon; ***Irl.:*** Geodon; ***Israel:*** Geodon; ***Malaysia:*** Zeldox; ***Mex.:*** Geodon; ***Norw.:*** Zeldox; ***NZ:*** Zeldox; ***Philipp.:*** Zeldox†; ***Pol.:*** Zeldox; Zypsila; ***Port.:*** Zeldox; ***Rus.:*** Zeldox (Зелдокс); ***S.Afr.:*** Geodon; ***Singapore:*** Zeldox; ***Spain:*** Geodon; Zeldox; ***Swed.:*** Zeldox; ***Thai.:*** Zeldox; ***Turk.:*** Zeldox; ***USA:*** Geodon; ***Venez.:*** Geodon.

Zolazepam Hydrochloride（*BANM, USAN, rINNM*）盐酸唑拉西泮

CI-716; Hidrocloruro de zolazepam; Zolazépam, Chlorhydrate de; Zolazepami Hydrochloridum. 4-(*o*-Fluorophenyl)-6,8-dihydro-1,3,8-trimethylpyrazolo[3,4-*e*][1,4]diazepin-7(1*H*)-one monohydrochloride.

Золазепама Гидрохлорид

$C_{15}H_{15}FN_4O,HCl = 322.8.$

CAS — 31352-82-6 (zolazepam); 33754-49-3 (zolazepam hydrochloride).

UNII — 45SJ093Q1N.

(zolazepam)

Pharmacopoeias. In *US* for veterinary use only.

USP 33（Zolazepam Hydrochloride）　白色至米色的结晶性粉末。易溶于水和 0.1mol/L 的盐酸；微溶于氯仿；几乎不溶于乙醚；溶于甲醇。10%水溶液的 pH 值为 1.5～3.5。贮藏于密闭容器中。

简介

盐酸唑拉西泮是一种苯二氮䓬类药物，性质大体上与地西泮（第957页）相似。在兽医学中，它和替来他明（第1715页）一起用于全身麻醉。

Zolpidem Tartrate（*BANM, USAN, rINNM*）酒石酸唑吡坦

SL-80.0750 (zolpidem); SL-80.0750-23N; Tartrato de zolpidem; Tsolpideemitartraatti; Zolpidem Hemitartrate; Zolpidem, tartrate de; Zolpidemi tartras; Zolpidemo tartratas; Zolpidem-tartarát; Zolpidemtartrat; Zolpidemu winian. *N,N*-Dimethyl-2-(6-methyl-2-*p*-tolylimidazo[1,2-*a*]pyridin-3-yl)acetamide hemitartrate.

Золпидема Тартрат

$(C_{19}H_{21}N_3O)_2,C_4H_6O_6 = 764.9.$

CAS — 82626-48-0 (zolpidem); 99294-93-6 (zolpidem tartrate).

ATC — N05CF02.

ATC Vet — QN05CF02.

UNII — WY6W63843K.

(zolpidem)

俗名　以下术语被用作各种形式酒石酸唑吡坦的"俗名"（第vii页）或俚语：

Sleepeasy; Tic-Tacs。

Pharmacopoeias. In *Eur.* (see p.vii) and *US*.

Ph. Eur. 6. 8（Zolpidem Tartrate）　白色或类白色的、易潮的结晶性粉末。微溶于水；几乎不溶于二氯甲烷；略溶于甲醇。贮藏于密闭容器中。避光。

USP 33（Zolpidem Tartrate）　白色或米白色易潮的粉末。微溶于水；难溶于甲醇；几乎不溶于二氯甲烷。贮存温度为 20～25℃，允许的范围是 15～30℃。

依赖性和戒断症状

参见地西泮，第957页。

戒断症状　一名 37 岁男性使用唑吡坦的剂量在超过两个月的时间里从每日 10mg 增加到每日 130mg，突然停药后，出现了全身强直阵挛发作[1]。在开始苯二氮䓬类药物剂量渐减的方案后，患者复原。有报道[2]2 名患者在使用过多的夜间剂量后出现日间戒断症状，包括焦虑、震颤、出汗、恶心、胃和腹部的疼痛、吞咽困难、心动过速和气促。由于出现了对催眠效应的耐受，患者增加使用量后却开始出现肌肉颤搐和肌肉阵挛样抽搐。

1. Gilbert DL, Staats PS. Seizure after withdrawal from supratherapeutic doses of zolpidem tartrate, a selective omega I benzodiazepine receptor agonist. *J Pain Symptom Manage* 1997; **14:** 118–20.
2. Cavallaro R, *et al.* Tolerance and withdrawal with zolpidem. *Lancet* 1993; **342:** 374–5.

不良反应、处置和注意事项

参见地西泮，第958页。

对于过量用药的治疗主要是支持性的。洗胃是否有益尚不确定；对于摄入唑吡坦剂量超过 1mg/kg 的成人或儿童，在摄入 1h 以内可口服活性炭。对于有严重 CNS 抑制的患者，可考虑使用氟马西尼（参见下文过量）

1. Darcourt G, *et al.* The safety and tolerability of zolpidem—an update. *J Psychopharmacol* 1999; **13:** 81–93.

滥用　已有长期滥用唑吡坦的报道，观察到的症状是大剂量使用唑吡坦时会产生兴奋感[1,2]。对唑吡坦而言，也可发生耐受。同时也有静脉滥用的报道[3]。

也可见上文**戒断症状**。

1. Gericke CA, Ludolph AC. Chronic abuse of zolpidem. *JAMA* 1994; **272:** 1721–2.
2. Victorri-Vigneau C, *et al.* Evidence of zolpidem abuse and dependence: results of the French Centre for Evaluation and Information on Pharmacodependence (CEIP) network survey. *Br J Clin Pharmacol* 2007; **64:** 198–209.
3. Brunelle E, *et al.* Zolpidem: intravenous misuse in drug abusers. *Addiction* 2005; **100:** 1377–8.

哺乳　母亲使用唑吡坦后，对于其母乳喂养的婴儿，没有观察到不良反应。因此，American Academy of Pediatrics 认为[1]，使用唑吡坦和哺乳之间没有冲突。

给予 5 名女性 20mg 一次剂量的唑吡坦，3h 后分泌到母乳中的药量在 0.76～3.88μg（相当于使用剂量的 0.004%～0.019%）[2]。在后来的母乳样本中没有监测到唑吡坦（其浓度在 0.5ng/ml 以下）。

1. American Academy of Pediatrics. The transfer of drugs and other chemicals into human milk. *Pediatrics* 2001; **108:** 776–89. [Retired May 2010] Correction. *ibid.*; 1029. Also available at: http://aappolicy.aappublications.org/cgi/content/full/pediatrics%3b108/3/776 (accessed 29/04/04)
2. Pons G, *et al.* Zolpidem excretion in breast milk. *Eur J Clin Pharmacol* 1989; **37:** 245–8.

对肝脏的影响　一名 53 岁的女性使用唑吡坦治疗失眠后，在两个不同的时期出现了肝炎[1]。

1. Karsenti D, *et al.* Hepatotoxicity associated with zolpidem treatment. *BMJ* 1999; **318:** 1179.

对心理功能的影响　有报道患者在使用治疗剂量的唑吡坦后出现了精神病性反应，但在之后不能回忆[1～4]。也有关于出现梦游症的报道[5,6]。有报道患者应用扎来普隆[7]、唑吡坦[6,7]和佐匹克隆期间，出现了其他复杂的睡眠相关行为，比如在睡眠中进食或驾驶。这些行为更容易在这些药物合并酒精或其他 CNS 抑制剂时，

或者在超过最大推荐剂量使用时出现。尚不清楚个别药物的风险是否有差别，但是作为防范措施，FDA[8]已要求将美国市场销售的所有催眠药的标签作出修改，以强调这些不良反应。另据报道，一名口服 40mg 唑吡坦的患者，受命令性幻听的支配而刺伤自己[9]。

1. Ansseau M, *et al.* Psychotic reactions to zolpidem. *Lancet* 1992; **339:** 809.
2. Iruela LM, *et al.* Zolpidem-induced macropsia in anorexic woman. *Lancet* 1993; **342:** 443–4.
3. Brodeur MR, Stirling AL. Delirium associated with zolpidem. *Ann Pharmacother* 2001; **35:** 1562–4.
4. Adverse Drug Reactions Advisory Committee (ADRAC). Seeing things with zolpidem. *Aust Adverse Drug React Bull* 2002; **21:** 3. Also available at: http://www.tga.gov.au/adr/aadrb/aadr0202.pdf (accessed 21/08/08)
5. Yang W, *et al.* One rare side effect of zolpidem—sleepwalking: a case report. *Arch Phys Med Rehabil* 2005; **86:** 1265–6.
6. Adverse Drug Reactions Advisory Committee (ADRAC). Zolpidem and bizarre sleep related effects. *Aust Adverse Drug React Bull* 2007; **26:** 2–3. Also available at: http://www.tga.health.gov.au/adr/aadrb/aadr0702.pdf (accessed 10/03/08)
7. Southworth MR, *et al.* FDA. Nonbenzodiazepine hypnotic use and cases of "sleep driving". *Ann Intern Med* 2008; **148:** 486–7.
8. FDA. FDA news: FDA requests label change for all sleep disorder drug products (issued 14th March, 2007). Available at: http://www.fda.gov/NewsEvents/Newsroom/PressAnnouncements/2007/ucm108868.htm (accessed 26/07/10)
9. Manfredi G, *et al.* Command hallucinations with self-stabbing associated with zolpidem overdose. *J Clin Psychiatry* 2010; **71:** 92–3.

超敏反应 有罕见报道称，首次或连续服用某些催眠药如艾司佐匹克隆、扎来普隆、唑吡坦及佐匹克隆后，可发生血管神经性水肿，包括舌、声带、喉等部位。在某些患者中也有其他症状显示过敏。

过量 Paris Poison Center 和制药商 *Synthelabo* 公布了一篇关于 344 例急性过量使用唑吡坦的回顾性分析[1]。已知的摄入的剂量 10～1400mg，最常见的不良反应是困倦（89 名患者出现了此症状）。其他可能和过量使用有关的症状包括在 4 名患者中出现的昏迷和在 7 名患者中出现的呕吐。当仅是过量使用唑吡坦时，患者常迅速复原。专家推荐，对于摄入唑吡坦的剂量超过 100mg 的患者，应洗胃并监护至少 12h（也可见上文）。虽然氟马西尼[2]能有效地拮抗唑吡坦的 CNS 效应，但这篇分析[1]的作者发现，一般来说并不需要它。

1. Garnier R, *et al.* Acute zolpidem poisoning—analysis of 344 cases. *J Toxicol Clin Toxicol* 1994; **32:** 391–404.
2. Patat A, *et al.* Flumazenil antagonizes the central effects of zolpidem, an imidazopyridine hypnotic. *Clin Pharmacol Ther* 1994; **56:** 430–6.

药物相互作用

参见地西泮，第960页。

抗抑郁药 一名 16 岁的女孩使用帕罗西汀每日 20mg，持续了 3 天，在晚上加用了 10mg 的唑吡坦后 1h 开始出现幻觉和头脑混乱。未给予治疗，4h 后谵妄自发消失[1]。当询问这位作者的其他患者时，至少有一位报告在接受这种联合治疗后出现了视幻觉。其他的单独案例报道了患者在合用唑吡坦和抗抑郁药（包括安非他酮、地昔帕明、氟西汀、舍曲林和文拉法辛）[2]后出现了视幻觉。

1. Katz SE. Possible paroxetine-zolpidem interaction. *Am J Psychiatry* 1995; **152:** 1689.
2. Elko CJ, *et al.* Zolpidem-associated hallucinations and serotonin reuptake inhibition: a possible interaction. *J Toxicol Clin Toxicol* 1998; **36:** 195–203.

抗癫痫药 一名 47 岁正接受西酞普兰和唑吡坦治疗的有双相障碍病史的男性，在使用丙戊酸治疗躁狂症状后出现了梦游症的发作[1]。停用丙戊酸后这种发作消失，当再次给药后又重现。研究者们猜想唑吡坦和丙戊酸之间存在相互作用（但是单独使用唑吡坦也可能引起梦游症，见上文对心理功能的影响）。

关于卡马西平和苯妥英可能与唑吡坦发生相互作用的建议，参见下文利福平项下。

1. Sattar SP, *et al.* Somnambulism due to probable interaction of valproic acid and zolpidem. *Ann Pharmacother* 2003; **37:** 1429–33.

抗真菌药 唑吡坦与酮康唑合用会导致唑吡坦血浆浓度的升高及镇静作用的加强，虽然其增加的程度不会太大[1]。唑吡坦与氟康唑[1]或伊曲康唑[1,2]合用会导致唑吡坦药动学及镇静作用产生轻微的不太显著的变化。

1. Greenblatt DJ, *et al.* Kinetic and dynamic interaction study of zolpidem with ketoconazole, itraconazole, and fluconazole. *Clin Pharmacol Ther* 1998; **64:** 661–71.
2. Luurila H, *et al.* Effect of itraconazole on the pharmacokinetics and pharmacodynamics of zolpidem. *Eur J Clin Pharmacol* 1998; **54:** 163–6.

抗病毒药 HIV 蛋白酶抑制药（如利托那韦）可能会增加唑吡坦的血浆浓度，并有引起极度镇静和呼吸抑制的风险，但如果能对患者小心监控，防止其镇静过度，也可将两药合用。

利福平 在一项对 8 名健康女性受试者的研究中发现，利福平可降低唑吡坦的催眠效应[1]。在给予利福平后，唑吡坦的曲线下面积减少了 73%，血浆峰浓度减少了 58%，消除半衰期从 2.5h 减少到 1.6h。其他的细胞色素 P450 同工酶 CYP3A4 的强诱导剂（如卡马西平和苯妥英）也可能产生类似的效应。

1. Villikka K, *et al.* Rifampin reduces plasma concentrations and effects of zolpidem. *Clin Pharmacol Ther* 1997; **62:** 629–34.

药动学

唑吡坦口服后在胃肠道被快速吸收，血浆浓度在 3h 内达到峰值。唑吡坦存在首关代谢，报道的绝对生物利用度大约是 70%。唑吡坦的消除半衰期大约是 2.5h，蛋白结合率大约是 92%。它主要通过细胞色素 P450 同工酶 CYP3A4 代谢，无活性的代谢产物经尿液和粪便排泄。唑吡坦也可分布到母乳中。

1. Salvà P, Costa J. Clinical pharmacokinetics and pharmacodynamics of zolpidem: therapeutic implications. *Clin Pharmacokinet* 1995; **29:** 142–53.
2. von Moltke LL, *et al.* Zolpidem metabolism in vitro: responsible cytochromes, chemical inhibitors, and in vivo correlations. *Br J Clin Pharmacol* 1999; **48:** 89–97.
3. Drover D, *et al.* Pharmacokinetics, pharmacodynamics, and relative pharmacokinetic/pharmacodynamic profiles of zaleplon and zolpidem. *Clin Ther* 2000; **22:** 1443–61.
4. Drover DR. Comparative pharmacokinetics and pharmacodynamics of short-acting hypnosedatives: zaleplon, zolpidem and zopiclone. *Clin Pharmacokinet* 2004; **43:** 227–38.
5. Greenblatt DJ, *et al.* Dynamics and kinetics of a modified-release formulation of zolpidem: comparison with immediate-release standard zolpidem and placebo. *J Clin Pharmacol* 2006; **46:** 1469–80.

用途和用法

酒石酸唑吡坦是一种咪唑嘧啶异吡唑类药物，具有与苯二氮䓬类药物（见地西泮，第963页）相似的镇静特性，但抗焦虑、松弛肌肉和抗惊厥的作用很小。它起效快，持续时间短，可作为催眠药用于失眠的短期治疗。常用剂量是睡前即刻口服 10mg。对于老年或虚弱患者，治疗剂量应限制到每晚 5mg。对于有肝损伤的患者，也应减量使用，见下文。也可以用酒石酸缓释剂、口腔喷雾及舌下含服剂型。

在肝损伤中的用法 对于有肝损伤的患者，速释剂型的酒石酸唑吡坦的起始剂量是每晚口服 5mg，如有必要，对于年龄在 65 岁以下的患者可增加到 10mg。在英国注册药品信息中，有严重肝损伤的患者使用唑吡坦是禁忌的。

紧张症 无对照的报道[1,2]指出，唑吡坦在紧张症的诊断中可能是一种有用的检查手段。

1. Thomas P, *et al.* Test for catatonia with zolpidem. *Lancet* 1997; **349:** 702.
2. Zaw ZF, Bates GDL. Replication of zolpidem test for catatonia in an adolescent. *Lancet* 1997; **349:** 1914.

失眠 唑吡坦是一种咪唑嘧啶异吡唑类药物，具有强镇静作用，但抗焦虑、松弛肌肉或抗惊厥的作用很小。有报道可引起一定程度的遗忘。唑吡坦通过结合 GABA 受体复合物的苯二氮䓬类受体组分而发挥作用。然而它对苯二氮䓬类受体的亚型有选择性亲和性，其亲和优势是在小脑中的受体（BZ1-受体或 ω_1-受体），而不是那些在脊髓中更常见的受体（BZ2-受体或 ω_2-受体）或在边缘组织中的受体（BZ3-受体或 ω_3-受体）。唑吡坦的催眠作用起效快，持续时间短，常用剂量能缩短入睡时间和延长睡眠时间，并对睡眠各期几乎没有明显的影响（见失眠，第930页）。临床研究发现，唑吡坦的催眠作用优于安慰剂并且与相应的苯二氮䓬类大致类似。文献综述认同了临床研究的结果。虽然唑吡坦似乎不会引起任何程度严重的反跳性失眠，但是，就第二天的残留效应、诱导耐受的可能、戒断症状或依赖性（也可见上文依赖性和戒断症状）而言，几乎也没有证据可以证明，与短效的苯二氮䓬类药物相比，它有任何优势。

1. Langtry HD, Benfield P. Zolpidem: a review of its pharmacodynamic and pharmacokinetic properties and therapeutic potential. *Drugs* 1990; **40:** 291–313.
2. Lobo BL, Greene WL. Zolpidem: distinct from triazolam? *Ann Pharmacother* 1997; **31:** 625–32.
3. Nowell PD, *et al.* Benzodiazepines and zolpidem for chronic insomnia: a meta-analysis of treatment efficacy. *JAMA* 1997; **278:** 2170–7.
4. Holm KJ, Goa KL. Zolpidem: an update of its pharmacology, therapeutic efficacy and tolerability in the treatment of insomnia. *Drugs* 2000; **59:** 865–89.
5. Terzano MG, *et al.* New drugs for insomnia: comparative tolerability of zopiclone, zolpidem and zaleplon. *Drug Safety* 2003; **26:** 261–82.
6. Harrison TS, Keating GM. Zolpidem: a review of its use in the management of insomnia. *CNS Drugs* 2005; **19:** 65–89.
7. Moen MD, Plosker GL. Zolpidem extended-release. *CNS Drugs* 2006; **20:** 419–26.
8. Barkin RL. Zolpidem extended-release: a single insomnia treatment option for sleep induction and sleep maintenance symptoms. *Am J Ther* 2007; **14:** 299–305.

帕金森综合征 虽然对 10 名患者的研究初步[1]发现，唑吡坦可能会改善帕金森病的症状，但是专家们担心[2]，唑吡坦诱发的困倦可能会引起患者跌倒并可能对这些患者造成严重的后果。也有报道[3]唑吡坦有益于治疗抗精神病药诱发的帕金森综合征（该患者的手有重复持续性的粗大震颤）。

1. Daniele A, *et al.* Zolpidem in Parkinson's disease. *Lancet* 1997; **349:** 1222–3.
2. Lavoisy J, Marsac J. Zolpidem in Parkinson's disease. *Lancet* 1997; **350:** 74.
3. Farver DK, Khan MH. Zolpidem for antipsychotic-induced parkinsonism. *Ann Pharmacother* 2001; **35:** 435–7.

持续性植物状态 3 名被认为处于持续性植物状态下的患者使用 10mg 单次剂量的唑吡坦后，出现了短期的觉醒[1]，作用持续时间大约是 4h。

1. Clauss R, Nel W. Drug induced arousal from the permanent vegetative state. *NeuroRehabilitation* 2006; **21:** 23–8.

制剂

USP 33: Zolpidem Tartrate Extended-Release Tablets.

专利制剂

Arg.: Balidorm†; Dormilan; Durnit; Nocte; Somit; Somnipax; Sumenan; Zolodorm; ***Austral.:*** Dormizol; Somidem; Stildem; Stilnox; Zolpibell; ***Austria:*** Ivadal; Mondeal; Zoldem; Zolpidohexal†; ***Belg.:*** Stilnoct; ***Braz.:*** Lioram; Stilnox; ***Chile:*** Adormix; Damixan; Dormilam; Dormosol; Somnil; Somnipron; Somno; Stilnox; Sucedal; ***Cz.:*** Eanox; Hypnogen; Insom; Stilnoct†; Stilnox; Zolpimerck; Zolpinox; Zolsana; Zonadin†; ***Denm.:*** Nimadorm; Stilnoct; Zonoct; ***Fin.:*** Somnor; Stella; Stilnoct; ***Fr.:*** Stilnox; ***Ger.:*** Bikalm; Stilnox; Zodormdura†; Zoldem; Zolpi-Lich; Zolpi-Q; Zolpinox; ***Gr.:*** Alespan; Hypnoforin; Stilnox; ***Hong Kong:*** Stilnox; Stilpidem; Vicknox; ***Hung.:*** Ambien†; Hypnogen; Pidezol; Sanval; Somnogen; Stilnox; ***India:*** Ambiz†; Sove; Zleep; Zoldem; ***Indon.:*** Stilnox; Zolmia; ***Irl.:*** Nytamel; Stilnoct; Zoldem; Zolnod; ***Israel:*** Stilnox; Zodorm; ***Ital.:*** Niotal†; Nottem; Stilnox; ***Jpn:*** Myslee; ***Malaysia:*** Sobrium; Somidem; Stilnox; Zopim; ***Mex.:*** Nitrest; Nocte; Stilnox; ***Neth.:*** Stilnoct; Zolpidol†; ***Norw.:*** Stilnoct; ***Philipp.:*** Stilnox; Ziohex; Zoldem; Zolpid; ***Pol.:*** Hypnogen; Nasen; Onirex; Polsen; Sanval; Stilnox; Xentic; Zolpic; ZolpiGen; Zolsana; Zoratio; ***Port.:*** Cymerion; Stilnox; ***Rus.:*** Hypnogen (Гипноген); Ivadal (Ивадал); Nitrest (Нитрест); Sanval (Санвал); Snovitel (Сновител); Zolsana (Зольсана); Zonadine (Зонадин); ***S.Afr.:*** Ivedal; Noxidem; Stilnox; Zolnoxs; Zolpihexal; ***Singapore:*** Stilnox; ***Spain:*** Dalparan; Stilnox; ***Swed.:*** Stilnoct; ***Switz.:*** Dorlotil; Sedovalin†; Stilnox; Zoldorm; Zolpi-Med†; ***Thai.:*** Stilnox; ***UK:*** Stilnoct; ***USA:*** Ambien; Edluar; Tovalt; ***Venez.:*** Atrimon; Stilnox; Zolpidex.

Zopiclone (*BAN*, *rINN*) 佐匹克隆

27267-RP; Tsopikloni; Zopiclona; Zopiclonum; Zopiklon; Zopiklonas. 6-(5-Chloro-2-pyridyl)-6,7-dihydro-7-oxo-5*H*-pyrrolo-[3,4-*b*]pyrazin-5-yl 4-methylpiperazine-1-carboxylate.

Зопиклон

$C_{17}H_{17}ClN_6O_3$ = 388.8.

CAS — 43200-80-2.

ATC — N05CF01.

ATC Vet — QN05CF01.

UNII — 03A5ORL08Q.

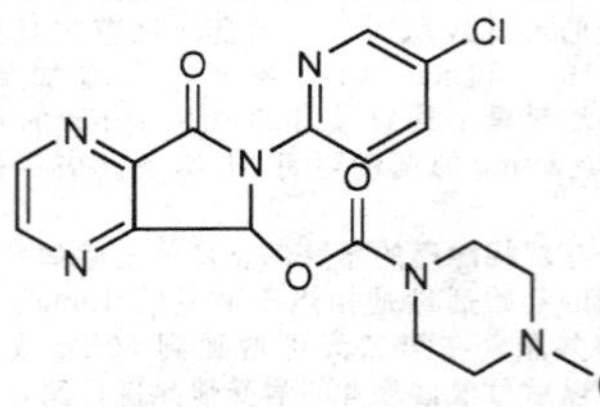

俗名 以下术语被用作各种形式佐匹克隆的"俗名"（第vii页）或俚语：Zoppies。

Pharmacopoeias. In *Eur.* (see p.vii).

Ph. Eur. 6.8（Zopiclone） 白色或淡黄色的粉末。几乎不溶于水和乙醇；略溶于丙酮；易溶于二氯甲烷。它能溶解于稀释的无机酸。避光。

依赖性和戒断症状

参见地西泮，第957页。

有一些关于佐匹克隆的依赖性以及减药或停药引起的相关戒断症状的报道[1,2]。然而，一名 67 岁的男性为了治疗失眠将佐匹克隆的剂量增加到每日 337.5mg，没有出现明显的不良反应，这位老年患者停用药物后，在药物和认知治疗的 4 周内没有出现严重并发症[3]。WHO 专家委员会[4]于 2006 年审议指出，佐匹克隆导致滥用的可能性很小，尚不值得进行国际管制。

1. Jones IR, Sullivan G. Physical dependence on zopiclone: case reports. *BMJ* 1998; **316:** 117.
2. Sikdar S. Physical dependence on zopiclone. *BMJ* 1998; **317:** 146.

3. Kuntze MF, *et al.* Excessive use of zopiclone: a case report. *Swiss Med Wkly* 2002; **132:** 523.
4. WHO. WHO expert committee on drug dependence: thirty-fourth report. *WHO Tech Rep Ser 942* 2006. Also available at: http://libdoc.who.int/trs/WHO_TRS_942_eng.pdf (accessed 06/08/08)

不良反应、处置和注意事项

参见**地西泮**，第958页。报道的佐匹克隆最常见不良反应是口腔出现苦味或金属味。

治疗过量用药的方法主要是支持性的。洗胃的益处尚不确定，对于摄入佐匹克隆剂量超过 1mg/kg 的成人或儿童，在摄入 1h 以内可给予活性炭口服。对于有严重 CNS 抑制的患者，可使用氟马西尼（参见下文**过量**）。

不良反应发生率 一项法国的上市后调查[1]针对的是 20513 名接受佐匹克隆治疗患者，报道的最常见的不良反应有苦味（3.6%）、口干（1.6%）、早晨起不来（1.3%）、想睡（0.5%）、恶心（0.5%）和梦魇（0.5%）。从 1989 年 11 月出现药物说明后大约一年的时间里，英国 CSM[2]收到了 122 例关于佐匹克隆不良反应的报告。其中五分之一是神经精神方面的反应，此比例和其他催眠药引起的不良反应的比例相似。其中许多的反应可能很严重，包括幻觉（3 例听幻觉和 2 例视幻觉）、遗忘（4 例）和行为紊乱（10 例，其中有 3 例是攻击行为）。大多数反应在第一次给药后立即或短期内出现，在停药后快速改善。有 3 名患者停药困难，其中 2 名是由于戒断症状而另 1 名是由于反复的反跳性失眠。CSM 认为，虽然佐匹克隆在结构上与苯二氮䓬类不同，但它却可能引起相同的精神病的不良反应，包括依赖性。同苯二氮䓬类一样，它应保留用于有严重睡眠障碍的患者并且使用的持续期应限于 28 天。对于老年患者、以前有精神疾病病史的患者或容易滥用药物的患者，使用时应小心。

1. Allain H, *et al.* Postmarketing surveillance of zopiclone in insomnia: analysis of 20,513 cases. *Sleep* 1991; **14:** 408–13.
2. CSM. Zopiclone (Zimovane) and neuro-psychiatric reactions. *Current Problems 30* 1990.

滥用 关于佐匹克隆滥用的报道，见上文**依赖性与戒断症状**。

用法 对 9 名服用佐匹克隆健康受试者的研究结果表明，与站立位服药相比，卧位服药时起效时间显著滞后，这一现象与吸收前超过 20min 的时滞的延长有关[1]。为了获得快速而完全的催眠效应，应采取直立位服用佐匹克隆片剂。

1. Channer KS, *et al.* The effect of posture at the time of administration on the central depressant effects of the new hypnotic zopiclone. *Br J Clin Pharmacol* 1984; **18:** 879–86.

驾驶 关于驾驶员在使用佐匹克隆后会增加发生道路交通事故的风险，可参见第959页。

对心理功能的影响 一些催眠药包括佐匹克隆对心理功能的不良影响，比如复杂的睡眠相关行为的报道，见上文**唑吡坦**。

肝损伤 给予 7 名肝硬化患者和 8 名健康受试者 7.5mg 一次剂量的佐匹克隆，给予另两名肝硬化患者 3.75mg 的佐匹克隆[1]，结果发现，使用相同剂量药物的健康受试者和有肝损伤的患者的平均血浆峰浓度相似，但达到血浆峰浓度的时间，肝硬化患者是 4h，而健康受试者是 2h。肝硬化患者的药物清除明显延长，其平均血浆半衰期是 8.53h，而健康受试者是 3.5h。在肝硬化患者中，佐匹克隆的 CNS 抑制效应延迟，这和药动学改变保持一致。也有证据表明这些患者对药物的反应程度增加。

关于注册药品信息中佐匹克隆的注意事项及推荐剂量，参见下文**用途和用法**。

1. Parker G, Roberts CJC. Plasma concentrations and central nervous system effects of the new hypnotic agent zopiclone in patients with chronic liver disease. *Br J Clin Pharmacol* 1983; **16:** 259–65.

超敏反应 与一些催眠药包括佐匹克隆有关的过敏样反应的讨论见上文**唑吡坦**。

过量 过量使用佐匹克隆的患者静脉使用氟马西尼后迅速恢复意识[1]。然而，也有报道过量使用佐匹克隆后引起了死亡[2,3]。据报道一名企图自杀的患者服用了 2.25g 佐匹克隆之后出现了正铁血红蛋白血症和肾衰竭[4]。

1. Ahmad Z, *et al.* Diagnostic utility of flumazenil in coma with suspected poisoning. *BMJ* 1991; **302:** 292.
2. Boniface PJ, Russell SGG. Two cases of fatal zopiclone overdose. *J Anal Toxicol* 1996; **20:** 131–3.
3. Meatherall RC. Zopiclone fatality in a hospitalized patient. *J Forensic Sci* 1997; **42:** 340–3.
4. Kung SW, *et al.* Zopiclone-associated methemoglobinemia and renal impairment. *Clin Toxicol* 2008; **46:** 1099–1100.

药物相互作用

参见**地西泮**，第960页。合用利福平或其他的细胞色素 P450 同工酶 CYP3A4 强诱导剂（如卡马西平或苯妥英）可能会降低佐匹克隆的作用。

抗菌药 在一项针对健康受试者的研究中发现，红霉素可增加佐匹克隆的吸收率以及延长它的清除[1]。另一项针对 8 名健康受试者的研究[2]发现，利福平可能使佐匹克隆的曲线下面积减少 82%，血浆峰浓度从 76.9ng/ml 下降到 22.5ng/ml，消除半衰期从 3.8h 下降到 2.3h。

1. Aranko K, *et al.* The effect of erythromycin on the pharmacokinetics and pharmacodynamics of zopiclone. *Br J Clin Pharmacol* 1994; **38:** 363–7.
2. Villikka K, *et al.* Concentrations and effects of zopiclone are greatly reduced by rifampicin. *Br J Clin Pharmacol* 1997; **43:** 471–4.

药动学

佐匹克隆口服后被快速吸收并广泛分布。它的清除半衰期是 3.5～6.5h，报道的血浆蛋白结合率是 45%～80%。佐匹克隆在肝中主要通过细胞色素 P450 同工酶 CYP3A4 被广泛代谢，其次还可通过 CYP2C8 代谢；两种主要的代谢产物（活性较小的 *N*-氧化佐匹克隆和无活性的 *N*-去甲基佐匹克隆）主要经尿液排泄。大约 50% 的药物经脱羧作用变成无活性的代谢产物，其中部分以二氧化碳的形式经肺排泄。仅有约 5% 以原形经尿液排泄，而 16% 经粪便排泄。佐匹克隆可经唾液排泄，这可能解释了为什么使用者会感觉口腔有苦味。它也可分布到母乳中。

1. Fernandez C, *et al.* Clinical pharmacokinetics of zopiclone. *Clin Pharmacokinet* 1995; **29:** 431–41.
2. Drover DR. Comparative pharmacokinetics and pharmacodynamics of short-acting hypnosedatives: zaleplon, zolpidem and zopiclone. *Clin Pharmacokinet* 2004; **43:** 227–38.

分布到母乳 12 名使用佐匹克隆的女性，乳汁中分泌出该药，其浓度大约是血浆浓度的一半[1]。新生儿摄入的剂量经计算是 1.5μg/kg，相对于母亲使用剂量是 1.2%。

1. Matheson I, *et al.* The excretion of zopiclone into breast milk. *Br J Clin Pharmacol* 1990; **30:** 267–71.

用途和用法

佐匹克隆是一种环吡咯酮类药物，具有与苯二氮䓬类药物（见**地西泮**，第963页）相似的镇静、抗焦虑、松弛肌肉、遗忘和抗惊厥的特性。像地西泮一样，在大脑，它的作用是通过增强 γ-氨基丁酸（GABA）的活性来实现的。据报道，佐匹克隆结合 GABA 受体复合物的苯二氮䓬类受体成分，但结合位点和苯二氮䓬类不同。它的作用持续时间短。

佐匹克隆作为催眠药用于失眠（见下文）的短期治疗。常用的口服剂量是睡前 7.5mg。对于老年患者，起始剂量应为睡前 3.75mg。对于有肝损伤或肾损伤的患者，也建议减量使用，见下文。

右佐匹克隆［佐匹克隆的（+）型同分异构体］的使用和艾司佐匹克隆类似（第965页）。

在肝损伤或肾损伤中的用法 对于有肾损伤或轻度至中度肝损伤的患者，佐匹克隆治疗起始剂量应是睡前 3.75mg。对于有严重肝损伤的患者，不应使用。

失眠 佐匹克隆和短效苯二氮䓬类有相似的药理学和药动学特点。它能帮助快速入睡而不减少总的快动眼（REM）睡眠时间，而且维持快动眼睡眠并继以正常的慢波睡眠（见**失眠**，第930页）。一般来说，作为催眠药，它和苯二氮䓬类一样有效。反跳性失眠有可能出现但并不常见。与短效的苯二氮䓬类相比，使用佐匹克隆后的次日残留效应较不明显，但是就诱导耐受的可能性、戒断症状或依赖性而言，看起来几乎没有证据可表明它具有任何临床优势。关于它作为催眠药的使用，英国 CSM 给出了建议，见上文**不良反应发生率**。

1. Noble S, *et al.* Zopiclone: an update of its pharmacology, clinical efficacy and tolerability in the treatment of insomnia. *Drugs* 1998; **55:** 277–302.
2. Hajak G. A comparative assessment of the risks and benefits of zopiclone: a review of 15 years' clinical experience. *Drug Safety* 1999; **21:** 457–69.
3. Terzano MG, *et al.* New drugs for insomnia: comparative tolerability of zopiclone, zolpidem and zaleplon. *Drug Safety* 2003; **26:** 261–82.

制剂

BP 2010: Zopiclone Tablets.

专利制剂

Arg.: Foltran; Imovane; Insomnium; ***Austral.:*** Imovane; Imrest; ***Austria:*** Sedolox†; Somnal; ***Belg.:*** Imovane; ***Braz.:*** Imovane; ***Canad.:*** Imovane; Rhovane; ***Chile:*** Alpaz; Imovane; Losopil; Nuctane†; Zetix; Zometic; Zonix; ***Cz.:*** Imovane†; Zopitin; ***Denm.:*** Imoclone; Imovane; Imozop; ***Fin.:*** Imovane; Zopinox; Zopitin; ***Fr.:*** Imovane; ***Ger.:*** espa-dorm†; Optidorm; Somnosan; Ximovan; Zodurat†; Zop; Zopi-Puren; Zopicalm†; Zopiclodura†; ***Gr.:*** Imovane; ***Hong Kong:*** Amvey†; Dopareel; Eurovan; Imolone; Imovane; Zolief; Zomni†; ***Hung.:*** Imovane; Somnol; Zopigen; ***India:*** Zopicon; ***Irl.:*** Zileze; Zimoclone; Zimovane; Zopitan; Zorclone; ***Israel:*** Imovane; Nocturno; ***Ital.:*** Imovane; Nenia†; ***Malaysia:*** Imovane; ***Mex.:*** Imovane; ***Neth.:*** Imovane; ***Norw.:*** Imovane; ***NZ:*** Imovane; ***Pol.:*** Dobroson; Imovane; Senzop; Zopiratio; ***Rus.:*** Imovane (Имован); Milovan (Милован); Piclodorm (Пиклодорм); Relaxon (Релаксон); Slipvell (Слипвэл); Somnol (Сомнол); Torson (Торсон); Zolinox (Золинокс); ***S.Afr.:*** Adco-Zopimed; Alchera; Imovane; Z-Dorm; Zopigen; Zopivane; ***Singapore:*** Imovane; ***Spain:*** Datolan; Limovan; Siaten; Zopicalma; ***Swed.:*** Imovane; ***Switz.:*** Imovane; ***Turk.:*** Imovane; ***UK:*** Zileze†; Zimovane; ***Ukr.:*** Imovane (Имован); Normason (Нормасон); Piklon (Піклон); Sonnat (Соннат); ***Venez.:*** Imovane†.

Zotepine (*BAN*, *rINN*) 佐替平

Zotepina; Zotépine; Zotepinum. 2-[(8-Chlorodibenzo[*b*,*f*]-thiepin-10-yl)oxy]-*N*,*N*-dimethylethylamine.

Зотепин

$C_{18}H_{18}ClNOS$ = 331.9.

CAS — 26615-21-4.

ATC — N05AX11.

ATC Vet — QN05AX11.

UNII — U29083JAZW.

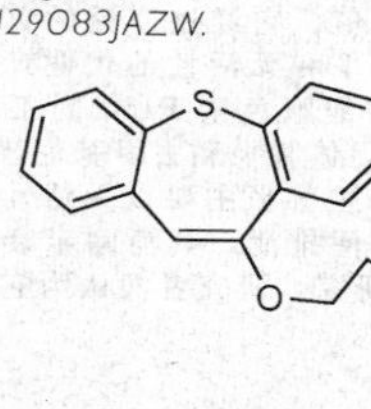

不良反应、处置和注意事项

虽然佐替平和典型的抗精神病药（见**氯丙嗪**，第941页）可能引起相同的不良反应，但这些反应的发生率和严重程度可能不同。常见的不良反应有无力、头痛、低血压以及较不常见的体位性低血压、心动过速、胃肠道功能紊乱、肝酶值升高、白细胞减少症、激越、焦虑、头昏、失眠、嗜睡、鼻炎、出汗和视物模糊。其他较不常见的不良反应有血小板减少、高血糖、高脂血症、惊厥、性功能障碍和遗尿。有关于锥体外系症状的报道并且在延长治疗时可出现迟发性运动障碍。神经阻滞剂恶性综合征的发生则罕有报道。也可能会有催乳素的升高和体重的增加。佐替平可延长 QT 间期，因此已有 QT 间期延长的患者不应使用该药。对于有发生心律失常风险的患者，使用时应谨慎，在开始治疗前应对这些患者进行 ECG 检查。也应检测电解质水平并纠正任何的电解质失衡。在治疗期，特别是在每次增加剂量的时候，应检查 ECG 和电解质情况。佐替平也可能增加心率，因此，对于有冠心病心绞痛的患者，应谨慎使用。对于有其他心血管疾病（如严重高血压）的患者，也建议谨慎使用。

佐替平能促进尿酸排出，因此对于有急性痛风或有肾结石病史的患者，不应使用，对于有痛风或高尿酸血症病史的患者，应谨慎使用。佐替平能降低癫痫的发作阈值，因此对于有癫痫个人史或家族史的患者，不应使用，除非使用的收益比发生癫痫的风险更重要。它具有抗毒蕈碱的作用，因此对于有良性前列腺增生、尿潴留、闭角型青光眼和麻痹型肠梗阻的患者，使用时应谨慎。对于有肝损伤的患者，也应谨慎使用，对于这类患者，推荐至少在治疗的前 3 个月应每周检查肝功能。佐替平可能会加重帕金森病的症状。对于有肾上腺髓质瘤（如嗜铬细胞瘤或成神经细胞瘤）的患者，使用时应谨慎。

佐替平可能会对技巧性工作的操作能力有影响，如驾驶。

由于突然停用佐替平可能会产生戒断症状（如出汗、恶心和呕吐以及精神病的反跳），故建议在撤药时应采取逐渐停药的方法。

对体重的影响 一些非典型抗精神病药可能会引起体重的增加，关于这个问题，在**氯氮平**的**不良反应**中进行了讨论，第952页。

对糖代谢的影响 一些非典型抗精神病药可能会增加葡萄糖耐受不良和糖尿病的发病风险，在**氯氮平**的**不良反应**中对这个问题进行了讨论并给出了监测的建议，第952页。

对心血管系统的影响 抗精神病药相关猝死方面的讨论，详见**氯丙嗪**的**不良反应**（第941页）项下。

对脂代谢的影响 一些非典型抗精神病药可能会增加高脂血症的发生风险，在**氯丙嗪**的**不良反应**中对此进行讨论，第942页。也可见**氯氮平**的**不良反应**项下，第952页。

老年人 老年人应用抗精神病药相关风险的讨论详见**氯丙嗪**的**注意事项**（第944页）项下。非典型抗精神病药在伴有**痴呆**的老年患者中的应用详见**利培酮**（第995页）

项下。

妊娠 关于一些非典型抗精神病药在妊娠期的使用评价，可见氯氮平的注意事项项下，第954页。

药物相互作用

佐替平可能会增强其他的 CNS 抑制剂和抗毒蕈碱药的作用。当佐替平与其他高剂量的抗精神病药合用时，特别会增加癫痫发作的风险，因此不建议这样的联合用药。当与抗高血压药和一些麻醉药合用时，理论上会增加低血压效应，然而，它的 α 阻断作用可能会降低甲基多巴或可乐定的作用。当佐替平和其他能延长 QT 间期的药物或导致低血钾的药物合用时，发生心律失常的风险可能会增加。将佐替平与氟西汀或地西泮合用时可能会导致其血浆浓度的升高。

药动学

佐替平口服后能很好地被胃肠道吸收，血浆浓度在 2～3h 后达到峰值。它经过广泛的首关代谢变成等效的去甲基佐替平和无活性的代谢产物。在佐替平的代谢中涉及的细胞色素 P450 同工酶主要有 CYP1A2 和 CYP3A4。佐替平和去甲基佐替平的血浆蛋白结合率是 97%。佐替平主要以无活性的代谢产物的形式经尿液和粪便排泄，其消除半衰期大约是 14h。基于对大鼠的研究，研究者们认为它可分布到母乳中。

用途和用法

佐替平是一种非典型抗精神病药，它除了对中枢的多巴胺受体（D_1 和 D_2）有拮抗作用外，也能结合 5-羟色胺（5-HT_2）、肾上腺素能（α_1）和组胺（H_1）受体，还能抑制去甲肾上腺素的再摄取。对于治疗精神分裂症（见下文），它的常用口服起始剂量是 25mg，每日 3 次，可根据患者的反应，间隔 4 天，将剂量增加到 100mg，每日 3 次的最大值。当总的日剂量超过推荐的最大剂量（300mg）时，癫痫发作的发生率明显增加。对于老年患者，推荐的起始剂量是 25mg，每日 2 次，可缓慢增加到 75mg，每日 2 次的最大值。对于有肝损伤或肾损伤的患者，也应减量使用，见下文。

在肝损伤或肾损伤中的用法 对于有肝损伤或肾损伤的患者，佐替平的推荐起始剂量是 25mg，每日 2 次，可缓慢增加到 75mg，每日 2 次的最大剂量。

精神分裂症 一篇关于佐替平治疗精神分裂症（第928页）的短期研究的系统性综述[1]得出暂时性的结论，它和传统的抗精神病药一样有效，并且可能对阴性症状的患者有益，另外，它似乎较少引起锥体外系障碍。其与非典型抗精神病药比较的资料非常少，尚难得出有意义的结论。

1. DeSilva P, *et al.* Zotepine for schizophrenia. Available in The Cochrane Database of Systematic Reviews ; Issue 4. Chichester: John Wiley; 2006 (accessed 10/04/08).

制剂

专利制剂

Austria: Nipolept; ***Cz.:*** Zoleptil; ***Ger.:*** Nipolept; ***Indon.:*** Lodopin; ***Jpn:*** Lodopin; ***Port.:*** Zoleptil; ***Turk.:*** Zoleptil; ***UK:*** Zoleptil†.

Zuclopenthixol (*BAN*, *rINN*) 珠氯噻醇

AY-62021 (clopenthixol or clopenthixol hydrochloride); Z-Clopenthixol; *cis*-Clopenthixol; α-Clopenthixol; N-746 (clopenthixol or clopenthixol hydrochloride); NSC-64087 (clopenthixol); Tsuklopentiksoli; Zuclopenthixolum; Zuclopentixol; Zuklopentixol. (*Z*)-2-{4-[3-(2-Chloro-10*H*-dibenzo[*b*,*e*]thiin-10-ylidene)propyl]piperazin-1-yl}ethanol.

Зуклопентиксол

$C_{22}H_{25}ClN_2OS$ = 401.0.

CAS — 53772-83-1 (zuclopenthixol); 982-24-1 (clopenthixol).

ATC — N05AF05.

ATC Vet — QN05AF05.

UNII — 47ISU063SG.

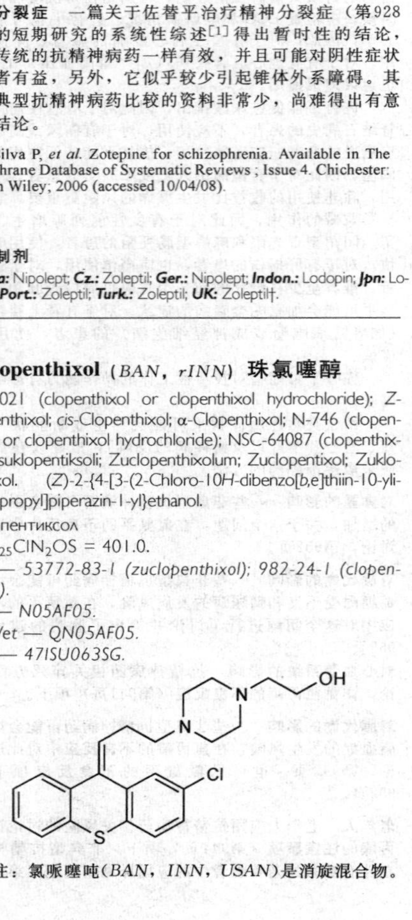

注：氯哌噻吨(*BAN*, *INN*, *USAN*)是消旋混合物。

Zuclopenthixol Acetate (*BANM*, *rINNM*) 醋酸珠氯噻醇

Acetato de zuclopentixol; Zuclopenthixol, Acétate de; Zuclopenthixoli Acetas; Zuklopentiksol Asetat.

Зуклопентиксола Ацетат

$C_{24}H_{27}ClN_2O_2S$ = 443.0.

CAS — 85721-05-7.

ATC — N05AF05.

ATC Vet — QN05AF05.

Pharmacopoeias. In *Br.*

BP 2010（Zuclopenthixol Acetate） 黄色黏稠的油类。极微溶于水；极易溶于乙醇、二氯甲烷和乙醚。贮藏温度不应超过－20℃。避光。

Zuclopenthixol Decanoate (*BANM*, *rINNM*) 珠氯噻醇癸酸酯

Decanoato de zuclopentixol; Tsuklopentiksolidekanoaatti; Zuclopenthixol, décanoate de; Zuclopenthixoli decanoas; Zuklopenthixol-dekanoát; Zuklopentiksol Dekanoat; Zuklopentiksolio dekanoatas; Zuklopentixoldekanoat; Zuklopentyksolu dekanonian.

Зуклопентиксола Деканоат

$C_{32}H_{43}ClN_2O_2S$ = 555.2.

CAS — 64053-00-5.

ATC — N05AF05.

ATC Vet — QN05AF05.

Ph. Eur. 6.8（Zuclopenthixol Decanoate） 黄色黏稠油状液体。极微溶于水；易溶于乙醇和二氯甲烷。在惰性气体保护下贮藏于密闭容器中，温度不应超过－20℃。避光。

Zuclopenthixol Hydrochloride (*BANM*, *rINNM*) 盐酸珠氯噻醇

Hidrocloruro de zuclopentixol; Zuclopenthixol, Chlorhydrate de; Zuclopenthixol Dihydrochloride; Zuclopenthixoli Hydrochloridum; Zuklopentiksol Dihidroklorür.

Зуклопентиксола Гидрохлорид

$C_{22}H_{25}ClN_2OS,2HCl$ = 473.9.

CAS — 58045-23-1.

ATC — N05AF05.

ATC Vet — QN05AF05.

Pharmacopoeias. In *Br.*

BP 2010（Zuclopenthixol Hydrochloride） 米色的颗粒状粉末。极易溶于水；略溶于乙醇；微溶于氯仿；极微溶于乙醚。1%水溶液的 pH 值为 2.0～3.0。避光。

稳定性 参考文献如下。

1. Li Wan Po A, Irwin WJ. The photochemical stability of cis- and trans-isomers of tricyclic neuroleptic drugs. *J Pharm Pharmacol* 1980; **32:** 25–9.

不良反应、处置和注意事项

参见氯丙嗪，第941页。珠氯噻醇较少引起镇静但引起的锥体外系反应较常见。

卟啉病 在动物中，珠氯噻醇显示生卟啉作用，故认为卟啉病患者使用它是不安全的。

药物相互作用

参见氯丙嗪，第945页。

药动学

珠氯噻醇口服后被吸收，血浆浓度在 3～6h 后达到峰值。报道的口服后生物半衰期是 1 天。珠氯噻醇的代谢途径有硫氧化作用、侧链 *N*-脱烷基作用和葡糖苷酸结合作用。它主要以原形和 *N*-脱烷基代谢产物的形式经粪便排泄。它的血浆蛋白结合率大约是 98%。它在体内广泛分布并能通过血脑屏障。少量的药物或代谢产物可通过胎盘并可分泌到母乳中。

肌内注射的珠氯噻醇的醋酸酯或癸酸酯可经水解而释放出珠氯噻醇。醋酸珠氯噻醇注射后的起效相对较快并且可持续 2～3 天。因此，它可用于对急性精神病性症状的控制而又避免了反复注射。癸酸酯的作用持续时间更长，是一种合适的长效制剂用于维持治疗。

代谢 在接受珠氯噻醇治疗的患者中确定代谢表型（关于细胞色素 P450 同工酶 CYP2D6）的意义似乎不大，因为个体间差异似乎是影响剂量和血清浓度比值的最主要因素[1]。

1. Linnet K, Wiborg O. Influence of Cyp2D6 genetic polymorphism on ratios of steady-state serum concentration to dose of the neuroleptic zuclopenthixol. *Ther Drug Monit* 1996; **18:** 629–34.

用途和用法

珠氯噻醇是一种高效价的硫杂蒽类药物，性质大体上与酚噻嗪类氯丙嗪（第946页）相似。它具有一个哌嗪侧链。

珠氯噻醇用于治疗精神分裂症（见下文）、躁狂（见**双相障碍**，第351页）和其他的精神病。它尤其适用于激越或攻击性的患者，这些患者用氯哌噻吨治疗后可能会兴奋过度。盐酸珠氯噻醇通常以口服给药而剂量则以碱基的形式表达，11.8mg 的盐酸珠氯噻醇大约相当于 10mg 的珠氯噻醇。盐酸珠氯噻醇也可通过肌内注射给药。珠氯噻醇的醋酸酯和癸酸酯可通过深部肌内注射给药，剂量以酯的形式表达。醋酸酯起效快速并且可持续 2～3 天；它以 5%油性溶液的形式用于急性精神病的初治和慢性精神病恶化的治疗。长效癸酸酯以 20%油性溶液的形式用于慢性精神病的维持治疗，对于需要高剂量的患者可使用 50%的溶液。

- 对于治疗**精神病**，口服盐酸珠氯噻醇的常用起始剂量相当于每日 20～30mg 剂量的碱基，分次给药，对于严重或难治的患者，可用到每日最多 150mg。推荐最大单次用药剂量为 40mg。常用的维持剂量是每日 20～50mg。
- 醋酸珠氯噻醇的常用剂量是深部肌内注射 50～150mg，如有必要，可在 2～3 天后重复给药。一些患者在首次给药后的 1～2 天之间可能还需要额外的注射。

醋酸珠氯噻醇不用于维持治疗，在两周的最大使用期内，注射不应超过 4 次，总剂量不应超过 400mg。当需要维持治疗时，可在末次肌内注射醋酸珠氯噻醇后的 2～3 天口服盐酸珠氯噻醇或在末次注射醋酸珠氯噻醇时肌内注射癸酸酯（见下文）。

- 长效癸酸酯应通过深部肌内注射给药，在治疗的开始常常给予 100mg 的试用剂量，在至少 1 周后可给予每 1～4 周 200～500mg 的剂量或者更多，可根据反应调整剂量。注射体积超过 2ml 时，则应在两个分开的注射点给药。珠氯噻醇癸酸酯的最大推荐剂量是每周 600mg。

对于老年或虚弱患者，珠氯噻醇应减量使用。注册药品信息认为，盐酸盐或癸酸酯的剂量可能需要减少到常用起始剂量的四分之一或二分之一，此外，醋酸珠氯噻醇的最大单次剂量应限于 100mg。

对于肝损伤或肾损伤的患者中，也应调整剂量（见下文）。

在肝损伤或肾损伤中的用法 注册药品信息建议，对于有肝损伤的患者，无论使用醋酸盐还是盐酸盐，剂量应均是常规推荐肌内注射和口服剂量的一半；对于有肾损伤的患者，专家们认为不必减量，但对于有肾衰竭的患者，推荐使用常规剂量的一半。

精神分裂症 一篇系统性综述[1]比较了珠氯噻醇癸酸酯和其他的长效抗精神病药，结果认为，虽然珠氯噻醇癸酸酯可能引起更多的不良反应，但有限的资料认为它可能具有一些优势，比如复发率较低以及在治疗精神分裂症（第928页）和类似严重的精神疾病时依从性的增加。然而，类似的关于使用醋酸珠氯噻醇[2]或盐酸珠氯噻醇[3]的综述指出，现在还缺乏证据能证明，它们比其他的抗精神病药具有更多的优势。

1. Coutinho E, *et al.* Zuclopenthixol decanoate for schizophrenia and other serious mental illnesses. Available in The Cochrane Database of Systematic Reviews; Issue 3. Chichester: John Wiley; 1999 (accessed 14/04/05).
2. Gibson RC, *et al.* Zuclopenthixol acetate for acute schizophrenia and similar serious mental illnesses. Available in The Cochrane Database of Systematic Reviews; Issue 3. Chichester: John Wiley; 2004 (accessed 14/04/05).
3. Kumar A, Strech D. Zuclopenthixol dihydrochloride for schizophrenia. Available in The Cochrane Database of Systematic Reviews; Issue 4. Chichester: John Wiley; 2005 (accessed 12/05/06).

制剂

BP 2010: Zuclopenthixol Acetate Injection; Zuclopenthixol Decanoate Injection; Zuclopenthixol Tablets.

专利制剂

Arg.: Clopixol; ***Austral.:*** Clopixol; ***Austria:*** Cisordinol; ***Belg.:*** Clopixol; ***Braz.:*** Clopixol; ***Canad.:*** Clopixol; ***Chile:*** Cisordinol; ***Cz.:*** Cisordinol; ***Denm.:*** Cisordinol; ***Fin.:*** Cisordinol; ***Fr.:*** Clopixol; ***Ger.:*** Ciatyl-Z; ***Gr.:*** Clopixol; ***Hong Kong:*** Clopixol; ***Hung.:*** Cisordinol; ***India:*** Clopixol; ***Irl.:*** Clopixol; ***Israel:*** Clopixol; ***Ital.:*** Clopixol; ***Malaysia:*** Clopixol; ***Mex.:*** Clopixol; ***Neth.:*** Cisordinol; Clopixol; ***Norw.:*** Cisordinol; ***NZ:*** Clopixol; ***Philipp.:*** Clopixol†; ***Pol.:*** Clopixol; ***Port.:*** Cisordinol; ***Rus.:*** Clopixol (Клопиксол); ***S.Afr.:*** Clopixol; Colpixol†; ***Singapore:*** Clopixol; ***Spain:*** Cisordinol†; Clopixol; ***Swed.:*** Cisordinol; ***Switz.:*** Clopixol; ***Thai.:*** Clopixol; ***Turk.:*** Clopixol; ***UK:*** Clopixol.

血液制品、血浆增容药和止血药

本章叙述了对血液系统疾病的处置，包括一些贫血症、血红蛋白功能障碍和中性粒细胞减少症。本章覆盖血液、血液制品和血液替代品以及胶体血浆增容药。晶体血浆增容药一般是氯化钠（第1607页）或者葡萄糖（第1846页）溶液，也可以是两者的混合溶液。本章还包含止血药、促红细胞生成素和其他一些集落刺激因子的内容。对恶性血液病的处置在**抗肿瘤药**章节（第606页）中叙述。

造血

在胚胎和胎儿时期，身体的各个部位，包括肝、脾、胸腺、淋巴结和骨髓都有血细胞的生成和发育，从出生后到生命终止，造血主要在骨髓中进行，只有少量在淋巴结中进行。骨髓中含有多能干细胞，可分化为不同类型的祖细胞（定向干细胞），然后在生长因子和激素的作用下发育成各种类型的血细胞。血液中的主要细胞成分是红血细胞（红细胞）、白血细胞（白细胞）和血小板。

促红细胞生成素是在贫血或组织缺氧情况下由肾脏释放的一种激素，它能刺激红细胞的生成。

根据形态学特征，可将白细胞分为粒细胞、淋巴细胞和单核细胞。根据细胞质颗粒的特点又可将粒细胞进一步分为中性粒细胞、酸性粒细胞和碱性粒细胞。多型核白细胞这一称谓可泛指粒细胞，但通常专指中性粒细胞。大多数淋巴细胞来自于骨髓淋巴细胞前体，在淋巴结、胸腺和脾脏内发育成熟。淋巴细胞通过淋巴腺体进入血流，但只有一小部分存在于血液中。单核细胞释放入血后进入组织成为固有组织巨噬细胞。粒细胞集落刺激因子（G-CSF）、粒细胞-巨噬细胞集落刺激因子（GM-CSF）和巨噬细胞集落刺激因子（M-CSF）可刺激白细胞的成熟。

血小板生成素可刺激血小板发育成熟。

其他生长因子，如干细胞因子、白细胞介素-1、白细胞介素-3、白细胞介素-4、白细胞介素-5、白细胞介素-6和白细胞介素-11，分别在不同时期参与了血细胞的发育。

成人血细胞计数的平均值如下。

- 红细胞（男）：5.0×10^{12}个/L
- 红细胞（女）：4.3×10^{12}个/L
- 白细胞：7.0×10^{9} 个/L（7000 个/mm^3）

不过，即使是同一个人在不同时期，白细胞计数值也可能会有较大变化，在（4～11）$\times10^{9}$ 个/L之间。白细胞总数由以下几部分组成：

中性粒细胞（40%～80%）
淋巴细胞（20%～40%）
单核细胞（2%～10%）
酸性粒细胞（1%～6%）
碱性粒细胞（<1%～2%）

- 血小板：（150～450）$\times10^{9}$ 个/L（150000～450000 个/mm^3）。

贫血

贫血通常是指血红蛋白浓度、红细胞计数或血细胞比容低于"正常"值，但是正常值的标准很难设定。WHO建议，对于居住在海平面附近的居民，贫血的定义是血红蛋白浓度低于：

- 13g/100ml（男）；
- 12g/100ml（女）；
- 11g/100ml（孕妇）；
- 12g/100ml（12～14 岁儿童）；
- 11.5g/100ml（5～11 岁儿童）；
- 11g/100ml（6～59 月龄儿童）。

但是，由于个体差异，一些明显是正常人的血液血红蛋白浓度却低于上述正常值，而一些血红蛋白浓度高于上述正常值的人却仍患有贫血。

造成总体血红蛋白浓度降低的原因可能是由于红细胞数目过少，而细胞内血红蛋白含量正常（正色素性贫血），也可能是细胞内血红蛋白含量减少（低色素性贫血）。红细胞体积也可能减小（小红细胞性贫血）、增大（大红细胞性贫血）或正常（正常红细胞性贫血）。

贫血的直接原因可能是红细胞生成减少（骨髓前体来源的红细胞增殖和/或发育缺陷）、红细胞破坏增加（如溶血）或者由于隐蔽性或非隐蔽性出血引起循环中红细胞减少。这些状况可由原发病、营养缺乏、先天性疾病或者药物及其他物质的毒性所引起，因此在确定合适的治疗方案前必须找到引起贫血的诱因。

和诱因一样，贫血的症状也是多种多样的，包括乏力、苍白、呼吸困难、心悸、头痛、虚弱或头晕眼花、耳鸣、食欲减退、胃肠功能紊乱和性欲减退。在严重贫血时，可发生心动过速、心衰和视网膜出血。

贫血的治疗取决于其类型和诱因。贫血的一些主要类型见表1，对其处置方法在相应标题下有更详细的讨论。镰刀细胞病和β-珠蛋白生成障碍性贫血在血红蛋白病中讨论。

表1　贫血的类型

分　类	贫　血	平均细胞体积	血红蛋白	相关诱因
小细胞性	缺铁性贫血	减小(早期也可正常)	低血红素	失血、吸收不良、铁摄入不足
	遗传性铁粒幼细胞性贫血	减小	低血红素	
	地中海贫血	减小	低血红素	
大细胞性	巨幼细胞性贫血	增大	正常血红素	维生素 B_{12} 缺乏、叶酸缺乏(包括药物诱导的)
	获得性铁粒幼细胞性贫血	增大	低血红素	酒精中毒、药物或其他毒性
正细胞性	正细胞-正色素性贫血	正常	正常血红素	慢性疾病、骨髓疾病(包括再生障碍性贫血)、恶性肿瘤、肾衰竭、内分泌失调、早产儿等引起的贫血
溶血性	溶血性贫血	增大		免疫性疾病、药物毒性、遗传性疾病
	镰刀细胞性贫血			

1. Spivak JL. The blood in systemic disorders. *Lancet* 2000; **355:** 1707–12.
2. Tefferi A. Anemia in adults: a contemporary approach to diagnosis. *Mayo Clin Proc* 2003; **78:** 1274–80.
3. Tefferi A. Practical algorithms in anemia diagnosis. *Mayo Clin Proc* 2004; **79:** 955–6.

再生障碍性贫血

再生障碍性贫血的特征是全血细胞减少（血液中所有的细胞成分都缺乏）和骨髓发育不全，骨髓中造血细胞所占比例不到 25%，但无明显纤维化和恶性浸润。该病相对罕见，在远东地区较多见，且好发于年轻人。有些再生障碍性贫血类型，如 Fanconi 贫血属于遗传性，但多数为诱发性，如细胞毒性药物或射线的影响、对其他药物的异质性反应、血清反应阴性的暴发性肝炎或自身免疫反应。由于所有细胞系都受到影响，患者会进展为血小板减少症、中性粒细胞减少症和贫血，其症状包括出血综合征和感染以及贫血的典型症状。由基因突变引起的异常血细胞生成及继发性溶血而导致的阵发性夜间血红蛋白尿（见下文**溶血性贫血**项下）可能与再生障碍性贫血有关。

尽管有自愈的可能，但是再生障碍性贫血不经治疗通常是致命的。处置方法可分为支持治疗和尝试通过骨髓移植或免疫抑制等来恢复骨髓功能的疗法，这两类治疗在临床指导原则和综述中均有介绍[1～4]。

支持治疗包括预防和治疗感染（见第166页，**免疫受损患者的感染**）、用血小板浓缩剂控制出血以及在需要时输入红细胞（及血小板以预防出血）治疗贫血。同种异体免疫可引起血小板输注无效，并可增加同种骨髓移植后出现移植物排斥的风险，应用滤除白细胞的红细胞和血小板可降低出现同种异体免疫的风险。一些指南[4]还推荐对接受抗人淋巴细胞免疫球蛋白治疗的患者可应用经辐照的血液制品，但缺乏相关支持证据，且各国做法不同。

对于 40 岁以下有 HLA 合适配型供体的重症患者，**骨髓移植**提供了长期治愈的可能，可作为治疗的一大选择[1,2,4,5]。理想情况下，应在患者接受多次输血和发生感染之前尽早实施骨髓移植，因为输血会增大排斥反应的风险。推荐应用骨髓干细胞，由于外周血干细胞的应用可能加重慢性移植物抗宿主病，并可能使患者的总体生存情况更差[2,4]。脐带血可作为干细胞的替代性来源，与骨髓移植相比，其引起急性及慢性移植物抗宿主病的可能性较低[4]。然而，由于可获得的细胞数较少，脐带血的应用很有限。

对不适合进行骨髓移植或者没有合适配型供体的患者，可试用**免疫抑制药**治疗。据报道，大约 50%的患者用抗淋巴细胞免疫球蛋白治疗一个疗程即有反应，联合环孢素能进一步将反应率提高到 60%～80%，5 年存活率达到 75%～90%[1,4]。但是，一项历时 11 年的长期研究[6]提供的随访数据表明，对于抗淋巴细胞免疫球蛋白治疗方案，加与不加环孢素的存活率并没有显著性差异[6]。治疗效果通常出现较晚，一般在治疗 3～4 个月后出现[4]。也有人单独应用环孢素进行治疗，但比抗淋巴细胞免疫球蛋白的疗效差[1,2]。

尽管联合环孢素有较好的治疗反应率，但是复发也不少见[7]。治疗 3 个月后如果没有反应或者有复发，建议用抗淋巴细胞免疫球蛋白进行第二疗程治疗[4]。出现疗效后应继续用环孢素治疗，直到血细胞计数稳定至少 6 个月，然后可缓慢减量至停药，通常历经几个月，停药速度取决于血细胞计数的结果[4]。有些患者可能需要持续应用环孢素治疗[2,3]。

对于严重再生障碍性贫血患者，若接受至少 1 个疗程抗人淋巴细胞免疫球蛋白及环孢素治疗后无效，且年龄不足 50 岁，可考虑配对非亲缘骨髓移植，这个方案以氟达拉滨治疗为基础，且无需照射治疗[4]。

有报道称，同时使用粒细胞集落刺激因子的联合治疗方案也有较好的反应率[8]。但是，对其长期应用还有顾虑，而且这些细胞因子的作用还在研究中[2,4,9]。也有人将其他造血生长因子单独或与免疫抑制药联合应用，这些生长因子包括粒细胞-巨噬细胞集落刺激因子、安西司亭（干细胞因子）、红细胞生成素、白细胞介素-1、白细胞介素-3和白细胞介素-6，但是结果一般不理想或者由于药物的毒性而终止治疗，因此，不推荐使用这些因子治疗[4,9]。对伴随严重全身感染并且抗菌药和抗真菌治疗无效的中性粒细胞减少的患者，可考虑短期应用粒细胞集落刺激因子进行支持治疗[4]。在非严重再生障碍性贫血患者中，若还残存骨髓粒细胞生成功能，通常可见中性粒细胞反应。

在有抗淋巴细胞免疫球蛋白和环孢素之前，曾广泛应用羟甲烯龙进行治疗。它能增强单独应用抗淋巴细胞免疫球蛋白治疗的反应，但是有肝毒性且可引起男性化，一般用于抗淋巴细胞免疫球蛋白和环孢素数个治疗疗程失败或者不能应用这种疗法的患者[4]。环磷酰胺广泛用于骨髓移植前的准备，也有单独应用高剂量环磷酰胺完全治愈的报道[10,11]。但是，一项将高剂量环磷酰胺加环孢素与常规免疫抑制治疗进行对比的随机临床试验[12]因环磷酰胺治疗组的死亡率较高而提前中止。进一步随访[13]也发现两组在复发率上没有区别。尽管如此，环磷酰胺一直是研究的热点[3]。

免疫抑制药通常只能发挥部分作用，但这足以使患者免于依赖输血和大量抗菌药治疗，因此是值得应用的[1]。然而，用此方法不能治愈，患者的骨髓功能可能会残留一些潜在缺陷，从长远来看，大约15%的患者发展为白血病或脊髓发育不良[1]。

对患有重症再生障碍性贫血的**儿童**，治疗方法与成人类似[14,15]。虽然有报道称5岁以下的儿童对免疫抑制药治疗的反应较低，但也有相反的报道[14]。儿童治疗方法的选择还需考虑其潜在的长期不良反应，特别是免疫抑制药或放射治疗，这些不良反应包括影响内分泌功能、生长、生育力以及进展为继发性恶性疾病等。

对**较年长的患者**更适于免疫抑制药治疗而不是骨髓移植[4]。在一项回顾性队列研究中[16]，将超过50岁的患者与年轻患者进行了对比，发现更多的年长者接受了单独环孢素治疗，在治疗过程中免疫抑制的效果与年龄无关，并且尽管存活率随着年龄的增长而降低，但是死亡数与那些普通人群相似，与治疗的类型和治疗的疗程数无关。

对先前接受过免疫抑制药治疗的再生障碍性贫血**孕妇**的转归结果已有叙述[17]。36名孕妇中有22名无并发症，7名合并复发性再生障碍性贫血。血小板计数低和有阵发性夜间血红蛋白尿的孕妇似乎更易发生并发症。再生障碍性贫血在妊娠期间病情继续发展的情况十分罕见，虽然该病在妊娠终止或分娩后可能自然缓解，但并非所有病例都发生[18,19]。支持治疗是对妊娠期再生障碍性贫血的主要处置方法，在需要输血时可考虑使用环孢素[4]。

非重症再生障碍性贫血患者可仅给予支持治疗。然而，对于具有输血依赖性[4,20]或患有严重中性粒细胞减少症并存在感染风险[4]的患者，可考虑免疫抑制治疗。对于儿童，若病情不严重，且具有输血依赖性，尤其是对于血细胞计数不断降低的患者，可考虑进行HLA配型相合供体的骨髓移植[4]。

1. Young NS. Acquired aplastic anemia. *Ann Intern Med* 2002; **136:** 534–46.
2. Marsh JCW. Management of acquired aplastic anaemia. *Blood Rev* 2005; **19:** 143–51.
3. Brodsky RA, Jones RJ. Aplastic anaemia. *Lancet* 2005; **365:** 1647–56.
4. Marsh JCW, *et al.* British Committee for Standards in Haematology. Guidelines for the diagnosis and management of aplastic anaemia. *Br J Haematol* 2009; **147:** 43–70. Also available at: http://www.bcshguidelines.com/pdf/published_AA_june10.pdf (accessed 03/08/10)
5. Georges GE, Storb R. Stem cell transplantation for aplastic anemia. *Int J Hematol* 2002; **75:** 141–6.
6. Frickhofen N, *et al.* Antithymocyte globulin with or without cyclosporin A: 11-year follow-up of a randomized trial comparing treatments of aplastic anemia. *Blood* 2003; **101:** 1236–42.
7. Rosenfeld S, *et al.* Antithymocyte globulin and cyclosporine for severe aplastic anemia: association between hematologic response and long-term outcome. *JAMA* 2003; **289:** 1130–5.
8. Bacigalupo A, *et al.* Antilymphocyte globulin, cyclosporine, prednisolone, and granulocyte colony-stimulating factor for severe aplastic anemia: an update of the GITMO/EBMT study on 100 patients. *Blood* 2000; **95:** 1931–4.
9. Marsh JCW. Hematopoietic growth factors in the pathogenesis and for the treatment of aplastic anemia. *Semin Hematol* 2000; **37:** 81–90.
10. Brodsky RA, *et al.* Complete remission in severe aplastic anemia after high-dose cyclophosphamide without bone marrow transplantation. *Blood* 1996; **87:** 491–4.
11. Brodsky RA, *et al.* Durable treatment-free remission after high-dose cyclophosphamide therapy for previously untreated severe aplastic anemia. *Ann Intern Med* 2001; **135:** 477–83.
12. Tisdale JF, *et al.* High-dose cyclophosphamide in severe aplastic anaemia: a randomised trial. *Lancet* 2000; **356:** 1554–9.
13. Tisdale JF, *et al.* Late complications following treatment for severe aplastic anemia (SAA) with high-dose cyclophosphamide (Cy): follow-up of a randomized trial. *Blood* 2002; **100:** 4668–70.
14. Locasciulli A. Acquired aplastic anemia in children: incidence, prognosis and treatment options. *Pediatr Drugs* 2002; **4:** 761–6.
15. Davies JK, Guinan EC. An update on the management of severe idiopathic aplastic anaemia in children. *Br J Haematol* 2007; **136:** 549–64.
16. Tichelli A, *et al.* Effectiveness of immunosuppressive therapy in older patients with aplastic anemia. *Ann Intern Med* 1999; **130:** 193–201.
17. Tichelli A, *et al.* Outcome of pregnancy and disease course among women with aplastic anemia treated with immunosuppression. *Ann Intern Med* 2002; **137:** 164–72.
18. Choudhry VP, *et al.* Pregnancy associated aplastic anemia—a series of 10 cases with review of literature. *Hematology* 2002; **7:** 233–8.
19. Deka D, *et al.* Pregnancy associated aplastic anemia: maternal and fetal outcome. *J Obstet Gynaecol Res* 2003; **29:** 67–72.
20. Marsh J, *et al.* Prospective randomized multicenter study comparing cyclosporin alone versus the combination of antithymocyte globulin and cyclosporin for treatment of patients with nonsevere aplastic anemia: a report from the European Blood and Marrow Transplant (EBMT) Severe Aplastic Anaemia Working Party. *Blood* 1999; **93:** 2191–5. Correction. *ibid.*; **94:** 1833–4.

溶血性贫血

红细胞的正常生命周期大约是120天，溶血状态是指由于红细胞过早破坏导致其平均生命周期的缩短，早熟红细胞的破坏可发生在血管内，更常见的是被脾或肝捕获。健康骨髓能通过增加红细胞的生成来代偿较严重的溶血。但是，如果红细胞的生存期短于15天，或骨髓不正常，或有叶酸、铁及其他必需营养素的缺乏，那么将会代偿不足而发展成溶血性贫血。除了贫血的典型症状（见上文），患者通常表现为黄疸和脾肿大，而红细胞生成加速则导致网织红细胞过多（未成熟红细胞计数升高）。

溶血性贫血可以是先天性的也可以是获得性的。**先天性**疾病包括：

- 红细胞膜的缺陷，如球形红细胞增多症或者椭圆形红细胞增多症；
- 酶缺陷［包括各种形式的葡萄糖-6-磷酸脱氢酶（G6PD）缺陷］；
- 血红蛋白缺陷（血红蛋白病），包括镰刀细胞病和β-珠蛋白生成障碍性贫血（见下文）。

获得性溶血性贫血有多种诱因，可分为免疫性和非免疫性。免疫性诱因包括：

- 一些药物引起的溶血性贫血（包括由青霉素、利福平和甲基多巴所引起）；
- 自身免疫性溶血性贫血（根据红细胞抗体最大活性时的温度，进一步分为温暖型和寒冷型）；
- 由补体介导的红细胞溶解引起的阵发性夜间血红蛋白尿；
- 新生儿溶血病（第2124页）。

非免疫性诱因包括：

- 感染引起的溶血，如疟疾；
- 化学因素诱发的溶血（直接作用于红细胞而不是免疫介导，包括毒素的作用，如铜、砷和一些蛇毒，还包括一些药物，如两性霉素B、氨苯砜和柳氮磺吡啶）；
- 机械性损伤的影响。

溶血性贫血的**治疗**取决于其潜在的诱因，尽管对所有代偿不足患者的一般性支持治疗（卧床休息、因血液动力学异常而需输血以及补充叶酸）都相似。代偿良好的溶血可以不用治疗，哪怕其诱因已经十分明确，如有可能的话，去除病因即可。

对多数遗传性溶血性疾病患者，如球形红细胞增多症[1]，脾切除有较好的治疗效果，尽管病情轻微者可能不需要治疗。对G6PD缺陷患者治疗的关键是一定要避免应用可能引起溶血的药物和食物。

获得性溶血性贫血最好的治疗就是鉴定病因并尽可能去除任何潜在诱因。大部分药物诱导的溶血性贫血在去除诱导物质后可快速起效。

自身免疫性溶血性贫血的治疗旨在维持患者功能和控制溶血。尽管治疗可能需要较长时间，但是许多先天性患者在数月或数年后抗体会最终消失或滴度降到无关紧要的程度。自身免疫性溶血性贫血也可以继发于其他疾病，包括白血病、淋巴瘤和SLE，纠正这些潜在疾病通常会显著改善其伴随的溶血症状。

对温暖型自身免疫性溶血性贫血患者，治疗是从使用皮质激素开始的[2]。典型的起始给药剂量为每日口服泼尼松或泼尼松龙1～1.5mg/kg。通常可快速起效，大部分患者在10～14天内获益。应持续应用起始有效剂量的皮质激素，直到得到满意的治疗反应，一旦血液指标稳定就可以逐渐减少用量。许多患者需低剂量激素维持治疗。如果耐受剂量的皮质激素对缓解症状无效，则应考虑实施脾切除术。对其他治疗无效的患者可考虑使用免疫抑制药如硫唑嘌呤或环磷酰胺，其疗效有不同的报道，但有时允许降低皮质激素的维持剂量。有一些报道称达那唑治疗有效，还有些病例对利妥昔单抗治疗有反应。如果长期应用皮质激素或免疫抑制治疗的不良反应严重，可静脉给予高剂量正常免疫球蛋白。血浆置换可用于对重症溶血的紧急处理，虽然其他治疗也有作用[2]。输血对这些患者来说是有疑议的，因为很难建立患者和供体之间的配型[3]。尽管如此，急性病时输血是可以救命的，这时应尽量少用配型不合适的血液。

对寒冷型自身免疫性溶血性贫血患者，如寒冷型血凝素病（cold haemagglutinin disease），对其进行保暖也是格外重要的[2]。皮质激素和脾切除术一般无效（虽然对某亚型可能有效），但是每日口服苯丁酸氮芥2～4mg可有效。应尽可能避免输血，如必须输血时，应使用加热管并且缓慢输入。利妥昔单抗也已试用于寒冷型自身免疫性溶血的治疗并取得了一些成效。

对于阵发性夜间血红蛋白尿患者，其红细胞表面缺乏保护性膜蛋白，因此对补体介导的溶血更为敏感。溶血的同时可能还伴有中性粒细胞减少症、血小板减少症及静脉血栓形成，一些患者还可能伴有再生障碍性贫血，见上文。进行异基因造血干细胞移植可能治愈阵发性夜间血红蛋白尿。最近，直接作用于补体蛋白C5的单克隆抗体依可珠单抗已经上市，该药可抑制末端补体活化途径，进而减少溶血及对输血的需求[4,5]。

1. Bolton-Maggs PHB, *et al.* General Haematology Task Force of the British Committee for Standards in Haematology. Guidelines for the diagnosis and management of hereditary spherocytosis. *Br J Haematol* 2004; **126:** 455–74. Also available at: http://www.bcshguidelines.com/pdf/hereditaryspherocytosis.pdf (accessed 01/11/05)
2. Petz LD. Treatment of autoimmune hemolytic anemias. *Curr Opin Hematol* 2001; **8:** 411–16.
3. Buetens OW, Ness PM. Red blood cell transfusion in autoimmune hemolytic anemia. *Curr Opin Hematol* 2003; **10:** 429–33.
4. Brodsky RA. Advances in the diagnosis and therapy of paroxysmal nocturnal hemoglobinuria. *Blood Rev* 2008; **22:** 65–74.
5. Parker C. Eculizumab for paroxysmal nocturnal haemoglobinuria. *Lancet* 2009; **373:** 759–67.

缺铁性贫血

对缺铁性贫血及其治疗的讨论见第1852页，**铁**项下。

巨幼细胞性贫血

对巨幼细胞性贫血及其治疗的讨论见第1882页，**维生素 B_{12}**项下。

正细胞-正色素性贫血

此型贫血的细胞大小和细胞血红蛋白与正常细胞无明显区别（正细胞-正色素性贫血），占所有贫血类型的大部分。这种贫血通常继发于其他疾病，包括：

- 慢性病性贫血［与慢性感染有关（如结核病）、恶液质、炎症疾病（如炎性肠病）、风湿性多肌痛、类风湿关节炎和SLE］；
- 肾衰竭性贫血；
- 早产性贫血；
- 内分泌疾病相关性贫血，如甲状腺功能减退症和垂体功能减退症；
- 原发性骨髓衰竭相关性贫血［包括再生障碍性贫血（见上文）、纯红细胞发育不全、骨髓纤维化或浸润（如脊髓发育不良或白血病）以及AIDS相关性骨髓衰竭］。

缺铁性贫血（第1852页）通常被认为是小细胞性，而低血红蛋白性贫血实际上可能两者都不是，尤其是贫血早期，应将缺铁性贫血与慢性病性贫血区分开来。后者也伴有铁代谢的变化，特别是网状内皮组织细胞对铁的储留，血浆铁水平低下，但与缺铁性贫血相反，其总铁结合率降低，血清铁蛋白通常升高。

对大多数这些贫血的**治疗**最重要的是针对潜在病因的治疗。贫血严重时要输血治疗。对肾衰竭贫血的患者，至少部分由于损伤的肾脏引起促红细胞生成素生成减少者，定期皮下注射或静脉内注射重组人促红细胞生成素（epoetins）能完全逆转贫血。红细胞生成素对早产性贫血和一些药物引起的贫血也有作用，对慢性病性贫血和一些其他正细胞-正色素性贫血患者的应用也在研究中。

1. Weiss G, Goodnough LT. Anemia of chronic disease. *N Engl J Med* 2005; **352:** 1011–23.

铁粒幼细胞性贫血

铁粒幼细胞性贫血的特征是红细胞血红蛋白含量减少，而血清铁浓度增加，并且骨髓中含有异常红细胞前体，即环形铁粒幼细胞。这与卟啉生物合成异常，导致血红素生成减少和线粒体铁吸收增加有关。铁粒幼细胞性贫血种类繁多，可分为获得性和遗传性。

获得性铁粒幼细胞性贫血 获得性铁粒幼细胞性贫血可以是先天的，也可继发于某些药物或毒物（如乙醇、异烟肼、氯霉素或铅）以及某种疾病（包括甲状腺功能减退症、风湿性关节炎、溶血性或巨幼细胞性贫血、白血病和淋巴瘤）的影响。对继发性贫血的治疗在根本上应针对其潜在的疾病或者去除其诱因。此型贫血通常病情轻微，而且经常是大细胞性的。

特发性疾病患者通常贫血轻微，大多不需治疗。由于维生素 B_6 缺乏引起的贫血虽然罕见于，但每日口服最多400mg的高剂量吡哆醇对一些患者至少有部分疗效，因此有人认为对所有患者都值得尝试使用。如果患者出现症状，可能需要输血，但应保持在最低量，因为可能有铁超载的问题。所有铁粒幼细胞性贫血患者都应定期监测血清铁和铁蛋白浓度，当有证据表明铁超载时，应定期静脉推注去铁胺。红细胞生成素和粒细胞集落刺激因子的应用正在研究中。

遗传性铁粒幼细胞性贫血 该型遗传病可能是性染色体连锁的，并且几乎总见于男性。此型贫血可能比获得性铁粒幼细胞性贫血更严重，通常为小细胞性。

有人认为可以试用吡哆醇治疗，因其对一些类型贫血有效，但对许多患者的应用表明其并无效果。一些患者的铁负荷逐渐增加，最终发展成含铁血黄素沉着症。为预防这一点，如果有证据表明铁积聚发生时，则需定期静脉放血或使用去铁胺。同种异型骨髓移植或造血干细胞移植的研究正在进行中。

1. Alcindor T, Bridges KR. Sideroblastic anaemias. *Br J Haematol* 2002; **116:** 733–43.

血红蛋白病

血红蛋白病是由于血红蛋白的结构、功能或合成发生改变而引起的临床异常。人血红蛋白是由 4 条球蛋白链构成的四聚体，每条链折叠形成一个含铁血红素表位：其中两条链属于“α型”（α球蛋白或ζ球蛋白)，另两条属于“非α型”(β型、γ型、δ型或ε型)。正常的主要成人型血红蛋白，即血红蛋白 A，由两条α链和两条β链组成；而主要的胎儿型血红蛋白，即血红蛋白F（正常成人也有微量存在)，由两条α链和两条γ链组成。成红细胞从每个双亲中各遗传两个基因以合成α球蛋白，一个基因合成β球蛋白，所以一个单链α基因的突变只影响25%血红蛋白的生成，而一个单链β的突变将影响50%血红蛋白的生成，因此，β球蛋白生成障碍引起的β-血红蛋白病更容易出现症状，最普遍的类型是β-珠蛋白生成障碍性贫血和镰刀细胞病，将在下文中讨论。

镰刀细胞病

镰刀细胞病是一种由β球蛋白链结构异常引起异常血红蛋白（即血红蛋白 S）生成的血红蛋白病（见上文)。在缺氧状态下，血红蛋白S可溶性降低，聚合成棒状纤维，含有较高浓度血红蛋白S的细胞则转变成镰刀形状。正常血红蛋白能组合为多聚体，但有些血红蛋白，如胎儿型血红蛋白（即血红蛋白 F）就无此功能。提高红细胞中这种血红蛋白的浓度能降低镰刀细胞的形成率。

除了在极度缺氧情况下，杂合型镰刀细胞病通常是无症状的，尽管有时可能会出现特征性的肾功能异常(尿液浓缩不充分)。与珠蛋白生成障碍性贫血的特征一样（见下文)，镰刀细胞病在热带地区人群中更常见，已认为此病对疟疾有一定保护力。纯合型镰刀细胞病可表现为不同程度的溶血性贫血，并伴有红细胞生成增多。除了生存期缩短外，变形红细胞柔韧性的降低还可导致微血管的闭塞和镰刀细胞危象。后者可由于骨组织的血供栓塞或者其他器官的梗死而表现为极度疼痛，这些器官包括肺、肝、肾、阴茎（导致阴茎持续勃起）和脑（卒中)。许多患者发生急性胸腔综合征，可以是致死性的。这是一种与梗死、脂肪栓塞和感染相关的急性肺损伤，可进展为急性呼吸窘迫综合征。有时候大块的红细胞团会被脾或肝脏捕获［血管内血量潴增危象(sequestration crisis)］，由于严重贫血而死亡。慢性并发症包括皮肤溃疡、肾衰竭、视网膜剥离和对感染的易感性增加。

对镰刀细胞病的**治疗**在根本上是对症治疗[1~7]。年幼的儿童应接受青霉素和肺炎球菌疫苗的预防性治疗，以减少感染的风险（见**脾疾病**，第184页)。对感染应早治疗，如需要可补充叶酸，因慢性溶血引起的红细胞生成增加会使叶酸的需求增大。

镰状细胞危象需入院治疗，需静脉输注大量液体以治疗脱水，用阿片类解热镇痛药物可止痛（第10页)，还须治疗所有并发感染。如果患者有低氧血症则需输氧。如危象影响到某一重要器官并可能造成危及生命或致残等后果，则需立即进行部分血液置换，此时已没有其他治疗方法。如果脾脏或肝脏快速增大，表明有血管内血量净增危象，输血也是避免致死性贫血的重要手段。

需要维持输血的情况很少，尽管对已发生卒中的患者可给予此治疗。对接受定期输血治疗的患者，为避免铁超载可给予放血或去铁胺螯合剂。有报道称[8]，对高危儿童进行预防性输血可减少首次卒中的发生，但是应仔细考虑治疗的利弊。一项研究[9]对30个月后未发生明显卒中或者卒中危险已经回落到低水平的儿童能否安全地停止预防性输血做了进一步探讨。但当发现那些停止输血的患者明显回复到高危卒中风险以及有些人随后发生卒中时，该研究在早期即停止。对复发性脾脏血液潴留（splenic sequestration）者可实施脾切除。

对镰刀病特异性治疗的研究已经取得一些有希望的结果。由于已知血红蛋白 F 能预防镰刀病，因此很多研究者都热衷于尝试刺激胎儿型血红蛋白的生成。大多数研究都使用了羟基脲。多项初期试验表明，胎儿型血红蛋白平均浓度有一些升高，但治疗反应各异。然而，随后的一项对 299 名患者的随机对照研究报道[10]，羟基脲治疗使疼痛危险的年平均发生率下降44%。此有益效果在几个月时并不明显。继续追踪观察该组的 233 人达 9 年[11]，结果显示羟基脲也能降低死亡率。对儿童的多项初期研究[12~14]也报道了该疗效，多项长期队列研究也报道了同样的效果[15,16]。一项对儿童的小型研究结果显示[17]，对不能长期持续维持输血的患者，羟基脲加上连续放血以降低铁负荷，可能是预防继发性卒中的有效替代方法。长期应用羟基脲的潜在毒性仍是一大关注的问题，尽管在一项研究中[16]，一些儿童接受羟基脲治疗达 8 年，都未发现明显的诱变物变化或恶性疾病的发生。丁酸是一种毒性较小的短链脂肪酸，有报道输注精氨酸丁酸酯[18]能刺激镰刀细胞病患者的胎儿型血红蛋白生成。一些小型研究报道，口服苯丁酸钠也有较好的效果[19]。其他正在研究的药物包括克霉唑、地西他滨、吸入性一氧化氮和非离子型表面活性剂泊洛沙姆 188。还有一些基因治疗的研究。

与珠蛋白生成障碍性贫血一样（见下文)，骨髓移植可治愈一小部分患者，但是离制定良好的移植适应证还差距甚远[20]。

1. Steinberg MH. Management of sickle cell disease. *N Engl J Med* 1999; **340:** 1021–30.
2. Ballas SK. Sickle cell anaemia: progress in pathogenesis and treatment. *Drugs* 2002; **62:** 1143–72.
3. American Academy of Pediatrics Section on Hematology/Oncology Committee on Genetics. Health supervision for children with sickle cell disease. *Pediatrics* 2002; **109:** 526–35. Also available at: http://aappolicy.aappublications.org/cgi/reprint/pediatrics;109/3/526.pdf (accessed 20/10/05)
4. Stuart MJ, Nagel RL. Sickle-cell disease. *Lancet* 2004; **364:** 1343–60.
5. de Montalembert M. Management of sickle cell disease. *BMJ* 2008; **337:** 626–30.
6. Sickle Cell Society. Standards for the clinical care of adults with sickle cell disease in the UK (issued 2008). Available at: http://www.sicklecellsociety.org/pdf/CareBook.pdf (accessed 20/05/10)
7. Dick MC. Standards for the management of sickle cell disease in children. *Arch Dis Child Educ Pract Ed* 2008; **93:** 169–76.
8. Adams RJ, *et al.* Prevention of a first stroke by transfusions in children with sickle cell anemia and abnormal results on transcranial doppler ultrasonography. *N Engl J Med* 1998; **339:** 5–11.
9. The Optimizing Primary Stroke Prevention in Sickle Cell Anemia (STOP 2) Trial Investigators. Discontinuing prophylactic transfusions used to prevent stroke in sickle cell disease. *N Engl J Med* 2005; **353:** 2769–78.
10. Charache S, *et al.* Effect of hydroxyurea on the frequency of painful crises in sickle cell anemia. *N Engl J Med* 1995; **332:** 1317–22.
11. Steinberg MH, *et al.* Effect of hydroxyurea on mortality and morbidity in adult sickle cell anemia: risks and benefits up to 9 years of treatment. *JAMA* 2003; **289:** 1645–51. Correction. *ibid.*; **290:** 756.
12. Scott JP, *et al.* Hydroxyurea therapy in children severely affected with sickle cell disease. *J Pediatr* 1996; **128:** 820–8.
13. Ferster A, *et al.* Hydroxyurea for treatment of severe sickle cell anemia: a pediatric clinical trial. *Blood* 1996; **88:** 1960–4.
14. Wang WC, *et al.* A two-year pilot trial of hydroxyurea in very young children with sickle-cell anemia. *J Pediatr* 2001; **139:** 790–6.
15. Ferster A, *et al.* Five years of experience with hydroxyurea in children and young adults with sickle cell disease. *Blood* 2001; **97:** 3628–32.
16. Zimmerman SA, *et al.* Sustained long-term hematologic efficacy of hydroxyurea at maximum tolerated dose in children with sickle cell disease. *Blood* 2004; **103:** 2039–45.
17. Ware RE, *et al.* Prevention of secondary stroke and resolution of transfusional iron overload in children with sickle cell anemia using hydroxyurea and phlebotomy. *J Pediatr* 2004; **145:** 346–52.
18. Atweh GF, *et al.* Sustained induction of fetal hemoglobin by pulse butyrate therapy in sickle cell disease. *Blood* 1999; **93:** 1790–7.
19. Resar LMS, *et al.* Induction of fetal hemoglobin synthesis in children with sickle cell anemia on low-dose oral sodium phenylbutyrate therapy. *J Pediatr Hematol Oncol* 2002; **24:** 737–41.
20. Vermylen C. Hematopoietic stem cell transplantation in sickle cell disease. *Blood Rev* 2003; **17:** 163–6.

β-珠蛋白生成障碍性贫血

β-珠蛋白生成障碍性贫血是一种血红蛋白病（见上文)，其β球蛋白合成缺陷而α球蛋白合成正常，故缺乏足够的配偶链，使血红蛋白不可溶而析出，在红细胞和红细胞前体中形成较大的细胞内包合物。这些包合物干扰了红细胞的成熟，导致无效造血，延缓了红细胞从骨髓中释放的过程，并使得这些红细胞在成熟时即有可能被脾脏捕获和破坏。因此其特征性症状为血红蛋白减少，小红细胞性贫血伴随溶血。在杂合型疾病中，只有一个β球蛋白基因受影响（即为珠蛋白生成障碍性贫血或轻型珠蛋白生成障碍性贫血)，该型贫血较为轻微，临床症状不明显。一些证据表明，该型贫血患者对疟疾有一定抵抗力，可以解释为什么该贫血在一些区域的人群中更为多见，如地中海、非洲的部分地区和亚洲。

该病较为严重的类型（若血红蛋白水平足够高，不需要定期输血，则为中间型珠蛋白生成障碍性贫血或主要见于输血依赖性患者的重型珠蛋白生成障碍性贫血）出现于纯合型疾病患者中，这些患者从父母双方各继承了一条缺陷型β球蛋白基因。在出生第一年即进展为重症贫血是因为合成的胎儿型血红蛋白被替换为成人型血红蛋白（不包括β球蛋白)。该贫血可刺激促红细胞生成素产生，如刺激不当，红细胞前体就会在骨髓内大量增生，最终溢出骨髓外，因骨髓腔膨胀而导致反复性骨折和头骨畸形，并压迫一些重要的组织结构如脊髓而造成继发性麻痹。其他症状包括脾肿大和脾功能亢进（导致中性粒细胞减少症和血小板减少症)、感染机会增多和代谢亢进，这可能因叶酸需求增多而造成叶酸缺乏。如不加以治疗，珠蛋白生成障碍性贫血患者通常死于2～3岁。

治疗 对重症β珠蛋白生成障碍性贫血的治疗关键在于定期输血以纠正贫血。出生后一旦发现贫血已严重到需要输血的地步，就应尽早输血。根据输血前血红蛋白浓度不同，有多种输血方案[1]。Thalassaemia International Federation[2]推荐定期输血，通常每 2～5 周一次，以维持输血前血红蛋白浓度在 9～10.5g/100ml。对于心脏病患者，应将治疗目标提高至 11～12g/100ml。输血后浓度不应超过 14～15g/100ml。另外还推荐患者应接受去除白细胞的红细胞，以尽可能减少不良反应和血小板异体免疫反应（对供体血小板的免疫反应)。对反复发生严重过敏性输血反应的患者，可使用洗涤过的红细胞。对等待造血干细胞移植的患者来说，使用无白细胞的红细胞也是不错的选择，这可降低移植排斥和 CMV 再活化的风险[1]。对输血需求的增加是脾功能亢进的一大征兆，根据铁超载的状况可决定是否采取脾切除术。但是，对 5 岁以下患者应尽可能避免脾切除术，因为这会增加极重度脓毒症的风险[2]。对脾切除患者使用抗生素预防感染的讨论，见**脾疾病**（第184页)。

如贫血通过输血得到纠正，则珠蛋白合成障碍性贫血患儿的生长发育可相当正常地进行。然而，因机体对过量的铁缺乏排泄机制，反复输血不可避免地会造成铁超负荷（第1384页)，最终导致血色病。血色病的后果包括肝功能障碍、内分泌功能障碍（青少年生长发育停滞、性腺功能减退，有时会导致糖尿病和甲状腺功能减退)，特别是心脏疾病（心包炎、心力衰竭和心律失常)。如不制止，铁累积通常会导致患者在 20 多岁时死亡（主要因心力衰竭和心律失常)。可用螯合剂去铁胺来延缓铁积累，定期全身性使用可促进珠蛋白合成障碍性贫血患儿的存活[2,3]，防止其因铁超载造成心脏并发症[2~4]。理想的情况下，持续进行铁螯合治疗可促进铁排泄。去铁胺通常持续皮下输注 8～12h，1 周数次。对于无心脏病高风险的患者，若不具备输注泵或不能耐受长时间输注，可考虑每日 2 次皮下注射。对于严重铁超负荷或存在严重心脏并发症的患者，或在妊娠前或骨髓移植前希望快速逆转铁负荷时，可考虑 24h 持续静脉输注[2]。有人建议，去铁胺冲击疗法可改善受损器官的功能[3]，但最好还是尽早开始螯合剂治疗，以首先防止出现器官损伤。实践中，在最初输血 10～20 次后或当铁蛋白浓度上升至超过 1mg/L 时，即可实施去铁胺治疗，通常在 3 岁左右[2,5]开始。如果在此年龄之前开始治疗，则建议仔细监测生长和骨骼发育[2]，并提倡做肝脏活组织检查[3]。若对患者去铁胺治疗同时，每日给予 100～200mg 维生素 C，可达到更好的铁排泄效果（见**去铁胺**的**药物相互作用**项下，第1383页)。珠蛋白合成障碍性贫血患者的叶酸需求可能增多，故补充叶酸也可能是必需的。尽管还不明确螯合剂治疗究竟能使生命延长多久，但是要达到长期接近正常铁平衡的状态也是很有希望的。口服去铁酮已作为去铁胺治疗的替代方案[6]，但对其较长期使用的效力和安全性还有争议[7,8]。对不适合进行去铁胺治疗的患者来说，去铁酮或许会发挥作用[2]。目前正在研究应用去铁胺和去铁酮联合治疗的方法[5]，当单药治疗不能控制体内的铁水平或患者存在严重心脏病时，可考虑这种联合治疗[2]。去铁斯若（Deferasirox）是近期上市的另一种口服铁螯合剂[2]。

除了对地中海贫血的对症治疗，在合适的设施及相合供体存在的情况下，进行骨髓移植治疗的经验也正在不断增加[2]。如果在出现明显器官损伤前就进行骨髓移植，那么患者成功移植后可有显著的治愈效果，过上正常的生活[9,10]。基因治疗也正在研究中。

已进行了一项实验性替代治疗研究，用羟基脲来刺激胎儿型血红蛋白合成和“扫除”部分过剩的α球蛋白，但其结果喜忧参半。另一项有相同目标的初期研究，即对患者给予丁酸治疗（以精氨酸丁酸盐形式输入），其结果显得更有希望[11]，尽管一项后续研究未能发现其有任何益处[12]。对口服丁酸盐衍生物，如苯丁酸钠[13]和异丁酰胺[14]的研究也报道了正面和负面的结果。

1. Wonke B. Clinical management of β-thalassemia major. *Semin Hematol* 2001; **38:** 350–9.
2. Thalassaemia International Federation. Guidelines for the clinical management of thalassaemia, 2nd revised edition (issued November 2008). Available at: http://www.thalassaemia.org.cy/pdf/Guidelines_2nd_revised_edition_EN.pdf (accessed 22/12/09)
3. Olivieri NF, Brittenham GM. Iron-chelating therapy and the treatment of thalassemia. *Blood* 1997; **89:** 739–61. Correction. *ibid.*; 2621.
4. Aessopos A, *et al.* Cardiac status in well-treated patients with thalassemia major. *Eur J Haematol* 2004; **73:** 359–66.
5. Giardina PJ, Grady RW. Chelation therapy in β-thalassemia: an optimistic update. *Semin Hematol* 2001; **38:** 360–6.
6. Olivieri NF, *et al.* Iron-chelation therapy with oral deferiprone in patients with thalassemia major. *N Engl J Med* 1995; **332:** 918–22.
7. Olivieri NF, *et al.* Long-term safety and effectiveness of iron-chelation therapy with deferiprone for thalassemia major. *N Engl J Med* 1998; **339:** 417–23.
8. Cohen AR, *et al.* Safety and effectiveness of long-term therapy with the oral iron chelator deferiprone. *Blood* 2003; **102:** 1583–7.
9. Lucarelli G, *et al.* Marrow transplantation in patients with thalassemia responsive to iron chelation therapy. *N Engl J Med* 1993; **329:** 840–4.
10. Lawson SE, *et al.* Bone marrow transplantation for β-thalassaemia major: the UK experience in two paediatric centres. *Br J Haematol* 2003; **120:** 289–95.
11. Perrine SP, *et al.* A short-term trial of butyrate to stimulate fetal-globin-gene expression in the β-globin disorders. *N Engl J Med* 1993; **328:** 81–6.
12. Sher GD, *et al.* Extended therapy with intravenous arginine butyrate in patients with β-hemoglobinopathies. *N Engl J Med* 1995; **332:** 1606–10.
13. Collins AF, *et al.* Oral sodium phenylbutyrate therapy in homozygous β thalassemia: a clinical trial. *Blood* 1995; **85:** 43–9.
14. Reich S, *et al.* Oral isobutyramide reduces transfusion requirements in some patients with homozygous β-thalassemia. *Blood* 2000; **96:** 3357–63.

止血和纤维蛋白溶解

止血是血管损伤时出现的生理反应。其结果是血液凝结（形成血凝块），从而阻止出血。初始反应是血小板相互聚集并黏附在损伤组织上，形成血小板栓。血管损伤，伴随血小板释放一些细胞因子，引发由血浆中的循环蛋白（凝血因子）介导的一系列（凝血“级联”）反应。这一反应导致不溶性纤维蛋白凝块的形成，加强了初始形成的血小板栓的作用。调节机制开始运转以避免广泛的凝集发生。当伤口开始愈合，组织开始修复时，血凝块发生溶解（纤维蛋白溶解）。

血小板聚集 血小板通常在血浆中以无活性形式循环存在。与受损内皮接触后活化，并黏附在损伤处。该黏附过程部分由血管性假血友病因子介导，该因子是一种血浆蛋白，同时也作为因子Ⅷ的载体，将其运载至血小板膜表面的一种糖蛋白（称作GPⅠb）上。活化的血小板分泌一些物质，导致进一步的血小板聚集（二磷酸腺苷和血栓素A_2）和血管收缩（5-羟色胺和血栓素A_2）。血小板分泌的血栓素A_2是由花生四烯酸衍生而来的。

- 二磷酸腺苷通过作用于血小板表面上的$P2Y_{12}$受体，可刺激血小板的活化及聚集。**抗血小板药**（如氯吡格雷、普拉格雷及噻氯匹定）可抑制这种作用，这些药物被称为$P2Y_{12}$受体拮抗药。
- 血栓素A_2的合成需要环氧合酶的参与，该酶可被抗血小板药阿司匹林和磺吡酮抑制。阿司匹林与该酶不可逆结合，从而在血小板存活期间永久拮抗血小板的作用。磺吡酮是该酶的可逆性抑制剂。

血小板聚集需要纤维蛋白原与血小板表面受体Ⅱb/Ⅲa糖蛋白的相互作用。

- 抗血小板药，如阿昔单抗，通过阻滞该受体而发挥作用。

除了在形成初始止血栓时发挥作用外，在血液凝固过程中，血小板还为凝血因子提供相互作用的接触面，从而产生更有效的凝固。

血液凝固 可将形成纤维蛋白凝块的一系列反应简单地分作两条途径，*内源性*途径（在血液内引发）和*外源性*途径（由血液外物质引发）。虽然这一区分有助于理解体外血液凝固，并且是每一途径特异性检测方法的基础（见下文），但是体内血液凝固的机制并非如此区分，参与一条途径的因子在另一条反应途径中也是必需的。血液凝固的内源性途径和外源性途径以及体内途径在下文进一步阐述，并分别在第　页的图1和图2中概括表示。这些因子在血液中以无活性形式循环，通过切断肽键而活化。因子后所附的数字代表其被发现的顺序，而不是在反应链中的重要性或位置。在因子名称或数字后的字母“a”表示其活化形式。参与血液凝固的因子在表2中列出。一旦凝血级联反应开始，活化的因子将以正反馈机制加强活化，从而产生快速凝固反应。一些辅助因子能增加反应的速度，因而也是必需的。凝固反应中的其他必需成分是钙离子和膜接触面。钙离子在整个反应中几乎都是必需的。许多活化步骤，特别是有因子Ⅶ、Ⅸ和Ⅹ参与的步骤，是在表达组织因子的膜表面上或血小板膜上发生的。这些因子与膜表面的磷脂相结合。

*外源性途径*从损伤组织释放*组织因子*（因子Ⅲ）开始。它可形成因子Ⅶ和因子Ⅶa的复合物，直接活化因子Ⅹ。*内源性途径*从血液与携带负电荷的膜表面接触开始。因子Ⅻ与高分子量的激肽原（Fitzgerald因子）和前激肽释放酶（Fletcher因子）相互作用，产生可激活因子Ⅻ的*激肽释放酶*。然后活化的因子Ⅻa激活因子Ⅺ，再依次激活因子Ⅸ。凝血酶可激活因子Ⅷ生成因子Ⅷa，因子Ⅷa作为因子Ⅸa的辅助凝血因子可将因子Ⅹ转化为因子Ⅹa。外源性和内源性途径交叉作用于因子Ⅹ的活化环节。凝血酶还可激活因子Ⅴ生成因子Ⅴa，因子Ⅴa作为因子Ⅹa的辅助凝血因子可将凝血酶原（因子Ⅱ）转化为凝血酶，进一步形成*纤维蛋白凝胶*。凝血酶还能激活因子ⅩⅢ生成可稳固纤维蛋白凝胶以形成稳定血凝块的因子ⅩⅢa。

凝血级联反应中的许多步骤依靠钙离子，因此在采血时可添加钙螯合剂，如枸橼酸钠，以阻滞体外凝固反应。当采血目的是为检测凝血功能时，可加入钙离子使凝血过程得以进行。凝血功能检测包括测定部分活化凝血活酶时间（APTT）（是一种测定内源性途径系统活性的方法）以及凝血酶原时间（PT）（一种测定外源性途径系统活性的方法），还包括凝血酶凝固时间（一种测定纤维蛋白原转化为纤维蛋白的方法）。

参与引发体外*内源性途径*的因子，即前激肽释放酶、因子Ⅻ，可能还包括因子Ⅺ，在体内血液凝固中很可能并不重要，因为缺乏这些因子中的任何几种都与严重的出血性疾病无明显关联。*体内凝血级联*中的重要步骤是从损伤组织中释放*组织因子*（因子Ⅲ）。如前所述，组织因子与因子Ⅶ和因子Ⅶa形成一种复合物，激活因子Ⅹ。因子Ⅹa激活*凝血酶原*，导致*纤维蛋白凝块*的形成，这在上文的体外凝血系统中也有述及。要加强血液凝固反应，有多种正反馈机制和其他凝血因子可增加活化的因子Ⅶ和Ⅹ的产生。例如，因子Ⅶa的生成可通过因子Ⅶa本身和因子Ⅹa来放大。凝血酶作用于因子Ⅺ而产生因子Ⅸa，后者可放大因子Ⅹa的生成。

血液凝固的调控 血液凝固的过程是受到调控的，以保证凝固反应集中在损伤部位而不会造成更广泛的血液凝固。可通过稀释血流中的凝血因子、通过肝脏快速清除许多活化因子或产物以及通过天然抗凝血机制来实现该调控过程，后者包括抗凝血酶Ⅲ、蛋白C和蛋白S（图2）。*抗凝血酶Ⅲ*抑制丝氨酸蛋白酶类凝血因子，即凝血酶、因子Ⅸa、Ⅹa、Ⅺa和Ⅻa。抗凝血酶Ⅲ通过与葡萄糖胺聚糖结合而活化，如血管内皮中存在的乙酰肝素葡萄糖胺聚糖和硫酸皮肤素。

- 肝素和低分子量肝素在特异性结合位点与抗凝血酶Ⅲ结合，增强其抑制丝氨酸蛋白酶类凝血因子效应，来发挥**抗凝血药**的作用。治疗剂量的肝素可抑制凝血酶和因子Ⅹa。低剂量肝素，如预防血栓栓塞时的用量，可抑制因子Ⅹa。非常高剂量的肝素对抗凝血酶Ⅲ有直接的抑制作用。肝素类似物因缺乏对抗凝血酶Ⅲ的特异性结合位点，故没有肝素的抗凝血特性。与肝素相比，低分子量肝素拮抗因子Ⅹa比拮抗凝血酶的活性高，因此主要抑制因子Ⅹa的作用。

*蛋白C*和*蛋白S*都是维生素K依赖的血浆蛋白。蛋白C在血浆中以无活性形式循环存在。它通过与结合在内皮细胞表面受体——血栓调节蛋白上的凝血酶接触而活化。活化的蛋白C抑制因子Ⅴa和Ⅷa，从而延缓血液凝固。蛋白S在这一抑制过程中起辅助因子的作用。

维生素K是因子Ⅱ、Ⅶ、Ⅸ和Ⅹ的活性所必需的。它也为蛋白C和蛋白S的活性所必需。这些因子含有谷氨酸残基，在肝脏发生羧化，需还原型维生素K作为辅助因子。该羧化步骤允许因子与钙结合，这对其在凝血级联中的功能是必需的。

- 因此，维生素K缺乏或使用**口服抗凝血药**（维生素K拮抗药）会损害这些凝血因子的功能。口服抗凝血药对血循环中的凝血因子无作用，因此抗凝血药的起效时间取决于个体对凝血因子的清除率。

纤维蛋白溶解是血凝块溶解的机制。它是由血浆中循环的无活性形式的*纤维蛋白溶酶原*介导的。纤维蛋白溶酶原在*纤溶酶原激活剂*存在时与纤维蛋白结合，转化为活性形式——*纤维蛋白溶酶*（图2）。纤维蛋白溶酶是一种*蛋白水解酶*，可消化纤维蛋白凝块并水解其他蛋白，包括因子Ⅱ、Ⅴ、Ⅷ和Ⅻ。纤维蛋白溶解后，释放纤维蛋白溶酶，被α_2-抗纤维蛋白溶素抑制，以防止进

表2 参与血液凝固和纤维蛋白溶解的蛋白质

	蛋 白	同义名
血液凝固	因子Ⅰ	纤维蛋白原
	因子Ⅱ①	凝血酶原
	因子Ⅲ	组织凝血活酶，组织因子
	因子Ⅳ	钙离子
	因子Ⅴ	Ac球蛋白，易变因子，促凝血球蛋白原（proaccelerin）
	因子Ⅵ（未指定）	
	因子Ⅶ①	转变加速因子前体（proconvertin），SPCA，稳定因子
	因子Ⅷ	抗血友病因子，AHF
	因子Ⅸ①	Christmas因子，血浆促凝血酶原激酶组分（plasma thromboplastin component），PTC
	因子Ⅹ①	Stuart因子，Stuart-Prower因子
	因子Ⅺ	血浆凝血激酶原前体（plasma thromboplastin antecedent），PTA
	因子Ⅻ	Hageman因子
	因子ⅩⅢ	纤维蛋白稳定因子，FSF
	von-Willebrand因子	因子Ⅷ相关抗原，vWF
	高分子量激肽原	HMWK，Fitzgerald因子
	前激肽释放酶	Fletcher因子
纤维蛋白溶解	纤溶酶原	
	尿激酶原	
	组织型纤溶酶原激活剂	tPA
	抗凝血酶Ⅲ	主要抗凝血酶（major antithrombin），AT-Ⅲ，肝素辅因子
	蛋白C①	自身凝血酶原（autoprothrombin）
	蛋白S①	
	α_2-抗纤维蛋白溶素	

① 指维生素K依赖性凝血因子。

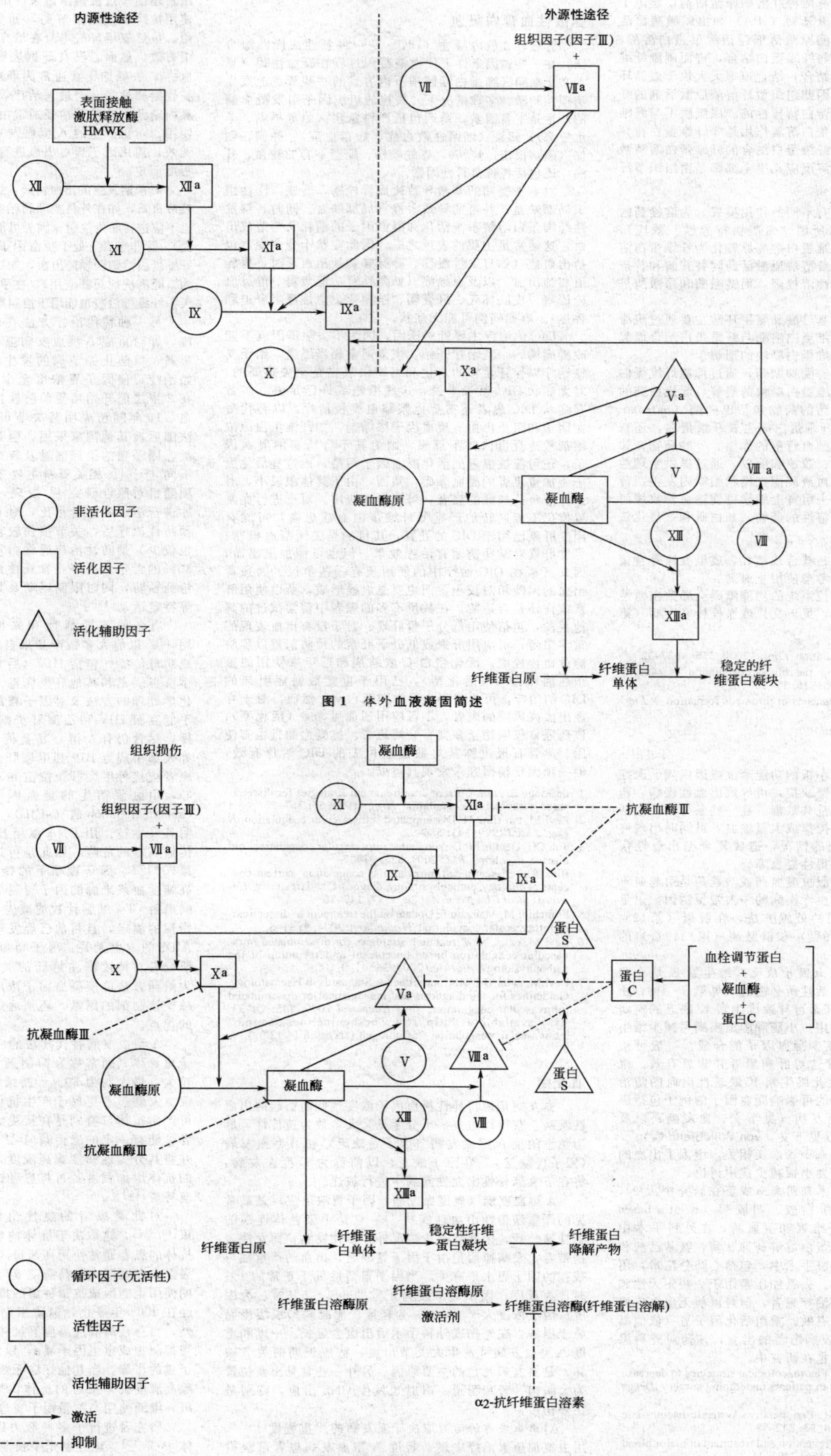

图1 体外血液凝固简述

图2 体内血液凝固和纤维蛋白溶解简述

展为全身性纤溶状态。有两种纤溶酶原激活剂，起源于内皮的组织型纤溶酶原激活剂（tPA）和由尿激酶原活化而来的尿激酶。尿激酶原激活剂包括纤维蛋白溶酶。组织型纤溶酶原激活剂与纤维蛋白结合，进而刺激纤维蛋白溶酶原与纤维蛋白结合，结合速率大大快于血循环中的纤维蛋白溶酶原，因此组织型纤溶酶原激活剂的纤维蛋白溶解作用是纤维蛋白特异性的。尿激酶不与纤维蛋白结合，因此其纤维蛋白溶解作用是非纤维蛋白特异性的，尽管它也是由与纤维蛋白结合的纤维蛋白溶酶激活。体内的纤维蛋白溶解反应几乎全部都是由组织型纤溶酶原激活剂来完成的。

- 两种纤溶酶原激活剂有不同的作用模式，为**溶栓药**的特异性奠定了基础（所谓“血凝块特异性”效应），溶栓药是通过促进纤维蛋白溶酶原转化为纤维蛋白溶酶起作用的。组织型纤溶酶原激活药阿替普酶和替奈普酶是纤维蛋白特异性溶栓药，而链激酶和尿激酶是非纤维蛋白特异性的。
- **抗纤维蛋白溶解药**氨基己酸和氨甲环酸主要通过阻滞纤维蛋白溶酶原和纤维蛋白溶酶与纤维蛋白结合而起作用，因此可抑制纤维蛋白凝块的崩解。
- 抑肽酶是一种蛋白水解酶抑制药，通过抑制纤维蛋白溶酶的作用而抑制纤维蛋白凝块的崩解，起**止血药**的作用。其他作为止血药的药物包括巴曲酶（batroxobin），据报道可促进纤维蛋白原生成纤维蛋白，还有酚磺乙胺，有稳定毛细血管壁的作用。一些药物，如氧化纤维素、藻酸钙、胶原和明胶，通过提供生理性网状组织而起作用，血液凝固在网状组织内发生。肾上腺素、肾上腺酮和去甲肾上腺素可促进血管收缩而止血。一些有收敛剂特性的药物，如白矾和三氯化铁也可用于止血。

当不能通过如施压、缝合或结扎，或电凝法等直接措施来控制出血时，可考虑使用止血剂。

止血机制或止血调控系统的功能障碍会导致出血性疾病（获得性或遗传性，见下文）或血栓栓塞疾病（第1146页）。

1. Dahlbäck B. Blood coagulation. *Lancet* 2000; **355:** 1627–32.
2. Hoffman M. Remodeling the blood coagulation cascade. *J Thromb Thrombolysis* 2003; **16:** 17–20.
3. Furie B, Furie BC. Mechanisms of thrombus formation. *N Engl J Med* 2008; **359:** 938–49.

获得性出血性疾病

有时凝血因子或血小板的功能紊乱或因疾病、医疗或外科操作造成的血管壁缺损，可导致出血性疾病。药物也可引起这种功能紊乱和缺损。在一些条件下，包括肝肾疾病、心肺分流术操作或大量输血，可同时出现许多内环境稳定机制失调的情况，造成复合型出血性疾病，有时称作复合型获得性凝血障碍。

过量使用肝素、口服抗凝血药或溶栓药是引起凝血因子功能紊乱而导致出血性疾病的一大常见诱因。过量使用这些药物时有不同的处置方法，在**肝素**（第1254页）、**华法林钠**（第1369页）和**链激酶**（第1349页）的**不良反应的处置**中叙述。

一些疾病可出现凝血因子缺乏。维生素K是一些凝血因子和血浆蛋白的活性所必需的（见第　页，**止血和纤维蛋白溶解**），那么可导致维生素K缺乏的疾病就会削弱这些因子的作用。小肠和胆道疾病可减少维生素K的吸收，肝病可减少凝血因子的合成。一般可给予维生素K治疗，尽管这对肝病患者并非总有效。维生素K广泛应用于新生儿维生素K缺乏性出血的防治（第1897页）。其他罕见的可影响凝血因子的例子包括影响了因子Ⅷ的获得性血友病（见下文，**血友病**）以及**von Willebrand**综合征（见下文，**von Willebrand病**）。

许多其他疾病与低血小板浓度相关，增大了出血的风险。处置方法在下文**血小板减少症**中讨论。

多种药物被用于手术期间失血或正在研究中[1~4]。局部的治疗，如纤维蛋白胶、明胶膜（gelatin-based films）及海绵、氧化纤维素和凝血酶，在外科手术中用于局部止血。抗纤维蛋白溶解药抑肽酶、氨基己酸和氨甲环酸在肝移植和心脏手术中，包括心肺分流术，用于减少出血和输血需求。去氨加压素用于一些先天性和获得性出血疾病的外科治疗患者，但对以前无出血疾病的患者，该药并非始终有效。重组活化因子Ⅶ（依他凝血素α）被用于治疗血友病患者的出血，该药对外科患者正常出血的治疗作用也在研究中。

1. Porte RJ, Leebeek FWG. Pharmacological strategies to decrease transfusion requirements in patients undergoing surgery. *Drugs* 2002; **62:** 2193–2211.
2. Mahdy AM, Webster NR. Perioperative systemic haemostatic agents. *Br J Anaesth* 2004; **93:** 842–58.
3. Mannucci PM, Levi M. Prevention and treatment of major blood loss. *N Engl J Med* 2007; **356:** 2301–11.
4. Fraser IS, *et al.* A benefit-risk review of systemic haemostatic agents: part 1: in major surgery. *Drug Safety* 2008; **31:** 217–30.

弥散性血管内凝血

弥散性血管内凝血（DIC）是一种急性或慢性综合征，在一些诱因条件下使血液凝固过程在凝血途径（见上文**止血和纤维蛋白溶解**项下内容）的一些节点上发生病理性刺激。多数情况下，失控的组织因子引发凝血酶的产生是主要因素。诱因包括产科急症（胎盘早剥、羊水栓塞）、感染（细菌性败血症、病毒血症）、肿瘤、创伤（颅脑损伤、烧伤）、毒蛇咬伤、配型不容的输血、肝病，还包括各种血管性因素。

对血液凝固的刺激导致微血管栓塞，造成广泛性组织局部缺血，并可能导致大器官局部缺血。同时，继发性纤维蛋白溶解系统活化和凝血因子的消耗又会造成出血，这通常是主要的表现之一。因此症状十分多变，包括出血症（如自发性淤伤、静脉穿刺处出血延时、胃肠道和肺出血）以及血栓症（如急性肾功能衰竭、静脉血栓栓塞、皮肤坏死、肝衰竭、脑梗死、急性呼吸窘迫和昏迷）。有些病例可能无症状。

DIC的**治疗**主要针对诱因，因为不去除诱因就不能改善病情。一旦治疗开始，恢复通常相当迅速。给予支持治疗以保证足够的水化和组织供氧也是至关重要的。对无症状DIC患者来说，这些措施或许已足够。多数有症状DIC患者还需要血浆和血小板治疗，以替代凝血因子和阻止出血。凝血因子浓缩剂，如纤维蛋白原浓缩剂或冷凝蛋白并不理想，因为其不含所有的凝血因子，还可能被痕量的活化凝血因子污染，而这些活化因子会加重患者的凝血障碍。然而，由于其体积较小，对于体液负荷超载的患者，可以考虑应用。对于进行血浆置换仍不能逆转的严重低纤维蛋白血症患者，可能有用。肝素已用于DIC的处置，其目的是关闭凝血机制。尽管肝素对某些诱因有治疗效果，但也可能加重出血，因此肝素在DIC治疗中的使用还有一些争议。因患者出血的风险相对较小，而主要是血栓形成，所以使用肝素或许还是合适的。在数量不多的患者中曾尝试过的其他手段，包括使用低分子量肝素。对于没有出血表现的重症患者，可应用肝素或低分子肝素的预防剂量以预防静脉血栓栓塞。活化蛋白C浓缩剂和近年来使用的重组屈曲可净α（活化型），已用于重症败血症引起的DIC的治疗，可改善凝血异常和死亡率。然而，对于存在出血高风险的患者，不可应用屈曲可净α（活化型）；该药通常仅限用于多器官衰竭患者。抗凝血酶Ⅲ也有使用，尽管有报道称其对败血症相关的DIC治疗有效，但一项大规模研究未发现其益处。

1. de Jonge E, *et al.* Current drug treatment strategies for disseminated intravascular coagulation. *Drugs* 1998; **55:** 767–77.
2. Levi M, ten Cate H. Disseminated intravascular coagulation. *N Engl J Med* 1999; **341:** 586–92.
3. Toh CH, Dennis M. Disseminated intravascular coagulation: old disease, new hope. *BMJ* 2003; **327:** 974–7.
4. Bick RL. Disseminated intravascular coagulation: current concepts of etiology, pathophysiology, diagnosis, and treatment. *Hematol Oncol Clin North Am* 2003; **17:** 149–76.
5. Franchini M, Manzato F. Update on the treatment of disseminated intravascular coagulation. *Hematology* 2004; **9:** 81–5.
6. Levi M, *et al.* New treatment strategies for disseminated intravascular coagulation based on current understanding of the pathophysiology. *Ann Med* 2004; **36:** 41–9.
7. Levi M, *et al.* British Committee for Standards in Haematology. Guidelines for the diagnosis and management of disseminated intravascular coagulation. *Br J Haematol* 2009; **145:** 24–33. Also available at: http://www.bcshguidelines.com/pdf/intravascular_coagulation_26Oct09.pdf (accessed 14/12/09)

血友病

血友病是因特异性凝血因子浓度过低而引起的出血性疾病。获得性血友病十分罕见，大多数为遗传性。最为熟悉的是A型血友病（因子Ⅷ缺乏）和B型血友病（因子Ⅸ缺乏）。Ⅺ因子缺乏，以前称为C型血友病，将在下文**遗传性出血性疾病**中进行叙述。

A型血友病（典型血友病，因子Ⅷ缺乏症）是最常见的严重遗传性出血性疾病[1]。它是X染色体连锁的隐性遗传病，因此除极少情况外，男性发病，而女性为携带者。发病原因是由于因子Ⅷ缺乏，出血的严重性与残存的因子Ⅷ水平有关。当因子Ⅷ活性低于正常的1%时，为重度；因子Ⅷ浓度为正常的1%～5%时，为中度；因子浓度大于5%时，为轻度。血凝块形成缓慢而易于崩解，在外伤或外科手术后出血会延长。中度和重度A型血友病可发生大关节出血，造成长期的关节破坏，是血友病死亡的主要原因。另外一些常见出血位置为大肌肉、肾和肠道。有时也发生CNS出血，特别是在外伤后。

对出血发作的治疗取决于血友病的严重程度[1~4]。用去氨加压素治疗中度、轻度A型血友病患者可获得满意疗效[5,6]，该治疗可增加因子Ⅷ和血管性假血友病因子水平，加强血小板黏附和组织因子的表达。去氨加压素还能一过性刺激血浆纤维蛋白溶解活性，建议联合使用抗纤维蛋白溶解药，如氨甲环酸，可抑制这一作用。虽然氨甲环酸本身在治疗黏膜出血和在牙外科手术中有效，然而，没有证据表明这种联合治疗能改善出血[5]。去氨加压素通常为静脉给药。皮下给药是另一替代给药途径，但最大治疗效果出现较慢。它也能通过鼻内给药，该给药途径通常由患者在医院外治疗时自行使用。对更严重的A型血友病患者用去氨加压素治疗无效，需用因子Ⅷ对出血进行替代治疗。给药量依出血程度而定。

对预期发生的出血情形，也可用去氨加压素和因子Ⅷ预防出血，如在外科或牙科治疗前[7,8]。A型血友病患者也不应进行肌内注射（因为可能引起肌肉损伤和肌肉内出血），除非患者正处于凝血因子替代治疗期间。也可用抗纤维蛋白溶解药预防出血，如口服氨甲环酸（或在牙科作为口腔清洗剂局部应用），在手术操作后应持续用药5～7天。纤维蛋白胶也能用于控制局部出血[8]。

另一种替代治疗方法在瑞典自1958年就开始实施，即对重症A型血友病患者给以因子Ⅷ持续预防性用药，以防止关节病的发生。在患者1～2岁时就开始治疗，使因子Ⅷ浓度至少维持在正常水平的1%。在2岁之前开始接受预防性用药的患者几乎不发生出血，16年随访表明其关节可保持正常[9,10]。这种方法随后被其他国家采用，但开始预防性用药的最佳年龄、因子Ⅷ的给药剂量及转归指标，各国的界定各有不同[11,12]。相关资料主要来自于观察性研究，但一项随机对照性研究[13]发现，与临床发现关节出血后才进行治疗的患者相比，对6岁男孩常规给予因子Ⅷ预防性治疗后，关节损伤较轻且关节及其他部位出血也较少。预防性治疗通常由青春期持续至成人期，约30%的青年人可停止常规性预防治疗，可改为间断性给药预防，同时限制运动及其他具有潜在损伤性活动等特定活动[12]。

有各种不同活性和来源的因子Ⅷ制剂可供使用[4]。以前大多数产品来自于混合的血浆供体，可造成病毒传播，包括HIV（后来导致AIDS的发生）、乙型肝炎病毒和其他肝炎病毒。采用对产品进行加热或化学处理的方法及对因子Ⅷ的供体材料进行筛检，似乎能克服HIV和乙型肝炎病毒与丙型肝炎病毒的传播，尽管仍有人担心其会传播一些非脂类包膜病毒，如人细小病毒B19和甲型肝炎病毒。建议没有免疫的患者应接种甲型肝炎疫苗和乙型肝炎疫苗。还有人担心，由血浆衍生的凝血因子制品可能传播变异性Creutzfeldt-Jakob病（vCJD），尽管迄今还没有证据表明其发生过。用DNA重组技术制备因子Ⅷ可以避免传播病毒的危险，因此是可选用的因子Ⅷ制剂（另见第1034页，**因子Ⅷ项下的传播感染**）。有人建议，用高纯度血浆来源的因子Ⅷ制剂来延缓HIV阳性的血友病患者CD4细胞计数的减少，但这种说法是基于替代指标的测定，且目前已经发现凝血因子制剂的纯度与AIDS的发生无关。因子Ⅷ制剂通常为推注给药，但研究者对持续输注给药的关注也有所增加[2,11]，因为给药方法能使凝血因子浓度保持在一稳定水平，而减少该制剂的用量。还须通过对照研究来证实此方法的优点。

A型血友病替代疗法的一大严重并发症是产生因子Ⅷ抗体（通常称为抑制剂）。其报道的发生率差异较大，最大约为30%。持续接受预防性用药的年幼重症血友病患者更易于产生抗体，但轻度血友病患者也可产生抗体，特别是在接受大量替代疗法后，一些患者可能有一定的遗传倾向[14]。可以检测抗体的浓度，并将其分为低滴度或高滴度，根据因子Ⅷ给药后产生的抗体增加程度，可将患者进一步分为低应答者和高应答者[15]。

对此类患者的急性出血发作的处置还存在争议[14~16]，这取决于抗体的特性。含有低滴度低应答抗体的患者通常使用高剂量因子Ⅷ进行治疗。猪源因子Ⅷ至少在短期内对高滴度或高应答的患者有效，尽管长期使用也能形成抗猪种属的抗体（猪源因子Ⅷ的生产已经在2004年停止，但重组制品目前正在研究中）。另外，当存在高滴度高应答抗体时，治疗出血可使用因子Ⅷ抑制物或重组因子Ⅶa，以绕过在凝血级联中依赖因子Ⅷ的步骤。当其他疗法无效时，可通过血浆置换法去除高滴度抗体患者的抗体，是否采取体外免疫吸附均可，继而使用高剂量因子Ⅷ进行治疗[16]。

研究者进行了多种努力以诱导免疫耐受和去除抗体[14,15,17]。已经制定了长期定期使用因子Ⅷ的治疗方案，有时还要配合环磷酰胺的免疫抑制治疗、正常免疫球蛋白的免疫调节治疗或体外免疫吸附治疗。诱导免疫耐受治疗期间的出血发作的治疗可能较为困难，需使用因子Ⅷ抑制物或重组因子Ⅶa。

基因治疗是将来可能临床治愈血友病的发展方向[1,18,19]。然而，尽管在动物模型治疗取得成功，但最初的人体实验表明，对A型血友病和B型血友病并无稳定疗效。

B型血友病（因子Ⅸ缺乏症，Christmas病）较A型血友病少见。此型的分类和临床特征与A型血友病相同，但与因子Ⅸ缺乏相关。治疗原则与A型血友病相同[1~4]，而去氨加压素除外，因其不能影响因子Ⅸ浓度，对B型血友病治疗无效。可用因子Ⅸ替代疗法治疗出血发作，最好用重组因子Ⅸ或不含其他凝血因子的高纯度血浆来源的因子Ⅸ制剂。含有因子Ⅸ以外的其他凝血因子（凝血酶原复合物浓缩剂）的低纯度血浆来源制剂与引起血栓并发症相关，特别是肝病患者和其他可能发生血栓栓塞或弥散性血管内凝血的高危患者。如果紧急需要时无法获得特异性因子Ⅸ，可使用新鲜冰冻血浆。接受纯化因子Ⅸ制剂治疗的患者可使用抗纤维蛋白溶解药[3]，但接受凝血酶原复合物治疗的患者应避免使用，因为会增加血栓的危险性。也可以持续使用因子Ⅸ制剂对B型血友病患者进行预防性用药[9,10]。与A型血友病患者一样，建议所有未免疫接种的血友病患者接种甲型肝炎疫苗和乙型肝炎疫苗。

患者可能产生因子Ⅸ抗体抑制剂，尽管发生概率较A型血友病患者低。这些患者发生急性出血时可用重组因子Ⅶa进行治疗[1]。也可对B型血友病产生的抗体进行诱导耐受治疗，但效果不如A型血友病，这些患者可能有发生过敏反应和肾病综合征的风险[1,14]。

正如在A型血友病中所述，基因治疗作为一种可能的临床治愈疗方法正在研究中。

获得性血友病是一种可产生因子Ⅷ自身抗体的罕见疾病[20,21]。大约50%病例的因子Ⅷ自身抗体都是自发产生的，其余的与其他条件相关，包括产后期、恶性肿瘤、自身免疫病和药物不良反应。出血方式与先天性血友病不同，经常发生皮肤或肌肉出血、血尿、呕血或黑粪症以及产后或手术后出血延长，关节积血相对较少见。

急性期的治疗取决于出血程度和抗体滴度。去氨加压素仅对产生低滴度抑制剂的患者有效。大剂量血浆源性或重组因子Ⅷ或许有效，但难以预计中和自身抗体所需要的剂量，必须密切监视治疗，以根据因子Ⅷ浓度调整给药剂量。猪源性因子Ⅷ浓缩剂也是一种备选方案。越来越多的患者正在应用因子Ⅷ抑制物的旁路分离物或重组因子Ⅶa治疗，在使用了因子Ⅷ浓缩剂后抗体滴度还很高或仍持续出血时可以使用。

有三分之一获得性血友病患者的自身抗体可自发溶解。对其他患者，通常以基于皮质激素的治疗来清除或抑制自身抗体，例如单独应用泼尼松或将其与环磷酰胺联合应用。然而，此类治疗效果的依据多为传闻。也有人尝试其他联合治疗法，包括皮质激素联合硫唑嘌呤或皮质激素联合环磷酰胺再联合长春新碱。单独使用环孢素或与皮质激素联合使用是一种补救治疗方法。单独应用或与免疫抑制药联合治疗时，利妥昔单抗对少数患者可产生持久效果。还有人尝试静脉注射免疫球蛋白，但是否有效还有疑问。同样，也可采用血浆置换术和免疫吸附，但由于该法通常与免疫抑制药治疗联合应用，因此难以单独评价其对治疗成功的贡献。很少采用因子Ⅷ免疫耐受疗法，即使应用，也仅针对获得性血友病患者。

1. Bolton-Maggs PHB, Pasi KJ. Haemophilias A and B. *Lancet* 2003; **361:** 1801–9.
2. WHO. *Delivery of treatment for haemophilia*. Geneva: WHO, 2002. Available at: http://whqlibdoc.who.int/hq/2002/WHO_WFH_ISTH_WG_02.6.pdf (accessed 25/10/05)
3. Hemophilia of Georgia. Protocols for the treatment of hemophilia and von Willebrand disease, third edition (World Federation of Hemophilia, Treatment of Hemophilia series, April 2008, No 14). Available at: http://www.wfh.org/2/docs/Publications/VWD_WomenBleedingDisorders/TOH-14-Protocols-Hemophilia-VWD-Revised2008.pdf (accessed 14/12/09)
4. Keeling D, *et al.* United Kingdom Haemophilia Center Doctors' Organisation (UKHCDO). Guideline on the selection and use of therapeutic products to treat haemophilia and other hereditary bleeding disorders. *Haemophilia* 2008; **14:** 671–84. Also available at: http://onlinelibrary.wiley.com/doi/10.1111/j.1365-2516.2008.01695.x/pdf (accessed 13/08/10)
5. Villar A, *et al.* The use of haemostatic drugs in haemophilia: desmopressin and antifibrinolytic agents. *Haemophilia* 2002; **8:** 189–93.
6. Lethagen S. Desmopressin in mild hemophilia A: indications, limitations, efficacy, and safety. *Semin Thromb Hemost* 2003; **29:** 101–5.
7. Martlew VJ. Peri-operative management of patients with coagulation disorders. *Br J Anaesth* 2000; **85:** 446–55.
8. Scully C, *et al.* Oral care for people with hemophilia or a hereditary bleeding tendency, second edition (World Federation of Hemophilia, Treatment of Hemophilia series, April 2008, No 27). Available at: http://www.wfh.org/2/docs/Publications/Dental_Care/TOH-27_Oral-Care-Revised2008.pdf (accessed 14/12/09)
9. Nilsson IM, *et al.* Twenty-five years' experience of prophylactic treatment in severe haemophilia A and B. *J Intern Med* 1992; **232:** 25–32.
10. Löfqvist T, *et al.* Haemophilia prophylaxis in young patients–a long-term follow-up. *J Intern Med* 1997; **241:** 395–400.
11. Srivastava A. Dose and response in haemophilia - optimization of factor replacement therapy. *Br J Haematol* 2004; **127:** 12–25.
12. Richards M, *et al.* A United Kingdom Haemophilia Centre Doctors' Organization guideline approved by the British Committee for Standards in Haematology: guideline on the use of prophylactic factor VIII concentrate in children and adults with severe haemophilia A. *Br J Haematol* 2010; **149:** 498–507. Also available at: http://www.bcshguidelines.com/pdf/published_prophylactic_factor_0410.pdf (accessed 24/05/10)
13. Manco-Johnson MJ, *et al.* Prophylaxis versus episodic treatment to prevent joint disease in boys with severe hemophilia. *N Engl J Med* 2007; **357:** 535–44.
14. Ho AYL, *et al.* Immune tolerance therapy for haemophilia. *Drugs* 2000; **60:** 547–54.
15. Paisley S, *et al.* The management of inhibitors in haemophilia A: introduction and systematic review of current practice. *Haemophilia* 2003; **9:** 405–17.
16. Lloyd Jones M, *et al.* Control of bleeding in patients with haemophilia A with inhibitors: a systematic review. *Haemophilia* 2003; **9:** 464–520.
17. Wight J, *et al.* Immune tolerance induction in patients with haemophilia A with inhibitors: a systematic review. *Haemophilia* 2003; **9:** 436–63.
18. Lillicrap D, Thompson AR. Gene therapy for the hemophilias, third edition (World Federation of Hemophilia, Treatment of Hemophilia series, April 2008, No 18). Available at: http://www.wfh.org/2/docs/Publications/Gene_Therapy/TOH-18-Gene-Therapy-Revised2008.pdf (accessed 14/12/09)
19. Murphy SL, High KA. Gene therapy for haemophilia. *Br J Haematol* 2008; **140:** 479–87.
20. Delgado J, *et al.* Acquired haemophilia: review and meta-analysis focused on therapy and prognostic factors. *Br J Haematol* 2003; **121:** 21–35.
21. Franchini M, Lippi G. Acquired factor VIII inhibitors. *Blood* 2008; **112:** 250–5. Correction. *ibid.* 2009; **113:** 5368. [dose]

遗传性出血性疾病

可导致异常出血的遗传性疾病包括血小板病和凝血因子功能障碍。

遗传性血小板病可影响血小板的功能、大小和数量。血小板功能异常包括血小板受体异常（如Glanzmann血小板功能不全）、血小板颗粒异常（储存库缺乏）、信号转导途径和颗粒释放异常以及膜磷脂异常[1,2]。应根据病情决定治疗方法，但在某些情况下，使用去氨加压素或输注血小板能有效控制出血[2]。遗传性血小板减少症在下文**血小板减少症**中进行阐述。

导致凝血因子缺乏或异常的遗传性疾病能引起不同程度的出血。最常见的凝血因子遗传性疾病是A型血友病和B型血友病（见上文）和von Willebrand病（见下文）。其他遗传性疾病很罕见[3]，包括纤维蛋白原异常、单个因子Ⅱ、Ⅴ、Ⅶ、Ⅹ、Ⅺ（C型血友病）和ⅩⅢ缺乏、因子Ⅴ和因子Ⅷ联合缺乏或因子Ⅱ、Ⅶ、Ⅸ和Ⅹ联合缺乏。治疗取决于受影响的凝血因子和发生出血的危险程度。一般情况下，用抗纤维蛋白溶解药，如氨甲环酸，足以控制黏膜出血和月经出血过多，而纤维蛋白胶对局部止血有效。严重出血需要用凝血因子替代治疗，最好使用特异性凝血因子浓缩制剂或重组因子制剂。当无法获得更多特异性制剂时，新鲜冷冻血浆也是一种较好的替代治疗方案。对缺乏维生素K依赖性凝血因子（Ⅱ、Ⅶ、Ⅸ和Ⅹ）的患者可以考虑维生素K治疗。

1. Cattaneo M. Inherited platelet-based bleeding disorders. *J Thromb Haemost* 2003; **1:** 1628–36.
2. Sharathkumar AA, Shapiro A. Platelet function disorders, second edition (World Federation of Hemophilia, Treatment of Haemophilia series, April 2008, No 19). Available at: http://www.wfh.org/2/docs/Publications/Monographs/TOH-19-Platelet-Function-Disorders-Revision2008.pdf (accessed 15/12/09)
3. Bolton-Maggs PHB, *et al.* The rare coagulation disorders - review with guidelines for management from the United Kingdom Haemophilia Centre Doctors' Organisation. *Haemophilia* 2004; **10:** 593–628. Also available at: http://www.bloodmed.com/dcontentimage/guidelines/2047.pdf (accessed 26/10/05)

新生儿室内出血

室内出血也称作室周或室周-室内出血，是指脑室内或室周血管的出血。它是引起极低出生体重儿死亡的主要原因之一，可涉及60%出生体重低于1500g的新生儿。由于发生出血的血管在妊娠末三个月早期就已退化，因此妊娠期在32周上的新生儿很少出现室内出血。室内出血通常发生在出生后3天内。根据出血的严重性可分为1～4级，数字越高的级别代表出血越严重，并可能对运动和心智功能造成长期损害后果。其病因学可能是多因素的，包括脑血流量波动，该波动是由于自控机制障碍和氧自由基引起的组织损伤而引起的。

一旦出现室内出血，应进行支持**疗法**，包括纠正贫血、低血压和酸血症以及提高颅内压的措施。

由于室内出血是损害运动和心智发育的一大主要危险因素，因此**预防**是非常重要的。多种干预措施可减少其发生率，包括预防早产、避免高碳酸血症、纠正主要血液动力学障碍和纠正凝血因子异常。已有多种药物应用，包括皮质激素、酚磺乙胺、吲哚美辛、泮库溴铵、苯巴比妥、维生素E和维生素K。由于室内出血可能与围生期事件相关，部分这些药物可在出生前给母亲使用。

- 推荐高危早产孕妇使用皮质激素预防新生儿呼吸窘迫综合征（第1440页），这也可减少室内出血的发生[1]。对12项关于出生前使用皮质激素（最初是预防呼吸窘迫综合征）的对照研究的资料进行汇总[2]，提示该法也能减少出现室内出血的风险，但这些都建立在有限的数据基础上。进一步的研究[3~6]依然支持这些结果，尽管很少有研究采用以皮质激素剂量随机化分组的设计。皮质激素的疗效机制不明，有人提出可防止新生儿低血压[3]。
- 酚磺乙胺通过作用于透明质酸而限制毛细血管出血，最初研究显示其能减少室内出血。后来的一项短期随访研究结果表明，尽管有较宽的可信区间，但没有明显证据表明其疗效[7]。对这些2岁婴儿的跟踪随访[8]发现，酚磺乙胺没有降低死亡、损伤和致残的风险。另一项随访研究[9]结果也表明，尽管有报道称使用酚磺乙胺能减少室内出血，但对4岁左右儿童的发育结果评估表明，与对照组相比，其脑性麻痹的发生并未减少。
- 吲哚美辛可通过收缩血管、减少氧自由基的损害和加速脑室周围血管的成熟来减少脑血流量。早期的研究结果有争议，但后来一项较大规模的多中心研究结果[10]表明，虽然在对照组反常地出现了大量重度室内出血的新生儿，但治疗组的发病率和严重程度都出现降低[11]。使用吲哚美辛的担心之一是血管收缩可能造成大脑局部缺血，而增加发育障碍的风险[11]。然而，对该项多中心研究的3岁[12]、4岁半[13]和8岁儿童[14]的随访表明，用药对认知或运动发育并无不利影响。对此队列资料的进一步分析提示，吲哚美辛可减少男孩的室内出血，但对女孩的影响甚微[15]，然而，疗效的真实性别差异还有待证实。另一项大规模多中心研究[16]也发现，尽管吲哚美辛可减少严重出血的发生率，但它不能提高18月龄儿童的无感觉神经损伤生存率。后来的系统性回顾的结论表明[17]，虽然预防性使用吲哚美辛能减少严重出血的发生率，但它不能提高无感觉神经残疾的生存率。
- 神经肌肉阻滞药，如泮库溴铵可消除非同步呼吸，因此能稳定大脑和动脉的血流速度，一些研究表明其能减少机械通气时新生儿的室内出血（见**重症监护**，第1810页）。然而，另一些研究得到了有争议的结果，因此不推荐对所有机械通气的新生儿常规使用。
- 也有人建议使用苯巴比妥，因其有稳定脑血流量的作用，多项在新生儿中的应用研究显示了不一致的结果，许多研究显示其无效。一项荟萃分析结论证实[18]，出生后不应推荐苯巴比妥作为预防性用药，它与对机械通气的需求增大相关。有多项初期研究报道，出生前应用苯巴比妥很可能减少严重出血的发生[19]。然而，一项在610位妇女中进行的较大规模的随机化研究[20]未发现在出生前使用苯巴比妥对室内出血的发生率和严重程度有任何作用。对存活的婴儿进行大约至20月龄的追踪评估也发现，出生前使用苯巴比妥对神经发育无明显的作用[21]。有人担心，围生期使用苯巴比妥会降低Apgar评分和产生呼吸抑制。荟萃分析结果[22]不主张对孕妇使用苯巴比妥。
- 维生素E能保护多不饱和脂肪酸不被氧化，因此也能保护细胞膜。由于氧自由基造成的损伤可促进室内出血，因此维生素E具有预防作用。研究结果尚有争议。对多项早产儿（妊娠周龄少于37周或出生体重低于2500g）研究的系统性回顾[23]发现，维生素E总体上能降低发生室内出血的风险，但对存活的极低出生体重儿（低于1000g）仅能减少其发生严重出血的风险。也有人提出，与其他给药途径相比，静脉注射维生素E可能没有作用。然而，这些结论的说服力有限，使用维生素E有增加发生败血症的风险，以至于对早产儿补充维生素E的主张尚未成立。
- 新生儿的维生素K依赖性凝血因子的活性降低，有人尝试在婴儿出生前对母体使用维生素K预防室内出血。然而，结果并不理想。大多数试验由于规模太小而不能获得结论性结果，一项对139位母亲的较大规模的随机对照研究[24]未能发现预防性使用维生素K有任何益处。随后一篇对包括这项研究在内的7项研究的系统性综述[25]，也证实出生前使用维生素K不能预防早产儿的室内出血。

使用新鲜冰冻血浆或者血浆替代品进行血浆增容也曾被认为可稳定循环、减少室内出血，但一项多中心前瞻性研究未发现证据表明使用血浆或明胶作为增容药可减少出血[26]或继发性死亡和残疾[27]的发生。

1. NIH Consensus Development Panel. Effect of corticosteroids for fetal maturation on perinatal outcomes. *JAMA* 1995; **273:** 413–18.
2. Crowley P, *et al.* The effect of corticosteroid administration before preterm delivery: an overview of the evidence from controlled trials. *Br J Obstet Gynaecol* 1990; **97:** 11–25.
3. Garland JS, *et al.* Effect of maternal glucocorticoid exposure on risk of severe intraventricular hemorrhage in surfactant-treated preterm infants. *J Pediatr* 1995; **126:** 272–9.
4. Ment LR, *et al.* Antenatal steroids, delivery mode, and intraventricular hemorrhage in preterm infants. *Am J Obstet Gynecol* 1995; **172:** 795–800.
5. Amorim MMR, *et al.* Corticosteroid therapy for prevention of respiratory distress syndrome in severe preeclampsia. *Am J Obstet Gynecol* 1999; **180:** 1283–8.
6. Sen S, *et al.* Efficacy of a single dose of antenatal steroid in surfactant-treated babies under 31 weeks' gestation. *J Matern Fetal Neonatal Med* 2002; **12:** 298–303.
7. The EC Ethamsylate Trial Group. The EC randomised controlled trial of prophylactic ethamsylate for very preterm neonates: early mortality and morbidity. *Arch Dis Child* 1994; **70:** F201–F205.
8. Elbourne D, *et al.* Randomised controlled trial of prophylactic etamsylate: follow up at 2 years of age. *Arch Dis Child Fetal Neonatal Ed* 2001; **84:** F183–F187.
9. Schulte J, *et al.* Developmental outcome of the use of etamsylate for prevention of periventricular haemorrhage in a randomised controlled trial. *Arch Dis Child Fetal Neonatal Ed* 2005; **90:** F31–F35.
10. Ment LR, *et al.* Low-dose indomethacin and prevention of intraventricular haemorrhage: a multicenter randomized trial. *Pediatrics* 1994; **93:** 543–50.
11. Volpe JJ. Brain injury caused by intraventricular hemorrhage: is indomethacin the silver bullet for prevention? *Pediatrics* 1994; **93:** 673–6.
12. Ment LR, *et al.* Neurodevelopment outcome at 36 months' corrected age of preterm infants in the multicenter indomethacin intraventricular hemorrhage prevention trial. *Pediatrics* 1996; **98:** 714–18.
13. Ment LR, *et al.* Outcome of children in the indomethacin intraventricular hemorrhage prevention trial. *Pediatrics* 2000; **105:** 485–91.
14. Vohr BR, *et al.* School-age outcomes of very low birth weight infants in the indomethacin intraventricular hemorrhage prevention trial. Abstract: *Pediatrics* 2003; **111:** 874. Full version: http://pediatrics.aappublications.org/cgi/content/full/111/4/e340 (accessed 26/10/05)
15. Ment LR, *et al.* Prevention of intraventricular hemorrhage by indomethacin in male preterm infants. *J Pediatr* 2004; **145:** 832–4.
16. Schmidt B, *et al.* Long-term effects of indomethacin prophylaxis in extremely-low-birth-weight infants. *N Engl J Med* 2001; **344:** 1966–72.
17. Fowlie PW, Davis PG. Prophylactic indomethacin for preterm infants: a systematic review and meta-analysis. *Arch Dis Child Fetal Neonatal Ed* 2003; **88:** F464–F466.
18. Whitelaw A, Odd D. Postnatal phenobarbital for the prevention of intraventricular hemorrhage in preterm infants. Available in The Cochrane Database of Systematic Reviews; Issue 4. Chichester: John Wiley; 2007 (accessed 24/06/08).
19. Barnes ER, Thompson DF. Antenatal phenobarbital to prevent or minimize intraventricular hemorrhage in the low-birthweight neonate. *Ann Pharmacother* 1993; **27:** 49–52.
20. Shankaran S, *et al.* The effect of antenatal phenobarbital therapy on neonatal intracranial hemorrhage in preterm infants. *N Engl J Med* 1997; **337:** 466–71.
21. Shankaran S, *et al.* Neurodevelopmental outcome of premature infants after antenatal phenobarbital exposure. *Am J Obstet Gynecol* 2002; **187:** 171–7.
22. Crowther CA, *et al.* Phenobarbital prior to preterm birth for preventing neonatal periventricular haemorrhage. Available in The Cochrane Database of Systematic Reviews; Issue 1. Chichester: John Wiley; 2010 (accessed 13/08/10).
23. Brion LP, *et al.* Vitamin E supplementation for prevention of morbidity and mortality in preterm infants. Available in The Cochrane Database of Systematic Reviews; Issue 4. Chichester: John Wiley; 2003 (accessed 27/10/05).
24. Thorp JA, *et al.* Antepartum vitamin K and phenobarbital for preventing intraventricular hemorrhage in the premature newborn: a randomized, double-blind, placebo-controlled trial. *Obstet Gynecol* 1994; **83:** 70–6.
25. Crowther CA, *et al.* Vitamin K prior to preterm birth for preventing neonatal periventricular haemorrhage. Available in The Cochrane Database of Systematic Reviews; Issue 1. Chichester: John Wiley; 2010 (accessed 13/08/10).
26. The Northern Neonatal Nursing Initiative Trial Group. A randomized trial comparing the effect of prophylactic intravenous fresh frozen plasma, gelatin or glucose on early mortality and morbidity in preterm babies. *Eur J Pediatr* 1996; **155:** 580–8.
27. Northern Neonatal Nursing Initiative Trial Group. Randomized trial of prophylactic early fresh-frozen plasma or gelatin or glucose in preterm babies: outcome at 2 years. *Lancet* 1996; **348:** 229–32.

血小板减少症

正常人的血小板浓度范围为（150～450）×10⁹个/L，通常将血小板减少症**定义**为循环系统内血小板数量减少到少于 150×10^9 个/L（150000 个/mm^3）。出血的风险随血小板计数的下降而增大，尽管自发性出血并不常见，除非血小板计数下降至低于（10～20）×10^9 个/L或血小板的功能发生异常。血小板生成的减少、破坏的增加和脾脏异常性捕获血小板均可导致血小板减少症。

多种**先天性**血小板减少症能影响血小板的大小、数量和功能。这些病症有广泛的临床表现，从轻症型（仅偶然发现，不需特异性治疗）到重症型（伴随高危出血风险），最终需进行造血干细胞移植[1]。

继发性血小板减少症可由其他多种疾病引起[2]。血小板生成减少可发生于骨髓疾病（如白血病和再生障碍性贫血）、一些病毒性疾病、慢性酒精中毒和肝病。很多疾病可导致血小板破坏增加，包括特发性血小板减少性紫癜（第1437页）、败血症、弥散性血管内凝血（见上文）、血栓性血小板减少性紫癜及溶血性尿毒综合征（见**血栓性微血管病**，第1042页）。妊娠期血小板减少症是一种轻型疾病，常发生于妊娠晚期[3]，在分娩后 12 周内血小板浓度可恢复正常。更多的重度血小板减少症可由产科病症引起，包括先兆子痫和 HELLP 综合征（溶血、肝酶升高和血小板减少）。新生儿血小板减少症[4]病情轻微且发病早（在出生后 72h 内），可继发于胎盘功能不良和血小板生成减少。较晚发生的较严重的血小板减少症可由败血症或新生儿坏死性小肠结肠炎造成的血小板破坏增加引起。在新生儿同种免疫性血小板减少症中，母体抗体通过胎盘结抗胎儿的血小板抗原，引起的病情程度从轻度自限性血小板减少症至新生儿颅内出血。在新生儿同种免疫性血小板减少症中，患有如特发性血小板减少性紫癜或 SLE 等疾病的母亲体内的血小板自身抗体可通过胎盘传输给胎儿。

已有多种**药物诱发**血小板减少症的报道[5~9]。有骨髓毒性的药物，包括许多抗肿瘤药，可减少血小板生成。通常与免疫介导的血小板破坏有关的药物包括抗惊厥药、金鸡纳生物碱衍生物（奎宁、奎尼丁）、利尿药、缓解疾病的抗风湿药物（青霉胺、氯金化钠）、NSAIDs和磺胺类药物。有材料完好的记载了两种类型肝素诱发的血小板减少症（第1253页）。

对血小板减少症的**治疗**是基于适当情况下对潜在疾病的处置或停用令患者不适的药物。对有活动性出血或出血风险的血小板减少症患者可采取血小板输入治疗。但有血栓形成时，如血栓性血小板减少性紫癜或肝素诱发的血小板减少症，不能使用该方法。根据血小板计数值决定是否需输入血小板，该计数值取决于多种因素，包括血小板减少症的诱因、是否存在其他危险因素，如败血症、出血的程度以及该风险是否与外科手术相关。举例来说，如果患者有活动性出血或将进行损伤性手术，当血小板计数少于 50×10^9 个/L时就可进行血小板输注。对无出血和其他危险因素的患者，将低限值定在 5×10^9 个/L 即可[2,10]。需要长期治疗的患者反复输注随机供体的血小板后，可产生抗 HLA 抗体，导致后来输入血小板的疗效变差。这些患者在每次输注时，应接受单一供体来源的血小板，最好为 HLA 配伍者[2,10]。对难治性患者，若血小板减少症是由非免疫性血小板破坏所引起，其治疗尚有疑问，尽管可给予预防性血小板输注，但其是否有效还不清楚[10]。

奥普瑞白介素（重组人白细胞介素-11）是一种血小板生长因子，近年来被用于预防抗肿瘤药诱发的血小板减少症。血小板生成素受体激动药罗米司亭和艾曲波帕已被研发出来用于慢性特发性血小板减少性紫癜患者血小板减少症的治疗。重组人血小板生成素目前也正在研究中。

1. Drachman JG. Inherited thrombocytopenia: when a low platelet count does not mean ITP. *Blood* 2004; **103:** 390–8.
2. Drews RE, Weinberger SE. Thrombocytopenic disorders in critically ill patients. *Am J Respir Crit Care Med* 2000; **162:** 347–51.
3. Kam PCA, *et al.* Thrombocytopenia in the parturient. *Anaesthesia* 2004; **59:** 255–64.
4. Roberts I, Murray NA. Neonatal thrombocytopenia: causes and management. *Arch Dis Child Fetal Neonatal Ed* 2003; **88:** F359–F364.
5. George JN, *et al.* Drug-induced thrombocytopenia: a systematic review of published case reports. *Ann Intern Med* 1998; **129:** 886–90.
6. Rizvi MA, *et al.* Drug-induced thrombocytopenia: an updated systematic review. *Ann Intern Med* 2001; **134:** 346.
7. Hibbard AB, *et al.* Reports of drug-induced thrombocytopenia. *Ann Intern Med* 2003; **138:** 239.
8. van den Bemt PMLA, *et al.* Drug-induced immune thrombocytopenia. *Drug Safety* 2004; **27:** 1243–52.
9. Li X, *et al.* Drug-induced thrombocytopenia: an updated systematic review. *Ann Intern Med* 2005; **142:** 474–5.
10. Murphy MF, *et al.* British Committee for Standards in Haematology, Blood Transfusion Task Force. Guidelines for the use of platelet transfusions. *Br J Haematol* 2003; **122:** 10–23. Also available at: http://www.bcshguidelines.com/pdf/platelettrans040703.pdf (accessed 27/10/05)

von Willebrand 病

von Willebrand 病（vWD）[1~3]是一种因血管性假血友病因子（vWF）缺乏或功能障碍引起的先天性出血性疾病，该因子是一种能刺激血小板聚集的血浆蛋白，可作为因子Ⅷ的载体而保护其在未成熟时免遭破坏。由于因子Ⅷ依赖于 vWF，因此该病也会发生继发性因子Ⅷ缺乏。vWD 有 3 种主要型别：

- 1 型最为常见，特征是引起轻度至中度 vWF 和因子Ⅷ缺乏；
- 2 型可导致 vWF 的性质异常，根据其缺陷情况可进一步分为不同亚型；
- 3 型十分罕见，但是一种严重的出血性疾病，其 vWF 的血浆水平十分低下甚至检测不出，而因子Ⅷ浓度低但可检测出。

vWD 的临床表现包括黏膜表面易淤血和出血，如鼻衄。严重感染患者可能发生自发性软组织出血而导致血肿和关节积血。术后患者可出现出血过多和出血时间延长，女性在月经和分娩时可发生过量出血[1~3]。

通常只在患者发生自发性出血时进行治疗或在进行损伤性手术前给予预防用药。去氨加压素可一过性增加 vWF 和因子Ⅷ的水平，用于 1 型疾病患者的治疗。该药对有 vWF 功能障碍的 2 型疾病患者的疗效可能较低，对 2B 型疾病患者则为禁忌，因为释放的异常 vWF 可能会诱发血小板聚集和血小板减少，但通常为一过性，且通常不会引起出血或血栓。去氨加压素对 3 型疾病患者无效，因其体内缺乏 vWF 储备[1~3]。

当不能用去氨加压素治疗时，可使用含有 vWF 和因子Ⅷ的血浆浓缩剂。一些国家可提供含极少量因子Ⅷ的高纯度 vWF 浓缩剂。不应使用过高纯度或重组的因子Ⅷ制剂，因这些制剂中的 vWF 含量不足，造成因子Ⅷ的半衰期过短而不能见效（另见下文，对含有同种抗体患者的处置）。当因子Ⅷ达足够水平却仍不能控制出血时，可能需使用血小板浓缩剂[1~3]。当其他治疗措施失败或当患者病情危重，但无法获得 vWF 浓缩剂时，可将冷凝蛋白作为凝血因子和 vWF 的来源来使用，但该药不能持续性纠正出血时间，还有发生输血传播感染的较高风险[2,3]。

一些 3 型疾病患者接受了多次输血而产生了同种抗体，这些抗体可灭活 vWF 并形成循环性免疫复合物。这时，禁忌继续使用含 vWF 的浓缩剂，因有发生过敏反应的风险。有一些报道称，持续输入重组因子Ⅶ和不含 vWF 的活化因子Ⅶ，可成功控制这些患者的手术出血[1,2]。

一些抗纤维蛋白溶解药，如氨甲环酸或氨基己酸，对控制不太严重的黏膜出血有足够的疗效，对手术患者可作为去氨加压素或血浆浓缩剂的辅助用药来使用[1~3]。纤维蛋白胶和牛凝血酶还可作为口腔手术的局部辅助药物[3]。激素类避孕药可减少患有 vWD 和月经过多的妇女的出血[1~3]。

获得性 *von Willebrand* 综合征十分罕见，通常与某些疾病相关，如淋巴组织和骨髓增生性疾病、癌症、自身免疫病和甲状腺功能减退症。有报道称一些药物可诱发获得性 von Willebrand 综合征，包括环丙沙星和丙戊酸。在这些诱因作用下，vWF 的活性可受到清除加快、合成降低、或功能被抑制的影响。对其的处置是基于针对诱因的治疗，但对出血的治疗则选择特异性治疗，包括使用去氨加压素、凝血因子浓缩剂和静脉注射免疫球蛋白[1~4]。也有人成功应用了血浆置换和体外免疫吸附治疗[2,4]。

1. Mannucci PM. Treatment of von Willebrand's disease. *N Engl J Med* 2004; **351:** 683–94.
2. Pasi KJ, *et al.* Management of von Willebrand disease: a guideline from the UK Haemophilia Centre Doctors' Organization. *Haemophilia* 2004; **10:** 218–31.
3. Nichols WL, *et al.* von Willebrand disease (VWD): evidence-based diagnosis and management guidelines, the National Heart, Lung, and Blood Institute (NHLBI) Expert Panel report (USA). *Haemophilia* 2008; **14:** 171–232. Also available at: http://onlinelibrary.wiley.com/doi/10.1111/j.1365-2516.2007.01643.x/pdf (accessed 13/08/10)
4. Kumar S, *et al.* Acquired von Willebrand disease. *Mayo Clin Proc* 2002; **77:** 181–7.

中性粒细胞减少症

血循环中的中性粒细胞计数低于 0.5×10^9 个/L（1500 个/mm^3）时，通常认为是异常，低于 0.5×10^9 个/L 时则感染的风险增加。中性粒细胞减少症可以是中性粒细胞生成减少、外周破坏增加或外周血中性粒细胞聚集增多所引起，可以是先天遗传或后天获得的。

遗传性中性粒细胞减少症十分罕见，包括先天性粒细胞缺乏症（Kostmann 综合征：重症持续性中性粒细胞减少症，从婴儿期开始频繁发生严重感染）和周期性中性粒细胞减少症（波动性中性粒细胞减少伴随发热、口腔溃疡和严重感染）。

已有研究表明，粒细胞集落刺激因子能减少严重感染的发生率，大大改善先天性中性粒细胞减少症患者的生活质量，尽管对其安全性还有一些担忧。随着患者接受该治疗后生存期的延长，其患上骨髓增生异常综合征和白血病的风险也随之增加。然而，还不清楚延长的生存期是否揭示了该病的自然转归以及粒细胞集落刺激因子是否会进一步增加发生白血病的风险。对粒细胞集落刺激因子治疗耐受或已经发生骨髓增生异常综合征或白血病的患者，可进行造血干细胞移植。周期性中性粒细胞减少症患者也能用粒细胞集落刺激因子治疗，但这些患者一般不发生白血病。

获得性中性粒细胞减少症的诱因很多。药物是一大常见诱因，或是对骨髓有直接毒性，或是通过免疫反应介导骨髓抑制或外周血破坏。有剂量相关的直接毒性的药物包括细胞毒素和免疫抑制药、氟胞嘧啶、更昔洛韦和齐多夫定。可能通过免疫介导机制诱发中性粒细胞减少症的药物包括含硫药（如卡托普利、复方甲基异噁唑和一些抗甲状腺药）、氯氮平、青霉素和头孢菌素。药物诱发中性粒细胞减少症患者通常突发高热、咽喉痛、口腔溃疡、头痛和周身不适。这些症状也出现于**粒细胞缺乏症**。其他获得性中性粒细胞减少症的诱因包括严重细菌和病毒感染、放射治疗、侵袭骨髓的肿瘤以及一些自身免疫性疾病。

对获得性中性粒细胞减少症的处置包括对所有诱因的治疗。对药物诱发的中性粒细胞减少症可停用诱发药。所涉及药物在发生特异质反应后不应再用，因为通常会引起突发性中性粒细胞减少症。集落刺激因子可用于治疗药源性中性粒细胞减少症。

对所有中性粒细胞减少症患者而言，开始发热是严重感染的指征，如**免疫抑制患者感染项下内容（第166页）所述，应立即给予经验性抗菌治疗。**

1. Zeidler C, *et al.* Congenital neutropenias. *Rev Clin Exp Hematol* 2003; **7:** 72–83.
2. Bhatt V, Saleem A. Drug-induced neutropenia—pathophysiology, clinical features, and management. *Ann Clin Lab Sci* 2004; **34:** 131–7.
3. James RM, Kinsey SE. The investigation and management of chronic neutropenia in children. *Arch Dis Child* 2006; **91:** 852–8.

Albumin ⊗白蛋白

Albümin; Albúmina; Albumine; Albuminum.

ATC — B05AA01.

ATC Vet — QB05AA01; QV08DA01 (microspheres of human albumin).

UNII — 27432CM55Q (bovine albumin); B05Y6V2CZS (egg albumin); ZIF514RVZR (huamn albumin).

Pharmacopoeias. Many pharmacopoeias have monographs, including *Eur.* (see p.vii) and *US.*

USNF includes a solution of a recombinant human albumin.

Ph. Eur. 6. 8（Human Albumin Solution；Albumini Humani Solutio） 由健康献血者的血浆获得的蛋白水溶液，经检验，血浆中无乙型肝炎表面抗原及 HIV-1、HIV-2 和丙型肝炎病毒抗体。制备成总蛋白浓度为 15%～25%的浓溶液或 3.5%～5%的等渗溶液。总蛋白中白蛋白含量不低于 95%。可加入适当的稳定剂，如辛酸钠或 *N*-乙酰色氨酸或二者的混合物，但不可加入抗菌性防腐剂。每升溶液中钠含量不超过 160mmol，铝含量不超过 200μg。溶液经过滤除菌，无菌分装至容器中，然后密封防止污染，在 59～61℃条件下持续放置，时间不少于 10h。最后，在 30～32℃条件下孵育，时间不少于 14 天；或在 20～25℃条件下孵育，时间不少于 4 周，观察是否有微生物污染的迹象。溶液应避光贮藏于无色玻璃容器中。

本品为澄清，接近无色、黄色、琥珀色或绿色的轻微黏稠的液体。溶于 0.9%氯化钠注射液浓度为 1%的蛋白溶液的 pH 值为 6.7～7.3。

BP 2010 认可白蛋白和人血白蛋白为同物异名。

USP 33（Albumin Human） 由健康献血者的分馏物（血液、血浆、血清或胎盘）获得的血清白蛋白的无菌、无热原制剂，经检验，原料中无乙型肝炎表面抗原。经制备使之适合静脉应用。本品可含有 4%、5%、20%或 25%的血清白蛋白，总蛋白中白蛋白含量不低于 96%。本品可用乙酰色氨酸钠作为稳定剂，同时还可加入辛酸钠，但并非必需。不含外源性抗菌性防腐剂。每升溶液中钠含量为 130～160mmol。本溶液几乎无臭、黏度适中，为褐色澄清液体。贮藏于密闭容器中。

USNF 28（rAlbumin Human） 重组人血白蛋白（rHA）由在酿酒酵母中的重组 DNA 表达生成。目前已经证明了 rHA 与人血白蛋白（HSA）的结构对等性（一级、二级和三级结构）。本品为无菌、无热原的浓度为 10%或 20%的水溶液，供注射使用。本品不含任何抗微生物药物，但可能含有适量的稳定剂。本品溶液澄清、微稠、呈无色至琥珀黄色。贮藏于 2～8℃的密闭玻璃容器中。切勿冷冻。

不良反应和注意事项

输注白蛋白引起的不良反应罕见，包括恶心、呕吐、唾液分泌过多、面部潮红、荨麻疹、低血压、心动过速和发热反应。这些反应通常可通过降低输注速度或停止输注缓解。可引发过敏反应，包括严重过敏性休克。可使循环血量迅速增加，导致血管超负荷、高血压、血液稀释和肺水肿。浓度为 20%或 25%的白蛋白溶液呈高渗状态，可从血管外室吸收体液。

对于严重贫血或心衰患者，禁止输注白蛋白溶液。本品应慎用于高血压或低心力储备（low cardiac reserve）患者。对于脱水患者，可能需补液。对于受伤或术后患者，应用白蛋白时需严密监护，由于本品具有升高血压的作用，可能引起前期未发现部位的出血。

人血白蛋白制剂具有传播病毒的风险。经一些制备工艺，包括加热至约 60℃，可降低某些病毒传播的风险性。

铝中毒 白蛋白溶液可能含有一定量的铝。患者大量输注后，血浆铝浓度可明显升高，对于肾损伤患者，可出现铝蓄积[1～3]。在英国，市场上有用于早产儿及接受透析患者的铝含量低于 200μg/L 的白蛋白溶液。

1. Milliner DS, *et al.* Inadvertent aluminum administration during plasma exchange due to aluminum contamination of albumin-replacement solutions. *N Engl J Med* 1985; **312:** 165–7.
2. Maher ER, *et al.* Accumulation of aluminium in chronic renal failure due to administration of albumin replacement solutions. *BMJ* 1986; **292:** 306.
3. Maharaj D, *et al.* Aluminium bone disease in patients receiving plasma exchange with contaminated albumin. *BMJ* 1987; **295:** 693–6.

危重病患者 由于白蛋白（为一种胶体）具有容积扩张作用，因此广泛用于危重患者，但本品的这种作用还未正式经大规模对照研究验证。一项基于追溯至 1998 年 3 月的相关研究（研究规模相对较小、研究时间较早，仅考察了少数死亡报道）的系统性综述表明，对于低血容量症、烧伤或低白蛋白血症的危重患者，应用白蛋白无益，且可能与死亡率增加有关[1]。虽然该综述的作者强调对这些结果应审慎对待，但仍迫切需重新考虑白蛋白在危重患者中的应用。

该综述遭到了严厉的批评[2]，但人们也认识到过去白蛋白可能一度存在应用过度的情况，因此还需更多的研究来确定白蛋白对患者死亡率的影响[3～5]。另一项综述[6]发现，白蛋白的应用并不会对死亡率产生显著性影响。该荟萃分析具有更宽泛的标准，且涵盖了未被其他综述考察的相关研究。

作为对这个争论的回应，一项研究以 6997 名低血容量患者为研究对象，在重症监护条件下，考察了 4%白蛋白溶液及 0.9%氯化钠注射液用于复苏时，对患者的影响（SAFE 研究）[7]。该大规模、随机、双盲研究发现，在 28 天研究期内，在不考虑死因的情况下，两组患者的死亡率相当。患者在 28 天研究期内的存活时间、住在重症监护病房的时间及总住院时间、机械通气或肾移植治疗的时间、出现器官衰竭的时间也相似。对于所考察重症监护病房内患有不同疾病的患者，这两种溶液具有临床等效性，但对患有特定疾病的患者，如外伤或严重败血症患者还应进一步考察。

原 1998 年综述的最新资料考察了 SAFE 的研究结果。作者仍坚持认为对于烧伤（大规模试验中未包括这群患者）或低蛋白血症患者，应用白蛋白具有增加死亡率的风险，尽管不再认为白蛋白可普遍增加死亡率，但得出的结论仍是：尚无证据表明白蛋白可降低低血容量患者的死亡率。对于患有特定疾病的危重患者，是否能通过应用白蛋白受益还不明确[8]。

有研究者分析了 3 年（1998～2000 年）内报告给白蛋白供应商的药物警戒性资料[9]。由于 1998 年综述的发表，引起了人们对白蛋白可能不良反应的高度关注，这一时间段内，共应用了 1.62×10^7 剂规格为 40g 的白蛋白。可能或很可能由于白蛋白相关的不良反应罕见，未发现与白蛋白相关的死亡病例。

目前有关白蛋白胶体溶液与类晶体溶液，如葡萄糖或氯化钠注射液相比，用于治疗低血容量症或休克（第1143页）的利弊的争论还在继续，且争论的范围更广了。

1. Cochrane Injuries Group Albumin Reviewers. Human albumin administration in critically ill patients: systematic review of randomised controlled trials. *BMJ* 1998; **317:** 235–40.
2. Various. Human albumin administration in critically ill patients. *BMJ* 1998; **317:** 882–6. [Letters.]
3. Tomlin M. Albumin usage in the critically ill. *Pharm J* 1998; **261:** 193.
4. McClelland B. Albumin: don't confuse us with the facts. *BMJ* 1998; **317:** 829–30.
5. CSM/MCA. The safety of human albumin. *Current Problems* 1999; **25:** 11.
6. Wilkes MM, Navickis RJ. Patient survival after human albumin administration: a meta-analysis of randomized, controlled trials. *Ann Intern Med* 2001; **135:** 149–64.
7. The SAFE Study Investigators. A comparison of albumin and saline for fluid resuscitation in the intensive care unit. *N Engl J Med* 2004; **350:** 2247–56.
8. The Albumin Reviewers. Human albumin solution for resuscitation and volume expansion in critically ill patients. Available in The Cochrane Database of Systematic Reviews; Issue 4. Chichester: John Wiley; 2004 (accessed 27/10/05).
9. Vincent J-L, *et al.* Safety of human albumin—serious adverse events reported worldwide in 1998–2000. *Br J Anaesth* 2003; **91:** 625–30.

稀释 若浓白蛋白溶液需在应用前稀释，须使用合适的溶剂，如 0.9%氯化钠注射液或 5%葡萄糖注射液。错误地用水将 25%白蛋白溶液稀释为低渗的 5%白蛋白溶液，曾引起进行血浆置换的患者的严重溶血及肾衰[1,2]，还曾引起 1 名患者死亡[3]。

1. Steinmuller DR. A dangerous error in the dilution of 25 percent albumin. *N Engl J Med* 1998; **338:** 1226.
2. Pierce LR, *et al.* Hemolysis and renal failure associated with use of sterile water for injection to dilute 25% human albumin solution. *Am J Health-Syst Pharm* 1998; **55:** 1057,1062, 1070.
3. Anonymous. Hemolysis associated with 25% human albumin diluted with sterile water—United States, 1994–1998. *MMWR* 1999; **48:** 157–9.

传播感染 曾有研究者担心白蛋白可能具有传播病毒及亚病毒颗粒的潜在风险，尤其是 Creutzfeldt-Jakob 病。1993 年，*Pasteur-Mérieux*（血液制品的最大生产商之一）召回了其所有含有由胎盘血[1]制备的白蛋白的产品，由于不确定是否对源胎盘进行了充分筛查。研究者认为 Creutzfeldt-Jakob 病的病原体可能存在于应用由尸体的垂体后叶素（cadaver pituitaries）制备的生长激素治疗的妇女的胎盘中。最近，已不允许由英国献血者血浆制备的血液制品（包括白蛋白）上市，由于其可能引起新型 Creutzfeldt-Jakob 病的传播。

1. Anonymous. Placental-derived albumin preparations withdrawn. *WHO Drug Inf* 1994; **8:** 29–30.

用途和用法

白蛋白是血液中参与维持胶体渗透压的主要蛋白。还可与一些内源和外源性物质，包括胆红素、类固醇激素及药物（主要是酸性药物）结合。

白蛋白溶液可用于血浆置换，恢复胶体渗透压。常用于烧伤、急性严重白蛋白丢失及急性低血容量性休克（第1143页）。还可在血浆置换时用作置换液。浓白蛋白溶液可用于新生儿溶血病（第2124页）引起的新生儿高胆红素血症。还有研究者建议将其用于肝病患者及对利尿药耐药的肾病综合征患者低蛋白血症的短期治疗，但本品对慢性低蛋白血症无效。

用于扫描心、肺、肝、脾、骨髓、静脉及淋巴系统的放射性药物锝 99m（第1991页）标记的诊断制剂中可能含有白蛋白。碘 125（第1990页）标记的白蛋白可用于测定血液及血浆容量、血液循环情况及心输出量。白蛋白微球与全氟丙烷（第1423页）混悬液可用于提高心超生成像情况。

目前已研发出可作为疫苗及其他药物制剂赋形剂的重组人白蛋白，且这种重组人白蛋白可用于治疗低白蛋白血症及低血容量性休克。

市场上白蛋白溶液的浓度通常为 4.5%或 5%，与血浆等渗，还有浓度为 20%或 25%的溶液，与血浆相比为高渗，使体液从血管外流向血管内室。这种浓溶液可在不经稀释的情况下应用或以合适的溶液稀释，通常为 0.9%氯化钠注射液或 5%葡萄糖注射液。对于接受高渗白蛋白溶液治疗的患者，应给患者补充足量水分，并注意监测患者电解质浓度。

白蛋白溶液的给药剂量取决于患者的临床症状及患者对治疗的反应。推荐的给药剂量如下：

- 急性低血容量性休克：初始给药剂量为 25g（如 500ml 5%溶液或 100ml 25%溶液）；
- 低蛋白血症：日最大给药剂量为 2g/kg。

输注速度应根据患者症状和患者对治疗的反应进行调整，但通常推荐的输注速度为最快 5ml/min（5%溶液）或 1～2ml/min（20%溶液）。用于血浆置换时，应根据置换速度调整白蛋白的输注速度。

白蛋白在儿童中的用法见下文。

白蛋白溶液不可用于胃肠外营养。

1. Nicholson JP, *et al.* The role of albumin in critical illness. *Br J Anaesth* 2000; **85:** 599–610.
2. Matejtschuk P, *et al.* Production of human albumin solution: a continually developing colloid. *Br J Anaesth* 2000; **85:** 887–95.
3. Haynes GR, *et al.* Albumin administration–what is the evidence of clinical benefit? A systematic review of randomized controlled trials. *Eur J Anaesthesiol* 2003; **20:** 771–93.

4. Mendez CM, *et al.* Albumin therapy in clinical practice. *Nutr Clin Pract* 2005; **20:** 314–20.
5. McLeod BC. Therapeutic apheresis: use of human serum albumin, fresh frozen plasma and cryosupernatant plasma in therapeutic plasma exchange. *Best Pract Res Clin Haematol* 2006; **19:** 157–67.
6. Kobayashi K. Summary of recombinant human serum albumin development. *Biologicals* 2006; **34:** 55–9.

儿童用法 应根据患儿的临床症状及对治疗的反应，调整白蛋白溶液的给药剂量及浓度。推荐以下静脉给药剂量：

- 急性低血容量性休克：初始剂量约 1g/kg；
- 低蛋白血症：最大每日 2g/kg；
- 由溶血性疾病引起的新生儿高胆红素血症：在交换输血前或期间给予 1g/kg（应用浓缩溶液，如 25%的白蛋白）。

制剂

Ph. Eur.: Human Albumin Solution;
USP 33: Albumin Human.

专利制剂

Arg.: Buminate; Flexbumin; Zenalb†; **Austral.:** Albumex; **Austria:** Albuminativ†; **Braz.:** Albuminar; Beribumin; Blaubimax; Plasbumin; **Canad.:** Alburex; Albutein; Plasbumin; **Chile:** Plasbumin†; **Cz.:** Albunorm; Flexbumin; **Denm.:** Octalbin; **Fin.:** Albuman; Albuminativ; Octalbin; **Fr.:** Octalbine; Vialebex; **Ger.:** Humanalbin; Plasbumin; **Gr.:** Albuminar; Albuminativ; Alburex; Hibumine; Nialbumin; Plasbumin; Zenalb; **Hong Kong:** Albuminar†; Albutein; Biseko; Buminate; Kamapharm†; NSA; Plasbumin; **Indon.:** Albapure; Albuminar; Alburaas; Albutein; Cealb; Farmin; Fimalbumin; Octalbin; Plasbumin; Zenalb; **Irl.:** Albuminativ; Albunorm; Flexbumin; **Israel:** Albuminar†; Egg Plus; Zenalb; **Ital.:** Albital; Alburex; Albutein; Plasbumin; **Jpn:** Medway; **Malaysia:** Albutein; Buminate†; Zenalb; **Mex.:** Albital†; Albumar†; Albunate; Buminate†; Hi-Bumin†; Octalbin; Probialbumin†; Vanderbumin; **Neth.:** Albuminativ†; Cealb; Flexbumin; Octalbine; **Norw.:** Albuminativ; **NZ:** Albumex; **Philipp.:** Albumax; Albuminar; Albutein; Plasbumin; Zenalb; **Pol.:** Biseko; **Port.:** Albiomin; Albuminativ; Albunorm; Alburex; Flexbumin; **Rus.:** Plasbumin (Плазбумин); **S.Afr.:** Albusol; **Singapore:** Albutein; Plasbumin†; Zenalb; **Spain:** Octalbin; Plasbumin; **Swed.:** Albuminativ; Flexbumin; **Switz.:** Albuman†; Flexbumin; **Thai.:** Alburaas; Albutein; Buminate; Zenalb; **Turk.:** Alba; Albuman; Albuminar; Cealb; Plasbumin; Vialebex; Zenalb; **UK:** Alba†; Albunorm; Albutein; Flexbumin; Zenalb; **USA:** Albumarc; Albuminar; AlbuRx; Albutein; Buminate; Plasbumin.

多组分制剂 **Denm.:** Pharmalgen Albumin; **Rus.:** Ferrohematogen (Феррогематоген); **Swed.:** Tisseel Duo Quick.

Aminaphthone 氨基萘酮

Aminaftona; Aminaftone; Aminaphtone; Aminonaphthone. 2-Hydroxy-3-methylnaphtho-1,4-hydroquinone 2-(4-aminobenzoate); 3-Methylnaphthalene-1,2,4-triol 2-(4-aminobenzoate).
$C_{18}H_{15}NO_4$ = 309.3.
CAS — 14748-94-8.

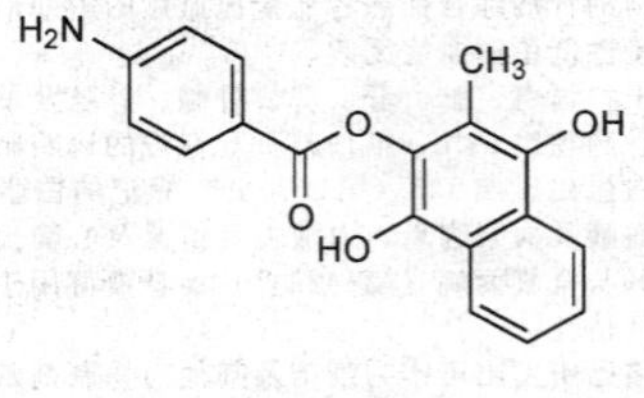

简介

氨基萘酮为止血药，口服日剂量为 150～225mg。

制剂

专利制剂

Braz.: Capilarema; **Ital.:** Capillarema; **Port.:** Capilarema.

Aminocaproic Acid (*BAN, USAN, rINN*) 氨基己酸

Acide aminocaproïque; Ácido aminocapróico; Ácido aminocaproico; Acidum aminocaproicum; Aminokapronihappo; Aminokaprono rūgštis; Aminokapronsav; Aminokapronsyra; CL-10304; CY-116; EACA; Epsilon Aminocaproic Acid; JD-177; Kwas ε-aminokapronowy; Kyselina aminokapronová; NSC-26154. 6-Aminohexanoic acid.
Аминокапроновая Кислота
$C_6H_{13}NO_2$ = 131.2.
CAS — 60-32-2.
ATC — B02AA01.
ATC Vet — QB02AA01.
UNII — U6F3787206.

Pharmacopoeias. In *Eur.* (see p.vii) and *US.*

Ph. Eur. 6.8 (Aminocaproic Acid) 本药为白色或类白色结晶性粉末或无色晶体。易溶于水；微溶于乙醇。20%水溶液的 pH 值为 7.5～8.0。

USP 33 (Aminocaproic Acid) 本药为精细、白色、无臭或几乎无臭的结晶性粉末。可与水以 1∶3 的比例互溶，与甲醇以 1∶450 的比例互溶；微溶于乙醇；几乎不溶于氯仿和乙醚；易溶于酸和碱溶液。石蕊试纸显示其水溶液呈中性。贮藏于密闭容器中。

不良反应

氨基己酸引发的不良反应包括剂量相关的胃肠道疾病、眩晕、耳鸣、头痛、鼻和结膜充血及皮疹。氨基己酸可引起肌肉损伤，通常与长期大剂量应用有关。还可能引发肾衰。有引起血栓并发症的报道，但常与应用不当有关。快速静脉输注氨基己酸可引起低血压、心动过缓及心律失常。还有报道，少数患者出现惊厥、射精困难、心脏损伤及肝损伤。

对血液的影响 用于治疗蛛网膜下腔出血（见**脑卒中**，第1143页）时，可静脉给予大剂量的氨基己酸（每日 36g 或更大剂量）。一项研究[1]报道了本品可引起再次出血及术中过度出血，指出与氨基己酸的抗血小板作用有关。然而，一篇对于该报道的评论[2]指出本品的抗血小板作用并不依赖于抗纤维蛋白溶解机制，若发生再次出血，只能加重出血，但不会引发出血。目前已通过早期手术的方法治疗蛛网膜下腔出血，早期手术前，给 307 名患者短期大剂量应用氨基己酸，发现与前期文献报道相比，发生再次出血的速度较慢，且不良反应无明显增加[3]。

1. Glick R, *et al.* High dose ε-aminocaproic acid prolongs the bleeding time and increases rebleeding and intraoperative hemorrhage in patients with subarachnoid hemorrhage. *Neurosurgery* 1981; **9:** 398–401.
2. Kassell NF. Comment. *Neurosurgery* 1981; **9:** 401.
3. Leipzig TJ, *et al.* Reducing the risk of rebleeding before early aneurysm surgery: a possible role for antifibrinolytic therapy. *J Neurosurg* 1997; **86:** 220–5.

对肾脏的影响 氨基己酸的肾脏不良反应罕见，包括肾动脉血栓、肾小球毛细血管血栓及由上泌尿道血栓引起的肾盂或输尿管阻塞[1]。由肌病引起的急性肾衰的个案报道见下文**对肌肉的影响**项下的内容。

1. Manjunath G, *et al.* Epsilon-aminocaproic acid and renal complications: case report and review of the literature. *Clin Nephrol* 2002; **58:** 63–7.

对肌肉的影响 有氨基己酸引发可逆性肌病的个案报道[1~4]，日剂量为 10～49g，疗程为 1～3 个月。一些患者应用后还出现了肌红蛋白尿症或急性肾小管坏死。研究表明机制为直接与剂量相关的对肌纤维[2]的影响或氨基己酸诱发的对需氧能量储备功能的损害[3]。

1. Brown JA, *et al.* Myopathy induced by epsilon-aminocaproic acid. *J Neurosurg* 1982; **57:** 130–4.
2. Vanneste JAL, van Wijngaarden GK. Epsilon-aminocaproic acid myopathy. *Eur Neurol* 1982; **21:** 242–8.
3. Van Renterghem D, *et al.* Epsilon amino caproic acid myopathy: additional features. *Clin Neurol Neurosurg* 1984; **86:** 153–7.
4. Seymour BD, Rubinger M. Rhabdomyolysis induced by epsilon-aminocaproic acid. *Ann Pharmacother* 1997; **31:** 56–8.

注意事项

参见**氨甲环酸**（第1047页）。

考察的由氨基己酸引起的不良反应表明本药应慎用于肾病或心脏病患者。若需长期治疗，建议监测肌酸磷酸激酶水平以及早发现肌肉损伤的迹象。

肾损伤 1 名患有败血症和急性肾衰的 65 岁妇女应用氨基己酸治疗出血性凝血障碍，发生高阴离子间隙代谢性酸中毒[1]。酸中毒症状在血液透析后有所改善，在停用氨基己酸并进行全身性碱化治疗后好转。尽管对于肾损伤患者，已降低了氨基己酸的给药剂量，但仍建议采用保守的给药方案，并对这些患者进行严密监护。少数慢性肾衰患者应用氨基己酸可出现高钾血症[2]。

1. Budris WA, *et al.* High anion gap metabolic acidosis associated with aminocaproic acid. *Ann Pharmacother* 1999; **33:** 308–11.
2. Nzerue CM, Falana B. Refractory hyperkalaemia associated with use of epsilon-aminocaproic acid during coronary bypass in a dialysis patient. *Nephrol Dial Transplant* 2002; **17:** 1150–1.

药物相互作用

维生素 A 类 口服维 A 酸的患者慎用氨基己酸（见**抗纤维蛋白溶解药**，第1544页）。

药动学

氨基己酸口服易吸收，达峰时间不足 2h。本药在体内分布广泛，主要以原形药物形式迅速经尿排泄，末端消除半衰期约为 2h。

用途和用法

氨基己酸为抗纤维蛋白溶解药，用途同氨甲环酸（第1047页），可用于治疗和预防纤维蛋白溶解过度引起的出血。还可用于预防遗传性血管性水肿（见下文）。

目前认为血浆药物浓度在 130μg/ml 左右对于有效抑制纤维蛋白溶解是必要的，推荐的给药方案旨在达到并尽可能长时间地维持这一浓度水平。用于治疗**出血**时，氨基己酸的初始口服剂量为 5g，然后每间隔 1h 给药 1g 或 1.25g。替代性地，可应用 2%的溶液，静脉给予相同剂量。第一小时给予初始剂量（4～5g），然后以 1g/h 的速度持续输注。一般疗程为 8h。若需继续治疗，则 24h 内的最大给药剂量不应超过 24g。

血友病（第1016页）患者拔牙时，通常预防性或治疗性联合使用氨基己酸和凝血因子Ⅷ或因子Ⅸ，口服 50～100 mg/kg（最大 6g），每 4～6h 1 次（24h 内最大 24g）。在操作前即可开始治疗，通常疗程为 7～10 天。

氨基己酸用于肾损伤患者时，需格外注意，另外需降低给药剂量。

遗传性血管性水肿 用于治疗遗传性血管性水肿（第2216页）时，抗纤维蛋白溶解药可用作雄激素的替代药物，用于预防卒中发作。对于这类患者，氨基己酸的口服给药剂量通常为 1g，每日 3 次或 4 次。用于急性卒中发作时，本药还可静脉给药，无对照的研究报道表明，本药具有一定益处，但目前尚无文献证据表明其具有显著疗效[1]。

1. Zuraw BL. Current and future therapy for hereditary angioedema. *Clin Immunol* 2005; **114:** 10–16.

制剂

USP 33: Aminocaproic Acid Injection; Aminocaproic Acid Syrup; Aminocaproic Acid Tablets.

专利制剂

Arg.: Ipsilon; **Braz.:** Ipsilon; **Fr.:** Hexalense†; **Hung.:** Acepramin; **India:** Hemocid; **Ital.:** Caprolisin†; **NZ:** Amicar†; **Port.:** Epsicaprom; **Spain:** Caproamin; **USA:** Amicar; **Venez.:** Caproamin.

多组分制剂 **Braz.:** Eaca Balsamico; Expectovac†; Ginurovac†; **Spain:** Caprofides Hemostatico†.

Aminomethylbenzoic Acid 氨甲苯酸

Aminometilbenzoico, ácido; PAMBA. 4-Aminomethylbenzoic acid.
Аминометилбензойная Кислота
$C_8H_9NO_2$ = 151.2.
CAS — 56-91-7.
ATC — B02AA03.
ATC Vet — QB02AA03.

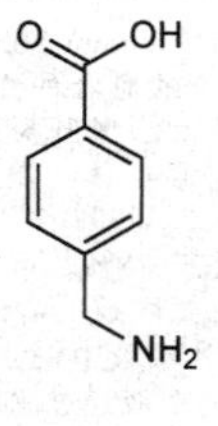

简介

氨甲苯酸为抗纤维蛋白溶解药，用途和用法同氨甲环酸（第1047页）。其通常口服剂量为每日 300mg～1g，分 3～4 次服用，也可肌内注射或慢速静脉注射或静脉输注。

制剂

专利制剂

Cz.: Gumbix†; Pamba; **Ger.:** Gumbix†; Pamba.

多组分制剂 **Ukr.:** Revalid (Ревалид).

Ancestim (*USAN, rINN*) 安西司亭

Ancestimum; r-metHuSCF; SCF; Stem Cell Factor. *N*-L-Methionyl-1-165-haematopoietic cell growth factor KL (human clone V19.8:hSCF162), dimer.
Анцестим
CAS — 163545-26-4.
ATC — L03AA12.
ATC Vet — QL03AA12.
UNII — PYB4Q6JG41.

不良反应和注意事项

安西司亭通常可引起注射部位反应。其他皮肤反应包括瘙痒、疹和荨麻疹，但较少见。全身超敏反应也较常见，且可能危及生命。给药前应给予抗组胺药（H_1-受体拮抗药和 H_2-受体拮抗药）及吸入性 $β_2$ 激动性支

气管舒张药，并于给予安西司亭后对患者至少观察1h。也有引发心动过速和呼吸症状，包括咽炎、呼吸困难和咳嗽的报道。

不可在应用细胞毒药物化疗或放疗前24h至后24h给予安西司亭。

用途和用法

安西司亭为重组人干细胞因子。可与非格司亭（第1037页）合用于活化经血浆分离置换分离出的用于自体移植（autologous transplantation）的外周血祖细胞（progenitor cells）。安西司亭的给药剂量为每日20μg/kg，皮下注射。安西司亭和非格司亭需分别在不同部位注射。

1. Chin-Yee IH, *et al.* Optimising parameters for peripheral blood leukapheresis after r-metHuG-CSF (filgrastim) and r-metHuSCF (ancestim) in patients with multiple myeloma: a temporal analysis of CD34(+) absolute counts and subsets. *Bone Marrow Transplant* 2002; **30:** 851–60.
2. Prosper F, *et al.* Mobilization of peripheral blood progenitor cells with a combination of cyclophosphamide, r-metHuSCF and filgrastim in patients with breast cancer previously treated with chemotherapy. *Leukemia* 2003; **17:** 437–41.
3. To LB, *et al.* Successful mobilization of peripheral blood stem cells after addition of ancestim (stem cell factor) in patients who had failed a prior mobilization with filgrastim (granulocyte colony-stimulating factor) alone or with chemotherapy plus filgrastim. *Bone Marrow Transplant* 2003; **31:** 371–8.
4. da Silva MG, *et al.* Ancestim (recombinant human stem cell factor, SCF) in association with filgrastim does not enhance chemotherapy and/or growth factor-induced peripheral blood progenitor cell (PBPC) mobilization in patients with a prior insufficient PBPC collection. *Bone Marrow Transplant* 2004; **34:** 683–91.

制剂

专利制剂

Austral.: Stemgen; ***Canad.:*** Stemgen; ***NZ:*** Stemgen.

Antithrombin Ⅲ (*BAN*, *rINN*) 抗凝血酶Ⅲ

Antithrombin III Human; Antithrombine III; Antithrombinum III; Antitrombiini III; Antitrombin III; Antitrombina III; Antitrombina III humana; Antytrombina III; AT-III; Cofactor I de la heparina; Heparin Cofactor; Heparin Cofactor I; Major Antithrombin.

Антитромбин III

CAS — 52014-67-2.
ATC — B01AB02.
ATC Vet — QB01AB02.
UNII — T0LTO7L82X.

Pharmacopoeias. Many pharmacopoeias have monographs, including *Eur.* (see p.vii) and *US.*

Ph. Eur. 6. 8（Human Antithrombin Ⅲ Concentrate; Antithrombinum Ⅲ Humanum Densatum） 为一种由人血浆提取的糖蛋白制剂，在肝素过量的情况下，可使凝血酶失活。血浆从健康献血者获得，经检验，血浆中无乙型肝炎表面抗原及HIV-1、HIV-2和丙型肝炎病毒抗体。经一步或多步工艺除去感染原或使之失活。抗凝血酶Ⅲ浓缩物经可截留细菌的过滤器，分装至无菌容器中，立即冷冻。冷冻干燥后，容器在真空或惰性气体条件下密封。不可加入抗菌性防腐剂，但可加入合适的稳定剂（如白蛋白）。重新溶于药品说明书推荐体积的溶媒时，每毫升溶液应含有不少于25IU的抗凝血酶Ⅲ。

本品为白色或类白色、吸湿性的脆性固体或粉末。贮藏于密闭容器中。避光。

USP 33（Antithrombin Ⅲ Human） 为一种糖蛋白，主要可抑制凝血酶和其他活化的凝血因子，包括凝血因子Ⅸ、Ⅹ、Ⅺ和Ⅻ，以及抑制辅助肝素发挥作用的辅助因子。本药从健康献血者的血浆获得，须确保献血者不携带可检测到的可经血液或血液制品传播的感染源。经多步工艺除去已知感染原或使之失活。抗凝血酶Ⅲ浓缩物经可截留细菌的过滤器处理，经无菌流程分装至无菌容器中，立即冷冻。冷冻干燥后，在真空条件下密封。制备过程中不可加入任何抗菌性防腐剂。重新溶于推荐体积的稀释液时，pH值为6.0～7.5，每毫升溶液的效能不低于25USP单位的抗凝血酶Ⅲ。

在2～8℃条件下避光贮藏，贮藏温度最高不超过25℃。

Antithrombin Alfa (*USAN*, *rINN*) 抗凝血酶α

Antithrombine Alfa; Antithrombinum Alfa; Antitrombina alfa; Human Antithrombin III from the milk of transgenic goats (glycoform alfa); Recombinant Human Antithrombin.

Антитромбин Альфа

CAS — 84720-88-7.
UNII — AWV6I5L6H2.

单位

抗凝血酶Ⅲ的效能用IU表示，制剂的效能可用另一种适用于抗凝血酶浓缩物的国际标准来衡量（1997），每一安瓿含有4.7IU的功能活性及5.1IU的抗原活性。

1USP单位表示的是在25℃条件下，pH值为8.4时，肝素存在的条件下，与1单位凝血酶形成复合物的抗凝血酶Ⅲ的量。由于对抗凝血酶Ⅲ的测定是在37℃进行的，因此并不明确USP单位是否与IU完全等价，但实际应用时，美国制剂与其他国家的制剂一样，可用IU表示其效能。

抗凝血酶α的效价也用IU表示。

不良反应和注意事项

抗凝血酶Ⅲ的不良反应包括面部潮红、头痛、眩晕、胸部紧迫感（chest tightness）、恶心、口中恶臭感、寒战及痉挛。这些不良反应可通过降低输注速度或停止输注来控制。过敏反应罕见。注射部位可能出现渗出和血肿，据报道，抗凝血酶α还可引起出血（腹腔出血、关节积血、血尿及外科操作后出血）。

人血浆来源的抗凝血酶Ⅲ制剂具有传播病毒的风险。经一些制备工艺，包括加热至约60℃，可降低一些病毒感染传播的风险。抗凝血酶α是从转基因山羊奶中获得的，因此不应用于对山羊蛋白或山羊奶成分过敏的患者。

药物相互作用

同时应用肝素和抗凝血酶Ⅲ可增加引发出血的风险，必须监测临床疗效及凝血试验结果，并及时调整肝素的剂量。

用途和用法

抗凝血酶Ⅲ为一种血浆蛋白，是凝血酶及其他活化凝血因子，包括凝血因子Ⅸ、Ⅹ、Ⅺ和Ⅻ（第1032页）的主要内源性抑制剂，它也是肝素（第1255页）发挥作用的辅助因子。一些患者由于遗传性及后天性缺乏抗凝血酶Ⅲ，因此易患血栓性疾病。

对于缺乏抗凝血酶Ⅲ的患者，可静脉给予人血浆来源的抗凝血酶Ⅲ，以治疗和预防外科和产科手术后的血栓栓塞。治疗的目的是使血浆抗凝血酶Ⅲ水平恢复至正常，初始负荷剂量可使抗凝血酶Ⅲ水平达到正常值的120%，然后通过维持剂量使其维持在80%～120%的范围内。根据患者治疗前血浆中的抗凝血酶Ⅲ浓度及活化凝血因子的情况，确定个体化给药剂量、给药频率及疗程。

抗凝血酶α也可用于先天性抗凝血酶Ⅲ缺乏的患者，以预防外科或产科手术患者出现静脉血栓栓塞。

1. Bucur SZ, *et al.* Uses of antithrombin III concentrate in congenital and acquired deficiency states. *Transfusion* 1998; **38:** 481–98.
2. Roemisch J, *et al.* Antithrombin: a new look at the actions of a serine protease inhibitor. *Blood Coag Fibrinol* 2002; **13:** 657–70.
3. Konkle BA, *et al.* Use of recombinant human antithrombin in patients with congenital antithrombin deficiency undergoing surgical procedures. *Transfusion* 2003; **43:** 390–4.

败血症 抗凝血酶Ⅲ曾用于败血症（第180页），尝试治疗发病前出现的前凝血。初期的小规模研究报道表明可降低死亡率[1]，但一项大规模对照研究[2]（Kyber-Sept研究）发现在28天治疗期间，抗凝血酶Ⅲ对死亡率无影响。一项进一步的小规模观察性研究及荟萃分析也发现将抗凝血酶Ⅲ用于败血症并无益处[3]。这些研究中，应用抗凝血酶Ⅲ治疗的时间不足7天，且一项小规模研究[4]以患有败血症的手术患者为研究对象，发现应用抗凝血酶Ⅲ治疗14天确实可改善患者的凝血情况及纤维蛋白溶解情况，这种改变在治疗的第二周最为显著。然而，这项研究的规模太小，不足以检验本品对死亡率的影响。后续对Kyber-Sept研究数据的分析结果表明，在28天治疗期间，未接受肝素及抗凝血酶Ⅲ治疗的患者的死亡率实际上降低了[5]。合用这两种药物增加了出血风险，且明显削弱了应用抗凝血酶Ⅲ治疗的益处。

1. Eisele B, *et al.* Antithrombin III in patients with severe sepsis: a randomized, placebo-controlled, double-blind multicenter trial plus a meta-analysis on all randomized, placebo-controlled, double-blind trials with antithrombin III in severe sepsis. *Intensive Care Med* 1998; **24:** 663–72.
2. Warren BL, *et al.* KyberSept Trial Study Group. High-dose antithrombin III in severe sepsis: a randomized controlled trial. *JAMA* 2001; **286:** 1869–78. Correction. *ibid.* 2002; **287:** 192.
3. Messori A, *et al.* Antithrombin III in patients admitted to intensive care units: a multicenter observational study. *Crit Care* 2002; **6:** 447–51.
4. Hoffmann JN, *et al.* Effect of long-term and high-dose antithrombin supplementation on coagulation and fibrinolysis in patients with severe sepsis. *Crit Care Med* 2004; **32:** 1851–9.
5. Hoffmann JN, *et al.* The KyberSept Investigators. Benefit/risk profile of high-dose antithrombin in patients with severe sepsis treated with and without concomitant heparin. *Thromb Haemost* 2006; **95:** 850–6.

静脉闭塞性疾病 一些个案报道[1]及小规模研究结果表明，抗凝血酶Ⅲ对由造血干细胞移植引起的静脉闭塞性疾病有益（第1729页）。

1. Ibrahim RB, *et al.* Anti-thrombin III in the management of hematopoietic stem-cell transplantation–associated toxicity. *Ann Pharmacother* 2004; **38:** 1053–9.

制剂

Ph. Eur.: Human Antithrombin III Concentrate;
USP 33: Antithrombin III Human.

专利制剂

Arg.: Kybernin P; ***Austral.:*** Thrombotrol-VF; ***Austria:*** Atenativ; Kybernin P; Thrombhibin; ***Braz.:*** Kybernin P; ***Canad.:*** Thrombate; ***Cz.:*** Anbinex; Atenativ; ATryn; Kybernin P; ***Denm.:*** Atenativ; ATryn; ***Fin.:*** Atenativ; ***Fr.:*** Aclotine; ***Ger.:*** Anbinex; AT III; Atenativ; Kybernin; ***Gr.:*** Atenativ; Atryn; Kybernin P; ***Hung.:*** Atenativ; Kybernin P; ***Indon.:*** Kybernin P; ***Israel:*** Anbinex; ***Ital.:*** Anbin†; Anbinex; Atenativ; Kybernin P; ***Jpn:*** Neuart†; ***Mex.:*** Atend; Octati; ***Neth.:*** Atenativ; ATryn; ***Norw.:*** Atenativ; ***NZ:*** Thrombotrol-VF; ***Port.:*** Anbinex; Atenativ; ATryn; Kybernin P; ***Spain:*** Anbinex; Atenativ; Kybernin P; ***Swed.:*** Atenativ; ATryn; ***Switz.:*** Atenativ; Kybernin; ***Turk.:*** Anbin; Kybernin P; ***UK:*** ATryn; ***USA:*** ATryn; Thrombate III.

Aprotinin (*BAN*, *USAN*, *rINN*) 抑肽酶

Aprotiniini; Aprotinina; Aprotininas; Aprotinine; Aprotininum; Aprotynina; Bayer A-128; Riker 52G; RP-9921.

Апротинин

CAS — 9087-70-1.
ATC — B02AB01.
ATC Vet — QB02AB01.
UNII — 04XPW8C0FL.

Pharmacopoeias. In *Chin.*, *Eur.* (see p.vii), and *US.*

Ph. Eur. 6. 8（Aprotinin） 由58种氨基酸组成的多肽，具有抑制个别蛋白水解酶，如糜蛋白酶、血管舒缓素、纤溶酶及胰蛋白酶活性的作用。本品效能不低于3欧洲药典单位/mg（3 Ph. Eur. units/mg），以干燥物计算。本品为类白色的、吸湿性粉末。可溶于水及等渗溶液中；几乎不溶于有机溶剂。贮藏于密闭容器中。避光。

Ph. Eur. 6. 8（Aprotinin Concentrated Solution） 效能不低于15欧洲药典单位/ml的抑肽酶溶液。本品为澄清的无色溶液。贮藏于密闭容器中。避光。

USP 33（Aprotinin） 由58个氨基酸残基组成的多肽，具有可以化学计量的比例抑制个别蛋白水解酶，如糜蛋白酶、血管舒缓素、纤溶酶及胰蛋白酶活性的作用。本品由牛组织获得，通过一定的步骤进行纯化，以原液及冻干粉末的形式贮藏。本品效能不低于3USP单位/mg，以干燥物为参照计算。

冻干粉末需在8～15℃条件下贮藏于密闭容器中。避光。原液需在不超过25℃的条件下贮藏于密闭容器中。避免冷冻。

配伍禁忌 据报道，抑肽酶与肾上腺皮质激素、肝素、四环素及含有氨基酸或脂肪乳的营养液不可配伍。

单位

抑肽酶效能可用血管舒缓素灭活物单位（KIU）或胰蛋白酶灭活能力（欧洲药典单位，Ph. Eur. Units）表示。1KIU抑肽酶的含量为140ng。1欧洲药典单位和1USP单位约等价于1800KIU。

抑肽酶效能还可用纤溶酶灭活作用（抗血纤维蛋白酶单位）表示。

不良反应和注意事项

抑肽酶的耐受性通常良好。可引发局部血栓性静脉炎。其他诸如支气管痉挛、低血压、心律失常、胃肠道功能紊乱及皮疹等不良反应可能与超敏反应有关；另外，还有引发致死性过敏反应的报道。英国注册药品信息中以警示形式指出：若6个月内再次使用本品，出现过敏反应的风险增高；美国注册药品信息中将警示提高至“禁忌”：使用本品后的12个月内不得再次使用。对于所有患者，推荐给予试验剂量，并可考虑预防性应用抗组胺药；但需注意：即使试验剂量未引起过敏反应，患者对治疗剂量的抑肽酶也可产生过敏反应。目前有体外循环心内直视手术中给予抑肽酶引起患者肾功能不全及可逆性肾衰的报道，对于术前即存在肾损伤或存在肾功能降低风险因素的患者，发生风险更高。接受手术的患者出现心血管及脑血管事件、肾衰和死亡的风险增加以及抑肽酶暂停销售的内容，详见下文**用途和用法**项下的**出血性疾病**。

弥散性血管内凝血 据报道，1名在术中自体输血的患者应用抑肽酶后发生致死性弥散性血管内凝血[1]。自体输血过程中凝血系统会活化，但这一过程通常不会引起全身性不良反应。虽然可能还存在其他原因，但目前认为抑肽酶可促使微脉管系统中的纤维蛋白小血栓沉积，并可阻止后续的纤维蛋白溶解作用。

1. Milne AA, *et al.* Disseminated intravascular coagulation after aortic aneurysm repair, intraoperative salvage autotransfusion, and aprotinin. *Lancet* 1994; **344:** 470–1.

对凝血试验的影响 当用一些方法检测应用肝素治疗的患者的凝血情况时，抑肽酶可延长活化凝血时间，但这并不表示抗凝作用增强。有建议在合用抑肽酶时，应采用其他指标代替活化凝血时间作为肝素治疗的检测方法。

还应注意抑肽酶注射剂与肝素注射剂具有药物不相容性。

对呼吸系统的影响 1名24岁的男性患者因扁桃腺切除术后出血，静脉输注抑肽酶，2h后出现急性呼吸窘迫综合征[1]。机械通气4天。

1. Vucicevic Z, Suskovic T. Acute respiratory distress syndrome after aprotinin infusion. *Ann Pharmacother* 1997; **31:** 429–32.

超敏反应 初次及再次应用抑肽酶均可引发超敏反应，包括过敏反应。一项研究[1]给240名接受外科手术的患者248次应用抑肽酶，其中有7名患者出现变态反应，程度有轻有重，对于与前一次应用抑肽酶时间间隔不足6个月的患者，反应发生率更高。一篇综述[2]报道，122名患者出现124例变态反应，也发现程度有轻有重，约一半反应是危及生命的，11例反应为致命的。对于再次应用抑肽酶的患者，发生超敏反应的风险最大，80%发生超敏反应的患者属于这种情况，但还有19例与首次应用抑肽酶有关。据估计，对于再次应用抑肽酶的患者，发生过敏反应的平均风险为2.8%。过敏反应大多在与前次应用时间间隔短于6个月的情况下发生，且在间隔3个月内风险最大。曾尝试过多种诊断方法试图预测发生超敏反应的风险性。据报道，对于仅应用过一次抑肽酶的患者，约50%可通过抑肽酶-特异血清-IgG检验预测超敏反应，但术前皮试这类检测方法不可靠。

曾提出过一些措施以降低抑肽酶超敏反应的风险性，包括对所有患者静脉给予试验剂量，但需注意这也可能引发超敏反应[1]。对于前期应用过抑肽酶的患者，建议至少间隔6个月后再次应用[1,2]，且应进行抑肽酶-特异抗体筛选检测[2]，为了预防严重过敏反应的发生，可预防性给予组胺 H_1-受体拮抗药及 H_2-受体拮抗药[1]，但也有报道，尽管已预防性应用抗组胺药和肾上腺皮质激素，仍有过敏反应发生[2]。还有研究者指出在心脏手术中，抑肽酶只能在可实现心肺分流辅助复苏时给予[1,2]。

据罕见报道，再次局部应用含有抑肽酶的纤维蛋白封闭剂（fibrin sealant）也可出现超敏反应[3~5]。一例致死性个案[4]中，患者上一次应用纤维蛋白封闭剂是在5年前。

1. Dietrich W, *et al.* Prevalence of anaphylactic reactions to aprotinin: analysis of two hundred forty-eight reexposures to aprotinin in heart operations. *J Thorac Cardiovasc Surg* 1997: **113:** 194–201.
2. Beierlein W, *et al.* Forty years of clinical aprotinin use: a review of 124 hypersensitivity reactions. *Ann Thorac Surg* 2005; **79:** 741–8.
3. Beierlein W, *et al.* An immediate, allergic skin reaction to aprotinin after reexposure to fibrin sealant. *Transfusion* 2000; **40:** 302–5.
4. Oswald A-M, *et al.* Fatal intraoperative anaphylaxis related to aprotinin after local application of fibrin glue. *Anesthesiology* 2003; **99:** 762–3.
5. Schievink WI, *et al.* Anaphylactic reactions to fibrin sealant injection for spontaneous spinal CSF leaks. *Neurology* 2008; **70:** 885–7.

药物相互作用

肝素 有关抑肽酶与肝素合用的介绍，见上文**对凝血试验的影响**项下。

神经肌肉阻滞药 有关抑肽酶与神经肌肉阻滞药合用引起呼吸暂停的报道，见第1814页。

维生素A类维甲酸类药 抑肽酶应慎用于口服维A酸的患者（见**抗纤维蛋白溶解药**，第1544页）。

药动学

抑肽酶为多肽，可在胃肠道失活。静脉给药后，以无活性的降解产物形式经尿排泄。末端消除半衰期为5～10h。

肾损伤 据报道，给2名慢性肾损伤的患者静脉输注抑肽酶30min，抑肽酶的末端消除半衰期分别为13.3h和14.9h[1]。一项研究[2]以进行心肺分流的心脏手术患者为研究对象，也发现对于肾损伤患者，抑肽酶清除率降低。对于晚期肾病患者，抑肽酶的消除半衰期约为20h，而对于肌酐清除率大于50ml/min的患者，消除半衰期约为8h。

1. Müller FO, *et al.* Pharmacokinetics of aprotinin in two patients with chronic renal impairment. *Br J Clin Pharmacol* 1996; **41:** 619–20.
2. O'Connor CJ, *et al.* The impact of renal dysfunction on aprotinin pharmacokinetics during cardiopulmonary bypass. *Anesth Analg* 1999; **89:** 1101–7.

用途和用法

抑肽酶为止血药，可抑制蛋白水解酶，包括糜蛋白酶、血管舒缓素、纤溶酶和胰蛋白酶。

对于接受心肺分流术的冠状动脉旁路移植术并存在大出血风险的患者，已有应用抑肽酶以减少失血及输血需求。但全球多数国家已暂停抑肽酶注射剂的销售，原因是其在心脏手术中的应用可能使患者的死亡风险增加（见下文的**出血性疾病**），然而，一些国家（如美国）还在通过特殊程序销售本品。本品还可用于治疗由血浆纤溶酶水平升高引起的纤维蛋白溶解亢进性出血。抑肽酶作为纤维蛋白胶的组分可局部应用（第1036页）。

由于本品有引发超敏反应的风险，推荐至少在给予治疗剂量前10min静脉给予试验剂量10000KIU。抑肽酶静脉给药时应通过中心静脉导管给药。

进行**冠状动脉旁路移植术**时，诱导麻醉后及切口前，患者处于仰卧位时，先给予试验剂量，然后给予负荷剂量：2000000KIU，静脉给药，经时20～30min；然后持续输注500000KIU/h，直至手术结束；此外，还需在体外循环通路中加2000000KIU；对于脓毒性心内膜炎患者，体外循环通路中需加3000000KIU，维持静脉输注应持续至术后早期。抑肽酶总剂量通常≤7000000KIU。对于风险较低的患者，可将负荷剂量、维持剂量及体外循环通路中的剂量减半。

出血性疾病 抑肽酶可用于治疗危及生命的由血浆纤溶酶浓度升高引起的出血。还用于治疗由溶栓药（见**链激酶**项下**不良反应的处置**，第1349页）过量引起的严重出血。

抑肽酶可用于减少手术患者的失血，特别是对于包含心肺分流的心脏手术。这种分流术通常易并发灌注后综合征，包括止血异常和肺功能障碍。诱发因素包括缺血再灌注、外伤、内毒素血症及血液与分流装置的人造表面的接触。这一综合征被解释为"全身炎性反应"，抑肽酶对减轻这一反应有益。除对纤维蛋白溶解的抑制作用外，抑肽酶还可影响补体系统、细胞因子、中性粒细胞的活化及血小板功能[1,2]。对于初次及再次接受心脏手术的患者，抑肽酶可减少其失血及输血[1,3~6]。常规给药方案（见上文的**用途和用法**）与低剂量给药方案（常规给药剂量的一半）一样有效，但相比之下，小剂量（pump prime dose）抑肽酶的治疗效果较差[1,5]。

然而，两项观察性研究的结果使抑肽酶应用于心脏手术的安全性受到质疑。一项研究[7]分别分析了应用氨基己酸、抑肽酶、氨甲环酸或不接受任何治疗的患者的出血情况，发现3种药物在减少患者的失血方面作用相近，但应用抑肽酶的患者发生心、脑血管事件（心肌梗死、心衰、卒中及脑病）和肾衰的风险增加。随访观察还发现抑肽酶与患者术后5年内死亡风险增加有关，未发现与氨基己酸或氨甲环酸的相关性[8]。另一项研究[9]比较了应用抑肽酶或氨甲环酸患者的治疗资料，发现应用抑肽酶的患者出现肾功能不全的风险增加，特别是对于术前肾功能不全的患者。作为对这些研究的回应，FDA建议[10]应对应用抑肽酶的患者严密监护，且医生应考虑限制其应用，除非减少失血十分必要，且治疗益处远大于潜在风险。这些研究及FDA的建议引起了人们的关注，促使对与抑肽酶相关的资料进行进一步的分析。一项荟萃分析[5]考察了多个不同手术类型的研究，尽管多数为心脏手术，并未发现死亡、心血管事件或肾衰风险增加，但由于其中许多研究并未报道患者的肾功能，因此可能存在偏倚，作者也不是很确信是否能够排除风险的轻度增加。另一项荟萃分析[11]仅考察了有关心脏手术的研究，未发现抑肽酶引起死亡或心血管事件风险增加。也未发现患者出现透析依赖的肾衰的风险增加，但发现与安慰剂相比，大剂量抑肽酶的确可使患者肾功能不全发生风险增加。两项试图解释混杂变量的大型回顾性研究，也以接受冠状动脉旁路搭桥术的患者为研究对象。一项研究发现，与氨基己酸相比，抑肽酶可增加住院患者的死亡风险[12]。另一项研究发现，与接受氨基己酸治疗或未接受抗纤维蛋白溶解疗法的患者相比，抑肽酶可增加住院患者出现肾功能不全的风险，且30天及1年死亡风险增加。生存率评价也发现，抑肽酶的应用与术后10年生存率降低有关[13]。一项随机研究（BART）的初步数据分析也表明，与氨基己酸或氨甲环酸相比，抑肽酶的应用与死亡风险增加有关，因此于2007年11月，FDA[14]及EMEA[15]等官方机构建议中止抑肽酶注射剂的上市。早已停止的BART研究[16]考察了多种类型的需进行心肺分流术的高风险心脏手术患者。尽管证明可轻度降低大量出血的风险，但同时也表明抑肽酶的应用与死亡风险增加强相关。抑肽酶治疗组30天任何原因引起的死亡率为6%，与氨基己酸或氨甲环酸治疗组综合死亡率相比，相对风险为1.53（95%可信区间1.06～2.22）。2008年5月，FDA批准：在美国，对于需进行心肺分流术的冠状动脉旁路移植术患者，根据特殊治疗方案，抑肽酶注射剂仅可试验性应用[17]。

抑肽酶曾用于减少患者肝移植过程中的输血，由于其可抑制术中纤溶亢进[18,19]。然而，这些患者出现血栓栓塞的风险增加，这一现象引起了人们的注意[20]。一篇包含23项有关抗纤维蛋白溶解药应用研究[21]（其中18项研究中的药物为抑肽酶）的系统性综述，发现无证据表明肝移植患者血栓栓塞并发症风险增加，但同时也指出这些研究证据不够充分，由于亚组中具有风险性的患者可能被漏掉。抑肽酶还曾用于减少整形手术过程中的输血[22]。

1. Peters DC, Noble S. Aprotinin: an update of its pharmacology and therapeutic use in open heart surgery and coronary artery bypass surgery. *Drugs* 1999; **57** 233–60.
2. Mojcik CF, Levy JH. Aprotinin and the systemic inflammatory response after cardiopulmonary bypass. *Ann Thorac Surg* 2001; **71:** 745–54.
3. Bidstrup BP, *et al.* Aprotinin therapy in cardiac operations: a report on use in 41 cardiac centers in the United Kingdom. *Ann Thorac Surg* 1993; **55:** 971–6.
4. Laupacis A, Fergusson D. Drugs to minimize perioperative blood loss in cardiac surgery: meta-analyses using perioperative blood transfusion as the outcome. *Anesth Analg* 1997; **85:** 1258–67.
5. Henry DA, *et al.* Anti-fibrinolytic use for minimising perioperative allogeneic blood transfusion. Available in The Cochrane Database of Systematic Reviews; Issue 4. Chichester: John Wiley; 2007 (accessed 25/06/08).
6. Sedrakyan A, *et al.* Effect of aprotinin on clinical outcomes in coronary artery bypass graft surgery: a systematic review and meta-analysis of randomized clinical trials. *J Thorac Cardiovasc Surg* 2004; **128:** 442–8.
7. Mangano DT, *et al.* The risk associated with aprotinin in cardiac surgery. *N Engl J Med* 2006; **354:** 353–65.
8. Mangano DT, *et al.* Mortality associated with aprotinin during 5 years following coronary artery bypass graft surgery. *JAMA* 2007; **297:** 471–9.
9. Karkouti K, *et al.* A propensity score case-control comparison of aprotinin and tranexamic acid in high-transfusion-risk cardiac surgery. *Transfusion* 2006; **46:** 327–38.
10. FDA. FDA issues Public Health Advisory for Trasylol (issued 8th February, 2006). Available at: http://www.fda.gov/NewsEvents/Newsroom/PressAnnouncements/2006/ucm108592.htm (accessed 13/08/10)
11. Brown JR, *et al.* Meta-analysis comparing the effectiveness and adverse outcomes of antifibrinolytic agents in cardiac surgery. *Circulation* 2007; **115:** 2801–13.
12. Schneeweiss S, *et al.* Aprotinin during coronary-artery bypass grafting and risk of death. *N Engl J Med* 2008; **358:** 771–83.
13. Shaw AD, *et al.* The effect of aprotinin on outcome after coronary-artery bypass grafting. *N Engl J Med* 2008; **358:** 784–93.
14. FDA. FDA requests marketing suspension of Trasylol (issued 5th November, 2007). Available at: http://www.fda.gov/NewsEvents/Newsroom/PressAnnouncements/2007/ucm109021.htm (accessed 13/08/10)
15. EMEA. European Medicines Agency recommends suspension of marketing authorisation of aprotinin-containing medicines for systemic use (issued 21st November, 2007). Available at: http://www.ema.europa.eu/docs/en_GB/document_library/Press_release/2009/11/WC500015517.pdf (accessed 13/08/10)
16. Fergusson DA, *et al.* The BART Investigators. A comparison of aprotinin and lysine analogues in high-risk cardiac surgery. *N Engl J Med* 2008; **358:** 2319–31.
17. FDA. Manufacturer removes remaining stocks of Trasylol: access limited to investigational use (issued 14th May, 2008). Available at: http://www.fda.gov/NewsEvents/Newsroom/PressAnnouncements/2008/ucm116895.htm (accessed 13/08/10)
18. Porte RJ, *et al.* Aprotinin and transfusion requirements in orthotopic liver transplantation: a multicentre randomised double-blind study. *Lancet* 2000; **355:** 1303–9.
19. Rentoul TM, *et al.* The effect of aprotinin on transfusion requirements in pediatric orthotopic liver transplantation. *Pediatr Transplant* 2003; **7:** 142–8.
20. Lentschener C, *et al.* A review of aprotinin in orthotopic liver transplantation: can its harmful effects offset its beneficial effects? *Anesth Analg* 2005; **100:** 1248–55.
21. Molenaar IQ, *et al.* Efficacy and safety of antifibrinolytic drugs in liver transplantation: a systematic review and meta-analysis. *Am J Transplant* 2007; **7:** 185–94.
22. Kokoszka A, *et al.* Evidence-based review of the role of aprotinin in blood conservation during orthopaedic surgery. *J Bone Joint Surg Am* 2005; **87-A:** 1129–36.

胰腺炎 由于推测胰腺炎病因与蛋白水解酶有关，曾尝试将抑肽酶用于治疗胰腺炎（第2301页）。然而，研究结果大多令人失望。

制剂

BP 2010: Aprotinin Injection;
USP 33: Aprotinin Injection.

专利制剂

Arg.: Quagu-Test; Rivilina; ***Austral.:*** Trasylol†; ***Austria:*** Pantinol†; Trasylol†; ***Belg.:*** Trasylol†; ***Braz.:*** Trasylol; ***Canad.:*** Trasylol; ***Chile:*** Trasylol†; ***Cz.:*** Antilysin†; Gordox†; Trasylol†; ***Denm.:*** Trasylol†; ***Fin.:*** Trasylol†; ***Fr.:*** Trasylol†; ***Ger.:*** Trasylol†; ***Gr.:*** Trasylol†; ***Hong Kong:*** Trasylol†; ***Hung.:*** Gordox†; Trasylol†; ***Indon.:*** Trasylol†; ***Israel:*** Protosol; ***Malaysia:*** Trasylol†; ***Mex.:*** Trasylol†; ***Neth.:*** Trasylol†; ***NZ:*** Trasylol†; ***Philipp.:*** Trasylol; ***Pol.:*** Traskolan†; Trasylol†; ***Rus.:*** Aprotex (Апротекс); Contrykal (Контрикал); Gordox (Гордокс); Ingitril (Ингитрил); Trasylol (Трасилол)†; Vero-Narcap (Веро-наркап); ***S.Afr.:*** Trasylol; ***Singapore:*** Trasylol†; ***Spain:*** Trasylol†; ***Swed.:*** Trasylol†; ***Switz.:*** Trasylol†; ***Turk.:*** Trasylol; ***UK:*** Trasylol†; ***Ukr.:*** Contrycal (Контрикал); Gordox (Гордокс); Trasylol (Трасилол); ***USA:*** Trasylol; ***Venez.:*** Trasylol†.

多组分制剂 ***Arg.:*** Beriplast P; Lacrimax†; Maxus; Optilac; Tissucol; ***Austral.:*** Tisseel Duo†; ***Austria:*** Beriplast; TachoComb†; Tissucol; Tissucol Duo Quick; ***Belg.:*** Tissucol Duo; Tissucol Kit; ***Braz.:*** Beriplast P; Tissucol†; ***Canad.:*** Tisseel; ***Chile:*** Beriplast P†; ***Cz.:*** Artiss; TachoComb†; Tisseel; Tissucol; ***Denm.:*** Tisseel Duo Quick; ***Fin.:*** Tisseel Duo Quick; ***Fr.:*** Beriplast; Tissucol; ***Ger.:*** Beriplast; TachoComb†; Tissucol Duo S; Tissucol-Kit; ***Gr.:*** Beriplast P; ***Hong Kong:*** Beriplast P; TachoComb; Tisseel; ***Hung.:*** Beriplast P; TachoComb†; Tissucol-Kit; ***Indon.:*** Beriplast; ***Irl.:*** Artiss; Tisseel; ***Israel:*** Beriplast; Tisseel; ***Ital.:*** Beriplast; Tissucol; ***Jpn:*** Bolheal; ***Mex.:*** Beriplast P; Tissucol†; ***Neth.:*** Beriplast P; Tissucol; Tissucol Duo; ***NZ:*** Tisseel Duo; ***Pol.:*** Beriplast; ***Port.:*** Tissucol Duo; ***Rus.:*** TachoComb (ТахоКомб); ***Spain:*** Beriplast P Combi; Tissucol Duo; ***Swed.:*** Tisseel Duo Quick; ***Switz.:*** Beriplast P; Tissucol; Tissucol Duo S; ***Thai.:*** TachoComb†; ***Turk.:*** Beriplast P; Tisseel VH; ***UK:*** Tisseel; ***USA:*** Artiss.

Batroxobin (*rINN*) 巴曲酶

Batroxobina; Batroxobine; Batroxobinum.

Батроксобин

CAS — 9039-61-6 (batroxobin); 9001-13-2 (haemocoagulase).

ATC — B02BX03.

ATC Vet — QB02BX03.

简介

巴曲酶是一种从毒蛇 *Bothrops atrox* 的毒液中提取出来的酶。也可从 *Bothrops moojeni* 的毒液中获得，由 *Bothrops jararaca* 的毒液也可制备相似的制剂。

据报道，巴曲酶可作用于纤维蛋白原以产生纤维蛋白单体，纤维蛋白单体可在凝血酶的作用下转化为纤维蛋白凝块。本药既可用作止血药，也可以更大剂量用于治疗血栓栓塞性疾病，以诱导低纤维蛋白的状态。用作止血药时，本药通常与因子Ⅹ激活药合用，这种复合制剂被称为蝮蛇血凝酶。巴曲酶一般胃肠外给药或局部给药。

制剂

专利制剂

Austria: Defibrase†; Reptilase†; ***Fr.:*** Reptilase†; ***India:*** Reptilase; ***Port.:*** Reptilase†.

Blood ⊗血液

Blod; Bloed; Blut; Sang; Sangre; Sangue; Sanguis; Vér; Veri.

Кровь

UNII — 43MX67MYM9.

Pharmacopoeias. Many pharmacopoeias have monographs, including *US.*

USP 33 (Whole Blood) 在严格的无菌条件下采集的合适献血者的血液，用于输血或进一步处理为一种或多种用于输血的血液组分。含有枸橼酸盐抗凝血药（枸橼酸盐-葡萄糖抗凝溶液、枸橼酸盐-磷酸盐-葡萄糖抗凝溶液或枸橼酸盐-磷酸盐-葡萄糖-腺嘌呤抗凝溶液）。

全血必须检验梅毒、乙型肝炎病毒、Ⅰ型及Ⅱ型人T淋巴细胞病毒（HTLV）、丙型肝炎及 HIV。还应检验血型和 Rh 因子及非预期性红细胞抗原抗体。

1单位（剂）全血至少含有 50g 血红蛋白。经过滤除去白细胞的 1 单位全血（Whole Blood, Leukocytes Reduced）残留的白细胞低于 5×10^6 个。

全血可贮藏于原包装中或采用无菌工艺，转移至相同包装中。本品应在 1～6℃条件下贮藏，除非在准备制备血小板的情况下，采血后可室温贮藏，但时间不可超过 8h。

全血液采集后，以枸橼酸盐葡萄糖抗凝溶液、枸橼酸盐磷酸盐-葡萄糖抗凝溶液或枸橼酸盐磷酸盐葡萄糖-葡萄糖抗凝溶液保存，可在 1～6℃条件下贮藏 21 天。以枸橼酸盐磷酸盐葡萄糖腺嘌呤抗凝溶液保存的全血可在 1～6℃条件下贮藏 35 天。若在采集、制备或进一步处理过程中容器密封口发生破损，则本品在封口破损后的 24h 内失效（血液在 1～6℃条件下贮藏），但不超过血液的原始失效期。

本品为深红色、不透明的液体，静置 24～48h 后血细胞迅速沉降，上层形成澄清、淡黄色或粉红色的血浆。

USP 33 采用 ACD 全血、CPD 全血、CPDA-1 全血及肝素全血命名，以区别所应用的抗凝血药。

不良反应

快速输注大剂量全血可使循环超负荷，并可引起肺水肿。输注大体积枸橼酸盐抗凝的血液可引起低钙血症，但一般对患者影响不大，除非患者肝功能不全或体温过低。本品可引发高钾血症，但就其本身而言，罕有临床意义。快速输注大体积的冷却血液可导致患者体温过低，且可能合并低钙血症、高钾血症，并可导致酸中毒，诱发心脏毒性。接受大剂量输血的患者还可发生弥散性血管内凝血。对于需反复输血的患者，如地中海贫血患者，可能导致铁超负荷。

输注不相容的血液可引起溶血，并可能合并肾衰。可由于与血液成分发生抗原抗体反应而导致发热、僵直及荨麻疹。可引发严重变态反应和过敏反应。对于因前期输注本品或妊娠诱发过敏的患者，应用本品 24h 后可能出现迟发型反应；这些反应通常轻微，症状表现为发热、寒战、血红蛋白水平下降及血红蛋白尿。

传播感染 血液、血液组分或血液制品的应用与传播病毒相关，最需关注的是乙型肝炎病毒和 HIV。报道的其他感染原还包括 CMV、丙型肝炎或其他肝炎病毒、HTLV-Ⅰ和 HTLV-Ⅱ及可引起各种 Creutzfeldt-Jakob 病的病原体。也可能导致细菌和寄生虫的传播，包括梅毒、Chagas 病和疟疾。

使传播感染的风险降到最低的主要方法是对献血者进行严格筛选及进行微生物筛查试验。采集及处理过程中的污染可通过封闭系统及严格的无菌操作达到最大程度的避免。采用加热或化学试剂处理血液制品可使一些病原体失活，包括一些病毒，特别是 HIV-1，但血液和血液组分不能用这两种方法进行处理。反复输注混合血浆制品的患者发生感染的风险增加，可进行免疫预防，如接种乙型肝炎疫苗。

1. Regan F, Taylor C. Blood transfusion medicine. *BMJ* 2002; **325:** 143–7.
2. Goodnough LT. Risks of blood transfusion. *Crit Care Med* 2003; **31** (suppl): S678–S686.
3. Pomper GJ, *et al.* Risks of transfusion-transmitted infections: 2003. *Curr Opin Hematol* 2003; **10:** 412–18.
4. Hardy J-F, *et al.* Massive transfusion and coagulopathy: pathophysiology and implications for clinical management. *Can J Anesth* 2004; **51:** 293–310.
5. McClelland DBL, ed. *Handbook of transfusion medicine: United Kingdom Blood Services.* 4th ed. London: The Stationery Office, 2007.
Also available at: http://www.transfusionguidelines.org.uk/index.aspx?Publication=HTM (accessed 30/11/09)
6. Kitchen AD, Barbara JAJ. Current information on the infectious risks of allogeneic blood transfusion. *Transfus Altern Transfus Med* 2008; **10:** 102–11.
7. Vamvakas EC, Blajchman MA. Transfusion-related mortality: the ongoing risks of allogeneic blood transfusion and the available strategies for their prevention. *Blood* 2009; **113:** 3406–17.
8. Contreras M, Navarrete C. Immunological complications of blood transfusion. In: Contreras M, ed. *ABC of transfusion.* 4th ed. Chichester: Wiley-Blackwell, 2009: 61–8.
9. Barbara J, Contreras M. Infectious complications of blood transfusion: bacteria and parasites. In: Contreras M. ed. *ABC of transfusion.* 4th ed. Chichester: Wiley-Blackwell, 2009: 69–73.
10. Barbara J, Contreras M. Infectious complications of blood transfusion: viruses. In: Contreras M. ed. *ABC of transfusion.* 4th ed. Chichester: Wiley-Blackwell, 2009: 74–8.

Creutzfeldt-Jakob 病 虽然无证据表明血液或血液制品可传播典型的散发的 Creutzfeldt-Jakob 病[1~3]，但有 4 例报道表明，输注非去白细胞血液很可能与变异型 Creutzfeldt-Jakob 病（vCJD）的传播有关[3~7]。目前已经认识到应对这类制品导致 vCJD 传播的潜在风险进行进一步的评价。

在英国，已经采取预防措施以最大程度降低血液或组织传播 vCJD 的风险[8]：

- 血浆从英国之外进口，用以分离制备血浆衍生制品；
- 从捐献的血液中移去白细胞（去白细胞），因为认为这样即可消除感染性［然而，动物试验表明事实并非如此，血液中感染性蛋白质（prion）的浓度可能只降低了约 40%[9]］；
- 进口血浆在临床用于 1996 年 1 月后出生的患者（选择这个日子是因为人们认为此时含牛海绵状脑病感染因子的食物在饮食中基本消失了[9]），到 2005 年 7 月，规定可用于年龄不足 16 岁的所有患者；
- 从 1980 年 1 月 1 日起曾接受血液成分输注者，或曾静脉应用由英国血浆制备的免疫球蛋白者，或曾在世界任何国家接受过血浆置换者，不可捐献血液、血小板及活骨（live bone）。

由胎盘血制备的白蛋白具有传播 Creutzfeldt-Jakob 病的风险，因此限制了白蛋白的这种来源（见**白蛋白项下传播感染**，第1019页）。

1. Wilson K, *et al.* Risk of acquiring Creutzfeldt-Jakob disease from blood transfusions: systematic review of case-control studies. *BMJ* 2000; **321:** 17–19.
2. Dorsey K, *et al.* Lack of evidence of transfusion transmission of Creutzfeldt-Jakob disease in a US surveillance study. *Transfusion* 2009; **49:** 977–84.
3. Hewitt P, *et al.* Variant Creutzfeldt-Jakob disease and its impact on the UK blood supply. In: Contreras M, ed. *ABC of transfusion.* 4th ed. Chichester: Wiley-Blackwell, 2009: 79–82.
4. Llewelyn CA, *et al.* Possible transmission of variant Creutzfeldt-Jakob disease by blood transfusion. *Lancet* 2004; **363:** 417–21.
5. Peden AH, *et al.* Preclinical vCJD after blood transfusion in a PRNP codon 129 heterozygous patient. *Lancet* 2004; **364:** 527–9.
6. Wroe SJ, *et al.* Clinical presentation and pre-mortem diagnosis of variant Creutzfeldt-Jakob disease associated with blood transfusion: a case report. *Lancet* 2006; **368:** 2061–7.
7. Turner ML, Ludlam CA. An update on the assessment and management of the risk of transmission of variant Creutzfeldt-Jakob disease by blood and plasma products. *Br J Haematol* 2009; **144:** 14–23.
8. McClelland DBL, ed. *Handbook of transfusion medicine: United Kingdom Blood Services.* 4th ed. London: The Stationery Office, 2007. Also available at: http://www.transfusionguidelines.org.uk/index.aspx?Publication=HTM (accessed 30/11/09)
9. Ludlam CA, Turner ML. Managing the risk of transmission of variant Creutzfeldt Jakob disease by blood products. *Br J Haematol* 2005; **132:** 13–24.

对白细胞的影响 一项研究以 50 名重症监护病房的患者为研究对象，发现其中 45 名患者输注浓缩红细胞后出现白细胞增多[1]。输注后立即出现以中性粒细胞计算的白细胞增多，且可持续 12h。一项进一步的研究[2]以 96 名危重疾病患者为研究对象，发现白细胞增多通常出现于非败血症患者，且输注了未经滤过的浓缩红细胞。输注 2h 后平均白细胞计数显著升高，这一高水平持续约 12h，经 24h 恢复正常水平。11 名患者输血次数在一次以上，应用经滤过的浓缩红细胞未出现白细胞增多现象。研究发现，贮藏 4 周后，未经滤过的血液中白细胞介素-8 浓度升高，在输注的引起白细胞增加的血液中浓度更高。作者的研究结论为，血液贮藏过程中白细胞产生的细胞因子可能是造成输注未经滤过的浓缩红细胞的输血者出现白细胞增多的原因。

1. Fenwick JC, *et al.* Blood transfusion as a cause of leucocytosis in critically ill patients. *Lancet* 1994; **344:** 855–6.
2. Izbicki G, *et al.* Transfusion-related leukocytosis in critically ill patients. *Crit Care Med* 2004; **32:** 439–42.

对肺的影响 输注血液或其他含有血浆的制品引发的罕见但危及生命的并发症为急性肺损伤，经常被命名为输血性急性肺损伤（TRALI）。症状出现在输血过程中或输血后 6h 内，符合急性呼吸窘迫综合征（第1431页）的症状[1~3]。治疗方法同其他原因引起的急性呼吸窘迫，但通常在 24～48h 开始氧气交换以改善症状。若患者幸存，就不会出现长期后遗症[1]。经产女性献血者血浆中存在的 HLA-特异性抗白细胞抗体可引发这一反应[1,3]，在一些男性献血者血浆中也发现了这种抗体[2]。中性粒细胞激动假说阐述了另一机制：TRALI 由两个独立步骤引发，第一个步骤导致输血者中性粒细胞的预活化，这一过程与输血者的情况有关，第二个步骤中，输注的血液制品激活了肺中预活化的中性粒细胞，引发了内皮损伤[2,3]。

1. Wallis JP. Transfusion-related acute lung injury (TRALI)—under-diagnosed and under-reported. *Br J Anaesth* 2003; **90:** 573–6.
2. Holness L, *et al.* Fatalities caused by TRALI. *Transfus Med Rev* 2004; **18:** 184–8.
3. Kleinman S, *et al.* Toward an understanding of transfusion-related acute lung injury: statement of a consensus panel. *Transfusion* 2004; **44:** 1774–89.

移植物抗宿主病 据报道，不管是免疫抑制患者，还是免疫功能正常患者，输血后均可出现急性移植物抗宿主病，（见**造血干细胞移植**，第1729页）[1]。症状包括发热、疹、肝功能试验结果异常、腹泻及白细胞和各类血细胞水平显著降低。反应可非常严重，甚至可致命。

高风险的免疫抑制人群包括接受骨髓移植的患者、先天性免疫受损的患者、接受子宫内输血的胎儿、霍奇金病患者及应用嘌呤类似物，如氟达拉滨的患者。风险相对较低的患者包括急性白血病患者、非霍奇金淋巴瘤患者、进行集中化疗或放疗的实体瘤患者、早产儿和正在接受交换输血的患者及接受实体器官移植的患者。

对于具有与 HLA 纯合子献血者相同单体型的免疫功能正常的患者，风险也会增加。已有相关个案报道，特别是在日本，由于在那里可给患者输注直系亲属的血液。日本人群中相同单体型的发生率也较高。

输注含有活化淋巴细胞的制品似乎是病因。输血引起的移植物抗宿主病的治疗方法大多无效，若考虑到对患者可能造成的风险，应通过放射的方法除去制品中的活化淋巴细胞。经滤过除去白细胞的血液制品中仍含有少量活化白细胞，因此不可仅用这种方法预防移植物抗宿主病。

1. Schroeder ML. Transfusion-associated graft-versus-host disease. *Br J Haematol* 2002; **117:** 275–87.

恶性肿瘤 研究表明，对于手术期间接受同种异体输血的患者，切除恶性肿瘤后，复发风险增加，长期生存率降低。这一结论建立在回顾性观察研究的基础上，研究中把原因归于同种异体血液引起的免疫抑制作用。但随机对照试验得出了相反的结果，一篇 1996 年的综述[1]未发现本品对癌症复发风险的不利影响，并指出上述观察性研究的结果出现的原因可能是与输血相关的混杂因素。后来的一项荟萃分析[2]考察了 32 个有关接受结肠/直肠手术的患者手术期间输血的研究，得出的结论是接受输血的患者癌症复发率升高（OR 值为 1.68）。复发率升高的相关因素是直肠疾病、进一步恶化的疾病及输血量的增加。然而，其中多数研究样本数较少，具有显著异质性，且不能评估可能与手术相关的其他风险因素，因此癌症复发风险的增加与输血的因果关系仍不明确。其他系统性综述得出的结论不同。一项荟萃分析[3]以接受任意一种实体瘤切除术的患者为研究对象，仅考察采用活化参比物（active comparator）（除去白细胞的或自体血液）的研究。仅 8 项研究符合入选标准，本分析未发现输注异体血液的患者死亡率或癌症复发率升高的证据。有研究者以应用异体浓缩红细胞［除去血沉棕黄层（buffy coat）］或弃去白细胞的红细胞的结肠/直肠癌患者为研究对象，以考察曾提出的手术期间输注异体血液对机体具有有害的免疫抑制作用[4]。尽管除去血沉棕黄层的血液白细胞计数降低，但除去白细胞的红细胞中白细胞计数更低，免疫抑制反应应该降低。然而 5 年后，这两组患者的生存率或复发率无差异。未输血的患者生存率更高，但这可能与输血患者直肠癌发生率更高有关，且未接受输血的患者症状相对较轻。一项综述[5]考察了个案研究和荟萃分析，得出的结论是异体输血与实体瘤复发的因果关系仍未证实。一些证据表明，输血可影响免疫功能，但这种作用的机制及异体血液中介导这一反应的特异成分还不明确。

据流行病学研究报道，自 19 世纪 50 年代以来，非霍奇金淋巴瘤的发病率的升高与异体输血例数的增加呈相同的趋势。可能的机制包括输血相关的免疫抑制、致癌病毒的传播及应用淋巴瘤患者捐献的血液[6,7]。尽管据一些病例对照研究报道，输血与非霍奇金淋巴瘤的发生无关[8,9]，但其他一些研究报道了阳性结果，尤其与一些淋巴瘤亚型相关[10]。考察这些及其他一些研究的综述[6,7]发现，各报道间存在相当大的不一致。可能是由于研究设计的偏倚、致混淆因素如 HIV 感染及对于淋巴瘤的分类缺乏一致性。

1. Vamvakas EC. Transfusion-associated cancer recurrence and postoperative infection: meta-analysis of randomized, controlled clinical trials. *Transfusion* 1996; **36:** 175–86.
2. Amato AC, Pescatori M. Effect of perioperative blood transfusions on recurrence of colorectal cancer: meta-analysis stratified on risk factors. *Dis Colon Rectum* 1998; **41:** 570–85.
3. McAlister FA, *et al.* Perioperative allogeneic blood transfusion does not cause adverse sequelae in patients with cancer: a meta-analysis of unconfounded studies. *Br J Surg* 1998; **85:** 171–8.
4. van de Watering LMG, *et al.* Perioperative blood transfusions, with or without allogeneic leucocytes, relate to survival, not to cancer recurrence. *Br J Surg* 2001; **88:** 267–72.
5. Vamvakas EC, Blajchman MA. Deleterious clinical effects of transfusion-associated immunomodulation: fact or fiction? *Blood* 2001; **97:** 1180–95.
6. Vamvakas EC. Allogeneic blood transfusion as a risk factor for the subsequent development of non-Hodgkin's lymphoma. *Transfus Med Rev* 2000; **14:** 258–68.
7. Chow EJ, Holly EA. Blood transfusions and non-Hodgkin's lymphoma. *Epidemiol Rev* 2002; **24:** 269–79.
8. Maguire-Boston EK, *et al.* Blood transfusion and risk of non-Hodgkin's lymphoma. *Am J Epidemiol* 1999; **149:** 1113–18.
9. Chow EJ, Holly EA. Blood transfusions as a risk factor for non-Hodgkin's lymphoma in the San Francisco Bay Area: a population-based study. *Am J Epidemiol* 2002; **155:** 725–31.
10. Cerhan JR, *et al.* Blood transfusions and risk of non-Hodgkin's lymphoma subtypes and chronic lymphocytic leukemia. *Cancer Epidemiol Biomarkers Prev* 2001; **10:** 361–8.

注意事项

通常不可输注全血，除非患者及献血者的 ABO 及 Rh 血型已被确定，且已考察了患者血清与供者红细胞的相容性（见下文**血型**项下）。

每次都应确定输血者的 Rh 血型，理想的情况是所有患者均应输注相应 Rh 血型的血液。

大体积输血或快速输血时，为了降低由心脏温度过低引起的心脏骤停的可能性及最大程度减轻术后寒战的程度，输血前应小心地将贮藏的血液加热至 37℃。

对于具有正常或血容积偏大的慢性贫血患者，不可输注全血。

不可将药物加入血液中同时输注。

若献血者近期接受过药物治疗，对输血者可造成不利影响。

目前已经出版了如何应用接受药物治疗的供者的血液的指南[1~4]。

1. Ferner RE, *et al.* Drugs in donated blood. *Lancet* 1989; **ii:** 93–4.
2. Stichtenoth DO, *et al.* Blood donors on medication: are deferral periods necessary? *Eur J Clin Pharmacol* 2001; **57:** 433–40.
3. UK Blood Transfusion Services. Whole blood and components donor selection guidelines: drug index (revised 23rd April, 2008). Available at: http://www.transfusionguidelines.org.uk/index.asp?Publication=DI&Section=4 (accessed 29/08/08)
4. American Red Cross. Eligibility criteria by topic. Available at: http://www.redcrossblood.org/donating-blood/eligibility-requirements/eligibility-criteria-topic (accessed 13/08/10)

滥用 有关输注全血或浓缩红细胞以提高运动成绩的参考文献[1,2]如下。

1. Ekblom BT. Blood boosting and sport. *Baillieres Best Pract Res Clin Endocrinol Metab* 2000; **14:** 89–98.
2. Leigh-Smith S. Blood boosting. *Br J Sports Med* 2004; **38:** 99–101.

血型 主要的血型系包括 ABO 系和 Rhesus 系。

简而言之，红细胞遗传性表达于表面的抗原。携带抗原 A 及 B、A 或 B、或不携带这两种抗原的患者分别被划分为 AB、A、B 或 O 型。这些人的血清中分别既无抗 B 也无抗 A 抗体、或具有抗 B（β）、抗 A（α）抗体中的一种、或二者兼而有之（α+β）。若将红细胞为 A 型血的人的血输注给具有抗 A 抗体的人，则可导致凝集反应，还可能引发溶血。可通过试验应用已知的标准物来检验红细胞的凝集原和血清的凝集素来确定 ABO 血型。

在 Rhesus 系中，多数人携带的抗原（Rh^+）可刺激携带 Rh^- 抗原的人产生抗体，此后若这个人接触 Rh^+ 血液就会发生溶血。

这两种血型系的多数变异体及其他血型系还在不断被认识中。

用途和用法

血液是一种成分复杂的液体，具有多种功能，包括维持组织的水合作用、保持体温、运输机体中的气体、离子、营养、激素、酶、抗体、代谢废物和药物。

血液的主要成分是血浆、红细胞、白细胞和血小板（不同血细胞及其形成的进一步介绍及成人的平均计数，见第1011页的**造血**）。血清是血液或血浆凝结在一起后残留的液体，实际上，它是除去纤维蛋白原的血浆。

全血是红细胞浓缩物、凝血因子、血小板、血浆及血浆组分及免疫球蛋白的来源，上述组分均具有各自特定的适应证。由于输注全血具有风险性，且有必要注重其应用的经济性，因此应在恰当的时候应用合适的血液组分。

需置换血浆蛋白和红细胞时，如手术中急性失血或严重出血时，可输注全血。全血还可在心肺分流术中用于补充循环血量。

输注全血的量和输注速度取决于患者的年龄和一般情况、患者循环系统的情况及输血的临床指征。

"输血单位"通常表示的容积约 510ml，包括抗凝血药。对于血液制剂，1 单位通常表示从 1 单位全血获得的血液组分。一些血液组分采用特殊的活性单位。

输注 1 单位全血可使成人血中的血红蛋白浓度平均升高约 1g/100ml。

应用血液及血液组分的综述和指南如下。

1. Goodnough LT, *et al.* Transfusion medicine: blood transfusion. *N Engl J Med* 1999; **340:** 438–47.
2. WHO. *The clinical use of blood in medicine, obstetrics, paediatrics, surgery and anaesthesia, trauma and burns.* Geneva: WHO, 2001. Also available as *The clinical use of blood handbook* at: http://whqlibdoc.who.int/publications/2001/9241545399.pdf (accessed 27/10/05)
3. Australian Red Cross Blood Service. *Transfusion medicine manual.* Available at: http://www.manual.transfusion.com.au/Home.aspx (accessed 29/08/08)
4. British Committee for Standards in Haematology Transfusion Task Force. Transfusion guidelines for neonates and older children. *Br J Haematol* 2004; **124:** 433–53. Correction. *ibid.* 2007; **136:** 514–16. Also available at: http://www.bcshguidelines.com/pdf/Neonates_124_4_2004.pdf (accessed 27/10/05)
5. British Committee for Standards in Haematology. Guidelines on the management of massive blood loss. *Br J Haematol* 2006; **135:** 634–41.
6. McClelland DBL, ed. *Handbook of transfusion medicine: United Kingdom Blood Services.* 4th ed. London: The Stationery Office, 2007. Also available at: http://www.transfusionguidelines.org.uk/index.aspx?Publication=HTM (accessed 30/11/09)
7. American Red Cross. Practice guidelines for blood transfusion: a compilation from recent peer-reviewed literature, second edition (issued April 2007). Available at: http://www.redcross.org/www-files/Documents/WorkingWiththeRedCross/practiceguidelinesforbloodtrans.pdf (accessed 13/08/10)
8. Council of Europe. *Guide to the preparation, use and quality assurance of blood components.* 14th ed. Strasbourg: Council of Europe Publishing, 2008.
9. Contreras M, ed. *ABC of transfusion.* 4th ed. Chichester: Wiley-Blackwell, 2009.

自体输血 已经出版了有关自体输血的综述和指南，自体输血是以患者自己作为血液的献血者，通常在选择性手术前不久采血或在手术进行中补救性采血[1~6]。

1. British Committee for Standards in Haematology Blood Transfusion Task Force. Guidelines for autologous transfusion II: perioperative haemodilution and cell salvage. *Br J Anaesth* 1997; **78:** 768–71. Also available at: http://www.bcshguidelines.com/pdf/bja768.pdf (accessed 27/10/05)
2. Goodnough LT, *et al.* Transfusion medicine: blood conservation. *N Engl J Med* 1999; **340:** 525–33.
3. Vanderlinde ES, *et al.* Autologous transfusion. *BMJ* 2002; **324:** 772–5.
4. Carless P, *et al.* Autologous transfusion techniques: a systematic review of their efficacy. *Transfus Med* 2004; **14:** 123–44.
5. British Committee for Standards in Haematology, Transfusion Task Force. Guidelines for policies on alternatives to allogeneic blood transfusion. 1. Predeposit autologous blood donation and transfusion. *Transfus Med* 2007; **17:** 354–65. Also available at: http://www.bcshguidelines.com/pdf/alt_allogeneic_blood_transfusion.pdf (accessed 09/06/08)
6. Thomas D, Hunt B. Alternatives to allogeneic blood transfusion. In: Contreras M, ed. *ABC of transfusion.* 4th ed. Chichester: Wiley-Blackwell, 2009: 89–94.

制剂

USP 33: Whole Blood.

Calcium Alginate 藻酸钙

Alginato cálcico; E404.

Кальция Альгинат

CAS — 9005-35-0.

ATC — B02BC08.

ATC Vet — QB02BC08.

简介

藻酸钙为海藻酸的钙盐，是由 D-甘露糖醛酸和 L-谷氨酸残基组成的聚糖醛酸（polyuronic acid）。本药可从海藻获得，主要是 *Laminaria* 种。藻酸钙为吸收性止血药，可促进伤口愈合（第1511页），还可以藻酸钙-钠盐混合的形式作为纤维，用于衣服或包装材料。藻酸钙纤维中的钙离子可交换血液及渗出液中的钠离子，形成亲水性的凝胶。

海藻酸及其钙盐和钠盐广泛用于食品工业。

1. Thomas S. Alginate dressings in surgery and wound management–part 1. *J Wound Care* 2000; **9:** 56–60.
2. Thomas S. Alginate dressings in surgery and wound management: part 2. *J Wound Care* 2000; **9:** 115–19.
3. Thomas S. Alginate dressings in surgery and wound management: part 3. *J Wound Care* 2000; **9:** 163–6.

制剂

专利制剂

Arg.: Kaltostat; Nu-Derm Alginato; ***Austral.:*** Melgisorb; Sorbsan; ***Belg.:*** Algisite M; Algosteril; Askina Sorb; Kaltostat; Melgisorb; SeaSorb Soft; Sorbalgon; Suprasorb A; Tegaderm Alginate; Urgosorb; ***Canad.:*** Algisite†; Kaltostat; Melgisorb; Restore CalciCare; Tegaderm Alginate; Tegagen†; ***Fr.:*** Algosteril; Coalgan; Stop Hemo; ***Ger.:*** Urgosorb; ***Gr.:*** Stop Hemo; ***Indon.:*** Bioplacenton Tulle; ***Irl.:*** Kaltostat†; Sorbsan†; ***Ital.:*** Algosteril; Cutinova Alginate†; Kaltostat; Melgisorb; Suprasorb A; ***Port.:*** Sorbsan†; ***S.Afr.:*** Kaltostat; ***UK:*** Algosteril; Comfeel SeaSorb; Kaltostat; Sorbsan; ***USA:*** Calalgin.

多组分制剂 ***Arg.:*** Comfeel Purilon; Comfeel SeaSorb; Fibracol Plus; Mylanta Reflux; Purilon†; SeaSorb†; ***Austral.:*** Flaminal; ***Canad.:*** Carboflex†; ***Fr.:*** Clip Hemo; Melgisorb; Purilon; SeaSorb; Sorbalgon Plus; Urgosorb; ***Ger.:*** Algosteril Trionic†; Comfeel Plus; DracoAlgin; Purilon; SeaSorb Soft; SeaSorb-Ag; ***Israel:*** Kaltocarb; Kaltostat; ***Port.:*** Askina Sorb†; Carboflex†; Kaltostat; ***UK:*** Comfeel Plus; SeaSorb Soft; ***Venez.:*** Mylanta Plus†.

Carbazochrome（*rINN*）卡巴克络

AC-17; Adrenochrome Monosemicarbazone; Carbazochromum; Carbazocromo; Monosemicarbazona de adrenocromo. 3-Hydroxy-1-methyl-5,6-indolinedione semicarbazone.

Карбазохром

$C_{10}H_{12}N_4O_3$ = 236.2.

CAS — 69-81-8 (carbazochrome); 13051-01-9 (carbazochrome salicylate); 51460-26-5 (carbazochrome sodium sulfonate).

ATC — B02BX02.

ATC Vet — QB02BX02.

UNII — 81F061RQS4.

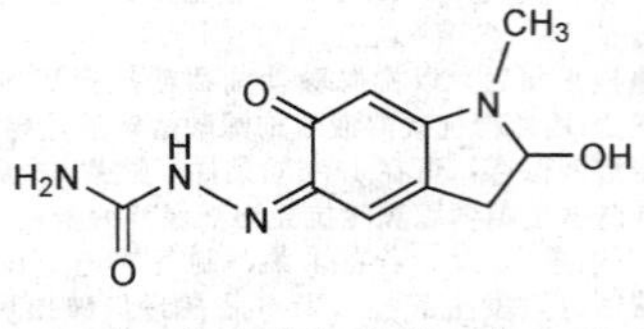

Pharmacopoeias. *Jpn* includes Carbazochrome Sodium Sulfonate ($C_{10}H_{11}N_4NaO_5S,3H_2O$ = 376.3).

简介

卡巴克络为肾上腺素的氧化产物，用作止血药。卡络磺钠可口服给药，剂量为每日 30～150 mg，至少分 3 次给药。胃肠外给药剂量为 10mg，主要方式为皮下或肌内注射给药；静脉给药的最大剂量为 100mg。本药还可以二水合物及水杨酸盐的形式应用。

制剂

专利制剂

Braz.: Adrenoplasma†; Adrenoxil†; ***Hong Kong:*** Adona; ***India:*** Sigmachrome; Siochrome†; Styptocid; ***Indon.:*** Adona; Adrome; ***Ital.:*** Adona; ***Jpn:*** Adona; ***Port.:*** Adrenoxil; ***Thai.:*** Neo-Hesna†.

多组分制剂 ***India:*** Cadisper C; CKP†; Siochrome; Styptocid; Styptocip; ***Ital.:*** Fleboside; ***Jpn:*** Behyd-RA; ***Mex.:*** Hemosin-K; ***Spain:*** Perfus Multivitaminico; ***Venez.:*** Dremo-K†.

Darbepoetin Alfa (*BAN*, *USAN*, *rINN*) ⊗ **达依泊汀-α**

Darbepoetiinialfa; Darbepoetina alfa; Darbépoétine Alfa; Darbepoetinum Alfa; Darbepoyetina alfa; NESP; Novel Erythropoiesis Stimulating Protein. 30-L-Asparagine-32-L-threonine-87-L-valine-88-L-asparagine-90-L-threonineerythropoietin (human).

Дарбепоэтин Альфа

CAS — 209810-58-2.
ATC — B03XA02.
ATC Vet — QB03XA02.
UNII — 15UQ94PT4P.

不良反应和处置

参见**依泊汀**，第1028页。

药动学

达依泊汀-α吸收缓慢，皮下注射的生物利用度约为37%。对于接受透析的慢性肾衰患者，静脉给药后的终末半衰期约为21h。接受透析患者皮下给药后的半衰期约为46h，然而对于未进行透析的慢性肾衰患者，半衰期约为70h，癌症患者的半衰期约为74h。

1. Heatherington AC, *et al.* Pharmacokinetics of novel erythropoiesis stimulating protein (NESP) in cancer patients: preliminary report. *Br J Cancer* 2001; **84** (suppl): 11–16.
2. Allon M, *et al.* Pharmacokinetics and pharmacodynamics of darbepoetin alfa and epoetin in patients undergoing dialysis. *Clin Pharmacol Ther* 2002; **72:** 546–55.
3. Lerner G, *et al.* Pharmacokinetics of darbepoetin alfa in pediatric patients with chronic kidney disease. *Pediatr Nephrol* 2002; **17:** 933–7.
4. Heatherington AC, *et al.* Pharmacokinetics of darbepoetin alfa after intravenous or subcutaneous administration in patients with non-myeloid malignancies undergoing chemotherapy. *Clin Pharmacokinet* 2006; **45:** 199–211.
5. Padhi D, *et al.* An extended terminal half-life for darbepoetin alfa: results from a single-dose pharmacokinetic study in patients with chronic kidney disease not receiving dialysis. *Clin Pharmacokinet* 2006; **45:** 503–10.
6. Takama H, *et al.* Population pharmacokinetics of darbepoetin alfa in haemodialysis and peritoneal dialysis patients after intravenous administration. *Br J Clin Pharmacol* 2007; **63:** 300–309.

用途和用法

达依泊汀-α为内源性蛋白质激素红细胞生成素的类似物，与依泊汀（第1029页）具有相似的特性。可用于治疗由慢性肾衰引起的贫血（**正细胞-正色素性贫血**，第1012页）及由非骨髓瘤患者化疗引起的贫血。

对于成人和11岁及以上的儿童**由慢性肾衰引起的贫血**，治疗的目的是将患者血红蛋白水平升高至10～12g/100ml。应使血红蛋白水平逐渐升高以最大限度地减轻不良反应，如高血压。推荐的升高速度为每月不超过2g/100ml。达依泊汀-α可皮下或静脉注射，初始给药剂量为450ng/kg，每周1次，单剂量注射。对于血液透析患者，推荐静脉给药，以减少中和性抗体（neutralising antibodies）的产生及单纯红细胞再生障碍的发生（见**依泊汀**项下**对血液的影响**，第1028页）；为了避免外周静脉穿刺，对于未接受血液透析的患者，最好采取皮下给药的方式。根据疗效调整剂量，间隔不少于4周，直至达到预期的血红蛋白水平。调整剂量的方法通常为升高或降低25%的给药剂量。然后给予维持剂量，每周1次。患者的给药方案可由每周1次调整为每两周1次，给药剂量调整为每周给药1次的两倍。替代性地，对于非透析患者，初始给药剂量为750ng/kg，皮下注射，每两周1次，然后进行剂量调整。达到预期的血红蛋白水平时，给予维持剂量，每月1次，给药剂量等于每两周给药1次的两倍。

达依泊汀-α可用于治疗**非骨髓瘤**患者化疗引起的贫血。然而，美国注册药品信息中给出警示：达到预期的治疗效果后，应停止应用，因为达依泊汀-α是否可阻止病情的进一步发展及对总生存率的影响目前还不完全清楚。FDA限制将达依泊汀-α用于癌症患者，而MHRA认为输血可能为更适宜，另见**贫血**（见**依泊汀**项下，第1030页）。达依泊汀-α可皮下注射，初始给药剂量为500μg（6.75μg/kg），每3周1次，若9周后未达到预期疗效，进一步应用本药治疗可能也无意义。替代性地，本药的初始给药剂量可为2.25μg/kg，每周1次。若6周后疗效不理想，可将剂量增加至4.5μg/kg，每周1次。化疗完成后，应停用达依泊汀-α，但英国注册药品信息指出，还可持续至化疗结束后4周。应使血红蛋白水平逐渐升高，推荐的升高速度为每月不超过2g/100ml，目标血红蛋白水平不超过12g/100ml。若达到预期的血红蛋白水平，剂量应降低25%～50%，以维持这一水平。

目前，正在考察达依泊汀-α用于贫血和心衰患者治疗的有效性。

1. Ibbotson T, Goa KL. Darbepoetin alfa. *Drugs* 2001; **61:** 2097–2104.
2. The NESP Usage Guidelines Group. Practical guidelines for the use of NESP in treating renal anaemia. *Nephrol Dial Transplant* 2001; **16** (suppl 3): 22–8.
3. Overbay DK, Manley HJ. Darbepoetin-α: a review of the literature. *Pharmacotherapy* 2002; **22:** 889–97.
4. Joy MS. Darbepoetin alfa: a novel erythropoiesis-stimulating protein. *Ann Pharmacother* 2002; **36:** 1183–92.
5. Cvetkovic RS, Goa KL. Darbepoetin alfa in patients with chemotherapy-related anaemia. *Drugs* 2003; **63:** 1067–74.
6. Siddiqui MAA, Keating GM. Darbepoetin alfa: a review of its use in the treatment of anaemia in patients with cancer receiving chemotherapy. *Drugs* 2006; **66:** 997–1012.

儿童用法 对于11岁及以上的儿童，达依泊汀-α可用于治疗慢性肾衰引起的贫血，剂量与成人相似（见上文）。

制剂

专利制剂

Austral.: Aranesp; **Austria:** Aranesp; **Belg.:** Aranesp; **Canad.:** Aranesp; **Cz.:** Aranesp; Nespo†; **Denm.:** Aranesp; **Fin.:** Aranesp; **Fr.:** Aranesp; **Ger.:** Aranesp; **Gr.:** Aranesp; **Hong Kong:** Aranesp; **Hung.:** Aranesp; **Irl.:** Aranesp; **Israel:** Aranesp; **Ital.:** Aranesp; Nespo; **Neth.:** Aranesp; Nespo; **Norw.:** Aranesp; **Pol.:** Aranesp; **Port.:** Aranesp; Nespo†; **Rus.:** Aranesp (Аранесп); **Singapore:** Aranesp; **Spain:** Aranesp; **Swed.:** Aranesp; **Switz.:** Aranesp; **Turk.:** Aranesp; **UK:** Aranesp; **USA:** Aranesp.

Dextran 1 (*BAN*, *rINN*) ⊗ **右旋糖酐 1**

Dekstraani 1; Dekstranas 1; Dextrán 1; Dextranum 1.

Декстран 1

CAS — 9004-54-0 (dextran).
ATC — B05AA05.
ATC Vet — QB05AA05.
UNII — I8LHQ0D645.

Pharmacopoeias. In *Eur.* (see p.vii) and *US.*

Ph. Eur. 6.8（Dextran 1 for Injection） 为右旋糖酐的低分子量分馏组分，由异麦芽-寡糖混合物组成。本药由右旋糖酐经水解和分馏获得，右旋糖酐是应用肠膜样明串珠菌（*Leuconostoc mesenteroides*）的某一菌株或次代菌株使蔗糖发酵生成。平均分子量约为1000。

本药为白色或类白色的吸湿性粉末。极易溶于水；极微溶于乙醇。

USP 33（Dextran 1） 为右旋糖酐的低分子量分馏物，由异麦芽-寡糖混合物组成。本药由右旋糖酐经水解和分馏获得，右旋糖酐是在蔗糖存在的条件下，由肠膜样明串珠菌（*Leuconostoc mesenteroides*）的某一菌株发酵生成。本药为葡萄糖聚合物，各葡萄糖单位间的连接键几乎均为α-1,6型。本药的平均分子量约为1000。

本药为白色至灰白色的吸湿性粉末。极易溶于水；略溶于乙醇。15%水溶液的pH值为4.5～7.0。在4～30℃条件下贮藏。

简介

右旋糖酐1用于预防输注右旋糖酐引发的严重过敏反应。据报道，本药可占据右旋糖酐反应抗体的结合位点，从而阻止与更大分子量的右旋糖酐形成大分子免疫复合物。

右旋糖酐1的通常给药剂量为20ml浓度为150mg/ml的溶液，在输注更大分子量的右旋糖酐前1～2min静脉注射，间隔时间不可超过15min。若在给予初始剂量后的48h后再次输注，应给予相同剂量。儿童用法，见下文。

儿童用法 推荐的儿童静脉给药剂量为0.3ml/kg，注射液（浓度为150mg/ml）。

用途 两项多中心研究（研究对象分别为29200名及34950名患者）表明，右旋糖酐1可通过半抗原抑制作用预防过敏反应，并与剂量正相关[1,2]。本药不能降低轻微过敏反应的发生率，因为这些反应通常不是由抗体介导的。另一大规模研究[3]比较了注射右旋糖酐40或右旋糖酐70前2min给予右旋糖酐1或给予与注射液混合的右旋糖酐1的情况，因两名混合注射组的患者出现严重过敏反应而停止。比较1983～1992年间（应用右旋糖酐1预防）与1975～1979年间（未采取预防措施）由输注右旋糖酐引起的严重过敏反应[4]，发现应用右旋糖酐1可使输注右旋糖酐引发严重过敏反应的发生率降低35倍。

前3项研究中由右旋糖酐1引发的不良反应分别为21例、20例和2例，包括恶心、皮肤反应、心动过缓和低血压。除1名患者外，右旋糖酐1引起的不良反应较轻微，一般临床意义不大。第4项研究报道的右旋糖酐1的不良反应发生率约为1/100000。

1. Ljungström K-G, *et al.* Prevention of dextran-induced anaphylactic reactions by hapten inhibition I: a Scandinavian multicenter study on the effects of 10 mL dextran 1, 15% administered before dextran 70 or dextran 40. *Acta Chir Scand* 1983; **149:** 341–8.
2. Renck H, *et al.* Prevention of dextran-induced anaphylactic reactions by hapten inhibition III: Scandinavian multicenter study on the effects of 20 mL dextran 1, 15% administered before dextran 70 or dextran 40. *Acta Chir Scand* 1983; **149:** 355–60.
3. Renck H, *et al.* Prevention of dextran-induced anaphylactic reactions by hapten inhibition II: a comparison of the effects of 20 mL dextran 1, 15% administered either admixed to or before dextran 70 or dextran 40. *Acta Chir Scand* 1983; **149:** 349–53.
4. Ljungström K-G. Safety of dextran in relation to other colloids - ten years experience with hapten inhibition. *Infusionsther Transfusionsmed* 1993; **20:** 206–10.

制剂

专利制剂

Austral.: Promit; **Austria:** Praedex†; Promit†; **Denm.:** Promiten; **Ger.:** Promit†; **Hung.:** Promiten; **Neth.:** Promiten†; **Norw.:** Promiten; **S.Afr.:** Promit†; **Swed.:** Promiten; **Switz.:** Promit†; **USA:** Promit.

Dextran 40 (*BAN*, *USAN*, *rINN*) ⊗ **右旋糖酐 40**

Dekstraani 40; Dekstran 40; Dekstranas 40; Dextrán 40; Dextranum 40; LMD; LMWD; Low-molecular-weight Dextran; LVD.

Декстран 40

CAS — 9004-54-0 (dextran).
ATC — B05AA05.
ATC Vet — QB05AA05.
UNII — K3R6ZDH4DU.

Pharmacopoeias. In *Chin.*, *Jpn*, and *US.*

Eur. (see p.vii) and *Jpn* describe Dextran 40 for Injection.

Ph. Eur. 6.8（Dextran 40 for Injection） 为多糖混合物，主要的类型为α-1,6-葡聚糖，由右旋糖酐经水解和分馏获得，右旋糖酐是为应用肠膜样明串珠菌（*Leuconostoc mesenteroides*）的某一菌株或次代菌株使蔗糖发酵生成。平均分子量约为40000。

本品为白色或类白色粉末。极易溶于水；极微溶于乙醇。

USP 33（Dextran 40） 本药由多糖经水解和分馏获得，多糖是以蔗糖为底物通过肠膜样明串珠菌（*Leuconostoc mesenteroides*）的某一菌株发酵生成。本药是葡萄糖聚合物，各葡萄糖单位间的连接键几乎均为α-1,6型。平均分子量为35000～45000。10%水溶液的pH值为4.5～7.0。在25℃条件下贮藏，允许偏差为15～30℃。

配伍禁忌 右旋糖酐40配伍禁忌的产生是由于其制剂呈弱酸性。

不良反应、处置和注意事项

参见**右旋糖酐 70**，第1026页。

右旋糖酐40的迅速肾排泄可导致尿中药物浓度升高，对于尿量减少的患者，可增加尿黏度，且可能进而引起少尿或急性肾衰。因此，伴有少尿的肾病为输注右旋糖酐的禁忌证。若应用右旋糖酐40治疗期间发生无尿或少尿，应停药。应用右旋糖酐40前最好纠正脱水。右旋糖酐40可引起伤口表面的毛细渗出。

对肾脏的影响 右旋糖酐40可引起急性肾衰[1～4]，但右旋糖酐70较少引发这一反应[1]。这一反应发生的机制还不清楚，提出的机制包括血浆渗透压升高使肾小球滤过压降低进而降低肾小球滤过率[2]、输尿管堵塞[2,4]或对肾细胞产生直接毒性作用[4]。血浆置换已成功用于清除患者体内的右旋糖酐[2～4]。

1. Feest TG. Low molecular weight dextran: a continuing cause of acute renal failure. *BMJ* 1976; **2:** 1300.
2. Tsang RKY, *et al.* Acute renal failure in a healthy young adult after dextran 40 infusion for external-ear reattachment surgery. *Br J Plast Surg* 2000; **53:** 701–3.
3. Kato A, *et al.* Complication of oliguric acute renal failure in patients treated with low-molecular weight dextran. *Ren Fail* 2001; **23:** 679–84.
4. Vos SCB, *et al.* Acute renal failure during dextran-40 antithrombotic prophylaxis: report of two microsurgical cases. *Ann Plast Surg* 2002; **48:** 193–6.

超敏反应 与右旋糖酐40应用相关的过敏反应的报道，见下文的**右旋糖酐 70**及上文的**右旋糖酐 1**。

药动学

右旋糖酐40静脉输注后可缓慢代谢为葡萄糖。24h内约70%药物以原形通过尿液排泄。少量药物排泌进入胃肠道，经粪便消除。

用途和用法

右旋糖酐40为血浆增容药，用于治疗低血容量性休克（第1143页）。浓度为10%的右旋糖酐40溶液的胶体渗透压比血浆蛋白略高，因此比更高分子量的右旋糖酐的血浆增容能力更强，但由于肾排泄速度增加，增容作用的持续时间可能缩短。右旋糖酐40还可降低血黏度，抑制红细胞聚积。若需改善循环血量，本药可用于预防和治疗术后血栓性疾病，也可在体外循环期间作为预充液。

右旋糖酐40可以10%浓度的溶液静脉输注，以0.9%氯化钠注射液或5%葡萄糖注射液为溶剂。给药剂量的依据为患者的临床症状。

对于**休克**，推荐的前24h的最大给药剂量为20ml/kg，最初的10ml/kg可快速静脉输注。然后每天最大给药剂量10ml/kg，疗程最长5天。给予右旋糖酐40前最好纠正脱水。

对于**血栓性疾病**，推荐的给药方案为第 1 天经 4～6h 给药 500～1000ml，然后第 2 天及以后每天经 4～6h 给药 500ml，疗程不超过 10 天。

对于术后血栓性疾病的预防，可在手术期间或手术结束当天经 4～6h 给药 500ml，第 2 天再次给予相同剂量。对于高风险患者，可隔日再继续给予相同剂量，疗程最长 10 天。

体外灌注液中可加入 10～20ml/kg。

右旋糖酐 40 还可作为人工泪液的成分。

硬膜后腰椎穿刺后头痛 当其他方法，包括硬膜外自体输血无效时，右旋糖酐 40 可用于治疗硬膜穿刺后头痛（第1766页）。有报道[1～3]介绍了右旋糖酐 40 以硬膜外推注形式给药 20ml。有时连续以 3～4ml/h 的速度硬膜外输注，经治疗，头痛可在开始输注的 20h 内缓解[1,2]。

1. Aldrete JA. Persistent post-dural-puncture headache treated with epidural infusion of dextran. *Headache* 1994; **34:** 265–7.
2. Reynvoet MEJ, *et al.* Epidural dextran 40 patch for postdural puncture headache. *Anaesthesia* 1997; **52:** 886–8.
3. Souron V, Hamza J. Treatment of postdural puncture headaches with colloid solutions: an alternative to epidural blood patch. *Anesth Analg* 1999; **89:** 1333–4.

血栓栓塞疾病 右旋糖酐 40 是唯一可用于预防由外科手术，如髋关节置换术引起的静脉血栓栓塞（第1147页）的药物。右旋糖酐 40 可用于预防一些血管外科手术，包括颈动脉内膜切除术相关的血栓并发症[1]。

1. Abir F, *et al.* Efficacy of dextran solutions in vascular surgery. *Vasc Endovascular Surg* 2004; **38:** 483–91.

制剂

BP 2010: Dextran 40 Intravenous Infusion;
USP 33: Dextran 40 in Dextrose Injection; Dextran 40 in Sodium Chloride Injection.

专利制剂

Austria: Elorheo†; Rheomacrodex†; ***Canad.:*** Gentran 40†; ***Cz.:*** Rheodextran†; ***Denm.:*** Rheomacrodex; ***Ger.:*** Infukoll M 40†; Longasteril 40†; Rheomacrodex†; ***Gr.:*** Gentran; Neodextril; Rheomacrodex†; ***Hung.:*** Rheomacrodex; ***Indon.:*** Otsutran; ***Israel:*** Rheomacrodex†; ***Ital.:*** Eudextran; Plander R; ***Mex.:*** Rheomacrodex; ***Norw.:*** Rheomacrodex; ***Philipp.:*** LM Dextran; ***Port.:*** Bas-Dextrano; Neodextril 40; ***Rus.:*** Rheomacrodex (Реомакродекс)†; Rheopolydex (Реополидекс); Rheopolyglukin (Реополиглюкин); ***S.Afr.:*** Rheomacrodex; ***Singapore:*** Onkovertin; ***Spain:*** Rheomacrodex; ***Swed.:*** Perfadex; Rheomacrodex; ***Switz.:*** Rheomacrodex†; ***Thai.:*** Onkovertin; ***Turk.:*** Rheomacrodex; ***UK:*** Gentran 40; ***USA:*** Gentran 40; Rheomacrodex.

多组分制剂 ***Rus.:*** Rheogluman (Реоглюман).

Dextran 60 (*BAN*, *rINN*) ⊗右旋糖酐 60

Dekstraani 60; Dekstranas 60; Dextrán 60; Dextranum 60.
Декстран 60
CAS — 9004-54-0 (dextran).
ATC — B05AA05.
ATC Vet — QB05AA05.

Pharmacopoeias. *Eur.* (see p.vii) describes Dextran 60 for Injection.

Ph. Eur. 6.8（Dextran 60 for Injection） 为多糖混合物，主要为 α-1,6-葡聚糖，由右旋糖酐经水解和分馏获得，右旋糖酐为应用肠膜样明串珠菌（*Leuconostoc mesenteroides*）的某一菌株或次代菌株使蔗糖发酵生成。平均分子量约为 60000。

本药为白色或类白色粉末。极易溶于水；极微溶于乙醇。

配伍禁忌 右旋糖酐 60 的配伍禁忌是由于其制剂呈弱酸性。

简介

右旋糖酐 60 是血浆增容药，作用和用途同右旋糖酐 70（见下文）。本药以浓度为 3% 或 6% 的溶液静脉输注，溶剂为 0.9% 氯化钠注射液或电解质混合溶液。

右旋糖酐 60 还可局部用于干眼症。

制剂

专利制剂

Austria: Macrodex†; ***Ger.:*** Macrodex†; ***Hung.:*** Macrodex; ***Norw.:*** Plasmodex; ***Swed.:*** Plasmodex.

Dextran 70 (*BAN*, *USAN*, *rINN*) ⊗ 右旋糖酐 70

Dekstraani 70; Dekstran 70; Dekstranas 70; Dextrán 70; Dextranum 70; Polyglucin (dextran).
Декстран 70
CAS — 9004-54-0 (dextran).
ATC — B05AA05.
ATC Vet — QB05AA05.
UNII — 7SA290YK68.

Pharmacopoeias. In *Chin.*, *Jpn*, and *US*.
Eur. (see p.vii) describes Dextran 70 for Injection.

Ph. Eur. 6.8（Dextran 70 for Injection） 为多糖混合物，主要为 α-1,6-葡聚糖，由右旋糖酐经水解和分馏获得，右旋糖酐为应用肠膜样明串珠菌（*Leuconostoc mesenteroides*）的某一菌株或次代菌株使蔗糖发酵生成。平均分子量约为 70000。

本药为白色或类白色粉末。极易溶于水；极微溶于乙醇。

USP 33（Dextran 70） 本药由多糖经水解和分馏获得，多糖是以蔗糖为底物通过肠膜样明串珠菌（*Leuconostoc mesenteroides*）的某一合适菌株的发酵反应精制而成。本药为葡萄糖聚合物，各葡萄糖单位间的连接键几乎均为 α-1,6 型。本药的平均分子量在 63000～77000。6% 水溶液 pH 值为 4.5～7.0。在 25℃ 条件下贮藏，允许偏差为 15～30℃。

配伍禁忌 右旋糖酐 70 的配伍禁忌是由于其制剂呈弱酸性。

贮藏 低温贮藏的条件下，右旋糖酐溶液可形成结晶。通过短时间加热可使之再溶解。

不良反应和处置

输注右旋糖酐偶尔可出现超敏反应，如发热、鼻充血、关节痛、荨麻疹、低血压和支气管痉挛。严重过敏反应罕见，但一旦发生，可能是致命的。前期未应用过右旋糖酐的患者体内可检出右旋糖酐反应性抗体。这可能与饮食或细菌多糖的刺激有关。有患者出现恶心和呕吐的报道。可在停用右旋糖酐后，针对这些反应的症状进行治疗。

右旋糖酐 1（第1025页）可用于阻断右旋糖酐反应性抗体的形成，因此可预防超敏反应。

对血液的影响 有报道宫腔镜检查时，子宫内滴注 32% 的右旋糖酐 70 溶液后，患者出现急性低血压、肺水肿、凝血紊乱和贫血症状[1]。报道的 10 项个案中应用的溶液体积在 300～1200ml，大体积的溶液可增加右旋糖酐的血管内吸收。这些症状的发生机制及右旋糖酐与这些症状的关系还不明确，但提出的可能机制包括导致急性容量超负荷、直接造成肺内皮损伤、引起可促使纤维蛋白溶解及消耗性凝血的组织因子的释放。

1. Ellingson TL, Aboulafia DM. Dextran syndrome: acute hypotension, noncardiogenic pulmonary edema, anemia, and coagulopathy following hysteroscopic surgery using 32% dextran 70. *Chest* 1997; **111:** 513–18.

对肾脏的影响 右旋糖酐 70 引起急性肾衰的相关报道，见上文**右旋糖酐 40**。

超敏反应 一项回顾性研究[1]考察了瑞典 1970～1979 年报道的右旋糖酐 40 和右旋糖酐 70 引发的变态反应，输注右旋糖酐的 1365266 例中，共有 478 例报道，认为其中 458 例与右旋糖酐有关。发生这些反应的男女比例为 1.5∶1，发生严重超敏反应的男女比例为 3∶1。发生严重反应的患者的平均年龄偏大。28 例致死性反应中，27 例在输注开始后的 5min 内出现，25 例在输注体积<25ml 时出现。3 例致死性超敏反应在仅给予 0.5～1ml 试验剂量时出现，因此强烈建议不要应用这种试验剂量。

还有报道[2]腹腔内滴注 75min 后引发过敏反应。成功对症治疗 20min 后，症状复发，因为右旋糖酐可从腹膜腔缓慢吸收。通过后穹窿穿刺术清除 200ml 腹膜内液体后，未进一步出现反应。

卡介苗预防接种引发的类过敏反应与成分中的右旋糖酐引发的超敏反应有关[3]。

应用右旋糖酐 1 预防超敏反应的介绍见其专论（第1025页）。

1. Ljungström K-G, *et al.* Adverse reactions to dextran in Sweden 1970–1979. *Acta Chir Scand* 1983; **149:** 253–62.
2. Borten M, *et al.* Recurrent anaphylactic reaction to intraperitoneal dextran 75 used for prevention of postsurgical adhesions. *Obstet Gynecol* 1983; **61:** 755–7.
3. Rudin C, *et al.* Anaphylactoid reaction to BCG vaccine containing high molecular weight dextran. *Eur J Pediatr* 1995; **154:** 941–2.

注意事项

输注右旋糖酐可进一步降低血液的携氧能力，稀释凝血因子和血浆蛋白，并可引起循环超负荷。因此本药禁用于严重心衰患者、出血障碍性疾病患者，如低纤维蛋白血症或血小板减少症患者或肾衰患者，还应慎用于肾损伤患者、出血患者、慢性肝病患者或具有发生肺水肿或心衰风险的患者。初始输注期间应监测患者的中心静脉压以及早发现体液超负荷。输注早期还应对患者严密监护，若出现过敏反应迹象，应立即停药。若出现少尿或肾衰，也应停药。血细胞比容不应降至 30% 以下，应观察患者是否出现出血并发症的早期迹象。患者出血时间可能延长，特别是应用大体积右旋糖酐的患者。应纠正患者的凝血因子不足，并维持患者的体液及电解质平衡。输注右旋糖酐前或至少在输注期间，应纠正患者的脱水以维持充足尿量。

右旋糖酐可增加肝素的抗凝效应。

较高分子量的右旋糖酐可干扰血型检验和交叉配血，较低分子量的右旋糖酐可干扰一些试验的结果。因此若可能，应在输注右旋糖酐前采集血样并冷冻，以防需进行这些试验。

右旋糖酐的存在可干扰血中葡萄糖、胆红素或蛋白的测定。

药动学

静脉输注后，分子量小于 50000 的右旋糖酐以原形药物形式经肾排泄。分子量大于 50000 的右旋糖酐可缓慢代谢为葡萄糖。少量右旋糖酐可排泄进入胃肠道，经粪便消除。

24h 内约 50% 的右旋糖酐 70 以原形药物形式经尿排泄。

用途和用法

右旋糖酐 70 为血浆增容药，用于治疗低血容量性休克（第1143页）。浓度为 6% 的右旋糖酐 70 溶液的胶体渗透压与血浆蛋白相似，因此与较低分子量的右旋糖酐相比，本药血浆增容的能力较低，但由于其肾消除速度相对较慢，其维持增容的时间较长。右旋糖酐 70 还可降低血液黏度、影响纤维蛋白的聚合作用，具有抗血小板聚集的作用，还可抑制红细胞聚集。本药可用于预防术后血栓栓塞疾病（第1146页）。

右旋糖酐 70 以浓度为 6% 的溶液静脉输注，溶剂通常为 0.9% 氯化钠注射液或 5% 葡萄糖注射液。

给药剂量取决于血浆丢失的严重程度和血液黏稠度。

对于**休克**，用于迅速血浆增容时，通常初始给药剂量为 500～1000ml，以 20～40ml/min 的速度输注。推荐的前 24h 内的最大给药剂量为 20ml/kg，其后每天最大给药剂量为 10ml/kg，疗程不超过 3 天。患者可能还需输血、凝血因子和电解质。还可应用溶于 7.5% 氯化钠注射液的浓度为 6% 的右旋糖酐 70 高张溶液作为血浆增容药，经 2～5min 单剂量静脉给药 250ml，然后按要求给予等张溶液。

对于具有发生肺动脉栓塞及**静脉血栓**中高度风险的手术患者，可预防性于术中或术后立即给药 500～1000ml，经时 4～6h。第 2 天给药 500ml，对于高风险患者，可术后隔天给药，疗程最长持续至术后 2 周。

浓度为 32% 的右旋糖酐 70 溶液可以 50～100ml 的剂量滴注进入子宫，作为辅助**宫腔镜检查**的冲洗剂及增容药。

右旋糖酐 70 还可作为人工泪液的成分。

高渗溶液 一些证据表明，溶于 7.5% 氯化钠注射液的右旋糖酐 70 高渗溶液可用于治疗由外伤引起的低血容量性休克[1,2]。

1. Wade CE, *et al.* Efficacy of hypertonic 7.5% saline and 6% dextran-70 in treating trauma: a meta-analysis of controlled clinical studies. *Surgery* 1997; **122:** 609–16.
2. Alpar EK, Killampalli VV. Effects of hypertonic dextran in hypovolaemic shock: a prospective clinical trial. *Injury* 2004; **35:** 500–506.

制剂

BP 2010: Dextran 70 Intravenous Infusion;
USP 33: Dextran 70 in Dextrose Injection; Dextran 70 in Sodium Chloride Injection.

专利制剂

Austral.: Hyskon†; ***Canad.:*** Gentran 70†; ***Cz.:*** Tensiton†; ***Denm.:*** Macrodex; RescueFlow; ***Fin.:*** RescueFlow; ***Fr.:*** RescueFlow; ***Ger.:*** RescueFlow†; ***Israel:*** Macrodex†; ***Ital.:*** Plander; ***Neth.:*** RescueFlow; ***Norw.:*** Macrodex; RescueFlow; ***Port.:*** Neodextril 70; RescueFlow†; ***S.Afr.:*** Macrodex†; RescueFlow; ***Swed.:*** Macrodex; RescueFlow; ***Switz.:*** Dialens; Macrodex†; ***Turk.:*** Macrodex; ***UK:*** Gentran 70; RescueFlow; ***USA:*** Gentran 70; Hyskon; Macrodex; ***Venez.:*** Lacridos; Lacrimart; Lagrimas Artificiales.

多组分制剂 ***Arg.:*** Alcon Lagrimas; Kalopsis Lagrimas; Tears Naturale; Tears Naturale Forte; Visine Plus; ***Austral.:*** Bion Tears; Opti-Free Comfort†; Poly-Tears; Tears Naturale; Visine Advanced Relief; ***Belg.:*** Alcon Adequad; Lacrystat; Tears Naturale; ***Braz.:*** Lacribell; Lacrima Plus; Trisorb; ***Canad.:*** Artificial Tears; Bion Tears; Tears Naturale; Tears Naturale Forte; Visine Advance Triple Action; ***Chile:*** Lagrimas Artificiales; Naphtears; Nico Drops; Nicotears; Tears Naturale; ***Cz.:*** Tears Naturale; ***Denm.:*** Dacriosol; ***Ger.:*** Isopto Naturale†; ***Gr.:*** Tears Naturale; ***Hong Kong:*** Bion Tears; Tears Naturale; Tears Naturale Forte; ***Hung.:*** Dacrolux; Tears Naturale; ***Indon.:*** Isotic Tearin; Tears; Tears Naturale II; ***Irl.:*** Physiotears; Tears Naturale; ***Israel:*** Tears Naturale; ***Ital.:*** Dacriosol; ***Malaysia:*** Bion Tears; Dacrolux; Tears Naturale; ***Mex.:*** Lacrima Plus; Naphtears; Naturalag; Tears Naturale; Visine Extra; ***Neth.:*** Duratears; ***Norw.:*** Tears Naturale; ***NZ:*** Poly-Tears; Tears Naturale; Visine Advanced Relief; ***Philipp.:*** Gentle Tears; Tears Naturale; ***Pol.:*** Tears Naturale; ***Port.:*** Tears Naturale†; ***Rus.:*** Tears Naturale (Слеза Натуральная); ***S.Afr.:*** Tears Naturale; ***Singapore:*** Bion Tears; Dacrolux†; Tears Naturale; ***Spain:*** Dacrolux; Tears Humectante; ***Swed.:*** Bion Tears; ***Switz.:*** Tears Naturale; ***Thai.:*** Bion Tears; Tears Naturale; ***Turk.:*** Dacrolux; Tears Naturale; ***UK:*** Tears Naturale; ***Ukr.:*** Tears Naturale (Штучні Сльози); ***USA:*** Advanced Relief Visine; Bion Tears; Lacri-Tears; LubriTears; Moisture Drops; Nature's Tears; Ocucoat†; Tears Naturale; Tears Renewed.

Dextran 75 (*BAN*, *USAN*, *rINN*) ⊗ **右旋糖酐 75**

Dextrán 75; Dextranum 75.

Декстран 75

CAS — 9004-54-0 (dextran).

ATC — B05AA05.

ATC Vet — QB05AA05.

UNII — JY83SHX053.

简介

右旋糖酐 75 由平均分子量约为 75000 的右旋糖酐（葡萄糖聚合物）组成，由右旋糖酐获得，右旋糖酐为应用肠膜样明串珠菌（*Leuconostoc mesenteroides*）的某一菌株使蔗糖发酵生成。

右旋糖酐 75 为血浆增容药，作用机制和用途同右旋糖酐 70（第1026页）。以浓度为 6%的溶液静脉输注，溶剂为 0.9%氯化钠注射液或 5%葡萄糖注射液。

Ecallantide (*USAN*, *rINN*) **艾卡拉肽**

DX-88; Ecalantida; Écallantide; Ecallantidum. Human plasma kallikrein-inhibitor (synthetic protein).

Экальлантид

CAS — 460738-38-9.

UNII — 5Q6TZN2HNM.

不良反应和注意事项

应用艾卡拉肽的患者可出现超敏反应，包括瘙痒、皮疹和荨麻疹等表现。还有过敏反应的报道，通常在给药后 1h 内出现，应与有相似症状的遗传性血管性水肿相区别。其他不良反应包括头痛、恶心、腹泻和发热。还可引起注射部位反应，如瘙痒、红斑、疼痛、刺激、荨麻疹及淤血。一些患者还可出现艾卡拉肽抗体，增加了出现超敏反应的风险；抗体形成的长期影响目前还不清楚。

1. Caballero T, López-Serrano C. Anaphylactic reaction and antibodies to DX-88 (kallikrein inhibitor) in a patient with hereditary angioedema. *J Allergy Clin Immunol* 2006; **117:** 476–7.

药动学

皮下给药后，艾卡拉肽 2～3h 后达到血药峰浓度。本药经尿排泄，消除半衰期约为 2h。

用途和用法

艾卡拉肽为人血浆激肽释放酶的重组型抑制剂，可减少高分子量激肽原向缓激肽的转化，用于治疗遗传性血管性水肿的急性发作（第2216页）。单次治疗时，皮下注射 10mg 共 3 次；3 次注射部位可相同或不同（腹部、大腿或上臂），但至少相距 5cm，且远离发作部位。若发作持续，可在 24h 内给予第二次治疗，10mg 3 次注射。

1. Levy JH, O'Donnell PS. The therapeutic potential of a kallikrein inhibitor for treating hereditary angioedema. *Expert Opin Invest Drugs* 2006; **15:** 1077–90.
2. Schneider L, *et al.* Critical role of kallikrein in hereditary angioedema pathogenesis: a clinical trial of ecallantide, a novel kallikrein inhibitor. *J Allergy Clin Immunol* 2007; **120:** 416–22.
3. Lehmann A. Ecallantide (DX-88), a plasma kallikrein inhibitor for the treatment of hereditary angioedema and the prevention of blood loss in on-pump cardiothoracic surgery. *Expert Opin Biol Ther* 2008; **8:** 1187–99.

制剂

专利制剂

USA: Kalbitor.

Eltrombopag (*rINN*) **艾曲波帕**

Eltrombopagum; SB-497115. 3′-{(2*Z*)-2-[1-(3,4-Dimethylphenyl)-3-methyl-5-oxo-1,5-dihydro-4*H*-pyrazol-4-ylidene]diazanyl}-2′-hydroxybiphenyl-3-carboxylic acid.

Элтромбопаг

$C_{25}H_{22}N_4O_4$ = 442.5.

CAS — 496775-61-2.

ATC — B02BX05.

ATC Vet — QB02BX05.

UNII — S56D65XJ9G.

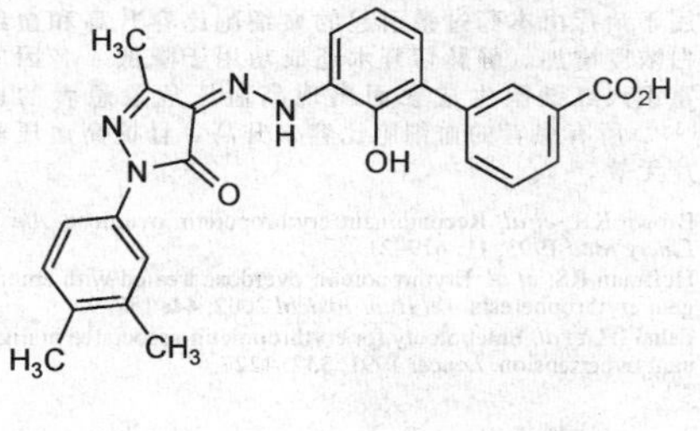

Eltrombopag Olamine (*USAN*, *rINNM*) **艾曲波帕乙醇胺**

Eltrombopag olamina; Eltrombopagum Olaminum; SB-497115-GR. 3′-{(2*Z*)-2-[1-(3,4-Dimethylphenyl)-3- methyl-5-oxo-1,5-dihydro-4*H*-pyrazol-4-ylidene]diazanyl}-2′-hydroxybiphenyl-3-carboxylic acid compound with 2-aminoethanol (1:2).

Элтромбопаг Оламин

$C_{25}H_{22}N_4O_4,2(C_2H_7NO)$ = 564.6.

CAS — 496775-62-3.

ATC — B02BX05.

ATC Vet — QB02BX05.

UNII — 4U07F515LG.

不良反应和注意事项

艾曲波帕最常见的严重不良反应为出血，通常在停药后出现。还可能出现出血相关问题，如月经过多和淤血。其他常见不良反应包括头痛、失眠、疲劳、关节痛、肌痛、感觉异常、外周水肿、皮疹、瘙痒及白内障。胃肠反应包括消化不良、恶心、呕吐、腹泻及便秘。

艾曲波帕可引起肝毒性。有报道，可导致肝功能检查中的胆红素水平升高，因此应注意监测（见下文）。对于肝病患者，应慎用；可能需降低给药剂量。

艾曲波帕治疗可引起血小板计数过度增加，进而可能导致血栓或血栓栓塞并发症。对于存在血栓栓塞风险因素的患者，应慎用本药。艾曲波帕可增加出现或加剧网状纤维沉积于骨髓的风险，不除外伴有血细胞减少的骨髓纤维变性的风险。因此必须监测全血细胞计数及外周血涂片（见下文）。

由于艾曲波帕可作用于造血细胞，可能增加引发血液恶性肿瘤的风险。

根据官方推荐，由于可能引发严重不良反应，艾曲波帕的应用必须严格监测。

对心血管系统的影响 一项研究考察了艾曲波帕用于治疗由慢性肝病引起的血小板减少患者，由于多例应用本药的患者出现肝门静脉血栓（患者在择期侵入性手术前应用艾曲波帕或安慰剂 14 天），此项研究在早期中止了。6 名患者出现血栓，其中 5 例血小板计数超过 200×10⁹/L。生产商（*GSK*，*USA*）及 FDA 给出提醒：艾曲波帕不可用于由慢性肝病引起的血小板减少，且对于存在血栓栓塞风险因素的患者，应慎用本药[1]。

1. FDA. Promacta (eltrombopag): portal venous system thromboses in study of patients with chronic liver disease (issued 12th May, 2010). Available at: http://www.fda.gov/Safety/MedWatch/SafetyInformation/SafetyAlertsforHumanMedicalProducts/ucm211796.htm (accessed 02/06/10)

监测 *血液* 开始艾曲波帕治疗前，必须评价患者的全血细胞计数情况，包括血小板计数及外周血涂片；随后调整剂量期间，应每周监测 1 次，治疗稳定时，每月监测 1 次。开始艾曲波帕治疗前，必须确定细胞形态异常水平，若出现新的异常或异常水平加剧或出现血细胞减少，应停用艾曲波帕。停止治疗后，血小板减少情况可能变得比开始应用本药治疗前更差。由于可能增加出血风险，停用艾曲波帕后，应每周监测患者的全血细胞计数（包括血小板计数），至少 4 周。

眼 注册药品信息建议，开始艾曲波帕治疗前，应进行眼部检查，治疗期间应定期检查，以及时发现白内障症状和体征。

肝 开始艾曲波帕治疗前，应评价患者的包括胆红素在内的肝功能情况，随后当调整剂量时，每两周评价 1 次；一旦剂量稳定，建议每月监测 1 次。若发现异常结果，应在 3～5 日内再次检查，若确定结果异常，应每周监测肝功能。若丙氨酸氨基转移酶水平增至≥正常水平上限的 3 倍，且呈进展性或持续≥4 周，或伴有直接胆红素水平升高或出现肝损伤或失代偿体征，应停用艾曲波帕。

药物相互作用

多价阳离子，如铝、钙、铁、镁、硒及锌可减少艾曲波帕的吸收。为避免亚治疗血药浓度，摄取如牛奶及乳制品这类饮食、矿物质补充剂、抗酸药或其他含有这类阳离子的其他制剂后的 4h 内不应应用艾曲波帕。

尽管缺乏临床报道，可诱导或抑制细胞色素 P450 同工酶 CYP1A2 及 CYP2C8 或 UDP-葡萄糖醛酸转移酶 UGT1A1 及 UGT1A3 的药物可能影响艾曲波帕的代谢。反过来，研究表明艾曲波帕也可抑制有机阴离子转运多肽 OATP1B1 及多种 UDP-葡萄糖醛酸转移酶，因此可能影响相关底物药物的体内过程。

药动学

艾曲波帕可经胃肠道吸收，给药后 2～6h 达到血药峰浓度。艾曲波帕在红细胞中的浓度为血浆药物浓度的 50%～79%。本药与血浆蛋白结合率较高。艾曲波帕代谢广泛，通过细胞色素 P450 同工酶 CYP1A2 和 CYP2C8 进行氧化代谢，通过 UDP-葡萄糖醛酸转移酶 UGT1A1 和 UGT1A3 进行葡萄苷酸化代谢。约 31%的给药剂量以代谢物的形式经尿消除，约 59%经粪便排泄；20%以原形经粪便排泄。对于特发性血小板减少性紫癜患者，消除半衰期为 26～35h。

东亚人种的部分患者（如日本人、中国人及韩国人），艾曲波帕的血药浓度比高加索患者高 70%～87%。

用途和用法

艾曲波帕为非肽类促血小板生成素受体激动药。可作用于受体，使血小板生成增加。对于慢性特发性血小板减少性紫癜（第1437页）患者，若对皮质激素、免疫球蛋白、脾切除术治疗反应不佳及出血风险增加，艾曲波帕可用于治疗血小板减少。艾曲波帕不应用于恢复血小板计数正常。

艾曲波帕以乙醇胺形式应用，但给药剂量以游离酸形式表示；12.8 mg 艾曲波帕乙醇胺相当于约 10 mg 艾曲波帕。

通常初始口服剂量相当于 50mg 艾曲波帕，每日 1 次，空腹服用。对于东亚人种患者（如中国人），建议将剂量减半为 25mg。对于肝功能不全患者，可能需降低给药剂量（见下文）。

应调整艾曲波帕的给药剂量以使血小板计数达到并维持在至少 50 ×10⁹/L 的水平，这样才能降低出血的风险。每日给药剂量不应超过 75mg。美国注册药品信息建议根据血小板计数调整给药剂量。

- 若血小板计数＜*50×10⁹/L* 至少 2 周，日剂量应增加 25mg。若以最大剂量治疗 4 周后，血小板计数未达到足以避免临床大出血，应停用艾曲波帕。
- 若血小板计数在任何时候＞*200×10⁹/L*，日剂量应减少 25mg。降低给药剂量的作用及随后剂量调整的方案应在 2 周后评价。
- 若血小板计数＞*400×10⁹/L*，应停用艾曲波帕，并每周监测血小板计数 2 次。当血小板计数降至＜150×10⁹/L，可将给药剂量调低 25mg 再次开始治疗。若以最低剂量治疗 2 周后，计数仍＞400×10⁹/L，应永久停用艾曲波帕。

其他国家的注册药品信息中对于剂量调整相关的血小板计数阈值的规定可能不同。例如，英国注册药品信息建议若血小板计数＞150×10⁹/L，应降低给药剂量，若血小板计数＞250×10⁹/L，应停用本药。

艾曲波帕治疗期间，应定期监测肝功能及全血细胞计数（包括血小板计数及外周血涂片）。停用本药后，还应常规进行血液学检查。有关监测的更多详细内容，见上文。

目前还在考察艾曲波帕作为血小板生长因子用于丙型肝炎或慢性肝病患者治疗血小板减少的作用（见上文**对心血管系统的影响**），及用于肿瘤相关血小板减少的作用。

1. McHutchison JG, *et al.* Eltrombopag for thrombocytopenia in patients with cirrhosis associated with hepatitis C. *N Engl J Med* 2007; **357:** 2227–36.
2. Bussel JB, *et al.* Eltrombopag for the treatment of chronic idiopathic thrombocytopenic purpura. *N Engl J Med* 2007; **357:** 2237–47.
3. Tillmann HL, *et al.* Role of growth factors and thrombopoietic agents in the treatment of chronic hepatitis C. *Curr Gastroenterol Rep* 2009; **11:** 5–14.
4. Bussel JB, *et al.* Effect of eltrombopag on platelet counts and bleeding during treatment of chronic idiopathic thrombocytopenic purpura: a randomised, double-blind, placebo-controlled trial. *Lancet* 2009; **373:** 641–8.
5. Garnock-Jones KP, Keam SJ. Eltrombopag. *Drugs* 2009; **69:** 567–76.
6. Serebruany VL, *et al.* Eltrombopag (Promacta), a thrombopoietin receptor agonist for the treatment of thrombocytopenia: current and future considerations. *Am J Ther* 2010; **17:** 68–74.

在肝损伤中的用法 对于中重度肝损伤的患者，应将初始口服给药剂量降低至 25mg，每日 1 次。

制剂

专利制剂

Fr.: Revolade; ***UK:*** Revolade; ***USA:*** Promacta.

Epoetins ⊗ **依泊汀**

Epoetinas.

Эпоэтины

ATC — B03XA01.

ATC Vet — QB03XA01.

性状 本品为糖基化蛋白激素和造血生长因子，主要在肾中生成。

临床应用的红细胞生成素是通过 DNA 重组技术生成的，通常应用依泊汀这个名称。依泊汀-α、依泊汀-β、依泊汀-γ、依泊汀-ω和依泊汀 ζ 为重组人红细胞生成素，由克隆的人红细胞生成素基因获得。这些药物都具有相同的165个氨基酸序列，但糖基化类型不同。依泊汀-δ为重组人红细胞生成素，通过遗传工程的连代人细胞系获得。本药具有和人红细胞生成素相同的氨基酸序列及糖基化类型。

Pharmacopoeias. *Eur.* (see p.vii) includes Erythropoietin Concentrated Solution.

Ph. Eur. 6. 8 (Erythropoietin Concentrated Solution) 为澄清或轻微浑浊的无色溶液，含有0.05%～1%的糖蛋白，具有与自然生成的人红细胞生成素相同的氨基酸序列及糖基化类型。每毫克活性药物的效能不低于100000U。在－20℃条件下贮藏于密闭容器中。避免反复冻融。

Epoetin Alfa (*BAN*, *USAN*, *rINN*) ⊗ 依泊汀-α

EPO; Epoetina alfa; Époétine Alfa; Epoetinum Alfa. 1-165-Erythropoietin (human clone λHEPOFL13 protein moiety), glycoform α.

Эпоэтин Альфа

CAS — 113427-24-0.
ATC — B03XA01.
ATC Vet — QB03XA01.
UNII — 64FS3BFH5W.

Epoetin Beta (*BAN*, *USAN*, *rINN*) ⊗ 依泊汀-β

BM-06.019; EPOCH; Epoetina beta; Époétine Bêta; Epoetinum Beta. 1-165-Erythropoietin (human clone λHEPOFL13 protein moiety), glycoform β.

Эпоэтин Бета

CAS — 122312-54-3.
ATC — B03XA01.
ATC Vet — QB03XA01.

Epoetin Delta (*BAN*, *USAN*, *rINN*) ⊗ 依泊汀-δ

Epoetina delta; Époétine Delta; Epoetinum Delta; GA-EPO; HMR-4396. 1-165-Erythropoietin (human HMR4396), glycoform δ.

Эпоэтин Дельта

CAS — 261356-80-3.
ATC — B03XA01.
ATC Vet — QB03XA01.

Epoetin Gamma (*BAN*, *rINN*) ⊗ 依泊汀-γ

BI-71.052; Epoetina gamma; Époétine Gamma; Epoetinum Gamma. 1-165-Erythropoietin (human clone λHEPOFL13 protein moiety), glycoform γ.

Эпоэтин Гамма

CAS — 130455-76-4.
ATC — B03XA01.
ATC Vet — QB03XA01.

Epoetin Omega (*rINN*) ⊗ 依泊汀-ω

Epoetina omega; Époétine Oméga; Epoetinum Omega. 1-165-Erythropoietin (human clone λHEPOFL13 protein moiety), glycoform ω.

Эпоэтин Омега

CAS — 148363-16-0.
ATC — B03XA01.
ATC Vet — QB03XA01.

Epoetin Theta (*rINN*) ⊗ 依泊汀-θ

Epoetina Zeta; Époétine Thêta; Epoetinum Theta. Human erythropoietin-(1-165)-peptide, glycoform θ.

Эпоэтин Тета

CAS — 762263-14-9.

注：在西班牙，依泊汀-θ以名称“Epoetina Zeta (*rINN*)”使用，应与下文中“Epoetina Zeta”相区别。

Epoetin Zeta (*rINN*) ⊗ 依泊汀-ζ

Epoetina dseta; Époétine Zêta; Epoetinum Zeta. 1-165-Erythropoietin (human clone B03XA01), glycoform ζ.

Эпоэтин Дзета

CAS — 604802-70-2.
ATC — B03XA01.
ATC Vet — QB03XA01.

注：在西班牙，依泊汀-ζ以名称“Epoetina Dseta (*rINN*)”使用。这些名称不应与用于表示“Epoetin Theta”的西班牙名称“Epoetina Zeta (*rINN*)”相混淆（见上文）。

稳定性 为了提高稳定性，重组人红细胞生成素制剂可能含有白蛋白或氨基酸。用于新生儿时，应配制极稀溶液。一项研究[1]考察了依泊汀-α在多种静脉输液中的稳定性，发现含有0.1U/ml依泊汀-α的溶液中至少要加入0.05%的蛋白以防止药物降解。另一研究[2]发现含有100U/ml的溶液中加入0.0125%的白蛋白即可防止药物降解。新生儿肠内应用的依泊汀-α溶液的稳定性可达24h，因制剂配方中加入了模拟羊水，还含有非格司亭及电解质[3]。在冷藏条件下，依泊汀-α和非格司亭至少可在24h内保持稳定，在冷冻条件下，至少可在3周内保持稳定。在室温条件下，依泊汀-α可在24h内保持稳定，非格司亭可在18h内保持稳定。依泊汀-α溶液浓度的降低可能与塑料输液袋或输液管的吸附有关，这方面可通过预先使管道饱和来克服。

1. Ohls RK, Christensen RD. Stability of human recombinant epoetin alfa in commonly used neonatal intravenous solutions. *Ann Pharmacother* 1996; **30:** 466–8.
2. Widness JA, Schmidt RL. Comment: epoetin alfa loss with NaCl 0.9% dilution. *Ann Pharmacother* 1996; **30:** 1501–2.
3. Calhoun DA, *et al.* Stability of filgrastim and epoetin alfa in a system designed for enteral administration in neonates. *Ann Pharmacother* 2000; **34:** 1257–61.

不良反应和注意事项

依泊汀的不良反应包括流感样症状，如发热、寒战、头痛、关节痛、肌痛、无力、眩晕及疲倦，特别容易在治疗开始时出现。其他不良反应包括疹、荨麻疹、恶心和呕吐、腹泻、高钾血症及注射部位反应。严重超敏反应罕有报道。还有罕见报道慢性肾衰患者发生伴有中和性抗体生成的单纯红细胞再生障碍。依泊汀治疗期间可能引发患者血小板计数的轻度升高，但在正常范围内。

依泊汀常可引发高血压，特别是肾衰患者，并伴有血细胞比容的迅速增加。有引发伴有脑病和癫痫发作的高血压危象的报道，甚至一些初始血压正常或偏低的患者也可出现。

血栓栓塞的报道包括心肌缺血和梗死、一过性缺血性脑卒中及脑血管意外、深静脉血栓及肺动脉栓塞。由于血细胞比容增加，透析患者的动静脉瘘可能出现旁路血栓，透析系统也可能出现闭塞。

1. Sowade B, *et al.* The safety of treatment with recombinant human erythropoietin in clinical use: a review of controlled studies. *Int J Mol Med* 1998; **1:** 303–14.
2. Vaziri ND. Mechanism of erythropoietin-induced hypertension. *Am J Kidney Dis* 1999; **33:** 821–8.
3. Smith KJ, *et al.* The cardiovascular effects of erythropoietin. *Cardiovasc Res* 2003; **59:** 538–48.

对血液的影响 重组人红细胞生成素的应用与**血栓性事件**，包括血液透析患者的血管通路血栓的发生率升高有关。目前提出了一些机制，如增加血液黏度、作用于参与凝血的蛋白、激活血小板和内皮组织及作用于血管平滑肌促使血管收缩[1]。

对于慢性肾衰患者，罕有应用依泊汀-α数月或数年后发生**单纯红细胞再生障碍**的报道，发现多数患者具有依泊汀抗体[2]。还有一些个案报道了应用依泊汀-β的患者出现这一不良反应[3～5]。一篇综述[5]考察了1988年1月～2004年4月的相关个案报道，发现这一不良反应的发生率峰值出现在2001年和2002年，当改变了推荐的贮藏条件、处理方法及依泊汀-α制剂的用途后，发生率迅速下降。且这种反应因品牌而异[6～8]，皮下应用以聚山梨酯80作为稳定剂的制剂特别容易引发这一反应[9]。提出的其他可能的原因包括预装于注射器中的二甲硅油润滑剂污染或橡皮胶塞释放的有机化合物污染[10]。据生产商报道，慢性肾衰患者皮下应用达依泊汀-α也可发生伴有中和性抗体产生的红细胞生成障碍[11]。生产商还警告，由于交叉反应，应用依泊汀或达依泊汀-α出现抗体介导性贫血的患者不应再替换性应用其他红细胞生成素。

依泊汀诱发的红细胞生成障碍可通过停药或应用免疫抑制药（包括肾上腺皮质激素、环磷酰胺及环孢素）进行治疗。还可静脉给予正常人免疫球蛋白。据报道，肾移植后可迅速恢复[10,12]。

1. Smith KJ, *et al.* The cardiovascular effects of erythropoietin. *Cardiovasc Res* 2003; **59:** 538–48.
2. Casadevall N, *et al.* Pure red-cell aplasia and antierythropoietin antibodies in patients treated with recombinant erythropoietin. *N Engl J Med* 2002; **346:** 469–75.
3. Krüger A, *et al.* PRCA in a patient treated with epoetin beta. *Nephrol Dial Transplant* 2003; **18:** 1033–4.
4. Tolman C, *et al.* Four cases of pure red cell aplasia secondary to epoetin β, with strong temporal relationships. *Nephrol Dial Transplant* 2004; **19:** 2133–6.
5. Bennett CL, *et al.* Pure red-cell aplasia and epoetin therapy. *N Engl J Med* 2004; **351:** 1403–8.
6. Gershon SK, *et al.* Pure red-cell aplasia and recombinant erythropoietin. *N Engl J Med* 2002; **346:** 1584–5.
7. Casadevall N, Mayeux P. Pure red-cell aplasia and recombinant erythropoietin. *N Engl J Med* 2002; **346:** 1585. Correction. *ibid.*; **347:** 458.
8. Macdougall IC. Pure red cell aplasia with anti-erythropoietin antibodies occurs more commonly with one formulation of epoetin alfa than another. *Curr Med Res Opin* 2004; **20:** 83–6.
9. Janssen-Ortho. Important drug safety information: Eprex (epoetin alfa) sterile solution revised prescribing information for patients with chronic renal failure (January 13, 2004). Available at: http://www.hc-sc.gc.ca/dhp-mps/alt_formats/hpfb-dgpsa/pdf/medeff/eprex_3_hpc-cps-eng.pdf (accessed 29/08/08)
10. Rossert J, *et al.* Anti-erythropoietin antibodies and pure red cell aplasia. *J Am Soc Nephrol* 2004; **15:** 398–406.
11. Amgen USA. Aranesp (darbepoetin alfa), November 2005. Available at: http://www.fda.gov/downloads/Safety/MedWatch/SafetyInformation/SafetyAlertsforHumanMedicalProducts/UCM164147.pdf (accessed 13/08/10)
12. Verhelst D, *et al.* Treatment of erythropoietin-induced pure red cell aplasia: a retrospective study. *Lancet* 2004; **363:** 1768–71.

对电解质的影响 应用本药的患者可出现高钾血症和高磷酸酯酶血症。然而，还有报道自体输血前应用红细胞生成素的肝硬化患者出现低磷酸盐血症[1]。

1. Kajikawa M, *et al.* Recombinant human erythropoietin and hypophosphatemia in patients with cirrhosis. *Lancet* 1993; **341:** 503–4.

对心理功能的影响 4名应用重组人红细胞生成素的患者在治疗期间出现视幻觉，停药后消失，重新应用时，有两名患者再次出现视幻觉[1]。对于这一反应及后续的7例个案报道[2]，生产商认为这一反应极为罕见，且不能排除合用药物的作用。在两组应用重组人红细胞生成素治疗的透析患者中，第一组134名患者中的15名及第二组103名患者中的2名出现了视幻觉[3]。年龄越大风险越高。1名具有骨髓移植史的患者应用依泊汀后出现幻觉及高血压[4]。

1. Steinberg H. Erythropoietin and visual hallucinations. *N Engl J Med* 1991; **325:** 285.
2. Stead RB. Erythropoietin and visual hallucinations. *N Engl J Med* 1991; **325:** 285.
3. Steinberg H, *et al.* Erythropoietin and visual hallucinations in patients on dialysis. *Psychosomatics* 1996; **37:** 556–63.
4. van den Bent MJ, *et al.* Erythropoietin induced visual hallucinations after bone marrow transplantation. *J Neurol* 1999; **246:** 614–16.

对皮肤的影响 重组人红细胞生成素治疗期间可出现皮疹。

据报道，2名接受腹膜透析并应用红细胞生成素的儿童发生假迟发性皮肤卟啉病（一种光敏感性疾病）[1]。然而，有研究者指出接受透析的成人也曾出现这种反应，且这些儿童也应用了其他潜在的光敏感药。

1. Harvey E, *et al.* Pseudoporphyria cutanea tarda: two case reports on children receiving peritoneal dialysis and erythropoietin therapy. *J Pediatr* 1992; **121:** 749–52.

对脾的影响 据报道，2名骨髓增生病患者应用重组人红细胞生成素后脾肿大加重[1]。1名再生障碍贫血患者应用红细胞生成素后出现脾梗死[2]，给应用红细胞生成素的晚期肾衰患者尸检时，发现患者的脾出现紫癜[3]。

1. Iki S, *et al.* Adverse effect of erythropoietin in myeloproliferative disorders. *Lancet* 1991; **337:** 187–8.
2. Imashuku S, *et al.* Splenic infarction after erythropoietin therapy. *Lancet* 1993; **342:** 182–3.
3. Lam KY, *et al.* Peliosis of the spleen: possible association with chronic renal failure and erythropoietin therapy. *Postgrad Med J* 1995; **71:** 493–6.

对皮下注射的影响 皮下注射重组人红细胞生成素可引起局部疼痛。对制剂进行比较的结果表明，辅料可影响疼痛程度[1～5]。据报道，通常含有枸橼酸盐缓冲液的依伯汀-α制剂比含有磷酸盐缓冲液的制剂引发的疼痛更明显，依伯汀-β制剂引发的疼痛不如依伯汀-α制剂明显。

1. Frenken LAM, *et al.* Assessment of pain after subcutaneous injection of erythropoietin in patients receiving haemodialysis. *BMJ* 1991; **303:** 288.
2. Lui SF, *et al.* Pain after subcutaneous injection of erythropoietin. *BMJ* 1991; **303:** 856.
3. Yu AW, *et al.* Pain perception following subcutaneous injections of citrate-buffered and phosphate-buffered epoetin alfa. *Int J Artif Organs* 1998; **21:** 341–3.
4. Veys N, *et al.* Pain at the injection site of subcutaneously administered erythropoietin: phosphate-buffered epoetin alpha compared to citrate-buffered epoetin alpha and epoetin beta. *Clin Nephrol* 1998; **49:** 41–4.
5. Cumming MN, *et al.* Subcutaneous erythropoietin alpha (Eprex) is more painful than erythropoietin beta (Recormon). *Nephrol Dial Transplant* 1998; **13:** 817.

不良反应的处置 静脉切开术[1]和红细胞提取法[2]可用于治疗由本药过量引起的血细胞比容升高和血红蛋白浓度增加。静脉切开术还成功用于降低4名因应用重组人红细胞生成素而出现高血压危象患者的血压[3]。所有患者的血细胞比容未升高，且抗高血压药治疗无效。

1. Brown KR, *et al.* Recombinant erythropoietin overdose. *Am J Emerg Med* 1993; **11:** 619–21.
2. Hoffman RS, *et al.* Erythropoietin overdose treated with emergent erythropheresis. *Vet Hum Toxicol* 2002; **44:** 157–9.
3. Fahal IH, *et al.* Phlebotomy for erythropoietin-associated malignant hypertension. *Lancet* 1991; **337:** 1227.

注意事项

重组人红细胞生成素应慎用于高血压患者、具有癫痫发作史的患者、血小板增多症患者、慢性肝损伤患者、缺血性血管病患者或恶性肿瘤患者。开始应用本药前，应将患者血压控制平稳，并在治疗期间监测患者血压。

铁缺乏、感染或炎症疾病、溶血或铝中毒可消除重组人红细胞生成素的疗效。还应排除由叶酸及维生素 B_{12} 缺乏引起的贫血，由于这种情况也可降低本药的疗效。若患者应用本药的过程中突然无效，应考察原因。若诊断出现单纯红细胞再生障碍，应停药，并检测抗体，不应替换性给患者应用另一种依伯汀。

接受透析的患者可能需增加肝素的给药剂量，由于血细胞比容增加。

应定期监测血小板计数、血红蛋白浓度及血钾浓度。

须小心控制给药剂量，以免使血细胞比容和血红蛋白浓度升高过快，且不应超过推荐的血细胞比容和血红蛋白浓度，由于这样会增加高血压及血栓事件的发生率。

对于肿瘤患者，依伯汀对肿瘤发展及非进展性存活者的作用还不确定，参见下文**用途和用法**项下的**贫血**。

滥用 运动员滥用重组人红细胞生成素的潜在危险已有综述[1]。正常情况下，最佳运动状态不影响红细胞比容，但会显著增加血浆容量和总血容量。相比之下，依伯汀诱发的红细胞总量的人为增加通常伴有血浆容量的降低，不影响总血容量。由于缺乏药物督管及在耐力项目中体液的丢失，增加了由滥用依伯汀所引发的血液黏度的变化导致严重不良后果的风险性。据一项个案[2]报道，1名自行车运动员因合用依伯汀、人生长激素及大剂量维生素 A 和维生素 E 而发生脑静脉窦血栓。

1. Spivak JL. Erythropoietin use and abuse: when physiology and pharmacology collide. *Adv Exp Med Biol* 2001; **502:** 207–24.
2. Lage JMM, *et al.* Cyclist's doping associated with cerebral sinus thrombosis. *Neurology* 2002; **58:** 665.

血细胞比容及血红蛋白 一项研究[1]以 1233 名接受血液透析并患有心衰或缺血性心脏病的患者为研究对象，发现与所给红细胞生成素的剂量使血细胞比容保持在30%附近相比，若给药剂量达到使血细胞比容升高至42%（正常范围内）的水平，则疗效不佳，且有增加死亡率的趋势。然而，这些结果很难解释，由于在每个研究组中，血细胞比容升高与死亡率降低相关，但组间存在差异。认为静脉补充铁可能与这些相反的结果有关，但综述作者建议在进一步数据出现之前，还应将血细胞比容升高至预期的 33%～36%，且在必要时静脉补充铁[2]。

两项研究考察了对于无需进行透析的慢性肾功能不全的患者，本药对血红蛋白浓度的调节情况。CHOIR 研究[3]以 1432 名患者为研究对象，发现依伯汀-α 可使血红蛋白的浓度调节至 11.3g/100ml 或 13.5g/100ml。血红蛋白浓度目标较高组的心血管并发症风险，特别是充血性心力衰竭的住院率及死亡率更高，但此组患者的生活质量并无改善。CREATE 研究[4]以 603 例患者为研究对象，这些患者应用依伯汀-β 将血红蛋白调节至 13.0～15.0g/100ml 或 10.5～11.5g/100ml。尽管结果表明，治疗目标较高组的患者生活质量指标更佳，且心血管并发症发生的风险并无显著性统计学差异，但有趋势表明，治疗目标较低组的预后可能更佳。FDA 随后给出警示[5]：对于应用依泊汀或达依泊汀-α 的患者，推荐的目标血红蛋白浓度为 10～12g/100ml，且应监测患者的血红蛋白浓度和血压。进一步的有关本药对心血管系统的影响的信息来自于安慰剂对照 TREAT 研究[6]，该项研究以 4038 名有 2 型糖尿病及慢性肾病、但无需透析的患者为研究对象，应用达依泊汀-α 将血红蛋白维持在 13.0g/100ml 的水平（中位数达到 12.5g/100ml），安慰剂组的血红蛋白目标约为 10.6g/100ml，尽管两组的死亡率或整体心血管事件发生率无显著性差异，但应用达依泊汀-α 的患者卒中发生率显著增加。

1. Besarab A, *et al.* The effects of normal as compared with low hematocrit values in patients with cardiac disease who are receiving hemodialysis and epoetin. *N Engl J Med* 1998; **339:** 584–90.
2. Adamson JW, Eschbach JW. Erythropoietin for end-stage renal disease. *N Engl J Med* 1998; **339:** 625–7.
3. Singh AK, *et al.* Correction of anemia with epoetin alfa in chronic kidney disease. *N Engl J Med* 2006; **355:** 2085–98.
4. Drüeke TB, *et al.* Normalization of hemoglobin level in patients with chronic kidney disease and anemia. *N Engl J Med* 2006; **355:** 2071–84.
5. FDA. Information for healthcare professionals: erythropoiesis stimulating agents (ESA) [Aranesp (darbepoetin), Epogen (epoetin alfa), and Procrit (epoetin alfa)] (issued 16th November, 2006). Available at: http://www.fda.gov/Drugs/DrugSafety/PostmarketDrugSafetyInformationforPatientsandProviders/ucm126488.htm (accessed 13/08/10)
6. Pfeffer MA, *et al.* TREAT Investigators. A trial of darbepoetin alfa in type 2 diabetes and chronic kidney disease. *N Engl J Med* 2009; **361:** 2019–32.

耐药性 许多因素可导致重组人红细胞生成素疗效不佳（见上文**注意事项**）。一项研究[1]以晚期肾病并伴有贫血的患者为研究对象，发现透析不充分与红细胞生成素疗效降低相关。透析时间和透析方式也可能影响患者对红细胞生成素的反应[2]。还有报道发现重组人红细胞生成素抗体[3,4]。1 名患者[5]应用重组人红细胞生成素后疗效延迟，可能是由于遗传性亚临床的丙酮酸激酶缺乏症。

1. Ifudu O, *et al.* The intensity of hemodialysis and the response to erythropoietin in patients with end-stage renal disease. *N Engl J Med* 1996; **334:** 420–5.
2. Locatelli F, *et al.* The modality of dialysis treatment: does it influence the response to erythropoietin treatment? *Nephrol Dial Transplant* 2001; **16:** 1971–4.
3. Peces R, *et al.* Antibodies against recombinant human erythropoietin in a patient with erythropoietin-resistant anemia. *N Engl J Med* 1996; **335:** 523–4.
4. Viron B, *et al.* Anticorps anti-érythropoïétine humaine recombinante: une cause exceptionnelle de résistance à l'érythropoïétine. *Nephrologie* 2002; **23:** 19–22.
5. Zachée P, *et al.* Pyruvate kinase deficiency and delayed clinical response to recombinant human erythropoietin treatment. *Lancet* 1989; **i:** 1327–8.

药动学

依泊汀-α 和依泊汀-β 的药动学特征有一些差异，可能原因是糖基化作用及制剂组分的差异。

依泊汀-α 皮下注射吸收不完全，且吸收速度缓慢，报道的相对生物利用度为 10%～20%。静脉给药及皮下注射后，依泊汀-α 的达峰时间分别为 15min 和 5～24h。

据报道，对于慢性肾衰患者，依泊汀-α 静脉给药的消除半衰期为 4～13h；对于肾功能正常患者，半衰期缩短。报道的依泊汀-α 皮下给药的消除半衰期估计约为 24h。

与依泊汀-α 相似，依泊汀-β 皮下注射吸收也不完全，且吸收速度缓慢，据报道，其绝对生物利用度为 23%～42%。皮下给药的达峰时间为 12～28h。报道的静脉及皮下给药的消除半衰期分别为 4～12h 和 13～28h。

皮下注射后，依泊汀-θ 吸收缓慢，且不完全，10～14h 后达到血药峰浓度，生物利用度约为 31%。据报道，对于接受血液透析的慢性肾衰患者，单剂量及重复静脉给药的消除半衰期分别为 6h 和 4h。据报道，对于健康志愿者及其他患者，皮下注射后的半衰期为 22～41h。

依泊汀-ζ 的生物利用度约为 20%，12～18h 后达到血药峰浓度。估计皮下注射后的半衰期约为 24h。对于健康受试者，静脉注射后的半衰期约为 4h；对于慢性肾衰患者，半衰期约为 5h；儿童半衰期约为 6h。

1. Macdougall IC, *et al.* Clinical pharmacokinetics of epoetin (recombinant human erythropoietin). *Clin Pharmacokinet* 1991; **20:** 99–113.
2. Halstenson CE, *et al.* Comparative pharmacokinetics and pharmacodynamics of epoetin alfa and epoetin beta. *Clin Pharmacol Ther* 1991; **50:** 702–12.
3. Gladziwa U, *et al.* Pharmacokinetics of epoetin (recombinant human erythropoietin) after long term therapy in patients undergoing haemodialysis and haemofiltration. *Clin Pharmacokinet* 1993; **25:** 145–53.
4. Montini G, *et al.* Pharmacokinetics and hematologic response to subcutaneous administration of recombinant human erythropoietin in children undergoing long-term peritoneal dialysis: a multicenter study. *J Pediatr* 1993; **122:** 297–302.
5. Brown MS, *et al.* Single-dose pharmacokinetics of recombinant human erythropoietin in preterm infants after intravenous and subcutaneous administration. *J Pediatr* 1993; **122:** 655–7.
6. Reddingius RE, *et al.* Pharmacokinetics of recombinant human erythropoietin in children treated with continuous ambulatory peritoneal dialysis. *Eur J Pediatr* 1994; **153:** 850–4.
7. Chakraborty A, *et al.* Population pharmacokinetics of erythropoietin in critically ill subjects. *J Clin Pharmacol* 2005; **45:** 193–202.

用途和用法

红细胞生成素为糖基化蛋白激素和造血生长因子。它主要由肾分泌，少量由肾外器官，如肝分泌。红细胞生成素可通过刺激红细胞前体的分化和增殖、网织红细胞的释放进入血循环及细胞血红蛋白的合成来调控红细胞生成。缺氧或贫血可促使红细胞生成素释放，在这些情况下，血清中的血红蛋白可达到正常水平的 1000 倍，出现一些疾病，如慢性肾衰时，这种应答会发生异常。在铁供给不足的情况下，血液对红细胞生成素的反应降低。有关红细胞的形成及成人的平均细胞计数的概述，见**造血**（第1011页）。

依泊汀-α、依泊汀-β、依泊汀-θ 和依泊汀-ζ 为临床应用的重组人红细胞生成素，与内源性红细胞生成素具有相同的药理作用。用于治疗透析及透析前患者慢性肾衰引起的贫血，可减少或避免这些患者的输血。依泊汀-α 和依泊汀-β 和依泊汀-θ 和依泊汀-ζ 还可用于治疗非骨髓瘤患者由化疗诱发的贫血。依泊汀-α 可用于治疗 HIV 阳性患者由齐多夫定引起的贫血。依泊汀-β 可用于治疗早产性贫血。目前还在评价依泊汀用于多种其他原因引起的正细胞-正常色素性贫血的作用（见下文）。应监测所有患者的铁水平，在必要的情况下给予补充。

依泊汀-α、依泊汀-β 和依泊汀-ζ 还可在选择性外科手术前用于中度贫血患者（不缺铁），以增加自体输血的血量。依泊汀-α 还可用于这类患者以减少异体输血量。

用于治疗**慢性肾衰性贫血**时，依泊汀可静脉或皮下给药。据报道，皮下给药有引发纯红细胞再生障碍的风险，因此用于血液透析患者时，依泊汀应静脉给药（见上文**对血液的影响**）；可在透析期间或透析结束时，经过血管通路给药。对于透析前及腹膜透析的患者，无现成的静脉通路，应皮下给药。治疗目的是为了升高血红蛋白浓度至 10～12g/100ml 或使红细胞压积升至30%～36%。血红蛋白浓度应逐渐升高以最大限度地减少不良反应，如高血压的发生；建议每 2 周升高的速率不可超过 1g/100ml，或每 4 周升高的速率不可超过 2g/100ml。

依伯汀-α 或**依伯汀-ζ** 可以静脉注射的方式给药，至少 1～5min；对于出现流感样不良反应症状的患者，最好采用更慢的静脉注射速度。依伯汀-α 或依伯汀-ζ 还可皮下给药。

- 对于透析前及血液透析患者，推荐的依泊汀-α 或依泊汀-ζ 初始剂量为 50IU/kg，每周 3 次；美国注册药品信息推荐的初始剂量更大，为 50～100U/kg，每周 3 次。
- 每隔 4 周，剂量可增加 25U/kg，直至达到预期疗效。
- 对于腹膜透析患者，初始剂量为 50U/kg，每周 2 次。

一旦达到预期疗效，可能需调整给药剂量以维持治疗。

- 通常对于透析前患者，每周总维持剂量为 50～100U/kg，分 3 次给药，每周总给药剂量不应超过 600U/kg；
- 对于血液透析患者，通常给药剂量为 75～300U/kg，分 3 次给药；
- 对于腹膜透析患者，通常每周总给药剂量为 50～100U/kg，分 2 次给药。

与依泊汀-α、依泊汀-ζ 相似，**依泊汀-β** 也可用于治疗透析及透析前患者的慢性肾衰性贫血。可皮下或静脉注射，经时 2min。对于成人和儿童，给药剂量如下：

- 皮下注射，初始剂量为 60U/kg，每周 1 次，疗程 4 周，每周总给药剂量可每日分次给药或每周 3 次。
- 静脉注射，初始剂量为 40U/kg，每周 3 次，疗程 4 周，然后给药剂量可增至 80U/kg，每周 3 次。
- 此后，静脉给药及皮下给药的依泊汀-β 的给药剂量每隔 4 周增加一次剂量，每平均增加 60U/kg，按上文所述分至每次的给药剂量中，直至达到预期的血红蛋白浓度或血细胞比容。依泊汀-β 的每周总给药剂量不应超过 720U/kg。

维持治疗初期，剂量减半，然后每 1～2 周根据疗效调整一次剂量。皮下给药时，每周维持剂量可分 1 次、3 次或 7 次给药，对于给药稳定在每周 1 次的患者，可调整为每 2 周给药 1 次。

用于治疗慢性肾衰性贫血时，**依泊汀-θ** 还可静脉或皮下给药。

- 皮下注射的初始给药剂量为 20U/kg，每周 3 次，疗程 4 周；必要时，随后可将给药剂量增加至 40U/kg，每周 3 次。
- 静脉注射的初始给药剂量为 40U/kg，每周 3 次，疗程 4 周；必要时，随后可将给药剂量增加至 80U/kg，每周 3 次。
- 此后，静脉给药及皮下给药的依泊汀-θ 的给药剂量可每月以 25% 的速度递增，直至达到目标血红蛋白浓度。每周总给药剂量不可超过 700U/kg。

维持治疗时，应按需调整给药剂量。皮下给药时，每周的维持剂量可每周单次给予，也可分 3 次给药。静脉给药时，每周总剂量可分 2 次或 3 次给药。

依泊汀可用于**非骨髓恶性肿瘤**患者，以对症治疗化疗引起的贫血。然而，依伯汀-α 的美国注册药品信息**警示**：达到预期的治疗效果后，应停止应用，因为依泊汀是否可阻止病情的进一步发展及对总生存率的影响目前还不完全清楚。有关美国对依泊汀用于肿瘤患者的限制的内容，另见下文**贫血**。通常当血红蛋白浓度降至≤10g/100ml 时，依泊汀-α、依泊汀-β、依泊汀-θ 或依泊汀-ζ 可皮下注射给药。应使血红蛋白浓度逐渐升高；2 周内升高的速率不可超过 1g/100ml 或 4 周内升高的速率不可超过 2g/100ml，建议目标血红蛋白浓度为 10～12g/100ml。

- **依泊汀-α** 或**依泊汀-ζ** 的初始给药剂量为 150U/kg，每周 3 次；或 450U/kg，每周 1 次。必要时，4 周后可将给药剂量增至 300U/kg，每周 3 次。此外，依泊汀-α 的给药剂量可为 40000U，每周 1 次。必要时，4 周后可增至 60000U。若以较高的剂量治疗 4 周后仍未达到预期疗效，应停止治疗。

- **依泊汀-β** 的初始给药剂量为 30000U（约为 450U/kg），每周给药 1 次或分 3～7 次给药。必要时，4 周后可将剂量加倍。但若以较高的剂量治疗 4 周后仍未达到预期疗效，应停止治疗。每周总剂量不应超过 60000U。
- **依泊汀-θ** 初始给药剂量为 20000U，每周 1 次。必要时，可将给药剂量增至 40000U，每周 1 次。若以较高剂量治疗 4 周后，仍未达到预期疗效，可将给药剂量增至最大剂量 60000U，每周 1 次。若治疗 12 周后，仍未达到预期疗效，应停止治疗。

一旦达到目标血红蛋白浓度，可将依泊汀-α 的给药剂量降低 25% 作为维持剂量，随后按需调整；依泊汀-β 或依泊汀-ζ 的给药剂量可降低 25%～50%。化疗结束后，应停止应用依泊汀，但在英国，可继续应用 1 个月。

对于应用齐多夫定治疗的 **HIV-阳性患者**，若内源性血清红细胞生成素浓度≤500mU/ml，应用依泊汀-α 可能有益。依泊汀-α 可皮下或静脉注射给药，初始给药剂量为 100U/kg，每周 3 次，疗程 8 周。随后根据疗效，可每 4～8 周将给药剂量增加 50～100U/kg。若以 300U/kg 每周 1 次的给药剂量治疗不足以达到满意疗效，再增加剂量也不太可能受益。血红蛋白浓度不应超过 12g/100ml。

对于需**自体输血**且存在轻中度贫血（血红蛋白10～13g/100ml 或红细胞压积 33%～39%）的患者，依泊汀-α、依泊汀-β 或依泊汀-ζ 可与铁补充剂合用于增加用于输注的**自体血量**。给药剂量取决于采集所需的血量及其他因素，如患者的全血容量和红细胞压积。献血时，应于献血后给予依泊汀。推荐的给药方案为：

- **依泊汀-α** 或 **依泊汀-ζ** 600U/kg，静脉给药，每周 2 次，术前 3 周开始。
- **依泊汀-β** 200～800U/kg，静脉给药、或 150～600U/kg，皮下给药，每周 2 次，术前连续给药 4 周。

为了降低同种异体血液输注的需求量，可给予依泊汀-α，剂量为 600U/kg，皮下给药，每周 1 次，术前 3 周开始治疗，第 4 剂于手术当天给药。或者，若术前时间较短，可于术前 10 天、手术当天及术后 4 天皮下给药，300U/kg，每日 1 次。所有患者均应补充足量的铁剂，若血红蛋白浓度超过 15g/100ml，应停用依泊汀。依泊汀在**儿童**的用法，见下文。

1. Markham A, Bryson HM. Epoetin alfa: a review of its pharmacodynamic and pharmacokinetic properties and therapeutic use in nonrenal applications. *Drugs* 1995; **49:** 232–54.
2. Dunn CJ, Markham A. Epoetin beta: a review of its pharmacological properties and clinical use in the management of anaemia associated with chronic renal failure. *Drugs* 1996; **51:** 299–318.
3. Beguin Y. A risk-benefit assessment of epoetin in the management of anaemia associated with cancer. *Drug Safety* 1998; **19:** 269–82.
4. Cheer SM, Wagstaff AJ. Epoetin beta: a review of its clinical use in the treatment of anaemia in patients with cancer. *Drugs* 2004; **64:** 323–46.
5. Marsden JT. Erythropoietin—measurement and clinical applications. *Ann Clin Biochem* 2006; **43:** 97–104.
6. Corwin HL. The role of erythropoietin therapy in the critically ill. *Transfus Med Rev* 2006; **20:** 27–33.
7. Hasselblatt M, *et al.* The brain erythropoietin system and its potential for therapeutic exploitation in brain disease. *J Neurosurg Anesthesiol* 2006; **18:** 132–8.
8. Jurado García JM, *et al.* Erythropoietin pharmacology. *Clin Transl Oncol* 2007; **9:** 715–22.
9. Fried W. Erythropoietin and erythropoiesis. *Exp Hematol* 2009; **37:** 1007–15.

儿童用法　依泊汀可用于儿童治疗慢性肾衰和化疗引起的贫血，给药频率、血红蛋白升高水平、化疗后停用依泊汀的建议与成人相似（见上文）。但一些注册药品信息建议：对于儿童，与成人相比，应将血红蛋白目标范围降低，详见下文。依泊汀-β 还可用于预防早产儿贫血（另见**贫血**，下文）。

对于接受血液透析的儿童，用于治疗**慢性肾衰性贫血**时，依泊汀通常静脉给药。

- 依泊汀-α 或依泊汀-ζ 的初始给药剂量为 50U/kg，每周 3 次。可以每 4 周 25U/kg 的速率增加给药剂量，直至达到预期的目标血红蛋白浓度 9.5～11g/100ml。

常规每周总维持剂量（分 3 次给药）为：

- 体重＜10 kg 的患儿，225～450U/kg；
- 体重 10～30 kg 的患儿，180～450U/kg；
- 体重＞30 kg 的患儿，90～300U/kg。

依泊汀-β 的给药剂量（U/kg）与成人相似（见上文）。

对于**非骨髓恶性肿瘤疾病**患儿，用于对症治疗化疗引起的贫血时，依泊汀-α 可静脉给药，600U/kg（最大 40000U），每周 1 次。必要时，4 周后可将给药剂量增至 900U/kg（最大 60000U）。

用于预防**早产儿贫血**时，依泊汀-β 可用于出生体重 750～1500g 及妊娠时间不足 34 周的新生儿。皮下给药剂量为 250U/kg，每周 3 次。应尽早开始治疗（最好在出生 3 天内），并持续治疗 6 周。

尽管依泊汀通常皮下给药用于早产儿贫血，也曾试验性应用其他给药途径。混于全静脉营养液中静脉输注对 20 名新生儿具有满意疗效[1]。一项小型研究[2]采用肠内给药的方式表明可增加血浆红细胞生成素浓度及网织红细胞计数峰值，但另一项较大规模的研究[3]表明无效。用于新生儿时，有关依泊汀溶液稀释的警告，见上文**稳定性**。

1. Ohls RK, *et al.* Pharmacokinetics and effectiveness of recombinant erythropoietin administered to preterm infants by continuous infusion in total parenteral nutrition solution. *J Pediatr* 1996; **128:** 518–23.
2. Ballin A, *et al.* Erythropoietin, given enterally, stimulates erythropoiesis in premature infants. *Lancet* 1999; **353:** 1849.
3. Juul SE. Enterally dosed recombinant human erythropoietin does not stimulate erythropoiesis in neonates. *J Pediatr* 2003; **143:** 321–6.

贫血　依泊汀可用于由内源性红细胞生成素浓度降低引起的正细胞-正色素性贫血（第1012页）。

*慢性肾脏疾病*相关贫血主要是由肾内红细胞生成素生成不足引起的。其他原因包括缺铁、透析引起的失血及严重甲状旁腺功能亢进。应用依泊汀治疗肾性贫血的作用已经明确[1,2]，由于不断有结果表明，通过治疗不仅可纠正贫血，还可改善生活质量[1,3]。对于透析前患者，依泊汀还可纠正贫血、减少其输血，并可改善其生活质量及运动能力，但可能引起血压升高[2,4]，且还不清楚是否需延迟透析的时间[4]。依泊汀对 90%以上的肾性贫血患者有效[1]。许多因素可导致依泊汀治疗无效（见上文**注意事项**），应始终对患者进行随访，若可能，应纠正引起无效的因素。疗效不佳的原因通常为缺铁、炎症、慢性失血、甲状旁腺功能亢进和铝中毒[1,5]。

依泊汀可静脉或皮下给药（见上文**用途和用法**）。依泊汀皮下给药的血药浓度较低，但作用时间更持久，因此减少了每周的总维持剂量[1,2,6]。皮下给药途径一般用于准备透析的患者及腹膜透析的患者[1,2]，部分原因是需避免对将来可能作为血液透析通路的静脉进行穿刺。皮下注射途径也可用于血液透析患者。最好采用静脉给药途径，因为据报道皮下给药具有引起纯红细胞再生障碍的风险[1]（见上文**对血液的影响**），也因为静脉剂型更易获得。给药频率对于提高疗效也很重要，但受所应用的依泊汀品种、给药途径、疗程及患者喜好的影响。例如，依泊汀每周给药 2 次或 3 次的每周总剂量可比每周给药 1 次的稍低，且可能疗效更佳，但每周给药 1 次可能更便于维持治疗[1,2]。一篇系统性综述[7]得出结论：目前无证据支持哪种给药频率对维持目标血红蛋白浓度更优。有关依泊汀的批准剂量、给药途径及给药频率的相关内容，见上文**用途和用法**。达依泊汀-α（第1025页）的给药间隔比依泊汀长，且皮下及静脉给药途径的每周剂量无差异[2,6]。

有研究考察了依泊汀腹膜内给药的情况[8,9]。然而，这种给药途径由于必须干腹给药[1]因此很少应用，剂量需求比静脉或皮下给药高，且腹膜炎潜在发生率更高[1,2]。

输血常用于*早产性贫血*患者，有研究考察了依泊汀用于减少输血的作用。一篇系统性综述[10]发现，尽管依泊汀可减少输血，但作用有限，且各研究间存在显著差异。更有选择性综述以极低出生体重（＜1500g）的婴儿作为研究对象，也发现依泊汀对减少输血的作用有限，不管依泊汀在婴儿出生的第 1 周给药[11]还是出生 1 周后给药[12]，但不可能完全不输血。还发现较晚应用依泊汀组患者的疗效与剂量相关[12]。另一项综述[13]发现有证据表明，对于出生后的第 1 周应用依泊汀的新生儿，早产儿视网膜病发生率增加。对于多数研究，本结果来自于二次研究，且可能为偶然性结果；还有人认为大量补充铁剂可能是原因之一。

引起*癌性贫血*的原因包括化疗、放疗及肿瘤本身。本药可减少癌症患者的输血[14]，还可改善其生活质量[15]。有关依泊汀用于由化疗引发的贫血的指导已经出版（见**骨髓抑制**项下的**贫血**，第609页）。然而，一些研究者担心依泊汀影响患者的生存率。一项安慰剂对照研究将依泊汀-α 用于接受化疗的转移性乳腺癌患者以维持正常血红蛋白水平（12～14g/100ml），在研究早期就停止了，原因是依泊汀组患者死亡率增加[16]。另一安慰剂对照研究[17]以接受放疗的头颈癌患者为研究对象，发现依泊汀-β 可纠正贫血，但局部非进展性存活率较低。相反，一项研究[18]以恶性淋巴增生患者为研究对象，未发现依泊汀-β 对患者存活率的影响。后来，一项考察有晚期非小细胞肺癌的贫血患者生活质量的研究早期便停止了，原因是计划外的安全性分析表明应用依泊汀-α 的患者总生存率降低[19]。然而，很少有依泊汀相关研究试图评价其对肿瘤的作用及对生存率的影响，尽管两项后来的研究确实旨在考察这些影响。一项研究以因晚期子宫颈癌接受放疗的女性患者为研究对象，结果未发现血红蛋白水平升高与临床预后改善之间的正相关性，因此对于依泊汀-β 是否对疾病进展或生存率有作用还不能得出确切结论[20]。另一项研究以因转移性乳腺癌接受化疗的女性患者为研究对象，发现依泊汀-β 对总生存率无显著影响[21]。考察这些研究及其他癌症患者相关研究的荟萃分析发现，依泊汀或达依泊汀-α 治疗与静脉血栓发生[22]及死亡[22,23]风险增加有关。目前的研究资料的目标血红蛋白一般为≥12g/100ml，仍需进一步研究考察现在推荐的较低目标血红蛋白的利弊（见上文**用途和用法**）。基于这些考虑，官方机构在注册药品信息中加强了有关依泊汀及相关药品用于癌症患者的警示信息。FDA 指出[24]依泊汀及达依泊汀-α 仅可由完成 ESA APPRISE 肿瘤学计划专门培训的专业医疗工作人员开具用于癌症患者；此外，这类药品只能由参与这一计划的医院调配。MHRA 建议[25]，癌症患者贫血治疗的首选方案为输血，特别是那些接受辅助化疗的患者或有治愈希望的患者。MHRA 还建议，对于具有很大存活希望的晚期或转移性癌症患者，应首选输血治疗。

依泊汀有时可用于治疗*其他原因引起的贫血*。可潜在性用于 AIDS 患者由齐多夫定诱发的贫血（见**齐多夫定**项下**对血液的影响**，第879页）、产后贫血[26,27]及慢性疾病（如类风湿关节炎[28,29]、炎性肠病[30～32]及慢性心衰[33]）引发的贫血。目前还考察了依泊汀用于危重病患者的情况[34,35]，但缺乏肯定的临床疗效，不推荐常规应用[36,37]。

1. National Kidney Foundation. KDOQI clinical practice guidelines and clinical practice recommendations for anemia in chronic kidney disease. *Am J Kidney Dis* 2006; **47** (suppl 3): S1–S146. Correction. *ibid.*; **48:** 518. Also available at: http://www.kidney.org/professionals/KDOQI/guidelines_anemia/index.htm (accessed 04/12/06)
2. European Best Practice Guidelines Working Group. Treatment of renal anaemia. *Nephrol Dial Transplant* 2004; **19** (suppl): ii16–ii31. Also available at: http://ndt.oxfordjournals.org/cgi/reprint/19/suppl_2/ii16.pdf (accessed 27/10/05)
3. Jones M, *et al.* Impact of epoetin alfa on clinical end points in patients with chronic renal failure: a meta-analysis. *Kidney Int* 2004; **65:** 757–67.
4. Cody J, *et al.* Recombinant human erythropoietin for chronic renal failure anaemia in pre-dialysis patients. Available in The Cochrane Database of Systematic Reviews; Issue 3. Chichester: John Wiley; 2005 (accessed 27/10/05).
5. European Best Practice Guidelines Working Group. Failure to respond to treatment. *Nephrol Dial Transplant* 2004; **19** (suppl): ii32–ii36. Also available at: http://ndt.oxfordjournals.org/cgi/reprint/19/suppl_2/ii32.pdf (accessed 27/10/05)
6. Deicher R, Hörl WH. Differentiating factors between erythropoiesis-stimulating agents: a guide to selection for anaemia of chronic kidney disease. *Drugs* 2004; **64:** 499–509.
7. Cody J, *et al.* Frequency of administration of recombinant human erythropoietin for anaemia of end-stage renal disease in dialysis patients. Available in The Cochrane Database of Systematic Reviews; Issue 3. Chichester: John Wiley; 2005 (accessed 27/10/05).
8. Kausz AT, *et al.* Intraperitoneal erythropoietin in children on peritoneal dialysis: a study of pharmacokinetics and efficacy. *Am J Kidney Dis* 1999; **34:** 651–6.
9. Johnson CA, *et al.* Comparison of intraperitoneal and subcutaneous epoetin alfa in peritoneal dialysis patients. *Perit Dial Int* 1999; **19:** 578–82.
10. Vamvakas EC, Strauss RG. Meta-analysis of controlled clinical trials studying the efficacy of rHuEPO in reducing blood transfusions in the anemia of prematurity. *Transfusion* 2001; **41:** 406–15.
11. Kotto-Kome AC, *et al.* Effect of beginning recombinant erythropoietin treatment within the first week of life, among very-low-birth-weight neonates, on "early" and "late" erythrocyte transfusions: a meta-analysis. *J Perinatol* 2004; **24:** 24–9.
12. Garcia MG, *et al.* Effect of recombinant erythropoietin on "late" transfusions in the neonatal intensive care unit: a meta-analysis. *J Perinatol* 2002; **22:** 108–11.
13. Ohlsson A, Aher SM. Early erythropoietin for preventing red blood cell transfusion in preterm and/or low birth weight infants. Available in The Cochrane Database of Systematic Reviews; Issue 3. Chichester: John Wiley; 2006 (accessed 20/01/10).
14. Dührsen U. The clinical value of erythropoietin in patients with cancer. *Drugs* 2002; **62:** 2013–23.
15. Jones M, *et al.* Epoetin alfa improves quality of life in patients with cancer: results of a metaanalysis. *Cancer* 2004; **101:** 1720–32.
16. Leyland-Jones B, *et al.* BEST Investigators and Study Group. Maintaining normal hemoglobin levels with epoetin alfa in mainly nonanemic patients with metastatic breast cancer receiving first-line chemotherapy: a survival study. *J Clin Oncol* 2005; **23:** 5960–72.
17. Henke M, *et al.* Erythropoietin to treat head and neck cancer patients with anaemia undergoing radiotherapy: randomised, double-blind, placebo-controlled trial. *Lancet* 2003; **362:** 1255–60.
18. Österborg A, *et al.* Impact of epoetin-β on survival of patients with lymphoproliferative malignancies: long-term follow up of a large randomized study. *Br J Haematol* 2005; **129:** 206–9.
19. Wright JR, *et al.* Randomized, double-blind, placebo-controlled trial of erythropoietin in non–small-cell lung cancer with disease-related anemia. *J Clin Oncol* 2007; **25:** 1027–32.
20. Strauss H-G, *et al.* MARCH Investigators and Coordinators. Effects of anemia correction with epoetin beta in patients receiving radiochemotherapy for advanced cervical cancer. *Int J Gynecol Cancer* 2008; **18:** 515–24.
21. Aapro M, *et al.* Effect of once-weekly epoetin beta on survival in patients with metastatic breast cancer receiving anthracycline- and/or taxane-based chemotherapy: results of the Breast Cancer—Anemia and the Value of Erythropoietin (BRAVE) study. *J Clin Oncol* 2008; **26:** 592–8.

22. Bennett CL, *et al.* Venous thromboembolism and mortality associated with recombinant erythropoietin and darbepoetin administration for the treatment of cancer-associated anemia. *JAMA* 2008; **299:** 914–24.
23. Bohlius J, *et al.* Erythropoietin or darbepoetin for patients with cancer—meta-analysis based on individual patient data. Available in The Cochrane Database of Systematic Reviews; Issue 3. Chichester: John Wiley; 2009 (accessed 20/01/10).
24. FDA. Information on erythropoiesis-stimulating agents (ESA) epoetin alfa (marketed as Procrit, Epogen) darbepoetin alfa (marketed as Aranesp): safety announcement (issued 16th February, 2010). Available at: http://www.fda.gov/Drugs/DrugSafety/PostmarketDrugSafetyInformationforPatientsandProviders/ucm109375.htm (accessed 16/08/10)
25. MHRA/CHM. Recombinant human erythropoietins: new recommendations for treatment of anaemia in cancer. *Drug Safety Update* 2008; **2** (1): 3–4. Available at: http://www.mhra.gov.uk/home/idcplg?IdcService=GET_FILE&dDocName=CON023077&RevisionSelectionMethod=LatestReleased (accessed 15/08/08)
26. Kotto-Kome AC, *et al.* Effect of administering recombinant erythropoietin to women with postpartum anemia: a meta-analysis. *J Perinatol* 2004; **24:** 11–15.
27. Dodd J, *et al.* Treatment for women with postpartum iron deficiency anaemia. Available in The Cochrane Database of Systematic Reviews; Issue 4. Chichester: John Wiley; 2004 (accessed 27/10/05).
28. Peeters HRM, *et al.* Effect of recombinant human erythropoietin on anaemia and disease activity in patients with rheumatoid arthritis and anaemia of chronic disease: a randomised placebo controlled double blind 52 weeks clinical trial. *Ann Rheum Dis* 1996; **55:** 739–44.
29. Peeters HRM, *et al.* Recombinant human erythropoietin improves health-related quality of life in patients with rheumatoid arthritis and anaemia of chronic disease; utility measures correlate strongly with disease activity measures. *Rheumatol Int* 1999; **18:** 201–6.
30. Schreiber S, *et al.* Recombinant erythropoietin for the treatment of anemia in inflammatory bowel disease. *N Engl J Med* 1996; **334:** 619–23.
31. Gasché C, *et al.* Intravenous iron and erythropoietin for anemia associated with Crohn disease: a randomized, controlled trial. *Ann Intern Med* 1997; **126:** 782–7.
32. Dohil R, *et al.* Recombinant human erythropoietin for treatment of anemia for chronic disease in children with Crohn's disease. *J Pediatr* 1998; **132:** 155–9.
33. van der Meer P, *et al.* Erythropoietin treatment in patients with chronic heart failure: a meta-analysis. *Heart* 2009; **95:** 1309–14.
34. Corwin HL, *et al.* Efficacy of recombinant human erythropoietin in critically ill patients: a randomized controlled trial. *JAMA* 2002; **288:** 2827–35.
35. Corwin HL, *et al.* EPO Critical Care Trials Group. Efficacy and safety of epoetin alfa in critically ill patients. *N Engl J Med* 2007; **357:** 965–76.
36. Zarychanski R, *et al.* Erythropoietin-receptor agonists in critically ill patients: a meta-analysis of randomized controlled trials. *CMAJ* 2007; **177:** 725–34.
37. Shermock KM, *et al.* Erythropoietic agents for anemia of critical illness. *Am J Health-Syst Pharm* 2008; **65:** 540–6.

心血管疾病 一些研究者对红细胞生成素的非造血系统方面的作用，包括防止细胞凋亡、抗氧化及促血管增生作用比较感兴趣[1]。还有研究考察了红细胞生成素用于治疗缺血性脑卒中及心肌梗死的可能性[2]。

1. Arcasoy MO. The non-haematopoietic biological effects of erythropoietin. *Br J Haematol* 2008; **141:** 14–31.
2. van der Meer P, *et al.* Erythropoietin in cardiovascular diseases. *Eur Heart J* 2004; **25:** 285–91.

手术 由于担心输血的安全性及维持血液供给的需求，人们开始考虑减少手术用血的方法。重组人红细胞生成素可增加用于自体输血的血液量[1]及减少输血[2~4]。对上帝见证会信徒（Jehovah's Witnesses），本药还可代替输血[5~8]。

1. Goodnough LT, *et al.* Erythropoietin therapy. *N Engl J Med* 1997; **336:** 933–8.
2. Laupacis A, Fergusson D. Erythropoietin to minimize perioperative blood transfusion: a systematic review of randomized trials. *Transfus Med* 1998; **8:** 309–17.
3. Earnshaw P. Blood conservation in orthopaedic surgery: the role of epoetin alfa. *Int Orthop* 2001; **25:** 273–8.
4. Alghamdi AA, *et al.* Does the use of erythropoietin reduce the risk of exposure to allogeneic blood transfusion in cardiac surgery? A systematic review and meta-analysis. *J Card Surg* 2006; **21:** 320–6.
5. Busuttil D, Copplestone A. Management of blood loss in Jehovah's Witnesses. *BMJ* 1995; **311:** 1115–16.
6. Cothren C, *et al.* Blood substitute and erythropoietin therapy in a severely injured Jehovah's Witness. *N Engl J Med* 2002; **346:** 1097–8.
7. Hashem B, Dillard TA. A 44-year-old Jehovah's Witness with life-threatening anemia from uterine bleeding. *Chest* 2004; **125:** 1151–4.
8. Holt RL, *et al.* Jehovah's Witnesses requiring complex urgent cardiothoracic surgery. *Ann Thorac Surg* 2004; **78:** 695–7.

制剂

BP 2010: Erythropoietin Injection.

专利制剂

Arg.: Epogen; Eprex; Eritrogen; Hemax; Hypercrit; Pronivel; Recormon; ***Austral.:*** Eprex; NeoRecormon; ***Austria:*** Culat†; Erypo; NeoRecormon; Recormon†; ***Belg.:*** Eprex; NeoRecormon; ***Braz.:*** Eprex; Eritina; Eritromax†; Hemax-Eritron; Hemoprex; Recormon; Tinax; ***Canad.:*** Eprex; ***Chile:*** Epokine; Eprex†; Hepta; Hypercrit; Recormon; ***Cz.:*** Abseamed; Binocrit; Dynepo†; Epomax†; Eporatio; Eprex; NeoRecormon; Recormon†; Retacrit; Silapo; ***Denm.:*** Eprex; NeoRecormon; ***Fin.:*** Eprex; NeoRecormon; ***Fr.:*** Binocrit; Dynepo†; Eprex; NeoRecormon; ***Ger.:*** Abseamed; Binocrit; Dynepo†; Eprex†; Erypo; NeoRecormon; ***Gr.:*** Abseamed; Binocrit; Dynepo; Eprex; NeoRecormon; Recormon; Retacrit; ***Hong Kong:*** Eprex; Recormon; ***Hung.:*** Eprex; NeoRecormon; Retacrit; ***India:*** Wepox; ***Indon.:*** Epotrex-NP; Eprex; Hemapo; Recormon; ***Irl.:*** Abseamed; Binocrit; Dynepo†; Eprex; NeoRecormon; Retacrit; Silapo; ***Israel:*** Eprex; Recormon; ***Ital.:*** Dynepo†; Eprex; Globuren†; NeoRecormon; ***Jpn:*** Epogin; Espo; ***Malaysia:*** Eprex; Recormon; ***Mex.:*** Bioyetin; Epomax; Eprex; Erlan; Exetin-A; Hypercrit†; Negortire; Recormon; Yepotin; ***Neth.:*** Dynepo†; Eprex; NeoRecormon; ***Norw.:*** Eprex; NeoRecormon; ***NZ:*** Eprex; NeoRecormon; Recormon†; ***Philipp.:*** Epogen; Epokine; Eposino; Eprex; Recormon; Renogen; Shanpoietin; ***Pol.:*** Eprex; NeoRecormon; ***Port.:*** Abseamed; Binocrit; Dynepo†; Eprex; NeoRecormon; Recormon†; Retacrit; Silapo; ***Rus.:*** Epocomb (Эпокомб); Epocrin (Эпокрин); Epostim (Эпостим); Eprex (Эпрекс); Eralfon (Эральфон); Erythrostim (Эритростим); Recormon (Рекормон); ***S.Afr.:*** Eprex; Recormon; Repotin; ***Singapore:*** Eprex; Recormon; ***Spain:*** Dynepo†; Epopen; Eprex; NeoRecormon; ***Swed.:*** Eprex; NeoRecormon; ***Switz.:*** Eprex; Recormon; ***Thai.:*** EPIAO; Epokine; Eporon; Eprex; Eritrogen; Espogen; Hemax; Recormon; Renogen; ***Turk.:*** Epobel; Eprex; NeoRecormon; Recormon; ***UAE:*** Epotin; ***UK:*** Binocrit; Dynepo†; Eporatio; Eprex; NeoRecormon; Retacrit; ***Ukr.:*** Epovitan (Эповитан); Recormon (Рекормон); Wepox (Вепокс); ***USA:*** Epogen; Procrit; ***Venez.:*** Eprex; Hypercrit; Recormon.

Etamsylate（*BAN*，*rINN*）酚磺乙胺

Ciclonamina; Cyclonamine; E-141; Etamsilat; Etamsilatas; Etamsilato; Etamsylaatti; Etamsylát; Etamsylat; Étamsylate; Etamsylatum; Etamszilát; Ethamsylate (*USAN*); MD-141. Diethylammonium 2,5-dihydroxybenzenesulphonate.

Этамзилат

$C_{10}H_{17}NO_5S$ = 263.3.

CAS — 2624-44-4.

ATC — B02BX01.

ATC Vet — QB02BX01.

UNII — 24YL531VOH.

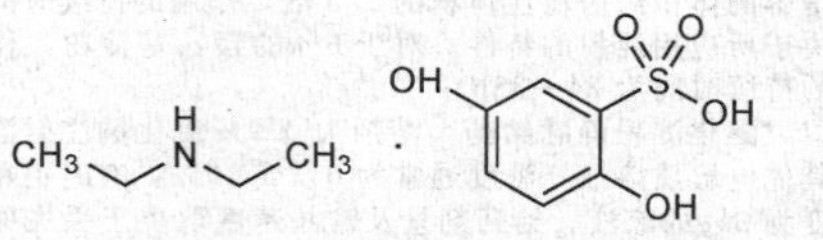

Pharmacopoeias. In *Eur.* (see p.vii).

Ph. Eur. 6.8（Etamsylate） 白色或类白色结晶性粉末。具有多晶型现象。极易溶于水；可溶于无水乙醇；几乎不溶于二氯甲烷；易溶于甲醇。10%水溶液的 pH 值为 4.5～5.6。贮藏于密闭容器中。避光。

不良反应和注意事项

应用后可出现恶心、呕吐、腹泻、发热、头痛和皮疹。在降低给药剂量后，头痛和皮疹可消失，餐后应用酚磺乙胺可减轻胃肠道反应。有报道静脉注射可引发一过性低血压。

卟啉病 目前认为卟啉病患者应用酚磺乙胺不安全，由于动物实验表明，本药具有生卟啉作用。

药动学

酚磺乙胺可经胃肠道吸收。主要以原形药物形式经尿排泄。酚磺乙胺可排泌进入乳汁。

用途和用法

酚磺乙胺为止血药，可维护毛细血管壁的稳定性及纠正异常的血小板黏附作用。本药可用于预防和控制小血管出血。

用于由月经过多（见下文）引起失血的短期治疗时，可在月经期间口服 500mg，每日 4 次。用于控制术后出血时，酚磺乙胺可口服给药或肌内注射给药或静脉注射给药，给药剂量为 250～500mg。可于术前 1h 给药，术后再次给药，必要时，每 4～6h 重复给药一次。必要时，可在手术期间静脉给药。有关酚磺乙胺用于预防新生儿心室内出血的内容，见下文。

儿童用法 有关酚磺乙胺用于早产新生儿以预防心室内出血的内容，见下文。

月经过多 一项研究[1]表明，在自发性月经过多（第2057页）妇女月经期间应用酚磺乙胺和甲芬那酸一样可有效减少子宫失血，但另一研究[2]表明无效。一篇综述考察了这两项及更早的两项研究的发表及未发表的结果，指出酚磺乙胺可使月经失血减少 10%～15%[3]。目前认为酚磺乙胺治疗失血的效果并不优于其他药物，因此不再推荐[4]。

1. Chamberlain G, *et al.* A comparative study of ethamsylate and mefenamic acid in dysfunctional uterine bleeding. *Br J Obstet Gynaecol* 1991; **98:** 707–11.
2. Bonnar J, Sheppard BL. Treatment of menorrhagia during menstruation: randomised controlled trial of ethamsylate, mefenamic acid, and tranexamic acid. *BMJ* 1996; **313:** 579–82.
3. Coulter A, *et al.* Treating menorrhagia in primary care: an overview of drug trials and a survey of prescribing practice. *Int J Technol Assess Health Care* 1995; **11:** 456–71.
4. National Collaborating Centre for Women's and Children's Health/NICE. Heavy menstrual bleeding (issued January 2007). Available at: http://www.nice.org.uk/nicemedia/pdf/CG44FullGuideline.pdf (accessed 06/03/08)

新生儿室内出血 酚磺乙胺为试验用于预防极低体重新生儿（第1017页）室内出血的几个药物之一。在一些国家，批准的给药途径为肌内注射，剂量为 10mg/kg。出生 2h 内给予首剂，然后每 6h 重复给药，持续 4 天。

目前的一些研究主要采用静脉给药途径。在一项多中心、安慰剂对照、双盲研究[1]中，酚磺乙胺初始给药剂量为 12.5mg/kg，在分娩 1h 内静脉或肌内给药，然后每 6h 静脉给予相同剂量，疗程 4 天，达到总剂量 200mg/kg。分娩后马上确定没有发生出血的 330 名新生儿中，162 名应用酚磺乙胺，继发性出血发生率降低，特别是与 168 名应用安慰剂的婴儿相比，程度更显著。进一步考察了 30 名确定在治疗前发生室周出血的婴儿，21 名应用酚磺乙胺，9 名应用安慰剂。结果表明，酚磺乙胺可控制出血的程度。酚磺乙胺治疗组的婴儿动脉导管未闭（patent ductus arteriosus）的发生率也较低。然而，后续的一项研究[2]应用相同剂量，但短期随访结果表明治疗无效。有研究者认为这项研究的样本量太小，给药时间太晚，初始给药剂量在婴儿出生 4h 内给予，而前期研究中，在婴儿出生 1h 内给予。在这些婴儿两岁时，对其进行随访[3]，发现酚磺乙胺未降低死亡、损伤或残疾的风险。在第一项研究[4]中的患者 4 岁时，对其发育情况进行评估，也发现尽管酚磺乙胺最初可降低室内出血的发生率，但与对照组相比，本药不能降低脑性麻痹的发生率。

1. Benson JWT, *et al.* Multicentre trial of ethamsylate for prevention of periventricular haemorrhage in very low birthweight infants. *Lancet* 1986; **ii:** 1297–1300.
2. The EC Ethamsylate Trial Group. The EC randomised controlled trial of prophylactic ethamsylate for very preterm neonates: early mortality and morbidity. *Arch Dis Child* 1994; **70:** F201–F205.
3. Elbourne D, *et al.* Randomised controlled trial of prophylactic etamsylate: follow up at 2 years of age. *Arch Dis Child Fetal Neonatal Ed* 2001; **84:** F183–F187.
4. Schulte J, *et al.* Developmental outcome of the use of etamsylate for prevention of periventricular haemorrhage in a randomised controlled trial. *Arch Dis Child Fetal Neonatal Ed* 2005; **90:** F31–F35.

制剂

专利制剂

Arg.: Impedil; ***Belg.:*** Dicynone; ***Braz.:*** Dicinone; ***Chile:*** Dicynone; ***Cz.:*** Dicynone; ***Fr.:*** Dicynone; ***Hung.:*** Dicynone; ***India:*** Alstat; Ethacid; Ethamcip; Ethasyl; Hemsyl; Revici-E; ***Indon.:*** Dicynone; ***Irl.:*** Dicynene; ***Ital.:*** Dicynone; Eselin; ***Mex.:*** Dicynone; ***Rus.:*** Dicynone (Дицинон); ***Singapore:*** Dicynone; ***Spain:*** Dicinone; Hemo 141; ***Switz.:*** Dicynone; ***UK:*** Dicynene; ***Ukr.:*** Dicynone (Дицинон); ***Venez.:*** Dicynone.

Etherified Starches ⊗醚化淀粉

Almidón, éteres de; HES; Hydroxyethyl Starch; Hydroxyéthylamidon; Hydroxyethylamylum. 2-Hydroxyethyl ether starch.

CAS — 9005-27-0.

ATC — B05AA07.

ATC Vet — QB05AA07.

UNII — 875Y4127EA (hetastarch).

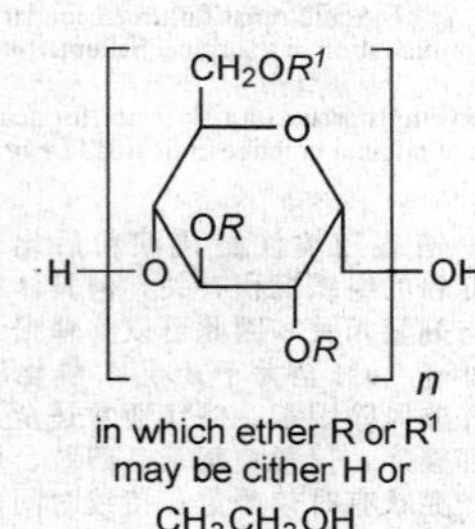

(hetastarch)

性状 90%以上的醚化淀粉由支链淀粉组成，且醚化程度不同。

- 羟乙基淀粉（hetastarch）（*BAN*，*USAN*）：淀粉聚合体的每 10 个吡喃型葡萄糖单位平均有 7～8 个羟基被转化为 OCH_2CH_2OH 基。
- 羟乙基淀粉（hydroxyethyl starch）130/0.4（*USAN*）：淀粉聚合物的每 10 个吡喃型葡萄糖单位中的羟基平均为 3.8～4.5 个，可转化为 OCH_2CH_2OH 基。
- 喷他淀粉（pentastarch）（*BAN*，*USAN*）：淀粉聚合体的每 10 个吡喃型葡萄糖单位平均有 4～5 个羟基被转化为 OCH_2CH_2OH 基。

醚化淀粉的平均分子量和吡喃型葡萄糖单位中的醚化位点也不同。

配伍禁忌 羟乙基淀粉与许多化合物不能配伍，包括一些注射用抗菌药。

1. Wohlford JG, Fowler MD. Visual compatibility of hetastarch with injectable critical-care drugs. *Am J Hosp Pharm* 1989; **46:** 995–6.
2. Wohlford JG, *et al.* More information on the visual compatibility of hetastarch with injectable critical-care drugs. *Am J Hosp Pharm* 1990; **47:** 297–8.

不良反应和注意事项

输注醚化淀粉可引发超敏反应，包括过敏反应。长期大剂量应用醚化淀粉可出现瘙痒，症状可延迟至末次输注的数周后出现。输注醚化淀粉期间，血清淀粉酶浓度升高，由于形成了酶-底物复合物，消除缓慢。

血浆增容药的注意事项的介绍见**右旋糖酐 70** 项下（第1026页），这些注意事项在应用醚化淀粉时也应考虑。可能对血型及交叉配血产生一定影响。

1. Wiedermann CJ. Hydroxyethyl starch - can the safety problems be ignored? *Wien Klin Wochenschr* 2004; **116:** 583–94.

对血液的影响　应用血浆增容药可导致凝血因子的稀释，还可能直接影响凝血。醚化淀粉对凝血系统的影响包括[1,2]使凝血因子Ⅷ及血管性假血友病因子（vWF）减少，进而导致获得性Ⅰ型 von Willebrand 病（第1018页）、凝血激酶的活化时间延长及血小板容积下降。这些反应的程度取决于醚化淀粉的分子量和体内淀粉降解的速度。降解更缓慢（由于在 C2∶C6 位点取代程度更高或羟乙基取代更多）的高分子量的醚化淀粉比易于降解的中等及低分子量的醚化淀粉对凝血的影响更明显。有应用醚化淀粉溶液引发凝血障碍及出血的报道[1,3]。据报道，给缺血性脑卒中及其他脑损伤患者应用多种分子量和不同程度取代的醚化淀粉，出现严重并发症，如颅内出血及脑水肿，有几项研究因出现这些反应而提前停止[4]。

1. Treib J, *et al.* Coagulation disorders caused by hydroxyethyl starch. *Thromb Haemost* 1997; **78:** 974–83.
2. de Jonge E, Levi M. Effects of different plasma substitutes on blood coagulation: a comparative review. *Crit Care Med* 2001; **29:** 1261–7.
3. Jonville-Béra A-P, *et al.* Acquired type I von Willebrand's disease associated with highly substituted hydroxyethyl starch. *N Engl J Med* 2001; **345:** 622–3.
4. Wiedermann CJ. Complications of hydroxyethyl starch in acute ischemic stroke and other brain injuries. *Pathophysiol Haemost Thromb* 2003; **33:** 225–8.

对肾脏的影响　对一些患者的移植肾进行活检发现渗透性肾病样（osmotic-nephrosis-like）损伤，研究表明可能与献血者应用醚化淀粉溶液有关[1]。还有报道这种应用可影响移植物功能的快速发挥[2]。然而，另一研究[3]发现，献血者应用醚化淀粉溶液与渗透性肾病样损伤或移植物功能延迟发挥无关。1 名接受扁桃体瘤手术的患者在手术期间应用醚化淀粉，出现少尿、急性肾衰和渗透性肾病样损伤[4]。

醚化淀粉应慎用于肾损伤患者[5]。

1. Legendre CH, *et al.* Hydroxyethylstarch and osmotic-nephrosis-like lesions in kidney transplantation. *Lancet* 1993; **342:** 248–9.
2. Cittanova ML, *et al.* Effect of hydroxyethylstarch in brain-dead kidney donors on renal function in kidney-transplant recipients. *Lancet* 1996; **348:** 1620–22.
3. Coronel B, *et al.* Hydroxyethylstarch and renal function in kidney transplant recipients. *Lancet* 1997; **349:** 884.
4. De Labarthe A, *et al.* Acute renal failure secondary to hydroxyethylstarch administration in a surgical patient. *Am J Med* 2001; **111:** 417–18.
5. Boldt J. Hydroxyethylstarch as a risk factor for acute renal failure: is a change of clinical practice indicated? *Drug Safety* 2002; **25:** 837–46.

对皮肤的影响　有报道输注醚化淀粉后出现瘙痒[1]。其发生可能与淀粉的组织沉积有关，但具体机制还不清楚。这种作用与剂量相关，因此可以解释报道的发生率差异，范围从小于 10%至大于 60%。醚化淀粉的分子量及取代程度并非风险因素。瘙痒通常是全身性的，但有报道出现局部瘙痒，仅影响躯干、四肢、肛门生殖器附近及头颈部。症状有时较严重，持续时间较长，且很难治疗，可影响睡眠，并可影响生活质量。瘙痒可因炎热、出汗、运动、淋浴、机械压迫及精神压力而发作。通常瘙痒可延缓至应用醚化淀粉后的 1～6 周发生。报道的平均持续时间为 9～15 周，但在一些情况下，瘙痒可持续 2 年。通常治疗无效，尽管有报道通过局部应用辣椒碱、紫外线疗法或口服纳曲酮可缓解。

1 名患者输注羟乙基淀粉 15 天后出现明显并持久的眼周肿胀[2]。在这名患者的眼周组织中发现羟乙基淀粉的异常蓄积。

1. Bork K. Pruritus precipitated by hydroxyethyl starch: a review. *Br J Dermatol* 2005; **152:** 3–12.
2. Kiehl P, *et al.* Decreased activity of acid α-glucosidase in a patient with persistent periocular swelling after infusions of hydroxyethyl starch. *Br J Dermatol* 1998; **138:** 672–77.

药动学

醚化淀粉由具有一系列分子量及多种醚化程度的分子混合而成。分子量低于 50000 的分子静脉输注后，可迅速以原形药物形式经肾排泄，更高分子量分子的代谢及消除速度较慢。代谢速度取决于分子的大小及醚化程度和醚化位点，高分子量、高醚化程度、醚化位点主要为 C_2 的分子代谢速度较慢，因此作用持续时间较长。24h 内约 33%的高分子量羟乙基淀粉（平均分子量 450000）及约 70%的中等分子量喷他淀粉（平均分子量 250000）经尿排泄。醚化淀粉可分布至多个组织，少量可在体内蓄积数年。

1. Mishler JM, *et al.* Changes in the molecular composition of circulating hydroxyethyl starch following consecutive daily infusions in man. *Br J Clin Pharmacol* 1979; **7:** 505–9.
2. Mishler JM, *et al.* Post-transfusion survival of hydroxyethyl starch 450/0.70 in man: a long-term study. *J Clin Pathol* 1980; **33:** 155–9.
3. Yacobi A, *et al.* Pharmacokinetics of hydroxyethyl starch in normal subjects. *J Clin Pharmacol* 1982; **22:** 206–12.
4. Jungheinrich C, Neff TA. Pharmacokinetics of hydroxyethyl starch. *Clin Pharmacokinet* 2005; **44:** 681–99.

用途和用法

醚化淀粉为血浆增容药，可用于治疗低血容量性休克（第1143页）。通常应用的是高分子量的羟乙基淀粉（平均分子量 450000～480000）及中等分子量的喷他淀粉（质量平均分子量 200000～250000）。其他应用的醚化淀粉包括低分子量羟乙基淀粉 130/0.4、低分子量喷他淀粉及中分子量赫沙淀粉，其中赫沙淀粉的醚取代程度在喷他淀粉和羟乙基淀粉之间。还有更高分子量的羟乙基淀粉。醚化淀粉的等渗溶液，如 6%的羟乙基淀粉或 6%的中等分子量的喷他淀粉具有与人血白蛋白相似的胶体渗透压，因此静脉输注时血浆增容量略超过输血量。高渗溶液，如 10%的中等分子量的喷他淀粉血浆增容的体积约为输注体积的 1.5 倍。作用的持续时间取决于所应用淀粉的特性。对于 6%的羟乙基淀粉，作用的持续时间为 24～36h。

醚化淀粉静脉给药，溶剂为 0.9%氯化钠注射液或其他电解质溶液，浓度通常为 6%或 10%，有时也用浓度为 3%的溶液。给药剂量及输注速度取决于丢失的体液量及血液浓度。通常给药剂量为每日 500～2500ml，取决于所用制剂，若有必要，输注速度约可达 20ml/(kg・h)。

当把羟乙基淀粉及喷他淀粉加入全血时，可增加血沉速度。因此常将它们用于白细胞分离术过程中，以增加粒细胞的产量。进行这一过程时，可以与全血至少 1∶8的比例向静脉血中加入 250～700ml。据报道，每周进行 2 次这样的过程，总共进行 7～10 次是安全的。

羟乙基淀粉及赫沙淀粉还可加至体外灌注液中。

1. Treib J, *et al.* An international view of hydroxyethyl starches. *Intensive Care Med* 1999; **25:** 258–68.

儿童用法　取代程度及分子量不同的醚化淀粉可作为血浆增容药用于儿童[1～4]。

1. Boldt J, *et al.* Volume replacement with hydroxyethyl starch solutions in children. *Br J Anaesth* 1993; **70:** 661–5.
2. Brutocao D, *et al.* Comparison of hetastarch with albumin for postoperative volume expansion in children after cardiopulmonary bypass. *J Cardiothorac Vasc Anesth* 1996; **10:** 348–51.
3. Paul M, *et al.* A randomized, controlled study of fluid management in infants and toddlers during surgery: hydroxyethyl starch 6% (HES 70/0.5) vs lactated Ringer's solution. *Paediatr Anaesth* 2003; **13:** 603–8.
4. Liet J-M, *et al.* Plasma volume expansion by medium molecular weight hydroxyethyl starch in neonates: a pilot study. *Pediatr Crit Care Med* 2003; **4:** 305–7.

卒中　已尝试将喷他淀粉用于急性缺血性脑卒中（第1143页）患者以稀释血液，通过降低血液黏度来改善脑的再灌注。然而，一项研究因血液稀释组患者的死亡率升高而过早终止[1]。早期死亡事故几乎全部发生于严重卒中患者。症状发生的 1 周内，脑水肿为主要死因。存活患者中，接受血液稀释治疗的患者神经恢复较好。一篇系统性综述[2]考察了 18 项血液稀释相关研究，其中 5 项研究应用了醚化淀粉，综述发现血液稀释不影响死亡率或生理功能。另见上文**对血液的影响**。

1. Hemodilution in Stroke Study Group. Hypervolemic hemodilution treatment of stroke: results of a randomized multicenter trial using pentastarch. *Stroke* 1989; **20:** 317–23.
2. Asplund K. Haemodilution for acute ischaemic stroke. Available in The Cochrane Database of Systematic Reviews; Issue 4. Chichester: John Wiley; 2002 (accessed 27/10/05).

制剂

专利制剂

Arg.: Hemohes†; Hessico; Infukoll HES; Lorihess; Venofundin; Voluven; ***Austria:*** Elohast†; Expafusin†; Expahes†; HAES-steril; Hemohes; Hyperhes†; Isohes†; Osmohes†; Plasmasteril†; Tetraspan; Varihes†; Venofundin; Voluven; ***Canad.:*** Hextend; Pentaspan; Voluven; ***Chile:*** HAES-steril; Hemohes; Voluven; ***Cz.:*** Elohast†; HAES-steril; Hemohes†; HyperHAES; Plasma Volume Redibag; Serag-HAES; Tetraspan; Volulyte; Voluven; ***Denm.:*** HAES-steril; HyperHAES; Tetraspan; Venofundin; Voluven; ***Fin.:*** HAES-steril; Hemohes†; HyperHAES; Tetraspan; Venofundin; Voluven; ***Fr.:*** Heafusine; Hesteril†; Hyperhes; Plasmohes; Restorvol; Voluven; ***Ger.:*** Expafusin†; Haemofusin†; HAES-Rheopond; HAES-steril; Hemohes; HyperHAES; Infukoll HES; Plasmafusin†; Plasmasteril†; PlasmaVolume Redibag; Rheohes; Serag-HAES; Venofundin; Vitafusal; VitaHES; Voluven; ***Gr.:*** HAES-steril; Hemohes; Tetraspan; Venofundin; Voluven; ***Hong Kong:*** Voluven; ***Hung.:*** HAES-steril; Hemohes†; Hesra; HyperHAES; Isohes†; Osmohes†; Tetraspan; Volulyte; Voluven; ***Indon.:*** Expafusin; Fima HES; HAES-steril; Hemohes†; Voluven; WIDAHES; ***Irl.:*** HyperHAES; Plasma Volume; Volulyte; ***Israel:*** HAES-sterile; ***Ital.:*** Amidolite; HAES-steril; HyperHAES; Voluven; ***Jpn:*** Hespander; ***Malaysia:*** HAES-steril†; Voluven; ***Mex.:*** HAES-steril; Hestar; Voluven; ***Neth.:*** Elohaes; HAES-steril; Hemohes; HyperHAES; Tetraspan; Venofundin; Voluven; ***Norw.:*** HAES-steril†; Hemohes†; HyperHAES; Voluven; ***NZ:*** Hemohes; ***Philipp.:*** HAES-steril; Voluven; Xpand; ***Pol.:*** HAES-steril; Hemohes; Tetraspan; Volulyte; Voluven; ***Port.:*** HAES-steril; Hemohes; HyperHAES; Tetraspan; Venofundin; Volulyte; Voluven; ***Rus.:*** HAES-steril (ХАЕС-стерил); Hemohes (Гемохес); HyperHAES (ГиперХАЕС); Infukoll HES (Инфукол ГЭК); Plasmaline (Плазмалин); PolyHES (ПолиХЭС); Refortan (Рефортан); ReoHES (РеоХЕС); Stabisol (Стабизол); Tetraspan (Тетраспан); Volemcor (Волемкор); Voluven (Волювен); ***S.Afr.:*** HAES-steril; Venofundin; Voluven; ***Singapore:*** HAES-steril; ***Spain:*** Elohes†; HAES Esteril†; Hemohes; Hes Grifols; Hesteril†; Voluven; ***Swed.:*** HAES-steril; Hemohes†; HyperHAES; Tetraspan; Venofundin; Voluven; ***Switz.:*** HAES-steril; Hemohes; HyperHAES; Tetraspan; Venofundin; Voluven; ***Thai.:*** HAES-steril; Hemohes; Hestar; Tetraspan; Voluven; ***Turk.:*** Biohes; Bioplazma†; Expahes; HAES-steril; Hemohes†; Isohes; Plasmasteril†; Varihes; Voluven; ***UK:*** Elohaes†; HAES-steril; Hemohes; HyperHAES; Infukoll; Tetraspan; Venofundin; Volulyte; Voluven; ***Ukr.:*** Haecodes (Гекодез); HAES-steril (Хаэс-Стерил); Refortan (Рефортан); Stabizol (Стабизол); Venofundin (Венофундин); Voluven (Волювен); ***USA:*** Hespan; Pentaspan; Voluven; ***Venez.:*** HAES-steril†.

多组分制剂　***Irl.:*** EquiHes; Venofundin; Voluven; ***Ital.:*** Tetraspan; ***Spain:*** Isohes; ***Thai.:*** Infukoll HES.

Factor Ⅶ 凝血因子Ⅶ

Facteur VII; Factor estable; Proconvertin; Proconvertina; SPCA; Stable Factor.

Фактор VII

ATC — B02BD05.

ATC Vet — QB02BD05.

UNII — 4156XVB4QD (human factor VII); 15FH07392N (human factor VIIa).

性状　凝血因子Ⅶ为参与凝血的血浆蛋白。本品可由人血浆获得或通过重组 DNA 技术获得。依他凝血素-α（活化）用于表示重组凝血因子Ⅶ-a。

Pharmacopoeias. Many pharmacopoeias have monographs, including *Eur.* (see p.vii).

Ph. Eur. 6. 8（Human Coagulation Factor Ⅶ；Factor Ⅶ Coagulationis Humanus；Dried Factor Ⅶ Fraction BP 2005）　为一种血浆蛋白成分，包含单链糖蛋白因子Ⅶ，还可能含有少量活化形式、双链衍生因子Ⅶa 及凝血因子Ⅱ、Ⅸ及Ⅹ，还有蛋白 C 和蛋白 S。本药由从健康献血者采集的血液获得的血浆制备而成。经检验，血浆不含乙型肝炎表面抗原、抗 HIV-1 及抗 HIV-2 抗体及丙型肝炎病毒。制备方法旨在最大程度减少任一凝血因子的活化，经一步或多步以除去已知感染原或使之失活。将凝血因子Ⅶ溶于合适的液体中，通过可截留细菌的滤器，然后无菌分装至最终的容器中，立即冷冻。制剂冻干后，在真空或在惰性气体条件下密封。可加入肝素、抗凝血酶及其他辅料，如稳定剂。不可加入抗菌性防腐剂。加入任何蛋白稳定剂前，每毫克蛋白的比活力不低于 2IU 的凝血因子Ⅶ。按照药品说明书，重新溶解后的溶液含有的凝血因子Ⅶ不低于 15IU/ml。

本品为白色或类白色、淡黄色、绿色或蓝色吸湿性粉末或脆性固体。贮藏于密闭容器中。避光。

Eptacog Alfa (Activated) (*BAN*, *rINN*) 依他凝血素-α（活化型）

Eptacog alfa (activado); Eptacog Alfa (activé); Eptacogum Alfa (activatum). Blood-coagulation factor VII (human clone λHVII2463 protein moiety).

Эптаког Альфа (Активированный)

CAS — 102786-52-7; 102786-61-8.

ATC — B02BD08.

ATC Vet — QB02BD08.

UNII — AC71R787OV.

单位

凝血因子Ⅶ的效能用 IU 表示，制剂可采用人凝血因子Ⅶ浓缩物的国际标准（1998）测定。

凝血因子Ⅶa（活化的凝血因子Ⅶ）的效能用 IU 表示，制剂可采用第一个关于人凝血因子Ⅶa 浓缩物的国际标准（1993）测定。

不良反应和注意事项

依他凝血素-α（活化型）可引起恶心、呕吐、皮肤反应、发热、头痛及血压改变。包括过敏反应在内的超敏反应罕见报道，但依他凝血素-α（活化型）应避免或慎用于已知对小鼠、仓鼠或牛蛋白过敏的患者。依他凝血素-α（活化）应慎用于循环系统疾病的患者，如晚期动脉粥样硬化、挤压伤及败血症的患者，由于其具有引发血栓或弥散性血管内凝血的风险。

对心血管系统的影响 截至 2004 年年底，FDA 收到 185 例关于依他凝血素-α（活化型）引发严重血栓事件的报道[1]。资料的获得途径为临床试验和自发性报道。有多种动脉/静脉血栓事件的报道，对于血友病患者，多数事件出现于非药品说明书推荐的适应证。有研究者评价了 2003 年 5 月～2006 年 12 月应用依他凝血素-α（活化型）治疗的血友病患者的血栓发生情况[2]。血栓事件的平均发生率约为 3.75/100000。

1. O'Connell KA, *et al.* Thromboembolic adverse events after use of recombinant human coagulation factor VIIa. *JAMA* 2006; **295:** 293–8.
2. Abshire T, Kenet G. Safety update on the use of recombinant factor VIIa and the treatment of congenital and acquired deficiency of factor VIII or IX with inhibitors. *Haemophilia* 2008; **14:** 898–902.

药物相互作用

由于引起血栓的风险增加，依他凝血素-α（活化型）不应与活化或非活化的凝血酶原复合物同时使用。

药动学

依他凝血素-α（活化型）的平均终末半衰期约为 3h。然而其清除率与年龄相关，儿童的清除率比成人高 50%以上。

1. Klitgaard T, Nielsen TG. Overview of the human pharmacokinetics of recombinant activated factor VII. *Br J Clin Pharmacol* 2008; **65:** 3–11.

用途和用法

对于罕见的遗传性缺乏凝血因子Ⅶ的患者，凝血因子Ⅶ可用于代替治疗。

凝血因子Ⅶa（活化凝血因子Ⅶ）可用于出血事件及 A 型或 B 型血友病患者（其分别具有凝血因子Ⅷ抗体或凝血因子Ⅸ抗体）及获得性血友病患者以预防手术引起的出血（见**血友病**，第1016页）。本药还可用于先天性凝血因子Ⅶ缺乏的患者及 Glanzmann 血小板功能不全的患者（见**遗传性出血性疾病**，第1017页）。凝血因子Ⅶa还可能对 von Willebrand 病有效（第1018页）。凝血因子Ⅶa以重组体形式依他凝血素-α（活化型）给药。对于依他凝血素-α（活化型），100μg 等价于 5000IU。

用于**血友病**患者出血时，依他凝血素-α（活化型）的初始给药剂量为 90μg/kg，静脉推注 2～5min。为达到止血及维持止血的目的，可再次给药，最初可每 2～3h 给药 1 次。然后根据疗效调整给药剂量（有效剂量范围为 35～120μg/kg）或延长给药间隔。对于严重出血，可能需持续治疗 3 周或更长时间。当血友病患者接受侵入性操作或手术时，可应用相似的给药方案，此时应在介入治疗前立即给予初始剂量。对于轻中度关节、肌肉或皮肤黏膜出血，可每 3h 给予 90μg/kg，一般给药 2 次或 3 次即可控制出血，必要时，可再次给予 1 剂；替代方案为单剂量给予 270μg/kg。当这些用于轻中度出血的治疗在家庭中进行时，治疗时间不应超过 24h。

对于**凝血因子Ⅶ缺乏**患者，用于治疗或预防由手术或侵入性操作引起的出血时，依他凝血素-α（活化型）通常给药剂量为 15～30μg/kg，每 4～6h 给药 1 次，直至止血。

对于输注血小板无效的 **Glanzmanns 血小板功能不全**，用于止血或预防由手术或侵入性操作引起的出血时，依他凝血素-α（活化型）通常给药剂量为 90μg/kg，每 2h 给药 1 次，至少给予 3 个剂量。

培化依他凝血素-α（活化型）［Eptacog alfa pegol (activated)］为本药的一种 PEG 化的长效形式，目前正在考察其用于产生抗体的 A 型及 B 型血友病患者的情况。

1. Poon M-C. Use of recombinant factor VIIa in hereditary bleeding disorders. *Curr Opin Hematol* 2001; **8:** 312–18.
2. Midathada MV, *et al.* Recombinant factor VIIa in the treatment of bleeding. *Am J Clin Pathol* 2004; **121:** 124–37.
3. Anonymous. Novoseven for non-hemophilia hemostasis. *Med Lett Drugs Ther* 2004; **46:** 33–4.
4. Parameswaran R, *et al.* Dose effect and efficacy of rFVIIa in the treatment of haemophilia patients with inhibitors: analysis from the Hemophilia and Thrombosis Research Society Registry. *Haemophilia* 2005; **11:** 100–106.
5. Siddiqui MAA, Scott LJ. Recombinant factor VIIa (eptacog alfa): a review of its use in congenital or acquired haemophilia and other congenital bleeding disorders. *Drugs* 2005; **65:** 1161–77.
6. Mariani G, *et al.* Congenital factor VII deficiency: therapy with recombinant activated factor VII—a critical appraisal. *Haemophilia* 2006; **12:** 19–27.
7. Sumner MJ, *et al.* Treatment of acquired haemophilia with recombinant activated FVII: a critical appraisal. *Haemophilia* 2007; **13:** 451–61.
8. Obergfell A, *et al.* Recombinant activated factor VII for haemophilia patients with inhibitors undergoing orthopaedic surgery: a review of the literature. *Haemophilia* 2008; **14:** 233–41.

用法 重组凝血因子Ⅶa通常静脉推注给药。少数研究和个案报道成功采用了持续静脉输注的方式[1]。

1. Stachnik JM, Gabay MP. Continuous infusion of coagulation factor products. *Ann Pharmacother* 2002; **36:** 882–91.

儿童用法 依他凝血素-α（活化型）用于血友病出血的治疗时，儿童的给药剂量（μg/kg）一般与成人相似（见上文）。然而，儿童对本药的清除率比成人更高，因此可能需要更大剂量以达到相似的血药浓度。

有研究者评价了依他凝血素-α（活化型）用于儿童治疗多种原因引起的出血的情况[1,2]。

1. Mathew P, Young G. Recombinant factor VIIa in paediatric bleeding disorders–a 2006 review. *Haemophilia* 2006; **12:** 457–72.
2. Goldstein B, *et al.* Evidence-based use of recombinant FVIIa (NovoSeven®, NiaStase®) for the treatment of hemophilia with inhibitors in children and adolescents. *Transfus Apher Sci* 2008; **38:** 25–32.

出血性疾病 除了可用于血友病患者，重组凝血因子Ⅶa还曾试验用于其他原因引起的出血[1,2]。

有报道重组凝血因子Ⅶa可用于治疗或预防应用华法林[3~5]或低分子肝素[6]患者的出血。还有少数报道本药成功用于治疗弥散性肺泡出血[7~9]或登革出血热[10]。还考察了其用于急性静脉曲张破裂出血的情况（第2285页）。用于治疗产后出血（第1903页），当标准治疗及外科治疗疗效不佳时，重组凝血因子Ⅶa的应用正在逐渐增加。有研究者指出本药可降低对血液制剂的需求，有效控制出血以便于将患者转至可进行血管造影术和栓塞术的操作室，降低子宫切除术的需要[11]。然而，大部分的证据来自于病例报道和病例系列报道。尽管基于这个证据及专家意见发表了用药建议[12]，但重组凝血因子Ⅶa用于治疗产后出血的治疗地位仍有待于确定。重组凝血因子Ⅶa用于急性颅内出血的初步研究表明是有希望的[13]，但一项 3 期临床试验发现与安慰剂相比，本药不能降低死亡率或严重残疾的发生率[14]。目前还在研究重组凝血因子Ⅶa用于治疗严重术后出血或创伤出血的情况[15,16]。

1. Lam MSH, Sims-McCallum RP. Recombinant factor VIIa in the treatment of non-hemophiliac bleeding. *Ann Pharmacother* 2005; **39:** 885–91.
2. Mallarkey G, *et al.* An evaluation of eptacog alfa in nonhaemophiliac conditions. *Drugs* 2008; **68:** 1665–89.
3. Deveras RAE, Kessler CM. Reversal of warfarin-induced excessive anticoagulation with recombinant human factor VIIa concentrate. *Ann Intern Med* 2002; **137:** 884–8.
4. Freeman WD, *et al.* Recombinant factor VIIa for rapid reversal of warfarin anticoagulation in acute intracranial hemorrhage. *Mayo Clin Proc* 2004; **79:** 1495–1500.
5. Talkad A, *et al.* Reversal of warfarin-induced anticoagulation with factor VIIa prior to rt-PA in acute stroke. *Neurology* 2005; **64:** 1480–1.
6. Hu Q, Brady JO. Recombinant activated factor VII for treatment of enoxaparin-induced bleeding. *Mayo Clin Proc* 2004; **79:** 827.
7. Betensley AD, Yankaskas JR. Factor VIIa for alveolar hemorrhage in microscopic polyangiitis. *Am J Respir Crit Care Med* 2002; **166:** 1291–2.
8. Pastores SM, *et al.* Diffuse alveolar hemorrhage after allogeneic hematopoietic stem-cell transplantation: treatment with recombinant factor VIIa. *Chest* 2003; **124:** 2400–2403.
9. Henke D, *et al.* Successful treatment of diffuse alveolar hemorrhage with activated factor VII. *Ann Intern Med* 2004; **140:** 493–4.
10. Chuansumrit A, *et al.* The use of recombinant activated factor VII for controlling life-threatening bleeding in dengue shock syndrome. *Blood Coag Fibrinol* 2004; **15:** 335–42.
11. Karalapillai D, Popham P. Recombinant factor VIIa in massive postpartum haemorrhage. *Int J Obstet Anesth* 2007; **16:** 29–34.
12. Welsh A, *et al.* Guidelines for the use of recombinant activated factor VII in massive obstetric haemorrhage. *Aust N Z J Obstet Gynaecol* 2008; **48:** 12–16.
13. Mayer SA, *et al.* Recombinant activated factor VII for acute intracerebral hemorrhage. *N Engl J Med* 2005; **352:** 777–85.
14. Mayer SA, *et al.* FAST Trial Investigators. Efficacy and safety of recombinant activated factor VII for acute intracerebral hemorrhage. *N Engl J Med* 2008; **358:** 2127–37.
15. Dutton RP, *et al.* Factor VIIa for correction of traumatic coagulopathy. *J Trauma* 2004; **57:** 709–18.
16. Levi M, *et al.* Efficacy and safety of recombinant factor VIIa for treatment of severe bleeding: a systematic review. *Crit Care Med* 2005; **33:** 883–90.

制剂

Ph. Eur.: Human Coagulation Factor VII.

专利制剂

Arg.: NovoSeven; ***Austral.:*** NovoSeven; ***Austria:*** NovoSeven; ***Belg.:*** NovoSeven; ***Braz.:*** NovoSeven; ***Canad.:*** NiaStase; ***Chile:*** NovoSeven; ***Cz.:*** NovoSeven; ***Denm.:*** NovoSeven; ***Fin.:*** NovoSeven; ***Fr.:*** NovoSeven; ***Ger.:*** Immuseven; NovoSeven; ***Gr.:*** NovoSeven; ***Hong Kong:*** NovoSeven; ***Hung.:*** NovoSeven; ***Irl.:*** NovoSeven; ***Israel:*** NovoSeven; ***Ital.:*** NovoSeven; Provertin-UM TIM 3; ***Jpn:*** NovoSeven; ***Malaysia:*** NovoSeven; ***Mex.:*** NovoSeven; ***Neth.:*** NovoSeven; ***Norw.:*** NovoSeven; ***NZ:*** NovoSeven; ***Philipp.:*** NovoSeven; ***Pol.:*** NovoSeven; ***Port.:*** NovoSeven; ***Rus.:*** NovoSeven (НовоСэвен); ***S.Afr.:*** NovoSeven; ***Singapore:*** NovoSeven; ***Spain:*** NovoSeven; ***Swed.:*** NovoSeven; ***Switz.:*** NovoSeven; ***Thai.:*** NovoSeven; ***Turk.:*** NovoSeven; ***UK:*** NovoSeven; ***Ukr.:*** NovoSeven (Новосевен); ***USA:*** NovoSeven.

Factor Ⅷ 凝血因子Ⅷ

AHF; Antihaemophilic Factor; Facteur VIII; Factor antihemofílico A.

Антигемофилический Фактор; Фактор VIII

ATC — B02BD02.

ATC Vet — QB02BD02.

UNII — 839MOZ74GK (human factor VIII); P89DR4NY54 (recombinant human factor VIII).

性状 凝血因子Ⅷ为参与凝血的血浆蛋白。本药可由人血浆获得或通过重组 DNA 技术获得。莫罗凝血素-α（见下文）、辛凝血素-α（见下文）和 Rurioctocog Alfa 用于表示重组凝血因子Ⅷ。

Pharmacopoeias. Many pharmacopoeias have monographs, including *Eur.* (see p.vii) and *US.*

Ph. Eur. 6.8（Human Coagulation Factor Ⅷ；Factor Ⅷ Coagulationis Humanus；Dried Factor Ⅷ Fraction BP 2005） 为一种血浆蛋白成分，包含糖蛋白凝血因子Ⅷ，具有数量不等的血管性假血友病因子（von Willebrand factor），取决于制备方法。本药由从健康献血者采集的血液获得的血浆制备而成。经检验，血浆不含乙型肝炎表面抗原、抗 HIV-1 及抗 HIV-2 抗体及丙型肝炎病毒。制备方法包含一步或多步以除去已知感染原或使之失活。凝血因子Ⅷ可溶于合适的液体中，经可截留细菌的滤器，然后无菌分装至最终的容器中，立即冷冻。制剂冻干后，在真空或在惰性气体条件下密封。可加入诸如稳定剂这类辅料。不可加入抗菌性防腐剂。加入任何蛋白稳定剂前，每毫克蛋白的比活力不低于 1IU；C 的凝血因子Ⅶ。按照药品说明书重新溶解后的溶液浓度含有的凝血因子Ⅶ不低于 20IU；C/ml。

本品为白色、淡黄色吸湿性粉末或脆性固体。贮藏于密闭容器中。避光。

Ph. Eur. 6.8［Human Coagulation Factor Ⅷ（rDNA）；Factor Ⅷ Coagulationis Humanus（ADNr）；Dried Factor Ⅷ（rDNA）BP 2010］ 为一种冻干的糖蛋白制剂，具有与人血浆中凝血因子Ⅷ一样的活性。本品被制备成全长的凝血因子Ⅷ（辛凝血素-α）或缩短的双链结构（分子量为 90000 及 80000），其中 B 结构域从重链中删除（莫罗凝血素-α）。全长人凝血因子Ⅷ的 rDNA 包含 25 个潜在的 *N*-糖基化位点，19 个在重链的 B 结构域中，3 个在重链的其他结构域（分子量为 90000）中，3 个在轻链（分子量为 80000）中。

人凝血因子Ⅷ（rDNA）由哺乳动物细胞通过 DNA 重组技术产生。可加入诸如稳定剂这类辅料。本品为白色或淡黄色的脆性固体。重新溶解后，溶液的 pH 值为 6.5～7.5。避光。

USP 33（Antihemophilic Factor） 的含有凝血因子Ⅷ的无菌冻干粉末，由从健康献血者采集的血液获得的血浆制备而成，经检验，血浆不含乙型肝炎表面抗原。可含有肝素钠或枸橼酸钠。每克蛋白含有不低于 100U 的药物。除非特殊说明，本品应在 2～8℃条件下贮藏于密闭容器中。本品重新溶解后，应在 4h 内应用，且应使用具有滤器的给药装置。

本品为白色或淡黄色粉末。重新溶解后的溶液具有淡蓝色乳光或呈淡黄色。

USP 33（Cryoprecipitated Antihemophilic Factor） 由合适献血者的血浆得到的血浆单一单位或由一个封闭系统采集和制备的富含Ⅷ因子的冷冻蛋白分离物的无菌冷冻浓缩物。本品不含防腐剂。每个容器中药物的平均效能不低于 80U。本品应在不超过−18℃条件下贮藏于密闭容器中。使用前应融化至 20～37℃，融化后的液体应于室温条件下贮藏，并在融化后 6h 内应用。本药还应在开封后的 4h 内应用，并使用带有滤器的给药装置。

本品为淡黄色冻干固体。融化后变成非常黏稠的、黄色的树胶状液体。

Moroctocog Alfa（*BAN*, *rINN*）莫罗凝血素-α

Moroctocogum Alfa; Moroktokog Alfa; Moroktokogialfa. (1—742)-(1637—1648)-Blood-coagulation factor VIII (human reduced) complex with 1649—2332-blood-coagulation factor VIII (human reduced).

Мороктоког Альфа

CAS — 284036-24-4.

UNII — 113E3Z3CJJ.

Pharmacopoeias. *Eur.* (see p.vii) includes under the title Human Coagulation Factor VIII (rDNA) (see above).

Octocog Alfa（*BAN*, *rINN*）辛凝血素-α

Bay-w-6240; Factor VIII (rDNA); Octocogum Alfa. Blood-coagulation factor VIII (human), glycoform α.

Октоког Альфа

CAS — 139076-62-3;.

Pharmacopoeias. *Eur.* (see p.vii) includes under the title Human Coagulation Factor VIII (rDNA) (see above).

单位

凝血因子Ⅷ的效能用 IU 表示，制剂采用第 6 个关于人凝血因子Ⅷ浓缩物的国际标准（1998）测定。

不良反应和注意事项

凝血因子Ⅷ制剂有时可引起过敏反应，一些患者出现的寒战、荨麻疹和头痛可能为过敏表现。由于成分中存在血型同种凝集素，血型为 A、B 或 AB 的患者大剂量或经常反复应用凝血因子Ⅷ制剂，具有发生血管内溶血的可能。对于一些制剂，大剂量给药还可引发高纤维蛋白原血症。通过使用纯度更高的制剂可降低这种风险。

凝血因子Ⅷ制剂与一些病毒感染的传播有关，包括乙型及丙型肝炎病毒，尤其需注意 HIV。目前正在尽可能地采取措施对获得凝血因子Ⅷ原料的献血者的血液进行筛查，且已采用新的生产方法以使任何存活的病毒失活。建议对于无免疫应答的患者进行甲型及乙型肝炎疫苗接种。市场上也有重组体制剂。

一些患者可产生凝血因子Ⅷ抗体（见下文**耐药性**）。

对血小板的影响 据个案报道，应用猪凝血因子Ⅷ可引发血小板减少症[1]。一项回顾性研究[2]以应用猪凝血因子Ⅷ的患者作为研究对象，发现给 57 名患者输注 175 次后，有 61% 的情况引起血小板计数降低。但这种降低通常不具有临床意义，且血小板计数在 1h 内可恢复正常。然而，这种作用与剂量正相关，且血小板计数较大程度的降低通常与因手术或外伤频繁地置换几天有关。

1. Green D, Tuite GF. Declining platelet counts and platelet aggregation during porcine VIII:C infusions. *Am J Med* 1989; **86:** 222–4.
2. Hay CRM, *et al.* Safety profile of porcine factor VIII and its use as hospital and home-therapy for patients with haemophilia-A and inhibitors: the results of an international survey. *Thromb Haemost* 1996; **75:** 25–9.

耐药性 一些 A 型血友病患者可产生凝血因子Ⅷ的抑制性抗体（见**血友病**，第1016页）。在前 20～100 次治疗时风险最高。低滴度的抗体通常为一过性的，可通过增强或持续凝血因子Ⅷ治疗来克服。然而，对于高滴度高度应答性抗体，可能需凝血因子Ⅷ抑制剂副组分（活化的前凝血酶原复合浓缩物）或重组凝血因子Ⅶa 治疗出血。高度应答性抗体可通过免疫耐受的给药方案清除，具体方法为长期定期输注凝血因子浓缩物，一些情况下可加入免疫抑制药及免疫吸附剂[1]。欧洲的上市后监测结果表明，与应用血浆衍生制剂的患者相比，更多的应用重组凝血因子Ⅷ制剂的患者产生抑制性抗体[2]。然而，一篇来自 EMEA 的综述[3]发现，基于现有的数据，无法估计及比较不同重组凝血因子Ⅷ制品的抑制性抗体的发生率。并警告：对于有产生抑制性抗体史的患者，若前期的治疗时间超过 100 天，由一种制品改用另一种制品时，可再次产生低滴度抗体。他们还要求重组凝血因子Ⅷ制品的生产商进行进一步研究。

还有报道对于有证据表明未产生凝血因子Ⅷ抗体的患者，预防性应用重组凝血因子Ⅷ、莫罗凝血素-α 后无效[4]。

1. Bolton-Maggs PHB, Pasi KJ. Haemophilias A and B. *Lancet* 2003; **361:** 1801–9.
2. EMEA. EMEA public statement: review of recombinant factor VIII (FVIII) products and inhibitor development: Advate, Kogenate Bayer/Helixate NexGen, Kogenate/Helixate, Recombinate, ReFacto (issued 18th October, 2005). Available at: http://www.ema.europa.eu/docs/en_GB/document_library/Public_statement/2010/02/WC500074387.pdf (accessed 13/08/10)
3. EMEA. Public statement: EMEA completes the review of recombinant factor VIII products and inhibitor development (issued 31st July, 2007). Available at: http://www.ema.europa.eu/docs/en_GB/document_library/Public_statement/2009/11/WC500011389.pdf (accessed 13/08/10)
4. Wyeth Canada. Important safety information about Refacto® (moroctocog alfa), antihemophilic factor (recombinant) [BDDrFVIII] (issued 15th September, 2003). Available at: http://www.hc-sc.gc.ca/dhp-mps/alt_formats/hpfb-dgpsa/pdf/medeff/refacto_hpc-cps-eng.pdf (accessed 29/08/08)

传播感染 加热或化学药物处理及用于筛选从中获得凝血因子Ⅷ及其他凝血因子的献血者血液的措施似乎可解决 HIV 及乙型肝炎、丙型肝炎的传播，但有研究者担心非脂膜病毒，如人细小病毒 B19 及甲型肝炎仍可能传播。建议所有应用或可能需应用血液制品的患者接受甲型肝炎、乙型肝炎疫苗接种。由血浆制备的凝血因子制剂或含有白蛋白的重组体制剂可能具有传播异型 Creutzfeldt-Jakob 病（见**血液**，第1029页）的风险。还有一些研究者担心培养的人和动物产物制备的重组凝血因子制剂的安全性，因为理论上具有经感染细胞系传播病毒的风险。由于重组生产技术及制剂随时更新，人和动物产物已不再用于一些制剂中[1]。

1. Keeling D, *et al.* United Kingdom Haemophilia Center Doctors' Organisation (UKHCDO). Guideline on the selection and use of therapeutic products to treat haemophilia and other hereditary bleeding disorders. *Haemophilia* 2008; **14:** 671–84. Also available at: http://onlinelibrary.wiley.com/doi/10.1111/j.1365-2516.2008.01695.x/pdf (accessed 13/08/10)

药动学

对于 A 型血友病患者，凝血因子Ⅷ制剂的终末半衰期约为 12h，不管是通过人血浆获得还是通过重组技术生成的。

1. Messori A, *et al.* Clinical pharmacokinetics of factor VIII in patients with classic haemophilia. *Clin Pharmacokinet* 1987; **13:** 365–80.
2. Björkman S, *et al.* Pharmacokinetics of factor VIII in humans: obtaining clinically relevant data from comparative studies. *Clin Pharmacokinet* 1992; **22:** 385–95.

用途和用法

凝血因子Ⅷ可用于替代治疗，用于遗传性缺乏凝血因子Ⅷ的 A 型血友病患者，还可用于获得性血友病（见**血友病**，第1016页）患者。

凝血因子Ⅷ制剂可通过人血浆获得或重组技术生成。这些制剂可治疗 A 型血友病患者的出血及在这类患者接受牙科及手术操作时用于预防出血。还可长期用于严重 A 型血友病患者以预防出血。

凝血因子Ⅷ制剂可缓慢静脉注射或短时输注，一些辛凝血素-α 制剂还可持续输注。凝血因子Ⅷ的给药剂量应个体化，且应根据患者的出血情况或将要进行的手术类型而调整。据报道，对于成人，给药剂量 1IU/kg 可使血浆凝血因子Ⅷ的浓度升高约 2%（与正常值相比）。对于儿童，疗效可能相对较低。推荐的用于近似计算达到特定疗效所需给药剂量的公式为：

单位＝体重(kg)×0.5×预期升高值(与正常值相比)%

推荐剂量的调整取决于所应用的制剂，推荐血浆凝血因子Ⅷ浓度的升高值如下：

- 对于轻中度出血，升高值为正常值的 20%～30%，通常单剂量给药 10～15U/kg
- 对于较严重的出血或小手术，升高值为正常值的 30%～50%，通常初始剂量为 15～25U/kg，然后，若有必要，每 8～12h 给药 10～15U/kg
- 对于严重出血或大手术，可能需使升高值达到正常值的 80%～100%，通常初始剂量为 40～50U/kg，然后，每 8～12h 给药 20～25U/kg。一些辛凝血素-α 制剂还可用于大手术，首次静脉推注，然后持续静脉输注，术后每天根据清除率及预期的凝血因子Ⅷ浓度调整给药剂量。

对于严重 A 型血友病患者的长期预防，按需求，可每 2 天或 3 天给药 10～50U/kg。

对于具有人凝血因子Ⅷ抑制性抗体的患者，可应用猪凝血因子Ⅷ制剂。其生产已经于 2004 年停止，目前正在研发重组型产品（OBI-1）。

一些凝血因子Ⅷ浓缩物也含有血管性假血友病因子（vWF），这些制剂可用于治疗 von Willebrand 病（第1018页）。市售的高度纯化的重组凝血因子Ⅷ制剂不含足够量的 vWF，因此无效。

冷沉淀物是凝血因子的替代性来源，含有凝血因子Ⅷ、凝血因子ⅩⅢ、vWF、纤维蛋白原及纤维结合蛋白。可用于治疗 A 型血友病及 von Willebrand 病，但目前有作为首选的更特异、更安全的凝血因子替代物。

1. McCormack PL, Plosker GL. Octocog alfa, plasma/albumin-free method. *Drugs* 2005; **65:** 2613–20.
2. Frampton JE, Wagstaff AJ. Sucrose-formulated octocog alfa: a review of its use in patients with haemophilia A. *Drugs* 2008; **68:** 839–53.

用法 用于 A 型血友病患者以预防手术出血或严重出血时，通常每 8～12h 静脉注射凝血因子Ⅷ。然而，持续静脉输注可作为替代给药方式[1,2]。这种给药方式可防止凝血因子Ⅷ血药浓度的大幅度波动，并可使稳态时的清除率大大降低。研究表明，持续输注与推注一样有效，但所需浓缩物的量降低。有关持续输注的担心包括凝血因子Ⅷ的稳定性、细菌污染、局部刺激及血栓性静脉炎以及抑制剂的产生。

1. Stachnik JM, Gabay MP. Continuous infusion of coagulation factor products. *Ann Pharmacother* 2002; **36:** 882–91.
2. Schulman S. Continuous infusion. *Haemophilia* 2003; **9:** 368–75.

制剂

Ph. Eur.: Human Coagulation Factor VIII; Human Coagulation Factor VIII (rDNA);
USP 33: Antihemophilic Factor; Cryoprecipitated Antihemophilic Factor.

专利制剂

Arg.: Advate; Beriate P; Emoclot; Fanhdi; Haemate; Haemoctin SDH; Hemofil M; Immunate; Koate-DVI; Monarc-M†; Monoclate-P; Octanate; Recombinate; ***Austral.:*** Biostate; Kogenate†; Recombinate; ReFacto; ***Austria:*** Advate; Beriate; Haemate; Haemoctin SDH; Helixate; Immunate; Kogenate; Octanate; Recombinate; ReFacto; ***Belg.:*** Advate; Factane; Haemate; Helixate; Kogenate; Octanate; Recombinate; ReFacto; Wilate; ***Braz.:*** Beriate P; Haemate; Immunate†; Kryobulin†; Monoclate-P; Octavi†; Vueffe†; ***Canad.:*** Advate; Helixate; Humate-P; Kogenate; Recombinate; ReFacto; Wilate; Xyntha; ***Chile:*** Emoclot; Fanhdi; Koate-DVI†; Kogenate; ***Cz.:*** Advate; Emoclot†; Fanhdi; Haemate; Haemoctin SDH; Helixate; Hemofil M†; Immunate; Kogenate; Metoda M†; Monoclate-P†; Octanate; Recombinate; ReFacto; Wilate; ***Denm.:*** Advate; Haemate; Helixate; Kogenate; Octanate; Recombinate†; ReFacto; Wilnativ; ***Fin.:*** Advate; Amofil; Kogenate; Octafil; Recombinate; ReFacto; Wilate; ***Fr.:*** Advate; Factane; Helixate; Hemofil M; Kogenate; Monoclate-P; Octanate; Recombinate; ReFacto; ***Ger.:*** Advate; Beriate P; Fanhdi; Haemate; Haemoctin SDH; Helixate; Hemofil†; Immunate; Kogenate; Monoclate-P†; Octanate; Recombinate; ReFacto; Wilate; ***Gr.:*** 8 Y; Advate; Fanhdi; Haemate; Haemoctin; Helixate; Hemofil M; Hyate:C†; Immunate; Koate-HP; Kogenate; Monoclate-P; Octanate; Recombinate; ReFacto; ***Hong Kong:*** Aleviate; Alphanate; Biostate; Haemate†; Hemofil M; Koate-DVI; Recombinate; ***Hung.:*** Advate; Beriate P; Fanhdi†; Haemate; Haemoctin SDH; Hemofil M†; Humafactor-8; Immunate; Koate†; Kogenate; Octanate; Recombinate; ReFacto; ***Indon.:*** Koate; Kogenate; ***Irl.:*** Advate; Fanhdi; Helixate; Kogenate; Octanate; ReFacto; ***Israel:*** Fanhdi; Haemate; Haemoctin SDH; Helixate; Hemofil M; Hyate:C†; Koate; Kogenate; Monarc-M; Monoclate-P; Omrixate†; Profilate†; Recombinate; ***Ital.:*** Advate; Alphanate; Beriate P; Emoclot; Fanhdi; Haemate; Helixate; Hemofil M†; Immunate; Kogenate; Recombinate†; ReFacto; Talate; Uman-Cry DI†; Vueffe†; ***Jpn:*** Advate; Recombinate; ***Malaysia:*** Advate; Alphanate; Fanhdi†; Hemofil†; Koate-DVI†; Kogenate; ***Mex.:*** Beriate P; Hemofil M†; Immunate†; Koate-DVI†; Kogenate; Monoclate-P; Octanate; Optivate; ***Neth.:*** Advate; Alphanate; Bioclate; Haemate; Helixate; Hemofil; Immunate; Kogenate; Octanate; Recombinate; ReFacto; ***Norw.:*** Advate; Helixate; Kogenate; Octanate; Recombinate†; ReFacto; ***NZ:*** Advate; AHF†; Biostate; Kogenate; Octanate; Recombinate; ReFacto; Wilate; ***Philipp.:*** Alphanate; Hemofil M; Koate-DVI; ***Pol.:*** Czynnik VIII (Metoda M)†; Haemoctin†; Hemofil; Immunate; ReFacto; ***Port.:*** Advate; Beriate P; Emoclot; Factane; Fanhdi; Haemate; Haemoctin SDH; Helixate; Immunate; Kogenate; Octanate; Recombinate; ReFacto; Wilate; ***Rus.:*** Emoclot (Эмоклот); Koate (Коэйт-ДВИ); Kogenate (Когенэйт); Octanate (Октанат); Wilate (Вилате); ***S.Afr.:*** Haemosolvate; ***Singapore:*** Alphanate; Fanhdi; Haemoctin SDH; Hemofil M; Koate-DVI†; Kogenate; Optivate; ***Spain:*** Advate; Beriate P; Fanhdi; Haemate; Helixate; Hemofil M†; Kogenate; Octanate; Recombinate; ReFacto; ***Swed.:*** Advate; Haemate; Helixate; Hemofil M†; Immunate; Kogenate; Monoclate-P†; Octanate; Octonativ-M; Recombinate; ReFacto; Wilate; ***Switz.:*** Advate; Beriate P; Haemate; Helixate; Immunate; Kogenate; Octanate; Recombinate†; ReFacto; ***Thai.:*** Alphanate; Fanhdi; Haemoctin SDH; Hemofil M; Hemoraas; Method M†; Octanate; ***Turk.:*** Beriate P; Emoclot; Factane; Fanhdi; Haemate; Haemoctin SDH; Haemoetin†; Hemofil M; Immunate; Koate-DVI; Kogenate; Liberate; Monarc-M†; Octanate; Octavi; Recombinate; ***UK:*** Advate; Alphanate; Beriate P; Fanhdi; Haemate; Helixate; Hyate:C†; Kogenate; Liberate†; Monoclate-P; Optivate; Recombinate; ReFacto; Replenate; Wilate; ***USA:*** Advate; Alphanate; Bioclate†; Helixate; Hemofil M; Humate-P; Koate-DVI; Kogenate; Monarc-M†; Monoclate-P; Recombinate; ReFacto; Wilate; Xyntha; ***Venez.:*** Fandhi; Hemofil M†; Immunate†.

多组分制剂 ***Arg.:*** Eluage; Wilate; ***Norw.:*** Wilate.

Factor Ⅷ Inhibitor Bypassing Fraction 凝血因子Ⅷ抑制物副组分

Activated Prothrombin Complex Concentrate; Anti-inhibitor Coagulant Complex; Complejo coagulante antiinhibidor del factor VIII; Faktör VIII Inhibitör Baypaslayan Fraksiyonu.

Антиингибиторный Коагулянтный Комплекс

ATC — B02BD03.
ATC Vet — QB02BD03.
UNII — CS849DUN3M.

不良反应和注意事项

具有凝血因子Ⅷ抑制物副组分活性的制剂可引起超敏反应。快速输注可引起头痛、面部潮红及血压和脉搏的改变。

若怀疑出现弥散性血管内凝血或纤维蛋白溶解的迹象，不应给予本药。本药应慎用于肝病患者。大剂量给药或用于具有形成血栓风险因素的患者可增加引发血栓栓塞的风险。

与其他血浆制品一样，本品也具有传播感染的风险。

安全性 参考文献如下。

1. Ehrlich HJ, *et al.* Safety of factor VIII inhibitor bypass activity (FEIBA): 10-year compilation of thrombotic adverse events. *Haemophilia* 2002; **8:** 83–90.
2. Luu H, Ewenstein B. FEIBA® safety profile in multiple modes of clinical and home-therapy application. *Haemophilia* 2004; **10** (suppl): 10–16.
3. Aledort LM. Factor VIII inhibitor bypassing activity (FEIBA) – addressing safety issues. *Haemophilia* 2008; **14:** 39–43.

用途和用法

具有凝血因子Ⅷ抑制物副组分活性的制剂由人血浆制备，含有凝血因子Ⅱ、Ⅸ及Ⅹ，还有活化凝血因子Ⅶ，还存在少量凝血因子Ⅷ和激肽释放酶-激肽系统因子。可用于产生凝血因子Ⅷ抗体的 A 型血友病患者及具有凝血因子Ⅷ获得性抗体的患者（见**血友病**，第1016页）。静脉给药，给药剂量取决于所应用的制剂。

1. White GC. Seventeen years' experience with Autoplex/Autoplex T: evaluation of inpatients with severe haemophilia A and factor VIII inhibitors at a major haemophilia centre. *Haemophilia* 2000; **6:** 508–12.
2. Wilde JT. Evidence for the use of activated prothrombin complex concentrates (aPCCs) in the treatment of patients with haemo-

philia and inhibitors. *Pathophysiol Haemost Thromb* 2002; **32** (suppl): 9–12.
3. Sallah S. Treatment of acquired haemophilia with factor eight inhibitor bypassing activity. *Haemophilia* 2004; **10:** 169–73.
4. Perry D, *et al.* FEIBA prophylaxis in haemophilia patients: a clinical update and treatment recommendations. *Haemophilia* 2009; **16:** 80–9.

制剂

专利制剂

Arg.: Feiba; ***Austria:*** Feiba; ***Belg.:*** Feiba; ***Braz.:*** Feiba†; ***Canad.:*** Feiba; ***Chile:*** Feiba; ***Cz.:*** Feiba; Ocplex; ***Denm.:*** Feiba; ***Fin.:*** Confidex; Feiba; ***Fr.:*** Feiba; ***Ger.:*** Feiba; ***Hung.:*** Feiba; ***Israel:*** Feiba; ***Ital.:*** Feiba; ***Malaysia:*** Feiba†; ***Mex.:*** Feiba†; ***Neth.:*** Feiba; ***NZ:*** Feiba; ***Pol.:*** Feiba; ***Port.:*** Feiba; ***S.Afr.:*** Feiba; ***Spain:*** Feiba; ***Swed.:*** Feiba; Ocplex; ***Switz.:*** Feiba; ***Thai.:*** Feiba; ***Turk.:*** Feiba; ***UK:*** Feiba; ***USA:*** Autoplex T†; Feiba.

Factor Ⅸ 凝血因子Ⅸ

Christmas Factor; Facteur IX; Factor antihemofílico B; Factor Christmas; Plasma Thromboplastin Component; PTC.

Фактор IX

ATC — B02BD04.

ATC Vet — QB02BD04.

UNII — 6U90Y1795T (human factor IX); FW411QXD5M (factor IX complex).

性状　凝血因子Ⅸ为参与凝血的血浆蛋白。可由人血浆获得或通过 DNA 重组技术生成。诺那凝血素-α 用于表示重组凝血因子Ⅸ。

Pharmacopoeias. Many pharmacopoeias have monographs, including *Eur.* (see p.vii) and *US.*

Ph. Eur. 6. 8（Human Coagulation Factor Ⅸ；Factor Ⅸ Coagulationis Humanus；Dried Factor Ⅸ Fraction BP 2010）　含有凝血因子Ⅸ的血浆蛋白组分，经可有效将其与其他凝血酶原复合物因子（因子Ⅱ、Ⅶ及Ⅹ）分离的方法制备。由从健康献血者获得的人血浆制备。经检验，血浆无乙型肝炎表面抗原、HIV-1 及 HIV-2 抗体及丙型肝炎病毒。制备方法旨在保持凝血因子Ⅸ功能的完整性，并最大程度减少任一凝血因子的活化，经一步或多步以除去感染原或使之失活。凝血因子Ⅸ组分溶于合适的液体后，经可截留细菌的滤器，无菌分装于容器中，立即冷冻。制剂经冻干后，在真空或惰性气体条件下密封。可含有肝素、抗纤维蛋白酶或其他辅料，如稳定剂。不可加入抗菌性防腐剂。加入任何蛋白稳定剂前，每毫克总蛋白中凝血因子Ⅸ的比活力不低于 50IU。冻干产物为白色或淡黄色吸湿性粉末或脆性固体。贮藏于密闭容器中。避光。按药品说明书重新溶解后的溶液的浓度不低于 20IU/ml。

Ph. Eur. 6. 8（Human Prothrombin Complex；Prothrombinum Multiplex Humanum；Dried Prothrombin Complex BP 2010）　含有凝血因子Ⅸ及不定量的凝血因子Ⅱ、Ⅶ及Ⅹ。由从健康献血者获得的血浆制备。经检验，血浆无乙型肝炎表面抗原、HIV-1 及 HIV-2 抗体及丙型肝炎病毒。制备方法旨在最大程度减少血栓原性，经一步或多步以除去感染原或使之失活。凝血酶原复合物组分溶于合适的液体后，经滤过除菌，无菌分装于容器中，立即冷冻。制剂经冻干后，在真空或惰性气体条件下密封。不可加入抗菌性防腐剂。可能含有肝素、抗纤维蛋白酶或其他辅料，如稳定剂。加入任何蛋白稳定剂前，制剂中每毫克总蛋白中凝血因子Ⅸ的效能不低于 0.6IU。冻干产物为白色或带有些许颜色的极具吸湿性粉末或脆性固体。贮藏于密闭容器中。避光。按药品说明书重新溶解后的溶液浓度不低于 20IU/ml。

USP 33（Factor Ⅸ Complex）　为无菌冻干粉末，含有部分纯化的凝血因子Ⅸ组分，还有由健康献血者获得的血浆制备的浓缩凝血因子Ⅱ、Ⅶ及Ⅹ组分。不含防腐剂。在 2～8℃条件下贮藏于熔封容器中。重新溶解后应于 4h 内应用，且应使用具有滤器的装置给药。

Nonacog Alfa（*BAN, USAN, rINN*）诺那凝血素-α

Nonacogum Alfa; Nonakog Alfa; Nonakogialfa. Blood-coagulation factor IX (human), glycoform α; Blood-coagulation factor IX (synthetic human); .

Нонаког Альфа

CAS — 113478-33-4; 181054-95-5;.

ATC — B02BD09.

ATC Vet — QB02BD09.

UNII — 382L14738L.

单位

凝血因子Ⅸ的活性用 IU 表示，制剂可采用人凝血因子Ⅸ浓缩物第三个国际标准（1996）测定。

不良反应和注意事项

凝血因子Ⅸ制剂可引起超敏反应，还可能引起寒战和荨麻疹。其他不良反应包括恶心和呕吐、头痛和面部潮红，特别是快速输注后。有引发血管内凝血和血栓的报道，主要发生于肝病患者，因此凝血因子Ⅸ应慎用于具有发生血栓栓塞或弥散性血管内凝血风险的患者。纯化程度更高的制剂引发上述不良反应的风险较低。

和其他血浆制品一样，本品具有传播病毒感染的可能，尽管已对献血者进行筛选，并已采用加热或化学制剂处理制品降低风险。建议给未经免疫处理的患者进行甲型、乙型肝炎疫苗接种。

罕见产生凝血因子Ⅸ抗体。

对心血管系统的影响　一些从血浆获得的凝血因子制剂中除含有凝血因子Ⅸ（凝血酶原复合物浓缩物）外，还含有其他凝血因子，且一些制剂还可能含有活化的凝血因子。这种制剂具有引发血栓并发症的潜在可能性[1,2]。报道的并发症包括动脉/静脉血栓、肺栓塞、急性心肌梗死及弥散性血管内凝血。对于血友病患者，风险因素包括肝病、严重肌肉出血、挤压伤、运动障碍及矫形外科手术。快速输注浓缩物或大剂量重复给药可增加血栓栓塞的风险。研究纯化程度更高的凝血酶原复合物浓缩物及不含其他凝血因子的高度纯化的凝血因子Ⅸ制剂可降低血栓栓塞的风险[1,3]。

1. Köhler M. Thrombogenicity of prothrombin complex concentrates. *Thromb Res* 1999; **95** (suppl): S13–S17.
2. Najaf SM, *et al.* Myocardial infarction during factor IX infusion in hemophilia B: case report and review of the literature. *Ann Hematol* 2004; **83:** 604–7.
3. Santagostino E, *et al.* Markers of hypercoagulability in patients with hemophilia B given repeated, large doses of factor IX concentrates during and after surgery. *Thromb Haemost* 1994; **71:** 737–40.

用途和用法

凝血因子可作为替代疗法用于具有遗传性凝血因子Ⅸ缺陷（见**血友病**，第1016页）的 B 型血友病患者（Christmas 病）。

由血浆制备的凝血因子Ⅸ制剂有两种形式：一种为高度纯化的制剂，另一种为富含其他凝血因子（凝血酶原复合物浓缩物）的制剂。市场上还有重组凝血因子Ⅸ的制剂诺那凝血素 α。含有除凝血因子Ⅸ外其他凝血因子的制剂有时还可用于治疗由缺乏凝血因子Ⅸ及Ⅱ、Ⅶ及Ⅹ引起的出血，并可用于预防这些患者的术中出血，还可用于快速逆转香豆素抗凝药的作用及用于产生凝血因子Ⅷ抗体的 A 型血友病患者。

凝血因子Ⅸ应慢速静脉输注。对于缺乏凝血因子Ⅸ的患者，给药剂量应个体化，并应根据所应用的制剂、出血情况或将要进行的手术类型进行调整。对于 B 型血友病患者，推荐的目标凝血因子Ⅸ浓度是不同的，建议如下：

- 对于轻中度出血，血浆中凝血因子Ⅸ浓度应升至正常值的 20%～30%。
- 对于更严重的出血或小手术，血浆中凝血因子Ⅸ浓度应升至正常值的 30%～60%。
- 对于严重出血或大手术，若有必要可使血浆中凝血因子Ⅸ浓度升至正常值的 60%～100%。

可根据生产商的推荐，计算合适的给药剂量。

用于严重 B 型血友病患者的长期预防时，给药剂量为 20～40IU/kg，每 3 天或 4 天 1 次。

制剂

Ph. Eur.: Human Coagulation Factor IX; Human Prothrombin Complex;
USP 33: Factor IX Complex.

专利制剂

Arg.: Aimafix; Benefix; Berinin P; Beriplex PN; Immunine; Mononine; Octanine; Protromplex; Replenine†; ***Austral.:*** Benefix; Monofix-VF; ***Austria:*** Benefix; Beriplex PN; Cofact; Immunine; Mononine; Octanine; Octaplex; Prothromplex S-TIM 4; Prothromplex TOTAL; ***Belg.:*** Benefix; Mononine; Nonafact; Octanine; PPSB Conc SD; ***Braz.:*** Bebulin†; Benefix†; Berinin; Beriplex PN; Immunine†; Mononine; Octanyne†; Prothromplex-T†; ***Canad.:*** Benefix; Immunine; Mononine; Octaplex; ***Chile:*** Aimafix; ***Cz.:*** Benefix; Immunine; Mononine; Nonafact; Octanine; Prothromplex; ***Denm.:*** Benefix; Nanotiv; ***Fin.:*** Bemofil†; Benefix; Cofact; Nonafact; Octanine; Octaplex; ***Fr.:*** Benefix; Betafact; Kaskadil; Mononine; Octafix; Octaplex; ***Ger.:*** Alphanine; Benefix; Berinin; Beriplex PN; Immunine; Mononine; Octanine; Octaplex; PPSB Konzentrat S-TIM; PPSB-human; ***Gr.:*** Benefix; Betafact; Mononine; Replenine; ***Hong Kong:*** Alphanine; Monofix-VF; Profilnine; Proplex T; Prothrombinex; ***Hung.:*** Benefix; Berinin P; Beriplex PN; Humafactor-9; Immunine†; Octanine F; Prothromplex; ***Irl.:*** Benefix; Immunine; Nanotiv; Nonafact; Octaplex; ***Israel:*** Betafact; Profilnine†; Proplex; Replenine; ***Ital.:*** Aimafix; Alphanine; Benefix; Immunine; Mononine; Protromplex TIM 3; Uman-Complex DI; ***Malaysia:*** Alphanine; Profilnine; Replenine; ***Mex.:*** Berinin P; Immunine†; Konyne†; Octanine F; Replenine; ***Neth.:*** Alphanine; Benefix; Betafact; Cofact; Immunonine; Mononine; Nanotiv; Nonafact; ***Norw.:*** Benefix; Nanotiv; Octaplex; ***NZ:*** Benefix; Monofix; Pronativ; Prothrombinex; ***Philipp.:*** Alphanine†; Profilnine; ***Pol.:*** Benefix; Immunine; Prothromplex; ***Port.:*** Aimafix; Benefix; Beriplex; Betafact; Immunine; Mononine; Nanotiv; Nonafact; Octanine†; Octaplex; ***Rus.:*** Aimafix (Аимафикс); Octanine (Октанайн Ф); Replenin-VF (Репленина-ВФ); ***S.Afr.:*** Haemosolvex; Prothromplex-T TIM 4†; ***Singapore:*** Alphanine; Profilnine; Replenine; ***Spain:*** Benefix; Berinin P; Immunine; Mononine; Nanotiv; Octaplex; Prothromplex; ***Swed.:*** Benefix; Immunine; Mononine; Nanotiv; ***Switz.:*** Benefix; Berinin; Beriplex; Immunine; Octanine F; Octaplex; Prothromplex Total S-TIM 4; ***Thai.:*** Alphanine; Immunine; Octanine; Profilnine; ***Turk.:*** Aimafix; Berinin P; Betafact; Cofact; Immunine; Kaskadil; Konyne†; Nonafact; Octanine F; Octanyne; Reblenine; Replenine; ***UK:*** Alphanine; Benefix; Beriplex PN; Defix†; Hipfix†; Mononine; Octaplex; Replenine; ***USA:*** Alphanine; Bebulin VH; Benefix; Mononine; Profilnine; Proplex T†; ***Venez.:*** Inmunine†; Proplex†.

多组分制剂　***Rus.:*** Uman-Complex DI (Уман-Комплекс ДИ).

Factor Ⅺ 凝血因子Ⅺ

Facteur XI; Plasma Thromboplastin Antecedent; PTA.

Фактор XI

Pharmacopoeias. In *Eur.* (see p.vii).

Ph. Eur. 6. 8（Human Coagulation Factor Ⅺ；Factor Ⅺ Coagulationis Humanus；Dried Factor Ⅺ Fraction BP 2010）　为含有凝血因子Ⅺ的血浆蛋白组分。由健康献血者获得的血浆制备。经检验，血浆无乙型肝炎表面抗原、HIV-1 及 HIV-2 抗体及丙型肝炎病毒。制备方法包括一步或多步以除去已知的感染原或使之失活。凝血因子Ⅺ组分溶于合适的液体后，无菌分装于容器中，立即冷冻。制剂经冻干后，在真空或氮气下密封。可加入肝素、C_1 酯酶抑制剂及抗凝血酶Ⅲ。不可加入抗菌性防腐剂。按药品说明书重新溶解后的溶液浓度不低于 50U/ml。

本品为白色或类白色粉末或脆性固体。重新溶解后溶液的 pH 为 6.8～7.4。在 2～8℃条件下避光贮藏。

简介

凝血因子Ⅺ可作为替代疗法用于先天性缺乏凝血因子Ⅺ的患者（C 型血友病；见**遗传性出血性疾病**，第1017页），以预防和治疗出血。给药剂量基于患者凝血因子Ⅺ缺乏的程度及患者的病情。

制剂

专利制剂

Fr.: Hemoleven; ***Gr.:*** Hemoleven.

Factor ⅩⅢ 凝血因子ⅩⅢ

Fibrin-stabilising Factor; FSF.

Фактор XIII

ATC — B02BD07.

ATC Vet — QB02BD07.

简介

凝血因子ⅩⅢ作为替代治疗药物用于遗传性凝血因子ⅩⅢ缺乏的患者（见**遗传性出血性疾病**，第1017页）。还可用于获得性凝血因子ⅩⅢ缺乏的患者，及用于术后伤口愈合的支持疗法。凝血因子ⅩⅢ的给药剂量是根据因子的缺乏程度及患者的病情确定的。对于遗传性缺乏的患者，用于预防出血时，给药剂量为 10U/kg，静脉给药，每月 1 次。若出现自发性出血，可缩短给药间隔。术前应用时，给药剂量可达到 35U/kg，术前立即给药，随后给予足够剂量以维持疗效，直至伤口愈合。用于严重出血的治疗时，可给予 10～20U/kg，每日 1 次，直至停止出血。用于急性出血时，特别是颅内出血时，剂量可达到 50U/kg，以使凝血因子ⅩⅢ恢复正常水平。用于获得性凝血因子ⅩⅢ缺乏之患者的出血，给药剂量至少应为 15～20U/kg。为了促进术后伤口愈合，可于手术当天及术后 3 天中的每日给予 10U/kg。与其他凝血因子制剂（见**凝血因子Ⅷ**，第1036页）一样，应用凝血因子ⅩⅢ具有引发超敏反应、血栓及病毒感染传播的风险。凝血因子ⅩⅢ抑制剂的产生很罕见。

冷沉淀物也可用作生成凝血因子ⅩⅢ的来源。

凝血因子ⅩⅢ也是纤维蛋白胶的成分（见**纤维蛋白**，第1036页）。

1. Lim W, *et al.* Prophylactic and perioperative replacement therapy for acquired factor XIII deficiency. *J Thromb Haemost* 2004; **2:** 1017–19.
2. Hsieh L, Nugent D. Factor XIII deficiency. *Haemophilia* 2008; **14:** 1190–1200.

炎性肠病　一些炎性肠病（第1620页）患者可能缺乏凝血因子ⅩⅢ，可能由于溃疡结肠炎患者的肠失血增加或克罗恩病患者的凝血因子ⅩⅢ黏膜沉积增加。凝血因子ⅩⅢ浓缩物静脉应用于 12 名常规治疗中对皮质激素和美沙拉嗪耐药的活动性溃疡结肠炎患者，产生有益结果[1]，还曾使 4 名克罗恩患者中的 3 名患者的顽固性瘘痊愈[2]。然而，一项对照研究[3]发现凝血因子ⅩⅢ对于活动性耐皮质激素的溃疡结肠炎无效。

1. Lorenz R, *et al.* Factor XIII substitution in ulcerative colitis. *Lancet* 1995; **345:** 449–50.
2. Oshitani N, *et al.* Treatment of Crohn's disease fistulas with coagulation factor XIII. *Lancet* 1996: **347:** 119–20.
3. Bregenzer N, *et al.* Lack of clinical efficacy of additional factor XIII treatment in patients with steroid refractory colitis. *Z Gastroenterol* 1999; **37:** 999–1004.

伤口和溃疡 据报道，局部应用凝血因子Ⅻ可促使顽固性腿部溃疡患者的伤口愈合[1~3]。

1. Wozniak G, *et al.* Factor XIII in ulcerative leg disease: background and preliminary clinical results. *Semin Thromb Hemost* 1996; **22:** 445–50.
2. Herouy Y, *et al.* Factor XIII-mediated inhibition of fibrinolysis and venous leg ulcers. *Lancet* 2000; **355:** 1970–1.
3. Hildenbrand T, *et al.* Treatment of nonhealing leg ulcers with fibrin-stabilizing factor XIII: a case report. *Dermatol Surg* 2002; **28:** 1098–9.

制剂

Ph. Eur.: Fibrin Sealant Kit.

专利制剂

Arg.: Fibrogammin P; ***Austria:*** Fibrogammin; ***Belg.:*** Fibrogammin; ***Braz.:*** Fibrogammin; ***Cz.:*** Fibrogammin P†; ***Ger.:*** Fibrogammin; ***Gr.:*** Fibrogammin; ***Hong Kong:*** Fibrogammin P†; ***Israel:*** Fibrogammin P; ***Switz.:*** Fibrogammin; ***UK:*** Fibrogammin P.

多组分制剂 ***Arg.:*** Beriplast P; Tissucol; ***Austral.:*** Tisseel Duo†; ***Austria:*** Beriplast; Tissucol; Tissucol Duo Quick; ***Belg.:*** Tissucol Duo; Tissucol Kit; ***Braz.:*** Beriplast P; ***Canad.:*** Tisseel; ***Chile:*** Beriplast P†; ***Cz.:*** Tissucol; ***Denm.:*** Tisseel Duo Quick; ***Fin.:*** Tisseel Duo Quick; ***Fr.:*** Beriplast; Tissucol; ***Ger.:*** Beriplast; Tissucol Duo S; Tissucol-Kit; ***Gr.:*** Beriplast P; ***Hong Kong:*** Beriplast P; Tisseel; ***Hung.:*** Beriplast P; Tissucol-Kit; ***Indon.:*** Beriplast; ***Irl.:*** Tisseel; ***Israel:*** Beriplast; Tisseel; ***Ital.:*** Beriplast; ***Jpn:*** Bolheal; ***Mex.:*** Beriplast P; Tissucol†; ***Neth.:*** Beriplast P; Tissucol; Tissucol Duo; ***NZ:*** Tisseel Duo; ***Pol.:*** Beriplast; ***Port.:*** Tissucol Duo; ***Spain:*** Beriplast P Combi; Tissucol Duo; ***Swed.:*** Tisseel Duo Quick; ***Switz.:*** Beriplast P; Tissucol; Tissucol Duo S; ***Turk.:*** Beriplast P; ***UK:*** Tisseel.

Fibrin (*rINN*) 纤维蛋白

Fibrina; Fibrine; Fibrinum.
Фибрин

Pharmacopoeias. Many pharmacopoeias have monographs for fibrin preparations, including *Eur.* (see p.vii).

Ph. Eur. 6. 8（Fibrin Sealant kit；Fibrini Glutinum） 本品由两种成分组成，一种是含有人纤维蛋白原的纤维蛋白原浓缩液（成分1），另一种是人凝血酶制剂（成分2）。本试剂盒还含有其他成分，如人凝血因子Ⅻ（一种纤维蛋白溶解抑制剂）或钙离子。可加入稳定剂，如人血白蛋白。本品由人血浆分馏获得，制备方法包括一步或多步以除去感染原或使之失活。通过可截留细菌的滤器，无菌分装至无菌容器中。冻干后，在真空条件下密封或在密封前充满不含氧气的氮气或其他合适的惰性气体。不可加入任何抗菌性防腐剂。按药品说明书稀释化或重新溶解时，纤维蛋白原浓缩物含有不低于40g/L的可凝结蛋白。凝血酶制剂的活性可在较宽范围变化（约4～1000IU/ml）。避光。

简介

纤维蛋白胶由纤维蛋白原、凝血酶和钙离子的混合溶液制备而成，还加入了抑肽酶以抑制纤维蛋白溶解作用。本品还可能含有凝血因子Ⅻ及其他凝血成分。纤维蛋白胶在外科手术中，可作为止血药用于控制出血，或作为喷雾剂用于出血面治疗。烧伤时，一些制剂可用于自体皮肤移植黏附（autologous skin-graft adhesion）。

被称为人纤维蛋白海绵的人造的干燥人纤维蛋白海绵具有相似的用途，由凝固的人凝血酶和人纤维蛋白原溶液的泡沫制备而成。目前还有涂有凝血酶和纤维蛋白原的胶原海绵，可用于促进止血及组织闭合；在血管外科，还可用于辅助缝线缝合。

不良反应 有神经外科手术过程中应用纤维蛋白黏合剂导致致命性神经毒性的报道[1]。毒性的产生可能与制剂中含有稳定剂氨甲环酸有关，因此这种制剂不可用于可能接触CSF或硬膜的外科手术中[2]。

有作为纤维蛋白黏合剂的组分之一的抑肽酶局部应用引发超敏反应的罕见报道，见第1022页。

1. CSM/MCA. Quixil human surgical sealant: reports of fatal reactions. *Current Problems* 1999; **25:** 19.
2. CSM/MCA. Quixil human surgical sealant: update on fatal neurotoxic reactions. *Current Problems* 2000; **26:** 10.

用途 参考文献如下。

1. Dunn CJ, Goa KL. Fibrin sealant: a review of its use in surgery and endoscopy. *Drugs* 1999; **58:** 863–86.
2. Carless PA, *et al.* Fibrin sealant use for minimising peri-operative allogeneic blood transfusion. Available in The Cochrane Database of Systematic Reviews; Issue 1. Chichester: John Wiley; 2003 (accessed 03/06/05).
3. MacGillivray TE. Fibrin sealants and glues. *J Card Surg* 2003; **18:** 480–5.
4. Fattahi T, *et al.* Clinical applications of fibrin sealants. *J Oral Maxillofac Surg* 2004; **62:** 218–24.
5. Schexneider KI. Fibrin sealants in surgical or traumatic hemorrhage. *Curr Opin Hematol* 2004; **11:** 323–6.

制剂

Ph. Eur.: Fibrin Sealant Kit.

多组分制剂 ***Arg.:*** Beriplast P; Tissucol; ***Austral.:*** Tisseel Duo†; ***Austria:*** Beriplast; TachoSil; Tissucol; Tissucol Duo Quick; ***Belg.:*** Tissucol Duo; Tissucol Kit; ***Braz.:*** Beriplast P; Tissucol†; ***Canad.:*** Tisseel; ***Chile:*** Beriplast P†; ***Cz.:*** Artiss; Evicel; TachoSil; Tisseel; Tissucol; ***Denm.:*** TachoSil; Tisseel Duo Quick; ***Fin.:*** TachoSil; Tisseel Duo Quick; ***Fr.:*** Beriplast; TachoSil; Tissucol; ***Ger.:*** Beriplast; TachoSil; Tissucol Duo S; Tissucol-Kit; ***Gr.:*** Beriplast P; TachoSil; ***Hong Kong:*** Beriplast P; Tisseel; ***Hung.:*** Beriplast P; TachoSil; Tissucol-Kit; ***Indon.:*** Beriplast; ***Irl.:*** Artiss; Evicel; TachoSil; Tisseel; ***Israel:*** Beriplast; Tisseel; ***Ital.:*** Beriplast; TachoSil; Tissucol; ***Mex.:*** Beriplast P; Tissucol†; ***Neth.:*** Beriplast P; TachoSil; Tissucol; Tissucol Duo; ***Norw.:*** TachoSil; ***NZ:*** Tisseel Duo; ***Pol.:*** Beriplast; TachoSil; ***Port.:*** Evicel; TachoSil; Tissucol Duo; ***Spain:*** Beriplast P Combi; TachoSil; Tissucol Duo; ***Swed.:*** TachoSil; Tisseel Duo Quick; ***Switz.:*** Beriplast P; TachoSil; Tissucol; Tissucol Duo S; ***Turk.:*** Beriplast P; ***UK:*** TachoSil; Tisseel; ***USA:*** Artiss; Evicel; TachoSil.

Fibrinogen 纤维蛋白原

Factor I; Fibrinogène; Fibrinógeno; Fibrinogenum; Fibrinojen; Fibrynogen.

ATC — B02BB01; B02BC10.
ATC Vet — QB02BB01.
UNII — N94833051K (human fibrinogen).

Pharmacopoeias. Many pharmacopoeias have monographs, including *Eur.* (see p.vii).

Ph. Eur. 6. 8（Human Fibrinogen；Fibrinogenum Humanum） 本品含有人血浆中的可溶成分，与凝血酶作用后转化为纤维蛋白。本品由血浆分馏获得，制备方法包括一步或多步以除去已知感染原或使之失活。可加入稳定剂，包括诸如人血白蛋白这类的蛋白、盐和缓冲液。不可加入抗菌性防腐剂。按药品说明书规定体积的溶剂溶解后，溶液含有不低于10g/L的纤维蛋白原。

本品为白色或淡黄色吸湿性粉末或脆性固体。贮藏于密闭容器中。避光。

简介

纤维蛋白原可用于控制由纤维蛋白原缺乏血症或低纤维蛋白血症患者血纤维蛋白原浓度过低引起的出血，但通常首选血浆或冷沉淀物。纤维蛋白原还可用于弥散性血管内凝血（第1016页）。本药为纤维蛋白胶（见上文**纤维蛋白**）的成分之一。重组人纤维蛋白原目前正在研发中。

放射性核素标记的纤维蛋白原还可用于诊断。

制剂

Ph. Eur.: Fibrin Sealant Kit; Human Fibrinogen.

专利制剂

Austria: Haemocomplettan; ***Cz.:*** Haemocomplettan; ***Fr.:*** Clottagen; Haemocomplettan; ***Ger.:*** Haemocomplettan; ***Gr.:*** Haemocomplettan; ***Hung.:*** Haemocomplettan; ***Neth.:*** Haemocomplettan; ***Port.:*** Haemocomplettan; ***Switz.:*** Haemocomplettan; ***Thai.:*** Fibroraas; ***Turk.:*** Haemocomplettan; ***USA:*** RiaSTAP.

多组分制剂 ***Arg.:*** Beriplast P; Tissucol; ***Austral.:*** Tisseel Duo†; ***Austria:*** Beriplast; TachoComb†; TachoSil; Tissucol; Tissucol Duo Quick; ***Belg.:*** Tissucol Duo; Tissucol Kit; ***Braz.:*** Beriplast P; Tissucol†; ***Canad.:*** Tisseel; ***Chile:*** Beriplast P†; ***Cz.:*** Artiss; Evicel; TachoComb†; TachoSil; Tisseel; Tissucol; ***Denm.:*** Quixil; TachoSil; Tisseel Duo Quick; ***Fin.:*** Quixil; TachoSil; Tisseel Duo Quick; ***Fr.:*** Beriplast; TachoSil; Tissucol; ***Ger.:*** Beriplast; Quixil; TachoComb†; TachoSil; Tissucol Duo S; Tissucol-Kit; ***Gr.:*** Beriplast P; TachoSil; ***Hong Kong:*** Beriplast P; TachoComb; Tisseel; ***Hung.:*** Beriplast P; TachoComb†; TachoSil; Tissucol-Kit; ***Indon.:*** Beriplast; ***Irl.:*** Artiss; Evicel; TachoSil; ***Israel:*** Beriplast; Tisseel; ***Ital.:*** Beriplast; Quixil; TachoSil; ***Jpn:*** Bolheal; ***Mex.:*** Beriplast P; Tissucol†; ***Neth.:*** Beriplast P; Quixil; TachoSil; Tissucol; Tissucol Duo; ***Norw.:*** TachoSil; ***NZ:*** Tisseel Duo; ***Pol.:*** Beriplast; TachoSil; ***Port.:*** Evicel; TachoSil; Tissucol Duo; ***Rus.:*** TachoComb (ТахоКомб); ***Spain:*** Beriplast P Combi; TachoSil; Tissucol Duo; ***Swed.:*** TachoSil; Tisseel Duo Quick; ***Switz.:*** Beriplast P; TachoSil; Tissucol; Tissucol Duo S; ***Thai.:*** Fibringluraas; TachoComb†; ***Turk.:*** Beriplast P; Tisseel VH; ***UK:*** TachoSil; Tisseel; ***Ukr.:*** TachoComb (Тахокомб); ***USA:*** Artiss; Evicel; TachoSil.

Filgrastim (*BAN, USAN, rINN*) 非格司亭

Filgrastiimi; Filgrastimum; r-metHuG-CSF. A recombinant human granulocyte colony-stimulating factor.
Филграстим

CAS — 121181-53-1.
ATC — L03AA02.
ATC Vet — QL03AA02.
UNII — PVI5M0M1GW.

Pharmacopoeias. *Eur.* (see p.vii) includes a concentrated solution.

Ph. Eur. 6. 8（Filgrastim Concentrated Solution） 为一种蛋白质注射液，具有粒细胞集落刺激因子（G-CSF）的一级结构，结构的*N*末端多1个蛋氨酸。与其天然类似物不同，本品未糖基化。本品是通过基于重组DNA技术的方法以细菌作为宿主细胞生产的。本品的浓度至少为900μg/ml，每毫克蛋白的效能至少为1.0×10^8U。为澄清、无色或略显黄色的液体。

Pegfilgrastim (*BAN, rINN*) 聚乙二醇非格司亭

Pegfilgrastiimi; Pegfilgrastimum; Pegfilgrastimun. Filgrastim conjugated with monomethoxy polyethylene glycol.
Пэгфилграстим

CAS — 208265-92-3.
ATC — L03AA13.
ATC Vet — QL03AA13.
UNII — 3A58010674.

配伍禁忌 参考文献如下。

1. Trissel LA, Martinez JF. Compatibility of filgrastim with selected drugs during simulated Y-site administration. *Am J Hosp Pharm* 1994; **51:** 1907–13.

稳定性 非格司亭溶液不可用氯化钠注射液稀释，因为可能产生沉淀。若需稀释，可用5%葡萄糖注射液。然而，稀溶液中的非格司亭可能被玻璃或塑料材料吸附，因此稀释浓度不可低于推荐的最低浓度（2μg/ml）。而且为了避免吸附，将非格司亭稀释为浓度低于15μg/ml的溶液时，须加入终浓度为2mg/ml的白蛋白。准备肠内应用于新生儿的非格司亭溶液的稳定性介绍，见**依泊汀**项下的**稳定性**，第1028页。

不良反应

短期应用粒细胞集落刺激因子如非格司亭治疗的主要不良反应为肌肉骨骼痛和排尿困难。超敏反应罕有报道。对于长期应用的患者，最常见的不良反应为骨痛和肌肉骨骼痛。其他不良反应包括脾肿大、血小板减少、贫血、鼻衄、头痛、腹泻及皮肤脉管炎。有肺浸润的报道，由此导致呼吸衰竭或急性呼吸窘迫综合征，罕见脾破裂的报道。可出现乳酸脱氢酶、碱性磷酸酶及尿酸水平升高，通常为轻中度，与剂量呈正相关，且可逆。

*动物*研究表明，集落刺激因子具有胎儿毒性。

1. Vial T, Descotes J. Clinical toxicity of cytokines used as haemopoietic growth factors. *Drug Safety* 1995; **13:** 371–406.
2. Gutierrez-Delgado F, Bensinger W. Safety of granulocyte colony-stimulating factor in normal donors. *Curr Opin Hematol* 2001; **8:** 155–60.
3. Cottle TE, *et al.* Risk and benefit of treatment of severe chronic neutropenia with granulocyte colony-stimulating factor. *Semin Hematol* 2002; **39:** 134–40.
4. Crawford J. Safety and efficacy of pegfilgrastim in patients receiving myelosuppressive chemotherapy. *Pharmacotherapy* 2003; **23** (suppl): 15S–19S.
5. Pulsipher MA, *et al.* Adverse events among 2408 unrelated donors of peripheral blood stem cells: results of a prospective trial from the National Marrow Donor Program. *Blood* 2009; **113:** 3604–11.

弥散性血管内凝血 1名7岁的感染HIV且具有齐多夫定诱发的中性粒细胞减少症的患儿长期应用粒细胞集落刺激因子后确诊出现两次弥散性血管内凝血[1]。

1. Mueller BU, *et al.* Disseminated intravascular coagulation associated with granulocyte colony-stimulating factor therapy in a child with human immunodeficiency virus infection. *J Pediatr* 1995; **126:** 749–52.

对骨的影响 据报道，患有严重先天性中性粒细胞减少症的儿童长期应用粒细胞集落刺激因子后，出现骨矿物质丢失及骨质疏松症[1~3]。然而，粒细胞集落刺激因子引起这一反应的机制还不明确，由于骨矿物质丢失可能为潜在性疾病的特征之一。

1. Bishop NJ, *et al.* Osteoporosis in severe congenital neutropenia treated with granulocyte colony-stimulating factor. *Br J Haematol* 1995; **89:** 927–8.
2. Yakisan E, *et al.* High incidence of significant bone loss in patients with severe congenital neutropenia (Kostmann's syndrome). *J Pediatr* 1997; **131:** 592–7.
3. Sekhar RV, *et al.* Severe osteopenia in a young boy with Kostmann's congenital neutropenia treated with granulocyte colony-stimulating factor: suggested therapeutic approach. Abstract: *Pediatrics* 2001; **108:** 756–7.
Full version: http://pediatrics.aappublications.org/cgi/content/full/108/3/e54 (accessed 27/10/05)

对眼的影响 1名4岁女孩应用非格司亭和那托司亭治疗由化疗诱发的中性粒细胞减少症及用于活化外周血干细胞，出现视网膜下出血，并导致一只眼睛的不可逆性失明[1]。有假说提出，集落刺激因子可再激发原发性眼部炎症，可能由感染引起。1名成人应用本药治疗套细胞（mantle cell）淋巴瘤出现两侧视乳头周围斑点性的视网膜出血[2]。这种反应起因于视网膜炎，视网膜炎由应用非格司亭活化干细胞诱发的白细胞过多引起。停用非格司亭，并应用白细胞分离术后，视力改善。

1. Matsumura T, *et al.* Subretinal haemorrhage after granulocyte colony-stimulating factor. *Lancet* 1997; **350:** 336. Correction. *ibid.*; 1406.
2. Salloum E, *et al.* Hyperleukocytosis and retinal hemorrhages after chemotherapy and filgrastim administration for peripheral blood progenitor cell mobilization. *Bone Marrow Transplant* 1998; **21:** 835–7.

对肺的影响 据报道，对于应用博来霉素、环磷酰胺或甲氨蝶呤的患者，合用粒细胞集落刺激因子（G-CSF）可导

致化疗诱导的肺毒性剧增。一篇系统性综述[1]考察了73例个案，指出抗肿瘤药的给药剂量均低于通常的中毒累积剂量，因此表明G-CSF可能降低了这些抗肿瘤药的肺毒性阈值。作者提出G-CSF对中性粒细胞具有激活作用，进而使之对肺泡毛细血管壁产生毒性。这篇综述还考察了2例仅应用G-CSF的非中性粒细胞减少症患者出现肺毒性的个案。9例其他个案结果表明，在中性粒细胞减少症恢复期间，且最近有肺浸润史的中性粒细胞减少症患者出现急性呼吸窘迫综合征的风险可能增加。然而，G-CSF在这些肺毒性个案中的作用目前还不明确。

1. Azoulay E, *et al.* Granulocyte colony-stimulating factor or neutrophil-induced pulmonary toxicity: myth or reality? Systematic review of clinical case reports and experimental data. *Chest* 2001; **120:** 1695–1701.

对皮肤的影响 应用集落刺激因子的患者可出现皮肤反应。一项研究以炎性乳腺癌女性患者为研究对象，7名应用粒细胞-巨噬细胞集落刺激因子的患者在皮下注射部位均出现了瘙痒皮肤反应[1]。一篇综述[2]考察了8例由粒细胞集落刺激因子或粒细胞-巨噬细胞集落刺激因子引起全身性瘙痒斑丘疹的个案，发现其中6例反应在4～17日内恢复，尽管治疗还在继续，且一半的患者未接受任何相关治疗。有粒细胞集落刺激因子引起局部苔藓样反应的报道[3]。据报道，粒细胞集落刺激因子可加重牛皮癣[4]及诱发或加重嗜中性皮肤病，包括Sweet综合征[5～7]、坏疽性脓皮症[8]及嗜中性小汗腺炎（neutrophilic eccrine hidradenitis）[9]。

1. Steger GG, *et al.* Cutaneous reactions to GM-CSF in inflammatory breast cancer. *N Engl J Med* 1992; **327:** 286.
2. Álvarez-Ruiz S, *et al.* Maculopapular eruption with enlarged macrophages in eight patients receiving G-CSF or GM-CSF. *J Eur Acad Dermatol Venereol* 2004; **18:** 310–13.
3. Viallard AM, *et al.* Lichenoid cutaneous drug reaction at injection sites of granulocyte colony-stimulating factor (filgrastim). *Dermatology* 1999; **198:** 301–3.
4. Kavanaugh A. Flare of psoriasis and psoriatic arthritis following treatment with granulocyte colony-stimulating factor. *Am J Med* 1996; **101:** 567.
5. Petit T, *et al.* Lymphoedema-area-restricted Sweet syndrome during G-CSF treatment. *Lancet* 1996; **347:** 690.
6. Garty BZ, *et al.* Sweet syndrome associated with G-CSF treatment in a child with glycogen storage disease type Ib. *Pediatrics* 1996; **97:** 401–3.
7. Hasegawa M, *et al.* Sweet's syndrome associated with granulocyte colony-stimulating factor. *Eur J Dermatol* 1998; **8:** 503–5.
8. Johnson ML, Grimwood RE. Leukocyte colony-stimulating factors: a review of associated neutrophilic dermatoses and vasculitides. *Arch Dermatol* 1994; **130:** 77–81.
9. Bachmeyer C, *et al.* Neutrophilic eccrine hidradenitis induced by granulocyte colony-stimulating factor. *Br J Dermatol* 1998; **139:** 354–5.

对甲状腺的影响 据报道，治疗前具有甲状腺抗体的患者应用粒细胞-巨噬细胞集落刺激因子期间，可出现可逆性甲状腺功能不全[1]，但应用粒细胞集落刺激因子无这一反应[2]。然而，据临床报道，1名无任何甲状腺功能不全或甲状腺抗体的患者应用粒细胞集落刺激因子时，出现甲状腺功能减退[3]。

1. Hoekman K, *et al.* Reversible thyroid dysfunction during treatment with GM-CSF. *Lancet* 1991; **338:** 541–2.
2. van Hoef MEHM, Howell A. Risk of thyroid dysfunction during treatment with G-CSF. *Lancet* 1992; **340:** 1169–70.
3. de Luis DA, Romero E. Reversible thyroid dysfunction with filgrastim. *Lancet* 1996; **348:** 1595–6.

炎症性疾病 据报道，应用粒细胞集落刺激因子后可再次引发多种炎症疾病，包括类风湿关节炎[1]及假痛风[2,3]。有关再次引发炎症部位的进一步的报道，见上文**对眼的影响**及**对皮肤的影响**项下的内容。

1. Vildarsson B, *et al.* Reactivation of rheumatoid arthritis and development of leukocytoclastic vasculitis in a patient receiving granulocyte colony-stimulating factor for Felty's syndrome. *Am J Med* 1995; **98:** 589–91.
2. Sandor V, *et al.* Exacerbation of pseudogout by granulocyte colony-stimulating factor. *Ann Intern Med* 1996; **125:** 781.
3. Teramoto S, *et al.* Increased synovial interleukin-8 and interleukin-6 levels in pseudogout associated with granulocyte colony-stimulating factor. *Ann Intern Med* 1998; **129:** 424–5.

注意事项

体外研究表明，非格司亭这类粒细胞集落刺激因子可促进骨髓细胞生长，因此骨髓瘤为其禁忌证，但近期将集落刺激因子应用于一些骨髓疾病患者，并未发现本药对肿瘤细胞的刺激作用。然而，本药应慎用于患有恶变前或恶性骨髓瘤的患者。非格司亭及来格司亭不可在细胞毒药物化疗前24h至化疗后24h这段时间应用，因为快速分化的骨髓细胞敏感性更强。聚乙二醇非格司亭不可在化疗前14天至化疗后24h这段时间应用。对于接受放化疗的患者，粒细胞集落刺激因子的安全性及有效性尚未确定，一般应避免同时应用。

非格司亭用于健康供体活化外周血祖细胞时，可引起暂时性细胞遗传学改变。这些改变的临床意义还不清楚，供体的长期安全性随访仍在进行中。在获得更多资料之前，注册药品信息建议对供体进行监测至少10年。

粒细胞集落刺激因子应慎用于镰刀细胞病患者。非格司亭制剂可能含有山梨醇作为辅料，因此建议慎用于遗传性果糖不耐受型患者。

应用粒细胞集落刺激因子治疗期间，应定期监测患者全血细胞计数。对于出现肺浸润迹象的患者，应停止治疗。生长因子治疗可导致骨显像结果的短暂性阳性改变，当解释影像学结果时，应予以考虑。对于长期应用非格司亭治疗的骨质疏松症患者，应监测其骨密度。

镰刀细胞病 镰刀细胞危象（第1013页）期间可出现粒细胞增多，但粒细胞在血管堵塞中的作用还不明确。镰刀细胞病患者应用粒细胞集落刺激因子后，曾出现镰刀细胞危象[1～3]。

1. Abboud M, *et al.* Granulocytosis causing sickle-cell crisis. *Lancet* 1998; **351:** 959.
2. Adler BK, *et al.* Fatal sickle cell crisis after granulocyte colony-stimulating factor administration. *Blood* 2001; **97:** 3313–14.
3. Wei A, Grigg A. Granulocyte colony-stimulating factor–induced sickle cell crisis and multiorgan dysfunction in a patient with compound heterozygous sickle cell/β^+ thalassemia. *Blood* 2001; **97:** 3998–9.

药动学

皮下注射后，非格司亭血清浓度达峰时间约在8h内。静脉或皮下注射后，非格司亭血清消除半衰期约3.5h。皮下注射后，聚乙二醇非格司亭的达峰时间较晚，在16～120h。聚乙二醇非格司亭的消除呈非线性，随给药剂量的增加，药物清除率出现饱和及降低。聚乙二醇非格司亭主要由中性粒细胞介导消除，因此当中性粒细胞恢复后，其血清浓度迅速降低。皮下注射后，聚乙二醇非格司亭的半衰期为15～80h。

1. Zamboni WC. Pharmacokinetics of pegfilgrastim. *Pharmacotherapy* 2003; **23** (suppl): 9S–14S.

用途和用法

非格司亭为一种粒细胞集落刺激因子（G-CSF），是一种可刺激粒细胞生长的造血生长因子（见**造血**，第1011页）。本药可用于治疗或预防骨髓抑制性癌症化疗患者出现的中性粒细胞减少及用于减少骨髓移植患者出现中性粒细胞减少的时间。本药还可用于活化外周血祖细胞，供采集用于随后的自体或同种异体外周血干细胞移植。非格司亭还可用于治疗慢性中性粒细胞减少症（先天性的、周期性的或原发性的），对于晚期HIV感染患者，可用于持续性中性粒细胞减少症。

非格司亭可静脉或皮下给药。给药剂量可以μg或单位表示，10μg等价于1×10^6U。

用于**抗肿瘤药的辅助治疗**时，非格司亭给药剂量为每日5μg/kg，在给予最后一剂抗肿瘤药后至少间隔24h开始给药。本药可每天单剂量皮下注射、持续静脉输注或皮下输注，或每天静脉输注15～30min。治疗持续至中性粒细胞计数稳定在正常范围内，可能需14天或更长时间。一种与单甲氧基聚乙二醇结合的非格司亭（聚乙二醇非格司亭）还可用于降低由抗肿瘤治疗引起的中性粒细胞减少的发生率，单剂量皮下注射6mg，给予最后一剂抗肿瘤药后至少间隔24h开始给药。

用于**骨髓移植**时，非格司亭初始给药剂量为每日10μg/kg，根据疗效调整剂量。可静脉输注30min～4h，或持续静脉或皮下输注24h。

用于**活化**供自体外周血干细胞移植使用的外周血祖细胞时，非格司亭的给药剂量为10μg/kg，每日1次，皮下注射，或持续输注4～7天，直至进行最后一次白细胞分离采集术（leucapheresis）（根据要求，通常在第5～7天进行）。若于骨髓抑制化疗后给予非格司亭，应将剂量减半至5μg/kg，每日1次，皮下注射。完成化疗后的第一天开始给药，直至超过预期的中性粒细胞低限，且中性粒细胞计数恢复至正常范围，以便于进行白细胞分离采集术。用于活化供同种异体移植使用的健康供体的血细胞时，非格司亭的给药剂量为10μg/kg，每日1次，皮下注射，疗程为4天或5天，直至进行白细胞分离采集术（通常在第5天开始）。

对于**先天性中性粒细胞减少症**患者，初始给药剂量为每日12μg/kg，对于原发性或周期性中性粒细胞减少症患者，初始给药剂量为每日5μg/kg。对于这些类型的中性粒细胞减少症患者，可单剂量或分次皮下给药，根据疗效调整给药剂量。

对于**HIV感染**并持续中性粒细胞减少的患者，初始给药剂量为每日1μg/kg，皮下注射。给药剂量可逐步增至最大每日4μg/kg，直至达到正常的中性粒细胞计数，然后根据疗效调整剂量以维持治疗。维持剂量可为每日300μg，每周给药1～7天。

上述接受抗肿瘤药治疗的患者及慢性中性粒细胞减少症患者的非格司亭给药剂量也适用于**儿童**。聚乙二醇非格司亭应限制性用于儿童，由于其安全性及疗效还未确证。

非格司亭和聚乙二醇非格司亭的一些综述如下。

1. Dale DC, ed. Filgrastim anniversary supplement: reviewing 10 years of clinical experience, a seminar-in-print. *Drugs* 2002; **62** (suppl 1): 1–98.
2. Curran MP, Goa KL. Pegfilgrastim. *Drugs* 2002; **62:** 1207–13.
3. Willis F, Pettengell R. Pegfilgrastim. *Expert Opin Biol Ther* 2002; **2:** 985–92.

再生障碍性贫血 集落刺激因子，包括粒细胞集落刺激因子已试验用于再生障碍性贫血（第1011页）患者。

感染 目前发现，粒细胞及粒细胞-巨噬细胞集落刺激因子除可刺激造血细胞前体发育成熟外，还可增强中性粒细胞的趋化和吞噬作用、提高其氧化能力、增加其杀灭微生物的能力及抗体介导的细胞毒作用，并可延缓中性粒细胞的凋亡。粒细胞-巨噬细胞集落刺激因子还可调整巨噬细胞和单核细胞在炎症及细胞免疫反应中的功能[1]。因此有研究者建议，将集落刺激因子用作非中性粒细胞减少症患者的感染辅助治疗药物，但其临床疗效还需进一步验证。

据报道[2]，应用粒细胞集落刺激因子可降低感染性休克患者细菌感染类鼻疽（第169页）引起的死亡率。小规模安慰剂对照研究以原虫感染皮肤利什曼病（第794页）的患者为研究对象，发现损伤部位内注射[3]及局部应用[4]粒细胞-巨噬细胞集落刺激因子作为锑治疗的辅助治疗药物时，患者的溃疡愈合更快。

然而，粒细胞集落刺激因子用作肺炎（第177页）的辅助治疗方法时无效[5]。用于糖尿病足感染（见**糖尿病并发症**，第410页）时，粒细胞集落刺激因子对创伤愈合无影响，尽管有研究者提出，本药可降低外科介入治疗的可能性[6]。

据报道，对于HIV感染（第825页），粒细胞-巨噬细胞集落刺激因子可改善CD4+细胞计数[7]。

曾有研究者将粒细胞-巨噬细胞集落刺激因子作为乙型肝炎接种的辅助药物，用于健康受试者、慢性肾衰或接受血液透析的患者及HIV感染患者。总的研究结果表明，集落刺激因子可改善血清转换率及抗体滴度，但仍需要进一步研究[8]。

1. Root RK, Dale DC. Granulocyte colony-stimulating factor and granulocyte-macrophage colony-stimulating factor: comparisons and potential for use in the treatment of infections in non-neutropenic patients. *J Infect Dis* 1999; **179** (suppl): S342–S352.
2. Cheng AC, *et al.* Adjunctive granulocyte colony-stimulating factor for treatment of septic shock due to melioidosis. *Clin Infect Dis* 2004; **38:** 32–7.
3. Almeida R, *et al.* Randomized, double-blind study of stibogluconate plus human granulocyte macrophage colony-stimulating factor versus stibogluconate alone in the treatment of cutaneous leishmaniasis. *J Infect Dis* 1999; **180:** 1735–7.
4. Santos JB, *et al.* Antimony plus recombinant human granulocyte-macrophage colony-stimulating factor applied topically in low doses enhances healing of cutaneous leishmaniasis ulcers: a randomized, double-blind, placebo-controlled study. *J Infect Dis* 2004; **190:** 1793–6.
5. Cheng AC, *et al.* Granulocyte-colony stimulating factor (G-CSF) as an adjunct to antibiotics in the treatment of pneumonia in adults. Available in The Cochrane Database of Systematic Reviews; Issue 2. Chichester: John Wiley; 2007 (accessed 16/06/08).
6. Cruciani M, *et al.* Are granulocyte colony-stimulating factors beneficial in treating diabetic foot infections? A meta-analysis. *Diabetes Care* 2005; **28:** 454–60.
7. Deresinski SC. Granulocyte-macrophage colony-stimulating factor: potential therapeutic, immunological and antiretroviral effects in HIV infection. *AIDS* 1999; **13:** 633–43.
8. Cruciani M, *et al.* Granulocyte macrophage colony-stimulating factor as an adjuvant for hepatitis B vaccination: a meta-analysis. *Vaccine* 2007; **25:** 709–18.

缺血 曾有研究者将集落刺激因子用于缺血性心血管疾病的患者，考察其活化干细胞及调节炎性反应的作用。还有研究者曾将粒细胞集落刺激因子（G-CSF）尝试用于冠状动脉疾病患者，特别是心肌梗死后的患者（第1135页）。但均为小规模研究，且有综述指出，尽管其可活化干细胞，可能对心肌再生有益，但对于心肌梗死后患者，G-CSF对再灌注治疗无附加作用[1,2]。一篇系统性综述还指出，心肌梗死患者在接受再灌注治疗后应用G-CSF不会增加冠状动脉再狭窄或心血管事件的风险[3]。据报道，7名急性缺血性脑卒中（第1143页）患者除接受常规治疗的3名对照者外，还每日应用15μg/kg非格司亭，皮下给药，疗程5天，疗效较好[4]。12个月后随访发现，应用非格司亭治疗的患者神经功能出现较大程度的改善，但还需较大规模的研究证实其疗效。

1. Kastrup J, *et al.* Myocardial regeneration induced by granulocyte-colony-stimulating factor mobilization of stem cells in patients with acute or chronic ischaemic heart disease: a non-invasive alternative for clinical stem cell therapy? *Eur Heart J* 2006; **27:** 2748–54.
2. Zohlnhöfer D, *et al.* Stem cell mobilization by granulocyte colony-stimulating factor for myocardial recovery after acute myocardial infarction: a meta-analysis. *J Am Coll Cardiol* 2008; **51:** 1429–37.
3. Ince H, *et al.* Cardiovascular events and re-stenosis following administration of G-CSF in acute myocardial infarction: systematic review and meta-analysis. *Heart* 2008; **94:** 610–16.
4. Shyu W-C, *et al.* Granulocyte colony-stimulating factor for acute ischemic stroke: a randomized controlled trial. *Can Med Assoc J* 2006; **174:** 927–33.

中性粒细胞减少症 粒细胞集落刺激因子可用于治疗中性粒细胞减少症。长期应用可治疗遗传性中性粒细胞减少症（第1018页）[1]。短期应用可治疗或预防抗肿瘤药诱发的中性粒细胞减少症（第609页）[2~5]，还可用于由其他药物引起的中性粒细胞减少症[6~11]。曾有研究考察集落刺激因子用于HIV相关的感染（第826页）患者的中性粒细胞减少症的情况[12]。一项对照研究[13]以258名晚期HIV患者为研究对象，发现预防性应用粒细胞集落刺激因子可减少严重中性粒细胞减少症的发生率，还表明细菌感染的发生率及持续时间降低。

由于新生儿的中性粒细胞的生成及功能不成熟，容易感染，尤其是早产儿。一些小规模研究考察了将集落刺激因子用于预防或辅助治疗新生儿败血症（第180页）的情况，但无充足证据表明应用粒细胞或粒细胞-巨噬细胞集落刺激因子有益。有限的证据表明，集落刺激因子用于败血症及严重中性粒细胞减少症患者的辅助治疗可降低死亡率[14,15]。粒细胞集落刺激因子还曾被试验用于罕见的同种异体免疫性中性粒细胞减少症新生儿，但结果不明确[16,17]。

1. Zeidler C, *et al.* Management of Kostmann syndrome in the G-CSF era. *Br J Haematol* 2000; **109:** 490–5.
2. Repetto L, *et al.* EORTC Cancer in the Elderly Task Force guidelines for the use of colony-stimulating factors in elderly patients with cancer. *Eur J Cancer* 2003; **39:** 2264–72.
3. Sung L, *et al.* Prophylactic granulocyte colony-stimulating factor and granulocyte-macrophage colony-stimulating factor decrease febrile neutropenia after chemotherapy in children with cancer: a meta-analysis of randomized controlled trials. *J Clin Oncol* 2004; **22:** 3350–6.
4. Clark OAC, *et al.* Colony-stimulating factors for chemotherapy-induced febrile neutropenia: a meta-analysis of randomized controlled trials. *J Clin Oncol* 2005; **23:** 4198–4214.
5. Smith TJ, *et al.* 2006 Update of recommendations for the use of white blood cell growth factors: an evidence-based clinical practice guideline. *J Clin Oncol* 2006; **24:** 3187–3205. Also available at: http://jco.ascopubs.org/cgi/reprint/24/19/3187 (accessed 13/08/10)
6. Wickramanayake PD, *et al.* Use of granulocyte colony-stimulating factor (filgrastim) in the treatment of non-cytotoxic drug-induced agranulocytosis. *Eur J Med Res* 1995; **1:** 153–6.
7. Murphy PT, Casey MC. Sulphasalazine induced agranulocytosis revisited. *Ir Med J* 1998; **91:** 216.
8. Bhidayasiri R, *et al.* Correction of mesalazine-induced neutropenia with high dose G-CSF. *Am J Gastroenterol* 2000; **95:** 3321–2.
9. Andrès E, *et al.* Nonchemotherapy drug-induced agranulocytosis in elderly patients: the effects of granulocyte colony-stimulating factor. *Am J Med* 2002; **112:** 460–4.
10. Andrès E, *et al.* Modern management of non-chemotherapy drug-induced agranulocytosis: a monocentric cohort study of 90 cases and review of the literature. *Eur J Intern Med* 2002; **13:** 324–8.
11. Hägg S, *et al.* Long-term combination treatment with clozapine and filgrastim in patients with clozapine-induced agranulocytosis. *Int Clin Psychopharmacol* 2003; **18:** 173–4.
12. Kuritzkes DR. Neutropenia, neutrophil dysfunction, and bacterial infection in patients with human immunodeficiency virus disease: the role of granulocyte colony-stimulating factor. *Clin Infect Dis* 2000; **30:** 256–60.
13. Kuritzkes DP, *et al.* Filgrastim prevents severe neutropenia and reduces infective morbidity in patients with advanced HIV infection: results of a randomized, multicenter, controlled trial. *AIDS* 1998; **12:** 65–74.
14. Banerjea MC, Speer CP. The current role of colony-stimulating factors in prevention and treatment of neonatal sepsis. *Semin Neonatol* 2002; **7:** 335–49.
15. Carr R, *et al.* G-CSF and GM-CSF for treating or preventing neonatal infections. Available in The Cochrane Database of Systematic Reviews; Issue 3. Chichester: John Wiley; 2003 (accessed 27/10/05).
16. Felix JK, Calhoun DA. Neonatal alloimmune neutropenia in premature monozygous twins. *Pediatrics* 2000; **106:** 340–2.
17. Maheshwari A, *et al.* Resistance to recombinant human granulocyte colony-stimulating factor in neonatal alloimmune neutropenia associated with anti-human neutrophil antigen-2a (NB1) antibodies. Abstract: *Pediatrics* 2002; **109:** 698. Full version: http://pediatrics.aappublications.org/cgi/content/full/109/4/e64 (accessed 27/10/05)

制剂

专利制剂

Arg.: Filgen; Neupogen; Neutrofil; Neutromax; **Austral.:** Neulasta; Neupogen; **Austria:** Neulasta; Neupogen; **Belg.:** Neulasta; Neupogen; **Braz.:** Filgrastine; Granulen; Granulokine; Leucin; Neulastim†; **Canad.:** Neulasta; Neupogen; **Chile:** Foltran; Neulastim; Neupogen; Neutromax; **Cz.:** Biograstim; Neulasta; Neupogen; Neupogeg; Ratiograstim; Tevagrastim; Zarzio; **Denm.:** Neulasta; Neupogen; **Fin.:** Neulasta; Neupogen; **Fr.:** Neulasta; Neupogen; Tevagrastim; **Ger.:** Neulasta; Neupogen; **Gr.:** Granulokine; Neulasta; Tevagrastim; **Hong Kong:** Neulastim; Neupogen; **Hung.:** Neulasta; Neupogen; Ratiograstim; Tevagrastim; Zarzio; **India:** Neupogen; **Indon.:** Leucogen; Leukokine; Neulastim; Neupogen; **Irl.:** Biograstim; Neulasta; Neupogen; Ratiograstim; Tevagrastim; Zarzio; **Israel:** Neulastim; Neupogen; **Ital.:** Granulokine; Neulasta; Neupogen; Neupopeg; **Jpn:** Gran; **Malaysia:** Gran; Neupogen; Peglasta; **Mex.:** Biofilgran; Filatil; Inmunef; Neulastim; Neupogen; **Neth.:** Neulasta; Neupogen; Neupopeg; **Norw.:** Neulasta; Neupogen; **NZ:** Neulastim; Neupogen; **Philipp.:** Granulokine; Macroleuco; Neulastyl; Peglasta; SciLocyte; White-C; **Pol.:** Neulasta; Neupogen; Zarzio; **Port.:** Biograstim; Neulasta; Neupogen; Neupopeg†; Ratiograstim; Tevagrastim; Zarzio; **Rus.:** Granogen (Граноген); Grasalva (Грасальва); Leucostim (Лейкостим); Neitrostim (Нейтростим); Neulastim (Неуластим); Neupogen (Нейпоген); Neupomax (Нейпомакс); **S.Afr.:** Neupogen; **Singapore:** Gran; Neulastim; Neupogen; Peglasta; **Spain:** Neulasta; Neupogen; **Swed.:** Neulasta; Neupogen; **Switz.:** Neulasta; Neupogen; **Thai.:** Filgen; Gran; Jilifen; Neulastim; Neupogen; Neutromax; Peglasta; **Turk.:** Leucostim; Neupogen; **UK:** Neulasta; Neupogen; Nivestim; Ratiograstim; Zarzio; **Ukr.:** Grastim (Грастим); Neulastim (Неуластим); Neupogen (Нейпоген); **USA:** Neulasta; Neupogen; **Venez.:** Neupogen.

Gelatin ⊗明胶

Gelatina; Gélatine; Liivate; Modifiye Jelatin; Želatina; Żelatyna; Zselatin.

Желатин

ATC — B02BC01 (absorbable gelatin sponge); B05AA06 (gelatin).

ATC Vet — QB02BC01 (absorbable gelatin sponge); QB05AA06 (gelatin).

UNII — 2G86QN327L.

等级 明胶胶凝作用的等级通常按凝胶的强度划分，以"Bloom值"、"Bloom强度"或"Bloom等级"表示。

Pharmacopoeias. In *Chin., Eur.* (see p.vii), *Int., Jpn,* and *Viet.* Also in *USNF.*

The gelatin described in some pharmacopoeias is not necessarily suitable for preparations for parenteral use or for other special purposes.

Ph. Eur. 6. 8 (Gelatin) 为一种纯化蛋白，由酸水解而成（A型），或由碱水解而成（B型），或由动物胶原经酶水解而成（包括鱼和家禽），还可为混合物。水解决定了胶凝作用及非胶凝作用产物的等级。胶凝作用等级以凝胶强度（Bloom值）划分。不适用于胃肠外给药或其他一些特殊用途。

本品为淡黄色或淡黄棕色固体，通常以半透明片、碎片、粉末或颗粒形式存在。

在冷水中及加热时，明胶的胶凝程度可增加，形成胶体溶液，冷却后可形成不同坚固程度的凝胶。明胶几乎不溶于普通的有机溶剂。不同明胶形式的水溶液具有不同的澄清度和颜色。约55℃条件下，1%水溶液的pH值为3.8～7.6。避免受热及受潮。

USNF 28（Gelatin） 本品由动物皮肤、白色结缔组织和骨胶原水解而成。由酸处理的前体获得的明胶被称为A型，由碱处理的前体获得的明胶被称为B型。

本品为淡黄色或琥珀色薄片、鳞片、碎片或粗糙至精细粉末，颜色深度的不同取决于颗粒大小。溶液具有轻微、特征性的液体培养基臭。干燥状态下在空气中稳定，但在潮湿或溶液状态下易发生微生物降解。浸于冷水时，明胶可发生膨胀及软化，逐渐吸收相当于其质量5～10倍的水。可溶于热水、6mol/L乙酸及甘油和水的热混合液。不溶于乙醇、氯仿、乙醚及挥发油和不挥发油。

配伍禁忌 当含有改良性液体明胶的溶液与万古霉素注射液一起输注时，会立即产生白色沉淀[1]。

1. Taylor A, Hornbrey P. Incompatibility of vancomycin and gelatin plasma expanders. *Pharm J* 1991; **246:** 466.

不良反应

输注明胶或其衍生物可引发超敏反应，包括过敏反应。快速输注明胶衍生物可直接刺激组胺及其他作用于血管的活性物质的释放。

有关局部应用明胶引发不良反应的内容，见下文**用途和用法**中的**止血**。

超敏反应 据报道，输注改良型明胶溶液可引起严重过敏样反应[1,2]。截至2006年6月，澳大利亚Adverse Drug Reactions Advisory Committee[3]共接收到70份琥珀酰明胶引起低血压或超敏反应的报告。虽然目前罕见明胶类血浆增容药引起严重过敏反应的报道，但可能存在漏报，也曾出现过致死性事件[2]。还应该考虑琥珀酰明胶与聚明胶肽出现交叉反应的可能性；目前有几例报道指出，患者应用某种血浆增容药后，对另一种血浆增容药也显示阳性皮肤反应[4,5]。将明胶用于疫苗[6~8]及其他注射用药物制剂[9]的辅料可引发一些超敏反应。目前认为盘状疝脊柱手术末期用明胶海绵止血与迟发型超敏反应有关，进而可导致软组织水肿、麻刺感及下肢轻瘫，除去海绵后症状改善[10]。

有关哮喘患者应用明胶衍生物发生致死性过敏反应的报道，见**聚明胶肽**，第1043页。

1. Blanloeil Y, *et al.* Accidents anaphylactoïdes sévères après perfusion d'une gélatine fluide modifiée en solution équilibrée. *Therapie* 1983; **38:** 539–46.
2. Walker SR, MacSweeney ST. Plasma expanders used to treat or prevent hypotension can themselves cause hypotension. *Postgrad Med J* 1998; **74:** 492–4.
3. Adverse Drug Reactions Advisory Committee (ADRAC). Problems with colloids in fluid resuscitation. *Aust Adverse Drug React Bull* 2006; **25:** 10. Also available at: http://www.tga.gov.au/adr/aadrb/aadr0606.pdf (accessed 07/12/06)
4. Russell WJ, Fenwick DG. Anaphylaxis to Haemaccel® and cross reactivity to Gelofusin®. *Anaesth Intensive Care* 2002; **30:** 481–3.
5. Russell WJ, Fenwick DG. Cross-reactivity between Gelofusin and Haemaccel. *Anaesth Intensive Care* 2003; **31:** 121–2.
6. Kelso JM. The gelatin story. *J Allergy Clin Immunol* 1999; **103:** 200–202.
7. Patja A, *et al.* Allergic reactions to measles-mumps-rubella vaccination. Abstract: *Pediatrics* 2001; **107:** 398. Full version: http://pediatrics.aappublications.org/cgi/content/full/107/2/e27 (accessed 27/10/05)
8. Pool V, *et al.* Prevalence of anti-gelatin IgE antibodies in people with anaphylaxis after measles-mumps-rubella vaccine in the United States. Abstract: *Pediatrics* 2002; **110:** 1241. Full version: http://pediatrics.aappublications.org/cgi/content/full/110/6/e71 (accessed 27/10/05)
9. Sakaguchi M, *et al.* A case of anaphylaxis to gelatin included in erythropoietin products. *J Allergy Clin Immunol* 1999; **103:** 349–50.
10. Purello-D'Ambrosio F, *et al.* Allergy to gelatin. *Allergy* 2000; **55:** 414–15.

注意事项

明胶及其衍生物用作血浆增容药时，注意事项见**右旋糖酐70**（第1026页）。本药对血型分型及交叉配血无影响。

明胶用作吸收性止血药时，注意事项见**氧化纤维素**（第1041页）。

药动学

输注改良性液体明胶（琥珀酰明胶）后，24h内75%的给药剂量经尿排泄。半衰期约为4h。

用途和用法

明胶为一种蛋白，既可用于临床，也可用于制剂。

手术中明胶可以可吸收的薄片或海绵形式用作止血药，可吸收数倍于其质量的血液。与用于低血容量性休克（第1143页）的右旋糖酐相似，本药还可用作血浆增容药。4%的改良性液体明胶（琥珀酰明胶）溶液输注给药剂量为500～1000ml。还可以明胶衍生聚合物的形式应用，见**聚明胶肽**，第1043页。

明胶柱可在诊断干眼症（第1959页）时用于临时阻止眼泪外流。

明胶还可用于制备贴剂、锭剂、栓剂、片剂及硬/软胶囊壳。还可用于药物及其他工业材料的微囊化。可用作注射载体：明胶、葡萄糖和乙酸组成的Pitkin溶剂，可用于肝素的改良形式，水解明胶可用于促肾上腺皮质激素。明胶可作为制剂中的成分，用于伤口及损伤的保护。

止血 明胶可用作止血药（第1014页），通过产生生理性网状组织而促使凝血。

干燥明胶粉末可用于伤口面上，与生理盐水或凝血酶混合，用于骨损伤时作用尤其明显。明胶海绵可干燥或浸于生理盐水或凝血酶溶液中应用。用于皮肤损伤时，明胶会在2～5天内液化。植入组织时，4～6周会被吸收。不良反应包括增加感染的发生率，由于吸收液体对周围组织造成压迫，产生肉芽肿及纤维化。通常，明胶海绵很少诱发组织反应，因此可用于骨、硬脑膜及胸膜组织（另见上文**超敏反应**）。

1. Larson PO. Topical hemostatic agents for dermatologic surgery. *J Dermatol Surg Oncol* 1988; **14:** 623–32.
2. Schonauer C, *et al.* The use of local agents: bone wax, gelatin, collagen, oxidized cellulose. *Eur Spine J* 2004; **13** (suppl): S89–S96.
3. Gabay M. Absorbable hemostatic agents. *Am J Health-Syst Pharm* 2006; **63:** 1244–53.

新生儿室内出血 目前认为给早产儿进行血浆增容有助于预防新生儿室内出血（第1017页）。然而，一项研究应用血浆或明胶作为血浆增容药[1,2]，未发现其可降低出血风险或后续死亡率或致残率。

1. The Northern Neonatal Nursing Initiative Trial Group. A randomized trial comparing the effect of prophylactic intravenous fresh frozen plasma, gelatin or glucose on early mortality and morbidity in preterm babies. *Eur J Pediatr* 1996; **155:** 580–8.
2. Northern Neonatal Nursing Initiative Trial Group. Randomised trial of prophylactic early fresh-frozen plasma or gelatin or glucose in preterm babies: outcome at 2 years. *Lancet* 1996; **348:** 229–32.

制剂

USP 33: Absorbable Gelatin Film; Absorbable Gelatin Sponge.

专利制剂

Arg.: Gelafundin; Geloplasma; Infukoll; **Austral.:** Gelfilm†; Gelfoam; Gelofusine; **Austria:** Gelofusin; **Belg.:** Gelofusine†; **Braz.:** Colagenan; Gelfoam; **Canad.:** Gelfilm†; Gelfoam; **Chile:** Gelfoam; Gelofusine; Geloplasma; **Cz.:** Gelofusine; Geloplasma; **Fin.:** Gelofusine; **Fr.:** Bloxang; Gel-Phan; Gelodiet; Gelofusine; Plasmion; **Ger.:** Gelafundin; Gelafusal; Gelaspon; Gelastypt; Spongostan; stypro; Thomaegelin†; **Gr.:** Gelofusine; **Hong Kong:** Gelfoam†; Gelofusine; **Hung.:** Gelaspon†; Gelofusine; **India:** Seraccel; **Indon.:** Gelafundin; **Irl.:** Gelofusine; Geloplasma; **Israel:** Gelfoam; **Ital.:** Cutanplast; Eufusin; Gelofusine; Infuplas; Spongostan; Surgiflo; **Malaysia:** Gelfoam; **Mex.:** Gelafundin; **Neth.:** Gelofusine; Geloplasma; **NZ:** Gelafusal; Gelfilm†; Gelfoam†; Gelofusine; **Philipp.:** Gelfoam; **Pol.:** Gelofusine; **Port.:** Gelafundina; Gelofusine; Geloplasma; **Rus.:** Gelatinol (Желатиноль); Geloplasma (Гелоплазма); **S.Afr.:** Gelofusine; **Singapore:** Gelfoam; **Spain:** Geloplasma; **Swed.:** Gelofusine; **Switz.:** Physiogel; **Thai.:** Gelafundin†; Gelofusine; **Turk.:** Gelofusin; **UK:** Gelofusine; Geloplasma; Isoplex; Volplex; **Ukr.:** Gelofusine (Гелофузин); **USA:** Gelfilm; Gelfoam; **Venez.:** Gelfoam; Gelofusine.

多组分制剂 **Arg.:** Aminoterapia; Cistimax; Megaplus; Mucobase; Valcatil; Valcatil Plus; **Austral.:** Orabase; Orahesive†; Stomahesive†; **Austria:** Gelacet†; **Canad.:** Orabase; Tegasorb†; **Chile:** Biorgan†; Vantux†; **Fr.:** Rectopanbiline; **Gr.:** Geloplasma; **Indon.:** Nutrasendi; **Irl.:** Orabase†; **Israel:** Orabase†; **Ital.:** Eavit; Eavit Plus; Solecin; Vitalux Plus; **Jpn:** Choreito; Unkei-to; **NZ:** Orabase; Stomahesive; **Philipp.:** Thinber Fiber Complex†; **Port.:** Cystinex†; Dagragel; Effluvium Saquetas; Varihesive†; Vitacrecil†; **S.Afr.:** Granuflex; Orabase†; **UK:** Orabase; Orahesive; Stomahesive; **USA:** Dome-Paste.

Haemoglobin ⊗ **血红蛋白**

Emoglobina; Hämoglobin; Hemoglobiini; Hemoglobin; Hemoglobina; Hemoglobine; Hæmoglobin.

Гемоглобин

Hemoglobin Glutamer (*rINN*) ⊗ **谷他血红蛋白**

Haemoglobin Glutamer; Hemoglobina glutámero; Hémoglobine Glutamère; Hemoglobinum Glutamerum.

Гемоглобин Глутамер

ATC — B05AA10 (bovine).

ATC Vet — QB05AA10 (bovine); QB05AA90.

注：需指明来源物种和平均分子量［如小牛血红蛋白-250（牛）表示来源于牛的聚合血红蛋白，平均分子量为 250kD］。

简介

血红蛋白具有可逆性氧化作用，是血液的呼吸色素。目前正在考察将血红蛋白溶液或改良性血红蛋白溶液用作血液替代品的情况。

小牛血红蛋白-250（牛）(HBOC-201，基于血红蛋白的氧气载体-201）是聚合型的牛血红蛋白，可用于治疗手术患者的贫血。

小牛血红蛋白-200（牛）(HBOC-301）是兽药，用于治疗狗贫血。

据报道，新药吡多醛-血红蛋白-聚乙二醇乙烯（Pyridoxalated haemoglobin polyoxyethylene）（hemoximer）具有清除一氧化氮的作用。目前正在试验用于休克的治疗。

用途 血红蛋白的结构使其氧解离曲线呈非线性，正常动脉血几乎可达到最大氧饱和度，而无需氧气丰富的空气。因此急症患者应用血红蛋白溶液是合乎逻辑的。初期动物实验应用溶解于红细胞中的血红蛋白曾引起了严重肾损伤，但血红蛋白本身是不具有肾毒性的，无红细胞基质的血红蛋白溶液的研发减少了这一毒性反应。然而，一旦从红细胞中释放出来，血红蛋白就失去了其结合 2,3-二磷酸甘油的能力，这对于其输送氧气是必需的，且血红蛋白本身只是一个小分子，会迅速经肾排泄。曾尝试多种方法以解决这些问题，交联血红蛋白结构可使其氧气亲和力恢复至在全血中的水平，结合反应、聚合作用或于类脂膜中微囊化可延长其半衰期。目前这些制剂正处于研发中，还有一些研究者对将血红蛋白溶液用作血液替代品持保留意见。牛血是本品的来源之一，因此有研究者担心潜在的抗原性或传播疾病的可能性。由于血源紧张，应用献血者的过期血也受到限制。还有研究者担心可能对患者的免疫功能造成损害。重组人血红蛋白的研发可解决这些问题，并可进一步对血红蛋白分子进行修饰。

1. Farrar D, Grocott M. Intravenous artificial oxygen carriers. *Hosp Med* 2003; **64:** 352–6.
2. Creteur J, Vincent J-L. Hemoglobin solutions. *Crit Care Med* 2003; **31** (suppl): S698–S707.
3. Chang TMS. Hemoglobin-based red blood cell substitutes. *Artif Organs* 2004; **28:** 789–94.
4. Mackenzie CF, Bucci C. Artificial oxygen carriers for trauma: myth or reality. *Hosp Med* 2004; **65:** 582–8.
5. Awasthi V. Pharmaceutical aspects of hemoglobin-based oxygen carriers. *Curr Drug Deliv* 2005; **2:** 133–42.
6. Stowell CP. What happened to blood substitutes? *Transfus Clin Biol* 2005; **12:** 374–9.
7. Spahn DR, Kocian R. Artificial O2 carriers: status in 2005. *Curr Pharm Des* 2005; **11:** 4099–4114.

制剂

专利制剂

S.Afr.: Hemopure.

多组分制剂 ***Gr.:*** Hemovital; ***India:*** Haem Up.

顺势疗法制剂 ***Ger.:*** K 1000 T†.

Interleukin-3 白细胞介素-3

IL-3; Interleucina 3; Interleukina 3; Interleuquina 3.

Интерлейкин 3

UNII — A802907MI4.

简介

白细胞介素-3 是一种细胞因子，可发挥集落刺激因子的作用。目前正在考察其用于治疗肿瘤化疗引起的及骨髓移植后的骨髓抑制。与粒细胞-巨噬细胞集落刺激因子融合的分子米洛地司亭（PIXY-321）也曾作为考察对象，但结果令人失望。

Lenograstim (*BAN, USAN, rINN*) **来格司亭**

Lenograstiimi; Lénograstim; Lenograstimum; rG-CSF. A recombinant human granulocyte colony-stimulating factor.

Ленограстим

CAS — 135968-09-1.

ATC — L03AA10.

ATC Vet — QL03AA10.

UNII — 6WS4C399GB.

稳定性 集落刺激因子溶液可被玻璃或塑料材料吸附。来格司亭溶液的稀释浓度不可低于所用剂型的最小推荐浓度。

不良反应和注意事项

参见非格司亭，第1036页。

用途和用法

来格司亭是粒细胞集落刺激因子，具有与非格司亭相似的用途和用法（第1037页）。可用于接受骨髓抑制性肿瘤化疗患者以治疗或预防中性粒细胞减少症及用于缩短进行骨髓移植（第609页）患者发生中性粒细胞减少的时间。本品还可用于活化供采集的外周血祖细胞，以便用于自体或同种异体外周血干细胞移植。来格司亭还可用于治疗严重先天性中性粒细胞减少症（第1018页）。

作为**抗肿瘤治疗及骨髓移植**后的**辅助药物**，来格司亭给药剂量为 150 μg/m²（19.2×10^6IU/m²），每日 1 次。对于接受抗肿瘤药治疗的患者，本品皮下给药；对于移植后患者，本品经 30min 静脉输注或皮下注射给药。在最后一次应用抗肿瘤药或输注骨髓或外周血干细胞后至少 24h 后，开始应用来格司亭治疗。治疗持续至超过预期最低值及中性粒细胞计数稳定于治疗目标；推荐的最长疗程为连续应用 28 天。

用于**活化供自体外周血干细胞移植**的外周血祖细胞时，给药剂量为 150 μg/m²（19.2×10^6IU/m²），每日 1 次，皮下注射。完成化疗后 1～5 天内开始应用，直至超过预期的中性粒细胞低限，并使中性粒细胞计数恢复至正常范围。当达到低限后的白细胞计数继续升高或估测了血液中 CD34+细胞计数后，可进行白细胞分离采集术。单独使用时，来格司亭给药剂量为 10μg/kg（1.28×10^6IU/kg），每日 1 次，皮下注射，疗程 4～6 天，同时通常在第 5～7 天进行白细胞分离采集术。用于活化供同种异体移植使用的健康供体的细胞时，在白细胞分离采集术前给药，给药剂量为 10μg/kg，每日 1 次，皮下注射，疗程 5 天或 6 天。

对于**严重先天性中性粒细胞减少症**的患者，来格司亭的初始给药剂量为 150μg/m²（相当于 5μg/kg），每日 1 次，皮下注射。治疗 7～14 天后，应监测中性粒细胞的恢复情况，可能需要将给药剂量调整为 20μg/kg，每日 1 次。应根据疗效，调整维持剂量，对于一些患者，可能需要降低剂量或隔日给药 1 次。

1. Frampton JE, *et al.* Lenograstim: a review of its pharmacological properties and therapeutic efficacy in neutropenia and related clinical settings. *Drugs* 1995; **49:** 767–93.
2. Dunn CJ, Goa KL. Lenograstim: an update of its pharmacological properties and use in chemotherapy-induced neutropenia and related clinical settings. *Drugs* 2000; **59:** 681–717.
3. Martino M, *et al.* Harvesting peripheral blood progenitor cells from healthy donors: retrospective comparison of filgrastim and lenograstim. *J Clin Apher* 2005; **20:** 129–36.

制剂

专利制剂

Arg.: Granocyte†; Lenobio; ***Austral.:*** Granocyte; ***Austria:*** Granocyte; ***Belg.:*** Granocyte; ***Braz.:*** Granocyte; ***Chile:*** Granocyte; ***Cz.:*** Granocyte†; ***Denm.:*** Granocyte; ***Fin.:*** Granocyte; ***Fr.:*** Granocyte; ***Ger.:*** Granocyte; ***Gr.:*** Granocyte; ***Hung.:*** Granocyte; ***Indon.:*** Granocyte; ***Irl.:*** Granocyte; ***Israel:*** Granocyte; ***Ital.:*** Granocyte; Myelostim; ***Jpn:*** Neutrogin; ***Malaysia:*** Granocyte; ***Neth.:*** Granocyte; ***Norw.:*** Granocyte; ***NZ:*** Granocyte; ***Philipp.:*** Granocyte; ***Pol.:*** Granocyte; ***Port.:*** Granocyte; ***Rus.:*** Granocyte (Граноцит); ***S.Afr.:*** Granocyte; ***Singapore:*** Granocyte; ***Spain:*** Euprotin; Granocyte; ***Swed.:*** Granocyte; ***Switz.:*** Granocyte; ***Thai.:*** Granocyte; ***Turk.:*** Granocyte; ***UK:*** Granocyte; ***Ukr.:*** Granocyte (Граноцит); ***Venez.:*** Granocyte.

Leucocytes 白细胞

Leucociti; Leucócitos; Leucocitos; Leucocyti; Leukocitak; Leukocyten; Leukocyter; Leukocyty; Leukosyytit; Leukozyten.

Лейкоциты

性状 白细胞制剂含有粒细胞及不定量的红细胞、淋巴细胞及血小板，取决于采样方法，其还可能含有右旋糖酐和羟乙基淀粉。

不良反应和注意事项

输注白细胞可导致严重输注反应及发热。和其他血液制品一样，具有传播感染的风险。尤其对于活动性肺部感染患者，应用后可出现严重肺部反应，包括伴有肺水肿的体液超负荷。

由于含有红细胞，因此有必要进行红细胞相容性试验。对于免疫抑制患者，可出现移植物抗宿主反应性疾病，但通过在给药前照射本品可避免。

用途和用法

输注白细胞可用于严重粒细胞减少的患者及抗菌药物治疗无效的感染患者。成人输注的粒细胞浓缩剂含有约 1×10^{10} 个中性粒细胞。为了减轻不良反应的程度，可于输注前静脉给予氢化可的松和氯苯那敏。

1. Yeghen T, Devereux S. Granulocyte transfusion: a review. *Vox Sang* 2001; **81:** 87–92.
2. Hubel K, Engert A. Granulocyte transfusion therapy for treatment of infections after cytotoxic chemotherapy. *Onkologie* 2003; **26:** 73–9.
3. Briones MA, *et al.* Granulocyte transfusion: revisited. *Curr Hematol Rep* 2003; **2:** 522–7.
4. Elebute M, *et al.* Platelet and granulocyte transfusions. In: Contreras M, ed. *ABC of transfusion.* 4th ed. Chichester: Wiley-Blackwell, 2009: 22–6.

制剂

专利制剂

Cz.: Immodin; ***Ger.:*** LeukoNorm.

Methoxy Polyethylene Glycol-Epoetin Beta ⊗ **甲氧基-聚乙烯-乙二醇-依泊汀-β**

Pegserepoetin Alfa; Pegzerepoetin Alfa; R-744; Ro-50-3821. 1-165-Erythropoietin (human) monoamide with α-(3-carboxypropyl)-ω-methoxypoly(oxy-1,2-ethanediyl).

Метоксиполиэтиленгликоль Эпоэтин Бета

CAS — 677324-53-7.

ATC — B03XA03.

ATC Vet — QB03XA03.

UNII — LR3UXN0193.

不良反应和注意事项

见依泊汀，第1028页。

药动学

对于慢性肾功能不全的患者，甲氧基-聚乙烯-乙二醇-依泊汀-β皮下注射后的绝对生物利用度约为 60%。其静脉注射后及皮下注射后的终末消除半衰期分别约为 134h 和 140h。血液透析对其药动学无影响。

用途和用法

甲氧基-聚乙烯-乙二醇-依泊汀-β为持续性促红细胞生成素受体激动剂（CERA），性质与依泊汀（第1029页）相似，但作用时程更长。可用于治疗由慢性肾衰引起的有临床表现的贫血（见**正细胞-正色素性贫血**，第1012页。初始剂量为 600ng/kg，以单次静脉注射或皮下注射的方式每 2 周给药 1 次。可以约 25% 的速度对给药剂量进行调整，调整间隔为 1 个月，这样可使血红蛋白的增加速率为每月 1～2g/100ml。当达到目标血红蛋白浓度（10～12 g/100ml）时，可给予维持剂量，每月 1 次；给药量等于每 2 周给药 1 次的剂量的两倍。

甲氧基-聚乙烯-乙二醇-依泊汀-β目前还在试验性用于治疗接受化疗的非骨髓瘤患者的贫血。

1. Sulowicz W, *et al.* PROTOS Study Investigators. Once-monthly subcutaneous C.E.R.A. maintains stable hemoglobin control in patients with chronic kidney disease on dialysis and converted directly from epoetin one to three times weekly. *Clin J Am Soc Nephrol* 2007; **2:** 637–46.
2. Levin NW, *et al.* MAXIMA study investigators. Intravenous methoxy polyethylene glycol-epoetin beta for haemoglobin control in patients with chronic kidney disease who are on dialysis: a randomised non-inferiority trial (MAXIMA). *Lancet* 2007; **370:** 1415–21.
3. Österborg A, *et al.* Phase II study of three dose levels of continuous erythropoietin receptor activator (C.E.R.A.) in anaemic patients with aggressive non-Hodgkin's lymphoma receiving combination chemotherapy. *Br J Haematol* 2007; **136:** 736–44.
4. Klinger M, *et al.* Efficacy of intravenous methoxy polyethylene glycol-epoetin beta administered every 2 weeks compared with epoetin administered 3 times weekly in patients treated by hemodialysis or peritoneal dialysis: a randomized trial. *Am J Kidney Dis* 2007; **50:** 989–1000.
5. Spinowitz B, *et al.* RUBRA Study Investigators. C.E.R.A. maintains stable control of hemoglobin in patients with chronic kidney disease on dialysis when administered once every two weeks. *Am J Nephrol* 2008; **28:** 280–9.
6. Macdougall IC, *et al.* ARCTOS Study Investigators. C.E.R.A. corrects anemia in patients with chronic kidney disease not on dialysis: results of a randomized clinical trial. *Clin J Am Soc Nephrol* 2008; **3:** 337–47.
7. Canaud B, *et al.* STRIATA Study Investigators. Intravenous C.E.R.A. maintains stable haemoglobin levels in patients on dialysis previously treated with darbepoetin alfa: results from STRIATA, a randomized phase III study. *Nephrol Dial Transplant* 2008; **23:** 3654–61.
8. Curran MP, McCormack PL. Methoxy polyethylene glycol-epoetin beta: a review of its use in the management of anaemia associated with chronic kidney disease. *Drugs* 2008; **68:** 1139–56.

制剂

专利制剂

Arg.: Mircera; **Belg.:** Mircera; **Chile:** Mircera; **Cz.:** Mircera; **Denm.:** Mircera; **Fr.:** Mircera; **Ger.:** Mircera; **Gr.:** Mircera; **Hung.:** Mircera; **Irl.:** Mircera; **Israel:** Mircera; **Malaysia:** Mircera; **Norw.:** Mircera; **Philipp.:** Mircera; **Pol.:** Mircera; **Port.:** Mircera; **Rus.:** Mircera (Мирцера); **S.Afr.:** Mircera; **Swed.:** Mircera; **Switz.:** Mircera; **Thai.:** Mircera; **Turk.:** Mircera; **UK:** Mircera; **USA:** Mircera.

Mirimostim (*rINN*) 米立司亭

Mirimostimum. A macrophage colony-stimulating factor; 1–214-Colony-stimulating factor 1 (human clone p3ACSF-69 protein moiety reduced), homodimer.

Миримостим

CAS — 121547-04-4.

简介

米立司亭为巨噬细胞集落刺激因子（MCSF），可促使单核细胞和巨噬细胞前体分化增殖及刺激粒细胞集落刺激因子和粒细胞-巨噬细胞集落刺激因子的分泌（见**造血**，第1011页）。米立司亭可用于治疗接受骨髓抑制性肿瘤化疗患者的中性粒细胞减少症。

制剂

专利制剂

Jpn: Leukoprol.

Molgramostim (*BAN*, *USAN*, *rINN*) 莫拉司亭

Molgramostiimi; Molgramostimum; Sch-39300. A recombinant human granulocyte-macrophage colony-stimulating factor; Colony-stimulating factor 2 (human clone pHG$_{25}$ protein moiety reduced).

Молграмостим

CAS — 99283-10-0.
ATC — L03AA03.
ATC Vet — QL03AA03.
UNII — B321AL142J.

Pharmacopoeias. *Eur.* (see p.vii) includes a concentrated solution.

Ph. Eur. 6. 8 (Molgramostim Concentrated Solution; Molgramostimi Solutio Concentrata) 为具有粒细胞-巨噬细胞集落刺激因子结构的蛋白溶液，可由人的多种血细胞产生和分泌。每毫升溶液含有不少于 2.0mg 的蛋白。为澄清无色液体。低于－65℃贮藏于密闭容器中。避光。

稳定性 莫拉司亭溶液可被玻璃及塑料材料吸附，因此稀释浓度不应低于推荐最低浓度 7μg/ml。

不良反应

粒细胞-巨噬细胞集落刺激因子如莫拉司亭可引起一过性低血压及面部潮红、骨痛及肌肉骨骼痛、发热及寒战、呼吸困难、疹、乏力及胃肠反应。曾检测到抗体。过敏反应、胸膜和心包积液及心律失常罕有报道。

动物研究表明，集落刺激因子具有胎儿毒性。

1. Vial T, Descotes J. Clinical toxicity of cytokines used as haemopoietic growth factors. *Drug Safety* 1995; **13:** 371–406.
2. Moleski RJ. Comparison of G-CSF and GM-CSF adverse event profiles in office-based practices: preliminary study results. *Pharmacotherapy* 2000; **20** (suppl): 112S–117S.
3. Milkovich G, *et al.* Comparative safety of filgrastim versus sargramostim in patients receiving myelosuppressive chemotherapy. *Pharmacotherapy* 2000; **20:** 1432–40.

抗体 应用重组粒细胞-巨噬细胞集落刺激因子的患者可出现抗体。据报道，与免疫抑制患者相比，抗体更常见于未受到免疫抑制的患者，且其滴度相对较高[1,2]。一些结合性抗体因不具有中和能力而无临床意义[3]，但具有中和能力的抗体可降低集落刺激因子反复应用的效能[1,2]。然而，据报道，数周后便检测不到抗体[2]，无长期影响[1]。据报道[1~3]，不同粒细胞-巨噬细胞集落刺激因子间存在交叉反应，且抗体的形成取决于所应用的药物[2]。

1. Ragnhammar P, *et al.* Induction of anti-recombinant human granulocyte-macrophage colony-stimulating factor (Escherichia coli-derived) antibodies and clinical effects in nonimmunocompromised patients. *Blood* 1994; **84:** 4078–87.
2. Wadhwa M, *et al.* Immunogenicity of granulocyte-macrophage colony-stimulating factor (GM-CSF) products in patients undergoing combination therapy with GM-CSF. *Clin Cancer Res* 1999; **5:** 1353–61.
3. Ullenhag G, *et al.* Incidence of GM-CSF antibodies in cancer patients receiving GM-CSF for immunostimulation. *Clin Immunol* 2001; **99:** 65–74.

对皮肤的影响 见非格司亭，第1037页。

对甲状腺的影响 见非格司亭，第1037页。

注意事项

由于体外研究表明粒细胞-巨噬细胞集落刺激因子如莫拉司亭可促进骨髓细胞生长，因此骨髓瘤为其禁忌证，但最近曾将集落刺激因子用于骨髓疾病患者，未发现其对恶性细胞的刺激作用。然而，应将其慎用于恶化前或恶化骨髓疾病患者。不可在细胞毒药物化疗或放疗前 24h 至后 24h 应用这些药物，因为快速分化骨髓细胞敏感性较强。

粒细胞-巨噬细胞集落刺激因子应慎用于肺病患者，因为易诱发呼吸困难。若患者出现肺浸润的迹象，应停止治疗。还应慎用于体液潴留或心衰患者，因为可能加重体液潴留。

治疗期间应定期监测全血细胞计数。

用途和用法

莫拉司亭为粒细胞-巨噬细胞集落刺激因子（GM-CSF），是一种造血生长因子，可刺激白细胞的生长，特别是粒细胞、巨噬细胞和单核细胞（见**造血**，第1011页）。本药可用于接受骨髓抑制性肿瘤化疗的患者以治疗或预防中性粒细胞减少症，还可用于骨髓移植（第609页）患者以缩短其发生中性粒细胞减少症的时间。还可用于减少由更昔洛韦诱发的中性粒细胞减少症（见**对血液的影响**，第846页）的发生。

用作**抗肿瘤治疗**的辅助药物时，莫拉司亭可皮下注射，抗肿瘤药最后一剂后间隔 24h 开始给药，给药剂量为 5～10μg/kg（60000～110000IU/kg），每日 1 次。疗程 7～10 天。

对于**骨髓移植**患者，莫拉司亭可静脉输注 4～6h，给药剂量为 10μg/kg（110000IU/kg），每日 1 次。骨髓移植后的第 1 天开始给药，疗程取决于中性粒细胞计数，最长 30 天。

用于治疗**更昔洛韦诱发的中性粒细胞减少症**时，莫拉司亭可皮下注射，给药剂量为 5μg/kg（60000IU/kg），每日 1 次。给予 5 剂后，应根据中性粒细胞计数调整莫拉司亭给药剂量。

对于任何指征，最大给药剂量都不可超过 10μg/kg（110000IU/kg），每日 1 次。

1. Armitage JO. Emerging applications of recombinant human granulocyte-macrophage colony-stimulating factor. *Blood* 1998; **92:** 4491–4508.
2. Mangi MH, Newland AC. Febrile neutropenia: prophylactic and therapeutic use of GM-CSF. *Eur J Cancer* 1999; **35** (suppl): S4–S7.
3. Croockewit S. GM-CSF in haematopoietic stem cell transplantation. *Eur J Cancer* 1999; **35** (suppl): S11–S13.
4. Sung L, *et al.* Prophylactic granulocyte colony-stimulating factor and granulocyte-macrophage colony-stimulating factor decrease febrile neutropenia after chemotherapy in children with cancer: a meta-analysis of randomized controlled trials. *J Clin Oncol* 2004; **22:** 3350–6.
5. Smith TJ, *et al.* 2006 Update of recommendations for the use of white blood cell growth factors: an evidence-based clinical practice guideline. *J Clin Oncol* 2006; **24:** 3187–3205. Also available at: http://jco.ascopubs.org/cgi/reprint/24/19/3187 (accessed 13/08/10)

感染 见第1037页**非格司亭**项下，及第1045页**沙格司亭**中 **HIV 感染和 AIDS** 项下。

呼吸系统疾病 肺泡蛋白沉积症是一种罕见的弥散性肺病，据认为可能是由中和性自身抗体引起的肺泡巨噬细胞功能损伤。其特征为表面活性剂的过度累积，治疗方法通常为全肺灌洗。据报道，可皮下给予粒细胞-巨噬细胞集落刺激因子，典型的给药方案为 5μg/kg 或 6μg/kg，每日 1 次，数月后可缓解一些这类患者的症状[1~7]。还有一项有效应用吸入性粒细胞-巨噬细胞集落刺激因子的个案报道[8]。

1. Barraclough RM, Gillies AJ. Pulmonary alveolar proteinosis: a complete response to GM-CSF therapy. *Thorax* 2001; **56:** 664–5.
2. Seymour JF, *et al.* Therapeutic efficacy of granulocyte-macrophage colony-stimulating factor in patients with idiopathic acquired alveolar proteinosis. *Am J Respir Crit Care Med* 2001; **163:** 524–31.
3. Schoch OD, *et al.* BAL findings in a patient with pulmonary alveolar proteinosis successfully treated with GM-CSF. *Thorax* 2002; **57:** 277–80.
4. Romero A, *et al.* GM-CSF therapy in pulmonary alveolar proteinosis. *Thorax* 2002; **57:** 837.
5. Khanjari F, *et al.* GM-CSF and proteinosis. *Thorax* 2003; **58:** 645.
6. Abdul Rahman JA, *et al.* Pulmonary alveolar proteinosis associated with psoriasis and complicated by mycobacterial infection: successful treatment with granulocyte-macrophage colony stimulating factor after a partial response to whole lung lavage. *Respirology* 2004; **9:** 419–22.
7. Venkateshiah SB, *et al.* An open-label trial of granulocyte macrophage colony stimulating factor therapy for moderate symptomatic pulmonary alveolar proteinosis. *Chest* 2006; **130:** 227–37.
8. Arai T, *et al.* Serum neutralizing capacity of GM-CSF reflects disease severity in a patient with pulmonary alveolar proteinosis successfully treated with inhaled GM-CSF. *Respir Med* 2004; **98:** 1227–30.

伤口和溃疡 巨噬细胞及粒细胞-巨噬细胞集落刺激因子对于伤口愈合的几个关键步骤具有重要作用[1]。正在试验将重组粒细胞-巨噬细胞集落刺激因子用于不易愈合（non-healing）的创伤和溃疡（第1511页）的情况，特别是慢性静脉小腿溃疡（chronic venous leg ulcers）。少数小规模研究及表明可显著促进伤口愈合的个案报道采用的给药方式为病灶周围皮下注射和局部给药[1]。一项研究[2]以压迫性溃疡患者为研究对象，发现经 35 天治疗，与应用安慰剂组患者相比，应用粒细胞-巨噬细胞集落刺激因子的患者伤口愈合情况更好。然而，治疗 1 年后，两组患者的情况无差异[3]。据报道，3 名患有遗传性中性粒细胞功能疾病的患者局部应用沙格司亭，有助于其伤口愈合[4]。其中 1 例患者采用了在其胃造口术缝合处持续皮下输注 72h 的给药方式。还可局部应用莫拉司亭以促进镰刀细胞小腿溃疡的愈合[5]。对于少数 AIDS 患者，可将莫拉司亭用作漱口液以缓解严重反复发作的口疮性口腔溃疡[6]。还有一些研究考察了粒细胞-巨噬细胞集落刺激因子用于癌症患者口黏膜炎的情况，特别是对于化疗的头颈癌患者。皮下给药或漱口液这类局部给药的小规模研究得出了一些比较令人满意的结果[7,8]。然而，对照研究发现莫拉司亭并不比氢化可的松漱口液[9]有效，也许只比硫糖铝漱口液稍好些[10]。

1. Groves RW, Schmidt-Lucke JA. Recombinant human GM-CSF in the treatment of poorly healing wounds. *Adv Skin Wound Care* 2000; **13:** 107–12.
2. Robson MC, *et al.* Sequential cytokine therapy for pressure ulcers: clinical and mechanistic response. *Ann Surg* 2000; **231:** 600–611.
3. Payne WG, *et al.* Long-term outcome study of growth factor-treated pressure ulcers. *Am J Surg* 2001; **181:** 81–6.
4. De Ugarte DA, *et al.* Treatment of chronic wounds by local delivery of granulocyte-macrophage colony-stimulating factor in patients with neutrophil dysfunction. *Pediatr Surg Int* 2002; **18:** 517–20.
5. Méry L, *et al.* Topical effectiveness of molgramostim (GM-CSF) in sickle cell leg ulcers. *Dermatology* 2004; **208:** 135–7.
6. Herranz P, *et al.* Successful treatment of aphthous ulcerations in AIDS patients using topical granulocyte-macrophage colony-stimulating factor. *Br J Dermatol* 2000; **142:** 171–6.
7. Fung SM, Ferrill MJ. Granulocyte macrophage-colony stimulating factor and oral mucositis. *Ann Pharmacother* 2002; **36:** 517–20.
8. Mantovani G, *et al.* Phase II clinical trial of local use of GM-CSF for prevention and treatment of chemotherapy- and concomitant chemoradiotherapy-induced severe oral mucositis in advanced head and neck cancer patients: an evaluation of effectiveness, safety and costs. *Oncol Rep* 2003; **10:** 197–206.
9. Sprinzl GM, *et al.* Local application of granulocyte-macrophage colony stimulating factor (GM-CSF) for the treatment of oral mucositis. *Eur J Cancer* 2001; **37:** 2003–9.
10. Saarilahti K, *et al.* Comparison of granulocyte-macrophage colony-stimulating factor and sucralfate mouthwashes in the prevention of radiation-induced mucositis: a double-blind prospective randomized phase III study. *Int J Radiat Oncol Biol Phys* 2002; **54:** 479–85.

制剂

专利制剂

Arg.: Growgen-GM; Molcass; **Braz.:** Gramostim†; Leucocitim; **Cz.:** Leucomax†; **Fin.:** Leucomax†; **Gr.:** Leucomax; Mielogen; **Hung.:** Leucomax†; **India:** Leucomax†; **Irl.:** Leucomax†; **Israel:** Leucomax†; **Ital.:** Leucomax†; Mielogen†; **Mex.:** Bagomol; Gramal; **Neth.:** Leucomax†; **Norw.:** Leucomax†; **NZ:** Leucomax; **Swed.:** Leucomax†; **Turk.:** Leucomax; **Venez.:** Leucomax†.

Naftazone (*BAN*, *rINN*) 萘醌腙

Naftazona; Naftazonum. 1,2-Naphthoquinone 2-semicarbazone.

Нафтазон

$C_{11}H_9N_3O_2$ = 215.2.
CAS — 15687-37-3.
ATC — C05CX02.
UNII — 15B0523P5L.

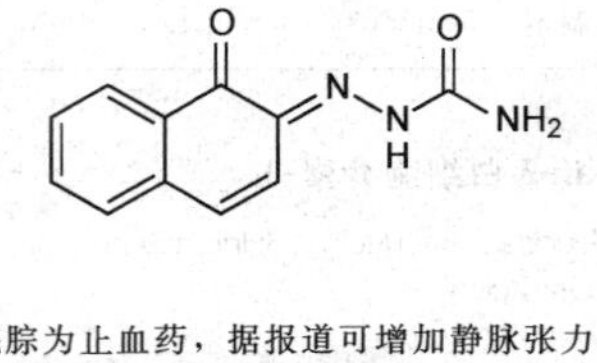

简介

萘醌腙为止血药，据报道可增加静脉张力，并具有毛细血管稳定作用。可用于下肢静脉功能不全及糖尿病性视网膜病，口服剂量为 30mg，每日 1 次。以前曾注射给药。

制剂

专利制剂

Belg.: Mediaven; **Fr.:** Etioven; **Switz.:** Mediaven; **Turk.:** Mediaven.

Nartograstim (*rINN*) 那托司亭

Nartograstimum. A recombinant human granulocyte colony-stimulating factor; *N*-L-Methionyl-1-L-alanine-3-L-threonine-4-L-tyrosine-5-L-arginine-17-L-serine colony-stimulating factor (human clone 1034).

Нартограстим

CAS — 134088-74-7.

简介

那托司亭为粒细胞集落刺激因子，性质同非格司亭（第1036页）类似。静脉注射或皮下注射用于治疗中性粒细胞减少症。

制剂

专利制剂

Jpn: Neu-Up.

Oprelvekin (*USAN*, *rINN*) 奥普瑞白介素

Oprelvekina; Oprelvékine; Oprelvekinum; rhIL-11; YM-294. 2-178-Interleukin 11 (human clone pXM/IL-11).

Опрельвекин

$C_{854}H_{1411}N_{253}O_{235}S_2$ = 19047.0.

CAS — 145941-26-0.

ATC — L03AC02.

ATC Vet — QL03AC02.

UNII — HM5641GA6F.

不良反应和注意事项

可能引起体液潴留，还可导致外周水肿、呼吸困难及肺水肿、毛细血管渗漏综合征和前期存在的胸腔积液的加重；应慎用于有心衰史或出现心衰迹象的患者。可能引发稀释性贫血。对于长期接受利尿治疗的患者应监测其体液平衡及电解质。常见一过性房性心律失常，根据一些报道，开始应用奥普瑞白介素 2～7 天内即可引发室性心律失常。其他不良反应包括剥脱性皮炎、视物模糊及结膜充血。据报道，应用奥普瑞白介素可引起超敏反应，包括过敏反应。有引发视盘水肿的报道，因此奥普瑞白介素应慎用于视盘水肿患者或CNS肿瘤患者。

目前认为，由于不良反应发生率的增加，在骨髓清除性化疗（myeloablative chemotherapy）及骨髓移植后，应禁用奥普瑞白介素。

动物实验报道本药具有胎儿毒性。

1. Smith JW. Tolerability and side-effect profile of rhIL-11. *Oncology (Huntingt)* 2000; **14** (suppl 8): 41–7.

对眼的影响 据报道，患者应用奥普瑞白介素后可出现视盘水肿[1]，且一项以儿童为研究对象，考察本药安全性及药动学的研究发现这一不良反应呈剂量限制性[2]。

1. Peterson DC, *et al.* Oprelvekin-associated bilateral optic disk edema. *Am J Ophthalmol* 2005; **139:** 367–8.
2. Cairo MS, *et al.* Phase I/II dose escalation study of recombinant human interleukin-11 following ifosfamide, carboplatin and etoposide in children, adolescents and young adults with solid tumours or lymphoma: a clinical, haematological and biological study. *Br J Haematol* 2005; **128:** 49–58.

药动学

奥普瑞白介素皮下注射后的生物利用度约为80%，约3h后达到血药峰浓度，终末半衰期约为7h。奥普瑞白介素在经肾排泄前代谢，对于肾损伤患者，清除率降低。

用途和用法

奥普瑞白介素是一种重组人白介素-11，为血小板生长因子，可刺激巨核细胞增殖成熟，从而增加血小板的生成量。奥普瑞白介素可用于预防严重血小板减少症，对于应用骨髓抑制剂的高危患者（不包括成骨髓细胞瘤患者及因非骨髓恶性肿瘤而接受化疗的患者），还可用于降低血小板输注需求，给药方案为每日 50μg/kg，皮下注射（见**抗肿瘤药中不良反应的处置项下的血小板减少症**，第610页）。对于严重肾损伤患者，需降低给药剂量（见下文）。应在给予抗肿瘤药物最后一剂后的 6～24h 给予初始给药剂量，疗程最长 21 天。在开始下一周期化疗前至少两天停止奥普瑞白介素治疗。

已有研究应用奥普瑞白介素治疗克罗恩病、类风湿关节炎及慢性丙型肝炎的情况。

在肾损伤中的用法 对于严重肾损伤（肌酐清除率低于30ml/min）患者，推荐的奥普瑞白介素给药剂量为每日 25μg/kg，皮下注射。

血小板减少症 参考文献如下。

1. Tepler I, *et al.* A randomized placebo-controlled trial of recombinant human interleukin-11 in cancer patients with severe thrombocytopenia due to chemotherapy. *Blood* 1996; **87:** 3607–14.
2. Isaacs C, *et al.* Randomized placebo-controlled study of recombinant human interleukin-11 to prevent chemotherapy-induced thrombocytopenia in patients with breast cancer receiving dose-intensive cyclophosphamide and doxorubicin. *J Clin Oncol* 1997; **15:** 3368–77.
3. Reynolds CH. Clinical efficacy of rhIL-11. *Oncology (Huntingt)* 2000; **14** (suppl 8): 32–40.

制剂

专利制剂

Braz.: Neumega; ***Mex.:*** Neumega†; ***USA:*** Neumega; ***Venez.:*** Neumega.

Oxidised Cellulose 氧化纤维素

Ácido celulósico; Cellulosic Acid; Celulosa oxidada; Oxidized Cellulose.

Целлюлоза Окисленная

CAS — 9032-53-5.

ATC — B02BC02.

ATC Vet — QB02BC02.

性状 氧化纤维素为无菌多聚脱水葡萄糖醛酸，由纤维素的适当形式氧化制备而成。

Pharmacopoeias. In *US* which also includes Oxidized Regenerated Cellulose.

USP 33（Oxidized Cellulose） 本药所含羧基不少于16%，不超过 24%，以干燥物为参照计算。本药为轻度接近白色的纱布或棉绒，具有轻微烧焦臭。不溶于水和酸溶液；可溶于稀释的碱溶液。在不超过 8℃的条件下贮藏。避免日光直射。

USP 33（Oxidized Regenerated Cellulose） 本药含有18%～24%的羧基，以干燥物为参照计算。为轻度近白色的编织纤维，具有轻微臭。不溶于水和稀释的酸溶液；可溶于稀释的碱溶液。在 15～30℃条件下贮藏。避免日光直射。

不良反应和注意事项

应用氧化纤维素或氧化再生纤维素可出现异物反应。有报道出现头痛、灼热感及刺痛感，尤其是用于鼻衄时可引发喷嚏。氧化纤维素与出血表面接触后会发生膨胀，因此若填充紧密，可导致组织坏死、神经损伤、梗阻或血管狭窄，尤其是当接触到骨腔时。若在血管附近包扎过紧也可引发这些反应。为了减少这些并发症，止血后应清除余下的材料，每次在脊髓或视神经附近应用后，也应清除氧化纤维素。氧化纤维素不可用于骨折时的填充及植入，因为可能影响骨再生或导致囊肿形成。不可用做表面敷料，除非需立即止血的情况，因为本药可抑制上皮生成。

氧化纤维素应以干燥材料应用，因为潮湿会降低其吸收血液的能力。应用本药前不可应用硝酸银或其他腐蚀性化学试剂，因为可能抑制氧化纤维素的吸收。凝血酶可被低 pH 值的氧化纤维素灭活。建议不可将氧化纤维素浸渍于其他止血药或抗菌药中。

用途和用法

氧化纤维素及氧化再生纤维素为吸收性止血药（第1014页）。当应用于出血表面时，可膨胀形成胶块以帮助凝血。本药通常可在 7～14 天内逐渐被组织吸收。这些材料还具有弱杀菌作用。可在手术中用作辅助药用于控制难以缝合或结扎，或采用这两种方式无效的中度出血，不可用于控制大动脉出血。应将纱布、棉绒或编织材料置于出血表面或使之与组织紧密结合，直至止血，然后清除材料（见上文**不良反应和注意事项**）。氧化纤维素应以干燥材料应用，由于潮湿可降低其吸收血液的能力。

制剂

专利制剂

Fr.: Surgicel; ***Ger.:*** Tabotamp; ***Hong Kong:*** Seal On†; Stop Bleed; ***Irl.:*** Alltracel P†; Premdoc†; Seal-On†; Traumacel P†; ***Ital.:*** Tabotamp; ***UK:*** Oxycel; StopBleed; ***USA:*** Oxycel; Surgicel.

多组分制剂 ***Fr.:*** Promogran†; ***Irl.:*** Alltracel S†; ***Ital.:*** Promogran; Promogran Prisma; ***UK:*** Seal-On.

Oxypolygelatin ⊗氧化聚明胶

Oxipoligelatina.

简介

氧化聚明胶为由明胶（第1038页）生成的聚合物。以 5.5%溶液用作血浆增容药。有引发过敏反应的报道。

制剂

专利制剂

Austria: Gelifundol†; ***Cz.:*** Gelifundol†; ***Hong Kong:*** Gelifundol†; ***Hung.:*** Gelifundol†; ***Thai.:*** Gelifundol†.

Peginesatide (*USAN*, *pINN*) ⊗聚氧乙烯沙肽

AF-37702; Peginesatida; Péginésatide; Peginesatidum. $N^{6.21}$,$N^{6.21'}$-{[(N^2,N^6-bis{[ω-Methoxypoly(oxyethylene)]carbonyl}-L-lysyl-β-alanyl)imino]bis(methylenecarbonyl)}bis[acetylglycylglycyl-L-leucyl-L-tyrosyl-L-alanyl-L-cysteinyl-L-histidyl-L-methionylglycyl-L-prolyl-L-isoleucyl-L-threonyl-3-(naphthalen-1-yl)-L-alanyl-L-valyl-L-cysteinyl-L-glutaminyl-L-prolyl-L-leucyl-L-arginyl-*N*-methylglycyl-L-lysinamide] cyclic (6-15:6′-15′)-bisdisulfide.

$C_{231}H_{350}N_{62}O_{58}S_6(C_2H_4O)_n$.

CAS — 913976-27-9.

注："Hematide" 曾用作聚氧乙烯沙肽的商品名。

简介

聚氧乙烯沙肽为一合成的 PEG 化的肽类红细胞生成刺激药。目前正在试验用于治疗慢性肾衰引起的贫血，包括应用红细胞生成素后出现纯红细胞再生障碍的患者。体育项目中可能被滥用。

1. Stead RB, *et al.* Evaluation of the safety and pharmacodynamics of Hematide, a novel erythropoietic agent, in a phase 1, double-blind, placebo-controlled, dose-escalation study in healthy volunteers. *Blood* 2006; **108:** 1830–4.
2. Macdougall IC. Hematide, a novel peptide-based erythropoiesis-stimulating agent for the treatment of anemia. *Curr Opin Investig Drugs* 2008; **9:** 1034–47.
3. Macdougall IC, *et al.* A peptide-based erythropoietin-receptor agonist for pure red-cell aplasia. *N Engl J Med* 2009; **361:** 1848–55.

Plasma 血浆

Blodplasma; Bloedplasma; Blutplasma; Osocze krwi; Plasma sanguíneo; Veriplasma.

Плазма Крови

ATC — B05AX03.

ATC Vet — QB05AX03.

Pharmacopoeias. Many pharmacopoeias have monographs, including *Eur.* (see p.vii).

Ph. Eur. 6.8（Human Plasma for Fractionation; Plasma Humanum ad Separationem） 全血分离出细胞组分后人血液中的液体部分，或通过血浆置换获得的人血液中的液体部分。可用于制备血浆衍生物。从健康献血者获得，经检验，无乙型肝炎表面抗原和 HIV-1 和 HIV-2 抗体及丙型肝炎病毒。

本品为淡黄色至绿色的、澄清或轻微浑浊的液体，无肉眼可见的溶血现象。冷冻血浆应在不超过－20℃条件下贮藏，若在－20～－15℃的条件下贮藏，总时间不超过 72h，温度超过－15℃的情况不超过 1 次，贮藏温度一直不能超过－5℃，也可用于分馏。

Ph. Eur. 6.8［Human Plasma（Pooled and Treated for Virus Inactivation）; Plasma Humanum Coagumentum Conditumque ad Exstinguendum Virum］ 由具有相同 ABO 血型的献血者的血浆制备的冷冻或冻干的、无菌、无热原制剂。所用血浆符合用于分馏的人血浆的要求（见上文）。制备的目的是最大限度地减少任一凝血因子的活化，包含一步或多步以使已知感染原失活。

冷冻制剂溶化后为澄清或具有轻微乳色的液体，无固体及胶状微粒。冻干制剂为类白色或淡黄色粉末或脆性固体。

不良反应和注意事项

参见**血液**，第1023页，但传播细胞相关病毒感染的风险较低。然而，由英国献血者血浆制备的血液制品已撤出市场，由于其可能传播新型 Creutzfeldt-Jakob 病。

用途和用法

新鲜冷冻血浆含有足够量的凝血因子。应储备用于已证实凝血功能异常的患者。适应证包括凝血因子达不到特定浓度的凝血因子先天性缺乏、严重并发性凝血因子缺乏（如肝病患者）、香豆素抗凝血药作用的快速逆转及弥散性血管内凝血。当有证据表明出现凝血缺陷时，本药可于大量输血后应用，但对其常规用于接受大量输血的患者以预防异常出血倾向的价值还存在争论，除非已证实出现凝血异常。本药还可用于治疗血栓性血小板减少性紫癜，用作血浆蛋白的来源。

输注新鲜冷冻血浆的量取决于凝血因子的需求水平。1 单位的新鲜冷冻血浆指从 1 单位全血获得的血浆量，通常代表 250ml 体积，包含抗凝血药。

新鲜冷冻血浆不可用作增容药或营养药。

治疗性的血浆置换（见下文）可用于多种疾病。

血浆可用于制备血液制品，包括白蛋白、抗凝血酶Ⅲ、血液凝血因子、免疫球蛋白及血小板。其他制剂包括不含纤维蛋白原、凝血因子Ⅷ、血管性假血友病因子、冷球蛋白及纤维结合蛋白的除去冷沉淀物的血浆及未经冷冻的单一献血者的血浆。市场上也有溶剂清洁处理的血浆制剂。

指南和综述 有关血浆应用的综合性参考文献如下。

1. Fresh-frozen Plasma, Cryoprecipitate, and Platelets Administration Practice Guidelines Development Task Force of the College of American Pathologists. Practice parameter for the use of fresh-frozen plasma, cryoprecipitate, and platelets. *JAMA* 1994; **271:** 777–81.
2. British Committee for Standards in Haematology, Blood Transfusion Task Force. Guidelines for the use of fresh-frozen plasma, cryoprecipitate and cryosupernatant. *Br J Haematol* 2004; **126:** 11–28. Also available at: http://www.bcshguidelines.com/pdf/freshfrozen_280604.pdf (accessed 27/10/05) Addenda, amendments, and corrections (4 sets) at http://www.bcshguidelines.com/pdf/Amendments_FFP_091205.pdf (issued 07/12/05), *ibid.* 2007; **136:** 514–16, at http://www.bcshguidelines.com/pdf/FFPAmendment_1_17_Oct_2007.pdf (issued 17/10/07), at http://www.bcshguidelines.com/pdf/FFPAmendment_2_17_Oct_2007.pdf (issued 17/10/07) (accessed 19/06/08)
3. Stanworth SJ, *et al.* Is fresh frozen plasma clinically effective? A systematic review of randomized controlled trials. *Br J Haematol* 2004; **126:** 139–52.
4. Cohen H, Baglin T. Plasma products and indications for their use. In: Contreras M, ed. *ABC of transfusion*. 4th ed. Chichester: Wiley-Blackwell, 2009: 40–47.

遗传性血管性水肿 有关新鲜冷冻血浆用于遗传性血管性水肿的介绍，见第2216页。

新生儿室内出血 目前认为血浆增容可帮助预防早产儿出现新生儿室内出血（第1017页）。然而，一项以血浆或明胶作为血浆增容药的研究[1,2]未发现其降低这种出血风险或后续死亡率或致残率的作用。

1. The Northern Neonatal Nursing Initiative Trial Group. A randomized trial comparing the effect of prophylactic intravenous fresh frozen plasma, gelatin or glucose on early mortality and morbidity in preterm babies. *Eur J Pediatr* 1996; **155:** 580–8.
2. Northern Neonatal Nursing Initiative Trial Group. Randomised trial of prophylactic early fresh-frozen plasma or gelatin or glucose in preterm babies: outcome at 2 years. *Lancet* 1996; **348:** 229–32.

血浆置换 治疗性的血浆置换或血浆置换法为选择性从体内移除血浆，而保留血液中的细胞组分的过程。尽管这两个名词通常表示相同的意思，但“plasmapheresis”通常表示移除少量血浆，而“plasma exchange”表示移除较大量的血浆，因此必须同时补充适量液体。

已尝试将它们用于多种疾病的治疗，包括许多常规治疗方法无效的免疫系统疾病。目的是清除或减少血浆中引起或加重疾病的组分，或当凝血因子的缺乏为病因时补充缺乏的血浆凝血因子。

血浆置换的体积及频率取决于引发疾病的血浆组分的病理生理特征。如清除抗体通常需置换预计血浆容积的1.5倍（3～4L），每天重复或隔天重复置换，直至达到预期的降低值。用于置换的液体量取决于置换体积及病情。经常应用白蛋白溶液、血浆增容药或0.9%氯化钠注射液，然而若血浆凝血因子缺乏，则可能需置换血液组分，如免疫球蛋白。新鲜冷冻血浆可用作置换液，但引发不良反应的概率较高，因此通常保留用于治疗血栓性血小板减少性紫癜。

随着工艺的发展，如特殊吸附剂的应用及具有不同孔径的复合滤片的应用，可仅清除目标组分，避免全血浆的清除与置换。

1. Michaud D, *et al.* Therapeutic plasma exchange. *Dynamics* 2001; **12:** 18–24.
2. Madore F. Plasmapheresis: technical aspects and indications. *Crit Care Clin* 2002; **18:** 375–92.
3. McLeod BC. Therapeutic apheresis: use of human serum albumin, fresh frozen plasma and cryosupernatant plasma in therapeutic plasma exchange. *Best Pract Res Clin Haematol* 2006; **19:** 157–67.

血栓性微血管病 血栓性血小板减少性紫癜及溶血-尿毒症综合征均以血管内血小板聚集为特征[1～6]。还可发生血小板减少症及红细胞破裂，部分原因是由于红细胞通过血小板聚集而堵塞的微脉管区域，导致微脉管溶血性贫血。对于**血栓性血小板减少性紫癜**（TTP），血小板广泛聚集，可引起多个器官血管的阻塞，导致缺血，甚至梗死。CNS，尤其是大脑，经常是主要受影响部位，肾也会受到一定程度的影响。这一疾病并不常见，略微常见于成年女性，病情表现为慢性反复性疾病。可能与蛋白酶 ADAMTS-13 活性缺乏或异常引起的血管性假血友病因子异常有关[5,6]，目前重组型 ADAMTS-13 正在研发过程中以用于治疗。

对于**溶血-尿毒症综合征**（HUS），血小板的聚集程度相对较低，严重程度较低，主要影响肾微脉管系统，但也可能出现肾外表现。主要表现为高血压和急性肾功能不全，若不治疗，最终可导致肾衰。多数溶血-尿毒症综合征患者在幼儿时期发病，然后出现由志贺痢疾杆菌或大肠杆菌引起的痢疾。然而，目前发现越来越多的成人患有此病，尤其是老年人。一些患者可能因为药物诱发疾病。通过适当的对症治疗，HUS 是典型的自限性疾病，可自愈，但也有死亡报道。

对于这两种综合征的支持治疗遵循相似的原则[1,3,4]。对于 HUS 或具有肾症状的 TTP，需将注意力直接指向防止肾衰。应纠正低血容量症，并小心控制体液及电解质的平衡和高血压。若出现肾衰，则需进行血液透析。对于严重贫血，需输血，但应避免输注血小板。

目前认为血浆置换（见上文）是 TTP 的主要治疗方式[1～6]。最佳给药方案还未确定，但通常为每天给药1次。目前还存在一些有关首选补液的争议。应用冷上清液（cryosupernatant）（制备冷沉淀物后的剩余血浆，除去了血管假性血友病因子）的血浆置换可能比新鲜冷冻血浆更有效[3]。当不具有进行血浆置换的条件时，可输注新鲜冷冻血浆[1,3]。对于 HUS，目前存在一些有关应用血浆置换还是血浆输注的争议。一些研究者认为无证据表明这些方法对 HUS 有效[2,3]，但还有另一些研究者[1]持相反观点。

可经常给予抗血小板治疗及皮质激素，但对这两种治疗方法还未充分进行考查，且据报道，抗血小板药，如噻氯匹定和氯吡格雷可引发 TTP（第1355页）。曾应用阿司匹林和双嘧达莫，但当存在严重血小板减少症时并不推荐，由于具有潜在的出血风险，且无证据证明有效。然而，对于 TTP，血浆置换后血小板计数恢复时，可应用小剂量的阿司匹林[1,3]。一些报道介绍，应用皮质激素也可改善症状[7]。因此它们经常与血浆置换合用于 TTP[1,3,4]。然而，一项以 HUS 患儿为研究对象的随机、双盲试验[8]未发现口服皮质激素与安慰剂对血液学及神经学恢复方面的差异，尽管应用皮质激素的患儿肾功能改善得更快。

也可尝试应用其他药物，特别是对于顽固性 TTP。一些个案或小规模研究报道了一些有效的治疗方法，包括正常人免疫球蛋白[1,4]、硫唑嘌呤[1]、环孢素[1,3]、环磷酰胺[3]及长春新碱[1～4]。单克隆抗体利妥昔单抗正在研发中[2]。可考虑应用 A 蛋白免疫吸附柱治疗由恶性肿瘤或骨髓移植引起的 TTP[3]。可试验性应用依前列醇抑制血小板-内皮的相互作用，但也未进行对照研究，无对照研究既有阳性结果也有阴性结果[9]。阿替普酶已成功用于一名 HUS 患者[10]。还可考虑脾切除术[1,3,4]。

1. Elliott MA, Nichols WL. Thrombotic thrombocytopenic purpura and hemolytic uremic syndrome. *Mayo Clin Proc* 2001; **76:** 1154–62.
2. Moake JL. Thrombotic microangiopathies. *N Engl J Med* 2002; **347:** 589–600.
3. British Society for Haematology. Guidelines on the diagnosis and management of the thrombotic microangiopathic haemolytic anaemias. *Br J Haematol* 2003; **120:** 556–73. Also available at: http://www.bcshguidelines.com/pdf/BJH556.pdf (accessed 27/10/05)
4. Nabhan C, Kwaan HC. Current concepts in the diagnosis and management of thrombotic thrombocytopenic purpura. *Hematol Oncol Clin North Am* 2003; **17:** 177–99.
5. Mayer SA, Aledort LM. Thrombotic microangiopathy: differential diagnosis, pathophysiology and therapeutic strategies. *Mt Sinai J Med* 2005; **72:** 166–75.
6. George JN. Thrombotic thrombocytopenic purpura. *N Engl J Med* 2006; **354:** 1927–35.
7. Bell WR, *et al.* Improved survival in thrombotic thrombocytopenic purpura-hemolytic uremic syndrome: clinical experience in 108 patients. *N Engl J Med* 1991; **325:** 398–403.
8. Perez N, *et al.* Steroids in the hemolytic uremic syndrome. *Pediatr Nephrol* 1998; **12:** 101–4.
9. Bobbio-Pallavicini E, *et al.* Intravenous prostacyclin (as epoprostenol) infusion in thrombotic thrombocytopenic purpura: four case reports and review of the literature. *Haematologica* 1994; **79:** 429–37.
10. Kruez W, *et al.* Successful treatment of haemolytic-uraemic syndrome with recombinant tissue-type plasminogen activator. *Lancet* 1993; **341:** 1665–6.

制剂

专利制剂

Austria: Octaplas; ***Cz.:*** Octaplas; ***Fin.:*** Octaplas; ***Ger.:*** Octaplas; ***Hung.:*** Octaplas; ***Irl.:*** Octaplas; ***Ital.:*** Octaplas; Plasmasafe; ***Mex.:*** Octaplas; ***Neth.:*** Octaplas; ***Norw.:*** Octaplas; ***NZ:*** Octaplas; ***Port.:*** Novoplas; Octaplas; ***Swed.:*** Octaplas; ***Switz.:*** Octaplas; ***UK:*** Octaplas.

多组分制剂 ***Port.:*** Quixil.

Plasma Protein Fraction ⊗血浆蛋白分离物

Fracción proteica del plasma.

Белковые Фракции Плазмы

Pharmacopoeias. Many pharmacopoeias have monographs, including *US.*

USP 33（Plasma Protein Fraction） 由健康献血者的分馏物（血液、血浆或血清）获得的血清白蛋白及球蛋白的无菌制剂，经检验，原料不含乙型肝炎表面抗原。本品含有5%蛋白，总蛋白中白蛋白的量不少于83%，α球蛋白及β球蛋白的量不超过17%，电泳结果表明，γ球蛋白的量不超过1%。本品含有乙酰色氨酸钠，可能含有作为稳定剂的辛酸钠，不含抗菌性防腐剂。本品含有130～160mmol/L 的钠及不超过 2mmol/L 的钾。溶于0.15mol/L 氯化钠注射液的蛋白浓度为1%的溶液 pH 值为6.7～7.3。应于容器开封后的4h内应用。

简介

血浆蛋白分离物主要含有白蛋白及少量球蛋白，不含凝血因子。本品的特性和用法与其他白蛋白溶液（第1019页）相似。以含有5%总蛋白的溶液静脉给药。血浆蛋白分离物的剂量取决于患者的临床症状。用于低血容量性休克时，推荐初始输注量250～500ml，输注速度通常不超过10ml/min。儿童剂量，见下文。用于低蛋白血症时，1～1.5L 的5%溶液可提供50～75g 蛋白。对于具有正常血容量的患者，需慢速输注，以防止血浆增容过度。

与其他白蛋白溶液相同，血浆蛋白分离物不可用于胃肠外营养。

儿童用法 5%的血浆蛋白组分溶液可用于婴幼儿以治疗失血性休克，初始给药剂量可达33 ml/kg，静脉输注，速率不超过10ml/min。应根据患儿的病情调整给药剂量。

制剂

USP 33: Plasma Protein Fraction.

专利制剂

Austria: Biseko; ***Cz.:*** Biseko†; ***Ger.:*** Biseko; ***Gr.:*** Plasmanate; ***Hong Kong:*** Plasmanate; ***Hung.:*** Biseko; ***Indon.:*** Plasmanate; ***Israel:*** Plasmanate; ***Ital.:*** Haimaserum†; PPS; Uman-Serum; ***Philipp.:*** Plasmanate†; ***S.Afr.:*** Bioplasma FDP; ***Thai.:*** Biseko; ***Turk.:*** Biseko; ***USA:*** Plasma-Plex; Plasmanate; Protenate.

多组分制剂 ***Fin.:*** Tisseel Duo Quick; ***Ger.:*** Tissucol Duo S; Tissucol-Kit; ***Hung.:*** Tissucol-Kit; ***Ital.:*** Tissucol; ***Swed.:*** Tisseel Duo Quick; ***Switz.:*** Tissucol Duo S.

Platelets ⊗血小板

Blodplader; Blodplater; Blodplättar; Bloedplaatjes; Blutplättchen; Piastrine; Plaquetas; Plaquettes; Płytek Krwi; Thrombocytes; Verihiutale.

Тромбоциты

Pharmacopoeias. Many pharmacopoeias have monographs, including *US.*

USP 33（Platelets） 血液中含有血小板细胞的部分，由人的全血经离心、沉淀，或血浆分离置换，分离红细胞及血浆后获得。由全血获得的血小板可由多个献血者的血小板混合而成，形成1剂血小板。用于获得血小板的血源必须检验梅毒、乙型肝炎、HTLV-Ⅰ和 HTLV-Ⅱ、丙型肝炎及 HIV-Ⅰ和 HTLV-Ⅱ。

由全血获得的血小板应至少含有 5.5×10^{10} 个血小板细胞，悬浮于40～70ml 的原始血浆中。经血浆置换获得的血小板应至少含有 3.0×10^{11} 个血小板细胞，悬浮于100～500ml 的原始血浆中或认可的添加液中。

从全血获得的血小板或经血浆置换获得血小板可进一步经滤过除去白细胞或经照射使淋巴细胞失活。

不同血小板制剂的名称如下。

- 血小板——由单一个体的全血在采集后的8h内制备。
- 混合型血小板——由人的全血获得个体的血小板，经无菌技术将个体单位的血小板混合，用与混合前的个体单元号码相关的独特识别号码标记，混合后的血小板失效期为4h。
- 提取型血小板——由单一献血者经血浆分离置换制备。
- 低白细胞血小板——全血经离心、沉淀、滤过，使最终容器中的白细胞少于 8.3×10^5 个。
- 提取型低白细胞血小板——经血浆分离置换制备，含有白细胞少于 5×10^6 个，用或不用滤器均可。

血小板可在20～24℃条件下贮藏于血浆或认可的添加液中，在制备日期后持续轻微振荡，不超过5天。整个贮藏期间，pH 值需大于6.2。

USP 33（Platelet Concentrate） 本品含有由血浆制备的血小板，经同一程序获得：从单一合格的献血者进行全血采集、血浆置换或血小板分离置换。血小板应悬浮于规定容积（20～30ml 或 30～50ml）的原始血浆中。不少于75%的检验单位中，每单位悬浮液中的血小板应不少于 5.5×10^{10} 个。本品应在20～24℃条件下贮藏于密闭无菌容器中（体积30～50ml），或在1～6℃条件下贮藏（体积20～30ml），除非在运输期间，此时贮藏温度可为1～10℃。从采集原料的时间开始算起，本品接触空气的时间不可超过72h。若在20～24℃条件下贮藏，须保持持续轻微振荡。悬浮液须在容器开封后的4h内应用，且应使用具有滤器的给药装置。

不良反应和注意事项

输注血液制品，包括血小板（见血液，第1023页）可传播感染。由于血小板在室温条件下贮藏，因此输注后引发细菌感染的风险增加。输注反应包括发热和荨麻疹，但并不常见。反复输注来自多个随机献血者的血小板浓缩物的患者可出现 HLA 抗体，导致后续输注的异常反应。应用除去白细胞的血小板浓缩物可降低输注反应及 HLA 致敏的发生率。由Rh(D)阳性献血者制备的血小板浓缩物通常不应用于有潜在怀孕可能的 Rh（D）阴性的女性。理想地，血小板浓缩物也应与接受者的 ABO 血型具有相容性。

ABO 血型相容性 血小板表达 ABO 血型抗原，血小板浓缩物中的血浆部分含有献血者的同种异体抗体（见血型，第1024页）。理想地，应使用 ABO 血型相同的血小板浓缩物，但常应用 ABO 血型相容的浓缩物，且急诊条件下还可能应用不相容的浓缩物。然而，应用 ABO 血型不相配的血小板会降低输注血小板的效能。且若输注的血浆含有的抗体滴度过高或输入的血浆容积过大，输注不相配的血小板可引发溶血。一些研究者建议常规筛选抗体滴度过高的献血者，以避免这种反应，但对于临界滴度的界定未达成一致意见。对于应用 ABO 血型不相配的血小板是否对输血者的临床病程具有长期影响尚未报道[1]。

1. Lozano M, Cid J. The clinical implications of platelet transfusions associated with ABO or Rh(D) incompatibility. *Transfus Med Rev* 2003; **17:** 57–68.

HLA 抗体 从单一献血者获得的血小板曾用于需反复输注血小板浓缩物的患者，以减少 HLA 抗体的形成。一些研究者建议[1]对于可能需长期应用血小板的患者，应进行 HLA A 抗原及 B 抗原分型，并筛查 HLA 抗体。还应试验性应用除去白细胞的血小板及 UVB 照射的血小板。一项研究[2]以 530 名患者为研究对象，发现对于应用混合血小板浓缩物的患者，血小板失效的发生率为 13%，应用除去白细胞的血小板及 UVB 照射的血小板的患者，血小板失效的发生率分别降至 3%及 5%。一篇荟萃分析[3]考察了这篇及更早的小规模研究也指出除去白细胞可降低同种异体免疫反应及血小板失效的风险。但一些指南[4]认为，目前尚无令人信服的证据表明其常规应用的临床疗效。

1. Dan ME, Schiffer CA. Strategies for managing refractoriness to platelet transfusions. *Curr Hematol Rep* 2003; **2:** 158–64.
2. The Trial to Reduce Alloimmunization to Platelets Study Group. Leukocyte reduction and ultraviolet B irradiation of platelets to prevent alloimmunization and refractoriness to platelet transfusions. *N Engl J Med* 1997; **337:** 1861–9.
3. Vamvakas EC. Meta-analysis of randomized controlled trials of the efficacy of white cell reduction in preventing HLA-alloimmunization and refractoriness to random-donor platelet transfusions. *Transfus Med Rev* 1998; **12:** 258–70.
4. British Committee for Standards in Haematology, Blood Transfusion Task Force. Guidelines on the clinical use of leucocyte-depleted blood components. *Transfus Med* 1998; **8:** 59–71. Also available at: http://www.bcshguidelines.com/pdf/trans129.pdf (accessed 27/10/05)

用途和用法

血液中的血小板可辅助止血（第1014页），通过聚集成血小板血栓及释放可促使凝血的凝血因子。

对于血小板减少症（第1018页）的患者，可输注血小板浓缩物。对于血小板减少症患者，也可预防性应用，以降低恶性肿瘤疾病化疗引起的出血频率（第610页）。

1. Fresh-frozen Plasma, Cryoprecipitate, and Platelets Administration Practice Guidelines Development Task Force of the College of American Pathologists. Practice parameter for the use of fresh-frozen plasma, cryoprecipitate, and platelets. *JAMA* 1994; **271:** 777–81.
2. Schiffer CA, *et al.* Platelet transfusion for patients with cancer: clinical practice guidelines of the American Society of Clinical Oncology. *J Clin Oncol* 2001; **19:** 1519–38. Also available at: http://jco.ascopubs.org/cgi/reprint/19/5/1519.pdf (accessed 13/08/10)
3. British Committee for Standards in Haematology, Blood Transfusion Task Force. Guidelines for the use of platelet transfusions. *Br J Haematol* 2003; **122:** 10–23. Also available at: http://www.bcshguidelines.com/pdf/platelettrans040703.pdf (accessed 27/10/05)
4. Heal JM, Blumberg N. Optimizing platelet transfusion therapy. *Blood Rev* 2004; **18:** 149–65.
5. Stroncek DF, Rebulla P. Platelet transfusions. *Lancet* 2007; **370:** 427–38.
6. Elebute M, *et al.* Platelet and granulocyte transfusions. In: Contreras M, ed. *ABC of transfusion.* 4th ed. Chichester: Wiley-Blackwell, 2009: 22–6.

制剂

USP 33: Platelet Concentrate; Platelets.

Plerixafor (*USAN*, *rINN*) 普乐沙福

AMD-3100; JM-3100; Plérixafor; Plerixaforum; SDZ-SID-791; SID-791. 1,1′-(1,4-Phenylenebismethylene)bis(1,4,8,11-tetraazacyclotetradecane).

Плериксафор

$C_{28}H_{54}N_8$ = 502.8.

CAS — 110078-46-1 (plerixafor); 155148-31-5 (plerixafor hydrochloride).

ATC — L03AX16.

ATC Vet — QL03AX16.

UNII — S915P5499N.

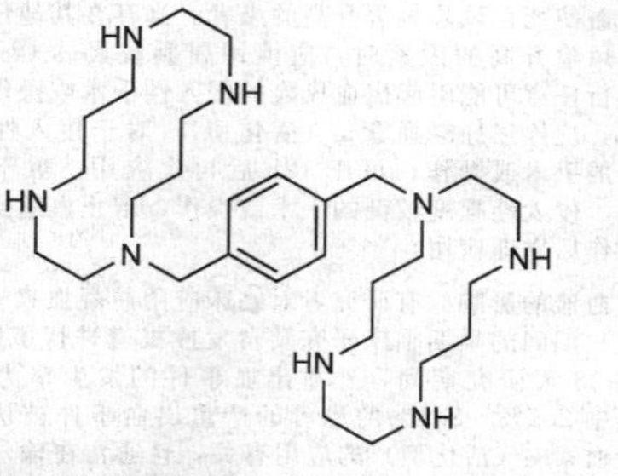

不良反应和注意事项

常见胃肠道不良反应，包括腹泻、恶心、呕吐、肠胃气胀、腹部胀痛或疼痛、消化不良及口干。其他常见不良反应包括乏力、关节痛、头痛、眩晕、失眠、多汗及红斑。时常可引起注射部位反应。据报道，少数患者注射后约 30min 内出现全身反应，包括荨麻疹、眶周肿胀、呼吸困难及缺氧。据报道，一些患者注射后 1h 内还可出现血管迷走反应、直立性低血压及晕厥。大鼠研究表明，应用普乐沙福后可引起脾大，因此建议对于出现左上腹部疼痛和（或）肩胛或肩部疼痛的患者，应检查脾的情况。

同时应用粒细胞集落刺激因子和普乐沙福可增加循环中的粒细胞数，因此应监测血细胞计数。若患者中性粒细胞计数>50000/μl，应慎用普乐沙福。还可引起血小板减少，因此应监测血小板计数。对于白血病患者，普乐沙福不应用于干细胞的动员及采集，由于存在动员白血病细胞的风险，而白血病细胞可污染血分离采集的产物。

根据其作用机制，孕妇应用普乐沙福可能引起先天畸形。动物研究表明本品具有致畸性。

药动学

皮下给药后，普乐沙福 30～60min 后达到血药峰浓度，其血浆蛋白结合率约为 58%，多数分布于血管外液。普乐沙福在体内不代谢，约 70%的给药剂量在 24h 内经尿排出，终末血浆半衰期为 3～5h。

用途和用法

普乐沙福是 CXCR4 趋化因子受体拮抗剂，可阻断间质细胞衍生因子 1α 与受体的结合，从而抑制骨髓中造血干细胞的储留，增加外周血中的数量。对于非霍奇金淋巴瘤或多发性骨髓瘤的患者，通常与粒细胞集落刺激因子（G-CSF）联合使用，以活化用于采集及后续自体移植的干细胞（见造血干细胞移植，第1729页）。在给予普乐沙福前 4 天连续应用 G-CSF，进行白细胞分离采集术的每天早晨给药。白细胞分离采集术开始前的 6～11h，皮下注射普乐沙福 240μg/kg，通常连续使用不超过 4 天。每日的给药剂量不应超过 40mg。肾损伤患者应降低给药剂量，见下文。

1. Holtan SG, *et al.* AMD3100 affects autograft lymphocyte collection and progression-free survival after autologous stem cell transplantation in non-Hodgkin lymphoma. *Clin Lymphoma Myeloma* 2007; **7:** 315–18.
2. Gazitt Y, *et al.* Improved mobilization of peripheral blood CD34+ cells and dendritic cells by AMD3100 plus granulocyte-colony-stimulating factor in non-Hodgkin's lymphoma patients. *Stem Cells Dev* 2007; **16:** 657–66.
3. Calandra G, *et al.* AMD3100 plus G-CSF can successfully mobilize CD34+ cells from non-Hodgkin's lymphoma, Hodgkin's disease and multiple myeloma patients previously failing mobilization with chemotherapy and/or cytokine treatment: compassionate use data. *Bone Marrow Transplant* 2008; **41:** 331–8.
4. Cashen A, *et al.* A phase II study of plerixafor (AMD3100) plus G-CSF for autologous hematopoietic progenitor cell mobilization in patients with Hodgkin lymphoma. *Biol Blood Marrow Transplant* 2008; **14:** 1253–61.
5. Wagstaff AJ. Plerixafor: in patients with non-Hodgkin's lymphoma or multiple myeloma. *Drugs* 2009; **69:** 319–26.
6. DiPersio JF, *et al.* 3102 Investigators. Plerixafor and G-CSF versus placebo and G-CSF to mobilize hematopoietic stem cells for autologous stem cell transplantation in patients with multiple myeloma. *Blood* 2009; **113:** 5720–6.
7. DiPersio JF, *et al.* 3101 Investigators. Phase III prospective randomized double-blind placebo-controlled trial of plerixafor plus granulocyte colony-stimulating factor compared with placebo plus granulocyte colony-stimulating factor for autologous stem-cell mobilization and transplantation for patients with non-Hodgkin's lymphoma. *J Clin Oncol* 2009; **27:** 4767–73.

在肾损伤中的用法 对于中重度肾损伤（肌酐清除率≤50ml/min）的患者，普乐沙福的给药剂量应降低至 160μg/kg，白细胞分离采集术开始前 6～11h 皮下注射，通常连续给药 4 天。日剂量不应超过 27mg。由于无充足资料，因此不能确定血液透析患者的推荐剂量。

制剂

专利制剂

Cz.: Mozobil; ***Fr.:*** Mozobil; ***Irl.:*** Mozobil; ***UK:*** Mozobil; ***USA:*** Mozobil.

Policresulen (*rINN*) 聚甲酚磺醛

Acidum Metacresolsulfonicum c. Formaldehydo; *m*-Cresolsulphonic acid-formaldehyde condensation product; Dicresulene polymer; Dihydroxydimethyldiphenylmethanedisulphonic acid polymer; Formaldehydhaltig Metakresolsulfonsyra; Formaldehydipitoinen Metakresolisulfonihappo; Metacresolsulfonic Acid-Formaldehyde; Metacresolsulphonic Acid-Formaldehyde; Methylenebis(hydroxytoluenesulphonic acid) polymer; Policrésulène; Policresuleno; Policresulenum; Polikresuleeni; Polikresulen; Polímero de dicresuleno; Polycresolsulfonate. α-(4-Hydroxy-2-methyl-5-sulfobenzyl)-ω-(4-hydroxy-5-sulfo-*o*-tolyl)poly[(4-hydroxy-2-methyl-5-sulfo-*m*-phenylene)methylene]; 2-Hydroxy-*p*-toluenesulfonic acid, polymer with formaldehyde.

Поликрезулен

$(C_8H_9O_4S)(C_8H_8O_4S)_n(C_7H_7O_4S)$.

CAS — 9011-02-3; 101418-00-2.

ATC — D08AE02; G01AX03.

ATC Vet — QD08AE02; QG01AX03; QG51AD02.

简介

聚甲酚磺醛可用作局部止血药及防腐剂，还可用于兽医学。

制剂

专利制剂

Arg.: Albocresil; ***Braz.:*** Albocresil; ***Cz.:*** Vagothyl†; ***Ger.:*** Albothyl; ***Hong Kong:*** Albothyl; ***Hung.:*** Vagothyl; ***Indon.:*** Albothyl; ***Ital.:*** Emaftol; Negatol; ***Malaysia:*** Albothyl; ***Mex.:*** Albothyl; ***Philipp.:*** Albothyl; ***Pol.:*** Albothyl; Vagothyl; ***Port.:*** Nelex; ***Rus.:*** Vagothyl (Ваготил); ***Singapore:*** Albothyl; ***Switz.:*** Negatol Dental; Negatol†.

多组分制剂 ***Arg.:*** Proctyl; ***Braz.:*** Proctyl; ***Cz.:*** Faktu; ***Ger.:*** Faktu; ***Hong Kong:*** Faktu; ***Indon.:*** Faktu; ***Mex.:*** Proctoacid; ***Philipp.:*** Faktu; ***Port.:*** Faktu; ***Switz.:*** Faktu.

Polygeline (*BAN*, *pINN*) ⊗ 聚明胶肽

Poligelina; Polygéline; Polygelinum.

Полигелин

CAS — 9015-56-9.

ATC — B05AA10.

性状 聚明胶肽是由衍生于变性明胶的多肽及用于形成脲桥联的二异氰酸酯进行交联而制备的聚合物。

配伍禁忌 聚明胶肽的静脉制剂含有钙离子，因此与用枸橼酸盐抗凝的血液不能配伍。

不良反应

参见明胶，第1038页。

超敏反应 据报道，2 名支气管哮喘患者输注聚明胶肽后出现致死性反应[1,2]。这 2 名患者均在应用布比卡因进行硬膜外止痛。可应用聚明胶肽以纠正晶体类输液无效的低血压。1 名患者出现局灶性癫痫发作[2]。2 名患者均出现了顽固性支气管痉挛及心律失常，尽管尝试进行了监护干的复苏，但最终还是死亡了。

注册药品信息建议，对于已知具有过敏史，如哮喘的患者，应预防性给予组胺 H_1 受体拮抗药及 H_2 受体拮抗药。对于接受麻醉的患者及应用聚明胶肽后严重组胺相关反应发生率增加的患者，给予相似的建议[3]。然而，尽管 1 名哮喘患者麻醉前给予了支气管扩张药和抗组胺药，在脊柱麻醉条件下应用聚明胶肽还是出现了严重呼吸窘迫症状[4]。

聚明胶肽与琥珀酰明胶之间可能存在交叉反应（见明胶，第1038页）。

1. Freeman MK. Fatal reaction to haemaccel. *Anaesthesia* 1979; **34:** 341–3.
2. Barratt S, Purcell GJ. Refractory bronchospasm following "Haemaccel" infusion and bupivacaine epidural anaesthesia. *Anaesth Intensive Care* 1988; **16:** 208–11.
3. Lorenz W, *et al.* Incidence and clinical importance of perioperative histamine release: randomised study of volume loading and antihistamines after induction of anaesthesia. *Lancet* 1994; **343:** 933–40.
4. Kathirvel S, *et al.* Severe life threatening reaction to Haemaccel® in a patient with bronchial asthma. *Eur J Anaesthesiol* 2001; **18:** 122–3.

注意事项

有关血浆增容药的注意事项见右旋糖酐 70（第1026页），若聚明胶肽用于此用途应仔细考虑。

聚明胶肽制剂含有钙离子，因此应慎用于应用强心苷的患者。

药动学

与明胶一样，聚明胶肽主要经尿排泄。半衰期为 5～8h。

肾损伤 一项研究[1]以 52 名肾功能正常或肾功能损伤的患者为研究对象，给予 500ml 3.5%的聚明胶肽，对

于肾功能正常患者，给药后的48h内约50%的给药剂量经尿排出。对于肾损伤患者，聚明胶肽的排泄量取决于患者的肾小球滤过率（GFR），结果如下。

- GFR 31～90ml/min：正常；
- GFR 11～30ml/min：轻微降低；
- GFR 2～10ml/min：48h内降低至27%；
- GFR 0.5～2ml/min：48h内降低至9.3%。

对于肾功能正常患者，平均消除半衰期为505min，而对于晚期肾衰患者，增至985min。对于无尿症患者，也可给予500ml 3.5%的聚明胶肽溶液，每周2次，疗程1～2个月。

1. Köhler H, *et al.* Elimination of hexamethylene diisocyanate cross-linked polypeptides in patients with normal or impaired renal function. *Eur J Clin Pharmacol* 1978; **14:** 405–12.

用途和用法

聚明胶肽为血浆增容药，可溶于电解质溶液以浓度为3.5%的溶液应用，用于治疗低血容量性休克（第1143页）。输注速度取决于患者的病情，通常不超过500ml/60min，尽管急诊情况下可能增加。用于低血容量性休克时，初始给药剂量通常为500～1000ml。单独应用聚明胶肽补充失血量时，最大可达1500ml。对于失血量更多的患者，除应用血浆增容药外，还需输血。

聚明胶肽还可用于体外灌注液，作为离体器官的灌注液、血浆置换的置换液及胰岛素的载体溶液。用于血浆置换时，最多可应用2L的聚明胶肽单独作为置换液。

制剂

专利制剂

Arg.: Haemaccel; **Austral.:** Haemaccel; **Austria:** Haemaccel; **Braz.:** Haemaccel; **Chile:** Elcel; Haemaccel†; **Cz.:** Haemaccel†; **Ger.:** Haemaccel; **Gr.:** Haemaccel; **India:** Haemaccel; **Indon.:** Haemaccel; **Irl.:** Haemaccel; **Ital.:** Emagel; Gelplex; **Mex.:** Haemaccel; Phygelin†; **Neth.:** Haemaccel; **Norw.:** Haemaccel†; **NZ:** Haemaccel; **Philipp.:** Plasmax; **Port.:** Haemaccel; **S.Afr.:** Haemaccel; **Singapore:** Haemaccel; **Thai.:** Haemaccel; Plasmax; **UK:** Haemaccel†.

Protein C 蛋白C

Autoprothrombin IIA; Factor XIV; Proteína C.
Протеин C
ATC — B01AD12.
ATC Vet — QB01AD12.
UNII — 3Z6S89TXPW.

Drotrecogin Alfa (Activated) (*BAN, USAN, rINN*) 屈凝血素-α（活化型）

Drotrecogina alfa (activada); Drotrécogine Alfa (activé); Drotrecoginum Alfa; Drotrecoginum Alfa (activatum); Drotrekogiinialfa; Drotrekogin Alfa; LY-203638. Recombinant human activated protein C (rh-APC).
Дротрекогин Альфа (activated)
CAS — 98530-76-8.
ATC — B01AD10.
ATC Vet — QB01AD10.
UNII — JGH8MYC891.

配伍禁忌 一项模拟Y-位点研究[1]考察了34种药物，发现其中只有6种药物的理化两方面性质均可与屈凝血素-α（活化型）配伍，这6种药物是头孢曲松、顺-阿曲库铵、氟康唑、硝酸甘油、氯化钾和加压素。与本药不能配伍的药物有盐酸肾上腺素、白蛋白、盐酸胺碘酮、氨苄西林-舒巴坦、头孢他啶、环孢素、环丙沙星、克林霉素、盐酸多巴酚丁胺、盐酸多巴胺、磷苯妥英、呋塞米、硫酸庆大霉素、肝素钠、亚胺培南-西司他丁、胰岛素、左氧氟沙星、硫酸镁、甲硝唑、盐酸咪哒唑仑、硝普钠、重酒石酸去甲肾上腺素、哌拉西林-三唑巴坦、磷酸氢二钾、盐酸雷尼替丁、替卡西林-克拉维酸、硫酸妥布霉素及盐酸万古霉素。

1. Mann HJ, *et al.* Physical and chemical compatibility of drotrecogin alfa (activated) with 34 drugs during simulated Y-site administration. *Am J Health-Syst Pharm* 2004; **61:** 2664–71. Correction. *ibid.* 2005; **62:** 1134.

不良反应和注意事项

与其他血浆衍生物一样，蛋白C制剂也具有传播感染的风险。可能引起超敏反应。上市后报告的不良反应还有胸腔积血、低血压、多汗、发热及坐立不安。先天性蛋白C缺乏的患者应用后可出现蛋白C抗体。

屈凝血素-α（活化型）可增加发生严重出血事件的风险。因此当用于严重败血症患者时，本药禁用于死亡风险较低的患者，如只有单个器官衰竭的患者，特别是术后患者。本药还禁用于活动性内出血的患者及可能因出血使死亡风险显著升高的患者。当存在其他任何使出血风险升高的因素时，应慎用屈凝血素-α（活化型）。进行任意可能引起出血风险的侵入性手术或操作之前的2h，应停用屈凝血素-α（活化型）；对于侵入性程度较高的手术或操作，可于12h后再次应用；对于非复杂性、侵入性程度较低的手术或操作，若止血适当，可在操作后立即应用。

对血液的影响 有研究者对临床应用屈凝血素-α（活化型）期间的早期临床研究及自发性报道进行了综述[1]。在28天研究期间，严重出血事件的发生率为5.3%。其中2.1%～2.8%的患者的严重出血事件被认为与屈凝血素-α（活化型）的应用有关，且通常在输注期间出现。严重出血事件的风险因素为侵害性操作及严重血小板减少症，脑膜炎也可成为颅内出血的风险因素。建议当血小板计数低于30000个/mm³时，不可应用屈凝血素-α（活化型）。

对屈凝血素-α（活化型）后续的一项大规模、多中心、随机研究（ADDRESS研究）以低死亡风险的严重败血症患者为研究对象，证实了对于近期进行手术（30天内）的单器官衰竭患者，出血风险增加，这些患者的死亡率也相应增加（见下文**严重败血症**）。

1. Bernard GR, *et al.* Safety assessment of drotrecogin alfa (activated) in the treatment of adult patients with severe sepsis. *Crit Care* 2003; **7:** 155–63.

药物相互作用

对于接受蛋白C替代治疗的患者，若开始应用口服抗凝血药，如华法林，由于可快速抑制维生素K依赖性蛋白C的活性，可能出现一过性高凝状态。初始应使用小剂量口服抗凝血药，然后逐渐增加剂量，同时继续蛋白C替代治疗，直至抗凝作用趋于稳定。若同时应用组织纤维蛋白溶酶原激活剂和蛋白C，出血风险可能增加。

若屈凝血素-α（活化型）与其他可影响止血的药物，如溶栓剂、口服抗凝血药、抗血小板药、糖蛋白Ⅱb/Ⅲa受体拮抗药及依前列醇合用时，出血风险可能增加。屈凝血素-α（活化型）可与小剂量肝素合用于静脉血栓栓塞，而不会增加引起严重出血的风险。但一项研究表明，对于已经预防性应用肝素的重度脓毒症患者，若在开始应用屈凝血素-α（活化型）后停用肝素，死亡及严重不良反应风险可增加，原因目前还不清楚。

药动学

对于蛋白C缺乏的患者，给予的蛋白C的终末半衰期为5～15h；对于急性血栓的患者，这一半衰期可显著缩短。对于幼儿，本品的全身性暴露量也可能减少。

治疗严重败血症的持续输注期间，屈凝血素-α（活化型）达稳态血药浓度的时间约为2h。本药可在血浆蛋白酶抑制剂的作用下失活，迅速从血液清除，停止输注约2h后，血药浓度可降至检测限下，无法检出。

1. Macias WL, *et al.* Pharmacokinetic-pharmacodynamic analysis of drotrecogin alfa (activated) in patients with severe sepsis. *Clin Pharmacol Ther* 2002; **72:** 391–402.
2. Levy H, *et al.* Obesity does not alter the pharmacokinetics of drotrecogin alfa (activated) in severe sepsis. *Ann Pharmacother* 2005; **39:** 262–7.

用途和用法

蛋白C是血液凝固的内源性抑制剂（见**止血和纤维蛋白溶解**，第1014页）。对于先天性缺乏蛋白C的患者，由人血浆纯化的蛋白C制剂可用于治疗血栓性疾病，包括由香豆素引起皮肤坏死。应根据蛋白C活性的反应来调整给药剂量；用于紧急治疗的初期，应达到100%的活性，随后的维持治疗过程中可调整为>25%。英国注册药品信息中推荐的初始剂量为60～80IU/kg。在美国，用于急性发作及血栓栓塞的短期预防时，推荐的初始剂量为100～120IU/kg，随后连续3次给予60～80U/kg，每6h给药一次；维持剂量为45～60U/kg，每6或12h 1次。用于长期预防时，推荐的给药剂量为45～60U/kg，每12h 1次。本品静脉注射时，浓度为100 IU/ml时，最大给药速率为2 ml/min。

屈凝血素-α（活化型）为重组活化蛋白C，可用于多器官衰竭的高死亡风险的严重败血症患者。静脉输注给药，给药剂量为24μg/(kg·h)，输注时间96h。治疗应在败血症诱发器官功能异常的48h内开始，在24h内开始更好。

蛋白C及屈凝血素-α（活化型）的儿童用法，见下文。

目前正在研究屈凝血素-α（活化型）用于治疗急性呼吸窘迫综合征。

儿童用法 对于蛋白C缺乏的儿童及新生儿，蛋白C的给药方案与成人相同（见上文）。然而，对于体重低于10 kg的儿童，注射速率不可超过每分钟0.2 ml/kg。屈凝血素-α（活化型）未被批准用于18岁以下的儿童（另见下文的**严重败血症**）。

严重败血症 严重败血症（败血症常伴有急性器官功能异常，见第180页，**败血症**）表现为全身性的炎症反应、凝血不正常及异常纤维蛋白溶解作用。进而可引发弥散性血管内凝血（DIC）及微血管栓塞（第1016页）。为了恢复内稳态，内源性蛋白C会不断活化，因此变得越来越少，据少数个案报道[1～3]，补充蛋白C可提高患者生存率，且对治疗严重脑膜炎球菌病的暴发性紫癜及DIC有益。蛋白C还曾用于少数由其他病原体，如肺炎链球菌引发的败血症相关的暴发性紫癜患者[4]。

有研究者考察了屈凝血素-α（活化型）用于治疗严重败血症的情况，发现本药可降低发病率和死亡率，但同时也可使严重出血事件的风险增加[5～9]（另见上文**对血液的影响**）。Pooled研究结果表明早期（在第一个器官出现衰竭的24h内）治疗比较晚治疗的疗效更佳[10]，亚组分析结果表明，对于那些死亡风险更高的患者收益最明显[11]。后续的一项大规模、多中心、随机研究[12]（ADDRESS研究）考察了屈凝血素-α（活化型）对于具有低死亡风险（APACHE Ⅱ评分低于25或单器官衰竭）的严重败血症患者的作用。这项研究早期就终止了，由于中期分析发现治疗无效，且对于在后30天接受手术的单器官衰竭患者，应用本药的患者死亡率高于应用安慰剂的患者。多个监管机构规定限定在专家指导下将屈凝血素-α（活化型）用于高风险患者[13～15]。

将屈凝血素-α（活化型）应用于儿童的初期研究报道了与成人研究相似的结果[16,17]。然而，一项大规模安慰剂对照研究被早期终止，由于中期分析发现，经14天，与安慰剂相比，屈凝血素-α（活化型）在治疗完全器官衰竭方面极不可能具有任何益处[18]。该分析还发现，对于应用屈凝血素-α（活化型）的患者，CNS出血的发生率增加。屈凝血素-α（活化型）的效能不取决于感染物的确定[19]。

1. Rintala E, *et al.* Protein C in the treatment of coagulopathy in meningococcal disease. *Lancet* 1996; **347:** 1767.
2. Smith OP, *et al.* Use of protein-C concentrate, heparin, and haemodiafiltration in meningococcus-induced purpura fulminans. *Lancet* 1997; **350:** 1590–3.
3. Alberio L, *et al.* Protein C replacement in severe meningococcemia: rationale and clinical experience. *Clin Infect Dis* 2001; **32:** 1338–46. Correction. *ibid.*; 1803.
4. Rintala E, *et al.* Protein C substitution in sepsis-associated purpura fulminans. *Crit Care Med* 2000; **28:** 2373–8.
5. Bernard GR, *et al.* The Recombinant Human Activated Protein C Worldwide Evaluation in Severe Sepsis (PROWESS) Study Group. Efficacy and safety of recombinant human activated protein C for severe sepsis. *N Engl J Med* 2001; **344:** 699–709.
6. Lyseng-Williamson KA, Perry CM. Drotrecogin alfa (activated). *Drugs* 2002; **62:** 617–30.
7. Vincent J-L, *et al.* Effects of drotrecogin alfa (activated) on organ dysfunction in the PROWESS trial. *Crit Care Med* 2003; **31:** 834–40.
8. Bernard GR, *et al.* Extended evaluation of recombinant human activated protein C United States Trial (ENHANCE US): a single-arm, phase 3B, multicenter study of drotrecogin alfa (activated) in severe sepsis. *Chest* 2004; **125:** 2206–16.
9. Vincent J-L, *et al.* Drotrecogin alfa (activated) treatment in severe sepsis from the global open-label trial ENHANCE: further evidence for survival and safety and implications for early treatment. *Crit Care Med* 2005; **33:** 2266–77.
10. Vincent J-L, *et al.* Use of an integrated clinical trial database to evaluate the effect of timing of drotrecogin alfa (activated) treatment in severe sepsis. *Crit Care* 2006; **10:** R74.
11. Ely EW, *et al.* Drotrecogin alfa (activated) administration across clinically important subgroups of patients with severe sepsis. *Crit Care Med* 2003; **31:** 12–19.
12. Abraham E, *et al.* Drotrecogin alfa (activated) for adults with severe sepsis and a low risk of death. *N Engl J Med* 2005; **353:** 1332–41.
13. NICE. Drotrecogin alfa (activated) for severe sepsis: Technology Appraisal 84 (September 2004). Available at: http://www.nice.org.uk/nicemedia/pdf/TA084guidance.pdf (accessed 01/09/08)
14. EMEA Committee for Medicinal Products for Human Use. Press release (issued 21st April, 2005). Available at: http://www.ema.europa.eu/docs/en_GB/document_library/Press_release/2009/12/WC500017772.pdf (accessed 16/08/10)
15. CHM/MHRA. Drotrecogin alfa (activated) (Xigris): risk-benefit in the management of sepsis. *Current Problems* 2006; **31:** 3.
16. Barton P, *et al.* Safety, pharmacokinetics, and pharmacodynamics of drotrecogin alfa (activated) in children with severe sepsis. *Pediatrics* 2004; **113:** 7–17.
17. Goldstein B, *et al.* ENHANCE: results of a global open-label trial of drotrecogin alfa (activated) in children with severe sepsis. *Pediatr Crit Care Med* 2006; **7:** 200–211.
18. Nadel S, *et al.* REsearching severe Sepsis and Organ dysfunction in children: a gLobal perspective (RESOLVE) study group. Drotrecogin alfa (activated) in children with severe sepsis: a multicentre phase III randomised controlled trial. *Lancet* 2007; **369:** 836–43.
19. Opal SM, *et al.* Systemic host responses in severe sepsis analyzed by causative microorganism and treatment effects of drotrecogin alfa (activated). *Clin Infect Dis* 2003; **37:** 50–8.

制剂

专利制剂

Arg.: Xigris; ***Austral.:*** Xigris; ***Austria:*** Ceprotin; Xigris; ***Belg.:*** Ceprotin; Xigris; ***Braz.:*** Xigris; ***Canad.:*** Xigris; ***Chile:*** Xigris; ***Cz.:*** Ceprotin; Xigris; ***Denm.:*** Ceprotin†; Xigris; ***Fin.:*** Ceprotin; Xigris; ***Fr.:*** Ceprotin†; Protexel; Xigris; ***Ger.:*** Ceprotin; Xigris; ***Gr.:*** Ceprotin; Xigris; ***Hong Kong:*** Xigris; ***Hung.:*** Xigris; ***India:*** Xigris; ***Irl.:*** Ceprotin; Xigris; ***Israel:*** Xigris; ***Ital.:*** Ceprotin; Xigris; ***Jpn:*** Anact; ***Malaysia:*** Xigris; ***Mex.:*** Xigris; ***Neth.:*** Ceprotin; Xigris; ***Norw.:*** Ceprotin; Xigris; ***NZ:*** Xigris; ***Pol.:*** Ceprotin; Xigris; ***Port.:*** Ceprotin; Xigris; ***Rus.:*** Xigris (Зигрис); ***S.Afr.:*** Xigris; ***Singapore:*** Xigris; ***Spain:*** Ceprotin; Xigris; ***Swed.:*** Ceprotin; Xigris; ***Switz.:*** Ceprotin; Xigris; ***Turk.:*** Xigris; ***UK:*** Ceprotin; Xigris; ***USA:*** Ceprotin; Xigris; ***Venez.:*** Xigris.

Red Blood Cells ⊗红细胞

Eritrociták; Eritrociti; Eritrócitos; Eritrocitos; Érythrocytes; Erythrocytes; Erythrocyti; Erythrozyten; Erytrocyten; Erytrocyter; Erytrocytów; Erytrocytter; Globules Rouges; Globuli Rossi; Glóbulos rojos; Glóbulos Vermelhos; Røde Blodceller; Röda Blodkroppar; Rode Bloedcel; Roten Blutkörperchen; Vörösvértestek.

Эритроциты

ATC — B05AX01.

UNII — 2K524Y8G0J.

Pharmacopoeias. Many pharmacopoeias have monographs, including *US.*

USP 33 (Red Blood Cells) 含有血红蛋白的血液部分，由人全血（通过离心、沉淀清除其中的血浆及血小板）生成或通过血浆分离置换获得。红细胞可进一步处理，包括添加红细胞防腐剂、照射使淋巴细胞失活、滤过以除去白细胞、清洗以除去蛋白、冻融或应用认证或认可的操作恢复活力。

对于由全血生成的制剂，1单位（剂）的红细胞至少含有50g血红蛋白。1单位除去白细胞的红细胞至少含有42.5g血红蛋白，且残留的白细胞计数低于5×10^6^。1单位脱甘油的红细胞至少含有40g血红蛋白。1单位除去白细胞并脱甘油的红细胞至少含有34g血红蛋白，且残留白细胞计数低于5×10^6^。

对于经血浆分离置换获得的制剂，1单位（剂）提取型红细胞的平均血红蛋白量为60g。1单位除去白细胞的提取型红细胞的平均血红蛋白量为51g，且残留的白细胞计数低于5×10^6^。

红细胞应贮藏于原装容器中或以无菌技术转移至相等大小的容器中。除去血浆后可加入认可的添加液。液体红细胞在1～6℃条件下贮藏。冷冻红细胞贮藏温度不高于－65℃。

采集血液后，在1～6℃条件下，枸橼酸盐葡萄糖抗凝溶液、枸橼酸盐磷酸盐葡萄糖抗凝溶液或枸橼酸盐磷酸盐葡萄糖-葡萄糖溶液中的红细胞可贮藏21天。在1～6℃条件下，枸橼酸盐葡萄糖磷酸盐腺嘌呤抗凝溶液中的红细胞可贮藏35天。在1～6℃条件下，某种改进的添加液中的红细胞可最长贮藏42天。

自采集之日起，低甘油含量（20%）的冷冻血细胞在不高于－120℃条件下，可最长贮藏10年。自采集之日起，高甘油含量（40%）的冷冻红细胞在不高于－65℃条件下，可最长贮藏10年。若冷冻红细胞在开放系统中反复冻融，且贮藏于融化温度条件下，则融化红细胞的失效期为自－65℃条件移出后的24h。

包装后本品呈深红色，表面可能有薄薄的乳化层及少量黄色或不透明的血浆上清液。

不良反应和注意事项

参见**血液**，第1023页。

抗体形成 镰刀细胞病患者时常需反复输注红细胞。对于这些患者，常见同种异体免疫反应，且具有导致溶血输血反应的潜在可能性[1]。107名接受红细胞输注的镰刀细胞病黑人患者中，32名患者体内检测到同种异体抗体，而19名因其他慢性贫血接受输血的非黑人患者中只有1名患者体内检测到同种异体抗体[2]。抗体形成的发生率与接受输血的次数相关。红细胞表现型分析表明，镰刀细胞病患者出现同种异体免疫反应的概率较高的原因可能是献血者和输血者之间的种族差异。同种异体免疫反应还可出现于接受输血的地中海贫血患者[3]，且对于这些患者，该反应的发生率也受献血者和输血者之间的种族差异的影响[4]。还有生成红细胞自身抗体的报道[1,3]。

1. Aygun B, *et al.* Clinical significance of RBC alloantibodies and autoantibodies in sickle cell patients who received transfusions. *Transfusion* 2002; **42:** 37–43.
2. Vichinsky EP, *et al.* Alloimmunization in sickle cell anemia and transfusion of racially unmatched blood. *N Engl J Med* 1990; **322:** 1617–21.
3. Singer ST, *et al.* Alloimmunization and erythrocyte autoimmunization in transfusion-dependent thalassemia patients of predominantly Asian descent. *Blood* 2000; **96:** 3369–73.
4. Ho H-K, *et al.* Alloimmunization in Hong Kong southern Chinese transfusion-dependent thalassemia patients. *Blood* 2001; **97:** 3999–4000.

用途和用法

输注红细胞可用于治疗非低血容量症患者的严重贫血（第1011页）。

对于患有新生儿溶血病（第2124页）的婴儿，红细胞还可用于交换输血。对于急性失血，且失血量少于血液容积的一半时，红细胞可与血浆增容药合用。若失血量大于血液容积的一半，应输注全血。

市场上还有其他红细胞制品。溶于含有氯化钠、腺嘌呤、葡萄糖及甘露醇的最适添加液中的浓缩红细胞具有较低的黏度和较长的贮藏期。除去白细胞的红细胞可用于因前期输血产生抗体的患者或不期望其产生抗体的患者。除白细胞和血小板外，已除去血浆蛋白的、冷冻的、融化的及清洗的红细胞浓缩物还可用于产生罕见抗体的患者。

1. British Committee for Standards in Haematology, Blood Transfusion Task Force. Guidelines on the clinical use of leucocyte-depleted blood components. *Transfus Med* 1998; **8:** 59–71. Also available at: http://www.bcshguidelines.com/pdf/trans129.pdf (accessed 27/10/05)
2. British Committee for Standards in Haematology, Blood Transfusion Task Force. Guidelines for the clinical use of red cell transfusions. *Br J Haematol* 2001; **113:** 24–31. Also available at: http://www.bcshguidelines.com/pdf/bjh2701.pdf (accessed 27/10/05)
3. Hill SR, *et al.* Transfusion thresholds and other strategies for guiding allogeneic red blood cell transfusion. Available in The Cochrane Database of Systematic Reviews; Issue 1. Chichester: John Wiley; 2000 (accessed 16/06/05).
4. Klein HG, *et al.* Red blood cell transfusion in clinical practice. *Lancet* 2007; **370:** 415–26.
5. Morley SL. Red blood cell transfusions in acute paediatrics. *Arch Dis Child Educ Pract Ed* 2009; **94:** 65–73.
6. Murphy M, Wallis J. Red cell transfusion. In: Contreras M, ed. *ABC of transfusion.* 4th ed. Chichester: Wiley-Blackwell, 2009: 15–21.

制剂

USP 33: Red Blood Cells.

Romiplostim (*BAN, USAN, rINN*) 罗米司亭

AMG-531; Romiplostimum. L-Methionyl[human immunoglobulin heavy constant gamma 1-(227 *C*-terminal residues)-peptide (Fc fragment)] fusion protein with 41 amino acids peptide, (7-7′:10,10′)-bisdisulfide dimer.

Ромиплостим

CAS — 267639-76-9.

ATC — B02BX04.

ATC Vet — QB02BX04.

UNII — GN5XU2DXKV.

不良反应和注意事项

罗米司亭的不良反应包括头痛、关节痛、肌痛、四肢、腹部、背部或肩部疼痛、眩晕、失眠、胃肠功能紊乱及感觉异常。皮肤反应包括瘙痒、瘀斑和皮疹，还可出现注射部位疼痛、肿胀、淤血和血肿。血小板水平过度增加可能导致血栓或血栓栓塞。罗米司亭可增加网状纤维在骨髓中发生或进一步沉积的风险，因此不排除引起伴有血细胞减少的骨髓纤维化的可能。在开始罗米司亭治疗前，应确定细胞形态学异常程度，并在治疗稳定期内，每月检查1次。若出现新的或严重异常情况或出现血细胞减少，应停用罗米司亭。

当停用罗米司亭时，血小板减少症可能比治疗前更加严重。此时出血风险增加，因此在停用罗米司亭后的至少2周内，应每周进行全血细胞计数（包括血小板计数）。

中和抗体可能降低罗米司亭的疗效。

药动学

每周皮下注射1次后，罗米司亭的血药浓度在7～50h（平均14h）达峰，半衰期为1～34天（平均3.5天），其血药浓度存在变异，部分取决于与血小板上促血小板生成素受体结合的水平，因此若患者血小板计数较高，则相应的罗米司亭血药浓度较低；反之亦然。

用途和用法

罗米司亭是一种Fc-肽融合蛋白，可作为促血小板生成素受体的激动剂刺激血小板的生成；其氨基酸序列与内源性促血小板生成素无同源性。对于慢性特发性血小板减少性紫癜的患者，罗米司亭可用于治疗血小板减少症（第1437页）。只有当皮质激素、免疫球蛋白或脾切除术治疗无效时，才可应用本品，且患者出血风险会增加。罗米司亭不应用于尝试性使患者的血小板计数正常。目前还未确定罗米司亭用于18岁以下患者的安全性和有效性。

罗米司亭的初始剂量为1μg/kg，皮下注射。给药间隔为每周1次，以1μg/kg的速度逐渐增加剂量，使血小板计数至少达到50×10^9^/L，达到这一水平可降低出血风险。每周给药剂量不应超过10μg/kg。若血小板水平连续2周>200×10^9^/L，应以1μg/kg的速度逐渐降低剂量。若血小板水平>400×10^9^/L，应停用罗米司亭，并每周进行血小板计数监测；当血小板水平降至200×10^9^/L以下时，应以减少1μg/kg的剂量重新开始治疗。在剂量调整期间，应每周进行全血细胞计数，包括血小板计数及外周血涂片检查；当给药剂量稳定后，每月检查1次。若以周最大剂量10μg/kg治疗4周后，患者的血小板计数仍未增加至预期水平，不足以预防临床出血，应停用罗米司亭。停用罗米司亭后至少2周，应每周监测一次包括血小板计数在内的全血细胞计数（见上文）。

1. Bussel JB, *et al.* AMG 531, a thrombopoiesis-stimulating protein, for chronic ITP. *N Engl J Med* 2006; **355:** 1672–81. Correction. *ibid.*; 2054.
2. Kuter DJ, *et al.* Efficacy of romiplostim in patients with chronic immune thrombocytopenic purpura: a double-blind randomised controlled trial. *Lancet* 2008; **371:** 395–403.
3. Frampton JE, Lyseng-Williamson KA. Romiplostim. *Drugs* 2009; **69:** 307–17.
4. Bussel JB, *et al.* Safety and efficacy of long-term treatment with romiplostim in thrombocytopenic patients with chronic ITP. *Blood* 2009; **113:** 2161–71. Correction. *ibid.*; 4822.
5. Ipema HJ, *et al.* Romiplostim management of immune thrombocytopenic purpura. *Ann Pharmacother* 2009; **43:** 914–19.

制剂

专利制剂

Austral.: Nplate; ***Cz.:*** Nplate; ***Fr.:*** Nplate; ***Hung.:*** Nplate; ***Irl.:*** Nplate; ***Port.:*** Nplate; ***UK:*** Nplate; ***USA:*** Nplate.

Sargramostim (*BAN, USAN, rINN*) 沙格司亭

BI-61.012; rhu GM-CSF; Sargramostimum. A recombinant human granulocyte-macrophage colony-stimulating factor; 23-L-Leucinecolony-stimulating factor 2 (human clone pHG_{25} protein moiety).

Сарграмостим

CAS — 123774-72-1.

ATC — L03AA09.

ATC Vet — QL03AA09.

UNII — 5TAA004E22.

Pharmacopoeias. In *US.*

USP 33 (Sargramostim) 为一种含有127个氨基酸残基的单链糖基化多肽，由酿酒酵母表达。该糖蛋白主要由3种分子组成，由于糖基化水平不同，分子量约为19500、16800及15500。沙格司亭可促使骨髓细胞中的造血祖细胞生成粒细胞、巨噬细胞及混合粒细胞巨噬细胞群落的特性。在不超过－20℃的条件下贮藏于密闭容器中。

稳定性 沙格司亭溶液可被玻璃或塑料材料吸附，因此必须加入终浓度为1mg/ml的白蛋白，且将沙格司亭溶液浓度稀释至低于10μg/ml。

不良反应和注意事项

参见**莫拉司亭**，第1040页。

用途和用法

沙格司亭是粒细胞-巨噬细胞集落刺激因子，用途和用法同莫拉司亭（第1040页）。可用于接受骨髓抑制性肿瘤化疗的患者以治疗或预防中性粒细胞减少症及缩短骨髓移植（第609页）患者发生中性粒细胞减少症的时间。当移植物移入时间延迟或移入失败时，本药也可在骨髓移植后应用。沙格司亭可用于活化以备采集的外周血祖细胞，随后可用于自体外周血干细胞移植，还可在移植后用于改善移植效果。

用作**抗肿瘤治疗的辅助药物**时，沙格司亭可静脉输注，经时4h，给药剂量为250μg/m^2^，每日1次，根据需要制定疗程，最长42天。

骨髓移植后，沙格司亭的给药剂量为250μg/m^2^，每日1次，静脉输注，经时2h。移植物移入时间延迟或移入失败时，可应用沙格司亭250μg/m^2^，每日1次，疗程14天。若还未移入移植物，间隔7天后，可重复给药。若有必要，间隔7天后，可再次尝试第3个疗程，500μg/m^2^，每日1次，疗程14天，但进一步增加给药剂量也不太可能产生更强作用。

用于**活化**外周血祖细胞时，给药剂量为250μg/m^2^，每日1次，经时24h，持续静脉输注或皮下注射，通常在第5天开始应用白细胞分离采集术。外周血干细胞移植后也可应用同样的给药方案，直至中性粒细胞数恢复正常。

HIV感染和AIDS 曾有研究者评价了沙格司亭治疗HIV感染（第825页）的情况。一些证据表明，本药可

通过提高抗逆转录病毒药物活性及增加单核细胞对HIV感染的抵抗力，进而帮助降低和抑制病毒载量，同时增加CD4＋细胞计数[1~3]。然而，一项研究[4]以病情稳定但HIV复制控制不完全的患者为研究对象，发现沙格司亭并无显著抗病毒作用，仅有增加CD4＋细胞计数的趋势。一项小规模研究[5]考察了沙格司亭的作用，发现在HAART中止后病毒感染复发。

1. Skowron G, *et al.* The safety and efficacy of granulocyte-macrophage colony-stimulating factor (sargramostim) added to indinavir- or ritonavir-based antiretroviral therapy: a randomized double-blind, placebo-controlled trial. *J Infect Dis* 1999; **180:** 1064–71.
2. Brites C, *et al.* A randomized, placebo-controlled trial of granulocyte-macrophage colony-stimulating factor and nucleoside analogue therapy in AIDS. *J Infect Dis* 2000; **182:** 1531–5.
3. Angel JB, *et al.* Phase III study of granulocyte-macrophage colony-stimulating factor in advanced HIV disease: effect on infections, CD4 cell counts and HIV suppression. *AIDS* 2000; **14:** 387–95.
4. Jacobson JM, *et al.* Granulocyte-macrophage colony-stimulating factor induces modest increases in plasma human immunodeficiency virus (HIV) type 1 RNA levels and CD4+ lymphocyte counts in patients with uncontrolled HIV infection. *J Infect Dis* 2003; **188:** 1804–14.
5. Fagard C, *et al.* A controlled trial of granulocyte macrophage-colony stimulating factor during interruption of HAART. *AIDS* 2003; **17:** 1487–92.

炎性肠病 据一项剂量小幅度增加的研究[1]报道，应用沙格司亭治疗克罗恩病具有临床疗效（见**炎性肠病**，第1620页）。一项后续的大规模安慰剂对照研究[2]以中重度活动性疾病患者为研究对象，发现沙格司亭的疗效与安慰剂无显著差异。尽管沙格司亭治疗组患者的疾病严重程度及生活质量有所缓解，但后期未公布的研究结果据说令人失望，因此于2007年6月，生产商宣布不再继续进行沙格司亭用于克罗恩病的研究。

1. Dieckgraefe BK, Korzenik JR. Treatment of active Crohn's disease with recombinant human granulocyte-macrophage colony-stimulating factor. *Lancet* 2002; **360:** 1478–80.
2. Korzenik JR, *et al.* Sargramostim for active Crohn's disease. *N Engl J Med* 2005; **352:** 2193–2201.

恶性肿瘤 曾有研究者提出粒细胞-巨噬细胞集落刺激因子可能具有增加抗肿瘤免疫活性的作用。还有研究考察将沙格司亭通过喷雾给药，用于肺转移患者以刺激局部反应的情况[1,2]。

1. Anderson PM, *et al.* Aerosol granulocyte macrophage-colony stimulating factor: a low toxicity, lung-specific biological therapy in patients with lung metastases. *Clin Cancer Res* 1999; **5:** 2316–23.
2. Rao RD, *et al.* Aerosolized granulocyte macrophage colony-stimulating factor (GM-CSF) therapy in metastatic cancer. *Am J Clin Oncol* 2003; **26:** 493–8.

呼吸系统疾病 有关沙格司亭用于肺泡蛋白沉积症的介绍，见**莫拉司亭**项下内容（第1040页）。

伤口和溃疡 有关沙格司亭用于促进伤口愈合的介绍，见**莫拉司亭**（第1040页）项下的内容。

制剂

USP 33: Sargramostim for Injection.

专利制剂

USA: Leukine.

Thrombin（*rINN*）凝血酶

Factor IIa; Thrombine; Thrombinum; Trombin; Trombina.

Тромбин

CAS — 9002-04-4.
ATC — B02BC06; B02BD30.
ATC Vet — QB02BC06; QB02BD30.
UNII — 25ADE2236L.

Pharmacopoeias. Many pharmacopoeias have monographs, including *US.*

USP 33（Thrombin） 为无菌冻干粉末，由含有蛋白的小牛血浆获得，在钙存在的条件下，由凝血素与加入的凝血激酶相互作用制备而成。本品可在不添加其他物质的情况下引发全血、血浆或纤维蛋白原溶液的凝固。本品应在2～8℃条件下贮藏。一旦重新溶解，溶液应在制备后的数h内应用。药品说明书应指明，所制备的溶液不可大血管内注射。

本品为白色至灰白色的非结晶物质，在冷冻状态下干燥。

Thrombin Alfa（*USAN*，*rINN*）凝血酶α

Human thrombin (recombinant, glycosylated); Thrombine Alfa; Thrombinum Alfa; Trombina alfa. Human thrombin (recombinant, glycofrom α).

Тромбин Альфа

CAS — 869858-13-9.
UNII — SCK81AMR7R.

不良反应和注意事项

罕见超敏反应，包括过敏反应。凝血酶溶液禁止血管内注射。

抗体形成 应用由小牛制备的凝血酶制剂曾导致形成小牛凝血酶抗体，在一些个案中，可形成与人凝血因子具有交叉反应的凝血因子Ⅴ。人凝血因子抑制剂的存在可导致异常出血，并可干扰凝血检验的结果。输注血小板、新鲜冷冻血浆及活化的人凝血酶原复合浓缩物曾用于治疗急性出血并发症，但治疗成功率有限。曾试验用于降低抗体滴度的治疗方法包括肾上腺皮质激素、环孢素、抗肿瘤药、静脉注射免疫球蛋白及血浆置换[1,2]。尽管市场上有含有失活病毒的人纤维蛋白原制剂，但据报道，小牛凝血酶的应用很普遍，且仍有产生获得性凝血因子Ⅴ抑制剂的个案[3]。

1. Ortel TL. Clinical and laboratory manifestations of anti-factor V antibodies. *J Lab Clin Med* 1999; **133:** 326–34.
2. Streiff MB, Ness PM. Acquired FV inhibitors: a needless iatrogenic complication of bovine thrombin exposure. *Transfusion* 2002; **42:** 18–26.
3. Kirkeby KM, Aronowitz P. Acquired factor V inhibitor: a common and avoidable complication of topical bovine thrombin application. *Am J Med* 2005; **118:** 805.

用途和用法

凝血酶是在体内由凝血酶原生成的蛋白，可将可溶性纤维蛋白原转化为不溶性纤维蛋白，进而引发凝血。

来源于人或小牛的凝血酶可局部应用，用于控制毛细血管和小静脉出血。本药可直接以溶液或干粉形式用于出血表面。还可在手术期间，与吸收性明胶海绵同用。凝血酶α（重组人凝血酶）的用法相似。

凝血酶为纤维蛋白胶（第1036页）的组分之一。

1. Lundblad RL, *et al.* A review of the therapeutic uses of thrombin. *Thromb Haemost* 2004; **91:** 851–60.

假动脉瘤 急性假动脉瘤是动脉疝，包含于纤维肌组织中，通过狭窄的颈部与动脉相连。诸如心导管插入术及周围血管造影术这类操作可引发插入位股假动脉瘤。通常采用超声压迫的方法，但这种方法比较费时，对患者和进行操作的医护人员均有不便，且对于大假动脉瘤患者及接受抗凝治疗的患者，成功率有限。对于一些患者，可能需手术修复。作为超声压迫或手术的替代性治疗方法，凝血酶曾在超声引导下皮下注射。据报道[1~4]，90%以上的患者注射1次小牛凝血酶后可使假动脉瘤囊形成完全血栓。小牛凝血酶还可在超声压迫无效时应用[4,5]，一项对照研究[6]以30名患者为研究对象，发现凝血酶与超声压迫相比，成功率更高。也曾成功应用人凝血酶进行治疗[7]。一篇回顾性综述[8]指出，小牛及人凝血酶的效能相同。据报道，已成功将自体同源性凝血酶应用于少数患者[9]。

1. La Perna L, *et al.* Ultrasound-guided thrombin injection for the treatment of postcatheterization pseudoaneurysms. *Circulation* 2000; **102:** 2391–5.
2. Mohler ER, *et al.* Therapeutic thrombin injection of pseudoaneurysms: a multicenter experience. *Vasc Med* 2001; **6:** 241–4.
3. Olsen DM, *et al.* A prospective study of ultrasound scan-guided thrombin injection of femoral pseudoaneurysm: a trend toward minimal medication. *J Vasc Surg* 2002; **36:** 779–82.
4. Stone P, *et al.* Iatrogenic pseudoaneurysms: comparison of treatment modalities, including duplex-guided thrombin injection. *W V Med J* 2003; **99:** 230–2.
5. Lönn L, *et al.* Treatment of femoral pseudoaneurysms: percutaneous US-guided thrombin injection versus US-guided compression. *Acta Radiol* 2002; **43:** 396–400.
6. Lönn L, *et al.* Prospective randomized study comparing ultrasound-guided thrombin injection to compression in the treatment of femoral pseudoaneurysms. *J Endovasc Ther* 2004; **11:** 570–6.
7. Maleux G, *et al.* Percutaneous injection of human thrombin to treat iatrogenic femoral pseudoaneurysms: short- and midterm ultrasound follow-up. *Eur Radiol* 2003; **13:** 209–12.
8. Vázquez V, *et al.* Human thrombin for treatment of pseudoaneurysms: comparison of bovine and human thrombin sonogram-guided injection. *Am J Roentg* 2005; **184:** 1665–71.
9. Quarmby JW, *et al.* Autologous thrombin for treatment of pseudoaneurysms. *Lancet* 2002; **359:** 946–7.

制剂

Ph. Eur.: Fibrin Sealant Kit;
USP 33: Thrombin.

专利制剂

NZ: Thrombostat; ***Pol.:*** BioTrombina; Gastrotrombina; ***S.Afr.:*** Tisseel; ***Singapore:*** Thrombostat; ***USA:*** Evithrom; Recothrom; Thrombinar; Thrombogen†; Thrombostat.

多组分制剂 ***Arg.:*** Beriplast P; Tissucol; ***Austral.:*** Tisseel Duo†; ***Austria:*** Beriplast; TachoComb†; TachoSil; Tissucol; Tissucol Duo Quick; ***Belg.:*** Tissucol Duo; Tissucol Kit; ***Braz.:*** Beriplast P; Tissucol†; ***Canad.:*** Tisseel; ***Chile:*** Beriplast P†; ***Cz.:*** Artiss; Evicel; TachoComb†; TachoSil; Tisseel; Tissucol; ***Denm.:*** Quixil; TachoSil; Tisseel Duo Quick; ***Fin.:*** Quixil; TachoSil; Tisseel Duo Quick; ***Fr.:*** Beriplast; Quixil; TachoSil; Tissucol; ***Ger.:*** Beriplast; Quixil; TachoComb†; TachoSil; Tissucol Duo S; Tissucol-Kit; ***Gr.:*** Beriplast P; TachoSil; ***Hong Kong:*** Beriplast P; TachoComb; Tisseel; ***Hung.:*** Beriplast P; TachoComb†; TachoSil; Tissucol-Kit; ***Indon.:*** Beriplast; ***Irl.:*** Artiss; Evicel; TachoSil; Tisseel; ***Israel:*** Beriplast; Quixil; Tisseel; ***Ital.:*** Beriplast; Quixil; TachoSil; Tissucol; ***Jpn:*** Bolheal; ***Mex.:*** Beriplast P; Tissucol†; ***Neth.:*** Beriplast P; Quixil; TachoSil; Tissucol; Tissucol Duo; ***Norw.:*** TachoSil; ***NZ:*** Tisseel Duo; ***Pol.:*** Beriplast; TachoSil; ***Port.:*** Evicel; Quixil; TachoSil; Tissucol Duo; ***Rus.:*** TachoComb (ТахоКомб); ***Spain:*** Beriplast P Combi; TachoSil; Tissucol Duo; ***Swed.:*** TachoSil; Tisseel Duo Quick; ***Switz.:*** Beriplast P; TachoSil; Tissucol; Tissucol Duo S; ***Thai.:*** Fibingluraas; TachoComb†; ***Turk.:*** Beriplast P; Tisseel VH; ***UK:*** TachoSil; Tisseel; ***Ukr.:*** TachoComb (Тахокомб); ***USA:*** Artiss; Evicel; TachoSil.

Thrombomodulin Alfa（*rINN*）血栓调节素α

ART-123; Thrombomoduline Alfa; Thrombomodulinum Alfa; Trombomodulina alfa. 1–498-Thrombomodulin (human clone TMP26/TMJ1 protein moiety reduced).

Тромбомодулин Альфа

CAS — 120313-91-9.

注："Recomodulin" 曾作为血栓调节素α的商品名。

简介

内源性血栓调节素是存在于内皮细胞表面的一种跨膜蛋白，是凝血酶的受体。与血栓调节素结合的凝血酶可活化蛋白C，进而使凝血因子失活，从而抑制凝血。血栓调节素α是血栓调节素的重组形式，目前正在研究用于静脉血栓栓塞的预防及弥散性血管内凝血的治疗。

1. Kearon C, *et al.* Dose-response study of recombinant human soluble thrombomodulin (ART-123) in the prevention of venous thromboembolism after total hip replacement. *J Thromb Haemost* 2005; **3:** 962–8.
2. Saito H, *et al.* Efficacy and safety of recombinant human soluble thrombomodulin (ART-123) in disseminated intravascular coagulation: results of a phase III, randomized, double-blind clinical trial. *J Thromb Haemost* 2007; **5:** 31–41.
3. Ogawa E, *et al.* Successful treatment of disseminated intravascular coagulation in a child with acute myelogenous leukaemia using recombinant thrombomodulin. *Br J Haematol* 2010; **149:** 911–12.

Thromboplastin 凝血激酶

Citozima; Cytozyme; Thrombokinase; Trombocinasa; Tromboplastina; Tromboplastyna; Tromboquinasa.

Тромбопластин

简介

组织凝血激酶（组织因子，凝血因子Ⅲ）为膜糖蛋白，从受损组织中释放，可引发凝血。名词"凝血激酶"还可用于其他具有相似活性的相关物质。商业制剂可能含有由许多这种物质组成的组织提取物。

凝血激酶制剂曾用作止血药。由兔脑获得的凝血激酶制剂可用于测定凝血酶原时间以调整抗凝治疗，进一步详细介绍见**华法林钠**项下的**用途和用法**，第1375页。

制剂

专利制剂

Ger.: Clauden.

多组分制剂 ***Braz.:*** Claudemor; ***Venez.:*** Claudemor†.

Thrombopoietin 血小板生成素

Trombopoietina; Trombopoyetina.

Тромбопоэтин

简介

血小板生成素为自然生成的集落刺激因子，可调节血小板的生成（见**造血**，第1011页）。重组血小板生成素及与聚乙二醇结合的重组血小板生成素（培加司亭，PEG-巨核细胞生长发育因子，PEGrHuMGDF）正在研发中。曾考察其用于接受骨髓抑制性化疗或脊髓切除化疗患者，治疗血小板减少症（第1018页）的情况，以及用于具有骨髓增生异常综合征症状或HIV相关血小板减少症患者的情况。还有一些研究者考察了将重组血小板生成素用于干细胞活化治疗方案及用于血浆分离置换以增加健康献血者的血小板计数的情况。然而，一些结果令人失望，且有产生中和性抗体的报道。

1. Vadhan-Raj S, *et al.* Safety and efficacy of transfusions of autologous cryopreserved platelets derived from recombinant human thrombopoietin to support chemotherapy-associated severe thrombocytopenia: a randomised cross-over study. *Lancet* 2002; **359:** 2145–52.
2. Nomura S, *et al.* Effects of pegylated recombinant human megakaryocyte growth and development factor in patients with idiopathic thrombocytopenic purpura. *Blood* 2002; **100:** 728–30.
3. Schuster MW, *et al.* The effects of pegylated recombinant human megakaryocyte growth and development factor (PEG-rHuMGDF) on platelet recovery in breast cancer patients undergoing autologous bone marrow transplantation. *Exp Hematol* 2002; **30:**

1044–50.
4. Kuter DJ, Begley CG. Recombinant human thrombopoietin: basic biology and evaluation of clinical studies. *Blood* 2002; **100:** 3457–69.
5. Linker C, *et al.* Recombinant human thrombopoietin augments mobilization of peripheral blood progenitor cells for autologous transplantation. *Biol Blood Marrow Transplant* 2003; **9:** 405–13.
6. Vadhan-Raj S, *et al.* Importance of predosing of recombinant human thrombopoietin to reduce chemotherapy-induced early thrombocytopenia. *J Clin Oncol* 2003; **21:** 3158–67.
7. Geissler K, *et al.* Prior and concurrent administration of recombinant human megakaryocyte growth and development factor in patients receiving consolidation chemotherapy for de novo acute myeloid leukemia—a randomized, placebo-controlled, double-blind safety and efficacy study. *Ann Hematol* 2003; **82:** 677–83.

制剂

专利制剂

Philipp.: Tpiao.

Tranexamic Acid (*BAN*, *USAN*, *rINN*) 氨甲环酸

Acide tranexamique; Ácido tranexámico; Acidum tranexamicum; AMCA; *trans*-AMCHA; CL-65336; Kyselina tranexamová; Traneksaamihappo; Traneksamik Asit; Traneksamo rūgštis; Tranexámsav; Tranexamsyra. *trans*-4-(Aminomethyl)cyclohexanecarboxylic acid.

Транексамовая Кислота

$C_8H_{15}NO_2$ = 157.2.

CAS — 1197-18-8.

ATC — B02AA02.

ATC Vet — QB02AA02.

UNII — 6T84R30KC1.

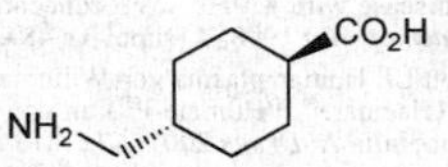

Pharmacopoeias. In *Chin., Eur.* (see p.vii), *Jpn*, and *US.*

Ph. Eur. 6.8 (Tranexamic Acid) 本品为白色或类白色结晶性粉末。易溶于水和冰醋酸；几乎不溶于乙醇和丙酮。5%水溶液的 pH 为 7.0～8.0。

USP 33 (Tranexamic Acid) 白色结晶性粉末。易溶于水和冰醋酸；几乎不溶于乙醇和丙酮。贮藏于温度不超过 30℃的密闭容器中。

配伍禁忌 氨甲环酸注射液与青霉素 G 存在不相容性，且不可加入用于输注的血液中。

不良反应

氨甲环酸耐受性良好。本药可引发与剂量正相关的胃肠道功能紊乱。曾引发低血压和眩晕，特别是当快速静脉给药时。在患者应用氨甲环酸后发生血栓并发症（包括脑血栓及视网膜中央静脉和动脉闭塞）的报道，但通常为不适当应用的结果（见下文**注意事项**）。氨甲环酸可引起眼部不适及视觉障碍，包括色觉障碍，此时应停药。报道的其他不良反应包括超敏反应、皮肤反应、肌肉骨骼痛和惊厥。

对眼的影响 氨甲环酸可引发视网膜病[1]及视力损害[2]。1 名血液透析患者进行急诊手术后，因出血性消化性溃疡每天注射氨甲环酸，2 周内导致几乎失明。停用氨甲环酸后，视力在几天内大幅度恢复[2]，尽管在光线不好的环境中视力仍不佳。该患者从前应用氨甲环酸时就曾出现视力损害的情况。作者指出，对于接受透析的肾损伤患者，应降低氨甲环酸的给药剂量。

1 名定期进行腹膜透析的患者因 Epstein 综合征应用氨甲环酸后，出现木样结膜炎、牙龈增生及腹膜蛋白丢失[3]。

1. Snir M, *et al.* Central venous stasis retinopathy following the use of tranexamic acid. *Retina* 1990; **10:** 181–4.
2. Kitamura H, *et al.* Tranexamic acid-induced visual impairment in a hemodialysis patient. *Clin Exp Nephrol* 2003; **7:** 311–14.
3. Diamond JP, *et al.* Tranexamic acid-associated ligneous conjunctivitis with gingival and peritoneal lesions. *Br J Ophthalmol* 1991; **75:** 753–4.

对皮肤的影响 1 名 33 岁妇女出现全身性斑片状疹，并伴有水疱，经皮肤活检被认为是固定性药疹[1]。虽然她应用氨甲环酸 8 年，一直耐受性良好，但认为氨甲环酸是引起该反应的原因。且脱敏治疗无效。氨甲环酸也被怀疑是 1 名 36 岁妇女出现固定性药疹的原因[2]。该患者应用氨甲环酸数小时后，便出现瘙痒性小疱-大疱（vesicle-bullous）损伤，停止治疗 3 天后，损伤完全复原，尽管还在应用其他治疗药物。

1. Kavanagh GM, *et al.* Tranexamic acid (Cyklokapron®)-induced fixed-drug eruption. *Br J Dermatol* 1993; **128:** 229–30.
2. Carrión-Carrión C, *et al.* Bullous eruption induced by tranexamic acid. *Ann Pharmacother* 1994; **28:** 1305–6.

注意事项

氨甲环酸不可用于活动性血管内凝血的患者，因为具有形成血栓的风险。对于有血栓栓塞史或存在血栓栓塞易感因素的患者，若接受抗纤维蛋白溶解治疗，也存在风险。因此，对于由弥散性血管内凝血引起的出血，不可应用具有抗纤维蛋白溶解作用的药物治疗，除非症状主要由溶解纤维蛋白机制发生紊乱引起。当符合第二种情况时，可应用氨甲环酸，但需密切监护，并酌情给予抗凝血药。

对于应用氨甲环酸的患者，血管外血块的溶解可受到抑制。上泌尿道产生大量血尿的患者出现输尿管梗阻的风险增加。对于肾损伤患者，应降低氨甲环酸的给药剂量。注册药品信息建议，对于长期应用氨甲环酸的患者，应定期进行眼部检查及肝功能检测。

一些研究表明，患者蛛网膜下腔出血后，给予氨甲环酸可增加大脑缺血性并发症的发生率（见下文**用途**项下**出血性疾病**）。

快速静脉给药可引发不良反应（见上文）。

药物相互作用

具有止血作用的药物应慎用于接受抗纤维蛋白溶解治疗的患者。氨甲环酸与凝血因子Ⅸ复合物浓缩剂或凝血因子Ⅷ抑制物相关组分合用时，血栓形成的风险可增加，因此不推荐这种联合用药。抗纤维蛋白溶解药及溶栓药具有拮抗作用，同时应用可能降低彼此的效能。雌激素可增加血栓形成的可能性。

维生素 A 类 抗纤维蛋白溶解药应慎用于口服维 A 酸治疗的患者，由于据报道，同时应用氨甲环酸和维 A 酸治疗的患者可出现血栓（见**抗纤维蛋白溶解药**，第1544页）。

药动学

氨甲环酸可从胃肠道吸收，约 3h 后达峰。生物利用度约为 45%。氨甲环酸在体内分布广泛，蛋白结合率极低。本药可进入胎盘，也可排泌进入乳汁。氨甲环酸的血浆消除半衰期约为 2h。主要以原形药物形式经尿排泄。

1. Andersson L, *et al.* Role of urokinase and tissue activator in sustaining bleeding and the management thereof with EACA and AMCA. *Ann N Y Acad Sci* 1968; **146:** 642–56.
2. Kullander S, Nilsson IM. Human placental transfer of an antifibrinolytic agent (AMCA). *Acta Obstet Gynecol Scand* 1970; **49:** 241–2.
3. Pilbrant Å, *et al.* Pharmacokinetics and bioavailability of tranexamic acid. *Eur J Clin Pharmacol* 1981; **20:** 65–72.

用途和用法

氨甲环酸为抗纤维蛋白溶解药，可抑制纤维蛋白凝块分解。本药的主要作用机制为阻断纤溶酶原及纤溶酶与纤维蛋白的结合，对纤溶酶的直接抑制作用有限。氨甲环酸可用于治疗及预防纤维蛋白溶解过度引起的出血。本药还可用于预防遗传性血管性水肿。

氨甲环酸可口服或慢速静脉注射或持续输注。胃肠外给药通常在给药几天后改为口服。替代性地，初始可静脉注射，然后持续输注。

短期用于局部**出血**（见下文）时，常规口服剂量为 1～1.5g（或 15～25 mg/kg），每日 2 次或 3 次。缓慢静脉注射时，剂量为 0.5～1g，每日 3 次（或 10 mg/kg，每日 3 次或 4 次），给药速率应设定为 100mg/min。氨甲环酸也可持续输注，每日 25～50mg/kg。

用于月经过多（见下文）时，可于月经期间每日口服，最大日剂量 4g，疗程 5 天。

对于某些扩散性出血的患者，氨甲环酸也可缓慢静脉注射。10mg/kg 的剂量可用于中和溶栓治疗。对于弥散性血管内凝血，单剂量给予 1g 可能足以控制出血（此时，安全使用氨甲环酸的相关问题见上文中的**注意事项**）。

用于**遗传性血管性水肿**（见下文）时，可长期口服氨甲环酸 1～1.5g，每日 2 次或 3 次，可间断或持续服用，当病情减轻时，可将剂量减少至 500mg，每日 1 次或 2 次。

短期用于预防外科手术或牙科操作引起的出血时，可分别于操作前后 48h 给予 1g，每日 4 次。

儿童剂量，见下文。

对于肾损伤患者，建议降低给药剂量（见下文）。

氨甲环酸溶液可局部应用，如膀胱冲洗或漱口。

儿童用法 氨甲环酸可用于治疗及预防儿童因纤维蛋白溶解过度而引起的出血，常规口服剂量为 15～25mg/kg，最大 1.5g；或静脉给予 10mg/kg，最大 1g，每日 2 次或 3 次。*BNFC 2009* 还推荐可给予 45mg/kg，以 24h 持续静脉输注的方式给药。

相似的剂量可用于预防遗传性血管性水肿。一项共识[1]以一般性指南的方式推荐口服 50mg/kg 或 1～2g，每日 1 次，用于长期预防，但建议应用最低有效维持剂量，可考虑采用隔日 1 次或每周 2 次的给药方案。用于短期预防时，推荐分别于外科手术或牙科操作前后 48h 给药 500mg，每日 4 次。一篇有关儿科治疗的综述[2]推荐用于长期预防的口服给药方案为每日 20～40mg/kg，日最大剂量 3g，分 2 次或 3 次给药。目前还推荐这个剂量用于术前短期预防，在术前 5 天开始使用，持续应用至术后 2 天。感染期间或当存在其他风险因素时，可考虑预防性应用 2 天或 3 天。

1. Gompels MM, *et al.* C1 inhibitor deficiency: consensus document. *Clin Exp Immunol* 2005; **139:** 379–94. Correction. *ibid.*; **141:** 189–90. [dose]
2. Farkas H, *et al.* Management of hereditary angioedema in pediatric patients. Abstract: *Pediatrics* 2007; **120:** 635. Full version: http://pediatrics.aappublications.org/cgi/reprint/120/3/e713 (accessed 21/12/09)

在肾损伤中的用法 对于肾损伤患者，注册药品信息建议根据患者的血清肌酐浓度（SCC）降低氨甲环酸的给药剂量：

- SCC 120～250μmol/L：口服 15mg/kg，每日 2 次；或静脉给予 10 mg/kg，每日 2 次。
- SCC 250～500μmol/L：口服 15 mg/kg，每日 1 次；或静脉给予 10 mg/kg，每日 1 次。
- SCC＞500μmol/L：口服 7.5 mg/kg，每日 1 次；或 15 mg/kg，每 48 小时 1 次。或静脉给予 5 mg/kg，每日 1 次；或 10 mg/kg，每 48 小时 1 次（某些说明书指出本品禁用于严重肾损伤患者）。

出血性疾病 氨甲环酸及氨基己酸的结构与合成抗纤维蛋白溶解药相似，可阻断纤溶酶原及纤溶酶与纤维蛋白的结合，从而防止血栓的脱落[1,2]。有研究[2]认为，氨甲环酸的血浆浓度需达到 5～10μg/ml 才能有效抑制纤维蛋白溶解作用。

抗纤维蛋白溶解药可用于控制由纤维蛋白溶解过度引起的出血。抗纤维蛋白溶解治疗还可用于防止一些出血性疾病的再次出血，作用原理为延迟因血管损伤而生成的止血栓塞的溶出。

对于先天性或获得性缺乏凝血因子引起缺血的患者，止血药还有辅助作用，且还可降低患者对凝血因子浓缩物的需求。对于血友病(第1016页)患者，牙科手术前，可将抗纤维蛋白溶解药加入凝血因子替代疗法中，且还可用于防止及治疗手术后的黏膜出血。给药方案取决于凝血因子缺乏的程度及所进行的操作，如拔牙将比牙科去垢需更大剂量的预防药物。因此有多种给药方案[3～7]，氨甲环酸应用初期可口服或静脉给药，然后口服给药，或局部应用 5%的漱口剂，疗程最长持续至牙科手术后 7 天。氨甲环酸还可用于 von Willebrand 病（第1018页）患者[4]。氨甲环酸漱口剂还可用于降低接受抗凝治疗的患者口腔手术后的出血风险[8,9]。氨甲环酸可能对其他先天性出血疾病患者有益，如缺乏 α_2-抗血纤维蛋白酶的患者[10]。氨甲环酸曾试验用于少数遗传性出血性毛细血管扩张症患者，结果不明确[11]。据报道，氨甲环酸可用于控制这些患者的鼻衄，通常口服给药[12,13]，还可直接以滴鼻剂形式应用[14]。

氨甲环酸或氨基己酸可用于多种情况下的止血，包括外科手术后出血或其他手术操作，如前列腺切除术、膀胱手术及宫颈锥切术后出血。本类药还可用于减少手术过程中的失血，同时减少输血需求[15～19]。此外，还可用于与纤维蛋白溶解过度有关的情况，如月经过多（见下文）、鼻衄及胎盘早剥。目前还发现在受伤后的 8h 内给予氨甲环酸，可降低出血性损伤患者的死亡风险[20]。

可尝试性应用氨甲环酸或氨基己酸以预防蛛网膜下腔出血患者再次出血（见**脑卒中**，第1143页），特别是当不能及时手术时。虽然可能减少再次出血，但可能增加脑缺血并发症的发生率，因此对整体治疗效果并无改善[21]。但有研究者指出，对于蛛网膜下腔出血后给予大剂量氨基己酸的患者，应注意再次出血的可能（见**氨基己酸**项下的**对血液的影响**，第1020页）。

氨甲环酸还可用于控制例如由消化性溃疡（第1624页）或食管静脉曲张（见**单乙醇胺**项下的**静脉曲张出血**，第2285页）引起的胃肠道出血。一项荟萃分析[22]考察了 7 个以上消化道出血患者为对象的研究，发现与安慰剂相比，应用氨甲环酸治疗的患者死亡率较低，但两组患者在出血引起的死亡率、再次出血发生率或持续性出血、需手术率或输血需求等方面无显著差异。考虑到上述一些研究的结果，上消化道出血的治疗有了显著变化，不再推荐氨甲环酸常规用于这类患者。

1. Mannucci PM. Hemostatic drugs. *N Engl J Med* 1998; **339:** 245–53.
2. Dunn CJ, Goa KL. Tranexamic acid: a review of its use in surgery and other indications. *Drugs* 1999; **57:** 1005–32.
3. Zanon E, *et al.* Proposal of a standard approach to dental extraction in haemophilia patients: a case-control study with good results. *Haemophilia* 2000; **6:** 533–6.
4. Stubbs M, Lloyd J. A protocol for the dental management of von Willebrand's disease, haemophilia A and haemophilia B. *Aust*

Dent J 2001; **46:** 37–40.
5. Villar A, *et al.* The use of haemostatic drugs in haemophilia: desmopressin and antifibrinolytic agents. *Haemophilia* 2002; **8:** 189–93.
6. Lee APH, *et al.* Effectiveness in controlling haemorrhage after dental scaling in people with haemophilia by using tranexamic acid mouthwash. *Br Dent J* 2005; **198:** 33–8.
7. Scully C, *et al.* Oral care for people with hemophilia or a hereditary bleeding tendency, second edition (World Federation of Hemophilia, Treatment of Hemophilia series, April 2008, No 27). Available at: http://www.wfh.org/2/docs/Publications/Dental_Care/TOH-27_Oral-Care-Revised2008.pdf (accessed 09/12/09)
8. Carter G, Goss A. Tranexamic acid mouthwash—a prospective randomized study of a 2-day regimen vs 5-day regimen to prevent postoperative bleeding in anticoagulated patients requiring dental extractions. *Int J Oral Maxillofac Surg* 2003; **32:** 504–7.
9. Carter G, *et al.* Tranexamic acid mouthwash versus autologous fibrin glue in patients taking warfarin undergoing dental extractions: a randomized prospective clinical study. *J Oral Maxillofac Surg* 2003; **61:** 1432–5.
10. Favier R, *et al.* Congenital α_2-plasmin inhibitor deficiencies: a review. *Br J Haematol* 2001; **114:** 4–10.
11. Annichino-Bizzacchi JM, *et al.* Hereditary hemorrhagic telangiectasia response to aminocaproic acid treatment. *Thromb Res* 1999; **96:** 73–6.
12. Sabbà C, *et al.* Efficacy of unusually high doses of tranexamic acid for the treatment of epistaxis in hereditary hemorrhagic telangiectasia. *N Engl J Med* 2001; **345:** 926.
13. Sabbà C, *et al.* Rendu-Osler-Weber disease: experience with 56 patients. *Ann Ital Med Int* 2002; **17:** 173–9.
14. Klepfish A, *et al.* Intranasal tranexamic acid treatment for severe epistaxis in hereditary hemorrhagic telangiectasia. *Arch Intern Med* 2001; **161:** 767.
15. Levi M, *et al.* Pharmacological strategies to decrease excessive blood loss in cardiac surgery: a meta-analysis of clinically relevant endpoints. *Lancet* 1999; **354:** 1940–7.
16. Schmarts. Antifibrinolytics. *Acta Anaesthesiol Belg* 2003; **54:** 319–22.
17. Ho KM, Ismail H. Use of intravenous tranexamic acid to reduce allogeneic blood transfusion in total hip and knee arthroplasty: a meta-analysis. *Anaesth Intensive Care* 2003; **31:** 529–37.
18. Brown JR, *et al.* Meta-analysis comparing the effectiveness and adverse outcomes of antifibrinolytic agents in cardiac surgery. *Circulation* 2007; **115:** 2801–13.
19. Henry DA, *et al.* Anti-fibrinolytic use for minimising perioperative allogeneic blood transfusion. Available in The Cochrane Database of Systematic Reviews; Issue 4. Chichester: John Wiley; 2007 (accessed 27/06/08).
20. CRASH-2 trial collaborators. Effects of tranexamic acid on death, vascular occlusive events, and blood transfusion in trauma patients with significant haemorrhage (CRASH-2): a randomised, placebo-controlled trial. *Lancet* 2010; **376:** 23–32.
21. Roos YB, *et al.* Antifibrinolytic therapy for aneurysmal subarachnoid haemorrhage. Available in The Cochrane Database of Systematic Reviews; Issue 2. Chichester: John Wiley; 2003 (accessed 27/10/05).
22. Gluud LL, *et al.* Systematic review: tranexamic acid for upper gastrointestinal bleeding. *Aliment Pharmacol Ther* 2008; **27:** 752–8.

遗传性血管性水肿 氨甲环酸在遗传性血管性水肿（第2216页）的治疗过程中可作为预防用药使用。

月经过多 氨甲环酸可用于无需避孕或激素治疗的月经过多（第2057页）的妇女。月经期间应用本药，可减少这些妇女的子宫出血[1~3]。一项对照试验[1]发现，口服1g氨甲环酸，每6h 1次，比常用于这种情况的非甾体抗炎药甲芬那酸及酚磺乙胺有效。本药还比周期性炔诺酮有效[2]（但不如子宫内释放黄体酮装置有效[3]）。一篇考察了这项及其他研究的综述[4]指出，经2～3个月经周期，氨甲环酸可使月经失血减少34%～59%。

1. Bonnar J, Sheppard BL. Treatment of menorrhagia during menstruation: randomised controlled trial of ethamsylate, mefenamic acid, and tranexamic acid. *BMJ* 1996; **313:** 579–82.
2. Preston JT, *et al.* Comparative study of tranexamic acid and norethisterone in the treatment of ovulatory menorrhagia. *Br J Obstet Gynaecol* 1995; **102:** 401–406.
3. Milsom I, *et al.* A comparison of flurbiprofen, tranexamic acid, and a levonorgestrel-releasing intrauterine contraceptive device in the treatment of idiopathic menorrhagia. *Am J Obstet Gynecol* 1991; **164:** 879–83.
4. Wellington K, Wagstaff AJ. Tranexamic acid: a review of its use in the management of menorrhagia. *Drugs* 2003; **63:** 1417–33.

制剂

BP 2010: Tranexamic Acid Injection; Tranexamic Acid Tablets.

专利制剂

Austral.: Cyklokapron; ***Austria:*** Cyklokapron; ***Belg.:*** Exacyl; ***Braz.:*** Hemoblock; Transamin; ***Canad.:*** Cyklokapron†; ***Chile:*** Espercil; ***Cz.:*** Cyklokapron†; Exacyl; ***Denm.:*** Cyklokapron; Cyklonova; ***Fin.:*** Caprilon; Cyklokapron; ***Fr.:*** Exacyl; Spotof; ***Ger.:*** Cyklokapron; ***Gr.:*** Transamin; ***Hong Kong:*** CP-Tran; Cyklokapron†; Qualixamin; Transamin; ***Hung.:*** Exacyl; ***India:*** Tranarest; Tranfib; ***Indon.:*** Asamnex; Clonex; Ditranex; Ethinex; Intermic; Kalnex; Lunex; Nexa; Nexitra; Plasminex; Pytramic†; Ronex; Theranex†; Tranec; Tranexid; Transamin; Tranxa; ***Irl.:*** Cyklokapron; ***Israel:*** Hexakapron; ***Ital.:*** Tranex; Ugurol; ***Jpn:*** Transamin; ***Malaysia:*** Transamin; Tren; ***Neth.:*** Cyklokapron; ***Norw.:*** Cyklokapron; ***NZ:*** Cyklokapron; ***Philipp.:*** Cyclotrax; Cyklokapron†; Dostan; Fibrinon; Fimoplas; Hemoclot; Hemostan; Hemostop; Hemotrex; Micranex; Pantrex; Proklot; Trenaxin; ***Pol.:*** Exacyl; ***Rus.:*** Tranexam (Транексам); ***S.Afr.:*** Cyklokapron; ***Singapore:*** Cyklokapron; ***Spain:*** Amchafibrin; ***Swed.:*** Cyklo-F; Cyklokapron; Cyklonova; Tranon; ***Switz.:*** Cyklokapron; ***Thai.:*** Axamin; Falete; Tramic; Transamin; ***Turk.:*** Transamine; ***UK:*** Cyklokapron; ***USA:*** Cyklokapron; Lysteda; ***Venez.:*** Ciclokapron.

多组分制剂 ***Denm.:*** Quixil; ***Fin.:*** Quixil; ***Fr.:*** Quixil; ***Ger.:*** Quixil; ***India:*** Tranfib MF; ***Ital.:*** Quixil; ***Jpn:*** Sin Colgen Kowa Kaze†; ***Neth.:*** Quixil; ***Port.:*** Quixil.

von Willebrand Factor 血管性假血友病因子

Facteur Willebrand humain (human von Willebrand factor); Factor humanus von Willebrandi (human von Willebrand factor); Factor VIII-related Antigen; vWF.

Фактор фон Виллебранда

UNII — ZE22NE22F1 (von Willebrand factor human); 5T6B772R4Q (human coagulation factor viii/von Willebrand factor complex).

Pharmacopoeias. In *Eur.* (see p.vii).

Ph. Eur. 6.8（Human von Willebrand Factor） 一种血浆蛋白组分制剂，含有糖蛋白血管假性血友病因子及含量不定的凝血因子Ⅷ，凝血因子Ⅷ的含量取决于制备方法。本品由人血浆制备而成，血浆来源于健康供体的血液，经检测无乙型肝炎表面抗原及HIV-1、HIV-2和丙型肝炎病毒抗体。

根据说明书，本品复溶后血管假性血友病因子的效价≥20IU/ml。本品为白色或淡黄色吸湿性粉末或脆性固体。贮藏于密闭容器中。避光。

简介

血管性假血友病因子可用于治疗和预防von Willebrand病（第1018页）出血，通常在去氨加压素无效或为禁忌时应用。本药一般与凝血因子Ⅷ（第1033页）一起包含于血浆浓缩制剂中，但一些国家的市场上也有含有极少量凝血因子Ⅷ的高度纯化的制剂。给药剂量取决于出血的程度及原发部位。罕见超敏反应，与其他血浆衍生制剂一样，不能完全排除传播感染的风险。

1. Smith MP, *et al.* Continuous infusion therapy with very high purity von Willebrand factor concentrate in patients with severe von Willebrand disease. *Blood Coag Fibrinol* 1997; **8:** 6–12.
2. Goudemand J, *et al.* Clinical management of patients with von Willebrand's disease with a VHP vWF concentrate: the French experience. *Haemophilia* 1998; **4** (suppl 3): 48–52.
3. Carter NJ, Scott LJ. Human plasma von Willebrand factor/factor VIII complex (Haemate® P/Humate-P®): in von Willebrand disease and haemophilia A. *Drugs* 2007; **67:** 1513–19.

制剂

专利制剂

Fin.: Wilfactin; ***Fr.:*** Wilfactin; Wilstart; ***Gr.:*** Wilfactin.

骨质调节药

骨转换过程和机体钙调节是密切相关的。血浆钙浓度维持在一个狭窄的正常范围内（见第1590页）。其由钙吸收和排泄来调节，也由正常骨吸收和骨形成所致钙进出骨池来调节。内源性物质，甲状旁腺素、降钙素和维生素D参与钙稳态的调节。

本章节介绍的药物影响骨吸收或骨形成，也影响血钙。包括：

- 双膦酸盐；
- 骨形成蛋白；
- 降钙素；
- 盐酸西那卡塞；
- 硝酸镓；
- 甲状旁腺激素；
- 雷奈酸锶；
- 特立帕肽。

无机氟化盐，适当剂量可促进骨形成，在营养药物章节进行讨论（见**氟化钠**，第1864页）。

骨和骨疾病

骨骼发挥机械支撑、保护软组织和器官的作用。它作为钙磷镁等离子和矿盐的贮备库，在维持电解质平衡方面也发挥重要作用。

骨骼具有两种成分：有机质，称为**类骨质**，主要由胶原组成；沉积在骨基质的矿盐；后者构成了70%的骨量，主要由**羟磷灰石结晶**（由钙和磷构成的结晶盐复合物）构成。成熟的骨骼有两种结构形式，即皮质骨（板层骨）和松质骨（网状骨）。

- 皮质骨有致密、连续的结构。
- 松质骨呈海绵状结构，与高骨转换和骨生长相关。

外周骨和骨骼的附属部分主要是皮质骨，而中轴骨和骨骼中央部分，如脊柱和骨盆，含有大量的松质骨。

骨骼是一种动态代谢的组织：在新骨骼形成后，它将进行骨形成和骨吸收的连续过程，即所谓**骨转换过程**。骨转换在骨骼表面进行，由成骨细胞和破骨细胞完成，其与血细胞相同，均起源于骨髓。在物理和化学信号刺激下，**破骨细胞**形成小陷窝（骨吸收）；然后**成骨细胞**合成新的类骨质填补陷窝（骨形成），并帮助促进此后的骨骼矿化。这两种骨骼细胞的作用紧密相连，抑制骨吸收的药物最终也会抑制骨形成。但是，在任何时间里，都存在潜在骨量不足，表明骨吸收部位的**骨转换空间**未被填满。影响骨转换的所有刺激通过改变成骨细胞和破骨细胞募集，以增加或减少骨转换空间，直至新的稳态，此过程被看做是骨量增加或降低。长期骨形成不足将引起年龄相关的骨丢失。

骨骼也含有**骨细胞**，它由矿盐覆盖的成骨细胞衍生而来。

骨骼细胞也由全身的激素调控，包括甲状旁腺激素、1,25-二羟维生素D（骨化三醇）、降钙素和局部调节因子，如骨形成蛋白和细胞因子等。局部信号系统包括RANKL（核因子κB受体活化因子配体）蛋白和护骨素，RANKL蛋白可诱导破骨细胞分化、激活、促进骨吸收，护骨素则抑制破骨细胞形成、防止骨吸收，RANKL和护骨素的作用由位于破骨细胞及其前体细胞的受体RANK所介导。

骨骼疾病可能由类骨质产生或矿化不足，或骨吸收及骨形成失衡引起。骨代谢平衡受多种因素的影响，如营养不良、激素（包括性激素）、药物（如糖皮质激素）等。

恶性肿瘤相关高钙血症

约10%的癌症患者可出现严重的、进行性加重的高钙血症[1,2]，其常常是由肿瘤组织释放的甲状旁腺激素相关蛋白所介导，通过局部或全身作用促进破骨细胞骨吸收和肾小管对钙离子的重吸收。高钙血症患者，尤其实体瘤患者，无论是否存在骨转移[3,4]，常常伴有高甲状旁腺激素相关蛋白。其他恶性高钙血症的原因，包括局部释放骨吸收细胞因子，如白介素1、白介素6、肿瘤坏死因子和生长因子[3,4]，使破骨细胞活化，此机制常见于骨髓瘤[4]。RANKL信号系统可能发挥重要作用[5]。部分淋巴瘤可分泌活性维生素D，促进破骨细胞骨吸收和肠道钙吸收。罕见的是，异位分泌甲状旁腺素也可引起高钙血症[6]。

当患者输注氯化钠充分水化后，可使用*双膦酸盐*治疗高钙血症（见高钙血症章节，第1590页）。建议[6]尽早开始治疗，因为疗效见于治疗2～4天后。60%～90%患者血清钙水平在治疗后4～7天恢复正常，可持续约3周[6]。有些证据表明在初始甲状旁腺激素相关蛋白较高的患者，双膦酸盐的疗效较弱。此外，药物不影响肾小管对钙的重吸收[2]。对于选择哪种双膦酸盐最好，尚未达成共识。帕米膦酸钠已广泛使用，被很多人认为是可选择的药物[7]。一篇系统性综述[2]提到氨基双膦酸盐最有效，认为低剂量氯甲双膦酸盐不如帕米膦酸钠有效，尽管氯甲膦酸盐在较大剂量时疗效也无差别[1]。其他研究提到氯甲双膦酸盐存在剂量反应，它可皮下给药，或口服给药（静脉治疗后）[1,4]。依替膦酸钠，口服给药，也不如帕米膦酸钠有效[7,8]，且长期治疗可引起骨软化症。阿仑膦酸钠与氯甲双膦酸盐同等有效，但优于依替膦酸钠[2]。奈立膦酸钠、奥帕膦酸盐和利塞膦酸钠的研究较有限[1]，也可用英卡膦酸钠[2]。然而，新型氨基膦酸钠，如伊班膦酸钠和唑来膦酸钠可能是最有效的选择，较帕米膦酸钠[1,4]长效、具有更方便的使用剂量。对于低初始剂量双膦酸盐无反应的患者，部分研究推荐应用更大剂量[6]，或考虑选用其他药物。

*降钙素*起效快，对于威胁生命的高钙血症特别有效[1,7]。但是，降钙素疗效持续时间较短，通常被用于辅助治疗[1]。在给予双膦酸盐时，降钙素降低血钙较单用双膦酸盐[4]更快速。

*普卡霉素*是一种细胞毒性抗生素，具有特异性抑制破骨细胞活性的作用，对于严重高钙血症患者，能够获得快速疗效（24h内），并维持低血钙浓度。但是由于它的毒性较大，目前已不再推荐使用[1,5]。*硝酸镓*也抑制骨吸收，早期研究表明其也对恶性高钙血症有效[3]，但双膦酸盐疗效更好[4,5]。

*糖皮质激素*对于糖皮质激素敏感的血液系统恶性肿瘤也有效，如淋巴瘤或骨髓瘤[1,4,6]。此外，它们对于治疗肾小管的降钙素[9]抵抗可能有效，但并不经常有效[10]。也有个例报道表明生长抑素类似物（如奥曲肽）治疗恶性高钙血症有效。

1. Body J-J. Hypercalcemia of malignancy. *Semin Nephrol* 2004; **24:** 48–54.
2. Saunders Y, *et al.* Systematic review of bisphosphonates for hypercalcaemia of malignancy. *Palliat Med* 2004; **18:** 418–31.
3. Leyland-Jones B. Treatment of cancer-related hypercalcemia: the role of gallium nitrate. *Semin Oncol* 2003; **30** (suppl): 13–19.
4. Ralston SH, *et al.* Medical management of hypercalcemia. *Calcif Tissue Int* 2004; **74:** 1–11.
5. Lumachi F, *et al.* Medical treatment of malignancy-associated hypercalcemia. *Curr Med Chem* 2008; **15:** 415–21.
6. Stewart AF. Hypercalcemia associated with cancer. *N Engl J Med* 2005; **352:** 373–9.
7. Davidson TG. Conventional treatment of hypercalcemia of malignancy. *Am J Health-Syst Pharm* 2001; **58** (suppl 3): S8–S15.
8. Berenson JR. Treatment of hypercalcemia of malignancy with bisphosphonates. *Semin Oncol* 2002; **29** (suppl 21): 12–18.
9. Hosking DJ, *et al.* Potentiation of calcitonin by corticosteroids during the treatment of the hypercalcaemia of malignancy. *Eur J Clin Pharmacol* 1990; **38:** 37–41.
10. Percival RC, *et al.* Role of glucocorticoids in management of malignant hypercalcaemia. *BMJ* 1984; **389:** 287.

恶性肿瘤

双膦酸盐和降钙素可用于治疗恶性疾病相关的高钙血症（见上文）。双膦酸盐也用于骨转移（第627页），以减轻骨痛、降低诸如骨折等并发症。双膦酸盐预防出现骨转移的证据是有争议的。有研究表明其对于降低多发性骨髓瘤（第626页）的骨骼并发症是有效的，建议可以用于这些患者的骨骼疾病。地诺舒单抗也正在进行治疗骨转移的观察。

成骨不全

成骨不全（骨脆综合征）是结缔组织的异质性遗传病，以骨脆性增加、骨量减少、身材矮小、关节松弛、牙齿缺陷和听力异常为特点[1,2]。常常分为Ⅰ-Ⅳ四种类型，其临床严重程度、影像学和遗传特点不同[1]。一些研究进一步分为3种类型，Ⅴ、Ⅵ、Ⅶ[2]。

矫形治疗和体育锻炼是基本**治疗**，目前尚无根治性药物[1～3]。*降钙素*常常用于治疗，但其使用逐渐减少[1]。生长激素曾被报道有较好疗效，尤其在中度病情患者[1]。*双膦酸盐*用于治疗成骨不全非常有效[3,4]，尤其是重度成骨不全[1]。一般认为，双膦酸盐可提高骨密度[3～5]，这可改善患者慢性疼痛、骨折率和活动力[3,4]，但有一篇系统性综述认为上述益处及长期安全性（尤其是儿童）尚未得到充分的证实[5]。周期性静脉注射帕米膦酸钠是最广泛应用的双膦酸盐，有报道称间歇性静脉用奈立膦酸钠[6,7]、口服氯甲双膦酸盐[8]和奥帕膦酸盐[9]每日1次也有效。阿仑膦酸钠和唑来膦酸钠正在研究中[4]。双膦酸盐对于制动引起的高钙血症也有效[10]。制动可引起钙和维生素D不足，预防性补充是有效的[3]。骨髓移植和反义基因治疗的可能性正在研究中[1,2]。

1. Antoniazzi F, *et al.* Osteogenesis imperfecta: practical treatment guidelines. *Pediatr Drugs* 2000; **2:** 465–88.
2. Rauch F, Glorieux FH. Osteogenesis imperfecta. *Lancet* 2004; **363:** 1377–85.
3. Chevrel G, Meunier PJ. Osteogenesis imperfecta: lifelong management is imperative and feasible. *Joint Bone Spine* 2001; **68:** 125–9.
4. Devogelaer J-P. New uses of bisphosphonates: osteogenesis imperfecta. *Curr Opin Pharmacol* 2002; **2:** 748–53.
5. Phillipi CA, *et al.* Bisphosphonate therapy for osteogenesis imperfecta. Available in The Cochrane Database of Systematic Reviews; Issue 4. Chichester: John Wiley; 2008 (accessed 21/01/09).
6. Adami S, *et al.* Intravenous neridronate in adults with osteogenesis imperfecta. *J Bone Miner Res* 2003; **18:** 126–30.
7. Antoniazzi F, *et al.* Early bisphosphonate treatment in infants with severe osteogenesis imperfecta. *J Pediatr* 2006; **149:** 174–9.
8. Ashford RU, *et al.* Oral clodronate as treatment of osteogenesis imperfecta. *Arch Dis Child* 2003; **88:** 945.
9. Sakkers R, *et al.* Skeletal effects and functional outcome with olpadronate in children with osteogenesis imperfecta: a 2-year randomised placebo-controlled study. *Lancet* 2004: **363:** 1427–31.
10. Williams CJC, *et al.* Hypercalcaemia in osteogenesis imperfecta treated with pamidronate. *Arch Dis Child* 1997; **76:** 169–70.

骨软化症和佝偻病

成人骨基质矿化不良，会罹患骨软化症，儿童期软骨生长板的矿化缺陷，将引起佝偻病[1～3]。总体来说，骨骼矿化不良可由维生素D不足或代谢异常[1,2,4]、钙缺乏[1,5]或磷不足或缺乏[1～3]所导致。一系列与佝偻病相关的遗传病包括维生素D假性缺乏佝偻病（维生素D依赖性佝偻病），由1,25-二羟维生素D合成不足（Ⅰ型）或1,25-二羟维生素D受体抵抗（Ⅱ型）引起，以及X染色体联锁的低磷佝偻病[2,6]。骨软化也见于慢性肾衰竭引起的肾性骨营养不良[2]（见下文）。瘤源性骨软化是由肿瘤，常常是间质肿瘤所引起，以低磷血症和肾脏排磷增加为特征的少见疾病[2,3]。某些药物，包括多种抗癫痫药（第474页）、依替膦酸钠、铝盐，可阻碍骨骼矿化，引起骨软化症。骨软化症表现为全身或局部骨痛、多关节疼痛或肌肉无力[2]。佝偻病常表现为特征性的骨骼畸形、干骺端增宽、肌张力下降和牙齿缺陷[1～4,6]。

骨软化症和佝偻病**治疗**的主要目标在于纠正基础缺陷[2]。可口服补充适量维生素D、钙或磷酸盐，但剂量需要仔细的个体化调节，以保持钙磷水平在正常范围[2,5]。在钙摄入不足、阳光照射少及饮食维生素D摄入不足而钙需要量增加患者，维生素D可能需要较大剂量[5]。

多种形式的维生素D及其类似物都是可应用（第1891页）。对于单纯维生素D不足，建议给予维生素D_3或维生素D_2较好[4]。如怀疑维生素D吸收不良，需要大剂量或肠外给予维生素D，如需使用大剂量维生素D，建议使用高活性的维生素D，如骨化三醇[2]。

在一些人群中，相对于维生素D缺乏，单纯钙缺乏是更重要的佝偻病原因。一项对非洲佝偻病儿童的研究，发现钙摄入量低，对其补钙治疗，同时使用或不用维生素D治疗，较单纯补充维生素D疗效好[5]。

Ⅰ型维生素D假性缺乏佝偻病需要给予骨化三醇治疗。在Ⅱ型佝偻病，骨化三醇抵抗比较严重，给予补充非常大剂量的钙剂可能有效。X染色体联锁的低磷佝偻病，给予联合补充磷和骨化三醇是最好的治疗[3]。一些人对于使用生长激素治疗低磷佝偻病的儿童有兴趣[7]。有一种特殊类型的低磷佝偻病称为早产儿佝偻病（见**骨软化症**，第1605页），可见于单纯母乳喂养的小的早产儿，对这样的病例建议补充磷补充剂加钙、维生素D。通过摄入充足营养和补充药物来预防钙和维生素D缺乏是有争议的，困难在于没有确定的需要量[见钙的**人体需要量**（第1599页）、**维生素D的人体需要量**（第1888页）和**骨软化症**（第1891页）]。

1. Wharton B, Bishop N. Rickets. *Lancet* 2003; **362:** 1389–1400.
2. Reginato AJ, Coquia JA. Musculoskeletal manifestations of osteomalacia and rickets. *Best Pract Res Clin Rheumatol* 2003; **17:** 1063–80.
3. Drezner MK. Hypophosphatemic rickets. *Endocr Dev* 2003; **6:** 126–55.
4. Shaw NJ. Vitamin D deficiency rickets. *Endocr Dev* 2003; **6:** 93–104.
5. Thacher TD. Calcium-deficiency rickets. *Endocr Dev* 2003; **6:** 105–25.
6. Holick MF. Resurrection of vitamin D deficiency and rickets. *J Clin Invest* 2006; **116:** 2062–72.
7. Shaw NJ, *et al.* Growth hormone and hypophosphataemic rickets. *Arch Dis Child* 1995; **72:** 543–4.

骨质疏松症

骨质疏松症是以低骨量和骨组织微结构损伤为特点，导致骨脆性和骨折危险性增加，尤其是长骨（前臂远端、股骨颈）和椎体骨折风险增加的一种疾病[1～9]。尽管在年轻人骨形成超过骨吸收，但骨转换累积的微小缺损（见上文的**骨和骨疾病**）导致三四十岁骨量逐渐丢失[2～4,6,10]。因此原发性骨质疏松症是一种年龄相关的疾病。它可以影响两性，但女性由于存在绝经后骨丢失加速，因而患骨质疏松症风险更大[1～3,5,6,10,11]。骨质疏松症也可继发于慢性内分泌和代谢性疾病[1,5,6,10～12]，如甲状旁腺功能亢进症（第1052页）、甲状腺功能亢进症（第2086页）、糖尿病（第407页）、库欣综合征（第2282页）、吸收不良综合征、神经性厌食或炎性肠病（第1620页），影响钙磷吸收。其他伴有骨丢失或骨质疏松的疾病包括成骨不全（第1049页）、类风湿关节炎（第12页）、复杂区域疼痛综合征（第7页）、慢性肾病、多发性骨髓瘤（第626页）及HIV（第825页）。骨质疏松症也见于器官或组织移植后或长期制动。其他继发原因包括使用药物[1,5,6,10,11,13,14]，如皮质激素类药物（第1426页）、甲状腺激素、抗癫痫药、戈那瑞林类似物（第2038页）、芳香化酶抑制药和肝素（第1254页）。

骨质疏松症的**危险因素**包括低骨密度（BMD）不可纠正的因素，如女性、增龄、高加索或亚洲人种，有可能纠正、但与BMD无关的因素，如吸烟、饮酒、低体重、缺乏体育锻炼。其他因素包括早绝经、性能功能减低（包括女性长时间停经）、摄入咖啡因过多、钙和维生素D摄入不足等营养不良[1,3,6,10,13,15,16]。骨质疏松性骨折最重要的危险因素包括成年期（40岁及以上）非暴力性骨折史和低骨密度[1,3,4]。对于男性，重要的危险因素包括年龄增长（70岁以上）、低体重（BMI<20kg/m²）[16]。

患者常无明显症状，直到发生骨折[6,15]，有2/3以上的椎体骨折是无症状的[1,6]。骨折常引起疼痛、畸形（驼背、身高下降）和活动障碍[1]。近来，**评价骨质疏松和骨折危险因素最可靠的方法是测量骨密度**（BMD），通常采用双能X线骨密度测量法[1,3,4,6,17]。WHO定义骨质疏松症为BMD低于年轻人平均BMD值的2.5个标准差以上，严重骨质疏松症是指以往有一次或多次脆性骨折史的骨质疏松患者[3]。骨质疏松症的筛查没有统一公认的原则，对有骨质疏松风险的患者，如BMD结果可能影响治疗决策，应考虑测量BMD[2,3,7,10,18,19]。

由于骨质疏松症是根据BMD定义的，与临床后果（如骨折还是有骨折风险）之间的差别是不清楚的，因此难以明确预防和治疗间的不同；目标和干预措施是类似的[3]。**处理**目标是预防骨折，在骨骼成熟期优化骨骼发育使BMD峰值最大化，保持BMD并预防骨丢失，保持骨骼结构的完整性，降低骨折的发生率及其引起的死亡率[1,4]。应该明确引起骨质疏松症的继发原因，并给予恰当治疗[4]。

总的**非药物治疗措施**包括：

- 保证充足的饮食钙和维生素D摄入（见人体需要量，第1599页和第1888页），尤其在生长期[1,3,4,20,21]，补充治疗是必要的，见下文。
- 规律的负重锻炼，生长期有助于获得良好的骨量峰值[3,4,19～21]，对绝经前后妇女增加BMD、预防骨折也是有利的[1,4,19,22]。但对绝经后妇女在锻炼的头2年似乎并不能预防骨折[23]。
- 改变生活方式，如戒烟（第2292页）、减少咖啡因和酒精的摄入[1,3,9,21,22]。
- 减少或避免摔跤和外伤；采取措施避免患者跌倒[1,19,21,22]。
- 骨折急性期的支持治疗，包括减轻疼痛、手术或适当的矫形治疗[20]。

药物治疗目的在于增加骨量，通过抑制骨吸收或通过合成代谢作用促进骨形成[1,24]。然而，使用许多药物治疗时，并未都很好地评价了其对骨折率的影响，而且几乎没有比较研究[25]。另外，在绝经后骨质疏松妇女中开展了许多研究，但评价正常BMD的绝经后妇女、低骨量的无骨折妇女、男性的研究还很有限[3,19]。

- 补充钙和维生素D是公认的骨质疏松症基线辅助治疗，也用作预防措施[4,7,20,24]。补充钙剂具有增加BMD和降低椎体骨折的轻微但积极的作用。低维生素D状态与老年人BMD降低、跌倒及髋部骨折风险增加相关；但基线维生素D浓度的差异使得比较性研究难以进行[8]。补充维生素D似可减少髋部及非椎体骨折[7,8]，尤其是对维生素D不足者。过度补充维生素D应避免，因其可能会降低BMD[2]。补充钙加维生素D对骨折发生率影响的研究结果不一致[8]。但光照不足的老年患者，建议每天补充维生素D和钙剂[18,19,22]。
- 双膦酸盐是治疗和预防骨质疏松症的一线抗骨吸收药物[4,18,19,21]。但是，由于氨基双膦酸盐和非含氮双膦酸盐对BMD的影响不同[17,26]，尚未开展对比研究，并且BMD改变并非与骨折率降低必然相关[26]；而有些人认为对骨折率的影响是相似的[17]。

有些好的证据表明口服阿仑膦酸钠或利塞膦酸钠治疗可预防骨丢失[4,11]、改善BMD[1,4,6]、降低椎体和非椎体骨折风险[1,2,8,9,15,24]。在开始治疗的1年内可以见到这些效果[27]，其对BMD的影响在停药后可持续一段时间，尤其是阿仑膦酸钠[17]。其他双膦酸盐的证据不一致：口服或静脉伊班膦酸钠[11]，静脉帕米膦酸钠[6]或唑来膦酸钠[1,11]都可增加脊柱和髋部BMD。口服伊班膦酸钠可降低骨质疏松症妇女椎体骨折风险及严重骨质疏松症患者非椎体骨折风险[11,28]。静脉伊班膦酸钠可减少新骨折发生率[11]。对照研究[29]显示，一年一次输注唑来磷酸盐、治疗3年可显著降低椎体、髋部及其他骨折风险。与安慰剂相比，髋部、股骨颈及腰椎BMD也显著增加。周期性口服依替膦酸钠可降低椎体骨折风险[1,3]（口服氯甲膦酸钠[20]也有效），但对椎体外骨折的影响不清楚[20]。在英国，NICE推荐[30]阿仑膦酸盐用于绝经后骨质疏松症妇女骨质疏松性脆性骨折的一级预防；65岁以下者须具有一项骨折的独立临床危险因素以及至少一项提示低BMD的指征，65～69岁妇女须有一项骨折的独立临床危险因素，70岁及以上妇女须具有一项骨折的独立临床危险因素或一项提示低BMD的指征。利塞膦酸盐和依替膦酸盐被推荐用于不能服用阿仑膦酸盐的高危女性。NICE还推荐[31]阿仑膦酸盐用于已发生临床骨折的绝经后骨质疏松症妇女骨质疏松性脆性骨折的二级预防；对于不能服用阿仑膦酸盐的高危妇女，利塞膦酸盐和依替膦酸盐可作为备选。

- 在绝经后妇女，激素替代治疗（HRT）（第2010页）最初被认为是一线药物[32]，具有抗骨吸收作用，可保持BMD、降低髋部和椎体骨折[1,2,24]。然而，妇女健康初探和百万妇女的研究提示长期HRT治疗可增加乳腺癌和其他癌症风险（第2005页），而不降低心血管疾病风险或改善认知功能。英国CSM建议HRT不再是预防50岁以上妇女骨质疏松症、骨折风险增加的一线治疗[33]；但对于不耐受或禁忌其他治疗，50岁前早绝经妇女，HRT仍是一种选择。虽然有研究认为治疗7～10年药物的最大益处仍高于HRT的危险[2]，但是建议HRT治疗不超过5年[24]。一项大的研究发现，停止应用HRT 5年以上的妇女与从未应用过HRT者髋部骨折风险类似，但停用HRT 5年以内者髋部骨折风险高于从未使用HRT者[34]。
- 雷洛昔芬是一种选择性雌激素受体调节剂（SERM），在骨骼和心血管系统可部分模拟雌激素作用，但对子宫内膜和乳腺没有刺激作用[3]。雷洛昔芬明显增加绝经后妇女的BMD、降低骨质疏松症妇女椎体骨折风险[21,35]，但可能增加心血管问题[11,18]。椎体外骨折风险不受影响[3,18]，一些人认为SERMs不如双膦酸盐有效[6]。NICE建议雷洛昔芬[31]作为高危妇女骨质疏松性脆性骨折的二级预防，适用于不能接受双膦酸盐者；不推荐用于绝经后妇女的一级预防[30]。
- 联合双膦酸盐与HRT或雷洛昔芬治疗可增加BMD，但对降低骨折无影响[20]。
- 雷奈酸锶既有促进骨合成又有抑制骨吸收的作用[20]。它可增加脊柱和髋部BMD，降低绝经后骨质疏松症妇女椎体、椎体外和髋部新骨折风险[9,11]。NICE推荐雷奈酸锶作为不能应用双膦酸盐的高危绝经后妇女骨质疏松性脆性骨折的一级[30]和二级[31]预防。
- 甲状旁腺激素及其类似物特立帕肽有促进骨骼合成代谢、增加椎体骨密度的作用[21,24]。每日皮下注射特立帕肽能够降低绝经后骨质疏松症妇女椎体和椎体外骨折的风险[4,36]。也有研究显示特立帕肽能够较阿仑膦酸钠更大程度地增加腰椎和股骨BMD、降低椎体外骨折风险[5]。对甲状旁腺激素治疗的反应可因之前或同时应用抗骨吸收药物而异[8]。NICE推荐[31]特立帕肽作为女性骨质疏松性脆性骨折二级预防的一种选择，用于对双膦酸盐反应不佳、或不能应用双膦酸盐或雷奈酸锶者；65岁或以上妇女必须具有极低BMD（低于年轻人均值4个或以上标准差），或很低BMD（低于年轻人均值3.5个或以上标准差）加2个以上骨折；55～64岁妇女必须为极低BMD加2个以上骨折。
- 降钙素是治疗骨质疏松症的辅助或二线骨吸收抑制剂；降钙素（鲑鱼）可皮下注射或鼻喷给药。两种给药方式均增加脊柱BMD[1,4,5]，鼻喷降钙素可降低椎体[4,32]骨折风险，但对非椎体骨折风险的疗效不如双膦酸盐[37]。对于骨质疏松性骨折引起的急性疼痛患者，建议采用降钙素的镇痛作用[2,3,18,24]，镇痛于2周之内见效[6]，但有作者仅推荐其用于急性椎体压缩性骨折的疼痛治疗[21]。
- 地诺舒单抗是一种单克隆抗体，可逆性地抑制破骨细胞介导的骨吸收。能够减少绝经后骨质疏松症妇女椎体、非椎体及髋部骨折危险性[38]，但在骨质疏松症治疗中的地位尚未明确。
- 替勃龙是一种合成类固醇激素，具有雌激素、孕激素和雄激素的特性，增加BMD的作用与HRT相当，可缓解血管舒缩症状，不引起子宫内膜增生[3]。但其对预防骨折的资料尚不足，有作者不推荐其用于治疗骨质疏松症[24]。一项大的在60～85岁绝经后骨质疏松症妇女中进行的研究[39]被早期终止，因为发现尽管替勃龙减少骨折、乳腺癌、可能还有结肠癌的风险，但脑卒中风险增加。因此作者结论为替勃龙不应用于老年女性或有脑卒中危险因素的女性。
- 合成代谢类皮质激素，诸如诺龙，可以与HRT一样增加BMD，但其不良反应和降低骨折有效性资料的不足，限制了其应用[3,19]。
- 氟化物具有直接促进成骨细胞合成代谢作用，刺激骨形成；可以氟化钠或单氟磷酸盐形式给药[3]。氟化物增加腰椎体BMD，但并不降低椎体骨折率，甚至有骨骼脆性升高、增加椎体外骨折的可能[3,40]。因此氟化物不建议广泛用于骨质疏松症的治疗，一旦使用，应考虑氟在水中的浓度[3]。
- 有些研究提示HMG-CoA还原酶抑制剂（他汀类药物）可刺激骨形成，具有降低骨折风险的潜力，但资料不一致，还需进一步的研究[41,42]。
- 噻嗪类利尿药可减少尿钙排泄，有观察性研究发现其使用者BMD较高、髋部骨折较少[3]，但疗效较弱，仅限于辅助性预防作用[1,3,5]。
- 依普拉封是一种合成异黄酮，可抑制骨吸收；对BMD影响的研究是有争议的，缺乏减少骨折的资料[1,3]。
- 维生素K对骨代谢有作用，部分国家批准其用于治疗骨质疏松症；建议维生素K用于存在骨骼矿化不足危险的患者[43]。一篇系统性综述及荟萃分析发现维生素K补充与BMD增加、骨折风险（尤其是髋部）降低相关[44]；但还需要大的以骨折为主要终点的随机研究证实上述结果，才能认为常规补充维生素K是合理的。
- 有促进骨骼合成代谢潜力的骨质疏松治疗药物包括生长激素和胰岛素样生长因子Ⅰ[5,36]。正在研制的抗骨吸收新药包括组织蛋白酶K抑制剂[45]、细胞因子抑制剂[5,24]和护骨素[5,46]。

与绝经后妇女相比，**男性**[3,47]骨质疏松症治疗缺乏决策指南。男性钙和维生素D摄入或补充、营养及生活方式建议与女性相似[47～49]。在性腺功能低减的男性骨质疏松症患者，应给予睾酮替代治疗[3,47,48]。在性腺功能正常的男性，给予外源性睾酮可能引起潜在的慢性副作用[47,49]。因此，在男性特发性骨质疏松症患者，双膦酸盐可作为治疗选择[48]。阿仑膦酸钠能够增加所有部位BMD、降低骨质疏松症男性椎体骨折率[48]，有报道周期性依替膦酸钠治疗可增加腰椎BMD。利塞膦酸钠初步研究结果提示可增加腰椎BMD、降低椎体骨折风险[47]。

特立帕肽对于腰椎和股骨BMD的良好疗效已被报道；其单独治疗对BMD的影响优于与阿仑膦酸钠联合应用或阿仑膦酸钠单独应用[48]。停用特立帕肽后，可使用双膦酸盐以进一步增加BMD[13]。其预防骨折有效性的资料缺乏，可作为不能接受双膦酸盐治疗患者的二线治疗[47]。鼻喷降钙素（鲑鱼）可增加男性特发性骨质疏松症患者腰椎BMD[48]，也建议其用于不能耐受双膦酸盐的患者[47,49]。

其他已有的药物，氟化物可增加BMD，降低椎体骨折风险，但不降低椎体外骨折风险[48]。噻嗪类利尿药也被报道有效，但对骨密度和骨折风险影响的结果不一致；可用做男性高尿钙患者的辅助治疗[47]。用生长激素治疗男性特发性骨质疏松症患者，在一些小规模非对照研究中也观察到 BMD 的增加[49]。

对于**儿童**，低 BMD 者可给予钙和维生素 D 补充[50]。尽管数据有限，双膦酸盐（尤其是帕米膦酸盐）已被用于儿童的预防和治疗。双膦酸盐用于骨质疏松性骨折的儿童，可增加 BMD、降低骨折发生率、缓解疼痛。

1. Follin SL, Hansen LB. Current approaches to the prevention and treatment of postmenopausal osteoporosis. *Am J Health-Syst Pharm* 2003; **60:** 883–904.
2. Eichner SF, *et al.* Comparing therapies for postmenopausal osteoporosis prevention and treatment. *Ann Pharmacother* 2003; **37:** 711–24.
3. WHO. Prevention and management of osteoporosis. *WHO Tech Rep Ser 921* 2003. Available at: http://libdoc.who.int/trs/WHO_TRS_921.pdf (accessed 12/02/09)
4. AACE Osteoporosis Task Force. American Association of Clinical Endocrinologists medical guidelines for clinical practice for the prevention and treatment of postmenopausal osteoporosis: 2001 edition, with selected updates for 2003. *Endocr Pract* 2003; **9:** 544–64. Correction. *ibid.* 2004; **10:** 90. Also available at: http://www.aace.com/pub/pdf/guidelines/osteoporosis2001Revised.pdf (accessed 19/06/06)
5. Doggrell SA. Present and future pharmacotherapy for osteoporosis. *Drugs Today* 2003; **39:** 633–57.
6. Lin JT, Lane JM. Osteoporosis: a review. *Clin Orthop* 2004; **425:** 126–34.
7. Mauck KF, Clarke BL. Diagnosis, screening, prevention, and treatment of osteoporosis. *Mayo Clin Proc* 2006; **81:** 662–72.
8. Sambrook P, Cooper C. Osteoporosis. *Lancet* 2006; **367:** 2010–18.
9. Poole KES, Compston JE. Osteoporosis and its management. *BMJ* 2006; **333:** 1251–6.
10. Gourlay ML, Brown SA. Clinical considerations in premenopausal osteoporosis. *Arch Intern Med* 2004; **164:** 603–14.
11. Reginster J-Y. Prevention of postmenopausal osteoporosis with pharmacological therapy: practice and possibilities. *J Intern Med* 2004; **255:** 615–28.
12. Hansen LB, Vondracek SF. Prevention and treatment of nonpostmenopausal osteoporosis. *Am J Health-Syst Pharm* 2004; **61:** 2637–54.
13. Ebeling PR. Osteoporosis in men. *N Engl J Med* 2008; **358:** 1474–82.
14. Saad F, *et al.* Cancer treatment-induced bone loss in breast and prostate cancer. *J Clin Oncol* 2008; **26:** 5465–76.
15. Gass M, Dawson-Hughes B. Preventing osteoporosis-related fractures: an overview. *Am J Med* 2006; **119** (suppl): 3S–11S.
16. Liu H, *et al.* Screening for osteoporosis in men: a systematic review for an American College of Physicians guideline. *Ann Intern Med* 2008; **148:** 685–701.
17. Kleerekoper M. Treatment of osteoporosis. *Clin Obstet Gynecol* 2004; **47:** 413–23.
18. Gourlay M, *et al.* Strategies for the prevention of hip fracture. *Am J Med* 2003; **115:** 309–17. Correction. *ibid.*; 509.
19. Sambrook PN, *et al.* Preventing osteoporosis: outcomes of the Australian Fracture Prevention Summit. *Med J Aust* 2002; **176** (suppl): S1–S16.
20. Delmas PD. Treatment of postmenopausal osteoporosis. *Lancet* 2002; **359:** 2018–26.
21. The North American Menopause Society. Management of osteoporosis in postmenopausal women: 2010 position statement of The North American Menopause Society. *Menopause* 2010; **17:** 25–54. Also available at: http://www.menopause.org/PSosteo10.pdf (accessed 18/06/10)
22. Anonymous. Lifestyle advice for fracture prevention. *Drug Ther Bull* 2002; **40:** 83–6.
23. Bonaiuti D, *et al.* Exercise for preventing and treating osteoporosis in postmenopausal women. Available in The Cochrane Database of Systematic Reviews; Issue 2. Chichester: John Wiley; 2002 (accessed 24/05/07).
24. Åkesson K. New approaches to pharmacological treatment of osteoporosis. *Bull WHO* 2003; **81:** 657–64.
25. MacLean C, *et al.* Systematic review: comparative effectiveness of treatments to prevent fractures in men and women with low bone density or osteoporosis. *Ann Intern Med* 2008; **148:** 197–213.
26. Watts NB. Bisphosphonate treatment of osteoporosis. *Clin Geriatr Med* 2003; **19:** 395–414.
27. Masud T, Giannini S. Preventing osteoporotic fractures with bisphosphonates: a review of the efficacy and tolerability. *Aging Clin Exp Res* 2003; **15:** 89–98.
28. Rosen CJ. Postmenopausal osteoporosis. *N Engl J Med* 2005; **353:** 595–603.
29. Black DM, *et al.* Once-yearly zoledronic acid for treatment of postmenopausal osteoporosis. *N Engl J Med* 2007; **356:** 1809–22.
30. NICE. Alendronate, etidronate, risedronate, raloxifene and strontium ranelate for the primary prevention of osteoporotic fragility fractures in postmenopausal women: Technology Appraisal 160 (issued October 2008). Available at: http://www.nice.org/nicemedia/pdf/TA160guidance.pdf (accessed 12/01/09)
31. NICE. Alendronate, etidronate, risedronate, raloxifene, strontium ranelate and teriparatide for the secondary prevention of osteoporotic fragility fractures in postmenopausal women: Technology Appraisal 161 (issued October 2008). Available at: http://www.nice.org.uk/nicemedia/pdf/TA161guidance.pdf (accessed 12/01/09)
32. Kleerekoper M, Schein JR. Comparative safety of bone remodeling agents with a focus on osteoporosis therapies. *J Clin Pharmacol* 2001; **41:** 239–50.
33. MHRA. Further advice on safety of HRT: risk:benefit unfavourable for first-line use in prevention of osteoporosis. Message from Professor G Duff, Chairman of Committee on Safety of Medicines (issued 3rd December 2003). Available at: http://www.mhra.gov.uk/home/groups/pl-p/documents/websiteresources/con019496.pdf (accessed 23/07/08)
34. Yates J, *et al.* Rapid loss of hip fracture protection after estrogen cessation: evidence from the National Osteoporosis Risk Assessment. *Obstet Gynecol* 2004; **103:** 440–6.
35. Clemett D, Spencer CM. Raloxifene: a review of its use in postmenopausal osteoporosis. *Drugs* 2000; **60:** 379–411.
36. Canalis E, *et al.* Mechanisms of anabolic therapies for osteoporosis. *N Engl J Med* 2007; **357:** 905–16.
37. Cadarette SM, *et al.* Relative effectiveness of osteoporosis drugs for preventing nonvertebral fracture. *Ann Intern Med* 2008; **148:** 637–46.
38. Cummings SR, *et al.* FREEDOM Trial. Denosumab for prevention of fractures in postmenopausal women with osteoporosis. *N Engl J Med* 2009; **361:** 756–65. Correction. *ibid.*; 1914.
39. Cummings SR, *et al.* LIFT Trial Investigators. The effects of tibolone in older postmenopausal women. *N Engl J Med* 2008; **359:** 697–708.
40. Haguenauer D, *et al.* Fluoride for treating postmenopausal osteoporosis. Available in The Cochrane Database of Systematic Reviews; Issue 4. Chichester: John Wiley; 2000 (accessed 22/02/05).
41. Hennessy S, Strom BL. Statins and fracture risk. *JAMA* 2001; **285:** 1888–9.
42. Cushenberry LM, de Bittner MR. Potential use of HMG-CoA reductase inhibitors for osteoporosis. *Ann Pharmacother* 2002; **36:** 671–8.
43. Adams J, Pepping J. Vitamin K in the treatment and prevention of osteoporosis and arterial calcification. *Am J Health-Syst Pharm* 2005; **62:** 1574–81.
44. Cockayne S, *et al.* Vitamin K and the prevention of fractures: systematic review and meta-analysis of randomized controlled trials. *Arch Intern Med* 2006; **166:** 1256–61.
45. Stoch SA, Wagner JA. Cathepsin K inhibitors: a novel target for osteoporosis therapy. *Clin Pharmacol Ther* 2008; **83:** 172–6.
46. Bonn D. New ways with old bones: osteoporosis researchers look for drugs to replace hormone replacement therapy. *Lancet* 2004; **363:** 786–7.
47. Vondracek SF, Hansen LB. Current approaches to the management of osteoporosis in men. *Am J Health-Syst Pharm* 2004; **61:** 1801–11.
48. Olszynski WP, *et al.* Osteoporosis in men: epidemiology, diagnosis, prevention, and treatment. *Clin Ther* 2004; **26:** 15–28.
49. Stock H, *et al.* Osteoporosis: a disease in men. *Clin Orthop* 2004; **425:** 143–51.
50. Shaw NJ. Osteoporosis in paediatrics. *Arch Dis Child Educ Pract Ed* 2007; **92:** 169–75.

Paget 骨病

Paget 骨病（变形性骨炎）是一种病因不明的进展性骨骼疾病，以骨吸收和骨形成过度及失偶联为特点[1～4]。它可累及单个骨骼（单骨型）或多个骨骼（多骨型）[1,2,5]；最常受累的骨骼包括骨盆、股骨、腰椎、颅骨和胫骨[1,2,4,5]。55 岁以上白人患病率为 1%～2%[1]，并随年龄增长而增加[1,2]，但发病率有很大的种族、地域差异[1]。患者可无症状，部分患者表现为骨骼肌肉疼痛，或伴有可致骨折的骨骼脆弱、畸形[2～4,6]。其他并发症包括听力丧失、骨性关节炎、椎管狭窄、神经压迫（尤其脊髓），颅神经麻痹，偶有脑积水或脑干压迫。由于骨骼血管增多，可引起心输出量增加，但高排性心衰较罕见[2～4]，恶性变为骨肉瘤亦罕见。

无症状患者不需**治疗**[5,7]；但反映病情活动生化指标阳性或病变骨骼有进展及将来有出现并发症危险的患者，应给予治疗[4,7]。通过监测疾病活动生化指标的改善情况，来决定药物治疗方案[2,8]。

骨痛可采用镇痛药或非甾体类抗炎药（NSAIDs），或给予抑制骨吸收的药物，如降钙素或双膦酸盐[2,4,5]。

双膦酸盐适用于持续骨痛，或预防将来疾病进展，尤其是有并发症时，如存在脊髓压迫或有此并发症风险时[3,7]。停止双膦酸盐后，疾病缓解可持续几个月或几年[7]。由于骨转换被抑制，溶骨性损害可修复，但基础疾病不能治愈；双膦酸盐对骨折、骨畸形或骨性关节炎影响的长期疗效研究较有限，其理论上可以加重听力丧失[2]。

早期的经验是采用依替膦酸钠[7,8]，但它不如其他新药有效，大剂量或长时间治疗可影响骨骼矿化[4,7,8]，部分人仍认为它有效[7]，其他人认为其在治疗 Paget 骨病中的地位有限[3,8,9]。氯甲膦酸钠较依替膦酸钠有更强、更持久的作用[7]。帕米膦酸钠较依替膦酸钠对修复骨骼损害更有效，疗效更持久，虽然其疗效可能因作用抵抗而减弱[7]。阿仑膦酸钠或利塞膦酸钠可降低疾病活动的生化指标，使疾病持久缓解[4,7,9]，较依替膦酸钠有效[9]，且不像帕米膦酸钠那样可能出现作用抵抗[3]，利塞膦酸钠对依替膦酸钠反应不完全的患者也有效[7]。替鲁膦酸盐也比依替膦酸钠有效，对骨骼矿化无不良影响，也无药物抵抗[7]，可作为不能耐受其他双膦酸盐患者的选择[4]。有报道奈立膦酸对于依替膦酸钠或氯甲膦酸钠抵抗的患者有效[7]。初步研究提示伊班膦酸钠可抑制疾病活动[8]。奥帕膦酸盐和唑来膦酸钠也对顽固疾病有效，有作者建议将唑来膦酸盐作为一线选择[6]。

双膦酸盐疗效优于降钙素[3,5,7,8]，降钙素有短期疗效，在抑制骨转换和改善骨痛方面效果较弱[2]。降钙素仍可用于双膦酸盐不耐受或无效的患者[5,8]，然而，对降钙素和双膦酸盐均抵抗的情况也可能发生[4]。

普卡霉素作为一种细胞毒性抗生素，具有抑制破骨细胞活性的作用，对 Paget 骨病有较好疗效[7]，但其有明显毒性，因此应避免使用或保守地用于对其他药物抵抗的患者[4,7,8]。

硝酸镓是另一种骨吸收抑制剂，研究显示对治疗 Paget 骨病有效，但尚未建立长期的血液学安全性[7]，不推荐常规应用[8]。依普拉封也被报道有效，但对 Paget 骨病的疗效尚在研究中[7]。

在某些患者中，矫形手术适合于治疗骨折，膝关节或髋关节置换术，椎管狭窄或纠正骨骼畸形[4,7,8]。降钙素或双膦酸盐可在术前使用 3 个月，以减少骨骼血管及术中失血[2,4,7]，尽管这些疗效在试验中尚未证实[8]。这些治疗也有助于预防长期制动所致高钙血症的发生[4]。

1. Ralston SH, *et al.* Pathogenesis and management of Paget's disease of bone. *Lancet* 2008; **372:** 155–63.
2. Langston AL, Ralston SH. Management of Paget's disease of bone. *Rheumatology (Oxford)* 2004; **43:** 955–9.
3. Walsh JP. Paget's disease of bone. *Med J Aust* 2004; **181:** 262–5.
4. Lyles KW, *et al.* A clinical approach to diagnosis and management of Paget's disease of bone. *J Bone Miner Res* 2001; **16:** 1379–87.
5. Whyte MP. Paget's disease of bone. *N Engl J Med* 2006; **355:** 593–600.
6. Devogelaer J-P, *et al.* Management of patients with Paget's disease: a consensus document of the Belgian Bone Club. *Osteoporos Int* 2008; **19:** 1109–17.
7. Hadjipavlou AG, *et al.* Paget's disease of the spine and its management. *Eur Spine J* 2001; **10:** 370–84.
8. Selby PL, *et al.* Bone and Tooth Society of Great Britain. National Association for the Relief of Paget's Disease. Guidelines on the management of Paget's disease of bone. *Bone* 2002; **31:** 366–73. Correction. *ibid.*; 437.
9. Drake WM, *et al.* Consensus statement on the modern therapy of Paget's disease of bone from a Western Osteoporosis Alliance Symposium. *Clin Ther* 2001; **23:** 620–6.

肾性骨营养不良

慢性肾功能衰竭（第1594页）患者可引起骨骼的复杂改变，即所谓的肾性骨营养不良[1～6]，属于慢性肾脏疾病矿物质和骨代谢异常（CKD-MBD）中的一部分[7,8]。可根据骨转换状态进行分类[1,3,5]，骨活检是诊断和分类的金标准[2～6]。进行性肾功能衰竭伴有低钙血症和高磷血症，及其他维生素 D 代谢疾病，可增加甲状旁腺激素的产生。这可引起继发性甲状旁腺功能亢进症（见下文）和**高骨转换疾病**[1,3～5]。可表现为纤维囊性骨炎[1,3～5]，一种以成骨细胞和破骨细胞活性增加，编织骨和不规则类骨质以及骨髓纤维化为特点的情况[2～6]。**低转换骨病**包括骨软化（见上文）和无动力性骨病[1～5]。其特征包括骨骼矿化缺陷、骨形成减少、破骨细胞和成骨细胞缺失；骨软化症时类骨质增宽、增多，但无动力性骨病时类骨质正常减少[1～4,9]。与维生素 D 不足或铝中毒（其对骨骼有不良影响，第1628页）相关的骨软化，随着透析溶液清除铝、减少使用含铝的磷酸盐结合剂而发生率降低[1～3,5,10]。无动力性骨病的病理机制尚未被充分理解，其发生率增加认为是通过钙剂（作为磷酸盐结合剂或在透析液中）或维生素 D 类似物治疗的增加而抑制了甲状旁腺激素的分泌[1～6,9,10]。该病的危险因素包括老龄、糖尿病及腹膜透析[1～3,5,9]。**混合尿毒症性骨营养不良**同时具有伴甲状旁腺功能亢进症的高骨转换、骨矿化不足或骨软化[1～6]。

肾性骨营养不良患者可出现**骨量减少**或**骨质疏松症**[11]。

治疗目的是通过控制血浆磷、钙、甲状旁腺激素浓度及纠正维生素 D 缺乏来预防骨骼疾病，因此应该在肾功能不全早期开始治疗[1,2,4,5]。

- **高磷酸盐血症**（第1591页）最初是通过低磷饮食来控制，但许多患者，尤其透析患者，还需要口服磷结合剂来结合胃肠道中的饮食来源的磷酸盐，以减少其吸收[1,4]。

钙盐，如碳酸钙或醋酸钙是有效的磷结合剂，已被发现可抑制甲状旁腺激素水平[1,2,4,12]。不推荐使用枸橼酸钙，因为其增加肠道铝的吸收[3,4,12]。钙盐也增加血浆钙离子浓度，可引起高钙血症[4,9]。建议这些患者使用低钙透析液[4]。钙剂可能促进无动力性骨病的发生[1,9]，诱发软组织的外源性钙沉积[1,9,12]。冠状动脉钙化是重要问题，可能引起慢性肾衰患者的心源性死亡[2～4,13]。高磷血症或使用维生素 D 可加重钙化[4,12,13]。

含铝的磷结合剂曾使用过，但需要较大剂量，如前提到，铝的蓄积可引起肾功能不全患者骨软化或无动力性骨病，通常建议不再使用[2,3,12]。碳酸镁也可结合磷，但可引起高镁血症及影响骨骼矿化[2]，透析液镁浓度需要降低[4]。

其他不含钙和镁的磷结合剂也被使用。司维拉姆是一种含有阳离子的聚合物，能够与磷酸盐结合[2,3]，而不影响血钙[4]。其疗效与含钙磷结合剂相同[2,3,12]，也对透析患者有效[1]。与钙盐相比，其可降低冠状动脉的钙积分[4]。碳酸镧是一种对磷有高亲和力的阳离子，与碳酸钙具有相似疗效[3]。

它可以有效治疗透析患者，但长期毒性反应需进一步了解[4]。

不需要肾脏羟化的维生素D化合物，例如骨化三醇或其合成类似物——阿法骨化醇，可用于纠正低钙血症及控制继发性甲状旁腺功能亢进症[1,4]。偶尔需要补充钙剂。应避免过度抑制甲状旁腺激素，以阻止无动力性骨病[1]。骨化三醇最初是口服给药，但对于透析患者也可静脉或腹腔给药[2,4~6]，根据反应调整剂量，但应仔细监测以避免高钙血症和高磷血症等[1,4,5]。在透析前早期肾衰患者使用阿法骨化醇，据报道可改善亚临床骨病[1]。新的维生素D类似物可抑制甲状旁腺活性，但对血钙和血磷的潜在影响较小[2~4,13]，包括度骨化醇、马沙骨化醇、帕立骨化醇和氟骨三醇（见**甲状旁腺功能亢进症**，第1890页）。

钙敏感受体激动剂（Calcimimetics）增加甲状旁腺细胞的钙敏感受体敏感性[3]。西那卡塞可降低透析患者甲状旁腺激素浓度[3]，而不引起高钙血症或高磷血症[13]。

对药物治疗无反应的甲状旁腺功能亢进症患者，或已出现高钙血症的患者（本身可能加重肾功能损害），需行甲状旁腺次全切或全切手术治疗[2~4]。这有可能诱发低转换性骨病的风险，术后甲状旁腺功能亢进症也可能复发[4]。术后骨密度可得到改善[2]。

双膦酸盐可用于治疗急性高钙血症[2]，但对于长期治疗甲状旁腺功能亢进症作用似乎很小。其对于增加透析患者的骨密度有效[3]。一些人认为由于双膦酸盐可影响骨骼矿化、加重无动力性骨病，其使用是不合理的，即使在骨量减少和骨质疏松患者[11]。

- 无动力性骨病可通过刺激甲状旁腺激素驱动的骨转换和骨矿化来治疗[2,3]。需减少或停止补充钙及维生素D，应减少透析液中的钙浓度[2,9]。需排除铝的沉积，这些患者应避免使用含铝的磷结合剂[2,9]。骨活检时如发现铝蓄积明显，应考虑采用去铁胺进行螯合[2,4]。
- 维生素D治疗可能对骨软化症有效[2]。
- 治疗尿毒症混合骨营养不良需要同时处理甲状旁腺功能亢进和骨矿化不足[2]。

1. Ho LT, Sprague SM. Renal osteodystrophy in chronic renal failure. *Semin Nephrol* 2002; **22:** 488–93.
2. Elder G. Pathophysiology and recent advances in the management of renal osteodystrophy. *J Bone Miner Res* 2002; **17:** 2094–2105.
3. Haas M. Renal osteodystrophy. *Wien Med Wochenschr* 2004; **154:** 107–18.
4. Slatopolsky E, *et al.* Pathogenesis and treatment of renal osteodystrophy. *Blood Purif* 2003; **21:** 318–26.
5. González EA, Martin KJ. Renal osteodystrophy. *Rev Endocr Metab Disord* 2001; **2:** 187–93.
6. Moe SM. Management of renal osteodystrophy in peritoneal dialysis patients. *Perit Dial Int* 2004; **24:** 209–16.
7. Moe SM, *et al.* Chronic kidney disease-mineral-bone disorder: a new paradigm. *Adv Chronic Kidney Dis* 2007; **14:** 3–12.
8. Komaba H, *et al.* Treatment of chronic kidney disease-mineral and bone disorder (CKD-MBD). *Intern Med* 2008; **47:** 989–94.
9. Salusky IB, Goodman WG. Adynamic renal osteodystrophy: is there a problem? *J Am Soc Nephrol* 2001; **12:** 1978–85.
10. Cannata Andía JB. Adynamic bone and chronic renal failure: an overview. *Am J Med Sci* 2000; **320:** 81–4.
11. Fan SL-S, Cunningham J. Bisphosphonates in renal osteodystrophy. *Curr Opin Nephrol Hypertens* 2001; **10:** 581–8.
12. Drüeke TB. Renal osteodystrophy: management of hyperphosphataemia. *Nephrol Dial Transplant* 2000; **15** (suppl): 32–3. Correction. *ibid.* 2001; **16:** 1733.
13. Llach F, Fernández E. Overview of renal bone disease: causes of treatment failure, clinical observations, the changing pattern of bone lesions, and future therapeutic approach. *Kidney Int* 2003; **64** (suppl 87): S113–S119.

佝偻病

见上文**骨软化症和佝偻病**。

甲状旁腺疾病

甲状旁腺激素（PTH）由甲状旁腺分泌，维持细胞外液的游离钙浓度在正常范围。其直接作用于肾脏，以增加肾脏对钙离子的重吸收，增加对磷的排泄，促进维生素D转化为活性代谢产物形式，1,25-二羟维生素D，增加胃肠道对钙离子的吸收。甲状旁腺激素也作用于骨骼，增加骨吸收，促进钙磷释放入细胞外液。甲状旁腺激素的分泌受细胞外游离钙离子浓度调节，低钙血症刺激PTH分泌，高钙血症抑制其分泌。1,25-二羟维生素D可抑制PTH分泌。

PTH分泌异常的疾病可引起钙平衡紊乱，长时间可引起骨骼疾病。

甲状旁腺功能亢进症

原发性甲状旁腺功能亢进症是由甲状旁腺腺瘤或增生引起甲状旁腺激素过度分泌的一种疾病；甲状旁腺腺癌是少见原因[1~4]。患者常无症状，或有一些非特异的症状，如疲倦、乏力、恶心或骨痛[3~6]。约20%患者表现为肾结石，明显骨病或神经肌肉乏力[5]。可出现高钙血症（第1590页）的症状和体征[3,5]，高钙血症常是轻度的，甚至间歇的，严重高钙血症较少见[7]。

继发性甲状旁腺功能亢进症在慢性肾功能衰竭（第1594页）中常见。其他原因的低钙血症或维生素D缺乏可引起甲状旁腺激素分泌增加，包括营养缺乏、吸收不良或阳光照射不足[1,3]。患者可无症状，临床表现也可包括关节炎、骨痛、肌病、韧带破裂、冠状动脉钙化及钙化防御等并发症；也可有基础疾病的症状。

三发甲状旁腺功能亢进症是由于长期继发性甲状旁腺功能亢进症发展为甲状旁腺激素自主过度分泌而引起，常常在肾移植后发生[1,3]。

有症状的**原发性甲状旁腺功能亢进症**的**治疗**应选择甲状旁腺切除术[1~4,6,8]。对于无症状性原发性甲状旁腺功能亢进症患者，可能没有任何治疗是必须选择的，应监测血钙、肌酐及骨密度[3,5,6,9]，手术干预时机尚存在争议[1,2,4]。

不能进行手术治疗的患者，应控制高钙血症。通常不建议限制饮食钙，因其可进一步升高PTH[3,5,6,9,10]。尽管对于1,25-二羟维生素D水平低的患者，补充维生素D可能是合理的，但大剂量会使高钙血症和高尿钙恶化[5]。口服补磷可用于短期缓解高尿钙和高钙血症，不建议静脉使用[9]。在治疗急性高钙血症方面，双膦酸盐是更有潜力的药物[9]，在长期治疗甲状旁腺功能亢进症中的作用较小[1,9]。但是双膦酸盐，如阿仑膦酸钠可用于治疗低骨密度的患者[3,5,8~12]。降钙素有快速降低血钙的作用，但半衰期短[9]，因此通常作为双膦酸盐的辅助治疗[2]。有报道雌激素能够增加绝经后甲状旁腺功能亢进症妇女的骨密度，对钙浓度有很小的作用[5]，但需要大剂量使用，由于HRT的应用风险，限制了其应用[3,5,6]。可以选用选择性雌激素受体调节药雷洛昔芬，在小样本短期临床试验中表明可降低血钙和骨转换[13]。钙敏感受体激动剂通过增加钙敏感受体的敏感性，对原发性甲状旁腺功能亢进症可能有效[5,8~10]。在小样本剂量疗效关系研究中[14]，西那卡塞在所有剂量组均降低血钙和PTH水平，对尿钙排泄无影响。同一研究组的大样本、安慰剂对照研究发现西那卡塞可快速使血钙正常、中等程度降低血甲状旁腺激素浓度；疗效可保持52周以上[15]。有报道使用甲状旁腺激素多肽诱发产生拮抗甲状旁腺激素的抗体，使得一例甲状旁腺癌的妇女原发性甲状旁腺功能亢进症改善[16]。

治疗**继发性甲状旁腺功能亢进**的目的在于治疗低钙血症的基础病因[1]，早期治疗慢性肾衰可预防或延缓其发生。治疗应以给予充足补充维生素D和降低高磷血症为基础[1,3]。口服磷结合剂，包括使用碳酸钙、醋酸钙等钙盐，可结合饮食中磷，减少胃肠道的磷吸收[1,3]，但可升高血钙，有诱发高钙血症的风险。氢氧化铝也能结合磷，但有引起骨软化症（第1049页）或无动力性骨病的风险（见上文的**肾性骨营养不良部分**）。司维拉姆是一种不含钙或铝的聚合物，能够结合磷[3]。不需要肾脏羟化活化的维生素D化合物，如骨化三醇、阿法骨化醇，可用来降低PTH，但大剂量会引发高钙血症和高磷血症[3]。新的维生素D类似物有度骨化醇，马沙骨化醇，帕立骨化醇（第1890页）。口服西那卡塞也可治疗慢性肾衰或透析的继发性甲状旁腺功能亢进症。一项系统性综述[17]纳入了8项在此类患者中进行的安慰剂对照研究，结论为西那卡塞可有效降低甲状旁腺激素、血钙磷浓度。但还需要进一步研究西那卡塞与标准治疗比较的益处，并评价患者结局指标如甲状旁腺切除术比例、骨折、肾性骨营养不良、心血管疾病及死亡率等的改善情况。

在药物治疗抵抗的继发性甲状旁腺功能亢进症患者中，可行甲状旁腺切除术；经皮注射乙醇也是选择之一[3,10]。部分患者肾移植（第1731页）继发性甲状旁腺功能亢进症缓解，但在1/3肾移植患者中继发甲状旁腺功能亢进症复发[1]。

三发甲状旁腺功能亢进症常常需要手术治疗[1,3]。

1. Marx SJ. Hyperparathyroid and hypoparathyroid disorders. *N Engl J Med* 2000; **343:** 1863–75. Correction. *ibid.*; **344:** 696.
2. Kearns AE, Thompson GB. Medical and surgical management of hyperparathyroidism. *Mayo Clin Proc* 2002; **77:** 87–91. Correction. *ibid.*; 298.
3. Ahmad R, Hammond JM. Primary, secondary, and tertiary hyperparathyroidism. *Otolaryngol Clin North Am* 2004; **37:** 701–13.
4. AACE/AAES Task Force on Primary Hyperparathyroidism. The American Association of Clinical Endocrinologists and the American Association of Endocrine Surgeons position statement on the diagnosis and management of primary hyperparathyroidism. *Endocr Pract* 2005; **11:** 49–54. Also available at: http://www.aace.com/pub/pdf/guidelines/HyperparathyroidPS.pdf (accessed 19/06/06)
5. Bilezikian JP, Silverberg SJ. Asymptomatic primary hyperparathyroidism. *N Engl J Med* 2004; **350:** 1746–51.
6. Bilezikian JP, *et al.* Summary statement from a workshop on asymptomatic primary hyperparathyroidism: a perspective for the 21st century. *J Bone Miner Res* 2002; **17** (suppl): N2–N11.
7. Al Zahrani A, Levine MA. Primary hyperparathyroidism. *Lancet* 1997; **349:** 1233–8.
8. Vestergaard P. Current pharmacological options for the management of primary hyperparathyroidism. *Drugs* 2006; **66:** 2189–2211.
9. Marcus R. Diagnosis and treatment of hyperparathyroidism. *Rev Endocr Metab Disord* 2000; **1:** 247–52.
10. Farford B, *et al.* Nonsurgical management of primary hyperparathyroidism. *Mayo Clin Proc* 2007; **82:** 351–5. Correction. *ibid.*; 890.
11. Hershman JM, *et al.* Bisphosphonate therapy in primary hyperparathyroidism. *J Bone Miner Res* 2003; **18:** 1889.
12. Khan AA, *et al.* Alendronate in primary hyperparathyroidism: a double-blind, randomized, placebo-controlled trial. *J Clin Endocrinol Metab* 2004; **89:** 3319–25.
13. Rubin MR, *et al.* Raloxifene lowers serum calcium and markers of bone turnover in postmenopausal women with primary hyperparathyroidism. *J Clin Endocrinol Metab* 2003; **88:** 1174–8.
14. Shoback DM, *et al.* The calcimimetic cinacalcet normalizes serum calcium in subjects with primary hyperparathyroidism. *J Clin Endocrinol Metab* 2003; **88:** 5644–9.
15. Peacock M, *et al.* Cinacalcet hydrochloride maintains long-term normocalcemia in patients with primary hyperparathyroidism. *J Clin Endocrinol Metab* 2005; **90:** 135–41.
16. Bradwell AR, *et al.* Control of hypercalcaemia of parathyroid carcinoma by immunisation. *Lancet* 1999; **353:** 370–3.
17. Strippoli GFM, *et al.* Calcimimetics for secondary hyperparathyroidism in chronic kidney disease patients. Available in The Cochrane Database of Systematic Reviews; Issue 4. Chichester: John Wiley; 2006 (accessed 06/01/09).

甲状旁腺功能减退症

当PTH分泌不足时，可出现甲状旁腺功能低减。其可能由于腺体破坏或损伤所致，如手术[1]或疾病[2]。甲状旁腺功能减退症的病因还包括自身免疫疾病、甲状旁腺发育不全（DiGeoge综合征）、甲状旁腺激素合成不足（家族性甲旁减）、甲状旁腺及肾脏的钙敏感受体突变（常染色体显性低血钙性高尿钙）引起PTH分泌调节缺陷[1,2]。其他因素也可能引起PTH分泌不足，包括低镁血症和甲状旁腺腺瘤手术。如果PTH抵抗引起甲状旁腺功能减退症，称为**假性甲状旁腺功能减退症**[1]。甲状旁腺激素如特立帕肽用于甲旁减和假性甲旁减的鉴别诊断。

甲状旁腺功能减退症可引起低钙血症和高磷血症[1,3]，部分患者表现不明显，直至在钙需要量增加的情况，如妊娠等情况出现症状。也可出现维生素D不足[1,3]。临床特点能反映甲旁减的基础病因，如快速发生，低钙血症是急性的，可出现感觉异常、手足搐搦及癫痫发作[1]。在慢性甲旁减，慢性低钙血症可引起白内障及视力障碍。低镁血症和代谢性碱中毒也可出现[3]。

治疗目的是纠正主要由肾小管钙吸收减少引起的低钙血症（第1591页）[3]，在急性低钙血症的手足搐搦患者，需给予静脉补充钙盐、同时口服或静脉补充骨化三醇[1,3]。慢性低钙血症患者，治疗常需口服钙盐，例如碳酸钙（其也可以用于结合磷）和维生素D化合物，如骨化三醇（可增加肠钙吸收）[1,3]。需监测钙浓度和肾功能，因为高钙血症可引起高尿钙、肾结石及肾损害[1]。噻嗪类利尿药可减少肾脏钙的丢失[3]。疗效可能根据基础病因的不同而有所差异[1,2]。

特立帕肽已被发现对于慢性甲状旁腺功能减退症有效。在两项以钙和骨化三醇治疗为对照的研究中[4,5]，特立帕肽可维持血钙在正常范围，降低尿钙排泄。

由于甲状旁腺组织移植需要使用免疫抑制药，而自体移植有引起甲状旁腺切除前甲状旁腺功能亢进症复发的可能，因而可行性较小[1]。但是，有报道在一些术后甲状旁腺功能减退症的患者，去除带有抗原的细胞后，移植甲状旁腺细胞，取得了较好的疗效[6,7]。

1. Marx SJ. Hyperparathyroid and hypoparathyroid disorders. *N Engl J Med* 2000; **343:** 1863–75. Correction. *ibid.*; **344:** 696.
2. Thakker RV. Genetic developments in hypoparathyroidism. *Lancet* 2001; **357:** 974–6.
3. Pallotti F, *et al.* Diagnostic and therapeutic aspects of iatrogenic hypoparathyroidism. *Tumori* 2003; **89:** 547–9.
4. Winer KK, *et al.* Synthetic human parathyroid hormone 1-34 vs calcitriol and calcium in the treatment of hypoparathyroidism: results of a short-term randomized crossover trial. *JAMA* 1996; **276:** 631–6.
5. Winer KK, *et al.* Long-term treatment of hypoparathyroidism: a randomized controlled study comparing parathyroid hormone-(1-34) versus calcitriol and calcium. *J Clin Endocrinol Metab* 2003; **88:** 4214–20.
6. Decker GAG, *et al.* Allotransplantation of parathyroid cells. *Lancet* 1995; **345:** 124. Correction. *ibid.*; 464.
7. Hasse C, *et al.* Parathyroid allotransplantation without immunosuppression. *Lancet* 1997; **350:** 1296–7.

Alendronate 阿仑膦酸盐

ATC — M05BA04.
ATC Vet — QM05BA04.
UNII — X1J18R4W8P.

Alendronic Acid (*BAN*, *rINN*) **阿仑膦酸**

Acide Alendronique; Ácido alendrónico; Acidum Alendronicum; AHButBP; Alendronihappo; Alendronik Asit; Alendronsyra; Aminohydroxybutylidene Diphosphonic Acid. 4-Amino-1-hydroxybutane-1,1-diylbis(phosphonic acid).

Алендроновая Кислота

$C_4H_{13}NO_7P_2$ = 249.1.
CAS — 66376-36-1.
ATC — M05BA04.
ATC Vet — QM05BA04.

Alendronate Sodium (*USAN*, *rINNM*) **阿仑膦酸钠**

Alendronat Sodyum; Alendronate de Sodium; Alendronato sódico; G-704650; L-670452; MK-0217; MK-217; Monosodium alendronate; Natrii alendronas; Natrii Alendronas Trihydricus; Natrio alendronatas; Natriumalendronaatti; Natriumalendronat; Nátrium-alendronát; Natrium-alendronát trihydrát; Sodium Alendronate *(BANM)*; Sodium, alendronate de. Sodium trihydrogen (4-amino-1-hydroxybutylidene)diphosphonate trihydrate.

Натрий Алендронат

$C_4H_{12}NNaO_7P_2,3H_2O$ = 325.1.
CAS — 121268-17-5.
ATC — M05BA04.
ATC Vet — QM05BA04.
UNII — 2UY4M2U3RA (alendronate sodium trihydrate); 4988K7X26P (anhydrous alendronate sodium).

Pharmacopoeias. In *Eur.* (see p.vii) and *US.*

Ph. Eur. 6. 8（Sodium Alendronate） 白色或类白色的结晶性粉末。可溶于水；几乎不溶于二氯甲烷；极微溶于甲醇。1%水溶液 pH 值为 4.0～5.0。

USP 33（Alendronate Sodium） 白色流动性粉末。溶于水；几乎不溶于乙醇、丙酮、乙腈、氯仿和异丙醇；微溶于二甲基亚砜、甲醇和丙二醇。

不良反应、处置和注意事项

参见双膦酸盐类（第1054页）。胃肠道症状（如腹痛、消化不良、腹泻或便秘）是阿仑膦酸盐最常见的不良反应。严重的食管反应，如食管炎、食管糜烂、溃疡及狭窄也有发生（见下文）；一旦患者出现如吞咽困难、新发或加重的烧心、吞咽痛或胸骨后痛等症状，应建议其停止服药并进行诊治。也有出现消化道溃疡的报道。

阿仑膦酸钠不适合于存在食管疾病或其他因素延缓食管排空者，也不适合不能站立或端坐至少 30min 以上者。有上消化道疾病者应慎用。以减少食管不良反应的风险。

- 应指导患者用足量水（不少于 200ml）整片吞服阿仑膦酸盐药片，保持立位（站立或端坐）。应避免饮用含高浓度钙的矿泉水；
- 应在清晨、空腹时服药，至少在早餐前或其他口服药物前 30min 服用；
- 服药后患者应保持立位（*BNF 59* 建议直立或端坐至少 30min）；清晨起床后到每天的第一顿饭之前不应躺卧。
- 不应在就寝时及起床前服用阿仑膦酸盐。

开始阿仑膦酸盐治疗前应纠正低钙血症及其他影响矿盐代谢的疾病，如维生素 D 缺乏、甲状旁腺功能低减；治疗期间应监测患者血钙浓度。

致癌性 有关于口服双膦酸盐、尤其是阿仑膦酸盐患者发生食管癌的报告，见第1055页。

对眼的影响 包括阿仑膦酸盐在内的双膦酸盐类对眼部的影响，见**双膦酸盐类**（第1055页）。

对心脏的影响 有一例报告阿仑膦酸盐可能与心房颤动相关，见**双膦酸盐类**下的**对心脏的影响**，第 1055 页。

对肾脏的影响 包括阿仑膦酸盐在内的氨基双膦酸盐类与肾衰竭的发生相关，见**双膦酸盐类**（第1055页）。

对肝脏的影响 有报道使用阿仑膦酸盐治疗后可出现肝炎[1,2]及肝细胞损伤伴肝酶浓度升高[3,4]。

1. Lieverse RJ. Hepatitis after alendronate. *Neth J Med* 1998; **53:** 271–2.
2. Carrère C, *et al.* Hépatite aiguë sévère imputable à l'alendronate. *Gastroenterol Clin Biol* 2002; **26:** 179–80.
3. Halabe A, *et al.* Liver damage due to alendronate. *N Engl J Med* 2000; **343:** 365.
4. de la Serna Higuera C, *et al.* Lesión hepatocelular inducida por alendronato. *Gastroenterol Hepatol* 2001; **24:** 244–6.

对精神状态的影响 有报道[1]服用阿仑膦酸钠治疗骨质疏松症者出现幻听和红色视觉障碍。

1. Coleman CI, *et al.* Alendronate-induced auditory hallucinations and visual disturbances. *Pharmacotherapy* 2004; **24:** 799–802.

对肌肉骨骼系统的影响 1 例 63 岁的女性因骨质疏松症每周服用阿仑膦酸盐 70mg，服药 12 小时后出现严重的弥漫性肌痛和一过性急性对称性多关节炎[1]。停药后症状没有复发。自阿仑膦酸盐首次上市到 2002 年 11 月为止，FDA 共收到 118 例患者出现严重的骨、关节及肌肉疼痛的报告，包括 1 例误用药物的儿童。83 例资料可查的患者中，55 例在停用阿仑膦酸盐后症状得到改善；大多数患者症状逐步改善，部分患者症状立即缓解。83 例患者中 9 例因再次用药疼痛复发。由于疼痛为主观症状，且可能被归结为基础疾病骨质疏松症，因此药物所引起的疼痛往往被低估[2]。2006 年 5 月，新西兰报告 7 例与阿仑膦酸盐使用有关的滑膜炎；其中 1 例严重滑膜炎引起腕管综合征需要紧急减压[3]。

长期使用阿仑膦酸盐（3～8 年）可能与低能量性或自发性非椎体骨折有关[4～6]。有作者认为属于类效应[7,8]。该类骨折发生于绝经后骨质疏松症妇女罕见的非典型部位，如股骨干。前驱症状包括腿痛、性质模糊的不适感、乏力感[6]。尽管药物对骨转换的过度抑制可能解释骨折的发生[4,5,9]，但也有人认为对双膦酸盐治疗的不依从也是一种可能的原因[9]，且长期应用糖皮质激素、雌激素治疗、或甲状旁腺功能不足等因素也可能有关[4]。有报告在持续应用阿仑膦酸盐时骨折可以愈合[9]，但有患者存在愈合延迟或不愈合，甚至停用阿仑膦酸盐也可出现[4]，应用促合成药物特立帕肽可能有效[10]。

有报道应用包括阿仑膦酸盐在内的双膦酸盐后出现颌骨坏死（见**双膦酸盐类的不良反应**项下**对肌肉骨骼系统的影响**，第1056页）。

1. Gerster JC, Nicole F. Acute polyarthritis related to once-weekly alendronate in a woman with osteoporosis. *J Rheumatol* 2004; **31:** 829–30.
2. Wysowski DK, Chang JT. Alendronate and risedronate: reports of severe bone, joint, and muscle pain. *Arch Intern Med* 2005; **165:** 346–7.
3. Savage R. Alendronate and inflammatory adverse reactions (issued May 2006). Available at: http://www.medsafe.govt.nz/profs/puarticles/alendinflam.htm#Myalgia (accessed 15/04/08)
4. Odvina CV, *et al.* Severely suppressed bone turnover: a potential complication of alendronate therapy. *J Clin Endocrinol Metab* 2005; **90:** 1294–1301.
5. Lenart BA, *et al.* Atypical fractures of the femoral diaphysis in postmenopausal women taking alendronate. *N Engl J Med* 2008; **358:** 1304–6.
6. Kwek EBK, *et al.* More on atypical fractures of the femoral diaphysis. *N Engl J Med* 2008; **359:** 316–17.
7. Ing-Lorenzini K, *et al.* Low-energy femoral fractures associated with the long-term use of bisphosphonates: a case series from a Swiss university hospital. *Drug Safety* 2009; **32:** 775–85.
8. Lenart BA, *et al.* Association of low-energy femoral fractures with prolonged bisphosphonate use: a case control study. *Osteoporos Int* 2009; **20:** 1353–62.
9. Lee P, Seibel MJ. More on atypical fractures of the femoral diaphysis. *N Engl J Med* 2008; **359:** 317.
10. Lenart BA, *et al.* More on atypical fractures of the femoral diaphysis. *N Engl J Med* 2008; **359:** 317–18.

对食管的影响 从 1995 年 9 月至 1996 年 3 月间，英国 CSM 共收到 10 份关于患者服用阿仑膦酸钠后出现食管不良反应的报告[1]。其中 1 份报道 4 例为食管反流，4 例为食管炎，2 例为食管溃疡。1996 年 3 月世界范围内评估了 475000 例使用阿仑膦酸盐的患者，有 199 位出现食管反应被报告给厂商，其中 51 例为严重或剧烈的反应[2]。内镜检查结果包括糜烂、溃疡、炎性渗出和食管增厚。出血少见，无穿孔报告。大部分食管反应出现在开始阿仑膦酸盐治疗的第 1 周到 2 个月。停用阿仑膦酸盐后症状痊愈；但是，对患者进行随访观察很重要，以了解是否有食管狭窄的发生[2]。在约 60%有资料可查的病例中，患者未遵照注意事项来服用阿仑膦酸盐（见上文）。

CSM 随后仍不断收到不良反应报告[3]；到 1998 年 7 月为止，英国共有 97 例报告，其中 1 例与死亡相关。据估计即使遵照注意事项服药，仍有 1%～2%的患者出现食管不良反应。临床实践发现部分研究报道不能忍受的上消化道症状有相当高的发生率[4]。然而，一项大样本安慰剂对照试验并未发现服用阿仑膦酸盐患者上消化道不良事件发生率增加[5]。

1. CSM/MCA. Oesophageal reactions with alendronate sodium (Fosamax). *Current Problems* 1996; **22:** 5.
2. de Groen PC, *et al.* Esophagitis associated with the use of alendronate. *N Engl J Med* 1996; **335:** 1016–21.
3. CSM/MCA. Reminder: severe oesophageal reactions with alendronate sodium (Fosamax). *Current Problems* 1998; **24:** 13.
4. Kelly R, Taggart H. Incidence of gastrointestinal side effects due to alendronate is high in clinical practice. *BMJ* 1997; **315:** 1235.
5. Bauer DC, *et al.* Upper gastrointestinal tract safety profile of alendronate: the fracture intervention trial. *Arch Intern Med* 2000; **160:** 517–25.

超敏反应 双膦酸盐类超敏反应的确出现过，但较为罕见，第1056页。

药物相互作用

总体上同双膦酸盐类，第1056页。

药动学

同其他双膦酸盐类一样，口服阿仑膦酸盐吸收很少。食物，特别是含钙或其他多价阳离子的会降低其吸收量。餐前半小时服药，药物的生物利用度约为 0.4%，较空腹时的 0.7%有所下降。而餐后 2h 服药则吸收率微乎其微。血浆蛋白结合率约为 78%。双膦酸盐类不在体内代谢。吸收部分约有一半经尿液排泄，剩下的将在骨骼内长期沉积。

1. Gertz BJ, *et al.* Studies of the oral bioavailability of alendronate. *Clin Pharmacol Ther* 1995; **58:** 288–98.
2. Cocquyt V, *et al.* Pharmacokinetics of intravenous alendronate. *J Clin Pharmacol* 1999; **39:** 385–93.
3. Porras AG, *et al.* Pharmacokinetics of alendronate. *Clin Pharmacokinet* 1999; **36:** 315–28.

用途和用法

阿仑膦酸盐为氨基双膦酸盐，总体性能与其他双膦酸盐类相似（第1056页）。它是骨吸收的有效抑制剂，可单独使用或与维生素 D 联合应用治疗骨质疏松症。阿仑膦酸盐也用于治疗 Paget 骨病。还用于治疗肿瘤引起的骨转移和恶性肿瘤相关高钙血症。

口服阿仑膦酸盐为钠盐，但剂量以阿仑膦酸表示。1.3mg 阿仑膦酸钠相当于 1mg 阿仑膦酸。应遵照上文关于**不良反应及注意事项**的特别说明，以减少不良反应且保证足够的吸收剂量。

男女**骨质疏松症**患者的常用治疗剂量为每日 10mg。绝经后骨质疏松症妇女可予阿仑膦酸盐每日 5mg 作为预防量，或予每周 1 次、每次 70mg 作为治疗量，每周 35mg 作为预防剂量。男性骨质疏松症患者也可每周服用 70mg 作为治疗剂量。

阿仑膦酸盐用于治疗及预防糖皮质激素性骨质疏松症的剂量为每日 5mg；未接受激素替代治疗的绝经后妇女剂量应为每日 10mg。

成人 **Paget 骨病**患者常用剂量为每日 40mg，治疗 6 个月；如有必要间隔 6 个月后可重复使用。

在肾损伤中的用法详见下文。

阿仑膦酸盐也可静脉输注。

用法 研究认为阿仑膦酸盐每周一次和每日一次剂量对于治疗[1,2]及预防[3]骨质疏松症的效果相当，尽管这个治疗研究[1]被认为[4,5]缺少其他药物的使用信息及退出原因，且仅研究了骨密度而非骨折率。有一项研究[5]中，每周一次用药与安慰剂的耐受性相当[6]，另一项研究中，每周一次治疗与每日一次用药[7]的耐受性相当；一综述得出结论，每周一次剂量发生上消化道症状的风险较低[5]。

1. Schnitzer T, *et al.* Therapeutic equivalence of alendronate 70 mg once-weekly and alendronate 10 mg daily in the treatment of osteoporosis. *Aging (Milano)* 2000; **12:** 1–12.
2. The Alendronate Once-Weekly Study Group. Two-year results of once-weekly administration of alendronate 70 mg for the treatment of postmenopausal osteoporosis. *J Bone Miner Res* 2002; **17:** 1988–96.
3. Luckey MM, *et al.* Therapeutic equivalence of alendronate 35 milligrams once weekly and 5 milligrams daily in the prevention of postmenopausal osteoporosis. *Obstet Gynecol* 2003; **101:** 711–21.
4. Tsun EC, Heck AM. Intermittent dosing of alendronate. *Ann Pharmacother* 2001; **35:** 1471–5.
5. Sambrook P. Once weekly alendronate. *Drugs Today* 2003; **39:** 339–46.
6. Greenspan S, *et al.* Tolerability of once-weekly alendronate in patients with osteoporosis: a randomized, double-blind, placebo-controlled study. *Mayo Clin Proc* 2002; **77:** 1044–52.
7. Simon JA, *et al.* Patient preference for once-weekly alendronate 70 mg versus once-daily alendronate 10 mg: a multicenter, randomized, open-label, crossover study. *Clin Ther* 2002; **24:** 1871–86.

在肾损伤中的用法 肾衰大鼠阿仑膦酸盐消除减少，肾损伤患者也可能出现消除减少。注册药品信息在肌酐清除率（CC）的基础上对口服剂量推荐如下：

- 轻到中度肾损伤（CC＞35ml/min）：不需进行剂量调整；
- 重度肾损伤（CC＜35ml/min）：因缺少该人群应用阿仑膦酸盐证据，不推荐使用。

Charcot 神经性关节病 有报道[1]应用阿仑膦酸盐每周 1 次、6 个月能够改善 Charcot 神经性关节病（一种有时疼痛的肢体畸形，伴感觉神经支配缺失）的症状和体征。

1. Pitocco D, *et al.* Six-month treatment with alendronate in acute Charcot neuroarthropathy: a randomized controlled trial. *Diabetes Care* 2005; **28:** 1214–15.

复杂性区域疼痛综合征 骨质疏松症是复杂性区域疼痛

综合征（第7页）的表现之一。双膦酸盐类有助于控制部分患者的相关疼痛。一项小型研究[1]表明静脉给予阿仑膦酸盐每日 7.5mg，治疗 3 天，与安慰剂相比显著改善了患者的疼痛、压痛、肿胀和活动能力。

1. Adami S, *et al.* Bisphosphonate therapy of reflex sympathetic dystrophy syndrome. *Ann Rheum Dis* 1997; **56:** 201–4.

戈谢病 一项针对戈谢病（第2172页）患者的安慰剂对照研究表明，在酶治疗基础上加用口服阿仑膦酸盐每日 40mg，可以增加腰椎骨密度，但对局部损伤不起作用[1]；作者总结得出阿仑膦酸盐可能是一项有效的辅助治疗，特别是对于存在骨量减少性骨折危险的患者。

1. Wenstrup RJ, *et al.* Gaucher disease: alendronate disodium improves bone mineral density in adults receiving enzyme therapy. *Blood* 2004; **104:** 1253–7.

高钙血症 一旦患者充分水化后，双膦酸盐类为治疗恶性肿瘤相关高钙血症（第1049页）的首选药物。一项随机剂量-效应研究[1]发现单次静脉给予阿仑膦酸盐 5mg 或更多可有效降低肿瘤性高钙血症患者的血钙浓度。阿仑膦酸盐也被用于治疗儿童维生素 D 中毒引起的高钙血症[2,3]。

1. Nussbaum SR, *et al.* Dose-response study of alendronate sodium for the treatment of cancer-associated hypercalcemia. *J Clin Oncol* 1993; **11:** 1618–23.
2. Orbak Z, *et al.* Vitamin D intoxication and therapy with alendronate (case report and review of literature). *Eur J Pediatr* 2006; **165:** 583–4.
3. Doneray H, *et al.* Intragastric alendronate therapy in two infants with vitamin D intoxication: a new method. *Clin Toxicol* 2008; **46:** 300–2.

甲状旁腺功能亢进症 阿仑膦酸盐可抑制骨吸收，用于治疗甲状旁腺功能亢进症相关高钙血症（第1052页），但似乎长期治疗益处不大。对于原发性甲状旁腺功能亢进症患者，口服阿仑膦酸盐可显著提高骨密度，尤其是腰椎；事实上所有骨密度增加主要见于治疗第一年之内。阿仑膦酸盐被认为适用于不能接受甲状旁腺切除术的患者[1~4]。

1. Rossini M, *et al.* Effects of oral alendronate in elderly patients with osteoporosis and mild primary hyperparathyroidism. *J Bone Miner Res* 2001; **16:** 113–19.
2. Parker CR, *et al.* Alendronate in the treatment of primary hyperparathyroid-related osteoporosis: a 2-year study. *J Clin Endocrinol Metab* 2002; **87:** 4482–9.
3. Chow CC, *et al.* Oral alendronate increases bone mineral density in postmenopausal women with primary hyperparathyroidism. *J Clin Endocrinol Metab* 2003; **88:** 581–7.
4. Khan AA, *et al.* Alendronate in primary hyperparathyroidism: a double-blind, randomized, placebo-controlled trial. *J Clin Endocrinol Metab* 2004; **89:** 3319–25.

骨质疏松症 双膦酸盐可用于防治骨质疏松症（第1050页）。阿仑膦酸盐显著增加**绝经后妇女**骨质疏松的腰椎及股骨颈骨密度（BMD）[1,2]；它能升高非骨质疏松症的绝经后妇女的椎体骨密度，但与雌激素替代治疗的程度不完全相同[1]。

连续长期治疗似乎比短期治疗在骨骼获益方面更加有效[1~4]，且停药后尽管骨丢失已经恢复[4~6]，阿仑膦酸盐对骨密度的残存作用仍将保持数年[3~5]。一项针对早期绝经后妇女的研究[7,8]表明起始剂量越大，升高骨密度和残存作用越明显。

阿仑膦酸盐对骨折危险的作用取决于基线骨密度[2]，治疗能降低有骨折史妇女的新发椎体及椎体外骨折率；对于没有骨折史的妇女，阿仑膦酸盐能降低骨质疏松患者临床骨折的发生率[9]，但对于骨密度较高者无明显作用[10]。一篇系统性综述[11]发现阿仑膦酸盐对于所有骨质疏松性骨折的二级预防都具有重要的临床意义，显著减少椎体、非椎体、髋部及腕部骨折。用于一级预防未能显著性减少骨质疏松性骨折，但阿仑膦酸盐减少椎体骨折具有临床意义。

阿仑膦酸盐也用于**男性**骨质疏松患者：一项为期 2 年的随机试验发现每日口服 10mg 能提高椎体及非椎体骨密度，有助于预防椎体骨折[12]。与安慰剂相比男性骨质疏松患者每周口服阿仑膦酸盐 70mg 1 年能显著提高骨密度；不作为主要终点，两组骨折发生率相似[13]。

对于口服剂量相当于每日 7.5mg 泼尼松的**皮质激素**的男女患者，阿仑膦酸盐也能提高其骨密度[14,15]，且还可能有助于减少心脏[16]及肝脏[17]移植术后的骨丢失。

在接受雄激素剥夺治疗的前列腺癌男性中，与单纯服用钙加维生素 D 者比较，阿仑膦酸盐每周 1 次治疗 1 年显著改善其椎体和髋部 BMD[18]。继续每周 1 次服用阿仑膦酸盐 1 年可持续改善 BMD，防止骨丢失和骨转换的增加。延迟 1 年开始双膦酸盐治疗者 BMD 增加效果弱于早期治疗者[19]。

有限的数据提示阿仑膦酸盐对于 HIV 患者 BMD 降低者可能是安全有效的[20]。

1. Sharpe M, *et al.* Alendronate: an update of its use in osteoporosis. *Drugs* 2001; **61:** 999–1039.
2. Pérez-López FR. Postmenopausal osteoporosis and alendronate. *Maturitas* 2004; **48:** 179–92.
3. Tonino RP, *et al.* Skeletal benefits of alendronate: 7-year treatment of postmenopausal osteoporotic women. *J Clin Endocrinol Metab* 2000; **85:** 3109–15.
4. Bone HG, *et al.* Ten years' experience with alendronate for osteoporosis in postmenopausal women. *N Engl J Med* 2004; **350:** 1189–99.
5. Black DM, *et al.* FLEX Research Group. Effects of continuing or stopping alendronate after 5 years of treatment: the Fracture Intervention Trial Long-term Extension (FLEX): a randomized trial. *JAMA* 2006; **296:** 2927–38.
6. Ravn P, *et al.* Alendronate in early postmenopausal women: effects on bone mass during long-term treatment and after withdrawal. *J Clin Endocrinol Metab* 2000; **85:** 1492–7.
7. Sambrook PN, *et al.* Alendronate in the prevention of osteoporosis: 7-year follow-up. *Osteoporosis Int* 2004; **15:** 483–8.
8. McClung MR, *et al.* Early Postmenopausal Intervention Cohort (EPIC) Group Study. Prevention of postmenopausal bone loss: six-year results from the Early Postmenopausal Intervention Cohort Study. *J Clin Endocrinol Metab* 2004; **89:** 4879–85.
9. Black DM, *et al.* Fracture risk reduction with alendronate in women with osteoporosis: the fracture intervention trial. *J Clin Endocrinol Metab* 2000; **85:** 4118–24.
10. Cummings SR, *et al.* Effect of alendronate on risk of fracture in women with low bone density but without vertebral fractures: results from the Fracture Intervention Trial. *JAMA* 1998; **280:** 2077–82.
11. Wells GA, *et al.* Alendronate for the primary and secondary prevention of osteoporotic fractures in postmenopausal women. Available in The Cochrane Database of Systematic Reviews; Issue 1. Chichester: John Wiley; 2008 (accessed 15/04/08).
12. Orwoll E, *et al.* Alendronate for the treatment of osteoporosis in men. *N Engl J Med* 2000; **343:** 604–10.
13. Miller PD, *et al.* Weekly oral alendronic acid in male osteoporosis. *Clin Drug Invest* 2004; **24:** 333–41.
14. Saag KG, *et al.* Alendronate for the prevention and treatment of glucocorticoid-induced osteoporosis. *N Engl J Med* 1998; **339:** 292–9.
15. de Nijs RNJ, *et al.* STOP Investigators. Alendronate or alfacalcidol in glucocorticoid-induced osteoporosis. *N Engl J Med* 2006; **355:** 675–84.
16. Shane E, *et al.* Alendronate versus calcitriol for the prevention of bone loss after cardiac transplantation. *N Engl J Med* 2004; **350:** 767–76.
17. Atamaz F, *et al.* The prevention of bone fractures after liver transplantation: experience with alendronate treatment. *Transplant Proc* 2006; **38:** 1448–52.
18. Greenspan SL, *et al.* Effect of once-weekly oral alendronate on bone loss in men receiving androgen deprivation therapy for prostate cancer: a randomized trial. *Ann Intern Med* 2007; **146:** 416–24.
19. Greenspan SL, *et al.* Skeletal health after continuation, withdrawal, or delay of alendronate in men with prostate cancer undergoing androgen-deprivation therapy. *J Clin Oncol* 2008; **26:** 4426–34.
20. Lin D, Rieder MJ. Interventions for the treatment of decreased bone mineral density associated with HIV infection. Available in The Cochrane Database of Systematic Reviews; Issue 2. Chichester: John Wiley; 2007 (accessed 15/04/08).

Paget 骨病 双膦酸盐类适用于 Paget 骨病（见第1051页）伴持续骨痛，或用于预防骨病进展。在治疗 Paget 骨病方面，阿仑膦酸盐每日 40mg 口服 6 个月疗效优于依替膦酸盐或安慰剂[1]，尽管更早的一项研究发现每日 80mg 的口服剂量对于降低生化指标的作用更持久[2]。对于既往未治疗过的患者阿仑膦酸盐与帕米膦酸盐同样有效，但既往接受过帕米膦酸盐诊疗者中阿仑膦酸盐对于缓解生化指标更为有效[3]。

1. Reid IR, Siris E. Alendronate in the treatment of Paget's disease of bone. *Int J Clin Pract* 1999; **101** (suppl): 62–6.
2. Khan SA, *et al.* Alendronate in the treatment of Paget's disease of bone. *Bone* 1997; **20:** 263–71.
3. Walsh JP, *et al.* A randomized clinical trial comparing oral alendronate and intravenous pamidronate for the treatment of Paget's disease of bone. *Bone* 2004; **34:** 747–54.

多发性肌炎和皮肌炎 有报道阿仑膦酸盐治疗青少年皮肌炎（第1442页）相关的钙质沉着有效[1]。

1. Mukamel M, *et al.* New insight into calcinosis of juvenile dermatomyositis: a study of composition and treatment. *J Pediatr* 2001; **138:** 763–6.

制剂

USP 33: Alendronate Sodium Tablets.

专利制剂

Arg.: Actimax; Alenato; Arendal; Berlex; Brek; Carmotin; Dronat; Filxine; Findeclin; Findeclin Combi; Fosamax; Lendronal; Marvil; Oseotenk; Osteobon; Osteofene; Osteonate; Regenesis; Reyoin; Silidral; Tilios; ***Austral.:*** Adronat; Alendro; Fosamax; Ossmax; ***Austria:*** AlendronHexal†; Alendronstad; Fosamax; ***Belg.:*** Beenos; Fosamax; ***Braz.:*** Alendil; Bonalen; Cleveron; Endronax; Fosamax; Minusorb†; Ossomax†; Ostenan; Osteofar; Osteoform; Osteoral; Osteotrat†; Recalfe†; Terost; ***Canad.:*** Fosamax; ***Chile:*** Aldrox; Arendal; Fosamax; Fosamax Plus; Fosval; Holadren; Leodrin; Osdren; Oseotal; Oseum; Osteofem†; Osteosan; Pasodron; ***Cz.:*** Aldrion; Alendrogen; Alenwin; Bonalen†; Fosamax; Fosteofos; Gendron; Lindron†; Ralenost; Siranin; ***Denm.:*** Fosamax; ***Fin.:*** Fosamax; ***Fr.:*** Fosamax; ***Ger.:*** Alendro-Q; Alendron; Fosamax; Tevanate; ***Gr.:*** Aldromax; Alefos; Alendo; Alendral; Ampine; Arthroplus; Aurodren; Bestalen; Bonedron; Caltera; Dargol; Debenal; Delfoza; Deparex; Difonate; Discozal; Drofaz; Dronalent; Eldinir; En-Por; Forosa; Fosalen; Fosamax; Fosandron; Fosazom; Jamax-S; Ledronin; Lozostun; Moralen; Mosmass; Osaston; Ostalert; Ostomax; Porocalm; Promax†; Ridon; Riledron; Tevanate; Tivarun; ***Hong Kong:*** Fosamax; Osteofos; ***Hung.:*** Alendis; Alendromax; Alendron; Epolar; Fortimax; Fosamax; Massidron; Sedron; Trabecan; ***India:*** Bifosa; Osteofos; ***Indon.:*** Alexonal†; Alovell; Fosamax†; Nichospor; Osteofar; Voroste; ***Irl.:*** Alendromax; Fosalen; Fosamax; Fostepor; Fostolin; Osteomel; Romax; Tevanate; ***Israel:*** Fosalan; Maxibone; ***Ital.:*** Adronat; Alendros; Alenic; Doryx; Dronal; Fosamax; Genalen; Porodron; ***Jpn:*** Bonalon; Teiroc; ***Malaysia:*** Fosamax; ***Mex.:*** Alxis; Apodrolen; Blindafe; Dronadil; Drovitan; Fosamax; Fosfacid; Landrolen; Nafadren; Osso; Sinfract; Synostep; Tonadron; Zondra; ***Neth.:*** Alendratol; Alendris; Alendronax; Dronatex; Dronatifer; Fosamax; Ostadil; Ostaham; Osteonorm; Randronate; ***Norw.:*** Fosamax; ***NZ:*** Fosamax; ***Philipp.:*** Forosa; Fosamax; Tevanate; ***Pol.:*** Alenato; Alendran; Alendrogen; AlendroLEK; Fosamax; Lindron†; Osalen; Ostemax; Ostenil; Ostolek; Rekostin; Sedron; ***Port.:*** Adronat; Alehelm; Aleostito; Bifosal; Blocan; Caldronate; Flamisul; Fosamax; Lendral; Nozat; ***Rus.:*** Forosa (Фороза); Fosamax (Фосамакс); Lindron (Линдрон); Ostalon (Осталон); Strongos (Стронгос); Tevanate (Теванат); ***S.Afr.:*** Boniran; Fosagen; Fosamax; Osteobon; ***Singapore:*** Fosamax; ***Spain:*** Alendrocare; Bifoal Semanal; Fosamax; ***Swed.:*** Alenat; Fosamax; ***Switz.:*** Alendron; Fosamax; ***Thai.:*** Fosamax; ***Turk.:*** Andante; Bonacton; Bonemax; Fosamax; Osalen; Osteomax; Vegabon; ***UK:*** Fosamax; ***Ukr.:*** Alendros (Алендрос); Ostalon (Осталон); Ostemax (Остемакс); ***USA:*** Fosamax; ***Venez.:*** Aldronac; Aliot; Defixal; Denfos†; Fixopan; Fosamax; Genalmen†; Osteodur; Osteomax; Porosal.

多组分制剂 ***Arg.:*** Fosamax Plus; Marvil D; Regenesis Max; Silidral Plus; ***Austral.:*** Dronalen Plus; Fosamax Plus; ***Austria:*** Fosavance; ***Belg.:*** Fosavance; ***Braz.:*** Alendil Calcio D; ***Canad.:*** Fosavance; ***Chile:*** Leodrin Plus; ***Cz.:*** Adrovance; Fosavance; ***Denm.:*** Fosavance; ***Fin.:*** Fosavance; ***Fr.:*** Adrovance; Fosavance; ***Ger.:*** Fosavance; ***Gr.:*** Adrovance; Fosavance; ***Hong Kong:*** Fosamax Plus; ***Hung.:*** Calcisedron-D; Fosavance; ***Indon.:*** Fosamax Plus; ***Irl.:*** Adrovance; Fosavance; ***Ital.:*** Adrovance; Fosavance; ***Malaysia:*** Fosamax Plus; ***Mex.:*** Fosamax Plus; ***Neth.:*** Adrovance; Fosavance; ***Norw.:*** Fosavance; ***NZ:*** Fosamax Plus; ***Philipp.:*** Fosavance; ***Port.:*** Adrovance; Fosavance; ***Rus.:*** Fosavance (Фосаванс); ***S.Afr.:*** Fosavance; ***Singapore:*** Fosamax Plus; ***Spain:*** Adrovance; Fosavance; ***Swed.:*** Fosavance; ***Switz.:*** Fosavance; ***Thai.:*** Fosamax Plus; ***Turk.:*** Fosavance; Vegabon Plus D; ***UK:*** Fosavance; ***USA:*** Fosamax Plus.

Arzoxifene（*rINN*）阿佐昔芬

Arzoxifène; Arzoxifeno; Arzoxifenum; LY-353381. 2-(*p*-Methoxyphenyl)-3-[*p*-(2-piperidinoethoxy)phenoxy]benzo[*b*]thiophene-6-ol.

Арзоксифен

$C_{28}H_{29}NO_4S$ = 475.6.

CAS — 182133-25-1.

UNII — E569WG6E60.

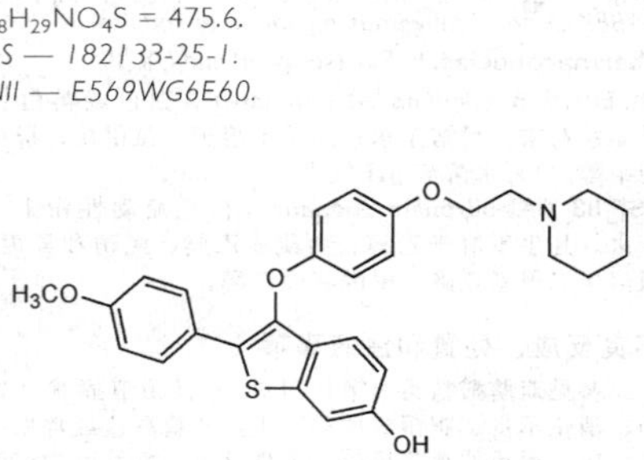

Arzoxifene Hydrochloride（*USAN*, *rINNM*）⊗盐酸阿佐昔芬

Arzoxifène, Chlorhydrate d'; Arzoxifeni Hydrochloridum; Hidrocloruro de arzoxifeno; SERM-3. 2-(*p*-Methoxyphenyl)-3-[*p*-(2-piperidinoethoxy)phenoxy]benzo[*b*]thiophene-6-ol hydrochloride.

Арзоксифена Гидрохлорид

$C_{28}H_{29}NO_4S,HCl$ = 512.1.

CAS — 182133-27-3.

UNII — FU88PI0433.

简介

阿佐昔芬与雷洛昔芬（第2059页）类似，为选择性雌激素受体调节药，曾被观察用于绝经后骨质疏松症的防治及减少乳腺癌风险，但对骨质疏松症治疗效果不满意。

1. Deshmane V, *et al.* Phase III double-blind trial of arzoxifene compared with tamoxifen for locally advanced or metastatic breast cancer. *J Clin Oncol* 2007; **25:** 4967–73.

Bisphosphonates 双膦酸盐类

Bifosfonatos; Biphosphonates; Difosfonatos; Diphosphonates.

双膦酸盐类是焦磷酸盐类似物，其中心的氧原子被碳原子及两个亚基所取代——见图 1。同焦磷酸盐一样，它们对骨有较强的亲和力。双膦酸盐类被应用主要是因为其抗骨吸收和降低血钙的特性（参见下文的用途和用法）。

不良反应、处置和注意事项

双膦酸盐类可引起胃肠道紊乱，包括腹痛、恶心、呕吐、腹泻或便秘。有消化性溃疡的报道。现有的消化道问题可能会加重，因此如果存在上消化道急性炎症，应慎用或避免使用口服双膦酸盐类。在使用氨基双膦酸盐类（如阿仑膦酸盐、伊班膦酸盐和利塞膦酸盐）时，消化道紊乱更常见；食管炎也有发生。常规注意事项可使食管反应（见**阿仑膦酸盐**，第1053页）的危险最小化。

血清电解质紊乱也可发生，常见的是低钙血症和低磷血症。在双膦酸盐治疗开始前应先有效处理已有的低钙血症或其他骨矿盐代谢异常。适量钙和维生素 D 的摄入很重要，如饮食摄入不足应予补充剂。双膦酸盐类可引起骨骼肌肉疼痛（程度可严重并活动受限），颌骨坏死（参见下文**牙科治疗**），视觉障碍和头痛。过敏反应罕见；有出现血管性水肿、皮疹、荨麻疹和皮肤瘙痒的报道。其他罕见不良反应包括血液系统疾病，如贫血、血小板减少、白细胞减少和肝酶升高。

一过性发热和流感样症状在输注伊班膦酸盐、帕米膦酸盐和唑来膦酸盐时常见，通常出现在治疗开始阶段。注射后可能出现局部反应，如静脉用药时出现血栓性静脉炎。还可出现头晕、眩晕、无力、外周水肿、感觉异常、味觉异常及关节病变。

焦磷酸盐

双膦酸盐类一般结构

R_1	R_2	名　称
$C_3H_6 \cdot NH_2$	OH	阿仑膦酸
Cl	Cl	氯膦酸
CH_3	OH	依替膦酸
$C_2H_4 \cdot NCH_3 \cdot C_5H_{11}$	OH	伊班膦酸
$C_7H_{13} \cdot NH$	H	英卡膦酸
H	H	亚甲膦酸
$CH_2 \cdot C_7H_5N_2$	OH	米诺膦酸
$C_5H_{10} \cdot NH_2$	OH	奈立膦酸
$C_2H_4 \cdot N(CH_3)_2$	OH	奥帕膦酸
H	OH	奥昔膦酸
$C_2H_4 \cdot NH_2$	OH	帕米膦酸
$CH_2 \cdot C_5H_4N$	OH	利塞膦酸
$S \cdot C_6H_4Cl$	H	替鲁膦酸
$CH_2 \cdot C_3H_3N_2$	OH	唑来膦酸

图 1　双膦酸盐类的比较结构

有报道双膦酸盐类可引起肾功能损害，特别是静脉给药时。因此有中重度肾功能损害的患者应避免使用，轻度肾功能损害患者用药也应谨慎。

依替膦酸盐可以干扰骨矿化，特别是大剂量时，能引起骨软化症及骨折率增加。一旦发生骨折应停用依替膦酸盐直至骨折完全愈合。它也与部分 Paget 病患者骨痛加重有关。其他双膦酸盐类常规剂量引起骨矿化异常明显少于依替膦酸盐。

过量使用双膦酸盐类可能引起低钙血症症状；必要时可予静脉输注钙盐。如果口服药物过量，建议使用牛奶或抗酸药与双膦酸盐类结合，以减少药物吸收。

几乎没有妊娠期使用双膦酸盐类的临床经验，通常妊娠是用药的禁忌证；双膦酸盐类可引起妊娠动物胎儿骨骼异常。

1. Adami S, Zamberlan N. Adverse effects of bisphosphonates: a comparative review. *Drug Safety* 1996; **14:** 158–70.
2. Body J-J. Dosing regimens and main adverse events of bisphosphonates. *Semin Oncol* 2001; **28** (suppl): 49–53.
3. Kherani RB, *et al.* Long-term tolerability of the bisphosphonates in postmenopausal osteoporosis: a comparative review. *Drug Safety* 2002; **25:** 781–90.
4. Tanvetyanon T, Stiff PJ. Management of the adverse effects associated with intravenous bisphosphonates. *Ann Oncol* 2006; **17:** 897–907.
5. Bobba RS, *et al.* Tolerability of different dosing regimens of bisphosphonates for the treatment of osteoporosis and malignant bone disease. *Drug Safety* 2006; **29:** 1133–52.
6. Strampel W, *et al.* Safety considerations with bisphosphonates for the treatment of osteoporosis. *Drug Safety* 2007; **30:** 755–63.

致癌性　有关于口服双膦酸盐患者发生食管癌的少数报道[1]。部分患者同时合并 Barrett 食管，建议此类患者禁忌使用口服双膦酸盐类（存在继续上胃肠道炎症时，口服双膦酸盐类应谨慎或避免使用，见上文）。

1. Wysowski DK. Reports of esophageal cancer with oral bisphosphonate use. *N Engl J Med* 2009; **360:** 89–90.

牙科治疗　有报道少数使用双膦酸盐的患者可出现颌骨坏死（见下文，**对肌肉骨骼系统的影响**）。发表的病例大部分与静脉用药治疗癌症有关，但也有少数口服用药治疗骨质疏松症。许多病例这一反应出现在牙科手术之后。Australian Adverse Drug Reactions Advisory Committee 推荐所有计划静脉使用双膦酸盐的患者都应检查牙齿[1]，且应在开始用药前结束所有的牙科操作[1,2]。而且，健康专业人员应了解骨坏死的临床特征[2]。在英国，MHRA 推荐癌症患者开始双膦酸盐类治疗前进行牙科检查，其他患者只在牙齿状况不佳时进行牙科检查。治疗过程中，患者应保持良好的口腔卫生，进行常规检查，报告任何口腔症状[3]。许多国家都修正了部分双膦酸盐类的许可信息，纳入警告所有有潜在颌骨骨坏死的患者开始治疗前应进行牙科检查[4]。

1. Adverse Drug Reactions Advisory Committee (ADRAC). Bisphosphonates and osteonecrosis of the jaw. *Aust Adverse Drug React Bull* 2005; **24:** 3. Also available at: http://www.tga.gov.au/adr/aadrb/aadr0502.pdf (accessed 30/11/06)
2. Adverse Drug Reactions Advisory Committee (ADRAC). Osteonecrosis of the jaw (ONJ) with bisphosphonates. *Aust Adverse Drug React Bull* 2006; **25:** 14. Also available at: http://www.tga.gov.au/adr/aadrb/aadr0608.pdf (accessed 30/11/06)
3. MHRA/CHM. Bisphosphonates: osteonecrosis of the jaw. *Drug Safety Update* 2009; **3** (4): 2–3. Available at: http://www.mhra.gov.uk/home/idcplg?IdcService=GET_FILE&dDocName=CON062549&RevisionSelectionMethod=LatestReleased (accessed 19/02/10)
4. Tarassoff P, Hei Y-J. Osteonecrosis of the jaw and bisphosphonates. *N Engl J Med* 2005; **353:** 101–102. Correction. *ibid.*; 2728.

对耳的影响　由于原有耳硬化症的 2 例患者出现了与依替膦酸盐相关的耳毒性，推荐这类患者在监测下使用双膦酸盐类（第1061页）。帕米膦酸盐也有类似的反应（第1065页）。

对眼的影响　双膦酸盐类与眼部反应有关，尽管帕米膦酸盐反应较为罕见，但到 1993 年 9 月为止厂商意识到 23 例报告可能与药物有关[1]。不良反应包括前葡萄膜炎 7 例，单侧巩膜外层炎或巩膜炎 3 例。一个原先报告过的病例[2]出现了与利塞膦酸盐以及随后使用的帕米膦酸盐相关的双侧虹膜炎，但患者更早以前使用过依替膦酸盐，没有出现副作用。后续报告包括帕米膦酸盐相关的单侧及双侧巩膜炎，需要停药[3]。还有前葡萄膜炎[3,4]、后葡萄膜炎[5]及最近的结膜肿胀和眼睑水肿引起的复视[6,7]。同样的有阿仑膦酸盐[8~11]及唑来膦酸盐[12]相关的巩膜炎和前葡萄膜炎。唑来膦酸还与眼眶痛、肿胀相关[13]。利塞膦酸盐相关的巩膜炎[14]、巩膜外层炎[15]和葡萄膜炎[16]，氯膦酸盐相关的双侧前葡萄膜炎[17]。包括依替膦酸盐在内的大部分双膦酸盐类会引起非特异性结膜炎和视物异常或模糊[14]。英格兰的一项处方-事件监测研究中报道眼干、眼酸涩及结膜炎是最常见的与利塞膦酸盐相关的眼部反应[18]。澳大利亚药物不良反应咨询委员发现到 2004 年 4 月为止有 38 例严重眼部反应报告与双膦酸盐类相关；其中帕米膦酸盐与阿仑膦酸盐各 18 例，利塞膦酸盐与唑来膦酸盐各 1 例[16]。大部分报告为葡萄膜炎、虹膜炎、巩膜炎、巩膜外层炎或视神经炎等炎症反应，出现的中位数时间在开始治疗 3 周后。静脉使用双膦酸盐类可能会引起不良反应的风险更高，但认为发生频率与使用方法关系更为密切[16]。有一例报道静脉输注唑来膦酸盐后出现急性视网膜色素性上皮炎[19]。患者在使用双膦酸盐类时出现眼痛或视力下降应停药并去看眼科医生[14]。

1. Macarol V, Fraunfelder FT. Pamidronate disodium and possible ocular adverse drug reactions. *Am J Ophthalmol* 1994; **118:** 220–4.
2. Siris ES. Bisphosphonates and iritis. *Lancet* 1993; **341:** 436–7.
3. Fraunfelder FW, *et al.* Scleritis and other ocular side effects associated with pamidronate disodium. *Am J Ophthalmol* 2003; **135:** 219–22.
4. Rey J, *et al.* Uveitis, an under-recognized adverse effect of pamidronate: case report and literature review. *Joint Bone Spine* 2000; **67:** 337–40.
5. Haverbeke G, *et al.* Posterior uveitis: an under-recognized adverse effect of pamidronate: 2 case reports. *Bull Soc Belge Ophtalmol* 2003; **290:** 71–6.
6. Meaney TPJ, *et al.* Diplopia following intravenous administration of pamidronate. *Eye* 2004; **18:** 103–4.
7. Ryan PJ, Sampath R. Idiopathic orbital inflammation following intravenous pamidronate. *Rheumatology (Oxford)* 2001; **40:** 956–7.
8. Mbekeani JN, *et al.* Ocular inflammation associated with alendronate therapy. *Arch Ophthalmol* 1999; **117:** 837–8.
9. Malik AR, *et al.* Bilateral acute anterior uveitis after alendronate. *Br J Ophthalmol* 2002; **86:** 1443.
10. Salmen S, *et al.* Nongranulomatous anterior uveitis associated with alendronate therapy. *Invest Clin* 2002; **43:** 49–52.
11. Asensio Sánchez VM, *et al.* Bifosfonatos e inflamación intraocular. *Arch Soc Esp Oftalmol* 2004; **79:** 85–8.
12. Moore MM, Beith JM. Acute unilateral anterior uveitis and scleritis following a single infusion of zoledronate for metastatic breast cancer. *Med J Aust* 2008; **188:** 370–1.
13. Sharma NS, *et al.* Zoledronic acid infusion and orbital inflammatory disease. *N Engl J Med* 2008; **359:** 1410–11.
14. Fraunfelder FW, Fraunfelder FT. Bisphosphonates and ocular inflammation. *N Engl J Med* 2003; **348:** 1187–8.
15. Viñas G, *et al.* Epiescleritis secundaria a risedronato. *Med Clin (Barc)* 2002; **118:** 598–9.
16. Adverse Drug Reactions Advisory Committee (ADRAC). Bisphosphonates and ocular inflammation. *Aust Adverse Drug React Bull* 2004; **23:** 7–8. Also available at: http://www.tga.gov.au/adr/aadrb/aadr0404.htm (accessed 22/02/05)
17. Fietta P, *et al.* Clodronate induced uveitis. *Ann Rheum Dis* 2003; **62:** 378.
18. Aurich-Barrera B, *et al.* Ophthalmological events in patients receiving risedronate: summary of information gained through follow-up in a prescription-event monitoring study in England. *Drug Safety* 2006; **29:** 151–60.
19. Gilhotra JS, *et al.* Acute retinal pigment epitheliitis associated with intravenous bisphosphonate. *Br J Ophthalmol* 2006; **90:** 798–9.

对心脏的影响　在一项每年 1 次唑来膦酸盐治疗绝经后骨质疏松症的研究中，唑来膦酸盐组心律失常患者例数显著高于安慰剂组[1]。唑来膦酸盐组严重心房颤动发生率也增加。唑来膦酸盐组 50 例患者、安慰剂组 20 例患者发生心房颤动。在 50 例患者中，47 例不良事件发生在静脉输注后 30 天以上，此时循环中几乎已检测不到唑来膦酸盐。双膦酸盐可能引起心律失常或心房颤动的机制不清，输注唑来膦酸盐 9～11 天后对血清钙浓度几乎已没有影响。

在对阿仑膦酸盐治疗绝经后骨质疏松症的一项随机研究的分析[2]中，阿仑膦酸盐组报告了 47 例严重心房颤动的不良事件，安慰剂组为 31 例。所有心房颤动不良事件的风险并未增加。

尽管上述相关性可能是偶然的[1]，但应用双膦酸盐类心房颤动风险增高的可能性需要进一步研究[2]。有两项病例类对照研究检验了上述相关性[3,4]，对于双膦酸盐治疗是否增加心房颤动风险得到了相反的结论。在英国，2008 年 7 月 MHRA 声明上述风险似乎很低，应用双膦酸类盐仍利大于弊[5]。美国 FDA 检测了应用双膦酸盐类或安慰剂的 38045 例患者的研究数据[6]，发现心房颤动罕见。尽管一项大型研究显示严重心房颤动发生率显著增高，但综合所有研究未发现应用双膦酸盐类与严重或非严重心房颤动明确相关。增加治疗剂量或时间也与心房颤动发生率增加无相关。

1. Black DM, *et al.* Once-yearly zoledronic acid for treatment of postmenopausal osteoporosis. *N Engl J Med* 2007; **356:** 1809–22.
2. Cummings SR, *et al.* Alendronate and atrial fibrillation. *N Engl J Med* 2007; **356:** 1895–6.
3. Heckbert SR, *et al.* Use of alendronate and risk of incident atrial fibrillation in women. *Arch Intern Med* 2008; **168:** 826–31.
4. Sørensen HT, *et al.* Use of bisphosphonates among women and risk of atrial fibrillation and flutter: population based case-control study. *BMJ* 2008; **336:** 813–16.
5. MHRA/CHM. Bisphosphonates: atrial fibrillation. *Drug Safety Update* 2008; **1** (12): 4. Available at: http://www.mhra.gov.uk/home/idcplg?IdcService=GET_FILE&dDocName=CON020567&RevisionSelectionMethod=LatestReleased (accessed 16/07/08)
6. FDA. Update of safety review follow-up to the October 1, 2007 early communication about the ongoing safety review of bisphosphonates: (bisphosphonates: alendronate (Fosamax, Fosamax Plus D), etidronate (Didronel), ibandronate (Boniva), pamidronate (Aredia), risedronate (Actonel, Actonel W/Calcium), tiludronate (Skelid), and zoledronic acid (Reclast, Zometa)) (issued 12th November 2008). Available at: http://www.fda.gov/cder/drug/early_comm/bisphosphonates_update_200811.htm (accessed 07/01/09)

对肾脏的影响　有 2 例恶性肿瘤相关高钙血症患者静脉使用依替膦酸钠后出现肾衰竭[1]。其中一例予连续 2 天的短期大剂量（1g）静脉输注，另一例治疗前即有血清肌酐浓度升高。第三例予氯膦酸盐后出现肾衰竭患者治疗前也有轻度血肌酐升高。其他研究[2]认为静脉小剂量依替膦酸盐或氯膦酸盐（最高 300mg/天），输液时间 2～3h 的情况下，40 多例患者并未出现肾损害。他们注意到停止输注依替膦酸盐后肌酐浓度升高的趋势是可逆的。另一组[3]观察到与安慰剂相比，首次输注依替膦酸盐后血肌酐浓度升高，之后输注则不再升高。1 例患者静脉使用过量依替膦酸盐后出现急性肾衰竭[4]。帕米膦酸盐与肾毒性[5]、蛋白尿[6]、急性肾小管坏死[7,8]和塌陷性局灶节段性肾小球硬化[9]相关。两年间，美国 FDA 接到了 72 例静脉使用唑来膦酸盐相关肾衰竭的报告[10]。法国 3 年半的时间内有 7 例报告，其中 3 例停用唑来膦酸盐后完全好转，1 例部分好转。2 例死亡，但并存疾病排除了唑来膦酸盐与死亡的直接因果关系；还有 1 例预后不明[11]。6 例急性肾小管坏死报道与唑来膦酸盐相关[12]；所有患者之前都使用过帕米膦酸盐且血肌酐基线水平均有轻度升高。尽管帕米膦酸盐可能加重唑来膦酸盐的肾毒性，但作者发现两者肾毒性的模式不同。Australian Adverse Drug Reactions Advisory Committee 的报告提示唑来膦酸盐较其他双膦酸盐类肾衰或肾功能受损更为常见。尽管唑来膦酸盐引起的肾功能恶化是急性的，但许多病例似乎与输注速度无关；患者本身可能有肾功能受损的易感性[13]。也有报道1例骨髓瘤患者使用阿仑膦酸盐[14]及1例恶性肿瘤高钙血症患者使用替鲁膦酸盐出现急性肾衰竭[15]。

1. Bounameaux HM, *et al.* Renal failure associated with intravenous diphosphonates. *Lancet* 1983; **i:** 471.
2. Kanis JA, *et al.* Effects of intravenous diphosphonates on renal function. *Lancet* 1983; **i:** 1328.
3. Hasling C, *et al.* Etidronate disodium for treating hypercalcaemia of malignancy: a double blind placebo-controlled study. *Eur J Clin Invest* 1986; **16:** 433–7.
4. O'Sullivan TL, *et al.* Acute renal failure associated with the administration of parenteral etidronate. *Ren Fail* 1994; **16:** 767–73.
5. Lockridge L, *et al.* Pamidronate-associated nephrotoxicity in a patient with Langerhans' histiocytosis. *Am J Kidney Dis* 2002; **40:** E2.
6. Desikan R, *et al.* Nephrotic proteinuria associated with high-dose pamidronate in multiple myeloma. *Br J Haematol* 2002; **119:** 496–9.
7. Banerjee D, *et al.* Short-term, high-dose pamidronate-induced acute tubular necrosis: the postulated mechanisms of bisphosphonate nephrotoxicity. *Am J Kidney Dis* 2003; **41:** E18.
8. Smetana S, *et al.* Pamidronate-induced nephrotoxic tubular necrosis—a case report. *Clin Nephrol* 2004; **61:** 63–7.
9. Markowitz GS, *et al.* Nephrotic syndrome after treatment with pamidronate. *Am J Kidney Dis* 2002; **39:** 1118–22.
10. Chang JT, *et al.* Renal failure with the use of zoledronic acid. *N Engl J Med* 2003; **349:** 1676–8.
11. Munier A, *et al.* Zoledronic acid and renal toxicity: data from French Adverse Effect Reporting Database. *Ann Pharmacother* 2005; **39:** 1194–7.
12. Markowitz GS, *et al.* Toxic acute tubular necrosis following treatment with zoledronate (Zometa). *Kidney Int* 2003; **64:** 281–9.
13. Adverse Drug Reactions Advisory Committee (ADRAC). Renal impairment with zoledronic acid. *Aust Adverse Drug React Bull* 2007; **26:** 18–19. Also available at: http://www.tga.gov.au/adr/aadrb/aadr0710.htm (accessed 06/11/07)
14. Zazgornik J, *et al.* Acute renal failure and alendronate. *Nephrol Dial Transplant* 1997; **12:** 2797–8.
15. Dumon JC, *et al.* Efficacy and safety of the bisphosphonate tiludronate for the treatment of tumor-associated hypercalcemia. *Bone Miner* 1991; **15:** 257–66.

对肌肉骨骼系统的影响 目前报告双膦酸盐类有两种类型肌肉骨骼系统的反应。FDA[1]强调开始双膦酸盐类治疗后数天、数月、或数年均可能出现严重的、有时影响活动的骨、关节、和（或）肌肉痛。症状可在停用双膦酸盐类后迅速、缓慢或不缓解。与第一次使用氨基双膦酸盐类后出现的**急性期反应**[2~4]不同，后者为关节痛、肌痛和骨痛伴随发热、寒战、疲劳感和乏力。这些症状是一过性和自限性的，通常持续1～3天，再次用药时不再出现[2]或程度减轻[4]。急性期反应通常与静脉用药相关，但也见于口服双膦酸盐类。含氮氨基双膦酸盐似乎是通过抑制甲羟戊酸通路、引起炎症细胞因子如肿瘤坏死因子α和白介素-6[2]释放导致该反应。

应用某些双膦酸盐类有颌骨**骨坏死**的报道[5~12]。大部分报道见于使用静脉双膦酸盐类、同时接受化疗和皮质激素的癌症患者。但也有口服双膦酸盐类治疗骨质疏松症或Paget病发生骨坏死的报告。大多数病例与牙科操作（如拔牙）相关，许多患者有局部感染，包括骨髓炎[10,11,13,14]。临床表现包括局部感觉异常、颌面部疼痛、牙痛、假牙触痛点、牙齿松动、骨质暴露或愈合异常、反复或持续口腔软组织感染、及显著的口腔异味[11]。

口腔基础疾病史，如感染、拔牙、或颌面部手术可能加重该不良反应[5]。其他危险因素包括口腔外伤、牙周炎和口腔卫生不良[15]。对于需静脉应用双膦酸盐类患者牙科治疗的建议见上文。

用药时间与骨坏死发生相关[13,16,17]，但部分病例发生在用双膦酸盐类几个月后[13]。也有一些剂量-反应相关的证据[12]，有报告将静脉双膦酸盐类从每月1次减为每3月1次使骨坏死发生率减少[18]。而且，双膦酸盐类的类型可影响该不良反应风险，静脉使用有含氮原子侧链的氨基双膦酸盐风险最高[13]，有研究提示唑来膦酸盐较帕米膦酸盐风险更高[5,16]。多发性骨髓瘤患者发生率似乎较高[5,13,16]，而且老年骨髓瘤患者风险更高[13,17]。

双膦酸盐类引起骨坏死的机制尚不完全清楚。有髋部缺血性坏死的报告，骨坏死可能是全身性骨病，而在颌骨首发[17]。有一例听神经管骨坏死[19]合并颌骨骨坏死的报告。

尚无已知的有效治疗，亦无处理共识。停止双膦酸盐类治疗并不一定促进坏死组织的愈合[12,13,17]，通过这种手段恢复正常的破骨细胞功能和骨转换太慢，因而不具有临床意义[14]。但对97例应用双膦酸盐类后发生颌骨骨坏死的多发性骨髓瘤患者至少3．2年的观察发现，62%骨坏死缓解，12%缓解后复发，26%在至少9个月的随访期内无缓解[20]。再次开始双膦酸盐类治疗或牙科操作者易复发，可以在同一部位或不同部位。作者建议牙科操作后出现骨坏死的多发性骨髓瘤患者如出现骨骼相关事件，可再次应用双膦酸盐类；但自发性骨坏死患者复发风险较高，应永久停止双膦酸盐类治疗。治疗旨在对疼痛及感染的控制和对坏死骨进行仔细的局部清创术，但避免病变的扩大切除[12,14,18]。

关于可能由于双膦酸盐类对骨转换过度抑制导致的非典型骨折，见**阿仑膦酸盐**项下的**对肌肉骨骼系统的影响**，第1053页。有建议该反应可能为类效应[21,22]。

1. FDA. Information for healthcare professionals: Bisphosphonates (marketed as Actonel, Actonel+Ca, Aredia, Boniva, Didronel, Fosamax, Fosamax+D, Reclast, Skelid, and Zometa) (issued 07/01/08). Available at: http://www.fda.gov/cder/drug/InfoSheets/HCP/bisphosphonatesHCP.htm (accessed 19/01/09)
2. Strampel W, *et al.* Safety considerations with bisphosphonates for the treatment of osteoporosis. *Drug Safety* 2007; **30:** 755–63.
3. Olson K, Van Poznak C. Significance and impact of bisphosphonate-induced acute phase responses. *J Oncol Pharm Pract* 2007; **13:** 223–9.
4. Tanvetyanon T, Stiff PJ. Management of the adverse effects associated with intravenous bisphosphonates. *Ann Oncol* 2006; **17:** 897–907.
5. Durie BGM, *et al.* Osteonecrosis of the jaw and bisphosphonates. *N Engl J Med* 2005; **353:** 99–100.
6. Migliorati CA. Bisphosphanates [sic] and oral cavity avascular bone necrosis. *J Clin Oncol* 2003; **21:** 4253–4.
7. Ruggiero SL, *et al.* Osteonecrosis of the jaws associated with the use of bisphosphonates: a review of 63 cases. *J Oral Maxillofac Surg* 2004; **62:** 527–34.
8. Carter G, *et al.* Bisphosphonates and avascular necrosis of the jaw: a possible association. *Med J Aust* 2005; **182:** 413–15.
9. Gibbs SDJ, *et al.* Bisphosphonate-induced osteonecrosis of the jaw requires early detection and intervention. *Med J Aust* 2005; **183:** 549–50.
10. CHM/MHRA. Osteonecrosis of the jaw with bisphosphonates. *Current Problems* 2006; **31:** 4–5.
11. Adverse Drug Reactions Advisory Committee (ADRAC). Osteonecrosis of the jaw (ONJ) with bisphosphonates. *Aust Adverse Drug React Bull* 2006; **25:** 14. Also available at: http://www.tga.gov.au/adr/aadrb/aadr0608.pdf (accessed 28/11/06)
12. Krueger CD, *et al.* Bisphosphonate-induced osteonecrosis of the jaw. *Ann Pharmacother* 2007; **41:** 276–84.
13. Migliorati CA, *et al.* Bisphosphonate-associated osteonecrosis: a long-term complication of bisphosphonate treatment. *Lancet Oncol* 2006; **7:** 508–14.
14. Woo S-B, *et al.* Narrative review: bisphosphonates and osteonecrosis of the jaws. *Ann Intern Med* 2006; **144:** 753–61. Correction. *ibid.*; **145:** 235. [title]
15. Bilezikian JP. Osteonecrosis of the jaw—do bisphosphonates pose a risk? *N Engl J Med* 2006; **355:** 2278–81.
16. Bamias A, *et al.* Osteonecrosis of the jaw in cancer after treatment with bisphosphonates: incidence and risk factors. *J Clin Oncol* 2005; **23:** 8580–7.
17. Badros A, *et al.* Osteonecrosis of the jaw in multiple myeloma patients: clinical features and risk factors. *J Clin Oncol* 2006; **24:** 945–52.
18. Hegarty A, *et al.* Bisphosphonate-related osteochemonecrosis of the jaws. *Br J Hosp Med* 2008; **69:** 158–62.
19. Polizzotto MN, *et al.* Bisphosphonate-associated osteonecrosis of the auditory canal. *Br J Haematol* 2006; **132:** 114.
20. Badros A, *et al.* Natural history of osteonecrosis of the jaw in patients with multiple myeloma. *J Clin Oncol* 2008; **26:** 5904–9.
21. Ing-Lorenzini K, *et al.* Low-energy femoral fractures associated with the long-term use of bisphosphonates: a case series from a Swiss university hospital. *Drug Safety* 2009; **32:** 775–85.
22. Lenart BA, *et al.* Association of low-energy femoral fractures with prolonged bisphosphonate use: a case control study. *Osteoporos Int* 2009; **20:** 1353–62.

对呼吸系统的影响 有报道2例阿司匹林过敏性哮喘患者使用双膦酸盐类后出现支气管痉挛。第1例患者主诉输注氯膦酸盐10min后出现气短和喘息，第2例口服依替膦酸盐周期性治疗2天后出现类似症状。再次使用口服药后2例患者1s用力呼气量均出现降低[1]。考虑这两例患者出现的反应不是免疫介导的。有1例结节病患者应用利塞膦酸盐后引起阻塞性细支气管炎机化性肺炎[2]。

关于依替膦酸盐引起急性呼吸窘迫综合征继发致命性心肺衰竭的报告，参见**依替膦酸盐**项下的**对皮肤的影响**（第1062页）。

1. Rolla G, *et al.* Bisphosphonate-induced bronchoconstriction in aspirin-sensitive asthma. *Lancet* 1994; **343:** 426–7.
2. Arai T, *et al.* Risedronate induced BOOP complicated with sarcoidosis. *Thorax* 2005; **60:** 613–14.

超敏反应 双膦酸盐类罕见血管性水肿、荨麻疹、瘙痒等超敏反应。

相关报告包括1例使用亚甲基二膦酸钠作为放射性药物引起的严重超敏反应[1]，及2例口服帕米膦酸盐后出现轻度皮疹[2]。1例出现氯膦酸盐相关的红皮病的黏膜损害[3]，另1例严重表皮坏死可能与使用替鲁膦酸盐有关[4]。也有1例药物相关皮疹可能与阿仑膦酸盐相关[5]。其他阿仑膦酸盐相关皮肤反应包括荨麻疹[6]、丘疹样红斑、瘀点[7]、环形红斑[8]和药物性扁平苔藓[9]；说明书中提及可发生Stevens-Johnson综合征。2例使用帕米膦酸盐或氯膦酸盐出现皮肤反应的患者脱敏后可继续口服氯甲膦酸盐[10]。注册药品信息声明唑来膦酸盐罕有超敏反应，包括血管性水肿及支气管收缩，过敏反应极为罕见。

1. Elliott AT, *et al.* Severe reaction to diphosphonate: implications for treatment of Paget's disease. *BMJ* 1988; **297:** 592–3.
2. Mautalen CA, *et al.* Side effects of disodium aminohydroxypropylidenediphosphonate (APD) during treatment of bone diseases. *BMJ* 1984; **288:** 828–9.
3. Pajus I, *et al.* Erythroderma after clodronate treatment. *BMJ* 1993; **307:** 484.
4. Roux C, *et al.* Long-lasting dermatological lesions after tiludronate therapy. *Calcif Tissue Int* 1992; **50:** 378–80.
5. Chesnut CH, *et al.* Alendronate treatment of the postmenopausal osteoporotic woman: effect of multiple dosages on bone mass and bone remodeling. *Am J Med* 1995; **99:** 144–52.
6. Kontoleon P, *et al.* Urticaria after administration of alendronate. *Acta Derm Venereol* 2000; **80:** 398.
7. Kimura M, *et al.* Drug eruption due to alendronate sodium hydrate. *Contact Dermatitis* 2003; **48:** 116.
8. High WA, *et al.* Superficial gyrate erythema as a cutaneous reaction to alendronate for osteoporosis. *J Am Acad Dermatol* 2003; **48:** 945–6.
9. Lazarov A, *et al.* Alendronate-induced lichen planus. *Isr Med Assoc J* 2002; **4:** 389–90.
10. Phillips EJ, *et al.* Allergic reactions to bisphosphonates: a report of three cases and an approach to management. *J Clin Pharmacol* 1998; **38:** 842–86.

药物相互作用

双膦酸盐类在胃肠道吸收欠佳，且与食物一起服用会进一步干扰吸收。

含铝、钙、铁、镁的化合物及抗酸剂、矿物质添加剂和某些渗透性导泻剂也能削弱口服双膦酸盐类的吸收。

某些双膦酸盐类和非甾体类抗炎药联用会增加消化道及肾脏不良反应的发生率。

和氨基糖苷类联用可能加重低钙血症。

氨基糖苷类 有报道用过氯膦酸盐的患者使用阿米卡星[1]或奈替米星[2]后出现严重低钙血症。2例中氨基糖苷类毒性症状都很明显；1例开始使用氨基糖苷类即停用氯膦酸盐[1]，另1例则数周前就已停用[2]。双膦酸盐类和氨基糖苷类通过不同的机制诱发低钙血症，两种药物作用均能持续数周；合并用药时应小心[1,2]。

1. Mayordomo JI, Rivera F. Severe hypocalcaemia after treatment with oral clodronate and aminoglycoside. *Ann Oncol* 1993; **4:** 432–3.
2. Pedersen-Bjergaard U, Myhre J. Severe hypocalcaemia after treatment with diphosphonate and aminoglycoside. *BMJ* 1991; **302:** 295. Correction. *ibid.*; 791.

药动学

口服双膦酸盐类吸收较差，空腹状态生物利用度范围从0.7%（阿仑膦酸盐；利塞膦酸盐）到6%（依替膦酸盐；替鲁膦酸盐）左右。食物，特别是含钙或其他多价阳离子的，会减少该药的吸收。它们对骨骼有很高的亲和力，大约50%的吸收剂量沉积在骨化组织中且将在机体中保存较长时间。药物以原形从尿液排出，不在体内代谢。

1. Cremers SCLM, *et al.* Pharmacokinetics/pharmacodynamics of bisphosphonates: use for optimisation of intermittent therapy for osteoporosis. *Clin Pharmacokinet* 2005; **44:** 551–70.

用途和用法

双膦酸盐类抑制骨吸收，因此具有降低血钙的作用。它们是焦磷酸盐类似物，对骨的羟磷灰石具有很高的亲和力，能抑制破骨细胞的骨吸收作用；由于骨吸收和骨形成的偶联性，这就造成了骨重建和骨转换的全面下降（参见**骨和骨疾病**，第1049页）。它们抗骨吸收的能力变化范围很大。双膦酸盐类同时抑制羟磷灰石结晶的形成与分解，因而具有干预骨矿化的可能。临床试验中双膦酸盐类抑制骨矿化的程度有所不同；目前临床常用的双膦酸盐类中依替膦酸盐抑制骨矿化作用最强。

因为骨吸收升高血钙浓度，所以双膦酸盐类可用作辅助治疗严重高钙血症，尤其是合并恶性肿瘤时。它们也用来治疗骨吸收和骨转换过度引起的疾病，如Paget骨病和骨质疏松症，也用于治疗骨转移。依替膦酸盐也用于预防和治疗异位骨化。

双膦酸盐类对骨具亲和力，其被放射性元素锝99m标记的化合物（第1992页）可用作骨扫描诊断剂。

双膦酸盐类可以静脉或口服给药。后者在服药前后一定的时间内应避免进食，特别是进食牛奶等含钙丰富的食物。

1. Brown DL, Robbins R. Developments in the therapeutic applications of bisphosphonates. *J Clin Pharmacol* 1999; **39:** 651–60.
2. Shoemaker LR. Expanding role of bisphosphonate therapy in children. *J Pediatr* 1999; **134:** 264–7.
3. Rogers MJ. New insights into the molecular mechanisms of action of bisphosphonates. *Curr Pharm Des* 2003; **9:** 2643–58.
4. Cohen SB. An update on bisphosphonates. *Curr Rheumatol Rep* 2004; **6:** 59–65.
5. Licata AA. Discovery, clinical development, and therapeutic uses of bisphosphonates. *Ann Pharmacother* 2005; **39:** 668–77.
6. Russell RG. Bisphosphonates: mode of action and pharmacolo-

gy. *Pediatrics* 2007; **119** (suppl 2): S150–S162.

7. Kimmel DB. Mechanism of action, pharmacokinetic and pharmacodynamic profile, and clinical applications of nitrogen-containing bisphosphonates. *J Dent Res* 2007; **86**: 1022–33.
8. Russell RG, *et al.* Bisphosphonates: an update on mechanisms of action and how these relate to clinical efficacy. *Ann N Y Acad Sci* 2007; **1117**: 209–57.
9. Drake MT, *et al.* Bisphosphonates: mechanism of action and role in clinical practice. *Mayo Clin Proc* 2008; **83**: 1032–45.

复杂性局部疼痛综合征 骨质疏松症是复杂性区域疼痛综合征（第7页）的表现之一。双膦酸盐类可能有助于控制部分患者的相关疼痛。

异位性骨化 双膦酸盐类是骨矿化的有效抑制剂，如依替膦酸盐，可用于预防异位性骨化（第 95 页），但不能预防类骨质基质的形成，且一旦停用，可能发生延迟矿化。

高钙血症 对于严重的症状性高钙血症患者，恢复和保持足量水化及尿量是必要的，通过促进尿钙排泄，有助于降低血钙浓度。利用双膦酸盐这类骨吸收抑制剂可治疗恶性肿瘤性高钙血症（第1049页）。双膦酸盐类作用持久但起效不够迅速；可以与降钙素联用以达到迅速持久地降低血钙浓度的要求。

甲状旁腺功能亢进症 双膦酸盐类可抑制骨吸收以治疗甲状旁腺功能亢进症相关的高钙血症（第1052页），但长期治疗效果有限。

青少年特发性关节炎 双膦酸盐类可能对预防青少年特发性关节炎儿童的低骨密度和脆性骨折有一定作用[1]（第11页）。

1. Thornton J, *et al.* Systematic review of effectiveness of bisphosphonates in treatment of low bone mineral density and fragility fractures in juvenile idiopathic arthritis. *Arch Dis Child* 2006; **91**: 753–61.

恶性肿瘤 有很好的证据证实某些双膦酸盐类**治疗**转移性骨病（第627页）有效，不仅有助于控制骨痛[1,2]和高钙血症，也有助于减少骨折等骨骼并发症[2~8]。在骨骼并发症方面，仅治疗 6 个月后获得最大益处[9]。考虑到证据的强度，建议一旦骨转移诊断成立即应开始双膦酸盐类治疗，直到不再有临床相关表现为止[2,10]。有人认为不论疾病是否进展都应继续治疗，其他人则主张换用效力更强的双膦酸盐类或同时停止治疗[9]。目前不推荐没有骨转移证据的乳腺癌女性患者开始双膦酸盐类治疗[11]。

存在对于应用双膦酸盐类发生颌骨骨坏死的顾虑（见上文**不良反应**项下的**对肌肉骨骼系统的影响**），且在多发性骨髓瘤患者中发生率增加。有作者建议多发性骨髓瘤患者每月 1 次静脉双膦酸盐类持续 2 年，2 年后获得完全反应或达到稳定平台期患者可停用[12,13]。如疾病仍然活动，输液频率可降至每 3 个月 1 次。但其他作者建议完全反应或良好的部分反应患者 1 年后停药。反应差或骨病活动者，双膦酸盐类可用至 2 年[14]。对于新诊断的患者，帕米膦酸盐优于唑来膦酸盐，因数据表明后者骨坏死风险更高[12~14]。但并不推荐常规将唑来膦酸盐更换为帕米膦酸盐，因为没有数据表明这样能够预防骨坏死。无骨骼受累的多发性骨髓瘤患者不应常规应用双膦酸盐类[12]。

应用双膦酸盐类**预防**骨转移受到很多关注[2,4,5,8]，但对其有效性的初步研究结论不一致。特定的参考文献见个别药物。仍不清楚双膦酸盐类是否具有广谱的抗肿瘤作用，尽管初步结果显示乳腺癌患者应用唑来膦酸盐复发率降低，见第1071页。

1. Wong R, Wiffen PJ. Bisphosphonates for the relief of pain secondary to bone metastases. Available in The Cochrane Database of Systematic Reviews; Issue 2. Chichester: John Wiley; 2002 (accessed 30/11/06).
2. Aapro M, *et al.* Guidance on the use of bisphosphonates in solid tumours: recommendations of an international expert panel. *Ann Oncol* 2008; **19**: 420–32.
3. Rule S. Managing cancer-related skeletal events with bisphosphonates. *Hosp Med* 2004; **65**: 355–60.
4. Brown JE, *et al.* The role of bisphosphonates in breast and prostate cancers. *Endocr Relat Cancer* 2004; **11**: 207–24.
5. Pavlakis N, *et al.* Bisphosphonates for breast cancer. Available in The Cochrane Database of Systematic Reviews; Issue 3. Chichester: John Wiley; 2005 (accessed 30/11/06).
6. Saad F, Schulman CC. Role of bisphosphonates in prostate cancer. *Eur Urol* 2004; **45**: 26–34.
7. Djulbegovic B, *et al.* Bisphosphonates in multiple myeloma. Available in The Cochrane Database of Systematic Reviews; Issue 4. Chichester: John Wiley; 2002 (accessed 30/11/06).
8. Michaelson MD, Smith MR. Bisphosphonates for treatment and prevention of bone metastases. *J Clin Oncol* 2005; **23**: 8219–24.
9. Gainford MC, *et al.* Recent developments in bisphosphonates for patients with metastatic breast cancer. *BMJ* 2005; **330**: 769–73.
10. Ross JR, *et al.* Systematic review of role of bisphosphonates on skeletal morbidity in metastatic cancer. *BMJ* 2003; **327**: 469–72. Correction. *ibid.* 2004; **328**: 384.
11. Hillner BE, *et al.* American Society of Clinical Oncology 2003 Update on the role of bisphosphonates and bone health issues in women with breast cancer. *J Clin Oncol* 2003; **21**: 4042–57. Correction. *ibid.* 2004; **22**: 1351. Also available at: http://www.jco.org/cgi/reprint/21/21/4042.pdf (accessed 12/02/09)
12. Lacy MQ, *et al.* Mayo clinic consensus statement for the use of bisphosphonates in multiple myeloma. *Mayo Clin Proc* 2006; **81**: 1047–53.
13. Kyle RA, *et al.* American Society of Clinical Oncology. American Society of Clinical Oncology 2007 clinical practice guideline update on the role of bisphosphonates in multiple myeloma. *J Clin Oncol* 2007; **25**: 2464–72. Also available at: http://jco.ascopubs.org/cgi/reprint/JCO.2007.12.1269v1.pdf (accessed 12/02/09)
14. Durie BGM, *et al.*. International Myeloma Working Group. Use of bisphosphonates in multiple myeloma: IMWG response to Mayo Clinic consensus statement. *Mayo Clin Proc* 2007; **82**: 516–7; author reply 517–18.

成骨不全 双膦酸盐类已试用于治疗成骨不全（第1049页），但矫形手术和物理康复治疗仍构成治疗的基础。

骨质疏松症 双膦酸盐类是预防和治疗骨质疏松症（第1050页）的一线药物。阿仑膦酸盐、利塞膦酸盐和周期性依替膦酸盐治疗为口服给药；氯膦酸盐和伊班膦酸盐既可口服也可静脉治疗；伊班膦酸盐、帕米膦酸盐和唑来膦酸盐为间歇性静脉输注。总体上，在治疗**绝经后**骨质疏松症方面，双膦酸盐类升高椎体和髋部骨密度，降低椎体骨折率；对非椎体外骨折的影响则有所不同[1,2]。对于有骨折史和低骨密度的女性高危人群治疗效果最好[2]。在英国，NICE[3]推荐阿仑膦酸盐作为确诊骨质疏松症妇女骨质疏松性脆性骨折的一级预防；65 岁以下绝经后妇女须具有一项骨折的独立临床危险因素及至少一项低 BMD 的指征，65～69 岁妇女须具有一项骨折的独立临床危险因素，70 岁或以上妇女须具有一项骨折的独立临床危险因素或至少一项低 BMD 的指征。利塞膦酸盐和依替膦酸盐可作为不能服用阿仑膦酸盐高危妇女的替代治疗。NICE[4]还推荐阿仑膦酸盐作为已有一次临床骨折的绝经后骨质疏松症妇女骨质疏松性脆性骨折的二级预防，利塞膦酸盐和依替膦酸盐可作为不能服用阿仑膦酸盐高危妇女的替代治疗。数据显示骨质疏松越重，获益越多，而且由于骨密度随年龄增长而持续降低，75 岁以上者椎体骨折发生率增加，有作者认为老年妇女治疗获益更多[5]。但其他作者对长期双膦酸盐类治疗可能引起骨脆性增加表示了顾虑[6]。

尽管双膦酸盐类治疗**男性**特发性骨质疏松症有效性证据有限，但有作者将其作为治疗选择。一篇系统性综述[7]声明尽管双膦酸盐类治疗**儿童**继发性骨质疏松症需要进一步评价，但现有证据并不支持将其用于标准治疗。

双膦酸盐类防治**皮质激素**性骨质疏松症同样有效[8]。骨折的危险性（第1426页）也有所下降，尽管这方面的系统性综述还缺乏决定性意义[8]。

一项关于**移植后**早期应用双膦酸盐类的荟萃分析发现其可有效减少腰椎 BMD 的下降，但长期、更强的治疗可能增加无动力性或低转换骨病的风险[9]。

1. Watts NB. Bisphosphonate treatment of osteoporosis. *Clin Geriatr Med* 2003; **19**: 395–414.
2. Masud T, Giannini S. Preventing osteoporotic fractures with bisphosphonates: a review of the efficacy and tolerability. *Aging Clin Exp Res* 2003; **15**: 89–98.
3. NICE. Alendronate, etidronate, risedronate, raloxifene and strontium ranelate for the primary prevention of osteoporotic fragility fractures in postmenopausal women: Technology Appraisal 160 (issued October 2008). Available at: http://www.nice.org.uk/nicemedia/pdf/TA160guidance.pdf (accessed 12/01/09)
4. NICE. Alendronate, etidronate, risedronate, raloxifene, strontium ranelate and teriparatide for the secondary prevention of osteoporotic fragility fractures in postmenopausal women: Technology Appraisal 161 (issued October 2008). Available at: http://www.nice.org.uk/nicemedia/pdf/TA161guidance.pdf (accessed 12/01/09)
5. Dhesi JK, *et al.* The implications of a growing evidence base for drug use in elderly patients. Part 4: vitamin D and bisphosphonates for fractures and osteoporosis. *Br J Clin Pharmacol* 2006; **61**: 521–8.
6. Ott S. New treatments for brittle bones. *Ann Intern Med* 2004; **141**: 406–7.
7. Ward L, *et al.* Bisphosphonate therapy for children and adolescents with secondary osteoporosis. Available in The Cochrane Database of Systematic Reviews; Issue 4. Chichester: John Wiley; 2007 (accessed 18/04/08).
8. Homik J, *et al.* Bisphosphonates for steroid induced osteoporosis. Available in The Cochrane Database of Systematic Reviews; Issue 1. Chichester: John Wiley; 1999 (accessed 22/02/05).
9. Mitterbauer C, *et al.* Effects of bisphosphonates on bone loss in the first year after renal transplantation—a meta-analysis of randomized controlled trials. *Nephrol Dial Transplant* 2006; **21**: 2275–81.

Paget 骨病 双膦酸盐类的适应证包括 Paget 骨病（第1051页）伴持续骨痛及防止骨病进展。

Bone Morphogenetic Proteins 骨形态发生蛋白

BMP; Proteínas morfogenéticamente óseas.

Костные Морфогенетические Белки

ATC — M05BC01 (BMP-2); M05BC02 (BMP-7).

Dibotermin Alfa（*BAN*, *USAN*, *rINN*）二波特明 α

Dibotermina alfa; Dibotermine Alfa; Dibotermінum Alfa; hrBMP-2; rhBMP-2. Human recombinant bone morphogenetic protein 2.

Диботермин Альфа

CAS — 246539-15-1.

ATC Vet — QM05BC01.

Eptotermin Alfa（*rINN*）依波特明 α

Eptotermina alfa; Eptotermine Alfa; Eptoterminum Alfa; hrBMP-7; OP-1; Osteogenic Protein-1. Human recombinant bone morphogenetic protein 7.

Эптотермин Альфа

CAS — 129805-33-0.

ATC Vet — QM05BC02.

简介

骨形态发生蛋白（BMPs）是促进异位骨形成的生长因子，能从脱钙骨基质中提取。已确定和开发出数种 BMPs 用于矫形和修复手术；某些已能通过基因重组技术生产。

依波特明 α 为重组 BMP，用于治疗病程至少 9 个月且自体移植失败或不能实施自体移植的胫骨不连接。依波特明 α 最大量可用至 6.6mg，剂量依赖于缺损大小。也可用于脊椎前移成人患者，骨移植失败或禁忌时用于后外侧腰椎融合术。融合单个水平腰椎时，每侧椎体使用依波特明 α 3.5mg。二波特明 α，另一种重组 BMP，用作成人急性胫骨骨折标准治疗的辅助手段，植入量最大 24mg。载体植入也可作为骨移植的替代品，适用于非手术治疗至少 6 个月、成人腰椎间盘退化患者的腰椎前路融合术。二波特明 α 也被作为鼻窦强化骨移植的替代物，或用于强化拔牙引起缺损处局部的牙槽嵴。Osteogenin（BMP-3）仍在研究中。

1. Westerhuis RJ, *et al.* Use of bone morphogenetic proteins in traumatology. *Injury* 2005; **36**: 1405–12.
2. Giannoudis PV, Tzioupis C. Clinical applications of BMP-7: the UK perspective. *Injury* 2005; **36** (suppl 3): S47–S50.
3. Wikesjö UM, *et al.* Tissue engineering with recombinant human bone morphogenetic protein-2 for alveolar augmentation and oral implant osseointegration: experimental observations and clinical perspectives. *Clin Implant Dent Relat Res* 2005; **7**: 112–19.
4. Granjeiro JM, *et al.* Bone morphogenetic proteins: from structure to clinical use. *Braz J Med Biol Res* 2005; **38**: 1463–73.
5. Garrison KR, *et al.* Clinical effectiveness and cost-effectiveness of bone morphogenetic proteins in the non-healing of fractures and spinal fusion: a systematic review. *Health Technol Assess* 2007; **11**: 1–150.
6. Mussano F, *et al.* Bone morphogenetic proteins and bone defects: a systematic review. *Spine* 2007; **32**: 824–30.

不良反应 2008 年 7 月 FDA 发出警告，颈椎融合手术使用重组人骨形态发生蛋白与至少 38 例颈部及喉软组织肿胀相关，导致气道或脆弱的神经结构压迫。并发症经常是危及生命的，部分病例需要气道支持和（或）气管切开术。建议在经过批准的临床研究中使用替代治疗或纳入患者治疗颈椎疾病[1]。

1. FDA. FDA Public Health Notification: Life-threatening complications associated with recombinant human bone morphogenetic protein in cervical spine fusion. Available at: http://www.fda.gov/cdrh/safety/070108-rhbmp.html (accessed 17/07/08)

制剂

专利制剂

Austria: InductOs; ***Belg.:*** InductOs; ***Cz.:*** InductOs; Opgenra; Osigraft; ***Denm.:*** InductOs; Osigraft; ***Fin.:*** InductOs; ***Fr.:*** InductOs; Osigraft; ***Ger.:*** Osigraft; ***Gr.:*** InductOs; Osigraft; ***Irl.:*** InductOs; Opgenra; Osigraft; ***Ital.:*** Osigraft; ***Neth.:*** InductOs; Osigraft; ***Norw.:*** InductOs; ***Port.:*** InductOs; Opgenra; Osigraft; ***Spain:*** InductOs; Osigraft; ***Swed.:*** InductOs; ***Switz.:*** InductOs; ***UK:*** InductOs; ***USA:*** Infuse Bone Graft.

Calcitonins 降钙素类

Calcitoninas.

ATC — H05BA01 (salmon synthetic); H05BA02 (pork natural); H05BA03 (human synthetic).

ATC Vet — QH05BA01 (salmon synthetic); QH05BA02 (pork natural); QH05BA03 (human synthetic).

Calcitonin（Human）降钙素（人）

Calcitonina (humana); Calcitonin-human; Human Calcitonin.

$C_{151}H_{226}N_{40}O_{45}S_3$ = 3417.8.

CAS — 21215-62-3.

ATC — H05BA03 (human synthetic).

ATC Vet — QH05BA03 (human synthetic).

UNII — 1010929019.

性状 降钙素（人）是一种人工合成的由 32 个氨基酸组成的多肽，线性序列与天然人降钙素一致。

Calcitonin (Pork)(*BANM*) 降钙素（猪）

Calcitonina (cerdo); Calcitonina porcina.
CAS — 12321-44-7.
ATC — H05BA02 (pork natural).
ATC Vet — QH05BA02 (pork natural).

注：同义词 thyrocalcitonin 和 CAS number 9007-12-9 通常指猪源性降钙素。

性状 降钙素（猪）是从猪甲状腺获得的多肽类激素。

Calcitonin (Salmon)(*BAN*) 降钙素（鲑鱼）

Calcitonina (salmón); Calcitonin-salmon; Calcitoninum salmonis; Kalcitonin lososí; Kalcytonina Łososiowa; Kalsitoniini (lohi); Kalsitonin (Somon); Lašišų kalcitoninas; Laxkalcitonin; Lazac-kalcitonin; Salcatonin; Salcatonina; Salkatonin; Salmon Calcitonin; SCT-1; SMC-20-051.
$C_{145}H_{240}N_{44}O_{48}S_2$ = 3431.9.
CAS — 47931-85-1.
ATC — H05BA01 (salmon synthetic).
ATC Vet — QH05BA01 (salmon synthetic).
UNII — 7SFC6U2VI5.

命名： 名词 Salcatonin 与降钙素（鲑鱼）(鲑鱼降钙素；降钙素-鲑鱼）之间可能有些混淆，尽管在实际应用中它们指的是同一种物质。

- Ph. Eur. 6.8 将降钙素（鲑鱼）定义为结构为鲑鱼降钙素Ⅰ的多肽，为醋酸盐。
- 降钙素（鲑鱼）/Salcatonin（*BAN*）定义为天然鲑鱼降钙素的一种成分。BP 2010 将降钙素（鲑鱼）/Salcatonin 定义为结构为鲑鱼降钙素Ⅰ的合成多肽。
- 在美国，降钙素（*USAN*）包括降钙素（人）和降钙素（鲑鱼），Salcatonin 被理解为结构类似于天然鲑鱼降钙素的人工合成多肽［鲑鱼降钙素（合成）］。美国厂商以降钙素-鲑鱼命名结构与鲑鱼来源降钙素相同的人工合成多肽。

Pharmacopoeias. In *Chin, Eur.* (see p.vii), and *US*.

Ph. Eur. 6.8 ［Calcitonin (Salmon)］ 白色或类白色粉末。通过化学合成方法或 DNA 重组（rDNA）技术获取。另溶于水。2～8℃保存。消毒后贮藏于无菌、密封、封口容器中。避光。

USP 33 (Calcitonin Salmon) 是与鲑鱼后鳃分泌的调节钙代谢的激素序列相同的多肽。使用 DNA 重组（rDNA）技术通过合成或微生物途径生成。1mg 无水乙酸基、无酸鲑鱼降钙素相当于 600USP 单位。贮藏于密闭容器中、2～8℃或冰冻状态保存。避光。

Elcatonin (*rINN*) 依降钙素

[Aminosuberic Acid 1,7]-eel Calcitonin; [Asu^{1,7}]-E-CT; Carbocalcitonin; Elcatonina; Elcatonine; Elcatoninum. 1-Butyric acid-7-(L-2-aminobutyric acid)-26-L-aspartic acid-27-L-valine-29-L-alanine-calcitonin (salmon).
Элькатонин
$C_{148}H_{244}N_{42}O_{47}$ = 3363.8.
CAS — 60731-46-6.
ATC — H05BA04.
ATC Vet — QH05BA04.

性状 依降钙素是一种人工合成的鳗鱼降钙素类似物。

Pharmacopoeias. In *Jpn*.

配伍禁忌 类似于其他肽类药物，降钙素可吸附于塑料静脉输液装置，提示静脉输注的溶液应添加一些蛋白成分以防止吸附作用和由此造成的药效损失（见下文的用法）。

单位

第二国际标准制剂（1991）规定一个安瓿中含有 0.8U 猪降钙素。

第二国际标准制剂（1989）规定一个安瓿中含有冻干纯化合成鲑鱼降钙素 20μg 及 2mg 甘露醇，相当于 128U 鲑鱼降钙素。

第二国际标准制剂（1991）规定一个安瓿中含有 17.5U 人降钙素。

第一国际标准制剂（1989）规定一个安瓿中含有 88U 鳗鱼降钙素。

降钙素的效价是通过与标准制剂比较在大鼠体内降低血钙的作用来评估的，并用国际单位或 MRC 单位来表示，目前认为这两者是等价的。一个生产商声称，通过分析得出的 100IU 相当于 1mg 猪或人降钙素，25μg 鲑鱼降钙素，尽管有轻微不同，其他制剂也引用了这一换算标准。然而，尽管人体对 1 个单位猪降钙素、人降钙素和鲑鱼降钙素的反应应该一致，但事实并非一定如此。实际上认为降钙素的近似等效剂量为：

- 80U 猪降钙素；
- 50U 鲑鱼降钙素；
- 500μg 人降钙素。

临床上猪及鲑鱼降钙素剂量用单位表示，人降钙素可以用质量表示，可能反映了人降钙素的纯度。

不良反应、处置和注意事项

降钙素可引起恶心、呕吐、腹泻、头晕、颜面潮红及手部麻木。这些反应是剂量依赖的，常为一过性，静脉给药更为常见。其他不良反应包括皮疹、味觉不适、腹痛、尿频和寒战。罕有报道致糖尿病作用。有报道某些降钙素引起注射部位炎症反应、鼻喷制剂可能引起鼻炎和其他局部反应。注射降钙素后可出现一过性低钙血症，低钙血症为使用降钙素的禁忌证。

肾损伤（参见下文）或心衰的患者应慎用降钙素。儿童使用降钙素应首选短期治疗，且应监察骨骼生长发育。

降钙素使用数月后可能出现循环抗体但不一定出现耐药性（参见下文）。如果患者可疑过敏，使用之前应做过敏反应皮试。

降钙素可以抑制动物乳汁分泌。

就寝时给药或预先给予止吐药可以减少降钙素所致的恶心和呕吐。

猪降钙素可能含有微量甲状腺激素，但对大部分患者没有临床作用。

抗体形成 长期使用异种降钙素治疗可能形成中和抗体。这常见于使用猪降钙素的患者，使用鲑鱼降钙素患者少见。人降钙素免疫原性较猪和鲑鱼小，但研究[1]发现 33 例绝经后骨质疏松症妇女接受 6 个月人降钙素治疗后，仍有 1 例检测出了抗体。

这些抗体对治疗效果的影响程度还不确定。有试验表明产生中和抗体的患者，鲑鱼降钙素治疗效果明显下降[2]，而换用人降钙素后治疗活性恢复[3]；但同样其他证据显示鲑鱼降钙素的活性并没有因出现中和抗体而下降[4]。

1. Grauer A, *et al.* Formation of neutralizing antibodies after treatment with human calcitonin. *Am J Med* 1993; **95:** 439–42.
2. Grauer A, *et al.* In vitro detection of neutralizing antibodies after treatment of Paget's disease of bone with nasal salmon calcitonin. *J Bone Miner Res* 1990; **5:** 387–91.
3. Muff R, *et al.* Efficacy of intranasal human calcitonin in patients with Paget's disease refractory to salmon calcitonin. *Am J Med* 1990; **89:** 181–4.
4. Reginster JY, *et al.* Influence of specific anti-salmon calcitonin antibodies on biological effectiveness of nasal salmon calcitonin in Paget's disease of bone. *Scand J Rheumatol* 1990; **19:** 83–6.

对葡萄糖代谢的影响 有报道单次皮下注射鲑鱼降钙素可引起血糖浓度升高[1]，但认为长期降钙素治疗不会引起糖尿病[2]。然而有 1 例使用猪降钙素患者出现血糖控制恶化[3]，8 例十二指肠溃疡患者静脉使用鲑鱼降钙素后出现餐后胰岛素释放障碍[4]。

1. Gattereau A, *et al.* Hyperglycaemic effect of synthetic salmon calcitonin. *Lancet* 1977; **ii:** 1076–7.
2. Evans IMA, *et al.* Hyperglycaemic effect of synthetic salmon calcitonin. *Lancet* 1978; **i:** 280.
3. Thomas DW, *et al.* Deterioration in diabetic control during calcitonin therapy. *Med J Aust* 1979; **2:** 699–70.
4. Jonderko K. Effect of calcitonin on gastric emptying in patients with an active duodenal ulcer. *Gut* 1989; **30:** 430–5.

男性乳房发育 一例 62 岁老年男性皮下注射鲑鱼降钙素后出现两次痛性乳房发育[1]。

1. Vankrunkelsven PJ, Thijs MM. Salcatonin and gynaecomastia. *Lancet* 1994; **344:** 482.

药物相互作用

理论上注射降钙素时应调整强心苷和钙通道阻滞药的剂量，因为降钙素会影响血钙浓度。

药动学

口服降钙素会迅速失活。注射降钙素主要在肾，也有部分在血液和外周组织很快代谢。其生物利用度约为 70%；血浆蛋白结合率为 30%～40%。无活性的代谢产物和少量药物原形经尿排泄。人降钙素注射后清除半衰期为 60min，鲑鱼降钙素为 70～90min。

降钙素也能经鼻和直肠黏膜吸收。尽管数据变化很大，与同等剂量肌注相比鼻内给药生物利用度约为 3%，达血浆峰浓度时间为 30～40min，而静脉给药为 15～25min。经鼻给药清除半衰期为 16～43min。

16 名健康受试者皮下注射 19.9μg 合成鲑鱼降钙素后[1]，吸收迅速，吸收半衰期为 23.4min。平均最大血浆浓度值为 384pg/ml，于 60min 出现。此后排泄相当迅速，消除半衰期为 87min。不能简单地将这一结果与之前关于鲑鱼、人和猪降钙素的研究结果进行比较，尤其是由于采用不同分析方法的时候。不过我们仍能得出以下结论，皮下和静脉注射生物利用度高；但由于低的代谢清除率，肾功能不全患者需要调整给药剂量；鲑鱼降钙素作用更强是由于其受体结合位点内在活性更高而不是药动学有所不同。美国厂商在单次皮下注射 500μg 人降钙素后，引用 1.02h 作为半衰期。健康受试者肌注依降钙素的血浆清除半衰期约为 4.8h[2]。

降钙素经鼻内或直肠吸收。喷鼻剂量为 200～400 单位，达血浆峰浓度时间为使用喷鼻剂后 20～60min[3]。另一项鲑鱼降钙素的研究[4]，给予健康受试者喷鼻剂或栓剂 200U，3h 后重复一次。结果表明吸收迅速且两种途径吸收总量相同。然而，尽管直肠给药的血浆峰浓度较鼻内高 6～8 倍，但鼻内给药 3～5h 后仍能测出较低的血浓度峰，直肠给药后 2h 内药物就检测不出了；两者血浆浓度均较注射为低。另一组试验发现健康受试者经鼻给予人降钙素吸收率很低[5]。使用表面活性剂双氢丝质体或甘胆酸盐能提高经鼻粉剂或喷雾剂的吸收。

一项对 4 例骨质疏松症患者的研究[6]表明，经直肠予鲑鱼降钙素的生物利用度相当于肌注的 65%。

一项针对健康受试者的鲑鱼降钙素口服剂型的研究评价了不同口服剂量和静脉剂量的关系，发现在生物利用度和效力方面，1.2mg 口服相当于 10μg 静脉给药[7]。

1. Nüesch E, Schmidt R. Comparative pharmacokinetics of calcitonins. In: Pecile A, ed. *Calcitonin international congress series no. 540*. Amsterdam: Excerpta Medica, 1980: 352–64.
2. Segre G, *et al.* Pharmacokinetics of carbocalcitonin in humans. *Clin Trials J* 1986; **23** (suppl 1): 23–8.
3. Kurose H, *et al.* Intranasal absorption of salmon calcitonin. *Calcif Tissue Int* 1987; **41:** 249–51.
4. Buclin T, *et al.* The effect of rectal and nasal administration of salmon calcitonin in normal subjects. *Calcif Tissue Int* 1987; **41:** 252–8.
5. Pontiroli AE, *et al.* Nasal administration of glucagon and human calcitonin to healthy subjects: a comparison of powders and spray solutions and of different enhancing agents. *Eur J Clin Pharmacol* 1989; **37:** 427–30.
6. Gennari C, *et al.* Pharmacodynamic activity of synthetic salmon calcitonin in osteoporotic patients: comparison between rectal and intramuscular administration: pilot study. *Curr Ther Res* 1993; **53:** 301–8.
7. Buclin T, *et al.* Bioavailability and biological efficacy of a new oral formulation of salmon calcitonin in healthy volunteers. *J Bone Miner Res* 2002; **17:** 1478–85.

用途和用法

降钙素是哺乳动物甲状腺滤泡旁细胞或非哺乳类脊椎动物后鳃分泌的激素。它在人类的分泌和生物合成受血钙浓度调控。它主要通过抑制破骨细胞的骨吸收作用发挥降低血钙浓度的作用；次要作用是直接作用于肾增加尿钙磷排泄。降钙素含有 32 个氨基酸；序列随物种不同而变化。临床应用的是合成鲑鱼降钙素与合成人降钙素；鲑鱼降钙素作用最强。天然猪降钙素和合成的鳗鱼降钙素衍生物依降钙素，在一些国家也有应用。

降钙素用于治疗以高骨转换为特征的疾病，如 Paget 骨病。也用于严重高钙血症，特别是恶性肿瘤相关高钙血症的辅助治疗。一些降钙素也用于治疗骨质疏松症。

降钙素一般皮下或肌内注射给药；也有经鼻、直肠、静脉输液或缓慢静推给药。

对于 **Paget 骨病**，鲑鱼降钙素常用剂量从每周 3 次每次 50U 到每日 100U，肌内或皮下注射。人降钙素常用给药方式为皮下或肌内注射，剂量从每周 2～3 次，每次 500μg 到每日 250μg 或 500μg；严重患者需要用到每日 1mg，分次给药。

作为**高钙血症**的辅助治疗，降钙素对于骨转换升高的患者起效迅速，效果最好。鲑鱼降钙素可皮下或静脉注射，剂量为每 12h 4U/kg，必要时 1～2 天后可增加到每 12h 8U/kg，再过 2 天可达最大剂量每 6h 8U/kg。作为选择之一，也可以每 6～8h 给药 100 单位，1～2 天后加量，直到最大剂量每 6～8h 400U。急诊处理高钙危象时，鲑鱼降钙素也可以静脉给药：推荐剂量是 10U/kg，用 500ml 0.9%氯化钠注射液稀释后缓慢静滴至少 6h（静脉给药问题见下文**用法**项下）。人降钙素 500μg/6h 缓慢静推也被用于治疗恶性肿瘤相关高钙血症。

鲑鱼降钙素可以用来治疗**绝经后骨质疏松症**，剂量为每日 200U 喷鼻，每日换一只鼻孔。某些国家也使用每日或隔天 100U，皮下或肌内注射。同时也应补钙（相当于每日至少 600mg 元素钙），必要时应予维生素 D（每日 400U）。

鲑鱼降钙素也被用于预防突然**制动**引起的急性骨丢失，如近期发生骨质疏松性骨折的患者。推荐剂量为每日 100U（或 50U，每日 2 次）皮下或肌内注射，治疗

2～4周。开始恢复活动时剂量可减至每日50U，直至完全恢复活动。

肾损伤时的用法详见下文。

鲑鱼降钙素还能够用来控制**恶性肿瘤引起的骨痛**，尽管欧洲不再认为这种应用是恰当的。

口服鲑鱼降钙素制剂正在研究中。

用法 降钙素口服生物利用度低，通常需要皮下或肌内注射给药。为提高患者，特别是那些需要长期用药患者的依从性，对不同给药途径进行了研究[1]：

- 鲑鱼降钙素被证实**鼻内**给药有效，常用剂量为每日50～200U（参考文献参见下文的**骨质疏松症**项下），目前已有治疗骨质疏松症的鼻内制剂了。
- 经**直肠**予含有300U鲑鱼降钙素的栓剂已用于处理高钙血症；每日3次（每日总量为900U）[2,3]。每日100mg鲑鱼降钙素栓剂已试用于绝经后骨质疏松症[4]和骨痛[5]的患者。
- 降钙素可通过**静脉输注**给药，但这必要性不大且会引起更多不良反应。如果有必要使用静脉输注，推荐在溶液中添加蛋白以防止药物吸附在塑料输液器上[6]。但临床实践中并非如此；在英国，厂商虽然承认会降低药效，仍然推荐使用生理盐水进行稀释，并因此调整药物剂量。据推测使用含有蛋白质的溶液可减少用药剂量。厂商强调输液用的溶液应在用前即时配好，且禁用玻璃和硬塑料容器。

现已研究出一种新型口服活性降钙素；这一配方使用了低分子量载体，早期研究表明有效且耐受性良好[7,8]。

1. Inzerillo AM, *et al.* Calcitonin: physiological actions and clinical applications. *J Pediatr Endocrinol Metab* 2004; **17:** 931–40.
2. Thiébaud D, *et al.* Effectiveness of salmon calcitonin administered as suppositories in tumor-induced hypercalcemia. *Am J Med* 1987; **82:** 745–50.
3. Thiébaud D, *et al.* Fast and effective treatment of malignant hypercalcemia: combination of suppositories of calcitonin and a single infusion of 3-amino 1-hydroxypropylidene-1-bisphosphonate. *Arch Intern Med* 1990; **150:** 2125–8.
4. Gonnelli S, *et al.* Effect of rectal salmon calcitonin treatment on bone mass and bone turnover in patients with established postmenopausal osteoporosis: a 1-year crossover study. *Curr Ther Res* 1993; **54:** 458–65.
5. Mannarini M, *et al.* Analgesic effect of salmon calcitonin suppositories in patients with bone pain. *Curr Ther Res* 1994; **55:** 1079–83.
6. Stevenson JC. Current management of malignant hypercalcaemia. *Drugs* 1988; **36:** 229–38.
7. Buclin T, *et al.* Bioavailability and biological efficacy of a new oral formulation of salmon calcitonin in healthy volunteers. *J Bone Miner Res* 2002; **17:** 1478–85.
8. Tankó LB, *et al.* Safety and efficacy of a novel salmon calcitonin (sCT) technology-based oral formulation in healthy postmenopausal women: acute and 3-month effects on biomarkers of bone turnover. *J Bone Miner Res* 2004; **19:** 1531–8.

在肾损伤中的用法 降钙素主要经肾代谢，药动学研究（见上文）显示肾功能不全患者的降钙素剂量应减少，但这方面还没有专门的指南。

Charcot 神经性关节病 在一项小样本急性Charcot神经性关节病患者的研究中，与单纯补充钙剂相比，鼻喷降钙素加钙剂可显著降低骨转换[1]。

1. Bem R, *et al.* Intranasal calcitonin in the treatment of acute Charcot neuroosteoarthropathy: a randomized controlled trial. *Diabetes Care* 2006; **29:** 1392–4.

高钙血症 降钙素可联合水化和利尿来治疗中重度症状性高钙血症（第1590页），包括恶性肿瘤相关高钙血症（第1049页）。因为其快速作用，对威胁生命的高钙血症特别有用。然而尽管起效快，但其作用时间也短；所以降钙素通常作为其他治疗（如双膦酸盐类）的辅助手段。

恶性骨肿瘤 降钙素是治疗恶性骨肿瘤的有效辅助药物，不仅可以纠正恶性肿瘤相关高钙血症（第1049页），也可减轻骨痛和骨质溶解。但一篇系统性综述[1]总结得出，现有证据仍不支持使用降钙素治疗转移性骨痛；但这篇综述仅限于少数几项试验。在作出进一步研究之前，推荐使用其他治疗方法。在欧洲不再推荐使用注射用降钙素治疗转移性骨痛。

1. Martinez-Zapata MJ, *et al.* Calcitonin for metastatic bone pain. Available in The Cochrane Database of Systematic Reviews; Issue 3. Chichester: John Wiley; 2006 (accessed 18/04/08).

成骨不全 有报道降钙素治疗成骨不全（第1049页）有好的效果[1,2]，但由于双膦酸盐类的使用，降钙素的应用已有所下降。

1. Castells S, *et al.* Therapy of osteogenesis imperfecta with synthetic salmon calcitonin. *J Pediatr* 1979; **95:** 807–11.
2. Nishi Y, *et al.* Effect of long-term calcitonin therapy by injection and nasal spray on the incidence of fractures in osteogenesis imperfecta. *J Pediatr* 1992; **121:** 477–80.

骨质疏松症 降钙素可用于预防和治疗骨质疏松症（第1050页）。常作为治疗**绝经后**骨质疏松症的二线药物；但由于其具有止痛作用，可用作椎骨压缩性骨折所致骨痛的初始治疗[1]。鲑鱼降钙素喷鼻剂可降低骨质疏松症妇女发生椎体骨折的危险[2]，尽管这个研究由于较高的退出率受到批评[3]。对髋骨骨折的作用尚不确定[1,2]。在治疗**皮质激素**性骨质疏松症方面，降钙素可维持腰椎骨密度（BMD），但不能维持股骨颈骨密度。预防骨折的作用尚未确定[1,4]。已发现鼻喷鲑鱼降钙素可升高**男性**特发性骨质疏松症患者的腰椎骨密度[1]。

1. Silverman SL. Calcitonin. *Endocrinol Metab Clin North Am* 2003; **32:** 273–84.
2. Chesnut CH, *et al.* A randomized trial of nasal spray salmon calcitonin in postmenopausal women with established osteoporosis: the Prevent Recurrence of Osteoporotic Fractures Study. *Am J Med* 2000; **109:** 267–76.
3. Cummings SR, Chapurlat RD. What PROOF proves about calcitonin and clinical trials. *Am J Med* 2000; **109:** 330–1.
4. Cranney A, *et al.* Calcitonin for preventing and treating corticosteroid-induced osteoporosis. Available in The Cochrane Database of Systematic Reviews; Issue 1. Chichester: John Wiley; 2000 (accessed 22/02/05).

Paget 骨病 降钙素的适应证包括Paget骨病（第1051页）伴持续骨痛或防止骨病进展。但双膦酸盐类已大大取代了降钙素的这一作用。

疼痛 除恶性肿瘤和Paget病等骨病相关的骨痛，降钙素还具有其他止痛作用。其治疗效果，特别是鼻喷鲑鱼降钙素，已在包括复杂性局部疼痛综合征（第7页）在内的多种疼痛状态下得到体现[1]。100U或200U静脉鲑鱼降钙素能减轻截肢手术后的幻肢痛（第10页）[2]。但一项小型双盲交叉设计研究中，与氯胺酮相比，静脉降钙素对截肢患者的幻肢痛无效[3]。但200U鼻内降钙素对一例脊髓损伤且氯丙帕明无效患者的幻肢痛仅能起到一过性的缓解作用[4]；作者推测原因可能在于未使用最佳剂量，同时注意到之前的研究对象都是截肢患者。

关于疼痛及其治疗的讨论，见第4页。

1. Appelboom T. Calcitonin in reflex sympathetic dystrophy syndrome and other painful conditions. *Bone* 2002; **30** (suppl): 84S–86S.
2. Wall GC, Heyneman CA. Calcitonin in phantom limb pain. *Ann Pharmacother* 1999; **33:** 499–501.
3. Eichenberger U, *et al.* Chronic phantom limb pain: the effects of calcitonin, ketamine, and their combination on pain and sensory thresholds. *Anesth Analg* 2008; **106:** 1265–73.
4. Shapiro S, *et al.* Calcitonin treatment for phantom limb pain. *Can J Psychiatry* 2004; **49:** 499.

制剂

BP 2010: Calcitonin (Salmon) Injection;
USP 33: Calcitonin Salmon Injection; Calcitonin Salmon Nasal Solution.

专利制剂

Austral.: Miacalcic; ***Austria:*** Calcitonin; Calco†; Casalm†; Cibacalcin†; Ucecal; ***Belg.:*** Calsynar; Miacalcic; Steocalcin; ***Braz.:*** Acticalcin; Calsynar; Miacalcic; Seacalcit; Serocalcin; ***Canad.:*** Calcimar; Caltine; Miacalcin; ***Chile:*** Calfosina†; Calnisan; Miacalcic; ***Cz.:*** Calsynar†; Caltine†; Fixocal†; Miacalcic; Osteodon; Ostostabil†; Tonocalcin; Ucecal†; ***Denm.:*** Miacalcic; ***Fin.:*** Miacalcic; ***Fr.:*** Cadens; Calsyn; Cibacalcine; Miacalcic; ***Ger.:*** Calci; Cibacalcin†; Karil; Osteos†; Ostostabil†; ***Gr.:*** Alciton; Alfaton; Alicitonin; Arsipor; Assocals; Aurocalcin; Brosidon; Calc-Up; Calci-10; Calcicontrol; Calciderom; Calciphar; Calciplus; Calcispren; Calcitherapy; Calciton; Calco; Calcytonil; Caloston; Calsal; Calsaton; Calsynar; Caltec; Cibacalcin; Crocalcin; Doctadryle; Farmicalcine; Galcin; Genecalcin; Iamacalcin; Iricalcin; Latonina; Lixocam; Miacalcic; Miadenil; Mioser; Myocal; Neostesin; Nopremin; Norcalcin; Nylex; Osanit; Osivan; Osteonorm; Osticalcin; Ostifix; Ostoplus; Ostosalm; Pluston; Rafacalcin; Redicalcin; Rothrin; Sal-Cal; Salcatol; Salmocalcin; Salmofar; Salmoten; Sanopor; Steocin; Tendolon; Tonocalcin; Tosicalcin; Transcalcium; Ucecal; Velkacalcin; Zyoston; ***Hong Kong:*** Miacalcic; ***Hung.:*** Biostin; Calco; Miacalcic; ***India:*** Miacalcic; Zycalcit; ***Indon.:*** Miacalcic; Tonocalcin; ***Irl.:*** Miacalcic; Miakarl; Ostulex; ***Israel:*** Cibacalcin†; Miacalcic; Salco; ***Ital.:*** Biocalcin†; Calcisint†; Calcioton†; Calcitonina; Catonin†; Miadenil†; Osteocalcin†; Osteovis†; Salmofar; Tonocalcin†; ***Jpn:*** Calcitoran; Elcitonin; ***Malaysia:*** Miacalcic; Tendolon; ***Mex.:*** Miacalcic; Oseum; ***Neth.:*** Forcaltonin; ***Norw.:*** Miacalcic; ***NZ:*** Miacalcic; ***Philipp.:*** Miacalcic; ***Pol.:*** Calcihexal†; Calcitonin; Miacalcic; Tonocalcin; ***Port.:*** Calcimon†; Calcitar; Calogen†; Calsyn; Cibacalcina†; Forcaltonin†; Miacalcic; Osseocalcina; Osteodon; Ostinate; Ostosalm†; Salcat; Tonocaltin; ***Rus.:*** Miacalcic (Миакальцик); ***S.Afr.:*** Miacalcic; ***Singapore:*** Miacalcic; ***Spain:*** Calogen; Calsynar; Carbicalcin; Diatin; Fosatur; Miacalcic; Oseototal; Ospor; Osteobion; Ostetan; Tonocaltin; ***Swed.:*** Miacalcic; ***Switz.:*** Miacalcic; ***Thai.:*** Calco; Miacalcic; Mycalcin; Tonocalcin; ***Turk.:*** Biocalcin; Calcitonina; Miacalcic; Salmocalcin; Strabone; Tonocalcin; Ucecal; ***UK:*** Miacalcic; ***Ukr.:*** Miacalcic (Миакальцик); ***USA:*** Calcimar; Fortical; Miacalcin; Osteocalcin; ***Venez.:*** Calnisan†; Caltanid†; Miacalcic†; Serocalcin†.

Cinacalcet Hydrochloride (*BANM, USAN, rINNM*) 盐酸西那卡塞

AMG-073 (cinacalcet); Cinacalcet, Chlorhydrate de; Cinacalceti Hydrochloridum; Hidrocloruro de cinacalcet; KRN-1493. *N*-[(1*R*)-1-(Naphthalen-1-yl)ethyl]-3-[3-(trifluoromethyl)phenyl]propan-1-amine hydrochloride.

Цинакальцета Гидрохлорид

$C_{22}H_{22}F_3N,HCl = 393.9.$

CAS — 364782-34-3.

ATC — H05BX01.

ATC Vet — QH05BX01.

UNII — 1K860WSG25.

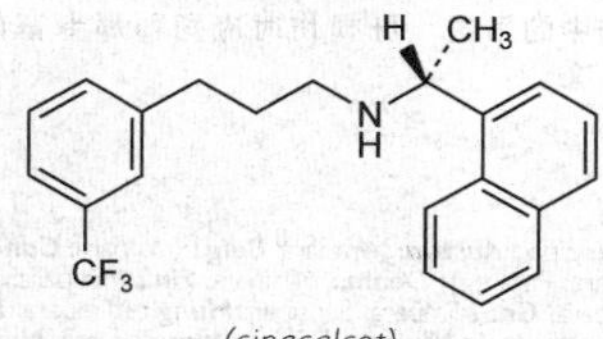

(cinacalcet)

不良反应和注意事项

可引起低钙血症及无动力性骨病，应规律监测血清钙和甲状旁腺激素浓度，特别是有癫痫发作史或肝功能受损的患者。有治疗期间出现游离睾酮浓度降低的报道。西那卡塞的其他不良反应包括胃肠功能紊乱、肌痛、头晕、感觉异常、癫痫发作、高血压、无力、食欲减退、皮疹和非心源性胸痛。有心功能不全患者出现低血压、心力衰竭加重或两者均出现的独立报告。超敏反应包括血管性水肿和荨麻疹。中重度肝损伤患者血浆西那卡塞浓度可能升高，建议注意并密切监测。

药物相互作用

西那卡塞通过细胞色素P450同工酶CYP3A4和CYP1A2途径进行部分代谢。开始或停用CYP4A4强抑制药或诱导药治疗时需要调整西那卡塞剂量。给予CYP3A4抑制剂酮康唑后西那卡塞浓度将翻倍。由于吸烟诱导了CYP1A2介导的代谢途径，吸烟者血浆西那卡塞水平可能较低，若患者开始吸烟或戒烟，应调整西那卡塞剂量。西那卡塞是细胞色素P450同工酶CYP2D6的强抑制药，在使用西那卡塞时，阿米替林、地昔帕明和去甲替林的吸收量会增加。

药动学

口服西那卡塞2～6h后血浆浓度达峰，和食物一起服用可使浓度大幅升高。血浆清除呈双相性，终末半衰期为30～40h。有93%～97%的西那卡塞与血浆蛋白结合。通过细胞色素P450同工酶CYP3A4和CYP1A2途径迅速充分代谢。代谢产物经肾排泄，80%经尿液排泄，15%经粪便排出。

1. Kumar GN, *et al.* Metabolism and disposition of calcimimetic agent cinacalcet HCl in humans and animal models. *Drug Metab Dispos* 2004; **32:** 1491–1500.
2. Padhi D, *et al.* No effect of renal function or dialysis on pharmacokinetics of cinacalcet (Sensipar®/Mimpara®). *Clin Pharmacokinet* 2005; **44:** 509–16.

用途和用法

西那卡塞是拟钙药，可提高甲状旁腺钙敏感受体对细胞外钙离子的敏感性，钙敏感受体调节甲状旁腺激素的分泌，引起甲状旁腺激素分泌下降和血清钙浓度降低。口服盐酸西那卡塞用于治疗慢性肾病透析患者的**继发性甲状旁腺功能亢进症**，减轻甲状旁腺癌或原发性甲状旁腺功能亢进症（不能手术者）的高钙血症。剂量通过碱基形式表示，33mg盐酸西那卡塞相当于30mg西那卡塞。

治疗**继发性甲状旁腺功能亢进症**时，初始剂量为30mg，每日1次，每2～4周增加30mg，至最大剂量每日180mg。

西那卡塞也用于治疗甲状旁腺癌或原发性甲状旁腺功能亢进症患者的**高钙血症**，初始剂量为每日2次，每次30mg，每2～4周递增至最大剂量，每次90mg，每日3～4次。

1. Franceschini N, *et al.* Cinacalcet HCl: a calcimimetic agent for the management of primary and secondary hyperparathyroidism. *Expert Opin Invest Drugs* 2003; **12:** 1413–21.
2. Shoback DM, *et al.* The calcimimetic cinacalcet normalizes serum calcium in subjects with primary hyperparathyroidism. *J Clin Endocrinol Metab* 2003; **88:** 5644–9.
3. Block GA, *et al.* Cinacalcet for secondary hyperparathyroidism in patients receiving hemodialysis. *N Engl J Med* 2004; **350:** 1516–25.
4. Joy MS, *et al.* Calcimimetics and the treatment of primary and secondary hyperparathyroidism. *Ann Pharmacother* 2004; **38:** 1871–80.
5. Peacock M, *et al.* Cinacalcet hydrochloride maintains long-term normocalcemia in patients with primary hyperparathyroidism. *J Clin Endocrinol Metab* 2005; **90:** 135–41.
6. Barman Balfour JA, Scott LJ. Cinacalcet hydrochloride. *Drugs* 2005; **65:** 271–81.
7. Cunningham J, *et al.* Effects of the calcimimetic cinacalcet HCl on cardiovascular disease, fracture, and health-related quality of life in secondary hyperparathyroidism. *Kidney Int* 2005; **68:** 1793–1800.
8. Dong BJ. Cinacalcet: an oral calcimimetic agent for the management of hyperparathyroidism. *Clin Ther* 2005; **27:** 1725–51.
9. NICE. Cinacalcet for the treatment of secondary hyperparathyroidism in patients with end-stage renal disease on maintenance dialysis therapy: Technology Appraisal Guidance 117 (issued January 2007). Available at: http://www.nice.org.uk/nicemedia/pdf/TA117guidance.pdf (accessed 18/04/08)
10. Drüeke TB, Ritz E. Treatment of secondary hyperparathyroidism in CKD patients with cinacalcet and/or vitamin D derivatives. *Clin J Am Soc Nephrol* 2009; **4:** 234–41.

在肝损伤中的用法 肝损伤时应用西那卡塞的注意事项，见上文。

制剂

专利制剂

Austral.: Sensipar; **Austria:** Mimpara; **Belg.:** Mimpara; **Canad.:** Sensipar; **Cz.:** Mimpara; Pararegt; **Denm.:** Mimpara; **Fin.:** Mimpara; **Fr.:** Mimpara; **Ger.:** Mimpara; **Gr.:** Mimpara; Sensipar; **Hung.:** Mimpara; **Irl.:** Mimpara; **Israel:** Mimpara; **Ital.:** Mimpara; Parareg; **Jpn:** Regpara; **Neth.:** Mimpara; Parareg; **Norw.:** Mimpara; **NZ:** Sensipar; **Pol.:** Mimpara; **Port.:** Mimpara; Pararegt; **Rus.:** Mimpara (Мимпара); **Spain:** Mimpara; **Swed.:** Mimpara; **Switz.:** Mimpara; **Turk.:** Mimpara; **UK:** Mimpara; **USA:** Sensipar.

Clodronate 氯膦酸盐

ATC — M05BA02.
ATC Vet — QM05BA02.

Clodronate Acid (*BAN, USAN, rINNM*) 氯膦酸

Acide clodronique; Ácido clodrónico; Acidum clodronicum; Cl_2MBP; Cl_2MDP; DkhMDF; Klodronihappo; Klodronsyra. (Dichloromethylene)diphosphonic acid.

Клодроновая Кислота

$CH_4Cl_2O_6P_2$ = 244.9.
CAS — 10596-23-3.
ATC — M05BA02.
ATC Vet — QM05BA02.
UNII — 0813BZ6866.

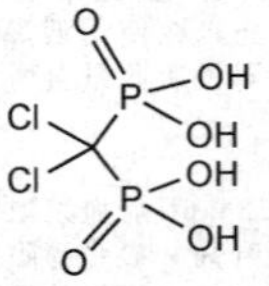

Clodronate Disodium (*USAN, rINNM*) 氯膦酸钠

177501; BM-06.011; Clodronas Dinatricum; Clodronate disodique; Clodronate Sodium; Clodronato disódico; Dichloromethane Diphosphonate Disodium; Dichloromethylene Diphosphonate Disodium; Dinatrii clodronas; Dinatriumklodronaatti; Dinatriumklodronat; Disodium Clodronate; Sodium Clodronate (*BANM*); Sodyum Klodronat; ZK-00091106. Disodium (dichloromethylene)diphosphonate tetrahydrate.

Динатрий Клодронат

$CH_2Cl_2Na_2O_6P_2,4H_2O$ = 360.9.
CAS — 22560-50-5.
ATC — M05BA02.
ATC Vet — QM05BA02.
UNII — N030400H8J (clodronate disodium tetrahydrate); Y05R4GCQ1H (anhydrous clodronate disodium).

Pharmacopoeias. In *Eur.* (see p.vii).

Ph. Eur. 6. 8 (Clodronate Disodium Tetrahydrate) 白色或类白色结晶性粉末。易溶于水；几乎不溶于乙醇；微溶于甲醇。5%水溶液的 pH 值为 3.0～4.5。

不良反应、处置和注意事项

总体上同双膦酸盐类（第1054页），每日分次服用氯膦酸盐比单次剂量能减轻胃肠道症状。可引起可逆性肝酶和血清甲状旁腺激素升高；有报道出现一过性中度白细胞减少。建议监测肝肾功能、白细胞计数和血清钙磷浓度。即使是对于没有哮喘史的患者，氯膦酸盐可能引起支气管痉挛。有报道静脉输注后可立即出现一过性蛋白尿。

对眼的影响 包括氯膦酸盐在内的双膦酸盐类眼部相关影响参见**双膦酸盐类**（第1055页）。

对肾脏的影响 关于 1 名血肌酐浓度轻微升高的患者静脉输注氯膦酸盐后出现肾衰竭的记录，参见**双膦酸盐类**（第1055页）。

对肌肉骨骼系统的影响 有应用双膦酸盐类，包括氯膦酸盐后出现颌骨骨坏死的报道（见**双膦酸盐类的不良反应项下对肌肉骨骼系统的影响**，第1056页）。

对呼吸系统的影响 关于一位对阿司匹林过敏患者静脉输注氯膦酸盐后引起支气管痉挛的报道，参见双膦酸盐类，第1056页。

超敏反应 双膦酸盐类罕见过敏反应。关于氯膦酸盐相关皮肤反应的报道，参见**双膦酸盐类**（第1056页）。

药物相互作用

总体上同**双膦酸盐类**（第1056页）。

氨基糖苷类 有以往使用过氯膦酸盐患者接受阿米卡星[1]或奈替米星[2]治疗后出现严重低钙血症的报告。两例氨基糖苷类毒性症状都很明显：1 例自开始使用氨基糖苷类即停用氯膦酸盐[1]，另 1 例则数周前就已停用[2]。双膦酸盐类和氨基糖苷类通过不同的机制诱发低钙血症，两种药物的作用均能持续数周；同时使用时应谨慎[1,2]。

1. Mayordomo JI, Rivera F. Severe hypocalcaemia after treatment with oral clodronate and aminoglycoside. *Ann Oncol* 1993; **4:** 432–3.
2. Pedersen-Bjergaard U, Myhre J. Severe hypocalcaemia after treatment with diphosphonate and aminoglycoside. *BMJ* 1991; **302:** 295. Correction. *ibid.*; 791.

药动学

同其他双膦酸盐类一样，口服氯膦酸盐吸收率低。食物，特别是含钙或其他多价阳离子的，会减少其吸收。口服生物利用度仅为 1%～4%，不同口服剂型间略有差别。吸收或静脉给药后会迅速从血液中清除，报告的血浆半衰期仅为 2h 左右，但对骨有很强的亲和力。血清蛋白结合率低。氯膦酸盐不在体内代谢。静脉给药 70%以上在 24h 内以原形从尿液排出，其余沉积在骨组织中。

1. Conrad KA, Lee SM. Clodronate kinetics and dynamics. *Clin Pharmacol Ther* 1981; **30:** 114–20.
2. Yakatan GJ, *et al.* Clodronate kinetics and bioavailability. *Clin Pharmacol Ther* 1982; **31:** 402–10.
3. Ylitalo P, *et al.* Comparison of pharmacokinetics of clodronate after single and repeated doses. *Int J Clin Pharmacol Ther* 1999; **37:** 294–300.

生物利用度 一些国家有生物利用度增强型氯膦酸二钠片剂，许可用量比标准胶囊剂型低（参见下文**用途和用法**）。但是一项 88 位受试者的开放、随机、交叉试验发现 1040mg 的增强型片剂，生物利用度仅相当于 1 粒 1600mg 标准胶囊剂型的 52%[1]。

1. Lapham G, *et al.* Bioavailability of two clodronate formulations. *Br J Hosp Med* 1996; **56:** 231–3.

用途和用法

氯膦酸盐为双膦酸盐类，总体性能与其他双膦酸盐类（第1056页）相同。它可抑制骨吸收，但对骨矿化的影响弱于相当剂量的依替膦酸盐。氯膦酸盐常以二钠盐的形式应用，作为严重恶性肿瘤相关高钙血症的辅助治疗。此外，其可用于肿瘤骨转移相关的骨溶解性损害和骨痛。以无水氯膦酸二钠表示剂量；125mg 四水合氯膦酸二钠相当于 100mg 无水化物。

氯膦酸盐可溶于 0.9%的氯化钠或 5%的葡萄糖溶液，通过静脉缓慢输注，也可以口服，每日 1 次或分为 2 次给药；服药前后至少 1h 内避免进食。氯膦酸二钠有 400mg 胶囊和 800mg 标准片剂。一些国家也有 520mg 的片剂，其生物利用度高于胶囊和标准片剂；一片 520mg 的氯膦酸二钠相当于两粒 400mg 胶囊或一片 800mg 标准片剂（见上文的**生物利用度**）。

治疗乳腺癌或多发性骨髓瘤患者**骨转移**相关的溶骨性损害、高钙血症和骨痛时，给予氯膦酸二钠每日 1.6g（4 粒胶囊或 2 片标准片剂）口服，必要时可加量，最大可达每日 3.2g。或选择生物利用度增强型片剂，每日 1.04g（2 片），必要时可加量，最大每日 2.08g。

恶性肿瘤相关高钙血症予氯膦酸二钠每日 300mg，溶于 500ml 溶液静脉输注，输液时间至少 2h，连续给药直到血钙浓度恢复正常（常在 5 天之内）；疗程不超过 10 天。或选择一次 1.5g 溶于 500ml 溶液，静脉输注 4h 以上。一旦血钙浓度降到可接受的范围，可以治疗肿瘤骨转移初始剂量的最小剂量口服维持治疗。若高钙血症复发，可重复静脉给药。

在肾损伤中的用法详见下文。

1. Plosker GL, Goa KL. Clodronate: a review of its pharmacological properties and therapeutic efficacy in resorptive bone disease. *Drugs* 1994; **47:** 945–82.
2. Kanis JA, McCloskey EV. Clodronate. *Cancer* 1997; **80** (suppl): 1691–5.
3. Brandi ML. Impiego del clodronato nei disordini del metabolismo minerale: stato dell'arte nell'anno 2000. *Minerva Med* 2001; **92:** 251–68.
4. Dando TM, Wiseman LR. Clodronate: a review of its use in the prevention of bone metastases and the management of skeletal complications associated with bone metastases in patients with breast cancer. *Drugs Aging* 2004; **21:** 949–62.

用法 在意大利[1,2]，氯膦酸盐也可肌内注射。高钙血症维持治疗的常用剂量为每日 100mg，持续 2～3 周；防治绝经后骨质疏松症为每 7～14 天 100mg。但注射会引起臀部肌肉局部硬化；注射部位的剧烈疼痛会限制这一给药途径的长期应用[1]。在加拿大使用过 1500mg 氯膦酸盐溶于 50～250ml 溶液，在超过 2～3 小时皮下注射以治疗恶性肿瘤相关高钙血症。胸部和腹部为最常用的给药部位；疼痛是最常见的不良反应[3]。

1. Rossini M, *et al.* Intramuscular clodronate therapy in postmenopausal osteoporosis. *Bone* 1999; **24:** 125–9.
2. Filipponi P, *et al.* Intermittent versus continuous clodronate administration in postmenopausal women with low bone mass. *Bone* 2000; **26:** 269–74.
3. Roemer-Bécuwe C, *et al.* Safety of subcutaneous clodronate and efficacy in hypercalcaemia of malignancy: a novel route of administration. *J Pain Symptom Manage* 2003; **26:** 843–8.

在肾损伤中的用法 一项药动学研究[1]发现静脉注射氯膦酸盐的肾清除率高度取决于肾功能。建议向恶性肿瘤或严重骨病的患者解释这些结果时应谨慎，同时建议根据肌酐清除率（CC）来调整药物剂量：

- CC 为 50～80ml/min：剂量最多减少 25%；
- CC 为 12 ～49ml/min：剂量减少 25%～50%；
- CC<12ml/min：剂量减少为 50%。

注册药品信息对静脉用药建议进行类似的剂量调整。对于透析患者，建议血液透析前给予每日剂量氯膦酸二钠 300mg 输注，非透析日剂量减少 50%；治疗时间不超过 5 天。氯膦酸盐部分通过腹膜透析自循环中清除。

肾损伤者口服氯膦酸盐的推荐剂量因国家而异。英国剂量调整如下：

- CC 10～30ml/min：剂量减少 50%；
- CC<10ml/min：禁忌使用。

另外，其他国家（如加拿大）剂量调整如下：

- CC 50～80ml/min：无需减少剂量；
- CC 30～50ml/min：剂量减少 25%；
- CC<30ml/min：剂量减少 50%。

1. Saha H, *et al.* Pharmacokinetics of clodronate in renal failure. *J Bone Miner Res* 1994; **9:** 1953–8.

复杂性局部疼痛综合征 骨质疏松症是复杂性局部疼痛综合征（第7页）的表现之一。双膦酸盐类有助于控制部分患者的相关疼痛。在一项小型试验[1]里，氯膦酸盐每日 300mg 静脉给药 10 天，与安慰剂相比显著改善患者疼痛、压痛、肿胀和活动度。

1. Varenna M, *et al.* Intravenous clodronate in the treatment of reflex sympathetic dystrophy syndrome: a randomized, double blind, placebo controlled study. *J Rheumatol* 2000; **27:** 1477–83.

高钙血症 对于充分水化的患者，双膦酸盐类为治疗恶性肿瘤相关高钙血症（第1049页）的首选药物。氯膦酸盐[1~4]已显示了治疗恶性肿瘤相关高钙血症的效果。一项小型剂量-效应研究[3]发现低剂量氯膦酸盐治疗轻度高钙血症和大剂量氯膦酸盐治疗中重度肿瘤诱导高钙血症的效果相当。

1. O'Rourke NP, *et al.* Effective treatment of malignant hypercalcaemia with a single intravenous infusion of clodronate. *Br J Cancer* 1993; **67:** 560–3.
2. Elomaa I, Blomqvist C. Clodronate and other bisphosphonates as supportive therapy in osteolysis due to malignancy. *Acta Oncol* 1995; **34:** 629–36.
3. Shah S, *et al.* Is there a dose response relationship for clodronate in the treatment of tumour induced hypercalcaemia? *Br J Cancer* 2002; **86:** 1235–7.
4. Roemer-Bécuwe C, *et al.* Safety of subcutaneous clodronate and efficacy in hypercalcaemia of malignancy: a novel route of administration. *J Pain Symptom Manage* 2003; **26:** 843–8.

恶性骨肿瘤 双膦酸盐类不仅有助于治疗转移性骨肿瘤（第627页）患者骨痛和高钙血症，也有助于减少如骨折等骨骼并发症的发生。许多国家已批准了氯膦酸盐的这项用途。对乳腺癌骨转移患者的研究发现，氯膦酸盐降低骨折发生率[1,2]，推迟了新发骨骼事件的时间[2,3]（关于应用氯膦酸盐预防乳腺癌患者治疗相关的骨质疏松，见下文**骨质疏松症**）。一项荟萃分析[4]证实了双膦酸盐类减少骨骼事件及相关合并症、但并非死亡率的益处；但并无证据表明氯膦酸盐较帕米膦酸盐或唑来膦酸盐更具有优越性，后两者也有效。双膦酸盐类能否预防新发骨转移尚未明确。使用氯膦酸盐降低乳腺癌妇女骨转移的研究结果还存在争议[1,5~7]，且一项对淋巴结阳性妇女的研究竟显示伴随的内脏转移有所增加[6]。总的来说，这些研究似乎受研究期限的限制，还需要进一步的资料[8]。一项多发性骨髓瘤患者的试验[9]发现口服氯膦酸盐能够减缓骨骼疾病的进展，特别是对于诊断时疾病还不明显的患者；作者建议在病程早期就开始使用氯膦酸盐。

1. Kanis JA, *et al.* Clodronate decreases the frequency of skeletal metastases in women with breast cancer. *Bone* 1996; **19:** 663–7.
2. Kristensen B, *et al.* Oral clodronate in breast cancer patients with bone metastases: a randomized study. *J Intern Med* 1999; **246:** 67–74.
3. Tubiana-Hulin M, *et al.* Essai comparatif randomisé en double aveugle clodronate oral 1600 mg/j versus placebo chez des patientes avec métastases osseuses de cancer du sein: double-blinded controlled study comparing clodronate versus placebo in patients with breast cancer bone metastases. *Bull Cancer* 2001; **88:** 701–7.

4. Machado M, *et al.* Efficacy of clodronate, pamidronate, and zoledronate in reducing morbidity and mortality in cancer patients with bone metastasis: a meta-analysis of randomized clinical trials. *Clin Ther* 2009; **31:** 962–79.
5. Diel IJ, *et al.* Reduction in new metastases in breast cancer with adjuvant clodronate treatment. *N Engl J Med* 1998; **339:** 357–63.
6. Saarto T, *et al.* Adjuvant clodronate treatment does not reduce the frequency of skeletal metastases in node-positive breast cancer patients: 5-year results of a randomized controlled trial. *J Clin Oncol* 2001; **19:** 10–17.
7. Powles T, *et al.* Randomized, placebo-controlled trial of clodronate in patients with primary operable breast cancer. *J Clin Oncol* 2002; **20:** 3219–24.
8. Hurst M, Noble S. Clodronate: a review of its use in breast cancer. *Drugs Aging* 1999; **15:** 143–67.
9. McCloskey EV, *et al.* A randomized trial of the effect of clodronate on skeletal morbidity in multiple myeloma. *Br J Haematol* 1998; **100:** 317–25.

成骨不全 有报道氯膦酸盐对 1 例患有Ⅰ型成骨不全（第1049页）的男孩有益。从 13 岁半起他每日口服氯膦酸盐 400mg，持续了 5 年，治疗期间一直没有新发非暴力性骨折。停药 8 个月后，骨密度仍低于正常值。再次开始每日 800mg 氯膦酸盐治疗，无不良反应，直到患者 22 岁为止，距最初治疗已过了 8 年[1]。

1. Ashford RU, *et al.* Oral clodronate as treatment of osteogenesis imperfecta. *Arch Dis Child* 2003; **88:** 945.

骨质疏松症 双膦酸盐类可用于预防和治疗骨质疏松症（第1050页）。一些国家批准了氯膦酸盐的这项用途。关于其每日口服或间歇性静脉输注[1]或肌内注射（间隔 7 天、10 天或 14 天）[1,2]给药的研究发现，骨质疏松症或骨密度低下的绝经后妇女多个部位的骨密度有所增加。一项对于椎体骨量减少的绝经后妇女大型研究[3]发现，每日口服氯膦酸盐 800mg 可预防腰椎和股骨大转子的骨量丢失，但是对股骨颈无效；这一剂量也可降低绝经后骨质疏松或继发性骨质疏松妇女椎体骨折的风险[4]。接受皮质激素治疗的关节炎患者，每周一次肌注氯膦酸盐，椎体骨折的风险也有所下降[5]。对于接受辅助化疗或抗雌激素治疗的乳腺癌患者，3 年的口服氯膦酸盐治疗显著降低其脊柱骨质疏松症的发生率，且该作用在停用氯膦酸盐 7 年后仍然显著[6]。口服氯膦酸盐还有助于降低心脏移植术后患者的骨丢失[7]，但一项小型前瞻性研究里，肠外营养患者（骨质疏松症高危人群）静脉予氯膦酸盐的益处还不确定[8]。

1. Filipponi P, *et al.* Intermittent versus continuous clodronate administration in postmenopausal women with low bone mass. *Bone* 2000; **26:** 269–74.
2. Rossini M, *et al.* Intramuscular clodronate therapy in postmenopausal osteoporosis. *Bone* 1999; **24:** 125–9.
3. Välimäki MJ, *et al.* Prevention of bone loss by clodronate in early postmenopausal women with vertebral osteopenia: a dose-finding study. *Osteoporosis Int* 2002; **13:** 937–47.
4. McCloskey E, *et al.* Clodronate reduces vertebral fracture risk in women with postmenopausal or secondary osteoporosis: results of a double-blind, placebo-controlled 3-year study. *J Bone Miner Res* 2004; **19:** 728–36.
5. Frediani B, *et al.* Effects of 4-year treatment with once-weekly clodronate on prevention of corticosteroid-induced bone loss and fractures in patients with arthritis: evaluation with dual-energy X-ray absorptiometry and quantitative ultrasound. *Bone* 2003; **33:** 575–81.
6. Saarto T, *et al.* Ten-year follow-up of 3 years of oral adjuvant clodronate therapy shows significant prevention of osteoporosis in early-stage breast cancer. *J Clin Oncol* 2008; **26:** 4289–95.
7. Ippoliti G, *et al.* Clodronate treatment of established bone loss in cardiac recipients: a randomized study. *Transplantation* 2003; **75:** 330–4.
8. Haderslev KV, *et al.* Effect of cyclical intravenous clodronate therapy on bone mineral density and markers of bone turnover in patients receiving home parenteral nutrition. *Am J Clin Nutr* 2002; **76:** 482–8.

Paget 骨病 双膦酸盐类适用于治疗 Paget 骨病（第1051页）伴持续骨痛或防止 Paget 骨病进展。一篇氯膦酸盐的综述[1]提出每日口服 800～1600mg 可有效降低 Paget 骨病患者的骨转换，且用量越高，停药后缓解期越长。疗程可能影响治疗反应[1]；治疗时间越长则复发越晚[2]。短期静脉给氯膦酸盐（每日 300mg，5～10 天）也可降低骨转换的生化指标，且保持缓解达 1 年[1,3]。

1. Plosker GL, Goa KL. Clodronate: a review of its pharmacological properties and therapeutic efficacy in resorptive bone disease. *Drugs* 1994; **47:** 945–82.
2. Khan SA, *et al.* Duration of response with oral clodronate in Paget's disease of bone. *Bone* 1996; **18:** 185–90.
3. Broggini M, *et al.* Short courses of intravenous clodronate in the treatment of Paget's disease of bone: a long-term follow-up trial. *Int J Clin Pharmacol Res* 1993; **13:** 301–4.

制剂

专利制剂

Austral.: Bonefos; ***Austria:*** Ascredar†; Bonefos; Lodronat; ***Belg.:*** Bonefos; Ostac†; ***Braz.:*** Bonefos; Ostac; ***Canad.:*** Bonefos; Clasteon; Ostac†; ***Cz.:*** Bonefos; Lodronat; ***Denm.:*** Bonefos; ***Fin.:*** Bonefos; Clodrobon; ***Fr.:*** Clastoban; Lytos; ***Ger.:*** Bonefos; Clodron; Clodron beta; Ostac; ***Gr.:*** Bonefos; Ostac; ***Hong Kong:*** Bonefos; Ostac†; ***Hung.:*** Bonefos; ***Indon.:*** Bonefos; ***Irl.:*** Bonefos; Loron†; ***Israel:*** Bonefos; Ostac†; ***Ital.:*** Clasteon; Climaclod; Clodeosten; Clodron; Clody; Difosfonal; Moticlod; Niklod; Ossiten†; Osteonorm; Osteostab; Soclonat; ***Malaysia:*** Bonefos; ***Mex.:*** Bonefos; ***Neth.:*** Bonefos; Ostac; ***Norw.:*** Bonefos; ***Philipp.:*** Bonefos; ***Pol.:*** Bonefos; Sindronat; ***Port.:*** Bonefos; Ostac; ***Rus.:*** Bonefos (Бонефос); ***S.Afr.:*** Bonephos; Ostac†; ***Singapore:*** Bonefos; ***Spain:*** Bonefos; Mebonat†; ***Swed.:*** Bonefos; Ostac; ***Switz.:*** Bonefos; Ostac; ***Thai.:*** Bonefos; ***Turk.:*** Bonefos; Froximun; ***UK:*** Bonefos; Clasteon; Loron; ***Ukr.:*** ClodronSandoz (КлодронСандоз).

Denosumab (*USAN*, *rINN*) 地诺舒单抗

AMG-162; Dénosumab; Denosumabum. Immunoglobulin G2, anti-(human RANK ligand) (human monoclonal AMG162 heavy chain), disulfide with human monoclonal AMG162 light chain, dimer.

Деносумаб

CAS — 615258-40-7.

ATC — M05BX04.

ATC Vet — QM05BX04.

UNII — 4EQZ6YO2HI.

简介

地诺舒单抗是核因子 κB 受体活化因子配体（RANKL）特异性人单克隆抗体，RANKL 是骨重建吸收期的调节因子。该药用于骨折风险增加的绝经后妇女骨质疏松症的治疗。在英国，也用于骨折风险增加的前列腺癌接受去势治疗患者骨丢失的治疗。推荐剂量为地诺舒单抗 60mg，每 6 个月 1 次，皮下注射至大腿、腹部、或上臂背侧。建议同时补充钙和维生素 D。

地诺舒单抗治疗中报道的不良反应包括坐骨神经痛、白内障、便秘、皮疹、肢体和背部疼痛、低钙血症、高胆固醇血症以及感染（如泌尿道感染、呼吸道感染、蜂窝织炎或心内膜炎）。与双膦酸盐类相似（见第1055页），颌骨骨坏死罕见。有报道新发恶性病变发生率轻度增高，但不清楚是否由地诺舒单抗治疗引起。

地诺舒单抗正在进行其他疾病治疗的研究，包括类风湿关节炎、骨转移及多发性骨髓瘤。

1. Lewiecki EM. RANK ligand inhibition with denosumab for the management of osteoporosis. *Expert Opin Biol Ther* 2006; **6:** 1041–50.
2. Body J-J, *et al.* A study of the biological receptor activator of nuclear factor-kappaB ligand inhibitor, denosumab, in patients with multiple myeloma or bone metastases from breast cancer. *Clin Cancer Res* 2006; **12:** 1221–8.
3. McClung MR, *et al.* Denosumab in postmenopausal women with low bone mineral density. *N Engl J Med* 2006; **354:** 821–31.
4. Hamdy NA. Targeting the RANK/RANKL/OPG signaling pathway: a novel approach in the management of osteoporosis. *Curr Opin Investig Drugs* 2007; **8:** 299–303.
5. Lewiecki EM, *et al.* AMG 162 Bone Loss Study Group. Two-year treatment with denosumab (AMG 162) in a randomized phase 2 study of postmenopausal women with low BMD. *J Bone Miner Res* 2007; **22:** 1832–41.
6. Lipton A, *et al.* Randomized active-controlled phase II study of denosumab efficacy and safety in patients with breast cancer-related bone metastases. *J Clin Oncol* 2007; **25:** 4431–7.
7. Bone HG, *et al.* Effects of denosumab on bone mineral density and bone turnover in postmenopausal women. *J Clin Endocrinol Metab* 2008; **93:** 2149–57.
8. Cohen SB, *et al.* Denosumab Rheumatoid Arthritis Study Group. Denosumab treatment effects on structural damage, bone mineral density, and bone turnover in rheumatoid arthritis: a twelve-month, multicenter, randomized, double-blind, placebo-controlled, phase II clinical trial. *Arthritis Rheum* 2008; **58:** 1299–1309.
9. Miller PD, *et al.* Effect of denosumab on bone density and turnover in postmenopausal women with low bone mass after long-term continued, discontinued, and restarting of therapy: a randomized blinded phase 2 clinical trial. *Bone* 2008; **43:** 222–9.
10. Ellis GK, *et al.* Randomized trial of denosumab in patients receiving adjuvant aromatase inhibitors for nonmetastatic breast cancer. *J Clin Oncol* 2008; **26:** 4875–82.
11. Smith MR, *et al.* Denosumab HALT Prostate Cancer Study Group. Denosumab in men receiving androgen-deprivation therapy for prostate cancer. *N Engl J Med* 2009; **361:** 745–55.
12. Cummings SR, *et al.* FREEDOM Trial. Denosumab for prevention of fractures in postmenopausal women with osteoporosis. *N Engl J Med* 2009; **361:** 756–65. Correction. *ibid.*; 1914.
13. Burkiewicz JS, *et al.* Denosumab in osteoporosis and oncology. *Ann Pharmacother* 2009; **43:** 1445–55.

制剂

多组分制剂 ***UK:*** Prolia; ***USA:*** Prolia.

Eldecalcitol (*rINN*) 埃地骨化醇

ED-71; Eldécalcitol; Eldecalcitolum. (5Z,7E)-2β-(3-Hydroxypropoxy)-9,10-secocholesta-5,7,10(19)-triene-1α,3β,25-triol.

Эльдекальцитол

$C_{30}H_{50}O_5$ = 490.7.

CAS — 104121-92-8.

UNII — I2JP8UE90H.

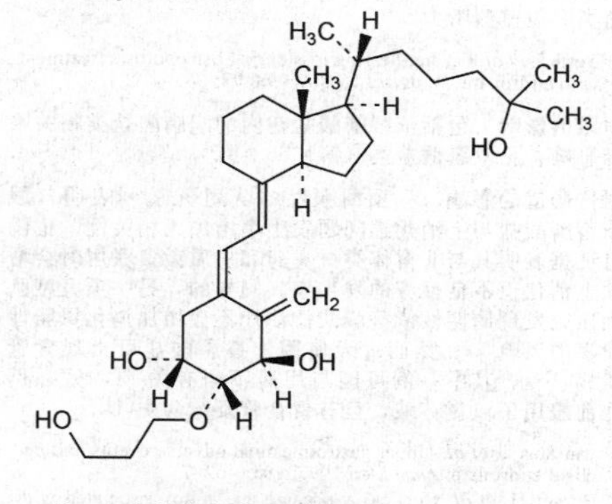

注：勿与埃洛骨化醇混淆（第2107页）。

简介

埃地骨化醇是维生素 D 衍生物（第 1886 页），正在进行骨质疏松症治疗的研究。

Etidronate 依替膦酸盐

ATC — M05BA01.

ATC Vet — QM05BA01.

Etidronic Acid (*BAN*, *USAN*, *rINN*) 依替膦酸

Acide Étidronique; Ácido etidrónico; Acidum Etidronicum; Etidronihappo; Etidronsyra. 1-Hydroxyethylidenedi(phosphonic acid).

Этидроновая Кислота

$C_2H_8O_7P_2$ = 206.0.

CAS — 2809-21-4.

ATC — M05BA01.

ATC Vet — QM05BA01.

UNII — M2F465ROXU.

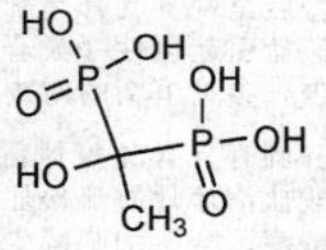

Etidronate Disodium (*USAN*, *rINNM*) 依替膦酸二钠

Dinatrii etidronas; Dinatriumetidronaatti; Dinatriumetidronat; Dinatrium-etidronát; Disodium Etidronate (*BANM*); Disodu etydronian; Disodyum Etidronat; EHDP; Etidronas Dinatricum; Étidronate disodique; Etidronate Disodique; Etidronato disódico. Disodium dihydrogen (1-hydroxyethylidene)diphosphonate.

Динатрий Этидронат

$C_2H_6Na_2O_7P_2$ = 250.0.

CAS — 7414-83-7.

ATC — M05BA01.

ATC Vet — QM05BA01.

UNII — M16PXG993G.

注：其他依替膦酸钠盐都命名为依替膦酸单钠、依替膦酸三钠、依替膦酸四钠。依替膦酸钠只用于本书，其盐类未被更准确地区分。

Pharmacopoeias. In *Eur.* (see p.vii), *Jpn* and *US.*

Ph. Eur. 6. 8（Etidronate Disodium） 白色或淡黄色吸湿性粉末。易溶于水；几乎不溶于乙醇和丙酮。1%水溶液的 pH 值为 4.2～5.2。贮藏于密闭容器中。

USP 33（Etidronate Disodium） 白色颗粒，可有结块；易溶于水；几乎不溶于乙醇。贮藏于密闭容器中。1%水溶液的 pH 值为 4.2～5.2。

不良反应、处置和注意事项

总体上同双膦酸盐类（第1054页）。不同于较新的双膦酸盐类，大剂量依替膦酸盐可明显影响骨骼矿化。Paget 病患者可出现骨痛加重。骨矿化异常可引起骨软化症和骨折。一旦出现骨折，应停用依替膦酸盐直至骨折完全愈合。大剂量可出现高磷血症，但通常停药 2～4 周后可恢复。有感觉异常、周围神经病和意识模糊的报道。罕见舌烧伤、脱发、多形性红斑及哮喘恶化。有报道静脉输注期间或过后可出现一过性味觉丧失或改变。

对血液系统的影响 关于依替膦酸盐治疗引起全血细胞减少的报道，参见下文对皮肤的影响。

对耳的影响 有报道 2 例使用依替膦酸盐治疗骨质疏松症的患者出现了耳毒性[1]，表现为耳鸣和听力丧失；2

例之前均有耳硬化症，作者建议有耳病患者使用双膦酸盐类时应监测听力。

1. Yeşil S, *et al.* Further hearing loss during osteoporosis treatment with etidronate. *Postgrad Med J* 1998; **74**: 363–4.

对眼的影响 包括依替膦酸盐在内的双膦酸盐类相关眼部影响，见**双膦酸盐类**（第1055页）。

对胃肠道的影响 一项回顾性的队列研究[1]表明口服依替膦酸盐与上消化道问题发生率增加无相关性。也没有证据表明其与非甾体类抗炎药和皮质激素联用时会增加上消化道不良反应的发生率。同样的，另一项大型队列研究发现周期性依替膦酸盐治疗不会增加消化胃肠性溃疡的风险[2]。然而每天使用依替膦酸盐可出现食管溃疡[3,4]，其中一例可能与用药不当有关[3]，另一例之前服用了双氯芬酸，且有胃食管反流病史[4]。

1. van Staa T, *et al.* Upper gastrointestinal adverse events and cyclical etidronate. *Am J Med* 1997; **103**: 462–7.
2. Burger H, *et al.* Cyclical etidronate use is not associated with symptoms of peptic ulcer disease. *Eur J Clin Pharmacol* 2000; **56**: 319–22.
3. Macedo G, *et al.* Ulcerative esophagitis caused by etidronate. *Gastrointest Endosc* 2001; **53**: 250–1.
4. Maroy B. Ulcère géant de l'œsophage probablement dû à la prise d'étidronate. *Gastroenterol Clin Biol* 2001; **25**: 917–18.

对肾脏的影响 双膦酸盐类经肾排泄，因此建议肾损害患者慎用。静脉输注治疗恶性肿瘤相关高钙血症可对肾功能产生不良影响；高钙血症或恶性肿瘤本身也可能损害肾功能。关于依替膦酸盐相关肾衰竭，参见**双膦酸盐类**（第1055页）。

对精神状态的影响 1名老年女性每日使用依替膦酸盐1周后出现感觉性幻觉和意识模糊。停药后症状缓解，再次服药时复发[1]。3例长期周期治疗的患者也出现了情绪紊乱，注意力不集中和记忆力损害，同样停用依替膦酸盐后症状缓解，再度用药时复发[2]。

1. Burnet SP, Petrie JP. 'Wake up and smell the roses'—a drug reaction to etidronate. *Aust N Z J Med* 1999; **29**: 93.
2. Wolffenbuttel BHR, van der Klauw MM. Psychische bijwerkingen van behandeling met bisfosfonaten. *Ned Tijdschr Geneeskd* 2003; **147**: 35–7.

对呼吸系统的影响 关于一例对阿司匹林过敏的哮喘患者使用依替膦酸盐后出现支气管痉挛的报告，见第1056页。关于依替膦酸盐引起急性呼吸窘迫综合征继发致死性心肺衰竭的报告，参见下文的**对皮肤的影响**。

对皮肤的影响 一例有自身免疫风湿性疾病史的47岁女性使用依替膦酸盐治疗骨质疏松症7天后，出现了中毒性表皮坏死松解症、全血细胞减少和急性呼吸窘迫综合征；尽管采取了积极的支持措施，她仍死于急性呼吸窘迫综合征继发的心肺功能衰竭[1]。

1. Coakley G, Isenberg DA. Toxic epidermal necrolysis, pancytopenia and adult respiratory syndrome. *Br J Rheumatol* 1995; **34**: 798.

超敏反应 双膦酸盐类的确可引起超敏反应，但似乎很罕见（参见第1056页）。

药物相互作用

总体同双膦酸盐类，第1056页。

抗炎药 依替膦酸盐周期治疗与糖皮质激素及非甾体类抗炎药之间没有明显的相互作用，参见上文的**对消化道的影响**。

药动学

口服依替膦酸盐的吸收量是变化的，且呈剂量依赖性。常规剂量有1%～6%可被吸收。食物，特别是含钙或其他多价阳离子的，会减少药物吸收。依替膦酸盐可迅速从血液中清除，报告的血浆半衰期为1～6h。它不在体内代谢。约有50%在24h内从尿液排泄，其余沉积在骨中并缓慢排出。依替膦酸盐在骨中半衰期超过90天。未吸收的依替膦酸盐通过粪便排出。

用途和用法

依替膦酸盐为双膦酸盐类，总体性能与其他双膦酸盐类相同（第1056页）。它抑制羟磷灰石结晶的合成与分解，也可直接干扰破骨细胞的活性。它抑制骨吸收并由此降低骨转换。

依替膦酸盐用于严重高钙血症、特别是恶性肿瘤相关高钙血症的辅助治疗。也用于以过度骨吸收为主要问题的骨病，如Paget骨病和骨质疏松症。另外也可用于预防和治疗异位骨化。和放射性元素锝-99m螯合的依替膦酸盐（见第1992页）可作为骨扫描药物用于诊断，类似的铼-186化合物可用于前列腺癌骨转移的姑息治疗（见下文）。

依替膦酸盐作为二钠盐，可静脉输注，输液时间至少2h，也可口服，一般每日1次。服药前后2h内避免进食。

治疗**Paget骨病**，口服依替膦酸二钠，一般初始剂量为每日5mg/kg，疗程不超过6个月。每日10mg/kg以上剂量用于重症治疗，1个疗程不得超过3个月。最大剂量为每日20mg/kg。依替膦酸盐用药初期起效较慢，停药后药效仍能持续数月。因此至少停药3个月且出现复发迹象后才能进行进一步治疗；不得超过首次治疗疗程。

恶性肿瘤相关高钙血症，推荐用药为缓慢静脉滴注依替膦酸二钠每日7.5mg/kg，连续3天，必要时最长可延至7天。每日的用药应溶于至少250ml的0.9%氯化钠，输液时间至少2h。疗程间隔应至少7天。一旦血钙浓度降到可接受的范围，最后一次静脉给药后，可开始口服依替膦酸二钠每日20mg/kg维持治疗30天；最长可达90天。

预防和治疗髋关节置换术合并**异位骨化**，予依替膦酸二钠每日20mg/kg，术前口服1个月，术后口服3个月。对于脊髓损伤所致的异位骨化，应予每日20mg/kg持续2周，然后每日10mg/kg，持续10周。

治疗**骨质疏松症**、预防绝经后妇女骨丢失及防治类固醇性骨质疏松症，配合钙盐使用依替膦酸盐间断或周期疗法；口服依替膦酸二钠每日400mg持续14天，接着口服元素钙每日500mg持续76天。大部分患者将持续治疗3年，少数患者成功治疗长达7年。最佳治疗时间还不确定。

在肾损伤中用法详见下文。

在肾损伤中的用法 一些厂商建议血肌酐浓度大于50mg/L的患者禁止静脉使用依替膦酸二钠，血肌酐浓度在25～49mg/L的患者用药应当减量。同样对于口服给药，建议轻度肾损害患者减量，而中重度患者避免使用。

异位骨化 双膦酸盐类是骨矿化的有效抑制剂，如依替膦酸盐，可用于预防异位骨化（第95页）。一些研究表明，对于脊髓损伤后的治疗，较长时间大剂量口服（每日20mg/kg，6个月）可以提高疗效[1,2]。依替膦酸盐还被用于血液透析相关的钙化防御、血管及软组织钙化的治疗[3～5]。

1. Banovac K, *et al.* Treatment of heterotopic ossification after spinal cord injury. *J Spinal Cord Med* 1997; **20**: 60–65.
2. Banovac K. The effect of etidronate on late development of heterotopic ossification after spinal cord injury. *J Spinal Cord Med* 2000; **23**: 40–4.
3. Hashiba H, *et al.* Inhibition of the progression of aortic calcification by etidronate treatment in hemodialysis patients: long-term effects. *Ther Apher Dial* 2006; **10**: 59–64.
4. Shiraishi N, *et al.* Successful treatment of a patient with severe calcific uremic arteriolopathy (calciphylaxis) by etidronate disodium. *Am J Kidney Dis* 2006; **48**: 151–4.
5. Mori H, *et al.* Etidronate for the treatment of progressive tumoral calcinosis in hemodialysis patients. *Intern Med* 2007; **46**: 1485–6.

高钙血症 对于充分水化的患者，双膦酸盐类（包括依替膦酸盐，尽管其他双膦酸盐类可能更为合适）为治疗恶性肿瘤相关高钙血症（第1049页）的首选药物。

对于标准治疗无效的新生儿皮下脂肪坏死相关高钙血症，报道每日2次口服依替膦酸盐5mg/kg治疗有效[1～3]。

1. Rice AM, Rivkees SA. Etidronate therapy for hypercalcemia in subcutaneous fat necrosis of the newborn. *J Pediatr* 1999; **134**: 349–51.
2. Wiadrowski TP, Marshman G. Subcutaneous fat necrosis of the newborn following hypothermia and complicated by pain and hypercalcaemia. *Australas J Dermatol* 2001; **42**: 207–10.
3. Trullemans B, *et al.* Etidronate per os dans le cadre d'une hypercalcémie secondaire à une cytostéatonécrose compliquée de néphrocalcinose. *Arch Pediatr* 2007; **14**: 170–2.

恶性骨肿瘤 双膦酸盐类对于一些转移性骨病（第627页）患者有帮助。铼-186或其同位素铼-188标记的依替膦酸盐可用于前列腺癌[1,2]、乳腺癌[3,4]、肺癌[4,5]及其他癌症[4]痛性骨转移的姑息治疗。

1. Han SH, *et al.* The Placorhen study: a double-blind, placebo-controlled, randomized radionuclide study with ^{186}Re-etidronate in hormone-resistant prostate cancer patients with painful bone metastases. *J Nucl Med* 2002; **43**: 1150–6.
2. Liepe K, *et al.* Therapeutic efficiency of rhenium-188-HEDP in human prostate cancer skeletal metastases. *Br J Cancer* 2003; **89**: 625–9.
3. Sciuto R, *et al.* Metastatic bone pain palliation with 89-Sr and 186-Re-HEDP in breast cancer patients. *Breast Cancer Res Treat* 2001; **66**: 101–9.
4. Li S, *et al.* Rhenium-188 HEDP to treat painful bone metastases. *Clin Nucl Med* 2001; **26**: 919–22.
5. Zhang H, *et al.* Rhenium-188-HEDP therapy for the palliation of pain due to osseous metastases in lung cancer patients. *Cancer Biother Radiopharm* 2003; **18**: 719–26.

骨质疏松症 双膦酸盐类可用于预防和治疗骨质疏松症（第1050页）。依替膦酸盐周期性疗法既可治疗也可预防**绝经后**骨质疏松症。它能升高骨密度，主要在于腰椎及股骨颈，同时降低椎骨骨折的风险[1,2]，但对椎体外骨折无效[2]。依替膦酸盐和雌激素合用时可对骨密度有附加影响[1]。依替膦酸盐也可预防**类固醇性**骨质疏松患者[1,3]的骨丢失，维持或增加其骨密度，且对减少器官移植患者[1]的骨丢失有一定帮助。一项关于特发性脊柱骨质疏松症**男性**患者的非对照研究[4]发现周期性依替膦酸盐治疗可增加腰椎骨密度。

1. Hanley DA, *et al.* Etidronate therapy in the treatment and prevention of osteoporosis. *J Clin Densitom* 2000; **3**: 79–95.
2. Wells GA, *et al.* Etidronate for the primary and secondary prevention of osteoporotic fractures in postmenopausal women. Available in The Cochrane Database of Systematic Reviews; Issue 1. Chichester: John Wiley; 2008 (accessed 15/04/08).
3. Adachi JD, *et al.* A pooled data analysis on the use of intermittent cyclical etidronate therapy for the prevention and treatment of corticosteroid induced bone loss. *J Rheumatol* 2000; **27**: 2424–31.
4. Anderson FH, *et al.* Effect of intermittent cyclical disodium etidronate therapy on bone mineral density in men with vertebral fractures. *Age Ageing* 1997; **26**: 359–65.

Paget骨病 双膦酸盐类适用于Paget骨病（第1051页）伴持续骨痛或预防骨病进展。最初的经验来自依替膦酸盐，但目前应首选对骨矿化影响更小的双膦酸盐类。研究发现，阿仑膦酸盐[1]和利塞膦酸盐[2]较依替膦酸盐更为有效。

1. Siris E, *et al.* Comparative study of alendronate versus etidronate for the treatment of Paget's disease of bone. *J Clin Endocrinol Metab* 1996; **81**: 961–7.
2. Miller PD, *et al.* A randomized, double-blind comparison of risedronate and etidronate in the treatment of Paget's disease of bone. *Am J Med* 1999; **106**: 513–20.

制剂

USP 33: Etidronate Disodium Tablets.

专利制剂

Arg.: Difosfen; ***Austral.:*** Didronel; ***Austria:*** Detidron†; Didronel; ***Belg.:*** Osteodidronel; ***Canad.:*** Didronel; ***Denm.:*** Didronate; ***Fin.:*** Didronate; ***Fr.:*** Didronel; ***Ger.:*** Didronel; Diphos; Etidron; ***Gr.:*** Anfozan; Biotredine; Dralen; Eopon; Etidron; Etiplus; Feminoflex; Maxibral; Oflocin; Osfo; Osteodron; Osteodrug; Osteoton; Ostogene; Ostopor; Somaflex; Sterodome; Sviroxit; Tilferan; ***India:*** Dronate-OS†; ***Irl.:*** Didronel; ***Israel:*** Didronel; ***Ital.:*** Etidron; ***Jpn:*** Didronel; ***Neth.:*** Didronel; ***NZ:*** Didronel; Etidrate; ***Pol.:*** Ostedron; ***Port.:*** Didronel†; ***Singapore:*** Difosfen; ***Spain:*** Difosfen; Osteum; ***Swed.:*** Didronate; Etidrel†; ***Switz.:*** Didronel; ***Thai.:*** Difosfen; ***Turk.:*** Didronat; ***UK:*** Didronel; ***USA:*** Didronel.

多组分制剂 ***Arg.:*** Emoform Total; Squam; ***Austral.:*** Didrocal; ***Canad.:*** Didrocal; Gen-Eti-Cal; ***Denm.:*** Didronate Calcium; ***Fin.:*** Didronate + Calcium; ***Ger.:*** Didronel Kit; Etidron Kombi†; ***Irl.:*** Didronel PMO; ***Neth.:*** Didrokit; ***Norw.:*** Didronate + Calsium; ***Swed.:*** Didronate + Calcium; Etidrel Kit†; ***UK:*** Didronel PMO; Tiloetca Combi.

Gallium Nitrate (*USAN*) 硝酸镓

Galio, nitrato de; NSC-15200; WR-135675.

$Ga(NO_3)_3.9H_2O = 417.9.$

CAS — 13494-90-1 (anhydrous gallium nitrate); 135886-70-3 (gallium nitrate nonahydrate).

UNII — VRA0C6810N (gallium nitrate); Y2V2R4W9TQ (anhydrous gallium nitrate).

不良反应、处置和注意事项

硝酸镓可产生严重肾毒性，特别是短时静脉输注给药；持续输液结合充分水化可以降低肾损害的发生率。治疗期间应监测血肌酐，一旦超过25mg/L应停药。对于存在肾损害的患者，硝酸镓应极慎用并减量。

有胃肠功能紊乱、皮疹、口内金属味、视觉及听觉紊乱、贫血以及低磷血症的报道。

对神经系统的影响 考虑到镓和铝的化学性质相似，提示多次给药[1]，特别是对于存在肾损害的患者，可引起严重神经毒性，但对大鼠的研究没能提供任何关于镓引起中枢神经异常的证据[2]。

1. Altmann P, Cunningham J. Hazards of gallium for the treatment of Paget's disease of bone. *Lancet* 1990; **335**: 477.
2. Matkovic V, *et al.* Hazards of gallium for Paget's disease of bone. *Lancet* 1990; **335**: 1099. Correction. *ibid.*; 1352.

用途和用法

硝酸镓为无机金属盐，具有降低血钙的性能。它能降低破骨细胞的骨吸收作用，同时具有较弱的间接促进骨形成的作用，因此降低血钙。

硝酸镓用于治疗恶性肿瘤相关高钙血症。已研究过使用它治疗其他骨转换异常增高相关的疾病，如Paget骨病，硝酸镓用于常规疗法无效的非霍奇金淋巴瘤正在研究中。治疗恶性肿瘤相关高钙血症的剂量为每日100～200mg/m²，溶于1升0.9%的氯化钠或5%的葡萄糖溶液，24h内静脉输注，持续治疗5天。治疗前和治疗期间充分水化非常必要：每天尿量应至少维持在2L，同时应规律监测肾功能。

高钙血症 硝酸镓用于治疗恶性肿瘤相关高钙血症（第1049页）。对实体肿瘤及甲状旁腺相关蛋白升高的患者有效[1,2]。

1. Chitambar CR. Gallium nitrate revisited. *Semin Oncol* 2003; **30** (suppl): 1–4.
2. Leyland-Jones B. Treatment of cancer-related hypercalcemia: the role of gallium nitrate. *Semin Oncol* 2003; **30** (suppl): 13–19.

Paget 骨病 皮下注射硝酸镓每日 250mg/kg 或 500mg/kg，治疗 14 天对于进展性 Paget 骨病患者有效[1]（见第1051页）。在这个探索性的多中心研究里，硝酸镓注射治疗 14 天后，停药 4 周，再重复一次疗程。

1. Bockman RS, *et al.* A multicenter trial of low dose gallium nitrate in patients with advanced Paget's disease of bone. *J Clin Endocrinol Metab* 1995; **80:** 595–602.

制剂

专利制剂

USA: Ganite.

Ibandronate 伊班膦酸盐

ATC — M05BA06.

ATC Vet — QM05BA06.

Ibandronic Acid (*BAN*, *rINN*) **伊班膦酸**

Acide Ibandronique; Ácido ibandrónico; Acidum Ibandronicum; BM-21.0955; Ibandronik Asit. [1-Hydroxy-3-(methylpentylamino)propylidene]diphosphonic acid.

Ибандроновая Кислота

$C_9H_{23}NO_7P_2$ = 319.2.

CAS — 114084-78-5.

ATC — M05BA06.

ATC Vet — QM05BA06.

UNII — UMD7G2653W.

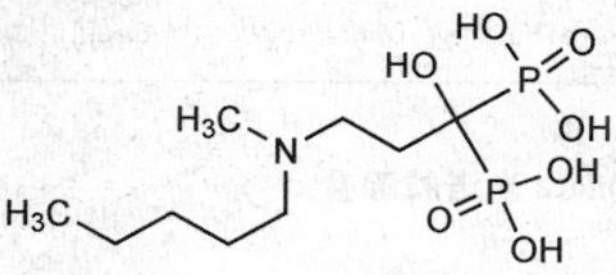

Ibandronate Sodium (*USAN*) **伊班膦酸钠**

Sodium Ibandronate *(BANM, rINNM)*; Ibandronate de Sodium; Ibandronato sódico; Natrii Ibandronas; Natriumibandronaatti; Natriumibandronat.

Натрий Ибандронат

$C_9H_{22}NNaO_7P_2,H_2O$ = 359.2.

CAS — 138926-19-9.

ATC — M05BA06.

ATC Vet — QM05BA06.

UNII — J12U072QL0.

不良反应、处置和注意事项

总体同双膦酸盐类（第1054页）。胃肠道症状如腹痛、消化不良和恶心是口服伊班膦酸盐最常见的不良反应，也可发生严重的食管反应（如食管炎和食管溃疡）；一旦出现如吞咽困难、新发或加重的吞咽困难、吞咽痛、胸骨后痛或烧心等症状，应建议患者停止服药并进行诊治。也可发生胃溃疡。为使发生食管反应的危险最小化，应遵守同阿仑膦酸盐一样的注意事项（第1053页）。罕见贫血、支气管痉挛、味觉障碍、感觉异常及尿毒症。应监测血清钙、镁、磷浓度。开始伊班膦酸盐治疗前应纠正低钙血症，摄入足够的钙和维生素 D 很重要。静脉给药常见一过性发热，静脉及间断口服给药均可出现流感样症状，通常发生在第一次用药后。

对肌肉骨骼系统的作用 应用包括伊班膦酸盐在内的双膦酸盐类后有发生颌骨骨坏死的报道（见**双膦酸盐**的**不良反应**项下**对肌肉骨骼系统的影响**，第1056页）。

药物相互作用

总体同双膦酸盐类，第1056页。

药动学

和其他双膦酸盐类一样，口服伊班膦酸盐吸收很少；绝对生物利用度小于 1%。食物，特别是含钙或其他多价阳离子的会减弱吸收。进餐时服药可使生物利用度降低 90%左右，餐前半小时服药可降低 30%左右，餐后 2h 可降低 75%左右。吸收部分约有一半沉积在骨骼内；剩下的将通过尿液排出。血浆蛋白结合率约为 87%。双磷酸盐类不在体内代谢，未吸收的伊班膦酸盐以原形从粪便排出。

1. Bergner R, *et al.* Renal safety and pharmacokinetics of ibandronate in multiple myeloma patients with or without impaired renal function. *J Clin Pharmacol* 2007; **47:** 942–50.

用途和用法

伊班膦酸盐为氨基双膦酸盐类（第1056页），是骨吸收的有效抑制剂，作为钠盐用于治疗恶性肿瘤相关高钙血症，预防乳腺癌和骨转移患者的骨折和骨骼并发症，以及防治绝经后骨质疏松症。

伊班膦酸钠可静脉输注或口服给药，以伊班膦酸表示剂量；1.13mg 伊班膦酸钠约相当于 1mg 伊班膦酸。口服用药应遵从特殊说明（见**阿仑膦酸盐**项下的**注意事项**，第1053页），以使不良反应最小化并允许足够的吸收。

治疗**恶性肿瘤相关高钙血症**，单次静脉给药剂量相当于 2～4mg 伊班膦酸，最大剂量可达 6mg；溶于 500ml 0.9%的氯化钠或 5%的葡萄糖溶液，静脉输注 2h 以上。

预防乳腺癌和**骨转移**患者的骨骼事件，静脉给药剂量相当于 6mg 伊班膦酸，溶解于 100ml 0.9%氯化钠或 5%葡萄糖溶液，输注时间至少 15min。每 3～4 周可重复给药；或选择口服伊班膦酸每日 50mg。

预防和治疗绝经后**骨质疏松症**，伊班膦酸盐于每月同一天口服 1 次，常规剂量相当于 150mg 伊班膦酸；也可以选择每日 2.5mg。如果错过了每月 1 次的服药时间，下一次计划用药距当时超过 7 天，患者可于第二天服药，之后应回到原计划。但若下一次计划用药在 7 天之内，则患者应等到下一次计划用药时再服药；一周内不得同服 2 片药。另一种选择是静脉给药治疗，每 3 个月 1 次，剂量相当于 3mg 伊班膦酸；注射时间不短于 15～30s。若给药时间错过，应尽快补上；下一次注射应从这次开始再排 3 个月，给药频率不得超过 3 个月 1 次。

在肾损伤中的用法详见下文。

1. Dooley M, Balfour JA. Ibandronate. *Drugs* 1999; **57:** 101–108.
2. Barrett J, *et al.* Ibandronate: a clinical pharmacological and pharmacokinetic update. *J Clin Pharmacol* 2004; **44:** 951–65.
3. Anonymous. Ibandronate (Boniva): a new oral bisphosphonate. *Med Lett Drugs Ther* 2005; **47:** 35.
4. Guay DR. Ibandronate, an experimental intravenous bisphosphonate for osteoporosis, bone metastases, and hypercalcemia of malignancy. *Pharmacotherapy* 2006; **26:** 655–73.
5. Zaidi M, *et al.* Progression of efficacy with ibandronate: a paradigm for the development of new bisphosphonates. *Ann N Y Acad Sci* 2007; **1117:** 273–82.
6. Reginster JY, *et al.* Ibandronate in profile: drug characteristics and clinical efficacy. *Expert Opin Drug Metab Toxicol* 2008; **4:** 941–51.

在肾损伤中的用法 英国及美国注册药品信息规定伊班膦酸盐剂量应基于肌酐清除率（CC）作如下调整：

用于乳腺癌及**骨转移**患者预防骨骼事件时，推荐口服剂量如下：

- CC ≥50ml/min：无需调整剂量；
- 30ml/min≤CC<50mL/min：50mg，隔日 1 次；
- CC<30ml/min：50mg，每周 1 次。

由于在 CC<50ml/min 的肿瘤患者中未进行 15min 输注时间的研究，静脉用药溶于 0.9%氯化钠或 5%葡萄糖，每 3～4 周 1 次，推荐剂量如下：

- CC≥50ml/min：无需调整剂量；
- 30ml/min≤CC<50ml/min：4mg 溶于 500ml 液体，输注 1h 以上；
- CC<30ml/min：2mg 溶于 500ml 液体，输注 1h 以上。

对于**骨质疏松症**患者，口服或静脉用药推荐如下：

- 轻中度肾功能不全（CC≥30ml/min）：无需调整剂量；
- CC<30ml/min：不建议用药。

高钙血症 对于充分水化的患者，双膦酸盐类为治疗恶性肿瘤相关高钙血症的首选药物（见第1049页）。一项剂量-效应研究[1]发现 2mg 伊班膦酸盐纠正高钙血症的作用不如 4mg 或 6mg 剂量，乳腺癌和血液系统肿瘤患者的治疗反应较好。与帕米膦酸盐相比[2]，伊班膦酸盐对于初始血钙浓度较高的患者更为有效，疗效更持久。在一系列病例报道中，静脉伊班膦酸盐可迅速纠正多发性骨髓瘤患者的高钙血症，恢复肾功能。尽管该用途尚未获批准，作者建议此类患者应使用伊班膦酸盐[3]。

1. Ralston SH, *et al.* Dose-response study of ibandronate in the treatment of cancer-associated hypercalcaemia. *Br J Cancer* 1997; **75:** 295–300.
2. Pecherstorfer M, *et al.* Efficacy and safety of ibandronate in the treatment of hypercalcemia of malignancy: a randomized multicentric comparison to pamidronate. *Support Care Cancer* 2003; **11:** 539–47.
3. Henrich D, *et al.* Ibandronate for the treatment of hypercalcemia or nephrocalcinosis in patients with multiple myeloma and acute renal failure: case reports. *Acta Haematol (Basel)* 2006; **116:** 165–72.

恶性骨肿瘤 双膦酸盐类有助于转移性骨肿瘤（第 627 页）患者，能够控制骨痛和高钙血症，也有助于减少骨骼并发症如骨折的发生。伊班膦酸盐的这一用途在许多国家已获批准。对于乳腺癌骨转移的患者，口服[1]和静脉[2]伊班膦酸盐均可降低单位时间内骨骼发病率（12 周内新发骨骼并发症的数量）。一项探索性研究[3]包括了 18 例不同肿瘤骨转移且阿片类镇痛剂无法控制骨痛的患者，结果发现，短期强化静脉使用伊班膦酸盐（4mg 连续 4 天）显著降低了骨痛评分；7 天内可达到镇痛效果，且之后可以持续 5 周。一篇综述[4]认为每月 1 次静脉用伊班膦酸盐有助于改善依从性，因其可与肿瘤治疗同步进行；伊班膦酸盐无明显肾毒性，使得其在肿瘤患者中的应用更具优势。

双膦酸盐类是否能预防新的骨转移还不明确。

1. Tripathy D, *et al.* Oral ibandronate for the treatment of metastatic bone disease in breast cancer: efficacy and safety results from a randomized, double-blind, placebo-controlled trial. *Ann Oncol* 2004; **15:** 743–50.
2. Body J-J, *et al.* Intravenous ibandronate reduces the incidence of skeletal complications in patients with breast cancer and bone metastases. *Ann Oncol* 2003; **14:** 1399–1405.
3. Mancini I, *et al.* Efficacy and safety of ibandronate in the treatment of opioid-resistant bone pain associated with metastatic bone disease: a pilot study. *J Clin Oncol* 2004; **22:** 3587–92.
4. McCormack PL, Plosker GL. Ibandronic acid: a review of its use in the treatment of bone metastases of breast cancer. *Drugs* 2006; **66:** 711–28.

骨质疏松症 双膦酸盐类可用于治疗和预防骨质疏松症（第1050页）。在治疗**绝经后**骨质疏松症方面，间断口服伊班膦酸盐，隔天 20mg[1]或每周 20mg[2]，对骨密度的作用与每日 2.5mg 相当。间断口服伊班膦酸盐（隔天 20mg，每 3 个月服药 12 次）降低绝经后妇女骨质疏松性骨折发生率的作用也与小剂量每日给药相当[3]。在预防绝经后骨质疏松症方面，每日 2.5mg[4]和每周 20mg[5]均可预防椎体和髋部的骨丢失。一项大型研究比较了三种不同的每月给药法和 2.5mg 每日给药法，发现 1 年后它们在改善腰椎骨密度方面疗效相同；认为每月 1 次 150mg 优于小剂量每日给药法[6]。一篇综述[7]认为这种独特的每月给药方案有利于改善患者的依从性。

伊班膦酸盐每 3 个月静脉给药 2mg 在升高骨密度以治疗[8]和预防[9]绝经后骨质疏松症方面被证实有效。一项大型随机、双盲研究在绝经后骨质疏松症妇女中对两种静脉用药方案（2mg、每 2 个月 1 次及 3mg、每 3 个月 1 次）和口服伊班膦酸盐每日 2.5mg 进行了比较。1 年时两种静脉用药方案均较口服用药更显著地增加腰椎 BMD 评分，近端股骨 BMD 评分结果类似，对于股骨颈 BMD，每 2 个月 2mg 方案与每日口服方案无显著差异[10]。治疗 2 年时可维持上述结果[11]。对于降低**类固醇性**骨质疏松症椎体骨折率方面，每 3 个月予静脉伊班膦酸盐 2mg 的效果优于每日口服阿法骨化醇[12,13]。静脉伊班膦酸盐同样有助于降低**肾移植**术后的骨丢失[14]。一项探索性研究[15]对**男性**严重骨质疏松患者间断静脉使用伊班膦酸盐，发现其腰椎、股骨大转子、股骨颈的骨密度均显著提高。

1. Riis BJ, *et al.* Ibandronate: a comparison of oral daily dosing versus intermittent dosing in postmenopausal osteoporosis. *J Bone Miner Res* 2001; **16:** 1871–8.
2. Cooper C, *et al.* Efficacy and safety of oral weekly ibandronate in the treatment of postmenopausal osteoporosis. *J Clin Endocrinol Metab* 2003; **88:** 4609–15.
3. Chesnut CH, *et al.* Effects of oral ibandronate administered daily or intermittently on fracture risk in postmenopausal osteoporosis. *J Bone Miner Res* 2004; **19:** 1241–9.
4. McClung MR, *et al.* Oral daily ibandronate prevents bone loss in early postmenopausal women without osteoporosis. *J Bone Miner Res* 2004; **19:** 11–18.
5. Tankó LB, *et al.* Oral weekly ibandronate prevents bone loss in postmenopausal women. *J Intern Med* 2003; **254:** 159–67.
6. Miller PD, *et al.* Monthly oral ibandronate therapy in postmenopausal osteoporosis: 1-year results from the MOBILE study. *J Bone Miner Res* 2005; **20:** 1315–22.
7. Chesnut CH. Treating osteoporosis with bisphosphonates and addressing adherence: a review of oral ibandronate. *Drugs* 2006; **66:** 1351–9.
8. Adami S, *et al.* Efficacy and safety of ibandronate given by intravenous injection once every 3 months. *Bone* 2004; **34:** 881–9.
9. Stakkestad JA, *et al.* Intravenous ibandronate injections given every three months: a new treatment option to prevent bone loss in postmenopausal women. *Ann Rheum Dis* 2003; **62:** 969–75.
10. Delmas PD, *et al.* Intravenous ibandronate injections in postmenopausal women with osteoporosis: one-year results from the dosing intravenous administration study. *Arthritis Rheum* 2006; **54:** 1838–46.
11. Croom KF, Scott LJ. Intravenous ibandronate: in the treatment of osteoporosis. *Drugs* 2006; **66:** 1593–1601.
12. Ringe JD, *et al.* Intermittent intravenous ibandronate injections reduce vertebral fracture risk in corticosteroid-induced osteoporosis: results from a long-term comparative study. *Osteoporosis Int* 2003; **14:** 801–7.
13. Ringe JD, *et al.* Three-month ibandronate bolus injection offers favourable tolerability and sustained efficacy advantage over two years in established corticosteroid-induced osteoporosis. *Rheumatology (Oxford)* 2003; **42:** 743–9.
14. Grotz W, *et al.* Effect of ibandronate on bone loss and renal function after kidney transplantation. *J Am Soc Nephrol* 2001; **12:** 1530–7.
15. Lamy O, *et al.* Intravenous ibandronate in men with osteoporosis: an open pilot study over 2 years. *J Endocrinol Invest* 2003; **26:** 728–32.

制剂

专利制剂

Arg.: Bandrobon; Bantuc; Bonviva; Brexell Plus; Deltrox; Elasterin; Femorel; Ibanleg; Idena; Modifical; Silidral Uno; **Austral.:** Bondronat; **Austria:** Bondronat; Bonviva; **Belg.:** Bondronat; Bonviva; **Braz.:** Bonviva; **Chile:** Bondronat; Bonviva; Dronaval; Ibames; Idena; Recaxin; **Cz.:** Bondenza; Bondronat; Bonviva; **Denm.:** Bondronat; Bonviva; **Fin.:** Bondronat; Bonviva; **Fr.:** Bondronat; Bonviva; **Ger.:** Bondronat; Bonviva; **Gr.:** Bondronat; Bonviva; **Hong Kong:** Bondronat; Bonviva; **Hung.:** Bondronat; Bonviva; **Indon.:** Bondronat; Bonviva; **Irl.:** Bondenza; Bondronat; Bonviva; **Israel:** Bonat; **Ital.:** Bondronat; Bonviva; **Malaysia:** Bonviva; **Mex.:** Bondronat†; Bonviva; **Neth.:** Bondenza; Bondronat; Bonviva; Destara; **Norw.:** Bondronat; Bonviva; **Philipp.:** Bondronat; Bonviva; **Pol.:** Bondronat; Bonviva; **Port.:** Bondenza; Bondronat; Bonviva; Destara†; **Rus.:** Bondronat (Бондронат); Bonviva (Бонвива); **S.Afr.:** Bondronat; **Singapore:** Bondronat; Bonviva; **Spain:** Bondenza; Bondronat; Bonviva; **Swed.:** Bondronat; Bonviva; **Switz.:** Bondronat; Bonviva; **Thai.:** Bondronat; Bonviva; **Turk.:** Bondronat; Bonviva; **UK:** Bondronat; Bonviva; **Ukr.:** Bondronat (Бондронат); Bonviva (Бонвива); **USA:** Boniva.

多组分制剂 **Arg.:** Femorel Max; Modifical Duo.

Incadronate 英卡膦酸盐

Incadronic Acid (*rINN*) 英卡膦酸

Acide Incadronique; Ácido incadrónico; Acidum Incadronicum; Cimadronic Acid; YM-175. [(Cycloheptylamino)methylene]diphosphonic acid.

Инкадроновая Кислота

$C_8H_{19}NO_6P_2$ = 287.2.

CAS — 124351-85-5.

UNII — G5C4M8847E.

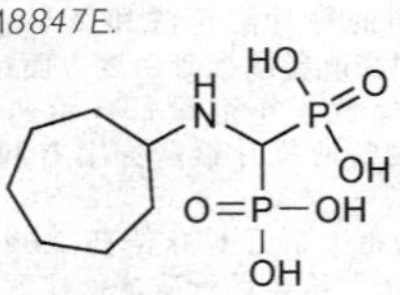

Incadronate Disodium 英卡膦酸二钠

Disodium Incadronate (*rINNM*); Incadronas Dinatricum; Incadronate Disodique; Incadronato disódico. Disodium [(cycloheptylamino)methylene]diphosphonate.

Динатрий Инкадронат

$C_8H_{17}NNa_2O_6P_2$ = 331.2.

CAS — 138330-18-4.

简介

英卡膦酸盐为氨基双膦酸盐类（第1054页），是骨吸收的有效抑制剂。静脉输注治疗恶性肿瘤相关高钙血症，一次10mg，输液时间2～4h。如有必要，每隔一周可重复给药一次。可发生低钙血症和低血压。使用英卡膦酸盐治疗乳腺癌患者的骨转移正在研究中。

1. Usui T, *et al.* Pharmacokinetics of incadronate, a new bisphosphonate, in healthy volunteers and patients with malignancy-associated hypercalcemia. *Int J Clin Pharmacol Ther* 1997; **35:** 239–44.
2. Matsumoto T, *et al.* Comparative study of incadronate and elcatonin in patients with malignancy-associated hypercalcaemia. *J Int Med Res* 2002; **30:** 230–43.

制剂

专利制剂

Jpn: Bisphonal; **Philipp.:** Bisphonal; **Thai.:** Bisphonal.

Ipriflavone (*rINN*) 依普拉封

FL-113; Ipriflavona; Ipriflavonum. 7-Isopropoxyisoflavone.

Иприфлавон

$C_{18}H_{16}O_3$ = 280.3.

CAS — 35212-22-7.

ATC — M05BX01.

ATC Vet — QM05BX01.

UNII — 80BJ7WN25Z.

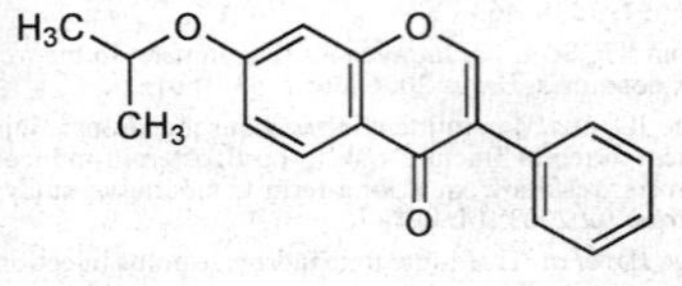

简介

依普拉封为合成的类异黄酮，可抑制骨吸收，在一些国家用于治疗骨质疏松症（第1050页）。口服给药，每次200mg，每日3次。

骨质疏松症 尽管有一份早期的支持报告[1]，一项关于绝经后低骨量妇女的前瞻性随机对照研究仍显示，依普拉封不能预防骨丢失或改善骨代谢指标[2]。此药物还可以显著增加淋巴细胞减少的发生率。

1. Agnusdei D, *et al.* Effects of ipriflavone on bone mass and bone remodeling in patients with established postmenopausal osteoporosis. *Curr Ther Res* 1992; **51:** 82–91.
2. Alexandersen P, *et al.* Ipriflavone in the treatment of postmenopausal osteoporosis: a randomized controlled trial. *JAMA* 2001; **285:** 1482–8.

制剂

专利制剂

Braz.: Osteoplus; Rebone; **Ital.:** Iprosten†; Osteofix; **Jpn:** Osten.

多组分制剂 **Indon.:** Vosteon; **UK:** Osteopro.

Lasofoxifene (*rINN*) ⊗拉索昔芬

Lasofoxifène; Lasofoxifeno; Lasofoxifenum. (−)-*cis*-5,6,7,8-Tetrahydro-6-phenyl-5-{*p*-[2-(1-pyrrolidinyl)ethoxy]phenyl}-2-naphthol.

Лазофоксифен

$C_{28}H_{31}NO_2$ = 413.6.

CAS — 180916-16-9.

ATC — G03XC03.

UNII — 337G83N988.

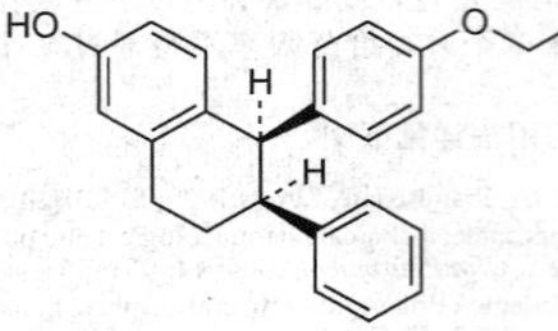

or enantiomer

Lasofoxifene Tartrate (*USAN*, *rINNM*) ⊗酒石酸拉索昔芬

CP-336156CB; Lasofoxifène, Tartrate de; Lasofoxifeni Tartras; Tartrato de lasofoxifeno. (−)-*cis*-5,6,7,8-Tetrahydro-6-phenyl-5-{*p*-[2-(1-pyrrolidinyl)ethoxy]phenyl}-2-naphthol D-tartrate (1:1).

Лазофоксифена Тартрат

$C_{28}H_{31}NO_2,C_4H_6O_6$ = 563.6.

CAS — 190791-29-8.

ATC — G03XC03.

UNII — 85X09V2GSO.

简介

拉索昔芬为选择性雌激素受体调节药，与雷洛昔芬类似（第2059页），用于治疗骨折风险增高的绝经后骨质疏松症妇女。通常以酒石酸盐形式口服，剂量以碱基表达，相当于拉索昔芬500μg，每日1次。

1. Gardner M, *et al.* Clinical pharmacology of multiple doses of lasofoxifene in postmenopausal women. *J Clin Pharmacol* 2006; **46:** 52–8.
2. Bramson C, *et al.* A single-dose pharmacokinetic study of lasofoxifene in healthy volunteers and subjects with mild and moderate hepatic impairment. *J Clin Pharmacol* 2006; **46:** 29–36.
3. Fountaine RJ, *et al.* Clinical pharmacology of lasofoxifene in Japanese and white postmenopausal women. *J Clin Pharmacol* 2006; **46:** 693–9.
4. Ouellet D, *et al.* Effects of three cytochrome P450 inhibitors, ketoconazole, fluconazole, and paroxetine, on the pharmacokinetics of lasofoxifene. *Br J Clin Pharmacol* 2007; **63:** 59–66.
5. Gennari L. Lasofoxifene, a new selective estrogen receptor modulator for the treatment of osteoporosis and vaginal atrophy. *Expert Opin Pharmacother* 2009; **10:** 2209–20.
6. Cummings SR, *et al.* PEARL Study Investigators. Lasofoxifene in postmenopausal women with osteoporosis. *N Engl J Med* 2010; **362:** 686–96.

制剂

专利制剂

Fr.: Fablyn; **Irl.:** Fablyn; **Port.:** Fablyn.

Medronate 亚甲二膦酸盐

Medronic Acid (*BAN*, *USAN*, *pINN*) 亚甲二膦酸

Acid medronique; Acide Médronique; Ácido medrónico; Acidum medronicum. Methylenebis(phosphonic acid).

Медроновая Кислота

$CH_6O_6P_2$ = 176.0.

CAS — 1984-15-2.

UNII — 730S0QIN3O.

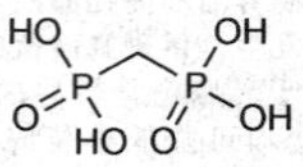

Ph. Eur. 6.8（Medronic Acid for Radiopharmaceutical Preparations）白色或类白色、无定形或结晶性、吸水性粉末。极易溶于水；极微溶于无水乙醇；几乎不溶于二氯甲烷。贮藏于密闭容器中。避光。

Medronate Disodium (*USAN*, *pINNM*) 亚甲二膦酸二钠

Disodium Medronate (*BANM*); Disodium Methylene Diphosphonate; MDP; Medronas Dinatricum; Médronate Disodique; Medronato disódico. Disodium dihydrogen methylenediphosphonate.

Динатрий Медронат

$CH_4Na_2O_6P_2$ = 220.0.

CAS — 25681-89-4.

UNII — HAY5MT18L3.

简介

亚甲二膦酸盐为双膦酸盐类，总体性能与其他双膦酸盐类（第1054页）相同。对骨有很强的亲和力。亚甲二膦酸二钠与氯化锡或氟化锡的螯合物，或亚甲二膦酸、二水合氯化锡和维生素C的螯合物，经放射性锝-99m（第1992页）标记后可作为骨扫描药物用于诊断；可静脉给药。

超敏反应 关于放射性药物的亚甲二膦酸盐成分引起一例严重超敏反应，参照**双膦酸盐类的不良反应和注意事项**，第1056页。

制剂

专利制剂

Irl.: Medronate Draximage; **Ukr.:** Mebiphon (Мебифон)†.

Minodronate 米诺膦酸盐

Minodronic Acid (*rINN*) 米诺膦酸

Acide Minodronique; Ácido minodrónico; Acidum minodronicum; Ono-5920; YH-529; YM-529. (1-Hydroxy-2-imidazo[1,2-*a*]pyridin-3-ylethylidene)diphosphonic acid.

Минодроновая Кислота

$C_9H_{12}N_2O_7P_2$ = 322.1.

CAS — 127657-42-5.

UNII — 40SGR63TGL.

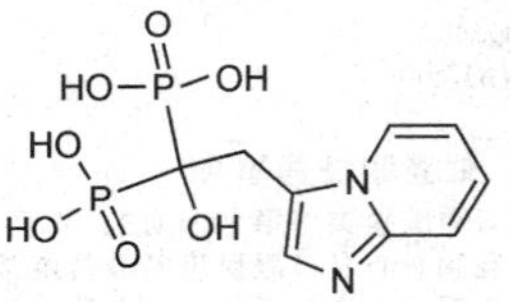

简介

米诺膦酸盐为双膦酸盐类，抑制骨吸收。以含水米诺膦酸的形式用于治疗骨质疏松症，通常早晨口服1mg，每日1次。为使不良反应最小化及保证足够的吸收，应遵守口服用药的特殊说明（见**阿仑膦酸盐**项下的**注意事项**，第1053页）。

制剂

专利制剂

Jpn: Bonoteo; Recalbon.

Neridronate 奈立膦酸盐

Neridronic Acid (*rINN*) 奈立膦酸

Acide Néridronique; Ácido neridrónico; Acidum neridronicum; AHDP; AHHexBP; Aminohexane Diphosphonate. (6-Amino-1-hydroxyhexylidene)diphosphonic acid.

Нeридроновая Кислота

$C_6H_{17}NO_7P_2$ = 277.1.

CAS — 79778-41-9.

UNII — 8U27U3RIN4.

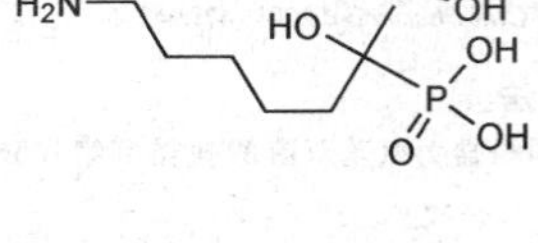

Neridronate Sodium (*rINNM*) **奈立膦酸钠**

Natrii Neridronas; Néridronate de Sodium; Neridronato sódico.
Натрий Неридронат

简介

奈立膦酸盐为氨基双膦酸盐类，总体性能与其他双膦酸盐类（第1054页）相同。它抑制骨吸收，以钠盐形式，静脉用于治疗成骨不全（第1049页）；也用于治疗恶性肿瘤相关高钙血症（第1049页）和过度骨转换相关疾病（如Paget骨病）（第1051页）和骨质疏松症（第1050页）。肌内注射途径也有使用。

1. O'Rourke NP, *et al.* Treatment of malignant hypercalcaemia with aminohexane bisphosphonate (neridronate). *Br J Cancer* 1994; **69:** 914–17.
2. Filipponi P, *et al.* Paget's disease of bone: benefits of neridronate as a first treatment and in cases of relapse after clodronate. *Bone* 1998; **23:** 543–8.
3. Adami S, *et al.* Short-term intravenous therapy with neridronate in Paget's disease. *Clin Exp Rheumatol* 2002; **20:** 55–8.
4. Adami S, *et al.* Intravenous neridronate in adults with osteogenesis imperfecta. *J Bone Miner Res* 2003; **18:** 126–30.
5. Braga V, *et al.* Intravenous intermittent neridronate in the treatment of postmenopausal osteoporosis. *Bone* 2003; **33:** 342–5.
6. Cascella T, *et al.* Effects of neridronate treatment in elderly women with osteoporosis. *J Endocrinol Invest* 2005; **28:** 202–8.
7. Gatti D, *et al.* Intravenous neridronate in children with osteogenesis imperfecta: a randomized controlled study. *J Bone Miner Res* 2005; **20:** 758–63.
8. Adami S, *et al.* Intramuscular neridronate in postmenopausal women with low bone mineral density. *Calcif Tissue Int* 2008; **83:** 301–7.
9. Benucci M, *et al.* Effects of monthly intramuscular neridronate in rheumatic patients in chronic treatment with low-dose glucocorticoids. *Clin Exp Rheumatol* 2009; **27:** 567–73.

制剂

专利制剂

Ital.: Nerixia.

Odanacatib (*USAN*, *rINN*) **奥达卡梯**

Odanacatibum. (2S)-N-(1-Cyanocyclopropyl)-4-fluoro-4-methyl-2-({(1S)-2,2,2-trifluoro-1-[4′-(methylsulfonyl)(1,1′-biphenyl)-4-yl]ethyl}amino)pentanamide.

Оданакатиб

$C_{25}H_{27}F_4N_3O_3S$ = 525.6.

CAS — 603139-19-1.

UNII — N673F6W2VH.

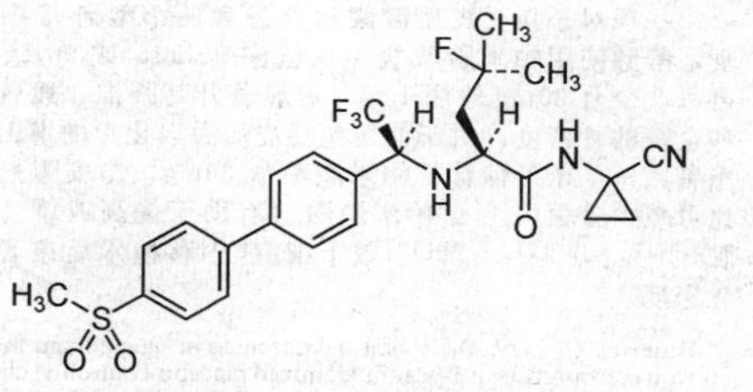

简介

奥达卡梯为组织蛋白酶K抑制药，减少骨吸收。正在进行骨质疏松症治疗的研究。

1. Bone HG, *et al.* Odanacatib, a cathepsin-K inhibitor for osteoporosis: a two-year study in postmenopausal women with low bone density. *J Bone Miner Res* 2009; **25:** 937–47.
2. Lewiecki EM. Odanacatib, a cathepsin K inhibitor for the treatment of osteoporosis and other skeletal disorders associated with excessive bone remodeling. *IDrugs* 2009; **12:** 799–809.

Olpadronate 奥帕膦酸盐

Olpadronic Acid (*rINN*) **奥帕膦酸**

Acide Olpadronique; Ácido olpadrónico; Acidum olpadronicum; Alpudronic Acid. [3-(Dimethylamino)-1-hydroxypropylidene]diphosphonic acid.

Олпадроновая Кислота

$C_5H_{15}NO_7P_2$ = 263.1.

CAS — 63132-39-8.

UNII — 874HHB2V3S.

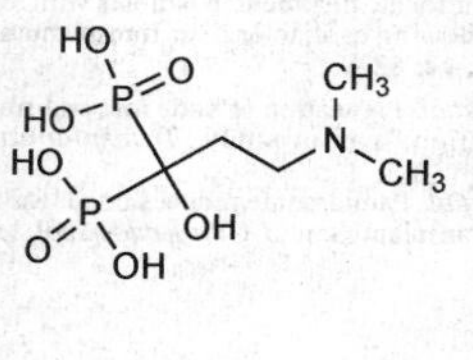

Olpadronate Disodium 奥帕膦酸二钠

IG-8801; Sodium Olpadronate.

$C_5H_{13}NNa_2O_7P_2$ = 307.1.

CAS — 121368-58-9.

简介

奥帕膦酸盐为氨基双膦酸盐类，总体性能与其他双膦酸盐类（第1054页）相同。已研究用于治疗Paget骨病和成骨不全。

1. González DC, Mautalen CA. Short-term therapy with oral olpadronate in active Paget's disease of bone. *J Bone Miner Res* 1999; **14:** 2042–7.
2. Soerdjbalie-Maikoe V, *et al.* Strontium-89 (Metastron) and the bisphosphonate olpadronate reduce the incidence of spinal cord compression in patients with hormone-refractory prostate cancer metastatic to the skeleton. *Eur J Nucl Med Mol Imaging* 2002; **29:** 494–8.
3. Cremers SCLM, *et al.* Relationships between pharmacokinetics and rate of bone turnover after intravenous bisphosphonate (olpadronate) in patients with Paget's disease of bone. *J Bone Miner Res* 2003; **18:** 868–75.
4. Eekhoff MEMW, *et al.* Determinants of induction and duration of remission of Paget's disease of bone after bisphosphonate (olpadronate) therapy. *Bone* 2003; **33:** 831–8.
5. Sakkers R, *et al.* Skeletal effects and functional outcome with olpadronate in children with osteogenesis imperfecta: a 2-year randomised placebo-controlled study. *Lancet* 2004; **363:** 1427–31.
6. Kok DHJ, *et al.* Quality of life in children with osteogenesis imperfecta treated with oral bisphosphonates (olpadronate): a 2-year randomized placebo-controlled trial. *Eur J Pediatr* 2007; **166:** 1155–61.

Oxidronate 奥昔膦酸盐

Oxidronic Acid (*BAN*, *USAN*, *pINN*) **奥昔膦酸**

Acide Oxidronique; Ácido oxidrónico; Acidum Oxidronicum. (Hydroxymethylene)diphosphonic acid.

Оксидроновая Кислота

$CH_6O_7P_2$ = 192.0.

CAS — 15468-10-7.

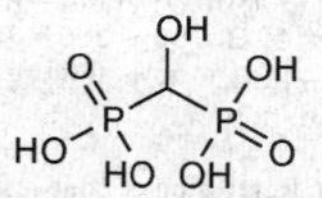

Oxidronate Disodium (*pINNM*) **奥昔膦酸二钠**

Disodium Oxidronate; HMDP; Oxidronas Dinatricum; Oxidronate Disodique; Oxidronate Sodium; Oxidronato disódico; Sodium Oxidronate (*BANM*). Disodium (hydroxymethylene)diphosphonate.

Динатрий Оксидронат

$CH_4Na_2O_7P_2$ = 236.0.

CAS — 14255-61-9.

UNII — H852YK87WP.

简介

奥昔膦酸盐为双膦酸盐类，总体性能与其他双膦酸盐类（第1054页）相同。对骨有很强的亲和力。奥昔膦酸盐与放射性锝-99m（第1992页）的螯合物可作为骨扫描剂用于诊断；可静脉给药。

Pamidronate 帕米膦酸盐

ATC — M05BA03.

ATC Vet — QM05BA03.

UNII — OYY3447OMC.

Pamidronic Acid (*BAN*, *rINN*) **帕米膦酸**

Acide Pamidronique; Ácido pamidrónico; Acidum Pamidronicum; Aminohydroxypropylidenebisphosphonate; APD; Pamidronihappo; Pamidronsyra. 3-Amino-1-hydroxypropylidenebis(phosphonic acid).

Памидроновая Кислота

$C_3H_{11}NO_7P_2$ = 235.1.

CAS — 40391-99-9.

ATC — M05BA03.

ATC Vet — QM05BA03.

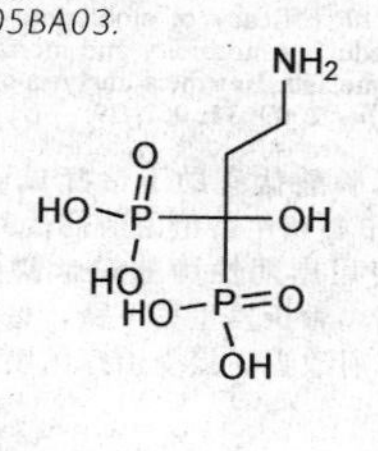

Pamidronate Disodium (*USAN*, *rINNM*) **帕米膦酸二钠**

Aminohydroxypropylidenebisphosphonate Disodium; CGP-23339A; CGP-23339AE; Dinatrii pamidronas pentahydricus; Dinatriumpamidronaattipentahydraatti; Dinatrium-pamidronát pentahydrát; Disodium Aminohydroxypropylidenediphosphonate; Disodium Pamidronate (*BANM*); Disodu pamidronian pięciowodny; Disodyum Pamidronat; Pamidronaattidinatrium; Pamidronas Dinatricum; Pamidronatdinatrium; Pamidronatdinatriumpentahydrat; Pamidronate Disodique; Pamidronate disodique pentahydraté; Pamidronato disódico; Pamidronatum Dinatricum. Disodium 3-amino-1-hydroxypropylidenebisphosphonate pentahydrate.

Динатрий Памидронат

$C_3H_9NNa_2O_7P_2,5H_2O$ = 369.1.

CAS — 109552-15-0 (pamidronate disodium pentahydrate); 57248-88-1 (anhydrous pamidronate disodium).

ATC — M05BA03.

ATC Vet — QM05BA03.

UNII — 8742T8ZQZA (pamidronate disodium pentahydrate); C7S8VWP5DH (anhydrous pamidronate disodium).

Pharmacopoeias. In *Eur.* (see p.vii), *Jpn* and *US*.

Ph. Eur. 6.8 (Pamidronate Disodium Pentahydrate) 白色或类白色的结晶性粉末。溶于水；几乎不溶于二氯甲烷；略溶于稀无机酸；可溶于稀碱溶液。1%水溶液的pH值为7.8～8.8。

USP 33 (Pamidronate Disodium) 白色结晶性粉末。溶于水和2mol/L氢氧化钠；略溶于0.1mol/L的醋酸和0.1mol/L的盐酸；几乎不溶于有机溶剂。1%水溶液的pH值为7.8～8.8。贮藏于密闭容器中，温度不超过30℃。

不良反应、处置和注意事项

总体同双膦酸盐类，第1054页。

发热和流感样症状（有时伴有不适、寒战、乏力和颜面潮红）在静脉输注帕米膦酸盐时最为常见，但通常可自行缓解。不得单次快速静脉注射帕米膦酸盐，因为曾发生过严重的局部反应和血栓性静脉炎。中枢神经系统作用包括激动、意识模糊、头晕、昏睡、失眠以及嗜睡。也有个别病例出现癫痫发作和幻视。除了常见的低钙血症和低磷血症，也可发生低镁血症或低钾血症，罕见高钠血症或高钾血症。低血压和高血压均出现过。可发生贫血、血小板减少及淋巴细胞减少。支气管痉挛和间质性肺炎罕见。

心脏病患者慎用帕米膦酸盐，因为可能出现容量负荷过度；甲状腺手术患者慎用，因为相关的甲状旁腺功能低下可增加低钙血症的危险性。治疗期间应监测血电解质、钙、磷以及肾功能。应警告患者用药后不得开车或操作机械，因为可出现嗜睡或头晕。

对耳的影响 2例耳硬化症患者使用静脉和口服帕米膦酸盐治疗后出现耳毒性[1]，表现为耳鸣和突发性听力丧失[1]。1例患者为治疗Paget骨病，静脉输注帕米膦酸盐5次后出现耳鸣、眩晕和听力丧失；后两个症状9个月后好转，但耳鸣持续不缓解[2]。

1. Boumans LJJM, Poublon RML. The detrimental effect of aminohydroxypropylidene bisphosphonate (APD) in otospongiosis. *Eur Arch Otorhinolaryngol* 1991; **248:** 218–21.
2. Reid IR, *et al.* Ototoxicity associated with intravenous bisphosphonate administration. *Calcif Tissue Int* 1995; **56:** 584–5.

对电解质的影响 2例患者使用帕米膦酸盐后突发严重低钙血症，导致手足搐搦和感觉异常。每例都有其他情况影响了对预期低钙血症的生理代偿反应[1]。

1. Peter R, *et al.* Severe hypocalcaemia after being given intravenous bisphosphonate. *BMJ* 2004; **328:** 335–6.

对眼的影响 包括帕米膦酸盐在内的双膦酸盐类对眼部的影响见**双膦酸盐类**，第1055页。

对胃肠道的影响 口服帕米膦酸盐的耐受性某种程度上取决于特定的剂型。在一项对老年人的开放性试验中，胃肠道功能紊乱（21.8%）和血液系统异常（9.4%）是口服帕米膦酸盐的主要不良反应[1]。早期使用另一种剂型的49例患者中有4例出现了食管炎[2]，这在本研究中未见报道[1]。

1. Spivacow FR, *et al.* Tolerability of oral pamidronate in elderly patients with osteoporosis and other metabolic bone diseases. *Curr Ther Res* 1996; **57:** 123–30.
2. Lufkin EG, *et al.* Pamidronate: an unrecognised problem in gastrointestinal tolerability. *Osteoporosis Int* 1994; **4:** 320–2.

对肾脏的影响 类似于其他双膦酸盐类（第1055页），帕米膦酸盐可引起肾脏不良反应。英国注册药品信息提到有个别病例出现血尿、急性肾衰竭以及原有肾脏疾病恶化。长期使用帕米膦酸盐治疗时应监测肾功能，特别是原有肾脏疾病或肾脏疾病易感者。延长输液时间可降低肾毒性风险，不同输液速度被推荐使用，参见下文的**用途和用法**。

对精神状态的影响 一例Paget骨病的老年男性输注帕米膦酸盐1次后，出现了心悸，接着出现幻视、自杀观念、临床抑郁症；他既往没有精神病史。使用硫利哒嗪治疗后幻觉出现的频率和影响有所减轻[1]。

1. Foley-Nolan D, *et al.* Pamidronate associated hallucinations. *Ann Rheum Dis* 1992; **51:** 927–8.

对肌肉骨骼系统的影响 尽管和依替膦酸盐相比，帕米膦酸盐抑制骨矿化的效力较弱，仍有Paget骨病患者使用帕米膦酸盐后出现矿化缺陷[1]。由此造成的骨软化症没有合并任何临床不良反应。帕米膦酸盐也可引起骨硬化症[2]。一例使用帕米膦酸盐治疗急性高钙血症的妇女出现了急性假性痛风性关节炎，这可能是钙沉积在关节所致[3]。使用帕米膦酸盐治疗低骨密度的囊性纤维化患者[4]，出现严重骨痛的患者数超过预期；推测致炎细胞因子的增加是这一反应的机制[5]。

应用双膦酸盐类后有发生颌骨骨坏死的报道，包括帕米膦酸盐（见**双膦酸盐类**的**不良反应**项下**对肌肉骨骼系统的影响**，第1056页）。

1. Adamson BB, *et al.* Mineralisation defects with pamidronate therapy for Paget's disease. *Lancet* 1993; **342:** 1459–60.
2. Whyte MP, *et al.* Bisphosphonate-induced osteopetrosis. *N Engl J Med* 2003; **349:** 457–63.
3. Malnick SDH *et al.* Acute pseudogout as a complication of pamidronate. *Ann Pharmacother* 1997; **31:** 499–500.
4. Haworth CS, *et al.* Severe bone pain after intravenous pamidronate in adult patients with cystic fibrosis. *Lancet* 1998; **352:** 1753–4.
5. Teramoto S, *et al.* Increased cytokines and pamidronate-induced bone pain in adults with cystic fibrosis. *Lancet* 1999; **353:** 750.

超敏反应 双膦酸盐类超敏反应罕见。帕米膦酸盐静脉给药偶可出现皮疹和皮肤瘙痒。部分患者口服帕米膦酸盐后也曾出现轻微皮疹（见**双膦酸盐类**，第1056页）。

妊娠 双膦酸盐类可通过**动物**及人类胎盘。此类药物可在矿化的骨骼中沉积多年。因此在理论上，即使避免在妊娠期用药，胎儿仍可能暴露于先前治疗沉积于母体骨骼中释放的双膦酸盐类。而且残存双膦酸盐类对骨转换的抑制可能引起母亲孕期的并发症[1]。但在2例孕前接受过静脉帕米膦酸盐治疗的成骨不全妇女中，孕期未观察到不良反应。1例婴儿出现一过性低钙血症，1例出现双侧马蹄内翻足（一种足下垂内翻的先天畸形）。未报道其他骨骼异常。作者建议对使用帕米膦酸盐治疗的母亲的婴儿应在新生儿期监测血钙浓度[1]。在另一篇孕前接受帕米膦酸盐长期治疗的3名女性的报道中，产下4名健康婴儿，无生化或骨骼异常的证据[2]。

1. Munns CFJ, *et al.* Maternal and fetal outcome after long-term pamidronate treatment before conception: a report of two cases. *J Bone Miner Res* 2004; **19:** 1742–5.
2. Chan B, Zacharin M. Maternal and infant outcome after pamidronate treatment of polyostotic fibrous dysplasia and osteogenesis imperfecta before conception: a report of four cases. *J Clin Endocrinol Metab* 2006; **91:** 2017–20.

药物相互作用

总体上同双膦酸盐类，第1056页。

药动学

开始静脉输注后，血浆帕米膦酸盐浓度可迅速增高；血浆表观半衰期为0.8h。血浆蛋白结合率为54%。帕米膦酸盐不在体内代谢，有20%～55%的药物在72h内以原形通过尿液排出；剩下的沉积在骨骼中，极慢地排出体外。严重肾损害的患者肾清除率会降低，应该减慢输液速率（参见下文）。

和其他双磷酸盐类一样，口服帕米膦酸盐胃肠道吸收很少；生物利用度为1%～3%。

用途和用法

帕米膦酸盐为氨基双膦酸盐类，总体性能与其他双膦酸盐类（第1056页）相同。可抑制骨吸收，但与同等剂量的依替膦酸盐相比，对骨矿化的影响较弱。

帕米膦酸盐作为辅助手段，用于治疗严重、特别是恶性肿瘤相关高钙血症。也用于治疗多发骨髓瘤或乳腺癌骨转移的溶骨性损害和骨痛。同样有助于治疗包括Paget骨病在内的过度骨转换相关骨病。

帕米膦酸二钠通过缓慢静脉滴注给药。英国注册药品信息推荐输液速度不超过60mg/h（确诊或可疑肾损害的患者不超过20mg/h），浓度每250ml溶液（0.9%氯化钠或5%葡萄糖）不超过60mg。在美国推荐的输液浓度和速率根据适应证不同而变化。

治疗**恶性肿瘤相关高钙血症**，帕米膦酸盐通过静脉缓慢滴注给药，总剂量15～90mg，取决于初始血钙浓度。在英国，全部药物可以1次静脉输注或2～4天内分次给药。在美国全部药物1次静脉输注，2～24h内予60～90mg。血钙浓度通常在1次给药后24～48h开始下降，3～7天内恢复正常。若相应时间内血钙不能恢复正常或高钙血症复发，可以重复给药。

对于多发性骨髓瘤或乳腺癌骨转移患者的**溶骨性损害和骨痛**，静脉滴注帕米膦酸盐治疗，每3～4周1次，每次90mg。

治疗**Paget骨病**，英国的给药方式为缓慢静脉滴注，每周1次，每次30mg，治疗6周（总剂量180mg），或第1周30mg，以后每隔1周给60mg，治疗6周（总剂量210mg）。每6个月疗程可重复一次，若有必要总剂量最大可达360mg。作为另一种选择，美国的给药方式为4h静脉输注30mg，连续重复数天，总剂量90mg。若有临床指征疗程可以重复。

肾损伤时的用法详见下文。

帕米膦酸盐也可以口服给药。

1. Coukell AJ, Markham A. Pamidronate: a review of its use in the management of osteolytic bone metastases, tumour-induced hypercalcaemia and Paget's disease of bone. *Drugs Aging* 1998; **12:** 149–68.

在肾损伤中的用法 药动学研究表明，不论患者肾损害到哪个程度，都不需要下调帕米膦酸二钠的用量[1]。但是英国注册药品信息普遍推荐，对于确诊或可疑肾损害的患者，输液速度应下调至最大不超过20mg/h；对于严重肾损害患者（肌酐清除率<30ml/min）不建议使用，因为临床经验有限。

1. Berenson JR, *et al.* Pharmacokinetics of pamidronate disodium in patients with cancer with normal or impaired renal function. *J Clin Pharmacol* 1997; **37:** 285–90.

复杂性区域疼痛综合征 骨质疏松症是复杂性区域疼痛综合征（第7页）的表现之一。双膦酸盐类有助于控制部分患者的相关疼痛。一项小型研究表明静脉使用帕米膦酸盐每日30mg，持续3天，或每日1mg/kg，1天或3天[1]，或每日60mg，持续3天[2]，显著改善了既往治疗无效患者的疼痛和活动范围。

1. Maillefert JF, *et al.* Pooled results from 2 trials evaluating bisphosphonates in reflex sympathetic dystrophy. *J Rheumatol* 1999; **26:** 1856–7.
2. Kubalek I, *et al.* Treatment of reflex sympathetic dystrophy with pamidronate: 29 cases. *Rheumatology (Oxford)* 2001; **40:** 1394–7.

戈谢病 成人[1]口服帕米膦酸二钠治疗剂量为每日600mg，儿童[2]为每日150～300mg，或每3周静脉予帕米膦酸二钠45mg[3]，不少戈谢病（第2172页）患者的骨痛可得到改善。

1. Harinck HIJ, *et al.* Regression of bone lesions in Gaucher's disease during treatment with aminohydroxypropylidene bisphosphonate. *Lancet* 1984; **ii:** 513.
2. Samuel R, *et al.* Aminohydroxy propylidine bisphosphonate (APD) treatment improves the clinical skeletal manifestations of Gaucher's disease. *Pediatrics* 1994; **94:** 385–9.
3. Ciana G, *et al.* Short-term effects of pamidronate in patients with Gaucher's disease and severe skeletal involvement. *N Engl J Med* 1997; **337:** 712.

高钙血症 对于充分水化的患者，双膦酸盐类为治疗恶性肿瘤相关高钙血症（第1049页）的首选药物，帕米膦酸盐为其中最有效的药物之一。

恶性骨肿瘤 双膦酸盐类不仅有助于骨转移瘤（第627页）患者控制骨痛和高钙血症，也有助于减少骨骼并发症如骨折。许多国家批准了帕米膦酸盐的这项用途。一篇关于Ⅱ期和Ⅲ期研究的文献综述[1]总结得出，帕米膦酸盐可有效治疗转移性肿瘤的疼痛和骨骼并发症，特别是多发骨髓瘤和乳腺癌患者，但对于其他肿瘤的疗效还有待证实。乳腺癌妇女使用帕米膦酸盐的2项随机试验长期随诊[2]证实其疗效优于安慰剂。然而，一项减轻男性前列腺转移癌患者骨痛的荟萃分析[3]发现，帕米膦酸盐疗效并不优于安慰剂。一项荟萃分析[4]证实了双膦酸盐类有对肿瘤患者减少骨骼事件及相关合并症但非死亡率的益处；但帕米膦酸盐并不优于氯膦酸盐或唑来膦酸盐，后两者同样有效。双膦酸盐类能否预防新的肿瘤骨转移尚不明确。

1. Ripamonti C, *et al.* Role of pamidronate disodium in the treatment of metastatic bone disease. *Tumori* 1998; **84:** 442–55.
2. Lipton A, *et al.* Pamidronate prevents skeletal complications and is effective palliative treatment in women with breast carcinoma and osteolytic bone metastases: long term follow-up of two randomized, placebo-controlled trials. *Cancer* 2000; **88:** 1082–90.
3. Small EJ, *et al.* Combined analysis of two multicenter, randomized, placebo-controlled studies of pamidronate disodium for the palliation of bone pain in men with metastatic prostate cancer. *J Clin Oncol* 2003; **21:** 4277–84.
4. Machado M, *et al.* Efficacy of clodronate, pamidronate, and zoledronate in reducing morbidity and mortality in cancer patients with bone metastasis: a meta-analysis of randomized clinical trials. *Clin Ther* 2009; **31:** 962–79.

成骨不全 帕米膦酸盐有助于治疗成骨不全（第1049页）。尽管不同中心和年龄组用药剂量和时间有所不同，但所有患者都使用周期性静脉帕米膦酸盐治疗[1～6]；骨密度有所提高，骨折发生率下降，患者活动度、疼痛和慢性疲劳均有所改善。接受治疗的婴儿活动早于未治疗的对照者、椎体高度也有改善[5]。接受帕米膦酸盐治疗的患者中，骨骼体积和密度均增加，尤其是基线骨量缺失更多的患者[7]，但与此同时血清钙显著降低，骨转换被抑制[8]，若钙摄入充足，则临床表现不明显，但长期低骨转换的后果尚不清楚。一项在青年患者中进行的研究发现，在停止治疗后2年骨代谢仍然受抑制，骨量仍继续增加[9]。

1. Glorieux FH, *et al.* Cyclic administration of pamidronate in children with severe osteogenesis imperfecta. *N Engl J Med* 1998; **339:** 947–52.
2. Plotkin H, *et al.* Pamidronate treatment of severe osteogenesis imperfecta in children under 3 years of age. *J Clin Endocrinol Metab* 2000; **85:** 1846–50.
3. Åström E, Söderhäll S. Beneficial effect of long term intravenous bisphosphonate treatment of osteogenesis imperfecta. *Arch Dis Child* 2002; **86:** 356–64.
4. Falk MJ, *et al.* Intravenous bisphosphonate therapy in children with osteogenesis imperfecta. *Pediatrics* 2003; **111:** 573–8.
5. Åström E, *et al.* Intravenous pamidronate treatment of infants with severe osteogenesis imperfecta. *Arch Dis Child* 2007; **92:** 332–8.
6. Senthilnathan S, *et al.* Two doses of pamidronate in infants with osteogenesis imperfecta. *Arch Dis Child* 2008; **93:** 398–400.
7. Rauch F, *et al.* Bone mass, size, and density in children and adolescents with osteogenesis imperfecta: effect of intravenous pamidronate therapy. *J Bone Miner Res* 2003; **18:** 610–14.
8. Rauch F, *et al.* Osteogenesis imperfecta types I, III, and IV: effect of pamidronate therapy on bone and mineral metabolism. *J Clin Endocrinol Metab* 2003; **88:** 986–92.
9. Rauch F, *et al.* Pamidronate in children and adolescents with osteogenesis imperfecta: effect of treatment discontinuation. *J Clin Endocrinol Metab* 2006; **91:** 1268–74.

骨质疏松症 双膦酸盐类可用于预防和治疗骨质疏松症（第1050页）。一项安慰剂对照试验发现，口服帕米膦酸盐每日150mg可增加腰椎和股骨颈骨密度（BMD），对**男性**和**女性**均有效[1]。一项回顾性观察性研究[2]发现，静脉使用帕米膦酸盐每3个月30mg或每6个月60mg，同样可增加腰椎、股骨颈和大转子的骨密度。对于患骨质疏松症的**儿童**，每3个月静脉输注1次帕米膦酸盐也可升高骨密度和降低骨折发生率[3,4]；每年用药量为4mg/kg左右。

一项在接受亮丙瑞林治疗的前列腺癌男性（无骨转移）中进行的开放试验中[5]发现，加用静脉帕米膦酸盐每12周60mg可预防**治疗引起的**髋部、腰椎骨丢失。一项小型前瞻性研究中，单次注射帕米膦酸盐90mg同样可减少髋部关节成形术后股骨、骨盆的急性骨丢失[6]。同样在化疗引起骨丢失的绝经后女性中，与安慰剂相比，静脉帕米膦酸盐每3个月60mg可预防椎体及髋部骨丢失[7]。

一项对于接受**皮质激素**治疗患者的小型研究[8]发现，静脉使用帕米膦酸盐1次输注90mg，或90mg后再每3个月30mg输注1年，可显著升高腰椎、股骨颈和全髋的骨密度。对于使用包括皮质激素化疗的淋巴瘤患者，每3个月静脉予帕米膦酸盐30mg，与安慰剂相比可减少骨丢失[9]。帕米膦酸盐有助于提高或维持心脏[10,11]、肝[11]、肺[12]或干细胞[13]移植术后患者的骨密度。

1. Brumsen C, *et al.* Daily oral pamidronate in women and men with osteoporosis: a 3-year randomized placebo-controlled clinical trial with a 2-year open extension. *J Bone Miner Res* 2002; **17:** 1057–64.
2. Chan SSY, *et al.* Intravenous pamidronate in the treatment and prevention of osteoporosis. *Intern Med J* 2004; **34:** 162–6.
3. Steelman J, Zeitler P. Treatment of symptomatic pediatric osteoporosis with cyclic single-day intravenous pamidronate infusions. *J Pediatr* 2003; **142:** 417–23.
4. Gandrud LM, *et al.* Low-dose intravenous pamidronate reduces fractures in childhood osteoporosis. *J Pediatr Endocrinol Metab* 2003; **16:** 887–92.
5. Smith MR, *et al.* Pamidronate to prevent bone loss during androgen-deprivation therapy for prostate cancer. *N Engl J Med* 2001; **345:** 948–55.
6. Wilkinson JM, *et al.* Effect of pamidronate in preventing local bone loss after total hip arthroplasty: a randomized, double-blind, controlled trial. *J Bone Miner Res* 2001; **16:** 556–64.
7. Fuleihan GE-H, *et al.* Pamidronate in the prevention of chemotherapy-induced bone loss in premenopausal women with breast cancer: a randomized controlled trial. *J Clin Endocrinol Metab* 2005; **90:** 3209–14.
8. Boutsen Y, *et al.* Primary prevention of glucocorticoid-induced osteoporosis with intravenous pamidronate and calcium: a prospective controlled 1-year study comparing a single infusion, an infusion given once every 3 months, and calcium alone. *J Bone Miner Res* 2001; **16:** 104–12.
9. Kim SH, *et al.* Effect of pamidronate on new vertebral fractures and bone mineral density in patients with malignant lymphoma receiving chemotherapy. *Am J Med* 2004; **116:** 524–8.
10. Krieg MA, *et al.* Intravenous pamidronate as treatment for osteoporosis after heart transplantation: a prospective study. *Osteoporosis Int* 2001; **12:** 112–16.
11. Dodidou P, *et al.* Better late than never? Experience with intravenous pamidronate treatment in patients with low bone mass or fractures following cardiac or liver transplantation. *Osteoporosis Int* 2003; **14:** 82–9.
12. Cahill BC, *et al.* Prevention of bone loss and fracture after lung transplantation: a pilot study. *Transplantation* 2001; **72:** 1251–5.
13. Grigg AP, *et al.* Pamidronate reduces bone loss after allogeneic stem cell transplantation. *J Clin Endocrinol Metab* 2006; **91:** 3835–43.

Paget 骨病　双膦酸盐类的适应证包括 Paget 骨病（第1051页）伴持续骨痛或防止 Paget 骨病进展。最初使用口服帕米膦酸盐，但由于更低的不良反应发生率，静脉治疗已成为主选[1,2]。常规用药总剂量为 180mg，绝大部分轻中度患者可缓解，但对于重度患者不能减轻病情[2]。较大剂量（约 340mg）对疾病非常活动的患者有效，缓解时间也较长[1]。一项为期 2 年的关于 3 种不同给药剂量的研究[3]发现，帕米膦酸盐能增加腰椎、股骨颈和全髋 Paget 骨病病变部位的骨密度，但对于同样区域非 Paget 骨病病变部位则不起作用；在最大剂量（240mg）亚组，非 Paget 骨病病变部位的前臂骨密度丢失明显。在痛觉方面，合并骨关节炎或关节病的患者对帕米膦酸盐的反应不如没有关节疾病的患者[4]。尽管帕米膦酸盐对听觉丧失可能有或可能没有改善[5,6]，但使用帕米膦酸盐和地塞米松曾成功治疗了 Paget 骨病引起的视神经病变[7]。双膦酸盐类也用于其他具有相似病理改变的骨病，特别是破骨细胞吸收增加的类型。例如帕米膦酸盐有益于骨纤维性结构不良症患者，这是一种罕见的先天性疾病，可造成溶骨性损害[8~10]。

1. Selby PL. Pamidronate in the treatment of Paget's disease. *Bone* 1999; **24:** 57S–58S.
2. Tucci JR, Bontha S. Intravenously administered pamidronate in the treatment of Paget's disease of bone. *Endocr Pract* 2001; **7:** 423–9. Correction. *ibid.* 2002; **8:** 78.
3. Gutteridge DH, *et al.* Bone density changes in Paget's disease 2 years after iv pamidronate: profound, sustained increases in pagetic bone with severity-related loss in forearm nonpagetic cortical bone. *Bone* 2003; **32:** 56–61.
4. Vasireddy S, *et al.* Patterns of pain in Paget's disease of bone and their outcomes on treatment with pamidronate. *Clin Rheumatol* 2003; **22:** 376–80.
5. Donáth J, *et al.* Effect of bisphosphonate treatment in patients with Paget's disease of the skull. *Rheumatology (Oxford)* 2004; **43:** 89–94.
6. Murdin L, Yeoh LH. Hearing loss treated with pamidronate. *J R Soc Med* 2005; **98:** 272–4.
7. Isasi C, *et al.* Successful treatment of optic neuropathy in osteitis deformans. *Rheumatology (Oxford)* 2002; **41:** 948–50.
8. Liens D, *et al.* Long-term effects of intravenous pamidronate in fibrous dysplasia of bone. *Lancet* 1994; **343:** 953–4.
9. Zacharin M, O'Sullivan M. Intravenous pamidronate treatment of polyostotic fibrous dysplasia associated with the McCune Albright syndrome. *J Pediatr* 2000; **137:** 403–9.
10. Plotkin H, *et al.* Effect of pamidronate treatment in children with polyostotic fibrous dysplasia of bone. *J Clin Endocrinol Metab* 2003; **88:** 4569–75.

类风湿关节炎和强直性脊柱炎　据报道，帕米膦酸盐静脉[1]和口服[2]给药对于少数类风湿关节炎（第12页）患者病情有一定缓解作用。一项为期 3 年、包括 105 个类风湿关节炎患者的随机对照试验显示，持续口服帕米膦酸盐可有效维持及增加骨量[3]。相反，一项 26 例患者的小型对照研究[4]发现静脉使用帕米膦酸盐对类风湿关节炎病活动没有明显作用。有报道称帕米膦酸盐对不同原因引起的风湿性疼痛有镇痛作用，包括关节炎和强直性脊柱炎，且一项针对强直性脊柱炎患者的试验[5]发现帕米膦酸盐的治疗作用呈剂量依赖性[6]。应用静脉帕米膦酸盐和甲泼尼松龙作为 NSAID 无反应的强直性脊柱炎患者治疗的一部分，也正在进行研究[7]。

1. Eggelmeijer F, *et al.* Clinical and biochemical response to single infusion of pamidronate in patients with active rheumatoid arthritis: a double blind placebo controlled study. *J Rheumatol* 1994; **21:** 2016–20.
2. Maccagno A, *et al.* Double blind radiological assessment of continuous oral pamidronic acid in patients with rheumatoid arthritis. *Scand J Rheumatol* 1994; **23:** 211–14.
3. Eggelmeijer F, *et al.* Increased bone mass with pamidronate treatment in rheumatoid arthritis: results of a three-year randomized, double-blind trial. *Arthritis Rheum* 1996; **39:** 396–402.
4. Lodder MC, *et al.* Effects of high dose intravenous pamidronate on disease activity and bone metabolism in patients with active rheumatoid arthritis: a randomized, double-blind, placebo-controlled trial. *J Rheumatol* 2003; **30:** 2080–1.
5. El-Shafei A, *et al.* Is pamidronate effective for acute rheumatic pain? *Ann Rheum Dis* 2002; **61:** 183.
6. Maksymowych WP, *et al.* A six-month randomized, controlled, double-blind, dose-response comparison of intravenous pamidronate (60 mg versus 10 mg) in the treatment of nonsteroidal antiinflammatory drug-refractory ankylosing spondylitis. *Arthritis Rheum* 2002; **46:** 766–73.
7. Malaviya AN, *et al.* A new strategy of drug treatment in NSAID-unresponsive ankylosing spondylitis: combination of pamidronate and methylprednisolone monthly intravenous infusions on the background of a combination of disease modifying drugs sulfasalazine and methotrexate. *J Assoc Physicians India* 2007; **55:** 193–7.

制剂

BP 2010: Pamidronate Disodium Intravenous Infusion;
USP 33: Pamidronate Disodium for Injection.

专利制剂

Arg.: Aminomux; Pamdosa; Pandrat; ***Austral.:*** Aredia; Pamisol; ***Austria:*** Aredia; Ebedronat; Pamidro-Cell; Pamitor; ***Belg.:*** Aredia; Pamidrin; ***Braz.:*** Aredia; Pamidron; ***Canad.:*** Aredia; ***Chile:*** Aminomux; ***Cz.:*** Aredia; Pamitor; ***Denm.:*** Aredia; Pamifos; ***Fin.:*** Aredia†; Pamifos; ***Fr.:*** Aredia†; Ostepam; Paminject; ***Ger.:*** Aredia; Pamidro-cell; Pamidron; Pamifos; Ribodronat; ***Gr.:*** Aredia; Pamerit; Pamidrone; ***Hong Kong:*** Aredia; Pamisol; ***Hung.:*** Aredia; Pamifos; Pamitor; ***India:*** Aredronet; Pamidria; Pamifos; ***Indon.:*** Aredia†; ***Irl.:*** Aredia; ***Israel:*** Aredia; ***Ital.:*** Amidrox; Aredia; Texpami; ***Malaysia:*** Aredia; Pamired; Pamisol; ***Mex.:*** Aredia; Pamisol; ***Neth.:*** Aredia†; Pamipro; ***Norw.:*** Aredia†; ***NZ:*** Aredia†; Pamisol; ***Philipp.:*** Aredia; ***Pol.:*** Aredia; Pamidia; Pamifos; Pamisol; Pamitor; ***Port.:*** Pamidran; ***Rus.:*** Aredia (Аредиа); Pomegara (Помегара); ***S.Afr.:*** Aredia; ***Singapore:*** Aredia†; Pamisol; ***Spain:*** Aredia; Linoten; Pamifos; Xinsidona†; ***Swed.:*** Aredia; Pamifos; ***Switz.:*** Aredia; Pamidron; Pamifos; ***Thai.:*** Aredia; Pamisol; ***Turk.:*** Aredia; Pamidem; ***UK:*** Aredia; ***Ukr.:*** Aredia (Аредиа); Pamired (Памиред); ***USA:*** Aredia; ***Venez.:*** Aminomux; Aredia†.

Parathyroid Hormone (*BAN, USAN, rINN*) 甲状旁腺激素

1-84 Parathormone; ALX1-11 (human recombinant parathyroid hormone); Hormona paratiroidea; Hormone Parathyroïde; Hormonum Parathyroidum; Parathormone; Parathyrin; Parathyroid hormone (1-84); PTH; PTH (1-84).

Паратироид Гормон

CAS — 9002-64-6; 68893-82-3 (human parathyroid hormone); 345663-45-8 (human recombinant parathyroid hormone).
ATC — H05AA03.
ATC Vet — QH05AA03.
UNII — N19A0T0E5J.

不良反应、处置和注意事项

甲状旁腺激素治疗中常见一过性高钙血症和高钙尿症；持续性高钙血症可能需要减少剂量或停止治疗（见下文的**用途和用法**）。患者应在治疗 1、3 和 6 个月时监测升高的血清及尿钙浓度；6 个月时血清钙水平在正常范围者不需要再进行监测。血清钙浓度在注射后 6～8h 达到峰值，20～24h 回至基线；因此血标本应在最后一次注射后至少 20h 进行采集。胃肠道功能紊乱（尤其是恶心）、头痛、头晕、疲劳、心悸、肌肉痉挛、肢体或背痛以及注射部位红斑也很常见。高尿酸血症也有报道。

药动学

甲状旁腺激素皮下注射后 1～2h 达到血浆峰浓度。平均半衰期约为 1.5h，绝对生物利用度为 55%。甲状旁腺激素在肝脏通过受体介导途径分解为较小的肽段从血中清除，肽段在细胞中进一步降解或释放入血，从肾脏清除。

用途和用法

甲状旁腺激素是从甲状旁腺分离的单链多肽。含有 84 个氨基酸，且人类的氨基端前 34 个氨基酸可能决定激素活性。氨基酸序列根据不同来源而变化。

内源性甲状旁腺激素可通过作用于骨、肾，间接作用于胃肠道来维持血钙浓度（也见**甲状旁腺疾病**，第1052页）。

外源性甲状旁腺激素最初用于治疗合并手足搐搦的急性甲状旁腺功能减退症。也用于鉴别诊断甲状旁腺功能减退症和假性甲状旁腺功能减退症。一种基因重组人甲状旁腺激素用于治疗甲状旁腺功能减退症正在研究中。

人重组甲状旁腺激素用于治疗骨折风险增高的绝经后骨质疏松症妇女。推荐剂量为 100μg，每日 1 次，腹部皮下注射；治疗最多 24 个月。如饮食摄入不充分需要补充钙和维生素 D。但如血清钙水平持续性升高而无潜在疾病，应停用钙及维生素 D，甲状旁腺激素剂量改为 100μg，隔日 1 次。如血钙浓度仍持续增高，应停用甲状旁腺激素治疗直至指标恢复正常。

人和牛甲状旁腺激素前 34 个氨基酸的合成制剂现在已用于诊断及骨质疏松症的治疗（见**特立帕肽**，第1069页）。

1. Rittmaster RS, *et al.* Enhancement of bone mass in osteoporotic women with parathyroid hormone followed by alendronate. *J Clin Endocrinol Metab* 2000; **85:** 2129–34.
2. Hodsman AB, *et al.* Efficacy and safety of human parathyroid hormone-(1–84) in increasing bone mineral density in postmenopausal osteoporosis. *J Clin Endocrinol Metab* 2003; **88:** 5212–20.
3. Anonymous. ALX 111: ALX1-11, parathyroid hormone (1-84)–NPS Allelix, PREOS, PTH, recombinant human parathyroid hormone, rhPTH (1-84). *Drugs R D* 2003; **4:** 231–5.
4. White H, Ahmad A. PREOS NPS (Allelix/Nycomed). *Curr Opin Investig Drugs* 2005; **6:** 1057–66.
5. Shrader SP, Ragucci KR. Parathyroid hormone (1-84) and treatment of osteoporosis. *Ann Pharmacother* 2005; **39:** 1511–16.
6. Moen MD, Scott LJ. Recombinant full-length parathyroid hormone (1-84). *Drugs* 2006; **66:** 2371–81; discussion 2382–5.
7. Greenspan SL, *et al.* Treatment of Osteoporosis with Parathyroid Hormone Study Group. Effect of recombinant human parathyroid hormone (1-84) on vertebral fracture and bone mineral density in postmenopausal women with osteoporosis: a randomized trial. *Ann Intern Med* 2007; **146:** 326–39.

在肝损伤或肾损伤中的用法　英国注册药品信息声明轻中度肝肾损伤患者不需要调整甲状旁腺激素剂量，此类患者定义为肌酐清除率 30～80ml/min，Child-Pugh 评分总分 7～9。因缺乏相关数据，不建议严重肝肾损伤者应用甲状旁腺激素。

制剂

专利制剂

Austria: Preotact; ***Cz.:*** Preotact; ***Denm.:*** Preotact; ***Fr.:*** Preotact; ***Ger.:*** Preotact; ***Gr.:*** Preotact; ***Irl.:*** Preotact; ***Ital.:*** Preotact; ***Neth.:*** Preotact; ***Norw.:*** Preotact; ***Port.:*** Preotact; ***Spain:*** Preotact; ***Swed.:*** Preotact; ***UK:*** Preotact.

Plicamycin (*BAN, USAN, rINN*) 普卡霉素

A-2371; Aureolic Acid; Mithramycin; Mithramycinum; Mitramycin; Mitramysiini; NSC-24559; PA-144; Plicamicina; Plicamycine; Plicamycinum.

Пликамицин

$C_{52}H_{76}O_{24}$ = 1085.1.
CAS — 18378-89-7.
ATC — L01DC02.
ATC Vet — QL01DC02.
UNII — NIJ123W41V.

描述　普卡霉素为黏土链霉菌、具褶链霉菌和 *S. Tanashiensis* 生长中产生的抗肿瘤抗生素。

Pharmacopoeias. In *US*.

USP 33（Plicamycin）　一种黄色、无味、吸水性、结晶粉末，以干粉计算强度不少于 900μg/mg。干燥时重量丢失不超过 8%。微溶于水及甲基乙醇；极微溶于乙醇；易溶于乙基乙酸。0.05%水溶液的 pH 值为 4.5～5.5。贮藏于 2～8℃密闭容器中。避光。

简介

普卡霉素为高毒性抗生素，具有抗肿瘤和降低血钙的性质。二价阳离子存在时与 DNA 形成复合物，从而抑制核酸合成。通过拮抗维生素 D 和甲状旁腺激素对破骨细胞的作用降低血清钙浓度。

在其他治疗无效时，普卡霉素被用于恶性肿瘤相关高钙血症及高钙尿症的症状处理（见下文）。也可用于对手术或放疗不敏感的睾丸恶性肿瘤的治疗，但首选其他药物（第640页）。

普卡霉素主要的不良反应是剂量相关的出血综合征，最初表现为鼻衄，可进展至呕血及致命性出血。因骨髓抑制可发生严重血小板减少。胃肠道反应常见，其他不良反应包括发热、乏力、思睡、倦怠及虚弱、头痛、抑郁、皮疹、面部潮热，以及血清钙、磷、钾浓度降低。还可有可逆性肝肾功能损害。普卡霉素溶液渗出液可引起局部刺激、蜂窝织炎和静脉炎。

高钙血症　高钙血症的治疗目的在于增加尿钙排泄及保持充分水化。严重高钙血症（尤其是恶性肿瘤相关性，见第 1049 页）也可应用抑制骨吸收药物。普卡霉素毒性较高，通常首选双膦酸盐类和降钙素；但也有用静脉普卡霉素 25μg/kg，持续 4～6h[1,2]。尽管单剂量可能足以使血清钙水平恢复正常，也可间隔 24～72h 重复该剂量。

1. Bilezikian JP. Management of acute hypercalcemia. *N Engl J Med* 1992; **326:** 1196–1203.
2. Hall TG, Schaiff RAB. Update on the medical treatment of hypercalcemia of malignancy. *Clin Pharm* 1993; **12:** 117–25.

Paget 骨病　普卡霉素可作为 Paget 骨病的二线或三线药物（第1051页），用于对其他治疗无反应的患者。虽然如此，偶有成功病例报告：一例顽固性 Paget 骨病患者经过普卡霉素每日 25μg/kg 治疗 15 次，随后给予每周 1500μg，持续 2 个月；每 2 周 1500μg 再持续 6 周，症状明显缓解[1]。治疗后保持无症状 18 年。但应用类似的治疗方案，其他患者未能获得该程度的效果[1]。另一例对降钙素和帕米膦酸盐治疗反应不佳的患者，应用普卡霉素每日 30μg/kg，持续 3 天，疼痛及生化指标明显改善[2]。

1. Ryan WG, *et al.* Apparent cure of Paget's disease of bone. *Am J Med* 1990; **89:** 825–6.
2. Wimalawansa SJ. Dramatic response to plicamycin in a patient with severe Paget's disease refractory to calcitonin and pamidronate. *Semin Arthritis Rheum* 1994; **23:** 267.

制剂

USP 33: Plicamycin for Injection.

Risedronate 利塞膦酸盐

Risedronaatti; Risedronat; Risedronatum.
ATC — M05BA07.
ATC Vet — QM05BA07.

Risedronic Acid (*BAN, rINN*) 利塞膦酸

Acide Risédronique; Ácido risedrónico; Acidum Risedronicum.
[1-Hydroxy-2-(3-pyridinyl)ethylidene]diphosphonic acid.

Ризедроновая Кислота
$C_7H_{11}NO_7P_2$ = 283.1.
CAS — 105462-24-6.
ATC — M05BA07.
ATC Vet — QM05BA07.
UNII — KM2Z91756Z.

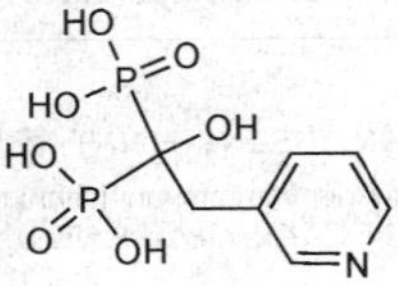

Risedronate Sodium（*BANM*，*USAN*，*rINNM*）**利塞膦酸钠**

Monosodium Risedronate; Natrii Risedronas; NE-58095; Risedronat Sodyum; Risédronate de Sodium; Risedronato sódico; Sodium Risedronate. Sodium trihydrogen [1-hydroxy-2-(3-pyridyl)ethylidene]diphosphonate.

Натрий Ризедронат
$C_7H_{10}NNaO_7P_2$ = 305.1.
CAS — 115436-72-1.
ATC — M05BA07.
ATC Vet — QM05BA07.
UNII — OFG5EXG60L.

Pharmacopoeias. In *US*.

USP 33（Risedronate Sodium） 白色至灰白色粉末。溶于水及水溶液；不溶于普通有机溶剂。

不良反应、处置和注意事项

总体同双膦酸盐类（第1054页）。利塞膦酸盐治疗期间出现频率最高的不良反应为关节痛和胃肠功能紊乱。尽管英国注册药品信息允许在清晨以外的时间（但不得在就寝时或进食水 2h 内）服片剂，但是为使发生消化道反应的危险最小化，仍应遵守同阿仑膦酸盐一样的注意事项（第1053页）。开始利塞膦酸盐治疗前应纠正低钙血症。

对眼的影响 包括利塞膦酸盐在内的双膦酸盐类相关眼部作用，参见**双膦酸盐类**（第1055页）。

对胃肠道的影响 虽然类似于其他口服双磷酸盐类，推荐利塞膦酸盐口服时应注意避免对胃肠道的影响（见上文），但一项包括了 9 个试验、10086 例使用每日 5mg 利塞膦酸盐患者的荟萃分析显示，药物与上消化道不良反应率升高无关，即使是在那些患有活动性消化道疾病或使用阿司匹林或非甾体类抗炎药治疗的患者[1]。不过应该注意，还需要上市后的资料来判断是否这些结果能够反映临床实践。对既往不耐受阿仑膦酸盐女性的研究发现，其对利塞膦酸盐每日 5mg[2] 和每周 30mg[3] 的耐受性良好。

在 2 项大型试验中，轻中度膝关节骨关节炎的男性及女性患者分别给予每日 1 次利塞膦酸盐 5mg、15mg，或每周 1 次 35mg、50mg，或安慰剂。患者可继续使用阿司匹林或非甾体类抗炎药。荟萃分析再次发现，使用利塞膦酸盐的患者，上消化道不良反应发生率并没有升高，即使在那些被认为不良反应危险性增加的患者[4]。

1. Taggart H, *et al.* Upper gastrointestinal tract safety of risedronate: a pooled analysis of 9 clinical trials. *Mayo Clin Proc* 2002; **77:** 262–70. Correction. *ibid.*; 601.
2. Adachi JD, *et al.* Tolerability of risedronate in postmenopausal women intolerant of alendronate. *Aging (Milano)* 2001; **13:** 347–54.
3. Delaney MF, *et al.* Bone density changes with once weekly risedronate in postmenopausal women. *J Clin Densitom* 2003; **6:** 45–50.
4. Adami S, *et al.* Upper gastrointestinal tract safety of daily oral risedronate in patients taking NSAIDs: a randomized, double-blind, placebo-controlled trial. *Mayo Clin Proc* 2005; **80:** 1278–85.

对肌肉骨骼系统的影响 自 2003 年 6 月利塞膦酸盐上市以来，FDA 收到 6 份严重骨、关节或肌肉疼痛的报告。这表明疼痛可能被低估了，因为疼痛本身较为主观且很可能被归因于基础疾病骨质疏松症[1]。

有使用包括利塞膦酸盐在内的双膦酸盐类后出现颌骨骨坏死的报道（见**双膦酸盐的不良反应下对肌肉骨骼系统的影响**，第1056页）。

1. Wysowski DK, Chang JT. Alendronate and risedronate: reports of severe bone, joint, and muscle pain. *Arch Intern Med* 2005; **165:** 346–7.

对呼吸系统的影响 利塞膦酸盐引起阻塞性支气管炎机化性肺炎的一例报道，见第1056页。

超敏反应 双膦酸盐类超敏反应罕见，第1056页。有报道利塞膦酸盐可引起血管性水肿、周身皮疹以及相当严重的大疱性皮肤反应。

药物相互作用

总体上同双膦酸盐类，第1056页。

药动学

和其他双膦酸盐类一样，口服利塞膦酸盐吸收很少。食物，特别是含钙或其他多价阳离子的会减少吸收。空腹状态下平均生物利用度约为 0.63%，早餐前 1h 服用该药可降低 30%，早餐前半小时服药降低 55%。血浆蛋白结合率约为 24%。利塞膦酸盐不在人体内代谢。可吸收部分约有一半在 24h 内通过尿液排出，剩下的将在骨骼内长期沉积。未吸收的药物以原形通过粪便排出。

吸收 一项针对健康受试者的试验表明[1]，早餐前 0.5～1h 与晚餐后 2h 予单剂量利塞膦酸盐，吸收量是相当的。单剂量口服利塞膦酸盐的药动学与剂量相关[2]。

1. Mitchell DY, *et al.* The effect of dosing regimen on the pharmacokinetics of risedronate. *Br J Clin Pharmacol* 1999; **48:** 536–42.
2. Mitchell DY, *et al.* Dose-proportional pharmacokinetics of risedronate on single-dose oral administration to healthy volunteers. *J Clin Pharmacol* 2000; **40:** 258–65.

用途和用法

利塞膦酸盐为氨基双膦酸盐类，总体性能与其他双膦酸盐类（第1056页）相同。它抑制骨吸收，可单独使用或与钙剂联用、或联合钙剂加维生素 D 以防治绝经后骨质疏松症。也用于男性骨质疏松症治疗。利塞膦酸盐也可用于防治类固醇性骨质疏松症以及治疗 Paget 骨病。

口服利塞膦酸盐为钠盐。应遵照以上关于不良反应及注意事项的特别说明以使不良反应最小化且保证足够的吸收剂量。**Paget 骨病**的推荐剂量为利塞膦酸钠 30mg，每日 1 次，使用 2 个月。如有必要间隔 2 个月后疗程可重复一次。防治绝经后或类固醇性**骨质疏松症**的推荐剂量为每日 5mg；作为选择之一，对于绝经后骨质疏松症，也可予每周 1 次 35mg；或每月服 75mg，连续 2 天；或 150mg，每月 1 次。对于男性骨质疏松症，推荐剂量为 35mg，每周 1 次。

在肾损伤中的用法详见下文。

1. Crandall C. Risedronate: a clinical review. *Arch Intern Med* 2001; **161:** 353–60.
2. Dunn CJ, Goa KL. Risedronate: a review of its pharmacological properties and clinical use in resorptive bone disease. *Drugs* 2001; **61:** 685–712.
3. Umland EM, Boyce EG. Risedronate: a new oral bisphosphonate. *Clin Ther* 2001; **23:** 1409–21.
4. White NJ, Perry CM. Risedronate once a week. *Treat Endocrinol* 2003; **2:** 415–20.

用法 对于不能咽下整个药片或需要鼻饲管的患者，推荐将利塞膦酸盐片剂制成临时口服溶液[1]。

1. Dansereau RJ, Crail DJ. Extemporaneous procedures for dissolving risedronate tablets for oral administration and for feeding tubes. *Ann Pharmacother* 2005; **39:** 63–7.

在肾损伤中的用法 药动学研究[1]显示，利塞膦酸盐肾清除率与肾功能密切相关，尽管作者总结得出，对于轻中度肾损伤［肌酐清除率（CC）>20ml/min］的患者，通常没有必要调整剂量。注册药品信息声称，在 CC>30ml/min 时没有必要调整剂量；但是对于有严重肾损害（CC<30ml/min）的患者，由于缺乏临床数据，禁用利塞膦酸盐。

1. Mitchell DY, *et al.* Effect of renal function on risedronate pharmacokinetics after a single oral dose. *Br J Clin Pharmacol* 2000; **49:** 215–22.

骨质疏松症 双膦酸盐类可用于预防和治疗骨质疏松症（第1050页）。利塞膦酸盐可增加**绝经后**骨质疏松症患者的骨密度（BMD），降低椎体和非椎体外骨折的发生率[1～4]；这一疗效至少可保持 5 年[5]。利塞膦酸盐也可升高**类固醇性**骨质疏松症患者腰椎、股骨颈以及股骨大转子的骨密度[3,6]。利塞膦酸盐也用于**男性**骨质疏松症的治疗。在一项卒中后老年男性的对照研究中，服用利塞膦酸盐者 BMD 增加，髋部骨折风险降低[7]。在一项男性原发性或继发性骨质疏松症的前瞻性研究中，利塞膦酸盐每日 1 次治疗 12 月显著增加腰椎、股骨颈及髋部 BMD，并显著减少新发椎体骨折[8]。

每月 1 次利塞膦酸盐与每日 1 次给药方案有效性、安全性相似[9]。

1. Sickels JM, Nip C-S. Risedronate for the prevention of fractures in postmenopausal osteoporosis. *Ann Pharmacother* 2002; **36:** 664–70.
2. Crandall C. Risedronate: a clinical review. *Arch Intern Med* 2001; **161:** 353–60.
3. Umland EM, Boyce EG. Risedronate: a new oral bisphosphonate. *Clin Ther* 2001; **23:** 1409–21.
4. Wells G, *et al.* Risedronate for the primary and secondary prevention of osteoporotic fractures in postmenopausal women. Available in The Cochrane Database of Systematic Reviews; Issue 1. Chichester: John Wiley; 2008 (accessed 16/04/08).
5. Sorensen OH, *et al.* Long-term efficacy of risedronate: a 5-year placebo-controlled clinical experience. *Bone* 2003; **32:** 120–6.
6. Dougherty JA. Risedronate for the prevention and treatment of corticosteroid-induced osteoporosis. *Ann Pharmacother* 2002; **36:** 512–16.
7. Sato Y, *et al.* Risedronate sodium therapy for prevention of hip fracture in men 65 years or older after stroke. *Arch Intern Med* 2005; **165:** 1743–8.
8. Ringe JD, *et al.* Efficacy of risedronate in men with primary and secondary osteoporosis: results of a 1-year study. *Rheumatol Int* 2006; **26:** 427–31.
9. Delmas PD, *et al.* Efficacy and safety of risedronate 150 mg once a month in the treatment of postmenopausal osteoporosis. *Bone* 2008; **42:** 36–42.

Paget 骨病 双膦酸盐类适于治疗 Paget 骨病（第1051页）伴持续骨痛或防止 Paget 骨病进展。利塞膦酸盐可改善 Paget 骨病的骨损害[1]，且比依替膦酸盐更为有效[2]。

1. Brown JP, *et al.* Improvement of pagetic bone lesions with risedronate treatment: a radiologic study. *Bone* 2000; **26:** 263–7.
2. Miller PD, *et al.* A randomized, double-blind comparison of risedronate and etidronate in the treatment of Paget's disease of bone. *Am J Med* 1999; **106:** 513–20.

制剂

专利制剂

Arg.: Actonel; Ductonar; Rentop; Ribastamin; Ridron; Risedon; **Austral.:** Actonel; **Austria:** Actonel; **Belg.:** Actonel; **Braz.:** Actonel; Risedross†; **Canad.:** Actonel; **Chile:** Actonel; **Cz.:** Actonel; Juverital; Norsed; Nurrid; Risendros; Tevanel; **Denm.:** Optinate; **Fin.:** Optinate; **Fr.:** Actonel; **Ger.:** Actonel; **Gr.:** Actonel; **Hong Kong:** Actonel; **Hung.:** Actonel; Boneact; **India:** Actonel; Risofos; **Indon.:** Actonel; Osteonate; Retonel; **Irl.:** Actonel; Risonate; **Israel:** Actonel; **Ital.:** Actonel; Optinate; **Jpn:** Benet; **Malaysia:** Actonel; **Mex.:** Actonel; Alesone; Seralis; Teonav; **Neth.:** Actonel; **Norw.:** Optinate; **Philipp.:** Actonel; **Pol.:** Actonel; Norifaz; Risendros; **Port.:** Actonel; Norifaz; Norsed; Rizat; **S.Afr.:** Actonel; **Singapore:** Actonel; **Spain:** Acrel; Actonel; **Swed.:** Optinate; **Switz.:** Actonel; **Thai.:** Actonel; **Turk.:** Actonel; **UK:** Actonel; **USA:** Actonel; **Venez.:** Actonel.

多组分制剂 **Arg.:** Ribastamin Duo; Ridron Pack; **Austral.:** Actonel Combi; Actonel Combi D; **Canad.:** Actonel plus Calcium; **Fin.:** Optinate Combi D; **Fr.:** Actonelcombi; **Ger.:** Actonel plus Calcium; Actonel plus Calcium D; **Hung.:** Actonel Trio; **Irl.:** Actonel Combi; Actonel Plus Ca & D; **Mex.:** Seralis VIP; **Neth.:** Actokit; Actokit D; Actonel plus Calcium; **Swed.:** Optinate Combi; **UK:** Actonel Combi; **USA:** Actonel with Calcium.

Strontium Ranelate（*rINNM*）**雷奈酸锶**

FK-481; Ranelate de Strontium; Ranelato de estroncio; S-12911; Strontii Ranelas. 2-(2-Carboxy-4-cyano-5-[*N,N*-di(carboxymethyl)amino]thiophen-3-yl) acetic acid distrontium salt.

Стронций Ранелат
$C_{12}H_6N_2O_8SSr_2$ = 513.5.
CAS — 135459-87-9.
ATC — M05BX03.
ATC Vet — QM05BX03.
UNII — 04NQ160FRU (strontium ranelate); 8PD4806E06 (strontium ranelate octahydrate).

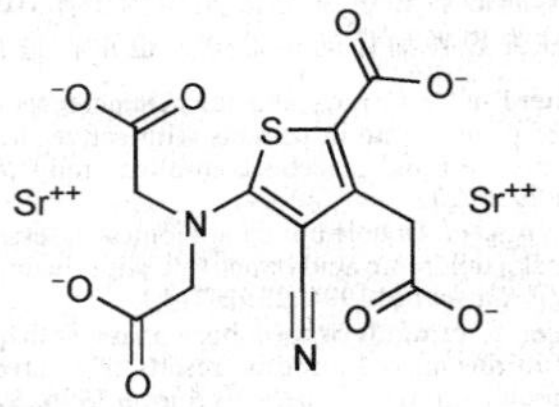

不良反应和注意事项

雷奈酸锶常见不良反应包括胃肠道功能紊乱、头痛、皮炎以及湿疹。也可能出现意识障碍、记忆丧失和癫痫发作，也有发热、意识模糊、外周水肿及支气管高反应性的报道。雷奈酸锶治疗可增加静脉血栓栓塞的发生率，包括肺栓塞，有血栓栓塞性疾病危险或病史的患者应慎用。可出现一过性可逆性肌酸激酶活性升高。可发生超敏反应，包括皮疹、瘙痒、荨麻疹、血管性水肿、中毒性表皮坏死松解症以及 Stevens-Johnson 综合征。也有药疹伴嗜酸粒细胞增多及全身症状（DRESS）的报道，有时是致命的。锶可以干扰血钙和尿钙浓度的测定。

雷奈酸锶不得与食物或抗酸药同时服用，参见下文的**药物相互作用**

脱发 2005 年 5 月至 2008 年 1 月期间，Spanish pharmacovigilance system 收到 5 例与雷奈酸锶治疗相关的脱发的报告[1]。由于在治疗开始与脱发发生之间存在时间关系、多数病例停药后症状改善，并除外了其他因素，因此怀疑存在因果关系。无机锶也是传统中脱毛霜的组分之一。其中 1 例还有一些 Stevens-Johnson 综合征的表现，作者提出脱毛可能是一种更为复杂和严重的超敏综合征中的一个症状。

1. Sainz M, *et al.* Strontium ranelate may cause alopecia. *BMJ* 2009; **338:** b1494.

超敏反应 2007年11月，EMEA收到16例接受雷奈酸锶治疗的患者发生药疹伴嗜酸粒细胞增多及全身症状（DRESS）的报告，后者程度严重并可危及生命。2例死亡。反应发生在开始治疗3～6周，皮疹伴发热、腺体肿胀、嗜酸粒细胞增多，以及对肝、肾、肺的影响。建议患者在出现皮疹时停用雷奈酸锶治疗并就诊，不应再次开始治疗[1]。2008年6月澳大利亚协调局（regulatory authorities）发出了类似的建议，并提醒该药在静脉血栓风险增高的患者中也应慎用；尽管无死亡病例，但他们收到了16例皮疹的报告，其中1例伴发热，1例伴嗜酸粒细胞增多[2]。

1. EMEA. EMEA recommends changes in the product information for Protelos/Osseor due to the risk of severe hypersensitivity reactions (issued 16th November 2007). Available at: http://www.emea.europa.eu/humandocs/PDFs/EPAR/protelos/PressRelease_Protelos_41745807en.pdf (accessed 21/01/08)
2. Adverse Drug Reactions Advisory Committee (ADRAC). Severe skin reactions and venous thromboembolism with strontium ranelate (Protos). *Aust Adverse Drug React Bull* 2008; **27:** 10. Also available at: http://www.tga.gov.au/adr/aadrb/aadr0806.pdf (accessed 17/07/08)

药物相互作用

食物、牛奶及含钙化合物可降低雷奈酸锶的生物利用度；含铝或镁的抗酸药可减少其吸收。服用这类物质应间隔至少2h，抗酸剂最好在雷奈酸锶后服用。因为可能会形成复合物，雷奈酸锶不得与四环素或喹诺酮同时口服。

药动学

雷奈酸锶单剂口服的绝对生物利用度约为25%；钙或食物可使生物利用度降低60%～70%。单剂口服血浆浓度达峰时间为3～5h。血浆蛋白结合率较低。雷奈酸锶对骨组织的亲和力很高。不在体内代谢，半衰期约为60h。经肾和消化道排出。

用途和用法

据称雷奈酸锶可刺激骨形成及抑制骨吸收。口服制剂用于治疗绝经后骨质疏松症，降低椎体和髋部骨折的危险性。推荐剂量为口服每日2g，首选在晚上且至少饭后2h服用。

在肾损伤中的用法详见下文。

1. Marie PJ. Strontium ranelate: new insights into its dual mode of action. *Bone* 2007; **40** (suppl 1): S5–S8.
2. Fonseca JE. Rebalancing bone turnover in favour of formation with strontium ranelate: implications for bone strength. *Rheumatology (Oxford)* 2008; **47** (suppl 4): iv17–iv19.

骨质疏松症 雷奈酸锶联合钙剂及维生素D口服，可降低绝经后骨质疏松症妇女椎体[1]和椎体外骨折[2]的风险。对这两项研究数据的集中分析显示雷奈酸锶可减少80岁及以上患者的椎体及非椎体骨折[3]。在治疗12个月内开始发现其抗骨折作用，并保持到治疗的3年。3年中髋部骨折也减少，但未达到统计学显著性；作者认为该分析在这一方面统计效能不足。一篇系统性综述[4]认为虽然雷奈酸锶减少椎体骨折，但减少非椎体骨折作用较弱，且对髋部骨折的影响尚不清楚。有人提醒对于雷奈酸锶引起骨密度改变结果进行分析时，应校正锶比钙有更强的X线衰减，以避免高估其作用。但骨密度的升高在临床上有助于估计患者的长期依从性[5]。

在肾损伤中的用法 锶盐通过肾脏排泄，肌酐清除率（CC）降低时清除减少。英国注册药品信息提出轻中度肾损伤（CC 30～70ml/min）患者不需要调整雷奈酸锶剂量。但由于缺乏药动学数据，不建议严重肾损伤（CC<30ml/min）患者使用；新出现严重肾损伤时是否继续治疗应个体化考虑。

NICE认为对于不能接受双膦酸盐类的骨折风险增高的绝经后女性，雷奈酸锶可作为骨质疏松性脆性骨折一级[6]预防和二级[7]预防的一种选择。一篇关于雷奈酸锶治疗地位的综述[8]认为尽管其可作为不能耐受双膦酸盐类患者的一种选择，但还没有可靠的已发表的证据支持其既可刺激骨形成，亦可抑制骨吸收。更多的综述[4,9]认为需要进一步的研究以证实其作用机制、长期对骨折影响的数据，以及与其他治疗（如双膦酸盐类）的比较性研究以评价雷奈酸锶的有效性。在随后的一篇综述[10]中，雷奈酸锶在两项持续5年的研究中减少椎体及非椎体骨折风险，并在其3年的延伸研究中持续提供抗新发骨折的保护作用。

1. Meunier PJ, *et al.* The effects of strontium ranelate on the risk of vertebral fracture in women with postmenopausal osteoporosis. *N Engl J Med* 2004; **350:** 459–68.
2. Reginster JY, *et al.* Strontium ranelate reduces the risk of nonvertebral fractures in postmenopausal women with osteoporosis: treatment of peripheral osteoporosis (TROPOS) study. *J Clin Endocrinol Metab* 2005; **90:** 2816–22.
3. Seeman E, *et al.* Strontium ranelate reduces the risk of vertebral and nonvertebral fractures in women eighty years of age and older. *J Bone Miner Res* 2006; **21:** 1113–20.
4. O'Donnell S, *et al.* Strontium ranelate for preventing and treating postmenopausal osteoporosis. Available in The Cochrane Database of Systematic Reviews; Issue 4. Chichester: John Wiley; 2006 (accessed 01/06/07).
5. Fogelman I, Blake GM. Strontium ranelate for the treatment of osteoporosis: is useful, but changes in bone mineral density need careful interpretation. *BMJ* 2005; **330:** 1400–1.
6. NICE. Alendronate, etidronate, risedronate, raloxifene and strontium ranelate for the primary prevention of osteoporotic fragility fractures in postmenopausal women: Technology Appraisal 160 (issued October 2008). Available at: http://www.nice.org.uk/nicemedia/pdf/TA160guidance.pdf (accessed 12/01/09)
7. NICE. Alendronate, etidronate, risedronate, raloxifene, strontium ranelate and teriparatide for the secondary prevention of osteoporotic fragility fractures in postmenopausal women: Technology Appraisal 161 (issued October 2008). Available at: http://www.nice.org.uk/nicemedia/pdf/TA161guidance.pdf (accessed 12/01/09)
8. Anonymous. Strontium ranelate for osteoporosis? *Drug Ther Bull* 2006; **44:** 29–32.
9. Stevenson M, *et al.* The clinical effectiveness and cost-effectiveness of strontium ranelate for the prevention of osteoporotic fragility fractures in postmenopausal women. *Health Technol Assess* 2007; **11:** 1–134.
10. Deeks ED, Dhillon S. Strontium ranelate: a review of its use in the treatment of postmenopausal osteoporosis. *Drugs* 2010; **70:** 733–59.

制剂

专利制剂

Arg.: Osteovital; Prodinam; Protos; Troncel; ***Austral.:*** Protos; ***Austria:*** Protelos; ***Belg.:*** Protelos; ***Braz.:*** Protos; ***Chile:*** Protelos; ***Cz.:*** Osseor; Protelos; ***Denm.:*** Protelos; ***Fr.:*** Protelos; ***Ger.:*** Protelos; ***Gr.:*** Protelos; ***Hong Kong:*** Protos; ***Hung.:*** Protelos; ***Indon.:*** Protos; ***Irl.:*** Osseor; Protelos; ***Ital.:*** Osseor; Protelos; ***Malaysia:*** Protaxos; ***Neth.:*** Osseor; Protelos; ***NZ:*** Protos; ***Philipp.:*** Protos; ***Pol.:*** Protelos; ***Port.:*** Osseor; Protelos; ***Rus.:*** Bivalos (Бивалос); ***S.Afr.:*** Protos; ***Singapore:*** Protos; ***Spain:*** Osseor; Protelos; ***Swed.:*** Protelos; ***Thai.:*** Protaxos; ***Turk.:*** Protelos; ***UK:*** Protelos; ***Ukr.:*** Bivalos (Бивалос).

多组分制剂 ***Arg.:*** Osteovital Plus.

Teriparatide (*USAN*, *rINN*) 特立帕肽

(1-34) Human parathormone; (1-34) Human parathyroid hormone; 1-34 Parathormone (human); hPTH 1-34; Human parathormone (1-34); Human parathyroid hormone (1-34); Human PTH (1-34); LY-333334; Parathyroid hormone peptide (1-34); Teriparatid; Teriparatida; Tériparatide; Teriparatidum.

Терипаратид

$C_{181}H_{291}N_{55}O_{51}S_2$ = 4117.7.

CAS — 52232-67-4.

ATC — H05AA02.

ATC Vet — QH05AA02.

UNII — 10T9CSU89I.

Teriparatide Acetate (*USAN*, *rINNM*) 醋酸特立帕肽

Acetato de teriparatida; Tériparatide, Acétate de; Teriparatidi Acetas.

Терипаратида Ацетат

$C_{181}H_{291}N_{55}O_{51}S_2,xH_2O,yC_2H_4O_2$.

CAS — 99294-94-7 (teriparatide acetate).

ATC — H05AA02.

ATC Vet — QH05AA02.

UNII — 9959P4V12N.

不良反应和注意事项

患者皮下注射特立帕肽后，最常见的不良反应为胃肠道功能紊乱、注射肢体疼痛、头痛以及头晕。部分患者的头晕、眩晕及晕厥可能与一过性体位性低血压有关，尤其是在刚开始治疗的时候。受影响的患者不得驾驶或操作有潜在危险性的机械。无力、关节痛、贫血、心动过速、肺气肿及鼻炎可能发生。心绞痛、抑郁、呼吸困难、下肢痉挛、肺炎、排尿异常及坐骨神经痛也有报道。肌肉痉挛常见，有时发生在第一次用药后，严重背部痉挛罕见。静脉输注醋酸特立帕肽偶可出现口内金属味、肢端刺痛和注射部位疼痛。应牢记作为肽类，它可能引起全身超敏反应。有肾功能不全的报道。特立帕肽或其醋酸盐均可出现高钙血症，因此已有高钙血症的患者禁用此药。正常血钙患者注射特立帕肽后观察到有血清钙浓度的一过性增高；血液学检查应在最近一次注射至少16h后进行。也有高胆固醇血症和高尿酸血症的报道。活动性或近期肾结石患者慎用。

重度肾损害患者禁用特立帕肽，中度肾损害者慎用。因动物研究显示其有生殖毒性，孕妇禁忌使用特立帕肽。

有大鼠应用特立帕肽后骨肉瘤发生率增高的报道，也有人类发生骨肉瘤的罕见报道；不应用于风险增高的患者，包括有骨转移病史或既往骨骼放疗史、代谢性骨病（如Paget骨病）及甲状旁腺功能亢进症、不明原因血清碱性磷酸酶升高或儿童以及骨骺未闭合的年轻成人。

药动学

特立帕肽皮下注射后绝大部分可被吸收；血浆浓度达峰时间约为30min。绝对生物利用度约为95%。静脉给药血半衰期为5min，皮下注射约为1h（反映从注射部位到吸收需要的时间）。还没有针对特立帕肽代谢和排泄的研究；甲状旁腺激素被认为在肝中经酶代谢，经肾排出体外。

用途和用法

特立帕肽是人工合成多肽，由具生物活性的人甲状旁腺激素（第1067页）氨基端1～34氨基酸组成。用于治疗绝经后骨质疏松症，尤其是高骨折风险者以及骨折风险增高的原发性或性腺功能减低性骨质疏松症男性。特立帕肽还可用于长期皮质激素治疗相关的骨折风险增高的男、女性患者骨质疏松症的治疗。

特立帕肽常用剂量为每日在大腿或腹壁皮下注射20μg。治疗时间总计不得超过2年。一种经皮给药方式在观察中。

静脉输注特立帕肽可用于鉴别诊断甲状旁腺功能减退症和假性甲状旁腺功能减退症。

甲状旁腺功能减退症 甲状旁腺功能减退症以内源性甲状旁腺激素缺乏为特点，而假性甲状旁腺功能减退症的特点为甲状旁腺激素抵抗（第1052页）。醋酸特立帕肽可用于这两种情况的鉴别诊断[1]。人工合成的人甲状旁腺激素1-38片段（hPTH1-38）也有相似作用[2]。特立帕肽还可用于治疗甲状旁腺功能减退症[3～5]。

1. Mallette LE. Synthetic human parathyroid hormone 1-34 fragment for diagnostic testing. *Ann Intern Med* 1988; **109:** 800–4.
2. Kruse K, Kracht U. A simplified diagnostic test in hypoparathyroidism and pseudohypoparathyroidism type I with synthetic 1-38 fragment of human parathyroid hormone. *Eur J Pediatr* 1987; **146:** 373–7.
3. Winer KK, *et al.* Synthetic human parathyroid hormone 1-34 vs calcitriol and calcium in the treatment of hypoparathyroidism. *JAMA* 1996; **276:** 631–6.
4. Winer KK, *et al.* A randomized, cross-over trial of once-daily versus twice-daily parathyroid hormone 1-34 in treatment of hypoparathyroidism. *J Clin Endocrinol Metab* 1998; **83:** 3480–6.
5. Winer KK, *et al.* Long-term treatment of hypoparathyroidism: a randomized controlled study comparing parathyroid hormone-(1-34) versus calcitriol and calcium. *J Clin Endocrinol Metab* 2003; **88:** 4214–20.

骨质疏松症 甲状旁腺激素能够刺激骨形成和骨吸收；持续输注特立帕肽可引起甲状旁腺激素持续升高，激活破骨细胞，骨吸收更强，使骨量净下降，导致高钙血症，相反地，每日注射（间断给药）可通过促进成骨细胞增殖来增加骨量[1～3]。特立帕肽对骨皮质的作用不如松质骨，提示尽管它可能有助于预防椎体骨折[3]，但对股骨近端骨折的作用却较有限。但是皮下使用特立帕肽，在增加腰椎骨密度的同时，也观察到其对髋部BMD的增加[1]，且在一项针对**绝经后**骨质疏松（第1050页）妇女的重要研究（骨折预防试验）[4]中，它可降低椎体和非椎体骨折的风险。在一项随访研究中，平均使用特立帕肽治疗19个月的患者椎体骨折风险的下降在停止每日用药后至少延续了18个月[5]。特立帕肽可改善骨的几何结构，对骨皮质无害[6]。在英国，NICE[7]建议特立帕肽用于双膦酸盐类疗效不佳或不能服用双膦酸盐或雷奈酸锶女性患者骨质疏松性脆性骨折的二级预防；65岁及以上女性应BMD极低（等于或低于均值4个标准差）或很低（等于或低于均值3.5个标准差）伴随2个以上骨折，55～64岁女性应BMD极低伴随2个以上骨折。需要指出关于正在或近期阿仑膦酸盐治疗降低特立帕肽作用的证据（见下文）可能影响其作为二线治疗的应用[8]。

联合治疗的资料有限，一些研究表明特立帕肽联合激素替代治疗（HRT）比单独HRT更为有效[9]。但以往的HRT治疗可能减弱单独应用特立帕肽增加BMD的作用[10]。有报道特立帕肽与雷洛昔芬合用或在雷洛昔芬之后应用增加BMD[10]。特立帕肽联合骨吸收抑制剂双膦酸盐类疗效还未确定[2,6,9,11]。尽管有认为和阿仑膦酸盐联合治疗后，特立帕肽仍能促进骨形成，但一项针对男性的试验发现同时给药时，阿仑膦酸盐减弱了特立帕肽的骨合成代谢作用[12]。出于这个原因，有人认为应在停用双膦酸盐类后立即开始特立帕肽治疗[11]。

研究表明特立帕肽治疗前骨转换抑制水平[6]或双膦酸盐类使用史[13]可能影响特立帕肽的疗效。一项骨质疏松症女性每日或周期性应用特立帕肽的研究发现，尽管既往使用过双膦酸盐类的患者特立帕肽增加BMD的作用略弱于从未应用过双膦酸盐类者，但脊柱BMD的增加仍然令人印象深刻。特立帕肽间断周期性治疗对BMD的效果与每日用药类似[14]。建议在特立帕肽治疗之后应用双膦酸盐类以维持BMD的改善效果[10]。

对于使用 HRT 替代疗法和**皮质激素**的绝经后骨质疏松妇女[15]，加用特立帕肽显著提高了腰椎骨密度，髋部骨量改变轻度、不明显。

对于**男性**骨质疏松症患者，特立帕肽升高腰椎和股骨颈的骨密度[9]，也降低了骨折风险[1]。

1. Cappuzzo KA, Delafuente JC. Teriparatide for severe osteoporosis. *Ann Pharmacother* 2004; **38:** 294–302.
2. Madore GR, *et al.* Parathyroid hormone. *J Am Acad Orthop Surg* 2004; **12:** 67–71.
3. Brixen KT, *et al.* Teriparatide (biosynthetic human parathyroid hormone 1–34): a new paradigm in the treatment of osteoporosis. *Basic Clin Pharmacol Toxicol* 2004; **94:** 260–70.
4. Neer RM, *et al.* Effect of parathyroid hormone (1-34) on fractures and bone mineral density in postmenopausal women with osteoporosis. *N Engl J Med* 2001; **344:** 1434–41.
5. Lindsay R,*et al.* Sustained vertebral fracture risk reduction after withdrawal of teriparatide in postmenopausal women with osteoporosis. *Arch Intern Med* 2004; **164:** 2024–30.
6. Rubin MR, Bilezikian JP. Parathyroid hormone as an anabolic skeletal therapy. *Drugs* 2005; **65:** 2481–98.
7. NICE. Alendronate, etidronate, risedronate, raloxifene, strontium ranelate and teriparatide for the secondary prevention of osteoporotic fragility fractures in postmenopausal women: Technology Appraisal 161 (issued October 2008). Available at: http://www.nice.org.uk/nicemedia/pdf/TA161guidance.pdf (accessed 12/01/09)
8. Anonymous. Teriparatide for postmenopausal osteoporosis. *Drug Ther Bull* 2004; **42:** 93–5.
9. Quattrocchi E, Kourlas H. Teriparatide: a review. *Clin Ther* 2004; **26:** 841–54.
10. Stroup J, *et al.* Teriparatide in the treatment of osteoporosis. *Am J Health-Syst Pharm* 2008; **65:** 532–9.
11. Deal C. The use of intermittent human parathyroid hormone as a treatment for osteoporosis. *Curr Rheumatol Rep* 2004; **6:** 49–58.
12. Finkelstein JS, *et al.* The effects of parathyroid hormone, alendronate, or both in men with osteoporosis. *N Engl J Med* 2003; **349:** 1216–26.
13. Miller PD, *et al.* Early responsiveness of women with osteoporosis to teriparatide after therapy with alendronate or risedronate. *J Clin Endocrinol Metab* 2008; **93:** 3785–93.
14. Cosman F, *et al.* Daily and cyclic parathyroid hormone in women receiving alendronate. *N Engl J Med* 2005; **353:** 566–75.
15. Lane NE, *et al.* Parathyroid hormone treatment can reverse corticosteroid-induced osteoporosis. *J Clin Invest* 1998; **102:** 1627–33.

制剂

专利制剂

Arg.: Forteo; **Austral.:** Forteo; **Austria:** Forsteo; **Belg.:** Forsteo; **Braz.:** Forteo; **Canad.:** Forteo; **Chile:** Forteo; **Cz.:** Forsteo; **Denm.:** Forsteo; **Fin.:** Forsteo; **Fr.:** Forsteo; **Ger.:** Forsteo; **Gr.:** Forsteo; **Hong Kong:** Forsteo; **Hung.:** Forsteo; **Irl.:** Forsteo; **Israel:** Forteo; **Ital.:** Forsteo; **Malaysia:** Forteo; **Mex.:** Forteo; **Neth.:** Forsteo; **Norw.:** Forsteo; **NZ:** Forteo; **Philipp.:** Forteo; **Pol.:** Forsteo; **Port.:** Forsteo; **Rus.:** Forsteo (Форстео); **S.Afr.:** Forteo; **Singapore:** Forteo; **Spain:** Forsteo; **Swed.:** Forsteo; **Switz.:** Forsteo; **Thai.:** Forteo; **Turk.:** Forsteo; **UK:** Forsteo; **USA:** Forteo; **Venez.:** Forteo.

Tiludronate 替鲁膦酸盐

ATC — M05BA05.
ATC Vet — QM05BA05.

Tiludronic Acid (*BAN*, *rINN*) 替鲁膦酸

Acide Tiludronique; Ácido tiludrónico; Acidum Tiludronicum; ME-3737; SR-41319; Tiludronihappo; Tiludronik Asit; Tiludronsyra. {[(*p*-Chlorophenyl)thio]methylene}diphosphonic acid.

Тилудроновая Кислота

$C_7H_9ClO_6P_2S$ = 318.6.
CAS — 89987-06-4.
ATC — M05BA05.
ATC Vet — QM05BA05.
UNII — 6PNS59HP4Y.

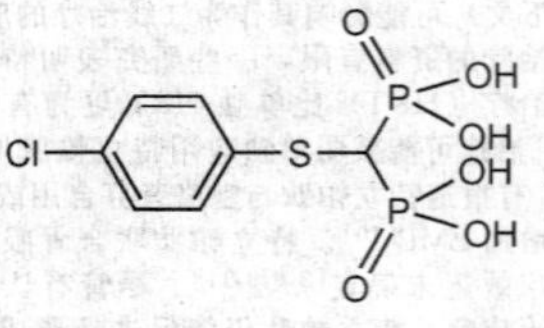

Tiludronate Disodium (*USAN*) 替鲁膦酸二钠

Tiludronate Sodium (*BANM, rINNM*); Disodium Tiludronate; Natrii Tiludronas; Sodium Tiludronate; SR-41319B; Tiludronate de Sodium; Tiludronato sódico. Disodium dihydrogen {[(*p*-chlorophenyl)thio]methylene}diphosphonate hemihydrate.

Натрий Тилудронат

$C_7H_7ClNa_2O_6P_2S,½H_2O$ = 371.6.
CAS — 149845-07-8 (anhydrous disodium tiludronate); 155453-10-4 (tiludronate disodium hemihydrate).
ATC — M05BA05.
ATC Vet — QM05BA05.
UNII — BH6M93CIA0.

不良反应、处置和注意事项

总体上同双膦酸盐类，第1054页。罕有报道乏力及头晕。

对肾脏的影响 包括替鲁膦酸盐在内的氨基双膦酸盐类相关的肾衰竭，参见**双膦酸盐类**（第1050页）。

对皮肤的影响 类似于其他双膦酸盐类，替鲁膦酸盐可引起皮疹和皮肤瘙痒。有关大面积表皮坏死的病例，参见**双膦酸盐类**下的**超敏反应**，第1056页。

药物相互作用

总体上同双膦酸盐类（第1056页）。吲哚美辛可使替鲁膦酸盐的生物利用度增加2～4倍；双氯芬酸则没有这个影响。阿司匹林可将替鲁膦酸盐的生物利用度降低50%。

药动学

类似于其他双膦酸盐类，替鲁膦酸盐口服吸收很差，食物、特别是含钙或其他多价阳离子的可减少其吸收。禁食状态下口服替鲁膦酸盐生物利用度约为6%，进食2h内服药生物利用度将下降90%。血浆蛋白结合率约为90%，主要为白蛋白。替鲁膦酸盐不在体内代谢。可吸收部分约有一半经尿液排出；剩下的将在骨内长期沉积。

用途和用法

替鲁膦酸盐为双膦酸盐类，总体性能与其他双膦酸盐类相同（第1056页）。它抑制骨吸收，用于治疗Paget骨病。

口服形式为替鲁膦酸二钠，但以等量的替鲁膦酸形式表示剂量；117mg 替鲁膦酸二钠约相当于100mg 替鲁膦酸。为保证足够的吸收量，药物应该用大量水（至少200ml）送服，距进食至少2h。Paget's骨病常规剂量为400mg，每日1次，治疗3个月，如有必要，间隔至少3～6个月后可重复给药。

替鲁膦酸盐已试用于治疗绝经后骨质疏松症，但结果并不满意。

制剂

专利制剂

Austral.: Skelid; **Austria:** Skelid†; **Belg.:** Skelid; **Fr.:** Skelid; **Ger.:** Skelid; **Hung.:** Skelid†; **Neth.:** Skelid; **Port.:** Skelid; **Spain:** Skelid; **Swed.:** Skelid†; **Switz.:** Skelid; **UK:** Skelid; **USA:** Skelid.

Zoledronate 唑来膦酸盐

ATC — M05BA08.
ATC Vet — QM05BA08.

Zoledronate Acid (*BAN*, *USAN*, *rINN*) 唑来膦酸

Acide Zolédronique; Ácido zoledrónico; Acidum Zoledronicum; CGP-42446; Tsoledronihappo; Zoledronik Asit; Zoledronsyra. (1-Hydroxy-2-imidazol-1-ylethylidene)diphosphonic acid.

Золедроновая Кислота

$C_5H_{10}N_2O_7P_2$ = 272.1.
CAS — 118072-93-8 (anhydrous zoledronic acid); 165800-06-6 (zoledronic acid monohydrate).
ATC — M05BA08.
ATC Vet — QM05BA08.
UNII — 70HZ18PH24 (anhydrous zoledronic acid); 6XC1PAD3KF (zoledronic acid monohydrate).

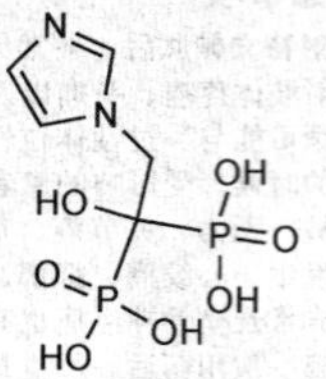

配伍禁忌 唑来膦酸不能与钙或其他含二价阳离子的输液（如乳酸 Ringer 液）混合。

稳定性 按照注册药品信息，唑来膦酸溶于100ml 0.9%氯化钠或5%葡萄糖，在2～8℃可稳定保存24h。

Zoledronic Disodium (*BANM*, *USAN*, *rINNM*) 唑来膦酸二钠

CGP-42446A; ZOL-446; Zoledronas Dinatricum; Zolédronate Disodique; Zoledronato disódico. Disodium dihydrogen (1-hydroxy-2-imidazol-1-ylethylidene)diphosphonate tetrahydrate.

Динатрий Золедронат

$C_5H_8N_2Na_2O_7P_2,4H_2O$ = 388.1.
CAS — 165800-07-7.
ATC — M05BA08.
ATC Vet — QM05BA08.
UNII — 7D7GS1SA24.

Zoledronate Trisodium (*BANM*, *USAN*, *rINNM*) 唑来膦酸三钠

CGP-42446B; Zoledronas Trinatricum; Zolédronate Trisodique; Zoledronato trisódico. Trisodium hydrogen (1-hydroxy-2-imidazol-1-ylethylidene)diphosphonate hydrate (5:2).

Тринатрий Золедронат

$C_5H_7N_2Na_3O_7P_2,2½H_2O$ = 383.1.
CAS — 165800-08-8.
ATC — M05BA08.
ATC Vet — QM05BA08.
UNII — ARL915IH66.

不良反应和注意事项

参见**帕米膦酸盐类**，第1065页。重要的是唑来膦酸给药前后应保证充分水化，因为脱水可诱导肾功能恶化。

对电解质的影响 唑来膦酸盐比其他双膦酸盐类对钙的影响更强，可引起部分患者严重低钙血症，导致手足搐搦和感觉异常[1,2]。大部分病例原有病情干扰了对预期低钙血症的生理代偿反应[1]。开始唑来膦酸盐治疗前应纠正维生素D缺乏[1,2]。

1. Peter R, *et al.* Severe hypocalcaemia after being given intravenous bisphosphonate. *BMJ* 2004; **328:** 335–6.
2. Breen TL, Shane E. Prolonged hypocalcemia after treatment with zoledronic acid in a patient with prostate cancer and vitamin D deficiency. *J Clin Oncol* 2004; **22:** 1531–2.

对眼的影响 包括唑来膦酸盐在内的双膦酸盐类对眼的作用，参见**双膦酸盐类**（第1055页）。

对心脏的影响 关于唑来膦酸盐可能与严重心房颤动有关的报道，见**双膦酸盐类**下**对心脏的影响**（第1055页）。

对肾脏的影响 氨基双膦酸盐类相关肾衰竭，参见**双膦酸盐类**（第1055页）。部分肾损伤患者需要调整用药剂量（见下文的用途和用法）。

对肌肉骨骼系统的影响 有使用包括唑来膦酸盐在内的双膦酸盐类出现颌骨坏死的报道（见**双膦酸盐类**不良反应项下**对肌肉骨骼系统的影响**，第1056页）。

药物相互作用

总体上同双膦酸盐类，第1056页。

药动学

开始静脉输注后，唑来膦酸盐血浆浓度快速上升。血浆蛋白结合率较低；有报道结合率为28%～56%。唑来膦酸盐不在体内代谢。约有28%～56%的药物以原形在24小时内经尿液排出；剩下的将在骨内长期沉积并以极慢的速度排出体外。终末消除半衰期约为146h。严重肾损害患者肾脏清除率较低（见下文**在肾损伤中的用法**）。

1. Chen T, *et al.* Pharmacokinetics and pharmacodynamics of zoledronic acid in cancer patients with bone metastases. *J Clin Pharmacol* 2002; **42:** 1228–36.

用途和用法

唑来膦酸盐为氨基双膦酸盐类（第1056页），是骨吸收的有效抑制剂。用于治疗恶性肿瘤相关高钙血症、Paget骨病以及进展性骨恶性肿瘤患者骨骼事件的预防。还用于皮质激素性骨质疏松症、绝经后女性骨质疏松症及男性骨质疏松症的治疗和预防。唑来膦酸静脉输注时间不少于15min。

用于**恶性肿瘤相关高钙血症**，单次剂量为4mg，溶于100ml 0.9%氯化钠或5%葡萄糖。如有必要最少7天后可重复给药，每次4mg。单次剂量不得超过4mg，否则有包括肾衰竭在内的肾脏不良反应危险性的升高。

唑来膦酸用于预防进展性**骨恶性肿瘤**（第627页）患者的骨骼事件，每3～4周给药1次，每次4mg，稀释方式同前。

用于治疗 **Paget 骨病**，可给予单次唑来膦酸静脉输注，剂量5mg。

对于治疗绝经后**骨质疏松症**、男性骨质疏松症及皮质激素引起的骨质疏松症，推荐剂量为静脉输注唑来膦酸5mg，每年1次。对于近期发生低暴力髋部骨折患者，建议在髋部骨折修复2周或以上后开始应用唑来膦酸。在美国，每年同样的剂量也用于预防糖皮质激素引起的骨质疏松症；对于预防绝经后骨质疏松症，可给予唑来膦酸5mg，每2年1次。

在肾损伤中的用法详见下文。

建议进展性骨恶性肿瘤、Paget 骨病及骨质疏松症患者应用唑来膦酸治疗时补充钙及维生素 D。

1. Cheer SM, Noble S. Zoledronic acid. *Drugs* 2001; **61:** 799–805.
2. Theriault RL. Zoledronic acid (Zometa) use in bone disease. *Expert Rev Anticancer Ther* 2003; **3:** 157–66.
3. Neville-Webbe H, Coleman RE. The use of zoledronic acid in the management of metastatic bone disease and hypercalcaemia. *Palliat Med* 2003; **17:** 539–53.
4. Li EC, Davis LE. Zoledronic acid: a new parenteral bisphosphonate. *Clin Ther* 2003; **25:** 2669–2708.
5. Wellington K, Goa KL. Zoledronic acid: a review of its use in the management of bone metastases and hypercalcaemia of malignancy. *Drugs* 2003; **63:** 417–37.
6. Perry CM, Figgitt DP. Zoledronic acid: a review of its use in patients with advanced cancer. *Drugs* 2004; **64:** 1197–1211.
7. Saad F. New research findings on zoledronic acid: survival, pain, and anti-tumour effects. *Cancer Treat Rev* 2008; **34:** 183–92.

在肾损伤中的用法 尽管唑来膦酸的肾脏清除率与肾功能相关，药动学研究[1]结论是轻中度肾损伤（肌酐清除率分别为 50～80ml/min、10～50ml/min）患者不必调整剂量。

注册药品信息也称轻中度肾损伤的**恶性肿瘤相关高钙血症**患者不必调整剂量，但肾损伤限定在血肌酐低于 400μmol/L 或 4.5mg/dl。

但对于进展性**恶性骨病**患者，静脉唑来膦酸的剂量应基于肌酐清除率（CC）进行如下调整：

- CC>60ml/min：4mg（无需调整）；
- CC 50～60ml/min：3.5mg；
- CC 40～49ml/min：3.3mg；
- CC 30～39ml/min：3mg；
- CC<30ml/min：不推荐用药。

每次给药前应检查血肌酐浓度，如果肾功能出现恶化应停药。肾功能恶化定义为基线肌酐水平正常的患者肌酐升高 44μmol/L 或 500μg/dl，基线肌酐水平异常患者肌酐升高 88μmol/L 或 1mg/dl。一旦肌酐回到基线值的 10%以内，可按以前的治疗剂量重新开始。

对于 **Paget 骨病**或**骨质疏松症**患者，注册药品信息提出 CC≥35ml/min 者不需调整剂量；由于缺乏临床数据，CC<35ml/min 者不建议用药。

1. Skerjanec A, *et al.* The pharmacokinetics and pharmacodynamics of zoledronic acid in cancer patients with varying degrees of renal function. *J Clin Pharmacol* 2003; **43:** 154–62.

高钙血症 对于充分水化的患者，双膦酸盐类为治疗恶性肿瘤相关高钙血症（第1049页）的首选药物。唑来膦酸盐起效速度，反应率，作用持续时间均优于帕米膦酸盐[1]。输液时间也比帕米膦酸盐更短[1]，被认为是治疗恶性肿瘤高钙血症的选择之一[2~4]。但唑来膦酸盐引起部分患者出现严重低钙血症，参见上文**对电解质的影响**。

1. Major P, *et al.* Zoledronic acid is superior to pamidronate in the treatment of hypercalcemia of malignancy: a pooled analysis of two randomized, controlled clinical trials. *J Clin Oncol* 2001; **19:** 558–67.
2. Major P. The use of zoledronic acid, a novel, highly potent bisphosphonate, for the treatment of hypercalcemia of malignancy. *Oncologist* 2002; **7:** 481–91.
3. Wellington K, Goa KL. Zoledronic acid: a review of its use in the management of bone metastases and hypercalcaemia of malignancy. *Drugs* 2003; **63:** 417–37.
4. Perry CM, Figgitt DP. Zoledronic acid: a review of its use in patients with advanced cancer. *Drugs* 2004; **64:** 1197–1211.

恶性骨肿瘤 双膦酸盐类有助于部分转移性骨病（第627页）患者，可治疗骨痛和高钙血症，也有助于减少如骨折等骨骼并发症的发生。很多国家批准了唑来膦酸盐的这一用途[1]。

在治疗多发性骨髓瘤或乳腺癌骨转移的骨骼并发症方面，唑来膦酸盐降低乳腺癌患者并发症危险性的效果优于帕米膦酸盐，对于多发性骨髓瘤患者则两者相当[2]。在一项对于前列腺癌患者的安慰剂对照研究中[3]，唑来膦酸盐降低了骨骼相关事件的数量，延长事件发生的中位时间。对于源于肺或其他实体肿瘤（不包括乳腺癌和前列腺癌）骨转移的患者，唑来膦酸盐可降低骨病发病率，以不包括高钙血症的骨骼相关事件为主要终点，它没有达到统计学意义[4]。但作者注意到，患者组的生存时间比预期要短，这项研究的长期随访[5]证实了唑来膦酸盐可持续降低骨骼事件的危险性。稍晚的一项荟萃分析[6]证实了双膦酸盐类减少癌症患者骨骼事件及相关患病率的益处，但对死亡率无影响；但与氯膦酸盐、帕米膦酸盐相比并无显著优势，后两者也同样有效。双膦酸盐类是否能预防新骨转移的发生尚不清楚。关于唑来膦酸盐可能具有对非骨骼恶性病变的更广泛的益处，见下文。

1. Dhillon S, Lyseng-Williamson KA. Zoledronic Acid: a review of its use in the management of bone metastases of malignancy. *Drugs* 2008; **68:** 507–34.
2. Rosen LS, *et al.* Long-term efficacy and safety of zoledronic acid compared with pamidronate disodium in the treatment of skeletal complications in patients with advanced multiple myeloma or breast carcinoma: a randomized, double-blind, multicenter, comparative trial. *Cancer* 2003; **98:** 1735–44.
3. Saad F, *et al.* Long-term efficacy of zoledronic acid for the prevention of skeletal complications in patients with metastatic hormone-refractory prostate cancer. *J Natl Cancer Inst* 2004; **96:** 879–82.
4. Rosen LS, *et al.* Zoledronic acid versus placebo in the treatment of skeletal metastases in patients with lung cancer and other solid tumors: a phase III, double-blind, randomized trial—the Zoledronic Acid Lung Cancer and Other Solid Tumors Study Group. *J Clin Oncol* 2003; **21:** 3150–7.
5. Rosen LS, *et al.* Long-term efficacy and safety of zoledronic acid in the treatment of skeletal metastases in patients with nonsmall cell lung carcinoma and other solid tumors: a randomized, phase III, double-blind, placebo-controlled trial. *Cancer* 2004; **100:** 2613–21.
6. Machado M, *et al.* Efficacy of clodronate, pamidronate, and zoledronate in reducing morbidity and mortality in cancer patients with bone metastasis: a meta-analysis of randomized clinical trials. *Clin Ther* 2009; **31:** 962–79.

乳腺恶性肿瘤 初步的数据提示唑来膦酸可能具有抗肿瘤作用，因而可能降低乳腺癌进展的风险[1]。对两项绝经后女性应用来曲唑治疗早期乳腺癌研究中期结果的分析[2]显示，在起始阶段同时应用唑来膦酸的患者与直至出现临床显著的骨丢失或发生脆性骨折才应用唑来膦酸的患者相比，12 个月乳腺癌复发率较低。该发现的临床意义尚不肯定，需要临床研究的进一步数据。

1. Lyseng-Williamson KA. Zoledronic acid: a review of its use in breast cancer. *Drugs* 2008; **68:** 2661–82.
2. Brufsky A, *et al.* Z-FAST and ZO-FAST Study Groups. Integrated analysis of zoledronic acid for prevention of aromatase inhibitor-associated bone loss in postmenopausal women with early breast cancer receiving adjuvant letrozole. *Oncologist* 2008; **13:** 503–14.

骨质疏松症 双膦酸盐类可用于防治骨质疏松症（第1050页）。在一项为期一年的安慰剂对照研究中[1]，5 种不同剂量的唑来膦酸盐间断给药方式均提高了绝经后妇女的骨密度（BMD）。与安慰剂相比，每年 1 次输注唑来膦酸盐治疗 3 年，显著降低绝经后骨质疏松症女性椎体、髋部及其他骨折风险[2]，BMD 也显著增高。两组包括肾功能改变在内的不良事件相似；但唑来膦酸盐组严重心房颤动发生率增高（见**双膦酸盐类**项下的**对心脏的影响**，第1055页）。低暴力性髋部骨折外科修复后 90 天内开始每年 1 次输注唑来膦酸盐与新发椎体及非椎体骨折率降低相关，但新发髋部骨折风险的降低无显著性[3]。需要进一步的每年 1 次唑来膦酸与口服双膦酸盐类的比较研究以决定其在骨质疏松症治疗中的地位[4]。唑来膦酸盐在**男性**骨质疏松症中的应用也进行了综述[5]。

在应用来曲唑治疗早期乳腺癌的绝经后女性中进行了两项评价唑来膦酸盐预防肿瘤**治疗导致**骨丢失的研究，对其 12 个月中期结果的综合分析提示，在治疗起始即加用唑来膦酸盐较直至有骨丢失证据时才开始治疗更为有效[6]。唑来膦酸还可预防早期乳腺癌化疗绝经后女性的骨丢失[7,8]。

在一项小型试验中[9]，对于肾移植术后患者，唑来膦酸盐改善骨松质的钙含量，维持股骨颈的骨密度，并升高腰椎的骨密度。在接受肝移植者的类似研究中，唑来膦酸盐对骨密度也有益处。与安慰剂相比，这个作用往往在 12 个月后减弱；作者认为肝功能改善导致了全身健康状态、活动性、肌容量和营养状况的改善[10]。

1. Reid IR, *et al.* Intravenous zoledronic acid in postmenopausal women with low bone mineral density. *N Engl J Med* 2002; **346:** 653–61.
2. Black DM, *et al.* Once-yearly zoledronic acid for treatment of postmenopausal osteoporosis. *N Engl J Med* 2007; **356:** 1809–22.
3. Lyles KW, *et al.* HORIZON Recurrent Fracture Trial. Zoledronic acid and clinical fractures and mortality after hip fracture. *N Engl J Med* 2007; **357:** 1799–1809.
4. Woodis CB. Once-yearly administered intravenous zoledronic acid for postmenopausal osteoporosis. *Ann Pharmacother* 2008; **42:** 1085–9.
5. Maricic M. Intravenous zoledronic acid: what are the indications for male osteoporosis? *Curr Osteoporos Rep* 2010; **8:** 4–9.
6. Brufsky A, *et al.* Z-FAST and ZO-FAST Study Groups. Integrated analysis of zoledronic acid for prevention of aromatase inhibitor-associated bone loss in postmenopausal women with early breast cancer receiving adjuvant letrozole. *Oncologist* 2008; **13:** 503–14.
7. Hershman DL, *et al.* Zoledronic acid prevents bone loss in premenopausal women undergoing adjuvant chemotherapy for early-stage breast cancer. *J Clin Oncol* 2008; **26:** 4739–45.
8. Gnant M, *et al.* Austrian Breast and Colorectal Cancer Study Group (ABCSG). Adjuvant endocrine therapy plus zoledronic acid in premenopausal women with early-stage breast cancer: 5-year follow-up of the ABCSG-12 bone-mineral density substudy. *Lancet Oncol* 2008; **9:** 840–9.
9. Haas M, *et al.* Zoledronic acid to prevent bone loss in the first 6 months after renal transplantation. *Kidney Int* 2003; **63:** 1130–6.
10. Crawford BAL, *et al.* Zoledronic acid prevents bone loss after liver transplantation: a randomized, double-blind, placebo-controlled trial. *Ann Intern Med* 2006; **144:** 239–48.

Paget 骨病 双膦酸盐类的适应证包括 Paget 骨病（第1051页）伴持续骨痛及防止 Paget 骨病进展。唑来膦酸盐对 Paget 治疗很有效。单次输注达 400μg 可抑制活动期 Paget 骨病患者的骨吸收[1,2]。1 例对其他双膦酸盐无效的患者[3]，单次输注 4mg 唑来膦酸盐后症状和反映疾病活动的生化指标都得到了改善。一项安慰剂对照研究对单次输注 5mg 唑来膦酸和为期 60 天口服利塞膦酸盐每日 30mg 进行了比较。接受唑来膦酸的患者血碱性磷酸酶下降速度及幅度、反应率和中位反应时间均显著优于利塞膦酸盐。在一项开放性扩展研究里，利塞膦酸盐治疗反应消失的发生率明显大于唑来膦酸[4]。一篇综述[5]认为唑来膦酸是 Paget 骨病重要的一线治疗药物。

1. Arden-Cordone M, *et al.* Antiresorptive effect of a single infusion of microgram quantities of zoledronate in Paget's disease of bone. *Calcif Tissue Int* 1997; **60:** 415–18.
2. Buckler H, *et al.* Single infusion of zoledronate in Paget's disease of bone: a placebo-controlled, dose-ranging study. *Bone* 1999; **24** (suppl): 81S–85S.
3. Chung G, Keen RW. Zoledronate treatment in active Paget's disease. *Ann Rheum Dis* 2003; **62:** 275–6.
4. Reid IR, *et al.* Comparison of a single infusion of zoledronic acid with risedronate for Paget's disease. *N Engl J Med* 2005; **353:** 898–908.
5. Keating GM, Scott LJ. Zoledronic acid: a review of its use in the treatment of Paget's disease of bone. *Drugs* 2007; **67:** 793–804.

制剂

专利制剂

Arg.: Aclasta; Rionit; Sinresor; Varidronico; Xedron; Zometa; ***Austral.:*** Aclasta; Zometa; ***Austria:*** Aclasta; Zometa; ***Belg.:*** Aclasta; Zometa; ***Braz.:*** Aclasta; Zometa; ***Canad.:*** Aclasta; Zometa; ***Chile:*** Aclasta; Zometa; ***Cz.:*** Aclasta; Zometa; ***Denm.:*** Aclasta; Zometa; ***Fin.:*** Aclasta; Zometa; ***Fr.:*** Aclasta; Zometa; ***Ger.:*** Aclasta; Zometa; ***Gr.:*** Aclasta; Zometa; ***Hong Kong:*** Aclasta; Zometa; ***Hung.:*** Aclasta; Zometa; ***India:*** Zoldria; Zometa; ***Indon.:*** Aclasta; Zometa; ***Irl.:*** Aclasta; Zometa; ***Israel:*** Aclasta; Zomera; ***Ital.:*** Aclasta; Zometa; ***Malaysia:*** Aclasta; Zometa; ***Mex.:*** Zometa; ***Neth.:*** Aclasta; Zometa; ***Norw.:*** Aclasta; Zometa; ***NZ:*** Aclasta; Zometa; ***Philipp.:*** Aclasta; Zometa; ***Pol.:*** Aclasta; Zometa; ***Port.:*** Aclasta; Zometa; ***Rus.:*** Aclasta (Акласта); Resorba (Резорба); Zometa (Зомета); ***S.Afr.:*** Aclasta; Zometa; ***Singapore:*** Zometa; ***Spain:*** Aclasta; Zometa; ***Swed.:*** Aclasta; Zometa; ***Switz.:*** Aclasta; Zometa; ***Thai.:*** Aclasta; Zometa; ***Turk.:*** Aclasta; Ostezolen; Zolenat; Zometa; ***UK:*** Aclasta; Zometa; ***Ukr.:*** Zometa (Зомета); ***USA:*** Reclast; Zometa; ***Venez.:*** Zoldria; Zometa.

支气管舒张药和抗哮喘药

本章包括可逆性气道阻塞（如哮喘和慢性阻塞性肺疾病）患者治疗用支气管舒张或抗炎的药物。

本章中讨论的主要支气管舒张药是拟交感神经β受体激动药（兴奋刺激β肾上腺素受体）和黄嘌呤（主要是茶碱）。也包括抗毒蕈碱类支气管舒张药异丙托铵、氧托铵和噻托铵。主要的抗炎药皮质激素在第1425页单独讨论；其他被认为在气道炎症中起作用的药物包括本章讨论的色甘酸钠及其类似物和各种在白三烯合成及受体结合、血小板活化因子（PAF）或炎症级联反应的其他方面起作用的药物。

抗哮喘药的分类

抗毒蕈碱药

副交感神经系统在支气管肌紧张中起调节作用，抗毒蕈碱药具有支气管舒张作用。季铵化合物异丙托溴铵、氧托溴铵和噻托溴铵是现在应用的主要抗毒蕈碱类（抗胆碱能）支气管舒张药；除了减少中枢神经系统反应，对黏膜纤毛清除率的影响也较阿托品少，后者可能有发生气道黏性分泌物聚集和形成黏液栓的危险。抗毒蕈碱药在治疗慢性阻塞性肺疾病中可以作为支气管舒张药的选择。在哮喘患者中，抗毒蕈碱药常用于治疗危及生命的急性哮喘恶化。

本章讨论的药物：

阿地铵　第 1077 页　　噻托铵　第1110页
异丙托铵　第1087页　　氧托铵　第1092页

β受体激动药

交感神经系统在支气管肌紧张中起调节作用，而且支气管 β_2-肾上腺素受体激动时会发生支气管舒张。短效 β_2-肾上腺素受体选择性激动药（β_2 受体激动药；β_2 受体兴奋药）沙丁胺醇是典型药物，因此是缓解哮喘症状的一线药物。虽然应优先使用或补充应用抗毒蕈碱类支气管舒张药，但这类药也广泛用于慢性阻塞性肺疾病的治疗。哮喘患者用长效 β_2 受体激动药，同时需要抗炎治疗。

本章讨论的药物：

阿福特罗　第1078页　　左沙丁胺醇　第1089页
班布特罗　第1078页　　奥西那林　第1092页
比托特罗　第1079页　　吡布特罗　第1093页
卡莫特罗　第1082页　　丙卡特罗　第1094页
克仑特罗　第1082页　　瑞普特罗　第1094页
非诺特罗　第1084页　　沙丁胺醇　第1094页
福莫特罗　第1085页　　沙美特罗　第1098页
海索那林　第1086页　　特布他林　第1101页
茚达特罗　第1086页　　曲托喹酚　第1111页
异他林　第1088页　　妥洛特罗　第1111页

皮质激素

皮质激素具有抗炎作用（糖皮质激素），广泛用于哮喘治疗，慢性阻塞性肺疾病患者使用也有效。由于潜在的不良反应与长期全身应用皮质激素有关，现在普遍采用全身活性降低的皮质激素吸入剂；口服皮质激素一般仅限于短疗程、相对低剂量，以使病情得到控制。皮质激素的作用及应用在第1425页开始详细讨论。

白三烯抑制药和拮抗药

白三烯类炎症介质在哮喘炎症过程中起重要作用，一些药物可以调节或抑制这一作用。5-脂氧酶抑制药（如齐留通）可抑制白三烯的合成。白三烯受体拮抗药（如扎鲁司特）可阻断特异性受体（通常是白三烯-D_4受体）并抑制其活性。这些抗白三烯药物对哮喘有预防性作用，在轻度哮喘中不需吸入性皮质激素时可以作为选择用药，在危重哮喘作为添加治疗。

本章讨论的药物：

氨来呫诺　第1078页　　普仑司特　第1093页
异丁司特　第1086页　　梯鲁司特　第1110页
孟鲁司特　第1089页　　扎鲁司特　第1111页
吡嘧司特　第1093页　　齐留通　第1112页

肥大细胞稳定剂

长期以来人们认为肥大细胞在炎症的级联反应中起着重要的作用，公认最好的肥大细胞稳定剂是色甘酸钠和奈多罗米钠。这些药物可以抑制肥大细胞受抗原或其他刺激引起的脱颗粒作用，从而抑制组胺、白三烯和其他炎症介质的释放。这些药物通常耐受性良好，而且哮喘的治疗指南认为可以选择作为预防用药，或者作为皮质激素的补充用药，特别是儿童患者。但通常认为皮质激素更为有效。

本章讨论的药物：

氨来呫诺　第1078页　　瑞吡司特　第1094页
奈多罗米　第1091页　　色甘酸钠　第1099页
吡嘧司特　第1093页　　曲尼司特　第1111页

黄嘌呤

黄嘌呤是一类具有综合作用的药物，包括不同程度舒张支气管平滑肌、缓解支气管痉挛、兴奋呼吸和抗炎作用。茶碱及其衍生物作为支气管舒张药早已用于治疗哮喘和慢性阻塞性肺疾病，但其治疗范围窄和与其他药物的相互作用使茶碱应用困难，可与吸入性皮质激素联合用于不能用其他支气管舒张药（如 β_2-肾上腺素受体激动药）的患者。

本章讨论的药物：

哌醋茶碱　第1077页　　多索茶碱　第1083页
氨溴索醋茶碱　第1077页　　樟脑磺酸依他茶碱　第1083页
氨茶碱　第1077页　　乙羟茶碱　第1084页
巴米茶碱　第1079页　　醋茶碱氨庚醇　第1086页
安布茶碱　第1079页　　丙羟茶碱　第1094页
咖啡因　第1079页　　可可碱　第1102页
胆茶碱　第1082页　　茶碱　第1102页
二羟丙茶碱　第1083页

可逆性气道阻塞的治疗

哮喘

哮喘是一种慢性炎症性疾病，由于患者支气管高反应性发生可逆性气道阻塞。哮喘是一种常见病，过去的40年其发病率大幅增加，尤其是儿童，在某些地区发病率超过30%。发达国家超过10%的人群均受累。由于全球化，发展中国家的发病率也在增加[1]，并且全球发病率差异正在缩小[2]。有人认为，哮喘可能并非是一种单一性疾病，而是具有哮喘临床特征的多表型复合疾病[3,4]。尽管哮喘表型未有明确定义，但以下三种特征可作为参考：最初由严重性或年龄确定的临床表型，诱发性表型（如过敏或阿司匹林诱导的哮喘）以及炎性表型（如嗜酸细胞性哮喘）[4]。目前的指南按照治疗前的临床特征对哮喘的严重程度进行了分类[5~7]。若哮喘与某种特异性变应原（如花粉或房尘螨）或非特异性刺激（如化学刺激物或运动）暴露有关时，可定义为外源性哮喘。当无法确定外界诱发因素时，则定义为内源性哮喘。

哮喘的病原学不清楚，但遗传和环境因素被认为与该病的发生和发展有关[1,8,9]。

很多异常情况包括气管平滑肌收缩、气管内分泌物过多和炎症细胞浸润会增加哮喘的气道抵抗。由于气道上皮细胞脱落、肥厚，平滑肌肥大、增生，慢性哮喘的炎症可导致气道重构[8,9]。气道重构或变厚可能在病情加重中起重要作用，可导致气道不可逆狭窄。

哮喘的主要症状是喘鸣音、呼吸困难（或呼吸急促）、胸部紧迫感、咳嗽，而且这些症状容易变化，有周期性，夜间或凌晨加重，易被一些特殊刺激诱发。急性发作时，常见呼吸频率加快和心动过速[5~7]。哮喘时呼气流量峰值（PEF）和第1秒用力呼气量（FEV_1）均下降，严重哮喘发作时PEF常低于50%预期值。危及生命的特征包括衰竭、发绀、心动过缓、低血压、电解质紊乱和昏迷[5~7]。

哮喘的处置　哮喘是一种慢性疾病，治疗措施包括减轻炎症和气道阻力及保持气流的预防措施，还包括急性发作时的特殊治疗。在治疗选择中，**测量**肺功能起重要作用，同时鼓励患者用可以测量PEF的简单流量计监测自己的病情并作为调整治疗方案的依据[5~7]，在医院和手术中，肺量测定法被用来测量气流限制和可逆性[5~7]。呼出气一氧化氮已用来监测用皮质激素控制的疾病[10]；然而，采用呼出气一氧化氮作为治疗哮喘的策略，并未能减轻病情的加重或是减少皮质激素的吸入[11]。

治疗方案优先采用**吸入法**以使药物能到达预期作用部位。这样就可以获得较高的局部浓度和较小的需口服给药的剂量，不良反应也会随之降低。系统性综述[12~14]发现便携式吸入装置，包括压力型定量吸入剂、干粉吸入剂和呼吸激发的压力型定量吸入剂在治疗稳定型哮喘中与短效 β_2 肾上腺素受体激动药和皮质激素基本等效。吸入器的选择应该是个性化的，特别是儿童，应考虑到易于使用、安全和便携等因素[6,7,14]。不同的吸入器的药物传递存在着差异，当置换吸入器时，这一点也应该考虑到[7]。

储雾器可贮放一些定量吸入剂，方便患者每次吸入正确剂量。定量吸入剂与储雾器同时使用至少可获得与雾化治疗相同的结果[14,15]。无法或不愿使用这些装置的患者，可选择雾化装置，尽管储雾器和应用方法的选择可能实际上会影响药物进入呼吸道[5,16]。使用可吸入大剂量皮质激素的储雾器可减少口咽沉积、全身吸收和不良反应[5,7]。特别合适的或经改造的吸入装置，包括储雾器装置，也能使儿童在采用吸入药物疗法时掌握正确方法，但对于一些婴幼儿，制订其他给药途径（如口服给药或喷雾法）还是必要的[16]。经常间歇或持续喷雾使用短效 β_2 受体激动药对于严重支气管痉挛的患者是有效的[14]。

治疗哮喘的标准**药物**是 β_2 受体激动药和皮质激素[5~7]。

β_2 受体激动药选择性激动 β_2-肾上腺素能受体而舒张支气管平滑肌，产生支气管舒张作用。短效选择性 β_2 受体激动药（如沙丁胺醇或特布他林）是急性支气管痉挛的首选药物；吸入这些药物后几乎立即产生支气管舒张效应。β_2 受体激动药的规律使用主要局限于长效制剂（如沙美特罗昔萘酸酯），同时患者需要抗炎预防治疗；短效 β_2 受体激动药根据需要选择使用[5~7]。

皮质激素是预防哮喘最有效的药物[7]。这类药物具有抗炎作用，可降低支气管高反应性；必须规律用药以达到最好效果。皮质激素疗法被推荐用于急性哮喘发作和慢性哮喘预防。荟萃分析显示全身给皮质激素可迅速缓解哮喘危重症状并降低复发率[18,19]。如果多次吸入的间隔少于30min，或超过90～120min，吸入皮质激素也被认为是有益的[20]。对于慢性哮喘来说，规律地吸入皮质激素是稳固治疗的重要环节之一。皮质激素吸入剂和长效 β_2 受体激动药联用可能有协同作用[17,21,22]；这种联合用药比皮质激素吸入剂与白三烯拮抗药联用更有效[23]。研究发现，联合吸入皮质激素吸入剂（布地奈德）和快速长效 β_2 受体激动药（福莫特罗）可以用作维持治疗，并在需要时可以作为缓解药来使用[24]。据报道，对于低剂量皮质激素吸入剂治疗不可控持续哮喘的患者，在出现症状时额外吸入皮质激素，相比 β_2 受体激动药传统治疗更能够促进炎症气道的改善[25]，并减缓病情加重的速度[26,27]。布地奈德/福莫特罗维持和缓解治疗哮喘的部位仍未明确[25]，一些指南包括该方案[6,7]（由生产厂商 *AstraZeneca* 提供，即 Symbicort® Maintenance and Reliever Therapy 或 SMART®），可作为成人第三阶段（见下文）用药的一种选择。

通过定期使用皮质激素吸入剂，也可以减轻成人和儿童因运动诱导的支气管痉挛[28]。

众多研究已经证实，皮质激素吸入剂可能在改变有症状哮喘患儿的进展上发挥作用[29~31]。尽管由于不同研究中治疗时间和人群不同，短期治疗效果不一样，但是所有3项研究中，皮质激素吸入剂治疗后的长期临床和功能结果相比安慰剂而言没有变化。

黄嘌呤（如氨茶碱或茶碱）也具有支气管舒张作用，尽管有证据显示，长效 β_2 受体激动药沙美特罗能更好改善肺功能，可减少急救短效 β_2 受体激动药的需求，而且不良反应也比茶碱少[32]。不建议将黄嘌呤与 β_2 受体激动药联用治疗急性严重性哮喘（见下文）。

吸入性抗毒蕈碱药（异丙托溴铵或氧托溴铵）与 β_2 受体激动药合用可用于治疗急性哮喘；一项系统性综述[33]发现，吸入大剂量的抗毒蕈碱药比单用 β_2 受体激动药更能减少入院并提高肺功能。

色甘酸盐或奈多罗米可替代皮质激素用于预防中度哮喘或与其他治疗手段联用。**白三烯拮抗药**（如白三烯受体拮抗药扎鲁司特和白三烯抑制剂齐留通）是另一种可选药物或作为皮质激素吸入剂辅助用药。白三烯拮抗药与皮质激素吸入剂合用，比单用皮质激素更能改善肺功能[34]。它们对于缓解运动引起的支气管痉挛也有效[5~7]。在变应原诱发的哮喘患者，可使用抗-IgE单克隆抗体奥马佐单抗[17,35]。一项有关奥马佐单抗辅助皮质激素治疗的系统综述[36]发现，在一些病例中，一旦撤除定期的皮质激素吸入剂会降低治疗效果，包括降低对哮喘加重的缓解；另外，可能发生的长期不良反应、与皮质激素吸入剂的直接比较以及儿童使用的评估都是需要的。

慢性哮喘

对慢性哮喘患者的治疗建议包括戒烟、避免接触变应原（如花粉）、禁用支气管收缩药（如 β 受体阻滞药）。阿司匹林和 NSAIDs 诱发哮喘的患者还应避免使用这类药物。建议进行皮试以确定过敏性[5,7]。美国指南[5]建议对不可避免接触变应原的病情控制差的患者可考虑使用脱敏免疫疗法。虽然从这种治疗[37]中获益的证据越来越多，但这种好处究竟有多大并不清楚，而且其潜在不良反应也使该疗法颇有争议（见**变应原免疫疗法**，第2173页）。英国的指南[6]认为虽然有证据证明免疫疗法优于安慰剂，但需要同其他哮喘疗法进行对照研究。

曾认为胃食管反流是另一个加重哮喘的因素[38]，尽管确切机制尚不清楚，但哮喘患者中具有胃食管反流症状的人群的比例要比普通人群中的高出 1.5 倍多[39]。2003 年的一篇抑酸疗法的综述认为，多数患者采用抑酸疗法并不能使哮喘得到改善[40]。最近的许多研究都支持这一观点[41,42]，尽管其中一项研究认为，给予兰索拉唑相比安慰剂更能显著缓解哮喘恶化并改善哮喘患者的生活质量[42]。

很多国家包括澳大利亚[43]、加拿大[44,45]、英国[6]和美国[5]以及 Global Initiative for Asthma（GINA）[7]已出版了的有关慢性哮喘药物治疗的**指南**。European Pediatric Asthma Group 特别发行了针对儿童哮喘用药的指南[46]。总的来说，指南提出了分级疗法。在发病早期采用适合严重病情剂量的抗炎药进行初步控制最为合适。对于轻度或中度哮喘，最初吸入高剂量的皮质激素并逐渐减量是无益的[47,48]，推荐使用相对低剂量的初始剂量[5~7]。

不同指南对于吸入低、中、高**皮质激素剂量**的定义略有不同——英国、美国和全球哮喘指南对这些词的定义，**皮质激素的选择**项下的**哮喘**，第1432页。

成人和大龄儿童的治疗方案

英国推荐的对成人和 5 岁以上儿童慢性哮喘的治疗方案如下：

- 第一阶段，轻度间歇哮喘

  只需临时缓解症状的患者可在发作时吸入足量的短效 β_2 受体激动药（如沙利胺醇或特布他林）。

- 第二阶段，定期防喘治疗

  如果症状持续存在或需要每周用 β_2 受体激动药大于 2~3 次，或每周患者因症状被唤醒一次，则应定期根据病情给予合理初始剂量的皮质激素吸入。对于过去 2 年哮喘加重需要口服皮质激素的患者，也应考虑吸入皮质激素。替代药包括色甘酸盐或奈多罗米，或白三烯受体拮抗药或缓释口服茶碱，但是这些药的效果都很有限。

- 第三阶段，初始添加治疗

  如果不能有效控制症状，则优先采用吸入低剂量皮质激素和长效 β_2 受体激动药（如沙美特罗昔萘酸酯）联用。如果效果不理想，则继续使用长效 β_2 受体激动药并且吸入中等剂量的皮质激素。如果长效 β_2 受体激动药没有效果，则应停用，并吸入中等剂量的皮质激素。若仍不能有效控制症状，应考虑加用其他药（如白三烯受体拮抗药或口服缓释茶碱）。

- 第四阶段，持续控制无效

  即使吸入了中等剂量皮质激素和其他辅助药（通常是吸入长效 β_2 受体激动药），哮喘患者症状持续未得到有效控制，则应考虑吸入高剂量皮质激素。大于 12 岁的患者还可以选择联用白三烯受体拮抗药，口服缓释茶碱或口服缓释 β_2 受体激动药。如果上述特殊治疗均无效果，应停药（或增加吸入皮质激素剂量无效，应减量）。

- 第五阶段，持续或频繁使用口服皮质激素

  如果病情需要进一步控制，也可每天给予口服皮质激素，使用有效控制的最低剂量。高剂量的吸入皮质激素也应该被维持。其他药物治疗可以用来最小化皮质激素的使用，比如联用长效 β_2 受体激动药、白三烯受体拮抗药或茶碱的 6 周试验性治疗。如果上述试验性治疗没有效果，应立即停药。而其他辅助治疗对 12 岁以上患者也无效的情况下，可根据药物的抗炎作用、免疫抑制作用和皮质激素节约效应，试验性使用 3 个月的免疫调节药（甲氨蝶呤或环孢素或口服金）；应权衡这些药物的潜在的严重不良反应。在这一阶段，建议对所有患者进行专科护理。

美国推荐的对成人和 5 岁以上儿童的慢性哮喘治疗方案如下：

- 第一阶段

  根据需要，推荐吸入短效 β_2 受体激动药来缓解症状。

- 第二阶段

  正如英国指南，如果需要规律控制治疗，应首选使用低剂量皮质激素吸入剂。其他替代治疗包括色甘酸盐、奈多罗米、白三烯受体拮抗药和茶碱。

- 第三阶段

  如果低剂量皮质激素吸入剂未能控制病情，对于 12 岁以上的患者，首选治疗方案为联用长效吸入 β_2 受体激动药或将吸入皮质激素增加到中等剂量。对于 5~12 岁的儿童，使用白三烯受体拮抗药或缓释口服茶碱能够同等替代长效吸入 β_2 受体激动药；但却是 12 岁以上伴用白三烯抑制药齐留通患者的二线药物。

- 第四阶段

  在第三阶段未得到控制的患者，推荐增加吸入皮质激素至中等剂量。长效吸入 β_2 受体激动药是其首选辅助药物。其他替代药物还包括白三烯受体拮抗药或缓释口服茶碱，或 12 岁以上患者使用白三烯抑制药齐留通。

- 第五阶段

  对于第五阶段的患者，高剂量的吸入皮质激素合并长效吸入 β_2 受体激动药是首选。另外，5~11 岁儿童可能会受益于替代长效吸入 β_2 受体激动药的白三烯受体拮抗药或缓释口服茶碱。奥马佐单抗可以考虑用于 12 岁以上伴有过敏的哮喘患者。

- 第六阶段

  正如上文英国指南第五阶段所讲，口服皮质激素可以与高剂量吸入皮质激素和长效 β_2 受体激动药联合使用。另外，5~11 岁儿童可能会受益于替代长效 β_2 受体激动药的白三烯受体拮抗药或缓释口服茶碱。奥马佐单抗可以考虑用于 12 岁以上伴有过敏的哮喘患者。

从第四阶段起，推荐向哮喘专家咨询。

全球指南对于成人和 5 岁以上哮喘患者的用药方案：

- 第一阶段，正如英国指南推荐一样，短效吸入 β_2 受体激动药用于缓解症状。替代药考虑选用抗毒蕈碱药吸入剂（如异丙托），短效口服 β_2 受体激动药和即释茶碱。
- 第二阶段，缓解药加单个控制剂

  如英国指南所述，低剂量皮质激素吸入剂作为首选药物；抗白三烯药物考虑作为候选。

- 第三阶段，缓解药加 1~2 种控制剂

  考虑联合低剂量皮质激素吸入剂和长效吸入 β_2 受体激动药（青少年和成年人首选），或增加皮质激素吸入剂至中等剂量（5 岁以上儿童首选）或高剂量。候选方案为联用低剂量吸入皮质激素和抗白三烯药物或缓释口服茶碱。

- 第四阶段，缓解药加 1~2 种控制剂

  第四阶段的首选方案为联合使用中等剂量或高剂量的吸入皮质激素和长效吸入 β_2 受体激动药。加入辅助药物抗白三烯药物或缓释口服茶碱也可以获得益处。对于中等剂量吸入皮质激素联用长效吸入 β_2 受体激动药和（或）一种其他控制药仍未能控制病情的患者，推荐试用 3~6 个月的高剂量吸入皮质激素。

- 第五阶段

  正如英国指南第五阶段和美国指南第六阶段所述，考虑联用口服皮质激素和另一种控制药。对于联用其他控制药（包括高剂量吸入或口服皮质激素）仍未能控制的过敏性哮喘患者，可以选择使用奥马佐单抗。

从第四阶段起，推荐向哮喘专家咨询。

对于急性加重的哮喘，任何时间任何阶段都需要口服泼尼松龙短期“急救治疗”。

5 岁以下儿童的用药建议

英国[6]、美国[5]和 GINA[49]也颁布了针对 5 岁以下慢性哮喘患儿的用药指南。尽管该年龄组的资料有限，但有些指南建议可根据大龄儿童和成人的相关研究进行反推。这些指南也提供了分步疗法。英国指南对于 5 岁以下哮喘患儿的推荐用药方案如下：

- 第一阶段，轻微间歇哮喘

  根据需要吸入短效 β_2 受体激动药。

- 第二阶段，定期防喘治疗

  如果控制有限，加入低剂量吸入皮质激素。如果皮质激素不能使用，考虑选用白三烯受体拮抗药来替代。

- 第三阶段，初始添加治疗

  对于已经使用吸入皮质激素仍然无效的患者，考虑添加白三烯受体拮抗药。对那些单用白三烯受体拮抗药的患者，可以考虑加入低剂量吸入皮质激素。2 岁以下儿童和第三阶段病情持续未被控制的患儿，可能需要咨询儿科呼吸专家（第四阶段）。

全球指南与英国指南在这些建议上相似。

美国指南对 5 岁以下慢性哮喘患儿的推荐用药方案：

- 第一阶段，与上述英国指南一致。
- 第二阶段

  正如英国指南所述，推荐加入低剂量吸入皮质激素。另外，候选药物包括白三烯受体拮抗药孟鲁司特和色甘酸盐。

- 第三阶段

  考虑增加吸入皮质激素至中等剂量。

- 第四阶段

  除了增加中等剂量吸入皮质激素外，考虑联合长效吸入 β_2 受体激动药或孟鲁司特。

- 第五阶段

  吸入皮质激素增至高剂量，另外联合长效吸入 β_2 受体激动药或孟鲁司特。

- 第六阶段

  对于仍未控制病情的患者，可以进一步口服皮质激素。

从第四阶段起，推荐向哮喘专家咨询。

对于急性加重哮喘需要短期口服泼尼松龙。

对所有年龄的患者，如果哮喘得到良好控制，治疗应定期**检查**并逐步**减药**。患者应该维持最低剂量的吸入皮质激素，考虑每 3 个月减量一次，每次减少 25%~50%[6,7]。

急性危重哮喘

严重哮喘急性发作（哮喘持续状态）危及生命，必须迅速进行治疗。英国指南[6]为一般医生及急诊科医生对哮喘加剧的判定和初始治疗提供了参考指导。在用高剂量短效 β_2 受体激动药和口服皮质激素初始治疗后出现任何危及生命的发作或严重发作持续，应入院治疗。

成人

指南建议的成人入院治疗方案如下[6]：

- 首先应给予有急性严重或危及生命哮喘的低氧性呼吸衰竭患者吸氧，维持血氧饱和度在 94%~98%。
- 高剂量短效 β_2 受体激动药吸入剂（如沙丁胺醇 5mg 或特布他林 10mg）和抗毒蕈碱药（异丙托溴铵 500μg），应通过喷雾器与氧气一起吸入，如果没有氧气也可用压缩空气；如果两者都没有，则可将多种压力定量气雾剂加入一个大储雾器中吸入治疗。
- 也需要全身用大剂量皮质激素：如每日口服 40~50mg 泼尼松龙或每 6h 静脉输注 100mg 氢化可的松。或者肌内注射 160mg 甲泼尼龙替代口服疗程的泼尼松龙。
- 如果危及生命的症状持续存在，应考虑在该阶段单剂量静脉输注硫酸镁（1.2~2g，输注时间应超过 20min）。虽然有证据显示硫酸镁在成人中有支气管舒张作用，但其治疗哮喘的作用尚未完全明确。一项荟萃分析表明硫酸镁不应作为常规用药，但其用于一些严重哮喘恶化的患者安全、有效[50]。
- 随后应继续氧疗和皮质激素治疗（口服泼尼松龙或静脉滴注氢化可的松）。
- 每 4~6h 雾化吸入 β_2 受体激动药和异丙托溴铵。如果 15~30min 后患者情况未改善，则增加 β_2 受体激动药雾化吸入频率（最多每 15min 1 次，或连续吸入，如吸入沙丁胺醇每小时 10mg）。
- 如果症状改善情况仍不满意，可输注氨茶碱（5mg/kg，输注时间历时 20min，然后改为每小时 500~700μg/kg，如果连续用药超过 24h 则应监测血药浓度；负荷剂量不应超过口服维持量），或采用 β_2 受体激动剂肠外给药，但支持用其他常规药物的证据很少。
- 症状进一步恶化，如嗜睡、意识丧失或呼吸停止的患者需转入重症监护病房间断正压通气。

口服泼尼松龙治疗至少应持续 5 天或直到恢复。一旦肺功能稳定，患者即可出院，用吸入皮质激素和支气管舒张药。

儿童

英国指南建议 **2 岁及以上急性哮喘患儿**采用以下方案[6]：

- 严重急性哮喘患儿首先给予吸氧治疗，可以通过面罩或鼻导管吸入，使血氧饱和度维持在 94%~98%。也可给予高剂量的短效 β_2 受体激动药，通过喷雾器（2~5 岁的儿童使用沙丁胺醇 2.5mg 或特布他林 5mg；5 岁以上儿童可以给予最大 5mg 沙丁胺醇和 10mg 特布他林）来给药。后者利用氧气作为驱动气体或将多种压力定量气雾剂加入一个大储雾器中。有证据显示，急性哮喘患儿使用垫片而非喷雾器，更能提高充氧量、减少不良反应和缩短急诊时间[15]。
- 也需要全身使用大剂量皮质激素，可口服泼尼松龙（2~5 岁儿童每日 20mg，5 岁以上儿童每日 30~40mg；已经进行口服皮质激素维持治疗的儿童应每日用药 2mg/kg，至最大量每日 60mg），或静脉滴注氢化可的松（在严重影响的患儿，每 4h 用 4mg/kg）。
- 如果出现危及生命的症状或对 β_2 受体激动药反应差，可加用雾化吸入异丙托溴铵（250μg）。支气管舒张药最初应每 20~30min 重复给药，随后根据反应情况逐渐减量。
- 如未见改善，建议转入儿童重症监护病房。进一步的治疗包括静脉输注沙丁胺醇（15μg/kg，输注时间超过 10min，然后用 200μg/ml 溶液以每分钟 1~5μg/kg 的速度输注）；静脉输注氨茶碱（5μg/kg，输注时

间超过 20min；已经接受口服氨茶碱的儿童不能给负荷剂量）；大于 5 岁的儿童可单剂量静注硫酸镁（40mg/kg，至最大剂量 2g，输注时间超过 20min）。

后续治疗方案与成人相似。

对于 **2 岁以下急性哮喘患儿**，英国指南推荐首先吸氧并试用短效 β_2 受体激动药，它们可通过多种压力定量气雾剂加入一个大储雾器的方法或用喷雾器（2.5mg 沙丁胺醇或 5mg 特布他林）来实现给药。如果有效，β_2 受体激动药每 1～4h 重复使用一次；如果无效，则加入异丙托铵雾化吸入剂（250μg）。也可考虑短期使用大剂量口服皮质激素（每日 10mg 泼尼松龙，最多 3 天）。

全球指南[7,49]关于急性严重哮喘的部分与英国指南类似，除了胃肠外 β_2 受体激动药不建议作为严重哮喘加重患者的常规用药，尽管胃肠外 β_2 受体激动药是包括危殆病在内患者的一种可选方案。美国指南也建议，胃肠外 β_2 受体激动药的作用仍未明确。和英国指南描述相反，美国指南不建议使用静脉注射黄嘌呤。编译英国指南的 British Thoracic Society 有这样一种观点，认为尽管大多数接受最大剂量雾化 β_2 受体激动药和皮质激素吸入剂的患者未获得额外受益，但一些患者会得到支气管舒张的益处，因此危及生命的反应迟钝性急性哮喘患者推荐使用静脉注射氨茶碱[6]。一些针对儿童患者[51]而非成人[52]的证据支持上述观点。相反地，由 National Asthma Education and Prevention Program 最新颁布的美国指南不推荐使用氨茶碱，因为后者被认为不能提供超过吸入性短效 β_2 受体激动药的益处，而且反而增加经常性不良事件发生[5]。因此，在美国指南中，哮喘成人患者不能使用吸氧，吸入性短效 β_2 受体激动药、抗毒蕈碱药和全身用皮质激素等可以考虑与静脉注射硫酸镁或与氦氧混合物雾化剂联合使用，以避免插管和机械通气。英国指南认为，使用氦氧混合物的证据不足；一项荟萃分析[53]认为，已有的研究结果表明，尽管对于大多数严重急性哮喘患者，氦氧混合物可能会改善肺功能，但也未能提供明显的益处，而且其中的那些研究数量和规模都很小且质量不一。

哮喘处置的其他方面

哮喘的其他治疗方法正在调查研究中[54]。正在研发中的超长效 β_2 受体激动药［如卡莫特罗、米凡特罗（GSK-159797；TD-3327）和茚达特罗］适用于每日使用一次，可以提高患者的便利[55]。据报道[56]，卡马西平具有治疗哮喘的潜力，能提高肺功能和减少发作。报道显示，重组人 B 型利钠肽（奈西利肽）静脉注射时具有支气管舒张作用[57]，然而该药的其他临床特性仍未确定。除了已知的抗菌作用外，大环内酯类也具有免疫调节作用，可用于呼吸系统疾病的治疗。然而，一项系统性综述[1]发现，尽管一些临床资料显示有积极作用，但大环内酯类对于慢性哮喘的作用好坏都缺乏充足证据支持；因此其常规治疗未被推荐，仍需进一步研究确定。酮内酯类抗菌药有免疫调节作用；据报道不管是否有*肺炎衣原体*或*肺炎支原体*感染，口服替利霉素 10 天的标准疗法治疗成人急性哮喘可改善哮喘症状[58]。该机制尚不清楚，需要更进一步研究[59]。

有趣的是，发现吸入呋塞米可保护支气管对抗运动[60]和外界刺激[61,62]诱发的支气管收缩，但在一个为期 4 周的研究中发现其不能改善支气管高反应性[63]，而且对一项儿童的小样本研究发现加用沙丁胺醇并不能获得更多好处[64]。也没有确定任何临床应用价值[65]。有人提出吸入肝素[65~67]和利多卡因可能会有效[65,68,69]；静脉输注利多卡因或口服美西律可以阻断支气管收缩反射[70]。急性发作时吸入硫酸镁也可以起到辅助 β_2 受体激动药的效果[71]。

有越来越多关于哮喘炎症的细胞机制以及控制手段的研究[72]。磷酸二酯酶-4 是一种水解环磷酸腺苷（cAMP）的酶，可刺激急性炎症介质释放和免疫应答；在气道平滑肌、肺脏神经和哮喘发病相关炎症和免疫细胞中均有发现。正在研究磷酸二酯酶-4 抑制药（如罗氟司特）的抗炎和支气管舒张活性[72,73]。血栓素 A_2 受体拮抗剂塞曲司特，有效善肺功能和抑制黏液分泌作用。通过多种途径可靶向哮喘相关的细胞因子或趋化因子。白介素-4（IL-4）是哮喘刺激炎症进程的一种细胞因子，正在研究可溶性重组白介素-4 受体（IL-4R；rhuIL-4R）作为拮抗剂通过结合和中和白介素-4 控制哮喘[74,75]。重组人 IL-4 突变体匹曲白滞素在应答过敏原的哮喘后期阶段的研究中，呈现了可喜的结果[76]。也有些报道抗-CD25 白介素-2 拮抗药达克珠单抗对哮喘治疗有益。尽管研究发现抗白介素-5 抗体（美泊珠单抗）能减少气道和骨髓嗜酸性粒细胞数，但没有明显的临床益处[72,75]。具有潜在抗炎作用的细胞因子还包括白介素-10[72]、白介素-12 和干扰素 α[72,75]。TNF-α 在严重哮喘进程中扮演重要角色。抗 TNF-α 抗体英夫利昔单抗和 TNF-α 受体阻滞药在其他炎性疾病中具有疗效[72]。小型研究还发现，胃肠外依那西普对肺功能和哮喘症状均有益处[77,78]，此外静脉注射英夫利昔单抗也得到可喜的临床结果[79]。

饮食和膳食补充剂对哮喘的影响也引起人们的兴趣。在头 5 年内调整膳食中的脂肪酸水平，未能减少哮喘或过敏性患儿发展成哮喘的风险[80]。尽管一项针对哮喘和运动诱导支气管舒张患者的小型安慰剂对照研究发现，饮食中的抗坏血酸补充有利于改善哮喘症状和提高运动后肺功能[81]，然而对该研究和其他 4 项研究进行的系统性综述认为，推荐维生素 C 来治疗哮喘仍缺乏充足的证据[82]。经过研究孕期母亲的饮食，建议维生素 D 缺乏可能对免疫介导的疾病如哮喘有一定影响[83]。

运动诱导的哮喘 对于运动诱导的哮喘患者来说，哮喘控制不佳的主诉和吸入皮质激素的常规治疗应该受到监控[6]。运动前即刻吸入短效 β_2 受体激动药是用药的一种选择[6,7]。如果吸入皮质激素的患者仍然难以活动，考虑给予白三烯受体拮抗药、长效 β_2 受体激动药（尽管有时会发生耐受）、色甘酸盐、口服 β_2 受体激动药或茶碱[6]。

妊娠 妊娠期控制哮喘尤其重要；应该对妊娠、分娩和胎儿都没有严重影响[5~7,84~87]。一项前瞻性病例对照研究[88]发现，哮喘治疗的母亲所生孩子发生主要先天性畸形的风险没有增加。

妊娠期吸入给药有极大的优点，因为不依赖胎儿易受影响的血药浓度即可达到治疗作用。如果有治疗指征不排除采用全身疗法，尽管没有足够的研究证明支持用抗白三烯药物，但妊娠前已经使用这类药物而其他药物治疗不能控制哮喘的妇女可以继续使用[6,85,86]。

病情加重会对妊娠产生不良影响，必须立即采取常规治疗，包括口服或胃肠外给予皮质激素、吸氧、雾化吸入 β_2 受体激动药[6,86]。适合妊娠期口服的皮质激素是泼尼松龙，因其只有少量药物进入胎儿体内[85]。

职业性哮喘 超过 10% 发生哮喘的病例都是由于他们职业性地暴露于肺刺激物当中[89]。减少或避免暴露在诱发环境中是理想治疗的重要部分[6,7,89,90]。尽管症状会持续存在，但是症状出现后仍然在诱发环境中暴露 1 年以上的职业性哮喘患者比越早离开该环境的患者，病情恶化得更快[6]。

鼻炎和哮喘 过敏性鼻炎和哮喘之间关系密切[7,91]。目前认为，它们都是呼吸道内单一炎症过程的表现[92]。联合治疗过敏性鼻炎和哮喘合并症对于哮喘结果会有改善作用[91]。研究发现，皮质激素滴鼻剂（一种治疗过敏性鼻炎的有效方法）与评估其对哮喘症状作用的研究中有矛盾的结果[91]。白三烯受体拮抗药对合并过敏性鼻炎和哮喘的患者有益处，抗 IgE 抗体（奥马佐单抗）对更严重的病例有效[91,93]。

1. Braman SS. The global burden of asthma. *Chest* 2006; **130** (1 suppl): 4S–12S.
2. Pearce N, *et al.* The ISAAC Phase Three Study Group. Worldwide trends in the prevalence of asthma symptoms: phase III of the International Study of Asthma and Allergies in Childhood (ISAAC). *Thorax* 2007; **62:** 758–66.
3. Eder W, *et al.* The asthma epidemic. *N Engl J Med* 2006; **355:** 2226–35.
4. Wenzel SE. Asthma: defining of the persistent adult phenotypes. *Lancet* 2006; **368:** 804–13.
5. National Asthma Education and Prevention Program. *Expert Panel Report 3: guidelines for the diagnosis and management of asthma.* Bethesda: National Heart, Lung, and Blood Institute, 2007. Available at: http://www.nhlbi.nih.gov/guidelines/asthma/asthgdln.pdf (accessed 23/06/08)
6. Scottish Intercollegiate Guidelines Network/British Thoracic Society. British guideline on the management of asthma: a national clinical guideline. May 2008, revised June 2009. Available at: http://www.sign.ac.uk/pdf/sign101.pdf (accessed 06/08/09)
7. Global Initiative for Asthma®. Global strategy for asthma management and prevention. Updated 2009. Available at: http://www.ginasthma.com/download.asp?intId=411 (accessed 12/04/10)
8. Tattersfield AE, *et al.* Asthma. *Lancet* 2002; **360:** 1313–22.
9. Busse WW, Lemanske RF. Asthma. *N Engl J Med* 2001; **344:** 350–62.
10. Smith AD, *et al.* Use of exhaled nitric oxide measurements to guide treatment in chronic asthma. *N Engl J Med* 2005; **352:** 2163–73.
11. Shaw DE, *et al.* The use of exhaled nitric oxide to guide asthma management: a randomized controlled trial. *Am J Respir Crit Care Med* 2007; **176:** 231–7.
12. Brocklebank D, *et al.* Systematic review of clinical effectiveness of pressurised metered dose inhalers versus other hand held inhaler devices for delivering corticosteroids in asthma. *BMJ* 2001; **323:** 896–900.
13. Ram FSF, *et al.* Pressurised metered dose inhalers versus all other hand-held inhaler devices to deliver beta-2 agonist bronchodilators for non-acute asthma. Available in The Cochrane Database of Systematic Reviews; Issue 2. Chichester: John Wiley; 2002 (accessed 16/04/08).
14. Dolovich MB, *et al.* Device selection and outcomes of aerosol therapy: Evidence-based guidelines: American College of Chest Physicians/American College of Asthma, Allergy, and Immunology. *Chest* 2005; **127:** 335–71. Also available at: http://www.chestjournal.org/cgi/reprint/127/1/335.pdf (accessed 16/04/08)
15. Cates CJ, *et al.* Holding chambers (spacers) versus nebulisers for beta-agonist treatment of acute asthma. Available in The Cochrane Database of Systematic Reviews; Issue 2. Chichester: John Wiley; 2006 (accessed 16/04/08).
16. O'Callaghan C, Barry PW. How to choose delivery devices for asthma. *Arch Dis Child* 2000; **82:** 185–7.
17. Sin DD, *et al.* Pharmacological management to reduce exacerbations in adults with asthma: a systematic review and meta-analysis. *JAMA* 2004; **292:** 367–76.
18. Rowe BH, *et al.* Early emergency department treatment of acute asthma with systemic corticosteroids. Available in The Cochrane Database of Systematic Reviews; Issue 1. Chichester: John Wiley; 2001 (accessed 16/04/08).
19. Rowe BH, *et al.* Corticosteroids for preventing relapse following acute exacerbations of asthma. Available in The Cochrane Database of Systematic Reviews; Issue 3. Chichester: John Wiley; 2007 (accessed 16/04/08).
20. Rodrigo GJ. Rapid effects of inhaled corticosteroids in acute asthma: an evidence-based evaluation. *Chest* 2006; **130:** 1301–11.
21. Currie GP, *et al.* Recent developments in asthma management. *BMJ* 2005; **330:** 585–9.
22. Nelson HS, *et al.* Enhanced synergy between fluticasone propionate and salmeterol inhaled from a single inhaler versus separate inhalers. *J Allergy Clin Immunol* 2003; **112:** 29–36.
23. Ducharme FM, *et al.* Long-acting beta2-agonists versus anti-leukotrienes as add-on therapy to inhaled corticosteroids for chronic asthma. Available in The Cochrane Database of Systematic Reviews; Issue 4. Chichester: John Wiley; 2006 (accessed 16/04/08).
24. Peters M. Single-inhaler combination therapy for maintenance and relief of asthma: a new strategy in disease management. *Drugs* 2009; **69:** 137–50.
25. McCormack PL, Lyseng-Williamson KA. Budesonide/Formoterol: a review of its use as maintenance and reliever inhalation therapy in asthma. *Drugs* 2007; **67:** 2407–31.
26. Kuna P, *et al.* Effect of budesonide/formoterol maintenance and reliever therapy on asthma exacerbations. *Int J Clin Pract* 2007; **61:** 725–36.
27. Bisgaard H, *et al.* Budesonide/formoterol maintenance plus reliever therapy: a new strategy in pediatric asthma. *Chest* 2006; **130:** 1733–43.
28. Koh MS, *et al.* Inhaled corticosteroids compared to placebo for prevention of exercise induced bronchoconstriction. Available in The Cochrane Database of Systematic Reviews; Issue 3. Chichester: John Wiley; 2007 (accessed 16/04/08).
29. Guilbert TW, *et al.* Long-term inhaled corticosteroids in preschool children at high risk for asthma. *N Engl J Med* 2006; **354:** 1985–97.
30. Bisgaard H, *et al.* Intermittent inhaled corticosteroids in infants with episodic wheezing. *N Engl J Med* 2006; **354:** 1998–2005.
31. Murray CS, *et al.* IFWIN study team. Secondary prevention of asthma by the use of Inhaled Fluticasone propionate in Wheezy INfants (IFWIN): double-blind, randomised, controlled study. *Lancet* 2006; **368:** 754–62.
32. Tee AKH, *et al.* Long-acting beta2-agonists versus theophylline for maintenance treatment of asthma. Available in The Cochrane Database of Systematic Reviews; Issue 3. Chichester: John Wiley; 2007 (accessed 16/04/08).
33. Rodrigo GJ, Castro-Rodriguez JA. Anticholinergics in the treatment of children and adults with acute asthma: a systematic review with meta-analysis. *Thorax* 2005; **60:** 740–6.
34. Ducharme F, *et al.* Addition of anti-leukotriene agents to inhaled corticosteroids for chronic asthma. Available in The Cochrane Database of Systematic Reviews; Issue 1. Chichester: John Wiley; 2004 (accessed 16/04/08).
35. Easthope S, Jarvis B. Omalizumab. *Drugs* 2001; **61:** 253–60.
36. Walker S, *et al.* Anti-IgE for chronic asthma in adults and children. Available in The Cochrane Database of Systematic Reviews; Issue 2. Chichester: John Wiley; 2006 (accessed 16/04/08).
37. Abramson MJ, *et al.* Allergen immunotherapy for asthma. Available in The Cochrane Database of Systematic Reviews; Issue 4. Chichester: John Wiley; 2003 (accessed 16/04/08).
38. Poelmans J, Tack J. Extraoesophageal manifestations of gastro-oesophageal reflux. *Gut* 2005; **54:** 1492–9.
39. Havemann BD, *et al.* The association between gastro-oesophageal reflux disease and asthma: a systematic review. *Gut* 2007; **56:** 1654–64.
40. Gibson PG, *et al.* Gastro-oesophageal reflux treatment for asthma in adults and children. Available in The Cochrane Database of Systematic Reviews; Issue 1. Chichester: John Wiley; 2003 (accessed 16/04/08).
41. Størdal K, *et al.* Acid suppression does not change respiratory symptoms in children with asthma and gastro-oesophageal reflux disease. *Arch Dis Child* 2005; **90:** 956–60.
42. Littner MR, *et al.* Lansoprazole Asthma Study Group. Effects of 24 weeks of lansoprazole therapy on asthma symptoms, exacerbations, quality of life, and pulmonary function in adult asthmatic patients with acid reflux symptoms. *Chest* 2005; **128:** 1128–35.
43. National Asthma Council, Australia. Asthma Management Handbook 2006. Available at: http://www.nationalasthma.org.au/cms/index.php (accessed 16/04/08)
44. Becker A, *et al.* Asthma Guidelines Working Group of the Canadian Network For Asthma Care and the Canadian Thoracic Society. Summary of recommendations from the Canadian Asthma Consensus guidelines, 2003. *CMAJ* 2005; **173** (suppl 6): S3–S11. Also available at: http://www.ecmaj.com/cgi/reprint/173/6_suppl/S3.pdf (accessed 15/04/08)
45. Becker A, *et al.* Canadian Network For Asthma Care. Canadian Thoracic Society. Canadian Pediatric Asthma Consensus guidelines, 2003 (updated to December 2004): introduction. *CMAJ* 2005; **173** (suppl 6): S12–S14. Also available at: http://www.cmaj.ca/cgi/reprint/173/6_suppl/S12.pdf (accessed 15/04/08)
46. Bacharier LB, *et al.* European Pediatric Asthma Group. Diagnosis and treatment of asthma in childhood: a PRACTALL consensus report. *Allergy* 2008; **63:** 5–34. Also available at: http://www3.interscience.wiley.com/cgi-bin/fulltext/119398059/PDFSTART (accessed 09/07/08) Correction. *ibid.* 630. Also available at: http://www3.interscience.wiley.com/cgi-bin/fulltext/119398154/PDFSTART (accessed 09/07/08)
47. Powell H, Gibson PG. Initial starting dose of inhaled corticos-

teroids in adults with asthma: a systematic review. *Thorax* 2004; **59:** 1041–5.
48. Powell H, Gibson PG. High dose versus low dose inhaled corticosteroid as initial starting dose for asthma in adults and children. Available in The Cochrane Database of Systematic Reviews; Issue 4. Chichester: John Wiley; 2003 (accessed 16/04/08).
49. Global Initiative for Asthma®. Global strategy for the diagnosis and management of asthma in children 5 years and younger (issued 2009). Available at: http://www.ginasthma.com/download.asp?intId=380 (accessed 06/08/09)
50. Rowe BH, *et al.* Magnesium sulfate for treating exacerbations of acute asthma in the emergency department. Available in The Cochrane Database of Systematic Reviews; Issue 1. Chichester: John Wiley; 2000 (accessed 16/04/08).
51. Mitra A, *et al.* Intravenous aminophylline for acute severe asthma in children over two years receiving inhaled bronchodilators. Available in The Cochrane Database of Systematic Reviews; Issue 2. Chichester: John Wiley; 2005 (accessed 16/04/08).
52. Parameswaran K, *et al.* Addition of intravenous aminophylline to beta2-agonists in adults with acute asthma. Available in The Cochrane Database of Systematic Reviews; Issue 4. Chichester: John Wiley; 2000 (accessed 16/04/08).
53. Rodrigo G, *et al.* Heliox for nonintubated acute asthma patients. Available in The Cochrane Database of Systematic Reviews; Issue 4. Chichester: John Wiley; 2006 (accessed 16/04/08).
54. Adcock IM, *et al.* New targets for drug development in asthma. *Lancet* 2008; **372:** 1073–87.
55. Matera MG, Cazzola M. Ultra-long-acting β2-adrenoceptor agonists: an emerging therapeutic option for asthma and COPD? *Drugs* 2007; **67:** 503–15.
56. Lomia M, *et al.* Bronchial asthma as neurogenic paroxysmal inflammatory disease: a randomized trial with carbamazepine. *Respir Med* 2006; **100:** 1988–96.
57. Akerman MJ, *et al.* Bronchodilator effect of infused B-type natriuretic peptide in asthma. *Chest* 2006; **130:** 66–72.
58. Johnston SL, *et al.* The effect of telithromycin in acute exacerbations of asthma. *N Engl J Med* 2006; **354:** 1589–1600.
59. Little FF. Treating acute asthma with antibiotics—not quite yet. *N Engl J Med* 2006; **354:** 1632–4.
60. Munyard P, *et al.* Inhaled frusemide and exercise-induced bronchoconstriction in children with asthma. *Thorax* 1995; **50:** 677–9.
61. Bianco S, *et al.* Protective effect of inhaled furosemide on allergen-induced early and late asthmatic reactions. *N Engl J Med* 1989; **321:** 1069–73.
62. Seidenberg J, *et al.* Inhaled frusemide against cold air induced bronchoconstriction in asthmatic children. *Arch Dis Child* 1992; **67:** 214–17.
63. Yates DH, *et al.* Effect of acute and chronic inhaled furosemide on bronchial hyperresponsiveness in mild asthma. *Am J Respir Crit Care Med* 1995; **152:** 2173–5.
64. González-Sánchez R, *et al.* Furosemide plus albuterol compared with albuterol alone in children with acute asthma. *Allergy Asthma Proc* 2002; **23:** 181–4.
65. Floreani AA, Rennard SI. Experimental treatments for asthma. *Curr Opin Pulm Med* 1997; **3:** 30–41.
66. Diamant Z, *et al.* Effect of inhaled heparin on allergen-induced early and late asthmatic responses in patients with atopic asthma. *Am J Respir Crit Care Med* 1996; **153:** 1790–5.
67. Tutluoğlu B, *et al.* Effects of heparin on hypertonic potassium chloride—induced bronchoconstriction. *Ann Pharmacother* 2001; **35:** 1161–5.
68. Hunt LW, *et al.* Effect of nebulized lidocaine on severe glucocorticoid-dependent asthma. *Mayo Clin Proc* 1996; **71:** 361–8.
69. Decco ML, *et al.* Nebulized lidocaine in the treatment of severe asthma in children: a pilot study. *Ann Allergy Asthma Immunol* 1999; **82:** 29–32.
70. Groeben H, *et al.* Intravenous lidocaine and oral mexiletine block reflex bronchoconstriction in asthmatic subjects. *Am J Respir Crit Care Med* 1996; **154:** 885–8.
71. Blitz M, *et al.* Inhaled magnesium sulfate in the treatment of acute asthma. Available in The Cochrane Database of Systematic Reviews; Issue 4. Chichester: John Wiley; 2005 (accessed 16/04/08).
72. Walsh GM. Targeting airway inflammation: novel therapies for the treatment of asthma. *Curr Med Chem* 2006; **13:** 3105–11.
73. Lipworth BJ. Phosphodiesterase-4 inhibitors for asthma and chronic obstructive pulmonary disease. *Lancet* 2005; **365:** 167–75.
74. Steinke JW, Borish L. Th2 cytokines and asthma: interleukin-4: its role in the pathogenesis of asthma, and targeting it for asthma treatment with interleukin-4 receptor antagonists. *Respir Res* 2001; **2:** 66–70.
75. O'Byrne PM. Cytokines or their antagonists for the treatment of asthma. *Chest* 2006; **130:** 244–50.
76. Wenzel S, *et al.* Effect of an interleukin-4 variant on late phase asthmatic response to allergen challenge in asthmatic patients: results of two phase 2a studies. *Lancet* 2007; **370:** 1422–31.
77. Howarth PH, *et al.* Tumour necrosis factor (TNFα) as a novel therapeutic target in symptomatic corticosteroid dependent asthma. *Thorax* 2005; **60:** 1012–18.
78. Berry MA, *et al.* Evidence of a role of tumor necrosis factor α in refractory asthma. *N Engl J Med* 2006; **354:** 697–708.
79. Erin EM, *et al.* The effects of a monoclonal antibody directed against tumor necrosis factor-α in asthma. *Am J Respir Crit Care Med* 2006; **174:** 753–62.
80. Marks GB, *et al.* Prevention of asthma during the first 5 years of life: a randomized controlled trial. *J Allergy Clin Immunol* 2006; **118:** 53–61.
81. Tecklenburg SL, *et al.* Ascorbic acid supplementation attenuates exercise-induced bronchoconstriction in patients with asthma. *Respir Med* 2007; **101:** 1770–8.
82. Kaur B, *et al.* Vitamin C supplementation for asthma. Available in The Cochrane Database of Systematic Reviews; Issue 1. Chichester: John Wiley; 2009 (accessed 06/08/09).
83. Weiss ST, Litonjua AA. Maternal diet vs lack of exposure to sunlight as the cause of the epidemic of asthma, allergies and other autoimmune diseases. *Thorax* 2007; **62:** 746–8.
84. Murphy VE, *et al.* Asthma exacerbations during pregnancy: incidence and association with adverse pregnancy outcomes. *Thorax* 2006; **61:** 169–76.
85. Nelson-Piercy C. Asthma in pregnancy. *Thorax* 2001; **56:** 325–8.
86. National Asthma Education and Prevention Program. Managing asthma during pregnancy: recommendations for pharmacologic treatment—update 2004. *J Allergy Clin Immunol* 2005; **115:** 34–46. Correction. *ibid.*; 477.
Also available at: http://www.nhlbi.nih.gov/health/prof/lung/asthma/astpreg.htm (accessed 16/04/08)
87. Namazy JA, Schatz M. Pregnancy and asthma: recent developments. *Curr Opin Pulm Med* 2005; **11:** 56–60.
88. Tata LJ, *et al.* Effect of maternal asthma, exacerbations and asthma medication use on congenital malformations in offspring: a UK population-based study. *Thorax* 2008; **63:** 981–7.
89. Kogevinas M, *et al.* Exposure to substances in the workplace and new-onset asthma: an international prospective population-based study (ECRHS-II). *Lancet* 2007; **370:** 336–41.
90. Tarlo SM, *et al.* Diagnosis and management of work-related asthma: American College Of Chest Physicians Consensus Statement. *Chest* 2008; **134** (3 suppl): 1S–41S. Also available at: http://www.chestjournal.org/content/134/3_suppl/1S.full.pdf+html (accessed 04/08/09) Correction. *ibid.*; 892.
91. Thomas M. Allergic rhinitis: evidence for impact on asthma. *BMC Pulm Med* 2006; **6** (suppl 1): S4. Also available at: http://biomedcentral.com/1471-2466/6/S1/S4 (accessed 16/04/08)
92. Rimmer J, Ruhno JW. 6: Rhinitis and asthma: united airway disease. *Med J Aust* 2006; **185:** 565–71.
93. Demoly P, Bousquet J. The relation between asthma and allergic rhinitis. *Lancet* 2006; **368:** 711–13.

慢性阻塞性肺疾病

慢性阻塞性肺疾病（COPD，慢性阻塞性肺部疾病，慢性阻塞性气道疾病）是一类常见的气道阻塞疾病。与哮喘不同，其气道阻塞或多或少是连续性的，而且大多不可逆。气道受限通常是渐进性的，且伴有慢性炎症。病因主要包括吸烟[1,2]、被动吸烟[3]、遗传因素、感染、环境污染和职业性粉尘以及化学物暴露[4]等因素。COPD的症状主要包括慢性和渐进性呼吸困难、气喘、经常性呼吸道感染、咳嗽和痰液产生[1,2]。COPD主要影响中央和近端气道、周围气道、肺实质以及对肺血管，不同个体损伤程度不同[1,2]。

- 中央气道。支气管黏膜内的黏液腺肥大和杯状细胞增多导致黏液产生增多（慢性支气管炎）。患有慢性咳嗽、痰过多的患者被形容为"蓝肿型"（blue bloaters）。气道改变包括气道鳞状上皮细胞化生、纤毛丧失或功能障碍，以及平滑肌和结缔组织增生等。
- 外周气道。支气管炎存在于小气道。杯状细胞增生、鳞状上皮细胞化生、炎症细胞浸润和纤维化的产生，导致了气道的不可逆性狭窄。
- 肺实质。COPD的患者肺实质有气肿发生。终末细支气管远端的异常扩大常伴有无明显纤维化的肺泡壁的破坏产生。存在着过度的气道塌陷和不可逆的气道阻塞。主要症状是呼吸困难，还有是体重显著的减轻。患者通过哽咽来维持血氧浓度，这也被称作"粉色河豚"，而非典型支气管炎的"蓝肿型"。遗传性缺乏α1蛋白酶抑制剂（α1抗胰蛋白酶）有时也会产生气肿，见第2175页。显微病变会演变成大疱，也是所谓外腔直径大于1cm的肺气肿。
- 肺血管。起始病变主要有以下特点：血管壁变厚和内皮功能障碍。接着是血管平滑肌增生和炎症细胞浸润。疾病发展阶段主要是胶原沉积和肺气肿的毛细血管床破坏。
- 肺外改变。伴有低血糖和高碳血症的严重COPD患者会发展为以肺动脉高压、右心室肥大和右心衰竭为特点的肺源性心脏病（肺和呼吸系统继发的心脏病）[5,6]。COPD也伴有全身性炎症和骨骼肌萎缩[5]。

COPD的治疗 虽然对COPD治疗措施的一致意见较哮喘少，但一些国家仍然公布了COPD治疗指南[1,2,5,7~9]。而且很多临床医生制订了临床治疗方案[10]。最重要的治疗手段是鼓励吸烟患者戒烟，这是能降低病程进展最有效的干预措施[1,2,11]，同时需要心理支持和药物辅助治疗（见**戒烟**，第2292页）。应考虑预防呼吸道感染；推荐流感疫苗[1,2,5,7,8]，可以减轻COPD患者的严重程度和减少约50%的病死率[1,5,7,8]。对COPD患者来说，接种肺炎链球菌疫苗没有比流感疫苗有更确切的益处[8]。但一般推荐使用[1,2,7,8]，另有研究表明，接种该疫苗可能使年轻患者和病情严重的患者获得最大益处[12]。

药物治疗主要是全身和姑息使用支气管舒张药、皮质激素和氧疗。

治疗COPD的一线药物是支气管舒张药，可以缓解支气管痉挛和可逆性气道阻塞。建议首选吸入短效抗毒蕈碱药（如异丙托溴铵），或短效β_2受体激动药[1,2,7]。不同个体对不同类支气管舒张药的反应不同[8]。轻症患者可以按需吸入支气管舒张药为主[1,2,7,8]。中重度患者的治疗选择包括单独[7]或联合[7,8]规律使用或加用长效支气管舒张药，如β_2受体激动药沙美特罗和福莫特罗或抗毒蕈碱药噻托铵[1,2,5,7,8]。一篇综述发现，短效支气管舒张药尽管能改善COPD患者的肺功能，但对其他结果的作用不一[13]。只有噻托铵与短效支气管舒张药异丙托铵的优势一致。有两篇系统性综述报道，相比安慰剂或异丙托铵或长效β_2受体激动药，噻托铵可以减少病情加重和住院，改善症状和生活质量[14,15]。用长效支气管舒张药常规治疗，比短效药更有效、更便利[1,2]。联合使用不同机制和不同作用时间的支气管舒张药可以增强舒张程度，减少因高剂量产生的不良反应[1,2,7]。异丙托铵和沙美特罗联用比单用沙美特罗对于生活质量和肺功能更有益处[16]。噻托铵与福莫特罗合用也比两者单独使用更有利于改善肺功能[17,18]。当使用短效和长效支气管舒张药无效，或不能进行吸入治疗时，也可以考虑使用黄嘌呤（如缓释口服茶碱），因为吸入治疗可能会增加不良反应和药物相互作用发生的风险，需要监测[1,2,7,8,19]。据报道，相比长效β_2受体激动药[20]，茶碱能减轻病情严重程度，但作用不如皮质激素吸入剂。茶碱也具有正性肌力作用，见**慢性阻塞性肺疾病**（第1109页），其对于肺心病是有益的。罗氟司特是一种口服磷酸二酯酶抑制药，用于病情严重患者的维持治疗，其在治疗中的地位尚未确立。

已有报道，皮质激素吸入剂可以减轻病情[21~23]。指南建议，皮质激素吸入剂联用长效β_2受体激动药常常用于中重度COPD患者和病情反复患者的对症治疗[1,2,5]。对于使用了短效β_2受体激动药或短效抗毒蕈碱药仍然呼吸困难或病情加重的患者，英国指南[2]建议，可以根据患者的FEV_1预测值，使用吸入支气管舒张药和皮质激素来维持治疗。

尽管有些指南[7]仍建议病情稳定的COPD患者尝试口服泼尼松龙来评估持续的皮质激素吸入治疗。经3年随机吸入氟替卡松或安慰剂对照治疗后的一项大型研究发现，口服泼尼松龙与FEV_1的变化以及健康状况无关[24]。其他指南因此得出结论，即短疗程口服皮质激素对吸入疗法的长期效应预后差，从而不推荐使用。一篇系统性综述也表明，支气管舒张的可逆性和高反应性不能预测皮质激素吸入治疗的效应[23]。

皮质激素吸入剂能否提高COPD的长期结果还不确定。尽管系统性综述未发现明显的证据[23,27]，但有些意见认为皮质激素吸入剂可以降低死亡率[25,26]。一项用来评估皮质激素吸入剂（氟替卡松）和长效β_2受体激动药（沙美特罗）对于COPD患者生存率的联合作用的研究[28]显示，所有原因引起的死亡率未得到降低，但是相比安慰剂，在恶化率、肺功能和健康状况等方面有明显益处。出乎意料的是，研究者们发现氟替卡松治疗的患者发生肺炎的概率较高。后来的一篇系统性综述[27]也发现了这一现象；另一项病例对照研究认为，上述风险的增加可能与皮质激素吸入剂的剂量升高有关[29]。另一些荟萃分析对联用皮质激素吸入剂和长效β_2受体激动药与单用安慰剂[30]，或单用长效β_2受体激动药[31]或单用皮质激素吸入剂[32]进行了比较分析。结果得出，联合使用能有效降低恶化率。然而，另一项系统性综述则认为，它们联合使用与使用抗毒蕈碱药（噻托溴铵）在有效性和安全性方面的差异仍不确定[33]。与使用安慰剂或皮质激素吸入剂相比，联合治疗可以降低全死因死亡率，但与长效β_2受体激动药相比则没有差异[30~32]。另外，皮质激素吸入组的肺炎发病率增加也受到关注。英国MHRA警告说，合并肺炎和其他感染的COPD患者使用皮质激素吸入剂需要引起警惕，因为感染症状常常掩盖了COPD的恶化[34]。如果感染进一步发展，皮质激素吸入剂的使用应需要重新考虑。MHRA还警告[35]，由于使用皮质激素吸入剂对于增加长效β_2受体激动药的作用有限，因此联合治疗仅用于COPD进展严重的患者，而且皮质激素吸入剂不能单独使用。

皮质激素吸入剂致COPD患者肺功能的下降率也受到关注。一项汇集分析发现，与安慰剂（尤其是戒烟者和妇女）相比，头6个月使用皮质激素吸入剂治疗的患者FEV_1出现了小而显著的增加，而6个月后下降率无变化[36]。一篇系统性综述也得出了类似结论，而生活质量的下降率趋缓[23]。其后的一项为期3年的安慰剂对照研究证实，不论单用氟替卡松和沙美特罗还是两者联用，肺功能的下降率每年均有所减少[37]。

尽管口服皮质激素在病情发作期患者的短期治疗上有一定用处（见下文），而对于有些严重病患来说撤药却很困难[2]，因此一般不推荐长期维持使用[1,2,5,7,8]。

严重COPD和持续低氧血症患者，在家能够长期连续补充吸氧可提高生存率并能减轻像肺源性心脏病、红细胞增多症和神经心理减退等并发症[38,39]。指南推荐P_aO_2低于55mmHg（约7.3kPa）或动脉氧饱和度小于90%[1,2,5,7,8]就开始吸氧治疗。当PaO_2介于55～60mmHg（7.3～8.0kPa）或动脉氧饱和度小于90%以及出现红细胞增多症、肺高血压或右心衰等情况，也可考虑吸氧治疗[1,2,5,7,8]。夜间低氧血症患者也可通过夜间氧疗获益[5,7]，但并非所有指南都推荐，毕竟缺少改善临床疗效和生存率方面的证据[5]。尽管一些研究总结发现，相比安慰剂[41]，运动试验中使用日间吸氧治疗对于改善运动表现可能使患者获得更多的益处[2,42]，但劳累后短期、"按需"吸氧是否有益仍不明确[40]。

一篇关于使用*黏液溶解剂*的荟萃分析[43]认为，使用该制剂能小幅降低发作率和残疾的总天数；使用该药对于频繁或持续发作的患者会有更多益处。尽管大多数指南都不推荐广泛使用[1,2]，但是慢性咳嗽患者可以考虑使用[2]，而且该药可以减少发作次数[1,7]。未使用皮质激素吸入剂的患者也可以从该药获得益处[1,43]。据报道，使用气雾表面活性剂可以改善患者的肺功能[44]。

证据表明，用*心血管药物*治疗可以促进肺部疾病改善。据队列和病例对照研究报道，他汀类药物可以降低COPD和肺炎/流感死亡的风险[45]。另一项病例对照研究也报道[46]，他汀类药物、ACEI和血管紧张素Ⅱ受体抑制剂的使用可以减少肺部疾病和心血管结局。而且他汀类和ACEI或血管紧张素Ⅱ受体抑制剂的联合都能获得最大效益。联合用药同时伴随着COPD住院率的降低、高风险组心肌梗死减少以及高风险组和低风险组的总死亡率的减低。

一篇系统性综述在评估了心脏选择性β受体阻滞药对于COPD患者呼吸功能的影响后发现，该药与安慰剂一样对肺功能和呼吸症状没有副作用，从而得出结论，即COPD或肺源性心脏病患者可以常规使用该药[47]。另外，一项回顾性研究发现，急性恶化COPD的住院患者在使用β受体阻滞药后死亡率降低[48]。

使用最佳疗法仍有症状的终末期患者可选择*手术治疗*。肺泡切除术用于切除肺气肿中无换气功能的大肺泡[1,2,5,7,49]。终末COPD可实行肺移植（第1733页）[1,2,5,7]，尤其是原发性肺气肿或α_1抗胰蛋白酶缺乏患者[49]。对过度通气和有明确靶区的严重COPD应考虑行肺减容术；减轻多数上肺叶肺气肿和低运动耐力患者的死亡率方面优于内科治疗[1,2,5,7,50]。

还有一些*研究性治疗*，主要集中针对COPD发生、发展的三个关键过程：组织氧化损伤、蛋白酶介导的组织损伤以及白细胞引发的炎症[51,52]。抗氧化剂，尤其是乙酰半胱氨酸已经被用来靶向氧应激[53]。许多炎症的介导因子也已经被用于靶向治疗，如使用IL-8[53,54]和磷酸二酯酶-4[53,55,56]的抑制剂。其他研究方案也在考虑中，包括细胞信号、TNF、黏附分子和趋化因子等的抑制剂[53]。维生素A类也因其对肺脏修复的积极作用而被应用于肺气肿研究中[57]。一些小型研究报道，吸入性呋塞米对于改善呼吸困难[58,59]和运动能力[59]有益处。曲司氯铵吸入制剂和长效抗毒蕈碱药（格隆溴铵）用于治疗COPD都处于研究中。另有研究证明口服多不饱和脂肪酸（包括ω-3脂肪酸和ω-6脂肪酸）疗法可提高患者运动耐力[60]。大环内酯类除了已明确的抗菌作用，它的免疫调节作用也可用于治疗呼吸系统疾病，但是其对COPD的治疗作用仍不明确。

恶化 COPD患者常会有急性恶化，需要住院治疗。诱发因素主要为病毒和细菌，它们通过感染下呼吸道和引起炎症导致疾病发生[61]。治疗选择包括大剂量支气管舒张药、抗菌药、全身用皮质激素和吸氧以及治疗相关的心血管疾病[1,2,5,7,8,62]。

尽管缺乏足够证据[63]，但短效β_2受体激动药和短效抗毒蕈碱药（异丙托铵）[1,5,7,8]联合应用可以用于支气管舒张治疗。一些指南[1,2]进一步倡导针对反应迟缓的患者静脉滴注黄嘌呤来治疗，尽管其益处不像全身皮质激素那样明确[64]。

*全身皮质激素*对急性进展性COPD有良好疗效[1,2,5,7,8]。研究[65,66]发现需要住院治疗的严重急性恶化的COPD患者，使用全身皮质激素治疗可提高肺功能并能缩短住院时间，随后的荟萃分析证实早期口服或胃肠外用皮质激素可提高治疗效果和减少额外治疗的需要，但同时也增加了相关不良反应的风险[67]。虽然有研究发现用药2周与8周的疗效相同[65]，但最适剂量和疗程仍未确定[67,68]。指南推荐口服泼尼松龙的剂量为每日25～50mg，若相当剂量，使用7～14天[1,2,5,7,8]。但也没有长期疗效的证据[65,66]。吸入布地奈德可以替代口服皮质激素来治疗恶化[1]。

*抗菌药治疗*急性恶化长期以来存有争议。尽管包含的研究数目较少且设计上存在较大差异，但荟萃分析[69]表明，相比安慰剂而言，抗菌药治疗在降低中重度患者的死亡率、治疗失败率和减少脓痰方面具有优势（也见**支气管炎**，第156页）。指南推荐有感染指征时可使用抗菌药治疗[1,2,5,7,8]，但不提倡对急性恶化复发者预防应用抗菌药[1,2,5,7]。对于轻中度恶化患者而言，短期（5天或更少）抗菌药治疗与长期使用效果一样[70]。

缺氧患者需要氧疗；使氧饱和度保持在90%以上，但要避免二氧化碳潴留[1,5,7]。非可控的吸氧治疗会导致呼吸驱动力抑制、二氧化碳麻醉和呼吸骤停，因此，住院时应使用动脉血气值作为指导[2]。指南一般建议采用相对低浓度氧（24%～28%）[7]。2006年的一项系统性综述[71]发现，COPD患者初始应用吸氧治疗在安全性上缺乏证据。

呼吸兴奋药（如多沙普仑[72]）应限制使用，如果不能或不宜采用非侵入性通气时可考虑使用[1,2]。尽管采用强化治疗，有些患者可能会出现呼吸肌疲劳，需要通气支持。

1. Global initiative for chronic obstructive lung disease (GOLD). Global strategy for the diagnosis, management, and prevention of chronic obstructive pulmonary disease. Updated 2009. Available at: http://www.goldcopd.com/download.asp?intId=554 (accessed 12/04/10)
2. National Clinical Guideline Centre. Chronic obstructive pulmonary disease: management of chronic obstructive pulmonary disease in adults in primary and secondary care (issued February 2004, updated June 2010). Available at: http://www.nice.org.uk/nicemedia/live/13029/49425/49425.pdf (accessed 09/08/10)
3. Yin P, *et al.* Passive smoking exposure and risk of COPD among adults in China: the Guangzhou Biobank Cohort Study. *Lancet* 2007; **370:** 751–7.
4. Mannino DM, Buist AS. Global burden of COPD: risk factors, prevalence, and future trends. *Lancet* 2007; **370:** 765–73.
5. American Thoracic Society/European Respiratory Society. Standards for the diagnosis and management of patients with COPD (issued 2004). Available at: http://www.ersnet.org/lrPresentations/copd/files/main/contenu/pages/full_text.pdf (accessed 16/04/08)
6. Weitzenblum E. Chronic cor pulmonale. *Heart* 2003; **89:** 225–30.
7. McKenzie DK, *et al.* The Australian Lung Foundation and the Thoracic Society of Australia and New Zealand. The COPDX plan: Australian and New Zealand Guidelines for the management of chronic obstructive pulmonary disease 2010. Available at: http://www.copdx.org.au/images/stories/about/6_copdx_plan_2010_v2_22.pdf (accessed 09/08/10)
8. O'Donnell DE, *et al.* Canadian Thoracic Society recommendations for the management of chronic obstructive pulmonary disease—2008 update—highlights for primary care. *Can Respir J* 2008; **15** (suppl A): 1A–8A. Also available at: http://www.ncbi.nlm.nih.gov/pmc/articles/PMC2802325/pdf/crj15001a.pdf (accessed 03/08/10)
9. Qaseem A, *et al.* Clinical Efficacy Assessment Subcommittee of the American College of Physicians. Diagnosis and management of stable chronic obstructive pulmonary disease: a clinical practice guideline from the American College of Physicians. *Ann Intern Med* 2007; **147:** 633–8. Also available at: http://www.annals.org/content/147/9/633.full.pdf+html (accessed 03/08/10)
10. Cooper CB, Tashkin DP. Recent developments in inhaled therapy in stable chronic obstructive pulmonary disease. *BMJ* 2005; **330:** 640–4. Correction. *ibid.*; 1485.
11. Decramer M, *et al.* Effect of treatments on the progression of COPD: report of a workshop held in Leuven, 11-12 March 2004. *Thorax* 2005; **60:** 343–9.
12. Alfageme I, *et al.* Clinical efficacy of anti-pneumococcal vaccination in patients with COPD. *Thorax* 2006; **61:** 189–95.
13. Tashkin DP, Cooper CB. The role of long-acting bronchodilators in the management of stable COPD. *Chest* 2004; **125:** 249–59.
14. Barr RG, *et al.* Tiotropium for stable chronic obstructive pulmonary disease. Available in The Cochrane Database of Systematic Reviews; Issue 2. Chichester: John Wiley; 2005 (accessed 16/04/08).
15. Barr RG, *et al.* Tiotropium for stable chronic obstructive pulmonary disease: a meta-analysis. *Thorax* 2006; **61:** 854–62. Correction. *ibid.* 2007; **62:** 191.
16. Appleton S, *et al.* Ipratropium bromide versus long-acting beta-2 agonists for stable chronic obstructive pulmonary disease. Available in The Cochrane Database of Systematic Reviews; Issue 3. Chichester: John Wiley; 2006 (accessed 16/04/08).
17. van Noord JA, *et al.* Comparison of tiotropium once daily, formoterol twice daily and both combined once daily in patients with COPD. *Eur Respir J* 2005; **26:** 214–22.
18. van Noord JA, *et al.* Effects of tiotropium with and without formoterol on airflow obstruction and resting hyperinflation in patients with COPD. *Chest* 2006; **129:** 509–17.
19. Ram FSF, *et al.* Oral theophylline for chronic obstructive pulmonary disease. Available in The Cochrane Database of Systematic Reviews; Issue 3. Chichester: John Wiley; 2002 (accessed 16/04/08).
20. Cyr M-C, *et al.* Effect of theophylline on the rate of moderate to severe exacerbations among patients with chronic obstructive pulmonary disease. *Br J Clin Pharmacol* 2008; **65:** 40–50.
21. Alsaeedi A, *et al.* The effects of inhaled corticosteroids in chronic obstructive pulmonary disease: a systematic review of randomized placebo-controlled trials. *Am J Med* 2002; **113:** 59–65.
22. Man SFP, Sin DD. Inhaled corticosteroids in chronic obstructive pulmonary disease: is there a clinical benefit? *Drugs* 2005; **65:** 579–91.
23. Yang IA, *et al.* Inhaled corticosteroids for stable chronic obstructive pulmonary disease. Available in The Cochrane Database of Systematic Reviews; Issue 2. Chichester: John Wiley; 2007 (accessed 16/04/08).
24. Burge PS, *et al.* Prednisolone response in patients with chronic obstructive pulmonary disease: results from the ISOLDE study. *Thorax* 2003; **58:** 654–8.
25. Sin DD, *et al.* Inhaled corticosteroids and mortality in chronic obstructive pulmonary disease. *Thorax* 2005; **60:** 992–7.
26. Macie C, *et al.* Inhaled corticosteroids and mortality in COPD. *Chest* 2006; **130:** 640–6.
27. Drummond MB, *et al.* Inhaled corticosteroids in patients with stable chronic obstructive pulmonary disease: a systematic review and meta-analysis. *JAMA* 2008; **300:** 2407–16. Correction. *ibid.* 2009; **301:** 1024.
28. Calverley PMA, *et al.* TORCH investigators. Salmeterol and fluticasone propionate and survival in chronic obstructive pulmonary disease. *N Engl J Med* 2007; **356:** 775–89.
29. Ernst P, *et al.* Inhaled corticosteroid use in chronic obstructive pulmonary disease and the risk of hospitalization for pneumonia. *Am J Respir Crit Care Med* 2007; **176:** 162–6.
30. Nannini L, *et al.* Combined corticosteroid and long-acting beta-agonist in one inhaler versus placebo for chronic obstructive pulmonary disease. Available in The Cochrane Database of Systematic Reviews; Issue 4. Chichester: John Wiley; 2007 (accessed 16/04/08).
31. Nannini LJ, *et al.* Combined corticosteroid and long-acting beta-agonist in one inhaler versus long-acting beta-agonists for chronic obstructive pulmonary disease. Available in The Cochrane Database of Systematic Reviews; Issue 4. Chichester: John Wiley; 2007 (accessed 16/04/08).
32. Nannini LJ, *et al.* Combined corticosteroid and long-acting beta-agonist in one inhaler versus inhaled steroids for chronic obstructive pulmonary disease. Available in The Cochrane Database of Systematic Reviews; Issue 4. Chichester: John Wiley; 2007 (accessed 16/04/08).
33. Welsh EJ, *et al.* Combination inhaled steroid and long-acting beta2-agonist versus tiotropium for chronic obstructive pulmonary disease. Available in The Cochrane Database of Systematic Reviews; Issue 5. Chichester: John Wiley; 2010 (accessed 13/07/10).
34. MHRA/CHM. Inhaled corticosteroids: pneumonia. *Drug Safety Update* 2007: **1** (3): 5–6. Available at: http://www.mhra.gov.uk/home/idcplg?IdcService=GET_FILE&dDocName=CON2032519&RevisionSelectionMethod=LatestReleased (accessed 22/05/08)
35. MHRA/CHM. Use of long-acting β-agonists in chronic obstructive pulmonary disease. *Drug Safety Update* 2009: **2** (12): 7–8. Available at: http://www.mhra.gov.uk/home/idcplg?IdcService=GET_FILE&dDocName=CON051771&RevisionSelectionMethod=LatestReleased (accessed 13/10/09)
36. Soriano JB, *et al.* A pooled analysis of FEV_1 decline in COPD patients randomized to inhaled corticosteroids or placebo. *Chest* 2007; **131:** 682–9.
37. Celli BR, *et al.* Effect of pharmacotherapy on rate of decline of lung function in chronic obstructive pulmonary disease: results from the TORCH study. *Am J Respir Crit Care Med* 2008; **178:** 332–8.
38. Medical Research Council Working Party. Long-term domiciliary oxygen therapy in chronic hypoxic cor pulmonale complicating chronic bronchitis and emphysema. *Lancet* 1981; **i:** 681–6.
39. Nocturnal Oxygen Therapy Trial Group. Continuous or nocturnal oxygen therapy in hypoxemic chronic obstructive lung disease: a clinical trial. *Ann Intern Med* 1980; **93:** 391–8.
40. Roberts CM. Short burst oxygen therapy for relief of breathlessness in COPD. *Thorax* 2004; **59:** 638–40.
41. Bradley JM, *et al.* A systematic review of randomized controlled trials examining the short-term benefit of ambulatory oxygen in COPD. *Chest* 2007; **131:** 278–85.
42. Quantrill SJ, *et al.* Short burst oxygen therapy after activities of daily living in the home in chronic obstructive pulmonary disease. *Thorax* 2007; **62:** 702–5.
43. Poole P, Black PN. Mucolytic agents for chronic bronchitis or chronic obstructive pulmonary disease. Available in The Cochrane Database of Systematic Reviews; Issue 2. Chichester: John Wiley; 2010 (accessed 03/08/10).
44. Anzueto A, *et al.* Effects of aerosolized surfactant in patients with stable chronic bronchitis: a prospective randomized controlled trial. *JAMA* 1997; **278:** 1426–31.
45. Frost FJ, *et al.* Influenza and COPD mortality protection as pleiotropic, dose-dependent effects of statins. *Chest* 2007; **131:** 1006–12.
46. Mancini GBJ, *et al.* Reduction of morbidity and mortality by statins, angiotensin-converting enzyme inhibitors, and angiotensin receptor blockers in patients with chronic obstructive pulmonary disease. *J Am Coll Cardiol* 2006; **47:** 2554–60.
47. Salpeter S, *et al.* Cardioselective beta-blockers for chronic obstructive pulmonary disease. Available in The Cochrane Database of Systematic Reviews; Issue 4. Chichester: John Wiley; 2005 (accessed 16/04/08).
48. Dransfield MT, *et al.* Use of β blockers and the risk of death in hospitalised patients with acute exacerbations of COPD. *Thorax* 2008; **63:** 301–5.
49. Meyers BF, Patterson GA. Chronic obstructive pulmonary disease 10: bullectomy, lung volume reduction surgery, and transplantation for patients with chronic obstructive pulmonary disease. *Thorax* 2003; **58:** 634–8.
50. National Emphysema Treatment Trial Research Group. A randomized trial comparing lung-volume–reduction surgery with medical therapy for severe emphysema. *N Engl J Med* 2003; **348:** 2059–73.
51. Sabroe I, *et al.* Pathological networking: a new approach to understanding COPD. *Thorax* 2007; **62:** 733–8.
52. Barnes PJ. ABC of chronic obstructive pulmonary disease: future treatments. *BMJ* 2006; **333:** 246–8.
53. Barnes PJ, Hansel TT. Prospects for new drugs for chronic obstructive pulmonary disease. *Lancet* 2004; **364:** 985–96.
54. Mahler DA, *et al.* Efficacy and safety of a monoclonal antibody recognizing interleukin-8 in COPD: a pilot study. *Chest* 2004; **126:** 926–34.
55. Currie GP, *et al.* Phosphodiesterase 4 inhibitors in chronic obstructive pulmonary disease: a new approach to oral treatment. *Br J Clin Pharmacol* 2008; **65:** 803–10.
56. Halpin DMG. Chronic obstructive pulmonary disease, inflammation and PDE4 inhibitors. *Br J Hosp Med* 2006; **67:** 370–4.
57. Roth MD, *et al.* FORTE Study Investigators. Feasibility of retinoids for the treatment of emphysema study. *Chest* 2006; **130:** 1334–45.
58. Ong KC, *et al.* Effects of inhaled furosemide on exertional dyspnea in chronic obstructive pulmonary disease. *Am J Respir Crit Care Med* 2004; **169:** 1028–33.

59. Jensen D, *et al.* Mechanisms of dyspnoea relief and improved exercise endurance after furosemide inhalation in COPD. *Thorax* 2008; **63:** 606–13.
60. Broekhuizen R, *et al.* Polyunsaturated fatty acids improve exercise capacity in chronic obstructive pulmonary disease. *Thorax* 2005; **60:** 376–82.
61. Wedzicha JA, Seemungal TAR. COPD exacerbations: defining their cause and prevention. *Lancet* 2007; **370:** 786–96.
62. Rodríguez-Roisin R. COPD exacerbations 5: management. *Thorax* 2006; **61:** 535–44.
63. McCrory DC, Brown CD. Anticholinergic bronchodilators versus beta2-sympathomimetic agents for acute exacerbations of chronic obstructive pulmonary disease. Available in The Cochrane Database of Systematic Reviews; Issue 1. Chichester: John Wiley; 2003 (accessed 16/04/08).
64. Barr RG, *et al.* Methylxanthines for exacerbations of chronic obstructive pulmonary disease. Available in The Cochrane Database of Systematic Reviews; Issue 2. Chichester: John Wiley; 2003 (accessed 16/04/08).
65. Niewoehner DE, *et al.*. Effect of systemic glucocorticoids on exacerbations of chronic obstructive pulmonary disease. *N Engl J Med* 1999; **340:** 1941–7.
66. Davies L, *et al.* Oral corticosteroids in patients admitted to hospital with exacerbations of chronic obstructive pulmonary disease: a prospective randomised controlled trial. *Lancet* 1999; **354:** 456–60.
67. Walters JAE, *et al.* Systemic corticosteroids for acute exacerbations of chronic obstructive pulmonary disease. Available in The Cochrane Database of Systematic Reviews; Issue 1. Chichester: John Wiley; 2009 (accessed 06/08/09).
68. Vondracek SF, Hemstreet BA. Retrospective evaluation of systemic corticosteroids for the management of acute exacerbations of chronic obstructive pulmonary disease. *Am J Health-Syst Pharm* 2006; **63:** 645–52.
69. Ram FSF, *et al.* Antibiotics for exacerbations of chronic obstructive pulmonary disease. Available in The Cochrane Database of Systematic Reviews; Issue 2. Chichester: John Wiley; 2006 (accessed 16/04/08).
70. El Moussaoui R, *et al.* Short-course antibiotic treatment in acute exacerbations of chronic bronchitis and COPD: a meta-analysis of double-blind studies. *Thorax* 2008; **63:** 415–22.
71. Austin M, Wood-Baker R. Oxygen therapy in the pre-hospital setting for acute exacerbations of chronic obstructive pulmonary disease. Available in The Cochrane Database of Systematic Reviews; Issue 3. Chichester: John Wiley; 2006 (accessed 16/04/08).
72. Greenstone M, Lasserson TJ. Doxapram for ventilatory failure due to exacerbations of chronic obstructive pulmonary disease. Available in The Cochrane Database of Systematic Reviews; Issue 3. Chichester: John Wiley; 2002 (accessed 16/04/08).

Acefylline Piperazine (*BAN*, *rINN*) 哌醋茶碱

Acefilina piperazina; Acéfylline Pipérazine; Acefyllinum Piperazinum; Acepifylline; Piperazine Theophylline Ethanoate. Piperazine bis(theophyllin-7-ylacetate) (1:1).

Ацефиллин Пиперазин

$(C_9H_{10}N_4O_4)_2,C_4H_{10}N_2$ = 562.5.

CAS — 18833-13-1; 18428-63-2.

ATC — R03DA09.

ATC Vet — QR03DA09.

UNII — 1219110S6Z.

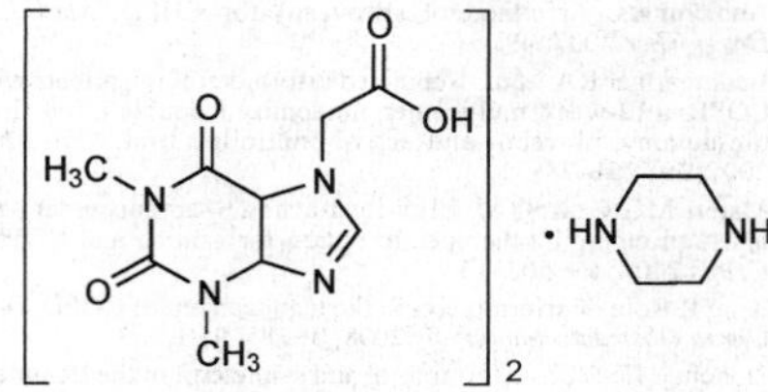

简介

哌醋茶碱是茶碱（第1102页）的衍生物，利用其支气管舒张作用在临床上使用。其在体内不会转化为茶碱。

制剂

专利制剂

India: Etophylate; ***Indon.:*** Etaphylline.

多组分制剂 ***India:*** Cadiphylate.

Aclidinium Bromide (*USAN*, *rINN*) 阿地溴铵

14115700; Aclidinii Bromidum; Bromure d'Aclidinium; Bromuro de aclidinio; LAS-34273; LAS-W-330. (3*R*)-3-{[Hydroxydi(thiophen-2-yl)acetyl]oxy}-1-(3-phenoxypropyl)-1λ^5-azabicyclo[2.2.2]octan-1-ylium bromide.

Аклидиний Бромид

$C_{26}H_{30}BrNO_4S_2$ = 564.6.

CAS — 320345-99-1.

UNII — UQW7UF9N91.

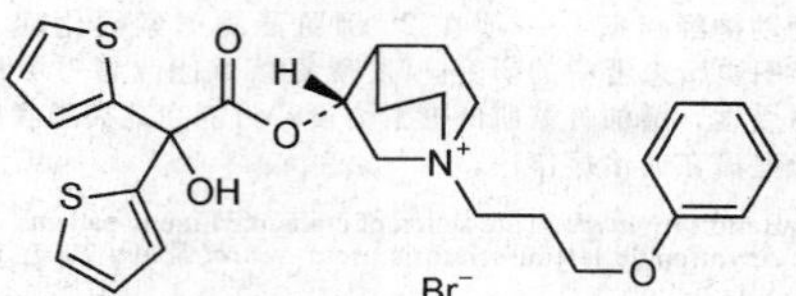

简介

阿地溴铵是一种抗毒蕈碱药，作为支气管舒张药用于呼吸道疾病（如慢性阻塞性肺疾病）。

1. Jansat JM, *et al.* Safety and pharmacokinetics of single doses of aclidinium bromide, a novel long-acting, inhaled antimuscarinic, in healthy subjects. *Int J Clin Pharmacol Ther* 2009; **47:** 460–8.
2. Cazzola M. Aclidinium bromide, a novel long-acting muscarinic M3 antagonist for the treatment of COPD. *Curr Opin Investig Drugs* 2009; **10:** 482–90.
3. Chanez P, *et al.* Aclidinium bromide provides long-acting bronchodilation in patients with COPD. *Pulm Pharmacol Ther* 2010; **23:** 15–21.
4. Joos GF, *et al.* Bronchodilatory effects of aclidinium bromide, a long-acting muscarinic antagonist, in COPD patients. *Respir Med* 2010; **104:** 865–72.

Ambroxol Acefyllinate (*BANM*, *rINNM*) 氨溴索醋茶碱

Acebrofylline; Acebrophylline; Acefilinato de ambroxol; Ambroxol Acéfylline; Ambroxoli Acefyllinas.

Амброксола Ацефиллинат

$C_{13}H_{18}Br_2N_2O,C_9H_{10}N_4O_4$ = 616.3.

CAS — 96989-76-3.

简介

氨溴索具有黏液溶解的性质（见**盐酸氨溴索**，第1479页），但茶碱衍生物如醋茶碱用作气管舒张药。氨溴索醋茶碱口服剂量 100mg，每日 2 次。儿童用量见下文。

儿童用法 氨溴索醋茶碱在儿童中可用作气管舒张药。1～6 岁的儿童口服 25mg，每日 2 次；6～12 岁的儿童口服 50mg，每日 2 次。

制剂

专利制剂

Braz.: Brismucol; Brondilat; Bronfilil; Cebronfilina; Expecdilat†; Filinar; Teomuc; ***Ital.:*** Ambromucil; Broncomnes; Surfolase; ***Mex.:*** Brismucol; Kasmucol; ***Port.:*** Surfolase†; Tusolven†; ***Venez.:*** Brixilon; Bronilis; Klas.

Aminophylline (*BAN*, *pINN*) 氨茶碱

Aminofilin; Aminofilina; Aminofylin; Aminofylliini; Aminofyllin; Aminophyllinum; Euphyllinum; Metaphyllin; Teofilina y etilenodiamina, mezcla de; Teofilinas-etilendiaminas; Teofillinetiléndiamin; Teofylliinietyleenidiamiini; Teofylinetylendiamin; Theophyllaminum; Theophylline and Ethylenediamine; Theophylline Ethylenediamine Compound; Théophylline-éthylènediamine; Theophyllinum et ethylenediaminum. A mixture of theophylline and ethylenediamine (2:1), its composition approximately corresponding to the formula below.

Аминофиллин

$(C_7H_8N_4O_2)_2,C_2H_4(NH_2)_2$ = 420.4.

CAS — 317-34-0 (anhydrous aminophylline).

ATC — R03DA05.

ATC Vet — QR03DA05.

UNII — 27Y3KJK423.

Pharmacopoeias. In *Eur.* (see p.vii), *Int.*, *US*, and *Viet.* Some pharmacopoeias include anhydrous and hydrated aminophylline in one monograph. Some pharmacopoeias do not specify the hydration state.

Ph. Eur. 6. 8 （Theophylline-Ethylenediamine； Anhydrous；Aminophylline BP 2010） 包含了 84.0%～87.4%的无水茶碱和13.5%～15.0%的无水乙二胺。一种白色或微黄色的吸潮的粉末，有时为颗粒。易溶于水（溶液通过吸收二氧化碳变得浑浊）；几乎不溶于无水乙醇。贮藏于密闭容器中。避光。

USP 33（Aminophylline） 氨茶碱是无水的或是至多含有 2 分子结晶水。无水茶碱的含量为 84.0%～87.4%。包括白色或者微淡黄色的颗粒或粉末，有轻微的氨臭。暴露于空气中会逐渐损失乙二胺，并吸收二氧化碳析出茶碱。1g 氨茶碱溶于 25ml 水中可得到澄清的溶液；1g 氨茶碱溶于 5ml 水中有结晶析出，但是当加入少量的乙二胺会再溶解；不溶于乙醇和乙醚。石蕊试液中呈碱性。贮藏于密闭容器中。

Aminophylline Hydrate (*BANM*, *pINNM*) 水合氨茶碱

Aminofilina dwuwodna; Aminofilina hidratada; Aminofylin hydratovaný; Aminophylline, Hydrate d'; Aminophyllini Hydratum; Aminophyllinum Dihydricum; Aminophyllinum Hydricum; Teofylliinietyleenidiamiinihydraatti; Teofyllinetylendiaminhydrat; Théophylline-éthylènediamine hydratée; Theophyllinum et ethylenediaminum hydricum.

Аминофиллина Гидрат

$(C_7H_8N_4O_2)_2,C_2H_4(NH_2)_2,2H_2O$ = 456.5.

CAS — 49746-06-7; 5897-66-5 (aminophylline dihydrate); 76970-41-7 (aminophylline monohydrate).

ATC — R03DA05.

ATC Vet — QR03DA05.

UNII — C229N9DX94 (aminophylline dihydrate); Y7E0LU9ZMS (aminophylline monohydrate).

Pharmacopoeias. In *Chin.*, *Eur.* (see p.vii), *Jpn*, *US*, and *Viet.* Some pharmacopoeias include anhydrous and hydrated aminophylline in one monograph. Some pharmacopoeias do not specify the hydration state.

Ph. Eur. 6. 8（Theophylline-ethylenediamine Hydrate；Aminophylline Hydrate BP 2010） 包含 84.0%～87.4%的无水茶碱和 13.5%～15.0%的无水乙二胺。一种白色或微淡黄色的粉末，有时为颗粒。易溶于水（溶液通过吸收二氧化碳变得浑浊）；几乎不溶于无水乙醇。贮藏于不透气的密闭容器中。避光。

USP 33（Aminophylline） 无水或至多含有 2 分子结晶水。无水茶碱的含量为 84.0%～87.4%。包括白色或者微淡黄色的颗粒或粉末，有轻微的氨臭。暴露于空气中会逐渐损失乙二胺，并吸收二氧化碳析出茶碱。1g 溶于 25ml 水中可得到澄清的溶液；1g 溶于 5ml 水中有结晶析出，但是当加入少量的乙二胺会再溶解；不溶于乙醇和乙醚。石蕊试液中呈碱性。贮藏于密闭容器中。

配伍禁忌 氨茶碱溶液不应接触金属。

氨茶碱的溶液是碱性的，如果 pH 值降到 8 以下，会析出茶碱的结晶[1]。已知在碱性溶液中不稳定，或者会降低 pH 值到临界值以下的药物，不应与氨茶碱混合。

1. Edward M. pH—an important factor in the compatibility of additives in intravenous therapy. *Am J Hosp Pharm* 1967; **24:** 440–9.

不良反应、处置和注意事项

参见茶碱（第1103页）。有与乙二胺相关的超敏反应。

卟啉病 卟啉病患者使用氨茶碱是不安全的，因为在动物或体外实验显示可生成生卟啉。

药物相互作用

参见茶碱（第1104页）。

药动学

氨茶碱是一种茶碱和乙二胺的合成物，在体内容易释放茶碱。茶碱的药动学详述见第1107页。

健康受试者的研究显示，口服或静脉注射给药后，乙二胺对茶碱的药动学无影响[1,2]。

1. Aslaksen A, *et al.* Comparative pharmacokinetics of theophylline and aminophylline in man. *Br J Clin Pharmacol* 1981; **11:** 269–73.
2. Caldwell J, *et al.* Theophylline pharmacokinetics after intravenous infusion with ethylenediamine or sodium glycinate. *Br J Clin Pharmacol* 1986; **22:** 351–5.

用途和用法

氨茶碱有茶碱的用途和用法（见第1108页），并可作为支气管舒张药用于治疗哮喘（第1072页）和慢性阻塞性肺疾病（第1075页）。氨茶碱也用于缓解新生儿呼吸暂停（第1081页）。以前用于辅助治疗心力衰竭，并

偶尔用于同时患有呼吸道阻塞疾病的患者。当在水中需要更大的溶解度时，相比茶碱通常首选氨茶碱，尤其在静脉注射制剂。

氨茶碱可以是无水的形式或作为水合物，并且药物可以任一形式表达；1.09mg 水合氨茶碱约相当于 1mg 氨茶碱。USP 33 指定，氨茶碱制剂应标明其中无水茶碱的含量。1mg 氨茶碱以及 1.09mg 水合氨茶碱。相当于约 0.86mg 茶碱。关于对茶碱药动学的影响有几项因素，包括年龄、吸烟、疾病、饮食和药物相互作用。氨茶碱的剂量应实行个体化和血清茶碱浓度监测（参见**茶碱的用途和用法**，第1108页）。

治疗**急性重症支气管痉挛**时，氨茶碱可由静脉慢速注射或输注。为减少不良反应，氨茶碱静脉注射的速度不应超过 25mg/min。在没有接受氨茶碱、茶碱或其他包含黄嘌呤药物的成年患者，依据标准体重（去脂）的负荷剂量为 5mg/kg，或者 250～500mg 的氨茶碱静脉慢速注射或输注历时 20～30min，并维持每小时 500μg/kg 的输注剂量。老年患者和那些肺源性心脏病、心力衰竭或肝病患者可能需要减少维持剂量；吸烟者通常需要更高的维持剂量。除非患者的情况恶化，负荷剂量并非必要。

静脉注射用氨茶碱最好避免已接受茶碱、氨茶碱或其他包含黄嘌呤的药物治疗的患者使用，如有需要，应首先评价血清茶碱浓度。初期负荷剂量应以此为基础计算，每 600μg/kg 的氨茶碱（相当于约 500μg/kg 的茶碱）可增加 1μg/ml 的血清茶碱浓度。

对于治疗**慢性支气管痉挛**，可口服调释制剂的氨茶碱。常用量为氨茶碱水合物 225～450mg，每日 2 次。治疗应从低剂量开始，并适当增加。如果患者改用另一种调释制剂，重新调整剂量是必需的，因为氨茶碱调释制剂的生物利用度可能不同。

氨茶碱在儿童的用量见下文**儿童用法**。

氨茶碱肌内注射可引起强烈的局部疼痛，所以不推荐肌内注射。

氨茶碱的盐酸盐也已使用。

用法 *直肠给药* 氨茶碱栓的吸收不稳定，且这种药物剂型与毒性有关，因此需警告不应使用栓剂，特别是儿童。在英国，栓剂不再是轻易可得的，一家医院希望通过直肠途径治疗早产儿呼吸暂停（参见**新生儿呼吸暂停**，第1081页），通过特别的处方配制直肠凝胶达到血浆茶碱治疗浓度[1]。

1. Cooney S, *et al.* Rectal aminophylline gel in treatment of apnoea in premature newborn babies. *Lancet* 1991; **337:** 1351.

儿童用法 在**急性重度支气管痉挛**的儿童可缓慢静注或静滴给予氨茶碱进行治疗。应依据标准体重或去脂体重计算剂量。在没有接受氨茶碱、茶碱或其他含黄嘌呤类药物的儿童，英国注册药品信息推荐负荷剂量为 5mg/kg，缓慢静注或静滴，时间要持续 20～30min。初始维持剂量的应用范围：

- 6 个月以上到 10 岁：每小时 1mg/kg；
- 10～16 岁：每小时 800μg/kg；

虽然英国注册药品信息没有写明 6 个月以下儿童用药，但 *BNFC 2010/11* 允许 1 个月以上的儿童每小时静滴 1mg/kg。12～18 岁的儿童可以每小时给药 500～700μg/kg。茶碱的血药浓度应进行监测以指导进一步调整剂量。

对于已经接受了茶碱、氨茶碱或其他含黄嘌呤类药物的儿童，不应再常规静脉给氨茶碱，除非茶碱血药浓度能够指导给药剂量。负荷剂量依据去脂体重计算，预期氨茶碱给药每增加 600μg/kg，茶碱血药浓度增加 1μg/ml。

口服调释制剂用于体重超过 40kg 的儿童以治疗长期**慢性支气管痉挛**。如果儿童之前未服用黄嘌呤类药物，初始剂量为 225mg，每日 2 次，根据茶碱血药浓度 1 周后增加为 450mg，每日 2 次。不同的调释制剂不可以互换。

氨茶碱也可用于**新生儿呼吸暂停**（第1081页）。虽然英国注册药品信息没有写明 6 个月以下儿童用药，但 *BNFC 2010/11* 推荐初始剂量为 6mg/kg，静注时间应超过 20min。接下来每 12h 2.5mg/kg，如果有必要可增至每 12h 3.5 mg/kg。新生儿呼吸暂停时茶碱的最佳血药浓度为 8～12mg/L。更多关于新生儿茶碱的用量信息，见**婴儿用法**（第1109页）。

心律失常 氨茶碱在缓慢性心律失常的使用，见**茶碱**项下（第1109页）。

勃起功能障碍 用含氨茶碱、硝酸异山梨酯和双氢麦角碱甲磺酸盐的软膏治疗勃起功能障碍的参考文献，参见**硝酸甘油**项下，第1250页。

甲氨蝶呤神经毒性 氨茶碱或茶碱用于缓解甲氨蝶呤的急性神经毒性的参考文献，参见**不良反应的处置**项下**其他药物**，第715页。

运动神经疾病 一项在 25 例肌萎缩侧索硬化症（第2321页）患者中的研究[1]发现氨茶碱能改善呼吸肌的耐受性，增加骨骼肌的握紧力度，可能在此类患者中有一些潜在的治疗作用。

1. Berto MC, *et al.* Acute action of aminophylline in patients with amyotrophic lateral sclerosis. *Acta Neurol Scand* 2007; **115:** 301–5.

减少身体脂肪 氨茶碱美容霜因其可能具有消除腿部脂肪（"蜂窝组织"）的作用[1]。但人们担心会提高局部敏感性[2]。氨茶碱美容霜在一些国家禁止使用。

1. Dickinson BI, Gora-Harper ML. Aminophylline for cellulite removal. *Ann Pharmacother* 1996; **30:** 292–3.
2. Simon PA. Comment: aminophylline-containing cream. *Ann Pharmacother* 1996; **30:** 1341.

肾绞痛 氨茶碱潜在的价值正被研究[1]用于肾绞痛相关疼痛的辅助治疗（第6页）。

1. Djaladat H, *et al.* The effect of aminophylline on renal colic: a randomized double blind controlled trial. *South Med J* 2007; **100:** 1081–4.

制剂

BP 2010: Aminophylline Injection; Aminophylline Tablets; Prolonged-release Aminophylline Tablets;
USP 33: Aminophylline Delayed-release Tablets; Aminophylline Injection; Aminophylline Oral Solution; Aminophylline Rectal Solution; Aminophylline Suppositories; Aminophylline Tablets.

专利制剂

Arg.: Cardirenal†; Fadafilina; Larjanfilina; ***Braz.:*** Aminoima; Aminoliv; Asmafin†; Asmapen; Asmodrin; Asmoquinol; Minoton; Pulmodilat; Unifilin†; ***Canad.:*** Phyllocontin; ***Chile:*** Cardiomin; ***Cz.:*** Pharophyllin†; Syntophyllin; ***Denm.:*** Teofylamin; ***Fin.:*** Aminocont; ***Ger.:*** Phyllotemp†; ***Gr.:*** Euphyllin; Phyllotemp; ***Hung.:*** Diaphyllin; ***Indon.:*** Phyllocontin; ***Irl.:*** Phyllocontin; ***Ital.:*** Aminomal; Tefamin; ***Jpn:*** Neophyllin; ***Mex.:*** Amofilin; Drafilyn-Z; ***Philipp.:*** Theofil; ***Port.:*** Filotempo; ***S.Afr.:*** Peterphyllin†; Phyllocontin; ***Spain:*** Eufilina; ***Swed.:*** Teofyllamin; ***Switz.:*** Escophylline†; Phyllotemp†; ***Thai.:*** Aminio; Asmalia†; Fileen†; ***Turk.:*** Aminocardol; Asmafilin; Carena; Filinsel; ***UK:*** Amnivent†; Phyllocontin; ***USA:*** Truphylline†; ***Venez.:*** Broncophilina.

多组分制剂 ***Austria:*** Asthma-Hilfe†; Limptar†; Myocardon†; ***Braz.:*** Alergo Filinal; Alergotox Expectorante†; Alergotox†; Dispneitrat; ***Hong Kong:*** Amiton; Asmeton; ***Mex.:*** Isobutil†; Paliatil; ***Port.:*** Anti-Asmatico†; ***S.Afr.:*** Diphenamill†; Genasma; Lotussin Expectorant†; Natrophylline Compound†; Repasma†; ***Thai.:*** Asmeton†; ***USA:*** Emergent-Ez; ***Venez.:*** Fedratal†.

Amlexanox（*BAN*，*USAN*，*rINN*）氨来呫诺

AA-673; Amlexanoxo; Amlexanoxum; Amoxanox; CHX-3673. 2-Amino-7-isopropyl-5-oxo-5*H*-[1]benzopyrano[2,3-*b*]pyridine-3-carboxylic acid.

Амлексанокс

$C_{16}H_{14}N_2O_4$ = 298.3.
CAS — 68302-57-8.
ATC — A01AD07; R03DX01.
ATC Vet — QA01AD07; QR03DX01.
UNII — BRL1C2459K.

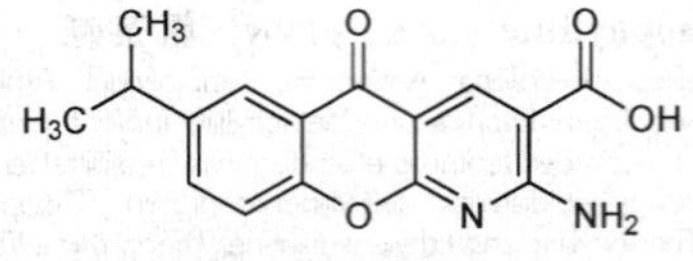

注：名称 Elics 已作为氨来呫诺的商品名。

Pharmacopoeias. In *Jpn.*

简介

氨来呫诺类似于色甘酸钠（第1099页），有稳定肥大细胞的作用，也是一种白三烯抑制药。经口服给药可用于治疗哮喘（第1072页）和过敏性鼻炎（第537页）；建议剂量为 25～50mg，每日 3 次。氨来呫诺也可以作为定量鼻腔喷雾剂用于过敏性鼻炎，还可作为 0.25% 滴眼用于过敏性结膜炎。

氨来呫诺也可以作为 5% 的口服糊剂，每日 4 次用于治疗口腔溃疡（参见**口腔溃疡**，第1622页）。其他包括 2mg 的口腔局部释放氨来呫诺生物降解物的剂型。

1. Khandwala A, *et al.* 5% amlexanox oral paste, a new treatment for recurrent minor aphthous ulcers: I. Clinical demonstration of acceleration of healing and resolution of pain. *Oral Surg Oral Med Oral Pathol Oral Radiol Endod* 1997; **83:** 222–30.
2. Khandwala A, *et al.* 5% amlexanox oral paste, a new treatment for recurrent minor aphthous ulcers: II. Pharmacokinetics and demonstration of clinical safety. *Oral Surg Oral Med Oral Pathol Oral Radiol Endod* 1997; **83:** 231–8.
3. Bell J. Amlexanox for the treatment of recurrent aphthous ulcers. *Clin Drug Investig* 2005; **25:** 555–66.
4. Murray B, *et al.* The efficacy of amlexanox OraDisc on the prevention of recurrent minor aphthous ulceration. *J Oral Pathol Med* 2006; **35:** 117–22.
5. Liu J, *et al.* An evaluation on the efficacy and safety of amlexanox oral adhesive tablets in the treatment of recurrent minor aphthous ulceration in a Chinese cohort: a randomized, double-blind, vehicle-controlled, unparallel multicenter clinical trial. *Oral Surg Oral Med Oral Pathol Oral Radiol Endod* 2006; **102:** 475–81.
6. Meng W, *et al.* A clinical evaluation of amlexanox oral adhesive pellicles in the treatment of recurrent aphthous stomatitis and comparison with amlexanox oral tablets: a randomized, placebo controlled, blinded, multicenter clinical trial. *Trials* 2009; **10:** 30.

制剂

专利制剂

Fin.: Aftasol; ***Jpn:*** Solfa; ***Neth.:*** Miraftil; ***Port.:*** Aftaid; ***USA:*** Aphthasol.

Arformoterol Tartrate（*USAN*，*rINNM*）⊗酒石酸阿福特罗

Arformotérol, Tartrate d'; Arformoteroli Tartras; *R,R*-Formoterol Tartrate; Tartrato de arformoterol. (-)-*N*-[2-Hydroxy-5-((1*R*)-1-hydroxy-2-{[(1*R*)-2-(4-methoxyphenyl)-1-methylethyl]amino}ethyl)phenyl]formamide hydrogen (2*R*,3*R*)-2,3-dihydroxybutanedioate.

Арформотерола Тартрат

$C_{19}H_{24}N_2O_4,C_4H_6O_6$ = 494.5.
CAS — 67346-49-0 (arformoterol); 200815-49-2 (arformoterol tartrate).
UNII — 5P8VJ2I235.

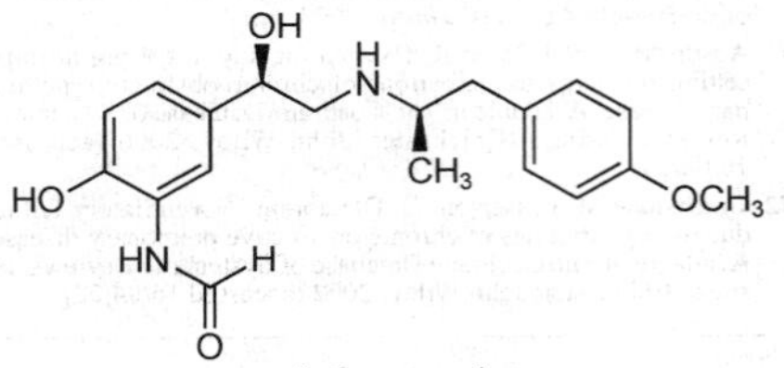

(arformoterol)

简介

阿福特罗是 β_2 肾上腺素受体激动药福莫特罗（第1085页）的 *R*，*R* 型-对映异构体，两者具有相似的性质。阿福特罗是一种长效选择性 β_2 受体激动药，在慢性阻塞性肺疾病（第1075页）治疗中用作支气管舒张药。它以酒石酸盐的形式给药，但描述剂量时以碱基为单位，22mg 酒石酸阿福特罗相当于 15mg 阿福特罗。作为喷雾溶液给药，阿福特罗通常吸入剂量为每 12h 15mg。

1. Lötvall J, *et al.* The effect of formoterol over 24 h in patients with asthma: the role of enantiomers. *Pulm Pharmacol Ther* 2005; **18:** 109–13.
2. Anonymous. Arformoterol (Brovana) for COPD. *Med Lett Drugs Ther* 2007; **49:** 53–5.
3. Baumgartner RA, *et al.* Nebulized arformoterol in patients with COPD: a 12-week, multicenter, randomized, double-blind, double-dummy, placebo- and active-controlled trial. *Clin Ther* 2007; **29:** 261–78.
4. Matera MG, Cazzola M. Ultra-long-acting β_2-adrenoceptor agonists: an emerging therapeutic option for asthma and COPD? *Drugs* 2007; **67:** 503–15.
5. King P. Role of arformoterol in the management of COPD. *Int J Chron Obstruct Pulmon Dis* 2008; **3:** 385–91.
6. Donohue JF, *et al.* Arformoterol and salmeterol in the treatment of chronic obstructive pulmonary disease: a one year evaluation of safety and tolerance. *Ther Adv Respir Dis* 2008; **2:** 37–48.
7. Madaan A. Arformoterol tartrate in the treatment of bronchoconstriction in patients with chronic obstructive pulmonary disease. *Drugs Today* 2009; **45:** 3–9.
8. Panettieri RA, *et al.* Comparison of the efficacy and safety of arformoterol 15μg twice daily and arformoterol 30μg once daily in COPD: a single-dose, multicenter, randomized, modified-blind, two-way crossover study. *Clin Ther* 2009; **31:** 1716–23.
9. Hanania NA, *et al.* The safety and efficacy of arformoterol and formoterol in COPD. *COPD* 2010; **7:** 17–31.
10. Cazzola M, *et al.* Arformoterol tartrate in the treatment of COPD. *Expert Rev Respir Med* 2010; **4:** 155–62.

制剂

专利制剂

USA: Brovana.

Bambuterol Hydrochloride（*BANM*，*rINNM*）⊗盐酸班布特罗

Bambutérol, chlorhydrate de; Bambuterol-hidroklorid; Bambuterol-hydrochlorid; Bambuterolhydroklorid; Bambuteroli hydrochloridum; Bambuterolihydrokloridi; Bambuterolio hidrochloridas; Hidrocloruro de bambuterol; KWD-2183. (*RS*)-5-(2-*tert*-Butylamino-1-hydroxyethyl)-*m*-phenylene bis(dimethylcarbamate) hydrochloride.

Бамбутерола Гидрохлорид

$C_{18}H_{29}N_3O_5$,HCl = 403.9.

CAS — 81732-65-2 (bambuterol); 81732-46-9 (bambuterol monohydrochloride).

ATC — R03CC12.

ATC Vet — QR03CC12.

UNII — 786Q84QZ3F.

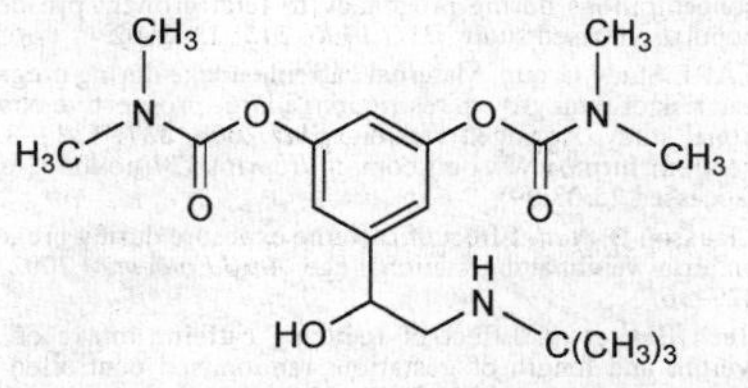

(bambuterol)

Pharmacopoeias. In *Eur.* (see p.vii).

Ph. Eur. 6. 8 (Bambuterol Hydrochloride) 白色或类白色晶体粉末。具有多晶型。易溶于水；溶于乙醇。

不良反应和注意事项

参见沙丁胺醇，第1095页。肝损伤患者不推荐使用班布特罗，因为其体内代谢作用不可预知。对于肾损伤的患者，应减小其剂量（见下文）。班布特罗不适于缓解急性支气管痉挛和不稳定型呼吸系统疾病患者的治疗。

对心脏的影响 对处方事件的监测研究发现老年患者服用班布特罗后有非致命性心力衰竭的危险，特别是在治疗的第1个月[1]。也参见沙丁胺醇项下，第1095页。

1. Martin RM, *et al.* Risk of non-fatal cardiac failure and ischaemic heart disease with long acting $β_2$ agonists. *Thorax* 1998; **53:** 558–62.

药物相互作用

参见沙丁胺醇，第1096页，班布特罗抑制血浆中胆碱酯酶的活性并能延长氯琥珀胆碱类药物的作用，这类药物可被胆碱酯酶灭活（见氯琥珀胆碱项下的拟交感神经药，第1820页）。

药动学

口服班布特罗后，约20%由胃肠道吸收。在体内被慢慢代谢为活性代谢物——特布他林，口服班布特罗片后4～7h达到特布他林的峰浓度。由于班布特罗较慢的代谢速率延长了其在体内的作用时间，至少为24h。班布特罗水解由血浆中胆碱酯酶催化，然而班布特罗也能抑制血浆胆碱酶酯酶活性，因此部分地抑制了自身代谢。特布他林的代谢和排泄见第1101页。

1. Sitar DS. Clinical pharmacokinetics of bambuterol. *Clin Pharmacokinet* 1996; **31:** 246–56.
2. Nyberg L, *et al.* Pharmacokinetics of bambuterol in healthy subjects. *Br J Clin Pharmacol* 1998; **45:** 471–8.
3. Bang U, *et al.* Pharmacokinetics of bambuterol in subjects homozygous for the atypical gene for plasma cholinesterase. *Br J Clin Pharmacol* 1998; **45:** 479–84.
4. Ahlström H, *et al.* Pharmacokinetics of bambuterol during oral administration to asthmatic children. *Br J Clin Pharmacol* 1999; **48:** 299–308.
5. Rosenborg J, *et al.* Pharmacokinetics of bambuterol during oral administration of plain tablets and solution to healthy adults. *Br J Clin Pharmacol* 2000; **49:** 199–206.

用途和用法

班布特罗是特布他林的无活性前体药物（第1101页），是一种直接作用的拟交感神经药，具有β-肾上腺素能活性，并选择性作用于$β_2$受体（$β_2$受体激动药），与沙丁胺醇有类似的作用（第1096页），但它能大程度地延长作用时间（至少24h）。盐酸班布特罗作为一种长效支气管舒张药，用于持久可逆的气道阻塞疾病，如哮喘（第1072页）。常用量为10～20mg，睡前口服，每日1次。肾损伤者需减量（见下文）。

在肾损伤中的用法 注册药品信息推荐盐酸班布特罗对肾损伤者（肾小球滤过率小于50ml/min）的起始剂量减半。以后的剂量依据对药物的反应进行调整。

哮喘 参考文献如下。

1. Fugleholm AM, *et al.* Therapeutic equivalence between bambuterol, 10 mg once daily, and terbutaline controlled release, 5 mg twice daily, in mild to moderate asthma. *Eur Respir J* 1993; **6:** 1474–8.
2. Gunn SD, *et al.* Comparison of the efficacy, tolerability and patient acceptability of once-daily bambuterol tablets against twice-daily controlled release salbutamol in nocturnal asthma. *Eur J Clin Pharmacol* 1995; **48:** 23–8.
3. Zarkovic JP, *et al.* The Bambuterol Multicentre Study Group. One-year safety study with bambuterol once daily and terbutaline three times daily in 2-12-year-old children with asthma. *Pediatr Pulmonol* 2000; **29:** 424–9.

制剂

专利制剂

Austria: Bambec; ***Braz.:*** Bambec; ***Cz.:*** Bambec†; ***Denm.:*** Bambec; ***Fr.:*** Oxeol; ***Ger.:*** Bambec; ***Hong Kong:*** Bambec†; ***Hung.:*** Bambec†; ***India:*** Bambudil; ***Ital.:*** Bambec†; ***Malaysia:*** Bambec†; ***Norw.:*** Bambec; ***NZ:*** Bambec; ***Philipp.:*** Bambec; Pulmitac; ***Singapore:*** Bambec; ***Spain:*** Bambec; ***Swed.:*** Bambec; ***Thai.:*** Bambec; ***UK:*** Bambec.

多组分制剂 ***India:*** Montair Plus.

Bamifylline Hydrochloride（*BANM*，*USAN*，*rINNM*）盐酸巴米茶碱

AC-3810; Bamifylline, Chlorhydrate de; Bamifyllini Hydrochloridum; BAX-2739Z; 8102-CB; CB-8102; Hidrocloruro de bamifilina. 8-Benzyl-7-[2-(*N*-ethyl-*N*-2-hydroxyethylamino)ethyl]theophylline hydrochloride.

Бамифиллина Гидрохлорид

$C_{20}H_{27}N_5O_3$,HCl = 421.9.

CAS — 2016-63-9 (bamifylline); 20684-06-4 (bamifylline hydrochloride).

ATC — R03DA08.

ATC Vet — QR03DA08.

UNII — 66466QLM35.

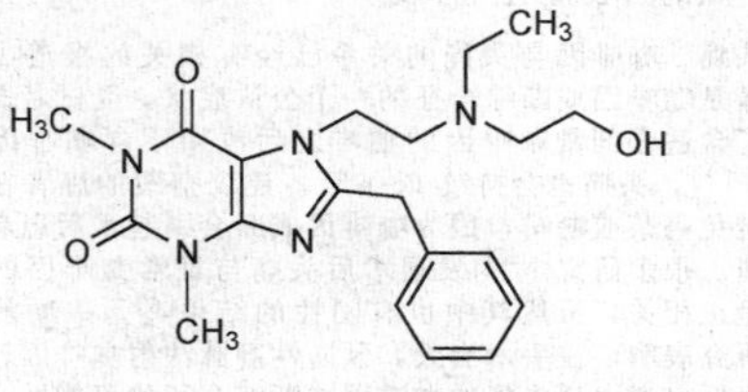

(bamifylline)

简介

盐酸巴米茶碱是一种茶碱衍生物，见第1102页，作为支气管舒张药，用于可逆性气道阻塞。在体内不转化为茶碱。通常口服剂量为每日600mg或900mg，分2次或3次服用。亦可做成栓剂直肠给药，亦可缓慢静脉输注。

制剂

专利制剂

Belg.: Trentadil†; ***Braz.:*** Bamifix; ***Fr.:*** Trentadil; ***Ital.:*** Bamifix; Bamixol†; Briofil.

Bitolterol Mesilate（*BANM*，*rINNM*）⊗甲磺酸比托特罗

Bitoltérol, Mésilate de; Bitolterol Mesylate (*USAN*); Bitolteroli Mesilas; Mesilato de bitolterol; Win-32784. 4-[2-(*tert*-Butylamino)-1-hydroxyethyl]-o-phenylene di-*p*-toluate methanesulphonate.

Битолтерола Мезилат

$C_{28}H_{31}NO_5$,CH_4O_3S = 557.7.

CAS — 30392-40-6 (bitolterol); 30392-41-7 (bitolterol mesilate).

ATC — R03AC17.

ATC Vet — QR03AC17.

UNII — 4E53T3611U.

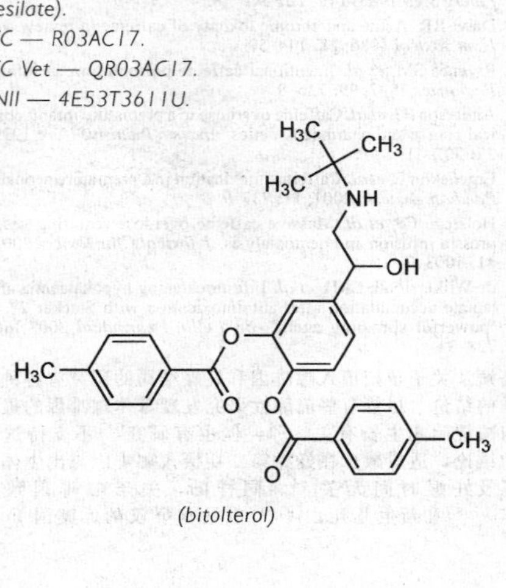

(bitolterol)

简介

比托特罗是一种无活性的前体药物，体内水解为可尔特罗，直接作用于拟交感神经，主要具有β-肾上腺素能活性，对$β_2$受体有选择性作用（$β_2$受体激动药）。与沙丁胺醇有类似的作用（第1094页）。比托特罗作为一种支气管舒张药，主要用于治疗可逆性气道阻塞，如哮喘（第1072页），或用于患有慢性阻塞性肺疾病的患者（第1075页），吸入后可迅速舒张支气管（2～4min），作用维持时间为5h或更长时间。

制剂

专利制剂

USA: Tornalate†.

Bufylline（*BAN*）安布茶碱

Ambuphylline (*USAN*); Bufilina; Theophylline-aminoisobutanol. 2-Amino-2-methylpropan-1-ol theophyllinate.

Буфиллин

$C_{11}H_{19}N_5O_3$ = 269.3.

CAS — 5634-34-4.

ATC — R03DA10.

ATC Vet — QR03DA10.

UNII — VOU5V0B772.

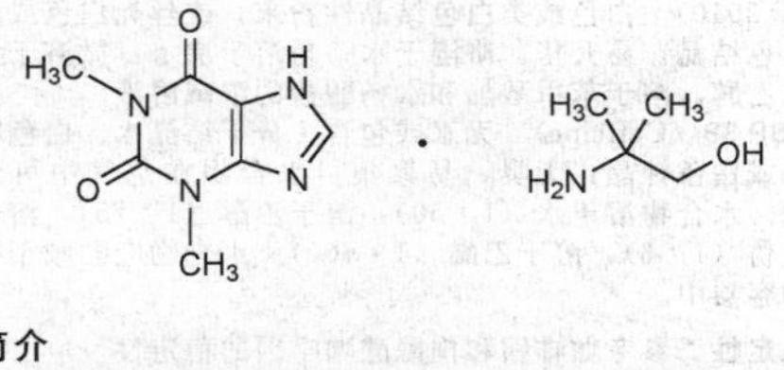

简介

安布茶碱是一种茶碱类衍生物（第1102页），具有支气管舒张作用，作为是镇咳药和其他呼吸道疾病的制剂组分。也有应用其乙碘化合物。

制剂

多组分制剂 ***Braz.:*** Broncolex†; EMS Expectorante; Revenil; Revenil Dospan; Revenil Expectorante; ***S.Afr.:*** Nethaprin Dospan; Nethaprin Expectorant†.

Caffeine（*BAN*）咖啡因

Anhydrous Caffeine; Cafeína; Cafeína anhidra; Caféine; Coffeinum; Guaranina; Guaranine; Kofeiini; Kofein; Kofeina; Kofeinas; Koffein; Methyltheobromine; Metilteobromina; Teína; Théine. 1,3,7-Trimethylpurine-2,6(3*H*,1*H*)-dione; 1,3,7-Trimethylxanthine; 7-Methyltheophylline.

Кофеин

$C_8H_{10}N_4O_2$ = 194.2.

CAS — 58-08-2.

ATC — N06BC01.

ATC Vet — QN06BC01.

UNII — 3G6A5W338E.

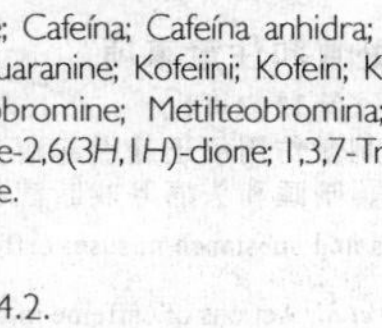

注：咖啡因的复方制剂可有下列名称表示。

- Co-bucafAPAP(*PEN*)——布他比妥，扑热息痛，咖啡因。

Pharmacopoeias. In *Eur.* (see p.vii), *Int.*, *Jpn*, *US*, and *Viet.* Some pharmacopoeias include caffeine and caffeine hydrate under one monograph.

Ph. Eur. 6. 8 (Caffeine) 白色或类白色结晶性粉末，或丝光白色或类白色结晶。易升华。略溶于水；易溶于沸水；微溶于无水乙醇。溶于苯甲酸酯和水杨酸盐的浓碱溶液。

USP 33 (Caffeine) 无水或包含1分子结晶水。白色粉末或白色针晶，无臭，易聚集。水合物在空气中可风

化。水合物溶于水（1：50），溶于乙醇（1：75），溶于氯仿（1：6），溶于乙醚（1：600）。水合物应贮藏于密闭容器中。

Caffeine Citrate（*BANM*）枸橼酸咖啡因

Cafeína, citrato de; Citrated Caffeine; Coffeinum Citricum.

Кофеина Цитрат

$C_8H_{10}N_4O_2,C_6H_8O_7$ = 386.3.

CAS — 69-22-7.

ATC — N06BC01.

ATC Vet — QN06BC01.

UNII — U26EO4675Q.

Caffeine Hydrate（*BANM*）咖啡因水合物

Cafeína monohidrato; Caféine monohydratée; Caffeine Monohydrate; Coffeinum monohydricum; Kofeiinimonohydraatti; Kofein monohydrát; Kofeinas monohidratas; Koffein-monohidrát; Koffeinmonohydrat.

Кофеин Моногидрат

$C_8H_{10}N_4O_2,H_2O$ = 212.2.

CAS — 5743-12-4.

ATC — N06BC01.

ATC Vet — QN06BC01.

UNII — 9T65I06326.

Pharmacopoeias. In *Chin., Eur.* (see p.vii), *Int., Jpn, US,* and *Viet.* Some pharmacopoeias include caffeine and caffeine hydrate under one monograph.

Ph. Eur. 6. 8（Caffeine Monohydrate; Caffeine Hydrate BP 2010） 白色或类白色结晶性粉末，或丝光白色或类白色结晶。易升华。略溶于水；易溶于沸水；微溶于无水乙醇。溶于苯甲酸酯和水杨酸盐的浓碱溶液。

USP 33（Caffeine） 无水或包含1分子结晶水。白色粉末或白色针晶，无臭，易聚集。水合物在空气中可风化。水合物溶于水（1：50），溶于乙醇（1：75），溶于氯仿（1：6），溶于乙醚（1：600）。水合物应贮藏于密闭容器中。

稳定性 参考咖啡因和枸橼酸咖啡因的稳定性。

1. Eisenberg MG, Kang N. Stability of citrated caffeine solutions for injectable and enteral use. *Am J Hosp Pharm* 1984; **41:** 2405–6.
2. Nahata MC, *et al.* Stability of caffeine injection in intravenous admixtures and parenteral nutrition solutions. *DICP Ann Pharmacother* 1989; **23:** 466–7.
3. Hopkin C, *et al.* Stability study of caffeine citrate. *Br J Pharm Pract* 1990; **12:** 133.
4. Donnelly RF, Tirona RG. Stability of citrated caffeine injectable solution in glass vials. *Am J Hosp Pharm* 1994; **51:** 512–14.
5. Fraser BD. Stability of caffeine citrate injection in polypropylene syringes at room temperature. *Am J Health-Syst Pharm* 1997; **54:** 1106, 1108.

不良反应、处置和注意事项

参见茶碱（第1103页）。

咖啡因的刺激作用可迅速引起耐受，突然停药可引起兴奋、焦躁、嗜睡和头痛等戒断症状。

1. Wills S. Drugs and substance misuse: caffeine. *Pharm J* 1994; **252:** 822–4.
2. Fredholm BB, *et al.* Actions of caffeine in the brain with special reference to factors that contribute to its widespread use. *Pharmacol Rev* 1999; **51:** 83–133.

哺乳 对于咖啡因吸收进入母乳的情况进行研究，咖啡因口服剂量为35～336mg，体内血浆浓度高峰为2.4～4.7μg/ml，唾液峰浓度为1.2～9.2μg/ml，母乳峰浓度为1.4～7.2μg/ml，在此浓度下母乳喂养婴儿每天可吸收咖啡因1.3～3.1mg，虽然不会有危险，但已有报道可出现兴奋和睡眠差的情况[1～4]。

American Academy of Pediatrics[5]认为咖啡因在婴儿体内消除缓慢，可能会在体内蓄积，婴儿经母乳摄入咖啡因后呈现兴奋和睡眠差可能与此有关。然而，服用适量咖啡因饮料（每日2～3杯）没有此效应，通常咖啡因与母乳喂养是相容的。

1. Tyrala EE, Dodson WE. Caffeine secretion into breast milk. *Arch Dis Child* 1979; **54:** 787–800.
2. Hildebrandt R, *et al.* Transfer of caffeine to breast milk. *Br J Clin Pharmacol* 1983; **15:** 612P.
3. Sagraves R, *et al.* Pharmacokinetics of caffeine in human breast milk after a single oral dose of caffeine. *Drug Intell Clin Pharm* 1984; **18:** 507.
4. Berlin CM, *et al.* Disposition of dietary caffeine in milk, saliva, and plasma of lactating women. *Pediatrics* 1984; **73:** 59–63.
5. American Academy of Pediatrics. The transfer of drugs and other chemicals into human milk. *Pediatrics* 2001; **108:** 776–89. [Retired May 2010] Correction. *ibid.*; 1029. Also available at: http://aappolicy.aappublications.org/cgi/content/full/pediatrics%3b108/3/776 (accessed 19/03/08)

对心血管系统的影响 咖啡因摄入增加与日间血压升高相关[1]。一项在82名身体健康、血压正常的青少年中的研究显示，咖啡因可能是促成年轻人原发性高血压的因素之一。

预防和治疗新生儿呼吸暂停（第1081页）时，作为负荷剂量的高剂量咖啡因（25mg/kg）可导致早产儿显著的大脑及肠内血流速度的降低[2]，左心室输出量、血压和心率未显示变化。作者将对血流速度的影响归因于血管收缩，并且建议较低的咖啡因负荷剂量，几小时后重复给药。一项后来的也是在早产儿中进行的研究，检验了分次给药以达咖啡因负荷剂量的效应（12.5mg/kg，4h后重复一次），研究发现第二次给药后大脑血流速度降低，肠内血流速度及左心室输出量维持不变[3]。作者推断20%的大脑血流速度的减少对于大脑氧供应充足的婴儿可能影响不大，但是婴儿应对血管舒张引起的低氧血症的能力可能会受到影响。

含咖啡因饮料对心血管危险因素影响的讨论，见第2362页。

1. Savoca MR, *et al.* Association of ambulatory blood pressure and dietary caffeine in adolescents. *Am J Hypertens* 2005; **18:** 116–20.
2. Hoecker C, *et al.* Caffeine impairs cerebral and intestinal blood flow velocity in preterm infants. *Pediatrics* 2002; **109:** 784–7.
3. Hoecker C, *et al.* Effects of a divided high loading dose of caffeine on circulatory variables in preterm infants. *Arch Dis Child Fetal Neonatal Ed* 2006; **91:** F61–F64.

对心理功能的影响 有综述指出咖啡因对睡眠的影响包括可能造成睡眠障碍和日间嗜睡[1,2]。

1. James JE, Keane MA. Caffeine, sleep and wakefulness: implications of new understanding about withdrawal reversal. *Hum Psychopharmacol* 2007; **22:** 549–58.
2. Roehrs T, Roth T. Caffeine: sleep and daytime sleepiness. *Sleep Med Rev* 2008; **12:** 153–62.

头痛 咖啡因与头痛的关系已经有相关的报道[1]，头痛是咖啡因戒断综合征的一个公认症状，受试者即使喝了含适合剂量咖啡因的咖啡之后改用不含咖啡因的牌子[2]，头痛也会持续1～6天。建议空腹的患者在术前避免喝茶或咖啡，因为咖啡因戒断会引起术后患者的头痛。很多研究[3～5]发现术后头痛与日常咖啡因的摄取呈正相关，虽然其中也有阴性的结果[6]。一项前瞻性研究表明，在手术当天，预防性静脉注射咖啡因，可以降低患者术后头痛的咖啡因戒断综合征的可能性[7]。

在一项病例对照研究中[8]，研究饮食与药用咖啡因和每天慢性头痛（CDH）的关系，发现咖啡因是CDH发生的一种危险因素，与头痛的类型无关。有CDH的患者都与CDH起始阶段之前咖啡因的摄取有关，与当下咖啡因的摄取无关。

1. Shapiro RE. Caffeine and headaches. *Curr Pain Headache Rep* 2008; **12:** 311–5.
2. van Dusseldorp M, Katan MB. Headache caused by caffeine withdrawal among moderate coffee drinkers switched from ordinary to decaffeinated coffee: a 12 week double blind trial. *BMJ* 1990; **300:** 1558–9.
3. Galletly DC, *et al.* Does caffeine withdrawal contribute to postanaesthetic morbidity? *Lancet* 1989; **i:** 1335.
4. Weber JG, *et al.* Perioperative ingestion of caffeine and postoperative headache. *Mayo Clin Proc* 1993; **68:** 842–5.
5. Nikolajsen L, *et al.* Effect of previous frequency of headache, duration of fasting and caffeine abstinence on perioperative headache. *Br J Anaesth* 1994; **72:** 295–7.
6. Verhoeff FH, Millar JM. Does caffeine contribute to postoperative morbidity? *Lancet* 1990; **336:** 632.
7. Weber JG, *et al.* Prophylactic intravenous administration of caffeine and recovery after ambulatory surgical procedures. *Mayo Clin Proc* 1997; **72:** 621–6.
8. Scher AI, *et al.* Caffeine as a risk factor for chronic daily headache: a population-based study. *Neurology* 2004; **63:** 2022–7.

过量 咖啡因的毒性报道和综述如下。

1. Zimmerman PM, *et al.* Caffeine intoxication: a near fatality. *Ann Emerg Med* 1985; **14:** 1227–9.
2. Dalvi RR. Acute and chronic toxicity of caffeine: a review. *Vet Hum Toxicol* 1986; **28:** 144–50.
3. Rivenes SM, *et al.* Intentional caffeine poisoning in an infant. *Pediatrics* 1997; **99:** 736–8.
4. Anderson BJ, *et al.* Caffeine overdose in a premature infant: clinical course and pharmacokinetics. *Anaesth Intensive Care* 1999; **27:** 307–11.
5. Ergenekon E, *et al.* Caffeine intoxication in a premature neonate. *Paediatr Anaesth* 2001; **11:** 737–9.
6. Holstege CP, *et al.* Massive caffeine overdose requiring vasopressin infusion and hemodialysis. *J Toxicol Clin Toxicol* 2003; **41:** 1003–7.
7. de Wijkersklooth LRH, *et al.* Life-threatening hypokalaemia and lactate accumulation after autointoxication with Stacker 2®, a 'powerful slimming agent'. *Br J Clin Pharmacol* 2008; **66:** 728–31.

妊娠 关于孕妇摄入咖啡因和妊娠结局的研究有各种各样的结论。尽管有些前瞻性研究发现母体咖啡因的摄取与减缓胎儿生长有关[1,2]，但也有研究[3]不支持这样的结论，适量减少在妊娠第二期摄入咖啡因与出生体重以及妊娠时间无关[4]。同样的，关于咖啡因致流产[5～8]和新生儿死亡[9,10]也是有争议的。英国Food Standards Agency[11]一篇评价咖啡因对生殖影响的报道，得出的结论是孕妇咖啡因的摄取与新生儿生长受限率上升有关系。研究表明咖啡因每日摄取200mg，危险性会增加，低于这个剂量危险性是否增加没有确证。虽然进行了仔细研究，但是仍然没有确定的因果关系。虽然文献倾向于咖啡因摄取与流产有关，试验设计的局限使其不能够给出一个确切的结论，并且关于其他的不良反应（如早产和先天畸形）的数据都无法给出一个确切的结论。

1. Cook DG, *et al.* Relation of caffeine intake and blood caffeine concentrations during pregnancy to fetal growth: prospective population based study. *BMJ* 1996; **313:** 1358–62.
2. CARE Study Group. Maternal caffeine intake during pregnancy and risk of fetal growth restriction: a large prospective observational study. Abridged version: *BMJ* 2008; **337:** 1334–8. Full version: http://www.bmj.com/cgi/reprint/337/nov03_2/a2332 (accessed 25/08/09)
3. Clausson B, *et al.* Effect of caffeine exposure during pregnancy on birth weight and gestational age. *Am J Epidemiol* 2002; **155:** 429–36.
4. Bech BH, *et al.* Effect of reducing caffeine intake on birth weight and length of gestation: randomised controlled trial. Abridged version: *BMJ* 2007; **334:** 409. Full version: http://www.bmj.com/cgi/reprint/334/7590/409 (accessed 25/08/09)
5. Mills JL, *et al.* Moderate caffeine use and the risk of spontaneous abortion and intrauterine growth retardation. *JAMA* 1993; **269:** 593–7.
6. Klebanoff MA, *et al.* Maternal serum paraxanthine, a caffeine metabolite, and the risk of spontaneous abortion. *N Engl J Med* 1999; **341:** 1639–44.
7. Infante-Rivard C, *et al.* Fetal loss associated with caffeine intake before and during pregnancy. *JAMA* 1993; **270:** 2940–3.
8. Cnattingius S, *et al.* Caffeine intake and the risk of first-trimester spontaneous abortion. *N Engl J Med* 2000; **343:** 1839–45.
9. Ford RPK, *et al.* Heavy caffeine intake in pregnancy and sudden infant death syndrome. *Arch Dis Child* 1998; **78:** 9–13.
10. Alm B, *et al.* Caffeine and alcohol as risk factors for sudden infant death syndrome. *Arch Dis Child* 1999; **81:** 107–11.
11. Committee on Toxicity of Chemicals in Food, Consumer Products and the Environment. Statement on the reproductive effects of caffeine. Available at: http://cot.food.gov.uk/pdfs/cotstatementcaffeine200804.pdf (accessed 25/08/09)

药物相互作用

与茶碱类似（见第1104页），咖啡因大部分经肝代谢，被肝脏微粒体细胞色素P450的同工酶CYP1A2代谢，与很多其他药物和物质发生相互作用，使其代谢清除增强或减弱。

1. Carrillo JA, Benitez J. Clinically significant pharmacokinetic interactions between dietary caffeine and medications. *Clin Pharmacokinet* 2000; **39:** 127–53.

乙醇 8名健康受试者口服乙醇2.2ml/kg，经口摄入咖啡因150mg未见乙醇的中枢抵抗作用，相反出现协同作用，并延长其作用时间。通常在饮用完乙醇后为了清醒饮用咖啡，这是不被以上结果支持的[1]。另有研究[2]发现对乙醇中枢作用的拮抗作用是由咖啡因引起的，尽管醉酒的主观感觉没有好转。但是研究中咖啡因的剂量（400mg）是相当高的。

1. Osborne DJ, Rogers Y. Interactions of alcohol and caffeine on human reaction time. *Aviat Space Environ Med* 1983; **54:** 528–34.
2. Azcona O, *et al.* Evaluation of the central effects of alcohol and caffeine interaction. *Br J Clin Pharmacol* 1995; **40:** 393–400.

抗心律失常药 对7名健康受试者和5名心律失常患者的研究发现每日单剂量美西律分别200mg和600mg，可使咖啡因的消除减少30%～50%[1]。利多卡因、氟卡尼、妥卡尼对健康受试者体内咖啡因的消除没有影响[1]。

1. Joeres R, Richter E. Mexiletine and caffeine elimination. *N Engl J Med* 1987; **317:** 117.

抗菌药 据报道，当同时使用环丙沙星[1～3]、依诺沙星[2,3]和吡哌酸[2,3]时，体内咖啡因的消除半衰期延长，清除率降低。然而洛美沙星[4]、诺氟沙星和氧氟沙星[2,3]对这些参数有很小作用或没有作用。依诺沙星抑制咖啡因的消除的作用最强[2,3]。

1. Healy DP, *et al.* Interaction between oral ciprofloxacin and caffeine in normal volunteers. *Antimicrob Agents Chemother* 1989; **33:** 474–8.
2. Harder S, *et al.* Ciprofloxacin-caffeine: a drug interaction established using in vivo and in vitro investigations. *Am J Med* 1989; **87** (suppl 5A): 89–91S.
3. Barnett G, *et al.* Pharmacokinetic determination of relative potency of quinolone inhibition of caffeine disposition. *Eur J Clin Pharmacol* 1990; **39:** 63–9.
4. Healy DP, *et al.* Lack of interaction between lomefloxacin and caffeine in normal volunteers. *Antimicrob Agents Chemother* 1991; **35:** 660–4.

抗抑郁药 氟伏沙明可以显著减少咖啡因的清除率，并延长其半衰期[1]。临床上这一重要的相互作用是否与降低细胞色素P450同工酶CYP1A2的活性有关还不确定。

1. Culm-Merdek KE, *et al.* Fluvoxamine impairs single-dose caffeine clearance without altering caffeine pharmacodynamics. *Br J Clin Pharmacol* 2005; **60:** 486–93.

抗癫痫药 与健康人对照服用苯妥英的癫痫患者体内咖啡因的平均消除率增加，半衰期缩短，导致较低的血浆咖啡因浓度。用卡马西平或丙戊酸治疗时，对咖啡因[1]的药动学没有影响。

1. Wietholtz H, *et al.* Effects of phenytoin, carbamazepine, and valproic acid on caffeine metabolism. *Eur J Clin Pharmacol* 1989; **36:** 401–6.

抗真菌药 对健康受试者单次给药的研究发现，静脉给予咖啡因 3mg/kg，口服特比萘芬 500mg 可降低咖啡因的清除率和增加咖啡因的消除半衰期[1]。口服酮康唑 400mg 并不显著延长咖啡因的消除时间。

1. Wahlländer A, Paumgartner G. Effect of ketoconazole and terbinafine on the pharmacokinetics of caffeine in healthy volunteers. *Eur J Clin Pharmacol* 1989; **37:** 279–83.

抗痛风药 在对 2 名健康受试者的研究中，咖啡因的血浆半衰期在口服 300mg 或 600mg、每日 1 次别嘌醇治疗的 7 天中基本上没有改变。但是在甲基黄嘌呤转变为甲基尿酸时，别嘌醇可引起特殊的剂量依赖性的抑制作用[1]。

1. Grant DM, *et al.* Effect of allopurinol on caffeine disposition in man. *Br J Clin Pharmacol* 1986; **21:** 454–8.

胃肠药 在对 5 名健康受试者的研究中，每日口服 1g 西咪替丁可减少咖啡因的全身清除率，并延长其血浆半衰期。尽管咖啡因的稳态血药浓度增加了近 70%，人们仍认为这不可能会产生不良反应[1]。但相反的是，在一个有 11 名儿童参加的对照研究中发现，每日给予 11～36mg/kg 西咪替丁治疗胃炎并没有改变^{13}C标记的咖啡因的代谢[2]。

1. Broughton LJ, Rogers HJ. Decreased systemic clearance of caffeine due to cimetidine. *Br J Clin Pharmacol* 1981; **12:** 155–9.
2. Parker AC, *et al.* Lack of inhibitory effect of cimetidine on caffeine metabolism in children using the caffeine breath test. *Br J Clin Pharmacol* 1997; **43:** 467–70.

锂 咖啡因对血清锂浓度的影响见**黄嘌呤**，第382页。

甲氧沙林 单剂量口服 1.2mg/kg 甲氧沙林可以减少银屑病患者体内咖啡因的清除率[1,2]，这与细胞色素 P450 同工酶 CYP1A2 依赖的咖啡因脱甲基化抑制有关[2]。

1. Mays DC, *et al.* Methoxsalen is a potent inhibitor of the metabolism of caffeine in humans. *Clin Pharmacol Ther* 1987; **42:** 621–6.
2. Bendriss EK, *et al.* Inhibition of caffeine metabolism by 5-methoxypsoralen in patients with psoriasis. *Br J Clin Pharmacol* 1996; **41:** 421–4.

性激素 据报道，女性口服避孕药可减少咖啡因的全身清除率和延长消除半衰期[1～3]。可能是由于性激素会降低咖啡因的肝代谢并能引起咖啡因的蓄积。已报道相似结果见于一项绝经后妇女参加的雌激素（雌激素代替疗法）和咖啡因的研究[4]。

1. Patwardhan RV, *et al.* Impaired elimination of caffeine by oral contraceptive steroids. *J Lab Clin Med* 1980; **95:** 603–8.
2. Abernethy DR, Todd EL. Impairment of caffeine clearance by chronic use of low-dose oestrogen-containing oral contraceptives. *Eur J Clin Pharmacol* 1985; **28:** 425–8.
3. Balogh A, *et al.* Influence of ethinylestradiol-containing combination oral contraceptives with gestodene or levonorgestrel on caffeine elimination. *Eur J Clin Pharmacol* 1995; **48:** 161–6.
4. Pollock BG, *et al.* Inhibition of caffeine metabolism by estrogen replacement therapy in postmenopausal women. *J Clin Pharmacol* 1999; **39:** 936–40.

拟交感神经药 健康受试者口服 400mg 咖啡因和 75mg *N*-去甲麻黄碱调释制药的血药浓度比单独服用咖啡因的高。两药合用后，与单独用药相比，血压升得更高和全身不良反应更多[1]。

有报道咖啡因和麻黄碱同时使用会对心血管、代谢和激素有明显的影响，如会增加收缩压、心率、空腹血糖和胰岛素的水平[2]。这些增强的效应似乎是药效结果而非药动学反应的结果，Canada Health 2006 年警告不要使用含有咖啡因和麻黄碱的减肥产品，因为联合使用会产生头晕、震颤、头痛、心率不规则发作、神经病、心脏病及卒中[3]的不良反应。不良反应在缺血性心脏病、高血压和糖尿病患者中尤其严重[2,3]。

1. Lake CR, *et al.* Phenylpropanolamine increases plasma caffeine levels. *Clin Pharmacol Ther* 1990; **47:** 675–85.
2. Haller CA, *et al.* Enhanced stimulant and metabolic effects of combined ephedrine and caffeine. *Clin Pharmacol Ther* 2004; **75:** 259–73.
3. Health Canada. Health Canada advises consumers not to use weight loss products containing ephedrine and caffeine (issued 23rd May 2006). Available at: http://www.hc-sc.gc.ca/ahc-asc/media/advisories-avis/_2006/2006_33-eng.php (accessed 09/07/08)

茶碱 参见咖啡因对茶碱代谢和排泄的影响见第 1106页。

药动学

咖啡因口服很容易被吸收并在全身广泛分布，亦可经皮吸收。栓剂直肠给药时吸收可能慢而且吸收程度不一。肌内注射比口服吸收慢。很容易进入中枢神经系统和唾液，母乳中呈现低浓度可通过胎盘。

成人几乎完全通过氧化作用、脱甲基作用和乙酰化作用在肝中代谢，以 1-甲基尿酸、1-甲基黄嘌呤、7-甲基黄嘌呤、1,7-二甲基黄嘌呤（尿可可豆素）、5-乙酰氨基-6-甲酰氨基-3-甲脲（AFMU）和其他代谢产物的形式从尿中排泄，只有约 1% 的原形药从尿中排泄。咖啡因的酶代谢与肝脏细胞色素 P450 同工酶 CYP1A2 相关。由于肝酶系统不成熟，新生儿代谢咖啡因的能力显著降低，且其在尿中主要以原形排泄。9 个月龄的婴儿，尿中排泄与成人相似。成人的消除半衰期为 3～7h，但在新生儿中为 3～4 天。

代谢与排泄 咖啡因的代谢曾经认为剂量依赖性[1,2]，清除率随剂量增加而减少，提示其代谢作用有饱和性。咖啡因在健康人中的血浆半衰期可相差 4～5 倍。吸烟[3]或锻炼[4]能使咖啡因血浆半衰期缩短，肝病（如肝硬化、肝炎）[3,5]或妊娠[3]可增加其半衰期。咖啡因血浆半衰期并不受高龄[6]或肥胖[7]影响。药物相互作用也可以影响咖啡的药动学（见上文）。

1. Cheng WSC, *et al.* Dose-dependent pharmacokinetics of caffeine in humans: relevance as a test of quantitative liver function. *Clin Pharmacol Ther* 1990; **47:** 516–24.
2. Denaro CP, *et al.* Dose-dependency of caffeine metabolism with repeated dosing. *Clin Pharmacol Ther* 1990; **48:** 277–85.
3. Kalow W. Variability of caffeine metabolism in humans. *Arzneimittelforschung* 1985; **35:** 319–24.
4. Collomp K, *et al.* Effects of moderate exercise on the pharmacokinetics of caffeine. *Eur J Clin Pharmacol* 1991; **40:** 279–82.
5. Scott NR, *et al.* The pharmacokinetics of caffeine and its dimethylxanthine metabolites in patients with chronic liver disease. *Br J Clin Pharmacol* 1989; **27:** 205–13.
6. Blanchard J, Sawers SJA. Comparative pharmacokinetics of caffeine in young and elderly men. *J Pharmacokinet Biopharm* 1983; **11:** 109–26.
7. Abernethy DR, *et al.* Caffeine disposition in obesity. *Br J Clin Pharmacol* 1985; **20:** 61–6.

用途和用法

咖啡因是一种类似于茶碱（第1108页）的甲基黄嘌呤，它可抑制磷酸二酯酶并拮抗中枢腺苷受体。咖啡因可兴奋中枢神经系统，尤其是高级中枢，能使中枢保持清醒状态和增加精神活动。亦可刺激呼吸中枢，增加呼吸频率和呼吸深度。支气管舒张作用较茶碱弱。能增强肌肉的工作量并增加总的肌肉工作量。它的利尿作用比茶碱弱。

咖啡因作为温和的中枢神经系统兴奋剂可口服常规剂量50～100mg，尽管剂量可高达 200mg。给药频率不应超过每 3h 1 次。咖啡因常在镇痛药中与阿司匹林、对乙酰氨基酚或可待因联用，剂量为 15～65mg，但其临床效果存在争议（见下文**疼痛**）。咖啡因有时与麦角胺一起用于治疗偏头痛，常用剂量为 100mg。枸橼酸咖啡因的用法类似。

儿童用药剂量，见下文的**儿童用法**。

苯甲酸钠咖啡因和水杨酸钠咖啡因易溶于水，可注射给药。

咖啡饮料、茶和可乐可提供咖啡因有效剂量（见第2362页）。

1. Sawynok J. Pharmacological rationale for the clinical use of caffeine. *Drugs* 1995; **49:** 37–50.
2. Keisler BD, Armsey TD. Caffeine as an ergogenic aid. *Curr Sports Med Rep* 2006; **5:** 215–9.
3. Jones G. Caffeine and other sympathomimetic stimulants: modes of action and effects on sports performance. *Essays Biochem* 2008; **44:** 109–23.
4. Ferré S. An update on the mechanisms of the psychostimulant effects of caffeine. *J Neurochem* 2008; **105:** 1067–79.

儿童用法 咖啡因也用于新生儿呼吸暂停的短期治疗（见下文）。首剂量给予枸橼酸咖啡因 20mg/kg（相当于 10mg/kg 咖啡因），给药方式为口服或静脉输注 30min 以上。首次给药 4h 后反应不佳，可以给第二剂；如果反应仍旧不佳，在进一步增加剂量之前应监测血清中咖啡因浓度。达到负荷剂量后的最初 24h 内，给予维持剂量的枸橼酸咖啡因 5～10mg/kg（相当于 2.5～5mg/kg 咖啡因），给药方式为每日口服或超过 10min 静脉输注。对于已经用茶碱（婴儿体内可代谢为咖啡因）治疗或母体在分娩前服用了咖啡因的婴儿，需要在用药前检测其血药浓度。血药浓度大于 50μg/ml 的剂量会产生严重的毒性反应。

哮喘 咖啡因支气管舒张活性相当于茶碱[1]的 40%，口服 5mg/kg 或 10mg/kg 的咖啡因即显效[2,3]。由于它的作用弱，其他黄嘌呤普遍被推荐用于哮喘治疗（第1072页），但使用前需要检查肺功能[4]。

1. Gong H, *et al.* Bronchodilator effects of caffeine in coffee: a dose-response study of asthmatic subjects. *Chest* 1986; **89:** 335–42.
2. Becker AB, *et al.* The bronchodilator effects and pharmacokinetics of caffeine in asthma. *N Engl J Med* 1984; **310:** 743–6.
3. Bukowskyj M, Nakatsu K. The bronchodilator effect of caffeine in adult asthmatics. *Am Rev Respir Dis* 1987; **135:** 173–5.
4. Welsh EJ, *et al.* Caffeine for asthma. Available in The Cochrane Database of Systematic Reviews; Issue 1. Chichester: John Wiley; 2010 (accessed 13/07/10).

老年痴呆 一项纳入 7017 例 65 岁及以上患者的队列研究调查了咖啡因摄入量、认知能力下降以及痴呆发生事件之间的关系[1]，咖啡因摄取本身被发现与很多变量（这些变量也与认知能力下降有关）显著相关，如年龄、性别、抑郁症状和心血管疾病。尽管在 4 年随访研究中发现基础咖啡因摄入量与痴呆发生事件无关，但摄入咖啡因似乎能够减少未患老年痴呆妇女的认知能力下降。作者认为，需要进一步研究，以确定在诊断为老年痴呆之前，咖啡因延长妇女轻度认知损伤时期是否有价值。

1. Ritchie K, *et al.* The neuroprotective effects of caffeine: a prospective population study (the Three City Study). *Neurology* 2007; **69:** 536–45.

糖尿病 单剂量 250mg 咖啡因对放大糖尿病患者的低血糖症状和实验诱导低血糖产生的生理反应有益[1]，用以识别那些难以判断是否为低血糖发作的糖尿病患者的辅助用药（见**糖尿病急症**项下，第412页）。在后来的一项口服 200mg 咖啡因的安慰剂对照交叉研究中，每日给药 2 次，对于 1 型糖尿病患者低剂量的咖啡因可增强低血糖警告症状[2]。再后来的研究报道[3]了咖啡因和 1 型糖尿病患者夜间低血糖发生频率降低之间的关联，作者认为可以解释之前报道的日间低血糖时警告症状和激素反应的增强。咖啡因还可能会影响 2 型糖尿病患者餐后糖代谢水平[4]，提高患者对咖啡因潜在危害的关注，这些患者胰岛素的敏感性降低可能升高平均血糖水平和诱发糖尿病并发症。

1. Debrah K, *et al.* Effect of caffeine on recognition of and physiological responses to hypoglycaemia in insulin-dependent diabetes. *Lancet* 1996; **347:** 19–24.
2. Watson JM, *et al.* Influence of caffeine on the frequency and perception of hypoglycemia in free-living patients with type 1 diabetes. *Diabetes Care* 2000; **23:** 455–9.
3. Richardson T, *et al.* Influence of caffeine on frequency of hypoglycaemia detected by continuous interstitial glucose monitoring system in patients with long-standing type 1 diabetes. *Diabetes Care* 2005; **28:** 1316–20.
4. Lane JD, *et al.* Caffeine impairs glucose metabolism in type 2 diabetes. *Diabetes Care* 2004; **27:** 2047–8.

诊断与检查 应用^{13}C或^{14}C标记咖啡因后测定尿中其代谢产物或呼出的标记二氧化碳来评估咖啡因的排泄，这一方法已用于研究肝功能试验和测定特殊酶，如黄嘌呤氧化酶、细胞色素 P450 和多态 *N*-乙酰转移酶的活性[1]。

通过测定口服咖啡因尿中代谢产物 5-乙酰氨基-6-甲酰氨基-3-甲尿嘧啶（AFMU）转化为 1-甲基黄嘌呤的代谢来评价乙酰化状态[2]，但有些学者对该方法的价值表示质疑[3]。

咖啡因易致恶性高热的诊断已有相关研究[4]。易患恶性高热的患者肌内注射可诱导产生一个暂时性的高代谢反应，但不易患病者或健康受试者对照组不出现该反应。作者认为，监测高代谢反应过程中产生的二氧化碳，也许可以为这种敏感性提供一个最小损伤性的测试。

1. Kalow W, Tang B-K. The use of caffeine for enzyme assays: a critical appraisal. *Clin Pharmacol Ther* 1993; **53:** 503–14.
2. Hildebrand M, Seifert W. Determination of acetylator phenotype in caucasians with caffeine. *Eur J Clin Pharmacol* 1989; **37:** 525–6.
3. Notarianni LJ, *et al.* Caffeine as a metabolic probe: NAT2 phenotyping. *Br J Clin Pharmacol* 1996; **41:** 169–73.
4. Anetseder M, *et al.* Diagnosis of susceptibility to malignant hyperthermia by use of a metabolic test. *Lancet* 2002; **359:** 1579–80.

电休克治疗（ECT） 在癫痫发作持续时间减少的患者中尽管用了最大量 ECT 刺激，进行静脉注射高剂量的咖啡因来做预处理后其癫痫发作持续时间延长了，但没有影响癫痫发作阈值。与茶碱的用法类似（见第1104页）。

1. Hinkle PE, *et al.* Use of caffeine to lengthen seizures in ECT. *Am J Psychiatry* 1987; **144:** 1143–8.
2. Coffey CE, *et al.* Caffeine augmentation of ECT. *Am J Psychiatry* 1990; **147:** 579–85.
3. Kelsey MC, Grossberg GT. Safety and efficacy of caffeine-augmented ECT in elderly depressives: a retrospective study. *J Geriatr Psychiatry Neurol* 1995; **8:** 168–72.

新生儿呼吸暂停 婴儿呼吸暂停是指呼吸中断 20s 及以上或伴有心动过缓、发绀、面色苍白及显著肌张力低下，具体原因不明[1]。早产儿（妊娠期不足 37 周）可出现周期性的病理性呼吸暂停（早产儿呼吸暂停），当婴儿足月产，神经调控系统成熟时就不会发生（新生儿呼吸暂停）[1,2]。

新生儿呼吸暂停，如果不伴随其他疾病、其治疗可采用支持疗法，如心肺监测[1]、持续气道正压治疗，必要时可进行药物治疗[3]。

甲基黄嘌呤类、氨茶碱、茶碱和咖啡因，在治疗头

7天可减少早产儿呼吸暂停的频率和机械通气的需要[4]。对间歇性气道正压治疗的早产儿预防性给予甲基黄嘌呤，可增加一个星期内拔管成功的机会[5]。有证据表明，这样做更有助于极低出生体重婴儿在第一周拔管。妊娠少于30周出生的新生儿使用每日20mg/kg高剂量的咖啡因可缩短拔管的时间。短期来看是有利的[6]，在第一年里没有对生命造成危害的证据。据报道，咖啡因可以减少极低出生体重婴儿支气管、肺部发育不良的发病率[3]，因此，给予咖啡因的婴儿，其气道正压治疗可以比给安慰剂的婴儿更早停止。这些婴幼儿后期的评估结果发现，通过咖啡因治疗可以改善出生后18～21个月的神经发育残疾[7]。脑瘫的发病率和认知延迟也减少了。利用咖啡因使得气道正压治疗提前停止解释了咖啡因大部分的长期效应，但其潜在的其他的作用机制需要进一步研究。咖啡因与茶碱相比，具有更广泛的治疗指数和更少的外周不良反应以及较长的半衰期，可每日给药一次，因此咖啡因作为首选药[4,8]。咖啡因被制成枸橼酸盐，口服吸收好，很少需要静脉注射给药。用药剂量的详细信息，见上文**儿童用法**。*BNFC 2010/11* 认为在治疗新生儿呼吸暂停时要达到有效血药浓度，茶碱需要8～12μg/ml，咖啡因需要10～20μg/ml。有时可能需要更高的咖啡因浓度，可提高到25～35μg/ml。婴儿以前用茶碱治疗过、婴儿的母亲在分娩前用过咖啡因、婴儿表现出中毒现象或婴儿需要更高剂量时，应监测其血浆中咖啡因的浓度。然而，常规的血药浓度监测并非总是必需的[9]。在第一年期间，咖啡因和茶碱的消除半衰期随婴儿发育成熟显著降低；因此如果是长期治疗时，需要定期监测血药浓度并不断调整剂量[1]。

有关咖啡因治疗新生儿呼吸暂停期间对心血管系统不良影响的详细信息，见上文**对心血管系统的影响**。

据报道，对黄嘌呤治疗没有反应时，可考虑使用多沙普仑治疗呼吸暂停[1,2,10]。多沙普仑效果与甲基黄嘌呤相似，而且作为黄嘌呤治疗的辅助也有效[11,12]。有报道显示，多沙普仑口服吸收差，并伴随有高血压、刺激中枢神经系统、心脏传导阻滞等不良反应[13]。

1. Kriter KE, Blanchard J. Management of apnea in infants. *Clin Pharm* 1989; **8:** 577–87.
2. Ruggins NR. Pathophysiology of apnoea in preterm infants. *Arch Dis Child* 1991; **66:** 70–73.
3. Schmidt B, *et al.* Caffeine therapy for apnea of prematurity. *N Engl J Med* 2006; **354:** 2112–21.
4. Henderson-Smart DJ, Steer P. Methylxanthine treatment for apnea in preterm infants. Available in The Cochrane Database of Systematic Reviews; Issue 3. Chichester: John Wiley; 2001 (accessed 19/03/08).
5. Henderson-Smart DJ, Davis PG. Prophylactic methylxanthines for extubation in preterm infants. Available in The Cochrane Database of Systematic Reviews; Issue 1. Chichester: John Wiley; 2003 (accessed 19/03/08).
6. Steer P, *et al.* High dose caffeine citrate for extubation of preterm infants: a randomised controlled trial. *Arch Dis Child Fetal Neonatal Ed* 2004; **89:** F499–F503.
7. Schmidt B, *et al.* Long-term effects of caffeine therapy for apnea of prematurity. *N Engl J Med* 2007; **357:** 1893–1902.
8. Henderson-Smart DJ, Steer PA. Caffeine versus theophylline for apnea in preterm infants. Available in The Cochrane Database of Systematic Reviews; Issue 1. Chichester: John Wiley; 2010 (accessed 13/07/10).
9. Natarajan G, *et al.* Therapeutic drug monitoring for caffeine in preterm neonates: an unnecessary exercise? *Pediatrics* 2007; **119:** 936–40.
10. Hascoet J-M, *et al.* Risks and benefits of therapies for apnoea in premature infants. *Drug Safety* 2000; **23:** 363–79.
11. Eyal F, *et al.* Aminophylline versus doxapram in idiopathic apnea of prematurity: a double-blind controlled study. *Pediatrics* 1985; **75:** 709–13.
12. Peliowski A, Finer NN. A blinded, randomized, placebo-controlled trial to compare theophylline and doxapram for the treatment of apnea of prematurity. *J Pediatr* 1990; **116:** 648–53.
13. Henderson-Smart DJ, Steer P. Doxapram versus methylxanthine for apnea in preterm infants. Available in The Cochrane Database of Systematic Reviews; Issue 4. Chichester: John Wiley; 2000 (accessed 19/03/08).

肥胖 一篇对1999年关于非处方减肥膳食补充剂的综述的结论是，超重个体使用咖啡因但未进食能量限制性饮食的对照组并未显示体重减轻[1]。一项后来的研究[2]检测了一种活性成分中含有咖啡因（来自可乐豆）和麻黄碱（来自麻黄）的复方草本制剂，该制剂用于超重和肥胖的治疗，但不改变其他生活习惯。与安慰剂相比，12周后对控制体重显示有利影响；然而，尽管参与研究的健康受试者中未见严重的不良反应，使用的该草本产品与其他类似研究中使用的制剂相比包含相对低的活性成分。FDA禁止销售含有麻黄的膳食补充剂，因为它们对健康有尚不明确的风险（见**麻黄**项下，第1486页），而人们对同时含有咖啡因和麻黄碱的制剂的潜在刺激效应的关注已经提高了，见上文**药物相互作用**项下的**拟交感神经药**。

1. Egger G, *et al.* The effectiveness of popular, non-prescription weight loss supplements. *Med J Aust* 1999; **171:** 604–8.
2. Coffey CS, *et al.* A randomized double-blind placebo-controlled clinical trial of a product containing ephedrine, caffeine, and other ingredients from herbal sources for treatment of overweight and obesity in the absence of lifestyle treatment. *Int J Obes Relat Metab Disord* 2004; **28:** 1411–19.

体位性低血压 咖啡因对一些由于自律受损所致的体位性低血压（第1460页）患者具有有益的效果，特别是餐后低血压[1～3]。但是只是对病情不严重的患者有效，通常对病情严重的患者则无效[4]。

1. Onrot J, *et al.* Hemodynamic and humoral effects of caffeine in autonomic failure. *N Engl J Med* 1985; **313:** 549–54.
2. Hoeldtke RD, *et al.* Treatment of orthostatic hypotension with dihydroergotamine and caffeine. *Ann Intern Med* 1986; **105:** 168–73.
3. Tonkin AL. Postural hypotension. *Med J Aust* 1995; **162:** 436–8.
4. Mathias CJ. Orthostatic hypotension. *Prescribers' J* 1995; **35:** 124–32.

疼痛 咖啡因广泛地用于镇痛制剂中用以增强非阿片类和阿片类麻醉性镇痛药的效果，但是关于它的利弊存在争议（见**镇痛药的选择**，第4页）一些学者并没能说明咖啡因的好处[1,2]，而其他学者已经证明它的辅助作用能增强镇痛药的效果[3～8]。一项关于10个试验的荟萃分析比较了在产后子宫痉挛的女性给对乙酰氨基酚加咖啡因和单独给对乙酰氨基酚的效果，发现合用后增强镇痛效果十分有限[9]。有文献综述[10]总结得出结论，表明合用咖啡因用作镇痛药的佐剂能缓解头痛，但剂量至少要65mg，而这高剂量增加了神经过敏和头晕的风险。咖啡因用在其他疼痛，如产后痛、术后痛、牙痛、风湿痛和癌症痛等的效果未有结论。

在英国，包含咖啡因的镇痛药一般被不推荐使用，因为它合用的效果不确定而且是因为增加了胃肠的不良反应且高剂量时可引起头痛。

咖啡因是否影响用于缓解偏头痛的麦角胺的胃肠吸收尚未清楚。

1. Winter L, *et al.* A double-blind, comparative evaluation of acetaminophen, caffeine, and the combination of acetaminophen and caffeine in outpatients with post-operative oral surgery pain. *Curr Ther Res* 1983; **33:** 115–22.
2. Sawynok J. Pharmacological rationale for the clinical use of caffeine. *Drugs* 1995; **49:** 37–50.
3. Laska EM, *et al.* Caffeine as an analgesic adjuvant. *JAMA* 1984; **251:** 1711–18.
4. Rubin A, Winter L. A double-blind randomized study of an aspirin/caffeine combination versus acetaminophen/aspirin combination versus acetaminophen versus placebo in patients with moderate to severe post-partum pain. *J Int Med Res* 1984; **12:** 338–45.
5. Schachtel BP, *et al.* Caffeine as an analgesic adjuvant: a double-blind study comparing aspirin with caffeine to aspirin and placebo in patients with sore throat. *Arch Intern Med* 1991; **151:** 733–7.
6. Migliardi JR, *et al.* Caffeine as an analgesic adjuvant in tension headache. *Clin Pharmacol Ther* 1994; **56:** 576–86.
7. Kraetsch HG, *et al.* Analgesic effects of propyphenazone in comparison to its combination with caffeine. *Eur J Clin Pharmacol* 1996; **49:** 377–82.
8. Diener HC, *et al.* The fixed combination of acetylsalicylic acid, paracetamol and caffeine is more effective than single substances and dual combination for the treatment of headache: a multicentre, randomized, double-blind, single-dose, placebo-controlled parallel group study. *Cephalalgia* 2005; **25:** 776–87.
9. Zhang WY, Li Wan Po A. Analgesic efficacy of paracetamol and its combination with codeine and caffeine in surgical pain—a meta-analysis. *J Clin Pharm Ther* 1996; **21:** 261–82.
10. Zhang W-Y. A benefit-risk assessment of caffeine as an analgesic adjuvant. *Drug Safety* 2001; **24:** 1127–42.

硬脊膜穿刺后头痛 静脉注射苯甲酸钠咖啡因可以缓解硬膜穿刺后头痛，即使保守治疗也有效。（第1766页）。然而，这样用药的证据受到质疑[1]。

1. Halker RB, *et al.* Caffeine for the prevention and treatment of postdural puncture headache: debunking the myth. *Neurologist* 2007; **13:** 323–7.

银屑病 在39例稳定银屑病患者中，采用含10%咖啡因的局部应用制剂进行治疗，其疗效已被研究[1]。之后每2周随访一次银屑病的改善情况，但是直到8周以后才有显著差异。在研究过程中，唯一的不良反应报道来自2名咖啡因接受者，为轻度瘙痒。

1. Vali A, *et al.* Evaluation of the efficacy of topical caffeine in the treatment of psoriasis vulgaris. *J Dermatol Treat* 2005; **16:** 234–7.

制剂

BP 2010: Aspirin and Caffeine Tablets; Caffeine Citrate Injection; Caffeine Citrate Oral Solution; Paracetamol, Codeine Phosphate and Caffeine Capsules; Paracetamol, Codeine Phosphate and Caffeine Tablets;
USP 33: Acetaminophen and Caffeine Tablets; Acetaminophen, Aspirin, and Caffeine Tablets; Butalbital, Acetaminophen, and Caffeine Capsules; Butalbital, Acetaminophen, and Caffeine Tablets; Butalbital, Aspirin, and Caffeine Capsules; Butalbital, Aspirin, and Caffeine Tablets; Butalbital, Aspirin, Caffeine, and Codeine Phosphate Capsules; Caffeine and Sodium Benzoate Injection; Caffeine Citrate Injection; Caffeine Citrate Oral Solution; Ergotamine Tartrate and Caffeine Suppositories; Ergotamine Tartrate and Caffeine Tablets; Propoxyphene Hydrochloride, Aspirin, and Caffeine Capsules.

专利制剂

Arg.: Guaranat†; Percutafeine; ***Austral.:*** No Doz; ***Austria:*** Coffekapton; ***Braz.:*** Percutafeine†; ***Canad.:*** Alert Aid; Pep-Back; Wake-Up Tablets†; Water Joe; ***Chile:*** Jaquedryl; ***Cz.:*** Kinedryl; Nymusa; ***Fin.:*** Cofi-Tabs†; ***Fr.:*** Lipofeine; Percutafeine; ***Ger.:*** Percoffedrinol N†; ***Gr.:*** Cafcit; ***Irl.:*** Nymusa; Pro-Plus†; ***Mex.:*** Ifa Kafen†; Kafen†; ***Pol.:*** Kofex; ***Port.:*** Bioregime SlimKit†; ***Rus.:*** Vasobral (Вазобрал); ***Spain:*** Durvitan; ***UK:*** Pro-Plus; ***Ukr.:*** Cefecon N (Цефекон Н); Glycodin (Гликодин)†; ***USA:*** Cafcit; Caffedrine; Enerjets; Keep Alert; Lucidex; NoDoz; Stay Alert; Vivarin.

Carmoterol (*rINN*) ⊗ 卡莫特罗

Carmotérol; Carmoterolum; CHF-4226; Quinoterol; TA-2005. 8-Hydroxy-5-((1*R*)-1-hydroxy-2-{[(1*R*)-2-(4-methoxyphenyl)-1-methylethyl]amino}ethyl)quinolin-2(1*H*)-one.
Кармотерол
$C_{21}H_{24}N_2O_4$ = 368.4.
CAS — 147568-66-9.
UNII — 9810NUL4D1.

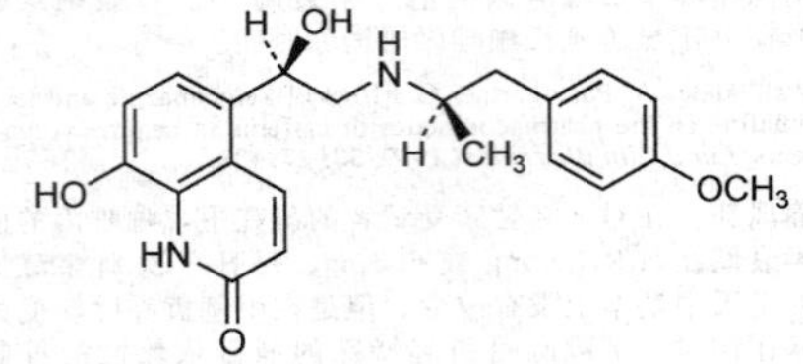

简介

卡莫特罗是开发用于治疗哮喘和慢性阻塞性肺疾病的一种 $β_2$ 受体激动药。

Choline Theophyllinate (*BAN*, *rINN*) 胆茶碱

Choline, Théophyllinate de; Cholini Theophyllinas; Koliiniteofyllinaatti; Kolinteofyllinat; Oxtrifilina; Oxtriphylline; Teocinato de colina; Teofilinato de colina; Theophylline Cholinate.
Холина Теофиллинат
$C_{12}H_{21}N_5O_3$ = 283.3.
CAS — 4499-40-5.
ATC — R03DA02.
ATC Vet — QR03DA02.
UNII — 3K045XR58X.

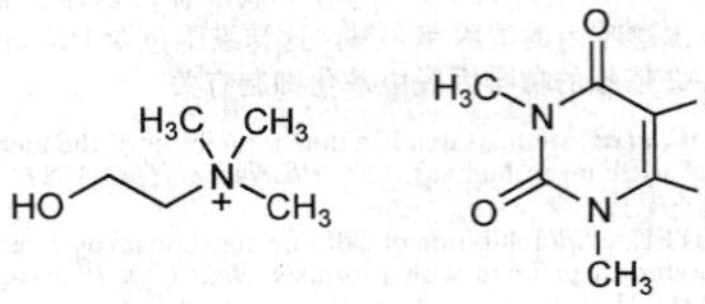

Pharmacopoeias. In *Br.*, *Chin.*, and *US.*
BP 2010（Choline Theophyllinate） 白色结晶粉末，无臭或弱类胺臭。含胆碱41.9%～43.6%和茶碱61.7%～65.5%（按干燥品计算）。极易溶于水；溶于乙醇；极微溶与氯仿和乙醚。在低于25℃的环境下避光贮藏。
USP 33（Choline Theophyllinate） 白色结晶粉末，有弱类胺臭。无水茶碱含量为61.7%～65.5%。溶于水（1∶1）；易溶于乙醇；微溶于氯仿。1%的胆茶碱水溶液的pH值为10.3。贮藏于密闭容器中。

简介

胆茶碱是可在体内释放茶碱的茶碱盐（第1102页）；1.57mg胆茶碱相当于1mg无水茶碱。它作为一种支气管舒张药，用于可逆性气道阻塞。通常成人每日的初始口服剂量为800mg，分4次服用。每日的剂量应按临床反应和血药浓度来调整（见**茶碱的用途和用法**，第1108页）。儿童剂量的详细说明，详见下文的**儿童用法**。

儿童用法 胆茶碱对于10岁及以下儿童可以给予初始口服剂量100～200mg；进一步调整剂量需要根据症状和茶碱的血清浓度。通常需要每日的平均剂量为10～20mg/kg。

制剂

BP 2010: Choline Theophyllinate Tablets;
USP 33: Oxtriphylline Delayed-release Tablets; Oxtriphylline Extended-release Tablets; Oxtriphylline Oral Solution; Oxtriphylline Tablets.

专利制剂

Austral.: Brondecon Elixir†; ***Canad.:*** Choledyl; ***Ger.:*** Euspirax†; ***Gr.:*** Choledyl; ***Swed.:*** Teovent.

多组分制剂 ***Austral.:*** Brondecon Expectorant†; ***Canad.:*** Choledyl Expectorant; ***NZ:*** Broncelix; Brondecon; Pharmacycare Cough Expectorant†.

Clenbuterol Hydrochloride (*BANM*, *rINNM*) ⊗盐酸克仑特罗

Clenbutérol, chlorhydrate de; Clenbuteroli hydrochloridum; Hidrocloruro de clenbuterol; Klenbuterol hydrochlorid; Klenbuterol-hidroklorid; Klenbuterolhydroklorid; Klenbuterolihydrokloridi; Klenbuterolio hidrochloridas; NAB-365 (clenbuterol). 1-(4-Ami-

no-3,5-dichlorophenyl)-2-*tert*-butylaminoethanol hydrochloride.
Кленбутерола Гидрохлорид
$C_{12}H_{18}Cl_2N_2O,HCl = 313.7.$
CAS — 37148-27-9 (clenbuterol); 21898-19-1 (clenbuterol hydrochloride).
ATC — R03AC14; R03CC13.
ATC Vet — QR03AC14; QR03CC13.
UNII — GOR5747GWU.

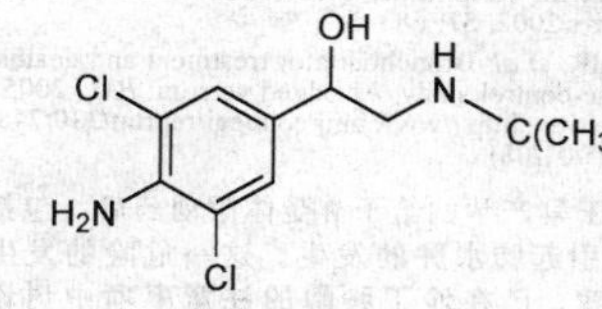

(clenbuterol)

俗名 下列名称已用作克伦特罗的“俗名”（见第vii页）或俚语：
Angel Dust；Clen。

Pharmacopoeias. In *Chin.* and *Eur.* (see p.vii).
Ph. Eur. 6. 8 (Clenbuterol Hydrochloride) 白色或类白色结晶粉末。溶于水和乙醇；微溶于丙酮。5%水溶液的 pH 值为 5.0～7.0。

简介

盐酸克仑特罗是一种直接作用于拟交感神经的药，具有β-肾上腺素能的活性，选择性作用于 β_2 受体（β_2 激动药）。类似于沙丁胺醇（见第1094页）。用于可逆性气道阻塞的支气管舒张，如哮喘患者（第1072页）和慢性阻塞性肺疾病患者（第1075页），常用口服剂量为 20μg，每日 2 次。盐酸克仑特罗可做成吸入剂。住院哮喘患者用β受体激动药按需使用的治疗优于常规治疗。克仑特罗用量的增加或药效时间减少说明哮喘控制失效，克仑特罗的用法需要调整。

滥用 克仑特罗非法地用于动物饲料，以促进增加体重和增加肌肉内脂质量。拟交感神经药典型的不良反应是由于农民误用[1]和不知情的人吃到那样的肉类食物[2～5]。尽管还不知道克仑特罗是否真的有用[7]，运动员已经滥用它来增加蛋白同化作用[6]。一名 17 岁健康的健美者滥用克伦特罗后发生心肌梗死[8]。这一不良反应可能的解释是冠状动脉痉挛和（或）一时性血栓形成。有一名健身者过量服用 108.75mg 盐酸克伦特罗[9] 30min 后出现烦躁、心悸、气短的个案报道。其室性心动过速在使用腺苷及随后使用地尔硫䓬无效后，最终用艾司洛尔控制住，但随后出现房颤而需要电复律。通过克伦特罗沾染违禁药物海洛因也有报道[10～13]。

1. Dawson J. β Agonists put meat in the limelight again. *BMJ* 1990; **301:** 1238–9.
2. Martinez-Navarro JF. Food poisoning related to consumption of illicit β-agonist in liver. *Lancet* 1990; **336:** 1311.
3. Maistro S, *et al.* Beta blockers to prevent clenbuterol poisoning. *Lancet* 1995; **346:** 180.
4. Brambilla G, *et al.* Food poisoning following consumption of clenbuterol-treated veal in Italy. *JAMA* 1997; **278:** 635.
5. Ramos F, *et al.* Proposed guidelines for clenbuterol food poisoning. *Am J Med* 2004; **117:** 362.
6. Anonymous. Muscling in on clenbuterol. *Lancet* 1992; **340:** 403.
7. Spann C, Winter ME. Effect of clenbuterol on athletic performance. *Ann Pharmacother* 1995; **29:** 75–7.
8. Kierzkowska B, *et al.* Myocardial infarction in a 17-year-old body builder using clenbuterol. *Circ J* 2005; **69:** 1144–6.
9. Daubert GP, *et al.* Acute clenbuterol overdose resulting in supraventricular tachycardia and atrial fibrillation. *J Med Toxicol* 2007; **3:** 56–60.
10. CDC. Atypical reactions associated with heroin use: five states, January-April 2005. *MMWR* 2005; **54:** 793–6. Correction. *ibid.*; 852.
11. Hoffman RS, *et al.* A descriptive study of an outbreak of clenbuterol-containing heroin. *Ann Emerg Med* 2008; **52:** 548–53.
12. Manini A, *et al.* A novel neuromuscular syndrome associated with clenbuterol-tainted heroin. *Clin Toxicol* 2008; **46:** 1088–92.
13. Dimaano JQ, *et al.* Street drugs possibly tainted with clenbuterol. *J Emerg Nurs* 2008; **34:** 582–3.

尿失禁 一项关于肾上腺素能激动药（包括克伦特罗）的系统性综述发现，在治疗尿失禁方面仅有较弱的证据证明其优于安慰剂[1]。尽管仅有少量的不良反应报道，作者认为仍有关于潜在罕见但严重的不良反应的文献报道。

1. Alhasso A, *et al.* Adrenergic drugs for urinary incontinence in adults. Available in The Cochrane Database of Systematic Reviews; Issue 3. Chichester: John Wiley; 2005 (accessed 15/01/08).

制剂

专利制剂

Arg.: Bronq-C; Clembumar; Oxibron; ***Austria:*** Spiropent; ***Chile:*** Airum; Asmeren; Broncotosil†; ***Cz.:*** Spiropent; ***Ger.:*** Spiropent; ***Gr.:*** Spiropent; ***Hung.:*** Spiropent; ***Indon.:*** Spiropent; ***Ital.:*** Clenasma†; Monores; Spiropent†; ***Jpn:*** Spiropent; ***Mex.:*** Novegam; Oxyflux; Spiropent; ***Philipp.:*** Spiropent; ***Port.:*** Broncoterol; Cesbron†; ***Spain:*** Ventolase; ***Venez.:*** Brodilan; Brodilin; Buclen; Clenbunal; Risopent.

多组分制剂 ***Arg.:*** Mucosolvon Compositum; Oxibron NF; ***Austria:*** Mucospas; ***Ger.:*** Spasmo-Mucosolvan; ***Mex.:*** Ambodil-C; Balsibron-C; Brogal Compositum; Bronolbam-M; Brosolan C; Broxofar Compuesto; Broxol Plus; Broxolim-C; Ebromin P; Fludexol-CL; Loxorol; Mucosolvan Compositum; Mucovibrol C; Sekretovit Ex; Septacin Ex; Seraxol; Serbol; ***Port.:*** Clembroxol; Mucospas; Ventoliber; ***Venez.:*** Ambromuco Compositum; Arbixil; Clenbuxol; Litusix Compositum; Mucolin; Mucosolvan Compositum.

Diprophylline (*BAN*, *rINN*) 二羟丙茶碱

Difilina; Dihydroxypropyltheophyllinum; Diprofilina; Diprofilinas; Diprofillin; Diprofyllin; Diprofylliini; Diprofylline; Diprophyllinum; Dyphylline; Glyphyllinum; Hyphylline. 7-(2,3-Dihydroxypropyl)-1,3-dimethylxanthine; 7-(2,3-Dihydroxypropyl)theophylline.
Дипрофиллин
$C_{10}H_{14}N_4O_4 = 254.2.$
CAS — 479-18-5.
ATC — R03DA01.
ATC Vet — QR03DA01.
UNII — 263T0E9RR9.

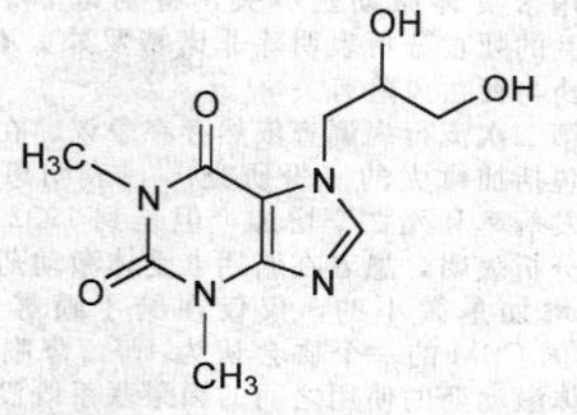

Pharmacopoeias. In *Chin.*, *Eur.* (see p.vii), and *US.*
Ph. Eur. 6. 8 (Diprophylline) 白色或类白色结晶性粉末。易溶于水；微溶于乙醇。避光。
USP 33 (Diprophylline) 白色，无臭，无定形或结晶固体。易溶于水和略溶于乙醇和氯仿；几乎不溶于乙醚。1%水溶液的 pH 值为 5.0～7.0。贮藏于密闭容器中。

不良反应、处置和注意事项

参见茶碱，见第1103页。二羟丙茶碱主要以原形从尿中排泄，肾损伤的患者要慎重使用。有时可能需要调整剂量。二羟丙茶碱的血药浓度受肝功能或肝药酶的影响不大，受吸烟和年龄的影响不大。

哺乳 在一项 20 名女性受试者参加的研究中，肌内注射[1]二羟丙茶碱，发现其浓缩于乳汁中，浓度是其在血液中的 2 倍。但是一般认为婴儿从乳液中摄取的二羟丙茶碱并不会产生药理作用除非婴儿对其特别敏感。American Academy of Pediatrics[2]认为使用二羟丙茶不影响母乳喂养。

1. Jarboe CH, *et al.* Dyphylline elimination kinetics in lactating women: blood to milk transfer. *J Clin Pharmacol* 1981; **21:** 405–10.
2. American Academy of Pediatrics. The transfer of drugs and other chemicals into human milk. *Pediatrics* 2001; **108:** 776–89. [Retired May 2010] Correction. *ibid.*; 1029. Also available at: http://aappolicy.aappublications.org/cgi/content/full/pediatrics%3b108/3/776 (accessed 19/03/08)

药物相互作用

由于二羟丙茶碱不通过肝脏微粒细胞色素 P450 代谢，所以不存在很多药物相互作用（见茶碱，第1104页），但应牢记跟黄嘌呤合用可能有协同效应。

丙磺舒 有报道丙磺舒可降低二羟丙茶碱的清除率而延长其半衰期[1～3]。

1. May DC, Jarboe CH. Inhibition of clearance of dyphylline by probenecid. *N Engl J Med* 1981; **304:** 791.
2. May DC, Jarboe CH. Effect of probenecid on dyphylline elimination. *Clin Pharmacol Ther* 1983; **33:** 822–5.
3. Acara M, *et al.* Probenecid inhibition of the renal excretion of dyphylline in chicken, rat and man. *J Pharm Pharmacol* 1987; **39:** 526–30.

药动学

二羟丙茶碱能经肠胃道或肌内注射部位被迅速吸收。二羟丙茶碱在体内并不转化成茶碱，大量的以原形药在尿中排泄，消除半衰期约为 2h。二羟丙茶碱能分布到乳液中。

用途和用法

二羟丙茶碱是茶碱的衍生物，用法跟茶碱相似（第1108页），作为支气管舒张药用于治疗可逆性气道阻塞。常用口服剂量为每 6h 最多 15mg/kg。也可肌内注射。二羟丙茶碱还是镇咳制剂的一种成分。

作用 口服 15～20mg/kg 二羟丙茶碱后提高肺功能的效果仅能达到口服 6mg/kg 茶碱效果的 1/3～1/2[1]。

1. Furukawa CT, *et al.* Diphylline versus theophylline: a double-blind comparative evaluation. *J Clin Pharmacol* 1983; **23:** 414–18.

制剂

USP 33: Dyphylline and Guaifenesin Elixir; Dyphylline and Guaifenesin Tablets; Dyphylline Elixir; Dyphylline Injection; Dyphylline Tablets.

专利制剂

Gr.: Silbephylline; ***Hong Kong:*** Diproline; Syneophylline†; Uni-Dyphine; ***Ital.:*** Katasma; ***Port.:*** Neufil; ***Turk.:*** Astmadin; Difilin; ***USA:*** Dilor†; Dylix; Lufyllin.

多组分制剂 ***Fr.:*** Ozothine a la Diprophylline; ***Hong Kong:*** Broncholax; ***Israel:*** Philinal; Philinet; ***Ital.:*** Cort-Inal; ***Spain:*** Alergical Expect; Bronsal; ***Turk.:*** Broksin; ***UK:*** Noradran; ***USA:*** Difil-G; Dilex-G; Dy-G; Dyflex-G; Dyphylline-GG; Jay-Phyl; Lufyllin-GG; Panfil G.

Doxofylline (*USAN*, *rINN*) 多索茶碱

ABC 12/3; Doxofilina; Doxofyllinum. 7-(1,3-Dioxolan-2-ylmethyl)theophylline.
Доксофиллин
$C_{11}H_{14}N_4O_4 = 266.3.$
CAS — 69975-86-6.
ATC — R03DA11.
ATC Vet — QR03DA11.
UNII — MPM23GM07Z.

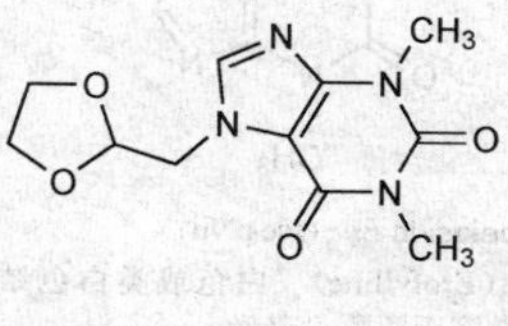

简介

多索茶碱是茶碱的衍生物（第1102页），作为支气管舒张药用于治疗可逆性气道阻塞。每日最多口服 1.2g。也可缓慢静脉注射。

1. Dini FL, Cogo R. Doxofylline: a new generation xanthine bronchodilator devoid of major cardiovascular adverse effects. *Curr Med Res Opin* 2001; **16:** 258–68.
2. Sankar J, *et al.* Doxofylline: the next generation methylxanthine. *Indian J Pediatr* 2008; **75:** 251–4.
3. Shukla D, *et al.* Doxofylline: a promising methylxanthine derivative for the treatment of asthma and chronic obstructive pulmonary disease. *Expert Opin Pharmacother* 2009; **10:** 2343–56.
4. Page CP. Doxofylline: a "novofylline". *Pulm Pharmacol Ther* 2010; **23:** 231–4.

制剂

专利制剂

Ital.: Ansimar; ***Mex.:*** Axofin; ***Philipp.:*** Ansimar; ***Thai.:*** Puroxan; ***Ukr.:*** Aerofillin (Аэрофиллин).

Etamiphylline Camsilate (*BANM*, *rINNM*) 樟脑磺酸依他茶碱

Camsilato de dietamifilina; Camsilato de etamifilina; Camsilato de parafilina; Diétamiphylline Camphosulfonate; Étamiphylline, Camsilate d'; Etamiphylline Camsylate; Etamiphyllini Camsilas; Etamphyllin Camsylate. 7-(2-Diethylaminoethyl)-1,3-dimethylxanthine camphor-10-sulphonate; 7-(2-Diethylaminoethyl)theophylline camphor-10-sulphonate.
Этамифиллина Камзилат
$C_{23}H_{37}N_5O_6S = 511.6.$
CAS — 314-35-2 (etamiphylline); 19326-29-5 (etamiphylline camsilate).
ATC — R03DA06.
ATC Vet — QR03DA06.

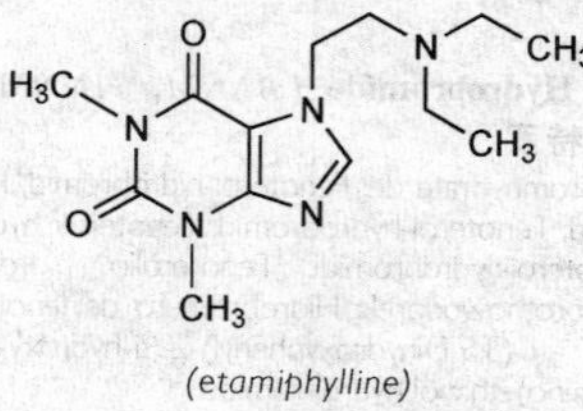

(etamiphylline)

Pharmacopoeias. In *BP(Vet).*
BP (Vet) 2010 (Etamiphylline Camsilate) 白色或类

白色粉末。极易溶于水；溶于乙醇和氯仿；极微溶于乙醚。10％水溶液的 pH 值为 3.9～5.4。

简介

樟脑磺酸依他茶碱是茶碱（第1102页）的衍生物，作为一种支气管舒张药，主要用于治疗可逆性气道阻塞。依他茶碱在体内并不释放茶碱。樟脑磺酸依地茶碱常用作兽药。依他茶碱盐酸盐也有应用。

制剂

专利制剂

Spain: Solufilina†.

Etofylline (*BAN*, *rINN*) 乙羟茶碱

Aethophyllinum; Etofilina; Etofilinas; Etofillin; Etofylin; Etofylliini; Etofyllin; Étofylline; Etofyllinum; Hydroxyaethyltheophyllinum; Hydroxyéthylthéophylline; Oxyetophylline. 7-(2-Hydroxyethyl)-1,3-dimethylxanthine; 3,7-Dihydro-7-(2-hydroxyethyl)-1,3-dimethyl-1*H*-purine-2,6-dione; 7-(2-Hydroxyethyl)theophylline.

Этофиллин

$C_9H_{12}N_4O_3$ = 224.2.

CAS — 519-37-9.

ATC — C04AD04.

ATC Vet — QC04AD04.

UNII — L164909TBI.

Pharmacopoeias. In *Eur.* (see p.vii).

Ph. Eur. 6. 8 (Etofylline) 白色或类白色结晶性粉状。易溶于水；微溶于乙醇。避光。

简介

乙羟茶碱是茶碱（第1102页）的一种衍生物，是治疗呼吸系统疾病和心血管疾病制剂的一种成分。乙羟茶碱在体内并不转化为茶碱。

乙羟茶碱烟酸酯亦有使用。

制剂

专利制剂

Cz.: Oxyphyllin.

多组分制剂 ***Austria:*** Instenon†; ***Cz.:*** Ersilan; Oxantil; ***Hong Kong:*** Instenon; ***India:*** Albutamol; Bronchilet; Dericip; Deriphyllin; Terphylin; ***Rus.:*** Instenon (Инстенон); ***S.Afr.:*** Actophlem; Alcophyllex; Dilinct; Solphyllex; Solphyllin; Theophen Comp; Theophen†; ***Thai.:*** Instenon†; ***Ukr.:*** Instenon (Инстенон).

Fenoterol (*BAN*, *USAN*, *rINN*) ⊗非诺特罗

Fénotérol; Fenoteroli; Fenoterolum. 1-(3,5-Dihydroxyphenyl)-2-(4-hydroxy-α-methylphenethylamino)ethanol.

Фенотерол

$C_{17}H_{21}NO_4$ = 303.4.

CAS — 13392-18-2.

ATC — G02CA03; R03AC04; R03CC04.

ATC Vet — QG02CA03; QR03AC04; QR03CC04.

UNII — 22M9P70OQ9.

Fenoterol Hydrobromide (*BANM*, *rINNM*) ⊗氢溴酸非诺特罗

Fénotérol, bromhydrate de; Fenoterol-hidrobromid; Fenoterol-hydrobromid; Fenoterol-hydrobromid; Fenoteroli hydrobromidum; Fenoterolihydrobromidi; Fenoterolio hidrobromidas; Fenoterolu bromowodorek; Hidrobromuro de fenoterol; TH-1165a. 1-(3,5-Dihydroxyphenyl)-2-(4-hydroxy-α-methylphenethylamino)ethanol hydrobromide.

Фенотерола Гидробромид

$C_{17}H_{21}NO_4,HBr$ = 384.3.

CAS — 1944-12-3.

ATC — G02CA03; R03AC04; R03CC04.

ATC Vet — QG02CA03; QR03AC04; QR03CC04.

UNII — RLI45Z99RB.

Pharmacopoeias. In *Eur.* (see p.vii).

Ph. Eur. 6. 8 (Fenoterol Hydrobromide) 白色或类白色结晶性粉末。溶于水和乙醇。4％水溶液的 pH 值为 4.2～5.2。避光。

不良反应和注意事项

参见沙丁胺醇，见第1095页。

死亡率增加 自从 β 受体激动药定量喷雾剂的引入，已有 2 个与其应用有关的在哮喘病中引起发病率和死亡率增加的流行病学的报道。第一次发生在 20 世纪 60 年代，与高剂量的异丙肾上腺素吸入剂的使用有关[1]。随后异丙肾上腺素被大范围禁止，使人们更关注选择性更强的 β 受体激动药。

第二次发生在 20 世纪 70 年代后期和 80 年代的新西兰，与非诺特罗的使用有关[1～5]。在新西兰使用非诺特罗减少的时候，哮喘的死亡率下降[5]。这关系到非诺特罗的大量或有规律的使用[6,7]。加拿大的研究中[7]，非诺特罗也与哮喘的发病率和死亡率增加有关。与沙丁胺醇类似，日本的研究结果表明哮喘患者的死亡和过度使用 β 受体激动药有关，特别是非诺特罗[8]。然而新西兰的死亡分析表明除非诺特罗外，不能确定 β 受体激动药与死亡风险有关[5]。

对于第二次流行病调查依然存在争议。在个案对照研究中，包括加拿大的一份研究[7]，表明患者服用非诺特罗后发病率和死亡率增加，但是到 1992 年的累积资料荟萃分析表明，患者在服用 β 受体激动药后的发病率死亡率增加是微小的，仅仅在给予喷雾剂时较显著[9]。英国 CSM 的一个协会认为[10]，哮喘病的死亡率和 β 受体激动药的使用之间的因果联系既没被证实也没被驳倒。

不以为奇的是，哮喘死亡率的增加有不同的观点。β 受体激动药的心脏毒性必须被考虑，尽管有些人认为这一毒性作用的证据较少[11]。哮喘的严重性可能有 2 种不同的方式。一种假设是哮喘患者的非诺特罗的用量应增加，因为他们的哮喘已较严重，已经存在死亡率增加的危险[12]。另一提议说大量的 $β_2$ 受体激动药的使用将增加哮喘的严重性[13]，可用 β 受体的下调解释[14]。

由于死亡率下降，短效 $β_2$ 受体激动药的应用得到推荐，其使哮喘死亡率增加已成为历史，短效 $β_2$ 受体激动药比非诺特罗具有更大的可选择性，且需要时使用，并非是有规律地使用的基础药。这类药物的使用的确在增加，在治疗方案的修改中即可见到。而且最近几年非诺特罗的剂量已经减少。然而短效 $β_2$ 受体激动药的常规应用仍存在争议，关于它们效用的研究莫衷一是。而且最近两项前瞻性观察研究报道了使用短效 $β_2$ 受体激动药与死亡率的相关性[15,16]。一项对因哮喘死亡患者进行呼吸系统用药的队列研究[15]发现，过量使用短效 $β_2$ 受体激动药增加哮喘患者的死亡风险。除与 $β_2$ 受体激动药相关的危险因素外，没有发现非诺特罗的其他危险。过量使用是否是哮喘加重的一种症状或原因尚不清楚。相同的，一项对照研究[16]也发现前 1～5 年使用短效 $β_2$ 受体激动药中等程度增加致死的危险。然而，由于很少进行单一性描述，该研究没有足够的证据得出非诺特罗的有效性结论，而且关于 $β_2$ 受体激动药的直接不良反应的证据也不足以得出结论；其他解释包括：缺少更多的适当的哮喘护理、更严重的疾病或疾病严重程度加重或者不对更大范围的治疗无反应。

关于哮喘患者使用长效 $β_2$ 受体激动药的类似讨论，见沙美特罗，第1098页。

1. Pearce N, *et al.* Beta agonists and asthma mortality: déjà vu. *Clin Exp Allergy* 1991; **21:** 401–10.
2. Crane J, *et al.* Prescribed fenoterol and death from asthma in New Zealand, 1981-83: case-control study. *Lancet* 1989; **i:** 917–22.
3. Pearce N, *et al.* Case-control study of prescribed fenoterol and death from asthma in New Zealand, 1977–81. *Thorax* 1990; **45:** 170–5.
4. Grainger J, *et al.* Prescribed fenoterol and death from asthma in New Zealand, 1981–7: a further case-control study. *Thorax* 1991; **46:** 105–111.
5. Pearce N, *et al.* End of the New Zealand asthma mortality epidemic. *Lancet* 1995; **345:** 41–4.
6. Sears MR, *et al.* Regular inhaled beta-agonist treatment in bronchial asthma. *Lancet* 1990; **336:** 1391–6.
7. Spitzer WO, *et al.* The use of β-agonists and the risk of death and near death from asthma. *N Engl J Med* 1992; **326:** 501–6.
8. Beasley R, *et al.* β-agonist therapy and asthma mortality in Japan. *Lancet* 1998; **351:** 1406–7.
9. Mullen M, *et al.* The association between β-agonist use and death from asthma: a meta-analytic integration of case control studies. *JAMA* 1993; **270:** 1842–5.
10. CSM. Beta-agonist use in asthma: report from the CSM Working Party. *Current Problems 33* 1992.
11. Sears MR, Taylor DR. The $β_2$-agonist controversy: observations, explanations and relationship to asthma epidemiology. *Drug Safety* 1994; **11:** 259–83.
12. Fuller RW. Use of $β_2$ agonists in asthma: much ado about nothing? *BMJ* 1994; **309:** 795–6.
13. Sears MR. Asthma deaths in New Zealand. *Lancet* 1995; **345:** 655–6.
14. Tattersfield AE. Use of $β_2$ agonists in asthma: much ado about nothing? *BMJ* 1994; **309:** 794–5.
15. Lanes SF, *et al.* Respiratory medications and risk of asthma death. *Thorax* 2002; **57:** 683–6.
16. Anderson HR, *et al.* Bronchodilator treatment and deaths from asthma: case-control study. Abridged version: *BMJ* 2005; **330:** 117. Full version: http://www.bmj.com/cgi/reprint/330/7483/117 (accessed 15/01/08)

肺水肿 对于早产孕妇给予 β 受体激动药后，包括非诺特罗[1]，会引起肺水肿的发生。这一危险的发生最主要是液体超载，已在沙丁胺醇的**注意事项**中讨论，第1096页。

1. Hawker F. Pulmonary oedema associated with $β_2$-sympathomimetic treatment of premature labour. *Anaesth Intensive Care* 1984; **12:** 143–51.

药物相互作用

参见沙丁胺醇，第1096页。

药动学

非诺特罗部分在胃肠道内吸收，大多经与硫酸盐结合的首关代谢消除严重。几乎全部以硫酸盐结合物这一无活性形式经尿和胆汁排泄。非诺特罗可分布于乳汁。

1. Warnke K, *et al.* The pharmacokinetics of the beta 2-adrenoceptor agonist fenoterol in healthy women. *Eur J Clin Pharmacol* 1992; **43:** 663–5.
2. Hochhaus G, Möllmann H. Pharmacokinetic/pharmacodynamic characteristics of the beta-2-agonists terbutaline, salbutamol and fenoterol. *Int J Clin Pharmacol Ther Toxicol* 1992; **30:** 342–62.
3. Hildebrandt R, *et al.* Pharmacokinetics of fenoterol in pregnant and nonpregnant women. *Eur J Clin Pharmacol* 1993; **45:** 275–7.

用途和用法

非诺特罗是有直接作用的拟交感神经药，具有刺激 β 肾上腺素受体的活性（一种 $β_2$ 受体激动药）。其与沙丁胺醇有类似的作用和用途（第1096页），作为一种支气管舒张药，应用于可逆性气道阻塞的治疗，如哮喘（第1072页）和慢性阻塞性肺疾病（第1074页）的治疗。制成吸入剂时，非诺特罗的作用迅速（几分钟），作用时间可达 3～5h。

在**可逆性气道阻塞**的治疗中，使用氢溴酸非诺特罗定量气溶胶，一次剂量为 1 吸或 2 吸（每吸 100μg），每日最多 4 次，每次至少间隔 3h；推荐每日最大剂量为 800μg。目前治疗哮喘的指南推荐，吸入短效的 $β_2$ 受体激动药如非诺特罗作为按需使用，并不作为基础药常规使用。对于那些需要多次使用非诺特罗的患者，抗炎疗法也是必要的。非诺特罗的需要量增加或作用持续时间缩短，表明其对哮喘的控制作用减弱，需要增加抗炎治疗。

在一些国家氢溴酸非诺特罗以干粉吸入剂给药；每吸量 200μg，如有必要 10min 后重复给药一次，每日 3 次或 4 次。

非诺特罗也可以喷雾溶液吸入用于治疗支气管痉挛的急性发作；在英国，氢溴酸非诺特罗以 1.25mg 的剂量与抗毒蕈碱药异丙托铵合用，每日最多 4 次。在其他一些国家，根据病情严重程度，氢溴酸非诺特罗单用剂量仅为 0.5～1.25mg，严重病例中可增至每日总剂量 2mg。

氢溴酸非诺特罗也可口服用于缓解支气管痉挛，剂量为 2.5～5mg，每日 3 次。

儿童剂量，见下文**儿童用法**。

非诺特罗也用于**早产**，使用与沙丁胺醇类似（见第1903页）。推荐剂量，静脉输注，0.5～3μg/min，最大剂量可达 4μg/min，接着每 3～6h 口服 5mg。

儿童用法 在一些国家，非诺特罗可通过定量吸入器用于 6 岁以上儿童，与成年人剂量相同（见上文**用途和用法**）。

制剂

BP 2010: Fenoterol Pressurised Inhalation.

专利制剂

Arg.: Alveofen†; Asmopul; Berotec; ***Austria:*** Berotec; ***Belg.:*** Berotec; ***Braz.:*** Berotec; Bromifen; Bromotec; Febiotec†; Fenozan; ***Canad.:*** Berotec†; ***Chile:*** Parsistene†; ***Cz.:*** Berotec; Partusisten†; ***Denm.:*** Berotec; ***Fin.:*** Berotec†; ***Ger.:*** Berotec; Partusisten; ***Gr.:*** Berotec; ***Hung.:*** Berotec; ***Indon.:*** Berotec; ***Irl.:*** Berotec; ***Ital.:*** Dosberotec; ***Jpn:*** Berotec; ***Malaysia:*** Berotec; Feno; ***Mex.:*** Partusisten; ***Neth.:*** Berotec; Partusisten; ***Norw.:*** Berotec†; ***Philipp.:*** Berotec; ***Pol.:*** Berotec; ***Port.:*** Berotec; ***Rus.:*** Berotec (Беротек); Partusisten (Партусистен); ***S.Afr.:*** Berotec; ***Singapore:*** Berotec; ***Switz.:*** Berotec; ***Thai.:*** Berotec†; ***Venez.:*** Berotec†; Segamol.

多组分制剂 ***Arg.:*** Berodual; Ipradual†; ***Austria:*** Berodual; Berodualin; Ditec†; ***Belg.:*** Duovent; ***Braz.:*** Duovent; Fymnal†; ***Canad.:*** Duovent; ***Chile:*** Berodual; ***Cz.:*** Berodual; Ditec†; ***Denm.:*** Berodual; ***Fin.:*** Atrovent Comp; ***Fr.:*** Bronchodual; ***Ger.:*** Berodual; Ditec†; ***Gr.:*** Berodual; ***Hung.:*** Berodual; Duotec†; ***India:*** Fenovent; ***Indon.:*** Berodual; ***Irl.:*** Duovent; ***Ital.:*** Duovent; Iprafen†; ***Malaysia:*** Berodual; Duovent; ***Mex.:*** Berodual; Berosolvon; ***Neth.:*** Berodual; ***Philipp.:*** Berodual; ***Pol.:*** Berodual; ***Port.:*** Berodual; ***Rus.:*** Berodual (Беродуал); Ditec (Дитек)†; ***S.Afr.:*** Atrovent Beta; Berodual†; Duovent; Sabax Nebrafen; ***Singapore:*** Berodual; Duovent; ***Switz.:*** Berodual; ***Thai.:*** Berodual; Inhalex; Punol; ***UK:*** Duovent; ***Venez.:*** Berodual; Berosolvon†; Duovent; Respidual.

Fenspiride Hydrochloride (*USAN*, *rINNM*) 盐酸芬司匹利

Decaspiride; Fenspiride, Chlorhydrate de; Fenspiridi Hydrochloridum; Hidrocloruro de fenspirida; JP-428; NAT-333; NDR-5998A. 8-Phenethyl-1-oxa-3,8-diazaspiro[4.5]decan-2-one hydrochloride.

Фенспирида Гидрохлорид

$C_{15}H_{20}N_2O_2$,HCl = 296.8.

CAS — 5053-06-5 (fenspiride); 5053-08-7 (fenspiride hydrochloride).

ATC — R03BX01; R03DX03.

ATC Vet — QR03BX01; QR03DX03.

UNII — 832NBX878V.

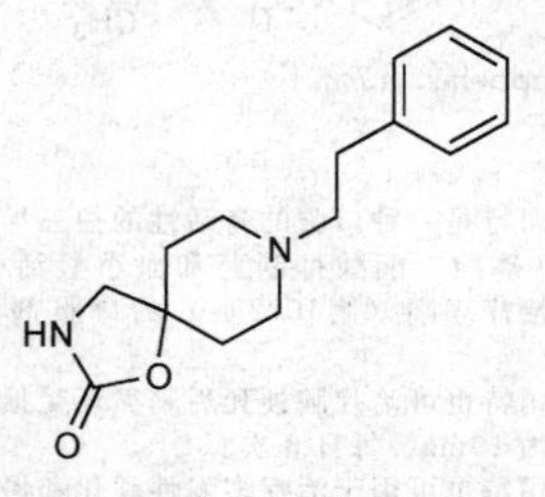

(fenspiride)

简介

有报道称，芬司匹利有支气管舒张和抗炎的作用。以其盐酸盐用于哮喘（第1072页）和其他呼吸系统疾病，常用口服剂量为每日 160～240mg，分次饭前服用。也可通过直肠给药和经肌内或静脉注射给药。

制剂

专利制剂

Fr.: Pneumorel; ***Hong Kong:*** Pneumorel†; ***Ital.:*** Pneumorel; ***Pol.:*** Elofen; Eurespal; Pulneo; ***Port.:*** Fenspin†; Pneumorel; ***Rus.:*** Eurespal (Эреспал); ***Ukr.:*** Erespal (Эреспал).

Formoterol Fumarate (*BANM*, *USAN*, *rINNM*) ⊗富马酸福莫特罗

BD-40A; CGP-25827A; Eformoterol Fumarat; Eformoterol Fumarate; Formoterol Fumarat; Formotérol, fumarate de; Formoterolfumarat; Formoterol-fumarát; Formoteroli fumaras; Formoterolifumaraatti; Formoterolio fumaratas; Formoterolu fumaran; Fumarato de eformoterol; Fumarato de formoterol; YM-08316. (±)-2′-Hydroxy-5′-[(*RS*)-1-hydroxy-2-{[(*RS*)-*p*-methoxy-α-methylphenethyl]amino}ethyl]formanilide fumarate.

Формотерола Фумарат

$(C_{19}H_{24}N_2O_4)_2,C_4H_4O_4$ = 804.9.

CAS — 73573-87-2 (formoterol); 43229-80-7 (formoterol fumarate).

ATC — R03AC13.

ATC Vet — QR03AC13.

UNII — P3T5QA5J9N (formoterol fumarate); W34SHF8J2K (formoterol fumarate dihydrate).

(formoterol)

Pharmacopoeias. *Eur.* (see p.vii), *Jpn*, and *US* include the dihydrate, $(C_{19}H_{24}N_2O_4)_2,C_4H_4O_4,2H_2O$ = 840.9.

Ph. Eur. 6.8（Formoterol Fumarate Dihydrate；Formoteroli Fumaras Dihydricus） 白色或类白色或微黄色的粉末。微溶于水和异丙醇；几乎不溶于乙腈；可溶于甲醇。0.1%水溶液的 pH 值为 5.5～6.5。避光。

USP 33（Formoterol Fumarate） 白色或类白色或微黄色粉末。微溶于水和异丙醇；溶于甲醇；易溶于醋酸和二甲基亚砜；几乎不溶于乙腈和乙醚。0.1%水溶液的 pH 值为 5.5～6.5。避光。

稳定性 在治疗过程中发现喷雾器中富马酸福莫特罗溶液 10μg/ml 与下列溶液混合，物理和化学性质稳定[1]：

- 布地奈德吸入悬浮液 250μg/ml；
- 乙酰半胱氨酸溶液 100μg/ml；
- 雾化吸入异丙托溴铵溶液 200μg/ ml；
- 色甘酸钠溶液 10μg/ ml。

该研究作者指出，当这些溶液混合雾化使用，或者序贯使用，体外药物的释放量比单一药物雾化剂增高。此外，序贯雾化剂增加首个所给药物的释放。这些结果的临床意义尚不明确。

1. Akapo S, *et al.* Compatibility and aerosol characteristics of formoterol fumarate mixed with other nebulizing solutions. *Ann Pharmacother* 2008; **42:** 1416–24.

不良反应和注意事项

参见沙丁胺醇（第1095页）。福莫特罗吸入剂可能会伴随矛盾性支气管收缩，并且高剂量会增加严重哮喘的恶化。不应用于尚未吸入皮质激素的患者。

长效 β2 受体激动药如福莫特罗不宜用于治疗急性支气管痉挛。个案报道有结膜刺激和眼睑水肿。

1. Wilton LV, Shakir SA. A post-marketing surveillance study of formoterol (Foradil®): its use in general practice in England. *Drug Safety* 2002; **25:** 213–23.
2. Pauwels RA, *et al.* Formoterol as relief medication in asthma: a worldwide safety and effectiveness trial. *Eur Respir J* 2003; **22:** 787–94.

哮喘 一篇包含 3 项福莫特罗吸入剂与安慰剂的对照研究的系统性综述发现，经常使用高剂量福莫特罗（每日 48μg），可能导致哮喘加重，发作频繁[1]。福莫特罗可以与吸入性皮质激素合用，但没有规定必须合用，而且没有相关报道，因此这些研究结果是否可以应用，是否与目前治疗哮喘准则相符存在争议[2,3]。

相反，在随后的研究[4]，被设计用来验证上述福莫特罗治疗剂量依赖性增加严重哮喘发作的假说，不同剂量福莫特罗和安慰剂组没有因为剂量增加而导致哮喘加重。同时，可以合用吸入皮质激素，但并非强制性的，62.4%的患者称接受过常规的抗炎治疗。

一项系统性综述[5]的结论指出，高剂量或低剂量吸入皮质激素与长效 β2 受体激动药（如福莫特罗）合用与单独吸入同等剂量皮质类激素相比，能减少哮喘发作的危险。加用长效 β2 受体激动药能够将需全身用皮质激素的患者哮喘发作相对危险度减少 23%，大约需要用药 4～54 周。福莫特罗加用皮质激素（通常为布地奈德）和沙美特罗加用皮质激素（氟替卡松）在治疗时安全性之间的差异没有证据[6]。然而，对长效 β2 受体激动药在用于治疗哮喘时严重不良反应的关注，包括使用福莫特罗导致的哮喘相关的严重事件的系统性综述，见沙美特罗项下的**死亡率增加**，第1098页。

1. Mann M, *et al.* Serious asthma exacerbations in asthmatics treated with high-dose formoterol. *Chest* 2003; **124:** 70–4.
2. Rissmiller RW, *et al.* Asthma exacerbations and formoterol. *Chest* 2004; **125:** 1590–1.
3. van der Molen T. Formoterol and asthma exacerbations. *Chest* 2004; **125:** 1591.
4. Wolfe J, *et al.* Formoterol, 24μg bid, and serious asthma exacerbations: similar rates compared with formoterol, 12μg bid, with and without extra doses taken on demand, and placebo. *Chest* 2006; **129:** 27–38.
5. Ducharme FM, *et al.* Addition of long-acting beta2-agonists to inhaled corticosteroids versus same dose inhaled corticosteroids for chronic asthma in adults and children. Available in The Cochrane Database of Systematic Reviews; Issue 5. Chichester: John Wiley; 2010 (accessed 03/08/10).
6. Cates CJ, Lasserson TJ. Regular treatment with formoterol and an inhaled corticosteroid versus regular treatment with salmeterol and an inhaled corticosteroid for chronic asthma: serious adverse events. Available in The Cochrane Database of Systematic Reviews; Issue 1. Chichester: John Wiley; 2010 (accessed 13/07/10).

对骨骼肌的影响 报道显示在福莫特罗治疗期间发生的肌痛和肌无力与肌酸激酶升高有关[1]。随后的肌肉活检结果显示线粒体功能障碍。未见炎症性变化，停用福莫特罗后症状消失。

1. Kiernan MC, *et al.* Mitochondrial dysfunction and rod-like lesions associated with administration of β2 adrenoceptor agonist formoterol. *Neuromuscul Disord* 2004; **14:** 375–7.

耐受性 规律使用福莫特罗会产生支气管舒张药的脱敏作用[1~3]，并且对乙酰甲胆碱激发的气道保护作用有快速耐受性，注意有其他的长效 β2 受体激动药（见沙美特罗，第1098页）和短效 β2 受体激动药（见沙丁胺醇，第1095页）的效应。

1. van der Woude HJ, *et al.* Decreased bronchodilating effect of salbutamol in relieving methacholine induced moderate to severe bronchoconstriction during high dose treatment with long acting β2 agonists. *Thorax* 2001; **56:** 529–35.
2. Jones SL, *et al.* Reversing acute bronchoconstriction in asthma: the effect of bronchodilator tolerance after treatment with formoterol. *Eur Respir J* 2001; **17:** 368–73.
3. Haney S, Hancox RJ. Tolerance to bronchodilation during treatment with long-acting beta-agonists, a randomised controlled trial. *Respir Res* 2005; **6:** 107.
Also available at: http://respiratory-research.com/content/pdf/1465-9921-6-107.pdf (accessed 15/01/08)

药物相互作用

参见沙丁胺醇（第1096页）。

药动学

吸入的福莫特罗吸收迅速。主要通过糖脂化和邻位脱甲基作用代谢，大约 10%以原形从尿液排泄。吸入后平均终末消除半衰期约 10h。

立体选择性 福莫特罗是一种消旋混合物，其中阿福特罗（第1078页）（为 *R*，*R*-对映体）为活性形式[1,2]。尽管机制尚不明确[1,3]，但有报道建议建议考虑立体选择性代谢与排泄可能可以解释福莫特罗耐受的个体间差异。

1. Zhang M, *et al.* Stereoselective glucuronidation of formoterol by human liver microsomes. *Br J Clin Pharmacol* 2000; **49:** 152–7.
2. Lötvall J, *et al.* The effect of formoterol over 24 h in patients with asthma: the role of enantiomers. *Pulm Pharmacol Ther* 2005; **18:** 109–13.
3. Zhang M, *et al.* Stereoselective urinary excretion of formoterol and its glucuronide conjugate in human. *Br J Clin Pharmacol* 2002; **54:** 246–50.

用途和用法

福莫特罗是一种直接作用于拟交感神经的药，主要具有刺激 β-肾上腺素受体的活性，尤其是 β2 受体激动（一种 β2 受体激动药）。性质类似于沙丁胺醇（第1096页），但是如同沙美特罗（第1098页）它的作用持续时间延长至 12h；故不适合用于急性发作的支气管痉挛症状的缓解。用于需要规律使用长效 β2 受体激动药治疗可逆性气道阻塞，如慢性气喘（第1072页）或某些慢性阻塞性肺疾病（第1075页）。

福莫特罗可以富马酸盐形式吸入给药，但剂量如何表示取决于剂型：

- 富马酸福莫特罗吸入胶囊的常用剂量是 12μg，每日 2 次，严重疾病必要时可增加至 24μg，每日 2 次。
- 干粉吸入剂的定量剂量以能进入口状吸入器的量来计算（每吸量 6μg 的倍数）或是按从口状吸入器中吸出的总量（相当于每吸量 4.5μg 的倍数）来计算的。使用剂量按送入口状吸入器的量来计，常用剂量为 6～12μg，每日 1 次或 2 次，必要时严重疾病可增加至 24μg，每日 2 次。
- 喷雾剂的定量剂量也可以进入口状吸入器中的总量（每吸量 12μg）来计算或是按从口状吸入器中吸出的总量（相当于每吸量 10.1μg）。常用剂量为每日 2 次，1 吸或 2 吸。

如果证明以上治疗是不足够的，治疗还需要再评价。在英国，一些制剂批准用于缓解短期症状，但是这种用法与当前的哮喘治疗指南相反（见第1072页）。

富马酸福莫特罗也可以通过雾化器吸入给药，20μg 的剂量，每日 2 次。成人口服剂量为 80μg，每日 2 次。

富马酸福莫特罗用于儿童的剂量，见下文的**儿童用法**。

1. Faulds D, *et al.* Formoterol: a review of its pharmacological properties and therapeutic potential in reversible obstructive airways disease. *Drugs* 1991; **42:** 115–37.
2. Bartow RA, Brogden RN. Formoterol: an update of its pharmacological properties and therapeutic efficacy in the management of asthma. *Drugs* 1998; **55:** 303–22.
3. Sovani MP, *et al.* A benefit-risk assessment of inhaled long-acting β2-agonists in the management of obstructive pulmonary disease. *Drug Safety* 2004; **27:** 689–715.

儿童用法 5 岁及以上儿童使用富马酸福莫特罗吸入胶囊的剂量与成人相同，见上文的**用途和用法**。

6 岁及以上儿童可以通过富马酸福莫特罗定量干粉吸入剂给药。常用剂量按装入口状吸入器总量计，6～12μg，每日 1 次或 2 次。偶尔可能需要高达 48μg 的日剂量（单次最大用药剂量不超过 12μg）。

在一些国家，比如日本，6 个月龄的婴儿通过口服富马酸福莫特罗给药，日剂量按 4μg/kg 计算，分 2 次或 3 次给药。

哮喘 福莫特罗是长效 β2 受体激动药（作用持续时间约 12h）。哮喘的治疗指南参见第1072页，通常建议已

经使用吸入性皮质激素的慢性哮喘患者使用长效 β_2 受体激动药；不是皮质激素的替代物。福莫特罗与吸入皮质激素联合用于维持或缓解治疗已有相关研究。尽管在治疗中这样的合用有何意义尚不明确，但研究结果是可喜的。福莫特罗也可用于控制夜间持续性哮喘或防止运动诱发性哮喘发作。有证据显示，经过长时间使用，可降低预防支气管收缩作用（参见上文的**耐受性**），并且高剂量疗法可能会伴随严重恶化比率的增长（见上文**哮喘项下的不良反应和注意事项**）。虽然，长效支气管舒张药不应该用于急性哮喘发作，但是已有报道福莫特罗在医院急性重症哮喘应用的成功案例。

1. van der Molen T, *et al.* Effects of the long acting β agonist formoterol on asthma control in asthmatic patients using inhaled corticosteroids. *Thorax* 1996; **52:** 535–9.
2. Pauwels RA, *et al.* Effect of inhaled formoterol and budesonide on exacerbations of asthma. *N Engl J Med* 1997; **337:** 1405–11. Correction. *ibid.*; 1998; **338:** 139.
3. O'Byrne PM, *et al.* Low dose inhaled budesonide and formoterol in mild persistent asthma: the OPTIMA randomized trial. *Am J Respir Crit Care Med* 2001; **164:** 1392–7.
4. Goldsmith DR, Keating GM. Budesonide/formoterol: a review of its use in asthma. *Drugs* 2004; **64:** 1597–1618.
5. Pedersen S. Budesonide plus formoterol for reliever therapy in asthma. *Lancet* 2006; **368:** 707–8.
6. Pohunek P, *et al.* Budesonide/formoterol improves lung function compared with budesonide alone in children with asthma. *Pediatr Allergy Immunol* 2006; **17:** 458–65. Correction. *ibid.*; 551.
7. Berger WE. The use of inhaled formoterol in the treatment of asthma. *Ann Allergy Asthma Immunol* 2006; **97:** 24–33. Correction. *ibid.*; 562. [dosage error in text]
8. Hermansen MN, *et al.* Acute relief of exercise-induced bronchoconstriction by inhaled formoterol in children with persistent asthma. *Chest* 2006; **129:** 1203–9.
9. Bateman ED, *et al.* Budesonide/formoterol and formoterol provide similar rapid relief in patients with acute asthma showing refractoriness to salbutamol. *Respir Res* 2006; **7:** 13.
10. O'Byrne PM, Parameswaran K. Pharmacological management of mild or moderate persistent asthma. *Lancet* 2006; **368:** 794–803.
11. Cates CJ, Lasserson TJ. Combination formoterol and budesonide as maintenance and reliever therapy versus inhaled steroid maintenance for chronic asthma in adults and children. Available in The Cochrane Database of Systematic Reviews; Issue 2. Chichester: John Wiley; 2009 (accessed 11/08/09).
12. Cates CJ, Lasserson TJ. Combination formoterol and inhaled steroid versus beta$_2$-agonist as relief medication for chronic asthma in adults and children. Available in The Cochrane Database of Systematic Reviews; Issue 1. Chichester: John Wiley; 2009 (accessed 11/08/09).
13. Rodrigo GJ, *et al.* Formoterol for acute asthma in the emergency department: a systematic review with meta-analysis. *Ann Allergy Asthma Immunol* 2010; **104:** 247–52.

口吃 有报道称，每日吸入 12μg 的福莫特罗可以改善 3 名 14～20 岁青少年的口吃（第971页），在 2 名男性中，6 周起效，但是长期的随访未能完成。在女性中，早期改善持续 45 周[1]。

1. Pešák J. Preliminary experience with formoterol for the treatment of stuttering. *Ann Pharmacother* 2004; **38:** 1323.

制剂

专利制剂

Arg.: Fordilen; Oxis; Xanol; ***Austral.:*** Foradile; Oxis; ***Austria:*** Foradil; Oxis; ***Belg.:*** Foradil; Oxis; ***Braz.:*** Fluir; Foradil; Formare; Formocaps; Oxis; ***Canad.:*** Foradil; Oxeze; ***Cz.:*** Atimos; Foradil; Forair; Formano; Formovent; Oxis; ***Denm.:*** Delnil; Eformax; Foradil; Foraform†; Formo; Oxis; ***Fin.:*** Cycloterol; Fomeda; Foradil; Formaxa; Oxis; ***Fr.:*** Asmelor; Foradil; Formoair; ***Ger.:*** Foradil; Forair; Formatris; FormoLich; Formotop; Oxis; ***Gr.:*** Broncoteril; Foradil; Forair; Forcap; Formaxa; Formopen; Formotil; Imotec; Kinitron; Oxez; ***Hong Kong:*** Oxis; ***Hung.:*** Atimos; Diffumax†; Foradil; Fortofan†; Oxis; ***India:*** Foratec; ***Irl.:*** Foradil; Oxis; ***Israel:*** Foradil; Oxis; ***Ital.:*** Aliterol; Atimos; Eolus; Evervent; Feronal; Foradil; Forotan; Fortasint; Kurovent; Levovent; Liferol; Oxis; ***Jpn:*** Atock; ***Malaysia:*** Foradil†; Oxis; ***Mex.:*** Foradil; Oxis; ***Neth.:*** Atimos; Foradil; Formocaps; Oxis; ***Norw.:*** Foradil; Oxis; ***NZ:*** Foradil; Oxis; ***Philipp.:*** Atock; Foradil; Oxis†; ***Pol.:*** Atimos; Diffumax; Foradil; Forastmin; Oxis; Oxodil; Zafiron; ***Port.:*** Asmatec; Atimos; Eformax†; Foradil; Forair; Formaxa; Oxis; ***Rus.:*** Atimos (Атимос); Foradil (Форадил); Oxis (Оксис); ***S.Afr.:*** Foradil; Foratec; Oxis; ***Singapore:*** Foradil; Oxis; ***Spain:*** Broncoral; Foradil; Formatris; Neblik; Oxis; ***Swed.:*** Foradil; Oxis; ***Switz.:*** Foradil; Oxis; ***Thai.:*** Oxis†; ***Turk.:*** Atimos; Foradil; Foryxa; Oxis; Ventofor; ***UK:*** Atimos Modulite; Foradil; Oxis; ***Ukr.:*** Zafiron (Зафирон); ***USA:*** Foradil; Perforomist; ***Venez.:*** Fluir; Foradil; Formotec; Oxis†.

多组分制剂 ***Arg.:*** Neumoterol; Symbicort; ***Austral.:*** Symbicort; ***Austria:*** Foster; Symbicort; ***Belg.:*** Inuvair; Symbicort; ***Braz.:*** Alenia; Foraseq; Symbicort; ***Canad.:*** Symbicort; ***Chile:*** Symbicort; ***Cz.:*** Combair; Formodual; Symbicort; ***Denm.:*** Symbicort; ***Fin.:*** Symbicort; ***Fr.:*** Innovair; Symbicort; ***Ger.:*** Foster; Inuvair; Symbicort; ***Gr.:*** Foster; Inuvair; Symbicort; ***Hong Kong:*** Symbicort; ***Hung.:*** Foster; Symbicort; ***India:*** [illegible]va; Foracort; ***Indon.:*** Symbicort; ***Irl.:*** Symbicort; ***Israel:*** Symbicort; ***Ital.:*** Assieme; Assiememite; Formodual; Foster; Inuver; Sinestic; Symbicort; ***Malaysia:*** Foracort; Symbicort; ***Mex.:*** Symbicort; ***Neth.:*** Assieme; Formodual; Foster; Sinestic; Symbicort; ***Norw.:*** Symbicort; ***NZ:*** Symbicort; Vannair; ***Philipp.:*** Symbicort; ***Pol.:*** Fostex; Symbicort; ***Port.:*** Assieme; Formodual; Foster; Symbicort; ***Rus.:*** Foster (Фостер); Simbicort (Симбикорт); Symbicort (Симбикорт); ***S.Afr.:*** Symbicord; ***Singapore:*** Symbicort; ***Spain:*** Formodual; Foster; Rilast; Symbicort; ***Swed.:*** Symbicort; ***Switz.:*** Symbicort; ***Thai.:*** Symbicort; ***Turk.:*** Foster; Innovair; Symbicort; [illegible]mbi; ***UK:*** Fostair; Symbicort; ***Ukr.:*** Simbicort (Симбикорт); ***USA:*** Dulera; Symbicort; ***Venez.:*** Foraseq; Symbicort.

Heptaminol Acefyllinate (*rINNM*) 醋茶碱氨庚醇

Acefilinato de heptaminol; Acéfyllinate d'Heptaminol; Acefyllinum Heptaminolum; Heptaminol Acéfylline; Heptaminol Acephyllinate; Heptaminol Theophylline Ethanoate; Heptaminol Theophylline-7-acetate; Heptaminoli Acefyllinas. The 6-amino-2-methylheptan-2-ol salt of theophyllin-7-ylacetic acid.

Гептаминола Ацефиллинат

$C_8H_{19}NO,C_9H_{10}N_4O_4$ = 383.4.

CAS — 5152-72-7; 10075-18-0.

ATC — C01DX08.

ATC Vet — QC01DX08.

简介

本品是茶碱（第1102页）的衍生物，具有支气管舒张和心血管作用。

制剂

专利制剂

Indon.: Cariamyl.

多组分制剂 ***Braz.:*** Sureptil; ***Spain:*** Clinadil Compositum†; Diclamina.

Hexoprenaline Hydrochloride (*BANM*, *rINNM*) ⊗ 盐酸海索那林

Hexoprénaline, Chlorhydrate d'; Hexoprenalini Hydrochloridum; Hidrocloruro de hexoprenalina; ST-1512. *N,N'*-Hexamethylenebis[4-(2-amino-1-hydroxyethyl)pyrocatechol] dihydrochloride; *N,N'*-Hexamethylenebis[2-amino-1-(3,4-dihydroxyphenyl)ethanol] dihydrochloride.

Гексопреналина Гидрохлорид

$C_{22}H_{32}N_2O_6$,2HCl = 493.4.

CAS — 3215-70-1 (hexoprenaline); 4323-43-7 (hexoprenaline dihydrochloride).

ATC — R03AC06; R03CC05.

ATC Vet — QR03AC06; QR03CC05.

(hexoprenaline)

Hexoprenaline Sulfate (*USAN*, *rINNM*) ⊗硫酸海索那林

Hexoprénaline, Sulfate d'; Hexoprenaline Sulphate (*BANM*); Hexoprenalini Sulfas; Sulfato de hexoprenalina. (±)-α,α'-[Hexamethylenebis(iminomethylene)]-bis[3,4-dihydroxybenzyl alcohol] sulfate (1:1).

Гексопреналина Сульфат

$C_{22}H_{32}N_2O_6,H_2SO_4$ = 518.6.

CAS — 32266-10-7.

ATC — R03AC06; R03CC05.

ATC Vet — QR03AC06; QR03CC05.

UNII — U851S9102C.

简介

海索那林是直接作用于拟交感神经的药，主要选择性作用于 β-肾上腺素受体的 β_2 受体（一种 β_2 受体激动药）。它的性质类似于沙丁胺醇（第1094页），已被作为一种支气管舒张药用于治疗哮喘发作时的可逆性气道阻塞（第1072页）和一些慢性阻塞性肺疾病的患者（第1075页）。类似于沙丁胺醇，有时可用于治疗早产（第1903页）。

海索那林通常为盐酸盐或硫酸盐。

对于缓解**支气管舒张**，通常海索那林盐类的成人口服剂量是 0.5～1mg，每日 3 次口服。这些盐类以前也通过吸入给药，硫酸海索那林为气溶胶吸入剂，剂量为 100～200μg，每日最多 6 次；盐酸盐以喷雾的方法，剂量为每 4～6h 250～500μg，每日最大剂量为 3mg。对于哮喘患者，β 受体激动药治疗按需给药优于规律用药。由于海索那林需求的增长或持续时间的缩短，表明控制哮喘的恶化并需要再次审查治疗。

静脉注射硫酸海索那林（溶于 5%葡萄糖或 0.9%氯化钠）治疗**早产**初始输注速度约为 300ng/min。输液可先慢速静脉注射 10μg 的负荷剂量历时 5～10min。长时间输注 75ng/min 被用于子宫颈没有变化的时候或支持宫颈环扎术。一旦分娩在至少 24h 内得到控制，治疗应由静脉输注改为口服。

制剂

专利制剂

Arg.: Argocian; ***Austria:*** Gynipral; Ipradol†; ***Chile:*** Gynipral†; ***Cz.:*** Gynipral; ***Hong Kong:*** Ipradol; ***Hung.:*** Gynipral†; Ipradol†; ***Rus.:*** Gynipral (Гинипрал); ***S.Afr.:*** Ipradol†; ***Switz.:*** Gynipral; ***Thai.:*** Ipradol†.

Ibudilast (*rINN*) 异丁司特

AV-411; Ibudilastum; KC-404; MN-166. 1-(2-Isopropylpyrazolo[1,5-*a*]pyridin-3-yl)-2-methyl-1-propanone.

Ибудиласт

$C_{14}H_{18}N_2O$ = 230.3.

CAS — 50847-11-5.

ATC — R03DC04.

ATC Vet — QR03DC04.

UNII — M0TTH61XC5.

Pharmacopoeias. In *Jpn.*

简介

异丁司特是一种口服的有活性的白三烯拮抗药（第1072 页）、磷酸二酯酶抑制药和血小板活化因子拮抗药。用于治疗哮喘（第1072 页）的口服剂量为 10mg，每日 2 次。

异丁司特也可治疗脑梗死后脑循环受损而继发的头晕，剂量为 10mg，每日 3 次。

异丁司特也可用于治疗多发性硬化和慢性神经痛。

1. Kishi Y, *et al.* Ibudilast: a non-selective PDE inhibitor with multiple actions on blood cells and the vascular wall. *Cardiovasc Drug Rev* 2001; **19:** 215–25.
2. Ledeboer A, *et al.* Ibudilast (AV-411): a new class therapeutic candidate for neuropathic pain and opioid withdrawal syndromes. *Expert Opin Invest Drugs* 2007; **16:** 935–50.
3. Rolan P, *et al.* Ibudilast in healthy volunteers: safety, tolerability and pharmacokinetics with single and multiple doses. *Br J Clin Pharmacol* 2008; **66:** 792–801.
4. Rolan P, *et al.* Ibudilast: a review of its pharmacology, efficacy and safety in respiratory and neurological disease. *Expert Opin Pharmacother* 2009; **10:** 2897–2904.

制剂

专利制剂

Jpn: Ketas.

Indacaterol (*USAN*, *rINN*) ⊗茚达特罗

Indacatérol; Indacaterolum; QAB-149. 5-{(1*R*)-2-[(5,6-Diethyl-2,3-dihydro-1*H*-inden-2-yl)amino]-1-hydroxyethyl}-8-hydroxyquinolin-2(1*H*)-one.

Индакатерол

$C_{24}H_{28}N_2O_3$ = 392.5.

CAS — 312753-06-3.

ATC — R03AC18.

ATC Vet — QR03AC18.

UNII — 8OR09251MQ.

Indacaterol Maleate (*USAN*, *rINNM*) 马来酸茚达特罗

Indacatérol, Maléate d'; Indacateroli Maleas; Maleato de indacaterol; QAB-149-AFA. 5-{(1*R*)-2-[(5,6-Diethyl-2,3-dihydro-1*H*-inden-2-yl)amino]-1-hydroxyethyl}-8-hydroxyquinolin-2(1*H*)-one hydrogen (2*Z*)-2-butenedioate (salt).

Индакатерола Малеат

$C_{24}H_{28}N_2O_3,C_4H_4O_4$ = 508.6.

CAS — 753498-25-8.

ATC — R03AC18.
ATC Vet — QR03AC18.
UNII — 2JEC1ITX7R.

不良反应和注意事项

同沙丁胺醇，见第 1095 页。鼻咽炎、咳嗽、上呼吸道感染是其常见的不良反应。

药物相互作用

同沙丁胺醇，第1096页。

茚达特罗可以被细胞色素 P450 同工酶 CYP3A4 和 P 糖蛋白代谢。这些物质的抑制剂可能会增加全身暴露在茚达特罗的时间，虽然这并未影响在临床研究中的安全性。

药动学

茚达特罗在吸入给药 15min 以后达到峰浓度，平均绝对生物利用度为 43%。茚达特罗是通过细胞色素 P450 同工酶，特别是 CYP3A4 转化。尿苷二磷酸葡萄糖醛酸转移酶（UGT 1A1）也与其代谢有关，而且茚达特罗是一个低亲和力的 P 糖蛋白底物。当茚达特罗口服给药时，约 90%随粪便排出体外，肾清除在经尿液排泄途径中的作用很微小。茚达特罗平均终末半衰期为 45.5～126h，但重复给药后，计算得到的半衰期为40～52h。

用途和用法

茚达特罗是一种长效 β_2 受体激动药，作为支气管舒张药用于慢性阻塞性肺疾病的维持治疗，不用于缓解急性支气管痉挛。茚达特罗以马来酸盐形式给药，但剂量以碱基表示，马来酸茚达特罗 1.3mg 约相当于茚达特罗 1mg。茚达特罗吸入给药后舒张支气管疗效迅速（5min 内），药效持续时间长达 24h。

马来酸茚达特罗胶囊吸入粉含相当于 150μg 或者 300μg 茚达特罗，可通过口状吸入器分别提供茚达特罗 120μg 或 240μg。1 粒胶囊的内容物需要在每天同一时间吸入。

茚达特罗用于治疗哮喘也已被研究。

1. Roig J, *et al.* Indacaterol, a novel once daily inhaled β2-adrenoreceptor agonist. *Open Respir Med J* 2009; **3:** 27–30.
2. Beeh KM, Beier J. Indacaterol, a novel inhaled, once-daily, long-acting beta$_2$-agonist for the treatment of obstructive airways diseases. *Adv Therapy* 2009; **26:** 691–9. Correction. *ibid.*; 812. [dose]
3. Dahl R, *et al.* INVOLVE Study Investigators. Efficacy of a new once-daily long-acting inhaled β2-agonist indacaterol versus twice-daily formoterol in COPD. *Thorax* 2010; **65:** 473–9.

制剂

专利制剂

UK: Onbrez.

Ipratropium Bromide (*BAN*, *USAN*, *rINN*) 异丙托溴铵

Bromuro de ipratropio; Ipratropii bromidum; Ipratropii Bromidum Monohydricum; Ipratropio bromidas; Ipratropiowy bromek; Ipratropium bromid monohydrát; Ipratropium, bromure d'; Ipratropiumbromid; Ipratropium-bromid; Ipratropiumbromidi; Ipratropyum Bromür; Sch-1000; Sch-1000-Br-monohydrate. (1*R*,3*r*,5*S*,8*r*)-8-Isopropyl-3-[(±)-tropoyloxy]tropanium bromide monohydrate.

Ипратропия Бромид

$C_{20}H_{30}BrNO_3,H_2O$ = 430.4.

CAS — 22254-24-6 (anhydrous ipratropium bromide); 66985-17-9 (ipratropium bromide monohydrate).
ATC — R01AX03; R03BB01.
ATC Vet — QR01AX03; QR03BB01.
UNII — J697UZ2A9J.

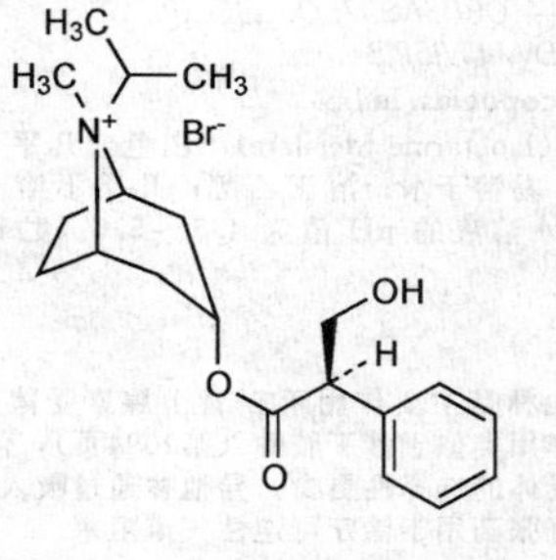

Pharmacopoeias. In *Eur.* (see p.vii), *Jpn*, and *US.*

Ph. Eur. 6.8（Ipratropium Bromide） 白色或类白色结晶状粉末。可溶于水；微溶于乙醇；极易溶于甲醇。1%水溶液的 pH 值为 5.0～7.5。

USP 33（Ipratropium Bromide） 白色至类白色结晶性粉末。溶于水；微溶于乙醇；易溶于甲醇。10%水溶液的 pH 值为 5～7。贮藏于密闭容器中。

稳定性 一项关于稳定性的调查[1]显示，异丙托铵和沙丁胺醇喷雾溶液等比例混合后避光贮藏于 4℃或 22℃或连续荧光照明贮藏于 22℃可保存 5 天，可保留超过 90%的最初浓度。

1. Jacobson GA, Peterson GM. Stability of ipratropium bromide and salbutamol nebuliser admixtures. *Int J Pharm Pract* 1995; **3:** 169–73.

不良反应和注意事项

异丙托铵和其他吸入性的抗毒蕈碱类的支气管舒张药可偶尔地引起口干燥，罕见便秘和尿潴留。前列腺增生患者慎用。有报告称喷雾型异丙托铵可引起急性闭角型青光眼；其雾或者溶液不应允许进入眼，尤其是疑有青光眼的患者。就像其他的支气管舒张药，可发生矛盾性支气管收缩。有报道称异丙托铵可引起心动过速、心悸和心律不齐。已有发生罕见的超敏反应，包括荨麻疹、血管性水肿、皮疹和过敏反应。恶心和呕吐、消化不良、头痛和眩晕也有报道。

鼻用的异丙托铵会引起鼻干、鼻刺激和鼻出血。

总体说来，关于抗毒蕈碱类的不良反应和注意事项的详述，参见**阿托品**，第1176页。

口腔溃疡 一项报道[1]显示，使用吸入型异丙托溴铵会引起口腔黏膜的炎症和溃疡。

1. Spencer PA. Buccal ulceration with ipratropium bromide. *BMJ* 1986; **292:** 380.

对心血管系统的影响 一项系统性综述发现[1]，与安慰剂或阳性对照（吸入 β_2 受体激动药合用或不合用皮质激素吸入剂）相比，使用超过 30 天的抗毒蕈碱药异丙托铵和噻托铵吸入剂增加了慢性阻塞性肺疾病（COPD）患者心肌梗死和心血管死亡的风险。风险的大小难以辨别，因为纳入的研究许多都是小型和短期的，所以心血管事件也很少。在一项慢性阻塞性肺疾病患者的病例对照研究[2]中，发现使用异丙托铵增加心血管死亡风险，一项包含 82717 名有慢性阻塞性肺疾病美国老兵的队列研究也发现，在过去的 6 个月内使用异丙托铵与发生心血管事件（心力衰竭、急性冠状动脉综合征或心律失常）风险的增加有关[3]。然而，这些研究的结果与其他研究的结果相矛盾。一项对比噻托铵与 β_2 受体激动药安全性的队列研究[4]建议，使用者有类似的心血管事件发生风险，一项在 6000 名慢性阻塞性肺疾病患者中使用噻托铵的 4 年的安慰剂对照研究[5]报道心脏疾病的发病率减少，虽然研究不是设计来评估心血管事件的。其他对来自慢性阻塞性肺疾病患者的集合数据的分析[6,7]显示，在服用噻托铵的患者中，严重心血管事件的发生并不比那些服用安慰剂或沙美特罗的患者更多。进一步的研究是很有必要的，以便确定抗毒蕈碱药吸入剂的心血管安全性[8]。

有关异丙托铵使用与可能的死亡风险增加相关性的进行进一步讨论，见下文。

有关噻托铵与心血管系统风险相关性的更多信息，见**对脑血管系统的影响**，第1110页。

1. Singh S, *et al.* Inhaled anticholinergics and risk of major adverse cardiovascular events in patients with chronic obstructive pulmonary disease: a systematic review and meta-analysis. *JAMA* 2008; **300:** 1439–50. Correction. *ibid.* 2009; **301:** 1227–30.
2. Lee TA, *et al.* Risk for death associated with medications for recently diagnosed chronic obstructive pulmonary disease. *Ann Intern Med* 2008; **149:** 380–90.
3. Ogale SS, *et al.* Cardiovascular events associated with ipratropium bromide in COPD. *Chest* 2010; **137:** 13–19.
4. Jara M, *et al.* Comparative safety of long-acting inhaled bronchodilators: a cohort study using the UK THIN primary care database. *Drug Safety* 2007; **30:** 1151–60.
5. Tashkin DP, *et al.* UPLIFT Study Investigators. A 4-year trial of tiotropium in chronic obstructive pulmonary disease. *N Engl J Med* 2008; **359:** 1543–54.
6. Kesten S, *et al.* Pooled clinical trial analysis of tiotropium safety. *Chest* 2006; **130:** 1695–1703. Also available at: http://www.chestjournal.org/content/130/6/1695.full.pdf+html (accessed 07/08/09)
7. Rodrigo GJ, *et al.* Tiotropium and risk for fatal and nonfatal cardiovascular events in patients with chronic obstructive pulmonary disease: systematic review with meta-analysis. *Respir Med* 2009; **103:** 1421–9.
8. Salpeter SR. Do inhaled anticholinergics increase or decrease the risk of major cardiovascular events? A synthesis of the available evidence. *Drugs* 2009; **69:** 2025–33.

对眼的影响 使用气雾吸入异丙托铵，已有报道有眼部并发症。1 名有青光眼病史的患者，从定量吸入剂吸入使用异丙托铵与雾化吸入沙丁胺醇后发展为闭角型青光眼[1]。有报道称，瞳孔扩张[2]和视物模糊[3]与患者通过储雾器吸入异丙托铵有关（患者也同时使用沙丁胺醇治疗）；一名 4 岁的孩子，试图自己管理异丙托铵定量吸入剂，结果发生瞳孔不等（瞳孔的扩张不等）和共济失调[4]。有报道称，通过不合适面罩雾化吸入异丙托铵并合用沙丁胺醇的患者常会发生闭角型青光眼[5~7]、瞳孔扩张[7~10]和瞳孔不等[11,12]。异丙托铵的抗毒蕈碱作用可使患者眼房水的引流受损而诱发闭角型青光眼；合用沙丁胺醇可能会加重（使房水生成增加）[6]。研究[13,14]显示，有闭角型青光眼病史的患者，联合使用雾化吸入异丙托铵和沙丁胺醇可导致发生青光眼的风险增加。

1. Hall SK. Acute angle-closure glaucoma as a complication of combined β-agonist and ipratropium bromide therapy in the emergency department. *Ann Emerg Med* 1994; **23:** 884–7.
2. Weir REP, *et al.* Pupil blown by a puffer. *Lancet* 2004; **363:** 1853.
3. Kizer KM, *et al.* Blurred vision from ipratropium bromide inhalation. *Am J Health-Syst Pharm* 2000; **57:** 996–7.
4. Bond DW, *et al.* Mydriasis due to self-administered inhaled ipratropium bromide. *Eur J Pediatr* 2002; **161:** 178.
5. Packe GE, *et al.* Nebulised ipratropium bromide and salbutamol causing closed-angle glaucoma. *Lancet* 1984; **ii:** 691.
6. Shah P, *et al.* Acute angle closure glaucoma associated with nebulised ipratropium bromide and salbutamol. *BMJ* 1992; **304:** 40–1.
7. Mulpeter KM, *et al.* Ocular hazards of nebulized bronchodilators. *Postgrad Med J* 1992; **68:** 132–3.
8. Roberts TE, Pearson DJ. Wide eyed and breathless. *BMJ* 1989; **299:** 1348.
9. Woelfle J, *et al.* Unilateral fixed dilated pupil in an infant after inhalation of nebulized ipratropium bromide. *J Pediatr* 2000; **136:** 423–4.
10. Openshaw H. Unilateral mydriasis from ipratropium in transplant patients. *Neurology* 2006; **67:** 914–15.
11. Lust K, Livingstone I. Nebulizer-induced anisocoria. *Ann Intern Med* 1998; **128:** 327.
12. Iosson N. Nebulizer-associated anisocoria. *N Engl J Med* 2006; **354:** e8.
13. Watson WTA, *et al.* Effect of nebulized ipratropium bromide on intraocular pressures in children. *Chest* 1994; **105:** 1439–41.
14. Kalra L, Bone MF. The effect of nebulized bronchodilator therapy on intraocular pressures in patients with glaucoma. *Chest* 1988; **93:** 739–41.

对胃肠道的影响 麻痹性肠梗阻发生在 2 名患者开始用异丙托铵治疗后不久，似乎是由于在吸入时不慎吞咽药物引起的[1,2]。2 名患者同时都有麻痹性肠梗阻的其他易感因素（囊性纤维化[1]，痉挛性双侧麻痹[2]）。

1. Mulherin D, FitzGerald MX. Meconium ileus equivalent in association with nebulised ipratropium bromide in cystic fibrosis. *Lancet* 1990; **355:** 552.
2. Markus HS. Paralytic ileus associated with ipratropium. *Lancet* 1990; **355:** 1224.

对呼吸道的影响 抗毒蕈碱药典型地抑制黏膜纤毛清除率，并且抑制鼻、口、咽喉和支气管的分泌。然而事实上吸入型的异丙托溴铵对痰的黏度或量没有影响，阿托品则相反，它对呼吸道的黏液纤毛功能没有影响[1,2]。

1. Gross NJ. Ipratropium bromide. *N Engl J Med* 1988; **319:** 486–94.
2. Mann KV, *et al.* Use of ipratropium bromide in obstructive lung disease. *Clin Pharm* 1988; **7:** 670–80.

支气管痉挛 据报道[1]，有 3 名患者在使用异丙托铵后发生矛盾性支气管收缩。更多的作者报道[2]，矛盾性支气管收缩在同时使用喷雾型异丙托铵和沙丁胺醇后出现，表明这个不良反应可能是由于喷雾液中的苯扎氯铵。有些国家在异丙托铵的喷雾液中包含了作为保存剂的苯扎氯铵。在英国解决办法是产品中不加保存剂，但是注册药品信息仍然推荐应根据医学监督吸入异丙托铵喷雾液的首次剂量。

1. Connolly CK. Adverse reaction to ipratropium bromide. *BMJ* 1982; **285:** 934–5.
2. Boucher M, *et al.* Possible associations of benzalkonium chloride in nebulizer solutions with respiratory arrest. *Ann Pharmacother* 1992; **26:** 772–4.

对尿道的影响 使用喷雾型异丙托溴铵治疗老年男性尤其是前列腺增生的患者，可导致尿潴留[1,2]。有报道 1 名儿童的排尿困难与使用异丙托铵和沙丁胺醇有关[3]。

1. Lozewicz S. Bladder outflow obstruction induced by ipratropium bromide. *Postgrad Med J* 1989; **65:** 260–1.
2. Pras E, *et al.* Urinary retention associated with ipratropium bromide. *DICP Ann Pharmacother* 1991; **25:** 939–40.
3. Hooimeijer HL, *et al.* Bemoeilijkte mictie bij een kind toegeschreven aan het gebruik van ipratropium en salbutamol. *Ned Tijdschr Geneeskd* 2007; **151:** 2726–8.

死亡率增加 病例对照研究发现在使用异丙托铵治疗哮喘和死亡间存在意外联系，无法通过共病现象解释，这是由慢性阻塞性肺疾病（COPD）[1]造成的。一项对老年患者的回顾性队列研究[2]发现，使用异丙托铵的哮喘患者，死亡的危险有轻微增加，虽然这可能是由于疾病严重性的混杂效应。使用异丙托铵的慢性阻塞性肺疾病患者，未发现全死因死亡率增加。而另一项病例对照研究报道死亡增加与使用异丙托铵治疗慢性阻塞性肺疾病有关[3]。一项对 1100 名阻塞性肺疾病患者的纵向队列研究发现，在哮喘和慢性阻塞性肺疾病患者中，过早死亡风险的增加与使用异丙托铵有关[4]。调整混杂因素（如用力呼气量、吸烟状况、体重指数和患有肺源性心脏病）之后，在哮喘患者中，异丙托铵相关的死亡风险比（RR）为 2.4，在慢性阻塞性肺疾病患者中为 1.6。但疾病严重性的残余混杂不能被排除。

有关异丙托铵吸入剂可增加心血管死亡风险的讨论，见上文**对心血管系统的影响**。

1. Guite HF, *et al.* Risk factors for death from asthma, chronic obstructive pulmonary disease, and cardiovascular disease after a hospital admission for asthma. *Thorax* 1999; **54:** 301–7.
2. Sin DD, Tu JV. Lack of association between ipratropium bromide and mortality in elderly patients with chronic obstructive airway disease. *Thorax* 2000; **55:** 194–7.
3. Lee TA, *et al.* Risk for death associated with medications for recently diagnosed chronic obstructive pulmonary disease. *Ann Intern Med* 2008; **149:** 380–90.
4. Ringbæk T, Viskum K. Is there any association between inhaled ipratropium and mortality in patients with COPD and asthma? *Respir Med* 2003; **97:** 264–72.

药物相互作用

一般而言，与抗毒蕈碱药有关的药物相互作用参见**阿托品**，第1176页。然而，这些相互作用通常不见于吸入给药的抗毒蕈碱药，如吸入型异丙托铵。

沙丁胺醇 喷雾型沙丁胺醇加重喷雾型异丙托铵在易发闭角型青光眼患者不良反应的参考文献，参见上文**对眼的影响**。

药动学

吸入后，约10%～30%的剂量沉积在肺中发挥治疗作用。只有少量的异丙托铵到达体循环。大部分剂量是吞咽的，但是胃肠道吸收不充分。异丙托铵及其代谢物通过尿液和粪便排出。

1. Ensing K, *et al.* Pharmacokinetics of ipratropium bromide after single dose inhalation and oral and intravenous administration. *Eur J Clin Pharmacol* 1989; **36:** 189–94.

用途和用法

异丙托溴铵是季铵类抗毒蕈碱药（第1072页）。作为支气管舒张药通过吸入用于治疗可逆性气道阻塞，如哮喘和慢性阻塞性肺疾病（见下文）。

在英国，定量气溶胶异丙托溴铵的剂量以药物从阀门释放到口器中的方式来表达（20μg），而在美国是以从口器喷射出的药量（17μg，相当于从阀门释放的21μg）来表达；因此英国的药物推荐剂量显得更低。对于**可逆性气道阻塞**，英国通常的吸入定量气溶胶剂量为1吸或2吸（20μg或40μg），每日3次或4次；单次剂量最多4吸可能是必需的。美国使用的剂量相似，但推荐的日剂量不超过12吸。

使用干粉吸入胶囊也是可行的；通常剂量为40μg，每日3次或4次，最大剂量每日320μg。

异丙托溴铵也可作为喷雾液通过吸入给药，剂量为250～500μg，每日最多4次。

异丙托溴铵鼻内给药也用于治疗伴随**鼻炎**的鼻溢。每个鼻孔给入的剂量为42μg的定量鼻腔喷雾剂，每日2次或3次。美国也批准每个鼻孔的许可剂量为84μg，每日3次或4次，当鼻溢伴随感冒时最多用到4天；每个鼻孔可给入84μg的剂量，每日4次；当鼻溢伴随季节性过敏性鼻炎时最多用到3周。

儿童剂量的细节，见下文的儿童用法。

儿童用法 儿童可吸入异丙托溴铵定量气雾溶胶治疗**可逆性气道阻塞**。英国注册药品信息推荐剂量按年龄如下：

- 6岁以下：20μg，1吸，每日3次；
- 6～12岁：20μg，1吸或2吸，每日3次；
- 12岁及以上：同成人用药剂量，见上文。

也允许12岁及以上的儿童使用干粉吸入胶囊，剂量同成人，见上文。

异丙托溴铵也可作为喷雾液通过吸入给药。英国注册药品信息推荐如下剂量：

- 6岁以下儿童，只用于治疗急性哮喘：125～250μg，最多每6h给药1次，至每日总剂量1mg；
- 6～12岁儿童，治疗急性或慢性哮喘：250μg，如有必要在不超过每日总剂量1mg的情况下可重复给药。
- 12岁及以上：同成人剂量，见上文。

异丙托溴铵可用来治疗伴随**鼻炎**的鼻溢，两侧鼻孔给入42μg，每日2次或3次。在英国，这一剂量可给予12岁及以上的儿童，但在美国，这一剂量用于6岁及以上儿童。美国也允许鼻溢伴随普通感冒时使用更高剂量，最多用到4天：

- 5～11岁：84μg到每个鼻孔，每日3次；
- 12岁及以上：同成人剂量，见上文。

在美国，允许鼻溢伴随季节性过敏性鼻炎时使用更高剂量，最多用到3周。5岁及以上儿童同成人剂量，见上文。

哮喘 目前推荐将异丙托溴铵作为β_2受体激动药的辅助用于治疗急性重症哮喘，见第1072页。抗毒蕈碱药［主要的是异丙托铵，也包括氧托铵（见第1092页）、格隆铵和阿托品］治疗急性和慢性哮喘已有综述。一项对抗毒蕈碱药治疗儿童和成人急性哮喘的系统性综述和荟萃分析[1]发现，抗毒蕈碱药明显减少人院。联合使用β_2受体激动药吸入剂也明显增强了呼吸功能。

关于抗毒蕈碱药的系统性综述认为，目前没有足够证据证明抗毒蕈碱药可常规用于治疗成人[2]或者儿童[3]的慢性哮喘。

1. Rodrigo GJ, Castro-Rodriguez JA. Anticholinergics in the treatment of children and adults with acute asthma: a systematic review with meta-analysis. *Thorax* 2005; **60:** 740–6.
2. Westby M, *et al.* Anticholinergic agents for chronic asthma in adults. Available in The Cochrane Database of Systematic Reviews; Issue 3. Chichester: John Wiley; 2004 (accessed 18/02/08).
3. McDonald NJ, *et al.* Anticholinergic therapy for chronic asthma in children over 2 years of age. Available in The Cochrane Database of Systematic Reviews; Issue 1. Chichester: John Wiley; 2003 (accessed 07/05/10).

慢性阻塞性肺疾病 抗毒蕈碱药吸入剂，如异丙托溴铵，目前在慢性阻塞性肺疾病（COPD）指南中推荐作为支气管舒张药，见第1075页。一项系统性综述对常规使用异丙托铵（至少用4周）和常规使用短效β_2受体激动药治疗COPD进行了比较[1]；发现与短效β_2受体激动药相比，异丙托铵在肺功能结果和生活质量上有一些小的获益；也观察到对口服皮质激素的需要减少。与单独使用β_2受体激动药比较，联合异丙托铵和短效β_2受体激动药治疗可观察到一些有临床意义的肺功能结局，但这些肺功能结果不反应在主观改善或症状评分上。

一项系统性综述对异丙托铵和长效β_2受体激动药治疗稳定COPD进行了比较[2]，发现在肺功能上沙美特罗比异丙托铵更有效，但未发现沙美特罗和异丙托铵对症状有重要影响。沙美特罗和异丙托溴铵合用比单用沙美特罗能更有效改善生活质量。

1. Appleton S, *et al.* Ipratropium bromide versus short acting beta-2 agonists for stable chronic obstructive pulmonary disease. Available in The Cochrane Database of Systematic Reviews; Issue 2. Chichester: John Wiley; 2006 (accessed 18/02/08).
2. Appleton S, *et al.* Ipratropium bromide versus long-acting beta-2 agonists for stable chronic obstructive pulmonary disease. Available in The Cochrane Database of Systematic Reviews; Issue 3. Chichester: John Wiley; 2006 (accessed 18/02/08).

唾液分泌过多 异丙托铵已因其抗毒蕈碱作用而用于治疗各种原因引起的流涎过多和唾液分泌过多[1~4]，但研究显示，在帕金森病[3]或氯氮平引起的唾液分泌过多[4]的患者中，其减少唾液分泌的作用很小。

1. Kunwar AR, *et al.* Ipratropium bromide for treatment of bethanechol-induced sialorrhea. *Ann Pharmacother* 2003; **37:** 1343.
2. Freudenreich O, *et al.* Clozapine-induced sialorrhea treated with sublingual ipratropium spray: a case series. *J Clin Psychopharmacol* 2004; **24:** 98–100.
3. Thomsen TR, *et al.* Ipratropium bromide spray as treatment for sialorrhea in Parkinson's disease. *Mov Disord* 2007; **22:** 2268–73.
4. Sockalingam S, *et al.* Treatment of clozapine-induced hypersalivation with ipratropium bromide: a randomized, double-blind, placebo-controlled crossover study. *J Clin Psychiatry* 2009; **70:** 1114–19.

鼻炎 异丙托溴铵可用于鼻内治疗过敏性和非过敏性鼻炎中的鼻溢（第537页）。也可缓解鼻溢伴随感冒的喷嚏，一般单独使用或与鼻内皮质激素或塞洛唑啉联用。

1. Georgitis JW, *et al.* Ipratropium bromide nasal spray in non-allergic rhinitis: efficacy, nasal cytological response and patient evaluation on quality of life. *Clin Exp Allergy* 1994; **24:** 1049–55.
2. Hayden FG, *et al.* Effectiveness and safety of intranasal ipratropium bromide in common colds: a randomized, double-blind, placebo-controlled trial. *Ann Intern Med* 1996; **125:** 89–97.
3. Dockhorn R, *et al.* Ipratropium bromide nasal spray 0.03% and beclomethasone nasal spray alone and in combination for the treatment of rhinorrhea in perennial rhinitis. *Ann Allergy Asthma Immunol* 1999; **82:** 349–59.
4. Bonadonna P, *et al.* Cold-induced rhinitis in skiers—clinical aspects and treatment with ipratropium bromide nasal spray: a randomized controlled trial. *Am J Rhinol* 2001; **15:** 297–301.
5. Kim KT, *et al.* Pediatric Atrovent Nasal Spray Study Group. Use of 0.06% ipratropium bromide nasal spray in children aged 2 to 5 years with rhinorrhea due to a common cold or allergies. *Ann Allergy Asthma Immunol* 2005; **94:** 73–9.
6. Eccles R, *et al.* Effects of intranasal xylometazoline, alone or in combination with ipratropium, in patients with common cold. *Curr Med Res Opin* 2010; **26:** 889–99.

制剂

BP 2010: Ipratropium Nebuliser Solution; Ipratropium Powder for Inhalation; Ipratropium Pressurised Inhalation.

专利制剂

Arg.: Aerotrop; Akitropio; Atrovent; Iprabron†; ***Austral.:*** Aeron; Apoven; Atrovent; Ipratrin; Ipravent; ***Austria:*** Atrovent; Itrop; ***Belg.:*** Atronase; Atrovent; ***Braz.:*** Alvent; Ares; Atrovent; Bromovent; Iprabon; Ipraneo; ***Canad.:*** Apo-Ipravent; Atrovent; Novo-Ipramide; ***Chile:*** Aerotrop; Atrovent; Neorinol†; ***Cz.:*** Atrovent; Itrop†; ***Denm.:*** Atrovent; ***Fin.:*** Atrovent; Ipraxa; ***Fr.:*** Atrovent; ***Ger.:*** Atrovent; Itrop; ***Gr.:*** Atrovent; Zyrolen; ***Hong Kong:*** Atrovent; Cyclovent†; Steri-Neb; ***Hung.:*** Atrovent; ***India:*** Ipranase; Ipravent; ***Indon.:*** Atrovent; ***Irl.:*** Atrovent; Ipravent; Rinatec; ***Israel:*** Aerovent; Apovent; Atrovent; ***Ital.:*** Atem; Rinovagos; ***Jpn:*** Atrovent; ***Malaysia:*** Atrovent; ***Mex.:*** Atrovent; ***Neth.:*** Atrovent; Ipraxa; ***Norw.:*** Atrovent; ***NZ:*** Apo-Ipravent; Atrovent; Ipra†; ***Philipp.:*** Atrovent; Broncho-vent; ***Pol.:*** Atrovent; ***Port.:*** Atrovent; Ipraxa; ***Rus.:*** Atrovent (Атровент); ***S.Afr.:*** Atrovent; Ipvent; ***Singapore:*** Atrovent; ***Spain:*** Atrovent; ***Swed.:*** Atrovent; ***Switz.:*** Atrovent; Rhinovent; ***Thai.:*** Atrovent†; ***Turk.:*** Atrovent; ***UAE:*** Atropulm; ***UK:*** Atrovent; Respontin; Rinatec; ***USA:*** Atrovent; ***Venez.:*** Alovent.

多组分制剂 ***Arg.:*** Berodual; Combivent; Ipradual†; Iprasalb†; Salbutral AC; Salbutrop†; ***Austral.:*** Combivent; ***Austria:*** Berodual; Berodualin; Combivent; Di-Promal†; ***Belg.:*** Combivent; Duovent; Otrivine Duo; ***Braz.:*** Combivent; Duovent; ***Canad.:*** Combivent; Duovent; Gen-Combo; ratio-Ipra Sal UDV; ***Chile:*** Berodual; Combivent; Salbutral AC; ***Cz.:*** Berodual; Combivent†; ***Denm.:*** Berodual; Combivent; Ipramol; Zymelin Plus; ***Fin.:*** Atrodual; Atrovent Comp; Ipramol; Salipra; ***Fr.:*** Bronchodual; Combivent†; ***Ger.:*** Berodual; ***Gr.:*** Berodual; Berovent; Demoren; ***Hong Kong:*** Combivent; ***Hung.:*** Berodual; ***India:*** Duolin; Fenovent; ***Indon.:*** Berodual; Combivent; ***Irl.:*** Combineb; Combivent; Duovent; Ipramol; ***Ital.:*** Biwind; Breva; Duovent; Iprafen†; ***Malaysia:*** Berodual; Combivent; Duolin; Duovent; Ipramol; ***Mex.:*** Berodual; Combivent; ***Neth.:*** Berodual; Combivent; ***Norw.:*** Zycomb; ***NZ:*** Combivent; Duolin; ***Philipp.:*** Berodual; Combipul; Combivent; Duavent; ***Pol.:*** Berodual; ***Port.:*** Berodual; Combivent; Ipramol; Otrifar; ***Rus.:*** Berodual (Беродуал); ***S.Afr.:*** Adco-Combineb; Atrovent Beta; Berodual†; Combivent; Duolin; Duovent; Sabax Nebrafen; ***Singapore:*** Berodual; Combivent; Duovent; ***Spain:*** Combivent†; Legis†; ***Swed.:*** Combivent; Ipramol; ZyComb; ***Switz.:*** Berodual; Dospir; Ipramol; ***Thai.:*** Berodual; Combivent; Inhalex; Punol; ***Turk.:*** Combivent; ***UK:*** Combivent; Duovent; Ipramol; ***Ukr.:*** Zycomb (Зикомб); ***USA:*** Combivent; DuoNeb; ***Venez.:*** Berodual; Combivent; Duolin; Duovent; Ipralin; Respidual.

Isoetarine（*BAN*，*rINN*）⊗异他林

Isoetariini; Isoetarin; Isoetarina; Isoétarine; Isoetarinum; Isoetharine (*USAN*); Win-3406. 1-(3,4-Dihydroxyphenyl)-2-isopropylaminobutan-1-ol.

Изоэтарин

$C_{13}H_{21}NO_3$ = 239.3.

CAS — 530-08-5.

ATC — R03AC07; R03CC06.

ATC Vet — QR03AC07; QR03CC06.

UNII — YV0SN3276Q.

Isoetarine Hydrochloride（*BANM*，*rINNM*）⊗盐酸异他林

Etyprenaline Hydrochloride; Hidrocloruro de isoetarina; Isoétarine, Chlorhydrate d'; Isoetarini Hydrochloridum; Isoetharine Hydrochloride; *N*-Isopropylethylnoradrenaline Hydrochloride.

Изоэтарина Гидрохлорид

$C_{13}H_{21}NO_3,HCl$ = 275.8.

CAS — 50-96-4; 2576-92-3.

ATC — R03AC07; R03CC06.

ATC Vet — QR03AC07; QR03CC06.

UNII — 51V8U784H3.

Pharmacopoeias. In *US.*

USP 33（Isoetharine Hydrochloride） 一种白色至灰白色的无臭的结晶性固体。可溶于水；略溶于乙醇；几乎不溶于乙醚。1%水溶液的pH值为4.0～5.6。贮藏于密闭容器中。

Isoetarine Mesilate（*BANM*，*rINNM*）⊗甲磺酸异他林

Isoétarine, Mésilate d'; Isoetarini Mesilas; Isoetharine Mesylate; Isoetharine Methanesulphonate; *N*-Isopropylethylnoradrenaline Mesylate; Mesilato de isoetarina.

Изоэтарина Мезилат

$C_{13}H_{21}NO_3,CH_4O_3S$ = 335.4.

CAS — 7279-75-6.

ATC — R03AC07; R03CC06.

ATC Vet — QR03AC07; QR03CC06.

UNII — DV74WJ5PJB.

Pharmacopoeias. In *US.*

USP 33（Isoetarine Mesilate） 白色或几乎白色的无臭结晶物。易溶于水；溶于乙醇；几乎不溶于丙酮和乙醚。1%水溶液的pH值为4.5～5.5。贮藏于密闭容器中。

简介

异他林是主要作用于β-肾上腺素受体的拟交感神经药。作用类似于沙丁胺醇（第1094页），但是对β_2-肾上腺素受体的选择性更少。异他林通过吸入给药，作为支气管舒张药用于治疗可逆性气道阻塞。

制剂

USP 33: Isoetharine Inhalation Solution; Isoetharine Mesylate Inhalation Aerosol.

Levosalbutamol (*rINN*) ⊗ **左沙丁胺醇**

Levalbuterol; Lévosalbutamol; Levosalbutamolum. (*R*)-α'-[(*tert*-Butylamino)methyl]-4-hydroxy-*m*-xylene-α,α'-diol.

Левосальбутамол

$C_{13}H_{21}NO_3$ = 239.3.

CAS — 34391-04-3.

UNII — EDN2NBH5SS.

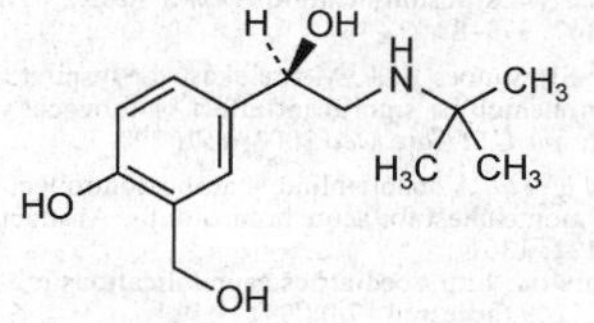

Levosalbutamol Hydrochloride (*rINNM*) ⊗**盐酸左沙丁胺醇**

Hidrocloruro de levosalbutamol; Levalbuterol Hydrochloride (*USAN*); Lévosalbutamol, Chlorhydrate de; Levosalbutamoli Hydrochloridum. (*R*)-α'-[(*tert*-Butylamino)methyl]-4-hydroxy-*m*-xylene-α,α'-diol hydrochloride.

Левосальбутамола Гидрохлорид

$C_{13}H_{21}NO_3,HCl$ = 275.8.

CAS — 50293-90-8.

UNII — WDQ1526QJM.

Pharmacopoeias. In *US.*

USP 33 (Levalbutamol Hydrochloride) 1%水溶液的pH值为4.5～5.5。于20～25℃贮藏于密闭容器中，允许温度范围为15～30℃。避光。

Levosalbutamol Sulfate (*rINNM*) ⊗**硫酸左沙丁胺醇**

Levalbuterol Sulfate (*USAN*); Lévosalbutamol, Sulfate de; Levosalbutamoli Sulphate; Levosalbutamoli Sulfas; Sulfato de levosalbutamol. (*R*)-α'-[(*tert*-Butylamino)methyl]-4-hydroxy-*m*-xylene-αα'-diol sulfate (2:1).

Левосальбутамола Сульфат

$(C_{13}H_{21}NO_3)_2,H_2SO_4$ = 576.7.

CAS — 148563-16-0.

UNII — 71TH42O2CQ.

Levosalbutamol Tartrate (*rINNM*) ⊗**酒石酸左沙丁胺醇**

Levalbuterol Tartrate (*USAN*); Lévosalbutamol, Tartrate de; Levosalbutamoli Tartras; Tartrato de levosalbutamol. (α'*R*)-α'-{[(1,1-Dimethylethyl)amino]methyl}-4-hydroxy-1,3-benzenedimethanol (2*R*,3*R*)-2,3-dihydroxybutanedioate (2:1).

Левосальбутамола Тартрат

$2(C_{13}H_{21}NO_3),C_4H_6O_6$ = 628.7.

CAS — 661464-94-4.

UNII — ADS4I3E22M.

不良反应

见沙丁胺醇，第1095页。

不良反应发生率 一些研究报道，左沙丁胺醇吸入剂β肾上腺素不良反应的发生率比消旋沙丁胺醇少[1～4]。但总的来说，在临床实践[5]中二者差异很小。尽管初步的证据显示长效消旋沙丁胺醇偶发的气道高反应性增加可归因于S(+)-对映异构体，而不会发生于左沙丁胺醇[6]，但一项小型研究未能发现有任何有利的保护作用[7]。

1. Nelson HS, *et al.* Improved bronchodilation with levalbuterol compared with racemic albuterol in patients with asthma. *J Allergy Clin Immunol* 1998; **102:** 943–52.
2. Milgrom H, *et al.* Low-dose levalbuterol in children with asthma: safety and efficacy in comparison with placebo and racemic albuterol. *J Allergy Clin Immunol* 2001; **108:** 938–45.
3. Handley DA, *et al.* Dose-response evaluation of levalbuterol versus racemic albuterol in patients with asthma. *J Asthma* 2000; **37:** 319–27.
4. Tripp K, *et al.* A cumulative dose study of levalbuterol and racemic albuterol administered by hydrofluoroalkane-134a metered-dose inhaler in asthmatic subjects. *J Allergy Clin Immunol* 2008; **122:** 544–9.
5. Ameredes BT, Calhoun WJ. Levalbuterol versus albuterol. *Curr Allergy Asthma Rep* 2009; **9:** 401–9.
6. Perrin-Fayolle M. Salbutamol in the treatment of asthma. *Lancet* 1995; **346:** 1101.
7. Sjöswärd KN, *et al.* Single-isomer R-salbutamol is not superior to racemate regarding protection for bronchial hyperresponsiveness. *Respir Med* 2004; **98:** 990–9.

药物相互作用

见沙丁胺醇，第1096页。

药动学

左沙丁胺醇吸入剂会有一些全身吸收。给予单剂量左沙丁胺醇后，半衰期为3.3h。有关沙丁胺醇对映异构体的代谢和分泌的细节见**沙丁胺醇**下的**立体选择性**，见第1096页。

代谢 有证据表明左沙丁胺醇比S(+)-沙丁胺醇代谢快。

1. Boulton DW, Fawcett JP. Enantioselective disposition of salbutamol in man following oral and intravenous administration. *Br J Clin Pharmacol* 1996; **41:** 35–40.
2. Lipworth BJ, *et al.* Pharmacokinetics and extrapulmonary β_2 adrenoceptor activity of nebulised racemic salbutamol and its R and S isomers in healthy volunteers. *Thorax* 1997; **52:** 849–52.
3. Gumbhir-Shah K, *et al.* Pharmacokinetic and pharmacodynamic characteristics and safety of inhaled albuterol enantiomers in healthy volunteers. *J Clin Pharmacol* 1998; **38:** 1096–1106.
4. Boulton DW, Fawcett JP. The pharmacokinetics of levosalbutamol: what are the clinical implications? *Clin Pharmacokinet* 2001; **40:** 23–40.

用途和用法

左沙丁胺醇，沙丁胺醇的R(−)-对映异构体（见第1096页），可作为消旋沙丁胺醇的替代物用于治疗哮喘（见第1072页）。以盐酸盐、硫酸盐或酒石酸盐给药，但剂量通常以碱基表示；1.15mg盐酸左沙丁胺醇、2.4mg硫酸左沙丁胺醇和2.63mg酒石酸盐左沙丁胺醇相当于1mg左沙丁胺醇。缓解急性支气管痉挛，可给予相当于45μg左沙丁胺醇的定量气雾溶胶1～2吸，如需要，每4～6h可重复使用。

左沙丁胺醇也可通过喷雾剂吸入，常用剂量为相当于左沙丁胺醇630μg，每日3次；如需要可增至1.25mg，每日3次。儿童剂量，见下文。对哮喘患者，如需要可常规使用β受体激动药。如左沙丁胺醇的需求增加或疗效持续时间下降，说明哮喘控制差，需要对治疗进行回顾。

左沙丁胺醇以局部制剂形式用于治疗皮肤红斑狼疮也在研究中。

1. Jenne JW. The debate on S-enantiomers of β-agonists: tempest in a teapot or gathering storm? *J Allergy Clin Immunol* 1998; **102:** 893–5.
2. Nowak R. Single-isomer levalbuterol: a review of the acute data. *Curr Allergy Asthma Rep* 2003; **3:** 172–8.
3. Berger WE. Levalbuterol: pharmacologic properties and use in the treatment of pediatric and adult asthma. *Ann Allergy Asthma Immunol* 2003; **90:** 583–91.
4. Datta D, *et al.* An evaluation of nebulized levalbuterol in stable COPD. *Chest* 2003; **124:** 844–9.
5. Kelly HW. Levalbuterol for asthma: a better treatment? *Curr Allergy Asthma Rep* 2007; **7:** 310–14.

作用 在体外，左沙丁胺醇对β_1和β_2肾上腺素受体的亲和性稍高于消旋沙丁胺醇[1]。S(+)对映体对受体的亲和力低。这三种药物对β_2肾上腺素受体的选择性小。

1. Penn RB, *et al.* Comparison of R-, S-, and RS-albuterol interaction with human β_1- and β_2-adrenergic receptors. *Clin Rev Allergy Immunol* 1996; **14:** 37–45.

儿童用法 4岁及以上儿童可以按成人剂量给予左沙丁胺醇定量气雾溶胶，见上文的**用途和用法**。

6～11岁儿童可以给予左沙丁胺醇喷雾剂310～630μg，每日3次。

哮喘 对左沙丁胺醇和消旋沙丁胺醇治疗哮喘进行比较的对照研究得出了不同结果。在一些研究中，相同剂量的左沙丁胺醇可比消旋沙丁胺醇产生更大的支气管舒张作用[1,2]。减少住院率和增加出院率也有报道[3～5]。对左沙丁胺醇和消旋沙丁胺醇治疗儿童急性哮喘进行比较的对照研究，未能发现左沙丁胺醇比消旋沙丁胺醇有更多临床益处[6～8]。一篇综述认为，尽管当前的研究不能提供左沙丁胺醇优于消旋沙丁胺醇的证据，决定患者的亚群能否从单独的同分异构体治疗中获益的数据仍是不足的[9]。

1. Pleskow WW, *et al.* Pairwise comparison of levalbuterol versus racemic albuterol in the treatment of moderate-to-severe asthma. *Allergy Asthma Proc* 2004; **25:** 429–36.
2. Nowak R, *et al.* A comparison of levalbuterol with racemic albuterol in the treatment of acute severe asthma exacerbations in adults. *Am J Emerg Med* 2006; **24:** 259–67.
3. Carl JC, *et al.* Comparison of racemic albuterol and levalbuterol for the treatment of acute asthma. *J Pediatr* 2003; **143:** 731–6.
4. Schreck DM, Babin S. Comparison of racemic albuterol and levalbuterol in the treatment of acute asthma in the ED. *Am J Emerg Med* 2005; **23:** 842–7.
5. Truitt T, *et al.* Levalbuterol compared to racemic albuterol: efficacy and outcomes in patients hospitalized with COPD or asthma. *Chest* 2003; **123:** 128–35.
6. Qureshi F, *et al.* Clinical efficacy of racemic albuterol versus levalbuterol for the treatment of acute pediatric asthma. *Ann Emerg Med* 2005; **46:** 29–36.
7. Hardasmalani MD, *et al.* Levalbuterol versus racemic albuterol in the treatment of acute exacerbation of asthma in children. *Pediatr Emerg Care* 2005; **21:** 415–19.
8. Andrews T, *et al.* High-dose continuous nebulized levalbuterol for pediatric status asthmaticus: a randomized trial. *J Pediatr* 2009; **155:** 205–10.
9. Kelly HW. Levalbuterol for asthma: a better treatment? *Curr Allergy Asthma Rep* 2007; **7:** 310–14.

制剂

USP 33: Levalbuterol Inhalation Solution.

专利制剂

Arg.: Albulair; Ventoplus; ***India:*** Levolin; ***USA:*** Xopenex.

Mepolizumab (*USAN*, *rINN*) **美泊利单抗**

Mépolizumab; Mepolizumabum; SB-240563. Immunoglobulin G1, anti-(human interleukin 5) (human-mouse monoclonal SB-240563 γ1-chain), disulfide with human-mouse monoclonal SB-240563 κ-chain, dimer.

Меполизумаб

CAS — 196078-29-2.

ATC — L04AC06.

ATC Vet — QL04AC06.

简介

美泊利单抗是人源化抗白介素-5单克隆抗体。用来治疗哮喘以及嗜酸细胞增多综合征（慢性嗜酸细胞性白血病）和嗜酸细胞性食管炎（第1618页）。

1. Leckie MJ, *et al.* Effects of an interleukin-5 blocking monoclonal antibody on eosinophils, airway hyper-responsiveness, and the late asthmatic response. *Lancet* 2000; **356:** 2144–8.
2. Plötz S-G, *et al.* Use of an anti-interleukin-5 antibody in the hypereosinophilic syndrome with eosinophilic dermatitis. *N Engl J Med* 2003; **349:** 2334–9.
3. Braun-Falco M, *et al.* Angiolymphoid hyperplasia with eosinophilia treated with anti-interleukin-5 antibody (mepolizumab). *Br J Dermatol* 2004; **151:** 1103–4.
4. Garrett JK, *et al.* Anti-interleukin-5 (mepolizumab) therapy for hypereosinophilic syndromes. *J Allergy Clin Immunol* 2004; **113:** 115–19.
5. Rothenberg ME, *et al.* Mepolizumab HES Study Group. Treatment of patients with the hypereosinophilic syndrome with mepolizumab. *N Engl J Med* 2008; **358:** 1215–28. Correction. *ibid.*; 2530.
6. Haldar P, *et al.* Mepolizumab and exacerbations of refractory eosinophilic asthma. *N Engl J Med* 2009; **360:** 973–84.
7. Nair P, *et al.* Mepolizumab for prednisone-dependent asthma with sputum eosinophilia. *N Engl J Med* 2009; **360:** 985–93.
8. Straumann A, *et al.* Anti-interleukin-5 antibody treatment (mepolizumab) in active eosinophilic oesophagitis: a randomised, placebo-controlled, double-blind trial. *Gut* 2010; **59:** 21–30.

Montelukast Sodium (*BANM*, *USAN*, *rINNM*) **孟鲁司特钠**

L-706631; MK-476; Montelukast sódico; Montélukast Sodique; Natrii Montelukastum. Sodium 1-[({(*R*)-*m*-[(*E*)-2-(7-chloro-2-quinolyl)-vinyl]-α-[*o*-(1-hydroxy-1-methylethyl)phenethyl]-benzyl}thio)methyl] cyclopropaneacetate.

Натрий Монтелукаст

$C_{35}H_{35}ClNNaO_3S$ = 608.2.

CAS — 158966-92-8 (montelukast); 151767-02-1 (montelukast sodium).

ATC — R03DC03.

ATC Vet — QR03DC03.

UNII — U1O3J18SFL.

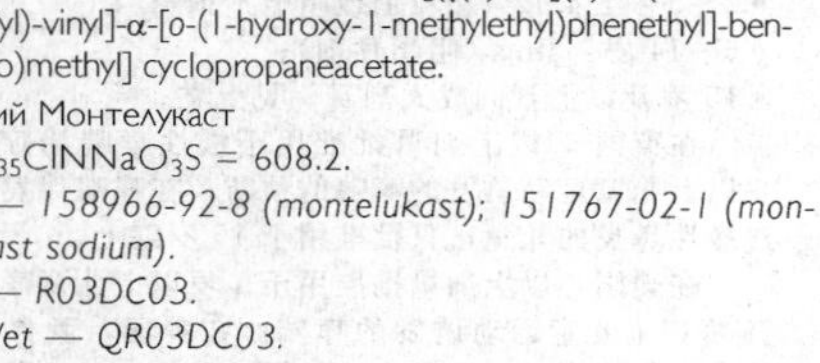

(*montelukast*)

不良反应和注意事项

参见扎鲁司特，第1111页。

此外，有报道使用孟鲁司特后发生心悸和癫痫发作。在儿童，湿疹和感染（如水痘、胃肠炎、呼吸道感染）均有发生。

Churg-Strauss综合征 有关白三烯拮抗药在Churg-Strauss综合征的可能作用的讨论，见**扎鲁司特**，第1111页。

对中枢神经系统的影响 与抗白三烯药物使用相关的中枢神经系统不良反应的信息，见**扎鲁司特**，第1112页。

肝损伤 尽管有关于患者使用孟鲁司特影响肝功能的证据，尽管其大部分由肝代谢消除，在英国注册药品信息仍未考虑对肝损伤者禁用孟鲁司特（与扎鲁司特不同），且在轻中度肝损伤患者也没有考虑剂量调整。

药物相互作用

注册药品信息中推荐在使用细胞色素 P450 同工酶 CYP3A4 的可能诱导剂时（如苯妥英、苯巴比妥或利福平），应用孟鲁司特应谨慎。

皮质激素 有报道在给予孟鲁司特和泼尼松时，患者发生周围性水肿。参见**白三烯拮抗药**，第1429页。

苯巴比妥 对于 14 名给予苯巴比妥每日 100mg 共 14 天的健康受试者，单剂量给予 10mg 孟鲁司特后，血浆峰浓度可下降 20%，药时曲线下面积可减小 38%。然而在服用苯巴比妥时孟鲁司特的剂量无需调整[1]。

1. Holland S, *et al.* Metabolism of montelukast (M) is increased by multiple doses of phenobarbital (P). *Clin Pharmacol Ther* 1998; **63:** 231.

药动学

口服后，血浆浓度达峰时间为 3h，生物利用度为 64%。孟鲁司特血浆蛋白结合率大于 99%。在肝脏广泛被细胞色素 P450 同工酶 CYP3A4、CYP2A6 和 CYP2C9 代谢，主要通过胆汁经粪便排泄。

1. Knorr B, *et al.* Montelukast dose selection in 6- to 14-year-olds: comparison of single-dose pharmacokinetics in children and adults. *J Clin Pharmacol* 1999; **39:** 786–93.
2. Knorr B, *et al.* Montelukast dose selection in children ages 2 to 5 years: comparison of population pharmacokinetics between children and adults. *J Clin Pharmacol* 1999; **41:** 612–19.
3. Migoya E, *et al.* Pharmacokinetics of montelukast in asthmatic patients 6 to 24 months old. *J Clin Pharmacol* 2004; **44:** 487–94.
4. Knorr B, *et al.* Pharmacokinetics and safety of montelukast in children aged 3 to 6 months. *J Clin Pharmacol* 2006; **46:** 620–7.
5. Kearns GL, *et al.* Pharmacokinetics and safety of montelukast oral granules in children 1 to 3 months of age with bronchiolitis. *J Clin Pharmacol* 2008; **48:** 502–11.

用途和用法

孟鲁司特是选择性的白三烯受体拮抗药，尽管报道其作用持续时间更长，但其作用和用法与扎鲁司特类似（第1112页）。孟鲁司特通常制成钠盐，但剂量以碱基形式表示。10.38mg 孟鲁司特钠等于 10mg 孟鲁司特。

在慢性哮喘的治疗（见下文）和预防运动诱发性哮喘（见下文），孟鲁司特钠用药剂量相当于 10mg 孟鲁司特，每日 1 次晚上服用。但不能用于哮喘急性发作。

儿童用量详见下文。

儿童用法 孟鲁司特可以口服颗粒剂和咀嚼片剂广泛应用于儿童[1]。咀嚼片适合 2 岁及以上儿童使用；口服颗粒剂适合 6 个月以上婴儿使用，可直接口服或混合在少量软食中服用。根据年龄，每日口服剂量（晚上服用）以孟鲁司特表示如下：

- 6 个月至 2 岁：4mg（颗粒剂）；
- 2～5 岁：4mg（颗粒剂或咀嚼片剂）；
- 6～14 岁：5mg（咀嚼片剂）；
- 15 岁及以上：同成人剂量，见上文。

在英国，以上剂量批准用于慢性哮喘治疗以及 2 岁以上儿童运动诱发的哮喘的预防；在哮喘伴发季节性过敏性鼻炎的儿童，只批准用于 15 岁以上。

在美国，以上剂量批准用于 1 岁以上儿童哮喘以及 15 岁以上儿童运动诱发的哮喘。在美国，孟鲁司特也批准用于治疗过敏性鼻炎（见第537页）。对季节性过敏性鼻炎，以上剂量可从 2 岁开始给予；对常年性过敏性鼻炎，以上剂量可从 6 个月开始给予。

1. Bisgaard H, *et al.* Safety and tolerability of montelukast in placebo-controlled pediatric studies and their open-label extensions. *Pediatr Pulmonol* 2009; **44:** 568–79.

哮喘 孟鲁司特在哮喘中的应用已有综述[1～5]（更多白三烯拮抗药的参考文献见**扎鲁司特**，第1112页）。孟鲁司特与安慰剂相比对慢性哮喘和运动诱发性哮喘的成人[6,7]和儿童都有适度的改善[8～10]。一项在成人和儿童的关于白三烯受体拮抗药与吸入皮质激素用于轻中度哮喘比较试验[11]的系统性综述（其中半数以上研究使用了孟鲁司特）发现白三烯拮抗药对维持哮喘控制无效。其他在儿童中的研究和综述的结论相似[12,13]，但一项对轻度持续性哮喘儿童的为期 12 个月的研究显示孟鲁司特并不比皮质激素（氟替卡松）差[14]；使用这两种药物，不需要急救药物的天数相似（为该研究的初期结果）。然而，一些最近的报道得出的结论对此有质疑[15]，因为接受氟替卡松吸入剂的患者可获得更好的次要结局，如哮喘发作更少、对全身使用皮质激素的需要更少。

孟鲁司特与皮质激素合用可明显改善成人[17]和儿童[18,19]轻至中度哮喘的控制[16]。生活质量明显改善也有报道[20]，同时伴随呼出的炎性介质水平的降低，该研究的作者认为白三烯受体拮抗药在炎症未完全控制前可为皮质激素吸入剂提供补充作用。另一项研究[21]报道使用孟鲁司特确实有减少皮质激素吸入剂用量的作用；孟鲁司特与皮质激素吸入剂（布地奈德）联用可能与皮质激素剂量加倍使用同样有效[22]。

有一些证据显示，在运动诱导的哮喘的慢性治疗中，孟鲁司特可能比沙美特罗吸入剂更有效[23,24]，尽管最近的研究[25]发现两种药物对肺功能的影响相似，在适度运动时，用孟鲁司特对气体交换的影响还是更有利。

孟鲁司特用于治疗严重性急性哮喘的静脉剂型正在研究中[26,27]。

1. Anonymous. Montelukast for persistent asthma. *Med Lett Drugs Ther* 1998; **40:** 71–3.
2. Anonymous. Montelukast and zafirlukast in asthma. *Drug Ther Bull* 1998; **36:** 65–8.
3. Jarvis B, Markham A. Montelukast: a review of its therapeutic potential in persistent asthma. *Drugs* 2000; **59:** 891–928.
4. Nayak A. A review of montelukast in the treatment of asthma and allergic rhinitis. *Expert Opin Pharmacother* 2004; **5:** 679–86.
5. Storms W. Update on montelukast and its role in the treatment of asthma, allergic rhinitis and exercise-induced bronchoconstriction. *Expert Opin Pharmacother* 2007; **8:** 2173–87.
6. Leff JA, *et al.* Montelukast, a leukotriene-receptor antagonist, for the treatment of mild asthma and exercise-induced bronchoconstriction. *N Engl J Med* 1998; **339:** 147–52.
7. Reiss TF, *et al.* Montelukast, a once-daily leukotriene receptor antagonist, in the treatment of chronic asthma: a multicenter, randomized, double-blind trial. *Arch Intern Med* 1998; **158:** 1213–20.
8. Knorr B, *et al.* Montelukast for chronic asthma in 6- to 14-year-old children: a randomized, double-blind trial. *JAMA* 1998; **279:** 1181–6.
9. Kemp JP, *et al.* Montelukast once daily inhibits exercise-induced bronchoconstriction in 6- to 14-year-old children with asthma. *J Pediatr* 1998; **133:** 424–8.
10. Knorr B, *et al.* Montelukast, a leukotriene receptor antagonist, for the treatment of persistent asthma in children aged 2 to 5 years. Abstract: *Pediatrics* 2001; **108:** 754–5. Full version: http://pediatrics.aappublications.org/cgi/content/full/108/3/e48 (accessed 14/04/08)
11. Ducharme FM, Di Salvio F. Anti-leukotriene agents compared to inhaled corticosteroids in the management of recurrent and/or chronic asthma in adults and children. Available in The Cochrane Database of Systematic Reviews; Issue 1. Chichester: John Wiley; 2004 (accessed 14/04/08).
12. Ostrom NK, *et al.* Comparative efficacy and safety of low-dose fluticasone propionate and montelukast in children with persistent asthma. *J Pediatr* 2005; **147:** 213–20.
13. Castro-Rodriguez JA, Rodrigo GJ. The role of inhaled corticosteroids and montelukast in children with mild-moderate asthma: results of a systematic review with meta-analysis. *Arch Dis Child* 2010; **95:** 365–70.
14. Garcia Garcia ML, *et al.* Montelukast, compared with fluticasone, for control of asthma among 6- to 14-year-old patients with mild asthma: the MOSAIC study. *Pediatrics* 2005; **116:** 360–9.
15. Turkalj M, Plavec D. "Inferiority complex" for a reason. *Pediatrics* 2006; **117:** 588–90.
16. Joos S, *et al.* Montelukast as add-on therapy to inhaled corticosteroids in the treatment of mild to moderate asthma: a systematic review. *Thorax* 2008; **63:** 453–62.
17. Vaquerizo MJ, *et al.* CASIOPEA (Capacidad de Singulair Oral en la Prevencion de Exacerbaciones Asmaticas) Study Group. Effect of montelukast added to inhaled budesonide on control of mild to moderate asthma. *Thorax* 2003; **58:** 204–10.
18. Phipatanakul W, *et al.* Montelukast improves asthma control in asthmatic children maintained on inhaled corticosteroids. *Ann Allergy Asthma Immunol* 2003; **91:** 49–54.
19. Johnston NW, *et al.* Attenuation of the September epidemic of asthma exacerbations in children: a randomized, controlled trial of montelukast added to usual therapy. *Pediatrics* 2007; **120:** e702–e712.
20. Biernacki WA, *et al.* Effect of montelukast on exhaled leukotrienes and quality of life in asthmatic patients. *Chest* 2005; **128:** 1958–63.
21. Löfdahl C-G, *et al.* Randomised, placebo controlled trial of effect of a leukotriene receptor antagonist, montelukast, on tapering inhaled corticosteroids in asthma. *BMJ* 1999; **319:** 87–90.
22. Price DB, *et al.* Clinical Outcomes with Montelukast as a Partner Agent to Corticosteroid Therapy (COMPACT) International Study Group. Randomised controlled trial of montelukast plus inhaled budesonide versus double dose inhaled budesonide in adult patients with asthma. *Thorax* 2003; **58:** 211–16.
23. Villaran C, *et al.* Montelukast versus salmeterol in patients with asthma and exercise-induced bronchoconstriction. *J Allergy Clin Immunol* 1999; **104:** 547–53.
24. Edelman JM, *et al.* Oral montelukast compared with inhaled salmeterol to prevent exercise-induced bronchoconstriction: a randomized, double-blind trial. *Ann Intern Med* 2000; **132:** 97–104.
25. Steinshamn S, *et al.* Effects of montelukast and salmeterol on physical performance and exercise economy in adult asthmatics with exercise-induced bronchoconstriction. *Chest* 2004; **126:** 1154–60.
26. Dockhorn RJ, *et al.* Comparison of the effects of intravenous and oral montelukast on airway function: a double blind, placebo controlled, three period, crossover study in asthmatic patients. *Thorax* 2000; **55:** 260–5.
27. Camargo CA, *et al.* A randomized controlled trial of intravenous montelukast in acute asthma. *Am J Respir Crit Care Med* 2003; **167:** 528–33.

细支气管炎 由呼吸道合胞病毒感染引起的细支气管炎经常引起毛细支气管反应性气道疾病，有类似哮喘的喘鸣和其他症状。一项对急性细支气管婴儿的安慰剂对照预实验显示，孟鲁司特治疗最初的 2 周后可见到症状减轻[1]，这使得人们对孟鲁司特是否可以预防或减轻持续性哮喘（与呼吸道合胞病毒有关）产生一些兴趣[2]。然而，近期的一项相似研究发现，与安慰剂比较，孟鲁司特并没有获益[3]，不支持将孟鲁司特用于治疗婴儿急性细支气管炎。

1. Bisgaard H. Study Group on Montelukast and Respiratory Syncytial Virus. A randomized trial of montelukast in respiratory syncytial virus postbronchiolitis. *Am J Respir Crit Care Med* 2003; **167:** 379–83.
2. Szefler SJ, Simoes EAF. Montelukast for respiratory syncytial virus bronchiolitis: significant effect or provocative findings? *Am J Respir Crit Care Med* 2003; **167:** 290–1.
3. Amirav I, *et al.* A double-blind, placebo-controlled, randomized trial of montelukast for acute bronchiolitis. Abstract: *Pediatrics* 2008; **122:** 1361.
Full version: http://pediatrics.aappublications.org/cgi/reprint/122/6/e1249 (accessed 17/08/09)

囊性纤维化 一项在囊性纤维化（第157页）儿童的小型研究发现孟鲁司特可减少嗜酸性粒细胞炎症[1]。后来的一项研究[2]报道肺功能改善、咳嗽和喘鸣减少，并认为孟鲁司特在囊性纤维化患者有一定的抗炎活性。有一小部分成人囊性纤维化患者[3]使用孟鲁司特可改善症状，特别是运动耐受和呼气流速峰值。受益最大的患者曲霉菌血清学阳性，作者认为曲霉菌在囊性纤维化患者气道中的集群刺激了 T 辅助细胞炎症和白三烯合成。一项对白三烯受体拮抗药治疗囊性纤维化的综述[4]认为，临床获益似乎是支气管高反应性的那部分患者（与哮喘类似）。

一项关于孟鲁司特在囊性纤维化药动学方面的研究[5]显示，如果治疗目的是为了获得与哮喘治疗相似的血清浓度，那么孟鲁司特的剂量以及使用间隔不需要调整；尽管在囊性纤维化合并肺炎的患者中，这样的浓度用于抗炎是否有效还不清楚。

1. Schmitt-Grohé S, *et al.* Anti-inflammatory effects of montelukast in mild cystic fibrosis. *Ann Allergy Asthma Immunol* 2002; **89:** 599–605.
2. Stelmach I, *et al.* Effects of montelukast treatment on clinical and inflammatory variables in patients with cystic fibrosis. *Ann Allergy Asthma Immunol* 2005; **95:** 372–80.
3. Morice AH, *et al.* Montelukast sodium in cystic fibrosis. *Thorax* 2001; **56:** 244–5.
4. Schmitt-Grohé S, Zielen S. Leukotriene receptor antagonists in children with cystic fibrosis lung disease: anti-inflammatory and clinical effects. *Pediatr Drugs* 2005; **7:** 353–63.
5. Graff GR, *et al.* Montelukast pharmacokinetics in cystic fibrosis. *J Pediatr* 2003; **142:** 53–6.

湿疹 尽管一些小型临床研究和病例[1～3]报道孟鲁司特治疗湿疹（第 1506 页）可能有效，但近期的一些大型研究显示孟鲁司特与安慰剂并无差别[4,5]。

1. Capella GL, *et al.* A randomized trial of leukotriene receptor antagonist montelukast in moderate-to-severe atopic dermatitis of adults. *Eur J Dermatol* 2001; **11:** 209–13.
2. Hon KLE, *et al.* Brief case series: montelukast, at doses recommended for asthma treatment, reduces disease severity and increases soluble CD14 in children with atopic dermatitis. *J Dermatolog Treat* 2005; **16:** 15–18.
3. Angelova-Fischer I, Tsankov N. Successful treatment of severe atopic dermatitis with cysteinyl leukotriene receptor antagonist montelukast. *Acta Dermatovenerol Alp Panonica Adriat* 2005; **14:** 115–19.
4. Veien NK, *et al.* Montelukast treatment of moderate to severe atopic dermatitis in adults: a randomized, double-blind, placebo-controlled trial. *J Am Acad Dermatol* 2005; **53:** 147–9.
5. Friedmann PS, *et al.* A double-blind, placebo-controlled trial of montelukast in adult atopic eczema. *Clin Exp Allergy* 2007; **37:** 1536–40.

胃肠功能紊乱 据报道[1]嗜酸细胞性食管炎（见第 1618 页）的患者应用孟鲁司特获益[1]。一项关于诊断和治疗嗜酸细胞性食管炎推荐的系统性综述[2]推断，尽管白三烯受体拮抗药在高剂量时可缓解症状，但并未观察到组织学上的显著改善，目前的文献并不支持用白三烯受体拮抗药治疗嗜酸细胞性食管炎。

1. Attwood SEA, *et al.* Eosinophilic oesophagitis: a novel treatment using montelukast. *Gut* 2003; **52:** 181–5.
2. Furuta GT, *et al.* American Gastroenterological Association; North American Society of Pediatric Gastroenterology, Hepatology, and Nutrition. Eosinophilic esophagitis in children and adults: a systematic review and consensus recommendations for diagnosis and treatment. *Gastroenterology* 2007; **133:** 1342–63. Also available at: http://download.journals.elsevierhealth.com/pdfs/journals/0016-5085/PIIS0016508507014746.pdf (accessed 14/04/08)

移植物抗宿主病 一项对同种异体造血干细胞移植（第 1729 页）后出现的难治性慢性移植物抗宿主病（GVHD）的预实验[1]发现，19 名患者在将孟鲁司特加到其标准免疫抑制方案后，有 15 名患者症状改善；其中 4 例患者的慢性 GVHD 缓解，2 例患者明显改善，9

例患者中度改善。

1. Or R, *et al.* Sparing effect by montelukast treatment for chronic graft versus host disease: a pilot study. *Transplantation* 2007; **83:** 577–81.

肥大细胞增多症 孟鲁司特曾用于治疗 1 例患肥大细胞增多症（第1100页）的婴儿[1]，获得一些成功。

1. Tolar J, *et al.* Leukotriene-receptor inhibition for the treatment of systemic mastocytosis. *N Engl J Med* 2004; **350:** 735–6.

鼻炎 孟鲁司特可用于过敏性鼻炎（第537页），大型临床对照研究显示该药可减轻季节性过敏性鼻炎[1,2]和常年性过敏性鼻炎[3]的症状。然而，一项关于白三烯拮抗药（主要是孟鲁司特）治疗过敏性鼻炎的荟萃分析[4]认为，在减少鼻部症状和改善鼻结膜炎方面，白三烯拮抗药比安慰剂稍有效，与抗组胺药有相似的效果；当与抗组胺药联用时，不如皮质激素有效。一项最近的系统性综述[5]认为，一些研究联合使用孟鲁司特和一种抗组胺药治疗过敏性鼻炎，所得到的结果与鼻内用皮质激素类似。同样的，在同时患有过敏性鼻炎和哮喘的患者，孟鲁司特与安慰剂对比可明显改善病情。

1. Philip G, *et al.* Montelukast for treating seasonal allergic rhinitis: a randomized, double-blind, placebo-controlled trial performed in the spring. *Clin Exp Allergy* 2002; **32:** 1020–8.
2. van Adelsberg J, *et al.* Randomized controlled trial evaluating the clinical benefit of montelukast for treating spring seasonal allergic rhinitis. *Ann Allergy Asthma Immunol* 2003; **90:** 214–22.
3. Patel P, *et al.* Randomized, double-blind, placebo-controlled study of montelukast for treating perennial allergic rhinitis. *Ann Allergy Asthma Immunol* 2005; **95:** 551–7.
4. Wilson AM, *et al.* Leukotriene receptor antagonists for allergic rhinitis: a systematic review and meta-analysis. *Am J Med* 2004; **116:** 338–44.
5. Nayak A, Langdon RB. Montelukast in the treatment of allergic rhinitis: an evidence-based review. *Drugs* 2007; **67:** 887–901.

睡眠呼吸障碍 有报道称，在一项小型研究中，孟鲁司特与鼻内皮质激素联用在对进行了扁桃体切除术和腺体切除术后有睡眠呼吸障碍的儿童有效[1]。

1. Kheirandish L, *et al.* Intranasal steroids and oral leukotriene modifier therapy in residual sleep-disordered breathing after tonsillectomy and adenoidectomy in children. *Pediatrics* 2006; **117:** e61–e66.

荨麻疹 对孟鲁司特在治疗荨麻疹中的作用的研究得出各种不同的结果（第1511页）[1]。然而，荨麻疹也是孟鲁司特的可疑的不良反应。

有报道孟鲁司特与抗组胺药氯雷他定联用治疗迟发性压力性荨麻疹比安慰剂对照更有效[2]。

1. McBayne TO, Siddall OM. Montelukast treatment of urticaria. *Ann Pharmacother* 2006; **40:** 939–42.
2. Nettis E, *et al.* Desloratadine in combination with montelukast suppresses the dermagraphometer challenge test papule, and is effective in the treatment of delayed pressure urticaria: a randomized, double-blind, placebo-controlled study. *Br J Dermatol* 2006; **155:** 1279–82.

制剂

专利制剂

Arg.: Rolast; Singulair; ***Austral.:*** Singulair; ***Austria:*** Singulair; ***Belg.:*** Singulair; ***Braz.:*** Singulair; ***Canad.:*** Singulair; ***Chile:*** Asventol; Brondilat; Leukast†; Montecross; Singulair; ***Cz.:*** Eonic; Monteratio; Singulair; ***Denm.:*** Singulair; ***Fin.:*** Singulair; ***Fr.:*** Singulair; ***Ger.:*** Singulair; ***Gr.:*** Singulair; ***Hong Kong:*** Singulair; ***Hung.:*** Singulair; ***India:*** Montair; Montelast; ***Irl.:*** Singulair; ***Israel:*** Singulair; ***Ital.:*** Lukasm; Montegen; Singulair; ***Jpn:*** Kipres; ***Malaysia:*** Singulair; ***Mex.:*** Singulair; ***Neth.:*** Singulair; ***Norw.:*** Singulair; ***NZ:*** Singulair; ***Philipp.:*** Kastair; Kastorion; Montair; Montemax; Montiget; Singulair; ***Pol.:*** Asmenol; Astmirex; Drimon; Milukante; Monkasta; Montessan; Montest; Singulair; ***Port.:*** Deprive; Lukair; Singulair; Singulergy; Synglarin†; ***Rus.:*** Monkasta (Монкаста); Singulair (Сингуляр); ***S.Afr.:*** Singulair; ***Singapore:*** Singulair; ***Spain:*** Singulair; ***Swed.:*** Singulair; ***Switz.:*** Singulair; ***Thai.:*** Montek; Singulair; ***Turk.:*** Clast; Luxat; N-Fess; Notta; Onceair; Respair; Singulair; Zespira; ***UK:*** Singulair; ***USA:*** Singulair; ***Venez.:*** Airon; Inuvic; Monukast; Singulair.

多组分制剂 ***India:*** Montair Plus.

Nedocromil Sodium (*BANM*, *USAN*, *rINNM*) 奈多罗米钠

FPL-59002 (nedocromil); FPL-59002KC (nedocromil calcium); FPL-59002KP (nedocromil sodium); Natrii Nedocromilum; Nédocromil Sodique; Nedocromilo sódico; Nedocromilum Natricum; Nedokromiilinatrium; Nedokromil Sodyum; Nedokromilnatrium. Disodium 9-ethyl-6,9-dihydro-4,6-dioxo-10-propyl-4*H*-pyrano[3,2-g]quinoline-2,8-dicarboxylate.

Натрий Недокромил

$C_{19}H_{15}NNa_2O_7$ = 415.3.

CAS — 69049-73-6 (nedocromil); 69049-74-7 (nedocromil sodium); 101626-68-0 (nedocromil calcium).

ATC — R01AC07; R03BC03; S01GX04.

ATC Vet — QR01AC07; QR03BC03; QS01GX04.

UNII — ET8IF4KS1T.

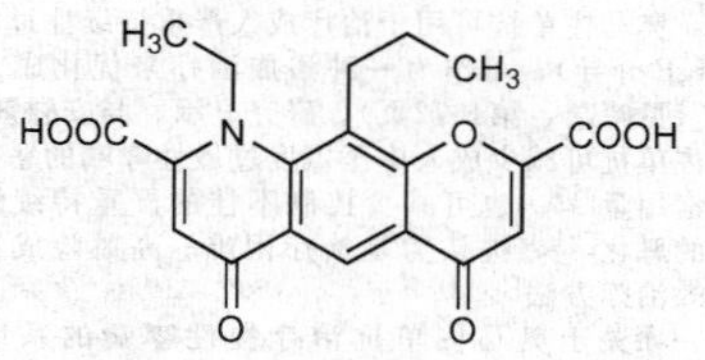

(*nedocromil*)

注：奈多罗米钙也是 *USAN*。

不良反应和注意事项

吸入型的奈多罗米钠可能引起头痛、胃肠功能紊乱（恶心、呕吐、消化不良和腹部不适）。异味或令人不快的杂味罕有报道。可发生矛盾性支气管痉挛。滴眼剂可能引起暂时的烧灼感和刺痛感。

不应用于治疗急性哮喘发作。一般注意事项也见色甘酸钠（参见第1099页）。

不良反应发生率 一项回顾性研究指出[1]，奈多罗米钠的不良反应是不常见的、轻度和短期的。在12%～13%的患者中最常见的反应可能是不愉快或是苦味，而有少于1%的患者因此停止治疗。其他的不良反应包括咳嗽（占7%）、头痛（6%）、咽喉痛（5.7%）、恶心（4%）和呕吐（1.7%）。

1. Brogden RN, Sorkin EM. Nedocromil sodium: an updated review of its pharmacological properties and therapeutic efficacy in asthma. *Drugs* 1993; **45:** 693–715.

妊娠 关于奈多罗米钠在妊娠期使用安全性讨论，见色甘酸钠，第1099页。

药动学

奈多罗米钠在胃肠道的吸收差。约 10% 的吸入剂量是从肺吸收的。在眼局部使用很少吸收，大部分通过鼻黏膜吸收。奈多罗米钠以原形从尿液和粪便排泄。半衰期的范围为 1～3.3h。

健康受试者吸入后，奈多罗米钠的吸收程度或生物利用度为剂量的 7%～9%，包括 2%～3% 口腔吸收和 5%～6% 从呼吸道吸收[1]。在吸入 4mg 奈多罗米钠后，健康受试者的平均血浆峰浓度为 3.3ng/ml，哮喘患者为 2.8ng/ml，达峰时间分别为 20min 和 40min。单剂量给药 24h 后平均的尿排泄总量，健康受试者为单剂量的 5.4%，哮喘患者为 2.3%。

1. Neale MG, *et al.* The pharmacokinetics of nedocromil sodium, a new drug for the treatment of reversible obstructive airways disease, in human volunteers and patients with reversible obstructive airways disease. *Br J Clin Pharmacol* 1987; **24:** 493–501.

用途和用法

奈多罗米钠对肥大细胞的稳定作用类似于色甘酸钠（第1100页），并且同样用于治疗慢性哮喘。不应用于治疗急性哮喘发作。

治疗哮喘，奈多罗米钠可采用定量雾化吸入。成人和 6 岁以上儿童吸入的常用剂量为 4mg，每日 4 次，一旦症状得到控制后可减少至 4mg，每日 2 次。临床上的改善通常发生在开始治疗后的 1 周或更长时间。

奈多罗米钠也用于治疗局部的**过敏性结膜炎和过敏性鼻炎**。对于季节性的和多年的过敏性结膜炎，奈多罗米钠 2% 的溶液每日 2 次，滴入每只眼。如需要可增加至每日 4 次，这是春季角（膜）结膜炎的常用剂量。治疗季节性过敏性结膜炎通常给药不超过 12 周。奈多罗米钠作为 1% 的鼻腔喷雾治疗过敏性鼻炎：喷雾给药每个鼻孔 1 喷，每日 2～4 次，至 8 周。儿童剂量的细节，见下文**儿童用法**。

1. Brogden RN, Sorkin EM. Nedocromil sodium: an updated review of its pharmacological properties and therapeutic efficacy in asthma. *Drugs* 1993; **45:** 693–715.
2. Parish RC, Miller LJ. Nedocromil sodium. *Ann Pharmacother* 1993; **27:** 599–606.

儿童用法 奈多罗米钠采用定量雾化吸入治疗 6 岁及以上儿童哮喘，剂量同成人，见上文。在英国，尽管未批准用于更小的儿童，*BNFC 2010/11* 推荐 5 岁及以上儿童可用同样剂量。

局部治疗 6 岁及以上儿童季节性过敏性结膜炎和春季角结膜炎，可参照成人剂量。在英国，奈多罗米钠未批准用于治疗儿童常年性过敏性结膜炎，但 *BNFC 2010/11* 推荐 6 岁及以上儿童可用成人剂量。

哮喘 一般情况下奈多罗米钠是色甘酸钠治疗哮喘（第1072页）的一个选择。已证明，奈多罗米钠可改善症状，并且使慢性哮喘的成人[1]和儿童[2]吸入的支气管舒张药剂量减少。然而，一项关于在儿童慢性哮喘应用奈多罗米的系统性综述[3]随后发现，尽管一些小型研究证实奈多罗米可以改善气流限制、减轻症状以及减轻气道高反应性，但这些在一项对症状轻的哮喘患儿的大样本长期研究中没有得到证实。与其他类型治疗哮喘药物的关系还不清楚。它可用于运动前减少运动诱发性支气管狭窄[4]，对此症奈多罗米钠和色甘酸钠的疗效相同[5]。

1. Edwards AM, Stevens MT. The clinical efficacy of inhaled nedocromil sodium (Tilade) in the treatment of asthma. *Eur Respir J* 1993; **6:** 35–41.
2. Armenio L, *et al.* Double blind, placebo controlled study of nedocromil sodium in asthma. *Arch Dis Child* 1993; **68:** 193–7.
3. Sridhar AV, McKean M. Nedocromil sodium for chronic asthma in children. Available in The Cochrane Database of Systematic Reviews; Issue 3. Chichester: John Wiley; 2006 (accessed 14/04/08).
4. Spooner CH, *et al.* Nedocromil sodium for preventing exercise-induced bronchoconstriction. Available in The Cochrane Database of Systematic Reviews; Issue 1. Chichester: John Wiley; 2002 (accessed 14/04/08).
5. Kelly KD, *et al.* Nedocromil sodium versus sodium cromoglycate for preventing exercise-induced bronchoconstriction. Available in The Cochrane Database of Systematic Reviews; Issue 3. Chichester: John Wiley; 2000 (accessed 14/04/08).

咳嗽 文献报道色甘酸钠对 ACEI 所致的咳嗽有效，但奈多罗米则无效。参见咳嗽，第1100页。

鼻炎和结膜炎 奈多罗米钠用于治疗过敏性鼻炎（第537页）和结膜炎（第536页）。在治疗季节性变应性鼻炎时，有证据表明预防性给予莫米松糠酸酯（第 1469 页）比奈多罗米更能有效减轻症状[1]。在治疗春季角结膜炎时，奈多罗米比色苷酸盐（第1101页）更有效，但不如氟米龙有效[2]。

1. Pitsios C, *et al.* Efficacy and safety of mometasone furoate vs nedocromil sodium as prophylactic treatment for moderate/severe seasonal allergic rhinitis. *Ann Allergy Asthma Immunol* 2006; **96:** 673–8.
2. Tabbara KF, Al-Kharashi SA. Efficacy of nedocromil 2% versus fluorometholone 0.1%: a randomised, double masked trial comparing the effects on severe vernal keratoconjunctivitis. *Br J Ophthalmol* 1999; **83:** 180–4.

制剂

专利制剂

Austral.: Tilade; ***Austria:*** Tilade; Tilarin; Tilavist; ***Braz.:*** Tilade; ***Canad.:*** Alocril; ***Cz.:*** Tilade; Tilarin†; Tilavist†; ***Denm.:*** Tilade; Tilavist; ***Fin.:*** Tilade; Tilarin†; Tilavist†; ***Fr.:*** Tilavist; ***Ger.:*** Halamid†; Irtan; Tilade†; ***Gr.:*** Tilade; ***Hung.:*** Tilade†; ***Irl.:*** Tilade; Tilavist†; ***Israel:*** Tilade†; Tilavist; ***Ital.:*** Kovilen; Kovinal; Tilade; Tilarin; Tilavist; ***Mex.:*** Irtan; ***Neth.:*** Tilade; Tilavist; ***Norw.:*** Tilavist; ***NZ:*** Tilade; ***Port.:*** Tilavist; ***Rus.:*** Tilade (Тайлед); ***Singapore:*** Tilade; ***Spain:*** Brionil†; Cetimil†; Tilad; Tilavist; ***Swed.:*** Tilavist; ***Switz.:*** Tilade†; Tilarin†; Tilavist; ***Turk.:*** Tilade†; ***UK:*** Rapitil; Tilade; ***USA:*** Alocril; Tilade†.

多组分制剂 ***Ital.:*** Zarent†.

Omalizumab (*BAN*, *USAN*, *rINN*) 奥马佐单抗

CGP-51901; E-25; IGE-025; Olizumab; Omalizumabum; rhuMAb-E25. Immunoglobulin G, anti-(human immunoglobulin E Fc region)(human-mouse monoclonal E25 clone pSVIE26 γ-chain), disulfide with human-mouse monoclonal E25 clone pSVIE26 κ-chain, dimer.

Омализумаб

CAS — 242138-07-4.

ATC — R03DX05.

ATC Vet — QR03DX05.

UNII — 2P471X1Z11.

不良反应和注意事项

本品常见的不良反应是注射部位的反应。有报道，其他的不良反应包括全身痛、疲乏、关节痛、肌痛、眩晕、耳痛、胃肠功能紊乱、头痛、骨折、瘙痒、皮炎和脱发。有报道称，有蠕虫感染高风险的患者，寄生虫感染机会增加。病毒感染、上呼吸道感染、鼻窦炎、咽炎、流感样疾病也会发生。全身性嗜酸性细胞增多症（如 Churg-Strauss 综合征）也有报道。

潜在的威胁生命的过敏反应如支气管痉挛、低血压、晕厥、荨麻疹、喉头水肿、咳嗽或胸部紧迫感，在应用奥马佐单抗治疗后都有发生。一次剂量的过敏反应可持续 4 天以上，从第一次用药到常规用药后 1 年以上都可发生。在应用奥马佐单抗后发生血清病反应的报道极少；通常在注射后的1～5 天内发病，包括关节炎或关节痛、皮疹、荨麻疹、发热和淋巴结病。

在应用奥马佐单抗治疗后发生严重的血小板减少症也有报道。

注册药品信息提示接受奥马佐单抗治疗的患者，恶性肿瘤的发生率增加。

在儿童，发热和上腹痛是应用奥马佐单抗治疗后的常见不良反应。

奥马佐单抗不可用于急性哮喘发作的治疗，开始应用奥马佐单抗治疗的患者不能突然停用皮质激素吸入剂。

1. Deniz YM, Gupta N. Safety and tolerability of omalizumab (Xolair), a recombinant humanized monoclonal anti-IgE antibody. *Clin Rev Allergy Immunol* 2005; **29:** 31–48.
2. Limb SL, *et al.* Delayed onset and protracted progression of anaphylaxis after omalizumab administration in patients with asthma. *J Allergy Clin Immunol* 2007; **120:** 1378–81. Correction. *ibid.* 2008; **121:** 178.
3. Cox L, *et al.* American Academy of Allergy, Asthma and Immunology/American College of Allergy, Asthma and Immunology Joint Task Force Report on omalizumab-associated anaphylaxis. *J Allergy Clin Immunol* 2007; **120:** 1373–7.
4. Corren J, *et al.* Safety and tolerability of omalizumab. *Clin Exp Allergy* 2009; **39:** 788–97.

对心血管系统的影响 对长期使用奥马佐单抗安全性研究的期中发现显示，与不接受奥马佐单抗治疗的对照组相比，接受奥马佐单抗治疗患者的心脑血管问题呈不同程度升高。报道的心脑血管问题包括心肌病、心肌梗死、心律失常、心力衰竭、晕厥、短暂性脑缺血发作、肺动脉高压和血栓形成。在因果关系形成前尚需更多数据；加拿大和美国的管理机构正在做相关综述[1,2]。

1. Health Canada. Health Canada reviewing possible association of asthma drug Xolair (omalizumab) with increased risk of cardiovascular problems (issued 13th August 2009). Available at: http://www.hc-sc.gc.ca/ahc-asc/media/advisories-avis/_2009/2009_129-eng.php (accessed 16/03/10)
2. FDA. Omalizumab (marketed as Xolair) - early communication about an ongoing safety review (issued 16th July 2009). Available at: http://www.fda.gov/Safety/MedWatch/SafetyInformation/SafetyAlertsforHumanMedicalProducts/ucm172406.htm (accessed 16/03/10)

对脑血管系统的影响 有关奥马佐单抗治疗与脑血管不良反应增加的关系，见上文。

药动学

奥马佐单抗在皮下注射后吸收，生物利用度约为62%，在7～8天后达到血浆峰浓度。在肝脏中是通过IgG和IgE进行清除，血浆消除半衰期约为26天。在奥马佐单抗治疗期间，游离的IgE血浆浓度降低，但是总的IgE血浆浓度增加，因为奥马佐单抗-IgE合成物比游离IgE的消除速率慢。

1. Hayashi N, *et al.* A mechanism-based binding model for the population pharmacokinetics and pharmacodynamics of omalizumab. *Br J Clin Pharmacol* 2007; **63:** 548–61.

用途和用法

奥马佐单抗是重组人单克隆抗体，可选择性地结合IgE。它抑制结合在肥大细胞和嗜碱性粒细胞表面的IgE水平，从而减少变应性应答的介质释放。奥马佐单抗用于中重度持久性过敏性哮喘的预防性治疗（第1072页）。剂量依赖于患者的体重和治疗前血浆IgE浓度；在英国，剂量范围为每2周225～600mg，或每4周75～300mg；在美国，剂量范围为每2周225～375mg，或每4周150～300mg。奥马佐单抗通过皮下注射给药，并且一个注射部位给药应不超过150mg。在治疗期间总的IgE浓度增加（参见上文**药动学**），停药后维持的高峰可长达1年，并且不能用于确定剂量。治疗中断1年以上后的剂量确定应以治疗前血清IgE浓度为基础。

正在研究奥马佐单抗用于季节性过敏性鼻炎的预防治疗。

1. Ädelroth E, *et al.* Recombinant humanized mAb-E25, an anti-IgE mAb, in birch pollen-induced seasonal allergic rhinitis. *J Allergy Clin Immunol* 2000; **106:** 253–9.
2. Easthope S, Jarvis B. Omalizumab. *Drugs* 2001; **61:** 253–60.
3. Casale TB, *et al.* Effect of omalizumab on symptoms of seasonal allergic rhinitis: a randomized controlled trial. *JAMA* 2001; **286:** 2956–67.
4. Chervinsky P, *et al.* Omalizumab, an anti-IgE antibody, in treatment of adults and adolescents with perennial allergic rhinitis. *Ann Allergy Asthma Immunol* 2003; **91:** 160–7.
5. Hanf G, *et al.* Omalizumab inhibits allergen challenge-induced nasal response. *Eur Respir J* 2004; **23:** 414–18.
6. Vignola AM, *et al.* Efficacy and tolerability of anti-immunoglobulin E therapy with omalizumab in patients with concomitant allergic asthma and persistent allergic rhinitis: SOLAR. *Allergy* 2004; **59:** 709–17.
7. Ben-Shoshan M. Omalizumab: not only for asthma. *Recent Pat Inflamm Allergy Drug Discov* 2008; **2:** 191–201.
8. Morjaria JB, Polosa R. Off-label use of omalizumab in non-asthma conditions: new opportunities. *Expert Rev Respir Med* 2009; **3:** 299–308.

儿童用法 奥马佐单抗可用于预防性控制6岁及以上儿童的严重持续性过敏性哮喘。剂量根据儿童的体重和治疗前血清IgE浓度而定；剂量范围同成人，见上文。

曲霉菌病 有报道奥马佐单抗已成功用于治疗囊性纤维化患儿的过敏性支气管肺曲霉菌病[1,2]。在其中一例报道中[1]，1名12岁女孩使用奥马佐单抗后，在2～4h内症状改善、肺功能恢复正常，她已经可以完全停用皮质激素治疗。其他报道[2]也称有相似获益。

1. van der Ent CK, *et al.* Successful treatment of allergic bronchopulmonary aspergillosis with recombinant anti-IgE antibody. *Thorax* 2007; **62:** 276–7.
2. Zirbes JM, Milla CE. Steroid-sparing effect of omalizumab for allergic bronchopulmonary aspergillosis and cystic fibrosis. *Pediatr Pulmonol* 2008; **43:** 607–10.

哮喘 奥马佐单抗可用于治疗成人严重持续性过敏性哮喘（IgE介导），可作为一种添加治疗来优化成人标准治疗（见**哮喘**，第1072页）。研究显示，与安慰剂相比，奥马佐单抗可减少成人中至重度过敏性哮喘的恶化和皮质激素用量[1]。也可减少控制不佳的严重持续性哮喘患者的恶化[2]，被认为是治疗困难、高风险成人患者的有效治疗方法[3,4]。

一项关于奥马佐单抗治疗慢性哮喘的系统性综述[5]显示，该药在缓解病情和提高生活质量方面优于安慰剂。尽管奥马佐单抗有皮质激素吸入剂节约效应，减少程度的临床显著性仍需要解释，其他因素也应考虑，例如，费用效益如何，与其他添加治疗比较疗效如何等。在口服皮质激素的患者中未见到疾病恶化和皮质激素用量有明显影响。

奥马佐单抗在儿童哮喘中的应用已有研究，并获得了令人鼓舞的结果[6,7]。

1. Solèr M, *et al.* The anti-IgE antibody omalizumab reduces exacerbations and steroid requirement in allergic asthmatics. *Eur Respir J* 2001; **18:** 254–61.
2. Humbert M, *et al.* Benefits of omalizumab as add-on therapy in patients with severe persistent asthma who are inadequately controlled despite best available therapy (GINA 2002 step 4 treatment): INNOVATE. *Allergy* 2005; **60:** 309–16.
3. Hendeles L, Sorkness CA. Anti-immunoglobulin E therapy with omalizumab for asthma. *Ann Pharmacother* 2007; **41:** 1397–1410.
4. Price D. The use of omalizumab in asthma. *Prim Care Respir J* 2008; **17:** 62–72.
5. Walker S, *et al.* Anti-IgE for chronic asthma in adults and children. Available in The Cochrane Database of Systematic Reviews; Issue 2. Chichester: John Wiley; 2006 (accessed 14/04/08).
6. Berger W, *et al.* Evaluation of long-term safety of the anti-IgE antibody, omalizumab, in children with allergic asthma. *Ann Allergy Asthma Immunol* 2003; **91:** 182–8.
7. Milgrom H, *et al.* Treatment of childhood asthma with anti-immunoglobulin E antibody (omalizumab). *Pediatrics* 2001; **108:** E36. Full version: http://pediatrics.aappublications.org/cgi/reprint/108/2/e36.pdf (accessed 14/04/08)

Churg-Strauss 综合征 有报道称[1]，2例之前接受皮质激素治疗而掩盖了Churg-Strauss综合征（第1434页）的难治性患者对奥马佐单抗有反应。然而，也有报道称Churg-Strauss综合征是奥马佐单抗的不良反应（见上文）。

1. Pabst S, *et al.* Apparent response to anti-IgE therapy in two patients with refractory "forme fruste" of Churg-Strauss syndrome. *Thorax* 2008; **63:** 747–8.

制剂

专利制剂

Arg.: Xolair; **Austral.:** Xolair; **Austria:** Xolair; **Belg.:** Xolair; **Canad.:** Xolair; **Chile:** Xolair; **Cz.:** Xolair; **Denm.:** Xolair; **Fr.:** Xolair; **Ger.:** Xolair; **Gr.:** Xolair; **Hong Kong:** Xolair; **Hung.:** Xolair; **Irl.:** Xolair; **Israel:** Xolair; **Ital.:** Xolair; **Malaysia:** Xolair; **Norw.:** Xolair; **NZ:** Xolair; **Philipp.:** Xolair; **Pol.:** Xolair; **Port.:** Xolair; **Singapore:** Xolair; **Spain:** Xolair; **Swed.:** Xolair; **Switz.:** Xolair; **Thai.:** Xolair; **Turk.:** Xolair; **UK:** Xolair; **USA:** Xolair; **Venez.:** Xolair.

Orciprenaline Sulfate (*rINNM*) ⊗硫酸奥西那林

Metaproterenol Sulfate *(USAN)*; Metaproterenol Sulphate; Orciprenalin sulfát; Orciprénaline, sulfate d'; Orciprenaline Sulphate *(BANM)*; Orciprenalini sulfas; Orciprenalino sulfatas; Orciprenalin-sulfat; Orciprenalin-szulfát; Orcyprenaliny siarczan; Orsiprenaliinisulfaatti; Orsiprenalin Sülfat; Sulfato de metaproterenol; Sulfato de orciprenalina; Th-152. 1-(3,5-Dihydroxyphenyl)-2-isopropylaminoethanol sulphate; *N*-Isopropyl-*N*(β,3,5-trihydroxyphenethyl)ammonium sulphate.

Орципреналина Сульфат

$(C_{11}H_{17}NO_3)_2,H_2SO_4 = 520.6.$

CAS — 586-06-1 (orciprenaline); 5874-97-5 (orciprenaline sulfate).

ATC — R03AB03; R03CB03.

ATC Vet — QR03AB03; QR03CB03.

UNII — GJ20H50YF0.

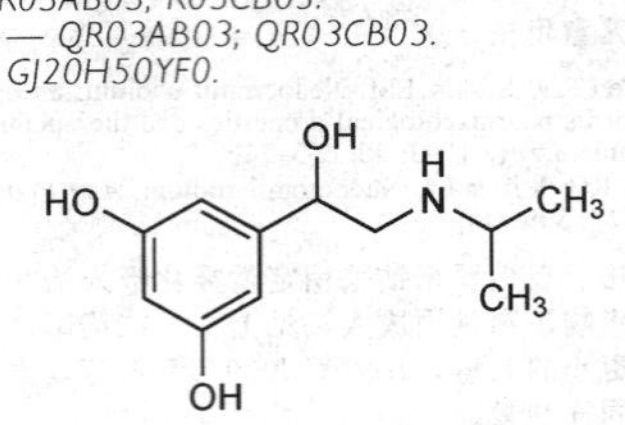

(orciprenaline)

Pharmacopoeias. In *Eur.* (see p.vii), *Jpn*, and *US.*

Ph. Eur. 6.8（Orciprenaline Sulphate） 一种白色，有轻微吸湿性的结晶性粉末。易溶于水；微溶于乙醇；几乎不溶于二氯甲烷。10%水溶液的pH值为4.0～5.5。贮藏于密闭容器中。避光。

USP 33（Metaprolerenol Sulfate） 一种白色至灰白色的结晶状粉末。易溶于水。10%水溶液的pH值为4.0～5.5。贮藏于密闭容器中。避光。

不良反应和注意事项

参见**沙丁胺醇**，第1095页。由于奥西那林的非选择性β受体兴奋作用使不良反应更为常见。其在最大程度支气管舒张前可发生心动过速和心悸。关于非选择性β受体兴奋药的不良反应和注意事项，参见**拟交感神经药**（第1351页）。

药物相互作用

参见**沙丁胺醇**，第1096页。

药动学

口服剂量的奥西那林从胃肠道吸收，经历广泛的肝脏首关代谢；有报道，约40%的口服剂量以原形到达循环。主要以代谢产物的形式从尿液排泄。

用途和用法

硫酸奥西那林是直接作用的拟交感神经药，主要有β肾上腺素受体激动作用。作用和用途类似于沙丁胺醇（第1096页），但是对β_2受体选择性较低。

硫酸奥西那林作为支气管舒张药，用于治疗可逆性气道阻塞，如哮喘（第1072页）和某些慢性阻塞性肺疾病（第1075页）的患者。然而，目前更多的选择性β_2受体激动药，例如沙丁胺醇或特布他林是首选药。对于吸入剂，虽然有普遍的差异，但通常在30min内起效，并能够持续1～5h。

硫酸奥西那林可以0.4%或0.6%的喷雾溶液从含10mg或15mg的单位剂量瓶吸入。缓解急性**支气管痉挛**，可每4h吸入一瓶；治疗慢性疾病，一瓶可每日分3～4次给予。哮喘患者所需的β受体激动药按需使用优于常规使用。奥西那林需求的增加或者持续作用的减小，表明哮喘控制失效及需要重新调整治疗。

硫酸奥西那林在用于长期治疗可逆性气道阻塞时，通常成人的剂量是20mg，每日3次或4次，口服。

治疗急性支气管痉挛，可胃肠外给予硫酸奥西那林。可缓慢静脉注射250～500μg，或静脉输注5～10μg/min。或者，也可肌内注射或皮下注射0.5～1mg。

硫酸奥西那林的心血管效应也类似于异丙肾上腺素（参见第1267页），可治疗各类**心动过缓**，特别是AV心脏传导受阻和窦性心动过缓。在这种情况下，每日口服剂量达到240mg，分次给药。奥西那林用于儿童的剂量，见下文的**儿童用法**。

儿童用法 哮喘患者所需的β受体激动药按需使用优于常规使用，在儿童中长期用奥西那林治疗一般被认为不合适。尽管如此，在有一些国家批准一种口服制剂作此用途；在美国，治疗6～9岁儿童的可逆性支气管痉挛，可用硫酸奥西那林10mg，每日3～4次。9岁以上或体重25kg以上的儿童，同成人剂量，见上文。

哮喘 硫酸奥西那林在治疗可逆性气道阻塞方面不如β_2受体激动药。英国的MHRA认为研究数据显示，在改善肺功能、给药频率和不良反应方面，沙丁胺醇优于硫酸奥西那林[1,2]。

1. MHRA. MHRA public assessment report. Orciprenaline sulphate (Alupent): planned withdrawal from the UK market following a risk-benefit analysis (issued November 2009). Available at: http://www.mhra.gov.uk/home/groups/pl-p/documents/websiteresources/con062531.pd (accessed 17/03/10)
2. MHRA/CHM. Orciprenaline sulphate (Alupent): withdrawal due to unfavourable benefit-risk profile. *Drug Safety Update* 2009; **3** (4): 6. Available at: http://www.mhra.gov.uk/home/idcplg?IdcService=GET_FILE&dDocName=CON062549&RevisionSelectionMethod=LatestReleased (accessed 03/09/10)

制剂

BP 2010: Orciprenaline Tablets;
USP 33: Metaproterenol Sulfate Inhalation Aerosol; Metaproterenol Sulfate Inhalation Solution; Metaproterenol Sulfate Syrup; Metaproterenol Sulfate Tablets.

专利制剂

Austral.: Alupent†; **Austria:** Alupent; **Ger.:** Alupent; **Gr.:** Alupent; **India:** Alupent; **Indon.:** Alupent; **Irl.:** Alupent; **Ital.:** Alupent; **Jpn:** Alotec; **Mex.:** Alupent; **Pol.:** Astmopent†; **Rus.:** Astmopent (Астмопент)†; **UK:** Alupent; **USA:** Alupent†; **Venez.:** Alupent†.

多组分制剂 **Chile:** Broncodual Compuesto; Cloval Compuesto; Pulbronc; Solvanol; Tusabron†; Vapoflu; **Gr.:** Silomat Compositum; **Indon.:** Silomat Compositum†; **Irl.:** Alupent Expectorant†; **Mex.:** Bisolpent Ex; **Philipp.:** Bisolpent; **S.Afr.:** Adco-Linctopent; Benylin Chesty; Bisolvon Linctus DA; Bronkese Compound; Flemeze; Silomat DA†; **UAE:** Orcinol; **Venez.:** Bisolpent†; Silomat Compositum†.

Oxitropium Bromide (*BAN, rINN*) 氧托溴铵

Ba-253; Bromuro de oxitropio; Oksitropiumbromidi; Oxitropii bromidum; Oxitropium, bromure d'; Oxitropiumbromid. 6,7-Epoxy-8-ethyl-3-[(*S*)-tropoyloxy]tropanium bromide;

(3s,6R,7S,8r)-8-Ethyl-3-[(S)-tropoyloxy]-6,7-epoxytropanium bromide.

Окситропия Бромид

$C_{19}H_{26}BrNO_4$ = 412.3.

CAS — 30286-75-0.

ATC — R03BB02.

ATC Vet — QR03BB02.

UNII — SF4NW7NH7C.

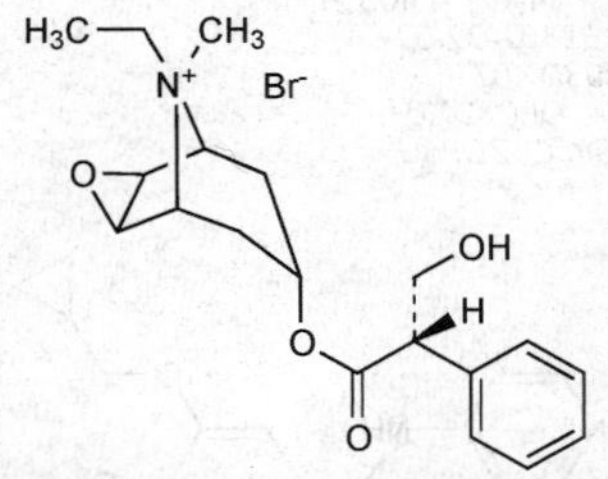

Ph Eur 6. 8 (Oxitropium Bromide) 白色或类白色结晶性粉末。呈多型性。极易溶于水；略溶于乙醇；易溶于甲醇；几乎不溶于二氯甲烷。

简介

氧托溴铵是一种季铵类抗毒蕈碱药，与异丙托溴铵（第1087页）的结构相近、作用相似。它作为支气管舒张药治疗可逆性气道阻塞，如哮喘（第1072页）和慢性阻塞性肺疾病（第1075页）。给药方法为吸入定量气雾剂 100μg 或 200μg，每日 2 次或 3 次。也可以吸入 1.5mg 雾化吸入液，每日 2 次或 3 次。动物实验表明，高剂量的氧托溴铵可引起生殖系统毒性，因此建议妊娠期禁用氧托溴铵。

制剂

专利制剂

Fin.: Ventox†; **Fr.:** Tersigat†; **Gr.:** Oxivent; **Ital.:** Oxivent; **Jpn:** Tersigan; **Venez.:** Tersigat†.

Pemirolast Potassium (*USAN*, *rINNM*) 吡嘧司特钾

BL-5617; BMY-26517; Kalii Pemirolastum; Pemirolast potásico; Pémirolast Potassique. Potassium 9-methyl-3-(1*H*-tetrazol-5-yl)-4*H*-pyrido[1,2-*a*]pyrimidin-4-one.

Калия Пемироласт

$C_{10}H_7KN_6O$ = 266.3.

CAS — 69372-19-6 (pemirolast); 100299-08-9 (pemirolast potassium).

UNII — 497A17OUUE.

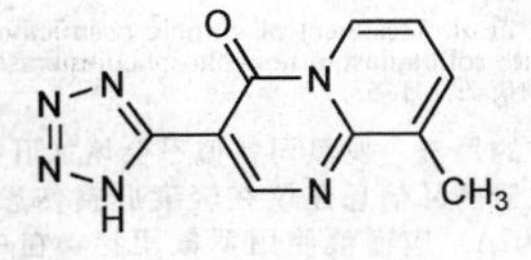

(pemirolast)

简介

吡嘧司特钾与色甘酸钠（第1099页）有相似的稳定肥大细胞作用，也可能是一种白三烯抑制药。它用于治疗慢性哮喘（第1072页），也用于预防过敏性鼻炎（第537页）和结膜炎（第536页）。吡嘧司特钾没有支气管舒张作用，不适用于急性哮喘发作的治疗。

用于哮喘，常用口服剂量为 10mg，每日 2 次，饭后服用。用于过敏性鼻炎，剂量减半。预防过敏性结膜炎，吡嘧司特钾 0.1%滴眼液每日滴 4 次。儿童剂量的细节，见下文。

吡嘧司特也被研究用于防止冠状动脉支架植入后的再狭窄。

1. Hasegawa T, *et al.* Kinetic interaction between theophylline and a newly developed anti-allergic drug, pemirolast potassium. *Eur J Clin Pharmacol* 1994; **46:** 55–8.
2. Anonymous. New drugs for allergic conjunctivitis. *Med Lett Drugs Ther* 2000; **42:** 39–40.
3. Abelson MB, *et al.* Pemirolast potassium 0.1% ophthalmic solution is an effective treatment for allergic conjunctivitis: a pooled analysis of two prospective, randomized, double-masked, placebo-controlled, phase III studies. *J Ocul Pharmacol Ther* 2002; **18:** 475–88.
4. Shulman DG. Two mast cell stabilizers, pemirolast potassium 0.1% and nedocromil sodium 2%, in the treatment of seasonal allergic conjunctivitis: a comparative study. *Adv Therapy* 2003; **20:** 31–40.
5. Ohsawa H, *et al.* Preventive effect of an antiallergic drug, pemirolast potassium, on restenosis after stent placement: quantitative coronary angiography and intravascular ultrasound studies. *J Cardiol* 2003; **42:** 13–22.
6. Gous P, Ropo A. A comparative trial of the safety and efficacy of 0.1 percent pemirolast potassium ophthalmic solution dosed twice or four times a day in patients with seasonal allergic conjunctivitis. *J Ocul Pharmacol Ther* 2004; **20:** 139–50.
7. Yahata H, *et al.* Prophylactic effect of pemirolast, an antiallergic agent, against hypersensitivity reactions to paclitaxel in patients with ovarian cancer. *Int J Cancer* 2006; **118:** 2636–8.

儿童用法 吡嘧司特钾可用于儿童哮喘的治疗，剂量如下：

- 1～4 岁：2. 5mg，每日 2 次，饭后服用；
- 5～10 岁：5mg，每日 2 次，饭后服用；
- 11 岁以上：同成人剂量。

用于过敏性鼻炎，剂量减半。

用于 3 岁以上童的过敏性结膜炎，吡嘧司特钾 0.1%滴眼液每日滴 4 次。

制剂

专利制剂

Hong Kong: Pemirox; **Indon.:** Alegysal; **Jpn:** Alegysal; **Philipp.:** Alegysal; **Thai.:** Pemirox; **USA:** Alamast.

Pirbuterol (*BAN*, *rINN*) ⊗吡布特罗

Pirbutérol; Pirbuterolі; Pirbuterolum; Pyrbuterol. 2-*tert*-Butylamino-1-(5-hydroxy-6-hydroxymethyl-2-pyridyl)ethanol.

Пирбутерол

$C_{12}H_{20}N_2O_3$ = 240.3.

CAS — 38677-81-5.

ATC — R03AC08; R03CC07.

ATC Vet — QR03AC08; QR03CC07.

UNII — OG645J8RVW.

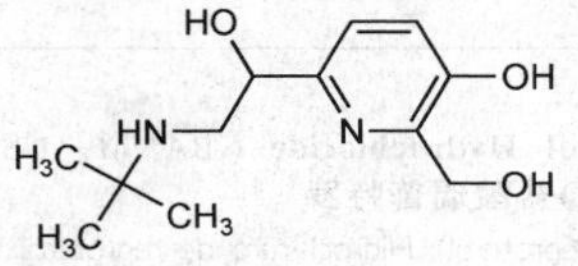

Pirbuterol Acetate (*BANM*, *USAN*, *rINNM*) ⊗醋酸吡布特罗

Acetato de pirbuterol; CP-24314-14; Pirbutérol, Acétate de; Pirbuteroli Acetas; Pyrbuterol Acetate.

Пирбутерола Ацетат

$C_{12}H_{20}N_2O_3,C_2H_4O_2$ = 300.4.

CAS — 65652-44-0.

ATC — R03AC08; R03CC07.

ATC Vet — QR03AC08; QR03CC07.

UNII — 1EH73XKR9N.

Pirbuterol Hydrochloride (*BANM*, *USAN*, *rINNM*) ⊗盐酸吡布特罗

CP-24314-1; Hidrocloruro de pirbuterol; Pirbutérol, Chlorhydrate de; Pirbuteroli Hydrochloridum; Pyrbuterol Hydrochloride.

Пирбутерола Гидрохлорид

$C_{12}H_{20}N_2O_3,2HCl$ = 313.2.

CAS — 38029-10-6.

ATC — R03AC08; R03CC07.

ATC Vet — QR03AC08; QR03CC07.

UNII — J6793T658K.

简介

吡布特罗是一个直接作用的拟交感神经药，主要具有 β-肾上腺素受体激动活性，对 $β_2$ 受体有选择性（$β_2$ 受体激动药）。其作用与沙丁胺醇类相似（第1094页）。吡布特罗有支气管舒张作用。它的醋酸盐用于治疗可逆性气道阻塞，如哮喘（第1072页），也用于有慢性阻塞性肺疾病的患者（第1075页）。吸入后，吡布特罗可在 10min 内起效，据报道作用维持至少 5h。

醋酸吡布特罗用于吸入给药，但是剂量以碱基形式表达：250μg 醋酸吡布特罗与 200μg 吡布特罗等效。以定量气雾剂吸入给药，常规剂量为必要时吸入 200～400μg 吡布特罗（即 1～2 吸），但是不能多于每 4h 1 次。每日总剂量不能超过 2.4mg（12 吸）。对于哮喘患者，β 受体激动药按需使用的治疗方案优于常规使用。如果吡布特罗的需要量增加或者药效持续时间减少，表明哮喘的控制失效，需要重新调整治疗。

盐酸吡布特罗也可口服给药。

制剂

专利制剂

Fr.: Maxair; **USA:** Maxair.

Pitrakinra (*rINN*) 匹曲白滞素

AER-001; Bay-16-9996; Pitrakinrum. L-Methionyl-[121-aspartic acid,124-aspartic acid]interleukin-4.

Питракинра

```
                                                      M
HKCDITLQEI IKTLNSLTEQ KTLCTELTVT DIFAASKNTT
EKETFCRAAT VLRQFYSHHE KDTRCLGATA QQFHRHKQLI
RFLKRLDRNL WGLAGLNSCP VKEANQSTLE NFLERLKTIM
DEKDSKCSS
```

注：名词 Aerovant 已用作匹曲白滞素的商品名。

简介

匹曲白滞素是一种白介素-4 和白介素-13 双受体拮抗药，用于治疗哮喘正在研究中。

1. Wenzel S, *et al.* Effect of an interleukin-4 variant on late phase asthmatic response to allergen challenge in asthmatic patients: results of two phase 2a studies. *Lancet* 2007; **370:** 1422–31.
2. Burmeister Getz E, *et al.* Human pharmacokinetics/pharmacodynamics of an interleukin-4 and interleukin-13 dual antagonist in asthma. *J Clin Pharmacol* 2009; **49:** 1025–36.

Pranlukast (*BAN*, *rINN*) 普仑司特

ONO-1078; Pranlukastum. *N*-[4-Oxo-2-(1*H*-tetrazol-5-yl)-4*H*-1-benzopyran-8-yl]-*p*-(4-phenylbutoxy)benzamide.

Пранлукаст

$C_{27}H_{23}N_5O_4$ = 481.5.

CAS — 103177-37-3.

ATC — R03DC02.

ATC Vet — QR03DC02.

UNII — TB8Z891092.

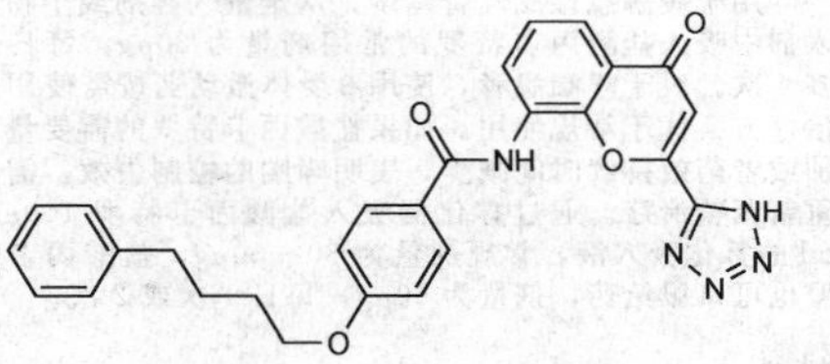

简介

普仑司特是一个选择性白三烯 C_4、D_4 和 E_4 受体拮抗药，与扎鲁司特（第1111页）有相似的作用。用于治疗哮喘（第1072页）和过敏性鼻炎（第537页），常用口服剂量为水合普仑司特 225mg，每日 2 次。

儿童剂量的细节，见下文。

1. Tamaoki J, *et al.* Leukotriene antagonist prevents exacerbation of asthma during reduction of high-dose inhaled corticosteroid. *Am J Respir Crit Care Med* 1997; **155:** 1235–40.
2. Barnes NC, *et al.* Pranlukast, a novel leukotriene receptor antagonist: results of the first European, placebo-controlled, multicentre clinical study in asthma. *Thorax* 1997; **52:** 523–7.
3. Grossman J, *et al.* Results of the first US double-blind, placebo-controlled, multicenter clinical study in asthma with pranlukast, a novel leukotriene receptor antagonist. *J Asthma* 1997; **34:** 321–8.
4. Keam SJ, *et al.* Pranlukast: a review of its use in the management of asthma. *Drugs* 2003; **63:** 991–1019.
5. Niitsuma T, *et al.* Clinical evaluation of response to long-term treatment with Pranlukast in patients with bronchial asthma. *J Investig Allergol Clin Immunol* 2004; **14:** 284–91.
6. Horiguchi T, *et al.* Comparative evaluation of the leukotriene receptor antagonist pranlukast versus the steroid inhalant fluticasone in the therapy of aged patients with mild bronchial asthma. *Arzneimittelforschung* 2007; **57:** 87–91.
7. Asano K, *et al.* Impact of pharmacokinetics and pharmacogenetics on the efficacy of pranlukast in Japanese asthmatics. *Respirology* 2009; **14:** 822–7.

儿童用法 用于儿童哮喘，可给予 3.5mg/kg 的水合普仑司特口服，每日 2 次。最大每日剂量是 10mg/kg，不超过成人常用日剂量 450mg（见上文）。

Churg-Strauss 综合征 有关白三烯拮抗药在 Churg-Strauss 综合征发病中的作用见**扎鲁司特**，第1111页。

制剂

专利制剂

Jpn: Onon; **Mex.:** Azlaire; **Venez.:** Azlaire.

Procaterol Hydrochloride (*BANM, USAN, rINNM*) ⊗**盐酸丙卡特罗**

CI-888; Hidrocloruro de procaterol; OPC-2009; Procatérol, Chlorhydrate de; Procateroli Hydrochloridum; Prokaterolhydroklorid; Prokaterolihydrokloridi. (±)-*erythro*-8-Hydroxy-5-(1-hydroxy-2-isopropylaminobutyl)quinolin-2(1*H*)-one hydrochloride; (±)-8-Hydroxy-5-[(1*R**,2*S**)-1-hydroxy-2-isopropylaminobutyl]-2-quinolone hydrochloride.

Прокатерола Гидрохлорид

$C_{16}H_{22}N_2O_3$,HCl = 326.8.

CAS — 72332-33-3 (procaterol); 59828-07-8 (procaterol hydrochloride).

ATC — R03AC16; R03CC08.

ATC Vet — QR03AC16; QR03CC08.

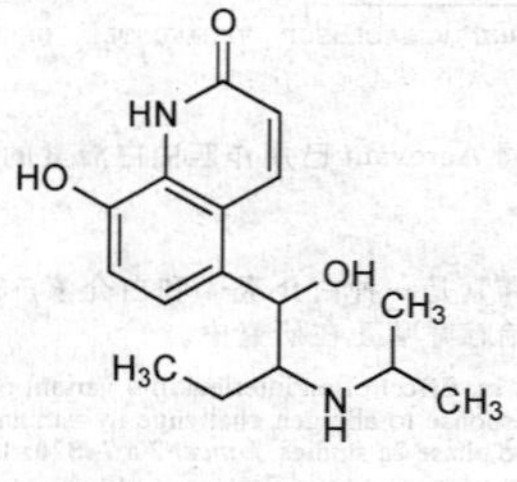

(procaterol)

注：商品化的盐酸丙卡特罗是半水化物（$C_{16}H_{22}N_2O_3$，HCl，$\frac{1}{2}H_2O$=335.8）。

Pharmacopoeias. *Chin.* and *Jpn* include the hemihydrate.

简介

盐酸丙卡特罗是一个直接作用的拟交感神经药，主要具有β-肾上腺素受体激动活性，对β_2受体有选择性（β_2受体激动药），其作用与沙丁胺醇类相似（第1094页）。作为支气管舒张药用于治疗可逆性气道阻塞，如哮喘（第1072页），也用于有慢性阻塞性肺疾病（第1075页）的患者。吸入后5min内起效，疗效可持续8h。

用于缓解急性支气管痉挛，从定量气雾剂或干粉吸入剂中吸入盐酸丙卡特罗的常用剂量为20μg，每日最多4次。对于哮喘患者，使用β受体激动药按需使用的治疗方案优于常规使用。如果盐酸丙卡特罗的需要量增加或者药效持续时间减少，表明哮喘的控制失效，需要重新调整治疗。通过雾化器吸入盐酸丙卡特罗100μg/ml的雾化吸入液，常规剂量为30～50μg。盐酸丙卡特罗也可口服给药，剂量为50μg，每日1次或2次。

制剂

专利制剂

Cz.: Lontermin; **Hong Kong:** Meptin; **Hung.:** Lontermin†; **Indon.:** Ataroc; Meptin; **Ital.:** Procadil†; Propulm†; **Jpn:** Meptin; **Malaysia:** Meptin; **Philipp.:** Meptin; **Port.:** Onsudil; **S.Afr.:** Normalin†; **Singapore:** Meptin; **Spain:** Onsukil†; **Thai.:** Caterol; Meptin.

Proxyphylline (*BAN, rINN*) **丙羟茶碱**

Proksifilinas; Proksifylliini; Proxifilina; Proxifillin; Proxifyllin; Proxyfyllin; Proxyphyllinum. 7-(2-Hydroxypropyl)-1,3-dimethylxanthine; (*RS*)-1,3-Dimethyl-7-(2-hydroxypropyl)purine-2,6(3*H*,1*H*)-dione; 7-(2-Hydroxypropyl)theophylline.

Проксифиллин

$C_{10}H_{14}N_4O_3$ = 238.2.

CAS — 603-00-9.

ATC — R03DA03.

ATC Vet — QR03DA03.

UNII — 13G1DMN4P0.

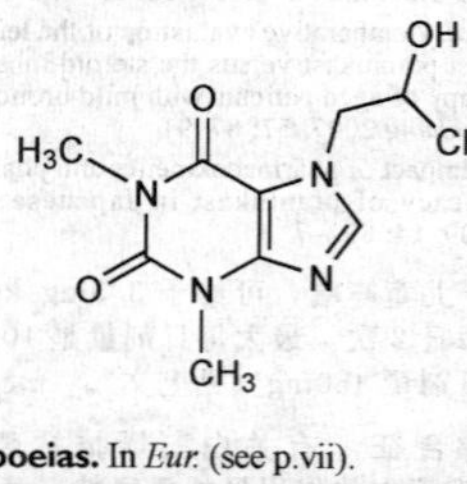

Pharmacopoeias. In *Eur.* (see p.vii).

Ph. Eur. 6.8 (Proxyphylline) 白色或类白色结晶性粉末。易溶于水；可溶于乙醇。避光。

简介

丙羟茶碱是茶碱（第1102页）的衍生物，是一种支气管舒张药，有心血管活性。丙羟茶碱易通过胃肠道吸收，在体内不会转化为茶碱。

制剂

专利制剂

Mex.: Purofilina†.

多组分制剂 **Austria:** Asthma Efeum†; Omega†; **Braz.:** Santussal; **Ger.:** Antihypertonicum S; **Mex.:** Gadital.

Repirinast (*USAN, rINN*) **瑞吡司特**

MY-5116; Répirinast; Repirinastum. Isopentyl 5,6-dihydro-7,8-dimethyl-4,5-dioxo-4*H*-pyrano[3,2-*c*]quinoline-2-carboxylate.

Репиринаст

$C_{20}H_{21}NO_5$ = 355.4.

CAS — 73080-51-0.

UNII — 4K8KA8B61G.

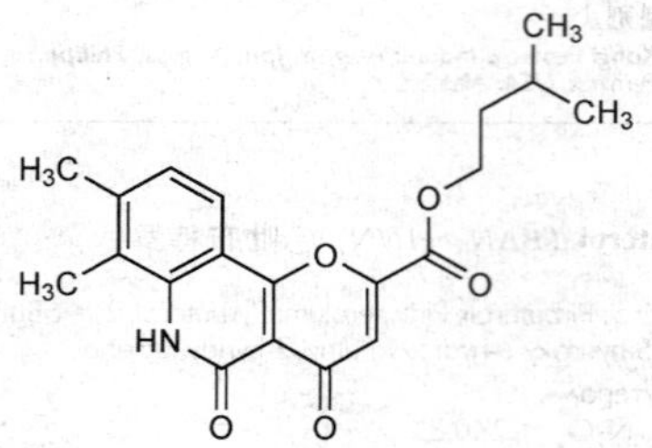

简介

瑞吡司特是一种口服的抗变态反应活性药物，有与色甘酸钠（第1099页）相似的稳定肥大细胞作用。口服用于哮喘（第1072页）的治疗。

Reproterol Hydrochloride (*BANM, USAN, rINNM*) ⊗**盐酸瑞普特罗**

D-1959 (reproterol); Hidrocloruro de reproterol; Réprotérol, Chlorhydrate de; Reproteroli Hydrochloridum; W-2946M. 7-{3-[(3,5,β-Trihydroxyphenethyl)amino]propyl}theophylline hydrochloride.

Репротерола Гидрохлорид

$C_{18}H_{23}N_5O_5$,HCl = 425.9.

CAS — 54063-54-6 (reproterol); 13055-82-8 (reproterol hydrochloride).

ATC — R03AC15; R03CC14.

ATC Vet — QR03AC15; QR03CC14.

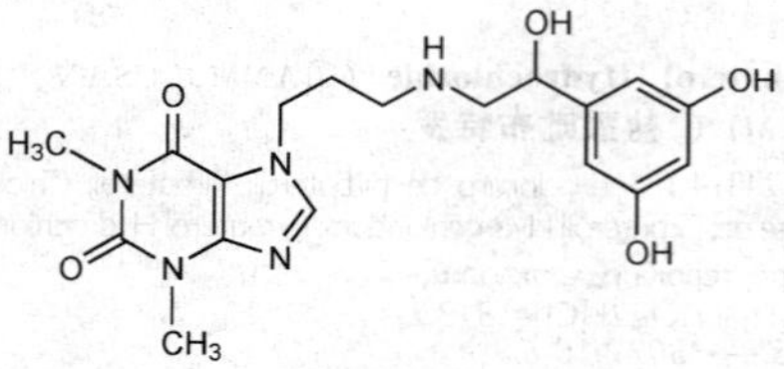

(reproterol)

简介

瑞普特罗是一个直接作用的拟交感神经药，主要具有β-肾上腺素受体激动活性，对β_2受体有选择性（β_2受体激动药），其作用与沙丁胺醇类似（第1094页）。

作为支气管舒张药用于治疗可逆性气道阻塞，如哮喘（第1072页），也用于有慢性阻塞性肺疾病（第1075页）的患者。

用于缓解支气管痉挛，可从定量气雾剂中吸入瑞普特罗和色甘酸钠，常用剂量为盐酸瑞普特罗500μg 2吸，每日4次。对于哮喘患者，按需使用β受体激动药优于常规用药。如果瑞普特罗的需要量增加或者药效持续时间减少，表明哮喘的控制失效需要重新调整治疗。用于治疗哮喘持续状态，可缓慢静脉注射盐酸瑞普特罗90μg，如需要10min后可重复。瑞普特罗也可口服给药。

儿童用法 用于缓解儿童支气管痉挛，可从定量气雾剂中吸入瑞普特罗和色甘酸钠，剂量同成人（见上文）。

制剂

专利制剂

Ger.: Bronchospasmin; **Gr.:** Bronchospasmin.

多组分制剂 **Ger.:** Aarane N; Allergospasmin; **Switz.:** Aarane†.

Roflumilast (*USAN, rINN*) **罗氟司特**

APTA-2217; B-9302-107; BY-217; BYK-20869; Roflumilastum. 3-(Cyclopropylmethoxy)-*N*-(3,5-dichloro-4-pyridyl)-4-(difluoromethoxy)benzamide.

Рофлумиласт

$C_{17}H_{14}Cl_2F_2N_2O_3$ = 403.2.

CAS — 162401-32-3.

ATC — R03DX07.

ATC Vet — QR03DX07.

UNII — 0P6C6ZOP5U.

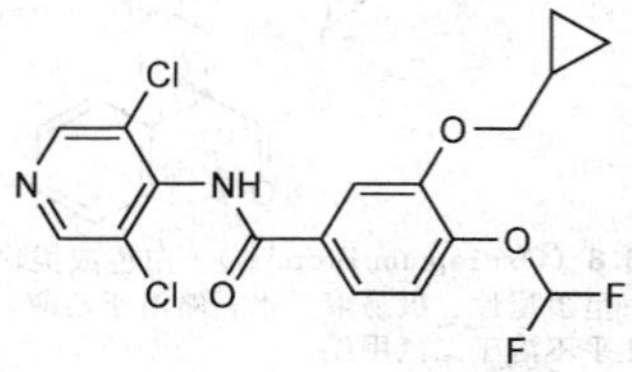

简介

罗氟司特是一种磷酸二酯酶-4型抑制剂，作为支气管舒张药的辅助用药用于严重慢性梗阻性肺疾病的维持治疗。口服剂量为500μg，每日1次。罗氟司特不能用于治疗急性支气管痉挛。在肝损伤中的用法，见下文。

罗氟司特用于治疗哮喘正在研究中。

1. Bateman ED, *et al.* Efficacy and safety of roflumilast in the treatment of asthma. *Ann Allergy Asthma Immunol* 2006; **96:** 679–86.
2. Calverley PM, *et al.* Effect of 1-year treatment with roflumilast in severe chronic obstructive pulmonary disease. *Am J Respir Crit Care Med* 2007; **176:** 154–61.
3. Hermann R, *et al.* Steady-state pharmacokinetics of roflumilast and roflumilast N-oxide in patients with mild and moderate liver cirrhosis. *Clin Pharmacokinet* 2007; **46:** 403–16.
4. Bethke TD, *et al.* Dose-proportional intraindividual single- and repeated-dose pharmacokinetics of roflumilast, an oral, once-daily phosphodiesterase 4 inhibitor. *J Clin Pharmacol* 2007; **47:** 26–36.
5. Field SK. Roflumilast: an oral, once-daily selective PDE-4 inhibitor for the management of COPD and asthma. *Expert Opin Invest Drugs* 2008; **17:** 811–18.
6. Neville KA, *et al.* Single-dose pharmacokinetics of roflumilast in children and adolescents. *J Clin Pharmacol* 2008; **48:** 978–85.
7. Calverley PMA, *et al.* M2-124 and M2-125 study groups. Roflumilast in symptomatic chronic obstructive pulmonary disease: two randomised clinical trials. *Lancet* 2009; **374:** 685–94.
8. Fabbri LM, *et al.* M2-127 and M2-128 study groups. Roflumilast in moderate-to-severe chronic obstructive pulmonary disease treated with longacting bronchodilators: two randomised clinical trials. *Lancet* 2009; **374:** 695–703.
9. Cazzola M, *et al.* Roflumilast in chronic obstructive pulmonary disease: evidence from large trials. *Expert Opin Pharmacother* 2010; **11:** 441–9.
10. Gross NJ, *et al.* Treatment of chronic obstructive pulmonary disease with roflumilast, a new phosphodiesterase 4 inhibitor. *COPD* 2010; **7:** 141–53.

在肝损伤中的用法 罗氟司特似乎会增加肝损伤患者病情。英国注册药品信息建议在轻度肝损伤患者（Child-Pugh分级为A）应谨慎使用罗氟司特，在中至重度肝损伤患者（Child-Pugh分级为B或C）应避免使用罗氟司特。

制剂

专利制剂

UK: Daxas.

Salbutamol (*BAN, rINN*) ⊗ **沙丁胺醇**

AH-3365; Albuterol (*USAN*); Salbutamoli; Salbutamolis; Salbutamolum; Sch-13949W; Szalbutamol. 2-*tert*-Butylamino-1-(4-hydroxy-3-hydroxymethylphenyl)ethanol.

Сальбутамол

$C_{13}H_{21}NO_3$ = 239.3.

CAS — 18559-94-9.

ATC — R03AC02; R03CC02.

ATC Vet — QR03AC02; QR03CC02.

UNII — QF8SVZ843E.

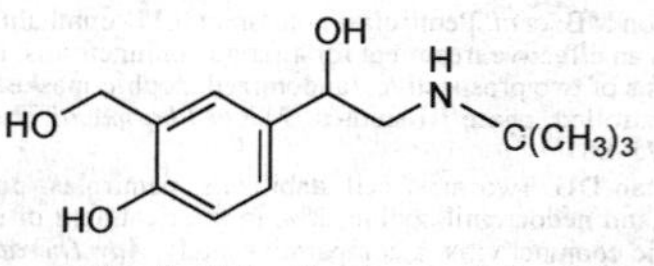

Pharmacopoeias. In *Chin., Eur.* (see p.vii), *Int., US,* and *Viet.*

Ph. Eur. 6.8（Salbutamol） 白色或类白色结晶性粉末。略溶于水；可溶于乙醇。避光。

USP 33（Albuterol） 白色结晶性粉末。略溶于水；可溶于乙醇。避光。

Salbutamol Sulfate（*rINNM*）⊗ 硫酸沙丁胺醇

Albuterol Sulfate (*USAN*); Salbutamol Hemisulphate; Salbutamol, sulfate de; Salbutamol Sulphate (*BANM*); Salbutamoli sulfas; Salbutamolio sulfatas; Salbutamolisulfaatti; Salbutamolsulfat; Salbutamol-sulfát; Salbutamolu siarczan; Sulfato de albuterol; Sulfato de salbutamol; Szalbutamol-szulfát.

Сальбутамола Сульфат

$(C_{13}H_{21}NO_3)_2,H_2SO_4$ = 576.7.

CAS — 51022-70-9.

ATC — R03AC02; R03CC02.

ATC Vet — QR03AC02; QR03CC02.

UNII — 021SEF3731.

Pharmacopoeias. In *Chin., Eur.* (see p.vii), *Int., Jpn,* and *US.*

Ph. Eur. 6.8（Salbutamol Sulphate） 白色或类白色结晶性粉末。呈同质多晶现象易溶于水；几乎不溶或极微溶于乙醇和二氯甲烷。避光。

USP 33（Albuterol Sulfate） 白色或纯白色结晶性粉末。易溶于水；微溶于乙醇、氯仿和醚。避光。

稳定性 有关沙丁胺醇和异丙托铵按 1∶1 混合的雾化吸入液的稳定性的内容，见**异丙托铵**项下，第1087页。

不良反应

参见**拟交感神经药**（第1351页）。沙丁胺醇主要具有 β 受体激动作用，与其他 β 受体激动药一样，可能引起骨骼肌的细颤（特别是手）、心悸、心动过速、神经紧张、头痛、外周血管扩张和罕见的肌肉痛性痉挛。吸入给药引起的不良反应比全身给药少；与选择性差的 $β_2$ 受体激动药相比，对 $β_2$ 受体选择性越强的激动药不良反应的发生越少。据报道大剂量给药后有可能导致严重的低血钾。心肌缺血也有报道。有超敏反应发生，包括矛盾性支气管收缩、血管性水肿、荨麻疹、低血压和虚脱。

高剂量的沙丁胺醇静脉给药用于延缓早产，可引起恶心和呕吐，并且有严重的心脏不良反应、代谢影响和肺水肿等不良反应。

对中枢神经系统的影响 有报道 1 名老年患者应用沙丁胺醇雾化剂后出现幻视，持续 1h[1]。在报道的同时，制造商注意到 3 例儿童口服沙丁胺醇后出现幻觉，但之前成人用推荐剂量并未见相关报道。

有报道应用沙丁胺醇后出现活动过度和多动；然而，一项 19 例儿童的安慰剂对照研究[2]并未显示应用沙丁胺醇雾化剂后在活动度方面有统计学显著差异。

1. Khanna PB, Davies R. Hallucinations associated with the administration of salbutamol via a nebuliser. *BMJ* 1986; **292:** 1430.
2. Hadjikoumi I, *et al.* Bronchodilator therapy and hyperactivity in preschool children. *Arch Dis Child* 2002; **86:** 202–4. Also available at: http://adc.bmj.com/cgi/reprint/86/3/202 (accessed 15/01/08)

对电解质和代谢的影响 沙丁胺醇和其他 $β_2$ 受体激动药一样，可引起低血钾和高血糖。这些反应与沙丁胺醇使用的剂量和给药途径有关；低血钾更常见于肠外给药和雾化吸入给药；与皮质激素、利尿药或黄嘌呤合用或组织缺氧时可能发生低血钾。因此，严重哮喘患者应监测血钾浓度。

对眼的影响 据报道沙丁胺醇和较大剂量利托君用于延缓早产时，可能导致早产儿的视网膜病[1]。

一例急性闭角型青光眼可归因于眼局部吸收沙丁胺醇雾化剂引起交感神经兴奋导致瞳孔扩张；该例患者也有其他加重青光眼的危险因素[2]。有报道雾化吸入异丙托溴铵和沙丁胺醇可导致青光眼，见**异丙托溴铵**（第1087页）。

1. Michie CA, *et al.* Do maternal β-sympathomimetics influence the development of retinopathy in the premature infant? *Arch Dis Child* 1994; **71:** F149.
2. Rho DS. Acute angle-closure glaucoma after albuterol nebulizer treatment. *Am J Ophthalmol* 2000; **130:** 123–4.

对心脏的影响 沙丁胺醇的主要心脏不良反应是由于心血管系统交感神经兴奋引起的**心动过速**，这种心动过速是剂量依赖性，而且全身给药比吸入给药更常见。一项对哮喘或慢性阻塞性肺疾病（COPD）患者进行的随机对照的荟萃分析[1]研究证实 $β_2$ 受体激动药单独用药可引起心率增加和血钾浓度降低（见上文**对电解质和代谢的影响**）。研究评价了 $β_2$ 受体激动药对心血管系统的**长期作用**，发现由于窦性心动过速导致心血管不良反应发生的危险增加。还可增加主要的不良反应包括室性心动过速、房颤、晕厥、充血性心力衰竭、心肌梗死、心脏骤停和猝死。当沙丁胺醇被用于延迟早产时，有引起心肌缺血的报道[2]。17 例报道中有 11 例严重病例，包括 1 例死亡病例。这些病例大多使用胃肠外制剂；没有病例因缓解支气管痉挛而应用沙丁胺醇吸入剂。然而，有证据显示高剂量沙丁胺醇吸入剂可减少冠状动脉血流储备，可能引起冠脉疾病患者缺血加重[3]。对 $β_2$ 受体激动药使用与**心肌梗死**风险相关性的观察研究得出的结果不一致。一些报道风险增加了[4,5]，而另一些报道显示仅增加哮喘患者的相关风险[6]，不增加 COPD 患者的相关风险[6,7]。在哮喘和长 QT 间期综合征患者，用 $β_2$ 受体激动药治疗（沙丁胺醇、沙美特罗和间羟异丙肾上腺素）可增加心血管事件（如晕厥、心肌梗死和心脏性猝死）的风险。在开始应用 $β_2$ 受体激动药治疗的第一年风险更高，但是同时也应用 $β_2$ 受体阻滞药的患者风险减小[8]。同样的，一项高血压患者的病例对照研究[9]报道心肌梗死风险仅在最近应用 $β_2$ 受体激动药的缺血性心脏病患者增加。该研究的作者认为风险的增加更可能是因为潜在的心血管疾病，而不是 $β_2$ 受体激动药的直接作用。病例对照研究和队列研究也表明，已有**心力衰竭**的患者使用 $β_2$ 受体激动药后因为心律失常[10]或者心力衰竭加重[11,12]而住院的危险性增加。

然而，由于存在各种混杂因素，如共病研究（co-morbidity），且 $β_2$ 受体激动药的使用范围只能从处方记录系统估计，因此从这些病例对照研究和队列研究中无法确定因果的相关性。

也参见**妊娠**，见下文。

1. Salpeter SR, *et al.* Cardiovascular effects of β-agonists in patients with asthma and COPD: a meta-analysis. *Chest* 2004; **125:** 2309–21.
2. GlaxoSmithKline, Canada. Health Canada endorsed important safety information on Ventolin® I.M. injection and Ventolin® I.V. infusion solution: for pregnant women & labour and delivery (issued 12th June 2007). Available at: http://www.hc-sc.gc.ca/dhp-mps/alt_formats/hpfb-dgpsa/pdf/medeff/ventolin_hpc-cps-eng.pdf (accessed 09/07/08)
3. Kochiadakis GE, *et al.* Effect of inhaled salbutamol on coronary circulation in humans. *Int J Cardiol* 2007; **117:** 408–10.
4. Au DH, *et al.* The risk of myocardial infarction associated with inhaled β-adrenoceptor agonists. *Am J Respir Crit Care Med* 2000; **161:** 827–30.
5. Au DH, *et al.* Association between inhaled β-agonists and the risk of unstable angina and myocardial infarction. *Chest* 2002; **121:** 846–51.
6. Lemaitre RN, *et al.* Inhaled beta-2 adrenergic receptor agonists and primary cardiac arrest. *Am J Med* 2002; **113:** 711–16.
7. Suissa S, *et al.* Inhaled short acting β agonist use in COPD and the risk of acute myocardial infarction. *Thorax* 2003; **58:** 43–6.
8. Thottathil P, *et al.* International Long QT Syndrome Investigative Group. Risk of cardiac events in patients with asthma and long-QT syndrome treated with beta$_2$ agonists. *Am J Cardiol* 2008; **102:** 871–4.
9. de Vries F, *et al.* Use of B_2 agonists and risk of acute myocardial infarction in patients with hypertension. *Br J Clin Pharmacol* 2008; **65:** 580–6.
10. Bouvy ML, *et al.* Use of sympathomimetic drugs leads to increased risk of hospitalization for arrhythmias in patients with congestive heart failure. *Arch Intern Med* 2000; **160:** 2477–80.
11. Au DH, *et al.* Risk of mortality and heart failure exacerbations associated with inhaled β-adrenoceptor agonists among patients with known left ventricular systolic dysfunction. *Chest* 2003; **123:** 1964–9.
12. Au DH, *et al.* Association between chronic heart failure and inhaled β-2-adrenoceptor agonists. *Am Heart J* 2004; **148:** 915–20.

对呼吸系统的影响 偶有报道支气管舒张治疗后发生矛盾性支气管收缩。对于气雾剂溶液，认为与雾化吸入液中存在的保存剂有关（见**异丙托溴铵**项下，第1087页），若为非中性溶液，可能与 pH 值有关。另外，常规使用 $β_2$ 受体激动药，如沙丁胺醇（不赞成按需使用）会增加气道对不同刺激的高反应性，可能导致发展为对气道保护效应耐受（见下文）。

与沙丁胺醇有关的肺水肿的危险增加见下文**肺水肿**。

死亡率增加 哮喘患者中的发病率和死亡率的增加主要与非诺特罗有关，但沙丁胺醇也有涉及[1]。关于 β 激动药治疗与发病率和死亡率增加的相关性的讨论见**非诺特罗**，第1084页。

过量 关于沙丁胺醇[1～6]过量的报道通常只描述 $β_2$ 受体激动药预料中的不良反应，如心动过速、中枢神经系统兴奋、震颤、低钾血症和高血糖。血钾浓度和脉率被证实是与沙丁胺醇的血药浓度相关[7]。已证实不良反应的全身治疗是成功的，但在重复吸入后似乎不需要。在英国，*National Poisons Information Service* 报道，对那些服用可能产生毒性剂量并在 1h 内的患者，口服过量后可考虑用活性炭。进一步的治疗主要是支持治疗。有足够心输出量的心动过速不需治疗，但在一些极端病例中，需要使用 β 受体阻滞药如美托洛尔或艾司洛尔（有支气管痉挛病史的患者需谨慎，见第1183页）。静脉输注硝酸甘油或其他硝酸盐对持续高血压有效；也可选择钙通道拮抗药。因抗 α 受体效应可导致异常高血压和冠脉血管收缩的风险，应避免使用 β 受体阻滞药。

1. Morrison GW, Farebrother MJB. Overdose of salbutamol. *Lancet* 1973; **ii:** 681.
2. O'Brien IAD, *et al.* Hypokalaemia due to salbutamol overdosage. *BMJ* 1981; **282:** 1515–16.
3. Prior JG, *et al.* Self-poisoning with oral salbutamol. *BMJ* 1981; **282:** 1932.
4. Connell JMC, *et al.* Metabolic consequences of salbutamol poisoning reversed by propranolol. *BMJ* 1982; **285:** 779.
5. Spiller HA, *et al.* A two-year retrospective study of accidental pediatric albuterol ingestions. *Pediatr Emerg Care* 1993; **9:** 338–40.
6. Leikin JB, *et al.* Hypokalemia after pediatric albuterol overdose: a case series. *Am J Emerg Med* 1994; **12:** 64–6.
7. Lewis LD, *et al.* A study of self poisoning with oral salbutamol—laboratory and clinical features. *Hum Exp Toxicol* 1993; **12:** 397–401. Correction. *ibid.* 1994; **13:** 371.

妊娠 妊娠期沙丁胺醇的大多数不良反应与高剂量静脉输注沙丁胺醇延缓早产而引起的心血管和代谢的影响有关（见下文**肺水肿**）。母体效应包括心肌缺血[1,2]、与静脉注射沙丁胺醇所引起的低血钾有关的单一心室异位[3]以及高血压女性的心力衰竭[4]。同样的，严重胎儿和新生儿心血管并发症也与抗分娩沙丁胺醇有关[5]。

也有报道糖尿病女性输注沙丁胺醇后出现了代谢性酸中毒[6,7]。

关于早产儿视网膜病变的报道见上文**对眼的影响**。

1. Whitehead MI, *et al.* Myocardial ischaemia after withdrawal of salbutamol for pre-term labour. *Lancet* 1979; **ii:** 904.
2. GlaxoSmithKline, Canada. Health Canada endorsed important safety information on Ventolin® I.M. injection and Ventolin® I.V. infusion solution: for pregnant women & labour and delivery (issued 12th June 2007). Available at: http://www.hc-sc.gc.ca/dhp-mps/alt_formats/hpfb-dgpsa/pdf/medeff/ventolin_hpc-cps-eng.pdf (accessed 09/07/08)
3. Chew WC, Lew LC. Ventricular ectopics after salbutamol infusion for preterm labour. *Lancet* 1979; **ii:** 1383–4.
4. Whitehead MI, *et al.* Acute congestive cardiac failure in a hypertensive woman receiving salbutamol for premature labour. *BMJ* 1980; **280:** 1221–2.
5. Katz VL, Seeds JW. Fetal and neonatal cardiovascular complications from β-sympathomimetic therapy for tocolysis. *Am J Obstet Gynecol* 1989; **161:** 1–4.
6. Chapman MG. Salbutamol-induced acidosis in pregnant diabetics. *BMJ* 1977; **1:** 639–40.
7. Thomas DJB, *et al.* Salbutamol-induced diabetic ketoacidosis. *BMJ* 1977; **2:** 438.

肺水肿 使用 $β_2$ 受体激动药，包括沙丁胺醇[1～4]用于延缓早产的孕妇会发生肺水肿。其中最重要的危险性因素是液体超负荷，见下文**注意事项**项下讨论。

1. Hawker F. Pulmonary oedema associated with $β_2$-sympathomimetic treatment of premature labour. *Anaesth Intensive Care* 1984; **12:** 143–51.
2. Pisani RJ, Rosenow EC. Pulmonary edema associated with tocolytic therapy. *Ann Intern Med* 1989; **110:** 714–18.
3. Hamel H, *et al.* Œdème pulmonaire et tocolyse par bêta-mimétiques. *Rev Mal Respir* 2002; **19:** 241–4.
4. Chapuis C, *et al.* Œdème aigu du poumon au décours d'une tocolyse par nicardipine et salbutamol lors d'une menace d'accouchement prématuré sur grossesse gémellaire. *J Gynecol Obstet Biol Reprod (Paris)* 2005; **34:** 493–6.

耐受性 一些研究表明规律吸入短效 $β_2$ 受体激动药尽管产生持续的支气管舒张作用，但也增加了气道高反应性并减少了对缓激肽、乙酰甲胆碱、变应原等刺激物引起的支气管收缩的保护作用[1～6]。这种耐受性被认为是反对短效药物常规应用的另一个论据[1]。证实长效 $β_2$ 受体激动药同样存在气道保护效应的减少（见**沙美特罗**，第1098页）。

一些证据表明沙丁胺醇的获益减少可能是由于 *S*(+)-对映体[7,8]，其不像 *R*(−)-对映体（左沙丁胺醇，第1089页）没有支气管舒张活性。立体选择性代谢（见下文**药动学**）表明外消旋化合物的经常使用可导致 *S*-对映体的蓄积，从而提供一个可能的效应机制。β 肾上腺素能受体的遗传多态性可能是另一机制[9,10]。

1. Cockcroft DW, *et al.* Regular inhaled salbutamol and airway responsiveness to allergen. *Lancet* 1993; **342:** 833–7.
2. O'Connor BJ, *et al.* Tolerance to the nonbronchodilator effects of inhaled $β_2$-agonists in asthma. *N Engl J Med* 1992; **327:** 1204–8.
3. Cockcroft DW, *et al.* Regular use of inhaled albuterol and the allergen-induced late asthmatic response. *J Allergy Clin Immunol* 1995; **96:** 44–9.
4. Inman MD, O'Byrne PM. The effect of regular inhaled albuterol on exercise-induced bronchoconstriction. *Am J Respir Crit Care Med* 1996; **153:** 65–9.
5. Crowther SD, *et al.* Varied effects of regular salbutamol on airway responsiveness to inhaled spasmogens. *Lancet* 1997; **350:** 1450.
6. Hancox RJ, *et al.* Tolerance to beta-agonists during acute bronchoconstriction. *Eur Respir J* 1999; **14:** 283–7.
7. Perrin-Fayolle M. Salbutamol in the treatment of asthma. *Lancet* 1995; **346:** 1101.
8. Handley D. The asthma-like pharmacology and toxicology of (S)-isomers of β agonists. *J Allergy Clin Immunol* 1999; **104** (suppl): S69–S76.
9. Israel E, *et al.* Use of regularly scheduled albuterol treatment in asthma: genotype-stratified, randomised, placebo-controlled cross-over trial. *Lancet* 2004; **364:** 1505–12.
10. Broadley KJ. β-Adrenoceptor responses of the airways: for better or worse? *Eur J Pharmacol* 2006; **533:** 15–27.

注意事项

甲状腺功能亢进症、心功能不全、心律失常、疑有QT间期延长、高血压、糖尿病患者（特别是静脉用药，因为有酮症酸中毒的报道，所以必须监测血糖）应慎用沙丁胺醇和其他的β受体激动药。

对于严重的哮喘也应特别注意以避免缺氧或合并使用其他对钾有影响的抗哮喘药而引起低钾血症（见下文**药物相互作用**）。需要监测血钾浓度。

β_2受体激动药（如沙丁胺醇）不适合单用治疗轻度以上哮喘（见**哮喘**，第1072页）。需要增加吸入沙丁胺醇和其他短效β_2受体激动药的剂量或药效时间缩短表明哮喘控制失效，或可能需要增加抗炎治疗。

用于延缓早产时，孕妇有发生肺水肿的危险，需要仔细监测患者的水合作用状态、心功能和呼吸功能；输液的体积要保持在最小（常用5%葡萄糖注射液稀释），如果出现肺水肿的症状，应立即停止β_2受体激动药治疗并开始利尿治疗。其他肺水肿的危险因素，包括多胎妊娠和心脏疾病。缺血性心脏病或存在缺血性心脏病显著危险因素是特殊的禁忌证；疑有心脏病者应请有经验的心脏内科医生判断。子痫和重度先兆子痫也是禁忌证，对轻中度先兆子痫应特别谨慎。其他禁忌证，包括子宫内感染、宫内胎儿死亡、产前出血（需立即分娩）、胎盘前置、脐带压迫。β_2受体激动药不能用于先兆性流产。亦见下文**用途和用法**。

有关拟交感神经药的注意事项细节，见第1352页。

滥用 沙丁胺醇气雾剂可能会被滥用，特别是用于儿童和青年[1~7]。这种情况同时存在于哮喘和非哮喘的个体，认为与交感神经兴奋作用和碳氟化合物抛射剂的作用有关。不含碳氟化合物的气雾剂的使用可以减少后者的作用，但不能改变前者的作用。

世界反兴奋剂机构禁止运动员使用所有β_2受体激动药（因其有增进机能的作用），不论是否参加比赛[8]。尽管治疗用药豁免同意用沙丁胺醇或沙美特罗吸入剂（如用于治疗哮喘），但如尿中沙丁胺醇的浓度在1μg/ml即可认为是不利分析结果，除非药动学研究显示该浓度是因为每日吸入最大治疗剂量1.6mg引起的；这是一种可能[9]。非哮喘患者滥用β_2受体激动药可提高运动成绩的想法有质疑[10]。

1. Brennan PO. Inhaled salbutamol: a new form of drug abuse? *Lancet* 1983; **ii:** 1030–1.
2. Thompson PJ, *et al.* Addiction to aerosol treatment: the asthmatic alternative to glue sniffing. *BMJ* 1983; **287:** 1515–16.
3. Brennan PO. Addiction to aerosol treatment. *BMJ* 1983; **287:** 1877.
4. Wickramasinghe H, Liebeschuetz HJ. Addiction to aerosol treatment. *BMJ* 1983; **287:** 1877.
5. O'Callaghan C, Milner AD. Aerosol treatment abuse. *Arch Dis Child* 1988; **63:** 70.
6. Rakhmanina NY, *et al.* Hypokalemia in an asthmatic child from abuse of albuterol metered dose inhaler. *Pediatr Emerg Care* 1998; **14:** 145–7.
7. Boland B, *et al.* Salbutamol inhaler misuse: a persisting problem? *Addiction* 2008; **103:** 1907.
8. World Anti-Doping Agency. The world anti-doping code: the 2010 prohibited list international standard. Available at: http://www.wada-ama.org/rtecontent/document/2010_Prohibited_List_Final_EN_Web.pdf (accessed 14/10/09)
9. Schweizer C, *et al.* Doping test reveals high concentrations of salbutamol in a Swiss track and field athlete. *Clin J Sport Med* 2004; **14:** 312–5.
10. Kindermann W, Meyer T. Inhaled β_2 agonists and performance in competitive athletes. *Br J Sports Med* 2006; **40** (suppl 1): i43–i47.

药物相互作用

沙丁胺醇和其他β_2受体激动药与皮质激素、利尿剂或黄嘌呤合用会增加低钾血症的危险，由于这种联合用药是重度哮喘的常规治疗，因此推荐监测血钾浓度（见上文**对电解质和代谢的影响**）。与拟交感神经药有关的药物相互作用概述，见第1352页。

β_2受体激动药 接受沙美特罗治疗的患者可能需要沙丁胺醇来控制支气管痉挛的急性发作。一项研究指出其效果可能是相加的[1]，但是另一项研究显示，使用了沙美特罗的患者对沙丁胺醇的敏感性降低，可能需要更大剂量的沙丁胺醇用于急救[2]。然而，一项在医院急诊科开展的关于哮喘急性加重的研究发现，先前使用的沙美特罗治疗并没有减少标准剂量沙丁胺醇的疗效[3]。其他研究[4]也提及沙美特罗减弱了β_2受体激动药（在该研究中为非诺特罗）的支气管保护效应。

1. Smyth ET, *et al.* Interaction and dose equivalence of salbutamol and salmeterol in patients with asthma. *BMJ* 1993; **306:** 543–5.
2. Grove A, Lipworth BJ. Bronchodilator subsensitivity to salbutamol after twice daily salmeterol in asthmatic patients. *Lancet* 1995; **346:** 201–6.
3. Korosec M, *et al.* Salmeterol does not compromise the bronchodilator response to albuterol during acute episodes of asthma. *Am J Med* 1999; **107:** 209–13.
4. van Veen A, *et al.* Regular use of long-acting β_2-adrenoceptor agonists attenuates the bronchoprotective efficacy of short-acting β_2-adrenoceptor agonists in asthma. *Br J Clin Pharmacol* 2000; **50:** 499P.

β受体阻滞药 非心脏选择性β受体阻滞药可拮抗β受体激动类支气管舒张药的支气管舒张作用，故禁用于哮喘患者，因其可引起严重的支气管收缩，即使给滴眼液也会引起。β受体激动类支气管舒张药和心脏选择性β受体阻滞药通常不会发生不良相互作用；然而，哮喘患者有时仍会发生支气管痉挛，特别是应用高剂量时。在一项对冠状动脉旁路移植术患者的病例对照研究中，使用索他洛尔和沙丁胺醇导致手术后房颤风险增加[1]。

1. Vader C, *et al.* Interaction between sotalol and albuterol after CABG: influence on postoperative arrhythmias and length of stay at an intensive care unit. *Br J Clin Pharmacol* 2002; **53:** 555P–556P.

强心苷 虽然沙丁胺醇静脉给药或口服给药可以降低血清中的地高辛浓度（见**β_2受体激动药**，第1217页），但β_2受体激动药引起的低钾血症可能增加洋地黄诱导心律失常的可能。

皮质激素 皮质激素和β_2受体激动药都可能导致血钾浓度降低；有证据表明两者合用时这种降低作用加重[1]。还应牢记这种合用可能导致血糖升高。

在急性严重哮喘患者，皮质激素可能会修饰β受体，逆转因β_2受体激动药导致的β受体脱敏和下调，增加支气管舒张反应[2]。在慢性哮喘患者，几乎没有证据支持这一理论；然而，联合应用皮质激素和β_2受体激动药发现有利于控制哮喘；具体机制不明。

1. Taylor DR, *et al.* Interaction between corticosteroid and beta-agonist drugs: biochemical and cardiovascular effects in normal subjects. *Chest* 1992; **102:** 519–24.
2. Taylor DR, Hancox RJ. Interactions between corticosteroids and β agonists. *Thorax* 2000; **55:** 595–602.

利尿药 β_2受体激动药（如沙丁胺醇或特布他林）可能出现低钾血症，如果同时合用利尿药出现低钾血症的可能性增加[1,2]；对于缺血性心脏病患者这种相互作用可能致心律失常，具有重要的临床意义[1]。

1. Lipworth BJ, *et al.* Prior treatment with diuretic augments the hypokalemic and electrocardiographic effects of inhaled albuterol. *Am J Med* 1989; **86:** 653–7.
2. Newnham DM, *et al.* The effects of frusemide and triamterene on the hypokalaemic and electrocardiographic responses to inhaled terbutaline. *Br J Clin Pharmacol* 1991; **32:** 630–2.

神经肌肉阻滞药 据报道沙丁胺醇静脉给药可以增强泮库溴铵和维库溴铵的神经肌肉阻滞作用（见**拟交感神经药**，第1814页）。

黄嘌呤类 沙丁胺醇与茶碱合用时增强低血钾作用[1,2]。其他效应的增加作用参见**特布他林**（第1101页）、**茶碱**项下**拟交感神经药**（第1107页）。

1. Whyte KF, *et al.* Salbutamol induced hypokalaemia: the effect of theophylline alone and in combination with adrenaline. *Br J Clin Pharmacol* 1988; **25:** 571–8.
2. Kolski GB, *et al.* Hypokalemia and respiratory arrest in an infant with status asthmaticus. *J Pediatr* 1988; **112:** 304–7.

药动学

沙丁胺醇在胃肠道易被吸收。当使用吸入法给药时，剂量的10%～20%能到达低一级的气道。剩下的药物残留在传送系统中，或被吞咽经肠道吸收。

沙丁胺醇在肝脏和可能在肠壁有首关效应，但不在肺代谢；主要代谢物是无活性的硫酸根化合物。

沙丁胺醇排泄迅速，主要经尿排出，一小部分经粪便排出。

沙丁胺醇的血浆半衰期为4～6h。

1. Walker SR, *et al.* The clinical pharmacology of oral and inhaled salbutamol. *Clin Pharmacol Ther* 1972; **13:** 861–7.
2. Hetzel MR, Clark TJH. Comparison of intravenous and aerosol salbutamol. *BMJ* 1976; **2:** 919.
3. Lin C, *et al.* Isolation and identification of the major metabolite of albuterol in human urine. *Drug Metab Dispos* 1977; **5:** 234–8.
4. Morgan DJ, *et al.* Pharmacokinetics of intravenous and oral salbutamol and its sulphate conjugate. *Br J Clin Pharmacol* 1986; **22:** 587–93.
5. Lipworth BJ, *et al.* Single dose and steady-state pharmacokinetics of 4 mg and 8 mg oral salbutamol controlled-release in patients with bronchial asthma. *Eur J Clin Pharmacol* 1989; **37:** 49–52.
6. Rey E, *et al.* Pharmacokinetics of intravenous salbutamol in renal insufficiency and its biological effects. *Eur J Clin Pharmacol* 1989; **37:** 387–9.
7. Hindle M, Chrystyn H. Determination of the relative bioavailability of salbutamol to the lung following inhalation. *Br J Clin Pharmacol* 1992; **34:** 311–15.
8. Milliez JM, *et al.* Pharmacokinetics of salbutamol in the pregnant woman after subcutaneous administration with a portable pump. *Obstet Gynecol* 1992; **80:** 182–5.
9. Narasimha Murthy S, Hiremath SR. Clinical pharmacokinetic and pharmacodynamic evaluation of transdermal drug delivery systems of salbutamol sulfate. *Int J Pharm* 2004; **287:** 47–53.
10. Bønnelykke K, *et al.* Age dependent systemic exposure to inhaled salbutamol. *Br J Clin Pharmacol* 2007; **64:** 241–4.

立体选择性 沙丁胺醇的$R(-)$-对映体（左沙丁胺醇，第1089页）被优先代谢，所以比$S(+)$-对映体更快地从体内清除。$S(+)$-对映体缺乏支气管舒张活性但可能与沙丁胺醇的一些不良反应有关（见上文**不良反应**项下**耐受性**）。

1. Boulton DW, Fawcett JP. Enantioselective disposition of salbutamol in man following oral and intravenous administration. *Br J Clin Pharmacol* 1996; **41:** 35–40.
2. Boulton DW, *et al.* Transplacental distribution of salbutamol enantiomers at Caesarian section. *Br J Clin Pharmacol* 1997; **44:** 587–90.
3. Lipworth BJ, *et al.* Pharmacokinetics and extrapulmonary β_2 adrenoceptor activity of nebulised racemic salbutamol and its R and S isomers in healthy volunteers. *Thorax* 1997; **52:** 849–52.
4. Ward JK, *et al.* Enantiomeric disposition of inhaled, intravenous and oral racemic-salbutamol in man — no evidence of enantioselective lung metabolism. *Br J Clin Pharmacol* 2000; **49:** 15–22.

用途和用法

沙丁胺醇是一种直接作用的拟交感神经药，主要具有β-肾上腺素活性，对β_2受体有选择性作用（β_2受体激动药，第1072页）。因此它的支气管舒张活性比对心脏的作用更加显著。

沙丁胺醇和硫酸沙丁胺醇作为支气管舒张药用于治疗可逆性气道阻塞，如哮喘和慢性阻塞性肺疾病患者。沙丁胺醇也可降低子宫的收缩性，而硫酸沙丁胺醇用于延缓早产（见第1903页）。

吸入剂可快速起效（5min内）使支气管舒张，药效持续3～6h。口服给药后30min内起效，达峰时间为给药后2～3h，药效最长持续6h；调释制剂有更长的作用时间。

沙丁胺醇碱基及其硫酸盐可制成气溶胶置于吸入器中，硫酸盐可做成其他剂型。剂量以沙丁胺醇碱基的形式表达，1.2mg硫酸沙丁胺醇相当于1mg沙丁胺醇。

用于缓解**急性支气管痉挛**，必要时从定量气雾剂中每次吸入1吸或2吸沙丁胺醇100μg，最多每4～6h 1次，或每日3次或4次。运动前吸入2吸（儿童1吸或2吸）可用于预防运动诱发的支气管痉挛。（在美国，吸入量如果包含吸入口的药量为100μg，如果不含吸入口的药量为90μg。）目前的哮喘治疗指南（见第1072页）推荐按需吸入短效β_2受体激动药（如沙丁胺醇），而不是常规使用。对于一些对沙丁胺醇需要量较大的患者，抗炎疗法也是需要的。对沙丁胺醇的需要量增加或者药效的持续时间减少表明哮喘控制失效，需要增加抗炎治疗。硫酸沙丁胺醇现在可制成无氯氟烃（CFC）的气雾剂。这种气雾剂的剂量（以沙丁胺醇的形式表达）与传统的气雾剂相同。

沙丁胺醇也可以硫酸盐的形式制成粉末状装入胶囊或碟盘供吸入使用，特别用于使用气雾剂困难的患者。由于这些干粉装置和吸入气雾剂的肺部相对生物利用度不同，200μg（以沙丁胺醇的形式表达）的吸入胶囊或碟盘与100μg传统的气雾剂等效，常用推荐剂量为200μg或400μg，最多每日4次，虽然不是所有干粉制剂的生物效价等值。

当吸入无效时，沙丁胺醇可以硫酸盐形式口服给药，剂量为2～4mg，每日3次或4次；一些患者的需要量最多增至8mg，每日3次或4次，但是这种剂量的增加不易被耐受或者起到额外的效果。老年患者应使用较低的起始剂量。也可制成调释制剂；通常成人剂量为8mg，每日2次。

对于严重的或反应迟钝的支气管痉挛，儿童或成人可用硫酸沙丁胺醇间歇雾化吸入给药。沙丁胺醇的许可剂量为2.5～5mg，最多每日4次；也可连续使用，一般速率为1～2mg/h。然而，急性重症哮喘时，指南允许更频繁或连续更高速率应用（见**哮喘**项下，第1072页）。0.1%或0.2%单次剂量单位或0.5%沙丁胺醇浓溶液可用于雾化吸入。连续使用通常用0.005%～0.01%溶于0.9%氯化钠溶液中。急性哮喘患者可能需要辅助供氧。

或者，沙丁胺醇可通过储雾罐给药治疗急性严重哮喘。最初从定量吸入器吸入100mg，4吸，然后根据反应每2min吸入2吸，至最大剂量10吸。

控制严重支气管痉挛急性发作，可缓慢静脉注射250μg沙丁胺醇溶液，其中含50μg/ml的硫酸沙丁胺醇；也可用5mg沙丁胺醇溶于500ml(10μg/ml)，根据患者的需要以3～20μg/min的速度静滴；更高的剂量用于呼吸衰竭患者。

用于支气管痉挛，硫酸沙丁胺醇皮下或肌内注射500μg，需要每4h 1次。

阻止24～33周妊娠的非复杂**早产**可用硫酸沙丁胺醇静脉输注，最好是用5%葡萄糖溶液稀释，用注射泵输注，沙丁胺醇浓度为200μg/ml。如果没有注射泵，应使用5%葡萄糖溶液稀释的20μg/ml稀溶液。相同剂量也可用于注射泵给药。推荐的起始输注速率为10μg/min，以10min间隔增加直到出现反应；之后缓慢增加速率直到收缩停止。通常有效剂量为10～45μg/min。

收缩停止后输注速率应保持到收缩停止 1h，之后间隔 6h 递减 50%。应避免延长治疗，因为 48h 后母亲的危险增大（见上文**注意事项**），而且缺乏延长治疗益处的证据。

在输注过程中应监测孕妇脉搏，调整输注速率避免孕妇心率每分钟大于 140 次。还应继续严密监控患者的水合状态，因为液体过剩是肺水肿的主要危险因素。

随后可以口服 4mg 沙丁胺醇，每日 3 次或 4 次，但是 *BNF 59* 不推荐这种用法，延长治疗带来的问题上文已经提及。

沙丁胺醇的儿童剂量，见下文的**儿童用法**。

用法 β_2 受体激动药广泛用于可逆性气道阻塞的治疗。一种通常有效方便的给药方法是通过加压气雾剂吸入器。这种给药方法能快速缓解症状，全身不良反应比口服给药少。患者如何正确使用常规吸入器很重要，包括喷雾和吸入的配合；如果患者使用有困难，可用其他替代。储雾罐可以和吸入器一起使用。可以加在吸入器上减小气雾剂的速度；吸入前有更多的抛射剂蒸发，使更多的药物到达肺部，这样喷雾和吸入的配合作用就不那么重要了。吸气激动的气雾剂和干粉剂也可使用，它患者吸气启动，因此可完全避免喷雾和吸入的配合；然而，吸入干粉偶尔可导致咽喉刺激或咳嗽。

虽然上述吸入疗法较适宜，但也可用口服给药。市场上也有口服制剂提供，包括调释制剂。雾化吸入也可用于治疗严重急性发作作为静脉治疗的替换。

压力气溶胶吸入剂中含的氯氟烃（CFC）抛射剂中可用氢氟烷（HFA）抛射剂代替。有传统的和呼吸推动的 HFA 制剂。HFA 气溶胶与 CFC 气溶胶的感觉和味道不同。

儿童用法 治疗儿童可逆性气道阻塞（包括夜间哮喘）以及防止儿童过敏原诱导或运动诱导的**支气管痉挛**，*BNFC 2010/11* 建议常规使用如下剂量的沙丁胺醇：

吸入性气溶剂

- 1 个月至 18 岁：100μg 或 200μg（1 吸或 2 吸），最多每日 4 次，偶尔使用。

从胶囊或碟盘吸入干粉（虽然不是所有干粉制剂的生物效价等值）

- 5～12 岁：200μg，最多每日 4 次，偶尔使用；
- 12 岁以上：同成人剂量，见上文用**途和用法**。

吸入疗法通常为一线治疗，但如果吸入疗法不能实施则选口服。在英国，沙丁胺醇糖浆已批准用于 2 岁及以上儿童，缓释口服制剂批准用于 3 岁及以上儿童。

口服使用即时释放剂

- 1 个月至 2 岁：100μg/kg（最大剂量 2mg），每日 3 次或 4 次；
- 2～6 岁：1～2mg，每日 3 次或 4 次；
- 6～12 岁：2mg，每日 3 次或 4 次；
- 12 岁以上：同成人剂量，见上文用**途和用法**。

口服使用缓释制剂

- 3～12 岁：4mg，每日 2 次；
- 12 岁以上：同成人剂量，见上文用**途和用法**。

治疗哮喘的急性轻至中度**恶化**，可以通过储雾罐用沙丁胺醇定量气溶胶吸入剂。对各年龄儿童，每 15～30s 1 吸（100μg），最多 10 吸。如需要可在 10～20min 后重复给药。更严重的哮喘恶化，沙丁胺醇可通过雾化器间歇使用。2.5mg 剂量（5 岁以上儿童可增加到 5mg）在需要时可在 10～20min 内重复使用。吸氧和及时送达医院也是必须的。18 岁以下儿童对支气管舒张药反应差；雾化的 β_2 受体激动药与矛盾性支气管痉挛和氧饱和度暂时恶化有关。

尽管在英国不推荐在英国胃肠外使用沙丁胺醇，但 *BNFC 2010/11* 推荐对**急性严重**或威胁生命的急性哮喘病例使用以下剂量：

5min 以上静脉输入

- 1 个月至 2 岁：单剂量 5μg/kg；
- 2～18 岁：单剂量 15μg/kg（最大 250μg）。

持续静脉输入

- 1 个月至 18 岁：每小时 60～300μg/kg，根据反应和心率调整。每小时 120μg/kg 需要监测。

沙丁胺醇可用于治疗儿童**高钾血症**。*BNFC 2010/11* 推荐：

5min 以上静脉输入

- 单剂量 4μg/kg，如需要可重复，适用于所有儿童。

吸入雾化溶液（尽管优先选择静脉输入）

- 单剂量 2.5～5mg，如需要可重复，适用于所有儿童。

哮喘 短效的 β_2 受体激动药（如沙丁胺醇）用于所有患者短期内缓解症状性哮喘（第1072页）。高剂量用于急性哮喘，当前对于慢性哮喘的推荐治疗是按需吸入低剂量药物而不是常规吸入。当发现轻度哮喘患者症状缓解需要 1 周多于 3 次给药，是需要使用抗炎治疗做附加治疗的信号。短效 β_2 受体激动药的需要剂量增多或者疗效降低表明哮喘的控制失效和需要增加治疗。在一项安慰剂对照研究中[1]，稳定型哮喘的患者接受常规的高剂量的短效吸入型 β_2 受体激动药，相当大程度地减少剂量，而对哮喘的控制不受影响，更进一步支持推荐按需给药而不是常规用药。非诺特罗（第1084页）中关于哮喘患者死亡率增加及与哮喘治疗相关性的讨论中，提出一种观点认为经常使用可增加死亡率。然而，关于 β_2 受体激动药（大多数为沙丁胺醇）研究的一篇系统综述[2]认为，常规使用与按需使用相比没有明显的临床优点或损害。

1. Harrison TW, *et al.* Randomised placebo controlled trial of β agonist dose reduction in asthma. *Thorax* 1999; **54:** 98–102.
2. Walters EH, *et al.* Inhaled short acting beta2-agonist use in chronic asthma: regular versus as needed treatment. Available in The Cochrane Database of Systematic Reviews; Issue 1. Chichester: John Wiley; 2003 (accessed 15/01/08).

细支气管炎 急性细支气管炎（细支气管的炎症伴随病毒性呼吸道感染，通常由 RSV 引起，见第829页）是一种在婴幼儿中不易确定的呼吸器官疾病。诊断标准和常规治疗在不同国家大不相同。β_2 受体激动药（如沙丁胺醇）在美国广泛使用，但在英国却不被使用，试图确定疗效的研究得到了不一致的结果[1]。一篇对支气管舒张药治疗的荟萃分析表明存在适度的益处（但入院率无差别）[2]，但一篇 β_2 受体激动药治疗细支气管炎的荟萃分析显示药物治疗无效[3]。一些对照研究指出雾化吸入肾上腺素比沙丁胺醇更有效[4,5]。然而，一项对住院儿童的研究发现雾化吸入沙丁胺醇在改善患者氧合作用或住院时间上没有益处[6]，另一项研究[7]发现雾化吸入肾上腺素、沙丁胺醇和 0.9% 氯化钠之间的疗效没有差别。

在急性病毒性细支气管炎婴儿中，用口服沙丁胺醇并不比安慰剂更有效，故不推荐[8]。

1. Everard ML. Acute bronchiolitis—a perennial problem. *Lancet* 1996; **348:** 279–80.
2. Gadomski AM, Bhasale AL. Bronchodilators for bronchiolitis. Available in The Cochrane Database of Systematic Reviews; Issue 3. Chichester: John Wiley; 2006 (accessed 25/01/08).
3. Flores G, Horwitz RI. Efficacy of β_2-agonists in bronchiolitis: a reappraisal and meta-analysis. *Pediatrics* 1997; **100:** 233–9.
4. Reijonen T, *et al.* The clinical efficacy of nebulized racemic epinephrine and albuterol in acute bronchiolitis. *Arch Pediatr Adolesc Med* 1995; **149:** 686–92.
5. Menon K, *et al.* A randomized trial comparing the efficacy of epinephrine with salbutamol in the treatment of acute bronchiolitis. *J Pediatr* 1995; **126:** 1004–7.
6. Dobson JV, *et al.* The use of albuterol in hospitalized infants with bronchiolitis. *Pediatrics* 1998; **101:** 361–8.
7. Patel H, *et al.* A randomized, controlled trial of the effectiveness of nebulized therapy with epinephrine compared with albuterol and saline in infants hospitalized for acute viral bronchiolitis. *J Pediatr* 2002; **141:** 818–24.
8. Patel H, *et al.* Randomized, double-blind, placebo-controlled trial of oral albuterol in infants with mild-to-moderate acute viral bronchiolitis. *J Pediatr* 2003; **142:** 509–14.

慢性阻塞性肺疾病 沙丁胺醇和其他 β_2 受体激动类支气管舒张药是慢性阻塞性肺疾病（第1075页）一线治疗的组成部分。

咳嗽 吸入沙丁胺醇治疗咳嗽的研究见**倍氯米松**，第1448页。

高钾血症 沙丁胺醇可以通过促进细胞内摄取[1,2]降低血浆钾浓度，这种作用可用于治疗轻度高钾血症（第1592页）伴随的慢性紊乱，如肾衰竭[3,4]和高钾血症周期性麻痹[5]。然而，对沙丁胺醇这种用法是有争议的[6]，沙丁胺醇的作用不一致，一些临床医生更倾向于避免使用 β_2 受体激动药，因为担心大剂量应用可导致心律失常[7]。

沙丁胺醇已用于治疗儿童[8]和早产儿[9]的低血浆钾浓度，并获得一些成功。有关沙丁胺醇治疗儿童严重高钾血症的剂量，见上文的**儿童用法**。

1. Bushe C. Salbutamol for hyperkalaemia. *Lancet* 1983; **ii:** 797.
2. Anonymous. Hyperkalaemia—silent and deadly. *Lancet* 1989; **i:** 1240.
3. Allon M, *et al.* Nebulized albuterol for acute hyperkalemia in patients on hemodialysis. *Ann Intern Med* 1989; **110:** 426–9.
4. McClure RJ, *et al.* Treatment of hyperkalaemia using intravenous and nebulised salbutamol. *Arch Dis Child* 1994; **70:** 126–8.
5. Wang P, Clausen T. Treatment of attacks in hyperkalaemic familial periodic paralysis by inhalation of salbutamol. *Lancet* 1976; **i:** 221–3.
6. Wong S-L, Maltz HC. Albuterol for the treatment of hyperkalemia. *Ann Pharmacother* 1999; **33:** 103–6.
7. Halperin ML, Kamel KS. Potassium. *Lancet* 1998; **352:** 135–40.
8. Helfrich E, *et al.* Salbutamol for hyperkalaemia in children. *Acta Paediatr* 2001; **90:** 1213–16.
9. Singh BS, *et al.* Efficacy of albuterol inhalation in treatment of hyperkalemia in premature neonates. *J Pediatr* 2002; **141:** 16–20.

淋巴管平滑肌增多症 吸入 β_2 受体激动药对治疗患肺淋巴管平滑肌增多症的可逆性部分气道阻塞的女性有疗效，已有治疗试验可保证[1,2]。关于应用甲羟孕酮治疗这种罕见疾病论述，见**呼吸系统疾病**，第2045页。

1. Johnson S. Lymphangioleiomyomatosis: clinical features, management and basic mechanisms. *Thorax* 1999; **54:** 254–64.
2. Johnson SR, Tattersfield AE. Clinical experience of lymphangioleiomyomatosis in the UK. *Thorax* 2000; **55:** 1052–7.

肌营养不良 有证据表明 β_2 受体激动药可影响肌肉强度并且有合成代谢的作用，虽然是否用吸入给药还有质疑，见上文**注意事项**下的**滥用**。因此有沙丁胺醇用于治疗少数肌营养不良（第1440页）患者的研究。口服最多 12mg 缓释型沙丁胺醇，每日 2 次，可用于治疗 5～11 岁患 Duchenne 或 Becker 肌营养不良的男孩[1,2]；8～16mg，每日 2 次，用于面肩肱型肌营养不良的成人[3,4]。虽然已有一些关于肌肉强度和质量改善的报道，但不是对所有肌群都有效果而且治疗的长期效果未知。

1. Fowler EG, *et al.* Pilot trial of albuterol in Duchenne and Becker muscular dystrophy. *Neurology* 2004; **62:** 1006–8.
2. Skura CL, *et al.* Albuterol increases lean body mass in ambulatory boys with Duchenne or Becker muscular dystrophy. *Neurology* 2008; **70:** 137–43.
3. Kissel JT, *et al.* Randomized, double-blind, placebo-controlled trial of albuterol in facioscapulohumeral dystrophy. *Neurology* 2001; **57:** 1434–40.
4. van der Kooi EL, *et al.* Strength training and albuterol in facioscapulohumeral muscular dystrophy. *Neurology* 2004; **63:** 702–8.

早产 β_2 受体激动药如沙丁胺醇已用作抗分娩药用于治疗早产（第1903页），可以推迟分娩一段时间，但是不良心血管事件和代谢事件（包括肺水肿，见上文）的风险提示需特别看护并适当监测患者心率及水合状态。

痉挛性肛部痛 发作刚开始时从定量气雾剂吸入沙丁胺醇可减少患者的痉挛性肛部痛疼痛的持续时间[1]。

1. Eckardt VF, *et al.* Treatment of proctalgia fugax with salbutamol inhalation. *Am J Gastroenterol* 1996; **91:** 686–9.

制剂

BP 2010: Prolonged-release Salbutamol Capsules; Prolonged-release Salbutamol Tablets; Salbutamol Injection; Salbutamol Nebuliser Solution; Salbutamol Oral Solution; Salbutamol Powder for Inhalation; Salbutamol Pressurised Inhalation; Salbutamol Tablets;
USP 33: Albuterol Tablets.

专利制剂

Arg.: Airsalbu; Amocasin; Asmatol; Butamol; Cercini; Duopack; Microterol; Nebutrax; Respiret; Salbulin; Salbutol; Salbutral; Salbutral + Aeromed; Venticil; Ventimol; Ventolin; Yontal; Zoom; ***Austral.:*** Airomir; Asmol; Butamol; Epaq†; Respax†; Ventolin; ***Austria:*** Buventol; Sultanol; ***Belg.:*** Airomir; Docsalbuta; Ventolin; ***Braz.:*** Acobelin†; Aero-Ped†; Aerodini; Aerogold; Aerogreen; Aerojet; Aerolin; Aerotamol†; Aerotrat†; Asmakil; Asmaliv; Bronconal; Bronquil†; Butovent; Dilamol; Oxiterol†; Prodotamol; Pulmoflux; Salburin†; Salbutalin†; Salbutam; Salbutamax; Salbutib†; Salrolin†; Teoden†; Tussiliv; ***Canad.:*** Airomir; Apo-Salvent; Ventodisk†; Ventolin; ***Chile:*** Aero-Sal†; Aerolin; Agrilin; Airomir†; Asmavent; Bropil; Butotal; Fesema; Respolin†; Salbutral; Sinasmal; ***Cz.:*** Apo-Salvent†; Asthalin†; Broncovaleas†; Butovent†; Buventol; Ecosal; Etinoline†; Salamol†; Steri-Neb Salamol†; Ventilastin; Ventodisks†; Ventolin; Volmax†; ***Denm.:*** Airomir; Buventol; Salamol; Salbuvent; Ventoline; Volmax; ***Fin.:*** Airomir; Buventol; Salbuvent†; Ventilastin; Ventoline; ***Fr.:*** Airomir; Asmasal; Buventol; Salbumol; Ventexxair†; Ventilastin; Ventodisks†; Ventoline; ***Ger.:*** Apsomol; Asthmalitan†; Broncho Fertiginhalat; Broncho Inhalat; Bronchospray; Epaq; Loftan†; Padiamol; Pentamol; Salbu; Salbubreathe†; Salbubronch; Salbuhexal; Salbulair; Salbulind†; Salbupp†; SalbuSandoz; Salmundin†; Sultanol; Ventilastin; Volmac†; ***Gr.:*** Aerolin; Asthmotrat; Brocofrin; Buventol; Comer; Normobron; Novahaler; Salbumol; Salbunova; Salomol; ***Hong Kong:*** Airomir†; Asmaliv; Asmol; Asthalin; Azmacon†; Cybutol; Respolin†; Salamol; Salmol; Syntalin; Uni-Butamol; Vantin; Ventamol; Ventodisks†; Ventolin; Ventomol†; Volmax; Zenmolin; ***Hung.:*** Ac-Butamol†; Buventol; Ecosal; Huma-Salmol†; Salvuron†; Ventolin; ***India:*** Asthalin; Derihaler; Salbetol; Salmaplon; Salsol; ***Indon.:*** Asmacare; Azmacon; Bronchosal; Brondisal; Buventol†; Fartolin; Glisend†; Hivent; Lasal; Librentin†; Pritasma; Salbron; Salbuven; Suprasma; Ventolin; Volmax†; ***Irl.:*** Aerolin; Airomir; Asmasal; Gerivent; Salamol; Salamol Steri-Neb; Salbuvent; Ventamol; Ventodisks†; Ventolin; ***Israel:*** Ventolin; ***Ital.:*** Broncovaleas; Ventmax; Ventolin; Volmax; ***Malaysia:*** Airomir†; Asthalin; Beatolin; Butahale†; Buventol; Salmax; Salmol†; Ventamol†; Ventolin; Volmax; ***Mex.:*** Anebron†; Apo-Salvent; Assal; Avedox-FC; Azyrol†; Biorenyn; Bolbasalt†; Bonair†; Butotal†; Capacit; Cobamol; Dicoterol†; Exafil; Farmarest; Oladin; Salamol; Salbulin†; Salbutalan; Salcomed; Tunxin; Unibron; Ventolin; Volmax†; Zibil; ***Neth.:*** Airomir; Butovent†; Ventolin; ***Norw.:*** Airomir; Buventol; Ventoline; ***NZ:*** Airomir; Apo-Salvent†; Asmigen†; Asthalin; Buventol; Respigen; Respolin; Salamol; Salapin; Ventolin; Volmax; ***Philipp.:*** Activent; Aero-Vent; Airomir; Amoltex; Asbunyl; Asfrenon; Asmacaire; Asmalin; Astagen; Asvimol; Axmaxolv; Bioneb; Cletal†; Efamed; Emplusal; Hivent; Librentin†; Meventil; Provexel NS; Prox-S; Resdil; Rhinol; SAL; Salbumed; Salvex; Sedalin; Venalax; Ventar; Vento-Broncho; Ventolin; Ventosal†; ***Pol.:*** Buventol; Steri-Neb Salamol; Velaspir; Ventodisk†; Ventolin; ***Port.:*** Airomir; Salbulair; Ventilan; ***Rus.:*** Salamol (Саламол); Salben (Сальбен); Salgim (Сальгим); Saltos (Сальтос); Ventolin (Вентолин); ***S.Afr.:*** Airomir†; Asthavent; Cybutol†; Venteze; Ventolin; Volmax†; ***Singapore:*** Azmasol; Butahale; Buto Asma†; Buventol; Medolin; Respolin†; Salamol†; Salbuair; Salmol; Venderol; Ventolin; Volmax; ***Spain:*** Aldobronquial; Buto Air; Buto Asma; Respiroma; Ventadur†; Ventilastin; Ventolin; ***Swed.:*** Airomir; Buventol; Ventoline; ***Switz.:*** Ecovent; Salamol; Ventodisk†; Ventolin; Volmax†; ***Thai.:*** Aeromol; Airomir†; Antomol; Asmasal; Asthalin; Asthmolin†; Bronchosol; Butamol†; Buto Asma; Butovent†; Buventol; Durasal; Naso; Respolin†; Sabumol; Salbusian; Salbutac; Salda; Saldol; Salmol; Salvent; Solia; Sulbuta-N; Venterol; Ventolin; Violin; Volmax†; Zebu†; ***Turk.:*** Asthavent; Butovent; Salbulin; Salbutam; Salbutol; Vent-o-sal; Ventodisk; Ventolin; Volmax; ***UAE:*** Butalin; ***UK:*** Airomir; Asmasal; Pulvinal Salbutamol; Salamol; Salapin; Salbulin; Ventmax; Ventodisks†; Ventolin; Volmax†; ***Ukr.:*** Salamol-Eko (Саламол-Эко); Ventolin (Вентолин); ***USA:*** Accuneb; ProAir; Proventil; Ventolin; VoSpire; ***Venez.:*** Asthalin; Butahale†; Butoas; Respolin†; Salbulis; Salbumed; Salburol; Salbutan; Ventolin†.

多组分制剂 ***Arg.:*** Beclasma; Butocort; Butosol†; Combivent; Fatigan Bronquial†; Iprasalb†; Salbutol Beclo; Salbutral AC; Salbutrop†; Ventide; ***Austral.:*** Combivent; ***Austria:*** Combivent; Di-Promal†; Ventide†; ***Belg.:*** Combivent; ***Braz.:*** Aerocort S; Aeroflux; Aerotide; Clenil Compositum; Combivent; ***Canad.:*** Combivent; Gen-Combo; ratio-Ipra Sal UDV; ***Chile:*** Aero-Plus; Aerosoma†; Asmavent-B; Belomet; Butocort; Butotal B; Combivent; Herolan Aerosol; Salbutral AC; Ventide; ***Cz.:*** Combivent†; Intal Plus†; ***Denm.:*** Combivent; Ipramol; ***Fin.:*** Atrodual; Ipramol; Redol Comp; Salipra; ***Fr.:*** Combivent†; ***Gr.:*** Berovent; Demoren; ***Hong Kong:*** Combivent; Uni-Butamol Expectorant; Ventide†; Ventolin Expectorant†; ***India:*** Aerocort; Albutamol; Ambrodil-S; Amcof; Asthacrom†; Asthalin AX; Asthalin Expectorant; Axalin; Axalin-AX†; Bronchilet; Budesal; Deletus A†; Duolin; Kofarest; Mucolinc; Okaril; Pulmo-Rest; Pulmo-Rest Expectorant†; Theo-Asthalin; Ventorlin Exp; ***Indon.:*** Combivent; Fartolin Expectorant; Lasal Expectorant; Proventol Expectorant; Salbron Expectorant; Salbuven Expectorant; Teosal; Ventide†; Ventolin Expectorant; ***Irl.:*** Combineb; Combivent; Ipramol; ***Ital.:*** Biwind; Breva; Clenil Compositum; Plenaer; Ventolin Espettorante†; Zarent†; ***Malaysia:*** Aerocort; Combivent; Duolin; Ipramol; Salbutamol Expectorant; Ventamol Expectorant†; Ventolin Expectorant; ***Mex.:*** Aeroflux; Apomuxol; Broxol Air; Combivent; Dinolan; Flamebin; Fluvicil; Fluxol; Fultac; Mucoflux; Musaldox; Neumyn-AS; Removil; Salamflux; Sibilex; Solbotex; Ulax-C; Ventide; ***Neth.:*** Combivent; ***NZ:*** Combivent; Duolin; ***Philipp.:*** Asbunyl Plus; Asfrenon GF; Asmalin Broncho; Broncaire Expectorant; Bronchospec; Clarituss Plus; Combipul; Combivent; Duavent; Efamed Plus; Hicaryl; Histaril; Neovent†; Pecof; Pediavent; Pulmovent; Salbumed Plus; Salvex XP; SGX; Solmux-Broncho (Reformulated); Ventar EXP; Vento-Broncho G; Ventolin Expectorant; Venzadril; ***Port.:*** Combivent; Ipramol; Propavente; ***Rus.:*** Ascoril Expectorant (Аскорил Экспекторант); Biasten (Биастен); Jocet (Джосет); ***S.Afr.:*** Adco-Combineb; Combivent; Duolin; Duro-Tuss; ***Singapore:*** Combivent; ***Spain:*** Butosol; Combivent†; Legis†; ***Swed.:*** Combivent; Ipramol; ***Switz.:*** Dospir; Ipramol; ***Thai.:*** Almasal; Asmasal Expectorant†; Asmol Expectorant; Beclosal; Biovent; Clenil Compositum†; Combivent; Royalin; Sabumol Ex; Salmol Expectorant; Ventolin Expectorant†; ***Turk.:*** Clenil Kompoze; Combivent; Ventide; ***UK:*** Combivent; Ipramol; ***Ukr.:*** Ascoril Expectorant (Аскорил Экспекторант); ***USA:*** Combivent; DuoNeb; ***Venez.:*** Aerocort; Aeroflux; Beclomet Compositum†; Beclosal; Broxodin; Butosol; Combivent; Duolin; Ipralin; Salbomex†; Salbutide†; Venticort; Ventide.

Salmeterol Xinafoate (*BANM*, *USAN*, *rINNM*) ⊗ 昔萘酸沙美特罗

GR-33343G; Salmaterol Xinafoate; Salmeterol 1-Hydroxy-2-naphthoate; Salmeterol Ksinafoat; Salmétérol, xinafoate de; Salmeteroli xinafoas; Salmeteroliksinafoaatti; Salmeterolio ksinafoatas; Salmeterol-xinafoát; Sameterolxinafoat; Xinafoato de Salmeterol. (*RS*)-5-{1-Hydroxy-2-[6-(4-phenylbutoxy)hexylamino]ethyl}salicyl alcohol 1-hydroxy-2-naphthoate.

Салметерола Ксинафоат

$C_{25}H_{37}NO_4,C_{11}H_8O_3 = 603.7.$

CAS — 89365-50-4 (salmeterol); 94749-08-3 (salmeterol xinafoate).

ATC — R03AC12.

ATC Vet — QR03AC12.

UNII — 6EW8Q962A5.

(salmeterol)

Pharmacopoeias. In *Eur.* (see p.vii) and *US.*

Ph. Eur. 6. 8 (Salmeterol Xinafoate) 白色或类白色粉末。几乎不溶于水；微溶于无水乙醇；溶于甲醇。避光。

USP 33 (Salmeterol Xinafoate) 白色或类白色粉末。几乎不溶于水（pH 8.0）和盐溶液（0.9%，质量分数）；微溶于乙醇、异丙醇及氯仿；溶于甲醇。贮藏于温度不超过 30℃的密闭容器中。

不良反应和注意事项

参见**沙丁胺醇**，第1095页。吸入沙美特罗可能引起矛盾性支气管收缩，未接受吸入皮质激素治疗的患者禁用此药。罕见有沙美特罗使用者发生关节痛的报道。

沙美特罗不适用于急性支气管痉挛或哮喘恶化患者的治疗。

对心血管系统的影响 7 项沙美特罗治疗慢性阻塞性肺疾病研究的安全性数据汇总分析表明[1]，没有增加心血管不良反应危险的证据。这些研究的持续时间从 12 周到 1 年。有关 β_2 受体激动药（包括沙美特罗）的使用及心血管事件（如心肌梗死）的风险的进一步讨论，见**沙丁胺醇**下的**对心脏的影响**，第1095页。

1. Ferguson GT, *et al.* Cardiovascular safety of salmeterol in COPD. *Chest* 2003; **123:** 1817–24.

对呼吸系统的影响 有报道 6 名哮喘患者从定量气雾剂吸入沙美特罗后出现短暂矛盾性支气管收缩，伴随气喘、哮鸣或咳嗽，而通过吸入器吸入沙美特罗干粉的患者没有出现此反应[1]。可能是定量气雾剂中的碳氟化合物抛射剂刺激引起支气管收缩。

1. Wilkinson JRW, *et al.* Paradoxical bronchoconstriction in asthmatic patients after salmeterol by metered dose inhaler. *BMJ* 1992; **305:** 931–2.

对皮肤的影响 据报道吸入沙美特罗引起的荨麻疹不是由抛射剂引起的。虽然 β 受体激动药治疗可能引起很多荨麻疹和多种皮疹，但是缺乏对重现性的证明[1]。

1. Hatton MQF, *et al.* Salmeterol rash. *Lancet* 1991; **337:** 1169–70.

死亡率增加 一项大型的评价哮喘患者使用沙美特罗安全性的对照研究（SMART）[1]的中期结果发现：在总人数中，使用沙美特罗组的呼吸相关性死亡、哮喘相关性死亡或危及生命的哮喘发作较安慰剂组稍高，且统计学结果显著。这种不平衡主要出现在非裔美国人，而且很难将纳入的人数合并，导致了实验终止。各种因素可能导致沙美特罗结果的不同；非裔美国人的基本疾病严重程度要比高加索人严重，近乎一半的受试者没有接受吸入性皮质激素治疗。

随后的一项纳入了 19 个安慰剂对照研究的荟萃分析[2]，研究了使用长效 β_2 受体激动药沙美特罗或福莫特罗的哮喘患者（第1085页），报道了与安慰剂相比，沙美特罗或福莫特罗增加了住院患者哮喘急性发作、危及生命的哮喘发作及哮喘相关性死亡的风险。一项超过 75%的患者接受皮质激素吸入剂的亚组分析也发现增加了住院的风险。就像之前主要分析的大多数研究一样，这篇文章没有要求应用吸入性皮质激素，而且比较不同哮喘维持方法的研究因为不是安慰剂-对照研究而被排除了，因此应用这篇综述作为当前推荐的治疗指南[3]还有争议。

系统性综述发现，与安慰剂相比，常规使用沙美特罗[4]或福莫特罗[5]治疗慢性哮喘，严重的、非致死性的不良反应发生率要高。相反，随后的综述没有发现与吸入皮质激素相比，常规使用沙美特罗[6]或福莫特罗[7]联合吸入皮质激素可引起更多的严重不良反应，虽然结果尚不能得出不增加危险因素的结论。另外，死亡数据太少，不能得出长效 β_2 受体激动药对死亡率有影响的结论。长效 β_2 受体激动药的直接毒性反应与哮喘治疗方案的选择[8,9]、疾病基础严重程度的差异[1,8]、人种及基因型[1]、多态性[10]、耐受性[10,11]以及长效 β_2 受体激动药介导的气道免疫炎症反应[10]相关，可作为报道的长效 β_2 受体激动药引起不良反应增加的解释。

与上面的研究相对比，一项纳入了 66 项厂商资助的研究（涉及 20966 名哮喘持续状态的患者）的荟萃分析[12]表明，与单用吸入皮质激素相比，使用沙美特罗联合吸入皮质激素并没有改变哮喘相关住院率的上升，虽然哮喘相关的气管插管及死亡很少以至于不能得出结论。另外，一项包括 532 名 65 岁以下的死于哮喘的患者同 532 名住院治疗的哮喘患者对比研究[13]的数据表明，没有证据说明长期吸入长效 β_2 受体激动药对死亡率的不良影响。一项早期的观察性研究[14]也得出没有证据说明沙美特罗增加哮喘患者死亡的结果。

当前的哮喘治疗指南支持使用吸入皮质激素联合长效 β_2 受体激动药进行治疗，并不推荐单一疗法（见**哮喘的处置**，第1072页）。

一项美国 MHRA 的综述[15]的结论是：

- 流行病学数据显示自从使用长效 β_2 受体激动药后，青少年哮喘患者的住院率减少，所有年龄段哮喘患者的死亡率下降。
- 上市后临床对照研究数据没有显示安全性数据，可能由于一直使用皮质激素控制症状。
- 数据支持使用长效 β_2 受体激动药与吸入性皮质激素联合治疗，这也与英国哮喘治疗指南一致，而且使用吸入性皮质激素可增加顺应性，适当时应使用联合吸入剂。

一项系统性综述发现与安慰剂相比，中重度稳定期慢性阻塞性肺疾病患者使用长效 β_2 受体激动药并没有发生更高的呼吸相关性死亡[16]。

1. Nelson HS, *et al.* The salmeterol multicenter asthma research trial: a comparison of usual pharmacotherapy for asthma or usual pharmacotherapy plus salmeterol. *Chest* 2006; **129:** 15–26.
2. Salpeter SR, *et al.* Meta-analysis: effect of long-acting β-agonists on severe asthma exacerbations and asthma-related deaths. *Ann Intern Med* 2006; **144:** 904–12.
3. Ernst P, *et al.* Safety and effectiveness of long-acting inhaled β-agonist bronchodilators when taken with inhaled corticosteroids. *Ann Intern Med* 2006; **145:** 692–4.
4. Cates CJ, Cates MJ. Regular treatment with salmeterol for chronic asthma: serious adverse events. Available in The Cochrane Database of Systematic Reviews; Issue 3. Chichester: John Wiley; 2008 (accessed 12/08/09).
5. Cates CJ, *et al.* Regular treatment with formoterol for chronic asthma: serious adverse events. Available in The Cochrane Database of Systematic Reviews; Issue 4. Chichester: John Wiley; 2008 (accessed 12/08/09).
6. Cates CJ, *et al.* Regular treatment with salmeterol and inhaled steroids for chronic asthma: serious adverse events. Available in The Cochrane Database of Systematic Reviews; Issue 3. Chichester: John Wiley; 2009 (accessed 12/08/09).
7. Cates CJ, *et al.* Regular treatment with formoterol and inhaled steroids for chronic asthma: serious adverse events. Available in The Cochrane Database of Systematic Reviews; Issue 2. Chichester: John Wiley; 2009 (accessed 12/08/09).
8. Glassroth J. The role of long-acting β-agonists in the management of asthma: analysis, meta-analysis, and more analysis. *Ann Intern Med* 2006; **144:** 936–7.
9. Nelson HS, Dorinsky PM. Safety of long-acting β-agonists. *Ann Intern Med* 2006; **145:** 706.
10. Currie GP, *et al.* Long-acting β_2-agonists in asthma: not so SMART? *Drug Safety* 2006; **29:** 647–56.
11. Weinberger M, Abu-Hasan M. Life-threatening asthma during treatment with salmeterol. *N Engl J Med* 2006; **355:** 852–3.
12. Bateman E, *et al.* Meta-analysis: effects of adding salmeterol to inhaled corticosteroids on serious asthma-related events. *Ann Intern Med* 2008; **149:** 33–42.
13. Anderson HR, *et al.* Bronchodilator treatment and deaths from asthma: case-control study. Abridged version: *BMJ* 2005; **330:** 117. Full version: http://www.bmj.com/cgi/content/full/330/7483/117 (accessed 15/01/08)
14. Mann RD, *et al.* Salmeterol: a study by prescription-event monitoring in a UK cohort of 15,407 patients. *J Clin Epidemiol* 1996; **49:** 247–50.
15. MHRA/CHM. Long-acting β_2 agonists for asthma: review. *Drug Safety Update* 2008: **1** (6): 9. Available at: http://www.mhra.gov.uk/home/idcplg?IdcService=GET_FILE&dDocName=CON2033510&RevisionSelectionMethod=LatestReleased (accessed 22/05/08)
16. Rodrigo GJ, *et al.* Safety of long-acting β-agonists in stable COPD: a systematic review. *Chest* 2008; **133:** 1079–87.

耐受性 与短效 β_2 受体激动药（见**沙丁胺醇**，第1095页）相同，有证据表明常规使用长效 β_2 受体激动药（如沙美特罗）会导致对刺激物，如变应原、乙酰甲胆碱或运动刺激引起的支气管收缩的保护作用产生快速耐受[1~4]。一项关于沙美特罗治疗运动导致的哮喘长期效应研究的作者指出，随着时间推移，对支气管保护效应的减少是由于作用持续时间的减少（少于 9h）而不是快速耐受[5]，但这种解释有争议[6,7]。

有证据表明短效 β_2 受体激动药缓解症状的效果可被常规使用长效 β_2 受体激动药显著减少[8,9]。常规使用长效 β_2 受体激动药诱导的受体表达下调可能是这种减少反应的机制，可能导致需要更大剂量的 β_2 受体激动药以缓解哮喘的急性发作[9,10]。一项研究表明短效 β_2 受体激动药沙美特罗比福莫特罗具有更快的免疫效应，可能表示沙美特罗对 β_2 受体的表达有部分抵抗作用[8]。无论机制是什么，更应关注长效 β_2 受体激动药支气管保护效应的减少，因为与短效 β_2 受体激动药不同，长效 β_2 受体激动药推荐常规使用[11]（见**沙丁胺醇**的**药物相互作用**项下的 **β_2 受体激动药**，第1096页）。

1. Cheung D, *et al.* Long-term effects of a long-acting β_2-adrenoceptor agonist, salmeterol, on airway hyperresponsiveness in patients with mild asthma. *N Engl J Med* 1992; **327:** 1198–1203.
2. Bhagat R, *et al.* Rapid onset of tolerance to the bronchoprotective effect of salmeterol. *Chest* 1995; **108:** 1235–9.
3. Booth H, *et al.* Salmeterol tachyphylaxis in steroid treated asthmatic subjects. *Thorax* 1996; **51:** 1100–4.
4. Simons FER, *et al.* Tolerance to the bronchoprotective effect of salmeterol in adolescents with exercise-induced asthma using concurrent inhaled glucocorticoid treatment. *Pediatrics* 1997; **99:** 655–9.
5. Nelson JA, *et al.* Effect of long-term salmeterol treatment on exercise-induced asthma. *N Engl J Med* 1998; **339:** 141–6.
6. Aziz I, Lipworth BJ. Exercise-induced asthma. *N Engl J Med* 1998; **339:** 1783.
7. Dickey BF, Adachi R. Exercise-induced asthma. *N Engl J Med* 1998; **339:** 1783–4.
8. van Veen A, *et al.* A comparison of salmeterol and formoterol in attenuating airway responses to short-acting β_2-agonists. *Pulm Pharmacol Ther* 2003; **16:** 153–61.
9. Haney S, Hancox RJ. Tolerance to bronchodilation during treatment with long-acting beta-agonists, a randomised controlled trial. Abridged version: *Respir Res* 2005; **6:** 107. Full version: http://respiratory-research.com/content/6/1/107 (accessed 15/01/08)
10. Lipworth BJ. Airway subsensitivity with long-acting β_2-agonists: is there cause for concern? *Drug Safety* 1997; **16:** 295–308.
11. Abisheganaden J, Bonshey HA. Long-acting inhaled β_2-agonists and the loss of "bronchoprotective" efficacy. *Am J Med* 1998; **104:** 494–7.

药物相互作用

参见**沙丁胺醇**，第1096页。

沙美特罗经细胞色素酶 P450 同工酶 CYP3A4 代谢。口服酮康唑与吸入性沙美特罗同时使用可使全身暴露于沙美特罗的时间延长，导致不良反应增加，与其他 CYP3A4 抑制剂合用也可发生同样的相互作用。注册药品信息建议沙美特罗和酮康唑不可同用。沙美特罗与中等 CYP3A4 抑制剂红霉素同时使用对沙美特罗的暴露没有明显影响。

有研究表明，接受沙美特罗治疗的患者对沙丁胺醇的疗效降低，以及有一个关于累加效应的报道。参见**沙丁胺醇**的**药物相互作用**项下 **β_2 受体激动剂**，第1096页。

药动学

吸入治疗量的沙美特罗后血药浓度很低。沙美特罗在肝脏经细胞色素酶 P450 同工酶 CYP3A4 转化成 α-羟基沙美特罗，主要经粪便排出。

1. Cazzola M, *et al.* Clinical pharmacokinetics of salmeterol. *Clin Pharmacokinet* 2002; **41:** 19–30.

用途和用法

沙美特罗是一个具有 β 肾上腺素受体激动活性和对 β_2 受体有选择性（β_2 受体激动药）的直接作用的拟交感神经药。吸入给药时，沙美特罗具有支气管舒张作用。10～20min 起效，但是若干剂量后才能达到全效。因此，与短效 β_2 受体激动药（见**沙丁胺醇**，第1096页）不同，沙美特罗不适用于缓解支气管痉挛急性发作的症

状。然而，沙美特罗是长效药物，药效持续时间约12h，常规使用长效 β_2 受体激动药可用于治疗慢性哮喘或慢性阻塞性肺疾病患者的持久可逆性气道阻塞。对夜间哮喘和运动诱导哮喘发作有保护作用。应继续用短效 β_2 受体激动药（作为按需使用的基础药）和常规抗炎治疗。

沙美特罗以昔萘酸沙美特罗的形式给药；剂量以沙美特罗的量换算；1.45μg 昔萘酸沙美特罗相当于 1μg 沙美特罗。

常用剂量是每日从定量气雾器或干粉吸入器中吸 2 次（每次 50μg）的沙美特罗；如果必要，可每日 2 次，每次最多吸入 100μg。儿童沙美特罗剂量，见下文**儿童用法**。

1. Meyer JM, *et al.* Salmeterol: a novel, long-acting beta$_2$-agonist. *Ann Pharmacother* 1993; **27:** 1478–87.
2. Bennett J, Tattersfield A. Drugs in focus: 15. Salmeterol. *Prescribers' J* 1995; **35:** 84–8.
3. Adkins JC, McTavish D. Salmeterol: a review of its pharmacological properties and clinical efficacy in the management of children with asthma. *Drugs* 1997; **54:** 331–54.
4. Jackson CM, Lipworth B. Benefit-risk assessment of long-acting β_2-agonists in asthma. *Drug Safety* 2004; **27:** 243–70.
5. Sovani MP, *et al.* A benefit-risk assessment of inhaled long-acting β_2-agonists in the management of obstructive pulmonary disease. *Drug Safety* 2004; **27:** 689–715.

儿童用法 对于持续的可逆性气道阻塞，包括夜间哮喘及预防运动诱发的哮喘，需要常规舒张支气管。4～12 岁的儿童可吸入 50μg 沙美特罗，每日 2 次。

哮喘 沙美特罗是长效的 β_2 受体激动药（作用时间持续约 12h）。根据哮喘治疗指南，见第1072页，通常推荐沙美特罗为已进入吸入性皮质激素治疗的慢性哮喘患者的备用品；它不作为皮质激素的替代品。多数证据表明，除了严重恶化患者，吸入标准剂量皮质激素和长效 β_2 受体激动药联用治疗比单增加皮质激素剂量的治疗更有效，或者比皮质激素和抗白三烯药物合用更有效。沙美特罗也可应用于控制持续的夜间哮喘和预防运动诱发的发作。也有些现象表明在长期使用后，对运动诱发的支气管收缩的保护作用减小（见上文**耐受性**）。

1. Lockey RF, *et al.* Nocturnal asthma: effect of salmeterol on quality of life and clinical outcomes. *Chest* 1999; **115:** 666–73.
2. Shrewsbury S, *et al.* Meta-analysis of increased dose of inhaled steroid or addition of salmeterol in symptomatic asthma (MIASMA). *BMJ* 2000; **320:** 1368–73.
3. Holimon TD, *et al.* Nocturnal asthma uncontrolled by inhaled corticosteroids: theophylline or long-acting beta2 agonists. *Drugs* 2001; **61:** 391–418.
4. Johansson G, *et al.* Comparison of salmeterol/fluticasone propionate combination with budesonide in patients with mild-to-moderate asthma. *Clin Drug Invest* 2001; **21:** 633–42.
5. Heyneman CA, *et al.* Fluticasone versus salmeterol/low-dose fluticasone for long-term asthma control. *Ann Pharmacother* 2002; **36:** 1944–9.
6. Bateman ED, *et al.* Can guideline-defined asthma control be achieved? The gaining optimal asthma control study. *Am J Respir Crit Care Med* 2004; **170:** 836–44.
7. Weiler JM, *et al.* Effect of fluticasone/salmeterol administered via a single device on exercise-induced bronchospasm in patients with persistent asthma. *Ann Allergy Asthma Immunol* 2005; **94:** 65–72.
8. Gibson PG, *et al.* Long-acting beta2-agonists as an inhaled corticosteroid-sparing agent for chronic asthma in adults and children. Available in The Cochrane Database of Systematic Reviews; Issue 4. Chichester: John Wiley; 2005 (accessed 15/01/08).
9. Masoli M, *et al.* Moderate dose inhaled corticosteroids plus salmeterol versus higher doses of inhaled corticosteroids in symptomatic asthma. *Thorax* 2005; **60:** 730–4.
10. Ducharme FM, *et al.* Long-acting beta2-agonists versus anti-leukotrienes as add-on therapy to inhaled corticosteroids for chronic asthma. Available in The Cochrane Database of Systematic Reviews; Issue 4. Chichester: John Wiley; 2006 (accessed 15/01/08).
11. Walters EH, *et al.* Long-acting beta2-agonists for chronic asthma in adults and children where background therapy contains varied or no inhaled corticosteroid. Available in The Cochrane Database of Systematic Reviews; Issue 1. Chichester: John Wiley; 2007 (accessed 15/01/08).
12. The American Lung Association Asthma Clinical Research Centers. Randomized comparison of strategies for reducing treatment in mild persistent asthma. *N Engl J Med* 2007; **356:** 2027–39.
13. Lasserson TJ, *et al.* Combination fluticasone and salmeterol versus fixed dose combination budesonide and formoterol for chronic asthma in adults and children. Available in The Cochrane Database of Systematic Reviews; Issue 1. Chichester: John Wiley; 2008 (accessed 07/05/10).
14. Ni Chroinin M, *et al.* Addition of long-acting beta2-agonists to inhaled steroids as first line therapy for persistent asthma in steroid-naive adults and children. Available in The Cochrane Database of Systematic Reviews; Issue 4. Chichester: John Wiley; 2009 (accessed 17/03/10).
15. Ducharme FM, *et al.* Addition of long-acting beta2-agonists to inhaled corticosteroids versus same dose inhaled corticosteroids for chronic asthma in adults and children. Available in The Cochrane Database of Systematic Reviews; Issue 5. Chichester: John Wiley; 2010 (accessed 03/08/10).

慢性阻塞性肺疾病 指南指出长效 β_2 受体激动药（如沙美特罗），可用于中度或重度慢性阻塞性肺疾病（第1075 页）的维持治疗。吸入沙美特罗常规治疗后的患者可观察到肺功能和症状的改善[1～3]，恶化减缓[4]。另有报道，沙美特罗与吸入皮质激素联合治疗有累加作用[5～7]。

1. Boyd G, *et al.* An evaluation of salmeterol in the treatment of chronic obstructive pulmonary disease (COPD). *Eur Respir J* 1997; **10:** 815–21.
2. Mahler DA, *et al.* Efficacy of salmeterol xinafoate in the treatment of COPD. *Chest* 1999; **115:** 957–65.
3. Stockley RA, *et al.* Addition of salmeterol to existing treatment in patients with COPD: a 12 month study. *Thorax* 2006; **61:** 122–8.
4. Appleton S, *et al.* Long-acting beta2-agonists for poorly reversible chronic obstructive pulmonary disease. Available in The Cochrane Database of Systematic Reviews; Issue 3. Chichester: John Wiley; 2006 (accessed 15/01/08).
5. Calverley P, *et al.* Combined salmeterol and fluticasone in the treatment of chronic obstructive pulmonary disease: a randomised controlled trial. *Lancet* 2003; **361:** 449–56. Correction. *ibid.*; 1660.
6. Keating GM, McCormack PL. Salmeterol/fluticasone propionate: a review of its use in the treatment of chronic obstructive pulmonary disease. *Drugs* 2007; **67:** 2383–2405.
7. Kardos P, *et al.* Impact of salmeterol/fluticasone propionate versus salmeterol on exacerbations in severe chronic obstructive pulmonary disease. *Am J Respir Crit Care Med* 2007; **175:** 144–9.

制剂

专利制剂

Arg.: Serevent; ***Austral.:*** Serevent; ***Austria:*** Serevent; ***Belg.:*** Serevent; ***Braz.:*** Serevent; ***Canad.:*** Serevent; ***Chile:*** Serevent; Xemos; ***Cz.:*** Serevent; ***Denm.:*** Serevent; ***Fin.:*** Serevent; ***Fr.:*** Serevent; ***Ger.:*** Aeromax; Serevent; ***Gr.:*** Serevent; ***Hong Kong:*** Serevent; ***Hung.:*** Serevent; ***India:*** Salmeter; Serobid; ***Indon.:*** Serevent†; ***Irl.:*** Serevent; ***Israel:*** Serevent; ***Ital.:*** Arial; Salmetedur; Serevent; ***Jpn:*** Serevent; ***Malaysia:*** Serevent†; ***Mex.:*** Serevent; ***Neth.:*** Serevent; ***Norw.:*** Serevent; ***NZ:*** Serevent; ***Philipp.:*** Serevent†; ***Pol.:*** Pulmoterol; Serevent; ***Port.:*** Dilamax; Serevent; Ultrabeta; ***Rus.:*** Serevent (Серевент); ***S.Afr.:*** Serevent; ***Singapore:*** Serevent; ***Spain:*** Beglan; Betamican; Inaspir; Serevent; ***Swed.:*** Serevent; ***Switz.:*** Serevent; ***Thai.:*** Serevent†; Seroflo; ***Turk.:*** Astmerole; Serevent; ***UK:*** Serevent; ***USA:*** Serevent; ***Venez.:*** Salmeter†; Salspray; Serevent.

多组分制剂 ***Arg.:*** Flutivent; Lirtodac Plus; Neumotide; Seretide; ***Austral.:*** Seretide; ***Austria:*** Seretide; Viani†; ***Belg.:*** Seretide; ***Braz.:*** Seretide; ***Canad.:*** Advair; ***Chile:*** Aerometrol Plus; Aurituss; Brexotide; Flunacross-S; Fluxamol; Seretide; ***Cz.:*** Duaspir; Seretide; ***Denm.:*** Seretide; ***Fin.:*** Seretide; Viani; ***Fr.:*** Seretide; ***Ger.:*** Atmadisc; Viani; ***Gr.:*** Byany; Seretide; Viani; ***Hong Kong:*** Seretide; ***Hung.:*** Seretide; Thoreus; ***India:*** Forair; Seretide; Seroflo; ***Indon.:*** Seretide; ***Irl.:*** Seretide; Viani; ***Israel:*** Seretide; ***Ital.:*** Aliflus; Seretide; ***Malaysia:*** Seretide; ***Mex.:*** Flixovent; Seretide; ***Neth.:*** Seretide; Viani†; ***Norw.:*** Seretide; ***NZ:*** Seretide; ***Philipp.:*** Salmeflo; Seretide; ***Pol.:*** Seretide; ***Port.:*** Brisomax; Maizar; Seretaide; Veraspir; ***Rus.:*** Seretide (Серетид); ***S.Afr.:*** Seretide; ***Singapore:*** Seretide; ***Spain:*** Anasma; Brisair; Inaladuo; Plusvent; Seretide; ***Swed.:*** Seretide; ***Switz.:*** Seretide; ***Thai.:*** Seretide; ***Turk.:*** Seretide; ***UK:*** Seretide; ***Ukr.:*** Seretide (Серетид); ***USA:*** Advair; ***Venez.:*** Seretide.

Seratrodast (*USAN*, *rINN*) 塞曲司特

A-73001; AA-2414; Abbott-73001; ABT-001; Sératrodast; Seratrodastum. (±)-2,4,5-Trimethyl-3,6-dioxo-ζ-phenyl-1,4-cyclohexadiene-1-heptanoic acid.

Сератродаст

$C_{22}H_{26}O_4$ = 354.4.

CAS — 112665-43-7; 103186-19-2.

ATC — R03DX06.

ATC Vet — QR03DX06.

UNII — 4U58JM421N.

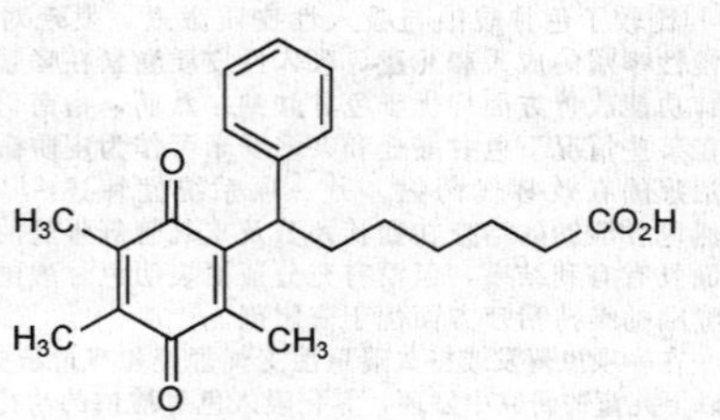

简介

塞曲司特是血栓素 A_2 拮抗药，报道称可降低气管高反应性。口服用于预防哮喘（第1072页），晚上进食后口服单剂量 80mg。

不良反应包括胃肠功能紊乱、困倦、头痛、心悸和肝炎。应监测肝功能，若出现超敏反应，如皮疹、瘙痒或有肝药酶升高应停止用药。塞曲司特应用于肝损伤的患者时应小心。它不适用于哮喘急性发作的治疗。

1. Tamaoki J, *et al.* Effect of a thromboxane A_2 antagonist on sputum production and its physicochemical properties in patients with mild to moderate asthma. *Chest* 2000; **118:** 73–9.

制剂

专利制剂

Jpn: Bronica.

Sodium Cromoglicate (*BANM*, *rINNM*) 色甘酸钠

Cromoglicate de Sodium; Cromoglicato de sodio; Cromoglicato disódico; Cromolyn Sodium *(USAN)*; Dinatrii Cromoglicas; Dinatrium-chromoglykát; Disodium Cromoglycate; FPL-670; Natrii cromoglicas; Natrio kromoglikatas; Natriumchromoglicat; Natriumkromoglikaatti; Natriumkromoglikat; Nátrium-kromoglikát; Sodium, cromoglicate de; Sodium Cromoglycate; Sodyum Kromoglikat. Disodium 4,4′-dioxo-5,5′-(2-hydroxytrimethylenedioxy)di(4*H*-chromene-2-carboxylate).

Натрий Кромоглициат

$C_{23}H_{14}Na_2O_{11}$ = 512.3.

CAS — 16110-51-3 (cromoglicic acid); 15826-37-6 (sodium cromoglicate).

ATC — A07EB01; D11AX17; R01AC01; R03BC01; S01GX01.

ATC Vet — QA07EB01; QD11AH03; QR01AC01; QR03BC01; QS01GX01.

UNII — Q2WXR110PK.

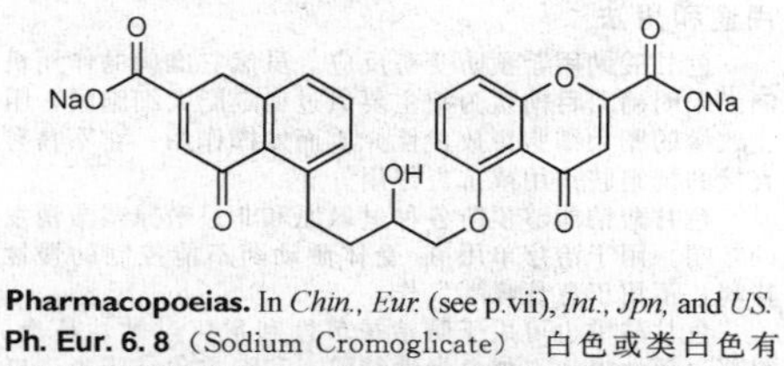

Pharmacopoeias. In *Chin.*, *Eur.* (see p.vii), *Int.*, *Jpn*, and *US*.

Ph. Eur. 6. 8（Sodium Cromoglicate） 白色或类白色有吸湿性的结晶性粉末。溶于水；几乎不溶于乙醇。贮藏于密闭容器中。避光。

USP 33（Cromolyn Sodium） 白色、无臭，有吸湿性的结晶性粉末。溶于水；不溶于乙醇和氯仿。贮藏于密闭容器中。

不良反应

色甘酸钠吸入剂可能会引起短暂的支气管痉挛、喘鸣、咳嗽、鼻充血和咽喉刺激。也有报道会引起恶心、头痛、头晕、味觉不适、关节疼痛和肿胀。其他不良反应有现有哮喘的恶化、荨麻疹、皮疹、肺嗜酸性细胞浸润、排尿困难和尿频。罕见报道严重超敏反应，如显著的支气管痉挛、喉水肿、血管性水肿、低血压和过敏反应。

色甘酸钠的鼻内使用可引起短暂的鼻黏膜刺激、喷嚏，偶见鼻衄。口服时可引起恶心、皮疹和关节疼痛。偶有报道使用色甘酸钠滴眼剂之后产生短暂的烧灼感和刺痛。

处方 据报道色甘酸钠的一些不良反应可能由于处方成分引起的。有观点认为某些吸入刺激效应是由于使用干粉剂引起。也有观点认为某些患者通过雾化吸入色甘酸钠、低渗性雾化吸入液会诱发支气管痉挛[1]，虽然其他人认为这是有争议的[2]。1 位 24 岁的乳糖酶缺乏的女性在通过多剂量微量吸入器吸入色甘酸钠（*Intal*）吸入胶囊治疗运动诱发的哮喘[3]后 2h 出现恶心、胃气胀、腹部痉挛和肠胃气胀。再次给药后这些症状复发，与胶囊中的乳糖的吸收有关。

1. Chin TW, Nussbaum E. Detrimental effect of hypotonic cromolyn sodium. *J Pediatr* 1992; **120:** 641–3.
2. Rachelefsky GS, *et al.* Detrimental effects of hypotonic cromolyn sodium. *J Pediatr* 1992; **121:** 992.
3. Brandstetter RD, *et al.* Lactose intolerance associated with Intal capsules. *N Engl J Med* 1986; **315:** 1613–14.

注意事项

色甘酸钠对急性哮喘发作没有作用。停用色甘酸钠可能会导致哮喘复发。因此，建议在必须停药时，应在超过 1 周的时间里逐步减量；接受色甘酸钠治疗并皮质激素减量的患者可能需要恢复全量皮质激素。若在应激状态下症状加重，如在感染、疾病、创伤或者严重的应激反应或者气道阻塞影响色甘酸钠吸入时，已减量或停用全身皮质激素治疗的哮喘患者可能需要重新使用。

妊娠 色甘酸钠一般认为对孕妇属于低危药物[1]。奈多罗米使用受到更多限制，但是注册药品信息关于色甘酸钠和奈多罗米累计的妊娠期间应用的临床经验表明对胎儿的发育没有不良影响。然而，一项前瞻性对照研究[2]表明妊娠期服用抗哮喘药是安全的，但根据少数用药者数据，不能排除色酮类（色甘酸钠和奈多罗米）与肌肉骨骼的畸形有关。

1. Gilbert C, *et al.* Fetal safety of drugs used in the treatment of allergic rhinitis: a critical review. *Drug Safety* 2005; **28:** 707–19.
2. Tata LJ, *et al.* Effect of maternal asthma, exacerbations and asthma medication use on congenital malformations in offspring: a UK population-based study. *Thorax* 2008; **63:** 981–7.

药动学

吸入粉剂或气雾剂之后，色甘酸钠气道吸收约为10%，鼻内给药通过鼻黏膜吸收不到给药剂量的7%。据报道大约有0.03%眼部给药可以吸收。

吸入或鼻内给药大部分被呼出或停留在口咽部，吞咽或经消化道排泄只有约1%的剂量经肠吸收。吸收的部分在尿液和粪便中约以相同的量以原形排出。据报道静脉给药的消除半衰期为20min，但口服或者吸入给药的消除半衰期约为80min。

一项对运动诱发哮喘患者的研究[1]表明，色甘酸钠血浆浓度与它的保护效应几乎可确定并不直接相关；虽然另外一项对哮喘儿童给予色甘酸钠干粉剂的研究发现，血药浓度和临床效应与吸入方法有关[2]。

1. Patel KR, *et al.* Plasma concentrations of sodium cromoglycate given by nebulisation and metered dose inhalers in patients with exercise-induced asthma: relationship to protective effect. *Br J Clin Pharmacol* 1986; **21:** 231–3.
2. Yahav Y, *et al.* Sodium cromoglycate in asthma: correlation between response and serum concentrations. *Arch Dis Child* 1988; **63:** 592–7.

用途和用法

色甘酸钠用于预防变态反应。虽然它准确的作用机制尚未明确，目前认为它主要通过稳定肥大细胞膜，阻止致敏的肥大细胞释放炎性介质而发挥作用。它不具有直接的抗组胺作用或抗炎作用。

色甘酸钠能够预防各种过敏原和非过敏原刺激诱发的哮喘。用于治疗单用 β_2 受体激动药不能控制的慢性哮喘，不用于急性哮喘发作。

色甘酸钠也可用于防治季节性和常年过敏性鼻炎、眼部过敏性疾病，如急慢性结膜炎和春季角结膜炎。口服给药并限制饮食可以预防食物过敏，也用于治疗肥大细胞增生症。

维持色甘酸钠常规治疗对预防控制哮喘和其他过敏性疾病是很重要的。疗效可能需要几周才能确定。

色甘酸钠可以通过干粉吸入剂、雾化吸入液、定量气雾剂吸入预防**哮喘**。干粉吸入剂、雾化吸入液常规剂量是每日吸入4次，每次20mg，若必要可增加到每日6次或8次，一旦哮喘稳定可减少剂量。不同的国家色甘酸钠的定量气雾剂剂量不尽相同，定量气雾剂剂量是5mg为一个单位，常用剂量为每日4次，每次10mg，如有必要增加至每日6～8次；一旦哮喘稳定可减量至每次5mg，每日4次。运动前可额外吸入气雾剂或干粉剂。也有1mg为一个单位的定量气雾剂，常用剂量为每日4次，每次2mg，必要时剂量可加倍。这种低剂量给药是否足够遭到质疑（见下文的**用法**）。

色甘酸钠吸入剂可能会引起支气管痉挛。预先几分钟吸入 β_2 受体激动药，如沙丁胺醇可预防支气管痉挛。不建议使用含 β_2 受体激动药的多组分制剂，因为其作用是缓解支气管痉挛，而不是预防，易引起不合理用药。

预防**过敏性鼻炎**，每侧鼻孔喷入2%或4%的色甘酸钠溶液。2%喷雾每喷含色甘酸钠约2.5mg，每日4～6次。4%溶液每喷5mg，每日2～4次，预防季节性过敏性鼻炎，应在接触变应原前2～3周开始使用并持续整个季节使用。2%或4%的色甘酸钠滴眼剂用于**过敏性结膜炎**和**春季角结膜炎**，通常每日4～6次。

色甘酸钠应用于**食物过敏**和**肥大细胞增生症**，饭前口服200mg，每日4次；如果在2～3周内未达到满意的控制效果，可以加倍剂量，但每日不超过40mg/kg，一旦控制症状可以减少剂量。

儿童剂量详见下文的**儿童用法**。

作用 色甘酸钠在细胞内作用，对预防哮喘有重要意义。色甘酸钠作为肥大细胞稳定剂能阻止组胺和炎性介质从致敏的肥大细胞中释放。其他作用包括对气管神经的直接作用[1,2]、对P物质的拮抗作用[3]、抑制血小板活性因子[4,5]（PAF）的作用。

也有少数色甘酸钠引起支气管舒张的报道[6～8]。然而，在哮喘的治疗方案中，实际上选用公认的具有支气管舒张作用的其他药物用于此作用，见第1072页。

1. Barnes PJ. Asthma as an axon reflex. *Lancet* 1986; **i:** 242–5.
2. Dixon M, *et al.* The effects of sodium cromoglycate on lung irritant receptors and left ventricular cardiac receptors in the anaesthetized dog. *Br J Pharmacol* 1979; **67:** 569–74.
3. Page C. Sodium cromoglycate, a tachykinin antagonist? *Lancet* 1994; **343:** 70.
4. Morley J, *et al.* The platelet in asthma. *Lancet* 1984; **ii:** 1142–4.
5. Morley J. PAF and airway hyperreactivity: prospects for novel prophylactic anti-asthma drugs. In: *PAF, Platelets, and Asthma*, Basel, Birkhäuser Verlag, 1987: 87–95.
6. Horn CR, *et al.* Bronchodilator effect of disodium cromoglycate administered as a dry powder in exercise induced asthma. *Br J Clin Pharmacol* 1984; **18:** 798–801.
7. Weiner P, *et al.* Bronchodilating effect of cromolyn sodium in asthmatic patients at rest and following exercise. *Ann Allergy* 1984; **53:** 186–8.
8. Yuksel B, Greenough A. Bronchodilator effect of nebulized sodium cromoglycate in children born prematurely. *Eur Respir J* 1993; **6:** 387–90.

用法 对成人与儿童哮喘，已有对照研究报道从定量气雾剂吸入色甘酸钠2mg每日4次的疗效[1～5]。尽管据报道从定量气雾剂吸入2mg色甘酸钠的疗效相当于从干粉剂中吸入20mg色甘酸钠[6]，然而10倍的剂量差距受到质疑[7]，而且还有一些相矛盾的报道[8,9]。建议定量气雾剂最好每吸5mg[10]（见上文**用途和用法**）。从定量气雾剂中吸入单剂量药物预治疗的对照研究发现，色甘酸钠10mg（2×5mg/吸）和倍氯米松二丙酸盐200μg对抑制支气管对组胺的反应性相同。

通过储雾罐吸入色甘酸钠需要小心，有证据[11]表明可能会极大影响药物释放量，在一些吸入剂激发的病例中通过吸入器释放的药量应减少三分之一[12]。

1. Geller-Bernstein C, Levin S. Sodium cromoglycate pressurised aerosol in childhood asthma. *Curr Ther Res* 1983; **34:** 345–9.
2. Wheatley D. Sodium cromoglycate in aerosol form in regular users of bronchodilator drugs. *Curr Med Res Opin* 1983; **8:** 333–7.
3. Rubin AE, *et al.* The treatment of asthma in adults using sodium cromoglycate pressurized aerosol: a double-blind controlled trial. *Curr Med Res Opin* 1983; **8:** 553–8.
4. Blumenthal MN, *et al.* A multicenter evaluation of the clinical benefits of cromolyn sodium aerosol by metered-dose inhaler in the treatment of asthma. *J Allergy Clin Immunol* 1988; **81:** 681–7.
5. Selcow JE, *et al.* Clinical benefits of cromolyn sodium aerosol (MDI) in the treatment of asthma in children. *Ann Allergy* 1989; **62:** 195–9.
6. Latimer KM, *et al.* Inhibition by sodium cromoglycate of bronchoconstriction stimulated by respiratory heat loss: comparison of pressurised aerosol and powder. *Thorax* 1984; **39:** 277–81.
7. Anonymous. Sodium cromoglycate aerosol. *Drug Ther Bull* 1982; **20:** 27.
8. Robson RA, *et al.* Sodium cromoglycate: spincaps or metered dose aerosol. *Br J Clin Pharmacol* 1981; **11:** 383–4.
9. Bar-Yishay E, *et al.* Duration of action of sodium cromoglycate on exercise induced asthma: comparison of 2 formulations. *Arch Dis Child* 1983; **58:** 624–7.
10. Tullett WM, *et al.* Dose-response effect of sodium cromoglycate pressurised aerosol in exercise induced asthma. *Thorax* 1985; **40:** 41–4.
11. Cockcroft DW, Murdock KY. Comparative effects of inhaled salbutamol, sodium cromoglycate, and beclomethasone dipropionate on allergen-induced early asthmatic responses, late asthmatic responses, and increased bronchial responsiveness to histamine. *J Allergy Clin Immunol* 1987; **79:** 734–40.
12. Barry PW, O'Callaghan C. Inhalational drug delivery from seven different spacer devices. *Thorax* 1996; **51:** 835–40.

儿童用法 儿童可应用色甘酸钠预防哮喘及过敏性鼻炎，在预防和治疗急慢性过敏性结膜炎和春季角结膜炎应用成人剂量（见上文的**用途和用法**）。不同的国家可能有不同的最小年龄限制，有些吸入剂的剂量形式不适合年龄较小的儿童。

对于食物过敏及肥大细胞增生症，色甘酸钠可口服应用于2岁及以上的儿童，饭前服用，每次100mg，每日4次。如果2～3周内未达到满意的控制效果，剂量可以加倍，但不超过每日40mg/kg，一旦控制症状可减少剂量。对于食物过敏，成人剂量可应用于14岁及以上儿童；对于肥大细胞增多症，成人剂量可应用于13岁及以上儿童（见上文）。

哮喘 色甘酸钠作为慢性哮喘（第1072页）的预防用药，但在实际应用中如出现有指征的预防用药，如单独吸入短效 β_2 受体激动药不能控制病情时，吸入皮质激素仍被视作一线预防药。即使色甘酸盐广泛用于儿童，但仍更趋向于应用吸入性皮质激素治疗。一项系统性综述[1]比较了色甘酸钠与吸入性皮质激素，发现对于患有慢性哮喘的成人和儿童，吸入性皮质激素在哮喘控制及肺功能改善方面均优于色甘酸钠。然而，指南仍然规定在某些情况下色甘酸盐和奈多罗米可作为皮质激素吸入治疗的有效替代药物。另一项系统性综述[2]发现，虽然色甘酸钠的治疗在症状评分及支气管舒张药的使用方面具有有利结果，但没有充分证据表明色甘酸钠在儿童哮喘的维持治疗方面优于安慰剂。

在一项患复发或持久喘息性支气管炎和有过敏史的2岁以下儿童的研究中发现，雾化吸入色甘酸钠的治疗效应与年龄有关[3]。色甘酸钠对12～24个月的儿童有效，但对12个月以下的婴儿无效。同样的，一组患持续喘鸣的31名1岁以下婴儿中应用色甘酸钠并不比安慰剂有效[4]。

1. Guevara JP, *et al.* Inhaled corticosteroids versus sodium cromoglycate in children and adults with asthma. Available in The Cochrane Database of Systematic Reviews; Issue 2. Chichester: John Wiley; 2006 (accessed 14/04/08).
2. van der Wouden JC, *et al.* Inhaled sodium cromoglycate for asthma in children. Available in The Cochrane Database of Systematic Reviews; Issue 4. Chichester: John Wiley; 2008 (accessed 14/08/09).
3. Geller-Bernstein C, Levin S. Nebulised sodium cromoglycate in the treatment of wheezy bronchitis in infants and young children. *Respiration* 1982; **43:** 294–8.
4. Furfaro S, *et al.* Efficacy of cromoglycate in persistently wheezing infants. *Arch Dis Child* 1994; **71:** 331–4.

Cogan综合征 色甘酸钠滴眼剂能改善1名患Cogan综合征（第1435页）18年患者的视物模糊[1]。色甘酸钠胶囊（口服）也可减少这个患者发热的频率。

1. Carter F, Nabarro J. Cromoglycate for Cogan's syndrome. *Lancet* 1987; **i:** 858.

咳嗽 一些患者吸入色甘酸钠气雾剂对ACEI诱发的咳嗽有较好抑制作用（第1151页）[1,2]。然而，6名糖尿病患者吸入奈多罗米钠对ACEI诱发的咳嗽无效[3]。一项系统性综述[4]认为并没有好的证据支持对儿童使用吸入性色甘酸盐和奈多罗米治疗非特异性咳嗽。

1. Keogh A. Sodium cromoglycate prophylaxis for angiotensin-converting enzyme inhibitor cough. *Lancet* 1993; **341:** 560.
2. Hargreaves MR, Benson MK. Inhaled sodium cromoglycate in angiotensin-converting enzyme inhibitor cough. *Lancet* 1995; **345:** 13–16.
3. Puolijoki H, Rekiaro M. Lack of effect of nedocromil sodium in ACE-inhibitor-induced cough. *Lancet* 1995; **345:** 394.
4. Chang A, *et al.* Inhaled cromones for prolonged non-specific cough in children. Available in The Cochrane Database of Systematic Reviews; Issue 1. Chichester: John Wiley; 2004 (accessed 14/04/08).

湿疹 一项对患中重度特异性皮炎（第1506页）的儿童的研究[1]发现，4%色甘酸钠洗剂能有效改善症状并减少局部皮质激素的使用。

1. Stainer R, *et al.* Efficacy and acceptability of a new topical skin lotion of sodium cromoglicate (Altoderm) in atopic dermatitis in children aged 2–12 years: a double-blind, randomized, placebo-controlled trial. *Br J Dermatol* 2005; **152:** 334–41.

食物过敏 色甘酸钠用于预防食物过敏（第536页）。但是，疗效尚不明确。

肥大细胞增生症 肥大细胞增生症是一种罕见的疾病，特征是肥大细胞异常增殖并在机体组织中蓄积[1～3]。体征和症状是由于自发和诱导释放的肥大细胞介质引起的。肥大细胞增生症可以在皮肤或全身出现，根据临床表现和预后进一步细分类，临床及推荐的诊断标准、治疗方案及判断标准已经发表[4～6]。

- *皮肤性肥大细胞增生症*常称为色素荨麻疹（散布的棕红色小斑点、丘疹或斑块），其他症状包括发红、瘙痒、荨麻疹、发疱和皮肤划痕现象。肥大细胞瘤有褐色的孤立肥大细胞或肥大细胞多结节累积。儿童的色素荨麻疹症状在青春期可消退一半。
- *全身性肥大细胞增生症*累及不同器官和组织，包括骨、肝、脾、淋巴结、造血系统、胃肠道和皮肤。全身症状包括疲劳、体重下降、发热、出汗。常见腹痛与腹泻等胃肠道不适，某些患者可能有吸收不良、脂肪泻或者消化道溃疡。累及骨髓会导致骨痛、骨质疏松、骨折、骨髓纤维化、骨髓增生和骨髓增生异常疾病。其他全身反应包括淋巴结病、肝脾大、头痛和其他神经精神病学症状、晕厥和过敏样反应。

避免触发因子是治疗肥大细胞增生症时一个重要措施。这些因子包括暴露于极冷或极热（热浴或者日光浴）的环境中，情绪压力、机械刺激（硬毛巾摩擦、按摩）、感染、乙醇（酒精）、药物（如阿司匹林、NSAIDs、吗啡类镇痛药、拟交感神经药、两性霉素B、葡聚糖、放射性染料）和动物毒液[1,2,5,7]。

治疗的目的是减轻症状而不是改变病理过程[1,2,4,5,7,8]。H_1 受体拮抗剂类抗组胺药，如羟嗪和赛庚啶用于缓解脸红、瘙痒、荨麻疹、发疱和腹痛。有过敏样反应危险的患者应携带肾上腺素自行注射，反复发作的患者应给予预防性抗组胺药。H_2 受体拮抗剂类抗组胺药（如西咪替丁）和质子泵抑制药（如奥美拉唑）用于治疗胃肠道症状，特别是胃炎和消化道溃疡。双膦酸盐类有助于减轻骨质减少及骨痛。色甘酸钠可以治疗腹痛、恶心、腹泻。在某些患者中也可减轻头痛、神经精神病学症状和皮肤症状。口服补骨脂素和紫外线A照射的光化学疗法（PUVA，见第1532页）用于减少肥大细胞增生症的皮肤症状，但色素性荨麻疹通常在几周内复发。局部PUVA无效。局部PUVA或强效局部皮质激素可治疗肥大细胞瘤引起的症状。虽然可以考虑外科摘除，但是大多数肥大细胞瘤会自行退化。

少数患侵袭性肥大细胞增生症的患者也尝试应用其他治疗方法。也有报道应用α-干扰素[1]治疗的结果混杂。有报道称环孢素和甲泼尼龙联用有疗效[4]。伊马替尼已成功用于治疗全身性肥大细胞增生症并发嗜酸性粒细胞增多症和在染色体4q12.[8]上的血小板衍生生长因子受体-α基因突变。少数患全身性肥大细胞增生症的患者应用克拉屈滨[8,9]也有较好的疗效。

1. Hartmann K, Henz BM. Mastocytosis: recent advances in defining the disease. *Br J Dermatol* 2001; **144:** 682–95.
2. Carter MC, Metcalfe DD. Paediatric mastocytosis. *Arch Dis Child* 2002; **86:** 315–19.
3. Castells MC. Mastocytosis: classification, diagnosis, and clinical presentation. *Allergy Asthma Proc* 2004; **25:** 33–6.
4. Valent P, *et al.* Standards and standardization in mastocytosis: consensus statements on diagnostics, treatment recommendations and response criteria. *Eur J Clin Invest* 2007; **37:** 435–53.
5. de la Hoz B, *et al.* Guías clínicas para el diagnóstico, tratamiento y seguimiento de las mastocitosis. *An Sist Sanit Navar* 2008; **31:** 11–32.

6. Heide R, *et al.* Dutch National Mastocytosis Work Group. Mastocytosis in children: a protocol for management. *Pediatr Dermatol* 2008; **25:** 493–500.
7. Almahroos M, Kurban AK. Management of mastocytosis. *Clin Dermatol* 2003; **21:** 274–7.
8. Tefferi A, Pardanani A. Systemic mastocytosis: current concepts and treatment advances. *Curr Hematol Rep* 2004; **3:** 197–202.
9. Kluin-Nelemans HC, *et al.* Cladribine therapy for systemic mastocytosis. *Blood* 2003; **102:** 4270–6.

鼻炎和结膜炎 包括色甘酸钠在内的许多药物可用于过敏性鼻炎（第537页）和结膜炎（第536页）的治疗。有一些证据表明奈多罗米钠[1]或洛度沙胺[2]治疗春季角结膜炎的疗效可能比色甘酸钠更有效。

1. El Hennawi M. A double-blind placebo controlled group comparative study of ophthalmic sodium cromoglycate and nedocromil sodium in the treatment of vernal keratoconjunctivitis. *Br J Ophthalmol* 1994; **78:** 365–9.
2. Leonardi A, *et al.* Effect of lodoxamide and disodium cromoglycate on tear eosinophil cationic protein in vernal keratoconjunctivitis. *Br J Ophthalmol* 1997; **81:** 23–6.

镰刀细胞病 色甘酸钠用于治疗镰刀细胞病的潜在作用已有研究[1,2]（第1013页）。

1. Toppet M, *et al.* Antisickling activity of sodium cromoglicate in sickle-cell disease. *Lancet* 2000; **356:** 309.
2. Karimi M, *et al.* Clinical response of patients with sickle cell anemia to cromolyn sodium nasal spray. *Am J Hematol* 2006; **81:** 809–16.

制剂

BP 2010: Sodium Cromoglicate Eye Drops; Sodium Cromoglicate Powder for Inhalation;
USP 33: Cromolyn Sodium Inhalation Powder; Cromolyn Sodium Inhalation Solution; Cromolyn Sodium Nasal Solution; Cromolyn Sodium Ophthalmic Solution.

专利制剂

Arg.: Claroftal; Intal; Klonalcrom; ***Austral.:*** Cromese†; Cromolux; Intal; Opticrom; Rynacrom; ***Austria:*** Acromax; Allergo-COMOD; Coldacrom†; Cromoglin; Cromophtal†; Intal; Lomusol; Vividrin; ***Belg.:*** Cromabak; Cromonez-Pos; Cromophta-Pos; Lomudal; Lomusol; Opticrom; ***Braz.:*** Cromabak; Cromocato; Cromolerg; Intal; Maxicrom; Rilan†; ***Canad.:*** Apo-Cromolyn; Cromolyn; Intal†; Nalcrom; Opticrom; Rhinaris-CS; Solu-Crom†; ***Chile:*** Oftacon; ***Cz.:*** Allergo-COMOD; Allergocrom; Allergocrom Kombi; Cromobene†; Cromogen†; Cromohexal; Cromolyn†; Cusicrom†; DNCG†; Hay-Crom†; Intal†; Lecrolyn†; Nalcrom; Stadaglicin†; Steri-Neb Cromogen†; Vividrin†; ***Denm.:*** Hexacroman†; Lecrolyn; Lomudal; ***Fin.:*** Glinor; Lecrolyn; Lomudal; ***Fr.:*** Alloptrex†; Cromabak; Cromadoses; Cromoptic; Cromorhinol; Cromosoft; Humex; Intercron; Lomudal; Lomusol; Multicrom; Nalcron†; Ophtacalm; Opticron; ***Ger.:*** Acecromol†; Alerg†; Allergo-COMOD; Allergocrom; Allergoval; Colimune; Crom-Ophtal; Cromo; Cromohexal; Cromolind†; Cromopp; Diffusyl†; Dispacromil; DNCG; duracroman†; Flui-DNCG; Intal; IsoCrom; Lomupren; Opticrom; Padiacrom; Pentatop; Pulbil†; Siozwo Allerg†; Vividrin; ***Gr.:*** Allergojovis; Allergostop; Allergotin; Botastin; Crolidin; Cromabak; Cromo-POS; Cromodal; Cromolergin UD; Doxalpha; Duobetic; Erystamine-K; Fluvet; Indoprex; Iopanchol; Kaosyl; Lomudal; Nalcrom; Smarodax; Spaziron; Ufocollyre; Vekfanol; Vividrin; Zineli; Zulboral; ***Hong Kong:*** Cromabak; Cromal†; Cromolyn; Mitayaku; Stadaglicin; ***Hung.:*** Cromohexal; Cromolyn†; Cusicrom†; Intal†; Lecrolyn; Opticrom; Stadaglicin†; Taleum; ***India:*** Cromal; Fintal; ***Indon.:*** Crom-Ophtal; ***Irl.:*** Cromogen†; Hay-Crom; Intal; Nalcrom; Opticrom; Rynacrom†; Vividrin; ***Israel:*** Cromo-COMOD; Cromolyn; Cromoptic; Cronase; Lomudal; Opticrom; Vicrom†; ***Ital.:*** Acticrom†; Brunicrom; Cromabak; Cromantal†; Frenal†; Gastrofrenal; Lomudal; Lomuspray†; Nalcrom; Sificrom; ***Jpn:*** Intal; ***Malaysia:*** Allergocrom†; Cromal; Cusicrom; Opticrom; Stadaglicin; ***Mex.:*** Alercrom; Alleoftal; Cryl; Exaler†; Intal; Livari; Maxicrom; Oftacon†; Oftavit; Opticrom; Rynacrom; Spralyn; ***Mon.:*** Allergo-COMOD; Cromedil; Zallyre†; ***Neth.:*** Allerg-Abak; Allergo-COMOD; Lomudal; Lomusol; Nalcrom; Opticrom; Otrivin hooikoorts†; Prevalin; Vividrin; ***Norw.:*** Lecrolyn; Lomudal; ***NZ:*** Cromolux; Intal; Nalcrom; Opticrom; Optrex Hayfever Allergy; Rynacrom†; Vicrom; ***Philipp.:*** Cromabak; Lecrolyn†; Vividrin; ***Pol.:*** Allergo-COMOD; Allergocrom; Cromogen†; Cromohexal; Cromosol; Cromoxal; Cropoz G; Cusicrom; Lecrolyn; Nalcrom; Polcrom; Vividrin; ***Port.:*** Croglina†; Cromabak; Cromex†; Cusicrom†; Davicrome; Fenolip; Intal; Opticrom; ***Rus.:*** Cromoglin (Кромоглин); Cromohexal (Кромогексал); Cropoz (Кропоз)†; Hay-Crom (Хай-кром); Ifiral (Ифирал); Intal (Интал); Lecrolyn (Лекролин); ***S.Afr.:*** Cromabak†; Cromohexal; Stop-Allerg; Vividrin; ***Singapore:*** Cromabak; Intal; Opticrom; Rynacrom†; Sificrom†; Stadaglicin; Vividrin; ***Spain:*** Alergocrom; Cusicrom; Farmacrom†; Frenal; Gastrofrenal†; Nebulasma; Nebulcrom; Primover†; Renocil; Rinofrenal; ***Swed.:*** Lecrolyn; Lomudal; Pollyferm; ***Switz.:*** Allergo-COMOD; Cromabak; Cromodyn†; Cromosol ophta; Cromosol UD; Glicinal†; Lomudal; Lomusol; Nalcrom; Opticrom; Vividrin; ***Thai.:*** Intal†; Rynacrom†; Vividrin; ***Turk.:*** Allergo-COMOD; Allergocrom; Allersol; Cromabak; Intal; Opticrom†; Rynacrom; Vividrin; ***UK:*** Catacrom; Clariteyes; Clarityn; Cromogen†; Hay-Crom; Hayfever Eye Drops; Intal; Nalcrom; Opticrom; Optrex Allergy; Pollenase Allergy; Rynacrom; Vivicrom; Vividrin; ***Ukr.:*** Cromoglin (Кромоглин); Cromohexal (КромоГЕКСАЛ); Cromopharm (Кромофарм); ***USA:*** Crolom; Gastrocrom; Intal; Nasalcrom; Opticrom; ***Venez.:*** Alergocrom†; Cromisol; Cromo-Spray†; Cromoftal; Maxicrom†.

多组分制剂 ***Arg.:*** Hyalcrom; Rinogel; ***Austria:*** Ditec†; ***Cz.:*** Ditec†; Intal Plus†; ***Ger.:*** Aarane N; Allergospasmin; Ditec†; ***Hung.:*** Duotec†; ***India:*** Asthacrom†; ***Ital.:*** Cromozil; Rinofrenal; Visuglican; ***Rus.:*** Ditec (Дитек)†; ***Spain:*** Frenal Compositum; Rinofrenal Plus; ***Switz.:*** Aarane†; Lomusol-X†; ***Turk.:*** Rynacrom Compound.

Suplatast Tosilate (*rINN*) 甲磺司特

IPD-1151T; Suplatast, Tosilate de; Suplatast Tosylate; Suplatastum Tosilas; Tosilato de suplatast. (±)-(2-{[*p*-(3-Ethoxy-2-hydroxypropoxy)phenyl]carbamoyl}ethyl)dimethylsulphonium *p*-toluenesulphonate; (3-{[4-(3-Ethoxy-2-hydroxypropoxy)phenyl]amino}-3-oxopropyl)dimethylsulphonium *p*-toluenesulphonate.

Сулатаст Тозилат

$C_{23}H_{33}NO_7S_2$ = 499.6.

CAS — 94055-76-2.

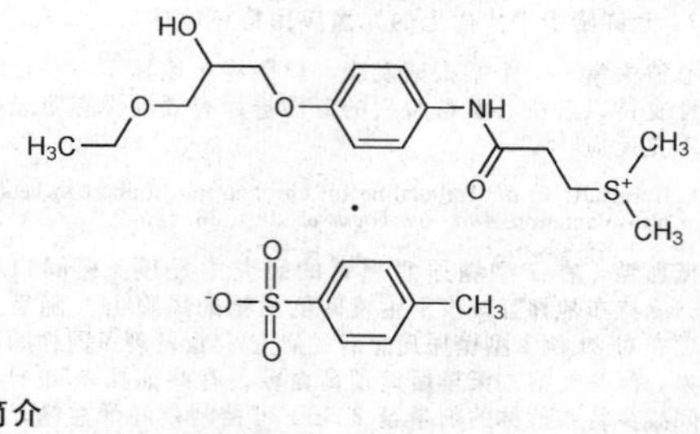

简介

甲磺司特为口服抗过敏药，用于预防哮喘和其他过敏性疾病。

1. Sano Y, *et al.* Anti-inflammatory effect of suplatast tosilate on mild asthma. *Chest* 1997; **112:** 862–3.
2. Nihei Y, *et al.* Suplatast tosilate (IPD), a new immunoregulator, is effective in vitiligo treatment. *J Dermatol* 1998; **25:** 250–5.
3. Tamaoki J, *et al.* Effect of suplatast tosilate, a Th2 cytokine inhibitor, on steroid-dependent asthma: a double-blind randomised study. *Lancet* 2000; **356:** 273–8.
4. Shioya T, *et al.* Effect of suplatast tosilate, a Th2 cytokine inhibitor, on cough variant asthma. *Eur J Clin Pharmacol* 2002; **58:** 171–6.
5. Matsuda Y, *et al.* Improvement of alanine aminotransferase by administration of suplatast tosilate plus ursodeoxycholic acid in patients with resistance to ursodeoxycholic acid monotherapy on hepatitis C virus-related chronic liver disease. *Intern Med* 2002; **41:** 774–9.
6. Sakuma-Oyama Y, *et al.* A case of recurrent cutaneous eosinophilic vasculitis: successful adjuvant therapy with suplatast tosilate. *Br J Dermatol* 2003; **149:** 901–3.
7. Sano T, *et al.* Higashishikoku Asthma Research Group. Add-on effects of suplatast tosilate in bronchial asthma patients treated with inhaled corticosteroids. *Lung* 2003; **181:** 227–35.
8. Teraki Y, Fukuda T. Pemphigoid nodularis associated with psoriatic erythroderma: successful treatment with suplatast tosilate. *Br J Dermatol* 2008; **158:** 424–6.
9. Yoshihara S, *et al.* Early intervention with suplatast tosilate for prophylaxis of pediatric atopic asthma: a pilot study. *Pediatr Allergy Immunol* 2009; **20:** 486–92.
10. Wada M, *et al.* Effect of suplatast tosilate on antileukotriene non-responders with mild-to-moderate persistent asthma. *Allergol Int* 2009; **58:** 389–93.

制剂

专利制剂

Jpn: IPD.

Terbutaline Sulfate (*USAN*, *rINNM*) ⊗硫酸特布他林

KWD-2019; Sulfato de terbutalina; Terbutaliinisulfaatti; Terbutalin Sülfat; Terbutaline, sulfate de; Terbutaline Sulphate *(BANM)*; Terbutalini sulfas; Terbutalino sulfatas; Terbutalinsulfat; Terbutalin-sulfát; Terbutalin-szulfát. 2-*tert*-Butylamino-1-(3,5-dihydroxyphenyl)ethanol sulphate.

Тербуталина Сульфат

$(C_{12}H_{19}NO_3)_2,H_2SO_4$ = 548.6.

CAS — 23031-25-6 (terbutaline); 23031-32-5 (terbutaline sulfate).

ATC — R03AC03; R03CC03.

ATC Vet — QR03AC03; QR03CC03.

UNII — 576PU70Y8E.

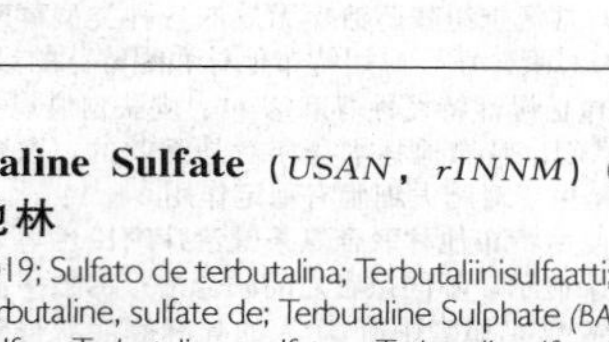

(terbutaline)

Pharmacopoeias. In *Chin.*, *Eur.* (see p.vii), *Jpn*, and *US.*

Ph. Eur. 6.8 (Terbutaline Sulphate) 白色或类白色结晶性粉末。呈现多晶型现象。易溶于水；微溶于乙醇。

USP 33 (Terbutaline Sulfate) 白色或灰白色结晶性粉末，无臭或微弱的醋酸臭味。溶于水和 0.1N 盐酸；不溶于氯仿；微溶于甲醇。在 15～30℃下贮藏。避光。

不良反应、处置和注意事项

参见沙丁胺醇，第1095页。

有报道显示对于早产孕妇使用特布他林后会增加出血的概率。一旦出血，可静脉注射给予普萘洛尔 1～2mg（有支气管痉挛史者慎用，见1183页）。

过量 已有报道在感染癣[1]的皮肤局部不合理应用特布他林后，由于经皮肤吸收而导致药物过量。患面部湿疹或皮炎的儿童通过雾化吸入或面罩吸入给药时，应特别关注药物经皮吸收。

对于 $β_2$ 受体激动药过量引起的常见反应，见**沙丁胺醇**（第1095页）。

1. Ingrams GJ, Morgan FB. Transcutaneous overdose of terbutaline. *BMJ* 1993; **307:** 484.

肺水肿 $β_2$ 受体激动药（包括特布他林）用于早产的妇女会出现肺水肿[1]。最重要的危险因子是液体超负荷，见**沙丁胺醇**的**注意事项**项下讨论，第1096页。

1. Perry KG, *et al.* Incidence of adverse cardiopulmonary effects with low-dose continuous terbutaline infusion. *Am J Obstet Gynecol* 1995; **173:** 1273–7.

耐受性 与其他 $β_2$ 受体激动药（见第1095页）一样，有迹象[1]表明经常应用特布他林会产生耐受性。

1. Hancox RJ, *et al.* Tolerance to beta-agonists during acute bronchoconstriction. *Eur Respir J* 1999; **14:** 283–7.

牙腐蚀 特布他林和某些皮质激素的干粉吸入剂的 pH 值在 5.5 以下，这可能会引起牙表面牙釉质的溶解[1]。随后的一项队列研究[2]发现哮喘与牙腐蚀没有关联。然而队列研究中治疗哮喘应用的药物只有 10%的 pH 值低于 5.5。

1. O'Sullivan EA, Curzon MEJ. Drug treatments for asthma may cause erosive tooth damage. *BMJ* 1998; **317:** 820.
2. Dugmore CR, Rock WP. Asthma and tooth erosion: is there an association? *Int J Paediatr Dent* 2003; **13:** 417–24.

药物相互作用

参见沙丁胺醇，第1096页。

组胺 特布他林对外加组胺的影响参见第2252页。

黄嘌呤类 对 7 名健康受试者的研究中发现茶碱可显著增加特布他林输液的代谢和心血管反应，特别是当两药合用时血钾下降至更低[1]。当严重哮喘同时应用茶碱和 $β_2$ 受体激动药时建议谨慎监测血清钾。

特布他林可反转茶碱的作用。特布他林通过增加茶碱全身清除率降低血清茶碱浓度。这种作用可能有也可能没有临床意义，尽管联合用药时茶碱浓度比单独应用时低，但是联合用药的临床评分仍然得到改善。如果呼吸系统症状持续存在，可以考虑在监测茶碱不良反应和药物浓度的情况下增加剂量[2]。

1. Smith SR, Kendall MJ. Potentiation of the adverse effects of intravenous terbutaline by oral theophylline. *Br J Clin Pharmacol* 1986; **21:** 451–3.
2. Garty M, *et al.* Increased theophylline clearance in asthmatic patients due to terbutaline. *Eur J Clin Pharmacol* 1989; **36:** 25–8.

药动学

对于吸入型特布他林，不到 10%从气道吸收，其余的被吞咽，然后经胃肠道不同程度被吸收，有报道口服给药后空腹生物利用度为 14%～15%。并且食物可减少其吸收。

特布他林具有广泛的首关代谢，在肝和肠壁转化为硫酸酯结合物（某些以葡萄糖醛酸苷）。相应的，部分以非活性硫酸盐结合物和部分以原形特布他林从尿和粪便中排泄，排泄的速率取决于给药途径。据报道，单次及多次给药的终末半衰期为 16～20h。也有少量药物透过胎盘。母乳中有痕量药物。

立体选择性 特布他林，像其他拟交感神经药物一样存在两个立体异构体，但只有特布他林（−）-对映异构体具有药理学效应。对两个对映异构体和外消旋体的药动学进行研究。

(−)-特布他林的口服生物利用度是 14.8%，与外消旋体的大致相等，(+)-特布他林生物利用度更低，大约为 7.5%。两种对映体生物利用度的差别主要是由于吸收不同（大约分别是 75%和 50%），虽然后续的首关代谢也稍有不同，(+)-特布他林更多地被代谢。显然，外消旋体在被首关代谢和肾清除时，(+)-支配着消除行为，(−)-特布他林决定吸收[1]。

其他研究也表明，有立体选择性的（+）-特布他林硫酸酯复合物的是（−）-特布他林硫酸酯复合物的 2 倍[2]。两种特布他林硫酸酯对映异构体主要结合位点在肠壁，而且与儿茶酚硫转移酶的活性显著相关[3]。

1. Borgström L, *et al.* Pharmacokinetic evaluation in man of terbutaline given as separate enantiomers and as the racemate. *Br J Clin Pharmacol* 1989; **27:** 49–56.
2. Walle T, Walle UK. Stereoselective sulphate conjugation of racemic terbutaline by human liver cytosol. *Br J Clin Pharmacol* 1990; **30:** 127–33.
3. Pacifici GM, *et al.* (+) and (−) terbutaline are sulphated at a higher rate in human intestine than in the liver. *Eur J Clin Pharmacol* 1993; **45:** 483–7.

用途和用法

硫酸特布他林是一种直接作用的拟交感神经药，主要

具有β-肾上腺素能活性，选择性作用于$β_2$受体（$β_2$受体激动药）。与沙丁胺醇有相似的作用与用途（第1096页）。

特布他林具有支气管舒张作用，可用于哮喘（第1072页）和某些慢性阻塞性肺疾病（第1075页）患者的可逆性气道阻塞；具有收缩子宫作用，可用于阻止早产（第1903页）。

特布他林吸入给药时，通常5min内发挥支气管舒张效应，作用最多可持续6h。口服给药30～45min起效，作用最多可维持8h，给药后1～4h达到最大效应。

当前的哮喘指南（见第1072页）建议按需吸入短效$β_2$受体激动药（如特布他林），而不是常规使用。在那些需要经常使用特布他林的患者中，抗炎治疗也是必需的。如果需要增加特布他林药量或者特布他林疗效维持时间缩短意味哮喘控制的恶化和需要增加抗炎治疗。

- 用于缓解**急性支气管痉挛**，从呼吸推动式定量干粉吸入器中吸1吸硫酸特布他林（250μg或500μg）。不同的国家最大推荐剂量不同。在英国，最大剂量为2mg，然而在有些国家允许的最大剂量为4mg。
- 当吸入无效时，硫酸特布他林可以口服给药，成人通常起始剂量是2.5mg或3mg，每日3次，必要时可增加至5mg，每日3次。调释片的常用成人剂量为5mg或7.5mg，每日2次。
- 严重的或治疗无效的支气管痉挛需要或可能需要间歇应用硫酸特布他林雾化吸入液。常用剂量为2.5～10mg，每日最多吸入4吸。单剂量包装或者1%硫酸特布他林浓溶液的合适稀释液可用于雾化吸入。

指南也允许在急性严重哮喘时更频繁地应用$β_2$受体激动药或以更快的速率连续给药（见上文**哮喘**，第1072页）。

- 治疗严重支气管痉挛时，硫酸特布他林可皮下、肌内、缓慢静脉注射给药，给药剂量为250～500μg，每日最多4次。硫酸特布他林也可以静脉滴注给药，给药剂量为含3～5μg/ml的溶液以0.5～1ml/min的速度滴注。

硫酸特布他林也用于抑制妊娠24～33周的非复杂性**早产**。用5%葡萄糖溶解静脉输注，药物浓度为100μg/ml时最好使用注射泵。如果没有注射泵，药物浓度应为10μg/ml。推荐起初输注速度为5μg/min，每20min增加2.5μg/min，直至收缩停止。通常给药速率达到10μg/min就足够了，不应使用超过20μg/min的速度给药，如果最大速度不能推迟分娩应停止输注。整个输注过程应监测孕妇的脉搏并调整输注速度以避免孕妇心率超过135次/min。因为液体超负荷是肺水肿的关键危险因素，因此应密切关注患者的水合作用状态。一旦收缩停止，应继续输注1h，接着可每20min减少2.5μg/min直至产生持续收缩作用的最低维持剂量。再应用12h后，开始5mg每天3次口服维持治疗。但*BNF 59*不推荐这种用法，因为在48h后对孕妇的危险性增加（见**沙丁胺醇**项下**注意事项**，第1096页），甚至缺乏对进一步治疗有益的证据。口服治疗开始前应皮下注射硫酸特布他林250μg，每日4次，用数天。

对于儿童支气管痉挛，硫酸特布他林用量见下文的**儿童用法**。

特布他林以具有生物黏附性的阴道凝胶剂（bioadhesive vaginal gel）用于治疗子宫内膜异位症引起的不孕症正在研究中。

儿童用法 对于治疗儿童可逆性气道阻塞，包括夜间发作性哮喘及预防运动诱导的**支气管痉挛**，*BNFC 2010/11*推荐对于5岁及以上的儿童可使用500μg的硫酸特布他林经定量干粉吸入器吸入，最多每日4次。口服剂量虽然未推荐，也可按以下方案服用：

- 1个月～7岁：每次75μg/kg，每日3次（最大剂量2.5mg）；
- 7～15岁：每次2.5mg，每日2～3次；
- 15岁以上：同成人剂量（见上文的**用途和用法**）。

严重的或治疗无效的支气管痉挛可能需要间歇应用硫酸特布他林经气雾器吸入。英国注册药品信息根据体重及年龄给予剂量：

- 3岁以下，平均体重10kg：每次2mg，每日2～4次；
- 3～5岁，平均体重15kg：每次3mg，每日2～4次；
- 6～7岁，平均体重20kg：每次4mg，每日2～4次；
- 8岁及以上，平均体重25kg及以上：每次5mg，每日2～4次。

治疗严重支气管痉挛时，硫酸特布他林可经皮下或缓慢静脉注射给药。对于2～15岁儿童，*BNFC 2010/11*推荐剂量为每次10μg/kg（最大剂量300μg），每日最多4次。超过15岁的儿童按成人剂量给药。

硫酸特布他林也可持续静脉输注，*BNFC 2010/11*推荐的硫酸特布他林初始剂量为2～4μg/kg，继而根据反应及心率以每小时1～10μg/kg给药。虽然在英国尚未批准给予2岁以下的儿童注射给药，但*BNFC 2010/11*允许给予1岁以上的儿童应用特布他林。

心律失常 一个案报道发现，口服特布他林于心脏移植时性支持以解决心脏移植后的急性排斥有效且没有明显的不良反应[1]。

1. Coons JC, *et al.* Terbutaline for chronotropic support in heart transplantation. *Ann Pharmacother* 2004; **38:** 586–9.

低血糖 在1型糖尿病患者的研究中发现，夜间口服5mg特布他林可减少发生夜间低血糖的风险[1]。随后一项在对21例1型糖尿病患者的研究[2]也发现了同样的结果，但是在第二天早晨发现高血糖。有些证据表明[3]夜间减少特布他林的剂量至2.5mg可控制夜间低血糖，且次日早晨不会出现血糖过高，但是需要进一步研究。

1. Saleh TY, Cryer PE. Alanine and terbutaline in the prevention of nocturnal hypoglycemia in IDDM. *Diabetes Care* 1997; **20:** 1231–6.
2. Raju B, *et al.* Nocturnal hypoglycaemia in type 1 diabetes: an assessment of preventive bedtime treatments. *J Clin Endocrinol Metab* 2006; **91:** 2087–92.
3. Cooperberg BA, *et al.* Terbutaline and the prevention of nocturnal hypoglycemia in type 1 diabetes. *Diabetes Care* 2008; **31:** 2271–2.

重症肌无力 一项预试验[1]结果表明口服特布他林一次2.5mg，每日3次，作为重症肌无力患者的辅助治疗具有适当的益处（第599页）。

1. Soliven B, *et al.* Terbutaline in myasthenia gravis: a pilot study. *J Neurol Sci* 2009; **277:** 150–4.

系统性毛细血管漏综合征 系统性毛细血管漏综合征是一种罕见疾病，其特征是血浆从血管内转移到细胞外间隙，通常具有致死性。急性发作时可采用静脉液体复苏治疗，但一些观察证据显示特布他林与氨茶碱或茶碱合用口服给药可预防进一步发作[1～3]。急性发作时也可输注依前列醇治疗[4]。

1. Droder RM, *et al.* Control of systemic capillary leak syndrome with aminophylline and terbutaline. *Am J Med* 1992; **92:** 523–6.
2. Amoura Z, *et al.* Systemic capillary leak syndrome: report on 13 patients with special focus on course and treatment. *Am J Med* 1997; **103:** 514–19.
3. Tahirkheli NK, Greipp PR. Treatment of the systemic capillary leak syndrome with terbutaline and theophylline: a case series. *Ann Intern Med* 1999; **130:** 905–9.
4. Fellows IW, *et al.* Epoprostenol in systemic capillary leak syndrome. *Lancet* 1988; **ii:** 1143.

荨麻疹 对常规抗组胺药治疗无效的各种类型荨麻疹的患者（见第1511页）联合应用特布他林和酮替芬的治疗有效。荨麻疹[1]包括慢性特发性荨麻疹[1]、皮肤划痕现象和寒冷性荨麻疹[1,2]。特布他林本身相对是无效的，联合用药的机制认为是由于对肥大细胞有稳定作用[1]。

已有使用特布他林联合氨茶碱治疗寒冷性荨麻疹的研究[3]。结果显示，不同患者之间联合治疗的效果有很大差异，但最终42名患者中有37人的荨麻疹症状得到了完全缓解。治疗第一周有3人因心脏不良反应停止治疗。

1. Saihan EM. Ketotifen and terbutaline in urticaria. *Br J Dermatol* 1981; **104:** 205–6.
2. Edge JA, Osborne JP. Terbutaline and ketotifen in cold urticaria in a child. *J R Soc Med* 1989; **82:** 439–40.
3. Husz S, *et al.* Treatment of cold urticaria. *Int J Dermatol* 1994; **33:** 210–13.

制剂

BP 2010: Terbutaline Tablets;
USP 33: Terbutaline Oral Suspension; Terbutaline Sulfate Inhalation Aerosol; Terbutaline Sulfate Injection; Terbutaline Sulfate Tablets.

专利制剂

Arg.: Bricanyl; ***Austral.:*** Bricanyl; ***Austria:*** Bricanyl; ***Belg.:*** Bricanyl; ***Braz.:*** Adrenyl; Bricanyl; Terbutil; ***Canad.:*** Bricanyl; ***Cz.:*** Bricanyl; ***Denm.:*** Bricanyl; ***Fin.:*** Bricanyl; ***Fr.:*** Bricanyl; ***Ger.:*** Aerodur; Bricanyl; Contimit†; Terbul; ***Gr.:*** Bricanyl; Dracanyl; ***Hong Kong:*** Anvelin; Ataline; Bricanyl; Butylin†; Dhatalin; Framagon; Lanterbine†; Terbron†; Terbuline; Terbuta; Tolbin†; Uni-Breth; Vicktaline; Vida-Butaline†; ***Hung.:*** Bricanyl; ***India:*** Bricanyl; ***Indon.:*** Astherin†; Brasmatic†; Bricasma; Forasma; Lasmalin; Nairet; Neosma; Pulmobron; Relivan; Sedakter; Tabas; Terasma†; Tismalin; Yarisma; ***Irl.:*** Bricanyl; ***Israel:*** Bricalin; Terbulin; ***Ital.:*** Bricanyl; ***Malaysia:*** Ataline; Bricanyl; Bucanil; Butaline; Tolbin; ***Mex.:*** Terbuken; ***Neth.:*** Bricanyl; Terbasmin; ***Norw.:*** Bricanyl; ***NZ:*** Bricanyl; ***Philipp.:*** Alloxygen; Astebron; Bricalin; Bricanyl; Bronchodam; Pulmolin; Pulmonyl; Pulmoxcel; Terbulin; ***Port.:*** Bricanyl; ***S.Afr.:*** Bricanyl; ***Singapore:*** Ataline; Bricanyl; ***Spain:*** Tedipulmo; Terbasmin; ***Swed.:*** Bricanyl; ***Switz.:*** Bricanyl; ***Thai.:*** Asmadon; Asmaline; Asthmasian; Asthmic; B-lene; Bricanyl; Broncholine; Bronchonyl; Bronco Asmo†; Bucanyl; Bucanil; Butalin; Cencanyl†; Fasma; Framagon; P-Canyl; Proasma-T; Sulterline; Terbu; Terbulin; Terbuline; Terbuno†; Terbusin; Tolbin; ***Turk.:*** Bricanyl; ***UK:*** Bricanyl; ***USA:*** Brethine†; Bricanyl†; ***Venez.:*** Bricanil†; Nortol†.

多组分制剂 ***Austria:*** Bricanyl comp†; ***Braz.:*** Bricanyl Composto; ***Hong Kong:*** Terbuta-Expect; Uni-Breth Expectorant; ***India:*** Alpha-Zedex; Ascoril; Ascoril Expectorant; Asmotone Plus; Bricarex; Bro-Zedex; Bronchosolvin; Cof QX; Grilinctus-BM; Mucaryl-AX; Mucosol; Okaril Plus; Suprivent; Suprivent-A; Tergil-T†; Tergil†; Terpect; Terphylate; Terphylin; Theobric; Toscof; Tuspel Plus; ***Indon.:*** Bricasma Expectorant†; Terasma Expectorant†; ***Irl.:*** Bricanyl Expectorant†; ***Malaysia:*** Tolbin Expectorant; ***Mex.:*** Bricanyl EX†; ***Philipp.:*** Bricanyl Expectorant; ***S.Afr.:*** Benylin Bronchospect; Bronchoped; ***Spain:*** Terbasmin Expectorante; ***Thai.:*** Asmaline Expectorant; Asthnyl; Bricanyl Expectorant; Broncet; Broncholac; Cofbron; Terbosil†; Terbu Expectorant; Terbulin Expectorant; Terbusin Expectorant; Terline; Tolbin; ***Ukr.:*** Bro-Zedex (Бро-Зедекс).

Theobromine（*BAN*）可可碱

Santheose; Teobromiini; Teobromin; Teobromina; Teobrominas; Theobromin; Théobromine; Theobrominum. 3,7-Dihydro-3,7-dimethylpurine-2,6(1*H*)-dione; 3,7-Dimethylxanthine.

Теобромин

$C_7H_8N_4O_2$ = 180.2.

CAS — 83-67-0.

ATC — C03BD01; R03DA07.

ATC Vet — QC03BD01; QR03DA07.

UNII — OBD445WZ5P.

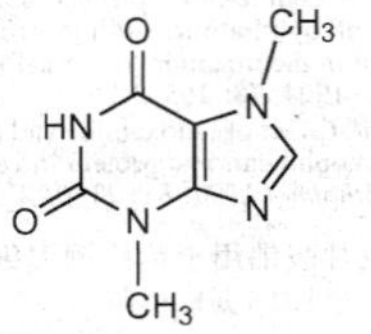

Pharmacopoeias. In *Eur.* (see p.vii)

Ph. Eur. 6.8（Theobromine） 白色或类白色粉末。极微溶于水和无水乙醇；微溶于氨水。溶于氢氧化物碱和矿物酸的稀溶液。

简介

可可碱具有其他黄嘌呤类的一般性质（见**茶碱**，见第1102页）。它具有比茶碱或咖啡因弱的活性并且对中枢神经系统没有兴奋性。大剂量能引起恶心和呕吐。可可碱具有支气管舒张作用，可用于治疗心血管疾病。水杨酸钙可可碱、醋酸钠可可碱、水杨酸钠可可碱都具有与可可碱相似的作用。

在可可饮料中可可碱是主要的黄嘌呤（第2362页），在巧克力和茶中也有少量存在。可可脂中最多含2%可可碱。

制剂

多组分制剂 ***Austria:*** Asthma-Hilfe†; ***Braz.:*** Urodonal†; ***Chile:*** Cellenergy.

Theophylline（*BAN*）茶碱

Anhydrous Theophylline; Teocina; Teofilin; Teofilina; Teofilinas; Teofillin; Teofillina; Teofylliini; Teofyllin; Theofylin; Théophylline; Theophyllinum. 3,7-Dihydro-1,3-dimethylpurine-2,6(1*H*)-dione; 1,3-Dimethylxanthine.

Теофиллин

$C_7H_8N_4O_2$ = 180.2.

CAS — 58-55-9.

ATC — R03DA04.

ATC Vet — QR03DA04.

UNII — C137DTR5RG (theophylline); 0I55128JYK (anhydrous theophylline).

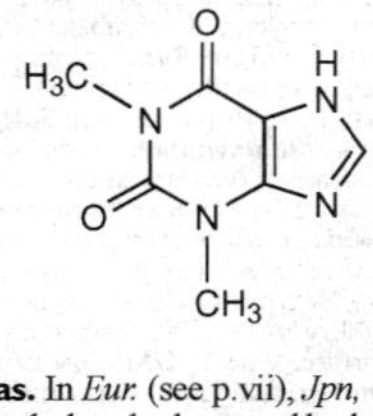

Pharmacopoeias. In *Eur.* (see p.vii), *Jpn, US,* and *Viet.* Some pharmacopoeias include anhydrous and hydrated theophylline in one monograph.

Ph. Eur. 6.8（Theophylline） 白色或类白色结晶性粉末。微溶于水；略溶于无水乙醇。溶于氢氧化物、氨水和矿物酸的溶液。

USP 33（Theophylline） 含一个分子的结晶水或无水化合物。白色、无臭结晶性粉末。微溶于水，更易溶于热水；略溶于乙醇、氯仿、乙醚；易溶于氢氧化物碱、氨水的溶液。

Theophylline Hydrate（*BANM*）水合茶碱

Teofilina monohidrato; Teofilinas monohidratas; Teofylliinimonohydraatti; Teofyllinmonohydrat; Theofylin monohydrát; Theophylline Monohydrate; Théophylline monohydratée; Theophyllinum monohydricum.

Теофиллина Гидрат

$C_7H_8N_4O_2,H_2O$ = 198.2.

CAS — 5967-84-0.

ATC — R03DA04.
ATC Vet — QR03DA04.

Pharmacopoeias. In *Chin., Eur.* (see p.vii), *US*, and *Viet.* Some pharmacopoeias include anhydrous and hydrated theophylline in one monograph.

Ph. Eur. 6.8（Theophylline Monohydrate；Theophylline Hydrate BP 2010） 白色或类白色结晶性粉末。微溶于水；略溶于无水乙醇。溶于氢氧化物碱、氨水和矿物酸的溶液。

USP 33（Theophylline） 含一个分子的结晶水或无水化合物。白色、无臭结晶性粉末。微溶于水，加热后易溶；略溶于酒精、氯仿和乙醚；易溶于氢氧化物碱性和氨水的溶液。

稳定性 将无醇茶碱溶液分装在琥珀色干净的聚丙烯口用注射器内，在室温条件连续荧光照射下可存放 180 天而茶碱浓度无明显变化[1]。但是，由于溶液可能会变色，故推荐避光保存。

5mg/ml 规格的商用混悬液琥珀色包装制剂（口腔即用型）可在 23～25℃环境下保存 90 天[2]。

1. Johnson CE, Drabik BT. Stability of alcohol-free theophylline liquid repackaged in plastic oral syringes. *Am J Hosp Pharm* 1989; **46:** 980–1.
2. Johnson CE, *et al.* Stability of anhydrous theophylline in extemporaneously prepared alcohol-free oral suspensions. *Am J Health-Syst Pharm* 2005; **62:** 2518–20.

不良反应

最常见的不良反应通常由茶碱和黄嘌呤衍生物引起的胃肠道刺激和中枢神经刺激症状，与给药途径无关。茶碱血清浓度大于 20μg/ml(110μmol/L) 时，不良反应的风险增加（如下文所示）。

茶碱可引起恶心、呕吐、腹痛、腹泻和其他胃肠不适、失眠、头痛、忧郁、易怒、坐立不安、震颤和心悸。过量可导致兴奋、利尿并且反复呕吐（有时呕血），随即脱水、心律失常（包括心动过速）、低血压、电解质紊乱（包括较重的低钾血症）、高血糖症、低镁血症、代谢性酸中毒、横纹肌溶解症、惊厥和死亡。重度中毒可无先兆。静脉注射尤其注射太快可导致惊厥、心律失常和严重低血压或心脏停搏，且已报道有猝死；肌内注射刺激性强。反复使用栓剂可致直肠炎。

当血清茶碱浓度为 5～10μg/ml 时不良反应不常见，在 15μg/ml 及以上时不良反应开始增加，高于 20μg/ml 时发作次数及严重度增加[1~3]。**中毒**的严重度通常与年龄、潜在疾病和血清茶碱浓度有关，急性和慢性茶碱中毒有区别；低血清浓度时出现慢性中毒的中毒症状多于大剂量用药之后[1,2,4,5]。婴幼儿和老年人（60 岁以上）茶碱的慢性中毒尤其危险[6,7]。老年患者慢性中毒引起的心律失常、癫痫发作和死亡的危险程度高于急性中毒患者[5]。

氨茶碱或茶碱过量用药其毒性的常见临床特征包括恶心、呕吐、腹泻、兴奋、震颤、高渗透性、过度换气、室上性和室性心律失常、低血压症和癫痫发作。代谢紊乱包括低钾血症、高血糖症、低磷酸盐血症、高钙血症、代谢性酸中毒和呼吸性碱中毒等[1~3]。其他报道的毒性作用有痴呆[8]、中毒性精神病[9]、急性胰腺炎症状[10]、肾衰竭相关的横纹肌溶解症[11~13]和急性间隔综合征[14]。

严重的毒性症状可无轻微症状经过。由调释制剂引起的急性中毒其毒性症状最长可在 24h 后[1]发作且对此类患者的监护应延长。尽管血清茶碱的浓度高于 200μg/ml 时[12,14]患者可能已恢复，但更低的血清茶碱浓度下也可能死亡[10,15,16]。严重中毒的死亡率高达 10%。

1. Dawson AH, Whyte IM. The assessment and treatment of theophylline poisoning. *Med J Aust* 1989; **151:** 689–93.
2. Minton NA, Henry JA. Acute and chronic human toxicity of theophylline. *Hum Exp Toxicol* 1996; **15:** 471–81.
3. Hardy CC, Smith J. Adverse reactions profile: theophylline and aminophylline. *Prescribers' J* 1997; **37:** 96–101.
4. Olson KR, *et al.* Theophylline overdose: acute single ingestion versus chronic repeated overmedication. *Am J Emerg Med* 1985; **3:** 386–94.
5. Shannon M. Life-threatening events after theophylline overdose: a 10-year prospective analysis. *Arch Intern Med* 1999; **159:** 989–94.
6. Shannon M, Lovejoy FH. Effect of acute versus chronic intoxication on clinical features of theophylline poisoning in children. *J Pediatr* 1992; **121:** 125–30.
7. Shannon M. Predictors of major toxicity after theophylline overdose. *Ann Intern Med* 1993; **119:** 1161–7.
8. Drummond I. Aminophylline toxicity in the elderly. *BMJ* 1982; **285:** 779–80.
9. Wasser WG, *et al.* Theophylline madness. *Ann Intern Med* 1981; **95:** 191.
10. Burgan THS, *et al.* Fatal overdose of theophylline simulating acute pancreatitis. *BMJ* 1982; **284:** 939–40.
11. Macdonald JB, *et al.* Rhabdomyolysis and acute renal failure after theophylline overdose. *Lancet* 1985; **i:** 932–3.
12. Rumpf KW, *et al.* Rhabdomyolysis after theophylline overdose. *Lancet* 1985; **i:** 1451–2.
13. Modi KB, *et al.* Theophylline poisoning and rhabdomyolysis. *Lancet* 1985; **ii:** 160–1.
14. Lloyd DM, *et al.* Acute compartment syndrome secondary to theophylline overdose. *Lancet* 1990; **ii:** 312.
15. Whyte KF, Addis GJ. Toxicity of salbutamol and theophylline together. *Lancet* 1983; **ii:** 618–19.
16. Davies RJ, Hawkey CJ. Fatal theophylline toxicity precipitated by in situ pulmonary artery thrombosis. *Postgrad Med J* 1989; **65:** 49–50.

对糖代谢的影响 高血糖常见于茶碱中毒，可能是茶碱诱导的肾上腺儿茶酚胺释放所致。虽然有 29 例早产儿在接受静脉输注氨茶碱和口服茶碱后平均血糖浓度显著高于未接受治疗者，但适量血清茶碱浓度下是否对血糖有影响尚不明显[1,2]。15 例接受治疗的患儿中有 2 例发展成临床意义上的高血糖和糖尿。推荐对接受茶碱治疗的早产儿进行血糖浓度监测[3]。

1. Kearney TE, *et al.* Theophylline toxicity and the beta-adrenergic system. *Ann Intern Med* 1985; **102:** 766–9.
2. Shannon M. Hypokalemia, hyperglycemia and plasma catecholamine activity after severe theophylline intoxication. *J Toxicol Clin Toxicol* 1994; **32:** 41–7.
3. Srinivasan G, *et al.* Plasma glucose changes in preterm infants during oral theophylline therapy. *J Pediatr* 1983; **103:** 473–6.

对电解质的影响 低钾血症是茶碱中毒时一种常见的代谢混乱，但也有报道称患者的血浆茶碱浓度在治疗范围[1]。在钾的细胞流入中被认为仅次于茶碱诱导的肾上腺儿茶酚胺的释放[2]。在静脉注射茶碱治疗时，同时应用其他易诱导低血钾的药物时建议[1]检测血钾浓度（亦见下文的**药物相互作用**）。低磷酸盐血症[1,3]和低钾血症[1]也发生在血浆茶碱的治疗浓度时。在茶碱过量时也发生低镁血症[4]和高钙尿[5]。

1. Zantvoort FA, *et al.* Theophylline and serum electrolytes. *Ann Intern Med* 1986; **104:** 134–5.
2. Minton NA, Henry JA. Acute and chronic human toxicity of theophylline. *Hum Exp Toxicol* 1996; **15:** 471–81.
3. Laaban J-P, *et al.* Hypophosphatemia complicating management of acute severe asthma. *Ann Intern Med* 1990; **112:** 68–9.
4. Hall KW, *et al.* Metabolic abnormalities associated with intentional theophylline overdose. *Ann Intern Med* 1984; **101:** 457–62.
5. McPherson ML, *et al.* Theophylline-induced hypercalcemia. *Ann Intern Med* 1986; **105:** 52–4.

对心脏的影响 心律失常茶碱或氨茶碱在治疗血清浓度[1]和过量[2,3]时会导致窦性心动过速、室性期前收缩和室上性期前收缩。多源性房性心动过速也和茶碱过量[2]与血清茶碱浓度在 10～20μg/ml 的常用治疗范围有关[4]。口服使用茶碱与 β 肾上腺素兴奋药可明显提高平均心率[5,6]。

1. Josephson GW, *et al.* Cardiac dysrhythmias during the treatment of acute asthma: a comparison of two treatment regimens by a double blind protocol. *Chest* 1980; **78:** 429–35.
2. Greenberg A, *et al.* Severe theophylline toxicity: role of conservative measures, antiarrhythmic agents, and charcoal hemoperfusion. *Am J Med* 1984; **76:** 854–60.
3. Minton NA, Henry JA. Acute and chronic human toxicity of theophylline. *Hum Exp Toxicol* 1996; **15:** 471–81.
4. Levine JH, *et al.* Multifocal atrial tachycardia: a toxic effect of theophylline. *Lancet* 1985; **i:** 12–14.
5. Coleman JJ, *et al.* Cardiac arrhythmias during the combined use of β-adrenergic agonist drugs and theophylline. *Chest* 1986; **90:** 45–51.
6. Conradson T-B, *et al.* Arrhythmogenicity from combined bronchodilator therapy in patients with obstructive lung disease and concomitant ischemic heart disease. *Chest* 1987; **91:** 5–9.

对肾脏的影响 对应用过量氨茶碱后发生的横纹肌溶解症诱导的急性肾功能衰竭见上文毒性的一般讨论。

对心理功能的影响 正如上文毒性的一般讨论，茶碱毒性与痴呆和中毒性精神病以及常见的不良反应（如焦虑和坐立不安）有关。

认知与行为问题 有几个小样本研究[1~3]表明茶碱也许和儿童的认知与行为问题有关，尤其是低 IQ 儿童。然而，FDA 认为[4]这样的研究不足以对茶碱对认知行为及学习能力的不良反应提供证据。其他的研究没有发现由茶碱引发的显著的行为性不良反应[5,6]。一项荟萃分析[7]显示使用甲基黄嘌呤治疗对行为有轻微的促进作用。另外，学习成绩通常不受哮喘或适当剂量的茶碱的影响[8]。

1. Furukawa CT, *et al.* Learning and behaviour problems associated with theophylline therapy. *Lancet* 1984; **i:** 621.
2. Springer C, *et al.* Clinical, physiologic, and psychologic comparison of treatment by cromolyn or theophylline in childhood asthma. *J Allergy Clin Immunol* 1985; **76:** 64–9.
3. Schlieper A, *et al.* Effect of therapeutic plasma concentrations of theophylline on behavior, cognitive processing, and affect in children with asthma. *J Pediatr* 1991; **118:** 449–55.
4. Anonymous. Theophylline and school performance. *FDA Drug Bull* 1988; **18:** 32–3.
5. Bender B, Milgrom H. Theophylline-induced behavior change in children: an objective evaluation of parents' perceptions. *JAMA* 1992; **267:** 2621–4.
6. Bender BG, *et al.* Neuropsychological behavioral changes in asthmatic children treated with beclomethasone dipropionate versus theophylline. *Pediatrics* 1998; **101:** 355–60.
7. Stein MA, *et al.* Behavioral and cognitive effects of methylxanthines: a meta-analysis of theophylline and caffeine. *Arch Pediatr Adolesc Med* 1996; **150:** 284–8.
8. Lindgren S, *et al.* Does asthma or treatment with theophylline limit children's academic performance? *N Engl J Med* 1992; **327:** 926–30.

对神经系统的影响 惊厥 在血清茶碱浓度低于 60μg/ml[1]时急性的茶碱毒性作用中惊厥的危险性较低，癫痫发作通常出现于峰浓度大于 100μg/ml[2]时。然而，长期的过量给药癫痫发作更严重[1,2]；有报道癫痫活动在治疗浓度之上甚至在治疗范围时也会发生[3]。虽然有点怀疑它的相关性[1]，但老年患者或曾经有脑损伤或神经疾病的患者危险性增加[2~4]。癫痫发作的结果是多样的：也许会发生死亡和严重的精神缺陷[2,3]，但其他有报道无严重的死亡率时可恢复[4]。

1. Paloucek FP, Rodvold KA. Evaluation of theophylline overdoses and toxicities. *Ann Emerg Med* 1988; **17:** 135–44.
2. Olson KR, *et al.* Theophylline overdose: acute single ingestion versus chronic repeated overmedication. *Am J Emerg Med* 1985; **3:** 386–94.
3. Bahls FH, *et al.* Theophylline-associated seizures with "therapeutic" or low toxic serum concentrations: risk factors for serious outcome in adults. *Neurology* 1991; **41:** 1309–12.
4. Covelli HD, *et al.* Predisposing factors to apparent theophylline-induced seizures. *Ann Allergy* 1985; **54:** 411–15.

对皮肤的影响 对茶碱和氨茶碱皮肤反应的报道见下文**超敏反应**项下。

对泌尿道的影响 虽然利尿作用更常见，但已有报道男性患者在应用茶碱[1]或氨茶碱[2]治疗时发生尿潴留。

1. Owens GR, Tannenbaum R. Theophylline-induced urinary retention. *Ann Intern Med* 1981; **94:** 212–13.
2. Prakash M, Washburne JD. Theophylline and urinary retention. *Ann Intern Med* 1981; **94:** 823.

超敏反应 已有报道口服或静脉注射一个剂量的氨茶碱后发生超敏反应。反应包括瘙痒的红斑疹[1,2]、红皮症[2]和表皮剥脱性皮炎[3]。氨茶碱能产生Ⅰ型（速发型）和Ⅳ型（迟发型）超敏反应，后者是由于乙二胺成分，可由皮肤接触试验确证[1~3]。如果确证为乙二胺成分导致的超敏反应，建议避免使用氨茶碱并继续使用茶碱或其他茶碱盐[1,3,4]。茶碱的超敏反应很少有报道，但Ⅰ型超敏反应已有发生[4]。在应用茶碱调释制剂时有报道发生红斑疹、斑丘疹[5]，而其他的调释茶碱产品未发生。

1. Hardy C, *et al.* Allergy to aminophylline. *BMJ* 1983; **286:** 2051–2.
2. Mohsenifar Z, *et al.* Two cases of allergy to aminophylline. *Ann Allergy* 1982; **49:** 281–2.
3. Nierenberg DW, Glazener FS. Aminophylline-induced exfoliative dermatitis: cause and implications. *West J Med* 1982; **137:** 328–31.
4. Gibb WRG. Delayed-type hypersensitivity to theophylline/aminophylline. *Lancet* 1985; **i:** 49.
5. Mendel S, *et al.* Dermatologic reaction to a sustained-release theophylline product. *Clin Pharm* 1985; **4:** 334–5.

高尿酸血症 在一项对 112 例每 12h 给予茶碱调释剂 200～400mg 的哮喘患者的研究中，血清尿酸和血清茶碱的浓度具有明显的相关性[1]。已有报道在一名女性中应用茶碱和氨茶碱产生痛风[2]；当给予黄嘌呤类时她的血清尿酸浓度增加，但停止给药时会随之下降，而再给药时血清尿酸浓度恢复并增加。

1. Morita Y, *et al.* Theophylline increases serum uric acid levels. *J Allergy Clin Immunol* 1984; **74:** 707–12.
2. Toda K, *et al.* Gout due to xanthine derivatives. *Br J Rheumatol* 1997; **36:** 1131–2.

坏死性小肠结肠炎 虽然已有报道称新生儿坏死性小肠结肠炎与口服茶碱或氨茶碱有关[1,2]，但一项 275 例新生儿的研究表明茶碱对它的形成不具有明显的作用[3]。包括口服茶碱制剂药物和流质食物的高渗透性可能与坏死性小肠结肠炎的病因学有关[4]。

1. Robinson MJ, *et al.* Xanthines and necrotising enterocolitis. *Arch Dis Child* 1980; **55:** 494–5.
2. Williams AJ. Xanthines and necrotising enterocolitis. *Arch Dis Child* 1980; **55:** 973–4.
3. Davis JM, *et al.* Role of theophylline in pathogenesis of necrotizing enterocolitis. *J Pediatr* 1986; **109:** 344–7.
4. Watkinson M, *et al.* Hyperosmolar preparations for neonates. *Pharm J* 1987; **241:** 488.

戒断综合征 新生儿的母亲在妊娠期间服用氨茶碱或茶碱，偶发新生儿呼吸暂停，在出生 28h 后发作，以后 4 天内发作次数及严重度升高。血清茶碱浓度监测显示，呼吸暂停的增加与降低茶碱浓度一致，且新生儿使用茶碱可致呼吸暂停消除；4 个月后治疗结束[1]。

茶碱撤药后可致哮喘控制失败，一些证据显示由于耐受性肺功能降低出现反弹[2]。

1. Horowitz DA, *et al.* Apnea associated with theophylline withdrawal in a term neonate. *Am J Dis Child* 1982; **136:** 73–4.
2. Bennett JA, *et al.* The airway effects of stopping regular oral theophylline in patients with asthma. *Br J Clin Pharmacol* 1998; **45:** 402–4.

不良反应的处置

口服氨茶碱或茶碱过量时，不管何种途径过量可通过反复口服药用炭（活性炭）增加其消除（见下文）。渗透性缓泻药可考虑使用。应进行对症和支持治疗；推荐进行 ECG 监测。应进行血清茶碱浓度监测，若服用调释制剂监测时间应延长。代谢异常中尤其是低钾血症应予纠正；低钾血症可能严重到需要静脉补钾。对于无哮喘患者重度心动过速、低钾血症和高血糖症可被非选择性β受体阻滞药纠正（见下文）。对于患有哮喘或慢性阻塞性肺疾病（COPD）的患者，在纠正低钾血症后会有严重心动过速，可静脉应用维拉帕米治疗。也可考虑选择直流电（DC）复律。血液动力学异常导致的室性心律失常也应使用直流电复律治疗。单纯惊厥可静注地西泮或巴比妥盐得到控制；而苯妥英钠可能无效。对于顽固性病例，可在通气下全身麻醉和神经肌肉阻断。

活性炭血液灌注或血液透析可用。

1. Dawson AH, Whyte IM. The assessment and treatment of theophylline poisoning. *Med J Aust* 1989; **151:** 689–93.
2. Skinner MH. Adverse reactions and interactions with theophylline. *Drug Safety* 1990; **5:** 275–85.
3. Minton NA, Henry JA. Treatment of theophylline overdose. *Am J Emerg Med* 1996; **14:** 606–12.

活性炭 多剂口服活性炭被认为是治疗茶碱和黄嘌呤中毒的基石。它可减少口服茶碱的吸收，也可增加吸收后及静注后的黄嘌呤从体内消除。由于茶碱毒性可导致呕吐，故强力镇吐治疗可用并对活性炭有固定作用。泻药（如山梨醇）可与活性炭联用以帮助清除茶碱，但可能导致水和电解质紊乱。在口服活性炭之前洗胃治疗口服茶碱过量的效果不比单独使用活性炭好。

1. Neuvonen PJ, *et al.* Comparison of activated charcoal and ipecac syrup in prevention of drug absorption. *Eur J Clin Pharmacol* 1983; **24:** 557–62.
2. Berlinger WG, *et al.* Enhancement of theophylline clearance by oral activated charcoal. *Clin Pharmacol Ther* 1983; **33:** 351–4.
3. Mahutte CK, *et al.* Increased serum theophylline clearance with orally administered activated charcoal. *Am Rev Respir Dis* 1983; **128:** 820–2.
4. Park GD, *et al.* Effects of size and frequency of oral doses of charcoal on theophylline clearance. *Clin Pharmacol Ther* 1983; **34:** 663–6.
5. Goldberg MJ, *et al.* The effect of sorbitol and activated charcoal on serum theophylline concentrations after slow-release theophylline. *Clin Pharmacol Ther* 1987; **41:** 108–11.
6. Al-Shareef AH, *et al.* The effects of charcoal and sorbitol (alone and in combination) on plasma theophylline concentrations after a sustained-release formulation. *Hum Exp Toxicol* 1990; **9:** 179–82.
7. Minton NA, *et al.* Prevention of drug absorption in simulated theophylline overdose. *Hum Exp Toxicol* 1995; **14:** 170–4.

β受体阻滞药 有2例茶碱过量的患者使用普萘洛尔后高血糖、低钾血症、心动过速和低血压得以改善。β肾上腺素能的阻断作用可能对茶碱中毒引起的代谢变化有益，尤其对非哮喘患者[1,2]。然而，对于哮喘患者，由于β受体阻断药可致支气管收缩，在有严重的低血钾或心律失常的患者机械通气有效的情况下要慎用[1,2]。普萘洛尔可降低茶碱的清除率（见下文**药物相互作用**）并建议使用无内在活性的β受体阻滞药[3]。艾司洛尔已成功应用于控制过量引起的心血管症状[4]。

1. Kearney TE, *et al.* Theophylline toxicity and the beta-adrenergic system. *Ann Intern Med* 1985; **102:** 766–9.
2. Amin DN, Henry JA. Propranolol administration in theophylline overdose. *Lancet* 1985; **i:** 520–1.
3. Farrar KT, Dunn AM. Beta-blockers in treatment of theophylline overdose. *Lancet* 1985; **i:** 983.
4. Seneff M, *et al.* Acute theophylline toxicity and the use of esmolol to reverse cardiovascular instability. *Ann Emerg Med* 1990; **19:** 671–3.

内镜检查 口服氨茶碱或茶碱调释制剂导致的过量时吸收是延迟性的，在胃中形成片状聚集物或胃肠结石后吸收可能进一步被拖延[1~3]。11例确认过量的患者中，1例呕吐出结石，2例胃镜取出结石，1例尸体解剖时发现结石[3]。一旦结石形成，洗胃和活性炭治疗的疗效甚微，并且在血清茶碱浓度升高前或临床表现恶化前表现稳定[1,2]；有报道[1]出现意外的死亡故事。内镜检查在口服茶碱调释制剂患者中如果临床表现和连续浓度监测结果暗示有持续的药物吸收情况下应考虑使用[2]。

1. Coupe M. Self-poisoning with sustained-release aminophylline: a mechanism for observed secondary rise in serum theophylline. *Hum Toxicol* 1986; **5:** 341–2.
2. Cereda J-M, *et al.* Endoscopic removal of pharmacobezoar of slow release theophylline. *BMJ* 1986; **293:** 1143.
3. Smith WDF. Endoscopic removal of a pharmacobezoar of slow release theophylline. *BMJ* 1987; **294:** 125.

血液透析和血液灌注 服用氨茶碱或茶碱过量后应用体外茶碱清除技术已有讨论[1]。腹膜透析和血液交换法对茶碱清除率未表现出有显著意义上的提高，而血液透析可提高2倍，血液灌注可提高4～6倍。活性炭血液灌注在急性中毒血浆茶碱浓度超过100μg/ml或慢性中毒中超过60μg/ml（40μg/ml若有明显的呼吸或心力衰竭或肝脏疾病时）应考虑使用，虽然单独血浆浓度的测定不能决定其使用（见上文**不良反应**项下）。如有难治性呕吐、心律失常或癫痫发作，活性炭血浆灌注应立即使用。在大多数病例中，4h活性炭血浆灌注对临床有显著提高，但在浓度低于15μg/ml前治疗应继续进行。在灌注后12h内应至少每4h跟随监测血浆浓度，因有出现在结束灌注后反弹升高。血液透析很少选用，除非血浆灌注无效或连续血浆灌注出现横纹肌溶解症。已有1例报道[2]持续静脉血液滤过用于治疗严重的茶碱中毒。

1. Heath A, Knudsen K. Role of extracorporeal drug removal in acute theophylline poisoning: a review. *Med Toxicol* 1987; **2:** 294–308.
2. Henderson JH, *et al.* Continuous venovenous haemofiltration for the treatment of theophylline toxicity. *Thorax* 2001; **56:** 242–3.

注意事项

茶碱或氨茶碱应谨慎用于消化道溃疡、卟啉病、甲状腺功能亢进症、高血压、心律失常或其他心血管疾病或癫痫患者，因为这些情况可恶化。也要慎用于心力衰竭、肝功能不全急性发热性疾病、新生儿和年老者，因为在这些情况下茶碱的清除率下降，可导致血清茶碱浓度和血浆半衰期增加。相反的，吸烟和饮酒可使清除率升高。许多药物与茶碱有相互作用，详见下文药物相互作用。

静脉注射茶碱或氨茶碱必须要非常慢以防直接刺激效应对中枢神经系统损害和心血管不良反应。

茶碱的需要量个体差异巨大。鉴于许多因素可影响茶碱的药动学，必须监测血清浓度以确保其浓度在治疗范围内。

由于生物利用度的不同，患者不要从一种调释茶碱或氨茶碱制剂换成另一种没有经过临床评估和血清茶碱浓度监测的制剂。

急性发热性疾病 茶碱清除率下降在急性呼吸道疾病患者[1]中已有报道，并与潜在肺部疾病的严重度有关[2]。已经建议对慢性阻塞性肺疾病急性恶化的患者慎用茶碱，因为这些患者表现出不一样的茶碱代谢[2]。

同样地，已有报道患儿在治疗慢性哮喘接受茶碱治疗期间，急性病毒感染（如流行性感冒）可使茶碱清除率下降和不良反应发生率增加[3,4]。另一项对患有哮喘的儿童进行的研究发现伴有C-反应蛋白（CRP）水平增加的急性发热性疾病，可能影响茶碱代谢[5]。作者推断这可能与疾病急性期细胞因子的释放有关。也已有报道流感疫苗的接种可降低茶碱清除率（见下文**药物相互作用**）。这些患者的茶碱代谢降低。其机制可能与在急性发热性疾病期间产生干扰素增加有关。已推荐在接受茶碱治疗的儿童患发热性疾病超过24h后剂量减半[6]。进一步的剂量调整应在血清茶碱浓度监测下，直到患者从急性疾病中恢复并重新设定他们的日常剂量。然而，相反的结果也有报道；在1例对照研究RSV感染中发现其感染在儿童的茶碱降解中没有明显的影响[7]。

1. Vozeh S, *et al.* Changes in theophylline clearance during acute illness. *JAMA* 1978; **240:** 1882–4.
2. Richer M, Lam YWF. Hypoxia, arterial pH and theophylline disposition. *Clin Pharmacokinet* 1993; **25:** 283–99.
3. Chang KC, *et al.* Altered theophylline pharmacokinetics during acute respiratory viral illness. *Lancet* 1978; **i:** 1132–3.
4. Kraemer MJ, *et al.* Altered theophylline clearance during an influenza B outbreak. *Pediatrics* 1982; **69:** 476–80.
5. Yamaguchi A, *et al.* Higher incidence of elevated body temperature or increased C-reactive protein level in asthmatic children showing transient reduction of theophylline metabolism. *J Clin Pharmacol* 2000; **40:** 284–9.
6. American Academy of Pediatrics Committee on Drugs. Precautions concerning the use of theophylline. *Pediatrics* 1992; **89:** 781–3.
7. Muslow HA, *et al.* Lack of effect of respiratory syncytial virus infection on theophylline disposition in children. *J Pediatr* 1992; **121:** 466–71.

年龄 年龄对茶碱的代谢和排泄的影响，见下文**药动学**。婴儿的用药方案将在下文**用途和用法**项下的**婴儿用法**中讨论。

哺乳 从一组3名妇女的研究中发现在母乳中茶碱清除的量占不到总量的1%[1]。另一组5名妇女的研究中发现母乳喂养的婴儿接受母体内的茶碱量不到10%[2]。这些量不可能引起毒性，但据报道1例婴儿易激惹的发生可能与母亲断续地服用氨茶碱有关。尽管有哺乳期妇女服用茶碱后，其婴儿易激惹的报道，但American Academy of Pediatrics[3]声明茶碱与母乳喂养不相违背。

1. Stec GP, *et al.* Kinetics of theophylline transfer to breast milk. *Clin Pharmacol Ther* 1980; **28:** 404–8.
2. Yurchak AM, Jusko WJ. Theophylline secretion into breast milk. *Pediatrics* 1976; **57:** 518–20.
3. American Academy of Pediatrics. The transfer of drugs and other chemicals into human milk. *Pediatrics* 2001; **108:** 776–89. [Retired May 2010] Correction. *ibid.*; 1029. Also available at: http://aappolicy.aappublications.org/cgi/content/full/pediatrics%3b108/3/776 (accessed 19/03/08)

ECT 在ECT期间患者接受茶碱有延长癫痫发作的危险，并且已报道[1,2]有癫痫持续状态。茶碱延长癫痫发作的能力使之成为ECT的辅助剂[3]。咖啡因同样也有使用，见第1081页。

1. Peters SG, *et al.* Status epilepticus as a complication of concurrent electroconvulsive and theophylline therapy. *Mayo Clin Proc* 1984; **59:** 568–70.
2. Rasmussen KG, Zorumski CF. Electroconvulsive therapy in patients taking theophylline. *J Clin Psychiatry* 1993; **54:** 427–31.
3. Leentjens AFG, *et al.* Facilitation of ECT by intravenous administration of theophylline. *Convuls Ther* 1996; **12:** 232–7.

卟啉病 茶碱可能与急性卟啉病发作有关，并被认为对卟啉病患者不安全的。

妊娠 推荐[1]妊娠期间每隔1个月、分娩后1周和4周时对血清茶碱浓度进行监测，因为茶碱的药动学可能有改变。在妊娠期间尤其在妊娠后期茶碱表现分布容积增加，血浆蛋白质结合下降，清除率持续下降[2~4]，但其他研究指出妊娠期间茶碱清除率增高[1,5]。一些研究发现分娩后的清除值有所恢复至妊娠之前的状态[2]，但是另外的一些研究则未提及[4]。

在一项对12名母亲在整个妊娠期间使用各种茶碱制剂的新生儿的研究发现母体[6]、脐带和新生婴儿足跟，茶碱浓度范围在2.3～19.6μg/ml。2名新生儿发生短暂的神经过敏，1名发生心动过速，脐带的茶碱浓度在11.7～17μg/ml。没有呕吐、癫痫发作、心律失常、腹泻及饮食紊乱等以前曾有过的报道。

1. Rubin PC. Prescribing in pregnancy: general principles. *BMJ* 1986; **293:** 1415–17.
2. Carter BL, *et al.* Theophylline clearance during pregnancy. *Obstet Gynecol* 1986; **68:** 555–9.
3. Frederiksen MC, *et al.* Theophylline pharmacokinetics in pregnancy. *Clin Pharmacol Ther* 1986; **40:** 321–8.
4. Gardner MJ, *et al.* Longitudinal effects of pregnancy on the pharmacokinetics of theophylline. *Eur J Clin Pharmacol* 1987; **31:** 289–95.
5. Romero R, *et al.* Pharmacokinetics of intravenous theophylline in pregnant patients at term. *Am J Perinatol* 1983; **1:** 31–5.
6. Labovitz E, Spector S. Placental theophylline transfer in pregnant asthmatics. *JAMA* 1982; **247:** 786–8.

肾损伤 茶碱主要通过肝脏代谢而清除，具有肾损伤的患者可以给予氨茶碱或者茶碱的常规剂量。血液透析患者茶碱的清除率升高，消除半衰期降低，据报道，2.5h和2.3h的平均值分别为84.8ml/min和83ml/min[1,2]。血液透析掉的茶碱最多占了40%[1]。腹膜透析对茶碱的药动学影响很小，大约透析掉3.2%[1]。

1. Lee C-SC, *et al.* Comparative pharmacokinetics of theophylline in peritoneal dialysis and hemodialysis. *J Clin Pharmacol* 1983; **23:** 274–80.
2. Anderson JR, *et al.* Effects of hemodialysis on theophylline kinetics. *J Clin Pharmacol* 1983; **23:** 428–32.

吸烟 烟草烟雾的确定成分，特别是芳香烃，诱导肝药酶并且已有报道吸香烟[1~3]增加茶碱的清除率和缩短消除半衰期，吸引可以抵消使茶碱清除率降低的因素，如老年患者[4]，停止吸烟后酶诱导效应的维持时间不清。有一项研究中，戒烟1周后茶碱的清除率减少38%[5]，但是其他的研究发现持续的消除率改变至少需要3个月[1]。也有报道咀嚼烟草能升高茶碱清除率[6]，但是咀嚼尼古丁口香糖无效[5]。

1. Hunt SN, *et al.* Effect of smoking on theophylline disposition. *Clin Pharmacol Ther* 1976; **19:** 546–51.
2. Jusko WJ, *et al.* Enhanced biotransformation of theophylline in marihuana and tobacco smokers. *Clin Pharmacol Ther* 1978; **24:** 406–10.
3. Grygiel JJ, Birkett DJ. Cigarette smoking and theophylline clearance and metabolism. *Clin Pharmacol Ther* 1981; **30:** 491–6.
4. Cusack B, *et al.* Theophylline kinetics in relation to age: the importance of smoking. *Br J Clin Pharmacol* 1980; **10:** 109–14.
5. Lee BL, *et al.* Cigarette abstinence, nicotine gum, and theophylline disposition. *Ann Intern Med* 1987; **106:** 553–5.
6. Rockwood R, Henann N. Smokeless tobacco and theophylline clearance. *Drug Intell Clin Pharm* 1986; **20:** 624–5.

药物相互作用

茶碱、氨茶碱和其他黄嘌呤类的毒性作用具有累加性。因此应该避免与其他黄嘌呤类药物联用；已经使用茶碱作维持疗法的患者，如果静脉注射氨茶碱治疗急性支气管痉挛，首先需要检测茶碱的血浆浓度和首剂适当减量（参见下文**用途和用法**）。

与其他药物，如别嘌醇、一些抗心律失常药、西咪替丁、双硫仑、氟甲沙明、α-干扰素、大环内酯类抗菌药和喹诺酮、口服避孕药、噻苯哒唑和维洛沙秦相互作用降低茶碱的清除率，茶碱剂量需要减量。苯妥英和一些其他抗癫痫药、利托那韦、利福平和磺吡酮可能提高茶碱的清除率，需要增加茶碱剂量或者增加给药次数。黄嘌呤类在缺氧或者与β_2-肾上腺素激动药、皮质激素和利尿药合用具有潜在的低血钾。茶碱与氟烷或氯胺酮合用具有增强毒力的功效，它可能拮抗腺苷的效应和竞争神经肌肉阻滞剂；可能使锂失效以增强清除锂的效应。茶碱和β受体阻滞药的相互作用是复杂的（见下文），但是应尽量避免联用，因为β受体阻滞药会引起支气管痉挛。

茶碱被几种肝细胞色素P450同工酶代谢，最重要的是CYP1A2[1]。许多药物影响茶碱和氨茶碱的代谢清除率[2]，但是茶碱药动学的差异使这些药物相互作用的临床意义很难去预测。茶碱对药物代谢有抑制时要避免使用，但是如果不可避免，茶碱的剂量应该减半，基于血药浓度监测调整剂量[3]。有些证据表明除了为纠正受损的肝脏代谢需要减量外，对于严重肝功能异常的患者需要减量[4]，见下文**在肝损伤中的用法**。应根据血清茶碱浓度监测结果调整后续剂量[3]。即使新用的药物无可疑的药物相互作用，也建议在新药使用的24h内监测其茶碱的血药浓度[3]。

茶碱减慢肝血浆流动性[5]，因此可能延长半衰期和提高肝清除药的稳态血药浓度，但是对安替比林的清除无效[6]。

1. Ha HR, *et al.* Metabolism of theophylline by cDNA-expressed human cytochromes P-450. *Br J Clin Pharmacol* 1995; **39:** 321–6.
2. Upton RA. Pharmacokinetic interactions between theophylline and other medication. *Clin Pharmacokinet* 1991; **20:** 66–80 (part I) and 135–50 (part II).
3. American Academy of Pediatrics Committee on Drugs. Precautions concerning the use of theophylline. *Pediatrics* 1992; **89:** 781–3.
4. Orlando R, *et al.* Liver dysfunction markedly decreases the inhibition of cytochrome P450 1A2-mediated theophylline metabolism by fluvoxamine. *Clin Pharmacol Ther* 2006; **79:** 489–99.
5. Onrot J, *et al.* Reduction of liver plasma flow by caffeine and theophylline. *Clin Pharmacol Ther* 1986; **40:** 506–10.
6. Døssing M, *et al.* Effect of theophylline and salbutamol on hepatic drug metabolism. *Hum Toxicol* 1989; **8:** 225–8.

抗心律失常药 在开始使用胺碘酮9天的患者发生心动过速、神经过敏和震颤症状，茶碱的血浆药物浓度从93.2μg/L到194.2μg/L[1]。也有报道美西律和茶碱合用疗法来提高茶碱浓度和（或）者降低清除率[2~6]。胺碘酮和美西律能够抑制茶碱的肝代谢。也发现妥卡尼影响茶碱的代谢，结果降低茶碱的清除率，但是实际上那个效应比对美西律的小[7]。一个茶碱治疗稳定的患者，在开始加用普罗帕酮后茶碱血浆浓度升高继而引起毒性反应[8]。

也参见下文**钙通道阻滞药**。

1. Soto J, *et al.* Possible theophylline-amiodarone interaction. *DICP Ann Pharmacother* 1990; **24:** 1115.
2. Stanley R, *et al.* Mexiletine-theophylline interaction. *Am J Med* 1989; **86:** 733–4.
3. Ueno K, *et al.* Interaction between theophylline and mexiletine. *DICP Ann Pharmacother* 1990; **24:** 471–2.
4. Hurwitz A, *et al.* Mexiletine effects on theophylline disposition. *Clin Pharmacol Ther* 1991; **50:** 299–307.
5. Loi C-M, *et al.* Inhibition of theophylline metabolism by mexiletine in young male and female nonsmokers. *Clin Pharmacol Ther* 1991; **49:** 571–80.
6. Ueno K, *et al.* Mechanism of interaction between theophylline and mexiletine. *DICP Ann Pharmacother* 1991; **25:** 727–30.
7. Loi C-M, *et al.* The effect of tocainide on theophylline metabolism. *Br J Clin Pharmacol* 1993; **35:** 437–40.
8. Lee BL, Dohrmann ML. Theophylline toxicity after propafenone treatment: evidence for drug interaction. *Clin Pharmacol Ther* 1992; **51:** 353–5.

抗菌药 亚胺培南 据报道3名患者使用茶碱时又用亚胺培南引起癫痫发作[1]，尽管茶碱的血浆药物浓度没有受到影响。

1. Semel JD, Allen N. Seizures in patients simultaneously receiving theophylline and imipenem or ciprofloxacin or metronidazole. *South Med J* 1991; **84:** 465–8.

异烟肼 异烟肼抑制肝脏的氧化酶，发现能影响茶碱的消除。使用异烟肼预处理14天的健康志愿者茶碱的清除率和表观分布容积都降低，从而使茶碱的血浆药物浓度升高[1]。有报道[2]，1名患者在使用茶碱和异烟肼治疗1个月后产生了茶碱中毒。

1. Samigun, *et al.* Lowering of theophylline clearance by isoniazid in slow and rapid acetylators. *Br J Clin Pharmacol* 1990; **29:** 570–3.
2. Torrent J, *et al.* Theophylline-isoniazid interaction. *DICP Ann Pharmacother* 1989; **23:** 143–5.

大环内酯类 有红霉素对茶碱药动学影响不一致的报道。有报道[1~3]茶碱的清除率显著降低和消除半衰期显著延长，但是其他的研究发现没有相互作用[4,5]。也有记录茶碱可能降低红霉素的血浆浓度和生物利用度[6,7]（也见第258页）。醋竹桃霉素也显著降低茶碱的清除率[8~10]，但是有报道地红霉素[11~13]、交沙霉素[9,14]、麦迪霉素[10,15,16]、利卡霉素[17]、罗红霉素[18]或者螺旋霉素[19]看起来不能明显改变茶碱的药动学。克拉霉素看起来似乎对大多数患者无显著疗效，但需要调整小剂量的茶碱[20,21]。在1项病例报告中，在停用阿奇霉素几天后茶碱的血浆浓度下降[22]。某些大环内酯类可降低茶碱的清除率，曾被认为是由于细胞色素P450的同工酶CYP1A2受抑制所致。但是已有研究表明CYP1A2抑制在其中并不具有重要作用，相互作用的机制可能是由于CYP3A失活和肝细胞对茶碱的摄取受到抑制[23]。

1. Zarowitz BJM, *et al.* Effect of erythromycin base on theophylline kinetics. *Clin Pharmacol Ther* 1981; **29:** 601–5.
2. Renton KW, *et al.* Depression of theophylline elimination by erythromycin. *Clin Pharmacol Ther* 1981; **30:** 422–6.
3. May DC, *et al.* The effects of erythromycin on theophylline elimination in normal males. *J Clin Pharmacol* 1982; **22:** 125–30.
4. Maddux MS, *et al.* The effect of erythromycin on theophylline pharmacokinetics at steady state. *Chest* 1982; **81:** 563–5.
5. Hildebrandt R, *et al.* Lack of clinically important interaction between erythromycin and theophylline. *Eur J Clin Pharmacol* 1984; **26:** 485–9.
6. Iliopoulou A, *et al.* Pharmacokinetic interaction between theophylline and erythromycin. *Br J Clin Pharmacol* 1982; **14:** 495–9.
7. Paulsen O, *et al.* The interaction of erythromycin with theophylline. *Eur J Clin Pharmacol* 1987; **32:** 493–8.
8. Weinberger M, *et al.* Inhibition of theophylline clearance by troleandomycin. *J Allergy Clin Immunol* 1977; **59:** 228–31.
9. Brazier JL, *et al.* Retard d'élimination de la théophylline dû à la troléandomycine: absence d'effet de la josamycine. *Therapie* 1980; **35:** 545–9.
10. Lavarenne J, *et al.* Influence d'un nouveau macrolide, la midécamycine, sur les taux sanguins de théophylline. *Therapie* 1981; **36:** 451–6.
11. Bachmann K, *et al.* Changes in the steady-state pharmacokinetics of theophylline during treatment with dirithromycin. *J Clin Pharmacol* 1990; **30:** 1001–5.
12. Bachmann K, *et al.* Steady-state pharmacokinetics of theophylline in COPD patients treated with dirithromycin. *J Clin Pharmacol* 1993; **33:** 861–5.
13. McConnell SA, *et al.* Lack of effect of dirithromycin on theophylline pharmacokinetics in healthy volunteers. *J Antimicrob Chemother* 1999; **43:** 733–6.
14. Ruff F, *et al.* Macrolide et théophylline: absence d'interaction josamycine-théophylline. *Nouv Presse Med* 1981; **10:** 175.
15. Principi N, *et al.* Effect of miocamycin on theophylline kinetics in children. *Eur J Clin Pharmacol* 1987; **31:** 701–4.
16. Couet W, *et al.* Lack of effect of ponsinomycin on the plasma pharmacokinetics of theophylline. *Eur J Clin Pharmacol* 1989; **37:** 101–4.
17. Ishioka T. Effect of a new macrolide antibiotic, 3″-O-propionylleucomycin A_5 (rokitamycin) on serum concentrations of theophylline and digoxin in the elderly. *Acta Ther* 1987; **13:** 17–24.
18. Saint-Salvi B, *et al.* A study of the interaction of roxithromycin with theophylline and carbamazine. *J Antimicrob Chemother* 1987; **20** (suppl B): 121–9.
19. Debruyne D, *et al.* Spiramycin has no effect on serum theophylline in asthmatic patients. *Eur J Clin Pharmacol* 1986; **30:** 505–7.
20. Bachand RT. Comparative study of clarithromycin and ampicillin in the treatment of patients with acute bacterial exacerbations of chronic bronchitis. *J Antimicrob Chemother* 1991; **27** (suppl A): 91–100.
21. Gillum JG, *et al.* Effect of combination therapy with ciprofloxacin and clarithromycin on theophylline pharmacokinetics in healthy volunteers. *Antimicrob Agents Chemother* 1996; **40:** 1715–16.
22. Pollak PT, Slayter KL. Reduced serum theophylline concentrations after discontinuation of azithromycin: evidence for an unusual interaction. *Pharmacotherapy* 1997; **17:** 827–9.
23. Polasek TM, Miners JO. Macrolide-theophylline interactions: no role for the inhibition of cytochrome P4501A2. *Br J Clin Pharmacol* 2008; **66:** 898–900.

喹诺酮类 与茶碱相互作用后氟喹诺酮类抗菌药的抗菌活性改变。依诺沙星显示出最强的相互作用，有报道[1]引起严重恶心、呕吐、心动过速和头痛，与在呼吸道有感染的患者具有很高的茶碱血浆浓度有关。在健康志愿者的研究[2~5]发现依诺沙星降低茶碱的清除率到74%[3]，增加清除半衰期和血浆浓度。

环丙沙星[2,6~8]和培氟沙星[2]与茶碱相互作用程度比依诺沙星小，茶碱的清除率降低大约30%。8例环丙沙星与茶碱的重要临床相互作用报告给英国CSM[9]，包含1例死亡病例。环丙沙星引起的癫痫发作[10]可能是这两种药与GABA结合产生的抑制效应。建议使用茶碱的患者不能使用环丙沙星[9]。

据报道氟哌酸[4,11~13]和氧氟沙星[4,11,14]对茶碱的药动学影响小。尽管认为他们的临床效果不显著，美国FDA收到9例与氟哌酸使用有关的茶碱中毒，包括1例死亡[15]。在小样本的健康志愿者研究报道显示氟罗沙星[16]、氟甲喹[17]、洛美沙星[8,18,19]、莫西沙星[20]和芦氟沙星[21]对茶碱的药动学影响不明显。

相互作用机制涉及肝微粒体酶的抑制造成茶碱代谢清除率降低。然而，具体机制还不清楚，还有很难断定哪个患者存在风险。当喹诺酮类和茶碱合用时要特别小心，特别是老年患者[15]，建议使用没有相互作用的氟喹诺酮，而且茶碱浓度仍然需要检测。

据报道无氟喹诺酮类萘啶酸[2]对茶碱的清除没有影响，然而吡哌酸能显著地抑制茶碱清除率[19]。

1. Wijnands WJA, *et al.* Enoxacin raises plasma theophylline concentrations. *Lancet* 1984; **ii:** 108–9.
2. Wijnands WJA, *et al.* The influence of quinolone derivatives on theophylline clearance. *Br J Clin Pharmacol* 1986; **22:** 677–83.
3. Beckmann J, *et al.* Enoxacin—a potent inhibitor of theophylline metabolism. *Eur J Clin Pharmacol* 1987; **33:** 227–30.
4. Sano M, *et al.* Inhibitory effect of enoxacin, ofloxacin and norfloxacin on renal excretion of theophylline in humans. *Eur J Clin Pharmacol* 1989; **36:** 323–4.
5. Koup JR, *et al.* Theophylline dosage adjustment during enoxacin coadministration. *Antimicrob Agents Chemother* 1990; **34:** 803–7.
6. Nix DE, *et al.* Effect of multiple dose oral ciprofloxacin on the pharmacokinetics of theophylline and indocyanine green. *J Antimicrob Chemother* 1987; **19:** 263–9.
7. Schwartz J, *et al.* Impact of ciprofloxacin on theophylline clearance and steady-state concentrations in serum. *Antimicrob Agents Chemother* 1988; **32:** 75–7.
8. Robson RA, *et al.* Comparative effects of ciprofloxacin and lomefloxacin on the oxidative metabolism of theophylline. *Br J Clin Pharmacol* 1990; **29:** 491–3.
9. Bem JL, Mann RD. Danger of interaction between ciprofloxacin and theophylline. *BMJ* 1988; **296:** 1131.
10. Karki SD, *et al.* Seizure with ciprofloxacin and theophylline combined therapy. *DICP Ann Pharmacother* 1990; **24:** 595–6.
11. Sano M, *et al.* Comparative pharmacokinetics of theophylline following two fluoroquinolones co-administration. *Eur J Clin Pharmacol* 1987; **32:** 431–2.
12. Ho G, *et al.* Evaluation of the effect of norfloxacin on the pharmacokinetics of theophylline. *Clin Pharmacol Ther* 1988; **44:** 35–8.
13. Davis RL, *et al.* Effect of norfloxacin on theophylline metabolism. *Antimicrob Agents Chemother* 1989; **33:** 212–14.
14. Gregoire SL, *et al.* Inhibition of theophylline clearance by coadministered ofloxacin without alteration of theophylline effects. *Antimicrob Agents Chemother* 1987; **31:** 375–8.
15. Grasela TH, Dreis MW. An evaluation of the quinolone-theophylline interaction using the Food and Drug Administration spontaneous reporting system. *Arch Intern Med* 1992; **152:** 617–21.
16. Parent M, *et al.* Safety of fleroxacin coadministered with theophylline to young and elderly volunteers. *Antimicrob Agents Chemother* 1990; **34:** 1249–53.
17. Lacarelle B, *et al.* The quinolone, flumequine, has no effect on theophylline pharmacokinetics. *Eur J Clin Pharmacol* 1994; **46:** 477–8.
18. LeBel M, *et al.* Influence of lomefloxacin on the pharmacokinetics of theophylline. *Antimicrob Agents Chemother* 1990: **34:** 1254–6.
19. Staib AH, *et al.* Interaction of quinolones with the theophylline metabolism in man: investigations with lomefloxacin and pipemidic acid. *Int J Clin Pharmacol Ther Toxicol* 1989; **27:** 289–93.
20. Stass H, Kubitza D. Lack of pharmacokinetic interaction between moxifloxacin, a novel 8-methoxyfluoroquinolone, and theophylline. *Clin Pharmacokinet* 2001; **40** (suppl 1): 63–70.
21. Kinzig-Schippers M, *et al.* Absence of effect of rufloxacin on theophylline pharmacokinetics in steady state. *Antimicrob Agents Chemother* 1998; **42:** 2359–64.

利福平 利福平诱导肝氧化酶，有报道每日口服剂量600mg，用药6~14天，能够将茶碱的平均血浆清除率从25%升高到82%。由于茶碱在肝的代谢升高，因此在一些患者[1~4]清除率的明显升高时需要调整剂量，包括儿童[5]。

1. Straughn AB, *et al.* Effect of rifampin on theophylline disposition. *Ther Drug Monit* 1984; **6:** 153–6.
2. Robson RA, *et al.* Theophylline-rifampicin interaction: non-selective induction of theophylline metabolic pathways. *Br J Clin Pharmacol* 1984; **18:** 445–8.
3. Boyce EG, *et al.* The effect of rifampin on theophylline kinetics. *J Clin Pharmacol* 1986; **26:** 696–9.
4. Adebayo GE, *et al.* Attenuation of rifampicin-induced theophylline metabolism by diltiazem/rifampicin coadministration in healthy volunteers. *Eur J Clin Pharmacol* 1989; **37:** 127–31.
5. Brocks DR, *et al.* Theophylline-rifampin interaction in a pediatric patient. *Clin Pharm* 1986; **5:** 602–4.

四环素类 经过5天治疗5名患有慢性气道阻塞病[1]的不抽烟患者后发现，四环素对茶碱清除率的抑制很弱。据报道[2]1例患者在服用茶碱期间给予10天的四环素引起了茶碱中毒。据报道在健康志愿者中多西环素对茶碱的药动学没有任何显著的影响[3]。

1. Gotz VP, Ryerson GG. Evaluation of tetracycline on theophylline disposition in patients with chronic obstructive airways disease. *Drug Intell Clin Pharm* 1986; **20:** 694–7.
2. McCormack JP, *et al.* Theophylline toxicity induced by tetracycline. *Clin Pharm* 1990; **9:** 546–9.
3. Jonkman JHG, *et al.* No influence of doxycycline on theophylline pharmacokinetics. *Ther Drug Monit* 1985; **7:** 92–4.

抗抑郁药 有报道当给予维洛沙秦[1,2]时茶碱的消除率明显的降低和血浆浓度明显升高。茶碱的剂量应该减少，当使用维洛沙秦时需要检测它的血浆浓度[2]。相互作用可能涉及这两种药物竞争肝微粒体酶。

氟化沙明也与茶碱清除率降低明显减少有关[3,4]，当氟化沙明增加到他们的治疗中时出现茶碱中毒[5,6]。这是由于潜在的肝药酶的抑制[7]，英国CSM[8]已经告知受试者：尽可能的不使用这两种药，如果不可避免，使用半剂量的茶碱并监测血浆浓度。一项关于肝硬化对氟化沙明与茶碱相互作用影响的小型研究[4]发现：随肝硬化严重程度的增加，氟化沙明诱导的茶碱的清除率降低。作者认为除了为纠正受损的肝脏代谢需要减量外，没有发现对于严重肝功能异常的患者需要减量（见下文的**在肝损伤中的用法**）。

有1个病例报道[9]显示圣约翰草可能降低茶碱的浓度，增加茶碱的需求量。然而，1项12例健康志愿者研究[10]显示：使用15天的圣约翰草不能明显改变茶碱的药动学。

关于茶碱对锂盐在肾清除率效应的论述，参见**锂**的**药物相互作用**项下的**黄嘌呤**，第382页。

1. Thomson AH, *et al.* Theophylline toxicity following coadministration of viloxazine. *Ther Drug Monit* 1988; **10:** 359–60.
2. Perault MC, *et al.* A study of the interaction of viloxazine with theophylline. *Ther Drug Monit* 1989; **11:** 520–2.
3. Donaldson KM, *et al.* The effect [of] fluvoxamine at steady state on the pharmacokinetics of theophylline after a single dose in healthy male volunteers. *Br J Clin Pharmacol* 1994; **37:** 492P.
4. Orlando R, *et al.* Liver dysfunction markedly decreases the inhibition of cytochrome P450 1A2-mediated theophylline metabolism by fluvoxamine. *Clin Pharmacol Ther* 2006; **79:** 489–99.
5. Sperber AD. Toxic interaction between fluvoxamine and sustained release theophylline in an 11-year-old boy. *Drug Safety* 1991; **6:** 460–2.
6. Thomson AH, *et al.* Interaction between fluvoxamine and theophylline. *Pharm J* 1992; **249:** 137.
7. Rasmussen BB, *et al.* Selective serotonin reuptake inhibitors and theophylline metabolism in human liver microsomes: potent inhibition by fluvoxamine. *Br J Clin Pharmacol* 1995; **39:** 151–9.
8. CSM/MCA. Fluvoxamine increases plasma theophylline levels. *Current Problems* 1994; **20:** 12.

9. Nebel A, *et al.* Potential metabolic interaction between St John's wort and theophylline. *Ann Pharmacother* 1999; **33:** 502.
10. Morimoto T, *et al.* Effect of St. John's wort on the pharmacokinetics of theophylline in healthy volunteers. *J Clin Pharmacol* 2004; **44:** 95–101.

抗癫痫药 可能是由于对肝药酶的诱导，苯妥英在血浆治疗浓度或亚治疗浓度[1~4]甚至在过度吸烟者中[2]，都显著地降低茶碱的消除半衰期和升高其清除率。已有早期报道显示苯妥英的血浆浓度同时降低[5]，很可能是由于茶碱的酶诱导作用[5]或者是由于减少了苯妥英的吸收[6]。报道显示药物相互作用发生在服用茶碱和苯妥英5～14天内，茶碱的清除率最多升高到350%，血浆半衰期减少初始值的25%～70%[3,4]。

也观察到卡马西平增加茶碱的消除。1例患者，当给予卡马西平时[2]，茶碱血浆半衰期减少大约24%～60%，清除率增加35%～100%。1名11岁的女孩联用卡马西平3周后，茶碱血浆半衰期大约减少一半且哮喘无法得到控制[7]。同时，报道茶碱可能减少卡马西平的血浆浓度，参见第455页。

尽管没有发现苯巴比妥对静脉单剂量注射茶碱的药动学有显著的影响[8]，但发现患者长期使用苯巴比妥能提高茶碱的清除率[9,10]。苯巴比妥对茶碱清除变化的影响强度没有苯妥英的强。据报道高剂量的苯巴比妥也能够增强茶碱的代谢[11]。最新的研究[12]显示治疗量的戊巴比妥（每日100mg）能够提高茶碱清除率约40%，而且这有个体差异。肾清除不受影响可能的机制是肝药酶诱导。

1. Marquis J-F, *et al.* Phenytoin-theophylline interaction. *N Engl J Med* 1982; **307:** 1189–90.
2. Reed RC, Schwartz HJ. Phenytoin-theophylline-quinidine interaction. *N Engl J Med* 1983; **308:** 724–5.
3. Sklar SJ, Wagner JC. Enhanced theophylline clearance secondary to phenytoin therapy. *Drug Intell Clin Pharm* 1985; **19:** 34–6.
4. Miller M, *et al.* Influence of phenytoin on theophylline clearance. *Clin Pharmacol Ther* 1984; **35:** 666–9.
5. Taylor JW, *et al.* The interaction of phenytoin and theophylline. *Drug Intell Clin Pharm* 1980; **14:** 638.
6. Hendeles L, *et al.* Decreased oral phenytoin absorption following concurrent theophylline administration. *J Allergy Clin Immunol* 1979; **63:** 156.
7. Rosenberry KR, *et al.* Reduced theophylline half-life induced by carbamazepine therapy. *J Pediatr* 1983; **102:** 472–4.
8. Piafsky KM, *et al.* Effect of phenobarbital on the disposition of intravenous theophylline. *Clin Pharmacol Ther* 1977; **22:** 336–9.
9. Jusko WJ, *et al.* Factors affecting theophylline clearances: age, tobacco, marijuana, cirrhosis, congestive heart failure, obesity, oral contraceptives, benzodiazepines, barbiturates, and ethanol. *J Pharm Sci* 1979; **68:** 1358–66.
10. Saccar CL, *et al.* The effect of phenobarbital on theophylline disposition in children with asthma. *J Allergy Clin Immunol* 1985; **75:** 716–19.
11. Gibson GA, *et al.* Influence of high-dose phenobarbital on theophylline pharmacokinetics: a case report. *Ther Drug Monit* 1985; **7:** 181–4.
12. Dahlqvist R, *et al.* Induction of theophylline metabolism by pentobarbital. *Ther Drug Monit* 1989; **11:** 408–10.

抗真菌药 有报道酮康唑对于茶碱的药动学没有显著的影响[1,2]。然而，注册药品信息称氟康唑能够降低茶碱的血浆清除率。有报道[3]口服氟康唑后茶碱清除率减少16%，但是氟康唑对茶碱代谢仅有很小的抑制效应，而且对茶碱的处置无显著影响。特比萘芬[4]与茶碱的浓度类似时，能抑制茶碱的代谢。

1. Brown MW, *et al.* Effect of ketoconazole on hepatic oxidative drug metabolism. *Clin Pharmacol Ther* 1985; **37:** 290–7.
2. Heusner JJ, *et al.* Effect of chronically administered ketoconazole on the elimination of theophylline in man. *Drug Intell Clin Pharm* 1987; **21:** 514–17.
3. Konishi H, *et al.* Effect of fluconazole on theophylline disposition in humans. *Eur J Clin Pharmacol* 1994; **46:** 309–12.
4. Trépanier EF, *et al.* Effect of terbinafine on theophylline pharmacokinetics in healthy volunteers. *Antimicrob Agents Chemother* 1998; **42:** 695–7.

抗痛风药 在单剂量静脉注射氨茶碱[1,2]或者口服茶碱达到稳态[1]后，发现连续7天每日口服300mg别嘌醇对茶碱的药动学没有影响。然而，发现每日口服600mg别嘌醇，连续28天，可抑制茶碱的代谢[3]，14天增加平均半衰期25%，28天增加29%，而且还有报道1例患者与别嘌醇联用2天时[4]茶碱的血浆峰浓度增加38%。

有报道[5]在1名健康受试者单剂研究发现丙磺舒对茶碱的肝代谢或者机体的总清除率没有影响。

由于对特定的细胞色素P450选择性诱导，1名健康受试者连续7天每日使用磺吡酮800mg升高茶碱血浆总清除率达22%[6]。

1. Grygiel JJ, *et al.* Effects of allopurinol on theophylline metabolism and clearance. *Clin Pharmacol Ther* 1979; **26:** 660–7.
2. Vozeh S, *et al.* Influence of allopurinol on theophylline disposition in adults. *Clin Pharmacol Ther* 1980; **27:** 194–7.
3. Manfredi RL, Vesell ES. Inhibition of theophylline metabolism by long-term allopurinol administration. *Clin Pharmacol Ther* 1981; **29:** 224–9.
4. Barry M, Feely J. Allopurinol influences aminophenazone elimination. *Clin Pharmacokinet* 1990; **19:** 167–9.
5. Chen TWD, Patton TF. Effect of probenecid on the pharmacokinetics of aminophylline. *Drug Intell Clin Pharm* 1983; **17:** 465–6.
6. Birkett DJ, *et al.* Evidence for a dual action of sulphinpyrazone on drug metabolism in man: theophylline-sulphinpyrazone interaction. *Br J Clin Pharmacol* 1983; **15:** 567–9.

抗肿瘤药 有报道3例患者服用氨鲁米特增加茶碱清除率[1]。

在8例患有严重的皮质激素依赖的哮喘患者中，给予每周肌内注射低剂量的甲氨蝶呤[2]，报道称茶碱清除率（以茶碱、氨茶碱或胆茶碱形式给药）平均降低了19%。可以观察到患者间的个体差异很大。有3例患者出现恶心，其中1例按要求降低了茶碱的剂量。作者称微粒体酶的活性被抑制是茶碱清除率改变最可能的解释。

有关茶碱和洛莫司汀可能相互作用的参考文献见**洛莫司汀**，第709页。

1. Lønning PE, *et al.* Effect of aminoglutethimide on antipyrine, theophylline, and digitoxin disposition in breast cancer. *Clin Pharmacol Ther* 1984; **36:** 796–802.
2. Glynn-Barnhart AM, *et al.* Effect of low-dose methotrexate on the disposition of glucocorticoids and theophylline. *J Allergy Clin Immunol* 1991; **88:** 180–6.

抗病毒药 在9例受试者中，8例单剂注射重组人α-干扰素时，降低茶碱清除率33%～81%，茶碱的清除半衰期增加1.5～6倍[1]。在11例健康受试者连续3天每日注射α-体干扰素1次也能降低茶碱清除率和升高消除半衰期[2]，但是改变的程度类似于个体差异，相互作用的改变小，故临床意义不大。

注册药品信息显示利托那韦明显增加茶碱的清除率；需要增加茶碱的剂量维持疗效。

有报道[3]显示阿昔洛韦抑制茶碱的代谢导致在体内蓄积。

1. Williams SJ, *et al.* Inhibition of theophylline metabolism by interferon. *Lancet* 1987; **ii:** 939–41.
2. Jonkman JHG, *et al.* Effects of α-interferon on theophylline pharmacokinetics and metabolism. *Br J Clin Pharmacol* 1989; **27:** 795–802.
3. Maeda Y, *et al.* Inhibition of theophylline metabolism by aciclovir. *Biol Pharm Bull* 1996; **19:** 1591–5.

苯二氮䓬类 有关茶碱对苯二氮䓬类镇静的拮抗，见**地西泮的药物相互作用**项下的**黄嘌呤**，第962页。

β受体阻滞药 健康志愿者静注氨茶碱后，普萘洛尔降低茶碱清除率达36%。整体而言美托洛尔不降低茶碱清除率，但是茶碱的清除率最初高的一些吸烟者中有所减少[1]。认为普萘洛尔对茶碱脱甲基作用和8-羟化[2]的细胞色素P450产生剂量依赖性选择性抑制效应。亲脂性小的β受体阻滞药阿替洛尔[3,4]和奈多洛尔[4]对茶碱的药动学没有显著效应。

然而，在通常情况下，β受体阻滞药应避免在服用茶碱的患者中使用，对于有哮喘病史和慢性阻塞性肺疾病的患者来说，它们可加重患者的支气管痉挛。

1. Conrad KA, Nyman DW. Effects of metoprolol and propranolol on theophylline elimination. *Clin Pharmacol Ther* 1980; **28:** 463–7.
2. Miners JO, *et al.* Selectivity and dose-dependency of the inhibitory effect of propranolol on theophylline metabolism in man. *Br J Clin Pharmacol* 1985; **20:** 219–23.
3. Cerasa LA, *et al.* Lack of effect of atenolol on the pharmacokinetics of theophylline. *Br J Clin Pharmacol* 1988; **26:** 800–2.
4. Corsi CM, *et al.* Lack of effect of atenolol and nadolol on the metabolism of theophylline. *Br J Clin Pharmacol* 1990; **29:** 265–8.

咖啡因 健康受试者戒除甲基黄嘌呤饮食可加速茶碱的清除[1]。虽然有报道额外在饮食中摄入咖啡因不能改变茶碱的分布[2]，但一些研究发现健康受试者通过每日饮用几杯咖啡来适当摄取咖啡因（每日120～900mg）对茶碱的药动学可有显著影响[3,4]。在后者的研究中茶碱清除率平均减少23%～29%，伴清除半衰期相应提高。

1. Monks TJ, *et al.* Influence of methylxanthine-containing foods on theophylline metabolism and kinetics. *Clin Pharmacol Ther* 1979; **26:** 513–24.
2. Monks TJ, *et al.* The effect of increased caffeine intake on the metabolism and pharmacokinetics of theophylline in man. *Biopharm Drug Dispos* 1981; **2:** 31–7.
3. Jonkman JHG, *et al.* The influence of caffeine on the steady-state pharmacokinetics of theophylline. *Clin Pharmacol Ther* 1991; **49:** 248–55.
4. Sato J, *et al.* Influence of usual intake of dietary caffeine on single-dose kinetics of theophylline in healthy human subjects. *Eur J Clin Pharmacol* 1993; **44:** 295–8.

钙通道阻滞药 据报道[1]维拉帕米可平均降低健康受试者茶碱清除率的14%，虽然这没有临床意义，但有1名76岁老年妇女接受茶碱治疗时，在服用6天维拉帕米后出现茶碱中毒症状伴有血清茶碱浓度双倍增高[2]。对健康受试者和哮喘患者硝苯地平对茶碱药动学影响的研究中发现有不一致的结论。清除率减少[1]和分布量的增加均被报道[3,4]，并且有血清茶碱浓度下降[4]，也有血清茶碱浓度升高[5]及茶碱的毒性[6,7]。但是大多数研究推断硝苯地平的影响不可能有重要临床意义[1,4,5,8]。

有报道地尔硫䓬[5]可增加茶碱血清浓度，非洛地平[9]可降低茶碱血清浓度，但两者这些影响的临床意义不大。

1. Robson RA, *et al.* Selective inhibitory effects of nifedipine and verapamil on oxidative metabolism: effects on theophylline. *Br J Clin Pharmacol* 1988; **25:** 397–400.
2. Burnakis TG, *et al.* Increased serum theophylline concentrations secondary to oral verapamil. *Clin Pharm* 1983; **2:** 458–61.
3. Jackson SHD, *et al.* The interaction between iv theophylline and chronic oral dosing with slow release nifedipine in volunteers. *Br J Clin Pharmacol* 1986; **21:** 389–92.
4. Adebayo GI, Mabadeje AFB. Effect of nifedipine on antipyrine and theophylline disposition. *Biopharm Drug Dispos* 1990; **11:** 157–64.
5. Smith SR, *et al.* The influence of nifedipine and diltiazem on serum theophylline concentration-time profiles. *J Clin Pharm Ther* 1989; **14:** 403–8.
6. Parrillo SJ, Venditto M. Elevated theophylline blood levels from institution of nifedipine therapy. *Ann Emerg Med* 1984; **13:** 216–17.
7. Harrod CS. Theophylline toxicity and nifedipine. *Ann Intern Med* 1987; **106:** 480.
8. Spedini C, Lombardi C. Long-term treatment with oral nifedipine plus theophylline in the management of chronic bronchial asthma. *Eur J Clin Pharmacol* 1986; **31:** 105–6.
9. Bratel T, *et al.* Felodipine reduces the absorption of theophylline in man. *Eur J Clin Pharmacol* 1989; **36:** 481–5.

大麻 1项对发表于20世纪70年代的2篇文献的研究[1]显示抽吸大麻可增加茶碱的清除率。

1. Brown D. Influence on theophylline clearance. *Pharm J* 1994; **253:** 595.

皮质激素 对于3例急性重度哮喘患者给予静脉输注氨茶碱时，当静脉给予氢化可的松时血清茶碱浓度迅速由治疗范围上升至40～50μg/ml[1]。在健康受试者研究中，虽然皮质激素疗法有增加茶碱清除率的趋势[2,3]，但当给予氢化可的松[2]、甲泼尼松龙[3]、泼尼松时血清茶碱浓度无明显变化。对于早产儿，在子宫内时暴露于倍他米松刺激肝脏对茶碱的代谢[4,5]，但不影响剂量需求。

茶碱和皮质激素联用时，应牢记不良反应（如低血钾）的可能性。

1. Buchanan N, *et al.* Asthma—a possible interaction between hydrocortisone and theophylline. *S Afr Med J* 1979; 56: 1147–8.
2. Leavengood DC, *et al.* The effect of corticosteroids on theophylline metabolism. *Ann Allergy* 1983; **50:** 249–51.
3. Anderson JL, *et al.* Potential pharmacokinetic interaction between theophylline and prednisone. *Clin Pharm* 1984; **3:** 187–9.
4. Jager-Roman E, *et al.* Increased theophylline metabolism in premature infants after prenatal betamethasone administration. *Dev Pharmacol Ther* 1982; **5:** 127–35.
5. Baird-Lambert J, *et al.* Theophylline metabolism in preterm neonates during the first weeks of life. *Dev Pharmacol Ther* 1984; **7:** 239–44.

双硫仑 在包括20例酒精中毒恢复患者的研究中，双硫仑以剂量依赖性方式降低茶碱血浆清除率和延长其半衰期[1]。推断双硫仑以剂量依赖性抑制作用影响茶碱的肝代谢，因此为降低合用时的毒性，茶碱的剂量应减少多达50%。

1. Loi C-M, *et al.* Dose-dependent inhibition of theophylline metabolism by disulfiram in recovering alcoholics. *Clin Pharmacol Ther* 1989; **45:** 476–86.

利尿药 虽然对于10例在静脉注射呋塞米之后接受连续静脉输注氨茶碱的平均血清茶碱浓度升高[1]。而对于8例慢性稳定性哮喘患者，在接受呋塞米后平均血清茶碱浓度峰值下降12.14μg/ml，而安慰剂组下降7.16μg/ml[2]。浓度下降自使用呋塞米后最长6h。4例口服或静脉途径接受茶碱新生儿在给予呋塞米后茶碱浓度也出现了下降[3]。当呋塞米和茶碱分开间隔2h以上给药时，血清茶碱浓度恢复至正常。

应牢记茶碱与利尿药联用可引起低血钾等不良反应。

1. Conlon PF, *et al.* Effect of intravenous furosemide on serum theophylline concentration. *Am J Hosp Pharm* 1981; **38:** 1345–7.
2. Carpentiere G, *et al.* Furosemide and theophylline. *Ann Intern Med* 1985; **103:** 957.
3. Toback JW, Gilman ME. Theophylline-furosemide inactivation. *Pediatrics* 1983; **71:** 140–1.

胃肠药 口服抗酸药似乎不影响茶碱在消化道的总吸收量[1～5]。然而，一些研究显示在服用抗酸药后即释[1]或调释制剂[2]茶碱的吸收率下降。也有一些调释制剂其血清茶碱峰值升高[3]。

已有报道[6]西咪替丁通过抑制茶碱氧化代谢降低20%～35%的清除率且延长其半衰期[6～8]及毒性作用。若服用西咪替丁，则推荐氨茶碱用量应减量1/3[6]。肝病可增强这种对茶碱代谢的抑制[9]，但个体差异很大。吸烟者清除率的下降可能更大[10]。研究发现[11～14]雷尼替丁即使在大剂量时[15]对茶碱代谢的抑制意义也不大。然而茶碱毒性作用在使用雷尼替丁后也偶见报道[16～18]。据报道[19]法莫替丁不能改变茶碱的分布，但一项小样本的研究发现对于一些慢性阻塞性肺疾病患者茶碱清除率下降有显著意义[20]。

奥美拉唑、兰索拉唑、泮托拉唑对茶碱清除率无影响或无明显影响[21,22]。在 CYP2C19 弱代谢者，可能增加奥美拉唑浓度，继而诱导 CYP1A（主要的茶碱代谢酶），在服用奥美拉唑的 5 例弱代谢者的药动学研究[23]中，发现其有增加茶碱代谢的倾向。

1. Arnold LA, *et al.* Effect of an antacid on gastrointestinal absorption of theophylline. *Am J Hosp Pharm* 1979; **36:** 1059–62.
2. Shargel L, *et al.* Effect of antacid on bioavailability of theophylline from rapid and timed-release drug products. *J Pharm Sci* 1981; **70:** 599–602.
3. Darzentas LJ, *et al.* Effect of antacid on bioavailability of a sustained-release theophylline preparation. *Drug Intell Clin Pharm* 1983; **17:** 555–7.
4. Myhre KI, Walstad RA. The influence of antacid on the absorption of two different sustained-release formulations of theophylline. *Br J Clin Pharmacol* 1983; **15:** 683–7.
5. Muir JF, *et al.* Lack of effect of magnesium-aluminium hydroxide on the absorption of theophylline given as a pH-dependent sustained-release preparation. *Eur J Clin Pharmacol* 1993; **44:** 85–8.
6. Bauman JH, *et al.* Cimetidine-theophylline interaction: report of four patients. *Ann Allergy* 1982; **48:** 100–102.
7. Vestal RE, *et al.* Cimetidine inhibits theophylline clearance in patients with chronic obstructive pulmonary disease: a study using stable isotope methodology during multiple oral dose administration. *Br J Clin Pharmacol* 1983; **15:** 411–18.
8. Roberts RK, *et al.* Cimetidine-theophylline interaction in patients with chronic obstructive airways disease. *Med J Aust* 1984; **140:** 279–80.
9. Gugler R, *et al.* The inhibition of drug metabolism by cimetidine in patients with liver cirrhosis. *Klin Wochenschr* 1984; **62:** 1126–31.
10. Grygiel JJ, *et al.* Differential effects of cimetidine on theophylline metabolic pathways. *Eur J Clin Pharmacol* 1984; **26:** 335–40.
11. Breen KJ, *et al.* Effects of cimetidine and ranitidine on hepatic drug metabolism. *Clin Pharmacol Ther* 1982; **31:** 297–300.
12. Seggev JS, *et al.* No evidence for interaction between ranitidine and theophylline. *Arch Intern Med* 1987; **147:** 179–80.
13. Adebayo GI. Effects of equimolar doses of cimetidine and ranitidine on theophylline elimination. *Biopharm Drug Dispos* 1989; **10:** 77–85.
14. Boehning W. Effect of cimetidine and ranitidine on plasma theophylline in patients with chronic obstructive airways disease treated with theophylline and corticosteroids. *Eur J Clin Pharmacol* 1990; **38:** 43–5.
15. Kelly HW, *et al.* Ranitidine at very large doses does not inhibit theophylline elimination. *Clin Pharmacol Ther* 1986; **39:** 577–81.
16. Fernandes E, Melewicz FM. Ranitidine and theophylline. *Ann Intern Med* 1984; **100:** 459.
17. Gardner ME, Sikorski GW. Ranitidine and theophylline. *Ann Intern Med* 1985; **102:** 559.
18. Hegman GW, Gilbert RP. Ranitidine-theophylline interaction—fact or fiction? *DICP Ann Pharmacother* 1991; **25:** 21–5.
19. Chremos AN, *et al.* Famotidine does not interfere with the disposition of theophylline in man: comparison to cimetidine. *Clin Pharmacol Ther* 1986; **39:** 187.
20. Dal Negro R, *et al.* Famotidine and theophylline pharmacokinetics: an unexpected cimetidine-like interaction in patients with chronic obstructive pulmonary disease. *Clin Pharmacokinet* 1993; **24:** 255–8.
21. Kokufu T, *et al.* Effects of lansoprazole on pharmacokinetics and metabolism of theophylline. *Eur J Clin Pharmacol* 1995; **48:** 391–5.
22. Dilger K, *et al.* Lack of drug interaction between omeprazole, lansoprazole, pantoprazole and theophylline. *Br J Clin Pharmacol* 1999; **48:** 438–44.
23. Cavuto NJ, *et al.* Effect of omeprazole on theophylline clearance in poor metabolizers of omeprazole. *Clin Pharmacol Ther* 1995; **57:** 215.

全身麻醉药 有些报道[1,2]接受茶碱治疗的患者在用氟烷麻醉后心脏毒性增加。早期报道由于茶碱和氯胺酮相互作用出现癫痫和心动过速[3]。

1. Barton MD. Anesthetic problems with aspirin-intolerant patients. *Anesth Analg* 1975; **54:** 376–80.
2. Richards W, *et al.* Cardiac arrest associated with halothane anesthesia in a patient receiving theophylline. *Ann Allergy* 1988; **61:** 83–4.
3. Hirschman CA, *et al.* Ketamine-aminophylline-induced decrease in seizure threshold. *Anesthesiology* 1982; **56:** 464–7.

白三烯抑制药和拮抗药 齐留通能延长茶碱半衰期和降低其清除率[1]，茶碱与齐留通联用时茶碱剂量应减少，以避免毒性作用并检测血清茶碱浓度。临床研究中扎鲁司特与茶碱联用时扎鲁司特的血浆浓度下降，而茶碱血浆浓度无影响。然而 1 例患者在治疗中加入扎鲁司特后至血清茶碱中毒浓度，复用后复发[2]。孟鲁司特每日 10mg 不影响茶碱的药动学，但每日 200mg 和 600mg 则极大地降低血浆浓度、浓度-时间曲线下面积和茶碱消除半衰期[3]。

1. Granneman GR, *et al.* Effect of zileuton on theophylline pharmacokinetics. *Clin Pharmacokinet* 1995; **29** (suppl 2): 77–83.
2. Katial RK, *et al.* A drug interaction between zafirlukast and theophylline. *Arch Intern Med* 1998; **158:** 1713–15.
3. Malmstrom K, *et al.* Effect of montelukast on single-dose theophylline pharmacokinetics. *Am J Ther* 1998; **5:** 189–95.

甲氧沙林 在一项有 3 名健康受试者的单剂量药动学研究中，在口服单剂量甲氧沙林后茶碱的清除率下降，而且随尿液排出的原形茶碱有所增加[1]。甲氧沙林可能抑制了细胞色素 P450 酶同工酶 CYP1A2[2]。建议当与全身作用的甲氧沙林联用时茶碱的用量可能需要降低，但是在采用局部 PUVA 疗法时不需要。

1. Apseloff G, *et al.* Inhibition and induction of theophylline metabolism by 8-methoxypsoralen: in vivo study in rats and humans. *Drug Metab Dispos* 1990; **18:** 298–303.
2. Tantcheva-Poór I, *et al.* Liver cytochrome P450 CYP1A2 is markedly inhibited by systemic but not by bath PUVA in dermatological patients. *Br J Dermatol* 2001; **144:** 1127–32.

神经肌肉阻滞药 使用氨茶碱患者对泮库溴铵神经肌肉阻滞的抵抗见**黄嘌呤**（第1814页）。

口服避孕药 有报道由于口服避孕药对肝脏 P450 同工酶的抑制效应，可降低约 30%茶碱清除率[1~3]且可升高血清茶碱浓度。

1. Tornatore KM, *et al.* Effect of chronic oral contraceptive steroids on theophylline disposition. *Eur J Clin Pharmacol* 1982; **23:** 129–34.
2. Gardner MJ, *et al.* Effects of tobacco smoking and oral contraceptive use on theophylline disposition. *Br J Clin Pharmacol* 1983; **16:** 271–80.
3. Roberts RK, *et al.* Oral contraceptive steroids impair the elimination of theophylline. *J Lab Clin Med* 1983; **101:** 821–5.

拟交感神经药 β肾上腺素能激动药对茶碱药动学的影响未明。一些研究发现奥西那林[1]和特布他林[2]对茶碱的分布无影响，其余报道显示应用异丙肾上腺素[3,4]、特布他林[5,6]后可使茶碱的清除率升高。

茶碱与β肾上腺素能激动药应用可产生不良反应，包括低血钾[7,8]、高血糖[7]、心动过速[7,8]、高血压[7]和震颤[9]。有 9 例联合治疗患者出现低血钾报道至英国 CSM，4 例临床心脏呼吸停止、假性肠梗阻和意识错乱。建议对于严重哮喘应用β肾上腺素能激动药和黄嘌呤衍生物时，应监测血清钾浓度[10]。

由于可显著降低茶碱清除率[11]，因此应谨记其可能与苯丙醇胺的相互作用。

1. Conrad KA, Woodworth JR. Orciprenaline does not alter theophylline elimination. *Br J Clin Pharmacol* 1981; **12:** 756–7.
2. Snidow J, *et al.* Acute effects of short-term subcutaneous terbutaline on theophylline disposition. *Eur J Clin Pharmacol* 1987; **32:** 191–3.
3. Hemstreet MP, *et al.* Effect of intravenous isoproterenol on theophylline kinetics. *J Allergy Clin Immunol* 1982; **69:** 360–4.
4. Griffith JA, Kozloski GD. Isoproterenol-theophylline interaction: possible potentiation by other drugs. *Clin Pharm* 1990; **9:** 54–7.
5. Danziger Y, *et al.* Reduction of serum theophylline levels by terbutaline in children with asthma. *Clin Pharmacol Ther* 1985; **37:** 469–71.
6. Garty M, *et al.* Increased theophylline clearance in asthmatic patients due to terbutaline. *Eur J Clin Pharmacol* 1989; **36:** 25–8.
7. Smith SR, Kendall MJ. Potentiation of the adverse effects of intravenous terbutaline by oral theophylline. *Br J Clin Pharmacol* 1986; **21:** 451–3.
8. Whyte KF, *et al.* Salbutamol induced hypokalaemia: the effect of theophylline alone and in combination with adrenaline. *Br J Clin Pharmacol* 1988; **25:** 571–8.
9. van der Vet APH, *et al.* Pharmacodynamics (lungfunction tests, tremor measurements and cAMP determinations) of a single dose of 0.5 mg terbutaline subcutaneously during sustained-release theophylline medication in patients with asthmatic bronchitis. *Int J Clin Pharmacol Ther Toxicol* 1986; **24:** 569–73.
10. CSM. $β_2$ agonists, xanthines and hypokalaemia. *Current Problems 28* 1990.
11. Wilson HA, *et al.* Phenylpropanolamine significantly reduces the clearance of theophylline. *Am Rev Respir Dis* 1991; **143:** A629.

他克林 一项在健康受试者中进行的研究表明他克林可降低约 50%的茶碱清除率，且增加血浆茶碱浓度。研究提出他克林竞争性抑制茶碱代谢[1]。

1. deVries TM, *et al.* Effect of multiple-dose tacrine administration on single-dose pharmacokinetics of digoxin, diazepam, and theophylline. *Pharm Res* 1993; **10** (suppl): S333.

噻苯达唑 据报道[1,2]噻苯达唑可增加血清茶碱浓度，并降低茶碱的清除率。当噻苯达唑开始使用时，推荐[2]茶碱的剂量应减少约 50%。

1. Sugar AM, *et al.* Possible thiabendazole-induced theophylline toxicity. *Am Rev Respir Dis* 1980; **122:** 501–3.
2. Lew G, *et al.* Theophylline-thiabendazole drug interaction. *Clin Pharm* 1989; **8:** 225–7.

噻氯匹定 在 10 名健康受试者中每日口服 500mg 噻氯匹定，使用 10 天后，茶碱的消除半衰期是增加的，且血浆清除率降低[1]。

1. Colli A, *et al.* Ticlopidine-theophylline interaction. *Clin Pharmacol Ther* 1987; **41:** 358–62.

疫苗 有报道在接种 BCG 疫苗[1]和流行性感冒疫苗[2,3]后，可短暂地抑制茶碱的肝脏代谢、其次为干扰素的产生导致茶碱的血清半衰期和浓度增高。其他的研究还没能证实与流行性感冒疫苗的相互作用[4~7]。不同的研究发现可能是疫苗的差别。现代纯化的没有诱导干扰素产生的亚病毒粒子疫苗没有改变茶碱的代谢作用[8,9]。

1. Gray JD, *et al.* Depression of theophylline elimination following BCG vaccination. *Br J Clin Pharmacol* 1983; **16:** 735–7.
2. Renton KW, *et al.* Decreased elimination of theophylline after influenza vaccination. *Can Med Assoc J* 1980; **123:** 288–90.
3. Walker S, *et al.* Serum theophylline levels after influenza vaccination. *Can Med Assoc J* 1981; **125:** 243–4.
4. Goldstein RS, *et al.* Decreased elimination of theophylline after influenza vaccination. *Can Med Assoc J* 1982; **126:** 470.
5. Fischer RG, *et al.* Influence of trivalent influenza vaccine on serum theophylline levels. *Can Med Assoc J* 1982; **126:** 1312–13.
6. Britton L, Ruben FL. Serum theophylline levels after influenza vaccination. *Can Med Assoc J* 1982; **126:** 1375.
7. Patriarca PA, *et al.* Influenza vaccination and warfarin or theophylline toxicity in nursing-home residents. *N Engl J Med* 1983; **308:** 1601–2.
8. Stults BM, Hashisaki PA. Influenza vaccination and theophylline pharmacokinetics in patients with chronic obstructive lung disease. *West J Med* 1983; **139:** 651–4.
9. Winstanley PA, *et al.* Lack of effect of highly purified subunit influenza vaccination on theophylline metabolism. *Br J Clin Pharmacol* 1985; **20:** 47–53.

药动学

茶碱可快速完全地从液体制剂、胶囊和未包衣片吸收；吸收的速率（不是程度）因食物而减少，并且食物也可能影响茶碱的清除率。血清茶碱浓度高峰出现在服用液体制剂、胶囊和未包衣片后的 1～2h。调释制剂在吸收特性和受食物的影响方面显示出巨大差异，并通常认为不可互变。通常如果患者需要改用另一种这样的制剂，那么剂量应该重新调整。灌肠法在直肠的吸收是快速的，但是栓剂的吸收可能是缓慢且不稳定的。肌内注射后吸收是缓慢而不完全的。

有 40%～60%的茶碱与血浆蛋白结合，但是新生儿或者患有肝脏疾病成人的血浆蛋白结合是减少的。通常认为支气管舒张最佳的血清治疗浓度的范围为 10～20μg/ml(55～110μmol/L)，虽然有些认为适当的范围要更低（参见下文**治疗药物监测**）。

茶碱在肝脏的代谢为 1-二甲基尿苷、1-甲基尿酸（经由的中间体为 1-甲基黄嘌呤）和 3-甲基黄嘌呤。通过细胞 P450 同工酶 CYP1A2 催化脱甲基作用为 3-甲基黄嘌呤（可能为 1-甲基黄嘌呤）；通过 CYP2E1 和 CYP3A3 催化羟化作用为 1,3-甲基尿酸。茶碱代谢中的去甲基化和羟基化作用有饱和现象（capacity-limited），导致了非线性消除。代谢产物通过尿液排泄。在成人中，约 10%剂量的茶碱以原形从尿液中排泄，但是在新生儿中约 50%以原形药排泄，并且大比例作为咖啡因排泄。茶碱的肝代谢比率在人与人之间有相当大的差别，导致了大的改变发生在清除率、血清浓度和半衰期。由于不同的因素，如年龄、吸烟情况、疾病、饮食和药物相互作用造成对肝代谢更多的影响。在其他方面健康的、不抽烟的成人哮喘患者的茶碱血清半衰期为 7～9h，儿童为 3～5h，吸烟者为 4～5h，新生儿和早产儿为 20～30h。老年非吸烟者为 10h。心力衰竭或肝脏疾病患者的茶碱血清半衰期可能延长。持续给药 48h 通常可达到稳态。

茶碱可透过胎盘，也可分布于乳汁。

吸收 *食物* 食物对茶碱调释制剂吸收有显著但是可变的影响，但是很难预料是否会影响到某些的制剂[1]。食物的存在对一些制剂没有影响，但是已有报道其他制剂吸收率和吸收程度的增减。食物的成分和流体内容看起来很重要，并且在饭后茶碱的某些制剂可快速释放（“剂量-突释”），尤其是含有高脂肪的饮食。

已有报道高蛋白和低糖类饮食可增高茶碱的清除率，但是低蛋白、高糖类饮食可降低茶碱的清除率[2~6]。甲基黄嘌呤的消耗，尤其是含咖啡因饮食可能降低茶碱的清除率（参见上文**药物相互作用**项下的**咖啡因**）。

1. Jonkman JHG. Food interactions with sustained-release theophylline preparations: a review. *Clin Pharmacokinet* 1989; **16:** 162–79.
2. Kappas A, *et al.* Influence of dietary protein and carbohydrate on antipyrine and theophylline metabolism in man. *Clin Pharmacol Ther* 1976; **20:** 643–53.
3. Feldman CH, *et al.* Effect of dietary protein and carbohydrate on theophylline metabolism in children. *Pediatrics* 1980; **66:** 956–62.
4. Feldman CH, *et al.* Interaction between nutrition and theophylline metabolism in children. *Ther Drug Monit* 1982; **4:** 69–76.
5. Juan D, *et al.* Effects of dietary protein on theophylline pharmacokinetics and caffeine and aminopyrine breath tests. *Clin Pharmacol Ther* 1986; **40:** 187–94.
6. Juan D, *et al.* Impairment of theophylline clearance by a hypocaloric low-protein diet in chronic obstructive pulmonary disease. *Ther Drug Monit* 1990; **12:** 111–14.

代谢和排泄 *年龄* 1 岁到青春期的儿童有快速的茶碱清除[1]。早产儿和 1 岁以下的儿童的清除较慢[2,3]，这是因为代谢通路尚未成熟[3~5]。与年长的儿童和成人相比，新生儿肝脏细胞色素 P450 酶类的含量减少得更多，且在茶碱的代谢作用中 *N*-脱甲基和氧化反应起次要作用[4~6]。然而，新生儿能够在茶碱的 N7 位置甲基化形成咖啡因，约为稳态时茶碱浓度的 1/3[5,6]。早产儿的未变化茶碱的排泄比例也是增加的，并且随着年龄增长、肝脏酶系统的发育而减少的[6]。有报道早产儿出生第一天的清除率更迅速[7]。

一些研究发现清除率进行性减少贯串整个成年期[8]，然而其他的没有变化[9]。类似的一些研究指出老年人的清除率降低[10,11]，但是其他的发现没有显著变化[12,13]。

1. Zaske DE, *et al.* Oral aminophylline therapy: increased dosage requirements in children. *JAMA* 1977; **237:** 1453–5.
2. Aranda JV, *et al.* Pharmacokinetic aspects of theophylline in premature newborns. *N Engl J Med* 1976; **295:** 413–16.
3. Kraus DM, *et al.* Alterations in theophylline metabolism during the first year of life. *Clin Pharmacol Ther* 1993; **54:** 351–9.
4. Grygiel JJ, Birkett DJ. Effect of age on patterns of theophylline metabolism. *Clin Pharmacol Ther* 1980; **28:** 456–62.
5. Tserng K-Y, *et al.* Theophylline metabolism in premature infants. *Clin Pharmacol Ther* 1981; **29:** 594–600.
6. Tserng K-Y, *et al.* Developmental aspects of theophylline metabolism in premature infants. *Clin Pharmacol Ther* 1983; **33:** 522–8.
7. Stile IL, *et al.* Pharmacokinetics of theophylline in premature infants on the first day of life. *Clin Ther* 1986; **8:** 336–41.
8. Randolph WC, *et al.* The effect of age on theophylline clearance in normal subjects. *Br J Clin Pharmacol* 1986; **22:** 603–5.
9. Wiffen JK, *et al.* Does theophylline clearance alter within the adult age range? *Br J Clin Pharmacol* 1984; **17:** 219P.
10. Antal EJ, *et al.* Theophylline pharmacokinetics in advanced age. *Br J Clin Pharmacol* 1981; **12:** 637–45.
11. Jackson SHD, *et al.* The relationship between theophylline clearance and age in adult life. *Eur J Clin Pharmacol* 1989; **36:** 29–34.
12. Bauer LA, Blouin RA. Influence of age on theophylline clearance in patients with chronic obstructive pulmonary disease. *Clin Pharmacokinet* 1981; **6:** 469–74.
13. Fox RW, *et al.* Theophylline kinetics in a geriatric group. *Clin Pharmacol Ther* 1983; **34:** 60–7.

消除动力学 有证据显示茶碱的消除呈剂量依赖型，即在高血清浓度（茶碱制剂的剂量变化小）的情况下可引起血清茶碱浓度不成比例的增加，这是因为清除率的降低[1~3]。然而，目前尚不清楚当血清茶碱浓度在治疗的范围时，这个效应在临床上的意义[4~8]。也有报道与预处理的重要性相比较，口服剂量的茶碱可导致清除率降低[9]。

1. Weinberger M, Ginchansky E. Dose-dependent kinetics of theophylline disposition in asthmatic children. *J Pediatr* 1977; **91:** 820–4.
2. Tang-Liu DD-S, *et al.* Nonlinear theophylline elimination. *Clin Pharmacol Ther* 1982; **31:** 358–69.
3. Butcher MA, *et al.* Dose-dependent pharmacokinetics with single daily dose slow release theophylline in patients with chronic lung disease. *Br J Clin Pharmacol* 1982; **13:** 241–3.
4. Koëter GH, *et al.* Pharmacokinetics of sustained release theophylline in low and high multidose regimens. *Br J Clin Pharmacol* 1981; **12:** 647–51.
5. Rovei V, *et al.* Pharmacokinetics of theophylline: a dose-range study. *Br J Clin Pharmacol* 1982; **14:** 769–78.
6. Gundert-Remy U, *et al.* Non-linear elimination processes of theophylline. *Eur J Clin Pharmacol* 1983; **24:** 71–8.
7. Brown PJ, *et al.* Lack of dose dependent kinetics of theophylline. *Eur J Clin Pharmacol* 1983; **24:** 525–7.
8. Milavetz G, *et al.* Dose dependency for absorption and elimination rates of theophylline: implications for studies of bioavailability. *Pharmacotherapy* 1984; **4:** 216–20.
9. Efthimiou H, *et al.* Influence of chronic dosing on theophylline clearance. *Br J Clin Pharmacol* 1984; **17:** 525–30.

性别 已有报道健康的绝经前妇女比健康男性有更高的茶碱清除率和更短的消除半衰期，大概是在肝脏代谢时性别差异的关系[1]。也有报道可根据月经周期的不同阶段改变女性的茶碱药动学[2,3]。其他的研究[4]发现没有变化。

1. Nafziger AN, Bertino JS. Sex-related differences in theophylline pharmacokinetics. *Eur J Clin Pharmacol* 1989; **37:** 97–100.
2. Bruguerolle B, *et al.* Influence of the menstrual cycle on theophylline pharmacokinetics in asthmatics. *Eur J Clin Pharmacol* 1990; **39:** 59–61.
3. Nagata K, *et al.* Increased theophylline metabolism in the menstrual phase of healthy women. *J Allergy Clin Immunol* 1997; **100:** 39–43.
4. Matsuki S, *et al.* Pharmacokinetic changes of theophylline and amikacin through the menstrual cycle in healthy women. *J Clin Pharmacol* 1999; **39:** 1256–62.

妊娠和哺乳 在妊娠和哺乳期间茶碱药动学的叙述，参见上文**注意事项**。

蛋白结合 白蛋白是茶碱主要的血浆结合蛋白，结合呈pH值依赖性，并且有报道茶碱的生理pH值结合百分率范围为35%～45%[1,2]。一些研究指出茶碱的血浆结合蛋白呈浓度依赖性[3]，但是其他的还没有证实[1,4]。有报道蛋白结合为轻度，但是值得注目的是支气管哮喘患者的比健康人的要高[5]。血白蛋白减少的患者会发生蛋白结合降低[6,7]；同时也在肥胖的受试者发现结合率降低[8]，可能是由于高浓度的游离脂肪酸可从茶碱的结合部位置换。

1. Buss D, *et al.* Determinants of the plasma protein binding of theophylline in health. *Br J Clin Pharmacol* 1983; **15:** 399–405.
2. Brørs O, *et al.* Binding of theophylline in human serum determined by ultrafiltration and equilibrium dialysis. *Br J Clin Pharmacol* 1983; **15:** 393–7.
3. Gundert-Remy U, Hildebrandt R. Binding of theophylline and its metabolites to human plasma proteins. *Br J Clin Pharmacol* 1983; **16:** 573–4.
4. Buss DC, *et al.* Protein binding of theophylline. *Br J Clin Pharmacol* 1985; **19:** 529–31.
5. Trnavská Z. Theophylline protein binding. *Arzneimittelforschung* 1990; **40:** 166–9.
6. Leopold D, *et al.* The ex vivo plasma protein binding of theophylline in renal disease. *Br J Clin Pharmacol* 1985; **19:** 823–5.
7. Connelly TJ, *et al.* Characterization of theophylline binding to serum proteins in pregnant and nonpregnant women. *Clin Pharmacol Ther* 1990; **47:** 68–72.
8. Shum L, Jusko WJ. Effects of obesity and ancillary variables (dialysis time, drug, albumin, and fatty acid concentrations) on theophylline serum protein binding. *Biopharm Drug Dispos* 1989; **10:** 549–62.

治疗药物监测 血清茶碱浓度受不同因素影响，如疾病状态、合用其他药物、饮食、吸烟和年龄，因此不同种茶碱制剂的剂量要求范围很宽，甚至不同个体的次数都不同。严重的毒性与血清浓度相关，可能先于次要症状。由于这些原因推荐进行茶碱的血药浓度监测。

一般公认的最适血药浓度在10～20μg/ml[1~4]，但这必须作为一个指导而并不是硬性的规定，临床决策不能单独依赖于血清浓度[1]。治疗新生儿呼吸暂停时的有效浓度范围通常认为是5～15μg/ml，虽然一些婴儿可能在更低浓度产生反应[5]。现在有人认为这是哮喘（除了急性严重哮喘）的更合适的范围[6]。有报道表明肺功能测验提供了一个对茶碱长期治疗的更好指导[7]。

血清茶碱浓度最初由分光光度法测定，但在相当程度上受到其他药物的影响。现在，当对准确度有很高要求时可选择高效液相色谱法，同时由于酶放大免疫分析技术（EMIT）快速且适用于大批量过程也得到普及[2]。用单克隆抗体技术也可在几分钟内测量出茶碱血清浓度[2,8]。

已尝试使用唾液浓度来监测茶碱的剂量，因为这种方法是非侵袭性的，但是由于唾液中茶碱浓度与血清中的关联性不大，意味着这种方法还未得到广泛的使用。

1. Hampson JP. The theophylline "therapeutic window"—fact or fallacy? *Pharm J* 1988; **241:** 722–4.
2. Bierman CW, Williams PV. Therapeutic monitoring of theophylline: rationale and current status. *Clin Pharmacokinet* 1989; **17:** 377–84.
3. Holford N, *et al.* Theophylline target concentration in severe airways obstruction—10 or 20 mg/L. A randomised concentration-controlled trial. *Clin Pharmacokinet* 1993; **25:** 495–505.
4. Pesce AJ, *et al.* Standards of laboratory practice: theophylline and caffeine monitoring. *Clin Chem* 1998; **44:** 1124–8.
5. Edwards C. Theophylline and caffeine. *Pharm J* 1986; **237:** 128–9.
6. Hardy CC, Smith J. Adverse reactions profile: theophylline and aminophylline. *Prescribers' J* 1997; **37:** 96–101.
7. Ashutosh K, *et al.* Use of serum theophylline level as a guide to optimum therapy in patients with chronic obstructive lung disease. *J Clin Pharmacol* 1990; **30:** 324–9.
8. Clifton GD, *et al.* Accuracy and time requirements for use of three rapid theophylline assay methods. *Clin Pharm* 1988; **7:** 462–6.

用途和用法

茶碱是一种黄嘌呤类药物（第1072页），可松弛支气管平滑肌，缓解支气管痉挛，并且对呼吸有刺激作用。它可刺激心肌和中枢神经系统，减少外周阻力和静脉血压，有利尿作用。还不明确茶碱是如何发挥上述作用。对磷酸二酯酶的抑制作用可导致细胞内环磷腺苷（cyclic AMP）增加，可能产生作用。其他可能的作用机制包括腺苷受体拮抗、前列腺素拮抗和对细胞内钙的影响。另外，茶碱也可能有一定的抗炎作用。

茶碱作为一种支气管舒张药用于治疗可逆性气道阻塞，如哮喘。虽然在初始治疗中选择性β_2肾上腺素受体兴奋药（β_2受体激动药），如沙丁胺醇通常作为首选的支气管舒张药，当患者需要舒张支气管时，茶碱通常作为一种β_2受体激动药和皮质激素治疗的辅助用药。一些慢性阻塞性肺疾病患者对茶碱治疗也显示出有益效果。茶碱也用于缓解新生儿呼吸暂停。本品曾用于辅助治疗心力衰竭，偶尔也用于伴心力衰竭又有呼吸道阻塞性疾病的患者。

茶碱可以无水或水合形式给药。剂量通常以无水茶碱表示，1.1mg茶碱水合物相当于约1mg茶碱。

茶碱的药动学可被以下因素改变，包括年龄、吸烟、疾病、饮食和药物相互作用（见上文**注意事项**、**药物相互作用**和**药动学**）。因此茶碱剂量应根据每个患者的临床反应、不良反应和血清茶碱浓度作出调整。

- 通常认为茶碱的最适**治疗血清浓度**范围为10～20μg/ml（55～110μmol/L），大于20μg/ml时更常见产生毒性作用。5～10μg/ml的范围可能有效而且不良反应较少。

对于长期使用，一次的维持剂量已确定，推荐每间隔6～12个月监测血清茶碱浓度。

用于**急性重度哮喘**的治疗，虽然通常优先选用氨茶碱（见第1077页），条件允许时也可用茶碱**静脉输注**给药（1mg无水茶碱相当于1.18mg无水氨茶碱或1.28mg氨茶碱水合物。）

- 对于当前24h内未接受茶碱、氨茶碱或其他含黄嘌呤药物治疗的患者，建议的负荷剂量为4～5mg/kg，静脉输注历时20～30min，建议的维持剂量为每小时400～600μg/kg。老人和伴有肺源性心脏病、心力衰竭、肝脏疾病的患者应减少剂量，吸烟者可能需要更高的维持剂量。剂量应以去脂或理想体重的方式计算。
- 静脉注射茶碱治疗最好避免用于已接受茶碱、氨茶碱或其他包含黄嘌呤药物治疗的患者，但是如果认为必要，应监测血清茶碱浓度以确定负荷剂量，并在茶碱500μg/kg去脂体重使血清茶碱浓度增加至1μg/ml的基础上计算初始剂量。

用于治疗**急性支气管痉挛**不需要使用静脉注射疗法，茶碱可以常规剂型口服给药，不宜使用调释制剂。

- 推荐的对当前未接受茶碱或含黄嘌呤产品治疗的成人负荷剂量为5mg/kg，使平均血浆峰浓度到达10μg/ml。老人和合并肺源性心脏病、心力衰竭或肝脏疾病的患者应减少剂量，吸烟者可能需要更高的维持剂量。

用于**慢性支气管痉挛**的长期治疗，茶碱的剂量范围为每日300～1000mg，普通片剂、胶囊、液体制剂或调释制剂的形式分次口服给药。对于普通剂型，分份剂量通常每6～8h给药。然而，调释制剂更常使用，因为可以减少不良反应和给药的频率，特别是对于茶碱快速清除的患者。

- 调释茶碱的常用量为175～500mg，每12h 1次，虽然不同调释茶碱制剂的生物利用度可能不能相比，并且如果患者从一种调释制剂换为另一种时需要进行剂量调整。如果症状极其严重，在晚上或早晨应增加剂量以达到最适治疗效果，调释制剂每日1次给药是合适的；通常每日的剂量是400mg或600mg。
- 最初，应给予低剂量的茶碱并根据临床反应和血清茶碱的监测逐渐调整。在美国，初始剂量滴定的首选方法为成人剂量每日300mg，分次给药，连续3天；如果耐受良好每日总剂量增至400mg，连续3天，然后如果仍耐受且需要，增至600mg。关于茶碱在儿童的用量，见下文**儿童用法**。

由于有严重的局部刺激和缓慢不规律的吸收不推荐使用肌内注射和栓剂。

茶碱是一些治疗咳嗽的制剂的成分之一。

一些局部美容制剂包含茶碱衍生物，特别是氨茶碱，用于对脂肪的局部减薄（第1078页）。

茶碱单乙醇胺、茶碱水杨酸钙、茶碱醋酸钠、茶碱甘氨酸钠、茶碱甘氨酸钙和茶碱甘氨酸盐都可类似茶碱使用。

1. Vasallo R, Lipsky JJ. Theophylline: recent advances in the understanding of its mode of action and uses in clinical practice. *Mayo Clin Proc* 1998; **73:** 346–54.
2. Barnes PJ. Theophylline: new perspectives for an old drug. *Am J Respir Crit Care Med* 2003; **167:** 813–18.

用法 已提出测定茶碱药动学参数的不同方法以进行初始剂量的优化，但是没有方法可替代接下来对血清茶碱浓度和稳态清除率的测定[1~3]。

值得注意的是在1997年茶碱的需要量相对历史对照中有所下降，表面上是由于美国人口茶碱的清除率下降（可能由于环境改变，例如暴露在烟草环境中的减少）[4]。据报道由于这些数据茶碱的早期剂量指导方针需要进行修改，以使初始口服剂量不超过每天300mg——初始剂量滴定法包含这一观点，见上文**用途和用法**。

1. Erdman SM, *et al.* An updated comparison of drug dosing methods part II: theophylline. *Clin Pharmacokinet* 1991; **20:** 280–92.
2. Hogue SL, Phelps SJ. Evaluation of three theophylline dosing equations for use in infants up to one year of age. *J Pediatr* 1993; **123:** 651–6.
3. Lee TC, *et al.* Theophylline population pharmacokinetics from routine monitoring data in very premature infants with apnoea. *Br J Clin Pharmacol* 1996; **41:** 191–200.
4. Asmus MJ, *et al.* Apparent decrease in population clearance of theophylline: implications for dosage. *Clin Pharmacol Ther* 1997; **62:** 483–9.

儿童用法 在治疗儿童**严重急性支气管痉挛**时，尽管使用氨茶碱较好，但是在茶碱可得的情况下，*静脉输注*茶碱也可(见第1078页)。如果儿童之前24h内没有接受过茶碱、氨茶碱或其他含有黄嘌呤类的药物，那么推荐使用4～5mg/kg的负荷剂量静滴，静滴时间超过20～30min。初始维持剂量目的是使茶碱血药浓度达到10μg/ml。根据去脂体重或理想体重计，推荐以下剂量：

- 1～9岁儿童：每小时800μg/kg～1mg/kg；
- 9～12岁儿童：每小时700～770μg/kg。

应根据茶碱的血药浓度调整给药剂量。对于1岁以下的婴幼儿，参见下文**婴儿用法**。12岁及以上的儿童，可以接受的剂量与成人类似，见上文**用途和用法**。

如果儿童已经接受了茶碱、氨茶碱或其他含有黄嘌呤类的药物，而且考虑到有必要进行静脉输注茶碱治疗，则需要进行血药浓度监测以确定负荷剂量。负荷剂量应基于以下考虑：根据去脂体重计算的每 500μg/kg 的茶碱导致茶碱血药浓度升高 1μg/ml。

在治疗儿童**急性支气管痉挛**时，如果不需要采用静脉给药，1 岁及以上儿童需口服茶碱的速释制剂，其用量与成人相似，见上文**用途和用法**。对于 1 岁以下的婴儿，见下文的**婴儿用法**。

为长期控制**慢性支气管痉挛**，6 个月及以上婴儿需要口服茶碱的控释制剂。用量和给药频率依具体制剂而定，并应参考注册药品信息，不同的剂型间不可互换。

婴儿用法 茶碱在早产儿和 1 岁以下婴儿的清除率减小，主要由于其体内肝脏微粒酶系统尚未发育完全（见上文**药动学**项下**代谢和消除**）。妊娠后期可能对茶碱的清除率有轻微的影响，但出生后被认为更为显著[1]。

1985 年，FDA[2]推荐的 1 岁以下的婴儿用药的指导方针，但有些临床医生认为高剂量可能是必要的[1,3,4]。后来，于 1995 年颁布了茶碱口服制剂的指导方针[5]，建议修改新生儿用药规则，早产儿初始剂量应是每 12h1mg/kg（出生后 24 天内）或每 12h 1.5mg/kg（出生超过 24 天），足月儿至 1 岁的首次日剂量应按下列公式计算（分 3～4 次）：

日剂量(mg/kg)＝(0.2×周龄)＋5.0

以后的用药剂量应根据血浆稳态茶碱浓度进行调整，如果没有加负荷剂量可能应用 5 天[5]。所推荐的血浆药物浓度在新生儿为 5～10μg/ml，在大一些的婴儿应为 10～15μg/ml。如果负荷剂量是必要的，5mg/kg（已应用茶碱的患者其血清茶碱浓度每增加 2μg/ml，则使用 1mg/kg）。

其他的药动学方程和模型也被推荐计算茶碱在新生儿的剂量[6～8]。

尽管在治疗婴儿**急性重度支气管痉挛**时，使用氨茶碱较好（见第1078页），在茶碱可得的情况下，也可以静脉输注茶碱。如果婴儿在之前 24h 内没有用过茶碱、氨茶碱或其他含有黄嘌呤类的药物，推荐的负荷剂量为以 4～5mg/kg 静滴，时间超过 20～30min。*American Hospital Formulary Service*[9]给出了新生儿初始维持治疗的推荐剂量，旨在达到 7.5μg/ml 的血药浓度：

- 出生 24 天或 24 天以内的新生儿：每 12h 1mg/kg；
- 出生 24 天后的新生儿：每 12h 1.5mg/kg。

为使茶碱血药浓度达 10μg/ml，*Canadian Pharmacists Association* 推荐如下初始维持剂量：

- 新生儿：每小时 170μg/kg；
- 年龄在 6 周到 6 个月：每小时 430μg/kg；
- 年龄在 6 个月到 1 岁：每小时 500～600μg/kg。

进一步的给药需要根据茶碱的血药浓度进行调整。

茶碱可预防性地用于减少围生期窒息导致的肾脏不良反应，见下文。

茶碱也可用于**新生儿呼吸暂停**，但推荐使用咖啡因。见**咖啡因**项下**新生儿呼吸暂停**，第1081页。

1. Gilman JT, Gal P. Inadequacy of FDA dosing guidelines for theophylline use in neonates. *Drug Intell Clin Pharm* 1986; **20:** 481–4.
2. Anonymous. Use of theophylline in infants. *FDA Drug Bull* 1985; **15:** 16–17.
3. Murphy JE, *et al.* New FDA guidelines for theophylline dosing in infants. *Clin Pharm* 1986; **5:** 16.
4. Kriter KE, Blanchard J. Management of apnea in infants. *Clin Pharm* 1989; **8:** 577–87.
5. Hendeles L, *et al.* Revised FDA labeling guideline for theophylline oral dosage forms. *Pharmacotherapy* 1995; **15:** 409–27.
6. Hogue SL, Phelps SJ. Evaluation of three theophylline dosing equations for use in infants up to one year of age. *J Pediatr* 1993; **123:** 651–6.
7. Lee TC, *et al.* Theophylline population pharmacokinetics from routine monitoring data in very premature infants with apnoea. *Br J Clin Pharmacol* 1996; **41:** 191–200.
8. Gagnon AJ. Aminophylline dosing in the treatment of apnea of prematurity—a commentary. *Pharmacotherapy* 1996; **16:** 317–18.
9. McEvoy GK (ed), AHFS Drug Information. [online] Bethesda, MD: American Society of Health-System Pharmacists. Available at: http://www.medicinescomplete.com (accessed 13/10/09)

在肝损伤中的用法 在肝损伤的患者（如患有肝硬化、急性肝炎或胆汁淤积），茶碱清除率可下降 50%甚至更多。减量时应密切注意，并随时监测茶碱血药浓度。

哮喘 茶碱及其衍生物用于慢性哮喘（第1072页）的治疗，当需用支气管舒张药时作为 β2 受体激动药和皮质激素类疗法的辅助用药。调释制剂对于哮喘夜间发作是有效的。用于急性重度的情况的证据更加复杂[1,2]，指南中的推荐也不一致。

有证据表明[3,4]，对吸入皮质激素类的中度哮喘并持续症状的患者增加低剂量口服茶碱剂量和增加皮质激素类的剂量是同样有效的。一项比较茶碱和长效 β2 受体激动药的系统性综述[5]发现：它们对于哮喘夜间发作都是有效的，但长效 β2 受体激动药在减缓哮喘症状（包括失眠）和对药物抢救的需要等方面更为有效，且不良反应更小。

1. Mitra A, *et al.* Intravenous aminophylline for acute severe asthma in children over two years receiving inhaled bronchodilators. Available in The Cochrane Database of Systematic Reviews; Issue 2. Chichester: John Wiley; 2005 (accessed 19/03/08).
2. Parameswaran K, *et al.* Addition of intravenous aminophylline to beta2-agonists in adults with acute asthma. Available in The Cochrane Database of Systematic Reviews; Issue 4. Chichester: John Wiley; 2000 (accessed 19/03/08).
3. Wang Y, *et al.* Comparison of inhaled corticosteroid combined with theophylline and double-dose inhaled corticosteroid in moderate to severe asthma. *Respirology* 2005; **10:** 189–95.
4. Lim S, *et al.* Comparison of high dose inhaled steroids, low dose inhaled steroids plus low dose theophylline, and low dose inhaled steroids alone in chronic asthma in general practice. *Thorax* 2000; **55:** 837–41.
5. Tee AKH, *et al.* Long acting beta-agonists versus theophylline for maintenance treatment of asthma. Available in The Cochrane Database of Systematic Reviews; Issue 3. Chichester: John Wiley; 2007 (accessed 19/03/08).

心律失常 在许多缓慢性心律失常实验中尝试过茶碱和氨茶碱，通常是在其他治疗失败或是禁忌时[1～6]。氨茶碱在缓慢收缩心率（bradyasystdic）心脏骤停显示出较差的疗效[7,8]。

1. Viskin S, *et al.* Aminophylline for bradyasystolic cardiac arrest refractory to atropine and epinephrine. *Ann Intern Med* 1993; **118:** 279–81.
2. Sra JS, *et al.* Comparison of cardiac pacing with drug therapy in the treatment of neurocardiogenic (vasovagal) syncope with bradycardia or asystole. *N Engl J Med* 1993; **328:** 1085–90.
3. Bertolet BD, *et al.* Theophylline for the treatment of atrioventricular block after myocardial infarction. *Ann Intern Med* 1995; **123:** 509–11.
4. Alboni P, *et al.* Effects of permanent pacemaker and oral theophylline in sick sinus syndrome: the THEOPACE study: a randomized controlled trial. *Circulation* 1997; **96:** 260–6.
5. Ling CA, Crouch MA. Theophylline for chronic symptomatic bradycardia in the elderly. *Ann Pharmacother* 1998; **32:** 837–9.
6. Cawley MJ, *et al.* Intravenous theophylline — an alternative to temporary pacing in the management of bradycardia secondary to AV nodal block. *Ann Pharmacother* 2001; **35:** 303–7.
7. Abu-Laban RB, *et al.* Aminophylline in bradyasystolic cardiac arrest: a randomised placebo-controlled trial. *Lancet* 2006; **367:** 1577–84.
8. Hayward E, *et al.* Aminophylline in bradyasystolic cardiac arrest. *Emerg Med J* 2007; **24:** 582–3.

Cheyne-Stokes 呼吸 在 2 项对稳定型心力衰竭和左心室收缩异常患者的研究中发现，口服茶碱可降低 Cheyne-Stokes 呼吸（周期性呼吸）和中枢性窒息的发作[1,2]。这可能是由于增加了睡眠时动脉氧饱和浓度。一项研究[1]显示，尽管肺功能得到提高，但在强心功能方面没有显著改变。茶碱对于与糖尿病神经病变相关的 Cheyne-Stokes 呼吸也是有效的[3]（对于与糖尿病神经病变相关的 Cheyne-Stokes 呼吸的茶碱使用仍被质疑[4,5]）。

1. Javaheri S, *et al.* Effect of theophylline on sleep-disordered breathing in heart failure. *N Engl J Med* 1996; **335:** 562–7.
2. Hu K, *et al.* The effect of theophylline on sleep-disordered breathing in patients with stable chronic congestive heart failure. *Chin Med J* 2003; **116:** 1711–16.
3. Pesek CA, *et al.* Theophylline therapy for near-fatal Cheyne-Stokes respiration: a case report. *Ann Intern Med* 1999; **130:** 427–30.
4. Sin DD, Bradley TD. Theophylline therapy for near-fatal Cheyne-Stokes respiration. *Ann Intern Med* 1999; **131:** 713.
5. Geigel EJ, Chediak AD. Theophylline therapy for near-fatal Cheyne-Stokes respiration. *Ann Intern Med* 1999; **131:** 713–14.

慢性阻塞性肺疾病 在慢性阻塞性肺疾病的治疗过程中（第1075页），支气管舒张药是第一选择，通常是吸入抗毒蕈碱类（如异丙托溴铵）或 β2 受体激动药（如沙丁氨醇）。然而口服黄嘌呤类补充剂（如茶碱）可能对某些患者有效（可提高呼吸功能和促进心肌收缩）。

一项对比口服茶碱和安慰剂在中度到重度慢性阻塞性肺疾病（COPD）患者作用的系统性综述[1]表明，茶碱治疗改善了肺功能、通气容积和动脉血气分压。胸部气体陷闭（entrapment）和充气过度的减少，症状得到改善的原因可能是呼吸肌功能和膈强度的增强。潮气量的增加或者是因为对呼吸肌的直接的正性肌力作用，或者是因为中枢刺激作用，或者两者兼有，从而使血气分压得以改善。作者推断，茶碱改善了肺功能，这与报道中长效 β2 受体激动药在 COPD 患者中的作用相似，而且对于经过一线支气管舒张药治疗仍有 COPD 症状的患者，使用茶碱治疗可能可以观察到好的效果。据报道茶碱对 COPD 患者中的气道炎症有抑制作用，尤其是当血药浓度低于 10μg/ml 时[2]。在 COPD 急性恶化时，注意到低剂量的茶碱对炎性标志物有一定的作用，提示茶碱可能增强在病情恶化时全身应用的皮质激素的抗炎作用，并且能改善皮质激素的反应性[3]。

1. Ram FSF, *et al.* Oral theophylline for chronic obstructive pulmonary disease. Available in The Cochrane Database of Systematic Reviews; Issue 3. Chichester: John Wiley; 2002 (accessed 19/03/08).
2. Barnes PJ. Theophylline for COPD. *Thorax* 2006; **61:** 742–4.
3. Cosio BG, *et al.* Low-dose theophylline enhances the anti-inflammatory effects of steroids during exacerbations of COPD. *Thorax* 2009; **64:** 424–9.

造影剂肾病 茶碱作为一种由碘化造影剂引起肾损伤的保护剂，见**泛影酸**项下**对肾的影响**（第1410页）。

ECT 茶碱作为电惊厥治疗的辅助用药，见下文**注意事项**。

红细胞增多症 当继发性红细胞增多症（见第1155页）需要进行药物治疗时，英国指南[1,2]推荐 ACEI 或血管紧张素Ⅱ受体抑制药作为常规首选。尽管在移植术后的红细胞增多症[3]中茶碱的作用不如 ACEI，但是每日口服 8mg/kg 也能产生有益的效果[4,5]。如果一线药物治疗没有效果，可以单用茶碱或者和 ACEI 联合应用。茶碱治疗也可降低与 COPD 有关的红细胞增多症[6]。

1. McMullin MF, *et al.* General Haematology Task Force of the British Committee for Standards in Haematology. Guidelines for the diagnosis, investigation and management of polycythaemia/erythrocytosis. *Br J Haematol* 2005; **130:** 174–95. Also available at: http://www.bcshguidelines.com/pdf/polycythaemia_05.pdf (accessed 19/03/08)
2. McMullin MF, *et al.* National Cancer Research Institute, Myeloproliferative Disorder Subgroup. British Committee for Standards in Haematology. Amendment to the guideline for diagnosis and investigation of polycythaemia/erythrocytosis. *Br J Haematol* 2007; **138:** 821–2.
Also available at: http://www.bcshguidelines.com/pdf/polycythaemia_amendment_07.pdf (accessed 19/03/08)
3. Ok E, *et al.* Comparison of the effects of enalapril and theophylline on polycythemia after renal transplantation. *Transplantation* 1995; **59:** 1623–45.
4. Bakris GL, *et al.* Effects of theophylline on erythropoietin production in normal subjects and in patients with erythrocytosis after renal transplantation. *N Engl J Med* 1990; **323:** 86–90.
5. Ilan Y, *et al.* Erythrocytosis after renal transplantation: the response to theophylline treatment. *Transplantation* 1994; **57:** 661–4.
6. Oren R, *et al.* Effect of theophylline on erythrocytosis in chronic obstructive pulmonary disease. *Arch Intern Med* 1997; **157:** 1474–8.

甲氨蝶呤的神经毒性 对于氨茶碱或茶碱缓解急性甲氨蝶呤神经毒性，见**不良反应的处置**项下**其他药物**，第715页。

新生儿窒息 新生儿窒息通常会导致肾损伤[1]，肾脏血流灌注的下降常会发展为血管舒缩性肾病或急性肾衰[2]。茶碱已经被研究在足月儿或早产儿中作为肾功能障碍的预防性用药[1～3]，在早期静脉输注茶碱后可以看到有良好的效果，包括血清中肌酐[1～3]和尿 β2 微球蛋白[1～3]（一种尿道性能指示物）[1,3]的显著下降，肌酐清除率的上升[1～3]。对于新生儿，应在出生后第一个小时给予单一的茶碱剂量 8mg/kg，缓慢静注[1,3]。早产儿的剂量要减少；接下来连续 3 天，每日 1mg/kg[2]。

1. Bhat MA, *et al.* Theophylline for renal function in term neonates with perinatal asphyxia: a randomised, placebo-controlled trial. *J Pediatr* 2006; **149:** 180–4.
2. Cattarelli D, *et al.* A randomised, double blind, placebo controlled trial of the effect of theophylline in prevention of vasomotor nephropathy in very preterm neonates with respiratory distress syndrome. *Arch Dis Child Fetal Neonatal Ed* 2006; **91:** F80–F84.
3. Jenik AG, *et al.* A randomized, double-blind, placebo-controlled trial of the effects of prophylactic theophylline on renal function in term neonates with perinatal asphyxia. *Pediatrics* 2000; **105:** e45. Also available at: http://pediatrics.aappublications.org/cgi/content/full/105/4/e45 (accessed 19/03/08)

制剂

BP 2010: Prolonged-release Theophylline Tablets;
USP 33: Theophylline and Guaifenesin Capsules; Theophylline and Guaifenesin Oral Solution; Theophylline Capsules; Theophylline Extended-release Capsules; Theophylline in Dextrose Injection; Theophylline Oral Solution; Theophylline Sodium Glycinate Elixir; Theophylline Sodium Glycinate Tablets; Theophylline Tablets; Theophylline, Ephedrine Hydrochloride, and Phenobarbital Tablets.

专利制剂

Arg.: Aminofilin†; Crisasma; Drilyna; Nefoben; Teodosis†; Teosona; Teosona Sol; ***Austral.:*** Nuelin; ***Austria:*** Afonilum†; Euphyllin; Respicur; Theoplus†; Theospirex; Unifyl; ***Belg.:*** Euphyllin; Theo-2†; Theolair; Xanthium; ***Braz.:*** Bermacia†; Codrinan; Talofilina; Teofilab; Teolong; Teophyl; Teoston; ***Canad.:*** Apo-Theo; Novo-Theophyl; Pulmophylline; Theolair; Uniphyl; ***Chile:*** Elixine; ***Cz.:*** Afonilum; Euphyllin; Euphylong†; Spophyllin†; Teotard†; Theo-Dur†; Theophyllard†; Theoplus; Uni-Dur†; Unilair†; ***Denm.:*** Nuelin; Pulmo-Timelets†; Theo-Dur; UniXan; ***Fin.:*** Nuelin; Retafyllin; Theo-Dur†; Theofol; ***Fr.:*** Euphylline; Theostat; Xanthium; ***Ger.:*** Aerobin; Afonilum; Afonilum novo†; afpred-THEO; Bronchoparat; Bronchoretard; Contiphyllin†; Cronasma†; duraphyllin†; Euphylong; Pulmo-Timelets†; Solosin; Theo; Tromphyllin; Unilair†; Uniphyllin; ***Gr.:*** Aberten; Bronchogeril; Cefaphyllin; Euphyllin; Mediphyllin Chrono; Neo-Antiasthman; Novaphylline; Quibron-R; Theo-Bros; Theo-Dur; Theoplus; Uni-Dur; Uniphyllin; ***Hong Kong:*** CP-Theo; Euphylong; Novo-Theophyl†; Nuelin; Slo-Theo; Slow-Theo; Theotrim†; ***Hung.:*** Egifilin; Euphylong; Retafyllin; Theophtard; Theospirex; ***India:*** Phylobid; Phyloday; Theo PA; Theobid; Theoday; Theoped; Unicontin; ***Indon.:*** Bronchophylin; Brondilex†; Bronsolvan; Bufabron; Euphyllin; Quibron-T; Retaphyl; Theobron; ***Irl.:*** Nuelin; Slo-Phyllin†; Uniphyllin Continus; Zepholin; ***Israel:*** Glyphyllin; Theotard; Theotrim; ***Ital.:*** Aminomal; Diffumal; Euphyllina; Frivent; Paidomal†; Respicur; Theo-24†; Theo-Dur; Theolair; ***Jpn:*** Theodur; Theolong; ***Malaysia:*** Apo-Theo; Nuelin; Retafyllin; ***Mex.:*** Apoteoprol†; Elixofilina; Fluidasa; Pharmafil†; ***Mon.:*** Dilatrane; Pneumogeine; Tedralan; ***Neth.:*** Euphylong; Theolair; ***Norw.:*** Nuelin; Theo-Dur; ***NZ:*** Nuelin; ***Philipp.:*** Asmasolon; Brondil (Reformulated); Nuelin; Phenedrine; Theo-Dur†; ***Pol.:*** Afonilum; Euphyllin; Theoplus; Theospirex; Theovent; ***Port.:*** Eufilina; Lepobron†; Teonibsa†; Teovent†; Unicontin; ***Rus.:*** Teotard (Теотард); Theopec (Теопэк); ***S.Afr.:*** Adco-Alcophyllin; Euphyllin; Microphyllin; Nuelin; Pulmophyllin†; Theoplus; Uniphyl; ***Singapore:*** Apo-Theo; Nuelin; Retafyllin†; Spophyllin; Theolin; Xanthium; ***Spain:*** Elixifilin; Eufilina; Histafilin; Pulmeno; Teolixir; Teromol; Theo-Dur; Theolair; Theoplus; ***Swed.:*** Theo-Dur; ***Switz.:*** Euphyllin; Sodip-phylline†; Theolair; Unifyl; ***Thai.:*** Almarion; Asmasolon; Bronoday; Duralyn; Franol; Nuelin; Retafyllin; S-Phylline; Sinmaline; Sinoline; Temaco; Theolin; Theori; Theotrim; Xanthium; ***Turk.:*** Bronkolin; Pirasmin; Talotren; Teobag; Teokap; Teosel; Theo-Dur†; Xanthium; ***UAE:*** Theophar; ***UK:*** Nuelin; Slo-Phyllin; Uniphyllin Continus; ***Ukr.:*** Neofilin (Неофиллин); Theopecum (Теопэк)†; ***USA:*** Accurbron; Aerolate; Asmalix; Elixomin†; Elixophyllin; Quibron-T†; Slo-Bid†; Slo-Phyllin†; T-Phyl†; Theo-24; Theochron; Theolair†; Uniphyl†; ***Venez.:*** Nuelin; Teobid.

多组分制剂 ***Arg.:*** Dexa Aminofilin; Dexa Teosona; Fatigan Bronquial†; Sedacris; ***Austria:*** Ambredin†; Asthma 23 D†; ***Braz.:*** Abacateirol†; Alergotox†; Asmatiron†; Bronquitos; Endotussin; Franol; Marax; ***Canad.:*** ratio-Theo-Bronc; ***Chile:*** Cellenergy; ***Cz.:*** Oxantil; ***Fin.:*** Theofol Comp; ***Ger.:*** Broncho-Euphyllin; ***Gr.:*** Aminabel; Baladex; Gulamyl; Normavix; Repusan; Silantuss; Tycod; ***Hong Kong:*** Noscaphylline; Sedral; Uni-Theodal; ***India:*** Alergin; Asmapax; Asthmino†; Broncofol-P†; Broncofol†; Dericip; Dericip Plus; Deriphyllin; Marax; Tergil-T†; Theo-Asthalin; Theobric; ***Indon.:*** Asmadex; Asmano; Asmasolon; Asthma Soho; Neo Napacin†; Prinasma†; Teosal; Theochodil; Tusapres; ***Ital.:*** Altadrine Firming; ***Malaysia:*** Asthma; Theophylline Expectorant; ***Mex.:*** Aminoefedrison; ***Philipp.:*** Mucophylline; ***Pol.:*** Baladex; ***Port.:*** Prelus†; ***Rus.:*** Theophedrinum-N (Теофедрин-Н); ***S.Afr.:*** Actophlem; Adco-Diatussin; Adco-Metaxol; Alcophyllex; Solphyllex; Solphyllin; Theophen Comp; Theophen†; ***Spain:*** Teolixir Compositum; ***Thai.:*** Almasal; Asiabron; Bronchil; Brondil†; Brondry; Chintasma; Forasma; Mila-Asma; Polyphed; Qualiton; ***Turk.:*** Fenastma; ***UK:*** Do-Do ChestEze; Franol Plus†; Franol†; ***USA:*** Elixophyllin-GG; Elixophyllin-KI; Glyceryl-T; Hydrophed; Marax; Neoasma; Quadrinal; Quibron†; Tedrigen; Theodrine; Theomax DF; ***Venez.:*** Marax†; Metilfedrin†; Metoxifilin; Teofedril†.

Tiotropium Bromide (*BAN*, *rINN*) 噻托溴铵

Ba-679; Ba-679BR; Bromuro de tiotropio; Tiotropii bromidum; Tiotropium, bromure de; Tiotropyum Bromür. 6β,7β-Epoxy-3β-hydroxy-8-methyl-1*αH*,5*αH*-tropanium bromide di-2-thienylglycolate.

Тиотропия Бромид

$C_{19}H_{22}BrNO_4S_2$ = 472.4.

CAS — 186691-13-4 (tiotropium); 139404-48-1 (anhydrous tiotropium bromide or tiotropium bromide hydrate); 136310-93-5 (anhydrous tiotropium bromide); 411207-31-3 (tiotropium bromide monohydrate).

ATC — R03BB04.

ATC Vet — QR03BB04.

UNII — XX112XZP0J (tiotropium bromide); L64SXO195N (tiotropium bromide monohydrate).

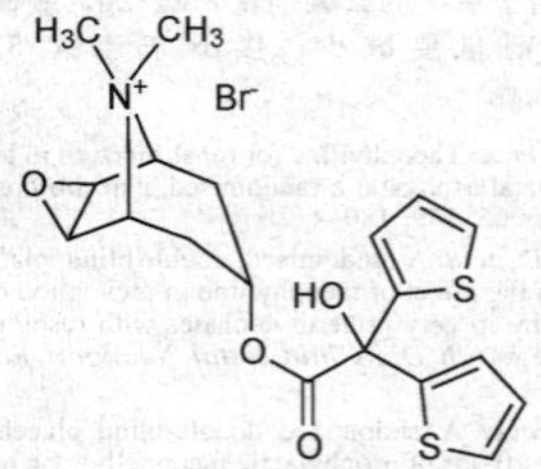

Pharmacopoeias. In *Eur.* (see p.vii).

Ph. Eur. 6.8 (Tiotropium Bromide Monohydrate) 白色或黄白色粉末或结晶。微溶于水；溶于甲醇；几乎不溶于二氯甲烷。

不良反应和注意事项

参见**异丙托溴铵**（第1087页）。

应用吸入剂后有报道出现咽炎、窦炎、鼻炎、鼻出血。

噻托溴铵主要经肾脏代谢，因此中度或重度肾损伤的患者（肌酐清除率在 50ml/min 甚至更低）应该密切关注。

对心血管系统的影响 关于吸入抗毒蕈碱药可能增加心血管风险事件的讨论参见**异丙托铵**，第1087页。

对脑血管系统的影响 2008 年 3 月 FDA 称[1]噻托溴铵的生产商（*Boehringer Ingelheim*）向他们报告证实服用噻托溴铵可能会增加患者卒中的危险。有 29 名 COPD 患者的临床资料，从中分析初步估计服用噻托铵 1 年的患者患卒中的危险是每 1000 人有 8 人，而服用安慰剂的组每 1000 人有 6 人。但是，一项自身对照的系列研究（自身对照可以减少混杂）结果显示在接近 1000 例卒中患者中，没有证据证明服用噻托溴铵增加了卒中的风险[2]。类似的，从 UPLIFT[3]（一项大型的、持续 4 年的在 6000 例 COPD 患者中进行的安慰剂对照试验）获得的结果也显示服用噻托铵未增加卒中风险。FDA 对 UPLIFT 的最终结果进行深入分析，确认了数据并不支持卒中、心脏病发作或心血管死亡的风险有所增加[4]。

关于噻托铵对心血管系统风险的更多信息，见**异丙托溴铵项下对心血管系统的影响**，第1087页。

1. FDA. Early communication about ongoing safety review of tiotropium (marketed as Spiriva HandiHaler) (issued 18th March 2008; updated 7th October 2008).
Available at: http://www.fda.gov/Drugs/DrugSafety/ PostmarketDrugSafetyInformationforPatientsandProviders/ ucm070651 (accessed 03/08/10)
2. Grosso A, *et al.* Inhaled tiotropium bromide and risk of stroke. *Br J Clin Pharmacol* 2009; **68:** 731–6.
3. Tashkin DP, *et al.* UPLIFT Study Investigators. A 4-year trial of tiotropium in chronic obstructive pulmonary disease. *N Engl J Med* 2008; **359:** 1543–54.
4. FDA. Follow-up to the October 2008 updated early communication about an ongoing safety review of tiotropium (marketed as Spiriva HandiHaler) (issued 14th January 2010).
Available at: http://www.fda.gov/Drugs/DrugSafety/ PostmarketDrugSafetyInformationforPatientsandProviders/ ucm197429.htm (accessed 03/08/10)

对皮肤的影响 有报道 1 名患者吸入噻托铵后出现亚急性皮肤红斑狼疮[1]。服药 1 周后皮肤损伤加重，停药后减轻，但再次用药损伤会加重。

另外 1 例患者在接受治疗 22 个月后，出现了与吸入噻托铵有关的光敏感的苔藓样疹[2]。停药后损伤即恢复。但是斑贴试验结果显示为阴性。未尝试再次用药。

1. Pham H-C, Saurat J-H. Inhalation route inducing subacute cutaneous lupus erythematosus with tiotropium. *Arch Dermatol* 2005; **141:** 911–12.
2. Pérez-Pérez L, *et al.* Photosensitive lichenoid eruption and inhaled tiotropium bromide. *Dermatology* 2007; **214:** 97–8.

药物相互作用

在与抗毒蕈碱药合用时有相互作用，见**阿托品**，第 1176页。但与吸入型抗毒蕈碱药的相互作用并不常见，如吸入噻托铵时。

药动学

据报道，在健康受试者中干粉吸入噻托溴铵后，一部分从肺吸收，大部分停留在呼吸道。吸入干粉后全身生物利用度约为 20%，吸入液体约为 33%。血浆蛋白结合率约 72%。噻托铵大量以原形经尿排出，也可能有部分通过非酶分裂或细胞色素 P450 同工酶 CYP2D6 和 CYP3A4 代谢。消除半衰期为 5～6 天。

用途和用法

噻托溴铵是季铵类抗毒蕈碱药，在结构上与异丙托铵相似，但有延长支气管舒张的活性。在可逆性气道阻塞的维持治疗和慢性阻塞性肺疾病（见下文）的使用上与异丙托铵相似（第1088页），噻托铵不适用于急性支气管痉挛的初始治疗。噻托溴铵胶囊中的吸入粉末包含 22.5μg 噻托溴铵水合物，相当于 18μg 噻托铵，由吸入装置的接嘴供应 10μg 噻托铵。每日吸入每个胶囊的内含物，且每日在同一时间吸入。

噻托溴铵可以通过一个定量吸入器以吸入溶液给药。每个容器含有 3.124μg 噻托溴铵一水化合物，相当于 2.5μg 的噻托铵。每日同一时间吸入两个剂量单位的药物。

1. Hvizdos KM, Goa KL. Tiotropium bromide. *Drugs* 2002; **62:** 1195–1203.

慢性阻塞性肺疾病 在慢性阻塞性肺疾病（COPD；第1075页）中应用噻托溴铵，与安慰剂相比显示出了以下疗效：改善呼吸困难[1~3]，提高健康状况相关的生活质量[1,3,4]，增加症状限制性运动（symptom-limited exercised）的耐受性[2]，改善肺功能[3,4]，减少恶化的发生[1,3~6]。

在改善呼吸困难、患者生活质量[7]、肺功能[7,8]和减少恶化[7]的发生方面，噻托铵比异丙托铵显示出更好的疗效。考虑推荐噻托铵在 COPD 治疗中作为一线药使用[9,10]。

类似地，噻托铵与沙美特罗比较显示出更好的支气管舒张作用、减少呼吸困难和改善患者生活质量的作用[11]，尽管在对比噻托铵和沙美特罗与氟替卡松联合应用时是否有更好的疗效并不清楚[12]。

噻托铵联合皮质激素吸入剂和长效 β2 受体激动药在 COPD 恶化发生率方面并无统计学差异，但是在中度至重度 COPD 患者中确实有改善肺功能、提高生活质量和降低住院率的作用[13]。

一项系统性综述[14]和一项荟萃分析[15]显示噻托铵在 COPD 稳定期减少了恶化和住院率，并改善了生活质量和症状。噻托铵也可能有减缓 COPD 中可见的用力呼气量（FEV）下降的作用，一项中度 COPD 患者的研究中的一个亚组的分析支持这一观点[16]，并建议在疾病的初始治疗阶段即给予噻托铵。关于噻托铵在 FEV 中的作用需要进一步的研究，而且需要弄清楚其与长效 β2 受体激动药的关系。

目前噻托铵在 COPD 治疗中的作用被广泛关注[9,17~20]。

1. Casaburi R, *et al.* A long-term evaluation of once-daily inhaled tiotropium in chronic obstructive pulmonary disease. *Eur Respir J* 2002; **19:** 217–24.
2. Maltais F, *et al.* Improvements in symptom-limited exercise performance over 8 h with once-daily tiotropium in patients with COPD. *Chest* 2005; **128:** 1168–78.
3. Brusasco V, *et al.* Health outcomes following treatment for six months with once daily tiotropium compared with twice daily salmeterol in patients with COPD. *Thorax* 2003; **58:** 399–404.
4. Tashkin DP, *et al.* UPLIFT Study Investigators. A 4-year trial of tiotropium in chronic obstructive pulmonary disease. *N Engl J Med* 2008; **359:** 1543–54.
5. Niewoehner DE, *et al.* Prevention of exacerbations of chronic obstructive pulmonary disease with tiotropium, a once-daily inhaled anticholinergic bronchodilator: a randomized trial. *Ann Intern Med* 2005; **143:** 317–26.
6. Tashkin DP. Preventing and managing exacerbations in COPD—critical appraisal of the role of tiotropium. *Int J Chron Obstruct Pulmon Dis* 2010; **5:** 41–53.
7. Vincken W, *et al.* Improved health outcomes in patients with COPD during 1 yr's treatment with tiotropium. *Eur Respir J* 2002; **19:** 209–16.
8. van Noord JA, *et al.* A randomised controlled comparison of tiotropium and ipratropium in the treatment of chronic obstructive pulmonary disease. *Thorax* 2000; **55:** 289–94.
9. Chen AM, *et al.* Long-acting bronchodilator therapy for the treatment of chronic obstructive pulmonary disease. *Ann Pharmacother* 2008; **42:** 1832–42.
10. Troosters T, *et al.* UPLIFT Investigators. Tiotropium as a first maintenance drug in COPD: secondary analysis of the UPLIFT trial. *Eur Respir J* 2010; **36:** 65–73.
11. Donohue JF, *et al.* A 6-month, placebo-controlled study comparing lung function and health status changes in COPD patients treated with tiotropium or salmeterol. *Chest* 2002; **122:** 47–55.
12. Welsh EJ, *et al.* Combination inhaled steroid and long-acting beta2-agonist versus tiotropium for chronic obstructive pulmonary disease. Available in The Cochrane Database of Systematic Reviews; Issue 5. Chichester: John Wiley; 2010 (accessed 14/07/10).
13. Aaron SD, *et al.* Tiotropium in combination with placebo, salmeterol, or fluticasone-salmeterol for treatment of chronic obstructive pulmonary disease: a randomized trial. *Ann Intern Med* 2007; **146:** 545–55.
14. Barr RG, *et al.* Tiotropium for stable chronic obstructive pulmonary disease. Available in The Cochrane Database of Systematic Reviews; Issue 2. Chichester: John Wiley; 2005 (accessed 18/02/08).
15. Barr RG, *et al.* Tiotropium for stable chronic obstructive pulmonary disease: a meta-analysis. *Thorax* 2006; **61:** 854–62. Correction. *ibid.*; **62:** 191.
16. Decramer M, *et al.* UPLIFT investigators. Effect of tiotropium on outcomes in patients with moderate chronic obstructive pulmonary disease (UPLIFT): a prespecified subgroup analysis of a randomised controlled trial. *Lancet* 2009; **374:** 1171–8.
17. Gross NJ. Tiotropium bromide. *Chest* 2004; **126:** 1946–53.
18. Olin JL. Tiotropium: an inhaled anticholinergic for chronic obstructive pulmonary disease. *Am J Health-Syst Pharm* 2005; **62:** 1263–9.
19. Somand H, Remington TL. Tiotropium: a bronchodilator for chronic obstructive pulmonary disease. *Ann Pharmacother* 2005; **39:** 1467–75.
20. Burns G, Bianchi S. Chronic obstructive pulmonary disease: the evidence for use of tiotropium. *Br J Hosp Med* 2006; **67:** 85–91.

制剂

专利制剂

Arg.: Spiriva; ***Austral.:*** Spiriva; ***Austria:*** Spiriva; ***Belg.:*** Spiriva; ***Braz.:*** Spiriva; ***Canad.:*** Spiriva; ***Chile:*** Spiriva; ***Cz.:*** Spiriva; ***Denm.:*** Spiriva; ***Fin.:*** Spiriva; ***Fr.:*** Spiriva; ***Ger.:*** Spiriva; ***Gr.:*** Spiriva; ***Hong Kong:*** Spiriva; ***Hung.:*** Spiriva; ***India:*** Tiova; ***Indon.:*** Spiriva; ***Irl.:*** Spiriva; ***Israel:*** Spiriva; ***Ital.:*** Spiriva; ***Jpn:*** Spiriva; ***Malaysia:*** Spiriva; ***Mex.:*** Spiriva; ***Neth.:*** Spiriva; ***Norw.:*** Spiriva; ***NZ:*** Spiriva; ***Philipp.:*** Spiriva; ***Pol.:*** Spiriva; ***Port.:*** Spiriva; ***Rus.:*** Spiriva (Спирива); ***S.Afr.:*** Spiriva; ***Singapore:*** Spiriva; ***Spain:*** Spiriva; ***Swed.:*** Spiriva; ***Switz.:*** Spiriva; ***Thai.:*** Spiriva; ***Turk.:*** Spiriva; ***UK:*** Spiriva; ***USA:*** Spiriva; ***Venez.:*** Spiriva.

多组分制剂 ***India:*** Duova.

Tipelukast (*USAN*, *rINN*) 梯鲁司特

KCA-757; MN-001; Tipélukast; Tipelukastum. 4-(6-Acetyl-3-{3-[(4-acetyl-3-hydroxy-2-propylphenyl)sulfanyl]propoxy}-2-propylphenoxy)butanoic acid.

Типелукаст

$C_{29}H_{38}O_7S$ = 530.7.

CAS — 125961-82-2.

UNII — 08379P260O.

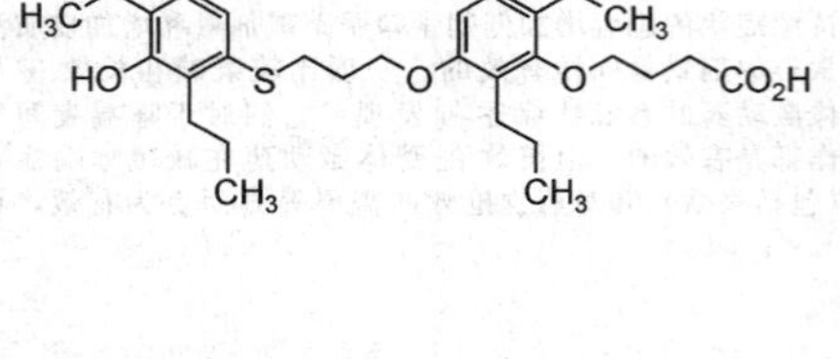

简介

梯鲁司特是一种白三烯受体拮抗药（第1072页），一种磷酸二酯酶抑制剂，一种正被研究用于哮喘治疗的5-脂氧合酶抑制剂。

Tranilst (*USAN*, *rINN*) 曲尼司特

MK-341; N-5′; Tranilastum. *N*-(3,4-Dimethoxycinnamoyl)anthranilic acid.

Траниласт

$C_{18}H_{17}NO_5$ = 327.3.

CAS — 53902-12-8.

UNII — HVF50SMY6E.

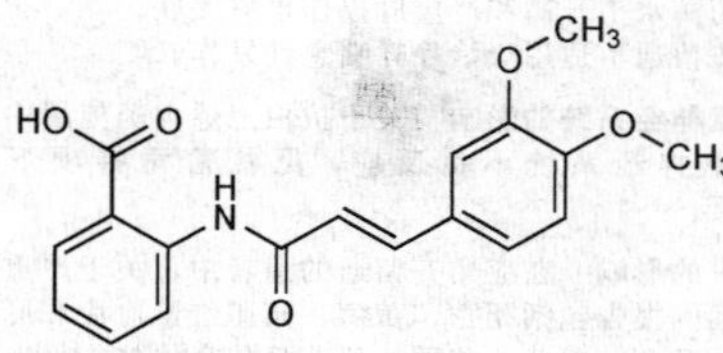

不良反应和注意事项

有报道曲尼司特的不良反应包括胃肠道功能紊乱、头痛、困倦或失眠、头晕、抑郁、皮疹和广泛的瘙痒。少见肝功能紊乱或黄疸、肾功能障碍、膀胱炎样症状、贫血、白细胞减少、血小板减少、心悸、水肿、面红和口腔炎。对肝肾功能受损患者应慎用曲尼司特，推荐使用血液学监护。据报道局部应用于眼部后出现刺激和眼睑炎。

注册药品信息中忠告孕妇慎用，因为在动物研究中发现致畸性。

曲尼司特不能用于治疗急性哮喘发作。一般注意事项在色甘酸钠（第1099页）项下也有描述。

用途和用法

曲尼司特与色氨酸钠（第1100页）相似，具有肥大细胞的稳定作用。有报道本品可抑制成纤维细胞的胶原合成。可用于哮喘（第1072页）的预防治疗、过敏性鼻炎（第537页）、结膜炎（第536页）和湿疹（第1506页）。也用于治疗瘢痕疙瘩和肥厚性瘢痕。通常成人口服剂量为100mg，每日3次，儿童用量详见下文。含0.5%曲尼司特滴眼剂每日4次用于变应性结膜炎。

有研究曲尼司特用于预防冠状动脉血管形成术后的再狭窄，但未见疗效。亦有研究曲尼司特凝胶局部应用于预防手术后组织粘连。

儿童用法 曲尼司特用于儿童哮喘、过敏性鼻炎、湿疹、瘢痕疙瘩和肥厚性瘢痕的预防性用药。可使用口服剂量每日5mg/kg，分3次服用。

结节病 有提及曲尼司特可能对结节病有益，见第1443页。

制剂

专利制剂

Jpn: Rizaben.

Tretoquinol Hydrochloride (*pINNM*) ⊗盐酸曲托喹酚

AQ-110 (tretoquinol); Hidrocloruro de tretoquinol; Ro-07-5965; Trétoquinol, Chlorhydrate de; Tretoquinoli Hydrochloridum; Trimethoquinol Hydrochloride; Trimetoquinol Hydrochloride. (−)-1,2,3,4-Tetrahydro-1-(3,4,5-trimethoxybenzyl)isoquinoline-6,7-diol hydrochloride monohydrate.

Третохинола Гидрохлорид

$C_{19}H_{23}NO_5,HCl,H_2O$ = 399.9.

CAS — 30418-38-3 (tretoquinol); 18559-59-6 (anhydrous tretoquinol hydrochloride).

ATC — R03AC09; R03CC09.

ATC Vet — QR03AC09; QR03CC09.

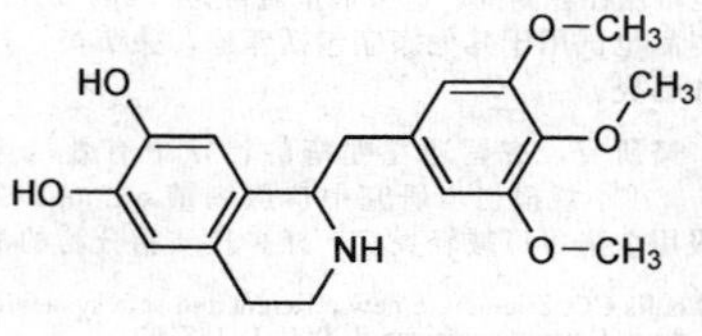

(tretoquinol)

Pharmacopoeias. In *Jpn.*

简介

曲托喹酚是一种直接作用的拟交感神经药，据报道对 β_2 受体有选择性作用（β_2 受体激动药）。与沙丁胺醇（第1094页）有相似性质。本品以盐酸化物给药，其支气管舒张性质用于可逆性气道阻塞，如哮喘（第1072页）或慢性阻塞性肺疾病（第1075页）患者的治疗。

制剂

专利制剂

Hong Kong: Inolin; ***Indon.:*** Inolin.

Tulobuterol Hydrochloride (*BANM*, *rINNM*) ⊗盐酸妥洛特罗

C-78; Hidrocloruro de tulobuterol; HN-078 (tulobuterol); Tulobutérol, Chlorhydrate de; Tulobuterolhydroklorid; Tulobuteroli Hydrochloridum; Tulobuterolihydrokloridi. 2-*tert*-Butylamino-1-o-chlorophenylethanol hydrochloride.

Тулобутерола Гидрохлорид

$C_{12}H_{18}ClNO,HCl$ = 264.2.

CAS — 41570-61-0 (tulobuterol); 56776-01-3 (tulobuterol hydrochloride).

ATC — R03AC11; R03CC11.

ATC Vet — QR03AC11; QR03CC11.

UNII — VNC12181T0.

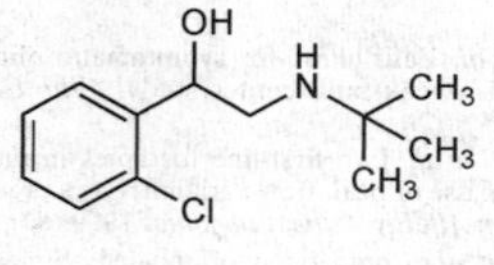

(tulobuterol)

注：名称 Berachin、Senikarin-DS、Tulobunist 和 Tulobuten 已作为妥洛特罗或盐酸妥洛特罗的商品名。

Pharmacopoeias. In *Jpn.*

简介

妥洛特罗是一种直接作用的拟交感神经药，主要有β-肾上腺素能活性，对 β_2 受体有选择性作用（β_2 受体激动药）。与沙丁胺醇（第1094页）有相似性质。

妥洛特罗作为支气管舒张药用于可逆性气道阻塞，如哮喘（第1072页）和一些慢性阻塞性肺疾病（第1075页）患者。本品以盐酸盐的形式口服给药。常用口服剂量为盐酸妥洛特罗2mg，每日2次；需要剂量增加或作用持续效果下降说明哮喘控制差，需要对治疗进行回顾。妥洛特罗也可用定量气雾剂基础吸入给药。经皮给药途径也可；抗炎治疗时剂量为每日2mg。

妥洛特罗应用于14岁或以下儿童时，参见下文儿童用法。

1. Uematsu T, *et al.* The pharmacokinetics of the β_2-adrenoceptor agonist, tulobuterol, given transdermally and by inhalation. *Eur J Clin Pharmacol.* 1993; **44:** 361–4.
2. Iikura Y, *et al.* Pharmacokinetics and pharmacodynamics of the tulobuterol patch, HN-078, in childhood asthma. *Ann Allergy* 1995; **74:** 147–51.
3. Fukuchi Y, *et al.* Clinical efficacy and safety of transdermal tulobuterol in the treatment of stable COPD: an open-label comparison with inhaled salmeterol. *Treat Respir Med* 2005; **4:** 447–55.
4. Yoshihara S, *et al.* The use of patch formulation of tulobuterol, a long-acting beta2-adrenoceptor agonist, in the treatment of severe pediatric asthma. *Ann Allergy Asthma Immunol* 2006; **96:** 879–80.
5. Fujimoto K, *et al.* Comparison of the clinical efficacy of salmeterol and sustained-release tulobuterol (patch) on inadequately controlled asthma patients on inhaled corticosteroids. *J Asthma* 2006; **43:** 501–7.
6. Nishiyama O, *et al.* Comparison of the effects of tulobuterol patch and salmeterol in moderate to severe asthma. *Clin Exp Pharmacol Physiol* 2006; **33:** 1016–21.
7. Kobayashi Y, *et al.* Addition of transdermal or inhaled long-acting β_2-agonists in adult asthmatic patients treated with inhaled corticosteroids: switchover study from tulobuterol patch to salmeterol dry powder inhaler. *J Asthma* 2007; **44:** 77–81.
8. Yamagata T, *et al.* Comparison of bronchodilatory properties of transdermal and inhaled long-acting β_2-agonists. *Pulm Pharmacol Ther* 2008; **21:** 160–5.

儿童用法 在治疗儿童支气管痉挛时，盐酸妥洛特罗口服用量如下：

- 1～6岁：250～500μg，每日2次；
- 6～10岁：0.5～1mg，每日2次；
- 10～14岁：1～1.5mg，每日2次。

14岁及14岁以上儿童可以应用成人剂量的妥洛特罗，见上文。

妥洛特罗也可在儿童中经皮给药，剂量如下：

- 6个月至3岁：500μg，每日1次；
- 3～9岁：1mg，每日1次；
- 9岁及以上：同成人剂量（见上文）。

制剂

专利制剂

Austria: Bremax†; ***Belg.:*** Respacal†; ***Ger.:*** Atenos†; Brelomax; ***Jpn:*** Hokunalin; ***Mex.:*** Bremax†; ***Philipp.:*** Bremax†; ***Port.:*** Atenos†; ***Venez.:*** Bremax†; Bretol.

Zafirlukast (*BAN*, *USAN*, *rINN*) 扎鲁司特

ICI-204219; Tsafirlukasti; Zafirlukastum; ZD-204219. Cyclopentyl 3-{2-methoxy-4-[(o-tolylsulfonyl)carbamoyl]benzyl}-1-methylindole-5-carbamate.

Зафирлукаст

$C_{31}H_{33}N_3O_6S$ = 575.7.

CAS — 107753-78-6.

ATC — R03DC01.

ATC Vet — QR03DC01.

UNII — XZ629S5L50.

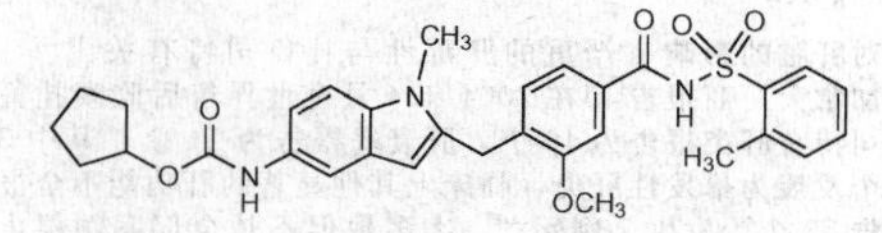

不良反应和注意事项

据报道头痛、呼吸道感染发生率增加（老年人），胃肠道功能紊乱与扎鲁司特和其他白三烯拮抗药有关。其他不良反应包括全身疼痛、腹痛、关节痛、肌痛、发热、乏力、失眠和头晕。肝酶值增加的发生率提高和严重的肝脏毒性有报道（见下文）；有死亡发生。报道的超敏反应包括皮疹、瘙痒、荨麻疹和血管性水肿。也有少量粒细胞缺乏症、出血、擦伤和水肿的报道。有少量报道接受白三烯受体拮抗药的 Churg-Strauss 综合征患者有全身性嗜酸性粒细胞增多症（见下文），这些患者应避免这种治疗。

扎鲁司特和其他白三烯拮抗药不能用于治疗哮喘急性发作。扎鲁司特禁用于肝损伤或肝硬化患者。

不良反应发生率 一项对7976例应用扎鲁司特患者的观察研究[1]发现大部分可以很好地耐受。与英国注册药品信息相类似，绝大多数反复报道的不良反应（1%～2%的患者）是头痛、荨麻疹、腹痛、全身乏力和胃肠道不良反应（如恶心、腹泻和消化不良）。在用药第1个月常会出现头晕和心悸。抑郁发生率的增高也应引起注意。

1. Twaites BR, *et al.* Safety of zafirlukast: results of a postmarketing surveillance study on 7976 patients in England. *Drug Safety* 2007; **30:** 419–29.

Churg-Strauss 综合征 一些病例研究和报道提示了白三烯受体拮抗药与 Churg-Strauss 综合征发展之间的关联（见第1434页）。一项对62个病例进行的系统性综述显示[1]，与孟鲁司特有关有29例，与普仑司特有关有16例，与扎鲁司特有关有17例。除了神经和皮肤，肺部是最常见的影响部位，还有16例患者心脏也受到影响。以上提示那些出现了 Churg-Strauss 综合征的患者存在之前即患有疾病的证据，或者是当白三烯受体拮抗药使用时就出现了综合征，或者当皮质激素减量或停止使用时综合征不再被抑制而暴露出来；这种方式在11例患者身上得以证实。但是有大量的病例显示并不存在之前即有疾病或疾病被遮掩的证据，而且可以清楚地看到开始应用白三烯受体拮抗药6～12个月内和综合征的出现存在短时的联系。报道也显示在应用白三烯受体拮抗药前后吸入或口服皮质激素对患者 Churg-Strauss 综合征的发展没有影响，另外，有7例患者在开始治疗后没有吸入或口服任何皮质激素。

一项回顾性病例对照研究[2]结果显示治疗3个月内应用孟鲁司特可能增加 Churg-Strauss 综合征发展的危险。口服皮质激素也能增加危险，作者提示 Churg-Strauss 综合征的出现频率可能在逐渐恶化的哮喘的治疗中扩大化。提示患者在服用白三烯受体拮抗药或者是在皮质激素减量时应谨慎地对 Churg-Strauss 综合征进行监测[3]。

1. Nathani N, *et al.* Churg-Strauss syndrome and leukotriene antagonist use: a respiratory perspective. *Thorax* 2008; **63:** 883–8.
2. Hauser T, *et al.* The leucotriene receptor antagonist montelukast and the risk of Churg-Strauss syndrome: a case-crossover study. *Thorax* 2008; **63:** 677–82.
3. Keogh KA. Leukotriene receptor antagonists and Churg-Strauss syndrome: cause, trigger or merely an association? *Drug Safety* 2007; **30:** 837–43.

对中枢神经系统的影响 已有关于上市后患者服用抗白三烯药如孟鲁司特、扎鲁司特和齐留通后出现神经系统影响事件的报道。不良事件包括激动、有攻击性、焦虑、睡梦异常、出现幻觉、沮丧、失眠、易怒、不安、震颤、有自杀念头和倾向[1,2]。一项对3个研究共536例患者的系统性综述[3]显示接受孟鲁司特后对患者情绪方面的影响与安慰剂或其他治疗药物没有差别，也没有关于自杀、情绪低落或精神障碍的报告。作者推断尽管他们没有发现神经方面不良反应的证据，但是也不能排除存在孟鲁司特特异性反应的可能性。

1. FDA. Updated information on leukotriene inhibitors: montelukast (marketed as Singulair), zafirlukast (marketed as Accolate), and zileuton (marketed as Zyflo and Zyflo CR) (issued 12th June 2009). Available at: http://www.fda.gov/Drugs/DrugSafety/PostmarketDrugSafetyInformationforPatientsandProviders/DrugSafetyInformationforHeathcareProfessionals/ucm165489.htm (accessed 14/08/09)
2. Health Canada. Montelukast (Singulair): suicidality and other psychiatric adverse reactions. *Can Adverse React News* 2009; **19** (3): 1–2.
Also available at: http://www.hc-sc.gc.ca/dhp-mps/medeff/bulletin/carn-bcei_v19n3-eng.php#a1 (accessed 14/08/09)
3. Holbrook JT, Harik-Khan R. Montelukast and emotional well-being as a marker for depression: results from 3 randomized, double-masked clinical trials. *J Allergy Clin Immunol* 2008; **122:** 828–9.

对肝脏的影响 严重的肝毒性与扎鲁司特有关[1~4]。加拿大厂商报告[4]在2004年4月全世界售后监察扎鲁司特有肝炎报告为46个，肝衰竭报告为14个，其中3个发展为暴发性肝炎，临床上其他显著的肝功能不全报告59个，发生7例死亡。大多数但不是全部案例停止使用扎鲁司特后症状减轻及肝酶恢复到正常。对于处方者、患者和（或）他们的家属应特别注意警惕肝毒性的症状和体征。英国注册药品信息把扎鲁司特描述为极少发生肝功能障碍，也不会升高肝酶水平；如果扎鲁司特治疗过程中出现疑似肝脏毒性，应立即停止给药。

1. Grieco AJ, Burstein-Stein J. Oral montelukast versus inhaled salmeterol to prevent exercise-induced bronchoconstriction. *Ann Intern Med* 2000; **133:** 392.
2. Reinus JF, *et al.* Severe liver injury after treatment with the leukotriene receptor antagonist zafirlukast. *Ann Intern Med* 2000; **133:** 964–8.
3. Danese S, *et al.* Severe liver injury associated with zafirlukast. *Ann Intern Med* 2001; **135:** 930.
4. AstraZeneca Canada. Important safety information regarding reports of serious hepatic events in patients receiving Accolate® (zafirlukast) (issued 14th April 2004). Available at: http://www.hc-sc.gc.ca/dhp-mps/alt_formats/hpfb-dgpsa/pdf/medeff/accolate_2_hpc-cps-eng.pdf (accessed 09/07/08)

狼疮 一名9岁女孩发生狼疮可能与扎鲁司特有关[1]。

1. Finkel TH, *et al.* Drug-induced lupus in a child after treatment with zafirlukast (Accolate). *J Allergy Clin Immunol* 1999; **103:** 533–4.

肾损伤 英国的注册药品信息指出扎鲁司特用于中度或重度肾损伤患者时应特别注意，因为对这些患者的试验有限。然而，美国的注册药品信息没有提及这种警告，并指出肾损伤患者体内扎鲁司特的药动学与肾功能正常患者并无差异。一次剂量中只有约10%由尿排泄。

耐受性 关于扎鲁司特疗效的耐受和停药后哮喘综合征再次恶化，在持续哮喘患者中已描述[1]。

1. Reid DW, *et al.* Tolerance and rebound with zafirlukast in patients with persistent asthma. *J Negat Results Biomed* 2008; **7:** 3.

药物相互作用

扎鲁司特由肝细胞色素P450代谢，特别是CYP2C9同工酶，而且可抑制同工酶CYP2C9和CYP3A4。因此，与由这些肝酶代谢的其他药物合用时可能导致血药浓度的增加，并可能引起不良反应。接受华法林治疗的患者可能引起凝血酶原时间延长，故抗凝血药的剂量应相应调整。红霉素、特非那定和茶碱可能减少扎鲁司特的血药浓度；罕有报道扎鲁司特增加血浆茶碱浓度。给予高剂量阿司匹林时可见扎鲁司特的血药浓度的增加。

药动学

扎鲁司特口服后血浆浓度达峰时间约为3h。绝对生物利用度未确定，但是与食物同服会减少吸收的速率和程度，降低约40%的生物利用度。约99%扎鲁司特与血浆蛋白结合。本品主要由细胞色素P450同工酶CYP2C9大量在肝代谢，以原形和代谢产物的形式主要由粪便排泄。一次剂量的约10%以代谢产物的形式由尿排泄。扎鲁司特的消除半衰期约为10h。动物实验表明少量可透过胎盘，在母乳中也有分布。

1. Dekhuijzen PNR, Koopmans PP. Pharmacokinetic profile of zafirlukast. *Clin Pharmacokinet* 2002; **41:** 105–14.

用途和用法

扎鲁司特是一种选择竞争性白三烯C_4、D_4和E_4受体（第1072页）拮抗药，循环的白三烯刺激该受体在哮喘的发病中起重要作用。它可以抑制早期和晚期对吸入抗原或刺激物产生的支气管收缩反应，但不适用于哮喘急性发作的治疗。

扎鲁司特用于慢性哮喘的治疗（见下文）。口服给药剂量为20mg，每日2次，饭前至少1h或饭后2h给药。儿童给药剂量详见下文。

1. García-Marcos L, *et al.* Benefit-risk assessment of antileukotrienes in the management of asthma. *Drug Safety* 2003; **26:** 483–518.
2. Anonymous. Leukotriene receptor antagonists—an update. *Drug Ther Bull* 2005; **43:** 85–8.
3. Currie GP, McLaughlin K. The expanding role of leukotriene receptor antagonists in chronic asthma. *Ann Allergy Asthma Immunol* 2006; **97:** 731–41.
4. Riccioni G, *et al.* Antileukotriene drugs: clinical application, effectiveness and safety. *Curr Med Chem* 2007; **14:** 1966–77.

儿童用法 在治疗慢性哮喘中，美国注册药品信息推荐扎鲁司特的剂量为5～11岁儿童口服剂量10mg，每日2次。12岁及以上儿童用量同成人，见上文。在英国，扎鲁司特未批准在12岁以下儿童应用。

哮喘 扎鲁司特产品可适度改善轻度到重度哮喘（第1072页）[1,2]，与一项研究中吸入色甘酸钠相似[3]，但是不如另一项研究中吸入沙美特罗[4]。本品在持续性哮喘的治疗中不如吸入氟替卡松[5~7]。在一项对急诊室急性哮喘发作患者的研究中，住院患者和出院后28天的患者的标准治疗中加入扎鲁司特与复发的速度和需要扩展治疗的减少有关[8]。

1. Suissa S, *et al.* Effectiveness of the leukotriene receptor antagonist zafirlukast for mild-to-moderate asthma: a randomized, double-blind, placebo-controlled trial. *Ann Intern Med* 1997; **126:** 177–83.
2. Fish JE, *et al.* Zafirlukast for symptomatic mild-to-moderate asthma: a 13-week multicenter study. *Clin Ther* 1997; **19:** 675–90.
3. Nathan RA, *et al.* Two first-line therapies in the treatment of mild asthma: use of peak flow variability as a predictor of effectiveness. *Ann Allergy Asthma Immunol* 1999; **82:** 497–503.
4. Busse W, *et al.* Comparison of inhaled salmeterol and oral zafirlukast in patients with asthma. *J Allergy Clin Immunol* 1999; **103:** 1075–80.
5. Busse W, *et al.* Fluticasone propionate compared with zafirlukast in controlling persistent asthma: a randomized double-blind, placebo-controlled trial. *J Fam Pract* 2001; **50:** 595–602.
6. Nathan RA, *et al.* A comparison of short-term treatment with inhaled fluticasone propionate and zafirlukast for patients with persistent asthma. *Am J Med* 2001; **111:** 195–202.
7. Brabson JH, *et al.* Efficacy and safety of low-dose fluticasone propionate compared with zafirlukast in patients with persistent asthma. *Am J Med* 2002; **113:** 15–21.
8. Silverman RA, *et al.* Zafirlukast treatment for acute asthma: evaluation in a randomized, double-blind, multicenter trial. *Chest* 2004; **126:** 1480–9.

鼻炎 虽然一项研究报道本品可改善季节性过敏性鼻炎（第537页）的症状[1]，但另一项研究中20mg扎鲁司特每日2次与安慰剂和鼻内的倍氯米松治疗相比并无效果[2]。一些报道显示其在常年性过敏性鼻炎中有效，尤其对鼻塞有效[3,4]。一项关于在过敏性鼻炎中白三烯的作用的综述认为白三烯受体拮抗药单用具有一定的疗效，也可与其他治疗药联用[5]。

1. Donnelly AL, *et al.* The leukotriene D_4-receptor antagonist, ICI 204,219, relieves symptoms of acute seasonal allergic rhinitis. *Am J Respir Crit Care Med* 1995; **151:** 1734–9.
2. Pullerits T, *et al.* Randomized placebo-controlled study comparing a leukotriene receptor antagonist and a nasal glucocorticoid in seasonal allergic rhinitis. *Am J Respir Crit Care Med* 1999; **159:** 1814–18.
3. Jiang R-S. Efficacy of a leukotriene receptor antagonist in the treatment of perennial allergic rhinitis. *J Otolaryngol* 2006; **35:** 117–21.
4. Ho C-Y, Tan C-T. Comparison of antileukotrienes and antihistamines in the treatment of allergic rhinitis. *Am J Rhinol* 2007; **21:** 439–43.
5. Peters-Golden M, Henderson WR. The role of leukotrienes in allergic rhinitis. *Ann Allergy Asthma Immunol* 2005; **94:** 609–18.

荨麻疹 据报道白三烯拮抗药（如扎鲁司特）对慢性荨麻疹（第1511页）的治疗有益。

制剂

专利制剂

Arg.: Accolate; Vanticon†; Zafirasmal†; ***Austral.:*** Accolate†; ***Belg.:*** Accolate; Resma; ***Braz.:*** Accolate; ***Canad.:*** Accolate; ***Chile:*** Accolate; ***Cz.:*** Accolate; ***Fin.:*** Accolate; ***Hong Kong:*** Accolate; ***Hung.:*** Accolate; ***India:*** Zuvair; ***Indon.:*** Accolate; ***Irl.:*** Accolate; ***Ital.:*** Accoleit; Zafirst; ***Mex.:*** Accolate; ***Philipp.:*** Accolate; ***Pol.:*** Accolate; ***Port.:*** Accolate; ***Rus.:*** Accolate (Аколат); ***S.Afr.:*** Accolate; ***Singapore:*** Accolate; ***Spain:*** Accolate; Aeronix; Olmoran; ***Switz.:*** Accolate; ***Turk.:*** Accolate; Carrox; ***UK:*** Accolate; ***USA:*** Accolate; ***Venez.:*** Accolate.

Zileuton (*BAN, USAN, rINN*) 齐留通

A-64077; Abbott-64077; Zileutón; Zileutonum. (±)-1-(1-Benzo[*b*]thien-2-ylethyl)-*N*-hydroxyurea.

Зилеитон

$C_{11}H_{12}N_2O_2S$ = 236.3.

CAS — 111406-87-2.

UNII — V1L22WVE2S.

Pharmacopoeias. In *US.*

USP 33（Zileuton） 白色至灰白色粉末。贮藏于密闭容器中。避光。

不良反应和注意事项

报道的齐留通最常见的不良反应为头痛、咽喉疼痛、胃肠道反应、肌痛、鼻窦炎。在一些患者身上也有超敏反应、荨麻疹、皮疹和白细胞减少的报道。齐留通与肝药酶水平升高和严重肝损伤也有关联。

齐留通不适用于治疗哮喘急性发作。

对中枢神经系统的影响 关于抗白三烯类药使用中产生的中枢神经系统不良反应，见**扎鲁司特**项下，第1112页。

对肝脏的影响 在应用齐留通的患者中，关于严重肝损伤的案例报告包括死亡、黄疸、高胆红素血症和肝药酶水平的升高。因此，美国注册药品信息中禁止将齐留通用于活动性肝脏疾病的患者或肝脏转氨酶活性为正常值上限的三倍或更高时的患者。有肝病史或饮用大量酒精的患者慎用。谷丙转氨酶（ALT）被认为是齐留通导致肝损伤的最敏感的指示物。大多数ALT浓度升高出现在应用齐留通治疗的头3个月内[1]，也因此推荐在使用齐留通前进行监测，在齐留通应用的头3个月，每月一次，之后的一年内每2～3个月一次，其后应做定期检查。

1. Watkins PB, *et al.* Clinical pattern of zileuton-associated liver injury: results of a 12-month study in patients with chronic asthma. *Drug Safety* 2007; **30:** 805–15.

药物相互作用

据报道齐留通可通过肝细胞色素P450酶损伤一些药物的代谢，包括普萘洛尔、特非那丁、茶碱和华法林。

药动学

据报道口服剂量的齐留通经胃肠道吸收良好，速释制剂的血药峰浓度达峰时间为2h。血浆蛋白结合率为93%。本品广泛通过细胞色素P450同工酶CYP1A2、CYP2C9和CYP3A4在肝脏代谢，大量以葡萄糖醛酸代谢产物的形式从尿中排泄。据报道速释制剂消除半衰期约为2.5h，控释制剂的消除半衰期大约为3h。

1. Wong SL, *et al.* The pharmacokinetics of single oral doses of zileuton 200 to 800 mg, its enantiomers, and its metabolites, in normal healthy volunteers. *Clin Pharmacokinet* 1995; **29** (suppl 2): 9–21.
2. Awni WM, *et al.* Pharmacokinetics and pharmacodynamics of zileuton after oral administration of single and multiple dose regimens of zileuton 600 mg in healthy volunteers. *Clin Pharmacokinet* 1995; **29** (suppl 2): 22–33.
3. Braeckman RA, *et al.* The pharmacokinetics of zileuton in healthy young and elderly volunteers. *Clin Pharmacokinet* 1995; **29** (suppl 2): 42–8.
4. Awni WM, *et al.* Population pharmacokinetics of zileuton, a selective 5-lipoxygenase inhibitor, in patients with rheumatoid arthritis. *Eur J Clin Pharmacol* 1995; **48:** 155–60.
5. Awni WM, *et al.* The effect of mild or moderate hepatic impairment (cirrhosis) on the pharmacokinetics of zileuton. *Clin Pharmacokinet* 1995; **29** (suppl 2): 49–61.
6. Awni WM, *et al.* Pharmacokinetics of zileuton and its metabolites in patients with renal impairment. *J Clin Pharmacol* 1997; **37:** 395–404.
7. Dubé LM, *et al.* Zileuton, a leukotriene synthesis inhibitor in the management of chronic asthma: clinical pharmacokinetics and safety. *Clin Rev Allergy Immunol* 1999; **17:** 213–21.

用途和用法

齐留通是一种口服有效的5-脂肪氧化酶抑制药，可抑制白三烯形成（第1072页）。本品可用于慢性哮喘治疗（见下文），但是没有支气管舒张性质而不适用于急性发作的治疗。齐留通口服速释制剂剂量为600mg，每日4次。也可用控释制剂，口服剂量通常为1.2g，每日2次。

本品也试用于其他病症包括痤疮、关节炎、过敏性鼻炎和肠炎。

痤疮 经研究，齐留通在痤疮的治疗中有效（第1505页）[1]。在小规模初步研究中口服剂量600mg，每日4次，服用3个月可减轻炎症，减少皮质脂分泌的油脂。

1. Zouboulis CC. Zileuton, a new efficient and safe systemic anti-acne drug. *Dermatoendocrinol* 2009; **1:** 188–92.

哮喘 齐留通对哮喘有帮助，包括对于冷空气、运动和NSAIDs刺激引起的哮喘（第1072页）。由于缺乏关于疗

效的资料，而且需要对肝功能进行监测，齐留通与吸入皮质激素和其他白三烯受体拮抗药相比被认为不是治疗中的优选。

已经研制了一种用于哮喘治疗的齐留通静脉输液剂。

1. Israel E, *et al.* The effects of a 5-lipoxygenase inhibitor on asthma induced by cold, dry air. *N Engl J Med* 1990; **323:** 1740–4.
2. Israel E, *et al.* The effect of inhibition of 5-lipoxygenase by zileuton in mild-to-moderate asthma. *Ann Intern Med* 1993; **119:** 1059–66.
3. McGill KA, Busse WW. Zileuton. *Lancet* 1996; **348:** 519–24.
4. Israel E, *et al.* Effect of treatment with zileuton, a 5-lipoxygenase inhibitor, in patients with asthma: a randomized controlled trial. *JAMA* 1996; **275:** 931–6.
5. O'Connor BJ, *et al.* Zileuton added to low-dose inhaled beclomethasone for the treatment of moderate to severe persistent asthma. *Respir Med* 2007; **101:** 1088–96.
6. Berger W, *et al.* Zileuton: clinical implications of 5-lipoxygenase inhibition in severe airway disease. *Int J Clin Pract* 2007; **61:** 663–76.

炎性肠病 尽管初期的希望是抑制脂肪氧化酶可能显示出对溃疡性结肠炎患者的好处[1]。一项对轻度或中度急性复发性溃疡性结肠炎患者的研究表明齐留通对症状的改善仅限于未接受柳氮磺吡啶的患者[2]。后来的研究表明在维持缓和方面齐留通与安慰剂相比未显示出显著效果[3]。对炎性肠病及其治疗的讨论，见第1620页。

1. Laursen LS, *et al.* Selective 5-lipoxygenase inhibition in ulcerative colitis. *Lancet* 1990; **335:** 683–5.
2. Laursen LS, *et al.* Selective 5-lipoxygenase inhibition by zileuton in the treatment of relapsing ulcerative colitis: a randomized double-blind placebo-controlled multicentre trial. *Eur J Gastroenterol Hepatol* 1994; **6:** 209–15.
3. Hawkey CJ, *et al.* A trial of zileuton versus mesalazine or placebo in the maintenance of remission of ulcerative colitis. *Gastroenterology* 1997; **112:** 718–24.

鼻炎 一项对8名过敏性鼻炎（第537页）患者的研究发现单剂量的800mg齐留通可使对鼻抗原的激发推迟3h[1]，包括减少喷嚏和鼻充血。

1. Knapp HR. Reduced allergen-induced nasal congestion and leukotriene synthesis with an orally active 5-lipoxygenase inhibitor. *N Engl J Med* 1990; **323:** 1745–8.

制剂

专利制剂

USA: Zyflo.

心血管系统药

这一章讲述主要用于治疗心血管疾病以及其他一些特殊疾病的药物。血液制品、扩血容药和止血药在治疗心血管疾病中也占有一席之地，将在其他章节讲解（第1011页）。

循环系统

心血管系统由心脏和两大脉管系统以及肺和体循环构成，**心脏**（见下文）从右心室泵出血液，经过**肺循环**进行气体交换后，氧合血返回左心，经由左心室泵出进入**体循环**，从而输送至各个器官。鉴于小动脉是具有肌质壁的比较小的血管，能直接控制流经毛细血管床的血液，所以动脉在高压状态下提供血液。毛细血管的管壁薄，由单层的内皮细胞组成，能在血液和组织间进行如营养物质、激素和废物（代谢终产物）等物质的交换。经静脉返回心脏的毛细血管床的血液，含有约70%的循环血量。

心输出量是心率和每搏输出量的乘积；以一个典型的例子来说，一个70kg的成年人，每分钟心跳次数约为70次，每搏输出量约为70ml，则心输出量约5L/min。每搏输出量的大小依次决定于**前负荷**（在心室处于舒张和充盈时，即舒张末期心室承受的容量负荷）、**后负荷**（指心室射血遇到的阻力，或者体循环血管阻力，主要取决于小动脉的直径）和**收缩性**，或者是心肌的收缩强度，这点受到交感神经系统和其他许多因素的影响，包括药物、酸碱平衡、心肌的供氧情况。对一个健康的个体而言，心输出量应该随着新陈代谢的需要进行适当的调整。

血压和流量受到复杂的神经内分泌系统控制，包括自主神经系统、肽、肾脏释放的调节因子以及循环系统本身的控制，如肾素-血管紧张素系统和利钠肽。而由血管内皮产生的一氧化氮和前列环素，在控制局部血流量方面起着重要作用。以上所有的这些系统都能受到各种类别的用于治疗心血管疾病（第1117页）的药物（见下文）的药理学影响。

心脏

心脏通过协调心肌（心肌层）的收缩和舒张，如泵一般运作，维持身体血液循环。一个正常的心脏周期，首先心房收缩（心房收缩期），迫使血液注入心室，随后心室收缩（心室收缩期），将血液泵出流入血管；之后心房和心室均舒张（心脏舒张期），在下一个循环开始前使心房再次灌入血液。每个心脏周期对应一次心脏搏动，一个健康的70kg的成年人，在静息状态时心脏周期以70～75次/min的频率发生，但是准确的频率根据环境的变化而发生改变，范围更为广泛。

心肌细胞的收缩受细胞膜电位的变化控制，可以用动作电位表示。心肌细胞的动作电位分为5个时相，确切的模式由细胞种类决定，而典型的心室动作电位见图1（见下文）。

- 0相除极期：钠离子快速内流（持续数毫秒），细胞收缩；
- 1相：短暂快速的钾离子外流，细胞开始复极；
- 2相：钙离子缓慢内流入细胞与钾离子外流形成平衡，膜电位维持稳定水平，细胞维持收缩状态；
- 3相：紧接着钾离子外流增加，钙离子内流停止，快速复极；
- 4相：细胞舒张，最终恢复到静息电位，离子泵恢复到钠离子和钾离子平衡的基线状态。

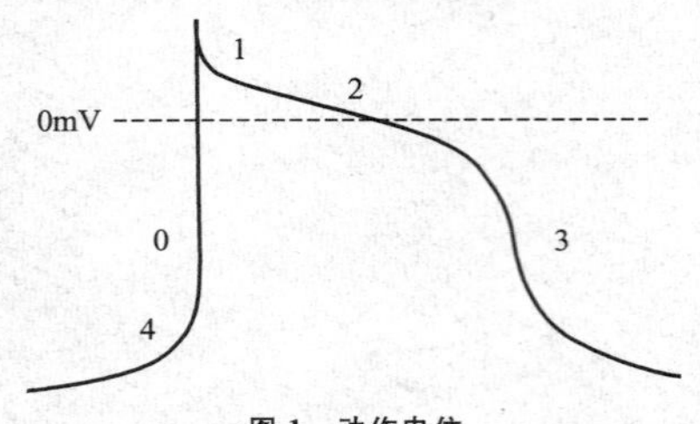

图1　动作电位

一个细胞的去极化触发相邻细胞的动作电位，使电脉冲快速传播直至整个心肌，所以一个健康的心脏，所有的细胞以一种协调的方式同时收缩。

心脏的某些细胞在4相发生自发去极化，且启动去极化主要依赖于钙离子内流而非钠离子。这些起搏细胞能启动心脏搏动。尽管许多细胞具有这一特性，但是冲动一般起源于窦房（SA）或窦房结，然后扩布整个心房，促使其收缩。然后冲动只能通过房室结专门的传导细胞传递到心室。冲动传递从房室结通过希斯束下至蒲肯野纤维到达心室，然后产生收缩，正是由于经过房室结时的选择性传导所致的延迟，也意味着心房的收缩发生在心室之前，从而确保血液的向前运动。

因为一个正常的心动周期始于窦房结，所以心律也称为窦性心律，并按照窦房结的频率定义为60～100次/min。该频率受到神经系统的影响，而且药物可以影响冲动传导周期中的不同点。对于专门用于治疗心律失常的药物，见抗心律失常药，第1115页。

电脉冲运动可以通过心电图（ECG）予以记录，ECG通过不同电极安放位置描记心脏不同部位的动作电位的时相；典型的ECG跟踪见图2所示（见下文）。P波反映的是心房去极化，QRS波群反映了心室的去极化，PR间期对应的是心房至心室去极化之间的延迟阶段。心室动作电位的0相和1相产生了R波和S波，2相对应ST间期。T波表现的是心室复极（3相）。

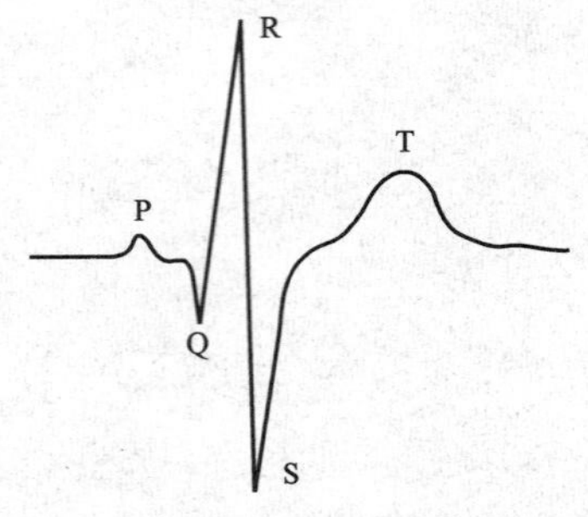

图2　正常心电图

心血管药物分类

尽管繁杂，心血管药物仍然能够按照它们各自的药理学作用进行分类。下面将介绍主要类别药物的具体内容以及本章所列出的各类药物的具体品种。

ACEI

ACEI（血管紧张素转化酶抑制剂）主要用于心力衰竭（简称心衰）、高血压和心肌梗死。它们的作用和临床应用在第1151页详细讲解。

本章所述药物：

阿拉普利	第1163页	莫西普利	第1291页
贝那普利	第1179页	培哚普利	第1314页
卡托普利	第1195页	喹那普利	第1327页
西拉普利	第1200页	雷米普利	第1330页
地拉普利	第1212页	螺普利	第1344页
依那普利	第1230页	替莫普利	第1354页
依那普利拉	第1230页	替普罗肽	第1354页
福辛普利	第1244页	群多普利	第1360页
咪达普利	第1264页	佐芬普利	第1377页
赖诺普利	第1275页		

肾上腺素能神经阻滞剂

肾上腺素能神经阻滞剂用于高血压，不过很大程度上被其他很少引起直立性低血压的药物所取代。这类药物也用于开角型青光眼。

肾上腺素能神经阻滞剂选择性阻滞神经节后肾上腺素能纤维神经递质的传递。它们被认为主要通过阻断去甲肾上腺素在神经末梢的释放，造成外周交感神经末梢去甲肾上腺素神经递质的耗竭。它们并不阻止肾上腺髓质儿茶酚胺的释放。

本章所述药物：

异喹胍	第1211页	胍乙啶	第1251页
胍那决尔	第1251页		

α受体阻滞剂

α受体阻滞剂主要用于治疗高血压和减轻良性前列腺增生的尿路梗阻。

α受体阻滞剂也称为α肾上腺素能拮抗剂或者α肾上腺素能受体拮抗剂。其中一些对某一类α肾上腺素能受体亚型有特殊的亲和力。例如盐酸吲哚拉明或哌唑嗪对α_1受体阻断作用较α_2受体强，被称为选择性α_1受体阻滞剂。阻断α_1肾上腺素受体抑制内源性儿茶酚胺引起的血管收缩，小动脉和静脉舒张使外周阻力降低而引起血压下降。而选择性α_2受体阻滞剂育亨宾（第2120页）可引起血压升高。盐酸酚苄明和酚妥拉明对α_1和α_2受体亚型具有相似的亲和力，α_2受体阻滞引起的血压升高可以被α_1受体阻滞带来的血管收缩抑制作用所对抗。α阻断作用也可对非血管平滑肌发挥作用，例如膀胱的α受体阻断可降低排尿阻力。α受体阻滞剂用于泌尿系统疾病的内容主要在泌尿系统药物章节讨论（第2098页）。绝大多数α肾上腺素受体阻滞剂是可逆性地或“竞争性”地阻断α肾上腺素受体，而盐酸酚苄明是不可逆或“非竞争”性的α肾上腺素受体阻滞剂，主要用于嗜铬细胞瘤的治疗。

本章所述药物：

布那唑嗪	第1193页	酚妥拉明	第1316页
多沙唑嗪	第1228页	哌唑嗪	第1321页
吲哚拉明	第1266页	特拉唑嗪	第1354页
莫西赛利	第1292页	妥拉唑林	第1359页
酚苄明	第1315页	乌拉地尔	第1363页

1. Frishman WH, Kotob F. Alpha-adrenergic blocking drugs in clinical medicine. *J Clin Pharmacol* 1999; **39:** 7–16.

血管紧张素Ⅱ受体拮抗剂

血管紧张素Ⅱ受体拮抗剂（血管紧张素Ⅱ受体阻滞剂）用于高血压的治疗，尤其对于使用ACEI引起咳嗽的患者具有特殊价值。一些品种用于糖尿病肾病和心衰。它们主要通过选择性阻断血管紧张素Ⅱ的AT_1受体，从而降低血管紧张素Ⅱ的增压作用而发挥疗效。

本章所述药物：

坎地沙坦	第1194页	奥美沙坦	第1307页
依普罗沙坦	第1234页	替米沙坦	第1353页
厄贝沙坦	第1266页	缬沙坦	第1364页
氯沙坦	第1275页		

1. Schiffrin EL. Vascular and cardiac benefits of angiotensin receptor blockers. *Am J Med* 2002; **113:** 409–18. Correction. *ibid.*; 705.
2. Smith DHG. Comparison of angiotensin II type 1 receptor antagonists in the treatment of essential hypertension. *Drugs* 2008; **68:** 1207–25.
3. Ram CVS. Angiotensin receptor blockers: current status and future prospects. *Am J Med* 2008; **121:** 656–63.

抗心律失常药

抗心律失常药（通常描述为心脏抑制剂），是能够影响心脏电冲动传导的一类药物（见第1114页）。其中的很多品种，例如β受体阻滞剂（第1181页）、地高辛（第1215页）、利多卡因（第1776页）、镁（第1600页）和苯妥英（第473页），除了抗心律失常作用外还有其他广泛临床应用。

应用最广泛的抗心律失常药**分类**方法由Vaughan Willams提出（随后被Harrison修改）。这种分类方法主要以药物在体外对心肌细胞的电生理学作用为基础，主要有4个类型：

Ⅰ类抗心律失常药包括通过阻断心脏细胞膜的快速钠内流直接干扰膜去极化（动作电位0相）作用的药物；这些药物被称为膜稳定剂，同时具有抗心律失常和局部麻醉药的特性。该类药表现出的不同性能取决于与其与不同状态（开放、关闭和失活状态）的钠通道结合的亲和力，因此根据其他附加特性又可进一步分类。

与Ⅰc类药物相比，*Ⅰa*类药物减慢动作电位除极化速率没有那么强。它们可能还可以通过影响钾通道而延长复极相（3相）。它们可延长心电图的PR、QRS、和QT间期。

本章所述药物：

阿义马林	第1163页	吡美诺	第1318页
丙吡胺	第1223页	普鲁卡因胺	第1323页
二氢奎尼丁	第1262页	奎尼丁	第1328页

*Ⅰb*类药物对一般细胞的动作电位除极化速率影响有限，但是对缺血性和病变组织具有更高的选择性；同时对处于高钾环境中的细胞具有更大的影响力。它们能缩短复极相，缩短QT间期，升高致颤阈。局部麻醉药利多卡因便具备Ⅰb类药物的典型特性。

本章所述药物：

阿普林定	第1173页	妥卡尼	第1359页
美西律	第1287页		

*Ⅰc*类药物显著减慢动作电位除极化速率，但对复极相影响小。可显著延长PR和QRS间期。

本章所述药物：

乙沙西嗪	第1237页	匹西卡胺	第1317页
氟卡尼	第1241页	普罗帕酮	第1325页

Ⅱ类药物以β受体阻断为特点，能够降低心率、减小心肌收缩力、减慢心脏传导系统传导性。该类药能够降低起搏点细胞的自发除极率，但是对大多数心肌细胞的动作电位并无影响。

本章所述药物：

β受体阻滞剂（索他洛尔主要具有Ⅲ类抗心律失常药特点）	第1181页
溴苄铵	第1192页

Ⅲ类药物能减慢复极相（3相），延长动作电位时程和QT间期。可能涉及多种作用机制，但是大部分Ⅲ类药通过阻断钾通道发挥作用。

本章所述药物：

胺碘酮	第1167页	多非利特	第1227页
阿齐利特	第1178页	伊布利特	第1263页
溴苄铵	第1192页	尼非卡兰	第1303页
西苯唑啉	第1199页	索他洛尔	第1343页

Ⅳ类药物是钙通道阻滞剂（第1116页），通过阻滞缓慢内向钙电流，影响起搏细胞而发挥作用，特别是钙离子内流相对比较重要的起搏细胞。但是组织特异性差异并不表示所有的钙离子通道阻滞剂都具有抗心律失常的作用。

本章所述药物：

西苯唑啉	第1199页	维拉帕米	第1364页
地尔硫䓬	第1220页		

Vaughan Williams分类法的一个主要的局限性在于许多抗心律失常药具有多重作用，不适合整齐地划入单一的类别。有一些抗心律失常药被归为多个类别，而另一些尽管也具备其他类别的特点但只归属于一个类别。溴苄胺被归为Ⅱ类和Ⅲ类抗心律失常药，而普罗帕酮虽然具有β受体阻断作用，但是经常被归为Ⅰc类药物；按照惯例，β受体阻滞剂被归为Ⅱ类药物，尽管其中有些药物同时具有Ⅰ类药的作用；而索他洛尔虽然具有β受体阻滞剂的性质，但是主要体现Ⅲ类药的作用特点，所以其经常被归为Ⅲ类药物。一些药物，如腺苷和地高辛并不适用于Vaughan Williams分类法。

Vaughan Williams分类法也受到一些批评，主要是药物的电生理作用与治疗某个具体患者的某种心律失常时的疗效之间并没有明确的相关性。一个更有临床应用价值的分类法是依据药物作用的心肌组织来分类。作用于窦房结的药物包括β受体阻滞剂、Ⅳ类抗心律失常药和强心苷（如地高辛）。Ⅰ类和Ⅲ类是作用于心室的药物。作用于心房的抗心律失常药包括Ⅰa类、Ⅰc类、Ⅲ类和β受体阻滞剂。Ⅰa和Ⅲ类抗心律失常药作用于旁路系统。作用于房室结的药物包括Ⅰc、Ⅳ类、β受体阻滞剂和强心苷等。此方案的简化方案将药物划分为同时作用于心室和室上组织的药物（如胺碘酮、β受体阻滞剂、丙吡胺、利多卡因胺和奎尼丁）；主要作用于心室的药物（如利多卡因、美西律、苯妥英）和主要作用于室上组织的药物（如维拉帕米）。

Sicilian Gambit是另一种分类法，依据心律失常产生机制以及药物对它们影响的方式分类。

1. Vaughan Williams EM. Classification of antidysrhythmic drugs. *Pharmacol Ther* 1975; **1:** 115–38.
2. Harrison DC. Current classification of antiarrhythmic drugs as a guide to their rational clinical use. *Drugs* 1986; **31:** 93–5.
3. Frumin H, *et al.* Classification of antiarrhythmic drugs. *J Clin Pharmacol* 1989; **29:** 387–94.
4. Vaughan Williams EM. Classifying antiarrhythmic actions: by facts or speculation. *J Clin Pharmacol* 1992; **32:** 964–77.
5. Task Force of the Working Group on Arrhythmias of the European Society of Cardiology. The Sicilian gambit: a new approach to the classification of antiarrhythmic drugs based on their actions on arrhythmogenic mechanisms. *Circulation* 1991; **84:** 1831–51.
6. Hancox JC, *et al.* Antiarrhythmics—from cell to clinic: past, present, and future. *Heart* 2000; **84:** 14–24.

抗凝血药

抗凝血药用于治疗和预防凝血功能障碍。它们可以分为直接抗凝血药（如肝素、低分子量肝素、肝素类似物、直接血栓抑制剂）和间接抗凝血药（如香豆素、茚满二酮衍生物）。

直接抗凝血药

肝素可在体外、体内发挥抗凝作用，通过提高抗凝血酶Ⅲ活性发挥作用。抗凝血酶Ⅲ存在于血浆，抑制活化凝血因子活性，包括凝血酶（Ⅱa因子）、活化因子Ⅹ（Ⅹa）。通常治疗量的肝素可同时抑制凝血酶和Ⅹa活性。当皮下低剂量给药以预防血栓栓塞性疾病时，肝素可选择性地提高抗凝血酶Ⅲ对因子Ⅹa的抑制作用。有报道称非常高剂量肝素可降低抗凝血酶Ⅲ的活性。肝素对血小板功能有影响，可抑制稳定的纤维斑块形成，还具有抗血脂作用。

*低分子量肝素*是肝素化学或酶解后生成片段的盐。市场上的低分子量肝素在生产方法、分子量范围、硫化程度等方面不同。和肝素一样，这些物质同样提高抗凝血酶Ⅲ活性，但是对因子Ⅹa或因子Ⅱa（抗凝血酶活性）的抑制程度高于肝素。尽管这种针对Ⅹa的选择性抑制作用，可能会在产生抗栓作用的同时无抗凝血作用，因此无出血等作用，但此作用还未得到临床证实。它们的临床作用有很好的可预见性，因此不需像肝素那样需要严密的临床监测。低分子量肝素对血小板聚集的抑制作用小于肝素。

磺达肝素和艾卓肝素是合成多糖，是因子Ⅹa的直接抑制剂。利伐沙班是一种正在使用的口服的因子Ⅹa抑制剂，其他药物，如阿哌沙班也正在研发中。

本章所述药物：

阿哌沙班	第1172页	艾卓肝素	第1263页
阿地肝素	第1173页	低分子量肝素	第1278页
贝米肝素	第1179页	那屈肝素	第1293页
舍托肝素	第1198页	帕肝素	第1312页
达肝素	第1210页	瑞肝素	第1333页
依诺肝素	第1231页	利伐沙班	第1333页
磺达肝素	第1243页	亭扎肝素	第1357页
肝素	第1253页		

*直接凝血酶抑制剂*与凝血酶的活性部位结合抑制游离的和与血栓结合的凝血酶。绝大多数是水蛭素的重组或合成类似物，需要胃肠道外给药。口服凝血酶抑制剂正在研究中，达比加群用于静脉血栓的预防，口服给药后可转化为达比加群酯。不过希美加群（另一种合成小分子，有口服活性）由于毒性作用而撤出市场（其胃肠外形式美拉加群也撤市）。

本章所述药物：

阿加曲班	第1173页	水蛭素	第1257页
比伐卢定	第1190页	来匹卢定	第1273页
达比加群	第1209页	美拉加群	第1281页
地西卢定	第1212页	希美加群	第1281页

1.Di Nisio M, *et al.* Direct thrombin inhibitors. *N Engl J Med* 2005; **353:** 1028–40. Correction. *ibid.*; 2827.

*肝素类似物*包括肝素衍生物及天然的和合成的高硫化程度的结构类似多糖化合物，如达那肝素钠和硫酸皮肤素。一些化合物已经通过很多方法进行描述，关于它们的名词包括sulfated glucosaminoglycans、glycosaminoglycan polysulfate compound或sulfated mucopolysaccharides。

本章所述药物：

达那肝素	第1211页	阿朴酸钠	第1342页
硫酸皮肤素	第1212页	硫类肝素	第1351页
戊聚硫钠	第1313页	舒洛地希	第1351页

间接抗凝血药

间接抗凝血药通过抑制肝脏维生素K依赖的凝血因子Ⅱ（凝血酶原）、Ⅶ、Ⅸ、Ⅹ和抗凝蛋白C及其辅助因子蛋白S合成。华法林是主要药物，其他香豆素类（尽管不是所有的香豆素类都有抗凝血活性）和茚满二酮类（如苯茚二酮）也有应用。它们是间接作用，因此对已经存在的血栓无效。而且因为凝血因子的半衰期为6～60h，所以需要数小时才能够起效。临床上单次给药后疗效一般24h明显，2～3天达最大疗效，作用约持续5天。

本章所述药物：

醋硝香豆素	第1158页	苯茚二酮	第1315页
双香豆素	第1214页	苯丙香豆素	第1316页
双香豆乙酯	第1237页	华法林	第1368页
氟茚二酮	第1243页		

抗血小板药

血小板聚集对凝血（第1014页）很重要，它还参与血栓形成，尤其在动脉循环中。抗血小板药抑制血小板聚集，用于预防心肌梗死、缺血性脑卒中、短暂的心肌缺血、不稳定性心绞痛和具有血栓栓塞危险的患者发生进一步的血栓栓塞事件。有些品种也用于预防血管成形和旁路手术后再闭塞或再狭窄。

抗血小板药的作用机制广泛。阿司匹林（第20页）应用最广泛，研究最深入，它通过不可逆地抑制血小板环氧酶而抑制血栓素A_2合成。也有可逆性的环氧酶抑制剂，如吲哚布芬。血栓素合成酶抑制剂和血栓素受体抑制剂也有应用。

影响腺苷代谢的药物具有抗血小板活性，此类药物包括前列腺素类，升高血小板cAMP水平发挥作用、干扰ADP介导的血小板活化过程的噻吩并吡啶氯吡格雷和噻氯匹定以及腺苷再摄取抑制剂双嘧达莫。目前正在研发的坎格雷洛和替卡格雷具有与氯吡格雷相同的作用。

凝血酶抑制剂（如肝素和水蛭素）具有抗血小板和抗凝活性。糖蛋白Ⅱb/Ⅲa受体拮抗剂，如阿昔单抗、依替巴肽和替罗非班，干扰血小板聚集的最后步骤，用于不稳定性心绞痛和作为再灌注和血管重建的辅助用药。口服糖蛋白Ⅱb/Ⅲa受体拮抗剂，如奥波非班、西拉非班和珍米洛非班也正在研发中，但结果不尽如人意。

本章所述药物：

阿昔单抗	第1150页	吡考他胺	第1317页
坎格雷尔	第1195页	普匹格雷	第1320页
西洛他唑	第1200页	沙格雷酯	第1335页
氯吡格雷	第1205页	替卡格雷	第1355页
氯克罗孟	第1207页	噻氯匹定	第1355页
双嘧达莫	第1222页	替罗非班	第1358页
地他唑	第1225页	曲匹地尔	第1360页
依替巴肽	第1235页	三氟柳	第1362页
吲哚布芬	第1265页	珍米洛非班	第1376页
奥波非班	第1310页		

1.Patrono C, *et al.* Expert consensus document on the use of antiplatelet agents: the task force on the use of antiplatelet agents in patients with atherosclerotic cardiovascular disease of the European Society of Cardiology. *Eur Heart J* 2004; **25:** 166–81. Also available at: http://eurheartj.oxfordjournals.org/cgi/reprint/25/2/166.pdf (accessed 27/08/08)
2. Born G, Patrono C. Antiplatelet drugs. *Br J Pharmacol* 2006; **147** (suppl 1): S241–S251.
3. Clappers N, *et al.* Antiplatelet treatment for coronary heart dis-

ease. *Heart* 2007; **93:** 258–65.
4. Kikano GE, Brown MT. Antiplatelet therapy for atherothrombotic disease: an update for the primary care physician. *Mayo Clin Proc* 2007; **82:** 583–93.
5. Patrono C, *et al.* Antiplatelet drugs: American College of Chest Physicians Evidence-Based Clinical Practice Guidelines (8th edition). *Chest* 2008; **133** (suppl): 199S–233S. Also available at: http://www.chestjournal.org/content/133/6_suppl/199S.full.pdf (accessed 08/07/09)
6. Xiang YZ, *et al.* Platelet activation, and antiplatelet targets and agents: current and novel strategies. *Drugs* 2008; **68:** 1647–64.

β受体阻滞剂

β受体阻滞剂是β受体竞争性拮抗剂，用于心血管系统疾病，如高血压、心绞痛、心律失常、心肌梗死和心衰。它们也用于控制一些交感亢进症状，如酒精戒断症状、焦虑状态、甲状腺功能亢进症（简称甲亢）和震颤，预防偏头痛或门静脉高压引起的出血。它们的作用和应用在第1181页中有详细的介绍。

β受体阻滞剂滴眼液主要用于降低青光眼的眼内压，详见缩瞳药、散瞳药和抗青光眼药（第1785页）。

本章所述药物：

醋丁洛尔	第1157页	茚诺洛尔	第1265页
阿普洛尔	第1164页	拉贝洛尔	第1271页
氨磺洛尔	第1171页	兰地洛尔	第1272页
阿罗洛尔	第1174页	甲吲洛尔	第1282页
阿替洛尔	第1174页	美托洛尔	第1286页
倍他洛尔	第1187页	纳多洛尔	第1293页
贝凡洛尔	第1187页	奈必洛尔	第1294页
比索洛尔	第1190页	氧烯洛尔	第1311页
波吲洛尔	第1190页	喷布洛尔	第1312页
布新洛尔	第1192页	吲哚洛尔	第1317页
布拉洛尔	第1193页	普萘洛尔	第1326页
卡拉洛尔	第1196页	索他洛尔	第1343页
卡替洛尔	第1196页	他林洛尔	第1353页
卡维地洛	第1197页	特他洛尔	第1355页
塞利洛尔	第1197页	替利洛尔	第1356页
艾沙替洛尔	第1235页	噻吗洛尔	第1356页
艾司洛尔	第1236页		

钙通道阻滞剂

钙通道阻滞剂主要用于心绞痛和高血压，有些品种也用于心律失常。

钙通道阻滞剂（钙拮抗剂、钙通道阻滞剂、慢通道阻滞剂）抑制维持动作电位平台期的钙离子内流。因此钙通道阻滞剂主要影响依赖钙离子去极化而不是钠离子的组织，如血管平滑肌、心肌细胞、窦房结（SA）和房室结（AV）细胞。钙通道阻滞剂主要扩张冠状动脉、外周动脉和小动脉，而对静脉张力影响很小或者没有，能减弱心肌收缩力，降低心率，减慢房室传导。然而，不同品种由于对不同组织的选择性以及压力感受器的反应不同而具有不同的药效和临床应用。

钙通道阻滞剂传统上依照它们的化学结构进行分类，其他分类方法与其阻断的钙通道亚型以及它们对心率的影响有关。高度特异性的钙通道阻滞剂主要分为三类。

二氢吡啶类钙通道阻滞剂（如硝苯地平）作用于L型慢钙通道，它们对血管平滑肌较心肌组织有更高的选择性，因此主要作用是扩张血管。它们是非速率限制型，对窦房结和房室结没有作用或只有很小作用，在治疗剂量下偶见负性肌力作用。它们用于高血压和心绞痛。一些二氢吡啶类衍生物，如尼莫地平，可以透过血脑屏障，可用于脑缺血。

地尔硫䓬类钙通道阻滞剂（如地尔硫䓬）和**苯烷胺类**钙通道阻滞剂（如维拉帕米）也作用于L型钙通道，但是它们的选择性扩血管作用弱于二氢吡啶类钙通道阻滞剂。它们属于速率限制型，对心肌具有直接作用，引起窦房结和房室结传导减慢，用于抗心律失常、抗心绞痛、抗高血压。

主要作用于T型快钙通道药物也在研究之列。盐酸米贝拉地尔（一种苯并咪唑取代四氢萘衍生物）就属于此类。它是速率限制型，引起冠脉和外周血管舒张。不过，因为与多类药物的严重相互作用而不再用于临床。

需了解三类钙通道阻滞剂的更多内容参见硝苯地平（第1297页）、地尔硫䓬（第1220页）和维拉帕米（第1364页）。

本章所述药物：

氨氯地平	第1170页	伊拉地平	第1269页
阿雷地平	第1173页	拉西地平	第1272页
阿折地平	第1178页	乐卡地平	第1274页
巴尼地平	第1179页	利多氟嗪	第1274页
贝尼地平	第1181页	马尼地平	第1279页
苄普地尔	第1181页	尼卡地平	第1295页
西尼地平	第1200页	硝苯地平	第1297页
氯维地平	第1201页	尼伐地平	第1303页
地尔硫䓬	第1220页	尼莫地平	第1304页
依福地平	第1230页	尼索地平	第1304页
非洛地平	第1239页	尼群地平	第1305页
戈洛帕米	第1247页	维拉帕米	第1364页

1. Abernethy DR, Schwartz JB. Calcium-antagonist drugs. *N Engl J Med* 1999; **341:** 1447–57.
2. Eisenberg MJ, *et al.* Calcium channel blockers: an update. *Am J Med* 2004; **116:** 35–43.

增强心肌收缩力的药物

正性肌力作用可引起心肌收缩力增加，用于急、慢性心衰。有些正性肌力药可引起心率增加或降低（正性或负性频率作用）、扩张血管作用（inodilator）或提高心肌舒张性（正性，lusitropes），这些作用共同影响具体情况下药物的选择。主要利用其正性肌力作用的药物包括强心苷和磷酸二酯酶抑制剂；拟交感神经药也有正性肌力作用，但是它还有其他重要应用。

1. Feldman AM. Classification of positive inotropic agents. *J Am Coll Cardiol* 1993; **22:** 1223–7.
2. Cuthbertson BH, *et al.* Inotropic agents in the critically ill. *Br J Hosp Med* 1996; **56:** 386–91.
3. Lehtonen LA, *et al.* Pharmacokinetics and pharmacodynamics of intravenous inotropic agents. *Clin Pharmacokinet* 2004; **43:** 187–203.

强心苷类，如地高辛，具有正性肌力作用，机制为抑制钠-钾 ATP 酶（Na^+/K^+-ATP 酶），也降低心肌传导性，尤其是房室结，因此具有负性频率作用。不同强心苷类具有非常相似的药理作用，只是起效时间和作用持续时间不同。它们主要用于减慢室上性心律失常的心室率，尤其是房颤，也用于慢性心衰。

本章所述药物：

醋地高辛	第1158页	毛花苷 C	第1272页
去乙酰毛花苷	第1212页	甲地高辛	第1285页
毛花洋地黄叶	第1214页	毒毛花苷 G	第1310页
洋地黄叶	第1214页	海葱次苷	第1327页
洋地黄毒苷	第1214页	毒毛花苷 K	第1351页
地高辛	第1215页		

磷酸二酯酶Ⅲ抑制剂是很有效的正性肌力药，还有血管扩张作用。短期用于严重心衰，长期口服可能增加死亡率。

本章所述药物：

氨力农	第1171页	奥普力农	第1308页
依诺昔酮	第1232页	匹莫苯	第1317页
米力农	第1289页	维司力农	第1368页

中枢性抗高血压药

中枢性抗高血压药包括 α_2 肾上腺素受体激动剂，如可乐定和甲基多巴。兴奋中枢的 α_2 肾上腺素受体可降低中枢交感张力，引起血压、心率下降。此类药主要用于高血压，尽管其他类药物由于不良反应少而被优先选择。阿拉可乐定（第1789页）和溴莫尼定（第1789页）是 α_2 肾上腺素受体激动剂，主要用于青光眼。

本章所述药物：

可乐定	第1202页	甲基多巴	第1283页
胍那苄	第1251页	莫索尼定	第1292页
胍法辛	第1252页	利美尼定	第1333页

利尿药

利尿药促进肾脏水和电解质排泄。用于心衰，肝、肾或肺疾病引起水钠潴留造成的水肿或腹水。利尿药还可单独或与其他药物合用治疗高血压，尽管此类药物的抗高血压机制还不清楚。

1. van der Vorst MMJ, *et al.* Diuretics in pediatrics : current knowledge and future prospects. *Paediatr Drugs* 2006; **8:** 245–64.
2. Ernst ME, Moser M. Use of diuretics in patients with hypertension. *N Engl J Med* 2009; **361:** 2153–64.
3. Fuchs FD. Diuretics: still essential drugs for the management of hypertension. *Expert Rev Cardiovasc Ther* 2009; **7:** 591–8.
4. Szady AD, Hill JA. Diuretics in heart failure: a critical appraisal of efficacy and tolerability. *Drugs* 2009; **69:** 2451–61.

碳酸酐酶抑制剂［如乙酰唑胺（第1786页）］是弱利尿药，主要用于降低青光眼的眼内压。它们主要在缩瞳药、散瞳药和抗青光眼药中讲解，第1785页。

“袢利尿药”或“强效”利尿药产生高效、剂量依赖性的短期利尿作用。

本章所述药物：

阿佐塞米	第1178页	呋塞米	第1244页
布美他尼	第1193页	吡咯他尼	第1318页
依他尼酸	第1236页	托拉塞米	第1359页
依托唑啉	第1237页		

脱水药升高血浆和肾小管渗透压。它们用于降低或预防脑水肿，降低升高的眼内压，也用于急性肾功能衰竭。

本章所述药物：

异山梨醇	第1268页	甘露醇	第1280页

保钾利尿药作用相对较弱，通常与噻嗪类或袢利尿药合用。坎利酮、依普利酮、烯睾丙酸钾（6-去氢睾酮-17-丙酸钾）和螺内酯是醛固酮拮抗剂，用于醛固酮相关的病理状态。

本章所述药物：

阿米洛利	第1166页	坎利酸钾	第1319页
坎利酮	第1195页	螺内酯	第1344页
依普利酮	第1233页	氨苯蝶啶	第1361页

噻嗪类利尿药（苯噻二嗪）（如苄氟噻嗪、氢氯噻嗪）和其他化合物（如美托拉宗，结构与噻嗪类相似），抑制钾和氯在肾小管重吸收，增加钾排泄。

本章所述药物：

阿尔噻嗪	第1165页	吲达帕胺	第1265页
贝美噻嗪	第1179页	美夫西特	第1281页
苄氟噻嗪	第1180页	甲氯噻嗪	第1283页
苄噻嗪	第1181页	美替克仑	第1285页
布噻嗪	第1193页	美替帕胺	第1285页
氯噻嗪	第1198页	美托拉宗	第1286页
氯噻酮	第1199页	多噻嗪	第1319页
氯帕胺	第1205页	四氯甲噻嗪	第1353页
环戊噻嗪	第1209页	三氯噻嗪	第1362页
依匹噻嗪	第1233页	曲帕胺	第1363页
氢氯噻嗪	第1258页	希帕胺	第1377页
氢氟噻嗪	第1262页		

内皮素受体拮抗剂

内皮素受体拮抗剂是一种有效的血管收缩剂，通过阻断内皮素影响而发挥作用。波生坦是内皮素 ET_A 和 ET_B 受体拮抗剂，而安倍生坦和西他生坦是选择性 ET_A 受体拮抗剂。它们用于肺动脉高压治疗。替唑生坦是内皮素 ET_A 和 ET_B 受体阻滞剂，用于心衰。

本章所述药物：

恩勃生坦	第1331页	西他生坦	第1341页
波生坦	第1191页	替唑生坦	第1355页

1. Attinà T, *et al.* Endothelin antagonism in pulmonary hypertension, heart failure, and beyond. *Heart* 2005; **91:** 825–31.

神经节阻滞剂

神经节阻滞剂是神经受体拮抗剂，抑制交感神经和副交感神经冲动的传递。由于交感阻断作用，外周血管扩张，因此具有抗高血压作用，此类药还能够直接扩张外周血管。

本章所述药物：

阿扎铵	第1178页	美加明	第1281页

血脂调节药

血脂调节药调节血浆血脂浓度，用于高脂血症和降低心血管疾病危险性。最主要的血脂调节药是他汀类、苯氧酸盐、胆汁酸结合树脂、盐酸盐和 ω3-多不饱和脂肪酸。肠道胆固醇吸收抑制剂依折麦布也有应用。

他汀类抑制胆固醇合成的限速酶，3-羟-3-甲-戊二酸单酰辅酶 A（HMG-CoA）还原酶。此类药物激活肝脏细胞膜上 LDL 受体，增加 LDL 从血浆中清除。主要降低 LDL 胆固醇，中等降低甘油三酯，升高 HDL。它们被认为是最有效的降血脂药。

本章所述药物：

阿托伐他汀	第1175页	普伐他汀	第1320页
氟伐他汀	第1243页	瑞舒伐他汀	第1334页
洛伐他汀	第1278页	辛伐他汀	第1335页
匹伐他汀	第1318页		

苯氧酸盐类包括苯氧酸的衍生物以及相关药物。它们是过氧化物酶增殖激活受体激动剂，它们能够抑制胆固醇和胆酸的合成，提高胆固醇从胆汁中分泌。它们的主要降低 VLDL 浓度，升高 HDL 胆固醇，对 LDL 胆固醇作用多变。主要用于高甘油三酯血症。

本章所述药物：

苯扎贝特	第1187页	益多酯	第1237页
环丙贝特	第1201页	非诺贝特	第1239页
克利贝特	第1201页	吉非贝齐	第1248页
氯贝丁酯	第1202页		

胆汁酸结合树脂（胆汁酸螯合剂）通过与肠道内的胆酸结合抑制其重吸收。胆固醇氧化转变为胆汁酸增加，补充损失的胆酸，肝细胞 LDL 受体合成增加，最终造成血浆 LDL 胆固醇水平降低。

本章所述药物：

考来维仑	第1207页	考来烯胺	第1208页
考来替兰	第1208页	考来糖酐	第1209页
考来替泊	第1208页		

烟酸盐类包括烟酸（第1859页）及其衍生物。烟酸是B族维生素，在高剂量时对血脂有益，可降低甘油

三酯，升高 HDL 胆固醇，中度降低 LDL 胆固醇。烟酸盐类主要用于高甘油三酯血症。烟酸和氯贝丁酯的衍生物也有应用。

本章所述药物：

阿西莫司	第1158页	烟醇	第1297页
依托贝特	第1237页	烟酸托唑嗪	第1359页
肌醇烟酸	第1266页	尼可占替诺	第1376页
戊四烟酯	第1296页		

ω-3 甘油三酯是长链多聚不饱和脂肪酸，可显著降低甘油三酯含量。

本章所述药物：

ω-3 脂肪酸　第1308页

硝酸盐类

硝酸盐可扩张外周血管和冠脉，用于心绞痛、心衰、心肌梗死。某些品种可用于外科手术时控制血压。硝酸盐类扩张血管作用被认为是通过释放一氧化氮（第1305页）而激活血管平滑肌鸟苷酸环化酶，引起细胞内鸟苷酸水平升高。鸟苷酸可引起血管扩张，可能机制为降低胞浆钙浓度。硝酸盐类也被称为硝酸扩血管药。其扩张静脉的作用强于动脉。静脉扩张引起回心血量降低，从而降低左室舒张末期容积和舒张末压（前负荷）；较弱的动脉扩张作用可降低外周血管阻力和左室收缩压（后负荷）；最终可引起心肌耗氧量降低。β 受体阻滞剂和钙通道阻滞剂不具有降低前负荷的作用。硝酸盐还可扩张冠脉，提高缺血区域血流量，从而提高心肌氧供应。

本章所述药物：

硝酸甘油	第1248页	吗多明	第1291页
硝酸异山梨酯	第1268页	戊四硝酯	第1312页
单硝酸异山梨酯	第1269页	丙帕硝酯	第1326页
林西多明	第1275页	硝普钠	第1342页

钾通道开放药

钾通道开放药（钾通道激活剂）用于高血压，尼可地尔。用于心绞痛。钾通道开放药可直接扩张平滑肌，其作用于钾通道，引起钾离子外流，导致细胞膜超极化，降低细胞内钙离子引起平滑肌舒张。可引起血管扩张。钾通道开放药还可能在平滑肌收缩引起的其他疾病中有所用途，如哮喘和尿失禁。

本章所述药物：

尼可地尔	第1296页	吡那地尔	第1317页

前列腺素

前列腺素（第2135页）是一种具有广泛作用的内源性物质。依前列醇（前列腺素 I_2 的合成形式）及其类似物具有抗血栓扩血管特性，用于肺动脉高压及外周血管疾病治疗，并可防止体外循环血液凝结。利马前列素为前列地尔（前列腺素 E_{1}）类似物，也具有类似特性，用于外周血管疾病。

本章所描述的药物：

贝前列素	第1181页	利马前列素	第1274页
依前列醇	第1233页	曲普尼尔	第1361页
伊洛前列素	第1264页		

拟交感神经药

拟交感神经药直接或间接激活肾上腺素受体，不同的肾上腺素受体被激活会产生不同的作用。此类药物的活性和应用在第1351页有详细介绍。在心血管疾病中拟交感药主要应用其 α_1 和 β_1 激活作用，增加心衰和休克时的组织血供。

非心血管应用的拟交感神经药包括 α 受体激动剂，如去氧肾上腺素（第1496页）、伪麻黄碱（第1499页）、萘甲唑林（第1493页），此类药物可引起鼻黏膜收缩减轻鼻充血。阿拉可乐定（第1789页）和溴莫尼定（第1789页）是 α_2 受体激动剂，用于降低眼内压治疗青光眼。β_2 受体激动剂用于支气管舒张作用和早产，请见支气管扩张药和抗哮喘药（第1072页）。

本章所述药物：

肾上腺素	第1160页	美芬丁胺	第1282页
氨苯哒嗪	第1166页	间羟胺	第1282页
地诺帕明	第1212页	甲氧明	第1283页
二甲福林	第1222页	米多君	第1289页
多巴酚丁胺	第1225页	去甲肾上腺素	第1306页
多卡巴胺	第1227页	去甲苯福林	第1307页
多巴胺	第1227页	奥托君	第1307页
多培沙明	第1228页	对羟福林	第1310页
依替福林	第1237页	奥洛福林	第1311页
异波帕胺	第1263页	福来君	第1316页
异丙肾上腺素	第1267页	扎莫特罗	第1376页

溶栓药

溶栓药用于血栓栓塞性疾病，如心肌梗死、外周动脉血栓栓塞性疾病和静脉血栓栓塞性疾病（深静脉血栓和肺栓塞），有些品种用于缺血性脑卒中。此类药物也用于清理阻塞的套管和分流器。

溶栓药激活纤溶酶原转化为纤溶酶，纤溶酶是一种蛋白水解酶，可降解纤维蛋白，造成血栓溶解。一些溶栓药，如阿替普酶，仅仅作用于和纤维蛋白结合的纤溶酶原，对循环中游离型的纤溶酶原几乎没有作用，这些溶栓药称为纤维蛋白特异性溶栓药。如链激酶，影响循环中游离的和与纤维蛋白结合的纤溶酶原，被称为纤维蛋白非特异性溶栓药。尽管纤维蛋白结合特异性的程度影响出血的危险，但是此作用的临床意义还没有确认（参见**链激酶的不良反应项下出血**，第1347页）。

本章所述药物：

阿替普酶	第1164页	纤溶酶原	第1319页
阿尼普酶	第1172页	瑞替普酶	第1333页
去纤苷	第1211页	沙芦普酶	第1335页
地莫普酶	第1213页	葡激酶	第1347页
纤溶酶	第1241页	链激酶	第1347页
孟替普酶	第1291页	替奈普酶	第1354页
帕米普酶	第1312页	尿激酶	第1363页

1. Ross AM. New plasminogen activators: a clinical review. *Clin Cardiol* 1999; **22:** 165–71.
2. Verstraete M. Third-generation thrombolytic drugs. *Am J Med* 2000; **109:** 52–8.

血管扩张药

血管扩张药是一个广义名词，指能够产生血管舒张的药物。主要的血管舒张药为 ACEI（第1151页）、硝酸盐类（见上文）和直接作用的血管舒张药。

直接作用的扩血管药主要作用于动脉引起外周阻力降低，降低血压。它们主要用于高血压，尽管其他药物被优先选择。其中有些品种用于高血压危象。

本章所述药物：

卡屈嗪	第1194页	肼屈嗪	第1257页
二氮嗪	第1213页	米诺地尔	第1289页
双肼屈嗪	第1219页	托屈嗪	第1359页
恩屈嗪	第1231页	妥拉唑林	第1359页

其他血管舒张药用于缺血性心脏病。

本章所述药物：

地拉草	第1219页	雷诺嗪	第1331页
芬地林	第1239页	曲匹地尔	第1360页
海索苯定	第1257页	曲美他嗪	第1363页
奥昔非君	第1311页		

血管扩张药还用于中枢和外周血管疾病。其中有些品种被认为能够通过改善血液流变学特性或组织代谢而增加局部微循环血流分布，这些作用被认为比扩张血管作用更重要。

本章所述药物：

阿扎培汀	第1178页	艾芬地尔	第1263页
巴美生	第1179页	肌醇烟酸酯	第1266页
苄环烷	第1180页	萘呋胺	第1294页
丁咯地尔	第1192页	烟醇	第1297页
降钙素基因相关肽	第1194页	喷替茶碱	第1312页
西替地尔	第1198页	己酮可可碱	第1313页
环扁桃酯	第1209页	丙戊茶碱	第1326页
双氯醋酸二异丙胺	第1219页	萝巴新	第1331页
法舒地尔	第1238页	尼可占替诺	第1376页

心血管疾病的治疗方案

主要心血管疾病的治疗方案将在下文讨论。这些观点主要集中在药理学治疗上，但是也提到了其他的治疗选择，它们是治疗的重要组成部分。

急性冠脉综合征

急性冠脉综合征是缺血性心脏病的一部分（第1135页），包括不稳定性心绞痛、非 ST 段抬高性心肌梗死（NSTEMI）和急性 ST 段抬高性心肌梗死（STEMI）。通常是由于冠状动脉内壁粥样硬化斑块破裂造成的。斑块内核暴露，释放组织因子，后并发血栓形成，从而堵塞动脉。限制或者阻止血流导致缺血。在不稳定性心绞痛中，动脉的阻塞是暂时的，没有永久的心脏损伤，如果阻塞时间延长会导致心肌坏死（心肌梗死）。在每个病例，快速溶解血栓是减少心肌损害的必要手段，并且急性冠脉综合征中的各种类型都是紧急的情况。不稳定性心绞痛和非 ST 段抬高性心肌梗死的治疗策略相同，这在心绞痛中讨论（第1118页）；急性 ST 段抬高性心肌梗死治疗也相似，但也需要额外的治疗，将在心肌梗死中讨论（第1135页）。

高级心脏生命支持

心跳骤停是指有效的心脏机械活动停止，在成人常见于缺血性心脏病，儿童多见于呼吸或者循环衰竭。它可能与以下四种心律失常相关：**心室颤动（室颤）、无脉性室性心动过速（室速）、心室停搏和电机械分离（无脉性电活动）**。成人中室颤最常见，儿童中最常见心室停搏。室颤和无脉性室速存在着电和机械活动的混乱，心室停搏时电和机械活动都不存在，而电机械分离时，存在一些电活动，但是机械活动不存在或者未检出。

心跳骤停是紧急情况[1~3]，应当给予完整的生命支持治疗。

对于高级生命支持和心跳骤停的紧急救助期的国际推荐[4]已经发表，由 International Liaison Committee on Resuscitation 编撰。美国[5]、欧洲[6]和英国[7]的指南也相继发表；它们都是以国际推荐为基础，除了一些细节存在不同外，大体相似。

为了维持心肺功能，基础**生命支持**（心肺复苏，CPR）包括胸部按压和通气（嘴对嘴或面罩或者嘴对鼻）应该立即开始并且在复苏期间持续进行。然而，一些证据表明没有通气的持续胸部按压至少是和标准 CPR 等效的，所以胸部按压应首先考虑[8]。**后续的操作**在某种程度上取决于出现心律失常的类型。对于最常见的室颤，快速除颤至关重要，并且不能因为其他必要的操作（如吸氧、插管、开放静脉通路）而延迟。除颤是为了产生短暂的心室停搏，允许自然起搏点重新正常活动。应用肾上腺素主要是增加基础生命支持的效果，而不是辅助除颤，虽然有证据表明肾上腺素对改善生存有限，但它可以通过 α 兴奋效应，增加心肌和脑的血流。1mg 肾上腺素被认为是成人静脉使用的标准剂量。5mg 的更大剂量也应用于一些临床研究，但是没有证据显示可以改善总的生存率，不是常规推荐剂量。对于儿童，通常首次剂量为 10μg/kg；和成人一样，随后是较大的剂量，但是没有证据证实这是有益的[9]。虽然加压素曾被尝试作为肾上腺素一种替代药物，但是没有发现它优于肾上腺素[10]。同样，在院外心脏骤停的患者同时应用加压素和肾上腺素并没有改善预后[11]，虽然在一项院内研究中发现同时使用加压素、肾上腺素和皮质激素可以改善生存率[12]。在心室停搏的患者，应用阿托品来阻断过度的迷走神经张力。胺碘酮可以用于室速或者室颤。如果胺碘酮无效可以使用利多卡因。在电击抵抗心室颤动中比较利多卡因和胺碘酮的一项研究[13]显示在胺碘酮组入院存活率较高，出院存活率没有增加，但是该研究没有评价这个结果。在复苏期间，有一些特殊的适应证需要给予其他一些药物，包括一些缓冲药物，如在酸中毒时静脉给予碳酸氢钠，当钙、镁、钾不足时应适当补充，顽固性的心动过缓时给予氨茶碱。对于复苏后意识丧失的患者治疗性的低体温是有利的，对于起始心律为室颤的意识丧失的成人，推荐降温到32～34℃[4~7]。对于不同类型心律失常特定的指南如下。

室颤和无脉性室速的治疗方法相同。如果心脏骤停无目击者，虽然先进行短暂的 CPR 是适当的，但是，**成人**的指南强调应尽可能地快速给予第一次除颤。在有目击者的心脏骤搏事件中，如果在心排血量丧失 30s 内给予心前区叩击，有时候可以终止心律失常，可以在监护或除颤前给予，但是除颤不能延迟。虽然标准是开始三次电击，但现在推荐是给予一次电击，因为这样的电击效果与三次电击效果相似，并且减少了中断胸部按压的时间。根据可以利用的设备，可以给予单相或者双相电击。单相设备推荐的电击能量为 360J。双相设备的最适能量不同，在英国和欧洲推荐首次电击能量为 150～200J，随后的能量为 150～360J，但是在其他国家用较低的能量也有效。

第一次电击后，应立即恢复 CPR 2min 后，再重新评估心律；如果有适应证应再次电击，然后立即进行 CPR，并且评价、电击、CPR 的循环持续贯通整个复苏过程。同时，要开始药物治疗。在英国和欧洲，推荐在第三次电击前给予肾上腺素 1mg 静脉内给药，持续复苏时每 3～5min（约每 2 个周期）重复一次；在美国，第二次或第三次电击前给予肾上腺素。如果没有静脉通路，可以骨髓内注射给予相同剂量。气管内给药是另一种的替代选择；建议剂量是静脉给药剂量的 2～3 倍，虽然有研究表明该途径有不同结果[14,15]。单剂量加压素 40U（精氨加压素）静脉内给药可以替代首次或第二次剂量的肾上腺素[5]，但不是公认推荐[6,7]。在第四次电击前（在美国是第三次或第四次电击前）给予胺碘酮；如果胺碘酮无效可以给予利多卡因代替。其他药物（上文提及）也可以适当应用。只要有除颤指征，CPR、电击、肾上腺素循环就要持续下去。总的循环数只是需要判断的问题，但是复苏尝试持续 10min～1h 都是合理的。

儿童的室颤并不常见[3]；基础治疗与成人相似，但是除颤的能量与药物剂量不同，而且通常不给予心前区叩击。静脉或者骨髓内注射肾上腺素剂量是 10μg/

kg。第二次或者随后的剂量曾经用到 100μg/kg 的较高剂量，但是目前不再推荐[4~7]。如果没有静脉或者骨髓内通路时，可以用气管内给药方法替代，建议气管内剂量为 100μg/kg。

室颤与无脉性室速的幸存者被认为有较高的复发危险，可应用埋藏式复律除颤器。也可预防性用药治疗（参见**心律失常**项下**室性心动过速**内容，第1122页）。

心室停搏与电机械分离比室颤或者无脉性室速的预后差，尽管有些原因，如低血容量、低氧、气胸、肺栓塞、药物过量、低体温和电解质失衡等可能对治疗有反应，要考虑到这些原因，并且一旦开始复苏就要迅速地给予适当的治疗。如上所述，当心脏骤停是有目击者时，心前区叩击是适当的。一旦室颤或者室速可以明确除外，应当立即开始 CPR，每 3～5min 静脉或者骨髓内注射 1mg 肾上腺素；在美国，如果患者是心室停搏，静脉内单剂量加压素可以替代第一次或第二次剂量的肾上腺素[5]。心室停搏时，单剂量阿托品 3mg 静脉给入可以阻断迷走神经活动[6,7]；美国指南[5]中阿托品的推荐重复用药剂量为 1mg，总和最大剂量为 3mg。其他药物（如缓冲药物）也可以考虑应用。如果有电活动的证据存在，可以进行心脏起搏。心肺复苏通常从发病后持续至少 20～30min；一般不延长心肺复苏，因为心室停搏后 15～20min 内没有反应，恢复的可能性极少。

对于**儿童**的心室停搏与电机械分离时，静脉或骨髓内注射肾上腺素推荐首次剂量为 10μg/kg；对于室颤，曾经应用过较高剂量，但通常不推荐。经气管通路给予肾上腺素剂量为 100μg/kg。通常不用阿托品，也不推荐心前区叩击。

复苏后的治疗包括针对全身缺血后遗症的适当治疗，即**心脏骤停后综合征**、显著的脑损伤、心肌功能障碍、再灌注反应和一些对由于心脏骤停引起的持续病理性反应[16]。

1. Eisenberg MS, Mengert TJ. Cardiac resuscitation. *N Engl J Med* 2001; **344:** 1304–13.
2. Vincent R. Resuscitation. *Heart* 2003; **89:** 673–80.
3. Topjian AA, *et al.* Pediatric cardiopulmonary resuscitation: advances in science, techniques, and outcomes. *Pediatrics* 2008; **122:** 1086–98.
4. The International Liaison Committee on Resuscitation (ILCOR). 2005 International consensus on cardiopulmonary resuscitation and emergency cardiovascular care science with treatment recommendations. *Circulation* 2005; **112** (suppl I): III1–III136. Also available at: http://intl-circ.ahajournals.org/content/vol112/22_suppl/ (accessed 09/02/06) Also published in *Resuscitation* 2005; **67:** 157–341.
5. The American Heart Association. 2005 American Heart Association guidelines for cardiopulmonary resuscitation and emergency cardiovascular care. *Circulation* 2005; **112:** (suppl 1): IV1–IV203. Also available at: http://intl-circ.ahajournals.org/content/vol112/24_suppl/ (accessed 09/02/06)
6. European Resuscitation Council. European Resuscitation Council guidelines for resuscitation 2005. *Resuscitation* 2005; **67** (suppl 1): S1–S190. Also available at: http://www.erc.edu/index.php/guidelines_download_2005/en/? (accessed 09/02/06)
7. Resuscitation Council (UK). Resuscitation Guidelines 2005. Available at: http://www.resus.org.uk/pages/guide.htm (accessed 09/02/06)
8. Ramaraj R, Ewy GA. Rationale for continuous chest compression cardiopulmonary resuscitation. *Heart* 2009; **95:** 1978–82.
9. Perondi MBM, *et al.* A comparison of high-dose and standard-dose epinephrine in children with cardiac arrest. *N Engl J Med* 2004; **350:** 1722–30.
10. Aung K, Htay T. Vasopressin for cardiac arrest: a systematic review and meta-analysis. *Arch Intern Med* 2005; **165:** 17–24.
11. Gueugniaud P-Y, *et al.* Vasopressin and epinephrine vs. epinephrine alone in cardiopulmonary resuscitation. *N Engl J Med* 2008; **359:** 21–30.
12. Mentzelopoulos SD, *et al.* Vasopressin, epinephrine, and corticosteroids for in-hospital cardiac arrest. *Arch Intern Med* 2009; **169:** 15–24.
13. Dorian P, *et al.* Amiodarone as compared with lidocaine for shock-resistant ventricular fibrillation. *N Engl J Med* 2002; **346:** 884–90. Correction. *ibid.*; **347:** 955.
14. McCrirrick A, Monk CR. Comparison of i.v. and intra-tracheal administration of adrenaline. *Br J Anaesth* 1994; **72:** 529–32.
15. Raymondos K, *et al.* Absorption and hemodynamic effects of airway administration of adrenaline in patients with severe cardiac disease. *Ann Intern Med* 2000; **132:** 800–803.
16. Neumar RW, *et al.* Post-cardiac arrest syndrome: epidemiology, pathophysiology, treatment, and prognostication. A consensus statement from the International Liaison Committee on Resuscitation; the American Heart Association Emergency Cardiovascular Care Committee; the Council on Cardiovascular Surgery and Anesthesia; the Council on Cardiopulmonary, Perioperative, and Critical Care; the Council on Clinical Cardiology; and the Stroke Council. *Circulation* 2008; **118:** 2452–83.

心绞痛

心绞痛是一种因心肌氧供不足（心肌缺血）引起的综合征，是冠心病或者缺血性心脏病的一部分。明显的症状是短暂的心前区不适，程度从轻度疼痛到严重疼痛。部分患者还存在呼吸困难、恶心、出汗和左上肢不适。心肌的氧供取决于冠脉血流，当需氧量增加时冠脉血流量也随之增加。当冠脉血流不能随之增加或者反而减少时，就会出现缺血；这可能是由于冠脉内固定阻塞、血管收缩、血栓形成或血小板聚集。主要的症状是短暂的心前区不适，程度从轻度疼痛到严重疼痛。一些患者还存在呼吸困难、恶心、出汗和左上肢不适。

心绞痛主要有三种类型：稳定性心绞痛、不稳定性心绞痛和变异型心绞痛。尽管它们是不同的类型，稳定性心绞痛可以转变为不稳定性心绞痛，变异型心绞痛可以与稳定性心绞痛或不稳定性心绞痛共存。

稳定性心绞痛（劳力型心绞痛）通常因劳累诱发，休息时缓解。通常称为慢性稳定性心绞痛，其发作的频率、强度、持续时间是稳定的。主要病因是冠状动脉粥样硬化引起一支或者多支冠状动脉内固定阻塞。在心脏非应激情况下，受限冠脉血流可以满足心脏氧合；但是在运动、寒冷、情绪紧张或者进食后心肌需氧量增加时，冠脉血流不能相应地增加。

不稳定性心绞痛和**非 ST 段抬高性心肌梗死**都是急性冠脉综合征，介于稳定性心绞痛和心肌梗死之间。有三个表现：

- 心绞痛从开始就严重和发作频繁；
- 以前稳定性心绞痛的频率、强度和（或）持续时间增加，常伴随对舌下硝酸酯类药物反应逐渐减低（递增型心绞痛）；
- 心绞痛在休息时发作或者延长。

与稳定性心绞痛一样，不稳定性心绞痛通常存在着潜在的冠状动脉粥样硬化，但是冠脉血流下降的原因通常由于是粥样斑块破裂，引起血小板黏附聚集，血栓形成，血管收缩。这导致了一支或几支冠状动脉和冠状动脉的部分阻塞，冠状动脉血流受限甚至不能满足在无应激情况下的心脏氧需。但是不稳定性心绞痛的心肌缺血还没有严重到引起心肌损伤，而非 ST 段抬高性心肌梗死会发生一定程度的心肌坏死，但是坏死的范围要小于急性心肌梗死。不同类型的急性冠脉综合征患者可能表现相同，只能利用生化检查结果（如心肌酶学和心肌钙蛋白）或者心电图是否出现新 Q 波进行回顾性的明确诊断。然而，患者没有 ST 段抬高的特征性心电图改变（非 ST 段抬高性心肌梗死）通常不会发展为 Q 波，治疗与不稳定性心绞痛治疗相同；那些存在 ST 段抬高的患者应该按照急性心肌梗死来治疗（第1135页）。不稳定性心绞痛患者的猝死或进展为急性心肌梗死的危险增加，伴有卧位心绞痛的患者危险最大。

Prinzmetal 心绞痛（变异型心绞痛）是一种少见的心绞痛，由冠状动脉血管痉挛引起，虽然通常伴有动脉粥样硬化。在静息状态下发作，夜间或者清晨发作频繁。伴随短暂 ST 段抬高，有进一步发展为心肌梗死的危险。血管痉挛时间延长会导致室性心律失常、心脏传导阻滞或者死亡。

对于伴有心绞痛但**冠状动脉造影正常的患者**，可能是存在微血管功能紊乱或者心脏痛觉的改变。这种患者虽然生活质量明显的下降，但是预后通常好于其他类型的心绞痛[1,2]。

除了以上描述的心绞痛类型之外，**无痛性心肌缺血**（无症状短暂心肌缺血）没有心绞痛症状，心电图监护可以分辨出来。有些患者缺血发作无症状。然而，心绞痛患者也会发生无症状缺血发作，比有症状发作还常见。目前不清楚为什么有些缺血发作是有症状，而有些是无症状的。

治疗取决于心绞痛的类型，包括针对急性心绞痛症状的治疗，抗凝治疗以预防心肌梗死的发生，长期治疗以预防心绞痛发作和减少其他心血管事件的发生。对抗心绞痛治疗可用于稳定与不稳定性心绞痛，在下面会详细描述；包括药物治疗（硝酸酯类、β受体阻滞剂、钙通道阻滞剂和钾通道开放剂）和非药物介入治疗。抗血栓治疗用于不稳定性心绞痛，包括抗凝血药和抗血小板药（见下文**不稳定性心绞痛的治疗**项下）。长期治疗能减少心血管危险，这对于所有患者都很重要，甚至对那些症状控制的患者，包括抗血小板治疗（如果没有禁忌证，所有患者都应服用）、调脂治疗、生活方式的改变；这些干预在**降低心血管危险**项下会仔细讨论（第1124页）。有缺血性心脏病的患者接收非心脏的手术会有因手术期间心肌缺血导致并发症的危险。围手术期应用β受体阻滞剂是有争议的，但是在高危患者是可以考虑的（见**β受体阻滞剂的用途**项下**减少心血管危险**，第1185页）；也可以考虑应用 α_2 受体激动剂如米伐折醇或者可乐定[3,4]。还有一些证据认为应用他汀类药物可以获益[3]，在高危患者的围手术期推荐应用[4]。

*抗心绞痛药物*在多个途径中起作用。硝酸甘油和其他有机硝酸酯类药物对静脉的扩张作用超过对小动脉的扩张作用。扩张静脉作用，使静脉血液回流减少，左室舒张期容积和压力（即前负荷降低）降低。对小动脉较弱的扩张作用，使外周血管阻力和左室收缩期压力降低（即后负荷降低）。这些效应的后果使心肌需氧量减少。血管舒张效应也改善了缺血区域局部的冠脉血流，减轻冠脉痉挛。β受体阻滞剂可以减慢心率、降低心肌收缩力，从而降低心肌耗氧量。钙通道阻滞剂通过扩张周围动脉从而降低心脏做功，地尔硫草和维拉帕米都可以减慢心率。钙通道阻滞剂还可以作用于冠脉循环，预防痉挛。钾通道开放剂有冠状动脉扩张作用，尼可地尔还有硝酸酯成分起作用。新药包括伊伐布雷定，一种选择性窦房结 I_f 通道抑制剂，作用与β受体阻滞剂相似，可以降低心率；雷诺嗪作用不明，可能是晚钠通道抑制剂。研究显示黄嘌呤氧化酶抑制剂别嘌醇存在明显的抗缺血作用[5]。

主要的*非药物治疗*是经皮冠脉介入（PCI），如球囊血管成形术和支架术、冠状动脉旁路手术。**球囊血管成形术**是导管技术，机械扩张阻塞的动脉；冠脉支架是用来预防血管回缩，减少再狭窄的发生。硝酸酯类和钙通道阻滞剂可以用来缓解操作中的冠脉痉挛。冠状动脉旁路手术采用静脉或者动脉移植绕过阻塞处。PCI 和旁路手术减少和消除大多数患者的心绞痛发生，但是经过一段时期后，因为再狭窄会再次出现症状。因此需要附加治疗阻止短期的血栓并发症和长期的再闭塞发生（参见**再灌注和血管重建操作**，第1140页）。其他的非药物治疗方法曾经在一些顽固性心绞痛中尝试应用，包括增强的体外反搏、经心肌血管重建术和脊髓刺激[6~8]。基因和干细胞技术也在研究中[7]。

稳定性心绞痛的治疗 稳定性心绞痛患者的处理[7,9~15]主要包括应用抗心绞痛药物、抗血小板治疗和减少心血管危险的治疗。也可考虑非药物治疗。任何会促进病情的情况，如贫血，都要确诊和治疗。

不频繁心绞痛发作（每周少于 2 次发作）的治疗包括必要时硝酸甘油使用，通常是舌下给药，也可以口服片剂或者喷雾剂。硝酸异山梨酯的舌下含片或者喷雾皆可应用，但起效比硝酸甘油慢。舌下或者含服硝酸甘油也可以在诱发心绞痛发作的活动或环境前应用。

心绞痛发作频繁时，单用舌下硝酸甘油不合适，应考虑常规对症治疗。根据患者特点和医疗情况而选择治疗方案。

- β受体阻滞剂是治疗的核心。如果舌下含服硝酸甘油不能有效控制症状，通常β受体阻滞剂被认为是一线治疗，可以有效地控制症状并且降低心血管病高危患者的死亡率[9,10,13]。虽然不同种类β受体阻滞剂对稳定性心绞痛有相似的症状控制疗效，但选择性的 β_1 受体阻滞剂更好[13]；有内在拟交感神经活性的β受体阻滞剂对心肌梗死的二级预防疗效差，所以不推荐使用[16]。
- 钙通道阻滞剂显示与β受体阻滞剂在症状控制及心血管事件上有相同的疗效[17]，所以长效的钙通道阻滞剂可以作为一线药物的选择用药[9,13]，尤其在那些β受体阻滞剂不耐受的患者中。对于二氢吡啶类钙通道阻滞剂（硝苯地平）与心率抑制的钙通道阻滞剂（地尔硫草和维拉帕米）的选择，取决于患者的个体特征和不良反应。硝苯地平的短效制剂已经被发现可以增加死亡率，不推荐使用（参见**硝苯地平的不良反应**项下**对死亡率的影响**，第1297页）。
- 规范硝酸盐类治疗是较好的选择，包括硝酸甘油的缓释剂（如透皮贴剂）和硝酸酯类长效制剂（如硝酸异山梨酯或单硝酸异山梨酯）；这些制剂尤其适用于左室功能不全的患者。会发生药效减弱或者药物耐受，尤其在那些可以产生持久的血浆浓度的硝酸盐制剂，给药方案中应包括无硝酸盐类药物的治疗期（参见**对硝酸盐的耐受**，第1249页）。
- 尼可地尔是一种钾通道开放剂和硝酸盐，也可以作为单一疗法的另一种替代治疗[10,13]。伊伐布雷定可以用于窦房结功能正常但是不耐受β受体阻滞剂或者有禁忌证的患者。雷诺嗪通常作为其他抗心绞痛药的附属用药，但是也可以用作一线用药。有时还会应用其他药物包括三甲氧苄嗪（通过代谢活动来抗缺血的作用，对于难治性的心绞痛有益），以及硝基血管扩张药吗多明。其他的血管扩张药也会被应用（第1117页），但是没有明确的作用。

理想单药治疗不能控制症状时，可以进行*联合治疗*。硝酸盐类药物与β受体阻滞剂合用可以额外获益，硝酸盐类可以缓和β受体阻滞剂的过度效应，如增加左室舒张容积、压力和引起心动过缓。钙通道阻滞剂可以与硝酸盐类药物合用；维拉帕米或者地尔硫草与硝酸盐类合用比硝苯地平（或者其他二氢吡啶类药物）与硝酸盐类合用更可取，因为硝苯地平和硝酸盐类药物都可以导致反射性心动过速、低血压和头痛。β受体阻滞剂与钙通道阻滞剂联合应用可以获益，但是会有不良反应[18]。β受体阻滞剂与二氢吡啶类钙通道阻滞剂或者地尔硫草合用可以改善运动耐量，但是在心衰患者应用二氢吡啶、传导紊乱患者应用地尔硫草时需要谨慎（虽然氨氯地平和非洛地平是安全的）。维拉帕米应当避免与β受体阻滞剂联合治疗，因为发生心脏传导疾患的危险很高（参见第1366页）。尼可地尔和雷诺嗪可以和任何其他类抗心绞痛药物合用，如果需要，伊伐布雷定可以和β受体阻滞剂联合应用。

有时需要应用硝酸盐类药物、β受体阻滞剂、钙通道阻滞剂三联治疗，但是这样治疗会伴随着更多的不良反应。

*血管重建*是主要的非药物治疗稳定性心绞痛技术，通常用于内科治疗不能控制心绞痛的患者[13,19]。PCI或者冠脉旁路术都合适，在二者之间的选择并不是很明确；一项系统性综述[20]和荟萃分析[21]发现两种技术在死亡率的影响上效果相似，但是在冠脉旁路术后再次血管重建的需要明显降低。通常PCI适合于单支血管病变，而冠脉旁路术适用于左主干病变、三支病变、左室功能受损的患者[22,23]。研究所有患者的常规血管重建被与最佳内科治疗比较没有发现优势。在血管重建组中，症状得以控制及生活质量提高[24,25]，但是获益会随着时间减少[26]，血管重建后心绞痛再发是对内科治疗挑战[8]。同样，在死亡率或者心血管事件上两种治疗差别不大，虽然荟萃分析[27,28]有不一致的结果。

不稳定性心绞痛的治疗 不稳定性心绞痛和非ST段抬高性心肌梗死的治疗相同[29~37]，不稳定性心绞痛通常被认为是紧急情况。患者以前的稳定性心绞痛情况有所变化，或者在静息状态下发作心绞痛或者心绞痛发作时间延长，应去医院快速评估。因为所有的急性冠脉综合征症状相似，应当马上获得患者静息状态下的心电图，来辨别是否存在ST段抬高，患者应按急性心肌梗死（第1135页）处理，可以进行最初的危险分层。没有ST段抬高的患者，*初步治疗*是控制症状，减少缺血；同时，评估进一步发展成急性心肌梗死的危险，并制订适当的后续治疗方案。初期治疗包括应用抗血小板药、抗凝血药、硝酸盐类、β受体阻滞剂，可能使用钙通道阻滞剂。还需要考虑其他的抗血小板治疗及紧急的血管重建。一旦病情稳定，就要明确和治疗患者潜在的危险因素，并且给予长期的抗心绞痛治疗。

- 阿司匹林通常在一线治疗中。它可以抑制血小板聚集，进而减少心肌梗死和死亡的发生率，但是在急性期它不能减少缺血事件发作次数也不能缓解疼痛。
- 如果不能耐受阿司匹林，可用氯吡格雷或者噻氯匹定代替；由于氯吡格雷不良反应较噻氯匹定少，通常被首选。开始联用两种抗血小板药物氯吡格雷和阿司匹林，可以提供额外获益[38]，被推荐应用[29,31,36,37]。其他正在研究的口服抗血小板药物包括帕舒格雷和替卡格雷[39]。
- 除了阿司匹林以外，通常给予抗凝治疗减少血栓形成和纤维素的形成，但是最佳选择还不确定[29]。

  普通肝素[40,41]和低分子肝素[41]都可以在急性期减少缺血事件、主要心血管事件的发生次数，并且可以长期持续获益。有证据表明低分子肝素比普通肝素更有效[42~44]。因为低分子肝素是皮下注射，应用更方便，而普通肝素虽然皮下注射也有效[45]，但需要持续静脉给药至少48h[30]。中断普通肝素[46]或者低分子肝素[47]给药，不稳定性心绞痛会复发；如果联合应用阿司匹林或者逐渐停药可以避免这种影响[46]。所以指南[29,31,36]允许应用普通肝素或低分子肝素；旁路手术的患者首选普通肝素[29]，PCI患者两者皆适用[48]。

  磺达肝葵那可能是一种选择药物，它至少等同于依诺肝素[49]，对那些不准备急诊PCI患者是合适的选择[31,37]；但是接受PCI的磺达肝葵那组导管内血栓形成发生率高[50]，所以接受PCI的患者应该给予普通肝素治疗[29,31,37]。对于准备早期PCI患者，直接凝血酶抑制剂比伐卢定是另外一种选择[37]；有研究[51,52]观察计划PCI患者，发现比伐卢定与肝素（普通肝素和低分子肝素）效果相似，而出血危险减少。
- 硝酸酯类药物虽然在受控研究中获得证据有限，但是应用仍然广泛[29,31]。初步治疗中静脉比其他途径更可以产生快速反应并且可以控制剂量。应用硝酸甘油或者硝酸异山梨酯。静脉途径通常只是在急性期应用，一旦病情稳定损伤恢复，通常在48h内终止输液。患者症状不是很严重时，可以尝试舌下含服硝酸甘油。
- 急性期开始应用β受体阻滞剂可以减少心肌需氧量。如果治疗需要，可静脉给药，但通常推荐口服给药。伴有内在拟交感神经活性的β受体阻滞剂不能减少安静时心率，所以不推荐使用[16,29,30]。
- 钙通道阻滞剂通常用于对以上治疗抗拒的心绞痛患者或者β受体阻滞剂禁忌者。但如果心绞痛是血管痉挛引起，如变异型心绞痛，就要选择钙通道阻滞剂。在稳定性心绞痛中提及了钙通道阻滞剂的选择。
- 溶栓药曾经在不稳定性心绞痛中试用，但是，由于不能改善预后，而且伴随着较多的出血并发症；因此，溶栓治疗在不稳定性心绞痛中不推荐使用[29,30]。

在治疗伊始，应对可发展为急性心肌梗死高危和中危患者（包括反复缺血和肌钙蛋白升高患者）的危险性和是否需要*进一步治疗*进行评价。需要评估患者是做介入治疗还是保守治疗。对于那些适合介入治疗的患者，应尽早进行冠脉造影并进行恰当的血管重建。对于保守治疗的患者和低危患者，冠脉造影和血管重建只是内科控制症状失败或者负荷试验提示有适应证才进行。两者的选择还存在争议。荟萃分析[53~55]认为介入治疗会减少心绞痛再发生率，还会减少长期心肌梗死发生率及死亡率，虽然后来的综述[56]不能证实这点。男性的获益高于高危风险的女性[57]，而对于低风险患者适合保守治疗。应考虑出血的风险[58]。

- 其他抗血小板治疗（包括糖蛋白Ⅱb/Ⅲa受体拮抗剂）在选择介入治疗或者保守治疗中有作用[59]。接受PCI患者是可以获益的（见**再灌注和血管重建**，第1140页），而保守治疗患者的结果缺乏一致性。一项荟萃分析[60]研究了在不稳定性心绞痛或非ST段抬高性心肌梗死中糖蛋白Ⅱb/Ⅲa受体拮抗剂的功效，结果表明，它可以减少未选择早期血管成形术患者的死亡和心肌梗死的危险，尤其是高危患者，如肌钙蛋白升高者。然而，多数纳入分析的患者接受了血管成形术，未接受介入治疗的患者应用糖蛋白Ⅱb/Ⅲa受体拮抗剂仍然存在疑问[29]。是否所有糖蛋白Ⅱb/Ⅲa受体拮抗剂都有效，目前尚未明了。有研究报道对于不做PCI患者，接受单用替罗非班和阿司匹林[61]或者合用肝素治疗[62]和在标准治疗上加用依替巴肽[63]可以获益，然而阿昔单抗[64]加用阿司匹林和肝素治疗没有显示额外的获益。糖蛋白IIb/IIIa受体拮抗剂对于已经服用阿司匹林和氯吡格雷的患者的获益目前尚未被证实[65,66]。
- 急性冠脉综合征入院后尽早应用他汀类药物已经被推荐[31]，虽然有关荟萃分析有不同的结论。一项分析[67]表明早期应用他汀类药物在最初事件后的1～4个月对结果没有影响，但是另一项研究[68]报道他汀类药物可以减少6个月或者更长时间的心血管事件发生率，并且高剂量的摄入会增加这种获益[69]。

出院后，患者应无限期地服用阿司匹林和β受体阻滞剂；氯吡格雷应与阿司匹林合用持续12个月[29,31,37]。他汀类药物应该持续服用。其他可以减少心血管疾病危险因素的治疗都应该采用。抗缺血药需要使用；虽然硝酸盐类药物没有显示可以保护随后的心血管事件，一些患者服用长效硝酸盐类药物进行长期预防。有长期使用口服抗凝血药，但不作为常规治疗，对于华法林合用阿司匹林的研究，结果不一致[70,71]。研究显示[72,73]应用低分子肝素延长时间的获益没有被证实。

变异型心绞痛的治疗 治疗与不稳定性心绞痛相似，加用钙通道阻滞剂[74]；选择合适的钙通道阻滞剂在治疗稳定性心绞痛中已经描述。β受体阻滞剂会增加变异型心绞痛患者胸痛发作；尤其是非选择性β受体阻滞剂，应避免使用。一旦病情稳定，维持治疗包括硝酸盐类药物或者钙通道阻滞剂或者两者合用预防血管痉挛。对于一些患者可以考虑外科手术治疗。

冠状动脉正常的心绞痛治疗 对于冠状动脉正常的心绞痛患者，主要治疗是标准抗心绞痛药对症治疗，但是这种治疗的反应不同。β受体阻滞剂是最有效的治疗，通常是一线用药[1,2]。

无痛性心肌缺血的治疗 无痛性心肌缺血被认为是未来心血管发病率和死亡率的潜在危险，正在进行研究评价抑制这些发作是否可以改善长期预后。虽然应用于心绞痛的治疗可以减少无痛性心肌缺血的发生率，但是目前仍不清楚完全抑制了心肌缺血是否可以影响预后[75,76]。其他研究认为，缺血阶段可以在以后的心肌梗死中起保护心脏的作用，虽然留床观察尚不明确[77,78]。

1. Crea F, Lanza GA. Angina pectoris and normal coronary arteries: cardiac syndrome X. *Heart* 2004; **90:** 457–63.
2. Bugiardini R, Bairey Merz CN. Angina with "normal" coronary arteries: a changing philosophy. *JAMA* 2005; **293:** 477–84.
3. Fleisher LA, *et al.* 2009 ACCF/AHA focused update on perioperative beta blockade incorporated into the ACC/AHA 2007 guidelines on perioperative cardiovascular evaluation and care for noncardiac surgery: a report of the American College of Cardiology Foundation/American Heart Association Task Force on Practice Guidelines. *Circulation* 2009; **120:** e169–e276. Available at: http://circ.ahajournals.org/cgi/reprint/120/21/e169.pdf (accessed 20/04/10)
4. Poldermans D, *et al.* Guidelines for pre-operative cardiac risk assessment and perioperative cardiac management in non-cardiac surgery: The Task Force for Preoperative Cardiac Risk Assessment and Perioperative Cardiac Management in Non-cardiac Surgery of the European Society of Cardiology (ESC). *Eur Heart J* 2009; **30:** 2679–2812. Also available at: http://www.escardio.org/guidelines-surveys/esc-guidelines/GuidelinesDocuments/guidelines-perioperative-cardiac-care-FT.pdf (accessed 28/10/09)
5. Noman A, *et al.* Effect of high-dose allopurinol on exercise in patients with chronic stable angina: a randomised, placebo controlled crossover trial. *Lancet* 2010; **375:** 2161–7.
6. Yang EH, *et al.* Current and future treatment strategies for refractory angina. *Mayo Clin Proc* 2004; **79:** 1284–92.
7. Ben-Dor I, Battler A. Treatment of stable angina. *Heart* 2007; **93:** 868–74.
8. Abbate A, *et al.* Recurrent angina after coronary revascularization: a clinical challenge. *Eur Heart J* 2007; **28:** 1057–65.
9. Gibbons RJ, *et al.* ACC/AHA 2002 guideline update for the management of patients with chronic stable angina: a report of the American College of Cardiology/American Heart Association Task Force on Practice Guidelines (Committee on the Management of Patients With Chronic Stable Angina). Summary article: *Circulation* 2003; **107:** 149–58. Full version: http://www.americanheart.org/downloadable/heart/1044991838085StableAnginaNewFigs.pdf (accessed 13/05/04)
10. Scottish Intercollegiate Guidelines Network. Management of stable angina: a national clinical guideline (issued February 2007). Available at: http://www.sign.ac.uk/pdf/sign96.pdf (accessed 22/01/08)
11. Staniforth AD. Contemporary management of chronic stable angina. *Drugs Aging* 2001; **18:** 109–21.
12. Abrams J. Chronic stable angina. *N Engl J Med* 2005; **352:** 2524–33. Correction. *ibid.*; **353:** 2728.
13. The Task Force on the Management of Stable Angina Pectoris of the European Society of Cardiology. Guidelines on the management of stable angina pectoris. Executive summary: *Eur Heart J* 2006; **27:** 1341–81. Full text available at: http://www.escardio.org/guidelines-surveys/esc-guidelines/GuidelinesDocuments/guidelines-angina-FT.pdf (accessed 26/08/08)
14. Shavelle DM. Long term medical treatment of stable coronary disease. *Heart* 2007; **93:** 1473–7.
15. Cassar A, *et al.* Chronic coronary artery disease: diagnosis and management. *Mayo Clin Proc* 2009; **84:** 1130–46.
16. Anonymous. Which beta-blocker? *Med Lett Drugs Ther* 2001; **43:** 9–11.
17. Heidenreich PA, *et al.* Meta-analysis of trials comparing β-blockers, calcium antagonists, and nitrates for stable angina. *JAMA* 1999; **281:** 1927–36.
18. Klein WW, *et al.* Efficacy of monotherapy compared with combined antianginal drugs in the treatment of chronic stable angina pectoris: a meta-analysis. *Coron Artery Dis* 2002; **13:** 427–36.
19. O'Toole L, Grech ED. ABC of interventional cardiology. Chronic stable angina: treatment options. *BMJ* 2003; **326:** 1185–8.
20. Bakhai A, *et al.* Percutaneous transluminal coronary angioplasty with stents versus coronary artery bypass grafting for people with stable angina or acute coronary syndromes. Available in The Cochrane Database of Systematic Reviews; Issue 1. Chichester: John Wiley; 2005 (accessed 23/01/08).
21. Daemen J, *et al.* Long-term safety and efficacy of percutaneous coronary intervention with stenting and coronary artery bypass surgery for multivessel coronary artery disease: a meta-analysis with 5-year patient-level data from the ARTS, ERACI-II, MASS-II, and SoS trials. *Circulation* 2008; **118:** 1146–54.
22. Smith SC, *et al.* ACC/AHA/SCAI 2005 Guideline Update for Percutaneous Coronary Intervention: a report of the American College of Cardiology/American Heart Association Task Force on Practice Guidelines (ACC/AHA/SCAI Writing Committee to Update the 2001 Guidelines for Percutaneous Coronary Intervention). Full text: *Circulation* 2006; **113:** e166–e286. Also available at: http://circ.ahajournals.org/cgi/reprint/113/7/e166 (accessed 31/01/08)
23. Eagle KA, *et al.* ACC/AHA 2004 guideline update for coronary artery bypass graft surgery: a report of the American College of Cardiology/American Heart Association Task Force on Practice Guidelines (Committee to Update the 1999 Guidelines for Coronary Artery Bypass Graft Surgery). Full text: *Circulation* 2004; **110:** e340–e437. Correction. *ibid.* 2005; **111:** 2014. Also available at: http://www.americanheart.org/downloadable/heart/1091457548444CABGFinalAHA_1fulltext.pdf (accessed 28/02/06) Summary article: *Circulation* 2004; **110:** 1168–76. Correction. *ibid.* 2005; **111:** 2014. Also available at: http://www.americanheart.org/downloadable/heart/1091043576113finalhires.PDF (accessed 28/02/06)
24. Pocock SJ, *et al.* Quality of life after coronary angioplasty or continued medical treatment for angina: three-year follow-up in the RITA-2 trial. *J Am Coll Cardiol* 2000; **35:** 907–14.
25. Boden WE, *et al.* COURAGE Trial Research Group. Optimal medical therapy with or without PCI for stable coronary disease. *N Engl J Med* 2007; **356:** 1503–16.
26. Weintraub WS, *et al.* COURAGE Trial Research Group. Effect of PCI on quality of life in patients with stable coronary disease. *N Engl J Med* 2008; **359:** 677–87.
27. Katritsis KG, Ioannidis JPA. Percutaneous coronary intervention versus conservative therapy in nonacute coronary artery disease: a meta-analysis. *Circulation* 2005; **111:** 2906–12.
28. Schömig A, *et al.* A meta-analysis of 17 randomized trials of a percutaneous coronary intervention-based strategy in patients with stable coronary artery disease. *J Am Coll Cardiol* 2008; **52:** 894–904.
29. Anderson JL, *et al.* ACC/AHA 2007 guidelines for the management of patients with unstable angina/non–ST-elevation myocardial infarction: a report of the American College of Cardiology/American Heart Association Task Force on Practice Guidelines (Writing Committee to Revise the 2002 Guidelines for the Management of Patients With Unstable Angina/Non–ST-Elevation Myocardial Infarction): developed in collaboration with the American College of Emergency Physicians, the Society for Cardiovascular Angiography and Interventions, and the Society of Thoracic Surgeons: endorsed by the American Association of Cardiovascular and Pulmonary Rehabilitation and the Society for Academic Emergency Medicine. Full text: *Circula-*

tion 2007; **116:** e148–e304.
Also available at: http://circ.ahajournals.org/cgi/reprint/CIRCULATIONAHA.107.181940 (accessed 31/01/08) Executive summary: *Circulation* 2007; **116:** 803–877. Also available at: http://circ.ahajournals.org/cgi/reprint/116/7/803 (accessed 31/01/08)

30. British Cardiac Society Guidelines and Medical Practice Committee, and Royal College of Physicians Clinical Effectiveness and Evaluation Unit. Guideline for the management of patients with acute coronary syndromes without persistent ECG ST segment elevation. *Heart* 2001; **85:** 133–42.
31. Bassand J-P, *et al.* The Task Force for Diagnosis and Treatment of Non-ST-Segment Elevation Acute Coronary Syndromes of the European Society of Cardiology. Guidelines for the diagnosis and treatment of non-ST-segment elevation acute coronary syndromes. *Eur Heart J* 2007; **28:** 1598–1660. Also available at: http://www.escardio.org/guidelines-surveys/esc-guidelines/GuidelinesDocuments/guidelines-nste-acs-ft.pdf (accessed 26/08/08)
32. Grech ED, Ramsdale DR. ABC of interventional cardiology. Acute coronary syndrome: unstable angina and non-ST segment elevation myocardial infarction. *BMJ* 2003; **326:** 1259–61.
33. Fox KAA. Management of acute coronary syndromes: an update. *Heart* 2004; **90:** 698–706.
34. Gluckman TJ, *et al.* A simplified approach to the management of non-ST-segment elevation acute coronary syndromes. *JAMA* 2005; **293:** 349–57. Correction. *ibid.*; 1728.
35. Peters RJG, *et al.* Acute coronary syndromes without ST segment elevation. *BMJ* 2007; **334:** 1265–9.
36. Scottish Intercollegiate Guidelines Network. Acute coronary syndromes: a national clinical guideline (issued February 2007; updated June 2010). Available at: http://www.sign.ac.uk/pdf/sign93.pdf (accessed 31/01/08)
37. NICE. Unstable angina and NSTEMI. The early management of unstable angina and non-ST-segment-elevation myocardial infarction (issued March 2010). Available at: http://www.nice.org.uk/nicemedia/live/12949/47921/47921.pdf (accessed 30/07/10)
38. The Clopidogrel in Unstable Angina to Prevent Recurrent Events Trial Investigators. Effects of clopidogrel in addition to aspirin in patients with acute coronary syndromes without ST-segment elevation. *N Engl J Med* 2001; **345:** 494–502.
39. Wallentin L, *et al.* PLATO Investigators. Ticagrelor versus clopidogrel in patients with acute coronary syndromes. *N Engl J Med* 2009; **361:** 1045–57.
40. Oler A, *et al.* Adding heparin to aspirin reduces the incidence of myocardial infarction and death in patients with unstable angina: a meta-analysis. *JAMA* 1996; **276:** 811–15.
41. Eikelboom JW, *et al.* Unfractionated heparin and low-molecular-weight heparin in acute coronary syndrome without ST elevation: a meta-analysis. *Lancet* 2000; **355:** 1936–42.
42. Magee K, *et al.* Low molecular weight heparins versus unfractionated heparin for acute coronary syndromes. Available in The Cochrane Database of Systematic Reviews; Issue 1. Chichester: John Wiley; 2003 (accessed 29/01/08).
43. Petersen JL, *et al.* Efficacy and bleeding complications among patients randomized to enoxaparin or unfractionated heparin for antithrombin therapy in non-ST-Segment elevation acute coronary syndromes: a systematic overview. *JAMA* 2004; **292:** 89–96.
44. Murphy SA, *et al.* Efficacy and safety of the low-molecular weight heparin enoxaparin compared with unfractionated heparin across the acute coronary syndrome spectrum: a meta-analysis. *Eur Heart J* 2007; **28:** 2077–86.
45. Serneri GGN, *et al.* Randomised comparison of subcutaneous heparin, intravenous heparin, and aspirin in unstable angina. *Lancet* 1995; **345:** 1201–4. Correction. *ibid.*; **346:** 130.
46. Théroux P, *et al.* Reactivation of unstable angina after the discontinuation of heparin. *N Engl J Med* 1992; **327:** 141–5.
47. Bijsterveld NR, *et al.* Recurrent cardiac ischemic events early after discontinuation of short-term heparin treatment in acute coronary syndromes: results from the Thrombolysis in Myocardial Infarction (TIMI) 11B and Efficacy and Safety of Subcutaneous Enoxaparin in Non-Q-Wave Coronary Events (ESSENCE) studies. *J Am Coll Cardiol* 2003; **42:** 2083–9.
48. Wong GC, *et al.* Use of low-molecular-weight heparins in the management of acute coronary artery syndromes and percutaneous coronary intervention. *JAMA* 2003; **289:** 331–42.
49. Yusuf S, *et al.* The Fifth Organization to Assess Strategies in Acute Ischemic Syndromes Investigators. Comparison of fondaparinux and enoxaparin in acute coronary syndromes. *N Engl J Med* 2006; **354:** 1464–76.
50. Mehta SR, *et al.* Efficacy and safety of fondaparinux versus enoxaparin in patients with acute coronary syndromes undergoing percutaneous coronary intervention: results from the OASIS-5 trial. *J Am Coll Cardiol* 2007; **50:** 1742–51.
51. Stone GW, *et al.* ACUITY Investigators. Bivalirudin for patients with acute coronary syndromes. *N Engl J Med* 2006; **355:** 2203–16.
52. Stone GW, *et al.* ACUITY Investigators. Antithrombotic strategies in patients with acute coronary syndromes undergoing early invasive management: one-year results from the ACUITY trial. *JAMA* 2007; **298:** 2497–2506.
53. Mehta SR, *et al.* Routine vs selective invasive strategies in patients with acute coronary syndromes: a collaborative meta-analysis of randomized trials. *JAMA* 2005; **293:** 2908–17.
54. Hoenig MR, *et al.* Early invasive versus conservative strategies for unstable angina and non-ST elevation myocardial infarction in the stent era. Available in The Cochrane Database of Systematic Reviews; Issue 3. Chichester: John Wiley; 2010 (accessed 16/08/10).
55. Bavry AA, *et al.* Benefit of early invasive therapy in acute coronary syndromes: a meta-analysis of contemporary randomized clinical trials. *J Am Coll Cardiol* 2006; **48:** 1319–25.
56. Qayyum R, *et al.* Systematic review: comparing routine and selective invasive strategies for the acute coronary syndrome. *Ann Intern Med* 2008; **148:** 186–96.
57. O'Donoghue M, *et al.* Early invasive vs conservative treatment strategies in women and men with unstable angina and non-ST-segment elevation myocardial infarction: a meta-analysis. *JAMA* 2008; **300:** 71–80.
58. Bassand J-P. Bleeding and transfusion in acute coronary syndromes: a shift in the paradigm. *Heart* 2008; **94:** 661–6.
59. Atwater BD, *et al.* Platelet glycoprotein IIb/IIIa receptor antagonists in non-ST segment elevation acute coronary syndromes: a review and guide to patient selection. *Drugs* 2005; **65:** 313–24.
60. Boersma E, *et al.* Platelet glycoprotein IIb/IIIa inhibitors in acute coronary syndromes: a meta-analysis of all major randomised clinical trials. *Lancet* 2002; **359:** 189–98. Correction. *ibid.*; 2120.
61. The Platelet Receptor Inhibition in Ischemic Syndrome Management (PRISM) study Investigators. A comparison of aspirin plus tirofiban with aspirin plus heparin for unstable angina. *N Engl J Med* 1998; **338:** 1498–1505.
62. The Platelet Receptor Inhibition in Ischemic Syndrome Management in Patients Limited by Unstable Signs and Symptoms (PRISM-PLUS) Study Investigators. Inhibition of the platelet glycoprotein IIb/IIIa receptor with tirofiban in unstable angina and non-Q-wave myocardial infarction. *N Engl J Med* 1998; **338:** 1488–97.
63. The PURSUIT Trial Investigators. Inhibition of platelet glycoprotein IIb/IIIa with eptifibatide in patients with acute coronary syndromes. *N Engl J Med* 1998; **339:** 436–43.
64. The GUSTO IV-ACS Investigators. Effect of glycoprotein IIb/IIIa receptor blocker abciximab on outcome in patients with acute coronary syndromes without early coronary revascularisation: the GUSTO IV-ACS randomised trial. *Lancet* 2001; **357:** 1915–24.
65. Rasoul S, *et al.* A comparison of dual vs. triple antiplatelet therapy in patients with non-ST-segment elevation acute coronary syndrome: results of the ELISA-2 trial. *Eur Heart J* 2006; **27:** 1401–7.
66. Bromberg-Marin G, *et al.* Effectiveness and safety of glycoprotein IIb/IIIa inhibitors and clopidogrel alone and in combination in non-ST-segment elevation myocardial infarction (from the National Registry of Myocardial Infarction-4). *Am J Cardiol* 2006; **98:** 1125–31.
67. Briel M, *et al.* Effects of early treatment with statins on short-term clinical outcomes in acute coronary syndromes: a meta-analysis of randomized controlled trials. *JAMA* 2006; **295:** 2046–56.
68. Hulten E, *et al.* The effect of early, intensive statin therapy on acute coronary syndrome: a meta-analysis of randomized controlled trials. *Arch Intern Med* 2006; **166:** 1814–21.
69. Afilalo J, *et al.* Intensive statin therapy in acute coronary syndromes and stable coronary heart disease: a comparative meta-analysis of randomised controlled trials. *Heart* 2007; **93:** 914–21.
70. The Organization to Assess Strategies for Ischemic Syndromes (OASIS) Investigators. Effects of long-term, moderate-intensity oral anticoagulation in addition to aspirin in unstable angina. *J Am Coll Cardiol* 2001; **37:** 475–84.
71. van Es RF, *et al.* Aspirin and coumadin after acute coronary syndromes (the ASPECT-2 study): a randomised controlled trial. *Lancet* 2002; **360:** 109–13.
72. FRagmin and Fast Revascularisation during InStability in Coronary artery disease (FRISC II) Investigators. Long-term low-molecular-mass heparin in unstable coronary-artery disease: FRISC II prospective randomised multicentre study. *Lancet* 1999; **354:** 701–7. Correction. *ibid.*; 1478.
73. The Frax.I.S Study Group. Comparison of two treatment durations (6 days and 14 days) of a low molecular weight heparin with a 6-day treatment of unfractionated heparin in the initial management of unstable angina or non-Q wave myocardial infarction: FRAX.I.S (FRAxiparine in Ischaemic Syndrome). *Eur Heart J* 1999; **20:** 1553–62.
74. Stern S, Bayes de Luna A. Coronary artery spasm: a 2009 update. *Circulation* 2009; **119:** 2531–4.
75. Almeda FQ, *et al.* Silent myocardial ischemia: concepts and controversies. *Am J Med* 2004; **116:** 112–18.
76. Cohn PF, *et al.* Silent myocardial ischemia. *Circulation* 2003; **108:** 1263–77.
77. Edwards RJ, *et al.* Therapeutic potential of ischaemic preconditioning. *Br J Clin Pharmacol* 2000; **50:** 87–97.
78. Kloner RA, Rezkalla SH. Preconditioning, postconditioning and their application to clinical cardiology. *Cardiovasc Res* 2006; **70:** 297–307.

腹水

腹水是液体潴留在腹腔。虽然这不是严格意义上的心血管疾病，但是其治疗主要依靠心血管药物。在西方，酒精性肝硬化可能是最常见的原因，其他原因包括恶性肿瘤、心力衰竭和结核病。随后的讨论仅限于**肝硬化性腹水**。

肝硬化腹水形成的机制，有多种假说理论。无论是什么机制，腹水的形成与肾脏的水钠潴留有关，部分是由于循环中肾素和醛固酮浓度增高引起。门静脉高压和低蛋白血症也是参与的因素。

少量腹水不易被察觉，随着水分积累，腹胀会明显，感觉不舒服。严重情况下会出现呼吸困难和心脏衰竭。外周水肿可以出现，也可无，会出现稀释性低钠血症。肾脏功能不全可能发展为严重损伤（肝肾综合征）。患者有原发（自发的）细菌性腹膜炎的危险（第175页）。

治疗[1～12]取决于腹水的严重程度，主要是饮食中限钠和利尿治疗。轻、中度腹水，有时单独限钠就有效，但大多数患者需要利尿。提倡卧床休息，但不作为推荐[10]。监测治疗的反应是测量每日体重的减轻。利尿药可选择醛固酮拮抗剂，如螺内酯，如果需要可以添加一种袢利尿药，如呋塞米。若应用螺内酯有不良反应，可以应用阿米洛利或者其他的保钾利尿药代替。螺内酯和呋塞米也可以从治疗开始就合用。对于利尿药抵抗的腹水患者，呋塞米和白蛋白联合使用可以获益[13]；其他试用的药物包括加压素受体拮抗剂（沙他伐坦）、血管收缩剂（特利加压素、奥曲肽和甲氧胺福林）和可乐定[11,12]。在腹壁紧张或顽固性腹水，经常开始应用大量或完全穿刺引流术（用引流的方法排出腹水）；患者维持利尿治疗或者重复穿刺。穿刺后常用白蛋白或右旋糖酐以减少血液动力学并发症，尤其是排出大量液体的时候；可选择的其他方法包括应用血管收缩剂如特利加压素、甲氧胺福林或者去甲肾上腺素，但是这些方法尚无确切作用[11]。当腹水是难治性的，或者重复腹腔穿刺不能耐受，可以尝试进行不同的分流方法[11,12]。在严重的情况下需要肝脏移植。

恶性腹水（腹水是由于恶性肿瘤引起的；参见**恶性积液**，第627页），常需要腹腔穿刺，螺内酯对于一些患者是有益的。

1. Roberts LR, Kamath PS. Ascites and hepatorenal syndrome: pathophysiology and management. *Mayo Clin Proc* 1996; **71:** 874–81.
2. Stanley AJ, *et al.* Pathophysiology and management of portal hypertension 2: cirrhotic ascites. *Br J Hosp Med* 1997; **58:** 74–8.
3. Jalan R, Hayes PC. Hepatic encephalopathy and ascites. *Lancet* 1997; **350:** 1309–15.
4. Gerbes AL. Medical treatment of ascites in cirrhosis. *J Hepatol* 1993; **17** (suppl 2): S4–S9.
5. Runyon BA. Care of patients with ascites. *N Engl J Med* 1994; **330:** 337–42.
6. Bataller R, *et al.* Practical recommendations for the treatment of ascites and its complications. *Drugs* 1997; **54:** 571–80.
7. Krige JEJ, Beckingham IJ. ABC of diseases of liver, pancreas, and biliary system: portal hypertension–2. Ascites, encephalopathy, and other conditions. *BMJ* 2001; **322:** 416–18.
8. Ginès P, *et al.* Management of cirrhosis and ascites. *N Engl J Med* 2004; **350:** 1646–54.
9. Sivayokan T, Dillon JF. Cirrhotic ascites: a review of management. *Hosp Med* 2004; **65:** 22–6.
10. Moore KP, Aithal GP. Guidelines on the management of ascites in cirrhosis. *Gut* 2006; **55** (suppl 6): vi1–vi12.
11. Senousy BE, Draganov PV. Evaluation and management of patients with refractory ascites. *World J Gastroenterol* 2009; **15:** 67–80.
12. Rochling FA, Zetterman RK. Management of ascites. *Drugs* 2009; **69:** 1739–60.
13. Elwell RJ, *et al.* Combined furosemide and human albumin treatment for diuretic-resistant edema. *Ann Pharmacother* 2003; **37:** 695–700.

动脉粥样硬化

动脉粥样硬化是一种影响大、中动脉，在内膜上形成脂质丰富的损伤（动脉内壁的脂肪沉积），导致动脉功能障碍，阻碍血流，造成缺血。

缺血性心脏病（冠心病或冠状动脉疾病），包含心绞痛（第1118页）和心肌梗死（第1135页），也是动脉粥样硬化的最常见表现。在大多数工业化国家，缺血性心脏病是导致死亡的最主要原因。外周和大脑动脉的粥样硬化会导致外周血管病（第1137页）或者缺血性脑卒中（第1143页）。因此动脉粥样硬化疾病成为主要的发病和死亡的原因，对于动脉粥样硬化的预防和治疗在这些疾病的治疗中起重要的作用。

动脉粥样硬化是一个进展的过程，已经认识到发展的不同阶段[1～3]。早期损伤包括脂质条纹，从幼年发展而来，由充满脂质的巨噬细胞（泡沫细胞）组成。进一步发展为纤维斑块，由脂质核心和充满脂质的巨噬细胞外面围绕着结缔组织基质。斑块可能发生钙化，也会发展成很大而阻塞动脉内腔。然而，急性闭塞大多数是在斑块基础上形成血栓引起的，这是由于内皮剥脱或者斑块破裂（斑块破裂或者龟裂）暴露出血栓形成的核而引起。内皮功能障碍是一个重要的潜在因素，它促进动脉内壁脂肪沉积（动脉粥样硬化生成）的发展和以后的血栓形成[4,5]。虽然症状取决于阻塞的位置，但是动脉粥样硬化本质上是全身的情况，一个血管系统的症状提示存在更广泛的疾病。比如，有外周血管或脑血管疾病的患者容易发展为或者已有缺血性心脏病的证据。

动脉粥样硬化疾病的治疗包括临床表现的治疗（与下文讨论的特殊疾病相同）和降低心血管事件发生危险的治疗（参见**降低心血管危险**，第1124页）。其他直接针对动脉粥样硬化进展过程的治疗，将在下文讨论。

脂代谢紊乱是动脉粥样硬化进展的主要因素之一，所以降低动脉粥样硬化患者血脂的作用已经明确，可以减少心血管事件的发生率，延缓甚至逆转动脉粥样硬化进展。虽然治疗的主要目标是低密度脂蛋白胆固醇，但是不完全清楚哪部分血脂是最重要的，是否一些降脂药物存在降脂外的作用。例如，他汀类药物对低密度脂蛋白和动脉粥样硬化的影响存在很明确的相关性，加强治疗会导致动脉粥样硬化斑块进展延缓甚至逆转[5～7]。然而，应用其他调脂药与他汀类药物来改变血脂情况的作用未明确。他汀类药物联合依折麦布[8,9]的研究显示虽然可以减低低密度脂蛋白，但并没有额外的减少动脉粥样硬化。然而，他汀类药物和烟酸[9,10]合用可以使高密度脂蛋白胆固醇水平提高，从而获益。

低密度脂蛋白（LDL）的氧化是动脉粥样硬化形成的一个重要环节[11～13]，有些研究还调查研究应用饮食抗氧化剂，如维生素 E、维生素 C 和 β-胡萝卜素（参见**缺血性心脏病的预防**，第1827页）。虽然一些研究发现了动脉粥样硬化进展的减慢，但是其他的研究没有证实这些发现，并且一些大规模的研究也没有找到任何对临床事件危险性的影响。在不同食物中含有多酚化合物，如红酒，被公认为有预防动脉粥样硬化的作用。

*高同型半胱氨酸血症*被认为是动脉粥样硬化的危险因素之一，但是它的重要性尚未明确[14]。正在尝试降低同型半胱氨酸的干预治疗，如应用叶酸或者补充B族维生素（参见**心血管疾病**，第1842页）。对于内皮功能的影响已经受到关注，但是目前没有临床事件减少的证据。*高尿酸血症*也可能是一个危险因素，然而治疗获益尚未明确[15]。

*炎症*在动脉粥样硬化的发生和发展以及因为斑块不稳定而引发的急性事件中起着重要作用[16,17]。各种研究显示CRP（一种炎症标记）与心血管事件有关，但其精确作用尚未明确[14]。他汀类药物降低血脂水平，同时降低C反应蛋白，并且与疗效相关[18]。其他的非调脂类的作用，如改善内皮功能障碍或者对血栓的影响等也得到证实。

研究认为，炎症另一个可能的原因是*感染*[19]，在血清学和病理学研究中发现与许多病原体有关。在*衣原体肺炎*证据很强烈，但是它在动脉粥样硬化的发生和发展中起的准确作用还不明确[20]。抗生素已试用于动脉粥样硬化患者，其益处未被证实[19,20]；一项缺血性心脏病中应用抗衣原体药物的荟萃分析[21,22]，发现没有证据表明可以减少患者死亡率或未来心血管事件的发生。研究发现了牙周感染与动脉粥样硬化的相关性，但是需要进一步研究评价治疗获益[23]。

*冠状动脉钙化*伴随着动脉粥样硬化出现，所以尝试应用降钙沉积的治疗。血脂升高与钙化有关，有证据表明他汀类药物可以减慢动脉粥样硬化进展[24]，虽然不是所有的研究都证实[25~27]。钙通道阻滞剂的结果已经被混淆（参见**硝苯地平**，第1300页）。依地酸钠的螯合疗法曾经试用，获益还需要进一步确定（参见**依地酸钠**下的**动脉粥样硬化**，第1404页）。

动脉粥样硬化的进程中，*激素*也起一些作用；同龄女性患动脉粥样硬化的危险小于男性，但是这种差别在绝经后随着年龄增大而减小，曾经研究过应用雌激素替代疗法。雌激素替代疗法降低血脂浓度，一些血管造影或者超声研究显示对于动脉粥样硬化进展存在有益的影响，但是其他的研究没有证实这些发现。然而，对照研究并不支持雌激素替代疗法在绝经后妇女预防心血管疾病的作用（参见**对心血管系统的影响**，第2007页）。

血管的治疗（血管的生成和发育）也在研究用于改善动脉粥样硬化疾病的灌注。生长因子蛋白的初步研究，如血管内皮生长因子（VEGF）、成纤维细胞生长因子（FGF）和刺激VEGF生成的基因治疗，已经显露出希望[28,29]。干细胞的应用也在研究中[30]。由于血管壁新生血管生成和斑块血管发生在动脉粥样硬化中可能起作用，抗血管生成治疗也有潜力[31]。

1. Stary HC, *et al.* A definition of initial, fatty streak, and intermediate lesions of atherosclerosis: a report from the Committee on Vascular Lesions of the Council on Arteriosclerosis, American Heart Association. *Circulation* 1994; **89:** 2462–78.
2. Stary HC, *et al.* A definition of advanced types of atherosclerotic lesions and a histological classification of atherosclerosis: a report from the Committee on Vascular Lesions of the Council on Arteriosclerosis, American Heart Association. *Circulation* 1995; **92:** 1355–74.
3. Fuster V, *et al.* Atherothrombosis and high-risk plaque: part I: evolving concepts. *J Am Coll Cardiol* 2005; **46:** 937–54.
4. Corti R, *et al.* The vulnerable plaque and acute coronary syndromes. *Am J Med* 2002; **113:** 668–80.
5. Grobbee DE, Bots ML. Statin treatment and progression of atherosclerotic plaque burden. *Drugs* 2003; **63:** 893–911.
6. Yu C-M, *et al.* Comparison of intensive and low-dose atorvastatin therapy in the reduction of carotid intimal-medial thickness in patients with coronary heart disease. *Heart* 2007; **93:** 933–9.
7. Ferrières J. Effects on coronary atherosclerosis by targeting low-density lipoprotein cholesterol with statins. *Am J Cardiovasc Drugs* 2009; **9:** 109–15.
8. Kastelein JJP, *et al.* ENHANCE Investigators. Simvastatin with or without ezetimibe in familial hypercholesterolemia. *N Engl J Med* 2008; **358:** 1431–43.
9. Taylor AJ, *et al.* Extended-release niacin or ezetimibe and carotid intima-media thickness. *N Engl J Med* 2009; **361:** 2113–22.
10. Lee JM, *et al.* Effects of high-dose modified-release nicotinic acid on atherosclerosis and vascular function: a randomized, placebo-controlled, magnetic resonance imaging study. *J Am Coll Cardiol* 2009; **54:** 1787–94.
11. Esterbauer H, *et al.* Lipid peroxidation and its role in atherosclerosis. *Br Med Bull* 1993; **49:** 566–76.
12. Witztum JL. The oxidation hypothesis of atherosclerosis. *Lancet* 1994; **344:** 793–5.
13. Diaz MN, *et al.* Antioxidants and atherosclerotic heart disease. *N Engl J Med* 1997; **337:** 408–16.
14. Hackam DG, Anand SS. Emerging risk factors for atherosclerotic vascular disease: a critical review of the evidence. *JAMA* 2003; **290:** 932–40.
15. Dawson J, Walters M. Uric acid and xanthine oxidase: future therapeutic targets in the prevention of cardiovascular disease? *Br J Clin Pharmacol* 2006; **62:** 633–44.
16. Ross R. Atherosclerosis – an inflammatory disease. *N Engl J Med* 1999; **340:** 115–26.
17. Hansson GK. Inflammation, atherosclerosis, and coronary artery disease. *N Engl J Med* 2005; **352:** 1685–95.
18. Nissen SE, *et al.* Reversal of Atherosclerosis with Aggressive Lipid Lowering (REVERSAL) Investigators. Statin therapy, LDL cholesterol, C-reactive protein, and coronary artery disease. *N Engl J Med* 2005; **352:** 29–38.
19. Mehta JL, Romeo F. Inflammation, infection and atherosclerosis: do antibacterials have a role in the therapy of coronary artery disease? *Drugs* 2000; **59:** 159–70.
20. Higgins JP. Chlamydia pneumoniae and coronary artery disease: the antibiotic trials. *Mayo Clin Proc* 2003; **78:** 321–32.
21. Andraws R, *et al.* Effects of antibiotic therapy on outcomes of patients with coronary artery disease: a meta-analysis of randomized controlled trials. *JAMA* 2005; **293:** 2641–7.
22. Baker WL, Couch KA. Azithromycin for the secondary prevention of coronary artery disease: a meta-analysis. *Am J Health-Syst Pharm* 2007; **64:** 830–6.
23. Persson GR, Persson RE. Cardiovascular disease and periodontitis: an update on the associations and risk. *J Clin Periodontol* 2008; **35** (8 suppl): 362–79.
24. McCullough PA. Effect of lipid modification on progression of coronary calcification. *J Am Soc Nephrol* 2005; **16** (suppl 2): S115–S119.
25. Raggi P, *et al.* Aggressive versus moderate lipid-lowering therapy in hypercholesterolemic postmenopausal women: Beyond Endorsed Lipid Lowering with EBT Scanning (BELLES). *Circulation* 2005; **112:** 563–71.
26. Houslay ES, *et al.* SALTIRE trial Investigators. Progressive coronary calcification despite intensive lipid-lowering treatment: a randomised controlled trial. *Heart* 2006; **92:** 1207–12.
27. Schmermund A, *et al.* Effect of intensive versus standard lipid-lowering treatment with atorvastatin on the progression of calcified coronary atherosclerosis over 12 months: a multicenter, randomized, double-blind trial. *Circulation* 2006; **113:** 427–37.
28. Sellke FW, Simons M. Angiogenesis in cardiovascular disease: current status and therapeutic potential. *Drugs* 1999; **58:** 391–6.
29. Freedman SB, Isner JM. Therapeutic angiogenesis for coronary artery disease. *Ann Intern Med* 2002; **136:** 54–71.
30. Lachmann N, Nikol S. Therapeutic angiogenesis for peripheral artery disease: stem cell therapy. *Vasa* 2007; **36:** 241–51.
31. Doyle B, Caplice N. Plaque neovascularization and antiangiogenic therapy for atherosclerosis. *J Am Coll Cardiol* 2007; **49:** 2073–80.

心律失常

心律失常是心脏节律紊乱（第1114页），会影响心脏维持血液循环的能力。虽然在有些良性病例中可以是无症状，但通常伴有症状，可以导致晕厥和猝死；血栓性疾病伴房性心律失常通常是脑卒中的原因。

定义 心律失常被定义为包括任何心率、心脏节律、心脏脉冲起源点异常，或传导紊乱而导致激动顺序异常。心律失常的发生可以是因为窦房结病变，影响起始脉冲点；房室结及传导系统的紊乱，影响脉冲在心室内的传导；或者通过其他心室细胞中传导异常，如旁路。窦房结外的心肌细胞（*异位起搏点*）尤其是在房室结和希氏束-浦肯野氏纤维系统，也可以发生脉冲。异位起搏点脉冲频率低于窦房结频率，因此虽然在某些情况它们可以主导，但一般不能引发心跳。由于动作电位依赖于离子跨细胞膜的运动，所以电解质紊乱是心律失常的重要病因；影响离子通道的先天疾病（通道病）逐渐被认为是一种病因。

心律失常根据心率分类，可分为缓慢性心律失常或快速性心律失常。根据起源点分类，可分类为室上性心律失常（包括房性心律失常和房室结性心律失常）和室性心律失常。还可以根据发病机制分为自律性异常、折返异常或触发激动异常（见**快速心律失常**，见下文）。症状取决于心律失常类型，可有疲劳、呼吸困难、头晕和晕厥；也会发生猝死。*心悸*是一种不能接受的心跳的感觉，通常在情绪激动、运动或者应激的情况下发生，也会在心律失常时发生。

*缓慢性心律失常*通常是由于窦房结功能不全（病态窦房结综合征）引起，包括冲动发生受抑制或者从窦房结到心房的冲动传导紊乱[1]。有些患者心动过缓和心动过速交替出现（慢快综合征），使得治疗困难。*心脏传导阻滞*（房室阻滞）是心动过缓的另外一个原因，包括心房脉冲向心室传导紊乱。Ⅰ度房室传导阻滞是脉冲传导延迟，通常没有症状，但是可以发展为Ⅱ度或者Ⅲ度房室传导阻滞，心房脉冲向心室传导间歇阻滞（Ⅱ房室传导阻滞）或完全阻滞（Ⅲ房室传导阻滞）。通常心动过缓的原因是心室固有收缩率比心房慢，但房室分离时，心室的激动比心房快，并且不依赖心房激动。

*快速性心律失常*可能是心房节律或者心室节律的升高。准确机制通常不明确，但是许多临床重要的快速性心律失常涉及*折返*。脉冲通常是单向传导，心室收缩时传导消失，但是折返时，脉冲呈环路方式传播，反复激动心脏。机制还有自律性异常和触发激动。

*异位搏动、期外收缩或期前收缩*可以出现在心房或心室，虽然它们精确的意义和定义不同，但出于实际目的，可以被认为是相同的。通常无症状，也没有预后价值，一些患者伴有心悸或者不适症状；有心脏病的患者，室性异位搏动与严重的心律失常相关，并且增加猝死的危险[2]。

诊断 准确识别心律失常并非容易，重要的是正确处理，因为不恰当使用抗心律失常药不仅无效而且有害。临床症状有帮助，但是主要诊断还是依靠心电图，它可以记录心脏的电节律。典型的正常心电图见图2（第1114页）。很多心律失常有特异的心电图图形，但是未必总是这样；窄QRS波形的心律失常通常是室上性起源，而宽QRS波形的心律失常可以是室上性的也可以是心室起源。其他的特殊试验和个例心律失常的相关特征也可以帮助诊断。

治疗 心律失常的治疗目的是缓解症状和（或）改善生存。治疗选择取决于心律失常种类，有无结构性心脏病，患者的其他情况如妊娠[3]。对于快速心律失常，应用抗心律失常药（参见第1115页关于抗心律失常药的分类）和体外电复律，心律失常路径的射频消融术和心脏复律器的植入也逐渐应用[4]。治疗各种快速心律失常在下面讨论。对于**心动过缓**，心脏起搏器为选择治疗[1,5~7]，虽然可以使用阿托品及拟交感神经药[5,8]。

心房颤动是一种折返机制的室上性快速心律失常，是临床上最常见的心律失常，是综述[9~21]和指南[22~24]的主题。心房颤动通常与心房折返相关，目前认识到心律失常可能起始于肺静脉附近的异位病灶。心房颤动经常伴随心血管疾病，包括缺血性心脏病或高血压心脏病和心力衰竭，随着年龄增长，发生率明显增加。风湿性心脏病也是重要病因，虽然在发达国家已经不多见。其他病因包括甲状腺功能亢进症和急性酒精中毒；心房颤动也常见于心胸外科后，通常有自限性。部分患者没有明显的病因（孤立性心房颤动）。

心房颤动的特征是不规律的快速心房率（通常大于300次/min），由于房室结不能下传所有的冲动，心室反应增加会造成快速不规律的心室率。心房颤动的分类有几种方法，发作2次或者2次以上的患者通常被认为是再发性心房颤动；如果心房颤动可以自发停止，为阵发性（间歇性）心房颤动；如果发作是持续的，为持续性（慢性）心房颤动。对心脏复律没有反应的或未尝试心脏复律的持续性心房颤动称为永久性心房颤动。

虽然有些心房颤动会引起痛苦的症状，如严重的心悸和运动不能耐受，偶尔患者还会存在急性血液动力学不稳定，潜在致死。然而，大多数房颤患者通常是不会有即刻生命威胁。心率增加会导致心动过速性心肌病，而左房扩张和心输出量减少导致了左房的血液淤滞，会形成血栓造成以后的全身性血栓形成，尤其是缺血性脑卒中。血栓栓塞事件发生在孤立性心房颤动相对较少，但是如果伴有心血管疾病，尤其是风湿性心脏病，危险性就增加。

心房颤动治疗的目的主要是控制症状，预防长期的发病率和病死率，包括血栓栓塞并发症。有效方法是恢复和维持窦性心律（*控制心律*），或控制心室率允许房颤存在（*心率控制*）。根据血栓事件的风险使用抗凝血药，也可需要其他策略。对于有生命危险的血液动力学不稳定患者，需要立即恢复窦性心律治疗[25]。

- 心率控制可用于症状的急诊处理和维持治疗，通常包括作用于房室结以减慢传导的药物[26]。传统上应用地高辛，但它起效慢、运动时无效，所以对大多数患者不作为一线用药。通常推荐使用β受体阻滞剂和限制心率的钙通道阻滞剂（如地尔硫䓬或维拉帕米），可提供有效的心率控制，包括控制运动中增加的心率，并且在需要紧急控制的时候可以静脉给药。地高辛可以应用于久坐患者、也可用于心衰患者；如果患者需要一种以上的药物来维持适当的心率，可以联合应用地高辛与β受体阻滞剂或者钙通道阻滞剂治疗。胺碘酮控制心率的效果与抗房颤疗效相同，如果地高辛与β受体阻滞剂或者钙通道阻滞剂不能控制症状，可以应用胺碘酮；对于那些药物治疗无效或者不耐受的患者可以采用房室结传导通路的导管消融，随后安置永久起搏器来控制心率。
- 控制心律的方法，窦性心律恢复可以采用同步电复律或者药物复律来完成（心脏转复），应用两种方法之前应进行抗凝治疗，除非房颤新发（小于24h）。两种方法都有效，选择何种方法取决于房颤的持续时间、实用性和偏好；如果心房颤动不是新发，同步电复律恢复窦性心律比药物复律更快速、有效。但缺点是需要在镇静或全身麻醉下进行。在一些病例中，药物治疗有效性受限，不良反应是问题[23,24,27,28]。氟卡尼和普罗帕酮作为一线药物推荐[22~24]，也可选择依布利特和多菲利特[22~24]。可以使用胺碘酮[22~24]，虽起效慢，但有效[29]，尤其用于器质性心脏病患者[23]。奎尼丁、普鲁卡因胺、异搏定和索他洛尔的证据更少。正在研究的药物包括维马卡兰（vemakalant），是一种选择性作用于心房除极药物[30]。静脉用镁也在试用中，结果不同[31,32]。在电复律之前应辅助药物治疗以增加操作成功率，降低早期复发的危险[23,24]，可使用药物包括胺碘酮、氟卡尼、依布利特和索他洛尔。

一旦恢复窦性心律，应考虑长期维持药物治疗，因为房颤复发常见。第一次发作的房颤患者很少用药物维持治疗，尤其当明确病因是可逆转或可治疗的患者[23,24]。然而在那些由于阵发性或者再发性心房纤颤引起不适症状的患者通常可以长期服用抗心律失常药。药物选用与心脏复律药物相同，选择药物指南的证据有限[33]。β受体阻滞剂首选[23]，尤其是孤立性房颤患者[24]，如果房颤再发可以进行心率控制，氟卡尼、普罗帕酮或者索他洛尔也经常使用。胺碘酮及多非利特也可使用，胺碘酮比其他抗心律失常药更有效[34]。但由于它的长期不良反应，通常只推荐用于那些顽固患者或者不适合其他治疗的心力衰竭患者。决奈达隆（与胺碘酮类似的药物）是另外一种选择，但是心衰是禁忌证。导管消融术（如隔离肺静脉）可以替代药物治疗，可能更有效[35~37]，外科及置入除颤器的方法可使用于一些选择的患者。罕见发作的阵发性心房纤颤并且对药物反应好的患者，如果症状在院外再发，推荐用单剂量氟卡尼或普罗帕酮[23,24,38]（"药丸口袋"）。

是选择控制心率还是恢复心律，一直存在争论。因为恢复窦性心律可以缓解症状并且减少血栓危险，理论上存在优势。但是抗心律失常药的不良反应及阻止复发的疗效限制了它的获益。一篇研究心房颤动患者的综述[39]和荟萃分析[40,41]，比较了恢复心律和控制心率，发现在控制症状和临床事件上两种策略之间没有区别，因此治疗的选择是依据患者的特征和偏好[22~24,42]。对于有轻微症状的老年人，通常以控制心率为首选方案。然而，对于年轻患者或者有症状的患者，会选择恢复心律而不是控制心率。

在某些情况下，需要预防房颤的发生。虽然心胸外科术后的心房纤颤通常是自限性，但它会增加发病率和死亡率，需要预防房颤的发生。β受体阻滞剂、胺碘酮、索他洛尔是有效的[8,23,24,43~46]，限制心率的钙通道阻滞剂如地尔硫䓬或维拉帕米也曾经被推荐[8]。其他类型的药物也可能有效[46]。镁剂曾经被报道可以获益[47,48]，但是在近年的研究中未被证实[49]。皮质激素也可能获益[50]。他汀类药物可以减少外科手术后心房纤颤的发生[51]，ω-3脂肪酸也显示一些获益[52]。非手术患者中，有证据表明患者服用影响肾素-血管紧张素系统药物可以减少心房纤颤的发生率[53,54]。然而，把缬沙坦加入有心房纤颤病史患者的治疗方案后，并没有减少心律失常的发生[55]。有报道他汀类药物可以获益[51,54]。

预防血栓栓塞事件，尤其是缺血性脑卒中是心房颤动治疗的主要方面，已经作为一些综述[56~60]的主题，同时在一般性综述和之前引用的指南中也有强调。患者在心脏复律过程和长期病程中存在风险，需要给予恰当的抗血栓治疗。如果心房颤动出现等于或大于48h，一般认为如果窦性心律恢复会有导致全身血栓栓塞的危险。对生命体征不稳定的患者，需要立即复律，需要静脉内给予肝素治疗。对多数生命体征稳定的患者，需要延迟复律，先让患者口服华法林3～4周足够抗凝治疗。如果需要立即转复，建议先静脉给予肝素，然后经食管超声心动图排除有血栓存在。患者等待心脏复律期间，要进行之前描述的控制心室率。复律成功后，通常要持续抗凝治疗3～4周[61]。有证据[62,63]表明，应用经食管超声检查后，可以用皮下注射低分子肝素替代静脉用普通肝素，随后口服抗凝血药。

对于一些选择患者，要进行长期抗凝治疗，尤其是不能恢复窦性心律的患者。心房颤动伴风湿性心脏病发生卒中的危险要增加约17倍，已经明确长期华法林抗凝治疗可以获益。非风湿性心脏病患者危险性要低，但是也增加约5倍，而且影响更多患者；然而，应用华法林也有很多争议，抗凝血药的效益与增加出血事件的危险相平衡。荟萃分析清楚地表明，在非风湿性心脏病的心房颤动患者，对卒中一级预防[64,65]和二级预防[65,66]研究中，华法林可有效降低卒中的危险，在临床实践中也发现同样的结果[67,68]。有房颤或有卒中或短暂性脑缺血发作病史的患者减少卒中的危险要比减少出血的风险更重要，所以推荐给这些患者[23,24,61,69]。对于一级预防相关的风险和获益平衡不是很清楚，治疗的决定更多取决于患者的个体情况。推荐不同，但是对于高危人群推荐口服抗凝血药，包括高龄、高血压、心力衰竭或糖尿病[61,69]。虽然老年人通常被认为不适合抗凝治疗，但是在实践中获益大于风险[70,71]。

对于血栓栓塞低危患者，改变方案减少出血可能更合适。抗血小板治疗被广泛应用。有很多证据显示阿司匹林可以减少卒中的危险[72,73]，但是在一级[74]预防和二级[75]预防中阿司匹林的效果比华法林差，所以通常只推荐给那些有出血高风险或低卒中危险的患者，或者那些不愿意或不能服用抗凝血药的患者。

一直在尝试改变策略，以提高抗血栓治疗的效果，同时减少出血的风险。虽然有研究[78]显示三氟柳与中等剂量的苯丙香豆素合用可以获益，但低剂量的华法林与阿司匹林合用疗效差于调整剂量的华法林，所以不做推荐[76,77]。阿司匹林与氯吡格雷合用的双重抗血小板治疗显示疗效劣于华法林[79]，虽然另有研究显示疗效优于单独阿司匹林治疗[80]。可替代的抗凝治疗也在研究中；有研究[81]比较了艾卓肝素和口服抗凝血药的疗效，该研究因为不能接受的出血危险增加而提前终止，但是有口服凝血酶抑制剂达比加群有利结果报道[82]。非药物治疗如左耳封堵术有成功报道[83]。

心房扑动是一种与心房颤动的本质相似的心律失常，在一些综述[84,85]和指南[86]中有讨论。与心房颤动相同，特征是快速心房率（约300次/min），但是心房节律较规则，相应的心室率更快。心房扑动远远少于心房颤动，如果不治疗经常转变为心房颤动；在有些病例也可以恢复为正常窦性心律。与心房颤动不同的是，心房扑动不被认为可以增加血栓栓塞事件的危险，但是几项研究认为也许并非如此[87~89]。因此抗凝血药对于慢性或者反复发作的心房扑动有一定作用[61,84,86]，推荐在心脏复律前应用[61,86]。心房扑动的治疗策略与心房颤动大致相同，即控制增加的心室率和心脏转复。一般来说，药物治疗干预心房扑动的成功率低于心房颤动。药物心脏复律成功率相对低，通常应用心脏起搏，经常导致心房颤动自行终止。如果起搏失败，可以应用同步直流电复律恢复窦性心律。也可以选择射频消融[85,86]，可常用[85]，也可作为心脏复律失败的可选择疗法。

其他房性心律失常包括**房性早搏**（即房性期前收缩）和不同类型的**房性心动过速**。早搏通常无症状，如果症状严重（正常心搏之间的间歇的感觉）可以应用β受体阻滞剂[90]。房性心动过速也可以用β受体阻滞剂或者限制速率的钙通道阻滞剂治疗[86,91]，如果房性心动过速是由于地高辛中毒引起的，要求停用地高辛[86]。对于局灶性房性心动过速，氟卡尼、索他洛尔、胺碘酮都有效，但通常选择导管射频治疗[92]。

阵发性室上性心动过速是折返性心律失常。以前用过阵发性房性心动过速这个名词，但是当认识到很多心律失常是起源于房室结而不是心房肌的时候，这个名词变得过时了。折返环可以在心房和心室间的旁路（房室折返性心动过速）或者在房室结内（房室结折返性心动过速）。它是在其他方面健康个体中发生的相对普遍的心律失常。它可以自发恢复或者用迷走神经刺激，如用呼吸的方法、快速蹲坐或者压迫一侧颈动脉窦，可恢复窦性心律。如果伴随快速心率的症状很严重，就需要治疗。中止阵发性室上性心动过速，通常的药物选择是静脉给予腺苷[86,90,93~96]；静脉给予维拉帕米或地尔硫䓬或β受体阻滞剂可作为选择。如果药物无反应，或宽QRS波诊断不清时，可以应用普罗帕酮、氟卡尼、普鲁卡因酰胺、索他洛尔、胺碘酮或伊布利特[86,90,94]。在某些病例尤其是不稳定的患者需要应用直流电复律。有些患者还需要长期维持治疗，预防复发。但是在治疗选择上的证据有限[86]。很多患者尤其是房室折返和存在旁路的患者首选导管射频消融。药物治疗也可以选择。延迟房室传导的药物通常作为一线治疗，包括β受体阻滞剂、限制心率的钙通道阻滞剂和地高辛。如果一线药物无效，可以选用作用于心房不应期的Ⅰ类药物，通常首选Ⅰc类药物：氟卡尼和普罗帕酮；如果患者存在器质性心脏病，首选胺碘酮。其他药物包括索他洛尔、奎尼丁、普鲁卡因酰胺和多非利特，也可使用。

预激综合征[97,98]存在房室传导旁路即肯特束的先天异常，会导致室性心动过速。虽然很多患者没有症状，但发生心房纤颤和室上性心动过速的危险增加，而且会进一步发展为室颤，尤其是应用了房室阻滞药物后。对于这类患者，抗心律失常药的使用非常慎重，射频消融术是治疗选择[86,94]。

室上性心动过速极少发生在子宫内，往往与胎儿水肿和围生期死亡率和发病率有关。对母亲应用抗心律失常药，如地高辛、氟卡尼、索他洛尔或胺碘酮治疗（经胎盘治疗）[91,99~101]。对于耐药的病例，直接腹膜内或者血管内用药对胎儿可能是必要的。

室性心动过速是一种折返性心律失常[102~106]，通常伴有心血管疾病，如心肌梗死或者心肌病。也可能由延迟QT间期的药物或地高辛中毒所致。先天离子通道疾病（如Brugada综合征[107]、长QT综合征[108]）可致心脏结构正常患者发生室性心动过速。心率为120～250次/min，室性心动过速起源于房室结以下的心室，可以阵发性发作，包括短的自限性发作，也可以是持续的（持续30s或者更长）。虽然室性心动过速可以无症状（如果发作是非持续性），或引起轻微症状（如心悸）。它也可能是潜在的很严重情况，会导致心排血量减低、休克，甚至发展为**心室颤动**和心跳骤停。它是导致不能解释的心脏猝死的最常见原因[109]。室性心动过速的ECG有时会与室上性心动过速相混淆，但是因为治疗方法不同，应当全力获得正确的诊断。如果诊断不明，患者按室性心动过速处理[5,86]。

室性心动过速的*初步治疗*很大程度上取决于患者的血流动力学状态。伴有室颤或者无脉搏室性心动过速的不稳定患者，以及不规律持续性室性心动过速患者，应该给予除颤治疗，这在**高级心脏生命支持**中有提及（第1117页）。大多数稳定伴有单形性室速的患者，应该静脉给予抗心律失常药治疗或者镇静后直流电复律；起搏治疗在一些患者也会有效。胺碘酮[5,8,110,111]被广泛推荐使用；普鲁卡因胺是另一选择用药[5,8,110]，如果要求快速有效可以作为首选[111]。也可以选择索他洛尔[8]，利多卡因（以前作为选择药物）虽然通常效果差，但在一部分患者中有作用。其他可选择的药物包括阿义马林、氟卡尼和普罗帕酮。有些非持续性室性心动过速患者，应用β受体阻滞剂可能有效。如果不需要紧急终止心律失常的情况下，可以选择射频消融[111]。

恢复窦性心律后需要*维持治疗*。对于低危患者通常不需要长期预防治疗，比如无症状非持续的室性心动过速。但是对于有严重症状或者高危猝死的患者（如室颤和无脉性室性心动过速幸存者），需要长期的维持治疗。虽然可以使用抗心律失常药，但研究表明植入埋藏式复律除颤器可以更有效降低死亡率，目前被推荐给大多数患者[7,8,111,112]，虽然要考虑其不良反应[113]。β受体阻滞剂也有效可以使用[8,111]，但有较少的证据支持应用其他药物，即使在电生理测试应用后，所以其他药物不再作为常规推荐使用。胺碘酮可以减少猝死危险，但是对总体死亡率没有影响[114]。如果患者不适合植入埋藏式复律除颤器，可以选择索他洛尔或者胺碘酮联用β受体阻滞剂[8]，这样的治疗也可以应用于植入埋藏式复律除颤器的患者预防频繁的启动设备进行除颤并且预防心律失常的再发[111,115]，但是要考虑药物对复律能量的影响[116]。如果药物治疗无效，可以选择导管消融术[106]。有证据显示一些减少心血管事件来获益的药物可以减少室性心律失常的风险，包括ACEI和ω-3脂肪酸，但是作用尚未明确[111]。

心肌梗死是室性心律失常的一个特殊危险因素，需要预防性治疗。心律失常常见于急性心肌梗死早期，利多卡因曾用于预防性治疗；然而获益证据非常少，所以不再作为常规推荐[117,118]。植入复律除颤器可用于心肌梗死后持续性室性心动过速超过48h的患者，尤其是伴有心力衰竭的患者，以预防心源性猝死；也可以选择β受体阻滞剂[119,120]、胺碘酮[121]或索他洛尔。无症状的室性心律失常患者猝死风险提高，但应用抗心律失常药可以增加死亡率[119,120,122]，不推荐使用。

一级预防对于其他引起室性心律失常和心源性猝死的心脏疾病也有作用，包括心力衰竭、心肌病、Brugada综合征或者相似的先天疾病。对于高危患者推荐植入复律除颤器；β受体阻滞剂和胺碘酮也许在某些特殊患者中有作用[111,123]。

QT延长和药物诱导的心律失常 抗心律失常药有致心律失常效应，会加剧或者导致各种心律失常，而非心脏药物也可以致心律失常。*尖端扭转型室速*是严重的室性心律失常，通常由药物诱导[124]。伴有QT间期延长（心室复极延长），可以在去极后触发折返性心动过速；通常是非持续的，但是可以持续很长时间，导致晕厥或者进一步发展为室颤。可以引起QT间期延长的药物包括抗心律失常药和一些非心脏用药[125~130]，包括酚噻嗪类、三环类抗抑郁药物、抗组胺药（如阿司咪唑和特非那定）、抗菌药（如乙琥红霉素）、抗疟药（如卤泛群）和降脂药物（如普罗布考）。先天离子通道异常的患者也存在QT间期延长和尖端扭转型室速，通常是压力或者运动诱导心动过速[108]；其他原因包括电解质紊乱和心动过缓。如果尖端扭转性室速是药物引起的，要马上停药并且以后避免应用此药。开始治疗通常是静脉内给予镁剂来矫正镁的不足，短暂的心房或者心室起搏和纠正各种电解质紊乱也是合适的治疗[124]。起搏开始前可以较谨慎应用异丙肾上腺素用来增加心率和缩短QT间期。先天的长QT综合征通常应用β受体阻滞剂治疗和避免触发因素，在一些患者也可以选择植入复律除颤器[108,111,131]；起搏治疗有可能增加心源性猝死风险，不再作为常规推荐[108]。

1. Mangrum JM, DiMarco JP. The evaluation and management of bradycardia. *N Engl J Med* 2000; **342:** 703–9.
2. Ng GA. Treating patients with ventricular ectopic beats. *Heart* 2006; **92:** 1707–12.
3. Adamson DL, Nelson-Piercy C. Managing palpitations and arrhythmias during pregnancy. *Heart* 2007; **93:** 1630–6.
4. Hall MCS, Todd DM. Modern management of arrhythmias. *Postgrad Med J* 2006; **82:** 117–25.
5. The American Heart Association. 2005 American Heart Association guidelines for cardiopulmonary resuscitation and emergency cardiovascular care. Part 7.3: management of symptomatic bradycardia and tachycardia. *Circulation* 2005; **112:** (suppl 1): IV67–IV77. Available at: http://intl-circ.ahajournals.org/cgi/reprint/112/24_suppl/IV-67 (accessed 25/06/07)
6. Adán V, Crown LA. Diagnosis and treatment of sick sinus syndrome. *Am Fam Physician* 2003; **67:** 1725–32.
7. Epstein AE, *et al.* ACC/AHA/HRS 2008 Guidelines for Device-

Based Therapy of Cardiac Rhythm Abnormalities: a report of the American College of Cardiology/American Heart Association Task Force on Practice Guidelines (Writing Committee to Revise the ACC/AHA/NASPE 2002 Guideline Update for Implantation of Cardiac Pacemakers and Antiarrhythmia Devices). Executive summary: *Circulation* 2008; **117:** 2820–40. Full text: http://circ.ahajournals.org/cgi/reprint/117/21/e350.pdf (accessed 24/07/09)

8. Scottish Intercollegiate Guidelines Network. Cardiac arrhythmias in coronary heart disease (issued February 2007). Available at: http://www.sign.ac.uk/pdf/sign94.pdf (accessed 24/07/09)
9. Falk RH. Atrial fibrillation. *N Engl J Med* 2001; **344:** 1067–78. Correction. *ibid.*; 1876.
10. Channer KS. Current management of symptomatic atrial fibrillation. *Drugs* 2001; **61:** 1425–37.
11. Peters NS, *et al.* Atrial fibrillation: strategies to control, combat, and cure. *Lancet* 2002; **359:** 593–603.
12. Nattel S, *et al.* New approaches to atrial fibrillation management: a critical review of a rapidly evolving field. *Drugs* 2002; **62:** 2377–97.
13. Markides V, Schilling RJ. Atrial fibrillation: classification, pathophysiology, mechanisms and drug treatment. *Heart* 2003; **89:** 939–43.
14. Page RL. Newly diagnosed atrial fibrillation. *N Engl J Med* 2004; **351:** 2408–16.
15. Iqbal MB, *et al.* Recent developments in atrial fibrillation. *BMJ* 2005; **330:** 238–43.
16. Lip GYH, Tello-Montoliu A. Management of atrial fibrillation. *Heart* 2006; **92:** 1177–82.
17. Lip GYH, Tse H-F. Management of atrial fibrillation. *Lancet* 2007; **370:** 604–18.
18. Blaauw Y, Crijns HJGM. Treatment of atrial fibrillation. *Heart* 2008; **94:** 1342–9.
19. Bajpai A, *et al.* Treatment of atrial fibrillation. *Br Med Bull* 2008; **88:** 75–94.
20. Crandall MA, *et al.* Contemporary management of atrial fibrillation: update on anticoagulation and invasive management strategies. *Mayo Clin Proc* 2009; **84:** 643–62.
21. Lafuente-Lafuente C, *et al.* Management of atrial fibrillation. *BMJ* 2009; **339:** 40–5.
22. Snow V, *et al.* Management of newly detected atrial fibrillation: a clinical practice guideline from the American Academy of Family Physicians and the American College of Physicians. *Ann Intern Med* 2003; **139:** 1009–17. Also available at: http://www.annals.org/cgi/reprint/139/12/1009.pdf (accessed 02/05/07)
23. National Collaborating Centre for Chronic Conditions/NICE. Atrial fibrillation (issued June 2006). Available at: http://www.nice.org.uk/nicemedia/pdf/cg036fullguideline.pdf (accessed 26/08/08)
24. Fuster V, *et al.* ACC/AHA/ESC 2006 guidelines for the management of patients with atrial fibrillation: a report of the American College of Cardiology/American Heart Association Task Force on practice guidelines and the European Society of Cardiology Committee for Practice Guidelines (Writing Committee to Revise the 2001 Guidelines for the Management of Patients With Atrial Fibrillation) developed in collaboration with the European Heart Rhythm Association and the Heart Rhythm Society. *Europace* 2006; **8:** 651–745. Also available at: http://www.escardio.org/guidelines-surveys/esc-guidelines/GuidelinesDocuments/guidelines-afib-ft.pdf (accessed 26/08/08)
25. Khoo CW, Lip GY. Acute management of atrial fibrillation. *Chest* 2009; **135:** 849–59.
26. Boriani G, *et al.* Rate control in atrial fibrillation: choice of treatment and assessment of efficacy. *Drugs* 2003; **63:** 1489–509.
27. Boriani G, *et al.* Pharmacological cardioversion of atrial fibrillation: current management and treatment options. *Drugs* 2004; **64:** 2741–62.
28. Schilling RJ. Cardioversion of atrial fibrillation: the use of antiarrhythmic drugs. *Heart* 2010; **96:** 333–8.
29. Chevalier P, *et al.* Amiodarone versus placebo and class Ic drugs for cardioversion of recent-onset atrial fibrillation: a meta-analysis. *J Am Coll Cardiol* 2003; **41:** 255–62.
30. Ehrlich JR, Nattel S. Novel approaches for pharmacological management of atrial fibrillation. *Drugs* 2009; **69:** 757–74.
31. Onalan O, *et al.* Meta-analysis of magnesium therapy for the acute management of rapid atrial fibrillation. *Am J Cardiol* 2007; **99:** 1726–32.
32. Ho KM, *et al.* Use of intravenous magnesium to treat acute onset atrial fibrillation: a meta-analysis. *Heart* 2007; **93:** 1433–40.
33. Lafuente-Lafuente C, *et al.* Antiarrhythmic drugs for maintaining sinus rhythm after cardioversion of atrial fibrillation: a systematic review of randomized controlled trials. *Arch Intern Med* 2006; **166:** 719–28.
34. The AFFIRM First Antiarrhythmic Drug Substudy Investigators. Maintenance of sinus rhythm in patients with atrial fibrillation: an AFFIRM substudy of the first antiarrhythmic drug. *J Am Coll Cardiol* 2003; **42:** 20–9.
35. Novak PG. Effectiveness of catheter ablation versus antiarrhythmic drug therapy for atrial fibrillation. *Curr Opin Cardiol* 2009; **24:** 9–17.
36. Terasawa T, *et al.* Systematic review: comparative effectiveness of radiofrequency catheter ablation for atrial fibrillation. *Ann Intern Med* 2009; **151:** 191–202.
37. Wilber DJ, *et al.* ThermoCool AF Trial Investigators. Comparison of antiarrhythmic drug therapy and radiofrequency catheter ablation in patients with paroxysmal atrial fibrillation: a randomized controlled trial. *JAMA* 2010; **303:** 333–40.
38. Alboni P, *et al.* Outpatient treatment of recent-onset atrial fibrillation with the "pill-in-the-pocket" approach. *N Engl J Med* 2004; **351:** 2384–91.
39. Crijns HJGM. Rate versus rhythm control in patients with atrial fibrillation: what the trials really say. *Drugs* 2005; **65:** 1651–67.
40. Kumana CR, *et al.* Rhythm vs. rate control of atrial fibrillation meta-analysed by number needed to treat. *Br J Clin Pharmacol* 2005; **60:** 347–54.
41. Testa L, *et al.* Rate-control vs. rhythm-control in patients with atrial fibrillation: a meta-analysis. *Eur Heart J* 2005; **26:** 2000–2006.
42. Zimetbaum P, Josephson ME. Is there a role for maintaining sinus rhythm in patients with atrial fibrillation? *Ann Intern Med* 2004; **141:** 720–6.
43. Crystal E, *et al.* Interventions for preventing post-operative atrial fibrillation in patients undergoing heart surgery. Available in The Cochrane Database of Systematic Reviews; Issue 4. Chichester: John Wiley; 2004 (accessed 25/06/07).
44. Burgess DC, *et al.* Interventions for prevention of post-operative atrial fibrillation and its complications after cardiac surgery: a meta-analysis. *Eur Heart J* 2006; **27:** 2846–57.
45. Rho RW. The management of atrial fibrillation after cardiac surgery. *Heart* 2009; **95:** 422–9.
46. Kaireviciute D, *et al.* Atrial fibrillation following cardiac surgery: clinical features and preventative strategies. *Eur Heart J* 2009; **30:** 410–25.
47. Miller S, *et al.* Effects of magnesium on atrial fibrillation after cardiac surgery: a meta-analysis. *Heart* 2005; **91:** 618–23.
48. Shiga T, *et al.* Magnesium prophylaxis for arrhythmias after cardiac surgery: a meta-analysis of randomized controlled trials. *Am J Med* 2004; **117:** 325–33.
49. Cook RC, *et al.* Prophylactic intravenous magnesium sulphate in addition to oral β-blockade does not prevent atrial arrhythmias after coronary artery or valvular heart surgery: a randomized, controlled trial. *Circulation* 2009; **120** (suppl 11): S163–S169.
50. Baker WL, *et al.* Effect of perioperative corticosteroid use on the incidence of postcardiothoracic surgery atrial fibrillation and length of stay. *Heart Rhythm* 2007; **4:** 461–8.
51. Fauchier L, *et al.* Antiarrhythmic effect of statin therapy and atrial fibrillation: a meta-analysis of randomized controlled trials. *J Am Coll Cardiol* 2008; **51:** 828–35.
52. Calò L, *et al.* N-3 fatty acids for the prevention of atrial fibrillation after coronary artery bypass surgery: a randomized, controlled trial. *J Am Coll Cardiol* 2005; **45:** 1723–8.
53. Kalus JS, *et al.* The impact of suppressing the renin-angiotensin system on atrial fibrillation. *J Clin Pharmacol* 2006; **46:** 21–8.
54. Mohammed KS, *et al.* Adjuvant therapy for atrial fibrillation. *Future Cardiol* 2010; **6:** 67–81.
55. Disertori M, *et al.* GISSI-AF Investigators. Valsartan for prevention of recurrent atrial fibrillation. *N Engl J Med* 2009; **360:** 1606–17. Correction. *ibid.*; 2379.
56. Hankey GJ. Non-valvular atrial fibrillation and stroke prevention. *Med J Aust* 2001; **174:** 234–9.
57. Lip GYH, *et al.* ABC of antithrombotic therapy: antithrombotic therapy for atrial fibrillation. *BMJ* 2002; **325:** 1022–5.
58. Crystal E, Connolly SJ. Role of oral anticoagulation in management of atrial fibrillation. *Heart* 2004; **90:** 813–7.
59. Ezekowitz MD, Falk RH. The increasing need for anticoagulant therapy to prevent stroke in patients with atrial fibrillation. *Mayo Clin Proc* 2004; **79:** 904–13.
60. Lip GYH, Boos CJ. Antithrombotic treatment in atrial fibrillation. *Heart* 2006; **92:** 155–61.
61. Singer DE, *et al.* Antithrombotic therapy in atrial fibrillation: American College of Chest Physicians evidence-based clinical practice guidelines (8th edition). *Chest* 2008; **133** (suppl): 546S–592S.
Also available at: http://chestjournal.chestpubs.org/content/133/6_suppl/546S.full.pdf+html (accessed 16/08/10)
62. Stellbrink C, *et al.* Safety and efficacy of enoxaparin compared with unfractionated heparin and oral anticoagulants for prevention of thromboembolic complications in cardioversion of nonvalvular atrial fibrillation: the Anticoagulation in Cardioversion using Enoxaparin (ACE) trial. *Circulation* 2004; **109:** 997–1003.
63. Klein AL, *et al.* The use of enoxaparin compared with unfractionated heparin for short-term antithrombotic therapy in atrial fibrillation patients undergoing transoesophageal echocardiography-guided cardioversion: assessment of Cardioversion Using Transoesophageal Echocardiography (ACUTE) II randomized multicentre study. *Eur Heart J* 2006; **27:** 2858–65.
64. Aguilar MI, Hart R. Oral anticoagulants for preventing stroke in patients with non-valvular atrial fibrillation and no previous history of stroke or transient ischemic attacks. Available in The Cochrane Database of Systematic Reviews; Issue 3. Chichester: John Wiley; 2005 (accessed 25/06/07).
65. Hart RG, *et al.* Meta-analysis: antithrombotic therapy to prevent stroke in patients who have nonvalvular atrial fibrillation. *Ann Intern Med* 2007; **146:** 857–67.
66. Saxena R, Koudstaal PJ. Anticoagulants for preventing stroke in patients with nonrheumatic atrial fibrillation and a history of stroke or transient ischaemic attack. Available in The Cochrane Database of Systematic Reviews; Issue 2. Chichester: John Wiley; 2004 (accessed 25/06/07).
67. Go AS, *et al.* Anticoagulation therapy for stroke prevention in atrial fibrillation: how well do randomized trials translate into clinical practice? *JAMA* 2003; **290:** 2685–92.
68. Currie CJ, *et al.* Evaluation of survival and ischaemic and thromboembolic event rates in patients with non-valvar atrial fibrillation in the general population when treated and untreated with warfarin. *Heart* 2006; **92:** 196–200.
69. Scottish Intercollegiate Guidelines Network. Antithrombotic therapy: a national clinical guideline (issued March 1999). Available at: http://www.sign.ac.uk/pdf/sign36.pdf (accessed 25/06/07)
70. Garwood CL, Corbett TL. Use of anticoagulation in elderly patients with atrial fibrillation who are at risk for falls. *Ann Pharmacother* 2008; **42:** 523–32.
71. van Walraven C, *et al.* Effect of age on stroke prevention therapy in patients with atrial fibrillation: the atrial fibrillation investigators. *Stroke* 2009; **40:** 1410–6.
72. The Atrial Fibrillation Investigators. The efficacy of aspirin in patients with atrial fibrillation: analysis of pooled data from 3 randomised trials. *Arch Intern Med* 1997; **157:** 1237–40.
73. Aguilar MI, Hart R. Antiplatelet therapy for preventing stroke in patients with non-valvular atrial fibrillation and no previous history of stroke or transient ischemic attacks. Available in The Cochrane Database of Systematic Reviews; Issue 4. Chichester: John Wiley; 2005 (accessed 01/11/06).
74. Aguilar MI, *et al.* Oral anticoagulants versus antiplatelet therapy for preventing stroke in patients with non-valvular atrial fibrillation and no history of stroke or transient ischemic attacks. Available in The Cochrane Database of Systematic Reviews; Issue 3. Chichester: John Wiley; 2007 (accessed 22/07/09).
75. Saxena R, Koudstaal PJ. Anticoagulants versus antiplatelet therapy for preventing stroke in patients with nonrheumatic atrial fibrillation and a history of stroke or transient ischemic attack. Available in The Cochrane Database of Systematic Reviews; Issue 4. Chichester: John Wiley; 2004 (accessed 25/06/07).
76. Stroke Prevention in Atrial Fibrillation Investigators. Adjusted-dose warfarin versus low-intensity, fixed-dose warfarin plus aspirin for high-risk patients with atrial fibrillation: Stroke Prevention in Atrial Fibrillation III randomised clinical trial. *Lancet* 1996; **348:** 633–8.
77. Gulløv AL, *et al.* Fixed minidose warfarin and aspirin alone and in combination vs adjusted-dose warfarin for stroke prevention in atrial fibrillation: Second Copenhagen Atrial Fibrillation, Aspirin, and Anticoagulation Study. *Arch Intern Med* 1998; **158:** 1513–21.
78. Pérez-Gómez F, *et al.* Comparative effects of antiplatelet, anticoagulant, or combined therapy in patients with valvular and nonvalvular atrial fibrillation: a randomized multicenter study. *J Am Coll Cardiol* 2004; **44:** 1557–66.
79. The ACTIVE Writing Group. Clopidogrel plus aspirin versus oral anticoagulation for atrial fibrillation in the Atrial fibrillation Clopidogrel Trial with Irbesartan for prevention of Vascular Events (ACTIVE W): a randomised controlled trial. *Lancet* 2006; **367:** 1903–12.
80. Connolly SJ, *et al.* ACTIVE Investigators. Effect of clopidogrel added to aspirin in patients with atrial fibrillation. *N Engl J Med* 2009; **360:** 2066–78.
81. Bousser MG, *et al.* Amadeus Investigators. Comparison of idraparinux with vitamin K antagonists for prevention of thromboembolism in patients with atrial fibrillation: a randomised, open-label, non-inferiority trial. *Lancet* 2008; **371:** 315–21.
82. Connolly SJ, *et al.* RE-LY Steering Committee and Investigators. Dabigatran versus warfarin in patients with atrial fibrillation. *N Engl J Med* 2009; **361:** 1139–51.
83. Holmes DR, *et al.* PROTECT AF Investigators. Percutaneous closure of the left atrial appendage versus warfarin therapy for prevention of stroke in patients with atrial fibrillation: a randomised non-inferiority trial. *Lancet* 2009; **374:** 534–42.
84. Waldo AL. Treatment of atrial flutter. *Heart* 2000; **84:** 227–32.
85. Fitzpatrick AP, *et al.* Practical management of common atrial arrhythmias 2: common atrial flutter. *Br J Hosp Med* 2007; **68:** 201–4.
86. Blomström-Lundqvist C, *et al.* ACC/AHA/ESC guidelines for the management of patients with supraventricular arrhythmias: a report of the American College of Cardiology/American Heart Association Task Force on Practice Guidelines and the European Society of Cardiology Committee for Practice Guidelines (Writing Committee to Develop Guidelines for the Management of Patients With Supraventricular Arrhythmias). Executive summary: *Circulation* 2003; **108:** 1871–909.
Full text: http://www.americanheart.org/downloadable/heart/1062186010820SVAFullTextGLfinal.pdf (accessed 25/06/07)
87. Lanzarotti CJ, *et al.* Thromboembolism in chronic atrial flutter: is the risk underestimated? *J Am Coll Cardiol* 1997; **30:** 1506–11.
88. Wood KA, *et al.* Risk of thromboembolism in chronic atrial flutter. *Am J Cardiol* 1997; **79:** 1043–7.
89. Seidl K, *et al.* Risk of thromboembolic events in patients with atrial flutter. *Am J Cardiol* 1998; **82:** 580–3.
90. Hebbar AK, Hueston WJ. Management of common arrhythmias: part I: supraventricular arrhythmias. *Am Fam Physician* 2002; **65:** 2479–86.
91. Oudijk MA, *et al.* Drug treatment of fetal tachycardias. *Paediatr Drugs* 2002; **4:** 49–63.
92. Rosso R, Kistler PM. Focal atrial tachycardia. *Heart* 2010; **96:** 181–5.
93. Kugler JD, Danford DA. Management of infants, children, and adolescents with paroxysmal supraventricular tachycardia. *J Pediatr* 1996; **129:** 324–38.
94. Delacrétaz E. Supraventricular tachycardia. *N Engl J Med* 2006; **354:** 1039–51.
95. Fox DJ, *et al.* Supraventricular tachycardia: diagnosis and management. *Mayo Clin Proc* 2008; **83:** 1400–11.
96. Blomström-Lundqvist C. Drug treatment of supraventricular tachycardia. *Heart* 2009; **95:** 1803–7.
97. Gaita F, *et al.* Wolff-Parkinson-White syndrome: identification and management. *Drugs* 1992; **43:** 185–200.
98. Triedman JK. Management of asymptomatic Wolff-Parkinson-White syndrome. *Heart* 2009; **95:** 1628–34.
99. Kleinman CS, Nehgme RA. Cardiac arrhythmias in the human fetus. *Pediatr Cardiol* 2004; **25:** 234–51.
100. Wren C. Cardiac arrhythmias in the fetus and newborn. *Semin Fetal Neonatal Med* 2006; **11:** 182–90.
101. Hornberger LK, Sahn DJ. Rhythm abnormalities of the fetus. *Heart* 2007; **93:** 1294–1300.
102. Campbell RWF. Ventricular ectopic beats and non-sustained ventricular tachycardia. *Lancet* 1993; **341:** 1454–8.
103. Welch PJ, *et al.* Management of ventricular arrhythmias: a trial-based approach. *J Am Coll Cardiol* 1999; **34:** 621–30.
104. Cannom DS, Prystowsky EN. Management of ventricular arrhythmias: detection, drugs, and devices. *JAMA* 1999; **281:** 172–9.
105. Hebbar AK, Hueston WJ. Management of common arrhythmias: part II: ventricular arrhythmias and arrhythmias in special populations. *Am Fam Physician* 2002; **65:** 2491–6.
106. Koplan BA, Stevenson WG. Ventricular tachycardia and sudden cardiac death. *Mayo Clin Proc* 2009; **84:** 289–97.
107. Antzelevitch C, *et al.* Brugada syndrome: report of the second consensus conference. Endorsed by the Heart Rhythm Society and the European Heart Rhythm Association. *Circulation* 2005; **111:** 659–70.
Also available at: http://circ.ahajournals.org/cgi/reprint/111/5/659.pdf (accessed 10/07/07)
108. Goldenberg I, Moss AJ. Long QT syndrome. *J Am Coll Cardiol* 2008; **51:** 2291–2300.
109. Huikuri HV, *et al.* Sudden death due to cardiac arrhythmias. *N Engl J Med* 2001; **345:** 1473–82.
110. Nolan JP, *et al.* European Resuscitation Council guidelines for resuscitation 2005. Section 4: adult advanced life support. *Resuscitation* 2005; **67** (suppl 1): S39–S86. Available at: http://www.erc.edu/download_gl.php?d=5 (accessed 25/06/07)
111. Zipes DP, *et al.* ACC/AHA/ESC 2006 Guidelines for Management of Patients With Ventricular Arrhythmias and the Prevention of Sudden Cardiac Death: a report of the American College of Cardiology/American Heart Association Task Force and the European Society of Cardiology Committee for Practice Guidelines (writing committee to develop Guidelines for Management of Patients With Ventricular Arrhythmias and the Prevention of Sudden Cardiac Death): developed in collaboration with the European Heart Rhythm Association and the Heart Rhythm Society. *Circulation* 2006; **114:** e385–484. Also avail-

able at: http://intl-circ.ahajournals.org/cgi/reprint/114/10/e385 (accessed 25/06/07)
112. Goldberger Z, Lampert R. Implantable cardioverter-defibrillators: expanding indications and technologies. *JAMA* 2006; **295:** 809–18.
113. Tung R, *et al.* A critical appraisal of implantable cardioverter-defibrillator therapy for the prevention of sudden cardiac death. *J Am Coll Cardiol* 2008; **52:** 1111–21.
114. Piccini JP, *et al.* Amiodarone for the prevention of sudden cardiac death: a meta-analysis of randomized controlled trials. *Eur Heart J* 2009; **30:** 1245–53.
115. Ferreira-González I, *et al.* Adjunctive antiarrhythmic drug therapy in patients with implantable cardioverter defibrillators: a systematic review. *Eur Heart J* 2007; **28:** 469–77.
116. Dopp AL, *et al.* Effect of drugs on defibrillation capacity. *Drugs* 2008; **68:** 607–30.
117. Antman EM, *et al.* ACC/AHA guidelines for the management of patients with ST-elevation myocardial infarction: a report of the American College of Cardiology/American Heart Association Task Force on Practice Guidelines (Writing Committee to Revise the 1999 Guidelines for the Management of Patients With Acute Myocardial Infarction). Executive summary: *Circulation* 2004; **110:** 588–636. Correction. *ibid.* 2005; **111:** 2013.
Full guidelines available at: http://circ.ahajournals.org/cgi/reprint/110/9/e82 (accessed 25/06/07)
118. Van de Werf F, *et al.* The Task Force on the Management of Acute Myocardial Infarction of the European Society of Cardiology. Management of acute myocardial infarction in patients presenting with ST-segment elevation. *Eur Heart J* 2008; **29:** 2909–45. Also available at: http://www.escardio.org/guidelines-surveys/esc-guidelines/GuidelinesDocuments/guidelines-AMI-FT.pdf (accessed 13/08/10)
119. Teo KK, *et al.* Effects of prophylactic antiarrhythmic drug therapy in acute myocardial infarction: an overview of results from randomized controlled trials. *JAMA* 1993; **270:** 1589–95.
120. McAlister FA, Teo KK. Antiarrhythmic therapies for the prevention of sudden cardiac death. *Drugs* 1997; **54:** 235–52.
121. Amiodarone Trials Meta-Analysis Investigators. Effect of prophylactic amiodarone on mortality after acute myocardial infarction and in congestive heart failure: meta-analysis of individual data from 6500 patients in randomised trials. *Lancet* 1997; **350:** 1417–24.
122. Waldo AL, *et al.* Effect of d-sotalol on mortality in patients with left ventricular dysfunction after recent and remote myocardial infarction. *Lancet* 1996; **348:** 7–12. Correction. *ibid.*; 416.
123. Kirchhof P, *et al.* Primary prevention of sudden cardiac death. *Heart* 2006; **92:** 1873–8.
124. Drew BJ, *et al.* Prevention of torsade de pointes in hospital settings: a scientific statement from the American Heart Association and the American College of Cardiology Foundation. *Circulation* 2010; **121:** 1047–60. Also available at: http://circ.ahajournals.org/cgi/reprint/121/8/1047.pdf (accessed 18/05/10)
125. Viskin S. Long QT syndromes and torsade de pointes. *Lancet* 1999; **354:** 1625–33.
126. Khan IA. Clinical and therapeutic aspects of congenital and acquired long QT syndrome. *Am J Med* 2002; **112:** 58–66.
127. Roden DM. Drug-induced prolongation of the QT interval. *N Engl J Med* 2004; **350:** 1013–22.
128. Thomas SHL. Drugs and the QT interval. *Adverse Drug React Bull* 1997; **182:** 691–4.
129. Doig JC. Drug-induced cardiac arrhythmias: incidence, prevention and management. *Drug Safety* 1997; **17:** 265–75.
130. Yap YG, Camm AJ. Drug induced QT prolongation and torsades de pointes. *Heart* 2003; **89:** 1363–72.
131. Abrams DJ, *et al.* Long QT syndrome. *BMJ* 2010; **340:** b4815.

心肌病

心肌病是个广义术语，指伴有心脏功能障碍的心肌疾病。以往用于定义没有明确病因的特殊疾病（特发性心肌病），但是随着诊断技术的提高，对疾病机制及基因因素理解的提高，使得许多这类疾病有了明确病因，所以定义范围扩大了。心肌病是心力衰竭的主要原因，这个名词有时被用指心力衰竭。

原发性心肌病是那些只影响或者主要影响心肌的疾病，而不是全身疾病的一部分。基于解剖学和功能特征的不同，传统意义上心肌炎被分为三种主要类型：扩张型心肌病、肥厚型心肌病和限制型心肌病；其中扩张型心肌病和肥厚型心肌病最常见。这种分类不是很理想，有一些新定义的类型（如致心律失常性右室心肌病和离子通道病）就不适合这种分类。基于疾病起因的分类（如基因源性和获得性）被推荐[1]。然而，前者的定义仍在广泛使用，尤其是在那些治疗的综述中[2~15]，而且这种分类法在下面的讨论中还会使用。

扩张型心肌病（以前称充血性心肌病） 的特征是心室扩张、收缩减低引起心脏收缩功能不全和低心排血量。可累及右心室、左心室或两侧心室。也会伴有心室肥厚，由于心肚扩张，不是所有室壁厚度都增加。扩张型心肌病基因型的确存在，但是大多数还是后天获得，是其他心血管疾病或者全身疾病发展的结果。缺血性心肌病是心血管疾病主要病因之一；其他疾病还包括高血压或肺动脉高压、瓣膜疾病和先天性心脏病。心肌炎（感染、毒素或药物引起）[16,17]、代谢紊乱、营养缺乏、妊娠、免疫异常等都可以导致扩张型心肌病。患者可能在一段时间内无症状，但是初发症状通常是心力衰竭；胸痛、体循环栓塞和肺栓塞、心律失常也会发生。扩张型心肌病的治疗主要是常规的心力衰竭治疗（见第1127页），然后对症及支持治疗，包括 ACEI、利尿药和β受体阻滞剂。扩张型心肌病使用β受体阻滞剂治疗的早期研究[18~20]显示可以明显改善心脏功能和症状，并且预防临床恶化，但是对总死亡率没有明显影响。一项研究评价卡维地洛治疗包括扩张型心肌病的心力衰竭患者的作用，因为卡维地洛组[21]能明显减少死亡率而早期中止试验，应用比索洛尔的 CIBIS-Ⅱ试验[22]也因为有很好的结果而早期中止试验。一项长期研究[23]报道接受美托洛尔治疗 7 年以上可以明显提高生存率。虽然钙通道阻滞剂通常不用于心力衰竭，但是有报道钙通道阻滞剂（如地尔硫䓬）可以改善症状[24]。

扩张型心肌病患者由于心室收缩不良导致血液淤滞，所以有体循环或者肺循环血栓栓塞的危险。因此推荐长期口服抗凝血药，但是目前推荐限于有心房颤动、既往有体循环栓塞史或严重左室功能不全的患者[2,25]。应该适当治疗心律失常（参见**心律失常**，第1121页）；胺碘酮因为没有负性肌力作用尤其适合这种情况。对于有高危心脏猝死的患者曾经试用小剂量胺碘酮，但是作用没有得到证实[2,8]。植入复律除颤器对一些患者有一定作用[26]。

曾经尝试直接治疗心肌病的病因，但结果总的来说并不乐观。代谢及营养补剂（如生长激素、左甲状腺素、左卡尼汀）已经研究，对于可能心肌炎的患者应用免疫抑制药或者对免疫有影响的药物（如己酮可可碱）有一些正面的结果。但是都没有明确的作用。

恢复心室形状和功能的外科治疗曾经尝试，但是心脏移植仍然是改善生存率的主要方法；心脏机械辅助可作为恢复或移植心脏的过渡治疗。

肥厚型心肌病（以前称梗阻性心肌病） 特征为心室肥厚而非心室腔扩大。因为心室壁肥厚、僵硬，导致舒张期充盈减弱，引起了舒张功能障碍。是一种常染色体显性遗传，可以在任何年龄中出现，常在人生的第二个 10 年出现症状。患者可以无症状或伴有胸痛、晕厥、呼吸困难和心律失常。常见在情绪激动或者运动时出现猝死，所以患者应当避免剧烈运动。整体预期寿命与普通人群的预期寿命相似，很多患者没有活动障碍或者只是轻微受限，不需要治疗[5,11]。

出现任何心律失常的患者都应该进行检查，并进行适当治疗（见**心律失常**，第1121页），虽然这并不能预防猝死。心房颤动尤其重要，最有效的方法是胺碘酮治疗[4,5,11~13]。对所有持续性心房颤动患者都应考虑抗凝治疗[4,5,11~13]。

β受体阻滞剂可以控制症状，缓解情绪或者运动导致的心动过速。也可以缓解心绞痛，预防晕厥发作。钙通道阻滞剂（通常是维拉帕米）也可以改善症状，提高运动耐力，可以考虑用于持续有运动受限症状或者不能耐受β受体阻滞剂的患者；但是维拉帕米对流出道梗阻的患者有副作用，需谨慎[9~13]。一项交叉研究[27]显示，维拉帕米或者纳多洛尔不能改善运动能力，但多数患者宁愿选择这种或者其他药物而不是安慰剂，而且维拉帕米显示可以改善生活质量。其他可以缓解症状的药物包括丙吡胺，因为有负性肌力作用，通常与β受体阻滞剂合用。利尿药可用于有充血性心力衰竭症状患者，但是也可以减少心排血量。对于症状明显而对药物不能耐受的患者，外科手术或者间隔消融术减少流出道梗阻可以获益[4,5,9~13,28,29]。

猝死的危险很难评估，尤其是无症状的患者。β受体阻滞剂和维拉帕米都不能用来缓解症状，预防室性心律失常。但是有证据[30]表明大剂量β受体阻滞剂可以改善肥厚型心肌病患儿的生存率。小剂量的胺碘酮对高危险患者可能有作用，但是它的不良反应限制了其应用[9,11]；有些患者可以应用埋藏式复律除颤器[11~13,31]。

限制型心肌病是心室充盈受限，通常是由于心内膜纤维化[32]导致舒张功能明显障碍。利尿药可以改善充血性心力衰竭症状，但是因为它可以减少心排血量，所以应用时需要谨慎。如果患者有症状，应该治疗心律失常同时应用抗凝治疗，尤其对于心房颤动、瓣膜病变或者低心排血量的患者[6]。外科手术在一些患者可以获益[32]。

致心律失常右室心肌病的治疗包括植入复律除颤器、应用抗心律失常药（特别是索他洛尔）或者导管消融[33~37]。

1. Maron BJ, *et al.* Contemporary definitions and classification of the cardiomyopathies: an American Heart Association Scientific Statement from the Council on Clinical Cardiology, Heart Failure and Transplantation Committee; Quality of Care and Outcomes Research and Functional Genomics and Translational Biology Interdisciplinary Working Groups; and Council on Epidemiology and Prevention. *Circulation* 2006; **113:** 1807–16. Also available at: http://circ.ahajournals.org/cgi/reprint/113/14/1807.pdf (accessed 04/07/08)
2. Dec GW, Fuster V. Idiopathic dilated cardiomyopathy. *N Engl J Med* 1994; **331:** 1564–75.
3. Burch M, Runciman M. Dilated cardiomyopathy. *Arch Dis Child* 1996; **74:** 479–81.
4. Spirito P, *et al.* The management of hypertrophic cardiomyopathy. *N Engl J Med* 1997; **336:** 775–85.
5. Maron BJ. Hypertrophic cardiomyopathy. *Lancet* 1997; **350:** 127–33.
6. Kushwaha SS, *et al.* Restrictive cardiomyopathy. *N Engl J Med* 1997; **336:** 267–76.
7. Oakley C. Aetiology, diagnosis, investigation, and management of cardiomyopathies. *BMJ* 1997; **315:** 1520–4.
8. Elliott P. Diagnosis and management of dilated cardiomyopathy. *Heart* 2000; **84:** 106–12.
9. McKenna WJ, Behr ER. Hypertrophic cardiomyopathy: management, risk stratification, and prevention of sudden death. *Heart* 2002; **87:** 169–76.
10. Maron BJ. Hypertrophic cardiomyopathy: a systematic review. *JAMA* 2002; **287:** 1308–20.
11. Maron BJ, *et al.* American College of Cardiology/European Society of Cardiology clinical expert consensus document on hypertrophic cardiomyopathy: a report of the American College of Cardiology Foundation Task Force on Clinical Expert Consensus Documents and the European Society of Cardiology Committee for Practice Guidelines. *J Am Coll Cardiol* 2003; **42:** 1687–713. Also published in *Eur Heart J* 2003; **24:** 1965–91. Also available at: http://www.acc.org/qualityandscience/clinical/consensus/cardiomyopathy/index.pdf (accessed 26/08/08) and at: http://www.escardio.org/guidelines-surveys/esc-guidelines/GuidelinesDocuments/guidelines-HCM-FT.pdf (accessed 26/08/08)
12. Nishimura RA, Holmes DR. Hypertrophic obstructive cardiomyopathy. *N Engl J Med* 2004; **350:** 1320–7. Correction. *ibid.*; **351:** 1038. [dosage clarification]
13. Elliott P, McKenna WJ. Hypertrophic cardiomyopathy. *Lancet* 2004; **363:** 1881–91.
14. Spirito P, Autore C. Management of hypertrophic cardiomyopathy. *BMJ* 2006; **332:** 1251–5.
15. Wu AH. Management of patients with non-ischaemic cardiomyopathy. *Heart* 2007; **93:** 403–8.
16. Cooper LT. Myocarditis. *N Engl J Med* 2009; **360:** 1526–38.
17. Schultz JC, *et al.* Diagnosis and treatment of viral myocarditis. *Mayo Clin Proc* 2009; **84:** 1001–9.
18. Waagstein F, *et al.* Beneficial effects of metoprolol in idiopathic dilated cardiomyopathy. *Lancet* 1993; **342:** 1441–6.
19. CIBIS Investigators and Committees. A randomized trial of β-blockade in heart failure: the cardiac insufficiency bisoprolol study (CIBIS). *Circulation* 1994; **90:** 1765–73.
20. The Metoprolol in Dilated Cardiomyopathy (MDC) Trial Study Group. 3-year follow-up of patients randomised in the metoprolol in dilated cardiomyopathy trial. *Lancet* 1998; **351:** 1180–1.
21. Packer M, *et al.* The effect of carvedilol on morbidity and mortality in patients with chronic heart failure. *N Engl J Med* 1996; **334:** 1349–55.
22. CIBIS-II Investigators and Committees. The Cardiac Insufficiency Bisoprolol Study II (CIBIS-II): a randomised trial. *Lancet* 1999; **353:** 9–13.
23. Di Lenarda A, *et al.* Long term survival effect of metoprolol in dilated cardiomyopathy. *Heart* 1998; **79:** 337–44.
24. Figulla HR, *et al.* Diltiazem improves cardiac function and exercise capacity in patients with idiopathic dilated cardiomyopathy: results of the Diltiazem in Dilated Cardiomyopathy Trial. *Circulation* 1996; **94:** 346–52.
25. Cheng JWM, Spinler SA. Should all patients with dilated cardiomyopathy receive chronic anticoagulation? *Ann Pharmacother* 1994; **28:** 604–9.
26. Desai AS, *et al.* Implantable defibrillators for the prevention of mortality in patients with nonischemic cardiomyopathy: a meta-analysis of randomized controlled trials. *JAMA* 2004; **292:** 2874–9.
27. Gilligan DM, *et al.* A double-blind, placebo-controlled crossover trial of nadolol and verapamil in mild and moderately symptomatic hypertrophic cardiomyopathy. *J Am Coll Cardiol* 1993; **21:** 1672–9.
28. Knight CJ. Alcohol septal ablation for obstructive hypertrophic cardiomyopathy. *Heart* 2006; **92:** 1339–44.
29. Ommen SR, *et al.* Left ventricular outflow tract obstruction in hypertrophic cardiomyopathy: past, present and future. *Heart* 2008; **94:** 1276–81.
30. Östman-Smith I, *et al.* A cohort study of childhood hypertrophic cardiomyopathy: improved survival following high-dose beta-adrenoceptor antagonist treatment. *J Am Coll Cardiol* 1999; **34:** 1813–22.
31. Maron BJ, *et al.* Implantable cardioverter-defibrillators and prevention of sudden cardiac death in hypertrophic cardiomyopathy. *JAMA* 2007; **298:** 405–12.
32. Mocumbi AO, *et al.* Neglected tropical cardiomyopathies: II. Endomyocardial fibrosis. *Heart* 2008; **94:** 384–90.
33. Wichter T, *et al.* Arrhythmogenic right ventricular cardiomyopathy: antiarrhythmic drugs, catheter ablation, or ICD? *Herz* 2005; **30:** 91–101.
34. Calkins H. Arrhythmogenic right-ventricular dysplasia/cardiomyopathy. *Curr Opin Cardiol* 2006; **21:** 55–63.
35. Kiès P, *et al.* Arrhythmogenic right ventricular dysplasia/cardiomyopathy: screening, diagnosis, and treatment. *Heart Rhythm* 2006; **3:** 225–34.
36. Buja G, *et al.* Arrhythmogenic right ventricular cardiomyopathy/dysplasia: risk stratification and therapy. *Prog Cardiovasc Dis* 2008; **50:** 282–93.
37. Corrado D, *et al.* Arrhythmogenic right ventricular cardiomyopathy: an update. *Heart* 2009; **95:** 766–73.

降低心血管危险

动脉粥样硬化性心血管疾病包括缺血性心脏病或冠心病（心肌梗死和心绞痛）、缺血性脑卒中和周围血管疾病。缺血性心脏病尤其是发达国家的主要死亡原因之一，心血管疾病伴随着高发病率。心血管疾病的高危人群如果建立干预措施会获益，因此对这些患者的鉴别和治疗成为重要的医疗策略[1~9]。

心血管事件的危险性在个体和流行病学研究间差异确定了几个因素，包括可增加危险因素的固定因素和可变因素。危险因素会累积效应，但是并非相同权重，而且发展了不同算法对个体水平计算危险因素[3,4,10,11]。

最高危的人群是伴有动脉粥样硬化表现，尤其是伴有心血管事件，如心肌梗死或缺血性脑卒中，也包括有心绞痛或周围血管疾病症状的人群。糖尿病患者（1 型或2型）与动脉粥样硬化的危险水平相同，即使有治疗。左室肥厚也预示着高危。其他的固定因素包括年龄、性别、家族史，这些对于整体人群很重要。

明确的**可改变的危险因素**包括吸烟、血压升高、血脂升高[12,13]。其他危险因素伴随着心血管疾病，但是关系不明确[14]，包括缺少锻炼、异常的凝血状况、高同型半胱氨酸血症、高尿酸血症、高敏C反应蛋白的升高。肥胖也是明确的危险因素[15]，但也有说对心血管疾病有保护作用[16,17]。心理社会因素（如压力）也是危险因素[18,19]。腹型肥胖、高血压、血脂紊乱和糖耐量低下被称为**代谢综合征**，会增加心血管疾病和糖尿病的危险[20~24]。

降低心血管危险的目的，是预防没有动脉粥样硬化表现的患者临床事件的发生（一级预防）；对于已经有明确动脉粥样硬化表现的患者，预防进一步事件的发生（二级预防）。对这两种预防，通常的治疗是消除或者减少所有现存可更改的危险因素；对二级预防，特殊的干预取决于存在的疾病（细节参见各具体疾病的综述）。指南[1,3~8]曾经公布个体水平的识别和治疗，包括对于妇女[25]、老人[26]、糖尿病患者[27,28]和代谢综合征患者[24]的特殊指南。还有专门减少围手术期心血管危险因素的指南[29]。动脉粥样硬化可以从儿童期开始发展，青少年期流行病中的危险因素逐渐升高[30]，降低危险因素的治疗应早期考虑[31]，尤其是高危风险人群[32]。

*生活方式和饮食改变*是降低危险性的主要方法，应该是一级预防和二级预防的第一步，包括建议戒烟，避免肥胖，增加锻炼，饮酒适度，饮食中低饱和脂肪、高水果、蔬菜和鱼[1,3~6,8,33~36]。相似的建议在人群水平同样重要，可作为健康促进和教育的一部分，虽然这些努力可能只是适度改变危险因素[37]。世界上很多地方的缺血性心脏病发病率在减少，同时伴随着传统危险因素的变化和事件发生率间关系的减弱，说明需要更多的治疗[38]。

对于有明确危险因素患者的二级预防，单用改变生活方式是不够的，通常需要药物治疗。高危患者（如那些有动脉粥样硬化症状的患者）需要在改变生活方式的同时进行药物治疗，但是多数患者在开始药物治疗前要进行正式的危险评估。需要帮助戒烟的特殊策略将在第2292页讨论。同样，生活方式改变后血压和血脂浓度也会改善，明确的高血压（见第1131页）和高脂血症（见第1129页）需要药物治疗。肥胖也需要药物治疗（见第2069页）；利莫那班是内源性大麻酚素受体拮抗剂，可以改善代谢危险因素（如体重），但是因为精神副作用而从市场撤药，类似的治疗仍在研究中[39]。但是对糖尿病患者积极控制血糖非常重要，虽然心血管事件获益不明确（见**糖尿病并发症**，第410页）。推荐使用流感疫苗[40]；观察研究显示，注射疫苗者心血管事件危险少，但是在对照研究中没有得到明确的证据[41]。抗血栓治疗也有很大作用，无论有无明显疾患的患者，应用抗血栓治疗、调脂治疗、抗高血压治疗和其他药物将在下文讨论。

*抗血栓治疗*被广泛用于心血管动脉粥样硬化的患者，因为急性事件大多数是动脉粥样斑块上血栓形成引起的。抗血小板治疗被用于各种心血管疾病的一级预防和二级预防。一些研究[42,43]证实抗血小板治疗可以减少后续的心血管事件发生危险，但是增加出血的危险，因此绝对的获益取决于个体的危险水平。既往有血管事件的患者，抗血小板治疗明确用于二级预防[3~6,44]。阿司匹林在急性期使用并且长期服用，可降低心肌梗死后的死亡和再梗死危险，应不定期使用[42]。阿司匹林长期预防，可降低严重血管事件危险，包括有缺血性脑卒中或者短暂缺血事件的患者发生脑卒中[42,45,46]，而无论年龄多大[47]。一些研究也支持抗血小板治疗在高危人群进行心血管事件的一级预防中可以获益。例如，阿司匹林可以减少慢性稳定性心绞痛患者[48]、男性慢性阻塞性血管病[49]和高血压患者[50]发展成心肌梗死的危险，但对卒中发病率影响较小[43,49,50]。在外周血管疾病患者，多种抗血小板药物均有益[51,52]。一级预防计划[53]，至少有一项主要危险因素患者的研究，显示可降低心血管死亡率和减少复合的心血管事件，包括死亡、心肌梗死和脑卒中。阿司匹林广泛用于糖尿病患者一级预防，虽然特殊获益有限[54~57]。

在健康人群中服用阿司匹林作为一级预防有较多争议，研究结果有争议，而且在男性和女性中结果不一致。一项在英国进行的对健康男性医生的研究[58]，发现口服阿司匹林不能减少致命和非致命的心肌梗死的发病率，在美国，相似的研究[59]显示在年龄≥50岁的个体中可以减少致命和非致命心肌梗死的发病率；两项研究都显示，由于脑出血导致的致残性脑卒中（美国的研究）轻微增加，但无显著意义。对于女性，在美国健康护士中进行的一项大规模观察研究[60]表明阿司匹林可以减少第一次心肌梗死的危险，但是随机试验[61]发现对于心肌梗死或者死亡都没有作用，但是脑卒中的发生率降低了。荟萃分析[43,62,63]得出的结论是，在某些情况也可获益（男性的心肌梗死和女性的脑卒中），整体的心血管事件效益并不优于出血风险的增加，所以不推荐常规服用阿司匹林。

阿司匹林是研究最广泛的抗血小板药物，超过一定的剂量范围仍有效（参见第23页）。然而有些患者在服用阿司匹林的时候会发生事件，被认为是存在阿司匹林抵抗，临床意义及治疗指征都不明确[64,65]。其他抗血小板药物用于阿司匹林不能耐受时（如果是因为胃肠道不良反应而引起的不耐受可以考虑应用阿司匹林与质子泵抑制剂合用[66]），也考虑联合治疗。CAPRIE研究[67]显示，在高危人群中，应用氯吡格雷在减少心血管事件方面，包括心肌梗死和脑卒中，至少与阿司匹林的效果相同。在缺血性脑卒中患者，二级预防[68]中单独应用双嘧达莫或者与阿司匹林合用是有效的，但是应用氯吡格雷与阿司匹林可增加出血危险，且不减少缺血事件的危险[69]。氯吡格雷与阿司匹林合用对急性冠脉综合征的患者可以获益，但在那些有高危心血管疾病但没有急性症状的患者，出血风险超过获益[70]。

*口服抗凝血药*被用来作为抗血小板药物的一个替代，或者附加治疗。单用口服抗凝血药比抗血小板药物更有效，但是出血的危险增加[49,71]，通常对不能服用抗血小板药物或者抗血小板药物无效的患者推荐使用口服抗凝血药。这些联合治疗相关的风险和获益很矛盾[72,73]，对基础的决定有一些有限的证据，尤其那些同时有抗凝血药和抗血小板药适应证的患者。通常，因为其他原因服用抗凝血药的患者，加用抗血小板药物可以减少心血管危险因素来获得稍许额外的获益，但是部分心脏机械瓣膜患者除外[72]。然而，急性冠脉综合征或者冠状动脉支架患者抗血小板药物的适应证更强，选择就更复杂[73]。

*降脂治疗*在降低心血管危险中的作用明确，尤其是他汀类药物的获益在大范围患者中得到证实。随机研究的荟萃分析[74~79]显示他汀类药物用于一级和二级预防可以改善预后，大规模的流行病研究[80]证实了这些发现。大范围的患者获益，包括那些胆固醇水平正常或者增高者、妇女和老人。有报道绝对的获益取决于患者的初始心血管危险和胆固醇降低的程度[77]，严格的降低血脂方案可以增加获益[81,82]。其他可以获益的降脂药物包括贝特类[83]和衍生物如吉非罗齐，有研究显示高密度胆固醇水平降低的男性患者，吉非罗齐在二级预防中可以获益[84]。ω-3脂肪酸在一些人群中可以减少心血管病死亡率[85]，但是整体的影响尚未明了[86]。依折麦布增加他汀药物降低低密度脂蛋白的作用，目前没有显示出临床获益[87]。

低密度脂蛋白胆固醇是最重要的目标，但也包括其他机制。高密度脂蛋白胆固醇降低也是一个心血管疾病明确的危险因素，但是针对这个目的的药物疗效矛盾[88,89]，尚无明确增加高密度脂蛋白胆固醇作用的药物[90]。

值得关注的是在低胆固醇水平与非心脏原因的发病率和死亡率增高之间可能有联系，包括出血性脑卒中、癌症、意外事件和自杀、慢性呼吸系统疾病、肝脏疾病和肠道疾病[91~96]。虽然对照研究提示出血性脑卒中危险性增加[97]，荟萃分析显示他汀类药物治疗可以减少心血管死亡率和全因死亡率[76,77]，对于非疾病死亡率没有明显的增加[98]。

*抗高血压药*在减少高血压患者心血管危险因素中有明确的作用，而且获益可以扩展到那些血压正常的患者。经常有争论哪种抗高血压药最有效；一些研究证实有些药物可以额外获益，但是会有人质疑这些。一项荟萃分析[99]总结，五种主要的抗高血压药同样降低血压，无论是否合并血管疾病和对血压进行过预处理，可获得相同效果，作者建议低剂量的抗高血压药联合应用会有特殊的作用。

*ACEI*是一组被建议的有特殊作用的药物，可以减少大范围患者的心血管事件发生。在心力衰竭患者的研究中[100,101]和在心血管疾病高危人群的HOPE研究[102]中，获益不仅仅是血压的降低，原因可能与肾素-血管紧张素系统阻滞有关[103]。*血管紧张素Ⅱ受体拮抗剂*也有同样的效果[104,105]。

一些减少心血管危险因素的其他*通常治疗*也尝试过，最主要的目标是针对潜在危险因素和动脉粥样硬化的进程，但是它们都没有明确的作用。曾经尝试过的方法包括*补充叶酸和维生素B*降低半胱氨酸浓度；服用*抗氧化剂*阻止动脉粥样硬化的进程；女性的*雌激素替代疗法*，因为绝经期前的女性心血管病发病率比同龄男性小。这些方法在**动脉粥样硬化**中有讨论（参见第1120页）。

心血管疾病的危险是多因素性的，人群中很多人都存在危险因素，改变生活方式和饮食习惯有困难，建议常规联合使用对心血管疾病危险因素有效的药可以获益[106]。联合用药包括他汀药物、阿司匹林、叶酸、抗高血压药的三类（多种药物疗法），在西方社会，对于年龄大于55岁的个体，可以预防80%心血管疾病。观察研究建议联合应用心血管药物是有效的[107]，联合制剂（不包括叶酸）也是可行的[108]，但是临床获益的证据尚未明确，这种联合治疗的作用尚待肯定。

1. Pearson TA, *et al.* AHA guidelines for primary prevention of cardiovascular disease and stroke: 2002 update: consensus panel guide to comprehensive risk reduction for adult patients without coronary or other atherosclerotic vascular diseases. *Circulation* 2002; **106:** 388–91. Also available at: http://circ.ahajournals.org/cgi/reprint/106/3/388.pdf (accessed 09/07/08)
2. Wood D. Asymptomatic individuals—risk stratification in the prevention of coronary heart disease. *Br Med Bull* 2001; **59:** 3–16.
3. British Cardiac Society, British Hypertension Society, Diabetes UK, HEART UK, Primary Care Cardiovascular Society, The Stroke Association. JBS 2: Joint British Societies' guidelines on prevention of cardiovascular disease in clinical practice. *Heart* 2005; **91** (suppl 5): v1–v52. Also available at: http://heart.bmj.com/cgi/reprint/91/suppl_5/v1 (accessed 09/07/08)
4. Graham I, *et al.* Fourth Joint Task Force of the European Society of Cardiology and Other Societies on Cardiovascular Disease Prevention in Clinical Practice (Constituted by representatives of nine societies and by invited experts). European guidelines on cardiovascular disease prevention in clinical practice: executive summary. *Eur Heart J* 2007; **28:** 2375–2414. Also available at: http://www.escardio.org/guidelines-surveys/esc-guide-lines/GuidelinesDocuments/guidelines-CVD-preven tion-ES-FT.pdf (accessed 13/08/08)
5. Smith SC, *et al.* AHA/ACC guidelines for secondary prevention for patients with coronary and other atherosclerotic vascular disease: 2006 update: endorsed by the National Heart, Lung, and Blood Institute. *Circulation* 2006; **113:** 2363–72. Also available at: http://circ.ahajournals.org/cgi/reprint/113/19/2363.pdf (accessed 09/07/08)
6. Scottish Intercollegiate Guidelines Network. Risk estimation and the prevention of cardiovascular disease (February 2007). Available at: http://www.sign.ac.uk/pdf/sign97.pdf (accessed 09/07/08)
7. Goldstein LB, *et al.* Primary prevention of ischemic stroke: a guideline from the American Heart Association/American Stroke Association Stroke Council. *Stroke* 2006; **37:** 1583–1633. Correction. *ibid.* 2007; **38:** 207. Also available at: http://stroke.ahajournals.org/cgi/reprint/37/6/1583.pdf (accessed 26/06/09)
8. NICE. Lipid modification: cardiovascular risk assessment and the modification of blood lipids for the primary and secondary prevention of cardiovascular disease (Clinical Guideline 67: issued May 2008). Available at: http://www.nice.org.uk/nicemedia/pdf/CG067NICEGuideline.pdf (accessed 16/06/09)
9. O'Keefe JH, *et al.* Primary and secondary prevention of cardiovascular diseases: a practical evidence-based approach. *Mayo Clin Proc* 2009; **84:** 741–57.
10. Hippisley-Cox J, *et al.* Predicting cardiovascular risk in England and Wales: prospective derivation and validation of QRISK2. Abridged version: *BMJ* 2008; **336:** 1475–82. Full version: http://www.bmj.com/cgi/reprint/336/7659/1475.pdf (accessed 16/06/09)
11. D'Agostino RB, *et al.* General cardiovascular risk profile for use in primary care: the Framingham Heart Study. *Circulation* 2008; **117:** 743–53.
12. Khot UN, *et al.* Prevalence of conventional risk factors in patients with coronary heart disease. *JAMA* 2003; **290:** 898–904.
13. Yusuf S, *et al.* Effect of potentially modifiable risk factors associated with myocardial infarction in 52 countries (the INTERHEART study): case-control study. *Lancet* 2004; **364:** 937–52.
14. Kullo IJ, *et al.* Novel risk factors for atherosclerosis. *Mayo Clin Proc* 2000; **75:** 369–80.
15. Poirier P, *et al.* Obesity and cardiovascular disease: pathophysiology, evaluation, and effect of weight loss: an update of the 1997 American Heart Association Scientific Statement on Obesity and Heart Disease from the Obesity Committee of the Council on Nutrition, Physical Activity, and Metabolism. *Circulation* 2006; **113:** 898–918. Also available at: http://circ.ahajournals.org/cgi/reprint/113/6/898.pdf (accessed 22/05/09)
16. Uretsky S, *et al.* Obesity paradox in patients with hypertension and coronary artery disease. *Am J Med* 2007; **120:** 863–70.
17. Romero-Corral A, *et al.* Association of bodyweight with total mortality and with cardiovascular events in coronary artery disease: a systematic review of cohort studies. *Lancet* 2006; **368:** 666–78.
18. Rosengren A, *et al.* Association of psychosocial risk factors with risk of acute myocardial infarction in 11 119 cases and 13 648 controls from 52 countries (the INTERHEART study): case-control study. *Lancet* 2004; **364:** 953–62.
19. Brotman DJ, *et al.* The cardiovascular toll of stress. *Lancet* 2007; **370:** 1089–1100. Correction. *ibid.*; 1828.
20. Grundy SM, *et al.* Definition of metabolic syndrome: Report of the National Heart, Lung, and Blood Institute/American Heart Association conference on scientific issues related to definition. *Circulation* 2004; **109:** 433–8. Also available at: http://circ.ahajournals.org/cgi/reprint/109/3/433.pdf (accessed 26/08/09)
21. Eckel RH, *et al.* The metabolic syndrome. *Lancet* 2005; **365:** 1415–28.
22. Grundy SM, *et al.* Diagnosis and management of the metabolic syndrome: an American Heart Association/National Heart, Lung, and Blood Institute Scientific Statement. *Circulation* 2005; **112:** 2735–52. Also available at: http://circ.ahajournals.org/cgi/reprint/112/17/2735.pdf (accessed 26/08/09)
23. Batsis JA, *et al.* Metabolic syndrome: from global epidemiology to individualized medicine. *Clin Pharmacol Ther* 2007; **82:** 509–24.

24. Rosenzweig JL, *et al.* Primary prevention of cardiovascular disease and type 2 diabetes in patients at metabolic risk: an Endocrine Society clinical practice guideline. *J Clin Endocrinol Metab* 2008; **93:** 3671–89. Also available at: http://www.endo-society.org/guidelines/final/upload/Metabolic-Syndrome-Guideline-Standalone.pdf (accessed 01/07/09)

25. Mosca L, *et al.* Evidence-based guidelines for cardiovascular disease prevention in women: 2007 update. *Circulation* 2007; **115:** 1481–501. Also available at: http://circ.ahajournals.org/cgi/reprint/115/11/1481.pdf (accessed 09/07/08)

26. Williams MA, *et al.* Secondary prevention of coronary heart disease in the elderly (with emphasis on patients ≥75 years of age): an American Heart Association scientific statement from the Council on Clinical Cardiology Subcommittee on Exercise, Cardiac Rehabilitation, and Prevention. *Circulation* 2002; **105:** 1735–43. Also available at: http://circ.ahajournals.org/cgi/reprint/105/14/1735.pdf (accessed 26/08/09)

27. Rydén L, *et al.* Task Force on Diabetes and Cardiovascular Diseases of the European Society of Cardiology (ESC). European Association for the Study of Diabetes (EASD). Guidelines on diabetes, pre-diabetes, and cardiovascular diseases. Executive summary: *Eur Heart J* 2007; **28:** 88–136. Full text: http://www.escardio.org/guidelines-surveys/esc-guidelines/GuidelinesDocuments/guidelines-diabetes-FT.pdf (accessed 01/07/09)

28. Buse JB, *et al.* Primary prevention of cardiovascular diseases in people with diabetes mellitus: a scientific statement from the American Heart Association and the American Diabetes Association. *Diabetes Care* 2007; **30:** 162–72. Also available at: http://care.diabetesjournals.org/content/30/1/162.full.pdf+html (accessed 01/07/09)

29. Fleisher LA, *et al.* ACC/AHA 2007 Guidelines on Perioperative Cardiovascular Evaluation and Care for Noncardiac Surgery: A Report of the American College of Cardiology/American Heart Association Task Force on Practice Guidelines (Writing Committee to Revise the 2002 Guidelines on Perioperative Cardiovascular Evaluation for Noncardiac Surgery). Executive summary: *Circulation* 2007; **116:** 1971–96. Correction. *ibid.* 2008; **118:** e141–e142. Full text: http://circ.ahajournals.org/cgi/reprint/116/17/e418.pdf (accessed 02/07/09)

30. Celermajer DS, Ayer JG. Childhood risk factors for adult cardiovascular disease and primary prevention in childhood. *Heart* 2006; **92:** 1701–6.

31. Kavey R-EW, *et al.* American Heart Association guidelines for primary prevention of atherosclerotic cardiovascular disease beginning in childhood. *Circulation* 2003; **107:** 1562–6. Also published in *J Pediatr* 2003; **142:** 368–72. Also available at: http://circ.ahajournals.org/cgi/reprint/107/11/1562.pdf (accessed 09/07/08)

32. Kavey R-EW, *et al.* Cardiovascular risk reduction in high-risk pediatric patients: a scientific statement from the American Heart Association Expert Panel on Population and Prevention Science; the Councils on Cardiovascular Disease in the Young, Epidemiology and Prevention, Nutrition, Physical Activity and Metabolism, High Blood Pressure Research, Cardiovascular Nursing, and the Kidney in Heart Disease; and the Interdisciplinary Working Group on Quality of Care and Outcomes Research. *Circulation* 2006; **114:** 2710–38. Also available at: http://circ.ahajournals.org/cgi/reprint/114/24/2710.pdf (accessed 09/07/08)

33. Mann JI. Diet and risk of coronary heart disease and type 2 diabetes. *Lancet* 2002; **360:** 783–9.

34. Hu FB, Willett WC. Optimal diets for prevention of coronary heart disease. *JAMA* 2002; **288:** 2569–78.

35. Hooper L, *et al.* Reduced or modified dietary fat for preventing cardiovascular disease. Available in The Cochrane Database of Systematic Reviews; Issue 2. Chichester: John Wiley; 2000 (accessed 19/07/06).

36. Lichtenstein AH, *et al.* Diet and lifestyle recommendations revision 2006: a scientific statement from the American Heart Association Nutrition Committee. *Circulation* 2006; **114:** 82–96. Also available at: http://circ.ahajournals.org/cgi/reprint/114/1/82.pdf (accessed 13/08/08)

37. Ebrahim S, *et al.* Multiple risk factor interventions for primary prevention of coronary heart disease. Available in The Cochrane Database of Systematic Reviews; Issue 4. Chichester: John Wiley; 2006 (accessed 26/08/08).

38. Kuulasmaa K, *et al.* Estimation of contribution of changes in classic risk factors to trends in coronary-event rates across the WHO MONICA Project populations. *Lancet* 2000; **355:** 675–87.

39. Saavedra LE. Endocannabinoid system and cardiometabolic risk. *Clin Pharmacol Ther* 2007; **82:** 591–4.

40. Davis MM, *et al.* Influenza vaccination as secondary prevention for cardiovascular disease: a science advisory from the American Heart Association/American College of Cardiology. *Circulation* 2006; **114:** 1549–53. Correction. *ibid.*; e616. Also available at: http://circ.ahajournals.org/cgi/reprint/114/14/1549.pdf (accessed 26/08/09)

41. Keller T, *et al.* Influenza vaccines for preventing coronary heart disease. Available in The Cochrane Database of Systematic Reviews; Issue 3. Chichester: John Wiley; 2008 (accessed 30/06/09).

42. Antithrombotic Trialists' Collaberation. Collaborative meta-analysis of randomised trials of antiplatelet therapy for prevention of death, myocardial infarction, and stroke in high risk patients. *BMJ* 2002; **324:** 71–86. Correction. *ibid.* 141.

43. Baigent C, *et al.* Antithrombotic Trialists' (ATT) Collaboration. Aspirin in the primary and secondary prevention of vascular disease: collaborative meta-analysis of individual participant data from randomised trials. *Lancet* 2009; **373:** 1849–60.

44. Spinler SA. Safety and tolerability of antiplatelet therapies for the secondary prevention of atherothrombotic disease. *Pharmacotherapy* 2009; **29:** 812–21.

45. Adams RJ, *et al.* Update to the AHA/ASA recommendations for the prevention of stroke in patients with stroke and transient ischemic attack. *Stroke* 2008; **39:** 1647–52. Also available at: http://stroke.ahajournals.org/cgi/reprint/39/5/1647.pdf (accessed 09/07/08)

46. Albers GW, *et al.* Antithrombotic and thrombolytic therapy for ischemic stroke: American College of Chest Physicians evidence-based clinical practice guidelines (8th edition). *Chest* 2008; **133** (suppl): 630S–669S. Also available at: http://www.chestjournal.org/content/133/6_suppl/630S.full.pdf (accessed 26/08/09)

47. Sivenius J, *et al.* Antiplatelet treatment in elderly people with transient ischaemic attacks or ischaemic strokes. *BMJ* 1995; **310:** 25–6.

48. Juul-Möller S, *et al.* Double-blind trial of aspirin in primary prevention of myocardial infarction in patients with stable chronic angina pectoris. *Lancet* 1992; **340:** 1421–5.

49. The Medical Research Council's General Practice Research Framework. Thrombosis prevention trial: randomised trial of low-intensity oral anticoagulation with warfarin and low-dose aspirin in the primary prevention of ischaemic heart disease in men at increased risk. *Lancet* 1998; **351:** 233–41.

50. Hansson L, *et al.* Effects of intensive blood-pressure lowering and low-dose aspirin in patients with hypertension: principal results of the Hypertension Optimal Treatment (HOT) randomised trial. *Lancet* 1998; **351:** 1755–62.

51. Hackam DG, Eikelboom JW. Antithrombotic treatment for peripheral arterial disease. *Heart* 2007; **93:** 303–8.

52. Berger JS, *et al.* Aspirin for the prevention of cardiovascular events in patients with peripheral artery disease: a meta-analysis of randomized trials. *JAMA* 2009; **301:** 1909–19.

53. Collaborative Group of the Primary Prevention Project. Low-dose aspirin and vitamin E in people at cardiovascular risk: a randomised trial in general practice. *Lancet* 2001; **357:** 89–95.

54. Belch J, *et al.* The prevention of progression of arterial disease and diabetes (POPADAD) trial: factorial randomised placebo controlled trial of aspirin and antioxidants in patients with diabetes and asymptomatic peripheral arterial disease. Abridged version: *BMJ* 2008; **337:** 1030–4. Full version: http://www.bmj.com/cgi/reprint/337/oct16_2/a1840.pdf (accessed 02/07/09)

55. Walsh M, Spurling G. Aspirin in type 2 diabetes: is there any evidence base? *BMJ* 2008; **337:** 1163–5.

56. De Berardis G, *et al.* Aspirin for primary prevention of cardiovascular events in people with diabetes: meta-analysis of randomised controlled trials. Abridged version: *BMJ* 2009; **339:** 1238. Full version: http://www.bmj.com/cgi/reprint/339/nov06_1/b4531.pdf (accessed 27/04/10) Correction to full version: http://www.bmj.com/cgi/content/full/340/jan19_3/c374 (accessed 27/04/10)

57. Pignone M, *et al.* Aspirin for primary prevention of cardiovascular events in people with diabetes: a position statement of the American Diabetes Association, a scientific statement of the American Heart Association, and an expert consensus document of the American College of Cardiology Foundation. *Diabetes Care* 2010; **33:** 1395–1402. Also published in *Circulation* 2010; **121:** 2694–2701. Also available at: http://circ.ahajournals.org/cgi/reprint/121/24/2694.pdf (accessed 02/08/10)

58. Peto R, *et al.* Randomised trial of prophylactic daily aspirin in British male doctors. *BMJ* 1988; **296:** 313–16.

59. Steering Committee of the Physicians Health Study Research Group. Final report on the aspirin component of the ongoing physicians' health study. *N Engl J Med* 1989; **321:** 129–35.

60. Manson JE, *et al.* A prospective study of aspirin use and primary prevention of cardiovascular disease in women. *JAMA* 1991; **266:** 521–7.

61. Ridker PM, *et al.* A randomized trial of low-dose aspirin in the primary prevention of cardiovascular disease in women. *N Engl J Med* 2005; **352:** 1293–1304.

62. Wolff T, *et al.* Aspirin for the primary prevention of cardiovascular events: an update of the evidence for the U.S. Preventive Services Task Force. *Ann Intern Med* 2009; **150:** 405–10.

63. Berger JS, *et al.* Aspirin for the primary prevention of cardiovascular events in women and men: a sex-specific meta-analysis of randomized controlled trials. *JAMA* 2006; **295:** 306–13.

64. Krasopoulos G, *et al.* Aspirin "resistance" and risk of cardiovascular morbidity: systematic review and meta-analysis. Abridged version: *BMJ* 2008; **336:** 195–8. Full version: http://www.bmj.com/cgi/reprint/336/7637/195.pdf (accessed 09/07/08)

65. Gasparyan AY, *et al.* The role of aspirin in cardiovascular prevention: implications of aspirin resistance. *J Am Coll Cardiol* 2008; **51:** 1829–43.

66. Bhatt DL, *et al.* ACCF/ACG/AHA 2008 expert consensus document on reducing the gastrointestinal risks of antiplatelet therapy and NSAID use: a report of the American College of Cardiology Foundation Task Force on Clinical Expert Consensus Documents. *Circulation* 2008; **118:** 1894–1909. Also available at: http://circ.ahajournals.org/cgi/reprint/118/18/1894.pdf (accessed 02/07/09)

67. CAPRIE Steering Committee. A randomised, blinded, trial of clopidogrel versus aspirin in patients at risk of ischaemic events (CAPRIE). *Lancet* 1996; **348:** 1329–39.

68. Leonardi-Bee J, *et al.* Dipyridamole for preventing recurrent ischemic stroke and other vascular events: a meta-analysis of individual patient data from randomized controlled trials. *Stroke* 2005; **36:** 162–8.

69. Diener H-C, *et al.* Aspirin and clopidogrel compared with clopidogrel alone after recent ischaemic stroke or transient ischaemic attack in high-risk patients (MATCH): randomised, double-blind, placebo-controlled trial. *Lancet* 2004; **364:** 331–7.

70. Squizzato A, *et al.* Clopidogrel plus aspirin versus aspirin alone for preventing cardiovascular disease. Available in The Cochrane Database of Systematic Reviews; Issue 3. Chichester: John Wiley; 2007 (accessed 09/07/08).

71. The Stroke Prevention in Reversible Ischemia Trial (SPIRIT) Study Group. A randomized trial of anticoagulants versus aspirin after cerebral ischemia of presumed arterial origin. *Ann Neurol* 1997; **42:** 857–65.

72. Dentali F, *et al.* Combined aspirin-oral anticoagulant therapy compared with oral anticoagulant therapy alone among patients at risk for cardiovascular disease: a meta-analysis of randomized trials. *Arch Intern Med* 2007; **167:** 117–24.

73. Holmes DR, *et al.* Combining antiplatelet and anticoagulant therapies. *J Am Coll Cardiol* 2009; **54:** 95–109.

74. Pignone M, *et al.* Use of lipid lowering drugs for primary prevention of coronary heart disease: meta-analysis of randomised trials. *BMJ* 2000; **321:** 983–6. Correction. *ibid.*; 1519.

75. Law MR, *et al.* Quantifying effect of statins on low density lipoprotein cholesterol, ischaemic heart disease, and stroke: systematic review and meta-analysis. *BMJ* 2003; **326:** 1423–7.

76. Cheung BMY, *et al.* Meta-analysis of large randomized controlled trials to evaluate the impact of statins on cardiovascular outcomes. *Br J Clin Pharmacol* 2004; **57:** 640–51.

77. Cholesterol Treatment Trialists' (CTT) Collaborators. Efficacy and safety of cholesterol-lowering treatment: prospective meta-analysis of data from 90 056 participants in 14 randomised trials of statins. *Lancet* 2005; **366:** 1267–78. Correction. *ibid.*; 1358.

78. Thavendiranathan P, *et al.* Primary prevention of cardiovascular diseases with statin therapy: a meta-analysis of randomized controlled trials. *Arch Intern Med* 2006; **166:** 2307–13.

79. Mills EJ, *et al.* Primary prevention of cardiovascular mortality and events with statin treatments: a network meta-analysis involving more than 65,000 patients. *J Am Coll Cardiol* 2008; **52:** 1769–81.

80. Shalev V, *et al.* Continuation of statin treatment and all-cause mortality: a population-based cohort study. *Arch Intern Med* 2009; **169:** 260–8.

81. Cannon CP, *et al.* Meta-analysis of cardiovascular outcomes trials comparing intensive versus moderate statin therapy. *J Am Coll Cardiol* 2006; **48:** 438–45.

82. Karalis DG. Intensive lowering of low-density lipoprotein cholesterol levels for primary prevention of coronary artery disease. *Mayo Clin Proc* 2009; **84:** 345–52.

83. Després J-P, *et al.* Role of fibric acid derivatives in the management of risk factors for coronary heart disease. *Drugs* 2004; **64:** 2177–98.

84. Rubins HB, *et al.* Gemfibrozil for the secondary prevention of coronary heart disease in men with low levels of high-density lipoprotein cholesterol. *N Engl J Med* 1999; **341:** 410–18.

85. León H, *et al.* Effect of fish oil on arrhythmias and mortality: systematic review. Abridged version: *BMJ* 2008; **337:** 149–52. Full version: http://www.bmj.com/cgi/reprint/337/dec23_2/a2931.pdf (accessed 02/07/09)

86. Hooper L, *et al.* Omega 3 fatty acids for prevention and treatment of cardiovascular disease. Available in The Cochrane Database of Systematic Reviews; Issue 4. Chichester: John Wiley; 2004 (accessed 19/06/09).

87. Al Badarin FJ, *et al.* Impact of ezetimibe on atherosclerosis: is the jury still out? *Mayo Clin Proc* 2009; **84:** 353–61.

88. Singh IM, *et al.* High-density lipoprotein as a therapeutic target: a systematic review. *JAMA* 2007; **298:** 786–98. Correction. *ibid.*; 1516.

89. Briel M, *et al.* Association between change in high density lipoprotein cholesterol and cardiovascular disease morbidity and mortality: systematic review and meta-regression analysis. Abridged version: *BMJ* 2009; **338:** 522–6. Full version: http://www.bmj.com/cgi/reprint/338/feb16_1/b92.pdf (accessed 02/07/09)

90. Hausenloy DJ, Yellon DM. Targeting residual cardiovascular risk: raising high-density lipoprotein cholesterol levels. *Heart* 2008; **94:** 706–14.

91. Jacobs D, *et al.* Report of the conference on low blood cholesterol: mortality associations. *Circulation* 1992; **86:** 1046–60.

92. Davey Smith G, *et al.* Plasma cholesterol concentration and mortality: the Whitehall Study. *JAMA* 1992; **267:** 70–6.

93. Law MR, *et al.* Assessing possible hazards of reducing serum cholesterol. *BMJ* 1994; **308:** 373–9.

94. Newman TB, Hulley SB. Carcinogenicity of lipid-lowering drugs. *JAMA* 1996; **275:** 55–60.

95. Zureik M, *et al.* Serum cholesterol concentration and death from suicide in men: Paris prospective study I. *BMJ* 1996; **313:** 649–51.

96. Golomb BA. Cholesterol and violence: is there a connection? *Ann Intern Med* 1998; **128:** 478–87.

97. Henyan NN, *et al.* Impact of statins on risk of stroke: a meta-analysis. *Ann Pharmacother* 2007; **41:** 1937–45.

98. Muldoon MF, *et al.* Cholesterol reduction and non-illness mortality: meta-analysis of randomised clinical trials. *BMJ* 2001; **322:** 11–15.

99. Law MR, *et al.* Use of blood pressure lowering drugs in the prevention of cardiovascular disease: meta-analysis of 147 randomised trials in the context of expectations from prospective epidemiological studies. Abridged version: *BMJ* 2009; **338:** 1245–53. Full version: http://www.bmj.com/cgi/reprint/338/may19_1/b1665.pdf (accessed 02/07/09)

100. Pfeffer MA, *et al.* Effect of captopril on mortality and morbidity in patients with left ventricular dysfunction after myocardial infarction: results of the Survival and Ventricular Enlargement Trial. *N Engl J Med* 1992; **327:** 669–77.

101. Yusuf S, *et al.* Effect of enalapril on myocardial infarction and unstable angina in patients with low ejection fractions. *Lancet* 1992; **340:** 1173–8.

102. The Heart Outcomes Prevention Evaluation Study Investigators. Effects of an angiotensin-converting-enzyme inhibitor, ramipril, on cardiovascular events in high-risk patients. *N Engl J Med* 2000; **342:** 145–53.

103. Schmieder RE, *et al.* Renin-angiotensin system and cardiovascular risk. *Lancet* 2007; **369:** 1208–19.

104. Dahlöf B, *et al.* Cardiovascular morbidity and mortality in the Losartan Intervention For Endpoint reduction in hypertension study (LIFE): a randomised trial against atenolol. *Lancet* 2002; **359:** 995–1003.

105. Yusuf S, *et al.* ONTARGET Investigators. Telmisartan, ramipril, or both in patients at high risk for vascular events. *N Engl J Med* 2008; **358:** 1547–59.

106. Wald NJ, Law MR. A strategy to reduce cardiovascular disease by more than 80%. Abridged version: *BMJ* 2003; **326:** 1419. Full version: http://www.bmj.com/cgi/reprint/326/7404/1419 (accessed 17/07/09)

107. Hippisley-Cox J, Coupland C. Effect of combinations of drugs on all cause mortality in patients with ischaemic heart disease: nested case-control analysis. *BMJ* 2005; **330:** 1059–63.

108. Yusuf S, *et al.* Indian Polycap Study (TIPS). Effects of a polypill (Polycap) on risk factors in middle-aged individuals without cardiovascular disease (TIPS): a phase II, double-blind, randomised trial. *Lancet* 2009; **373:** 1341–51.

脑血管疾病

脑血管疾病是一个广泛的名词，包括所有脑循环疾病。缺血性脑卒中和出血性脑卒中（包括蛛网膜下腔出血）是急性情况（以前被定义为脑血管意外），它们血管方面的治疗将在第1143页讨论。它们可能有一个长时程的神经学结果，是血管性痴呆的重要病因之一（参见第342页）。然而脑血管疾病通常用来指由那些概念有些模糊的脑血管功能不全（脑血流慢性损害）引起的认知障碍，有心血管作用的药物促进了其治疗。

阿尔茨海默病和血管性痴呆均为血管动脉粥样硬化疾病（包括冠状动脉和周围血管疾病）的危险因素，有证据表明降低心血管疾病危险因素的方法（见第1124页），尤其是抗高血压药，可以减少痴呆的发生[1]。然而在有明确认知障碍的患者给予心血管药物的获益尚不明了。

血管扩张药是主要应用的药物，但是让人信服的可以获益的证据很少[2]，那些改善症状的措施是改变血液流变性质或者影响组织代谢，而不是脑血管扩张。同样，麦角衍生物有血管扩张作用，如二氢麦角毒碱甲磺酸和尼麦角林，已经被广泛应用，但是没有证据支持。钙通道阻滞剂如尼莫地平和尼卡地平被报道可以获益，但是没有明确的作用。

1. Rojas-Fernandez CH, Moorhouse P. Current concepts in vascular cognitive impairment and pharmacotherapeutic implications. *Ann Pharmacother* 2009; **43:** 1310–23.
2. Erkinjuntti T. Cerebrovascular dementia: pathophysiology, diagnosis and treatment. *CNS Drugs* 1999; **12:** 35–48.

心力衰竭

心力衰竭是确诊或者疑诊心脏疾病患者出现呼吸困难、疲劳和水肿［外周和（或）肺部］时的临床诊断。根据症状如呼吸困难和疲劳在普通体力活动、轻微活动或者休息时出现，相应分为轻度、中度和重度。New York Heart Association 分四级（Ⅰ、Ⅱ、Ⅲ、Ⅳ级），部分的分类是根据出现症状与体力活动的关系（Ⅳ级代表最严重的状态）。以后的讨论集中在慢性心力衰竭；急性心力衰竭可以导致心源性休克，见**休克**项下，第1143页。

心力衰竭常见[1]，是心脏结构和功能异常的结果。可以由心肌疾病和障碍、损伤、心血管负荷（如高血压）和瓣膜疾病引起。心肌梗死是心力衰竭主要原因之一，慢性心肌缺血也是病因之一。心肌病、肺源性心脏病、感染导致的心肌损伤和乙醇或者药物引起的心脏毒性也可以导致心力衰竭。慢性严重贫血或者甲状腺功能亢进症对心脏需求增加，也是促发因素。

传统上，心力衰竭曾被认为是纯粹血流动力学名词，是一种心脏不能提供足够的血流来满足身体代谢的需要的情况。但是现在的理解是，代偿性的神经体液机制对于心力衰竭的发展起了重要作用[2,3]。超声心动图是研究心力衰竭患者最常用检查，评估血流动力学因素；可以评价心室功能和射血分数和观察心脏结构的变化；可以尽快明确患者是否有潜在异常，如瓣膜病。有人建议测量血液中脑钠肽浓度作为检查指标[4~8]；这与神经体液机制有关。

超声心动图可以明确左心室或者右心室功能障碍（左侧或者右侧心力衰竭），在某种程度上，也会出现双心室衰竭。多数患者中，最主要的发现是左心室扩张并且收缩功能减低，伴随双心室射血分数降低和心排血量减少。这代表左心室收缩功能不全，常见于心肌梗死后心力衰竭患者。左室射血分数正常，但有心力衰竭症状的患者，通常认为存在舒张功能障碍或者孤立的左室舒张功能障碍[9~11]；这些患者心排血量通常正常，但是在运动时不能相应增加。舒张功能障碍常见于老年人，也发生于一些心肌病（参见第1124页）；很多患者既有舒张功能障碍又有收缩功能障碍。有些患者存在无症状左室功能障碍，尤其是心肌梗死早期，这些患者尚不能确定为心力衰竭，但是要给予治疗预防发展为有症状心力衰竭。

神经激素紊乱是由心室功能恶化引起，可以导致心室功能恶化[3]。心肌损伤或者损害会导致收缩期心室泵血乏力。心室扩张增加室壁张力，开始会导致收缩增加，当心输出量和血压降低时，激活交感神经系统，使得收缩的频率和力量增加。肾脏血流的减少也导致肾素-血管紧张素-醛固酮系统的激活，引起血管收缩和液体潴留。同时，心房也发生壁应力增加，导致心房利钠肽分泌；抑制去甲肾上腺素的释放，还可以有直接的血管扩张和促尿钠排泄作用，降低心脏的血流动力学负荷。因此，在短期内，受损的心肌可以代偿，心排血量也可以维持正常。但是长期，这些代偿的血流动力学和神经体液机制失效。心室逐渐扩张，交感神经系统和肾素-血管紧张素系统持续激活，发生心室肥厚，心室功能逐渐恶化。

治疗　心力衰竭是进行性致残性疾病同时伴随较高的发病率和死亡率。因此治疗目的不仅是缓解症状，还要改善预后，包括缓解进展和降低死亡率。有关治疗的综述[5,12~20]和公布的指南[4,6~8]已发表，通常针对左室收缩功能障碍引起的心力衰竭。对于左室射血分数正常或者舒张功能障碍患者的治疗不很清楚[6,7,9~11,21,22]，理论上，应该与收缩功能不全的治疗不同，但是很少有专门研究。很多早期的研究基于临床的心力衰竭诊断，可能包括了舒张性功能不全，有证据表明这些患者可以从一些标准治疗中获益[23]，但对于这些患者的治疗并没有确定。后面的讨论除非声明是其他类型的，否则都是针对收缩功能不全的患者。

治疗包括药物和非药物干预。任何潜在的原因或者加重的原因都应该被矫正，一些普通的方法都可以获益。对于超重的人应当尝试减轻体重，还应该进行适当限盐。急性心力衰竭，需要卧床休息，但是在得到控制的慢性心力衰竭，要鼓励运动，尤其是一些特殊的运动项目可以获益[4,6,7,24,25]。提倡免疫接种流行性感冒和肺炎球菌的疫苗[4,6,7,21]。贫血可以是心力衰竭的原因也可以是后果，应当适当治疗（参见第1011页）。心力衰竭的药物治疗包括应用利尿药、ACEI或者血管紧张素Ⅱ受体拮抗剂和β受体阻滞剂；醛固酮拮抗剂、强心苷和血管扩张药也可应用。外科手术和植入装置在一些患者中会起一定作用。

利尿药是治疗心力衰竭的主要药物，而且继续起着重要的作用[26]。对于存在外周或者肺部水肿的患者，可以非常有效地控制症状，并且可以迅速缓解呼吸困难。如果液体潴留比较轻微，噻嗪类利尿药（如苄氟噻嗪或者氢氯噻嗪）就足够。但是大多数病例，尤其是中度或严重液体潴留患者，需要使用袢利尿药（如呋塞米）。对有些患者需要利尿药联合治疗，因为作用于不同位点（连续阻滞肾单位原理）起协同作用，尤其是对于利尿药抵抗的患者[27]。通常应用袢利尿药与噻嗪类药物或者美托拉宗联合治疗[4,7,21]，但是会发生严重的水和电解质紊乱，尤其是应用美托拉宗的时候。螺内酯是醛固酮拮抗剂，有利尿功能，也许还有其他效应，将在下文讨论。

但是对于那些随着时间推移临床稳定性趋于恶化的患者，应用利尿药是不够的。此外，虽然荟萃分析[28]认为利尿药有益于减少死亡和缓解症状，但是没有长期的试验评价利尿药对于预后的作用，需要可以降低死亡率的药物。

口服**血管紧张素转化酶抑制剂（ACEI）**可以使不同阶段慢性心力衰竭得到利尿药之外的临床获益。可以缓解症状（如呼吸困难），可以改善运动耐力。研究显示ACEI能改善生存率、减慢轻度或中度心力衰竭发展为严重阶段[29]。ACEI也可以使无症状左心室功能障碍获益[30]。左心室功能研究（SOLVD）[31]表明ACEI（如依那普利）对于有症状或无症状心力衰竭患者，可以预防心肌梗死、不稳定性心绞痛和心脏猝死的发生。因此，在所有因为左室收缩功能障碍引起有症状的心力衰竭患者中，目前推荐使用ACEI[6,7,21]，包括用利尿药物治疗后可以控制症状的患者。一些指南[6,7,21]推荐所有左心室射血分数明显减低的患者应该使用ACEI，无论是否存在症状。如果可以耐受，就需要逐步增加剂量至随机试验中发现的有效剂量，而不是根据症状的反应决定。

心肌梗死（第1135页）后，在发展为有症状心力衰竭前应立即给予ACEI，可以使患者获益。但是哪些患者需要接受这种治疗或什么时候开始仍然不是很清楚。

心力衰竭中ACEI的准确作用还不完全了解，可能与血流动力学和神经激素机制都有关。ACEI是血管扩张药，主要是减少血管紧张素Ⅱ的生成，导致动脉和静脉扩张。它们还可以缓解心室扩张，阻止心肌损伤后心室重塑的发展。因为血管紧张素Ⅱ与心律失常发病有关，故认为ACEI有抗心律失常作用，虽然还没有确定[32]。

血管紧张素Ⅱ受体拮抗剂被认为是ACEI的替换药物，与ACEI合用可以更完全地阻滞肾素-血管紧张素系统。作为ACEI的替代药物，显示出同样的疗效[33]。早期试验[34]显示氯沙坦与依那普利比较可以改善死亡率，但在大规模试验ELITE Ⅱ[35]中没有得到证实，但是发现氯沙坦有更好的耐受性。在心肌梗死后的心力衰竭患者中关于氯沙坦[36]和缬沙坦[37]的研究，仍然没有显示出优于ACEI。但是由于血管紧张素Ⅱ受体拮抗剂的不良反应很少，进一步研究[38]发现坎地沙坦可以使那些不能服用ACEI的患者获益。因此指南仍继续推荐ACEI为一线药物，血管紧张素Ⅱ受体拮抗剂为替代药物，尤其是那些不能耐受ACEI的患者。

曾经研究过应用ACEI和血管紧张素Ⅱ受体拮抗剂联合治疗对肾素-血管紧张素系统进行双重抑制，可能获益；当加用ACEI，坎地沙坦[39]和缬沙坦[40]显示可以减少心力衰竭患者的住院率，但是对死亡率的影响还不清楚。有一项研究[41]认为在接受β受体阻滞剂治疗患者中有不利的作用，但是没有被证实。应用标准治疗，包括β受体阻滞剂，对于治疗后仍存在症状的患者，可以考虑联合应用ACEI和血管紧张素Ⅱ受体拮抗剂[6,7,21]。然而这种治疗遭到质疑[41]。

β受体阻滞剂有负性肌力作用，通常对心力衰竭患者禁忌。但是伴随着疾病的进展，交感神经系统持续激活，所以在长期的心力衰竭治疗中，使用β受体阻滞剂可以获益已经明确[42~46]。不清楚是否所有的β受体阻滞剂都等效[47]。比索洛尔、卡维地洛和美托洛尔都显示出对各种程度心力衰竭患者的发病率和死亡率存在积极作用，是可取的治疗方法。荟萃分析[48]认为轻到中度心力衰竭患者，应用有血管扩张作用的β受体阻滞剂，如卡维地洛，比没有血管扩张作用的β受体阻滞剂对总死亡率获益更大。比较卡维地洛和美托洛尔的一项大规模研究[49]，显示卡维地洛可以更多地降低死亡率，但是有质疑应用的剂量是否相当[50]。另一个有血管扩张作用的β受体阻滞剂是奈必洛尔，显示可使老年心力衰竭患者获益[51]。心率下降程度比限定剂量更重要[52]。

在严重的心力衰竭患者中，β受体阻滞剂的作用还没有明确；关于布新洛尔的一项研究[53]由于没有获得对死亡率的获益结果而被提早结束，但是卡维地洛在类似的试验中被发现可降低死亡率[54]。

对于所有临床状况稳定、由于左心室收缩功能障碍导致的心力衰竭患者，推荐应用β受体阻滞剂[4,6,7,21]，也应该给予ACEI和利尿药。开始治疗时需要谨慎，因为症状在治疗开始时有可能会恶化，如果患者可以耐受药物，就要逐渐增加药物剂量，增加到随机试验中显示有效的剂量。对于急性失代偿患者，需要暂时停药或减少剂量[7]（见下文）。β受体阻滞剂对原发性扩张型心肌病引起的心力衰竭也有价值（见**心肌病**，第1124页），对孤立舒张期功能不全也可能有价值。

醛固酮拮抗剂对心衰患者有一定作用[55~57]。醛固酮水平升高参与了心衰的病理生理改变，ACEI可抑制醛固酮的产生，但是这种作用并不完全。因此试着将醛固酮拮抗剂与ACEI合用。在严重心力衰竭患者，小剂量螺内酯联合ACEI和袢利尿药可减少死亡或者住院危险[58]。另一个醛固酮拮抗剂依普利酮可以使心肌梗死后的心力衰竭患者获益[59]。指南[6,7,21]推荐在严重心力衰竭患者和心肌梗死后心力衰竭患者的标准治疗中加入醛固酮拮抗剂。在不很严重的心力衰竭患者，它的作用还不明确，虽有一项小规模的研究[60]显示螺内酯可以获益，但其不良反应限制了其应用，所有接受了螺内酯和ACEI联合治疗的患者，都应密切监测血浆钾浓度。醛固酮拮抗剂不应用于同时服用ACEI和血管紧张素Ⅱ受体拮抗剂的患者[7]。

强心苷，如地高辛或洋地黄毒苷治疗心力衰竭有相当长历史。它们有正性肌力作用，增加心肌收缩力，因此增加心排血量。在心力衰竭，强心苷的附加效应是抑制神经内分泌功能，如抑制交感神经系统和间接动脉扩张作用。

虽然β受体阻滞剂通常首选，但在伴随心房颤动的心力衰竭患者，强心苷可以获益是毋庸置疑的。但是在窦性心律患者中作用存在争议。有证据表明，接受利尿药（PROVED试验）[61]或者ACEI（RADIANCE试验）[62]的患者停用地高辛会带来相当大临床恶化的危险，如果联合治疗稳定就应该持续应用。大规模DIG研究[63]发现利尿药和ACEI加用地高辛可以改善症状，但是对死亡率没有影响，一篇系统性综述[64]也得出同样结论。因此地高辛的作用有限，但是它可用于使用ACEI、利尿药、β受体阻滞剂治疗后还存在症状[4,6,7,21]。对舒张性心力衰竭患者没有明确获益[65]。

各种**血管扩张药**也在心力衰竭治疗中进行了研究。有资料显示对于直接血管扩张药没有什么特殊作用，但是有报道，如果硝酸异山梨酯与肼苯哒嗪合用可以获益。机制是硝酸盐类主要扩张静脉，而肼苯哒嗪舒张动脉的作用，还有其他相关的机制。合用时，可以减轻外周血管的收缩，控制症状，包括有益于运动耐力，但是对于长期控制，效果有限。值得注意的是它可以适当改善长期生存率，但是这种效果小于ACEI的效果。亚组分析显示在黑人中，这种作用显著。一项后来在黑人中的研究[66]显示，标准治疗加用硝酸异山梨酯与肼苯哒嗪可以改善发病率和死亡率。对左室功能障碍又不能耐受ACEI或者血管紧张素Ⅱ受体拮抗剂的患者，考虑应用硝酸异山梨酯与肼苯哒嗪联合治疗[6~8]；对不能耐受血管紧张素Ⅱ受体拮抗剂或醛固酮拮抗剂的患者，可加用ACEI[7]。对于应用ACEI、β受体阻滞剂和血管紧张素Ⅱ受体拮抗剂或醛固酮拮抗剂后还有症状的患者也应考虑添加硝酸异山梨酯与肼屈嗪联合治疗[6~8]，尤其是非美后裔。

钙通道阻滞剂，与β受体阻滞剂相似，因为有负性肌力作用，通常是心力衰竭的禁忌。尽管如此，有把它们作为辅助药物的研究，但是用于接受了标准治疗的心力衰竭患者没有显示出额外的获益。但是PRAISE试验[67]（应用氨氯地平）和V-HeFT Ⅲ试验[68]（应用非洛地平）都没有发现对发病率和死亡率的不利效应。因此氨氯地平或者非洛地平可能适用于治疗有心绞痛或者高血压的心力衰竭患者，但是对于严重的心力衰竭患者应用非洛地平经验有限。

磷酸二酯酶抑制剂既有正性肌力作用又有血管扩张作用，这种复合的机制对于心力衰竭非常有吸引力。短期应用可以改善血流动力学变量，静脉应用氨力农或者米力农对于严重或对其他治疗无反应的心力衰竭患者有作用。然而，关于口服磷酸二酯酶抑制剂的长期研究结果令人失望。一篇系统性综述[69]发现口服磷酸二酯酶抑制剂治疗心力衰竭，患者死亡率增加，因此不推荐使用。

抗心律失常药不是心力衰竭常规用药，因为很多药物有负性肌力作用。但是，由于严重心力衰竭患者中发生猝死的原因是室性心律失常[70]，可以应用没有负性肌力作用的抗心律失常药，如胺碘酮。一项荟萃分析[71]包括了5个研究，纳入1452位有症状代偿性心力衰竭患者，结果显示胺碘酮可以减少高危人群中心律失常或者猝死的发病率，降低死亡率，但是随后对于轻到中度心力衰竭的研究[72]显示生存率没有获益。胺碘酮的不良反应限制了它的应用，而且胺碘酮目前只在有症状的心律失常患者推荐使用。也可以选择植入装置。应用埋藏式复律除颤器显示可以降低死亡率[72]，而双心室起搏方法的再同步治疗对于进展的心力衰竭可以改善症状，减少死亡率[73]。埋藏式复律除颤器和再同步治疗在一些选择患者可以考虑应用[4,6~8]，而且有证据表明这两种方法合用安全[74]。

心力衰竭患者血栓栓塞的危险增加，但是常规**抗栓**治疗效果不明确[75~77]。对有额外适应证的患者应该给予抗凝血药，如合并心房颤动。在心力衰竭时，应用阿司匹林有争议，因为有人认为它会减少ACEI带来的益处。然而，能够证实这种合用的获益或不利的证据有限[7,21]（参见**ACEI的药物相互作用**项下**NSAIDs**，第1154页），一些指南[4]推荐阿司匹林应用于有适应证的心力衰竭患者，如动脉粥样硬化。

杂类药物的目标是针对一些尚在研究的心力衰竭机制，但是大多数的结果都不乐观，还会发现有毒性和增加死亡率。依前列醇是一种前列腺素，可引起血管舒张，与死亡率增加有关。口服的拟交感神经药包括扎莫特罗（一种部分β_1-肾上腺素受体激动剂）、异波帕胺（一种口服多巴胺受体激动剂），它们都产生了相似的负面作用。长期间断的输注多巴酚丁胺可以增加死亡率，但是一项小规模研究[78]认为患者也使用胺碘酮，生存率就会上升。莫索尼定（一种中枢降压药）也增加死亡率。内皮素拮抗剂（如波森坦）显示无效[79]。肿瘤坏死因子拮抗剂如依那西普和英夫利昔单抗，得到的结果也令人失望[80]，有报道在一些患者中加重心力衰竭[81]。

其他尝试治疗包括中性肽链内切酶抑制剂，此酶可以灭活心房利钠肽、药物（如坎沙曲）。奥马曲拉（一种内肽酶和血管紧张素转化酶的双重抑制剂）显示出一些获益的作用[82]，但是由于不良反应限制了它的应用。直接肾素抑制剂阿利吉仑正在被研究中。加压素拮抗剂（如考尼伐坦和托伐普坦）也在研究中；它们可以增加离子水的排除，改善液体超负荷的症状，但是目前还没有显示对死亡率的获益[83]。有报道生长激素对血液动力学的正性作用，还需要进一步研究[84]。他汀类药物的研究有混杂的结论[85~87]，但是增加ω-3脂肪酸可以获益[88]。

很多病情恶化（**失代偿的心力衰竭**）的慢性心力衰竭患者需要住院治疗[89,90]。可参见的治疗指南有限[7,8,91]，一些方法尚在研究中[92]。急性失代偿性心力衰竭的治疗与心源性休克患者的治疗相似（参见**休克**，第1143页）。如果允许应该继续给予标准治疗；可以暂时停用或者减量β受体阻滞剂，但在大多数患者不需要[8,46,93]。存在外周水肿或者肺水肿的患者，需要静脉应用利尿药。如果症状严重或者对利尿药反应不够，需要静脉应用血管扩张药，减少心脏充盈压，增加心排血量。常规静脉硝酸盐类也常用；奈西立肽是一种有血管扩张功能的利钠肽，可以作为替代药物，虽然它对死亡率的影响存在争议[94]。如果心排血量低，可以静脉输入正性肌力药，如多巴酚丁胺或者米力农。也可使用左西孟旦，一种钙增敏剂，有血管扩张和正性肌力作用。不能撤出静脉正性肌力药的患者需要长期持续静脉输入，既可作为一种姑息性治疗也作为移植手术的过渡治疗，但是规律地间断静脉输入可以增加死亡率，不被推荐[8]。

一些**难治性心力衰竭**患者适合外科治疗。心脏移植是最理想的外科治疗，但是实际受限，已尝试进行其他替代疗法[95]。左室辅助装置应用于恢复或者心脏移植的过渡时期，但是长期应用尚未确定。血管成形术或者二尖瓣修补对一些患者也起作用，但是支持增强心脏肌肉或者减少心室扩张手术的证据有限[7]，所以没有被普遍推荐。

1. Krum H, Gilbert RE. Demographics and concomitant disorders in heart failure. *Lancet* 2003; **362:** 147–58.
2. Schrier RW, Abraham WT. Hormones and hemodynamics in heart failure. *N Engl J Med* 1999; **341:** 577–85.
3. Terpening CM. Mediators of chronic heart failure: how drugs work. *Ann Pharmacother* 2001; **35:** 1066–74.
4. National Institute for Clinical Excellence. Chronic heart failure: management of chronic heart failure in adults in primary and secondary care (issued July 2003). Available at: http://www.nice.org.uk/nicemedia/pdf/CG5NICEguideline.pdf (accessed 26/08/08)
5. Cowie MR, Zaphiriou A. Management of chronic heart failure. *BMJ* 2002; **325:** 422–5.
6. Scottish Intercollegiate Guidelines Network. Management of chronic heart failure (February 2007). Available at: http://www.sign.ac.uk/pdf/sign95.pdf (accessed 08/07/08)
7. Dickstein K, *et al.* Task Force for Diagnosis and Treatment of Acute and Chronic Heart Failure 2008 of European Society of Cardiology. ESC guidelines for the diagnosis and treatment of acute and chronic heart failure 2008. *Eur Heart J* 2008; **29:** 2388–2442. Correction. *ibid.* 3069. [dose] Also available at: http://www.escardio.org/guidelines-surveys/esc-guidelines/GuidelinesDocuments/guidelines-HF-FT.pdf (accessed 14/10/08)
8. Jessup M, *et al.* 2009 focused update: ACCF/AHA Guidelines for the Diagnosis and Management of Heart Failure in Adults: a report of the American College of Cardiology Foundation/American Heart Association Task Force on Practice Guidelines: developed in collaboration with the International Society for Heart and Lung Transplantation. *Circulation* 2009; **119:** 1977–2016. Also available at: http://circ.ahajournals.org/cgi/reprint/119/14/1977.pdf (accessed 06/10/09)
9. Vasan RS. Diastolic heart failure. *BMJ* 2003; **327:** 1181–2.
10. Aurigemma GP, Gaasch WH. Diastolic heart failure. *N Engl J Med* 2004; **351:** 1097–1105.
11. Sanderson JE. Heart failure with a normal ejection fraction. *Heart* 2007; **93:** 155–8.
12. Jessup M, Brozena S. Heart failure. *N Engl J Med* 2003; **348:** 2007–18.
13. DiBianco R. Update on therapy for heart failure. *Am J Med* 2003; **115:** 480–8.
14. Yan AT, *et al.* Narrative review: pharmacotherapy for chronic heart failure: evidence from recent clinical trials. *Ann Intern Med* 2005; **142:** 132–45.
15. McMurray JJV, Pfeffer MA. Heart failure. *Lancet* 2005; **365:** 1877–89.
16. Gillespie ND. The diagnosis and management of chronic heart failure in the older patient. *Br Med Bull* 2005; **75-76:** 49–62.
17. Wilson JF. Heart failure. *Ann Intern Med* 2007; **147:** ITC12-1–ITC12-16.
18. Friedrich EB, Böhm M. Management of end stage heart failure. *Heart* 2007; **93:** 626–31.
19. Geraci SA, *et al.* Office management of chronic systolic heart failure. *Am J Med* 2009; **122:** 329–32.
20. Krum H, Abraham WT. Heart failure. *Lancet* 2009; **373:** 941–55.
21. Hunt SA, *et al.* ACC/AHA 2005 guideline update for the diagnosis and management of chronic heart failure in the adult: a report of the American College of Cardiology/American Heart Association Task Force on Practice Guidelines (Writing Committee to Update the 2001 Guidelines for the Evaluation and Management of Heart Failure). Summary article: *J Am Coll Cardiol* 2005; **46:** 1116–43. Full version: http://content.onlinejacc.org/cgi/reprint/46/6/e1.pdf (accessed 26/08/08)
22. Yip GW, *et al.* Heart failure with a normal ejection fraction: new developments. *Heart* 2009; **95:** 1549–52.
23. Shah R, *et al.* Effect of statins, angiotensin-converting enzyme inhibitors, and beta blockers on survival in patients ≥65 years of age with heart failure and preserved left ventricular systolic function. *Am J Cardiol* 2008; **101:** 217–22.
24. Piña IL, *et al.* Exercise and heart failure: a statement from the American Heart Association Committee on exercise, rehabilitation, and prevention. *Circulation* 2003; **107:** 1210–25. Also available at: http://www.circ.ahajournals.org/cgi/reprint/107/8/1210.pdf (accessed 08/02/06)
25. Smart N, Marwick TH. Exercise training for patients with heart failure: a systematic review of factors that improve mortality and morbidity. *Am J Med* 2004; **116:** 693–706.
26. Szady AD, Hill JA. Diuretics in heart failure: a critical appraisal of efficacy and tolerability. *Drugs* 2009; **69:** 2451–61.
27. De Bruyne LKM. Mechanisms and management of diuretic resistance in congestive heart failure. *Postgrad Med J* 2003; **79:** 268–71.
28. Faris R, *et al.* Diuretics for heart failure. Available in The Cochrane Database of Systematic Reviews; Issue 1. Chichester: John Wiley; 2006 (accessed 30/05/06).
29. Garg R, Yusuf S. Overview of randomized trials of angiotensin-converting enzyme inhibitors on mortality and morbidity in patients with heart failure. *JAMA* 1995; **273:** 1450–6.
30. Nelson KM, Yeager BF. What is the role of angiotensin-converting enzyme inhibitors in congestive heart failure and after myocardial infarction? *Ann Pharmacother* 1996; **30:** 986–93.
31. The SOLVD Investigators. Effects of enalapril on mortality and the development of heart failure in asymptomatic patients with reduced left ventricular ejection fractions. *N Engl J Med* 1992; **327:** 685–91.
32. Garg S, *et al.* Role of angiotensin receptor blockers in the prevention and treatment of arrhythmias. *Am J Cardiol* 2006; **97:** 921–5.
33. Lee VC, *et al.* Meta-analysis: angiotensin-receptor blockers in chronic heart failure and high-risk acute myocardial infarction. *Ann Intern Med* 2004; **141:** 693–704. Correction. *ibid.*; **142:** 391.
34. Pitt B, *et al.* Randomised trial of losartan versus captopril in patients over 65 with heart failure (Evaluation of Losartan in the Elderly Study, ELITE). *Lancet* 1997; **349:** 747–52.
35. Pitt B, *et al.* Effect of losartan compared with captopril on mortality in patients with symptomatic heart failure: randomised trial—the Losartan Heart Failure Survival Study ELITE II. *Lancet* 2000; **355:** 1582–7.
36. Dickstein K, *et al.* Effects of losartan and captopril on mortality and morbidity in high-risk patients after acute myocardial infarction: the OPTIMAAL randomised trial. *Lancet* 2002; **360:** 752–60.
37. Pfeffer MA, *et al.* Valsartan, captopril, or both in myocardial infarction complicated by heart failure, left ventricular dysfunction, or both. *N Engl J Med* 2003; **349:** 1893–1906. Correction. *ibid.* 2004; **350:** 203.
38. Granger CB, *et al.* Effects of candesartan in patients with chronic heart failure and reduced left-ventricular systolic function intolerant to angiotensin-converting-enzyme inhibitors: the CHARM-Alternative trial. *Lancet* 2003; **362:** 772–6.
39. McMurray JJV, *et al.* Effects of candesartan in patients with chronic heart failure and reduced left-ventricular systolic function taking angiotensin-converting-enzyme inhibitors: the CHARM-Added trial. *Lancet* 2003; **362:** 767–71.
40. Cohn JN, Tognoni G. A randomized trial of the angiotensin-receptor blocker valsartan in chronic heart failure. *N Engl J Med* 2001; **345:** 1667–75.
41. Messerli FH. The sudden demise of dual renin-angiotensin system blockade or the soft science of the surrogate end point. *J Am Coll Cardiol* 2009; **53:** 468–70.
42. Abraham WT. β-Blockers: the new standard of therapy for mild heart failure. *Arch Intern Med* 2000; **160:** 1237–47.
43. Hart SM. Influence of β-blockers on mortality in chronic heart failure. *Ann Pharmacother* 2000; **34:** 1440–51.
44. Pritchett AM, Redfield MM. β-Blockers: new standard therapy for heart failure. *Mayo Clin Proc* 2002; **77:** 839–46.
45. Goldstein S. Benefits of β-blocker therapy for heart failure: weighing the evidence. *Arch Intern Med* 2002; **162:** 641–8.
46. Klapholz M. Beta-blocker use for the stages of heart failure. *Mayo Clin Proc* 2009; **84:** 718–29.
47. Kukin ML. β-Blockers in chronic heart failure: considerations for selecting an agent. *Mayo Clin Proc* 2002; **77:** 1199–1206.
48. Bonet S, *et al.* β-Adrenergic blocking agents in heart failure: benefits of vasodilating and nonvasodilating agents according to patients' characteristics: a meta-analysis of clinical trials. *Arch Intern Med* 2000; **160:** 621–7.
49. Poole-Wilson PA, *et al.* Comparison of carvedilol and metoprolol on clinical outcomes in patients with chronic heart failure in the Carvedilol Or Metoprolol European Trial (COMET): randomised controlled trial. *Lancet* 2003; **362:** 7–13.
50. Dargie HJ. β-Blockers in heart failure. *Lancet* 2003; **362:** 2–3.
51. Flather MD, *et al.* Randomized trial to determine the effect of nebivolol on mortality and cardiovascular hospital admission in elderly patients with heart failure (SENIORS). *Eur Heart J* 2005; **26:** 215–25.
52. McAlister FA, *et al.* Meta-analysis: beta-blocker dose, heart rate reduction, and death in patients with heart failure. *Ann Intern Med* 2009; **150:** 784–94.
53. The Beta-Blocker Evaluation of Survival Trial Investigators. A trial of the beta-blocker bucindolol in patients with advanced chronic heart failure. *N Engl J Med* 2001; **344:** 1659–67.
54. Packer M, *et al.* Effect of carvedilol on survival in severe chronic heart failure. *N Engl J Med* 2001; **344:** 1651–8.
55. Tang WHW, *et al.* Aldosterone receptor antagonists in the medical management of chronic heart failure. *Mayo Clin Proc* 2005; **80:** 1623–30.
56. Marcy TR, Ripley TL. Aldosterone antagonists in the treatment of heart failure. *Am J Health-Syst Pharm* 2006; **63:** 49–58.
57. Ezekowitz JA, McAlister FA. Aldosterone blockade and left ventricular dysfunction: a systematic review of randomized clinical trials. *Eur Heart J* 2009; **30:** 469–77.
58. Pitt B, *et al.* The effect of spironolactone on morbidity and mortality in patients with severe heart failure. *N Engl J Med* 1999; **341:** 709–17.
59. Pitt B, *et al.* The Eplerenone Post-Acute Myocardial Infarction Heart Failure Efficacy and Survival Study Investigators. Eplerenone, a selective aldosterone blocker, in patients with left ventricular dysfunction after myocardial infarction. *N Engl J Med* 2003; **348:** 1309–21. Correction. *ibid.*; 2271.
60. Macdonald JE, *et al.* Effects of spironolactone on endothelial function, vascular angiotensin converting enzyme activity, and other prognostic markers in patients with mild heart failure already taking optimal treatment. *Heart* 2004; **90:** 765–70.
61. Uretsky NF, *et al.* Randomized study assessing the effect of digoxin withdrawal in patients with mild to moderate chronic congestive heart failure: results of the PROVED trial. *J Am Coll Cardiol* 1993; **22:** 955–62.
62. Packer M, *et al.* Withdrawal of digoxin from patients with chronic heart failure treated with angiotensin-converting-enzyme inhibitors. *N Engl J Med* 1993; **329:** 1–7.
63. The Digitalis Investigation Group. The effect of digoxin on mortality and morbidity in patients with heart failure. *N Engl J Med* 1997; **336:** 525–33.
64. Hood WB, *et al.* Digitalis for treatment of congestive heart failure in patients in sinus rhythm. Available in The Cochrane Database of Systematic Reviews; Issue 2. Chichester: John Wiley; 2004 (accessed 08/02/06).
65. Ahmed A, *et al.* Effects of digoxin on morbidity and mortality in diastolic heart failure: the ancillary Digitalis Investigation Group trial. *Circulation* 2006; **114:** 397–403.
66. Taylor AL, *et al.* Combination of isosorbide dinitrate and hydralazine in blacks with heart failure. *N Engl J Med* 2004; **351:** 2049–57. Correction. *ibid.* 2005; **352:** 1276.
67. Packer M, *et al.* Effect of amlodipine on morbidity and mortality in severe chronic heart failure. *N Engl J Med* 1996; **335:** 1107–14.
68. Cohn JN, *et al.* Effect of the calcium antagonist felodipine as supplementary vasodilator therapy in patients with chronic heart failure treated with enalapril. V-HeFT III. *Circulation* 1997; **96:** 856–63.
69. Amsallem E, *et al.* Phosphodiesterase III inhibitors for heart failure. Available in The Cochrane Database of Systematic Reviews; Issue 1. Chichester: John Wiley; 2005 (accessed 08/02/06).
70. Lane RE, *et al.* Prediction and prevention of sudden cardiac death in heart failure. *Heart* 2005; **91:** 674–80.
71. Amiodarone Trials Meta-Analysis Investigators. Effect of pro-

phylactic amiodarone on mortality after acute myocardial infarction and in congestive heart failure: meta-analysis of individual data from 6500 patients in randomised trials. *Lancet* 1997; **350:** 1417–24.
72. Bardy GH, *et al.* Amiodarone or an implantable cardioverter-defibrillator for congestive heart failure. *N Engl J Med* 2005; **352:** 225–37. Correction. *ibid.*; 2146.
73. Freemantle N, *et al.* Cardiac resynchronisation for patients with heart failure due to left ventricular systolic dysfunction — a systematic review and meta-analysis. *Eur J Heart Fail* 2006; **8:** 433–40.
74. Young JB, *et al.* Combined cardiac resynchronization and implantable cardioversion defibrillation in advanced chronic heart failure: the MIRACLE ICD Trial. *JAMA* 2003; **289:** 2685–94.
75. De Lorenzo F, *et al.* Blood coagulation in patients with chronic heart failure: evidence for hypercoagulable state and potential for pharmacological intervention. *Drugs* 2003; **63:** 565–76.
76. Dotsenko O, Kakkar VV. Antithrombotic therapy in patients with chronic heart failure: rationale, clinical evidence and practical implications. *J Thromb Haemost* 2007; **5:** 224–31.
77. Ripley TL, Nutescu E. Anticoagulation in patients with heart failure and normal sinus rhythm. *Am J Health-Syst Pharm* 2009; **66:** 134–41.
78. Nanas JN, *et al.* Long-term intermittent dobutamine infusion, combined with oral amiodarone for end-stage heart failure: a randomized double-blind study. *Chest* 2004; **125:** 1198–1204.
79. Ertl G, Bauersachs J. Endothelin receptor antagonists in heart failure: current status and future directions. *Drugs* 2004; **64:** 1029–40.
80. Henriksen PA, Newby DE. Therapeutic inhibition of tumour necrosis factor α in patients with heart failure: cooling an inflamed heart. *Heart* 2003; **89:** 14–8.
81. Kwon HJ, *et al.* Case reports of heart failure after therapy with a tumor necrosis factor antagonist. *Ann Intern Med* 2003; **138:** 807–11.
82. Packer M, *et al.* Comparison of omapatrilat and enalapril in patients with chronic heart failure: the Omapatrilat Versus Enalapril Randomized Trial of Utility in Reducing Events (OVERTURE). *Circulation* 2002; **106:** 920–6.
83. Schweiger TA, Zdanowicz MM. Vasopressin-receptor antagonists in heart failure. *Am J Health-Syst Pharm* 2008; **65:** 807–17.
84. Le Corvoisier P, *et al.* Cardiac effects of growth hormone treatment in chronic heart failure: A meta-analysis. *J Clin Endocrinol Metab* 2007; **92:** 180–5.
85. van der Harst P, *et al.* Statins in the treatment of chronic heart failure: a systematic review. *PLoS Med* 2006; **3:** e333.
86. Kjekshus J, *et al.* CORONA Group. Rosuvastatin in older patients with systolic heart failure. *N Engl J Med* 2007; **357:** 2248–61.
87. Tavazzi L, *et al.* Gissi-HF Investigators. Effect of rosuvastatin in patients with chronic heart failure (the GISSI-HF trial): a randomised, double-blind, placebo-controlled trial. *Lancet* 2008; **372:** 1231–9.
88. Tavazzi L, *et al.* Gissi-HF Investigators. Effect of n-3 polyunsaturated fatty acids in patients with chronic heart failure (the GISSI-HF trial): a randomised, double-blind, placebo-controlled trial. *Lancet* 2008; **372:** 1223–30.
89. Nohria A, *et al.* Medical management of advanced heart failure. *JAMA* 2002; **287:** 628–40.
90. Kapoor JR, Perazella MA. Diagnostic and therapeutic approach to acute decompensated heart failure. *Am J Med* 2007; **120:** 121–7.
91. DiDomenico RJ, *et al.* Guidelines for acute decompensated heart failure treatment. *Ann Pharmacother* 2004; **38:** 649–60. Correction. *ibid.*; 1092.
92. deGoma EM, *et al.* Emerging therapies for the management of decompensated heart failure: from bench to bedside. *J Am Coll Cardiol* 2006; **48:** 2397–409.
93. Jondeau G, *et al.* B-CONVINCED: Beta-blocker CONtinuation Vs. INterruption in patients with Congestive heart failure hospitalizED for a decompensation episode. *Eur Heart J* 2009; **30:** 2186–92.
94. Yancy CW. Benefit-risk assessment of nesiritide in the treatment of acute decompensated heart failure. *Drug Safety* 2007; **30:** 765–81.
95. Vitali E, *et al.* Surgical therapy in advanced heart failure. *Am J Cardiol* 2003; **91** (suppl): 88F–94F.

高原病

快速上升（没有适应时间的上升）到高原会产生一系列疾病（高原病），从通常的良性急性高山病到威胁生命的肺水肿和脑水肿。影响发展为高原病的因素包括上升速率、到达的高度、睡眠的高度和在高处停留的时间。个体的易感性也是重要因素。高原病的症状在海拔 2500m 以上（8125ft）常见，但有些易患个体低于 2000m（6500ft）就可以受累[1～6]。在高原报道的发病率不尽相同，但是当快速上升超过 4000m（13000ft）时大约 50%的人会出现常见症状，如果快速上升到 4500m（14625ft）时大约 75%的人会出现常见症状；大约 4%的人会出现严重症状（肺水肿或者脑水肿）。

急性高山病的症状包括头痛（在仰卧位时更明显）、恶心、呕吐、厌食、嗜睡、失眠和头晕。可以发生在上升过程中，通常发生在到达高原后 6～48h。通常短期存在，在高原几天后就会消失。个别患者症状会持续较长时间。慢性高山病，以持续出现严重的低氧血症和红细胞增多症为特征，在高原长期居住会发生。下文的讨论限于急性高山病的治疗。一部分急性高山病患者会突然恶化，发展为肺水肿和脑水肿，两者都威胁生命。偶尔，在没有高原病症状之前，即发生肺水肿或者脑水肿。**肺水肿**症状包括休息时快速发作的呼吸困难和呼吸急促、干咳，可能发展为咳血。**脑水肿**症状包括头痛加重、运动失调、精神紊乱、昏昏欲睡、甚至昏迷。肺水肿和脑水肿经常同时发生。

高原病的**发病机制**不是很清楚，目前尚不清楚急性高山病与肺水肿或者脑水肿的机制是在本质上的不同还是程度上的不同。低氧血症，是高原上氧分压降低的结果，通常被认为是发生高原病的主要诱因[1～4,6,7]。当逐渐上升到高原，细胞外液 pH 和重碳酸盐浓度进行性下降。pH 的下降促使化学感受器对低氧血症的敏感增加，血管扩张较明显，从而适应环境。快速上升到高原没有适应这些变化的时间，虽然低氧血症刺激过渡通气，产生了呼吸性碱中毒，后者限制了对低氧血症的换气反应。低氧血症产生神经体液和血流动力学的改变，最终导致高原病的症状[1]。通常，晚上症状更严重，因为夜间通气较少会加重低氧血症。

预防 缓慢上升到高原也许可以避免高原病，这样就可以有适应的时间。从 1500～3000m 处花几天时间，避免较强的体力活动，可以使身体适应氧分压的降低，上升到 3000m 或 3000m 以上不出现疾病。在 3000m 以上也可以完成适应，逐渐增加睡眠高度，每天不超过 300～600m，每爬行 1000m 要增加休息 1 天[1,2,6,7]；也建议采用更慢的上升速度。

然而，适应的时间有限或突然到达高原不可避免时（如乘坐飞机），可以考虑应用药物预防。对于那些以前发生过高原症状的人也可以考虑药物预防。

*乙酰唑胺*是最常用的药物[1～5,7]，显示出[8,9]能有效地减少症状的发作，但是最佳剂量不清楚。它可以产生轻度的代谢性酸中毒，刺激化学感受器增加呼吸频率和潮气量，加快身体适应过程。虽然乙酰唑胺有利尿作用，但是它不能阻止液体潴留或者预防肺水肿和脑水肿。它可以增加组织中的氧供，从而改善睡眠的低氧血症和睡眠质量，减少蛋白尿，改善运动能力，减少肌肉丧失[10]。乙酰唑胺在上升到高原的当天或者上升到 3000m 前 1～2 天服用，在高原持续服用几天[1,7]。但是，有人认为乙酰唑胺用来阻止急性高山病的症状，可能会鼓励快速的上升，可能增加了发生肺水肿和脑水肿的风险[10]。

*地塞米松*显示在预防急性高山病有效[8]。原理是控制轻度脑水肿引起急性高山病的症状，同时它被证实可以预防脑水肿的发生[11]。但是因为地塞米松的不良反应比乙酰唑胺的不良反应严重，不适合常规的预防治疗；如果乙酰唑胺无效或者禁忌服用时，可以应用地塞米松[1,2,6,7]。如果应用地塞米松，应该在上升前几个小时开始应用[7]；停药时应逐渐减量，可以减少不良反应的发生[8]。

可能在高原会发生肺部症状的患者，应用*硝苯地平*可以降低肺动脉压力，预防肺水肿[12]，但是由于不良反应的危险，通常不被推荐。

小规模研究显示可以获益的其他药物包括*螺内酯*[8]、*西地那非*[13,14]和*舒马曲坦*[15]。曾经应用*银杏*，但是随机试验[9]没有发现可以获益。一项吸入*沙美特罗*的研究[16]认为它可以减少高危人群发生肺水肿的危险，*他达拉非*可以减少肺水肿的危险，但是不能预防高原病的发生[11]。有报道*阿司匹林*[17]可以减少有高原头痛病史的人发生头痛的机会，有报道*加巴喷丁*可以阻止头痛发生[18]。

治疗 一旦出现高原病症状，治疗方案取决于症状的性质和严重性。

如果症状轻度，可能不伴有肺水肿或者脑水肿，通常需要休息和针对头痛使用轻度镇痛药物；几天内症状就可以缓解，还可以上升到更高处[1,2,4,5,7]。*乙酰唑胺*可以缓解症状[1～3,19]，虽然证实的研究规模较小。如果出现了轻度肺水肿的症状，如呼吸困难和咳嗽，休息吸氧和夜间吸氧可以缓解症状，允许继续上升；但是高原病的症状通常不规律，经常是从很安全状态转为恶化。通常不推荐在高原应用安眠药物，因为有抑制呼吸的危险，会导致血氧饱和度进一步降低，虽然有时安全。但是在一项小规模研究[20]中应用短效的苯二氮䓬类药物替马西泮，发现可以改善睡眠质量，同时不改变平均氧饱和度。可以使用唑吡坦或扎来普隆[21]。

当症状为中度到重度，有可能发展为或者已是脑水肿，需要立刻下降高度[1～5,7]。至少下降 400～500m 就可以获益。可以使用各种药物和治疗方法以缓解症状，帮助下降高度，当不可能立即下降时，也应该应用药物。比如*地塞米松*可以减少急性高山病的症状，可以应用于紧急情况[22,23]。也可以使用手提式高压舱[24]，提供快速和短期的改善。与地塞米松联合使用，效果更持久[25]。

如果出现肺水肿症状，应当给予氧气治疗，缓解低氧血症，减轻肺动脉高压[1～3,7]；*硝苯地平*，对肺水肿患者可以抑制因低氧引起的肺血管过分收缩反应，从而获益[26]。也可以应用呼气末正压通气[2]，在高原可以增加氧饱和度和二氧化碳分压。吸入一氧化氮也可以改善氧和作用，但是在高原使用不太可行[27]。

伴有脑水肿的患者应该给予*地塞米松*和氧疗[3]。

1. Hackett PH, Roach RC. High-altitude illness. *N Engl J Med* 2001; **345:** 107–14.
2. Basnyat B, Murdoch DR. High-altitude illness. *Lancet* 2003; **361:** 1967–74.
3. West JB. The physiologic basis of high-altitude diseases. *Ann Intern Med* 2004; **141:** 789–800.
4. Schoene RB. Illnesses at high altitude. *Chest* 2008; **134:** 402–16.
5. Plant T, Aref-Adib G. Travelling to new heights: practical high altitude medicine. *Br J Hosp Med* 2008; **69:** 348–52.
6. Imray C, *et al.* Acute mountain sickness: pathophysiology, prevention, and treatment. *Prog Cardiovasc Dis* 2010; **52:** 467–84.
7. Barry PW, Pollard AJ. Altitude illness. *BMJ* 2003; **326:** 915–9.
8. Dumont L, *et al.* Efficacy and harm of pharmacological prevention of acute mountain sickness: quantitative systematic review. *BMJ* 2000; **321:** 267–72.
9. Gertsch JH, *et al.* Randomised, controlled trial of ginkgo biloba and acetazolamide for prevention of acute mountain sickness: the prevention of high altitude illness trial (PHAIT). *BMJ* 2004; **328:** 797–9.
10. Dickinson JG. Acetazolamide in acute mountain sickness. *BMJ* 1987; **295:** 1161–2.
11. Maggiorini M, *et al.* Both tadalafil and dexamethasone may reduce the incidence of high-altitude pulmonary edema: a randomized trial. *Ann Intern Med* 2006; **145:** 497–506.
12. Bärtsch P, *et al.* Prevention of high-altitude pulmonary edema by nifedipine. *N Engl J Med* 1991; **325:** 1284–9.
13. Ghofrani HA, *et al.* Sildenafil increased exercise capacity during hypoxia at low altitudes and at Mount Everest base camp: a randomized, double-blind, placebo-controlled crossover trial. *Ann Intern Med* 2004; **141:** 169–77.
14. Richalet J-P, *et al.* Sildenafil inhibits altitude-induced hypoxemia and pulmonary hypertension. *Am J Respir Crit Care Med* 2005; **171:** 275–81.
15. Jafarian S, *et al.* Sumatriptan for prevention of acute mountain sickness: randomized clinical trial. *Ann Neurol* 2007; **62:** 273–7.
16. Sartori C, *et al.* Salmeterol for the prevention of high-altitude pulmonary edema. *N Engl J Med* 2002; **346:** 1631–6.
17. Burtscher M, *et al.* Aspirin for prophylaxis against headache at high altitudes: randomised, double blind, placebo controlled trial. *BMJ* 1998; **316:** 1057–8.
18. Jafarian S, *et al.* Gabapentin for prevention of hypobaric hypoxia-induced headache: randomized double-blind clinical trial. *J Neurol Neurosurg Psychiatry* 2008; **79:** 321–3.
19. Grissom CK, *et al.* Acetazolamide in the treatment of acute mountain sickness: clinical efficacy and effect on gas exchange. *Ann Intern Med* 1992; **116:** 461–5.
20. Dubowitz G. Effect of temazepam on oxygen saturation and sleep quality at high altitude: randomised placebo controlled crossover trial. *BMJ* 1998; **316:** 587–9.
21. Luks AM. Which medications are safe and effective for improving sleep at high altitude? *High Alt Med Biol* 2008; **9:** 195–8.
22. Ferrazzini G, *et al.* Successful treatment of acute mountain sickness with dexamethasone. *BMJ* 1987; **294:** 1380–2.
23. Levine BD, *et al.* Dexamethasone in the treatment of acute mountain sickness. *N Engl J Med* 1989; **321:** 1707–13.
24. Bärtsch P, *et al.* Treatment of acute mountain sickness by simulated descent: a randomised controlled trial. *BMJ* 1993; **306:** 1098–1101.
25. Keller H-R, *et al.* Simulated descent v dexamethasone in treatment of acute mountain sickness: a randomised trial. *BMJ* 1995; **310:** 1232–5.
26. Oelz O, *et al.* Nifedipine for high altitude pulmonary oedema. *Lancet* 1989; **2:** 1241–4. Correction. *ibid.* 1991; **337:** 556.
27. Scherrer U, *et al.* Inhaled nitric oxide for high-altitude pulmonary edema. *N Engl J Med* 1996; **334:** 624–9.

高脂血症

高脂血症是一种因为血浆脂蛋白合成和降解障碍而导致的疾病。虽然通常主要关注血脂水平总体升高（高脂血症），但是现在逐渐认识到血浆中的脂质平衡很重要，常用血脂紊乱这个名词。血脂紊乱有基因或者其他的原因，并且经常伴随高脂饮食。虽然高脂血症的患者会有一些症状需要治疗，但是主要关注的是缺血性心脏病的危险增高。

与高脂血症相关的**脂类**是胆固醇，是形成细胞膜的主要成分，也是形成类固醇激素的前体，甘油三酯是重要的能源。它们在血液中以脂蛋白方式转运。

脂蛋白是一个复杂的颗粒[1,2]，由亲水的磷脂外层、游离胆固醇和载脂蛋白（特殊多肽）围绕包裹着以不同比例的甘油三酯和胆固醇（以胆固醇酯形式存在）组成的核形成。脂蛋白以它们的密度为特征，通常经过代谢后密度增加，胆固醇酯与甘油三酯的比例也上升。表 1 列出主要脂蛋白和相关的脂类。低密度脂蛋白是**乳糜微粒**，运送饮食中脂肪得到的甘油三酯；**极低密度脂蛋白**（**VLDL**、前-β脂蛋白）是运送主要从肝脏合成的内源性甘油三酯到外周组织。在外周组织中甘油三酯被脂蛋白脂酶水解，后者被脂蛋白中的载脂蛋白 CⅡ 激活。乳糜微粒和 VLDL 中通常甘油三酯逐渐消耗，逐渐产生密度增加的脂蛋白颗粒称为残余微粒。乳糜微粒的残余物被肝脏快速从血浆清除，经过代谢，释放游离胆固醇。VLDL 残余物包括**中密度脂蛋白**（**IDL**、宽 β-脂蛋白）也被肝脏清除或者转化为**低密度脂蛋白**（**LDL**、β-脂蛋白）。**高密度脂蛋白**（**HDL**，α-脂蛋白）在肝脏和小肠内合成，将胆固醇从外周组织转移到肝脏，在肝脏利用胆汁将胆固醇以胆汁酸和非酯化的胆固醇的形式分泌。大多数从肠道内重吸收，小部分随粪便排泄。

表 1 主要的脂蛋白和相关脂类

脂蛋白	脂类
乳糜微粒	甘油三酯
VLDL	甘油三酯
IDL	胆固醇和甘油三酯
LDL	胆固醇
HDL	胆固醇

因为在不同人群中血脂浓度有很大变异，所以定义高脂血症比较困难。表面上"正常"的血脂浓度可能仍然存在显著心血管疾病危险，这取决于哪种脂类受累。流行病学资料表明血浆胆固醇浓度与缺血性心脏病的死亡率间存在着持续和递进的关系。佛兰明翰研究[3]发现血浆总胆固醇浓度每升高 10mg/dl(0.26mmol/L)，心血管疾病死亡的危险升高 9%。血浆胆固醇浓度等于或者低于 5.2mmol/L(200mg/dl) 时，缺血性心脏病的危险降低。危险性增高主要是由于低密度脂蛋白-胆固醇的升高。相反，高密度脂蛋白-胆固醇与缺血性心脏病的危险性呈反比关系。高密度脂蛋白-胆固醇血浆浓度降低（低于 1mmol/L 或者 40mg/dl），往往伴随缺血性心脏病的危险增高，高浓度有保护作用[4]。血浆甘油三酯浓度与缺血性心脏病危险也显示一些联系[5]。一些富含甘油三酯的脂蛋白，如乳糜颗粒、残余颗粒和IDL是致动脉粥样硬化的因素，在总胆固醇水平增加或者高密度脂蛋白-胆固醇浓度降低的患者甘油三酯浓度增加也会增加心脏病的危险。单独的高甘油三酯血症（>2.3mmol/L 或 200mg/dl）是缺血性心脏病的一个独立危险因素，但是降低甘油三酯的干预治疗是否可以使临床获益仍有待明确[6]。然而，对于每个个体的绝对危险因素，也要取决于其他心血管危险因素，包括吸烟和高血压，一般基于总体危险的评价后决定治疗方案（参见**降低心血管危险**，第1124页）。

高脂血症可能是由于多种潜在缺陷导致，有不同分类方法[7]。简单分类方法基于主要异常是血清中胆固醇（高胆固醇血症）、甘油三酯（高甘油三酯血症），还是两个（混合或者联合高脂血症）的浓度都异常。另外，Frederickson/WHO 方法（见表 2）用脂蛋白异常（高脂蛋白血症）的角度来分类，但是在临床上这种方法少用。在这些分类系统中，原发的高脂血症有基因缺陷，继发的高脂血症有其他疾病或者药物引起的。原发和继发的高脂血症是可以共同存在。

表 2 高脂蛋白血症的分类

WHO 分类	脂蛋白上升	受累的血脂	
		胆固醇	甘油三酯
Ⅰ	乳糜颗粒	正常或者升高	升高
Ⅱa	LDL	升高	正常
Ⅱb	LDL 和 VLDL	升高	升高
Ⅲ	VLDL+胆固醇异常升高	升高	升高
Ⅳ	VLDL	正常或者升高	升高
Ⅴ	乳糜颗粒和 VLDL	升高	升高

原发性高脂血症（见表 3）可能是单基因的原因，是一个基因的缺陷，但是更普遍的原发性高脂血症是由于饮食和其他因素（多基因）的相互作用引起的。通常多基因（多因子）的高胆固醇血症患者的血浆胆固醇浓度轻度到中度升高，单基因的高脂血症患者的血浆血脂浓度更高。

继发性高脂血症会有多种原因。导致高甘油三酯血症的疾病包括糖尿病、慢性肾功能衰竭和多食等。导致高胆固醇血症的疾病包括甲状腺功能减退症、肾病综合征、胆道阻塞和神经性厌食。可以产生高甘油三酯血症和（或）高胆固醇血症的药物包括噻嗪类利尿药（大剂量时）、β受体阻滞剂、皮质激素和艾滋病病毒感染者的抗病毒治疗。过量酒精摄入也可以升高血浆甘油三酯浓度。

原发性或继发性高脂血症的程度受不同因素的影响，其中很重要的是饮食。富含饱和脂肪和胆固醇，但是纤维含量较少的饮食可以产生高胆固醇血症。肥胖更易发生高脂血症。其他会影响血脂浓度的因素包括妊娠、缺乏运动和吸烟。心肌梗死后几周内胆固醇水平会暂时下降，因此需要抽取患者心梗后几小时内的血样来检测患者平时胆固醇水平。

大多数高脂血症患者只是血浆中血脂浓度轻度或者中度的上升，并且通常没有**临床症状**。与之相反，有严重高胆固醇血症会导致肌腱结节或者扁平黄瘤、黄斑瘤和角膜弓，也伴随着缺血性脑卒中危险的增加。严重的高甘油三酯血症会出现由于胰腺炎而导致急性剧烈疼痛，还会出现肝脏和脾脏增大、出疹性黄瘤和脂性视网膜炎。但是对于高脂血症患者主要考虑缺血性心脏病危险的增加。严重高胆固醇血症患者，如家族型高胆固醇血症，年轻时就可发生；杂合型患者在 20 岁或者 30 岁时心脏病发作并不少见，少数纯合型患者会在 10 岁左右形成缺血性心脏病。

高脂血症的治疗 有临床症状的患者，治疗是要促进毁损面容的黄瘤逆转或者阻止其进展，或者预防严重高甘油三酯血症患者发生急性胰腺炎。然而，对于只是血脂轻度上升患者，治疗的主要目的是降低缺血性心脏病的危险[1,8～15]。已逐渐认识到，虽然动脉粥样硬化临床发病在成人，儿童期及青少年期就应该给予治疗[16～19]。

因为血浆胆固醇浓度与缺血性心脏病之间的关系持续存在，对于前者的值在什么水平时候需要开始调脂药物治疗已经过广泛讨论。指南推荐，根据患者的总体危险程度决定治疗，其他的危险因素也需要同时治疗（见**降低心血管危险**，第1124页）。

- 特别是，英国指南[20]建议所有的高危患者接受药物治疗，包括有明确心血管疾病患者，大多数糖尿病患者，血浆总胆固醇与高密度脂蛋白-胆固醇比例≥6.0 的患者和家族性血脂紊乱患者。在所有病例中，治疗目标是总胆固醇低于 4.0mmol/L，LDL-胆固醇低于 2.0mmol/L；或者总胆固醇降低 25%，LDL-胆固醇降低 30%，如果这样可以导致更低的血浆浓度，就以此为治疗目标。
- 欧洲指南[21]认为，对糖尿病和有明确心血管疾病患者，应该使总胆固醇水平低于 4.5mmol/L（如果可能应低于 4.0mmol/L），LDL-胆固醇低于 2.5mmol/L（如果可能应低于 2.0mmol/L），对于总胆固醇大于 8mmol/L 或者 LDL-胆固醇大于 6mmol/L 的患者，无论是否存在其他危险因素，都应该进行治疗。
- 美国指南[2,22]认为如果 LDL-胆固醇水平≥190mg/dl 就应该考虑治疗。对于存在两种或者两种以上危险因素的患者，如果 LDL-胆固醇≥160mg/dl 就应该考虑用药治疗；对于存在心血管疾病、糖尿病或者极高危人群，如果 LDL-胆固醇≥130mg/dl 就要考虑用药治疗。美国指南也制定了 LDL-胆固醇的治疗目标，对于三个不同危险因素分组的人群，分别是低于 160mg/dl，低于 130mg/dl 和低于 100mg/dl。但最近的一些研究显示[23]，如果对那些极高危人群在 LDL-胆固醇浓度低于 100mg/dl 时进行治疗也是恰当的，治疗目标低于 70mg/dl 是合理的。有其他人认为这样的治疗目标没有好的临床证据[24]。虽然 HDL-胆固醇减低是附加的危险因素，升高-胆固醇是否带来获益还没有确定，因此目前的指南对 HDL-胆固醇没有特别的目标。

表 3 原发性高脂血症

	脂蛋白异常（WHO 分类）	患病率	不同种类的血脂浓度(mmol/L)		IHD 风险	胰腺炎
			胆固醇	甘油三酯		
普通高胆固醇血症(多基因)	Ⅱa 或Ⅱb	非常普遍	6.5～9.0	<2.3	+	−
家族性高胆固醇血症	Ⅱa 或Ⅱb	中度普遍	7.5～16.0	<2.3	+++	−
家族性高甘油三酯血症	Ⅳ或Ⅴ	普遍	6.5～12.0	10～30	?	++
家族性混合性高脂血症	Ⅱa、Ⅱb、Ⅳ或Ⅴ	普遍	6.5～10.0	2.3～12.0	++	−
家族性β脂蛋白异常或者残留高脂蛋白血症	Ⅲ	不普遍	9.0～14.0	9.0～14.0	++	+
脂蛋白酶功能异常	Ⅰ	罕见	<6.5	10.0～30.0	−	+++

注：+为危险上升；−为无危险；? 为不确定；IHD 为缺血性心脏病

治疗高脂血症的主要方法是饮食和生活方式的改变，应用调脂药物[2,20～22]。对于家族性高胆固醇血症患者，也可使用外科手术或者其他方法（见下文）。

对于高脂血症患者都应开始**饮食治疗**，肥胖者目标是降低体重、减少总的脂肪摄入。推荐的饮食[20,22]包括减少饱和脂肪的摄入，限制反式脂肪的摄入，增加鱼或者其他来源的长链 n-3 不饱和脂肪酸摄入和增加水果和蔬菜的摄入，限制胆固醇和 n-6 不饱和脂肪酸摄入。推荐增加体育锻炼。注意饮酒适度，尤其是高甘油三酯血症患者，酒精会诱发胰腺炎。然而，比推荐的饮食更加严格的饮食可能有价值[25]，多数患者需要药物治疗，以达到目标血脂浓度。心血管低危患者应当在药物开始治疗前进行饮食治疗试验，对于明确心血管疾病或者主要危险因素患者，饮食改变和药物治疗应该同时开始。

调脂类药物（降脂药物）主要有他汀类、纤维酸衍生物及相关的化合物、胆酸结合树脂、烟酸及其衍生物、ω-3 鱼油和依折麦布[1,10～12,26,27]。

- *他汀类药物*（HMG-CoA 还原酶抑制剂）刺激肝细胞膜 LDL 受体增加，使循环中 LDL 的清除增加，从而降低胆固醇水平。主要作用降低 LDL-胆固醇，也会适度减少甘油三酯和增加 HDL 胆固醇。通常被认为是最有效的降脂药物。
- *贝特类药物*抑制胆固醇和胆汁酸的合成，增加胆汁中胆固醇的分泌。主要是减少极低密度脂蛋白聚集，从而降低甘油三酯水平；也可以增加高密度脂蛋白胆固醇，对低密度脂蛋白胆固醇有不同的影响。主要用于高甘油三酯血症患者。
- *胆酸结合树脂*可以在胃肠道中结合胆汁酸，抑制重吸收，从而降低胆固醇水平。导致胆固醇的氧化增加从而替代丢失的胆汁酸，并且增加肝细胞上低密度脂蛋白受体的合成，从而降低 LDL 胆固醇。
- *烟酸*抑制肝脏中 VLDL 的产生，降低 LDL 胆固醇和甘油三酯，并且增加 HDL 胆固醇，但是它的不良反应限制了使用。拉鲁比潘，前列腺素 D_2 受体 1 拮抗剂，如果合用可以减少不良反应。
- *ω-3 鱼油*主要减少甘油三酯。
- *依折麦布*是胆固醇吸收抑制剂，可以减少肠道对食物及胆汁中胆固醇的吸收[28]。
- 含有可溶性纤维的*食品添加剂*，如瓜尔胶、或者卵叶车前子、或者植物二氢睾酮、或者固醇等，也可以用于减少胆固醇的吸收。大蒜和其他添加剂也有作用，虽然作用不确定[29]。
- *其他药物*包括胆固醇脂转运蛋白抑制剂，可增加 HDL 的水平；但是没有显示出临床获益[30]，托塞曲匹已经停止开发，因为发现它可以增加死亡率。绝经后妇女，雌二醇治疗可以减少血脂浓度，但是不良反应有可能大于获益（参见**对心血管系统的影响**，第2007页）；大豆蛋白也有相同的作用。

因为药物对血脂不同成分的影响不同，所以应根据每个患者血脂的情况来**选择治疗**。

实际上，大多数患者有相同、多基因的*高胆固醇血症*，用一线他汀类药物治疗有效。胆酸结合树脂或者烟酸可以作为选择，但是通常耐受性差。依折麦布或者贝特类也可以应用，但是通常推荐用于不能服用他汀类药物的患者[31,32]。有些患者可以考虑联合治疗使患者达到血脂目标，虽然联合治疗获益超过他汀类药物的证据有限[33]。由于合用他汀类药物和贝特类药物会使不良反应危险增加，应该考虑（参见**辛伐他汀的不良反应下对骨骼肌的影响**，第1336页）。依折麦布可以增加他汀类药物降低 LDL 的效果，而且安全，但是目前尚无改善临床预后的证据[34]。

高甘油三酯血症患者，可以使用他汀或者贝特类药物，虽然贝特类药物只是严重的孤立的高甘油三酯血症的一线用药[32]。树脂不应单独使用，因为它会增加甘油三酯水平。

不常见的*家族性血脂紊乱*[35]通常有很高的血脂浓度，需要强化治疗。下面是一些特异的治疗策略：

- **家族性高胆固醇血症** 家族性高胆固醇血症患者，通常有极高的血浆胆固醇浓度，单用饮食治疗反应不充分，因此高危人群通常需要药物治疗。有家族性高胆固醇血症的儿童，应该在 10 岁的时候开始药物治疗；对于早期冠心病高危者应考虑更早、更强化的治疗[36]。加强治疗通常可以导致动脉粥样硬化损害退化[37]。一线药物是他汀类药物；推荐使用高强度的治疗，目标是减少 LDL-胆固醇超过 50%[36]，但是即便是中等剂量也可以减少缺血性心脏病的危险[38]。依折麦布被推荐作为备选药物，如果 LDL-胆固醇需要更低，可以在他汀类药物基础上加用依折麦布[36]。在一些患者中，其他的备选药物，如胆酸结合树脂、烟酸、贝特类药物可以单用或者与他汀类药物联用。

在一些家族性高胆固醇血症患者中，血浆胆固醇浓度极高，血浆甘油三酯浓度也升高。在一些病例中，纤维酸衍生物或者烟酸有效，对一些严重病例，可以用胆酸结合树脂合用纤维酸衍生物或者他汀类药物。

家族性高胆固醇血症的纯合子，可能完全缺乏 LDL 受体的功能，凡是增加 LDL 受体功能的药物如他汀类药物、胆酸结合树脂可能效果很小。然而，对有部分 LDL 受体功能的患者，他汀类药物可以用于辅助治疗。

对于纯合子患者，肝脏移植是最确切的治疗。血浆置换（每周或隔周一次）或者高选择性操作，如低密度脂蛋白血浆分离置换法，包括应用肝素沉淀低密度脂蛋白（HELP 系统——肝素钠体外低密度脂蛋白沉淀法）都可与调脂药物联合应用。基因治疗目前正在研究用于治疗家族性高胆固醇血症。

- **家族性高甘油三酯血症** 家族性高甘油三酯血症患者，饮食治疗通常就合适，如果有急性胰腺炎高度危险如乳糜血患者[39]或者有动脉粥样硬化家族史，需要药物治疗。当血浆甘油三酯浓度大于 20mmol/L 时，急性胰腺炎的危险很高。通常推荐使用烟酸或纤维酸衍生物，尤其是吉非贝齐，严重患者可以联合治疗。ω-3 甘油三酯也有价值。严重顽固性高甘油三酯血症，尤其是 V 型高脂蛋白血症，建议女性应用炔诺酮、男性应用氧雄龙。
- **家族性混合性高脂血症** 对于单独饮食治疗无效的患者需要药物治疗。药物选择取决于血脂异常的主要成分。首选他汀类药物，尤其是高胆固醇血症为主患者。高甘油三酯血症为主时使用纤维酸衍生物，甘油三酯和胆固醇的血浆浓度上升相同时可以应用烟酸。胆汁酸结合树脂不能单独应用，因为它可以加重高甘油三酯血症，但是可以在应用降低甘油三酯药物的患者中应用。

对于胆固醇和甘油三酯血浆浓度都极度升高患者需要联合治疗来降低二者浓度，如果只针对主要上升血脂的药物治疗会导致另一种血脂的血浆浓度上升。这些患者的治疗选择主要是经验性的，并不总能在个别患者中预测。

- **家族性异常 β 脂蛋白血症**（残余微粒高脂蛋白血症、残余微粒病） 这种血脂疾病中高脂血症的程度通常严重，虽然也可能对饮食治疗有明显反应，但是通常需要药物治疗。纤维酸衍生物、他汀类或烟酸可以使用。
- **脂蛋白脂酶功能异常**（乳糜微粒血症） 对这种疾病，虽然贝特类和烟酸有适度效果，但大多数药物是无效的。可严格限制饮食中脂肪来治疗这种情况；饮食中也可以添加一些中链甘油三酯来改善耐受性，但是它们的价值仍有争议[8]。

1. Chong PH, Bachenheimer BS. Current, new and future treatments in dyslipidaemia and atherosclerosis. *Drugs* 2000; **60:** 55–93.
2. The American Association of Clinical Endocrinologists Lipid Guidelines Committee. AACE medical guidelines for clinical practice for the diagnosis and treatment of dyslipidemia and prevention of atherogenesis. *Endocr Pract* 2000; **6:** 162–213. 2002 amended version available at: http://www.aace.com/pub/pdf/guidelines/lipids.pdf (accessed 27/06/06)
3. Anderson KM, *et al.* Cholesterol and mortality: 30 years of follow-up from the Framingham Study. *JAMA* 1987; **257:** 2176–80.
4. Hersberger M, von Eckardstein A. Low high-density lipoprotein cholesterol: physiological background, clinical importance and drug treatment. *Drugs* 2003; **63:** 1907–45.
5. Sarwar N, *et al.* Triglycerides and the risk of coronary heart disease: 10,158 incident cases among 262,525 participants in 29 Western prospective studies. *Circulation* 2007; **115:** 450–8.
6. Sattar N, *et al.* The end of triglycerides in cardiovascular risk assessment? *BMJ* 1998; **317:** 553–4.
7. Beaumont JL, *et al.* Classification of hyperlipidaemias and hyperlipoproteinaemias. *Bull WHO* 1970; **43:** 891–915.
8. Durrington P. Dyslipidaemia. *Lancet* 2003; **362:** 717–31.
9. Thompson GR. Management of dyslipidaemia. *Heart* 2004; **90:** 949–55.
10. Kreisberg RA, Oberman A. Medical management of hyperlipidemia/dyslipidemia. *J Clin Endocrinol Metab* 2003; **88:** 2445–61.
11. Paramsothy P, Knopp R. Management of dyslipidaemias. *Heart* 2006; **92:** 1529–34.
12. Brunzell JD. Hypertriglyceridemia. *N Engl J Med* 2007; **357:** 1009–17.
13. Bhatnagar D, *et al.* Hypercholesterolaemia and its management. *BMJ* 2008; **337:** a993.
14. Brunzell JD, *et al.* Lipoprotein management in patients with cardiometabolic risk: consensus statement from the American Diabetes Association and the American College of Cardiology Foundation. *Diabetes Care* 2008; **31:** 811–22.
15. Genest J, *et al.* 2009 Canadian Cardiovascular Society/Canadian guidelines for the diagnosis and treatment of dyslipidemia and prevention of cardiovascular disease in the adult - 2009 recommendations. *Can J Cardiol* 2009; **25:** 567–79.
16. McCrindle BW, *et al.* Drug therapy of high-risk lipid abnormalities in children and adolescents: a scientific statement from the American Heart Association Atherosclerosis, Hypertension, and Obesity in Youth Committee, Council of Cardiovascular Disease in the Young, with the Council on Cardiovascular Nursing. *Circulation* 2007; **115:** 1948–67. Also available at: http://circ.ahajournals.org/cgi/reprint/115/14/1948.pdf (accessed 21/04/09)
17. Daniels SR, Greer FR. American Academy of Pediatrics Committee on Nutrition. Lipid screening and cardiovascular health in childhood. *Pediatrics* 2008; **122:** 198–208.
18. Kwiterovich PO. Recognition and management of dyslipidemia in children and adolescents. *J Clin Endocrinol Metab* 2008; **93:** 4200–9.
19. Wierzbicki AS, Viljoen A. Hyperlipidaemia in paediatric patients: the role of lipid-lowering therapy in clinical practice. *Drug Safety* 2010; **33:** 115–25.
20. British Cardiac Society, British Hypertension Society, Diabetes UK, HEART UK, Primary Care Cardiovascular Society, The Stroke Association. JBS 2: Joint British Societies' guidelines on prevention of cardiovascular disease in clinical practice. *Heart* 2005; **91** (suppl 5): v1–v52.
21. Graham I, *et al.* Fourth Joint Task Force of the European Society of Cardiology and Other Societies on Cardiovascular Disease Prevention in Clinical Practice (Constituted by representatives of nine societies and by invited experts). European guidelines on cardiovascular disease prevention in clinical practice: executive summary. *Eur Heart J* 2007; **28:** 2375–2414. Also available at: http://www.escardio.org/guidelines-surveys/esc-guidelines/GuidelinesDocuments/guidelines-CVD-prevention-ES-FT.pdf (accessed 26/08/08)
22. Expert Panel on Detection, Evaluation, and Treatment of High Blood Cholesterol in Adults. Executive summary of the third report of the National Cholesterol Education Program (NCEP) expert panel on detection, evaluation, and treatment of high blood cholesterol in adults (Adult Treatment Panel III). *JAMA* 2001; **285:** 2486–97.
23. Grundy SM, *et al.* Implications of recent clinical trials for the National Cholesterol Education Program Adult Treatment Panel III Guidelines. *Circulation* 2004; **110:** 227–39.
24. Hayward RA, *et al.* Narrative review: lack of evidence for recommended low-density lipoprotein treatment targets: a solvable problem. *Ann Intern Med* 2006; **145:** 520–30.
25. Ramsay LE, *et al.* Dietary reduction of serum cholesterol concentration: time to think again. *BMJ* 1991; **303:** 953–7.
26. Knopp RH. Drug treatment of lipid disorders. *N Engl J Med* 1999; **341:** 498–511.
27. Anonymous. Choice of lipid-regulating drugs. *Med Lett Drugs Ther* 2001; **43:** 43–8.
28. Sudhop T, von Bergmann K. Cholesterol absorption inhibitors for the treatment of hypercholesterolaemia. *Drugs* 2002; **62:** 2333–47.
29. Nies LK, *et al.* Complementary and alternative therapies for the management of dyslipidemia. *Ann Pharmacother* 2006; **40:** 1984–92.
30. Duriez P. CETP inhibition. *Lancet* 2007; **370:** 1882–3.
31. NICE. Ezetimibe for the treatment of primary (heterozygous-familial and non-familial) hypercholesterolaemia: Technology Appraisal Guidance 132 (issued November 2007). Available at: http://www.nice.org.uk/nicemedia/pdf/TA132guidance.pdf (accessed 04/07/08)
32. MHRA/CHM. Fibrates: new prescribing advice. *Drug Safety Update* 2007; **1** (4): 2–3. Available at: http://www.mhra.gov.uk/home/idcplg?IdcService=GET_FILE&dDocName=CON2032917&RevisionSelectionMethod=LatestReleased (accessed 04/07/08)
33. Sharma M, *et al.* Systematic review: comparative effectiveness and harms of combination therapy and monotherapy for dyslipidemia. *Ann Intern Med* 2009; **151:** 622–30.
34. Al Badarin FJ, *et al.* Impact of ezetimibe on atherosclerosis: is the jury still out? *Mayo Clin Proc* 2009; **84:** 353–61.
35. Hachem SB, Mooradian AD. Familial dyslipidaemias: an overview of genetics, pathophysiology and management. *Drugs* 2006; **66:** 1949–69.
36. NICE. Identification and management of familial hypercholesterolaemia: NICE Clinical Guideline 71 (issued August 2008). Available at: http://www.nice.org.uk/nicemedia/pdf/CG071NICEGuideline.pdf (accessed 21/04/09)
37. Smilde TJ, *et al.* Effect of aggressive versus conventional lipid lowering on atherosclerosis progression in familial hypercholesterolaemia (ASAP): a prospective, randomised, double-blind trial. *Lancet* 2001; **357:** 577–81.
38. Versmissen J, *et al.* Efficacy of statins in familial hypercholesterolaemia: a long term cohort study. *BMJ* 2008; **337:** a2423.
39. Leaf DA. Chylomicronemia and the chylomicronemia syndrome: a practical approach to management. *Am J Med* 2008; **121:** 10–12.

高血压

高血压，尤其是原发性和特发性高血压，发病普遍。虽然通常没有症状，高血压是心血管疾病发病及致死的主要危险因素，尤其是脑卒中，因此控制高血压是减少心血管危险的主要方面，国家[1～3]和国际[4,5]治疗指南已经公布。但是一些领域有矛盾存在[6,7]，许多高血压患者仍然很难治疗[8,9]。

定义 血压通常指动脉血压，是血液作用动脉壁的压力。通常应用有刻度的血压计在肘上通过肱动脉间接测量[10]，用 mmHg（1mmHg＝133.332Pa）表示。有两种测量结果：

- 收缩压或最高血压（在心脏的心室收缩期获得）；
- 舒张压或者最小血压（在心脏的心室舒张期获得）。

高血压意味着比“正常”的血压高；是高于一个被明确的血压水平，当高于这个水平的时候，干预治疗可以减少心血管疾病的危险。很多因素可以影响血压，在普通人群呈钟形分布曲线，这使明确定义一个绝对标准很困难。

血压的分级及治疗次序取决于疾病的严重程度，选择一段时期内几个点测量的血压来决定。动态血压监测在一些情况下有优势[1,2,5,10,11]，在家中，自动测量设备也有一定作用[1,5,10]。然而，家中及动态血压值往往低于医疗单位测量的血压，而且正常及异常血压区分的阈值也不同[1,5,10,11]。指南通常应用传统血压测量方法做出治疗决定，因为这是多数研究的基础。

正常成人血压被定义为收缩压低于 130mmHg、舒张压低于 85mmHg（即低于 130/85mmHg），晚近更多研究认为，从心血管疾病危险的角度，最合适的血压应该比这些要低。美国指南[2]中定义的正常血压低于 120/80mmHg，欧洲[5]和英国[1]指南把它归类于最佳血压。血压介于（130～139）/(85～89) mmHg 之间被认为是正常高限[1,5]或者被归到平期高血压[2]。虽然高血压以前只定义了舒张压，但是现在认识到收缩压在决定危险因素的时候也同样重要，目前的指南对二者同样强调。

收缩期血压大于 140mmHg 和（或）舒张期血压大于 90mmHg，通常认为是高血压。虽然轻、中、重度高血压分类经常被采用，但是这些定义会造成误解，在决定是否治疗上绝对的心血管危险因素是很重要的，还要依靠其他血压以外的因素。因此很多指南[1,4,5]应用分级系统来归类高血压，如下：

1 级：140～159/90～99mmHg；

2 级：160～179/100～109mmHg；

3 级：≥180/≥110mmHg。

在美国指南中[2]，1 期高血压相对应于 1 级，而 2 期高血压包括了 2 级和 3 级。

当收缩压和舒张压是不同类别时，较高值用于归类。

恶性高血压或者急进型高血压是指快速进展的严重高血压伴随着视网膜病变，常有肾脏的损害。但是，目前被认为是高血压危象的一部分（见下文）。

单纯收缩期高血压主要发生在老年人，被定义为[1,5]收缩压≥140mmHg 和舒张压＜90mmHg。

病因 大多数高血压是原因不清的，原发性高血压或特发性高血压的病因可能是多因素的，如基因和一些外界因素（如饮食、体重）都起一定的作用[12,13]。高血压也会在手术或者妊娠时发生，在糖尿病患者中很普遍。有些高血压是继发于其他情况，如肾脏疾病、库欣综合征、嗜铬细胞瘤或者药物的不良反应（如雌激素），在难治性高血压或者恶性高血压中要考虑这些因素引起的高血压[14]。虽然这些情况下一般需要治疗，但是这种继发高血压不需要完全消除。

高血压的治疗 下列所述的大多数是成人原发性和特发性高血压。高血压危象、儿童高血压以及外科手术、糖尿病、肾脏疾病或者妊娠伴发的高血压会在下文的标题里分别讨论。

高血压可能是因为一些有害的血管事件，尤其是在眼、脑、肾脏或者心脏的有害血管事件，而被发现，但是通常高血压是没有症状，只是在常规检查血压的时候才发现。一旦诊断，需要决定是否需要治疗。已经明确高血压是形成脑卒中、心衰、肾脏损害和缺血性心脏病的危险因素，降低血压可以获益，但是死亡率还是比正常血压人群要高[15]。评价高血压在整体心血管病危险中的位置很重要，包括目前存在的靶器官疾病，如左室肥厚或肾脏疾病，一些伴随情况（如动脉粥样硬化或糖尿病）以及其他危险因素（如高脂血症或吸烟）。高血压的治疗包括药物和非药物干预来降低血压、评价和治疗任何其他的心血管危险因素（参见**降低心血管风险**，第1124页）。任何合并症都应治疗。治疗高血压的指南可能会在细节上有差异，反映了对于不同治疗获益及危险的平衡判断的不同。

非药物治疗 对于所有个体，采用健康的生活方式都可以获益，每个血压升高的患者都应该鼓励改变生活方式来降低心血管危险。这些改变中的一些可能也降低血压[12,16,17]，对于低危人群不需要其他治疗；大多数患者开始药物治疗前都推荐进行非药物治疗的试验[1,2,4,5]，但是这不是非必需的治疗，尤其是对高危患者[1,5]。可降低血压的干预包括：

- 减重；
- 减少过量酒精摄入；
- 减少钠盐摄入；
- 适当运动；
- 减少脂肪摄入；

• 增加水果和蔬菜的摄入。

其他干预曾经被尝试，但是获益的证据较少，包括：

• 增加钾、镁、钙的摄入；
• 增加不饱和脂肪的摄入，减少饱和脂肪的摄入；
• 放松治疗减少压力。

改变生活方式在全体人群中，或者在可能发展为高血压个体中应当鼓励，这是高血压的*一级预防*策略[18]。

药物治疗　药物治疗的决定因素与血压有关，后者决定药物治疗何时开始、目标血压以及最合适的用药方案。这些领域都存在争议。

何时开始抗高血压药物治疗取决的因素包括测量的血压和所有心血管危险。

• 3级高血压患者（血压在180/110mmHg或者更高），应该立即接受药物治疗[1,2,5]。
• 2级高血压患者，如果改变生活方式一段时间后，血压在160/100mmHg或者更高，需要进行药物治疗，治疗根据总体的危险水平[1,2,5]；对于那些高危和极高危的患者建议立即给予治疗[5]。
• 1级高血压患者应用治疗还未确定，如果改变生活方式还不够，患者存在危险因素就应该给予药物治疗。但是一些指南认为低危患者使用抗高血压药是不合适的[1]，或者认为首先应该给予高危患者治疗[4]。
• 糖尿病或肾脏疾病患者用药阈值低（见下文），但是对无并发症和高血压前期患者的治疗是否获益一直有争议[19]。

对于*老年患者*（>60岁），有证据支持治疗高血压可以获益[20,21]，包括孤立性收缩期高血压[22]。对于>80岁的人群也明确可以获益，对于药物治疗的年龄限制是不适当的。因此指南推荐不根据年龄决定治疗，虽然在老人中推荐应用药物的缓慢滴定法[5]，但这些患者更容易出现药物不良反应。年龄很大的人群中（>80岁）开始治疗的获益尚未明确[21~23]，虽然有研究显示在80岁及以上患者发现死亡率下降[24]；对于已经开始药物治疗的患者，应继续治疗[1,5]。

目标血压也存在争议。有人忧虑过度降低舒张压会增加缺血性心脏病危险[25,26]。尽管荟萃分析[27]表明，低血压增加死亡率，与抗高血压治疗无关，有可能因为不健康的情况导致低血压而引起。HOT研究[28]发现有效地控制舒张压，使其低于90mmHg（大约85mmHg）可以降低心血管事件的发生率，较低的血压（70mmHg左右）不能提供更多的利益。最近的荟萃分析[29]发现没有证据表明血压治疗的阈值至少降到115/75mmHg可以获益。收缩压的治疗目标仍不清楚，虽然一项非糖尿病研究[30]显示严格控制（目标收缩压低于130mmHg）比普通控制（目标收缩压低于140mmHg）效果好。目前推荐目标血压低于140/90mmHg[2,5]或低于140/85mmHg[1]。如果患者可以耐受，可以考虑更低的目标，尤其是高危患者[5]。对于缺血性心脏病患者，建议用更低的目标，即低于130/80mmHg[31]，同样，低目标也适用于糖尿病和肾病患者（见下文）。

服用的药物包括若干种不同药理学作用的药物；不是所有情况的抗高血压机制都完全清楚。历史上，噻嗪类利尿药和β受体阻滞剂是主要的高血压治疗药物，但是钙通道阻滞剂、ACEI、血管紧张素Ⅱ受体拮抗剂和α受体阻滞剂目前已经广泛应用。

*初期治疗的选择*取决于抗高血压药的疗效、安全性以及对发病率和死亡率的长期影响[32,33]。一些研究，如TOMHS[34]（比较氯噻酮、醋丁洛尔、氨氯地平、依那普利和多沙唑嗪）和一项类似研究[35]（比较氢氯噻嗪、阿替洛尔、地尔硫䓬、卡托普利、哌唑嗪和可乐定）显示对药物的反应根据个体因素有差异，如年龄[36]和种族[37,38]。主要的抗高血压药物在相同比例患者中降低血压的程度相同。血管紧张素Ⅱ受体拮抗剂可以有效地降低血压。然而，通常认为单一药物不太可能足够地控制血压，大多数患者需要不止一种药物达到治疗目标。虽然考虑到了噻嗪类药物和β受体阻滞剂的代谢影响，药物的耐受性也是相似的。α受体阻滞剂（尤其是多沙唑嗪[39]）有增加心衰的危险，已限制使用。短效二氢吡啶钙离子拮抗剂也有一些问题，不推荐用于高血压（参见**硝苯地平的不良反应**项下**对死亡率的影响**，第1297页），而长效的二氢吡啶类可以明确获益[40]。

因此，所有主要的药物都可以有效地抗高血压，但是对长期死亡率和发病率的影响尚不清楚。不同的药物对一些后续结果有不同的作用，如左室肥厚[41]和内皮功能不全[42]，虽然有一些证据[43]，但是其临床有效性还没有被证实。左室肥厚的逆转可伴随着临床事件减少。利尿药（尤其是噻嗪类）和β受体阻滞剂首先在长期研究显示出对死亡率有影响，所以被推荐为初始治疗用药。然而，其他药物的长期研究显示对发病率和病死率也有相同的影响。一项荟萃分析[44]认为ACEI、血管紧张素Ⅱ受体拮抗剂、钙通道阻滞剂、β受体阻滞剂和利尿药对总的心血管预后差别很小，治疗获益主要是降低血压，而不是哪种药物的特性。然而各种药物之间有特定因果关系的差异，一些大规模的试验也被质疑某种方案是否获益。大规模试验ALLHAT研究[45]比较了接受利尿药（氯噻酮）、ACEI（赖诺普利）或钙通道阻滞剂（氨氯地平）的患者，全因死亡率没有区别，但是其中另一项研究α阻滞剂（多沙唑嗪）的试验，因为心衰发生率高而提前终止[39]。另一项试验（ASCOT-BPLA）[46]显示氨氯地平联合培哚普利在预防主要心血管事件比阿替洛尔联合噻嗪类更有效，因此试验被提前终止。然而，在氨氯地平组血压降低更显著，但是这不足以解释全部的结果。之后的荟萃分析[38,47,48]显示β受体阻滞剂比其他抗高血压药疗效要差，尤其在老年患者[38]。所以β受体阻滞剂作为首选治疗药物被质疑。

通常，指南认为降低血压要比选择哪种药物更重要。大多数患者需要联合用药，所以首选哪种药物并不重要。噻嗪类利尿药、ACEI、血管紧张素Ⅱ受体拮抗剂、钙通道阻滞剂都可以使用，选择应结合患者个体特征，包括年龄、种族、禁忌证或者某种药物的适应证、不良反应和相关的效价比[1,2,4,5]。虽然在美国[2]，对于不复杂的患者，没有严格的指南推荐；国际指南[4]推荐将*噻嗪类利尿药*作为一线用药；而在英国[3]，利尿药或者*钙离子拮抗剂*被推荐用于老年患者（>55岁）和黑人患者，对于年轻患者或者非黑人患者推荐使用*ACEI*或者*血管紧张素Ⅱ受体拮抗剂*。指南中一些特殊的适应证包括肾脏病患者应用ACEI或者血管紧张素Ⅱ受体拮抗剂，老年患者应用利尿药或者钙离子拮抗剂；存在心肌梗死的患者用β受体阻滞剂。对于无心肌梗死的患者应用*β受体阻滞剂*作为初始治疗仍存在争议；ASCOT-BPLA公布后，英国指南[3]建议对于不能服用ACEI或者血管紧张素Ⅱ受体拮抗剂的年轻患者以及怀孕妇女应该避免应用β受体阻滞剂，近期，欧洲指南[5]允许在没有代谢影响危险的患者应用。

决定应用什么药物，治疗用最低的推荐剂量开始。如果无效或者部分有效，剂量可以加量（除了噻嗪类利尿药，通常没有额外获益，而有更多的不良反应）；另外一种一线药物可以替代（*序贯治疗*）或者加用（*联合治疗*）。大部分患者用两种药物合用控制血压，大多数患者需要合用两种药物达到最优水平，但是两种药物的效应也许不是完全叠加。联合治疗允许每个药物应用最低剂量，减少不良反应。四种主要药物，从不同组选择两种药物联合应用的疗效大致是叠加的，而且大于单一用药的疗效[49]。一些患者初始治疗可以考虑用低剂量联合治疗[2,5,50]，基于这种方式的阶梯治疗方案，曾经报道用于改善血压的控制[51]。

最有效的联合治疗包括药物作用于不同的生理系统。最恰当的联合包括：

• 利尿药与β受体阻滞剂；
• 利尿药与ACEI；
• 利尿药与血管紧张素Ⅱ受体拮抗剂；
• 钙通道阻滞剂与ACEI；
• 钙通道阻滞剂与血管紧张素Ⅱ受体拮抗剂；
• 钙通道阻滞剂（维拉帕米除外）与β受体阻滞剂。

*α受体阻滞剂*可以与其他药物合用，但是通常作为三线药物，除非有其他原因的特殊指征。经常需要三种药物联合应用，尤其是严重的高血压。应用三种药物联合治疗后还存在着持续上升的舒张压，就要考虑是否有继发性高血压的可能性。还有一些因素，如不服从医嘱、应用非甾体抗炎药或者酗酒也会造成难治性高血压[7,8,52]。

*其他类*抗高血压药物，包括中枢作用药物（如可乐定、甲基多巴）、较小镇静作用的莫索尼定和直接血管扩张作用的药物（如肼屈嗪和米诺地尔）；醛固酮拮抗剂依普利酮；肾素抑制剂阿利吉仑。老的药物如肾上腺素能神经元阻滞剂胍乙啶以及萝芙碱利血平现在很少被推荐使用。内肽酶抑制剂、内皮素拮抗剂的几个药物都在研究中。对抗血管紧张素Ⅱ的高血压疫苗也在研发中。

药物治疗的戒断　标准教学内容中高血压药物治疗应该无限期持续地进行，在一些经过选择的患者有成功地撤出药物的报道[53~55]。如果尝试这样做，必须密切监测血压，生活方式应该无限期地持续下去[3,5]。

儿童高血压　儿童发生高血压少于成人，但是，随着儿童肥胖的发病率升高，儿童高血压的发病率也升高[56]，诊断和治疗的指南也已公布[57]。生活方式改变是主要的治疗，尤其是对那些非严重高血压、没有靶器官损害的患儿，因为治疗的获益和长期药物治疗的危险没有确定。但是在一些病例中需要药物治疗，通常基于患儿个体特征。

高血压危象　严重高血压患者可能分为有快速或进展的中枢系统、心血管或者肾脏恶化证据的患者（*高血压急症*）和没有靶器官损害证据的患者（*亚急性高血压危象或者高血压重症*）[2,58~62]。在以往病例中，目标是根据临床表现在几分钟到几小时内降低25%平均动脉压，或者舒张压降到100~110mmHg；通常需要静脉治疗，有时候口服治疗也许足够。之后的病例中，过度降低血压不恰当，首选口服治疗，降低血压要在几小时到几天内达到目标。这两种情况，血压降得过快是有害的，可能导致脑梗死、失明、肾功能恶化和心肌缺血。

如果可以*口服治疗*并且没有靶器官损害的证据，适用标准的基础抗高血压治疗，同时患者应该被密切观察。常用起效快的短效药物，但是它们可迅速降低血压，需要注意。推荐的药物包括β受体阻滞剂拉贝洛尔，中枢药物可乐定，ACEI卡托普利，α受体阻滞剂哌唑嗪（尤其当循环中儿茶酚胺水平增高），钙离子拮抗剂如氨氯地平、非洛地平和伊拉地平都适合[61]。在容量超负荷的时候可以应用利尿药，但是高血压危象通常有容量不足，应用利尿药可能不合适。硝苯地平和卡托普利曾经舌下给药来获得快速的起效，但是这种用法的临床获益并不明显，通常认为硝苯地平不应使用[2,59,61,63]。

在急诊情况下，需要*肠外治疗*，选择治疗取决于伴随的临床情况[58,59,61,64,65]。静脉应用硝普钠是最常选择的药，但因为药物毒性的问题，需要密切监视[2,58,60,61]。多数情况可选择的药物还有静脉用拉贝洛尔、尼卡地平、非诺多巴，静脉用氯维地平也可以应用。其他的药物用于特殊情况，包括硝酸甘油（伴有冠状动脉缺血性疾病），酚妥拉明（用于嗜铬细胞瘤和其他儿茶酚胺过多的情况，如单胺氧化酶抑制剂与3-对羟苯基乙胺相互作用），依那普利（用于急性心衰），艾司洛尔（用于主动脉夹层形成或者围手术期），肼苯哒嗪（用于子痫，参见下文的**妊娠高血压**）。樟磺咪芬[59]和乌拉地尔[61]也可以应用。

儿童高血压急症处理与成人处理相似[57,66,67]。

外科手术期间的高血压　外科手术患者给予抗高血压治疗不但安全，而且有可能适合继续这些治疗，包括手术当天早晨[2,68]。

围手术期高血压可发生手术后，由于口服途径不合适，常需要频繁地静脉应用抗高血压药物控制血压。通常选择静脉使用硝普钠，其他药物包括硝酸甘油（尤其冠状动脉旁路移植术后）、拉贝洛尔、依那普利、艾司洛尔、非诺多巴、尼卡地平和氯维地平；二氮嗪、肼屈嗪和甲基多巴也曾应用[68~70]。

糖尿病患者的高血压　糖尿病患者群中高血压发病率是非糖尿病患者群的2倍，50%的2型糖尿病患者伴有高血压[71,72]。发病率增加的原因有争议，胰岛素抵抗与此有牵连[73]。除了大血管动脉粥样硬化的主要危险因素外，糖尿病患者高血压还可能是小血管疾病引起，这是糖尿病性肾病和糖尿病性视网膜病的危险因素。UK Prospective Diabetes Study（UKPDS）工作组认为[74]严格地控制血压（目标<150/85mmHg）可以减少2型糖尿病中糖尿病相关死亡和合并症的危险，包括糖尿病性视网膜病变。

药物干预治疗的阈值在糖尿病高血压患者比非糖尿病高血压患者低，治疗目标也降低。建议开始目标140/80mmHg[1]，多数指南中推荐最佳目标低于130/80mmHg[1,2,4,5,14,75]；对伴有肾脏病变的1型糖尿病患者，尤其强调更低目标。

所有主要抗高血压药物都可以用于糖尿病[76]，多数患者需要至少使用两种药物才能达到目标血压。推荐应用ACEI（血管紧张素Ⅱ受体拮抗药作为替代药物），因为有证据表明对于有肾脏病变患者有保护肾功能的获益。然而，一项系统性综述[77]发现，不考虑这些药物对血压的影响，它们在糖尿病患者特殊的肾脏保护获益的证据有限。利尿药及β受体阻滞剂对血糖和血脂代谢有潜在不良反应，应避免使用，但是当有适应证时可以使用。在UKPDS，用ACEI（卡托普利）或者β受体阻滞剂（阿替洛尔）治疗对于减少糖尿病并发症危险的作用等效，但是ACEI的耐受性更好[78]。虽然有人考虑钙通道阻滞剂药物的安全性，但长效钙通道阻滞剂也是一种合适选择[79]。

高血压和肾脏疾病　高血压与肾脏关系密切，肾脏在高血压发病中也起一定作用，也是高血压损害的主要靶器官。肾实质和肾血管疾病都会伴发高血压。在肾实质疾病中，高血压通常对于治疗有抵抗，需要包括血管扩张药的联合治疗。抗高血压治疗对这些患者也很重要，这样可以减缓肾脏疾病患者的肾功能衰退[80]。有证据表明 ACEI 的肾脏保护作用要大于其他抗高血压药[81,82]，虽然效果不确定，仍被推荐为基础治疗（血管紧张素Ⅱ受体拮抗剂作为替代药），通常与利尿药联合使用[1,2,5]。降低血压的作用与蛋白尿程度相关，研究表明，蛋白尿大于 1g/d 的患者可以从降低血压中获益[82]。目前指南[1,2,5]推荐有肾脏疾病患者，目标血压应低于 130/80mmHg；在蛋白尿大于或者等于 1g/d 的患者，血压治疗目标应低于 125/75mmHg[1]。

*肾血管性高血压*定义为由于一侧或者两侧肾动脉狭窄或者压迫导致的动脉高血压，最常见原因是动脉粥样硬化造成的狭窄[83]。肾脏低灌注状态导致肾素释放增加，随后血压增高。但是，肾血管性高血压和肾动脉狭窄的关系还不明确；两种情况可以简单共存，或者高血压可以引起狭窄，而不是其他情况[84,85]。

肾血管性高血压在临床很难区别，比原发性高血压的预后差，对治疗的顺从性差，有较高危险发展为急进性或恶性高血压，会导致受影响的肾脏发生不可逆性缺血性衰竭。

诊断肾血管性高血压的方法包括影像检查（如超声显像和血管造影）和功能测试（如卡托普利肾素试验）（见 **ACEI**，第1156页）；有或者没有血管紧张素转化酶抑制剂的肾脏闪烁造影术也会应用。

肾血管性高血压的最佳治疗尚不明确。肾血管性高血压的血压通常用抗高血压药来降压，但在肾动脉狭窄的患者，血管成形术已广泛应用，目的是保护肾脏功能。然而支持血管成形术优于内科治疗的证据较少；药物控制血压在一些研究中可证实获益[85,86]，尤其是双侧肾动脉狭窄患者，但是在最近的研究中没有获得支持[87]，两种方法治疗肾脏的预后相同。患者应用抗高血压药，引起肾脏血流减少从而导致肾脏功能的恶化，但是，血管成形术后突然的恢复也会造成肾脏功能恶化。特别关注的是应用 ACEI 或者血管紧张素Ⅱ受体拮抗剂会减少肾脏血流，因为有肾动脉狭窄，肾脏的灌注要依靠血管紧张素Ⅱ，肾血管性高血压通常被认为是应用 ACEI 的禁忌证，尤其是双侧肾动脉狭窄或狭窄只影响有功能的肾脏。然而，对于难治性高血压[88]需要应用这种药物，但是剂量要低而且应密切监测肾功能。（参见 **ACEI** 的**注意事项**项下，第1153页）。

高血压与妊娠 妊娠高血压会威胁母亲和胎儿生命。可能先前存在或者在妊娠时首次出现，包括妊娠晚期短暂高血压到先兆子痫和子痫。有多种定义，但是妊娠 20 周前存在的高血压通常持续时间较长，被认为是慢性高血压。20 周后出现的高血压（妊娠高血压）可能是短暂的高血压（妊娠导致的高血压）、慢性高血压或者先兆子痫。妊娠高血压通常定义为既往血压正常的妇女，至少在两次随机的情况下血压≥140/90mmHg；但如果产后 12 周血压恢复正常，被认为是短暂高血压[70]。先兆子痫是血压升高伴随着蛋白尿、凝血异常、肝脏功能异常，也可能出现水肿。先兆子痫可能会进展到子痫（一个惊厥过程）。

妊娠期间**妊娠高血压**或**既往存在高血压**的推荐治疗存在争议。多数慢性或短暂高血压的妇女为 1 级或 2 级高血压，并且在妊娠的短期内心血管并发症的危险低，治疗这类患者的获益尚不明确。通常一致认为血压≥170/110 mmHg，作为急诊需要治疗[5,89]；但是治疗较低血压的推荐目前尚不明了。当血压≥140/90 mmHg，建议治疗[5,89,90]。但目前证实服药可以改善母亲和孩子预后的证据较少，虽然严重高血压的发生率减少[91]。对既往存在高血压的妊娠妇女，有些指南允许停用抗高血压药，如血压超过了阈值可重新开始治疗[2,90,92]。但是，如果轻度高血压的妇女无论是否接受抗高血压治疗也有发展为先兆子痫的危险，应该密切监视。

对决定应用抗高血压药的*轻中度高血压*妇女，最佳药物治疗的选择尚未确定。既往存在高血压的妇女通常在妊娠期间应持续抗高血压治疗，但 ACEI 和血管紧张素Ⅱ受体拮抗剂在妊娠期可以改用其他替代药物。对于妊娠高血压，甲基多巴或 β 受体阻滞剂通常被选择，虽然只有少量证据表明与其他药物的结果有差异[91]。一项系统性综述[93]发现应用 β 受体阻滞剂没有实质获益的证据，但是另一项综述[91]发现 β 受体阻滞剂降低严重高血压的危险比甲基多巴更有效。甲基多巴的优点是对于婴儿长期预后安全，而 β 受体阻滞剂与胎儿生长迟缓相关，尤其是阿替洛尔[94~96]。硝苯地平[90,97]或者肼苯哒嗪[90]也可以使用。通常不推荐应用利尿药来控制妊娠期的高血压，因为理论上有加重先兆子痫的容量不足的危险，但是在实践中显示出安全；如果需要，可以应用[1,92]。

先兆子痫患者[90,98~102]的最终治疗是分娩（虽然先兆子痫也可以发生在产后[101]），但是如果母亲情况允许，通常是延迟生产来让胎儿成熟。给予抗高血压治疗可减少母亲的并发症，对于高危子痫患者，应该给予预防性的抗惊厥药，尤其是硫酸镁（参见第450页）。指导严重高血压选择降压治疗的证据有限[103]。甲基多巴或者 β 受体阻滞剂（推荐贝拉洛尔）通常作为一线药物；钙通道阻滞剂（如硝苯地平）可作为替代药物。但是在急性先兆子痫或者马上分娩时，可通过非口服途径给予抗高血压药。静脉肼苯哒嗪广泛应用[2,101,104]，但有些证据表明其疗效比其他药物低，且不良反应更多[105]，一些指南推荐避免使用该药[5]。也可以使用口服或者静脉贝拉洛尔、静脉用尼卡地平和口服硝苯地平，有些患者也可以使用硝普钠[2,5,102,104]。其他静脉用抗高血压药包括二氮嗪、可乐定。

先兆子痫的预防 已经有一些研究探讨了先兆子痫的预防措施[106]，小剂量阿司匹林获益证据最多。虽然单个的阿司匹林研究结果不同，但是荟萃分析[107,108]认为阿司匹林可以中度减少发展成先兆子痫和并发症（如婴儿死亡、分娩早产儿）的危险性，高危险人群获益更多。在英国，NICE[104]推荐，有两个或者两个以上的中度危险因素（第一次妊娠、≥40 岁、怀孕间隔大于 10 年、BMI≥35kg/m²、先兆子痫家族史、多产妊娠）或者一个高度危险因素（既往妊娠高血压病史、慢性肾脏疾病、自身免疫性疾病包括抗磷脂综合征、糖尿病、慢性高血压）的妊娠妇女应每日口服阿司匹林 75mg，从妊娠 12 周到出生。

其他用于预防先兆子痫的药物包括一氧化氮供体、孕酮、利尿药和低分子肝素，但由于相关证据缺乏，NICE[104]不推荐使用。补充钙质可以减少妊娠导致的高血压和先兆子痫的危险，虽然作用没有确定[109]。有些证据认为补充抗氧化剂维生素 C 和维生素 E 可以获益，但是未被证实[110,111]。

1. Williams B, *et al.* Guidelines for management of hypertension: report of the fourth working party of the British Hypertension Society, 2004—BHS IV. *J Hum Hypertens* 2004; **18:** 139–185. Also available at: http://www.bhsoc.org/pdfs/BHS_IV_Guidelines.pdf (accessed 27/06/06)
2. Chobanian AV, *et al.* Seventh report of the joint national committee on prevention, detection, evaluation, and treatment of high blood pressure (JNC 7). *Hypertension* 2003; **42:** 1206–52. Also available at: http://www.nhlbi.nih.gov/guidelines/hypertension/jnc7full.pdf (accessed 08/02/06)
3. NICE. Hypertension: management of hypertension in adults in primary care (Clinical guideline 34: issued June 2006: includes update of NICE clinical guideline 18). Available at: http://www.nice.org.uk/nicemedia/pdf/CG034NICEguideline.pdf (accessed 08/01/08)
4. WHO, International Society of Hypertension Writing Group. 2003 World Health Organization (WHO)/International Society of Hypertension (ISH) statement on management of hypertension. *J Hypertens* 2003; **21:** 1983–92. Also available at: http://www.who.int/cardiovascular_diseases/guidelines/hypertension_guidelines.pdf (accessed 16/01/08)
5. Mancia G, *et al.* 2007 Guidelines for the management of arterial hypertension: The Task Force for the Management of Arterial Hypertension of the European Society of Hypertension (ESH) and of the European Society of Cardiology (ESC). *Eur Heart J* 2007; **28:** 1462–536. Also available at: http://www.escardio.org/guidelines-surveys/esc-guidelines/GuidelinesDocuments/guidelines-AH-FT.pdf (accessed 26/08/08)
6. Kaplan NM, Opie LH. Controversies in hypertension. *Lancet* 2006; **367:** 168–76.
7. Messerli FH, *et al.* Essential hypertension. *Lancet* 2007; **370:** 591–603.
8. Moser M, Setaro JF. Resistant or difficult-to-control hypertension. *N Engl J Med* 2006; **355:** 385–92.
9. Chobanian AV. The hypertension paradox—more uncontrolled disease despite improved therapy. *N Engl J Med* 2009; **361:** 878–87. Correction. *ibid.*; 1516.
10. Pickering TG, *et al.* Recommendations for blood pressure measurement in humans and experimental animals: part 1: blood pressure measurement in humans: a statement for professionals from the Subcommittee of Professional and Public Education of the American Heart Association Council on High Blood Pressure Research. *Circulation* 2005; **111:** 697–716. Also available at: http://circ.ahajournals.org/cgi/reprint/111/5/697.pdf (accessed 06/03/08)
11. O'Brien E, *et al.* Use and interpretation of ambulatory blood pressure monitoring: recommendations of the British Hypertension Society. *BMJ* 2000; **320:** 1128–34. Also available at: http://www.bmj.com/cgi/reprint/320/7242/1128.pdf (accessed 10/03/08)
12. Kornitzer M, *et al.* Epidemiology of risk factors for hypertension: implications for prevention and therapy. *Drugs* 1999; **57:** 695–712.
13. Oparil S, *et al.* Pathogenesis of hypertension. *Ann Intern Med* 2003; **139:** 761–76.
14. AACE Hypertension Task Force. American Association of Clinical Endocrinologists medical guidelines for clinical practice for the diagnosis and treatment of hypertension. *Endocr Pract* 2006; **12:** 193–222.
Also available at: http://www.aace.com/pub/pdf/guidelines/HypertensionGuidelines.pdf (accessed 06/03/08)
15. Andersson OK, *et al.* Survival in treated hypertension: follow up study after two decades. *BMJ* 1998; **317:** 167–71.
16. Writing Group of the PREMIER Collaborative Research Group. Effects of comprehensive lifestyle modification on blood pressure control: main results of the PREMIER clinical trial. *JAMA* 2003; **289:** 2083–93.
17. Elmer PJ, *et al.* PREMIER Collaborative Research Group. Effects of comprehensive lifestyle modification on diet, weight, physical fitness, and blood pressure control: 18-month results of a randomized trial. *Ann Intern Med* 2006; **144:** 485–95.
18. Whelton PK, *et al.* Primary prevention of hypertension: clinical and public health advisory from The National High Blood Pressure Education Program. *JAMA* 2002; **288:** 1882–8.
19. Julius S, *et al.* Trial of Preventing Hypertension (TROPHY) Study Investigators. Feasibility of treating prehypertension with an angiotensin-receptor blocker. *N Engl J Med* 2006; **354:** 1685–97.
20. Turnbull F, *et al.* Blood Pressure Lowering Treatment Trialists' Collaboration. Effects of different regimens to lower blood pressure on major cardiovascular events in older and younger adults: meta-analysis of randomised trials. Abridged version: *BMJ* 2008; **336:** 1121–3. Full version: http://www.bmj.com/cgi/reprint/336/7653/1121.pdf (accessed 16/07/08)
21. Musini VM, *et al.* Pharmacotherapy for hypertension in the elderly. Available in The Cochrane Database of Systematic Reviews; Issue 4. Chichester: John Wiley; 2009 (accessed 21/05/10).
22. Chobanian AV. Isolated systolic hypertension in the elderly. *N Engl J Med* 2007; **357:** 789–96.
23. Gueyffier F, *et al.* Antihypertensive drugs in very old people: a subgroup meta-analysis of randomised controlled trials. *Lancet* 1999; **353:** 793–6.
24. Beckett NS, *et al.* HYVET Study Group. Treatment of hypertension in patients 80 years of age or older. *N Engl J Med* 2008; **358:** 1887–98.
25. Staessen JA. Potential adverse effects of blood pressure lowering—J-curve revisited. *Lancet* 1996; **348:** 696–7.
26. Messerli FH, *et al.* Dogma disputed: can aggressively lowering blood pressure in hypertensive patients with coronary artery disease be dangerous? *Ann Intern Med* 2006; **144:** 884–93.
27. Boutitie F, *et al.* J-shaped relationship between blood pressure and mortality in hypertensive patients: new insights from a meta-analysis of individual-patient data. *Ann Intern Med* 2002; **136:** 438–48.
28. Hansson L, *et al.* Effects of intensive blood-pressure lowering and low-dose aspirin in patients with hypertension: principal results of the Hypertension Optimal Treatment (HOT) randomised trial. *Lancet* 1998; **351:** 1755–62.
29. Prospective Studies Collaboration. Age-specific relevance of usual blood pressure to vascular mortality: a meta-analysis of individual data for one million adults in 61 prospective studies. *Lancet* 2002; **360:** 1903–13. Correction. *ibid.* 2003; **361:** 1060.
30. Verdecchia P, *et al.* Usual versus tight control of systolic blood pressure in non-diabetic patients with hypertension (Cardio-Sis): an open-label randomised trial. *Lancet* 2009; **374:** 525–33.
31. Rosendorff C, *et al.* Treatment of hypertension in the prevention and management of ischemic heart disease: a scientific statement from the American Heart Association Council for High Blood Pressure Research and the Councils on Clinical Cardiology and Epidemiology and Prevention. *Circulation* 2007; **115:** 2761–88. Correction. *ibid.* **116:** e121. Also available at: http://circ.ahajournals.org/cgi/reprint/115/21/2761.pdf (accessed 06/03/08)
32. Brown MJ. Matching the right drug to the right patient in essential hypertension. *Heart* 2001; **86:** 113–20.
33. August P. Initial treatment of hypertension. *N Engl J Med* 2003; **348:** 610–17.
34. Neaton JD, *et al.* Treatment of mild hypertension study: final results. *JAMA* 1993; **270:** 713–24.
35. Materson BJ, *et al.* Single-drug therapy for hypertension in men: a comparison of six antihypertensive agents with placebo. *N Engl J Med* 1993; **328:** 914–21. Correction. *ibid.* 1994; **330:** 1689.
36. Bennet NE. Hypertension in the elderly. *Lancet* 1994; **344:** 447–9.
37. Brewster LM, *et al.* Systematic review: antihypertensive drug therapy in black patients. *Ann Intern Med* 2004; **141:** 614–27.
38. Khan N, McAlister FA. Re-examining the efficacy of β-blockers for the treatment of hypertension: a meta-analysis. *CMAJ* 2006; **174:** 1737–42.
39. The ALLHAT Officers and Coordinators for the ALLHAT Collaborative Research Group. Major cardiovascular events in hypertensive patients randomized to doxazosin vs chlorthalidone: the Antihypertensive and Lipid-Lowering Treatment to Prevent Heart Attack Trial (ALLHAT). *JAMA* 2000; **283:** 1967–75.
40. Epstein BJ, *et al.* Dihydropyridine calcium channel antagonists in the management of hypertension. *Drugs* 2007; **67:** 1309–27.
41. Klingbeil AU, *et al.* A meta-analysis of the effects of treatment on left ventricular mass in essential hypertension. *Am J Med* 2003; **115:** 41–6.
42. Taddei S, *et al.* Effects of antihypertensive drugs on endothelial dysfunction: clinical implications. *Drugs* 2002; **62:** 265–84.
43. Devereux RB, *et al.* Prognostic significance of left ventricular mass change during treatment of hypertension. *JAMA* 2004; **292:** 2350–6.
44. Blood Pressure Lowering Treatment Trialists' Collaboration. Effects of different blood-pressure-lowering regimens on major cardiovascular events: results of prospectively-designed overviews of randomised trials. *Lancet* 2003; **362:** 1527–35.
45. The ALLHAT Officers and Coordinators for the ALLHAT Collaborative Research Group. Major outcomes in high-risk hypertensive patients randomized to angiotensin-converting enzyme inhibitor or calcium channel blocker vs diuretic: The Antihypertensive and Lipid-Lowering Treatment to Prevent Heart Attack Trial (ALLHAT). *JAMA* 2002; **288:** 2981–97. Correction. *ibid.* 2003; **289:** 178.
46. Dahlöf B, *et al.* Prevention of cardiovascular events with an antihypertensive regimen of amlodipine adding perindopril as required versus atenolol adding bendroflumethiazide as required, in the Anglo-Scandinavian Cardiac Outcomes Trial-Blood Pressure Lowering Arm (ASCOT-BPLA): a multicentre randomised controlled trial. *Lancet* 2005; **366:** 895–906.
47. Lindholm LH, *et al.* Should β blockers remain first choice in the treatment of primary hypertension? A meta-analysis. *Lancet* 2005; **366:** 1545–53.
48. Wiysonge CSU, *et al.* Beta-blockers for hypertension. Available in The Cochrane Database of Systematic Reviews; Issue 1. Chichester: John Wiley; 2007 (accessed 15/01/08).
49. Wald DS, *et al.* Combination therapy versus monotherapy in re-

ducing blood pressure: meta-analysis on 11,000 participants from 42 trials. *Am J Med* 2009; **122:** 290–300.
50. Waeber B, *et al.* Fixed-dose combinations as initial therapy for hypertension: a review of approved agents and a guide to patient selection. *Drugs* 2009; **69:** 1761–76.
51. Feldman RD, *et al.* A simplified approach to the treatment of uncomplicated hypertension: a cluster randomized, controlled trial. *Hypertension* 2009; **53:** 646–53.
52. Calhoun DA, *et al.* Resistant hypertension: diagnosis, evaluation, and treatment: a scientific statement from the American Heart Association Professional Education Committee of the Council for High Blood Pressure Research. *Circulation* 2008; **117:** e510–e26. Also available at: http://circ.ahajournals.org/cgi/reprint/117/25/e510 (accessed 22/05/09) Also published in *Hypertension* 2008; **51:** 1403–19. Also available at: http://hyper.ahajournals.org/cgi/reprint/51/6/1403 (accessed 22/05/09)
53. van den Bosch WJHM, *et al.* Withdrawal of antihypertensive drugs in selected patients. *Lancet* 1994; **343:** 1157.
54. Aylett MJ, *et al.* Withdrawing antihypertensive drugs. *Lancet* 1994; **343:** 1512.
55. Nelson MR, *et al.* Predictors of normotension on withdrawal of antihypertensive drugs in elderly patients: prospective study in second Australian national blood pressure study cohort. *BMJ* 2002; **325:** 815–17.
56. Flynn JT, Daniels SR. Pharmacologic treatment of hypertension in children and adolescents. *J Pediatr* 2006; **149:** 746–54.
57. National High Blood Pressure Education Program Working Group on High Blood Pressure in Children and Adolescents. The fourth report on the diagnosis, evaluation, and treatment of high blood pressure in children and adolescents. *Pediatrics* 2004; **114** (suppl 2): 555–76. Available at: http://pediatrics.aappublications.org/cgi/reprint/114/2/S2/555 (accessed 15/01/08)
58. Vaughan CJ, Delanty N. Hypertensive emergencies. *Lancet* 2000; **356:** 411–17.
59. Varon J, Marik PE. Clinical review: the management of hypertensive crises. *Crit Care* 2003; **7:** 374–84.
60. Vidt DG. Hypertensive crises: emergencies and urgencies. *J Clin Hypertens (Greenwich)* 2004; **6:** 520–5.
61. Rosei EA, *et al.* European Society of Hypertension Scientific Newsletter: treatment of hypertensive urgencies and emergencies. *J Hypertens* 2006; **24:** 2482–3.
62. Varon J. Treatment of acute severe hypertension: current and newer agents. *Drugs* 2008; **68:** 283–97.
63. Grossman E, *et al.* Should a moratorium be placed on sublingual nifedipine capsules for hypertensive emergencies and pseudoemergencies? *JAMA* 1996; **276:** 1328–31.
64. Rhoney D, Peacock WF. Intravenous therapy for hypertensive emergencies: part 1. *Am J Health-Syst Pharm* 2009; **66:** 1343–52. Correction. *ibid.*; 1687. [dose]
65. Rhoney D, Peacock WF. Intravenous therapy for hypertensive emergencies: part 2. *Am J Health-Syst Pharm* 2009; **66:** 1448–57.
66. Constantine E, Linakis J. The assessment and management of hypertensive emergencies and urgencies in children. *Pediatr Emerg Care* 2005; **21:** 391–6.
67. Suresh S, *et al.* Emergency management of pediatric hypertension. *Clin Pediatr (Phila)* 2005; **44:** 739–45.
68. Erstad BL, Barletta JF. Treatment of hypertension in the perioperative patient. *Ann Pharmacother* 2000; **34:** 66–79.
69. Haas CE, LeBlanc JM. Acute postoperative hypertension: a review of therapeutic options. *Am J Health-Syst Pharm* 2004; **61:** 1661–73.
70. Feneck R. Drugs for the perioperative control of hypertension: current issues and future directions. *Drugs* 2007; **67:** 2023–44.
71. Deedwania PC. Hypertension and diabetes: new therapeutic options. *Arch Intern Med* 2000; **160:** 1585–94.
72. Dobesh PP. Managing hypertension in patients with type 2 diabetes mellitus. *Am J Health-Syst Pharm* 2006; **63:** 1140–9.
73. Reaven GM, *et al.* Hypertension and associated metabolic abnormalities—the role of insulin resistance and the sympathoadrenal system. *N Engl J Med* 1996; **334:** 374–81.
74. UK Prospective Diabetes Study Group. Tight blood pressure control and risk of macrovascular and microvascular complications in type 2 diabetes: UKPDS 38. *BMJ* 1998; **317:** 703–13.
75. American Diabetes Association. Hypertension management in adults with diabetes. *Diabetes Care* 2004; **27** (suppl 1): S65–S67. Also available at: http://care.diabetesjournals.org/cgi/reprint/27/suppl_1/s65.pdf (accessed 13/05/04)
76. Kaplan NM. Management of hypertension in patients with type 2 diabetes mellitus: guidelines based on current evidence. *Ann Intern Med* 2001; **135:** 1079–83.
77. Casas JP, *et al.* Effect of inhibitors of the renin-angiotensin system and other antihypertensive drugs on renal outcomes: systematic review and meta-analysis. *Lancet* 2005; **366:** 2026–33.
78. UK Prospective Diabetes Study Group. Efficacy of atenolol and captopril in reducing risk of macrovascular and microvascular complications in type 2 diabetes: UKPDS 39. *BMJ* 1998; **317:** 713–20.
79. Grossman E, Messerli FH. Are calcium antagonists beneficial in diabetic patients with hypertension? *Am J Med* 2004; **116:** 44–9.
80. Salvetti A, *et al.* Renal protection and antihypertensive drugs: current status. *Drugs* 1999; **57:** 665–93.
81. Wright JT, *et al.* Effect of blood pressure lowering and antihypertensive drug class on progression of hypertensive kidney disease: results from the AASK trial. *JAMA* 2002; **288:** 2421–31. Correction. *ibid.* 2006; **295:** 2726.
82. Jafar TH, *et al.* Progression of chronic kidney disease: the role of blood pressure control, proteinuria, and angiotensin-converting enzyme inhibition: a patient-level meta-analysis. *Ann Intern Med* 2003; **139:** 244–52.
83. Rosenfield K, Jaff MR. An 82-year-old woman with worsening hypertension: review of renal artery stenosis. *JAMA* 2008; **300:** 2036–44.
84. Main J. Atherosclerotic renal artery stenosis, ACE inhibitors, and avoiding cardiovascular death. *Heart* 2005; **91:** 548–52.
85. Balk E, *et al.* Comparative effectiveness of management strategies for renal artery stenosis: a systematic review. *Ann Intern Med* 2006; **145:** 901–12.
86. Nordmann AJ, *et al.* Balloon angioplasty or medical therapy for hypertensive patients with atherosclerotic renal artery stenosis? A meta-analysis of randomized controlled trials. *Am J Med* 2003; **114:** 44–50.
87. Wheatley K, *et al.* ASTRAL Investigators. Revascularization versus medical therapy for renal-artery stenosis. *N Engl J Med* 2009; **361:** 1953–62.
88. Navis G, *et al.* ACE inhibitors and the kidney: a risk-benefit assessment. *Drug Safety* 1996; **15:** 200–211.
89. Rey É. Report of the Canadian Hypertension Society Consensus Conference: pharmacologic treatment of hypertensive disorders in pregnancy. *Can Med Assoc J* 1997; **157:** 1245–54. Also available at: http://www.cmaj.ca/cgi/reprint/157/9/1245.pdf (accessed 06/03/08)
90. James PR, Nelson-Piercy C. Management of hypertension before, during, and after pregnancy. *Heart* 2004; **90:** 1499–1504.
91. Abalos E, *et al.* Antihypertensive drug therapy for mild to moderate hypertension during pregnancy. Available in The Cochrane Database of Systematic Reviews; Issue 1. Chichester: John Wiley; 2007 (accessed 15/01/08).
92. Task Force on the Management of Cardiovascular Diseases During Pregnancy of the European Society of Cardiology. Expert consensus document on management of cardiovascular diseases during pregnancy. *Eur Heart J* 2003; **24:** 761–81. Also available at: http://www.escardio.org/guidelines-surveys/esc-guidelines/GuidelinesDocuments/guidelines-CVD-pregnancy-FT.pdf (accessed 26/08/08)
93. Magee LA, Duley L. Oral beta-blockers for mild to moderate hypertension during pregnancy. Available in The Cochrane Database of Systematic Reviews; Issue 3. Chichester: John Wiley; 2003 (accessed 18/05/06).
94. Magee LA, *et al.* Management of hypertension in pregnancy. *BMJ* 1999; **318:** 1332–6.
95. Garovic VD. Hypertension in pregnancy: diagnosis and treatment. *Mayo Clin Proc* 2000; **75:** 1071–6.
96. Magee LA. Treating hypertension in women of child-bearing age and during pregnancy. *Drug Safety* 2001; **24:** 457–74.
97. Powrie RO. A 30-year-old woman with chronic hypertension trying to conceive. *JAMA* 2007; **298:** 1548–58.
98. Walker JJ. Pre-eclampsia. *Lancet* 2000; **356:** 1260–5.
99. Sibai B, *et al.* Pre-eclampsia. *Lancet* 2005; **365:** 785–99.
100. Duley L, *et al.* Management of pre-eclampsia. *BMJ* 2006; **332:** 463–8.
101. Royal College of Obstetricians and Gynaecologists. The management of severe pre-eclampsia/eclampsia (March 2006). Available at: http://www.rcog.org.uk/files/rcog-corp/uploaded-files/GT10aManagementPreeclampsia2006.pdf (accessed 16/08/10)
102. McCoy S, Baldwin K. Pharmacotherapeutic options for the treatment of preeclampsia. *Am J Health-Syst Pharm* 2009; **66:** 337–44.
103. Duley L, *et al.* Drugs for treatment of very high blood pressure during pregnancy. Available in The Cochrane Database of Systematic Reviews; Issue 3. Chichester: John Wiley; 2006 (accessed 16/01/08).
104. NICE. Hypertension in pregnancy: the management of hypertensive disorders during pregnancy (issued August 2010). Available at: http://www.nice.org.uk/nicemedia/live/13098/50475/50475.pdf (accessed 26/08/10)
105. Magee LA, *et al.* Hydralazine for treatment of severe hypertension in pregnancy: meta-analysis. *BMJ* 2003; **327:** 955–60.
106. Briceño-Pérez C, *et al.* Prediction and prevention of preeclampsia. *Hypertens Pregnancy* 2009; **28:** 138–55.
107. Duley L, *et al.* Antiplatelet agents for preventing pre-eclampsia and its complications. Available in The Cochrane Database of Systematic Reviews; Issue 2. Chichester: John Wiley; 2007 (accessed 30/11/07).
108. Askie LM, *et al.* PARIS Collaborative Group. Antiplatelet agents for prevention of pre-eclampsia: a meta-analysis of individual patient data. *Lancet* 2007; **369:** 1791–8.
109. Hofmeyr GJ, *et al.* Calcium supplementation during pregnancy for preventing hypertensive disorders and related problems. Available in The Cochrane Database of Systematic Reviews; Issue 8. Chichester: John Wiley; 2010 (accessed 13/08/10).
110. Rumbold A, *et al.* Antioxidants for preventing pre-eclampsia. Available in The Cochrane Database of Systematic Reviews; Issue 1. Chichester: John Wiley; 2008 (accessed 18/05/09).
111. Roberts JM, *et al.* Vitamins C and E to prevent complications of pregnancy-associated hypertension. *N Engl J Med* 2010; **362:** 1282–91.

低血压

正如讨论高血压方面，诸多因素影响血压，所以很难给低血压定义绝对标准。慢性血压升高和心血管风险之间的联系已确定，正常血压的定义正是以这一危险因素为基础。成人收缩压低于 130mmHg、舒张压低于 85mmHg（低于 130/85mmHg）被广泛地认为是正常血压。然而近期指南[1,2]建议正常血压低于 120/80mmHg 更合理。精确的安全血压应在这些血压值之下多少至今仍未确定。虽然急性低血压会导致晕厥（不省人事）或休克等症状，但慢性低血压导致的后果却未阐明。因此现有很多的国家和国际高血压诊断和治疗指南，却没有公认的低血压定义。

虽然定义低血压有诸多不利因素，但现有的几种急性和慢性低血压症状已被认可。

低血压可能发生在出血性休克或其他形式的休克之后，处理此类急性和潜在低血压通常进行扩容和应用血管升压药物（见**休克**，第1143页）；拟交感神经药的收缩血管作用，例如去甲肾上腺素和多巴胺在血压非常低时有显著作用。另一方面低血压会发生在麻醉和外科手术过程中，脊髓或硬（脊）膜外阻滞比其他麻醉方式伴有更大风险因素。低血压起因于静脉扩张和心排血量减少，静脉扩张和心排血量减少是由于交感神经阻滞，通常的处理还是使用拟交感神经药（尤其是麻黄碱或去氧肾上腺素）（见第1487页）。

复发性急性低血压也时常发生。包括体位性（直立性）低血压和神经介导性低血压；二者都是晕厥的重要因素[3~5]。直立性低血压可能是由于自主神经调节障碍和血管收缩反射缺失，也与站起或（和）血容量不足有关。药物治疗通常应用氟氢可的松（见第1460页）。神经介导性低血压的治疗用药仍未明确[4~12]。

神经介导性低血压（神经心源性晕厥、神经介导反射性晕厥、血管减压性晕厥或血管迷走神经性晕厥）是引起心脏结构正常人反复头晕（昏厥前期）和晕厥的主要原因。神经介导性低血压的特征为反复神经心源性晕厥反射；尽管机制未完全明确，但是心脏灌注减少、刺激心脏感受器、反应性出现高血压和不恰当的自主反射导致血管舒张、心动过缓和低血压。需要通过诊断性试验排除结构性或心律失常的心脏疾病导致的晕厥。倾斜试验是确诊必需的[5]。治疗主要包括非药物措施，例如避免诱因、增加饮食的盐量和液体热卡摄取量和物理手法，例如在晕厥前（期）发生时，可交叉双腿或绷紧肌肉[4,5,10~12]。尽管倾斜训练有效，但是让患者运动有困难[4,5]。有些患者需要心脏起搏，尽管心脏起搏的益处证据有限[4,5,13]。

药物治疗神经介导的低血压存在争议，而且并无太多证据表明药物有效[3~7,9,10,14]。氟氢可的松和β受体阻滞剂已被广泛应用，但是β受体阻滞剂的对照试验[15,16]没有发现β受体阻滞剂优于安慰剂组的证据，且β受体阻滞剂的不良反应也可能增加，一般应避免[5,9]。有证据表明血管收缩药（如甲氧胺福林，一种α受体激动剂）有效[17,18]，这类药可能对一些患者起作用[4~6,10]。丙吡胺也可应用，但不作为一线药物[9]。选择性 5-羟色胺再吸收抑制剂对有些病例有效[6~8]。抗毒蕈碱类药物也被应用[7,9]，如溴丙胺太林。

一个有争议的问题：亚健康的一般和非特异症状，如精神怠惰和乏力、抑郁和焦虑可能是慢性低血压的标志（如收缩压低于 110mmHg 或舒张压低于 60mmHg）[19]。在英国和美国此类协会还没有完全接受，而一些欧洲国家（例如德国）的大量的制剂可用于治疗，通常包括拟交感神经药。有些证据表明抑郁[20~22]和亚健康[23]都和低血压相关，也可能和认知缺损有关[24]。研究已经建议慢性疲乏综合征和神经介导的[25,26]或体位性[27]低血压有关。然而，任何治疗适应证都未明确。

1. Chobanian AV, *et al.*. The seventh report of the Joint National Committee on prevention, detection, evaluation, and treatment of high blood pressure: the JNC 7 report. *JAMA* 2003; **289:** 2560–72. Correction. *ibid.*; **290:** 197. Also available at: http://www.nhlbi.nih.gov/guidelines/hypertension/jnc7full.pdf (accessed 08/02/06)
2. Mancia G, *et al.* 2007 Guidelines for the management of arterial hypertension: The Task Force for the Management of Arterial Hypertension of the European Society of Hypertension (ESH) and of the European Society of Cardiology (ESC). *Eur Heart J* 2007; **28:** 1462–536. Also available at: http://eurheartj.oxfordjournals.org/cgi/reprint/28/12/1462.pdf (accessed 13/08/08)
3. Brignole M. Diagnosis and treatment of syncope. *Heart* 2007; **93:** 130–6.
4. Benditt DG, Nguyen JT. Syncope: therapeutic approaches. *J Am Coll Cardiol* 2009; **53:** 1741–51.
5. Moya A, *et al.* Guidelines for the diagnosis and management of syncope (version 2009): the Task Force for the Diagnosis and Management of Syncope of the European Society of Cardiology (ESC). *Eur Heart J* 2009; **30:** 2631–71. Also available at: http://www.escardio.org/guidelines-surveys/esc-guidelines/GuidelinesDocuments/guidelines-syncope-FT.pdf (accessed 07/04/10)
6. Benditt DG, *et al.* Pharmacotherapy of neurally mediated syncope. *Circulation* 1999; **100:** 1242–8.
7. Fenton AM, *et al.* Vasovagal syncope. *Ann Intern Med* 2000; **133:** 714–25.
8. Gatzoulis KA, Toutouzas PK. Neurocardiogenic syncope: aetiology and management. *Drugs* 2001; **61:** 1415–23.
9. Chen-Scarabelli C, Scarabelli TM. Neurocardiogenic syncope. *BMJ* 2004; **329:** 336–41.
10. Grubb BP. Neurocardiogenic syncope. *N Engl J Med* 2005; **352:** 1004–10.
11. Chen LY, *et al.* Management of syncope in adults: an update. *Mayo Clin Proc* 2008; **83:** 1280–93.
12. Parry SW, Tan MP. An approach to the evaluation and management of syncope in adults. Summary article: *BMJ* 2010; **340:** c880. Full version: http://www.bmj.com/cgi/content/full/340/feb19_1/c880?view=long&pmid=20172928 (accessed 07/04/10)
13. Connolly SJ, *et al.* Pacemaker therapy for prevention of syncope in patients with recurrent severe vasovagal syncope: Second Vasovagal Pacemaker Study (VPS II): a randomized trial. *JAMA* 2003; **289:** 2224–9.
14. Parry SW, *et al.* The Newcastle protocols 2008: an update on head-up tilt table testing and the management of vasovagal syncope and related disorders. *Heart* 2009; **95:** 416–20.
15. Flevari P, *et al.* Vasovagal syncope: a prospective, randomized, crossover evaluation of the effect of propranolol, nadolol and placebo on syncope recurrence and patients' well-being. *J Am Coll Cardiol* 2002; **40:** 499–504.
16. Sheldon R, *et al.* Prevention of Syncope Trial (POST): a randomized, placebo-controlled study of metoprolol in the prevention of vasovagal syncope. *Circulation* 2006; **113:** 1164–70.
17. Ward CR, *et al.* Midodrine: a role in the management of neuro-

cardiogenic syncope. *Heart* 1998; **79:** 45–9.
18. Zhang Q, *et al.* The efficacy of midodrine hydrochloride in the treatment of children with vasovagal syncope. *J Pediatr* 2006; **149:** 777–80.
19. Mann A. Psychiatric symptoms and low blood pressure. *BMJ* 1992; **304:** 64–5.
20. Barrett-Connor E, Palinkas LA. Low blood pressure and depression in older men: a population based study. *BMJ* 1994; **308:** 446–9.
21. Paterniti S, *et al.* Low blood pressure and risk of depression in the elderly: a prospective community-based study. *Br J Psychiatry* 2000; **176:** 464–7.
22. Jorm AF. Association of hypotension with positive and negative affect and depressive symptoms in the elderly. *Br J Psychiatry* 2001; **178:** 553–5.
23. Rosengren A, *et al.* Low systolic blood pressure and self perceived wellbeing in middle aged men. *BMJ* 1993; **306:** 243–6.
24. Duschek S, *et al.* Reduced cognitive performance and prolonged reaction time accompany moderate hypotension. *Clin Auton Res* 2003; **13:** 427–32.
25. Rowe PC, *et al.* Is neurally mediated hypotension an unrecognised cause of chronic fatigue? *Lancet* 1995; **345:** 623–4.
26. Bou-Holaigah I, *et al.* The relationship between neurally mediated hypotension and the chronic fatigue syndrome. *JAMA* 1995; **274:** 961–7.
27. Streeten DHP, *et al.* The roles of orthostatic hypotension, orthostatic tachycardia, and subnormal erythrocyte volume in the pathogenesis of the chronic fatigue syndrome. *Am J Med Sci* 2000; **320:** 1–8.

缺血性心脏病

缺血性心脏病（包括冠状动脉心脏病和冠状动脉病）涵盖了一系列由于心肌血液供应不足引起的疾病，从稳定性心绞痛到急性心肌梗死。它通常伴随着冠状动脉粥样硬化（第1120页）。

在稳定性心绞痛（第1118页）中，是动脉粥样硬化斑块对血液流动的慢性限制。休息时心肌血液供应充分，但在运动中或在其他心肌氧需增加的情况发生心肌缺血和疼痛；但是心肌没有永久损坏。

在急性冠状动脉综合征中，斑块破裂导致血栓形成和急性动脉堵塞，在休息时发生心肌缺血和疼痛。如果堵塞是暂时的，不会永久损害心脏（不稳定性心绞痛）；延长堵塞可能导致心肌坏死，从非 ST 段抬高到急性 ST 段抬高性心肌梗死。急性冠状动脉综合征中无 ST 段抬高（不稳定性心绞痛和非 ST 段抬高性心肌梗死）的治疗与心绞痛相似，并在心绞痛（第1118页）中有描述；急性 ST 段抬高性心肌梗死则另描述（见下文）。

川崎病

心血管影响包括冠状动脉异常是川崎病的主要并发症，也称为儿童皮肤黏膜淋巴结综合征。普通免疫球蛋白和阿司匹林常用于起始治疗；抗血小板治疗，通常用阿司匹林维持较长时间，以预防冠状动脉血栓形成。更多关于川崎病的详细治疗见**正常免疫球蛋白**项下，第2148页。

心肌梗死

心肌梗死属于急性冠脉综合征（第1117页），由于急性缺血导致心肌坏死。在初始阶段，临床症状与不稳定性心绞痛相似，但是心肌不可逆损伤导致坏死和长期的并发症。由于检测心肌坏死准确性得到改进，心肌梗死的定义有了显著变化。目前认为与临床缺血相关的任何程度的坏死都应被定义为心肌梗死[1]，由于预后差，该定义包括既往列为不稳定性心绞痛者。然而，大多数的治疗依据是基于早期的分类，实践中对急性心肌梗死的诊断通常依据临床情况，确诊根据特征性的临床症状、ECG 改变（ST 段抬高或束支阻滞）以及生化标记物的改变。下文将讨论急性 ST 段抬高性心肌梗死（STEMI）的治疗；非 ST 段抬高性心肌梗死（NSTEMI）的治疗在心绞痛（第1118页）中有描述。

尽管发病率在下降，但心肌梗死仍是西方国家患者死亡的首要原因。阿司匹林和再灌注技术改变了急性 STEMI 的治疗，但多在 1h 内猝死，未能得到及时治疗。急性 STEMI 的新治疗方法降低了住院患者的死亡率。及早确诊和治疗非常重要，存活率能进一步提高。危险患者和总体人群一级预防也很重要（见**降低心血管危险**，第1124页）。心肌梗死幸存患者是再次发生心血管事件的高危人群，常发展为心肌梗死并发症，如心律失常、左心室衰竭、持续性心绞痛和静脉血栓栓塞。因此急性 STEMI 的治疗包括早期急性情况的治疗、长期治疗减少幸存者的复发风险和预防并发症的发生。

心肌缺血一般是因为冠状动脉闭塞引起，后者通常由于该处新发生的粥样斑块破裂血栓形成所致；少数患者发生冠状动脉栓塞或痉挛、动脉炎、特发性血栓形成，或由于嗜铬细胞瘤引起突发严重高血压。冠状动脉闭塞直接后果是心肌缺血，进一步导致心脏收缩功能受损、心律失常，最终心肌细胞死亡。术语“心脏发作”描述的是心源性猝死和心肌梗死。猝死通常是由于心室颤动，在心室颤动复苏的患者中大多数是心肌梗死发展的特点或有冠状动脉疾病。许多心肌梗死的病例无症状，或是“无痛性”，此类患者只能根据 ECG 特征性改变进行诊断[2]。

早期治疗 指南[3~7]推荐[8]，且综述[9~14]强调对急性心肌梗死患者的迅速识别和治疗的重要性。急性 STEMI 患者的始发症状通常是胸痛、呼吸急促和出汗。典型的剧烈胸痛和心绞痛相似，从心前区向颈部、下颌、左臂放射；胸痛持续大于 20min，一般考虑心肌梗死，尽管部分患者缺乏胸痛。其他体征和症状包括恶心和呕吐、心动过缓、低血压和焦虑不安。ECG 特征性变化确定临床诊断，指导初始治疗；生化标志升高，如肌钙蛋白和心肌酶的延迟升高都有助于确诊和判断预后。

快速发展成心室颤动的心肌梗死患者死亡率高，需要迅速提供生命支持措施。心室颤动治疗需电除颤，如果只应用除颤治疗，抢救不会成功，后续治疗需肾上腺素和抗心律失常药（详见**高级心脏生命支持**，第1117页）。有除颤经验的救护车随行医护人员团队和有规划地教育公众掌握心肺复苏的基础技术起重要作用。患者一旦怀疑心肌梗死就应该收住院，并尽可能在冠心病监护病房进行治疗。

疑似急性 STEMI 的患者，当务之急是使用阿司匹林（如下文所述）以减轻症状（如疼痛和焦虑），并且确定诊断以便尽可能快地完成再灌注。

控制症状 缓解疼痛应用阿片类镇痛药，通常静脉给予二醋吗啡或吗啡（见**心肌梗死痛**，第9页）；必要时静脉给予止吐药（如甲氧氯普胺）。同样推荐给氧，虽然这受到质疑（见**氧气**的**注意事项**，第1612页）。吸入一氧化氮和氧气的混合气体（Entonox）常常被用于抵达医院前缓解疼痛；也可舌下含服硝酸甘油或其他快速硝酸盐类。苯二氮草类对抗焦虑有效。

再灌注 确诊的 STEMI 患者，快速再灌注治疗很重要。心肌坏死程度或恢复取决于冠状动脉血流恢复的速度和程度[15]，因此应该尽可能快地完成。常用的两种方法：静脉使用溶栓剂药物再灌注或经皮冠状动脉介入治疗（PCI）。

经静脉给予溶栓剂可溶解血栓或血凝块，修复冠状动脉，限制梗死面积和不可逆的心肌损害[16]。几项大型研究表明溶栓剂能保护左心室功能和改善短期和长期伴有心电图 ST 段抬高或新发左束支传导阻滞患者的病死率（详见**链激酶**的**用途**项下**缺血性心脏病**，第1350页）。早期给予溶栓剂的患者受益最大[17]；心肌梗死症状发生 6h 内接受治疗的病死率显著下降，症状出现达到 12h，也有获益；超过 12h 的疗效不佳；有些证据表明早期高死亡率是由于部分患者溶栓剂使用延迟、心脏破裂所致。虽然溶栓剂通常在老年患者中保留使用，但是有证据表明 85 岁以上的患者可以从中获益[18]，短期死亡率的可能增加被长期预后的改善所抵消[19]。

链激酶是用途最广的溶栓剂，虽然纤维蛋白特异性溶栓剂（如 rtPA）越来越受到重视[6,7,20]。所有可用的药物的全部功效相似，一些因素（如费用、给药方法、禁忌证）有助于药物的选择。如果链激酶或阿尼普酶（即抗原性溶栓剂）近期应用，非抗原性溶栓剂阿替普酶或尿激酶也应使用。然而，血栓溶解剂的及时应用比药物选择更重要；推荐从首次联系医疗系统（急救车到来或入院）到溶栓治疗的时间不应超过 30min[3~5,7,20]，如果可能入院前即进行治疗。研究发现，院前溶栓是可行和安全的[21]，同时，也已证实它能够改善短期[22]和长期的死亡率[23]。然而，有一些证据表明院前溶栓后再次梗死率高[24]，因此最佳方案仍不确定。

经皮冠状动脉介入包括球囊成形术、冠状动脉支架以及类似方式，在老年患者[19]、急性冠状动脉综合征（早期 PCI）和稳定的冠心病患者，它们是闭塞的冠状动脉再次扩张的有效方法[25]。使用溶栓剂未能得到充分灌注（补救 PCI）[26]的患者进行 PCI 也是安全、有效的，比反复溶栓或保守治疗更能获益[27]。溶栓成功后早期 PCI 显示可以获益[28,29]，但在 PCI 之前常规使用溶栓剂或联合溶栓剂和糖蛋白Ⅱb/Ⅲa 受体拮抗剂显示没有额外获益，可能有害，特别是给予足量的溶栓剂之后[30,31]。

再灌注策略的选择存在争议，取决于患者因素和可实施性[15,16,25]。PCI 与溶栓相比可更有效地开启闭塞的动脉。研究表明，它可降低早期和晚期 STEMI 的死亡率和再梗死率[32]，获益维持达 5 年[33]，包括心源性休克患者[34]。然而，PCI 优于溶栓的优势由于再灌注延迟的增加而减少；尽管一些分析发现[35]，PCI 优于溶栓与时间延迟无关，另一些研究显示[36]PCI 延迟超过 90min 时应推荐溶栓，尽管这取决于患者的特点[37]。因此指南[3,6,7]建议所有 STEMI 患者 12h 内应进行再灌注，并且选择直接 PCI 治疗应在 90min 内完成，即使意味需要将患者转移到另一家医院。在延迟超过 90min、患者出现症状少于 2h 而溶栓可行的情况下，溶栓应该是推荐策略，但血管造影和补救 PCI 应尽快进行。伴有心源性休克、心衰或溶栓禁忌证的患者应接受直接 PCI 治疗。症状出现 3h 后仍可推荐 PCI，但对于那些延迟超过 12h 的，再灌注治疗（PCI 或溶栓）只是在有持续性缺血证据情况下选择。

再灌注的作用受限于持续冠状动脉闭塞、再闭塞、罕见但严重的出血并发症（包括溶栓剂引起的颅内出血）以及 PCI 后长期再狭窄。抗血小板药物和抗凝血药可作为**溶栓剂的辅助用药**以提高再灌注和限制再闭塞[38]，并建议在救护车上作为院前溶栓的辅助用药[39]。辅助治疗对预防 PCI 后再闭塞和再狭窄也是必要的；讨论详见**再灌注和血管重建治疗**（第1140页）。

抗血小板药物 ISIS-2[40]研究显示口服抗血小板药物阿司匹林的价值，在心肌梗死后第一个 24h 开始起效，可以降低死亡率，也可以降低再次梗死及脑卒中发生率。已证实同时使用阿司匹林和链激酶比单用链激酶或单用阿司匹林更有效。因而在怀疑心肌梗死时应尽快服用阿司匹林，药片咀嚼便于口腔吸收[3,20]。

其他抗血小板治疗正在研究，以进一步改善预后。有证据显示除阿司匹林和其他标准治疗（包括溶栓剂）之外，早期使用氯吡格雷能够改善短期预后[41,42]，目前推荐立即服用阿司匹林和氯吡格雷双重抗血小板治疗[5~7,20]。糖蛋白Ⅱb/Ⅲa 拮抗剂也可能在一些患者中增强阿司匹林的效果，尽管在大多数直接 PCI 患者获益。然而，在接受溶栓药物的患者中，合用阿昔单抗虽然早期开通率可能得到改善[43,44]，但没有显示出降低死亡率的益处[45]。同样令人失望的结果在合用依替巴肽[46]和非罗替班[47]的研究中出现。

抗凝血药 肝素在溶栓药使用之前在急性心肌梗死中广泛使用，并且抗凝血药在接受 PCI 患者中的作用已经确立[3,7,20]，但是对接受溶栓治疗的患者，抗凝血药加阿司匹林作为辅助治疗的必要性尚未确定。肝素对溶栓后预防动脉再闭塞能获益，这是纤维蛋白特异性溶栓剂（如 rtPa）的特殊问题，许多研究支持使用溶栓剂，包括普通肝素。一项对随机研究的综述[48]发现，接受阿司匹林的患者，加用肝素（静脉或者皮下注射）可轻度降低死亡率但伴随出血增加，而之后的荟萃分析[49]没有发现静脉应用普通肝素可产生明确益处，虽然大多数研究的结论没有显示出对死亡率的有价值的影响。低分子量肝素也已经使用。它们似乎是比普通肝素更有效[49~51]，但是研究一般比较短效普通肝素（48h）与长效低分子量肝素（4~8 天），获益可能反映较长的治疗期。指南[5,7,20]建议接受溶栓剂的患者应给予抗凝治疗，可用普通肝素或低分子量肝素。磺达肝癸，一种直接Ⅹa 因子抑制剂，也是有效的[52]，可作为选择之一[5~7,20]，然而它不适合接受 PCI 的患者[20]。直接凝血酶抑制剂作为溶栓剂的补充证实令人失望（见**来匹卢定**下的**缺血性心脏病**，第1273页），尽管在肝素诱导的血小板减少[3]的患者可有一定作用。

长期使用肝素预防全身血栓栓塞可考虑在形成左心室壁血栓栓塞高危的患者或可能由于不动引起并发症的患者中使用。

因此，STEMI 的早期标准治疗由抗血小板药物、抗凝血药、直接药物或机械再灌注治疗组成。**其他早期治疗**包括 β 受体阻滞剂、硝酸盐类、ACEI、镁和代谢支持治疗。

β 受体阻滞剂 溶栓剂常规使用之前，静脉应用 β 受体阻滞剂（如阿替洛尔和美托洛尔），在心肌梗死早期与死亡率降低相关。ISIS-1 研究[53]表明 β 受体阻滞剂通过降低心脏破裂发生率改善早期存活率，但是相关机制认为是通过减小梗死面积或再梗死的数量及抗心律失常的效应。静脉用 β 受体阻滞剂在再灌注时期的作用尚未明确。但是一项对随机研究的系统性综述[54]指出早期静脉注射 β 受体阻滞剂，最多只有对死亡率较小获益；尽管包括一些溶栓剂的研究，但是大多数研究采用常规再灌注治疗。之后的一项随机研究[55]中，半数患者接受溶栓剂，发现口服美托洛尔之后早期静脉注射，在 28 天不能降低死亡率；再梗死和室颤的发生率减少，但是被心源性休克致死增加所抵消，特别是在头几天内。目前推荐[5~7]心源性休克或其他禁忌证的患者静脉不用 β 受体阻滞剂，并且建议[5]尽早用于高血压患者。

硝酸盐类 静脉硝酸盐类被广泛用于急性心肌梗死，尽管支持它们用于接受再灌注患者治疗的证据有限。一些对再灌注（溶栓或 PCI）之前常规使用硝酸盐类研究的综述[56]发现，在疼痛发作的 24h 内静脉使用硝酸盐类（硝酸甘油或硝普钠），与死亡率下降有关，但除了再灌注外是否还有其他益处尚不清楚。然而，它们似乎是安全的[57]，因此可用于临床上持续缺血性疼痛的患者[3,6]。尼可地尔，既是一个钾离子通道开放剂也是硝酸盐类，它也尝试在心肌梗死的早期阶段使用，但其结果不同[58,59]。

ACEI ACEI在心肌梗死患者的长期治疗作用确定，但是早期使用仍然存在争议（见第1157页）。一项对急性心肌梗死头1～2天内开始使用ACEI的研究的系统性综述[60]发现，获益最大是在患有心衰患者中注意到，接受ACEI的患者30天死亡率和心衰的发生率降低。因此指南[3,7]同意对存在心衰证据的患者早期使用ACEI；也应考虑在所有患者中常规使用[3,6]，但仍未确立。血管紧张素Ⅱ受体拮抗剂可用于ACEI不耐受的情况[7]。

镁剂 镁在维持肌肉包括心肌的离子平衡中有重要的生理作用，在急性心肌梗死中使用镁剂能保护心律失常和再灌注损伤。早期研究提出一些有益的证据，但是更大的研究发现对死亡率没有影响，一项系统性综述[61]认为镁剂不可能降低死亡率；虽然室性心律失常发作不频繁，但是严重的低血压和心动过缓增加。因此目前不推荐常规使用镁剂。

代谢支持 心肌梗死早期，在小部分患者中以提供代谢支持为目的，使用葡萄糖、胰岛素和钾的液体。在广泛使用溶栓剂之前完成的一项随机对照实验的荟萃分析发现，接受葡萄糖-胰岛素-钾的患者死亡率降低[62]，但是大规模针对接受再灌注治疗患者的随机研究[63]总体上没有发现对死亡率的影响，也不推荐常规使用[7]。糖尿病伴发急性心肌梗死的患者给予包括胰岛素-葡萄糖液体的强化血糖控制是有益的（见**胰岛素**下的**心肌梗死**，第429页），并且非糖尿病的高血糖患者用胰岛素治疗，其短期预后也可以改善[64]。

其他早期治疗 包括低温、高压氧、钙调节以及补体抑制剂（如pexelizumab）等已被研究[65]。早期使用干细胞注射[66,67]或集落刺激因子[68,69]促进心肌修复也已有尝试，但最佳的方法仍未确定[70]。

长期治疗 心肌梗死后期幸存患者仍然存在心血管死亡的高危风险。预后不良的主要预测指标是左心室功能不全、残余心肌缺血和室性心律失常。随访应当包括心脏康复和缺血性心脏病危险因素的确定和纠正（见**降低心血管危险**，第1124页）。未接受直接PCI的患者[5,7]都应考虑进行血管造影检查，超声心动图可用于评估左心室功能。运动试验、心肌显像技术和药物负荷试验（见**双嘧达莫**下的**心肌显像**，第1223页）可能具有一定作用[3]，特别是对血管造影后持续缺血的患者[7]。

药物疗法在心肌梗死患者的长期治疗中很重要，包括症状控制和二级预防[3,7,71,72]，并有一些证据显示加强确定疗法可降低总死亡率[73]。

- *阿司匹林*，在急性期给药，之后继续给药1～2年，能降低死亡率和再梗死率。荟萃分析[74]证实在心肌梗死二级预防中延长抗血小板治疗的益处，且患者应当不确定地接受抗血小板治疗。氯吡格雷与阿司匹林同样有效[75]，可用于阿司匹林不能耐受或存在禁忌的患者；急性STEMI[5,71]后也可考虑服用阿司匹林和氯吡格雷的双重抗血小板疗法2～4周，持续长期服用也是合理的[5,7]。
- *口服抗凝血药*仅推荐用于急性心肌梗死后且如果患者有一些其他适应证，尽管华法林可用于无法接受抗血小板药物的患者[7,71]。有一些证据显示中等强度的华法林抗凝（INR 2.0～2.5）联合阿司匹林治疗比单用阿司匹林更有效[76]，但出血风险增加，联合治疗一般仅推荐用于需要双重抗血小板治疗且不能使用氯吡格雷的患者作为一种选择[71]。
- 用*β受体阻滞剂*（多数研究使用普萘洛尔、美托洛尔或替吗洛尔）进行长期预防治疗能降低死亡率和再梗死率[54]。没有β受体阻滞剂禁忌证的患者（见**注意事项**，第1183页），通常在出院前开始使用，并持续至少1年；另外，推荐无限期使用[3,5,7,71]。一项包括201752名心肌梗死患者的调查发现那些低危患者和那些通常被认为存在禁忌证的患者也因使用β受体阻滞剂而受益[77]。有证据显示老年患者使用β受体阻滞剂可以受益，然而，在老年患者中往往使用不足[78,79]。
- *钙通道阻滞剂*在心梗患者的长期治疗中不作为常规使用，即使不存在心衰的患者，如果存在β受体阻滞剂禁忌证，维拉帕米或地尔硫䓬可能有一些益处。
- *ACEI*可减少左室重塑，而左心室重塑常常是伴随心肌梗死的一个过程，并且是一种可识别的症状性心力衰竭的前兆。伴随左室功能不全的心肌梗死患者，在心肌梗死后早期开始长期口服ACEI并持续至少4～6周才能够获得益处[80,81]。无左室功能不全的心肌梗死患者长期服用ACEI未被确立，因为在这一组中没有发现获益。然而，HOPE研究[82]发现用雷米普利治疗可以显著改善心血管疾病高危因素患者的预后，包括曾患心肌梗死但保留左室功能的患者，因此一些指南[5,71]认为所有心肌梗死后患者长期使用ACEI治疗是合理的，虽然不可强制[7]。
- *血管紧张素Ⅱ受体阻滞剂*是另一选择。一项研究比较缬沙坦和卡托普利[83]，发现两者同样有效，而另一项研究[84]比较氯沙坦和卡托普利，表明ACEI仍然是一线用药。

*醛固酮受体阻滞剂*如依普利酮可改善左心室功能障碍患者的死亡率[85]，建议用于明确心力衰竭的患者[5～7,71]。

- *他汀类药物*，如辛伐他汀和普伐他汀，在高胆固醇浓度和正常胆固醇浓度的患者中用他汀类药物进行心肌梗死的一级和二级预防都是有效的，且在所有心肌梗死患者中都推荐使用（见**降低心血管危险**，第1124页）。
- *ω-3酸乙酯*加入标准治疗可改善预后[86]，如果日常饮食摄入不足可考虑使用[71]。
- 某些患者，如心肌缺血或左室功能差的患者，可能需要长期使用*硝酸盐类*，但是没有证据支持在所有患者可常规使用[7]。

心肌梗死后的问题，比如心力衰竭（左室功能不全）、心绞痛和心律失常分别在第1127页、第1118页和第1121页中进行讨论。

1. Thygesen K, *et al.* Joint ESC/ACCF/AHA/WHF Task Force for the Redefinition of Myocardial Infarction. Universal definition of myocardial infarction. *Circulation* 2007; **116:** 2634–53.
2. Sheifer SE, *et al.* Unrecognized myocardial infarction. *Ann Intern Med* 2001; **135:** 801–11.
3. Antman EM, *et al.* ACC/AHA guidelines for the management of patients with ST-elevation myocardial infarction: a report of the American College of Cardiology/American Heart Association Task Force on Practice Guidelines (Writing Committee to Revise the 1999 Guidelines for the Management of Patients With Acute Myocardial Infarction). Executive summary: *Circulation* 2004; **110:** 588–636. Correction. *ibid.* 2005; **111:** 2013. Full guidelines available at: http://circ.ahajournals.org/cgi/reprint/110/9/e82 (accessed 25/03/09)
4. The American Heart Association. 2005 American Heart Association guidelines for cardiopulmonary resuscitation and emergency cardiovascular care. Part 8: stabilization of the patient with acute coronary syndromes. *Circulation* 2005; **112** (suppl I): IV89–IV110. Also available at: http://circ.ahajournals.org/cgi/reprint/112/24_suppl/IV-89 (accessed 24/02/06)
5. Antman EM, *et al.* 2007 focused update of the ACC/AHA 2004 guidelines for the management of patients with ST-elevation myocardial infarction: a report of the American College of Cardiology/American Heart Association Task Force on Practice Guidelines. *Circulation* 2008; **117:** 296–329. Also available at: http://circ.ahajournals.org/cgi/reprint/CIRCULATIONAHA.107.188209 (accessed 25/03/09)
6. Scottish Intercollegiate Guidelines Network. Acute coronary syndromes: a national clinical guideline (issued February 2007; updated June 2010). Available at: http://www.sign.ac.uk/pdf/sign93.pdf (accessed 31/01/08)
7. Van de Werf F, *et al.* Management of acute myocardial infarction in patients presenting with persistent ST-segment elevation: the Task Force on the Management of ST-Segment Elevation Acute Myocardial Infarction of the European Society of Cardiology. *Eur Heart J* 2008; **29:** 2909–45. Also available at: http://www.escardio.org/guidelines-surveys/esc-guidelines/GuidelinesDocuments/guidelines-AMI-FT.pdf (accessed 24/02/09)
8. The International Liaison Committee on Resuscitation. 2005 International consensus on cardiopulmonary resuscitation and emergency cardiovascular care with treatment recommendations. Part 5: acute coronary syndromes. *Circulation* 2005; **112** (suppl I): III55–III72. Also available at: http://intl-circ.ahajournals.org/cgi/reprint/112/22_suppl/III-55 (accessed 24/02/06) Also published in *Resuscitation* 2005; **67:** 249–69.
9. Gershlick AH. The acute management of myocardial infarction. *Br Med Bull* 2001; **59:** 89–112.
10. Fox KAA. Management of acute coronary syndromes: an update. *Heart* 2004; **90:** 698–706.
11. Boersma E, *et al.* Acute myocardial infarction. *Lancet* 2003; **361:** 847–58.
12. White HD, Chew DP. Acute myocardial infarction. *Lancet* 2008; **372:** 570–84.
13. Verheugt FW. Acute myocardial infarction associated with ST segment elevation and the new European Society of Cardiology guidelines. *Heart* 2009; **95:** 1112–7.
14. Kumar A, Cannon CP. Acute coronary syndromes: diagnosis and management, part II. *Mayo Clin Proc* 2009; **84:** 1021–36.
15. Boden WE, *et al.* Reperfusion strategies in acute ST-segment elevation myocardial infarction: a comprehensive review of contemporary management options. *J Am Coll Cardiol* 2007; **50:** 917–29.
16. Morse MA, *et al.* Optimizing the use of thrombolytics in ST-segment elevation myocardial infarction. *Drugs* 2009; **69:** 1945–66.
17. Fibrinolytic Therapy Trialists' (FTT) Collaborative Group. Indications for fibrinolytic therapy in suspected acute myocardial infarction: collaborative overview of early mortality and major morbidity results from all randomised trials of more than 1000 patients. *Lancet* 1994; **343:** 311–22.
18. Alexander KP, *et al.* Acute coronary care in the elderly, part II: ST-segment-elevation myocardial infarction: a scientific statement for healthcare professionals from the American Heart Association Council on Clinical Cardiology. *Circulation* 2007; **115:** 2570–89. Also available at: http://circ.ahajournals.org/cgi/reprint/115/19/2570.pdf (accessed 25/03/09)
19. Mehta RH, *et al.* Reperfusion strategies for acute myocardial infarction in the elderly: benefits and risks. *J Am Coll Cardiol* 2005; **45:** 471–8.
20. Goodman SG, *et al.* Acute ST-segment elevation myocardial infarction: American College of Chest Physicians Evidence-Based Clinical Practice Guidelines (8th Edition). *Chest* 2008; **133** (6 suppl): 708S–775S.
21. Danchin N, *et al.* Pre-hospital thrombolysis in perspective. *Eur Heart J* 2008; **29:** 2835–42.
22. Morrison LJ, *et al.* Mortality and prehospital thrombolysis for acute myocardial infarction: a meta-analysis. *JAMA* 2000; **283:** 2686–92.
23. Rawles JM. Quantification of the benefit of earlier thrombolytic therapy: five-year results of the Grampian Region Early Anistreplase Trial (GREAT). *J Am Coll Cardiol* 1997; **30:** 1181–6.
24. Horne S, *et al.* The impact of pre-hospital thrombolytic treatment on re-infarction rates: analysis of the Myocardial Infarction National Audit Project (MINAP). *Heart* 2009; **95:** 559–63.
25. Keeley EC, Hillis LD. Primary PCI for myocardial infarction with ST-segment elevation. *N Engl J Med* 2007; **356:** 47–54.
26. Eeckhout E. Rescue percutaneous coronary intervention: does the concept make sense? *Heart* 2007; **93:** 632–8.
27. Wijeysundera HC, *et al.* Rescue angioplasty or repeat fibrinolysis after failed fibrinolytic therapy for ST-segment myocardial infarction: a meta-analysis of randomized trials. *J Am Coll Cardiol* 2007; **49:** 422–30.
28. Di Mario C, *et al.* Immediate angioplasty versus standard therapy with rescue angioplasty after thrombolysis in the Combined Abciximab REteplase Stent Study in Acute Myocardial Infarction (CARESS-in-AMI): an open, prospective, randomised, multicentre trial. *Lancet* 2008; **371:** 559–68.
29. Cantor WJ, *et al.* TRANSFER-AMI Trial Investigators. Routine early angioplasty after fibrinolysis for acute myocardial infarction. *N Engl J Med* 2009; **360:** 2705–18.
30. Keeley EC, *et al.* Comparison of primary and facilitated percutaneous coronary interventions for ST-elevation myocardial infarction: quantitative review of randomised trials. *Lancet* 2006; **367:** 579–88. Correction. *ibid.*; 1656.
31. Borden WB, Faxon DP. Facilitated percutaneous coronary intervention. *J Am Coll Cardiol* 2006; **48:** 1120–8.
32. Keeley EC, *et al.* Primary angioplasty versus intravenous thrombolytic therapy for acute myocardial infarction: a quantitative review of 23 randomised trials. *Lancet* 2003; **361:** 13–20.
33. Zijlstra F, *et al.* Long-term benefit of primary angioplasty as compared with thrombolytic therapy for acute myocardial infarction. *N Engl J Med* 1999; **341:** 1413–19.
34. Hochman JS, *et al.* SHOCK Investigators. Early revascularization and long-term survival in cardiogenic shock complicating acute myocardial infarction. *JAMA* 2006; **295:** 2511–15.
35. Boersma E. The Primary Coronary Angioplasty vs. Thrombolysis Trialists' Collaborative Group. Does time matter? A pooled analysis of randomized clinical trials comparing primary percutaneous coronary intervention and in-hospital fibrinolysis in acute myocardial infarction patients. *Eur Heart J* 2006; **27:** 779–88.
36. Asseburg C, *et al.* Assessing the effectiveness of primary angioplasty compared with thrombolysis and its relationship to time delay: a Bayesian evidence synthesis. *Heart* 2007; **93:** 1244–50.
37. Pinto DS, *et al.* Hospital delays in reperfusion for ST-elevation myocardial infarction: implications when selecting a reperfusion strategy. *Circulation* 2006; **114:** 2019–25.
38. Brouwer MA, *et al.* Adjunctive treatment in patients treated with thrombolytic therapy. *Heart* 2004; **90:** 581–8.
39. Verheugt FWA, *et al.* Prehospital fibrinolysis with dual antiplatelet therapy in ST-elevation acute myocardial infarction: a substudy of the randomized double blind CLARITY-TIMI 28 trial. *J Thromb Thrombolysis* 2007; **23:** 173–9.
40. Second International Study of Infarct Survival Collaborative Group. Randomised trial of intravenous streptokinase, oral aspirin, both, or neither among 17 187 cases of suspected acute myocardial infarction: ISIS-2. *Lancet* 1988; **ii:** 349–60.
41. Sabatine MS, *et al.* CLARITY-TIMI 28 Investigators. Addition of clopidogrel to aspirin and fibrinolytic therapy for myocardial infarction with ST-segment elevation. *N Engl J Med* 2005; **352:** 1179–89.
42. COMMIT (ClOpidogrel and Metoprolol in Myocardial Infarction Trial) collaborative group. Addition of clopidogrel to aspirin in 45 852 patients with acute myocardial infarction: randomised placebo-controlled trial. *Lancet* 2005; **366:** 1607–21.
43. De Luca G, *et al.* Abciximab as adjunctive therapy to reperfusion in acute ST-segment elevation myocardial infarction: a meta-analysis of randomized trials. *JAMA* 2005; **293:** 1759–65.
44. The GUSTO V Investigators. Reperfusion therapy for acute myocardial infarction with fibrinolytic therapy or combination reduced fibrinolytic therapy and platelet glycoprotein IIb/IIIa inhibition: the GUSTO V randomised trial. *Lancet* 2001; **357:** 1905–14. Correction. *ibid.*; **358:** 512.
45. Antman EM, *et al.* Abciximab facilitates the rate and extent of thrombolysis: results of the Thrombolysis in Myocardial Infarction (TIMI) 14 trial. *Circulation* 1999; **99:** 2720–32.
46. Brener SJ, *et al.* Eptifibatide and low-dose tissue plasminogen activator in acute myocardial infarction: the integrilin and low-dose thrombolysis in acute myocardial infarction (INTRO AMI) trial. *J Am Coll Cardiol* 2002; **39:** 377–86.
47. Ohman EM, *et al.* FASTER (TIMI 24) Investigators. Tenecteplase and tirofiban in ST-segment elevation acute myocardial infarction: results of a randomized trial. *Am Heart J* 2005; **150:** 79–88.
48. Collins R, *et al.* Clinical effects of anticoagulant therapy in suspected acute myocardial infarction: systematic overview of randomised trials. *BMJ* 1996; **313:** 652–9.
49. Eikelboom JW, *et al.* Unfractionated and low-molecular-weight heparin as adjuncts to thrombolysis in aspirin-treated patients with ST-elevation acute myocardial infarction: a meta-analysis of the randomized trials. *Circulation* 2005; **112:** 3855–67.
50. De Luca G, Marino P. Adjunctive benefits from low-molecular-weight heparins as compared to unfractionated heparin among patients with ST-segment elevation myocardial infarction treated with thrombolysis: a meta-analysis of the randomized trials. *Am Heart J* 2007; **154:** 1085.e1–e6.
51. Murphy SA, *et al.* Efficacy and safety of the low-molecular weight heparin enoxaparin compared with unfractionated heparin across the acute coronary syndrome spectrum: a meta-analysis. *Eur Heart J* 2007; **28:** 2077–86.
52. Yusuf S, *et al.* The OASIS-6 Trial Group. Effects of fondaparinux on mortality and reinfarction in patients with acute ST-segment elevation myocardial infarction: the OASIS-6 randomized trial. *JAMA* 2006; **295:** 1519–30.
53. First International Study of Infarct Survival Collaborative Group. Mechanisms for the early mortality reduction produced

by beta-blockade started early in acute myocardial infarction: ISIS-1. *Lancet* 1988; **i:** 921–3.
54. Freemantle N, *et al.* β Blockade after myocardial infarction: systematic review and meta regression analysis. *BMJ* 1999; **318:** 1730–7. Correction. *ibid.* 2000; **321:** 482.
55. COMMIT (ClOpidogrel and Metoprolol in Myocardial Infarction Trial) collaborative group. Early intravenous then oral metoprolol in 45 852 patients with acute myocardial infarction: randomised placebo-controlled trial. *Lancet* 2005; **366:** 1622–32.
56. Yusuf S, *et al.* Effect of intravenous nitrates on mortality in acute myocardial infarction: an overview of the randomised trials. *Lancet* 1988; **i:** 1088–92.
57. Gruppo Italiano per lo Studio della Sopravvivenza nell'Infarto Miocardico. GISSI-3: effects of lisinopril and transdermal glyceryl trinitrate singly and together on 6-week mortality and ventricular function after acute myocardial infarction. *Lancet* 1994; **343:** 1115–22.
58. Ishii H, *et al.* Impact of a single intravenous administration of nicorandil before reperfusion in patients with ST-segment-elevation myocardial infarction. *Circulation* 2005; **112:** 1284–8.
59. Kitakaze M, *et al.* Human atrial natriuretic peptide and nicorandil as adjuncts to reperfusion treatment for acute myocardial infarction (J-WIND): two randomised trials. *Lancet* 2007; **370:** 1483–93.
60. ACE Inhibitor Myocardial Infarction Collaborative Group. Indications for ACE inhibitors in the early treatment of acute myocardial infarction: systematic overview of individual data from 100 000 patients in randomized trials. *Circulation* 1998; **97:** 2202–12.
61. Li J, *et al.* Intravenous magnesium for acute myocardial infarction. Available in The Cochrane Database of Systematic Reviews; Issue 2. Chichester: John Wiley; 2007 (accessed 18/02/08).
62. Fath-Ordoubadi F, Beatt KJ. Glucose-insulin-potassium therapy for treatment of acute myocardial infarction: an overview of randomized placebo-controlled trials. *Circulation* 1997; **96:** 1152–6.
63. Díaz R, *et al.* Glucose-insulin-potassium therapy in patients with ST-segment elevation myocardial infarction. *JAMA* 2007; **298:** 2399–2405.
64. Weston C, *et al.* Early impact of insulin treatment on mortality for hyperglycaemic patients without known diabetes who present with an acute coronary syndrome. *Heart* 2007; **93:** 1542–6.
65. Dixon SR. Infarct angioplasty: beyond stents and glycoprotein IIb/IIIa inhibitors. *Heart* 2005; **91** (suppl 3): iii2–iii6.
66. Abdel-Latif A, *et al.* Adult bone marrow-derived cells for cardiac repair: a systematic review and meta-analysis. *Arch Intern Med* 2007; **167:** 989–97.
67. Martin-Rendon E, *et al.* Stem cell treatment for acute myocardial infarction. Available in The Cochrane Database of Systematic Reviews; Issue 4. Chichester: John Wiley; 2008 (accessed 19/03/09).
68. Kastrup J, *et al.* Myocardial regeneration induced by granulocyte-colony-stimulating factor mobilization of stem cells in patients with acute or chronic ischaemic heart disease: a non-invasive alternative for clinical stem cell therapy? *Eur Heart J* 2006; **27:** 2748–54.
69. Zohlnhöfer D, *et al.* Stem cell mobilization by granulocyte colony-stimulating factor for myocardial recovery after acute myocardial infarction: a meta-analysis. *J Am Coll Cardiol* 2008; **51:** 1429–37.
70. Saha M, Ferro A. Cardiac stem cell therapy: present and future. *Br J Clin Pharmacol* 2006; **61:** 727–9.
71. NICE. Secondary prevention in primary and secondary care for patients following a myocardial infarction (issued May 2007). Available at: http://www.nice.org.uk/nicemedia/pdf/CG48NICEGuidance.pdf (accessed 18/02/08)
72. Dalal H, *et al.* Recent developments in secondary prevention and cardiac rehabilitation after acute myocardial infarction. *BMJ* 2004; **328:** 693–7. Correction. *ibid.*; 926.
73. Setoguchi S, *et al.* Improvements in long-term mortality after myocardial infarction and increased use of cardiovascular drugs after discharge: a 10-year trend analysis. *J Am Coll Cardiol* 2008; **51:** 1247–54.
74. Antithrombotic Trialists' Collaboration. Collaborative meta-analysis of randomised trials of antiplatelet therapy for prevention of death, myocardial infarction, and stroke in high risk patients. *BMJ* 2002; **324:** 71–86.
75. CAPRIE Steering Committee. A randomised, blinded, trial of clopidogrel versus aspirin in patients at risk of ischaemic events (CAPRIE). *Lancet* 1996; **348:** 1329–39.
76. Rothberg MB, *et al.* Warfarin plus aspirin after myocardial infarction or the acute coronary syndrome: meta-analysis with estimates of risk and benefit. *Ann Intern Med* 2005; **143:** 241–50.
77. Gottlieb SS, *et al.* Effect of beta-blockade on mortality among high-risk and low-risk patients after myocardial infarction. *N Engl J Med* 1998; **339:** 489–97.
78. Soumerai SB, *et al.* Adverse outcomes of underuse of β-blockers in elderly survivors of acute myocardial infarction. *JAMA* 1997; **277:** 115–21.
79. Krumholz HM, *et al.* National use and effectiveness of β-blockers for the treatment of elderly patients after acute myocardial infarction: National Cooperative Cardiovascular Project. *JAMA* 1998; **280:** 623–9. Correction. *ibid.* 1999; **281:** 37.
80. Latini R, *et al.* ACE inhibitor use in patients with myocardial infarction: summary of evidence from clinical trials. *Circulation* 1995; **92:** 3132–7.
81. Reynolds G, *et al.* What have the ACE-inhibitor trials in post-myocardial patients with left ventricular dysfunction taught us? *Eur J Clin Pharmacol* 1996; **49:** S35–S39.
82. The Heart Outcomes Prevention Evaluation Study Investigators. Effects of an angiotensin-converting-enzyme inhibitor, ramipril, on cardiovascular events in high-risk patients. *N Engl J Med* 2000; **342:** 145–53.
83. Pfeffer MA, *et al.* Valsartan, captopril, or both in myocardial infarction complicated by heart failure, left ventricular dysfunction, or both. *N Engl J Med* 2003; **349:** 1893–1906. Correction. *ibid.* 2004; **350:** 203.
84. Dickstein K, *et al.* Effects of losartan and captopril on mortality and morbidity in high-risk patients after acute myocardial infarction: the OPTIMAAL randomised trial. *Lancet* 2002; **360:** 752–60.
85. Ezekowitz JA, McAlister FA. Aldosterone blockade and left ventricular dysfunction: a systematic review of randomized clinical trials. *Eur Heart J* 2009; **30:** 469–77.
86. Hoy SM, Keating GM. Omega-3 ethylester concentrate: a review of its use in secondary prevention post-myocardial infarction and the treatment of hypertriglyceridaemia. *Drugs* 2009; **69:** 1077–105.

动脉导管未闭

动脉导管是胎儿血循环中的一个血管通道，连接肺动脉和降主动脉。一些婴儿，动脉导管未能闭合，称为是永久性动脉导管未闭。有关治疗，包括存在心力衰竭的患儿使用利尿药治疗，见第66页。

外周动脉血栓栓塞

血栓栓塞可能发生于各种外周动脉，但最常影响下肢动脉而使肢体远端血流减少，可导致严重肢体缺血。突然或急性闭塞（急性肢体缺血）需要急诊治疗恢复血流并保护患肢。当慢性阻塞时，如果肢体的健全性受到了威胁，类似的方法也需要采用。

外周动脉血栓栓塞引起患肢疼痛、苍白和冰冷。麻木和感觉异常可能出现，如果血凝块不移动，会发展为坏疽。闭塞可能归因于栓塞或血栓形成，或两者皆有。它可发生在结构正常的动脉，特别是易栓症的患者（见**血栓栓塞疾病**，第1146页）。然而，大多数患者有潜在的外周血管病（第1137页），虽然往往无症状，闭塞由潜在动脉粥样硬化斑块部位发展而来。突然发作常由于栓子阻塞所致，心脏是栓子常见的来源；房颤、心肌病、心肌梗死和瓣膜性心脏病都可伴随周围动脉栓塞。血栓闭塞通常缓慢形成，特别是动脉粥样硬化减慢血流，且侧支血管形成可以维持患肢的部分血流灌注。

突发的动脉闭塞需要紧急评估和治疗，尽可能快地恢复循环，避免失去生命力而造成截肢[1~6]。药物和非药物方法都可以使用，这取决于可行性以及如阻塞位置和严重程度等因素。当危险迫在眉睫时，手术血管重建（搭桥手术）应优先选择，但是药物治疗和经皮技术的成就使得其在初期治疗的作用扩大。所有患者为了预防血凝块和血栓播散应开始就使用肝素抗凝[1~3,5,7,8]。但几乎所有重症病例都应用造影进行评估最合适的血运重建方法。合适的方法有动脉内溶栓、经皮血栓清除、外科血栓清除术或搭桥手术。比较溶栓治疗与外科血运重建的研究通常发现预后相同[9]，虽然有证据表明如果闭塞时间少于14天应首选溶栓治疗，如果持续时间超过14天推荐外科搭桥术[8~10]。溶栓也可在诊断性造影之前用于减少血凝块的负担，或作为经皮清除或其他外科手术方法的辅助[5,6,8,11]。

由于全身溶栓存在出血高危风险，目前推荐动脉内（经导管）溶栓直接进入血凝块[2,6~8,10~13]。尿激酶和阿替普酶是最广泛使用的溶栓剂，显示比链激酶更有效[10,12,14]；瑞替普酶和替奈普酶也已试用[2,7,8,10,12]。溶栓期间和之后应当继续进行抗凝治疗以防止再次血栓形成，虽然有出血增加的危险。糖蛋白Ⅱb/Ⅲa受体拮抗剂（如阿昔单抗）作为辅助抗血小板治疗也可使用，并且显示可改善预后[6,15,16]，尽管结果仍需要在大型对照研究中得到确认。

在已成功治疗急性闭塞的患者应确定长期治疗方法。那些有潜在动脉粥样硬化疾病的患者应给予适当处理（见**外周血管病**，第1137页），而那些由于栓子引起闭塞的患者应追查可能的栓子来源，并且考虑长期口服抗凝治疗以防止复发[5]。

1. Callum K, Bradbury A. ABC of arterial and venous disease: acute limb ischaemia. *BMJ* 2000; **320:** 764–7. Correction. *ibid.*; 984.
2. Henke PK, Stanley JC. The treatment of acute embolic lower limb ischemia. *Adv Surg* 2004; **38:** 281–91.
3. Bendermacher BL, *et al.* Medical management of peripheral arterial disease. *J Thromb Haemost* 2005; **3:** 1628–37.
4. Sritharan K, Davies AH. The ischaemic leg. *Br J Hosp Med* 2006; **67:** M56–M58.
5. Norgren L, *et al.* Inter-Society Consensus for the management of peripheral arterial disease (TASC II). *J Vasc Surg* 2007; **45** (suppl S): S5–S67.
6. Zeller T, Tepe G. Treatment of acute limb ischemia with focus on endovascular techniques. *Vasa* 2009; **38:** 123–33.
7. Sobel M, Verhaeghe R. Antithrombotic therapy for peripheral artery occlusive disease: American College of Chest Physicians evidence-based clinical practice guidelines (8th edition). *Chest* 2008; **133** (suppl): 815S–843S.
Also available at: http://chestjournal.chestpubs.org/content/133/6_suppl/815S.full.pdf (accessed 17/12/09)
8. Ouriel K. Endovascular techniques in the treatment of acute limb ischemia: thrombolytic agents, trials, and percutaneous mechanical thrombectomy techniques. *Semin Vasc Surg* 2003; **16:** 270–9.
9. Berridge DC, *et al.* Surgery versus thrombolysis for initial management of acute limb ischaemia. Available in The Cochrane Database of Systematic Reviews; Issue 1. Chichester: John Wiley; 2002 (accessed 04/08/09).
10. Hirsch AT, *et al.* ACC/AHA 2005 Practice Guidelines for the management of patients with peripheral arterial disease (lower extremity, renal, mesenteric, and abdominal aortic): a collaborative report from the American Association for Vascular Surgery/Society for Vascular Surgery, Society for Cardiovascular Angiography and Interventions, Society for Vascular Medicine and Biology, Society of Interventional Radiology, and the ACC/AHA Task Force on Practice Guidelines (Writing Committee to Develop Guidelines for the Management of Patients With Peripheral Arterial Disease). *Circulation* 2006; **113:** e463–e654. Also available at: http://www.americanheart.org/downloadable/heart/1135028673759PAD_Full%20Text.pdf (accessed 27/06/06)
11. Giannini D, Balbarini A. Thrombolytic therapy in peripheral arterial disease. *Curr Drug Targets Cardiovasc Haematol Disord* 2004; **4:** 249–58.
12. Gray BH, *et al.* American Heart Association Writing Group 7. Atherosclerotic Peripheral Vascular Disease Symposium II: lower-extremity revascularization: state of the art. *Circulation* 2008; **118:** 2864–72.
13. Kessel DO, *et al.* Infusion techniques for peripheral arterial thrombolysis. Available in The Cochrane Database of Systematic Reviews; Issue 1. Chichester: John Wiley; 2004 (accessed 14/08/09).
14. Robertson I, *et al.* Fibrinolytic agents for peripheral arterial occlusion. Available in The Cochrane Database of Systematic Reviews; Issue 3. Chichester: John Wiley; 2010 (accessed 09/08/10).
15. Ansel GM, *et al.* Use of glycoprotein IIb/IIIa platelet inhibitors in peripheral vascular interventions. *Rev Cardiovasc Med* 2002; **3** (suppl 1): S35–S40.
16. Tepe G, *et al.* GP IIb/IIIa blockade during peripheral artery interventions. *Cardiovasc Intervent Radiol* 2008; **31:** 8–13.

外周血管病

外周血管病常用于动脉粥样硬化或闭塞性动脉疾病，更广的含义涵盖了动脉和静脉疾病，可由动脉粥样硬化、血管痉挛或血栓栓塞所引起。外周动脉阻塞性疾病是下文讨论的主题；动脉痉挛性疾病的综述，见第1147页；静脉疾病见**静脉血栓栓塞**（第1147页）。慢性静脉疾病也见**静脉曲张**（第2286页），**创伤和溃疡**（第1511页）

闭塞性动脉疾病最常见的原因是动脉粥样硬化。很可能是全身粥样硬化过程的一种表现，而且使缺血性心脏病危险增加。**血栓闭塞性脉管炎**（Buerger病）[1]也是一种动脉闭塞性疾病，但它是四肢中、小动脉和静脉出现炎症性和增殖性病变的结果。这些病变大部分是血栓自然形成的。比动脉粥样硬化疾病发展迅速；严重溃疡形成、坏疽、被迫截肢都可能发生。患者的特点是严重吸烟者。**间歇性跛行**是下肢闭塞性动脉病的特征，疼痛为主要表现，这种疼痛在运动时出现，休息后缓解。严重的疾病疼痛可能发生在夜间或休息时（严重肢体缺血）。这种疼痛是因外周动脉闭塞或血管收缩引起的缺血（氧供不足）所致。缺血也会造成皮肤的营养改变，严重或晚期阶段，皮肤和组织可出现溃破甚至进展为坏疽。一些患者发展为溃疡之前并没有间歇性跛行症状，特别是在血栓是导致缺血主要原因的情况下。吸烟引起血管痉挛也可能是诱发因素。

治疗 闭塞性动脉疾病患者有发生其他心血管事件的高危险，如心肌梗死和脑卒中，治疗在降低危险和改善症状方面都很重要[2~15]。降低心血管危险（见第1124页）的措施包括总体生活方式的改变、抗血小板治疗、高血压和高脂血症的治疗和戒烟等。血栓闭塞性脉管炎患者，戒烟是终止疾病进展的关键。这些措施通常不能改善间歇性跛行的症状，然而指导运动方案已经显示[16]能改善步行距离并得到推荐[7,13]，而且有证据[17,18]显示降血脂治疗可能起到相同的效果。

许多**药物**在闭塞性动脉疾病中用于控制症状，但是研究常不能满意，并且它们的疗效和（或）在治疗中的总体地位仍然是牢固地确立的[19,20]。镇痛对严重肢体缺血至关重要，特别是不适宜血管重建的患者[12,13]。改善缺血为目的的药物也被广泛使用，虽然很少证实有明确作用。

*血管扩张药*是间歇性跛行最常使用的药物，获益可能源于血细胞的作用或血流动力学改变的机制，而不是血管扩张作用。血管扩张药不优先扩张受累动脉，受累动脉可能在任何情况下都已经完全扩张。供应全身其他非缺血组织的动脉扩张，转移血流离开受累的缺血区域，即所谓的"窃血"现象；这是血管扩张药的危险，作用强的动脉血管扩张药（如肼屈嗪），不适用于周围动脉疾病。*西洛他唑*，有抗血小板和血管扩张作用，能增加步行距离[21,22]，被推荐用于致残跛行患者[7,13,23]。*萘呋胺和己酮可可碱*的应用广泛；可以增加疼痛开始之前步行时间和距离，但是获益的证据有限[19,24,25]。它们可作为西洛他唑之外的二线治疗药物，尽管目前相关推荐不同[7,12]。其他血管扩张药在间歇性跛行的治疗中已经使用，包括丁咯地尔、桂利嗪、环扁桃酯和烟酸肌醇；酮色林能够抑制血管收缩，改变血流动力学指标，此药用于治疗。

前列腺素类，如前列地尔（前列腺素 E_1）和依前列醇（前列环素）作为血管扩张药，用于闭塞性动脉疾病[2,3]。对于静息时疼痛的有益作用已经关注，一些溃疡好转或愈合；在所选的患者中这种治疗形势，避免了截肢。然而，作用仍然不清楚。一项系统性综述[26]推断，前列腺素 E_1 及其类似物，静脉或动脉给药，都是有益的，但是在大多数患者中使用并不实际[7]。口服前列腺素药，如贝前列环素也在尝试，但是并没有发现有效且不被推荐[7,9,13,23]。局部地诺前列酮也在使用。

其他药物在小型研究中已经显示阳性结果，包括精氨酸[20]、谷胱甘肽[20]、左卡尼汀[19,27]、甘蔗脂肪醇[20]和舒洛地希[28]。银杏在使用中未能显示出临床获益的证据[13,29]。生长因子[30]（局部使用）和基因疗法[31,32]也已试用。

对正规内科治疗不起作用的严重间歇性跛行患者和严重肢体缺血（静息痛或缺血性溃疡）患者，常需要非**药物治疗**；急性缺血时可采用血管内溶栓（见**外周动脉血栓栓塞**，第1137页），但是它在慢性疾病中的作用仍未确定[7,13]。搭桥手术、动脉内膜切除术、经皮操作技术如血管造影、斑块切除术、血管内支架成形术可用于血管重建；当缺血不可逆转时，可能需要截肢。血管重建术后应预防血栓栓塞和再狭窄，见第1140页。

1. Olin JW. Thromboangiitis obliterans (Buerger's disease). *N Engl J Med* 2000; **343:** 864–9.
2. Hiatt WR. Medical treatment of peripheral arterial disease and claudication. *N Engl J Med* 2001; **344:** 1608–21.
3. Ouriel K. Peripheral arterial disease. *Lancet* 2001; **358:** 1257–64.
4. Regensteiner JG, Hiatt WR. Current medical therapies for patients with peripheral arterial disease: a critical review. *Am J Med* 2002; **112:** 49–57.
5. Burns P, *et al.* Management of peripheral arterial disease in primary care. *BMJ* 2003; **326:** 584–8.
6. Kim CK, *et al.* Pharmacological treatment of patients with peripheral arterial disease. *Drugs* 2003; **63:** 637–47.
7. Hirsch AT, *et al.* ACC/AHA 2005 Practice Guidelines for the management of patients with peripheral arterial disease (lower extremity, renal, mesenteric, and abdominal aortic): a collaborative report from the American Association for Vascular Surgery/Society for Vascular Surgery, Society for Cardiovascular Angiography and Interventions, Society for Vascular Medicine and Biology, Society of Interventional Radiology, and the ACC/AHA Task Force on Practice Guidelines (Writing Committee to Develop Guidelines for the Management of Patients With Peripheral Arterial Disease). *Circulation* 2006; **113:** e463–e654. Available at: http://www.americanheart.org/downloadable/heart/1135028673759PAD_Full%20Text.pdf (accessed 27/06/06)
8. Hankey GJ, *et al.* Medical treatment of peripheral arterial disease. *JAMA* 2006; **295:** 547–53.
9. Scottish Intercollegiate Guidelines Network. Diagnosis and management of peripheral arterial disease: a national clinical guideline (issued October 2006). Available at: http://www.sign.ac.uk/pdf/sign89.pdf (accessed 17/06/08)
10. Cassar K. Intermittent claudication. *BMJ* 2006; **333:** 1002–5.
11. White C. Intermittent claudication. *N Engl J Med* 2007; **356:** 1241–50.
12. Bendermacher BL, *et al.* Medical management of peripheral arterial disease. *J Thromb Haemost* 2005; **3:** 1628–37.
13. Norgren L, *et al.* TASC II Working Group. Inter-Society Consensus for the Management of Peripheral Arterial Disease (TASC II). *J Vasc Surg* 2007; **45** (suppl S): S5–S67. Also available at: http://download.journals.elsevierhealth.com/pdfs/journals/0741-5214/PIIS0741521406022968.pdf (accessed 17/12/09)
14. Arain FA, Cooper LT. Peripheral arterial disease: diagnosis and management. *Mayo Clin Proc* 2008; **83:** 944–49.
15. Hills AJ, *et al.* Peripheral arterial disease. *Br J Hosp Med* 2009; **70:** 560–5.
16. Watson L, *et al.* Exercise for intermittent claudication. Available in The Cochrane Database of Systematic Reviews; Issue 4. Chichester: John Wiley; 2008 (accessed 14/08/10).
17. Meade T, *et al.* Bezafibrate in men with lower extremity arterial disease: randomised controlled trial. *BMJ* 2002; **325:** 1139–43.
18. Aung PP, *et al.* Lipid-lowering for peripheral arterial disease of the lower limb. Available in The Cochrane Database of Systematic Reviews; Issue 4. Chichester: John Wiley; 2007 (accessed 17/06/08).
19. Moher D, *et al.* Pharmacological management of intermittent claudication: a meta-analysis of randomised trials. *Drugs* 2000; **59:** 1057–70.
20. Jacoby D, Mohler ER. Drug treatment of intermittent claudication. *Drugs* 2004; **64:** 1657–70.
21. Crouse JR, *et al.* Clinical manifestation of atherosclerotic peripheral arterial disease and the role of cilostazol in treatment of intermittent claudication. *J Clin Pharmacol* 2002; **42:** 1291–8.
22. Robless P, *et al.* Cilostazol for peripheral arterial disease. Available in The Cochrane Database of Systematic Reviews; Issue 1. Chichester: John Wiley; 2008 (accessed 17/06/08).
23. Sobel M, Verhaeghe R. Antithrombotic therapy for peripheral artery occlusive disease: American College of Chest Physicians evidence-based clinical practice guidelines (8th edition). *Chest* 2008; **133** (suppl): 815S–843S.
24. Girolami B, *et al.* Treatment of intermittent claudication with physical training, smoking cessation, pentoxifylline, or nafronyl: a meta-analysis. *Arch Intern Med* 1999; **159:** 337–45.
25. de Backer TLM, *et al.* Naftidrofuryl for intermittent claudication. Available in The Cochrane Database of Systematic Reviews; Issue 2. Chichester: John Wiley; 2008 (accessed 18/08/09).
26. Reiter M, *et al.* Prostanoids for intermittent claudication. Available in the Cochrane Database of Systematic Reviews; Issue 4. Chichester: John Wiley; 2003 (accessed 08/02/06).
27. Hiatt WR, *et al.* Propionyl-L-carnitine improves exercise performance and functional status in patients with claudication. *Am J Med* 2001; **110:** 616–22.
28. Coccheri S, *et al.* Sulodexide in the treatment of intermittent claudication: results of a randomized, double-blind, multicentre, placebo-controlled study. *Eur Heart J* 2002; **23:** 1057–65.
29. Nicolaï SPA, *et al.* Ginkgo biloba for intermittent claudication. Available in The Cochrane Database of Systematic Reviews; Issue 2. Chichester: John Wiley; 2009 (accessed 14/08/09).
30. Lederman RJ, *et al.* Therapeutic angiogenesis with recombinant fibroblast growth factor-2 for intermittent claudication (the TRAFFIC study): a randomised trial. *Lancet* 2002; **359:** 2053–8.
31. Shyu K-G, *et al.* Intramuscular vascular endothelial growth factor gene therapy in patients with chronic critical leg ischemia. *Am J Med* 2003; **114:** 85–92.
32. Tongers J, *et al.* Therapeutic angiogenesis for critical limb ischemia: microvascular therapies coming of age. *Circulation* 2008; **118:** 9–16.

嗜铬细胞瘤

嗜铬细胞瘤[1~9]是一种少见的肾上腺髓质儿茶酚胺分泌型肿瘤。嗜铬细胞瘤患者常有高血压、头痛、心悸和出汗过多；高血压可以是一过性或是持续性的。如果肿瘤主要分泌肾上腺素，血压正常甚至降低，伴随快速性心律失常；如果肿瘤主要分泌去甲肾上腺素，血管收缩导致静脉血池收缩和低血容量症。如果儿茶酚胺释放的效应不加以控制，接着会出现危及生命的危象。如果儿茶酚胺大量释放会出现休克样症状，伴随多器官功能衰竭导致的高血压危象，这取决于儿茶酚胺的释放程度。

病史和临床症状是诊断嗜铬细胞瘤重要依据，但确诊需要更多诊断技术[1~3,6,8,9]。虽然已测量血浆或尿液中肾上腺素和去甲肾上腺素的浓度，及其代谢产物3-甲氧基肾上腺素和去甲3-甲氧基肾上腺素的浓度，可提供更精确的诊断和测量措施是目前首选。辅助的检测如可乐定抑制试验（第1204页）或高血糖素刺激试验（第1389页）偶被使用[8]。影像技术，如计算机断层成像、磁共振成像、用Ⅰ123或Ⅰ131-碘苄胍闪烁照相法确定显像（MIBG）或正电子发射体层摄影术，都用于手术前的肿瘤定位。

尽管手术切除肿瘤是治疗最终目标，但之前必须利用药物治疗阻断过多儿茶酚胺所致的升压作用和其他影响[1~4,6~9]。这对控制症状非常重要，由于在麻醉诱导或处理肿瘤时可能造成儿茶酚胺大量释放，因此对手术中无症状患者也是必要的。因为缺乏对照研究的证据，治疗的选择并不完全清楚。口服α受体阻滞剂被广泛使用，是主要治疗方法，不但能降低血压而且能使血容量恢复正常。酚苄明通常是首选药物；它具有长效、非竞争性α受体阻滞作用，不能被大量释放的儿茶酚胺所抑制。选择性α_1-肾上腺素受体阻滞剂如哌唑嗪，该药引起心动过速较小，是一些患者的另一选择，特别适宜于主要分泌肾上腺素的肿瘤。术前哌唑嗪可能优于酚苄明，因为它的效果更迅速，可降低术后低血压的风险。然而低血压可能是一个问题，特别是治疗之初，因此α受体阻滞作用应以小剂量开始，逐渐增加剂量直到所有升压作用被抑制。如果α受体阻滞剂不能耐受，可使用钙通道阻滞剂，也可降低α受体阻滞剂使用剂量。对血压正常的患者而言，钙通道阻滞剂比α受体阻滞剂更合适。也可使用血管紧张素受体拮抗剂。β受体阻滞剂可用于心动过速，但是必须谨慎使用，并且直到确定给予充足的α受体阻滞剂之后才可开始使用。选择性β_1受体阻滞剂是优先考虑的，β_2受体介导的血管舒张不受影响。α-甲基酪氨酸可以抑制儿茶酚胺合成，可用于对α受体阻滞剂耐药的患者或α受体或β受体阻滞剂疗效不佳的患者。在一些医院，术前常规抑制儿茶酚胺合成和减少手术中的释放量[7]。

术中和术后控制血压至关重要。术前应给予静脉液体优化血容量，术前用药和麻醉用药应该选择能避免可能引起升压反应或心动过速的药物[4]，理想情况下应抑制手术刺激引起的肾上腺素反应。当瘤体移动时急性血压上升仍可发生，这些措施仍不能充分阻止儿茶酚胺的释放，有效的血管扩张药如硝普钠[1,3,4,8,9]或硝酸甘油[4,8]经静脉输入可阻止急性血压上升的危险；尽管心动过速也是问题，α受体阻滞剂酚妥拉明仍提倡应用[3,4,8]。短效的心脏选择性β受体阻滞剂艾司洛尔可用于控制手术期间心动过速[3,4,8]。

不适宜手术的患者，或恶性嗜铬细胞瘤患者[5]，或不能完全移除肿瘤的患者，可应用α受体阻滞剂和β受体阻滞剂治疗，或其他抗高血压药均可持续长期使用。α-甲基酪氨酸可用作替代治疗。在恶性嗜铬细胞瘤，给予患者高剂量131Ⅰ-碘苄胍足以造成放射性坏死，可产生有限的缓解时间。另外，已报道一些抗肿瘤治疗的获益，尽管其作用还未确立；由环磷酰胺、长春新碱和达卡巴嗪组成的治疗方案目前使用最广泛。

1. Klingler HC, *et al.* Pheochromocytoma. *Urology* 2001; **57:** 1025–32.
2. Pacak K, *et al.* Recent advances in genetics, diagnosis, localization, and treatment of pheochromocytoma. *Ann Intern Med* 2001; **134:** 315–29.
3. Lenders JWM, *et al.* Phaeochromocytoma. *Lancet* 2005; **366:** 665–75.
4. Eisenhofer G, *et al.* Adverse drug reactions in patients with phaeochromocytoma: incidence, prevention and management. *Drug Safety* 2007; **30:** 1031–62.
5. Scholz T, *et al.* Clinical review: current treatment of malignant pheochromocytoma. *J Clin Endocrinol Metab* 2007; **92:** 1217–25.
6. Pacak K, *et al.* Pheochromocytoma: recommendations for clinical practice from the First International Symposium. *Nat Clin Pract Endocrinol Metab* 2007; **3:** 92–102.
7. Pacak K. Preoperative management of the pheochromocytoma patient. *J Clin Endocrinol Metab* 2007; **92:** 4069–79.
8. Adler JT, *et al.* Pheochromocytoma: current approaches and future directions. *Oncologist* 2008; **13:** 779–93.
9. Armstrong R, *et al.* Phaeochromocytoma in children. *Arch Dis Child* 2008; **93:** 899–904.

肺动脉高压

肺动脉高压是肺血管阻力增加，导致肺动脉压增高。正常人在海平面休息状态，平均肺动脉压为15mmHg(1mmHg=133.33Pa)；肺动脉高压通常定义为平均肺动脉压休息时25mmHg；运动时30mmHg也可诊断，虽然这种相关性还不清楚[1]。压力随高度升高而相应升高。

肺动脉高压的分类方法有几种，命名法基于病理生理学已经明确。之前根据有无潜在病因，将肺动脉高压分为原发性或继发性，然而这种分类法对病理生理学或治疗方面无太多意义，指南[1~4]目前不推荐。肺动脉高压是肺动脉疾病（毛细血管前）引起的压力升高的首选术语；它的发生可能是孤立的（特发的和家族型；之前归类为原发性肺动脉高压），或继发于疾病，如结缔组织病、先天性心脏病、门脉高压症、HIV感染、药物和毒素以及肺静脉或毛细血管疾病。肺动脉高压所有形式的治疗都是相似的，是下文讨论的重点。不是由于肺动脉功能障碍引起的肺动脉高压，通常与已确定的心肺疾病相关，这部分将在下文简述。

肺动脉高压[5~10]是一种渐进性疾病，患者死亡率高和容易猝死。特发性肺动脉高压发生在各年龄段和不同性别患者中，但是妇女到了40岁可以看到典型的肺动脉高压；在儿童中也相对常见[11,12]。一个类似于New York Heart Association用于心衰分级（见第1127页）的功能分类系统或许可以表明严重程度[1~3]。最初主诉包括活动时呼吸困难、疲劳和胸部不适或疼痛。晚期疾病、肺源性心脏病（由于右心室扩张、肥大或两者都有，引起右心室增大）进而发展为右侧心力衰竭；血栓栓塞影响肺动脉也很常见。

肺动脉高压通常是对症治疗，包括使用可降低肺动脉压力的药物，最好同时增加心脏输出量。然而，据观察，有些治疗方法能改善存活率[13,14]，降低移植的需要。随着专门针对潜在疾病的病理生理学机制为目的的治疗的发展，已经扩大了治疗的目的。虽然大多数研究的患者是特发性肺动脉高压，也有些证据表明其他形式的肺动脉高压患者也有同样的反应，治疗指南大致相同[1,3,4,15]。相似的方法也可用于儿童患者[1,3,4,11,12]。

肺动脉高压的一般**治疗**[1,8,9]包括预防缺氧，因为缺氧是肺血管收缩的原因，还有右心衰竭的相关治疗。有些患者需要氧气治疗，而且需要避免贫血。推荐使用肺炎球菌疫苗和流行性感冒疫苗降低肺部感染的风险。利尿药能改善体液潴留患者的症状而获益，应当适量使用。地高辛也应该应用，尽管它的作用明确较少，除非患者也伴有心房颤动。口服抗凝血药被推荐用于大多数患者以减少肺动脉栓塞和静脉血栓栓塞的风险，但需要谨慎，有增加出血的风险。室上性心律失常与临床恶化相关，可考虑预防性抗心律失常[1]。一般还建议避孕[3,4,16]，虽然成功的治疗是可能的[17]。

特殊治疗基于血管扩张药的应用。血管收缩在肺动脉高压的病理生理学中起重要作用，所以在很多高血压治疗中尝试使用[13,18]血管扩张药。虽然大多数血管扩张药能降低肺动脉压，但同时也降低全身血压[19]，产生不需要的或有时无法耐受的不良反应，这使血管扩张药的使用受限。非特异性血管扩张剂对肺动脉高压有明确作用，包括钙通道阻滞剂和前列环素类药。内皮素受体拮抗剂和磷酸二酯酶抑制剂是高选择性的肺血管扩张剂，也可能有其他作用，现在越来越多地作为替代药物或采用联合治疗。

钙通道阻滞剂能改善肺血流动力学，有患者生存获益的证据；一项超过5年的观察研究[20]发现给予大剂量钙通道阻滞剂的患者生存率明显提高。然而只有小部分的患者有反应[21]，而且不良反应受到关注。指南推荐[1,3,4,15]所有患者的急性反应试验应该在长期治疗开始前完成。尽管口服钙通道阻滞剂曾被用于试验，这曾经和严重的不良反应相关，现在推荐使用短效血管扩张药（如依前列醇注射液）、阿糖腺苷注射液或可吸入一氧化氮。有作用的患者可以口服钙通道阻滞剂，伴心动过缓的患者通常选择二氢吡啶类（硝苯地平或氨氯地平），伴心动过速患者选地尔硫䓬。维拉帕米有明显负性肌力作用，应避免使用。药物的剂量应该逐渐增加，直至耐受剂量，长期治疗应该只用于持续有作用的患者。

前列环素是有效的内源性血管舒张药，有证据表明肺动脉高压患者体内前列环素量可能不足。依前列醇是前列环素的合成物，最初用于终末期肺动脉高压患者以维持足够长时间行心肺联合移植。然而有些研究建议用依前列醇长期治疗也有作用，可作为移植手术之外的选择。一些患者使用便携式注射泵长期静脉注射依前列醇治疗，已经有持久临床改善和生存率改善的报道[22,23]。现在指南[1,3,4,15]推荐，对钙通道阻滞剂无反应而且心功能Ⅲ级或Ⅳ级肺动脉高压患者可以使用依前列醇。由于稳定性问题，使用受限；更稳定的核苷类似物如持续静脉注射伊洛前列环素[24]或静脉曲前列环素[25]也有效，可作为选择[1,4,15]。曲前列环素也可以持续皮下注射[26,27]，然而，注射部位的严重疼痛可能是个问题。它可能对那些不适合静脉注射治疗的患者有用[15]；小型研究[28,29]报道了从依前列醇转换到曲前列环素治疗的安全性。前列腺素类似物也可以通过吸入给药。依前列醇已被广泛应用，但依洛前列环素药效更长，通常优先选择[15,30]；也可使用曲前列环素[31,32]。另一个类似物贝前列环素经口服给药[33~35]，但不是普遍有效。尽管首先考虑血管扩张药，依前列醇和类似物也会影响血管重塑和血小板凝集，这可能会促成有益的效应。

*内皮素受体拮抗剂*是一种血管扩张剂，通过阻断内皮素-1作用，内皮素-1是强效内源性血管收缩剂，肺动脉高压时分泌过度，它会刺激血管重构并且有促炎作用。口服内皮素受体拮抗剂如波生坦，选择性内皮素ET_A受体拮抗剂安贝生坦和西他塞坦钠目前广泛用于Ⅱ级或Ⅲ级肺动脉高压的一线治疗[1,3,4,15]。它们对血液动力学和症状有正性作用[36]，而且有证据表明波生坦可改善生存率，尽管还未证实[37]。肺动脉高压Ⅲ级患者，预后似乎可以与一线用药（无论是波生坦或前列环素类似物）[38]相比，观察性研究[16,39]建议有些患者治疗可以从前列腺素类似物安全地转换为波生坦。然而不稳定的肺动脉高压Ⅳ级患者通常推荐依前列醇[1,3,4,15]。

*5-磷酸二酯酶抑制剂*是肺动脉扩张剂，也可能有抗增殖的作用[40]。有关西地那非[41,42]和他达拉非[43]的随机研究也显示对肺动脉高压有益，有关伐地那非的公开研究[44]也已报道了积极的作用。因此西地那非[1,3,4]和他达拉非[1]两者都可推荐作为功能Ⅱ或Ⅲ级的一线或二线治疗。与内皮素受体拮抗剂一样，口服给药产生获益。

联合治疗用于单药没反应或病情恶化患者。少有证据支持联合治疗安全性或有效性[1,3,6,15]，需进一步研究确定其作用。然而，对功能Ⅳ级患者，初始治疗应考虑联合治疗[1]。另一治疗显示伊马替尼（一种血小板衍化生长因子拮抗剂）可以获益，但是证据仅限于个案报道[45~47]，需要对照研究。对血管扩张剂治疗无反应的患者，需要外科治疗，最终需要肺移植或心肺移植[1,3,4]。

心肺疾病引起的肺动脉高压比肺动脉高压更常见，临床表现取决于原发疾病。慢性阻塞性肺疾病是呼吸系统最主要病因，也见于呼吸窘迫综合征、类肉瘤病、特发性肺纤维化或长期处于高海拔地区。肺动脉压力也会因为血栓栓塞疾病而升高，患者伴有左心室功能受损（如合并心肌梗死或二尖瓣疾病）也会升高。治疗包括对原发疾病治疗。吸入性一氧化氮用于心脏手术后或呼吸窘迫综合征合并急性肺动脉高压患者[48]。慢性肺疾病患者长期使用吸入性一氧化氮也有报道[49]。肺动脉高压的正规治疗对不能手术的慢性血栓栓塞患者可能起到重要的作用[1,4,50]，但一般不推荐用于其他疾病[51]。

新生儿持续性肺动脉高压，有时称为持续性胎循环，是肺动脉高压特别类型，尤其影响新生儿。可以是原发的（即特发性，患病婴儿的心脏解剖学方面正常而且没有肺部疾病）或继发的，合并心肺疾病，包括先天性心脏病、膈疝、胎粪吸入、呼吸窘迫综合征或败血症。肺动脉高压和血管反应性改变导致血流通过未闭的动脉导管或卵圆孔形成右向左分流，常导致严重低氧血症。

治疗包括高频振荡通气（使肺膨胀最佳），必要时采用体外膜肺氧合。降低肺循环血管阻力治疗也可试用。机械性高通气用于诱导碱中毒以减少肺血管收缩；静脉注射碳酸氢钠也可作为选择[52]。吸入一氧化氮是有效的选择性肺血管扩张药，也被广泛应用[53]。研究[54~58]显示能显著改善氧合（作用）和减少体外膜肺氧合的需要，但是尚未发现对死亡率的影响。早期人们关注吸入一氧化氮可能对神经发育有不利影响，但在长期随访中尚未证实[59~61]，也没有长期获益的证据[61]，虽然一项观察性研究[62]发现给早产儿一氧化氮治疗可降低脑瘫的发病率。高频振荡通气合并吸入一氧化氮可能有额外获益[63]。

一氧化氮并不是对所有患者都有效，需要有其他选择[64,65]。可静脉使用*前列环素*，也可以采用吸入方式[66,67]，这样可减轻全身反应。静脉血管扩张剂也被使用，尽管如上所述，通常由于全身反应而使用受限。*妥拉苏林*可通过静脉或经气管给药。*磷酸二酯酶抑制剂*可能具有重要作用；潘生丁也已应用，并且曾经有应用西地那非获益的报道[68,69]，包括长期使用[70]。也有使用静脉西地那非[71]。其他血管扩张剂也在试用，包括*静脉腺苷*[72,73]、*静脉硫酸镁*[74~76]和*吸入硝普钠*[77]，但这些作用都没有确定。

1. Galiè N, *et al.* Guidelines for the diagnosis and treatment of pulmonary hypertension: The Task Force for the Diagnosis and Treatment of Pulmonary Hypertension of the European Society of Cardiology (ESC) and the European Respiratory Society (ERS), endorsed by the International Society of Heart and Lung Transplantation (ISHLT). *Eur Heart J* 2009; **30:** 2493–2537. Also available at: http://eurheartj.oxfordjournals.org/cgi/reprint/30/20/2493.pdf (accessed 06/11/09)
2. Rubin LJ. Diagnosis and management of pulmonary arterial hypertension: ACCP evidence-based clinical practice guidelines. *Chest* 2004; **126** (suppl): 7S–10S. Also available at: http://www.chestjournal.org/cgi/reprint/126/1_suppl/7S (accessed 02/07/08)
3. National Pulmonary Hypertension Centres of the UK and Ireland. Consensus statement on the management of pulmonary hypertension in clinical practice in the UK and Ireland. *Thorax* 2008; **63** (suppl 2): ii1–ii41.
Also available at: http://www.brit-thoracic.org.uk/Portals/0/Clinical%20Information/Pulmonary%20hypertension/PulmHyper_ThoraxMarch08.pdf (accessed 27/01/09)
4. McLaughlin VV, *et al.* ACCF/AHA 2009 expert consensus document on pulmonary hypertension: a report of the American College of Cardiology Foundation Task Force on Expert Consensus Documents and the American Heart Association. *Circulation* 2009; **119:** 2250–94.
Also available at: http://circ.ahajournals.org/cgi/reprint/119/16/2250.pdf (accessed 06/10/09)
5. Humbert M, *et al.* Treatment of pulmonary arterial hypertension. *N Engl J Med* 2004; **351:** 1425–36.
6. Hoeper MM. Drug treatment of pulmonary arterial hypertension: current and future agents. *Drugs* 2005; **65:** 1337–54.
7. Rubin LJ, Badesch DB. Evaluation and management of the patient with pulmonary arterial hypertension. *Ann Intern Med* 2005; **143:** 282–92.
8. McLaughlin VV, McGoon MD. Pulmonary arterial hypertension. *Circulation* 2006; **114:** 1417–31.
9. McGoon MD, Kane GC. Pulmonary hypertension: diagnosis and management. *Mayo Clin Proc* 2009; **84:** 191–207. Correction. *ibid.*; 386.
10. Chin KM, Rubin LJ. Pulmonary arterial hypertension. *J Am Coll Cardiol* 2008; **51:** 1527–38. Correction. *ibid.*; **52:** 169.
11. Haworth SG. The management of pulmonary hypertension in children. *Arch Dis Child* 2008; **93:** 620–5.
12. Leibovitch L, *et al.* Therapeutic applications of sildenafil citrate in the management of paediatric pulmonary hypertension. *Drugs* 2007; **67:** 57–73.
13. Galiè N, *et al.* A meta-analysis of randomized controlled trials in pulmonary arterial hypertension. *Eur Heart J* 2009; **30:** 394–403.
14. Ryerson CJ, *et al.* Pharmacotherapy in pulmonary arterial hypertension: a systematic review and meta-analysis. *Respir Res* 2010; **11:** 12.
15. Badesch DB, *et al.* Medical therapy for pulmonary arterial hypertension: updated ACCP evidence-based clinical practice guidelines. *Chest* 2007; **131:** 1917–28. Also available at: http://www.chestjournal.org/cgi/reprint/131/6/1917 (accessed 02/07/08)
16. Steiner MK, *et al.* Conversion to bosentan from prostacyclin infusion therapy in pulmonary arterial hypertension: a pilot study. *Chest* 2006; **130:** 1471–80.
17. Huang S, DeSantis ERH. Treatment of pulmonary arterial hypertension in pregnancy. *Am J Health-Syst Pharm* 2007; **64:** 1922–6.
18. Barnes PJ, Liu SF. Regulation of pulmonary vascular tone. *Pharmacol Rev* 1995; **47:** 87–131.
19. Weir EK, *et al.* The acute administration of vasodilators in primary pulmonary hypertension: experience from the National Institutes of Health Registry on Primary Pulmonary Hypertension. *Am Rev Respir Dis* 1989; **140:** 1623–30.
20. Rich S, *et al.* The effect of high doses of calcium-channel blockers on survival in primary pulmonary hypertension. *N Engl J Med* 1992; **327:** 76–81.
21. Sitbon O, *et al.* Long-term response to calcium channel blockers in idiopathic pulmonary arterial hypertension. *Circulation* 2005; **111:** 3105–11.
22. Higenbottam T, *et al.* Long term intravenous prostaglandin (epoprostenol or iloprost) for the treatment of severe pulmonary hypertension. *Heart* 1998; **80:** 151–5.
23. McLaughlin VV, *et al.* Survival in primary pulmonary hypertension: the impact of epoprostenol therapy. *Circulation* 2002; **106:** 1477–82.
24. Higenbottam TW, *et al.* Treatment of pulmonary hypertension with the continuous infusion of a prostacyclin analogue, iloprost. *Heart* 1998; **79:** 175–9.
25. Tapson VF, *et al.* Safety and efficacy of IV treprostinil for pulmonary arterial hypertension: a prospective, multicenter, open-label, 12-week trial. *Chest* 2006; **129:** 683–8.
26. Simonneau G, *et al.* Continuous subcutaneous infusion of treprostinil, a prostacyclin analogue, in patients with pulmonary arterial hypertension: a double-blind, randomized placebo-controlled trial. *Am J Respir Crit Care Med* 2002; **165:** 800–804.
27. Lang I, *et al.* Efficacy of long-term subcutaneous treprostinil sodium therapy in pulmonary hypertension. *Chest* 2006; **129:** 1636–43.
28. Vachiéry J-L, *et al.* Transitioning from IV epoprostenol to subcutaneous treprostinil in pulmonary arterial hypertension. *Chest* 2002; **121:** 1561–5.
29. Rubenfire M, *et al.* Transition from IV epoprostenol to subcutaneous treprostinil in pulmonary arterial hypertension: a controlled trial. *Chest* 2007; **132:** 757–63. Correction. *ibid.*; 1721.
30. Olschewski H, *et al.* Inhaled iloprost for severe pulmonary hypertension. *N Engl J Med* 2002; **347:** 322–9.
31. Channick RN, *et al.* Safety and efficacy of inhaled treprostinil as add-on therapy to bosentan in pulmonary arterial hypertension. *J Am Coll Cardiol* 2006; **48:** 1433–7.
32. Voswinckel R, *et al.* Favorable effects of inhaled treprostinil in severe pulmonary hypertension: results from randomized controlled pilot studies. *J Am Coll Cardiol* 2006; **48:** 1672–81.
33. Nagaya N, *et al.* Effect of orally active prostacyclin analogue on survival of outpatients with primary pulmonary hypertension. *J Am Coll Cardiol* 1999; **34:** 1188–92.
34. Vizza CD, *et al.* Long term treatment of pulmonary arterial hypertension with beraprost, an oral prostacyclin analogue. *Heart* 2001; **86:** 661–5.
35. Barst RJ, *et al.* Beraprost therapy for pulmonary arterial hypertension. *J Am Coll Cardiol* 2003; **41:** 2119–25.
36. Liu C, *et al.* Endothelin receptor antagonists for pulmonary arterial hypertension. Available in The Cochrane Database of Systematic Reviews; Issue 3. Chichester: John Wiley; 2009 (accessed 30/09/09).
37. McLaughlin VV, *et al.* Survival with first-line bosentan in patients with primary pulmonary hypertension. *Eur Respir J* 2005; **25:** 244–9.
38. Sitbon O, *et al.* Survival in patients with class III idiopathic pulmonary arterial hypertension treated with first line oral bosentan compared with an historical cohort of patients started on intravenous epoprostenol. *Thorax* 2005; **60:** 1025–30.
39. Suleman N, Frost AE. Transition from epoprostenol and treprostinil to the oral endothelin receptor antagonist bosentan in patients with pulmonary hypertension. *Chest* 2004; **126:** 808–15.
40. Archer SL, Michelakis ED. Phosphodiesterase type 5 inhibitors for pulmonary arterial hypertension. *N Engl J Med* 2009; **361:** 1864–71.
41. Kanthapillai P, *et al.* Phosphodiesterase five inhibitor for pulmonary hypertension. Available in the Cochrane Database of Systematic Reviews; Issue 4. Chichester: John Wiley; 2004 (accessed 08/02/06).
42. Galiè N, *et al.* Sildenafil use in Pulmonary Arterial Hypertension (SUPER) Study Group. Sildenafil citrate therapy for pulmonary arterial hypertension. *N Engl J Med* 2005; **353:** 2148–57.
43. Galiè N, *et al.* Pulmonary Arterial Hypertension and Response to Tadalafil (PHIRST) Study Group. Tadalafil therapy for pulmonary arterial hypertension. *Circulation* 2009; **119:** 2894–2903.
44. Jing Z-C, *et al.* Vardenafil treatment for patients with pulmonary arterial hypertension: a multicentre, open-label study. *Heart* 2009; **95:** 1531–6.
45. Ghofrani HA, *et al.* Imatinib for the treatment of pulmonary arterial hypertension. *N Engl J Med* 2005; **353:** 1412–13.
46. Patterson KC, *et al.* Imatinib mesylate in the treatment of refractory idiopathic pulmonary arterial hypertension. *Ann Intern Med* 2006; **145:** 152–3.
47. Souza R, *et al.* Long term imatinib treatment in pulmonary arterial hypertension. *Thorax* 2006; **61:** 736.
48. Ichinose F, *et al.* Inhaled nitric oxide: a selective pulmonary vasodilator: current uses and therapeutic potential. *Circulation* 2004; **109:** 3106–11.
49. Vonbank K, *et al.* Controlled prospective randomised trial on the effects on pulmonary haemodynamics of the ambulatory long term use of nitric oxide and oxygen in patients with severe COPD. *Thorax* 2003; **58:** 289–93.
50. McNeil K, Dunning J. Chronic thromboembolic pulmonary hypertension (CTEPH). *Heart* 2007; **93:** 1152–8.
51. Rich S, Rabinovitch M. Diagnosis and treatment of secondary (non-category 1) pulmonary hypertension. *Circulation* 2008; **118:** 2190–9.
52. Kuo S, *et al.* Pulmonary hypertension-hyperventilation versus alkali infusion. *Pediatrics* 2001; **107:** 452.
53. Pierce CM. Persistent pulmonary hypertension of the newborn. *Hosp Med* 2004; **65:** 418–21.
54. The Neonatal Inhaled Nitric Oxide Study Group. Inhaled nitric oxide in full-term and nearly full-term infants with hypoxic respiratory failure. *N Engl J Med* 1997; **336:** 597–604.
55. Roberts JD, *et al.* Inhaled nitric oxide and persistent pulmonary hypertension of the newborn. *N Engl J Med* 1997; **336:** 605–10.
56. Davidson D, *et al.* Inhaled nitric oxide for the early treatment of persistent pulmonary hypertension of the term newborn: a randomized, double-masked, placebo-controlled, dose-response, multicenter study. *Pediatrics* 1998; **101:** 325–34.
57. Wessel DL, *et al.* Improved oxygenation in a randomized trial of inhaled nitric oxide for persistent pulmonary hypertension of the newborn. Abstract: *Pediatrics* 1997; **100:** 888. Full version: http://pediatrics.aappublications.org/cgi/content/full/100/5/e7 (accessed 08/02/06)
58. Clark RH, *et al.* Low-dose nitric oxide therapy for persistent pulmonary hypertension of the newborn. *N Engl J Med* 2000; **342:** 469–74.
59. Rosenberg AA, *et al.* Longitudinal follow-up of a cohort of newborn infants treated with inhaled nitric oxide for persistent pulmonary hypertension. *J Pediatr* 1997; **131:** 70–5.
60. The Neonatal Inhaled Nitric Oxide Study Group. Inhaled nitric oxide in term and near-term infants: neurodevelopmental follow-up of the Neonatal Inhaled Nitric Oxide Study Group (NINOS). *J Pediatr* 2000; **136:** 611–17.
61. Huddy CL, *et al.* The INNOVO multicentre randomised controlled trial: neonatal ventilation with inhaled nitric oxide versus ventilatory support without nitric oxide for severe respiratory failure in preterm infants: follow up at 4-5 years. *Arch Dis Child Fetal Neonatal Ed* 2008; **93:** F430–F435.
62. Tanaka Y, *et al.* Inhaled nitric oxide therapy decreases the risk of cerebral palsy in preterm infants with persistent pulmonary hypertension of the newborn. *Pediatrics* 2007; **119:** 1159–64.
63. Kinsella JP, *et al.* Randomized, multicenter trial of inhaled nitric oxide and high-frequency oscillatory ventilation in severe, persistent pulmonary hypertension of the newborn. *J Pediatr* 1997; **131:** 55–62.
64. Weinberger B, *et al.* Pharmacologic therapy of persistent pulmonary hypertension of the newborn. *Pharmacol Ther* 2001; **89:** 67–79.
65. Lowson SM. Alternatives to nitric oxide. *Br Med Bull* 2004; **70:** 119–31.
66. Bindl L, *et al.* Aerosolised prostacyclin for pulmonary hypertension in neonates. *Arch Dis Child Fetal Neonatal Ed* 1994; **71:** F214–F216.
67. Kelly LK, *et al.* Inhaled prostacyclin for term infants with persistent pulmonary hypertension refractory to inhaled nitric oxide. *J Pediatr* 2002; **141:** 830–2.

68. Fernández González N, *et al.* Sildenafilo oral como tratamiento de un neonato con hipertensión pulmonar persistente. *An Pediatr (Barc)* 2004; **61:** 567–8.
69. Baquero H, *et al.* Oral sildenafil in infants with persistent pulmonary hypertension of the newborn: a pilot randomized blinded study. *Pediatrics* 2006; **117:** 1077–83.
70. Mourani PM, *et al.* Effects of long-term sildenafil treatment for pulmonary hypertension in infants with chronic lung disease. *J Pediatr* 2009; **154:** 379–84.
71. Steinhorn RH, *et al.* Intravenous sildenafil in the treatment of neonates with persistent pulmonary hypertension. *J Pediatr* 2009; **155:** 841–7.
72. Konduri GG, *et al.* Adenosine infusion improves oxygenation in term infants with respiratory failure. *Pediatrics* 1996; **97:** 295–300.
73. Ng C, *et al.* Adenosine infusion for the management of persistent pulmonary hypertension of the newborn. *Pediatr Crit Care Med* 2004; **5:** 10–13.
74. Abu-Osba YK, *et al.* Treatment of severe persistent pulmonary hypertension of the newborn with magnesium sulphate. *Arch Dis Child* 1992; **67:** 31–5.
75. Tolsa J-F, *et al.* Magnesium sulphate as an alternative and safe treatment for severe persistent pulmonary hypertension of the newborn. *Arch Dis Child Fetal Neonatal Ed* 1995; **72:** F184–F187.
76. Wu T-Z, *et al.* Persistent pulmonary hypertension of the newborn treated with magnesium sulfate in premature neonates. *Pediatrics* 1995; **96:** 472–4.
77. Mestan KKL, *et al.* Cardiopulmonary effects of nebulized sodium nitroprusside in term infants with hypoxic respiratory failure. *J Pediatr* 2003; **143:** 640–3.

颅内压升高

头颅内腔包括大脑实质、脉管组织和脑脊液（CSF）。因为颅骨是一个刚性结构，脑室内任何一种成分体积增加而其他部分没有代偿性减少，会导致颅内压升高（颅内高压）。情况有颅内体积增加，压力增加包括头部外伤后或缺血性脑卒中后，或周围肿瘤形成脑水肿；大块病变如肿瘤或出血；中枢神经系统感染；以及代谢性疾病。硬脑膜静脉窦压力升高，CSF 流出阻力增加，CSF 形成速率增加，也可引起颅内压升高。特发性颅内高压没有明显的病因。颅内压增高能产生中枢神经系统不可逆性损伤，而且有潜在的致命性；脑疝可以发生，脑血流量减少可以导致大脑缺血。颅内压增高的症状包括头痛（通常清晨加重并将患者从睡眠中痛醒）、呕吐、困倦和视觉障碍；视盘水肿却是能提示颅内压升高，但并不是所有患者都会出现。

药物及物理方法两者均可以降低升高的颅内压，虽然对大多数治疗方式而言，对预后有利的证据有限[1]。治疗的选择在某种程度上取决于基本病因[1～11]，但在颅内压急剧增高的情况下，最初的治疗目的是尽可能快地减少颅内容物的容积以防止大脑损伤。在大多数情况下，这涉及一般的措施和药物治疗，但对于患有血肿、缺血性脑卒中或肿瘤的患者，手术通常是治疗的首选，药品和其他方法可以在接受外科手术之前用来控制颅内压。

脑血流量取决于颅内压和脑灌注压，**降低颅内压的措施**同时不影响脑灌注是非常重要的。应监测血压，建议也要监测颅内压，因为颅内压降低太快也是有害的。疼痛和激动会增加颅内压，患者应该得到合适的镇痛；苯二氮䓬类可用于控制不必要的活动，但如果无效，应考虑使用神经肌肉阻滞剂如泮库溴铵或阿曲库铵联合人工通气治疗。抬高患者的头部促进静脉回流可能会有所帮助，尽管由于脑灌注压力可能会减少而存在争议；然而，头部抬高 15°～30°似乎是安全的，因此被广泛采用，头部应保持在正中位置[1,5]。过度通气可压缩大脑血管而降低颅内压，所以控制过度通气也在使用；然而，它也减少大脑血流，因而一般不建议常规使用[1～3,8]，以避免缺氧[5]。建议限制液体摄入量，但同样，如果出现低血压，脑灌注压可能会减少，因此，应酌情给予静脉输液。控制性降温也使用过，发热应治疗[5]，但用控制低温来提供神经保护尚不成熟；一份治疗脑损伤的综述[12]没有发现其能改善预后的证据。

当这些一般措施未能充分降低颅内压，通过腔室导**管去除脑脊液**可能有效，尤其适用于使用脑室压力监测时[1,5]。另外，可给予药物治疗。

药物治疗急剧增高的颅内压核心是高渗疗法[1,5,13]。甘露醇通常是治疗的首选，虽然高渗性氯化钠使用渐多。甘油或山梨醇是进一步的选择，尿素和高渗性葡萄糖同样可以选择。袢利尿药可作为渗透性利尿药的替代物或联合使用。

渗透性利尿药可增加血浆渗透压和将水从组织中拉出，除此之外还促进渗透性利尿作用，但应注意避免低血容量并且不可用于已脱水的患者。颅内出血患者使用应谨慎，因为降低颅内压可能加重颅内出血[4]。渗透性利尿药也可以用于颅内肿瘤相关的急性颅内高压。脑型疟疾时不常规推荐用此类药降低颅内压，在其他中枢神经系统感染中使用也存在争议；然而，此类药在颅内压力升高的细菌性脑膜炎患者中有一定作用[9]。

- 甘露醇通过渗透作用和降低血黏度而降低颅内压和增加脑血流量[2,13]。它被广泛用于降低严重颅脑损伤后的颅内压[2,3,6]，虽然随机研究的证据有限[14]。它也用于外科手术前控制颅内压，同样可用于缺血性脑卒中或肝衰竭患者以及糖尿病酮症儿童。
- 甘油除了能降低颅内压，据报道还能够增加大脑缺血区域的血流；可以口服或静脉注射。有证据[15,16]表明，常规口服甘油可改善儿童细菌性脑膜炎神经方面的预后。然而，有报道严重的不良反应，包括溶血、血红蛋白尿、肾功能衰竭。
- 若干研究显示高渗氯化钠可降低颅内压，在创伤以及非创伤性病因所致的颅内压升高中起到重要的作用[1,2,5,17,18]。该药超过渗透性利尿药的潜在优势在于可治疗低血容量。然而，使用此药改善预后的证据还未公布。
- 高渗葡萄糖溶液（25%～50%）用于降低因谵妄或急性酒精中毒引起的颅内高压和脑水肿。

如果需要控制超过几个小时，有必要重复剂量或持续使用渗透性利尿药。甘露醇持续输注或重复推注给药可以产生蓄积作用，一般作为首选。应密切监测水和电解质平衡及血浆渗透压。

皮质激素在肿瘤引起脑水肿的颅内高压治疗中作用明确并且重要[1,7]。静脉使用大剂量皮质激素可控制因肿瘤快速增大引起的颅内压急剧升高。口服小剂量可维持治疗，或用于脑水肿隐匿发病。皮质激素也试用于脑卒中患者，结果不满意。尽管皮质激素广泛用于外伤性颅脑损伤的患者，但是一项大规模随机试验[19]发现增加死亡率的危险，故不再常规推荐使用[1,3,5,20]。

使用静脉给予硫喷妥钠或戊巴比妥治疗巴比妥引起的昏迷、颅内压升高存在争议，但是用于对常规治疗无效的患者可以获益[2,3]。除了对颅内压有影响外，巴比妥类能够防止大脑缺血。异丙酚是一种可能的选择，但较高剂量使用时需要谨慎[1,3,11]。氨丁三醇可以降低颅脑损伤患者升高的颅内压，它可能通过引起代谢性酸中毒导致脑血管收缩起作用，在部分患者具有一定作用[1,13]。使用血管收缩剂如双氢麦角胺也有报道[1]。

特发性颅内高压（脑假瘤）是一种原因不明的罕见病，它的颅内压升高不伴有颅内肿块或脑脊液流出阻塞。虽然以前认为其是良性颅内高压，因为它不威胁生命且常有自限性，但症状可能很严重或可能变成慢性的，且有发生不可逆视力丧失的可能[21,22]。患者通常肥胖，青年和女性易患。药物造成的颅内压升高也可能发生。

轻症的**治疗**通常使用利尿药，包括呋塞米、噻嗪类或乙酰唑胺。镇痛药、三环类抗抑郁药、抗癫痫药托吡酯可用于控制头痛[21]。皮质激素可以用于控制急性症状，但是长期的不良反应限制了它的使用。重复腰椎穿刺释放脑脊液可以减轻症状，通常每隔 2～5 天使用一次至症状消除。对于药物不能控制的患者，手术方法（如腰脊髓腔-腹腔分流术）可能需要。一项非对照报道发现，少量患者使用奥曲肽能够获益[23,24]。

中枢神经系统感染后引起的**慢性颅内压升高**也可以用乙酰唑胺治疗，但是目前获益的证据有限（见第1788页）。

1. Jantzen J-PAH. Prevention and treatment of intracranial hypertension. *Best Pract Res Clin Anaesthesiol* 2007; **21:** 517–38.
2. Marik PE, *et al.* Management of head trauma. *Chest* 2002; **122:** 699–711.
3. Brain Trauma Foundation. American Association of Neurological Surgeons. Congress of Neurological Surgeons. Guidelines for the management of severe traumatic brain injury (3rd edition). *J Neurotrauma* 2007; **24** (suppl 1): S1–S106. Also available at: https://www.braintrauma.org/pdf/protected/Guidelines_Management_2007w_bookmarks.pdf (accessed 16/08/10)
4. Kirkham FJ. Non-traumatic coma in children. *Arch Dis Child* 2001; **85:** 303–12.
5. Rangel-Castillo L, Robertson CS. Management of intracranial hypertension. *Crit Care Clin* 2006; **22:** 713–32.
6. Helmy A, *et al.* Traumatic brain injury: intensive care management. *Br J Anaesth* 2007; **99:** 32–42.
7. Daly FN, Schiff D. Supportive management of patients with brain tumors. *Expert Rev Neurother* 2007; **7:** 1327–36.
8. Bardutzky J, Schwab S. Antiedema therapy in ischemic stroke. *Stroke* 2007; **38:** 3084–94.
9. El Bashir H, *et al.* Diagnosis and treatment of bacterial meningitis. *Arch Dis Child* 2003; **88:** 615–20.
10. Shastry RM, Bhatia V. Cerebral edema in diabetic ketoacidosis. *Indian Pediatr* 2006; **43:** 701–8.
11. Detry O, *et al.* Brain edema and intracranial hypertension in fulminant hepatic failure: pathophysiology and management. *World J Gastroenterol* 2006; **12:** 7405–12.
12. Sydenham E, *et al.* Hypothermia for traumatic head injury. Available in The Cochrane Database of Systematic Reviews; Issue 2. Chichester: John Wiley; 2009 (accessed 16/08/10).
13. Nau R. Osmotherapy for elevated intracranial pressure: a critical reappraisal. *Clin Pharmacokinet* 2000; **38:** 23–40.
14. Wakai A, *et al.* Mannitol for acute traumatic brain injury. Available in The Cochrane Database of Systematic Reviews; Issue 1. Chichester: John Wiley; 2007 (accessed 06/03/08).
15. Kilpi T, *et al.* Oral glycerol and intravenous dexamethasone in preventing neurologic and audiologic sequelae of childhood bacterial meningitis. *Pediatr Infect Dis J* 1995; **14:** 270–8.
16. Peltola H, *et al.* Adjuvant glycerol and/or dexamethasone to improve the outcomes of childhood bacterial meningitis: a prospective, randomized, double-blind, placebo-controlled trial. *Clin Infect Dis* 2007; **45:** 1277–86.
17. Qureshi AI, Suarez JI. Use of hypertonic saline solutions in treatment of cerebral edema and intracranial hypertension. *Crit Care Med* 2000; **28:** 3301–13.
18. White H, *et al.* The use of hypertonic saline for treating intracranial hypertension after traumatic brain injury. *Anesth Analg* 2006; **102:** 1836–46.
19. CRASH trial collaborators. Final results of MRC CRASH, a randomised placebo-controlled trial of intravenous corticosteroid in adults with head injury—outcomes at 6 months. *Lancet* 2005; **365:** 1957–9.
20. Alderson P, Roberts I. Corticosteroids for acute traumatic brain injury. Available in The Cochrane Database of Systematic Reviews; Issue 1. Chichester: John Wiley; 2005 (accessed 07/02/06).
21. Acheson JF. Idiopathic intracranial hypertension and visual function. *Br Med Bull* 2006; **79-80:** 233–44.
22. Matthews YY. Drugs used in childhood idiopathic or benign intracranial hypertension. *Arch Dis Child Educ Pract Ed* 2008; **93:** 19–25.
23. Antaraki A, *et al.* Octreotide in benign intracranial hypertension. *Lancet* 1993; **342:** 1170.
24. Panagopoulos GN, *et al.* Octreotide: a therapeutic option for idiopathic intracranial hypertension. *Neurol Neurophysiol Neurosci* 2007; 1.

再灌注和血管重建操作

由于血流受损导致的缺血是心血管疾病的主要病因，包括心绞痛（第1118页）、心肌梗死（第1135页）、外周血管病（第1137页）和缺血性脑卒中（第1143页）。潜在的病因通常是动脉粥样硬化（第1120页）；它引起动脉狭窄从而减少血流，而动脉粥样硬化斑块破裂可能会导致血栓形成和急性动脉闭塞。因此，恢复血液流动是治疗动脉粥样硬化疾病的主要目的之一，可通过药物或非药物方法实现。治疗方法的选择取决于治疗的情况和个体疾病。药物如溶栓剂通常仅使用在急性冠状动脉闭塞，用于破碎血凝块并恢复血流。非药物治疗方法常用于急性闭塞或选择性情况如血管狭窄但血流尚未完全闭塞。用于冠状动脉循环的方法包括经皮冠状动脉介入治疗（PCI）[1～3]，如气囊血管成形术（PTCA）和支架术，外科手术如冠脉搭桥术（CABG）；相同技术用于外周血管疾病和脑血管疾病。非药物方法辅助药物治疗用于预防和治疗急性和长期的并发症，这是下文讨论的焦点。

接受手术或 PCI 治疗的患者在治疗过程或之后由于动脉受损，在介入和使用血管内导管或体外循环时仍然有**血栓形成**的危险。因此用抗凝血药和抗血小板药物进行抗血栓治疗在操作过程中有重要的作用[2～5]，并且也需要长期应用（见下文）。然而，抗血栓治疗不可避免增加出血的风险，对独立个体而言选择抗血栓治疗方案时考虑到血栓栓塞和出血的相关风险非常重要[6]。

抗凝血药在手术和 PCI 中的应用。

手术

- 外科治疗涉及体外循环，需要静脉输注大剂量普通肝素。通常根据活化凝血时间（ACT）调整剂量，监测血肝素浓度也是另一种选择。推荐 ACT 的目标为 400～480s[7]，手术治疗后抗凝应逆转。接受体外循环或“不停跳”手术的患者（目标 ACT 为 250s[7]）以及搭桥手术患者，低剂量就足以，但是最佳抗凝治疗程度尚未确立。
- 尝试使用肝素的替代品水蛭素（比伐卢定[8]和来匹卢定[9]）和直接凝血酶抑制剂阿加曲班[10]，据报道有阳性结果，但是它们通常对肝素诱导的血小板减少症患者保留使用[7]。
- 给予抗纤溶药可减少术后出血的并发症，但是有证据表明使用抑肽酶可能会有害（见**抑肽酶的用途和用法**下的**出血性疾病**，第1022页）。

PCI

- PCI 时，通常使用普通肝素，因为假如需要急诊手术时可以迅速逆转，但是高剂量必须达到目标：ACT 250～350s[2,3]，这使得出血成为不容忽视的问题。低分子肝素有效并且安全，特别是在同时使用糖蛋白Ⅱb/Ⅲa 受体抑制剂，并且建议达到 ACT 目标 200～250s[2,3]；但是一项分析[11]发现肝素剂量与预后没有明确关系。
- 低分子肝素已经使用，但是关于有效性的证据有限[2,3,12,13]；一项包含多数非盲法研究的荟萃分析[14]发现低分子肝素和普通肝素一样安全有效，进一步的研究[15,16]得出了相似的结论。随后的荟萃分析推论：PCI 时，与低分子肝素相关的出血较少见，同时功效没有降低[17]。
- 直接凝血酶抑制剂是另一种选择[2,3,13]；比伐卢定显示与肝素一样有效[18～20]，并且在急性心肌梗死 PCI 治疗时比肝素更安全[21]；一项地西卢定的研究[22]发现，与肝素相比，早期缺血事件较少，但对远期预后没有获益。

• 磺达肝癸也已试用[23]，但是导管内血栓增加，推荐在进行 PCI 时加用普通肝素[3,13]。

抗血小板药物在降低急性栓塞并发症和长期治疗中有重要作用。

手术

• 接受搭桥手术的患者，因为出血风险增加，直到手术后才开始使用抗血小板药物，而服用此类药物的患者在择期手术之前通常需要停几天药[24]。但是目前对是否需要服用提出质疑。术前持续使用抗血小板治疗的患者术中失血和用血量都高[25~28]，但是这仅发生在服用大剂量的患者（每日阿司匹林用量≥325mg）[28]，也有一些证据认为术前使用阿司匹林可以改善预后[29]。

PCI

• PCI 时，使用抗血小板药物进行抗凝的获益已确定。阿司匹林被认为是标准治疗[2,3,13]，未使用过阿司匹林的患者通常在 PCI 前至少 2 小时给予负荷剂量；噻吩吡啶类药物（如氯吡格雷或噻氯匹定）可用于不能耐受阿司匹林的患者。但是阿司匹林不能完全阻滞血小板的功能，因此联合治疗或者更强效的药物也在研究中。

• 噻吩吡啶类和阿司匹林合用可改善预后，因此目前广泛推荐[2,3,13]，但是剂量和时机仍有争议。预处理似乎是最有效的[30]，但是如果需要急诊手术则要考虑出血风险的增加。手术前即刻给氯吡格雷 300mg 负荷剂量是安全的，但是如果介入前给药少于 6h[2,3]，疗效可能会减少，另有一些证据表明，至少需要 15h 术前给药[31]。PCI 前至少 2h 给予较大剂量（600mg）可能更有效[32,33]，已被推荐使用[3]，特别适用于非 ST 段抬高的急性冠脉综合征[13]。但是，稳定性心绞痛的患者，造影前至少 6h 常规使用 600mg 负荷量并不比相同剂量造影后即刻给予的策略更有效[34]。普拉格雷比氯吡格雷起效更快、效果更一致，已被用来作为急性冠脉综合征患者的替代药品，在缺血性预后方面更优越，但出血危险更高[35]。

各类接受 PCI 的患者，包括急性冠状动脉综合征、择期 PCI 和接受冠状动脉内支架的患者，静脉给予糖蛋白Ⅱb/Ⅲa 受体拮抗剂如阿昔单抗、依替巴肽、替罗非班可以改善预后[36]。然而，推荐使用剂量不同[2,3,13,37]的情况下，一些指南认为没必要在低风险患者中应用，除非出现并发症。虽然此类药物通常会在手术过程中使用，但是有一些证据[38~40]表明，急性心肌梗死接受 PCI，早期使用可以获益。

大多数研究将糖蛋白Ⅱb/Ⅲa 受体拮抗剂作为肝素和阿司匹林的补充，但在已服用氯吡格雷的患者中的作用尚不清楚，尤其是对低危患者。一些观察性研究认为可以改善预后[41]，而其他研究发现不能获益[42]，随机性研究显示结果不同。对阿昔单抗而言，据报道接受择期 PCI[43]或急性冠脉综合征的患者服用氯吡格雷进行预处理可以改善预后（尽管仅用于那些肌钙蛋白升高的患者）[44]，但是一项对急性 ST 段抬高性心肌梗死的研究并没有发现获益[45]。除氯吡格雷院外使用，替罗非班对治疗急性心肌梗死接受 PCI 患者可改善预后，获益也见于对阿司匹林和（或）氯吡格雷反应低下的患者[46]。也有一些证据[47]表明如使用糖蛋白Ⅱb/Ⅲa 受体拮抗剂（使用的是依替巴肽）联合氯吡格雷和阿司匹林，则没必要常规使用肝素。

PCI 时的**其他急性并发症**包括血管痉挛、再灌注损伤以及心律失常；目标动脉缺少血流（"无复流"）可能由于血管痉挛或远端栓塞。血管扩张药如硝酸盐类或钙离子通道阻滞剂在手术开始时给药可减少血管痉挛[2]。血管痉挛会引起无复流，维拉帕米、腺苷或硝普钠可以使用[2]，但是不推荐常规预防使用[48]。据报道[49] PCI 后立即行冠状动脉内溶栓可获益，但需要确认。已尝试各种药物以保护心脏[50]，需要防止心肌再灌注损伤[51]，但尚无任何一种药物有确定作用。

长期的治疗 接受手术或经皮血运重建的患者，术后由于内皮愈合仍然存在血栓栓塞的风险，由于全身动脉粥样硬化也存在发生进一步心血管事件的风险。因此抗凝治疗应该持续长期使用，还应评估患者罹患心血管疾病的全部风险，并给予适当的治疗（见**降低心血管风险**，第1124页）。

通常只有在手术过程中给予静脉抗凝血药，口服抗凝血药如华法林并不常规使用。除了阿司匹林，在外周动脉搭桥后存在移植物闭塞高危风险的患者[52]，抗凝血药起一定作用，虽然一项比较口服抗凝血药和阿司匹林的研究[53]在再堵塞或死亡率方面没有差异，而出血的风险在接受抗凝治疗的患者中更高。接受 PCI 并口服抗凝血药的患者需要仔细评估其他适应证，长期治疗方案的选择还要取决于出血和血栓栓塞之间风险的平衡[54,55]。

抗血小板药物在手术或经皮血管重建术后降低主要心血管事件方面起着确定性作用[55~57]，也可减少外周经皮介入术[58]和外周动脉旁路移植术[59]后再闭塞发生率。建议所有患者使用阿司匹林[13,24,52]，尽管 PCI 后最佳剂量尚不清楚[60]。氯吡格雷可作为不能服用阿司匹林的替代药物，但也可以作为补充治疗。有证据表明，PCI 后给予阿司匹林可以减少主要的冠状动脉事件[61]，推荐长期联合使用[3,13,24]，尤其是接受冠状动脉支架患者。普拉格雷可以用来代替氯吡格雷治疗急性冠状动脉综合征，但是疗效的增加可能被出血的高发病率所抵消[35]。

冠状动脉支架[1,62]最初被开发用来治疗和预防由于球囊成形术后弹性回缩后的血管急性闭塞，但现在大多数 PCI 常规使用以降低再狭窄的风险（见下文），虽然它们对死亡率的影响尚不清楚[63]。手术后 2～14 天发生血栓性闭塞是使用支架的一个主要并发症，并最初导致强化抗凝/抗血小板治疗[62]。然而，手术过程中随着理想的支架置入和肝素的使用，单独使用口服抗血小板药物似乎足够，目前推荐阿司匹林与噻吩并吡啶联用。阿司匹林应继续长期使用，但噻吩并吡啶的最佳治疗期限尚不清楚。大多数的经验来自于氯吡格雷，推荐方式取决于所用支架的类型。金属裸支架患者，氯吡格雷应服用至少 2～4 周[2]，推荐治疗 12 个月[3,24]。药物涂层支架，闭塞风险持续时间越长，持续氯吡格雷获益更好确立[64,65]。因此推荐联合治疗至少 12 个月[3,24,66]，并且如果耐受可以持续长期使用[24]。西洛他唑也用过，作为一种噻吩吡啶类的替代[67,68]（尽管一些人已经建议 PCI 后，阿司匹林加上西洛他唑比其他双重疗法支架内血栓栓塞的风险可能更高[69]），作为三重血小板方案之一[69~71]。肝素涂层支架也有一定作用[72]。

再狭窄是经皮介入操作的一种特殊长期并发症[1,73,74]。几个病理过程被认为对此起作用，包括血小板聚集和血栓形成、弹性回缩、血管重构和血管内膜增生。有症状的再狭窄通常需要重复血管重建操作，增加临床事件的风险。通过防止弹性回缩和血管重构可降低支架再狭窄，但相关的血管内膜增生风险更高，尤其是支架内再狭窄的问题[75,76]。这就导致研究药物预防再狭窄，但全身治疗的结果常常都令人失望。已有报道说药物涂层支架获得了更大的成功，现在已广泛使用，将在下文进行讨论；然而，它们并非没有并发症，口服治疗需进一步研究。

虽然抗凝血药和抗血小板药物的**系统治疗**可降低血栓形成的风险，却很少有证据表明它们降低再狭窄的程度；西洛他唑的研究已经表明它可能有一些作用[77,78]，但尚未确定。脂质调节药物适用于大多数 PCI 患者降低心血管风险，但是对再狭窄的影响也不清楚[73]；有微弱的证据表明 ω-3 脂肪酸[79]可降低再狭窄的风险，而据报道他汀类药物[80,81]和普罗布考[82,83]联合使用的结果不同。叶酸治疗（叶酸、维生素 B_6、维生素 B_{12}）已经使用，因为它可减少血浆中同型半胱氨酸浓度、动脉粥样硬化和可能再狭窄的风险，但结果又是有好有坏[84]。

抗增殖药物已在使用，但早期积极的结果未在大型研究中确定[73,85]。西罗莫司已被广泛用于药物洗脱支架，口服使用时已显示获益[86~88]。其他药物已报道有阳性或混合的结果，包括血管紧张素Ⅱ受体拮抗剂[89,90]、钙通道阻滞剂[91,92]、皮质激素[93]以及噻唑烷二酮类[94]，但尚未有一种药在治疗中作用确定。

全身药物治疗的结果令人失望，可能与在靶位和**局部定位**很难达到足够的浓度有关，包括放疗和药疗，因此正在被研究。冠脉内放疗（近距离放射治疗）虽有效但操作复杂，未能广泛使用，因此首选药物为基础治疗。

*药物洗脱支架*使用最普遍。它们通常由金属支架涂上一层含有药物聚合物，随后一段时间内持续释放，允许局部释放高剂量的药物到受损血管的位置。抗增殖药物的洗脱支架（主要是西罗莫司或紫杉醇）最广泛使用，可减少血管内膜增生和临床事件，包括重复血管重建的需要[95~97]，但是它们是否在所有患者中长期获益高于裸支架还不清楚[98~101]。它们对裸金属支架内再狭窄的治疗也有效。有证据表明西罗莫司优于紫杉醇[102]，但临床的重要性似乎值得怀疑[103,104]。西罗莫司类似物如依维莫司，佐他莫司，umirolimus 也在使用，而其他药物如地塞米松和兰瑞肽都已试用或者是可得到的。肝素涂层支架，用于减少围手术期血栓形成（见上文），对预防再狭窄也有长期的作用[72]。其他方法还包括抗体涂层支架、可吸收支架和局部基因治疗。紫杉醇涂层的血管成形球囊也已试用[105,106]，可以克服冠状动脉内支架长期存在的相关问题。

据报道药物洗脱支架的主要并发症之一是晚期支架内血栓形成[107,108]，似乎比金属裸支架更常见[109]，这归因于药物或超敏反应引起迟发的内皮化等机制，与聚合物涂层相关[110,111]。然而，采用不同的晚期血栓形成定义的分析[112]已经表明支架类型没有显著性差异，与晚期血栓形成增加的临床相关因素尚不明确。药物洗脱支架对死亡率的影响也有争议；一些分析[113,114]报道药物支架死亡率增加，而另一些研究[109,115]则没有发现有意义的影响。有些证据[116,117]显示药物洗脱支架在高危临床情况时预后更差，然而观察性研究[118,119]建议一些患者使用金属裸支架更安全[66]。FDA 称当用于被认可的适应证时，对血栓形成的担心不应超过药物洗脱支架的获益，但对其他患者而言，预后可能完全不一样。

抗血小板治疗的疗程是支架内血栓形成的一个重要因素[108]，但长期的双重抗血小板治疗可能会在其他手术适应证的药物洗脱支架患者引发一些问题[120]。有一些证据显示如果继续服用阿司匹林，噻吩吡啶类可以短期内安全停用[121]，但手术最好延期至少 12 个月，12 个月为双重疗法的最短时间；对计划手术而需要 PCI 的患者推荐金属裸支架。

1. Windecker S, Meier B. Intervention in coronary artery disease. *Heart* 2000; **83:** 481–90.
2. The Task Force for Percutaneous Coronary Interventions of the European Society of Cardiology. Guidelines for percutaneous coronary interventions. *Eur Heart J* 2005; **26:** 804–47. Also available at: http://www.escardio.org/guidelines-surveys/esc-guidelines/GuidelinesDocuments/guidelines-PCI-FT.pdf (accessed 27/08/08)
3. Smith SC, *et al.* ACC/AHA/SCAI 2005 guideline update for percutaneous coronary intervention: a report of the American College of Cardiology/American Heart Association Task Force on Practice Guidelines (ACC/AHA/SCAI Writing Committee to Update the 2001 Guidelines for Percutaneous Coronary Intervention). Summary article: *J Am Coll Cardiol* 2006; **47:** 216–35. Full text: http://content.onlinejacc.org/cgi/reprint/47/1/e1.pdf (accessed 16/08/10) Updated versions *Circulation* 2008; **117:** 261–95. Available at: http://circ.ahajournals.org/cgi/reprint/117/2/261.pdf (accessed 17/07/08) *J Am Coll Cardiol* 2009; **54:** 2205–41. Corrections. *ibid.*; 2464 and 2010; **55:** 612. Available at: http://content.onlinejacc.org/cgi/reprint/54/23/2205.pdf (accessed 06/04/10)
4. Stone GW, Aronow HD. Long-term care after percutaneous coronary intervention: focus on the role of antiplatelet therapy. *Mayo Clin Proc* 2006; **81:** 641–52.
5. De Luca G, Marino P. Antithrombotic therapies in primary angioplasty: rationale, results and future directions. *Drugs* 2008; **68:** 2325–44.
6. Kinnaird T, *et al.* Bleeding during percutaneous intervention: tailoring the approach to minimise risk. *Heart* 2009; **95:** 15–9.
7. Vincentelli A, *et al.* Antithrombotic therapy in cardiac surgery. *Can J Anesth* 2006; **53** (suppl 6): S89–S102.
8. Dyke CM, *et al.* A comparison of bivalirudin to heparin with protamine reversal in patients undergoing cardiac surgery with cardiopulmonary bypass: the EVOLUTION-ON study. *J Thorac Cardiovasc Surg* 2006; **131:** 533–9.
9. Riess F-C, *et al.* Recombinant hirudin for cardiopulmonary bypass anticoagulation: a randomized, prospective, and heparin-controlled pilot study. *Thorac Cardiovasc Surg* 2007; **55:** 233–8.
10. Martin ME, *et al.* Argatroban for anticoagulation during cardiac surgery. *Eur J Haematol* 2007; **78:** 161–6.
11. Brener SJ, *et al.* Relationship between activated clotting time and ischemic or hemorrhagic complications: analysis of 4 recent randomized clinical trials of percutaneous coronary intervention. *Circulation* 2004; **110:** 994–8.
12. Wong GC, *et al.* Use of low-molecular-weight heparins in the management of acute coronary artery syndromes and percutaneous coronary intervention. *JAMA* 2003; **289:** 331–42.
13. Harrington RA, *et al.* Antithrombotic therapy for non-ST-elevation acute coronary syndromes: American College of Chest Physicians evidence-based clinical practice guidelines (8th edition). *Chest* 2008; **133** (suppl): 670S–707S.
14. Borentain M, *et al.* Low-molecular-weight heparin vs. unfractionated heparin in percutaneous coronary intervention: a combined analysis. *Catheter Cardiovasc Interv* 2005; **65:** 212–21.
15. Montalescot G, *et al.* The STEEPLE Investigators. Enoxaparin versus unfractionated heparin in elective percutaneous coronary intervention. *N Engl J Med* 2006; **355:** 1006–17.
16. White HD, *et al.* Efficacy and safety of enoxaparin compared with unfractionated heparin in high-risk patients with non-ST-segment elevation acute coronary syndrome undergoing percutaneous coronary intervention in the Superior Yield of the New Strategy of Enoxaparin, Revascularization and Glycoprotein IIb/IIIa Inhibitors (SYNERGY) trial. *Am Heart J* 2006; **152:** 1042–50. Correction. *ibid.* 2007; **153:** 327.
17. Dumaine R, *et al.* Intravenous low-molecular-weight heparins compared with unfractionated heparin in percutaneous coronary intervention: quantitative review of randomized trials. *Arch Intern Med* 2007; **167:** 2423–30.
18. Moen MD, *et al.* Bivalirudin: a review of its use in patients undergoing percutaneous coronary intervention. *Drugs* 2005; **65:** 1869–91.
19. Stone GW, *et al.* Bivalirudin in patients with acute coronary syndromes undergoing percutaneous coronary intervention: a subgroup analysis from the Acute Catheterization and Urgent Intervention Triage strategy (ACUITY) trial. *Lancet* 2007; **369:** 907–19.
20. Kastrati A, *et al.* ISAR-REACT 3 Trial Investigators. Bivalirudin versus unfractionated heparin during percutaneous coronary intervention. *N Engl J Med* 2008; **359:** 688–96. Correction. *ibid.*: 983.
21. Stone GW, *et al.* HORIZONS-AMI Trial Investigators. Bivalirudin during primary PCI in acute myocardial infarction. *N Engl J Med* 2008; **358:** 2218–30.

22. Serruys PW, *et al.* A comparison of hirudin with heparin in the prevention of restenosis after coronary angioplasty. *N Engl J Med* 1995; **333:** 757–63.
23. Mehta SR, *et al.* Randomized, blinded trial comparing fondaparinux with unfractionated heparin in patients undergoing contemporary percutaneous coronary intervention: Arixtra Study in Percutaneous Coronary Intervention: a Randomized Evaluation (ASPIRE) Pilot Trial. *Circulation* 2005; **111:** 1390–7.
24. Becker RC, *et al.* The primary and secondary prevention of coronary artery disease: American College of Chest Physicians evidence-based clinical practice guidelines (8th edition). *Chest* 2008; **133** (suppl): 776S–814S.
25. Purkayastha S, *et al.* Does clopidogrel affect outcome after coronary artery bypass grafting? A meta-analysis. *Heart* 2006; **92:** 531–2.
26. Mehta RH, *et al.* Acute clopidogrel use and outcomes in patients with non-ST-segment elevation acute coronary syndromes undergoing coronary artery bypass surgery. *J Am Coll Cardiol* 2006; **48:** 281–6.
27. Alghamdi AA, *et al.* Does the use of preoperative aspirin increase the risk of bleeding in patients undergoing coronary artery bypass grafting surgery? Systematic review and meta-analysis. *J Card Surg* 2007; **22:** 247–56.
28. Sun JCJ, *et al.* The effect of pre-operative aspirin on bleeding, transfusion, myocardial infarction, and mortality in coronary artery bypass surgery: a systematic review of randomized and observational studies. *Eur Heart J* 2008; **29:** 1057–71.
29. Bybee KA, *et al.* Preoperative aspirin therapy is associated with improved postoperative outcomes in patients undergoing coronary artery bypass grafting. *Circulation* 2005; **112** (suppl 9): I286–I292.
30. Vlaar PJ, *et al.* Impact of pretreatment with clopidogrel on initial patency and outcome in patients treated with primary percutaneous coronary intervention for ST-segment elevation myocardial infarction: a systematic review. *Circulation* 2008; **118:** 1828–36.
31. Steinhubl SR, *et al.* The CREDO Investigators. Optimal timing for the initiation of pre-treatment with 300 mg clopidogrel before percutaneous coronary intervention. *J Am Coll Cardiol* 2006; **47:** 939–43.
32. Longstreth KL, Wertz JR. High-dose clopidogrel loading in percutaneous coronary intervention. *Ann Pharmacother* 2005; **39:** 918–22.
33. Hochholzer W, *et al.* Time dependence of platelet inhibition after a 600-mg loading dose of clopidogrel in a large, unselected cohort of candidates for percutaneous coronary intervention. *Circulation* 2005; **111:** 2560–4.
34. Widimsky P, *et al.* Clopidogrel pre-treatment in stable angina: for all patients >6 h before elective coronary angiography or only for angiographically selected patients a few minutes before PCI? A randomized multicentre trial PRAGUE-8. *Eur Heart J* 2008; **29:** 1495–1503.
35. Wiviott SD, *et al.* TRITON-TIMI 38 Investigators. Prasugrel versus clopidogrel in patients with acute coronary syndromes. *N Engl J Med* 2007; **357:** 2001–15.
36. Kong DF, *et al.* Meta-analysis of survival with platelet glycoprotein IIb/IIIa antagonists for percutaneous coronary interventions. *Am J Cardiol* 2003; **92:** 651–5.
37. NICE. Guidance on the use of glycoprotein IIb/IIIa inhibitors in the treatment of acute coronary syndromes (issued September 2002). Available at: http://www.nice.org.uk/nicemedia/pdf/Guidance_GLYCOPROTNS.pdf (accessed 27/08/08)
38. De Luca G, *et al.* Early glycoprotein IIb-IIIa inhibitors in primary angioplasty (EGYPT) cooperation: an individual patient data meta-analysis. *Heart* 2008; **94:** 1548–58.
39. Van't Hof AW, *et al.* Prehospital initiation of tirofiban in patients with ST-elevation myocardial infarction undergoing primary angioplasty (On-TIME 2): a multicentre, double-blind, randomised controlled trial. *Lancet* 2008; **372:** 537–46.
40. Ortolani P, *et al.* Long-term effectiveness of early administration of glycoprotein IIb/IIIa agents to real-world patients undergoing primary percutaneous interventions: results of a registry study in an ST-elevation myocardial infarction network. *Eur Heart J* 2009; **30:** 33–43.
41. Gumina RJ, *et al.* Survival benefit with concomitant clopidogrel and glycoprotein IIb/IIIa inhibitor therapy at ad hoc percutaneous coronary intervention. *Mayo Clin Proc* 2008; **83:** 995–1001.
42. Witkowski A, *et al.* Influence of different antiplatelet treatment regimens for primary percutaneous coronary intervention on all-cause mortality. *Eur Heart J* 2009; **30:** 1736–43.
43. Kastrati A, *et al.* The Intracoronary Stenting and Antithrombotic Regimen-Rapid Early Action for Coronary Treatment Study (ISAR-REACT) Investigators. A clinical trial of abciximab in elective percutaneous coronary intervention after pretreatment with clopidogrel. *N Engl J Med* 2004; **350:** 232–8.
44. Kastrati A, *et al.* Abciximab in patients with acute coronary syndromes undergoing percutaneous coronary intervention after clopidogrel pretreatment: the ISAR-REACT 2 randomized trial. *JAMA* 2006; **295:** 1531–8.
45. Mehilli J, *et al.* Bavarian Reperfusion Alternatives Evaluation-3 (BRAVE-3) Study Investigators. Abciximab in patients with acute ST-segment-elevation myocardial infarction undergoing primary percutaneous coronary intervention after clopidogrel loading: a randomized double-blind trial. *Circulation* 2009; **119:** 1933–40.
46. Valgimigli M, *et al.* Intensifying platelet inhibition with tirofiban in poor responders to aspirin, clopidogrel, or both agents undergoing elective coronary intervention: results from the double-blind, prospective, randomized Tailoring Treatment with Tirofiban in Patients Showing Resistance to Aspirin and/or Resistance to Clopidogrel (3T/2R) study. *Circulation* 2009; **119:** 3215–22.
47. Denardo SJ, *et al.* Elective percutaneous coronary intervention using broad-spectrum antiplatelet therapy (eptifibatide, clopidogrel, and aspirin) alone, without scheduled unfractionated heparin or other antithrombin therapy. *Am Heart J* 2005; **149:** 138–44.
48. Harding SA. The role of vasodilators in the prevention and treatment of no-reflow following percutaneous coronary intervention. *Heart* 2006; **92:** 1191–3.
49. Sezer M, *et al.* Intracoronary streptokinase after primary percutaneous coronary intervention. *N Engl J Med* 2007; **356:** 1823–34.
50. Bolli R, *et al.* The NHLBI Working Group on the Translation of Therapies for Protecting the Heart from Ischemia. Myocardial protection at a crossroads: the need for translation into clinical therapy. *Circ Res* 2004; **95:** 125–34.
51. Yellon DM, Hausenloy DJ. Myocardial reperfusion injury. *N Engl J Med* 2007; **357:** 1121–35.
52. Sobel M, Berhaeghe R. Antithrombotic therapy for peripheral artery occlusive disease: American College of Chest Physicians evidence-based clinical practice guidelines (8th edition). *Chest* 2008; **133** (suppl): 815S–843S.
53. Dutch Bypass Oral anticoagulants or Aspirin (BOA) Study Group. Efficacy of oral anticoagulants compared with aspirin after infrainguinal bypass surgery (The Dutch Bypass Oral anticoagulants or Aspirin study): a randomised trial. *Lancet* 2000; **355:** 346–51. Correction. *ibid.*; 1104.
54. Sourgounis A, *et al.* Coronary stents and chronic anticoagulation. *Circulation* 2009; **119:** 1682–8.
55. Schömig A, *et al.* Triple antithrombotic management after stent implantation: when and how? *Heart* 2009; **95:** 1280–5.
56. Antiplatelet Trialists' Collaboration. Collaborative overview of randomised trials of antiplatelet therapy—maintenance of vascular graft or arterial patency by antiplatelet therapy. *BMJ* 1994; **308:** 159–68.
57. Antithrombotic Trialists' Collaboration. Collaborative meta-analysis of randomised trials of antiplatelet therapy for prevention of death, myocardial infarction, and stroke in high risk patients. *BMJ* 2002; **324:** 71–86.
58. Dörffler-Melly J, *et al.* Antiplatelet and anticoagulant drugs for prevention of restenosis/reocclusion following peripheral endovascular treatment. Available in The Cochrane Database of Systematic Reviews; Issue 1. Chichester: John Wiley; 2005 (accessed 27/07/07).
59. Brown J, *et al.* Antiplatelet agents for preventing thrombosis after peripheral arterial bypass surgery. Available in The Cochrane Database of Systematic Reviews; Issue 4. Chichester: John Wiley; 2008 (accessed 21/10/09).
60. So D, *et al.* Association of aspirin dosage to clinical outcomes after percutaneous coronary intervention: observations from the Ottawa Heart Institute PCI Registry. *J Invasive Cardiol* 2009; **21:** 121–7.
61. Mehta SR, *et al.* Effects of pretreatment with clopidogrel and aspirin followed by long-term therapy in patients undergoing percutaneous coronary intervention: the PCI-CURE study. *Lancet* 2001; **358:** 527–33.
62. Serruys PW, *et al.* Coronary-artery stents. *N Engl J Med* 2006; **354:** 483–95.
63. Al Suwaidi J, Berger PB. Do stents reduce mortality compared with balloon angioplasty? A critical review of all the evidence. *Am Heart J* 2005; **150:** 7–10.
64. Zimarino M, *et al.* Optimal duration of antiplatelet therapy in recipients of coronary drug-eluting stents. *Drugs* 2005; **65:** 725–32.
65. Eisenstein EL, *et al.* Clopidogrel use and long-term clinical outcomes after drug-eluting stent implantation. *JAMA* 2007; **297:** 159–68.
66. FDA. Update to FDA statement on coronary drug-eluting stents (updated 4th January 2007). Available at: http://www.fda.gov/cdrh/news/010407.html (accessed 26/07/07)
67. Lee S-W, *et al.* Comparison of cilostazol and clopidogrel after successful coronary stenting. *Am J Cardiol* 2005; **95:** 859–62.
68. Han Y, *et al.* Cilostazol improves long-term outcomes after coronary stent implantation. *Am Heart J* 2005; **150:** 568.
69. Biondi-Zoccai GGL, *et al.* Systematic review and meta-analysis of randomized clinical trials appraising the impact of cilostazol after percutaneous coronary intervention. *Am Heart J* 2008; **155:** 1081–9.
70. Han Y, *et al.* Cilostazol in addition to aspirin and clopidogrel improves long-term outcomes after percutaneous coronary intervention in patients with acute coronary syndromes: a randomized, controlled study. *Am Heart J* 2009; **157:** 733–9.
71. Chen K-Y, *et al.* Triple versus dual antiplatelet therapy in patients with acute ST-segment elevation myocardial infarction undergoing primary percutaneous coronary intervention. *Circulation* 2009; **119:** 3207–14.
72. Serruys PW, *et al.* Randomised comparison of implantation of heparin-coated stents with balloon angioplasty in selected patients with coronary artery disease (Benestent II). *Lancet* 1998; **352:** 673–81. Correction. *ibid.*; 1478.
73. Garas SM, *et al.* Overview of therapies for prevention of restenosis after coronary interventions. *Pharmacol Ther* 2001; **92:** 165–78.
74. Rajagopal V, Rockson SG. Coronary restenosis: a review of mechanisms and management. *Am J Med* 2003; **115:** 547–53.
75. Regar E, *et al.* Stent development and local drug delivery. *Br Med Bull* 2001; **59:** 227–48.
76. Fattori R, Piva T. Drug-eluting stents in vascular intervention. *Lancet* 2003; **361:** 247–9.
77. El-Beyrouty C, Spinler SA. Cilostazol for prevention of thrombosis and restenosis after intracoronary stenting. *Ann Pharmacother* 2001; **35:** 1108–13.
78. Douglas JS, *et al.* The Cilostazol for Restenosis Trial (CREST) Investigators. Coronary stent restenosis in patients treated with cilostazol. *Circulation* 2005; **112:** 2826–32.
79. Balk EM, *et al.* Effects of omega-3 fatty acids on coronary restenosis, intima-media thickness, and exercise tolerance: a systematic review. *Atherosclerosis* 2006; **184:** 237–46.
80. Balk EM, *et al.* Effects of statins on vascular structure and function: a systematic review. *Am J Med* 2004; **117:** 775–90.
81. Petronio AS, *et al.* Simvastatin does not inhibit intimal hyperplasia and restenosis but promotes plaque regression in normocholesterolemic patients undergoing coronary stenting: a randomized study with intravascular ultrasound. *Am Heart J* 2005; **149:** 520–6.
82. Daida H, *et al.* Effect of probucol on repeat revascularization rate after percutaneous transluminal coronary angioplasty (from the Probucol Angioplasty Restenosis Trial [PART]). *Am J Cardiol* 2000; **86:** 550–2.
83. Nunes GL, *et al.* Role of probucol in inhibiting intimal hyperplasia after coronary stent implantation: a randomized study. Abstract: *Am Heart J* 2006; **152:** 914. Full version: http://www.ahjonline.com/article/S0002-8703(06)00463-7/pdf (accessed 07/08/07)
84. Bleys J, *et al.* Vitamin-mineral supplementation and the progression of atherosclerosis: a meta-analysis of randomized controlled trials. *Am J Clin Nutr* 2006; **84:** 880–7.
85. Kuchulakanti P, Waksman R. Therapeutic potential of oral antiproliferative agents in the prevention of coronary restenosis. *Drugs* 2004; **64:** 2379–88.
86. Rodriguez AE, *et al.* Oral rapamycin after coronary bare-metal stent implantation to prevent restenosis: the prospective, randomized Oral Rapamycin in Argentina (ORAR II) Study. *J Am Coll Cardiol* 2006; **47:** 1522–9.
87. Rodriguez AE, *et al.* Role of oral rapamycin to prevent restenosis in patients with de novo lesions undergoing coronary stenting: results of the Argentina single centre study (ORAR trial). *Heart* 2005; **91:** 1433–7.
88. Hausleiter J, *et al.* Randomized, double-blind, placebo-controlled trial of oral sirolimus for restenosis prevention in patients with in-stent restenosis: the Oral Sirolimus to Inhibit Recurrent In-stent Stenosis (OSIRIS) trial. *Circulation* 2004; **110:** 790–5.
89. Peters S, *et al.* Valsartan for prevention of restenosis after stenting of type B2/C lesions: the VAL-PREST trial. *J Invasive Cardiol* 2001; **13:** 93–7.
90. Radke PW, *et al.* A double-blind, randomized, placebo-controlled multicenter clinical trial to evaluate the effects of the angiotensin II receptor blocker candesartan cilexetil on intimal hyperplasia after coronary stent implantation. Abstract: *Am Heart J* 2006; **152:** 761. Full version: http://download.journals.elsevierhealth.com/pdfs/journals/0002-8703/PIIS0002870306006296.pdf (accessed 07/08/07)
91. Dens J, *et al.* An updated meta-analysis of calcium-channel blockers in the prevention of restenosis after coronary angioplasty. *Am Heart J* 2003; **145:** 404–8.
92. Bestehorn H-P, *et al.* Evaluation of the effect of oral verapamil on clinical outcome and angiographic restenosis after percutaneous coronary intervention: the randomized, double-blind, placebo-controlled, multicenter Verapamil Slow-Release for Prevention of Cardiovascular Events After Angioplasty (VESPA) Trial. *J Am Coll Cardiol* 2004; **43:** 2160–5.
93. Ferrero V, *et al.* Glucocorticoids in the prevention of restenosis after coronary angioplasty: therapeutic potential. *Drugs* 2007; **67:** 1243–55.
94. Rosmarakis ES, Falagas ME. Effect of thiazolidinedione therapy on restenosis after coronary stent implantation: a meta-analysis of randomized controlled trials. *Am Heart J* 2007; **154:** 144–50.
95. Stettler C, *et al.* Drug eluting and bare metal stents in people with and without diabetes: collaborative network meta-analysis. Abridged version: *BMJ* 2008; **337:** 668–72. Full version: http://www.bmj.com/cgi/reprint/337/aug29_3/a1331.pdf (accessed 16/12/09)
96. Maluenda G, *et al.* A critical appraisal of the safety and efficacy of drug-eluting stents. *Clin Pharmacol Ther* 2009; **85:** 474–80.
97. Kirtane AJ, *et al.* Safety and efficacy of drug-eluting and bare metal stents: comprehensive meta-analysis of randomized trials and observational studies. *Circulation* 2009; **119:** 3198–3206.
98. Austin D, *et al.* Drug-eluting stents: do the risks really outweigh the benefits? *Heart* 2008; **94:** 127–8.
99. Melikian N, Wijns W. Drug-eluting stents: a critique. *Heart* 2008; **94:** 145–52.
100. Byrne RA, *et al.* Drug-eluting stents in percutaneous coronary intervention: a benefit-risk assessment. *Drug Safety* 2009; **32:** 749–70.
101. Rossini R, *et al.* Long-term outcomes in patients undergoing percutaneous coronary intervention with drug-eluting stents. *Expert Rev Pharmacoecon Outcomes Res* 2010; **10:** 49–61.
102. Kastrati A, *et al.* Sirolimus-eluting stents vs paclitaxel-eluting stents in patients with coronary artery disease: meta-analysis of randomized trials. *JAMA* 2005; **294:** 819–25.
103. Cosgrave J, *et al.* Comparable clinical outcomes with paclitaxel- and sirolimus-eluting stents in unrestricted contemporary practice. *J Am Coll Cardiol* 2007; **49:** 2320–8.
104. Galløe AM, *et al.* Comparison of paclitaxel- and sirolimus-eluting stents in everyday clinical practice: the SORT OUT II randomized trial. *JAMA* 2008; **299:** 409–16.
105. Scheller B, *et al.* Treatment of coronary in-stent restenosis with a paclitaxel-coated balloon catheter. *N Engl J Med* 2006; **355:** 2113–24.
106. Unverdorben M, *et al.* Paclitaxel-coated balloon catheter versus paclitaxel-coated stent for the treatment of coronary in-stent restenosis. *Circulation* 2009; **119:** 2986–94.
107. Daemen J, *et al.* Early and late coronary stent thrombosis of sirolimus-eluting and paclitaxel-eluting stents in routine clinical practice: data from a large two-institutional cohort study. *Lancet* 2007; **369:** 667–78.
108. Artang R, Dieter RS. Analysis of 36 reported cases of late thrombosis in drug-eluting stents placed in coronary arteries. *Am J Cardiol* 2007; **99:** 1039–43.
109. Stone GW, *et al.* Safety and efficacy of sirolimus- and paclitaxel-eluting coronary stents. *N Engl J Med* 2007; **356:** 998–1008.
110. Nebeker JR, *et al.* Hypersensitivity cases associated with drug-eluting coronary stents: a review of available cases from the Research on Adverse Drug Events and Reports (RADAR) project. *J Am Coll Cardiol* 2006; **47:** 175–81.
111. Lüscher TF, *et al.* Drug-eluting stent and coronary thrombosis: biological mechanisms and clinical implications. *Circulation* 2007; **115:** 1051–8.
112. Mauri L, *et al.* Stent thrombosis in randomized clinical trials of drug-eluting stents. *N Engl J Med* 2007; **356:** 1020–9.
113. Nordmann AJ, *et al.* Mortality in randomized controlled trials comparing drug-eluting vs. bare metal stents in coronary artery disease: a meta-analysis. *Eur Heart J* 2006; **27:** 2784–2814.
114. Lagerqvist B, *et al.* Long-term outcomes with drug-eluting stents versus bare-metal stents in Sweden. *N Engl J Med* 2007; **356:** 1009–19.
115. Kastrati A, *et al.* Analysis of 14 trials comparing sirolimus-eluting stents with bare-metal stents. *N Engl J Med* 2007; **356:** 1030–9.
116. Beohar N, *et al.* Outcomes and complications associated with off-label and untested use of drug-eluting stents. *JAMA* 2007; **297:** 1992–2000.
117. Win HK, *et al.* Clinical outcomes and stent thrombosis following off-label use of drug-eluting stents. *JAMA* 2007; **297:** 2001–9.
118. Tu JV, *et al.* Effectiveness and safety of drug-eluting stents in Ontario. *N Engl J Med* 2007; **357:** 1393–402.
119. Marroquin OC, *et al.* A comparison of bare-metal and drug-eluting stents for off-label indications. *N Engl J Med* 2008; **358:** 342–52.
120. Cruden NL, *et al.* Coronary stent thrombosis in the periopera-

tive period. *BMJ* 2008; **337:** 1307–8.

121. Eisenberg MJ, *et al.* Safety of short-term discontinuation of antiplatelet therapy in patients with drug-eluting stents. *Circulation* 2009; **119:** 1634–42.

休克

休克是一种复杂的临床综合征，此时，循环系统不能维持细胞灌注和功能。病因学复杂，根本原因是血浆容量绝对或相对减少，造成静脉回心血量不充足，或是心脏泵功能的衰竭。传统方法将休克病因分成以下几组：

- 低血容量性休克起因于液体丢失；由于充盈压不足引起心排血量减少。出血的原因包括严重胃肠出血和创伤损伤；非出血原因包括剧烈呕吐、腹泻和多尿，还有烧伤。低血容量也可以出现在其他类型的休克中；脓毒症或过敏性休克由于毛细血管漏出，脉管系统液体可能丢失，而外周血管扩张导致相对低血容量。
- 心源性休克通常起因于急性心功能不全或心力衰竭，导致心输出量不足和心排血量减少。病因较多，最常见病因与急性心肌梗死有关。其他心脏原因包括心脏瓣膜病、心肌病和严重心律失常；急性心力衰竭发作也可能发生在慢性心力衰竭患者的失代偿期。由于循环障碍引起的休克（例如肺动脉大块栓塞），有时也归类为心源性。其他形式的休克也会存在心脏因素。
- 感染性休克作为感染性疾病的并发症，在**败血症**项下（第180页）中有更详细的描述和定义。低血压主要由于外周血管扩张，也与液体丢失和心脏直接效应有关。由于低血容量，心排血量可能减少；然而，如果循环血量充足，心排血量通常高。
- 过敏性休克（第1162页）是过敏反应的结果，和感染性休克在血流动力学方面相似。

休克早期，代偿性机制通常能维持血压，但是逐渐变得不合适，患者出现典型失代偿性休克，伴有低血压、心动过速和呼吸急促。由于代偿性外周血管收缩，皮肤常湿冷、发绀；器官灌注受损导致精神警戒变迟钝，进而发展为昏睡或昏迷；肾脏灌注受损，出现少尿或无尿。心源性休克时心排血量受损，出现肺水肿。休克的并发症包括由于血小板沉积和微血管功能不全引起的弥散性血管内凝血、急性呼吸窘迫综合征（以前称“休克肺”）（第1431页）和急性肾功能衰竭。术语多器官功能衰竭综合征（MOFS）和多器官功能不全综合征（MODS），用于表述休克的后果，即数个器官或身体系统血流灌注不足并且不能维持正常的功能。

治疗 各种类型的休克最初治疗目的是通过纠正低血容量和低血压，恢复组织灌注和恢复心排血量[1~6]。应当避免低氧血症，需要补充氧气或机械通气。疼痛需要静脉用阿片类镇痛药，维持充分利尿预防肾功能衰竭。如果出现肺水肿，需要使用利尿药。通过超滤机械去除体内液体也是一种选择，特别是肾功能障碍的患者[6,7]。组织灌注受损通常导致乳酸酸中毒，但是是否需要特殊治疗（见**代谢性酸中毒**，第1590页）尚不清楚；严重酸中毒应该给予碳酸氢钠[1]，尽管有些人[4]认为不应使用；电解质异常应当适当纠正。

低容量血症 恢复循环血容量很重要，不但在低容量血症中需要补充丢失的液体，而且在其他类型的休克中需要维持心脏充盈压；在心源性休克中低容量是有益的，但是应当谨慎，防止肺水肿发生。可用置换液包括血制品和晶体或胶体血浆扩容药[8~10]，其选择依赖于临床情况。血制品昂贵且不易取得，而对晶体和胶体的相对优势仍有争议。

在出血情况下，扩充容量维持器官灌注是最应考虑的事[11]，尽管外伤患者给予的最佳时间和液体量尚不明确[9,10,12]。贫血比低容量血症有更好的耐受性，由于出血过多（通常认为等于或多于总血容量的40%），也需要补充红细胞[11,13]。通常采取浓缩红细胞和血浆扩容药合用，其他血浆成分也需要。血浆替代品作为红细胞制品的另一种选择也在研究中，但是作用还没有确定[9,10]。

非出血的低容量血症，单独使用血浆扩容药。晶体（液体含有溶质，如葡萄糖或氯化钠，可以通过半透膜）在血管内层和血管外层两者都迅速扩张，这是有益处的，因为在低容量血症中两者都塌陷。然而，需要补充大容量，由于液体迅速重新分布，故效果的持续时间短暂。高渗晶体溶液允许使用较小的量。胶体（溶液包含大分子，如白蛋白、右旋糖酐、明胶和醚化淀粉，不能穿过半透膜）非常有效地扩张血管内腔，它们有较长的作用持续时间和较少的容量要求。因为不易引起血液稀释，所以可能有益，但是它的确切作用受到质疑；超敏反应的风险，包括过敏反应，也受到关注。

在低容量血症中比较使用晶体和胶体的研究，质量低且结果难以解释。一项有关重症患者试验的系统性综述[14]得出结论：使用胶体的死亡率轻度增加，由于昂贵和无已证实的益处，故不作为常规使用。一项更深入的综述[15]特别关注白蛋白的使用，也证实使用胶体的死亡率增加。两项综述都被严厉批评[16~18]，但不同类型液体相对的益处仍在争论。一项大规模试验[19]，比较在需要液体复苏的重症监护患者中使用白蛋白和0.9%氯化钠，发现28天的死亡率没有差别。两项综述[20,21]的补充，包括该研究发现比较胶体和晶体没有任何获益的证据，作者继续陈述胶体不应常规使用。然而，在烧伤或低蛋白血症患者中使用白蛋白可能增加死亡率的建议[21]之外，给予患者晶体或胶体在死亡率上没有明显差别。事实上，倾向给予胶体和晶体的混合物。给予晶体还是胶体是最佳选择仍然不清楚；系统性综述没有发现胶体更好的证据[22]，或者若使用晶体没有发现高渗溶液比等渗溶液更好的证据[23]。

低血压和低心排血量 虽然充分纠正低血容量可以恢复血压，休克时尽管补液低血压可能很严重（往往收缩压低于70mmHg），但常需要正性肌力药和血管升压药用以改善心排血量和恢复受损器官的功能[1,4]。拟交感神经药对心脏和血管有作用，较常使用；选择血管收缩药和正性肌力药也有作用。药物的选择取决于患者病情特点和休克类型[24]，这些是基于理论的考虑。一项关于血管升压药在休克中使用的系统性综述[25]发现推荐的证据不充分，而另一项比较多巴胺与去甲肾上腺素作为一线扩血管药的研究[26]发现对预后的影响无显著差异，但是多巴胺不良反应更多。

在心源性休克或低血容量性休克，心排血量常较低，但是外周阻力高，通常选择正性肌力作用药物，如多巴酚丁胺或多巴胺。多巴酚丁胺可引起外周血管扩张，在低血压不显著时有效；多巴胺小剂量时，同样促使外周血管扩张，但是大剂量出现血管收缩。小剂量的多巴胺作为其他正性肌力药的辅助治疗被广泛使用，因为血管扩张可以保护肾功能，但是临床获益还没有确立并且这种用法不再推荐（见**手术和重症监护**，第1228页）。磷酸二酯酶抑制剂，如氨力农和米力农在低心排血量的情况下也被考虑使用，它们有正性肌力活性和可引起外周血管扩张，可用于正服用β受体阻滞剂的失代偿性慢性心力衰竭患者[2,4,6]。左西孟旦，一种钙增敏剂，具有正性肌力和血管扩张的特性，是另一种选择，也适用于服用β受体阻滞剂的患者[6]。在血压合适情况下，血管扩张药（如静脉用硝酸甘油或硝普钠）在低心排血量的休克患者中也是有益的，在肺水肿患者中也一样[1,2,6,7]。通过降低心脏后负荷起作用，但是，因为有促使低血压发生的危险应谨慎使用。对一些患者，需要主动脉内球囊反搏或心室辅助装置进行机械循环支持[6,7]。

在心输出量较高但外周阻力低的情况下（如脓毒性休克），通常首选血管收缩药，如去甲肾上腺素或多巴胺[1,5]；也可给更有效的血管收缩药如多巴酚丁胺或肾上腺素。肾上腺素也可以单独使用，但是肾动脉收缩限制了它的使用，据报道它可以引起乳酸性酸中毒[27]，但一项研究[28]比较去甲肾上腺素加多巴酚丁胺，发现与单用肾上腺素相比，对败血症休克患者的预后影响没有区别。加压素也是一种选择[5,29,30]，特别是用于对拟交感神经药耐受的血管扩张患者，但是不推荐常规使用。它也可以用作拟交感神经药的补充，但是与单用拟交感神经药相比没有显示出明确的获益[31]。

阿片类拮抗剂纳洛酮也可以改善休克时血压[32]，但是它的作用没有确立。

特殊治疗在有些类型的休克需要。**心肌梗死**引起的心源性休克[2,7,33]，需要特殊治疗以改善心肌灌注（第1140页）。

感染性休克适当的抗菌治疗应参见第180页**败血症**项下。抑制脓毒症相关内源性介质释放的方法在研究中，但是临床益处尚未显示[3,34]。有报道[35,36]称，使用小剂量皮质激素能改善预后，在严重脓毒症中，激活蛋白C也被使用[5]，然而一项系统性综述[37]没有发现明显支持获益的证据。

肾上腺素在**过敏性休克**中是治疗的基石（见第1162页）。

1. Hinds CJ, Watson D. ABC of intensive care: circulatory support. *BMJ* 1999; **318:** 1749–52.
2. Hollenberg SM, *et al.* Cardiogenic shock. *Ann Intern Med* 1999; **131:** 47–59.
3. Astiz ME, Rackow EC. Septic shock. *Lancet* 1998; **351:** 1501–5.
4. Holmes CL, Walley KR. The evaluation and management of shock. *Clin Chest Med* 2003; **24:** 775–89.
5. Dellinger RP, *et al.* International Surviving Sepsis Campaign Guidelines Committee. Surviving Sepsis Campaign: international guidelines for management of severe sepsis and septic shock: 2008. *Crit Care Med* 2008; **36:** 296–327. Correction. *ibid.*; 1394–6.
6. Dickstein K, *et al.* Task Force for Diagnosis and Treatment of Acute and Chronic Heart Failure 2008 of European Society of Cardiology. ESC guidelines for the diagnosis and treatment of acute and chronic heart failure 2008. *Eur Heart J* 2008; **29:** 2388–442. Also available at: http://www.escardio.org/guidelines-surveys/esc-guidelines/GuidelinesDocuments/guidelines-HF-FT.pdf (accessed 14/10/08)
7. Moore PR, *et al.* Acute heart failure and cardiogenic shock. *Br J Hosp Med* 2008; **69:** 8–12.
8. Nolan J. Fluid replacement. *Br Med Bull* 1999; **55:** 821–43.
9. Nolan J. Fluid resuscitation for the trauma patient. *Resuscitation* 2001; **48:** 57–69.
10. Moore FA, *et al.* The next generation in shock resuscitation. *Lancet* 2004; **363:** 1988–96.
11. Stainsby D, *et al.* British Committee for Standards in Haematology. Guidelines on the management of massive blood loss. *Br J Haematol* 2006; **135:** 634–41. Also available at: http://www.bcshguidelines.com/pdf/bloodloss_2006.pdf (accessed 17/06/08)
12. Kwan I, *et al.* Timing and volume of fluid administration for patients with bleeding. Available in the Cochrane Database of Systematic Reviews; Issue 3. Chichester: John Wiley; 2003 (accessed 08/02/06).
13. British Committee for Standards in Haematology, Blood Transfusion Task Force. Guidelines for the clinical use of red cell transfusions. *Br J Haematol* 2001; **113:** 24–31. Also available at: http://www.bcshguidelines.com/pdf/bjh2701.pdf (accessed 16/10/08)
14. Schierhout G, Roberts I. Fluid resuscitation with colloid or crystalloid solutions in critically ill patients: a systematic review of randomised trials. *BMJ* 1998; **316:** 961–4.
15. Cochrane Injuries Group Albumin Reviewers. Human albumin administration in critically ill patients: systematic review of randomised controlled trials. *BMJ* 1998; **317:** 235–40.
16. Watts J. Fluid resuscitation with colloid or crystalloid solutions. *BMJ* 1998; **317:** 277.
17. Wyncoll DLA, *et al.* Fluid resuscitation with colloid or crystalloid solutions. *BMJ* 1998; **317:** 278–9.
18. Beale RJ, *et al.* Human albumin administration in critically ill patients. *BMJ* 1998; **317:** 884.
19. The SAFE Study Investigators. A comparison of albumin and saline for fluid resuscitation in the intensive care unit. *N Engl J Med* 2004; **350:** 2247–56.
20. Perel P, Roberts I. Colloids versus crystalloids for fluid resuscitation in critically ill patients. Available in The Cochrane Database of Systematic Reviews; Issue 4. Chichester: John Wiley; 2007 (accessed 27/08/08).
21. The Albumin Reviewers. Human albumin solution for resuscitation and volume expansion in critically ill patients. Available in the Cochrane Database of Systematic Reviews; Issue 4. Chichester: John Wiley; 2004 (accessed 08/02/06).
22. Bunn F, *et al.* Colloid solutions for fluid resuscitation. Available in The Cochrane Database of Systematic Reviews; Issue 1. Chichester: John Wiley; 2008 (accessed 20/10/09).
23. Bunn F, *et al.* Hypertonic versus near isotonic crystalloid for fluid resuscitation in critically ill patients. Available in the Cochrane Database of Systematic Reviews; Issue 3. Chichester: John Wiley; 2004 (accessed 08/02/06).
24. Banner NR, *et al.* Intravenous inotropic agents in heart failure. *Br J Hosp Med* 2008; **69:** 24–30.
25. Müllner M, *et al.* Vasopressors for shock. Available in the Cochrane Database of Systematic Reviews; Issue 3. Chichester: John Wiley; 2004 (accessed 08/02/06).
26. De Backer D, *et al.* SOAP II Investigators. Comparison of dopamine and norepinephrine in the treatment of shock. *N Engl J Med* 2010; **362:** 779–89.
27. Day NPJ, *et al.* The effects of dopamine and adrenaline infusions on acid-base balance and systemic haemodynamics in severe infection. *Lancet* 1996; **348:** 219–23. Correction. *ibid.*; 902.
28. Annane D, *et al.* Norepinephrine plus dobutamine versus epinephrine alone for management of septic shock: a randomised trial. *Lancet* 2007; **370:** 676–84.
29. Dünser MW, *et al.* Management of vasodilatory shock: defining the role of arginine vasopressin. *Drugs* 2003; **63:** 237–56.
30. Szumita PM, *et al.* Vasopressin for vasopressor-dependent septic shock. *Am J Health-Syst Pharm* 2005; **62:** 1931–6.
31. Russell JA, *et al.* Vasopressin versus norepinephrine infusion in patients with septic shock. *N Engl J Med* 2008; **358:** 877–87.
32. Boeuf B, *et al.* Naloxone for shock. Available in the Cochrane Database of Systematic Reviews; Issue 3. Chichester: John Wiley; 2003 (accessed 08/02/06).
33. Hasdai D, *et al.* Cardiogenic shock complicating acute coronary syndromes. *Lancet* 2000; **356:** 749–56.
34. Glauser MP. The inflammatory cytokines: new developments in the pathophysiology and treatment of septic shock. *Drugs* 1996; **52** (suppl 2): 9–17.
35. Minneci PC, *et al.* Meta-analysis: the effect of steroids on survival and shock during sepsis depends on the dose. *Ann Intern Med* 2004; **141:** 47–56.
36. Annane D, *et al.* Corticosteroids in the treatment of severe sepsis and septic shock in adults: a systematic review. *JAMA* 2009; **301:** 2362–75.
37. Martí-Carvajal A, *et al.* Human recombinant activated protein C for severe sepsis. Available in The Cochrane Database of Systematic Reviews; Issue 1. Chichester: John Wiley; 2008 (accessed 10/06/10).

脑卒中

脑卒中，有时称为脑血管意外，是脑血管疾病的主要结果，被定义为急性血管起源的神经功能异常，常伴随突发的（在几秒之内）或至少快速的（几小时之内）症状或体征的出现，并与大脑病灶区域相对应。脑卒中可以是缺血性的或出血性的[1~4]；症状持续时间各不相同。症状和体征可在数分钟或数小时（最多24h）内消失，通常被称为短暂性脑缺血发作（见下文）。然而，即使是短暂的症状也有可能与永久性脑损伤有关，建议[5]短暂性脑缺血发作的诊断应保留到成像研究显示没有梗死发生。

- **缺血性脑卒中**是最常见的类型，常起因于大脑动脉的阻塞。可能是粥样斑块部位血栓形成所引起，更多见的是大脑外部产生的和脑血管的血栓栓塞引起；后者有房颤或急性心肌梗死相关的心源性血栓梗死。动脉闭塞引起大脑灌注不足，导致缺血和之后的脑卒中。如果症状和体征持续超过24h或导致死亡，通常会认为发生了梗死，此事件被定义为*完全性卒中*。大约20%的急性缺血性脑卒中患者，经历发病初期几天内的症状恶化，称为进展性脑卒中，或不稳定脑卒中，可能是由于血栓栓塞的进展；出血性的转变，也可能出现梗死区域出血。

- **短暂性缺血性发作**是病灶神经缺陷或单侧视力丧失（暂时性黑矇）的急性发作，主要是由于缺血合并动脉内血栓形成。通常可以完全临床康复，但是有复发的趋势，且患者罹患脑卒中的危险增加。
- **出血性脑卒中**继发于蛛网膜下出血或大脑内出血。*蛛网膜下腔出血*是出血进入大脑和颅骨间的液体充盈的蛛网膜下隙，通常出现在动脉瘤破裂；其他的原因包括动静脉畸形和高血压微小动脉瘤。*大脑内出血*是出血进入脑实质，可能因慢性高血压损害的动脉破裂引起。出血造成局部血肿并引起局部压力增加，进而可能导致更多出血和血肿的扩大。出血区域压力增加也可造成局部缺血。

脑卒中的**临床表现**在严重性和症状体征方面可以有明显不同，这取决于梗死或出血的部位和范围。出血性脑卒中典型表现是突然发作的剧烈头痛、呕吐和意识迅速恶化（颅内压升高的全部征象），但是轻到中度的出血单从临床症状上难与梗死区分。所有类型的脑卒中，神经缺陷包括言语、平衡、视觉、触觉和活动的功能损害。康复是不确定的，根据脑卒中后一定时间内康复的程度将患者分为大卒中或小卒中（可逆性缺血性神经缺陷）受害者。

脑卒中类型的准确**诊断**很重要，因为治疗方法不同，介入方法在梗死患者可以获益，而对于出血的患者是危险的。临床表现提示脑卒中类型，但不可靠。因此，通常需要影像检查区分出血性脑卒中或缺血性脑卒中，并应作为首要事项[6~9]。CT是最广泛使用的技术，MRI在必要时推荐；MRI更敏感但使用性受限，因此不适用于所有患者。短暂性脑缺血发作的诊断依赖于患者的病史，因为这些短暂发作很少能被医生目击，并且也没有客观的确诊试验；然而，影像检查在确定病因和指导治疗方面起重要作用[5,8,10,11]。

脑卒中的**治疗**包括急性脑卒中的即刻治疗，并发症（如吞咽困难或痉挛状态）的治疗和预防，康复，二级预防的远期治疗。如果可能，患者应该在脑卒中单元内接受治疗，可以改善预后。短暂性脑缺血发作患者存在发生脑卒中的高风险，应尽可能快地开始进行长期预防性治疗[12~14]。缺血性脑卒中危险的患者应考虑一级预防。包括房颤患者［房颤是脑卒中主要危险因素之一（见**心律失常**，第1121页）］和有动脉粥样硬化危险因素的患者（见**降低心血管危险**，第1124页）；动脉内膜切除术在颈动脉狭窄患者的作用在长期治疗中讨论，见下文。

缺血性脑卒中 综述[15~21]和指南[6~9,22]强调，与心肌梗死类似，脑卒中症状的早期识别、迅速评估和治疗非常重要。治疗的目的是限制或逆转大脑的损害。缺血夺获细胞的氧气和葡萄糖，致使梗死，但这是时间依赖性。当患者部分组织出现不可逆性损伤时，有证据显示周边组织"缺血阴影"可以获救。因此血流的恢复或改善是保护这些组织的合理方法；保护细胞免受缺血后果危害的策略是一种可选择的方法。

急性治疗包括一般支持治疗、逆转缺血和保护脑组织的特殊治疗。一般支持治疗包括确保氧供、体液和电解质平衡、避免高碳酸血症和高血糖或低血糖、消除癫痫发作、处理发热；同样应评估营养状况。高血压的控制存在争议，因为降低血压可能降低脑灌注和加重缺血[23]，高血压通常不需要治疗自行缓解。特殊患者需要抗高血压治疗，例如严重高血压患者或正在考虑溶栓治疗的患者。

缺血性脑卒中的特殊治疗有限。像心肌梗死一样，缺血性脑卒中的主要病因是血栓栓子阻塞，因此抗血栓栓塞药（如抗血小板药物、肝素、溶栓药）的使用看起来是合理的。然而，有益的证据并不像心肌梗死那样清楚，而且危险更大；出血的存在必须排除；潜在继发性脑出血的危险必须牢记在心。改善血流或使用神经保护药、限制缺血影响的其他措施也在尝试，但是迄今结果还是令人失望。

抗血小板药 两项大规模研究评估了阿司匹林，即International Stroke Trial（IST）[24]和Chinese Acute Stroke Trial（CAST）[25]。两项研究[25]结果发现每日阿司匹林160mg[25]或300mg[24]在症状初起48h之内开始服用，在缺血性脑卒中最初几个星期内，每1000名患者发生不到9名死亡或非致命性脑卒中。因此，对于不能接受溶栓或抗凝治疗的缺血性脑卒中患者推荐使用阿司匹林，应在脑卒中发病24h或48h内开始使用[6~9,26]。溶栓治疗的患者，应在24h后开始使用阿司匹林[8,9,26]。其他抗血小板药物在研究中，仍没有确定作用[6,7]；一项糖蛋白Ⅱb/Ⅲa拮抗剂阿昔单抗的研究，由于出血事件增加，在早期被叫停[27]，尽管低剂量试验仍在继续[28]。

抗凝血药 在急性缺血性脑卒中的早期治疗中不作为常规推荐使用[6,8,9]，尽管在经挑选的患者中有作用[7]。抗凝治疗可预防进一步血栓形成并限制脑梗死的大小；然而，任何益处都可能被增加的颅内出血所抵消，一项系统性综述[29]提出并没有证据支持常规使用抗凝血药。IST[24]评估肝素的两种剂量（5000U或12500U皮下注射，每日2次），无论是用法或者是和出血性脑卒中及出血相关的较大剂量，都没有发现获益。另一项研究[30]比较低分子肝素亭扎肝素和阿司匹林，同样没有发现获益。心脏血栓性脑卒中患者可能会从肝素治疗中受益[31]，即使这些患者存在出血性转变的危险，也就意味着早期抗凝常是冒险的。然而，IST[24]未能在这一组中显示出任何益处，而另一项研究[32]低分子肝素在急性缺血性脑卒中和房颤中的使用也未能发现益处。急性缺血性脑卒中时给予达那肝素的研究，报道3个月预后没有改善[33]。一项安克洛酶的研究[34]发现在脑卒中发病3h内给药，预后改善，但是进一步研究由于缺乏益处而被终止。

脑卒中后静脉血栓栓塞（深静脉血栓形成和肺栓塞）的危险性增加，尤其是不活动的患者，因此对高危患者[7,8,26]应考虑预防性治疗。小剂量皮下肝素或低分子肝素适用；推荐[9]使用低分子肝素是基于一项研究[35]，此研究表示依诺肝素比普通肝素更好，但是仍需确证。

溶栓药 静脉溶栓药增加脑出血的危险，因此通常在缺血性或出血性脑卒中禁忌。然而，有证据显示缺血性脑卒中患者使用溶栓剂可以获益，虽然出血的危险增加，在选择性患者中是有作用的[36~38]，尤其是在早期使用[39]。一项观察脑卒中发病3h内给予阿替普酶的研究[40]（NINDS——National Institute of Neurological Disorders and Stroke rt-PA Stroke Trial）发现临床预后得以改善，虽然有症状大脑内出血的发生率增加。给予阿替普酶治疗的脑卒中患者，3个月后致残可能极少或没有[40]，这种益处可以维持12个月[41]。然而，在脑卒中的复发率或死亡率没有差别。根据这一研究，现在大多数指南[6~8,26]推荐如果可以在脑卒中发病3h内给药，应将阿替普酶用于选择性患者，在实践中显示使用安全[42,43]。也推荐使用阿替普酶直到脑卒中后4.5h[9,44]。一项观察性研究[45]显示阿替普酶在时间窗内是安全的，而一项随机性研究[46]发现脑卒中后3～4.5h使用阿替普酶可改善预后，但是作者强调3h内治疗是首选。其他溶栓药，如链激酶，一般来说很少产生有利的结果，目前没有一个被推荐使用。动脉内途径也在尝试而且用于选择的患者[6,7,9,26]。静脉和动脉内阿替普酶的联合使用[47]及辅助治疗（如治疗性超声）[48]和抗血栓药的使用一样好，它们正在被研究但是还没有一个确定作用[6]。

已经尝试的其他方法包括各种改善脑血流的方法。用*右旋糖酐*或*喷他淀粉*进行血液稀释结果令人失望，不被推荐[6,7,9]。药物造成的高血压可以造成脑血流量增加，似乎是安全的[49]，但是临床益处有待确立[6]。低氧血症和低碳酸血症可造成中枢血管收缩，直接导致缺血性损伤，有报道*高压氧治疗*获益的小型研究，尽管一项系统性综述[50]提出临床获益不大可能。用皮质激素或高渗性利尿药（如*甘油*或*甘露醇*）试图减轻脑水肿的疗法令人失望。用甘油可以获得一些益处，但是需要进一步的证据[51]。

神经保护 缺血导致一系列复杂的生物化学改变，缺血瀑布，最终致使细胞死亡。这一过程并不完全清楚，但是其步骤包括钙内流和神经递质的释放。药物作用在缺血瀑布的不同阶段，有时称为神经保护剂，用于缺血性脑卒中希望限制缺血引起的损害。目前的研究结果令人失望，还没有一个药物发现有效。然而，研究仍在继续[52]，早期治疗和联合治疗已成为特别关注的焦点。

长期治疗 缺血性脑卒中或短暂性脑缺血发作的患者都存在进一步脑卒中危险，其他心血管事件的危险也增加，包括心肌梗死和猝死。因此，长期治疗二级预防起重要的作用[7~9,12,53~58]。应该对所有患者评估心血管危险因素，尤其是高血压，应该适当地处理这些危险因素（见**降低心血管危险**，第1124页）。一些证据证明不论是否存在高血压或高血脂[55]，他汀类药物可降低存在心血管事件高危患者的脑卒中风险[59,60]，阿托伐他汀已经显示出可降低独立脑血管疾病患者再次卒中的风险[61]；因此推荐长期使用他汀类药物[7~9,12]。无论血压升高或正常，均推荐降压治疗[7,9,56]；ACEI或血管紧张素Ⅱ受体拮抗剂已经被认为是特别有益的[62]，但是证据不足，随后关于血管紧张素Ⅱ受体拮抗剂替米沙坦的研究[63]没有发现对卒中复发有效。房颤是脑卒中一个特殊危险因素，也应给予治疗（见**心律失常**，第1121页）。血液高凝固状态增加脑卒中的危险，因而推荐对红细胞增多症、血小板增多症和凝血功能异常进行筛查。临床上严重颈动脉狭窄患者，颈动脉内膜剥离术对二级预防有明确的益处[7~9,64]，但是在一级预防中它的作用不清，获益尚未大于风险[65,66]。抗血栓疗法也存在特殊作用。

抗血小板药 长期用抗血小板药预防可以减少未来严重血管事件的危险，包括已患缺血性脑卒中或短暂性缺血发作的患者[12,26,56,57]再次发生脑卒中的风险，不管年龄大小[68]。大多数证据涉及阿司匹林，尽管最佳剂量尚不清楚，但每日75～325mg的中等量研究[67]最多，每日使用超过50～1500mg剂量范围阿司匹林的试验分析发现剂量和降低脑卒中危险性之间没有关系[69]。接受颈动脉内膜剥离术的患者，服用中等量阿司匹林比服用大剂量的患者脑卒中危险率、心肌梗死和3个月后的死亡率均减少[70]。据报道阿司匹林联合双嘧达莫可产生额外的获益，因此推荐联合使用比单用阿司匹林更有效[8,9,12,26]。双嘧达莫可以单用，但是疗效不如联合使用[71,72]，因此不推荐单用。单用氯吡格雷与阿司匹林和双嘧达莫联用相比，疗效相似[73]，可作为另一种选择[7,9,12,26]，对不能耐受阿司匹林的患者，应首选氯吡格雷[8,26]，但是不应与阿司匹林合用，因为出血的危险性增加抵消了获益[74]。噻氯匹定也在使用，但是不良反应是一个问题，在黑人患者的研究[75]中发现它不如阿司匹林有效。

抗凝血药 口服抗凝血药对心脏血栓性脑卒中患者有确定作用，但是对非心脏血栓性脑卒中或短暂性缺血发作的患者不比抗血小板药更有优势[76,77]，一些比较华法林和阿司匹林的研究[78,79]由于使用抗凝血药可增加出血的危险，故在早期被停止。因此，不推荐抗凝血药用于非心脏血栓性脑卒中患者的二级预防[7~9,12,56]，尽管它们用于有复发症状的接受抗血小板治疗患者，而且考虑过其他选择患者[7,8,26,56]。

蛛网膜下腔出血 动脉瘤性蛛网膜下腔出血[80~84]与高发病率和死亡率相关，早期死亡是由于初次出血、反复出血和梗死造成的损害所致。梗死通常是血管痉挛的结果，是促使出血停止的病理机制之一；其他机制包括血块形成和颅内压增高。四分之一的蛛网膜下腔出血患者在初次出血后5～14天发展成延迟性脑缺血，再次血管痉挛也是一个促进性因素。

早期内科治疗目的是预防延迟性脑缺血、预防再次出血和稳定患者。之后为防止进一步出血，实施外科或血管内介入术夹住或栓塞动脉瘤或纠正动静脉畸形。通过维持或轻度增加血容量和血压来预防血管痉挛和延迟性脑缺血，推荐每日液体摄入量2～3L[80]。然而，没有可靠证据支持常规扩容治疗[85]，主要的目的应该是维持正常血容量和避免低血压，但是扩容治疗可能是治疗明确血管痉挛的合理方法[84]。

口服尼莫地平有益处[86]，应当在诊断动脉瘤性蛛网膜下腔出血后尽快使用[8,84]。抗血小板药物也已使用，它可改善预后，但有待确立[87]。据报道他汀类药物也可以减少脑血管痉挛[88]，但是一项荟萃分析[89]未能发现有统计学意义的疗效。已证实的血管痉挛应用血管成形术治疗，或者给予动脉内血管扩张药[84]。动脉内使用罂粟碱有证据证实可以获益[90]，尽管报道存在不良反应[91]；维拉帕米也被使用[92]。使用抗纤维蛋白溶解药（如氨基己酸或氨甲环酸）预防再次出血获益不确定。一项系统综述[93]发现脑缺血造成不良预后的增加抵消了任何的益处，抗纤维蛋白溶解药不再推荐使用[80]。然而，有证据显示手术后早期、短期使用可降低再出血风险，且不增加缺血并发症[94,95]，因此推荐作为合理的治疗方法[84]。相互矛盾的是，蛛网膜下腔出血后给予患者高剂量的氨基己酸与再出血增加有关（见**氨基己酸的不良反应项下对血液的影响**，第1020页）；其重要意义尚不明确。头痛可用镇痛药处理，如对乙酰氨基酚、可待因、双氢可待因或曲马多[82,83]。局限性血肿应采用外科抽吸，也可以使用腔室内溶栓剂[96]。

颅内出血 颅内出血的预后取决于血肿的部位和大小（由CT确定）、意识的程度和神经体征的进展、颅内压升高的进展[97~100]。应逆转任何已知的出血原因[8,101]，例如华法林的抗凝作用。血压的最佳治疗尚不明确，收缩压150～200mmHg时，收缩压快速降低到140mmHg是安全的[101]，但是应避免血流灌注不足。通常使用短效抗高血压药，如尼卡地平、拉贝洛尔、艾司洛尔、硝普钠，但硝酸盐类理论上可增加颅内压，如果颅内压已经升高应当避免使用[98]。血肿的外科引流术有时可以做到，但是作用还不确定[9,98,101]，早期常规手术没有显示可改善预后[102]，但是以往推荐适用于脑积水患者[8]。滴注溶栓药改善血肿的吸收已有报道[103]，但是获益还没有确定。必须控制升高的颅内压[101]（见第1140页）。癫痫治疗应使用抗癫痫药，但是不推荐预防用药[101]。使用活化因子Ⅶ可降低进一步出血的危险，有一定获益[104]，但是没有显示出可以改善存活率或有功能性的预后[105]。二级预防应考虑进行危险因素的长期治疗，特别是高血压。

1. Bath PMW, Lees KR. ABC of arterial and venous disease: acute stroke. *BMJ* 2000; **320:** 920–3.
2. Warlow C, *et al.* Stroke. *Lancet* 2003; **362:** 1211–24. Correction. *ibid.* 2004; **363:** 402.
3. Donnan GA, *et al.* Stroke. *Lancet* 2008; **371:** 1612–23.
4. Dawson J, Walters M. New and emerging treatments for stroke. *Br Med Bull* 2006; **77-78:** 87–102.
5. Easton JD, *et al.* Definition and evaluation of transient ischemic attack: a scientific statement for healthcare professionals from the American Heart Association/American Stroke Association Stroke Council; Council on Cardiovascular Surgery and Anesthesia; Council on Cardiovascular Radiology and Intervention; Council on Cardiovascular Nursing; and the Interdisciplinary Council on Peripheral Vascular Disease. *Stroke* 2009; **40:** 2276–93. Also available at: http://stroke.ahajournals.org/cgi/reprint/40/6/2276.pdf (accessed 27/10/09)
6. Adams HP, *et al.* Guidelines for the early management of adults with ischemic stroke: a guideline from the American Heart Association/American Stroke Association Stroke Council, Clinical Cardiology Council, Cardiovascular Radiology and Intervention Council, and the Atherosclerotic Peripheral Vascular Disease and Quality of Care Outcomes in Research Interdisciplinary Working Groups. *Stroke* 2007; **38:** 1655–1711. Also available at: http://stroke.ahajournals.org/cgi/reprint/38/5/1655.pdf (accessed 11/07/08)
7. European Stroke Organisation (ESO) Executive Committee. Guidelines for management of ischaemic stroke and transient ischaemic attack 2008. *Cerebrovasc Dis* 2008; **25:** 457–507. Also available at: http://www.eso-stroke.org/pdf/ESO08_Guidelines_English.pdf (accessed 11/07/08)
8. The Intercollegiate Stroke Working Party. National clinical guideline for stroke: third edition. London: Royal College of Physicians, 2008. Also available at: http://www.rcplondon.ac.uk/pubs/contents/6ad05aab-8400-494c-8cf4-9772d1d5301b.pdf (accessed 01/10/08)
9. Scottish Intercollegiate Guidelines Network. Management of patients with stroke or TIA: assessment, investigation, immediate management and secondary prevention (issued December 2008). Available at: http://www.sign.ac.uk/pdf/sign108.pdf (accessed 17/04/09)
10. Johnston DCC, Hill MD. The patient with transient cerebral ischemia: a golden opportunity for stroke prevention. *Can Med Assoc J* 2004; **170:** 1134–7.
11. Flemming KD, *et al.* Evaluation and management of transient ischemic attack and minor cerebral infarction. *Mayo Clin Proc* 2004; **79:** 1071–86.
12. Adams RJ, *et al.* Update to the AHA/ASA recommendations for the prevention of stroke in patients with stroke and transient ischemic attack. *Stroke* 2008; **39:** 1647–52. Also available at: http://stroke.ahajournals.org/cgi/reprint/39/5/1647.pdf (accessed 09/07/08)
13. Johnston SC, *et al.* National Stroke Association guidelines for the management of transient ischemic attacks. *Ann Neurol* 2006; **60:** 301–13. Also available at: http://www3.interscience.wiley.com/cgi-bin/fulltext/112750592/PDFSTART (accessed 22/10/08)
14. Rothwell PM, *et al.* Recent advances in management of transient ischaemic attacks and minor ischaemic strokes. *Lancet Neurol* 2006; **5:** 323–31.
15. Brott T, Bogousslavsky J. Treatment of acute ischemic stroke. *N Engl J Med* 2000; **343:** 710–22.
16. Broderick JP, Hacke W. Treatment of acute ischemic stroke. Part I: recanalization strategies. *Circulation* 2002; **106:** 1563–9.
17. Broderick JP, Hacke W. Treatment of acute ischemic stroke. Part II: neuroprotection and medical management. *Circulation* 2002; **106:** 1736–40.
18. Fulgham JR, *et al.* Management of acute ischemic stroke. *Mayo Clin Proc* 2004; **79:** 1459–69.
19. Khaja AM, Grotta JC. Established treatments for acute ischaemic stroke. *Lancet* 2007; **369:** 319–30.
20. van der Worp HB, van Gijn J. Acute ischemic stroke. *N Engl J Med* 2007; **357:** 572–9.
21. Al Mahdy H. Management of acute ischaemic stroke. *Br J Hosp Med* 2009; **70:** 572–7.
22. The American Heart Association. 2005 American Heart Association guidelines for cardiopulmonary resuscitation and emergency cardiovascular care. Part 9: adult stroke. *Circulation* 2005; **112** (suppl 1): IV111–IV120. Also available at: http://circ.ahajournals.org/cgi/reprint/112/24_suppl/IV-111.pdf (accessed 08/02/06)
23. Goldstein LB. Should antihypertensive therapies be given to patients with acute ischaemic stroke? *Drug Safety* 2000; **22:** 13–18.
24. International Stroke Trial Collaborative Group. The International Stroke Trial (IST): a randomised trial of aspirin, subcutaneous heparin, both, or neither among 19 435 patients with acute ischaemic stroke. *Lancet* 1997; **349:** 1569–81.
25. CAST (Chinese Acute Stroke Trial) Collaborative Group. CAST: randomised placebo-controlled trial of early aspirin use in 20 000 patients with acute ischaemic stroke. *Lancet* 1997; **349:** 1641–9.
26. Albers GW, *et al.* Antithrombotic and thrombolytic therapy for ischemic stroke: American College of Chest Physicians evidence-based clinical practice guidelines (8th edition). *Chest* 2008; **133** (suppl): 630S–669S.
27. Adams HP, *et al.* Emergency administration of abciximab for treatment of patients with acute ischemic stroke: results of an international phase III trial: Abciximab in Emergency Treatment of Stroke Trial (AbESTT-II). *Stroke* 2008; **39:** 87–99.
28. Mandava P, *et al.* Glycoprotein IIb/IIIa antagonists in acute ischaemic stroke: current status and future directions. *Drugs* 2008; **68:** 1019–28.
29. Sandercock PA, *et al.* Anticoagulants for acute ischaemic stroke. Available in The Cochrane Database of Systematic Reviews; Issue 4. Chichester: John Wiley; 2008 (accessed 21/04/10).
30. Bath PMW, *et al.* Tinzaparin in acute ischaemic stroke (TAIST): a randomised aspirin-controlled trial. *Lancet* 2001; **358:** 702–10. Correction. *ibid.*; 1276.
31. Sandercock PAG, *et al.* Antithrombotic therapy in acute ischaemic stroke: an overview of the completed randomised trials. *J Neurol Neurosurg Psychiatry* 1993; **56:** 17–25.
32. Berge E, *et al.* Low molecular-weight heparin versus aspirin in patients with acute ischaemic stroke and atrial fibrillation: a double-blind randomised study. *Lancet* 2000; **355:** 1205–10.
33. The Publications Committee for the Trial of ORG 10172 in Acute Stroke Treatment (TOAST) Investigators. Low molecular weight heparinoid, ORG 10172 (danaparoid), and outcome after acute ischemic stroke: a randomized controlled trial. *JAMA* 1998; **279:** 1265–72.
34. Sherman DG, *et al.* Intravenous ancrod for treatment of acute ischemic stroke: the STAT study: a randomized controlled trial. *JAMA* 2000; **283:** 2395–2403.
35. Sherman DG, *et al.* The efficacy and safety of enoxaparin versus unfractionated heparin for the prevention of venous thromboembolism after acute ischaemic stroke (PREVAIL Study): an open-label randomised comparison. *Lancet* 2007; **369:** 1347–55.
36. Tanne D, *et al.* Management of acute ischaemic stroke in the elderly: tolerability of thrombolytics. *Drugs* 2001; **61:** 1439–53.
37. Meschia JF, *et al.* Thrombolytic treatment of acute ischemic stroke. *Mayo Clin Proc* 2002; **77:** 542–51.
38. Wardlaw JM, *et al.* Thrombolysis for acute ischaemic stroke. Available in The Cochrane Database of Systematic Reviews; Issue 4. Chichester: John Wiley; 2009 (accessed 21/04/10).
39. The ATLANTIS, ECASS, and NINDS rt-PA Study Group Investigators. Association of outcome with early stroke treatment: pooled analysis of ATLANTIS, ECASS, and NINDS rt-PA stroke trials. *Lancet* 2004; **363:** 768–74.
40. The National Institute of Neurological Disorders and Stroke rt-PA Stroke Study Group. Tissue plasminogen activator for acute ischemic stroke. *N Engl J Med* 1995; **333:** 1581–7.
41. Kwiatowski TG, *et al.* Effects of tissue plasminogen activator for acute ischemic stroke at one year. *N Engl J Med* 1999; **340:** 1781–7.
42. Hill MD, Buchan AM. Thrombolysis for acute ischemic stroke: results of the Canadian Alteplase for Stroke Effectiveness Study. *Can Med Assoc J* 2005; **172:** 1307–12.
43. Wahlgren N, *et al.* Thrombolysis with alteplase for acute ischaemic stroke in the Safe Implementation of Thrombolysis in Stroke-Monitoring Study (SITS-MOST): an observational study. *Lancet* 2007; **369:** 275–82.
44. Del Zoppo GJ, *et al.* Expansion of the time window for treatment of acute ischemic stroke with intravenous tissue plasminogen activator: a science advisory from the American Heart Association/American Stroke Association. *Stroke* 2009; **40:** 2945–8. Also available at: http://stroke.ahajournals.org/cgi/reprint/40/8/2945.pdf (accessed 27/10/09)
45. Wahlgren N, *et al.* SITS Investigators. Thrombolysis with alteplase 3-4.5 h after acute ischaemic stroke (SITS-ISTR): an observational study. *Lancet* 2008; **372:** 1303–9.
46. Hacke W, *et al.* ECASS Investigators. Thrombolysis with alteplase 3 to 4.5 hours after acute ischemic stroke. *N Engl J Med* 2008; **359:** 1317–29.
47. Flaherty ML, *et al.* Combined IV and intra-arterial thrombolysis for acute ischemic stroke. *Neurology* 2005; **64:** 386–8.
48. Alexandrov AV, *et al.* Ultrasound-enhanced systemic thrombolysis for acute ischemic stroke. *N Engl J Med* 2004; **351:** 2170–8.
49. Marzan AS, *et al.* Feasibility and safety of norepinephrine-induced arterial hypertension in acute ischemic stroke. *Neurology* 2004; **62:** 1193–5.
50. Bennett MH, *et al.* Hyperbaric oxygen therapy for acute ischaemic stroke. Available in the Cochrane Database of Systematic Reviews; Issue 3. Chichester: John Wiley; 2005 (accessed 08/02/06).
51. Righetti E, *et al.* Glycerol for acute stroke. Available in the Cochrane Database of Systematic Reviews; Issue 2. Chichester: John Wiley; 2004 (accessed 08/02/06)
52. Sacco RL, *et al.* Experimental treatments for acute ischaemic stroke. *Lancet* 2007; **369:** 331–41.
53. Straus SE, *et al.* New evidence for stroke prevention: scientific review. *JAMA* 2002; **288:** 1388–95.
54. MacWalter RS, Shirley CP. A benefit-risk assessment of agents used in the secondary prevention of stroke. *Drug Safety* 2002; **25:** 943–63.
55. Flemming KD, Brown RD. Secondary prevention strategies in ischemic stroke: identification and optimal management of modifiable risk factors. *Mayo Clin Proc* 2004; **79:** 1330–40.
56. Sacco RL, *et al.* Guidelines for prevention of stroke in patients with ischemic stroke or transient ischemic attack: a statement for healthcare professionals from the American Heart Association/American Stroke Association Council on Stroke: co-sponsored by the Council on Cardiovascular Radiology and Intervention: the American Academy of Neurology affirms the value of this guideline. *Stroke* 2006; **37:** 577–617. Also available at: http://stroke.ahajournals.org/cgi/reprint/37/2/577.pdf (accessed 22/07/08)
57. Adams HP. Secondary prevention of atherothrombotic events after ischemic stroke. *Mayo Clin Proc* 2009; **84:** 43–51.
58. Toyoda K. Pharmacotherapy for the secondary prevention of stroke. *Drugs* 2009; **69:** 633–47.
59. Henyan NN, *et al.* Impact of statins on risk of stroke: a meta-analysis. *Ann Pharmacother* 2007; **41:** 1937–45.
60. O'Regan C, *et al.* Statin therapy in stroke prevention: a meta-analysis involving 121,000 patients. *Am J Med* 2008; **121:** 24–33.
61. Amarenco P, *et al.* Stroke Prevention by Aggressive Reduction in Cholesterol Levels (SPARCL) Investigators. High-dose atorvastatin after stroke or transient ischemic attack. *N Engl J Med* 2006; **355:** 549–59.
62. Sokol SI, *et al.* Modulation of the renin-angiotensin-aldosterone system for the secondary prevention of stroke. *Neurology* 2004; **63:** 208–13.
63. Yusuf S, *et al.* PRoFESS Study Group. Telmisartan to prevent recurrent stroke and cardiovascular events. *N Engl J Med* 2008; **359:** 1225–37.
64. Biller J, *et al.* Guidelines for carotid endarterectomy: a statement for healthcare professionals from a special writing group of the Stroke Council, American Heart Association. *Stroke* 1998; **29:** 554–62. Also available at: http://circ.ahajournals.org/cgi/reprint/97/5/501.pdf (accessed 08/02/06)
65. Chambers BR, Donnan G. Carotid endarterectomy for asymptomatic carotid stenosis. Available in the Cochrane Database of Systematic Reviews; Issue 4. Chichester: John Wiley; 2005 (accessed 08/02/06)
66. MRC Asymptomatic Carotid Surgery Trial (ACST) Collaborative Group. Prevention of disabling and fatal strokes by successful carotid endarterectomy in patients without recent neurological symptoms: randomised controlled trial. *Lancet* 2004; **363:** 1491–1502. Correction. *ibid.*; **364:** 416.
67. Antithrombotic Trialists' Collaboration. Collaborative meta-analysis of randomised trials of antiplatelet therapy for prevention of death, myocardial infarction, and stroke in high risk patients. *BMJ* 2002; **324:** 71–86. Correction. *ibid.*; 141.
68. Sivenius J, *et al.* Antiplatelet treatment in elderly people with transient ischaemic attacks or ischaemic strokes. *BMJ* 1995; **310:** 25–6.
69. Johnson ES, *et al.* A metaregression analysis of the dose-response effect of aspirin on stroke. *Arch Intern Med* 1999; **159:** 1248–53.
70. Taylor DW, *et al.* Low-dose and high-dose acetylsalicylic acid for patients undergoing carotid endarterectomy: a randomised controlled trial. *Lancet* 1999; **353:** 2179–84.
71. Leonardi-Bee J, *et al.* Dipyridamole for preventing recurrent ischemic stroke and other vascular events: a meta-analysis of individual patient data from randomized controlled trials. *Stroke* 2005; **36:** 162–8.
72. Halkes PH, *et al.* Aspirin plus dipyridamole versus aspirin alone after cerebral ischaemia of arterial origin (ESPRIT): randomised controlled trial. *Lancet* 2006; **367:** 1665–73. Correction. *ibid.* 2007; **369:** 274.
73. Sacco RL, *et al.* PRoFESS Study Group. Aspirin and extended-release dipyridamole versus clopidogrel for recurrent stroke. *N Engl J Med* 2008; **359:** 1238–51.
74. Diener H-C, *et al.* Aspirin and clopidogrel compared with clopidogrel alone after recent ischaemic stroke or transient ischaemic attack in high-risk patients (MATCH): randomised, double-blind, placebo-controlled trial. *Lancet* 2004; **364:** 331–7.
75. Gorelick PB, *et al.* Aspirin and ticlopidine for prevention of recurrent stroke in black patients: a randomized trial. *JAMA* 2003; **289:** 2947–57.
76. Mohr JP, *et al.* A comparison of warfarin and aspirin for the prevention of recurrent ischemic stroke. *N Engl J Med* 2001; **345:** 1444–51.
77. Algra A, *et al.* Oral anticoagulants versus antiplatelet therapy for preventing further vascular events after transient ischaemic attack or minor stroke of presumed arterial origin. Available in The Cochrane Database of Systematic Reviews; Issue 3. Chichester: John Wiley; 2006 (accessed 11/07/08).
78. The Stroke Prevention in Reversible Ischemia Trial (SPIRIT) Study Group. A randomized trial of anticoagulants versus aspirin after cerebral ischemia of presumed arterial origin. *Ann Neurol* 1997; **42:** 857–65.
79. Chimowitz MI, *et al.* Comparison of warfarin and aspirin for symptomatic intracranial arterial stenosis. *N Engl J Med* 2005; **352:** 1305–16.
80. Wijdicks EFM, *et al.* Subarachnoid hemorrhage: neurointensive care and aneurysm repair. *Mayo Clin Proc* 2005; **80:** 550–9.
81. Suarez JI, *et al.* Aneurysmal subarachnoid hemorrhage. *N Engl J Med* 2006; **354:** 387–96.
82. Al-Shahi R, *et al.* Subarachnoid haemorrhage. *BMJ* 2006; **333:** 235–40.
83. van Gijn J, *et al.* Subarachnoid haemorrhage. *Lancet* 2007; **369:** 306–18.
84. Bederson JB, *et al.* Guidelines for the management of aneurysmal subarachnoid hemorrhage: a statement for healthcare professionals from a special writing group of the Stroke Council, American Heart Association. *Stroke* 2009; **40:** 994–1025. Also available at: http://stroke.ahajournals.org/cgi/reprint/40/3/994.pdf (accessed 20/04/09)
85. Rinkel GJE, *et al.* Circulatory volume expansion therapy for aneurysmal subarachnoid haemorrhage. Available in the Cochrane Database of Systematic Reviews; Issue 4. Chichester: John Wiley; 2004 (accessed 08/02/06)
86. Dorhout Mees S, *et al.* Calcium antagonists for aneurysmal subarachnoid haemorrhage. Available in The Cochrane Database of Systematic Reviews; Issue 3. Chichester: John Wiley; 2007 (accessed 11/07/08).
87. Dorhout Mees S, *et al.* Antiplatelet therapy for aneurysmal subarachnoid haemorrhage. Available in The Cochrane Database of Systematic Reviews; Issue 4. Chichester: John Wiley; 2007 (accessed 11/07/08).
88. Trimble JL, Kockler DR. Statin treatment of cerebral vasospasm after aneurysmal subarachnoid hemorrhage. *Ann Pharmacother* 2007; **41:** 2019–23.
89. Vergouwen MD, *et al.* Effect of statin treatment on vasospasm, delayed cerebral ischemia, and functional outcome in patients with aneurysmal subarachnoid hemorrhage: a systematic review and meta-analysis update. *Stroke* 2010; **41:** e47–52.
90. Clouston JE, *et al.* Intraarterial papaverine infusion for cerebral vasospasm after subarachnoid hemorrhage. *Am J Neuroradiol* 1995; **16:** 27–38.
91. Smith WS, *et al.* Neurotoxicity of intra-arterial papaverine preserved with chlorobutanol used for the treatment of cerebral vasospasm after aneurysmal subarachnoid hemorrhage. *Stroke* 2004; **35:** 2518–22.
92. Feng L, *et al.* Intraarterially administered verapamil as adjunct therapy for cerebral vasospasm: safety and 2-year experience. *Am J Neuroradiol* 2002; **23:** 1284–90.
93. Roos YBWEM, *et al.* Antifibrinolytic therapy for aneurysmal subarachnoid haemorrhage. Available in The Cochrane Database of Systematic Reviews; Issue 2. Chichester: John Wiley; 2003 (accessed 08/02/06).
94. Leipzig TJ, *et al.* Reducing the risk of rebleeding before early aneurysm surgery: a possible role for antifibrinolytic therapy. *J Neurosurg* 1997; **86:** 220–5.
95. Hillman J, *et al.* Immediate administration of tranexamic acid and reduced incidence of early rebleeding after aneurysmal subarachnoid hemorrhage: a prospective randomized study. *J Neurosurg* 2002; **97:** 771–8.
96. Rice TL, *et al.* Thrombolytic administration in the management of subarachnoid hemorrhage. *Am J Health-Syst Pharm* 2003; **60:** 1883–93.
97. Qureshi AI, *et al.* Spontaneous intracerebral hemorrhage. *N Engl J Med* 2001; **344:** 1450–60.
98. Manno EM, *et al.* Emerging medical and surgical management strategies in the evaluation and treatment of intracerebral hemorrhage. *Mayo Clin Proc* 2005; **80:** 420–33.

99. Qureshi AI, *et al.* Intracerebral haemorrhage. *Lancet* 2009; **373:** 1632–44.
100. Al-Shahi Salman R, *et al.* Spontaneous intracerebral haemorrhage. *BMJ* 2009; **339:** b2586.
101. Morgenstern LB, *et al.* Guidelines for the Management of Spontaneous Intracerebral Hemorrhage. A guideline for healthcare professionals from the American Heart Association/American Stroke Association. *Stroke* 2010; **41**: 2108–29. Also available at: http://stroke.ahajournals.org/cgi/reprint/STR.0b013e3181ec611bv1.pdf (accessed 25/08/10)
102. Mendelow AD, *et al.* Early surgery versus initial conservative treatment in patients with spontaneous supratentorial intracerebral haematomas in the International Surgical Trial in Intracerebral Haemorrhage (STICH): a randomised trial. *Lancet* 2005; **365:** 387–97.
103. Andrews CO, Engelhard HH. Fibrinolytic therapy in intraventricular hemorrhage. *Ann Pharmacother* 2001; **35:** 1435–48.
104. Mayer SA, *et al.* Recombinant activated factor VII for acute intracerebral hemorrhage. *N Engl J Med* 2005; **352:** 777–85.
105. Mayer SA, *et al.* FAST Trial Investigators. Efficacy and safety of recombinant activated factor VII for acute intracerebral hemorrhage. *N Engl J Med* 2008; **358:** 2127–37.

血栓栓塞疾病

血栓栓塞疾病即合并血栓和血管内血栓形成的心血管疾病。**血栓**是稳定的血凝块，由纤维蛋白、血小板和其他细胞成分组成。**血栓栓塞**是血栓闭塞静脉或是动脉。**栓子**是血凝块的碎片、动脉粥样化的内容物或其他外源性物质被运入血流。栓子闭塞血管被界定为**栓塞**或**血栓栓塞**。

体内血凝块的形成是凝血连锁反应的结果（见**止血和纤维蛋白溶解**，第1014页）。在正常循环系统血液凝集受固有抗凝系统抑制，后者限制血液在血管损伤部位凝集。当这些系统间平衡打破，发生血栓栓塞疾病。包括三个因素，即血管内皮受损、血流速度减慢或凝血机制改变。增加血液凝集的因素还有人工体表面和血液接触，如心脏机械瓣膜、血管内导管或体外循环过程。血栓栓塞可出现在循环的任何部分，包括心脏和毛细血管，但是血栓的特征、后果及治疗很大程度取决于是否发生在动脉或是静脉系统。

血栓栓塞疾病的主要治疗药物是抗栓药。它们作用于凝血连锁反应的不同位点，包括抗凝血药和抗血小板药，用于限制血栓形成或血栓栓塞的范围，进一步阻止血栓栓塞事件发生，溶栓药用于溶解血栓。

动脉血栓栓塞经常是动脉粥样硬化（第1120页）引起血管内皮损伤的结果；粥样斑块会阻塞血管，或更常见的阻塞是新近动脉粥样斑块破裂部位形成血栓的结果。动脉血栓比静脉血栓包含更多血小板而且更固定，但是栓子会破裂阻塞远端血管。动脉的栓子也会是心脏内血栓形成的结果，如源于心律失常或心脏瓣膜病。

动脉循环中血栓形成或血栓栓塞会造成动脉灌注组织缺血，可能导致梗死。因此，如果发生在冠状动脉导致心肌梗死（第1135页）或不稳定性心绞痛（第1118页），如果发生在大脑动脉导致脑卒中（第1143页），如果发生在外周动脉导致严重肢体缺血（第1137页）。

静脉血栓栓塞（第1147页）通常是血液停滞的结果，同时存在其他因素，如局部创伤或凝血激活。静脉血液流速减慢可发生在多种情况，包括肥胖症、心力衰竭和长期不活动。异常的凝固会发生在恶性肿瘤、妊娠、肾病综合征或雌激素治疗期间；也可能由于遗传或获得性凝血疾病或血栓形成倾向（见下文）。外科手术容易伴随静脉血栓，而创伤启动凝血因子而且减慢血流会发生在手术中和恢复期。

静脉血栓由纤维蛋白和红细胞组成的“红色尾部”会堵塞静脉，经常脱落形成栓子；通常发生在早期栓子松散贴附。静脉循环血栓形成或血栓栓塞会产生水肿或受累静脉引流组织发生炎症。静脉血栓常见类型是深静脉血栓，好发于不活动或围术期。肺栓塞是深静脉血栓最严重的合并症，血栓从循环系统中移行，在肺动脉留滞。血液高凝状态也会导致深静脉血栓或多发微血管凝血（微血管血栓形成），如血栓性血小板减少性紫癜或暴发性紫癜（见**血栓性微血管病**，第1042页）。

血栓形成倾向是凝血系统获得性或遗传性抗凝血机制受损疾病。遗传性凝血酶Ⅲ、蛋白C和蛋白S缺乏都诱发血栓栓塞。抵抗蛋白C激活经鉴定是遗传性出血倾向的主要原因，表现为因子Ⅴ基因的突变（因子Ⅴ莱顿）。凝血酶原（因子Ⅱ）基因的突变合并凝血酶原的浓缩和血栓形成风险的增高。获得性血栓形成倾向继发于恶性肿瘤、感染或胶原血管疾病；许多病例出现抗磷脂抗体（如狼疮抗凝物）。同型半胱胺酸血症也是危险因素，既有遗传因素又有获得因素。

遗传性血栓形成倾向常导致静脉血栓栓塞；通常复发，而且会发生在罕见部位或年轻人。常出现在有更多危险因素时，如妊娠、使用口服避孕药或手术，但是筛选无症状的患者的价值仍未明确，获得性血栓形成倾向导致动脉或静脉血栓栓塞。

血栓形成倾向患者发展血栓栓塞按照常规治疗，用抗凝血药或适量溶栓药。关于治疗持续时间的讨论在继续，一些权威推荐单一事件后终生抗凝治疗，另一些推荐终生抗凝治疗只用于复发血栓形成患者。有血栓形成倾向患者的长期抗凝治疗强度也在讨论。如果抗凝不再继续，在高风险状态期间应给予患者预防血栓治疗。预防血栓治疗可能在妊娠期间也需要，特别是有抗磷脂抗体再次发生死胎风险的妇女（见**系统性红斑狼疮**，第1444页）。但是抗凝疗法对胎儿的影响也需要考虑（见**静脉血栓栓塞**，第1147页）。去除抗血栓形成因素在某些情况下可能有一定作用。

参考文献如下。

1. Rosendaal FR. Venous thrombosis: a multicausal disease. *Lancet* 1999; **353:** 1167–73.
2. Seligsohn U, Lubetsky A. Genetic susceptibility to venous thrombosis. *N Engl J Med* 2001; **344:** 1222–31.
3. Bauer KA. The thrombophilias: well-defined risk factors with uncertain therapeutic implications. *Ann Intern Med* 2001; **135:** 367–73.
4. O'Donnell J, Perry DJ. Pharmacotherapy of hyperhomocysteinaemia in patients with thrombophilia. *Expert Opin Pharmacother* 2002; **3:** 1591–8.
5. Schafer AI, *et al.* Thrombotic disorders: diagnosis and treatment. *Hematology (Am Soc Hematol Educ Program)* 2003; 520–39.
6. Kujovich JL. Thrombophilia and pregnancy complications. *Am J Obstet Gynecol* 2004; **191:** 412–24.
7. Lee AY. Management of thrombosis in cancer: primary prevention and secondary prophylaxis. *Br J Haematol* 2005; **128:** 291–302.
8. Hoffman R, Brenner B. Thrombophilia related issues in women and children. *Semin Thromb Hemost* 2005; **31:** 97–103.
9. Johnson CM, *et al.* Hypercoagulable states: a review. *Vasc Endovascular Surg* 2005; **39:** 123–33.
10. Robertson L, *et al.* Thrombophilia in pregnancy: a systematic review. *Br J Haematol* 2006; **132:** 171–96.
11. Maclean PS, Tait RC. Hereditary and acquired antithrombin deficiency: epidemiology, pathogenesis and treatment options. *Drugs* 2007; **67:** 1429–40.
12. Philbrick JT, *et al.* Air travel and venous thromboembolism: a systematic review. *J Gen Intern Med* 2007; **22:** 107–14.
13. Dalen JE. Should patients with venous thromboembolism be screened for thrombophilia? *Am J Med* 2008; **121:** 458–63.
14. Chandra D, *et al.* Meta-analysis: travel and risk for venous thromboembolism. *Ann Intern Med* 2009; **151:** 180–90.
15. Foy P, Moll S. Thrombophilia: 2009 update. *Curr Treat Options Cardiovasc Med* 2009; **11:** 114–28.

瓣膜性心脏病

瓣膜性心脏病影响心脏的正常功能，导致血液循环疾病。在发展中国家，心瓣膜病的主要原因是风湿性心脏病。心瓣膜病的其他原因在西方国家更常见，包括先天性异常、心血管疾病（如缺血性心脏病和高血压），退行性疾病。心脏各瓣膜都可能受累，其中主动脉瓣和二尖瓣更显著；有些患者可能不止一个心脏瓣膜受累。

瓣膜性心脏病的症状取决于受累的瓣膜以及瓣膜是狭窄或是反流。所有瓣膜病加重心脏的血流动力学负担，最终导致心力衰竭。其他后果包括发展成肺动脉高压和心律失常。感染性心内膜炎和血栓栓塞疾病，特别是脑卒中或体循环血栓栓塞是重要的并发症。

瓣膜性心脏病治疗的主要目的是减轻症状、预防并发症和降低死亡率[1~3]。外科治疗对出现症状进展的患者通常是必要的，也可经批准用于一些无症状的患者。内科治疗通常用于术前症状控制或不适宜手术的患者。

对**有症状患者**，内科治疗与在其他形式的心衰中使用相同（见第1127页）。急性情况时，除了慢性治疗的利尿药、地高辛、ACEI、β受体阻滞剂以外，硝普钠和正性肌力药（如多巴胺或多巴酚丁胺）可能适用。药物的选择取决于受损瓣膜。ACEI和其他血管扩张药通常避免用于主动脉瓣狭窄，这是因为血压降低无法通过增加心输出量来平衡，理论上有发生严重低血压的风险。然而，有报道[4]在严重主动脉瓣狭窄和左心室功能保留的患者使用卡托普利可改善症状，但是左心室功能障碍患者不能耐受，同时硝普钠已成功地应用于急性症状发作时[5]。一些指南还建议β受体阻滞剂应避免在主动脉瓣狭窄时使用[2]。需要内科治疗的主动脉瓣反流患者，血管扩张药可能尤其有价值，特别是在病情严重时[6]。也有报道[7]ACEI治疗二尖瓣狭窄有症状获益。心律失常应按标准抗心律失常治疗（见第1115页）。

药物预防瓣膜疾病的进展其结果令人失望。尽管认为主动脉瓣狭窄和动脉粥样硬化之间相似，但是一项观察研究[8]发现在无症状患者服用ACEI治疗高血压对狭窄的进展无影响，主动脉瓣钙化狭窄患者服用他汀类药物在之后的研究未能证实最初的获益[9,10]。早期研究[11]显示长期用硝苯地平进行血管扩张治疗严重主动脉瓣反流的无症状患者能够改善预后，却在之后利用硝苯地平或卡托普利的长期研究中未能得到证实[12]。另一项对无症状的二尖瓣反流患者使用ACEI治疗的研究[13]未能发现获益。

手术是治疗瓣膜性心脏病的主要治疗方法，一般包括生物瓣或机械瓣置换；后者持续时间更长，但是血栓栓塞风险也大。瓣膜修复适合于某些情况，特别是瓣膜反流，而球囊扩张术在一些瓣膜狭窄的患者有一定作用[3]。瓣膜置换术可缓解症状，但是患者仍有发生并发症的风险。

无症状患者和**人工瓣膜**置换患者治疗的主要目标是预防细菌性心内膜炎和心脏内形成血栓导致系统栓塞并发症的发生。心脏瓣膜疾病患者有预防使用抗菌药的指征（见**心内膜炎**，第159页）。抗血栓栓塞治疗对人工瓣膜术后患者[14]有重要作用，但是长期预防血栓栓塞一般仅推荐用于有血栓栓塞风险的其他患者，如合并心房颤动、左心房扩大、左心室功能障碍、高凝状态或既往有体循环栓塞的患者[3,15,16]。

长期口服抗凝血药（如华法林）治疗通常视为机械瓣膜[2,3,16]患者必需的，抗凝最佳水平尚不清楚。血栓栓塞的风险依赖于瓣膜的类型和位置及其他危险因素的存在，必须权衡出血的风险。英国推荐的靶INRs（国际标准化比值）已知瓣膜类型和位置是不同，主动脉瓣位置是2.5～3.5，二尖瓣位置是3.0～3.5。如果没有其他特殊信息或要求，一般推荐的主动脉瓣位置是3.0，而二尖瓣位置是3.5[17]。美国推荐INR范围是2.5～3.5，主动脉瓣位置在没有其他危险因素存在的情况下，对大多数类型的瓣膜来说建议范围在更低的2.0～3.0是适当的[3,16]。然而一项大型研究[18]患者分层为不同INR范围，发现中度到重度血栓栓塞和合并出血的INR范围为2.0～4.5；主动脉置换或二尖瓣置换术或两者都接受的患者用同一类型瓣膜。有证据显示增加抗血小板药物（潘生丁或小剂量阿司匹林）可进一步减低死亡或血栓栓塞的风险，但出血的风险相应增加[19]。要考虑辅助抗血小板药物对患者有额外的风险（例如华法林治疗出现栓塞）或缺血性心脏病[2,3,16]。对INR合适但仍出现全身栓塞的患者，两者择其一，或联合使用，INR的目标范围应增加[16]。

使用生物瓣患者推荐抗凝血药在置换术后3个月使用[16]，尽管阿司匹林同样有效[20]，仅主动脉瓣受累的患者，常用阿司匹林替代抗凝治疗。有额外危险因素的患者（如无症状患者，见上文）被普遍认为需要长期口服抗凝血药治疗[3,16]。对心脏生物瓣患者，INR在2.0～3.0是合适的。对不需要口服抗凝血药的生物瓣患者，应该考虑小剂量阿司匹林[3,16]，虽然其他指南[2]提出没有证据支持此观点。

长期抗凝治疗患者因手术或由于出血并发症而中断治疗，可使患者暴露在血栓栓塞的风险中。一项对出血患者的研究[21]认为停止口服抗凝血药是安全的。接受手术的患者围手术期停用抗凝血药或换用其他药抗凝治疗还未得出结论，虽然已提出推荐[2,3,22]。决定取决于患者个体出血和血栓栓塞的相对风险。出血风险较低的手术，抗凝通常可以继续。出血风险较高的手术，如果血栓风险较低，抗凝血药可以停止，但是推荐转换成肝素。最佳肝素剂型和剂量尚未确定。一些指南推荐低分子量肝素作为一线治疗方案[22]，其安全性仍被关注[23]，而其他建议则认为应优先考虑普通肝素[2,3]。

感染性心内膜炎患者用抗凝血药有争论，有增加患者出血的风险，但是也是由于这类患者必须手术。不建议常规抗凝治疗，已经口服抗凝血药的患者应转换成肝素治疗，直到已经明确不需手术，并且病情稳定[3,16]。

如果血栓形成堵塞人工瓣膜，通常建议外科干预[2,3,24]。溶栓治疗如链激酶或尿激酶可以使用[16]，但是时常无效而且伴随高风险。因此通常保留用于外科手术风险极高的患者[2,3]，虽然有研究[25]发现左侧人工瓣膜血栓溶栓比手术更成功，特别是在重症患者。反复治疗[26]可能会增加成功率。肝素在非阻塞性血栓中起重要作用。瓣膜血栓的患者应将抗凝控制优化[2]，可以考虑更高目标的INRs或考虑加用抗血小板治疗[3,16]。

妊娠期间发生血流动力学改变会使孕妇心脏瓣膜的治疗复杂[27~29]。另外，妊娠是已知血栓栓塞危险因素，因此有心脏瓣膜疾病患者妊娠后风险增加[30]。然而，长期预防性口服抗凝血药（如华法林）出现问题，妊娠期间华法林是禁忌的（见**华法林**的**不良反应**，第1369页）。有机械瓣膜的妇女应该持续抗凝治疗，但是治疗的选择还不明了[3,31,32]。一项系统性综述[33]发现持续口服抗凝血药增加胎儿风险，但是用肝素的血栓栓塞并发症风险更高。大多数指南建议应与患者讨论如何选择，并针对不同个体来平衡风险，但一些特殊推荐不同[2,3,32]。胚胎病与华法林的主要风险发生于妊娠6～12周，肝素往往在此期间被替换，也可被停止（为避免新生儿抗凝）。但是，在整个孕期（包括头3个月）使用华法林已有令人满意的结果报道[34]。当服用华法林每日5mg或较低剂量时胚胎病的风险似乎降低[3]，换成肝素之前，在此剂量下合适的INR使华法林可继续使用直到第36周[2]。如果用肝素替代华法林，无论是在怀孕头3个月还是整个怀孕期间，适当的剂量是至关重要的，需要严格监测。有人建议调整皮下肝素剂量，初始剂量每 12h 17500～20000U 皮下注射[32]；静脉注射肝素也可选择，但不应该使用小剂量皮下肝素，因为它不能提供足够的保护。也可使用低分子量肝素，虽然存在争议[2,3,23]；如果使用此药，应仔细监测抗Ⅹa因子浓度。血栓栓塞高危女性可用小剂量阿司匹林辅助皮下肝素或华法林[3,32]。

1. Boon NA, Bloomfield P. The medical management of valvar heart disease. *Heart* 2002; **87:** 395–400.
2. Vahanian A, *et al.* Guidelines on the management of valvular heart disease: The Task Force on the Management of Valvular Heart Disease of the European Society of Cardiology. *Eur Heart J* 2007; **28:** 230–68. Also available at: http://www.escardio.org/guidelines-surveys/esc-guidelines/GuidelinesDocuments/guidelines-VHD-FT.pdf (accessed 27/08/08)
3. Bonow RO, *et al.* 2008 Focused update incorporated into the ACC/AHA 2006 guidelines for the management of patients with valvular heart disease: a report of the American College of Cardiology/American Heart Association Task Force on Practice Guidelines (Writing Committee to Revise the 1998 Guidelines for the Management of Patients With Valvular Heart Disease). *Circulation* 2008; **118:** e523–e661. Also available at: http://circ.ahajournals.org/cgi/reprint/118/15/e523.pdf (accessed 11/11/08)
4. Chockalingam A, *et al.* Safety and efficacy of angiotensin-converting enzyme inhibitors in symptomatic severe aortic stenosis: Symptomatic Cardiac Obstruction—Pilot Study of Enalapril in Aortic Stenosis (SCOPE-AS). *Am Heart J* 2004; **147:** e19.
5. Khot UN, *et al.* Nitroprusside in critically ill patients with left ventricular dysfunction and aortic stenosis. *N Engl J Med* 2003; **348:** 1756–63.
6. Enriquez-Sarano M, Tajik AJ. Aortic regurgitation. *N Engl J Med* 2004; **351:** 1539–46.
7. Chockalingam A, *et al.* Safety and efficacy of enalapril in multivalvular heart disease with significant mitral stenosis—SCOPE-MS. *Angiology* 2005; **56:** 151–8.
8. Rosenhek R, *et al.* Statins but not angiotensin-converting enzyme inhibitors delay progression of aortic stenosis. *Circulation* 2004; **110:** 1291–5.
9. Hermans H, *et al.* Statins for calcific aortic valve stenosis: into oblivion after SALTIRE and SEAS? An extensive review from bench to bedside. *Curr Probl Cardiol* 2010; **35:** 284–306.
10. Chan KL, *et al.* Effect of Lipid lowering with rosuvastatin on progression of aortic stenosis: results of the aortic stenosis progression observation: measuring effects of rosuvastatin (ASTRONOMER) trial. *Circulation* 2010; **121:** 306–14.
11. Scognamiglio R, *et al.* Nifedipine in asymptomatic patients with severe aortic regurgitation and normal left ventricular function. *N Engl J Med* 1994; **331:** 689–94.
12. Evangelista A, *et al.* Long-term vasodilator therapy in patients with severe aortic regurgitation. *N Engl J Med* 2005; **353:** 1342–9.
13. Harris KM, *et al.* Effects of angiotensin-converting enzyme inhibition on mitral regurgitation severity, left ventricular size, and functional capacity. *Am Heart J* 2005; **150:** 1106.e1–1106.e6.
14. Sun JC, *et al.* Antithrombotic management of patients with prosthetic heart valves: current evidence and future trends. *Lancet* 2009; **374:** 565–76.
15. Iung B, *et al.* Working Group on Valvular Heart Disease of the European Society of Cardiology. Recommendations on the management of the asymptomatic patient with valvular heart disease. *Eur Heart J* 2002; **23:** 1253–66. Also available at: http://eurheartj.oxfordjournals.org/cgi/reprint/23/16/1253.pdf (accessed 20/02/08)
16. Salem DN, *et al.* Valvular and structural heart disease: American College of Chest Physicians evidence-based clinical practice guidelines (8th edition). *Chest* 2008; **133** (suppl): 593S–629S.
17. British Society for Haematology: British Committee for Standards in Haematology—Haemostasis and Thrombosis Task Force. Guidelines on oral anticoagulation: third edition. *Br J Haematol* 1998; **101:** 374–87. Also available at: http://www.bcshguidelines.com/pdf/bjh715.pdf (accessed 20/02/08) Updated 2005 guidelines. *Br J Haematol* 2006; **132:** 277–85. Also available at: http://www.bcshguidelines.com/pdf/oralanticoagulation.pdf (accessed 20/02/08)
18. Hering D, *et al.* Thromboembolic and bleeding complications following St. Jude Medical valve replacement: results of the German Experience With Low-Intensity Anticoagulation Study. *Chest* 2005; **127:** 53–9.
19. Little SH, Massel DR. Antiplatelet and anticoagulation for patients with prosthetic heart valves. Available in The Cochrane Database of Systematic Reviews; Issue 4. Chichester: John Wiley; 2003 (accessed 20/02/08).
20. Gherli T, *et al.* Comparing warfarin with aspirin after biological aortic valve replacement: a prospective study. *Circulation* 2004; **110:** 496–500.
21. Ananthasubramaniam K, *et al.* How safely and for how long can warfarin therapy be withheld in prosthetic heart valve patients hospitalized with a major hemorrhage? *Chest* 2001; **119:** 478–84.
22. Douketis JD, *et al.* The perioperative management of antithrombotic therapy: American College of Chest Physicians evidence-based clinical practice guidelines (8th edition). *Chest* 2008; **133** (suppl): 299S–339S.
23. Seshadri N, *et al.* The clinical challenge of bridging anticoagulation with low-molecular-weight heparin in patients with mechanical prosthetic heart valves: an evidence-based comparative review focusing on anticoagulation options in pregnant and nonpregnant patients. *Am Heart J* 2005; **150:** 27–34.
24. Roudaut R, *et al.* Thrombosis of prosthetic heart valves: diagnosis and therapeutic considerations. *Heart* 2007; **93:** 137–42.
25. Lengyel M, Vándor L. The role of thrombolysis in the management of left-sided prosthetic valve thrombosis: a study of 85 cases diagnosed by transesophageal echocardiography. *J Heart Valve Dis* 2001; **10:** 636–49.
26. Özkan M, *et al.* Intravenous thrombolytic treatment of mechanical prosthetic valve thrombosis: a study using serial transesophageal echocardiography. *J Am Coll Cardiol* 2000; **35:** 1881–9.
27. Reimold SC, Rutherford JD. Valvular heart disease in pregnancy. *N Engl J Med* 2003; **349:** 52–9.
28. Stout KK, Otto CM. Pregnancy in women with valvular heart disease. *Heart* 2007; **93:** 552–8.
29. Gelson E, *et al.* Valvular heart disease. *BMJ* 2007; **335:** 1042–5.
30. Elkayam U, Bitar F. Valvular heart disease and pregnancy. Part I: native valves. *J Am Coll Cardiol* 2005; **46:** 223–30.
31. Elkayam U, Bitar F. Valvular heart disease and pregnancy. Part II: prosthetic valves. *J Am Coll Cardiol* 2005; **46:** 403–10.
32. Bates SM, *et al.* Venous thromboembolism, thrombophilia, antithrombotic therapy, and pregnancy: American College of Chest Physicians evidence-based clinical practice guidelines (8th edition). *Chest* 2008; **133** (suppl): 844S–886S.
33. Chan WS, *et al.* Anticoagulation of pregnant women with mechanical heart valves: a systematic review of the literature. *Arch Intern Med* 2000; **160:** 191–6.
34. Sbarouni E, Oakley CM. Outcome of pregnancy in women with valve prostheses. *Br Heart J* 1994; **71:** 196–201.

动脉痉挛性疾病

雷诺综合征是最重要的外周动脉痉挛性疾病，也是最重要的外周血管病（见第137页）。动脉痉挛性疾病的发生取决于对温度不适当的反应，导致血管收缩和（或）血管痉挛；雷诺综合征的手足发绀和冻疮通常是由于寒冷所诱导，反之红斑性肢痛病是由高热引起。

雷诺综合征，突然发作的苍白和发绀多在脚趾，是对寒冷或是情绪的应激反应。当发绀转变红斑时，发作消失。原发的雷诺综合征（雷诺病）的原因不明。特征包括强烈的血管收缩或血管痉挛、交感神经分布紊乱、循环儿茶酚胺改变、血小板聚集增强、红细胞变形和纤维蛋白溶解。并非所有病例机制相同。可能不是对初始的寒冷损伤的过度反应而是缺乏正常的适应性反应。继发性雷诺综合征（雷诺现象）经常和动脉阻塞性疾病共存，如血栓性脉管炎和结缔组织病，特别是硬皮病（系统性硬化病）。创伤和确定的药物，特别是β受体阻滞药和麦角胺可能是诱发继发性雷诺综合征的原因。

治疗 雷诺综合征轻症患者的发作较少而且严重程度有限，主要的治疗、防护措施是保温；包括穿着适当衣服和使用器具，如保温手套。应该避免吸烟，因为吸烟导致血管收缩。任何潜在的或共存的疾病或继发性雷诺综合征的诱因都应当治疗。重症患者需要药物治疗[1~5]。药物作用目的是产生血管平滑肌松弛和血管扩张以改善静止的血流，从而减少组织缺血的范围。一些药物也会调节血小板聚集或血流动力学。大多数的药物已用于治疗雷诺综合征，尽管只有少数药物有确定的作用。

- 钙通道阻滞剂是有效的[6]，通常当需要药物治疗时可作为一线治疗。二氢吡啶类通常首选；最广泛使用和研究的是硝苯地平。
- 其他血管扩张药也已使用，但是获益证据有限[7]。莫西塞利是一种具有血管舒张活性的α-受体阻滞剂，应用广泛，但是其他α-受体阻滞剂（如哌唑嗪）由于不良反应限制其使用。桂利嗪、萘呋胺、己酮可可碱和烟酸衍生物如烟酸肌醇也广泛使用。
- 局部血管扩张药如硝酸甘油也是选择之一，并且有效。
- 严重雷诺综合征合并溃疡和坏疽，前列腺素有一定作用。前列腺素E1、依前列醇和伊洛前列环素均可经静脉给药。口服伊洛前列环素也可使用。一些前列腺素类药可局部用于溃疡病例，包括地诺前列酮。
- 波生坦，内皮素受体拮抗剂，在硬皮病相关疾病中对溃疡愈合有效。
- 其他药物也已试用，如ACEI和血管紧张素Ⅱ受体拮抗剂（卡托普利、依那普利、氯沙坦），5-羟色胺再摄取阻滞剂（氟西汀），酮色林和降钙素基因相关肽。不同结果的小型研究证据有限，未发现明确作用。5-磷酸二酯酶抑制剂如西地那非[8]已经显示一些获益，正如他汀类药物一样[9]，但还需要进一步的研究。

手足发绀以持续皮肤青紫色表现为特征。小动脉异常收缩，甚至在正常环境条件下，寒冷可以促使其发生。**冻疮**是一种影响四肢末端的炎症状态（冻疮病），症状包括红斑、瘙痒症和溃疡；可以急性的也可以慢性的。冻疮在湿冷情况下常发生。手足发绀和冻疮一般不需要特殊治疗，通常戒烟、防寒以及对症止痒治疗就足够了。然而，如果病情严重，也应考虑治疗雷诺综合征的相关药物。

红斑性肢痛症（有时也称作肢端红痛症）是由于热刺激的血管痉挛性疾病，也可以由药物造成或者继发于其他情况。特征是疼痛、肢端红肿伴有灼热感和受累区域皮肤温度升高。血小板增多症（第623页）是最常见病因，事实上，红斑性肢痛症可能是此病的表现特点；血小板增多症，由于血小板聚集可能发生小动脉闭塞。小剂量阿司匹林可以使部分患者明显减轻症状，可能是通过阻止血小板聚集起作用。β受体阻滞剂也可能有帮助，一些无对照报道其他药物也存在获益[10]。避免暴露于热刺激可预防发作。

1. Block JA, Sequeira W. Raynaud's phenomenon. *Lancet* 2001; **357:** 2042–8.
2. Wigley FM. Raynaud's Phenomenon. *N Engl J Med* 2002; **347:** 1001–8.
3. Bowling JCR, Dowd PM. Raynaud's disease. *Lancet* 2003; **361:** 2078–80.
4. Pope JE. The diagnosis and treatment of Raynaud's phenomenon: a practical approach. *Drugs* 2007; **67:** 517–25.
5. Lambova SN, Müller-Ladner U. New lines in therapy of Raynaud's phenomenon. *Rheumatol Int* 2009; **29:** 355–63.
6. Thompson AE, Pope JE. Calcium channel blockers for primary Raynaud's phenomenon: a meta-analysis. *Rheumatology (Oxford)* 2005; **44:** 145–50.
7. Vinjar B, Stewart M. Oral vasodilators for primary Raynaud's phenomenon. Available in The Cochrane Database of Systematic Reviews; Issue 2. Chichester: John Wiley; 2008 (accessed 11/08/09).
8. Levien TL. Phosphodiesterase inhibitors in Raynaud's phenomenon. *Ann Pharmacother* 2006; **40:** 1388–93.
9. Abou-Raya A, *et al.* Statins: potentially useful in therapy of systemic sclerosis-related Raynaud's phenomenon and digital ulcers. *J Rheumatol* 2008; **35:** 1801–8.
10. Cohen JS. Erythromelalgia: new theories and new therapies. *J Am Acad Dermatol* 2000; **43:** 841–7.

静脉血栓栓塞

静脉血栓栓塞包括深静脉血栓形成（DVT）和肺栓塞[1]；两者常同时存在，应认为是一个临床整体。深静脉血栓形成中，血栓的形成（血凝块）常常起自瓣膜袋，阻碍下肢或主要的骨盆静脉。肺栓塞常因血栓或它的一部分在循环中移行，阻塞肺动脉而发生。大约70%确诊肺栓塞患者有大腿深静脉血栓形成，40%～50%确诊深静脉血栓形成的患者存在无症状肺栓塞。近端深静脉血栓形成比远端深静脉血栓形成发生肺栓塞的危险性更高。各种因素都可促进血栓发展，有一些情况促使患者易患静脉血栓栓塞（见**血栓栓塞疾病**，第1146页）。

静脉血栓栓塞常见但容易漏诊，是较高发病率和死亡率的原因，特别在住院患者中。

- **深静脉血栓形成**的症状包括下肢肿胀、触痛、患肢的皮温升高、苍白、浅静脉充血、发热和心动过速。然而，大约一半病例无症状。长期情况下，常发生慢性静脉功能不全和静脉曲张性溃疡（静脉炎后综合征或血栓形成综合征）。

  大多数深静脉血栓的临床症状是非特异的，应当在患者长期抗凝治疗之前明确诊断。英国指南[2]建议临床疑诊的判定和D-二聚体浓度的测定用于有症状的门诊患者排除诊断，之外对于中等或高度临床疑似患者或D-二聚体浓度增高的患者推荐使用诊断性影像学，并且推荐存在静脉血栓栓塞病史或孕妇患者使用。D-二聚体的测定受肝素使用的影响，取血应在给予肝素之前[2]。在需要成像的地方无创技术通常足够，尽管部分患者需要静脉造影术[3,4]。压迫超声是首选方法；阻抗体积描记法也可以使用[3]，但是敏感度较低。
- **肺栓塞**有多种表现形式，依赖于它的范围和持续时间。急性大块栓塞引起严重的血流动力学紊乱造成心排血量急剧减少和循环衰竭。然而，肺栓塞最常见表现是患者出现急性较小的栓子引起胸膜痛、咯血、呼吸困难、心动过速和发热。

  对于深静脉血栓而言，它的诊断策略取决于临床概率[5,6]。计算机断层血管显像是概率高患者首选的方法，当灌注/通气扫描可用时，可作为另一选择。概率低患者可查D-二聚体。超声心动图对严重患者有一定作用。

静脉血栓栓塞的预防 传统的预防静脉血栓栓塞是接受手术的患者的目标，但是目前认为内科和外科患者都有深静脉血栓形成和肺栓塞的风险[7]，理想情况下所有住院患者都应评估危险因素，并接受合理治疗。涵盖患者选择和治疗选择的指南已经发表[8~11]。然而，采用的预防措施已有报道[12]。

患者被分为静脉血栓栓塞低危、中危或高危[10]。对外科患者，手术类型和持续时间是重要因素；手术进程30min以下通常归为低危，持续超过30min归为中危，而骨科手术被认为高危。非手术的高危人群包括有严重创伤或脊髓受损的患者。年龄、活动受限、易血栓状态或有血栓栓塞史，以及如癌症、心力衰竭、肺疾病等情况，内科和外科患者风险均增加，与存在多种危险因子类似。怀孕也是危险因素，下文将进行更详细的讨论。

预防包括物理方法或是药物方法。物理方法效果较差，但是不会增加出血风险。简单的物理方法如抬高下肢、早期下床活动、分级加压弹力袜可用于低危患者的适当预防。对高危患者也可用物理方法作为药物治疗的补充[8,10,11]，但是单用不够有效；然而更复杂的机械性方法，如间歇性充气加压装置可替代抗凝血药作为高危出血风险患者的治疗。但是加压技术不适用于有明显外周血管病的患者。

药物方法通常基于注射或口服抗凝血药。对中危患者，小剂量皮下肝素是使用最广泛的方法，但是皮下低分子肝素越来越多被替代使用[8,10]，可以优先考虑[9,11]。磺达肝癸钠也是选择之一[10,11]。高危患者可能需要更积极的预防，包括大剂量或静脉低分子肝素或普通肝素；口服维生素K拮抗剂如华法林也可使用。最近新引进的方法包括达比加群和利伐沙班，尽管目前仅推荐用于骨科手术[11]。其他使用药物包括抗血小板药物、右旋糖酐、肝素类似物、水蛭素类似物。安克洛酶和阿加曲班可用于肝素诱发的血小板减少症或血栓形成患者。

使用**普通肝素**预防外科血栓栓塞的方法已确立。通常给予小剂量皮下肝素（“标准肝素预防”）；典型给药方法是手术前2h皮下注射5000U，术后7天每8h或12h给药或直到患者开始活动。在一项包括70个随机研究、16000名患者的综述[13]中，肝素在普通外科手术中降低亚临床深静脉血栓67%的危险度，骨科手术中降低68%的危险度，泌尿外科手术中降低75%危险度。在非致命性肺栓塞的病例中也能降低40%危险度，致命性病例降低64%危险度，全部病例降低47%危险度。用肝素进行外科血栓栓塞的预防也可以减少总死亡率。调整剂量肝素在高危患者中更有效，但是实验监测的需要和出血并发症的危险限制了它的使用。

低分子量肝素比普通肝素有一些优势，包括不必频繁给药、不需要监测。然而低分子量肝素并没有显示能降低出血的危险，在接受脊椎或硬膜外麻醉的患者中使用，会增加脊柱血肿的危险，因而限制了使用。研究显示低分子量肝素和普通肝素一样有效，但是，不同患者人群荟萃分析得出有关优越性的结论不同。举例而言，有证据表明在骨科手术中低分子量肝素有优越性[14]，特别是关于近端深静脉血栓[15]；然而，在接受髋部骨折手术的患者中证据尚无定论[16]。在普通外科手术中两种类型的肝素似乎同样有效，虽然一项分析[17]报道低分子量肝素更优越。一项大型研究[18]显示大型腹部手术后，低分子肝素和普通肝素一样有效，但是出血并发症更少。严重创伤患者，低分子量肝素比普通肝素更有效[19]。

手术患者*何时开始*使用低分子肝素存在争议，因为血栓栓塞的风险开始于手术时，但出血风险在那时也是最高的。对大多数骨科手术，荟萃分析[20]发现没有证据表明术前第一次给药比手术后更有效，且大出血风险相似，提示这两种选择都可以接受。第一次给药接近手术时间可能更有效，但是相关大出血风险增加。

药物理想*预防持续时间*尚不清楚[21]。低分子肝素通常仅在住院期间持续使用，但是延长使用时间可能有一定作用，特别是对骨科手术后的高危患者，或是普通外科手术后的极高危患者[8,10,11]。骨科手术后通过静脉造影术检测患深静脉血栓风险率增加，一直到出院后1个月，低分子肝素可降低这种危险[22,23]。然而，这一发现的临床意义受到质疑[24]，一项系统性综述[25]提出延长预防时间的益处被高估。一项针对肿瘤手术患者研究的荟萃分析[26]也发现给予依诺肝素或达肝素持续4周可以减少血栓形成。

维生素拮抗剂如华法林的使用不如肝素普遍，尽管二者在骨科手术中一样有效且可以华法林口服给药。美国指南[10]允许使用调整剂量的华法林，接受髋部或膝部手术的患者INR需在2～3。

直接凝血因子Ⅹa抑制剂是另一种选择。皮下注射*磺达肝素*（一种合成的戊多糖）可以作为其他抗凝血药的替代物使用[9~11]。据报道[27]，它对骨科手术比低分子量肝素更有效，尽管出血可能增加，它在腹部手术[28]和内科患者[29]中也有效。延长预防时间可以获益[30]。口服因子Ⅹa抑制剂也被研究出来。*立伐沙班*对髋关节置换术[31]和膝关节置换术[32]有效，阿哌沙班的确定结果也已报道[33,34]。

直接凝血酶抑制剂如*地西卢定和比伐卢定*已经试用[35]，但还未得到确定的作用。*达比加群*是一种口服的直接凝血酶抑制剂，具有疗效[36]，可用于接受髋关节或膝关节置换术的患者[37]。

抗血小板药物（如阿司匹林）被认为在静脉循环中与抗凝血药相比是效应较弱的抗血栓药，在预防静脉血栓栓塞方面的价值有限。一项1990年3月之前可获得的抗血小板治疗（主要是阿司匹林）的随机化试验的综述[38]和新近一项髋关节手术患者阿司匹林安慰剂对照试验[39]都表明抗血小板治疗可以降低静脉血栓栓塞的危险，因此应考虑高危患者使用抗血小板治疗。然而，2份报道都受到了批评，虽然一些指南推荐使用阿司匹林[8]，但是其他指南提出由于其他方法一般更有效[10]。长期使用小剂量阿司匹林似乎对静脉血栓栓塞发生率的影响较小[40]。

非手术患者，荟萃分析[41,42]认为抗凝血药预防治疗可降低住院内科患者静脉血栓栓塞危险，对高危患者推荐预防治疗[8~11,43]适宜的方法包括小剂量皮下肝素、低分子肝素或磺达肝癸钠。肿瘤患者尤其危险[44]；一项研究[45]显示，很小剂量华法林（平均每日2.6mg）对接受转移性乳腺癌化疗的患者是安全而有效的，但是没有其他危险因素的癌症患者不常规推荐抗凝治疗[10]。中心静脉置管患者，抗凝预防可降低静脉血栓栓塞的风险，但是对预后的影响尚不清楚[46]。

虽然有证据显示在*旅行*时，尤其是长时间旅行，静脉血栓栓塞风险增加[47]，但是预防的作用不清楚。一项系统性综述[48]提出低危到高危患者中，弹力长筒袜对预防飞行相关静脉血栓栓塞有效；可以考虑使用弹力长筒袜和小剂量肝素，对高危患者低分子量肝素是必要的[8]。其他指南[10,49]除了不支持使用阿司匹林外，推荐内容相似。

静脉血栓栓塞的治疗 *深静脉血栓栓塞*的治疗[3,50,51]目标是防止肺栓塞发生、防止血栓蔓延、减少复发危险、减少慢性静脉功能不全和静脉性溃疡引起的长期并发症。非药物治疗包括卧床休息抬高双脚、活动四肢和强力弹性长筒袜[52]。这些措施对限制在小腿静脉的小血栓是充分的，虽然存在争议。对大多数患者而言，抗凝是主要的治疗方法；它可预防进一步血栓形成，允许自体溶栓机制对已存在的血凝块起作用。非药物治疗可以作为药物治疗的补充；阶梯加压弹力袜可以减少接受抗凝血药患者发生静脉炎症状的危险[53,54]，推荐使用2年[55]。溶栓药或外科血栓切除术有时也有作用[56,57]。

口服和胃肠外给予抗凝血药都可用于治疗DVT。直接抗凝血药如肝素、低分子量肝素和磺达肝癸需胃肠外给药，但是有立竿见影的效果，通常作为初始治疗。口服抗凝治疗主要包括维生素K拮抗剂如华法林。服用几天即可达到效果，通常用于维持治疗，但直接作用的口服抗凝血药，如达比加群[58]和利伐沙班[59]，正在被开发并且可能存在优势。普通肝素和华法林的不足在于一般需要根据实验室监测调整剂量。

普通肝素广泛用于初期治疗。通常静脉给药，先静脉内给予负荷剂量5000U或75～80U/kg，然后以每小时18U/kg静脉连续输注，并根据反应进行调整[9,55]；用药量通常在每小时1000～2000U的范围内。另一种选择替代方法，是以相似的日总剂量分2次皮下给药[9]；在美国，推荐每隔12h皮下给予肝素17500U[55]，并根据反应进行调整。也有一些证据显示以250U/kg为基础根据体重调整剂量，每日2次，安全有效且不需要监测[60]，这可作为选择之一[55]。然而，由于低分子量肝素有许多优点，目前作为首选[9,55]。荟萃分析[61,62]显示在治疗深静脉血栓和肺栓塞方面，低分子量肝素和普通肝素同样有效且安全。一项系统性综述[63]发现每日1次的治疗方式和每日2次的治疗方式在安全性和有效性方面也是一样的。它们对门诊患者深静脉血栓的治疗[64~66]也是安全和有效的，并推荐用于无并发症的肺栓塞患者门诊治疗[5]。磺达肝癸也有效[67]，在静脉血栓栓塞的初期治疗可作为替代物使用[55]。

安克洛酶、阿加曲班、重组水蛭素或来匹卢定，可以作为肝素的替代物用于发生肝素诱导的血小板减少或血栓形成的患者。肝素类似物（如达那肝素）或低分子量肝素也是合适的，尽管可能存在交叉反应性。

口服维生素K拮抗剂（通常是华法林）的治疗应该和肝素一样在相同时间开始使用[55]。通常给予标准负荷量，之后调整药量维持INR在推荐范围内[55,68]。胃肠外给抗凝血药应当持续使用直至INR稳定并且保持在治疗范围内[55]；通常5～7天。口服抗凝血药最适宜的持续时间不清楚[69]。研究的荟萃分析[70,71]比较了不同治疗时间，发现只要抗凝血药持续使用复发率就会减少；因此，为了预防复发，理论上只要患者有复发的危险就应当持续使用。每位患者都应进行评估[21,72]。血栓栓塞在伴有危险因素或自发性血栓栓塞患者最可能复发，男性复发率比女性高[73]。然而，复发的危险需要与出血的危险相平衡。一项荟萃分析[70]发现，总体复发的绝对危险性随时间而下降，但是出血的危险保持不变，提示终生治疗或许不是常规指征。其他分析[71]发现抗凝中止之后临床获益可以维持，尽管处于下降水平，但是延长治疗时间并没有明显增加出血危险。因此考虑较短治疗持续时间对存在暂时性危险因素的患者是适当的，而对存在危险因素或未知危险因素的患者可能需要较长治疗时间。然而，对每例患者而言治疗应该持续的时间不甚清楚。尽管一项研究[74]认为1个月治疗时间对术后血栓栓塞患者是适当的，而其他研究[75]提出存在暂时性危险因素的患者应治疗3个月。指南反映治疗时间不确定。英国[68]和美国[55]的指南推荐存在暂时性危险因素的患者治疗至少3个月，虽然英国认为小腿静脉血栓栓塞患者治疗至少6周。对特发性静脉血栓栓塞患者，推荐治疗至少6个月[68]或至少3个月[55]，而且考虑终生治疗[55]。对反复血栓栓塞事件或存在持续危险因素的患者也应终生抗凝治疗。

长期口服抗凝血药的局限性包括出血性并发症和复发血栓栓塞，因而引发研究其他治疗方法。一项荟萃分析[76]显示使用低分子量肝素持续3个月和华法林在安全性和有效性方面相同；在华法林治疗期间对于复发患者低分子量肝素比持续用华法林更有效[77]。在肿瘤患者中它们作为初期治疗也比华法林有效[78]，这类患者[55]长期抗凝治疗的头3～6个月推荐使用。低强度华法林用于长期预防和不治疗相比可以降低复发的危险[79]。然而，一项比较低强度和高强度用药的研究[80]发现低强度用药作用较弱，而且并不能降低出血的危险性。皮下注射艾卓肝素（一种Ⅹa因子抑制剂）也已试用[81]，当给药时间延长时，可能比标准治疗引起出血风险更大[82]。对存在抗凝禁忌证的患者或接受抗凝治疗血栓栓塞仍复发的患者，适合置入腔静脉滤器预防栓子到达肺部，但是使用滤器作为标准抗凝治疗的补充通常不被推荐[83]。

溶栓治疗（如链激酶）对严重血栓形成的作用通常有限。一项系统性综述[84]显示它对深静脉血栓患者的死亡率没有影响，其主要优点是使静脉持续开放和降低静脉炎后综合征发生率。增加出血事件的危险性较小。因为药物输注中止溶栓活性即消失，在使用肝素后口服抗凝血药以防止再闭塞。

小的**肺栓塞**的处理可用肝素、低分子肝素或磺达肝癸联合口服抗凝血药，同深静脉血栓形成处理（见上文）[5,55,85~90]。严重肺栓塞起始快，肝素的剂量加倍。应在低分子量肝素治疗前给予普通肝素的起始剂量[5]。对急性肺动脉大块血栓栓塞伴随明显血液动力学改变的患者，应给予溶栓以及适当的支持治疗[5,6,55]；当存在溶栓禁忌证或需要快速溶栓时，可以采用手术取栓术或经皮导管碎栓术。链激酶、尿激酶和阿替普酶都显示出加速肺栓子溶解和减少肺血管阻塞的作用。然而，它们对死亡率的影响不确定，且出血的危险性增加[91,92]；一项荟萃分析[93]发现仅在高危患者的研究中获益，因此不推荐用于非大块肺动脉栓塞[5]，尽管在经选择的中危患者可能有一定作用。溶栓剂的选择不明确，因为在不同研究中溶栓剂使用的剂量不具有可比性，但是通常推荐外周灌注大于或少于2h[55]。

儿童静脉血栓栓塞 静脉血栓栓塞在儿童相对罕见，流行病学上与成人不同[94,95]。虽然公布了治疗指南[96]，但是这通常依赖于对成人研究外延。

妊娠期静脉血栓栓塞 妊娠是静脉血栓栓塞已知的危险因素，尽管绝对危险较低，但是在英国，肺栓塞在妊娠期是孕产妇死亡的最常见原因。妊娠期抗凝对预防或治疗静脉血栓栓塞都是必需的；由于瓣膜性心脏病或人工心脏瓣膜患者处于全身栓塞危险，在妊娠期持续抗凝也是需要的（见上文）。

口服抗凝血药（如华法林）可以穿过胎盘，可能危害胎儿；在妊娠期通常禁忌使用。肝素似乎不能穿过胎盘，尽管有潜在的母体并发症（如骨质疏松症和血小板减少症），仍然是妊娠期可选择的抗凝血药。低分子量肝素在妊娠期[97]和普通肝素一样安全，并且有许多优点，包括骨质疏松症和血小板减少症的危险较低[98]。

妊娠期静脉血栓栓塞的治疗经过回顾[99~104]并且英国[105,106]和美国[98]已经公布指南。**预防性抗凝**不是所有孕妇都需要，但是对静脉血栓栓塞特殊危险的孕妇应考虑预防性抗凝，如有血栓栓塞病史和（或）凝血功能异常（如遗传性抗凝血酶Ⅲ、C蛋白、S蛋白的缺乏），或者由于血浆中的抗磷脂抗体导致获得性血栓形成倾向。患者必须进行个体化治疗，而且目前的方案不同。对于有血栓栓塞病史但是没有凝血功能异常的妇女，一些学者推荐倘若仅有一次血栓栓塞的偶发事件并且没有其他危险因素，在分娩时和持续到产后6周进行预防性抗凝治疗；其他人提倡皮下肝素的预防应贯穿妊娠期。然而，一项前瞻性研究[107]提出对于这样的患者分娩后停止抗凝是安全的，这种方法得到推荐[98]。虽然推荐使用标准小剂量肝素，但是在妊娠期必须使用大剂量肝素[98~100]。低分子量肝素也被使用[98,100,102,106]。存在遗传性或获得性凝血功能异常但是不存在血栓形成证据的患者，不需要抗凝，但必须谨慎进行评估。

如果在妊娠期发生急性静脉血栓栓塞，就要像非妊娠患者一样采用低分子量肝素或静脉肝素进行治疗（见上文）。出生前患者需要持续抗凝直到妊娠停止，通常静脉注射疗法6～10天后，每隔12h采用调整量皮下肝素取代；低分子量肝素是另一种选择[98,100]，可优先选择[105]。分娩时必须特殊护理。接受全部肝素治疗剂量的患者在分娩当天应当减少剂量或停药；但是接受较低肝素预防剂量的患者不必如此。低分子量肝素应在预计分娩之前的24h停药[98,105]。如果可能，接受华法林的患者应当在分娩前2～3周、分娩时并且不晚于36孕周改用肝素。分娩后应持续抗凝，通常在6周后停止；总的治疗持续时间应至少 3 个月[105]。

在妊娠期，尤其是妊娠末 3 个月，因为高促凝血素，尤其是因子 VⅢ和纤维蛋白原的存在，抗凝实验室监测可靠性不强，这就导致了即使血浆中有足够的肝素浓度，活化部分凝血激酶时间（APTT）的值较低。

1. Blann AD, Lip GYH. Venous thromboembolism. *BMJ* 2006; **332:** 215–19.
2. British Society for Haematology: British Committee for Standards in Haematology—Haemostasis and Thrombosis Task Force. The diagnosis of deep vein thrombosis in symptomatic outpatients and the potential for clinical assessment and D-dimer assays to reduce the need for diagnostic imaging. *Br J Haematol* 2004; **124:** 15–25.
Also available at: http://www.bcshguidelines.com/pdf/D-Dimer.pdf (accessed 10/02/06)
3. Tovey C, Wyatt S. Diagnosis, investigation, and management of deep vein thrombosis. *BMJ* 2003; **326:** 1180–4.
4. Kyrle PA, Eichinger S. Deep vein thrombosis. *Lancet* 2005; **365:** 1163–74.
5. British Thoracic Society Standards of Care Committee Pulmonary Embolism Guideline Development Group. British Thoracic Society guidelines for the management of suspected acute pulmonary embolism. *Thorax* 2003; **58:** 470–83.
Also available at: http://www.brit-thoracic.org.uk/Portals/0/Clinical%20Information/Pulmonary%20Embolism/Guidelines/PulmonaryEmbolismJUN03.pdf (accessed 27/08/08)
6. Torbicki A, *et al.* Guidelines on the diagnosis and management of acute pulmonary embolism: the Task Force for the Diagnosis and Management of Acute Pulmonary Embolism of the European Society of Cardiology (ESC). *Eur Heart J* 2008; **29:** 2276–2315. Also available at: http://www.escardio.org/guidelines-surveys/esc-guidelines/GuidelinesDocuments/guidelines-APE-FT.pdf (accessed 18/11/08)
7. Cayley WE. Preventing deep vein thrombosis in hospital inpatients. *BMJ* 2007; **335:** 147–51.
8. Scottish Intercollegiate Guidelines Network. Prophylaxis of venous thromboembolism: a national clinical guideline (October 2002). Available at: http://www.sign.ac.uk/pdf/sign62.pdf (accessed 27/08/08)
9. Baglin T, *et al.*, for the British Committee for Standards in Haematology. Guidelines on the use and monitoring of heparin. *Br J Haematol* 2006; **133:** 19–34. Also available at: http://www.bcshguidelines.com/pdf/heparin_220506.pdf (accessed 01/06/06)
10. Geerts WH, *et al.* Prevention of venous thromboembolism: American College of Chest Physicians evidence-based clinical practice guidelines (8th edition). *Chest* 2008; **133** (suppl): 381S–453S.
11. NICE. Venous thromboembolism: reducing the risk of venous thromboembolism (deep vein thrombosis and pulmonary embolism) in patients admitted to hospital (clinical guideline 92: issued January 2010). Available at: http://www.nice.org.uk/nicemedia/live/12695/47195/47195.pdf (accessed 04/06/10)
12. Cohen AT, *et al.* Venous thromboembolism risk and prophylaxis in the acute hospital care setting (ENDORSE study): a multinational cross-sectional study. *Lancet* 2008; **371:** 387–94.
13. Collins R, *et al.* Reduction in fatal pulmonary embolism and venous thrombosis by perioperative administration of subcutaneous heparin: overview of results of randomized trials in general, orthopedic, and urologic surgery. *N Engl J Med* 1988; **318:** 1162–73.
14. Koch A, *et al.* Low molecular weight heparin and unfractionated heparin in thrombosis prophylaxis after major surgical intervention: update of previous meta-analyses. *Br J Surg* 1997; **84:** 750–9.
15. Anderson DR, *et al.* Efficacy and cost of low-molecular-weight heparin compared with standard heparin for the prevention of deep vein thrombosis after total hip arthroplasty. *Ann Intern Med* 1993; **119:** 1105–12.
16. Handoll HHG, *et al.* Heparin, low molecular weight heparin and physical methods for preventing deep vein thrombosis and pulmonary embolism following surgery for hip fractures. Available in The Cochrane Database of Systematic Reviews; Issue 4. Chichester: John Wiley; 2002 (accessed 10/02/06).
17. Leizorovicz A, *et al.* Low molecular weight heparin in prevention of perioperative thrombosis. *BMJ* 1992; **305:** 913–20.
18. Kakkar VV, *et al.* Low molecular weight versus standard heparin for prevention of venous thromboembolism after major abdominal surgery. *Lancet* 1993; **341:** 259–65.
19. Geerts WH, *et al.* A comparison of low-dose heparin with low-molecular-weight heparin as prophylaxis against venous thromboembolism after major trauma. *N Engl J Med* 1996; **335:** 701–7.
20. Zufferey P, *et al.* Optimal low-molecular-weight heparin regimen in major orthopaedic surgery: a meta-analysis of randomised trials. *Thromb Haemost* 2003; **90:** 654–61.
21. Blanchard E, Ansell J. Extended anticoagulation therapy for the primary and secondary prevention of venous thromboembolism. *Drugs* 2005; **65:** 303–11.
22. Eikelboom JW, *et al.* Extended-duration prophylaxis against venous thromboembolism after total hip or knee replacement: a meta-analysis of the randomised trials. *Lancet* 2001; **358:** 9–15.
23. Hull RD, *et al.* Extended out-of-hospital low-molecular-weight heparin prophylaxis against deep venous thrombosis in patients after elective hip arthroplasty: a systematic review. *Ann Intern Med* 2001; **135:** 858–69.
24. Anderson DR, *et al.* Enoxaparin as prophylaxis against thromboembolism after total hip replacement. *N Engl J Med* 1997; **336:** 585.
25. O'Donnell M, *et al.* Reduction of out-of-hospital symptomatic venous thromboembolism by extended thromboprophylaxis with low-molecular-weight heparin following elective hip arthroplasty: a systematic review. *Arch Intern Med* 2003; **163:** 1362–6.
26. Rasmussen MS. Preventing thromboembolic complications in cancer patients after surgery: a role for prolonged thromboprophylaxis. *Cancer Treat Rev* 2002; **28:** 141–4.
27. Bounameaux H, Perneger T. Fondaparinux: a new synthetic pentasaccharide for thrombosis prevention. *Lancet* 2002; **359:** 1710–11.
28. Turpie AGG, *et al.* Apollo Investigators. Fondaparinux combined with intermittent pneumatic compression vs. intermittent pneumatic compression alone for prevention of venous thromboembolism after abdominal surgery: a randomized, double-blind comparison. *J Thromb Haemost* 2007; **5:** 1854–61.
29. Cohen AT, *et al.* The ARTEMIS Investigators. Efficacy and safety of fondaparinux for the prevention of venous thromboembolism in older acute medical patients: randomised placebo controlled trial. *BMJ* 2006; **332:** 325–9.
30. Eriksson BI, *et al.* Efficacy of fondaparinux for thromboprophylaxis in hip fracture patients. *J Arthroplasty* 2004; **19** (suppl 2): 78–81.
31. Eriksson BI, *et al.* RECORD1 Study Group. Rivaroxaban versus enoxaparin for thromboprophylaxis after hip arthroplasty. *N Engl J Med* 2008; **358:** 2765–75.
32. Lassen MR, *et al.* RECORD3 Investigators. Rivaroxaban versus enoxaparin for thromboprophylaxis after total knee arthroplasty. *N Engl J Med* 2008; **358:** 2776–86.
33. Lassen MR, *et al.* Apixaban or enoxaparin for thromboprophylaxis after knee replacement. *N Engl J Med* 2009; **361:** 594–604.
34. Lassen MR, *et al.* ADVANCE-2 investigators. Apixaban versus enoxaparin for thromboprophylaxis after knee replacement (ADVANCE-2): a randomised double-blind trial. *Lancet* 2010; **375:** 807–15.
35. Eriksson BI, Dahl OE. Prevention of venous thromboembolism following orthopaedic surgery: clinical potential of direct thrombin inhibitors. *Drugs* 2004; **64:** 577–95. Correction. *ibid.*; 912.
36. Eriksson BI, *et al.* RE-NOVATE Study Group. Dabigatran etexilate versus enoxaparin for prevention of venous thromboembolism after total hip replacement: a randomised, double-blind, non-inferiority trial. *Lancet* 2007; **370:** 949–56.
37. NICE. Dabigatran etexilate for the prevention of venous thromboembolism after hip or knee replacement surgery in adults (issued September 2008). Available at: http://www.nice.org.uk/nicemedia/pdf/TA157Guidance.pdf (accessed 27/11/08)
38. Antiplatelet Trialists' Collaboration. Collaborative overview of randomised trials of antiplatelet therapy—III: reduction in venous thrombosis and pulmonary embolism by antiplatelet prophylaxis among surgical and medical patients. *BMJ* 1994; **308:** 235–46.
39. Pulmonary Embolism Prevention (PEP) Trial Collaborative Group. Prevention of pulmonary embolism and deep vein thrombosis with low dose aspirin: Pulmonary Embolism Prevention (PEP) trial. *Lancet* 2000; **355:** 1295–1302.
40. Glynn RJ, *et al.* Effect of low-dose aspirin on the occurrence of venous thromboembolism: a randomized trial. *Ann Intern Med* 2007; **147:** 525–33.
41. Dentali F, *et al.* Meta-analysis: anticoagulant prophylaxis to prevent symptomatic venous thromboembolism in hospitalized medical patients. *Ann Intern Med* 2007; **146:** 278–88.
42. Wein L, *et al.* Pharmacological venous thromboembolism prophylaxis in hospitalized medical patients: a meta-analysis of randomized controlled trials. *Arch Intern Med* 2007; **167:** 1476–86.
43. Francis CW. Prophylaxis for thromboembolism in hospitalized medical patients. *N Engl J Med* 2007; **356:** 1438–44. Correction. *ibid.*; **357:** 203.
44. Prandoni P, *et al.* Cancer and venous thromboembolism. *Lancet Oncol* 2005; **6:** 401–10.
45. Levine M, *et al.* Double-blind randomised trial of very-low-dose warfarin for prevention of thromboembolism in stage IV breast cancer. *Lancet* 1994; **343:** 886–9.
46. Kirkpatrick A, *et al.* Prevention of central venous catheter-associated thrombosis: a meta-analysis. *Am J Med* 2007; **120:** 901–13.
47. Chandra D, *et al.* Meta-analysis: travel and risk for venous thromboembolism. *Ann Intern Med* 2009; **151:** 180–90.
48. Hsieh H-F, Lee F-P. Graduated compression stockings as prophylaxis for flight-related venous thrombosis: systematic literature review. *J Adv Nurs* 2005; **51:** 83–98.
49. British Committee for Standards in Haematology. The British Society for Haematology guidelines on risk of venous thrombosis and long distance travel (including air flights) information for travelers, 2005. Available at: http://www.bcshguidelines.com/pdf/venousthromb_230505.pdf (accessed 10/02/06)
50. Snow V, *et al.* Management of venous thromboembolism: a clinical practice guideline from the American College of Physicians and the American Academy of Family Physicians. *Ann Intern Med* 2007; **146:** 204–10. Also available at: http://www.annals.org/cgi/reprint/146/3/204.pdf (accessed 27/08/08)
51. Segal JB, *et al.* Management of venous thromboembolism: a systematic review for a practice guideline. *Ann Intern Med* 2007; **146:** 211–22.
52. McCollum C. Avoiding the consequences of deep vein thrombosis. *BMJ* 1998; **317:** 696.
53. Brandjes DPM, *et al.* Randomised trial of effect of compression stockings in patients with symptomatic proximal-vein thrombosis. *Lancet* 1997; **349:** 759–62.
54. Prandoni P, *et al.* Below-knee elastic compression stockings to prevent the post-thrombotic syndrome: a randomized, controlled trial. *Ann Intern Med* 2004; **141:** 249–56.
55. Kearon C, *et al.* Antithrombotic therapy for venous thromboembolic disease: American College of Chest Physicians evidence-based clinical practice guidelines (8th edition). *Chest* 2008; **133** (suppl): 454S–545S.
56. Augustinos P, Ouriel K. Invasive approaches to treatment of venous thromboembolism. *Circulation* 2004; **110** (suppl 1): I27–I34.
57. Vedantham S. Interventions for deep vein thrombosis: reemergence of a promising therapy. *Am J Med* 2008; **121** (issue 11 suppl 1): S28–S39.
58. Schulman S, *et al.* RE-COVER Study Group. Dabigatran versus warfarin in the treatment of acute venous thromboembolism. *N Engl J Med* 2009; **361:** 2342–52.
59. Buller HR, *et al.* A dose-ranging study evaluating once-daily oral administration of the factor Xa inhibitor rivaroxaban in the treatment of patients with acute symptomatic deep vein thrombosis: the Einstein-DVT Dose-Ranging Study. *Blood* 2008; **112:** 2242–7.
60. Kearon C, *et al.* Fixed-Dose Heparin (FIDO) Investigators. Comparison of fixed-dose weight-adjusted unfractionated heparin and low-molecular-weight heparin for acute treatment of venous thromboembolism. *JAMA* 2006; **296:** 935–42.
61. van Dongen CJ, *et al.* Fixed dose subcutaneous low molecular weight heparins versus adjusted dose unfractionated heparin for venous thromboembolism. Available in The Cochrane Database of Systematic Reviews; Issue 4. Chichester: John Wiley; 2004 (accessed 10/02/06).
62. Quinlan DJ, *et al.* Low-molecular-weight heparin compared with intravenous unfractionated heparin for treatment of pulmonary embolism: a meta-analysis of randomized, controlled trials. *Ann Intern Med* 2004; **140:** 175–83.
63. van Dongen CJ, *et al.* Once versus twice daily low molecular weight heparin for the initial treatment of venous thromboembolism. Available in The Cochrane Database of Systematic Reviews; Issue 3. Chichester: John Wiley; 2005 (accessed 10/02/06).
64. Segal JB, *et al.* Outpatient therapy with low molecular weight heparin for the treatment of venous thromboembolism: a review of efficacy, safety, and costs. *Am J Med* 2003; **115:** 298–308.
65. Winter M, *et al.* on behalf of the Haemostasis and Thrombosis Task Force of the British Committee for Standards in Haematology. Procedures for the outpatient management of patients with deep venous thrombosis. *Clin Lab Haematol* 2005; **27:** 61–6. Also available at: http://www.bcshguidelines.com/pdf/dvt_220506.pdf (accessed 30/05/06)
66. Groce JB. Initial management of deep venous thrombosis in the outpatient setting. *Am J Health-Syst Pharm* 2008; **65:** 866–74.
67. Büller HR, *et al.* Fondaparinux or enoxaparin for the initial treatment of symptomatic deep venous thrombosis: a randomized trial. *Ann Intern Med* 2004; **140:** 867–73.
68. British Society for Haematology: British Committee for Standards in Haematology—Haemostasis and Thrombosis Task Force. Guidelines on oral anticoagulation: third edition. *Br J Haematol* 1998; **101:** 374–87. Also available at: http://www.bcshguidelines.com/pdf/bjh715.pdf (accessed 10/02/06) Updated 2005 guidelines. *Br J Haematol* 2006; **132:** 277–85. Also available at: http://www.bcshguidelines.com/pdf/oralanticoagulation.pdf (accessed 10/02/06)
69. Siragusa S, *et al.* How should we determine length of anticoagulation after proximal deep vein thrombosis of the lower limbs? *Br J Haematol* 2009; **144:** 832–7.
70. Hutten BA, Prins MH. Duration of treatment with vitamin K antagonists in symptomatic venous thromboembolism. Available in The Cochrane Database of Systematic Reviews; Issue 1. Chichester: John Wiley; 2006 (accessed 10/02/06).
71. Ost D, *et al.* Duration of anticoagulation following venous thromboembolism: a meta-analysis. *JAMA* 2005; **294:** 706–15.
72. López JA, *et al.* Deep venous thrombosis. *Hematology (Am Soc Hematol Educ Program)* 2004; 439–56.
73. Kyrle PA, *et al.* The risk of recurrent venous thromboembolism in men and women. *N Engl J Med* 2004; **350:** 2558–63.
74. Research Committee of the British Thoracic Society. Optimum duration of anticoagulation for deep-vein thrombosis and pulmonary embolism. *Lancet* 1992; **340:** 873–6.
75. Kearon C, *et al.* Comparison of 1 month with 3 months of anticoagulation for a first episode of venous thromboembolism associated with a transient risk factor. *J Thromb Haemost* 2004; **2:** 743–9.
76. Iorio A, *et al.* Low-molecular-weight heparin for the long-term treatment of symptomatic venous thromboembolism: meta-analysis of the randomized comparisons with oral anticoagulants. *J Thromb Haemost* 2003; **1:** 1906–13.
77. Luk C, *et al.* Extended outpatient therapy with low molecular weight heparin for the treatment of recurrent venous thromboembolism despite warfarin therapy. *Am J Med* 2001; **111:** 270–3.
78. Lee AYY, *et al.* Low-molecular-weight heparin versus a coumarin for the prevention of recurrent venous thromboembolism in patients with cancer. *N Engl J Med* 2003; **349:** 146–53.
79. Ridker PM, *et al.* Long-term, low-intensity warfarin therapy for the prevention of recurrent venous thromboembolism. *N Engl J Med* 2003; **348:** 1425–34.
80. Kearon C, *et al.* Comparison of low-intensity warfarin therapy with conventional-intensity warfarin therapy for long-term prevention of recurrent venous thromboembolism. *N Engl J Med* 2003; **349:** 631–9.
81. Buller HR, *et al.* van Gogh Investigators. Idraparinux versus standard therapy for venous thromboembolic disease. *N Engl J Med* 2007; **357:** 1094–1104.
82. Buller HR, *et al.* van Gogh Investigators. Extended prophylaxis of venous thromboembolism with idraparinux. *N Engl J Med* 2007; **357:** 1105–12.
83. Baglin TP, *et al.* British Committee for Standards in Haematology Writing Group. Guidelines on use of vena cava filters. *Br J Haematol* 2006; **134:** 590–5.
Also available at: http://www.bcshguidelines.com/pdf/bjh_6226.pdf (accessed 28/11/08)
84. Watson L, Armon MP. Thrombolysis for acute deep vein thrombosis. Available in The Cochrane Database of Systematic Reviews; Issue 3. Chichester: John Wiley; 2004 (accessed 10/02/06).
85. Goldhaber SZ. Pulmonary embolism. *Lancet* 2004; **363:** 1295–305.
86. Robinson GV. Pulmonary embolism in hospital practice. *BMJ* 2006; **332:** 156–60.
87. Piazza G, Goldhaber SZ. Acute pulmonary embolism. Part II: treatment and prophylaxis. *Circulation* 2006; **114:** e42–e47.
88. Tapson VF. Acute pulmonary embolism. *N Engl J Med* 2008; **358:** 1037–52.
89. Konstantinides SV. Acute pulmonary embolism revisited. *Heart* 2008; **94:** 795–802.
90. Konstantinides S. Acute pulmonary embolism. *N Engl J Med* 2008; **359:** 2804–13.
91. Dalen JE. The uncertain role of thrombolytic therapy in the treatment of pulmonary embolism. *Arch Intern Med* 2002; **162:** 2521–3.
92. Todd JL, Tapson VF. Thrombolytic therapy for acute pulmonary embolism: a critical appraisal. *Chest* 2009; **135:** 1321–9.
93. Wan S, *et al.* Thrombolysis compared with heparin for the initial treatment of pulmonary embolism: a meta-analysis of the randomized controlled trials. *Circulation* 2004; **110:** 744–9.
94. David M, Andrew M. Venous thromboembolic complications in children. *J Pediatr* 1993; **123:** 337–46.
95. Parasuraman S, Goldhaber SZ. Venous thromboembolism in children. *Circulation* 2006; **113:** e12–e16.
96. Monagle P, *et al.* Antithrombotic therapy in neonates and children: American College of Chest Physicians evidence-based

clinical practice guidelines (8th edition). *Chest* 2008; **133** (suppl): 887S–968S.

97. Sanson B-J, *et al.* Safety of low-molecular-weight heparin in pregnancy: a systematic review. *Thromb Haemost* 1999; **81:** 668–72.
98. Bates SM, *et al.* Venous thromboembolism, thrombophilia, antithrombotic therapy, and pregnancy: American College of Chest Physicians evidence-based clinical practice guidelines (8th edition). *Chest* 2008; **133** (suppl): 884S–886S.
99. Toglia MR, Weg JG. Venous thromboembolism during pregnancy. *N Engl J Med* 1996; **335:** 108–14.
100. Greer IA. Thrombosis in pregnancy: maternal and fetal issues. *Lancet* 1999; **353:** 1258–65.
101. Drife J. Thromboembolism. *Br Med Bull* 2003; **67:** 177–90.
102. James AH. Prevention and management of venous thromboembolism in pregnancy. *Am J Med* 2007; **120** (issue 10 suppl 2): S26–S34.
103. Lim W, *et al.* Inherited thrombophilia and pregnancy associated venous thromboembolism. *BMJ* 2007; **334:** 1318–21.
104. Marik PE, Plante LA. Venous thromboembolic disease and pregnancy. *N Engl J Med* 2008; **359:** 2025–33.
105. Royal College of Obstetricians and Gynaecologists. Thromboembolic disease in pregnancy and the puerperium: acute management (February 2007). Available at: http://www.rcog.org.uk/files/rcog-corp/uploaded-files/GT28ThromboembolicDisease2007.pdf (accessed 16/08/10)
106. Royal College of Obstetricians and Gynaecologists. Reducing the risk of thrombosis and embolism during pregnancy and the puerperium (November 2009). Available at: http://www.rcog.org.uk/files/rcog-corp/GT37ReducingRiskThrombo.pdf (accessed 17/08/10)
107. Brill-Edwards P, *et al.* Safety of withholding heparin in pregnant women with a history of venous thromboembolism. *N Engl J Med* 2000; **343:** 1439–44.

Abciximab (*BAN, USAN, rINN*) 阿昔单抗

Abciximabum; Absiksimab; Absiximab; Absiximab; c7E3; c7E3 Fab; 7E3. Immunoglobulin G (human-mouse monoclonal c7E3 clone p7E3V_HhC$_\gamma$4 Fab fragment anti-human platelet glycoprotein IIb/IIIa complex), disulphide with human-mouse monoclonal c7E3 clone p7E3V_κhC$_\kappa$ light chain.

Абциксимаб

$C_{2101}H_{3229}N_{551}O_{673}S_{15}$ = 47455.4.

CAS — 143653-53-6.

ATC — B01AC13.

ATC Vet — QB01AC13.

UNII — X85G7936GV.

不良反应

由阿昔单抗引起的最常见的不良反应是在单次给药的头36h出现。其他不良反应包括低血压、恶心呕吐、背痛、胸痛、头痛、血肿、心动过缓、发热、心脏压塞和血小板减少。重复给药可发生超敏反应（详见下文**注意事项**）。

对血液的影响 在临床研究中，阿昔单抗的最常见的不良反应是出血的增多，这在临床应用中已有报道[1]。血小板减少症也是已被确认的不良反应。一篇关于阿昔单抗大型临床试验的综述[2]显示，4.2%和1.0%的患者分别出现轻微和严重的血小板减少症，这些患者同时服用了肝素。另有报道，一些患者出现严重的血小板减小症[3,4]。建议在用药前和用药后2h监测血小板数量，如出现血小板减少应停药[3]。但是，有的患者可出现血小板假性降低，在停药前应排除这种情况[5,6]。有病例报道其他糖蛋白Ⅱb/Ⅲa受体抑制剂不会增加血小板减少症的患病率[2]，并且在阿昔单抗引起血小板减少的患者中，已有成功使用依替巴肽[7]和替罗非班[8]治疗的报道。

1. Cote AV, *et al.* Hemorrhagic and vascular complications after percutaneous coronary intervention with adjunctive abciximab. *Mayo Clin Proc* 2001; **76:** 890–6.
2. Dasgupta H, *et al.* Thrombocytopenia complicating treatment with intravenous glycoprotein IIb/IIIa receptor inhibitors: a pooled analysis. *Am Heart J* 2000; **140:** 206–11.
3. Bishara AI, Hagmeyer KO. Acute profound thrombocytopenia following abciximab therapy. *Ann Pharmacother* 2000; **34:** 924–30.
4. Lown JAG, *et al.* Prolonged profound abciximab associated immune thrombocytopenia complicated by transient multispecific platelet antibodies. Abstract: *Heart* 2004; **90:** e55. Full text: http://heart.bmj.com/cgi/reprint/90/9/e55 (accessed 19/03/08)
5. Sane DC, *et al.* Occurrence and clinical significance of pseudothrombocytopenia during abciximab therapy. *J Am Coll Cardiol* 2000; **36:** 75–83.
6. Wool RL, *et al.* Abciximab-associated pseudothrombocytopenia. *Am J Med* 2002; **113:** 697–8.
7. Rao J, Mascarenhas DAN. Successful use of eptifibatide as an adjunct to coronary stenting in a patient with abciximab-associated acute profound thrombocytopenia. *J Invasive Cardiol* 2001; **13:** 471–3.
8. Desai M, Lucore CL. Uneventful use of tirofiban as an adjunct to coronary stenting in a patient with a history of abciximab-associated thrombocytopenia 10 months earlier. *J Invasive Cardiol* 2000; **12:** 109–12.

注意事项

阿昔单抗不用于活动性出血以及有大出血危险的患者。不应使用的情况如下：出血性紊乱（如血小板减少症）、脑血管障碍（如脑内肿瘤、动脉瘤、动静脉畸形等）、有休克病史、有未控制的高血压及近期经历过大型手术或严重外伤。具有以下情况的患者应慎用：严重肾损伤、血管炎、视网膜出血、急性心包炎及主动脉夹层。患者出现不可控制的高血压或急需外科手术治疗时应停用阿昔单抗。有严重肾损伤并须透析的患者或者有严重肝损伤且凝血受影响的患者，不应使用此药。用药前后应监测血小板数量。

用药后2～4周可产生抗体，当使用其他单克隆抗体类药或再次给予阿昔单抗时，可能发生超敏反应（详见下文）。没有单次用药即出现超敏反应的记载，但也应考虑到这种情况。

再次给药 约5.8%的患者用药后会产生针对阿昔单抗的抗体，当重复给药时可能导致超敏反应或者降低药效。一项对164名患者的回顾性研究发现[1]，二次给药后药效未受影响而且未出现变态反应或过敏反应。但是，4%的患者用药后发生严重的血小板减少症，并且首次给药后2周内再次给药时的发病率最高。一项更大型的研究得到类似结果[2]，其中患者在二次给药前至少用药7天且没有出现血小板减少，提示首次或重复给药时应监测血小板数量。

1. Madan M, *et al.* Efficacy of abciximab readministration in coronary intervention. *Am J Cardiol* 2000; **85:** 435–40.
2. Tcheng JE, *et al.* Abciximab readministration: results of the ReoPro Readministration Registry. *Circulation* 2001; **104:** 870–5.

药物相互作用

此药与其他影响出血的药合用可能增加出血的危险，包括抗凝血药、其他抗血小板药、溶栓药。

药动学

静脉给药后，由于和血小板受体结合，血浆中游离药物浓度下降迅速。虽然阿昔单抗在循环中能以与血小板结合的状态维持15天或更长，但血小板功能约48h后即可恢复。

用途和用法

阿昔单抗是嵌合单克隆抗体7E3的Fab片段。它与血小板表面的糖蛋白Ⅱb/Ⅲa受体结合，防止纤维蛋白原、血管假性血友病因子以及其他黏附分子与糖蛋白Ⅱb/Ⅲa受体结合，阻止血小板聚集。阿昔单抗作为肝素、阿司匹林治疗的辅助药，在经皮冠状动脉介入手术中（包括血管形成术、斑块旋切术、支架术）用于预防急性缺血并发症。它也用于有不稳定性心绞痛并准备进行以上手术的患者。它在急性缺血性休克治疗中的用法已得到研究，虽然结果有些失望；它也被用于外周动脉阻塞。

阿昔单抗在超过1min的时间里由静脉推注给药（按体重250μg/kg），紧接着按0.125μg/(kg·min)(最多不超过10μg/min）进行静脉输注。对于不稳定性心绞痛患者，为了达到稳定浓度，应在实行干预措施前后分别输注给药24h和12h。对于其他患者应在实行干预措施前10～60min时快速推注给药，在干预措施后输注给药12h。

1. Foster RH, Wiseman LR. Abciximab: an updated review of its use in ischaemic heart disease. *Drugs* 1998; **56:** 629–65.
2. Kleiman NS. A risk-benefit assessment of abciximab in angioplasty. *Drug Safety* 1999; **20:** 43–57.
3. Ibbotson T, *et al.* Abciximab: an updated review of its therapeutic use in patients with ischaemic heart disease undergoing percutaneous coronary revascularisation. *Drugs* 2003; **63:** 1121–63.
4. Kandzari DE, *et al.* Improved clinical outcomes with abciximab therapy in acute myocardial infarction: a systematic overview of randomized clinical trials. *Am Heart J* 2004; **147:** 457–62.
5. Gabriel HM, Oliveira EI. Role of abciximab in the treatment of coronary artery disease. *Expert Opin Biol Ther* 2006; **6:** 935–42.
6. Romagnoli E, *et al.* Rationale for intracoronary administration of abciximab. *J Thromb Thrombolysis* 2007; **23:** 57–63.
7. Mandava P, *et al.* Glycoprotein IIb/IIIa antagonists in acute ischaemic stroke: current status and future directions. *Drugs* 2008; **68:** 1019–28.

用途 有关阿昔单抗冠状动脉内途径用法的参考文献见下文的**缺血性心脏病**。

缺血性心脏病 抗血小板药物已确定可以作为缺血性心脏病（稳定性心绞痛、不稳定性心绞痛或心肌梗死）患者药物治疗或介入治疗的辅助用药，阿昔单抗已用于在介入过程中提供额外的抗血小板作用，治疗急性冠状动脉综合征。

接受急性或择期经皮冠状动脉介入术（PCI；见**再灌注和血管重建操作**，第1140页）的患者，阿昔单抗作为肝素和阿司匹林的辅助用药，可改善各组患者的短期[1～3]或长期[4,5]结局，包括那些接受冠状动脉支架的患者[6～8]。在接受单次快速静脉注射阿昔单抗（在介入治疗之前静脉输注12h[1,2]）的患者获益最大，在一项研究中[9]，于血管成形术术前18～24h及术后1h给予阿昔单抗，最初的获益并未维持到6个月。

接受PCI的患者如用阿司匹林和氯吡格雷预治疗，阿昔单抗的作用就不那么明确了。接受择期PCI的稳定患者，在30天[10]或1年[11]时并未发现获益。一项对糖尿病患者的研究[12]也发现在1年时，对死亡率或心肌梗死风险没有影响。然而，接受PCI的患者或非ST段抬高性急性冠状动脉综合征的患者（见**心绞痛**，第1118页），除了用阿司匹林和氯吡格雷预治疗，使用阿昔单抗可改善30天和1年时的临床结局[13]，虽然对30天的影响仅限于肌钙蛋白升高的患者[14]。也有报道[15,16]称，在接受冠状动脉支架的患者，单次快速静脉注射阿昔单抗（无之后的静脉输注）获得阳性结果。

在急性ST段抬高性心肌梗死（第1135页）中，阿昔单抗已用作直接PCI的辅助药物，发现其可降低再梗死发生率和死亡率[17]，包括接受冠状动脉支架的患者[18]，获益可持续很长时间[19]。最佳时间和剂量方案还未建立。在一些研究中，已确诊即开始阿昔单抗治疗的效果比在PCI操作前立即开始治疗更好[20,21]，但其他研究不是如此[22]，在操作前联用阿昔单抗和溶栓药没有益处[22]。接受溶栓药治疗而不是直接PCI的患者，辅助用阿昔单抗有一些获益[23]，但这种获益可能会被出血率增加抵消，即使降低溶栓药的剂量[24,25]。对接受非介入治疗的不稳定性心绞痛患者（第1118页），一项使用阿昔单抗的大型研究[26]未发现其比安慰剂更有效，虽然其他糖蛋白Ⅱb/Ⅲa抑制剂对这类患者有效。

有报道称在冠状动脉内给阿昔单抗的急性冠状动脉综合征患者[27]以及接受阿昔单抗涂层支架的急性心肌梗死[28]患者中有一些令人充满希望的结果。一项包括2301名急性冠状动脉综合征的荟萃分析[27]的结论认为，冠状动脉内给阿昔单抗与死亡率降低和不良心血管事件发生减少趋势有关；这在急性ST段抬高性心肌梗死以及短期（1个月）而不是长期随访的患者中最为明显。但一些研究[29]未能发现经冠状动脉内途径的其他益处，更多研究正在进行中[30～32]。

1. The EPIC Investigators. Use of a monoclonal antibody directed against the platelet glycoprotein IIb/IIIa receptor in high-risk coronary angioplasty. *N Engl J Med* 1994; **330:** 956–61.
2. Topol EJ, *et al.* Randomised trial of coronary intervention with antibody against platelet IIb/IIIa integrin for reduction of clinical restenosis: results at six months. *Lancet* 1994; **343:** 881–6.
3. The EPILOG Investigators. Platelet glycoprotein IIb/IIIa receptor blockade and low-dose heparin during percutaneous coronary revascularization. *N Engl J Med* 1997; **336:** 1689–96.
4. Topol EJ, *et al.* Long-term protection from myocardial ischemic events in a randomized trial of brief integrin β_3 blockade with percutaneous coronary intervention. *JAMA* 1997; **278:** 479–84.
5. Topol EJ, *et al.* Multi-year follow-up of abciximab therapy in three randomized, placebo-controlled trials of percutaneous coronary revascularization. *Am J Med* 2002; **113:** 1–6.
6. The EPISTENT Investigators. Randomised placebo-controlled and balloon-angioplasty-controlled trial to assess safety of coronary stenting with use of platelet glycoprotein-IIb/IIIa blockade. *Lancet* 1998; **352:** 87–92.
7. Lincoff AM, *et al.* Complementary clinical benefits of coronary-artery stenting and blockade of platelet glycoprotein IIb/IIIa receptors. *N Engl J Med* 1999; **341:** 319–27.
8. Topol EJ, *et al.* Outcomes at 1 year and economic implications of platelet glycoprotein IIb/IIIa blockade in patients undergoing coronary stenting: results from a multicentre randomised trial. *Lancet* 1999; **354:** 2019–24. Correction. *ibid.* 2000; **355:** 1104.
9. The CAPTURE Investigators. Randomised placebo-controlled trial of abciximab before and during coronary intervention in refractory unstable angina: the CAPTURE study. *Lancet* 1997; **349:** 1429–35. Correction. *ibid.*; **350:** 744.
10. Kastrati A, *et al.* The Intracoronary Stenting and Antithrombotic Regimen-Rapid Early Action for Coronary Treatment (ISAR-REACT) Study Investigators. A clinical trial of abciximab in elective percutaneous coronary intervention after pretreatment with clopidogrel. *N Engl J Med* 2004; **350:** 232–8.
11. Schömig A, *et al.* The Intracoronary Stenting and Antithrombotic Regimen-Rapid Early Action for Coronary Treatment Study Investigators. One year outcomes with abciximab vs. placebo during percutaneous coronary intervention after pre-treatment with clopidogrel. *Eur Heart J* 2005; **26:** 1379–84.
12. Mehilli J, *et al.* The Intracoronary Stenting and Antithrombotic Regimen: Is Abciximab a Superior Way to Eliminate Elevated Thrombotic Risk in Diabetics (ISAR-SWEET) Study Investigators. Randomized clinical trial of abciximab in diabetic patients undergoing elective percutaneous coronary interventions after treatment with a high loading dose of clopidogrel. *Circulation* 2004; **110:** 3627–35.
13. Ndrepepa G, *et al.* One-year clinical outcomes with abciximab vs. placebo in patients with non-ST-segment elevation acute coronary syndromes undergoing percutaneous coronary intervention after pre-treatment with clopidogrel: results of the ISAR-REACT 2 randomized trial. *Eur Heart J* 2008; **29:** 455–61.
14. Kastrati A, *et al.* Abciximab in patients with acute coronary syndromes undergoing percutaneous coronary intervention after clopidogrel pretreatment: the ISAR-REACT 2 randomized trial. *JAMA* 2006; **295:** 1531–8.
15. Bertrand OF, *et al.* The Early Discharge After Transradial Stent-

ing of Coronary Arteries (EASY) Study Investigators. A randomized study comparing same-day home discharge and abciximab bolus only to overnight hospitalization and abciximab bolus and infusion after transradial coronary stent implantation. *Circulation* 2006; **114:** 2636–43.

16. Marmur JD, *et al.* Bolus-only platelet glycoprotein IIb/IIIa inhibition during percutaneous coronary intervention. *J Invasive Cardiol* 2006; **18:** 521–6.
17. De Luca G, *et al.* Abciximab as adjunctive therapy to reperfusion in acute ST-segment elevation myocardial infarction: a meta-analysis of randomized trials. *JAMA* 2005; **293:** 1759–65.
18. Montalescot G, *et al.* Abciximab in primary coronary stenting of ST-elevation myocardial infarction: a European meta-analysis on individual patients' data with long-term follow-up. *Eur Heart J* 2007; **28:** 443–9.
19. The ADMIRAL Investigators. Three-year duration of benefit from abciximab in patients receiving stents for acute myocardial infarction in the randomized double-blind ADMIRAL study. *Eur Heart J* 2005; **26:** 2520–3.
20. Gödicke J, *et al.* Early versus periprocedural administration of abciximab for primary angioplasty: a pooled analysis of 6 studies. Abstract: *Am Heart J* 2005; **150:** 1015. Full version: http://download.journals.elsevierhealth.com/pdfs/journals/0002-8703/PIIS0002870305007544.pdf (accessed 24/10/07)
21. Maioli M, *et al.* Randomized early versus late abciximab in acute myocardial infarction treated with primary coronary intervention (RELAx-AMI Trial). *J Am Coll Cardiol* 2007; **49:** 1517–24.
22. Ellis SG, *et al.* FINESSE Investigators. Facilitated PCI in patients with ST-elevation myocardial infarction. *N Engl J Med* 2008; **358:** 2205–17.
23. Antman EM, *et al.* Abciximab facilitates the rate and extent of thrombolysis: results of the Thrombolysis in Myocardial Infarction (TIMI) 14 trial. *Circulation* 1999; **99:** 2720–32.
24. The GUSTO V Investigators. Reperfusion therapy for acute myocardial infarction with fibrinolytic therapy or combination reduced fibrinolytic therapy and platelet glycoprotein IIb/IIIa inhibition: the GUSTO V randomised trial. *Lancet* 2001; **357:** 1905–14. Correction. *ibid.*; **358:** 512.
25. The Assessment of the Safety and Efficacy of a New Thrombolytic Regimen (ASSENT)-3 Investigators. Efficacy and safety of tenecteplase in combination with enoxaparin, abciximab, or unfractionated heparin: the ASSENT-3 randomised trial in acute myocardial infarction. *Lancet* 2001; **358:** 605–13.
26. The GUSTO IV-ACS Investigators. Effect of glycoprotein IIb/IIIa receptor blocker abciximab on outcome in patients with acute coronary syndromes without early coronary revascularisation: the GUSTO IV-ACS randomised trial. *Lancet* 2001; **357:** 1915–24.
27. Hansen PR, *et al.* Improved clinical outcomes with intracoronary compared to intravenous abciximab in patients with acute coronary syndromes undergoing percutaneous coronary intervention: A systematic review and meta-analysis. *J Invasive Cardiol* 2010; **22:** 278–82.
28. Kim W, *et al.* The clinical results of a platelet glycoprotein IIb/IIIa receptor blocker (abciximab: ReoPro)-coated stent in acute myocardial infarction. *J Am Coll Cardiol* 2006; **47:** 933–8.
29. Bertrand OF, *et al.* EArly Discharge after Transradial Stenting of CoronarY Arteries in Acute Myocardial Infarction (EASY-MI) Study Investigators. Intracoronary compared to intravenous abciximab and high-dose bolus compared to standard dose in patients with ST-segment elevation myocardial infarction undergoing transradial primary percutaneous coronary intervention: a two-by-two factorial placebo-controlled randomized study. *Am J Cardiol* 2010; **105:** 1520–7.
30. Gu YL, *et al.* Intracoronary versus intravenous abciximab in ST-segment elevation myocardial infarction: rationale and design of the CICERO trial in patients undergoing primary percutaneous coronary intervention with thrombus aspiration. *Trials* 2009; **10:** 90.
31. Thiele H, *et al.* Intracoronary compared with intravenous bolus abciximab application during primary percutaneous coronary intervention: design and rationale of the Abciximab Intracoronary versus intravenously Drug Application in ST-Elevation Myocardial Infarction (AIDA STEMI) trial. *Am Heart J* 2010; **159:** 547–54.
32. Sardella G, *et al.* A multicenter randomized study to evaluate intracoronary abciximab with the ClearWay catheter to improve outcomes with Lysis (IC ClearLy): trial study design and rationale. *J Cardiovasc Med (Hagerstown)* 2010; **11:** 529–35.

制剂

专利制剂

Arg.: ReoPro†; ***Austral.:*** ReoPro; ***Austria:*** ReoPro; ***Belg.:*** ReoPro; ***Braz.:*** ReoPro; ***Canad.:*** ReoPro; ***Chile:*** ReoPro; ***Cz.:*** ReoPro; ***Denm.:*** ReoPro; ***Fin.:*** ReoPro; ***Fr.:*** ReoPro; ***Ger.:*** ReoPro; ***Gr.:*** ReoPro; ***Hong Kong:*** ReoPro; ***India:*** ReoPro; ***Irl.:*** ReoPro; ***Israel:*** ReoPro; ***Ital.:*** ReoPro; ***Malaysia:*** ReoPro; ***Mex.:*** ReoPro; ***Neth.:*** ReoPro; ***Norw.:*** ReoPro; ***NZ:*** ReoPro; ***Pol.:*** ReoPro; ***Port.:*** ReoPro; ***Rus.:*** ReoPro (Peonpo); ***S.Afr.:*** ReoPro; ***Singapore:*** ReoPro; ***Spain:*** ReoPro; ***Swed.:*** ReoPro; ***Switz.:*** ReoPro; ***Thai.:*** ReoPro; ***UK:*** ReoPro; ***USA:*** ReoPro.

Acadesine (*BAN*, *USAN*, *rINN*) 阿卡地新

Acadesina; Acadésine; Acadesinum; AICA Riboside; GP-1-110; GP-1-110-0. 5-Amino-1-(β-D-ribofuranosyl)imidazole-4-carboxamide.

Акадезин

$C_9H_{14}N_4O_5$ = 258.2.

CAS — 2627-69-2.

ATC — C01EB13.

ATC Vet — QC01EB13.

UNII — 53IEF47846.

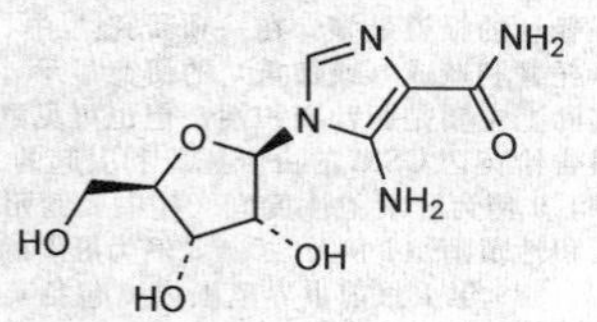

简介

据报道，阿卡地新是一种有保护心脏作用的嘌呤核苷类似物。在心肌缺血的治疗中（特别是正经历冠状动脉旁路移植术的患者），此药的用法得到研究。阿卡地新可影响缺血细胞代谢，在一磷酸腺苷分解后它能加强腺苷的释放（优先于肌苷），从而阻止进一步缺血的发生。

阿卡地新在慢性淋巴细胞白血病方面的使用也在研究中。

1. Leung JM, *et al.* An initial multicenter, randomized controlled trial on the safety and efficacy of acadesine in patients undergoing coronary artery bypass graft surgery. *Anesth Analg* 1994; **78:** 420–34.
2. Alkhulaifi AM, Pugsley WB. Role of acadesine in clinical myocardial protection. *Br Heart J* 1995; **73:** 304–5.
3. Mangano DT. Effects of acadesine on myocardial infarction, stroke, and death following surgery: a meta-analysis of the 5 international randomized trials. *JAMA* 1997; **277:** 325–32.
4. Mangano DT, *et al.* Multicenter Study of Perioperative Ischemia (McSPI) Research Group. Post-reperfusion myocardial infarction: long-term survival improvement using adenosine regulation with acadesine. *J Am Coll Cardiol* 2006; **48:** 206–14.
5. Drew BG, Kingwell BA. Acadesine, an adenosine-regulating agent with the potential for widespread indications. *Expert Opin Pharmacother* 2008; **9:** 2137–44.
6. Van Den Neste E, *et al.* AICA-riboside (acadesine), an activator of AMP-activated protein kinase with potential for application in hematologic malignancies. *Expert Opin Invest Drugs* 2010; **19:** 571–8.

ACE Inhibitors 血管紧张素转化酶抑制剂

ACE-Hemmer; Angiotensin-converting Enzyme Inhibitors; Inhibidores de la ECA.

ИАПФ; Ингибитор АПФ; Ингибитор Ангиотензин-Превращающего Фермента

单独使用各种血管紧张素转化酶抑制剂（ACEI）差异很少。虽然各药不同的特性是否改变药效以及由此带来怎样的临床疗效并不清楚，但我们还是由此区分它们，如有无巯基、是否为前药、经过怎样的消除途径、在血管和其他组织中与血管紧张素转化酶的亲和力大小。但特性的不同肯定会影响 ACEI 的起效和药效的持续时间。

不良反应和处置

很多 ACEI 的不良反应与它们的药理作用有关，因此它们的不良反应类似。对于一些不良反应（如味觉障碍和皮肤反应），曾经以为是存在巯基的缘故（比如卡托普利），但目前已有报道在其他 ACEI 也存在这些不良反应；但使用卡托普利时这些不良反应的发生率更高。

最常见的不良反应出自 ACEI 对血管的影响，包括低血压、头晕、疲劳、头痛、恶心以及其他胃肠功能障碍。

开始用 ACEI 治疗时可能发生显著的低血压，特别是对于心力衰竭（简称心衰）和钠、血容量耗尽的患者（比如之前接受过利尿治疗的患者）。有报道在有缺血性心脏病和脑血管病的患者中出现心肌梗死和休克，这可能与患者血压的急剧降低有关。其他已发生的心血管反应，包括心动过速、心悸和胸痛。

使用此药后可能发生肾功能的恶化（包括增加血液中尿素和肌酐的浓度），也有报道发生可逆的急性肾衰竭。在已患有肾或肾血管功能障碍，或心衰的患者中（其血管舒张从而降低了肾灌注压），肾的不良反应最为常见，而低血容量症会加剧这种不良反应。蛋白尿也曾发生，并在某些患者中演变成肾病综合征。高钾血症和低钠血症可能因醛固酮分泌的减少而逐渐发生。

其他不良反应包括持续性干咳和其他上呼吸道症状以及血管性水肿；这些不良反应可能与该药影响缓激肽或前列腺素代谢有关。可能发生皮疹（包括游走性红斑和中毒性表皮坏死松解症）；也有发生光过敏、脱发以及其他超敏反应报道。

有报道使用该药后发生血液病，包括嗜中性粒细胞减少症、粒细胞缺乏症［特别是在有肾衰竭或胶原血管病（如系统性红斑狼疮、硬皮病）的患者］、血小板减少症和贫血。

其他关于 ACEI 的较少见的不良反应，包括口炎、腹痛、胰腺炎、肝细胞损伤或阻塞性黄疸、肌肉痉挛、感觉异常、情绪与睡眠障碍、阳痿。

ACEI 对胎儿有毒性（详见下文**注意事项**项下**妊娠**内容）

ACEI 大部分的不良反应在停止治疗后是可逆的。扩充血容量治疗（静脉注射 0.9%氯化钠）对症状性低血压（包括用药过量后造成的）一般有效。

1. Parish RC, Miller LJ. Adverse effects of angiotensin converting enzyme (ACE) inhibitors: an update. *Drug Safety* 1992; **7:** 14–31.
2. Alderman CP. Adverse effects of the angiotensin-converting enzyme inhibitors. *Ann Pharmacother* 1996; **30:** 55–61.
3. Agusti A, *et al.* Adverse effects of ACE inhibitors in patients with chronic heart failure and/or ventricular dysfunction: meta-analysis of randomised clinical trials. *Drug Safety* 2003; **26:** 895–908.
4. Adam A, *et al.* Physiopathologie des effets secondaires aigus des inhibiteurs de l'enzyme de conversion de l'angiotensine. *Bull Acad Natl Med* 2007; **191:** 1433–43.

遗传性血管性水肿 详见下文**超敏反应**项下内容。

咳嗽 在应用 ACEI 的高血压患者中，有 20% 会伴有咳嗽的发展；虽然心衰患者咳嗽发病率会较高[2]，但较容易处理[1]。咳嗽是持久性、突发性、无痰的干咳，可刺激喉部，可伴有音质改变（声嘶或粗哑），常在躺下后加重[1,3,4]。妇女和不吸烟者更易发生咳嗽，并可能持续几周甚至几月。

关于此不良反应的报道大都集中在卡托普利和依那普利[3,4]，但也存在于使用了很多其他 ACEI 的患者[5]，提示此不良反应普遍存于这类药中。

造成咳嗽的机制还不明确，似乎与非特异性抑制血管紧张素转化酶有关，因为血管紧张素Ⅱ受体拮抗药咳嗽发生率较低[6]。咳嗽反射敏感性会提高[7]。有人提出呼吸道释放的前列腺素是一种介质[3]，血管紧张素转化酶的底物缓激肽[8]、P 物质[9]也被认为是介质。但是，人们在试图阐明 ACEI 对咳嗽的效应与在气管梗阻性疾病、哮喘中发现的支气管高反应性之间关联时，却发现了相矛盾的证据，支气管高反应性在有些研究[10]中得到证明而在另一些研究[11]中则没有。

如患者可以忍受咳嗽，则可以继续用药，在一些病例中降低用药量会有益处。有报道咳嗽可自发恢复或缓解[12]。不建议更换另一种 ACEI，因为这样做很少有效[7]。有报道抑制前列腺素合成的药（包括 NSAIDs 的舒林酸[13]和吲哚美辛[14]）可抑制咳嗽，NSAIDs 与 ACEI 有相互抵触的作用（详见下文**药物相互作用**项下内容）。钙通道阻滞剂硝苯地平也可抑制咳嗽，抑制程度不如吲哚美辛，但它们作用机制可能相同[14]。有报道吸入布比卡因[15]、色甘酸盐[16,17]，口服巴氯芬[18]、吡考他胺[19]、硫酸亚铁[20]也会有所帮助。但是很多患者，尤其是由 ACEI 引起咳嗽的患者[21]会没有选择，只能停用 ACEI。血管紧张素Ⅱ受体拮抗药对于高血压患者可能是一个合适的替代品[21]。

1. Anonymous. Cough caused by ACE inhibitors. *Drug Ther Bull* 1994; **32:** 28 and 55–6.
2. Ravid D, *et al.* Angiotensin-converting enzyme inhibitors and cough: a prospective evaluation in hypertension and congestive heart failure. *J Clin Pharmacol* 1994; **34:** 1116–20.
3. Coulter DM, Edwards IR. Cough associated with captopril and enalapril. *BMJ* 1987; **294:** 1521–3.
4. Berkin KE, Ball SG. Cough and angiotensin converting enzyme inhibition. *BMJ* 1988; **296:** 1279–80.
5. Israili ZH, Hall WD. Cough and angioneurotic edema associated with angiotensin-converting enzyme inhibitor therapy. *Ann Intern Med* 1992; **117:** 234–42.
6. Pylypchuk GB. ACE inhibitor- versus angiotensin II blocker-induced cough and angioedema. *Ann Pharmacother* 1998; **32:** 1060–6.
7. Overlack A. ACE inhibitor-induced cough and bronchospasm. *Drug Safety* 1996; **15:** 72–8.
8. Ferner RE, *et al.* Effects of intradermal bradykinin after inhibition of angiotensin converting enzyme. *BMJ* 1987; **294:** 1119–20.
9. Morice AH, *et al.* Angiotensin-converting enzyme and the cough reflex. *Lancet* 1987; **ii:** 1116–18.
10. Bucknall CE, *et al.* Bronchial hyperreactivity in patients who cough after receiving angiotensin converting enzyme inhibitors. *BMJ* 1988; **296:** 86–8.
11. Boulet L-P, *et al.* Pulmonary function and airway responsiveness during long-term therapy with captopril. *JAMA* 1989; **261:** 413–16.
12. Reisin L, Schneeweiss A. Spontaneous disappearance of cough induced by angiotensin-converting enzyme inhibitors (captopril or enalapril). *Am J Cardiol* 1992; **70:** 398–9.
13. Nicholls MG, Gilchrist NL. Sulindac and cough induced by converting enzyme inhibitors. *Lancet* 1987; **i:** 872.
14. Fogari R, *et al.* Effects of nifedipine and indomethacin on cough induced by angiotensin-converting enzyme inhibitors: a double-blind, randomized, cross-over study. *J Cardiovasc Pharmacol* 1992; **19:** 670–3.
15. Brown RC, Turton CWG. Cough and angiotensin converting enzyme inhibition. *BMJ* 1988; **296:** 1741.
16. Keogh A. Sodium cromoglycate prophylaxis for angiotensin-converting enzyme inhibitor cough. *Lancet* 1993; **341:** 560.
17. Hargreaves MR, Benson MK. Inhaled sodium cromoglycate in angiotensin-converting enzyme inhibitor cough. *Lancet* 1995; **345:** 13–16.
18. Dicpinigaitis PV. Use of baclofen to suppress cough induced by angiotensin-converting enzyme inhibitors. *Ann Pharmacother*

1996; **30:** 1242–5.
19. Malini PL, *et al.* Thromboxane antagonism and cough induced by angiotensin-converting-enzyme inhibitor. *Lancet* 1997; **350:** 15–18.
20. Lee S-C, *et al.* Iron supplementation inhibits cough associated with ACE inhibitors. *Hypertension* 2001; **38:** 166–70.
21. Dicpinigaitis PV. Angiotensin-converting enzyme inhibitor-induced cough: ACCP evidence-based clinical practice guidelines. *Chest* 2006; **129** (suppl): 169S–173S.

对血液的影响 使用 ACEI 的患者可出现一些血液病，但很少有此方面的报道。血红蛋白浓度和血细胞比容可能会减少，但常是没有临床意义的。尽管已有报道称会对贫血的恢复产生不利影响[1]，ACEI 仍用于降低血细胞比容（详见下文**用途**项下**红细胞增多症**内容）。已记载的病例包括中性粒细胞减少症、粒细胞缺乏症（特别是肾或胶原血管障碍的患者）、血小板减少症。也有可能发生再生障碍性贫血[2,3]，并且这可能是致命的[3]。

1. Ripamonti V, *et al.* Angiotensin-converting enzyme inhibitors slow recovery from anemia following cardiac surgery. *Chest* 2006; **130:** 79–84.
2. Kim CR, *et al.* Captopril and aplastic anemia. *Ann Intern Med* 1989; **111:** 187–8.
3. Harrison BD, *et al.* Fatal aplastic anaemia associated with lisinopril. *Lancet* 1995; **346:** 247–8.

对肾脏的影响 ACEI 对肾的影响很复杂[1,2]；它们有护肾的作用，但在一些患者中也会造成肾功能急性恶化。这些显然矛盾的结果与 ACEI 对肾素-血管紧张素-醛固酮系统的作用有关。

肾素-血管紧张素-醛固酮系统在维持正常肾血流和肾功能上有重要作用。肾血流灌注的减少（如由低血容量症、心衰、肾动脉狭窄引起的）会激活此系统并增加血管紧张素Ⅱ的释放。这主要会使肾小球后肾血管收缩，从而即使在肾血流量降低的情况下，也能维持肾小球血压以及肾小球滤过作用。

不限制钠摄入量的正常人中，肾素-血管紧张素-醛固酮系统是被抑制的，ACEI 对肾功能影响很小。对于原发性高血压患者，虽然 ACEI 会降低动脉血压，但它一般会增加肾血流量，因为肾血管的舒张效应大于动脉血压降低效应。但是，滤过分数会降低，因为肾小球内压力降低，但肾小球滤过率改变很小。限制钠摄入和患者较年轻时，肾血流增加更明显。

这些效应普遍是有益的。但是，当患者肾血流灌注压降低时，肾素-血管紧张素-醛固酮系统对维持肾小球滤过率十分重要，使用 ACEI 可能会引发问题。有报道单侧肾移植后（此侧肾动脉狭窄）和有双侧肾动脉疾病的患者出现了严重肾功能减退甚至无尿。肾血管狭窄时主要靠优先收缩出球小动脉来维持肾滤过能力，此过程主要由肾素-血管紧张素-醛固酮系统介导；当使用 ACEI 后，会致使出球小动脉舒张和动脉血压降低，从而导致滤过压的急剧降低。低血容量症或钠的缺失（如利尿药导致的）也会激活肾素-血管紧张素-醛固酮系统并且使患者易遭受肾损伤。大部分肾功能不全患者正在使用利尿药，补充钠可在继续使用 ACEI 的情况下恢复肾功能。

心衰患者在长期的 ACEI 治疗中也可能出现肾功能降低。这是因为慢性心衰时，血管紧张素Ⅱ介导的全身和肾血管收缩对于维持肾灌注压很重要。减少利尿药剂量或增加饮食中盐摄入量，可在继续使用 ACEI 的情况下减轻肾功能降低。对于心衰的老年患者有一个额外的危险因子，即高发病率隐匿性肾血管疾病[3]。

在 ACEI 使用前或使用中出现中度肾功能减退，不必停止治疗。ACEI 对肾功能的影响一般是可逆的，并且滤过压的降低可能有护肾作用。一项综述[4]表明，给予肾损伤患者 ACEI，会给那些用药前失去肾功能的患者带来最大的长期效益。

另外 ACEI 可能造成膜性肾小球病或间质性肾炎的病理学效应。前者在使用卡托普利时发生，特别是高剂量时，但较少见。目前更多使用小剂量，故不常发生。无论是否继续用药，蛋白尿常在没有感到肾功能减退时就已正常。也有持续性蛋白尿和肾功能减退的报道。很少有关于被证实的间质性肾炎的报道，此病可能由过敏造成。

1. Navis G, *et al.* ACE inhibitors and the kidney: a risk-benefit assessment. *Drug Safety* 1996; **15:** 200–11.
2. Schoolwerth AC, *et al.* Renal considerations in angiotensin converting enzyme inhibitor therapy: a statement for healthcare professionals from the Council on the Kidney in Cardiovascular Disease and the Council for High Blood Pressure Research of the American Heart Association. *Circulation* 2001; **104:** 1985–91.
3. MacDowall P, *et al.* Risk of morbidity from renovascular disease in elderly patients with congestive cardiac failure. *Lancet* 1998; **352:** 13–16.
4. Bakris GL, Weir MR. Angiotensin-converting enzyme inhibitor-associated elevations in serum creatinine: is this a cause for concern? *Arch Intern Med* 2000; **160:** 685–93.

对肝脏的影响 有报道，卡托普利[1,2]、依那普利[2]、福辛普利[3]、赖诺普利[2]、雷米普利[4]有肝毒性，其中对卡托普利的报道最多。在一项研究[1]中，3 例肝病明显由卡托普利造成（或加重）的研究显示，此药造成的黄疸实际上主要是胆汁淤积性，但也可见急性肝细胞损伤。报告给英国 CSM 的由卡托普利引起的 29 例肝功能障碍中，9 例为肝细胞性黄疸（其中 2 例死亡），8 例为胆汁淤积性黄疸（1 例死亡），3 例为肝肾综合征（全部死亡）。1989 年 1 月前世界范围内（包括英国）共有 164 例肝不良反应被报告给 WTO。此不良反应发病率估计为 0.09‰，但可能被低估了。不良反应的消除可能要很长时间，在提示有肝致敏性的最初期应立即停药。

1. Bellary SV, *et al.* Captopril and the liver. *Lancet* 1989; **ii:** 514.
2. Hagley MT, *et al.* Hepatotoxicity associated with angiotensin-converting enzyme inhibitors. *Ann Pharmacother* 1993; **27:** 228–31.
3. Chou J-W, *et al.* Successful treatment of fosinopril-induced severe cholestatic jaundice with plasma exchange. *Ann Pharmacother* 2008; **42:** 1887–92.
4. Yeung E, *et al.* Ramipril-associated hepatotoxicity. *Arch Pathol Lab Med* 2003; **127:** 1493–7.

对口腔的影响 使用 ACEI 可能造成口腔溃疡和舌溃疡。有少数使用卡托普利[1]、依那普利[1]、赖诺普利[2]时出现"灼口综合征"（scalded mouth syndrome）的报道，病灶看上去像被热的液体烫伤过。

1. Vlasses PH, *et al.* "Scalded mouth" caused by angiotensin-converting enzyme inhibitors. *BMJ* 1982; **284:** 1672–3.
2. Savino LB, Haushalter NM. Lisinopril-induced "scalded mouth syndrome." *Ann Pharmacother* 1992; **26:** 1381–2.

对神经系统的影响 有报道，使用卡托普利的患者出现脑病和局部神经病学症状[1]、外周神经病[2,3]，包括吉兰-巴雷神经病[3]。卡托普利的一些 CNS 症状可能是由于大脑血流量的改变。一项对严重心衰患者的研究表明，服用 12.5mg 卡托普利，65 岁以下患者大脑血流量增加；但 70 岁以上患者中有 13% 血流量降低[4]。2 名服用 6.25mg 卡托普利后出现意识损害、感觉异常、头晕、视物模糊、失语的患者，被发现患有颈动脉狭窄[5]。有报道 1 名患者在使用依那普利治疗 4 周后出现激动、恐慌、极度抑郁和失眠；再次给药后抑郁症状复发[6]。有报道卡托普利可能使人患躁狂症[7]，另有报道，同用卡托普利和依那普利治疗时出现幻视[8]。

1. Rapoport S, Zyman P. Captopril and central nervous system effects. *Ann Intern Med* 1983; **98:** 1023.
2. Samanta A, Burden AC. Peripheral neuropathy due to captopril. *BMJ* 1985; **291:** 1172.
3. Chakraborty TK, Ruddell WSJ. Guillain-Barré neuropathy during treatment with captopril. *Postgrad Med J* 1987; **63:** 221–2.
4. Britton KE, *et al.* Angiotensin-converting-enzyme inhibitors and treatment of heart failure. *Lancet* 1985; **ii:** 1236.
5. Jensen H, *et al.* Carotid artery stenosis exposed by an adverse effect of captopril. *BMJ* 1986; **293:** 1073–4.
6. Ahmad S. Enalapril-induced acute psychosis. *DICP Ann Pharmacother* 1991; **25:** 558–9.
7. Peet M, Peters S. Drug-induced mania. *Drug Safety* 1995; **12:** 146–53.
8. Haffner CA, *et al.* Hallucinations as an adverse effect of angiotensin converting enzyme inhibition. *Postgrad Med J* 1993; **69:** 240.

对胰腺的影响 1994 年，英国 CSM[1]记录了 23 例使用 ACEI 时产生胰腺炎的情况（卡托普利 11 例，依那普利 10 例，赖诺普利 1 例，喹那普利 1 例），从那时起，出现了使用最常用的 ACEI 后产生胰腺炎（某些案例中致命）的报道。虽然很难确定二者的因果关系[2]，但是，一项回顾性队列研究[3]在不考虑大样本量的情况下，无法证实 ACEI 与老年胰腺炎患者之间存在关联。

1. CSM/MCA. Drug-induced pancreatitis. *Current Problems* 1994; **20:** 2–3.
2. Singh S. Angiotensin-converting enzyme (ACE) inhibitor-induced acute pancreatitis: in search of the evidence. *South Med J* 2006; **99:** 1327–8.
3. Cheng RMS, *et al.* Association between ACE inhibitors and acute pancreatitis in the elderly. *Ann Pharmacother* 2003; **37:** 994–8.

对呼吸系统的影响 咳嗽是 ACEI 公认的不良反应，但是表明咳嗽与支气管高反应性或气道阻塞有关的证据是存在争议的（见上文**咳嗽**）。Swedish Adverse Drug Reactions Advisory Committee 和 WHO 关于 ACEI 对呼吸系统的不良反应的报道显示，气道阻塞症状（如呼吸困难、哮喘和支气管痉挛）发生率很低，常在治疗的前几周内出现[1]。但是，表明 ACEI 和这些症状有因果关系的证据受到质疑[2]。

1 名有轻度鼻溢和打喷嚏病史的 45 岁妇女在使用依那普利时，发生了严重了鼻塞。停药 2 天内症状消失，再次用药时复发[3]。另一名妇女在使用依那普利之后出现阻塞性睡眠呼吸暂停[4]，停用后症状有所改善。

有报道，使用卡托普利[5]和培哚普利[6]时出现肺炎。

1. Lunde H, *et al.* Dyspnoea, asthma, and bronchospasm in relation to treatment with angiotensin converting enzyme inhibitors. *BMJ* 1994; **308:** 18–21.
2. Inman WHW, *et al.* Angiotensin converting enzyme inhibitors and asthma. *BMJ* 1994; **308:** 593–4.
3. Fennerty A, *et al.* Enalapril-induced nasal blockage. *Lancet* 1986; **ii:** 1395–6.
4. Cicolin A, *et al.* Angiotensin-converting enzyme inhibitors and obstructive sleep apnea. *Mayo Clin Proc* 2006; **81:** 53–5.
5. Kidney JC, *et al.* Captopril and lymphocytic alveolitis. *BMJ* 1989; **299:** 981.
6. Benard A, *et al.* Perindopril-associated pneumonitis. *Eur Respir J* 1996; **9:** 1314–16.

对骨骼肌的影响 有报道 1 名使用依那普利的患者出现严重肌痛和无力，伴有晨僵[1]。停药后几天内症状消失。

1. Leloët X, *et al.* Pseudopolymyalgia rheumatica during treatment with enalapril. *BMJ* 1989; **298:** 325.

对皮肤的影响 使用 ACEI 治疗时可能出现皮疹；已报道使用卡托普利的患者中 1%～6% 发生皮疹。血管性水肿也是 ACEI 的不良反应（详见下文**超敏反应**）之一。有报道使用卡托普利时发生大疱性类天疱疮[1]、多汗[2]、卡波西肉瘤[3]、溃疡性扁平苔藓[4]、甲剥离[5,6]、天疱疮[7,8]、加重银屑病[9]、皮肤过敏性血管炎[10]。有报道[11]使用赖诺普利时也发生卡波西肉瘤。依那普利[12]也可造成甲剥离。依那普利[13,14]和雷米普利[15]可造成天疱疮。赖诺普利可造成大疱性类天疱疮[16]。有报道[17]雷米普利可造成天疱疮样扁平苔藓。有报道[18]使用卡托普利或依那普利后，出现类似早期蕈样肉芽肿病和过敏的严重皮肤反应。间质性肉芽肿性药物反应的表现红皮症被报道与卡托普利有关[19]。有报道，使用依那普利的患者出现外阴阴道瘙痒和排尿困难[20]。

1. Mallet L, *et al.* Bullous pemphigoid associated with captopril. *DICP Ann Pharmacother* 1989; **23:** 63.
2. Morse MH. Hyperhidrosis: a possible side effect of captopril treatment. *BMJ* 1984; **289:** 1272.
3. Puppin D, *et al.* Kaposi's sarcoma associated with captopril. *Lancet* 1990; **336:** 1251–2.
4. Cox NH, *et al.* Lichen planus associated with captopril: a further disorder demonstrating the 'tin-tack' sign. *Br J Dermatol* 1989; **120:** 319–21.
5. Brueggemeyer CD, Ramirez G. Onycholysis associated with captopril. *Lancet* 1984; **i:** 1352–3.
6. Borders JV. Captopril and onycholysis. *Ann Intern Med* 1986; **105:** 305–6.
7. Parfrey PS, *et al.* Captopril-induced pemphigus. *BMJ* 1980; **281:** 194.
8. Butt A, Burge SM. Pemphigus vulgaris induced by captopril. *Br J Dermatol* 1995; **132:** 315–16.
9. Hamlet NW, *et al.* Does captopril exacerbate psoriasis? *BMJ* 1987; **295:** 1352.
10. Miralles R, *et al.* Captopril and vasculitis. *Ann Intern Med* 1988; **109:** 514.
11. Bilen N, *et al.* Possible causal role of lisinopril in a case of Kaposi's sarcoma. *Br J Dermatol* 2002; **147:** 1042–4.
12. Gupta S, *et al.* Nail changes with enalapril. *BMJ* 1986; **293:** 140.
13. Kuechle MK, *et al.* Angiotensin-converting enzyme inhibitor-induced pemphigus: three case reports and literature review. *Mayo Clin Proc* 1994; **69:** 1166–71.
14. Frangogiannis NG, *et al.* Pemphigus of the larynx and esophagus. *Ann Intern Med* 1995; **122:** 803–4.
15. Vignes S, *et al.* Ramipril-induced superficial pemphigus. *Br J Dermatol* 1996; **135:** 657–8.
16. Kalińska-Bienias A, *et al.* Can pemphigoid be provoked by lisinopril? *Br J Dermatol* 2006; **155:** 854–5.
17. Ogg GS, *et al.* Ramipril-associated lichen planus pemphigoides. *Br J Dermatol* 1997; **136:** 412–14.
18. Furness PN, *et al.* Severe cutaneous reactions to captopril and enalapril; histological study and comparison with early mycosis fungoides. *J Clin Pathol* 1986; **39:** 902–7.
19. Chen Y-C, *et al.* Interstitial granulomatous drug reaction presenting as erythroderma: remission after discontinuation of enalapril maleate. *Br J Dermatol* 2008; **158:** 1143–5.
20. Heckerling PS. Enalapril and vulvovaginal pruritus. *Ann Intern Med* 1990; **112:** 879–80.

男性乳房发育 1 名使用卡托普利治疗高血压的患者[1]出现单侧疼痛性男性乳房发育，并伴有系统性红斑狼疮和肾损伤。1 名使用了青霉胺的妇女发生乳房增大，有人推测是因为药物结构中存在巯基；但也有报道，2 名使用不含巯基的依那普利[2,3]的患者也出现男性乳房发育。

1. Markusse HM, Meyboom RHB. Gynaecomastia associated with captopril. *BMJ* 1988; **296:** 1262–3.
2. Nakamura Y, *et al.* Gynaecomastia induced by angiotensin converting enzyme inhibitor. *BMJ* 1990; **300:** 541.
3. Llop R, *et al.* Gynecomastia associated with enalapril and diazepam. *Ann Pharmacother* 1994; **28:** 671–2.

超敏反应 ACEI 的某些不良反应可能由免疫系统介导，但有关特异性**超敏反应**的证据似乎有限。45 名使用卡托普利的患者中，有 2 例出现了此药的特异性 IgG 抗体，但是其临床意义不明[1]。1 名使用卡托普利的患者出现类血清病反应，并发现有免疫复合物沉积在肾小球基底膜，还出现皮疹、关节痛、表皮松解、发热、淋巴结病[2]。许多患者发生嗜酸粒细胞增多[3]。抗核抗体的形成和狼疮样反应也曾被报道[4,5]。

对正进行聚丙烯腈膜（AN69）高通量血液透析治疗的患者，**过敏样反应**的发生与使用 ACEI（依那普利、卡托普利或赖诺普利）治疗相关[6,7]。英国 CSM 建议应避免 ACEI 与此滤膜合用[8]。一些因为严重高胆固醇血症而利用硫酸葡聚糖柱体外去除低密度脂蛋白（LDL 血浆分离置换法）的患者，服用 ACEI 后出现了类似的过敏样反应[9]。这些反应被认为是缓激肽介导的。延长 ACEI 最后一次给药与进行硫酸葡聚糖血浆分离置换的间隔时间可避免此反应[10]；使用缓激肽受体拮抗药醋酸依加替班（第2257页）也能成功避免此不良反应[11]。服用 ACEI 的患者在输入经床旁白细胞过滤器处理的血液时出现低血压反应，这也被认为是由缓激肽所致[12]。还有少量报道，服用 ACEI 的患者在被昆虫蜇伤或进行膜翅目毒液（如蜜蜂或黄蜂毒液）脱敏治疗时发生严重过敏样反应，如过敏性休克[13]。

遗传性血管性水肿是 ACEI 一种普遍的不良反应[14~18]，发生率为 0.1%～0.2%[16,17]。美洲黑人[19]或加勒比黑人[20]不良反应的发生率可能较高。没有证据表明这是由免疫机制导致的，人们设想是激肽降解作用受损所致。但是，1 名先前耐受卡托普利的患者服用赖诺普利时也出现血管性水肿[21]。此不良反应常在用药后数小时或最多 1 周内发生[16]，但也可在延长治疗几月或几年后出现[22~25]，有时间歇性出现，中间伴有长时间无症状间隔[25]。有内脏血管性水肿的报道，它表现为伴有腹痛的腹泻、恶心、呕吐[26,27]、脑血管性水肿[28]和阴茎血管性水肿[29]。如果发生血管性水肿，应停止使用 ACEI，如肿胀影响到舌、声门或喉，可能造成气管阻塞的，应给予肾上腺素（详见第1161页）。有死亡病例[30]。对于不能耐受 ACEI 的患者建议用血管紧张素Ⅱ受体拮抗药作为替代，但有报道，使用血管紧张素Ⅱ受体拮抗药也可出现血管性水肿（详见**氯沙坦**项下内容，第1276页）。有报道称服用 ACEI 的患者因为休克而使用阿替普酶后出现遗传性血管性水肿，详见**阿替普酶的药物相互作用**项下内容，第1164页。

1. Coleman JW, *et al.* Drug-specific antibodies in patients receiving captopril. *Br J Clin Pharmacol* 1986; **22:** 161–5.
2. Hoorntje SJ, *et al.* Serum-sickness-like syndrome with membranous glomerulopathy in patient on captopril. *Lancet* 1979; **ii:** 1297.
3. Kayanakis JG, *et al.* Eosinophilia during captopril treatment. *Lancet* 1980; **ii:** 923.
4. Schwartz D, *et al.* Enalapril-induced antinuclear antibodies. *Lancet* 1990; **336:** 187.
5. Pelayo M, *et al.* Drug-induced lupus-like reaction and captopril. *Ann Pharmacother* 1993; **27:** 1541–2.
6. Verresen L, *et al.* Angiotensin-converting-enzyme inhibitors and anaphylactoid reactions to high-flux membrane dialysis. *Lancet* 1990; **336:** 1360–2.
7. Tielmans C, *et al.* ACE inhibitors and anaphylactoid reactions to high-flux membrane dialysis. *Lancet* 1991; **337:** 370–1.
8. CSM. Anaphylactoid reactions to high-flux polyacrylonitrile membranes in combination with ACE inhibitors. *Current Problems* **33** 1992.
9. Olbricht CJ, *et al.* Anaphylactoid reactions, LDL apheresis with dextran sulphate, and ACE inhibitors. *Lancet* 1992; **340:** 908–9.
10. Keller C, *et al.* LDL-apheresis with dextran sulphate and anaphylactoid reactions to ACE inhibitors. *Lancet* 1993; **341:** 60–1.
11. Davidson DC, *et al.* Prevention with icatibant of anaphylactoid reactions to ACE inhibitor during LDL apheresis. *Lancet* 1994; **343:** 1575.
12. Quillen K. Hypotensive transfusion reactions in patients taking angiotensin-converting-enzyme inhibitors. *N Engl J Med* 2000; **343:** 1422–3.
13. Stumpf JL, *et al.* Safety of angiotensin-converting enzyme inhibitors in patients with insect venom allergies. *Ann Pharmacother* 2006; **40:** 699–703.
14. Wood SM, *et al.* Angio-oedema and urticaria associated with angiotensin converting enzyme inhibitors. *BMJ* 1987; **294:** 91–2.
15. Hedner T, *et al.* Angio-oedema in relation to treatment with angiotensin converting enzyme inhibitors. *BMJ* 1992; **304:** 941–6.
16. Israili ZH, Hall WD. Cough and angioneurotic edema associated with angiotensin-converting enzyme inhibitor therapy: a review of the literature and pathophysiology. *Ann Intern Med* 1992; **117:** 234–42.
17. Vleeming W, *et al.* ACE inhibitor-induced angioedema. *Drug Safety* 1998; **18:** 171–88.
18. Bas M, *et al.* Das ACE-Hemmer-induzierte Angioödem. *Laryngorhinootologie* 2007; **86:** 804–8.
19. Brown NJ, *et al.* Black Americans have an increased rate of angiotensin converting enzyme inhibitor-associated angioedema. *Clin Pharmacol Ther* 1996; **60:** 8–13.
20. Gibbs CR, *et al.* Angioedema due to ACE inhibitors: increased risk in patients of African origin. *Br J Clin Pharmacol* 1999; **48:** 861–5.
21. McElligott S, *et al.* Angioedema after substituting lisinopril for captopril. *Ann Intern Med* 1992; **116:** 426–7.
22. Chin HL, Buchan DA. Severe angioedema after long-term use of an angiotensin-converting enzyme inhibitor. *Ann Intern Med* 1990; **112:** 312–13.
23. Edwards TB. Adverse effects of ACE inhibitors. *Ann Intern Med* 1993; **118:** 314.
24. Chu TJ, Chow N. Adverse effects of ACE inhibitors. *Ann Intern Med* 1993; **118:** 314.
25. Adverse Drug Reactions Advisory Committee (ADRAC). Angioedema – still a problem with ACE inhibitors. *Aust Adverse Drug React Bull* 2005; **24:** 7. Also available at: http://www.tga.gov.au/adr/aadrb/aadr0504.htm (accessed 06/11/06)
26. Mullins RJ, *et al.* Visceral angioedema related to treatment with an ACE inhibitor. *Med J Aust* 1996; **165:** 319–21.
27. Byrne TJ, *et al.* Isolated visceral angioedema: an underdiagnosed complication of ACE inhibitors? *Mayo Clin Proc* 2000; **75:** 1201–4.
28. Decloedt E, *et al.* Cerebral angioedema associated with enalapril. *Br J Clin Pharmacol* 2009; **68:** 271–3.
29. McCabe J, *et al.* Penile angioedema associated with the use of angiotensin-converting-enzyme inhibitors and angiotensin II receptor blockers. *Am J Health-Syst Pharm* 2008; **65:** 420–1.
30. Cupido C, Rayner B. Life-threatening angio-oedema and death associated with the ACE inhibitor enalapril. *S Afr Med J* 2007; **97:** 244–5.

过量 有过量使用卡托普利[1,2]、依那普利[3~6]、赖诺普利[7,8]的报道。主要不良反应是低血压，通常是支持性疗法和扩容治疗的反应。对于严重超剂量服药 1h 内出现不良反应的患者，可给予药用炭（活性炭）治疗。如果患者出现持续低血压，可给予拟交感神经药（虽然它们常不是必需的）。如果常规疗法无效[5,6,8]，可使用特殊疗法血管紧张素胺（第1172页），但此方法不是普遍有效。有使用纳洛酮成功治疗卡托普利过量的报道[9]。

1. Augenstein WL, *et al.* Captopril overdose resulting in hypotension. *JAMA* 1988; **259:** 3302–5.
2. Graham SR, *et al.* Captopril overdose. *Med J Aust* 1989; **151:** 111.
3. Waeber B, *et al.* Self poisoning with enalapril. *BMJ* 1984; **288:** 287–8.
4. Lau CP. Attempted suicide with enalapril. *N Engl J Med* 1986; **315:** 197.
5. Jackson T, *et al.* Enalapril overdose treated with angiotensin infusion. *Lancet* 1993; **341:** 703.
6. Newby DE, *et al.* Enalapril overdose and the corrective effect of intravenous angiotensin II. *Br J Clin Pharmacol* 1995; **40:** 103–4.
7. Dawson AH, *et al.* Lisinopril overdose. *Lancet* 1990; **335:** 487–8.
8. Trilli LE, Johnson KA. Lisinopril overdose and management with intravenous angiotensin II. *Ann Pharmacother* 1994; **28:** 1165–8.
9. Varon J, Duncan SR. Naloxone reversal of hypotension due to captopril overdose. *Ann Emerg Med* 1991; **20:** 1125–7.

注意事项

ACEI 通常不应用于主动脉狭窄或流出道阻塞的患者（亦见下文）。它也不经常应用于有肾血管疾病或疑似肾血管疾病的患者，但偶尔用来治疗严重难治性高血压，当给这类患者用药时应十分小心并进行密切监督。老年人、有外周血管疾病或全身动脉粥样硬化的患者使用该药有较高危险，因为他们可能有未被发现的肾血管疾病。使用 ACEI 前应评估所有患者的肾功能，并在治疗中对此进行监测。已有肾脏疾病或使用高剂量的患者，应定期监测蛋白尿。对有胶原血管病（如系统性红斑狼疮和硬皮病）或同时进行免疫抑制治疗（特别是还伴有肾功能损伤）的患者，应定期进行白细胞计数。对有自发性或遗传性血管性水肿病史的患者，应谨慎给予 ACEI。

心衰患者、疑似钠或水耗竭的患者（如用过利尿药或经过透析）可能会在使用 ACEI 治疗的初期出现症状性低血压。故在开始治疗时应进行密切的医学监督，使用低剂量，让患者卧床休息，以尽量减小不良反应。

服用 ACEI 的患者在用高通量聚丙烯腈膜进行血液透析时，或在用硫酸葡聚糖柱进行低密度脂蛋白血浆分离置换时，抑或进行黄蜂或蜜蜂毒液脱敏时（详见上文**不良反应**项下**超敏反应**），出现过敏样反应。

ACEI 与胎儿毒性有关，妊娠期应禁止使用（见下文）。

主动脉瓣狭窄 包括 ACEI 在内的血管扩张药通常不用于阻塞性心脏病，如由于心输出量无法增加，使全身血管不能扩张引起的主动脉瓣狭窄。用药有患严重低血压的风险。然而，一项针对有主动脉瓣狭窄症状患者的研究[1]发现依那普利具有良好的耐受性，且能改善症状。此外，一项针对无主动脉瓣狭窄症状高血压患者的停药研究[2]表明，ACEI 有助于血液流动。另一项针对心衰患者和不建议使用 ACEI 患者（包括 17.3%的主动脉瓣狭窄患者）的研究[3]发现，给予 ACEI 后生存率提高。还有一些证据表明，ACEI 可能会缓解钙化性主动脉瓣狭窄，但这还有待证实[4]。

1. Chockalingam A, *et al.* Safety and efficacy of angiotensin-converting enzyme inhibitors in symptomatic severe aortic stenosis: Symptomatic Cardiac Obstruction-Pilot study of Enalapril in Aortic Stenosis (SCOPE-AS). *Am Heart J* 2004; **147:** E19.
2. Jiménez-Candil J, *et al.* Effects of angiotensin converting enzyme inhibitors in hypertensive patients with aortic valve stenosis: a drug withdrawal study. *Heart* 2005; **91:** 1311–18.
3. Ahmed A, *et al.* A propensity score analysis of the impact of angiotensin-converting enzyme inhibitors on long-term survival of older adults with heart failure and perceived contraindications. *Am Heart J* 2005; **149:** 737–43.
4. Newby DE, *et al.* Emerging medical treatments for aortic stenosis: statins, angiotensin converting enzyme inhibitors, or both? *Heart* 2006; **92:** 729–34.

哺乳 英国 MHRA 和 Committee on Human Medicines 认为有一些证据表明 ACEI 会转运到母乳，虽然浓度不太可能具有临床意义，但是因为没有足够的数据能排除其导致深度高血压的可能性（尤其是早产儿），所以这些药物不宜用于哺乳期[1]。大量数据表明在分娩后的最初几周应避免使用卡托普利、依那普利和喹那普利，但在婴儿长大一些后可酌情使用。为了更佳地实行哺乳期既定的安全用药，其他 ACEI 应完全避免使用。由于缺乏既定的安全考察，还应避免使用血管紧张素Ⅱ受体拮抗药。

American Academy of Pediatrics 则持相反观点，他们认为通常情况下哺乳期可以使用卡托普利。见第1195页。

1. MHRA/CHM. ACE inhibitors and angiotensin II receptor antagonists: recommendations on use during breastfeeding. *Drug Safety Update* 2009; **2** (10): 3–4.

腹泻 数篇报道[1~5]显示服用 ACEI 的患者因为腹泻造成血容不足后，可能出现肾衰竭征兆和危及生命的低血压。

1. McMurray J, Matthews DM. Effect of diarrhoea on a patient taking captopril. *Lancet* 1985; **i:** 581.
2. Benett PR, Cairns SA. Captopril, diarrhoea, and hypotension. *Lancet* 1985; **i:** 1105.
3. McMurray J, Matthews DM. Consequences of fluid loss in patients treated with ACE inhibitors. *Postgrad Med J* 1987; **63:** 385–7.
4. Stirling C, *et al.* Diarrhoea, vomiting and ACE inhibitors: an important cause of acute renal failure. *J Hum Hypertens* 2003; **17:** 419–23.
5. McGuigan J, *et al.* Life threatening hyperkalaemia with diarrhoea during ACE inhibition. *Emerg Med J* 2005; **22:** 154–5.

种族性 把 ACEI 作为抗高血压药用在加勒比黑人患者时，没有用在白种人患者身上的有效。同样的报道出现在心衰病症中。对一项左室功能紊乱和预防试验的混合分析[1]表明，依那普利可显著降低心衰并伴有左室功能紊乱的白人患者入院的危险性，但在有类似病情的黑人患者中却没有此疗效。但是单对预防效果的分析[2]显示，在白种人和黑种人中，依那普利降低疾病发展风险的程度类似。

1. Exner DV, *et al.* Lesser response to angiotensin-converting-enzyme inhibitor therapy in black as compared with white patients with left ventricular dysfunction. *N Engl J Med* 2001; **344:** 1351–7.
2. Dries DL, *et al.* Efficacy of angiotensin-converting enzyme inhibition in reducing progression from asymptomatic left ventricular dysfunction to symptomatic heart failure in black and white patients. *J Am Coll Cardiol* 2002; **40:** 311–17. Correction. *ibid.*; 1019.

肝硬化 有人认为对于肝硬化患者，卡托普利可显著降低动脉血压以及严重减弱肾功能，因为在这些患者中，肾小球滤过率的维持可能由血管紧张素Ⅱ介导[1]。有报道支持这一理论：在 4 名肝硬化并继发难治性腹水的患者中，平均动脉压的降低引起肾小球滤过率降低[2]。平均动脉压降低会伴有体位性低血压和脑病发病率的增加。2 名肝硬化的患者在用卡托普利治疗时（6.25～12.5mg，每日 3 次）出现严重意识错乱[3]。另一种 ACEI 西拉普利的注册药品信息建议用于腹水患者。

1. Ring T. Captopril and resistant ascites: a word of caution. *Lancet* 1983; **ii:** 165.
2. Wood LJ, *et al.* Adverse effects of captopril in treatment of resistant ascites, a state of functional bilateral renal artery stenosis. *Lancet* 1985; **ii:** 1008–9.
3. Jørgensen F, *et al.* Captopril and resistant ascites. *Lancet* 1983; **ii:** 405.

Huntington 病 1 名患有 Huntington 病的妇女使用卡托普利治疗时病情急剧恶化，停药后好转[1]。

1. Goldblatt J, Bryer A. Huntington's disease: deterioration in clinical state during treatment with angiotensin converting enzyme inhibitor. *BMJ* 1987; **294:** 1659–60.

外周血管病 有外周血管病的患者可能易发肾动脉狭窄，因此在给予 ACEI 治疗时很容易发生肾衰（详见上文**对肾脏的影响**）。在 374 名外周血管疾病患者中，轻度肾动脉狭窄占 64 例（17%），严重肾动脉狭窄占 52 例（14%），双侧狭窄占 43 例（12%）[1]。外周血管疾病患者接受 ACEI 治疗的，都应认真监测其肾功能。

1. Salmon P, Brown MA. Renal artery stenosis and peripheral vascular disease: implications for ACE inhibitor therapy. *Lancet* 1990; **336:** 321.

妊娠 动物和人的实验表明使用 ACEI 会有胎儿毒性，故不用于妊娠期妇女。由于子宫的血流量减少和肾素-血管紧张素系统被阻断产生的胎儿低血压，胎儿的肾功能受损，羊水输出受限[1]。妊娠的第二期和第三期使用 ACEI 具有风险，包括羊水过少和无尿、胎儿宫内发育迟缓、早产、肾功能衰竭、骨畸形、肢体挛缩、动脉导管未闭、肺发育不全、呼吸窘迫综合征、新生儿低血压、颅骨骨化缺陷、胎儿或新生儿死亡[1~3]。不良胎儿和早孕之间的关联一直难以建立。虽然人们认为妊娠的第一期时使用 ACEI 危险较小[4~6]，但一篇对现有的实验、临床数据的综述表明整个妊娠期间不应使用 ACEI[7]。后来的一项对 29507 名婴儿的队列研究发现，209 例曾经在妊娠第一期暴露于 ACEI 的婴儿的主要几种先天性畸形发病危险性显著提高，表明妊娠第一期也应避免使用此药[8]。FDA[9]和 MHRA[10]随后表示，计划怀孕的人群应避免使用 ACEI，妊娠诊断后也应立即停用。只有那些用后预期益处明显大于风险的孕妇才能使用此药。

1. Branch RL, Martin U. Adverse effects of angiotensin-converting enzyme inhibitors and angiotensin-II receptor blockers in pregnancy. *Adverse Drug React Bull* 2007; (Oct.): 943–6.
2. Hanssens M, *et al.* Fetal and neonatal effects of treatment with angiotensin-converting enzyme inhibitors in pregnancy. *Obstet Gynecol* 1991; **78:** 128–35.
3. Piper JM, *et al.* Pregnancy outcome following exposure to angiotensin-converting enzyme inhibitors. *Obstet Gynecol* 1992; **80:** 429–32.
4. CDC. Postmarketing surveillance for angiotensin-converting enzyme inhibitor use during the first trimester of pregnancy—United States, Canada, and Israel, 1987-1995. *JAMA* 1997; **277:** 1193–4.
5. Lip GYH, *et al.* Angiotensin-converting-enzyme inhibitors in early pregnancy. *Lancet* 1997; **350:** 1446–7.
6. Steffensen FH, *et al.* Pregnancy outcome with ACE-inhibitor use in early pregnancy. *Lancet* 1998; **351:** 596.
7. Shotan A, *et al.* Risk of angiotensin-converting enzyme inhibition during pregnancy: experimental and clinical evidence, potential mechanisms, and recommendations for use. *Am J Med* 1994; **96:** 451–6.
8. Cooper WO, *et al.* Major congenital malformations after first-trimester exposure to ACE inhibitors. *N Engl J Med* 2006; **354:** 2443–51.
9. FDA. FDA Public Health Advisory: angiotensin-converting enzyme inhibitor (ACE inhibitor) drugs and pregnancy (issued 7th June 2006). Available at: http://www.fda.gov/Drugs/DrugSafety/PublicHealthAdvisories/ucm053113.htm (accessed 30/07/09)
10. MHRA/CHM. ACE inhibitors and angiotensin II receptor antagonists: not for use in pregnancy. *Drug Safety Update* 2007; **1** (5): 8–9. Available at: http://www.mhra.gov.uk/home/idcplg?IdcService=GET_FILE&dDocName=CON2033217&RevisionSelectionMethod=LatestReleased (accessed 30/07/09)

药物相互作用

ACEI 和利尿药、其他抗高血压药或包括可降低血压的乙醇等试剂合用时，可能出现过度低血压。ACEI 与保钾利尿药、钾补充剂（包括含钾的盐替代品）或其他可导致高钾血症的药（如环孢素或吲哚美辛）合用时，可能会有增加血钾的额外作用，所以应监测血清钾浓度。心衰患者使用 ACEI 前一般应停止使用保钾利尿药和钾补充剂。但是，使用排钾利尿药的患者进行 ACEI 治疗时，可能需要钾补充剂，并应监测血清钾浓度。ACEI 对肾的不良反应可能会被其他药物加强，如 NSAIDs，它可影响肾功能。

1. Shionoiri H. Pharmacokinetic drug interactions with ACE inhibitors. *Clin Pharmacokinet* 1993; **25:** 20–58.
2. Mignat C, Unger T. ACE inhibitors: drug interactions of clinical significance. *Drug Safety* 1995; **12:** 334–7.

别嘌醇 有报道合用卡托普利和别嘌醇的患者出现不良反应，详见第526页。

抗酸药 虽然不会影响血压和心率，抗酸药与卡托普利合用会降低卡托普利生物利用度[1]。抗酸药也可降低福森普利和其他 ACEI 的生物利用度。

1. Mäntylä R, *et al.* Impairment of captopril bioavailability by concomitant food and antacid intake. *Int J Clin Pharmacol Ther Toxicol* 1984; **22:** 626–9.

抗糖尿病药 3 名 1 型糖尿病患者在将卡托普利加入他们治疗方案时出现低血糖；2 型糖尿病患者也出现同样情况，且必须停用降血糖药[1]。后来的研究推测原因是：卡托普利加强了胰岛素敏感度[1]。糖尿病[3]和非糖尿病[2]患者使用依那普利后出现了类似的血糖降低。2 个分别使用胰岛素或口服降血糖药的糖尿病患者的病例对照研究显示，ACEI 可增加病情发展为严重低血糖的危险[4,5]。但是，其他针对使用了卡托普利或依赖普利的糖尿病患者的研究没有发现血糖控制上的显著性变化[6,7]；并且显示 ACEI 普遍用于糖尿病患者高血压的治疗（见第1131页）。ACEI 在糖尿病合并症（如肾病）的治疗中也有一定作用（详见下文用途项下**肾功能障碍**）。

1. Ferriere M, *et al.* Captopril and insulin sensitivity. *Ann Intern Med* 1985; **102:** 134–5.
2. Helgeland A, *et al.* Enalapril, atenolol, and hydrochlorothiazide in mild to moderate hypertension: a comparative multicentre study in general practice in Norway. *Lancet* 1986; **i:** 872–5.
3. McMurray J, Fraser DM. Captopril, enalapril, and blood glucose. *Lancet* 1986; **i:** 1035.
4. Herings RMC, *et al.* Hypoglycaemia associated with use of inhibitors of angiotensin converting enzyme. *Lancet* 1995; **345:** 1195–8.
5. Morris AD, *et al.* ACE inhibitor use is associated with hospitalization for severe hypoglycemia in patients with diabetes. *Diabetes Care* 1997; **20:** 1363–7.
6. Passa P, *et al.* Enalapril, captopril, and blood glucose. *Lancet* 1986; **i:** 1447.
7. Winocour P, *et al.* Captopril and blood glucose. *Lancet* 1986; **ii:** 461.

硫唑嘌呤 有报道卡托普利与硫唑嘌呤合用时发生白细胞减少症；单独使用其中一种药不会发生此反应[1]。在一篇类似的报道中，用药方案中包括了 1 名使用硫唑嘌呤和卡托普利的患者发生嗜中性粒细胞减少，停用硫唑嘌呤后再次使用卡托普利不良反应没有复发[2]。

1. Kirchertz EJ, *et al.* Successful low dose captopril rechallenge following drug-induced leucopenia. *Lancet* 1981; **i:** 1363.
2. Edwards CRW, *et al.* Successful reintroduction of captopril following neutropenia. *Lancet* 1981; **i:** 723.

环孢素 合用 ACEI 与环孢素可能导致额外的高钾血症。2 名肾移植后使用环孢素的患者在服用依那普利后，出现急性肾衰竭[1]。停用 ACEI 后肾功能恢复。

1. Murray BM, *et al.* Enalapril-associated acute renal failure in renal transplants: possible role of cyclosporine. *Am J Kidney Dis* 1990; **16:** 66–9.

地高辛 有报道 ACEI 可增加血清中地高辛浓度，见第1216页。

利尿药 ACEI 与利尿药合用可能出现过度低血压。有报道卡托普利与美托拉宗合用时发生肾功能恶化（详见第1286页）。ACEI 与螺内酯合用可出现严重高钾血症（详见第1345页）。

重组人红细胞生成素 ACEI 与重组人红细胞生成素合用时可能发生额外的高钾血症。ACEI 还可拮抗重组人红细胞生成素的造血作用。

全身麻醉药 使用 ACEI 的患者在全身麻醉时可出现显著的低血压。另外，11 名全身麻醉（硫喷妥钠诱导，氧化亚氮、恩氟烷维持）前给予了卡托普利的患者的校正脑血流量比 9 名经美托洛尔预治疗的患者与 9 名空白对照患者都要低很多[1]。虽然麻醉前用卡托普利预治疗并没有并发症，但麻醉前还是应该考虑停用 ACEI。但也有人建议[2]既然没有明确的应停药的证据，可以继续小心使用。

1. Jensen K, *et al.* Cerebral blood flow during anaesthesia: influence of pretreatment with metoprolol or captopril. *Br J Anaesth* 1989; **62:** 321–3.
2. Anonymous. Drugs in the peri-operative period: 4 – cardiovascular drugs. *Drug Ther Bull* 1999; **37:** 89–92.

金盐 亚硝酸盐样反应见于 ACEI 开始治疗后[1,2]，往往在静注金盐治疗第 1 周出现面部潮红、恶心、头晕和低血压。患者应接受金硫丁二钠至少 2 年，反应出现在 ACEI 治疗 15 个月后。

1. Healey LA, Backes MB. Nitritoid reactions and angiotensin-converting-enzyme inhibitors. *N Engl J Med* 1989; **321:** 763.
2. Nixon J, Pande I. Gold, nitritoid reactions and angiotensin-converting enzyme inhibitors. *Rheumatology (Oxford)* 2006; **45:** 118–19.

干扰素 给予干扰素 α-2a 和 ACEI 治疗的 3 名患者出现了严重的粒细胞减少和混合型冷球蛋白血症（mixed cryoglobulinaemia）[1]。人们认为这是两药协同血液毒性造成的。但是进一步的报道显示[2]，2 名患者只发生了轻度粒细胞减少，且在继续治疗中可逆；另 1 名患者粒细胞数保持正常。

1. Casato M, *et al.* Granulocytopenia after combined therapy with interferon and angiotensin-converting enzyme inhibitors: evidence for a synergistic hematologic toxicity. *Am J Med* 1995; **99:** 386–91.
2. Jacquot C, *et al.* Granulocytopenia after combined therapy with interferon and angiotensin-converting enzyme inhibitors: evidence for a synergistic hematologic toxicity. *Am J Med* 1996; **101:** 235–6.

白介素-3 化疗后给予白介素-3 的 3 名患者[1]使用 ACEI 时出现显著的低血压；停止使用 ACEI 后血压恢复正常。

1. Dercksen MW, *et al.* Hypotension induced by interleukin-3 in patients on angiotensin-converting enzyme inhibitors. *Lancet* 1995; **345:** 448.

锂 有报道锂与 ACEI 合用有毒性，详见第380页。

肌松药 有报道赖诺普利与替扎尼定合用出现严重低血压，见第1809页。

NSAIDs 吲哚美辛、阿司匹林（可能还包括其他 NSAIDs）可降低或取消 ACEI 的降压作用。罗非考昔也有类似作用[1]。NSAIDs 导致水钠滞留，这可能会减弱各种抗高血压药的作用。有人推测 ACEI 的部分降压作用是前列腺素依赖性的，这也可解释阻止前列腺素合成的 NSAIDs 为何与 ACEI 有相互作用。但是，一项评估前列腺素作用的双盲研究[2]显示，吲哚美辛不影响卡托普利或依那普利的降压作用，这说明 ACEI 对前列腺素的作用不显著。

低剂量阿司匹林与 ACEI 相互作用的可能性受到关注[3~5]。ACEI 和阿司匹林对心力衰竭和缺血性心脏病的患者均有益，但是支持合用这两种药的相关证据有限。对关于使用 ACEI 的心肌梗死后心衰患者的研究的回顾分析显示，使用了阿司匹林的患者预后较差，一些小型研究认为阿司匹林可拮抗 ACEI 的血液动力学作用，但结果有争议并且其临床相关性不清楚。对有缺血性心脏病或非缺血性心脏病患者的观察研究[6,7]发现，无证据显示同时服用阿司匹林和 ACEI 有害处，一项对长期研究的系统性综述[8]认为 ACEI 有重要的临床获益，无论是否使用阿司匹林。

因为作用于肾小球不同部位，合并使用 NSAIDs 和 ACEI 可能对肾功能具有不同的效果[9]。当应用于因心衰、肝硬化、大出血等肾灌注量减小的患者，肾功能可能恶化。服用 ACEI 和利尿药的患者使用 NSAIDs 可能会极其危险[10]。肾灌注量尚可的患者可能会从合并使用 NSAIDs 和 ACEI 得到益处。

吲哚美辛和其他一些 NSAIDs 可能会引起高血钾。

1. Brown CH. Effect of rofecoxib on the antihypertensive activity of lisinopril. *Ann Pharmacother* 2000; **34:** 1486.
2. Gerber JG, *et al.* The hypotensive action of captopril and enalapril is not prostacyclin dependent. *Clin Pharmacol Ther* 1993; **54:** 523–32.
3. Stys T, *et al.* Does aspirin attenuate the beneficial effects of angiotensin-converting enzyme inhibition in heart failure? *Arch Intern Med* 2000; **160:** 1409–13.
4. Mahé I, *et al.* Interaction between aspirin and ACE inhibitors in patients with heart failure. *Drug Safety* 2001; **24:** 167–82.
5. Olson KL. Combined aspirin/ACE inhibitor treatment for CHF. *Ann Pharmacother* 2001; **35:** 1653–8.
6. McAlister FA, *et al.* Aspirin use and outcomes in a community-based cohort of 7352 patients discharged after first hospitalization for heart failure. *Circulation* 2006; **113:** 2572–8.
7. Masoudi FA, *et al.* Aspirin use in older patients with heart failure and coronary artery disease: national prescription patterns and relationship with outcomes. *J Am Coll Cardiol* 2005; **46:** 955–62.
8. Teo KK, *et al.* Effects of long-term treatment with angiotensin-converting-enzyme inhibitors in the presence or absence of aspirin: a systematic review. *Lancet* 2002; **360:** 1037–43. Correction. *ibid.* 2003; **361:** 90.
9. Sturrock NDC, Struthers AD. Non-steroidal anti-inflammatory drugs and angiotensin converting enzyme inhibitors: a commonly prescribed combination with variable effects on renal function. *Br J Clin Pharmacol* 1993; **35:** 343–8.
10. Australian Adverse Drug Reactions Advisory Committee (ADRAC). Beware the triple whammy! *Aust Adverse Drug React Bull* 2006; **25:** 18. Also available at: http://www.tga.gov.au/adr/aadrb/aadr0610.pdf (accessed 04/04/08)

丙磺舒 经静脉注射卡托普利的 4 名受试者给予丙磺舒后，导致卡托普利血浆浓度增高。有人认为此作用是因为丙磺舒减少了卡托普利从肾小管的分泌[1]。

1. Singhvi SM, *et al.* Renal handling of captopril: effect of probenecid. *Clin Pharmacol Ther* 1982; **32:** 182–9.

药动学

大多数 ACEI 经口服给药。除卡托普利和赖诺普利外它们一般是前药，吸收后经快速代谢将酯水解后，成为有活性的二酸形式，如依赖普利转化为依那普利拉。代谢主要发生在肝。活性药物或活性代谢物主要经尿排泄；贝那普利拉和福辛普利拉还可经胆道排泄。二酸的消除是多相的，并且存在延长了的最终消除相，有人认为这表示药物结合到血管紧张素上有饱和性的结合位点上。这种结合不会导致服用倍剂量后药物蓄积。最终消除半衰期不能预测服用倍剂量后实测的动力学，对蓄积有效的半衰期常被作为有价值的数据引用。

1. Burnier M, Biollaz J. Pharmacokinetic optimisation of angiotensin converting enzyme (ACE) inhibitor therapy. *Clin Pharmacokinet* 1992; **22:** 375–84.
2. Hoyer J, *et al.* Clinical pharmacokinetics of angiotensin converting enzyme (ACE) inhibitors in renal failure. *Clin Pharmacokinet* 1993; **24:** 230–54.
3. Song JC, White CM. Clinical pharmacokinetics and selective pharmacodynamics of new angiotensin converting enzyme inhibitors: an update. *Clin Pharmacokinet* 2002; **41:** 207–24.

用途和用法

ACEI 是作为血管扩张药的抗高血压药，可降低外周阻力。它抑制血管紧张素转化酶（ACE），ACE 在血管紧张素Ⅰ转化为血管紧张素Ⅱ过程起作用。血管紧张素Ⅱ刺激醛固酮的合成与分泌并通过有力的直接缩血管作用升高血压。ACE 与缓激肽原（激肽酶Ⅱ）是同一种物质，ACEI 也减少缓激肽的降解。缓激肽直接舒张血管并且涉及前列腺素的产生过程。人们认为 ACEI 的药理作用主要靠抑制肾素-血管紧张素-醛固酮系统，但在低肾素浓度的患者中它也能有效降低血压，所以很可能有其他机制在起作用。ACEI 同时降低心衰患者的前负荷和后负荷。它也可减少左心室重构（有时发生于心肌梗死后）。在正常情况下，用药后肾血流增加而肾小球滤过率不变。ACEI 还可减轻肾小球肾病伴随的蛋白尿。

ACEI 可用于高血压和心衰的治疗，提高心肌梗死后存活率以及预防有确定危险因素患者的心血管事件的发生。它也可用于糖尿病肾病的治疗。一般口服给药。

一些高血压患者开始用药后血压可能会骤降，所以第一次给药最好在睡前；可能的话，使用 ACEI 几天前停止利尿治疗，之后如有必要可恢复。

服用髓袢利尿药的心衰患者，第一次服用 ACEI 时普遍出现严重低血压，但如暂时停用利尿药会导致反跳性肺水肿。因此，应以低剂量开始治疗，并进行密切的医学监督。

1. Lopéz-Sendón J, *et al.* The Task Force on ACE-inhibitors of the European Society of Cardiology. Expert consensus document on angiotensin converting enzyme inhibitors in cardiovascular disease. *Eur Heart J* 2004; **25:** 1454–70. Also available at: http://www.escardio.org/guidelines-surveys/esc-guidelines/GuidelinesDocuments/guidelines-ACEI-FT.pdf (accessed 25/07/08)
2. Hanif K, *et al.* Reinventing the ACE inhibitors: some old and new implications of ACE inhibition. *Hypertens Res* 2010; **33:** 11–21.

作用 肾素-血管紧张素系统在调节心血管和肾功能方面起主要作用，此系统一经封锁会引起复杂的生理效应[1]。虽然最初人们认为 ACEI 的主要靶点为内分泌肾素-血管紧张素系统，但在循环系统此机制不能单独合理地解释 ACEI 所有的作用[2]。内源肾素-血管紧张素系统存在于多种组织中，ACEI 也会有局部作用[3]。这可能是 ACEI 某些长效作用的基础，包括改善内皮功能，提高动脉壁顺应性，提高心衰、血管退化、左室肥大时左室功能，延迟糖尿病肾病的发展。不同的 ACEI 组织分布不同，与组织中 ACE 结合程度不同，但是这种差异的临床意义不清楚。一项研究[4]显示组织特异性高的喹那普利提高了内皮功能，但组织特异性较低的依那普利则没有相似的疗效（尽管一次早些时候的研究[5]表明它有效）。

ACEI 对激肽系统也有作用，有证据表明 ACEI 对心血管的作用与激肽局部蓄积有关[6~8]。虽然不是所有研究都证实卡托普利有清除自由基的功能[10]，但有人推测[9]此功能促成了卡托普利的某些药理作用。

1. Schmieder RE, *et al.* Renin-angiotensin system and cardiovascular risk. *Lancet* 2007; **369:** 1208–19.
2. Tabibiazar R, *et al.* Formulating clinical strategies for angiotensin antagonism: a review of preclinical and clinical studies. *Am J Med* 2001; **110:** 471–80.
3. Zarnke KB, Feldman RD. Direct angiotensin converting enzyme inhibitor-mediated venodilation. *Clin Pharmacol Ther* 1996; **59:** 559–68.
4. Anderson TJ, *et al.* Comparative study of ACE-inhibition, angiotensin II antagonism, and calcium channel blockade on flow-mediated vasodilation in patients with coronary disease (BANFF study). *J Am Coll Cardiol* 2000; **35:** 60–6.
5. O'Driscoll G, *et al.* Improvement in endothelial function by angiotensin converting enzyme inhibition in insulin-dependent diabetes mellitus. *J Clin Invest* 1997; **100:** 678–84.
6. Linz W, *et al.* Contribution of kinins to the cardiovascular actions of angiotensin-converting enzyme inhibitors. *Pharmacol Rev* 1995; **47:** 25–49.
7. Bönner G. The role of kinins in the antihypertensive and cardioprotective effects of ACE inhibitors. *Drugs* 1997; **54** (suppl 5): 23–30.
8. Gainer JV, *et al.* Effect of bradykinin-receptor blockade on the response to angiotensin-converting-enzyme inhibitor in normotensive and hypertensive subjects. *N Engl J Med* 1998; **339:** 1285–92.
9. Chopra M, *et al.* Captopril: a free radical scavenger. *Br J Clin Pharmacol* 1989; **27:** 396–9.
10. Lapenna D, *et al.* Captopril has no significant scavenging antioxidant activity in human plasma in vitro or in vivo. *Br J Clin Pharmacol* 1996; **42:** 451–6.

Bartter 综合征 有报道卡托普利对 Bartter 综合征有疗效[1~5]（第1592页），Bartter 综合征特点是醛固酮过多、低血钾、血管紧张素原酶过多，但血压正常或偏低。卡托普利也可用于诊断与显像[6]。

1. Aurell M, Rudin A. Effects of captopril in Bartter's syndrome. *N Engl J Med* 1981; **304:** 1609.
2. Hené RJ, *et al.* Long-term treatment of Bartter's syndrome with captopril. *BMJ* 1982; **285:** 695.
3. James JM, Davies D. The use of captopril in Bartter's syndrome. *BMJ* 1984; **289:** 162.
4. Savastano A, *et al.* Treatment of Bartter's disease with captopril: a case report. *Curr Ther Res* 1986; **39:** 408–13.
5. Jest P, *et al.* Angiotensin-converting enzyme inhibition as a therapeutic principle in Bartter's syndrome. *Eur J Clin Pharmacol* 1991; **41:** 303–5.
6. Dondi M, *et al.* Bartter's syndrome: renal scintigraphic appearance after captopril administration. *J Nucl Med* 1996; **37:** 1688–90.

糖尿病并发症 预防糖尿病后遗症的主要方法是控制血压（第410页）。有报道 ACEI 可降低患者（各种糖尿病患者，他们有心血管病史或者至少有一项心血管危险因子）发生常见心血管事件的危险[1]。一项针对不伴有心血管疾病的糖尿病（但可能有未知的危险因子）的研究[2]也显示 ACEI 可降死亡率。一些关于 ACEI 减少心血管疾病危险的研究也发现，ACEI 可预防非糖尿病患者发生糖尿病[3~7]。但是在一项随机研究[8]中，有中度糖代谢疾病但心血管疾病轻微的受试者未能确认这种效果。

ACEI 对其他一些糖尿病并发症的治疗也有益处。它在 1 型和 2 型糖尿病患者肾病的治疗中有确定的疗效（详见下文**肾功能障碍**项下）。

有报道[9,10]ACEI 可减慢血压正常的 1 型糖尿病患者视网膜病的恶化。一项初步研究[11]显示 ACEI 可能会改善糖尿病患者外周神经病变，但同样需要进一步研究。

1. Heart Outcomes Prevention Evaluation (HOPE) Study Investigators. Effects of ramipril on cardiovascular and microvascular outcomes in people with diabetes mellitus: results of the HOPE study and MICRO-HOPE substudy. *Lancet* 2000; **355:** 253–9. Correction. *ibid.*; **356:** 860.
2. Eurich DT, *et al.* Reduced mortality associated with the use of ACE inhibitors in patients with type 2 diabetes. *Diabetes Care* 2004; **27:** 1330–4.
3. Yusuf S, *et al.* Ramipril and the development of diabetes. *JAMA* 2001; **286:** 1882–5.
4. Padwal R, Laupacis A. Antihypertensive therapy and incidence of type 2 diabetes: a systematic review. *Diabetes Care* 2004; **27:** 247–55.
5. Gillespie EL, *et al.* The impact of ACE inhibitors or angiotensin II type 1 receptor blockers on the development of new-onset type 2 diabetes. *Diabetes Care* 2005; **28:** 2261–6.
6. Abuissa H, *et al.* Angiotensin-converting enzyme inhibitors or angiotensin receptor blockers for prevention of type 2 diabetes: a meta-analysis of randomized clinical trials. *J Am Coll Cardiol* 2005; **46:** 821–6.
7. Aguilar D, Solomon SD. ACE inhibitors and angiotensin receptor antagonists and the incidence of new-onset diabetes mellitus: an emerging theme. *Drugs* 2006; **66:** 1169–77.
8. Bosch J, *et al.* DREAM Trial Investigators. Effect of ramipril on the incidence of diabetes. *N Engl J Med* 2006; **355:** 1551–62.
9. Chaturvedi N, *et al.* Effect of lisinopril on progression of retinopathy in normotensive people with type 1 diabetes. *Lancet* 1998; **351:** 28–31.
10. Mauer M, *et al.* Renal and retinal effects of enalapril and losartan in type 1 diabetes. *N Engl J Med* 2009; **361:** 40–51.
11. Malik RA, *et al.* Effect of angiotensin-converting-enzyme (ACE) inhibitor trandolapril on human diabetic neuropathy: randomised double-blind controlled trial. *Lancet* 1998; **352:** 1978–81.

红细胞增多症 继发性红细胞增多（继发红细胞增多症）是指红细胞质量明显增加，可能会导致组织缺氧（如慢性气道阻塞性疾病），或产生过多的红细胞生成素（如在一些肾肿瘤或肾移植术后）。出现高黏滞症状后需要适时采取治疗手段来减少血栓性并发症的风险，目前主要采用的方法是放血去除红细胞和使用药物（如 ACEI）抑制红细胞的生成。

移植后红细胞增多症可在一些患者中自发消除，但对其余患者来说，治疗的目的是把血细胞比容降低到 45%以下，使血栓栓塞等并发症的风险降至最低。最初采用的是放血治疗，但这会导致严重缺铁。现有使用 ACEI[1~4]或血管紧张素Ⅱ受体拮抗药如氯沙坦[5~9]对病情有益的证据，而且指南推荐这些药物作为一线治疗药物[10,11]。也可使用茶碱，但不如 ACEI 有效[1]，通常用于一线治疗药物无效的患者；也可使用 ACEI，但可能需要放血使血细胞比容下降至 45%。

指南[11]推荐有**红细胞增多症继发缺氧性肺疾病**的患者应首先考虑提高氧合，包括长期氧疗。高黏滞血症或血细胞比容大于 56%的患者应进行放血治疗。ACEI 或血管紧张素Ⅱ受体拮抗药可用于不接受放血治疗的患者[11]。有报道称依那普利对海拔红细胞增多症有益处[12]，还可与氯沙坦合用治疗慢性阻塞性肺疾病引起的红细胞增多症[13]。也有报道称可使用茶碱。

1. Ok E, *et al.* Comparison of the effects of enalapril and theophylline on polycythemia after renal transplantation. *Transplantation* 1995; **59:** 1623–45.
2. Beckingham IJ, *et al.* A randomized placebo-controlled study of enalapril in the treatment of erythrocytosis after renal transplantation. *Nephrol Dial Transplant* 1995; **10:** 2316–20.
3. Hernández E, *et al.* Usefulness and safety of treatment with captopril in posttransplant erythrocytosis. *Transplant Proc* 1995; **27:** 2239–41.
4. MacGregor MS, *et al.* Treatment of postrenal transplant erythrocytosis. *Nephron* 1996; **74:** 517–21.
5. Klaassen RJL, *et al.* Losartan, an angiotensin-II receptor antagonist, reduces hematocrits in kidney transplant recipients with posttransplant erythrocytosis. *Transplantation* 1997; **64:** 780–2.
6. Navarro JF, *et al.* Effects of losartan on the treatment of posttransplant erythrocytosis. *Clin Nephrol* 1998; **49:** 370–2.
7. Julian BA, *et al.* Losartan, an angiotensin II type 1 receptor antagonist, lowers hematocrit in posttransplant erythrocytosis. *J Am Soc Nephrol* 1998; **9:** 1104–8.
8. Iñigo P, *et al.* Treatment with losartan in kidney transplant recipients with posttransplant erythrocytosis. *Transplant Proc* 1999; **31:** 2321.
9. Yildiz A, *et al.* Comparison of the effects of enalapril and losartan on posttransplantation erythrocytosis in renal transplant recipients: prospective randomized study. *Transplantation* 2001; **72:** 542–5.
10. EBPG Expert Group on Renal Transplantation. European best practice guidelines for renal transplantation. Section IV: Long-term management of the transplant recipient. IV.9.3. Haematological complications: erythrocytosis. *Nephrol Dial Transplant* 2002; **17** (suppl 4): 49–50. Also available at: http://ndt.oxfordjournals.org/cgi/reprint/17/suppl_4/49-a.pdf (accessed 20/11/06)
11. McMullin MF, *et al.* British Committee for Standards in Haematology. Guidelines for the diagnosis, investigation and management of polycythaemia/erythrocytosis. *Br J Haematol* 2005; **130:** 174–95. Also available at: http://www.bcshguidelines.com/pdf/polycythaemia_05.pdf (accessed 20/11/06)
12. Plata R, *et al.* Angiotensin-converting-enzyme inhibition therapy in altitude polycythaemia: a prospective randomised trial. *Lancet* 2002; **359:** 663–6.
13. Vlahakos DV, *et al.* Losartan reduces hematocrit in patients with chronic obstructive pulmonary disease and secondary erythrocytosis. *Ann Intern Med* 2001; **134:** 426–7.

遗传性疾病 少量研究发现 ACEI 对患有马方综合征[1,2]或 Duchenne 肌营养不良症[3,4]的心脏疾病患者有益。

1. Yetman AT, *et al.* Usefulness of enalapril versus propranolol or atenolol for prevention of aortic dilation in patients with the Marfan syndrome. *Am J Cardiol* 2005; **95:** 1125–7.
2. Ahimastos AA, *et al.* Effect of perindopril on large artery stiffness and aortic root diameter in patients with Marfan syndrome: a randomized controlled trial. *JAMA* 2007; **298:** 1539–47.
3. Duboc D, *et al.* Effect of perindopril on the onset and progression of left ventricular dysfunction in Duchenne muscular dystrophy. *J Am Coll Cardiol* 2005; **45:** 855–7.
4. Duboc D, *et al.* Perindopril preventive treatment on mortality in Duchenne muscular dystrophy: 10 years' follow-up. *Am Heart J* 2007; **154:** 596–602.

心力衰竭 除利尿药外，口服 ACEI 对各阶段的心力衰竭都有额外的临床疗效（第1127页）。它能减轻症状，提高存活率，减慢轻度或中度心衰向更严重的阶段发展。因此，目前建议所有左室收缩功能障碍的心衰患者接受 ACEI 治疗，即使单独给予利尿药后已无症状。

这些显示出 ACEI 疗效的研究主要针对的是高剂量使用的情况，而不是实际应用剂量。针对赖诺普利的研究[1]显示与低剂量相比，使用较高剂量减少了最终的死亡率和入院率，并且高剂量也可被耐受，故建议应用较高剂量。针对卡托普利的研究没有发现标准剂量的疗效优于低剂量[2]，也没有发现高剂量疗效优于标准剂量[3]。建议[4,5]在随机试验中边增加剂量边观察反应，直至有效，不要根据症状确定剂量，如果较高剂量不可耐受，低剂量仍是有益的[4]。ACEI 与血管紧张素Ⅱ受体拮抗药合用可更完全的阻断肾素-血管紧张素系统，这也是有益的[6~8]。使用标准治疗（包括使用 β 受体阻滞剂）后仍有症状时，可考虑合用此两种药[4,5]。

ACEI 对于无症状左室功能障碍可能有一定疗效（没有明确）；SOLVD 研究发现其对无症状患者短期死亡率无影响，但显著降低长期死亡率[9]。虽然 ACEI 可以改善症状[10]，但对心脏衰竭和保存左心室功能（舒张功能障碍）患者的作用机制尚不清楚。ACEI 可能对瓣失调的心脏衰竭患者有益（见下**注意事项**项下，上面讨论的是它们在主动脉瓣狭窄方面的应用）。虽然还有待证实，但有一些证据表明 ACEI 还可以防止抗肿瘤药诱导的心脏毒性进一步发展[11]。

ACEI 治疗心衰的机制并不清楚。它可产生有益的血流动力学效应；它可扩张动脉、静脉[12]，降低前后负荷，在不增加心率的情况下提高心排血量。它对神经激素[13]和细胞因子有一定作用。其他可能的疗效包括减少左心室肥大，间接性预防心律失常[14~16]。

卡托普利和依那普利都曾被用于急性心衰的婴儿（分别见第1196页和第1231页**儿童用法**项下）。

1. Packer M, *et al.* Comparative effects of low and high doses of the angiotensin-converting enzyme inhibitor, lisinopril, on morbidity and mortality in chronic heart failure. *Circulation* 1999; **100:** 2312–18.
2. The NETWORK investigators. Clinical outcome with enalapril in symptomatic chronic heart failure; a dose comparison. *Eur Heart J* 1998; **19:** 481–9.
3. Nanas JN, *et al.* Outcome of patients with congestive heart failure treated with standard versus high doses of enalapril: a multicenter study. *J Am Coll Cardiol* 2000; **36:** 2090–5.
4. Hunt SA, *et al.* ACC/AHA 2005 guideline update for the diagnosis and management of chronic heart failure in the adult: a report of the American College of Cardiology/American Heart Association Task Force on Practice Guidelines (Writing Committee to Update the 2001 Guidelines for the Evaluation and Management of Heart Failure). Summary article: *J Am Coll Cardiol* 2005; **46:** 1116–43. Full version: http://content.onlinejacc.org/cgi/reprint/46/6/e1.pdf (accessed 25/07/08)
5. The Task Force for the Diagnosis and Treatment of Chronic Heart Failure of the European Society of Cardiology. Guidelines for the diagnosis and treatment of chronic heart failure (update 2005). Executive summary: *Eur Heart J* 2005; **26:** 1115–40. Full text: http://www.escardio.org/guidelines-surveys/esc-guidelines/GuidelinesDocuments/guidelines-CHF-FT.pdf (accessed 25/07/08)
6. Struckman DR, Rivey MP. Combined therapy with an angiotensin II receptor blocker and an angiotensin-converting enzyme inhibitor in heart failure. *Ann Pharmacother* 2001; **35:** 242–8.
7. Cohn JN, Tognoni G. A randomized trial of the angiotensin-receptor blocker valsartan in chronic heart failure. *N Engl J Med* 2001; **345:** 1667–75.
8. McMurray JJV, *et al.* Effects of candesartan in patients with chronic heart failure and reduced left-ventricular systolic function taking angiotensin-converting-enzyme inhibitors: the CHARM-Added trial. *Lancet* 2003; **362:** 767–71.
9. Jong P, *et al.* Effect of enalapril on 12-year survival and life expectancy in patients with left ventricular systolic dysfunction: a follow-up study. *Lancet* 2003; **361:** 1843–8.

10. Cleland JGF, *et al.* PEP-CHF Investigators. The perindopril in elderly people with chronic heart failure (PEP-CHF) study. *Eur Heart J* 2006; **27:** 2338–45.
11. Cardinale D, *et al.* Prevention of high-dose chemotherapy-induced cardiotoxicity in high-risk patients by angiotensin-converting enzyme inhibition. *Circulation* 2006; **114:** 2474–81.
12. Capewell S, *et al.* Acute and chronic arterial and venous effects of captopril in congestive cardiac failure. *BMJ* 1989; **299:** 942–5.
13. Deedwania PC. Angiotensin-converting enzyme inhibitors in congestive heart failure. *Arch Intern Med* 1990; **150:** 1798–1805.
14. Wesseling H, *et al.* Cardiac arrhythmias—a new indication for angiotensin-converting enzyme inhibitors? *J Hum Hypertens* 1989; **3** (suppl 1): 89–95.
15. Campbell RWF. ACE inhibitors and arrhythmias. *Heart* 1996; **76** (suppl 3): 79–82.
16. Healey JS, *et al.* Prevention of atrial fibrillation with angiotensin-converting enzyme inhibitors and angiotensin receptor blockers: a meta-analysis. *J Am Coll Cardiol* 2005; **45:** 1832–9.

高血压 ACEI在高血压（第1131页）的治疗中有确定疗效并且不比其他主流抗高血压药差[1]。卡托普利预防项目（CAPPP）试验[2]比较了以卡托普利为基础和常规的以β受体阻滞剂或利尿药为基础的治疗方案，结果显示卡托普利组心血管病死亡率较低，但休克的危险性增高，各组总体死亡率没有差别。大型ALLHAT研究[3]比较了ACEI和钙通道阻滞药、利尿药，各组总体死亡率没有显著性差异；ACEI组的休克、死亡发生率略微高于利尿药组。特别建议对有肾病的糖尿病患者使用ACEI，因为它对肾有益。也特别建议对心衰患者使用ACEI。ACEI其他已提出的优点包括对血脂不良反应少、减少左心室肥大的发病[4]、降低血浆纤维蛋白原[5]，但是这些作用的临床意义不确定。

激活肾素-血管紧张素系统的药物可能会促进ACEI抗高血压的作用。因此，与利尿药或钙通道阻滞药联合治疗可能会特别有用。

1. Blood Pressure Lowering Treatment Trialists' Collaboration. Effects of different blood-pressure-lowering regimens on major cardiovascular events: results of prospectively-designed overviews of randomised trials. *Lancet* 2003; **362:** 1527–35.
2. Hansson L, *et al.* Effect of angiotensin-converting-enzyme inhibition compared with conventional therapy on cardiovascular morbidity and mortality in hypertension: the Captopril Prevention Project (CAPPP) randomised trial. *Lancet* 1999; **353:** 611–16.
3. The ALLHAT Officers and Coordinators for the ALLHAT Collaborative Research Group. Major outcomes in high-risk hypertensive patients randomized to angiotensin-converting enzyme inhibitor or calcium channel blocker vs diuretic: The Antihypertensive and Lipid-Lowering Treatment to Prevent Heart Attack Trial (ALLHAT). *JAMA* 2002; **288:** 2981–97. Correction. *ibid.* 2003; **289:** 178.
4. Schmieder RE, *et al.* Reversal of left ventricular hypertrophy in essential hypertension: a meta-analysis of randomized double-blind studies. *JAMA* 1996; **275:** 1507–13.
5. Fogari R, *et al.* Effects of different antihypertensive drugs on plasma fibrinogen in hypertensive patients. *Br J Clin Pharmacol* 1995; **39:** 471–6.

肾血管性高血压的诊断 卡托普利可用于诊断肾性高血压，阻断血管紧张Ⅰ转化为血管紧张Ⅱ后，肾血管性高血压患者血浆肾素活性增高幅度要大于原发性高血压患者[1]。但是，用于诊断肾血管性高血压的多项研究的荟萃分析[2]表明卡托普利试验的精确性不如成像技术，如计算机X线断层摄影术、磁共振血管造影术。卡托普利也被用于加强肾闪烁造影术的敏感性和特异性[3]。卡托普利显像诊断Bartter综合征的参考文献见上文。

1. Muller FB, *et al.* The captopril test for identifying renovascular disease in hypertensive patients. *Am J Med* 1986; **80:** 633–44.
2. Vasbinder GBC, *et al.* Diagnostic tests for renal artery stenosis in patients suspected of having renovascular hypertension: a meta-analysis. *Ann Intern Med* 2001; **135:** 401–411.
3. Dowling RJ, *et al.* Imaging and stenting for renal artery stenosis. *Hosp Med* 1999; **60:** 329–34.

缺血性心脏病 ACEI对缺血性心脏病和其他动脉粥样硬化病有临床疗效。在急性心肌梗死的治疗中它有确定的价值（详见下文），并且可能有预防的作用；SAVE[1]和SOLVD[2]研究显示给予心衰患者ACEI可降低心肌梗死发病率。HOPE研究[3]表示对有心血管疾病高度发病危险的患者用雷米普利治疗，可显著降低死亡率、心肌梗死和休克的发生率。EUROPA研究[4]显示培哚普利可减少稳定性缺血性心脏病患者心血管事件发生率。QUO VADIS研究[5]表明服用喹那普利1年后再经历冠状动脉旁路移植术的患者，虽然药物对其运动试验或Holter监测中的缺血无效，但它可降低临床缺血事件的发生率。

有关ACEI对此类患者疗效的机制不是很清楚，有人推测是直接减少动脉粥样硬化（第1120页），但没有研究可证实。TREND研究[6]显示，服用6个月喹那普利可改善缺血性心脏病患者的内皮功能。但QUIET研究[7]显示，给予3年较低剂量的喹那普利，对动脉粥样硬化的发展或心脏事件发生率没有明显影响。PART-2研究[8]表明雷米普利对颈动脉粥样硬化没有影响，而PARIS研究[9]发现给予喹那普利后血管造影的再狭窄发生率增加。一篇主要基于EUROPA研究结果的综述[10]认为培哚普利上调内皮型一氧化氮合成酶的活性，调节血管紧张素Ⅱ和激肽之间的平衡，降低血管内皮细胞凋亡。但它指出不同的ACEI产生这些效应的能力不同，如组织中血管紧张素转化酶的亲和力和动脉粥样硬化斑块的渗透率。

给予稳定性心绞痛患者短期服用卡托普利和依那普利可减弱急性抗心肌缺血的作用[11]，同样的情况出现在服用依那普利的变异型心绞痛患者[12]。但是进一步研究[13]显示，稳定性心绞痛患者舌下服用卡托普利后可提高最大运动量试验的成绩。有报道称其还能改善动脉粥样硬化外周动脉疾病患者的症状[14]。一项病例对照研究[15]发现，主动脉疾病者服用ACEI后主动脉瘤破裂的风险降低。

1. Pfeffer MA, *et al.* Effect of captopril on mortality and morbidity in patients with left ventricular dysfunction after myocardial infarction: results of the Survival and Ventricular Enlargement Trial. *N Engl J Med* 1992; **327:** 669–77.
2. Yusuf S, *et al.* Effect of enalapril on myocardial infarction and unstable angina in patients with low ejection fractions. *Lancet* 1992; **340:** 1173–8.
3. The Heart Outcomes Prevention Evaluation Study Investigators. Effects of an angiotensin-converting-enzyme inhibitor, ramipril, on cardiovascular events in high-risk patients. *N Engl J Med* 2000; **342:** 145–53.
4. EURopean trial On reduction of cardiac events with Perindopril in stable coronary Artery disease Investigators. Efficacy of perindopril in reduction of cardiovascular events among patients with stable coronary artery disease: randomised, double-blind, placebo-controlled, multicentre trial (the EUROPA study). *Lancet* 2003; **362:** 782–8.
5. Oosterga M, *et al.* Effects of quinapril on clinical outcome after coronary artery bypass grafting (The QUO VADIS Study): QUinapril on Vascular Ace and Determinants of Ischemia. *Am J Cardiol* 2001; **87:** 542–6.
6. Mancini GBJ, *et al.* Angiotensin-converting enzyme inhibition with quinapril improves endothelial vasomotor dysfunction in patients with coronary artery disease: the TREND (Trial on Reversing Endothelial Dysfunction) study. *Circulation* 1996; **94:** 258–65.
7. Cashin-Hemphill L, *et al.* Angiotensin-converting enzyme inhibition as antiatherosclerotic therapy: no answer yet. *Am J Cardiol* 1999; **83:** 43–7.
8. MacMahon S, *et al.* Randomized, placebo-controlled trial of the angiotensin-converting enzyme inhibitor, ramipril, in patients with coronary or other occlusive arterial disease. *J Am Coll Cardiol* 2000; **36:** 438–43.
9. Meurice T, *et al.* Effect of ACE inhibitors on angiographic restenosis after coronary stenting (PARIS): a randomised, double-blind, placebo-controlled trial. *Lancet* 2001; **357:** 1321–4.
10. Ferrari R, Fox K. Insight into the mode of action of ACE inhibition in coronary artery disease: the ultimate 'EUROPA' story. *Drugs* 2009; **69:** 265–77.
11. Longobardi G, *et al.* Failure of protective effect of captopril and enalapril on exercise and dipyridamole-induced myocardial ischemia. *Am J Cardiol* 1995; **76:** 255–8.
12. Guazzi M, *et al.* Ineffectiveness of angiotensin converting enzyme inhibition (enalapril) on overt and silent myocardial ischemia in vasospastic angina and comparison with verapamil. *Clin Pharmacol Ther* 1996; **59:** 476–81.
13. Gemici K, *et al.* The effects of sublingual administration of captopril on parameters of exercise test and neurohormonal activation in patients with stable angina pectoris. *Int J Angiol* 1998; **7:** 238–43.
14. Ahimastos AA, *et al.* Ramipril markedly improves walking ability in patients with peripheral arterial disease: a randomized trial. *Ann Intern Med* 2006; **144:** 660–4.
15. Hackam DG, *et al.* Angiotensin-converting enzyme inhibitors and aortic rupture: a population-based case-control study. *Lancet* 2006; **368:** 659–65.

肾脏疾病 ACEI对肾有复杂的影响。虽然它会降低肾功能并且对有肾损伤的患者应谨慎使用（详见上文**不良反应和处置**项下内容），但ACEI对糖尿病和非糖尿病型肾病都有疗效。因为高血压和由此产生的蛋白尿都会引起肾脏损害，所以无论使用哪类降压药[1]，降低血压都可以保护肾功能。一些研究表明，ACEI和其他药物如血管紧张素Ⅱ受体拮抗药，能够十分有效地阻断肾素-血管紧张素-醛固酮系统（RAS）[1]，因此它们可作为控制肾病患者血压的首选药物。然而，目前尚不清楚它们除了降压效果外，是否存在一个特定的肾脏保护作用[2]。

大多数用药经验从明显的糖尿病肾病中得到（详见**糖尿病并发症**，第410页）。糖尿病肾病常伴有高血压，并可从微白蛋白尿发展成肾病综合征，直至最终的肾衰竭。对有蛋白尿的糖尿病患者，有报道称用ACEI治疗能减缓终末期肾脏疾病发展，并降低死亡率[3]。然而，尽管认为它可以延长早期疾病患者的寿命，但现在这一点并不明确。有研究报道ACEI可延缓微量白蛋白尿的发展[4,5]，而且已推荐其在所有微量白蛋白尿的糖尿病患者中使用，同时严格控制血糖[6]。然而，历时5年针对没有任何蛋白尿的1型糖尿病患者的RASS研究发现，直接测量肾脏的结构变化，依那普利和氯沙坦均未改善初级肾损害的预防（虽然视网膜病变的发展放缓了）[7]。ONTARGET的研究结果进一步对阻断肾素-血管紧张素系统的益处提出质疑。有报道称血管紧张素Ⅱ受体拮抗药也能有效减缓蛋白尿的发展[3,4,8]（虽然还未能证明能够降低死亡率[3]）。而且和单用相比，这些药物和ACEI双重治疗被认为能提供益处[9,10]。但ONTARGET发现，相比于对55岁以上动脉粥样硬化性或糖尿病终末器官损害的患者使用雷米普利、替米沙坦或二者合用[11]，联合治疗尽管比单用减少蛋白尿，但是实际上会增加患者患肾病的风险，而且在这项研究中大多数患者都没有蛋白尿。尽管这项研究还不足以检测主要肾功能指标的差异，但它对联合用药治疗的实用性提出了质疑。

ACEI对与糖尿病无关的肾疾病也有疗效，虽然它的作用并不确定。蛋白尿是各种原因引起的肾小球肾病的一个重要的指标（第1436页），在无症状直至严重肾病中它都可能发生。许多研究[12~19]显示在各种非糖尿病肾病中，ACEI可减轻蛋白尿，降低肾功能减退的速度。荟萃分析显示[20,21]ACEI在降低肾病最后阶段发生率上比其他抗高血压药更有效。虽然其他人认为这是不确定的[2]。更少的证据显示血管紧张素Ⅱ受体拮抗药在非糖尿病肾病中单独使用[8]。而且，有建议推荐使用这些药物和ACEI联合治疗，认为这样对肾脏有好处[9]，但ONTARGET的结果[11]对此存疑。

全身性硬皮病患者（详见**硬皮病**，第1734页）被认为很容易发生ACEI的不良反应；但是有证据表明此类药对硬皮病联合高血压、肾危象的情况有疗效[22]。

1. Ravera M, *et al.* Importance of blood pressure control in chronic kidney disease. *J Am Soc Nephrol* 2006; **17** (4 suppl 2): S98–S103.
2. Casas JP, *et al.* Effect of inhibitors of the renin-angiotensin system and other antihypertensive drugs on renal outcomes: systematic review and meta-analysis. *Lancet* 2005; **366:** 2026–33.
3. Strippoli GFM, *et al.* Angiotensin converting enzyme inhibitors and angiotensin II receptor antagonists for preventing the progression of diabetic kidney disease. Available in The Cochrane Database of Systematic Reviews; Issue 4. Chichester: John Wiley; 2006 (accessed 25/04/08).
4. Thomas MC, Atkins RC. Blood pressure lowering for the prevention and treatment of diabetic kidney disease. *Drugs* 2006; **66:** 2213–34.
5. The ACE Inhibitors in Diabetic Nephropathy Trialist Group. Should all patients with type 1 diabetes mellitus and microalbuminuria receive angiotensin-converting enzyme inhibitors? A meta-analysis of individual patient data. *Ann Intern Med* 2001; **134:** 370–9.
6. Mogensen CE, *et al.* Prevention of diabetic renal disease with special reference to microalbuminuria. *Lancet* 1995; **346:** 1080–4.
7. Mauer M, *et al.* Renal and retinal effects of enalapril and losartan in type 1 diabetes. *N Engl J Med* 2009; **361:** 40–51.
8. Thurman JM, Schrier RW. Comparative effects of angiotensin-converting enzyme inhibitors and angiotensin receptor blockers on blood pressure and the kidney. *Am J Med* 2003; **114:** 588–98.
9. MacKinnon M, *et al.* Combination therapy with an angiotensin receptor blocker and an ACE inhibitor in proteinuric renal disease: a systematic review of the efficacy and safety data. *Am J Kidney Dis* 2006; **48:** 8–20.
10. Kunz R, *et al.* Meta-analysis: effect of monotherapy and combination therapy with inhibitors of the renin-angiotensin system on proteinuria in renal disease. *Ann Intern Med* 2008; **148:** 30–48.
11. Mann JF, *et al.* ONTARGET investigators. Renal outcomes with telmisartan, ramipril, or both, in people at high vascular risk (the ONTARGET study): a multicentre, randomised, double-blind, controlled trial. *Lancet* 2008; **372:** 547–53.
12. Gansevoort RT, *et al.* Long-term benefits of the antiproteinuric effect of angiotensin-converting enzyme inhibition in nondiabetic renal disease. *Am J Kidney Dis* 1993; **22:** 202–6.
13. Hannedouche T, *et al.* Randomised controlled trial of enalapril and β blockers in non-diabetic chronic renal failure. *BMJ* 1994; **309:** 833–7.
14. Maschio G, *et al.* Effect of the angiotensin-converting-enzyme inhibitor benazepril on the progression of chronic renal insufficiency. *N Engl J Med* 1996; **334:** 939–45.
15. The GISEN Group (Gruppo Italiano di Studi Epidemiologici in Nefrologia). Randomised placebo-controlled trial of effect of ramipril on decline in glomerular filtration rate and risk of terminal renal failure in proteinuric, non-diabetic nephropathy. *Lancet* 1997; **349:** 1857–63.
16. Ruggenenti P, *et al.* Renal function and requirement for dialysis in chronic nephropathy patients on long-term ramipril: REIN follow-up trial. *Lancet* 1998; **352:** 1252–6.
17. Ruggenenti P, *et al.* Renoprotective properties of ACE-inhibition in non-diabetic nephropathies with non-nephrotic proteinuria. *Lancet* 1999; **354:** 359–64.
18. Agodoa LY, *et al.* Effect of ramipril vs amlodipine on renal outcomes in hypertensive nephrosclerosis: a randomized controlled trial. *JAMA* 2001; **285:** 2719–28.
19. Hou FF, *et al.* Efficacy and safety of benazepril for advanced chronic renal insufficiency. *N Engl J Med* 2006; **354:** 131–40.
20. Giatras I, *et al.* Effect of angiotensin-converting enzyme inhibitors on the progression of nondiabetic renal disease: a meta-analysis of randomized trials. *Ann Intern Med* 1997; **127:** 337–45.
21. Jafar TH, *et al.* Angiotensin-converting enzyme inhibitors and progression of nondiabetic renal disease: a meta-analysis of patient-level data. *Ann Intern Med* 2001; **135:** 73–87.
22. Steen VD, *et al.* Outcome of renal crisis in systemic sclerosis: relation to availability of angiotensin converting enzyme (ACE) inhibitors. *Ann Intern Med* 1990; **113:** 352–7.

恶性肿瘤 动物与体外研究表明ACEI能阻止癌症的发展，有报道[1]称1名经卡托普利治疗的患者卡波西肉瘤有所好转（亦见上文**对皮肤的影响**项下）。一项回顾性队列研究[2]显示，接受 ACEI 治疗的高血压患者的癌症发病率低于预期。一项覆盖 7983 名患者的前瞻性队列研究[3]显示，阻断肾素-血管紧张素系统可对多态性血浆内血管紧张素转化酶浓度高的个体产生预防癌症的作用。但是，一项对绝经后妇女的对照研究[4]没有发现 ACEI 治疗与降低乳腺癌危险相关联的证据。

1. Vogt B, Frey FJ. Inhibition of angiogenesis in Kaposi's sarcoma by captopril. *Lancet* 1997; **349:** 1148.
2. Lever AF, *et al.* Do inhibitors of angiotensin-I-converting enzyme protect against risk of cancer? *Lancet* 1998; **352:** 179–84.
3. van der Knaap R, *et al.* Renin-angiotensin system inhibitors, angiotensin I-converting enzyme gene insertion/deletion polymorphism, and cancer: the Rotterdam Study. *Cancer* 2008; **112:** 748–57.
4. Meier CR, *et al.* Angiotensin-converting enzyme inhibitors, calcium channel blockers, and breast cancer. *Arch Intern Med* 2000; **160:** 349–53.

马方综合征 马方综合征患者使用 ACEI 的情况见上文**遗传性疾病**项下。

偏头痛 观察发现使用赖诺普利的高血压患者偏头痛发作频率降低，对 47 名没有高血压的偏头痛患者进行的小样本安慰剂对照研究[1]证实了这一点（第587页）。低剂量（每日 5mg）就可起效[2]

1. Schrader H, *et al.* Prophylactic treatment of migraine with angiotensin converting enzyme inhibitor (lisinopril): randomised, placebo controlled, crossover study. *BMJ* 2001; **322:** 19–22.
2. Schuh-Hofer S, *et al.* Efficacy of lisinopril in migraine prophylaxis – an open label study. *Eur J Neurol* 2007; **14:** 701–3.

肌肉萎缩症 Duchenne 肌营养不良症患者使用 ACEI 的情况见上文**遗传性疾病**项下。

心肌梗死 ACEI 对心肌梗死的预防和治疗都有作用（第1135页）。它减少左心室重构。心肌梗死后发生的左心室重构被认为是心衰的前期症状。几次研究显示长期口服给予 ACEI 对左室功能障碍有疗效，如卡托普利（SAVE 研究）[1]、雷米普利［AIRE 和 AIRE 扩展（AIREX）研究][2~4]、群多普利（心肌梗死 3 天后或更久开始给药，TRACE 研究）[5,6]，对于此类患者长期使用 ACEI 是已确定的疗法[7,8]。

心肌梗死早期 ACEI 辅助标准溶栓疗法的疗效不十分确定。GISSL-3[9] 和 ISIS-4[10] 研究中的疗效最好，在发生胸痛后 24h 内分别口服给予赖诺普利和卡托普利，持续 1 月。Chinese Cardiac Study（CCS-1）[11] 中，出现症状的 36h 内给予卡托普利，持续 1 月，疗效也非常好。在 GISSI-3 研究中疗效维持了 6 个月[12]。但是，CONSENSUSⅡ研究显示发生胸痛 24h 内静脉给予依那普利和依那普利拉没有提高心肌梗死后 180 天内的生存率，研究因此在初期就停止[13]。对其中一些患者的随后研究表明，早期使用 ACEI 对他们有益，因他们的左心室扩张得到改善[14]。人们推测阿司匹林和依那普利的相互作用是疗效大幅下降的一个原因；对 CONSENSUSⅡ研究进一步的分析显示依那普利对已服用阿司匹林的患者的疗效降低[15]，但是系统的综述[16]不能支持以上结果。对 CONSENSUSⅡ、GISSI-3、ISIS-4、CCS-1 研究全面的综述表明服用 ACEI 患者 30 天累积死亡率和非致命心衰发生率较低[17]。但是，左室功能障碍患者疗效明显好于一般患者，对于让所有患者还是只让左室功能障碍的患者使用 ACEI，还没有一致意见。

1. Pfeffer MA, *et al.* Effect of captopril on mortality and morbidity in patients with left ventricular dysfunction after myocardial infarction: results of the Survival and Ventricular Enlargement Trial. *N Engl J Med* 1992; **327:** 669–77.
2. The Acute Infarction Ramipril Efficacy (AIRE) Study Investigators. Effect of ramipril on mortality and morbidity of survivors of acute myocardial infarction with clinical evidence of heart failure. *Lancet* 1993; **342:** 821–8.
3. Hall AS, *et al.* Follow-up study of patients randomly allocated ramipril or placebo for heart failure after acute myocardial infarction: AIRE extension (AIREX) study. *Lancet* 1997; **349:** 1493–7.
4. Cleland JGF, *et al.* Effect of ramipril on morbidity and mode of death among survivors of acute myocardial infarction with clinical evidence of heart failure: a report from the AIRE study investigators. *Eur Heart J* 1997; **18:** 41–51.
5. Køber L, *et al.* A clinical trial of the angiotensin-converting-enzyme inhibitor trandolapril in patients with left ventricular dysfunction after myocardial infarction. *N Engl J Med* 1995; **333:** 1670–6.
6. Torp-Pedersen C, Køber L. Effect of ACE inhibitor trandolapril on life expectancy of patients with reduced left-ventricular function after acute myocardial infarction. *Lancet* 1999; **354:** 9–12.
7. Borghi C, Ambrosioni E. A risk-benefit assessment of ACE inhibitor therapy post-myocardial infarction. *Drug Safety* 1996; **14:** 277–87.
8. Murdoch DR, McMurray JJV. ACE inhibitors in acute myocardial infarction. *Hosp Med* 1998; **59:** 111–15.
9. Gruppo Italiano per lo Studio della Sopravvivenza nell'Infarto Miocardico. GISSI-3: effects of lisinopril and transdermal glyceryl trinitrate singly and together on 6-week mortality and ventricular function after acute myocardial infarction. *Lancet* 1994; **343:** 1115–22.
10. ISIS-4 (Fourth International Study of Infarct Survival) Collaborative Group. ISIS-4: a randomised factorial trial assessing early oral captopril, oral mononitrate, and intravenous magnesium sulphate in 58 050 patients with suspected acute myocardial infarction. *Lancet* 1995; **345:** 669–85.
11. Chinese Cardiac Study collaborative group. Oral captopril versus placebo among 13 634 patients with suspected acute myocardial infarction: interim report from the Chinese Cardiac Study (CCS-1). *Lancet* 1995; **345:** 686–7.
12. Gruppo Italiano per lo Studio della Sopravvivenza nell'Infarto Miocardico. Six-month effects of early treatment with lisinopril and transdermal glyceryl trinitrate singly and together withdrawn six weeks after acute myocardial infarction: the GISSI-3 trial. *J Am Coll Cardiol* 1996; **27:** 337–44.
13. Swedberg K, *et al.* Effects of the early administration of enalapril on mortality in patients with acute myocardial infarction: results of the Cooperative New Scandinavian Enalapril Survival Study II (CONSENSUS II). *N Engl J Med* 1992; **327:** 678–84.
14. Bonarjee VVS, *et al.* Attenuation of left ventricular dilatation after acute myocardial infarction by early initiation of enalapril therapy. *Am J Cardiol* 1993; **72:** 1004–9.
15. Nguyen KN, *et al.* Interaction between enalapril and aspirin on mortality after acute myocardial infarction: subgroup analysis of the Cooperative New Scandinavian Enalapril Survival Study II (CONSENSUS II). *Am J Cardiol* 1997; **79:** 115–19.
16. Latini R, *et al.* Clinical effects of early angiotensin-converting enzyme inhibitor treatment for acute myocardial infarction are similar in the presence and absence of aspirin: systematic overview of individual data from 96,712 randomized patients. *J Am Coll Cardiol* 2000; **35:** 1801–7.
17. ACE Inhibitor Myocardial Infarction Collaborative Group. Indications for ACE inhibitors in the early treatment of acute myocardial infarction: systematic overview of individual data from 100 000 patients in randomized trials. *Circulation* 1998; **97:** 2202–12.

肺炎 ACEI 有潜在降低中老年人特别是神经和脑血管畸形的中老年人患社区获得性肺炎风险的作用（另见下文**脑卒中**项下）。一篇系统性综述[1]认为这种观点有一些证据支持，但它研究的主要对象是亚洲患者。鉴于血管紧张素转化酶代谢的潜在多态性，未来的研究应囊括基因方面的数据。

1. Rafailidis PI, *et al.* Use of ACE inhibitors and risk of community-acquired pneumonia: a review. *Eur J Clin Pharmacol* 2008; **64:** 565–73.

雷诺综合征 ACEI 已被用于雷诺综合征（外周血管痉挛性疾病）的治疗（第1147页）。疗效各异。不论是快速给药还是以每日 37.5mg 的剂量长期给药，卡托普利都可改善 1 名雷诺综合征患者手指的血液循环；此疗效显然与其对激肽的作用有关而与对血管紧张素Ⅱ形成的抑制无关[1]。但是，对有雷诺现象的 15 名患者进行双盲交叉研究（卡托普利 25mg 或安慰剂，每日 3 次，持续 6 周）显示此药提高血流量，但不改善发作的频率和严重程度[2]，另一项针对依那普利类似的研究没有发现任何主观或客观疗效[3]；而且使用喹那普利 3 年并未缓解系统性硬化症或雷诺综合征[4]。一篇综述[5]总结道，ACEI 对治疗雷诺综合征只有较少帮助。

有报道[6]1 名患者因使用麦角胺引起的外周缺血可很快被卡托普利逆转。

1. Miyazaki S, *et al.* Relief from digital vasospasm by treatment with captopril and its complete inhibition by serine proteinase inhibitors in Raynaud's phenomenon. *BMJ* 1982; **284:** 310–11.
2. Rustin MHA, *et al.* The effect of captopril on cutaneous blood flow in patients with primary Raynaud's phenomenon. *Br J Dermatol* 1987; **117:** 751–8.
3. Challenor VF, *et al.* Subjective and objective assessment of enalapril in primary Raynaud's phenomenon. *Br J Clin Pharmacol* 1991; **31:** 477–80.
4. Gliddon AE, *et al.* Prevention of vascular damage in scleroderma and autoimmune Raynaud's phenomenon: a multicenter, randomized, double-blind, placebo-controlled trial of the angiotensin-converting enzyme inhibitor quinapril. *Arthritis Rheum* 2007; **56:** 3837–46.
5. Wood HM, Ernst ME. Renin-angiotensin system mediators and Raynaud's phenomenon. *Ann Pharmacother* 2006; **40:** 1998–2002.
6. Zimran A, *et al.* Treatment with captopril for peripheral ischaemia induced by ergotamine. *BMJ* 1984; **288:** 364.

脑卒中 抗高血压治疗可降低高血压患者发生脑卒中的（第1143页）风险。但是对于已发生脑卒中的患者，常要避免抗高血压治疗，因为它有降低脑血流灌注的风险。一项针对 ACEI 培哚普利（单用或与利尿药合用）降低血压的研究[1]发现，无论治疗开始时患者血压正常或是偏高，此药都可降低脑卒中或短暂缺血发作史患者再发脑卒中的危险性。回顾性研究[2,3]显示正在服用 ACEI 的患者严重脑卒中的程度可能降低。ACEI 抗脑卒中的疗效可能不全靠它抗高血压的作用；HOPE 研究[4]显示雷米普利降低心血管病高风险患者脑卒中的发生率，但只有一小部分患者的血压降低。

有报道[5,6]ACEI 也可降低有脑卒中病史患者肺炎的发病风险，可能是因其对无症状吞咽困难的治疗作用[7]。也可见上文**肺炎**项下。

1. PROGRESS Collaborative Group. Randomised trial of a perindopril-based blood-pressure-lowering regimen among 6105 individuals with previous stroke or transient ischaemic attack. *Lancet* 2001; **358:** 1033–41. Corrections. *ibid.*; 1556 and 2002; **359:** 2120.
2. Kumar S, *et al.* Antiplatelets, ACE inhibitors, and statins combination reduces stroke severity and tissue at risk. *Neurology* 2006; **66:** 1153–8.
3. Chitravas N, *et al.* Is prestroke use of angiotensin-converting enzyme inhibitors associated with better outcome? *Neurology* 2007; **68:** 1687–93.
4. Bosch J, *et al.* Use of ramipril in preventing stroke: double blind randomised trial. *BMJ* 2002; **324:** 699–702.
5. Sekizawa K, *et al.* ACE inhibitors and pneumonia. *Lancet* 1998; **352:** 1069.
6. Arai T, *et al.* ACE inhibitors and pneumonia in elderly people. *Lancet* 1998; **352:** 1937–8.
7. Arai T, *et al.* ACE inhibitors and symptomless dysphagia. *Lancet* 1998; **352:** 115–6.

Acebutolol (*BAN*, *USAN*, *rINN*) ⊗醋丁洛尔

Acébutolol; Acebutololum; Asebutolol; Asebutololi. (±)-3′-Acetyl-4′-(2-hydroxy-3-isopropylaminopropoxy)butyranilide.

Ацебутолол

$C_{18}H_{28}N_2O_4$ = 336.4.

CAS — 37517-30-9.

ATC — C07AB04.

ATC Vet — QC07AB04.

UNII — 67P356D8GH.

Acebutolol Hydrochloride (*BANM*, *rINNM*) ⊗盐酸醋丁洛尔

Acébutolol, chlorhydrate d'; Acebutolol-hidroklorid; Acebutolol-hydrochlorid; Acebutololhydroklorid; Acebutololi hydrochloridum; Acebutololio hidrochloridas; Acebutololu chlorowodorek; Asebutololihydrokloridi; Hidrocloruro de acebutolol; IL-17803A; M&B-17803A.

Ацебутолола Гидрохлорид

$C_{18}H_{28}N_2O_4$,HCl = 372.9.

CAS — 34381-68-5.

ATC — C07AB04.

ATC Vet — QC07AB04.

UNII — B025Y34C54.

Pharmacopoeias. In *Eur.* (see p.vii), *Jpn*, and *US*.

Ph. Eur. 6.8（Acebutolol Hydrochloride） 白色或类白色的结晶性粉末。易溶于水和乙醇；极微溶于丙酮和二氯甲烷。1%水溶液的 pH 值为 5.0～7.0。避光。

USP 33（Acebutolol Hydrochloride） 白色或类白色的结晶性粉末。可溶于水和乙醇；极微溶于丙酮和二氯甲烷；几乎不溶于乙醚。1%水溶液的 pH 值为 4.5～7.0。贮藏于密闭容器中。

不良反应、处置和注意事项

参见 **β 受体阻滞剂**，第1182页。

哺乳 醋丁洛尔及其活性代谢物二醋洛尔在母乳中的药物浓度高于母亲血浆[1]。有报道对新生儿的药理作用包括造成低血压、心动过缓、呼吸急促[1]，American Academy of Pediatrics 因此认为[2]醋丁洛尔应谨慎用于哺乳期妇女。

1. Boutroy MJ, *et al.* To nurse when receiving acebutolol: is it dangerous for the neonate? *Eur J Clin Pharmacol* 1986; **30:** 737–9.
2. American Academy of Pediatrics. The transfer of drugs and other chemicals into human milk. *Pediatrics* 2001; **108:** 776–89. [Retired May 2010] Correction. *ibid.*; 1029. Also available at: http://aappolicy.aappublications.org/cgi/content/full/pediatrics%3b108/3/776 (accessed 10/01/08)

对肝脏的影响 在美国，1985～1989 年间，6 例使用醋丁洛尔出现肝毒性的病例被报告给 FDA[1]。此综合征包括转氨酶浓度显著升高、碱性磷酸酶浓度中度升高以及其他全身症状，如发热、恶心、胸痛、头痛。症状开始前的疗程为 10～31 天，5 名患者每日的剂量为 400mg，6 名患者的剂量不清楚。停止给予醋丁洛尔后综合征消失，2 名患者再次给药后复发。

1. Tanner LA, *et al.* Hepatic toxicity after acebutolol therapy. *Ann Intern Med* 1989; **111:** 533–4.

对呼吸功能的影响 支气管痉挛是 β 受体阻滞剂已知的不良反应，关于其他呼吸障碍的不良反应也有报道。1 名服用醋丁洛尔和利尿药的患者发生胸膜炎和肺肉芽肿，人们认为这是醋丁洛尔导致的[1]。有报道，服用过醋丁洛尔的患者出现过敏性肺炎[2]。

1. Wood GM, *et al.* Pleurisy and pulmonary granulomas after treatment with acebutolol. *BMJ* 1982; **285:** 936.
2. Akoun GM, *et al.* Acebutolol-induced hypersensitivity pneumonitis. *BMJ* 1983; **286:** 266–7.

超敏反应 详见上文对呼吸功能的影响和下文狼疮项下。

狼疮 使用醋丁洛尔可出现抗核抗体的增高[1]。对服用醋丁洛尔和可乐定的老年狼疮综合征患者的研究显示，停用醋丁洛尔后狼疮综合征症状减轻，但是高抗核抗体滴度持续了9个月以上[2]。另据报道，1名57岁的妇女使用醋丁洛尔后引起亚急性皮肤型红斑狼疮，停用整4个月后症状缓解[3]。作者指出曾有9例服用醋丁洛尔后出现狼疮的报道，但只有1名有皮肤表现。

1. Wilson JD. Antinuclear antibodies and cardiovascular drugs. *Drugs* 1980; **19:** 292–305.
2. Hourdebaigt-Larrusse P, *et al.* Une nouvelle observation de lupus induit par acébutolol. *Ann Cardiol Angeiol (Paris)* 1985; **34:** 421–3.
3. Fenniche S,*et al.* Acebutolol-induced subacute cutaneous lupus erythematosus. *Skin Pharmacol Physiol* 2005; **18:** 230–3.

妊娠 醋丁洛尔和它的活性代谢产物二醋洛尔都可透过胎盘。有报道[1]，29名分娩前至少服用醋丁洛尔1月的孕妇的31个后代中，12例发生心动过缓，6例发生呼吸急促。

1. Boutroy MJ, *et al.* Infants born to hypertensive mothers treated by acebutolol. *Dev Pharmacol Ther* 1982; **4** (suppl 1): 109–15.

药物相互作用

与β受体阻滞剂相互作用的讨论在第1184页。

药动学

醋丁洛尔经胃肠吸收良好，但在肝脏首关代谢。虽然据报道它的生物利用度只有约40%，但它主要代谢产物二醋洛尔是有活性的。口服后醋丁洛尔和二醋洛尔的血浆浓度分别大约在2h和4h达到峰值。

醋丁洛尔和二醋洛尔广泛分布于人体，它们的脂溶性为低度至中度，使其不易透过血脑脊液。它们可透过胎盘且母乳中药物浓度高于母亲血浆。醋丁洛尔与血浆蛋白结合率仅有26%，但有50%结合在红细胞上。醋丁洛尔和二醋洛尔的血浆半衰期分别为3～4h和8～13h。老年人中两者都可增加，严重肾损伤患者二醋洛尔的半衰期可延长至32h。醋丁洛尔和二醋洛尔经尿和胆汁排泄，可能有肝肠循环；醋丁洛尔也可直接从肠壁排泄。超过50%的口服剂量可以粪便排泄。透析可清除醋丁洛尔和二醋洛尔。

用途和用法

醋丁洛尔是一种心脏选择性的β受体阻滞药（第1181页）。据报道它有一定的内在拟交感活性和膜稳定性。

醋丁洛尔用于治疗高血压（第1131页）、心绞痛（第1118页）、心律失常（第1121页）。

醋丁洛尔以其盐酸盐形式给药，但一般依照醋丁洛尔分子式计算给药量；如110.8mg醋丁洛尔盐酸盐相当于100mg醋丁洛尔。一般口服给药，处理心律失常的紧急情况时可静脉缓慢注射给药。

治疗**高血压**常用初始剂量为口服每次400mg，每日1次，或每次200mg，每日2次，2周后，如有必要可增至每次400mg，每日2次。每日最高剂量为1.2g（分次服用）。

治疗**心绞痛**常用初始剂量为每次400mg（每日1次），或每次200mg（每日2次）。如有必要可增至每次300mg（每日3次）。每日最高剂量为1.2g（分次服用）。

治疗**心律失常**常用初始剂量为每次200mg（每日2次），口服，根据疗效如有必要可增加剂量，每日最高剂量为1.2g（分次服用）。

应减少肾功能损伤者用药量（详见下文）。老年患者可能需要较低的维持剂量，应避免日剂量超过800mg。

作用 醋丁洛尔一般用作心脏选择性β受体阻滞药，但是对它及其主要代谢产物二醋洛尔的选择性强弱存在争议[1～3]。在一篇针对β受体阻滞药的综述[4]中，醋丁洛尔比其他药（如阿替洛尔或美托洛尔）的心脏选择性差。据推测[5]这可能是因为心脏选择性只是一个相对的且与剂量相关的现象，在慢性给药中代谢产物蓄积，达到可影响β_1受体和β_2受体的浓度。以上推测是不确定的，有证据[6]表示至少单次给药后，实际上二醋洛尔比醋丁洛尔的心脏选择性要高。

1. Whitsett TL, *et al.* Comparison of the $beta_1$ and $beta_2$ adrenoceptor blocking properties of acebutolol and propranolol. *Chest* 1982; **82:** 668–73.
2. Nair S, *et al.* The effect of acebutolol, a beta adrenergic blocking agent, and placebo on pulmonary functions in asthmatics. *Int J Clin Pharmacol Ther Toxicol* 1981; **19:** 519–26.
3. Leary WP, *et al.* Respiratory effects of acebutolol hydrochloride: a new selective beta-adrenergic blocking agent. *S Afr Med J* 1973; **47:** 1245–8.
4. Feely J, *et al.* Beta-blockers and sympathomimetics. *BMJ* 1983; **286:** 1043–7.
5. Feely J, Maclean D. New drugs: beta blockers and sympathomimetics. *BMJ* 1983; **286:** 1972.
6. Thomas MS, Tattersfield AE. Comparison of beta-adrenoceptor selectivity of acebutolol and its metabolite diacetolol with metoprolol and propranolol in normal man. *Eur J Clin Pharmacol* 1986; **29:** 679–83.

在肾损伤中的用法 应减少肾损伤患者醋丁洛尔的用量。建议对肌酸酐清除率为25～50ml/min的患者应减少50%剂量，肌酸酐清除率小于25ml/min的患者应减少75%。给药频率每天应大于1次。

制剂

BP 2010: Acebutolol Capsules; Acebutolol Tablets;
USP 33: Acebutolol Hydrochloride Capsules.

专利制剂

Belg.: Sectral; **Canad.:** Monitan†; Rhotral; Sectral; **Chile:** Beloc; Grifobutol; **Cz.:** Acecor; Apo-Acebutol; Sectral; **Denm.:** Diasectral; **Fin.:** Diasectral; Espesil; **Fr.:** Sectral; **Ger.:** Prent; **Hong Kong:** Sectral; **Irl.:** Sectral†; **Israel:** Sectral; **Ital.:** Prent; Sectral; **Malaysia:** Sectral†; **Neth.:** Sectral; **NZ:** ACB; **Pol.:** Abutol; Sectral; **Port.:** Prent; **S.Afr.:** Butobloc; Sectral; **Singapore:** ACB†; Sectral; **Switz.:** Sectral†; **Turk.:** Prent; **UK:** Sectral; **USA:** Sectral; **Venez.:** Flebutol†.

多组分制剂 **Belg.:** Sectrazide; **Ger.:** Sali-Prent; Tredalat; **Indon.:** Sectrazide†; **Neth.:** Secadrex†; **Spain:** Secadrex†.

Acenocoumarol (*BAN, rINN*) 醋硝香豆素

Acénocoumarol; Acenocoumarolum; Acenocumarin; Acenocumarol; Acenokumarol; Asenokumarol; G-23350; Nicoumalone; Nikumalon. (*RS*)-4-Hydroxy-3-[1-(4-nitrophenyl)-3-oxobutyl]-coumarin.

Аценокумарол

$C_{19}H_{15}NO_6 = 353.3.$

CAS — 152-72-7.

ATC — B01AA07.

ATC Vet — QB01AA07.

UNII — I6WP63U32H.

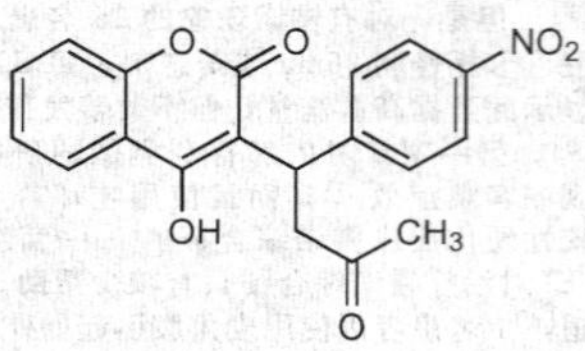

Pharmacopoeias. In *Br.* and *Pol.*

BP 2010 (Acenocoumarol) 类白色至米黄色，无臭或几乎无臭粉末。同质多晶。几乎不溶于水和乙醚；微溶于乙醇和氯仿；不溶于碱性溶液。

不良反应、处置和注意事项

参见华法林钠，第1369页。

对胎儿的影响 在使用了机械心脏瓣膜，在妊娠中服用醋硝香豆素进行预防性抗凝血治疗的61名妇女中[1]，13例在妊娠第1周口服此药发生流产。除了1例发生脑积水外，其他新生儿没有出现畸形。

1. Meschengieser SS, *et al.* Anticoagulation in pregnant women with mechanical heart valve prostheses. *Heart* 1999; **82:** 23–6.

药物相互作用

与口服抗凝血药相关的相互作用在华法林项下（第1370页）有详细讨论。在下列药物的标题下可找到涉及醋硝香豆素药物相互作用的相关内容：镇痛药、抗心律失常药、抗菌药、抗抑郁药、抗真菌药、抗痛风药、抗组胺药、抗肿瘤药、抗血小板药、抗病毒药、利尿药、胃肠药、免疫抑制药、血脂调节药、性激素及疫苗。

药动学

醋硝香豆素经胃肠道迅速吸收，主要以代谢产物的形式由尿排出。它广泛与血浆蛋白结合。报道的消除半衰期不一致；英国注册药品信息给出的数据为8～11h。醋硝香豆素可透过胎盘。母乳中只可检测到少量。给药形式为外消旋混合物，其*R*-异构体的效价更高。两种对映异构体药动学特性不同。*S*-异构体的代谢主要由细胞色素P450同工酶CYP2C9介导，它有遗传多态性；其他同工酶参与了*R*-异构体的代谢。

1. Ufer M. Comparative pharmacokinetics of vitamin K antagonists: warfarin, phenprocoumon and acenocoumarol. *Clin Pharmacokinet* 2005; **44:** 1227–46.
2. Beinema M, *et al.* Pharmacogenetic differences between warfarin, acenocoumarol and phenprocoumon. *Thromb Haemost* 2008; **100:** 1052–7.
3. Teichert M, *et al.* Genotypes associated with reduced activity of VKORC1 and CYP2C9 and their modification of acenocoumarol anticoagulation during the initial treatment period. *Clin Pharmacol Ther* 2009; **85:** 379–86.

用途和用法

醋硝香豆素是一种与华法林（第1375页）作用类似的口服香豆素类抗凝血药。它用于血栓栓塞疾病（第1146页）的治疗。常用剂量为首日4mg，次日4～8mg；根据患者反应确定后续维持剂量（1～8mg）。每天醋硝香豆素应在同一时间给予相同剂量。

制剂

BP 2010: Acenocoumarol Tablets.

专利制剂

Arg.: Acenotromb†; Antitrom; Azecar; Cumarol; Fortonol; Saxion; Sintrom; **Austria:** Sintrom; **Belg.:** Sintrom; **Canad.:** Sintrom; **Chile:** Acenox; Coarol; Isquelium; Neo-Sintrom; **Fr.:** Mini-sintrom; Sintrom; **Gr.:** Sintrom; **Hung.:** Syncumar; **India:** Acitrom; **Israel:** Sintrom; **Ital.:** Sintrom; **Mex.:** Sintrom; **Neth.:** Sintrom Mitis†; **Pol.:** Sintrom; Syncumar; **Port.:** Sintrom; **Rus.:** Syncumar (Синкумар); **Spain:** Sintrom; **Switz.:** Sintrom; **UK:** Sinthrome; **Ukr.:** Sincumar (Синкумар).

Acetyldigoxin 醋地高辛

Acetildigoxina; Acetyldigoxin-beta; Acetyldigoxinum; β-Acetyldigoxinum; Acetyldigoxinum Beta; β-Acetylodigoksyna; Asetyylidigoksiini; Desglucolanatoside C. 3β-[(*O*-3-*O*-Acetyl-2,6-dideoxy-β-D-*ribo*-hexopyranosyl-(1→4)-*O*-2,6-dideoxy-β-D-*ribo*-hexopyranosyl-(1→4)-2,6-dideoxy-β-D-*ribo*-hexopyranosyl)oxy]-12β,14-dihydroxy-5β,14β-card-20(22)-enolide (α-acetyldigoxin); 3β-[(*O*-4-*O*-Acetyl-2,6-dideoxy-β-D-*ribo*-hexopyranosyl-(1→4)-*O*-2,6-dideoxy-β-D-*ribo*-hexopyranosyl-(1→4)-2,6-dideoxy-β-D-*ribo*-hexopyranosyl)oxy]-12β,14-dihydroxy-5β,14β-card-20(22)-enolide (β-acetyldigoxin).

Ацетилдигоксин

$C_{43}H_{66}O_{15} = 823.0.$

CAS — 5511-98-8 (α-acetyldigoxin); 5355-48-6 (β-acetyldigoxin).

ATC — C01AA02.

ATC Vet — QC01AA02.

Pharmacopoeias. In *Eur.* (see p.vii).

Ph. Eur. 6.8 (β-Acetyldigoxin) 白色或类白色的粉末。几乎不溶于水；微溶于乙醇；略溶于二氯甲烷。避光保存。

简介

醋地高辛是一种有正性肌力作用的强心苷类药物。它具有地高辛（第1215页）的一般特性，并且在治疗一些心律失常（第1121页）和心力衰竭（第1127页）中用法与地高辛类似。α-异构体和β-异构体都可用于常规口服的剂量维持中（每日200～400μg）。

制剂

专利制剂

Austria: Corotal; Lanatilin; Novodigal; **Ger.:** Digostada; Digotab; Digox; Novodigal; Stillacor†; **Gr.:** Cedigocine.

多组分制剂 **Austria:** Digi-Aldopur†; Gladixol†.

Acipimox (*BAN, rINN*) 阿西莫司

Acipimoxum; Asipimoks; Asipimoksi; K-9321. 5-Methylpyrazine-2-carboxylic acid 4-oxide.

Аципимокс

$C_6H_6N_2O_3 = 154.1.$

CAS — 51037-30-0.

ATC — C10AD06.

ATC Vet — QC10AD06.

UNII — K9AY9IR2SD.

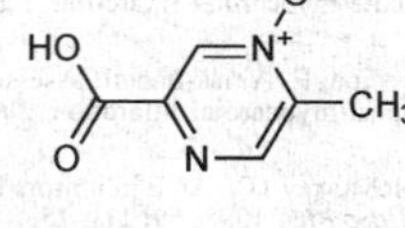

不良反应和注意事项

阿西莫司可导致外周血管舒张，引起面部潮红、瘙痒、灼热感。可出现热疹和红斑。有报道发生胃肠道紊乱，包括胃灼热、胸痛、恶心、腹泻，还有头痛、不

适、肌痛、肌炎、关节痛、干眼。荨麻疹、血管性水肿和支气管痉挛很少发生。

消化溃疡疾病患者禁用阿西莫司。对于肾损伤患者应谨慎使用。

不良反应发生率 一项针对 3009 名有 2 型糖尿病的高血压患者的研究显示[1]，服用阿西莫司后 8.8％的患者出现不良反应，导致 5.5％的患者停药。最常见的不良反应涉及皮肤（57.6％）、胃肠道（25.8％）和 CNS（9.7％）。3 例出现唇水肿，1 例出现荨麻疹、虚脱、呼吸困难。女性的不良反应发生率几乎是男性的 2 倍，主要是因为女性面部潮红、瘙痒、皮疹发生率较高。不良反应的发生率与年龄无关。使用阿西莫司后空腹血糖浓度平均下降 15.3％，糖基化血红蛋白数下降 8.5％。

1. Lavezzari M, *et al.* Results of a phase IV study carried out with acipimox in type II diabetic patients with concomitant hyperlipoproteinaemia. *J Int Med Res* 1989; **17:** 373–80.

药动学

阿西莫司可快速完全地经胃肠道吸收，2h 内血浆浓度达峰值。它不与血浆蛋白结合，其血浆半衰期约为 2h。它基本不经过代谢，大部分以原形经尿排出。

用途和用法

阿西莫司是一种烟酸类（第1859页）调脂药。在高脂血症（包括Ⅱa、Ⅱb、Ⅳ型高脂蛋白血症）的治疗中，用于降低胆固醇和甘油三酯（详见下文）。

阿西莫司常规剂量为口服每次 250mg，每日 2～3 次，和食物同服。每日最高剂量为 1200mg。肾功能减退时应减少用药量（详见下文）。

作用 阿西莫司用于高脂血症（第1129页）的治疗；它是烟酸的衍生物，对血浆脂蛋白的作用与烟酸类似，但耐受性更好[1]。它的主要作用是抑制脂解，减少游离脂肪酸从而减少肝合成极低密度脂蛋白（VLDL）时可利用的游离脂肪酸。结果是甘油三酯减少，特别是高甘油三酯血症患者[2]；也可减少低密度脂蛋白（LDL）胆固醇和总胆固醇，同时可增加高密度脂蛋白（HDL）胆固醇。混合型高脂蛋白血症患者也有类似反应，尽管甘油三酯和低密度脂蛋白胆固醇降低不明显[3]。

阿西莫司导致的游离脂肪酸降低有其他可利用的生理学作用。胰岛素分泌和敏感性都有改变，阿西莫司已用于 2 型糖尿病；它可改善血脂并降低血糖浓度[4]，对 A 型胰岛素抵抗也有益处[5]。有报道在 HIV 相关脂营养不良和胰岛素抵抗患者中也有益处[6]。肥胖者生长激素分泌增加，阿西莫司已用于生长激素障碍的研究中[7]。心脏摄入葡萄糖也有增加，在 ^{18}F-氟脱氧葡萄糖 PET 中，阿西莫司已用于增加心肌显影[8]。

1. Tornvall P, Walldius G. A comparison between nicotinic acid and acipimox in hypertriglyceridaemia—effects on serum lipids, lipoproteins, glucose tolerance and tolerability. *J Intern Med* 1991; **230:** 415–21.
2. Ball MJ, *et al.* Acipimox in the treatment of patients with hyperlipidaemia: a double blind trial. *Eur J Clin Pharmacol* 1986; **31:** 201–4.
3. Otto C, *et al.* Effects of acipimox on haemorheology and plasma lipoproteins in patients with mixed hyperlipoproteinaemia. *Br J Clin Pharmacol* 1998; **46:** 473–8.
4. Lavezzari M, *et al.* Results of a phase IV study carried out with acipimox in type II diabetic patients with concomitant hyperlipoproteinaemia. *J Int Med Res* 1989; **17:** 373–80.
5. Kumar S, *et al.* Suppression of non-esterified fatty acids to treat type A insulin resistance syndrome. *Lancet* 1994; **343:** 1073–4.
6. Hadigan C, *et al.* Inhibition of lipolysis improves insulin sensitivity in protease inhibitor-treated HIV-infected men with fat redistribution. *Am J Clin Nutr* 2003; **77:** 490–4.
7. Cordido F, *et al.* Effect of acute pharmacological reduction of plasma free fatty acids on growth hormone (GH) releasing hormone-induced GH secretion in obese adults with and without hypopituitarism. *J Clin Endocrinol Metab* 1998; **83:** 4350–4.
8. Knuuti MJ, *et al.* Enhancement of myocardial [fluorine-18]fluorodeoxyglucose uptake by a nicotinic acid derivative. *J Nucl Med* 1994; **35:** 989–98.

在肾损伤中的用法 对于肌酸酐清除率小于 30ml/min 的患者禁用阿西莫司。对于肌酸酐清除率为 30～60ml/min 的患者，应延长给药间隔。

制剂

专利制剂

Austria: Olbetam; ***Belg.:*** Olbetam; ***Chile:*** Olbetam; ***Denm.:*** Olbetam; ***Ger.:*** Olbemox†; ***Gr.:*** Olbetam; ***Hong Kong:*** Olbetam; ***Hung.:*** Olbetam; ***Israel:*** Olbetam; ***Ital.:*** Olbetam; ***Mex.:*** Olbetam†; ***Neth.:*** Nedios; Olbetam; ***NZ:*** Olbetam; ***S.Afr.:*** Olbetam; ***Singapore:*** Olbetam; ***Switz.:*** Olbetam; ***Thai.:*** Olbetam; ***UK:*** Olbetam.

Adenosine (*BAN, USAN*) 腺苷

Adenocin; Adenosiini; Adenosin; Adenosina; Adénosine; Adenosinum; Adenozin; Adenozinas; Adenozyna; SR-96225; SUNY-4001. 6-Amino-9-β-D-ribofuranosyl-9*H*-purine.

Аденозин

$C_{10}H_{13}N_5O_4$ = 267.2.

CAS — *58-61-7.*

ATC — *C01EB10.*

ATC Vet — *QC01EB10.*

UNII — *K72T3FS567.*

Pharmacopoeias. In *Eur.* (see p.vii) and *US.*

Ph. Eur. 6.8（Adenosine） 白色或类白色结晶性粉末。微溶于水；溶于热水；几乎不溶于乙醇和二氯甲烷；溶于稀释的无机酸。

USP 33（Adenosine） 白色、无臭的结晶性粉末。溶于水；几乎不溶于乙醇。贮藏于密闭容器中。避光。

稳定性 以聚丙烯注射器或聚氯乙烯袋为容器，腺苷能在 5％葡萄糖液、乳酸林格液、0.9％氯化钠液以及 5％葡萄糖液与乳酸林格液混合液中稳定地存在[1]。

1. Ketkar VA, *et al.* Stability of undiluted and diluted adenosine at three temperatures in syringes and bags. *Am J Health-Syst Pharm* 1998; **55:** 466–70.

不良反应、处置和注意事项

因为血浆半衰期很短，腺苷的不良反应常是瞬时的，持续时间不超过 1min。包括恶心、头晕、面部潮红、头痛、胸部绞痛、忧虑、呼吸困难。支气管痉挛也曾被报道。如同其他抗心律失常药，腺苷可能加重心律失常。有报道发生心动过缓和心脏传导阻滞。大剂量静脉注射很少造成血压过低和心动过速。腺苷是一种血管扩张药，可降低血压。较大剂量静脉滴注很少产生显著低血压和反射性心动过速。输液还可能伴有腹部、喉部、颈部和下颚不适。不良影响一般无需处理，但若一直持续，可给予氨茶碱或茶碱。

有Ⅱ度或Ⅲ度房室传导阻滞或病态窦房结综合征的患者（除有起搏器外）禁用腺苷。因为偶尔会发生尖端扭转型室性心动过速，所以有 QT 间期延长的患者应避免或谨慎使用。它也禁用于严重低血压、失代偿性心脏衰竭、哮喘或慢性阻塞性肺疾病患者。对于可能有低血压并发症的患者（如自主神经功能紊乱、心包炎、瓣膜性狭窄心脏病），静脉注射给药时应小心。近期接受过心脏移植的患者心脏对腺苷的敏感度会增强。

在移植前使用 *University of Wisconsin solution* 溶液［UW 溶液；Belzer UW 溶液（市售 *Viaspan*）］低温保存肾，可导致心率降低、PR 间期延长和心脏传导阻滞时间延长[1,2]。此溶液包含了羟乙基淀粉、别嘌醇、谷胱甘肽和腺苷。腺苷被认为是致心律失常因子。有些研究中心在移植前用 UW 溶液冲洗肾[2]，这种用法之前没有先例[3]。使用得当时，溶液中的腺苷经代谢转变为对心脏无害的次黄嘌呤和肌苷，但在低温条件下完成此过程需要一定时间[3]。

1. Prien T, *et al.* Bradyarrhythmia with University of Wisconsin preservation solution. *Lancet* 1989; **i:** 1319–20.
2. Vanrenterghem Y, *et al.* University of Wisconsin preservation solute and bradyarrhythmia. *Lancet* 1989; **ii:** 745.
3. Belzer FO. Correct use of University of Wisconsin preservation solution. *Lancet* 1990; **335:** 362.

对心脏的影响 与其他抗心律失常药物类似，腺苷可能加重心律失常，包括缓慢性心律失常和快速性心律失常[1]。使用腺苷治疗阵发性室上性心动过速的患者可能会出现动脉纤维化。一项针对 200 人的前瞻性研究显示[2]，在快速注射腺苷来终止阵发性室上性心动过速后，患者心房纤颤的发病率有 12％。虽然大多数心律失常并不严重，但有报道[3,4]称使用腺苷治疗室上性心动过速的患者会有室性心律失常和血流动力学改变，进而患上 Wolff-Parkinson-White 综合征。有 2 名有潜在心肺疾病的患者使用腺苷治疗心律失常后发生了致命性的心跳骤停[5]。

1 名心脏缺血的患者，在服用腺苷并进行运动显影时发生心肌梗死[6,7]。

腺苷用于器官保存溶液引起的心律失常，见上文。

1. Mallet ML. Proarrhythmic effects of adenosine: a review of the literature. *Emerg Med J* 2004; **21:** 408–10.
2. Strickberger SA, *et al.* Adenosine-induced atrial arrhythmia: a prospective analysis. *Ann Intern Med* 1997; **127:** 417–22.
3. Exner DV, *et al.* Proarrhythmia in patients with the Wolff-Parkinson-White syndrome after standard doses of intravenous adenosine. *Ann Intern Med* 1995; **122:** 351–2.
4. Nagappan R, *et al.* Potential dangers of the Valsalva maneuver and adenosine in paroxysmal supraventricular tachycardia—beware preexcitation. *Crit Care Resusc* 2002; **4:** 107–11.
5. Haynes BE. Two deaths after prehospital use of adenosine. *J Emerg Med* 2001; **21:** 151–4.
6. Polad JE, Wilson LM. Myocardial infarction during adenosine stress test. Abstract: *Heart* 2002; **87:** 106. Full version: http://heart.bmj.com/cgi/reprint/87/2/e2.pdf (accessed 10/07/07)
7. Reyes E, *et al.* Acute myocardial infarction during adenosine myocardial perfusion imaging. *J Nucl Cardiol* 2004; **11:** 97–9.

对呼吸系统的影响 吸入腺苷可刺激哮喘急性加重。有报道静脉给予腺苷后，可使哮喘患者[1,2]或有哮喘病史[3]患者发生支气管痉挛，以及 1 名阻塞性肺疾病患者用药后发生支气管痉挛，随后呼吸衰竭[4]。有报道 1 名哮喘患者发生呼吸停止[5]。

1. DeGroff CG, Silka MJ. Bronchospasm after intravenous administration of adenosine in a patient with asthma. *J Pediatr* 1994; **125:** 822–3.
2. Drake I, *et al.* Bronchospasm induced by intravenous adenosine. *Hum Exp Toxicol* 1994; **13:** 263–5.
3. Hintringer F, *et al.* Supraventricular tachycardia. *N Engl J Med* 1995; **333:** 323.
4. Burkhart KK. Respiratory failure following adenosine administration. *Am J Emerg Med* 1993; **11:** 249–50.
5. Patton JW, Sharma GK. Adenosine-induced respiratory arrest in an asthmatic patient. *South Med J* 2008; **101:** 328–9.

偏头痛 1 名 35 岁有偏头痛病史的男子，在 2 次静脉推注腺苷后立刻出现与往常偏头痛发病时相同的症状[1]。

1. Brown SGA, Waterer GW. Migraine precipitated by adenosine. *Med J Aust* 1995; **162:** 389–91.

药物相互作用

双嘧达莫抑制腺苷的摄取，对腺苷的药效可有协同作用；如果两药需同时使用，应减少腺苷的用量。茶碱和其他黄嘌呤是腺苷的竞争性拮抗药。腺苷与其他降低房室传导的药合用时会增加房室传导阻滞的危险。

药动学

腺苷经静脉给药后迅速被红细胞和血管内皮细胞摄取，被代谢为肌苷和一磷酸腺苷。腺苷血浆半衰期小于 10s。

用途和用法

腺苷是一种内源性腺嘌呤核苷，是核酸（第2294页）及许多辅酶的组成部分之一。正因如此，它涉及许多生物过程。腺苷是与很多生物过程有关的一种内生性核苷。它刺激腺苷（A_1）受体，通过房室结减慢传导，从而起抗心律失常的作用。按通常分类腺苷不属于抗心律失常药（第1115页）。它也可通过刺激腺苷（A_2）受体扩张外周血管与冠状动脉。

腺苷用于处理阵发性室上性心动过速（包括伴有应激综合征的患者）时恢复窦性节律（见上文**对心脏的影响**）。它还可用于宽型、窄型阵发性室上性心动过速的鉴别诊断以及心肌显影。

处理**阵发性室上性心动过速**时，腺苷的常规初始剂量为 3mg，静脉快速注射。如果此剂量 1～2min 内无效，可再给予 6mg；如有必要，此后 1～2min 可再给予 12mg。或者，初始剂量 6mg，如有必要，每隔 1～2min 给 12mg，共 2 次；但该高初始剂量对于心脏移植者并不合适，他们对腺苷的敏感性增加。对**室上性心动过速的鉴别诊断**，可使用相似的剂量方案，初始剂量 3mg，然后 6mg，如有必要，1～2min 后给予 12mg。阵发性室上性心动过速儿童的剂量在下文中讨论。

在**心肌显影**中，腺苷经静脉注射，剂量为 140μg/(kg·min)，连续 6min，3min 之后注射放射性元素。

腺苷和它的衍生物，如磷酸腺苷（第2169页）和三磷腺苷（第2169页）因为它们在生物过程中的作用已在各种代谢疾病中使用。三磷腺苷以钠盐形式用于抗心律失常。

1. Innes JA. Adenosine use in the emergency department. *Emerg Med Australas* 2008; **20:** 209–15.
2. Eltzschig HK. Adenosine: an old drug newly discovered. *Anesthesiology* 2009; **111:** 904–15.

儿童用法 快速静脉注射腺苷可治疗儿童阵发性室上性心动过速。建议剂量各不相同。在美国的注册药品信息

中重量小于 50kg 的儿童，包括新生儿和婴儿，可给予 50～100μg/kg 的初始剂量。如无效，剂量可每隔 1～2min 增加 50～100μg/kg，直到心律失常得到控制或一次单剂量达到 300μg/kg。Paediatric advanced cardiac life support guidelines[1]指出，在美国推荐初始剂量为 100μg/kg（最多 6mg），第二次剂量如果需要的话，为 200μg/kg（最多 12mg），此标准同样适用于婴儿和儿童。在英国，*BNFC 2010/11* 建议年龄 1～12 岁的儿童最初静脉注射 100μg/kg，新生儿和 1 岁以下婴儿则为 150μg/kg。剂量可每隔 1～2min 增加 50～100μg/kg，最大单次剂量新生儿为 300μg/kg，婴儿和儿童为 500μg/kg。

1. The American Heart Association. 2005 American Heart Association guidelines for cardiopulmonary resuscitation and emergency cardiovascular care. Part 12: pediatric advanced life support. *Circulation* 2005; **112:** (suppl 1): IV167–IV187. Also available at: http://circ.ahajournals.org/cgi/reprint/112/24_suppl/IV-167 (accessed 10/07/07)

心律失常 腺苷被用来终止阵发性室上性心动过速[1～4]（第1122页），并且它是常用选择。静脉推注腺苷后显效很快，血浆半衰期极短（小于 10s），可以每隔 1～2min 进行剂量滴定，所以可以控制 5min 以内的发作而不会有药物蓄积的危险。

腺苷已被成功用于对阵发性室上性心动过速女性患者的治疗[5～8]。有报道直接针对胎儿，给患致命性室上性心动过速的胎儿进行心脏复律[9,10]。

腺苷可被用于宽型心动过速的鉴别诊断，其中的机制不明[1]。如果病因是室上性的，腺苷将会终止心律失常，或者诱发房室传导阻滞并显示潜在的心房节律。如果病因是室性的，腺苷对心动过速没有作用，然而如果用一种替代疗法如给予患者维拉帕米，可能出现严重低血压以及心搏停止。

1. Faulds D, *et al.* Adenosine: an evaluation of its use in cardiac diagnostic procedures, and in the treatment of paroxysmal supraventricular tachycardia. *Drugs* 1991; **41:** 596–624.
2. Rankin AC, *et al.* Adenosine and the treatment of supraventricular tachycardia. *Am J Med* 1992; **92:** 655–64.
3. Anonymous. Adenosine for acute cardiac arrhythmias. *Drug Ther Bull* 1993; **31:** 49–50.
4. Holdgate A, Foo A. Adenosine versus intravenous calcium channel antagonists for the treatment of supraventricular tachycardia in adults. Available in The Cochrane Database of Systematic Reviews; Issue 4. Chichester: John Wiley; 2006 (accessed 16/02/10).
5. Mason BA, *et al.* Adenosine in the treatment of maternal paroxysmal supraventricular tachycardia. *Obstet Gynecol* 1992; **80:** 478–80.
6. Afridi I, *et al.* Termination of supraventricular tachycardia with intravenous adenosine in a pregnant woman with Wolff-Parkinson-White syndrome. *Obstet Gynecol* 1992; **80:** 481–3.
7. Hagley MT, Cole PL. Adenosine use in pregnant women with supraventricular tachycardia. *Ann Pharmacother* 1994; **28:** 1241–2.
8. Hagley MT, *et al.* Adenosine use in a pregnant patient with supraventricular tachycardia. *Ann Pharmacother* 1995; **29:** 938.
9. Blanch G, *et al.* Cardioversion of fetal tachyarrhythmia with adenosine. *Lancet* 1994; **344:** 1646.
10. Kohl T, *et al.* Direct fetal administration of adenosine for the termination of incessant supraventricular tachycardia. *Obstet Gynecol* 1995; **85:** 873–4.

缺血性心脏病 腺苷引起冠脉舒张，在给患者做缺血性心脏病评估中不宜使用运动负荷时，腺苷可用作一种药物负荷[1]。在铊心肌显影、负荷超声心动图、磁共振成像的评估中也已使用了腺苷。

有报道[2]称冠脉内腺苷改善冠脉血流量，冠状动脉内[3]和进入静脉[4]的腺苷都能缩小梗死面积，但没有临床结果证明[5～7]。还有报道称在非紧急经皮冠状动脉介入开始给予冠脉内腺苷可减少心肌坏死[8]。

1. Ali Raza J, *et al.* Pharmacological stress agents for evaluation of ischemic heart disease. *Int J Cardiol* 2001; **81:** 157–67.
2. Vijayalakshmi K, *et al.* Prospective, randomised, controlled trial to study the effect of intracoronary injection of verapamil and adenosine on coronary blood flow during percutaneous coronary intervention in patients with acute coronary syndromes. *Heart* 2006; **92:** 1278–84.
3. Claeys MJ, *et al.* Effect of intracoronary adenosine infusion during coronary intervention on myocardial reperfusion injury in patients with acute myocardial infarction. *Am J Cardiol* 2004; **94:** 9–13.
4. Mahaffey KW, *et al.* Adenosine as an adjunct to thrombolytic therapy for acute myocardial infarction: results of a multicenter, randomized, placebo-controlled trial: the Acute Myocardial Infarction STudy of ADenosine (AMISTAD) trial. *J Am Coll Cardiol* 1999; **34:** 1711–20.
5. Ross AM, *et al.* A randomized, double-blinded, placebo-controlled multicenter trial of adenosine as an adjunct to reperfusion in the treatment of acute myocardial infarction (AMISTAD-II). *J Am Coll Cardiol* 2005; **45:** 1775–80.
6. Quintana M, *et al.* Left ventricular function and cardiovascular events following adjuvant therapy with adenosine in acute myocardial infarction treated with thrombolysis: results of the ATTenuation by Adenosine of Cardiac Complications (ATTACC) study. *Eur J Clin Pharmacol* 2003; **59:** 1–9.
7. Petronio AS, *et al.* Left ventricular remodeling after primary coronary angioplasty in patients treated with abciximab or intracoronary adenosine. *Am Heart J* 2005; **150:** 1015. Full version: http://download.journals.elsevierhealth.com/pdfs/journals/0002-8703/PIIS0002870305007313.pdf (accessed 26/06/07)
8. Lee C-H, *et al.* Pretreatment with intracoronary adenosine reduces the incidence of myonecrosis after non-urgent percutaneous coronary intervention: a prospective randomized study. *Eur Heart J* 2007; **28:** 19–25.

疼痛 神经中枢系统中含有腺苷受体，有证据[1,2]表明静脉或鞘内注射腺苷会起到镇痛的效果。

1. Hayashida M, *et al.* Clinical application of adenosine and ATP for pain control. *J Anesth* 2005; **19:** 225–35.
2. Gan TJ, Habib AS. Adenosine as a non-opioid analgesic in the perioperative setting. *Anesth Analg* 2007; **105:** 487–94.

肺动脉高血压 一些血管扩张药已被用于新生儿持续性肺动脉高压的治疗（第1138页），但它们的应用一般会因其对肺循环的非选择性而受到限制。一项针对 18 个持续肺动脉高压的足月儿的随机安慰剂对照研究[1]显示静脉注射腺苷可在不造成低血压或心动过速的情况下提高肺氧合能力；但是此研究规模太小，不能评估它对死亡率的影响和（或）是否需要体外膜肺氧合。另一项对新生儿（对吸入一氧化氮有不适当的反应）观察性研究[2]提示注射腺苷可提高氧合力。

1. Konduri GG, *et al.* Adenosine infusion improves oxygenation in term infants with respiratory failure. *Pediatrics* 1996; **97:** 295–300.
2. Ng C, *et al.* Adenosine infusion for the management of persistent pulmonary hypertension of the newborn. *Pediatr Crit Care Med* 2004; **5:** 10–13.

制剂

USP 33: Adenosine Injection.

专利制剂

Austral.: Adenocor; Adenoscan; ***Austria:*** Adenoscan†; Adrekar†; ***Belg.:*** Adenocor; ***Braz.:*** Adenocard; ***Canad.:*** Adenocard; Adenoscan; ***Chile:*** Tricor; ***Cz.:*** Adenocor; Adenoscan†; ***Denm.:*** Adenocor; ***Fin.:*** Adenocor; Adenoscan†; ***Fr.:*** Adenoscan; Krenosin; ***Ger.:*** Adenoscan; Adrekar; ***Gr.:*** Adenocor; ***Hong Kong:*** Adenoscan; ***Hung.:*** Adenocor; ***India:*** Adenoject; ***Irl.:*** Adenocor; ***Israel:*** Adenocor; ***Ital.:*** Adenoscan; Krenosin; ***Jpn:*** Adenoscan; ***Malaysia:*** Adenocor; ***Mex.:*** Krenosin; Pisdeno; ***Neth.:*** Adenocor; Adenoscan; ***Norw.:*** Adenocor; ***NZ:*** Adenocor; ***Philipp.:*** Cardiovert; ***Pol.:*** Adenocor; ***Port.:*** Adenocor; Adenoscan; ***Rus.:*** Vita-Iodurol (Вита-иодурол); ***S.Afr.:*** Adenocor; ***Singapore:*** Adenocor; ***Spain:*** Adenocor; Adenoscan; ***Switz.:*** Krenosine; ***Thai.:*** Adenocor; ***UK:*** Adenocor; Adenoscan; ***USA:*** Adenocard; Adenoscan; ***Venez.:*** Adenocor†.

多组分制剂 ***Austria:*** Vita-Gerin; ***Belg.:*** Vitacic†; ***Braz.:*** Acromax†; Aminotox†; Anekron; Biohepax; Enterofigon; Epativan; Epocler; Gero H3†; Hepacitron†; Hepatobe†; Hepatox; Hormo Hepatico†; Necro B6; ***Cz.:*** Laevadosin†; ***Ger.:*** Voltax†; ***Gr.:*** Collyre Vitaphakol; Suprin; ***Hong Kong:*** Vitacic; ***Hung.:*** Vitacic†; ***Mon.:*** Vitacic; ***Philipp.:*** Godex†; Mitodex; ***Rus.:*** Oftan Catachrom (Офтан Катахром); Vitacic (Витасик)†; ***Spain:*** Vitaphakol†; ***Ukr.:*** Vita-Iodurol (Вита-Йодурол).

Adrenaline (*BAN*) ⊗肾上腺素

Epinephrine (*BAN, rINN*); Adrenaliini; Adrenalin; Adrenalina; Adrénaline; Adrenalinum; Epinefriini; Epinefrin; Epinefrina; Epinefryna; Épinéphrine; Epinephrinum; Epirenamine; Levorenin; Suprarenin. (*R*)-1-(3,4-Dihydroxyphenyl)-2-methylaminoethanol.

Эпинефрин

$C_9H_{13}NO_3$ = 183.2.

CAS — 51-43-4.

ATC — A01AD01; B02BC09; C01CA24; R01AA14; R03AA01; S01EA01.

ATC Vet — QA01AD01; QB02BC09; QC01CA24; QR01AA14; QR03AA01; QS01EA01.

UNII — YKH834O4BH.

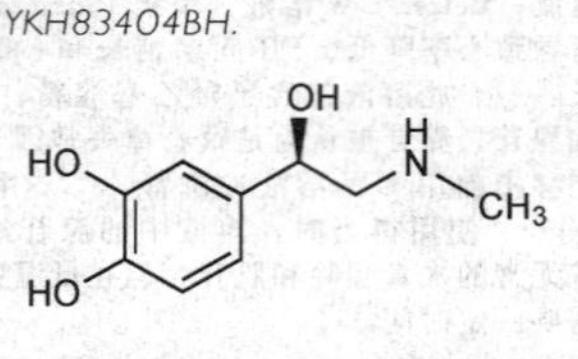

注：内源性肾上腺素和本书提到的肾上腺素均为左旋异构体。

AND 和 EPN 是经 BP 2010 批准的在含有肾上腺素单剂量单位眼药水上使用的简写，因为单个容器太小，不足以容纳所有合适的标签信息。

Pharmacopoeias. In *Chin., Eur.* (see p.vii), *Int., Jpn, US,* and *Viet.*

US also includes the racemic substances Racepinephrine (Racepinefrine (*rINN*)) and Racepinephrine Hydrochloride (Racepinefrine Hydrochloride (*rINNM*)).

Ph. Eur. 6.8 (Adrenaline) 白色或类白色结晶性粉末。暴露于空气、光中变为有色。极微溶于水、乙醇和二氯甲烷；溶于盐酸。贮藏于氮气中。避光。

USP 33 (Epinephrine) 白色至几乎白色，无臭，微晶性粉末或颗粒。暴露于光和空气后颜色逐渐变深；遇酸成盐后立即溶于水，加入氨水或碱性碳酸盐可析出原形。极微溶于水和乙醇；不溶于氯仿、乙醚、挥发油和非挥发油。溶液遇石蕊试纸呈碱性。贮藏于密闭容器中。避光。

Adrenaline Acid Tartrate (*BANM*) ⊗重酒石酸肾上腺素

Epinephrine Bitartrate (*rINNM*); Adrenaliinitartraatti; Adrenaline Bitartrate; Adrenaline Tartrate; Adrénaline, Tartrate d'; Adrenalini Bitartras; Adrenalini tartras; Adrenalinii Tartras; Adrenalinium Hydrogentartaricum; Adrenalino tartratas; Adrenalin-tartarát; Adrenalintartrat; Bitartrato de adrenalina; Bitartrato de epinefrina; Epinefrin-tartarát; Epinefryny wodorowinian; Epinephrine Acid Tartrate (*BANM*); Épinéphrine, Bitartrate d'; Epinephrine Hydrogen Tartrate; Epinephrini Bitartras; Epinephrini Tartras; Epirenamine Bitartrate.

Эпинефрина Битартрат

$C_9H_{13}NO_3,C_4H_6O_6$ = 333.3.

CAS — 51-42-3.

ATC — A01AD01; B02BC09; C01CA24; R01AA14; R03AA01; S01EA01.

ATC Vet — QA01AD01; QB02BC09; QC01CA24; QR01AA14; QR03AA01; QS01EA01.

UNII — 30Q7KI53AK.

Pharmacopoeias. In *Eur.* (see p.vii), *Int., US,* and *Viet.*

Ph. Eur. 6.8 (Adrenaline Tartrate; Adrenaline Acid Tartrate BP 2010; Epinephrine Acid Tartrate BP 2010) 白色至灰白色结晶性粉末。易溶于水；微溶于乙醇。贮藏于密闭容器中（最好真空或充满惰性气体）。避光。

USP 33 (Epinephrine Bitartrate) 白色或灰白色或亮灰色，无臭，结晶性粉末。暴露于光和空气颜色缓慢变暗。溶于水（1：3）；微溶于乙醇；几乎不溶于氯仿和乙醚。它的水溶液石蕊试纸呈酸性，pH 值约为 3.5。贮藏于密闭容器。避光。

稳定性 有对肾上腺素注射剂稳定性的研究。

1. Taylor JB, *et al.* Effect of sodium metabisulphite and anaerobic processing conditions on the oxidative degradation of adrenaline injection BP [1980]. *Pharm J* 1984; **232:** 646–8.
2. Stepensky D *et al.* Long-term stability study of L-adrenaline injections: kinetics of sulfonation and racemization pathways of drug degradation. *J Pharm Sci* 2004; **93:** 969–80.

Adrenaline Hydrochloride (*BANM*) ⊗盐酸肾上腺素

Epinephrine Hydrochloride (*BANM, rINNM*); Adrenalin Hidroklorür; Épinéphrine, Chlorhydrate d'; Epinephrini Hydrochloridum; Hidrocloruro de epinefrina.

Эпинефрина Гидрохлорид

$C_9H_{13}NO_3,HCl$ = 219.7.

CAS — 55-31-2.

ATC — A01AD01; B02BC09; C01CA24; R01AA14; R03AA01; S01EA01.

ATC Vet — QA01AD01; QB02BC09; QC01CA24; QR01AA14; QR03AA01; QS01EA01.

UNII — WBB047OO38.

不良反应

肾上腺素是强有力的拟交感神经药，会产生激动 α-和 β-肾上腺素受体（见第1351页）典型的不良反应。即使低剂量也能出现不良反应，如焦虑、呼吸困难、高血糖、烦乱不安、心悸、心动过速（有时伴有心绞痛）、震颤、出汗、多涎、虚弱、头晕、头痛、四肢发冷。肾上腺素不易透过血脑屏障，它的大部分中枢作用可能是机体对其外周作用的反应。用药过量可导致心律失常和血压急剧升高（有时导致脑出血和肺水肿）；敏感性患者使用常规剂量时也可发生这些反应。

肾上腺素是一种强烈的血管收缩药，含有肾上腺素的局部麻醉药溶液如果渗入指或趾中，可出现坏疽。注射给药时渗出的肾上腺素同样可引起强烈的血管收缩，导致组织坏死和脱落。对黏膜局部应用肾上腺素也可导致血管收缩，引发缺氧，从而引起代偿性反跳性的黏膜充血。吸入肾上腺素可伴有胸口痛，这是因为咽下了部分药物；吸入后用水洗漱口和咽喉可使此反应最小化。

肾上腺素滴眼药可引起严重刺痛、视力模糊和畏光；它可在角膜和结膜上留下黑色素样沉着物，它可阻滞鼻泪管。重复使用可导致眼水肿、充血和发炎。

对眼的影响 除了可能引起色素沉着和局部疼痛（详见上文）外，使用肾上腺素滴眼液可出现黄斑病变，特别是在无晶状体眼（没有晶状体）中更易发生[1]。有报道显示 15 名患者在用药 4 年内出现了黄斑病变[2]，患者使用的肾上腺素滴眼液包含了盐酸盐、酸性酒石酸盐或者肾上腺素硼酸盐络合物（环硼肾上腺素）。黄斑区域出现水肿，有时出血、视力减退，接着出现视物模糊和扭曲。一些患者在中心凹旁发生囊肿。这些不良反应在治疗的几周内或者几个月后出现，常是可逆的。除了 1 例外所有患者都是无晶状体的，回顾性研究显示在无晶状体患者中这些并发症的发生率为30%[1,2]。

1. Classé JG. Epinephrine maculopathy. *J Am Optom Assoc* 1980; **51:** 1091–3.
2. Kolker AE, Becker B. Epinephrine maculopathy. *Arch Ophthalmol* 1968; **79:** 552–62.

过量 由于不小心，经注射给予了喷雾法使用的消旋肾上腺素，会导致肾上腺素严重过量。曾给予1名13个月大婴儿约相当于按体重327μg/kg的左旋肾上腺素[1]，出现了显著的苍白、无脉和深度心动过缓。心肺复苏术对其有效，出院后没有证据表明发生了长期后遗症。但是1名2岁儿童[2]被给予1.8mg/kg的左旋肾上腺素后发生了高血压、心动过速、肺水肿，接着出现低血压以及随后的肾衰竭，需要肾移植。皮下给予左旋肾上腺素过量使另1名儿童[3]发生心律失常和心肌缺血。另有报道[4]注射了肾上腺素吸入剂后1名成人患者出现心肌梗死和急性肾衰竭。

1. Kurachek SC, Rockoff MA. Inadvertent intravenous administration of racemic epinephrine. *JAMA* 1985; **253:** 1441–2.
2. Dybvik T, *et al.* Accidental intravenous administration of 50 mg of racemic adrenaline in a 2-year-old boy. *Eur J Anaesthesiol* 1995; **12:** 181–3.
3. Davis CO, Wax PM. Prehospital epinephrine overdose in a child resulting in ventricular dysrhythmias and myocardial ischemia. *Pediatr Emerg Care* 1999; **15:** 116–18.
4. Woodard ML, Brent LD. Acute renal failure, anterior myocardial infarction, and atrial fibrillation complicating epinephrine abuse. *Pharmacotherapy* 1998; **18:** 656–8.

不良反应的处置

参见**拟交感神经药**（第1352页）。肾上腺素因其在体内会失活，它的药效持续时间短。对于有急性毒性作用的高血压患者或是过量用药的患者，应首先给予治疗。

高压注射 经自动注射器进行肾上腺素高压注射，如果失误会导致急性缺血。注射酚妥拉明可成功逆转肾上腺素收缩血管作用[1]，也有报道[2]注射伊洛前列素后进行星状神经节阻滞术来逆转缩血管作用。

1. Velissariou I, *et al.* Management of adrenaline (epinephrine) induced digital ischaemia in children after accidental injection from an EpiPen. *Emerg Med J* 2004; **21:** 387–8.
2. Barkhordarian AR, *et al.* Accidental digital injection of adrenaline from an autoinjector device. *Br J Dermatol* 2000; **143:** 1359.

注意事项

参见**拟交感神经药**（第1352页）。肾上腺素常被用于紧急情况，但可能遇到各种禁忌证。

肾上腺素可延迟第二产程，一些制药厂建议此时不要使用此药。

肾上腺素滴眼液禁止用于闭角型青光眼，除非已对患者实施过虹膜切除术。

隐形眼镜 患者使用肾上腺素滴眼剂，可使软性隐形眼镜发生肾上腺素色素染色[1]。黑色素沉着同样可固定在镜片上，而过氧化氢可分解这些沉着物。一种前药，盐酸地匹福林（第2226页），不会造成镜片染色。

1. Ingram DV. Spoiled soft contact lenses. *BMJ* 1986; **292:** 1619.

感染 一项开放研究[1]比较了在给予23名严重败血症或疟疾患者心血管支持时，肾上腺素与多巴胺的疗效，结果显示肾上腺素的使用受到乳酸性酸中毒发展的限制。但是，20名患者[2]对补液治疗有反应（这种情况下人们认为给予强心或收缩血管的疗法是不合适的），并且肾上腺素已被广泛用于感染性休克的治疗。进一步的对照研究[3]发现虽然单用肾上腺素比合用去甲肾上腺素、多巴酚丁胺可导致更高的乳酸浓度，但这种作用是暂时的。虽然如此，对于感染性休克，还是建议[4]在其他治疗方法无效的情况下再使用肾上腺素。

1. Day NPJ, *et al.* The effects of dopamine and adrenaline infusions on acid-base balance and systemic haemodynamics in severe infection. *Lancet* 1996; **348:** 219–23. Correction. *ibid.*; 902.
2. Barry B, Bodenham A. Effects of dopamine and adrenaline infusions in severe infection. *Lancet* 1996; **348:** 1099–1100.
3. Levy B, *et al.* Comparison of norepinephrine and dobutamine to epinephrine for hemodynamics, lactate metabolism, and gastric tonometric variables in septic shock: a prospective, randomized study. *Intensive Care Med* 1997; **23:** 282–7.
4. Hollenberg SM, *et al.* American College of Critical Care Medicine. Practice parameters for hemodynamic support of sepsis in adult patients: 2004 update. *Crit Care Med* 2004; **32:** 1928–48.

药物相互作用

参见**拟交感神经药**（第1352页）；肾上腺素有直接激动α受体和β受体的作用，但与其他药的相互作用复杂且可能有危险性。对于正服用β受体阻滞药的患者使用肾上腺素时要特别谨慎，因为可能发生严重高血压。如需治疗过敏反应，使用β受体阻滞药的患者可能也会对肾上腺素产生不良反应。

局部麻醉药 使用局部麻醉药（简称局麻药）的时候通常会给予肾上腺素，以使血管收缩；应使用肾上腺素最低有效浓度。但是，可卡因可增加发生心律失常的危险，应特别小心。在耳鼻喉科中使用这两种药后出现过严重并发症，详见第1774页。

药动学

由于消化道酶的降解和肝的首关代谢，肾上腺素口服时几乎无活性。局部应用后可有全身吸收，如滴眼液。肾上腺素肌注和皮下注射后迅速起效；有时认为皮下注射起效稍慢，所以紧急使用时可靠性稍差。局部血管收缩可使其吸收变慢，按摩注射部位可加速吸收。

肾上腺素通过注射进入人体或通过肾上腺髓质释放进入循环，但大部分经肾上腺素能神经元的摄取、扩散、肝和其他组织中的酶解作用，使肾上腺素失活极快。循环系统中的肾上腺素半衰期约只有1min。其中两种使肾上腺素化学失活的酶为儿茶酚氧位甲基转移酶（COMT）和单胺氧化酶（MAO）。一般情况下，肾上腺素由COMT甲基化为3-甲基肾上腺素，再由MAO氧化脱氨，最后转变为4-羟基-3-甲氧基扁桃酸（正式名称为香草基扁桃酸，VMA）；或先由MAO氧化脱氨转化为3,4-二羟扁桃酸，再由COMT甲基化，同样转变为4-羟基-3-甲氧基扁桃酸；这些代谢产物主要以与葡萄糖醛酸苷和硫酸乙酯基结合的形式通过尿排泄。

COMT的甲基化作用是使肾上腺素和其类似物（特别是去甲肾上腺素）化学失活的重要步骤。这表明终止儿茶酚胺类的药理作用不能仅依靠MAO。但是，作为神经递质，神经元中的儿茶酚胺（主要是去甲肾上腺素）是由MAO调节的。

肾上腺素可透过胎盘进入胎儿循环。

用途和用法

肾上腺素是肾上腺髓质产生的内源性物质，有重要的生理学作用。药理学上，它也被当作直接发挥作用的拟交感神经类药（见第1352页）。它对肾上腺素α和β受体都有显著激动作用，但对β受体作用更强，特别在低剂量时。这些特性可解释它的很多药理现象，机体对其药效的代偿反应也能在一定程度上决定肾上腺素的疗效。

肾上腺素主要的药效是与剂量相关的，包括：

- 增加心脏收缩的速度和力量（低剂量时，因为外周阻力降低，它增加收缩压而降低舒张压；高剂量时，因为刺激外周α受体增加外周阻力，收缩压和舒张压同时增高）。
- 增加（高剂量时减少）骨骼肌血流量；减少肾、黏膜、皮肤血流量；对脑血流量的直接作用很小。
- 舒张支气管平滑肌。
- 增加血糖浓度，因为对代谢的作用显著而增加耗氧量。

在急性过敏反应的治疗中，肾上腺素有重要地位。对于过敏反应和过敏性休克，肾上腺素可挽救患者生命（详见下文）。它也被用于加强心脏生命支持（详见下文）。肾上腺素可用来治疗急性哮喘，但现在有选择性更强的药，它在慢性哮喘（第1072页）治疗中一般不用。治疗严重哮吼（第1435页）时进行喷雾给药。其他作用包括：控制皮肤、黏膜少量出血，在眼科学中主要用于单纯性开角型青光眼（第1785页）的治疗，辅助局麻药（第1766页）。以前，人们用掺入肾上腺素的乳膏治疗风湿性疾病和肌肉疾病，或制成直肠制剂来治疗痔疮。消旋肾上腺素和盐酸消旋肾上腺素可用于舒张支气管。

肾上腺素一般经肌注给药，也可皮下注射。在极度紧急时，可用稀释的肾上腺素溶液（1∶10000）进行非常缓慢的静脉注射或者缓慢的静脉输注。如果经静脉不易给药，也可由骨内（一般为胫骨骨髓）或气管内给药。肾上腺素有时被直接注入心脏，但目前推荐处理心脏急事件时由静脉注射给药；如中央静脉或外周静脉，而外周静脉给药后应继续进行20ml的静脉输液。肾上腺素也可局部给药或吸入给药。一般使用肾上腺素的酸性酒石酸盐溶液或盐酸盐溶液，但一般以肾上腺素的含量进行标识。1.8mg重酒石酸肾上腺素或1.2mg盐酸肾上腺素约相当于1mg肾上腺素。

治疗**过敏性休克**的常用剂量为500μg（0.5ml的1∶1000溶液）肌注，如有需要每5min重复一次。300μg（0.3ml的1∶1000溶液）适合紧急情况时自我给药，如通过自动注射器。儿童用药量取决于年龄和体重，一般约为10μg/kg肌注。更多儿童静脉注射的剂量问题见下文**过敏反应和过敏性休克**。

高级心脏生命支持时对成人肾上腺素的初始剂量为1mg静脉注射（10ml 1∶10000溶液），复苏过程中可每隔2～3min注射一次。对于儿童剂量为10μg/kg静脉注射。对成人和儿童的第二次和后继给药时使用过更高剂量，但已不推荐这样做。成人、儿童骨内给药剂量与静脉给药相同。气管给药时，成人剂量是静脉给药的2～3倍，儿童为100μg/kg。

肾上腺素可松弛支气管平滑肌，有时经皮下或静脉注射来治疗**急性哮喘发作**。但是，在哮喘的治疗中，一般选择β_2受体激动药替代肾上腺素，如沙丁胺醇，它在减轻支气管痉挛时对心脏的作用较小。如果使用肾上腺素，剂量为：成人0.3～0.5ml的1∶1000水溶液（300～500μg）；儿童0.01ml/kg(10μg/kg)直至最大剂量0.5ml(500μg)。肾上腺素1∶100水溶液有时经喷雾吸入来减轻哮喘的发作，这些溶液决不能和药效较弱的注射用溶液弄混。压缩气溶胶可含160～275μg剂量当量的肾上腺素，成年人经吸入气溶胶给药，剂量为1或2个U如有必要3h后重复。

局麻药中常加入肾上腺素，以便延缓药物扩散，限制吸收，从而延长药效以减少发生毒性的危险。常用浓度为1∶200000(5μg/ml)；如果用药部位涉及耳、鼻、阴茎、阴囊，则不应添加肾上腺素，因为有可能导致缺血性组织坏死。牙科制剂中可使用最高1∶80000(12.5μg/ml)的浓度，但用药总量少。

肾上腺素收缩小动脉和微血管，应用在局部黏膜和暴露组织会导致组织苍白。最高1∶1000浓度的肾上腺素水溶液可用于防止毛细血管**出血**、鼻衄、浅层伤口或擦伤导致的出血，但不能阻止体内的出血。常以喷雾或脱脂棉擦拭给药。

眼科中，在开角型**青光眼**和眼内高压的治疗中，用0.5%、1%、2%的肾上腺素滴眼液来降低眼内压力，但是其他的药物现在也被允许应用。也有用肾上腺素硼酸盐络合物（环硼肾上腺素）。

高级心脏生命支持 在高级心脏生命支持（第1117页）中肾上腺素有重要作用，因为它激动α受体，收缩外周血管，从而增加心肌和脑血流量。这可增加心肺复苏或基础生命支持的疗效，但还没有此方面的临床试验证据[1]。心律失常导致心脏停搏，可从心肺复苏和心脏除颤开始治疗。如果不能使用心脏恢复正常节律，下一步可使用肾上腺素。

需给予**成年人**1mg肾上腺素，最好是经中央静脉注射给药。如果不可从中央静脉注射，可由外周静脉注射，并在注射后用20ml以上的氯化钠注射液冲洗血管，但是由外周静脉注射疗效不如由中央静脉快。在后续的心肺复苏周期中（或发生休克）可每隔3～5min[2~5]重复给予1mg的静脉注射量。更高剂量（5mg或100μg/kg）的疗效不确定，不推荐使用[2~5]。在室颤或无脉搏的室性心动过速的复苏中，可能会每隔3～5min使用一次肾上腺素，持续10min～1h，这种用法是合理的。如果出现心脏停搏并无收缩，15～20min后很难再有疗效。

据报道1mg的初始剂是以心内注射剂为基础推算的，所以可以认为在静脉注射中可能需要更高剂量。虽然在高剂量时心肌和脑血流灌注增加，但荟萃分析[6]中没有证据可表明这么做可提高患者生存率。

给予**儿童**的静脉注射剂量为10μg/kg。第二次和后续给药用过更高剂量（100μg/kg或200μg/kg）；但是与成年人一样，回顾性[7]和前瞻性[8]研究都没有发现高剂量用药可改善预后情况，通常不予以推荐。

与成年一样，儿童也可以骨内给药替代静脉注射给药；剂量与静脉注射时一样。静脉、骨内给药途径都不可行时，肾上腺素也可由已插入的气管导管给药。成年人中气管给药量应是静脉给药的2～3倍；对于儿童建议给予100μg/kg。肾上腺素溶液应先稀释，经导管给药时应把药给到较深的部位；之后应进行几次快速通气。有人认为气管给药途径不是十分有效的[2~4]，甚至是无效的[9]。

虽然临床表现存在不同，一些指导方针包括了新生儿（出生后几小时以内）复苏术中使用肾上腺素的情况[2~5]。当新生儿心率在有足够通气和胸内压的情况还持续低于60次/min时，可使用肾上腺素。由静脉（一般是脐静脉）或骨内注射给药，10～30μg/kg。如果这两种途径不可行，可通过气管插管给药；此时标准剂量可能无效[10]，应增加至100μg/kg，但支持这种用法的证据很少[2,4,5]。

1. Morley P. Vasopressin or epinephrine: which initial vasopressor for cardiac arrests? *Lancet* 2001; **358:** 85–6.
2. European Resuscitation Council. European Resuscitation Council guidelines for resuscitation 2005. *Resuscitation* 2005; **67** (suppl 1): S1–S190. Also available at: http://www.erc.edu/index.php/guidelines_download_2005/en/ (accessed 09/02/06)
3. Resuscitation Council (UK). Resuscitation Guidelines 2005. Available at: http://www.resus.org.uk/pages/guide.htm (accessed 09/02/06)
4. The International Liaison Committee on Resuscitation (IL-

COR). 2005 International consensus on cardiopulmonary resuscitation and emergency cardiovascular care science with treatment recommendations. *Circulation* 2005; **112** (suppl 1): III1–III136. Also available at: http://intl-circ.ahajournals.org/content/vol112/22_suppl/ (accessed 09/02/06) Also published in *Resuscitation* 2005; **67:** 157–341.

5. The American Heart Association. 2005 American Heart Association guidelines for cardiopulmonary resuscitation and emergency cardiovascular care. *Circulation* 2005; **112** (suppl 1): IV1–IV203. Available at: http://intl-circ.ahajournals.org/content/vol112/24_suppl/ (accessed 09/02/06)
6. Vandycke C, Martens P. High dose versus standard dose epinephrine in cardiac arrest — a meta-analysis. *Resuscitation* 2000; **45:** 161–6.
7. Carpenter TC, Stenmark KR. High-dose epinephrine is not superior to standard-dose epinephrine in pediatric in-hospital cardiopulmonary arrest. *Pediatrics* 1997; **99:** 403–8.
8. Perondi MBM, *et al.* A comparison of high-dose and standard-dose epinephrine in children with cardiac arrest. *N Engl J Med* 2004; **350:** 1722–30.
9. McCrirrick A, Monk CR. Comparison of i.v. and intra-tracheal administration of adrenaline. *Br J Anaesth* 1994; **72:** 529–32.
10. Barber CA, Wyckoff MH. Use and efficacy of endotracheal versus intravenous epinephrine during neonatal cardiopulmonary resuscitation in the delivery room. *Pediatrics* 2006; **118:** 1028–34.

过敏反应和过敏性休克 过敏反应是一种严重危及生命、一般性或全身性超敏反应，其特点是呼吸急促和（或）循环系统出现问题，而且通常有皮肤和黏膜的改变[1~8]。它由通常涉及 IgE 介导激活的嗜碱性粒细胞和肥大细胞的过敏性反应引起，或是由直接作用于嗜碱性粒细胞和肥大细胞的非过敏（以前称为“过敏”）反应引起。两种情况下都会导致全身释放炎症介质[2,4~10]。这两种形式产生的反应可能同样严重，不论病理生理学方面的差异，二者的治疗方法是一样的。

许多触发物质可能会导致过敏反应，但以食品、药物和昆虫毒液最为常见[1~4,6~8,11]。在少数情况下，诱因可能是先天的、无法识别的、需要共触发的因素，如锻炼。过敏反应的标志和症状可酷似其他综合征，如遗传性血管性水肿。而且，病史对协助诊断作用很大。通常触发诱因后紧随发病[1,6~8,11]，但极少数情况下反应可能会延迟[2,4]。常见的早期过敏反应标志和症状是皮肤和黏膜的变化，如红斑、荨麻疹和血管性水肿（约占反应的 80%），此外还有鼻炎、结膜炎、焦虑、困惑和肠胃功能紊乱（如腹痛、呕吐、腹泻等）[1~3,6,8,9,11]。喘鸣和声音嘶哑表明气道阻塞，这是由咽和喉头水肿引起的。还可发生支气管狭窄，可导致特别严重和难以治疗的哮喘。心肌抑制、血管扩张和毛细血管渗漏可发展为低血压和休克。最终，心血管和呼吸系统的崩溃可能导致死亡，病死率在 0.65～2%[8]。哮喘患者的死亡风险增加，特别是在病情控制不佳的情况下[1,5,7,8]。其他（尤其是心血管）疾病患者服用指定的药物（如 ACEI），也可能加重病情[1,5,7]。

过敏反应是医学急症，迅速处理至关重要。肾上腺素是治疗过敏反应最重要的药物。它作用于 α 受体，逆转外周血管扩张，减轻水肿。它还作用于 β 受体，扩张呼吸道，增加心肌收缩力，抑制白三烯和组胺释放，抑制肥大细胞[1,2,8,12]。需要早期使用[1,2,5,9,11,12]。它能延缓双相反应，降低病死率[4~6,8,9,12]。有人认为如果质疑诊断出的反应严重程度，应谨慎处理，注入肾上腺素，不要等待过久[8,12]。使用中无绝对禁忌，不良反应罕见，若有则通常与静脉途径有关[1,2,6,10,11]。虽然肾上腺素很少引起心肌缺血和心律失常，这些症状也是由过敏反应本身引起[1,6,13]。

应对早期过敏反应，肾上腺素肌内注射到大腿前外侧的中部[1~6,8,10~12]。有时也用皮下注射或吸入法，但因为它们的药动学结果欠佳，所以一般不推荐[1,2]。新型给药途径，如舌下含服也在研究中[4,6,8]。肌内注射肾上腺素吸收迅速，约 8min 内完成。预填装肌内注射自动注射器可用于那些高危的过敏性休克患者，让患者能自我给药，完成最初的紧急治疗。但是，当需要进一步的治疗的时候他们还是应该寻求医疗援助。

肌注肾上腺素的剂量常是 500μg（0.5ml 的 1∶1000 溶液，1mg/ml）；可每隔 5～20min 重复注射，直至患者情况好转。也有人使用稍低的剂量 300μg，在某些国家，这是经自动注射器给药可给的最高剂量。

对于儿童，肾上腺素的给药方案各异。10μg/kg 剂量或按年龄的肌注剂量如下［1∶1000（1mg/ml）溶液］：

- 年龄 6 个月以下，50μg(0.05ml)；
- 6 个月～6 岁：120μg（0.12ml)；
- 6～12 岁：250μg(0.25ml)。

然而简单给药，尤其是对自动注射器的使用，目前 UK Resuscitation Council[1]推荐 6 岁及以下儿童（包括 6 个月以下的）肌内注射剂量为 150μg（0.15ml），超过 6 岁的为 300μg（0.3ml），超过 12 岁的儿童可依据身材和青春期状态给予 300μg 或 500μg。此剂量对年龄在 6 个月以下的儿童来说可能相对过量，但如果允许使用自动注射器，此剂量是可接受的。

随着过敏反应进一步发展，血容量逐渐枯竭，导致休克。在此阶段由于其他吸收途径受阻，必要时可静脉注射肾上腺素。然而此方法是冒险的，只应在危及患者生命的情况下由富有使用经验的人员处理。针对低血容量性休克和低血压休克的一般使用原则概述见第1143页。

在心电监护下，静脉注射 1∶10000（100μg/ml）的溶液。在确保极低滴定剂量的精度下，也可进一步稀释到 1∶100000（10μg/ml）。UK Resuscitation Council[1]推荐缓慢静脉注射 50μg（0.5ml 1∶10000 稀释液），根据反应重复给药。麻醉状态下患者使用 100～200μg 的高剂量，对他们密切监测，生命支持系统随时待命[3,9,14]。如需重复注射，初始频率可为 1～4μg/min[1,3,9,10]。如无法静脉注射，肾上腺素和液体可通过骨内注射[1,8,11]。

儿童静脉注射治疗应只限于儿科专科医生。*BNFC 2009* 推荐数分钟内缓慢静脉注射 1∶10000 稀释液（100 μg/ml），尽管有的孩子可能需要低至 1 μg/kg（0.01 ml/kg）的剂量，但规定单剂量不得超过 50μg。若需多次给药，应考虑静脉滴注。

辅助干预不应影响肾上腺素的使用，它能够帮助治疗[1~6,8,9,11]。在可能的情况下，应去除可能的过敏原，如刮走嵌入式昆虫蛰、停药或输血。应尽快高流量吸氧，如有必要应保持呼吸道通畅。应给予静脉输液，迅速恢复血容量。应采用标准化方案（见第1117页**高级心脏生命支持**）处理心脏骤停，如若需要，可使用适当剂量的肾上腺素[2,3,8,9,11]。

是否使用抗组胺药处理过敏反应一直存在争议[15]。在治疗急性期，抗组胺药不太可能挽救生命，不能单独使用[1,5,6,8,11,15]。但是有人主张在使用肾上腺素之后肌注或缓慢静脉注射 H_1 受体拮抗药如氯苯那敏，并在之后的 24～48h 内重复，以对抗组胺介导的血管舒张和支气管狭窄[1,11]，还可解除血管神经性水肿、瘙痒和荨麻疹[15]。还有人提出静脉注射 H_2 受体拮抗药如雷尼替丁[2,3,15]。

因为效应会延时数小时出现，一般不用静脉注射皮质激素的方法紧急治疗过敏反应。然而虽然其是否能阻止双相袭击依然存疑[9,11]，但是病情严重的患者早期肌注或缓慢静脉注射氢化可的松可避免后期的后遗症[2,5,9,11]，并有助于防止或缩短旷日持久的反应[1,11]。皮质激素对哮喘患者会尤为有效[1,2,5,11]。

喷雾吸入或必要时静脉注射支气管舒张药如沙丁胺醇、异丙托、氨茶碱和硫酸镁可治疗支气管痉挛[1,5,6,8,9]。

有些患者，尤其是服用 β 受体阻滞药的患者使用肾上腺素难以治愈。替代升压药和正性肌力药如胰高血糖素、去甲肾上腺素、间羟胺、沙丁胺醇、特利加压素和加压素已成功用于支气管哮喘。阿托品可用于心动过缓[1~3,5,9,10,14,16,17]。

20%的情况下会发生双相反应，并且鉴定它要冒很大风险。因此患者出现反应后要观察至少 4～6h[1,2,8,11]。出院后，口服抗组胺药和皮质激素 3 天可抑制荨麻疹和预防病情再次发作[1,11]。尽管测试的特异性和敏感性不够理想，但是测量血浆肥大细胞类胰蛋白酶和组胺浓度有助于明确诊断[1,4~9,11]。该病复发风险很高[1]，鉴定和避免触发因素是预防再次发作最重要的措施。还可进行变应原免疫治疗（见第2172页），尤其适用于对蜜蜂或马蜂的毒液有反应的患者[4~6,8]。有发生过敏反应风险的人应考虑停用 β 受体阻滞药[1,6]。

1. Working Group of the Resuscitation Council (UK). Emergency treatment of anaphylactic reactions: guidelines for healthcare providers (revised January 2008). Available at: http://www.resus.org.uk/pages/reaction.pdf (accessed 22/03/10)
2. Soar J, *et al.* European Resuscitation Council. European Resuscitation Council guidelines for resuscitation 2005. Section 7. Cardiac arrest in special circumstances. *Resuscitation* 2005; **67** (suppl 1): S135–S170. Also available at: https://www.erc.edu/index.php/docLibrary/en/viewDoc/down%3D8/ (accessed 22/03/10)
3. The American Heart Association. 2005 American Heart Association guidelines for cardiopulmonary resuscitation and emergency cardiovascular care. Part 10.6: anaphylaxis. *Circulation* 2005; **112:** (suppl 1): IV143–IV145. Available at: http://circ.ahajournals.org/cgi/content/full/112/24_suppl/IV-143 (accessed 22/03/10)
4. Simons FER. Anaphylaxis: recent advances in assessment and treatment. *J Allergy Clin Immunol* 2009; **124:** 625–36.
5. El-Shanawany T, *et al.* Clinical immunology review series: an approach to the patient with anaphylaxis. *Clin Exp Immunol* 2008; **153:** 1–9.
6. Simons FER. Anaphylaxis. *J Allergy Clin Immunol* 2010; **125** (suppl 2): S161–S181.
7. Simons FER, *et al.* Risk assessment in anaphylaxis: current and future approaches. *J Allergy Clin Immunol* 2007; **120** (suppl): S2–S24.
8. Muraro A, *et al.* EAACI Task Force on Anaphylaxis in Children. The management of anaphylaxis in childhood: position paper of the European academy of allergology and clinical immunology. *Allergy* 2007; **62:** 857–71.
9. Dewachter P, *et al.* Anaphylaxis and anesthesia: controversies and new insights. *Anesthesiology* 2009; **111:** 1141–50.
10. Kemp SF, *et al.* World Allergy Organization ad hoc Committee on Epinephrine in Anaphylaxis. Epinephrine: the drug of choice for anaphylaxis. A statement of the World Allergy Organization. *Allergy* 2008; **63:** 1061–70.
11. Tse Y, Rylance G. Emergency management of anaphylaxis in children and young people: new guidance from the Resuscitation Council (UK). *Arch Dis Child Educ Pract Ed* 2009; **94:** 97–101.
12. Sicherer SH, Simons FE. Section on Allergy and Immunology, American Academy of Pediatrics. Self-injectable epinephrine for first-aid management of anaphylaxis. *Pediatrics* 2007; **119:** 638–46.
13. Simons FER. Emergency treatment of anaphylaxis. *BMJ* 2008; **336:** 1141–2.
14. Hussain AM, *et al.* Vasopressin for the management of catecholamine-resistant anaphylactic shock. *Singapore Med J* 2008; **49:** e225–e228.
15. Andreae DA, Andreae MH. Should antihistamines be used to treat anaphylaxis? *BMJ* 2009; **339:** 290–1.
16. Schummer C, *et al.* The pivotal role of vasopressin in refractory anaphylactic shock. *Anesth Analg* 2008; **107:** 620–4.
17. Rocq N, *et al.* Successful use of terlipressin in post-cardiac arrest resuscitation after an epinephrine-resistant anaphylactic shock to suxamethonium. *Anesthesiology* 2007; **107:** 166–7.

诊断和测试 长 QT 综合征是一种先天性离子通道病，可引起个体出现潜在的致命性心律失常、心脏结构异常。静息时这些个体的心电图可能是正常或模棱两可的，儿茶酚胺刺激测试可以揭露隐藏的异常。丸药注射液（Shimizu 制剂）或肾上腺素的升级注射液（Mayo 制剂）将矛盾地大幅延长长 QT 综合征患者的绝对 QT 间期，还会允许特定的遗传亚型识别[1~3]。

1. Shimizu W, *et al.* Diagnostic value of epinephrine test for genotyping LQT1, LQT2, and LQT3 forms of congenital long QT syndrome. *Heart Rhythm* 2004; **1:** 276–83.
2. Vyas H, *et al.* Epinephrine QT stress testing in the evaluation of congenital long-QT syndrome: diagnostic accuracy of the paradoxical QT response. *Circulation* 2006; **113:** 1385–92.
3. Vyas H, Ackerman MJ. Epinephrine QT stress testing in congenital long QT syndrome. *J Electrocardiol* 2006; **39** (4 suppl): S107–S113.

出血 利用肾上腺素阻止局部轻微出血有很长的历史。它收缩小动脉和毛细血管，造成组织颜色发白。在内镜的控制下局部注射肾上腺素对于控制出血性消化溃疡（第1624页），与其他的内镜治疗相比更加有效[1]。肾上腺素喷雾给药可成功地控制口咽出血[2]。

1. Vergara M, *et al.* Epinephrine injection versus epinephrine injection and a second endoscopic method in high risk bleeding ulcers. Available in The Cochrane Database of Systematic Reviews; Issue 2. Chichester: John Wiley; 2007 (accessed 28/05/10).
2. Rowlands RG, *et al.* Novel use of nebulised adrenaline in the treatment of secondary oropharyngeal haemorrhage. *J Laryngol Otol* 2002; **116:** 123–4.

阴茎异常勃起 α 激动药如肾上腺素可治疗阴茎异常勃起（详见**间羟胺**，第1282页）。对于前列地尔（第2102页）引起的阴茎异常勃起，可用低剂量肾上腺素稀释溶液向海绵窦内注射给药予以治疗。对于有镰状红细胞病的一组年轻（3.9～18.3 岁）的阴茎异常勃起患者，抽吸血液后用稀释的肾上腺素溶液进行海绵窦内灌洗，有一定疗效[1]。

1. Mantadakis E, *et al.* Outpatient penile aspiration and epinephrine irrigation for young patients with sickle cell anemia and prolonged priapism. *Blood* 2000; **95:** 78–82.

呼吸道疾病 肾上腺素可减轻炎症并舒张支气管，可用它的喷雾剂来逆转炎性疾病中的气道阻塞，如哮吼。虽然有些研究显示它能改善急性病毒性细支气管炎（详见**呼吸道合胞体病毒感染**项下内容，第829页）[1,2]，但是随机化研究没有发现使用肾上腺素与使用沙丁胺醇[3]或安慰剂[4]在对婴儿疗效上的不同。一篇系统性综述[5]表明没有充足的证据支持在住院患者身上使用肾上腺素，虽然也有人认为它对门诊患者有短期疗效。

但是，BNF *59* 显示对于皮质激素不能有效控制的严重哮吼，可以给予肾上腺素喷雾剂［1∶1000，400μg/kg，（最高 5mg)］，30min 后如有必要可重复使用。肾上腺素喷雾剂的疗效预计可持续 2～3h。

1 名食入次氯酸钠后出现气道炎症的 15 个月的儿童，给予肾上腺素喷雾剂后收到很好的疗效[6]。

1. Reijonen T, *et al.* The clinical efficacy of nebulized racemic epinephrine and albuterol in acute bronchiolitis. *Arch Pediatr Adolesc Med* 1995; **149:** 686–92.
2. Menon K, *et al.* A randomized trial comparing the efficacy of epinephrine with salbutamol in the treatment of acute bronchiolitis. *J Pediatr* 1995; **126:** 1004–7.
3. Patel H, *et al.* A randomized, controlled trial of the effectiveness of nebulized therapy with epinephrine compared with albuterol and saline in infants hospitalized for acute viral bronchiolitis. *J Pediatr* 2002; **141:** 818–24.
4. Wainwright C, *et al.* A multicenter, randomized, double-blind, controlled trial of nebulized epinephrine in infants with acute bronchiolitis. *N Engl J Med* 2003; **349:** 27–35.
5. Hartling L, *et al.* Epinephrine for bronchiolitis. Available in The Cochrane Database of Systematic Reviews; Issue 1. Chichester: John Wiley; 2004 (accessed 07/10/05).
6. Ziegler D, Bent G. Caustic-induced upper airway obstruction responsiveness to nebulized adrenaline. *Pediatrics* 2001; **107:** 807–8.

制剂

BP 2010: Adrenaline and Cocaine Intranasal Solution; Adrenaline Eye Drops; Adrenaline Injection; Adrenaline Solution; Bupivacaine and Adrenaline Injection; Dilute Adrenaline Injection 1 in 10,000; Lidocaine and Adrenaline Injection;
USP 33: Cocaine and Tetracaine Hydrochlorides and Epinephrine Topical Solution; Epinephrine Bitartrate for Ophthalmic Solution; Epinephrine Bitartrate Inhalation Aerosol; Epinephrine Bitartrate Ophthalmic Solution; Epinephrine Inhalation Aerosol; Epinephrine Inhalation Solution; Epinephrine Injection; Epinephrine Nasal Solution; Epinephrine Ophthalmic Solution; Epinephryl Borate Ophthalmic Solution; Lidocaine Hydrochloride and Epinephrine Injection; Prilocaine and Epinephrine Injection; Procaine Hydrochloride and Epinephrine Injection; Racepinephrine Inhalation Solution.

专利制剂

Arg.: EpiPen; ***Austral.:*** EpiPen; ***Austria:*** Anapen; EpiPen; Suprarenin; ***Belg.:*** EpiPen; ***Braz.:*** Drenalin; Nefrin†; ***Canad.:*** Epi EZ; Epifrin; EpiPen; Twinject; Vaponefrin†; ***Chile:*** Adreject; ***Cz.:*** Anapen; EpiPen; Glaucon†; ***Denm.:*** EpiPen; ***Fin.:*** EpiPen; ***Fr.:*** Anahelp; Anapen; ***Ger.:*** Anapen; Fastjekt; InfectoKrupp; Suprarenin; ***Gr.:*** Anapen; Epifrin; EpiPen; ***Hung.:*** Anapen; EpiPen; Tonogen; ***Irl.:*** Anapen; ***Israel:*** EpiPen; ***Ital.:*** Fastjekt; ***Malaysia:*** EpiPen; ***Mex.:*** Pinadrina; ***Neth.:*** Anapen; EpiPen; ***Norw.:*** EpiPen; ***NZ:*** EpiPen; ***Philipp.:*** Adrenin; ***Pol.:*** Anapen; EpiPen; Fastjekt; ***Port.:*** Anapen; EpiPen; ***S.Afr.:*** Adrenotone; Ana-Guard†; EpiPen; Eppy†; Simplene†; ***Singapore:*** EpiPen; ***Spain:*** Adreject; Epiject; ***Swed.:*** Anapen; EpiPen; ***Switz.:*** Anapen; EpiPen; ***UK:*** Anapen; EpiPen; ***USA:*** AsthmaHaler Mist; AsthmaNefrin; Epinal†; EpiPen; microNefrin†; Nephron†; Primatene Mist; Primatene Mist Suspension; S-2.

多组分制剂 ***Arg.:*** Yanal; ***Austral.:*** Rectinol; ***Canad.:*** Sil Trax Plus; ***Cz.:*** Avenoc; ***Fr.:*** Avenoc; ***Gr.:*** Hemorroidal; ***Hung.:*** Hemorid; Noditran†; ***India:*** Brovon; ***Irl.:*** Ganda†; ***Ital.:*** Pilodren†; ***Port.:*** Adrinex†; ***Spain:*** Coliriocilina Adren Astr; Epistaxol; ***Switz.:*** Haemocortin†; ***UK:*** Brovon; ***USA:*** Ana-Kit; Emergent-Ez.

Used as an adjunct in: ***Arg.:*** Caina G; Duracaine; Gobbicaina; Larjancaina; Xylocaina; ***Austral.:*** Bucanest; Citanest; Deltazine; Marcain; Nurocain†; Septanest; Xylocaine; ***Austria:*** Neo-Xylestesin; Neo-Xylestesin forte†; Scandonest; Septanest; Ubistesin; Ultracain Dental; Xylanaest; Xylocain; ***Belg.:*** Citanest; Marcaine; Ubistesin†; Xylocaine; ***Braz.:*** Bupiabbott Plus; Bupstesic; Lidocabbott; Lidogeyer†; Marcaina; Neocaina; Novabupi; Xylestesin; Xylocaina; ***Canad.:*** Astracaine; Citanest; Marcaine; Octocaine; Scandonest; Sensorcaine; Septanest; Ultracaine D-S; Vivacaine; Xylocaine; Zorcaine; ***Cz.:*** Marcaine; Scandonest; Septanest S; Supracain; Ubistesin; Ultracain D-S†; Xylestesin-A†; ***Denm.:*** Carbocain; Marcain; Scandonest; Septanest; Septocaine; Ubistesin; Xylocain; Xyloplyin; ***Fin.:*** Marcain; Septocaine; Ubistesin; Ultracain D-Suprarenin; Xylocain; ***Fr.:*** Alphacaine; Articadent; Biodicaine; Bucanest; Deltazine; Marcaine†; Predesic†; Primacaine; Scandicaine; Septanest; Ubistesin Adrenalinee; Xylocaine; Xylonor; Xylorolland; Ziacaine; ***Ger.:*** Ubistesin; Ultracain D-S; Ultracain Suprarenin†; Xylocain; Xylocitin; Xylonest; ***Gr.:*** Artikamine; Ecocain; Lidonet; Lignospan; Marcaine; Optocain; Septanest; Ubistesin; Xylestesin-A; Xylestesin-S Special; Xylocaine; ***Hong Kong:*** Lidocaton; Marcain; Ubistesin; Xylestesin-A; Xylocaine; ***Hung.:*** Ubistesin; Ultracain D-S; ***India:*** Gesicain; Xylocaine; ***Indon.:*** Extracaine†; Pehacain; ***Irl.:*** Espestesin; Lignospan; Marcain; Scandonest; Xylocaine; ***Israel:*** Kamacaine; Marcaine; Ubistesin; ***Ital.:*** Alfacaina; Bupicain; Bupiforan; Bupisen; Bupisolver; Bupixamol; Carboplyina; Carbosen; Cartidont; Citocartin; Ecocain; Lident Adrenalina†; Lident Andrenor†; Mepi-Mynol; Mepicain; Mepident†; Mepiforan; Mepisolver; Mepivamol; Optocain; Sarticain; Scandonest; Septanest; Ubistesin†; Xilo-Mynol; Xylonor; Xyloplyina; ***Malaysia:*** Denkan; Marcain; ***Mex.:*** Buvacaina; Pisacaina; Unicaine; Xylocaina; ***Neth.:*** Bupiforan†; Citanest; Lignospan; Marcaine; Scandicaine; Septanest; Ubistesin; Ultracain D-S; Xylocaine; ***Norw.:*** Marcain; Septocaine; Xylocain; ***NZ:*** Marcain; Septanest; Topicaine; Ubistesin; Xylestesin-A; Xylocaine; ***Philipp.:*** Dentocaine; Epicaine; ***Pol.:*** Marcaine; ***Port.:*** Alphacaine†; Artinibsa; Artinostrum; Lidonostrum; Lincaina; Meganest; Octocaine; Scandinibsa; Septanest; Ubistesin; Xilonibsa; ***Rus.:*** Ultracain (Ультракаин); ***S.Afr.:*** Macaine; Xylotox; ***Singapore:*** Xylocaine; ***Spain:*** Anestesia Topi Braun C/A; Articaina C/E†; Artinibsa; Meganest; Octocaine; Scandinibsa; Ultracain; Xilonibsa; Xylonor Especial; ***Swed.:*** Carbocain; Marcain; Ubistesin; Xylocain; ***Switz.:*** Alphacaine; Carbostesin; Rapidocaine; Rudocaine; Scandonest; Septanest; Ubistesin; Ultracaine D-S; Xylocain; Xylonest; Xyloplyin†; ***Thai.:*** Drocanil-A; Lidocation†; Lidocaton†; Medicaine; Xylocaine; ***Turk.:*** Jetokain; Jetosel; Ultracain; ***UAE:*** Ecocain; ***UK:*** Septanest; Xylocaine; ***Ukr.:*** Artifrin (Артифрин); Ultracain D-S (Ультракаин Д-С); ***USA:*** Citanest; Marcaine; Octocaine; Sensorcaine; Septocaine; Xylocaine.

顺势疗法制剂 ***Canad.:*** Avenoc; Breathe More; ***Fr.:*** Diabene; L 25; L 28; Santaherba; Tarentula Complexe No 71; Vespa Complexe No 46; ***Port.:*** Avenoc; ***USA:*** Estrex.

Ajmaline 阿义马林

Aimaliini; Ajmalin; Ajmalina; Ajmalinum; Rauwolfina; Rauwolfine. (17R,21R)-Ajmalan-17,21-diol.

Аймалин

$C_{20}H_{26}N_2O_2 = 326.4.$

CAS — 4360-12-7.

ATC — C01BA05.

ATC Vet — QC01BA05.

UNII — 1PON08459R.

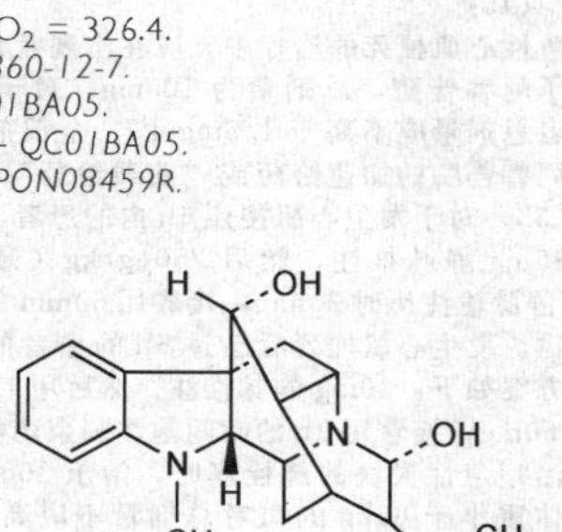

Pharmacopoeias. In *Jpn.*

不良反应和处置

阿义马林抑制心脏传导，高剂量可导致心脏传导阻滞。极高剂量时有负性肌力作用。高剂量可导致心律失常、昏迷、死亡。心律失常也见于静脉注射的常规剂量（详见下文）。已报道的神经系统的不良反应包括眼皮跳动、惊厥、呼吸抑制。有时候出现肝毒性和粒细胞缺乏。

对心脏的影响 对1955名患者的电生理学研究[1]显示静脉注射阿义马林 1mg/kg，可诱发心律失常；其中63例发生室上性心律失常，7例出现房室折返性心动过速。诊断使用中已有室性心动过速[2,3]和尖端扭转型室性心动过速[4]的报道。

1. Brembilla-Perrot B, Terrier de la Chaise A. Provocation of supraventricular tachycardias by an intravenous class I antiarrhythmic drug. *Int J Cardiol* 1992; **34:** 189–98.
2. Rolf S, *et al.* The ajmaline challenge in Brugada syndrome: diagnostic impact, safety, and recommended protocol. *Eur Heart J* 2003; **24:** 1104–12.
3. Pinar Bermúdez E, *et al.* Spontaneous sustained monomorphic ventricular tachycardia after administration of ajmaline in a patient with Brugada syndrome. *Pacing Clin Electrophysiol* 2000; **23:** 407–9.
4. Haverkamp W, *et al.* Torsade de pointes induced by ajmaline. *Z Kardiol* 2001; **90:** 586–90.

注意事项

参见奎尼丁，第1329页。

药物相互作用

抗心律失常 在4名健康受试者中，口服合用奎尼丁和阿义马林可显著增加阿义马林的血浆浓度；阿义马林的消除半衰期增加约1倍[1]。奎尼定的药动学似乎没有受阿义马林影响。

1. Hori R, *et al.* Quinidine-induced rise in ajmaline plasma concentration. *J Pharm Pharmacol* 1984; **36:** 202–4.

用途和用法

阿义马林是从萝芙木 *serpentina*（夹竹桃科）的根中提取的一种生物碱。它是Ⅰa类抗心律失常药（第1115页）。用于室上性和室性心律失常（第1122页）的治疗与预激综合征的鉴别诊断。阿义马林经静脉注射给药，剂量常为50mg，在至少历时5min注射完。也可口服、经静脉输注给药（有使用时间达1个月的）或肌内注射给药。

有时阿义马林以盐酸化物、单乙醇化物和苯巴比妥盐的形式给药。

Brugada 综合征 Brugada综合征是一种影响心肌钠离子通道的先天性障碍，可能与心脏猝死有关。Ⅰa类抗心律失常药如阿义马林阻断钠通道，虽然它们不适合治疗，但可用于诊断Brugada综合征。

1. Rolf S, *et al.* The ajmaline challenge in Brugada syndrome: diagnostic impact, safety, and recommended protocol. *Eur Heart J* 2003; **24:** 1104–12.
2. Veltmann C, *et al.* Response to intravenous ajmaline: a retrospective analysis of 677 ajmaline challenges. *Europace* 2009; **11:** 1345–52.

制剂

专利制剂

Austria: Gilurytmal; ***Cz.:*** Gilurytmal†; ***Ger.:*** Gilurytmal.

Alacepril (*rINN*) 阿拉普利

Alacépril; Alaceprilum; DU-1219. N-{1-[(S)-3-Mercapto-2-methylpropionyl]-L-prolyl}-3-phenyl-L-alanine acetate.

Алацеприл

$C_{20}H_{26}N_2O_5S = 406.5.$

CAS — 74258-86-9.

UNII — X39TL7JDPF.

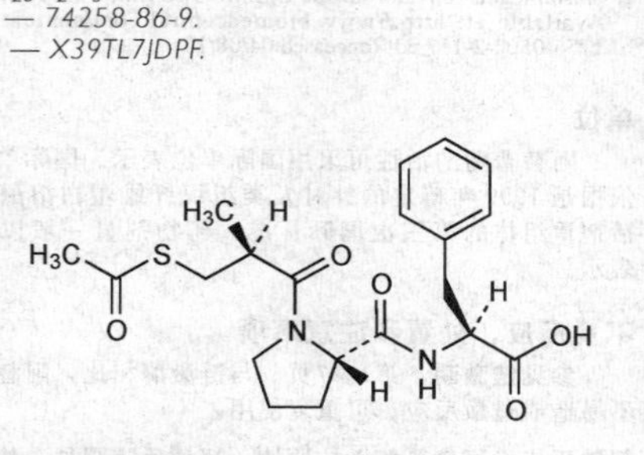

Pharmacopoeias. In *Jpn.*

简介

阿拉普利是一种用于治疗高血压病（第1131页）的ACEI（第1151页）。口服进入体内后转变为卡托普利和去乙酰化阿拉普利（DU-1227）。一般口服1个月，每日25～75mg，单次或分2次服用。

制剂

专利制剂

Jpn: Cetapril.

Aliskiren Fumarate（*BANM, USAN, rINNM*）富马酸阿利吉仑

Aliskiren Hemifumarate; Aliskirène, Fumarate de; Aliskireni Fumaras; CGP-60536B; Fumarato de aliskireno; SPP-100 (aliskiren or aliskiren fumarate). Bis(2S,4S,5S,7S)-5-amino-N-(2-carbamoyl-2-methylpropyl)-4-hydroxy-2-isopropyl-7-[4-methoxy-3-(3-methoxypropoxy)benzyl]-8-methylnonanamide fumarate (2:1).

Алискирена Фумарат

$(C_{30}H_{53}N_3O_6)_2,C_4H_4O_4 = 1219.6.$

CAS — 173334-57-1 (aliskiren); 173334-58-2 (aliskiren fumarate).

ATC — C09XA02.

ATC Vet — QC09XA02.

UNII — C8A0P8G029.

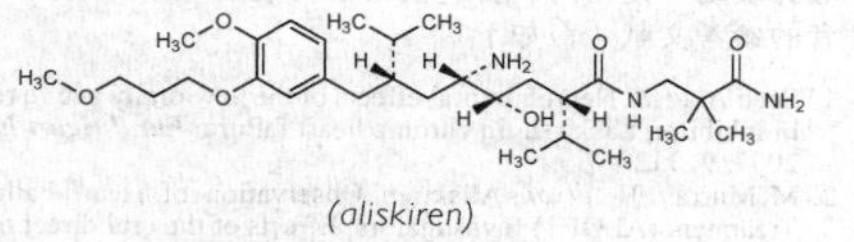

(aliskiren)

不良反应

阿利吉仑一般耐受性良好，但可能会产生与剂量相关的胃肠道不良反应，包括腹泻、腹痛、消化不良和胃食管反流。其他的不良反应包括低血压、头痛、头晕、乏力、背痛和咳嗽，也可能出现皮疹、高尿酸血症、痛风、肾结石。血管性水肿有少量报道，还有癫痫发作的报道。还有报道称其与其他肾素-血管紧张素系统抑制剂作用，血红蛋白出现与剂量相关的下降。

注意事项

血管性水肿患者禁用阿利吉仑，如病情发展，应立即停药。阿利吉仑应避免在妊娠期间使用，因为药物作用于肾素-血管紧张素系统，该系统与胎儿和新生儿的发病率和死亡率相关。严重的心脏衰竭（NYHA分级Ⅲ或Ⅳ）、肾功能不全、肾动脉狭窄、肾性高血压患者应慎用。钠或血容量不足（如接受高剂量利尿药）的患者开始使用阿利吉仑后可能会出现症状性低血压，应在密切的医疗监督下使用。

药物相互作用

阿利吉仑与其他抗高血压药或能引起低血压的药物作用可能会产生协同效果。因为存在高钾血症和肾功能损害的风险，所以应监测服用阿利吉仑和ACEI的糖尿病患者的肾功能和电解质水平。

阿利吉仑是P-糖蛋白的底物，不应与强大的P-糖蛋白抑制药环孢素合用。少量阿利吉仑经细胞色素P450同工酶CYP3A4代谢，但很少有二者显著相互作用的报道。血浆中阿利吉仑的浓度可被厄贝沙坦降低，被阿托伐他汀和酮康唑增加，但临床意义尚不清楚。阿利吉仑可造成呋塞米浓度显著下降。

药动学

阿利吉仑胃肠道吸收差，生物利用度约为2.5%。血浆峰浓度出现在口服后1～3h。阿利吉仑与高脂肪餐共进时吸收减少。约50%的阿利吉仑与血浆蛋白结合。阿利吉仑主要经粪便排泄，也能通过胆汁排泄。约25%的吸收剂量以原形药物的形式经尿液排出体外。阿利吉仑是细胞色素P450同工酶CYP3A4的底物，但代谢量极少。阿利吉仑消除半衰期为24～40h，7～8天达到稳态浓度。

1. Vaidyanathan S, *et al.* Clinical pharmacokinetics and pharmacodynamics of aliskiren. *Clin Pharmacokinet* 2008; **47:** 515–31.
2. Buczko W, Hermanowicz JM. Pharmacokinetics and pharmacodynamics of aliskiren, an oral direct renin inhibitor. *Pharmacol Rep* 2008; **60:** 623–31.

用途和用法

阿利吉仑是一种具有口服活性的肾素抑制剂，用于治疗高血压。它可以防止血管紧张肽原转换成血管紧张素Ⅰ，因此抑制了血管紧张素Ⅱ和醛固酮的产生。它以富马酸的形式使用，但剂量以阿利吉仑表示。165.8mg阿利吉仑富马酸约相当于150mg阿利吉仑。通常情况下阿利吉仑的初始口服剂量约为150mg，每日1次，如需要可增至300mg，每日1次。饭前饭后均可服药，但

一经确定患者应保持固有时段服药。阿利吉仑在治疗心脏衰竭、糖尿病肾病和减少中老年人心血管疾病风险方面的应用尚在研究中。

1. Van Tassell BW, Munger MA. Aliskiren for renin inhibition: a new class of antihypertensives. *Ann Pharmacother* 2007; **41:** 456–64.
2. Frampton JE, Curran MP. Aliskiren: a review of its use in the management of hypertension. *Drugs* 2007; **67:** 1767–92.
3. Chrysant SG. Aliskiren-hydrochlorothiazide combination for the treatment of hypertension. *Expert Rev Cardiovasc Ther* 2008; **6:** 305–14.
4. Jensen C, *et al.* Aliskiren: the first renin inhibitor for clinical treatment. *Nat Rev Drug Discov* 2008; **7:** 399–410.
5. Sureshkumar KK, *et al.* Aliskiren: clinical experience and future perspectives of renin inhibition. *Expert Opin Pharmacother* 2008; **9:** 825–37.
6. Kappert K, *et al.* Aliskiren. *Dtsch Med Wochenschr* 2008; **133:** 1308–12.
7. Sanoski CA. Aliskiren: an oral direct renin inhibitor for the treatment of hypertension. *Pharmacotherapy* 2009; **29:** 193–212.
8. Pimenta E, Oparil S. Role of aliskiren in cardio-renal protection and use in hypertensives with multiple risk factors. *Vasc Health Risk Manag* 2009; **5:** 453–63.
9. Moutzouri E, *et al.* Aliskiren, a direct renin inhibitor, in clinical practice: a new approach in the treatment of hypertension. *Curr Vasc Pharmacol* 2010; **8:** 344–62.

心力衰竭 使用阿利吉仑治疗心力衰竭（第1127页）患者的参考文献[1,2]如下。

1. Seed A, *et al.* Neurohumoral effects of the new orally active renin inhibitor, aliskiren, in chronic heart failure. *Eur J Heart Fail* 2007; **9:** 1120–7.
2. McMurray JJ, *et al.* Aliskiren Observation of Heart Failure Treatment (ALOFT) Investigators. Effects of the oral direct renin inhibitor aliskiren in patients with symptomatic heart failure. *Circ Heart Fail* 2008; **1:** 17–24.

制剂

专利制剂

Belg.: Rasilez; ***Chile:*** Rasilez; ***Cz.:*** Enviage; Rasilez; Riprazo; Sprimeo; Tekturna†; ***Denm.:*** Rasilez; ***Fr.:*** Rasilez; ***Ger.:*** Rasilez; ***Gr.:*** Enviage; Rasilez; Riprazo; Sprimeo; ***Hong Kong:*** Rasilez; ***Indon.:*** Rasilez; ***Irl.:*** Enviage; Rasilez; Riprazo; Sprimeo; ***Israel:*** Rasilez; ***Mex.:*** Rasilles; ***Norw.:*** Rasilez; ***Philipp.:*** Rasilez; ***Pol.:*** Rasilez; ***Port.:*** Enviage; Rasilez; Riprazo; Sprimeo; Tekturna; ***Rus.:*** Rasilez (Расилез); ***Singapore:*** Rasilez; ***Swed.:*** Rasilez; ***Switz.:*** Rasilez; ***Thai.:*** Rasilez; ***UK:*** Rasilez; ***USA:*** Tekturna.

多组分制剂 ***Cz.:*** Rasilez HCT; ***Fr.:*** Rasilez HCT; ***Gr.:*** Rasilez HCT; ***Irl.:*** Rasilez HCT; ***Port.:*** Rasilez HCT; ***USA:*** Tekturna HCT.

Alprenolol（*BAN*，*rINN*）⊗阿普洛尔

Alprénolol; Alprenololi; Alprenololum. 1-(2-Allylphenoxy)-3-isopropylaminopropan-2-ol.

Альпренолол

$C_{15}H_{23}NO_2$ = 249.3.

CAS — 13655-52-2.

ATC — C07AA01.

ATC Vet — QC07AA01.

UNII — 877K5MQ27W.

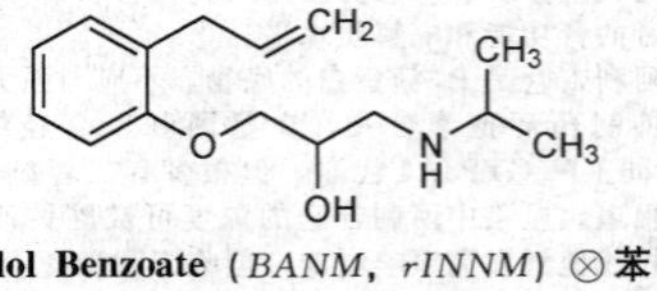

Alprenolol Benzoate（*BANM*，*rINNM*）⊗苯甲酸阿普洛尔

Alprénolol, benzoate d'; Alprenololi benzoas; Benzoato de alprenolol.

Альпренолола Бензоат

$C_{22}H_{29}NO_4$ = 371.5.

ATC — C07AA01.

ATC Vet — QC07AA01.

UNII — T3H696761C.

Alprenolol Hydrochloride（*BANM*，*USAN*，*rINNM*）⊗盐酸阿普洛尔

Alprénolol, chlorhydrate d'; Alprenolol-hidroklorid; Alprenolol-hydrochlorid; Alprenololhydroklorid; Alprenololi hydrochloridum; Alprenololihydrokloridi; Alprenololio hidrochloridas; H56/28; Hidrocloruro de alprenolol.

Альпренолола Гидрохлорид

$C_{15}H_{23}NO_2$,HCl = 285.8.

CAS — 13707-88-5.

ATC — C07AA01.

ATC Vet — QC07AA01.

UNII — 2502C2OIRK.

注：Atenenol 和 Skojilol 被用作盐酸阿普洛尔的商品名。

Pharmacopoeias. In *Eur.* (see p.vii) and *Jpn.*

Ph. Eur. 6. 8（Alprenolol Hydrochloride） 白色或类白色结晶性粉末或无色结晶。极易溶于水；易溶于乙醇和二氯甲烷。避光。

简介

阿普洛尔是一种非心脏选择性的β受体阻滞剂（第1181页）。据报道它有内在拟交感活性和一定的膜稳定性。

阿普洛尔以苯甲酸酯或盐酸化物的形式口服给药，用于治疗高血压病、心绞痛和心律失常。

Alteplase（*BAN*，*USAN*，*rINN*） 阿替普酶

Alteplaasi; Alteplas; Alteplasa; Altéplase; Alteplasum; Alteplaz; G-11035; G-11044; G-11021 (2-chain form); Recombinant Tissue-type Plasminogen Activator; rt-PA.

Альтеплаза

CAS — 105857-23-6.

ATC — B01AD02; S01XA13.

ATC Vet — QB01AD02; QS01XA13.

UNII — 1RXS4UE564.

性状 阿替普酶是一个有 527 个氨基酸残基的糖基化蛋白。它是通过 DNA 重组技术生产的含有人类组织型纤维蛋白溶酶原激活剂（t-PA）的氨基酸顺序的肽段。

Pharmacopoeias. In *US. Eur.* (see p.vii) includes Alteplase for Injection.

Ph. Eur. 6. 8（Alteplase for Injection；Alteplasum ad Injectabile） 无菌，冷冻干燥的阿替普酶制剂。由重组 DNA 技术制得的组织型纤维蛋白溶酶原激活剂。它是一种效价不小于 500000U/mg 的蛋白。白色或微黄粉末或易碎块状物。复原后制剂 pH 为 7.1～7.5。贮藏于无色玻璃容器中（真空或充满惰性气体），贮藏温度为2～30℃。避光。阿替普酶含有 527 个氨基酸残基，并连有糖类（碳水化合物）。

USP 33（Alteplase）高度纯化的糖基化丝氨酸蛋白酶，可结合纤维蛋白并有特异性分解纤溶酶原的活性。在培养的哺乳动物细胞中由重组 DNA 技术制得。它的效价为 522000～667000USP。U/mg（蛋白质）。贮藏于温度－20℃以下的密闭容器中。

配伍禁忌和稳定性 据报道[1]阿替普酶与多巴酚丁胺、多巴胺、硝酸甘油、肝素不相容。后来的研究没有发现阿替普酶和硝酸甘油不相容[2]。另一项研究[3]显示用 5%的葡萄糖将阿替普酶的一种专利制剂（Activase）稀释至 90～160μg/ml 后出现药物沉淀。由精氨酸作为增溶剂，用 5%葡萄糖将阿替普酶稀释至浓度小于 500μg/ml，可能会出现沉淀。在可能出现沉淀前，可用 0.9%氯化钠将其稀释至 200μg/ml。

研究显示 1mg/ml 的阿替普酶溶液在温度不高于－20℃的情况下可保持 6 个月的活性[4,5]。－80℃的情况下可保持 7 年的活性[6]。

1. Lee CY, *et al.* Visual and spectrophotometric determination of compatibility of alteplase and streptokinase with other injectable drugs. *Am J Hosp Pharm* 1990; **47:** 606–8.
2. Lam XM, *et al.* Stability and activity of alteplase with injectable drugs commonly used in cardiac therapy. *Am J Health-Syst Pharm* 1995; **52:** 1904–9.
3. Frazin BS. Maximal dilution of Activase. *Am J Hosp Pharm* 1990; **47:** 1016.
4. Calis KA, *et al.* Bioactivity of cryopreserved alteplase solutions. *Am J Health-Syst Pharm* 1999; **56:** 2056–7.
5. Wiernikowski JT, *et al.* Stability and sterility of recombinant tissue plasminogen activator at −30°C. *Lancet* 2000; **355:** 2221–2.
6. Shaw GJ, *et al.* Long-term stability of recombinant tissue plasminogen activator at −80 C. *BMC Res Notes* 2009; **2:** 117. Available at: http://www.biomedcentral.com/content/pdf/1756-0500-2-117.pdf (accessed 04/08/10)

单位

阿替普酶的活性可采用国际单位表示。国际单位的依据是 1999 年确定的针对人类组织纤维蛋白溶酶原激活剂重组体的第三次国际标准。药物剂量一般以质量表示。

不良反应、处置和注意事项

参见**链激酶**，第1347页。与链激酶相比，阿替普酶不易造成过敏反应。可重复使用。

超敏反应 阿替普酶无抗原性，超敏反应罕见。然而服用 ACEI 风险会增加，见下文**药物相互作用**下的 **ACEI**。与溶栓剂的超敏反应，包括使用阿替普酶的遗传性过敏症患者的过敏反应，见**链激酶**，第1348页。

凝血酶的产生 阿替普酶可导致凝血酶大量生成，这可能是由于纤溶酶直接激活凝血系统，或者由于凝血块结合的凝血酶引起凝血系统的正反馈。对于因为静脉血栓而使用阿替普酶进行血栓溶解疗法的 1 名患者，有人认为上述过程产生的过量凝血酶可能是导致其心肌梗死的原因[1]。没有证据显示使用链激酶会产生过量凝血酶。

1. Baglin TP, *et al.* Thrombin generation and myocardial infarction during infusion of tissue-plasminogen activator. *Lancet* 1993; **341:** 504–5.

药物相互作用

参见**链激酶**，第1349页。

ACEI 很少有使用阿替普酶时发生血管性水肿的报道，但同时服用 ACEI 的患者不良反应的发生率升高[1～3]。一项前瞻性研究[1]发现用阿替普酶治疗急性脑卒中的 176 例患者中，9 例发生血管性水肿；发病危险性与 ACEI 的使用紧密相关（9 例中有 7 例发生不良反应）。类似地，312 名服用阿替普酶[3]治疗急性脑卒中的患者中，8 名发展成血管神经性水肿的患者有 6 名使用 ACEI。

1. Hill MD, *et al.* Hemi-orolingual angioedema and ACE inhibition after alteplase treatment of stroke. *Neurology* 2003; **60:** 1525–7.
2. Hill MD, *et al.* Anaphylactoid reactions and angioedema during alteplase treatment of acute ischemic stroke. *CMAJ* 2000; **162:** 1281–4.
3. Ottomeyer C, *et al.* Raising awareness of orolingual angioedema as a complication of thrombolysis in acute stroke patients. *Cerebrovasc Dis* 2009; **27:** 307–8.

硝酸甘油 虽然溶栓药和硝酸盐类药常用于急性心肌梗死的治疗，一项报道显示此组合会降低溶栓效果。同时给予 36 名急性心肌梗死患者静脉注射阿替普酶和硝酸甘油，产生的组织型纤维蛋白溶酶原激活剂的血清抗原浓度，比只给予阿替普酶的 11 名患者产生的此抗原浓度低[1]。在合用两药的患者中，只有 44%再灌注得到维持，而单用阿替普酶的患者此指标为 91%。后来的研究[2]显示，以上差异可能是因为硝酸甘油增加了肝血流量，从而加强了肝对阿替普酶的代谢。

1. Nicolini FA, *et al.* Concurrent nitroglycerin therapy impairs tissue-type plasminogen activator-induced thrombolysis in patients with acute myocardial infarction. *Am J Cardiol* 1994; **74:** 662–6.
2. Romeo F, *et al.* Concurrent nitroglycerin administration reduces the efficacy of recombinant tissue-type plasminogen activator in patients with acute anterior wall myocardial infarction. *Am Heart J* 1995; **130:** 692–7.

药动学

阿替普酶很快从血浆中消除，主要由肝代谢。它分布半衰期为 4～5min，消除半衰期约为 40min。

1. Krause J. Catabolism of tissue-type plasminogen activator (t-PA), its variants, mutants and hybrids. *Fibrinolysis* 1988; **2:** 133–42.

用途和用法

阿替普酶是一种溶栓药。它是以单链为主要形式的内源性酶-组织型纤维蛋白溶酶原激活剂，由重组 DNA 技术生成。作为内源性组织型纤维蛋白溶酶原激活剂，阿替普酶将与纤维蛋白结合的纤溶酶原转化为有活性的纤溶酶，导致纤维蛋白和血块溶解。纤溶的机制在**止血**和**纤维蛋白溶解**项下有进一步的讨论（第1014页）。阿替普酶对循环系统中非结合的纤溶酶原作用相对很小，所以它被限定为纤维蛋白特异性的溶栓药（详见第1117页）。

在血栓疾病（特别是心肌梗死，第1135页）和静脉血栓栓塞的治疗中（第1147页）或是在疏通闭塞导管中（详见下文），阿替普酶的使用方法与链激酶（第1349页）类似。阿替普酶也可用于急性缺血性脑卒中的治疗（第1143页）。

在急性**心肌梗死**的治疗中，应在出现症状后尽快由静脉给予阿替普酶，总剂量为 100mg；对于体重 65kg 以下患者总剂量应不高于 1.5mg/kg。全部剂量的给药时间（阿替普酶的加速给药或“前载给药”）应不少于 1.5h 或 3h。对于发生心肌梗死 6h 内的患者，给药方案如下：15mg 静脉推注，然后 750μg/kg（最大不超过 50mg）静脉输注历时 30min，接着用 60min 的时间输注剩余药物。发生心肌梗死后已过 6h 的患者的更长的推荐给药方案如下：10mg 静脉推注，然后用 1h 的时间静脉输注 50mg，接着用 2h 的时间输注剩余药物。

在治疗急性大块的**肺栓塞**时，给予 100mg 的总剂量，而体重小于 65kg 的患者总剂量不应高于 1.5mg/kg。最初的 10mg 由静脉推注给药，然后用 2h 的时间静脉输注剩余药物。

急性**缺血性休克**时，在出现症状的 3h 内给予阿替普酶 900μg/kg（总剂量最多不超过 90mg）。总剂量的 10%在最初的 1min 内静脉推注给药，静脉输注给药剩余药物历时 60min。

为了**恢复中央静脉的功能**，以 1mg/ml 的速度缓慢输注给药。常用剂量为 2mg，如有必要 2h 后再次给药。

总剂量不应超过 4mg。对于体重低于 30kg 的儿童，剂量应为导管内腔体积的 110%，但不应超过 2mg，如有必要 2h 后再次给药。

1. Gillis JC, *et al.* Alteplase: a reappraisal of its pharmacological properties and therapeutic use in acute myocardial infarction. *Drugs* 1995; **50:** 102–36.
2. Wagstaff AJ, *et al.* Alteplase: a reappraisal of its pharmacology and therapeutic use in vascular disorders other than acute myocardial infarction. *Drugs* 1995; **50:** 289–316.
3. Semba CP, *et al.* Society of Cardiovascular and Interventional Radiology (SCVIR). Alteplase and tenecteplase: applications in the peripheral circulation. *Tech Vasc Interv Radiol* 2001; **4:** 99–106.
4. Lindley RI, *et al.* Alteplase and ischaemic stroke: have new reviews of old data helped? *Lancet Neurol* 2005; **4:** 249–53.
5. De Keyser J, *et al.* Intravenous alteplase for stroke: beyond the guidelines and in particular clinical situations. *Stroke* 2007; **38:** 2612–8.
6. Quinn TJ, *et al.* Past, present and future of alteplase for acute ischemic stroke. *Expert Rev Neurother* 2008; **8:** 181–92.
7. Micieli G, *et al.* Safety and efficacy of alteplase in the treatment of acute ischemic stroke. *Vasc Health Risk Manag* 2009; **5:** 397–409.

儿童用法 阿替普酶的儿童用法和剂量信息在下文各标题下给出，也可见第1349页**链激酶**下的**儿童用法**。

导管和插管 阿替普酶已成功用于清除中心静脉导管的血栓[1,2]。典型剂量为 2mg，推注至阻塞导管中。对儿童治疗方法类似；在一项研究[3]中，患者体重最轻的为 3kg，依据导管大小不同，给药量 0.1～2.0mg（1mg/ml 的溶液）不等。类似地，后来一项研究用 1mg/ml 的溶液给了体重 30kg 或以上的儿童 2mg 的剂量，给了体重低于 30kg 的儿童相当于 110%导尿管内部容积的剂量（四舍五入到 0.1ml，总量不超过 2ml）[4]。停留时间为 2h，一旦这一期后导管功能无法恢复就重复给药。一项队列研究[5]对体重 10kg 或下的儿童采用 500μg 的剂量，10kg 以上的儿童采用 1～2mg 的剂量，停留时间为 2～4h。在另一报道中，2 名儿童[6]每小时 10～50 μg/kg 的剂量静脉注射阿替普酶，成功治愈留置血管内导管造成的静脉血栓。*BNFC 2010/11* 推荐使用 2ml 1mg/ml 的阿替普酶溶液，可根据大小用 4h 的停留时间直接注射到闭塞的导管或中央线。

阿替普酶也灌输到中央血透析，以保持透析之间的通畅[7]。类似地，尿激酶已在儿童中与抗肿瘤治疗的长期静脉接入设备合用[8]。

关于使用阿替普酶治疗由安置中央静脉导管引起的心内血栓，详见下文**心内血栓形成**。

1. Paulsen D, *et al.* Use of tissue plasminogen activator for reopening of clotted dialysis catheters. *Nephron* 1993; **64:** 468–9.
2. Haire WD, *et al.* Urokinase versus recombinant tissue plasminogen activator in thrombosed central venous catheters: a double-blinded, randomized trial. *Thromb Haemost* 1994; **72:** 543–7.
3. Jacobs BR, *et al.* Recombinant tissue plasminogen activator in the treatment of central venous catheter occlusion in children. *J Pediatr* 2001; **139:** 593–6.
4. Blaney M, *et al.* CAPS Investigators. Alteplase for the treatment of central venous catheter occlusion in children: results of a prospective, open-label, single-arm study (The Cathflo Activase Pediatric Study). *J Vasc Interv Radiol* 2006; **17:** 1745–51.
5. Choi M, *et al.* The use of alteplase to restore patency of central venous lines in pediatric patients: a cohort study. *J Pediatr* 2001; **139:** 152–6.
6. Doyle E, *et al.* Thrombolysis with low dose tissue plasminogen activator. *Arch Dis Child* 1992; **67:** 1483–4.
7. Gittins NS, *et al.* Comparison of alteplase and heparin in maintaining the patency of paediatric central venous haemodialysis lines: a randomised controlled trial. *Arch Dis Child* 2007; **92:** 499–501.
8. Dillon PW, *et al.* Prophylactic urokinase in the management of long-term venous access devices in children: a Children's Oncology Group study. *J Clin Oncol* 2004; **22:** 2718–23.

心内血栓形成 100mg 阿替普酶静脉给药历时 2h，可用于治疗人工瓣膜上的血栓[1]。

阿替普酶也被成功用于 1 名新生儿心内栓塞（出现于使用中央静脉导管时）的治疗[2]。历时 10min，给药量为 500μg/kg，接着以 200μg/(kg・h) 的剂量输注 3 天。另一项研究[3]中，20～30min 内推注给予 4 名早产儿 400～500μg/kg 的阿替普酶，在另 1 例中，患者随后进行 3h 输注给药 [100μg/(kg・h)]，他们的治疗取得成功。

虽然感染性心内膜炎患者一般不能使用血栓溶解剂（见**链激酶**的**注意事项**，第1349页），但是阿替普酶已成功用于留置导尿管的感染性心内膜炎儿童。监测凝结物和提供新鲜冰冻血浆用来维持纤维蛋白原浓度[4]。

1. Astengo D, *et al.* Recombinant tissue plasminogen activator for prosthetic mitral-valve thrombosis. *N Engl J Med* 1995; **333:** 259.
2. Van Overmeire B, *et al.* Intracardiac thrombus formation with rapidly progressive heart failure in the neonate: treatment with tissue type plasminogen activator. *Arch Dis Child* 1992; **67:** 443–5.
3. Ferrari F, *et al.* Early intracardiac thrombosis in preterm infants and thrombolysis with recombinant tissue type plasminogen activator. *Arch Dis Child Fetal Neonatal Ed* 2001; **85:** F66–F69.
4. Levitas A, *et al.* Successful treatment of infective endocarditis with recombinant tissue plasminogen activator. *J Pediatr* 2003; **143:** 649–52.

微血管血栓 阿替普酶已被用于小血管微血栓引起血管阻塞这种潜在病理状态的治疗。

突发性脑膜炎球菌血症恢复后患者出现的手部循环减弱和紫癜，可经动脉输注阿替普酶治疗[1]。给药方案为：右手，20～40μg/(kg・h)，持续 22h；左手，20～40μg/(kg・h)，持续 11h。双手的血液灌注恢复，随后手部全部功能得到恢复。2 名婴儿因为感染脑膜炎球菌发生感染性休克和暴发性紫癜，使用阿替普酶后症状得到改善[2]。

6 名患者[3]由**青斑样血管炎**引发溃疡，常规治疗无效。经阿替普酶 10mg 静脉输注（每天历时 4h，共 14 天）后，大多数溃疡很快消失；1 名患者需要在抗凝血的同时重复治疗。有报道[4]称用阿替普酶可治疗与**钙化防御**有关的溃疡。

1 名患有**溶血性尿毒症综合征**（详见**血栓性微血管病**项下内容，第1042页）的 4 岁女孩[5]对阿替普酶的治疗敏感。治疗方案为：静脉输注，初始剂量为 200μg/(kg・h)，5h；然后 50μg/(kg・h)，14 天。

有人对阿替普酶的使用进行过综述[6]，发现在**肝静脉闭塞性疾病**（骨髓移植时由肝小静脉弥散性血栓导致的严重并发症）中疗效各异。虽然有报道[7]，对静脉闭塞性疾病的疗效不尽如人意，但也有报道[8]表示在病程早期给予阿替普酶可提高治疗的有效率。

1. Keeley SR, *et al.* Tissue plasminogen activator for gangrene in fulminant meningococcaemia. *Lancet* 1991; **337:** 1359.
2. Zenz W, *et al.* Recombinant tissue plasminogen activator treatment in two infants with fulminant meningococcemia. *Pediatrics* 1995; **96:** 44–8.
3. Klein KL, Pittelkow MR. Tissue plasminogen activator for treatment of livedoid vasculitis. *Mayo Clin Proc* 1992; **67:** 923–33.
4. Sewell LD, *et al.* Low-dose tissue plasminogen activator for calciphylaxis. *Arch Dermatol* 2004; **140:** 1045–8.
5. Kruez W, *et al.* Successful treatment of haemolytic uraemic syndrome with recombinant tissue-type plasminogen activator. *Lancet* 1993; **341:** 1665–6.
6. Terra SG, *et al.* A review of tissue plasminogen activator in the treatment of veno-occlusive liver disease after bone marrow transplantation. *Pharmacotherapy* 1997; **17:** 929–37.
7. Bearman SI, *et al.* Treatment of hepatic venocclusive disease with recombinant human tissue plasminogen activator and heparin in 42 marrow transplant patients. *Blood* 1997; **89:** 1501–6.
8. Schriber J, *et al.* Tissue plasminogen activator (tPA) as therapy for hepatotoxicity following bone marrow transplantation. *Bone Marrow Transplant* 1999; **24:** 1311–14.

眼部疾病 治疗白内障[1]或青光眼[2]（包括儿童白内障[3]）的手术可引发纤维素沉着，眼内给予阿替普酶可用于治疗这种情况。剂量为 6～25μg。用药后可出现眼内出血的并发症[2,4]。溶栓也被用于预防儿童先天性白内障手术[5]。

眼内给予阿替普酶也可用于包括惊吓婴儿综合征[8]中的眼底出血[6,7]。有报道称直接将阿替普酶注入视网膜周围地区的血块可成功治愈视网膜黄斑出血[9]。

1. Heiligenhaus A, *et al.* Recombinant tissue plasminogen activator in cases with fibrin formation after cataract surgery: a prospective randomised multicentre study. *Br J Ophthalmol* 1998; **82:** 810–15.
2. Lundy DC, *et al.* Intracameral tissue plasminogen activator after glaucoma surgery: indications, effectiveness, and complications. *Ophthalmology* 1996; **103:** 274–82.
3. Mehta JS, Adams GGW. Recombinant tissue plasminogen activator following paediatric cataract surgery. *Br J Ophthalmol* 2000; **84:** 983–6.
4. Azuara-Blanco A, Wilson RP. Intraocular and extraocular bleeding after intracameral injection of tissue plasminogen activator. *Br J Ophthalmol* 1998; **82:** 1345–6.
5. Siatiri H, *et al.* Intracameral tissue plasminogen activator to prevent severe fibrinous effusion after congenital cataract surgery. *Br J Ophthalmol* 2005; **89:** 1458–61.
6. Schmitz K, *et al.* Therapy of subhyaloidal haemorrhage by intravitreal application of rtPA and SF_6 gas. *Br J Ophthalmol* 2000; **84:** 1324–5.
7. Koh HJ, *et al.* Treatment of subhyaloid haemorrhage with intravitreal tissue plasminogen activator and C_3F_8 gas injection. *Br J Ophthalmol* 2000; **84:** 1329–30.
8. Conway MD, *et al.* Intravitreal tPA and SF_6 promote clearing of premacular subhyaloid hemorrhages in shaken and battered baby syndrome. *Ophthalmic Surg Lasers* 1999; **30:** 435–41.
9. Singh RP, *et al.* Management of subretinal macular haemorrhage by direct administration of tissue plasminogen activator. *Br J Ophthalmol* 2006; **90:** 429–31.

外周动脉血栓栓塞 虽然手术已成为外周动脉血栓栓塞的一线治疗方法（第1137页），但是溶栓剂的作用越来越重要，它可单独使用，或作为手术辅助，还能经皮干预[1]。阿替普酶可以静脉注射，但直接动脉灌注血块是现在的首选方案。通常对肢体缺血不到 14 天的患者进行此治疗，可保肢。一个小案例系列[2]发现，成功的溶栓与随后截肢率大大降低有关。阿替普酶也可动脉内给药以消除外科和经皮手术中的远端血块。最佳剂量目前尚不清楚[3,4]。直接动脉内灌注血块常用 0.2～1mg/h 的剂量[5]，动脉内灌注远端血块给予三倍剂量，即每隔 10min 使用 5 mg[4,6]。

对婴儿使用过的给药方案为[7]：*静脉给药*，第 1 个小时 500μg/(kg・h)，接着 250μg/(kg・h)，直至血栓溶解。有用阿替普酶治疗新生儿动脉血栓的报道，疗法为：100～500μg/(kg・h)，*静脉给药*[8,9]。*BNFC 2010/11* 建议新生儿和儿童血管内栓塞的治疗方案为：静脉输注，100～500μg/(kg・h)，3～6h；如有必要再次给药。单日剂量不应超过 100mg。但是，一项对 80 名动脉或静脉栓塞婴儿和儿童的回顾性研究[10]表明虽然使用阿替普酶有疗效，但安全范围小，且利弊比率未知。

1. Norgren L, *et al.* Inter-Society Consensus for the Management of Peripheral Arterial Disease (TASC II). *J Vasc Surg* 2007; **45** (suppl S): S5–S67.
2. Disini L, *et al.* Successful intra-arterial alteplase infusion is a predictor of 12-month limb survival in patients with lower limb arterial occlusion. *Clin Radiol* 2008; **63:** 636–41.
3. Ward AS, *et al.* Peripheral thrombolysis with tissue plasminogen activator: results of two treatment regimens. *Arch Surg* 1994; **129:** 861–5.
4. Giannini D, Balbarini A. Thrombolytic therapy in peripheral arterial disease. *Curr Drug Targets Cardiovasc Haematol Disord* 2004; **4:** 249–58.
5. Henke PK, Stanley JC. The treatment of acute embolic lower limb ischemia. *Adv Surg* 2004; **38:** 281–91.
6. Chester JF, *et al.* Peroperative t-PA thrombolysis. *Lancet* 1991; **337:** 861–2.
7. Zenz W, *et al.* Tissue plasminogen activator (alteplase) treatment for femoral artery thrombosis after cardiac catheterisation in infants and children. *Br Heart J* 1993; **70:** 382–5.
8. Weiner GM, *et al.* Successful treatment of neonatal arterial thromboses with recombinant tissue plasminogen activator. *J Pediatr* 1998; **133:** 133–6.
9. Farnoux C, *et al.* Recombinant tissue-type plasminogen activator therapy of thrombosis in 16 neonates. *J Pediatr* 1998; **133:** 137–40.
10. Gupta AA, *et al.* Safety and outcomes of thrombolysis with tissue plasminogen activator for treatment of intravascular thrombosis in children. *J Pediatr* 2001; **139:** 682–8.

脑卒中 有关溶栓药（包括阿替普酶）在脑卒中的使用，见**链激酶**（第1350页）。

制剂

USP 33: Alteplase for Injection.

专利制剂

Arg.: Actilyse; ***Austral.:*** Actilyse; ***Austria:*** Actilyse; ***Belg.:*** Actilyse; ***Braz.:*** Actilyse; ***Canad.:*** Activase; Cathflo; ***Chile:*** Actilyse; ***Cz.:*** Actilyse; ***Denm.:*** Actilyse; ***Fin.:*** Actilyse; ***Fr.:*** Actilyse; ***Ger.:*** Actilyse; ***Gr.:*** Actilyse; ***Hong Kong:*** Actilyse; ***Hung.:*** Actilyse; ***India:*** Actilyse; ***Indon.:*** Actilyse; ***Irl.:*** Actilyse; ***Israel:*** Actilyse; ***Ital.:*** Actilyse; ***Jpn:*** Activacin; ***Malaysia:*** Actilyse; ***Mex.:*** Actilyse; ***Neth.:*** Actilyse; ***Norw.:*** Actilyse; ***NZ:*** Actilyse; ***Philipp.:*** Actilyse; ***Pol.:*** Actilyse; ***Port.:*** Actilyse; ***Rus.:*** Actilyse (Актилизе); ***S.Afr.:*** Actilyse; ***Singapore:*** Actilyse; ***Spain:*** Actilyse; ***Swed.:*** Actilyse; ***Switz.:*** Actilyse; ***Thai.:*** Actilyse; ***Turk.:*** Actilyse; ***UK:*** Actilyse; ***USA:*** Activase; ***Venez.:*** Actilyse.

Altizide (*BAN, rINN*) ⊗阿尔噻嗪

Althiazide *(USAN)*; Altizida; Altizidum; P-1779. 3-Allylthiomethyl-6-chloro-3,4-dihydro-2*H*-1,2,4-benzothiadiazine-7-sulphonamide 1,1-dioxide.

Альтизид

$C_{11}H_{14}ClN_3O_4S_3$ = 383.9.

CAS — 5588-16-9.

UNII — GI8CB72B0D.

Pharmacopoeias. In *Eur.* (see p.vii).

Ph. Eur. 6. 8 (Altizide) 白色或类白色的粉末。几乎不溶于水；易溶于甲醇；几乎不溶于二氯甲烷。具有多形性。

简介

阿尔噻嗪是一种用于水肿和高血压病治疗的噻嗪类利尿药（详见**氢氯噻嗪**，第1258页）。常与螺内酯合用。

制剂

多组分制剂 ***Belg.:*** Aldactazine; ***Fr.:*** Aldactazine; Practazin†; Spiroctazine; ***Gr.:*** Aldactazine; ***Port.:*** Aldactazine; ***Spain:*** Aldactacine.

Ambrisentan (*BAN*, *rINN*) **恩勃生坦**

Ambrisentán; Ambrisentanum; BSF-208075; LU-208075. (+)-(2S)-2-[(4,6-Dimethylpyrimidin-2-yl)oxy]-3-methoxy-3,3-diphenylpropanoic acid.

Амбризентан

$C_{22}H_{22}N_2O_4$ = 378.4.

CAS — 177036-94-1.

ATC — C02KX02.

ATC Vet — QC02KX02.

UNII — HW6NV07QEC.

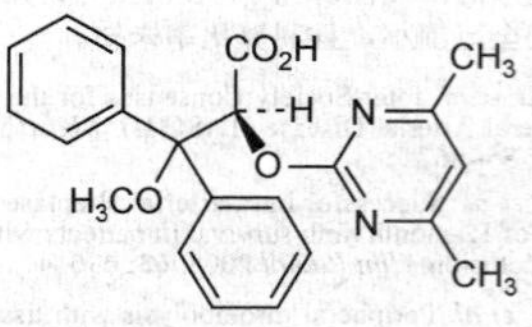

不良反应和注意事项

同波生坦，第1191页。

药物相互作用

恩勃生坦是几种酶和转运体的底物，它可与细胞色素P450同工酶CYP3A4和CYP2C19、P-糖蛋白、尿苷二磷酸葡萄糖醛酸和有机阴离子运输多肽（OATP）的诱导剂或抑制剂发生相互作用。

药动学

恩勃生坦在胃肠道吸收迅速，口服约2h后出现血浆峰浓度。约99%的恩勃生坦与血浆蛋白结合。尽管肝脏代谢和胆汁排泄的相对贡献率未知，但可以肯定恩勃生坦主要由肝脏排泄。恩勃生坦的终末消除半衰期约为15h。

用途和用法

虽然恩勃生坦具有较高的内皮素ETA受体选择性，但它是一种内皮素受体拮抗药（第1116页），与波生坦类似（第1191页）。它用治疗Ⅱ级或Ⅲ级肺动脉高压（第1138页）。口服初始剂量为5mg，每日1次，如耐受可增至10mg，每日1次。

1. Galiè N, *et al.* Ambrisentan therapy for pulmonary arterial hypertension. *J Am Coll Cardiol* 2005; **46:** 529–35.
2. Vatter H, Seifert V. Ambrisentan, a non-peptide endothelin receptor antagonist. *Cardiovasc Drug Rev* 2006; **24:** 63–76.
3. Barst RJ. A review of pulmonary arterial hypertension: role of ambrisentan. *Vasc Health Risk Manag* 2007; **3:** 11–22.
4. Galiè N, *et al.* Ambrisentan for the treatment of pulmonary arterial hypertension: results of the ambrisentan in pulmonary arterial hypertension, randomized, double-blind, placebo-controlled, multicenter, efficacy (ARIES) study 1 and 2. *Circulation* 2008; **117:** 3010–19.
5. Hrometz SL, Shields KM. Role of ambrisentan in the management of pulmonary hypertension. *Ann Pharmacother* 2008; **42:** 1653–9. Correction. *ibid.* 2009; **43:** 794. [dose]
6. Croxtall JD, Keam SJ. Ambrisentan. *Drugs* 2008; **68:** 2195–2204.
7. Kingman M, *et al.* Ambrisentan, an endothelin receptor type A-selective endothelin receptor antagonist, for the treatment of pulmonary arterial hypertension. *Expert Opin Pharmacother* 2009; **10:** 1847–58.
8. Oudiz RJ, *et al.* ARIES Study Group. Long-term ambrisentan therapy for the treatment of pulmonary arterial hypertension. *J Am Coll Cardiol* 2009; **54:** 1971–81.

制剂

专利制剂

Canad.: Volibris; ***Cz.:*** Volibris; ***Fr.:*** Volibris; ***Gr.:*** Volibris; ***Hung.:*** Volibris; ***Irl.:*** Volibris; ***Pol.:*** Volibris; ***Port.:*** Volibris; ***UK:*** Volibris; ***USA:*** Letairis.

Amezinium Metilsulfate (*rINN*) ⊗**甲硫酸氨苯哒嗪**

Ametsiniummetilsulfaatti; Amezinii Metilsulfas; Amezinium Methylsulphate; Amézinium, Métilsulfate d'; Ameziniummetilsulfat; Metilsulfato de amezinio. 4-Amino-6-methoxy-1-phenylpyridazinium methylsulfate.

Амезиния Метилсульфат

$C_{12}H_{15}N_3O_5S$ = 313.3.

CAS — 30578-37-1.

ATC — C01CA25.

UNII — 03NR868ICX.

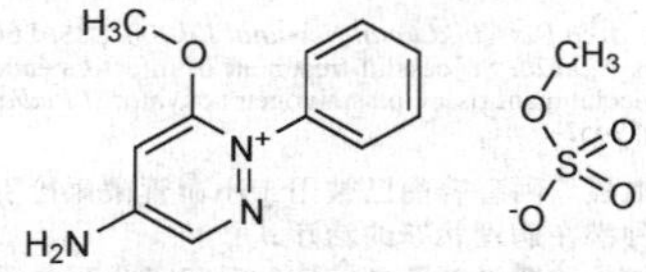

简介

甲硫酸氨苯哒嗪是一种用于低血压（第1134页）时收缩血管的拟交感神经药（第1351页）。一般用法为每次10mg，口服，每日3次。也可经静脉缓慢注射给药。

制剂

专利制剂

Belg.: Reguiton; ***Ger.:*** Reguiton; Supratonin.

Amiloride Hydrochloride (*BANM*, *USAN*, *rINNM*) ⊗**盐酸阿米洛利**

Amilorid Hidroklorür; Amilorid hydrochlorid dihydrát; Amiloride, chlorhydrate d'; Amilorid-hidroklorid; Amiloridhydroklorid; Amiloridi hydrochloridum; Amiloridi Hydrochloridum Dihydricum; Amiloridihydrokloridi; Amilorido hidrochloridas; Amiloridu chlorowodorek; Amipramizide; Cloridrato de Amilorida; Hidrocloruro de amilorida; MK-870. *N*-Amidino-3,5-diamino-6-chloropyrazine-2-carboxamide hydrochloride dihydrate.

Амилорида Гидрохлорид

$C_6H_8ClN_7O,HCl,2H_2O$ = 302.1.

CAS — 2609-46-3 (amiloride); 2016-88-8 (anhydrous amiloride hydrochloride); 17440-83-4 (amiloride hydrochloride dihydrate).

ATC — C03DB01.

ATC Vet — QC03DB01.

UNII — FZJ37245UC.

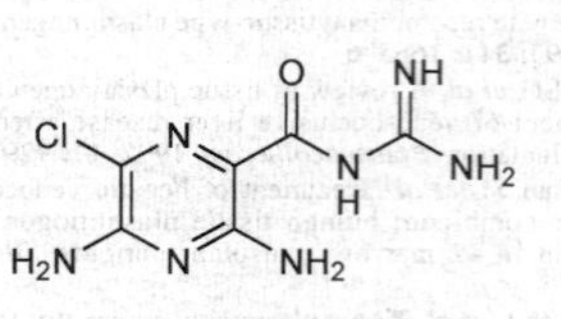

(*amiloride*)

注：盐酸阿米洛利的复方制剂可用下列名称表示。

- Co-amilofruse (*BAN*)——盐酸阿米洛利和呋塞米（1∶8；质量分数）。
- Co-amilozide (*BAN*)——盐酸阿米洛利和氢氯噻嗪（1∶10；质量分数）。
- Co-amilozide (*PEN*)——盐酸阿米洛利和氢氯噻嗪。

Pharmacopoeias. In *Chin.*, *Eur.* (see p.vii), *Int.*, and *US.*

Ph. Eur. 6.8（Amiloride Hydrochloride） 浅黄至黄绿色粉末。微溶于水和无水乙醇。避光。

USP 33（Amiloride Hydrochloride） 黄至黄绿色，无臭或几乎无臭粉末。微溶于水；不溶于丙酮、氯仿、乙醚和乙酸乙酯；易溶于二甲基亚砜；略溶于甲醇。

不良反应和处置

盐酸阿米洛利可导致高钾血症，特别是老年患者，或是有糖尿病或肾功能减退的患者。和其他利尿药合用时曾出现低钠血症。盐酸阿米洛利可导致恶心、呕吐、腹痛、腹泻或便秘、感觉异常、渴感、头晕、皮疹、瘙痒、虚弱、肌肉痉挛、头痛、轻度精神病或视觉变化。有报道出现体位性低血压和血液尿素氮浓度增高。其他不良反应包括脱发、咳嗽、呼吸困难、黄疸、脑病、阳痿、心绞痛、心律失常和心悸。

对电解质平衡的影响 有报使用盐酸阿米洛利或氨苯蝶啶[1]，或者复方阿米洛利[2]时出现代谢性酸中毒。

1. Kushner RF, Sitrin MD. Metabolic acidosis: development in two patients receiving a potassium-sparing diuretic and total parenteral nutrition. *Arch Intern Med* 1986; **146:** 343–5.
2. Wan HH, Lye MDW. Moduretic-induced metabolic acidosis and hyperkalaemia. *Postgrad Med J* 1980; **56:** 348–50.

钾 高钾血症是单用盐酸阿米洛利时主要的不良反应，但在使用保钾利尿药时也可发生此不良反应。严重的高钾血症见于使用复方阿米洛利的治疗中，特别是在肾功能减退的患者中[1,2]，其中1例患者还伴有代谢性酸中毒[3]。

1. Whiting GFM, *et al.* Severe hyperkalaemia with Moduretic. *Med J Aust* 1979; **1:** 409.
2. Jaffey L, Martin A. Malignant hyperkalaemia after amiloride/hydrochlorothiazide treatment. *Lancet* 1981; **i:** 1272.
3. Wan HH, Lye MDW. Moduretic-induced metabolic acidosis and hyperkalaemia. *Postgrad Med J* 1980; **56:** 348–50.

钠 关于合用阿米洛利与耗钾利尿药后出现严重低血钾的报道，详见**氢氯噻嗪**，第1259页。

对皮肤的影响 关于使用复方阿米洛利而发生光敏反应的报道，详见**氢氯噻嗪**，第1260页。

注意事项

使用阿米洛利与螺内酯一样要注意高钾血症的发生（详见第1345页）。对于有可能患糖尿病的患者，应该在进行葡萄糖耐量试验至少3天前停用此药，否则可能会引发严重高血钾。

药物相互作用

阿米洛利与钾补充剂和其他保钾利尿药合用时，发生高钾血症的危险增加。阿米洛利与下列药合用时也可能发生高钾血症：ACEI、血管紧张素Ⅱ受体拮抗药、NSAIDs、环孢素和曲洛司坦。阿米洛利与NSAIDs或环孢素合用可增加发生肾毒性的危险。利尿药可降低锂的排泄并且增加发生锂中毒的危险，但与阿米洛利合用时没有出现这种现象。噻嗪类药物与保钾利尿药合用时可出现严重低钠血症；氯磺丙脲可增加这种危险。阿米洛利可降低甘珀酸治疗溃疡的作用。与其他利尿药相同，阿米洛利可增强其他抗高血压药的作用。

地高辛 关于阿米洛利对地高辛消除和正性肌力作用的影响，详见第1217页。

奎尼丁 关于与奎尼丁合用时阿米洛利致心律失常的报道详见第1329页。

药动学

阿米洛利不能经胃肠道完全吸收；生物利用度约为50%，并可因进食而降低。它的至血浆蛋白结合率不高，血浆半衰期为6～9h，消除半衰期可为20h以上。它经肾以原形排泄。

1. Weiss P, *et al.* The metabolism of amiloride hydrochloride in man. *Clin Pharmacol Ther* 1969; **10:** 401–6.

肝损伤 急性肝炎时消除半衰期可为33h，健康受试者为21h[1]。药物经尿排泄的比例由健康时的49%上升至肝炎时的80%。

1. Spahn H, *et al.* Pharmacokinetics of amiloride in renal and hepatic disease. *Eur J Clin Pharmacol* 1987; **33:** 493–8.

肾损伤 阿米洛利[1,2]药动学的研究显示，健康受试者中的半衰期为20h，在肾终末期疾病的患者中可达100h。当肌酐清除率小于50ml/min时，阿米洛利促尿钠排泄的作用降低[1]。肾功能恶化时它可加剧钾的滞留。对老年患者的研究显示，随着肾功能的下降，药物半衰期[3]和稳态浓度[4]都增加。

1. Knauf H, *et al.* Limitation on the use of amiloride in early renal failure. *Eur J Clin Pharmacol* 1985; **28:** 61–6.
2. Spahn H, *et al.* Pharmacokinetics of amiloride in renal and hepatic disease. *Eur J Clin Pharmacol* 1987; **33:** 493–8.
3. Sabanathan K, *et al.* A comparative study of the pharmacokinetics and pharmacodynamics of atenolol, hydrochlorothiazide and amiloride in normal young and elderly subjects and elderly hypertensive patients. *Eur J Clin Pharmacol* 1987; **32:** 53–60.
4. Ismail Z, *et al.* The pharmacokinetics of amiloride-hydrochlorothiazide combination in the young and elderly. *Eur J Clin Pharmacol* 1989; **37:** 167–71.

用途和用法

阿米洛利是一种主要作用在远端肾小管的弱利尿药。它如同螺内酯有保钾的功能，或增加钠的排泄而减少钾的排泄。但与螺内酯不同的是，它不会特异性拮抗醛固酮。阿米洛利不抑制碳酸酐酶。口服给药2h后显效，6～10h利尿作用达高峰，据报道可维持24h。

阿米洛利可减小其他利尿药促尿钾排泄作用，并促进尿钠的排泄。它主要用于辅助噻嗪类利尿药（如氢氯噻嗪）和袢利尿药（如呋塞米）的治疗。长期使用这两种药疗治伴有肝硬化（包括腹水，第1120页）和心力衰竭（第1127页）的水肿时，有发生低血钾的危险，而阿米洛利有保钾的作用。它也可和其他利尿药合用，治疗高血压病（第1131页）。关于利尿药引起的低血钾和其治疗方法，包括保钾利尿药的作用，在**氢氯噻嗪的不良反应项下对电解质平衡的影响**有详细讨论（第1259页）。阿米洛利有时用于原发性醛固酮增多症中低血钾的治疗（第1347页）。

有人研究了使用阿米洛利吸入剂治疗肺病时囊性纤维变性的方法（详见下文）。

治疗水肿时，阿米洛利以盐酸化物的形式经口服给药，剂量依据无水形式表示。1mg无水阿米洛利相当于约1.14mg水合物。治疗初始剂量为每日5～10mg，如有必要，每日最大剂量为20mg。已使用利尿药或抗高血压药的患者初始剂量为2.5mg，每日1次。相同的剂量被用来治疗服用噻嗪类利尿药或袢利尿药后因钾元素流失而造成的水肿。逐渐增加至常规剂量为每日10mg。如有必要可增加剂量，最大至每日20mg。

不应使用钾补充剂。

儿童剂量，见下文

儿童用法 虽然在英国阿米洛利还未取得在儿童中使用的许可，*BNFC 2009* 推荐它与噻嗪类或袢利尿药合用治疗新生儿、婴儿和儿童的水肿或充血性心脏衰竭，口服剂量为100～200μg/kg，每日2次（最大总剂量为每日20mg）。

囊性纤维化 肺部疾病是囊性纤维化（第157页）的主要死因。在实验性治疗中，用阿米洛利吸入剂来治疗肺部疾病[1,2]。14名患者治疗的25周内，没有证据表明它有肺部或全身毒性[1]。它的作用机制不清楚，可能是因为阿米洛利有钠通道阻滞[1]或抗炎[3]的作用。有人[4]表示应该注意阿米洛利抑制内源性尿激酶后可能带来的影响，另有人[5]认为在研究的浓度下可能不会有影响。但是，一项系统性综述[6]发现没有证据显示阿米洛利有显著的临床疗效。

1. Knowles MR, *et al.* A pilot study of aerosolized amiloride for the treatment of lung disease in cystic fibrosis. *N Engl J Med* 1990; **322:** 1189–94.
2. App EM, *et al.* Acute and long-term amiloride inhalation in cystic fibrosis lung disease: a rational approach to cystic fibrosis therapy. *Am Rev Respir Dis* 1990; **141:** 605–12.
3. Gallo RL. Aerosolized amiloride for the treatment of lung disease in cystic fibrosis. *N Engl J Med* 1990; **323:** 996–7.
4. Henkin J. Aerosolized amiloride for the treatment of lung disease in cystic fibrosis. *N Engl J Med* 1990; **323:** 997.
5. Knowles MR, *et al.* Aerosolized amiloride for the treatment of lung disease in cystic fibrosis. *N Engl J Med* 1990; **323:** 997–8.
6. Burrows E, *et al.* Sodium channel blockers for cystic fibrosis. Available in The Cochrane Database of Systematic Reviews; Issue 3. Chichester: John Wiley; 2006 (accessed 28/04/08).

尿崩症 噻嗪类利尿药常用于肾性尿崩症的治疗（第2099页），也有用NSAIDs的。两者都可减少尿量。在5名患者中，氢氯噻嗪与阿米洛利合用的疗效至少相当于氢氯噻嗪加吲哚美辛[1]。另外，使用阿米洛利还可避免应用钾补充剂。4名有肾性尿崩症的儿童使用阿米洛利与氢氯噻嗪治疗5年，效果良好并可以耐受[2]。

1. Knoers N, Monnens LAH. Amiloride-hydrochlorothiazide versus indomethacin-hydrochlorothiazide in the treatment of nephrogenic diabetes insipidus. *J Pediatr* 1990; **117:** 499–502.
2. Kirchlechner V, *et al.* Treatment of nephrogenic diabetes insipidus with hydrochlorothiazide and amiloride. *Arch Dis Child* 1999; **80:** 548–52.

肾结石 对于特发性高钙尿或有肾结石（第2101页）病史的患者，常给予噻嗪类利尿药（如氢氯噻嗪），以减少钙排泄。有草酸钙结石的患者在细胞草酸钙的转运上有遗传性缺陷，这种缺陷可由阿米洛利矫正[1]。

1. Baggio B, *et al.* An inheritable anomaly of red-cell oxalate transport in "primary" calcium nephrolithiasis correctable with diuretics. *N Engl J Med* 1986; **314:** 599–604.

制剂

BP 2010: Amiloride Tablets; Co-amilofruse Tablets; Co-amilozide Oral Solution; Co-amilozide Tablets;

USP 33: Amiloride Hydrochloride and Hydrochlorothiazide Tablets; Amiloride Hydrochloride Tablets.

专利制剂

Austral.: Kaluril; Midamor; ***Austria:*** Midamor†; ***Canad.:*** Midamor; ***Cz.:*** Amiclaran†; ***Denm.:*** Nirulid†; ***Fin.:*** Medamor†; ***Fr.:*** Modamide; ***NZ:*** Midamor†; ***Swed.:*** Midamor†; ***Switz.:*** Midamor†; ***UK:*** Amilamont; ***USA:*** Midamor.

多组分制剂 ***Arg.:*** Amiloclor†; Diflux; Diur Pot; Diurex A; Errolon A; Furdiuren†; Hidrenox A; Lasiride; Moduretic; Nuriban A; Plenacor D; Ren-Ur; Vericordin Compuesto; ***Austral.:*** Amizide; Moduretic; ***Austria:*** Aldoretic†; Amiloral/HCT†; Amiloretik; Amilorid comp; Amilostad HCT; Lanuretic†; Loradur; Moducrin; Moduretic; ***Belg.:*** Co-Amiloride; Frusamil; Moduretic; ***Braz.:*** Amiretic; Ancloric; Diupress; Diurezin-A†; Diurisa; Moduretic; ***Canad.:*** Apo-Amilzide; Gen-Amilazide; Moduret; Novamilor; Nu-Amilzide; ***Chile:*** Furdiuren; Hidrium; Hidropid; ***Cz.:*** Amicloton; Amilorid/HCT; Apo-Amilzide; Limorid†; Loradur; Moduretic; Rhefluin; ***Denm.:*** Amilco; Buram†; Frusamil; Moduretic†; Sparkal; ***Fin.:*** Amitrid; Diuramin; Diurex; Miloride; Moduretic†; Sparkal; ***Fr.:*** Logirene; Moducren; Moduretic; ***Ger.:*** Amilocomp beta; Amiloretik; Amilorid comp; Amilorid/HCT; Amilozid†; Diaphal; Diursan; durarese†; Esmalorid†; Moducrin; Moduretik; Tensoflux; ***Gr.:*** Frumil; Ividol; Moduretic; Scandrex; Tiaden; ***Hong Kong:*** Amithiazide†; Apo-Amilzide; Moducren†; Moduretic; Navispare; Sefaretic; ***Hung.:*** Amilorid Comp; Amilozid-B; ***India:*** Biduret; Frumil; Hipres-D; ***Indon.:*** Lorinid; ***Irl.:*** Buram†; Fru-Co; Frumil; Moducren†; Moduret; ***Israel:*** Kaluril; ***Ital.:*** Moduretic; ***Malaysia:*** Ami-Hydrotride; Amizide†; Apo-Amilzide; Moduretic; ***Mex.:*** Moduretic; ***Neth.:*** Moduretic; ***Norw.:*** Moduretic; Normorix; ***NZ:*** Amizide; Frumil; ***Pol.:*** Tialorid; ***Port.:*** Aldoretic†; Amiloride Composto†; Diurene; Moducren†; Moduretic; ***S.Afr.:*** Adco-Retic; Amiloretic; Betaretic; Hexaretic†; Moducren†; Moduretic; Servatrin; ***Singapore:*** Apo-Amilzide; ***Spain:*** Ameride; Diuzine; Kalten; ***Swed.:*** Amiloferm; Moduretic; Normorix; Sparkal; ***Switz.:*** Agorex†; Amilo-basan†; Amiloride/HCT; Comilorid; Ecodurex; Escoretic; Frumil†; Grodurex†; Kalten; Moducren†; Moduretic; Rhefluin; ***Thai.:*** Amilozide; Bilduretic; Buretic; Hydrozide Plus; Hyperretic; Medictic; Miduret; Minitic; Miretic; Modulant†; Modupac; Moduretic; Moure-M†; Mourinate; Poli-Uretic; Renase†; Sefaretic; ***Turk.:*** Moduretic; ***UK:*** Amil-Co; Aridil; Burinex A†; Froop Co†; Fru-Co; Frumil; Kalten; Komil; Lasoride†; Moducren†; Moduret; Moduretic; Navispare; ***USA:*** Moduretic; ***Venez.:*** Furdiuren; Moduretic.

Amiodarone（*BAN*，*USAN*，*rINN*）胺碘酮

Amiodaron; Amiodarona; Amiodaroni; Amiodaronum; L-3428; 51087-N; SKF-33134-A. 2-Butylbenzofuran-3-yl 4-(2-diethylaminoethoxy)-3,5-di-iodophenyl ketone.

Амиодарон

$C_{25}H_{29}I_2NO_3$ = 645.3.

CAS — 1951-25-3.

ATC — C01BD01.

ATC Vet — QC01BD01.

UNII — N3RQ532IUT.

Amiodarone Hydrochloride（*BANM*，*rINNM*）盐酸胺碘酮

Amiodaron Hidroklorür; Amiodarone, chlorhydrate d'; Amiodaron-hidroklorid; Amiodaron-hydrochlorid; Amiodaronhydroklorid; Amiodaroni hydrochloridum; Amiodaronihydrokloridi; Amjodarono hidrochloridas; Hidrocloruro de amiodarona.

Амиодарона Гидрохлорид

$C_{25}H_{29}I_2NO_3$,HCl = 681.8.

CAS — 19774-82-4.

ATC — C01BD01.

ATC Vet — QC01BD01.

UNII — 976728SY6Z.

Pharmacopoeias. In *Chin.*, *Eur.* (see p.vii), and *US.*

Ph. Eur. 6.8（Amiodarone Hydrochloride） 白色或类白色的结晶性细末。极微溶于水；略溶于乙醇；易溶于二氯甲烷；可溶于甲醇。贮藏于30℃以下环境中。避光。

USP 33（*Amiodarone Hydrochloride*） 白色或类白色、细腻、结晶性粉末。极微溶于水；微溶于酒精；溶于甲醇；易溶于二氯甲烷。5%水溶液的pH值为3.2～3.8。贮藏于20～25℃温度条件下的密闭容器中。允许温度范围为15～30℃。避光。

吸收 虽然在不同的研究中吸附值不同，但已知胺碘酮被PVC吸收。一项研究[1]使用600μg/ml盐酸胺碘酮的5%葡萄糖溶液，发现最初3h内药物浓度下降10%，在室温贮藏于柔软PVC袋中5天后降至初始浓度的60%。然而，另一项研究[2]使用1.8～2mg/ml盐酸胺碘酮的5%葡萄糖溶液，发现其在PVC输液袋浸泡24h后浓度仍然维持在初始值的97.3%。在第一项研究中，在PVC输液袋浸泡15min后浓度下降至82%，而第二项研究中，浸泡1h后浓度下降至95.1%，但后来又返回到初始值。两项研究中使用玻璃或硬质PVC容器时浓度都没有降低，表明增塑剂邻苯二甲酸二（2-乙基）己酯（DEHP）是造成浓度降低的原因。胺碘酮也可滤出DEHP和其他增塑剂。建议含DEHP的袋子及导管不用于胺碘酮，以减少患者接触。

1. Weir SJ, *et al.* Sorption of amiodarone to polyvinyl chloride infusion bags and administration sets. *Am J Hosp Pharm* 1985; **42:** 2679–83.
2. Peters PG, Hayball PJ. A comparative analysis of the loss of amiodarone from small and large volume PVC and non-PVC infusion systems. *Anaesth Intensive Care* 1990; **18:** 241–5.

配伍禁忌 据报道胺碘酮注射剂与氨茶碱[1]、氟氯西林[2]、肝素[3]、碳酸氢钠[4]不相容。进一步研究[5]显示它与下列药物不相容：氨苄青霉素钠/舒巴坦、头孢他啶钠、地高辛、呋塞米、亚胺培南/西司他丁钠、硫酸镁、哌拉西林/三唑巴坦钠、磷酸钾、磷酸钠。英国注册药品信息申明它与氯化钠溶液不相容。

1. Hasegawa GR, Eder JF. Visual compatibility of amiodarone hydrochloride injection with other injectable drugs. *Am J Hosp Pharm* 1984; **41:** 1379–80.
2. Taylor A, Lewis R. Amiodarone and injectable drug incompatibility. *Pharm J* 1992; **248:** 533.
3. Cairns CJ. Incompatibility of amiodarone. *Pharm J* 1986; **236:** 68.
4. Korth-Bradley JM. Incompatibility of amiodarone hydrochloride and sodium bicarbonate injections. *Am J Health-Syst Pharm* 1995; **52:** 2340.
5. Chalmers JR, *et al.* Visual compatibility of amiodarone hydrochloride injection with various intravenous drugs. *Am J Health-Syst Pharm* 2001; **58:** 504–6.

稳定性 由片剂[1]制备的含盐酸胺碘酮5mg/ml的口服混悬剂在4℃时可稳定贮藏3个月，25℃时为6周。

1. Nahata MC. Stability of amiodarone in an oral suspension stored under refrigeration and at room temperature. *Ann Pharmacother* 1997; **31:** 851–2.

不良反应和处置

胺碘酮的不良反应很常见；很多是与剂量相关的并在减少用量时可逆。然而由于其半衰期很长，可能需要一些时间。停药后可能出现不良反应。

心血管方面不良反应包括严重心动过缓、窦性停搏和传导障碍。静脉注射（虽然不完全），特别是快速注射此药后可发生严重低血压。它还可导致室性快速型心律失常，据报道与其他抗心律失常药相比，不易造成尖端扭转型室性心动过速。很少因使用此药而发生心衰或心衰恶化。据报道胺碘酮可减少外周中左旋甲状腺素（T_4）向三碘甲腺氨酸（T_3）转化，并增加反T_3生成。胺碘酮可影响甲状腺功能，引发甲状腺功能减退或亢进。

有严重肺毒性的报道，包括肺纤维化和间质性肺炎。这些不良反应在停药后一般是可逆的，但可能是致命的。也有少量肺出血的报道。

胺碘酮对肝有不良反应。肝功能检查可能不正常，也可发生肝硬化或肝炎；有患者死亡的报道。

长期使用胺碘酮后会导致大部分的患者发生良性的黄棕色的角膜微沉淀，有时伴有有色光晕；停药后这些不良反应是可逆的。光敏反应普遍发生；也会出现皮肤蓝灰变色，但比较少见。

其他已报道的不良反应包括良性颅内高血压、溶血性或再生障碍性贫血、外周神经病、感觉异常、肌病、共济失调、震颤、恶心、呕吐、有金属异味、梦魇、头痛、失眠、疲劳、附睾炎。

外周静脉长期有规律注射或输注胺碘酮，可出现血栓性静脉炎。迅速静脉给药后可出现过敏性休克、热潮红、出汗和恶心。

有人推测胺碘酮导致的磷脂沉积是一些不良反应的病因。胺碘酮中的碘可引发甲状腺毒症。

1. Naccarelli GV, *et al.* Adverse effects of amiodarone: pathogenesis, incidence and management. *Med Toxicol Adverse Drug Exp* 1989; **4:** 246–53.
2. Kerin NZ, *et al.* Long-term efficacy and toxicity of high- and low-dose amiodarone regimens. *J Clin Pharmacol* 1989; **29:** 418–23.
3. Perkins MW, *et al.* Intraoperative complications in patients receiving amiodarone: characteristics and risk factors. *DICP Ann Pharmacother* 1989; **23:** 757–63.
4. Vrobel TR, *et al.* A general overview of amiodarone toxicity: its prevention, detection, and management. *Prog Cardiovasc Dis* 1989; **31:** 393–426.
5. Morgan DJR. Adverse reactions profile: amiodarone. *Prescribers' J* 1991; **31:** 104–11.
6. CSM/MCA. Amiodarone (Cordarone X). *Current Problems* 1996; **22:** 3–4.
7. Vorperian VR, *et al.* Adverse effects of low dose amiodarone: a meta-analysis. *J Am Coll Cardiol* 1997; **30:** 791–8.
8. Bongard V, *et al.* Incidence rate of adverse drug reactions during long-term follow-up of patients newly treated with amiodarone. *Am J Ther* 2006; **13:** 315–19.

对电解质平衡的影响 有报道1名患者在使用胺碘酮6个月后出现低钠血症和抗利尿激素分泌失调综合征[1～4]。降低剂量或停药后低钠血症消失。

1. Odeh M, *et al.* Hyponatremia during therapy with amiodarone. *Arch Intern Med* 1999; **159:** 2599–2600.
2. Ikegami H, *et al.* Syndrome of inappropriate antidiuretic hormone secretion (SIADH) induced by amiodarone: a report on two cases. *J Cardiovasc Pharmacol Ther* 2002; **7:** 25–8.
3. Patel GP, Kasiar JB. Syndrome of inappropriate antidiuretic hormone-induced hyponatremia associated with amiodarone. *Pharmacotherapy* 2002; **22:** 649–51.
4. Aslam MK, *et al.* Syndrome of inappropriate antidiuretic hormone secretion induced by amiodarone therapy. *Pacing Clin Electrophysiol* 2004; **27:** 831–2.

对眼的影响 裂隙灯检查显示，在使用胺碘酮3个月～7年的105名患者中，103例出现了角膜异常[1]。最常见的反应是出现漩涡状角膜，伴有均匀的颗粒状不透明物。胺碘酮剂量增加时，角膜不透明物更加稠密；而剂量减少时不透明物退化。仅有12名患者出现视觉上的症状，3例发生畏光，2例出现视力晕轮，1例发生视物模糊，6例发生眼睑刺激。但是，眼睑刺激被认为是一种光敏感性皮肤反应，而视物模糊很可能与胺碘酮无关。没有患者因为胺碘酮而发生视力下降。16名患者在停药后7个月内角膜异常全部消失。使用胺碘酮的过程中没有视觉上症状的患者可不用进行例行眼科监测。但是，有报道用药后发生视神经病变[2～4]和视神经炎，虽然胺碘酮是否与此有关受到怀疑，但是使用胺碘酮的患者视神经病变的发病率[5]的确降低了很多，能够支持药物可以降低特发性前部缺血性视神经病变风险的假设。尽管如此，注册药品信息仍建议每年应进行眼科检查。

有报道，胺碘酮治疗[6]时出现了伴有眼泪、唾液减少的干燥综合征。

1. Ingram DV, *et al.* Ocular changes resulting from therapy with amiodarone. *Br J Ophthalmol* 1982; **66:** 676–9.
2. Feiner LA, *et al.* Optic neuropathy and amiodarone therapy. *Mayo Clin Proc* 1987; **62:** 702–17.

3. Macaluso DC, *et al.* Features of amiodarone-induced optic neuropathy. *Am J Ophthalmol* 1999; **127:** 610–12.
4. Johnson LN, *et al.* The clinical spectrum of amiodarone-associated optic neuropathy. *J Natl Med Assoc* 2004; **96:** 1477–91.
5. Mindel JS. Amiodarone and optic neuropathy. *Am Heart J* 2008; **156:** 411–13.
6. Dickinson EJ, Wolman RL. Sicca syndrome associated with amiodarone therapy. *BMJ* 1986; **293:** 510.

对外生殖器的影响 有报道用药后发生附睾肿胀和阴囊痛[1~3]。出现症的时间状从首次用药后7～71个月不等，即使不停药，有些患者10周内症状消失。1名患者[2]精液中去乙胺碘酮的浓度是血浆中的5倍。

治疗中可出现棕色的精液和汗液[4]。

1. Gasparich JP, *et al.* Non-infectious epididymitis associated with amiodarone therapy. *Lancet* 1984; **ii:** 1211–12.
2. Ward MJ, *et al.* Association of seminal desethylamiodarone concentration and epididymitis with amiodarone treatment. *BMJ* 1988; **296:** 19–20.
3. Sadek I, *et al.* Amiodarone-induced epididymitis: report of a new case and literature review of 12 cases. *Can J Cardiol* 1993; **9:** 833–6.
4. Adams PC, *et al.* Amiodarone in testis and semen. *Lancet* 1985; **i:** 341.

对心脏的影响 胺碘酮可能会引发心律失常；胺碘酮延长QT间期，有报道称它能引起尖端扭转型室性心动过速。然而，一篇文献[1]表明其诱发心律失常的频率很低。可能是由于胺碘酮另外的性质，如阻断钙离子通道[2]，与其他Ⅲ级抗心律失常药相比，胺碘酮引起尖端扭转型室性心动过速的风险也较低。

1. Hohnloser SH, *et al.* Amiodarone-associated proarrhythmic effects: a review with special reference to torsade de pointes tachycardia. *Ann Intern Med* 1994; **121:** 529–35.
2. Brendorp B, *et al.* A benefit-risk assessment of class III antiarrhythmic agents. *Drug Safety* 2002; **25:** 847–65.

对脂类代谢的影响 胺碘酮增加组织中磷脂的浓度，这可能是一些不良反应的病因[1]。虽然甲状腺功能减退症可导致高脂血症，但胺碘酮可在不依赖于甲状腺的情况下增加血清胆固醇浓度[2,3]。此药对甘油三酯浓度的影响不清楚[3]。

1. Kodavanti UP, Mehendale HM. Cationic amphiphilic drugs and phospholipid storage disorder. *Pharmacol Rev* 1990; **42:** 327–54.
2. Wiersinga WM, *et al.* An increase in plasma cholesterol independent of thyroid function during long-term amiodarone therapy: a dose-dependent relationship. *Ann Intern Med* 1991; **114:** 128–32.
3. Lakhdar AA, *et al.* Long-term amiodarone therapy raises serum cholesterol. *Eur J Clin Pharmacol* 1991; **40:** 477–80.

对肝脏的影响 在一些患者中胺碘酮可引起肝酶浓度上升，而没有出现肝功能障碍的临床症状。但是，有肝损伤的报道[1~3]，包括肝炎和肝硬化，其组织学变化与酒精性肝病相似[1]。有报道致命性肝病，通常发生在使用高剂量或长期接受治疗的患者[4~9]，停用胺碘酮后仍会进展。但有报道用药1个月后迅速发展为致命性肝衰竭[10]。也有报道严重胆汁淤积，包括1例逆转[11]，1例致命（尽管停用胺碘酮）[12]。有报道静脉给药24h内出现急性肝炎[13~15]，1名静脉给药后出现急性肝炎的患者在继续口服用药时没有复发，表示此反应可能与静脉注射剂型中的药物载体有关。

1. Simon JB, *et al.* Amiodarone hepatotoxicity simulating alcoholic liver disease. *N Engl J Med* 1984; **311:** 167–72.
2. Babatin M, *et al.* Amiodarone hepatotoxicity. *Curr Vasc Pharmacol* 2008; **6:** 228–36.
3. Raja K, *et al.* Drug-induced steatohepatitis leading to cirrhosis: long-term toxicity of amiodarone use. *Semin Liver Dis* 2009; **29:** 423–8.
4. Lim PK, *et al.* Neuropathy and fatal hepatitis in a patient receiving amiodarone. *BMJ* 1984; **288:** 1638–9.
5. Tordjman K, *et al.* Amiodarone and the liver. *Ann Intern Med* 1985; **102:** 411–12.
6. Rinder HM, *et al.* Amiodarone hepatotoxicity. *N Engl J Med* 1986; **314:** 318–19.
7. Richer M, Robert S. Fatal hepatotoxicity following oral administration of amiodarone. *Ann Pharmacother* 1995; **29:** 582–6.
8. Singhal A, *et al.* Low dose amiodarone causing pseudo-alcoholic cirrhosis. *Age Ageing* 2003; **32:** 224–5.
9. Oikawa H, *et al.* Liver cirrhosis induced by long-term administration of a daily low dose of amiodarone: a case report. *World J Gastroenterol* 2005; **11:** 5394–7.
10. Lwakatare JM, *et al.* Fatal fulminating liver failure possibly related to amiodarone treatment. *Br J Hosp Med* 1990; **44:** 60–1.
11. Morse RM, *et al.* Amiodarone-induced liver toxicity. *Ann Intern Med* 1988; **109:** 838–40.
12. Chang C-C, *et al.* Severe intrahepatic cholestasis caused by amiodarone toxicity after withdrawal of the drug: a case report and review of the literature. *Arch Pathol Lab Med* 1999; **123:** 251–6.
13. Pye M, *et al.* Acute hepatitis after parenteral amiodarone administration. *Br Heart J* 1988; **59:** 690–1.
14. James PR, Hardman SMC. Acute hepatitis complicating parenteral amiodarone does not preclude subsequent oral therapy. *Heart* 1997; **77:** 583–4.
15. Chan AL, *et al.* Fatal amiodarone-induced hepatotoxicity: a case report and literature review. *Int J Clin Pharmacol Ther* 2008; **46:** 96–101.

对肺的影响 肺毒性是胺碘酮治疗中最严重不良反应之一。文献认为发生率可达5%[1]～10%[2]（尽管发生率低于对照研究）[3]，并且也有死亡的报道[1,4,5]。通常慢性发病，患者一般使用胺碘酮数月后开始出现呼吸困难、咳嗽、胸痛。但也可能急性发病，1名患者[6]使用胺碘酮数天内就发生了反应。急性反应也会发生在正接受手术或其他治疗的患者身上[3,7]，2名患者因为胺碘酮造成的肺毒性分别在肺动脉造影后1h和24h内死亡[8]。胺碘酮还有其他毒性，包括间质和肺泡浸润[9]、肝纤维化[4]、肺炎[10]和胸腔积液[11,12]。也有报道称胺碘酮能诱发哮喘[13]。肺炎患者的死亡率大约有10%；有急性呼吸窘迫综合征的患者死亡率最高（约50%）[1]。毒性与年龄、治疗时间和剂量有关[1,9,14]，但它在低剂量时也会发生[15]，并可能涉及不同机制[2,7]。部分患者直接中毒，而其他患者[10]则出现免疫反应。若停用胺碘酮多数患者会逐渐恢复。但是如果需要[1,2,9]，胺碘酮可与皮质激素联合用药。而且在治疗急性肺损伤时特别推荐使用胺碘酮[7]。

1. Papiris SA, *et al.* Amiodarone: review of pulmonary effects and toxicity. *Drug Safety* 2010; **33:** 539–58.
2. Martin WJ, Rosenow EC. Amiodarone pulmonary toxicity: recognition and pathogenesis. *Chest* 1988; **93:** 1067–75 (part 1) and 1242–8 (part 2).
3. Sunderji R, *et al.* Pulmonary effects of low dose amiodarone: a review of the risks and recommendations for surveillance. *Can J Cardiol* 2000; **16:** 1435–40.
4. Morera J, *et al.* Amiodarone and pulmonary fibrosis. *Eur J Clin Pharmacol* 1983; **24:** 591–3.
5. CSM. Recurrent ventricular tachycardia: adverse drug reactions. *BMJ* 1986; **292:** 50.
6. Goldstein I, *et al.* Very early onset of acute amiodarone pulmonary toxicity presenting with hemoptysis. *Chest* 1997; **111:** 1446–7.
7. Ashrafian H, Davey P. Is amiodarone an underrecognized cause of acute respiratory failure in the ICU? *Chest* 2001; **120:** 275–82.
8. Wood DL, *et al.* Amiodarone pulmonary toxicity: report of two cases associated with rapidly progressive fatal adult respiratory distress syndrome after pulmonary angiography. *Mayo Clin Proc* 1985; **60:** 601–3.
9. Marchlinski FE, *et al.* Amiodarone pulmonary toxicity. *Ann Intern Med* 1982; **97:** 839–45.
10. Venet A, *et al.* Five cases of immune-mediated amiodarone pneumonitis. *Lancet* 1984; **i:** 962–3.
11. Mittal SR, Maheshwari M. Amiodarone-induced exudative pleural effusion—a case report and review of literature. *Indian Heart J* 2006; **58:** 352–5.
12. Uong V, *et al.* Amiodarone-induced loculated pleural effusion: case report and review of the literature. Abridged version: *Pharmacotherapy* 2010; **30:** 218.
Full version: http://www.pharmacotherapy.org/Case_Reports/Pharm3002e_Uong-CR.pdf (accessed 16/02/10)
13. Yavuzgil O, *et al.* New-onset bronchial asthma induced by low-dose amiodarone. *Ann Pharmacother* 2005; **39:** 385–6.
14. Ernawati DK, *et al.* Amiodarone-induced pulmonary toxicity. *Br J Clin Pharmacol* 2008; **66:** 82–7.
15. Ott MC, *et al.* Pulmonary toxicity in patients receiving low-dose amiodarone. *Chest* 2003; **123:** 646–51.

对心理状态的影响 有单独报道显示，开始胺碘酮治疗后4～17天内患者（年龄在54～80岁）发生了谵妄[1~3]。停药后心理状态改善。胺碘酮相关的抑郁症也有报道[4,5]。

1. Trohman RG, *et al.* Amiodarone-induced delirium. *Ann Intern Med* 1988; **108:** 68–9.
2. Barry JJ, Franklin K. Amiodarone-induced delirium. *Am J Psychiatry* 1999; **156:** 1119.
3. Athwal H, *et al.* Amiodarone-induced delirium. *Am J Geriatr Psychiatry* 2003; **11:** 696–7.
4. Ambrose A, Salib E. Amiodarone-induced depression. *Br J Psychiatry* 1999; **174:** 366–7.
5. Cheesman N, Taylor D. Psychosis and depression associated with alteration to amiodarone therapy. *J Psychopharmacol* 2010; **24:** 131–3.

对神经系统的影响 胺碘酮会产生神经毒性。10名使用胺碘酮治疗2年以上的患者中，3例发生外周神经病[1]。初步结论显示神经病与药物的高剂量和高血浆浓度有关。基于回顾性研究的后续分析[2]记录了707例使用胺碘酮的患者的累积发病率不到3%，其中包括震颤、共济失调、周围神经病变和认知障碍。用药持续时间长是主要的风险因子。

1. Fraser AG, McQueen INF. Adverse reactions during treatment with amiodarone hydrochloride. *BMJ* 1983; **287:** 612.
2. Orr CF, Ahlskog JE. Frequency, characteristics, and risk factors for amiodarone neurotoxicity. *Arch Neurol* 2009; **66:** 865–9.

对胰腺的影响 有报道[1]1名患者开始胺碘酮治疗4天后发生胰腺炎。停药后症状消失，但再次给药后复发。

1. Bosch X, Bernadich O. Acute pancreatitis during treatment with amiodarone. *Lancet* 1997; **350:** 1300.

对皮肤和毛发的影响 胺碘酮引起的最常见的皮肤不良反应是光过敏。这是一种光毒性反应，而不是光变态反应[1~3]。可产生毒性的光的波长范围可从长波紫外光到可见光[1]。发生反应的患者应穿着防护衣并且避免暴露在阳光下。使用含锌或氧化钛的局部防晒乳可降低发生反应的危险，减少胺碘酮剂量也有一定作用[1]。虽然有报道[4]维生素B_6可防止胺碘酮引发光过敏，但是双盲安慰剂对照研究[5]表明它可增强光过敏。因为药物分布广泛，停药后光过敏可持续几周，也有报道会持续更长时间[6]。有发生基底细胞癌的报道[7]，这可能与胺碘酮引起的光过敏有关。

有报道长期使用胺碘酮过程中，在阳光暴露的皮肤上出现蓝灰[2,3,8]和金棕色[3]的色素沉着。停药后色素沉着可缓慢逆转，但不会完全消失。暴露在光下的已有色素沉着的皮肤中，胺碘酮以及其去乙基代谢产物的平均浓度是不暴露在光下皮肤中的10倍[2]。也有精液、汗液变色的报道（详见上文**对外生殖器的影响**项下内容）。

有报道，胺碘酮的血管舒张活性引发皮肤脉管炎[9,10]、剥脱性皮炎[11]、致命的中毒性表皮坏死松解症[12,13]。用药后可出现脱发[14,15]，也可有毛发生长增加[3]，后者可能是由胺碘酮的血管舒张活性引起的。胺碘酮注射外渗可引起严重的皮肤坏死[16]。

1. Ferguson J, *et al.* Prevention of amiodarone-induced photosensitivity. *Lancet* 1984; **ii:** 414.
2. Zachary CB, *et al.* The pathogenesis of amiodarone-induced pigmentation and photosensitivity. *Br J Dermatol* 1984; **110:** 451–6.
3. Ferguson J, *et al.* A study of cutaneous photosensitivity induced by amiodarone. *Br J Dermatol* 1985; **113:** 537–49.
4. Kaufmann G. Pyridoxine against amiodarone-induced photosensitivity. *Lancet* 1984; **i:** 51–2.
5. Mulrow JP, *et al.* Pyridoxine and amiodarone-induced photosensitivity. *Ann Intern Med* 1985; **103:** 68–9.
6. Yones SS, *et al.* Persistent severe amiodarone-induced photosensitivity. *Clin Exp Dermatol* 2005; **30:** 500–502.
7. Hall MA, *et al.* Basalioma after amiodarone therapy—not only in Britain. *Br J Dermatol* 2004; **151:** 932–3.
8. Ammoury A, *et al.* Photodistribution of blue-gray hyperpigmentation after amiodarone treatment: molecular characterization of amiodarone in the skin. *Arch Dermatol* 2008; **144:** 92–6.
9. Starke ID, Barbatis C. Cutaneous vasculitis associated with amiodarone therapy. *BMJ* 1985; **291:** 940.
10. Gutierrez R, *et al.* Vasculitis associated with amiodarone treatment. *Ann Pharmacother* 1994; **28:** 537.
11. Moots RJ, Banerjee A. Exfoliative dermatitis after amiodarone treatment. *BMJ* 1988; **296:** 1332–3.
12. Bencini PL, *et al.* Toxic epidermal necrolysis and amiodarone treatment. *Arch Dermatol* 1985; **121:** 838.
13. Yung A, *et al.* Two unusual cases of toxic epidermal necrolysis. *Australas J Dermatol* 2002; **43:** 35–8.
14. Samanta A, *et al.* Adverse reactions during treatment with amiodarone hydrochloride. *BMJ* 1983; **287:** 503.
15. Samuel LM, *et al.* Amiodarone and hair loss. *Postgrad Med J* 1992; **68:** 771.
16. Russell SJ, Saltissi S. Amiodarone induced skin necrosis. *Heart* 2006; **92:** 1395.

对甲状腺功能的影响 胺碘酮对甲状腺功能影响很复杂[1~5]，甲状腺功能减退和亢进均可引起，尽管大多数甲状腺功能正常的患者用药后甲状腺功能仍然正常。胺碘酮可直接作用于甲状腺，也可改变血浆甲状腺激素浓度，这会使对甲状腺功能检测结果的判断更复杂。使用胺碘酮可减少外周甲腺素（T_4）转化为三碘甲腺氨酸（T_3），导致T_4含量增加，T_3含量略微减少，反T_3浓度升高；用药的前几个月中，基础血浆TSH（促甲状腺素）浓度会短暂升高[1~5]。但用药3个月后浓度会恢复至正常。

甲状腺功能减退症和甲状腺功能亢进症的患病率与膳食中碘的摄入量有关。在碘摄入量低的地区甲状腺功能减退症更为普遍[2]。甲状腺疾病的总发病率一直徘徊在1%～32%。虽然还不知道确切的毒性机制，但是胺碘酮具有较高的碘含量（200mg片剂约含75mg碘），可负荷大量碘，可能会对甲状腺产生影响，特别是对潜在的亚临床甲状腺缺损患者。自动免疫机制也可能影响甲状腺，已检测到患者使用胺碘酮期间产生抗甲状腺抗体。高碘负荷是造成甲状腺功能减退的主要机制。但甲状腺功能亢进涉及两个机制，Ⅰ型胺碘酮诱发性甲状腺功能亢进症是由碘负荷引起的，Ⅱ型胺碘酮诱发性甲状腺功能亢进症可能是由甲状腺的直接毒性作用导致的破坏性甲状腺炎引起的。

建议在使用胺碘酮治疗前和治疗中定期进行甲状腺功能评估。胺碘酮引发的甲状腺功能亢进症不易被鉴别和治疗。应与游离的T_3和T_4一起测量TSH浓度。

一般用左甲状腺素治疗胺碘酮引起的甲状腺功能减退症，开始用低剂量，然后逐渐升高，直至达到疗效，接着可继续使用胺碘酮[1~3]。

胺碘酮诱发的甲状腺功能亢进症比较复杂，较难诊断和治疗[1~3,6]。患者可出现典型的症状，如心动过速、震颤、消瘦、焦躁和易怒，但也有可能出现心绞痛，恶化的心律失常可能是唯一的先兆。如果甲状腺功能亢进症的临床症状继续发展，通常会停用胺碘酮，但如果需要，甲状腺功能亢进症治愈后可继续使用[1~3,6,7]。根据患者患的是Ⅰ型还是Ⅱ型甲状腺功能亢进症确定给药方案。治疗Ⅰ型甲状腺功能亢进症通常用硫脲类卡比马唑、甲巯咪唑或丙硫氧嘧啶。若有耐药性则高氯酸钾与硫脲合用以减少甲状腺碘负荷。也可用碳酸锂代替，但它的作用尚未明确[1,2]。通常用皮质激素治疗Ⅱ型甲状腺功能亢进症，它们也可与硫脲药合用，药物类型含混不清。也可使用口服胆囊造影剂如碘番酸，但似乎不太有效[8]。可使用放射性碘，但如果甲状腺吸收的放射性碘含量较少则未必有效，这是因为碘来源于胺碘酮。对患有胺碘酮诱导的甲状腺功能亢进症的患者也可使用放射性碘[9]，即再次使用胺碘酮。甲状腺切除术在治疗胺碘酮导致的甲状腺功能亢进症中可起一定作用[1~3,6,10]。

1. Loh K-C. Amiodarone-induced thyroid disorders: a clinical review. *Postgrad Med J* 2000; **76:** 133–40.
2. Martino E, *et al.* The effects of amiodarone on the thyroid. *Endocr Rev* 2001; **22:** 240–54.
3. Basaria S, Cooper DS. Amiodarone and the thyroid. *Am J Med* 2005; **118:** 706–14.
4. Eskes SA, Wiersinga WM. Amiodarone and thyroid. *Best Pract Res Clin Endocrinol Metab* 2009; **23:** 735–51.
5. Cohen-Lehman J, *et al.* Effects of amiodarone therapy on thyroid function. *Nat Rev Endocrinol* 2010; **6:** 34–41.
6. Bartalena L, *et al.* Diagnosis and management of amiodarone-induced thyrotoxicosis in Europe: results of an international survey among members of the European Thyroid Association. *Clin Endocrinol (Oxf)* 2004; **61:** 494–502.
7. Uzan L, *et al.* Continuation of amiodarone therapy despite type II amiodarone-induced thyrotoxicosis. *Drug Safety* 2006; **29:** 231–6.
8. Bogazzi F, *et al.* Treatment of type II amiodarone-induced thyrotoxicosis by either iopanoic acid or glucocorticoids: a prospective, randomized study. *J Clin Endocrinol Metab* 2003; **88:** 1999–2002.
9. Hermida J-S, *et al.* Radioiodine ablation of the thyroid to allow the reintroduction of amiodarone treatment in patients with a prior history of amiodarone-induced thyrotoxicosis. *Am J Med* 2004; **116:** 345–8.
10. Gough IR, Gough J. Surgical management of amiodarone-associated thyrotoxicosis. *Med J Aust* 2002; **176:** 128–9.

狼疮 有使用胺碘酮的患者患狼疮的报道[1~3]，停用胺碘酮后病情好转。

1. Susano R, *et al.* Amiodarone induced lupus. *Ann Rheum Dis* 1999; **58:** 655–6.
2. Sheikhzadeh A, *et al.* Drug-induced lupus erythematosus by amiodarone. *Arch Intern Med* 2002; **162:** 834–6.
3. Kundu AK. Amiodarone-induced systemic lupus erythematosus. *J Assoc Physicians India* 2003; **51:** 216–17.

注意事项

有心动过缓、窦房传导阻滞、房室传导阻滞或其他严重传导阻滞的患者不应使用胺碘酮（除非应用了起搏器）。严重低血压和严重呼吸衰竭时也不宜使用胺碘酮。对于心衰患者可谨慎使用。用药前应纠正电解质紊乱。有甲状腺疾病（或病史）或对碘敏感的患者应避免使用胺碘酮。用药者应避免暴露于阳光。

应定期进行甲状腺功能监测，以便发现胺碘酮引发的甲状腺功能减退症或甲状腺功能亢进症。应监测甲状腺素、三碘甲腺氨酸和促甲状腺素（TSH）的浓度，临床鉴定是很重要的，但单独使用是不可靠的。详见上文**不良反应和处置**项下**对甲状腺功能的影响**。

对于长期治疗的患者应进行肝功能和肾功能检查。每年还要进行眼科检查。虽然肾排泄不是此药及其代谢产物消除的主要途径，但在肾损伤患者可能会有碘的蓄积。

静脉注射胺碘酮时应尽量缓慢；如需长时间或重复注射，应考虑使用中央静脉导管。部分胺碘酮静脉注射液含有苯甲醇，它是一种能引起新生儿患致命"喘息综合征"的防腐剂（见**苯甲醇**项下的**新生儿**，第1556页），婴儿和3岁以下儿童禁用。

有些患禁忌证的患者可以在紧急情况下静脉注射胺碘酮。

用法 关于控制胺碘酮静脉输注速度的问题，详见下文**用途和用法**项下内容。

哺乳 胺碘酮可分布至母乳[1,2]，母乳喂养的婴儿会摄入大量的药物。注册药品信息因此禁止在哺乳时使用胺碘酮，American Academy of Pediatrics[3]认为要谨慎使用此药，因为有导致婴儿甲状腺功能减退症的危险。一项研究[2]表明停药几周后，还可在母乳中检测到胺碘酮，因此建议小心使用此药。但是，也有在母亲用药后成功对婴儿进行哺乳的报道[4]，母亲在分娩后停止用药，并对婴儿进行密切的甲状腺功能监测。

1. Pitcher D, *et al.* Amiodarone in pregnancy. *Lancet* 1983; **i:** 597–8.
2. Plomp TA, *et al.* Use of amiodarone during pregnancy. *Eur J Obstet Gynecol Reprod Biol* 1992; **43:** 201–7.
3. American Academy of Pediatrics. The transfer of drugs and other chemicals into human milk. *Pediatrics* 2001; **108:** 776–89. [Retired May 2010] Correction. *ibid.*; 1029. Also available at: http://aappolicy.aappublications.org/cgi/content/full/pediatrics%3b108/3/776 (accessed 10/07/07)
4. Hall CM, McCormick KPB. Amiodarone and breast feeding. *Arch Dis Child Fetal Neonatal Ed* 2003; **88:** F255–F258.

卟啉病 有认为对卟啉病患者使用胺碘酮是不安全的，因为在体外实验中使用此药可产生原卟啉。

妊娠 每片200mg胺碘酮含有75mg碘。这样的碘含量对胎儿的作用不明确，这在很大程度上限制了妊娠时胺碘酮的使用，因为碘易于透过胎盘并导致胎儿发生甲状腺疾病。此外，胺碘酮和去乙基胺碘酮都可透过胎盘，分娩时它们在脐带血中的含量分别约为母亲血浆中的10%和25%。因此可能会对胎儿产生直接影响。然而，一篇综述[1]报道，64名妇女妊娠期间使用胺碘酮，胎儿畸形率并未增加，14名新生儿（占总数22%）出现甲状腺功能亢进，但只有2例检出甲状腺肿，2例出现短暂甲状腺功能亢进。使用胺碘酮后胎儿的神经发育受限，但在一些病例中受限后仅轻度异常，这与甲状腺状态无关，可能是胺碘酮直接作用的结果。

1. Bartalena L, *et al.* Effects of amiodarone administration during pregnancy on neonatal thyroid function and subsequent neurodevelopment. *J Endocrinol Invest* 2001; **24:** 116–30.

药物相互作用

胺碘酮与其他抗心律失常药和其他易引起心动过缓的药（如β受体阻滞剂或钙通道阻滞剂）合用时应谨慎。应尽量避免使用延长QT间期的药物如氟喹诺酮、吩噻嗪类抗精神病药、三环抗抑郁药、氯氟菲烷和特非那定。引起低钾血症或低镁血症的药物与胺碘酮合用也可能会增加患心律失常的风险。胺碘酮由细胞色素P450同工酶CYP3A4和CYP2C8代谢，这些酶的抑制剂，尤其是CYP3A4抑制剂（如HIV-蛋白酶抑制药、西咪替丁、葡萄柚汁）可能会与胺碘酮发生相互作用。酶诱导剂（如利福平和苯妥英）会降低胺碘酮的浓度。另外，胺碘酮是一些细胞色素P450同工酶如CYP3A4和CYP2D6的抑制剂，可导致由这些酶代谢的其他药（包括环孢素、氯硝西泮、地高辛、氟卡尼、苯妥英、普鲁卡因胺、奎尼丁、辛伐他汀、华法林）的血浆浓度升高。胺碘酮也可抑制P-糖蛋白，影响是P-糖蛋白底物的药物。

1. Marcus FI. Drug interactions with amiodarone. *Am Heart J* 1983; **106:** 924–30.
2. Lesko LJ. Pharmacokinetic drug interactions with amiodarone. *Clin Pharmacokinet* 1989; **17:** 130–40.

半乳糖苷酶 关于*α*-半乳糖苷酶和*β*-半乳糖苷酶对胺碘酮的影响，详见第2175页。

抗菌药 1名使用胺碘酮的妇女在给予利福平时，出现心悸和植入型心律转复除颤器的激活[1]。胺碘酮血清浓度降低，很可能是因为代谢酶由利福平诱导。

1. Zarembski DG, *et al.* Impact of rifampin on serum amiodarone concentrations in a patient with congenital heart disease. *Pharmacotherapy* 1999; **19:** 249–51.

抗癫痫药 人们普遍认为，苯妥英和胺碘酮的相互作用可导致前者的血浆浓度升高（详见第475页）。但是，苯妥英是一种肝药酶的诱导剂，有报道[1]使用1周和2周后分别降低药物血清浓度32%和49%。

1. Nolan PE, *et al.* Effect of phenytoin on the clinical pharmacokinetics of amiodarone. *J Clin Pharmacol* 1990; **30:** 1112–19.

抗病毒药 有人提出胺碘酮与HIV-蛋白酶抑制药可能会发生药物相互作用，因为后者会抑制胺碘酮代谢。有报道[1]，1名使用茚地那韦进行暴露后预防的患者胺碘酮血清浓度升高，且没有出现临床毒性症状。

1. Lohman JJHM, *et al.* Antiretroviral therapy increases serum concentrations of amiodarone. *Ann Pharmacother* 1999; **33:** 645–6.

造影剂 胺碘酮能够延长使用碘海醇的患者的QT间期，详见1418页。

葡萄柚汁 对健康受试者的研究[1]显示葡萄柚汁会减慢胺碘酮的代谢；药物血浆浓度-时间曲线下的面积和最大血浆浓度都升高。

1. Libersa CC, *et al.* Dramatic inhibition of amiodarone metabolism induced by grapefruit juice. *Br J Clin Pharmacol* 2000; **49:** 373–8.

H_2 受体拮抗药 西咪替丁可抑制胺碘酮的肝代谢，12名给予胺碘酮和西咪替丁的患者中，8例的胺碘酮血清浓度升高[1]。

1. Hogan C, *et al.* Cimetidine-amiodarone interaction. *J Clin Pharmacol* 1988; **28:** 909.

茶碱 胺碘酮加入到药方后引起血清茶碱浓度升高，并由此产生不良反应，见**抗心律失常药**项下，第1105页。

药动学

胺碘酮胃肠道吸收不规律；平均生物利用度约为50%，但个体差异大。吸收的速度和程度随进食增加而增大。胺碘酮广泛分布到人体各个组织如肝、肺和脾，并大量积累到脂肪和骨骼肌。据报道约96%的胺碘酮与血浆蛋白结合。它终末半衰期约为50天（在20～100天范围内不等）。停药后它的药效仍可维持1个月或更多。它的主要代谢产物去乙基胺碘酮有抗心律失常的作用。由尿排泄的胺碘酮或其代谢物非常少，它们主要的排泄途径是粪便；可发生一定的肝肠循环。有报道胺碘酮和去乙基胺碘酮可透过胎盘并分布至母乳。

静脉注射后1～30min内达最大药效，可维持1～3h。

1. Latini R, *et al.* Clinical pharmacokinetics of amiodarone. *Clin Pharmacokinet* 1984; **9:** 136–56.
2. Roden DM. Pharmacokinetics of amiodarone: implications for drug therapy. *Am J Cardiol* 1993; **72:** 45F–50F.
3. Pollak PT, *et al.* Population pharmacokinetics of long-term oral amiodarone therapy. *Clin Pharmacol Ther* 2000; **67:** 642–52.
4. Kotake T, *et al.* Serum amiodarone and desethylamiodarone concentrations following nasogastric versus oral administration. *J Clin Pharm Ther* 2006; **31:** 237–43.

用途和用法

胺碘酮是一种主要的Ⅲ型抗心律失常药（第1115页）。它用于控制包括伴有Wolff-Parkinson-White综合征的室性和室上性心律失常，也可用于伴有心肌梗死和心衰的心律失常的预防。

盐酸胺碘酮的用法：口服，初始剂量为每次200mg，每日3次，共1周；第二周每次200mg，每日2次；然后每日200mg或更少（依据疗效）作为维持剂量。在美国，胺碘酮仅特许对室性心律失常使用更高的剂量，予负荷剂量时，服用1～3周，每日最多1.6g；之后的1个月每日服600～800mg；予维持剂量时，每日服400mg。应该注意可能的不良反应，并给予患者最小有效剂量。

当可以进行心脏功能密切监护和复苏的条件下，可以静脉给予盐酸胺碘酮。通常给予5%葡萄糖稀释液。溶液中胺碘酮浓度低于600μg/ml，溶液不稳定，高浓度溶液会刺激静脉。浓度大于2mg/ml时应通过中央静脉导管给予。如需重复或继续给药，仍采用中央静脉导管给药。常用剂量为24h给药1～1.2g，间断或连续给药如下：

- 在英国，初始剂量为250ml溶于5%葡萄糖的胺碘酮溶液，浓度为5mg/kg，给药时间为20～120min。如需要可重复，用5%葡萄糖稀释药液至500ml，24h内给药总剂量不超过1.2g。
- 在美国，初始剂量为100ml溶于5%葡萄糖的胺碘酮溶液150mg，给药时间为10min。随后24h内给予500ml溶于5%葡萄糖的胺碘酮溶液900mg，给药速率为1mg/min，持续6h后改为500μg/min，持续18h。如需要，可继续以500μg/min速率给药，药物浓度控制在1～6mg/ml。
- 紧急情况下，可给10～20ml溶于5%葡萄糖的盐酸胺碘酮150～300mg，缓慢静脉注射，时间不少于3min。首次给药后至少15min后才能再次给药。

胺碘酮的儿童用法见下文。

1. Goldschlager N, *et al.* Practical guidelines for clinicians who treat patients with amiodarone. *Arch Intern Med* 2000; **160:** 1741–8.
2. Anonymous. Using oral amiodarone safely. *Drug Ther Bull* 2003; **41:** 9–12. Correction. *ibid.*; 40.
3. Siddoway LA. Amiodarone: guidelines for use and monitoring. *Am Fam Physician* 2003; **68:** 2189–96.
4. Vassallo P, Trohman RG. Prescribing amiodarone: an evidence-based review of clinical indications. *JAMA* 2007; **298:** 1312–22.

用法 在静脉输注液中加入盐酸胺碘酮会减小输注时液滴的体积[1,2]，胺碘酮浓度越高，液滴体积缩小程度越大。当500ml 5%葡萄糖溶液中溶有盐酸胺碘酮1.2g时，这种现象会使以期望速度滴速时，实际给药量下降30%[1]。出现此现象的原因是商业注射剂中加入的Tween80（聚山梨醇80）降低了液滴的表面张力[1]。应对这种现象导致的给药速度降低进行修正。静脉给予胺碘酮时，美国注册药品信息（*Cordarone*；*Wyeth-Ayerst*）的标准方法使用的不是有液滴计数器的输液器，而是体积输液泵。已开发出不含吐温80的胺碘酮的水溶液，可在包括美国在内的一些国家上市（*Nexterone*；*Prism*）。

1. Capps PA, Robertson AL. Influence of amiodarone injection on the delivery rate of intravenous fluids. *Pharm J* 1985; **234:** 14–15.
2. Chouhan UM, Lynch E. Amiodarone intravenous infusion. *Pharm J* 1985; **235:** 466.

儿童用法 婴儿和儿童[1~3]可口服或静脉注射胺碘酮（亦见**注意事项**，警告苯甲醇勿用于某些静脉注射制剂）。治疗心律失常，口服盐酸胺碘酮10～20mg/kg，每日1次（或500mg/m², 每日1次），持续7～10天，之后根据情况使用尽量低的维持剂量，即5～10mg/kg，每日1次（或250mg/m², 每日1次）。也可20min至2h内静脉注射5mg/kg胺碘酮，之后使用10～15mg/kg，每日1次的维持剂量。*BNFC 2010/11* 推荐新生儿30min静脉注射5mg/kg胺碘酮，隔12～24h重复，婴儿和18岁以下的儿童20min至2h内静脉注射5～10mg/kg胺碘酮，之后连续注射胺碘酮300μg/kg，每小时1次（最多1.5mg/kg，每小时1次）。在除颤无果后，治疗新生儿和18以下儿童室颤或无脉性室性心动过速应在至少 3min 内静脉注射 5mg/kg（最多 300mg）胺碘酮。

1. Shuler CO, *et al.* Efficacy and safety of amiodarone in infants. *Am Heart J* 1993; **125:** 1430–2.
2. Figa FH, *et al.* Clinical efficacy and safety of intravenous amiodarone in infants and children. *Am J Cardiol* 1994; **74:** 573–7.
3. Saul JP, *et al.* Intravenous amiodarone for incessant tachyarrhythmias in children: a randomized, double-blind, antiarrhythmic drug trial. *Circulation* 2005; **112:** 3470–7.

高级心脏生命支持 对于心脏停搏的患者应进行完全生命支持（详见**高级心脏生命支持**，第1117页）。心室纤颤或无脉性室性心动过速造成的难以用快速除颤治疗的心脏停搏，可以考虑使用胺碘酮。虽然有人使用过更高剂量，但指导方针[1~3]目前建议静脉注射剂量为300mg，如有必要再给予 150mg。如果静脉注射无效可通过骨注射[2]。在英国[1]和欧洲[3]的指导方针中，上述方案后可再进行 900mg 静脉输注，历时 24h 滴完。对医院外发生心脏停搏的患者的研究[4]显示，胺碘酮提高了患者到达医院时的存活率。另一项研究[5]表明在上述情况下，胺碘酮比利多卡因更有效。然而，研究胺碘酮在医院中治疗心脏骤停的回顾性试验[6,7]未发现其起到作用。

1. Resuscitation Council (UK). Resuscitation Guidelines 2005. Available at: http://www.resus.org.uk/pages/guide.htm (accessed 10/07/07)
2. The American Heart Association. 2005 American Heart Association guidelines for cardiopulmonary resuscitation and emergency cardiovascular care. *Circulation* 2005; **112:** (suppl 1): IV1–IV203. Available at: http://intl-circ.ahajournals.org/content/vol112/24_suppl/ (accessed 10/07/07)
3. European Resuscitation Council. European Resuscitation Council guidelines for resuscitation 2005. *Resuscitation* 2005; **67** (suppl 1): S1–S190. Also available at: http://www.erc.edu/index.php/guidelines_download_2005/en/ (accessed 10/07/07)
4. Kudenchuk PJ, *et al.* Amiodarone for resuscitation after out-of-hospital cardiac arrest due to ventricular fibrillation. *N Engl J Med* 1999; **341:** 871–8.
5. Dorian P, *et al.* Amiodarone as compared with lidocaine for shock-resistant ventricular fibrillation. *N Engl J Med* 2002; **346:** 884–90. Correction. *ibid.*; **347:** 955.
6. Pollak PT, *et al.* The use of amiodarone for in-hospital cardiac arrest at two tertiary care centres. *Can J Cardiol* 2006; **22:** 199–202.
7. Rea RS, *et al.* Comparing intravenous amiodarone or lidocaine, or both, outcomes for inpatients with pulseless ventricular arrhythmias. *Crit Care Med* 2006; **34:** 1617–23.

心律失常 胺碘酮是一种能有效治疗室上性和室性心律失常（第1122页）的药物[1,2]；出现心血管不良反应的风险相对较低，可能对结构性心脏病患者有一定作用。尽管非心脏毒性限制了它的长期使用[2]，但是胺碘酮还可用于防止室上性和室性心律失常复发。一项小型研究[3]发现短期（4 周）使用胺碘酮延缓了心脏电复律后动脉纤维化的复发，但这需要大量研究的证明。胺碘酮已在儿童中使用（见上文），可以各种给药途径终止胎儿心律失常[4,5]。

心脏手术后围手术期使用胺碘酮[6~8]可以减少动脉纤维化和其他心律失常。胺碘酮也可治疗**心脏骤停**（见上文**高级心脏生命支持**）。胺碘酮在抗心律失常、治疗**心力衰竭**方面的功效正在研究中（见下文）。

胺碘酮可防止无症状的室性心律失常患者心肌梗死后出现突发性心源性猝死，还可防止有中止性突发心源性猝死病史及有肥厚型心肌病或有其他高风险心脏疾病的患者出现突发性心源性猝死。尽管胺碘酮可以降低死亡率，但作用有限[2,9,10]。心肌梗死后早期大剂量使用胺碘酮会对患者不利[11]。长期预防时相比于抗心律失常药，植入式心律转复除颤器使用更普遍，也更有效。胺碘酮可作为植入式心律转复除颤器的附件防止病情频繁发作[12]，也可用于那些不能使用植入式心律转复除颤器的患者。

胺碘酮可引发尖端扭转型室性心动过速，但很罕见[13]。由其他抗心律失常药引发此病的患者，后来服用胺碘酮后并没有再出现尖端扭转型室性心动过速[14]。

1. Desai AD, *et al.* The role of intravenous amiodarone in the management of cardiac arrhythmias. *Ann Intern Med* 1997; **127:** 294–303. Correction. *ibid.* 1998; **128:** 505.
2. Connolly SJ. Evidence-based analysis of amiodarone efficacy and safety. *Circulation* 1999; **100:** 2025–34.
3. Boos C, *et al.* A short course of oral amiodarone improves sinus rhythm maintenance post-cardioversion for atrial fibrillation. *Heart* 2004; **90:** 1063–4.
4. Flack NJ, *et al.* Amiodarone given by three routes to terminate fetal atrial flutter associated with severe hydrops. *Obstet Gynecol* 1993; **82:** 714–16.
5. Strasburger JF, *et al.* Amiodarone therapy for drug-refractory fetal tachycardia. *Circulation* 2004; **109:** 375–9.
6. Aasbo JD, *et al.* Amiodarone prophylaxis reduces major cardiovascular morbidity and length of stay after cardiac surgery: a meta-analysis. *Ann Intern Med* 2005; **143:** 327–36.
7. Mitchell LB, *et al.* Prophylactic oral amiodarone for the prevention of arrhythmias that begin early after revascularization, valve replacement, or repair: PAPABEAR: a randomized controlled trial. *JAMA* 2005; **294:** 3093–3100.
8. Khanderia U, *et al.* Amiodarone for atrial fibrillation following cardiac surgery: development of clinical practice guidelines at a university hospital. *Clin Cardiol* 2008; **31:** 6–10.
9. Amiodarone Trials Meta-Analysis Investigators. Effect of prophylactic amiodarone on mortality after acute myocardial infarction and in congestive heart failure: meta-analysis of individual data from 6500 patients in randomised trials. *Lancet* 1997; **350:** 1417–24.
10. Hilleman DE, Bauman JL. Role of antiarrhythmic therapy in patients at risk for sudden cardiac death: an evidence-based review. *Pharmacotherapy* 2001; **21:** 556–75.
11. Elizari MV, *et al.* Morbidity and mortality following early administration of amiodarone in acute myocardial infarction. *Eur Heart J* 2000; **21:** 198–205.
12. Connolly SJ, *et al.* Comparison of β-blockers, amiodarone plus β-blockers, or sotalol for prevention of shocks from implantable cardioverter defibrillators: the OPTIC Study: a randomized trial. *JAMA* 2006; **295:** 165–71.
13. Hohnloser SH, *et al.* Amiodarone-associated proarrhythmic effects: a review with special reference to torsade de pointes tachycardia. *Ann Intern Med* 1994; **121:** 529–35.
14. Mattioni TA, *et al.* Amiodarone in patients with previous drug-mediated torsade de pointes: long-term safety and efficacy. *Ann Intern Med* 1989; **111:** 574–80.

心力衰竭 室性心律失常会引发严重心力衰竭（第1127页）患者猝死，但一般不建议常规使用抗心律失常药，因为许多抗心律失常药有负性肌力作用。胺碘酮不是负性肌力药，是心力衰竭和症状性心律失常患者的常用药，但其在预防中的作用仍不清楚。GESICA 研究（Grupo de Estudio de la Sobrevida en la Insuficiencia Cardiaca en Argentina）[1]显示胺碘酮可降低无室性心律失常症状的严重慢性心衰患者的死亡率并改善心脏功能。在减少死亡率的效果上，此药实际疗效比由其抗心律失常活性作用带来的预期疗效要好。但是，针对心衰和室性期前收缩患者的 CHF-STAT 研究[2]（充血性心力衰竭抗心律失常治疗的存活率）显示，胺碘酮并没有提高总存活率。对上述实验另外的三次试验的荟萃分析[3]显示胺碘酮可降低高危险患者的死亡率或心律失常发生率，从而降低总死亡率。但是，进一步研究[4,5]发现胺碘酮对长期存活率没有影响，然而埋藏式复律除颤器可减少25%的死亡率。一项回顾性分析[6]研究发现急性心肌梗死后心脏衰竭的患者死亡率高于使用了胺碘酮的患者。尽管有些研究[1,7,8]推荐使用胺碘酮提升心脏功能，但是胺碘酮引起的不良反应限制了它的应用，目前不推荐用于治疗心衰，除非患者出现有症状的室性心律失常。

1. Doval HC, *et al.* Randomised trial of low-dose amiodarone in severe congestive heart failure. *Lancet* 1994; **344:** 493–8.
2. Singh SN, *et al.* Amiodarone in patients with congestive heart failure and asymptomatic ventricular arrhythmia. *N Engl J Med* 1995; **333:** 77–82.
3. Amiodarone Trials Meta-Analysis Investigators. Effect of prophylactic amiodarone on mortality after acute myocardial infarction and in congestive heart failure: meta-analysis of individual data from 6500 patients in randomised trials. *Lancet* 1997; **350:** 1417–24.
4. Bardy GH, *et al.* Amiodarone or an implantable cardioverter-defibrillator for congestive heart failure. *N Engl J Med* 2005; **352:** 225–37.
5. Packer DL, *et al.* Impact of implantable cardioverter-defibrillator, amiodarone, and placebo on the mode of death in stable patients with heart failure: analysis from the Sudden Cardiac Death in Heart Failure Trial. *Circulation* 2009; **120:** 2170–6.
6. Thomas KL, *et al.* Amiodarone use after acute myocardial infarction complicated by heart failure and/or left ventricular dysfunction may be associated with excess mortality. *Am Heart J* 2008; **155:** 87–93.
7. Takemura K, *et al.* Low-dose amiodarone for patients with advanced heart failure who are intolerant of beta-blockers. *Circ J* 2002; **66:** 441–4.
8. Choo DC, *et al.* Amiodarone rescue therapy for severe decompensated heart failure initially unsuitable for beta-blockers. *J Cardiovasc Pharmacol Ther* 2003; **8:** 187–92.

制剂

BP 2010: Amiodarone Intravenous Infusion; Amiodarone Tablets.

专利制剂

Arg.: Amiocar; Angoten; Asulblan; Atlansil; Cistimela; Coronax; Coronovo; Miodarona; Miotenk; Ritmocardyl; ***Austral.:*** Aratac; Cardinorm; Cordarone X; Rithmik; ***Austria:*** Sedacoron; ***Belg.:*** Cordarone; ***Braz.:*** Amiobal; Amioron†; Ancoron; Angiodarona†; Angyton†; Atlansil; Cardicoron; Cor Mio†; Diodarone; Hiperterona; Miocoron; Miodarid; Miodaron; Miodon; ***Canad.:*** Cordarone; ***Chile:*** Atlansil; Cordarone; Ritmocardyl; ***Cz.:*** Amiohexal; Amiokordin; Cordarone; Ritmopuls†; Rivodaron; Sedacoron; ***Denm.:*** Cordan; Cordarone; ***Fin.:*** Cordarone; ***Fr.:*** Corbionax; Cordarone; ***Ger.:*** Amiodarex; Amiodura†; Amiogamma; Amiohexal; Cordarex; Cornaron; Tachydaron†; ***Gr.:*** Angoron; ***Hong Kong:*** Aratac; Cordarone; Sedacoron; ***Hung.:*** Amiokordin†; Cordarone; Sedacoron†; ***India:*** Aldarone; Cordarone; Eurythmic; ***Indon.:*** Cordarone; Kendaron; Tiaryt; ***Irl.:*** Cordarone X; ***Israel:*** Amiodacore; Procor; ***Ital.:*** Amiodar; Cordarone; ***Jpn:*** Ancaron; ***Malaysia:*** Aratac; Cardilor; Cordarone; ***Mex.:*** Braxan; Cardiorona†; Cordarone; Forken; Keritmon; Sinarona; ***Neth.:*** Cordarone; ***Norw.:*** Cordarone; ***NZ:*** Aratac; Cordarone X; ***Philipp.:*** Amio; Anoion; Cordarone; Myodial; ***Pol.:*** Amiokordin; Cordarone; Opacorden; ***Port.:*** Corbionax; Cordarone; Miodrone; ***Rus.:*** Amiokordin (Амиокордин); Cardiodarone (Кардиодарон); Cordarone (Кордарон); Rhythmiodarone (Ритмиодарон); Sedacoron (Седакорон); ***S.Afr.:*** Amiotach; Arycor; Cordarone X; Hexarone; ***Singapore:*** Aratac; Cordarone; ***Spain:*** Trangorex; ***Swed.:*** Cordarone; ***Switz.:*** Amiodar; Cordarone; Escodarone; ***Thai.:*** Aldarone; Amdarone†; Amidarone 200†; Aratac; Cardilor; Cordarone; ***Turk.:*** Cordarone; ***UAE:*** Amirone; ***UK:*** Amyben; Cordarone X; ***Ukr.:*** Amidaron (Амидарон); Amiokordin (Амиокордин); Aritmil (Аритмил); Cardiodaron (Кардиодарон); Cordarone (Кордарон); Miorytmil (Миоритмил); ***USA:*** Cordarone; Nexterone; Pacerone; ***Venez.:*** Arycor†; Coradona; Diarona; Eudarona; Novarona; Trangorex.

Amlodipine (*BAN*, *rINN*) 氨氯地平

Amlodipiini; Amlodipin; Amlodipino; Amlodipinum. 3-Ethyl 5-methyl 2-(2-aminoethoxymethyl)-4-(2-chlorophenyl)-1,4-dihydro-6-methylpyridine-3,5-dicarboxylate.

Амлодипин

$C_{20}H_{25}ClN_2O_5$ = 408.9.

CAS — 88150-42-9.

ATC — C08CA01.

ATC Vet — QC08CA01.

UNII — 1J444QC288.

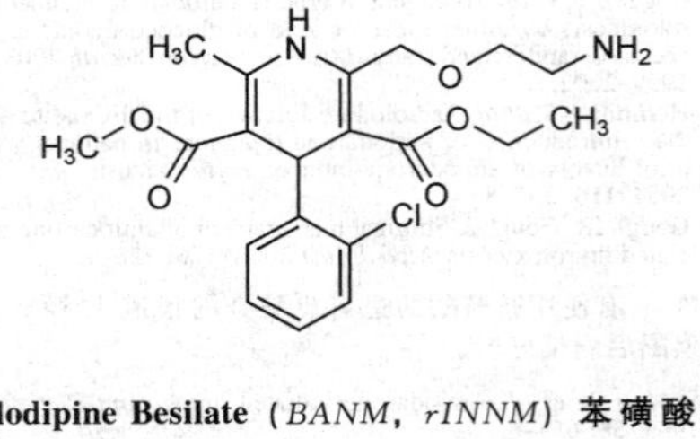

Amlodipine Besilate (*BANM*, *rINNM*) 苯磺酸氨氯地平

Amlodipiinibesilaatti; Amlodipin Besilat; Amlodipinbesilat; Amlodipin-besylát; Amlodipin-bezilát; Amlodipine, bésilate d'; Amlodipine Besylate *(USAN)*; Amlodipini besilas; Amlodipino besilatas; Besilato de amlodipino; UK-48340-26.

Амлодипина Безилат

$C_{20}H_{25}ClN_2O_5,C_6H_6O_3S$ = 567.1.

CAS — 111470-99-6.

ATC — C08CA01.

ATC Vet — QC08CA01.

UNII — 864V2Q084H.

Pharmacopoeias. In *Eur.* (see p.vii), *Jpn*, and *US*.

Ph. Eur. 6. 8（Amlodipine Besilate） 白色或类白色粉末。微溶于水和异丙醇；略溶于无水乙醇；易溶于甲醇。贮藏于密闭容器中。避光。

USP 33（Amlodipine Besilate） 白色或类白色粉末。微溶于水和异丙醇；略溶于乙醇；易溶于甲醇。贮藏于密闭容器中。避光。

Amlodipine Maleate (*BANM*, *USAN*, *rINNM*) 马来酸氨氯地平

Amlodipine, Maléate d'; Amlodipini Maleas; Maleato de amlodipino; UK-48340-11.

Амлодипина Малеат

$C_{20}H_{25}ClN_2O_5,C_4H_4O_4$ = 524.9.

CAS — 88150-47-4.

ATC — C08CA01.

ATC Vet — QC08CA01.

UNII — CQ27G2BZJM.

不良反应、处置和注意事项

参见二氢吡啶类钙通道阻滞剂（详见**硝苯地平**，第1297页）。

不良反应发生率 使用氨氯地平治疗高血压的 1091 名患者中，128 例（11.7%）因不良反应停药[1]。最常见不良反应为踝关节水肿、面部潮红、头痛、皮疹和疲劳。

1. Benson E, Webster J. The tolerability of amlodipine in hypertensive patients. *Br J Clin Pharmacol* 1995; **39:** 578P–579P.

心衰 钙通道阻滞剂一般避免用于心衰患者，但没有发现氨氯地平对严重心衰患者的发病率和死亡率有任何不良影响[1]；所以，此药适合用于治疗此类患者的心绞痛或高血压病。

1. Packer M, *et al.* Effect of amlodipine on morbidity and mortality in severe chronic heart failure. *N Engl J Med* 1996; **335:** 1107–14.

卟啉病 尽管有氨氯地平成功治愈卟啉病患者的报道[1,2]，但是仍有患者急性发作[3]。

1. Gorchein A. Drug treatment of hypertension in acute intermittent porphyria: doxazosin and amlodipine. *Br J Clin Pharmacol* 1997; **43:** 339–40.

2. Cinemre H, *et al.* Safety of amlodipine use in patients with acute intermittent porphyria. *Br J Clin Pharmacol* 2007; **64:** 246–7.
3. Kepple A, Cernek PK. Amlodipine-induced acute intermittent porphyria exacerbation. *Ann Pharmacother* 1997; **31:** 253.

药物相互作用

参见二氢吡啶类钙通道阻滞剂（详见**硝苯地平**，第1299页）。

药动学

口服后吸收良好，血药浓度6～12h达到高峰。生物利用度不稳定，一般为60%～65%。据报道氨氯地平血浆蛋白结合率为98%。它的终末半衰期会延长至35～50h，连续用药7～8天后即达血浆稳态浓度。氨氯地平主要由肝代谢；大部分代谢产物经尿排泄，其中原形药物占给药量不到10%。氨氯地平不可由透析清除。

1. Meredith PA, Elliott HL. Clinical pharmacokinetics of amlodipine. *Clin Pharmacokinet* 1992; **22:** 22–31.
2. Kang D, *et al.* Population analyses of amlodipine in patients living in the community and patients living in nursing homes. *Clin Pharmacol Ther* 2006; **79:** 114–24.

吸收　对24名健康受试者的研究表明，胶囊剂型的氨氯地平的吸收情况与溶液剂型的相同，这表明此药向血液转移慢的特性与剂型无关；吸收不受食物影响[1]。

1. Faulkner JK, *et al.* Absorption of amlodipine unaffected by food: solid dose equivalent to solution dose. *Arzneimittelforschung* 1989; **39:** 799–801.

代谢　在动物和人类受试者中，氨氯地平的代谢产物已得到确认[1]。氨氯地平分布广泛，代谢复杂，与其他二氢吡啶类钙拮抗剂类似，它会被氧化成吡啶类似物。这是代谢的主要步骤。约5%的药物以原形经尿排出。

1. Beresford AP, *et al.* Biotransformation of amlodipine. *Arzneimittelforschung* 1989; **39:** 201–9.

用途和用法

氨氯地平是一种与硝苯地平（第1301页）作用类似的二氢吡啶类钙拮抗剂，用于治疗高血压（第1131页）和心绞痛（第1118页）。

氨氯地平一般以苯磺酸盐的形式口服给药。但剂量一般以氨氯地平表示；氨氯地平苯磺酸盐6.9mg约相当于氨氯地平5mg。也有使用氨氯地平的樟酸磺酸盐马来酸盐和甲磺酸盐的剂型。

在高血压的治疗中，常规初始剂量为每次5mg，每日1次，如有必要可增加至每次10mg，每日1次。同样的剂量用于稳定性心绞痛和变异型心绞痛的治疗。对于老年患者和肝功能减退的患者，初始剂量可减少。（详见下文）。

也有使用苯磺酸氨氯地平的（S)-异构体的。氨氯地平明显的抗菌活性正在研究中。

1. Murdoch D, Heel RC. Amlodipine: a review of its pharmacodynamic and pharmacokinetic properties, and therapeutic use in cardiovascular disease. *Drugs* 1991; **41:** 478–505.
2. Haria M, Wagstaff AJ. Amlodipine: a reappraisal of its pharmacological properties and therapeutic use in cardiovascular disease. *Drugs* 1995; **50:** 560–86.
3. Siragy HM. Improving vascular function in hypertension: potential benefits of combination therapy with amlodipine and renin-angiotensin-aldosterone system blockers. *J Hypertens* 2010; **28:** 2–8.

儿童用法　已有一些研究检验氨氯地平在患有高血压的儿童和青少年中的给药方案[1～4]。氨氯地平在年幼儿童中清除率更快[5]，他们比更大的儿童需要相应更多的剂量[3,4]。部分年幼儿童适合每日2次给药[4]。氨氯地平在每个实验中耐受性都很好，长期给药时也能做到安全有效[6]。

尽管在美国氨氯地平还未取得在儿童中使用的许可，*BNFC 2010/11* 推荐治疗1个月～12岁儿童高血压时初始口服剂量为100～200μg/kg，每日1次。如需要可增大剂量，1～2周后至最大剂量400μg/kg，每日1次，或10mg，每日1次。年龄更大的儿童可使用正常成人剂量（见上文）。

1. Pfammatter JP, *et al.* Amlodipine once-daily in systemic hypertension. *Eur J Pediatr* 1998; **157:** 618–21.
2. Flynn JT, *et al.* A randomized, placebo-controlled trial of amlodipine in children with hypertension. *J Pediatr* 2004; **145:** 353–9.
3. Tallian KB, *et al.* Efficacy of amlodipine in pediatric patients with hypertension. *Pediatr Nephrol* 1999; **13:** 304–10.
4. Flynn JT, *et al.* Treatment of hypertensive children with amlodipine. *Am J Hypertens* 2000; **13:** 1061–6.
5. Flynn JT, *et al.* Population pharmacokinetics of amlodipine in hypertensive children and adolescents. *J Clin Pharmacol* 2006; **46:** 905–16.
6. Flynn JT. Efficacy and safety of prolonged amlodipine treatment in hypertensive children. *Pediatr Nephrol* 2005; **20:** 631–5.

在肝损伤中的用法　肝损伤患者对氨氯地平的消除能力降低，需要考虑减少用药量，美国注册药品信息建议初始剂量为每次2.5mg，每日1次。

制剂

USP 33: Amlodipine Besylate Tablets.

专利制剂

Arg.: Abloom; Amloc; Amlodine; Amlotens; Amze; Anexa; Angiofilina; Angipec; Arteriosan; Calpres; Carboplex; Cardiorex; Cardivas; Coroval; Dronalden; Hipertensal; Ilduc; Mitokor; Nexotensil; Nikor; Pelmec; Pultex; Terloc; Tervalon; Zundic; ***Austral.:*** Amlo; Norvasc; Ozlodip; Perivasc; ***Austria:*** Amlodanorm†; Amlodilan; Amlodinova; Amlohyp; Amloreg†; Amlotyrol; Coradipin; Edidipin; Norvasc; ***Belg.:*** Amlogal; Amlor; ***Braz.:*** Amilopil; Amlocor; Amloprax†; Amlovasc†; Anlo; Anlodibal; Anlodil; Cordarex; Cordipina; Lodipen†; Lodipil; Nemodine†; Nicord; Norvasc; Pressat; Roxflan; Tensaliv; Tensidipin; Tensodin; ***Canad.:*** Norvasc; ***Chile:*** Amdipin; Amloc; Norvasc; Presilam; Presovasc; Terloc; ***Cz.:*** Afiten; Agen; Alozur; Amilostad; Amlodigamma; Amlopp; Amloratio; Amlotenz; Amlozek; Apo-Amlo; Cardilopin; Genam; Hipres; Normodipine; Norvasc; Orcal; Recotens; Tensigal; Torella; Zeppeliton†; Zorem; Zufalm; ***Denm.:*** Norvasc; ***Fin.:*** Amlopharm; Amloratio; Beslodipin; Coveram; Norvasc; ***Fr.:*** Amlor; ***Ger.:*** Amlo Tad; Amlo Wolff†; Amlo-corax†; Amlo-Isis; Amlo-Q; Amlobesilat; Amlobeta; Amlocard; Amloclair; Amlodigamma; Amlodoc; AmloLich; Amparo; Norvasc; ***Gr.:*** Abesyl; Aggovask; Aldosion; Alister; Amilopid; Amlibon; Amlodil; Amlodin; Amlopen; Amlopress; Amloretin; Amlosilat; Amlotens; Amodipan; Angioretic; Axyplot; Baruden; Beglaryl; Dafor; Evangio; Flodil; Hypertel; Karpin; Lavi-Press; Lodipin; Naxuril; Nolvac; Nordex; Norfan; Normodin; Norvagen; Norvalet; Norvasc; Precardin; Ramlet; Rovoxid; Vascodin; ***Hong Kong:*** A-phine; Actapin; Amdol; Amedin; Amlong; Amlopin; Amlopres; Amlovas; Derox; Hypress; Lofral; Norvasc; ***Hung.:*** Agen; Alozur; Amlipin; Amlobesyl; Amlodep; Amlodigamma; Amlodipress; Amlodowin; Amlozek; Cardilopin; Normodipine; Norvasc; Tenox; ***India:*** Amdepin; Amlodac; Amlogard; Amlopres; Amlosafe; Amlostat; Amlotrust; Calchek; Lama; Myodura; ***Indon.:*** A-B Vask; Actapin; Amcor; Amdixal; Calsivas; Cardisan; Cardivask; Comdipin; Divask; Gensia; Intervask; Lopiten; Lovask; Normoten; Norvask; Pehavask; Tensivask; Theravask; ***Irl.:*** Amlid; Amlist; Amlode; Amlotan; Istin; Istolde; Myostin; Rustin; ***Israel:*** Amlow; Norvasc; ***Ital.:*** Almidis; Antacal; Krudipin; Makadip; Monopina; Norvasc; Zauris; ***Jpn:*** Amlodin; Norvasc; ***Malaysia:*** Amlong; Amvaz; Camlodin; Covasc; Hovasc; Lofral; Nordipine; Norvasc; Sunvasc; Vamlo; Zynor; ***Mex.:*** Aken; Amlibon; Amlibon Bes; Avistar; Cropinex; Inivical; Nexus; Norpled; Norvas; Oralcam; Pequisy; Poltroon; Presone-1; Sistopres; Spinodin; ***Neth.:*** Amlo†; Amlober; Amlodno; Amlonor†; Amlostad; Amlosyl; Norvasc; ***Norw.:*** Norvasc; ***NZ:*** Calvasc; Norvasc; ***Philipp.:*** Aforbes; Amaday; Ambesyl; Ambloc; Amcal; Amlobes; Amlocor; Amlodac; Amlodine; Amlopine; Amvasc; Asomex; Bezam; Calcivas; Dailyvasc; Lopicard; Medipin; Norbloc; Norvasc; Provasc; Sedipin; Stamlo; Vasalat; Vaselec; ***Pol.:*** Adipine; Agen; Aldan; Amlonor; Amlopin; Amloratio; Amlozek; Apo-Amlo; Cardilopin; Lofral; Normodipine; Norvasc; Suplar; Tenox; Vilpin; ***Port.:*** Adivaz; Amlocor; Cardionox; Corpress†; Dilocea; Drime; Famonor†; Freccia; Ibotec; Mibral; Monodin; Nivelcor†; Norvasc; Orexene; Tencemed; Teufin; Tiflodipina; Vasoplus; Zabart; ***Rus.:*** Agen (Аген); Akridipin (Акридипин); Amlodil (Амлодил)†; Amlorus (Амлорус); Amlotop (Амлотоп); Amlovas (Амловас); Calchek (Калчек); Cardilopin (Кардилопин); Cordi Cor (Корди Кор); Corvadil (Корвадил); Normodipine (Нормодипин); Norvadin (Норвадин); Norvasc (Норваск); Omelar Cardio (Омелар Кардио); Stamlo M (Стамло М); Tenox (Тенокс); ***S.Afr.:*** Almadin; Amlate; Amloc; Amlodac; Amlosyn; Calbloc; Ciplavasc; Klodip; Lomanor; Norvasc; ***Singapore:*** Amlong; Amtas; Norvasc; Stamlo; ***Spain:*** Amlodeq†; Amlor; Astudal; Kerniox†; Norvas; Presdeten; ***Swed.:*** Amlobesyl; Norvasc; ***Switz.:*** Alzar†; Amlo eco; Amlopin; Amlovasc; Norvasc; ***Thai.:*** Ambes; Amlod; Amlopine; Amvas; Deten; Lovas; Norvasc; ***Turk.:*** Amlodis; Amlohex; Amlokard; Amlovas; Biocard†; Dilopin; Monovas; Nipidol; Norlopin; Normopres; Norvadin; Norvasc; Penvasc; Vasocard; Vazkor; ***UK:*** Amlostin; Istin; ***Ukr.:*** Amlodil (Амлодил); Amlong (Амлонг); Amlopril (Амлоприл); Amlosandoz (Амлосандоз); Asomex (Азомекс); Emlodin (Эмлодин); Norvadin (Норвадин)†; Norvasc (Норваск); Stamlo (Стамло); Tenox (Тенокс); ***USA:*** Amvaz†; Norvasc; ***Venez.:*** Amlibon; Amlip; Amloc†; Amlopin; Amlovas; Angiovan; Dilotex; Lodipin; Nilan†; Norvasc; Pinam; Stamlo†; Unidoscor†.

多组分制剂　***Arg.:*** Adrebloc†; Amlopril; Arteriosan Plus; Coroval B; Diovan A; Diovan Triple; Exforge; Hipertensal Combi; Ilduc Duo; Lipoarteriosan; Pelmec Duo; Pelmec Max; Pelmec Max D; Temax; Terloc Duo; Terloc Max; ***Austral.:*** Caduet; Exforge; ***Austria:*** Caduet; Exforge; ***Belg.:*** Exforge; ***Braz.:*** Atmos; Betalor; Caduet; Diovan Amlo; Lotar; Naprix A; Press Plus; Sinergen; ***Chile:*** Caduet; Exforge; Valaxam; ***Cz.:*** Amesos; Caduet; Copalia; Dafiro; Exforge; Imprida; Imprida HCT; Prestance; Sintonyn; ***Denm.:*** Exforge; ***Fr.:*** Axeler; Caduet; Coveram; Exforge; Sevikar; ***Gr.:*** Copalia; Coveram; Dafiro; Exforge; Orizal; Sevikar; ***Hong Kong:*** Caduet; Exforge; ***Hung.:*** Caduet; Covercard; Exforge; Lisonorm; ***India:*** Alsartan-AM; Amace-BP; Amdepin-AT; Amlopres AT; Amlopres L; Amlopres Z; Amlosafe-AT; Amlosafe-LS; Amlostat-AT; Biopril AM; Calchek L; Dilvas AM; Tenochek; Tenolol-AM; ***Indon.:*** Caduet; Exforge; ***Irl.:*** Acerycal; Exforge; Konverge; Reaptan; Sevikar; ***Israel:*** Exforge; ***Malaysia:*** Caduet; Exforge; ***Mex.:*** Amlidual; Amlipril; Caduet; ***Neth.:*** Copalia; Exforge; ***Norw.:*** Exforge; ***Philipp.:*** Envacar; Exforge; ***Pol.:*** Co-Prestarium; Dironorm; Exforge; ***Port.:*** Caduet; Copalia; Coveram; Dafiro; Exforge; Imprida; Mixanval; Sevikar; Zolnor; ***Rus.:*** Ampliton (Амплитон); Caduet (Кадуэт); Tenochek (Теночек); ***S.Afr.:*** Caduet; Exforge; ***Singapore:*** Caduet; Exforge; ***Swed.:*** Exforge; ***Switz.:*** Caduet; Exforge; ***Thai.:*** Caduet; Exforge; ***Turk.:*** Caduet; Calversum; Exforge; ***UK:*** Exforge; ***Ukr.:*** Caduet (Кадует); Ekvator (Экватор); Hypril-A (Гіприл-А)†; Neocard-Atn (Неокард-Атн); Neocard-Lis (Неокард-Ліз); Normodipin (Нормодипин); Tenochek (Теночек); ***USA:*** Azor; Caduet; Exforge; Exforge HCT; Lotrel; ***Venez.:*** Amlibon B; Caduet; Diovan/Amlibon; Duopres.

Amosulalol Hydrochloride (*rINNM*) ⊗盐酸氨磺洛尔

Amosulalol, Chlorhydrate d'; Amosulaloli Hydrochloridum; Hidrocloruro de amosulalol; YM-09538. (±)-5-(1-Hydroxy-2-{[2-(*o*-methoxyphenoxy)ethyl]amino}ethyl)-*o*-toluenesulphonamide hydrochloride.

Амосулалола Гидрохлорид

$C_{18}H_{24}N_2O_5S,HCl = 416.9.$

CAS — 85320-68-9 (amosulalol); 70958-86-0 (amosulalol hydrochloride); 93633-92-2 (amosulalol hydrochloride).

UNII — 4O4S698PEE.

(amosulalol)

注：Lowgan 被用作盐酸氨磺洛尔的商品名。

Pharmacopoeias　In *Jpn*.

简介

氨磺洛尔是一种同时有α受体阻滞活性的β受体阻滞剂（第1181页）。它以盐酸盐的形式口服给药，用于治疗高血压病。

Amrinone (*BAN*, *rINN*) 氨力农

Amrinon; Amrinona; Amrinoni; Amrinonum; Inamrinone (*USAN*); Win-40680. 5-Amino-3,4′-bipyridyl-6(1*H*)-one.

Амринон

$C_{10}H_9N_3O = 187.2.$

CAS — 60719-84-8.

ATC — C01CE01.

ATC Vet — QC01CE01.

UNII — JUT23379TN.

Pharmacopoeias. In *Chin.* and *US.*

USP 33（Inamrinone）　浅黄至棕黄粉末，无臭或有微臭。几乎不溶于水和氯仿；微溶于甲醇。于25℃的温度条件下贮藏，允许温度范围15～30℃。避光。

Amrinone Lactate (*BANM*, *rINNM*) 乳酸氨力农

Amrinone, Lactate d'; Amrinoni Lactas; Lactato de amrinona.

Амринона Лактат

$C_{10}H_9N_3O,C_3H_6O_3 = 277.3.$

CAS — 75898-90-7.

ATC — C01CE01.

ATC Vet — QC01CE01.

UNII — I229274Y5B.

配伍禁忌　制药厂表示乳酸氨力农注射剂与含葡萄糖的溶液、呋塞米存在物理学上的配伍禁忌。

氨力农与碳酸氢钠混合时会出现沉淀[1]，很可能是因为在碱性溶液中氨力农溶解度降低。

1. Riley CM, Junkin P. Stability of amrinone and digoxin, procainamide hydrochloride, propranolol hydrochloride, sodium bicarbonate, potassium chloride, or verapamil hydrochloride in intravenous admixtures. *Am J Hosp Pharm* 1991; **48:** 1245–52.

不良反应

氨力农可造成胃肠道紊乱并可能因此需要停药。它可导致剂量依赖性血小减少症。它可能有肝毒性，特别是长期口服的患者。有报道发生低血压和心律失常。其他不良反应包括头痛、发热、胸痛、甲变色和眼干。有报道发生超敏反应（包括肌炎和血管炎）。静脉注射部位可出现局部疼痛和灼烧感。口服给药不良反应大，所以目前只经静脉短时给药。对其他有正性肌力作用的磷酸二酯酶抑制药的研究显示，长期口服此类药会增加死亡率。

1. Wynne J, *et al.* Oral amrinone in refractory congestive heart failure. *Am J Cardiol* 1980; **45:** 1245–9.
2. Wilmshurst PT, Webb-Peploe MM. Side effects of amrinone therapy. *Br Heart J* 1983; **49:** 447–51.
3. Wilmshurst PT, *et al.* The effects of amrinone on platelet count, survival and function in patients with congestive cardiac failure. *Br J Clin Pharmacol* 1984; **17:** 317–24.
4. Silverman BD, *et al.* Clinical effects and side effects of amrinone: a study of 24 patients with chronic congestive heart failure. *Arch Intern Med* 1985; **145:** 825–9.
5. Webster MWI, Sharpe DN. Adverse effects associated with the newer inotropic agents. *Med Toxicol* 1986; **1:** 335–42.
6. Mattingly PM, *et al.* Pancytopenia secondary to short-term, high-dose intravenous infusion of amrinone. *DICP Ann Pharmacother* 1990; **24:** 1172–4.
7. Ross MP, *et al.* Amrinone-associated thrombocytopenia: pharmacokinetic analysis. *Clin Pharmacol Ther* 1993; **53:** 661–7.

注意事项

在治疗严重阻塞性主动脉瓣或肺动脉瓣疾病和肥厚型心肌病时，应谨慎使用氨力农。肠外应用时应监测血压和心率。应维持水和电解质平衡。还应监测血小板计数和肝功能。

药动学

虽然氨力农经胃肠道吸收迅速，但已不再口服给药。此药半衰期不稳定，据报道静脉给药后健康受试者半衰期约为4h，心衰患者约为6h。此药血浆蛋白结合率低。氨力农部分经肝代谢，以原形或代谢产物从尿排出；静脉给药后最多40％药物以原形排出。在至少72h的时间里，大约口服剂量的18％经粪便排出。

1. Rocci ML, Wilson H. The pharmacokinetics and pharmacodynamics of newer inotropic agents. *Clin Pharmacokinet* 1987; **13:** 91–109. Correction. *ibid.* 1988; **14:** (contents page).

婴儿 关于新生儿和婴儿氨力农药动学参数，详见下文**用途和用法**项下**儿童用法**。

肾损伤 对一个多器官衰竭及无尿儿童[1]以及3个心脏外科手术后无尿的成年人[2]的研究表明，血液透析能够有效地清除氨力农，但是对于不同的患者，清除的程度有所不同。对于重症患者，也可交替使用无肾清除，甚至建议[2]使用血药浓度透析操作。

1. Lawless S, *et al.* Effect of continuous arteriovenous haemofiltration on pharmacokinetics of amrinone. *Clin Pharmacokinet* 1993; **25:** 80–2.
2. Hellinger A, *et al.* Elimination of amrinone during continuous veno-venous haemofiltration after cardiac surgery. *Eur J Clin Pharmacol* 1995; **48:** 57–9.

用途和用法

氨力农是一种3型磷酸二酯酶抑制药，它具有扩张血管以及正性肌力功能。可用于治疗心力衰竭（见第1127页）。虽然口服氨力农有效，但是这一途径的副作用在一定程度上却不可接受，因此此药品只能短期通过静脉给药治疗对其他疗法无反应的心衰。

其作用方式还不是很清楚，但是看起来其因抑制磷酸二酯酶而引起环化一磷酸腺苷水平升高，而造成心肌收缩力加强。

氨力农一般以乳酸盐的形式通过静脉给药，其剂量是通过氨力农碱基来衡量的。1.48mg乳酸氨力农相当于1mg的氨力农。最初的负荷剂量是750μg/kg，用2～3min缓慢静脉注射。然后可以进行持续滴注。如有必要，30min后可再次注射负荷剂量。持续注射的剂量是每分钟5～10μg/kg，在24h内，最大的注射剂量（包括负荷剂量）是10mg/kg。目前对于少数的患者可短期内最多使用18mg/kg的剂量。

儿童用法 关于婴儿心脏外科手术中药动学以及药效学的研究[1,2]表明，婴儿要达到2～7μg/ml的血药浓度，需要在开始时分次静脉推注3～4.5mg/kg，其后每分钟10μg/kg的连续注射。由于新生儿的肾功能还不成熟，新生儿比婴儿消除氨力农的速度要慢很多[1,3]，因此建议[1]新生儿使用和婴儿相同的注射剂量，然后继续使用每分钟3～5μg/kg的剂量注射。一项主要以婴儿以及稍大的儿童为对象的研究[4]表明，氨力农的清除率以及分布容积在不用患者之间有很大的不同，但与年龄没有联系。

1. Lawless S, *et al.* Amrinone in neonates and infants after cardiac surgery. *Crit Care Med* 1989; **17:** 751–4.
2. Lawless ST, *et al.* The acute pharmacokinetics and pharmacodynamics of amrinone in pediatric patients. *J Clin Pharmacol* 1991; **31:** 800–3.
3. Laitinen P, *et al.* Pharmacokinetics of amrinone in neonates and infants. *J Cardiothorac Vasc Anesth* 2000; **14:** 378–82.
4. Allen-Webb EM, *et al.* Age-related amrinone pharmacokinetics in a pediatric population. *Crit Care Med* 1994; **22:** 1016–24.

制剂

USP 33: Inamrinone Injection.

专利制剂

Cz.: Wincoram†; ***India:*** Amicor; Cardiotone; ***Israel:*** Inocor; ***Jpn:*** Amcoral†; Cartonic†; ***Mex.:*** Inocor†; ***Port.:*** Inocor†; ***USA:*** Inocor.

Ancrod (*BAN, USAN, rINN*) 安克洛酶

Ancrodum.
Анкрод
CAS — 9046-56-4.
ATC — B01AD09.
ATC Vet — QB01AD09.
UNII — EL55307L15.

性状 安克洛酶是从毒蛇毒液中提取出来的一种酶。

不良反应和处置

在使用安洛克酶治疗过程中，会出现出血现象，停药可减轻。如果出血现象严重，可使用冷凝蛋白来促使血浆血液纤维蛋白凝集。当没有办法使用冷凝蛋白时，可使用抗毒蛇素来中和安克洛酶。

在使用安克洛酶时，还可能出现皮疹、抽搐以及高热等症状。

注意事项

参见**肝素**，见第1254页。

有严重过敏或者弥散性血管内凝血患者禁止使用此药。由于其纤维蛋白溶解作用使心血管疾病复杂化，因此有心血管疾病的患者应该慎用此药。在进行静脉注射时应该特别注意，应该缓慢推注以防止大量不稳定的纤维蛋白的形成。

在妊娠期间禁用安克洛酶，在动物实验中已经表明，它可能引起胎盘出血甚至致命。

药物相互作用

安克洛酶应避免和纤维蛋白溶解性药物共同使用，例如氨基己酸，也不能和血浆扩容药一起使用，例如右旋糖酐。

用途和用法

安克洛酶是一种抗凝血药。它能够通过分裂纤维蛋白来降低血纤维蛋白原的浓度，被分解后的纤维蛋白可迅速通过纤维蛋白溶解或吞噬作用从而从血液中移除。它降低了血液黏度，但是对于已经形成的血栓没有任何作用。止血的纤维蛋白浓度一般要12h恢复，而正常情况下一般要10～20天。

安克洛酶用于血栓栓塞性疾病，尤其是深静脉血栓以及术后需要抗凝的患者，除了那些已发生了肝素相关性血小板减少症或血栓的患者（参见**静脉血栓栓塞**，第1147页）。它现在主要用于阴茎异常勃起。安克洛酶也被研究用于缺血性脑卒中，但结果令人失望。

1. Sherman DG, *et al.* Intravenous ancrod for treatment of acute ischemic stroke: the STAT study: a randomized controlled trial. *JAMA* 2000; **283:** 2395–2403.
2. Hennerici MG, *et al.* ESTAT investigators. Intravenous ancrod for acute ischaemic stroke in the European Stroke Treatment with Ancrod Trial: a randomised controlled trial. *Lancet* 2006; **368:** 1871–8.
3. Levy DE, *et al.* Ancrod Stroke Program (ASP) Study Team. Ancrod for acute ischemic stroke: a new dosing regimen derived from analysis of prior ancrod stroke studies. *J Stroke Cerebrovasc Dis* 2009; **18:** 23–7.
4. Levy DE, *et al.* Ancrod in acute ischemic stroke: results of 500 subjects beginning treatment within 6 hours of stroke onset in the Ancrod Stroke Program. *Stroke* 2009; **40:** 3796–3803.

制剂

专利制剂

Austria: Arwin†.

Angiotensinamide (*BAN, rINN*) 血管紧张素胺

Angiotensiiniamidi; Angiotensin Amide *(USAN)*; Angiotensinamid; Angiotensinamida; Angiotensinamidum; NSC-107678. Asn-Arg-Val-Tyr-Val-His-Pro-Phe; [1-Asparagine,5-valine]angiotensin II.
Ангиотенсинамид
$C_{49}H_{70}N_{14}O_{11}$ = 1031.2.
CAS — 11128-99-7 (angiotensin II); 53-73-6 (angiotensinamide).
ATC — C01CX06.
ATC Vet — QC01CX06.
UNII — 7WAL1X78KV.

简介

血管紧张素胺是一种与天然的血管紧张素Ⅱ相关的血管升压药。它能够增加皮肤、内脏以及肾血管的外周阻力。血压的升高是与心律的降低作用是相对应的，并且还可能减少心排血量。

血管紧张素胺用于治疗休克相关的低血压。ACEI的过量使用而普通治疗无效时，也可使用。

血管紧张素胺禁止用于接受MAOI治疗的患者，或者其治疗结束未满14天的患者。这种患者使用该药物有导致血压升高的危险。

1. Jackson T, *et al.* Enalapril overdose treated with angiotensin infusion. *Lancet* 1993; **341:** 703.
2. Newby DE, *et al.* Enalapril overdose and the corrective effect of intravenous angiotensin II. *Br J Clin Pharmacol* 1995; **40:** 103–4.
3. Yunge M, Petros A. Angiotensin for septic shock unresponsive to noradrenaline. *Arch Dis Child* 2000; **82:** 388–9.

Anistreplase (*BAN, USN, rINN*) 阿尼普酶

Anisoylated Plasminogen Streptokinase Activator Complex; Anistreplaasi; Anistreplas; Anistreplasa; Anistreplasum; APSAC; BRL-26921. *p*-Anisoylated (human) lys-plasminogen streptokinase activator complex (1:1).
Анистреплаза
CAS — 81669-57-0.
ATC — B01AD03.
ATC Vet — QB01AD03.

贮藏 厂商建议阿尼普酶应贮藏在2～8℃的温度条件下。

不良反应、处置和注意事项

参见**链激酶**，第1347页。像一般链激酶一样，阿尼普酶具有抗原性，并且可能被链激酶抗体中和。

背痛 注射阿尼普酶导致背痛的相关说明见**链激酶**，第1347页。

药物相互作用

参见**链激酶**，第1349页。

药动学

阿尼普酶从血浆中清除的速度是链激酶的一半，并且纤维蛋白溶解半衰期是90min。其以恒定的速度代谢为纤溶酶原-链激酶混合物。

1. Gemmill JD, *et al.* A comparison of the pharmacokinetic properties of streptokinase and anistreplase in acute myocardial infarction. *Br J Clin Pharmacol* 1991; **31:** 143–7.

用途和用法

阿尼普酶是一种溶栓药。它具有溶解性的纤溶酶原和链激酶复合结构以及对茴香基-anisoyl组合。在静脉注射后，对茴香基组合在脱酰酶作用下稳定释放活性结构，使纤溶酶原转化成纤溶酶，导致纤维蛋白溶解和凝血块溶解。纤维蛋白溶解的机制在**止血和纤维蛋白溶解**部分有进一步的介绍，见第1014页。

阿尼普酶与链激酶（第1349页）类似地应用于急性心肌梗死（第1135页）的治疗。一旦症状发作，立即应用单次静脉注射剂量为30U，历时5min。

制剂

专利制剂

Austria: Eminase†; ***Canad.:*** Eminase†; ***Ger.:*** Eminase†; ***Gr.:*** Eminase; ***Neth.:*** Eminase†.

Apixaban (*USAN, rINN*) 阿哌沙班

Apixabán; Apixabanum; BMS-562247-01. 1-(4-Methoxyphenyl)-7-oxo-6-[4-(2-oxopiperidin-1-yl)phenyl]-4,5,6,7-tetrahydro-1*H*-pyrazolo[3,4-*c*]pyridine-3-carboxamide.
Апиксабан
$C_{25}H_{25}N_5O_4$.
CAS — 503612-47-3.
UNII — 3Z9Y7UWC1J.

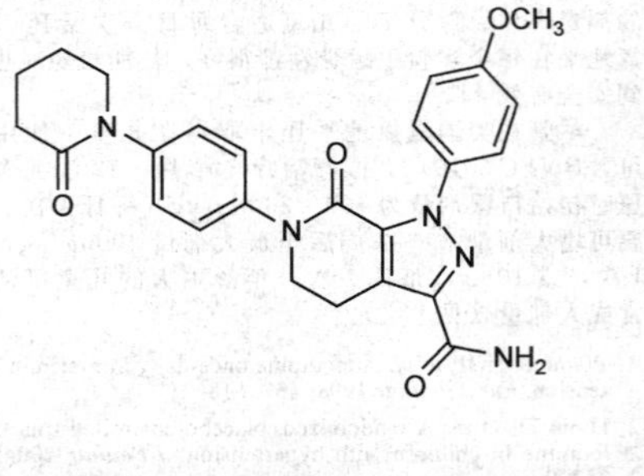

简介

阿哌沙班是一种口服制剂，直接抑制Ⅹa因子（激活Ⅹ因子）。阿哌沙班预防静脉血栓栓塞和其他血栓栓塞性疾病的作用正在研究中。

1. Lassen MR, *et al.* Apixaban or enoxaparin for thromboprophylaxis after knee replacement. *N Engl J Med* 2009; **361:** 594–604.
2. Lassen MR, *et al.* Apixaban versus enoxaparin for thromboprophylaxis after knee replacement (ADVANCE-2): a randomised double-blind trial. *Lancet* 2010; **375:** 807–15.

Aprindine Hydrochloride (*BANM, USAN, rINNM*) **盐酸阿普林定**

AC-1802; Aprindine, Chlorhydrate d'; Aprindini Hydrochloridum; Compound 83846; Compound 99170 (aprindine); Hidrocloruro de aprindina. *N*-(3-Diethylaminopropyl)-*N*-indan-2-ylaniline hydrochloride; *NN*-Diethyl-*N'*-indan-2-yl-*N'*-phenyltrimethylenediamine hydrochloride.

Априндина Гидрохлорид

$C_{22}H_{30}N_2,HCl = 358.9.$

CAS — 37640-71-4 (aprindine); 33237-74-0 (aprindine hydrochloride).

ATC — C01BB04.

ATC Vet — QC01BB04.

UNII — PB5EKT7Q2V.

(aprindine)

注：Aspenon 和 Apritone 被用作盐酸阿普林定的商品名。

不良反应和注意事项

阿普林定的不良反应一般与剂量有关，并且一般会对 CNS 产生影响。包括震颤、眩晕、共济失调、复视、记忆受损、幻觉以及惊厥。胃肠的影响包括恶心、呕吐以及胃胀气。也可能产生粒细胞缺乏症，可能会有致命的危险。偶尔会并发肝炎和淤胆性黄疸，因此在治疗期间要进行血液以及肝功能测试。

阿普林定对严重心脏病患者以及严重传导紊乱患者是禁用的。一些注册药品信息也建议帕金森病患者以及惊厥患者禁用此药。心动过缓、低血压以及肝或肾功能损伤患者应该慎用此药。

对神经系统的影响 一项针对日本患者的研究[1]发现血清中阿普林定浓度高于 1μg/ml 的患者中大约一半会出现神经性不良反应（如头晕和震颤），浓度维持在 1μg/ml 以下的患者则很少出现此反应。

1. Tsuchishita Y, *et al.* Relationship between serum aprindine concentration and neurologic side effects in Japanese. *Biol Pharm Bull* 2009; **32:** 637–9.

药物相互作用

抗心律失常药 在注射胺碘酮后，2 名患者的阿普林定血浆稳态浓度上升[1]，同时伴有不良反应。

1. Southworth W, *et al.* Possible amiodarone-aprindine interaction. *Am Heart J* 1982; **104:** 323.

药动学

阿普林定易从胃肠道吸收。它具有很长的血浆半衰期，一般是 20～27h，一般有将近 85%～95%是与血浆蛋白结合的。它通过尿以及胆汁排泄。

用途和用法

阿普林定是一种Ⅰb 类的抗心律失常药（第1115页），用于室性和室上性心律失常（第1122页）。

阿普林定作为一种盐酸盐，口服用药。在初始剂量和间歇性稳定期应该依据 ECG 来进行诊疗。此药可以用于静脉注射。

制剂

专利制剂

Belg.: Fiboran†; ***Gr.:*** Fiboran; ***Neth.:*** Fiboran.

Aranidipine (*rINN*) **阿雷地平**

Aranidipino; Aranidipinum; MPC-1304. (±)-Acetonyl methyl 1,4-dihydro-2,6-dimethyl-4-(*o*-nitrophenyl)-3,5-pyridinedicarboxylate.

Аранидипин

$C_{19}H_{20}N_2O_7 = 388.4.$

CAS — 86780-90-7.

UNII — 4Y7UR6X2PO.

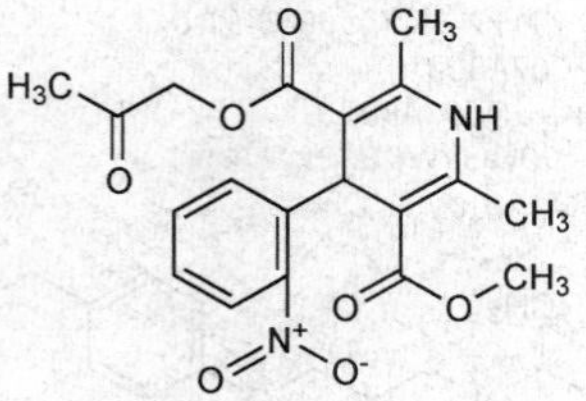

简介

阿雷地平是一种钙通道阻滞剂，用于治疗高血压病。

制剂

专利制剂

Jpn: Bec; Sapresta.

Ardeparin Sodium (*USAN, rINN*) **阿地肝素钠**

Ardeparina sódica; Ardéparine Sodique; Ardeparinum Natricum; Wy-90493-RD.

Ардепарин Натрий

CAS — 9041-08-1.

UNII — N3927D01PB.

性状 阿地肝素钠是由从猪肠黏膜提取的肝素过氧化物降解得到的。结构链的末端与不带糖残基的原物质的残余物是完全相同的。组成部分的 98%的分子量为2000～15000，平均分子量达 5500～6500。其硫化程度达到每个双糖单位的 2.7%。

简介

阿地肝素钠是一种低分子量的肝素（见第1278页），具有抗凝活性，用于防止术后静脉血栓栓塞。

Argatroban (*BAN, USAN, rINN*) **阿加曲班**

Argatrobanum; Argipidine; DK-7419; GN-1600; MCI-9038; MD-805. (2*R*,4*R*)-4-Methyl-1-[(*S*)-N^2-{[(*RS*)-1,2,3,4-tetrahydro-3-methyl-8-quinolyl]sulfonyl}arginyl]pipecolic acid.

Аргатробан

$C_{23}H_{36}N_6O_5S = 508.6.$

CAS — 74863-84-6 (anhydrous argatroban); 141396-28-3 (argatroban monohydrate).

ATC — B01AE03.

ATC Vet — QB01AE03.

UNII — OCY3U280Y3 (anhydrous argatroban); IY90U61Z3S (argatroban monohydrate).

and epimer at C*

配伍禁忌 阿加曲班溶液和胺碘酮溶液混合后立即出现沉淀[1]。阿加曲班溶液和呋塞米、奈西立肽、硝普钠或全肠外营养液混合后视觉上未观察到沉淀，但是 24h 后 pH 发生改变，建议谨慎使用上述混合液[1]。

1. Honisko ME, *et al.* Compatibility of argatroban with selected cardiovascular agents. *Am J Health-Syst Pharm* 2004; **61:** 2415–18.

不良反应和注意事项

参见**来匹卢定**，见第1273页。

如果同时使用阿加曲班和华法林，会对 INR 值的测量有影响。制药厂提供了一个可将联合治疗中的 INR 值换算成只有华法林时的 INR 值的指导方法。

在重症患者中的用法 重症患者对阿加曲班特别敏感，需用低于常规的剂量。4 名在心脏手术后使用了阿加曲班后的重症患者出现过度抗凝[1]，尽管其用量是按照医嘱或是更低的标准。4 个人肝功能都相对正常。在停止用药后药物消除延长。在 1 名没有明显肝功障碍但是有严重的肝淤血以及急性肾功能不全的患者[2]，阿加曲班的药效可被延长，这个时候需要适量减少剂量。血液透析对于药物的清除没有任何作用。有病例报道多器官衰竭患者[3]和 1 名年龄更大的多种并发症患者[4]出现过度抗凝。随后的一项研究中，53 名使用阿加曲班治疗肝素诱导的血小板减少症（HIT）的患者中，47 名（其中 33 名为重症患者）需要使用比常规更低的剂量，16 名（其中 15 名为重症患者）需要使用低于每分钟 500ng/kg 的剂量[5]。一篇阿加曲班治疗 HIT 的综述[6]认为使用阿加曲班在肝功能减弱的患者应降低初始剂量，多数患者剂量维持在每分钟 0.5～1.2μg/kg 就已足够。

1. Reichert MG, *et al.* Excessive argatroban anticoagulation for heparin-induced thrombocytopenia. *Ann Pharmacother* 2003; **37:** 652–4.
2. de Denus S, Spinler SA. Decreased argatroban clearance unaffected by hemodialysis in anasarca. *Ann Pharmacother* 2003; **37:** 1237–40.
3. Beiderlinden M, *et al.* Argatroban anticoagulation in critically ill patients. *Ann Pharmacother* 2007; **41:** 749–54.
4. Kubiak DW, *et al.* Extensive prolongation of aPTT with argatroban in an elderly patient with improving renal function, normal hepatic enzymes, and metastatic lung cancer. *Ann Pharmacother* 2005; **39:** 1119–23.
5. Keegan SP, *et al.* Effects of critical illness and organ failure on therapeutic argatroban dosage requirements in patients with suspected or confirmed heparin-induced thrombocytopenia. *Ann Pharmacother* 2009; **43:** 19–27.
6. Hursting MJ, Soffer J. Reducing harm associated with anticoagulation: practical considerations of argatroban therapy in heparin-induced thrombocytopenia. *Drug Safety* 2009; **32:** 203–18.

过量 1 名重症患者低剂量连续静脉注射阿加曲班预防血栓栓塞，1h 误给了 125mg 阿加曲班（每分钟 26.1μg/kg）[1]。重复给药时改给新鲜冰冻血浆，未出现出血并发症，但是酶原的凝血时间延长了 48h。虽然给药总剂量与其他案例接近，但是重症患者可能会对阿加曲班特别敏感（见上文）。

1. Yee AJ, Kuter DJ. Successful recovery after an overdose of argatroban. *Ann Pharmacother* 2006; **40:** 336–9.

药物相互作用

参见**来匹卢定**，第1273页。

华法林 华法林和阿加曲班同时使用时，在计算 INR 值时要特别小心（见上文**不良反应和注意事项**），但是一项对健康者[1]的研究报道却发现两者之间没有药动学方面的相互作用。

1. Brown PM, Hursting MJ. Lack of pharmacokinetic interactions between argatroban and warfarin. *Am J Health-Syst Pharm* 2002; **59:** 2078–83.

药动学

54%阿加曲班可与血浆蛋白结合。新陈代谢主要发生在肝，代谢方式主要为水解和芳香化并使其抗凝血活性减弱。抗凝血作用在开始输注后即刻起效，血药浓度在 1～3h 之内保持稳态，直到注射结束或者调整剂量。阿加曲班的半衰期是 39～51min。它主要是通过粪便排出体外，以原形或代谢物的形式从胆汁排泄。大约有 16%的剂量以原形通过尿排出体外，14%通过粪便排出。

用途和用法

阿加曲班是人工合成的具有抗凝作用的直接凝血酶抑制剂（见**来匹卢定**，第1273页）。它主要用于肝素相关性血小板减少症的患者治疗以及血栓栓塞的治疗和预防（见**肝素**项下**对血液的影响**，第1253页），并且是那些有肝素相关性血小板减少症危险的经皮冠状动脉介入治疗患者的辅助用药（见**再灌注和血管重建操作**，第1140页）。它还用于其他的血栓栓塞性疾病患者。

在治疗有肝素相关性血小板减少症危险的经皮冠状动脉介入治疗患者过程中，阿加曲班需要采用静脉注射方式，最初的剂量是每分钟 25μg/kg，并且在 3～5min 内一次性静脉注射 350μg/kg。需密切监测激活凝血时间（ACT）。如有必要，可将静脉注射剂量再增加 150μg/kg，并且将注射速度调整到每分钟 15～40μg/kg。

对于肝损伤患者，应将剂量降低（见下文）。

1. Kondo LM, *et al.* Argatroban for prevention and treatment of thromboembolism in heparin-induced thrombocytopenia. *Ann Pharmacother* 2001; **35:** 440–51.
2. McKeage K, Plosker GL. Argatroban. *Drugs* 2001; **61:** 515–22.
3. Verme-Gibboney CN, Hursting MJ. Argatroban dosing in patients with heparin-induced thrombocytopenia. *Ann Pharmacother* 2003; **37:** 970–5.
4. Lewis BE, *et al.* Effects of argatroban therapy, demographic variables, and platelet count on thrombotic risks in heparin-induced thrombocytopenia. *Chest* 2006; **129:** 1407–16.
5. Martin ME, *et al.* Argatroban for anticoagulation during cardiac surgery. *Eur J Haematol* 2007; **78:** 161–6.
6. Bartholomew JR, *et al.* Argatroban anticoagulation for heparin-induced thrombocytopenia in elderly patients. *Drugs Aging* 2007; **24:** 489–99.
7. Beiderlinden M, *et al.* Argatroban in extracorporeal membrane oxygenation. *Artif Organs* 2007; **31:** 461–5.

8. Boggio LN, Oza VM. Argatroban use in heparin-induced thrombocytopenia. *Expert Opin Pharmacother* 2008; **9:** 1963–7.
9. Dhillon S. Argatroban: a review of its use in the management of heparin-induced thrombocytopenia. *Am J Cardiovasc Drugs* 2009; **9:** 261–82.
10. Ansara AJ, *et al.* Weight-based argatroban dosing nomogram for treatment of heparin-induced thrombocytopenia. *Ann Pharmacother* 2009; **43:** 9–18.

在肝损伤中的用法 对于肝素相关性血小板减少症的肝损伤患者，应该将阿加曲班最初剂量减少。[1]美国注册药品信息推荐对于中度肝损伤患者应该将剂量降低至每分钟 500ng/kg。由于药物清除降低并且半衰期的延长，停止使用阿加曲班后抗凝作用将延长 4h。对高度肝损伤并且经皮冠状动脉介入治疗的患者应禁用高剂量的阿加曲班。

使用阿加曲班会间接减弱肝功能，肝损伤的患者应降低初始剂量，见上文**不良反应和注意事项**下**在重症患者中的用法**。

1. Levine RL, *et al.* Argatroban therapy in heparin-induced thrombocytopenia with hepatic dysfunction. *Chest* 2006; **129:** 1167–75.

在肾损伤中的用法 肾脏不是阿加曲班重要的排泄渠道。尽管已有包括一些肾功能受损在内的重症患者抗凝过度的报道（见上文**不良反应**下**在重症患者中的用法**），但是一般不调整肾损伤患者的剂量。对使用肝素后出现血小板减少症的患者使用阿加曲班，帮助患者在慢性血液透析后成功抗凝血[1]。透析不是阿加曲班重要的消除渠道，无需调整剂量。综述中出现过阿加曲班治疗患者肾损伤的报道[2]。

1. Tang IY, *et al.* Argatroban and renal replacement therapy in patients with heparin-induced thrombocytopenia. *Ann Pharmacother* 2005; **39:** 231–6.
2. Hursting MJ, Murray PT. Argatroban anticoagulation in renal dysfunction: a literature analysis. *Nephron Clin Pract* 2008; **109:** c80–c94.

制剂

专利制剂

Denm.: Novastan; ***Ger.:*** Argatra; ***Jpn:*** Novastan; ***Neth.:*** Arganova; ***Norw.:*** Novastan; ***Swed.:*** Novastan; ***USA:*** Argatroban.

Arotinolol Hydrochloride (*rINNM*) ⊗ 盐酸阿罗洛尔

Arotinolol, Chlorhydrate d'; Arotinololi Hydrochloridum; Hidrocloruro de arotinolol; S-596. (±)-5-[2-{[3-(*tert*-Butylamino)-2-hydroxypropyl]thio}-4-thiazolyl]-2-thiophenecarboxamide hydrochloride.

Аротинолола Гидрохлорид

$C_{15}H_{21}N_3O_2S_3$,HCl = 408.0.

CAS — 68377-92-4 (arotinolol); 68377-91-3 (arotinolol hydrochloride).

UNII — 9DO11HT306.

(arotinolol)

注：Acemail、Alochinon、Arotinoil 和 Ceonomal 被用作盐酸阿罗洛尔的商品名。

Pharmacopoeias. In *Jpn.*

简介

阿罗洛尔是一种非心脏选择性的 β 受体阻滞药（见第1181页）。它同时具有 α 受体阻断活性。一般以盐酸盐的形式用于治疗高血压（第 1131 页）、心绞痛（第1118页）、心律失常（第1121页）以及家族遗传性震颤（第1186页）。一般每日口服 20mg，分 2 次服用，最多可每日服用 30mg。震颤患者初始剂量为每日 10mg。

制剂

专利制剂

Jpn: Almarl.

Atenolol (*BAN, USAN, rINN*) ⊗ 阿替洛尔

Aténolol; Atenololi; Atenololis; Atenololum; ICI-66082. 2-{*p*-[2-Hydroxy-3-(isopropylamino)propoxy]phenyl}acetamide.

Атенолол

$C_{14}H_{22}N_2O_3$ = 266.3.

CAS — 29122-68-7; 60966-51-0.

ATC — C07AB03.

ATC Vet — QC07AB03.

UNII — 50VV3VW0TI.

注：阿替洛尔还有以下几个名称。

- Co-tenidone (*BAN*)——阿替洛尔和氯噻酮（4∶1）（质量分数）。
- Co-tenidone (*PEN*)——阿替洛尔和氯噻酮。

注意与“Atenenol”区分，Atenenol 已用作盐酸阿普洛尔（第1164页）的商品名。

Pharmacopoeias. In *Chin., Eur.* (see p.vii), *Int., Jpn,* and *US.*

Ph. Eur. 6. 8（Atenolol） 白色或者类白色的粉末。略溶于水；可溶于无水乙醇；微溶于二氯甲烷。

USP 33（Atenolol） 白色或者纯白，无臭粉末。微溶于水和异丙基乙醇；略溶于乙醇；易溶于甲醇。

不良反应、处置和注意事项

参见 **β 受体阻滞剂**，第1182页。

哺乳 阿替洛尔可进入乳汁。一项研究报道表明，哺乳期母亲服用阿替洛尔，新生儿会发生青紫病、心动过缓等症状（参见下文**药动学**）。因此，American Academy of Pediatrics 建议[1]哺乳期女性应该慎用此药。

1. American Academy of Pediatrics. The transfer of drugs and other chemicals into human milk. *Pediatrics* 2001; **108:** 776–89. [Retired May 2010] Correction. *ibid.*; 1029. Also available at: http://aappolicy.aappublications.org/cgi/content/full/pediatrics%3b108/3/776 (accessed 10/01/08)

对眼的影响 在没有头痛症状前提下，视力方面的症状一般与用阿替洛尔预防偏头痛有关，这种情况一般也会发生在对那多洛尔有相似反应的患者身上[1]。

1. Kumar KL, Cooney TG. Visual symptoms after atenolol therapy for migraine. *Ann Intern Med* 1990; **112:** 712–13. Correction. *ibid.*; **113:** 257.

对心脏的影响 β 受体阻滞剂一般用于治疗心律失常。然而，在 12 位静脉注射 2. 5mg 阿替洛尔的体质较弱患者中，有 6 位患者产生心房纤颤症状[1]。

1. Rassmussen K, *et al.* Atrial fibrillation induced by atenolol. *Eur Heart J* 1982; **3:** 276–81.

对脂类代谢的影响 有报道服用美特洛尔后服用阿替洛尔治疗高甘油三酯血症而引起急性胰腺炎，见第1183页。

对肝脏的影响 使用阿替洛尔后，1 名患者出现可逆的胆汁淤积性肝炎[1]，另 1 名患者出现肝功能障碍[2]。

1. Schwartz MS, *et al.* Atenolol-associated cholestasis. *Am J Gastroenterol* 1989; **84:** 1084–6.
2. Yusuf SW, Mishra RM. Hepatic dysfunction associated with atenolol. *Lancet* 1995; **346:** 192.

过量 阿替洛尔缺乏膜稳定性。与其他一些 β 受体拮抗剂相比，阿替洛尔引起的心脏不良反应较少。然而，过量给药阿替洛尔会出现心血管毒性。有报道称阿替洛尔会引起心室停搏[1]和心电图异常的低血压[2]。过量使用阿替洛尔和地尔硫䓬会引发患者出现一些心血管反应[3]，增大了毒性。

1. Stinson J, *et al.* Ventricular asystole and overdose with atenolol. *BMJ* 1992; **305:** 693.
2. Love JN, Elshami J. Cardiovascular depression resulting from atenolol intoxication. *Eur J Emerg Med* 2002; **9:** 111–14.
3. Snook CP, *et al.* Severe atenolol and diltiazem overdose. *J Toxicol Clin Toxicol* 2000; **38:** 661–5.

药物相互作用

与 β 受体阻滞剂相关的药物相互作用见第1184页。

药动学

口服后，有 50% 的药被吸收。在 2～4h 内血药浓度达峰。阿替洛尔的脂溶性低，它能够穿过胎盘，也能分布于乳汁中，并且乳汁中浓度远大于母体血液中的浓度。只有很少部分能穿过血脑屏障，与血浆蛋白结合的就更加少。其血浆半衰期是 6～7h，阿替洛尔在肝脏很少或无代谢，主要是通过尿排出体外。可通过血液透析来清除。

哺乳 阿替洛尔进入乳汁内，其浓度要等于[1]或者大于[2]母体血液中的浓度。一项对出生 5 天婴儿的测试表明，摄取含有阿替洛尔的乳汁可导致青紫病和心动过缓。当停止哺乳后婴儿的症状减轻[3]。

1. Thorley KJ, McAinsh J. Levels of the beta-blockers atenolol and propranolol in the breast milk of women treated for hypertension in pregnancy. *Biopharm Drug Dispos* 1983; **4:** 299–301.
2. White WB, *et al.* Atenolol in human plasma and breast milk. *Obstet Gynecol* 1984; **63:** 42S–44S.
3. Schimmel MS, *et al.* Toxic effects of atenolol consumed during breast feeding. *J Pediatr* 1989; **114:** 476–8.

妊娠 妊娠期肌酐清除率上升，一项研究中，17 名孕妇患者与产后 3 个月比，妊娠后第二期和第三期阿替洛尔消除半衰期变短，肾脏清除率变快[1]。另一项研究[2]从 6 名分娩前使用阿替洛尔至少 6 天的妇女中取样本，阿替洛尔在孕产妇及脐带血中的浓度大致相等。1 名分娩前一天停用阿替洛尔的妇女，其血样本及脐带血样本中均未检测到阿替洛尔。作者评价阿替洛尔在母亲和胎儿中的浓度相等，处于稳态，而且不会在胎儿中蓄积。在母亲使用阿替洛尔的 35 周胎儿中检测到阿替洛尔[3]。新生儿的阿替洛尔消除率比成人慢 4 倍，这可能是由于胎儿的肾功能尚不成熟。14 名新生儿出现短暂性心动过缓。

1. Hebert MF, *et al.* Pharmacokinetics and pharmacodynamics of atenolol during pregnancy and postpartum. *J Clin Pharmacol* 2005; **45:** 25–33.
2. Melander A, *et al.* Transplacental passage of atenolol in man. *Eur J Clin Pharmacol* 1978; **14:** 93–4.
3. Rubin PC, *et al.* Atenolol elimination in the neonate. *Br J Clin Pharmacol* 1983; **16:** 659–62.

用途和用法

阿替洛尔是一种非心脏选择性的 β 受体阻滞剂（见第1181页），它具有内源性拟交感活性和膜稳定活性。

阿替洛尔用于治疗高血压（第 1131 页）、心绞痛（第1118 页）、心律失常（第 1121 页）、心肌梗死（第1135页）。它也可以用于预防偏头痛（第587页）。

在治疗**高血压病**时，阿替洛尔采用口服形式，每日 50～100mg，如果单次给药，每次剂量最多 50mg，1～2 周内起效。

口服治疗**心绞痛**的剂量一般是 50～100mg，单次或者分次服用。虽然有时会采用 200mg 剂量，但是高剂量并没有更好的效果。

对于**心律失常**的急救，阿替洛尔采用静脉注射的方式。每次剂量是 2. 5mg，注射速度是 1mg/min。如果有必要，可每 5min 注射 1 次，总计最高剂量不得超过 10mg。也可以采用静脉输注 150μg/kg，历时 20min。如有需要，可在 12h 后重复静脉注射或输注。当达到稳定状态时，可继续每日口服 50～100mg。

阿替洛尔一般用于严重**心肌梗死**的初期治疗。治疗应在胸痛开始 12h 之内开始；在注射没有不良反应的情况下，应将 5～10mg 阿替洛尔用静脉注射的方式以 1mg/min 的速度缓慢注射，然后 15min 后口服 50mg；或者静脉注射 5mg，10min 后可重复前面的注射，再过 10min 口服 50mg。12h 后口服 50mg；再过 12h 后，后续采用维持剂量，每日口服 100mg。

在预防**偏头痛**时，每日口服 50～100mg。

对于肾功能不全患者应该酌情将剂量减少（见下文）。

S(−)-异构体阿替洛尔和艾沙替洛尔（第1236页）的用法与阿替洛尔类似。

在肾损伤中的用法 对于肾损伤患者，应该按照患者的清除率（CC）适当减少剂量，其剂量按照下列值：

- CC 为 15～35ml/(min・1.73m²)：每日 50mg 口服或者每 2 天 10mg 静脉注射。
- CC 小于 15ml/(min・1.73m²)：每日 25mg 或者每 2 天 50mg 口服，或者每 4 天 10mg 静脉注射。
- 血液透析患者：在每次血液透析后口服 25～50mg。

制剂

BP 2010: Atenolol Injection; Atenolol Oral Solution; Atenolol Tablets; Co-tenidone Tablets;
USP 33: Atenolol and Chlorthalidone Tablets; Atenolol Injection; Atenolol Oral Solution; Atenolol Tablets.

专利制剂

Arg.: Atel†; Atelan; Atenoblock; Atenopharma; Atenovit; Cardioblock; Corpaz; Fabotenol; Felobits; Ilaten; Myocord; Plenacor; Prenormine; Telvodin; Tensilol†; Tozolden; Vericordin; ***Austral.:*** Anselol; Atehexal; Noten; Tenormin; Tensig; ***Austria:*** Arcablock†; Atehexal; Atenolan; Betasyn†; Tenormin; ***Belg.:*** Atenotop; Docateno; Tenormin; ***Braz.:*** Ablok; Angipress; Atecard†; Atenegran; Ateneo; Atenobal; Atenokin; Atenol; Atenolab; Atenopress†; Atenorm; Atensiol; Atenuol; Atepress; Biotenor†; Ditenol†; Neotenol†; Plenacor; Sifnolol†; ***Canad.:*** Apo-Atenol; Novo-Atenol; Nu-Atenol; Tenormin; ***Chile:*** Atomex; Betacar; Grifotenol; Labotensil; Tenormin†; ***Cz.:*** Apo-Atenol; Ateblocor†; Atehexal; Atenobene; Catenol†; Corotenol†; Tenormin; ***Denm.:*** Atenet; Atenodan; Atenor; Tenormin; Uniloc; ***Fin.:*** Atenblock; Atenol†; Tenoblock; Tenoprin; ***Fr.:*** Betatop; Tenormine; ***Ger.:*** Ate Lich; Ate†; Atebeta; Atehexal; Atendol†; Ateno; Atenogamma; Cuxanorm†; duratenol†; Evitocor†; Jenatenol†; Juvental; Tenormin; ***Gr.:*** Adenamin; Azectol; Blikonol; Blocotenol; Eptonal; Estanolin; Fealin; Galol; Hemon; Londofis; Mesonex; Mezarid; Neocardon; Osel; Presentil;

Silder; Synarome; Tenormin; Tradiver; Umoder; ***Hong Kong:*** Adoll†; Antipressan†; Apo-Atenol; Artenol; Atenemeal; CP-Atenol; Hajime; Hypernol; Lo-Ten; Martenol; Normaten; Nortelol; Noten; Oraday†; Telol; Tenormin; Tensig; Ternolol; Totamol; Tredol; Vascoten; Velorin; ***Hung.:*** Atenobene; Atenomel; Blokium†; Huma-Atenol†; Prinorm; ***India:*** Atecard; Aten; Beta; Beten; Cadpres; Hipres; Lonol; Teno; Tenolol; Tenormin; Tensimin; ***Indon.:*** Betablok; Farnormin; Hiblok; Internolol; Tenblok; Tenormin; Tensinorm†; Zumablok; ***Irl.:*** Amolin; Atecor; Ateni; Atenogen; Atenomel; Nortenolol; Tenormin; Trantalol; ***Israel:*** Normalol; Normiten; ***Ital.:*** Atenol; Atermin; Seles Beta; Tenomax; Tenormin; ***Malaysia:*** Apo-Atenol; Beten; Loten†; Normaten; Noten; Oraday†; Ranlol; Tenormin; Ternolol†; Urosin; Vascoten; ***Mex.:*** Atenol†; Atoken; Biofilen; Blotex; Lesaten; Min-T; Nosbal; Tenormin; Trebanol; ***Neth.:*** Tenormin†; ***Norw.:*** Tenormin; Uniloc; ***NZ:*** Lo-Ten; ***Philipp.:*** Aloten; Aten; Atestad; Cardioten; Durabeta; Tenor-Bloc; Tenormin; Tenorvas; Tenostat†; Tensimin; Therabloc; Velorin; Zenolen; ***Pol.:*** Normocard†; ***Port.:*** Ancoren†; Atenolac†; Blokium†; Bril; Corzil; Tenormin; Tessifol†; ***Rus.:*** Atenolan (Атенолан); Betacard (Бетакард); Catenol (Катенол)†; Estekor (Эстекор); Hypoten (Хайпотен)†; Tenolol (Тенолол); Tenormin (Тенормин); ***S.Afr.:*** Atenoblok†; B-Block; Hexa-Blok; Ten-Bloka; Tenopress; Tenormin; Venapulse†; ***Singapore:*** Apo-Atenol; Hypernol; Normaten; Noten; Prenolol; Tenolol; Tenormin; Vascoten; ***Spain:*** Blokium; Neatenol; Tanser; Tenormin; ***Swed.:*** Tenormin; Uniloc†; ***Switz.:*** Atenil; ateno-basan†; Cardaxen; Selobloc; Tenormin; ***Thai.:*** Atcard; Atenol; Coratol†; Daynol; Enolol; Eutensin; Nolol; Nortelol; Oraday; Preloc; Prenolol; Tenocor; Tenol; Tenolol; Tenormin; Tenrol; Tetalin; Tolol; Vascoten; Velorin; ***Turk.:*** Nortan; Tensidif†; Tensinor; ***UAE:*** Tensotin; ***UK:*** Antipressan; Atenix; Tenormin; ***Ukr.:*** Atenobene (Атенобене); ***USA:*** Tenormin; ***Venez.:*** Artenolol†; Atenoval†; Beloc; Blokium; Ritmilan; Tenormin.

多组分制剂 ***Arg.:*** Plenacor D; Prenoretic; Vericordin Compuesto; ***Austria:*** Arcablock comp†; Atenolan comp; Atenolol comp; Beta-Adalat; Nif-Ten; Polinorm; Tenoretic; ***Belg.:*** Tenif; Tenoretic; ***Braz.:*** Ablok Plus; Angipress CD; Atenoclor†; Atenoric; Atenuol CRT; Betacard Plus; Betalor; Nifelat; Tenoretic; ***Canad.:*** Apo-Atenidone; Novo-Atenolthalidone; Tenoretic; ***Cz.:*** Atedon†; Atenolol Compositum†; Tenoretic; ***Denm.:*** Tenidon; Tenoretic; ***Fin.:*** Nif-Ten; ***Fr.:*** Beta-Adalate; Tenordate; Tenoretic; ***Ger.:*** Ate Lich comp; Atehexal comp; Atel; AteNif beta; Ateno comp; Atenogamma comp; Atenolol comp; Bresben; Diu-Atenolol; duratenol comp†; Nif-Ten; Nifatenol; Sigabloc†; Teneretic; TRI-Normin; ***Gr.:*** Apress; Chlotenor; Merendal; Obosan; Ogerol; Tenoretic; Typofen; Vagosinol; ***Hong Kong:*** Nif-Ten; Target†; Tenoret; Tenoretic; ***Hung.:*** Atenolol Comp†; Blokium Diu; ***India:*** Amdepin-AT; Amlopres AT; Amlosafe-AT; Amlostat-AT; Atecard-D; Beta-Nicardia; Cardif Beta†; Cardules Plus; Depten; Hipres-D; Lerez-AT†; Nifetolol; Presolar; Tenochek; Tenoclor; Tenofed; Tenolol-AM; Tenolol-D; Tenoric; ***Indon.:*** Nif-Ten; Tenoret†; Tenoretic†; ***Irl.:*** Atecor CT; Atenetic; Beta-Adalat; Nif-Ten; Tenoret; Tenoretic; ***Ital.:*** Atenigron; Atinorm†; Carmian; Clortanol; Diube; Eupres; Igroseles; Mixer†; Nif-Ten; Nor-Pa†; Normopress; Target; Tenolone†; Tenoretic; ***Malaysia:*** Apo-Atenidone; Pretenol C; Target; Tenoret; Tenoretic; ***Mex.:*** Plenacor; Tenoretic; ***Neth.:*** Tenoretic†; ***Philipp.:*** Nif-Ten†; Tenoretic; ***Port.:*** Blokium Diu†; Tenoretic; ***Rus.:*** Atehexal Compositum (Атегексал Композитум); Tenochek (Теночек); Tenonorm (Тенонорм); Tenoretic (Теноретик); Tenoric (Тенорик); Tenorox (Тенорокс); ***S.Afr.:*** Adco-Loten; Tenchlor; Tenoret; Tenoretic; ***Singapore:*** Beta Nicardia; Nif-Ten; Nifetex; Target; Tenoret; Tenoretic; ***Spain:*** Blokium Diu; Kalten; Neatenol Diu; Neatenol Diuvas; Normopresil; Tenoretic; ***Switz.:*** Atedurex; ateno-basan comp†; Beta-Adalat; Cardaxen plus; Cotenolol-Neo; Cotesifar†; Kalten; Nif-Atenil†; Nif-Ten; Tenoretic; ***Thai.:*** Catenol; ***Turk.:*** Atexal; Tenoretic; ***UK:*** AtenixCo; Beta-Adalat; Kalten; Tenchlor; Tenif; Tenoret; Tenoretic; Totaretic; ***Ukr.:*** Neocard-Atn (Неокард-Атн); Tenochek (Теночек); Tonorma (Тонорма); ***USA:*** Tenoretic; ***Venez.:*** Blokiuret; Tenoretic.

Atorvastatin Calcium (*BANM*, *USAN*, *rINNM*) 阿托伐他汀钙

Atorvastatina cálcica; Atorvastatine calcique; Atorvastatinum calcicum; Calcii Atorvastatinum; CI-981. Calcium (βR,δR)-2-(*p*-fluorophenyl)-β,δ-dihydroxy-5-isopropyl-3-phenyl-4-(phenylcarbamoyl)pyrrole-1-heptanoic acid (1:2) trihydrate.

Кальций Аторвастатин

$C_{66}H_{68}CaF_2N_4O_{10},3H_2O$ = 1209.4.

CAS — 134523-00-5 (atorvastatin); 134523-03-8 (atorvastatin calcium).

ATC — C10AA05.

ATC Vet — QC10AA05.

UNII — 48A5M73Z4Q (atorvastatin calcium hydrate); C0GEJ5QCSO (anhydrous atorvastatin calcium).

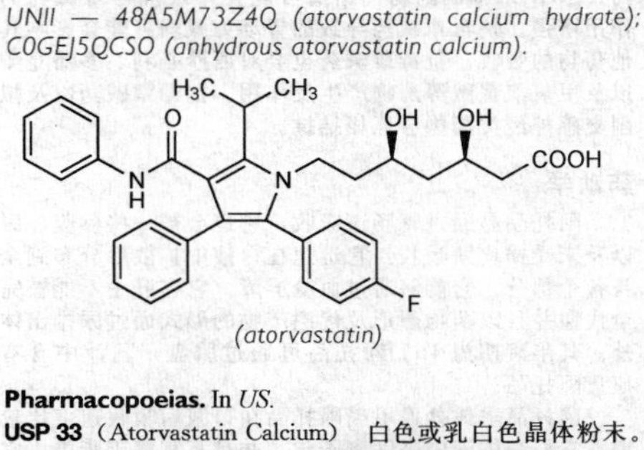

(atorvastatin)

Pharmacopoeias. In *US.*

USP 33 (Atorvastatin Calcium) 白色或乳白色晶体粉末。极微溶于水、pH 值为 7.4 的磷酸缓冲盐和乙腈；不溶于 pH 值为 4 及以下的水溶液；微溶于乙醇；易溶于甲醇。

不良反应和注意事项

参见辛伐他汀，第1335页。

1. Black DM, *et al.* An overview of the clinical safety profile of atorvastatin (Lipitor), a new HMG-CoA reductase inhibitor. *Arch Intern Med* 1998; **158:** 577–84.
2. Bernini F, *et al.* Safety of HMG-CoA reductase inhibitors: focus on atorvastatin. *Cardiovasc Drugs Ther* 2001; **15:** 211–18.
3. Waters DD. Safety of high-dose atorvastatin therapy. *Am J Cardiol* 2005; **96** (suppl 5A): 69F–75F.
4. Arca M. Atorvastatin: a safety and tolerability profile. *Drugs* 2007; **67** (suppl 1): 63–9.

对皮肤的影响 阿托伐他汀钙会引起中毒性表皮坏死松解症[1]。作者先前不知道这种不良反应与抑制脂质调节作用有关。

1. Pfeiffer CM, *et al.* Toxic epidermal necrolysis from atorvastatin. *JAMA* 1998; **279:** 1613–14.

药物相互作用

参见辛伐他汀，第1337页。

药动学

阿托伐他汀钙能迅速被胃肠道吸收。由于胃肠黏膜或者肝脏新陈代谢的影响，其药效低至 12%。阿托伐他汀钙在细胞色素 P450 同工酶 CYP3A4 作用下，新陈代谢为活性代谢物。其中有 98% 可与血浆蛋白结合。虽然 HMG-CoA 还原酶的抑制活性由于代谢物的影响达到 20～30h，但是阿托伐他汀钙在血浆中的半衰期一般是 14h。阿托伐他汀钙主要通过胆汁以代谢产物的形式排出体外。

1. Lennernäs H. Clinical pharmacokinetics of atorvastatin. *Clin Pharmacokinet* 2003; **42:** 1141–60.

用途和用法

阿托伐他汀钙是一种 3-羟基-3-甲基戊二酰辅酶 A（HGM-CoA）还原酶抑制剂，是一种作用于血浆脂质的调节药物，类似于其他的辛伐他汀药物（第1339页）。它用于降低 LDL 胆固醇、载脂蛋白 B 以及甘油三酯，并且用于治疗高脂血症（第1129页）。包括高胆固醇与高脂血综合征（Ⅱa 型或Ⅱb 高脂蛋白血症）、高甘油三酯血症（Ⅳ型）和异常 β 脂蛋白血症（Ⅲ型）。阿托伐他汀钙也可作为附属治疗用于纯合遗传具有 LDL 受体功能的患者。阿托伐他汀钙也具有多重危险因素，包括患有糖尿病的心血管疾病（见**降低心血管危险**，第1124页）患者的主要预防用药。

阿托伐他汀钙是以钙盐的形式口服的，其剂量是以其主要成分来计算（也可用阿托伐他汀镁）。10.82mg 的阿托伐他汀钙三水化合物相当于 10mg 的盐基。最初剂量是每日 1 次，每次10～20mg。对于需要大幅度降低 LDL 胆固醇的患者，最初剂量可以是每日 40mg。在至少 4 周后，可将最大剂量调整为每日 80mg。

使用与阿托伐他汀相互作用的药物时，建议患者减少剂量如下：

- 使用*环孢素*，最大剂量为 10mg，每日 1 次；
- 使用*克拉霉素*，初始剂量为 10mg，每日 1 次，最大剂量为 20 mg，每日 1 次；
- 使用*伊曲康唑*，初始剂量为 10mg，每日 1 次，最大剂量为 40 mg，每日 1 次；
- 使用*利托那韦增效的洛匹那韦或利托那韦增效的沙奎那韦*，剂量大于 20mg，每日 1 次时需谨慎使用。

阿托伐他汀的儿童及青少年用法见下。

1. Lea AP, McTavish D. Atorvastatin: a review of its pharmacology and therapeutic potential in the management of hyperlipidaemias. *Drugs* 1997; **53:** 828–47.
2. Malinowski JM. Atorvastatin: a hydroxymethylglutaryl-coenzyme A reductase inhibitor. *Am J Health-Syst Pharm* 1998; **55:** 2253–67.
3. Malhotra HS, Goa KL. Atorvastatin: an updated review of its pharmacological properties and use in dyslipidaemia. *Drugs* 2001; **61:** 1835–81.
4. Croom KF, Plosker GL. Atorvastatin: a review of its use in the primary prevention of cardiovascular events in patients with type 2 diabetes mellitus. *Drugs* 2005; **65:** 137–52.
5. Doggrell SA. Is atorvastatin superior to other statins? Analysis of the clinical trials with atorvastatin having cardiovascular endpoints. *Rev Recent Clin Trials* 2006; **1:** 143–53.
6. Poli A. Atorvastatin: pharmacological characteristics and lipid-lowering effects. *Drugs* 2007; **67** (suppl 1): 3–15.
7. Bybee KA, *et al.* Cumulative clinical trial data on atorvastatin for reducing cardiovascular events: the clinical impact of atorvastatin. *Curr Med Res Opin* 2008; **24:** 1217–29.
8. Acharjee S, Welty FK. Atorvastatin and cardiovascular risk in the elderly—patient considerations. *Clin Interv Aging* 2008; **3:** 299–314.

儿童用法 10～17 岁高胆固醇血症或合并（混合）高脂血症的患儿阿托伐他汀许可的口服初始剂量为 10mg，每日 1 次，如需要可在至少 4 周后调至最大剂量 20mg，每日 1 次。一项历时 6 个月的研究[1]发现按此方案给药，阿托伐他汀对患家族性或严重高胆固醇血症的儿童安全有效。阿托伐他汀还用于与肾脏[2]或心脏[3]移植相关的高脂血症儿童。

1. McCrindle BW, *et al.* Efficacy and safety of atorvastatin in children and adolescents with familial hypercholesterolemia or severe hyperlipidemia: a multicenter, randomized, placebo-controlled trial. *J Pediatr* 2003; **143:** 74–80.
2. Argent E, *et al.* Atorvastatin treatment for hyperlipidemia in pediatric renal transplant recipients. *Pediatr Transplant* 2003; **7:** 38–42.
3. Chin C, *et al.* Efficacy and safety of atorvastatin after pediatric heart transplantation. *J Heart Lung Transplant* 2002; **21:** 1213–17.

制剂

专利制剂

Arg.: Ampliar; Atarva; Ateroclar; Atorvastan; Faboxim; Finlipol; Liparex; Lipibec; Lipifen; Lipitor; Lipocambi; Lipofin; Liponorm; Lipostop; Lipovastatinklonal; Normalip; Plan; Sincol; Tialipol; Torivas; Trimstat; Vastina; Zarator; ***Austral.:*** Lipitor; ***Austria:*** Sortis; ***Belg.:*** Lipitor; ***Braz.:*** Citalor; Lipitor; ***Canad.:*** Lipitor; ***Chile:*** Atenfar; Atorlip; Dislipor; Hipolixan; Lipitor; Lipotropic; Lipox; Lowden; Zarator; Zurinel; ***Cz.:*** Atogal; Atoris; Atorpharm; Bisatum; Larus; Pharmtina; Sortis; Spatizalex; Torvacard; Torvazin; Triglyx; Tulip; Vaston; Voredanin; Xippatin; ***Denm.:*** Zarator; ***Fin.:*** Lipitor; ***Fr.:*** Tahor; ***Ger.:*** Sortis; ***Gr.:*** Altoram; Antorcin; Arvastatil; Ator-Chol; Atorgon; Atorlip; Atorlonga; Atorstat; Atorval; Atorvalet; Atorvanox; Atorvin; Atrost; Atrosterol; Atrovita; Biger; Card-OK; Danelip; Delipost; Doss; Fluxol; Holisten; Lipigan; Lipitor; Lipium-Raldex; Lipizem; Lipodial; Lipostatin; Lipovast; Lorvaten; Rotova; Torvaplus; Torvastin; Vastazor; Xanator; Zarator; ***Hong Kong:*** Lipitor; ***Hung.:*** Atoris; Atorva; Atorvox; Copator; Decholest; Dislipat; Hypolip; Liprimar†; Sortis; Torvacard; Torvalipin; ***India:*** Atorlip; Atorva; Attor; Liporest; Xtor; ***Indon.:*** Atorsan; Lipitor; Stator; ***Irl.:*** Lipitor; ***Israel:*** Lipitor; Torid†; ***Ital.:*** Lipitor†; Torvast; Totalip; Xarator†; ***Jpn:*** Lipitor; ***Malaysia:*** Lipitor; Storvas; ***Mex.:*** Lipitor; ***Neth.:*** Cardyl†; Lipitor; Prevencor; Zarator†; ***Norw.:*** Lipitor; ***NZ:*** Lipitor; ***Philipp.:*** Atopitar; Lipitor; ***Pol.:*** Atoris; Atorvasterol; Atorvox; Atractin; Atrox; Corator; Sortis; Torvacard; Torvalipin; Tulip; ***Port.:*** Atorvan; Avarte; Colip; Kalcor; Kasitrin; Minilip; Sortis; Telvarte; Texzor; Vartrual; Vastor; Zarator; ***Rus.:*** Atomax (Атомакс); Atoris (Аторис); Liprimar (Липримар); Liptonorm (Липтонорм); Torvacard (Торвакард); Tulip (Тулип); ***S.Afr.:*** Aspavor; Lipitor; ***Singapore:*** Lipitor; ***Spain:*** Cardyl; Prevencor; Zarator; ***Swed.:*** Lipitor; ***Switz.:*** Sortis; ***Thai.:*** Lipitor; ***Turk.:*** Alvastin; Ateroz; Ator; Avitorel; Cardyn; Cholvast; Colastin-L; Divator; Kolestor; Lipidra; Lipitaksin; Lipitor; Saphire; Tarden; Torvaxal; ***UK:*** Lipitor; ***Ukr.:*** Atocor (Атокор); Atoris (Аторис); Liprimar (Липримар); Livostor (Ливостор); Storvas (Сторвас); Torvacard (Торвакард); Tulip (Тулип); ***USA:*** CTR; Lipitor; ***Venez.:*** Atovarol; Glustar; Lipitor; Tarimyl.

多组分制剂 ***Arg.:*** Ampliar Duo; Ateroclar Combi; Ateroclar Duo; Colmibe; Hipertensal Combi; Liparex Duo; Liparex Plus; Lipibec Duo; Lipoarteriosan; Liponorm Duo; Plan Duo; Temax; Torimibe; Torivas AT; ***Austral.:*** Caduet; ***Austria:*** Caduet; ***Braz.:*** Caduet; ***Chile:*** Caduet; ***Cz.:*** Caduet; ***Fr.:*** Caduet; ***Hong Kong:*** Caduet; ***Hung.:*** Caduet; ***India:*** Zetitor; ***Indon.:*** Caduet; ***Malaysia:*** Caduet; ***Mex.:*** Caduet; ***Philipp.:*** Envacar; ***Port.:*** Caduet; ***Rus.:*** Caduet (Кадуэт); ***S.Afr.:*** Caduet; ***Singapore:*** Caduet; ***Switz.:*** Caduet; ***Thai.:*** Caduet; ***Turk.:*** Caduet; ***Ukr.:*** Caduet (Кадует); ***USA:*** Caduet; ***Venez.:*** Caduet.

Atropine (*BAN*) 阿托品

Atropiini; Atropin; Atropina; Atropinas; Atropinum; (±)-Hiosciamina; DL-Hiosciamina; (±)-Hyoscyamine. (1*R*,3*r*,5*S*,8*r*)-Tropan-3-yl (*RS*)-tropate.

Атропин

$C_{17}H_{23}NO_3$ = 289.4.

CAS — 51-55-8.

ATC — A03BA01; S01FA01.

ATC Vet — QA03BA01; QS01FA01.

UNII — 7C0697DR9I.

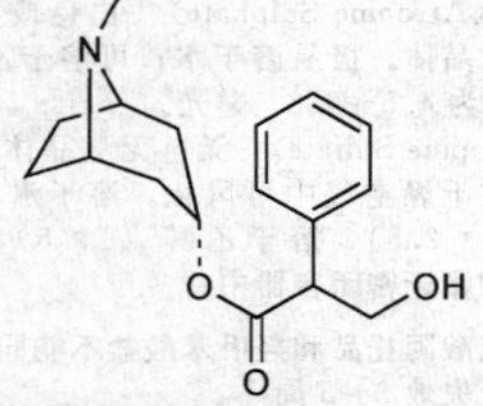

性状 阿托品是一种从茄科植物提取或者合成的生物碱。

Pharmacopoeias. In *Eur.* (see p.vii) and *US.*

Ph. Eur. 6. 8 (Atropine) 白色或类白色晶体粉末或者无色晶体。微溶于水；可溶于乙醇和二氯甲烷。避光。

USP 33 (Atropine) 白色晶体，通常呈针状或白色晶体粉末。溶于水（1∶460），溶于 80℃水（1∶90），溶于乙醇（1∶2），溶于氯仿（1∶1），溶于乙醚（1∶25）；可溶于甘油。酚酞试剂测试其饱和溶液为碱性。贮藏于密闭容器中。避光。

Atropine Methobromide (*BANM*) 溴甲品脱

Atropina, metilbromuro de; Atropine Methylbromide; Methylatropine Bromide; Méthylatropine, bromure de; Methylatropini bromidum; Methylatropinii Bromidum; Methylatropinium Bromatum; Methylatropinium-bromid; Metilatropin-bromid; Metilatropino bromidas; Metylatropinbromid; Metyyliatropiinibromidi; Mydriasine. (1*R*,3*r*,5*S*)-8-Methyl-3-[(±)-tropoyloxy]tropanium bromide.

Атропина Метобромид

$C_{18}H_{26}BrNO_3$ = 384.3.

CAS — 2870-71-5.

ATC — A03BA01.

ATC Vet — QA03BA01.

UNII — 63IFT0IX9N.

Pharmacopoeias. In *Eur.* (see p.vii).

Ph. Eur. 6. 8 （Methylatropine Bromide; Atropine Methobromide BP 2010） 无色晶体或者白色或类白色晶体粉末。可溶于水；微溶于乙醇。避光。

Atropine Methonitrate (*BANM*, *rINN*) 甲硝阿托品

Atrop. Methonit.; Atropiinimetonitraatti; Atropine, Méthonitrate d'; Atropini Methonitras; Atropinmetonitrat; Methylatropine Nitrate *(USAN)*; Méthylatropine, nitrate de; Methylatropini nitras; Methylatropinii Nitras; Methylatropinium nitrát; Metilatropin-nitrát; Metilatropino nitratas; Metilnitrato de atropina; Metonitrato de atropina; Metylatropinnitrat; Metyyliatropiininitraatti. (1*R*,3*r*,5*S*)-8-Methyl-3-[(±)-tropoyloxy]tropanium nitrate.

Атропина Метонитрат

$C_{18}H_{26}N_2O_6$ = 366.4.

CAS — 52-88-0.

ATC — A03BB02.

ATC Vet — QA03BB02.

UNII — Q48D9J47K2.

Pharmacopoeias. In *Eur.* (see p.vii).

Ph. Eur. 6. 8 （Methylatropine Nitrate; Atropine Methonitrate BP 2010） 白色或类白色晶体粉末或者无色晶体。可溶于水；溶于乙醇。避光。

稳定性 甲硝阿托品的水溶液不稳定，pH 值小于 6 的酸性溶液中稳定性增强。

Atropine Sulfate 硫酸阿托品

Atrop. Sulph.; Atropiinisulfaatti; Atropin Sülfat; Atropina, sulfato de; Atropine, sulfate d'; Atropine Sulphate *(BANM)*; Atropini sulfas; Atropini Sulfas Monohydricus; Atropino sulfatas; Atropinsulfat; Atropin-sulfát monohydrát; Atropin-szulfát; Atropiny siarczan.

Атропина Сульфат

$(C_{17}H_{23}NO_3)_2,H_2SO_4,H_2O$ = 694.8.

CAS — 55-48-1 (anhydrous atropine sulfate); 5908-99-6 (atropine sulfate monohydrate).

ATC — A03BA01; S01FA01.

ATC Vet — QA03BA01; QS01FA01.

UNII — 03J5ZE7KA5.

注：硫酸阿托品的复方制剂可用下述名称表示。

- Co-phenotrope（*BAN*）——硫酸阿托品和盐酸地芬诺酯（1∶100，质量分数）。

ATR 是 BP2010 许可的用于表示含有硫酸阿托品的单剂量滴眼液的代码，包装滴眼液的容器过小，因此无法标注所有应标注的标签信息。

Pharmacopoeias. In *Chin.*, *Eur.* (see p.vii), *Int.*, *Jpn*, *US*, and *Viet.*

Ph. Eur. 6. 8（Atropine Sulphate） 白色或类白色晶体粉末或者无色晶体。极易溶于水；可溶于乙醇。2%水溶液的 pH 值为 4.5～6.2。避光。

USP 33（Atropine Sulfate） 无色无臭晶体，或者白色晶体粉末，在干燥空气中可风化。溶于水（1∶0.5），溶于沸水（1∶2.5），溶于乙醇（1∶5），溶于甘油（1∶2.5）。贮藏于密闭容器中。

配伍禁忌 硫酸阿托品和羟甲苯酸盐不能同时使用，会使阿托品完全失效 2～3 周[1]。

1. Deeks T. Oral atropine sulphate mixtures. *Pharm J* 1983; **230:** 481.

不良反应

阿托品与其他的抗毒蕈碱药物的不良反应，均与它们对毒蕈碱的反应以及高剂量时烟碱样受体有关（见下文**抗毒蕈碱功能**）。这些反应都与剂量有关，当治疗停止就会消失。它的**外周**影响是对抗毒蕈碱受体在自主神经系统的抑制。在规定剂量之内，不良反应包括口干、吞咽以及说话困难、口渴、支气管分泌物减少、瞳孔扩张、瞳孔调节功能障碍并且畏光、皮肤发红干燥、在心动过速后出现短暂性心动过缓伴有心悸和心律失常以及排尿困难，并且降低胃肠道的蠕动性。在正常剂量时也可能发生过量时的一些**中枢**的反应（见下文）。

过量时，外周反应会加剧，并且还会出现一些其他的反应，如体温过高、高血压、呼吸加速、恶心甚至呕吐。脸上或者上身可能出现皮疹。过量可能刺激中枢神经，出现心神不定、意识错乱、激动、运动失调、动作不协调、偏执、精神不正常及出现幻觉、精神错乱甚至癫痫。然而，在极度兴奋状态下，在中枢神经系统受到抑制、昏迷、循环系统以及呼吸停止，最后致死。

阿托品的敏感度变化相当大，有时候甚至 1g 就能治愈患者，而 100mg 或者更低剂量能让成年人致死，10mg 能让儿童致死。

季铵抗毒蕈碱，像溴甲托品、甲硝阿托品以及溴丙胺太林都具有神经节阻断的功能，大剂量可能导致直立性低血压或者阳痿。更大的剂量可能产生非去极化神经肌肉阻断。

抗毒蕈碱滴眼液的**局部**缓慢滴入会产生系统中毒，尤其在儿童以及老年人患者中容易发生。眼部长期使用阿托品药物会产生局部刺痛、充血、水肿、结膜炎。可能导致眼内压力增大，尤其是对有闭角型青光眼的患者。

阿托品的**超敏反应**并不常见，可能引起青光眼或者皮疹。

对体温的影响 阿托品可抑制出汗而导致体温升高。这可被阿托品扩张皮肤血管的作用而减弱。在 1 名 14 岁发热患者静脉注射阿托品后，发生了体温下降的症状[1]。

对于严重中暑患者接受抗毒蕈碱或者抗精神病药注射后的药物相互反应见**苯扎托品的药物相互作用**项下（第768页）。

1. Lacouture PG, *et al.* Acute hypothermia associated with atropine. *Am J Dis Child* 1983; **137:** 291–2.

对眼的影响 除了阿托品的预期眼部影响（见上文），曾经有接受阿托品的患者发生闭角型青光眼的报道[1]。

1. Berdy GJ, *et al.* Angle closure glaucoma precipitated by aerosolized atropine. *Arch Intern Med* 1991; **151:** 1658–60.

对胃肠道的影响 阿托品能改变胃肠环境，1 名 77 岁的帕金森病患者在口服硫酸阿托品控制过多的唾液分泌后发生麻痹性肠梗阻[1]。抗毒蕈碱作用还可能造成食管癌，可能是因为食管括约肌舒张而增加了胃食管反流的风险[2]。

1. Beatson N. Atropine and paralytic ileus. *Postgrad Med J* 1982; **58:** 451–3.
2. Lagergren J, *et al.* Association between medications that relax the lower esophageal sphincter and risk for esophageal adenocarcinoma. *Ann Intern Med* 2000; **133:** 165–75.

对心脏的影响 对于 79 名患者在手术前接受硫酸阿托品静脉注射，总剂量是每 70kg 体重注射 1mg，其中有 20%的患者发生心律失常现象，并且以年轻患者为主[1]。在成年患者当中，心房与心室分离是最大的困扰；在儿童患者当中，心律失常是最大的困扰。在一项研究中表明[2]，术前用药包括肌内注射阿托品以及格隆溴胺与严格控制不接受抗毒蕈碱药的患者相比较，可能导致更严重的在麻醉以及插管期间的心动过速。接受格隆溴胺的患者在手术期间会更加容易发生心动过速的情况。在使用阿托品以及格隆溴胺的患者当中没发现心搏徐缓以及心脏期外收缩的不同。2 名老年青光眼患者在术后使用阿托品或者使用阿托品眼药的发生了心房颤动的现象[3]。

1. Dauchot P, Gravenstein JS. Effects of atropine on the electrocardiogram in different age groups. *Clin Pharmacol Ther* 1971; **12:** 274–80.
2. Shipton EA, Roelofse JA. Effects on cardiac rhythm of premedication with atropine or glycopyrrolate. *S Afr Med J* 1984; **66:** 287–8.
3. Merli GJ, *et al.* Cardiac dysrhythmias associated with ophthalmic atropine. *Arch Intern Med* 1986; **146:** 45–7.

对心理功能的影响 一项关于帕金森病以及健康控制题目的研究[1]表明，虽然对于长期接受抗毒蕈碱药的患者可以使其短期记忆力增强，但是停药后此作用可逆的。一篇流行病学的报道[2]也表明，接受抗毒蕈碱药的年长患者其认知行为会降低。

也可参见**苯海索**（第789页）和**奥昔布宁**（第2110页）。

1. Van Herwaarden G, *et al.* Short-term memory in Parkinson's disease after withdrawal of long-term anticholinergic therapy. *Clin Neuropharmacol* 1993; **16:** 438–43.
2. Lechevallier-Michel N, *et al.* Drugs with anticholinergic properties and cognitive performance in the elderly: results from the PAQUID Study. *Br J Clin Pharmacol* 2005; **59:** 143–51.

超敏反应 1 名 38 岁的妇女在接受阿托品静脉注射后发生过敏性休克的现象[1]。

1. Aguilera L, *et al.* Anaphylactic reaction after atropine. *Anaesthesia* 1988; **43:** 955–7.

过量 一项对阿托品中毒或者过量的报道指出，一名呼吸科专家[1]在治疗过程中 24h 之内使用了硫酸阿托品 10 次，还有 1 名儿童在使用的药剂中含有过量的苯乙哌啶和阿托品[2]。

1. Larkin GL. Occupational atropine poisoning via aerosol. *Lancet* 1991; **337:** 917.
2. McCarron MM, *et al.* Diphenoxylate-atropine (Lomotil) overdose in children: an update (report of eight cases and review of the literature). *Pediatrics* 1991; **87:** 694–700.

不良反应的处置

当患者口服过量阿托品，在 1h 之内，应该洗胃或者使用活性炭来减少吸收。然后进行相关的治疗。

毒扁豆碱曾被用于抗毒蕈碱药过量的治疗（第1794页），但是这种方法具有相当的风险，一般不适合使用。可以使用地西泮来控制明显的激动或者惊厥，由于吩噻嗪可能会增强抗毒蕈碱药的效果，所以一般不使用。当发生心律失常的情况时，不要使用抗心律失常药物。组织缺氧或者酸中毒情况应该及时处理，即使没有出现酸中毒的情况一般也要使用重碳酸盐。

注意事项

儿童以及老年人应该慎用阿托品，他们更加容易对其产生不良反应。前列腺肥大是其禁忌证，前列腺增生可能会导致泌尿系统问题，麻痹性肠梗塞以及幽门狭窄也不宜用。对于患有溃疡性结肠炎的患者，使用此药会导致肠梗阻或者巨结肠，并且其对下端食管括约肌的影响将会加重返流。对腹泻患者应该慎用，对重症肌无力患者，不应使用此药，除非为了减轻抗胆碱酯酶药的不良反应。

患有闭角型青光眼或者虹膜与角膜狭窄的患者不应使用此药，因为它会导致眼内压升高，并且会产生严重的沉淀。有报道显示在接受阿托品的患者中有人出现了闭角型青光眼。注册药品信息建议对于不满 3 个月大的婴儿不宜使用阿托品滴眼液，因为它可能会导致睫状肌麻痹或者弱视。阿托品滴眼液的吸收可能会导致全身反应。如果使用的是膏剂，其过量反应将不是很明显。对于眼部疾病患者接受阿托品后视物模糊，此时不应驾驶汽车或者操作机器设备。抗毒蕈碱药也可导致视物模糊、目眩以及其他可能导致人的某方面能力下降（如驾驶）。

由于可能导致体温过高，在环境温度较高的情况下，尤其是儿童患者不宜使用阿托品。对于高热患者在使用阿托品时应特别注意。

阿托品以及抗毒蕈碱药在心动过速，如甲状腺毒症、心脏病以及心脏手术后应该慎用，这些情况下可能会进一步加快心动速度。

对于患有严重心肌梗死的患者，由于可能会使局部出血或者梗死更加严重，所以应该慎用此药。

阿托品可能会导致患者尤其是老年患者意识错乱。全身使用阿托品导致的支气管分泌物减少可能与气管黏液液栓的形成有关。

在治疗帕金森病时，剂量的增加以及其他剂型治疗的转换应该是循序渐进的，并且抗毒蕈碱药不应立刻停止使用。小的不适可通过降低剂量而改善直至适应。

患有唐氏综合征的患者更容易对阿托品产生不良反应，而白化病患者产生不良反应的概率会降低。

哺乳 在母体接受阿托品治疗的哺乳婴儿中并没有发现不良反应，因此 American Academy of Pediatrics[1]认为哺乳期间可使用此药。

1. American Academy of Pediatrics. The transfer of drugs and other chemicals into human milk. *Pediatrics* 2001; **108:** 776–89. [Retired May 2010] Correction. *ibid.*; 1029. Also available at: http://aappolicy.aappublications.org/cgi/content/full/pediatrics%3b108/3/776 (accessed 01/06/04)

药物相互作用

阿托品以及其他抗毒蕈碱药的作用会被同时使用的含有抗毒蕈碱成分的其他药物增强，如金刚烷胺、一些抗组胺类药物、吩噻嗪类抗精神药以及三环类抗抑郁药。MAOIs 抑制药物代谢酶可能会导致抗毒蕈碱药的作用增强。抗毒蕈碱药导致的胃动力减弱可能会影响其他药物的吸收。抗毒蕈碱药也会对西沙必利、多潘立酮以及甲氧氯普胺等药物产生反作用。抗毒蕈碱药以及拟副交感神经类药物会互相拮抗。

药动学

阿托品易通过胃肠道吸收，它也会被一些黏膜、眼以及未受损皮肤吸收。它迅速在血液中扩散后分布到全身各个部分。它能够通过血脑屏障。它在肝中不能被完全代谢并且以药物原形及代谢产物的形式通过尿排出体外。其半衰期为 4h。阿托品可通过胎盘，乳汁中含有痕量阿托品。

阿托品季铵盐像甲硝阿托品在口服后吸收速度比较慢。它们在体液内高度离子化，并且不宜溶于脂类，它们不会穿过血脑屏障。

妊娠 阿托品药动学研究表明在妊娠后期[1~3]，阿托品会迅速穿过胎盘。在静脉注射 5min 后在脐带血中阿托品的含量达到最大，25min 后其对胎儿心律的作用将会达到最大。

1. Barrier G, *et al.* La pharmacocinétique de l'atropine chez la femme enceinte et le foetus en fin de grossesse. *Anesth Analg Reanim* 1976; **33:** 795–800.
2. Onnen I, *et al.* Placental transfer of atropine at the end of pregnancy. *Eur J Clin Pharmacol* 1979; **15:** 443–6.
3. Kanto J, *et al.* Placental transfer and pharmacokinetics of atropine after a single maternal intravenous and intramuscular administration. *Acta Anaesthesiol Scand* 1981; **25:** 85–8.

用途和用法

阿托品是一种叔铵类抗毒蕈碱生物碱，具有中枢和外周双重作用（见下文）。它一般会以硫酸盐的形式出现。它会首先刺激 CNS 然后再抑制，并且对胃部肌肉具有抗痉挛的作用，可减少分泌物，尤其是唾液以及支气管分泌物。它也会减少汗液的分泌，但是对胆汁以及胰腺分泌物的影响却甚微。阿托品抑制交感神经系统导致心率加快。正常剂量口服阿托品会降低胃肠动力，但是对胃肠分泌物的影响很小。季铵衍生物，如硝酸甲酯化物，对于 CNS 影响不大，但是却有很强的交感神经阻滞功能。

由于其对心率的影响，阿托品可用于治疗心搏迟缓以及各种原因引起的心搏停止，包括在急性心肺复苏过程中。它还有其他的一些用途，包括：麻醉的术前用药，中和抗胆碱酯酶药的毒蕈碱作用，如新斯的明以及其他的拟副交感神经药作用。在胃肠疾病中作为解痉药，在胆和肾绞痛时作为缓解症状的镇痛辅助药，用于治疗或者预防支气管痉挛，用于治疗毒蘑菇中毒，用于有机磷杀虫剂中毒的治疗。在眼科学中，阿托品被用于瞳孔放大剂以及睫状肌麻痹剂。

见下面标题下的具体用量以及用法，还有在特定情况下的衍生物。

抗毒蕈碱功能 抗毒蕈碱药如阿托品，可在副交感神经效应器部位（包括神经节后胆碱能受体）的 M 受体部位竞争性抑制乙酰胆碱的作用。它也是缺少胆碱能神经分布的平滑肌的胆碱作用的抑制剂。它们一般被用作副交感神经阻滞剂、阿托品、类阿托品、抗胆碱能药，虽然后者也包括具有抗烟碱作用的药物。

药理学上可识别的**毒蕈碱受体**至少有五种（M_1、M_2、M_3、M_4 和 M_5），被分为五种分子亚型（m_1、m_2、m_3、m_4 和 m_5）。传统的抗毒蕈碱药为非特异性的，新的化合物哌仑西平、替仑西平对神经节部位的 M_1 受体具有选择性抑制作用，产生支配胃肠道的节后神经的抑制作用

抗毒蕈碱药可被归类为**叔铵**或者**季铵**化合物。阿托品以及其他天然生物碱的物质（如东莨菪碱、莨菪碱）都是叔铵，也就是说它们都具有叔氮原子，半合成衍生物或者合成的抗毒蕈碱药还有叔铵（如后马托品、安坦）或者季铵（如甲溴后马托品、药薯）合成物。

在临床剂量下，叔铵抗毒蕈碱药对乙酰胆碱的烟碱受体作用不大。然而，季铵类抗毒蕈碱药具有更强的抗烟碱作用，当高剂量时，其作用主要来自于神经节阻滞功效，过高剂量，可能会产生神经肌肉阻滞剂的作用。在叔铵抗毒蕈碱药以及季铵抗毒蕈碱药之间还存在药动学方面的不同。季铵抗毒蕈碱药比叔铵抗毒蕈碱化合物更难溶于脂类物质，它们都很少被胃肠吸收并且不会通过血脑屏障或者结膜。

在治疗剂量下抗毒蕈碱药能产生一系列的作用。随着剂量增加时，抗毒蕈碱药产生的**外周**作用包括：

- 减少唾液、支气管以及汗液等体液的分泌；
- 使瞳孔扩大并且造成睫状肌麻痹；
- 加快心率；
- 引起排尿形成障碍以及胃肠道平滑肌张力下降；
- 抑制胃酸分泌。

其**中枢**作用在于：除了东莨菪碱在剂量范围内服用可以导致 CNS 抑制外，叔铵可以促进脊髓的功能，刺激脑中枢神经使迷走神经兴奋，使呼吸加快。在毒性剂量时，所有的叔铵，包括东莨菪碱，都能刺激 CNS、产生焦躁、定向力障碍、产生幻觉以及精神错乱。当剂量再增加时，会引起中枢抑制或者呼吸停顿导致死亡。在中枢作用方面，人工合成的叔铵比天然产生的叔铵的影响要小；季铵的主要影响可以忽略不计。

麻醉 抗毒蕈碱药包括阿托品、东莨菪碱、格隆溴铵，用于手术前麻醉时控制唾液分泌以及呼吸道多余黏液的分泌（见第1700页），目前一般都使用较小刺激作用的麻醉剂，这一用法就不是很重要。阿托品以及格隆溴铵还用于在手术过程中给药，用于如丁二酰胆碱、氟烷、异丙酚等，或者刺激迷走神经引起的心搏迟缓或者低血压。当静脉注射时，格隆溴铵比阿托品引起的心搏加快的反应要小一些。当东莨菪碱用于术前用药时，会导致记忆缺失、镇静，但是不像阿托品一样会导致心搏加速，它一般会导致心搏迟缓。阿托品或者格隆溴铵，还可以用于抗胆碱酯酶药（如新斯的明）之后或者与其同时使用，用于预防它们的毒蕈碱样不良反应（见**新斯的明的用途和用法**，第602页）。

作为**术前用药**，硫酸阿托品一般使用 300～600μg 用于皮下或者肌内注射，通常在麻醉前 30～60min 给药。或者在麻醉前立即静脉注射 300～600μg 的硫酸阿托品。儿童所用的皮下或者肌内注射硫酸阿托品的适当剂量如下。

- 体重超过 3kg 的儿童：100μg；
- 体重在 7～9kg 的儿童：200μg；
- 体重在 12～16kg 的儿童：300μg；
- 体重超过 20kg 的儿童：用成人剂量。

在手术过程中**心搏迟缓**的患者，*BNF 59* 推荐应该使用 300～600μg 进行静脉注射，在紧急情况下可使用更大的剂量。儿童一般使用 10～20μg/kg。

为了对抗**抗胆碱酯酶药**的毒蕈碱样作用，当其被用于对抗竞争性肌松药的作用时，成人静脉注射硫酸阿托品的剂量为 0.6～1.2mg，与胆碱酯酶药一起或者在其之后使用。*BNF 59* 认为 0.6mg 依酚氯铵已经足够。胎儿、婴儿和儿童可用 20μg/kg（最大剂量 600mg）新斯的明，*BNFC 2009* 认为 7μg/kg（最大剂量 600μg）依酚氯铵已经足够。

胆绞痛和肾绞痛 阿托品用于治疗胆绞痛和肾绞痛的辅助用药（第6页）。

心律失常 阿托品可抑制迷走神经进而加快心律，因此它被用于各种心律失常或者过缓性心律失常的情况。它被频繁用于突发性过缓性心律失常，尽管用于慢性心律失常的初期治疗（第1121页），但是心脏起搏常作为长期治疗的方案。紧急使用的适应证包括预防和治疗与麻醉相关的心律失常（见上文），其他药物引起的心律失常以及心搏停止或者心脏电机械分离引起的心跳骤停（见**高级心脏生命支持**，第1117页）。硫酸阿托品被用于急性心肌梗死引起的心搏迟缓；然而，由于阿托品可能会加重局部缺血或者梗死，因此在使用时要谨慎。

对于心搏停止或者心脏电机械分离的成年人的**加强生命支持**，欧洲[1]以及英国[2]药典都要求阿托品的剂量为 3mg，单次静脉注射。美国药典[3]要求重复注射 1mg 直到最高剂量 3mg。

在**心动过缓**患者中，阿托品的剂量[1～3]为静脉注射 500μg，每 3～5min 重复注射，直到最高剂量 3mg。

当不能使用静脉注射时，可以使用气管内导管来注射阿托品，尽管这样做可靠性差一些。给予成人 2～2.5 倍静脉注射剂量，用 0.9%生理盐水或蒸馏水稀释至 5～10ml。5 次人工通气后，给予儿童 30μg/kg，用 0.9%生理盐水稀释至 5ml。

1. European Resuscitation Council. European Resuscitation Council guidelines for resuscitation 2005. *Resuscitation* 2005; **67** (suppl 1): S1–S190. Also available at: http://www.erc.edu/index.php/guidelines_download_2005/en/ (accessed 06/04/10)
2. Resuscitation Council (UK). Resuscitation Guidelines 2005. Available at: http://www.resus.org.uk/pages/guide.htm (accessed 07/03/06)
3. The American Heart Association. 2005 American Heart Association guidelines for cardiopulmonary resuscitation and emergency cardiovascular care. *Circulation* 2005; **112** (suppl 1): IV1–IV203. Also available at: http://intl-circ.ahajournals.org/content/vol112/24_suppl/ (accessed 09/02/06)

眼部疾病 阿托品可以使瞳孔放大以及睫状肌麻痹（第1786页）。局部用药需要 40min 以上的时间来产生瞳孔放大的功效，可以持续 1 周甚至更长的时间；睫状肌麻痹要在 1～3h 后生效，其恢复需要 6～12 天。阿托品用于防止粘连形成，减轻眼部炎症如葡萄膜炎（第1446页）引起的睫状肌痉挛疼痛。阿托品可通过使视力较强眼产生睫状肌麻痹来预防或扭转弱视（懒惰眼），如斜视（第1786页），被认为与常规遮盖法一样有效[1]。阿托品还用于眼部检查，如检测屈光度。然而由于起效快，持续时间短，通常特别是对于成人使用更多的是其他抗毒蕈碱药如环喷托酯、后马托品或托品酰胺。

尽管一些国家有 0.5%溶液或 1%软膏，且更适用，但是硫酸阿托品滴眼液的含量通常为 1%。避免全身吸收很重要，如婴儿和幼童。滴眼后通过挤压泪囊可减少全身吸收。

治疗**炎症性眼病**如葡萄膜炎需每日滴 1～4 次硫酸阿托品。虽然硫酸阿托品持续时间长，可低频率使用，但是仍需每日滴视力较强眼 1 次预防或扭转**弱视**[2～4]。硫酸阿托品用于**检测屈光度**及其他眼部检查时，检查前 3 天内眼部滴硫酸阿托品，每日 2 次。

尽管另一项类似研究中相同治疗用于散光未取得疗效[6]，但是一项研究显示[5]400 名每日滴 1%硫酸阿托品的 6～12 岁儿童近视得到缓解。

硼酸阿托品还被应用于眼科准备工作。

1. Li T, Shotton K. Conventional occlusion versus pharmacologic penalization for amblyopia. Available in The Cochrane Database of Systematic Reviews; Issue 4. Chichester: John Wiley; 2009 (accessed 22/04/10).
2. Stolovitch C, *et al.* Atropine cycloplegia: how many instillations does one need? *J Pediatr Ophthalmol Strabismus* 1992; **29:** 175–6.
3. Repka MX, *et al.* Pediatric Eye Disease Investigator Group. A randomized trial of atropine regimens for treatment of moderate amblyopia in children. *Ophthalmology* 2004; **111:** 2076–85.
4. Repka MX, *et al.* Pediatric Eye Disease Investigator Group. Treatment of severe amblyopia with weekend atropine: results from 2 randomized clinical trials. *J AAPOS* 2009; **13:** 258–63.
5. Chua WH, *et al.* Atropine for the treatment of childhood myopia. *Ophthalmology* 2006; **113:** 2285–91.
6. Chia A, *et al.* Effect of topical atropine on astigmatism. *Br J Ophthalmol* 2009; **93:** 799–802.

胃肠不适 由于抗毒蕈碱药对于胃肠蠕动的显著抑制作用以及其抑制分泌的作用，被用作治疗胃肠不适的解痉药（第1615页）。阿托品（以硫酸盐或第四代衍生物如甲溴化物或硝酸甲酯化物形式）被用来降低平滑肌收缩性以及减少其蠕动，在正常剂量情况下不会对胃肠分泌物有太大的影响。它还在胃良性溃疡以及十二指肠溃疡的治疗中作为辅助药使用，并且阿托品的解痉作用也使它用于肠的放射性检查。硫酸阿托品也用于过敏性肠道症候群的治疗。阿托品的盐酸化物也用于胃肠不适的治疗。

中毒 阿托品可用于治疗含有抗胆碱酯酶成分的药物，例如有机磷杀虫剂[1,2]、化学武器神经毒气[3]以及拟副交感神经类药过量或者中毒的治疗。它也可用于在治疗拟副交感神经类药过量中对抗拟胆碱能药的作用，还可用于治疗含有毒蕈碱的蘑菇中毒。阿托品可阻断毒蕈碱受体的活性，改变心搏缓慢的情况，减少气管与支气管分泌物，减少支气管狭窄，减少肠的分泌物以及肠的蠕动。

- 治疗有机磷**杀虫剂**、化学武器神经**毒气**中毒时，硫酸阿托品的剂量一般为成年人肌内注射 2mg 或者每 10～30min 静脉注射 1 次，直到毒蕈碱的作用消失或者阿托品中毒的症状开始出现。在严重的情况下注射需要每 5min 进行一次。然后继续静脉用药[4,5]。对于儿童[6]来说其剂量一般不少于 50μg/kg，*BNFC 2009* 建议的静脉注射剂量为每5～10min 注射 20μg/kg（最多 2mg）的剂量。
- 中度至重度中毒治疗过程中，阿托品化过程通常需要 2 天，继续用药直到症状明显。在严重中毒的患者中，这种治疗可能会延期[7,8]。由于需要使用大量的阿托品。所以需要使用未添加防腐剂的制剂来防止与过量的防腐剂有关的潜在毒性，像苯甲醇或者乙醚。
- 由于阿托品对烟碱样效应不起任何作用，所以要使用像氯解磷定（第1401页）等胆碱酯酶复活剂作为辅助药物。

对于**其他**具有**毒蕈碱功能的成分**的中毒或过量情况，阿托品的用法与有机磷杀虫剂的用法相类似，只是其用药时间要相对短一些。皮下注射、肌内注射或者静脉注射 1～2mg，然后每 2～4h 重复 1 次，此种剂量对于拟胆碱能药过量就足够了。

1. Singh S, *et al.* Is atropine alone sufficient in acute severe organophosphorus poisoning: experience of a North West Indian hospital. *Int J Clin Pharmacol Ther* 1995; **33:** 628–30.
2. Eddleston M, *et al.* Management of severe organophosphorus pesticide poisoning. *Crit Care* 2002; **6:** 259.
3. Anonymous. Treatment of nerve gas poisoning. *Med Lett Drugs Ther* 1995; **37:** 43–4.
4. Ram JS, *et al.* Continuous infusion of high doses of atropine in the management of organophosphorus compound poisoning. *J Assoc Physicians India* 1991; **39:** 190–3.
5. Sungur M, Güven M. Intensive care management of organophosphate insecticide poisoning. *Crit Care* 2001; **5:** 211–15.
6. Rotenberg JS, Newmark J. Nerve agent attacks on children: diagnosis and management. *Pediatrics* 2003; **112:** 648–58.
7. Golsousidis H, Kokkas V. Use of 19 590 mg of atropine during 24 days of treatment, after a case of unusually severe parathion poisoning. *Hum Toxicol* 1985; **4:** 339–40.
8. Afzaal S, *et al.* High dose atropine in organophosphorus poisoning. *Postgrad Med J* 1990; **66:** 70–1.

反射性缺氧发作 反射性缺氧发作是由有害刺激引起的阵发性反应，迷走神经刺激引起显著的心动过缓或心脏骤停，继而引发相对脑缺血[1,2]。根据迷走神经的敏感程度或有害刺激的程度，反射性缺氧可能很少发作或一天发作几次。其发作特征容易误诊为癫痫，需分辨它和癫痫发作（第446页），反射性缺氧发作也叫作白的、苍白的或 2 型屏气发作。易感个体反射性缺氧发作会引起真的癫痫发作，但这种情况很少见[3]。

反射性缺氧发作主要影响婴儿和幼童，通常在童年早期好转。病情一般不严重，不会给儿童造成心脏或脑损伤。一般无需治疗，但是阿托品可用于反射性缺氧频繁、持久发作的儿童，它可预防迷走神经过于敏感。因为阿托品需要频繁给药，会随之带来过量用药的风险，因此可用东莨菪碱透皮治疗[4]，也可使用心脏起搏器[5,6]。

1. Appleton RE. Reflex anoxic seizures. *BMJ* 1993; **307:** 214–5.
2. Stephenson JB. Anoxic seizures: self-terminating syncopes. *Epileptic Disord* 2001; **3:** 3–6.
3. Horrocks IA, *et al.* Anoxic-epileptic seizures: observational study of epileptic seizures induced by syncopes. *Arch Dis Child* 2005; **90:** 1283–7.
4. Palm L, Blennow G. Transdermal anticholinergic treatment of reflex anoxic seizures. *Acta Paediatr Scand* 1985; **74:** 803–4.
5. McLeod KA, *et al.* Cardiac pacing for severe childhood neurally

mediated syncope with reflex anoxic seizures. *Heart* 1999; **82:** 721–5.
6. Wilson D, *et al.* Cardiac pacing in the management of severe pallid breath-holding attacks. *J Paediatr Child Health* 2005; **41:** 228–30.

呼吸道不适 虽然阿托品是一种有效的支气管舒张药，在治疗可逆性气道阻塞过程中，它已经被其他的抗毒蕈碱药代替，如异丙托铵（第1087页）。有时阿托品与抗组胺药等缓解充血的药物一起用于普通伤寒以减轻其症状。

1. Sur S, *et al.* A random double-blind trial of the combination of nebulized atropine methylnitrate and albuterol in nocturnal asthma. *Ann Allergy* 1990; **65:** 384–8.
2. Vichyanond P, *et al.* Efficacy of atropine methylnitrate alone and in combination with albuterol in children with asthma. *Chest* 1990; **98:** 637–42.

制剂

BP 2010: Atropine Eye Drops; Atropine Eye Ointment; Atropine Injection; Atropine Tablets; Morphine and Atropine Injection;
USP 33: Atropine Sulfate Injection; Atropine Sulfate Ophthalmic Ointment; Atropine Sulfate Ophthalmic Solution; Atropine Sulfate Tablets; Diphenoxylate Hydrochloride and Atropine Sulfate Oral Solution; Diphenoxylate Hydrochloride and Atropine Sulfate Tablets.

专利制剂

Arg.: Endotropina; Klonatropina; ***Austral.:*** Atropt; ***Belg.:*** Stellatropine; ***Braz.:*** Atropion; Sulfatina†; ***Ger.:*** Atropinol†; Dysurgal; ***India:*** Bell Pino-Atrin†; ***Indon.:*** Isotic Cycloma; ***Israel:*** Atrospan; ***Mex.:*** Atro Ofteno; Atropisa; Tropyn; ***NZ:*** Atropt; ***Philipp.:*** Anespin; Atropol; ***Port.:*** Atropocil; ***Switz.:*** Bellafit N; ***Turk.:*** Atrosol; ***USA:*** AtroPen; Ocu-Tropine; Sal-Tropine; ***Venez.:*** Atropicel†.

多组分制剂 ***Arg.:*** Yanal; ***Austral.:*** Donnagel; Donnalix; Donnatab; Neo-Diophen†; ***Austria:*** Causat†; Ichtho-Bellol†; Lactolavol†; Myocardon†; ***Braz.:*** Espasmocron; Neogrein; Ormigrein; Tonaton; Vagostesyl; ***Chile:*** Buton; Dipatropin; Dolospam; ***Cz.:*** Spasmoveralgin Neo†; ***Ger.:*** Ichtho-Bellol†; ***Hong Kong:*** Alubar; Alutal; Virulex Forte; ***Hung.:*** Meristin†; ***India:*** Atrisolon; Brovon; Pino-Cort†; ***Indon.:*** Aludonna; ***Israel:*** Patropin†; Spasmalgin; ***Ital.:*** Cardiostenol; Deltamidrina; Genatrop†; ***Mex.:*** Paliatil; Redotex; Redotex NF; ***Pol.:*** Tolargin; ***S.Afr.:*** Colstat; Donnatal†; Famucaps†; Millerspas; Virobis†; ***Spain:*** Abdominol; Midriati; Sulmetin Papaver; Tabletas Quimpe; ***Swed.:*** Dilaudid-Atropin†; Palladon Comp; ***Switz.:*** Nardyl†; Spasmosol; ***Thai.:*** Alkamine; Alumag; Alupep; Droximag-P; Sinlumag; Stomac†; ***UK:*** Actonorm; Brovon; Nerve Agent Antidote L4A1; Valonorm; ***USA:*** Accuhist LA†; Alkabel; Antispasmodic Elixir; Atrosept; Bellahist-D; Bellatal; Dolsed†; Donnatal; DuoDote; Emergent-Ez; Hyosophen; MHP-A; Servira; Stahist; Susano; Trac Tabs 2X†; UAA; Uridon Modified†; Urised†; Uriseptic; Uritact; ***Venez.:*** Butropina; Carbargal con Atropina; Eumidral; Fenopol†.

Used as an adjunct in: ***Austral.:*** Lofenoxal; Lomotil; ***Braz.:*** Colestase; Lomotil; ***Canad.:*** Lomotil; ***Cz.:*** Reasec; ***Fr.:*** Diarsed†; ***Gr.:*** Reasec; ***Hong Kong:*** Dhamotil; Diamotil; Diarest; Diatrol; Dimotil; Lomotil; Syncomil; ***Hung.:*** Reasec; ***India:*** Lomofen; Lomotil; ***Irl.:*** Lomotil; ***Malaysia:*** Beamotil; Dhamotil; Diphenoxylate A; ***NZ:*** Diastop; ***Pol.:*** Reasec; ***Port.:*** Lomotil†; ***S.Afr.:*** Lomotil; ***Singapore:*** Beamotil; Dhamotil; Lomotil†; ***Thai.:*** Lomotil; ***Turk.:*** Lomotil; ***UAE:*** Intard; ***UK:*** Dymotil; Lomotil; ***USA:*** Enlon-Plus; Logen; Lomotil; Lonox; Motofen; Neostigmine Min-I-Mix; ***Venez.:*** Lomotil†.

顺势疗法制剂 ***Austral.:*** Trauma Relief†; ***Austria:*** Meditonsin; Tonsiotren; ***Canad.:*** Ervopax; ***Cz.:*** Spascupreel S; ***Fr.:*** Apomorphinum Complexe No 97; Argentum Complexe no 98; Bilinum Complexe No 113; Billerol; Granules Boripharm no 5†; Nervopax; Oenanthe Crocata Complexe No 78; ***Ger.:*** Cefaspasmon N; Hevert-Migrane N; Hevert-Migrane†; Hevertotox; Meditonsin; Respirogutt†; Rufebran allergo; Rufebran gastro; Sensiotin; Spascupreel; Tonsiotren H; ***Rus.:*** Tonsilotren (Тонзилотрен); ***Ukr.:*** Tonsilotren (Тонзилотрен).

Azamethonium Bromide (*BAN*, *rINN*) 阿扎溴铵

Azamethonii Bromidum; Azaméthonium, Bromure d'; Bromuro de azametonio; Pentamethazene Bromide; Pentaminum. 2,2'-Methyliminobis(diethyldimethylammonium) dibromide.

Азаметония Бромид

$C_{13}H_{33}Br_2N_3$ = 391.2.

CAS — 60-30-0 (azamethonium); 306-53-6 (azamethonium bromide).

UNII — 4K6NEI0MSR.

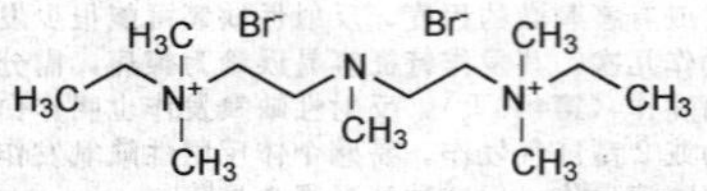

简介

阿扎溴铵是一种神经节阻滞药，用于治疗高血压病。

制剂

专利制剂

Rus.: Pentamin (Пентамин).

Azapetine Phosphate (*BANM*) 磷酸阿扎培汀

Atsapetiinifosfaatti; Azapethine Phosphate; Azapetina, fosfato de; Azapetinfosfat; Azepine Phosphate; Ro-2-3248. 6-Allyl-6,7-dihydro-5*H*-dibenz[*c*,*e*]azepine dihydrogen phosphate.

Азапетина Фосфат

$C_{17}H_{17}N,H_3PO_4$ = 333.3.

CAS — 146-36-1 (azapetine); 130-83-6 (azapetine phosphate).

ATC — C04AX30.

ATC Vet — QC04AX30.

UNII — 0N2U15U85W.

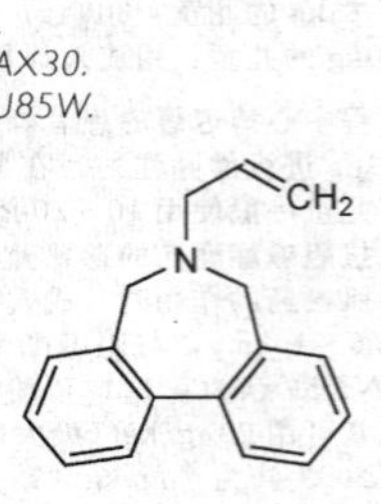

(azapetine)

简介

阿扎培汀是一种血管扩张药，已经以磷酸盐形式用于外周血管疾病。

制剂

专利制剂

Mex.: Peridil.

Azelnidipine (*rINN*) 阿折地平

Azelnidipino; Azelnidipinum; CS-905. 3-[1-(Diphenylmethyl)-3-azetidinyl] 5-isopropyl (±)-2-amino-1,4-dihydro-6-methyl-4-(*m*-nitrophenyl)-3,5-pyridinedicarboxylate.

Азелнидипин

$C_{33}H_{34}N_4O_6$ = 582.6.

CAS — 123524-52-7.

UNII — PV23P19YUG.

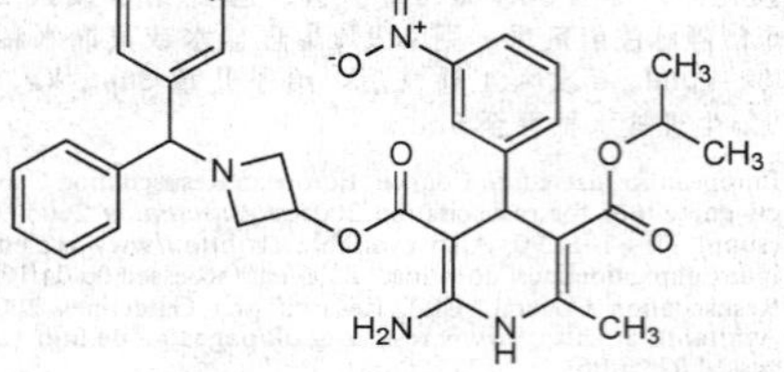

简介

阿折地平是一种长期有效的二氢吡啶类钙阻滞剂，用于治疗高血压病。

一篇阿折地平的简短文献[1]说，按推荐剂量口服每日 8mg（如需要可增至每日 16mg）可有效治疗高血压，而且耐受性好。

1. Wellington K, Scott LJ. Azelnidipine. *Drugs* 2003; **63:** 2613–21.

制剂

专利制剂

Jpn: Calblock.

Azilsartan Medoxomil (*USAN*, *rINN*) 阿奇沙坦酯

Azilsartan Médoxomil; Azilsartán Medoxomilo; Azilsartanum Medoxomilum; TAK-491. (5-Methyl-2-oxo-1,3-dioxol-4-yl)methyl 2-ethoxy-1-{[2'-(5-oxo-4,5-dihydro-1,2,4-oxadiazol-3-yl)-1,1'-biphenyl-4-yl]methyl}-1*H*-benzimidazol-7-carboxylate.

Азильсартан Медоксомил

$C_{30}H_{24}N_4O_8$ = 568.5.

CAS — 147403-03-0 (azilsartan); 863031-21-4 (azilsartan medoxomil); 863031-24-7 (azilsartan medoxomil).

UNII — LL0G25K7I2.

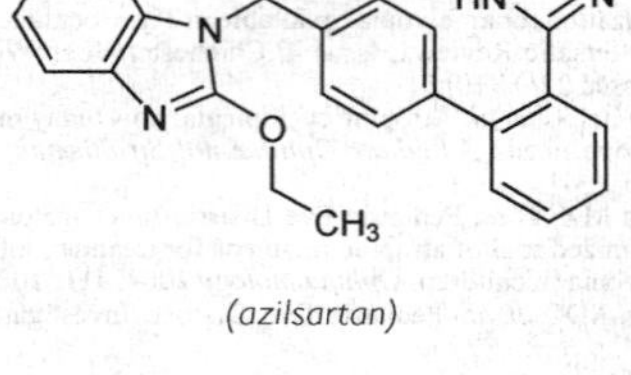

(azilsartan)

简介

阿奇沙坦酯是一种血管紧张素Ⅱ受体拮抗药，其治疗高血压的效果正在研究中。

Azimilide Hydrochloride (*BANM*, *rINNM*) 盐酸阿齐利特

Azimilide, Chlorhydrate d'; Azimilide Dihydrochloride (*USAN*); Azimilidi Hydrochloridum; Hidrocloruro de azimilida; NE-10064. 1-{[5-(*p*-Chlorophenyl)furfurylidene]amino}-3-[4-(4-methyl-1-piperazinyl)butyl]hydantoin dihydrochloride.

Азимилида Гидрохлорид

$C_{23}H_{28}ClN_5O_3,2HCl$ = 530.9.

CAS — 149908-53-2 (azimilide); 149888-94-8 (azimilide hydrochloride).

UNII — 6E6VJP68KR.

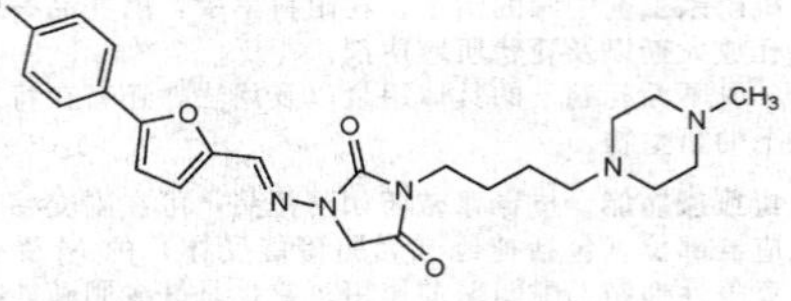

(azimilide)

简介

盐酸阿齐利特是一种Ⅲ类抗心律失常药（第1115页），目前用于室上性心律失常治疗的研究。

1. Clemett D, Markham A. Azimilide. *Drugs* 2000; **59:** 271–7.
2. Pritchett ELC, *et al.* Effects of azimilide on heart rate and ECG conduction intervals during sinus rhythm in patients with a history of atrial fibrillation. *J Clin Pharmacol* 2002; **42:** 388–94.
3. Connolly SJ, *et al.* Symptoms at the time of arrhythmia recurrence in patients receiving azimilide for control of atrial fibrillation or flutter: results from randomized trials. *Am Heart J* 2003; **146:** 489–93.
4. Singer I, *et al.* Azimilide decreases recurrent ventricular tachyarrhythmias in patients with implantable cardioverter defibrillators. *J Am Coll Cardiol* 2004; **43:** 39–43.
5. Camm AJ, *et al.* Mortality in patients after a recent myocardial infarction: a randomized, placebo-controlled trial of azimilide using heart rate variability for risk stratification. *Circulation* 2004; **109:** 990–6.
6. Dorian P, *et al.* Placebo-controlled, randomized clinical trial of azimilide for prevention of ventricular tachyarrhythmias in patients with an implantable cardioverter defibrillator. *Circulation* 2004; **110:** 3646–54.
7. Pritchett ELC, *et al.* Antiarrhythmic efficacy of azimilide in patients with atrial fibrillation: maintenance of sinus rhythm after conversion to sinus rhythm. *Am Heart J* 2006; **151:** 1043–9.
8. Kerr CR, *et al.* Efficacy of azimilide for the maintenance of sinus rhythm in patients with paroxysmal atrial fibrillation in the presence and absence of structural heart disease. *Am J Cardiol* 2006; **98:** 215–18.
9. Pratt CM, *et al.* Cumulative experience of azimilide-associated torsades de pointes ventricular tachycardia in the 19 clinical studies comprising the azimilide database. *J Am Coll Cardiol* 2006; **48:** 471–7.
10. Lombardi F, *et al.* Azimilide vs. placebo and sotalol for persistent atrial fibrillation: the A-COMET-II (Azimilide-CardiOversion MaintEnance Trial-II) trial. *Eur Heart J* 2006; **27:** 2224–31.
11. Page RL, *et al.* Azimilide for the treatment of atrial fibrillation, atrial flutter, and paroxysmal supraventricular tachycardia: results of a randomized trial and insights on the concordance of symptoms and recurrent arrhythmias. *J Cardiovasc Electrophysiol* 2008; **19:** 172–7.

Azosemide (*USAN*, *rINN*) ⊗阿佐赛米

Azosemida; Azosémide; Azosemidum; BM-02001; Ple-1053. 2-Chloro-5-(1*H*-tetrazol-5-yl)-4-(2-thenylamino)benzenesulphonamide.

Азосемид

$C_{12}H_{11}ClN_6O_2S_2$ = 370.8.

CAS — 27589-33-9.

UNII — MR40VT1L8Z.

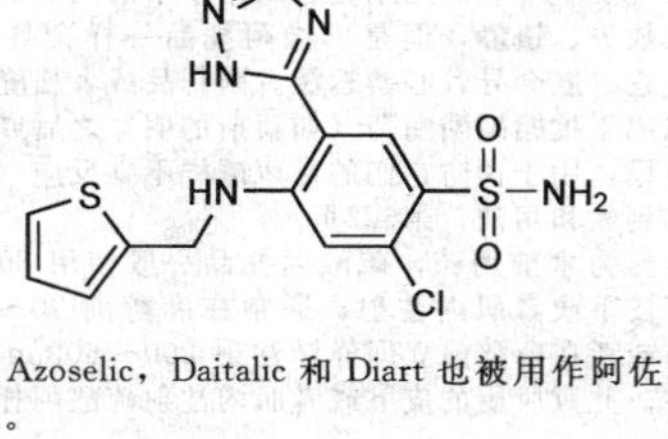

注：Azoselic，Daitalic 和 Diart 也被用作阿佐赛米的商品名。

简介

阿佐赛米是一种利尿药，与在水肿治疗过程中用到的呋塞米（第1244页）功效相类似。

Bamethan Sulfate (*USAN*, *rINNM*) 硫酸巴美生

Bametanu siarczan; Baméthan, Sulfate de; Bamethan Sulphate (*BANM*); Bamethani Sulfas; Sulfato de bametán. 2-Butylamino-1-(4-hydroxyphenyl)ethanol sulfate.

Баметана Сульфат

$(C_{12}H_{19}NO_2)_2,H_2SO_4 = 516.6.$

CAS — 3703-79-5 (bamethan); 5716-20-1 (bamethan sulfate).

ATC — C04AA31.

ATC Vet — QC04AA31.

UNII — W2L3E1W827.

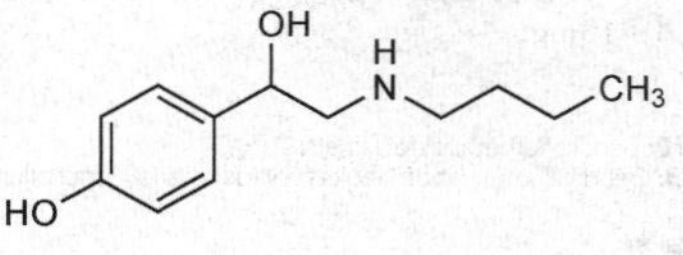

(bamethan)

Pharmacopoeias. In *Jpn* and *Pol.*

简介

硫酸巴美生是一种血管扩张药，用于外周血管疾病的治疗。

烟酸巴美生以及丁二酸巴美生也可同样使用。

制剂

专利制剂

Arg.: Dilartan; ***Braz.:*** Vasculat.

多组分制剂 ***Arg.:*** Flaval; Grafic Forte; Vefluxan†; ***Fr.:*** Escinogel†; ***Ger.:*** Emasex-N†.

Barnidipine Hydrochloride (*rINNM*) 盐酸巴尼地平

Barnidipine, Chlorhydrate de; Barnidipini Hydrochloridum; Hidrocloruro de barnidipino; LY-198561; Mepirodipine Hydrochloride; YM-730; YM-09730-5. (+)-(3′S,4S)-1-Benzyl-3-pyrrolidinyl methyl 1,4-dihydro-2,6-dimethyl-4-(*m*-nitrophenyl)-3,5-pyridinedicarboxylate hydrochloride.

Барнидипина Гидрохлорид

$C_{27}H_{29}N_3O_6,HCl = 528.0.$

CAS — 104713-75-9 (barnidipine); 104757-53-1 (barnidipine hydrochloride).

ATC — C08CA12.

ATC Vet — QC08CA12.

UNII — 7LZ6R3AEM1.

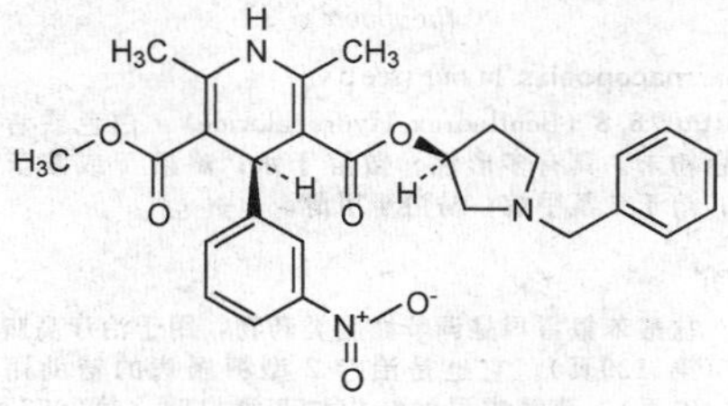

(barnidipine)

简介

巴尼地平是一种二氢吡啶类钙通道阻滞剂，其功能与硝苯地平类似（第1297页）。口服盐酸盐用于治疗高血压病（第1131页）。初始剂量为每日1次，每次5～10mg，根据患者的反应，剂量可增加至每日1次，每次10～20mg。

1. Malhotra HS, Plosker GL. Barnidipine. *Drugs* 2001; **61:** 989–96.
2. Liau CS. Barnidipine: a new calcium channel blocker for hypertension treatment. *Expert Rev Cardiovasc Ther* 2005; **3:** 207–13.

制剂

专利制剂

Arg.: Dilacor†; ***Belg.:*** Vasexten; ***Cz.:*** Vasexten; ***Gr.:*** Vasexten; ***Ital.:*** Libradin; Osipine; Vasexten; ***Jpn:*** Hypoca; ***Neth.:*** Cyress; Libradin; Vasexten; ***Philipp.:*** Hypoca†; ***Port.:*** Cyress; Libradin; Vasexten; ***Spain:*** Bamix; Libradin; ***Thai.:*** Hypoca; ***Turk.:*** Libradin.

Bemetizide (*BAN*, *rINN*) ⊗ 贝美噻嗪

Bemetizida; Bémétizide; Bemetizidum; Diu-60. 6-Chloro-3,4-dihydro-3-(α-methylbenzyl)-2*H*-1,2,4-benzothiadiazine-7-sulphonamide 1,1-dioxide.

Беметизид

$C_{15}H_{16}ClN_3O_4S_2 = 401.9.$

CAS — 1824-52-8.

UNII — EZN4D2031B.

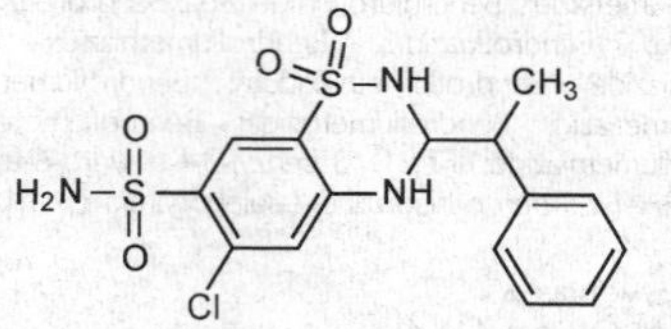

简介

贝美噻嗪是一种噻嗪类利尿药（见氢氯噻嗪，第1258页），通常与氨苯蝶啶一起用于治疗水肿以及高血压病。

制剂

多组分制剂 ***Ger.:*** dehydro sanol tri; Diucomb.

Bemiparin Sodium (*BAN*, *rINN*) 贝米肝素钠

Bemiparina sódica; Bémiparine Sodique; Bemiparinum Natricum.

Бемипарин Натрий

CAS — 9041-08-1.

ATC — B01AB12.

ATC Vet — QB01AB12.

性状 贝米肝素钠是从猪的肠黏膜获取的肝素经碱性分解得到的。其主要成分包括一个 2-*O*-sulfo-4-enepyranosuronic acid 结构在非还原末端，以及一个 2-*N*, 6-*O*-disulfo-D-glucosamine 结构在链的还原末端。平均的分子量为3600（3000～4200）。硫酸化的程度一般是每个二糖单位为2。

单位

参见低分子量肝素，第1279页。

不良反应、处置和注意事项

参见低分子量肝素，第1279页。

静脉注射硫酸精蛋白可能会减少由贝米肝素钠引起的严重出血，1.4mg 的硫酸精蛋白可以抵消 100U 的贝米肝素钠的作用。

药物相互作用

参见低分子量肝素，第1279页。

药动学

贝米肝素钠在皮下注射后被迅速吸收，其生物利用度达到96%。2～4h 后达血浆活性高峰，具体时间由剂量决定。其清除半衰期是5～6h。

用途和用法

贝米肝素钠是一种低分子量肝素（第1279页），具有抗凝血的功效，它用于预防以及治疗静脉血栓栓塞（第1147页）以及预防在体外循环期间的凝血。

为了在存在一定风险的手术中预防**静脉血栓栓塞**，贝米肝素钠的用量一般是每日1次，每次2500U，皮下注射，第一次注射要在手术前2h或者手术后6h；对于整形手术，发生静脉血栓栓塞风险很大，其初始剂量应该增加至3500U，以后每日注射1次，持续7～10天，直到患者不再需要卧床休息。对于治疗静脉栓塞，贝米肝素钠的剂量应该是每日1次，每次115U/kg，皮下注射。

在某些国家，贝米肝素钠用于非手术患者预防中度或高度危险的静脉血栓栓塞，根据危险程度每日给予2500U或3500U的剂量。在某些国家，贝米肝素钠还用于有短暂危险因素患者静脉血栓栓塞的二次预防。可从持续3个月每日给予3500U贝米肝素钠和口服抗凝血药这两种方案中选一种预防。

对于**血液透析**期间预防体外循环凝块的形成，贝米肝素钠应从靠近动脉一侧的透析器注入，对体重不满60kg的患者，每次剂量是2500U；对体重超过60kg的患者，每次剂量是3500U。

1. Chapman TM, Goa KL. Bemiparin: a review of its use in the prevention of venous thromboembolism and treatment of deep vein thrombosis. *Drugs* 2003; **63:** 2357–77.
2. Martínez-González J, *et al.* Bemiparin: second-generation, low-molecular-weight heparin for treatment and prophylaxis of venous thromboembolism. *Expert Rev Cardiovasc Ther* 2008; **6:** 793–802.
3. Rullan M, *et al.* Treatment of chronic diabetic foot ulcers with bemiparin: a randomized, triple-blind, placebo-controlled, clinical trial. *Diabet Med* 2008; **25:** 1090–5.

制剂

专利制剂

Arg.: Badyket; ***Austria:*** Ivor; Ivorat; ***Cz.:*** Zibor; ***Gr.:*** Ivor; Ivormax; ***Hung.:*** Zibor; ***Irl.:*** Zibor; ***Ital.:*** Ivor; ***Port.:*** Ivor; ***Spain:*** Hepadren; Hibor; ***Turk.:*** Hibor; ***UK:*** Zibor; ***Ukr.:*** Zibor (Цибор).

Benazepril Hydrochloride (*BANM*, *USAN*, *rINNM*) 盐酸贝那普利

Benatsepriilihydrokloridi; Bénazépril, chlorhydrate de; Benazepril Hidroklorür; Benazeprilhydroklorid; Benazeprili hydrochloridum; Benazeprili Hydrochloridum; CGS-14824A (benazepril or benazepril hydrochloride); Hidrocloruro de benazepril. {(3S)-3-[(1S)-1-Ethoxycarbonyl-3-phenylpropylamino]-2,3,4,5-tetrahydro-2-oxo-1*H*-1-benzazepin-1-yl}acetic acid hydrochloride; 1-Carboxymethyl-3-[1-ethoxycarbonyl-3-phenyl-(1S)-propylamino]-2,3,4,5-tetrahydro-1*H*-1(3S)-benzazepin-2-one hydrochloride.

Беназеприла Гидрохлорид

$C_{24}H_{28}N_2O_5,HCl = 461.0.$

CAS — 86541-75-5 (benazepril); 86541-74-4 (benazepril hydrochloride).

ATC — C09AA07.

ATC Vet — QC09AA07.

UNII — N1SN99T69T.

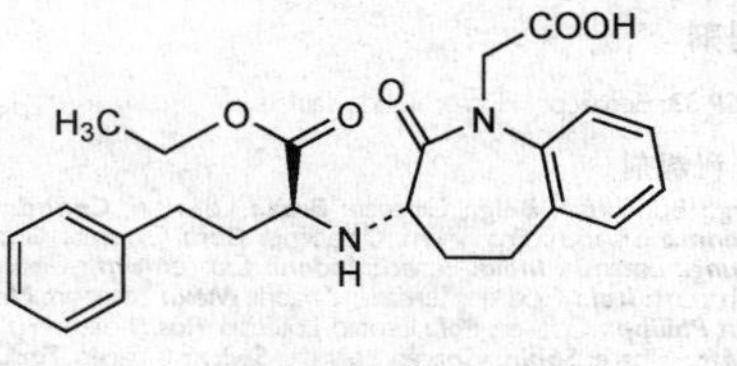

(benazepril)

Pharmacopoeias. In *Eur.* (see p.vii) and *US.*

Ph. Eur. 6.8（Benazepril Hydrochloride） 白色或类白色的晶体粉末。具有多形性。微溶于水；易溶于无水乙醇；几乎不溶于环已烷；极微溶于乙酸乙酯。避光。

USP 33（Benazepril Hydrochloride）白色或者灰白色晶体粉末。溶于水、乙醇以及甲醇。于30℃温度条件以下贮藏，最适宜温度是15～30℃。

不良反应、处置和注意事项

参见 **ACEI**，第1151页。

药物相互作用

参见 **ACEI**，第1154页。

药动学

贝那普利作为前体药物，二酸贝那普利拉是其活性代谢产物。一般至少有37%贝那普利的口服剂量可被吸收。贝那普利几乎完全是由肝代谢成贝那普利拉。口服贝那普利后，最快1～2h，最慢2～4h，血药浓度即可达到最大值。95%的贝那普利和贝那普利拉都会与血浆蛋白结合。贝那普利拉主要通过尿排出体外，有11%～12%通过粪排出体外。在多次服用贝那普利后，贝那普利拉的有效半衰期为10～11h。对于肾损伤患者，虽然可能有部分会通过胆汁排出，但贝那普利拉的清除减慢。少量的贝那普利和贝那普利拉将会进入乳汁。

1. Kaiser G, *et al.* Pharmacokinetics of the angiotensin converting enzyme inhibitor benazepril HCl (CGS 14 824A) in healthy volunteers after single and repeated administration. *Biopharm Drug Dispos* 1989; **10:** 365–76.
2. Kaiser G, *et al.* Pharmacokinetics of a new angiotensin-converting enzyme inhibitor, benazepril hydrochloride, in special populations. *Am Heart J* 1989; **117:** 746–51.
3. Kaiser G, *et al.* Pharmacokinetics and pharmacodynamics of the ace inhibitor benazepril hydrochloride in the elderly. *Eur J Clin Pharmacol* 1990; **38:** 379–85.
4. Macdonald N-J, *et al.* A comparison in young and elderly subjects of the pharmacokinetics and pharmacodynamics of single and multiple doses of benazepril. *Br J Clin Pharmacol* 1993; **36:** 201–4.

用途和用法

贝那普利是一种 ACEI（第1151页）。它用于治疗高血压病（第1131页）以及心力衰竭（第1127页）。

贝那普利的活性主要来自于贝那普利拉，在口服后，贝那普利将会转化成贝那普利拉。但是在单次口服1h之内其血流动力效果即可出现，在2～4小时后效果最明显，但是1～2周内不会达到全效。每日1次服用时，其血流动力效果将会持续24h。贝那普利作为盐酸盐，需要口服。

在治疗**高血压**的过程中，盐酸贝那普利的初始剂量是每日1次，每次10mg。对于肾损伤患者，其首次剂量一般应该是每日1次，每次5mg，对于肾损伤（见下文）或正服用利尿药的患者，其首次剂量为每日1次，每次5mg。如果情况允许，在服用贝那普利前2～3天应该停止服用利尿药。

维持期间，通常每日剂量是20～40mg，如果一次服用剂量不允许，可以分2次服用。也曾经有过每日80mg的剂量。

在治疗**心衰**过程中，盐酸贝那普利的首次剂量是每日1次，每次2.5mg，根据服用后的反应可调整剂量，最到达到每日20mg。

儿童用法 儿童服用贝那普利的经验有限。美国药品注册信息建议，对于6周岁及以上儿童，治疗高血压时的首次剂量为200μg/kg，每日1次，口服。在维持期间，剂量可调整到600μg/kg，每日1次（最高每日40mg）。对于肌酸酐清除低于30ml/min的儿童，没有充分的理由就不推荐使用贝那普利。

在肾损伤中的用法 对于肌酸酐清除低于30ml/min的患者，治疗高血压过程中，贝那普利首次剂量应该是每日1次，每次5mg。维持期间，其剂量不得超过每日40mg。

制剂

USP 33: Benazepril Hydrochloride Tablets.

专利制剂

Arg.: Boncordin; ***Belg.:*** Cibacen; ***Braz.:*** Lotensin; ***Canad.:*** Lotensin; ***Denm.:*** Cibacen; ***Fr.:*** Briem; Cibacene; ***Ger.:*** Cibacen; ***Gr.:*** Cibacen; ***Hung.:*** Lotensin; ***India:*** Benace; ***Indon.:*** Cibacen†; ***Irl.:*** Cibacen; ***Israel:*** Cibacen†; ***Ital.:*** Cibacen; Tensanil; Zinadril; ***Mex.:*** Lotensin; ***Neth.:*** Cibacen; ***Philipp.:*** Cibacen; ***Pol.:*** Lisonid; Lotensin; ***Rus.:*** Lotensin (Лотензин); ***S.Afr.:*** Cibace; ***Spain:*** Cibacen; Labopal; ***Switz.:*** Cibacen; ***Turk.:*** Cibacen; ***USA:*** Lotensin; ***Venez.:*** Lotensin†.

多组分制剂 ***Arg.:*** Adrebloc†; Amlopril; Arteriosan Plus; Coroval B; Ilduc Duo; Pelmec Duo; Terloc Duo; ***Braz.:*** Lotensin H; Press Plus; ***Fr.:*** Briazide; Cibadrex; ***Ger.:*** Benazeplus; Benazepril comp; Benazepril HCT†; Cibadrex; ***Gr.:*** Cibadrex; ***Hung.:*** Lotensin HCT; ***India:*** Amace-BP; ***Ital.:*** Cibadrex; Tensadiur; Zinadiur; ***Mex.:*** Amlipril; ***Neth.:*** Cibadrex; ***Pol.:*** Lotensin HCT; ***S.Afr.:*** Cibadrex; ***Spain:*** Cibadrex; Labodrex; ***Switz.:*** Cibadrex; ***Turk.:*** Cibadrex; ***USA:*** Lotensin HCT; Lotrel; ***Venez.:*** Amlibon B.

Bencyclane Fumarate (*rINNM*) 延胡索酸苄环烷

Bencyclane, Fumarate de; Bencyclane Hydrogen Fumarate; Bencyclani Fumaras; Bensiklan Hidrojen Fumarat; Fumarato de benciclano. 3-(1-Benzylcycloheptyloxy)-*NN*-dimethylpropylamine hydrogen fumarate.

Бенциклана Фумарат

$C_{19}H_{31}NO,C_4H_4O_4$ = 405.5.

CAS — 2179-37-5 (bencyclane); 14286-84-1 (bencyclane fumarate).

ATC — C04AX11.

ATC Vet — QC04AX11.

UNII — OZN2MG334O.

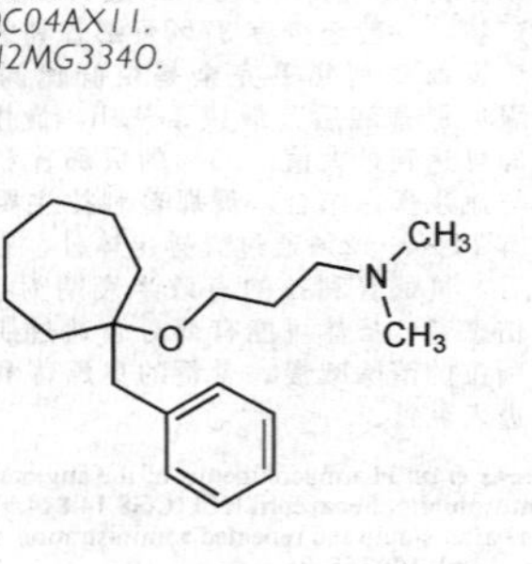

(bencyclane)

简介

延胡索酸苄环烷是一种治疗外周血管病（第1137页）以及脑血管疾病（第1126页）的血管扩张药，其剂量一般是口服每日3次，每次100～200mg。它也可用于静脉注射。

也可使用 Bencyclane acefyllinate。

制剂

专利制剂

Austria: Ludilat†; ***Braz.:*** Fludilat; ***Ger.:*** Fludilat†; ***Gr.:*** Diacyclan; Fludilat; ***Hung.:*** Halidor; ***Indon.:*** Fludilat; ***Pol.:*** Halidor; ***Port.:*** Fludilat†; ***Rus.:*** Halidor (Галидор); ***Thai.:*** Fludilat†; ***Turk.:*** Angiodel; ***Ukr.:*** Halidor (Галидор); ***Venez.:*** Dantifar†; Fludilat.

Bendroflumethiazide (*BAN, rINN*) ⊗ 苄氟噻嗪

Bencidroflumetiazida; Bencilhidroflumetiazida; Bendrofluaz.; Bendrofluazida; Bendrofluazide; Bendroflumethiazid; Bendrofluméthiazide; Bendroflumethiazidum; Bendroflumetiatsidi; Bendroflumetiazid; Bendroflumetiazida; Bendroflumetiazidas; Benzydroflumethiazide; FT-81. 3-Benzyl-3,4-dihydro-6-trifluoromethyl-2*H*-1,2,4-benzothiadiazine-7-sulphonamide 1,1-dioxide.

Бендрофлуметиазид

$C_{15}H_{14}F_3N_3O_4S_2$ = 421.4.

CAS — 73-48-3.

ATC — C03AA01.

ATC Vet — QC03AA01.

UNII — 5Q52X6ICJI.

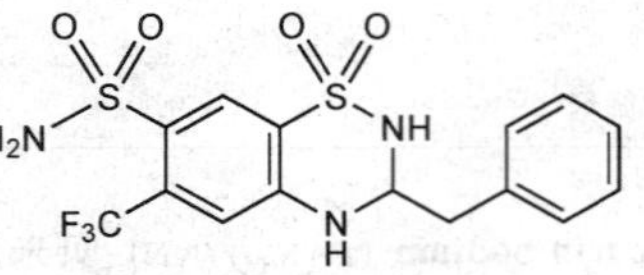

Pharmacopoeias. In *Chin., Eur.* (see p.vii), and *US.*

Ph. Eur. 6. 8（Bendroflumethiazide） 白色或者类白色的结晶性粉末。几乎不溶于水；可溶于乙醇；易溶于丙酮。

USP 33（Bendroflumethiazide） 白色或者乳白色，细碎晶体粉末。无臭或者有微臭。几乎不溶于水；溶于乙醇（1∶23），溶于乙醚（1∶200）；易溶于丙酮。贮藏于密闭容器中。

不良反应、处置和注意事项

参见氢氯噻嗪，第1259页。

哺乳 苄氟噻嗪可抑制乳汁分泌（见下文用法）。然而，American Academy of Pediatrics 认为[1]，可在哺乳期间使用。

1. American Academy of Pediatrics. The transfer of drugs and other chemicals into human milk. *Pediatrics* 2001; **108:** 776–89. [Retired May 2010] Correction. *ibid.*; 1029. Also available at: http://aappolicy.aappublications.org/cgi/content/full/pediatrics%3b108/3/776 (accessed 06/07/04)

卟啉病 对于患有卟啉病的患者，使用苄氟噻嗪是不安全的，因为在动物或体外试验中已经出现原卟啉。

过量 1名健康的14岁女孩，在口服苄氟噻嗪150～200mg后[1]，产生强直阵挛惊厥的情况。惊厥与任何的可测量的血浆中电解质干扰无关。

1. Hine KR, *et al.* Bendrofluazide convulsions. *Lancet* 1982; **i:** 564.

药物相互作用

参见氢氯噻嗪，第1260页。

药动学

相关报道表明，苄氟噻嗪在胃肠管道中被完全吸收，其在血浆中的半衰期是3～4h。它与血浆蛋白紧密结合。有迹象表明，苄氟噻嗪可被部分代谢，有30%以药物原形通过尿排出体外。

1. Beermann B, *et al.* Pharmacokinetics of bendroflumethiazide. *Clin Pharmacol Ther* 1977; **22:** 385–8.
2. Beermann B, *et al.* Pharmacokinetics of bendroflumethiazide in hypertensive patients. *Eur J Clin Pharmacol* 1978; **13:** 119–24.

用途和用法

苄氟噻嗪是一种噻嗪类利尿药，其效果以及用途与氢氯噻嗪类似（见第1261页）。它用于治疗高血压病（见第1131页），单独使用或者与其他降压药（如ACEI、β受体阻滞剂）一起使用。也可用于治疗水肿，包括与心力衰竭（见第1127页）相关或者与肾或者肝病相关的水肿。有迹象表明它能抑制乳汁分泌。

口服苄氟噻嗪后2h，其利尿作用即可出现，3～6h后效果最为明显，其药效能持续12～18h，甚至更长。

在治疗**高血压**过程中，苄氟噻嗪的剂量是每日2.5mg，单独使用或者与其他降压药合用。虽然有时推荐初始剂量达到每日20mg，但是一般2.5mg已经足够。

在治疗**水肿**过程中，其首次剂量是每日口服5～10mg或者隔天口服5～10mg；在一些情况下，可能首次剂量需要达到20mg。维持期间剂量，英国标准为每周3次，每次剂量5～30mg，美国标准是每日或者隔日2.5～5mg。

儿童用法见下文。

抑制水肿有时会使用每日2次，每次5mg的剂量，持续使用5天。

在治疗**特发性高钙尿**过程中（见**肾结石**，第2101页），*BNF 59* 认为，随着液体的不断吸收，每日剂量2.5mg已经足够。

儿童用法 在英国，苄氟噻嗪可治疗儿童水肿或高血压，根据年龄按以下初始口服剂量给药，根据反应调整剂量：

- 1个月～2岁：50～100μg/kg，每日1次；
- 2～12岁：50～400μg/kg，每日1次（最多10mg），随后50～100μg/kg，每日1次，根据反应调整剂量；
- 12～18岁：高血压，每日2.5mg；水肿，每日或隔日5～10mg。

制剂

BP 2010: Bendroflumethiazide Tablets;
USP 33: Bendroflumethiazide Tablets; Nadolol and Bendroflumethiazide Tablets.

专利制剂

Austral.: Aprinox†; ***Denm.:*** Centyl; ***Gr.:*** Aprinox; Pluryl; ***Irl.:*** Centyl; ***Norw.:*** Centyl; ***NZ:*** Neo-NaClex; ***Swed.:*** Salures; ***UK:*** Aprinox; Neo-NaClex†; ***USA:*** Naturetin†.

多组分制剂 ***Arg.:*** Pertenso; Sumal; ***Austria:*** Sali-Aldopur; ***Braz.:*** Diserim; ***Denm.:*** Centyl med Kaliumklorid; ***Fr.:*** Precyclan; Tensionorme; ***Ger.:*** Dociretic; Pertenso N; Sotaziden N†; Spirostada comp†; Tensoflux; ***Gr.:*** Corzide; ***Irl.:*** Centyl K; Low Centyl K; Prestim; ***Mex.:*** Corgaretic; ***Neth.:*** Inderetic†; ***Norw.:*** Centyl med Kaliumklorid; ***S.Afr.:*** Corgaretic†; ***Spain:*** Neatenol Diu; Neatenol Diuvas; Spirometon†; ***Swed.:*** Centyl K; Salures-K†; ***UK:*** Centyl K†; Neo-NaClex-K; Prestim; ***USA:*** Corzide; Rauzide†.

Benfluorex Hydrochloride (*BANM, pINNM*) ⊗ 盐酸苯氟雷司

Benfluoreksihydrokloridi; Benfluorekso hidrochloridas; Benfluorex, chlorhydrate de; Benfluorex-hidroklorid; Benfluorex-hydrochlorid; Benfluorexhydroklorid; Benfluorexi hydrochloridum; Hidrocloruro de benfluorex; JP-992; SE-780. 2-[α-Methyl-3-(trifluoromethyl)phenethylamino]ethyl benzoate hydrochloride.

Бенфлуорекса Гидрохлорид

$C_{19}H_{20}F_3NO_2,HCl$ = 387.8.

CAS — 23602-78-0 (benfluorex); 35976-51-3 (± benfluorex); 23642-66-2 (benfluorex hydrochloride).

ATC — A10BX06.

ATC Vet — QA10BX06.

UNII — X7O165XZ00.

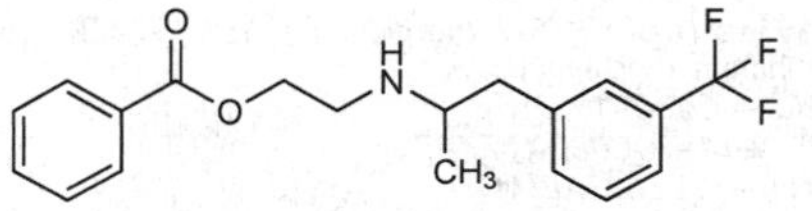

(benfluorex)

Pharmacopoeias. In *Eur.* (see p.vii).

Ph. Eur. 6. 8（Benfluorex Hydrochloride） 白色或者类白色粉末。具有多形性。微溶于水；略溶于或溶于乙醇；溶于二氯甲烷；易溶于甲醇。

简介

盐酸苯氟雷司是调节血脂类药物，用于治疗高脂血症（第1129页）。它也是治疗2型糖尿病的辅助用药（第407页）。苯氟雷司的结构与芬氟拉明（第2077页）相近，相似地用作食欲抑制剂。和芬氟拉明一样，苯氟雷司会引起心血管不良反应（见下文）。盐酸苯氟雷司剂量为每日3次，饭后口服，每次150mg。

不良反应 芬氟拉明和右芬氟拉明在使用后出现包括肺动脉高压和心脏瓣膜病等心血管不良反应后从全球市场撤出（有关讨论见第2077页）。有它们的类似物苯氟雷司出现类似不良反应的报道[1～4]。2009年EMEA建议在欧洲市场撤出苯氟雷司[5]。

1. Noize P, *et al.* Valvular heart disease in a patient taking benfluorex. *Fundam Clin Pharmacol* 2006; **20:** 577–8.
2. Boutet K, *et al.* Fenfluramine-like cardiovascular side-effects of benfluorex. *Eur Respir J* 2009; **33:** 684–8.
3. Frachon I, *et al.* Benfluorex and unexplained valvular heart disease: a case-control study. *PLoS One* 2010; **5:** e10128. Available at: http://www.plosone.org/article/info%3Adoi%2F10.1371%2Fjournal.pone.0010128 (accessed 10/06/10)
4. Anonymous. Benfluorex: increasing reports of valve disorders. *Prescrire Int* 2010; **19:** 17.
5. EMEA. European Medicines Agency recommends withdrawal of benfluorex from the market in European Union (issued 18th

December 2009) Available at: http://www.ema.europa.eu/pdfs/human/referral/benfluorex/Benfluorex_81503309en.pdf (accessed 10/06/10)

制剂

专利制剂

Fr.: Mediator†; ***Gr.:*** Lipophoral; ***Hong Kong:*** Mediaxal; ***Malaysia:*** Axal; Mediaxal; ***Port.:*** Mediator; ***Singapore:*** Mediaxal; ***Venez.:*** Lipascor.

Benidipine Hydrochloride (*rINNM*) 盐酸贝尼地平

Bénidipine, Chlorhydrate de; Benidipini Hydrochloridum; Hidrocloruro de benidipino; KW-3049; Nakadipine Hydrochloride. (±)-(R^*)-3-[(R^*)-1-Benzyl-3-piperidyl]methyl 1,4-dihydro-2,6-dimethyl-4-(*m*-nitrophenyl)-3,5-pyridinedicarboxylate hydrochloride.

Бенидипина Гидрохлорид

$C_{28}H_{31}N_3O_6,HCl = 542.0.$

CAS — 105979-17-7 (benidipine); 91599-74-5 (benidipine hydrochloride).

ATC — C08CA15.

ATC Vet — QC08CA15.

UNII — 0A6746FWDL.

(benidipine)

Pharmacopoeias. In *Jpn.*

简介

贝尼地平是一种二氢吡啶类钙通道阻滞剂，其主要功效与硝苯地平类似（第1297页）。在治疗高血压（第1131页）以及心绞痛（第1118页）过程中，口服盐酸贝尼地平。在治疗高血压时，使用的剂量一般是每日1次，每次2～4mg；如果有必要，可增加至每日1次，每次8mg。在治疗心绞痛时，通常剂量是每日2次，每次4mg。

1. Yao K, *et al.* Pharmacological, pharmacokinetic, and clinical properties of benidipine hydrochloride, a novel, long-acting calcium channel blocker. *J Pharmacol Sci* 2006; **100:** 243–61.
2. Suzuki H, *et al.* Clinical efficacy of benidipine for vasospastic angina pectoris. *Arzneimittelforschung* 2007; **57:** 20–5.
3. Wang HY, *et al.* Efficacy and safety of benidipine therapy of essential hypertension in elderly Chinese patients. *Arzneimittelforschung* 2008; **58:** 505–9.
4. Ohta M, *et al.* Effects of benidipine, a long-acting T-type calcium channel blocker, on home blood pressure and renal function in patients with essential hypertension: a retrospective, 'real-world' comparison with amlodipine. *Clin Drug Invest* 2009; **29:** 739–46.
5. Peng T, *et al.* A comparative study of the renoprotective effects of benidipine and valsartan in primary hypertensive patients with proteinuria. *Arzneimittelforschung* 2009; **59:** 647–50.
6. Miyagawa K, *et al.* Renoprotective effect of calcium channel blockers in combination with an angiotensin receptor blocker in elderly patients with hypertension. A randomized crossover trial between benidipine and amlodipine. *Clin Exp Hypertens* 2010; **32:** 1–7.
7. Oikawa Y, *et al.* Effects of treatment with once-daily nifedipine CR and twice-daily benidipine on prevention of symptomatic attacks in patients with coronary spastic angina pectoris—Adalat Trial vs Coniel in Tokyo against Coronary Spastic Angina (ATTACK CSA). *J Cardiol* 2010; **55:** 238–47.

制剂

专利制剂

India: Caritec; ***Jpn:*** Coniel; ***Philipp.:*** Coniel; ***Turk.:*** Coniel.

Benzthiazide (*BAN*, *rINN*) ⊗苄噻嗪

Benzthiazidum; Benztiazida; P-1393. 3-Benzylthiomethyl-6-chloro-2*H*-1,2,4-benzothiadiazine-7-sulphonamide 1,1-dioxide.

Бензтиазид

$C_{15}H_{14}ClN_3O_4S_3 = 431.9.$

CAS — 91-33-8.

UNII — 1TD8J48L61.

简介

苄噻嗪是一种噻嗪类利尿药，其功效与氢氯噻嗪类似（第1258页）。它一般用于水肿，包括与心力衰竭（第1127页）相关的水肿。苄噻嗪也可用于高血压（第1131页）。它可以单独使用，但是一般都和氨苯蝶啶同时使用。治疗水肿时通常首次剂量是每日口服75mg，每日1次，也可能会用更大的剂量。在维持治疗期间，剂量会减少，并且间歇用药可能就足够了。

制剂

多组分制剂 ***India:*** Ditide; ***Switz.:*** Dyrenium compositum; ***UK:*** Dytide†.

Bepridil Hydrochloride (*BANM*, *USAN*, *rINNM*) 盐酸苄普地尔

Bepridiilihydrokloridi; Bépridil, Chlorhydrate de; Bepridilhydroklorid; Bepridili Hydrochloridum; CERM-1978; Hidrocloruro de bepridil; Org-5730. *N*-Benzyl-*N*-(3-isobutoxy-2-pyrrolidin-1-ylpropyl)aniline hydrochloride monohydrate.

Бепридила Гидрохлорид

$C_{24}H_{34}N_2O,HCl,H_2O = 421.0.$

CAS — 64706-54-3 (bepridil); 49571-04-2 (bepridil); 64616-81-5 (anhydrous bepridil hydrochloride); 74764-40-2 (bepridil hydrochloride monohydrate).

ATC — C08EA02.

ATC Vet — QC08EA02.

UNII — 4W2P15D93M.

(bepridil)

简介

苄普地尔是一种钙通道阻滞剂（第1116页）。与硝苯地平有类似的功能（第1297页），但是会降低心率，并且一般不会导致心动过速。它也具有抗心律失常的功能。它与其他的钙通道阻滞剂（如地尔硫䓬、硝苯地平、维拉帕米）没有化学相关性。

在治疗心绞痛（第1118页）过程中，应用苄普地尔盐酸盐。室性心律失常，包括尖端扭转型室性心律失常以及粒细胞缺乏症，都与苄普地尔有效；因此，对于使用其他抗心绞痛药物无效的患者，一般适应此药。通常首次的剂量是口服每日1次，每次200mg，若2～4周后QT间期未延长，可增大剂量，如需要可使用每日300mg的最大剂量。老年患者和肝肾损伤患者可使用每日100mg的初始剂量，特殊情况下最大剂量可增至每日200mg。

1. Hollingshead LM, *et al.* Bepridil: a review of its pharmacological properties and therapeutic use in stable angina pectoris. *Drugs* 1992; **44:** 835–57.
2. Awni WM, *et al.* Pharmacokinetics of bepridil and two of its metabolites in patients with end-stage renal disease. *J Clin Pharmacol* 1995; **35:** 379–83.

卟啉病 对于患有卟啉病的患者来说，使用苄普地尔是有一定风险的，因为在体外试验中出现了原卟啉。

制剂

专利制剂

Fr.: Unicordium.

Beraprost Sodium (*USAN*, *rINNM*) 贝前列素钠

Beraprost sódico; Béraprost Sodique; ML-1129; ML-1229 (beraprost); Natrii Beraprostum; TRK-100. Sodium (±)-(1*R*,2*R*,3a*S*,8b*S*)-2,3,3a,8b-tetrahydro-2-hydroxy-1-[(*E*)-(3*S*,4*RS*)-3-hydroxy-4-methyl-1-octen-6-ynyl]-1*H*-cyclopenta[*b*]benzofuran-5-butyrate.

Натрий Берапрост

$C_{24}H_{29}NaO_5 = 420.5.$

CAS — 88430-50-6 (beraprost); 88475-69-8 (beraprost sodium).

ATC — B01AC19.

ATC Vet — QB01AC19.

UNII — 15K99VDU5F.

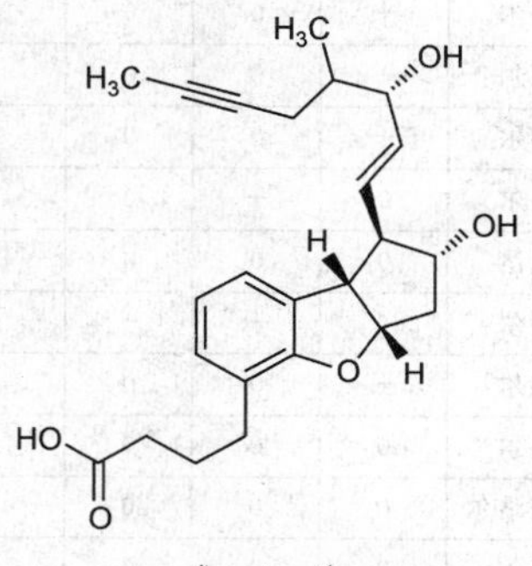

(beraprost)

简介

贝前列素是一种依前列醇的合成类似物（前列环素），能引起血管扩张，防止血小板聚集。贝前列素以钠盐的形式口服，能治疗肺动脉高压（第1138页）和外周血管病（第1137页）。治疗肺动脉高压，贝前列素钠给药初始剂量为60μg，每日3次，如需要可逐渐增至180μg，每日3～4次。治疗外周血管疾病，剂量为120μg，每日3次。

贝前列素的不良反应包括头痛，潮红，恶心，腹泻以及肝酶、胆红素、甘油三酯的升高。

心血管疾病 参见使用贝前列素治疗肺动脉高压或间歇性跛行[1~8]，后者的研究结果之间有冲突。已有使用西地那非治疗肺动脉高压患者的尝试[9,10]。

1. Nagaya N, *et al.* Effect of orally active prostacyclin analogue on survival of outpatients with primary pulmonary hypertension. *J Am Coll Cardiol* 1999; **34:** 1188–92.
2. Lievre M, *et al.* Oral beraprost sodium, a prostaglandin I_2 analogue, for intermittent claudication: a double-blind, randomized, multicenter controlled trial. *Circulation* 2000; **102:** 426–31.
3. Melian EB, Goa KL. Beraprost: a review of its pharmacology and therapeutic efficacy in the treatment of peripheral arterial disease and pulmonary arterial hypertension. *Drugs* 2002; **62:** 107–33.
4. Galiè N, *et al.* Effects of beraprost sodium, an oral prostacyclin analogue, in patients with pulmonary arterial hypertension: a randomized, double-blind, placebo-controlled trial. *J Am Coll Cardiol* 2002; **39:** 1496–1502.
5. Mohler ER, *et al.* Treatment of intermittent claudication with beraprost sodium, an orally active prostaglandin I_2 analogue: a double-blinded, randomized, controlled trial. *J Am Coll Cardiol* 2003; **41:** 1679–86.
6. Barst RJ, *et al.* Beraprost therapy for pulmonary arterial hypertension. *J Am Coll Cardiol* 2003; **41:** 2119–25.
7. Hashiguchi M, *et al.* Studies on the effectiveness and safety of cilostazol, beraprost sodium, prostaglandin E1 for the treatment of intermittent claudication. *Yakugaku Zasshi* 2004; **124:** 321–32.
8. Oyamada J, *et al.* Long-term administration of beraprost sodium for pulmonary arterial hypertension associated with congenital heart disease. *Intern Med* 2009; **48:** 1531–4.
9. Ikeda D, *et al.* Addition of oral sildenafil to beraprost is a safe and effective therapeutic option for patients with pulmonary hypertension. *J Cardiovasc Pharmacol* 2005; **45:** 286–9.
10. Kim SY, *et al.* Sildenafil and beraprost combination therapy in patients with pulmonary hypertension undergoing valvular heart surgery. *J Heart Valve Dis* 2010; **19:** 333–40.

制剂

专利制剂

Indon.: Dorner; ***Jpn:*** Belnarl; Beplarid; Beradorlin; Berastolin; Berasus; Beruler; Bestomer; Careload; Domalin; Dorner; Procylin; Prodoner; Promer; Prosner; Prostalin; Senaprost; ***Philipp.:*** Dorner; ***Thai.:*** Dorner.

Beta Blockers ⊗ β受体阻滞剂

β-Bloqueantes.

Бета-блокаторы

β受体阻滞剂是一种在大范围组织内β肾上腺素受体的有效的竞争性抗儿茶酚胺的药物。虽然他们在功效上都相差不多，但是它们与$β_1$受体、$β_2$受体亲和力，其固有的拟交感神经活性，膜稳定性，α肾上腺素受体的阻断功能等方面不同，药动学特征包括在脂类中的溶解度都是不同的（见表4，列出其中一些特征），这些特征将会影响在特定条件下药物的选择。

表 4 β受体阻滞剂的特征

β受体阻滞剂	$β_1$ 选择性	ISA①	MSA②	扩血管活性
醋丁洛尔	+	+	+	0
阿普洛尔	0	+	0	0
阿替洛尔	+	0	0	0
倍他洛尔	+	0	0	0
比索洛尔	+	0	0	0
卡替洛尔	0	+	0	0
卡维地洛	0	0	0	+
塞利洛尔	+	+	−	+
艾司洛尔	+	0	0	0
拉贝洛尔	0	0	0	+
左布诺洛尔	0	0	0	0
美替洛尔	0	0	0	0
美托洛尔	+	0	0	0
纳多洛尔	0	0	0	0
奈必洛尔	+	0	0	+
氧烯洛尔	0	+	+	0
喷布洛尔	0	0	0	0
波吲洛尔	0	++	0	0
普萘洛尔	0	0	++	0
索他洛尔	0	0	0	0
噻吗洛尔	0	0	0	0

① ISA＝本身拟交感神经活性。

② MSA＝膜稳定性。

注：0＝没有或者低；＋＝中度；＋＋＝高；－＝没有相关信息。

不良反应

患者一般都能耐受β受体阻滞剂，绝大多数不良反应是温和及短暂的。静脉注射比口服带来的不良反应更严重。用于眼部会引起全身不良反应。最常见的也是最严重的不良反应是与其β肾上腺素受体的活性相关的。在所有不良反应中，最严重的为心力衰竭、心脏传导阻滞以及支气管痉挛。一些普通不良反应包括疲劳、畏寒。长时间使用β受体阻滞剂治疗无症状疾病（如高血压）时，其不良反应将成为患者能否接受的一个重要决定因素。

心血管影响包括心动过缓以及低血压。对于心脏不适的患者可能引起或加重心力衰竭、心脏传导阻滞。突然停药会加重心绞痛，并可能导致猝死（具体停药细节见**注意事项**）。

由于支气管平滑肌 $β_2$ 受体阻滞作用，可能导致患者尤其是有气道阻塞病史的患者出现支气管痉挛、气短以及呼吸困难等现象。具有 $β_1$ 受体选择性的药物与对 $β_2$ 受体具有内在拟交感活性的药物引起支气管痉挛可能性较小（见**注意事项**）。还可能出现局限性肺炎、肺纤维化以及胸膜炎。

CNS影响包括头痛、抑郁、头晕、幻觉、意识错乱、失忆以及睡眠障碍，包括梦魇。在β受体阻滞剂过量的情况下，会出现昏迷以及惊厥等现象。溶于脂类的β受体阻滞剂，更加容易进入脑部，将会使CNS不良反应更加明显，但是目前这一现象还没有被证实。

疲劳是β受体阻滞剂最常见的不良反应。感觉异常、关节痛、包括肌肉痉挛在内的肌病已有报道。末梢循环减少能引起四肢发凉，还会加剧周围血管疾病，如雷诺综合征。

胃肠不良反应包括恶心、呕吐、腹泻、便秘以及胃痉挛。

β受体阻滞剂可干扰糖类、脂类代谢，能产生低血糖、高血糖以及改变血液中甘油三酯和胆固醇浓度（见下文细节介绍）。

使用β受体阻滞剂还可能引起皮疹、瘙痒、牛皮癣、多汗以及秃头症。

还有报道称眼部症状包括泪液分泌减少、视物模糊、结膜炎或者眼酸痛。下文有关于眼部使用引起的不良反应的描述。

血液系统反应包括非血小板减少性紫癜、血小板减少症以及罕见的粒细胞缺乏症。也可能发生暂时性嗜酸性红细胞增多。

很多β受体阻滞剂无症状地增加抗核抗体；SLE也有报道。其他的与β受体阻滞剂相关的不良反应包括口干、肝酶升高、性无能、硬化性腹膜炎以及腹膜后纤维化。

对骨骼和关节的影响 在接受β受体阻滞剂的患者中，有很多的患者发生骨骼和关节的不良反应。FDA[1]收到5个与美托洛尔相关的病例报告，同时还有6个使用普萘洛尔相似症状以及1个使用阿替洛尔具有相似症状的报告。同时还有1个出现与多肌痛类似的综合征[2]。

然而，虽然另一项研究[5]不能确定，但是多项流行病学研究认为β受体阻滞剂会增加骨密度[3]，降低骨折的风险[3,4]。

1. Sills JM, Bosco L. Arthralgia associated with β-adrenergic blockade. *JAMA* 1986; **255:** 198–9.
2. Snyder S. Metoprolol-induced polymyalgia-like syndrome. *Ann Intern Med* 1991; **114:** 96–7.
3. Pasco JA, *et al.* β-Adrenergic blockers reduce the risk of fracture partly by increasing bone mineral density: Geelong Osteoporosis Study. *J Bone Miner Res* 2004; **19:** 19–24.
4. Schlienger RG, *et al.* Use of β-blockers and risk of fractures. *JAMA* 2004; **292:** 1326–32.
5. Reid IR, *et al.* β-Blocker use, BMD, and fractures in the study of osteoporotic fractures. *J Bone Miner Res* 2005; **20:** 613–18.

对乳房的影响 一名54岁的妇女使用阿替洛尔治疗高血压数周后产生乳房疼痛和肿胀[1]，停药后症状消失。

1. Kelleher JA. Atenolol-induced breast pain in a woman with hypertension. *Ann Pharmacother* 2006; **40:** 990–2.

对糖代谢的影响 交感神经系统参与调控糖类代谢，β受体阻滞剂能够影响糖类以及胰岛素的相互作用，未得过糖尿病及1型和2型糖尿病患者都出现过低血糖及高血糖。

β受体阻滞剂引起非糖尿病患者出现低血糖，这可能是由于它通过增加胰岛素的敏感性进而增加了对外周葡萄糖的吸收[1]。患病风险最高的是空腹或营养受损患者、血液透析患者、孕产期母亲使用过β受体阻滞剂的新生儿和肝病患者[1]。剧烈运动者[2]和儿童也有风险。儿茶酚胺作用于 $β_2$ 受体控制糖代谢，因此心脏选择性β受体阻滞剂相比于非心脏选择性β受体阻滞剂不太可能引起低血糖[1]。然而，有报道[3]称一名非糖尿病患者术前使用心脏选择性β受体阻滞剂美托洛尔保护心血管，结果却出现了低血糖。

传统上人们认为β受体阻滞剂治疗糖尿病是不安全的，这是因为有报道称它们会导致或加重低血糖，这种效果首次见于20世纪60年代使用普萘洛尔的1型糖尿病成年患者。然而，一项针对2型糖尿病的长期研究[4]表明使用卡托普利或选择性β受体阻滞剂阿替洛尔对低血糖的发生没有影响，二者都显著改善了病情。一项病例对照研究[5]和一篇综述[6]针对的都是使用β受体阻滞剂的糖尿病患者，它们均认为β受体阻滞剂并未增加低血糖的发生，β受体阻滞剂适用于治疗糖尿病。但是β受体阻滞剂会掩盖肾上腺素介导的低血糖症状，如心动过速和震颤。而且非心脏选择性β受体阻滞剂会延缓使用葡萄糖治疗低血糖的患者病情好转[6]。心脏选择性β受体阻滞剂则不太可能掩盖低血糖的征兆。所以治疗糖尿病时更青睐使用心脏选择性β受体阻滞剂[7]。

心脏选择性和非心脏选择性β受体阻滞剂均会增大非糖尿病性高血压患者空腹时血液中葡萄糖的浓度[8,9]。流行病学研究显示β受体阻滞剂会增大患糖尿病的风险[10~12]，其机制可能是抑制胰腺释放胰岛素[1,13]。尽管有人认为高血压患者使用的β受体阻滞剂是其患糖尿病的诱因[10,14]，但是针对体重变化的研究得出了相反的结果[6]。使用β受体阻滞剂的糖尿病患者也会发生高血糖[14]。然而一般情况下利大于弊。

尽管β受体阻滞剂在糖代谢方面的不良反应已确立，但有证据表明新的扩血管β受体阻滞剂如卡维地洛[15,16]和奈必洛尔[17,18]能在抵抗胰岛素或调控葡萄糖上起积极作用，而且使用卡维地洛体重增加的幅度会减小[19]。一项针对心衰患者的研究也发现相比于卡维地洛，使用美托洛尔更易患上新发性糖尿病[20]。

1. Pandit MK, *et al.* Drug-induced disorders of glucose tolerance. *Ann Intern Med* 1993; **118:** 529–39.
2. Holm G, *et al.* Severe hypoglycaemia during physical exercise and treatment with beta-blockers. *BMJ* 1981; **282:** 1360.
3. Brown DR, Brown MJ. Hypoglycemia associated with preoperative metoprolol administration. *Anesth Analg* 2004; **99:** 1427–8.
4. UK Prospective Diabetes Study Group. Efficacy of atenolol and captopril in reducing risk of macrovascular and microvascular complications in type 2 diabetes: UKPDS 39. *BMJ* 1998; **317:** 713–20.
5. Thamer M, *et al.* Association between antihypertensive drug use and hypoglycemia: a case-control study of diabetic users of insulin or sulfonylureas. *Clin Ther* 1999; **21:** 1387–1400.
6. Sawicki PT, Siebenhofer A. Betablocker treatment in diabetes mellitus. *J Intern Med* 2001; **250:** 11–17.
7. The Task Force on Beta-Blockers of the European Society of Cardiology. Expert consensus document on β-adrenergic receptor blockers. *Eur Heart J* 2004; **25:** 1341–62.
8. Veterans Administration Cooperative Study Group on Antihypertensive Agents. Propranolol or hydrochlorothiazide alone for the initial treatment of hypertension IV: effect on plasma glucose and glucose tolerance. *Hypertension* 1985; **7:** 1008–16.
9. Pollare T, *et al.* Sensitivity to insulin during treatment with atenolol and metoprolol: a randomised, double blind study of effects on carbohydrate and lipoprotein metabolism in hypertensive patients. *BMJ* 1989; **298:** 1152–7.
10. Samuelsson O, *et al.* Diabetes mellitus in treated hypertension: incidence, predictive factors and the impact of non-selective beta-blockers and thiazide diuretics during 15 years treatment of middle-aged hypertensive men in the Primary Prevention Trial in Göteborg, Sweden. *J Hum Hypertens* 1994; **8:** 257–63.
11. Gress TW, *et al.* Hypertension and antihypertensive therapy as risk factors for type 2 diabetes mellitus. *N Engl J Med* 2000; **342:** 905–12.
12. Taylor EN, *et al.* Antihypertensive medications and the risk of incident type 2 diabetes. *Diabetes Care* 2006; **29:** 1065–70.
13. Luna B, Feinglos MN. Drug-induced hyperglycemia. *JAMA* 2001; **286:** 1945–8.
14. O'Byrne S, Feely J. Effects of drugs on glucose tolerance in non-insulin-dependent diabetics (part 1). *Drugs* 1990; **40:** 6–18.
15. Bakris GL, *et al.* Metabolic effects of carvedilol vs metoprolol in patients with type 2 diabetes mellitus and hypertension: a randomized controlled trial. *JAMA* 2004; **292:** 2227–36. Correction. *ibid.*; 2583.
16. Giugliano D, *et al.* Metabolic and cardiovascular effects of carvedilol and atenolol in non-insulin-dependent diabetes mellitus and hypertension: a randomized, controlled trial. *Ann Intern Med* 1997; **126:** 955–9.
17. Celik T, *et al.* Comparative effects of nebivolol and metoprolol on oxidative stress, insulin resistance, plasma adiponectin and soluble P-selectin levels in hypertensive patients. *J Hypertens* 2006; **24:** 591–6.
18. Poirier L, *et al.* Effects of nebivolol and atenolol on insulin sensitivity and haemodynamics in hypertensive patients. *J Hypertens* 2001; **19:** 1429–35.
19. Messerli FH, *et al.* Body weight changes with beta-blocker use: results from GEMINI. *Am J Med* 2007; **120:** 610–15.
20. Torp-Pedersen C, *et al.* Effects of metoprolol and carvedilol on pre-existing and new onset diabetes in patients with chronic heart failure: data from the Carvedilol Or Metoprolol European Trial (COMET). *Heart* 2007; **93:** 968–73.

对循环的影响 低血压是β受体阻滞剂公认的一种不良反应，并且还有更加严重的影响。1名老年慢性支气管炎和心绞痛患者40min内使用了400mg醋丁洛尔，发生了致命的休克[1]（关于低血压可能增加围手术期使用β受体阻滞剂患者死亡率的讨论，见**用法下降低心血管风险**）。低血压可导致肾局部缺血患者血浆中肌酐的增加，曾经有2名女性患者[2]在一次口服100mg阿替洛尔或者口服2次、每次50mg后均发生明显的低血压、低钠血症、低钾血症以及很高的肾素活性。对于一个具有循环以及心脏紊乱病史的70岁的老年患者[3]，其肾主动脉血栓的形成与阿替洛尔引起的低血压是有关系的，该患者曾接受100mg的阿替洛尔治疗中度高血压。

虽然已有尝试使用β受体阻滞剂治疗神经介导的低血压（见**用法下低血压**），但是这可能导致危险。1名27岁男子使用阿替洛尔治疗经常性血管迷走性晕厥后出现了10次严重心动过缓[4]，停药后症状消失。文章作者认为阿替洛尔加重了血管迷走性晕厥，推荐密切监测此种情况下使用β受体阻滞剂的患者。

1. Tirlapur VG, *et al.* Shock syndrome after acebutolol. *Br J Clin Pract* 1986; **40:** 33–4.
2. Kholeif M, Isles C. Profound hypotension after atenolol in severe hypertension. *BMJ* 1989; **298:** 161–2.
3. Shaw AB, Gopalka SK. Renal artery thrombosis caused by antihypertensive treatment. *BMJ* 1982; **285:** 1617.
4. Wang C-C, *et al.* Worsening of vasovagal syncope after beta-blocker therapy. *Chest* 1994; **106:** 963–5.

对于胃肠道的影响 硬化性腹膜炎是普拉洛尔引起的眼-黏膜-皮肤综合征一部分。然而，硬化性腹膜炎以及腹膜后纤维化也与许多其他β受体阻滞剂相关，包括阿替洛尔[1,2]、美托洛尔[3,4]、氧烯洛尔[5]、普萘洛尔[6,7]、苏特罗[8]以及噻吗洛尔[9,10]，对于100个腹膜后纤维化的评论[11]表明β受体阻滞剂不是导致这一现象的原因。

1名患者在开始使用普萘洛尔后第二天出现腹痛以及血性腹泻[12]，这一现象是由于药物引起的内脏血管痉挛，这样可能加重已经存在的肠系膜局部缺血。

1. Nielsen BV, Pedersen KG. Sclerosing peritonitis associated with atenolol. *BMJ* 1985; **290:** 518.
2. Johnson JN, McFarland J. Retroperitoneal fibrosis associated with atenolol. *BMJ* 1980; **280:** 864.
3. Thompson J, Julian DG. Retroperitoneal fibrosis associated with metoprolol. *BMJ* 1982; **284:** 83–4.
4. Clark CV, Terris R. Sclerosing peritonitis associated with metoprolol. *Lancet* 1983; **i:** 937.
5. McCluskey DR, *et al.* Oxprenolol and retroperitoneal fibrosis. *BMJ* 1980; **281:** 1459–60.
6. Pierce JR, *et al.* Propranolol and retroperitoneal fibrosis. *Ann*

Intern Med 1981; **95:** 244.
7. Kalra S, *et al.* Sclerosing encapsulating peritonitis associated with propranolol usage: a case report and review of the literature. *J Dig Dis* 2009; **10:** 332–5.
8. Laakso M, *et al.* Retroperitoneal fibrosis associated with sotalol. *BMJ* 1982; **285:** 1085–6.
9. Baxter-Smith DC, *et al.* Sclerosing peritonitis in patient on timolol. *Lancet* 1978; **ii:** 149.
10. Rimmer E, *et al.* Retroperitoneal fibrosis associated with timolol. *Lancet* 1983; **i:** 300.
11. Pryor JP, *et al.* Do beta-adrenoceptor blocking drugs cause retroperitoneal fibrosis? *BMJ* 1983; **287:** 639–41.
12. Köksal AŞ, *et al.* Propranolol-exacerbated mesenteric ischemia in a patient with hyperthyroidism. *Ann Pharmacother* 2005; **39:** 559–62.

对脂类代谢的影响 控制脂类代谢的系统中包括肾上腺素系统，β受体阻滞剂可能因此会影响血浆脂类浓度。通常来说，β受体阻滞剂疗法会导致极低密度脂蛋白以及甘油三酯浓度的增加，高密度脂蛋白浓度的降低，低密度脂蛋白浓度不发生改变[1]。这些现象在$β_1$心脏选择性药物，以及具有内在拟交感活性的β受体阻滞剂和具有α肾上腺素受体阻断功能的β受体阻滞剂中表现不明显。例如吲哚洛尔[2,3]（具有内在拟交感活性）、盐酸阿洛甜诺[4]和卡维地洛[5]（具有α肾上腺素受体阻断功能）被报道没有血脂的不良影响。虽然曾经有患者在使用阿替洛尔后再使用美托洛尔产生了严重高甘油三酯血症引起的严重胰腺炎，但是它们都对血浆脂类浓度没有任何影响。然而也有报道认为[6]其对于脂类浓度的影响是相当小的，对于这个课题的研究发现[7]，很少甚至没有证据来证明这些不良反应可以抵消β受体阻滞剂对心血管疾病的治疗效果。

1. Krone W, Nägele H. Effects of antihypertensives on plasma lipids and lipoprotein metabolism. *Am Heart J* 1988; **116:** 1729–34.
2. Hunter Hypertension Research Group. Effects of pindolol, or a pindolol/clopamide combination preparation, on plasma lipid levels in essential hypertension. *Med J Aust* 1989; **150:** 646–52.
3. Terént A, *et al.* Long-term effect of pindolol on lipids and lipoproteins in men with newly diagnosed hypertension. *Eur J Clin Pharmacol* 1989; **36:** 347–50.
4. Sasaki J, *et al.* Effects of arotinolol on serum lipid and apolipoprotein levels in patients with mild essential hypertension. *Clin Ther* 1989; **11:** 580–3.
5. Sharp RP, *et al.* Impact of carvedilol on the serum lipid profile. *Ann Pharmacother* 2008; **42:** 564–71.
6. Durrington PN, Cairns SA. Acute pancreatitis: a complication of beta-blockade. *BMJ* 1982; **284:** 1016.
7. Weir MR, Moser M. Diuretics and β-blockers: is there a risk for dyslipidemia? *Am Heart J* 2000; **139:** 174–84.

对精神状态的影响 β受体阻滞剂能穿透血脑屏障，很多报道称它们会引起精神方面的不良反应。理论上亲脂性药物（如普萘洛尔、噻吗洛尔和美托洛尔）更可能出现这种情况，但是也有阿替洛尔引起精神错乱[1]和谵妄[2]的报道。

尽管β受体阻滞剂会引起抑郁[3]，但其风险并没有有时提到的那么高。一篇随机试验的综述[4]研究了超过35000名心肌梗死、心衰和高血压患者，发现其中使用β受体阻滞剂的患者患抑郁症的风险并没有显著增高。

1. Viadero JJ, *et al.* Acute psychotic behavior associated with atenolol. *Am J Psychiatry* 1983; **140:** 1382.
2. Arber N, *et al.* Delirium induced by atenolol. *BMJ* 1988; **297:** 1048.
3. Parker WA. Propranolol-induced depression and psychosis. *Clin Pharm* 1985; **4:** 214–18.
4. Ko DT, *et al.* β-Blocker therapy and symptoms of depression, fatigue, and sexual dysfunction. *JAMA* 2002; **288:** 351–7.

眼部使用后的反应 β受体阻滞剂的眼部使用后，可能会引起眼疼痛（包括超敏反应）、眼睑炎、角膜炎、角膜敏感度降低、视力障碍、复视、恐光症以及上睑下垂。β受体阻滞剂引起的眼部超敏反应会导致过敏性结膜炎和接触性皮炎。β受体阻滞剂之间的交叉敏感性已有报道[14]。使用美替洛尔滴眼液后会产生葡萄膜炎[1]。在局部使用左布诺洛尔后曾发生虹膜脱色现象[2]。老年患者使用局部β受体阻滞剂，其角膜敏感度降低以及角膜炎引起的角膜麻木的风险将会加大[3]。

在使用β受体阻滞剂滴眼液后，将会产生全身吸收。多余的药物将会进入到鼻泪管，通过鼻黏膜被吸收。也可以通过眼或者颜面静脉吸收。在这些吸收后，β受体阻滞剂不用通过肝脏的新陈代谢而直接进入到体循环。

与β受体阻滞剂眼局部应用相关的全身反应主要是肺部、心脏以及中枢神经系统[4,5]。

心脏选择性和非心脏选择性局部使用的β受体阻滞剂都会引起肺部的反应，而且这些反应会发生在没有呼吸道阻塞病史的患者身上[6]。肺部反应包括美替洛尔滴眼液引起的严重肺部水肿[7]，一次局部使用左布诺洛尔引起的喘鸣，在使用2次后将会引起更严重的需要住院治疗的呼吸窘迫[8]。在使用一次倍他洛尔滴眼液后不久会产生心肌梗死现象[9]，该患者同时也在使用阿替洛尔以及吲达帕胺治疗高血压。使用噻吗洛尔滴眼液也会引起全身反应，包括抑郁以及心动过缓。在立即停止用药后[10]，还可以产生血压升高以及神经性休克，在停药几天内都会有晕厥、跌倒[11]、严重的恶心以及呕吐的现象，这种现象将会在激发试验中重新出现[12]。还有许多使用β受体阻滞剂滴眼液后产生秃头的病例[13]。

1. Akingbehin T, Villada JR. Metipranolol-associated granulomatous anterior uveitis. *Br J Ophthalmol* 1991; **75:** 519–23.
2. Doyle E, Liu C. A case of acquired iris depigmentation as a possible complication of levobunolol eye drops. *Br J Ophthalmol* 1999; **83:** 1405–6.
3. Weissman SS, Asbell PA. Effects of topical timolol (0.5%) and betaxolol (0.5%) on corneal sensitivity. *Br J Ophthalmol* 1990; **74:** 409–12.
4. Everitt DE, Avorn J. Systemic effects of medications used to treat glaucoma. *Ann Intern Med* 1990; **112:** 120–5.
5. Vander Zanden JA, *et al.* Systemic adverse effects of ophthalmic β-blockers. *Ann Pharmacother* 2001; **35:** 1633–7.
6. Kirwan JF, *et al.* Do selective topical β antagonists for glaucoma have respiratory side effects? *Br J Ophthalmol* 2004; **88:** 196–8.
7. Johns MD, Ponte CD. Acute pulmonary edema associated with ocular metipranolol use. *Ann Pharmacother* 1995; **29:** 370–3.
8. Stubbs GM. Betagan drops. *Med J Aust* 1994; **161:** 576.
9. Chamberlain TJ. Myocardial infarction after ophthalmic betaxolol. *N Engl J Med* 1989; **321:** 1342.
10. Rao MR, *et al.* Systemic hazards of ocular timolol. *Br J Hosp Med* 1993; **50:** 553.
11. Müller ME, *et al.* Syncope and falls due to timolol eye drops. *BMJ* 2006; **332:** 960–1.
12. Wolfhagen FHJ, *et al.* Severe nausea and vomiting with timolol eye drops. *Lancet* 1998; **352:** 373.
13. Fraunfelder FT, *et al.* Alopecia possibly secondary to topical ophthalmic β-blockers. *JAMA* 1990; **263:** 1493–4.
14. Jappe U, *et al.* Allergic contact dermatitis due to β-blockers in eye drops: a retrospective analysis of multicentre surveillance data 1993–2004. *Acta Derm Venereol* 2006; **86:** 509–14.

超敏反应 关于β受体阻滞剂可加重超敏反应的提议，见下文**注意事项**。

也可见上文**眼部使用后的反应**。

过量 许多β受体阻滞剂过量使用一般都不会产生什么后果[1]，但是一些患者会产生致命的心血管反应。包括心动过缓、心脏传导阻滞、低血压、心力衰竭以及心源性休克。虽然不经常发生，但是也会偶尔产生抽搐、昏迷、呼吸困难、抑郁以及支气管狭窄。关于β受体阻滞剂过量后严重中毒反应的报道一般都与明显膜稳定性有关，例如会引起奎尼丁样反应（见1328页）的普萘洛尔和盐酸氧烯洛尔[1]。本身具有内在拟交感神经活性的β受体阻滞剂的过量使用表现为心动过速以及高血压。具有Ⅱ类和Ⅲ类抗心律失常活性的索他洛尔的过量使用会表现出室性心动过速。

1. DeWitt CR, Waksman JC. Pharmacology, pathophysiology and management of calcium channel blocker and β-blocker toxicity. *Toxicol Rev* 2004; **23:** 223–38.

不良反应的处置

β受体阻滞剂一般都能良好耐受，不良反应主要与减量有关。在过量情况下，如果服用1h之内，应该使用活性炭或者洗胃的方法来处理。静脉注射可能会引起低血压。如果低血压一直持续，应该静脉注射胰高血糖素，有时也可用拟交感神经药物代替或者与胰高血糖素同时使用。常用的拟交感神经药物是异丙肾上腺素，因为它主要作用于β受体，但是也可以用其他的拟交感神经药物。有时需用大剂量用药（见下文**过量**）。注射阿托品来控制心动过缓，有时还需要胰高血糖素以及心脏起搏器与其配合使用。$β_2$受体激动剂或者黄嘌呤可能会用于支气管痉挛，而低血糖可使用葡萄糖或者胰高血糖素。对于严重过量的情况使用血液透析是有利的，但是通常情况下都没有这种必要。

过量 阿托品、胰高血糖素和拟交感神经药是治疗β受体阻滞剂严重过量（见上文）的中流砥柱。一些患者使用很高剂量的拟交感神经药。1名使用醋丁洛尔、拉贝洛尔和曲米帕明的妇女[1]需用异丙肾上腺素1660μg/min和多巴胺200μg/(kg·min)维持她的血压。然而，标准用药方案不是对所有患者都有效，可以尝试备选方案。

磷酸二酯酶抑制剂依诺昔酮成功用于标准用药方案无效的患者[2,3]，有报道称使用过量普萘洛尔后出现电机械分离的患者对氯化钙的反应很好[4]。有建议称[5,6]尽管没有临床证据支持，高剂量胰岛素与葡萄糖（治疗高胰岛素血症/血糖量正常）会有好的疗效。还有一篇报道[7]称碳酸氢钠成功治愈了使用过量包括普萘洛尔在内的多种药物产生心脏骤停的患者，有人认为这是由于增加的钠负荷抵消了普萘洛尔阻断钠通道的作用。

1. Lewis M, *et al.* Survival following massive overdose of adrenergic blocking agents (acebutolol and labetalol). *Eur Heart J* 1983; **4:** 328–32.
2. Hoeper MM, Boeker KHW. Overdose of metoprolol treated with enoximone. *N Engl J Med* 1996; **335:** 1538.
3. Sandroni C, *et al.* Enoximone in cardiac arrest caused by propranolol: two case reports. *Acta Anaesthesiol Scand* 2006; **50:** 759–61.
4. Brimacombe JR, *et al.* Propranolol overdose—a dramatic response to calcium chloride. *Med J Aust* 1991; **155:** 267–8.
5. Shepherd G. Treatment of poisoning caused by β-adrenergic and calcium-channel blockers. *Am J Health-Syst Pharm* 2006; **63:** 1828–35.
6. Mégarbane B, *et al.* The role of insulin and glucose (hyperinsulinaemia/euglycaemia) therapy in acute calcium channel antagonist and β-blocker poisoning. *Toxicol Rev* 2004; **23:** 215–22.
7. Shanker UR, *et al.* Sodium bicarbonate to treat massive β blocker overdose. *Emerg Med J* 2003; **20:** 393.

注意事项

以下患者不应使用β受体阻滞剂，包括支气管痉挛、哮喘以及有气道阻塞病史的患者。即使是心脏选择性β受体阻滞剂也要遵循这个禁忌证。然而，当没有其他可以代替的治疗方法情况下，也可以在非常谨慎的情况下使用心脏选择性β受体阻滞剂（见下文**气道阻塞**）。其他禁忌证包括代谢性酸中毒、心源性休克、低血压、严重外周动脉疾病、静脉窦支气管痉挛以及Ⅱ度和Ⅲ度房室传导阻滞，对于Ⅰ度房室传导阻滞应该特别注意。虽然β受体阻滞剂被用于心力衰竭，但是对于难治性心力衰竭患者不应使用此药，并且这种治疗应该谨慎使用。初始剂量应较低，且逐渐加大剂量。在没有α受体阻滞剂同时使用的情况下，嗜铬细胞瘤患者不应该使用β受体阻滞剂。

β受体阻滞剂可能会掩盖甲状腺功能亢进症以及低血糖的症状。它们不会掩盖重症肌无力。可能会加重银屑病。β受体阻滞剂特别是非心脏选择性β受体阻滞剂会使Prinzmetal心绞痛患者产生胸痛，应禁用非心脏选择性β受体阻滞剂。β受体阻滞剂会增加过敏原的敏感性和过敏性反应的严重程度。对抗原具有过敏反应史的患者，在使用β受体阻滞剂时，可能会对抗原更加敏感（见下文**超敏反应**）。

突然停用β受体阻滞剂会导致心绞痛、心肌梗死、室性心律失常或者致死。对于长期使用β受体阻滞剂的患者，应该在1～2周之内逐渐减少用药，最后停止用药。对于手术患者，β受体阻滞剂会降低心律失常的风险，但会增加低血压的风险。停用或继续使用取决于患者的个体情况，见下文**降低心血管风险**。如果停用β受体阻滞剂，应在手术前24～48h实施；如果继续使用，阿托品可抑制迷走神经张力的加大，最大程度上避免麻醉药如乙醚、环丙烷和三氯乙烯引起的心肌抑制。在麻醉时要特别注意是否服用了β受体阻滞剂。

对于即将分娩的孕妇使用β受体阻滞剂可导致新生儿的心动过缓以及其他的不良影响，如低血糖和低血压。许多β受体阻滞剂都能进入乳汁中。

当β受体阻滞剂用作滴眼液时也应该有足够的重视，因为会发生全身吸收。

可卡因的毒性 尽管β受体阻滞剂治疗急性或慢性心肌缺血有效果，但它会产生无法应对的α肾上腺素能刺激和潜在加剧冠状动脉血管收缩的问题，这使得β受体阻滞剂治疗可卡因诱导的缺血很危险，且已有死亡病例报道[1,2]。一些指南[3,4]主张弃用，然而另一些[5]主张如果患者出现高血压、心动过速和血管扩张[5]，可谨慎使用同时阻滞α受体和β受体的药物如拉贝洛尔或卡维地洛[2]。长期使用β受体阻滞剂治疗可卡因引起的心肌缺血没有安全性保障，可能造成持续的可卡因摄入[2]。

1. Fareed FN, *et al.* Death temporally related to the use of a beta adrenergic receptor antagonist in cocaine associated myocardial infarction. *J Med Toxicol* 2007; **3:** 169–72.
2. Page RL, *et al.* Should β-blockers be used in the treatment of cocaine-associated acute coronary syndrome? *Ann Pharmacother* 2007; **41:** 2008–13.
3. Antman EM, *et al.* ACC/AHA guidelines for the management of patients with ST-elevation myocardial infarction: a report of the American College of Cardiology/American Heart Association Task Force on Practice Guidelines (Writing Committee to Revise the 1999 Guidelines for the Management of Patients With Acute Myocardial Infarction). Executive summary: *Circulation* 2004; **110:** 588–636. Correction. *ibid.* 2005; **111:** 2013. Full guidelines available at: http://circ.ahajournals.org/cgi/reprint/110/9/e82 (accessed 26/01/10)
4. The American Heart Association. 2005 American Heart Association guidelines for cardiopulmonary resuscitation and emergency cardiovascular care. *Circulation* 2005; **112:** (suppl 1): IV1–IV203. Available at: http://intl-circ.ahajournals.org/content/vol112/24_suppl/ (accessed 26/01/10)
5. Anderson JL, *et al.* ACC/AHA 2007 guidelines for the management of patients with unstable angina/non–ST-elevation myocardial infarction: a report of the American College of Cardiology/American Heart Association Task Force on Practice Guidelines (Writing Committee to Revise the 2002 Guidelines for the Management of Patients With Unstable Angina/Non–ST-

Elevation Myocardial Infarction). Full text: *Circulation* 2007; **116:** e148–e304. Also available at: http://circ.ahajournals.org/cgi/reprint/CIRCULATIONAHA.107.181940 (accessed 26/01/10) Executive summary: *Circulation* 2007; **116:** 803–77. Also available at: http://circ.ahajournals.org/cgi/reprint/116/7/803 (accessed 26/01/10)

隐形眼镜 β受体阻滞剂可能会减少泪液的分泌，导致佩戴隐形眼镜者眼部发炎，并且导致角膜脱水[1]。

1. McGuire T. Drugs interfering with contact lenses. *Aust J Hosp Pharm* 1987; **17:** 55–6.

超敏反应 蜇伤和其他抗原产生的过敏性反应可能是由β受体阻滞剂引起的[1~3]，产生严重反应的风险可能增加。另外，肾上腺素治疗超敏反应的效果会被β受体阻滞剂减弱（见**拟交感神经药**项下的**药物相互作用**，第1352页）。β受体阻滞剂用于有过敏史的患者时应特别小心[3]。

1. Hannaway PJ, Hopper GDK. Severe anaphylaxis and drug-induced beta-blockade. *N Engl J Med* 1983; **308:** 1536.
2. Pedersen DL. Hymenoptera stings and beta-blockers. *Lancet* 1989; **ii:** 619.
3. Lang DM. Anaphylactoid and anaphylactic reactions: hazards of β-blockers. *Drug Safety* 1995; **12:** 299–304.

气道阻塞 β受体阻滞剂可能会突然引发支气管痉挛，是本身患有气道阻塞的患者的禁忌证[1,2]。然而，系统性综述认为，对于患有轻微或者中度哮喘[3]或者慢性肺部阻塞疾病的患者，短期使用心脏选择性β受体阻滞剂不会产生不良呼吸反应[4]。评论者认为，患有心血管疾病的患者可以使用β受体阻滞剂，不应该受到禁止，但是在使用过程中要严格监控。一项回顾性研究[5]显示使用β受体阻滞剂增加了哮喘患者的住院量和急诊量，但是却未增加非哮喘慢性阻塞性肺疾病患者的相关数量。这表明需要根据患者各自的情况评价β受体阻滞剂的作用和风险。另一项研究[6]发现急性或慢性阻塞性肺疾病患者使用β受体阻滞剂后死亡率降低。

1. CSM/MCA. Reminder: beta-blockers contraindicated in asthma. *Current Problems* 1996; **22:** 2.
2. The Task Force on Beta-Blockers of the European Society of Cardiology. Expert consensus document on β-adrenergic receptor blockers. *Eur Heart J* 2004; **25:** 1341–62.
3. Salpeter S, *et al.* Cardioselective beta-blockers for reversible airway disease. Available in The Cochrane Database of Systematic Reviews; Issue 4. Chichester: John Wiley; 2002 (accessed 10/01/08).
4. Salpeter S, *et al.* Cardioselective beta-blockers for chronic obstructive pulmonary disease. Available in The Cochrane Database of Systematic Reviews; Issue 4. Chichester: John Wiley; 2005 (accessed 10/01/08).
5. Brooks TWA, *et al.* Rates of hospitalizations and emergency department visits in patients with asthma and chronic obstructive pulmonary disease taking β-blockers. *Pharmacotherapy* 2007; **27:** 684–90.
6. Dransfield MT, *et al.* Use of beta blockers and the risk of death in hospitalised patients with acute exacerbations of COPD. *Thorax* 2008; **63:** 301–5.

妊娠 许多β受体阻滞剂可透过胎盘，分娩前短期使用会导致新生儿肾上腺素能活性抑制，出现心动过缓、低血糖和低血压。而且，在妊娠早期或长期使用β受体阻滞剂特别是阿替洛尔治疗产妇高血压，会使胎儿生长发育迟缓[1~3]。然而有人推荐使用β受体阻滞剂治疗产妇高血压、先兆子痫、心律失常和缺血性心脏病[4,5]，对子宫收缩无影响的心脏选择性β受体阻滞剂更受青睐[5]。

1. Butters L, *et al.* Atenolol in essential hypertension during pregnancy. *BMJ* 1990; **301:** 587–9.
2. Lydakis C, *et al.* Atenolol and fetal growth in pregnancies complicated by hypertension. *Am J Hypertens* 1999; **12:** 541–7.
3. Magee LA, Duley L. Oral beta-blockers for mild to moderate hypertension during pregnancy. Available in the Cochrane Database of Systematic Reviews; Issue 3. Chichester: John Wiley; 2003 (accessed 10/01/08).
4. Task Force on the Management of Cardiovascular Diseases During Pregnancy of the European Society of Cardiology. Expert consensus document on management of cardiovascular diseases during pregnancy. *Eur Heart J* 2003; **24:** 761–81.
5. Task Force on Beta-Blockers of the European Society of Cardiology. Expert consensus document on β-adrenergic receptor blockers. *Eur Heart J* 2004; **25:** 1341–62.

撤药 突然停止使用β受体阻滞剂可能会引发高血压复发或者加重，患者的血压将会比治疗前更高。心绞痛加重，引发心肌梗死，有时还会导致意外死亡[1,2]。

1. Houston MC, Hodge R. Beta-adrenergic blocker withdrawal syndromes in hypertension and other cardiovascular diseases. *Am Heart J* 1988; **116:** 515–23.
2. Psaty BM, *et al.* The relative risk of incident coronary heart disease associated with recently stopping the use of β-blockers. *JAMA* 1990; **263:** 1653–7.

药物相互作用

β受体阻滞剂具有药效学以及药动学相互作用方面的报道。**药效学相互作用**可能发生在其他药物对于β受体阻滞剂，即对β_1受体以及β_2受体的各种作用的加强或者减弱，包括它们的抗高血压作用、抑制心血管作用、对糖类代谢的影响以及对支气管β_2受体的影响。在面对相似的相互作用时，每种单个的β受体阻滞剂的特征都必须牢记。对于更详细的β受体阻滞剂特征，见下文**用途和用法**。

可提高β受体阻滞剂抗高血压效果的药物，如ACEI、钙通道阻滞剂以及可乐定等对于控制高血压有一定帮助（见下文**抗高血压药**）。NSAIDs可抑制其抗高血压效果，可引起低血压的药物，如阿地白介素以及大多数麻醉剂提高β受体阻滞剂的抗高血压效果。

β受体阻滞剂与其他的心血管抑制药物（如抗心律失常药以及钙通道阻滞剂）同时使用可以加重心搏迟缓以及心脏传导阻滞；应避免静脉联合使用维拉帕米和β受体阻滞剂。索他洛尔易于与其他影响心脏传导性的药物产生相互作用（见第1343页）。与地高辛同时使用可加重心搏迟缓的效果。

β受体阻滞剂与拟交感神经药的相互作用复杂，取决于这两类药物的选择（见**拟交感神经药**，第1352页）。应用β受体阻滞剂的患者，在使用肾上腺素后，血压会升高，支气管舒张作用被抑制；长期使用β受体阻滞剂的患者可能会对肾上腺素治疗的敏感性升高。

对于糖尿病患者，β受体阻滞剂通过其对胰脏β受体的作用，可降低对胰岛素的灵敏度以及口服降血糖因子的灵敏度（见上文**对糖代谢的影响**）。

改变β受体阻滞剂吸收以及代谢的药物与β受体阻滞剂之间可发生**药动学**相互作用。虽然这些相互作用可能会改变β受体阻滞剂的血药浓度，但是通常在临床上的表现不是很明显，因为其治疗效果以及毒性与其血药浓度之间没有什么关系，也与稳定状态下血药浓度的个体差异无关。

降低其吸收的药物有铝盐（也见下文**抗酸药**）以及胆汁酸合成树脂（如考来烯胺）。

β受体阻滞剂的代谢可能会因为一些药物（如巴比妥酸盐以及利福平）而加快，也会因为一些药物，如西咪替丁、红霉素、氟伏沙明以及肼苯哒嗪而减慢。改变肝血流的药物也能影响一些β受体阻滞剂的代谢，如西咪替丁以及肼苯哒嗪减慢肝血液流动，这些会降低肝的药物清除速度。对肝脏代谢有影响的药物可明显影响那些大量在肝脏中代谢的β受体阻滞剂，如拉贝洛尔、普萘洛尔、噻吗洛尔，而那些不被代谢以原形排出体外的β受体阻滞剂不受影响，如阿替洛尔、纳多洛尔。

由于眼部使用β受体阻滞剂也能发生全身吸收，所以眼部使用β受体阻滞剂时应该注意药物相互作用的发生。

1. McDevitt DG. Interactions that matter: 12. β-adrenoceptor antagonists. *Prescribers' J* 1988; **28:** 25–30.
2. Blaufarb I, *et al.* β-Blockers: drug interactions of clinical significance. *Drug Safety* 1995; **13:** 359–70.
3. Brodde OE, Kroemer HK. Drug-drug interactions of beta-adrenoceptor blockers. *Arzneimittelforschung* 2003; **53:** 814–22.

抗酸药 当美托洛尔与抗酸药以及含有铝或者镁盐药物一同使用时，会使其生物利用度增加，但是阿替洛尔的生物利用度将会降低。当普萘洛尔与氢氧化铝一同使用时，其生物利用度的报道均不同[1]。

1. Gugler R, Allgayer H. Effects of antacids on the clinical pharmacokinetics of drugs: an update. *Clin Pharmacokinet* 1990; **18:** 210–19.

抗心律失常药 β受体阻滞剂与抗心律失常药或者其他影响心脏传导的药物一起使用会加重心搏迟缓以及心脏传导阻滞。

当使用胺碘酮的患者开始使用β受体阻滞剂后不久会出现心动过缓、心脏骤停以及心室颤动等症状[1]。胺碘酮增加心律失常患者美托洛尔的血浆浓度，这可能是通过其代谢产物去乙胺碘酮抑制细胞色素P450的同工酶CYP2D6完成的[2]。然而，一项CAMIAT和EMIAT的研究分析[3]发现心肌梗死患者使用胺碘酮和β受体阻滞剂联合用药比用其中一种或都不用的疗效更好，这表明任何的相互作用不一定总是不好的。氟卡尼与普萘洛尔一同使用会对心脏产生负性肌力作用并且会提高两种药物的血药浓度[4]。对12位健康男性的药动学研究表明普罗帕酮与普萘洛尔一同使用会导致血浆普萘洛尔浓度增加，但是β受体阻滞剂的活性的增加只有中等程度[5]。当普罗帕酮与美托洛尔一同使用时会导致血浆美托洛尔浓度增加[6]。美托洛尔的代谢会被一同使用的奎尼丁降低[7]。奎尼丁以及β受体阻滞剂都会对心脏产生负性肌力作用，当β受体阻滞剂与奎尼丁一起使用时会产生心动过缓[8]以及低血压[9]。

与阿替洛尔一同使用的丙吡胺的清除速度会降低，具体见第1225页。

索他洛尔的药物相互作用，见第1343页。

1. Lesko LJ. Pharmacokinetic drug interactions with amiodarone. *Clin Pharmacokinet* 1989; **17:** 130–40.
2. Fukumoto K, *et al.* Effect of amiodarone on the serum concentration/dose ratio of metoprolol in patients with cardiac arrhythmia. *Drug Metab Pharmacokinet* 2006; **21:** 501–5.
3. Boutitie F, *et al.* Amiodarone interaction with β-blockers: analysis of the merged EMIAT (European Myocardial Infarct Amiodarone Trial) and CAMIAT (Canadian Amiodarone Myocardial Infarction Trial) databases. *Circulation* 1999; **99:** 2268–75.
4. Holtzman JL, *et al.* The pharmacodynamic and pharmacokinetic interaction of flecainide acetate with propranolol: effects on cardiac function and drug clearance. *Eur J Clin Pharmacol* 1987; **33:** 97–9.
5. Kowey PR, *et al.* Interaction between propranolol and propafenone in healthy volunteers. *J Clin Pharmacol* 1989; **29:** 512–17.
6. Wagner F, *et al.* Drug interaction between propafenone and metoprolol. *Br J Clin Pharmacol* 1987; **24:** 213–20.
7. Leemann T, *et al.* Single-dose quinidine treatment inhibits metoprolol oxidation in extensive metabolizers. *Eur J Clin Pharmacol* 1986; **29:** 739–41.
8. Dinai Y, *et al.* Bradycardia induced by interaction between quinidine and ophthalmic timolol. *Ann Intern Med* 1985; **103:** 890–1.
9. Loon NR, *et al.* Orthostatic hypotension due to quinidine and propranolol. *Am J Med* 1986; **81:** 1101–4.

抗菌药 在研究中有6位健康者在口服1g氨苄西林后阿替洛尔血药浓度降低[1]。普萘洛尔[2]、美托洛尔[3]、塞利洛尔[4]以及比索洛尔[5]的血药浓度会被利福平降低。泰利霉素注册药品信息报道该药能够增加美托洛尔的血药浓度。

1. Schäfer-Korting M, *et al.* Atenolol interaction with aspirin, allopurinol, and ampicillin. *Clin Pharmacol Ther* 1983; **33:** 283–8.
2. Shaheen O, *et al.* Influence of debrisoquin phenotype on the inducibility of propranolol metabolism. *Clin Pharmacol Ther* 1989; **45:** 439–43.
3. Bennett PN, *et al.* Effect of rifampicin on metoprolol and antipyrine kinetics. *Br J Clin Pharmacol* 1982; **13:** 387–91.
4. Lilja JJ, *et al.* Rifampicin reduces plasma concentrations of celiprolol. *Eur J Clin Pharmacol* 2004; **59:** 819–24.
5. Kirch W, *et al.* Interaction of bisoprolol with cimetidine and rifampicin. *Eur J Clin Pharmacol* 1986; **31:** 59–62.

抗凝血药 关于β受体阻滞剂对抗凝血药的药动学作用，见第1373页。

抗抑郁药 接受美托洛尔或者普萘洛尔的患者，在开始氟西汀治疗后不久会产生心动过缓[1]以及心脏传导阻滞[2]的症状。可能的机制包括对房室结传导的损伤以及氟西汀对氧化代谢的抑制。对于有心力衰竭的患者，氟西汀会增加卡维地洛的血药浓度，但是没有明显临床反应[3]。

在接受氟西汀和帕罗西汀的患者中，已经出现二者抑制氧化代谢的现象。使用氟西汀的患者普萘洛尔的血浆浓度升高，使用帕罗西汀的患者美托洛尔[4,5]的血浆浓度升高。后者会导致完全房室传导阻滞[5]。

吲哚洛尔在增加抗抑郁药治疗中的作用，见**吲哚洛尔的精神疾病**项下（第1318页）。

1. Walley T, *et al.* Interaction of metoprolol and fluoxetine. *Lancet* 1993; **341:** 967–8.
2. Drake WM, Gordon GD. Heart block in a patient on propranolol and fluoxetine. *Lancet* 1994; **343:** 425–6.
3. Graff DW, *et al.* Effect of fluoxetine on carvedilol pharmacokinetics, CYP2D6 activity, and autonomic balance in heart failure patients. *J Clin Pharmacol* 2001; **41:** 97–106.
4. Goryachkina K, *et al.* Inhibition of metoprolol metabolism and potentiation of its effects by paroxetine in routinely treated patients with acute myocardial infarction (AMI). *Eur J Clin Pharmacol* 2008; **64:** 275–82.
5. Onalan O, *et al.* Complete atrioventricular block associated with concomitant use of metoprolol and paroxetine. *Mayo Clin Proc* 2008; **83:** 595–9.

抗高血压药 当β受体阻滞剂与其他抗高血压药一起使用时，将会提高抗高血压的效果。然而，应该避免一些组合（见钙通道阻滞药）。对于首次使用α受体阻滞剂（如哌唑嗪）产生的直立性低血压，β受体阻滞剂可能会加重其表现，并且会加重停止使用可乐定后表现高血压（见**注意事项**，第1203页）。

抗疟药 抗疟药（如卤泛群、甲氟喹以及奎宁）能够导致心脏传导阻滞，因此在它们与β受体阻滞剂一起使用时要特别注意。使用普萘洛尔的患者，在使用一次甲氟喹后，出现了心脏骤停现象[1]。

1. Anonymous. Mefloquine for malaria. *Med Lett Drugs Ther* 1990; **32:** 13–14.

抗偏头痛药 普萘洛尔对于利扎曲坦的影响，见第595页。

与其他治疗偏头痛药物的相互作用，见第591页**酒石酸麦角胺**项下内容。

抗肿瘤药 吉非替尼的注册药品信息宣称有报道称吉非替尼能增加美托洛尔暴露约30%。

抗焦虑药及抗精神病药 巴比妥酸盐可能会降低某些β受体阻滞剂的血药浓度[1~3]。对于健康人群的试验表明，同时使用氯丙嗪时，会使普萘洛尔血药浓度以及生物利用度升高，而美托洛尔的降低[4]。

β受体阻滞剂对某些苯二氮䓬类药物药动学的影响，见第961页。

1. Sotaniemi EA, *et al.* Plasma clearance of propranolol and sotalol and hepatic drug-metabolizing enzyme activity. *Clin Pharmacol Ther* 1979; **26:** 153–61.
2. Haglund K, *et al.* Influence of pentobarbital on metoprolol plasma levels. *Clin Pharmacol Ther* 1979; **26:** 326–9.
3. Seideman P, *et al.* Decreased plasma concentrations and clinical effects of alprenolol during combined treatment with pentobarbitone in hypertension. *Br J Clin Pharmacol* 1987; **23:** 267–71.
4. Vestal RE, *et al.* Inhibition of propranolol metabolism by chlorpromazine. *Clin Pharmacol Ther* 1979; **25:** 19–24.

钙通道阻滞剂 钙通道阻滞剂与β受体阻滞剂同时使用会产生低血压、心动过缓、传导阻滞以及心力衰竭[1]。

如果可能，β受体阻滞剂应该避免与速率依赖性钙通道阻滞剂，如维拉帕米[2]（见第1366页）以及地尔硫䓬一起使用。虽然有报道它们与二氢吡啶类（如硝苯地平）一起使用是安全的，但是曾经发生过心力衰竭以及严重低血压的现象（见**硝苯地平**项下，第1300页）。药动学相互作用包括地尔硫䓬以及维拉帕米同时使用导致的普萘洛尔[3]以及美托洛尔[1]血药浓度的增加，以及尼卡地平与普萘洛尔一起使用引起的普萘洛尔血药浓度增加[4]。

1. Lam YWF, Shepherd AMM. Drug interactions in hypertensive patients: pharmacokinetic, pharmacodynamic and genetic considerations. *Clin Pharmacokinet* 1990; **18:** 295–317.
2. Reid JL. First-line and combination treatment for hypertension. *Am J Med* 1989; **86** (suppl 4A): 2–5.
3. Tateishi T, *et al.* Effect of diltiazem on the pharmacokinetics of propranolol, metoprolol and atenolol. *Eur J Clin Pharmacol* 1989; **36:** 67–70.
4. Schoors DF, *et al.* Influence of nicardipine on the pharmacokinetics and pharmacodynamics of propranolol in healthy volunteers. *Br J Clin Pharmacol* 1990; **29:** 497–501.

强心苷 关于β受体阻滞剂与地高辛之间的相互作用，见第1217页。

环孢素 卡维地洛对环孢素血药浓度的影响，见第1743页。

麦角衍生物 对于健康群体来讲，麦角溴烟酯能提高普萘洛尔的心血管抑制作用[1]。

使用麦角生物碱以及β受体阻滞剂的患者，可以提高血管收缩药活性的报道，见第591页。

1. Boismare F, *et al.* Potentiation by an alpha-adrenolytic agent, nicergoline, of the cardiac effects of propranolol. *Methods Find Exp Clin Pharmacol* 1983; **5:** 83–8.

食物 对于健康人群的研究表明，葡萄汁能降低塞利洛尔[1]以及他林洛尔[2]的血药浓度，但是对于醋丁洛尔的作用甚微[3]。对于胃肠吸收影响被认为是其机制[1,2]。橘子汁对塞利洛尔[4]也有类似效果，对阿替洛尔[5]作用较小。

1. Lilja JJ, *et al.* Itraconazole increases but grapefruit juice greatly decreases plasma concentrations of celiprolol. *Clin Pharmacol Ther* 2003; **73:** 192–8.
2. Schwarz UI, *et al.* Grapefruit juice ingestion significantly reduces talinolol bioavailability. *Clin Pharmacol Ther* 2005; **77:** 291–301.
3. Lilja JJ, *et al.* Effects of grapefruit juice on the pharmacokinetics of acebutolol. *Br J Clin Pharmacol* 2005; **60:** 659–63.
4. Lilja JJ, *et al.* Orange juice substantially reduces the bioavailability of the beta-adrenergic-blocking agent celiprolol. *Clin Pharmacol Ther* 2004; **75:** 184–90.
5. Lilja JJ, *et al.* Effects of orange juice on the pharmacokinetics of atenolol. *Eur J Clin Pharmacol* 2005; **61** 337–40.

全身麻醉药 虽然可以继续使用β受体阻滞剂，但是对这一点麻醉师必须知道（见上文**注意事项**）。β受体阻滞剂产生的低血压将会由于麻醉剂的使用而被加强，并且应该避免麻醉剂（如乙醚、环丙烷以及三氯乙烯）产生的心肌抑制。

组胺 外源给予包括普萘洛尔在内的β受体阻滞剂对组胺的影响见第2252页。

组胺 H_2 受体拮抗剂 西咪替丁[1]会增大普萘洛尔以及美托洛尔的血药浓度，药动学研究表明，西咪替丁的这种功效是通过减慢肝脏血液流动速度以及改变β受体阻滞剂的代谢来完成的。西咪替丁能增加拉贝洛尔的生物利用度[1]，并且会增强噻吗洛尔滴眼液的全身作用[2]。

1. Smith SR, Kendall MJ. Ranitidine versus cimetidine: a comparison of their potential to cause clinically important drug interactions. *Clin Pharmacokinet* 1988; **15:** 44–56.
2. Ishii Y, *et al.* Drug interaction between cimetidine and timolol ophthalmic solution: effect on heart rate and intraocular pressure in healthy Japanese volunteers. *J Clin Pharmacol* 2000; **40:** 193–9.

局部麻醉药 β受体阻滞剂能降低布比卡因（见第1769页）和利多卡因（见第1777页）的清除。关于普萘洛尔对可卡因的作用，见第1774页。

神经肌肉阻滞药 关于β受体阻滞药对神经肌肉阻滞药的激活作用，见第1813页**阿曲库胺**。

NSAIDs β受体阻滞剂抗高血压效果可能会被NSAIDs削弱，主要是由于它们可抑制肾合成具有血管舒张作用的前列腺素。这种相互作用几乎发生在每种β受体阻滞剂上，但是却不会发生在每种NSAIDs上。例如，舒林酸对于血压的影响要比吲哚美辛小[1]。

一项针对12名健康人的随机试验[2]发现塞来昔布通过细胞色素P450同工酶CYP2D6显著抑制美托洛尔的代谢。

1. Lam YWF, Shepherd AMM. Drug interactions in hypertensive patients: pharmacokinetic, pharmacodynamic and genetic considerations. *Clin Pharmacokinet* 1990; **18:** 295–317.
2. Werner U, *et al.* Celecoxib inhibits metabolism of cytochrome P450 2D6 substrate metoprolol in humans. *Clin Pharmacol Ther* 2003; **74:** 130–7.

阿片镇痛药 对于同时使用右丙氧芬的患者，其普萘洛尔以及美托洛尔的生物利用度将会增大[1]。右丙氧芬是细胞色素P450同工酶CYP2D6的抑制剂，有报道[2]称右丙氧芬能增加美托洛尔的血清浓度，作为CYP2D6的底物，1名同时使用右丙氧芬和美托洛尔的患者出现心动过缓。静脉注射吗啡能增加艾司洛尔的血药浓度[3]。

1. Lundborg P, *et al.* The effect of propoxyphene pretreatment on the disposition of metoprolol and propranolol. *Clin Pharmacol Ther* 1981; **29:** 263–4.
2. Marraffa JM, *et al.* Profound metoprolol-induced bradycardia precipitated by acetaminophen-propoxyphene. *Clin Pharmacol Ther* 2006; **79:** 282–6.
3. Lowenthal DT, *et al.* Clinical pharmacology, pharmacodynamics and interactions with esmolol. *Am J Cardiol* 1985; **56:** 14F–17F.

口服避孕药 在一些女性口服避孕药时，美托洛尔的血药浓度将会增大[1]。

1. Kendall MJ, *et al.* Metoprolol pharmacokinetics and the oral contraceptive pill. *Br J Clin Pharmacol* 1982; **14:** 120–2.

拟副交感神经类药 关于β受体阻滞剂对抗胆碱酯酶药的作用，见第602页。

甲状腺药物 关于甲状腺状况以及它对普萘洛尔血药浓度的影响，以及普萘洛尔对甲状腺激素代谢的影响，见第2093页。

黄嘌呤 关于β受体阻滞剂降低茶碱清除速率的详细内容，见第1106页。

药动学

β受体阻滞剂的药动学特征有很大的不同。其脂溶性决定了它们的药动学特征的不同。

脂溶性高的β受体阻滞剂（亲脂β受体阻滞剂）包括阿普洛尔以及普萘洛尔。亲水性β受体阻滞剂如阿替洛尔和纳多洛尔脂溶性低，与脂溶性β受体阻滞剂相比一般：

- 不易从胃肠道吸收；
- 不易广泛代谢；
- 血浆蛋白结合率低；
- 血浆半衰期相对长；
- 不易穿透血脑屏障。

β受体阻滞剂可透过胎盘，绝大多数分布至母乳。

β受体阻滞剂的血药浓度与其疗效之间没有明显的联系，尤其是当β受体阻滞剂进行新陈代谢时。

用途和用法

β受体阻滞剂是一种在β肾上腺素受体部位具有与儿茶酚胺相互竞争的药物。肾上腺素受体的不同类型见**拟交感神经药的作用和用法**下描述（见第1352页）。β受体阻滞有如下作用：

- $β_1$ 受体阻滞主要作用于心脏，降低心率和心肌收缩力，通过传导系统降低冲动传导率（Ⅱ型抗心律失常效应，见第1115页）。它还抑制肾上腺素引起的肾素释放和脂肪分解。
- $β_2$ 受体阻滞增加支气管阻力，抑制儿茶酚胺诱导的糖代谢。对心脏也有作用。$β_2$ 受体阻滞是降低与β受体阻滞剂相关的眼内压的主要机制。
- $β_3$ 受体阻滞的作用尚不清楚。

β受体阻滞剂与各β受体亚型亲和性不同，作用于其他受体和辅助属性时功能也不同（见表4，第1182页）。β受体阻滞剂的心血管效应与 $β_1$ 受体阻滞剂相关。所有临床上应用的β受体阻滞剂都是 $β_1$ 受体阻滞剂。普萘洛尔和其他非选择性β受体阻滞剂对 $β_2$ 受体有拮抗作用，这要归咎于它们众多的不良反应。β受体阻滞剂对 $β_1$ 受体的亲和性大于对 $β_2$ 受体，如安替洛尔和美托洛尔引起更少的非心血管效应，被称为心脏选择性β受体阻滞剂或第二代β受体阻滞剂。然而选择性是相对的，随着剂量增大，$β_2$ 受体的活性在临床上变得重要起来。从属属性中含有舒张血管的β受体阻滞剂被称为第三代β受体阻滞剂，如卡维地洛、塞利洛尔和奈必洛尔。

β受体阻滞剂如醋丁洛尔、塞利洛尔、氧烯洛尔和吲哚洛尔也有内在拟交感活性。在缺少儿茶酚胺的情况下，它们激活β受体，所以是部分激活剂。β受体阻滞剂的内在拟交感活性使它更少产生休息性心动过缓。

血药浓度较高时，普萘洛尔以及其他一些β受体阻滞剂拥有膜稳定性作用。在治疗剂量时，这种功能不是很明显，在过量时会很重要。非心脏选择性β受体阻滞剂索他洛尔也具有Ⅲ类抗心律失常活性。

有数种机制使β受体阻滞剂引起血管舒张：卡维地洛和拉贝洛尔阻滞 $β_1$ 受体；塞利洛尔激动 $β_2$ 受体；奈必洛尔直接作用于内皮细胞，参与释放一氧化氮。

β受体阻滞剂被用于治疗高血压（第1131页）、心绞痛（第1118页）、心律失常（第1121页）以及心肌梗死（第1135页），同时在治疗心力衰竭起了重要作用（见下文）。它们还被用于控制在酒精戒断过程中交感神经过渡活跃（见第1551页），用于焦虑症（见下文），用于甲状腺功能亢进症（第2086页）以及震颤（见下文）。β受体阻滞剂用于预防偏头痛以及各种与门静脉高压相关的出血症状（见第2285页）。它们还与α受体阻滞剂一起用于嗜铬细胞瘤的治疗（见下文）。一些β受体阻滞剂还被用于滴眼液用于治疗青光眼以及眼内压力过高（见下文）。

β受体阻滞剂的选择 对于不同β受体阻滞剂的选择取决于治疗情况以及患者的特征，例如肝、肾功能以及所患有疾病（如糖尿病）。患者对不同β受体阻滞剂的接受程度也是不同的。β受体阻滞剂的特征，例如 $β_1$ 受体的选择性以及内在拟交感活性也会影响到β受体阻滞剂的选择，还有一些药理学特征，如血管扩张活性。尽管这些区别在临床上的重要性存在争议，但是只有特定的β受体阻滞剂在某些条件下（如心衰）才能明确起效，这也将影响药物选择。

1. Anonymous. Which beta-blocker? *Med Lett Drugs Ther* 2001; **43:** 9–11.
2. Brown MJ. A rational basis for selection among drugs of the same class. *Heart* 2003; **89:** 687–94.

焦虑症 β受体阻滞剂被用于各种焦虑性障碍[1]，包括泛焦虑障碍（第925页）、惊恐障碍（第925页）以及行为性焦虑（见**恐怖性障碍**，第926页）。然而，其效果不是很明显，并且它们的主要作用在于减轻症状，如寒战或者心悸，这些可以通过β受体阻滞剂得到缓解。相对较低剂量（普萘洛尔40mg，氧烯洛尔40～80mg，那多洛尔40mg）的β受体阻滞剂可在1～2h后发挥作用。一些患者需要高剂量以及更长的时间。

1. Tyrer P. Current status of β-blocking drugs in the treatment of anxiety disorders. *Drugs* 1988; **36:** 773–83.

烧伤 β受体阻滞剂已用于大部分烧伤（第1505页）。它可以减少影响病情的高能代谢和重要的分解代谢。一项针对严重烧伤儿童的研究[1]发现口服普萘洛尔减少了能量支出和肌蛋白的分解代谢，表明β受体阻滞剂可起到合成代谢作用。

1. Herndon DN, *et al.* Reversal of catabolism by beta-blockade after severe burns. *N Engl J Med* 2001; **345:** 1223–9.

心肌病 见下文心力衰竭。

降低心血管危险 β受体阻滞剂能给缺血性心脏病[1]患者带来好处。β受体阻滞剂在长期治疗中发挥重要作用，它降低心绞痛患者（第1118页）和特别是得过心肌梗死的患者（第1135页）患低血压的风险。β受体阻滞剂还用于减少术中患者的缺血和心脏疾病，但是它们此处的作用不是很清楚。

围手术期使用β受体阻滞剂存在争议（见上文**注意事项**）。β受体阻滞剂降低了缺血和心律失常的风险，但是增加了低血压的风险。通常在手术前停用β受体阻滞剂以确保手术期间对血压更好的控制。然而，尽管不是所有的研究都得出相同的结论，但是有一些证据表明尽管会带来心血管疾病的风险，围手术期继续或开始使用β受体阻滞剂会对患者有益。一篇系统研究β受体阻滞剂的综述[2]认为β受体阻滞剂能减少高心血管疾病风险患者经历非心脏方面手术时的心肌缺血、非致命性心肌梗死和心血管引起的死亡率。一项回顾性研究[3]也认为虽然对低危患者没有好处（可能带来坏处），但是围手术期使用β受体阻滞剂能减少医院内高危患者的死亡率。然而，另一篇系统性综述和荟萃分析[4]总结道，虽然使用β受体阻滞剂的证据鼓舞人心，但是下定性结论还为时尚早。更多最近的研究[5,6]在围手术期使用美托洛尔未发现益处。虽然荟萃分析受POISE研究结果的影响很大，但是一项更大规模的研究（POISE研究）[7]和后续的荟萃研究[8,9]发现使用β受体阻滞剂的患者不但给心脏带来的益处很少，而且卒中和死亡的风险还加大了。POISE研究中一项从手术当天开始实施，大剂量、长期使用美托普利的给药方案饱受批评[10～14]，低血压和心动过缓的结果导致了更高的死亡率。另一项荟萃分析[9]总结道，POISE研究的结果表明在以风险最低为基本条件的情况下，围手术期使用β受体阻滞剂增加的卒中风险是最高的。

相互矛盾的结论可能与β受体阻滞剂研究中给药方案的宽泛有关，患者是否已使用β受体阻滞剂、综述和分析中不同的选择标准都是造成矛盾的原因。认识到这些限制后，针对非心脏类手术的共识性的美国指南推荐[15]在围手术期β受体阻滞剂应在表现可耐受的患者身上继续使用。心血管疾病高危患者（术前进行确认测试）接受血管手术时可能应开始使用β受体阻滞剂。低危患者使用β受体阻滞剂应谨慎，使用带来好处的证据很少。在避免出现低血压和心动过缓的预案都准备好前，所有开始使用β受体阻滞剂的患者需要细心的滴注给药。尚不清楚哪种β受体阻滞剂更适合使用，但是一项回顾性研究[16]发现患者使用阿替洛尔围手术期前后发生危险的风险比使用美托洛尔的更低。有人推荐使用作用时间短[17]、具有心脏选择性[18]的β受体阻滞剂。

β受体阻滞剂会对接受心脏手术的患者有好处。观察性研究发现预先[19]或术前[20]使用β受体阻滞剂能减少缺血性并发症，围手术期[21]或手术后[22]使用β受体阻滞剂能降低动脉纤维化的风险，尽管一项研究发现[23]β受体阻滞剂对动脉纤维化的作用只对已经在术前就使用β受体阻滞剂的患者有效。

尽管β受体阻滞剂有效降低血压，但是它们并不能与其他一些抗高血压药同样程度地降低心血管疾病发生的风险。β受体阻滞剂不是治疗高血压（第1131页）的首选药[24,25]。

1. Ellison KE, Gandhi G. Optimising the use of β-adrenoceptor antagonists in coronary artery disease. *Drugs* 2005; **65:** 787–97.
2. Auerbach AD, Goldman L. β-Blockers and reduction of cardiac events in noncardiac surgery: scientific review. *JAMA* 2002; **287:** 1435–44.
3. Lindenauer PK, *et al.* Perioperative beta-blocker therapy and mortality after major noncardiac surgery. *N Engl J Med* 2005; **353:** 349–61.
4. Devereaux PJ, *et al.* How strong is the evidence for the use of perioperative β blockers in non-cardiac surgery? Systematic review and meta-analysis of randomised controlled trials. *BMJ* 2005; **331:** 313–16.
5. The DIPOM Trial Group. Effect of perioperative β blockade in patients with diabetes undergoing major non-cardiac surgery: randomised placebo controlled, blinded multicentre trial. Abridged version: *BMJ* 2006; **332:** 1482–5. Full version: http://www.bmj.com/cgi/reprint/332/7556/1482 (accessed 10/01/08)
6. Yang H, *et al.* The effects of perioperative β-blockade: results of the Metoprolol after Vascular Surgery (MaVS) study, a randomized controlled trial. *Am Heart J* 2006; **152:** 983–90.
7. Devereaux PJ, *et al.* Effects of extended-release metoprolol succinate in patients undergoing non-cardiac surgery (POISE trial): a randomised controlled trial. *Lancet* 2008; **371:** 1839–47.
8. Bangalore S, *et al.* Perioperative beta blockers in patients having non-cardiac surgery: a meta-analysis. *Lancet* 2008; **372:** 1962–76.
9. Talati R, *et al.* Outcomes of perioperative beta-blockade in patients undergoing noncardiac surgery: a meta-analysis. *Ann Pharmacother* 2009; **43:** 1181–8.
10. Keane M. Beta-blocker therapy in non-cardiac surgery. *Lancet* 2008; **372:** 1145.
11. Caramelli B, *et al.* Beta-blocker therapy in non-cardiac surgery. *Lancet* 2008; **372:** 1145.
12. Trevelyan J. Beta-blocker therapy in non-cardiac surgery. *Lancet* 2008; **372:** 1145–6.
13. Riedel B, *et al.* Beta-blocker therapy in non-cardiac surgery. *Lancet* 2008; **372:** 1146–7.
14. Poldermans D, Devereaux PJ. The experts debate: perioperative beta-blockade for noncardiac surgery—proven safe or not? *Cleve Clin J Med* 2009; **76** (suppl 4): S84–S92.
15. Fleisher LA, *et al.* 2009 ACCF/AHA focused update on perioperative beta blockade incorporated into the ACC/AHA 2007 guidelines on perioperative cardiovascular evaluation and care for noncardiac surgery: a report of the American College of Cardiology Foundation/American Heart Association Task Force on Practice Guidelines. *Circulation* 2009; **120:** e169–e276. Also available at: http://circ.ahajournals.org/cgi/reprint/120/21/e169.pdf (accessed 25/01/10)
16. Redelmeier DA, *et al.* β blockers for elective surgery in elderly patients: population based, retrospective cohort study. *BMJ* 2005; **331:** 932–4.
17. Domanski D, Schwarz ER. Is the perioperative use of beta-blockers still recommended? A critical review of recent controversies. *J Cardiovasc Pharmacol Ther* 2009; **14:** 258–68.
18. Poldermans D, *et al.* Perioperative strokes and beta-blockade. *Anesthesiology* 2009; **111:** 940–5.
19. Sharma SK, *et al.* Cardioprotective effect of prior β-blocker therapy in reducing creatine kinase-MB elevation after coronary intervention: benefit is extended to improvement in intermediate-term survival. *Circulation* 2000; **102:** 166–72.
20. Ferguson TB, *et al.* Preoperative β-blocker use and mortality and morbidity following CABG surgery in North America. *JAMA* 2002; **287:** 2221–7. Correction. *ibid.*; 3212.
21. Crystal E, *et al.* Interventions for preventing post-operative atrial fibrillation in patients undergoing heart surgery. Available in The Cochrane Database of Systematic Reviews; Issue 4. Chichester: John Wiley; 2004 (accessed 10/01/08).
22. Coleman CI, *et al.* Impact of prophylactic postoperative β-blockade on post-cardiothoracic surgery length of stay and atrial fibrillation. *Ann Pharmacother* 2004; **38:** 2012–16.
23. Crystal E, *et al.* Metoprolol prophylaxis against postoperative atrial fibrillation increases length of hospital stay in patients not on pre-operative beta blockers: the beta blocker length of stay (BLOS) trial. *Heart* 2004; **90:** 941–2.
24. Lindholm LH, *et al.* Should β blockers remain first choice in the treatment of primary hypertension? A meta-analysis. *Lancet* 2005; **366:** 1545–53.
25. Wiysonge CS, *et al.* Beta-blockers for hypertension. Available in The Cochrane Database of Systematic Reviews; Issue 1. Chichester: John Wiley; 2007 (accessed 12/06/08).

锥体系外障碍 β受体阻滞剂（低剂量）可用于治疗抗精神病药引起的静坐不能，但证明其有效的证据是有限的（见**氯丙嗪**项下，第943页）。

青光眼和眼内高压 对于开角型青光眼以及其他慢性青光眼，一般首选β受体阻滞剂滴眼（第1785页）。它们可以抑制睫状体上皮的β受体并且会降低房水分泌。对于睫状肌的研究表明倍他洛尔、卡替洛尔、左布诺洛尔、美替洛尔以及噻吗咯尔都是有效的，尤其是降低眼内压[1~5]，虽然有分析说噻吗咯尔在降低眼内压方面比倍他洛尔更加有效[6]。可能产生的全身反应应该牢记（见上文**眼部使用后的反应**），尤其对于老年患者[7]。

β受体阻滞剂还被用于预防术后眼内高压[8,9]。

1. LeBlanc RP, *et al.* Timolol: long-term Canadian Multicentre Study. *Can J Ophthalmol* 1985; **20:** 128–30.
2. Stewart RH, *et al.* Betaxolol vs timolol: a six-month double-blind comparison. *Arch Ophthalmol* 1986; **104:** 46–8.
3. Geyer O, *et al.* Levobunolol compared with timolol: a four-year study. *Br J Ophthalmol* 1988; **72:** 892–6.
4. Krieglstein GK, *et al.* Levobunolol and metipranolol: comparative ocular hypotensive efficacy, safety, and comfort. *Br J Ophthalmol* 1987; **71:** 250–3.
5. Scoville B, *et al.* A double-masked comparison of carteolol and timolol in ocular hypertension. *Am J Ophthalmol* 1988; **105:** 150–4.
6. van der Valk R, *et al.* Intraocular pressure-lowering effects of all commonly used glaucoma drugs: a meta-analysis of randomized clinical trials. *Ophthalmology* 2005; **112:** 1177–85.
7. O'Donoghue E. β Blockers and the elderly with glaucoma: are we adding insult to injury? *Br J Ophthalmol* 1995; **79:** 794–6.
8. West DR, *et al.* Comparative efficacy of the β-blockers for the prevention of increased intraocular pressure after cataract extraction. *Am J Ophthalmol* 1988; **106:** 168–73.
9. Odberg T. Primary argon laser trabeculoplasty after pretreatment with timolol. *Acta Ophthalmol (Copenh)* 1990; **68:** 317–19.

心力衰竭 β受体阻滞剂具有负性肌力作用，曾对心衰患者（第1127页）禁忌使用。然而，它们可能对于心力衰竭是有利的，因为交感神经系统的长期激活与病情的发展相关联。评论[1~4]、回顾分析[5,6]以及长期的研究[7,8]表明β受体阻滞剂比索洛尔、卡维地洛以及美托洛尔能降低慢性心力衰竭的死亡率，另外一项研究[9]表明奈比洛尔对于老年患者是有利的。进一步的综合分析[10]发现，使用β受体阻滞剂治疗的患者中退出的人数比使用安慰剂的要少，表明其效果超过了它的不良反应。一项亚组分析[11]也证实美托洛尔在糖尿病患者中被普遍接受并且有效，除了其对于糖尿病的调控的影响（见**不良反应**项下**对糖代谢的影响**）。β受体阻滞剂也能提升慢性心衰患者的功能[12]。现在推荐使用β受体阻滞剂，因为作为标准治疗方案的一部分，β受体阻滞剂与ACEI和利尿药合用于所有临床上由于左心室收缩功能不全引起的稳定心衰患者，他们没有用药禁忌。虽然经验上推荐使用β受体阻滞剂来减缓心率，改善心肌缺血[13]，但是β受体阻滞剂对左心室收缩功能健全患者的好处尚不清楚。

治疗心衰也许不是某些β受体阻滞剂的经典作用，一般只有作用明确的β受体阻滞剂才会被使用。不是所有β受体阻滞剂治疗心衰的作用都被研究过，但是有证据表明有些β受体阻滞剂是无效的，一项布新洛尔的研究[14]就因为其没有改善死亡率在很早就将其停用了。对于那些显示能够改善死亡率的β受体阻滞剂，尚不清楚它们是否都是等效的[15]。一项荟萃分析[16]认为扩血管的β受体阻滞剂如卡维地洛相比于不能产生扩血管作用的药物降低整体死亡率的作用更为明显。尽管研究中使用相同剂量受到质疑[18]且尚不清楚最佳剂量是多少，一项大规模研究[17]比较卡维地洛和美托洛尔后也发现卡维地洛确实更能降低死亡率。许多患者不能耐受临床研究中的目标药物，但是一项美托洛尔的研究分析[19]发现使用低剂量或高剂量药物改善死亡率的效果是相同的。一项荟萃分析[20]发现相比于剂量，β受体阻滞剂的救治效果与减慢心率的程度更为相关。

β受体阻滞剂对一些由心肌病（第1124页）引起的心力衰竭也是有效的。许多的β受体阻滞剂可治疗自发性心肌病，并且改善心力衰竭患者的死亡率，包括扩张性心肌病。对于肥厚型心肌病，β受体阻滞剂可减轻心率过快的症状，减轻心绞痛，防止晕厥。

1. Foody JM, *et al.* β-Blocker therapy in heart failure: scientific review. *JAMA* 2002; **287:** 883–9.
2. Pritchett AM, Redfield MM. β-Blockers: new standard therapy for heart failure. *Mayo Clin Proc* 2002; **77:** 839–46.
3. Goldstein S. Benefits of β-blocker therapy for heart failure: weighing the evidence. *Arch Intern Med* 2002; **162:** 641–8.
4. Klapholz M. Beta-blocker use for the stages of heart failure. *Mayo Clin Proc* 2009; **84:** 718–29.
5. Lechat P, *et al.* Clinical effects of β-adrenergic blockade in chronic heart failure: a meta-analysis of double-blind, placebo-controlled, randomized trials. *Circulation* 1998; **98:** 1184–91.
6. Brophy JM, *et al.* β-Blockers in congestive heart failure: a Bayesian meta-analysis. *Ann Intern Med* 2001; **134:** 550–60.
7. CIBIS-II Investigators and Committees. The Cardiac Insufficiency Bisoprolol Study II (CIBIS-II): a randomised trial. *Lancet* 1999; **353:** 9–13.
8. MERIT-HF Study Group. Effect of metoprolol CR/XL in chronic heart failure: Metoprolol CR/XL Randomised Intervention Trial in Congestive Heart Failure (MERIT-HF). *Lancet* 1999; **353:** 2001–7.
9. Flather MD, *et al.* Randomized trial to determine the effect of nebivolol on mortality and cardiovascular hospital admission in elderly patients with heart failure (SENIORS). *Eur Heart J* 2005; **26:** 215–25.
10. Ko DT, *et al.* Adverse effects of β-blocker therapy for patients with heart failure: a quantitative overview of randomized trials. *Arch Intern Med* 2004; **164:** 1389–94.
11. Deedwania PC, *et al.* Efficacy, safety and tolerability of metoprolol CR/XL in patients with diabetes and chronic heart failure: experiences from MERIT-HF. *Am Heart J* 2005; **149:** 159–67.
12. Abdulla J, *et al.* Effect of beta-blocker therapy on functional status in patients with heart failure: a meta-analysis. *Eur J Heart Fail* 2006; **8:** 522–31.
13. Task Force on Beta-Blockers of the European Society of Cardiology. Expert consensus document on β-adrenergic receptor blockers. *Eur Heart J* 2004; **25:** 1341–62.
14. The Beta-Blocker Evaluation of Survival Trial Investigators. A trial of the beta-blocker bucindolol in patients with advanced chronic heart failure. *N Engl J Med* 2001; **344:** 1659–67.
15. McBride BF, White CM. Critical differences among beta-adrenoreceptor antagonists in myocardial failure: debating the MERIT of COMET. *J Clin Pharmacol* 2005; **45:** 6–24.
16. Bonet S, *et al.* β-Adrenergic blocking agents in heart failure: benefits of vasodilating and nonvasodilating agents according to patients' characteristics: a meta-analysis of clinical trials. *Arch Intern Med* 2000; **160:** 621–7.
17. Poole-Wilson PA, *et al.* Comparison of carvedilol and metoprolol on clinical outcomes in patients with chronic heart failure in the Carvedilol Or Metoprolol European Trial (COMET): randomised controlled trial. *Lancet* 2003; **362:** 7–13.
18. Dargie HJ. β-Blockers in heart failure. *Lancet* 2003; **362:** 2–3.
19. Wikstrand J, *et al.* Dose of metoprolol CR/XL and clinical outcomes in patients with heart failure: analysis of the experience in metoprolol CR/XL randomized intervention trial in chronic heart failure (MERIT-HF). *J Am Coll Cardiol* 2002; **40:** 491–8.
20. McAlister FA, *et al.* Meta-analysis: beta-blocker dose, heart rate reduction, and death in patients with heart failure. *Ann Intern Med* 2009; **150:** 784–94.

低血压 β受体阻滞剂有降压作用，通常用于降低高血压患者的血压，偶尔用于手术时控制性降压。然而矛盾的是，对需要药物治疗的神经性低血压（第1134页），可用β受体阻滞剂来治疗，虽然这种方法有一定局限性，并且会产生一定的不良反应。β受体阻滞剂可与部分激动剂一同用于体位性低血压（第1460页），但还是存在风险。

偏头痛和紧张性头痛 β受体阻滞剂（通常是普萘洛尔或者美托洛尔）被许多需要预防偏头痛（第587页）的患者选用[1]。在这种情况下，它们的活性没有被完全应用。其他的β受体阻滞剂也是有效的，如阿替洛尔、那多洛尔以及噻吗咯尔，具有内在拟交感神经活性的β受体阻滞剂可能没有这种效果。

有时β受体阻滞剂对慢性紧张性头痛有效（第588页）。

普萘洛尔被尝试用于儿童腹型偏头痛（见**苯噻啶**，第594页）。

1. Limmroth V, Michel MC. The prevention of migraine: a critical review with special emphasis on β-adrenoceptor blockers. *Br J Clin Pharmacol* 2001; **52:** 237–43.

外周血管疾病 β受体阻滞剂会导致肢端寒冷，并且会引发雷诺综合征。然而，它对于治疗红斑性肢痛病是有效的（见**动脉痉挛性疾病**，第1147页）。

嗜铬细胞瘤 β受体阻滞剂与α受体阻滞剂一起用于嗜铬细胞瘤（第1138页）的初始治疗。β受体阻滞剂能降低β肾上腺素受体兴奋的反应。这种治疗必须用α受体阻滞剂开始，并且保证α受体阻断作用已经形成，β受体阻滞剂的谨慎使用来控制心动过速。$β_1$选择性阻滞剂优先选用，这样$β_2$受体阻滞引起的外周血管收缩将不会发生。在大多数的病例中，最低剂量的β受体阻滞剂已经足够，虽然有时分泌肾上腺素的肿块需要更大的剂量。

破伤风 儿茶酚胺的过量释放会引起自主神经过度活跃，可能为破伤风并发症，通常使用镇静药来控制（第1811页）。β受体阻滞剂也可使用，但是可能会产生严重的高血压，因此不提倡使用。拉贝洛尔同时具有α受体阻滞以及β受体阻滞的双重功效，因此静脉注射拉贝洛尔可成功地控制破伤风对心血管的作用[1]，虽然它并没有显示出比普萘洛尔更加有利的优点。有时也会使用速效β受体阻滞剂艾司洛尔[2]。

1. Domenighetti GM, *et al.* Hyperadrenergic syndrome in severe tetanus: extreme rise in catecholamines responsive to labetalol. *BMJ* 1984; **288:** 1483–4.
2. King WW, Cave DR. Use of esmolol to control autonomic instability of tetanus. *Am J Med* 1991; **91:** 425–8.

法洛四联症 使用β受体阻滞剂治疗法洛四联症，见**普萘洛尔的用途**下，第1326页。

震颤 震颤是一种部分身体有节奏的摆动，由肌肉的不自觉收缩引起。可在行动中发生，保持某一姿势时发生，也可在休息时发生，其频率与幅度是不相同的。休息时的震颤通常与帕金森病有关（第763页），而运动性震颤，包括保持某一姿势时发生的震颤或者运动引起的震颤，可在大量的不适情况下发生。治疗这些不适情况可使震颤消失。如支气管舒张药、三环类抗抑郁药、锂、咖啡因能引起震颤，诱因药物的停止使用能够减轻震颤。然而，震颤常常没有已知的潜在原因。这种震颤被称为**基础震颤**或良性基础震颤，通常都是姿势性震颤，并且倾向于手、头、声音，有时是腿或者躯干。情绪或者焦虑可使其加重。有些震颤不分年龄并且会终生存在，随着年龄的增加会有所加重。很多时候这种情况多都具有家庭遗传性（家庭遗传性震颤）。

轻微家族遗传性震颤可能不需要药物治疗。在严重的情况下，单独的β受体阻滞剂或者苯二氮䓬可能会有效地控制其加重。单独剂量的普萘洛尔在使用1～2h后会达到最大效果，并且药效会持续几个小时。少量的乙醇对慢性家族遗传性震颤也起到一定的作用，虽然这种用法并不被鼓励。

对于更加严重的情况，可能需要进行长期的用药治疗（也可能试用于其他形式的震颤）[1～5]。β受体阻滞剂（通常是非心脏选择性β受体阻滞剂，如普萘洛尔）通常是首选的药物，有70%的患者会有反应，虽然使震颤降低的平均率只有50%～60%。其作用主要是由于梭外肌以及肌梭的β_2受体的阻滞，虽然也可能产生CNS效果。长期使用可能会产生不良反应。虽然可能产生更加严重的不良反应，但是有时会尝试使用扑米酮[6]。患者长期使用这些药物后会对这些药物耐受。然而，3个小型的研究发现少数患者长期使用后对其反应是降低的[7～9]。也有尝试使用局部注射肉毒杆菌A毒素的方法来治疗家族遗传性震颤[1]。其他有效的药物包括加巴喷丁、托吡酯[1～4,10]。其他很多药物虽然经过尝试，但支持使用它们的证据很少[10]。在一些严重的情况下，可能需要考虑手术治疗（丘脑切开术或深部脑刺激）。

1. Habib-ur-Rehman. Diagnosis and management of tremor. *Arch Intern Med* 2000; **160:** 2438–44.
2. Louis ED. Essential tremor. *N Engl J Med* 2001; **345:** 887–91.
3. Lyons K, *et al.* Benefits and risks of pharmacological treatments for essential tremor. *Drug Safety* 2003; **26:** 461–81.
4. Pahwa R, Lyons KE. Essential tremor: differential diagnosis and current therapy. *Am J Med* 2003; **115:** 134–42.
5. Benito-León J, Louis ED. Clinical update: diagnosis and treatment of essential tremor. *Lancet* 2007; **369:** 1152–4.
6. Koller WC, Royse VL. Efficacy of primidone in essential tremor. *Neurology* 1986; **36:** 121–4.
7. Koller WC, Vetere-Overfield B. Acute and chronic effects of propranolol and primidone in essential tremor. *Neurology* 1989; **39:** 1587–8.
8. Calzetti S, *et al.* Clinical and computer-based assessment of long-term therapeutic efficacy of propranolol in essential tremor. *Acta Neurol Scand* 1990; **81:** 392–6.
9. Sasso E, *et al.* Primidone in the long-term treatment of essential tremor: a prospective study with computerized quantitative analysis. *Clin Neuropharmacol* 1990; **13:** 67–76.
10. Zesiewicz TA, *et al.* Practice parameter: therapies for essential tremor: report of the Quality Standards Subcommittee of the American Academy of Neurology. *Neurology* 2005; **64:** 2008–20. Also available at: http://www.neurology.org/cgi/reprint/64/12/2008.pdf (accessed 10/01/08)

Betaxolol Hydrochloride (*BANM, USAN, rINNM*) ⊗
盐酸倍他洛尔

ALO-1401-02; Betaksolol Hidroklorür; Betaksololihydrokloridi; Betaksololio hidrochloridas; Bétaxolol, chlorhydrate de; Betaxolol-hidroklorid; Betaxolol-hydrochlorid; Betaxololhydroklorid; Betaxololi hydrochloridum; Hidrocloruro de betaxolol; SL-75212-10. 1-{4-[2-(Cyclopropylmethoxy)ethyl]phenoxy}-3-isopropylaminopropan-2-ol hydrochloride.

Бетаксолола Гидрохлорид

$C_{18}H_{29}NO_3,HCl = 343.9.$

CAS — 63659-18-7 (betaxolol); 63659-19-8 (betaxolol hydrochloride).

ATC — C07AB05; S01ED02.

ATC Vet — QC07AB05; QS01ED02.

UNII — 6X97D2XT0O.

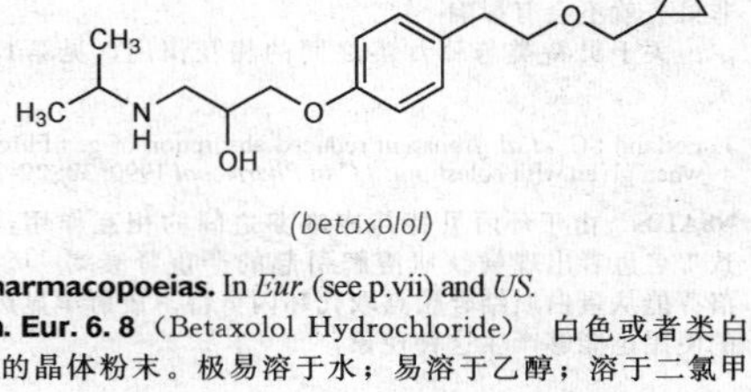

(betaxolol)

Pharmacopoeias. In *Eur.* (see p.vii) and *US.*

Ph. Eur. 6.8 (Betaxolol Hydrochloride) 白色或者类白色的晶体粉末。极易溶于水；易溶于乙醇；溶于二氯甲烷。避光。

USP 33 (Betaxolol Hydrochloride) 白色晶体粉末。易溶于水、乙醇、氯仿以及甲醇。2%水溶液的pH值为4.5～6.5。贮藏于密闭容器中。

不良反应、处置和注意事项

见**β受体阻滞剂**，见第1182页。

药物相互作用

与β受体阻滞剂相关的药物相互作用，见第1184页。

药动学

倍他洛尔在胃肠道中被完全吸收，并且只有少量进行首关代谢，其口服的生物利用度达到约90%。其在脂类中的溶解度很高。倍他洛尔有50%与血浆蛋白结合。它可以穿过胎盘分布到乳汁中，乳汁中的浓度比母体血液中的浓度还要高。血浆半衰期一般是14～22h。主要的清除方式是肝代谢以及从尿中排出，只有15%以原形从尿中排出。

妊娠和哺乳 在婴儿出生前后，对28名高血压孕妇，每天接受10～40mg剂量的倍他洛尔进行药动学研究。其药动学特征与非孕患者是相似的[1]。脐带中的浓度和母体血液中的浓度基本相同，并且脐带血中的浓度与距离最后一次使用倍他洛尔的时间之间具有负关联。因此，如果母亲在新生儿出生前16～18h停止用药，新生儿的倍他洛尔浓度会大大降低。新生儿血液中倍他洛尔的半衰期是14.8～38.5h。对于不足36周的早产儿，其血液中倍他洛尔的半衰期比足月产婴儿的要长32%。倍他洛尔在乳汁或者初乳中的浓度在3个母亲中得到证实。所有的例子表明乳汁与血液中浓度比大于2。

1. Morselli PL, *et al.* Placental transfer and perinatal pharmacokinetics of betaxolol. *Eur J Clin Pharmacol* 1990; **38:** 477–83.

用途和用法

倍他洛尔是一种心脏选择性β受体阻滞剂（第1181页）。它本身缺少肾上腺素活性并且具有很小的膜稳定活性。

倍他洛尔在治疗高血压病（第1131页）、心绞痛（第1118页）、青光眼（第1785页）中用其盐酸盐。

在治疗**高血压病**中，盐酸倍他洛尔的首次剂量是口服每日1次，每次10mg，在1～2周后，根据反应情况，如果有必要，可适当将剂量加倍。通常每日20mg以上的剂量不会带来更多的益处，每日40mg的剂量会使患者耐受。**心绞痛**的用药剂量和这个类似。

对于老年患者，建议首次用药剂量是每日5mg。对于严重肾损伤患者，应该将剂量减少。

对于眼内高压或者开角型**青光眼**，每日2次，使用0.25%～0.5%倍他洛尔的滴眼液来降低升高的眼内压。

1. Buckley MM-T, *et al.* Ocular betaxolol: a review of its pharmacological properties, and therapeutic efficacy in glaucoma and ocular hypertension. *Drugs* 1990; **40:** 75–90.

在肾损伤中的用法 在肾损伤患者中，倍他洛尔的清除会降低，因此需求剂量相对降低。美国注册药品信息建议对于严重肾损伤患者或者透析患者，首次剂量应该是每日5mg倍他洛尔盐酸盐，剂量可以每2周上调5mg，直到到达最大值每日20mg。

语言障碍 1名从小结巴的50岁的男性患者，在每日接受倍他洛尔20mg治疗高血压病后，其结巴情况有很大的改善[1]。

1. Burris JF, *et al.* Betaxolol and stuttering. *Lancet* 1990; **335:** 223.

制剂

BP 2010: Betaxolol Eye Drops, Solution; Betaxolol Eye Drops, Suspension;
USP 33: Betaxolol Ophthalmic Solution; Betaxolol Tablets.

专利制剂

Arg.: Betasel; Tonobexol; ***Austral.:*** Betoptic; Betoquin; ***Austria:*** Betoptic; Kerlone†; ***Belg.:*** Betoptic; Kerlone; ***Braz.:*** Betoptic; Presmin; ***Canad.:*** Betoptic; ***Chile:*** Bemaz; Beof; Betoptic; BTX Ofteno; ***Cz.:*** Betalmic; Betamed; Betaxa; Betoptic; Lokren; ***Denm.:*** Betoptic; ***Fin.:*** Betoptic; Kerlon; ***Fr.:*** Betoptic; Kerlone; ***Ger.:*** Betoptima; Kerlone; ***Gr.:*** Armament; Betoptic; Eifel; Kerlone; Pertaxol; ***Hong Kong:*** Betoptic; ***Hung.:*** Betoptic; Lokren; ***India:*** Optipres; ***Indon.:*** Betoptima; Optibet; ***Irl.:*** Betoptic; ***Israel:*** Betoptic; Kerlone†; ***Ital.:*** Betoptic; Kerlon; ***Jpn:*** Kerlong; ***Malaysia:*** Betac; Betoptic; Kerlone; ***Mex.:*** Betoptic; BTX-HA Ofteno; ***Neth.:*** Betoptic; Kerlon; ***Norw.:*** Betoptic; ***NZ:*** Betoptic; ***Philipp.:*** Betoptic; Kerlone; Oxol; ***Pol.:*** Betabion; Betoptic; Lokren; Optibetol; ***Port.:*** Bertocil; Betaglau†; Betoptic; Davixolol; ***Rus.:*** Betac (Бетак); Betoptic (Бетоптик); Lokren (Локрен); ***S.Afr.:*** Betoptic; ***Singapore:*** Betac; Betoptic; Kerlone; ***Spain:*** Betoptic; ***Swed.:*** Betoptic; ***Switz.:*** Betoptic; ***Thai.:*** Betoptic; ***Turk.:*** Betoptic; Eifel; ***UK:*** Betoptic; ***Ukr.:*** Betoptic (Бетоптик S); Lokren (Локрен); ***USA:*** Betoptic; Kerlone; ***Venez.:*** Betaxol; Betoptic.

Bevantolol Hydrochloride (*BANM, USAM, rINNM*) ⊗
盐酸贝凡洛尔

Bévantolol, Chlorhydrate de; Bevantololhydroklorid; Bevantololi Hydrochloridum; Bevantololihydrokloridi; CI-775; Hidrocloruro de bevantolol; NC-1400. 1-(3,4-Dimethoxyphenethylamino)-3-*m*-tolyloxypropan-2-ol hydrochloride.

Бевантолола Гидрохлорид

$C_{20}H_{27}NO_4,HCl = 381.9.$

CAS — 59170-23-9 (bevantolol); 42864-78-8 (bevantolol hydrochloride).

ATC — C07AB06.

ATC Vet — QC07AB06.

UNII — 4VB9HU07BC.

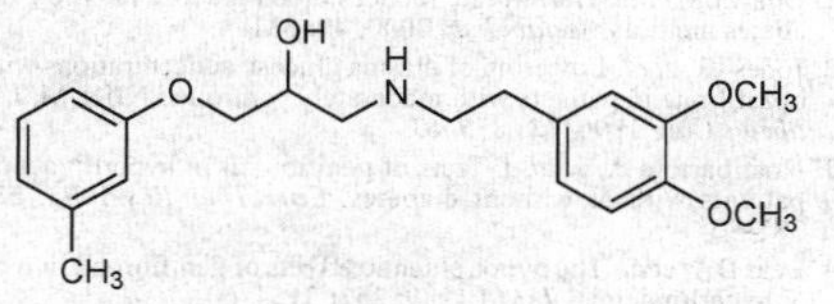

(bevantolol)

简介

贝凡洛尔是一种心脏选择性β受体阻滞剂（第1181页）。它自身缺少内在拟交感活性，但是具有轻微的膜稳定性活性，同时具有血管扩张活性。在治疗高血压病以及心绞痛过程中，口服其盐酸盐。

1. Frishman WH, *et al.* Bevantolol: a preliminary review of its pharmacodynamic and pharmacokinetic properties, and therapeutic efficacy in hypertension and angina pectoris. *Drugs* 1988; **35:** 1–21.

制剂

专利制剂

Jpn: Calvan.

Bezafibrate (*BAN, USAN, rINN*) 苯扎贝特

Betsafibraatti; Bezafibrát; Bezafibrat; Bezafibratas; Bézafibrate; Bezafibrato; Bezafibratum; BM-15075; LO-44. 2-[4-(2-*p*-Chlorobenzamidoethyl)phenoxy]-2-methylpropionic acid.

Безафибрат

$C_{19}H_{20}ClNO_4 = 361.8.$

CAS — 41859-67-0.

ATC — C10AB02.

ATC Vet — QC10AB02.

UNII — Y9449Q51XH.

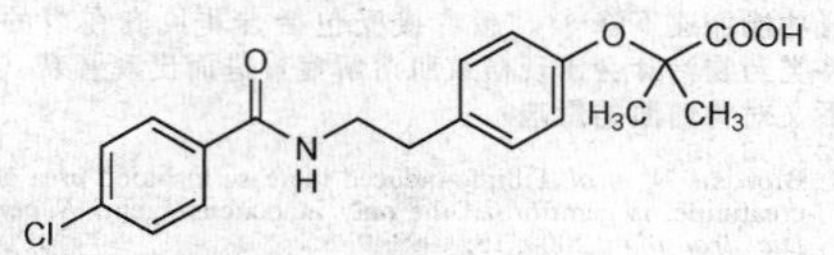

Pharmacopoeias. In *Eur.* (see p.vii) and *Jpn.*

Ph. Eur. 6.8 (Bezafibrate) 白色或者类白色晶体粉末。具有多晶型。几乎不溶于水；略溶于乙醇和丙酮；易溶于二甲基甲酰胺；可在碱性氢氧化物的稀的水溶液中分解。

不良反应和注意事项

苯扎贝特最常见的不良反应为肠胃疾病包括缺乏食欲、恶心、胃部不适。其他不常发生的不良反应发生较少，包括头痛、头昏、眩晕、疲劳、皮疹、皮肤瘙痒、光敏感、秃头症、阳痿、贫血、白细胞减少及血小板减少。也曾发生过血浆氨基酸浓度增大的情况。在使用苯扎贝特治疗过程中，肌酸磷酸激酶浓度升高与肌炎并发症，肌病以及不常见的横纹肌溶解症相关，由肾病并发症或者肾损伤引起的低白蛋白血症的患者可能会有更高的风险。对于具有肌病风险因素的患者不应使用苯扎贝特。苯扎贝特可使结石恶化，已经有胆结石方面的相关报道。虽然没有明确的证据来证明苯扎贝特的使用与这种情况的联系（见下文**胆结石**）。

严重肝损伤、严重肝病、胆结石、胆囊炎或低白蛋白血症状态如肾病综合征的患者不宜使用苯扎贝特。对于肾损伤患者应该谨慎使用，患者的肌酐清除率若低于15ml/min则禁用苯扎贝特，透析除外（见下文**用途和用法**项下内容）。

1. Davidson MH, *et al.* Safety considerations with fibrate therapy. *Am J Cardiol* 2007; **99** (Issue 6 suppl 1): 3C–18C.
2. Florentin M, *et al.* Fibrate-associated adverse effects beyond muscle and liver toxicity. *Curr Pharm Des* 2008; **14:** 574–87.

对葡萄糖代谢的影响 一般使用贝特类药物时糖尿病患者的胰岛素敏感性和糖代谢有所改善[1~3]，或没有变化[4~6]。贝特类药物适合用于治疗2型糖尿病合并高甘油三酯血症[7]。也有证据表明贝特类药物可以减少或延缓肥胖[8]或葡萄糖耐量受损[9]患者糖尿病的发生。然而，有报道[10]称当吉非贝齐加至高剂量胰岛素治疗时，尽管通过贝特类药物治疗胰岛素剂量最终降低，葡萄糖水平控制得很好，但是低血糖会以2型糖尿病的形式复发。由于有严重低血压的风险（第436页），吉非贝齐禁用于接受瑞格列奈治疗的患者。相反地，一项20名糖尿病患者接受吉非贝齐治疗的研究[11]报道9名患者需要简单的降糖治疗（口服降糖药或胰岛素），1名患者不需要。

1. Ogawa S, *et al.* Bezafibrate reduces blood glucose in type 2 diabetes mellitus. *Metabolism* 2000; **49:** 331–4.
2. Jones IR, *et al.* Lowering of plasma glucose concentrations with bezafibrate in patients with moderately controlled NIDDM. *Diabetes Care* 1990; **13:** 855–63.
3. Notarbartolo A, *et al.* Effects of gemfibrozil in hyperlipidemic patients with or without diabetes. *Curr Ther Res* 1993; **53:** 381–93.
4. Leaf DA, *et al.* The hypolipidemic effects of gemfibrozil in type V hyperlipidemia. *JAMA* 1989; **262:** 3154–60.
5. Pagani A, *et al.* Effect of short-term gemfibrozil administration on glucose metabolism and insulin secretion in non-insulin-dependent diabetics. *Curr Ther Res* 1989; **45:** 14–20.
6. Hernández-Mijares A, *et al.* Ciprofibrate effects on carbohydrate and lipid metabolism in type 2 diabetes mellitus subjects. *Nutr Metab Cardiovasc Dis* 2000; **10:** 1–6.
7. Buse JB, *et al.* Primary prevention of cardiovascular diseases in people with diabetes mellitus: a scientific statement from the American Heart Association and the American Diabetes Association. *Circulation* 2007; **115:** 114–26. Also available at: http://circ.ahajournals.org/cgi/reprint/115/1/114.pdf (accessed 28/08/09) Also published in *Diabetes Care* 2007; **30:** 162–72. Also available at: http://care.diabetesjournals.org/content/30/1/162.full.pdf (accessed 28/08/09)
8. Tenenbaum A, *et al.* Effect of bezafibrate on incidence of type 2 diabetes mellitus in obese patients. *Eur Heart J* 2005; **26:** 2032–8.
9. Tenenbaum A, *et al.* Peroxisome proliferator-activated receptor ligand bezafibrate for prevention of type 2 diabetes mellitus in patients with coronary artery disease. *Circulation* 2004; **109:** 2197–2202.
10. Klein J, *et al.* Recurrent hypoglycaemic episodes in a patient with type 2 diabetes under fibrate therapy. *J Diabetes Complications* 2002; **16:** 246–8.
11. Konttinen A, *et al.* The effect of gemfibrozil on serum lipids in diabetic patients. *Ann Clin Res* 1979; **11:** 240–5.

对肾脏的影响 在使用苯扎贝特过程中，通常会出现肌酐浓度的较小幅度增长。也有报道称其与其他贝特类药物[1,2]合用时也有增长，尽管可能不是和吉非贝齐。这种增长不会造成肾功能产生相关的改变，在停药后可逆，血清肌酐值会在几周后恢复至正常值[2]。还有报道称使用苯扎贝特[3]和氯贝丁酯[4,5]后产生了急性肾衰。还有报道称使用苯扎贝特治疗慢性肾衰患者出现了肾功能加速下降[6]。患者接受包括吉非贝齐在内的贝特类药物治疗会出现横纹肌溶解症，进而出现肾衰（见下文**对骨骼肌的影响**）。

1. Broeders N, *et al.* Fibrate-induced increase in blood urea and creatinine: is gemfibrozil the only innocuous agent? *Nephrol Dial Transplant* 2000; **15:** 1993–9.
2. Sica DA. Fibrate therapy and renal function. *Curr Atheroscler Rep* 2009; **11:** 338–42.
3. Lipkin GW, Tomson CRV. Severe reversible renal failure with bezafibrate. *Lancet* 1993; **341:** 371.
4. Dosa S, *et al.* Acute-on-chronic renal failure precipitated by clofibrate. *Lancet* 1976; **i:** 250.
5. Cumming A. Acute renal failure and interstitial nephritis after clofibrate treatment. *BMJ* 1980; **281:** 1529–30.
6. Williams AJ, *et al.* The short term effects of bezafibrate on the hypertriglyceridaemia of moderate to severe uraemia. *Br J Clin Pharmacol* 1984; **18:** 361–7.

对神经系统的影响 贝特类药物对于外周神经系统有不良影响。苯扎贝特会引起外周神经病变，这已经被神经研究者证实[1]。也有报道氯贝丁酯和非诺贝特[3]停用时会产生外周神经病变[2]。同时，截至1993年，加拿大Adverse Drug Reactions Advisory Committee接到报道称，使用吉非罗齐导致6名患者产生感觉异常[4]。

1. Ellis CJ, *et al.* Peripheral neuropathy with bezafibrate. *BMJ* 1994; **309:** 929.
2. Gabriel R, Pearce JMS. Clofibrate-induced myopathy and neuropathy. *Lancet* 1976; **ii:** 906.
3. Corcia P, *et al.* Severe toxic neuropathy due to fibrates. *J Neurol Neurosurg Psychiatry* 1999; **66:** 410.
4. Anonymous. Paraesthesia and neuropathy with hypolipidaemic agents. *Aust Adverse Drug React Bull* 1993; **12:** 6.

对胰腺的影响 使用苯扎贝特的患者曾出现急性胰腺炎，当再次使用时，仍然会导致胰腺炎发生[1]。同时使用非诺贝特以及HMG辅酶A还原酶抑制剂的患者也会出现急性胰腺炎[2]，其中HMG辅酶A还原酶抑制剂被认为是引起这一现象的原因。也有报道称在FIELD研究[3]中与非诺贝特合用引起胰腺炎增加，尽管病例数较少。

1. Gang N, *et al.* Relapsing acute pancreatitis induced by re-exposure to the cholesterol lowering agent bezafibrate. *Am J Gastroenterol* 1999; **94:** 3626–8.
2. McDonald KB, *et al.* Pancreatitis associated with simvastatin plus fenofibrate. *Ann Pharmacother* 2002; **36:** 275–9.
3. The FIELD study investigators. Effects of long-term fenofibrate therapy on cardiovascular events in 9795 people with type 2 diabetes mellitus (the FIELD study): randomised controlled trial. *Lancet* 2005; **366:** 1849–61. Corrections. *ibid.* 2006; **368:** 1415 and 1420.

对性功能的影响 一些贝特类药物引起性功能障碍。在使用吉非贝齐治疗过程中，有3名患者[1~3]出现阳痿或者无性欲。有2名患者[1,2]没有出现这种不良反应。英国CSM接到另外6例报告[2]。在西班牙有3名患者使用吉非贝齐后出现阳痿现象，1名患者表现和氯贝丁酯的反应类似[4]。一些系统的评论，包括这些以及其他报道，都支持贝特类药物能引起勃起障碍[5]。

1名56岁的男子使用非诺贝特后出现男子女性型乳房[6]，再刺激后复发。没有其他贝特类药物对性功能产生影响的报道。

1. Pizarro S, *et al.* Gemfibrozil-induced impotence. *Lancet* 1990; **336:** 1135.
2. Bain SC, *et al.* Gemfibrozil-induced impotence. *Lancet* 1990; **336:** 1389.
3. Bharani A. Sexual dysfunction after gemfibrozil. *BMJ* 1992; **305:** 693.
4. Figueras A, *et al.* Gemfibrozil-induced impotence. *Ann Pharmacother* 1993; **27:** 982.
5. Rizvi K, *et al.* Do lipid-lowering drugs cause erectile dysfunction? A systematic review. *Fam Pract* 2002; **19:** 95–8.
6. Gardette V, *et al.* Gynecomastia associated with fenofibrate. *Ann Pharmacother* 2007; **41:** 508–11.

对骨骼肌的影响 使用脂类调节药物（如贝特类药物）会引起肌肉疾病，包括肌炎以及肌病。横纹肌溶解，可产生肌酸磷酸激酶升高以及导致肾功能受损的肌红蛋白尿症的表现，虽然很少，但是也有相关报道。具有肾损伤的患者，或者具有甲状腺功能不全的患者，可能会加重肌肉毒性的风险。英国CSM[1]建议使用贝特类药物的患者应该向他们的医生咨询是否会产生肌肉疼痛、敏感、无力；发生肌肉中毒现象或者当肌酸酐磷酸激酶升高时应该停药。

其他的脂类调节药物，尤其是他汀类，也与肌病相关，并且当贝特类药物与他汀类一起使用时肌肉中毒会加剧（见**辛伐他汀**的**药物相互作用**项下**调脂药**，第1339页）。某些患者需要联合用药，应密切监测[2]。

1. CSM/MCA. Rhabdomyolysis associated with lipid-lowering drugs. *Current Problems* 1995; **21:** 3. Available at:
2. Shek A, Ferrill MJ. Statin-fibrate combination therapy. *Ann Pharmacother* 2001; **35:** 908–917.

胆结石 贝特类，包括非诺贝特[1~3]和吉非贝齐[4]，都会增加胆汁分泌，并且有研究[5,6]表明贝特类药物能增加胆结石风险。虽然在Helsinki心脏病研究中[7]，2051个使用吉非贝齐的患者与2030个使用安慰剂的患者相比较，没有发现更多的胆结石病例。然而，进一步的研究[8]表明，在使用吉非贝齐的患者中，在8.5年的观察期间，其胆囊摘除的现象更多。

1. Brown WV. Treatment of hypercholesterolaemia with fenofibrate: a review. *Curr Med Res Opin* 1989; **11:** 321–30.
2. Blane GF. Comparative toxicity and safety profile of fenofibrate and other fibric acid derivatives. *Am J Med* 1987; **83** (suppl 5B): 26–36.
3. Palmer RH. Effects of fibric acid derivatives on biliary lipid composition. *Am J Med* 1987; **83** (suppl 5B): 37–43.
4. Leiss O, *et al.* Effect of gemfibrozil on biliary lipid metabolism in normolipemic subjects. *Metabolism* 1985; **34:** 74–82.
5. Mamdani MM, *et al.* Is there an association between lipid-lowering drugs and cholecystectomy? *Am J Med* 2000; **108:** 418–21.
6. Caroli-Bosc F-X, *et al.* Role of fibrates and HMG-CoA reductase inhibitors in gallstone formation: epidemiological study in an unselected population. *Dig Dis Sci* 2001; **46:** 540–4.
7. Frick MH, *et al.* Helsinki Heart Study: primary-prevention trial with gemfibrozil in middle-aged men with dyslipidemia: safety of treatment, changes in risk factors, and incidence of coronary heart disease. *N Engl J Med* 1987; **317:** 1237–45.
8. Huttunen JK, *et al.* The Helsinki Heart Study: an 8.5-year safety and mortality follow-up. *J Intern Med* 1994; **235:** 31–9.

头痛 在使用苯扎贝特的患者中，有发生严重复发性头痛的报道[1]。头痛发生在使用苯扎贝特后24h之内，并且在每次给药后1h复发。在使用吉非贝齐的患者中，有2名患者在使用30～90min后出现头痛的症状[2,3]。在2名患者中，头痛还伴随出现口干，同时1名患者还出现视力模糊的现象。停止使用吉非罗齐后，头痛现象消失；而1周后再次使用后复发。

1. Hodgetts TJ, Tunnicliffe C. Bezafibrate-induced headache. *Lancet* 1989; **i:** 163.
2. Arellano F, *et al.* Gemfibrozil-induced headache. *Lancet* 1988; **i:** 705.
3. Alvarez-Sabin J, *et al.* Gemfibrozil-induced headache. *Lancet* 1988; **ii:** 1246.

高同型半胱氨酸血症 高同型半胱氨酸血症与心血管疾病风险增高有关。小型研究发现尽管临床重要性还未显现，但是苯扎贝特[1,2]和非诺贝特[1,3]都增加了血浆中同型半胱氨酸的浓度[4]。叶酸和维生素B_{12}与非诺贝特合用[4,5]可降低同型半胱氨酸的浓度，但是这种治疗方案还未确立。

1. Dierkes J, *et al.* Serum homocysteine increases after therapy with fenofibrate or bezafibrate. *Lancet* 1999; **354:** 219–20.
2. Jonkers IJAM, *et al.* Implication of fibrate therapy for homocysteine. *Lancet* 1999; **354:** 1208.
3. de Lorgeril M, *et al.* Lipid-lowering drugs and homocysteine. *Lancet* 1999; **353:** 209–10.
4. Dierkes J, *et al.* Fenofibrate-induced hyperhomocysteinaemia: clinical implications and management. *Drug Safety* 2003; **26:** 81–91.
5. Melenovsky V, *et al.* Effect of folic acid on fenofibrate-induced elevation of homocysteine and cysteine. *Am Heart J* 2003; **146:** 110. Full version available at: http://download.journals.elsevierhealth.com/pdfs/journals/0002-8703/PIIS0002870303001224.pdf (accessed 30/05/08)

光敏性 关于贝特类药物以及酮洛芬之间的交叉光敏感性[1]，见**酮洛芬**的**不良反应**项下（第70页）。

1. Serrano G, *et al.* Photosensitivity induced by fibric acid derivatives and its relation to photocontact dermatitis to ketoprofen. *J Am Acad Dermatol* 1992; **27:** 204–8.

药物相互作用

苯扎贝特和其他贝特类药物与蛋白高度结合，它们会从蛋白结合位点置换出其他药物。药物相互作用会通过细胞色素P450同工酶特别是CYP3A4的活性改变发生。

贝特类药物可能提高口服抗凝血药的作用，当使用贝特类药物时，口服抗凝血药的剂量应该降低；然后如果有必要，逐渐进行调整。推荐各异；苯扎贝特注册药品信息建议将抗凝血药的剂量降低50%。相互作用的机制还没有最终确定。贝特类药物能从蛋白质结合位点取代华法林，但是可能还有其他的机制。

其他的药物可能会被贝特类药物从血浆蛋白中取代，包括甲苯磺丁脲以及其他的磺脲类抗糖尿病药、苯妥英、呋塞米。与抗糖尿病药的相互作用比较复杂，因为苯扎贝特可以改变糖尿病患者的葡萄糖耐量（见上文**对葡萄糖代谢的影响**）。在使用苯扎贝特期间，抗糖尿病药的剂量应该适当调整。

如果贝特类药物与他汀类一起使用，会增加患肌病的风险（见**辛伐他汀**的**药物相互作用**项下**调脂药**，第1339页）。

环孢素与贝特类药物一起使用时，尽管各报道互相矛盾（第1743页），然而有报道称苯扎贝特与之合用时会产生环孢素浓度升高以及相关的中毒性肾损伤。应监测肾功能。

有报道称患者使用非诺贝特和雷洛昔芬后出现胆汁淤积（第2059页）。

1. Lozada A, Dujovne CA. Drug interactions with fibric acids. *Pharmacol Ther* 1994; **63:** 163–76.

抗糖尿病药 有报道称[1~6]贝特类药物与噻唑烷二酮类药物合用时患者血浆高密度脂蛋白胆固醇浓度出现了不确定的可逆的下降。虽然可以确定这不太可能是药动学的相互作用引起的，但是其机制不明。

1. Normén L, *et al.* Combination therapy with fenofibrate and rosiglitazone paradoxically lowers serum HDL cholesterol. *Diabetes Care* 2004; **27:** 2241–2.
2. Health Canada. Rosiglitazone (Avandia): decreased high-density lipoprotein cholesterol levels. *Can Adverse React News* 2005; **15** (3): 2. Also available at: http://www.hc-sc.gc.ca/dhp-mps/alt_formats/hpfb-dgpsa/pdf/medeff/carn-bcei_v15n3-eng.pdf (accessed 04/08/10)
3. Senba H, *et al.* Severe decrease in serum HDL-cholesterol during combination therapy of bezafibrate and pioglitazone. *J Atheroscler Thromb* 2006; **13:** 263–4.
4. Shetty C, *et al.* Paradoxical HDL-C reduction during rosiglitazone and fibrate treatment. *Diabet Med* 2007; **24:** 94–7.
5. Keidar S, *et al.* High incidence of reduced plasma HDL cholesterol in diabetic patients treated with rosiglitazone and fibrate. *Pharmacoepidemiol Drug Safety* 2007; **16:** 1192–4.
6. Venero CV, *et al.* Reduced high-density lipoprotein cholesterol in patients receiving rosiglitazone and fenofibrate. *Am J Med* 2008; **121:** e3–e4. Available at: http://download.journals.elsevierhealth.com/pdfs/journals/0002-9343/PIIS0002934308006645.pdf (accessed 23/07/09)

脂类调节药物 考来替泊可降低吉非贝齐的生物利用度，但是如果在使用考来替泊之前或者之后2h使用吉非贝齐就不会有影响[1]。

关于贝特类与他汀类之间的相互作用，见第1339页。

1. Forland SC, *et al.* Apparent reduced absorption of gemfibrozil when given with colestipol. *J Clin Pharmacol* 1990; **30:** 29–32.

NSAIDs 由于环丙贝特与布洛芬之间的相互作用，导致1名患者出现横纹肌溶解引起的严重肾衰竭[1]。布洛芬能从蛋白质结合位点取代环丙贝特。放射学显影剂的使用也能够产生这种现象。

1. Ramachandran S, *et al.* Acute renal failure due to rhabdomyolysis in presence of concurrent ciprofibrate and ibuprofen treatment. *BMJ* 1997; **314:** 1593.

药动学

苯扎贝特可通过胃肠道吸收。血浆蛋白结合率达到95%。血浆中的半衰期是1～2h。大部分是从尿中排出，其中有一半以原形排出，其中有20%为葡萄糖苷酸。有一小部分（约3%）出现在粪便中。使用利尿药可能会使其排出增加。这种药物不可透析除去。

1. Abshagen U, *et al.* Disposition pharmacokinetics of bezafibrate in man. *Eur J Clin Pharmacol* 1979; **16:** 31–8.
2. Abshagen U, *et al.* Steady-state kinetics of bezafibrate and clofibrate in healthy female volunteers. *Eur J Clin Pharmacol* 1980; **17:** 305–8.

老年患者 在对19名老年患者与年轻健康者[1]研究中，对比苯扎贝特的药动学数据，其血药峰浓度在老年患者中是年轻健康者的1.6倍（中间值是12.1mg/L：7.7mg/L）并且半衰期增加了3.8倍（中间值是6.6h：1.7h)。这些不同不能全部归因于老年患者肾功能不全。尽管这样老年患者的剂量调整也不应该只基于肾功能。

1. Neugebauer G, *et al.* Steady-state kinetics of bezafibrate retard in hyperlipidemic geriatric patients. *Klin Wochenschr* 1988; **66:** 250–6.

肾损伤 苯扎贝特在肾损伤患者中的半衰期会延长（见下文的**用途和用法**)。

用途和用法

苯扎贝特，一种贝特酸结构衍生物，是一种脂类调节药物。它在治疗高脂血症（第1129页）过程中降低胆固醇以及甘油三酯，包括Ⅱa类、Ⅱb类、Ⅲ类、Ⅳ类以及Ⅴ类高脂蛋白血症。苯扎贝特以及其他的贝特类药物可通过降低极低密度脂蛋白浓度来降低甘油三酯。它们降低极低密度脂蛋白-胆固醇到较小范围，虽然这种作用存在差异，可能也会升高高密度脂蛋白-胆固醇。虽然与他汀类药物相比可以导致心血管疾病减少的证据不足，但是某些贝特类药物是可以用于降低心血管疾病风险的（见下文）。

苯扎贝特使用剂量一般是每日3次，每次200mg，饭中或者饭后口服，对于敏感患者，在剂量逐渐增加5～7天后，胃肠中的分布将会减少。到了维持时期，每日2次，每次200mg剂量已经足够，尤其是对于治疗高甘油三酯。一种控释制剂也可以使用，剂量是每日1次，每次400mg。

对于肾损伤的患者，苯扎贝特的剂量应该降低（见下文)。**儿童用量**也可见下文。

1. Goa KL, *et al.* Bezafibrate: an update of its pharmacology and use in the management of dyslipidaemia. *Drugs* 1996; **52:** 725–53.
2. Goldenberg I, *et al.* Update on the use of fibrates: focus on bezafibrate. *Vasc Health Risk Manag* 2008; **4:** 131–41.

作用 苯扎贝特是贝特酸结构衍生物（贝特类）中的典型药物，用于治疗高脂血症（第1129页）。最基本的作用之一就是促进富含甘油三酯的脂蛋白分解，尤其极低密度脂蛋白，机制是通过提高甘油三脂酯肪酶[1]。它们也可以干扰VLDL的合成，一般是通过抑制肝乙酰辅酶A羧化酶。贝特类药物对于低密度脂蛋白胆固醇的作用主要是基于患者整体的脂蛋白情况，但是如果浓度高，可能会降低，如果低，可能会升高。使用苯扎贝特[2,3]和环丙贝特[4,5]，高密度脂蛋白胆固醇浓度会升高，虽然有少数报道出现了降低的情况。

贝特类药物对胆固醇代谢有三种作用[1]：它们抑制胆固醇的合成，抑制胆汁酸的合成，提高胆固醇在胆汁中的分泌。后面的两种作用使胆汁中胆固醇饱和度升高，这样有可能会导致一些患者形成胆结石（见上文**不良反应**项下**胆结石**)。

贝特类药物通过激动过氧化物酶体增殖物激活受体（PPARs）来调控它们的作用[6,7]。贝特类药物是在脂肪酸代谢中扮演重要角色的PPARs-α的激动剂。有一些贝特类药物如苯扎贝特也可激动包括PPARs-γ（在维持葡萄糖平衡中发挥作用）在内的其他受体[7]。

1. Grundy SM, Vega GL. Fibric acids: effects on lipids and lipoprotein metabolism. *Am J Med* 1987; **83** (suppl 5B): 9–20.
2. Capps NE. Lipid profiles on fibric-acid derivatives. *Lancet* 1994; **344:** 684–5.
3. McLeod AJ, *et al.* Abnormal lipid profiles on fibrate derivatives. *Lancet* 1996; **347:** 261.
4. Chandler HA, Batchelor AJ. Ciprofibrate and lipid profile. *Lancet* 1994; **344:** 128–9.
5. McLeod AJ, *et al.* Ciprofibrate and lipid profile. *Lancet* 1994; **344:** 955.
6. Fruchart J-C, Duriez P. Mode of action of fibrates in the regulation of triglyceride and HDL-cholesterol metabolism. *Drugs Today* 2006; **42:** 39–64.
7. Robinson JG. Should we use PPAR agonists to reduce cardiovascular risk? *PPAR Res* 2008; **2008:** 891425.

儿童用法 苯扎贝特在英国未获得用于儿童的许可。*BNFC 2010/11* 认为现有的支持苯扎贝特用于儿童的证据有限，只有当他汀类药物和胆汁酸结合药物不适用的时候才能使用苯扎贝特。治疗包括高胆固醇血症在内的高脂血症，*BNFC 2010/11* 推荐10岁以上儿童口服苯扎贝特每日200mg，根据反应调整剂量，最大剂量为每次200mg，每日3次。

在肾损伤中的用法 苯扎贝特主要靠尿排泄，肾损伤患者十分有必要调整苯扎贝特的剂量。贝特类药物也会对肾造成损伤（见上文**不良反应**下的对**肾脏的影响**)。缓释制剂禁用于肌酐清除率（CC）低于60ml/min的患者。传统控释制剂的剂量需要根据患者的CC减至如下水平：

- CC 40～60ml/min：每日400mg；
- CC 15～40ml/min：每日200mg，或隔天使用；
- 非透析的CC低于15ml/min的患者：禁用；
- 透析患者：每3天200mg，密切监测。

一项对于肾损伤[1]患者的研究表明，苯扎贝特的半衰期在3名CC大于40ml/min的患者中，延长到4.6h；在8名CC在20～40ml/min的患者中，延长到7.8h；在1名CC低于13ml/min的患者中，延长到20.1h。

1. Anderson P, Norbeck H-E. Clinical pharmacokinetics of bezafibrate in patients with impaired renal function. *Eur J Clin Pharmacol* 1981; **21:** 209–14.

胆道疾病 苯扎贝特能阻止胆道受损[1]（可能是通过激活PPAR-α调节磷脂的分泌)。苯扎贝特[2,3]与熊去氧胆酸合用治疗原发性胆汁性肝硬变（第2354页），非诺贝特也有类似使用[4]。苯扎贝特还尝试用于治疗原发性硬化性胆管炎[5]。

1. Nakamuta M, *et al.* Therapeutic effect of bezafibrate against biliary damage: a study of phospholipid secretion via the PPARα-MDR3 pathway. *Int J Clin Pharmacol Ther* 2010; **48:** 22–8.
2. Iwasaki S, *et al.* Study Group of Intractable Liver Diseases for Research on a Specific Disease, Health Science Research Grant, Ministry of Health, Labour and Welfare of Japan. The efficacy of ursodeoxycholic acid and bezafibrate combination therapy for primary biliary cirrhosis: a prospective, multicenter study. *Hepatol Res* 2008; **38:** 557–64.
3. Hazzan R, Tur-Kaspa R. Bezafibrate treatment of primary biliary cirrhosis following incomplete response to ursodeoxycholic acid. *J Clin Gastroenterol* 2010; **44:** 371–3.
4. Liberopoulos EN, *et al.* Fenofibrate in primary biliary cirrhosis: a pilot study. *Open Cardiovasc Med J* 2010; **4:** 120–6.
5. Mizuno S, *et al.* Bezafibrate for the treatment of primary sclerosing cholangitis. *J Gastroenterol* 2010; **45:** 758–62.

降低心血管危险 脂类降低疗法能降低心血管危险（第1124页)。虽然效果没有他汀类好，几个研究都表明贝特类药物可以降低动脉硬化以及心血管疾病事件的发生率[1]。

在苯扎贝特冠状动脉硬化介入试验（BECAIT)[2,3]中，与安慰剂相比较，使用苯扎贝特5年，患有心肌梗死的年轻男性患者（低于45周岁)，可减少冠状动脉风险并且降低了冠状动脉硬化病灶的发展。然而，对于患有外周心血管疾病的老年患者[4]，苯扎贝特对冠状动脉突发情况没有任何作用，虽然能够降低严重的间歇性跛行综合征的发生，在低于65周岁的患者中，极少数的患者出现冠状动脉突发情况。在糖尿病冠状动脉硬化介入治疗试验中（DAIS)[5]，非诺贝特能降低2型糖尿病冠状动脉硬化的血管造影进程，并且接受非诺贝特的患者的临床事故也更少。然而，另外一项对2型糖尿病的研究——FLELD研究[6]表明，非诺贝特不能降低主要冠状动脉事件，虽然非致命性心肌梗死以及复发性心血管疾病减少，一项2型糖尿病荟萃分析[7]总结道，贝特类药物能减少心血管事件的发生，但是对死亡率的作用并不显著。

降低心血管事件的最好的证据是吉非贝齐。Helsinki Heart Study[8]对4081名高脂血症的中年男性患者研究后，认定吉非贝齐对缺血性心脏病起到基本的抑制作用。吉非贝齐组合与安慰剂组合相比较，对非致命和致命的心肌梗死以及心血管死亡可降低34%，降低幅度最大的是3～5年。继续使用3.5年[9]，长期使用吉非贝齐可使冠状动脉事件突发延期5年。Veterans Affairs High-Density Lipoprotein Cholesterol Intervention Trial（VA-HIT)[10]在对2531名（平均年龄64岁）原发脂异常为低HDL-胆固醇水平的老年患者研究后认定吉非贝齐对于缺血性心脏病起到预防作用。吉非贝齐与安慰剂相比较，对于非致命性和致命性心肌梗死以及心血管死亡率可降低22%，在2年后形成不规则分布，吉非贝齐作用达到最大。同时，也可降低卒中的风险[11]。

1. Després J-P, *et al.* Role of fibric acid derivatives in the management of risk factors for coronary heart disease. *Drugs* 2004; **64:** 2177–98.
2. Ericsson C-G, *et al.* Angiographic assessment of effects of bezafibrate on progression of coronary artery disease in young male postinfarction patients. *Lancet* 1996; **347:** 849–53.
3. Ericsson C-G, *et al.* Effect of bezafibrate treatment over five years on coronary plaques causing 20% to 50% diameter narrowing (The Bezafibrate Coronary Atherosclerosis Intervention Trial (BECAIT)). *Am J Cardiol* 1997; **80:** 1125–9.
4. Meade T, *et al.* Bezafibrate in men with lower extremity arterial disease: randomised controlled trial. *BMJ* 2002; **325:** 1139–43.
5. Diabetes Atherosclerosis Intervention Study Investigators. Effect of fenofibrate on progression of coronary-artery disease in type 2 diabetes: the Diabetes Atherosclerosis Intervention Study, a randomised study. *Lancet* 2001; **357:** 905–910. Correction. *ibid.*; 1890.
6. The FIELD study investigators. Effects of long-term fenofibrate therapy on cardiovascular events in 9795 people with type 2 diabetes mellitus (the FIELD study): randomised controlled trial. *Lancet* 2005; **366:** 1849–61. Corrections. *ibid.* 2006; **368:** 1415 and 1420.
7. Allemann S, *et al.* Fibrates in the prevention of cardiovascular disease in patients with type 2 diabetes mellitus: meta-analysis of randomised controlled trials. *Curr Med Res Opin* 2006; **22:** 617–23.
8. Frick MH, *et al.* Helsinki Heart Study: primary-prevention trial with gemfibrozil in middle-aged men with dyslipidemia: safety of treatment, changes in risk factors, and incidence of coronary heart disease. *N Engl J Med* 1987; **317:** 1237–45.
9. Heinonen OP, *et al.* The Helsinki Heart Study: coronary heart disease incidence during an extended follow-up. *J Intern Med* 1994; **235:** 41–9.
10. Bloomfield Rubins H, *et al.* Gemfibrozil for the secondary prevention of coronary heart disease in men with low levels of high-density lipoprotein cholesterol. *N Engl J Med* 1999; **341:** 410–18.
11. Bloomfield Rubins H, *et al.* Reduction in stroke with gemfibrozil in men with coronary heart disease and low HDL cholesterol: The Veterans Affairs HDL Intervention Trial (VA-HIT). *Circulation* 2001; **103:** 2828–33.

痴呆 对于降低与脂类调节药物相关的痴呆的发生，包括贝特类药物，见**辛伐他汀**的**用途**项下，第1339页。

糖尿病并发症 贝特类药物能降低糖尿病患者出现心血管疾病的风险（见上文)。贝特类药物潜在的治疗微血管糖尿病并发症（第410页）的作用引起了人们广泛的兴趣。非诺贝特干预试验和降低糖尿病事件研究（FIELD）旨在评价非诺贝特对2型糖尿病患者出现心血管事件的影响，其中包括作为第三期结果的微血管并发症。患者使用非诺贝特或安慰剂5年后有证据表明使用非诺贝特后，微量蛋白尿的发病减少，进程减缓，甚至病情出现好转[1]。糖尿病动脉粥样硬化的干预研究（DAIS）也表明使用非诺贝特的患者微量蛋白尿的进展减缓了[2]。此外，FIELD研究中非诺贝特组需要首次激光治疗视网膜病变的患者减少了[3]。非诺贝特还能减小未记载有大血管疾病（动脉粥样硬化）的患者进行首次小切除手术的风险，但是不论有大血管疾病的患者进行的切除手术是大手术还是小手术，非诺贝特都起不了作用[4]。这些FIELD研究中对微血管并发症的影响看似与血浆中脂质的浓度无关。一项回顾性队列研究的结果表明使用苯扎贝特的患者与使用其他贝特类药物的患者相比能够更好地预防和延缓糖尿病[5]。

1. The FIELD Study Investigators. Effects of long-term fenofibrate therapy on cardiovascular events in 9795 people with type 2 diabetes mellitus (the FIELD study): randomised controlled trial. *Lancet* 2005; **366:** 1849–61. Corrections. *ibid.* 2006; **368:** 1415 and 1420.
2. Ansquer J-C, *et al.* Fenofibrate reduces progression to microalbuminuria over 3 years in a placebo-controlled study in type 2 diabetes: results from the Diabetes Atherosclerosis Intervention Study (DAIS). *Am J Kidney Dis* 2005; **45:** 485–93.
3. Keech AC, *et al.* The FIELD Study Investigators. Effect of fenofibrate on the need for laser treatment for diabetic retinopathy (FIELD study): a randomised controlled trial. *Lancet* 2007; **370:** 1687–97.
4. Rajamani K, *et al.* The FIELD Study Investigators. Effect of fenofibrate on amputation events in people with type 2 diabetes mellitus (FIELD study): a prespecified analysis of a randomised controlled trial. *Lancet* 2009; **373:** 1780–8.
5. Flory JH, *et al.* Antidiabetic action of bezafibrate in a large observational database. *Diabetes Care* 2009; **32:** 547–51.

制剂

BP 2010: Bezafibrate Tablets; Prolonged-release Bezafibrate Tablets.

专利制剂

Arg.: Bezacur; Bezalip; Elpi Lip; Nebufur; **Austria:** Bezacur; Bezalip; Bezaretard†; Bezastad; **Belg.:** Cedur; Eulitop; **Braz.:** Cedur; **Canad.:** Bezalip; **Chile:** Nimus; Oralipin; **Cz.:** Regadrin B†; **Fin.:** Bezalip; **Fr.:** Befizal; **Ger.:** Befibrat; Beza-Puren†; Beza†; Bezabeta; Bezacur†; Bezadoc; Bezagamma; Bezamerck†; Cedur; Lipox; Regadrin B†; **Gr.:** Bezachol; Bezalip; Fibrate; Getup; Verbital; **Hong Kong:** Bezalip; **Hung.:** Bezalip; **India:** Beza; Bezalip; **Israel:** Bezalip†; Norlip; **Ital.:** Bezalip; Hadiel†; **Jpn:** Bezalip; **Malaysia:** Bezalip; **Mex.:** Befitec; Bexalcor; Bezafisal; Bezalex; Bezalip†; Bifaren; Bionolip; Colser; Fazebit; Lesbest; Lipocin; Neptalip; Nivetril; Redalip; Safital; Saprame; Solibay†; Zaf; **Neth.:** Bezalip; **NZ:** Bezalip; Fibalip; **Philipp.:** Bezastad; **Pol.:** Bezamidin; **Port.:** Bezalip; **S.Afr.:** Bezachole; Bezalip†; **Singapore:** Bezalip; Zafibral; **Spain:** Difaterol; Eulitop; **Swed.:** Bezalip; **Switz.:** Cedur; **Thai.:** Bezalip†; Bezamil; Evicta; Lipolip; Polyzalip; **UAE:** Lipitrol; **UK:** Bezagen; Bezalip; Bezalip Mono; Fibrazate; Zimbacol; **Venez.:** Bezalip; Detrex†.

Bisoprolol Fumarate (*BANM, USAN, rINNA*) ⊗ 富马酸比索洛尔

Bisoprolol Fumarat; Bisoprolol, Fumarate de; Bisoprolol Hemifumarate; Bisoprolol, hémifumarate de; Bisoprololfumarat; Bisoprololi Fumaras; Bisoprololi hemifumaras; Bisoprololifumaraatti; CL-297939; EMD-33512 (bisoprolol or bisoprolol fumarate); Fumarato de bisoprolol. 1-[4-(2-Isopropoxyethoxymethyl)phenoxy]-3-isopropylaminopropan-2-ol fumarate.

Бизопролола Фумарат

$(C_{18}H_{31}NO_4)_2,C_4H_4O_4$ = 767.0.

CAS — 66722-44-9 (bisoprolol); 66722-45-0 (bisoprolol fumarate); 104344-23-2 (bisoprolol fumarate).

ATC — C07AB07.

ATC Vet — QC07AB07.

UNII — UR59KN573L.

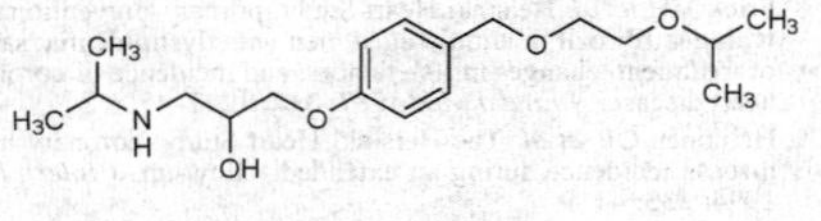

(bisoprolol)

Pharmacopoeias. In *Eur.* (see p.vii), *Jpn*, and *US.*

Ph. Eur. 6. 8 (Bisoprolol Fumarate) 白色或类白色、略带吸湿性粉末。具有多形性。极易溶于水；易溶于甲醇。贮藏于密闭容器中。避光。

USP 33 (Bisoprolol Fumarate) 白色结晶性粉末。极易溶于水以及甲醇；易溶于乙醇、氯仿以及乙酸；微溶于丙酮以及乙酸乙酯。贮藏于密闭容器中。避光。

不良反应、处置和注意事项

参见β受体阻滞剂，第1182页。

药物相互作用

参见β受体阻滞剂相关的药物相互作用，第1184页。

药动学

比索洛尔几乎可在胃肠道完全吸收，并且首关消除极少，口服生物利用度为90%。最高的血药浓度在口服2～4h后达到。有30%的比索洛尔与血浆蛋白结合。在血浆中的半衰期是10～12h。比索洛尔在脂类中微溶。在肝脏代谢，从尿中排出，其中有50%药物不发生改变，50%代谢。

用途和用法

比索洛尔是一种心脏选择性β受体阻滞剂（第1181页）。它不具备内在拟交感活性以及膜稳定性。

比索洛尔在治疗高血压（第1131页）以及心绞痛（第1118页）过程中用延胡索酸盐。对慢性心力衰竭（第1127页）的患者，还可以作为标准治疗的辅助用药。

在治疗**高血压**或者**心绞痛**过程中，通常的剂量是5～10mg口服，每日1次，最大剂量是每日20mg。对肝或肾损伤患者应该适当减少剂量（见下文）。

对**心力衰竭**患者，富马酸比索洛尔的首次剂量是每日1.25mg，每次口服1.25mg。如果患者适应，在1周后，可将剂量加倍；在1～4周后，逐渐将剂量增加至最大可承受剂量，但是不能超过每日10mg。

1. Johns TE, Lopez LM. Bisoprolol: is this just another beta-blocker for hypertension or angina? *Ann Pharmacother* 1995; **29:** 403–14.
2. CIBIS-II Investigators and Committees. The Cardiac Insufficiency Bisoprolol Study II (CIBIS-II): a randomised trial. *Lancet* 1999; **353:** 9–13.
3. McGavin JK, Keating GM. Bisoprolol: a review of its use in chronic heart failure. *Drugs* 2002; **62:** 2677–96.
4. Rosenberg J, Gustafsson F. Bisoprolol for congestive heart failure. *Expert Opin Pharmacother* 2008; **9:** 293–300.

在肝损伤和肾损伤中的用法 美国注册药品信息推荐富马酸比索洛尔治疗高血压时的初始剂量为每日2.5mg，有严重肝损伤和肾损伤（肌酐清除率低于40ml/min）的患者剂量应谨慎增加。英国注册药品信息推荐有严重肝损伤或肌酐清除率低于20ml/min的心绞痛和高血压患者的最大剂量为每日10mg。比索洛尔不可透析去除。

制剂

USP 33: Bisoprolol Fumarate and Hydrochlorothiazide Tablets; Bisoprolol Fumarate Tablets.

专利制剂

Arg.: Concor; Corbis; Lostaprolol; ***Austral.:*** Bicor; Bispro; ***Austria:*** Bisocor; Bisostad; Cardiocor†; Concor; Darbalan†; Nanalan†; Rivacor; ***Belg.:*** Bisoprotop; Docbisopro; Emconcor; Isoten; ***Braz.:*** Concor; ***Canad.:*** Monocor; ***Chile:*** Concor; ***Cz.:*** Bisoblock†; Bisocard; Bisogamma; Bisprotin; Bivaxol; Byol; Concor; Concor Cor; Kordobis†; Rivocor; ***Denm.:*** Bisocor; Cardicor; Emconcor; ***Fin.:*** Bisomerck; Bisopral†; Emconcor; Orloc; ***Fr.:*** Cardensiel; Cardiocor; Detensiel; Soprol†; ***Ger.:*** Biso Lich; Biso-Hennig; Biso-Puren; BisoAPS†; Bisobeta; Bisogamma; Bisohexal; Bisomerck†; Concor; Fondril†; Jutabis; ***Gr.:*** Abitrol; Blocatens; Pactens; Speridol; ***Hong Kong:*** Concor; ***Hung.:*** Bisoblock; Bisocard; Bisogamma; Bisogen†; Concor; Concor Cor; Coviogal; ***India:*** Concor; ***Indon.:*** B-Beta; Beta-One; Biscor; Concor; Hapsen; Lodoz; Maintate; ***Irl.:*** Bellimcor; Bisocor; Bisop; Bisopine; Cardicor; Emcolol; Emcor; Emvasc†; Soprol; ***Israel:*** Bisolol; Cardiloc; Concor; ***Ital.:*** Cardicor; Concor; Congescor; Pluscor; Sequacor; ***Jpn:*** Maintate; ***Malaysia:*** Concor; ***Mex.:*** Concor; ***Neth.:*** Bisobloc†; Bisoblock; Cardicor†; Emcor; ***Norw.:*** Emconcor; ***Philipp.:*** Concore; ***Pol.:*** Antipres; Bisocard; Bisohexal; Bisopromerck; Bisoratio; Concor; Corectin; Coronal; ***Port.:*** Concor; Libracor; ***Rus.:*** Aritel (Арител); Bidop (Бидоп); Biprol (Бипрол); Bisocard (Бисокард); Bisogamma (Бисогамма); Concor (Конкор); Corbis (Корбис); Cordinorm (Кординорм); Coronal (Коронал); Lodoz (Лодоз); ***S.Afr.:*** Adco-Bisocor; Bilocor; Bisohexal; Cardicor; Concor; ***Singapore:*** Concor; ***Spain:*** Emconcor; Euradal; Godal†; ***Swed.:*** Bisomerck; Emconcor; ***Switz.:*** Bilol; Concor; ***Thai.:*** Concor; Novacor; ***Turk.:*** Concor; Soprano; ***UK:*** Bipranix†; Cardicor; Emcor; Monocor†; Soloc†; Vivacor; ***Ukr.:*** Biprolol (Бипролол); Bisocard (Бисокард); Bisostad (Бисостад); Concor (Конкор); Coronal (Коронал); ***USA:*** Zebeta; ***Venez.:*** Concor.

多组分制剂 ***Arg.:*** Corbis D; Ziac; ***Austria:*** Bisocombin; Bisoprolol Comp; Bisoprolol-HCT; Bisostad plus; Concor Plus; Darbalan Plus†; Nanalan Plus†; Rivacor Plus; ***Belg.:*** Co-Bisoprolol; Emcoretic; Lodoz; Maxsoten; Merck-Co-Bisoprolol†; ***Braz.:*** Biconcor; ***Chile:*** Ziac; ***Cz.:*** Concor Plus†; Lodoz; Tebis Plus H; ***Fin.:*** Bisoprolol Comp; Emconcor Comp; Orloc Comp; ***Fr.:*** Lodoz; Wytens; ***Ger.:*** Biso comp; Biso-Puren comp; Bisobeta comp; Bisohexal plus; BisoLich comp; Bisomerck Plus†; Bisoplus; Bisoprolol Comp; Bisoprolol HCT; Bisoprolol HCTad; Bisoprolol Plus; Concor Plus; Fondril HCT†; ***Hong Kong:*** Lodoz; ***Hung.:*** Concor Plus; Coviogal Plusz; Lodoz‡; ***India:*** Lodoz; ***Ital.:*** Lodoz; ***Malaysia:*** Lodoz; ***Mex.:*** Biconcor; ***Neth.:*** Emcoretic; ***Norw.:*** Lodoz; ***Philipp.:*** Ziac; ***Port.:*** Concor Plus; ***S.Afr.:*** Ziak; ***Singapore:*** Lodoz; ***Spain:*** Emcoretic; ***Switz.:*** Bilol comp.; Concor Plus; Lodoz; ***Thai.:*** Lodoz; ***Turk.:*** Lodoz; ***USA:*** Ziac; ***Venez.:*** Biconcor; Ziac.

Bivalirudin (*BAN, USAN, rINN*) 比伐卢定

BG-8967; Bivalirudina; Bivalirudine; Bivalirudinum; Hirulog.

Бивалирудин

$C_{98}H_{138}N_{24}O_{33}$ = 2180.3.

CAS — 128270-60-0.

ATC — B01AE06.

ATC Vet — QB01AE06.

UNII — TN9BEX005G.

D−Phe−Pro−Arg−Pro−Gly−Gly−Gly−Gly−

Asn−Gly−Asp−Phe−Glu−Glu−Ile−Pro−

Glu−Glu−Tyr−Leu

配伍禁忌 比伐卢定的制造商声明，比伐卢定不能与以下药物共同使用：阿替普酶、盐酸胺碘酮、两性霉素B、盐酸氯丙嗪、地西泮、乙二磺酸氯吡嗪、瑞替普酶、链激酶以及盐酸万古霉素。

不良反应和注意事项

参见来匹卢定，第1273页。

药物相互作用

参见来匹卢定，第1273页。

药动学

比伐卢定部分在肾中代谢，部分经尿排出。静脉注射后，肾功能正常患者的血浆半衰期是25min，而在肾损伤患者，半衰期延长。比伐卢定不与血浆蛋白结合，并且可通过血液透析排出。

1. Robson R, *et al.* Bivalirudin pharmacokinetics and pharmacodynamics: effect of renal function, dose, and gender. *Clin Pharmacol Ther* 2002; **71:** 433–9.

用途和用法

比伐卢定（一种水蛭素肽类似物，第1257页）是一种直接凝血酶抑制药，作用与来匹卢定类似，第1273页。比伐卢定作为一种抗凝血药用于经皮冠状动脉介入患者和华法林诱导血小板减少症患者。研究表明，它也可以用于急性冠状动脉综合征早期干预治疗患者（见**来匹卢定的用途和用法**项下的**缺血性心脏病**，第1273页）。

比伐卢定在某些情况下呈三氟醋酸盐水合物形式，但给药剂量仍按其本身化学特性来确定。

对于**准备或开始接受经皮动脉介入治疗**的患者，首次剂量是静脉注射750μg/kg，随后按每小时1.75mg/kg静脉滴注。首次注射后的活化凝血时间是5min，如果抗凝作用不明显，在美国，可按300μg/kg继续静滴4h或按200μg/kg持续静滴20h；在英国，若抗凝作用不明显，可按250μg/kg持续静滴4～12h。

对于治疗**急性冠状动脉综合征**患者，比伐卢定的首剂量是100μg/kg静脉注射，随后按每小时250μg/kg静脉滴注。同样的，若首次给药后的活化凝血时间是5min，如果抗凝作用不明显，随后可按300μg/kg静脉滴注。对于临床治疗患者，抗凝作用持续72h。对于PCI或冠状动脉非心肺旁路手术患者，需继续按500μg/kg静脉滴注，在介入治疗或手术过程中，静滴速度需提高到每小时1.75mg/kg。PCI过后4～12h，需维持静滴每小时250μg/kg。对于冠状动脉心肺旁路手术患者，应在术前1h停药，且持续给予华法林。

肾功能障碍患者，应降低用药剂量（见下文）。

1. Carswell CI, Plosker GL. Bivalirudin: a review of its potential place in the management of acute coronary syndromes. *Drugs* 2002; **62:** 841–70.
2. Sciulli TM, Mauro VF. Pharmacology and clinical use of bivalirudin. *Ann Pharmacother* 2002; **36:** 1028–41.
3. Moen MD, *et al.* Bivalirudin: a review of its use in patients undergoing percutaneous coronary intervention. *Drugs* 2005; **65:** 1869–91.
4. Stone GW, *et al.* ACUITY Investigators. Bivalirudin for patients with acute coronary syndromes. *N Engl J Med* 2006; **355:** 2203–16.
5. Ahrens I, *et al.* Direct thrombin inhibition with bivalirudin as an antithrombotic strategy in general and interventional cardiology. *Expert Opin Drug Metab Toxicol* 2007; **3:** 609–20.
6. Hartmann F. Safety and efficacy of bivalirudin in acute coronary syndromes. *Curr Pharm Des* 2008; **14:** 1191–6.
7. Deeks ED, Curran MP. Bivalirudin: in patients with acute coronary syndromes planned for urgent or early intervention. *Drugs* 2008; **68:** 2345–56.
8. Czosnowski QA, *et al.* Bivalirudin for patients with heparin-induced thrombocytopenia undergoing cardiovascular surgery. *Ann Pharmacother* 2008; **42:** 1304–9.
9. White HD. Pharmacological and clinical profile of bivalirudin in the treatment of patients with acute coronary syndrome. *Expert Opin Drug Metab Toxicol* 2009; **5:** 529–38.
10. Curran MP. Bivalirudin: in patients with ST-segment elevation myocardial infarction. *Drugs* 2010; **70:** 909–18.

在肾损伤中的用法 需监测肾功能障碍患者的活化凝血时间，进而制订用药方案。根据肾小球滤过率（GFR），英国注册药品信息推荐的给药方案如下：

- GFR 30～59ml/min：一般剂量（参见上文用途和用法）。对于经皮冠状动脉介入（PCI）患者，治疗过程的静滴速度应减少为每小时1.4mg/kg；
- GFR小于30ml/min或依赖透析：禁用。

根据肌酐清除率（CC），美国注册药品信息推荐PCI患者用药方案如下：

- CC 30～59ml/min，一般推注或输注剂量；
- CC小于30ml/min：一般推注剂量，但输注速率为每小时1mg/kg；
- 透析患者：一般推注剂量，但输注速率为每小时250μg/kg。

制剂

专利制剂

Arg.: Angiomax; ***Austral.:*** Angiomax; ***Austria:*** Angiox; ***Belg.:*** Angiox; ***Canad.:*** Angiomax; ***Chile:*** Angiomax; ***Cz.:*** Angiox; ***Denm.:*** Angiox; ***Fin.:*** Angiox; ***Fr.:*** Angiox; ***Ger.:*** Angiox; ***Gr.:*** Angiox; ***Hung.:*** Angiox; ***Irl.:*** Angiox; ***Israel:*** Angiomax; ***Ital.:*** Angiox; ***Neth.:*** Angiox; ***Norw.:*** Angiox; ***NZ:*** Angiomax; ***Port.:*** Angiox; ***Spain:*** Angiox; ***Swed.:*** Angiox; ***Switz.:*** Angiox; ***UK:*** Angiox; ***Ukr.:*** Angiox (Ангиокс); ***USA:*** Angiomax.

Bopindolol Malonate (*rINNM*) ⊗波吲洛尔丙二酸酯

Bopindolol Hydrogen Malonate; Bopindolol, Malonate de; Bopindololi Malonas; LT-31-200; Malonato de bopindolol. (±)-1-(*tert*-Butylamino)-3-[(2-methylindol-4-yl)oxy]propan-2-ol benzoate malonate.

Бопиндолола Малонат

$C_{23}H_{28}N_2O_3,C_3H_4O_4$ = 484.5.

CAS — 62658-63-3 (bopindolol); 82857-38-3 (bopindolol malonate).

ATC — C07AA17.

ATC Vet — QC07AA17.

UNII — S3UWR70991.

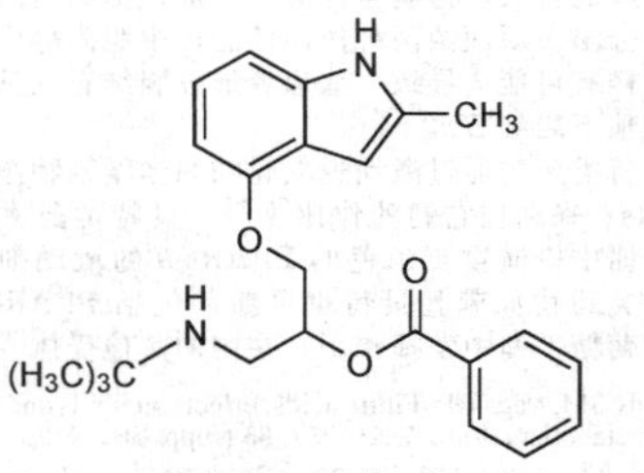

(bopindolol)

简介

波吲洛尔是一种非心脏选择性β受体阻滞剂（第1181页）。据报道有一定的内在拟交感活性。

波吲洛尔口服其丙二酸盐，但是剂量是通过碱基来计算的：1.27mg波吲洛尔丙二酸酯相当于1mg碱基。它用于治疗高血压（第1131页）以及心绞痛（第1118页），剂量为每日0.5～2mg口服。

1. Harron DWG, *et al.* Bopindolol: a review of its pharmacodynamic and pharmacokinetic properties and therapeutic efficacy. *Drugs* 1991; **41:** 130–49.
2. Nagatomo T, *et al.* Bopindolol: pharmacological basis and clinical implications. *Cardiovasc Drug Rev* 2001; **19:** 9–24.

制剂

专利制剂

Cz.: Sandonorm; ***Gr.:*** Sandonorm; ***Hung.:*** Sandonorm; ***Switz.:*** Sandonorm.

多组分制剂 ***Switz.:*** Sandoretic.

Bosentan (*BAN, USAN, rINN*) 波生坦

Bosentaani; Bosentán; Bosentano; Bosentanum; Ro-47-0203/029. *p-tert*-Butyl-*N*-[6-(2-hydroxyethoxy)-5-(*o*-methoxyphenoxy)-2-(2-pyrimidinyl)-4-pyrimidinyl]benzenesulfonamide.

Бозентан

$C_{27}H_{29}N_5O_6S$ = 551.6.

CAS — 147536-97-8 (anhydrous bosentan); 157212-55-0 (bosentan monohydrate).

ATC — C02KX01.

ATC Vet — QC02KX01.

UNII — Q326023R30 (bosentan); XUL93R30K2 (anhydrous bosentan).

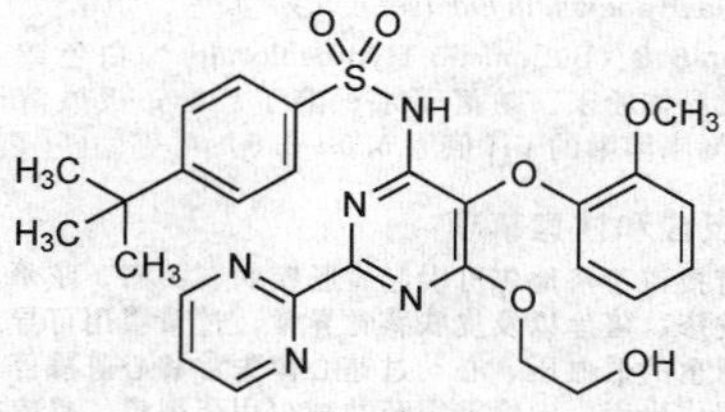

不良反应

关于波生坦的不良反应包括头痛、鼻咽炎、面色潮红、水肿、低血压、头晕、心悸、胃肠疾病、瘙痒、皮疹、疲劳、肌肉痉挛以及贫血。偶尔会出现过敏休克以及血管神经性水肿。可能出现与剂量相关的转氨酶升高，有时会出现肝硬化或者肝损伤。

波生坦可使动物致畸。有研究表明内皮素拮抗药可以削弱睾丸的功能，并减少精子的产生。

对肝脏的影响 售后调研表明[1]，4623 名患者中有 352 名患者（7.6%）出现肺动脉高压，且转氨酶浓度是正常人的 3 倍，这 352 名患者中有 165 名患者（47%）短期撤药后可继续使用波生坦。儿童中发生肝脏不良反应的概率较小：售后调研数据显示[2]，12 岁以下儿童发生转氨酶升高的比例是 2.7%，而 12 岁及以上的儿童，转氨酶升高的比例为 7.8%。

1. Humbert M, *et al.* Results of European post-marketing surveillance of bosentan in pulmonary hypertension. *Eur Respir J* 2007; **30:** 338–44.
2. Beghetti M, *et al.* Safety experience with bosentan in 146 children 2–11 years old with pulmonary arterial hypertension: results from the European Postmarketing Surveillance program. *Pediatr Res* 2008; **64:** 200–204.

对皮肤的影响 当剂量增加到每日 2 次，每次 125mg 时，使用波生坦的患者出现脉管炎[1]。该患者也长期使用美托拉宗以及醋硝香豆素，最近又开始使用螺内酯。在停止使用波生坦数周后，皮肤受损情况有所好转。其他的治疗都在继续，因此推断皮肤受损是由波生坦单独造成或者是由未知的药物相互作用造成的。1 名用波生坦治疗系统性硬化症的患者，在用药 10 天后出现[2]瘙痒和红斑症状。停用波生坦后，用皮质激素治疗后再次暴发瘙痒和红斑症状，再次给药后复发。

1. Gasser S, *et al.* Severe necrotising leucocytoclastic vasculitis in a patient taking bosentan. *BMJ* 2004; **329:** 430.
2. Nagai Y, *et al.* Drug eruption due to bosentan in a patient with systemic sclerosis. *Mod Rheumatol* 2006; **16:** 188–90.

注意事项

对于中度或者严重肝损伤患者（Child-Pugh 分级 B 或 C），禁止使用波生坦。在使用波生坦之前，应该先测量肝转氨酶浓度，在使用过程中，每 1 个月，以及每次更换剂量 2 周时，要进行肝转氨酶浓度检测。

- 患者转氨酶浓度是正常 3 倍以上时，不能使用波沙坦。
- 用药过程中，转氨酶浓度升高到正常 3～5 倍时，必须停用波生坦，或减少剂量，每 2 周检测一次转氨酶，直至回到治疗前水平才可继续使用波生坦治疗。分别在复药 3 天、2 周、1 个月后检测转氨酶浓度。
- 如果转氨酶浓度大于正常的 5 倍时，需停药。当转氨酶浓度低于治疗前浓度时，可以考虑复药。
- 如果转氨酶浓度大于正常的 8 倍，或有肝中毒症状，或胆红素浓度是正常的 2 倍以上时，需马上撤药。

在治疗期间，应该每 3 个月检查 1 次血红蛋白浓度，初期应该更加频繁。

对于患有低血压的患者，不应使用波生坦。虽然没有证据表明在停止使用波生坦后会出现反跳现象，但是建议治疗应该逐渐停止。

波生坦和相关内皮素受体拮抗药能引起大鼠畸形，对于孕妇以及没有使用避孕措施的有生育能力的妇女不应使用此药；仅用激素避孕药是不够的，还需要采取其他的措施（见下文**药物相互作用**）。

药物相互作用

波生坦的代谢是由细胞色素 P450 同工酶 CYP2C9 以及 CYP3A4 完成的，并且同时也是这种同工酶的诱导物。它也可能会诱导 CYP2C19。这样就可能与其他通过这些同工酶代谢或者抑制的药物发生相互作用。避免将波生坦与 CYP2C9 抑制剂、CYP3A4 抑制剂合用。由于波生坦的血药浓度明显升高（见下文），所以禁止与环孢素合用。与利托那韦合用会增加波生坦的血药浓度，因此建议这两种药合用时应减少波生坦的用药剂量（见下文**用途和用法**）。如果波生坦与格列本脲合用，会使肝中毒加重，同时还会使格列本脲降血糖效果减弱，因此避免将两种药合用。波生坦可减少对西地那非的暴露。波生坦会降低一些激素类避孕药的血药浓度，因此建议采取其他的避孕方式（见第2003页，**内皮素受体抑制药**）。

抗凝血药 关于波生坦降低华法林的抗凝血效果的报道，见第1373页**内皮素受体拮抗药**。

环孢素 在波生坦以及环孢素之间存在复杂的相互作用。一项药动学研究发现[1]，在健康人体中同时使用两种药物，为了达到预期环孢素血药浓度，环孢素的剂量应该增加，因此推断环孢素的血药浓度被波生坦降低了将近一半。同时，波生坦的血药浓度被环孢素升高了将近 1 倍。波生坦注册药品信息在其研究中发现波生坦与环孢素合用时，波生坦的血药浓度升高了 3～4 倍。因此禁止这两种药物一起使用。

1. Binet I, *et al.* Renal hemodynamics and pharmacokinetics of bosentan with and without cyclosporine A. *Kidney Int* 2000; **57:** 224–31.

药动学

波生坦通过胃肠道吸收并且生物利用度达到 50%。在口服 3～5h 后，血药浓度达到最大。超过 98%与血浆蛋白结合，主要是与白蛋白结合。波生坦在肝中被细胞色素 P450 同工酶 CYP2C9 以及 CYP3A4 代谢，是这些酶包括 CYP3A4 酶的诱导剂，在剂量加倍后，这些药物的血药浓度降低 50%～60%。波生坦有三种代谢产物，其中一种具有活性。波生坦几乎全部以代谢物的形式从胆汁中排出；不到 3%从尿中排出。消除半衰期是 5h。

1. Weber C, *et al.* Multiple-dose pharmacokinetics, safety, and tolerability of bosentan, an endothelin receptor antagonist, in healthy male volunteers. *J Clin Pharmacol* 1999; **39:** 703–14.
2. van Giersbergen PLM, *et al.* Influence of mild liver impairment on the pharmacokinetics and metabolism of bosentan, a dual endothelin receptor antagonist. *J Clin Pharmacol* 2003; **43:** 15–22.

用途和用法

波生坦是一种内皮素受体拮抗药（见第1116页），用于治疗肺动脉高血压和系统性硬化症（见下文**硬皮病**），同时也用于心力衰竭以及高血压。

在治疗**肺动脉高血压**时，12 岁以上患者的首剂量为 62.5mg，每日 2 次，口服。4 周后可增加为 125mg，每日 2 次，口服。对于体重过轻的患者（低于 40kg），首剂量和维持剂量均为 62.5mg，每日 2 次。波生坦在儿童中的用法，见下文。

用波生坦治疗**系统性硬化症**伴有进行性手足溃疡，用量与治疗肺动脉高血压相同。对于 18 岁以下患者，目前没有安全和有效的数据。

波生坦与利托那韦（包括利托那韦增效的 HIV-蛋白酶抑制药）合用时，波生坦血药浓度升高，美国注册药品信息对于合用这两种药的建议如下：

- 对于已经使用利托那韦至少 10 天的患者，波生坦的初始剂量为 62.5mg，每日 1 次，口服，用药天数依据患者耐受性；
- 对于已经使用波生坦的患者，在使用利托那韦前需停服波生坦 36h 以上。再次服用波生坦的剂量为 62.6mg，每日 1 次，口服，用药天数依据患者耐受性。

1. Dingemanse J, van Giersbergen PLM. Clinical pharmacology of bosentan, a dual endothelin receptor antagonist. *Clin Pharmacokinet* 2004; **43:** 1089–1115.
2. Oldfield V, Lyseng-Williamson KA. Bosentan: a review of its use in pulmonary arterial hypertension and systemic sclerosis. *Am J Cardiovasc Drugs* 2006; **6:** 189–208.

儿童用法 一项针对 19 名患有肺动脉高血压的 3～15 岁儿童的研究发现[1]，波生坦可以改善血液动力学，患者对其表现出良好的耐受性。其他研究表明[2]，服用波生坦可以减少或停止依前列醇的使用。长期研究表明[3,4]，波生坦可以改善儿童继发性肺动脉高血压和肺动脉高压继发性心肺疾病。

英国注册药品信息指出，2 岁及以上儿童口服剂量大于 2mg/kg，每日 2 次时，不会显著提高波生坦疗效。2 岁以下的儿童临床经验有限。建议使用以下剂量；*BNFC 2010/11* 对 3～18 岁儿童用法建议如下：

- 体重 10～20kg：首剂量 31.25mg，每日 1 次，4 周后可提高到 31.25mg，每日 2 次。
- 体重 20～40kg：首剂量 31.25mg，每日 2 次，4 周后可提高到 62.5mg，每日 2 次。
- 体重>40kg，年龄 12～18 岁：与成人用法相同（见上文）。

1. Barst RJ, *et al.* Pharmacokinetics, safety, and efficacy of bosentan in pediatric patients with pulmonary arterial hypertension. *Clin Pharmacol Ther* 2003; **73:** 372–82.
2. Ivy DD, *et al.* Weaning and discontinuation of epoprostenol in children with idiopathic pulmonary arterial hypertension receiving concomitant bosentan. *Am J Cardiol* 2004; **93:** 943–6.
3. Maiya S, *et al.* Response to bosentan in children with pulmonary hypertension. *Heart* 2006; **92:** 664–70.
4. Rosenzweig EB, *et al.* Effects of long-term bosentan in children with pulmonary arterial hypertension. *J Am Coll Cardiol* 2005; **46:** 697–704.

肺动脉高压 肺动脉高压（第1138页）是一种越来越严重并且不能治愈的疾病，可导致肺动脉压逐渐升高。治疗通常包括使用血管扩张药，像钙通道阻滞剂或者静脉注射依前列醇或西地那非，但是全身反应会限制这些药物的使用。患有肺动脉高压的患者内皮素浓度升高，因此广泛使用内皮素拮抗药[1]，如波生坦。口服波生坦的研究[2,3]表明，功能Ⅲ型肺动脉高血压患者的运动耐量明显提高。一项开放式研究[4]表明，服用 1 年或更长时间，效果更明显。虽然有些证据[5,6]表明波生坦可提高生存率，然而在随机试验中未发现波生坦对死亡率有影响。有报道单独使用波生坦对肺动脉高压Ⅱ型患者有疗效。波生坦已与一些药物合用，但尚不知晓药物相互作用[7]。波生坦和依前列醇合用[8]与单独使用依前列醇相比，药效没有显著提高。波生坦也可和西地那非合用[9～11]。

一些证据表明波生坦对肺动脉高压伴随先天性心脏病[12,13]、Eisenmenger 综合征[13～15]、肺动脉高压伴随 HIV 感染[16,17]以及 COPD[18]有效。另外，有报道[19～21]称波生坦对慢性血栓性肺动脉高压也有效。

1. Raja SG, Dreyfus GD. Current status of bosentan for treatment of pulmonary hypertension. *Ann Card Anaesth* 2008; **11:** 6–14.
2. Channick RN, *et al.* Effects of the dual endothelin-receptor antagonist bosentan in patients with pulmonary hypertension: a randomised placebo-controlled study. *Lancet* 2001; **358:** 1119–23.
3. Rubin LJ, *et al.* Bosentan therapy for pulmonary arterial hypertension. *N Engl J Med* 2002; **346:** 896–903. Correction. *ibid.*; 1258.
4. Sitbon O, *et al.* Effects of the dual endothelin receptor antagonist bosentan in patients with pulmonary arterial hypertension: a 1-year follow-up study. *Chest* 2003; **124:** 247–54.
5. McLaughlin VV, *et al.* Survival with first-line bosentan in patients with primary pulmonary hypertension. *Eur Respir J* 2005; **25:** 244–9.
6. Sitbon O, *et al.* Survival in patients with class III idiopathic pulmonary arterial hypertension treated with first line oral bosentan compared with an historical cohort of patients started on intravenous epoprostenol. *Thorax* 2005; **60:** 1025–30.
7. Galiè N, *et al.* Treatment of patients with mildly symptomatic pulmonary arterial hypertension with bosentan (EARLY study): a double-blind, randomised controlled trial. *Lancet* 2008; **371:** 2093–2100.
8. Humbert M, *et al.* Combination of bosentan with epoprostenol in pulmonary arterial hypertension: BREATHE-2. *Eur Respir J* 2004; **24:** 353–9.
9. Porhownik NR, *et al.* Addition of sildenafil in patients with pulmonary arterial hypertension with inadequate response to bosentan monotherapy. *Can Respir J* 2008; **15:** 427–30.
10. Gruenig E, *et al.* Acute hemodynamic effects of single-dose sildenafil when added to established bosentan therapy in patients with pulmonary arterial hypertension: results of the COMPASS-1 study. *J Clin Pharmacol* 2009; **49:** 1343–52.
11. Launay D, *et al.* Long-term outcome of systemic sclerosis-associated pulmonary arterial hypertension treated with bosentan as first-line monotherapy followed or not by the addition of prostanoids or sildenafil. *Rheumatology (Oxford)* 2010; **49:** 490–500.
12. Apostolopoulou SC, *et al.* Long-term oral bosentan treatment in patients with pulmonary arterial hypertension related to congenital heart disease: a 2-year study. *Heart* 2007; **93:** 350–4.
13. Diller G-P, *et al.* Long-term safety, tolerability and efficacy of bosentan in adults with pulmonary arterial hypertension associated with congenital heart disease. *Heart* 2007; **93:** 974–6.
14. Galiè N, *et al.* for the Bosentan Randomized Trial of Endothelin

Antagonist Therapy-5 (BREATHE-5) Investigators. Bosentan therapy in patients with Eisenmenger syndrome: a multicenter, double-blind, randomized, placebo-controlled study. *Circulation* 2006; **114:** 48–54.
15. D'Alto M, *et al.* Long term effects of bosentan treatment in adult patients with pulmonary arterial hypertension related to congenital heart disease (Eisenmenger physiology): safety, tolerability, clinical, and haemodynamic effect. *Heart* 2007; **93:** 621–5.
16. Barbaro G, *et al.* Highly active antiretroviral therapy compared with HAART and bosentan in combination in patients with HIV-associated pulmonary hypertension. *Heart* 2006; **92:** 1164–6.
17. Degano B, *et al.* Long-term effects of bosentan in patients with HIV-associated pulmonary arterial hypertension. *Eur Respir J* 2009; **33:** 92–8.
18. Valerio G, *et al.* Effect of bosentan upon pulmonary hypertension in chronic obstructive pulmonary disease. *Ther Adv Respir Dis* 2009; **3:** 15–21.
19. Hughes R, *et al.* Bosentan in inoperable chronic thromboembolic pulmonary hypertension. *Thorax* 2005; **60:** 707.
20. Hoeper MM, *et al.* Bosentan therapy for inoperable chronic thromboembolic pulmonary hypertension. *Chest* 2005; **128:** 2363–7.
21. Bonderman D, *et al.* Bosentan therapy for inoperable chronic thromboembolic pulmonary hypertension. *Chest* 2005; **128:** 2599–2603.

硬皮病 波生坦对于肺动脉高压继发性硬皮病（第1734页）和其他相关组织疾病有显著疗效。许多病例表明[1~3]波生坦可以治疗有顽固手足溃疡的硬皮病患者，对照实验[4]发现波生坦可以减少新生手足溃疡的发生，但对于已经存在的溃疡没有改善作用。需要进一步长期实验来证明这点[5,6]。

1. Humbert M, Cabane J. Successful treatment of systemic sclerosis digital ulcers and pulmonary arterial hypertension with endothelin receptor antagonist bosentan. *Rheumatology (Oxford)* 2003; **42:** 191–3.
2. Snyder MJ, *et al.* Resolution of severe digital ulceration during a course of bosentan therapy. *Ann Intern Med* 2005; **142:** 802–3.
3. Tillon J, *et al.* Successful treatment of systemic sclerosis-related digital ulcers and sarcoidosis with endothelin receptor antagonist (bosentan) therapy. *Br J Dermatol* 2006; **154:** 1000–1002.
4. Korn JH, *et al.* Digital ulcers in systemic sclerosis: prevention by treatment with bosentan, an oral endothelin receptor antagonist. *Arthritis Rheum* 2004; **50:** 3985–93.
5. García de la Peña-Lefebvre P, *et al.* Long-term experience of bosentan for treating ulcers and healed ulcers in systemic sclerosis patients. *Rheumatology (Oxford)* 2008; **47:** 464–6.
6. Tsifetaki N, *et al.* Bosentan for digital ulcers in patients with systemic sclerosis: a prospective 3-year followup study. *J Rheumatol* 2009; **36:** 1550–1.

制剂

专利制剂

Arg.: Usenta; ***Austral.:*** Tracleer; ***Austria:*** Tracleer; ***Belg.:*** Tracleer; ***Braz.:*** Tracleer; ***Canad.:*** Tracleer; ***Cz.:*** Tracleer; ***Denm.:*** Tracleer; ***Fin.:*** Tracleer; ***Fr.:*** Tracleer; ***Ger.:*** Tracleer; ***Gr.:*** Tracleer; ***Hong Kong:*** Tracleer; ***Hung.:*** Tracleer; ***Irl.:*** Tracleer; ***Israel:*** Tracleer; ***Ital.:*** Tracleer; ***Malaysia:*** Tracleer; ***Neth.:*** Tracleer; ***Norw.:*** Tracleer; ***NZ:*** Tracleer; ***Port.:*** Tracleer; ***Rus.:*** Tracleer (Траклир); ***Singapore:*** Tracleer; ***Spain:*** Tracleer; ***Swed.:*** Tracleer; ***Switz.:*** Tracleer; ***Thai.:*** Tracleer; ***Turk.:*** Tracleer; ***UK:*** Tracleer; ***USA:*** Tracleer.

Bretylium Tosilate（*BAN*，*rINN*）溴苄铵托西酸盐

ASL-603; Bretyli Tosilas; Bretylii Tosilas; Brétylium, Tosilate de; Bretylium Tosylate (*USAN*); Bretyltosilat; Bretyylitosilaatti; Tosilato de bretilio. (2-Bromobenzyl)ethyldimethylammonium toluene-4-sulphonate.

Бретилия Тозилат

$C_{11}H_{17}BrN,C_7H_7O_3S$ = 414.4.

CAS — 59-41-6 (bretylium); 61-75-6 (bretylium tosilate).

ATC — C01BD02.

ATC Vet — QC01BD02.

UNII — 78ZP3YR353.

Pharmacopoeias. In *Br.* and *US.*

BP 2010（Bretylium Tosilate）白色晶体粉末，熔点约为98℃。它呈现出多晶型。易溶于水、乙醇以及甲醇。5%水溶液的 pH 值为 5.0～6.5。在低于 25℃的温度条件下贮藏于密闭容器中。避光。

USP 33（Bretylium Tosilate）白色具有吸水性晶体粉末。易溶于水、乙醇以及甲醇；不溶于乙醚、乙酸乙酯以及乙烷。在 25℃的温度条件下贮藏于密闭容器中，允许温度范围为 15～30℃。

不良反应和注意事项

溴苄铵托西酸盐最常见的不良反应是严重低血压。溴苄铵由于促进去甲肾上腺素释放引起短暂的血压升高或者心动过速，以及更加严重的心律失常。当快速静脉输注时，会产生恶心以及呕吐的现象。肌内注射溴苄铵可导致局部组织坏死以及肌肉萎缩，这种不良反应可通过限制剂量以及注射的位置来避免。对于肾损伤患者应该慎用溴苄铵，对于严重主动脉瓣狭窄或者肺动脉高血压患者，其心脏输出可能不会由于溴苄铵产生的外周阻力下降而增加，这种患者应该慎用此药。

药物相互作用

溴苄铵能使由洋地黄引起的心律失常加重，可加强拟交感神经药的作用。

药动学

溴苄铵不能通过胃肠道完全吸收。肌内注射能更好地吸收。大部分不会代谢，以原形从尿中排出。对于肾功能正常的患者，半衰期是 4～17h。对于肾损伤的患者，半衰期会延长。溴苄铵可通过透析除去。

用途和用法

溴苄铵是一种与Ⅱ类、Ⅲ类抗心律失常药相结合的季铵盐（第1115页）。它首先可以导致去甲肾上腺素的释放，而后通过阻碍肾上腺素神经末端去甲肾上腺素释放来阻碍肾上腺素的传递。它会抑制心室颤动以及其他的室性心律失常，但是其具体的反应形式是未知的。对于室性心律失常，可以用其托西酸盐作为标准治疗药物。

正在研究它对于复杂区域疼痛综合征的治疗。

1. Bacaner M, Dembo DH. Arrhythmia and acute coronary syndrome suppression and cardiac resuscitation management with bretylium. *Am J Ther* 2009; **16:** 534–42.

制剂

BP 2010: Bretylium Injection;
USP 33: Bretylium Tosylate in Dextrose Injection; Bretylium Tosylate Injection.

Bucindolol Hydrochloride（*BANM*，*USAN*，*rINNM*）⊗ 盐酸布新洛尔

Bucindolol, Chlorhydrate de; Bucindololi Hydrochloridum; Hidrocloruro de bucindolol; MJ-13105-1. 2-[2-Hydroxy-3-(2-indol-3-yl-1,1-dimethylethylamino)propoxy]benzonitrile hydrochloride.

Буциндолола Гидрохлорид

$C_{22}H_{25}N_3O_2,HCl$ = 399.9.

CAS — 71119-11-4 (bucindolol); 70369-47-0 (bucindolol hydrochloride).

UNII — SH683G4QII.

(bucindolol)

注：Gencaro 被用作盐酸布新洛尔的商品名。

简介

布新洛尔是一种非心脏选择性 β 受体阻滞剂（第1181页）。它具有较弱的 α_1 受体阻滞活性，和直接的血管舒张活性，其内在拟交感活性是未知的。盐酸布新洛尔用于治疗高血压、心力衰竭以及其他的心血管疾病的研究已在进行中，但是其进展处于暂停状态。有建议称，它可能对遗传上可看作相同亚型的患者有益。

1. The Beta-Blocker Evaluation of Survival Trial Investigators. A trial of the beta-blocker bucindolol in patients with advanced chronic heart failure. *N Engl J Med* 2001; **344:** 1659–67.
2. Anderson JL, *et al.* Beta-Blocker Evaluation of Survival Trial (BEST) Investigators. Failure of benefit and early hazard of bucindolol for class IV heart failure. *J Card Fail* 2003; **9:** 266–77.
3. Ali I, *et al.* Importance of a history of hypertension for the prognosis after acute myocardial infarction—for the Bucindolol Evaluation in Acute myocardial infarction Trial (BEAT) study group. *Clin Cardiol* 2004; **27:** 265–9.
4. Bristow MR, *et al.* An α_{2C}-adrenergic receptor polymorphism alters the norepinephrine-lowering effects and therapeutic response of the beta-blocker bucindolol in chronic heart failure. *Circ Heart Fail* 2010; **3:** 21–8.

Buflomedil Hydrochloride（*BANM*，*rINNM*）盐酸丁咯地尔

Buflomediilihydrokloridi; Buflomédil, chlorhydrate de; Buflomedil-hidroklorid; Buflomedil-hydrochlorid; Buflomedilhydroklorid; Buflomedili hydrochloridum; Buflomedilio hidrochloridas; Hidrocloruro de buflomedil; LL-1656. 2′,4′,6′-Trimethoxy-4-(pyrrolidin-1-yl)butyrophenone hydrochloride.

Буфломедила Гидрохлорид

$C_{17}H_{25}NO_4,HCl$ = 343.8.

CAS — 55837-25-7 (buflomedil); 35543-24-9 (buflomedil hydrochloride).

ATC — C04AX20.

ATC Vet — QC04AX20.

UNII — 3J944AFS8S.

(buflomedil)

Pharmacopoeias. In *Eur.* (see p.vii).

Ph. Eur. 6. 8（Buflomedil Hydrochloride） 白色或者类白色微晶体粉末。易溶于水；溶于乙醇；极微溶于丙酮。5%水溶液的 pH 值为 5.0～6.5。

不良反应和注意事项

有报道丁咯地尔可引起胃肠疾病、头痛、眩晕、昏厥、皮疹、瘙痒以及皮肤感觉异常。过量服用可导致抽搐、严重的低血压、心动过速心律失常和心脏骤停。对于肾损伤患者，应慎重用药并减少用药剂量，且应在治疗过程中监测肾功能。

1. Bachand RT, Dubourg AY. A review of long-term safety data with buflomedil. *J Int Med Res* 1990; **18:** 245–52.
2. Agence française de sécurité sanitaire des produits de santé. Pharmacovigilance et la sécurité d'emploi du buflomédil (issued 13/11/06). Available at: http://www.afssaps.fr/content/download/11724/141186/version/2/file/lp061101.pdf (accessed 21/10/09)

药动学

盐酸丁咯地尔通过胃肠道吸收，口服 1.5～4h 后血药浓度达到最大。丁咯地尔可发生首关消除，其生物利用度达到 50%～80%。

丁咯地尔在体内广泛分布。与血浆蛋白的结合率与剂量有关，结合率在 60%～80%之间变化。丁咯地尔在肝中代谢，并且主要从尿中以原形或代谢物的形式排出。其消除半衰期是 2～3h。对于肾或肝损伤患者，其消除可能会受到影响。

用途和用法

盐酸丁咯地尔在治疗脑血管疾病（第1126页）以及外周血管病（第1137页）中被用作血管扩张药。一般每日口服剂量是 300～600mg，肌内注射剂量是每日 100mg，缓慢静脉注射剂量是每日 200mg，静脉推注剂量是每日 400mg。对肝或肾损伤患者，使用剂量应该减少（见下文）。

1. Clissold SP, *et al.* Buflomedil: a review of its pharmacodynamic and pharmacokinetic properties, and therapeutic efficacy in peripheral and cerebral vascular diseases. *Drugs* 1987; **33:** 430–60.
2. de Backer TLM, *et al.* Buflomedil for intermittent claudication. Available in The Cochrane Database of Systematic Reviews; Issue 1. Chichester: John Wiley; 2008 (accessed 08/05/08).

在肝损伤或肾损伤中的用法 对肝损伤或肾损伤的患者，应减少用药剂量。肌酐清除率小于 30ml/min 的患者，禁用此药。肌酐清除率在 30～80mg/min 的患者，剂量为 150mg，每日 2 次。

制剂

专利制剂

Arg.: Arteriol; Buflomed; Lofton; ***Austria:*** Buflohexal; Buflomed; Buftyl†; Loftyl; ***Belg.:*** Buflomemed†; Buflotop†; Docbuflome†; Kelomedil†; Loftyl; ***Braz.:*** Bufedil; ***Chile:*** Vaselastic†; ***Fr.:*** Fonzylane; Loftyl†; ***Ger.:*** Bufedil; Buflo-POS; Buflo-Puren; Buflo†; Buflohexal†; Complamin; Defluina; ***Gr.:*** Bladiron; Botamiral; Buflodil; Chlorofarm-S; Cordimedil; Dialon-T; Dicasin; Farmidil; Flubir; Gaveril; Gondofil; Irrodan; Loftyl; Melirgan; Odeoxil; Ostramont; Palimodon; Penpurin; Spediol; Sulodil; Thiocodin; Vanogel; Vardolin; Zelian; ***Hong Kong:*** Fonzylane†; Irrodan; ***Indon.:*** Loftyl; ***Ital.:*** Buflan; Buflocit; Flomed; Irrodan; Loftyl; Pirxane†; ***Mex.:*** Loftyl†; ***Neth.:*** Loftyl; ***Pol.:*** Buflox†; Buvasodil; ***Port.:*** Loftyl; ***S.Afr.:*** Loftyl†; ***Spain:*** Lofton; Sinoxis†; ***Switz.:*** Loftyl; ***Thai.:*** Irrodan†; ***Venez.:*** Loftyl.

多组分制剂 ***Arg.:*** Mimixin.

Bumetanide (*BAN, USAN, rINN*) ⊗布美他尼

Bumetanid; Bumetanida; Bumetanidas; Bumétanide; Bumetanidi; Bumetanidum; Ro-10-6338. 3-Butylamino-4-phenoxy-5-sulphamoylbenzoic acid.

Буметанид

$C_{17}H_{20}N_2O_5S$ = 364.4.

CAS — 28395-03-1.

ATC — C03CA02.

ATC Vet — QC03CA02.

UNII — 0Y2S3XUQ5H.

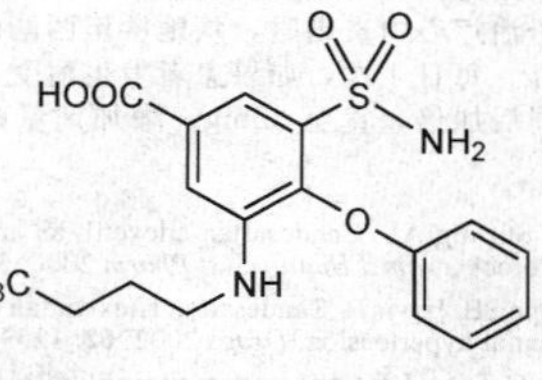

Pharmacopoeias. In *Chin., Eur.* (see p.vii), *Jpn*, and *US.*

Ph. Eur. 6.8 (Bumetanide) 白色或类白色晶体粉末，呈现多晶型。不溶于水；溶于乙醇以及丙酮；略溶于二氯甲烷。在碱性氢氧化物水溶液中分解。避光。

USP 33 (Bumetanide) 白色粉末。微溶于水；溶于碱性氢氧化物溶液。于25℃温度条件下，贮藏于密闭容器中。允许温度范围在15～30℃。避光。

不良反应

参见呋塞米，第1244页。布美他尼会导致肌肉疼痛，尤其是在高剂量时。

对耳的影响 有报道布美他尼比呋塞米的耳毒性要小[1]，但是，两种药物都能导致耳聋，尤其是肾损伤患者大剂量使用时。

1. Ward A, Heel RC. Bumetanide: a review of its pharmacodynamic and pharmacokinetic properties and therapeutic use. *Drugs* 1984; **28:** 426–64.

对肺的影响 1名79岁的患有肺泡炎的男性患者，在用布美他尼治疗充血性心衰[1]时，出现咯血和呼吸困难的症状。用利尿药呋塞米代替布美他尼治疗后，症状得到缓解。

1. van Tellingen C. Suspension of disbelief - or the bumetanide paradox. *Neth Heart J* 2007; **15:** 31–2.

对肌肉的影响 布美他尼，尤其是慢性肾损伤患者使用时，可导致严重的骨肌肉疼痛。对4名肾损伤患者的研究表明，布美他尼会产生与痉挛不同的肌肉僵硬，并且肌肉有压痛和在运动过程中有疼痛的趋势[1]。小腿肌肉是第一个受影响的部位，有2名患者的肩部以及臀部肌肉也受到了影响，并且有1名患者的颈部肌肉僵硬。对于个别患者，不良反应的情况与剂量有关。

1. Barclay JE, Lee HA. Clinical and pharmacokinetic studies on bumetanide in chronic renal failure. *Postgrad Med J* 1975; **51** (suppl 6): 43–6.

对皮肤的影响 在使用布美他尼后6周，1名患者出现大疱性类天疱疮[1]。在停止用药后，没有使用皮质激素而治愈。

1. Boulinguez S, *et al.* Bullous pemphigoid induced by bumetanide. *Br J Dermatol* 1998; **138:** 548–9.

注意事项

布美他尼的注意事项以及禁用，主要是与它对液体以及电解质的影响有关，并且与噻嗪类利尿药类似（见**氢氯噻嗪**，第1260页）。

药物相互作用

参见呋塞米，第1245页。

药动学

布美他尼几乎可迅速通过胃肠道全部吸收，其生物利用度达到80%～95%。其血浆消除半衰期是1～2h。有95%与血浆蛋白结合。其中有80%从尿中排出，大约有50%以原形排出，10%～20%从粪便中排出。

在健康受试者中，布美他尼的药动学参考文献如下。

1. Halladay SC, *et al.* Diuretic effect and metabolism of bumetanide in man. *Clin Pharmacol Ther* 1977; **22:** 179–87.
2. Pentikäinen PJ, *et al.* Fate of [14C]-bumetanide in man. *Br J Clin Pharmacol* 1977; **4:** 39–44.
3. Holazo AA, *et al.* Pharmacokinetics of bumetanide following intravenous, intramuscular, and oral administrations to normal subjects. *J Pharm Sci* 1984; **73:** 1108–13.
4. Ward A, Heel RC. Bumetanide: a review of its pharmacodynamic and pharmacokinetic properties and therapeutic use. *Drugs* 1984; **28:** 426–64.
5. McCrindle JL, *et al.* Effect of food on the absorption of frusemide and bumetanide in man. *Br J Clin Pharmacol* 1996; **42:** 743–6.

肝损伤 对患有慢性肝损伤的8名患者的研究[1]表明，1mg布美他尼的利尿作用被降低，但是其排出的速度没有受到影响。

1. Marcantonio LA, *et al.* The pharmacokinetics and pharmacodynamics of the diuretic bumetanide in hepatic and renal disease. *Br J Clin Pharmacol* 1983; **15:** 245–52.

肾损伤 对慢性肾损伤患者，布美他尼的肾排出量被降低，并且利尿作用也被降低[1～3]。口服与静脉注射的累积药效与肾损伤患者的相当，将静脉注射改为口服应该没有问题[2]。

1. Marcantonio LA, *et al.* The pharmacokinetics and pharmacodynamics of the diuretic bumetanide in hepatic and renal disease. *Br J Clin Pharmacol* 1983; **15:** 245–52.
2. Lau HSH, *et al.* Kinetics, dynamics, and bioavailability of bumetanide in healthy subjects and patients with chronic renal failure. *Clin Pharmacol Ther* 1986; **39:** 635–45.
3. Howlett MR, *et al.* Metabolism of the diuretic bumetanide in healthy subjects and patients with renal impairment. *Eur J Clin Pharmacol* 1990; **38:** 583–6.

用途和用法

虽然在化学性质上没有关联，但是布美他尼是一种袢利尿药，其作用以及用途与呋塞米相似（第1246页）。布美他尼用于治疗与心力衰竭（第1127页）以及肾、肝功能失调相关的水肿。使用高剂量来治疗肾衰竭或者功能不全引起的尿少。布美他尼也用于治疗高血压（第1131页）。

口服该药30min～1h后产生利尿作用，并且在1～2h后达到最大，持续4h；如果剂量大，可能会延长到6h，静脉注射的效果在几分钟后就会表现出来并且会持续2h。通常1mg布美他尼产生的利尿效果与40mg呋塞米类似，在高剂量的情况下不能直接替换。

在治疗**水肿**过程中，一般使用的剂量是晨起或者傍晚口服1mg，如果有必要，第二次用药应在首次用药6～8h后。对于老年患者，一般每日500μg的剂量即可。

对难以治愈的水肿，可能需要使用大剂量。提议首次用药剂量为每日5mg，每12～24h增加5mg，每日最好不要超过10mg。对于使用高剂量的情况最好选择每日2次用药。在维持期间可以每日或者隔日用药。对于紧急情况或者不能口服的情况，可以使用肌内注射或者缓慢静脉注射0.5～1mg，根据反应进行剂量的调整。对于肺部水肿，可以静脉注射1～2mg，如果有必要，在20min后重复一次。也可在30～60min后使用500ml适当注射液体溶解2～5mg输注。

儿童剂量，见下文。

在治疗**高血压**过程中，布美他尼的剂量是每日口服0.5～1mg，也曾用过更高的剂量。

当使用高剂量布美他尼时，应该进行必要的试验来控制，参见呋塞米项下内容（**高剂量治疗**，第1246页）。

儿童用法 英国未授权12岁以下儿童的用药方法，但*BNFC 2009*建议布美他尼可以治疗1个月以上婴儿的水肿。用法为15～50μg/kg（最多2mg），每日2次，口服，每日最大剂量为5mg。或静脉滴注25～50μg/kg，静脉输注30～60min。

制剂

BP 2010: Bumetanide and Prolonged-release Potassium Tablets; Bumetanide Injection; Bumetanide Oral Solution; Bumetanide Tablets;
USP 33: Bumetanide Injection; Bumetanide Tablets.

专利制剂

Arg.: Butinat†; ***Austral.:*** Burinex; ***Austria:*** Burinex; ***Belg.:*** Burinex; ***Braz.:*** Burinax; ***Canad.:*** Burinex; ***Denm.:*** Burinex; ***Fr.:*** Burinex; ***Ger.:*** Burinex; ***Gr.:*** Burinex; ***Hong Kong:*** Burinex; ***Irl.:*** Burinex; ***Malaysia:*** Burinex; ***Mex.:*** Bumedyl†; Drenural; Miccil; ***Neth.:*** Burinex; ***Norw.:*** Burinex; ***NZ:*** Burinex; ***Philipp.:*** Burinex; ***S.Afr.:*** Burinex; ***Singapore:*** Burinex; ***Spain:*** Fordiuran; ***Swed.:*** Burinex; ***Switz.:*** Burinex; ***Turk.:*** Bumid; ***UK:*** Burinex; ***USA:*** Bumex†; ***Venez.:*** Biulan†; Bumelex; Takomen†.

多组分制剂 ***Denm.:*** Buram†; Burinex med kaliumklorid; ***Gr.:*** Burinex K; ***Irl.:*** Buram†; ***Norw.:*** Burinex K†; ***S.Afr.:*** Burinex K; ***Singapore:*** Burinex K; ***UK:*** Burinex A†; Burinex K†.

Bunazosin Hydrochloride (*rINNM*) 盐酸布那唑嗪

Bunazosine, Chlorhydrate de; Bunazosini Hydrochloridum; E-643; Hidrocloruro de bunazosina. 1-(4-Amino-6,7-dimethoxy-2-quinazolinyl)-4-butyrylhexahydro-1*H*-1,4-diazepine monohydrochloride.

Буназозина Гидрохлорид

$C_{19}H_{27}N_5O_3,HCl$ = 409.9.

CAS — 80755-51-7 (bunazosin); 52712-76-2 (bunazosin hydrochloride).

UNII — 18V54TZ7U6.

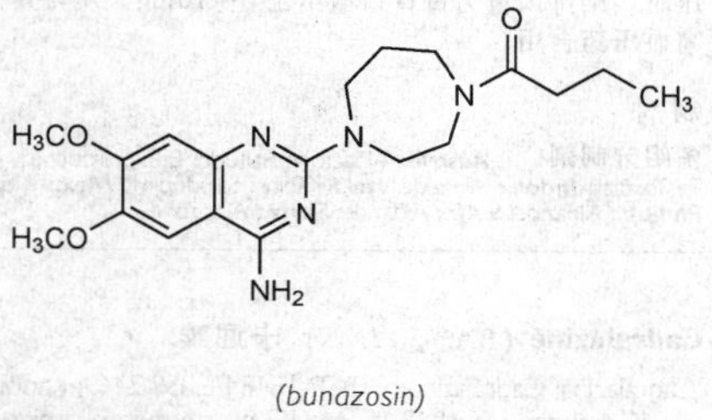

(bunazosin)

Pharmacopoeias. In *Jpn.*

简介

布那唑嗪是一种α1受体阻滞剂（第1114页），与哌唑嗪功效类似（第1321页）。在以盐酸盐形式治疗高血压过程中，通常盐酸布美他尼的每日维持剂量为3～6mg，饭后服用，总剂量不能超过12mg。

制剂

专利制剂

Ger.: Andante; ***Indon.:*** Detantol†; ***Jpn:*** Detantol; ***Thai.:*** Detantol†.

Bupranolol Hydrochloride (*rINNM*) ⊗盐酸布拉洛尔

B-1312; Bupranolol, Chlorhydrate de; Bupranololi Hydrochloridum; Hidrocloruro de bupranolol; KL-255. 1-*tert*-Butylamino-3-(6-chloro-*m*-tolyloxy)propan-2-ol hydrochloride.

Бупранолола Гидрохлорид

$C_{14}H_{22}ClNO_2,HCl$ = 308.2.

CAS — 14556-46-8 (bupranolol); 15148-80-8 (bupranolol hydrochloride).

ATC — C07AA19.

ATC Vet — QC07AA19.

UNII — DTC2G3GDPL.

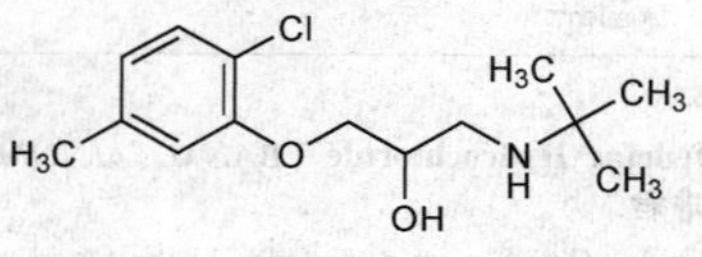

(bupranolol)

Pharmacopoeias. In *Jpn.*

简介

布拉洛尔是一种β受体阻滞剂（第1181页）。作为一种盐酸化物，用于治疗心血管疾病时，常规剂量为每日口服给药100～400mg。

布拉洛尔滴眼液可用于治疗青光眼。

制剂

专利制剂

Ger.: Betadrenol.

多组分制剂 ***Austria:*** Betamed.

Butizide (*rINN*) ⊗布噻嗪

Buthiazide (*USAN*); Butitsidi; Butizid; Butizida; Butizidum; Isobutylhydrochlorothiazide; Thiabutazide. 6-Chloro-3,4-dihydro-3-isobutyl-2*H*-1,2,4-benzothiadiazine-7-sulphonamide 1,1-dioxide.

Бутизид

$C_{11}H_{16}ClN_3O_4S_2$ = 353.8.

CAS — 2043-38-1.

UNII — W00SSD35VW.

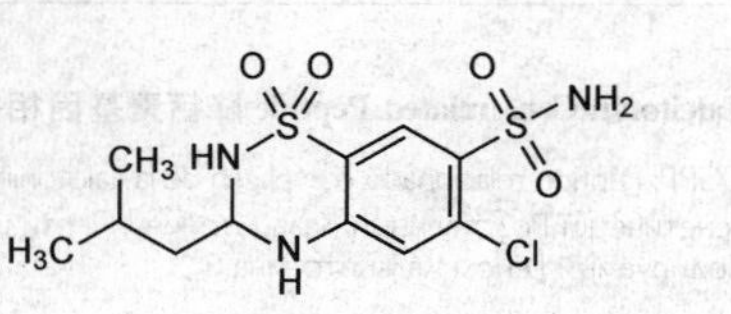

简介

布噻嗪是一种噻嗪类利尿药，性质与氢氯噻嗪相似（第1258页）。用于治疗水肿及其相关的心力衰竭（第1127页），也可用于治疗高血压（第1131页）。

布噻嗪常与螺内酯一同口服；用于治疗水肿或高血压时，维持剂量为每日口服给药5～10mg，须与其他抗高血压药合用。

制剂

多组分制剂 ***Austria:*** Aldactone Saltucin; Buti-Spirobene†; ***Ger.:*** Tri-Torrat†; ***Indon.:*** Aldazide; ***Ital.:*** Kadiur; Saludopin†; ***Mex.:*** Aldazida; ***Philipp.:*** Aldazide; ***S.Afr.:*** Aldazide; ***Switz.:*** Aldozone.

Cadralazine (*BAN*, *rINN*) 卡屈嗪

Cadralazina; Cadralazinum; CGP-18684/E; ISF-2469; Kadralatsiini; Kadralazin. Ethyl 3-{6-[ethyl(2-hydroxypropyl)amino]pyridazin-3-yl}carbazate.

Кадралазин

$C_{12}H_{21}N_5O_3$ = 283.3.

CAS — 64241-34-5.

ATC — C02DB04.

ATC Vet — QC02DB04.

UNII — 8T96I3U713.

and enantiomer

注：Cadral 被用作卡屈嗪的商品名。

简介

卡屈嗪是一种血管舒张药，作用及使用与肼屈嗪（第1257页）类似。可用于治疗高血压。

1. McTavish D, *et al.* Cadralazine: a review of its pharmacodynamic and pharmacokinetic properties, and therapeutic potential in the treatment of hypertension. *Drugs* 1990; **40:** 543–60.

制剂

专利制剂

Ital.: Cadraten†.

Cafedrine Hydrochloride (*BANM*, *pINNM*) 盐酸咖啡君

Cafédrine, Chlorhydrate de; Cafedrini Hydrochloridum; H-8351; Hidrocloruro de cafedrina; Kafedrin Hydrochloride. 7-[2-(β-Hydroxy-α-methylphenethylamino)ethyl]theophylline hydrochloride.

Кафедрина Гидрохлорид

$C_{18}H_{23}N_5O_3$,HCl = 393.9.

CAS — 58166-83-9 (cafedrine); 3039-97-2 (cafedrine hydrochloride).

ATC — C01CA21.

ATC Vet — QC01CA21.

UNII — L0N3M64B9R.

(cafedrine)

简介

盐酸咖啡君是一种茶碱衍生物（第1102页），主要以盐酸茶碱那林的制剂形式用于低血压的治疗。

制剂

多组分制剂 ***Austria:*** Akrinor; ***Fr.:*** Praxinor; ***Ger.:*** Akrinor; ***S.Afr.:*** Akrinor.

Calcitonin Cene-related Peptide 降钙素基因相关肽

CGRP; Péptido relacionado con el gen de la calcitonina.

Генетически Родственный Кальцитонину Пептид; Пептид, Кодируемый Геном Кальцитонина

简介

降钙素基因相关肽是一种来自降钙素基因的内源性肽。它具有血管舒张活性，被尝试性用于治疗外周血管疾病（雷诺综合征）、心力衰竭和继发于神经外科疾病蛛网膜下腔出血的局部缺血。内源性物质可能与头痛和偏头痛等病理状态有关，目前正在研究针对这些症状的拮抗药。

1. Johnston FG, *et al.* Effect of calcitonin-gene-related peptide on postoperative neurological deficits after subarachnoid haemorrhage. *Lancet* 1990; **335:** 869–72.
2. Shawkett S, *et al.* Prolonged effect of CGRP in Raynaud's patients: a double-blind randomised comparison with prostacyclin. *Br J Clin Pharmacol* 1991; **32:** 209–13.
3. Shekhar YC, *et al.* Effects of prolonged infusion of human alpha calcitonin gene-related peptide on haemodynamics, renal blood flow and hormone levels in congestive heart failure. *Am J Cardiol* 1991; **67:** 732–6.
4. European CGRP in Subarachnoid Haemorrhage Study Group. Effect of calcitonin-gene-related peptide in patients with delayed postoperative cerebral ischaemia after aneurysmal subarachnoid haemorrhage. *Lancet* 1992; **339:** 831–4.
5. Bunker CB, *et al.* Calcitonin gene-related peptide in treatment of severe peripheral vascular insufficiency in Raynaud's phenomenon. *Lancet* 1993; **342:** 80–2.
6. Feuerstein G, *et al.* Clinical perspectives of calcitonin gene related peptide pharmacology. *Can J Physiol Pharmacol* 1995; **73:** 1070–4.
7. Gherardini G, *et al.* Venous ulcers: improved healing by iontophoretic administration of calcitonin gene-related peptide and vasoactive intestinal peptide. *Plast Reconstr Surg* 1998; **101:** 90–3.
8. Márquez-Rodas I, *et al.* Pathophysiology and therapeutic possibilities of calcitonin gene-related peptide in hypertension. *J Physiol Biochem* 2006; **62:** 45–56.
9. Recober A, Russo AF. Calcitonin gene-related peptide: an update on the biology. *Curr Opin Neurol* 2009; **22:** 241–6.

Candesartan Cilexetil (*BANM*, *USAN*, *rINNM*) 坎地沙坦西酯

Candésartan, Cilexétil de; Candesartán cilexetilo; Candesartani Cilexetilum; CV-11974 (candesartan); H-212/91; Kandesartan Sileksetil; TCV-116. Cyclohexyl carbonate ester of (±)-1-hydroxyethyl 2-ethoxy-1-[*p*-(*o*-1*H*-tetrazol-5-ylphenyl)benzyl]-7-benzimidazolecarboxylate.

Кандесартана Силексетил

$C_{33}H_{34}N_6O_6$ = 610.7.

CAS — 139481-59-7 (candesartan); 145040-37-5 (candesartan cilexetil).

ATC — C09CA06.

ATC Vet — QC09CA06.

UNII — R85M2X0D68.

(candesartan)

不良反应和注意事项

参见氯沙坦，第1276页。

药物相互作用

参见氯沙坦，第1276页。

药动学

坎地沙坦西酯是一种酯类药物前体，在胃肠道吸收时水解形成活性形式坎地沙坦。口服坎地沙坦西酯溶液和片剂后，坎地沙坦的绝对生物利用度分别为40%和14%。坎地沙坦的血浆药物峰浓度出现在口服片剂后的3～4h。超过99%的坎地沙坦与血浆蛋白结合。以原形药和一小部分无活性的代谢产物通过尿液和胆汁排泄。消除半衰期约为9h。血液透析不能去除坎地沙坦。

1. Gleiter CH, Mörike KE. Clinical pharmacokinetics of candesartan. *Clin Pharmacokinet* 2002; **41:** 7–17.

用途和用法

坎地沙坦西酯是一种血管紧缩素Ⅱ类受体拮抗药，具有和氯沙坦类似的功效（第1276页）。当ACEI不能耐受，或是作为ACEI的辅助药，用于治疗高血压（第1131页）和左室收缩功能减弱的患者的心力衰竭（见氯沙坦，第1277页）。

坎地沙坦西酯通常以前药形式口服。服药后约2h出现抗高血压疗效，第一次治疗后大概在4周内达到最大疗效。

用于治疗**高血压**时，第一次给药剂量在英国规定为8mg坎地沙坦西酯，每日1次；在美国规定，16mg坎地沙坦西酯每日1次。给药剂量应根据患者的反应而随时进行调整，通常的维持剂量是8mg，每日1次，但是最高剂量可达到1次32mg，或者分2次用药。对于血浆容量减少的患者，可考虑用更低的初始剂量，英国建议4mg，每日1次。肾损伤或肝损伤的患者也需要用更低的初始给药剂量（见下文）。

用于治疗**心力衰竭**时，坎地沙坦西酯的初始用药剂量为4mg，每日1次，如果患者发生耐受，剂量应该在至少2周后加倍，直至32mg。增加剂量过程中，应监测血压。

1. See S, Stirling AL. Candesartan cilexetil: an angiotensin II-receptor blocker. *Am J Health-Syst Pharm* 2000; **57:** 739–46.
2. Easthope SE, Jarvis B. Candesartan cilexetil: an update of its use in essential hypertension. *Drugs* 2002; **62:** 1253–87.
3. Fenton C, Scott LJ. Candesartan cilexetil: a review of its use in the management of chronic heart failure. *Drugs* 2005; **65:** 537–58.
4. McKelvie RS. Candesartan for the management of heart failure: more than an alternative. *Expert Opin Pharmacother* 2006; **7:** 1945–56.
5. Meredith PA. Candesartan cilexetil—a review of effects on cardiovascular complications in hypertension and chronic heart failure. *Curr Med Res Opin* 2007; **23:** 1693–1705.
6. Mendis B, Page SR. Candesartan: widening indications for this angiotensin II receptor blocker? *Expert Opin Pharmacother* 2009; **10:** 1995–2007.

在肝损伤或肾损伤中的用法 坎地沙坦在肝损伤和肾损伤患者体内的清除会减弱（包括血液透析患者[1]），因此对这些患者需要更低的给药剂量。坎地沙坦可能对肾功能产生一定的影响，对心力衰竭的患者需要定期的进行检查。

- 在英国，对严重的肝损伤患者，坎地沙坦被列为禁用药，对伴有轻度至中等肝损伤的高血压患者，建议初始剂量为2mg，每日1次。在美国，对中等严重的肝损伤患者，建议考虑更低的用药剂量。
- 对患有肾损伤的患者，坎地沙坦用于治疗其高血压，包括血液透析时，英国建议的初始剂量为4mg每日1次。在美国，对伴有轻微肾损伤的患者，不需要考虑调整初始用药剂量，但如果患者伴有血容量减少，可以考虑减少给药剂量。
- 对伴有心力衰竭的患者，如果肾功能恶化，则需要减少剂量甚至停止用药。

1. Ottosson P, *et al.* Candesartan cilexetil in haemodialysis patients. *Clin Drug Invest* 2003; **23:** 545–50.

糖尿病并发症 可以用血管紧张素Ⅱ受体拮抗药坎地沙坦治疗糖尿病并发症，如视网膜病变，见氯沙坦，第1277页。

偏头痛 使用血管紧张素Ⅱ受体拮抗药如坎地沙坦预防偏头痛。见氯沙坦，第1278页。

制剂

专用制剂

Arg.: Atacand; Dacten; Tiadyl; ***Austral.:*** Atacand; ***Austria:*** Atacand; Blopress; ***Belg.:*** Atacand; ***Braz.:*** Atacand; Blopress; ***Canad.:*** Atacand; ***Chile:*** Atacand; Bilaten; Blopress; Blox; Candex; ***Cz.:*** Atacand; Blopress†; Xaleec; ***Denm.:*** Atacand; ***Fin.:*** Atacand; ***Fr.:*** Atacand; Kenzen; ***Ger.:*** Atacand; Blopress; ***Gr.:*** Atacand; ***Hong Kong:*** Blopress; ***Hung.:*** Atacand; ***India:*** Candesar; ***Indon.:*** Blopress; ***Irl.:*** Atacand; Blopress; Catasart; ***Israel:*** Atacand; ***Ital.:*** Blopress; Ratacand; ***Jpn:*** Blopress; ***Malaysia:*** Atacand; Blopress; ***Mex.:*** Atacand; Blopress; ***Neth.:*** Amias; Atacand; Blopress; Ratacand; ***Norw.:*** Atacand; ***NZ:*** Atacand; ***Philipp.:*** Blopress; Candelong; ***Pol.:*** Atacand; ***Port.:*** Atacand; Blopress; ***Rus.:*** Atacand (Атаканд); ***S.Afr.:*** Atacand; ***Singapore:*** Atacand; ***Spain:*** Atacand; Blopress; Parapres; ***Swed.:*** Atacand; ***Switz.:*** Atacand; Blopress; ***Thai.:*** Blopress; ***Turk.:*** Atacand; Ayra; Candexil; Tensart; ***UK:*** Amias; ***Ukr.:*** Atacand (Атаканд); Candesar (Кандесар); ***USA:*** Atacand; Candepressin; ***Venez.:*** Atacand; Blopress.

多组分制剂 ***Arg.:*** Atacand-D; Dacten D; Tiadyl Plus; ***Austral.:*** Atacand Plus; ***Austria:*** Atacand Plus; Blopress Plus; ***Belg.:*** Atacand Plus; ***Braz.:*** Atacand HCT; ***Canad.:*** Atacand Plus; ***Chile:*** Atacand Plus; Bilaten-D; Blopress D; Blox-D; Candex-D; ***Cz.:*** Atacand Plus; ***Denm.:*** Atacand Plus; Atazid; ***Fin.:*** Atacand Plus; ***Fr.:*** Cokenzen; Hytacand; ***Ger.:*** Atacand Plus; Blopress Plus; ***Gr.:*** Atacand Plus; ***Hong Kong:*** Blopress Plus; ***Hung.:*** Atacand Plus; ***Indon.:*** Blopress Plus; ***Irl.:*** Atacand Plus; Blopress Plus; ***Israel:*** Atacand Plus; ***Ital.:*** Blopresid; Ratacand Plus; ***Malaysia:*** Atacand Plus; ***Mex.:*** Atacand Plus; Blopress Plus; ***Neth.:*** Atacand Plus; Blopresid; ***Norw.:*** Atacand Plus; ***Philipp.:*** Blopress Plus; ***Port.:*** Blopress 16 mg + 12,5 mg; Blopress Comp; Hytacand; ***Rus.:*** Atacand Plus (Атаканд Плюс); ***S.Afr.:*** Atacand Plus; ***Singapore:*** Atacand Plus; ***Spain:*** Atacand Plus; Blopress Plus; Parapres Plus; ***Swed.:*** Atacand Plus; ***Switz.:*** Atacand Plus; Blopress Plus; ***Thai.:*** Blopress Plus; ***Turk.:*** Atacand Plus; Ayra Plus; Candexil Plus; Tensart Plus; ***Ukr.:*** Candesar H (Кандесар H); ***USA:*** Atacand HCT; Candepressin Plus; ***Venez.:*** Atacand Plus; Blopress Plus.

Cangrelor Tetrasodium (*BANM*, *USAN*, *rINNM*)
卡格雷尔四钠

AR-C69931XX (cangrelor); AR-C69931MX (cangrelor tetrasodium); Cangrelor tetrasódico; Cangrélor tetrasodique; Cangrelorum tetranatricum. *N*-[2-(Methylthio)ethyl]-2-[(3,3,3-trifluoropropyl)thio]-5′-adenylic acid monoanhydride with tetrasodium (dichloromethylene)diphosphonate.

Кангрелор Тетранатрий

$C_{17}H_{21}Cl_2F_3N_5Na_4O_{12}P_3S_2$.

CAS — 163706-06-7 (cangrelor); 163706-36-3 (cangrelor tetrasodium).

UNII — 2144G00Y7W.

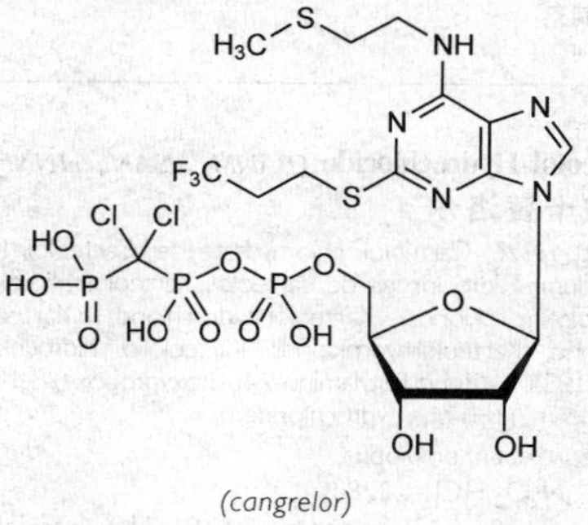

(cangrelor)

简介

卡格雷尔是一种三磷腺苷类似物，与替卡格雷（见第1355页）相似。它的半衰期很短，需静脉给药。研究表明它可以作为一种治疗急性冠脉综合征的抗栓药，但与其他抗栓药相比，未表现出优势。

1. Harrington RA, *et al.* Platelet inhibition with cangrelor in patients undergoing PCI. *N Engl J Med* 2009; **361:** 2318–29.
2. Bhatt DL, *et al.* CHAMPION PLATFORM Investigators. Intravenous platelet blockade with cangrelor during PCI. *N Engl J Med* 2009; **361:** 2330–41.

Canrenone (*USAN*, *pINN*) ⊗坎利酮

Aldadiene; Canrenona; Canrénone; Canrenonum; RP-11614; SC-9376. 17-Hydroxy-3-oxo-17α-pregna-4,6-diene-21-carboxylic acid γ-lactone.

Канренон

$C_{22}H_{28}O_3$ = 340.5.

CAS — 976-71-6.

ATC — C03DA03.

ATC Vet — QC03DA03.

UNII — 78O20X9J0U.

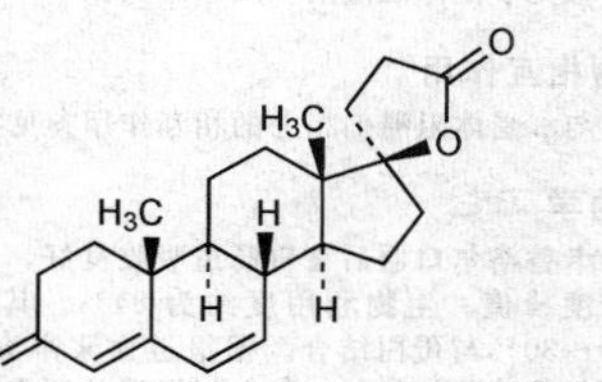

简介

坎利酮是一种保钾利尿药，具有与利尿药螺内酯（第1344页）相似的特性，口服用于治疗由心力衰竭（第1127页）、肾病或肝病以及高血压（第1131页）等引起的难治性的水肿。本药是螺内酯和坎利酸钾的代谢产物（第1319页）。通常剂量为每日 50～200mg。在某些患者中可能需要最高每日 300mg 的给药剂量。

制剂

专用制剂

Belg.: Contarent†; ***Ital.:*** Luvion.

Captopril (*BAN*, *USAN*, *rINN*) **卡托普利**

Captoprilum; Kaptopriili; Kaptopril; Kaptoprilis; SQ-14225. 1-[(2*S*)-3-Mercapto-2-methylpropionyl]-L-proline.

Каптоприл

$C_9H_{15}NO_3S$ = 217.3.

CAS — 62571-86-2.

ATC — C09AA01.

ATC Vet — QC09AA01.

UNII — 9G64RSX1XD.

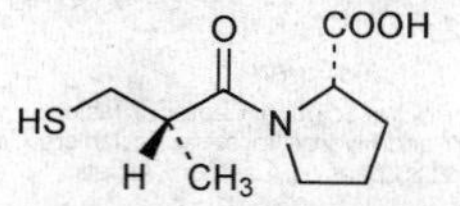

注：卡托普利的复方制剂可用下面的名称表示。

- Co-zidocapt (*BAN*)——卡托普利和氢氯噻嗪（2∶1）(质量分数)。

Pharmacopoeias. In *Chin.*, *Eur.* (see p.vii), *Int.*, *Jpn*, and *US.*

Ph. Eur. 6.8 (Captopril) 白色或类白色的结晶性粉末。易溶于水、二氯甲烷和甲醇。可溶于氢氧化物的碱性稀溶液。2%水溶液的 pH 值为 2.0～2.6。贮藏于密闭容器中。

USP 33 (Captopril) 白色或米色的结晶性粉末，可能会有类似硫化物的臭。易溶于水、乙醇、氯仿和甲醇。贮藏于密闭容器中。

稳定性 虽然卡托普利本身在 50℃中保持相对稳定[1]，并且有报道称新制成的粉末（通过研磨其片剂和乳糖而成）在室温中至少能保存 12 周[2]，但是它的水溶液则易于被氧化降解[1]，主要生成卡托普利的二硫化物，使其溶液的 pH 达到 4 以上[3]。生产商报道说用研磨过的卡托普利溶于蒸馏水而制成的液体形式，浓度为 1mg/ml，在室温保存 5 天后，仍包含有原药的 96.6%成分，但是他们建议因为其中未加任何防腐剂，最好在制成后 2 天内使用[4]。还有报道说稳定性的变化取决于它的剂型。在一项研究[5]中显示，用研碎的卡托普利片剂和自来水制成的浓度为 1mg/ml 的溶液，在 5℃时估计能保存 27 天。但是，在另一项研究[6]表明，卡托普利没有如此的稳定性，用消过毒的水冲洗卡托普利，它至少能保持 3 天稳定，但如果换成自来水，它的稳定性就大大降低。有报道说向卡托普利溶液中加入维生素 C 钠盐后，可增加其稳定性[7]，并且用卡托普利粉末比用卡托普利片剂的稳定性也要高[8]。用研碎的卡托普利片剂和纯果汁制成的 1mg/ml 的制剂，在 5℃时也能保持 30 天稳定，并且比用水[9]制成的剂型更加美味可口。

1. Lund W, Cowe HJ. Stability of dry powder formulations. *Pharm J* 1986; **237:** 179–80.
2. Taketomo CK, *et al.* Stability of captopril in powder papers under three storage conditions. *Am J Hosp Pharm* 1990; **47:** 1799–1801.
3. Timmins P, *et al.* Factors affecting captopril stability in aqueous solution. *Int J Pharmaceutics* 1982; **11:** 329–36.
4. Andrews CD, Essex A. Captopril suspension. *Pharm J* 1986; **237:** 734–5.
5. Pereira CM, Tam YK. Stability of captopril in tap water. *Am J Hosp Pharm* 1992; **49:** 612–15.
6. Anaizi NH, Swenson C. Instability of aqueous captopril solutions. *Am J Hosp Pharm* 1993; **50:** 486–8.
7. Nahata MC, *et al.* Stability of captopril in three liquid dosage forms. *Am J Hosp Pharm* 1994; **51:** 95–6.
8. Chan DS, *et al.* Degradation of captopril in solutions compounded from tablets and standard powder. *Am J Hosp Pharm* 1994; **51:** 1205–7.
9. Lye MYF, *et al.* Effects of ingredients on stability of captopril in extemporaneously prepared oral liquids. *Am J Health-Syst Pharm* 1997; **54:** 2483–7.

不良反应、处置和注意事项

参见 **ACEI**，第1151页。

有报道称卡托普利可引起尿中丙酮检查呈假阳性。

不良反应发生率 上市后的跟踪调查[1]表明，在 30515 名接受卡托普利治疗的高血压患者中，有 4.9%的患者停止了治疗，并且认为原因是服用了卡托普利所导致的不良反应。平均初始剂量为每日 46mg，但最后的估算值为每日 58mg。最常报道的不良反应为头痛（占 1.8%）；其他包括头晕（占 1.6%）、皮疹（1.1%）、恶心（1.0%）、味觉失调（0.9%）和咳嗽（0.8%）。这项研究的患者包括肾损伤的患者。但是，更早的一个调查[2]表明，在 6737 名只使用卡托普利或者合用卡托普利的患者中，在同时伴有肾损伤的患者中皮疹和味觉异常的发病率，（分别为 6.2%和 3.2%，每日服用 150mg 或者更少的卡托普利）要比那些血清肌苷正常的患者（4.3%和 2.2%）要高。这两种症状的发病率比那些服用更高剂量卡托普利的患者要高一些。低血压的发病率大约为 5%，并且不受肾损伤和剂量的影响。在这个研究中，因不良反应而停止用药的累积概率大约为 5.8%，这和更大规模的调查结果很相似。在另外一个上市后的跟踪调查[3]中，这次调查包括 60000 名患者，因不良反应导致的停止用药达到 8.9%。

更多不良反应报道，见 ACEI 项下内容，第1151页。

1. Schoenberger JA, *et al.* Efficacy, safety, and quality-of-life assessment of captopril antihypertensive therapy in clinical practice. *Arch Intern Med* 1990; **150:** 301–6.
2. Jenkins AC, *et al.* Captopril in hypertension: seven years later. *J Cardiovasc Pharmacol* 1985; **7** (suppl 1): S96–S101.
3. Chalmers D, *et al.* Postmarketing surveillance of captopril for hypertension. *Br J Clin Pharmacol* 1992; **34:** 215–23.

哺乳 卡托普利可以分布于母乳，注册药品信息建议服药期间不要哺乳。然而，一项对 12 名妇女进行的研究[1]发现，母乳中的药物浓度为母亲血液中血药浓度的 1%，因此表明，被婴儿吸收的药物量是非常低的。在这项研究中，没有发现婴儿的不良反应，并且，American Academy of Pediatrics 认为[2]，应用卡托普利与母乳喂养并不矛盾。

英国监管机构建议在母乳喂养的开始几周内，应避免使用 **ACEI**，见 **ACEI 的注意事项**项下，第1153页。

1. Devlin RG, Fleiss PM. Captopril in human blood and breast milk. *J Clin Pharmacol* 1981; **21:** 110–113.
2. American Academy of Pediatrics. The transfer of drugs and other chemicals into human milk. *Pediatrics* 2001; **108:** 776–89. [Retired May 2010] Correction. *ibid.*; 1029. Also available at: http://aappolicy.aappublications.org/cgi/content/full/pediatrics%3b108/3/776 (accessed 05/07/04)

卟啉病 由于卡托普利在体外试验中可促进原卟啉生成，因此，对于卟啉病患者来说，应用卡托普利是不安全的。

药物相互作用

参见 **ACEI**，第1154页。

药动学

单次给药后卡托普利有 60%～75%通过胃肠道吸收，约 1h 之内即可达到血浆药物浓度的峰值。有报道表明，食物的存在可以使吸收减少，但是，也许不具有临床上的相关性（详见下文）。约有 30%的卡托普利与血浆蛋白相结合。它可以通过胎盘屏障，母乳中的含量为母亲血液中血药浓度的 1%。它大部分通过尿液排泄，有 40%～50%为原药形式，其余形式为二硫化物和其他代谢产物。已报道的消除半衰期为 2～3h，但是在肾功能减退的患者体内，消除半衰期会延长。卡托普利可以通过血液透析去除。

1. Duchin KL, *et al.* Pharmacokinetics of captopril in healthy subjects and in patients with cardiovascular diseases. *Clin Pharmacokinet* 1988; **14:** 241–59.

吸收 在单次剂量同服食物[1～4]的长期研究[5]中，显示卡托普利的生物利用度与血浆浓度峰值可降低25%～55%。然而，这一结果可能没有临床意义，因为有数项研究[3,4,6]表明食物对卡托普利的抗高血压活性并没有影响。

1. Williams GM, Sugerman AA. The effect of a meal, at various times relative to drug administration, on the bioavailability of captopril. *J Clin Pharmacol* 1982; **22:** 18A.
2. Singhvi SM, *et al.* Effect of food on the bioavailability of captopril in healthy subjects. *J Clin Pharmacol* 1982; **22:** 135–40.
3. Mäntylä R, *et al.* Impairment of captopril bioavailability by concomitant food and antacid intake. *Int J Clin Pharmacol Ther Toxicol* 1984; **22:** 626–9.
4. Müller HM, *et al.* The influence of food intake on pharmacodynamics and plasma concentration of captopril. *J Hypertens* 1985; **3** (suppl 2): S135–S136.
5. Öhman KP, *et al.* Pharmacokinetics of captopril and its effects on blood pressure during acute and chronic administration and in relation to food intake. *J Cardiovasc Pharmacol* 1985; **7** (suppl 1): S20–S24.
6. Izumi Y, *et al.* Influence of food on the clinical effect of angiotensin I converting enzyme inhibitor (SQ 14225). *Tohoku J Exp Med* 1983; **139:** 279–86.

肾损伤 对 9 名接受透析治疗的慢性肾衰患者的研究发现，单次给予卡托普利后，他们体内药物的血浆浓度峰值与二硫化物代谢物峰值较肾功能正常患者分别高出 2.5 倍和 4 倍[1]。尿毒症患者的血浆峰浓度出现较晚，卡托普利的表观半衰期为 46h，相比之下肾功能正常者这一数值为 2.95h。

1. Drummer OH, *et al.* The pharmacokinetics of captopril and captopril disulfide conjugates in uraemic patients on maintenance dialysis: comparison with patients with normal renal function. *Eur J Clin Pharmacol* 1987; **32:** 267–71.

用途和用法

卡托普利为含巯基 ACEI（第1154页），用于治疗高血压（第1131页）、心力衰竭（第1127页）、心肌梗死（第1135页）以及糖尿病肾病（参见**肾功能障碍**，第1156页）。

卡托普利口服后 1～2h 药效达高峰，持续 6～12h，其时间长短与剂量相关，长期服用最大疗效约数周后出现。

高血压的治疗：初始剂量口服一次 12.5mg，每日 2 次，2～4 周内视反应逐渐加量。因个别患者开始接受 ACEI 疗法时有血压骤降现象，初服宜在睡前。同用利尿药者及老人推荐初始剂量减至 6.25mg，每日 2 次，若可能应在用本药前 2～3 天停用利尿药。通常维持剂

量为25～50mg，每日2次，一般不超过50mg，每日3次，如此剂量下仍不能满意地控制血压，可加用辅助药物或考虑用其他代用药。在美国，对于低剂量卡托普利仍难控制的高血压患者推荐用高剂量疗法150mg，每日3次，合用利尿药。

治疗**心力衰竭**：对于使用袢利尿药患者，引入ACEI常出现严重的首剂低血压效应，短暂停药可导致反跳性肺水肿。因此，口服初始剂量6.25～12.5mg应在密切医学监督下进行。常用维持剂量为25mg，每日2～3次，正常日剂量不得超过50mg，每日3次。同样，在美国也有推荐150mg，每日3次的高剂量。

心肌梗死后治疗：卡托普利预防性用于临床稳定的有症状或无症状的左心室功能紊乱患者，可提高存活率、延缓症状性心衰的发生、减少梗死复发。卡托普利作为患者发病24h内的紧急治疗药物，用于稳定血流动力学的患者。首剂量为6.25mg，2h后为12.5mg，12h后为25mg。如果患者耐受性好，接下来可按如下方法给药：50mg，每日2次，连续服用4周。随后可按慢性治疗服用维持剂量，见下文。

若未在发作24h内给药，可用卡托普利在发作后3～16天内进行慢性治疗。首剂量为6.25mg。随后12.5mg，每日3次，连续2天，然后25mg，每日3次。维持剂量为75～150mg，每日2～3次。

治疗1型糖尿病的**糖尿病肾病**（微白蛋白尿多于每日30mg），每日可给75～100mg卡托普利，口服分次服用。如有进一步降压需要，可与其他降压药同用。

儿童剂量见下文。

肾功能不良患者可减量（见下文）。

用法 卡托普利通常口服给药，舌下[1]与静脉[2,3]给药方式亦有尝试，但尚未确立两种途径。

1. Angeli P, *et al.* Comparison of sublingual captopril and nifedipine in immediate treatment of hypertensive emergencies: a randomized, single-blind clinical trial. *Arch Intern Med* 1991; **151:** 678–82.
2. Savi L, *et al.* A new therapy for hypertensive emergencies: intravenous captopril. *Curr Ther Res* 1990; **47:** 1073–81.
3. Langes K, *et al.* Efficacy and safety of intravenous captopril in congestive heart failure. *Curr Ther Res* 1993; **53:** 167–76.

儿童用法 卡托普利用于儿童的经验尚有限。口服剂量与成人相同（见上文**用途和用法**）。英国注册药品信息建议用于儿童和青少年的初始剂量为300μg/kg，新生儿、幼儿（包括早产儿）及有肾功能缺陷儿童初剂量减半。用量可据反应调整，最大剂量，每日6mg/kg，每日2～3次。

也有报道卡托普利初始日剂量250μg/kg，增至2.5～3.5mg/kg，每日3次，对严重心力衰竭幼儿显效，效果次于先天性缺陷者（主要指左右心分流患者）[1,2]。

对高血压、心力衰竭或肾炎蛋白尿，*BNFC 2010/11* 推荐以下卡托普利用量：

- 新生儿：试验剂量，10～50μg/kg（若新生儿小于37周胎龄则给10μg/kg），并严格监测血压1～2h；如果耐受可给10～50μg/kg，每日2～3次，如有必要每日增至最大2mg/kg，分剂量服用（若新生儿小于37周胎龄最高给每日300μg/kg）。
- 1个月～12岁儿童：试验剂量，100μg/kg（最高6.25mg），并严格监测血压1～2h，若耐受，给100～300μg/kg，每日2～3次，必要时最大增至每日6mg/kg，分剂量服用（1个月～1岁儿童最高每日4mg/kg，分剂量服用）。
- 12～18岁儿童：试验剂量，100μg/kg或6.25mg，并严格监测血压1～2h；若耐受，给12.5～25mg，每日2～3次，必要时每日最大增至150mg，分次服用。

BNFC 2010/11 建议用卡托普利治疗12岁及以上儿童肾性糖尿病时，可与成人剂量相同。

1. Scammell AM, *et al.* Captopril in treatment of infant heart failure: a preliminary report. *Int J Cardiol* 1987; **16:** 295–301.
2. Shaw NJ, *et al.* Captopril in heart failure secondary to a left to right shunt. *Arch Dis Child* 1988; **63:** 360–3.

在肾损伤中的用法 肾损伤的成人，应减少卡托普利剂量或增大用药间隔，取决于肌酐清除率（CC）/1.73m²。建议以下剂量：

- CC 21～40ml/min：初始日剂量25mg，最大日剂量100mg。
- CC 10～20ml/min：初始日剂量12.5mg，最大日剂量75mg。
- CC少于10ml/min：初始日剂量6.25mg，最大日剂量37.5mg。

需同用利尿药时，应选用袢利尿药而不用噻嗪类。

制剂

BP 2010: Captopril Oral Solution; Captopril Tablets;
USP 33: Captopril and Hydrochlorothiazide Tablets; Captopril Oral Solution; Captopril Oral Suspension; Captopril Tablets.

专利制剂

Arg.: Antasten†; ***Austral.:*** Acenorm; Capoten; Captohexal; Topace†; ***Austria:*** Capace; Capostad†; Captomed†; Captor†; Debax; Lopirin†; ***Belg.:*** Capoten; Capriltop; Captoprimed†; Doccaptopri; ***Braz.:*** Cabioten†; Capobal; Capoten; Capotrat; Capotril†; Capox; Capril; Captil†; Captobel†; Captocord†; Captolab; Captolin†; Captomed; Capton†; Captopiril; Captopron; Captosen†; Captosif†; Captotec†; Captozen†; Captrizin; Cardilom†; Carditril†; Catoprol; Ductopril; Hipoten; Normapril†; Pressomax; Prilpressin; Repril; Tompril†; Venopril†; ***Canad.:*** Apo-Capto; Capoten; Novo-Captoril; Nu-Capto; ***Chile:*** Capoten; Properil; ***Cz.:*** Alkadil†; Apo-Capto†; Capoten†; Katopil†; Tensiomin; ***Denm.:*** Capoten; Captodan†; Captol; Catonet†; ***Fin.:*** Capoten†; Captomin; Captostad; Lopril; ***Fr.:*** Captolane; Lopril; ***Ger.:*** ACE-Hemmer; Adocor; Capto; Capto-dura M†; Captobeta; Captodoc; Captoflux; Captogamma; Captohexal; Captomerck†; Captopress†; Cardiagen†; cor tensobon; Coronorm†; Epicordin†; Jucapt; Lopirin; Mundil†; Sigacap Cor†; Tensiomin; Tensiomin-Cor; Tensobon; Tensostad; ***Gr.:*** Capoten; Cregar; Hypotensor; Neo-Ipertas; Normolose; Odupril; Pertacilon; Sancap; ***Hong Kong:*** Apo-Capto†; Capoten; Capril†; Dexacap†; Kimafan†; Novo-Captoril†; Ropril†; Tensiomin; ***Hung.:*** Aceomel; Capin†; Captogamma; Huma-Captoril†; Tensiomin; ***India:*** Aceten; Capace; ***Indon.:*** Acepress; Capoten; Captensin; Casipril†; Dexacap; Farmoten; Forten†; Locap†; Lotensin; Metopril; Otoryl; Praten†; Scantensin; Tenofax†; Tensicap; Tensobon; Vapril; ***Irl.:*** Aceomel; Capoten; Caprill†; Captor; Geroten†; Tensopril†; ***Israel:*** Aceril; Capti†; Inhibace†; ***Ital.:*** Acepress; Aceprilex†; Capoten; Maxipril†; Tenpril†; ***Malaysia:*** Apo-Capto†; Apuzin; Capoten†; ***Mex.:*** Altiver; Atrisol; Biodezil; Bioxil; Brucap; Bugazon; Capotena; Captoser; Captral; Cardipril; Catona; Cryopril; Eca Presan; Ecapril; Ecaten; Enlace; Hipertex; Kenapril†; Kenolan; Lenpryl; Midrat; Miocap†; Novapress; Ospil; Precaptil; Prinarten; Proldin; Ranpres; Reductel; Reduprec; Romir; Tenca-1; Tensil; Toprifar; Toprilem; Tropisol†; Tropix-HC†; Varaxil; ***Neth.:*** Capoten†; ***Norw.:*** Capoten; ***NZ:*** Capoten; Captohexal†; ***Philipp.:*** Ace-Bloc; Bloc-Med; Capomed; Capotec; Capoten; Captor; Captril; Cardiovaz; Conamid; Hartylox; Normil; Prelat; Primace; Retensin; Spec-Ace; Tensoril; Unihype; Vasostad; ***Port.:*** Calpix†; Capoten; Capritin; Carencil; Convertal†; Hipertil; Hipotensil; Mereprine†; Pressil; Prilovase†; Tensopril†; Vidapril; Xenam†; ***Rus.:*** Aceten (Ацетен); Angiopril (Ангиоприл); Apo-Capto (Апо-капто)†; Capoten (Капотен); Rilcapton (Рилкаптон); ***S.Afr.:*** Aceten†; Adco-Captomax; Capace; Capoten†; Captohexal; Cardiace†; Zapto; ***Singapore:*** Apo-Capto; Capoten†; Catoplin; Pertacilon†; Rilcapton; Tensoprel†; ***Spain:*** Alopresin†; Capoten; Captosina; Cesplon; Dilabar; Garanil; Tensoprel; ***Swed.:*** Capoten†; ***Switz.:*** capto-basan†; Captosol; Lopirin; ***Thai.:*** Capoten; Capril; Epsitron; Gemzil; Tensiomin†; ***Turk.:*** Kapril; Kaptoril; ***UAE:*** Captophar; ***UK:*** Acepril; Capoten; Ecopace; Kaplon; Tensopril; ***USA:*** Capoten; ***Venez.:*** Capoten; Ceplon†; Tabulan.

多组分制剂 ***Austral.:*** Capozide; Captocomp†; Captohexal Comp; Captopril Compositum†; Captopril-HCT; Co-Captopril; Veracapt; ***Braz.:*** Capox H; Captotec + HCT†; Hidropril; Lopril-D; ***Cz.:*** Captohexal Comp†; ***Denm.:*** Capozid; ***Fr.:*** Captea; Ecazide; ***Ger.:*** ACE-Hemmer comp; Adocomp; Capozide; Capto Comp; Capto Plus; Captobeta Comp; Captodoc Comp; Captogamma HCT; Captohexal Comp; Captopril Comp; Captopril HCT; Captopril Plus; Cardiagen HCT; Jutacor comp; Tensobon comp; ***Gr.:*** Anastol; Captopress; Captospes+H; Dosturel; Ekzevit; Empirol; Fetylan; Ketazide; Kifarol; Loren-Press; Normolose-H; Pentatec; Piesital; Return; Sancazid; Sedapressin; Superace; Uresan; Zidepril; ***Indon.:*** Capozide†; ***Irl.:*** Capozide; Captor-HCT; Half Capozide; ***Ital.:*** Acediur; Aceplus; ***Mex.:*** Capozide; Captral ASA; Co-Captral; ***Neth.:*** Capozide†; ***NZ:*** Capozide; ***Port.:*** Lopiretic; ***Rus.:*** Capozide (Капозид); ***S.Afr.:*** Capozide†; Captoretic; Zapto Co; ***Spain:*** Alopresin Diu†; Cesplon Plus; Decresco†; Dilabar Diu; Ecadiu; Ecazide; ***Switz.:*** Capozide; Captosol comp; Tensobon comp; ***UK:*** Acezide; Capozide; Capto-Co; ***Ukr.:*** Catopres (Каптопрес)†; Normopress (Нормопрес); ***USA:*** Capozide; ***Venez.:*** Capozide; Cartazid†.

Carazolol (*BAN*, *rINN*) ⊗ 卡拉洛尔

BM-51052; Carazololum. 1-(Carbazol-4-yloxy)-3-isopropylaminopropan-2-ol.

Каразолол

$C_{18}H_{22}N_2O_2$ = 298.4.

CAS — 57775-29-8.

ATC Vet — QC07AA90.

UNII — 29PW75S82A.

简介

卡拉洛尔为β受体阻滞药（参见第1181页），可作为兽用药。

Carperitide (*USAN*, *rINN*) ⊗ 卡培立肽

Carperitida; Carpéritide; Carperitidum; SUN-4936.

Карперитид

CAS — 89213-87-6.

UNII — GZ8FA500J0.

简介

卡培立肽为重组的心房利钠肽（见第1294页），用于急性心力衰竭的治疗。

1. Suwa M, *et al.* Multicenter prospective investigation on efficacy and safety of carperitide for acute heart failure in the 'real world' of therapy. *Circ J* 2005; **69:** 283–90.
2. Hata N, *et al.* Effects of carperitide on the long-term prognosis of patients with acute decompensated chronic heart failure: the PROTECT multicenter randomized controlled study. *Circ J* 2008; **72:** 1787–93.
3. Nomura F, *et al.* Multicenter prospective investigation on efficacy and safety of carperitide as a first-line drug for acute heart failure syndrome with preserved blood pressure. COMPASS: Carperitide Effects Observed Through Monitoring Dyspnea in Acute Decompensated Heart Failure Study. *Circ J* 2008; **72:** 1777–86.

制剂

专利制剂

Jpn: Hanp.

Carteolol Hydrochloride (*BANM*, *USAN*, *rINNM*) ⊗ 盐酸卡替洛尔

Abbott-43326; Cartéolol, chlorhydrate de; Carteololi hydrochloridum; Hidrocloruro de carteolol; Karteolol Hidroklorür; Karteolol-hidroklorid; Karteolol-hydrochlorid; Karteololhydroklorid; Karteololihydrokloridi; Karteololio hidrochloridas; OPC-1085. 5-(3-*tert*-Butylamino-2-hydroxypropoxy)-3,4-dihydroquinolin-2(1*H*)-one hydrochloride.

Картеолола Гидрохлорид

$C_{16}H_{24}N_2O_3$,HCl = 328.8.

CAS — 51781-06-7 (carteolol); 51781-21-6 (carteolol hydrochloride).

ATC — C07AA15; S01ED05.

ATC Vet — QC07AA15; QS01ED05.

UNII — 4797W6I0T4.

(carteolol)

Pharmacopoeias. In *Chin.*, *Eur.* (see p.vii), *Jpn*, and *US*.

Ph. Eur. 6.8 (Carteolol Hydrochloride) 白色或类白色结晶或结晶性粉末。可溶于水；微溶于乙醇；几乎不溶于二氯甲烷；略溶于甲醇。1%水溶液的pH值为5.0～6.0。贮藏于密闭容器中。

USP 33 (Carteolol Hydrochloride) 1%水溶液的pH值为5.0～6.0。

不良反应、处置和注意事项

参见**β受体阻滞剂**，第1182页。

药物相互作用

与β受体阻滞剂相关的相互作用参见第1184页。

药动学

卡替洛尔口服后在胃肠道吸收良好，1～4h内达血浆浓度峰值。生物利用度约为84%。其溶解度较低，20%～30%与蛋白结合。据报道血浆半衰期为3～6h。主要经肾清除，50%～70%以原形从尿中排泄；因此肾病患者有蓄积效应。主要代谢产物为8-羟基卡替洛尔和卡替洛尔葡萄糖醛酸结合物，8-羟基卡替洛尔活性高，据报道半衰期为8～12h。

用途和用法

卡替洛尔为非心脏选择性β受体阻滞剂（参见第1181页）。据报道有内在拟交感活性，但缺乏显著的膜稳定性。

盐酸卡替洛尔用于青光眼（第1785页）、高血压（第1131页）、心绞痛（第1118页）、心律失常（第1121页）等的治疗。

应用含盐酸卡替洛尔的1%或2%滴眼液，每日2次可降低开角型**青光眼**引起的眼内压升高及眼内高压。

治疗**高血压**、**心绞痛**、**心律失常**时，盐酸卡替洛尔常规剂量为每日口服2.5～30mg，根据反应调整剂量。

肾损伤患者，盐酸卡替洛尔口服剂量可酌减（参见下文）。

1. Chrisp P, Sorkin EM. Ocular carteolol: a review of its pharmacological properties, and therapeutic use in glaucoma and ocular hypertension. *Drugs Aging* 1992; **2:** 58–77. Correction. *ibid.* 1994; **4:** 62.
2. Henness S, *et al.* Ocular carteolol: a review of its use in the management of glaucoma and ocular hypertension. *Drugs Aging* 2007; **24:** 509–28.

在肾损伤中的用法 对肾损伤患者，盐酸卡替洛尔口服剂量可酌减。建议根据高血压患者的肌酐清除率制订给药方案：

- CC 30～80ml/min：每日 10mg；
- CC 小于 30ml/min：不建议使用该药。

制剂

BP 2010: Carteolol Eye Drops;
USP 33: Carteolol Hydrochloride Ophthalmic Solution; Carteolol Hydrochloride Tablets.

专利制剂

Arg.: Cartens; Elebloc; Glacout†; Glauteolol; Poenglaucol; Singlauc; Tenoftal†; ***Austria:*** Arteoptic†; Endak†; ***Belg.:*** Arteoptic; Carteol; ***Cz.:*** Arteoptic; Carteol; ***Fr.:*** Carteabak; Carteol; Mikelan; ***Ger.:*** Arteoptic; Endak; ***Gr.:*** Cardelol; Carteodose; Fortinol; Glautelol; Napolit; Stobol; Vinitus; Zymoptic; ***Hong Kong:*** Arteoptic; ***Hung.:*** Arteoptic†; Fortinol; ***Irl.:*** Teoptic†; ***Ital.:*** Carteol; ***Jpn:*** Mikelan; ***Neth.:*** Arteoptic; Carteabak; Teoptic; ***Philipp.:*** Mikelan; ***Pol.:*** Arteoptic; Carteol; ***Port.:*** Arteoptic; Carteabak; Physioglau; ***S.Afr.:*** Mikelan†; Teoptic†; ***Spain:*** Arteolol; Arteoptic; Elebloc; Mikelan; ***Swed.:*** Arteoptic†; ***Switz.:*** Arteoptic; ***Thai.:*** Arteoptic; ***Turk.:*** Carteol; ***UK:*** Teoptic; ***USA:*** Cartrol†.

多组分制剂 ***Belg.:*** Carteopil; ***Fr.:*** Carpilo†; ***Switz.:*** Arteopilo.

Carvedilol (*BAN*, *USAN*, *rINN*) ⊗卡维地洛

BM-14190; Carvédilol; Carvedilolum; Karvedilol; Karvediloli; Karvedilolis. 1-Carbazol-4-yloxy-3-[2-(2-methoxyphenoxy)ethylamino]propan-2-ol.

Карведилол

$C_{24}H_{26}N_2O_4$ = 406.5.

CAS — 72956-09-3.

ATC — C07AG02.

ATC Vet — QC07AG02.

UNII — 0K47UL67F2.

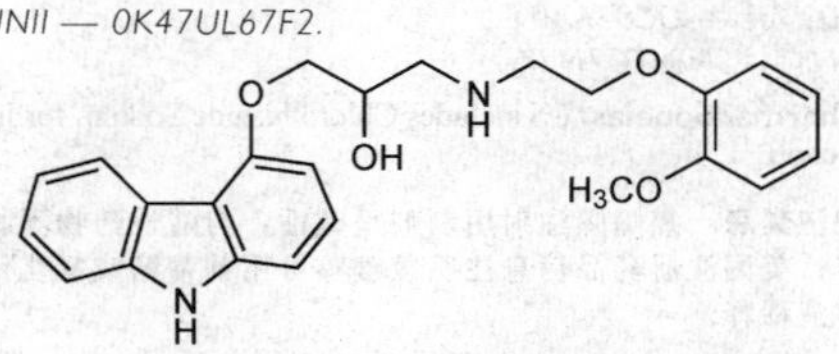

Pharmacopoeias. In *Eur.* (see p.vii) and *US.*

Ph. Eur. 6.8 (Carvedilol) 白色或类白色结晶性粉末。呈多晶型。几乎不溶于水；微溶于乙醇；几乎不溶于稀酸。

USP 33 (Carvedilol) 白色或类白色结晶性粉末。不溶于水和稀酸；微溶于乙醇。于 25℃ 温度条件下贮藏于密闭容器中，允许温度范围为 15～30℃。

不良反应、处置和注意事项

参见 β 受体阻滞剂，第1182页。

偶见报道引起肝功能异常，停药可逆。

卡维地洛可在肝脏中完全代谢，因此不推荐肝功能损伤患者使用。心力衰竭合并弥散性血管疾病和（或）肾损伤患者有引发急性肾衰竭和肾功能异常的报道。

可于饭后服用缓慢吸收以降低发生低血压的风险。

对肝脏的影响 连续使用卡维地洛 6 个月者可发生瘙痒症和血清转氨酶浓度过高[1]。肝功能可于停药后 3 周内恢复正常。然而，患者 1 年后使用美托洛尔会引起瘙痒症复发。

1. Hagmeyer KO, Stein J. Hepatotoxicity associated with carvedilol. *Ann Pharmacother* 2001; **35:** 1364–6.

药物相互作用

与 β 受体阻滞剂相关的相互作用在第1184页讨论。

药动学

卡维地洛胃肠道吸收良好，但有明显的肝首关效应。绝对生物利用度约为 25%。口服服药后 1～2h 达到血浆浓度峰值。脂溶性高，98%以上与血浆蛋白结合。主要在肝脏中被细胞色素 P450 同工酶 CYP2D6 和 CYP2C9 代谢，代谢产物主要经胆汁排泄。清除半衰期为 6～10h。在哺乳动物乳汁中有蓄积。

1. McTavish D, *et al.* Carvedilol: a review of its pharmacodynamic and pharmacokinetic properties, and therapeutic efficacy. *Drugs* 1993; **45:** 232–58.
2. Morgan T. Clinical pharmacokinetics and pharmacodynamics of carvedilol. *Clin Pharmacokinet* 1994; **26:** 335–46.
3. Tenero D, *et al.* Steady-state pharmacokinetics of carvedilol and its enantiomers in patients with congestive heart failure. *J Clin Pharmacol* 2000; **40:** 844–53.
4. Tenero DM, *et al.* Pharmacokinetic properties of a new controlled-release formulation of carvedilol. *Am J Cardiol* 2006; **98:** 5L–16L.
5. Packer M, *et al.* 369 Study Group. Pharmacokinetic profile of controlled-release carvedilol in patients with left ventricular dysfunction associated with chronic heart failure or after myocardial infarction. *Am J Cardiol* 2006; **98:** 39L–45L.
6. Takekuma Y, *et al.* Evaluation of effects of polymorphism for metabolic enzymes on pharmacokinetics of carvedilol by population pharmacokinetic analysis. *Biol Pharm Bull* 2007; **30:** 537–42.
7. Tanwar YS, *et al.* Development and evaluation of carvedilol transdermal patches. *Acta Pharm* 2007; **57:** 151–9.
8. Albers S, *et al.* Population pharmacokinetics and dose simulation of carvedilol in paediatric patients with congestive heart failure. *Br J Clin Pharmacol* 2008; **65:** 511–22.
9. Horiuchi I, *et al.* Pharmacokinetics of R- and S-carvedilol in routinely treated Japanese patients with heart failure. *Biol Pharm Bull* 2008; **31:** 976–80.

用途和用法

卡维地洛为非心脏选择性 β 受体阻滞剂（参见第1181页）。有舒血管活性，可能是由于其 α_1 受体阻滞作用，更高剂量时钙通道阻滞作用亦可是其机制；同时有抗氧化性质。据报道卡维地洛无内在拟交感活性，只有弱的膜稳定性。

卡维地洛用于高血压（第1131页）、心绞痛（第1118页）的治疗，并用作症状性心力衰竭（第1127页）标准疗法中的辅助药物。也用于降低心肌梗死后左心室功能紊乱患者的死亡率。

治疗**高血压**：卡维地洛口服初始剂量为 12.5mg，每日 1 次，2 日后加至 25mg。也可每日 2 次口服，初始剂量为 6.25mg，2 日后加至 12.5mg。如必要，至少 2 周后剂量可进一步加大至每日 50mg，1 次或分次服用。老年患者日用药量 12.5mg 即可。

治疗**心绞痛**：初始剂量为 12.5mg，每日 2 次口服，2 日后加至 25mg，仍为每日 2 次。

治疗**心力衰竭**：初始剂量为 3.125mg，每日 2 次口服，饭后服用以减少低血压的风险。如耐受，2 周后可加倍至 6.25mg 每日 2 次，以后可逐渐加量至最大耐受剂量，对严重心力衰竭患者或体重少于 85kg 者，不应超过每日 25mg，对于体重不超过 85kg 伴有轻至中度心力衰竭者这一剂量不超过每日 50mg，加药间隔不应少于 2 周。儿童剂量，见下文。

治疗**心肌梗死后左心室功能紊乱**患者、初始剂量为 6.25mg，每日 2 次口服，如耐受，3～10 日后可加至 12.5mg 每日 2 次，后可加至目标剂量 25mg 每日 2 次。症状性患者初剂量酌减。

在一些国家有卡维地洛水合磷酸化合物的缓释制剂。

1. Dunn CJ, *et al.* Carvedilol: a reappraisal of its pharmacological properties and therapeutic use in cardiovascular disorders. *Drugs* 1997; **54:** 161–85.
2. Frishman WH. Carvedilol. *N Engl J Med* 1998; **339:** 1759–65.
3. Naccarelli GV, Lukas MA. Carvedilol's antiarrhythmic properties: therapeutic implications in patients with left ventricular dysfunction. *Clin Cardiol* 2005; **28:** 165–73.
4. Carreira RS, *et al.* Carvedilol: just another beta-blocker or a powerful cardioprotector? *Cardiovasc Hematol Disord Drug Targets* 2006; **6:** 257–66.
5. Doughty RN, White HD. Carvedilol: use in chronic heart failure. *Expert Rev Cardiovasc Ther* 2007; **5:** 21–31.
6. Kveiborg B, *et al.* Carvedilol in the treatment of chronic heart failure: lessons from the Carvedilol Or Metoprolol European Trial. *Vasc Health Risk Manag* 2007; **3:** 31–7.
7. Frishman WH, *et al.* Controlled-release carvedilol in the management of systemic hypertension and myocardial dysfunction. *Vasc Health Risk Manag* 2008; **4:** 1387–1400.
8. Stafylas PC, Sarafidis PA. Carvedilol in hypertension treatment. *Vasc Health Risk Manag* 2008; **4:** 23–30.
9. Bakris GL, Weber MA. Appropriate dose transition to a controlled-release formulation of carvedilol in patients with hypertension. *Rev Cardiovasc Med* 2008; **9:** 96–105.
10. Carter NJ, Keating GM. Controlled-release carvedilol. *Am J Cardiovasc Drugs* 2008; **8:** 271–82.
11. Machado V, *et al.* Carvedilol as a protector against the cardiotoxicity induced by anthracyclines (doxorubicin). *Rev Port Cardiol* 2008; **27:** 1277–96.
12. Fonarow GC. Role of carvedilol controlled-release in cardiovascular disease. *Expert Rev Cardiovasc Ther* 2009; **7:** 483–98.
13. Chakraborty S, *et al.* Clinical updates on carvedilol: a first choice beta-blocker in the treatment of cardiovascular diseases. *Expert Opin Drug Metab Toxicol* 2010; **6:** 237–50.

儿童用法 卡维地洛已用于儿童**心衰**的治疗，但尚缺乏经验[1]。已有许多用药益处被报道，包括改善症状和射血分数，延缓需要心脏移植的时间，而且患者对卡维地洛表现出很好的耐受性。然而，一项随机研究[2]发现，在 161 名患有心衰的儿童和青少年中，卡维地洛没有显著优于安慰机组：临床改善率在卡维地洛组和安慰剂组分别为 56%和 56%。随后的研究[3]对 27 名患有先天性心脏病的心衰患者进行研究，其中四分之三为儿童，发现与前一项研究相比，低剂量和谨慎提高剂量（每月提高 50～100μg/kg）可以降低不良反应，并保持疗效。

使用标准疗法治疗**扩张性心肌病**儿童患者时，加入口服卡维地洛 400μg/kg，可以改善症状和左心室射血辐射[4,5]，但需要坚持治疗 6 个月后才能看到显著疗效[5]。

不同的儿科研究使用的卡维地洛剂量不同，口服初始剂量为 10μg/kg～180μg/kg，平均口服维持剂量为每日 200μg/kg～700μg/kg（最大 50mg），通常分 2 次给药。一项药动学研究[6]对 20 岁以下的 41 名儿童和青少年进行研究，发现随着年龄的增长，卡维地洛的清除率下降，每日口服总剂量：小于 2 岁，3mg/kg；2～11 岁，2mg/kg；大于 12 岁，1mg/kg；这些剂量足以维持治疗心力衰竭。作者认为前一项研究的剂量可能过低。

在英国，*BNFC 2009* 建议治疗 2～18 岁儿童心衰的初始剂量为 50μg/kg（最多 3.125mg），每日 2 次，根据耐受情况可提高剂量，在 2 周内提高至 2 倍剂量，直至维持剂量 350μg/kg（最多 25mg），每日 2 次。

1. Greenway SC, Benson LN. The use of carvedilol in pediatric heart failure. *Cardiovasc Hematol Disord Drug Targets* 2006; **6:** 35–42.
2. Shaddy RE, *et al.* Carvedilol for children and adolescents with heart failure: a randomized controlled trial. *JAMA* 2007; **298:** 1171–9.
3. Nishiyama M, *et al.* Efficacy and safety of carvedilol for heart failure in children and patients with congenital heart disease. *Heart Vessels* 2009; **24:** 187–92.
4. Askari H, *et al.* Carvedilol therapy in pediatric patients with dilated cardiomyopathy. *Turk J Pediatr* 2009; **51:** 22–7.
5. Bajcetic M, *et al.* Effects of carvedilol on left ventricular function and oxidative stress in infants and children with idiopathic dilated cardiomyopathy: a 12-month, two-center, open-label study. *Clin Ther* 2008; **30:** 702–14.
6. Albers S, *et al.* Population pharmacokinetics and dose simulation of carvedilol in paediatric patients with congestive heart failure. *Br J Clin Pharmacol* 2008; **65:** 511–22.

老年人用法 卡维地洛注册药品信息推荐对于所有**高血压**患者的初始日剂量为 12.5mg。一项对 16 名老年高血压患者（平均年龄 70 岁）的研究分别给予受试者单次 12.5mg 和 25mg，体位性低血压发生率高[1]，作者因此提示对老年患者有必要控制初始剂量低于 12.5mg。

相反的，一项回顾性研究[2]发现，治疗**心衰**（见上文**用途和用法**）的标准初始剂量对于老年患者来说，耐受性良好；根据体重调整剂量后，70 岁以下患者与 70 岁以上患者的平均剂量相似。不良反应在 70 岁以上患者中更常见，但不良反应均可在不停止使用卡维地洛的情况下得到控制。

1. Krum H, *et al.* Postural hypotension in elderly patients given carvedilol. *BMJ* 1994; **309:** 775–6.
2. Lawless CE, *et al.* Titration of carvedilol in elderly heart failure patients. *Am J Geriatr Cardiol* 2005; **14:** 230–5.

制剂

USP 33: Carvedilol Tablets.

专利制剂

Arg.: Antibloc; Bidecar; Carvedil; Carvel†; Corafen; Coritensil; Corubin; Dicarpen; Dilatrend; Duobloc; Filten; Hipoten; Isobloc; Kollosteril; Nexocardil; Pluscor; Rodipal; Rudoxil; Veraten; Vicardol; ***Austral.:*** Dilasig; Dilatrend; Kredex; Vedilol; ***Austria:*** Dilatrend; Hybridil†; ***Belg.:*** Dimitone; Kredex; ***Braz.:*** Cardilol; Carvedilat; Coreg; Divelol; Ictus; Karvil; ***Canad.:*** Coreg; ***Chile:*** Betaplex; Blocar; Dilatrend; Dualten; Lodipres; Novocar†; Off-Ten; ***Cz.:*** Apo-Carve; Atram; Carvedigamma; Carvesan; Carvetrend; Coryol; Dilatrend; Talliton; ***Denm.:*** Carvetone†; Dimitone; ***Fin.:*** Cardiol; Vivastad†; ***Fr.:*** Kredex; ***Ger.:*** CarLich; Carve; Carve-Q; Carvecard; Carvedigamma; Dilatrend; Dimetil; Querto; ***Gr.:*** Carvedilen; Carvepen; Dilatrend; ***Hong Kong:*** Dilatrend; ***Hung.:*** Carvedigamma; Carvetrend; Carvol; Coryol; Dilatrend; Talliton; ***India:*** Carloc; Carvil; Cevas; ***Indon.:*** Blorec; Carbloxal; Dilbloc; V-Bloc; ***Irl.:*** Biocard; Eucardic; ***Israel:*** Carvedexxon; Dimitone; ***Ital.:*** Caravel; Carvipress; Colver; Curcix; Dilatrend; Dilocar; Omeria; Trakor; ***Malaysia:*** Caslot; Cavel; Dilatrend; ***Mex.:*** Dilatrend†; ***Neth.:*** Eucardic; ***Norw.:*** Kredex†; ***NZ:*** Dilatrend; ***Philipp.:*** Betacard; Cardipres; Dilatrend; Karvil; Vasolexin; ***Pol.:*** Atram; Avedol; Carvedigamma; Carvetrend; Carvilex; Coryol; Dilatrend; Hypoten; Symtrend; Vivacor; ***Port.:*** Carbetesil; Coronat; Dilbloc; Dinertone; Vedivril; ***Rus.:*** Acridilole (Акридилол); Atram (Атрам); Cardivas (Кардивас); Carvedigamma (Карведигамма); Carvetrend (Карветренд); Carvidil (Карвидил); Coryol (Кориол); Dilatrend (Дилатренд); Talliton (Таллитон); ***S.Afr.:*** Carloc; Carvetrend; Dilatrend; Vediblok; ***Singapore:*** Dilatrend; ***Spain:*** Coropres; Palacimol; ***Swed.:*** Kredex; ***Switz.:*** Dilatrend; ***Thai.:*** Caraten; Dilatrend; ***Turk.:*** Arlec; Calcibor; Carvesan; Carvexal; Coronis; Dilatrend; Kinetra; ***UK:*** Eucardic; ***Ukr.:*** Cardiostad (Кардиостад); Carvedigamma (Карведигамма); Carvetrend (Карветренд); Corvasan (Корвазан); Coryol (Кориол); Talliton (Таллитон); ***USA:*** Coreg; ***Venez.:*** Carbatil; Carvedil; Coventrol; Dilatrend.

多组分制剂 ***Arg.:*** Carvedil D; Filten D; Gliocarvedil; Isobloc D; ***Austria:*** Co-Dilatrend; Dilaplus†.

Celiprolol Hydrochloride (*BANM*, *USAN*, *rINNM*) ⊗盐酸塞利洛尔

Céliprolol, chlorhydrate de; Celiprolol-hydrochlorid; Celiprolol-hydroklorid; Celiprololi hydrochloridum; Celiprololio hidrochloridas; Celiprololu chlorowodorek; Hidrocloruro de celiprolol; Seliprololihydrokloridi. 3-{3-Acetyl-4-[3-(*tert*-butylamino)-2-hydroxypropoxy]phenyl}-1,1-diethylurea hydrochloride.

Целипролола Гидрохлорид

$C_{20}H_{33}N_3O_4$,HCl = 416.0.

CAS — 56980-93-9 (celiprolol); 57470-78-7 (celiprolol

hydrochloride).
ATC — C07AB08.
ATC Vet — QC07AB08.
UNII — G1M3398594.

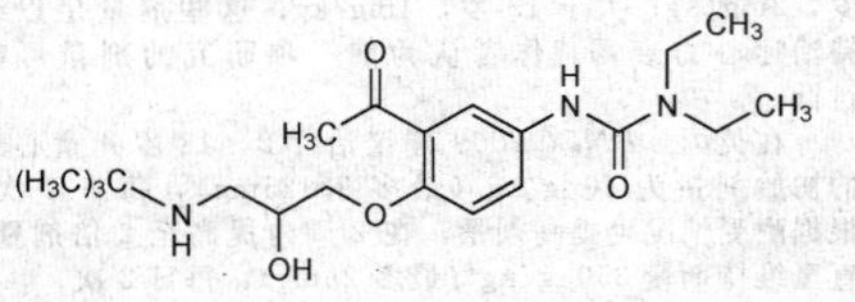

(celiprolol)

Pharmacopoeias. In *Eur.* (see p.vii).

Ph. Eur. 6. 8（Celiprolol Hydrochloride） 白色或略显黄色结晶性粉末。呈多晶型。易溶于水和甲醇；可溶于乙醇；极微溶于二氯甲烷。避光。

不良反应、处置和注意事项

参见**β受体阻滞剂**，第1182页。

其对 β_2 受体具有内在拟交感活性，并有与其相关的震颤和心悸的报道。

药物相互作用

与β受体阻滞剂有关的相互作用在第1184页讨论。

药动学

塞利洛尔在胃肠道内以非线性形式吸收，吸收率随剂量的增大而升高。血浆消除半衰期为5～6h。塞利洛尔可通过胎盘。脂溶性低，约25%与血浆蛋白结合。塞利洛尔极少代谢，主要以原形经尿和粪便排泄。

用途和用法

塞利洛尔为心选择性β受体阻滞剂（参见第1181页）。报道有内在拟交感神经活性和直接舒血管活性。盐酸塞利洛尔用于高血压（第1131页）和心绞痛（第1118页）的治疗。盐酸塞利洛尔常用量为每日1次，200～400mg，饭前口服。肾功能损伤患者可能需要减少剂量（见下文）。

1. Milne RJ, Buckley MM-T. Celiprolol: an updated review of its pharmacodynamic and pharmacokinetic properties, and therapeutic efficacy in cardiovascular disease. *Drugs* 1991; **41:** 941–69.
2. Anonymous. Celiprolol: theory and practice. *Lancet* 1991; **338:** 1426–7.
3. Anonymous. Celiprolol—a better beta blocker? *Drug Ther Bull* 1992; **30:** 35–6.
4. Kendall MJ, Rajman I. A risk-benefit assessment of celiprolol in the treatment of cardiovascular disease. *Drug Safety* 1994; **10:** 220–32.
5. Riddell J. Drugs in focus 18: celiprolol. *Prescribers' J* 1996; **36:** 165–8.

在肾损伤中的用法 塞利洛尔忌用于肌酐清除率低于15ml/min的患者。肌酐清除率在15～40ml/min患者可每日给予100～200mg。

制剂

BP 2010: Celiprolol Tablets.

专利制剂

Austria: Selectol; ***Belg.:*** Selectol; ***Chile:*** Selectol; ***Cz.:*** Celectol†; Tenoloc; ***Fin.:*** Selectol; ***Fr.:*** Celectol; ***Ger.:*** Celip†; Celipro; Celiprogamma; Selectol; ***Gr.:*** Aplonit; Selectol; Versatil; ***Hong Kong:*** Selectol; ***Irl.:*** Selectol; ***Ital.:*** Cordiax; ***Jpn:*** Selectol; ***Neth.:*** Dilanorm; ***NZ:*** Celol; ***Pol.:*** Celipres; ***Spain:*** Cardem; ***Switz.:*** Selectol; ***UK:*** Celectol.

多组分制剂 ***Austria:*** Selecturon.

Certoparin Sodium（*BAN*, *rINN*）舍托肝素钠

Certoparin; Certoparina sódica; Certoparine Sodique; Certoparinum Natricum.

Цертопарин Натрий

性状 舍托肝素钠由猪肠黏膜肝素的亚硝酸异戊酯降解得到。主要含有非还原端的2-*O*-sulfo-α-Lidopyranosuronic acid结构和还原端的6-*O*-磺基-2,5-脱水-D-甘糖酯结构。70%成分的分子量小于10000，平均约为6000。每个二糖的硫酸盐化程度为2～2.5。

单位

参见**低分子量肝素**，第1279页。

不良反应、处置和注意事项

参见**低分子量肝素**，第1279页。

舍托肝素引起的严重出血可通过缓慢静脉滴注鱼精蛋白来减缓。1mg盐酸鱼精蛋白可抑制80～120U的舍托肝素钠效应。

药物相互作用

参见**低分子量肝素**，第1279页。

药动学

皮下注射后舍托肝素钠吸收快速且完全。2～4h内血浆活性达到峰值。抗Ⅹa因子活性半衰期约为4h。

用途和用法

舍托肝素钠为低分子量肝素（第1279页），有抗凝活性，用于术后静脉血栓栓塞（第1147页）的预防。于操作前1～2h皮下注射3000U，之后的7～10天，每日给3000U或至患者可下床行动。

1. Kolb G, *et al.* Reduction of venous thromboembolism following prolonged prophylaxis with the low molecular weight heparin certoparin after endoprothetic joint replacement or osteosynthesis of the lower limb in elderly patients. *Thromb Haemost* 2003; **90:** 1100–5.
2. Riess H, *et al.* Fixed-dose, body weight-independent subcutaneous low molecular weight heparin certoparin compared with adjusted-dose intravenous unfractionated heparin in patients with proximal deep venous thrombosis. *Thromb Haemost* 2003; **90:** 252–9.
3. Diener HC, *et al.* Prophylaxis of thrombotic and embolic events in acute ischemic stroke with the low-molecular-weight heparin certoparin: results of the PROTECT Trial. *Stroke* 2006; **37:** 139–44.
4. Tebbe U, *et al.* AFFECT: a prospective, open-label, multicenter trial to evaluate the feasibility and safety of a short-term treatment with subcutaneous certoparin in patients with persistent non-valvular atrial fibrillation. *Clin Res Cardiol* 2008; **97:** 389–96.
5. Riess H, *et al.* A randomized, double-blind study of certoparin versus UFH to prevent venous thromboembolic events in acutely ill, non-surgical patients: CERTIFY study. *J Thromb Haemost* 2010; **8:** 1209–15.

制剂

专利制剂

Austria: Sandoparin; Troparin†; ***Cz.:*** Troparin†; ***Ger.:*** Mono-Embolex; ***Hung.:*** Sandoparin†; ***Switz.:*** Sandoparine.

多组分制剂 ***Austria:*** Troparin compositum†.

Cetiedil Citrate（*USAN*, *rINNM*）枸橼酸西替地尔

Cétiédil, Citrate de; Cetiedili Citras; Citrato de cetiedil. 2-(Perhydroazepin-1-yl)ethyl α-cyclohexyl-α-(3-thienyl)acetate dihydrogen citrate monohydrate.

Цетиедила Цитрат

$C_{20}H_{31}NO_2S,C_6H_8O_7,H_2O = 559.7.$
CAS — 14176-10-4 (cetiedil); 16286-69-4 (anhydrous cetiedil citrate).
ATC — C04AX26.
ATC Vet — QC04AX26.
UNII — IE65P4OE02.

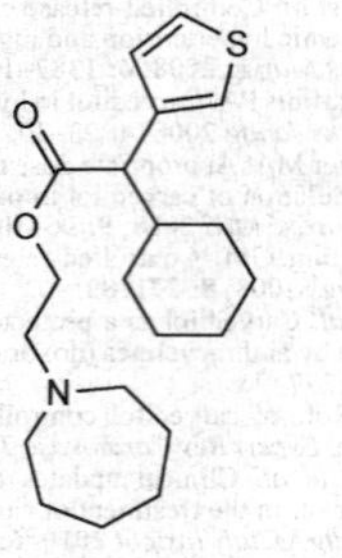

(cetiedil)

简介

枸橼酸西替地尔为具抗毒蕈碱活性的血管舒张药，用于外周血管病的治疗。

Chlorothiazide（*BAN*, *rINN*）⊗氯噻嗪

Chlorothiazid; Chlorothiazidum; Chlorotiazidas; Chlorotiazyd; Clorotiazida; Klooritiatsidi; Klorotiazid; Klortiazid. 6-Chloro-2*H*-1,2,4-benzothiadiazine-7-sulphonamide 1,1-dioxide.

Хлоротиазид

$C_7H_6ClN_3O_4S_2 = 295.7.$
CAS — 58-94-6.
ATC — C03AA04.
ATC Vet — QC03AA04.
UNII — 77W477J15H.

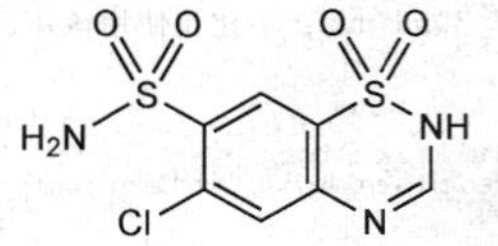

Pharmacopoeias. In *Eur.* (see p.vii) and *US.*

Ph. Eur. 6. 8（Chlorothiazide） 白色或类白色结晶性粉末。极微溶于水；微溶于乙醇；略溶于丙酮。可溶于碱性氢氧化物的稀溶液。

USP 33（Chlorothiazide） 白色或纯白色无臭结晶性粉末。极微溶于水；几乎不溶于氯仿、苯和乙醚；易溶于二甲基酰胺和二甲基亚砜；微溶于甲醇和吡啶。贮藏于25℃的温度条件下，允许温度范围为15～30℃。

稳定性 碱性溶液中放置或加热时发生水解而变质。

Chlorothiazide Sodium（*BANM*, *USAN*, *rINNM*）⊗氯噻嗪钠

Chlorothiazide Sodique; Clorotiazida sódica; Natrii Chlorothiazidum; Sodium Chlorothiazide.

Натрий Хлоротиазид

$C_7H_5ClN_3NaO_4S_2 = 317.7.$
CAS — 7085-44-1.
ATC — C03AA04.
ATC Vet — QC03AA04.
UNII — SN86FG7N2K.

Pharmacopoeias. *US* includes Chlorothiazide Sodium for Injection.

配伍禁忌 氯噻嗪注射用制剂呈碱性，与酸性药物不相容；美国注册药品信息注明氯噻嗪可用葡萄糖或氯化钠溶液稀释。

不良反应、处置和注意事项

参见**氢氯噻嗪**，第1259页。氯噻嗪钠注射液呈碱性，静脉滴注给药时应注意确保不发生外渗。

哺乳 氯噻嗪有少量分布到乳汁中。11名妇女单次口服500mg的氯噻嗪[1]后，于第1h、第2h、第3h分别取血样与乳液样品，所有样本中药物浓度均低于1μg/ml，据此可计算因哺乳所导致的婴儿日受药量不超过1mg。American Academy of Pediatrics称未见婴儿不良反应，因此通常认为氯噻嗪与可用于哺乳期妇女[2]。

1. Werthmann MW, Krees SV. Excretion of chlorothiazide in human breast milk. *J Pediatr* 1972; **81:** 781–3.
2. American Academy of Pediatrics. The transfer of drugs and other chemicals into human milk. *Pediatrics* 2001; **108:** 776–89. [Retired May 2010] Correction. *ibid.*; 1029. Also available at: http://aappolicy.aappublications.org/cgi/content/full/pediatrics%3b108/3/776 (accessed 06/07/04)

药物相互作用

参见**氢氯噻嗪**，第1260页。

药动学

氯噻嗪在胃肠道吸收不完全且个体差异较大。估计的血浆半衰期为45～120min，然而其临床效应可持续长达12h。以原形经尿排出。氯噻嗪可穿过胎盘屏障，据报道有少量分布到乳汁中。

用途和用法

氯噻嗪为噻嗪类利尿药，作用与用法与氢氯噻嗪类似（见第1261页）。用于治疗水肿［包括心力衰竭合并的水肿（见第1127页）］和高血压（见第1131页）。

口服氯噻嗪后利尿效应约2h内出现，4h达高峰，作用持续6～12h。

氯噻嗪治疗水肿时常用剂量为0.5～1g，口服每日1次或2次；疗法中隔日使用或每周用3～5天即可。正常情况下日剂量不得超过2g。

治疗高血压时氯噻嗪的常用初始剂量为口服每日0.5～1g，1次或分几次服用。American Hospital Formulary Service建议可以降低首剂量至每日125～250mg，随后可提高到每日500mg。美国注册药品信息建议患者几乎不需要每日2g剂量，分次给药。

儿童用法，见下文。

亦可以钠盐形式静脉给药，与口服剂量相近。537mg氯噻嗪钠作用约相当于500mg氯噻嗪。不适于皮下或肌内注射，并应防止外渗。静脉滴注后利尿作用

持续 2h。

儿童用法 氯噻嗪可用于治疗儿童心衰或高血压。一般口服剂量如下：

- 新生儿和 1～6 个月婴儿：10～20mg/kg，每日 2 次；
- 6 个月～12 岁：10mg/kg，每日 2 次，最多每日 1g；
- 12～18 岁：0.25～1g，每日 1 次，或 125～500mg，每日 2 次。

对于尿崩症儿童，*BNFC 2009* 建议口服 10～20mg/kg，每日 2 次，最多每日 1g。

氯噻嗪有促血糖增高的作用，已用于治疗儿童慢性低血糖（见第1389页**高血糖素**项下**用途**）。它常与二氮嗪合用，可减少二氮嗪引起的水钠潴留。*BNFC 2009* 建议口服时剂量为 3～5mg/kg，每日 2 次。

制剂

USP 33: Chlorothiazide Oral Suspension; Chlorothiazide Sodium for Injection; Chlorothiazide Tablets; Methyldopa and Chlorothiazide Tablets; Reserpine and Chlorothiazide Tablets.

专利制剂

USA: Diurigen; Diuril.

多组分制剂 ***Gr.:*** Neourizine; ***USA:*** Aldoclor; Diupres.

Chlortalidone (*BAN*, *rINN*) ⊗氯噻酮

Chlorotalidon; Chlortalidon; Chlortalidonas; Chlortalidonum; Chlorthalidone (*USAN*); Clorotalidona; Clortalidona; G-33182; Klooritalidoni; Klórtalidon; Klortalidon; NSC-69200. 2-Chloro-5-(1-hydroxy-3-oxoisoindolin-1-yl)benzenesulphonamide.

Хлорталидон

$C_{14}H_{11}ClN_2O_4S$ = 338.8.

CAS — 77-36-1.

ATC — C03BA04.

ATC Vet — QC03BA04.

UNII — Q0MQD1073Q.

注：氯噻酮的复方制剂可用以下的名称表示。

- Co-tenidone (*BAN*)——氯噻酮和阿替洛尔（1：4）（质量分数）。

Pharmacopoeias. In *Chin.*, *Eur.* (see p.vii), *Int.*, and *US.*

Ph. Eur. 6.8 (Chlortalidone) 白色或淡黄白色粉末。几乎不溶于水和二氯甲烷；微溶于乙醇；可溶于甲醇和丙酮；溶于碱性氢氧化物的稀溶液中。

USP 33 (Chlortalidone) 白色或淡黄白色粉末。几乎不溶于水、氯仿和乙醚；微溶于乙醇；可溶于甲醇。

不良反应、处置和注意事项

参见**氢氯噻嗪**，第1259页。

哺乳 氯噻酮分布于乳汁，一项研究[1]中给 9 名女性 50mg 日剂量的药物，发现乳汁中药物浓度仅为在血液中的 5%左右，然而，新生儿对氯噻酮的清除速率较缓慢，建议加以注意。American Academy of Pediatrics 认为[2]，通常情况下氯噻酮与哺乳相容。

1. Mulley BA, *et al.* Placental transfer of chlorthalidone and its elimination in maternal milk. *Eur J Clin Pharmacol* 1978; **13:** 129–31.
2. American Academy of Pediatrics. The transfer of drugs and other chemicals into human milk. *Pediatrics* 2001; **108:** 776–89. [Retired May 2010] Correction. *ibid.*; 1029. Also available at: http://aappolicy.aappublications.org/cgi/content/full/pediatrics%3b108/3/776 (accessed 06/07/04)

药物互相作用

参见**氢氯噻嗪**，第1260页。

抗凝血药 参见第1373页**华法林**与氯噻酮相互作用内容。

药动学

氯噻酮在胃肠道吸收不规则，生物利用度与剂量相关。其与红细胞高度结合，血液与血浆的消除半衰期延长至 40～60h；经识别与之结合的受体为碳酸酐酶。氯噻酮与血浆蛋白的结合要弱得多。主要以原形经尿排出。可穿过胎盘屏障，可分布于乳汁中。

1. Riess W, *et al.* Pharmacokinetic studies with chlorthalidone (Hygroton®) in man. *Eur J Clin Pharmacol* 1977; **12:** 375–82.
2. Fleuren HLJ, *et al.* Absolute bioavailability of chlorthalidone in man: a cross-over study after intravenous and oral administration. *Eur J Clin Pharmacol* 1979; **15:** 35–50.
3. Fleuren HLJ, *et al.* Dose-dependent urinary excretion of chlorthalidone. *Clin Pharmacol Ther* 1979; **25:** 806–12.
4. Mulley BA, *et al.* Pharmacokinetics of chlorthalidone: dependence of biological half life on blood carbonic anhydrase levels. *Eur J Clin Pharmacol* 1980; **17:** 203–7.

用途和用法

氯噻酮为利尿药，作用与用法与噻嗪类相似（见第1261页**氢氯噻嗪**），虽然它不含噻嗪环结构。口服用于治疗高血压（第1131页）、水肿，包括合并心力衰竭的水肿（第1127页）。其他适应证有尿崩症等（第2099页）。

利尿作用口服约 2h 后出现，持续 48～72h。

治疗**高血压**，常用剂量为每日 25mg，单独使用或与其他降压药合用，若必要可将日剂量加至 50mg。

治疗**水肿**，初始剂量每日 25～50mg，一些情况下可给日剂量 100～200mg。如可能应使用较低剂量维持治疗，25～50mg 每日或隔日即足够。

儿童剂量，见下文。

用于**尿崩症**，初始剂量用 100mg，每日 2 次，减至维持剂量每日 50mg。

在美国一种有更高生物利用度的剂型有售；建议用量为治疗高血压每日 15～50mg，治疗水肿每日 30～120mg。

1. Taler SJ. Should chlorthalidone be the diuretic of choice for antihypertensive therapy? *Curr Hypertens Rep* 2008; **10:** 293–7.
2. Ernst ME, *et al.* All thiazide-like diuretics are not chlorthalidone: putting the ACCOMPLISH study into perspective. *J Clin Hypertens (Greenwich)* 2009; **11:** 5–10.
3. Sica DA. Chlorthalidone—a renaissance in use? *Expert Opin Pharmacother* 2009; **10:** 2037–9.
4. Massie BM. Prevention of heart failure with chlorthalidone in ALLHAT: placing the results into perspective. *J Clin Hypertens (Greenwich)* 2009; **11:** 462–5.
5. Neff KM, Nawarskas JJ. Hydrochlorothiazide versus chlorthalidone in the management of hypertension. *Cardiol Rev* 2010; **18:** 51–6.
6. Ernst ME, *et al.* Meta-analysis of dose-response characteristics of hydrochlorothiazide and chlorthalidone: effects on systolic blood pressure and potassium. *Am J Hypertens* 2010; **23:** 440–6.

儿童用法 氯噻酮可用于治疗 5 岁以上儿童的高血压、肾病综合征引起的水肿、稳定型心衰以及腹水。*BNFC 2009* 建议口服剂量如下：

- 5～12 岁：一般剂量为 0.5～1mg/kg，隔天服用；最大剂量 1.7mg/kg，隔天服用。
- 12 岁以上：一般剂量每日 25～50mg。最好用低剂量治疗高血压。对于心衰，若有需要剂量可以提高到每日 100～200mg，用最小有效剂量作为维持剂量。

制剂

BP 2010: Chlortalidone Tablets; Co-tenidone Tablets;
USP 33: Atenolol and Chlorthalidone Tablets; Chlorthalidone Tablets; Clonidine Hydrochloride and Chlorthalidone Tablets.

专利制剂

Arg.: Euretico; Hygroton; ***Austral.:*** Hygroton; ***Austria:*** Hydrosan; Hygroton†; ***Belg.:*** Hygroton; ***Braz.:*** Clordilon†; Clortalil; Clortil; Clorton†; Drenidra†; Higroton; Neolidona; Taluron†; ***Cz.:*** Urandil†; ***Ger.:*** Hygroton; ***Gr.:*** Hygroton; ***Hung.:*** Hygroton; ***India:*** Hythalton; Thalizide; ***Indon.:*** Hygroton; ***Israel:*** Aquadon; ***Ital.:*** Igroton; ***Mex.:*** Anilid; Bioralin; Diuprol†; Hidrona; Hidropharm; Higroton; Lortal; Sinhidron; Tensoral; ***Neth.:*** Hygroton†; ***NZ:*** Hygroton; ***Pol.:*** Hygroton; Urandil†; ***Port.:*** Hygroton; ***Rus.:*** Oxodoline (Оксодолин); ***S.Afr.:*** Hygroton†; ***Spain:*** Higrotona; ***Switz.:*** Hygroton; ***Turk.:*** Hygroton†; ***UK:*** Hygroton; ***USA:*** Hygroton; Thalitone; ***Venez.:*** Higroton†.

多组分制剂 ***Arg.:*** Bemplas; Prenoretic; ***Austria:*** Arcablock comp†; Atenolan comp; Atenolol comp; Darebon†; Polinorm; Selecturon; Tenoretic; Trasitensin†; Trepress†; ***Belg.:*** Logroton; Tenoretic; ***Braz.:*** Ablok Plus; Angipress CD; Atenoclor†; Atenoric; Atenuol CRT; Betacard Plus; Diupress; Higroton Reserpina; Tenoretic; ***Canad.:*** Apo-Atenidone; Novo-Atenolthalidone; Tenoretic; ***Cz.:*** Amicloton; Atedon†; Atenolol Compositum†; Neocrystepin†; Tenoretic; Trimecryton†; ***Denm.:*** Tenidon; Tenoretic; ***Fr.:*** Logroton; Tenoretic; Trasitensine; ***Ger.:*** Ate Lich comp; Atehexal comp; Atel; Ateno comp; Atenogamma comp; Atenolol comp; Diu-Atenolol; duratenol comp†; Impresso†; Prelis comp; Sigabloc†; Teneretic; Trepress†; TRI-Normin; ***Gr.:*** Apress; Bestocalm; Chlotenor; Hygroton-Reserpine; Merendal; Obosan; Ogerol; Santapertas; Tenoretic; Trasitensin; Typofen; Vagosinol; ***Hong Kong:*** Target†; Tenoret; Tenoretic; ***Hung.:*** Atenolol Comp†; Blokium Diu; ***India:*** Atecard-D; Catapres Diu; Tenoclor; Tenoric; ***Indon.:*** Tenoret†; Tenoretic†; ***Irl.:*** Atecor CT; Atenetic; Tenoret; Tenoretic; ***Ital.:*** Atenigron; Carmian; Clortanol; Diube; Eupres; Igroseles; Igroton-Lopresor; Igroton-Reserpina; Target; Tenolone†; Tenoretic; Trandiur; Trasitensin; ***Malaysia:*** Apo-Atenidone; Logroton; Pretenol C; Target; Tenoret; Tenoretic; ***Mex.:*** Higroton-Res; Tenoretic; ***Neth.:*** Tenoretic†; ***Philipp.:*** Tenoretic; ***Port.:*** Blokium Diu†; Tenoretic; ***Rus.:*** Atehexal Compositum (Атегексал Композитум); Tenonorm (Тенонорм); Tenoretic (Теноретик); Tenoric (Тенорик); Tenorox (Тенорокс); ***S.Afr.:*** Adco-Loten; Hygroton-Reserpine†; Tenchlor; Tenoret; Tenoretic; ***Singapore:*** Target; Tenoret; Tenoretic; ***Spain:*** Aldoleo; Blokium Diu; Higrotensin; Higrotona Reserpina†; Normopresil; Tenoretic; Trasitensin; ***Switz.:*** Atedurex; ateno-basan comp†; Cardaxen plus; Cotenolol-Neo; Cotesifar†; Hygroton-Reserpine; Logroton; Sandoretic; Slow-Trasitensine; Tenoretic; ***Turk.:*** Atexal; Regroton; Tenoretic; ***UK:*** AtenixCo; Kalspare; Tenchlor; Tenoret; Tenoretic; Totaretic; ***Ukr.:*** Tonorma (Тонорма); ***USA:*** Clorpres; Combipres†; Demi-Regroton; Regroton; Tenoretic; ***Venez.:*** Blokiuret; Tenoretic.

Cibenzoline (*BAN*, *rINN*) 西苯唑啉

Cibenzolina; Cibenzolinum; Cifenline (*USAN*); Ro-22-7796; Ro-22-7796/001 (cibenzoline succinate); UP-339-01. (±)-2-(2,2-Diphenylcyclopropyl)-2-imidazoline.

Цибензолин

$C_{18}H_{18}N_2$ = 262.3.

CAS — 53267-01-9 (cibenzoline); 100678-32-8 (cibenzoline succinate).

ATC — C01BG07.

ATC Vet — QC01BG07.

UNII — Z7489237QT.

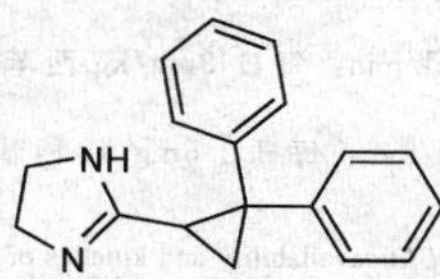

不良反应和处置

西苯唑啉可引起包括眩晕、震颤、恶心、呕吐和腹泻在内的神经和胃肠道不良反应。其他不良反应包括疲劳、视觉障碍和低血糖。西苯唑啉可以延长 QT 间期，与其他抗心律失常药相似，它可引发心律失常。它还有一个负面作用即能降低血压。

西苯唑啉禁用于心脏传导阻滞和严重心力衰竭患者。老年人与肾损伤患者慎用，剂量应降低。

对神经肌肉系统的影响 有报道肾损伤患者使用过量的西苯唑啉后[1~3]发生肌无力综合征，伴随急性呼吸衰竭[2,3]。

1. Kasuga A, *et al.* Myasthenia-like syndrome induced by overdosage of cibenzoline. *Intern Med* 1996; **35:** 512–14.
2. Similowski T, *et al.* Neuromuscular blockade with acute respiratory failure in a patient receiving cibenzoline. *Thorax* 1997; **52:** 582–4.
3. Inada K, *et al.* A case of severe respiratory depression due to cibenzoline overdosage induced by a transient renal dysfunction. *Int J Cardiol* 2002; **82:** 177–8.

低血糖 西苯唑啉用于 1 名 67 岁老年患者后发生严重的低血糖[1]。血浆西苯唑啉浓度为 1800ng/ml，而公认的治疗浓度范围为 200～600ng/ml，故这一浓度可视为中毒浓度。一项病例对照研究[2]发现西苯唑啉可引起低血糖。

1. Hilleman DE, *et al.* Cibenzoline-induced hypoglycemia. *Drug Intell Clin Pharm* 1987; **21:** 38–40.
2. Takada M, *et al.* The relationship between risk of hypoglycemia and use of cibenzoline and disopyramide. *Eur J Clin Pharmacol* 2000; **56:** 335–42.

药物相互作用

西苯唑啉不可与能延长 QT 间期的药物合用，可增加心律失常的风险。

H_2 受体拮抗药 健康受试者使用西咪替丁时，可增加西苯唑啉的血药浓度并延长半衰期，然而这一结果的临床意义尚未知晓[1]。与雷尼替丁无相互作用。

1. Massarella JW. The effects of cimetidine and ranitidine on the pharmacokinetics of cifenline. *Br J Clin Pharmacol* 1991; **31:** 481–3.

药动学

口服后西苯唑啉在胃肠道吸收良好，生物利用度约为 90%。50%～60%与血浆蛋白结合，约 60%以原形经尿排出，报道的清除半衰期约为 7h。

用途和用法

西苯唑啉为Ⅰ类抗心律失常药（第1115页），可作为Ⅰa或Ⅰc类药物，兼有一些Ⅲ类和Ⅳ类抗心律失常药的性质。用于室性和室上性心律失常的治疗（见第1122页）。西苯唑啉以琥珀酸盐的形式口服或以琥珀酸盐与碱基混合物的形式静脉滴注，两种给药途径下西苯唑啉最终均以碱的形式起效。145mg 西苯唑啉琥珀酸盐作用约相当于 100mg 西苯唑啉，常用日口服剂量的琥珀酸西苯唑啉作用相当于260～390mg 西苯唑啉的。常用的初始静脉注射剂量为 1mg/kg 的西苯唑啉的等效剂量，注射时间至少 2～5min 以上，对老年人（见下文）及肾损伤患者应降低剂量（见下文）。

1. Harron DW, *et al.* Cibenzoline: a review of its pharmacological properties and therapeutic potential in arrhythmias. *Drugs* 1992; **43:** 734–59.

老年人用法 在健康受试者中，西苯唑啉的经肾清除率与非肾清除率随着年龄增长而降低[1]。在 20～30 年龄组，平均消除半衰期为 7h，而在 70～80 岁年龄组这一数值为 10.5h。随年龄增长带来的肌酐清除率的下降被

认为与肾清除速率的降低有关。这些结果提示，与年轻患者相比，老年患者可能需要较低的维持治疗的西苯唑啉血浆浓度。注册药品信息推荐的老年患者用量为每日130mg，分2次服用。

1. Brazzell RK, *et al.* Age and cibenzoline disposition. *Clin Pharmacol Ther* 1984; **36:** 613–19.

在肾损伤中的用法 一项对肾功能正常与肾损伤患者的研究[1]提示，尽管肾损伤患者需要将维持治疗剂量降至正常剂量的2/3左右，但初始负荷剂量可以与肾功能正常者相当。

注册药品信息给出的基于肌酐清除率（CC）的口服推荐剂量如下：

- CC 20～40ml/min：每日 3mg/kg 西苯唑啉的等效剂量；
- CC 10～20ml/min：每日 2.5mg/kg 西苯唑啉的等效剂量。

1. Aronoff G, *et al.* Bioavailability and kinetics of cibenzoline in patients with normal and impaired renal function. *J Clin Pharmacol* 1991; **31:** 38–44.

制剂

专利制剂

Belg.: Cipralan; ***Fr.:*** Cipralan; Exacor; ***Jpn:*** Cibenol.

Cicletanine (*BAN, USAN, rINN*) ⊗西氯他宁

(±)-BN-1270; Cicletanina; Ciclétanine; Cicletaninum; (±)-Cycletanide; Win-90000. (±)-3-(*p*-Chlorophenyl)-1,3-dihydro-6-methylfuro[3,4-*c*]pyridin-7-ol.

Циклетанин

$C_{14}H_{12}ClNO_2$ = 261.7.

CAS — 89943-82-8;.

ATC — C03BX03.

ATC Vet — QC03BX03.

UNII — CHG7QC509W.

Cicletanine Hydrochloride (*BANM, rINNM*) ⊗盐酸西氯他宁

Ciclétanine, Chlorhydrate de; Cicletanini Hydrochloridum; Hidrocloruro de cicletanina.

Циклетанина Гидрохлорид

$C_{14}H_{12}ClNO_2,HCl$ = 298.2.

CAS — 89943-82-8;.

ATC — C03BX03.

ATC Vet — QC03BX03.

UNII — T0SY6373OQ.

简介

盐酸西氯他宁为利尿药，具有与噻嗪类利尿药相似的性质（参见第1258页氢氯噻嗪）。常以50～100mg的日口服剂量用于高血压的治疗（第1131页）。

制剂

专利制剂

Cz.: Tenstaten†; ***Fr.:*** Tenstaten; ***Ger.:*** Justar†.

Cilazapril (*BAN, USAN, rINN*) 西拉普利

Cilazapril monohydrát; Cilazaprilis; Cilazaprilum; Cilazaprilum Monohydricum; Ro-31-2848 (anhydrous cilazapril); Ro-31-2848/006 (cilazapril monohydrate); Silatsapriili; Silazapril. (1*S*,9*S*)-9-[(*S*)-1-Ethoxycarbonyl-3-phenylpropylamino]-10-oxoperhydropyridazino[1,2-*a*][1,2]diazepine-1-carboxylic acid monohydrate.

Цилазаприл

$C_{22}H_{31}N_3O_5,H_2O$ = 435.5.

CAS — 88768-40-5 (anhydrous cilazapril); 92077-78-6 (cilazapril monohydrate).

ATC — C09AA08.

ATC Vet — QC09AA08.

UNII — 8Q9454114Q (anhydrous cilazapril); 19KW7PI29F (cilazapril monohydrate).

Pharmacopoeias. In *Eur.* (see p.vii) and *Jpn.*

Ph. Eur. 6.8（Cilazapril） 白色或类白色结晶性粉末。微溶于水；易溶于二氯甲烷与甲醇。避光。

不良反应、处置和注意事项

参见ACEI，第1151页。

注册药品信息中称西拉普利禁用于腹水患者。

药物相互作用

参见ACEI，第1154页。

药动学

西拉普利作为其活性代谢物西拉普利拉二酸的前药起效。口服给药吸收后，很快在肝代谢为西拉普利拉，生物利用度约为60%。口服西拉普利后，西拉普利拉的血浆浓度峰值于2h内出现。西拉普利拉以原形经尿排出。每日1次用药后，西拉普利拉的有效半衰期据报道为9h。肾损伤患者西拉普利拉的消除减缓。西拉普利和西拉普利拉均可经血液透析法清除至限制浓度。

1. Kelly JG, O'Malley K. Clinical pharmacokinetics of the newer ACE inhibitors: a review. *Clin Pharmacokinet* 1990; **19:** 177–96.
2. Kloke HJ, *et al.* Pharmacokinetics and haemodynamic effects of the angiotensin converting enzyme inhibitor cilazapril in hypertensive patients with normal and impaired renal function. *Br J Clin Pharmacol* 1996; **42:** 615–20.

用途和用法

西拉普利为ACEI（第1151页），用于高血压（第1131页）和心力衰竭（第1127页）的治疗。

西拉普利的活性归于其口服后转化成为的西拉普利拉。单次口服后血流动力学效应1h内产生，3～7h后达最大效应。每日1次剂量下，血流动力学变化约持续24h。西拉普利以一水合物形式口服给药，但以无水物起效。1.04mg西拉普利一水合物作用相当于1mg无水西拉普利。

治疗**高血压**的初始剂量为每日1次1mg，因部分患者开始使用ACEI时可能有血压骤降，初次服用宜在睡前。常用维持日剂量为2.5～5mg。老年人、轻至中度肾损伤或肝硬化及使用利尿药患者常用500μg的日初始剂量。如可能，应在使用西拉普利2～3天前停用利尿药，过后如有必要可续用。

治疗**心力衰竭**时，使用髓袢利尿剂的患者引入ACEI时常见严重的首剂低血压效应，但暂时停药可导致反弹性肺水肿，因此疗法必须在严密医疗监护下，从低剂量开始引入。西拉普利初始剂量为500μg，每日1次，若耐受，则增长至常用维持剂量1～2.5mg，每日1次。通常最大日剂量为5mg。

对肾损伤患者有必要减量（见下文）。

1. Deget F, Brogden RN. Cilazapril: a review of its pharmacodynamic and pharmacokinetic properties, and therapeutic potential in cardiovascular disease. *Drugs* 1991; **41:** 799–820.

在肾损伤中的用法 对肌酐清除率为10～40ml/min的患者，西拉普利的初始剂量为500μg，每日1次，维持剂量不得超过2.5mg，每日1次。肌酐清除率低于10ml/min的患者，应禁用西拉普利。接受血液透析治疗的患者，西拉普利应于非透析日给药，根据反应调整剂量。

制剂

专利制剂

Austria: Inhibace; ***Belg.:*** Inhibace; ***Braz.:*** Vascase; ***Canad.:*** Inhibace; ***Chile:*** Inhibace; ***Cz.:*** Cazaprol; Inhibace; ***Fr.:*** Justor; ***Ger.:*** Dynorm; ***Gr.:*** Vascase; ***Hong Kong:*** Inhibace†; ***Hung.:*** Inhibace; ***Irl.:*** Vascace; ***Israel:*** Cilaril; Vascace; ***Ital.:*** Inibace; Initiss; ***Jpn:*** Inhibace; ***Neth.:*** Vascase; ***NZ:*** Inhibace; ***Philipp.:*** Vascace; ***Pol.:*** Cazaprol; Cilan; Inhibace; ***Port.:*** Inibace; Vascase; ***Rus.:*** Inhibace (Инхибейс); ***S.Afr.:*** Inhibace; ***Singapore:*** Inhibace†; ***Spain:*** Inhibace; Inocar; ***Swed.:*** Inhibace; ***Switz.:*** Inhibace; ***Thai.:*** Inhibace; ***Turk.:*** Inhibace; ***UK:*** Vascace; ***Venez.:*** Inhibace.

多组分制剂 ***Austria:*** Inhibace Plus; ***Belg.:*** Co-Inhibace; ***Braz.:*** Vascase Plus; ***Canad.:*** Inhibace Plus; ***Chile:*** Inhibace Plus; ***Cz.:*** Cazacombi; Inhibace Plus; ***Ger.:*** Dynorm Plus; ***Gr.:*** Vascase Plus; ***Hung.:*** Inhibace Plus; ***Israel:*** Cilaril Plus; Vascace Plus; ***Ital.:*** Inibace Plus; Initiss Plus; ***NZ:*** Inhibace Plus; ***Philipp.:*** Vascace Plus; ***Pol.:*** Inhibace Plus; ***Port.:*** Inibace Plus; Vascase Plus; ***Rus.:*** Ampliton (Амплитон); Sonoprel (Сонопрел); ***S.Afr.:*** Inhibace Plus; ***Spain:*** Inhibace Plus; Inocar Plus; ***Swed.:*** Inhibace comp; ***Switz.:*** Inhibace Plus; ***Turk.:*** Inhibace Plus.

Cilnidipine (*rINN*) 西尼地平

Cilnidipino; Cilnidipinum; FRC-8653. (±)-(*E*)-Cinnamyl 2-methoxyethyl 1,4-dihydro-2,6-dimethyl-4-(*m*-nitrophenyl)-3,5-pyridinedicarboxylate.

Цилнидипин

$C_{27}H_{28}N_2O_7$ = 492.5.

CAS — 132203-70-4.

ATC — C08CA14.

ATC Vet — QC08CA14.

简介

西尼地平为二氢吡啶类钙通道阻滞剂（第1116页），口服用于治疗高血压（第1131页）。常用剂量为每日口服1次，5～10mg，如有必要可增加至每日1次，20mg。

1. Takei K, *et al.* Comparison of the anti-hypertensive effects of the L/N-type calcium channel antagonist cilnidipine, and the L-type calcium channel antagonist amlodipine in hypertensive patients with cerebrovascular disease. *Intern Med* 2009; **48:** 1357–61.
2. Takahara A. Cilnidipine: a new generation Ca channel blocker with inhibitory action on sympathetic neurotransmitter release. *Cardiovasc Ther* 2009; **27:** 124–39.

制剂

专利制剂

Jpn: Atelec; Cinalong; ***Port.:*** Tenvasc.

Cilostazol (*BAN, USAN, pINN*) 西洛他唑

Cilostazolum; OPC-21; OPC-13013. 6-[4-(1-Cyclohexyl-1*H*-tetrazol-5-yl)butoxy]-3,4-dihydrocarbostyril.

Цилостазол

$C_{20}H_{27}N_5O_2$ = 369.5.

CAS — 73963-72-1.

ATC — B01AC23; C04AX33.

UNII — N7Z035406B.

Pharmacopoeias. In *Jpn* and *US.*

USP 33（Cilostazol） 白色或类白色晶体。几乎不溶于水；微溶于乙醇和甲醇；易溶于氯仿。贮藏于密闭容器中。

不良反应和处置

西洛他唑的不良反应有头痛、头晕、心悸、腹泻、水肿、恶心和呕吐、心律失常、胸痛、鼻炎、瘀斑、皮疹也有报道。西洛他唑的动物实验报道其具有心血管毒性，它能延长用于治疗心力衰竭的其他磷酸二酯酶抑制剂（如氨力农，第1171页）的口服活性，使这些药物带来的死亡率升高。因此西洛他唑忌用于任何程度的心力衰竭患者。也忌用于已知易出血、有室性心律失常史、QT间期延长、严重肾损伤和中度至重度肝损伤患者。正在使用细胞色素P450同工酶CYP3A4或CYP2C19抑制剂（见下文药物相互作用）的患者应避免使用西洛他唑，或减量使用。

药物相互作用

西洛他唑主要经细胞色素P450同工酶，主要为CYP3A4，其次为CYP2C19代谢为活性和非活性代谢产

物。因此与其他经肝药酶代谢或可抑制肝药酶的药物同时使用时，会导致彼此血药浓度的变动，并可能出现不良反应。因此如果患者正在使用需这些酶类代谢的药物，应谨慎使用西洛他唑；使用酶抑制剂的患者应避免使用西洛他唑，或者考虑减少剂量（见下文的**用途和用法**）。

药动学

西洛他唑口服后即被吸收，同时摄取高脂饮食可增加吸收。西洛他唑广泛在肝脏经细胞色素 P450 同工酶，主要为 CYP3A4，其次为 CYP2C19 代谢为活性和非活性代谢产物；这些产物主要经尿（74%）排泄，其余（20%）随粪便排出。活性代谢物近似半衰期为11～13h。西洛他唑蛋白结合率为95%～98%。

1. Woo SK, *et al.* Pharmacokinetic and pharmacodynamic modeling of the antiplatelet and cardiovascular effects of cilostazol in healthy humans. *Clin Pharmacol Ther* 2002; **71:** 246–52.

用途和用法

西洛他唑为磷酸二酯酶 3 型抑制剂，有抗血小板凝集活性和舒血管活性。它用于治疗外周血管病（第1137页）。也可作为缺血性心脏病（见下文）和其他动脉粥样硬化疾病的动脉支架的辅助药物。

减轻间歇性跛行症状的常用剂量为口服 100mg，每日 2 次。于进餐 30min 之前或 2h 之后服用；正在使用酶抑制剂的患者应降低剂量至 50mg，每日 2 次。疗效可于 2～4 周内显现，但也可能长达 12 周以后才显效。

1. Goto S. Cilostazol: potential mechanism of action for antithrombotic effects accompanied by a low rate of bleeding. *Atheroscler Suppl* 2005; **6:** 3–11.
2. Matsumoto M. Cilostazol in secondary prevention of stroke: impact of the Cilostazol Stroke Prevention Study. *Atheroscler Suppl* 2005; **6:** 33–40.
3. Weintraub WS. The vascular effects of cilostazol. *Can J Cardiol* 2006; **22** (suppl B): 56B–60B.
4. Dalainas I. Cilostazol in the management of vascular disease. *Int Angiol* 2007; **26:** 1–7.

缺血性心脏病 经皮冠状动脉介入治疗和支架置入术广泛用于治疗缺血性心脏病，血栓形成的并发症和血管再狭窄限制它们的应用。抗血小板药物（主要是阿司匹林加上噻吩并嘧啶类药物）可以减少血栓形成（见**再灌注和血管重建操作**，第1140页），但该类药物对再狭窄作用不大。西洛他唑有抗血小板和抗增殖作用[1]，有一些证据表明它与裸金属支架合用时可以减少再狭窄的发生[1～3]。在标准抗血小板治疗（"三联疗法"）中使用西洛他唑是安全的[4,5]，且可以提高疗效[6]，但还需进一步的研究来证明这点，包括在预防周围血管支架再狭窄过程中所起的作用（见下文）。

1. El-Beyrouty C, Spinler SA. Cilostazol for prevention of thrombosis and restenosis after intracoronary stenting. *Ann Pharmacother* 2001; **35:** 1108–13.
2. Biondi-Zoccai GGL, *et al.* Systematic review and meta-analysis of randomized clinical trials appraising the impact of cilostazol after percutaneous coronary intervention. *Am Heart J* 2008; **155:** 1081–9.
3. Tamhane U, *et al.* Efficacy of cilostazol in reducing restenosis in patients undergoing contemporary stent based PCI: a meta-analysis of randomised controlled trials. *EuroIntervention* 2009; **5:** 384–93.
4. Singh I, *et al.* Triple antiplatelet therapy vs. dual antiplatelet therapy in patients undergoing percutaneous coronary intervention: an evidence-based approach to answering a clinical query. *Br J Clin Pharmacol* 2009; **68:** 4–13.
5. Jennings DL, Kalus JS. Addition of cilostazol to aspirin and a thienopyridine for prevention of restenosis after coronary artery stenting: a meta-analysis. *J Clin Pharmacol* 2010; **50:** 415–21.
6. Chen KY, *et al.* Korea Acute Myocardial Infarction Registry Investigators. Triple versus dual antiplatelet therapy in patients with acute ST-segment elevation myocardial infarction undergoing primary percutaneous coronary intervention. *Circulation* 2009; **119:** 3207–14.

外周血管病 间歇性跛行是下肢闭塞性动脉病（一种外周血管病，第1137页）的主要特征，表现为运动中的腿部疼痛，休息后消失。多种药物曾用于控制症状，但没有一种证明是有效的。

几项随机、双盲实验[1～4]显示，西洛他唑可增加间歇性跛行患者的行走距离，一项研究[5]显示它的效果优于己酮可可碱。因此西洛他唑可起到控制间歇性跛行患者症状的作用[6]。然而尚未有其长期效用的评价[4]，事实上，间歇性跛行患者发生其他心血管病变的风险较高，仍需要有能降低心血管危险（第1124页）的适宜疗法出现。研究发现[7]西洛他唑可以防止外周血管疾病的血管内治疗中的血管支架再狭窄。

1. Money SR, *et al.* Effect of cilostazol on walking distances in patients with intermittent claudication caused by peripheral vascular disease. *J Vasc Surg* 1998; **27:** 267–75.
2. Beebe HG, *et al.* A new pharmacological treatment for intermittent claudication: results of a randomized, multicenter trial. *Arch Intern Med* 1999; **159:** 2041–50.
3. Strandness DE, *et al.* Effect of cilostazol in patients with intermittent claudication: a randomized, double-blind, placebo-controlled study. *Vasc Endovascular Surg* 2002; **36:** 83–91.
4. Robless P, *et al.* Cilostazol for peripheral arterial disease. Available in The Cochrane Database of Systematic Reviews; Issue 1. Chichester: John Wiley; 2008 (accessed 19/03/08).
5. Dawson DL, *et al.* A comparison of cilostazol and pentoxifylline for treating intermittent claudication. *Am J Med* 2000; **109:** 523–30.
6. Crouse JR, *et al.* Clinical manifestation of atherosclerotic peripheral arterial disease and the role of cilostazol in treatment of intermittent claudication. *J Clin Pharmacol* 2002; **42:** 1291–8.
7. Dindyal S, Kyriakides C. A review of cilostazol, a phosphodiesterase inhibitor, and its role in preventing both coronary and peripheral arterial restenosis following endovascular therapy. *Recent Pat Cardiovasc Drug Discov* 2009; **4:** 6–14.

制剂

USP 33: Cilostazol Tablets.

专利制剂

Arg.: Cibrogan; Cilostal; Cilovas; Licuagen; Pletaal; Policor; Trastocir; Trombonot; Zolplat; ***Austral.:*** Pletal; ***Braz.:*** Cebralat; Vasogard; ***Chile:*** Artesol; Ilostal; Kostal†; ***Fr.:*** Pletal; ***Ger.:*** Pletal; ***Hong Kong:*** Pletaal; ***India:*** Cilodac; Pletoz; Stiloz; Zilast; ***Indon.:*** Aggravan; Agrezol; Alista; Antiplat; Citaz; Ilos; Naletal; Pletaal; Qital; Stazol; ***Irl.:*** Pletal; ***Jpn:*** Pletaal; ***Malaysia:*** Pletaal; ***Mex.:*** Caudaline; ***Philipp.:*** Ciletin; Clazol; Pletaal; Trombocil; ***Thai.:*** Pletaal; ***Turk.:*** Pletal; ***UK:*** Pletal; ***USA:*** Pletal.

多组分制剂 ***Arg.:*** Trastocir Duo.

Ciprofibrate（*BAN*，*USAN*，*rINN*）环丙贝特

Ciprofibrát; Ciprofibrat; Ciprofibratas; Ciprofibrato; Ciprofibratum; Siprofibraatti; Win-35833. 2-[4-(2,2-Dichlorocyclopropyl)phenoxy]-2-methylpropionic acid.

Ципрофибрат

$C_{13}H_{14}Cl_2O_3$ = 289.2.

CAS — 52214-84-3.

ATC — C10AB08.

ATC Vet — QC10AB08.

UNII — F8252JGO9S.

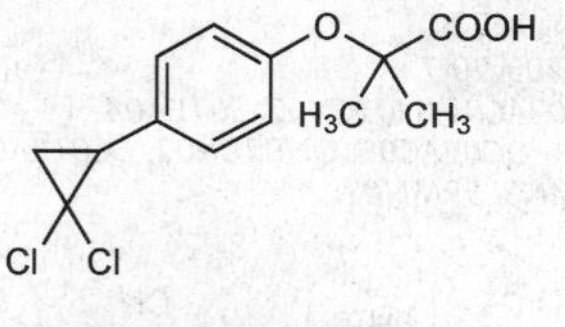

Pharmacopoeias. In *Eur.* (see p.vii).

Ph. Eur. 6. 8（Ciprofibrate） 白色或微黄色结晶性粉末。几乎不溶于水；易溶于无水乙醇；溶于甲苯。贮藏于密闭容器中。避光。

不良反应和注意事项

参见**苯扎贝特**，第1187页。

药物相互作用

参见**苯扎贝特**，第1188页。

药动学

环丙贝特在胃肠道内易于吸收，1～4h 内达到血浆峰浓度。环丙贝特与血浆蛋白高度结合。以原药和葡糖苷酸结合物的形式经尿排泄。长期用药患者，药物消除半衰期为 38～86h。

用途和用法

环丙贝特属纤维酸衍生物，为脂调节药物，与苯扎贝特（第1189页）有相似的血脂调节活性。

环丙贝特可降低总胆固醇和甘油三酯水平，用于高脂血症（第1129页），包括Ⅱa 型、Ⅱb 型、Ⅲ型和Ⅳ型。常用量为每日 100mg，口服。肾损伤患者减少剂量（见下文）。

在肾损伤中的用法 环丙贝特忌用于严重肾损伤患者。对中度肾损伤患者，注册药品信息建议将剂量降至100mg，隔日服用。

严重肾损伤患者环丙贝特的肾清除率降低，消除半衰期大约加倍[1]。轻度肾损伤减缓环丙贝特经尿排泄速率，但不影响排泄程度。环丙贝特的清除率不受血液透析的影响。

1. Ferry N, *et al.* The influence of renal insufficiency and haemodialysis on the kinetics of ciprofibrate. *Br J Clin Pharmacol* 1989; **28:** 675–81.

制剂

专利制剂

Arg.: Estaprol; ***Belg.:*** Hyperlipen; ***Braz.:*** Lipless; Oroxadin; ***Chile:*** Estaprol; ***Cz.:*** Lipanor; ***Fr.:*** Lipanor; ***Gr.:*** Savilen; ***Hung.:*** Lipanor; ***Indon.:*** Modalim; ***Israel:*** Lipanor; ***Malaysia:*** Modalim; ***Mex.:*** Oroxadin; ***Neth.:*** Hyperlipen†; Modalim; ***Philipp.:*** Modalim; ***Pol.:*** Lipanor; ***Port.:*** Fibranin; Lipanor; ***Rus.:*** Lipanor (Липанор); ***Singapore:*** Modalim; ***Switz.:*** Hyperlipen; ***UK:*** Modalim; ***Venez.:*** Hiperlipen.

Clevidipine（*USAN*，*rINN*）氯维地平

Clévidipine; Clevidipino; Clevidipinum; H-324/38. (Butanoyloxy)methyl methyl (4*RS*)-4-(2,3-dichlorophenyl)-2,6-dimethyl-1,4-dihydropyridine-3,5-dicarboxylate; (±)-Hydroxymethyl methyl 4-(2,3-dichlorophenyl)-1,4-dihydro-2,6-dimethyl-3,5-pyridinedicarboxylate butyrate.

Клевидипин

$C_{21}H_{23}Cl_2NO_6$ = 456.3.

CAS — 166432-28-6; 167221-71-8.

ATC — C08CA16.

UNII — 19O2GP3B7Q.

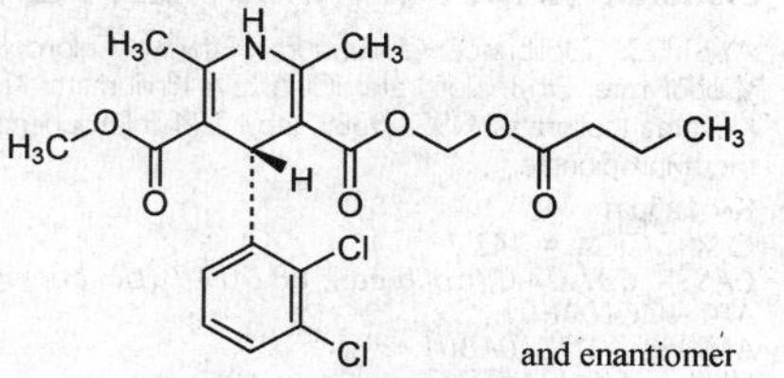

and enantiomer

不良反应、处置和注意事项

氯维地平是一种二氢吡啶类钙通道阻滞剂（见第1297页**硝苯地平**）。注射后会形成乳剂大豆油和卵磷脂，因此不能用于对大豆和蛋黄过敏或脂质代谢失调患者。

药物相互作用

氯维地平与其他二氢吡啶类钙通道阻滞剂（见第1299页**硝苯地平**）的药物相互作用相似，但对细胞色素 P450 同工酶没有影响。

药动学

氯维地平静脉给药后快速分布于血管外组织，被血浆脂酶代谢外无活性羧酸代谢物。首关代谢的半衰期约为 1min，占消除比例的 85%～90%。二相反应的半衰期约为 15min。代谢物通过葡聚糖反应或氧化反应进一步生成吡啶衍生物，主要通过尿和粪便排出体外，最终半衰期为 9h。氯维地平的血浆蛋白结合率为 99.5%。

用途和用法

氯维地平是一种二氢吡啶类钙通道阻滞剂（见第1116页），在美国，通常为丁酸盐。用于高血压（第1131页）口服替代治疗，静脉滴注给药。首剂量为 1～2mg/h，必要时可根据患者情况增加至两倍剂量，开始每隔 90s 给药，随后增加为 5～10min，直至血压稳定。大多数患者用药剂量为 4～6mg/h，通常最大剂量为 16mg/h。高血压危象时剂量可增加至 32mg/h。

氯维地平注射剂的脂质含量很高（约为 200mg/ml），24h 内最多给药 1000ml。

1. Noviawaty I, *et al.* Drug evaluation of clevidipine for acute hypertension. *Expert Opin Pharmacother* 2008; **9:** 2519–29.
2. Aronson S, *et al.* The ECLIPSE trials: comparative studies of clevidipine to nitroglycerin, sodium nitroprusside, and nicardipine for acute hypertension treatment in cardiac surgery patients. *Anesth Analg* 2008; **107:** 1110–21.
3. Nguyen HM, *et al.* Clevidipine for the treatment of severe hypertension in adults. *Clin Ther* 2010; **32:** 11–23.
4. Ndefo UA, *et al.* Clevidipine: a new intravenous option for the management of acute hypertension. *Am J Health-Syst Pharm* 2010; **67:** 351–60.

制剂

专利制剂

USA: Cleviprex.

Clinofibrate（*rINN*）克利贝特

Clinofibrato; Clinofibratum; S-8527. 2,2′-[Cyclohexylidenebis(4-phenyleneoxy)]bis[2-methylbutyric acid].

Клинофибрат

$C_{28}H_{36}O_6$ = 468.6.

CAS — 30299-08-2.

UNII — 0374EZJ8CU.

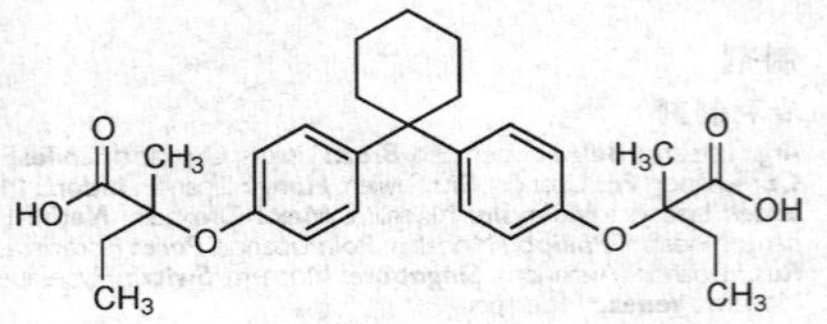

Pharmacopoeias. In *Jpn.*

简介

克利贝特属纤维酸衍生物（参见**苯扎贝特**，第1187页），为脂类调节药，用于高脂血症的治疗（第1129页）。常用口服剂量为 200mg，每日 3 次。

制剂

专利制剂

Jpn: Lipoclin.

Clofibrate（*BAN*，*USAN*，*rINN*）氯贝丁酯

AY-61123; Clofibrato; Clofibratum; Ethyl *p*-Chlorophenoxyisobutyrate; Ethyl Clofibrate; ICI-28257; Klofibraatti; Klofibrát; Klofibrat; Klofibratas; NSC-79389. Ethyl 2-(4-chlorophenoxy)-2-methylpropionate.

Клофибрат

$C_{12}H_{15}ClO_3$ = 242.7.

CAS — 637-07-0 (clofibrate); 882-09-7 (clofibric acid).

ATC — C10AB01.

ATC Vet — QC10AB01.

UNII — HPN91K7FU3.

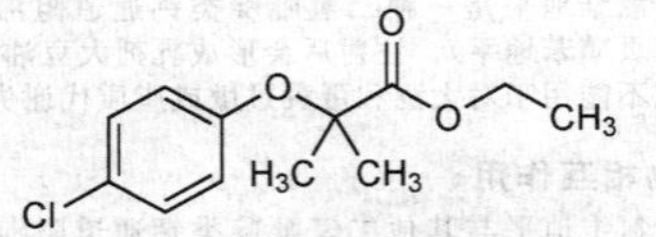

注：Binograc 被用作氯贝丁酯的商品名。

Pharmacopoeias. In *Chin.*, *Eur.* (see p.vii), *Jpn*, and *US.*

Ph. Eur. 6.8（Clofibrate） 澄明，几乎无色液体。极微溶于水；可与乙醇混溶。

USP 33（Clofibrate） 无色至淡黄色液体，有特殊臭。不溶于水；可溶于乙醇、丙酮、氯仿与苯。贮藏于密闭容器中。避光。

Aluminium Clofibrate（*BAN*，*rINN*）氯贝酸铝

Alufibrate; Aluminii Clofibras; Aluminium, Clofibrate d'; Aluminiumklofibraatti; Aluminiumklofibrat; Aluminum Clofibrate; Clofibrato de aluminio. Bis[2-(4-chlorophenoxy)-2-methylpropionato]hydroxyaluminium.

Алюминия Клофибрат

$C_{20}H_{21}AlCl_2O_7$ = 471.3.

CAS — 24818-79-9; 14613-01-5.

ATC — C10AB03.

ATC Vet — QC10AB03.

UNII — 56203T2K2X.

Calcium Clofibrate（*rINN*）氯贝酸钙

Calcii Clofibras; Clofibrate de Calcium; Clofibrato de calcio.

Кальция Клофибрат

$C_{20}H_{20}CaCl_2O_6$ = 467.4.

CAS — 39087-48-4.

UNII — TT85QFR500.

Magnesium Clofibrate（*rINN*）氯贝酸镁

Clofibrato de magnesio; Clomag; Magnesii Clofibras; Magnésium, Clofibrate de; UR-112.

Магния Клофибрат

$C_{20}H_{20}Cl_2MgO_6$ = 451.6.

CAS — 14613-30-0.

UNII — Y11SP157PJ.

简介

氯贝丁酯属纤维酸衍生物，一种与苯扎贝特具有相似的血脂调节活性的药物（第1187页）。它可通过降低甘油三酯和总胆固醇酯来治疗高胆固醇血症，特别是高甘油三酯血症（第1129页）。由于在长期治疗中会发生不良反应，因此不能用于预防缺血性心脏病（见下文不良反应）。常用口服剂量是 0.75～1.5g，每日分 2～3 次服用，日剂量也可达到 2g。

氯贝丁酯的铝、钙、镁盐也可用于高脂血症的治疗。

不良反应 大规模长期研究显示[1,2]，长期使用氯贝丁酯且耐受性良好的患者，患有胆结石、胆囊炎、血管性栓塞和心律失常的发生率会提高。其中一项实验表明[2]服用氯贝丁酯的患者死亡率会增高，包括致死性疾病和非致死性疾病，这引起人们对其长期安全性的关注，目前已限制氯贝丁酯的使用；致死原因包括一系列恶性与非恶性功能障碍。

1. The Coronary Drug Project Research Group. Clofibrate and niacin in coronary heart disease. *JAMA* 1975; **231:** 360–80.
2. Oliver MF, *et al.* A co-operative trial in the primary prevention of ischaemic heart disease using clofibrate. *Br Heart J* 1978; **40:** 1069–1118.

新生儿黄疸 已发现氯贝丁酯对足月儿黄疸的治疗和早产儿[1]黄疸的预防均有效[1,2]。在一项对 93 名黄疸足月儿的研究中[1]，50mg/kg 氯贝丁酯每日 1 次口服与安慰剂组相比能降低黄疸的程度和缩短持续时间。作为预防措施[1]，氯贝丁酯口服给药 24h 内血浆氯贝酸浓度达 140μg/ml 情况下能降低早产儿黄疸程度。达到这一浓度的剂量估计为 100～150mg/kg。

1. Gabilan JC, *et al.* Clofibrate treatment of neonatal jaundice. *Pediatrics* 1990; **86:** 647–8.
2. Mohammadzadeh A, *et al.* Effect of clofibrate in jaundiced term newborns. *Indian J Pediatr* 2005; **72:** 123–6.

制剂

BP 2010: Clofibrate Capsules;
USP 33: Clofibrate Capsules.

专利制剂

Arg.: Elpi†; ***Austria:*** Arterioflexin†; ***Gr.:*** Atromid-S; ***Hong Kong:*** Lipilim†; ***Port.:*** Atromid-S†.

多组分制剂 ***Braz.:*** Lipofacton.

Clonidine（*BAN*，*USAN*，*rINN*）可乐定

Clonidina; Clonidinum; Klonidiini; Klonidin; ST-155-BS. 2-(2,6-Dichloroanilino)-2-imidazoline; 2,6-Dichloro-*N*-(imidazolidin-2-ylidene)aniline.

Клонидин

$C_9H_9Cl_2N_3$ = 230.1.

CAS — 4205-90-7.

ATC — C02AC01; N02CX02; S01EA04.

ATC Vet — QC02AC01; QN02CX02; QS01EA04.

UNII — MN3L5RMN02.

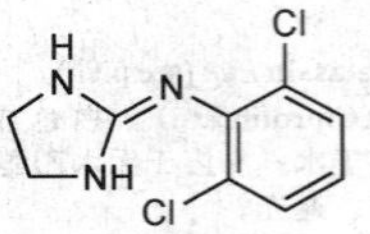

Pharmacopoeias. In *US.*

USP 33（Clonidine） 白色或类白色结晶性粉末。易溶于乙醇和甲醇。贮藏于密闭容器中。

Clonidine Hydrochloride（*BANM*，*USAN*，*rINNM*）盐酸可乐定

Clonidine, chlorhydrate de; Clonidini hydrochloridum; Hidrocloruro de clonidina; Klonidiinihydrokloridi; Klonidin-hidroklorid; Klonidin-hydrochlorid; Klonidinhydroklorid; Klonidino hidrochloridas; Klonidyny chlorowodorek; ST-155.

Клонидина Гидрохлорид

$C_9H_9Cl_2N_3,HCl$ = 266.6.

CAS — 4205-91-8.

ATC — C02AC01; N02CX02; S01EA04.

ATC Vet — QC02AC01; QN02CX02; QS01EA04.

UNII — W76I6XXF06.

Pharmacopoeias. In *Chin.*, *Eur.* (see p.vii), *Jpn*, and *US.*

Ph. Eur. 6.8（Clonidine Hydrochloride） 白色或类白色结晶性粉末。可溶于水和无水乙醇。5%水溶液的 pH 值为 4.0～5.0。

USP 33（Clonidine Hydrochloride） 5%水溶液的 pH 为 3.5～5.5。于 25℃温度条件下贮藏于密闭容器中，允许的温度偏差为 15～30℃。

不良反应和处置

在使用盐酸可乐定的初始阶段普遍会出现困倦、口干、头晕和头痛的不良反应。常见的还有便秘，其他不良反应包括抑郁、焦虑、疲劳、恶心、厌食、腮腺疾病、睡眠障碍、多梦、性无能和性欲减退、尿潴留和尿失禁、体位性低血压及眼部干、痒、有灼热感等也有报道。可能发生液体潴留，通常为一过性，但可能与连续治疗中的血压降低有关。可乐定可引发皮疹和瘙痒症，经透皮给药系统给药时尤其常见。其次常见的有心动过缓，包括房室传导阻滞导致的窦性心动过缓，其他心电异常、心力衰竭、幻觉、绞痛、雷诺综合征、男性乳房发育，也有暂时性肝功能测试异常的报道。大剂量使用时伴随有血压升高和暂时性高血糖，虽然在长期治疗中并不存在这些问题。

过量用药症状包括暂时性高血压、深度低血压、心动过缓、镇静、缩瞳作用、呼吸抑制、惊厥和昏迷。

处置方式包括常用支持疗法。针对高血压可给予 α 受体阻滞剂，针对心动过缓和伴随的低血压可能需要阿托品，极少情况下需要心脏起搏。

突然停用可乐定可能导致反跳性高血压，参见下文**注意事项**。

对胃肠道的影响 便秘是可乐定相对常见的不良反应，美国注册药品信息报道的发生率约为 10%。个别病例报道有肠梗阻和假性肠梗阻[1～3]，停用可乐定后肠功能恢复正常。其他一些患者有急性阑尾炎样腹痛，停用可乐定后症状消失[4]，重新服用时再度出现。

1. Davidov M, *et al.* The antihypertensive effects of an imidazoline compound. *Clin Pharmacol Ther* 1967; **8:** 810–16.
2. Bear R, Steer K. Pseudo-obstruction due to clonidine. *BMJ* 1976; **1:** 197.
3. Bauer GE, Hellestrand KJ. Pseudo-obstruction due to clonidine. *BMJ* 1976; **1:** 769.
4. Mjörndal T, Mellbring G. Abdominal pain associated with clonidine. *BMJ* 1986; **292:** 174.

对心脏的影响 在少数患者中可乐定与房室传导阻滞有关[1,2]，尽管其中有些人本身可能有潜在传导障碍，有洋地黄用药史也可能助长这一情况的发生。其他心电异常也会发生。已有 3 例使用可乐定和盐酸哌甲酯儿童的猝死报道[3,4]，尽管有人质疑这些报道的重要性[5]。

1. Kibler LE, Gazes PC. Effect of clonidine on atrioventricular conduction. *JAMA* 1977; **238:** 1930–2.
2. Abiuso P, Abelow G. Atrioventricular dissociation in a patient receiving clonidine. *JAMA* 1978; **240:** 108–9.
3. Maloney MJ, Schwam, JS. Clonidine and sudden death. *Pediatrics* 1995; **96:** 1176–7.
4. Fenichel RR. Combining methylphenidate and clonidine: the role of post-marketing surveillance. *J Child Adolesc Psychopharmacol* 1995; **5:** 155–6.
5. Blackman JA, *et al.* Clonidine and electrocardiograms. *Pediatrics* 1996; **98:** 1223–4.

对心理功能的影响 偶见有使用可乐定患者精神状态受影响的报道[1～4]。

1. Lavin P, Alexander CP. Dementia associated with clonidine therapy. *BMJ* 1975; **1:** 628.
2. Enoch MD, Hammad GEM. Acute hallucinosis due to clonidine. *Curr Med Res Opin* 1977; **4:** 670–1.
3. Brown MJ, *et al.* Clonidine hallucinations. *Ann Intern Med* 1980; **93:** 456–7.
4. Delaney J, *et al.* Clonidine-induced delirium. *Int J Cardiol* 2006; **113:** 276–8.

对皮肤的影响 50%的使用可乐定透皮贴剂的患者报道有皮肤反应发生[1]。治疗早期常见局部红斑和轻度刺激，但也可发生过敏性接触性皮炎[2～4]。长疗程治疗中皮肤反应可更为常见，然而对 15 名使用可乐定透皮贴剂的患者的研究中，8～14 周只见有轻度的皮肤反应，4～5 名继续接受治疗的患者平均 20 周以后才出现严重的皮肤反应[5]。尽管有人称皮肤反应并非可乐定本身而是由贴剂中组分造成的[6]，对可乐定的斑贴试验结果却呈阳性[2,4]，对可乐定贴剂有皮肤反应的患者口服可乐定后仍有反应者罕有报道[7,8]。

1. Carmichael AJ. Skin sensitivity and transdermal drug delivery: a review of the problem. *Drug Safety* 1994; **10:** 151–9.
2. Groth H, *et al.* Allergic skin reactions to transdermal clonidine. *Lancet* 1983; **ii:** 850–1.
3. McMahon FG, Weber MA. Allergic skin reactions to transdermal clonidine. *Lancet* 1983; **ii:** 851.
4. Boekhorst JC. Allergic contact dermatitis with transdermal clonidine. *Lancet* 1983; **ii:** 1031–2.
5. Dick JBC, *et al.* Skin reactions to long-term transdermal clonidine. *Lancet* 1987; **i:** 516.
6. Anonymous. Transdermal clonidine sensitiser identified? *Pharm J* 1984; **233:** 16.
7. Bigby M. Transdermal clonidine dermatitis. *JAMA* 1987; **258:** 1819.
8. Burris JF. Transdermal clonidine dermatitis. *JAMA* 1987; **258:** 1819–20.

类天疱疮 有 1 例接受可乐定长期疗法时发生肛门生殖器瘢痕性类天疱疮的报道[1]。

1. van Joost T, *et al.* Drug-induced anogenital cicatricial pemphigoid. *Br J Dermatol* 1980; **102:** 715–18.

超敏反应 见上文**对皮肤的影响**。

过量 英国 National Poisons Information service 对 1976～1977 年的 133 名儿童和 37 名成人可乐定中毒的分析[1]揭示，过量用药不会导致死亡，但临床反应往

往很严重。其他治疗措施一般已足够，但严重持续性心动过缓常需用阿托品。不建议使用强利尿药，因其可加剧低血压并且没有迹象表明可乐定的清除加快了。近期有1例23个月小儿死亡的报道[2]。

推荐摄入以下剂量可乐定的儿童进行直接医学评价[3]：摄入可乐定100μg或以上的4岁和4岁以下儿童，摄入可乐定200μg或以上的5岁至8岁儿童，更大儿童摄入可乐定400μg或以上者，4h足够检测全部起始症状。但是，一些人认为临床评估使儿童无意间服用了超出符合自己体重的药物剂量[4]。

虽然纳洛酮被建议作为可乐定中毒的解毒药，6名摄入300μg可乐定的高血压患者静脉输注纳洛酮后并未见血压过低效应有所逆转[5]。在对47名可乐定中毒儿童的回顾分析中，给予纳洛酮的19名儿童中只有3名有明显改善[6]；结论是纳洛酮仅为可乐定中毒的针对性不强解毒药。

也有食入可乐定贴剂[7]和硬膜外泵储器填充（epidural pump reservoir）中皮下注射可乐定[8]后出现严重药物过量症状的报道。

1. Stein B, Volans GN. Dixarit overdose: the problem of attractive tablets. *BMJ* 1978; **2:** 667–8.
2. Klein-Schwartz W. Trends and toxic effects from pediatric clonidine exposures. *Arch Pediatr Adolesc Med* 2002; **156:** 392–6.
3. Spiller HA, *et al.* Toxic clonidine ingestion in children. *J Pediatr* 2005; **146:** 263–6.
4. Langhan M, Chan GM. Clonidine exposures, not toxicity. *J Pediatr* 2006; **148:** 565.
5. Rogers JF, Cubeddu LX. Naloxone does not antagonise the antihypertensive effect of clonidine in essential hypertension. *Clin Pharmacol Ther* 1983; **34:** 68–73.
6. Wiley JF, *et al.* Clonidine poisoning in young children. *J Pediatr* 1990; **116:** 654–8.
7. Raber JH, *et al.* Clonidine patch ingestion in an adult. *Ann Pharmacother* 1993; **27:** 719–22. Correction. *ibid.*; 1143.
8. Frye CB, Vance MA. Hypertensive crisis and myocardial infarction following massive clonidine overdose. *Ann Pharmacother* 2000; **34:** 611–15.

注意事项

脑血管疾病（包括心肌梗死的缺血性心脏病）、肾损伤者、雷诺现象等闭塞性外周血管疾病患者或有抑郁症史者应慎用可乐定。

可乐定用后引起困倦，应避免从事驾驶或操控机器等注意力不集中可能引起危险的活动。

可乐定硬膜外使用后也会引发全身效应，应密切监视患者，尤其在用药最初几天。

静脉注射应缓慢，以避免可能出现的升压效应，正在接受胍乙啶和利血平等其他降血压药物的患者尤其应注意这一点。

骤然停药有时可导致很严重的反跳性高血压，因此可乐定的停药应逐渐进行。也可能出现儿茶酚胺释放过多症状，诸如精神激动、发汗、心动过速、头痛和恶心等。β受体阻滞剂可加重反跳性高血压症状，如果可乐定与β受体阻滞剂类药物合用，应在后者停用数日后再停止使用。患者应被警告漏服药物或不经医嘱擅自停药存在危险，并应随身携带备用药物。

接受可乐定治疗的患者在麻醉时可能发生低血压，尽管如此并不应将其停用，事实上如果必要，还应该在手术中经静脉给予可乐定，以防止反跳性高血压发生的风险。

滥用 尽管可乐定有中枢效应和引起躯体依赖性的可能，WHO仍将其滥用可能性划为很低[1]。然而，可乐定可增强吗啡的精神作用，有滥用的报道[2]。

1. WHO. WHO expert committee on drug dependence: twenty-fifth report. *WHO Tech Rep Ser 775* 1989. Available at: http://libdoc.who.int/trs/WHO_TRS_775.pdf(accessed 19/08/08)
2. Sullivan JT, *et al.* Does clonidine alter the abuse potential of morphine? *Clin Pharmacol Ther* 1995; **57:** 163.

糖尿病 可乐定对糖类代谢的作用差异较大。一些研究提示它并不影响糖尿病性[1]或非糖尿病性[2]高血压患者的糖代谢；尽管有1例报道称，1名糖尿病患者体内空腹血糖含量升高与可乐定有关[3]，而且可乐定用于治疗糖尿病儿童局部抽搐症时，可注意到胰岛素的需要量增大[4]。相反，可乐定用于儿童生长激素缺乏症诱发试验时伴有严重的低血糖症（见下文**生长阻滞**）。然而，一项对10名糖尿病高血压患者的研究发现尽管可乐定损害机体对剧烈葡萄糖负荷的反应性，在10周内它并不显著影响对糖尿病的控制[5]。当可乐定用于伴有自主神经病的糖尿病患者时可能出现问题：这种情况下严重体位性低血压[6]和反常性高血压[7]均有报道。

可乐定对糖尿病性腹泻患者用法的讨论见下文。

1. Nilsson-Ehle P, *et al.* Lipoproteins and metabolic control in hypertensive type II diabetics treated with clonidine. *Acta Med Scand* 1988; **224:** 131–4.
2. Molitch ME, *et al.* Effects of antihypertensive medications on carbohydrate metabolism. *Curr Ther Res* 1986; **39:** 398–407.
3. Okada S, *et al.* Effect of clonidine on insulin secretion: a case report. *J Int Med Res* 1986; **14:** 299–302.
4. Mimouni-Bloch A, Mimouni M. Clonidine-induced hyperglycemia in a young diabetic girl. *Ann Pharmacother* 1993; **27:** 980.
5. Guthrie GP, *et al.* Clonidine in patients with diabetes and mild hypertension. *Clin Pharmacol Ther* 1983; **34:** 713–17.
6. Moffat B. Postural hypotension induced by clonidine in insulin dependent diabetes. *BMJ* 1985; **290:** 822.
7. Young E, *et al.* Paradoxical hypertension from clonidine. *Ann Intern Med* 1984; **101:** 282–3.

ECT 1位66岁接受可乐定治疗的老年患者，接受7次最大ECT刺激尝试，其中4次没有引起癫痫发作[1]，提示可乐定能提高癫痫发作阈值。

1. Elliott RL. Case report of a potential interaction between clonidine and electroconvulsive therapy. *Am J Psychiatry* 1983; **140:** 1237–8.

卟啉病 盐酸可乐定与卟啉病急性发作有关，认为不能安全用于卟啉病患者。

药物相互作用

可乐定引起低血压的效应可以被利尿药、其他抗高血压药和能导致低血压的药物加剧。然而，可乐定停用后，β受体阻滞剂可加剧反跳性高血压（见上文**注意事项**）。三环抗抑郁药可对抗低血压的效应。可乐定的镇静作用可被CNS抑制剂加剧。

抗抑郁药 尽管三环类抗抑郁药常引起体位性低血压，它们却能对抗可乐定引起的低压效应。每日给予地昔帕明75mg时，4/5的使用可乐定和利尿药的患者血压失去控制[1]。血压升高普遍发生在给药后的第二周，但有1名患者在治疗开始后24h内血压有明显上升。认为机制是因可乐定与三环类抗抑郁药的中枢相互作用，尽管也不排除外周效应[2]。在给予阿米替林的情况下，使用另一α_2肾上腺素能受体激动药胍法辛的患者也出现了血压的失控[3]。使用米帕明时症状再度出现。然而，在另一项研究中，可乐定给予11名使用阿米替林和米帕明中的患者，其中10例能做到血压的良好控制，尽管有4例在加用甲基多巴和胍乙啶后发生了血压的急剧升高[4]。马普替林[5]与米安色林[6]并不表现与可乐定有相互作用。

关于高血压危象的报道[7,8]称四环类抗抑郁药米氮平可与可乐定合用。可乐定通过中枢α_2受体发挥作用，米氮平是中枢α_2受体的拮抗药，因此可以拮抗高剂量可乐定的作用。

1. Briant RH, *et al.* Interaction between clonidine and desipramine in man. *BMJ* 1973; **1:** 522–3.
2. van Spanning HW, van Zwieten PA. The interference of tricyclic antidepressants with the central hypotensive effect of clonidine. *Eur J Pharmacol* 1973; **24:** 402–4.
3. Buckley M, Feely J. Antagonism of antihypertensive effect of guanfacine by tricyclic antidepressants. *Lancet* 1991; **337:** 1173–4.
4. Raftos J, *et al.* Clonidine in the treatment of severe hypertension. *Med J Aust* 1973; **1:** 786–93.
5. Gundert-Remy U, *et al.* Lack of interaction between the tetracyclic antidepressant maprotiline and the centrally acting antihypertensive drug clonidine. *Eur J Clin Pharmacol* 1983; **25:** 595–9.
6. Elliott HL, *et al.* Absence of an effect of mianserin on the actions of clonidine or methyldopa in hypertensive patients. *Eur J Clin Pharmacol* 1983; **24:** 15–19.
7. Abo-Zena RA, *et al.* Hypertensive urgency induced by an interaction of mirtazapine and clonidine. *Pharmacotherapy* 2000; **20:** 476–8.
8. Troncoso AL, Gill T. Hypertensive urgency with clonidine and mirtazepine. *Psychosomatics* 2004; **45:** 449–50.

抗精神病药 2名激动的高血压患者在可乐定与氯丙嗪或氟哌啶醇合用后发生了急性严重低血压。这2名患者都患有二尖瓣闭锁不全[1]。

1. Fruncillo RJ, *et al.* Severe hypotension associated with concurrent clonidine and antipsychotic medication. *Am J Psychiatry* 1985; **142:** 274.

多巴胺能抗帕金森药 可乐定能降低左旋多巴治疗作用的报道参见第778页**抗高血压药**。

组胺 可乐定对组胺的作用，见第2252页。

免疫抑制药 可乐定提高全血环孢素浓度的报道参见第1744页。

药动学

可乐定在胃肠道吸收良好，口服3～5h后达血浆浓度峰值，20%～40%与蛋白结合。剂量的50%左右在肝代谢。以原形和代谢物形式经尿排泄，口服24h后有40%～60%的药物以原形经尿排出，约20%经粪便排出，可能经过了肝肠循环。消除半衰期报道为6～24h不等，肾损伤患者可延长至41h。可乐定可穿过胎盘屏障，在乳汁中有分布。

经皮肤吸收，据报道在胸部和胳膊的吸收好于大腿处。应用透皮贴剂后2～3天内达到治疗血浆浓度，约相当于口服后的波谷浓度。全身分布停止后治疗血浆浓度维持约8h，继而在数日内逐渐下降。

1. Lowenthal DT, *et al.* Clinical pharmacokinetics of clonidine. *Clin Pharmacokinet* 1988; **14:** 287–310.
2. Potts AL, *et al.* Clonidine disposition in children; a population analysis. *Paediatr Anaesth* 2007; **17:** 924–33.

妊娠 一项对5名使用可乐定治疗子痫的孕妇的研究[1]报道，脐带与血浆药物浓度比为0.87，提示可乐定可透过胎盘。在另一项研究中也发现类似的透过率[2]，该研究对17名妊娠中期和后期的妇女给予可乐定。在妊娠期间可乐定的口服清除率增高，但肾清除率保持不变，因此需要提高用药剂量或缩短给药时间间隔。

1. Boutroy MJ, *et al.* Clonidine placental transfer and neonatal adaption. *Early Hum Dev* 1988; **17:** 275–86.
2. Buchanan ML, *et al.* Clonidine pharmacokinetics in pregnancy. *Drug Metab Dispos* 2009; **37:** 702–5.

用途和用法

可乐定为咪唑啉类抗高血压药，降低中枢交感张力作用，引起收缩压和舒张压的下降和心率的减缓，确切机制尚不清楚；可乐定激动α_2肾上腺素受体和中枢咪唑啉受体，但不清楚哪种受体引起何种作用。亦有外周作用，此外周作用可能是导致快速静脉给药时血压的瞬间升高的原因，并参与了长期使用时引起低血压的效应。连续应用能降低外周阻力。心血管反射不受影响故罕见体位性低血压。

可乐定用于高血压的治疗（第1131页），包括高血压危象，然而现在逐渐倾向于使用其他不良反应较少的药物。可与噻嗪类利尿药合用，但应尽可能避免与β受体阻滞剂同用。可乐定用于偏头痛的预防治疗或血管性头痛的再发（见下文）和绝经期潮热。与阿片类合用于癌症镇痛，也试用于其他多种类型疼痛（下文）。可乐定的其他用途包括阿片脱瘾的对症治疗（见下文**药物依赖**项下内容）、嗜铬细胞瘤的诊断（见下文）、青光眼治疗中作为滴眼剂使用（第1785页）。也试用于Tourette综合征和其他多种疾病。

可乐定以盐酸盐形式应用。口服使用时，效应在30～60min内出现。2～4h后达峰值，持续达8h。有耐药报道。因有反跳性高血压风险，可乐定应逐渐停药。

用于**高血压**，常用盐酸可乐定，初始剂量为50～100μg，每日口服3次（或100μg，每日口服2次，美国用法）。根据反应每第二日或第三日增加用量。常用维持治疗量为每日300～1200μg，有时也需要1800μg或更高的日剂量。控释制剂也有应用。可乐定也可经透皮递药系统给药，每周应用1次，能以每日100～300μg的恒定速度释药。

10～15min缓慢静脉注射用于高血压危象，给药量常为150～300μg。通常在10min内显效，但如果注射速度过快在降压前可出现一过性高血压。用药后30～60min达最大降压效应，持续3～7h；24h内经静脉给药量可达750μg。尽管口服给药产生的降压效应不够快，不足以用于危急情况，严重高血压的控制仍推荐初始每小时口服100～200μg剂量，随后给予每小时50～200μg，直至血压得到控制。或给予最高剂量500～700μg。

儿童剂量，见下文。

偏头痛的预防治疗或血管性头痛再发和**绝经期潮热**治疗中，可用50μg口服剂量，每日2次；若2周后症状无缓解，可增加至75μg，每日2次。

严重**癌症疼痛**治疗中，盐酸可乐定可与阿片样物质合用，连续硬膜外输注，初始剂量为30μg/h，视反应调整用量。

儿童用法 虽然没有规定儿童使用可乐定的用法，但*BNFC 2010/11*建议可乐定可用于治疗2岁及以上儿童的严重高血压，根据体重确定给药剂量。初始日口服剂量为1.5～3μg/kg，分3次给药，可根据患者情况最多提高到每日25μg/kg（勿超过每日1.2mg），分次给药。10～15min内可缓慢静脉滴注2～6μg/kg（最多300μg）。

可乐定治疗新生儿戒断综合征（药物依赖和阿片拮抗药）和Tourette综合征的剂量用法，见下文。

焦虑症 可乐定试用于多种焦虑症，但有效证据不多。一份对其用于急性焦虑症的（第925页）评论[1]称因其对少数病例偶有显效报道，可考虑作为对标准疗法无应答患者的最后一线抗焦虑药。也有称少数创伤后应激性障碍患者（第926页）使用可乐定后受益的孤立报道[2]。

可乐定作为佐剂在重病监护病房中的应用在第929页有所提及。

1. Puzantian T, Hart LL. Clonidine in panic disorder. *Ann Pharmacother* 1993; **27:** 1351–3.
2. Harmon RJ, Riggs PD. Clonidine for posttraumatic stress disorder in preschool children. *J Am Acad Child Adolesc Psychiatry* 1996; **35:** 1247–9.

心律失常 心房颤动（第1121页）现在通过降低升高的心室反应性或心脏复律治疗。心室率的控制常通过地高辛、β受体阻滞剂或钙通道阻滞剂实现，但可乐定通过降低交感张力降低心率，也有应用[1~3]。

1. Roth A, *et al.* Clonidine for patients with rapid atrial fibrillation. *Ann Intern Med* 1992; **116:** 388–90.
2. Scardi S, *et al.* Oral clonidine for heart rate control in chronic atrial fibrillation. *Lancet* 1993; **341:** 1211–12.
3. Simpson CS, *et al.* Clinical assessment of clonidine in the treatment of new-onset rapid atrial fibrillation: a prospective, randomized clinical trial. *Am Heart J* 2001; **142:** e3.

腹泻 一些研究显示可乐定有止泻性质。可乐定可激动肠上皮细胞 α_2 肾上腺素受体从而促进流体和电解质的吸收，并减少阴离子分泌。它也能改变肠能动性或直肠括约肌紧张性。

可乐定用于腹泻的经验多出自糖尿病腹泻（见第410页**糖尿病并发症**)。3 名 1 型糖尿病患者[1]每 12h 口服可乐定 100～600μg，糖尿病腹泻症状减轻，同类患者使用可乐定皮肤制剂后也收到良好效果[2,3]。糖尿病胃轻瘫并伴有腹泻患者也有使用可乐定后的有益报道[3,4]。然而，可乐定口服（可能非经皮给药时）可能加重糖尿病腹泻患者的体位性低血压，这可能限制了它的应用[5]。可乐定也一直在试图治疗小肠移植[6]或空肠[7]吻合后高输出患者、腹泻型肠易激综合征[8]，或阿片戒断的胃肠道反应[9]。

1. Fedorak RN, *et al.* Treatment of diabetic diarrhea with clonidine. *Ann Intern Med* 1985; **102:** 197–9.
2. Sacerdote A. Topical clonidine for diabetic diarrhea. *Ann Intern Med* 1986; **105:** 139.
3. Sacerdote AS. Topical clonidine and diabetic gastroparesis. *Ann Intern Med* 1990; **112:** 796.
4. Migliore A, *et al.* Diabetic diarrhea and clonidine. *Ann Intern Med* 1988; **109:** 170–1.
5. Ogbonnaya KI, Arem R. Diabetic diarrhea: pathophysiology, diagnosis, and management. *Arch Intern Med* 1990; **150:** 262–7.
6. Rovera G, *et al.* The use of clonidine for the treatment of high intestinal output following small bowel transplantation. *Transplant Proc* 1997; **29:** 1853–4.
7. Buchman AL, *et al.* Clonidine reduces diarrhea and sodium loss in patients with proximal jejunostomy: a controlled study. *J Parenter Enteral Nutr* 2006; **30:** 487–91.
8. Camilleri M, *et al.* A randomized, controlled exploratory study of clonidine in diarrhea-predominant irritable bowel syndrome. *Clin Gastroenterol Hepatol* 2003; **1:** 111–21.
9. Ma H, *et al.* The effect of clonidine on gastrointestinal side effects associated with ultra-rapid opioid detoxification. *Anesth Analg* 2003; **96:** 1409–12.

锥体外系障碍 小型研究中有少量证据表明可乐定可能减少抗精神病药诱导的静坐不能和迟发性运动障碍（第943页）症状；然而，镇静作用和低血压等不良反应也限制了其应用。

1. Ahmed I, Takeshita J. Clonidine: a critical review of its role in the treatment of psychiatric disorders. *CNS Drugs* 1996; **6:** 53–70.

生长迟缓 可乐定被报道为生长激素释放促进剂，推测为其中枢 α 肾上腺素能激动作用所致，已试用于生长迟缓（第1717页）的诊断和治疗。可口服作为生长激素缺乏的激发试验[1,2]，尤用于儿童[3]，尽管有人认为循环生长调节素类（胰岛素样生长因子，IGFs）比激发试验更加有效。二者结合使用可确定诊断[4]；已有相关的指导方针[5]。对儿童进行检测时尤应注意，因为有数例严重低血糖的报道[6]。可乐定亦用于生长发育迟缓的治疗，包括生长激素缺乏和未证实缺乏的身材矮小儿童，然而因果存在矛盾，总体并不满意[7~9]。

1. Gil-Ad I, *et al.* Oral clonidine as a growth hormone stimulation test. *Lancet* 1979; **ii:** 278–80.
2. Hoffman WH, *et al.* Relationship of plasma clonidine to growth hormone concentrations in children and adolescents. *J Clin Pharmacol* 1989; **29:** 538–42.
3. Hindmarsh PC, Swift PGF. An assessment of growth hormone provocation tests. *Arch Dis Child* 1995; **72:** 362–8.
4. Cianfarani S, *et al.* Height velocity and IGF-I assessment in the diagnosis of childhood onset GH insufficiency: do we still need a second GH stimulation test? *Clin Endocrinol (Oxf)* 2002; **57:** 161–7.
5. Evans C, Gregory JW. The investigation of short stature: a survey of practice in Wales and suggested practical guidelines. *J Clin Pathol* 2004; **57:** 126–30.
6. Huang C, *et al.* Hypoglycemia associated with clonidine testing for growth hormone deficiency. *J Pediatr* 2001; **139:** 323–4.
7. Pintor C, *et al.* Clonidine treatment for short stature. *Lancet*; 1987; **i:** 1226–30.
8. Pescovitz OH, Tan E. Lack of benefit of clonidine treatment for short stature in a double-blind, placebo-controlled trial. *Lancet* 1988; **ii:** 874–7.
9. Allen DB. Effects of nightly clonidine administration on growth velocity in short children without growth hormone deficiency: a double-blind, placebo-controlled study. *J Pediatr* 1993; **122:** 32–6.

过动症 注意力缺陷多动症（见 **ADAD**，第2069页）的药物治疗中常先引入中枢兴奋剂；可乐定主要试用作兴奋剂疗法的辅助剂。可乐定在这一病症单发，或与其他包括抽搐性运动障碍（见下文 **Tourette 综合征**）等病症并发中的应用结果经荟萃分析[1]，结论为可乐定可能为有用的二线药物，但效果不如兴奋药，还伴有不少的不良反应。曾有可乐定与兴奋药合用突然致死的报道[2]，但这些事件中各药所起的作用尚未明确。一项对同时患有注意 ADHD 和 Tourette 综合征的儿童的研究[3]发现可乐定与哌甲酯合用效果强于二者单独使用，且只有 1 名儿童有心血管不良反应的迹象。有关于单独使用可乐定或可乐定与哌甲酯合用时的有效性[4]和安全性[5]的报道。

可乐定也用于行为紊乱（第927页）的儿童。

1. Connor DF, *et al.* A meta-analysis of clonidine for symptoms of attention-deficit hyperactivity disorder. *J Am Acad Child Adolesc Psychiatry* 1999; **38:** 1551–9.
2. Fenichel RR. Combining methylphenidate and clonidine: the role of post-marketing surveillance. *J Child Adolesc Psychopharmacol* 1995; **5:** 155–6.
3. The Tourette's Syndrome Study Group. Treatment of ADHD in children with tics: a randomized controlled trial. *Neurology* 2002; **58:** 527–36.
4. Palumbo DR, *et al.* Clonidine for attention-deficit/hyperactivity disorder: I. Efficacy and tolerability outcomes. *J Am Acad Child Adolesc Psychiatry* 2008; **47:** 180–8.
5. Daviss WB, *et al.* Clonidine for attention-deficit/hyperactivity disorder: II. ECG changes and adverse events analysis. *J Am Acad Child Adolesc Psychiatry* 2008; **47:** 189–98.

绝经期功能紊乱 尽管激素补充疗法为绝经期功能紊乱的主要治疗方式（第2010页），对不能接受激素补充疗法的患者[1,2]，可乐定对血管舒缩症状有一定的对抗作用；然而，一些研究中未观察到热潮红的消退。在血压正常妇女身上所报道的不良反应，包括体位性低血压，意味着它最好为同时患有高血压的女性患者预备。

可乐定也试用于[3]接受他莫昔芬治疗的妇女的热潮红症状。

1. Young RL, *et al.* Management of menopause when estrogen cannot be used. *Drugs* 1990; **40:** 220–30.
2. Lucero MA, McCloskey WW. Alternatives to estrogen for the treatment of hot flashes. *Ann Pharmacother* 1997; **31:** 915–17.
3. Pandya KJ, *et al.* Oral clonidine in postmenopausal patients with breast cancer experiencing tamoxifen-induced hot flashes: a University of Rochester Cancer Center Community Clinical Oncology Program study. *Ann Intern Med* 2000; **132:** 788–93.

偏头痛 普萘洛尔可能是已确定的预防偏头痛（第587页）的最好药物。许多其他药物也被应用，包括可乐定在内，然而对一些临床试验的总结[1]表明可乐定是差劲的首选药，即便作为最后的选择也不大可能奏效。它用于食用含酪氨酸食物后引起偏头痛发作的患者。

1. Anonymous. Clonidine in migraine prophylaxis—now obsolete. *Drug Ther Bull* 1990; **28:** 79–80.

体位性低血压 可乐定在少数体位性低血压患者身上产生了有益作用，这一点有些反常（第1460页）。这些低血压包括由自主神经病变引起的位性低血压[1]和可能因为患有青光眼的高血压妇女使用溴莫尼定和倍他洛尔滴眼液所引起的低血压[2]。可乐定对体位性低血压和卧位性高血压均有改善。

1. Acott PD, *et al.* Effectiveness of clonidine in congenital orthostatic hypotension. *J Pediatr* 1990; **116:** 666–7.
2. Brahmbhatt R, *et al.* Normalization of blood pressure in a patient with severe orthostatic hypotension and supine hypertension using clonidine. *Hypertension* 2001; **37:** e24.

疼痛 经硬膜外或鞘内途径给予阿片类和局部麻醉药可产生有效的镇痛效应，但普遍存在不良反应。许多其他药物，包括可乐定，也单独或作为辅药经这些途径进行了尝试。认为可乐定通过对脊髓 α_2 肾上腺素受体的直接作用产生镇痛效果。已用于多种疼痛，包括术后痛（第5页）、分娩疼痛（第8页）和与癌症有关的疼痛（第6页），特别是神经性疼痛（第9页）。它可单独使用，但更多与局麻药和（或）阿片类合用；可经多种途径给药，如硬膜外、鞘内、静脉内、肌内注射及口服和经皮给药。一项早期的对可乐定术后硬膜外应用的荟萃分析[1]因存在许多变量无法得出结论。随后的系统性综述认为，可乐定可以改善中效局部麻醉药对于特定末梢神经和神经阻滞的活性[2,3]，鞘内麻醉药中加入可乐定可以减少手术中的痛苦，但是可乐定会增加低血压的危险[4]。在外周或神经阻滞术后加入可乐定可能会延长术后镇痛持续时间至 2h；尚不清楚可乐定的剂量反应的程度[3]。目前尚不清楚可乐定在局部麻醉中的作用与合适剂量[2~4]。更多疼痛及疼痛控制内容，见第4页。也可见下文的**术前用药**。

1. Armand S, *et al.* Meta-analysis of the efficacy of extradural clonidine to relieve postoperative pain: an impossible task. *Br J Anaesth* 1998; **81:** 126–34.
2. McCartney CJL, *et al.* Should we add clonidine to local anesthetic for peripheral nerve blockade? A qualitative systematic review of the literature. *Reg Anesth Pain Med* 2007; **32:** 330–8.
3. Pöpping DM, *et al.* Clonidine as an adjuvant to local anesthetics for peripheral nerve and plexus blocks: a meta-analysis of randomized trials. *Anesthesiology* 2009; **111:** 406–15.
4. Elia N, *et al.* Clonidine as an adjuvant to intrathecal local anesthetics for surgery: systematic review of randomized trials. *Reg Anesth Pain Med* 2008; **33:** 159–67.

嗜铬细胞瘤 可乐定作用于中枢，抑制儿茶酚胺释放，可用于嗜铬细胞瘤（第1138页）的诊断[1]。可乐定抑制试验得到的经验和对已公布的研究结果的综述表明，对特定的伴有适度血浆和（或）尿儿茶酚胺浓度升高的患者，可乐定有应用价值[2]。

1. Bravo EL, *et al.* Clonidine-suppression test: a useful aid in the diagnosis of pheochromocytoma. *N Engl J Med* 1981; **305:** 623–6.
2. Lenz T, *et al.* Clonidine suppression test revisited. *Blood Press*ure 1998; **7:** 153–9.

术前用药 可乐定于术前给药以起到镇静、抗焦虑和镇痛作用（见上文**疼痛**)，并提高血流动力学稳定性，减少麻醉剂需要量。通常采用口服给药，有时也会采取鼻腔和静脉给药。它常作为儿童术前用药[1]，有报道称可以减少术后呕吐[2]（在成年女性患者中也有相关报道[3]）。一项荟萃分析得出的结论是，在诱导产生镇静、减少躁动和产生早期术后镇痛方面，可乐定优于苯二氮䓬类药物，但在减少术后恶心和呕吐方面，苯二氮䓬类略胜一筹[4]。可乐定还可以减弱围手术期应激反应，已显示出可以减少围手术期的氧气消耗，后者是交感神经激活的标志物[5]。可乐定同时可以减轻围手术心肌缺血的危险[6]。

1. Bergendahl H, *et al.* Clonidine in paediatric anaesthesia: review of the literature and comparison with benzodiazepines for premedication. *Acta Anaesthesiol Scand* 2006; **50:** 135–43.
2. Mikawa K, *et al.* Oral clonidine premedication reduces vomiting in children after strabismus surgery. *Can J Anaesth* 1995; **42:** 977–81.
3. Oddby-Muhrbeck E, *et al.* Effects of clonidine on postoperative nausea and vomiting in breast cancer surgery. *Anesthesiology* 2002; **96:** 1109–14.
4. Dahmani S, *et al.* Premedication with clonidine is superior to benzodiazepines: a meta analysis of published studies. *Acta Anaesthesiol Scand* 2010; **54:** 397–402.
5. Taittonen MT, *et al.* Effect of clonidine and dexmedetomidine premedication on perioperative oxygen consumption and haemodynamic state. *Br J Anaesth* 1997; **78:** 400–406.
6. Nishina K, *et al.* Efficacy of clonidine for prevention of perioperative myocardial ischemia: a critical appraisal and meta-analysis of the literature. *Anesthesiology* 2002; **96:** 323–9.

下肢不宁综合征 有众多药物用于下肢不宁综合征的治疗（见**睡眠相关运动障碍**，第930页）。一些病例研究[1,2]和小型控制性试验中[3]中应用可乐定有症状改善的报道，但不良反应可能限制其应用。

1. Handwerker JV, Palmer RF. Clonidine in the treatment of "restless leg" syndrome. *N Engl J Med* 1985; **313:** 1228–9.
2. Zoe A, *et al.* High-dose clonidine in a case of restless legs syndrome. *Ann Pharmacother* 1994; **28:** 878–81.
3. Wagner ML, *et al.* Randomized, double-blind, placebo-controlled study of clonidine in restless legs syndrome. *Sleep* 1996; **19:** 52–8.

寒战 包括可乐定在内的众多药物用于手术后寒战的治疗（第1700页）。可乐定的中枢与外周作用可解释其抗寒战活性，但有观点认为其通过调节中枢寒战阈温度达到此作用。几项研究[1~3]提示可乐定对手术后寒战有效。应用的典型剂量为静脉给药 75～150μg。可乐定给予手术中患者[4~7]，包括神经外科术中体温过低患者[8]，报道也能减少术后寒战的发生。然而，一项研究[9,10]发现奈福泮预防手术后寒战效果优于可乐定。

1. Joris J, *et al.* Clonidine and ketanserin both are effective treatment for postanesthetic shivering. *Anesthesiology* 1993; **79:** 532–9.
2. Capogna G, Celleno D. IV clonidine for post-extradural shivering in parturients: a preliminary study. *Br J Anaesth* 1993; **71:** 294–5.
3. Schwarzkopf KRG, *et al.* A comparison between meperidine, clonidine and urapidil in the treatment of postanesthetic shivering. *Anesth Analg* 2001; **92:** 257–60.
4. Steinfath M, *et al.* Clonidine administered intraoperatively prevents postoperative shivering. *Br J Clin Pharmacol* 1995; **39:** 580P–581P.
5. Vanderstappen I, *et al.* The effect of prophylactic clonidine on postoperative shivering: a large prospective double-blind study. *Anaesthesia* 1996; **51:** 351–5.
6. Sia S. I.v. clonidine prevents post-extradural shivering. *Br J Anaesth* 1998; **81:** 145–6.
7. Piper SN, *et al.* A comparison of urapidil, clonidine, meperidine and placebo in preventing postanesthetic shivering. *Anesth Analg* 2000; **90:** 954–7.
8. Stapelfeldt C, *et al.* Intraoperative clonidine administration to neurosurgical patients. *Anesth Analg* 2005; **100:** 226–32.
9. Piper SN, *et al.* A comparison of nefopam and clonidine for the prevention of postanaesthetic shivering: a comparative, double-blind and placebo-controlled dose-ranging study. *Anaesthesia* 2004; **59:** 559–64.
10. Bilotta F, *et al.* Nefopam or clonidine in the pharmacologic prevention of shivering in patients undergoing conscious sedation for interventional neuroradiology. *Anaesthesia* 2005; **60:** 124–8.

痉挛状态 可乐定单独使用或作为巴氯芬辅药使用，试用于包括巴氯芬无效[1~5]的各种形式的痉挛（第1798页）。

1. Nance PW, *et al.* Clonidine in spinal cord injury. *Can Med Assoc J* 1985; **133:** 41–2.
2. Donovan WH, *et al.* Clonidine effect on spasticity: a clinical trial. *Arch Phys Med Rehabil* 1988; **69:** 193–4.
3. Sandford PR, *et al.* Clonidine in the treatment of brainstem spasticity: case report. *Am J Phys Med Rehabil* 1992; **71:** 301–3.
4. Middleton JW, *et al.* Intrathecal clonidine and baclofen in the management of spasticity and neuropathic pain following spinal cord injury: a case study. *Arch Phys Med Rehabil* 1996; **77:** 824–6.
5. Lubsch L, *et al.* Oral baclofen and clonidine for treatment of spasticity in children. *J Child Neurol* 2006; **21:** 1090–2.

药物依赖 *乙醇* 尽管戒酒的药物疗法（第1551页）通常使用苯二氮草类，可乐定对轻度至中度戒断也表现了有益作用[1]，然而它对惊厥和谵妄无效，不应作为单独疗法使用。进行阿片脱瘾时可考虑其与苯二氮草类药物合用。

1. Mayo-Smith MF, *et al.* Pharmacological management of alcohol withdrawal: a meta-analysis and evidence-based practice guideline. *JAMA* 1997; **278:** 144–51.

麻醉性镇痛药 据报道可乐定在阿片类突然停用时的戒断症状控制中有用（第96页）。然而，一个对包括可乐定在内的 α_2 激动剂的系统性综述[1]认定，对于逐渐停药的过程，使用 α_2 受体激动剂类与在10天左右的时间里减少美沙酮用量的疗法，这二者的效果均不好，使用可乐定的患者经受的不良反应更多，也能更快终止治疗。可乐定通常口服给药，每日3～4次，最大日剂量为1mg。

可乐定也与纳曲酮合用以缩短戒断综合征持续时间，使戒断期缩至6天[2]。配合后续生活方式的调整，40名对美沙酮依赖患者中有38名在4～5天内达到彻底戒除[3]。第一天患者平均需要2.3mg可乐定以减轻戒断症状，但不能清除。更有报道称经2～3天可达到阿片脱瘾的效果[4]。

可乐定亦用于美沙酮维持的阿片样物质成瘾母亲产下的新生儿戒断综合征（第97页）的治疗[5,6]。对7名这样的新生儿口服给予可乐定，初始剂量0.5～1μg/kg，1～2天后增加至3～5μg/kg，分次服用，其中6名显示有益。治疗期总长6～17天。此法对同时接受氟哌啶醇、地昔帕明和茶碱的母亲所产婴儿无效[6]。另一项对80名患有新生儿戒断综合征的婴儿的研究[7]显示，给予可乐定1μg/kg，每日6次，与稀释阿片的安慰组相比，实验组可以缩短治疗时间。然而，一项系统性综述[8]发现，可乐定对新生儿戒断综合征的治疗有效性的证据尚不充足。

1. Gowing L, *et al.* Alpha$_2$-adrenergic agonists for the management of opioid withdrawal. Available in The Cochrane Database of Systematic Reviews; Issue 2. Chichester: John Wiley; 2009 (accessed 24/09/09).
2. Charney DS, *et al.* Clonidine and naltrexone: a safe, effective, and rapid treatment of abrupt withdrawal from methadone therapy. *Arch Gen Psychiatry* 1982; **39:** 1327–32.
3. Charney DS, *et al.* The combined use of clonidine and naltrexone as a rapid, safe, and effective treatment of abrupt withdrawal from methadone. *Am J Psychiatry* 1986; **143:** 831–7.
4. Brewer C, *et al.* Opioid withdrawal and naltrexone induction in 48-72 hours with minimal drop-out, using a modification of the naltrexone-clonidine technique. *Br J Psychiatry* 1988; **153:** 340–3.
5. Hoder EL, *et al.* Clonidine in neonatal narcotic-abstinence syndrome. *N Engl J Med* 1981; **305:** 1284.
6. Hoder EL, *et al.* Clonidine treatment of neonatal narcotic abstinence syndrome. *Psychiatry Res* 1984; **13:** 243–51.
7. Agthe AG, *et al.* Clonidine as an adjunct therapy to opioids for neonatal abstinence syndrome: a randomized, controlled trial. *Pediatrics* 2009; **123:** e849–e856.
8. Osborn DA, *et al.* Sedatives for opiate withdrawal in newborn infants. Available in The Cochrane Database of Systematic Reviews; Issue 3. Chichester: John Wiley; 2005 (accessed 03/03/06).

吸烟 烟碱依赖可依靠行为学和心理咨询解决。此外，烟碱替代疗法（见第2292页**戒烟**）可帮助减轻戒断症状。一些其他药物，包括可乐定也有试用。一项分析[1]发现每日口服或经皮给予200～400μg可乐定有效，然而不良反应限制其应用，对戒烟后严重精神激动和焦虑者，可乐定应作为二线治疗药在严密医疗监护下使用。

一些个体研究发现可乐定对女性更为有效，尽管系统性综述[1]的作者推荐应谨慎解读这些结果，因有研究亦发现在独立情况下女性较男性更难以戒烟；而经可乐定治疗后，男性与女性的戒除率相近。

1. Gourlay SG, *et al.* Clonidine for smoking cessation. Available in The Cochrane Database of Systematic Reviews; Issue 3. Chichester: John Wiley; 2004 (accessed 26/09/05).

Tourette 综合征 可乐定是被用于治疗 Tourette 综合征（见第927页**抽搐**）的众多药物之一。

单氨代谢紊乱（包括多巴胺、去甲肾上腺素和5-羟色胺）与Tourette综合征有关联。可乐定被认为能降低中枢去甲肾上腺素能活性，并可能同时影响其他神经化学系统，可能是这些性质支撑着其在这一紊乱中的有益作用。可乐定用于Tourette综合征的研究产生了具有差异的结果[1~5]，而这可能反映了对严重性变化很大、基础病表现差异很大和症状起伏剧烈的疾病进行研究设计的难度。一项对使用可乐定的年幼患者的追踪研究提示[6]，对注意力缺陷多动症伴随Tourette综合征，表现改善发生之前有更长的发声抽动持续期。较大一些的儿童比小龄儿童总体反映好，后者使用可乐定后倾向于诱导更多的困倦。然而，还没有确立对（不良）反应的预测方法。不过，可乐定作为轻度至中度患者的一线药物越来越受青睐，尽管有1例局部抽搐症加重和显著热敏感性的报道[7]，与常用的匹莫齐特和氟哌啶醇等抗精神病药相比，其严重不良反应还是相对较少的。也有报道称可乐定对一些使用氟哌啶醇无效的Tourette综合征儿童取得了成功的控制[1]。这项研究中，口服用药剂量范围很大，53名5岁～18岁儿童中，通常[6]每日剂量1.5～9.5μg/kg（平均每日约5μg/kg）。经皮吸收的可乐定在以下情况表现出很好的作用：体重小于40kg，每周1mg；体重在40～60kg，每周1.5mg；体重大于60kg，每周2mg[8]。

可乐定也与中枢神经兴奋药合用，治疗患有Tourette综合征和注意力缺陷型多动症的儿童，尽管有人担心这一搭配存在毒性（见上文**多动症**）。

1. Cohen DJ, *et al.* Clonidine in Tourette's syndrome. *Lancet* 1979; **ii:** 551–3.
2. Shapiro AK, *et al.* Treatment of Gilles de la Tourette's syndrome with clonidine and neuroleptics. *Arch Gen Psychiatry* 1983; **40:** 1235–40.
3. Leckman JF, *et al.* Short- and long-term treatment of Tourette's syndrome with clonidine: a clinical perspective. *Neurology* 1985; **35:** 343–51.
4. Goetz CG, *et al.* Clonidine and Gilles de la Tourette's syndrome: double-blind study using objective rating methods. *Ann Neurol* 1987; **21:** 307–10.
5. Leckman JF, *et al.* Clonidine treatment of Gilles de la Tourette's syndrome. *Arch Gen Psychiatry* 1991; **48:** 324–8.
6. Lichter DG, Jackson LA. Predictors of clonidine response in Tourette syndrome: implications and inferences. *J Child Neurol* 1996; **11:** 93–7.
7. Kessler AR. Clonidine treatment increases tics in patients with Tourette syndrome: case report. *J Child Neurol* 2001; **16:** 380–1.
8. Du Y-S, *et al.* Randomized double-blind multicentre placebo-controlled clinical trial of the clonidine adhesive patch for the treatment of tic disorders. *Aust N Z J Psychiatry* 2008; **42:** 807–13.

制剂

BP 2010: Clonidine Injection; Clonidine Tablets;
USP 33: Clonidine Hydrochloride and Chlorthalidone Tablets; Clonidine Hydrochloride Tablets; Clonidine Transdermal System.

专利制剂

Arg.: Clonidural; ***Austral.:*** Catapres; ***Austria:*** Catapresan; Isoglaucon; ***Belg.:*** Catapressan; Dixarit; ***Braz.:*** Atensina; Clonesina†; Neo Clodil†; ***Canad.:*** Catapres; Dixarit; ***Chile:*** Catapresan; ***Cz.:*** Aruclonin; Catapresan†; ***Denm.:*** Catapresan; ***Fin.:*** Catapresan; ***Fr.:*** Catapressan; ***Ger.:*** Aruclonin†; Catapresan; Clonid-Ophtal; Clonistada; Dispaclonidin; Haemiton; Isoglaucon; Mirfat†; Paracefan; ***Gr.:*** Catapresan; ***Hong Kong:*** Dixarit†; ***Hung.:*** Aruclonin†; ***India:*** Arkamin; Catapres; ***Indon.:*** Catapres; ***Irl.:*** Catapres; Dixarit; ***Israel:*** Clonnirit; Normopresan; ***Ital.:*** Adesipress-TTS†; Catapresan; Isoglaucon; ***Jpn:*** Catapres; ***Mex.:*** Catapresan; Epiclodina; ***Neth.:*** Catapresan; Dixarit; ***Norw.:*** Catapresan; ***NZ:*** Catapres; Dixarit; ***Philipp.:*** Catapin; Catapres; Melzin; ***Pol.:*** Iporel; ***Port.:*** Catapresan; Edolglau; ***Rus.:*** Haemiton (Гемитон); ***S.Afr.:*** Dixarit; Menograine; ***Singapore:*** Dixarit†; ***Spain:*** Catapresan; Isoglaucon; ***Swed.:*** Catapresan; ***Switz.:*** Catapresan; ***Thai.:*** Catapres†; Hypodine; ***UK:*** Catapres; Dixarit; ***USA:*** Catapres; Duraclon; Jenloga; ***Venez.:*** Catapresan; Clonipres†; Lowpres; Naclodin; Velaril.

多组分制剂 ***Arg.:*** Bemplas; Pertenso; ***India:*** Arkamin-H; Catapres Diu; ***Rus.:*** Proxofeline (Проксофелин); ***USA:*** Clorpres; Combipres†.

Clopamide（*BAN*，*USAN*，*rINN*）⊗氯帕胺

Clopamida; Clopamidum; DT-327; Klopamid; Klopamidi. 4-Chloro-*N*-(2,6-dimethylpiperidino)-3-sulphamoylbenzamide; *cis*-3-(Aminosulphonyl)-4-chloro-*N*-(2,6-dimethyl-1-piperidinyl)benzamide.

Клопамид

$C_{14}H_{20}ClN_3O_3S$ = 345.8.

CAS — 636-54-4.

ATC — C03BA03.

ATC Vet — QC03BA03.

UNII — 17S83WON0I.

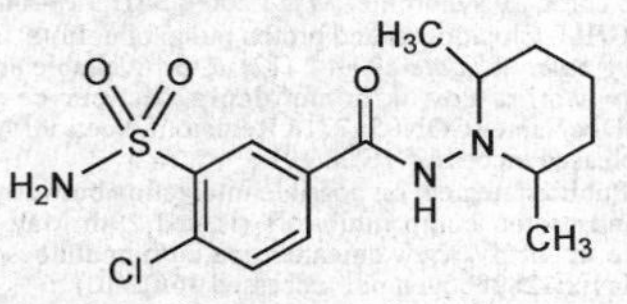

Pharmacopoeias. In *Eur.* (see p.vii).

Ph. Eur. 6.8（Clopamide） 白色或类白色、有吸湿性的晶状粉末。呈现出多态性。微溶于水和乙醇；难溶于甲醇。贮藏于密闭容器中。避光。

简介

氯帕胺为利尿药，虽然它不含噻嗪环结构，但却有与噻嗪类利尿药（见第1258页**氢氯噻嗪**）相似的性质。用于水肿，包括合并心力衰竭的水肿（第1127页）和高血压（第1131页）。

利尿作用产生在口服后1～2h内，3～6h达到最大浓度，持续达24h。

治疗水肿时的常用剂量为每日或隔日口服10～20mg。治疗高血压剂量每日5～10mg，单独使用或与其他抗高血压药同时使用。

制剂

专利制剂

Denm.: Adurix†; ***Hung.:*** Brinaldix; ***India:*** Brinaldix.

多组分制剂 ***Austria:*** Brinerdin; ***Belg.:*** Viskaldix; ***Braz.:*** Viskaldix; ***Chile:*** Viskaldix; ***Cz.:*** Crystepin; ***Fr.:*** Viskaldix; ***Ger.:*** Briserin N; Viskaldix; ***Gr.:*** Viskaldix; ***Hung.:*** Viskaldix; ***Irl.:*** Viskaldix†; ***Ital.:*** Brinerdina; ***Malaysia:*** Viskaldix; ***Neth.:*** Viskaldix; ***Philipp.:*** Viskaldix; ***Pol.:*** Normatens; ***Port.:*** Brinerdine†; ***Rus.:*** Crystepin (Кристепин); Normatens (Норматенс); Viskaldix (Вискалдикс); ***S.Afr.:*** Brinerdin; ***Spain:*** Brinerdina†; ***Switz.:*** Brinerdine; Viskaldix; ***Thai.:*** Bedin; Brinerdin; Briscotin; ***UK:*** Viskaldix; ***Ukr.:*** Normatens (Норматенс); ***Venez.:*** Viskaldix†.

Clopidogrel Bisulfate（*USAN*，*rINNM*）硫酸氢氯吡格雷

Bisulfato de clopidogrel; Clopidogrel, Bisulfate de; Clopidogrel Bisulphate *(BANM)*; Clopidogrel Hydrogen Sulphate; Clopidogreli Bisulfas; PCR-4099 (clopidogrel); SR-25990C. Methyl (*S*)-2-chlorophenyl(4,5,6,7-tetrahydrothieno[3,2-*c*]pyridin-5-yl)acetate bisulphate; Methyl (+)-(*S*)-α-(*o*-chlorophenyl)-6,7-dihydrothieno[3,2-*c*]pyridine-5(4*H*)-acetate sulphate.

Клопидогрела Бисульфат

$C_{16}H_{16}ClNO_2S,H_2SO_4$ = 419.9.

CAS — 113665-84-2 (clopidogrel); 94188-84-8 (clopidogrel); 120202-66-6 (clopidogrel bisulfate).

ATC — B01AC04.

ATC Vet — QB01AC04.

UNII — 08I79HTP27.

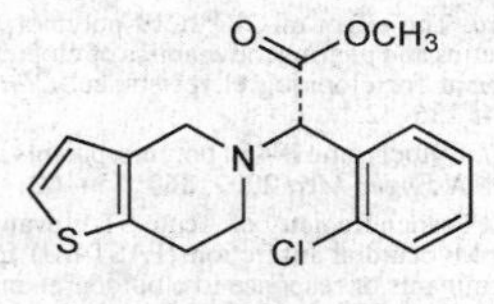

(clopidogrel)

Pharmacopoeias. In *US.*

USP 33（Clopidogrel Bisulfate） 白色或灰白色粉末。易溶于水和甲醇；几乎不溶于乙醚。

不良反应和注意事项

参见**噻氯匹定**，第1355页。

尽管有致死报道（见第1355页**对血液的影响**），氯吡格雷的不良反应，尤其是血恶液质的发生率较低。不需要测定血常规，但若出现血恶性疾病时，需立即测定血常规。其他不良反应包括血清病、间质性肺炎、多形性红斑和Stevens-Johnson综合征、扁平苔藓和肌痛鲜有报道。

进行选择性外科手术前5～7天应考虑停用氯吡格雷（见下文**撤药**）。

对血液的影响 氯吡格雷疗法伴随的血恶液质反应的报道，见第1355页**噻氯匹定**的**不良反应**项下内容。

对味觉的影响 有2名患者使用氯吡格雷6～8周后发生了味觉的丧失，但停药后完全恢复[1]。其中1名在进行激发实验时再度出现味觉丧失，且治疗停止后未恢复。

1. Golka K, *et al.* Reversible ageusia as an effect of clopidogrel treatment. *Lancet* 2000; **355:** 465–6.

超敏反应 氯吡格雷能导致包括血管性水肿在内的超敏反应[1]。也有包括发热、皮疹和多种附加症状的超敏综合征的报道[2~5]。已有报道证明氯吡格雷可作为一种成功的脱敏剂来进行治疗[6,7]。

1. Fischer TC, *et al.* Clopidogrel-associated angioedema. *Am J Med* 2003; **114:** 77–8.
2. Sarrot-Reynauld F, *et al.* Severe hypersensitivity associated with clopidogrel. *Ann Intern Med* 2001; **135:** 305–6.

3. Phillips EJ, *et al.* Serum sickness-like reaction associated with clopidogrel. *Br J Clin Pharmacol* 2003; **56:** 583.
4. Wolf I, *et al.* Clopidogrel-induced systemic inflammatory response syndrome. *Mayo Clin Proc* 2003; **78:** 618–20.
5. Doogue MP, *et al.* Clopidogrel hypersensitivity syndrome with rash, fever, and neutropenia. *Mayo Clin Proc* 2005; **80:** 1368–70.
6. von Tiehl KF, *et al.* Clopidogrel desensitization after drug-eluting stent placement. *J Am Coll Cardiol* 2007; **50:** 2039–43.
7. Oppedijk B, *et al.* Rapid oral desensitisation procedure in clopidogrel hypersensitivity. *Neth Heart J* 2008; **16:** 21–3.

耐药 血小板聚集实验结果表明氯吡格雷可以引起相当大的效应，但相关临床数据表明它的效应有限（氯吡格雷耐药）[1,2]。一些证据说明氯吡格雷耐药的患者有心血管事件的危险[3]，但这还未被证实。一项研究[4]根据血小板监测报告制订给药剂量，证明经皮冠状动脉介入后的结果。引起氯吡格雷耐药的因素可能是药物相互作用；糖尿病[5]或急性冠状动脉综合征，结果造成对氯吡格雷的反应减弱[6]；血小板敏感的基因多态性或氯吡格雷的代谢[1,2]。细胞色素P450同工酶CYP2C19的基因多态性参与活性代谢物的形成，说明该酶可以影响氯吡格雷的药动学和药效学[7,8]，另外有研究表明[9~12]，酶多态性功能下降的患者遇到临床实践的风险更大。然而，关于酶多态性与氯吡格雷的因果关系还未被证明，同时存在一些替代理论[13,14]。基因多态性的筛查和血小板聚集的检测已表明可以鉴定个体药物耐药和指导用药[15~17]，虽然还未确认其临床有效性。

1. Nguyen TA, *et al.* Resistance to clopidogrel: a review of the evidence. *J Am Coll Cardiol* 2005; **45:** 1157–64.
2. Angiolillo DJ, *et al.* Variability in individual responsiveness to clopidogrel: clinical implications, management, and future perspectives. *J Am Coll Cardiol* 2007; **49:** 1505–16.
3. Geisler T, *et al.* Low response to clopidogrel is associated with cardiovascular outcome after coronary stent implantation. *Eur Heart J* 2006; **27:** 2420–5.
4. Bonello L, *et al.* Adjusted clopidogrel loading doses according to vasodilator-stimulated phosphoprotein phosphorylation index decrease rate of major adverse cardiovascular events in patients with clopidogrel resistance: a multicenter randomized prospective study. *J Am Coll Cardiol* 2008; **51:** 1404–11.
5. Geisler T, *et al.* Platelet response to clopidogrel is attenuated in diabetic patients undergoing coronary stent implantation. *Diabetes Care* 2007; **30:** 372–4.
6. Geisler T, *et al.* Residual platelet activity is increased in clopidogrel- and ASA-treated patients with coronary stenting for acute coronary syndromes compared with stable coronary artery disease. *Heart* 2008; **94:** 743–7.
7. Brandt JT, *et al.* Common polymorphisms of CYP2C19 and CYP2C9 affect the pharmacokinetic and pharmacodynamic response to clopidogrel but not prasugrel. *J Thromb Haemost* 2007; **5:** 2429–36.
8. Kim KA, *et al.* The effect of CYP2C19 polymorphism on the pharmacokinetics and pharmacodynamics of clopidogrel: a possible mechanism for clopidogrel resistance. *Clin Pharmacol Ther* 2008; **84:** 236–42.
9. Mega JL, *et al.* Cytochrome P-450 polymorphisms and response to clopidogrel. *N Engl J Med* 2009; **360:** 354–62.
10. Simon T, *et al.* French Registry of Acute ST-Elevation and Non-ST-Elevation Myocardial Infarction (FAST-MI) Investigators. Genetic determinants of response to clopidogrel and cardiovascular events. *N Engl J Med* 2009; **360:** 363–75.
11. Collet J-P, *et al.* Cytochrome P450 2C19 polymorphism in young patients treated with clopidogrel after myocardial infarction: a cohort study. *Lancet* 2009; **373:** 309–17.
12. Shuldiner AR, *et al.* Association of cytochrome P450 2C19 genotype with the antiplatelet effect and clinical efficacy of clopidogrel therapy. *JAMA* 2009; **302:** 849–57.
13. Ford NF. Clopidogrel resistance: pharmacokinetic or pharmacogenetic? *J Clin Pharmacol* 2009; **49:** 506–12.
14. Momary KM, *et al.* Genetic causes of clopidogrel nonresponsiveness: which ones really count? *Pharmacotherapy* 2010; **30:** 265–74.
15. Bonello L, *et al.* Emergence of the concept of platelet reactivity monitoring of response to thienopyridines. *Heart* 2009; **95:** 1214–19.
16. Kuliczkowski W, *et al.* Interindividual variability in the response to oral antiplatelet drugs: a position paper of the Working Group on antiplatelet drugs resistance appointed by the Section of Cardiovascular Interventions of the Polish Cardiac Society, endorsed by the Working Group on Thrombosis of the European Society of Cardiology. *Eur Heart J* 2009; **30:** 426–35.
17. Gladding P, *et al.* Pharmacogenetic testing for clopidogrel using the rapid INFINITI analyzer: a dose-escalation study. *JACC Cardiovasc Interv* 2009; **2:** 1095–1101.

撤药 植入药物洗脱支架的患者给予两种抗血小板治疗时，有证据指出即使延长疗程[2]，氯吡格雷撤药后发生晚期移植片固定模血栓的可能性也会增大[1]。目前还没有建立两种抗血小板治疗的最小给药间隔，但已表明[2]需持续确保患者保持较低的出血风险。虽然建议在手术前停止使用氯吡格雷，但最好可以对每名患者的情况进行评估，以便只对有出血倾向的患者停药，而不是在会发生急性动脉事件的患者中停药[3]。这种考虑也可适用于内镜检查术[4]。

1. Ho PM, *et al.* Incidence of death and acute myocardial infarction associated with stopping clopidogrel after acute coronary syndrome. *JAMA* 2008; **299:** 532–9.
2. Bhatt SH, Hauser TH. Very late stent thrombosis after dual antiplatelet therapy discontinuation in a patient with a history of acute stent thrombosis. *Ann Pharmacother* 2008; **42:** 708–12.
3. Chassot P-G, *et al.* Perioperative antiplatelet therapy: the case for continuing therapy in patients at risk of myocardial infarction. *Br J Anaesth* 2007; **99:** 316–28.
4. Veitch AM, *et al.* Guidelines for the management of anticoagulant and antiplatelet therapy in patients undergoing endoscopic procedures. *Gut* 2008; **57:** 1322–9.

药物相互作用

正在使用可增大出血风险的药物，如抗凝血药、其他抗血小板凝集药及NSAIDs的患者应慎用氯吡格雷。一些抑制细胞色素P450同工酶的药物可影响氯吡格雷的代谢，可能会降低氯吡格雷抗血小板作用。氯吡格雷可抑制细胞色素P450同工酶CYP2C9的活性，理论上可与经此同工酶代谢的药物发生相互作用，它也可抑制CYP2B6的活性（见下文**安非他酮**）。

抗凝血药 氯吡格雷与口服抗凝血药合用时会增加出血的风险[1]，尤其是患者服用阿司匹林[2]，这种情况下需评估每个患者治疗的风险与收益。

1. Johnson SG, *et al.* Outcomes associated with combined antiplatelet and anticoagulant therapy. *Chest* 2008; **133:** 948–54.
2. Hermosillo AJ, Spinler SA. Aspirin, clopidogrel, and warfarin: is the combination appropriate and effective or inappropriate and too dangerous? *Ann Pharmacother* 2008; **42:** 790–805.

抗真菌药 一项对健康人的研究[1]发现酮康唑可降低血浆氯吡格雷浓度，同时降低其血小板抑制活性。

1. Farid NA, *et al.* Cytochrome P450 3A inhibition by ketoconazole affects prasugrel and clopidogrel pharmacokinetics and pharmacodynamics differently. *Clin Pharmacol Ther* 2007; **81:** 735–41.

安非他酮 一项对健康受试者的研究[1]发现氯吡格雷降低安非他酮向其活性代谢物的转化，提示氯吡格雷能抑制细胞色素P450同工酶CYP2B6的活性。

1. Turpeinen M, *et al.* Effect of clopidogrel and ticlopidine on cytochrome P450 2B6 activity as measured by bupropion hydroxylation. *Clin Pharmacol Ther* 2005; **77:** 553–9.

环孢素 有报道同时使用环孢素与他汀类药物的患者可发生肌病和横纹肌溶解症（见第1744页**他汀类**）。

质子泵抑制药 质子泵抑制药（PPIs）可以减少服用阿司匹林治疗心血管指征的胃肠道出血的风险[1]。然而，氯吡格雷经细胞色素P450同工酶CYP2C19代谢为一种活性产物，而PPIs在某种程度上可竞争性抑制CYP2C19，如果氯吡格雷与阿司匹林或与PPIs合用时，会降低氯吡格雷抗血小板作用。一项关于实施动脉穿刺的患者服用阿司匹林和氯吡格雷的实验表明，若再服用奥美拉唑会降低氯吡格雷抗血小板作用[2]，另一项小规模药动学研究发现[3]，健康人同时服用氯吡格雷和兰索拉唑时，氯吡格雷抗血小板作用减弱。流行病学研究发现[4~6]，患有心血管疾病的患者同时服用氯吡格雷和PPIs时会增加其心血管事件发生的可能性，其中一项研究表明[5]，服用泮托拉唑的患者不会发生这种情况，但目前不清楚泮托拉唑与其他PPIs间的差异是否显著，另一些研究报道相较于其他PPIs来说，泮托拉唑与氯吡格雷同服时会增加心血管事件的发生[7]。由于泮托拉唑与细胞色素作用力较弱[5]，可能存在其他机制来解释这个现象[7,8]。一项包括23项研究的荟萃分析[9]认为心血管结局与整体死亡率的数据冲突和矛盾，同时研究质量不高，因此临床医生应考虑在停用PPIs后氯吡格雷对胃肠道的损伤。

英国MHRA[10]，EMEA[11]和FDA[12]都不推荐氯吡格雷与奥美拉唑或艾美拉唑合用，不久将会推广到所有PPIs上。

1. Bhatt DL, *et al.* ACCF/ACG/AHA 2008 expert consensus document on reducing the gastrointestinal risks of antiplatelet therapy and NSAID use: a report of the American College of Cardiology Foundation Task Force on Clinical Expert Consensus Documents. *Circulation* 2008; **118:** 1894–1909.
2. Gilard M, *et al.* Influence of omeprazole on the antiplatelet action of clopidogrel associated with aspirin: the randomized, double-blind OCLA (Omeprazole CLopidogrel Aspirin) study. *J Am Coll Cardiol* 2008; **51:** 256–60.
3. Small DS, *et al.* Effects of the proton pump inhibitor lansoprazole on the pharmacokinetics and pharmacodynamics of prasugrel and clopidogrel. *J Clin Pharmacol* 2008; **48:** 475–84.
4. Pezalla E, *et al.* Initial assessment of clinical impact of a drug interaction between clopidogrel and proton pump inhibitors. *J Am Coll Cardiol* 2008; **52:** 1038–9.
5. Juurlink DN, *et al.* A population-based study of the drug interaction between proton pump inhibitors and clopidogrel. *CMAJ* 2009; **180:** 713–18.
6. Ho PM, *et al.* Risk of adverse outcomes associated with concomitant use of clopidogrel and proton pump inhibitors following acute coronary syndrome. *JAMA* 2009; **301:** 937–44.
7. MHRA/CHM. Clopidogrel and proton pump inhibitors: interaction. *Drug Safety Update* 2009; **2** (12): 2–3. Available at: http://www.mhra.gov.uk/home/idcplg?IdcService=GET_FILE&dDocName=CON051771&RevisionSelectionMethod=LatestReleased (accessed 16/08/10)
8. EMEA. Public statement on possible interaction between clopidogrel and proton pump inhibitors (issued 29th May 2009). Available at: http://www.emea.europa.eu/humandocs/PDFs/EPAR/Plavix/32895609en.pdf (accessed 16/08/10)
9. Kwok CS, Loke YK. Meta-analysis: the effects of proton pump inhibitors on cardiovascular events and mortality in patients receiving clopidogrel. *Aliment Pharmacol Ther* 2010; **31:** 810–23.
10. MHRA/CHM. Clopidogrel and proton pump inhibitors: interaction—updated advice. *Drug Safety Update* 2010; **3** (9): 4–5. Available at: http://www.mhra.gov.uk/home/idcplg?IdcService=GET_FILE&dDocName=CON076503&RevisionSelectionMethod=LatestReleased (accessed 09/06/10)
11. EMEA. Interaction between clopidogrel and proton-pump inhibitors: CHMP updates warning for clopidogrel-containing medicines (issued 17th March 2010). Available at: http://www.ema.europa.eu/humandocs/PDFs/EPAR/Plavix/17494810en.pdf (accessed 09/06/10)
12. FDA. Follow-Up to the January 26, 2009, Early Communication about an Ongoing Safety Review of Clopidogrel Bisulfate (marketed as Plavix) and Omeprazole (marketed as Prilosec and Prilosec OTC) (issued 17th November 2009). Available at: http://www.fda.gov/Drugs/DrugSafety/PostmarketDrugSafetyInformationforPatientsandProviders/DrugSafetyInformationforHeathcareProfessionals/ucm190784.htm (accessed 09/06/10)

他汀类 已有报道称氯吡格雷与环孢素或他汀类（阿托伐他汀[1,2]、洛伐他汀[3]、辛伐他汀[3]）合用时，会发生横纹肌溶解。横纹肌溶解被认为是氯吡格雷与他汀类合用时的一种不良反应（详见第1338页**辛伐他汀的药物相互作用项下的免疫抑制药**），但是这些患者之前接受联合用药时未发生横纹肌溶解，在给药氯吡格雷1～3周后发生。一种可能的三步机制是他汀类与氯吡格雷竞争性结合细胞色素P450同工酶CYP3A4的结合位点，进而加剧氯吡格雷影响的酶抑制作用。

尽管有他汀类药物可降低氯吡格雷抗血小板活性的提示，但此类相互作用的证据存在冲突[4]，包括1000名患者的短期临床随访[5]表明合用时未发生不良反应。

1. Anon. Clopidogrel (Plavix): suspected drug interaction with atorvastatin (Lipitor) and cyclosporine resulting in rhabdomyolysis. *Can Adverse React News* 2005; **15** (Apr): 3. Also available at: http://www.hc-sc.gc.ca/dhp-mps/alt_formats/hpfb-dgpsa/pdf/medeff/carn-bcei_v15n2_e.pdf (accessed 01/09/05)
2. Burton JR, *et al.* Clopidogrel-precipitated rhabdomyolysis in a stable heart transplant patient. *Ann Pharmacother* 2007; **41:** 133–7.
3. Uber PA, *et al.* Clopidogrel and rhabdomyolysis after heart transplantation. *J Heart Lung Transplant* 2003; **22:** 107–8.
4. Tafreshi MJ, *et al.* Combination of clopidogrel and statins: a hypothetical interaction or therapeutic dilemma? *Pharmacotherapy* 2006; **26:** 388–94.
5. Geisler T, *et al.* Statins do not adversely affect post-interventional residual platelet aggregation and outcomes in patients undergoing coronary stenting treated by dual antiplatelet therapy. *Eur Heart J* 2008; **29:** 1635–43.

药动学

氯吡格雷口服后吸收快速但不完全，吸收率至少50%。氯吡格雷为前药，广泛在肝代谢，主要代谢为无活性的羧酸衍生物；经细胞色素P450同工酶（CYP3A4、CYP2B6、CYP1A2、CYP1A1和CYP2C19）代谢。活性代谢产物为巯基衍生物；已在体外证实，但稳定性太差，无法从血浆中分离。氯吡格雷和羧酸衍生物都与蛋白高度结合。氯吡格雷及其代谢产物经尿和粪便清除，口服剂量的50%左右在尿中出现，约46%在粪便中发现。

用途和用法

氯吡格雷为噻吩并吡啶类抗血小板药，用于血栓栓塞疾病。它是噻氯匹定（第1355页）类似物，通过抑制二磷酸腺苷介导的血小板聚集反应发挥作用。可作为阿司匹林的代用品，预防性用于有心肌梗死（第1135页）、外周动脉疾病（第1137页）以及脑卒中（第1143页）等血栓栓塞疾病风险的动脉粥样硬化患者。也与阿司匹林合用治疗急性冠状动脉综合征，包括急性心肌梗死和不稳定性心绞痛及冠状支架（见下文的**再灌注和血管重建操作**）。

氯吡格雷以硫酸盐、苯磺酸盐、盐酸盐形式经口给药，但其剂量以碱基的形式计算，75mg碱基相当于：

- 111.86mg氯吡格雷苯磺酸盐；
- 97.86mg氯吡格雷硫酸盐；
- 83.50mg氯吡格雷盐酸盐。

预防**血栓栓塞疾病**，氯吡格雷的常用剂量为75mg，每日1次。

氯吡格雷与阿司匹林合用作为辅助用药治疗临床患者的**急性ST段抬高性心肌梗死**。给药剂量75mg，每日1次。75岁以上患者负荷剂量可为300mg。治疗应持续至少4周。

氯吡格雷与阿司匹林合用作为辅助用药（临床治疗或介入治疗，包括冠状动脉支架）来治疗**不稳定性心绞痛和无Q波心肌梗死**。单一负荷剂量为300mg，随后75mg，每日1次。

1. Sharis PJ, *et al.* The antiplatelet effects of ticlopidine and clopidogrel. *Ann Intern Med* 1998; **129:** 394–405.
2. Jarvis B, Simpson K. Clopidogrel: a review of its use in the prevention of atherothrombosis. *Drugs* 2000; **60:** 347–77.
3. Solet DJ, *et al.* The role of adenosine 5′-diphosphate receptor

blockade in patients with cardiovascular disease. *Am J Med* 2001; **111:** 45–53.

4. Zambahari R, *et al.* Clinical use of clopidogrel in acute coronary syndrome. *Int J Clin Pract* 2007; **61:** 473–81.
5. Eshaghian S, *et al.* Role of clopidogrel in managing atherothrombotic cardiovascular disease. *Ann Intern Med* 2007; **146:** 434–41.
6. Plosker GL, Lyseng-Williamson KA. Clopidogrel: a review of its use in the prevention of thrombosis. *Drugs* 2007; **67:** 613–46.

儿童用法 虽然美国和英国都未授权氯吡格雷为儿科用药，但它已被用于少数患者。

一项研究[1]发现15名（6周～16岁）儿童使用氯吡格雷，其中14名患有先天性心脏病，是安全且有效的；几乎所有儿童都服用阿司匹林或其他抗凝血药，只有1名儿童出现严重出血。通常剂量为1～3mg/kg，每日1次，但当错误给予1名儿童每日6mg/kg时，该名儿童也可以耐受。但是，其他针对儿童的类似研究[2]发现每日剂量0.5～1mg/kg时会增加出血并发症的发生，因此需减少剂量至200～300μg/kg。更小的儿童给药剂量应降低。一项对0～24个月儿童的随机研究[3]发现每日200μg/kg所引起的抗血小板作用与给予成人75mg的作用相似。

一项对17名1.5岁～17岁的患有动脉缺血性休克的儿童单独使用氯吡格雷或与阿司匹林合用的研究[4]发现，患者可以很好地耐受每日0.5～2.4mg/kg的剂量（目标剂量为1mg/kg），但2名患者在合用阿司匹林时出现硬膜下血肿。

1. Finkelstein Y, *et al.* Clopidogrel use in children. *J Pediatr* 2005; **147:** 657–61.
2. Mertens L, *et al.* Safety and efficacy of clopidogrel in children with heart disease. *J Pediatr* 2008; **153:** 61–4.
3. Li JS, *et al.* Dosing of clopidogrel for platelet inhibition in infants and young children: primary results of the Platelet Inhibition in Children On cLOpidogrel (PICOLO) trial. *Circulation* 2008; **117:** 553–9.
4. Soman T, *et al.* The risks and safety of clopidogrel in pediatric arterial ischemic stroke. *Stroke* 2006; **37:** 1120–2.

动脉粥样硬化 阿司匹林用于动脉粥样硬化以减少心血管事件的用法已经确立。氯吡格雷可作为其代用品使用。CAPRIE试验[1]在19185名有缺血性疾病风险的患者中对阿司匹林与氯吡格雷进行了比较，发现氯吡格雷比阿司匹林能更大程度地减少缺血性脑卒中、心肌梗死的发生或血管性疾病引起的死亡，尽管绝对差异不大。

对急性冠状动脉综合征，氯吡格雷配合阿司匹林使用可有助益。对于*不稳定性心绞痛或无ST段抬高的急性心肌梗死患者*，CURE实验[2]发现使用氯吡格雷和阿司匹林的患者其血管源性死亡与心肌梗死或卒中的发生率比单独使用阿司匹林者低。氯吡格雷在出现症状后24h内使用，负荷剂量300mg，以后每日给药75mg，持续3～12个月。

对*ST段抬高的急性心肌梗死患者*的研究得到了相似的结果。氯吡格雷和阿司匹林与血栓溶解疗法配合使用，可改善受损动脉的开放，30天后降低缺血性并发症发生率[3]。进一步研究[4]发现，氯吡格雷和阿司匹林加入标准疗法（包括在半数以上患者中使用溶栓药）也能降低早期致死率。

氯吡格雷与阿司匹林在缺血性脑卒中的应用也有研究，然而出血风险的增加盖过了其有益作用。在MATCH研究中[5]，氯吡格雷和阿司匹林合用与氯吡格雷单用相比，没有减少血管性病变的发生，反而提高了大出血或危及生命的出血的风险。然而，单用氯吡格雷的效果与阿司匹林合用双嘧达莫的效果相似[6]。

在CHARISMA研究中，*稳定性动脉粥样硬化患者或多危险因素患者*同用阿司匹林和氯吡格雷对于心血管事件的发生没有显著效果，但却会增加微量出血到严重出血的风险[7,8]。

1. CAPRIE Steering Committee. A randomised, blinded, trial of clopidogrel versus aspirin in patients at risk of ischaemic events (CAPRIE). *Lancet* 1996; **348:** 1329–39.
2. The Clopidogrel in Unstable Angina to Prevent Recurrent Events Trial Investigators. Effects of clopidogrel in addition to aspirin in patients with acute coronary syndromes without ST-segment elevation. *N Engl J Med* 2001; **345:** 494–502. Correction. *ibid.*; 1716.
3. Sabatine MS, *et al.* for the CLARITY-TIMI 28 Investigators. Addition of clopidogrel to aspirin and fibrinolytic therapy for myocardial infarction with ST-segment elevation. *N Engl J Med* 2005; **352:** 1179–89.
4. COMMIT (ClOpidogrel and Metoprolol in Myocardial Infarction Trial) collaborative group. Addition of clopidogrel to aspirin in 45 852 patients with acute myocardial infarction: randomised placebo-controlled trial. *Lancet* 2005; **366:** 1607–21.
5. Diener H-C, *et al.* Aspirin and clopidogrel compared with clopidogrel alone after recent ischaemic stroke or transient ischaemic attack in high-risk patients (MATCH): randomised, double-blind, placebo-controlled trial. *Lancet* 2004; **364:** 331–7.
6. Sacco RL, *et al.* PRoFESS Study Group. Aspirin and extended-release dipyridamole versus clopidogrel for recurrent stroke. *N Engl J Med* 2008; **359:** 1238–51.
7. Bhatt DL, *et al.* CHARISMA Investigators. Clopidogrel and aspirin versus aspirin alone for the prevention of atherothrombotic events. *N Engl J Med* 2006; **354:** 1706–17.
8. Berger PB, *et al.* CHARISMA Investigators. Bleeding complications with dual antiplatelet therapy among patients with stable vascular disease or risk factors for vascular disease: results from the Clopidogrel for High Atherothrombotic Risk and Ischemic Stabilization, Management, and Avoidance (CHARISMA) trial. *Circulation* 2010; **121:** 2575–83.

再灌注和血管重建操作 经皮冠状动脉介入术（PCI）在急性和稳定性冠状动脉疾病的治疗中起着公认的作用（见第1140页）。辅助抗血栓治疗可减少血栓发生（发生中或发生后）的风险；氯吡格雷与阿司匹林合用能提高效果，该合用方法现已被广泛推荐[2,3]，尤其是在使用动脉支架时。虽然阿司匹林与噻氯匹定合用于开始接受支架时，氯吡格雷与噻氯匹定效用相似[4,5]，但氯吡格雷的血液毒性较小，现已广泛应用。一项随机研究[6]（CLASSICS）发现长期服用阿司匹林的患者，给药氯吡格雷每日75mg，持续28天，期间给予或不给予300mg负荷剂量，效果与噻氯匹定相似，且显示出较好的耐受性。

如果需进行应急手术，氯吡格雷预治疗显示出更好的作用，但会增加出血发生的风险。在手术前短时间内给予300mg负荷剂量显示出安全性，如果在介入治疗6h之内作用会较弱。一些证据表明至少需在15h之前给药[7]。PCI前2h内给药600mg可能有效[8,9]，这种方法建议给予经历PCI的无ST段抬高的急性冠状动脉综合征患者[2]。

联合治疗的间隔时间需根据临床状况。对于接受裸金属支架的患者，给药量每日75mg，与阿司匹林合用2～4周，随后可长期使用阿司匹林。药物洗脱支架的患者，存在更长的闭塞风险，建议联合治疗至少进行3～6个月；有证据称[10～12]，12个月或更长时间的治疗已表明进一步延长给药时间可提供额外的好处。详见上文撤药。延长联合治疗时间也对经历PCI的不稳定性心绞痛患者有益处，不论这些患者是否接受支架[1]。

1. Mehta SR, *et al.* Effects of pretreatment with clopidogrel and aspirin followed by long-term therapy in patients undergoing percutaneous coronary intervention: the PCI-CURE study. *Lancet* 2001; **358:** 527–33.
2. Harrington RA, *et al.* Antithrombotic therapy for non-ST-elevation acute coronary syndromes: American College of Chest Physicians evidence-based clinical practice guidelines (8th edition). *Chest* 2008; **133** (suppl): 670S–707S.
3. Becker RC, *et al.* The primary and secondary prevention of coronary artery disease: American College of Chest Physicians evidence-based clinical practice guidelines (8th edition). *Chest* 2008; **133** (suppl): 776S–814S.
4. Mishkel GJ, *et al.*. Clopidogrel as adjunctive antiplatelet therapy during coronary stenting. *J Am Coll Cardiol* 1999; **34:** 1884–90.
5. Berger PB. Clopidogrel versus ticlopidine after intracoronary stent placement. *J Am Coll Cardiol* 1999; **34:** 1891–4.
6. Bertrand ME, *et al.* Double-blind study of the safety of clopidogrel with and without a loading dose in combination with aspirin compared with ticlopidine in combination with aspirin after coronary stenting: the Clopidogrel Aspirin Stent International Cooperative Study (CLASSICS). *Circulation* 2000; **102:** 624–9.
7. Steinhubl SR, *et al.* The CREDO Investigators. Optimal timing for the initiation of pre-treatment with 300 mg clopidogrel before percutaneous coronary intervention. *J Am Coll Cardiol* 2006; **47:** 939–43.
8. Longstreth KL, Wertz JR. High-dose clopidogrel loading in percutaneous coronary intervention. *Ann Pharmacother* 2005; **39:** 918–22.
9. Hochholzer W, *et al.* Time dependence of platelet inhibition after a 600-mg loading dose of clopidogrel in a large, unselected cohort of candidates for percutaneous coronary intervention. *Circulation* 2005; **111:** 2560–4.
10. Zimarino M, *et al.* Optimal duration of antiplatelet therapy in recipients of coronary drug-eluting stents. *Drugs* 2005; **65:** 725–32.
11. Steinhubl SR, *et al.* Early and sustained dual oral antiplatelet therapy following percutaneous coronary intervention: a randomized controlled trial. *JAMA* 2002; **288:** 2411–20. Correction. *ibid.* 2003; **289:** 987.
12. Eisenstein EL, *et al.* Clopidogrel use and long-term clinical outcomes after drug-eluting stent implantation. *JAMA* 2007; **297:** 159–68.

制剂

USP 33: Clopidogrel Tablets.

专利制剂

Arg.: Antiplaq; Ariclopin; Clodian; Clodrel†; Iscover; Nabratin; Nefazan; Plavix; Pleyar; Troken; ***Austral.:*** Iscover; Plavix; ***Austria:*** Plavix; ***Belg.:*** Plavix; ***Braz.:*** Iscover; Plavix; ***Canad.:*** Plavix; ***Chile:*** Artevil; Clentel; Eurogrel; Iskimil; Plavix; Ravalgen; Sildecross; ***Cz.:*** Agrelex; Carder; Clopithan; Cloroden; Defrozyp; Egitromb; Grepid; Hemafluid; Iscover; Lofradyk; Nofardom; Perclod; Picturlop; Plavix; Plavocorin; Trogran; Trombex; Tuxedon; Vatoud; Zopya; Zylagren; Zyllt; ***Denm.:*** Iscover; Plavix; ***Fin.:*** Plavix; ***Fr.:*** Plavix; ***Ger.:*** Iscover; Plavix; ***Gr.:*** Iscover; Plavix; ***Hong Kong:*** Plavix; ***Hung.:*** Atrombin; Egitromb; Kardogrel; Kerberan; Nofardom; Plagrel; Plavix; Trombex; ***India:*** Cloflow; Clopact; Clopivas; Clopod; Noklot; Plavix; ***Indon.:*** Clogin; Clopisan; CPG; Pladogrel; Plavix; Vaclo; ***Irl.:*** Clodel; Grepid; Iscover; Plavix; Zylagren; Zyllt; ***Israel:*** Plavix; ***Ital.:*** Plavix; ***Malaysia:*** Ceruvin; Clopivid; Plavix; ***Mex.:*** Iscover; Plavix; ***Neth.:*** Iscover; Plavix; ***Norw.:*** Plavix; ***NZ:*** Plavix; ***Philipp.:*** Antiplar; Clopido; Clopimet; Clopivaz; Clotiz; Clovax; Klopide; Noklot; Norplat; Plagerine; Platexan; Plavix; Plogrel; ***Pol.:*** Areplex; Clopidix; Plavix; Zyllt; ***Port.:*** Atlabiclo; Hemopass; Ketapi; Plavix; Rasec; Sades; Ticofarma; Vasagrin; Vastec; ***Rus.:*** Egitromb (Эгитромб); Listab (Листаб); Lopirel (Лопирел); Plagril (Плагрил); Plavix (Плавикс); Troken (Трокен); Zillt (Зилт); ***S.Afr.:*** Clopivas; Mistro; Plavix; ***Singapore:*** Plavix; ***Spain:*** Iscover; Plavix; ***Swed.:*** Plavix; ***Switz.:*** Plavix; ***Thai.:*** Plavix; ***Turk.:*** Clopra; Diloxol; Karum; Klopis; Opirel; Pingel; Planor; Plavix; ***UK:*** Grepid; Plavix; ***Ukr.:*** Areplex (Ареплекс); Aterocard (Атерокард); Plagril (Плагрил); Plavix (Плавикс); Trombonet (Тромбонет); Zilt (Зилт); ***USA:*** Plavix; ***Venez.:*** Plavix.

多组分制剂 ***Arg.:*** Nefazan Compuesto; ***India:*** Cloflow Plus†; Clopact A; Clopivas AP; Clopod-A.

Cloricromen（*rINN*）氯克罗孟

Cloricromène; Cloricromeno; Cloricromenum. Ethyl ({8-chloro-3-[2-(diethylamino)ethyl]-4-methyl-2-oxo-2*H*-1-benzopyran-7-yl}oxy)acetate.

Клорикромен

$C_{20}H_{26}ClNO_5$ = 395.9.

CAS — 68206-94-0.

ATC — B01AC02.

ATC Vet — QB01AC02.

UNII — B9454PE93C.

简介

氯克罗孟为抗血小板药，具血管舒张活性，用于血栓栓塞疾病（第1146页）。以盐酸化物形式用于存在血栓形成风险的动脉血管疾病。可口服给药，100mg，每日2～3次，或每日30mg经静脉给药。

制剂

专利制剂

Ital.: Proendotel.

Colesevelam Hydrochloride（*BANM, USAN, rINNM*）盐酸考来维仑

Colésévélam, Chlorhydrate de; Colesevelami Hydrochloridum; GT31-104HB; Hidrocloruro de colesevelam. Allylamine polymer with epichlorohydrin (1-chloro-2,3-epoxypropane), [6-(allylamino)hexyl]trimethylammonium chloride and *N*-allyldecylamine, hydrochloride.

Колезевелама Гидрохлорид

$(C_3H_7N)_m(C_3H_5ClO)_n(C_{12}H_{27}ClN_2)_o(C_{13}H_{27}N)_p.xHCl.$

CAS — 182815-44-7.

ATC — C10AC04.

ATC Vet — QC10AC04.

UNII — P4SG24WI5Q.

不良反应和注意事项

参见考来烯胺，第1208页。

药物相互作用

考来维仑与考来烯胺相似（第1208页），有干扰其他药物吸收的潜在能力。治疗范围窄的药物应在考来维仑给药前1h或给药后4h给药，除非该药与考来维仑没有相互作用。

1. Donovan JM, *et al.* Drug interactions with colesevelam hydrochloride, a novel, potent lipid-lowering agent. *Cardiovasc Drugs Ther* 2000; **14:** 681–90.

用途和用法

盐酸考来维仑为不能吸收的水凝胶。它与考来烯胺（第1208页）反应相似，在肠道中与胆汁酸结合。单独使用或与他汀类合用，用于高胆固醇血症（见第1129页高脂血症），特别是Ⅱa型高脂蛋白血症的治疗。它也可以作为一种改善2型糖尿病血糖控制的辅助用药（见第407页）。常用口服剂量为每日3.75g，单次或分2次，饭时服用。单独治疗高胆固醇血症时，可增加剂量至每日4.375g。当与他汀类合用时，每日剂量2.5～3.75g。

儿童用法，见下文。

1. Davidson MH, *et al.* Colesevelam hydrochloride (Cholestagel): a new, potent bile acid sequestrant associated with a low incidence of gastrointestinal side effects. *Arch Intern Med* 1999; **159:** 1893–1900.
2. Aldridge MA, Ito MK. Colesevelam hydrochloride: a novel bile acid-binding resin. *Ann Pharmacother* 2001; **35:** 898–907.
3. Steinmetz KL. Colesevelam hydrochloride. *Am J Health-Syst Pharm* 2002; **59:** 932–9.
4. Bays H, Jones PH. Colesevelam hydrochloride: reducing atherosclerotic coronary heart disease risk factors. *Vasc Health Risk Manag* 2007; **3:** 733–42.
5. Florentin M, *et al.* Colesevelam hydrochloride in clinical practice: a new approach in the treatment of hypercholesterolaemia. *Curr Med Res Opin* 2008; **24:** 995–1009.
6. Corsini A, *et al.* Colesevelam hydrochloride: usefulness of a specifically engineered bile acid sequestrant for lowering LDL-cholesterol. *Eur J Cardiovasc Prev Rehabil* 2009; **16:** 1–9.
7. Sonnett TE, *et al.* Colesevelam hydrochloride for the treatment of type 2 diabetes mellitus. *Clin Ther* 2009; **31:** 245–59.
8. Goldfine AB, Fonseca VA. The use of colesevelam HCl in patients with type 2 diabetes mellitus: combining glucose- and lipid-lowering effects. *Postgrad Med* 2009; **121** (suppl 1): 13–18.
9. Handelsman Y. The role of colesevelam HCl in type 2 diabetes mellitus therapy. *Postgrad Med* 2009; **121** (suppl 1): 19–24.

儿童用法 美国注册药品信息允许盐酸考来维纶治疗10岁以上杂合子遗传性高胆固醇血症的男孩和月经初潮前的女孩。既可单独给药，也可以与他汀类合用，口服剂量为每日3.75g，单次服用或分2次服用。

制剂

专利制剂

Cz.: Cholestagel; ***Denm.:*** Cholestagel; ***Gr.:*** Cholestagel; ***Irl.:*** Cholestagel; ***Neth.:*** Cholestagel; ***Port.:*** Cholestagel; ***Swed.:*** Cholestagel; ***UK:*** Cholestagel; ***USA:*** Welchol.

Colestilan (*rINN*) 考来替兰

Colestilan Chloride *(USAN)*; Colestilanum; Colestimide; MCI-196.
2-Methylimidazole polymer with 1-chloro-2,3-epoxypropane.
Колестилан
$(C_4H_6N_2.C_3H_5ClO)_n$.
CAS — 95522-45-5.

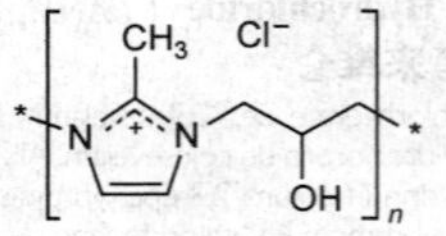

简介

考来替兰属胆汁酸结合树脂，为脂类调节药，用于高脂血症（第1129页）中降低胆固醇含量，与考来烯胺（第1208页）有相似活性。口服给药，常用剂量为1.5g，每日2次。目前正在研究其对糖尿病患者的作用和其作为血液透析中磷酸盐结合剂的作用。

1. Kurihara S, *et al.* Effect of MCI-196 (colestilan) as a phosphate binder on hyperphosphataemia in haemodialysis patients: a double-blind, placebo-controlled, short-term trial. *Nephrol Dial Transplant* 2005; **20:** 424–30.
2. Yamakawa T, *et al.* Effect of colestimide therapy for glycemic control in type 2 diabetes mellitus with hypercholesterolemia. *Endocr J* 2007; **54:** 53–8.
3. Taniai M, *et al.* Treatment of nonalcoholic steatohepatitis with colestimide. *Hepatol Res* 2009; **39:** 685–93.
4. Kondo K, Kadowaki T. Colestilan monotherapy significantly improves glycaemic control and LDL cholesterol levels in patients with type 2 diabetes: a randomized double-blind placebo-controlled study. *Diabetes Obes Metab* 2010; **12:** 246–51.

制剂

专利制剂

Jpn: Cholebine.

Colestipol Hydrochloride (*BANM, USAN, rINNM*) 盐酸考来替泊

Colestipol, chlorhydrate de; Colestipoli hydrochloridum; Hidrocloruro de colestipol; Kolestipol Hidroklorür; U-26597A.
Колестипола Гидрохлорид
CAS — 26658-42-4 (colestipol); 50925-79-6 (colestipol); 37296-80-3 (colestipol hydrochloride).
ATC — C10AC02.
ATC Vet — QC10AC02.
UNII — X7D10K905G.

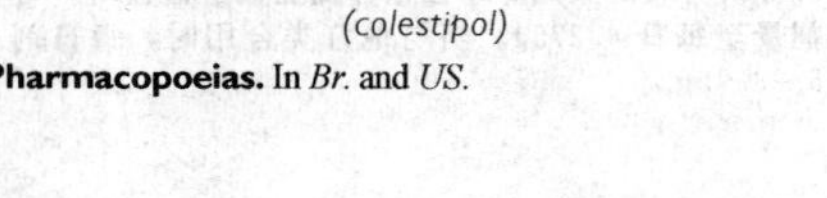

(colestipol)

Pharmacopoeias. In *Br.* and *US.*

BP 2010 (Colestipol Hydrochloride) 二亚乙基三胺与环氧氯丙烷（1-氯-2,3-环氧丙烷）共聚物。按胆酸盐的结合能力计算，每克结合1.1mEq以上，1.7mEq以下的胆酸钠。吸湿后为黄色至橙色小球。有吸湿性，但不溶于水和稀酸或碱的水性洗涤剂。几乎不溶于乙醇和二氯甲烷。10%（质量分数）悬浮液的上清层pH值为6.0～7.5。贮藏于密闭容器中。

USP 33 (Colestipol Hydrochloride) 基本的阴离子交换树脂。为二亚乙基三胺与环氧氯丙烷（1-氯-2,3-环氧丙烷）共聚物的盐酸化物。按胆酸盐的结合能力计算，每克结合胆酸钠1.1mEq以上，1.6mEq以下。吸湿后为黄色至橙色小球。有吸湿性但不溶于水和稀酸或碱的水性洗涤液。10%（质量分数）悬浮液的上清层pH为6.0～7.5。贮藏于密闭容器中。

不良反应和注意事项

见考来烯胺，第1208页。

对甲状腺功能的影响 对接受考来替泊和烟酸的患者的常规监测发现，血浆总甲状腺激素浓度和甲状腺激素结合球蛋白浓度有所降低，不过认为是良性[1]。这种作用已用于治疗甲状腺功能亢进症患者（见**考来烯胺的用途**项下，第1208页）

1. Cashin-Hemphill L, *et al.* Alterations in serum thyroid hormonal indices with colestipol-niacin therapy. *Ann Intern Med* 1987; **107:** 324–9.

药物相互作用

参见考来烯胺，第1208页。

用途和用法

盐酸考来替泊为胆汁酸结合树脂。在胃肠道不吸收而在肠道与胆汁酸结合，性质与考来烯胺相似（第1208页）。为脂类调节药，用于高脂血症（第1129页）中降低胆固醇含量，特别是Ⅱa型高脂蛋白血症。

盐酸考来替泊以颗粒剂或混悬于水溶液或分散在调味基质中口服给药。初始剂量为5g，每日1次或2次；如必要，可每隔1～2月逐渐加大剂量，直到每日30g，1次或分2次服用。

也有盐酸考来替泊片剂；日剂量2～16g。

制剂

BP 2010: Colestipol Granules;
USP 33: Colestipol Hydrochloride for Oral Suspension; Colestipol Hydrochloride Tablets.

专利制剂

Austral.: Colestid; ***Belg.:*** Colestid; ***Canad.:*** Colestid; ***Cz.:*** Colestid†; ***Denm.:*** Lestid; ***Fin.:*** Lestid†; ***Ger.:*** Cholestabyl†; Colestid†; ***Gr.:*** Lestid; ***Irl.:*** Colestid†; ***Israel:*** Colestid; ***Mex.:*** Colestid†; ***Norw.:*** Lestid; ***NZ:*** Colestid; ***Port.:*** Colestid; ***Spain:*** Colestid; ***Swed.:*** Lestid; ***Switz.:*** Colestid; ***UK:*** Colestid; ***USA:*** Colestid.

Colestyramine (*BAN, rINN*) 考来烯胺

Cholestyramine; Cholestyramine Resin; Colestiramina; Colestyraminum; Divistyramine; Kolestiramin; Kolestiraminas; Kolestyramiini; Kolestyramin; Kolestyramina; MK-135.
Колестирамин
CAS — 11041-12-6.
ATC — C10AC01.
ATC Vet — QC10AC01.
UNII — 4B33BGI082.

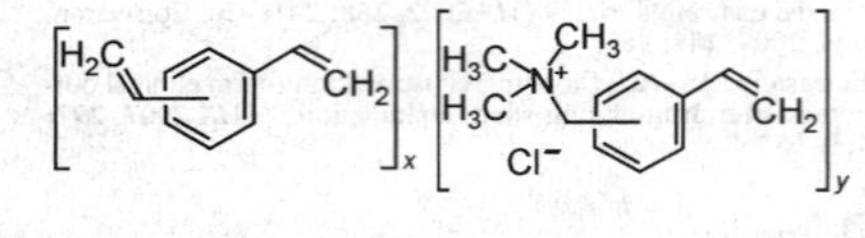

Pharmacopoeias. In *Eur.* (see p.vii) and *US.*

Ph. Eur. 6.8 (Colestyramine) 强碱阴离子交换树脂的氯化物，由苯乙烯-二乙烯基苯共聚物与季铵基团组成。以干物质计算，每克交换甘胆酸钠1.8～2.2g。白色或类白色吸湿性细末。不溶于水、乙醇和二氯甲烷。水中1%的混悬液静置10min后，pH值为4.0～6.0。贮藏于密闭容器中。

UPS 33 (Colestyramine) 为强碱阴离子交换树脂，包含与苯乙烯-二乙烯基苯共聚物连接的季铵基团。以干物质计算，每克交换1.8～2.2g的甘胆酸钠。以氯化物形式使用。白色或浅黄色吸湿性细粉，无臭或轻微胺臭。干燥后失重不超过12%。不溶于水、乙醇、氯仿和乙醚。水中1%浆液的pH值为4.0～6.0，贮藏于密闭容器中。

不良反应

考来烯胺最常见不良反应为便秘；可发生排便困难和加重痔疮症状。其他胃肠不良反应，包括腹部不适或疼痛、胃灼热、肠胀气、恶心、呕吐与腹泻。

高剂量考来烯胺可通过干扰胃肠道脂肪的吸收导致脂肪泻，因此可发生维生素A、维生素D、维生素E、维生素K等脂溶性维生素的吸收减少。故考来烯胺长期使用可造成伴随维生素K缺乏的凝血酶原减少，加大出血倾向。因钙和维生素D吸收受阻，有诱发骨质疏松的可能性。考来烯胺可增加血浆甘油三酯浓度，见下文**用途和用法**。

考来烯胺为阴离子交换树脂氯化物，长期应用可能引起高氯性酸中毒，儿童中尤易发生。

偶有发生皮疹和舌、皮肤以及肛周瘙痒。

1. Jacobson TA, *et al.* Safety considerations with gastrointestinally active lipid-lowering drugs. *Am J Cardiol* 2007; **99** (Issue 6 suppl 1): 47C–55C.

不良反应发生率 Lipid Research Clinics Coronary Primary Prevention Trial[1]中，对3806名男性平均给予7.4年的考来烯胺或安慰剂，结果显示两组中都有胃肠道不良反应，但考来烯胺组更常见。在第一年中考来烯胺组68%发生至少一次的胃肠道不良反应，而安慰剂组仅有43%发生；截至第7年，两组中这一数据分别降低至29%和26%。便秘和胃灼热在考来烯胺组中尤为常见，腹痛、嗳气或胃气胀、放屁、恶心。这些不良反应多不严重，可经标准临床手段处理。

两组中恶性肿瘤的发生率相近[2]，尽管在某些位点的发生率存在差别。特别地，在考来烯胺组中出现了21例胃肠道恶性肿瘤，其中8例致命，相比之下在安慰剂组中发生11例胃肠道恶性肿瘤，1例致命。考来烯胺组口腔前庭或咽部罕发肿瘤更常见；该研究中[1]，考来烯胺组有6例发生，而对照组无1例发生；又进行6年的随访后[2]并重新评估原诊断，分别有8例和2例。但是否与剂量相关还不清楚，吸烟可能是混杂因素[2]。两组结肠癌发生率相似，但随访发现考来烯胺组非恶性结肠肿瘤发生率更高[2]。

1. Lipid Research Clinics Program. The Lipid Research Clinics Coronary Primary Prevention Trial results. *JAMA* 1984; **251:** 351–64.
2. The Lipid Research Clinics Investigators. The Lipid Research Clinics Coronary Primary Prevention Trial: results of 6 years of post-trial follow-up. *Arch Intern Med* 1992; **152:** 1399–1410.

注意事项

考来烯胺粉末应当混悬于水或调味基质中使用，以最大程度降低食管阻塞风险。

考来烯胺不应用于完全胆道梗阻的患者，因使用后可能无效。

因有发生维生素缺乏的风险，长期使用考来烯胺治疗时应考虑补充维生素A、维生素D、维生素E和维生素K。经口给药应以混悬液形式。肠外给药法可能是必需的，尤其在维生素K引起的低凝血酶原症已被确认时。也有报道在有家族性高胆固醇血症的儿童中血清叶酸浓度降低，此类情况下应考虑补充叶酸。

药物相互作用

考来烯胺与其他药物同时给药时，可延缓或减少其他药物的吸收，尤其是酸性药物。它可减少肝肠循环。药物吸收的延迟或减少在噻嗪类利尿药、普萘洛尔、地高辛及其糖苷、洛哌丁胺、保泰松、巴比妥类、雌激素类、孕激素、甲状腺激素类、华法林、地拉罗司及一些抗菌药中有报道。因此推荐使用其他药物应在使用考来烯胺1h之前，或4～6h之后。

用途和用法

考来烯胺为胆汁酸结合树脂和脂类调节药。用于高脂血症中（第1129页），尤其是Ⅱa高脂蛋白血症中降低胆固醇，也用于患有胆固醇血症的中年人群，作为缺血性心脏病的基础预防药（见第1124页，**降低心血管危险**）。考来烯胺也用于减轻回肠切除、克罗恩病、迷走神经切断术、糖尿病性迷走神经病变、放射病，缓解局部胆道阻塞或原发性胆汁性肝硬变患者皮肤组织胆汁过度沉积所伴随的瘙痒症。

考来烯胺不被胃肠道吸收但与肠中胆汁酸吸附并结合，形成不溶性复合物，经粪便排泄。因此正常的肝肠循环被阻断，导致胆固醇更多氧化为胆汁酸排出体外，也导致肝细胞低密度脂蛋白（LDL）-胆固醇受体的合成增加。总体效应为血浆胆固醇总量的降低，主要降低了低密度脂蛋白（LDL）-胆固醇，可伴有血浆甘油三酯和高密度脂蛋白（HDL）-胆固醇浓度的中度升高。考来烯胺的用途基于其对肠内胆汁酸的消除，因此对完全胆道

阻塞患者不易显效。

考来烯胺可在 3～4 周内逐渐引入，以减少胃肠道反应；*BNF 59* 建议初始剂量为 4g，每周可增加 4g。

对于高脂血症和腹泻常用剂量为口服每日 12～24g，单次服用或最多分 4 次服用。剂量可以根据患者反应调整，每日最大可达 36g。在一些形式的高脂血症中较低剂量已足够。

治疗瘙痒症，4～8g 的日剂量已足够。

考来烯胺的儿童用法，见下文。

考来烯胺以水混悬液或分散于调味基质中使用。

1. Insull W. Clinical utility of bile acid sequestrants in the treatment of dyslipidemia: a scientific review. *South Med J* 2006; **99:** 257–73.

儿童用法 考来烯胺已用于儿童，研究[1,2]发现它能有效治疗家族性高胆固醇血症，且长期服用没有身体成长方面的不良反应[2]，但存在依从性方面的问题[1]。

对于高胆固醇血症，*BNFC 2010/11* 给出的用药剂量为 6～12 岁儿童，口服液剂量 4g，每日 1 次。根据反应可提高至 4g，每日 3 次。12～18 岁儿童可给予成人剂量（见下文）。另外，许可剂量可根据体重计算，可以按成人体重（70kg）的百分比计算儿童剂量，也可按每日 240mg/kg，分 2 次给药。

对于皮肤瘙痒和腹泻，*BNFC 2010/11* 建议应依据年龄制定口服剂量：

- 1 个月～1 岁：初始剂量 1g，每日 1 次，可根据反应提高至每日 9g，分 2～4 次服用。
- 1～6 岁：初始剂量 2g，每日 1 次，根据反应可提高至最高每日 18g，分 2～4 次服用。
- 6～8 岁：初始剂量 4g，每日 1 次，根据反应可提高至最多每日 24g，分 2～4 次服用。
- 12～18 岁：初始剂量 4～8g，每日 1 次，根据反应可提高至每日 36g，分 2～4 次服用。

1. West RJ, Lloyd JK. Long-term follow-up of children with familial hypercholesterolaemia treated with cholestyramine. *Lancet* 1980; **ii:** 873–5.
2. Tonstad S, *et al.* Efficacy and safety of cholestyramine therapy in peripubertal and prepubertal children with familial hypercholesterolemia. *J Pediatr* 1996; **129:** 42–9.

抗菌药性结肠炎 考来烯胺可与艰难梭菌毒素结合，有一些报道称，在艰难梭菌毒素伴随的腹泻患者经抗菌药治疗后，可用考来烯胺作为万古霉素或甲硝唑的辅助药物或替代品（第163页）。然而有利证据有限，总体来说不推荐这一用途。

胆道疾病 考来烯胺用于缓解胆汁酸吸收障碍伴随的腹泻（第1617页），治疗瘙痒症和原发性胆汁性肝硬变患者的高胆固醇血症（第2354页）。考来烯胺已被用于孕期胆汁淤积的皮肤瘙痒[1]，但这种用法可能与严重的胎儿颅内出血有关[2]。已有报道称考来烯胺治疗先天性非梗阻性非溶血性高胆红素血症[3,4]和硬化性胆囊炎有很好的效果[5]。

1. Jenkins JK, Boothby LA. Treatment of itching associated with intrahepatic cholestasis of pregnancy. *Ann Pharmacother* 2002; **36:** 1462–5.
2. Sadler LC, *et al.* Severe fetal intracranial haemorrhage during treatment with cholestyramine for intrahepatic cholestasis of pregnancy. *Br J Obstet Gynaecol* 1995; **102:** 169–70.
3. Arrowsmith WA, *et al.* Comparison of treatments for congenital nonobstructive nonhaemolytic hyperbilirubinaemia. *Arch Dis Child* 1975; **50:** 197–201.
4. Odièvre M, *et al.* Case of congenital nonobstructive, nonhaemolytic jaundice: successful long-term phototherapy at home. *Arch Dis Child* 1978; **53:** 81–2.
5. Polter DE, *et al.* Beneficial effect of cholestyramine in sclerosing cholangitis. *Gastroenterology* 1980; **79:** 326–33.

糖尿病 胆汁酸在调节碳水化合物代谢方面有作用，一项小型研究显示胆汁酸结合树脂（如考来烯胺）可以降血糖[1]。它们在 2 型糖尿病（见第407页）中的作用目前正在研究中，考来维仑（见第1207页）可以作为一种控制血糖的标准治疗的辅助用药。

1. Staels B, Kuipers F. Bile acid sequestrants and the treatment of type 2 diabetes mellitus. *Drugs* 2007; **67:** 1383–92.

腹泻 考来烯胺除了可以治疗胆道疾病（见上文）相关的腹泻（见第1517页）外，目前正在研究考来烯胺治疗其他原因引起的腹泻和大便失禁[1~4]。详见上文**抗菌药性结肠炎**。

1. Baert D, *et al.* Chronic diarrhoea in non collagenous microscopic colitis: therapeutic effect of cholestyramine. *Acta Clin Belg* 2004; **59:** 258–62.
2. Balagani R, *et al.* Cholestyramine improves tropical-related diarrhea. *Am J Ther* 2006; **13:** 281–2.
3. Flieger D, *et al.* Phase II clinical trial for prevention of delayed diarrhea with cholestyramine/levofloxacin in the second-line treatment with irinotecan biweekly in patients with metastatic colorectal carcinoma. *Oncology* 2007; **72:** 10–16.
4. Remes-Troche JM, *et al.* Cholestyramine—a useful adjunct for the treatment of patients with fecal incontinence. *Int J Colorectal Dis* 2008; **23:** 189–94.

甲状腺功能亢进症 胆汁酸结合树脂可以结合甲状腺激素，可干扰甲状腺激素的肝肠循环。在给予胆汁酸结合树脂治疗甲状腺功能亢进症（见**考来替泊下的对甲状腺功能的影响**，第1208页）的患者中，发生血清甲状腺素浓度减少，考来烯胺[1~3]和考来替泊[4]都可尝试作为甲状腺功能亢进症的辅助用药（第2086页）。考来烯胺也可用于甲状腺素过量[5,6]。

1. Mercado M, *et al.* Treatment of hyperthyroidism with a combination of methimazole and cholestyramine. *J Clin Endocrinol Metab* 1996; **81:** 3191–3.
2. Tsai W-C, *et al.* The effect of combination therapy with propylthiouracil and cholestyramine in the treatment of Graves' hyperthyroidism. *Clin Endocrinol (Oxf)* 2005; **62:** 521–4.
3. Kaykhaei MA, *et al.* Low doses of cholestyramine in the treatment of hyperthyroidism. *Endocrine* 2008; **34:** 52–5.
4. Hagag P, *et al.* Role of colestipol in the treatment of hyperthyroidism. *J Endocrinol Invest* 1998; **21:** 725–31.
5. Shakir KMM, *et al.* The use of bile acid sequestrants to lower serum thyroid hormones in iatrogenic hyperthyroidism. *Ann Intern Med* 1993; **118:** 112–13.
6. de Luis DA, *et al.* Light symptoms following a high-dose intentional L-thyroxine ingestion treated with cholestyramine. *Horm Res* 2002; **57:** 61–3.

制剂

BP 2010: Colestyramine Oral Powder;
USP 33: Cholestyramine for Oral Suspension.

专利制剂

Arg.: Questran; ***Austral.:*** Questran; ***Austria:*** Quantalan; ***Belg.:*** Questran; ***Braz.:*** Questran; ***Canad.:*** Novo-Cholamine; ***Cz.:*** Questran; Vasosan†; ***Denm.:*** Questran; ***Fin.:*** Questran; ***Fr.:*** Questran; ***Ger.:*** Colesthexal†; Colestyr; Lipocol; Quantalan; Vasosan; ***Gr.:*** Questran; ***Hong Kong:*** Questran†; ***Indon.:*** Questran; ***Irl.:*** Questran; ***Ital.:*** Questran; ***Malaysia:*** Questran†; ***Mex.:*** Questran; ***Neth.:*** Questran; ***Norw.:*** Questran; ***NZ:*** Questran; ***Pol.:*** Vasosan; ***Port.:*** Quantalan; ***S.Afr.:*** Questran; ***Singapore:*** Questran†; Resincolestiramina; ***Spain:*** Efensol; Lismol†; Resincolestiramina; ***Swed.:*** Questran; ***Switz.:*** Ipocol; Quantalan; ***Thai.:*** Questran; Resincolestiramina; ***Turk.:*** Kolestran; ***UK:*** Questran; ***USA:*** Locholest; Prevalite; Questran.

Colextran Hydrochloride (*rINNM*) 盐酸考来糖酐

Colextran, Chlorhydrate de; Colextrani Hydrochloridum; DEAE-dextran Hydrochloride; Detaxtran Hydrochloride; Diethylaminoethyl-dextran Hydrochloride; Hidrocloruro de colextrán. Dextran 2-(diethylamino)ethyl ether hydrochloride.

Колекстрана Гидрохлорид

CAS — 9015-73-0 (colextran); 9064-91-9 (colextran hydrochloride).
ATC — C10AC03.
ATC Vet — QC10AC03.

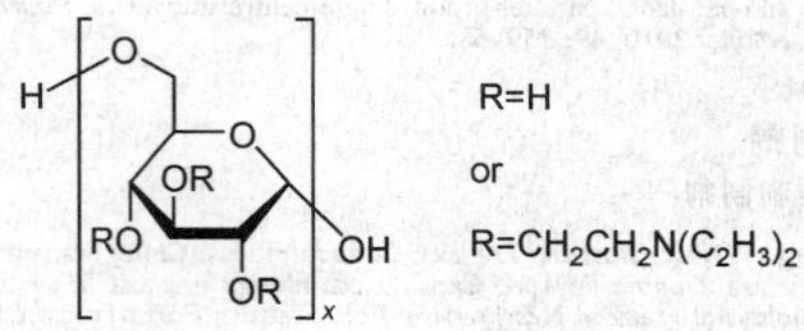

R=H
or
$R=CH_2CH_2N(C_2H_5)_2$

简介

考来糖酐属阴离子交换树脂，在肠道中与胆汁酸结合，为脂类调节药，用于高脂血症的治疗（第1129页）。它的常用剂量为每日 2～3g，分次口服。

制剂

专利制剂

Ital.: Pulsar; Rationale; ***Spain:*** Dexide.

Cyclandelate (*BAN*, *rINN*) 环扁桃酯

BS-572; Ciclandelato; Cyclandélate; Cyclandelatum; Cyklandelat; Syklandelaatti. 3,3,5-Trimethylcyclohexyl mandelate.

Цикланделат

$C_{17}H_{24}O_3$ = 276.4.
CAS — 456-59-7.
ATC — C04AX01.
ATC Vet — QC04AX01.
UNII — 4139O1OAY2.

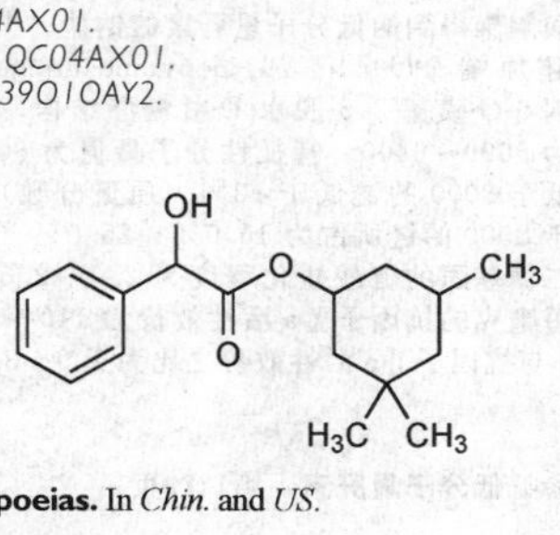

Pharmacopoeias. In *Chin.* and *US.*

USP 33 (Cyclandelate) 白色结晶性粉末。熔点约 58℃。几乎不溶于水；极易溶于乙醇、乙腈和乙醚。于 40℃的温度条件下贮藏于密闭容器中，允许温度范围 15～30℃。避光。

简介

环扁桃酯属血管舒张药，用于脑血管疾病（第1126页）和外周血管病（第1137页）。口服给药，初始剂量可达每日 2g，分次服用；常用维持剂量为每日 0.8～1.2g。

制剂

专利制剂

Belg.: Cyclospasmol†; ***Fin.:*** Cyclospasmol†; ***Fr.:*** Vascunormyl†; ***Ger.:*** Natil†; ***Gr.:*** Cyclophilin; Cyclospasmol; ***India:*** Martispasmol; ***Ital.:*** Ciclospasmol†; ***Neth.:*** Cyclospasmol†; ***Port.:*** Cyclospasmol†; ***Swed.:*** Cyclomandol†.

Cyclopenthiazide (*BAN*, *USAN*, *rINN*) ⊗环戊噻嗪

Ciclopentiazida; Cyclopenthiaz.; Cyclopenthiazidum; Cyklopentiazid; NSC-107679; Su-8341; Syklopentiatsidi. 6-Chloro-3-cyclopentylmethyl-3,4-dihydro-2*H*-1,2,4-benzothiadiazine-7-sulphonamide 1,1-dioxide.

Циклопентиазид

$C_{13}H_{18}ClN_3O_4S_2$ = 379.9.
CAS — 742-20-1.
ATC — C03AA07.
ATC Vet — QC03AA07.
UNII — VX4S2N85F5.

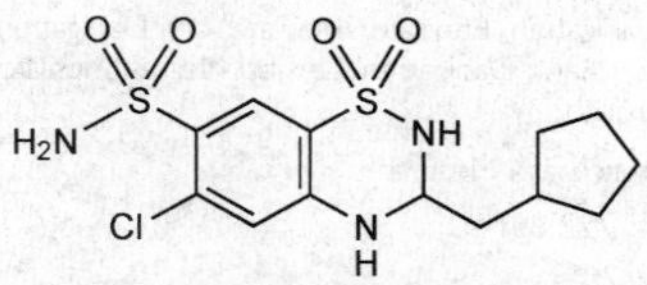

注：环戊噻嗪的复方制剂可用以下名称表示。

- Co-prenozide (*BAN*)——环戊噻嗪和盐酸氧烯洛尔（1∶640）（质量分数）。

Pharmacopoeias. In *Br.*

BP 2010 (Cyclopenthiazide) 白色、无臭或几乎无臭粉末。几乎不溶于水；溶于乙醇和丙酮；几乎不溶于氯仿；极微溶于醚。

简介

环戊噻嗪为噻嗪类利尿药，与氢氯噻嗪（第1258页）有相似的性质。用于治疗高血压（第1131页）和水肿［包括心力衰竭伴随的水肿（第1127页）］。

利尿作用口服 1～3h 内出现，4～8h 达最强，持续约 12h。

用于高血压的治疗常用日剂量为 250～500μg，单独使用或与其他抗高血压药物合用。治疗水肿常用初始剂量为每日口服 250～500μg；心力衰竭患者日剂量可用 1mg，但进一步提高剂量极少有益。维持治疗时剂量应降至最低有效剂量。

卟啉病 环戊噻嗪用于卟啉病患者被认为是不安全的，尽管生原卟啉的实验证据存在矛盾。

制剂

BP 2010: Cyclopenthiazide Tablets.

专利制剂

UK: Navidrex.

多组分制剂 ***Hong Kong:*** Navispare; ***S.Afr.:*** Lenurex-K†; ***UK:*** Navispare; Trasidrex.

Dabigatran (*USAN*, *rINN*) 达比加群

BIBR-953; BIBR-953ZW; Dabigatrán; Dabigatranum. *N*-({2-[(*p*-Amidinoanilino)methyl]-1-methyl-5-benzimidazolyl}carbonyl)-*N*-2-pyridyl-β-alanine.

Дабигатран

$C_{25}H_{25}N_7O_3$ = 471.5.
CAS — 211914-51-1.
ATC — B01AE07.
ATC Vet — QB01AE07.
UNII — I0VM4M70GC.

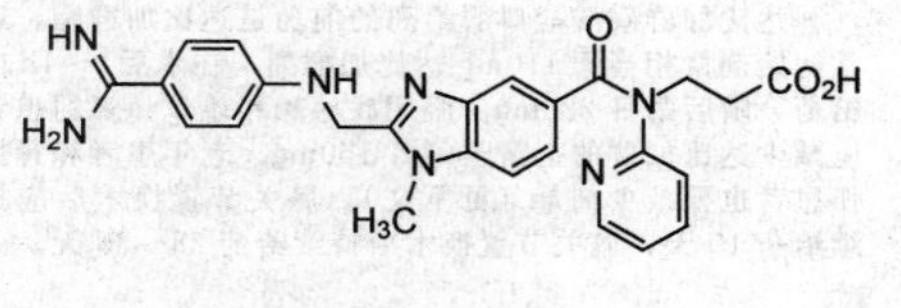

Dabigatran Etexilate (*USAN*, *rINN*) **达比加群酯**

BIBR-1048; BIBR-1048/BS/RS1; Dabigatran Etexilate; Dabigatrán etexilato; Dabigatranum Etexilatum. Ethyl 3-({[2-({[4-({[(hexyloxy)carbonyl]amino}iminomethyl)phenyl]amino}methyl)-1-methyl-1*H*-benzimidazol-5-yl]carbonyl}(pyridin-2-yl)amino)propanoate.

Дабигатран Этексилат

$C_{34}H_{41}N_7O_5$ = 627.7.

CAS — 211915-06-9.

ATC — B01AE07.

ATC Vet — QB01AE07.

UNII — 2E18WX195X.

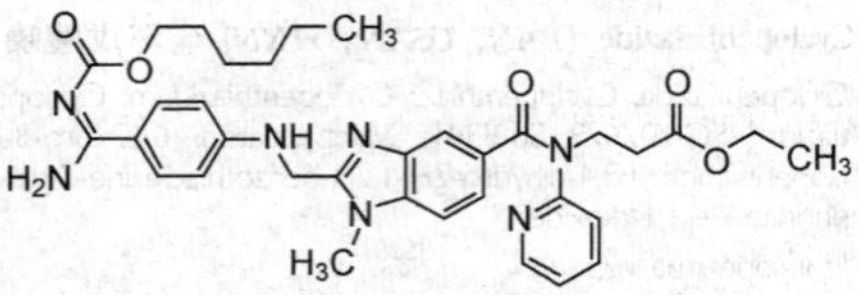

Dabigatran Etexilate Mesilate (*rINNM*) **达比加群酯磺酸盐**

BIBR-1048MS; Dabigatran Étexilate, Mésilate de; Dabigatran Etexilate Mesylate (*USAN*); Dabigatrani Etexilati Mesilas; Mesilato de dabigatrán etexilato.

Дабигатрана Этексилата Мезилат

$C_{35}H_{45}N_7O_8S$ = 723.8.

CAS — 593282-20-3.

ATC — B01AE07.

ATC Vet — QB01AE07.

UNII — SC7NUW5IIT.

不良反应和处置

达比加群主要的不良反应是出血。有报道称它可以提高肝药酶活性，但较少见。目前没有达比加群的解毒剂。如果发生出血并发症，需立即停止达比加群，并可以考虑手术止血或输入新鲜冰冻血液止血。

注意事项

达比加群不能用于临床严重出血患者或有出血倾向的患者。应注意在肝肾损伤患者中的使用（后者应减少剂量，见下文**用途和用法**项下**肾损伤**），禁用于肌酐清除率小于 30ml/min 的患者。

药物相互作用

达比加群不能与影响凝血的药物合用，如抗凝血药、血栓溶解药以及抗血小板药物。由于达比加群可引起出血，所以与 NSAIDs 合用应注意。达比加群是外排转运 P 蛋白的底物，与影响是外排转运 P 蛋白的药物合用时会产生药物相互作用，禁止与奎尼丁合用，服用胺碘酮或维拉帕米的患者应减少达比加群的用量（见下**用途和用法**）。

药动学

口服给药时，达比加群酯通过酯酶催化反应可快速完全水解为其活性代谢物达比加群。给药达比加群酯时，达比加群的口服生物利用度约为 6.5%。达比加群的血浆峰浓度出现在口服给药后 0.5～2h。食物可延迟达峰时间，但不会影响生物利用度。在有限范围内代谢为活性葡萄糖醛基结合物，大约 85%达比加群经尿液排出。最终血浆半衰期为 12～17h。达比加群可经透析去除。

1. Stangier J. Clinical pharmacokinetics and pharmacodynamics of the oral direct thrombin inhibitor dabigatran etexilate. *Clin Pharmacokinet* 2008; **47:** 285–95.

用途和用法

达比加群是一种凝血酶直接抑制药，用于一些骨科手术患者的静脉血栓栓塞（第1147页），也可用于其他血栓栓塞症。

达比加群磺酸盐口服给药的前药是达比加群酯。通常初始剂量相当于 110mg 达比加群酯，在术后1～4h 内给药，随后每日 220mg。服用胺碘酮和维拉帕米的患者应减少达比加群的剂量至每日 150mg。老年患者和肾损伤患者也要减少剂量（见下文）。膝关节置换术后应持续给药 10 天，髋关节置换术后持续给药 28～35 天。

1. Eriksson BI, *et al.* Oral dabigatran etexilate vs. subcutaneous enoxaparin for the prevention of venous thromboembolism after total knee replacement: the RE-MODEL randomized trial. *J Thromb Haemost* 2007; **5:** 2178–85.
2. Eriksson BI, *et al.* RE-NOVATE Study Group. Dabigatran etexilate versus enoxaparin for prevention of venous thromboembolism after total hip replacement: a randomised, double-blind, non-inferiority trial. *Lancet* 2007; **370:** 949–56.
3. Ezekowitz MD, *et al.* Dabigatran with or without concomitant aspirin compared with warfarin alone in patients with nonvalvular atrial fibrillation (PETRO Study). *Am J Cardiol* 2007; **100:** 1419–26.
4. Sanford M, Plosker GL. Dabigatran etexilate. *Drugs* 2008; **68:** 1699–1709.
5. Ginsberg JS, *et al.* RE-MOBILIZE Writing Committee. Oral thrombin inhibitor dabigatran etexilate vs North American enoxaparin regimen for prevention of venous thromboembolism after knee arthroplasty surgery. *J Arthroplasty* 2009; **24:** 1–9.
6. Wolowacz SE, *et al.* Efficacy and safety of dabigatran etexilate for the prevention of venous thromboembolism following total hip or knee arthroplasty: a meta-analysis. *Thromb Haemost* 2009; **101:** 77–85.
7. Connolly SJ, *et al.* RE-LY Steering Committee and Investigators. Dabigatran versus warfarin in patients with atrial fibrillation. *N Engl J Med* 2009; **361:** 1139–51.
8. Schulman S, *et al.* RE-COVER Study Group. Dabigatran versus warfarin in the treatment of acute venous thromboembolism. *N Engl J Med* 2009; **361:** 2342–52.
9. Siddiqui FM, Qureshi AI. Dabigatran etexilate, a new oral direct thrombin inhibitor, for stroke prevention in patients with atrial fibrillation. *Expert Opin Pharmacother* 2010; **11:** 1403–11.
10. Dahl OE, Huisman MV. Dabigatran etexilate: advances in anticoagulation therapy. *Expert Rev Cardiovasc Ther* 2010; **8:** 771–4.
11. Maegdefessel L, *et al.* New options with dabigatran etexilate in anticoagulant therapy. *Vasc Health Risk Manag* 2010; **6:** 339–49.

老年人用法 关于年龄大于 75 岁的患者使用达比加群的临床经验有限，在老年受试者[1]中出现药物血浆浓度升高，建议在老年患者中应减少用药剂量。英国注册药品信息建议术后 1～4h 内，达比加群酯（以磺酸盐的形式）初始剂量为 75mg，随后每日 150mg，膝关节置换术后应持续给药 10 天，髋关节置换术后持续给药28～35 天。

1. Stangier J, *et al.* Pharmacokinetics and pharmacodynamics of the direct oral thrombin inhibitor dabigatran in healthy elderly subjects. *Clin Pharmacokinet* 2008; **47:** 47–59.

在肾损伤中的用法 达比加群主要经肾消除，但关于肾损伤的临床经验有限。达比加群禁用于肌酐清除率小于 30ml/min 的患者。肌酐清除率在 30～50ml/min 的患者，术后 1～4h 内的初始剂量相当于 75mg 达比加群酯，随后每日 150mg，膝关节置换术后应持续给药 10 天，髋关节置换术后持续给药 28～35 天。服用维拉帕米的肾损伤患者日最大剂量为 75mg。

1. Stangier J, *et al.* Influence of renal impairment on the pharmacokinetics and pharmacodynamics of oral dabigatran etexilate: an open-label, parallel-group, single-centre study. *Clin Pharmacokinet* 2010; **49:** 259–68.

制剂

专利制剂

Arg.: Pradaxa; ***Austral.:*** Pradaxa; ***Canad.:*** Pradax; ***Chile:*** Pradaxa; ***Cz.:*** Pradaxa; ***Denm.:*** Pradaxa; ***Gr.:*** Pradaxa; ***Hung.:*** Pradaxa; ***Irl.:*** Pradaxa; ***Malaysia:*** Pradaxa; ***NZ:*** Pradaxa; ***Pol.:*** Pradaxa; ***Port.:*** Pradaxa; ***Rus.:*** Pradaxa (Прадакса); ***UK:*** Pradaxa.

Dalteparin Sodium (*BAN*, *USAN*, *rINN*) **达肝素钠**

Dalteparinnatrium; Dalteparin sodná sůl; Dalteparin Sodyum; Dalteparina sódica; Daltéparine sodique; Dalteparinnatrium; Dalteparin-nátrium; Dalteparino natrio druska; Dalteparinum natricum; Dalteparyna sodowa; Kabi-2165; Tedelparin Sodium.

Дальтепарин Натрий

CAS — 9041-08-1.

ATC — B01AB04.

ATC Vet — QB01AB04.

UNII — 12M44VTJ7B.

Pharmacopoeias. In *Eur.* (see p.vii).

Ph. Eur. 6.8（Dalteparin Sodium） 为猪肠黏膜肝素经亚硝酸解聚得到的低分子量肝素的钠盐。大多数成分含有非还原端 2-*O*-sulfo-α-L-idopyranosuronic acid 结构，还原端 6-*O*-磺基-2,5-脱水-D-甘糖酯结构。平均相对分子量为 5600～6400，特征性分子量值为 6000。相对分子量低于 3000 的链低于 13%（质量分数），相对分子量高于 8000 的链所占为 15.0%～25.0%（质量分数）。每个二糖基团的硫酸盐化程度为 2.0～2.5。以干物质计，每毫克的抗因子Ⅹa 活性效价为 110～210U，抗因子Ⅹa 与抗因子Ⅱa 活性效价之比为 1.9～3.2。

单位

参见**低分子量肝素**，第1279页。

不良反应、处置和注意事项

参见**低分子量肝素**，第1279页。

达肝素引起的严重出血可由静脉缓慢注射硫酸鱼精蛋白缓解；1mg 硫酸鱼精蛋白可起到 100U 达肝素钠的作用。

药物相互作用

参见**低分子量肝素**，第1279页。

药动学

皮下给药后达肝素几乎完全吸收，生物利用度约 87%。约 4h 后血浆活性达至峰值。消除半衰期静脉注射给药时为 2h，皮下给药时为 3～5h。达肝素经肾排泄，在肾损伤患者消除半衰期可延长。

用途和用法

达肝素钠属低分子量肝素（第1279页），有抗凝血作用。用于静脉血栓栓塞的预防和治疗（第1147页），并用于体外循环中防止凝血。也用于不稳定性心绞痛（第1118页）。

达肝素经皮下或静脉注射给药。剂量以其抗因子Ⅹa 活性等效单位来表示。

预防手术操作中的**静脉血栓栓塞**，达肝素常于手术前起用。

- 对于有中度血栓形成风险的患者，手术前 1～2h 静脉或皮下给予 2500U 的达肝素钠，之后每日 1 次给予 2500U，持续 5～7 天或直到患者可完全下床走动。
- 对诸如正接受矫形手术的高危患者，术前 1～2h 和术后 8～12h 分别给予 2500U，之后每日使用 5000U。或者，术前 1 日晚上给予 5000U，之后的每晚给予 5000U。髋关节置换术后这一剂量可持续使用达 5 周。
- 对髋关节置换术患者建议略去术前给药，在术后 4～8h 首次给药 2500U，以后每日 5000U。
- 内科患者用于预防时，可每日 1 次给予 5000U，使用 14 天或更长。

用于治疗已确诊的深部静脉血栓形成或肺动脉栓塞或二者兼有的患者，达肝素钠皮下每日给药 200U/kg，给药 1 次，或对孕妇和出血并发症的高危患者，分 2 次使用。最大推荐日剂量为 18000U（对于孕妇，应通过早期体重确定药物剂量）。

症状性静脉血栓栓塞患者和癌症患者可皮下注射 200U/kg，每日 1 次，30 天。随后 5 个月，150U/kg，每日 1 次。建议每日最大剂量为 18000U/kg。对于化疗引起的血小板减少症患者：当血小板数小于 100000 个/mm^3 时，每日剂量应减少为 2500U，若血小板计数小于 50000 个/mm^3，应立即停药。

慢性肾损伤的成年患者**血液透析**或**超滤**过程中，用于防止体外循环凝血，可静脉注射达肝素钠 30～40U/kg，之后每小时静脉输注 10～15U/kg。对持续时间短于 4h 的血液透析或超滤，可 1 次注射 5000U。对出血并发症高危患者或急性肾功能衰竭患者，达肝素钠剂量应酌减，静脉注射 5～10U/kg，之后每小时输注 4～5U/kg。

治疗**不稳定性心绞痛**，每 12h 皮下给达肝素钠 120U/kg；最大剂量为每 12h 10000U。治疗持续 5～8 天，同时给予小剂量阿司匹林。对等候进行血管再形成术且抗凝治疗需要 8 天以上疗程的患者，可每 12h 给予 5000U（70kg 以上男性或 80kg 以上女性使用 7500U），可连用达 45 天直到手术完成。

儿童用法，见下文。

1. Dunn CJ, Sorkin EM. Dalteparin sodium: a review of its pharmacology and clinical use in the prevention and treatment of thromboembolic disorders. *Drugs* 1996; **52:** 276–305.
2. Howard PA. Dalteparin: a low-molecular-weight heparin. *Ann Pharmacother* 1997; **31:** 192–203.
3. Dunn CJ, Jarvis B. Dalteparin: an update of its pharmacological properties and clinical efficacy in the prophylaxis and treatment of thromboembolic disease. *Drugs* 2000; **60:** 203–37.
4. Kalani M, *et al.* Effect of dalteparin on healing of chronic foot ulcers in diabetic patients with peripheral arterial occlusive disease: a prospective, randomized, double-blind, placebo-controlled study. *Diabetes Care* 2003; **26:** 2575–80.
5. Pineo GF, Hull RD. Dalteparin: pharmacological properties and clinical efficacy in the prophylaxis and treatment of thromboembolic diseases. *Eur J Med Res* 2004; **9:** 215–24.
6. Bick RL. Cancer-associated thrombosis: focus on extended therapy with dalteparin. *J Support Oncol* 2006; **4:** 115–20.
7. Linkins LA. Management of venous thromboembolism in patients with cancer: role of dalteparin. *Vasc Health Risk Manag* 2008; **4:** 279–87.

儿童用法 英国未规定达肝素钠在儿童中使用，但 *BNFC 2010/11* 建议应按下列要求对新生儿和 12 岁以下儿童进行皮下给药：

• 对于预防静脉血栓栓塞 100U/kg，每日 1 次；
• 对于治疗静脉血栓栓塞 100U/kg，每日 2 次。

12 岁及以上儿童按成人剂量给药（见上文）。

制剂

专利制剂

Arg.: Ligofragmin; **Austral.:** Fragmin; **Austria:** Fragmin; **Belg.:** Fragmin; **Braz.:** Fragmin; **Canad.:** Fragmin; **Chile:** Fragmin; **Cz.:** Fragmin; **Denm.:** Fragmin; **Fin.:** Fragmin; **Fr.:** Fragmine; **Ger.:** Fragmin; **Gr.:** Fragmin; **Hong Kong:** Fragmin; **Hung.:** Fragmin; **Israel:** Fragmin; **Ital.:** Fragmin; **Mex.:** Fragmin; **Neth.:** Fragmin; **Norw.:** Fragmin; **NZ:** Fragmin; **Philipp.:** Eurodal; Fragmin†; **Pol.:** Fragmin; **Port.:** Fragmin; **Rus.:** Fragmin (Фрагмин); **S.Afr.:** Fragmin; **Singapore:** Fragmin; **Spain:** Fragmin; **Swed.:** Fragmin; **Switz.:** Fragmin; **Turk.:** Fragmin; **UK:** Fragmin; **Ukr.:** Fragmin (Фрагмин); **USA:** Fragmin; **Venez.:** Fragmin.

Danaparoid Sodium (*BAN, USAN, rINN*) 达那肝素钠

Danaparoid sodná sůl; Danaparoid sodowy; Danaparoide sódico; Danaparoïde sodique; Danaparoidum natricum; Lomoparan; Org-10172.

Данапароид Натрий

CAS — 83513-48-8.

ATC — B01AB09.

ATC Vet — QB01AB09.

Pharmacopoeias. In *Eur.* (see p.vii).

Ph. Eur. 6.8（Danaparoid Sodium） 包含存在于猪组织中的硫酸化氨基葡聚糖混合物的钠盐的制剂。由猪肠黏膜制备，主成分为硫类肝素（硫酸乙酰肝素）（第1351页）和硫酸皮肤素（第1212页）。以干物质计，每毫克抗因子Ⅹa 效价为 11.0～17.0。白色或类白色吸湿性粉末。易溶于水。1%水溶液的 pH 值为 5.5～7.0。贮藏于密闭容器中。

不良反应和处置

达那肝素钠使用后可能发生出血，虽然与肝素相比出血风险可能有所降低。对肝药酶可能有短暂诱导效应。其他不良反应包括超敏反应、血小板减少和注射部位疼痛。

硫酸鱼精蛋白只能部分中和达那肝素钠的抗凝效应，不能依赖其作为超剂量导致的严重出血的救治药。

注意事项

参见**肝素**，第1254页。

对于使用肝素后发生血小板减少症的患者，如果体外试验显示有交叉反应，那么不能使用达那肝素钠。

药动学

达那肝素钠皮下给药后吸收良好，4～5h 后抗因子Ⅹa 活性达峰值。抗因子Ⅹa 活性和抗因子Ⅱa（抗纤维蛋白酶）活性半衰期分别为 25h 和 7h。达那肝素钠经尿排泄。

用途和用法

达那肝素钠属低分子量肝素，为抗凝血药，与肝素相似（第1255页），可增强抗凝血酶Ⅲ的作用。与低分子量肝素（第1279页）类似，抗因子Ⅹa 活性和抗因子Ⅱa 活性之比高于肝素，被认为是比低分子量肝素选择性更强的Ⅹa 因子抑制剂。因此达那肝素钠被认为有更低的出血并发症发生率，尽管这一点尚未证实。

达那肝素钠用于预防接受手术的患者发生静脉血栓栓塞（第1147页）。证实在无交叉反应情况下，可作为肝素诱导的血小板减少患者的抗凝血药，用于预防和治疗。达那肝素在急性缺血性脑卒中的应用也有研究。

达那肝素钠剂量以其抗因子Ⅹa 活性等效单位来表示。**静脉血栓栓塞**预防中，皮下注射 750U，每日 2 次，使用 7～10 天，首次剂量应在手术前 1～4h 给予。

肝素诱发的血小板减少症患者需要抗凝治疗时，静脉注射达那肝素钠。初始剂量为 2500U（体重低于 55kg 者 1250U，高于 90kg 者 3750U），之后 2h 内每小时输注 400U，再后的 2h 内每小时输注 300U，以后 5 天内每小时 200U。对肾损伤患者或体重高于 90kg 者推荐监测血浆抗因子Ⅹa 活性。

儿童用法，见下文。

1. Skoutakis VA. Danaparoid in the prevention of thromboembolic complications. *Ann Pharmacother* 1997; **31:** 876–87.
2. Wilde MI, Markham A. Danaparoid: a review of its pharmacology and clinical use in the management of heparin-induced thrombocytopenia. *Drugs* 1997; **54:** 903–24.
3. Ibbotson T, Perry CM. Danaparoid: a review of its use in thromboembolic and coagulation disorders. *Drugs* 2002; **62:** 2283–2314.
4. Magnani HN, Gallus A. Heparin-induced thrombocytopenia (HIT): a report of 1,478 clinical outcomes of patients treated with danaparoid (Orgaran) from 1982 to mid-2004. *Thromb Haemost* 2006; **95:** 967–81.
5. Schindewolf M, *et al.* Danaparoid in der Schwangerschaft bei Heparinunverträglichkeit–Einsatz in 59 Fällen. *Hamostaseologie* 2007; **27:** 89–97.
6. Magnani HN. An analysis of clinical outcomes of 91 pregnancies in 83 women treated with danaparoid (Organan). *Thromb Res* 2010; **125:** 297–302.
7. Magnani HN. A review of 122 published outcomes of danaparoid anticoagulation for intermittent haemodialysis. *Thromb Res* 2010; **125:** e171–e176.

儿童用法 英国未授权儿童使用达那肝素，*BNFC 2010/11* 建议达那肝素可以治疗新生儿静脉血栓栓塞和 16 岁以下儿童的华法林引发的血栓栓塞，初始静脉注射剂量为 30U/kg（体重低于 55kg 的患者，最大剂量为 1250U，体重大于 55kg 患者，最大剂量为 2500U），随后每小时静脉滴注 1.2～2U/kg，根据凝血情况确定滴注速度。

制剂

专利制剂

Austral.: Orgaran; **Austria:** Orgaran; **Belg.:** Orgaran; **Canad.:** Orgaran; **Fr.:** Orgaran; **Ger.:** Orgaran; **Gr.:** Orgaran; **Irl.:** Orgaran; **Neth.:** Orgaran; **NZ:** Orgaran; **Port.:** Orgaran; **Swed.:** Orgaran; **Switz.:** Orgaran; **UK:** Orgaran.

Debrisoquine Sulfate (*rINNM*) 硫酸异喹胍

Debrisoquin Sulfate *(USAN)*; Débrisoquine, Sulfate de; Debrisoquine Sulphate *(BANM)*; Debrisoquini Sulfas; Isocaramidine Sulfate; Ro-5-3307/1; Sulfato de debrisoquina. 1,2,3,4-Tetrahydroisoquinoline-2-carboxamidine sulfate.

Дебризохина Сульфат

$(C_{10}H_{13}N_3)_2,H_2SO_4 = 448.5.$

CAS — 1131-64-2 (debrisoquine); 581-88-4 (debrisoquine sulfate).

ATC — C02CC04.

ATC Vet — QC02CC04.

UNII — Q94064N9NW.

NH
N NH₂

(debrisoquine)

Pharmacopoeias. In *Br.*

BP 2010（Debrisoquine Sulfate） 白色，无臭或几乎无臭的结晶性粉末。少量溶于水；微溶于乙醇；几乎不溶于氯仿和乙醚。3%水溶液的 pH 为 5.3～6.8。避光。

不良反应、处置和注意事项

参见**单硫酸胍乙啶**，第1253页。

硫酸异喹胍罕有发生腹泻情况。不应突然停止治疗，因为这可能引起反跳性高血压。

异喹胍的代谢受遗传多态性影响，在代谢者对药物不发生或很轻微的反应，在非代谢者可反应明显。

药物相互作用

参见**单硫酸胍乙啶**，第1253页。

药动学

异喹胍胃肠道吸收迅速，主要代谢产物为 4-羟基异喹胍，代谢受遗传多态性影响。

一项对 15 名高血压患者和 4 名健康受试者的研究[1]提示，异喹胍经前代谢成为 4-羟基异喹胍，但表现为可饱和的。因此异喹胍剂量的增加可能产生血压不成比例降低。估计异喹胍和 4-羟基异喹胍的消除半衰期分别为 11.5～26h 和 5.8～14.5h。

1. Silas JH, *et al.* The disposition of debrisoquine in hypertensive patients. *Br J Clin Pharmacol* 1978; **5:** 27–34.

遗传多态性 异喹胍与司巴丁和一些其他药物，均为细胞色素 P450 同工酶 CYP2D6 的底物，这一多形性酶由 22 号染色体所编码。这一基因为纯合子或有突变体等位基因的患者体内此酶表达很少或不表达，对这些药物代谢很弱。在高加索人种中这种弱代谢表现型的人数约占 5%，而对其他基因种群的研究提示这一比率为 2%～10%，尽管在有些种族（如日本人）中，代谢力低下人群的存在有待证实。异喹胍代谢力低下者不能充分地将药物 4-羟基化为无活性代谢物，因此易于发生过度低血压。广泛的系列药物由相同的酶代谢。患者使用许多其他药物时，其多态性产生的临床后果的严重程度取决于母体药物与代谢物的相对活性、利用度和其他代谢途径的相对重要性。可给予经此酶代谢的一种药物，一定时间后测定收集的尿中母药与代谢物来确定患者的表现型，但 DNA 的检测可能是更为方便和安全的选择。

1. Relling MV. Polymorphic drug metabolism. *Clin Pharm* 1989; **8:** 852–63.
2. Zanger UM, *et al.* Cytochrome P450 2D6: overview and update on pharmacology, genetics, biochemistry. *Naunyn Schmiedebergs Arch Pharmacol* 2004; **369:** 23–37.
3. Llerena A, *et al.* Pharmacogenetics of debrisoquine and its use as a marker for CYP2D6 hydroxylation capacity. *Pharmacogenomics* 2009; **10:** 17–28.

用途和用法

异喹胍为抗高血压药，作用和用法与胍乙啶相似（第1253页），但造成的去甲肾上腺素储备耗竭较少。口服异喹胍后 4～10h 起效，作用持续 9～24h。它用于高血压的治疗（第1131页），但广泛被其他药物所取代。

异喹胍用于鉴别代谢表现型，见上文**遗传多态性**。

Defibrotide (*BAN, rINN*) 去纤苷

Defibrotida; Défibrotide; Defibrotidum.

Дефибротид

CAS — 83712-60-1.

ATC — B01AX01.

ATC Vet — QB01AX01.

UNII — 438HCF2X0M.

简介

去纤苷由牛肺中多聚脱氧核糖核苷酸组成；分子量为 45000～55000。从猪组织中获取的分子量较低的制剂也被应用。去纤苷有抗凝血和纤维蛋白溶解活性质，尽管其机制尚不清楚；表现为其可提高前列腺素 E_2 和前列环素的水平，以改变血小板活性，并在提高组织型纤维蛋白溶酶原水平的同时减少组织纤维蛋白溶酶原激活剂抑制物。用于血栓性疾病的治疗。口服与胃肠外途径都有应用，最高日剂量 800mg。

去纤苷在肝静脉阻塞病和血栓性血小板减少性紫癜中的应用正在研究中。

1. Palmer KJ, Goa KL. Defibrotide: a review of its pharmacodynamic and pharmacokinetic properties, and therapeutic use in vascular disorders. *Drugs* 1993; **45:** 259–94.
2. Richardson PG, *et al.* Treatment of severe veno-occlusive disease with defibrotide: compassionate use results in response without significant toxicity in a high-risk population. *Blood* 1998; **92:** 737–44.
3. Pogliani EM, *et al.* Defibrotide in recurrent thrombotic thrombocytopenic purpura. *Clin Appl Thromb Hemost* 2000; **6:** 69–70.
4. Chopra R, *et al.* Defibrotide for the treatment of hepatic veno-occlusive disease: results of the European compassionate-use study. *Br J Haematol* 2000; **111:** 1122–9.
5. Corti P, *et al.* Defibrotide as a promising treatment for thrombotic thrombocytopenic purpura in patients undergoing bone marrow transplantation. *Bone Marrow Transplant* 2002; **29:** 542–3.
6. Richardson PG, *et al.* Multi-institutional use of defibrotide in 88 patients after stem cell transplantation with severe veno-occlusive disease and multisystem organ failure: response without significant toxicity in a high-risk population and factors predictive of outcome. *Blood* 2002; **100:** 4337–43.
7. Kornblum N, *et al.* Defibrotide, a polydisperse mixture of single-stranded phosphodiester oligonucleotides with lifesaving activity in severe hepatic veno-occlusive disease: clinical outcomes and potential mechanisms of action. *Oligonucleotides* 2006; **16:** 105–14.
8. Ho VT, *et al.* Hepatic veno-occlusive disease after hematopoietic stem cell transplantation: update on defibrotide and other current investigational therapies. *Bone Marrow Transplant* 2008; **41:** 229–37.
9. Qureshi A, *et al.* Defibrotide in the prevention and treatment of veno-occlusive disease in autologous and allogeneic stem cell transplantation in children. *Pediatr Blood Cancer* 2008; **50:** 831–2.
10. Morabito F, *et al.* Insights into defibrotide: an updated review. *Expert Opin Biol Ther* 2009; **9:** 763–72.

不良反应 有报道称 1 名使用去纤苷治疗静脉瓣膜功能不全的患者发生过敏反应[1]。皮肤点刺试验阳性证实其为Ⅰ型超敏反应。

1. Artesani MC. Anaphylactic shock to defibrotide. *Allergy* 2006; **61:** 1022.

制剂

专利制剂

Gr.: Noravid; **Ital.:** Noravid; Prociclide.

Delapril Hydrochloride (*USAN*, *rINNM*) **盐酸地拉普利**

Alindapril Hydrochloride; CV-3317; Délapril, Chlorhydrate de; Delaprili Hydrochloridum; Hidrocloruro de delapril; Indalapril Hydrochloride; REV-6000A. Ethyl (S)-2-{[(S)-1-(carboxymethyl-2-indanylcarbamoyl)ethyl]amino}-4-phenylbutyrate hydrochloride.

Делаприла Гидрохлорид

$C_{26}H_{32}N_2O_5$,HCl = 489.0.

CAS — 83435-66-9 (delapril); 83435-67-0 (delapril hydrochloride).

ATC — C09AA12.

ATC Vet — QC09AA12.

UNII — 2SMM3M5ZMH.

(delapril)

简介

地拉普利为 ACEI（第1151页），在体内转化为两种代谢产物，其活性来源于此。治疗高血压（第1131页）以盐酸化物形式口服使用，常用维持剂量为每日30～60mg，分 2 次服用。

1. McCormack PL, Keating GM. Delapril/manidipine. *Drugs* 2006; **66:** 961–9.

制剂

专利制剂

Austria: Delacard†; ***Gr.:*** Delacard; ***Ital.:*** Delaket; ***Jpn:*** Adecut; ***Malaysia:*** Cupressin†; ***Philipp.:*** Cupressin; ***Singapore:*** Cupressin; ***Spain:*** Beniod; Trinordiol; ***Turk.:*** Delaket.

多组分制剂 ***Austria:*** Delapride; Vivace; ***Braz.:*** Hipertil; ***Ger.:*** Vivace; ***Gr.:*** Dinapres; Vivace; ***Ital.:*** Delapride; Dinapres; ***Turk.:*** Delapride.

Denopamine (*rINN*) **地诺帕明**

Denopamina; Dénopamine; Denopaminum; TA-064. (−)-(*R*)-α-{[(3,4-Dimethoxyphenethyl)amino]methyl}-*p*-hydroxybenzyl alcohol.

Денопамин

$C_{18}H_{23}NO_4$ = 317.4.

CAS — 71771-90-9.

UNII — V5F60UPD8P.

简介

地诺帕明为拟交感神经类药（第1351页），有 β_1 受体选择性激动活性。作为部分激动剂起作用（见第1376页扎莫特罗），治疗心力衰竭时，口服每日 15～30mg，分 3 次给药。

制剂

专利制剂

Jpn: Kalgut.

Dermatan Sulfate 硫酸皮肤素

Chondroitin Sulfate B; Dermatán, sulfato de; Dermatan Sulphate; LMW-DS (depolymerised dermatan sulfate); MF-701; OP-370 (depolymerised dermatan sulfate).

Дерматан Сульфат; Дерматансульфат

CAS — 24967-94-0 (dermatan sulfate).

ATC — B01AX04.

ATC Vet — QB01AX04.

Dermatan Sulfate Sodium 硫酸皮肤素钠

Chondroitin Sulfate B Sodium; Dermatan Sulphate Sodium.

Дерматана Сульфат Натрия

CAS — 54328-33-5.

ATC — B01AX04.

ATC Vet — QB01AX04.

简介

硫酸皮肤素为天然氨基葡聚糖，作为抗凝血药用于静脉血栓栓塞（第1147页）的治疗。以钠盐形式给药，日剂量为 100～300mg，肌内注射。对血栓栓塞高危患者（如接受矫形手术者），剂量可增加至 300mg，每日 2 次。

硫酸皮肤素为舒洛地希（第1351页）的成分，其钠盐为达那肝素钠（第1210页）的成分。

硫酸皮肤素治疗静脉血栓栓塞、肝素诱导的血小板减少症以及血液透析中抗凝的应用正在研究中。低分子量（解聚）硫酸皮肤素也有研究。

1. Dawes J, *et al.* The pharmacokinetics of dermatan sulphate MF701 in healthy human volunteers. *Br J Clin Pharmacol* 1991; **32:** 361–6.
2. Gianese F, *et al.* The pharmacokinetics and pharmacodynamics of dermatan sulphate MF701 during haemodialysis for chronic renal failure. *Br J Clin Pharmacol* 1993; **35:** 335–9.
3. Miglioli M, *et al.* Bioavailability of Desmin, a low molecular weight dermatan sulfate, after subcutaneous administration to healthy volunteers. *Int J Clin Lab Res* 1997; **27:** 195–8.
4. Nenci GG. Dermatan sulphate as an antithrombotic drug. *Pathophysiol Haemost Thromb* 2002; **32:** 303–7.
5. Yamada S, Sugahara K. Potential therapeutic application of chondroitin sulfate/dermatan sulfate. *Curr Drug Discov Technol* 2008; **5:** 289–301.

制剂

专利制剂

Ital.: Aclotan†; Mistral; ***Port.:*** Venorix.

Deserpidine (*BAN*, *rINN*) **地舍平**

Canescine; Deserpidiini; Deserpidin; Deserpidina; Déserpidine; Deserpidinum; 11-Desmethoxyreserpine; Raunormine; Recanescine. Methyl 11-demethoxy-*O*-(3,4,5-trimethoxybenzoyl)reserpate.

Дезерпидин

$C_{32}H_{38}N_2O_8$ = 578.7.

CAS — 131-01-1.

ATC — C02AA05.

ATC Vet — QC02AA05.

UNII — 9016E3VB47.

简介

地舍平为从白毛萝芙木根部提取出的酯生物碱。性质与利血平（第1332页）相似。用于高血压和精神病的治疗。

Desirudin (*BAN*, *USAN*, *rINN*) **地西卢定**

CGP-39393; Desirudiini; Desirudina; Désirudine; Desirudinum; Desulphatohirudin. 63-Desulfohirudin (*Hirudo medicinalis* isoform HV1).

Дезирудин

$C_{287}H_{440}N_{80}O_{110}S_6$ = 6963.4.

CAS — 120993-53-5.

ATC — B01AE01.

ATC Vet — QB01AE01.

UNII — U0JZ726775.

VVYTDCTESG QNLCLCEGSN VCGQGNKCIL GSDGEKNQCV TGEGTPKPQS HNDGDFEEIP EEYLQ

不良反应和注意事项

参见来匹卢定，第1273页。

动物实验观察到致畸现象。

药物相互作用

参见来匹卢定，第1273页。

药动学

地西卢定皮下注射给药后 1～3h 达最大血浆浓度。经肾代谢与排泄，40%～50%以原形经尿排出。地西卢定皮下或静脉注射后清除半衰期为 2～3h。

1. Lefèvre G, *et al.* Effect of renal impairment on the pharmacokinetics and pharmacodynamics of desirudin. *Clin Pharmacol Ther* 1997; **62:** 50–9.

用途和用法

地西卢定为重组水蛭素（第1256页），是直接凝血酶抑制剂，与来匹卢定（第1273页）作用相似。作为抗凝血药，用于接受矫形手术患者的静脉血栓栓塞（第1147页）的预防。在心肌梗死和不稳定性心绞痛等动脉血栓疾病和作为血管成形术中的辅助药物（见**来匹卢定的用途和用法**项下**缺血性心脏病**，第1273页）的应用正在研究中。

预防静脉血栓栓塞，地西卢定皮下给药 15mg 每日 2 次，首次剂量在手术前 5～15min 给予，但若使用局部麻醉药，应在其之后给予地西卢定。治疗一直持续到患者能完全下床走动为止，常为 9 天，最多 12 天。

对有肝或肾损伤或出血风险增大的患者，应该用活化的部分凝血活酶时间（APTT）监测对地西卢定的反应。肾损伤患者可能需要减少剂量（见下文）。

1. Matheson AJ, Goa KL. Desirudin: a review of its use in the management of thrombotic disorders. *Drugs* 2000; **60:** 679–700.

在肾损伤中的用法 地西卢定用于肾损伤患者应减少剂量，且应每日检测肌酐清除率（CC）和活化部分凝血活酶时间（APTT）。美国注册药品信息建议按如下剂量服用：

- 肌酐清除率 31～60ml/(min · 1.73m²)，首剂量为 5mg，每 12h 服用一次，随后根据 APTT 调整用药剂量；
- 肌酐清除率小于 31ml/(min · 1.73m²)，首剂量为 1.7mg，每 12h 服用一次，随后根据 APTT 调整用药剂量。

然而，一项关于中度肾损伤患者（肌酐清除率31～60ml/min）的药动学研究[1]数据建议，标准剂量为皮下注射 15mg，每日 2 次，且不需检测 APTT。

1. Nafziger AN, Bertino JS. Desirudin dosing and monitoring in moderate renal impairment. *J Clin Pharmacol* 2010; **50:** 614–22.

制剂

专利制剂

Austral.: Revasc†; ***Cz.:*** Revasc; ***Fr.:*** Revasc; ***Ger.:*** Revasc†; ***Gr.:*** Revasc; ***Hung.:*** Revasc†; ***Irl.:*** Revasc; ***Neth.:*** Revasc; ***NZ:*** Revasc; ***Port.:*** Revasc; ***Spain:*** Revasc; ***Switz.:*** Revasc†; ***USA:*** Iprivask.

Deslanoside (*BAN*, *rINN*) **去乙酰毛花苷**

Deacetyl-lanatoside C; Desacetyl-lanatoside C; Deslanosid; Deslanosídeo; Deslanosidi; Deslanósido; Deslanosidum; Deslanozidas; Dezlanozid. 3-[(*O*-β-D-Glucopyranosyl-(1→4)-*O*-2,6-dideoxy-β-D-*ribo*-hexopyranosyl-(1→4)-*O*-2,6-dideoxy-β-D-*ribo*-hexopyranosyl-(1→4)-*O*-2,6-dideoxy-β-D-*ribo*-hexopyranosyl)oxy]-12,14-dihydroxy-3β,5β,12β-card-20(22)-enolide.

Дезланозид

$C_{47}H_{74}O_{19}$ = 943.1.

CAS — 17598-65-1.

ATC — C01AA07.

ATC Vet — QC01AA07.

UNII — YGY317RK75.

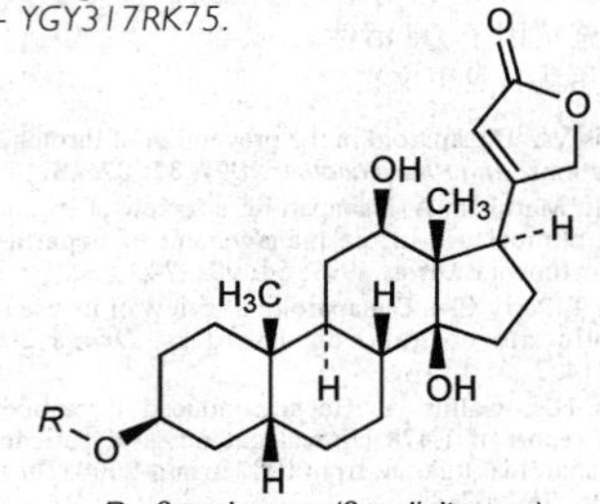

R = β-D-glucose–(β-D-digitoxose)₃

Pharmacopoeias. In *Chin.*, *Eur.* (see p.vii), *Jpn*, and *US*.

Ph. Eur. 6.8 (Deslanoside) 白色或类白色，结晶性或细结晶性吸湿性粉末。几乎不溶于水；极微溶于乙醇。在相对湿度较低的空气中失水。10℃以下贮藏于密闭玻璃容器中。避光。

USP 33 (Deslanoside) 25℃以下贮藏于密闭容器中，允许温度为15～30℃。避光。

简介

去乙酰毛花苷，正性肌力的强心苷类药物，为毛花苷C衍生物。与地高辛（第1215页）作用相似，用于治疗一些心律失常和心力衰竭中。

制剂

USP 33: Deslanoside Injection.

专利制剂

Braz.: Cedilanide.

多组分制剂 ***Ger.:*** FegaCoren N†.

Desmoteplase (*USAN*, *rINN*) 地莫普酶

Bat Plasminogen Activator; bat-PA; Desmoteplasa; Desmotéplase; Desmoteplasum; ds-PA; rDSPA alpha 1; SH-576. Plasminogen activator (*Desmodus rotundus* isoform α1 protein moiety reduced).

Десмотеплас

CAS — 145137-38-8.

UNII — T36L24553T.

简介

地莫普酶是最初从吸血蝙蝠（*Desmodus rotundus*）唾液中提取出来的，为激活的纤溶酶原的重组形式。它将纤维蛋白溶酶原转化为活化的纤溶酶，造成血凝块的溶解和解块。在**止血和纤维蛋白溶解**将进一步对纤维蛋白溶解机制进行讨论，见第1014页。地莫普酶是特异性的纤维蛋白溶栓药（见第1117页），它的半衰期较长。目前正在研究地莫普酶对脑卒中（第1143页）的治疗，尤其是治疗卒中发病3h后的患者。

1. Hacke W, *et al.* The Desmoteplase in Acute Ischemic Stroke Trial (DIAS): a phase II MRI-based 9-hour window acute stroke thrombolysis trial with intravenous desmoteplase. *Stroke* 2005; **36:** 66–73.
2. Furlan AJ, *et al.* Dose Escalation of Desmoteplase for Acute Ischemic Stroke (DEDAS): evidence of safety and efficacy 3 to 9 hours after stroke onset. *Stroke* 2006; **37:** 1227–31.
3. Hacke W, *et al.* Intravenous desmoteplase in patients with acute ischaemic stroke selected by MRI perfusion-diffusion weighted imaging or perfusion CT (DIAS-2): a prospective, randomised, double-blind, placebo-controlled study. *Lancet Neurol* 2009; **8:** 141–50.
4. Tebbe U, *et al.* Desmoteplase in acute massive pulmonary thromboembolism. *Thromb Haemost* 2009; **101:** 557–62.
5. Paciaroni M, *et al.* Desmoteplase. *Expert Opin Biol Ther* 2009; **9:** 773–8.

Detajmium Bitartrate (*rINN*) 酒石酸地他义铵

Bitartrato de detajmio; Detajmii Bitartras; Détajmium, Bitartrate de. 4-[3-(Diethylamino)-2-hydroxypropyl]ajmalinium hydrogen tartrate monohydrate.

Детаймия Битартрат

$C_{31}H_{47}N_3O_9,H_2O = 623.7.$

CAS — 53862-81-0.

简介

地他义铵是Ⅰ类抗心律失常药（第1115页）。以重酒石酸盐形式口服给药，治疗室上性和室性心律失常（第1122页）。

制剂

专利制剂

Cz.: Tachmalcor; ***Ger.:*** Tachmalcor.

Diazoxide (*BAN*, *USAN*, *rINN*) 二氮嗪

Diatsoksidi; Diazoksidas; Diazoksit; Diazoxid; Diazóxido; Diazoxidum; NSC-64198; Sch-6783; SRG-95213. 7-Chloro-3-methyl-2*H*-1,2,4-benzothiadiazine 1,1-dioxide.

Диазоксид

$C_8H_7ClN_2O_2S = 230.7.$

CAS — 364-98-7.

ATC — C02DA01; V03AH01.

ATC Vet — QC02DA01; QV03AH01.

UNII — O5CB12L4FN.

Pharmacopoeias. In *Eur.* (see p.vii), *Int.*, and *US*.

Ph. Eur. 6.8 (Diazoxide) 白色或类白色细粉或结晶性粉末。几乎不溶于水；微溶于乙醇；易溶于二甲基甲酰胺；极易溶解于氢氧化物的稀碱溶液。

USP 33 (Diazoxide) 白色或乳白色晶体或结晶性粉末。几乎不溶或略溶于水和大多数有机溶剂；易溶于二甲基甲酰胺；极易溶于强碱性溶液。25℃温度条件下贮藏，允许温度为15～30℃。

不良反应

除低血压和高血糖（包括酮症酸中毒和高渗性非酮症性昏迷）外，频发的不良反应有水钠潴留所致水肿，后者可能导致心力衰竭的发生。其他不良反应包括味觉障碍、恶心、食欲缺乏和其他胃肠道紊乱、轻度高尿酸血症、锥体外系症状、嗜酸粒细胞增多和血小板减少、呼吸困难、多毛症、头痛、眩晕、耳鸣以及视物模糊。超敏反应也有发生，主要表现有皮疹、白细胞减少和发热。

静脉注射疗法中，尤其在快速推注后，可出现与血压骤降相关的冠状动脉缺血导致的一系列不良反应，包括心绞痛、心律失常、显著的心电图变化、心动过速、心悸、心动过缓、大脑缺血导致的思维错乱、惊厥、意识丧失以及神经病学症状、肾损伤、血管舒张。

二氮嗪在注射静脉部位可引起灼热感，碱性溶液外渗引起疼痛。

对血液的影响 1名26岁的高血压男性在3个不同时期口服使用二氮嗪后均发生了可逆性溶血性贫血[1]。

1. Best RA, Clink HM. Haemolysis associated with diazoxide, used for the control of hypertension. *Postgrad Med J* 1975; **51:** 402–4.

对毛发的影响 *Hirsutism* 和 *hypertrichosis* 为两种不同类型的毛发过度生长，但两术语常可互换。Hirsutism与雄性激素相关，而hypertrichosis认为与激素刺激无关。Hypertrichosis被认为是原发性低血糖的儿童应用二氮嗪长期治疗的频发不良反应[1]。2例这样的儿童有嗓音低沉和明显的多毛症[2]。1名接受二氮嗪连续疗法出现了所谓的多毛症状的女性，其血清雄激素水平升高，而并无男性化迹象[3]。

有4例妊娠期曾长期接受二氮嗪治疗的母亲所产婴儿发生脱毛症的报道[4]，婴儿5个月～1岁时最后一次观察时，这种情况在一定程度上仍然存在。

1. Burton JL, *et al.* Hypertrichosis due to diazoxide. *Br J Dermatol* 1975; **93:** 707–11.
2. West RJ. Side effects of diazoxide. *BMJ* 1978; **2:** 506.
3. Hallengren B, Hökfelt B. Increase of serum androgens during diazoxide treatment. *Lancet* 1984; **ii:** 1044–5.
4. Milner RDG, Chouksey SK. Effects of fetal exposure to diazoxide in man. *Arch Dis Child* 1972; **47:** 537–43.

锥体外系反应 在对100名接受二氮嗪治疗的高血压患者的研究[1]中，锥体外系反应发生率为15%。

1. Pohl JEF. Development and management of extrapyramidal symptoms in hypertensive patients treated with diazoxide. *Am Heart J* 1975; **89:** 401–2.

胰腺炎 10例严重高血压和肾衰竭患者以二氮嗪治疗作为避免肾切除的最后尝试，1名患者发生了急性胰腺炎，还有1名发生糖尿病酮酸中毒[1]，二者症状在二氮嗪撤药后均恢复。

1. De Broe M, *et al.* Oral diazoxide for malignant hypertension. *Lancet* 1972; **i:** 1397.

声音改变 见上文对毛发的影响。

不良反应的处置

处置大多为对症的。严重高血糖可给予胰岛素校正，不太严重的高血糖可口服降血糖药解决。低血压可由静脉补液治疗，严重低血压可能需要拟交感神经类药。抗帕金森病药如丙环定可用于控制锥体外系反应，利尿药用于钠水潴留。二氮嗪可经透析由体内清除，但由于有与蛋白结合的部分，恢复较慢。

注意事项

二氮嗪应慎用于有心脏或脑（血管）循环不良和有主动脉狭窄、动静脉瘘、心力衰竭或其他心排血量增加有害于心脏的心脏疾病患者。长期疗法中应监测血糖浓度和血压，定期检验血液，留意白细胞减少和血小板减少迹象。用于儿童时，应定期评估骨和心理成熟、生长情况。肾损伤者使用需要谨慎。

如在分娩中使用，二氮嗪可导致子宫收缩停止，延迟生产过程，除非同时给予催产素。

妊娠 分娩前连续47天，接受每日150mg剂量二氮嗪的母亲产下的1名婴儿，其出生血浆胰岛素浓度偏低，认为是二氮嗪透过胎盘后造成的[1]。参见上文**不良反应**项下**对毛发的影响**，母亲妊娠期使用二氮嗪后新生儿秃发的相关内容。

妊娠期同时使用二氮嗪和氯美噻唑治疗妊娠毒血症的女性，产下婴儿中发生镇静、张力过低、呼吸暂停的报道，参见第949页**氯美噻唑乙二磺酸盐**的**注意事项**下的**妊娠**。二氮嗪依然是用于妊娠高血压（见**高血压**，第1131页）紧急状况的药物之一，一项研究发现微量推注二氮嗪15mg可以成功降压，且耐受性良好[2]。

1. Smith MJ, *et al.* Neonatal hyperglycaemia after prolonged maternal treatment with diazoxide. *BMJ* 1982; **284:** 1234.
2. Hennessy A, *et al.* A randomised comparison of hydralazine and mini-bolus diazoxide for hypertensive emergencies in pregnancy: the PIVOT trial. *Aust N Z J Obstet Gynaecol* 2007; **47:** 279–85.

药物相互作用

二氮嗪引起高血糖、高尿酸血症和血压过低的作用可被利尿药加强。二氮嗪与其他降压药或血管扩张药合用，可导致发生低血压的风险升高。

氯丙嗪 有报道称氯丙嗪可加强二氮嗪对2岁儿童的高血糖作用[1]。

1. Aynsley-Green A, Illig R. Enhancement by chlorpromazine of hyperglycaemic action of diazoxide. *Lancet* 1975; **ii:** 658–9.

苯妥英 二氮嗪对血清苯妥英浓度的影响，见**抗高血压药**，见第477页。

药动学

二氮嗪在胃肠道内容易吸收，90%以上与血浆蛋白结合，然而在尿毒症患者中结合率有所降低。血浆半衰期估计为20～45h，但也有60h的报道。据报道半衰期在肾损伤患者中延长，在儿童中较短。血浆半衰期大大超过了血管活性的持续时间。二氮嗪部分在肝代谢，在尿中以原形和代谢物形式排泄，在粪便中只有少量发现。可透过胎盘和血脑屏障。

儿童 在4例有低血糖的儿童中[1]二氮嗪的血浆半衰期为9.5～24h，明显较成人短。

1. Pruitt AW, *et al.* Disposition of diazoxide in children. *Clin Pharmacol Ther* 1973; **14:** 73–82.

用途和用法

二氮嗪能增加血浆中葡萄糖的浓度，其抑制胰岛β细胞胰岛素的分泌，并可增加肝糖原的输出。静脉给药后，通过其对小动脉的血管扩张作用和对外周阻力的降低带来血压降低作用。二氮嗪结构上与噻嗪类利尿药联系紧密，但却有抗利尿作用，能造成水和电解质的潴留，可与利尿药同用以减少液体潴留。

二氮嗪口服用于治疗顽固性低血糖（见**高血糖素**，第1389页），静脉给药用于高血压危象（第1131页），尤其当硝普钠等一线药物无效或不适用时。二氮嗪因其严重的不良反应不适于高血压的长期治疗。

用于**低血糖**，初始剂量为每日3～5mg/kg，分2次或3次口服，继而根据反应调整剂量。常用维持剂量为3～8mg/kg，与胰岛素合用给予成人10～15mg/kg可以治疗成人难治性低血糖（见**神经内分泌肿瘤**，第641页）正常情况下用药后1h出现血糖升高效果，持续至8h。

用于**高血压危象**，可给予1～3mg/kg剂量的30s内快速静脉推注，最高剂量为150mg；如需要，在5～15min后重复给药。

儿童剂量，见下文。

肾损伤患者可能需要减量使用。

儿童用法 二氮嗪可治疗新生儿、婴儿、儿童的顽固性低血糖、高血压危象和顽固性高血压。

对于**低血糖**的治疗，二氮嗪可根据年龄口服或静脉注射给药，给药剂量如下：

- 新生儿：初始剂量5mg/kg，每日2次，根据反应调整剂量，通常维持剂量为1.5～3mg/kg，每日2～3次，一些情况下可提高至7mg/kg，每日3次。
- 1个月及以上儿童：初始剂量1.7mg/kg，每日3次，根据反应调整剂量，通常维持剂量为1.5～3mg/kg，每日2～3次，一些情况下可提高至5mg/kg，每日3次。

二氮嗪可治疗新生儿和儿童的顽固性**高血压**，口服初始剂量为1.7mg/kg，每日3次，根据反应调整剂量，最高日剂量为15mg/kg。它也可以治疗1个月及以上儿童的**高血压危象**，初始单次静脉注射剂量为1～1.3mg/kg（最多150mg），重复5～15min，直至血压得到控制。24h内最多给药4次。

制剂

BP 2010: Diazoxide Injection; Diazoxide Tablets;
USP 33: Diazoxide Capsules; Diazoxide Injection; Diazoxide Oral Suspension.

专利制剂

Arg.: Proglicem; ***Braz.:*** Tensuril; ***Canad.:*** Proglycem; ***Fr.:*** Proglicem; ***Ger.:*** Proglicem; ***Gr.:*** Eudemine; Hyperstat†; Proglicem; ***Ital.:*** Proglicem; ***Mex.:*** Sefulken†; ***Neth.:*** Proglicem; ***Singapore:*** Proglicem; ***Switz.:*** Proglicem; ***UK:*** Eudemine; ***USA:*** Hyperstat†; Proglycem.

Dicoumarol (*rINN*) 双香豆素

Bishydroxycoumarin; Dicoumarin; Dicoumarolum; Dicumarol (*USAN*); Dikumarol; Dikumaroli; Melitoxin. 3,3′-Methylenebis(4-hydroxycoumarin).

Дикумарол

$C_{19}H_{12}O_6$ = 336.3.

CAS — 66-76-2.

ATC — B01AA01.

ATC Vet — QB01AA01.

UNII — 7QID3E7BG7.

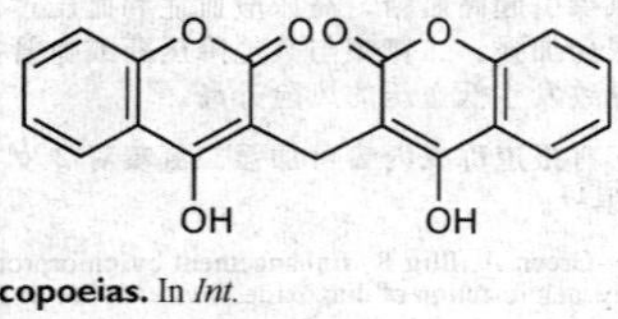

Pharmacopoeias. In *Int.*

简介

双香豆素一种与华法林（见第1368页）活性相似的口服香豆素类抗凝血药。它可用于治疗血栓栓塞症，但由于不可预知的反应和胃肠道反应的高发生率，华法林已在很大程度上取代了双香豆素。

Digitalis Leaf 洋地黄叶

Digit. Fol.; Digit. Leaf; Digital, hoja de; Digitale Pourprée; Digitale Pourprée, Feuille de; Digitaliksenlehti; Digitalis; Digitalis Folium; Digitalis purpureae folium; Digitalisblad; Feuille de Digitale; Fingerhutblatt; Folha de Dedaleira; Foxglove Leaf; Hoja de Digital; List náprstníku červeného; Piros gyűszűviráglevél; Rusmenių lapai.

ATC — C01AA03.

ATC Vet — QC01AA03.

ATC Herb — HC01AA5002 (Digitalis purpurea: leaf).

UNII — F1T8QT9U8B.

注：名称“digitalis”常用于描述整类强心苷药物。

Pharmacopoeias. In *Eur.* (see p.vii) and *US.*

Ph. Eur. 6.8（Digitalis Leaf） 紫花洋地黄的干燥叶。以100～105℃下干燥的药物计算，以地高辛形式表示的强心苷含量不低于0.3%。避光防潮。

USP 33（Digitalis） 紫花洋地黄（玄参科）的干燥叶。如所示测定，其效能为100mg相当于不低于1USP U。贮藏于防潮容器中。

简介

洋地黄叶含有一系列有正性收缩活性的强心苷类，包括洋地黄毒苷、羟基洋地黄毒苷和吉他洛辛。有地高辛（第1215页）下所描述的普遍性质，用于心力衰竭的治疗。然而，需要使用强心苷类药物时，与洋地黄相比更倾向于使用单一糖苷，应用最普遍的是地高辛或洋地黄毒苷。洋地黄作为草药使用。

顺势疗法 洋地黄叶已作为一种顺势疗法药物，它有以下名称：Digitalis；Digitalis purpurea；Dig. pur。

制剂

USP 33: Digitalis Capsules; Digitalis Tablets.

多组分制剂 ***Austria:*** Augentropfen Stulln; ***Ger.:*** Augentropfen Stulln Mono; Unguentum lymphaticum; ***Switz.:*** Augentonicum; Collypan; ***Venez.:*** Linfoderm.

顺势疗法制剂 ***Austria:*** Cora; Crataegus Med Complex†; Pumpan; ***Canad.:*** Headache & Migraine L77; Headache & Migraine Relief; ***Fr.:*** Boripharm No 23; Boripharm No 31; Formule de l'Abbe Chaupitre no 20; Formule de l'Abbe Chaupitre no 82; Phapax; Vinicard; ***Ger.:*** Conva-cyl Ho-Len-Complex; Derivatio H; Habstal-Cor N; Lowe-Komplex Nr 13†; Phonix Silybum spag; Phonix Solidago spag; Phonix Urtica-Arsenicum spag; ***Rus.:*** Pumpan (Пумпан).

Digitalis Lanata Leaf 毛花洋地黄叶

Austrian Digitalis; Austrian Foxglove; Digitalis lanata, hoja de; Digitalis Lanatae Folium; Woolly Foxglove Leaf.

CAS — 17575-20-1 (lanatoside A).

ATC Herb — HC01AA5001 (Digitalis lanata: leaf).

简介

毛花洋地黄由绵状毛地黄干燥叶子构成，毛花洋地黄（玄参科），含有1%～1.4%的有心脏作用的混合糖苷，包括地高辛、洋地黄毒苷、乙酰地高辛、乙酰洋地黄毒苷和毛花苷A、去乙酰毛花苷。

毛花洋地黄作为制造地高辛和其他糖苷的原料。

有摄入含有毛花洋地黄的食品添加物中毒报道[1]。

1. Slifman NR, *et al.* Contamination of botanical dietary supplements by *Digitalis lanata. N Engl J Med* 1998; **339:** 806–11.

Digitoxin (*BAN*, *rINN*) 洋地黄毒苷

Digitaline Cristallisée; Digitoksiini; Digitoksinas; Digitoksyna; Digitoxina; Digitoxine; Digitoxinum; Digitoxoside; Dijitoksin. 3β-[(*O*-2,6-Dideoxy-β-D-*ribo*-hexopyranosyl-(1→4)-*O*-2,6-dideoxy-β-D-*ribo*-hexopyranosyl-(1→4)-2,6-dideoxy-β-D-*ribo*-hexopyranosyl)oxy]-14β-hydroxy-5β-card-20(22)-enolide.

Дигитоксин

$C_{41}H_{64}O_{13}$ = 764.9.

CAS — 71-63-6.

ATC — C01AA04.

ATC Vet — QC01AA04.

UNII — E90NZP2L9U.

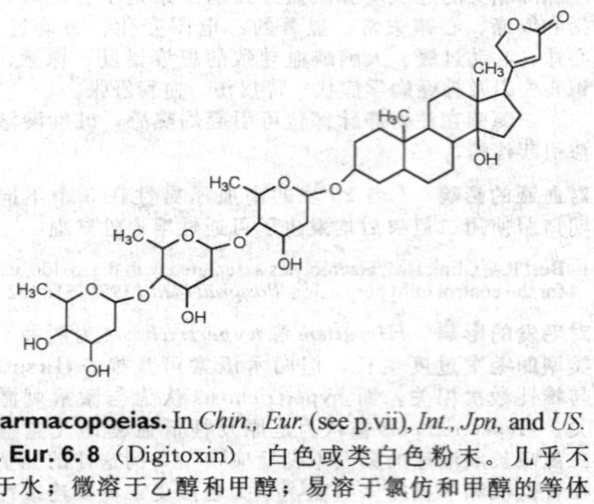

Pharmacopoeias. In *Chin., Eur.* (see p.vii), *Int., Jpn,* and *US.*

Ph. Eur. 6.8（Digitoxin） 白色或类白色粉末。几乎不溶于水；微溶于乙醇和甲醇；易溶于氯仿和甲醇的等体积混合物。避光。

USP 33（Digitoxin） 紫花洋地黄、毛花洋地黄（玄参科）或其他适合洋地黄中获得的强心苷。白色或淡浅黄色的无臭微晶粉末。几乎不溶于水；溶于乙醇（1∶150），溶于氯仿（1∶40）；极微溶于乙醚。贮藏于密闭容器中。

吸收 给予200mg洋地黄毒苷和50ml的5%葡萄糖或0.9%氯化钠配成的溶液后，洋地黄毒苷的浓度有25%的下降[1]。与静脉内滤器，包括纤维素酯膜在内的结合可以解释这一点。以聚合物包衣对滤器的预处理减少了一半的吸收[2]。

简单水溶液中，洋地黄毒苷大量吸附于玻璃和塑料上，但在30%的乙醇溶液或血浆及尿中无此现象[3]。

1. Butler LD, *et al.* Effect of inline filtration on the potency of low-dose drugs. *Am J Hosp Pharm* 1980; **37:** 935–41.
2. Kanke M, *et al.* Binding of selected drugs to a "treated" inline filter. *Am J Hosp Pharm* 1983; **40:** 1323–8.
3. Molin L, *et al.* Solubility, partition, and adsorption of digitalis glycosides. *Acta Pharm Suec* 1983; **20:** 129–44.

不良反应、处置和注意事项

见下文地高辛内容。由于其半衰期更长，撤药后毒性可能（较地高辛）延续更长时间。

1. Lely AH, van Enter CHJ. Large-scale digitoxin intoxication. *BMJ* 1970; **3:** 737–40.
2. Gilfrich H-J, *et al.* Treatment of massive digitoxin overdose by charcoal haemoperfusion and cholestyramine. *Lancet* 1978; **i:** 505.
3. Pond S, *et al.* Treatment of digitoxin overdose with oral activated charcoal. *Lancet* 1981; **ii:** 1177–8.
4. Kurowski V, *et al.* Treatment of a patient with severe digitoxin intoxication by Fab fragments of anti-digitalis antibodies. *Intensive Care Med* 1992; **18:** 439–42.
5. Schmitt K, *et al.* Massive digitoxin intoxication treated with digoxin-specific antibodies in a child. *Pediatr Cardiol* 1994; **15:** 48–9.
6. Lehmann G, *et al.* Digitoxin intoxication in a 79-year-old patient: a description of a case and review of the literature. *Int J Cardiol* 2000; **75:** 109–13.
7. Hippius M, *et al.* Adverse drug reaction monitoring—digitoxin overdosage in the elderly. *Int J Clin Pharmacol Ther* 2001; **39:** 336–43.

药物相互作用

见下文地高辛相关内容。洋地黄毒苷大量在肝代谢，故可被诱导微粒体的药物，包括利福平（见下文）和苯巴比妥等抗癫痫药影响。

抗菌药 报道有1例使用洋地黄毒苷的患者开始使用利福平和异烟肼治疗时发性了急性心力衰竭，血浆洋地黄毒苷的浓度从预处理的27ng/ml的稳态值降至10ng/ml。洋地黄毒苷浓度的下降被归因于利福平对其代谢作用的诱导[1]。

洋地黄毒苷的毒性在2例合用阿奇霉素的患者上有表现[2]。

1. Boman G, *et al.* Acute cardiac failure during treatment with digitoxin—an interaction with rifampicin. *Br J Clin Pharmacol* 1980; **10:** 89–90.
2. Thalhammer F, *et al.* Azithromycin-related toxic effects of digitoxin. *Br J Clin Pharmacol* 1998; **45:** 91–2.

抗肿瘤药 在5名同时给予氨鲁米特的患者身上观察到，洋地黄毒苷的清除率平均增长了109%。相互作用是由于氨鲁米特的肝酶诱导作用[1]

1. Lønning PE, *et al.* Effect of aminoglutethimide on antipyrine, theophylline, and digitoxin disposition in breast cancer. *Clin Pharmacol Ther* 1984; **36:** 796–802.

钙通道阻滞剂 10名患者在疗程中每日加用240mg的维拉帕米后，在2～3周内有8名洋地黄毒苷的稳态血药浓度平均上升了35%。洋地黄毒苷的机体总清除率和肾外清除率分别降低了27%和29%，而肾排泄没有改变。使用地尔硫䓬的10名患者中，有5名血浆洋地黄毒苷浓度平均增加了21%，但不被硝苯地平所升高[1]。

1. Kuhlman J. Effects of verapamil, diltiazem, and nifedipine on plasma levels and renal excretion of digitoxin. *Clin Pharmacol Ther* 1985; **38:** 667–73.

利尿药 据报道对8名使用口服维持剂量洋地黄毒苷的患者给予螺内酯至少10天，能缩短洋地黄毒苷的半衰期以及其在尿的原形消除[1]。然而，有报道在3名接受洋地黄毒苷疗法的健康受试者中给予螺内酯后洋地黄毒苷的半衰期有所增长[2]。此相互作用被认为临床重要性甚小。

1. Wirth KE, *et al.* Metabolism of digitoxin in man and its modification by spironolactone. *Eur J Clin Pharmacol* 1976; **9:** 345–54.
2. Carruthers SG, Dujovne CA. Cholestyramine and spironolactone and their combination in digitoxin elimination. *Clin Pharmacol Ther* 1980; **27:** 184–7.

药动学

洋地黄毒苷在胃肠道吸收快速而且完全。治疗范围的血浆浓度可以为10～35ng/ml，但个体差异较大。洋地黄毒苷与血浆蛋白质结合率超过90%。它从体内消除缓慢，在肝代谢。大多数的代谢产物无活性；主要的活性代谢产物是地高辛。洋地黄毒苷发生肠肝循环，主要以代谢产物经尿排泄。它也通过粪便被排泄，这条路径在肾损伤患者变成重要途径。洋地黄毒苷半衰期可达7天或更长。半衰期在肾损伤情况通常不变。

洋地黄毒苷的药动学可能受年龄和并发症影响（见下文用途和用法项下内容）。

用途和用法

洋地黄毒苷为强心苷，有正性肌力活性。它有与地高辛（见下文）相似的功能，用于一些心律失常（第1121页）和心力衰竭（第1127页）的治疗。

洋地黄毒苷是毛地黄苷类中最有效的一种，活性累积效应最明显。它的功能显现较其他的强心苷类慢，因此需要快速的洋地黄作用时，它不如地高辛适宜；在口服大约2h后效应明显，大约在12h才完全发挥效应。它的效应持续大约3星期之久。

正如地高辛下所述，用药量应根据患者个体需要仔细调整。洋地黄毒苷治疗性稳态血浆浓度为10～35ng/ml，更高的浓度可能伴有毒性。对成人，快速洋地黄化效果的方法为口服给药1～1.5mg，超过24h分次给药；缓慢洋地黄化可给予口服200μg，每日2次，连续4天。维持剂量为每日100～200μg，若隔日给药则为100μg。当呕吐或有其他情况妨碍口服给药时，也可以相同剂量缓慢静脉注射；日维持剂量为70～100μg。也可肌内注射，但可能会有刺激性。

儿童用法 儿童被发现对洋地黄毒苷有较成人更大的分布容量和更短的半衰期，尽管个体差异相当大。儿童的总体清除率较成人的增高是由于其更高的代谢清除率。20μg/kg的毛地黄化剂量耐受良好[1]。

1. Larsen A, Storstein L. Digitoxin kinetics and renal excretion in children. *Clin Pharmacol Ther* 1983; **33:** 717–26.

老年人用法 在单一剂量静脉注射洋地黄毒苷的研究中，老年受试者和年轻人的半衰期、表观分布容积和清除率并未发现不一致。由于半衰期长，在顺应性差的患

者中使用每周 1 次的剂量或许可行[1]。

1. Donovan MA, *et al.* The effect of age on digitoxin pharmacokinetics. *Br J Clin Pharmacol* 1981; **11:** 401–2.

在肾损伤中的用法 洋地黄毒苷的药动学在 5 名肾病综合征患者中有显著改变，洋地黄毒苷的表观分布容积增大，蛋白结合率降低。此类患者应较其他患者维持较低的血清洋地黄毒苷浓度，但是缩短的血清半衰期和肾对洋地黄毒苷及其具有心脏活性代谢物排泄的增加将需要更大的剂量[1]

1. Storstein L. Studies on digitalis VII: influence of nephrotic syndrome on protein binding, pharmacokinetics, and renal excretion of digitoxin and cardioactive metabolites. *Clin Pharmacol Ther* 1976; **20:** 158–66.

恶性肿瘤 洋地黄毒苷及其相关化合物在抗肿瘤方面显示出一些益处。

1. Haux J. Digitoxin is a potential anticancer agent for several types of cancer. *Med Hypotheses* 1999; **53:** 543–8.
2. Haux J, *et al.* Digitoxin medication and cancer: case control and internal dose-response studies. *BMC Cancer* 2001; **1:** 11.
3. Johansson S, *et al.* Cytotoxicity of digitoxin and related cardiac glycosides in human tumor cells. *Anticancer Drugs* 2001; **12:** 475–83.
4. López-Lázaro M, *et al.* Digitoxin inhibits the growth of cancer cell lines at concentrations commonly found in cardiac patients. *J Nat Prod* 2005; **68:** 1642–5.
5. López-Lázaro M. Digitoxin as an anticancer agent with selectivity for cancer cells: possible mechanisms involved. *Expert Opin Ther Targets* 2007; **11:** 1043–53.

制剂

BP 2010: Digitoxin Tablets;
USP 33: Digitoxin Injection; Digitoxin Tablets.

专利制剂

Austria: Digimerck; ***Belg.:*** Digitaline†; ***Braz.:*** Digitaline; ***Ger.:*** Coramedan†; Digimed; Digimerck; ***Gr.:*** Digitaline; ***Hung.:*** Digimerck; ***Swed.:*** Digitrin†; ***USA:*** Crystodigin.

Digoxin (*BAN, rINN*) 地高辛

Digoksiini; Digoksin; Digoksinas; Digoksyna; Digoxina; Digoxine; Digoxinum; Digoxosidum. 3β-[(*O*-2,6-Dideoxy-β-D-*ribo*-hexopyranosyl-(1→4)-*O*-2,6-dideoxy-β-D-*ribo*-hexopyranosyl-(1→4)-2,6-dideoxy-β-D-*ribo*-hexopyranosyl)oxy]-12β,14β-dihydroxy-5β-card-20(22)-enolide.

Дигоксин

$C_{41}H_{64}O_{14}$ = 780.9.

CAS — 20830-75-5.

ATC — C01AA05.

ATC Vet — QC01AA05.

UNII — 73K4184T59.

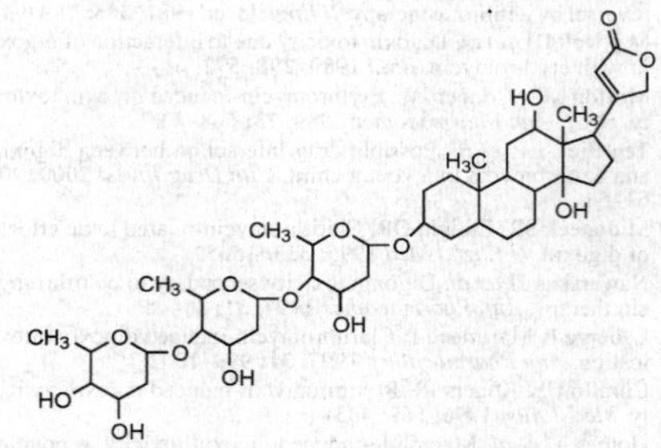

Pharmacopoeias. In *Chin., Eur.* (see p.vii), *Int., Jpn,* and *US.*

Ph. Eur. 6. 8 (Digoxin) 白色或类白色粉末或无色晶体。几乎不溶于水；微溶于乙醇；易溶于甲醇和二氯甲烷的等体积混合物。避光。

USP 33 (Digoxin) 从毛花洋地黄（玄参科）中提取的强心苷。无色至白色，无臭晶体或白色无臭结晶性粉末。几乎不溶于水和乙醚；微溶于稀乙醇和氯仿；易溶于吡啶。贮藏于密闭容器中。

不良反应

地高辛和其他强心苷普遍存在不良反应，因为治疗剂量和毒性剂量相距很近；尽管存在较大的个体差异，但地高辛血浆浓度超过 2ng/ml 就被认为提示患者处于特别风险下。已经有许多致死事故，尤因心脏毒性而致死。

恶心、呕吐和食欲缺乏等均在地高辛中毒或过量的早期症状之列；可能发生腹泻和腹痛。某些神经系统症状也是常见的地高辛过量表现，包括头痛、面神经痛，疲劳、虚弱、头晕、困倦、定向力障碍、精神错乱、梦魇，较少见的有谵妄、急性精神病和幻觉。有发生惊厥的报道。可能发生包括视物模糊在内的视觉障碍；对黄色物体或绿色、红色、褐色、蓝色或白色物体的色觉可能受影响。罕有超敏反应发生，但有血小板减少症的报道。强心苷可能有一定雌激素活性，偶有治疗剂量引起男子乳腺发育的情况。

地高辛快速静脉注射可能引起血管收缩和短暂性高血压。肌内或皮下注射能引起局部刺激。

最严重的不良反应为心脏的反应。毒性剂量可能引起心力衰竭或者加重其症状。常发生室上性或室性心律失常和传导障碍，在儿童中尤其常见，可能是过量的早期指征。大体上心律失常的发生和严重程度与基础心脏病的程度有关。继发任何类型的心律失常几乎都有可能，但是应特别注意室上性心动过速，尤其是有房室交界性传导阻滞和房性心动过速。室性心律失常包括期前收缩、窦房结阻滞，也可能发生窦性心动过缓和房室传导阻滞。

低钾血症易诱发地高辛的毒性；如果发生低钾血症，例如长期使用利尿药情况下，可以预测地高辛不良反应将发生。在急性地高辛过量使用中会发生高钾血症。

地高辛比毛地黄或洋地黄毒苷的半衰期短，故毒性作用会更快速消退。

地高辛毒性的主要参考文献如下。

1. Pentel PR, Salerno DM. Cardiac drug toxicity: digitalis glycosides and calcium-channel and β-blocking agents. *Med J Aust* 1990; **152:** 88–94.
2. Wells TG, *et al.* Age-related differences in digoxin toxicity and its treatment. *Drug Safety* 1992; **7:** 135–51.
3. Johnston GD. Adverse reaction profile: digoxin. *Prescribers' J* 1993; **33:** 29–35.
4. Kernan WN, *et al.* Incidence of hospitalization for digitalis toxicity among elderly Americans. *Am J Med* 1994; **96:** 426–31.
5. Li-Saw-Hee FL, Lip GYH. How safe is digoxin? *Adverse Drug React Bull* 1998; (Feb): 715–18.
6. Gittelman MA, *et al.* Acute pediatric digoxin ingestion. *Pediatr Emerg Care* 1999; **15:** 359–62.
7. López-Gómez D, *et al.* Intoxicación grave por digoxina: utilización exitosa del tratamiento clásico. *Rev Esp Cardiol* 2000; **53:** 471–2.
8. Ma G, *et al.* Electrocardiographic manifestations: digitalis toxicity. *J Emerg Med* 2001; **20:** 145–52.
9. Demiryürek AT, Demiryürek S. Cardiotoxicity of digitalis glycosides: roles of autonomic pathways, autacoids and ion channels. *Auton Autacoid Pharmacol* 2005; **25:** 35–52.
10. Bauman JL, *et al.* Mechanisms, manifestations, and management of digoxin toxicity in the modern era. *Am J Cardiovasc Drugs* 2006; **6:** 77–86.
11. Haynes K, *et al.* Declining public health burden of digoxin toxicity from 1991 to 2004. *Clin Pharmacol Ther* 2008; **84:** 90–4.

对血液的影响 少量使用地高辛的患者有发生血小板减少症的报道[1]。一项国际研究发现[2]，一些心血管用药，包括毛地黄苷（地高辛和醋地高辛）的应用与粒细胞缺乏症相关，尽管发生率不高。

1. George JN, *et al.* Drug-induced thrombocytopenia: a systematic review of published case reports. *Ann Intern Med* 1998; **129:** 886–90.
2. Kelly JP, *et al.* Risks of agranulocytosis and aplastic anemia in relation to the use of cardiovascular drugs: the international agranulocytosis and aplastic anemia study. *Clin Pharmacol Ther* 1991; **49:** 330–41.

对老年人的作用 老年患者可能对地高辛毒性特别易感，即使是在治疗量的血浆浓度下[1]也可发生毒性，在血浆地高辛达毒性浓度的老年患者中，报道的不良反应包括舞蹈症[2]、大量水样腹泻[3]和伴有发声困难的吞咽不能[4]。

1. Miura T, *et al.* Effect of aging on the incidence of digoxin toxicity. *Ann Pharmacother* 2000; **34:** 427–32.
2. Mulder LJMM, *et al.* Generalised chorea due to digoxin toxicity. *BMJ* 1988; **296:** 1262.
3. Andrews PA, Wilkinson PR. Diarrhoea as a side effect of digoxin. *BMJ* 1990; **301:** 1398.
4. Cordeiro MF, Arnold KG. Digoxin toxicity presenting as dysphagia and dysphonia. *BMJ* 1991; **302:** 1025.

超敏反应 强心苷的超敏反应很罕见，但是有皮肤反应的报道。1 名 86 岁男性静脉注射地高辛后发生了全身性的瘙痒症和红斑疹[1]。皮疹在地高辛片剂的激发试验中再次发生。

1. Martin SJ, Shah D. Cutaneous hypersensitivity reaction to digoxin. *JAMA* 1994; **271:** 1905.

不良反应的处置

急性中毒后，如果摄入地高辛在 1h 以内可考虑用洗胃法。可重复给予活性炭以减少强心苷的吸收和肠肝循环，而考来烯胺和考来替泊也曾被尝试。以血液透析或腹膜透析法去除强心苷的尝试通常是无效的，血液灌流法的价值尚有争论。呋塞米的强效利尿作用在此情况下通常无效，而可能是危险的；使用此类强利尿药可能产生严重的电解质失衡后果。

急慢性中毒后的心脏毒性，应该在心电图监控之下治疗并且应该监测血清电解质。抗心律失常药的治疗可能是必需的，应根据特定的心律失常类型决定（见第1121页）。阿托品静脉注射以矫正心动过缓并用于心脏传导阻滞患者中。如果阿托品无效，则有必要进行起搏。在肾功能正常且没有心脏传导阻滞的情况下，可给予低钾血患者氯化钾。血钾正常患者可给予钾盐，但是需要谨慎，因为高钾血症可快速地发生。其他的电解质失衡也应该被矫正。

在大幅度过量时可发生进行性高钾血症，如不逆转将危及生命。这时给予胰岛素和葡萄糖，如果高钾血症无改善，可尝试用透析。危及生命的大幅度过量已经被地高辛特异性抗体片段成功治疗（第1386页）。

对于慢性中毒的处理只需要暂时停用地高辛或其他的强心苷即可，后续剂量依照患者的需要而调整。血清电解质水平应该被测量，而且应进行心电图检测。应给予四氯噻嗪以矫正低钾血症。

1. Allen NM, Dunham GD. Treatment of digitalis intoxication with emphasis on the clinical use of digoxin immune Fab. *DICP Ann Pharmacother* 1990; **24:** 991–8.
2. Dick M, *et al.* Digitalis intoxication recognition and management. *J Clin Pharmacol* 1991; **31:** 444–7.
3. Critchley JAJH, Critchley LAH. Digoxin toxicity in chronic renal failure: treatment by multiple dose activated charcoal intestinal dialysis. *Hum Exp Toxicol* 1997; **16:** 733–5.
4. Kirrane BM, *et al.* Inconsistent approach to the treatment of chronic digoxin toxicity in the United States. *Hum Exp Toxicol* 2009; **28:** 285–92.
5. Bilbault P, *et al.* Emergency step-by-step specific immunotherapy in severe digoxin poisoning: an observational cohort study. *Eur J Emerg Med* 2009; **16:** 145–9.

注意事项

地高辛通常忌用于肥厚性梗阻型心肌病患者，除非有严重的心力衰竭，因为它能加重流出道梗阻。同样忌用于 Wolff-Parkinson-White 综合征或其他有明显旁道，尤其是伴有心房颤动的患者，因可预计出现室性心动过速和纤维性颤动。虽然地高辛可用于治疗室上性心律失常，但它不是一种对任何形式室性心律失常均适合的药物。

地高辛毒性很普遍，可能起因于升高的血浆浓度或对地高辛敏感性的增强，而几乎任何的心脏或循环恶化都可能增加机体的地高辛敏感性；对所有心血管疾病的患者，它的使用都应该谨慎。应该留意地高辛中毒的前兆，心率通常应该维持在每分钟 60 次以上。毒性可能起因于过快给予负荷剂量和维持剂量的蓄积毒性以及急性中毒。即使静脉注射给药，反应也可能在数小时后出现，因此持续的心动过速不能作为使用超过推荐静脉注射剂量的理由。

地高辛用于部分心脏传导阻滞的患者应谨慎，因可能诱发完全的心脏传导阻滞；它也应该慎用于窦房结病变患者。对急性心肌炎（如风湿性心肌炎）患者，急性心肌梗死和高度心力衰竭患者及严重肺部疾病者也需要谨慎；因为在这些情况下，心肌敏感性增强。地高辛也能提高正接受心脏复律患者发生心律失常的可能性；如可能，应在进行手术 1～2 天前停药。如果必须进行心脏复律而地高辛已经给药，则必需使用低能量脉冲。

电解质失衡可能影响对地高辛的敏感性，甲状腺功能障碍也是如此。地高辛的效应可被低钾血症、低镁血症、高钙血症、缺氧和甲状腺功能减退症增强，可能需要减少剂量直到这些情况得以矫正。在甲状腺功能亢进症患者中可能发生对地高辛效应的抗拮。对在之前的 2～3 周之内接受过地高辛或其他强心苷的患者，给予地高辛应该谨慎，并酌情降低剂量。

对肾功能缺陷患者、老年人和早产儿，地高辛剂量通常应该减少，并对血浆地高辛浓度加以监测（见下文**用途和用法**）。

哺乳 研究[1,2]显示地高辛在乳汁中有分布，但认为分布量很小，不足以对小儿产生效应。在母亲正在接受地高辛的母乳喂养的婴儿身上没有发现不良反应，因此 American Academy of Pediatrics 认为[3]其通常与哺乳是相容的。

1. Levy M, *et al.* Excretion of drugs in human milk. *N Engl J Med* 1997; **297:** 789.
2. Chan V, *et al.* Transfer of digoxin across the placenta and into breast milk. *Br J Obstet Gynaecol* 1978; **85:** 605–9.
3. American Academy of Pediatrics. The transfer of drugs and other chemicals into human milk. *Pediatrics* 2001; **108:** 776–89. [Retired May 2010] Correction. *ibid.*; 1029. Also available at: http://aappolicy.aappublications.org/cgi/content/full/pediatrics%3b108/3/776 (accessed 06/07/04)

胃肠道疾病 有吸收障碍综合征或接受过小肠切除术的患者，由于药物析出不充分而减少对地高辛片剂的吸收，在后一种情况下推荐使用地高辛的液体剂型[1]。然而，地高辛酏剂在小肠切除术患者[2]只有 40%～60%吸收，相比之下胃肠功能正常者吸收可达约 80%，提示经过切除术的患者需要稍微增大地高辛的口服维持剂量。在另 1 名经历了相似的切除术的患者[3]，服用任何形式的口服制剂均未达到治疗水平血浆地高辛浓度。

1. Kumer KP, *et al.* Perspectives on digoxin absorption from small bowel resections. *Drug Intell Clin Pharm* 1983; **17:** 121–3.
2. Vetticaden SJ, *et al.* Digoxin absorption in a patient with short-bowel syndrome. *Clin Pharm* 1986; **5:** 62–4.
3. Ehrenpreis ED, *et al.* Malabsorption of digoxin tablets, gel caps, and elixir in a patient with an end jejunostomy. *Ann Pharmacother* 1994; **28:** 1239–40.

心脏手术 接受心脏外科手术的患者表现出了对地高辛毒性更高的敏感性，如此一来发生心律失常的危险也增大了[1]。在冠状动脉旁路移植术后心律失常的预防上，没有发现地高辛[2]优于安慰剂组的效果，事实上在2例患者中还诱发了室上性心律失常。尽管血清地高辛定量控制在了0～2.8ng/ml，术后仍然发生了心律失常，并有地高辛中毒[1]；因此，心律失常的发生既可能是外科手术，也可能是对地高辛敏感性的增加所致。

1. Rose MR, *et al.* Arrhythmias following cardiac surgery: relation to serum digoxin levels. *Am Heart J* 1975; **89:** 288–94.
2. Weiner B, *et al.* Digoxin prophylaxis following coronary artery bypass surgery. *Clin Pharm* 1986; **5:** 55–8.

地高辛含量测定的干扰 在新生儿和肝或肾脏功能障碍患者体内存在内源性地高辛类似物质，这些物质可能对地高辛化验值结果升高或假阳性结果负责[1]，某些患者可能有与含量测定系统反应的抗体，因此产生假性增高的化验结果[2]。

一些药品也可能干扰血浆地高辛的含量测定：这些药物包括泼尼松龙[1]和人参[3]。1名老年男性在食用西伯利亚参（*Eleutherococcus senticosus*）后血清地高辛浓度升高（但是没有地高辛中毒的迹象）。然而，即使停止使用地高辛，血药浓度仍保持在较高的值，只有在停止食用西伯利亚参后才回复到治疗浓度。西伯利亚参包含（刺）五加苷，这种物质在化学上与地高辛等强心苷有联系，含量测定中测量的可能是地高辛和这些化合物，或它们的衍生物。虽然有提示称，这种反应可能是由于其置换了与之无关的心脏毒性全草杠柳海螵蛸（*Periploca sepium*）[4]，在体内和体外试验中[5]，人参和西伯利亚参都显示能干扰地高辛含量测定。螺内酯可能干扰地高辛含量测定，但是也可能改变地高辛浓度的浓度（见下文**药物相互作用**项下**利尿药**）。

1. Yosselson-Superstine S. Drug interferences with plasma assays in therapeutic drug monitoring. *Clin Pharmacokinet* 1984; **9:** 67–89.
2. Liendo C, *et al.* A new interference in some digoxin assays: anti-murine heterophilic antibodies. *Clin Pharmacol Ther* 1996; **60:** 593–8.
3. McRae S. Elevated serum digoxin levels in a patient taking digoxin and Siberian ginseng. *Can Med Assoc J* 1996; **155:** 293–5.
4. Awang DVC. Siberian ginseng toxicity may be case of mistaken identity. *Can Med Assoc J* 1996; **155:** 1237.
5. Dasgupta A, *et al.* Effect of Asian and Siberian ginseng on serum digoxin measurement by five digoxin immunoassays: significant variation in digoxin-like immunoreactivity among commercial ginsengs. *Am J Clin Pathol* 2003; **119:** 298–303.

妊娠 有相当多的证据表明地高辛可自由越过胎盘屏障，在新生儿和母亲中血清地高辛的浓度范围相似。没有注意到地高辛对胎儿或婴儿有重要的不良反应，虽然在孕妇中有因毛地黄毒性而导致的对胎儿不利效应，包括死胎的报道。患心脏病的母体接受毛地黄治疗有时可能导致新生儿体重过低，对这一点有些关注，但是基础心脏病可能起了很重要的作用[1]。孕妇和新生儿血清中内源性洋地黄样免疫性物质的存在可使地高辛化验的结果变得难以解读。在一项研究中[2]，发现脐带血中存在内源性洋地黄样免疫高聚物，提示其可能是在分娩过程中合成的，如果是这种情况，那么地高辛的胎盘转移可能被过度评价了。

1. Rotmensch HH, *et al.* Management of cardiac arrhythmias during pregnancy: current concepts. *Drugs* 1987; **33:** 623–33.
2. Lupoglazoff JM, *et al.* Endogenous digoxin-like immunoreactivity during pregnancy and at birth. *Br J Clin Pharmacol* 1993; **35:** 251–4.

药物相互作用

地高辛和能改变它吸收，干扰它的排泄或对心肌膜有累加效应的药物之间可能存在相互作用。引起电解质紊乱的药品能增加强心苷毒性的危险。噻嗪类利尿药和襻利尿药引起低钾血症以及低镁血症，可能导致心律失常。其他能引起低钾血症的因素包括使用皮质激素、β_2受体激动剂（如沙丁胺醇）、两性霉素B、聚磺苯乙烯、甘珀酸和透析。血钙过高也可能增加毒性，接受强心苷的患者最好避免使用静脉注射的钙盐。血清地高辛浓度可被奎尼定、胺碘酮、决奈达隆和普罗帕酮大大增加，因此使用这些药物时可能需要减少地高辛的剂量。其他对心肌肌层有累加作用的抗心律失常药物可能增加不良反应的发生；β受体阻滞剂能增强地高辛带来的心动过缓。钙通道阻滞剂可能增加地高辛浓度。

地高辛是P糖蛋白的一种底物，因此它会与作用于P糖蛋白的药物发生相互作用（见下文**药动学**项下**代谢和排泄**。

1. Rodin SM, Johnson BF. Pharmacokinetic interactions with digoxin. *Clin Pharmacokinet* 1988; **15:** 227–44.
2. Magnani B, Malini PL. Cardiac glycosides: drug interactions of clinical significance. *Drug Safety* 1995; **12:** 97–109.

ACEI 虽然有报道称严重的慢性心力衰竭患者使用卡托普利后血清地高辛的浓度增加了[1]，但其他的研究没能证实这一点[2,3]。对其他各种ACEI的研究也没能表现出它们对血清地高辛有显著影响。然而，ACEI可能引起肾功能的衰退，而这可能因地高辛排泄受损而带来血清地高辛浓度增加[4]。

1. Cleland JGF, *et al.* Interaction of digoxin and captopril. *Br J Clin Pharmacol* 1984; **17:** 214P.
2. Magelli C, *et al.* Lack of effect of captopril on serum digoxin in congestive heart failure. *Eur J Clin Pharmacol* 1989; **36:** 99–100.
3. Rossi GP, *et al.* Effect of acute captopril administration on digoxin pharmacokinetics in normal subjects. *Curr Ther Res* 1989; **46:** 439–44.
4. Mignat C, Unger T. ACE inhibitors: drug interactions of clinical significance. *Drug Safety* 1995; **12:** 334–47.

α受体阻滞剂 有报道称哌唑嗪[1]能提高接受维持剂量地高辛患者的血清地高辛平均浓度。

1. Çopur S, *et al.* Effects of oral prazosin on total plasma digoxin levels. *Fundam Clin Pharmacol* 1988; **2:** 13–17.

血管紧张素Ⅱ受体拮抗药 一项对健康受试者的研究[1]表明，替米沙坦能增加血清地高辛峰浓度，但是谷浓度未受影响，因而提示不大可能有临床重要性。地高辛与氯沙坦[2]或依普沙坦[3]同用于健康受试者未见相互作用。

1. Stangier J, *et al.* The effect of telmisartan on the steady-state pharmacokinetics of digoxin in healthy male volunteers. *J Clin Pharmacol* 2000; **40:** 1373–9.
2. de Smet M, *et al.* Effect of multiple doses of losartan on the pharmacokinetics of single doses of digoxin in healthy volunteers. *Br J Clin Pharmacol* 1995; **40:** 571–5.
3. Martin DE, *et al.* Lack of effect of eprosartan on the single dose pharmacokinetics of orally administered digoxin in healthy male volunteers. *Br J Clin Pharmacol* 1997; **43:** 661–4.

抗心律失常药 胺碘酮 地高辛与胺碘酮之间相互作用引起血浆地高辛浓度增加，几种情况下都有此类报道[1～5]，浓度可能翻倍[5]。儿童接受胺碘酮疗法期间地高辛的血清浓度增加68%～800%的事例有见报道[2]。相互作用不单是因为尿中排泄的减少[3,4]，好像有剂量关联性。使用胺碘酮时推荐[1,6]将地高辛的初始剂量减半。

1. Moysey JO, *et al.* Amiodarone increases plasma digoxin concentrations. *BMJ* 1981; **282:** 272.
2. Koren G, *et al.* Digoxin toxicity associated with amiodarone therapy in children. *J Pediatr* 1984; **104:** 467–70.
3. Douste-Blazy P, *et al.* Influence of amiodarone on plasma and urine digoxin concentrations. *Lancet* 1984; **i:** 905.
4. Mingardi G. Amiodarone and plasma digoxin levels. *Lancet* 1984; **i:** 1238.
5. Johnston A, *et al.* The digoxin-amiodarone interaction. *Br J Clin Pharmacol* 1987; **24:** 253P.
6. Naccarelli GV, *et al.* Adverse effects of amiodarone: pathogenesis, incidence and management. *Med Toxicol Adverse Drug Exp* 1989; **4:** 246–53.

丙吡胺 对健康受试者[1,2]，丙吡胺对地高辛的药动学未表现有临床意义的影响。但有报道称其能影响地高辛的心血管作用[1]。

1. Elliott HL, *et al.* Pharmacodynamic and pharmacokinetic evaluation of the interaction between digoxin and disopyramide. *Br J Clin Pharmacol* 1982; **14:** 141P.
2. Risler T, *et al.* On the interaction between digoxin and disopyramide. *Clin Pharmacol Ther* 1983; **34:** 176–80.

氟卡尼 对15名接受地高辛的健康受试者给予每日2次氟卡尼200mg，使给药前地高辛浓度平均增加了24%，给药后6h的浓度平均增加了13%[1]。认为在大部分情形这些血浆地高辛浓度的增加不会导致临床问题，但是对有较高血浆地高辛浓度或房室结功能障碍患者应该加以注意。

1. Weeks CE, *et al.* The effect of flecainide acetate, a new antiarrhythmic, on plasma digoxin levels. *J Clin Pharmacol* 1986; **26:** 27–31.

普罗帕酮 同时给予普罗帕酮时，有浓度增加的报道[1～4]。相互作用的程度个体差异性较大；有血清地高辛浓度的增加达254%的报道。如果地高辛和普罗帕酮一起给药，地高辛的剂量应该减少，同时应监测血清地高辛浓度。

1. Nolan PE, *et al.* Effects of coadministration of propafenone on the pharmacokinetics of digoxin in healthy volunteer subjects. *J Clin Pharmacol* 1989; **29:** 46–52.
2. Calvo MV, *et al.* Interaction between digoxin and propafenone. *Ther Drug Monit* 1989; **11:** 10–15.
3. Zalzstein E, *et al.* Interaction between digoxin and propafenone in children. *J Pediatr* 1990; **116:** 310–12.
4. Bigot M-C, *et al.* Serum digoxin levels related to plasma propafenone levels during concomitant treatment. *J Clin Pharmacol* 1991; **31:** 521–6.

奎尼丁 奎尼丁在几乎所有的合用两药的患者都引起血清地高辛浓度的升高[1～3]。地高辛的血清浓度可能被增加达500%，但通常约翻倍[1]。可能发生地高辛中毒的体征和症状，虽然一些工作人员[4]已经提议这些可能解释为两药的累加效应，而非血清地高辛的浓度升高的结果。相互作用的确切机制尚不很清楚，但是已经发现地高辛的肾性和非肾清除率明显降低[5]。地高辛的分布容积也可减少[2]，反映了其与组织结合受限，全身活性增大[1]。对将要接受奎尼丁的洋地黄治疗患者，通常推荐将地高辛剂量减半[2]。而且应该监测血清地高辛的浓度，尤其在最初1～2周，在此之后应该能够达到新的稳定地高辛浓度[2]。

1. Bigger JT, Leahey EB. Quinidine and digoxin: an important interaction. *Drugs* 1982; **24:** 229–39.
2. Pedersen KE. Digoxin interactions: the influence of quinidine and verapamil on the pharmacokinetics and receptor binding of digitalis glycosides. *Acta Med Scand* 1985; **697** (suppl): 1–40.
3. Mordel A, *et al.* Quinidine enhances digitalis toxicity at therapeutic serum digoxin levels. *Clin Pharmacol Ther* 1993; **53:** 457–62.
4. Walker AM, *et al.* Drug toxicity in patients receiving digoxin and quinidine. *Am Heart J* 1983; **105:** 1025–8.
5. Hedman A, *et al.* Interactions in the renal and biliary elimination of digoxin: stereoselective difference between quinine and quinidine. *Clin Pharmacol Ther* 1990; **47:** 20–6.

维拉帕米 维拉帕米与地高辛相互作用的讨论，见下文**钙通道阻滞剂**项下内容。

抗菌药 约10%的接受地高辛的患者可将40%或更多的药物代谢为无活性的代谢产物[1]。肠菌群对这一过程的作用很大，患者应用红霉素或四环素等抗菌药能减少这一代谢过程，导致血清浓度的升高[2]。地高辛毒性报道见于洋地黄治疗的患者使用红霉素[3,4]、阿奇霉素[5]、克拉霉素[6～8]和罗红霉素[9]时。一项以加拿大人口为基础的病例对照研究，它研究了地高辛与大环内酯类药物相关治疗的中毒危险，研究发现地高辛与克拉霉素合用时，危险最大（大约15倍），与红霉素和阿奇霉素合用的危险最小（危险增加4倍）[10]。现认为[5～11]大环内酯类抗菌药亦能抑制P糖蛋白介导的肾小管分泌作用。口服新霉素可能通过减少吸收而降低其血清浓度。

利福平（异福酰胺片）可能通过诱导地高辛的代谢而减少血清洋地黄毒苷浓度（见第1214页），虽然一项在健康受试者的研究[12]提示这一减少可能更多归因于对肠内P糖蛋白的诱导。地高辛主要以原形经尿排出，但在2例依赖透析的患者，利福平的使用增加了地高辛需要量[13]。当利福平停药后地高辛需求量下降了约50%。

1. Doherty JE. A digoxin-antibiotic drug interaction. *N Engl J Med* 1981; **305:** 827–8.
2. Lindenbaum J, *et al.* Inactivation of digoxin by the gut flora: reversal by antibiotic therapy. *N Engl J Med* 1981; **305:** 789–94.
3. Maxwell DL, *et al.* Digoxin toxicity due to interaction of digoxin with erythromycin. *BMJ* 1989; **298:** 572.
4. Morton MR, Cooper JW. Erythromycin-induced digoxin toxicity. *DICP Ann Pharmacother* 1989; **23:** 668–70.
5. Ten Eick AP, *et al.* Possible drug interaction between digoxin and azithromycin in a young child. *Clin Drug Invest* 2000; **20:** 61–64.
6. Midoneck SR, Etingin OR. Clarithromycin-related toxic effects of digoxin. *N Engl J Med* 1995; **333:** 1505.
7. Nawarskas JJ, *et al.* Digoxin toxicity secondary to clarithromycin therapy. *Ann Pharmacother* 1997; **31:** 864–6.
8. Laberge P, Martineau P. Clarithromycin-induced digoxin intoxication. *Ann Pharmacother* 1997; **31:** 999–1002.
9. Corallo CE, Rogers IR. Roxithromycin-induced digoxin toxicity. *Med J Aust* 1996; **165:** 433–4.
10. Gomes T, *et al.* Macrolide-induced digoxin toxicity: a population-based study. *Clin Pharmacol Ther* 2009; **86:** 383–6.
11. Wakasugi H, *et al.* Effect of clarithromycin on renal excretion of digoxin: interaction with P-glycoprotein. *Clin Pharmacol Ther* 1998; **64:** 123–8.
12. Greiner B, *et al.* The role of intestinal P-glycoprotein in the interaction of digoxin and rifampin. *J Clin Invest* 1999; **104:** 147–53.
13. Gault H, *et al.* Digoxin-rifampin interaction. *Clin Pharmacol Ther* 1984; **35:** 750–4.

抗抑郁药 在一项对健康受试者的研究中[1]，地高辛与一种圣约翰草的提取物为期10天的联合应用造成了血浆地高辛浓度的明显下降。有提示其相互作用可能是由于对P-糖蛋白转运载体的诱导。一项对健康男性受试者的研究[2]中，奈法唑酮增加了稳态血浆地高辛的浓度大约30%，但是并没有不良反应或临床效应发生。然而，由于地高辛的有效药物浓度范围较窄，建议同时使用奈法唑酮的患者应监测血药浓度。对曲唑酮也有同样的建议。

1名使用地高辛的患者在开始服用帕罗西汀不久就出地高辛中毒现象，表现为血清地高辛浓度升高[3]。然而帕罗西汀与地高辛的作用遭到了质疑[4,5]。

1. Johne A, *et al.* Pharmacokinetic interaction of digoxin with an herbal extract from St John's wort (Hypericum perforatum). *Clin Pharmacol Ther* 1999; **66:** 338–45.

2. Dockens RC, *et al.* Assessment of pharmacokinetic and pharmacodynamic drug interactions between nefazodone and digoxin in healthy male volunteers. *J Clin Pharmacol* 1996; **36:** 160–7.
3. Yasui-Furukori N, Kaneko S. Digitalis intoxication induced by paroxetine co-administration. *Lancet* 2006; **367:** 788.
4. Bateman DN, *et al.* Digitalis intoxication induced by paroxetine co-administration. *Lancet* 2006; **368:** 1962–3.
5. Hallberg P, Melhus H. Digitalis intoxication induced by paroxetine co-administration. *Lancet* 2006; **368:** 1963.

抗糖尿病药 亚治疗浓度的血浆地高辛见于1例接受阿卡波糖和地高辛的糖尿病女性[1]。当停止阿卡波糖时地高辛的血浆浓度增加到了治疗浓度。在健康受试者中的一项研究[2]表明相互作用基于阿卡波糖对地高辛吸收的抑制作用。

1. Serrano JS, *et al.* A possible interaction of potential clinical interest between digoxin and acarbose. *Clin Pharmacol Ther* 1996; **60:** 589–92.
2. Miura T, *et al.* Impairment of absorption of digoxin by acarbose. *J Clin Pharmacol* 1998; **38:** 654–7.

抗癫痫药 6名使用地高辛和醋地高辛的健康受试者同时服用苯妥英，7天后引起了血清地高辛稳态浓度的显著降低[1]，地高辛总清除率平均增加了27%，清除半衰期平均减少了30%[2]。这一个相互作用可能对洋地黄毒苷更为明显，因为洋地黄毒苷更多依赖于肝的消除。

一项对12名受试者的开放研究[2]的简短报道指出，当同时使用托吡酯后地高辛生物利用度有一个轻度但有意义的下降，虽然地高辛的半衰期和肾清除率似乎没有被影响。

1. Rameis H. On the interaction between phenytoin and digoxin. *Eur J Clin Pharmacol* 1985; **29:** 49–53.
2. Liao S, Palmer M. Digoxin and topiramate drug interaction study in male volunteers. *Pharm Res* 1993; **10** (suppl): S405.

抗真菌药 2名接受地高辛的男性被给予伊曲康唑时，出现了地高辛中毒的症状和体征，血清地高辛的浓度升高[1,2]。进一步的病例报道[3]提示相互作用是由于给予地高辛后的肾清除率的降低。

当两性霉素B与地高辛同时给药时，可产生低钾血症引起的不良反应。

1. Rex J. Itraconazole–digoxin interaction. *Ann Intern Med* 1992; **116:** 525.
2. Alderman CP, Jersmann HPA. Digoxin–itraconazole interaction. *Med J Aust* 1993; **159:** 838–9.
3. Alderman CP, Allcroft PD. Digoxin-itraconazole interaction: possible mechanisms. *Ann Pharmacother* 1997; **31:** 438–40.

抗疟药 在6名给予硫酸奎宁的受试者中，地高辛静脉注射后的总体清除率降低了26%，主要通过降低非肾途径的清除率[1]。地高辛经尿排泄的增加与其非肾清除的减少相一致，可能归因于地高辛代谢或胆汁分泌的变化。奎宁将地高辛的平均消除半衰期从34.2h增加到51.8h，但是并不一致地改变分布容积。

因为类风湿关节炎，在2名接受地高辛长期治疗的女性加用羟氯喹，观察到血浆地高辛浓度的增加，但未见中毒症状[2]。

1. Wandell M, *et al.* Effect of quinine on digoxin kinetics. *Clin Pharmacol Ther* 1980; **28:** 425–30.
2. Leden I. Digoxin–hydroxychloroquine interaction? *Acta Med Scand* 1982; **211:** 411–12.

抗肿瘤药 一项对接受抗肿瘤药治疗的患者的研究[1]发现，地高辛片剂的吸收平均减少了46.5%，而地高辛液体胶囊的吸收无明显改变。另外一项对相似患者的研究[2]发现给予醋地高辛后，地高辛的稳态浓度降低了，但洋地黄毒苷浓度可以保持不变。一般认为相互作用是因为胃肠黏膜的损坏减少了毛地黄苷的吸收，故对这些患者偏向选择液体胶囊剂或洋地黄毒苷。

来那度胺的注册药品信息称其可增加地高辛的血浆暴露，推荐监测地高辛浓度。

1. Bjornsson TD, *et al.* Effects of high-dose cancer chemotherapy on the absorption of digoxin in two different formulations. *Clin Pharmacol Ther* 1986; **39:** 25–8.
2. Kuhlmann J. Inhibition of digoxin absorption but not of digitoxin during cytostatic drug therapy. *Arzneimittelforschung* 1982; **32:** 698–704.

抗甲状腺药 10名健康受试者口服单一剂量卡比马唑后有9人的血清地高辛峰浓度降低了，然而第10名受试者，相应的浓度反有所升高[1]。与抗甲状腺药物合用同样需要谨慎，因为甲状腺功能的变化便可独立地影响机体对地高辛的敏感度（见上文**注意事项**）。

1. Rao BR, *et al.* Influence of carbimazole on serum levels and haemodynamic effects of digoxin. *Clin Drug Invest* 1997; **13:** 350–4.

抗病毒药 1名对地高辛稳定且耐受拉米夫定和抗HIV感染药印地那韦与司他夫定的女性，在治疗中加入利托那韦3天后发生了地高辛中毒症状[1]，有建议认为相互作用可能归因于利托那韦对P糖蛋白转运系统的抑制作用。一项药动学研究[2]显示，利托那韦对地高辛的肾清除有显著抑制作用，似乎支持这一说法。

1. Phillips EJ, *et al.* Digoxin toxicity and ritonavir: a drug interaction mediated through p-glycoprotein? *AIDS* 2003; **17:** 1577–8.
2. Ding R, *et al.* Substantial pharmacokinetic interaction between digoxin and ritonavir in healthy volunteers. *Clin Pharmacol Ther* 2004; **76:** 73–84.

苯二氮䓬类 在同时使用了地西泮[1]和阿普唑仑[2,3]的患者中同样有血清地高辛浓度升高的报道。这些苯二氮䓬类降低了地高辛的清除率。

1. Castillo-Ferrando JR, *et al.* Digoxin levels and diazepam. *Lancet* 1980; **ii:** 368.
2. Tollefson G, *et al.* Alprazolam-related digoxin toxicity. *Am J Psychiatry* 1984; **141:** 1612–14.
3. Guven H, *et al.* Age-related digoxin-alprazolam interaction. *Clin Pharmacol Ther* 1993; **54:** 42–4.

$β_2$ 受体激动剂 对健康受试者，沙丁胺醇的单次静脉注射[1,2]或口服[3]剂量被报道可分别减少稳态的血清地高辛浓度16%和22%。虽然沙丁胺醇对骨骼中的地高辛浓度没有明显的影响，通常认为与骨骼肌结合率的升高可解释这一相互作用。沙丁胺醇等$β_2$受体激动剂也能引起低钾血症，后者可能增加对地高辛引发的心律失常的易感性。

1. Edner M, Jogestrand T. Effect of salbutamol on digoxin concentration in serum and skeletal muscle. *Eur J Clin Pharmacol* 1989; **36:** 235–8.
2. Edner M, *et al.* Effect of salbutamol on digoxin pharmacokinetics. *Eur J Clin Pharmacol* 1992; **42:** 197–201.
3. Edner M, Jogestrand T. Oral salbutamol decreases serum digoxin concentration. *Eur J Clin Pharmacol* 1990; **38:** 195–7.

β受体阻滞剂 β受体阻滞剂可增加地高辛的心脏传导阻滞和心律失常的风险。此外，据报道卡维地洛[1~3]能增加地高辛的血浆浓度，虽然效应小且在临床上并不重要。然而，一项对8名儿童（年龄从2周～7.8岁）的研究[4]发现地高辛的清除率几乎被卡维地洛减半，有2名儿童发生了地高辛中毒。有报道称他林洛尔可增加地高辛的生物利用度[5]。

1. Grunden JW, *et al.* Augmented digoxin concentrations with carvedilol dosing in mild-moderate heart failure. *Am J Ther* 1994; **1:** 157–161.
2. Wermeling DP, *et al.* Effects of long-term oral carvedilol on the steady-state pharmacokinetics of oral digoxin in patients with mild to moderate hypertension. *Pharmacotherapy* 1994; **14:** 600–6.
3. De Mey C, *et al.* Carvedilol increases the systemic bioavailability of oral digoxin. *Br J Clin Pharmacol* 1990; **29:** 486–90.
4. Ratnapalan S, *et al.* Digoxin-carvedilol interactions in children. *J Pediatr* 2003; **142:** 572–4.
5. Westphal K, *et al.* Oral bioavailability of digoxin is enhanced by talinolol: evidence for involvement of intestinal P-glycoprotein. *Clin Pharmacol Ther* 2000; **68:** 6–12.

钙通道阻滞剂 对地高辛和钙通道阻滞剂相互作用的研究似乎表明维拉帕米能使血浆地高辛浓度升高70%[1~3]。硝苯地平的效应尚不明确。尽管有报道[1]称它能使血浆地高辛的浓度升高45%，其他的研究[4,5]报道表明没有增加或增加极少，相互作用对大部分患者来说没有临床意义。与地高辛或甲地高辛和地尔硫䓬相互作用的研究也产生了不一致的结果。有报道称血浆地高辛浓度升高20%和59%[6,7]，且甲地高辛的浓度升高达51%[7]。然而，其他的研究[8,9]没有显示地尔硫䓬诱导地高辛药动学或血浆浓度变化。据报道苄普地尔[10]、戈洛帕米[1]、尼索地平[11]和尼群地平[12]均能提高血浆地高辛浓度。苄普地尔使血药浓度升高34%，建议应将使用此药的患者置于严密监视下。据报道非洛地平[13,14]和伊拉地平[3]均能增加血清地高辛的峰浓度，但是稳态地高辛浓度不受影响，此相互作用似乎没有临床意义。

钙通道阻滞剂与地高辛相互作用的机制尚未完全理解，但可能与地高辛的肾性和非肾清除有关。钙通道阻滞剂与地高辛的药效学作用可能也是附加因素。

1. Belz GG, *et al.* Interaction between digoxin and calcium antagonists and antiarrhythmic drugs. *Clin Pharmacol Ther* 1983; **33:** 410–17.
2. Pedersen KE, *et al.* Influence of verapamil on the inotropism and pharmacokinetics of digoxin. *Eur J Clin Pharmacol* 1983; **25:** 199–206.
3. Rodin SM, *et al.* Comparative effects of verapamil and isradipine on steady-state digoxin kinetics. *Clin Pharmacol Ther* 1988; **43:** 668–72.
4. Schwartz JB, Migliore PJ. Effect of nifedipine on serum digoxin concentration and renal digoxin clearance. *Clin Pharmacol Ther* 1984; **36:** 19–24.
5. Kleinbloesem CH, *et al.* Interactions between digoxin and nifedipine at steady state in patients with atrial fibrillation. *Ther Drug Monit* 1985; **7:** 372–6.
6. Rameis H, *et al.* The diltiazem-digoxin interaction. *Clin Pharmacol Ther* 1984; **36:** 183–9.
7. Oyama Y, *et al.* Digoxin-diltiazem interaction. *Am J Cardiol* 1984; **53:** 1480–1.
8. Beltrami TR, *et al.* Lack of effects of diltiazem on digoxin pharmacokinetics. *J Clin Pharmacol* 1985; **25:** 390–2.
9. Elkayam U, *et al.* Effect of diltiazem on renal clearance and serum concentration of digoxin in patients with cardiac disease. *Am J Cardiol* 1985; **55:** 1393–5.
10. Belz GG, *et al.* Digoxin and bepridil: pharmacokinetic and pharmacodynamic interactions. *Clin Pharmacol Ther* 1986; **39:** 65–71.
11. Kirch W, *et al.* Influence of nisoldipine on haemodynamic effects and plasma levels of digoxin. *Br J Clin Pharmacol* 1986; **22:** 155–9.
12. Kirch W, *et al.* Nitrendipine increases digoxin plasma levels dose dependently. *J Clin Pharmacol* 1986; **26:** 553.
13. Rehnqvist N, *et al.* Pharmacokinetics of felodipine and effect on digoxin plasma levels in patients with heart failure. *Drugs* 1987; **34** (suppl 3): 33–42.
14. Dunselman PHJM, *et al.* Digoxin-felodipine interaction in patients with congestive heart failure. *Eur J Clin Pharmacol* 1988; **35:** 461–5.

利尿药 对6名健康受试者注射单次剂量的阿米洛利后，增加了地高辛的肾清除率并降低了其肾外清除率[1]。阿米洛利同样抑制地高辛诱导的正性肌力作用，但这一点对心脏病患者的临床意义未知。一项进一步的研究[2]没有证实这个效应。

据报道螺内酯及其代谢产物可干扰放射免疫分析法和荧光偏振免疫测定法进行的血清地高辛检测，造成测量结果假性升高[3,4]。对地高辛含量测定的干扰既非一贯的，也不可预期，假性降低的结果也有报道[5]。地高辛与螺内酯或坎利酸盐合用时其血清浓度的测定结果应该小心解读，尤其是螺内酯，因有其能中度降低地高辛清除率26%的报道，可能造成实际血清地高辛浓度的升高[6]。

氨苯蝶啶联合噻嗪类或袢利尿药的利尿疗法能增加血清地高辛的平均浓度；这一相互作用被视为无临床意义，肾损伤患者例外[7]。

1. Waldorff S, *et al.* Amiloride-induced changes in digoxin dynamics and kinetics: abolition of digoxin-induced inotropism with amiloride. *Clin Pharmacol Ther* 1981; **30:** 172–6.
2. Richter JP, *et al.* The acute effects of amiloride and potassium canrenoate on digoxin-induced positive inotropism in healthy volunteers. *Eur J Clin Pharmacol* 1993; **45:** 195–6.
3. Paladino JA, *et al.* Influence of spironolactone on serum digoxin concentration. *JAMA* 1984; **251:** 470–1.
4. Foukaridis GN. Influence of spironolactone and its metabolite canrenone on serum digoxin assays. *Ther Drug Monit* 1990; **12:** 82–4.
5. Steimer W, *et al.* Intoxication due to negative canrenone interference in digoxin drug monitoring. *Lancet* 1999; **354:** 1176–7.
6. Waldorff S, *et al.* Spironolactone-induced changes in digoxin kinetics. *Clin Pharmacol Ther* 1978; **24:** 162–7.
7. Impivaara O, Iisalo E. Serum digoxin concentrations in a representative digoxin-consuming adult population. *Eur J Clin Pharmacol* 1985; **27:** 627–32.

胃肠药 一些胃肠药品能通过与地高辛结合或改变胃肠蠕动而影响其吸收。这一问题常与地高辛制剂的生物利用度相关，对当前使用的制剂表现得并不重要。一些抗酸药[1,2]，特别是液体剂型和高岭土-果胶等吸附剂[1]能减少地高辛的胃肠道吸收，因此给药时间至少应间隔2h以上。活性炭和考来烯胺、考来替泊等离子交换树脂，也能减少地高辛的吸收。硫糖铝[3]也能减少地高辛的吸收。

奥美拉唑和其他可能的胃酸抑制药能减缓胃肠道代谢，提高地高辛以原形的吸收[4]，造成地高辛血药浓度小幅度升高，但这对大多数患者无显著临床意义[5]。关于地高辛毒性的报道称1名女患者在服用奥美拉唑1个月后，地高辛浓度从1.1ng/ml提高至3.9ng/ml[6]。

增加胃肠蠕动性的药品能减少地高辛的吸收，尤其当地高辛以缓慢地溶解形式被吸收时。当同时给予地高辛和甲氧氯普胺后[7]，地高辛的吸收减少；与优尼必利[8]和替加色罗[9]合用也报道有相似的效果。相反，抗胆碱能药物减少胃肠道运动性，溴丙胺太林能增加地高辛的吸收。

柳氮磺吡啶被发现能损害地高辛的吸收，降低血清地高辛的浓度[10]，但是机制尚不清楚。

1. Rodin SM, Johnson BF. Pharmacokinetic interactions with digoxin. *Clin Pharmacokinet* 1988; **15:** 227–44.
2. Gugler R, Allgayer H. Effects of antacids on the clinical pharmacokinetics of drugs: an update. *Clin Pharmacokinet* 1990; **18:** 210–19.
3. Rey AM, Gums JG. Altered absorption of digoxin, sustained-release quinidine, and warfarin with sucralfate administration. *DICP Ann Pharmacother* 1991; **25:** 745–6.
4. Cohen AF, *et al.* Influence of gastric acidity on the bioavailability of digoxin. *Ann Intern Med* 1991; **115:** 540–5.
5. Oosterhuis B, *et al.* Minor effect of multiple dose omeprazole on the pharmacokinetics of digoxin after a single oral dose. *Br J Clin Pharmacol* 1991; **32:** 569–72.
6. Kiley CA, *et al.* Omeprazole-associated digoxin toxicity. *South Med J* 2007; **100:** 400–2.
7. Johnson BF, *et al.* Effect of metoclopramide on digoxin absorption from tablets and capsules. *Clin Pharmacol Ther* 1984; **36:** 724–30.
8. Kubler PA, *et al.* Possible interaction between cisapride and digoxin. *Ann Pharmacother* 2001; **35:** 127–8.
9. Zhou H, *et al.* The effects of tegaserod (HTF 919) on the pharmacokinetics and pharmacodynamics of digoxin in healthy subjects. *J Clin Pharmacol* 2001; **41:** 1131–9.
10. Juhl RP, *et al.* Effect of sulfasalazine on digoxin bioavailability. *Clin Pharmacol Ther* 1976; **20:** 387–94.

人参 多种参类可能干扰血浆地高辛浓度的测定（见上文**注意事项**项下内容）。

免疫抑制药 有使用地高辛的患者加用环孢素后，血清地高辛浓度升高伴随中毒症状的报道[1,2]。

1. Dorian P, *et al.* Digoxin-cyclosporine interaction: severe digitalis toxicity after cyclosporine treatment. *Clin Invest Med* 1988; **ii:** 108–12.
2. Robieux I, *et al.* The effects of cardiac transplantation and cyclosporine therapy on digoxin pharmacokinetics. *J Clin Pharmacol* 1992; **32:** 338–43.

血脂调节药 一些他汀类药物用后有引起血浆地高辛浓度小量升高的报道，尽管其临床重要性还不清楚。80mg 剂量的阿托伐他汀显示可升高约 20%血浆地高辛浓度，但是 10mg 剂量下无此效果[1]。这可能归因于阿托伐他汀适当地对肠上皮 P 糖蛋白介导的地高辛外排的抑制作用。

1. Boyd RA, *et al.* Atorvastatin coadministration may increase digoxin concentrations by inhibition of intestinal P-glycoprotein-mediated secretion. *J Clin Pharmacol* 2000; **40:** 91–98.

神经肌肉阻滞药 泮库溴铵或氯化琥珀胆碱可能与毛地黄糖苷相互作用，造成心律失常的可能性增加；与泮库溴铵的相互作用更为明显[1]。

1. Bartolone RS, Rao TLK. Dysrhythmias following muscle relaxant administration in patients receiving digitalis. *Anesthesiology* 1983; **58:** 567–9.

NSAIDs 血清地高辛浓度的增加在阿司匹林、布洛芬、吲哚美辛、芬布芬和双氯芬酸都有报道[1]。1 例接受地高辛的动脉导管未闭的早产儿[2]口服平均总剂量 320μg/kg 的吲哚美辛后血清地高辛达到了潜在毒性浓度。推荐在给予吲哚美辛的情况下，将地高辛的初始浓度减半（地高辛对吲哚美辛可能产生的影响，见**吲哚美辛的药动学**项下**半衰期**，第65页）。血清地高辛浓度并没有增加的现象在使用阿司匹林、吲哚美辛、酮洛芬、噻洛芬酸[1]、依托考昔[3]和罗非考昔[4]时均有报道，但这些研究部分是在健康的受试者中进行的，建议当洋地黄化患者启用或停用任何 NSAIDs 时均应密切监测地高辛的治疗。

1. Verbeeck RK. Pharmacokinetic drug interactions with nonsteroidal anti-inflammatory drugs. *Clin Pharmacokinet* 1990; **19:** 44–66.
2. Koren G, *et al.* Effects of indomethacin on digoxin pharmacokinetics in preterm infants. *Pediatr Pharmacol* 1984; **4:** 25–30.
3. Schwartz JI, *et al.* Evaluation of the pharmacokinetics of digoxin in healthy subjects receiving etoricoxib. *Br J Clin Pharmacol* 2008; **66:** 811–17.
4. Schwartz JI, *et al.* Effect of rofecoxib on the pharmacokinetics of digoxin in healthy volunteers. *J Clin Pharmacol* 2001; **41:** 107–112.

血管加压素受体拮抗药 血管加压素受体拮抗药考尼伐坦和托伐普坦可以降低地高辛的清除率，而升高地高辛的浓度。

药动学

地高辛在胃肠道的吸收因所用剂型而异。遵从 BP 或 USP 规格的地高辛制剂的吸收度，片剂大约为 70%，酏剂为 80%，液体软胶囊剂超过 90%。通常接受的有效血浆浓度范围为 0.5～2.0ng/ml，但是有相当大的个体差异。地高辛分布容积较大，广泛地分布于组织，包括心、脑、红细胞和骨骼肌。心肌肌层中的地高辛浓度较大程度地超过血浆中的浓度。20%～30%与血浆蛋白结合。地高辛在脑脊液和乳汁中被检出，它也能穿过胎盘屏障。消除半衰期为 1.5～2 天。

地高辛主要经肾小球过滤和肾小管分泌以原形经尿排泄，也有重吸收。少数患者中报道有广泛代谢（见下文**代谢和排泄**项下内容）。地高辛的排泄与肾小球滤过率成正比。静脉注射后剂量的 50%～70%以原形排泄。地高辛不可以通过透析从体内消除，通过换血疗法和心肺转流术只有小剂量可被消除。

地高辛临床药动学的参考文献如下。

1. Iisalo E. Clinical pharmacokinetics of digoxin. *Clin Pharmacokinet* 1977; **2:** 1–16.
2. Aronson JK. Clinical pharmacokinetics of digoxin 1980. *Clin Pharmacokinet* 1980; **5:** 137–49.
3. Mooradian AD. Digitalis: an update of clinical pharmacokinetics, therapeutic monitoring techniques and treatment recommendations. *Clin Pharmacokinet* 1988; **15:** 165–79.

吸收 一项对 6 名健康受试者的研究发现进食能减缓地高辛的吸收速率，但不影响其吸收程度[1]。

1. Johnson BF, *et al.* Effect of a standard breakfast on digoxin absorption in normal subjects. *Clin Pharmacol Ther* 1978; **23:** 315–19.

生物利用度 地高辛固体剂型在含量、崩解时限和溶出度上的巨大差异导致了不同专利制剂在血浆浓度上的巨大差异。其他影响其生物利用度的因素包括制剂配方、成品规格（胶囊、溶液或片剂）、颗粒大小和生物学因素。1972 年在英国曾发生严重问题[1]，1975 年以色列随着地高辛（*Lanoxin*）制造工艺的变革带来了生物利用度的翻倍[2]。

1. Anonymous. Therapeutic non-equivalence. *BMJ* 1972; **3:** 599–600.
2. Danon A, *et al.* An outbreak of digoxin intoxication. *Clin Pharmacol Ther* 1977; **21:** 643–6.

分布与蛋白结合情况 据报道地高辛 5%～60%结合于血浆蛋白[1]，部分取决于测量方法，但一般在 20%左右。接受血液透析的患者其血浆结合率有所降低，报道平均降低 8%～10%[1,2]，注射肝素能起到相似的效果[2]。

地高辛广泛分布于组织，据报道血浆地高辛浓度因与骨骼肌等组织结合程度的变化而变化，在静息期增高[3]，运动时降低[4,5]。

1. Storstein L. Studies on digitalis V: the influence of impaired renal function, hemodialysis, and drug interaction on serum protein binding of digitoxin and digoxin. *Clin Pharmacol Ther* 1976; **20:** 6–14.
2. Storstein L, Janssen H. Studies on digitalis VI: the effect of heparin on serum protein binding of digitoxin and digoxin. *Clin Pharmacol Ther* 1976; **20:** 15–23.
3. Pedersen KE, *et al.* Effects of physical activity and immobilization on plasma digoxin concentration and renal digoxin clearance. *Clin Pharmacol Ther* 1983; **34:** 303–8.
4. Joreteg T, Jogestrand T. Physical exercise and digoxin binding to skeletal muscle: relation to exercise intensity. *Eur J Clin Pharmacol* 1983; **25:** 585–8.
5. Joreteg T, Jogestrand T. Physical exercise and binding of digoxin to skeletal muscle—effect of muscle activation frequency. *Eur J Clin Pharmacol* 1984; **27:** 567–70.

老年人 地高辛在老年人中药动学的变化，参见下文**用途和用法**项下内容。

婴儿与新生儿 地高辛广泛用于新生儿与婴儿心脏疾病的治疗，其在这一年龄组中药动学已有评述[1,2]。足月新生儿或婴儿中，地高辛液体剂型口服剂量的 80%～90%被吸收，峰浓度出现在 30～120min。吸收速率在早产儿和低体重出生儿中可能相对缓慢，血浆峰浓度在 90～180min 出现，吸收可因严重心力衰竭和吸收不良综合征而显著减少。地高辛静脉给药后有快速分布相，半衰期为 20～40min，继而血浆浓度指数型下降。在足月新生儿中，地高辛表观分布容积为 6～10L/kg，低体重出生儿分布容积为 4.3～5.7L/kg，稍大婴儿这一容积可能为 10～22L/kg，为报道的成人值的 1.5～2 倍。这一在足月新生儿和婴儿中的大分布容积被认为归因于高度的组织结合率，更大的细胞外液体积（比例）和较低的血浆蛋白结合率。

在健康和患病新生儿中的血浆半衰期都非常长，足月新生儿可为 20～70h 不等，早产儿为 40～180h。地高辛在婴儿中的清除速率明显快于新生儿，并且与肾成熟程度相关，在出生后第 2～3 个月清除速率有显著增长。地高辛在心肌和红细胞中的大分布容积、更高的清除率和浓度可以验证婴儿能较成人更好耐受地高辛以及婴儿因此需要更高剂量这一传统假定。然而，研究发现在婴儿中，与在成人中一样，当地高辛浓度高于 3ng/ml 时毒性症状表现明显，治疗浓度范围可在 1.5～2ng/ml。

1. Morselli PL, *et al.* Clinical pharmacokinetics in newborns and infants: age-related differences and therapeutic implications. *Clin Pharmacokinet* 1980; **5:** 485–527.
2. Besunder JB, *et al.* Principles of drug biodisposition in the neonate: a critical evaluation of the pharmacokinetic-pharmacodynamic interface. *Clin Pharmacokinet* 1988; **14:** 189–216 (part I) and 261–86 (part II).

代谢和排泄 虽然报道地高辛主要以原形经尿排出，有证据表明，有时可以发生广泛的代谢。尿中检测到的代谢产物包括异羟基洋地黄毒苷元（地高辛）、二氢异羟洋地黄毒苷元（dihydrodigoxin）、异羟洋地黄毒苷元的单双洋地黄毒素或双洋地黄毒素糖化物以及二氢二醇。异羟洋地黄毒苷元的单双洋地黄毒素或双洋地黄毒素糖化物被认为有心脏作用，而异羟基洋地黄毒苷活性可能远弱于地高辛[1]。

约 10%的患者无心脏活性代谢物为异羟洋地黄毒苷元，剂量的 40%或更多以异羟洋地黄毒苷元经尿排出[2～4]。胃肠道菌群表现对此代谢有作用，抗菌药物可减少这一过程。口服高生物利用度的地高辛制剂主要在胃和小肠上部吸收，到肠下部由于细菌降解为二氢异羟洋地黄毒苷元，已少有地高辛[4]。

认为地高辛的排泄经由流出泵和 P 糖蛋白介导[5]，后者将其作用底物转运至细胞外。这可能是迄今为止了解的仅有的一些药物相互作用的基础[6]，尽管这一学说遭到过质疑[7]。

1. Iisalo E. Clinical pharmacokinetics of digoxin. *Clin Pharmacokinet* 1977; **2:** 1–16.
2. Doherty JE. A digoxin-antibiotic drug interaction. *N Engl J Med* 1981; **305:** 827–8.
3. Rund DG, *et al.* Decreased digoxin cardioinactive-reduced metabolites after administration of an encapsulated liquid concentrate. *Clin Pharmacol Ther* 1983; **34:** 738–43.
4. Lofts F, *et al.* Digoxin metabolism to reduced products: clinical significance. *Br J Clin Pharmacol* 1986; **21:** 600P.
5. Tanigawara Y. Role of P-glycoprotein in drug disposition. *Ther Drug Monit* 2000; **22:** 137–40.
6. Fromm MF. P-glycoprotein: a defense mechanism limiting oral bioavailability and CNS accumulation of drugs. *Int J Clin Pharmacol Ther* 2000; **38:** 69–74.
7. Chiou WL, *et al.* A comprehensive account on the role of efflux transporters in the gastrointestinal absorption of 13 commonly used substrate drugs in humans. *Int J Clin Pharmacol Ther* 2001; **39:** 93–101.

肾损伤 地高辛在肾功能缺陷患者中的药动学变化参见下文**用途和用法**项下内容。

用途和用法

地高辛是强心苷类药物，用于室上性心律失常，特别是心房颤动（第1121页）和心力衰竭（第1227页）的治疗。

地高辛的主要功能为增强心肌收缩力（正性肌力作用）和降低心脏传导性，尤其是房室结（AV）的传导性。地高辛也有直接的血管平滑肌作用和主要由自主神经系统，特别是增加迷走神经张力的间接效应。由于其对循环的作用，在自主神经活性上也有反射性变化。总体来说，这些功能造成正性肌力效应，负性频率效应，而且降低房室节的传导性。

心律失常 在房性心律失常中，地高辛引起房室结传导速率减慢并延长有效不应期，以减少心室率。除此之外还有心肌不应期的缩短和一定程度上因迷走神经活性所导致的窦房结抑制。

因此地高辛用于减慢心房颤动所致的心室率过高，治疗通常是长期性的，尽管可能优先使用其他的药物。在 Wolff-Parkinson-White 综合征和心房颤动患者中，地高辛可以引发快速心室率，可能为心室纤颤，应该被避免。在心房扑动中，通常以地高辛控制心室率更为困难，优先考虑疗法为直流心脏电复律，药物治疗不是最佳方法但是地高辛的处理可能回复窦性节律，或它可能将扑动转化为纤颤，继而撤去地高辛，诱导回复窦性节律。它可缓解阵发性室上性心动过速发作症状，亦用于防止进一步的发作。

心力衰竭 地高辛和其他强心苷直接抑制心肌细胞内主动运输钠离子所需的钠-钾 ATP 酶活性，导致细胞内钠离子浓度逐渐升高、细胞内钾离子浓度逐渐降低。细胞内升高的钠离子浓度通过激活钠钙交换使细胞内钙离子浓度升高，从而使机械收缩活性加强，产生正性肌力作用。

地高辛用于心力衰竭时心肌收缩力增强，使心排血量增加，收缩末容积变小，心脏容积减小，舒张末期压力和容积减小。肾血流量增加引起利尿，使水肿减轻、血容量降低。肺静脉压降低使呼吸困难和端坐呼吸减轻。地高辛可改善心力衰竭患者的症状，主要用于辅助治疗。

剂量 地高辛口服时，约 2h 内起效，6h 达到最大效应。对需洋地黄化的患者起初应给予负荷量，但在轻度心力衰竭患者中没有必要。

剂量应根据患者个体差异仔细调整。须考虑的因素包括患者的年龄、去脂肪体重、肾功能、甲状腺功能、电解质平衡、组织氧合作用程度、原有心脏或肺部疾病等。牢记上述因素，稳态血浆地高辛浓度（至少在用药 6h 后取样）在 0.5～2ng/ml 是普遍认为可以接受的，虽然下限浓度对于心衰患者更适用。治疗药物检测的参考详见下文。

如果需要快速洋地黄化，给予负荷量时应考虑分布容积大的因素。在最初 24h 内应口服给予 750～1500μg 负荷量，可以作为单次剂量一次给予，当不是很紧急或毒性风险较大时可间隔 6h 分次给予。一些患者，如轻度心力衰竭患者，不需要给予负荷量，洋地黄化可一天 1 次或 2 次 250μg 缓慢达到；在肾功能正常的患者中约 7 天可达到稳态血药浓度。地高辛的维持量通常为每日口服 125～250μg，但也可在每日 62.5～500μg 波动。老年患者和肾功能不良患者可以给予浓度下限（详见下文**老年人用法**项下内容）。稳态血药浓度主要根据患者的肾功能状况，在 1～3 周出现。通常口服维持剂量为每日 125～250μg，但可在 62.5～500μg 波动。

在紧急病例中，假如患者在前 2 周内没有使用强心苷，首次给予地高辛可静脉给予。静脉内给药剂量为 500～1000μg，一般约 10min 可产生可靠的心脏作用，约 2h 达到最大效应。静脉输注给药，一次给药 2h 或更长，分次给药每次 10～20min。维持治疗一般口服给药。地高辛也可肌内给药，但一般不推荐这种途径，因为肌内注射痛，也有组织损伤的报道。因可出现强烈的局部刺激作用，地高辛应避免皮下给药。

儿童剂量，见下文。

肾损伤患者的剂量应减少（详见下文）。

地高辛及其他强心苷的作用和用途综述如下。

1. Opie LH. Digitalis and sympathomimetic stimulants. *Lancet* 1980; **i:** 912–18.
2. Taggart AJ, McDevitt DG. Digitalis: its place in modern therapy. *Drugs* 1980; **20:** 398–404.
3. Chamberlain DA. Digitalis: where are we now? *Br Heart J* 1985; **54:** 227–33.
4. Doherty JE. Clinical use of digitalis glycosides: an update. *Cardiology* 1985; **72:** 225–54.
5. Smith TW. Digitalis: mechanisms of action and clinical use. *N Engl J Med* 1988; **318:** 358–65.
6. Hampton JR. Digoxin. *Br J Hosp Med* 1997; **58:** 321–3.
7. Riaz K, Forker AD. Digoxin use in congestive heart failure: current status. *Drugs* 1998; **55:** 747–58.
8. Campbell TJ, MacDonald PS. Digoxin in heart failure and cardiac arrhythmias. *Med J Aust* 2003; **179:** 98–102.
9. Gheorghiade M, *et al.* Digoxin for the treatment of chronic and acute heart failure syndromes. *Acute Card Care* 2009; **11:** 83–7.
10. Master J, Schweitzer P. Is there a role for digoxin in atrial fibrillation without heart failure? *Cardiol J* 2009; **16:** 483–6.

儿童用法 地高辛可以治疗新生儿、婴儿和儿童的室上性心动过速，如房颤。它也可用于利尿药和 ACEI 不能治疗的心衰。

与成人相比，新生儿肾功能尚未发育成熟，需要较低的剂量，且与体重呈正比。而婴儿和年纪小的儿童需要相对高的剂量。10 岁以下儿童的日维持剂量应分开计算，10 岁以上儿童可给予成人剂量（见上文）。

根据年龄和体重确定口服剂量，如下：

- 新生儿体重小于 1.5kg：初始剂量 25μg/kg，24h 内分 3 次服用，随后每日 4～6μg/kg；
- 新生儿体重 1.5～2.5kg：初始剂量 30μg/kg，24h 内分 3 次服用，随后每日 4～6μg/kg；
- 新生儿体重大于 2.5kg：初始剂量 45μg/kg，24h 内分 3 次服用，随后每日 10μg/kg；
- 1 个月～2 岁的儿童：初始剂量 45μg/kg，24h 内分 3 次服用，随后每日 10μg/kg；
- 2～5 岁的儿童：初始剂量 35μg/kg，24h 内分 3 次服用，随后每日 10μg/kg；
- 5～10 岁的儿童：初始剂量 25μg/kg（最多 750μg），24h 内分 3 次服用，随后每日 6μg/kg（最多 250μg）。

BNFC 2009 的建议剂量与上述剂量基本相同，可以适当减少某些年龄组的剂量，也可以通过静脉滴注给药。

当不需要快速地高辛化时，*BNFC 2009* 建议 10 岁以上儿童可以口服给药，每日 250～500μg（最高剂量需分次给药），持续 5～7 天，随后按常规维持剂量给药（与成人相同）。

老年人用法 随年龄增长，地高辛的分布容积变大，消除半衰期延长[1]。因此用药 2 周才达到稳态血药浓度，对老年人患者使用地高辛存在一些问题。对毒性的恐惧使一些医生使用固定的“老人的”剂量，即每日 62.5μg。但这一剂量产生的浓度低于治疗浓度[2]。在老年人中低剂量地高辛的常规用法是不合适的，使用剂量应适应个体需要。

1. McMurray J, McDevitt DG. Treatment of heart failure in the elderly. *Br Med Bull* 1990; **46:** 202–29.
2. Nolan L, *et al.* The need for reassessment of digoxin prescribing for the elderly. *Br J Clin Pharmacol* 1989; **27:** 367–70.

在肾损伤中的用法 已有关于强心苷在伴有肾损伤的患者中的药动学的综述[1]。肾损伤时，地高辛的吸收率降低，但这可能没有临床意义。血浆蛋白结合也降低，但由于地高辛结合率低且表观分布容积大，这也不太可能有意义。表观分布容积减少 1/3～1/2，因此地高辛负荷量应相应减少；建议口服负荷量为 10μg/kg（亦见下文的**治疗药物监测**）。地高辛非肾清除率不受影响或仅轻微降低，但肾清除率降低，其程度与肌酐清除率密切相关。地高辛消除半衰期延长，因此达到稳态的时间和毒性消退的时间延长。由于地高辛肾清除率降低，维持量应与肾功能一致，需要减少。应监测血清地高辛浓度，虽然洋地黄样免疫物质的存在使结果很难解释。此外，伴有肾损伤的患者出现高钾血症使对地高辛效应的敏感性降低[2]。

由于地高辛的分布容积大，腹膜透析及血液透析等操作从体内除去的量很小，不需要额外补充剂量。

1. Aronson JK. Clinical pharmacokinetics of cardiac glycosides in patients with renal dysfunction. *Clin Pharmacokinet* 1983; **8:** 155–78.
2. Matzke GR, Frye RF. Drug administration in patients with renal insufficiency: minimising renal and extrarenal toxicity. *Drug Safety* 1997; **16:** 205–31.

治疗药物监测 地高辛的治疗窗窄，一般认为有效血浆地高辛浓度应在 0.5～2.0ng/ml[1,3]，但一些研究[4~6]已说明浓度为 0.5～0.9ng/ml 就足以治疗心力衰竭；浓度在这一范围的上限会伴随有更严重的后果[5,6]。将 ng/ml 转化为 nmol/L 的因子是 1.28。

在不复杂的病例中，地高辛的用量可通过考虑患者的体重、肾功能及临床状态进行计算。认为对于常规剂量治疗有满意的临床反应、没有毒性体征或症状的患者没有必要进行治疗药物监测[1,2]。如果怀疑顺应性差、反应差、没有明确原因的反应恶化、肾功能波动、不清楚先前是否使用过强心苷、在药物相互作用期间及证实临床毒性时，血浆地高辛浓度的测定是有益的[1,3,7]。在做临床决定时，不应该单独考虑一次血浆浓度，还应考虑其他患者的数据。这在诊断地高辛毒性时格外重要，因为毒性的体征和症状难以与潜在疾病相区别，而且可能在通常的治疗范围内出现。

许多因素影响地高辛的反应和地高辛测定结果的解释。这些因素包括肾损伤、年龄限制、甲状腺疾病、患者顺应性、药物相互作用、电解质紊乱[1~3,7]。不同地高辛制剂的生物利用度不同也导致问题产生。肾损伤和低血钾是两种影响地高辛剂量最重要的因素，任何时候分析血浆地高辛浓度都要监测肾功能和血浆钾离子浓度。已提出一个与心衰患者肾功能以及身高和（或）理想体重相关剂量的量表[8]；对大多数中度或重度肾损伤患者（肌酐清除率低于 60ml/min），隔日口服 125μg 足够了。对伴有肾损伤或肝损伤的患者、孕妇及新生儿，洋地黄样免疫物质的存在使地高辛测定的解释更加混乱。考虑到地高辛的分布，地高辛测定的血样应至少在用药后 6h 采取[1,3,7]。另外，对同一样品的检测值可能会由于实验室之间的不同和临床管理的不同而发生较大变化[9]。

在儿童中诊断地高辛中毒时，还不清楚为什么血浆地高辛浓度不起作用。对于 12 个月以上的儿童可能适用成年人的指导方针，对于更小的儿童血浆地高辛浓度升高时出现毒性的风险增加的趋势是成立的，但出现毒性的阈值可能更高，尤其是小于 3 个月的儿童[1]。

1. Aronson JK. Indications for the measurement of plasma digoxin concentrations. *Drugs* 1983; **26:** 230–42.
2. Lee TH, Smith TW. Serum digoxin concentration and diagnosis of digitalis toxicity: current concepts. *Clin Pharmacokinet* 1983; **8:** 279–85.
3. Aronson JK, Hardman M. Digoxin. *BMJ* 1992; **305:** 1149–52.
4. Adams KF, *et al.* Clinical benefits of low serum digoxin concentrations in heart failure. *J Am Coll Cardiol* 2002; **39:** 946–53.
5. Rathore SS, *et al.* Association of serum digoxin concentration and outcomes in patients with heart failure. *JAMA* 2003; **289:** 871–8.
6. Adams KF, *et al.* Relationship of serum digoxin concentration to mortality and morbidity in women in the Digitalis Investigation Group trial: a retrospective analysis. *J Am Coll Cardiol* 2005; **46:** 497–504.
7. Brodie MJ, Feely J. Practical clinical pharmacology: therapeutic drug monitoring and clinical trials. *BMJ* 1988; **296:** 1110–14.
8. Bauman JL, *et al.* A method of determining the dose of digoxin for heart failure in the modern era. *Arch Intern Med* 2006; **166:** 2539–45.
9. Rogers NM, *et al.* Frequently discordant results from therapeutic drug monitoring for digoxin: clinical confusion for the prescriber. *Intern Med J* 2010; **40:** 52–6.

制剂

BP 2010: Digoxin Injection; Digoxin Tablets; Paediatric Digoxin Injection; Paediatric Digoxin Oral Solution;
USP 33: Digoxin Elixir; Digoxin Injection; Digoxin Tablets.

专利制剂

Arg.: Cardiogoxin; Digocard-G; Lanicor; Lanoxin; ***Austral.:*** Lanoxin; Sigmaxin; ***Austria:*** Lanicor†; ***Belg.:*** Lanoxin; ***Braz.:*** Cardcor; Cardionil; Cimecard; Digitax; Digixina†; Digobal; Digox†; Digoxan†; Digoxen; Digoxil; Lanoxin†; Valoxin; ***Canad.:*** Lanoxin; ***Fr.:*** Hemigoxine Nativelle; ***Ger.:*** Digacin; Digoregen†; Dilanacin†; Lanicor; Lenoxin; ***Gr.:*** Lanoxin; ***Hong Kong:*** Lanoxin†; ***India:*** Cardioxin†; Lanoxin; ***Indon.:*** Fargoxin; Lanoxin; ***Irl.:*** Lanoxin; ***Israel:*** Lanoxin; ***Ital.:*** Eudigox; Lanoxin; ***Jpn:*** Digosin; ***Malaysia:*** Lanoxin; ***Mex.:*** Bioxalyt; Lanoxin; Mapluxin; Valvulan; ***Neth.:*** Lanoxin; ***Norw.:*** Lanoxin; ***NZ:*** Lanoxin; ***Philipp.:*** Cardioxin; Lanox; Lanoxin; ***Port.:*** Lanoxin; ***S.Afr.:*** Lanoxin; Purgoxin; ***Singapore:*** Lanoxin; ***Spain:*** Lanacordin; ***Swed.:*** Lanacrist†; Lanoxin; ***Thai.:*** Cardial; Grexin; Lanoxin; Toloxin; ***UK:*** Lanoxin; ***USA:*** Digitek†; Lanoxicaps†; Lanoxin; ***Venez.:*** Lanicor.

Dihydralazine Sulfate (*rINNM*) 硫酸双肼屈嗪

Dihidralazino sulfatas, hidratuotas; Dihidralazin-szulfát-hidrát; Dihydralatsiinisulfaatti, hydratoitu; Dihydralazine, Sulfate de; Dihydralazine (sulfate de) hydraté; Dihydralazine Sulphate (*BANM*); Dihydralazini Sulfas; Dihydralazini sulfas hydricus; Dihydralazinsulfát; Dihydralazinsulfat, hydratiserat; Dihydralazinum Sulfuricum; Dihydralazyny siarczan; Dihydrallazine Sulphate; Sulfato de dihidralazina. Phthalazine-1,4-diyldihydrazine sulfate hemipentahydrate.

Дигидралазина Сульфат

$C_8H_{10}N_6,H_2SO_4,2\frac{1}{2}H_2O$ = 333.3.

CAS — 484-23-1 (dihydralazine); 7327-87-9 (dihydralazine sulfate).

ATC — C02DB01.

ATC Vet — QC02DB01.

UNII — 1C2B1W91NK.

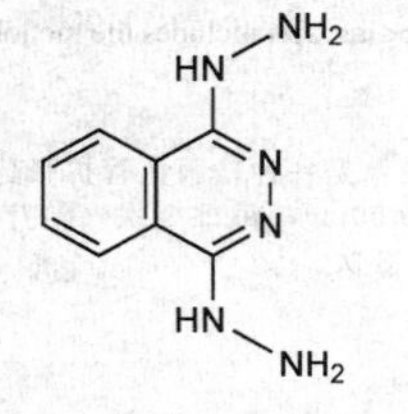

(dihydralazine)

Pharmacopoeias. In *Chin.* and *Eur.* (see p.vii).

Ph. Eur. 6. 8（Dihydralazine Sulphate, Hydrated） 白色或微黄色结晶性粉末。微溶于水；几乎不溶于无水乙醇；溶于稀无机酸。

简介

双肼屈嗪是一种作用及用途与肼屈嗪（第1257页）类似的血管扩张药。其硫酸盐可口服。硫酸双肼屈嗪 14.45mg 相当于约 12.5mg 无水硫酸双肼屈嗪。在高血压（第1131页）中通常首次口服剂量相当于 12.5mg 无水硫酸双肼屈嗪，每日 2 次；推荐的最大剂量为 50mg，每日 2 次；更大的剂量已被用于心力衰竭的治疗。

其他双肼屈嗪盐类已被用作口服制剂，包括盐酸化物和酒石酸盐。甲磺酸盐用于注射液。

卟啉病 认为双肼屈嗪用于伴有卟啉病的患者不安全，因为在动物或体外试验中已显示出其生卟啉的作用。

制剂

专利制剂

Austria: Nepresol; ***Belg.:*** Nepresol†; ***Cz.:*** Nepresol†; ***Fr.:*** Nepressol; ***Ger.:*** Depressan; Nepresol; ***Gr.:*** Nepresol; ***Hung.:*** Depressan; ***India:*** Nepresol; ***Switz.:*** Nepresol†; ***Thai.:*** Nepresol.

多组分制剂 ***Braz.:*** Adelfan-Esidrex†; ***Ger.:*** Obsilazin N†; Tri-Torrat†; Triniton; ***Hong Kong:*** Adelphane-Esidrex†; ***India:*** Adelphane; Adelphane-Esidrex; Beptazine-H†; Beptazine†; ***Indon.:*** Dellasidrex†; ***Rus.:*** Adelphane-Esidrex (Адельфан-эзидрекс); Triresid K (Трирезид К)†; ***Spain:*** Adelfan-Esidrex†; ***Switz.:*** Adelphan-Esidrex†; ***Turk.:*** Adelphan-Esidrex†; Adelphan†; ***Ukr.:*** Adelphane-Esidrex (Адельфан-Эзидрекс).

Di-isopropylammonium Dichloroacetate 双氯醋酸二异丙胺

Diisopropilamina, dicloroacetato de; Di-isopropylamine Dichloroacetate; Di-isopropylamine Dichloroethanoate; DIPA-DCA.

$C_8H_{17}Cl_2NO_2$ = 230.1.

CAS — 660-27-5.

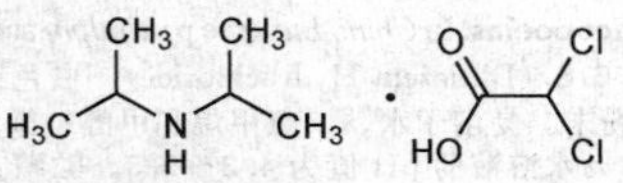

简介

本品是一种用于外周和脑血管疾病的血管扩张药。含有它的制剂有时被称为“泮加酸”（第2302页）。

制剂

专利制剂

Ger.: Disotat†; ***Mex.:*** Ditrei.

多组分制剂 ***Spain:*** Vitaber A E.

Dilazep Hydrochloride (*rINNM*) 盐酸地拉䓬

Asta C-4898; Dilazep, Chlorhydrate de; Dilazepi Hydrochloridum; Hidrocloruro de dilazep. Perhydro-1,4-diazepin-1,4-diylbis(trimethylene 3,4,5-trimethoxybenzoate) dihydrochloride.

Дилазепа Гидрохлорид

$C_{31}H_{44}N_2O_{10}$,2HCl = 677.6.

CAS — 35898-87-4 (dilazep); 20153-98-4 (dilazep hydrochloride).

ATC — C01DX10.

ATC Vet — QC01DX10.

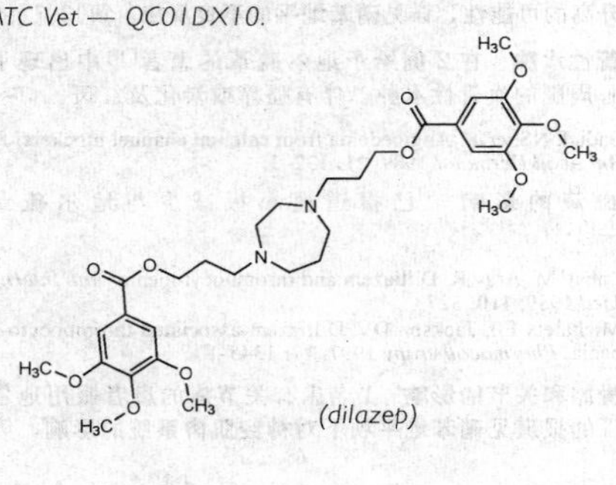

(dilazep)

Pharmacopoeias. *Jpn* includes the monohydrate.

简介

盐酸地拉草是一种口服血管扩张药，用于缺血性心脏病，剂量为50mg，每日 3 次。治疗蛋白尿的剂量为100mg，每日 3 次。

制剂

专利制剂

India: Cormelian; ***Jpn:*** Comelian; Comerian.

Diltiazem Hydrochloride (*BANM, USAN, rINNM*) 盐酸地尔硫䓬

CRD-401; Diltiatseemihydrokloridi; Diltiazem, chlorhydrate de; Diltiazem Hidroklorür; Diltiazem hydrochlorid; Diltiazem-hidroklorid; Diltiazemhydroklorid; Diltiazemi hydrochloridum; Diltiazemo hidrochloridas; Diltiazemu chlorowodorek; Hidrocloruro de diltiazem; Latiazem Hydrochloride; MK-793 (diltiazem malate). (+)-*cis*-3-Acetoxy-5-(2-dimethylaminoethyl)-2,3-dihydro-2-(4-methoxyphenyl)-1,5-benzothiazepin-4(5*H*)-one hydrochloride; (2*S*,3*S*)-5-(2-Dimethylaminoethyl)-2,3,4,5-tetrahydro-2-(4-methoxyphenyl)-4-oxo-1,5-benzothiazepin-3-yl acetate hydrochloride.

Дилтиазема Гидрохлорид

$C_{22}H_{26}N_2O_4S,HCl = 451.0.$

CAS — 42399-41-7 (diltiazem); 33286-22-5 (diltiazem hydrochloride); 144604-00-2 (diltiazem malate).

ATC — C08DB01.

ATC Vet — QC08DB01.

UNII — OLH94387TE.

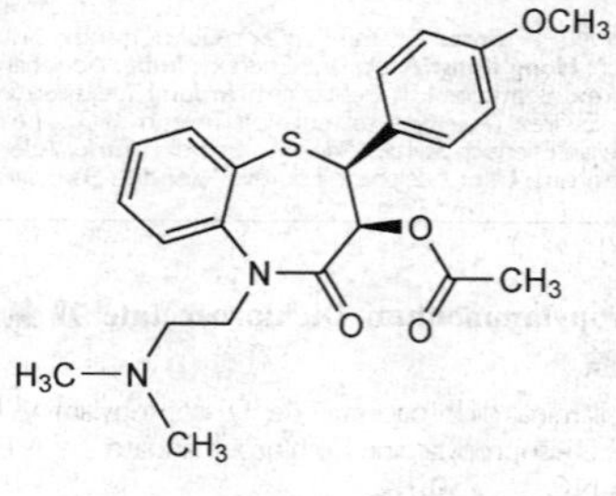

(diltiazem)

Pharmacopoeias. In *Chin., Eur.* (see p.vii), *Jpn,* and *US.*

Ph. Eur. 6. 8 (Diltiazem Hydrochloride) 白色或类白色结晶性粉末。易溶于水、二氯甲烷和甲醇；微溶于无水乙醇。1%水溶液的 pH 值为 4.3～5.3。贮藏于密闭容器中。避光。

USP 33 (Diltiazem Hydrochloride) 白色、无味结晶性粉末或子结晶体。易溶于水、氯仿、甲酸和甲醇；略溶于无水乙醇；不溶于乙醚。贮藏于密闭容器中。避光。

不良反应

用地尔硫䓬治疗一般易耐受。可出现头痛、踝关节水肿、低血压、眩晕、面红、疲乏、恶心及其他胃肠道紊乱（包括厌食、呕吐、便秘或腹泻、味觉障碍和体重增加）。已有报道出现牙龈增生。可能由超敏反应引起的皮疹一般轻微、短暂，但在一些病例中可发展为游走性红斑或剥脱性皮炎，也可发生光敏反应。肝脏酶含量短暂升高，偶尔也有肝炎报道。

地尔硫䓬可抑制心脏传导，偶尔导致 AV 传导阻滞，罕见心搏暂停或窦性停搏。

地尔硫䓬过量与心动过缓、伴有或不伴有 AV 传导缺陷及低血压有关。

地尔硫䓬在动物研究中显示有致畸作用。

对死亡率的影响 讨论钙通道阻滞药与心血管病的死亡率升高的可能性，详见**硝苯地平的不良反应**，第1297页。

血管性水肿 在 2 例给予地尔硫䓬的患者[1]中出现了眼眶周围的血管性水肿，伴有瘙痒或炎化及红斑。

1. Sadick NS, *et al.* Angioedema from calcium channel blockers. *J Am Acad Dermatol* 1989; **21:** 132–3.

对血液的影响 已报道血小板减少与地尔硫䓬有关[1,2]。

1. Lahav M, Arav R. Diltiazem and thrombocytopenia. *Ann Intern Med* 1989; **110:** 327.
2. Michalets EL, Jackson DV. Diltiazem-associated thrombocytopenia. *Pharmacotherapy* 1997; **17:** 1345–8.

对骨骼和关节的影响 1 名患有关节痛的患者服用地尔硫䓬的报道见**硝苯地平**项下**对神经肌肉系统的影响**，第1298页。

对糖代谢的影响 已报道[1]伴有 1 型糖尿病的患者在地尔硫䓬治疗期间，血糖浓度升高、胰岛素需量要增加，在大剂量时更显著。在另一项研究[2]中，11 名肥胖的黑人妇女为非糖尿病患者，但有 2 型糖尿病家族史，每日给予 240mg 地尔硫䓬，未发现对血浆葡萄糖浓度及 C-肽浓度的影响，也没有葡萄糖耐受不良的体征。

1. Pershadsingh HA, *et al.* Association of diltiazem therapy with increased insulin resistance in a patient with type I diabetes mellitus. *JAMA* 1987; **257:** 930–1.
2. Jones BJ, *et al.* Effects of diltiazem hydrochloride on glucose tolerance in persons at risk for diabetes mellitus. *Clin Pharm* 1988; **7:** 235–8.

对耳的影响 已单独报道[1]耳鸣与几种钙通道阻滞药有关，包括硝苯地平、尼卡地平、尼群地平、地尔硫䓬、维拉帕米和桂利嗪。

1. Narváez M, *et al.* Tinnitus with calcium-channel blockers. *Lancet* 1994; **343:** 1229–30.

对胃肠道的影响 使用钙通道阻滞药可出现胃肠道紊乱，包括恶心、呕吐和便秘。据报道[1]，1 名 74 岁患有中性粒细胞减少症男性患者，接受白血病化疗时出现心房纤颤；当用地尔硫䓬进行治疗时，出现假性肠梗阻。排除中性粒细胞减少症的小肠结肠炎，停用地尔硫䓬后症状消失；可以认为地尔硫䓬是可能的原因。

维拉帕米也有类似的病例报道[2]。

1. Young RP, Wu H. Intestinal pseudo-obstruction caused by diltiazem in a neutropenic patient. *Ann Pharmacother* 2005; **39:** 1749–51.
2. Schultz HS, Vernon B. Intestinal pseudo-obstruction related to using verapamil. *West J Med* 1989; **151:** 556–8.

对心脏的影响 AV 传导阻滞 AV 传导阻滞在使用地尔硫䓬的患者中罕见，但当其发生时有潜在严重性。依据处方监测 10119 例患者 1 年[1]，地尔硫䓬治疗中报道 22 例 AV 传导阻滞。至少 8 例出现Ⅲ度 AV 传导阻滞，12 例接受心脏起搏器，3 例在心脏阻滞发病后 72h 内死亡。这些患者中很多人也使用 β 受体阻滞剂，这与其他报道[2,3]中一致（详见下文**药物相互作用**项下 **β 受体阻滞剂**）。

也有证据表明其发生率与血清地尔硫䓬浓度有关。在另一项研究[4]中，患者在心肌梗死后接受地尔硫䓬治疗，血清地尔硫䓬浓度高于 150ng/ml 的患者比血清地尔硫䓬浓度低于这一浓度的患者更易发生 AV 传导阻滞。

1. Waller PC, Inman WHW. Diltiazem and heart block. *Lancet* 1989; **i:** 617.
2. Hossack KF. Conduction abnormalities due to diltiazem. *N Engl J Med* 1982; **307:** 953–4.
3. Ishikawa T, *et al.* Atrioventricular dissociation and sinus arrest induced by oral diltiazem. *N Engl J Med* 1983; **309:** 1124–5.
4. Nattel S, *et al.* Determinants and significance of diltiazem plasma concentrations after acute myocardial infarction. *Am J Cardiol* 1990; **66:** 1422–8.

心肌梗死 至少一项多中心研究（梗死后地尔硫䓬治疗多中心试验）的结果建议，虽然在左室功能正常（表明无肺淤血）的患者中，心肌梗死后使用地尔硫䓬治疗有利，但地尔硫䓬与心源性死亡风险增加或左室功能损伤患者的非致死性再梗死风险增加有关[1]。长期跟踪调查[2]表明在左室功能不全的患者中，地尔硫䓬也使梗死后发生迟发性心力衰竭的风险增加。

1. The Multicenter Diltiazem Postinfarction Trial Research Group. The effect of diltiazem on mortality and reinfarction after myocardial infarction. *N Engl J Med* 1988; **319:** 385–92.
2. Goldstein RE, *et al.* Diltiazem increases late-onset congestive heart failure in postinfarction patients with early reduction in ejection fraction. *Circulation* 1991; **83:** 52–60.

撤药 威胁生命的冠状动脉痉挛在患者中是致死的，4 名患者由于不稳定性心绞痛接受冠状动脉重建术后发生冠状动脉痉挛[1]。在术前 8～18h 停止钙通道阻滞药（地尔硫䓬或硝苯地平）治疗，认为这种突然停药造成了反跳性血管痉挛。冠状动脉痉挛用硝酸甘油和硝苯地平处理。

1 名稳定性心绞痛患者停用地尔硫䓬 4 天后再次出现心绞痛[2]。佩带式心电监护表明心肌局部缺血加重，从而再次引入地尔硫䓬治疗。另有 2 例患者也有相似的停药反应。

1. Engelman RM, *et al.* Rebound vasospasm after coronary revascularization in association with calcium antagonist withdrawal. *Ann Thorac Surg* 1984; **37:** 469–72.
2. Subramanian VB, *et al.* Calcium antagonist withdrawal syndrome: objective demonstration with frequency-modulated ambulatory ST-segment monitoring. *BMJ* 1983; **286:** 520–1.

对肾脏的影响 地尔硫䓬可能对各种肾功能障碍有益（详见下文用**途**项下内容）。但有几篇急性肾功能衰竭与使用地尔硫䓬有关的报道[1,2]。急性间质性肾炎是其发生机制[2,3]。

1. ter Wee PM, *et al.* Acute renal failure due to diltiazem. *Lancet* 1984; **ii:** 1337–8.
2. Abadín JA, *et al.* Probable diltiazem-induced acute interstitial nephritis. *Ann Pharmacother* 1998; **32:** 656–8.
3. Achenbach V, *et al.* Acute renal failure due to diltiazem. *Lancet* 1985; **i:** 176.

对肺的影响 1 名 68 岁老年女性在使用地尔硫䓬治疗高血压时发生[1]嗜酸性胸腔积液。停药后症状消失。

1. Raptis L, *et al.* Diltiazem-induced eosinophilic pleural effusion. *Pharmacotherapy* 2007; **27:** 600–2.

对心理功能的影响 截至 1989 年 9 月，WHO 国际药物监测合作计划已收集了 8 例报告称精神抑郁（2 例严重）与地尔硫䓬治疗有关[1]。出现症状的时间为开始使用地尔硫䓬治疗后几小时到几个月。一些证据表明可能与剂量有关，因为 8 例中有 5 例每日使用 180mg 或更多。

地尔硫䓬与精神病有关的报道罕见。1 位患者[2]接受地尔硫䓬 2 天后出现幻觉（听觉和视觉）和妄想症，之后用硝苯地平治疗未见异常反应。一篇报道称精神反应与地尔硫䓬和锂的相互作用有关，见下文。

1. Biriell C, *et al.* Depression associated with diltiazem. *BMJ* 1989; **299:** 796.
2. Bushe CJ. Organic psychosis caused by diltiazem. *J R Soc Med* 1988; **81:** 296–7.

对口腔的影响 一项涉及 115 名患者的研究表明至少给予硝苯地平、地尔硫䓬、维拉帕米 3 个月后出现牙龈增生，这可能是钙通道阻滞药的一个重要不良反应[1]。

1. Steele RM, *et al.* Calcium antagonist-induced gingival hyperplasia. *Ann Intern Med* 1994; **120:** 663–4.

对皮肤的影响 多种皮肤病症与地尔硫䓬治疗有关，包括急性脓疱性皮炎[1~3]、皮肤脉管炎[4,5]、游走性红斑[6,7]、瘙痒性斑疹[3,8]、严重中毒性红斑[9]及亚急性系统性红斑狼疮样疹[10]和光敏反应[11]。皮肤不良反应分析表明痤疮、皮疹、荨麻疹是最普遍的[12]。也有几例报道剥脱性皮炎、游走性红斑、Stevens-Johnson 综合征及中毒性表皮坏死松解症[3,12]。

一篇与地尔硫䓬有关的眼眶周围的皮疹的报道，见上文**血管性水肿**。

已报道地尔硫䓬和氨氯地平之间[13]存在交叉过敏，表现为瘙痒性斑丘疹的症候。

1. Lambert DG, *et al.* Acute generalized exanthematous pustular dermatitis induced by diltiazem. *Br J Dermatol* 1988; **118:** 308–9.
2. Vicente-Calleja JM, *et al.* Acute generalized exanthematous pustulosis due to diltiazem: confirmation by patch testing. *Br J Dermatol* 1997; **137:** 837–9.
3. Knowles S, *et al.* The spectrum of cutaneous reactions associated with diltiazem: three cases and a review of the literature. *J Am Acad Dermatol* 1998; **38:** 201–6.
4. Carmichael AJ, Paul CJ. Vasculitic leg ulcers associated with diltiazem. *BMJ* 1988; **297:** 562.
5. Sheehan-Dare RA, Goodfield MJ. Severe cutaneous vasculitis induced by diltiazem. *Br J Dermatol* 1988; **119:** 134.
6. Berbis P, *et al.* Diltiazem associated erythema multiforme. *Dermatologica* 1989; **179:** 90.
7. Sanders CJG, Neumann HAM. Erythema multiforme, Stevens-Johnson syndrome, and diltiazem. *Lancet* 1993; **341:** 967.
8. Wirebaugh SR, Geraets DR. Reports of erythematous macular skin eruptions associated with diltiazem therapy. *DICP Ann Pharmacother* 1990; **24:** 1046–9.
9. Wakeel RA, *et al.* Severe toxic erythema caused by diltiazem. *BMJ* 1988; **296:** 1071.
10. Crowson AN, Magro CM. Diltiazem and subacute cutaneous lupus erythematosus-like lesions. *N Engl J Med* 1995; **333:** 1429.
11. Saladi RN, *et al.* Diltiazem induces severe photodistributed hyperpigmentation: case series, histoimmunopathology, management, and review of the literature. *Arch Dermatol* 2006; **142:** 206–10.
12. Stern R, Khalsa JH. Cutaneous adverse reactions associated with calcium channel blockers. *Arch Intern Med* 1989; **149:** 829–32.
13. Baker BA, Cacchione JG. Dermatologic cross-sensitivity between diltiazem and amlodipine. *Ann Pharmacother* 1994; **28:** 118–19.

锥体外系障碍 有报道称钙通道阻滞剂（包括地尔硫䓬）会引起锥体外系障碍，见**硝苯地平**（第1299页）。

过量 详见下文**不良反应的处置**项下内容。

不良反应的处置

参见**硝苯地平**，见第1299页，也可见下文。

地尔硫䓬及其代谢产物不易透析清除。

过量 地尔硫䓬过量的后果及处置与硝苯地平类似（第1299页），但死亡和危及生命的并发症在地尔硫䓬中更常见[1]。直到 1994 年，在文献中已报道 6 例地尔硫䓬过量致死的病例[2]。地尔硫䓬浓度的测定可协助诊断，已建议对地尔硫䓬过量进行治疗[2]，但其他人[3]已对其价值提出了争议。

下文是地尔硫䓬过量的个案报道：

- 1 位患者服用 10.8g 地尔硫䓬后出现低血压及完全性心脏传导阻滞。多巴胺、异丙肾上腺素及氯化钙用于维持血压。31h 后 ECG 显示恢复窦性节律。服用地

尔硫䓬后 43h 血浆地尔硫䓬浓度为 1.67μg/ml，再过 55.5h 后为 12.1ng/ml，清除半衰期为 7.9h[4]。

- 在另一个病例中，患者用乙醇服用 5.88g 地尔硫䓬，出现严重房室结性心动过缓（junctional bradycardia）、低血压及对静脉内注射葡萄糖酸钙无反应的心功能降低。在使用后 7h 血浆地尔硫䓬浓度达到最大值 6.09μg/ml。活性炭处理后约一半剂量经呕吐排出。患者接受心脏起搏和注射多巴胺治疗；24h 内恢复窦性节律，继发的心房纤颤用地高辛成功控制[5]。
- 1 位患者服用 14.94g 地尔硫䓬后活性炭、血液灌注对提高地尔硫䓬清除率有限[6]。患者出现严重低血压、完全性心脏传导阻滞及急性肾功能衰竭。支持疗法包括心脏起搏和给予各种血管升压类药物，包括静脉注射胰高血糖素和输注多巴胺、肾上腺素、去甲肾上腺素。

1. Buckley NA, *et al.* Overdose with calcium channel blockers. *BMJ* 1994; **308:** 1639.
2. Roper TA. Overdose of diltiazem. *BMJ* 1994; **308:** 1571.
3. Lip GYH, Ferner RE. Overdose of diltiazem. *BMJ* 1994; **309:** 193.
4. Malcolm N, *et al.* Massive diltiazem overdosage: clinical and pharmacokinetic observations. *Drug Intell Clin Pharm* 1986; **20:** 888.
5. Ferner RE, *et al.* Pharmacokinetics and toxic effects of diltiazem in massive overdose. *Hum Toxicol* 1989; **8:** 497–9.
6. Williamson KM, Dunham GD. Plasma concentrations of diltiazem and desacetyldiltiazem in an overdose situation. *Ann Pharmacother* 1996; **30:** 608–11.

注意事项

地尔硫䓬禁用于伴有病态窦房结综合征、已存在Ⅱ度或Ⅲ度 AV 传导阻滞或明显心动过缓的患者，慎用于伴有较轻房室传导阻滞或心动过缓的患者。地尔硫䓬与心力衰竭的发生有关，用于伴有左室功能损伤的患者应格外小心。突然停用地尔硫䓬与心绞痛加重有关。

对老年人患者和伴有肝功能或肾功能损伤的患者，地尔硫䓬治疗开始时应减量。

滥用 据称，地尔硫䓬已被健身者和橄榄球运动员滥用。这种滥用可能是因为地尔硫䓬可增加锻炼后的最大耗氧量。1 名承认服用大剂量地尔硫䓬的健身者患有严重的腹部痛性痉挛[1]。

1. Richards H, *et al.* Use of diltiazem in sport. *BMJ* 1993; **307:** 940.

哺乳 地尔硫䓬可分布到母乳中；1 名每日 4 次口服 60mg 地尔硫䓬的妇女，其乳汁中的地尔硫䓬浓度与血清中的浓度相似[1]。因此，注册药品信息普遍建议哺乳期间应避免使用。但在另一份报道[2]中，1 位使用地尔硫䓬的母亲母乳喂养一对双胞胎至少达 6 个月，婴儿并没有不良反应。因为没有不良反应的报道，American Academy of Pediatrics 认为[3]地尔硫䓬通常能与哺乳相容。

1. Okada M, *et al.* Excretion of diltiazem in human milk. *N Engl J Med* 1985; **312:** 992–3.
2. Lubbe WF. Use of diltiazem during pregnancy. *N Z Med J* 1987; **100:** 121.
3. American Academy of Pediatrics. The transfer of drugs and other chemicals into human milk. *Pediatrics* 2001; **108:** 776–89. [Retired May 2010] Correction. *ibid.*; 1029. Also available at: http://aappolicy.aappublications.org/cgi/content/full/pediatrics%3b108/3/776 (accessed 06/07/04)

卟啉病 认为地尔硫䓬用于伴有卟啉病的患者不安全，因为在动物或体外试验中已显示其能够增加卟啉生成的作用。

肾损伤 1 位伴有终末期肾功衰竭、需要血液透析的患者，在他最后一次血液透析后约 60h 出现了低血压、心动过缓、代谢性酸中毒、高钾血症及急性充血性心力衰竭[1]。该患者正服用地尔硫䓬，每日 3 次，每次 60mg。由于地尔硫䓬及其代谢产物正常时部分经尿液排泄且难以透析除去，导致地尔硫䓬及其代谢产物积聚而出现地尔硫䓬毒性症状。

1. Patel R, *et al.* Toxic effects of diltiazem in a patient with chronic renal failure. *J Clin Pharmacol* 1994; **34:** 273–4.

药物相互作用

当地尔硫䓬与胺碘酮、β受体阻滞剂、地高辛及甲氟喹等药物同时给予时，会使心脏传导的抑制作用增强、心动过缓的风险增加、房室传导阻滞增强。当与其他抗高血压药或可引起低血压的药物，如阿地白介素、抗精神病药，同时使用时会使抗高血压作用增强。地尔硫䓬在肝脏中经细胞色素 P450 同工酶 CYP3A4 广泛代谢，可抑制同一代谢途径其他药物的代谢。预期其与酶诱导剂（如卡马西平、苯巴比妥、苯妥英及利福平）和酶抑制剂（如西咪替丁、HIV-蛋白酶抑制药）也有相互作用。

抗抑郁药 有地尔硫䓬使米帕明及地昔帕明生物利用度升高的报道，见**阿米替林**的**药物相互作用**项下**钙通道阻滞药**，第358页。

抗癫痫药 地尔硫䓬促进卡马西平及苯妥英毒性的报道见钙通道阻滞剂分别为第455页和第477页。

苯二氮䓬类 地尔硫䓬对血浆咪达唑仑或三唑仑浓度的影响，见**地西泮**的**药物相互作用**项下**钙通道阻滞药**，第961页。

β受体阻滞剂 在许多患者中当地尔硫䓬与β受体阻滞剂同时使用时，已报道会出现心动过缓[1,2]。地尔硫䓬使单次剂量的普萘洛尔或美托洛尔的清除率降低，但不影响阿替洛尔，β受体阻滞剂浓度升高产生心动过缓的效应[3]。这不太可能是所有的原因，因为尽管阿替洛尔在研究中不受影响，但当地尔硫䓬添加到伴有心肌局部缺血的患者时，阿替洛尔也与心动过缓有关[2]。

1. Hassell AB, Creamer JE. Profound bradycardia after the addition of diltiazem to a β blocker. *BMJ* 1989; **298:** 675.
2. Nagle RE, *et al.* Diltiazem and heart block. *Lancet* 1989; **i:** 907.
3. Tateishi T, *et al.* Effect of diltiazem on the pharmacokinetics of propranolol, metoprolol and atenolol. *Eur J Clin Pharmacol* 1989; **36:** 67–70.

钙通道阻滞药 地尔硫䓬与硝苯地平在血浆浓度上的相互作用，见第1300页。

环孢素 地尔硫䓬与环孢素之间可能存在有利相互作用的报道，详见下文**用途和用法**项下**移植**。

皮质激素 已报道地尔硫䓬降低甲泼尼松龙的清除率（见**钙通道阻滞药**，第1429页）。

地高辛 地高辛与钙通道阻滞药（包括地尔硫䓬）的相互作用的讨论，见第1217页。

全身麻醉药 2 位接受地尔硫䓬治疗的患者在用恩氟烷麻醉时，出现心肌传导损伤[1]；其中 1 位患者出现严重的窦性心动过缓，发展为心搏骤停。认为是地尔硫䓬和恩氟烷累加的心脏抑制作用造成的。这篇综述的作者[2]得出结论，地尔硫䓬和维拉帕米不能用于氟烷或恩氟醚麻醉的患者，特别是患有心衰或传导阻滞的患者。

1. Hantler CB, *et al.* Impaired myocardial conduction in patients receiving diltiazem therapy during enflurane anesthesia. *Anesthesiology* 1987; **67:** 94–6.
2. Durand P-G, *et al.* Calcium-channel blockers and anaesthesia. *Can J Anaesth* 1991; **38:** 75–89.

H_2 受体拮抗药 在 6 例单次口服 60mg 地尔硫䓬的受试者中，西咪替丁导致血浆地尔硫䓬和去乙酰基地尔硫䓬浓度升高。雷尼替丁也有类似作用，但作用不明显[1]。

1. Winship LC, *et al.* The effect of ranitidine and cimetidine on single-dose diltiazem pharmacokinetics. *Pharmacotherapy* 1985; **5:** 16–19.

锂 包括齿轮样强直、僵直、共济失调和 1 例精神病反应在内的锥体外系反应[1,2]都与地尔硫䓬和锂的协同作用有关。

1. Binder EF, *et al.* Diltiazem-induced psychosis and a possible diltiazem-lithium interaction. *Arch Intern Med* 1991; **151:** 373–4.
2. Valdiserri EV. A possible interaction between lithium and diltiazem: case report. *J Clin Psychiatry* 1985; **46:** 540–1.

肌肉松弛药 有报道称 1 名服用地尔硫䓬的患者在同时服用丹曲林时发生高钾血症，见第1806页**丹曲林**项下的**钙通道阻滞剂**。

茶碱 地尔硫䓬对血浆茶碱浓度的影响，见第1106页**钙通道阻滞剂**。

托伐普坦 关于地尔硫䓬对托伐普坦浓度的影响，见第2348页。

药动学

地尔硫䓬口服后从胃肠道几乎完全吸收，但有广泛的肝脏代谢首关效应。生物利用度约 40%。在口服后 3～8h 达到血浆峰浓度，根据剂型而定。80%地尔硫䓬与血浆蛋白结合。能分布到乳汁中。在肝脏中代谢广泛，主要经细胞色素 P450 同工酶 CYP3A4 代谢；代谢产物之一去乙酰基地尔硫䓬已报道具有母体化合物活性的25%～50%。地尔硫䓬半衰期据报道为 3～8h，同样根据剂型而定。2%～4%以原形经尿液排泄，其余以代谢产物经胆汁及尿液排泄。地尔硫䓬及其代谢产物难以经透析除去。

1. Kelly JG, O'Malley K. Clinical pharmacokinetics of calcium antagonists: an update. *Clin Pharmacokinet* 1992; **22:** 416–33.

生物利用度 在健康受试者中给予单次和多次[1～3]地尔硫䓬后的药动学研究表明多次给药后生物利用度升高，可能因为进入体循环前（presystemic）清除减少[3]。

1. Höglund P, Nilsson L-G. Pharmacokinetics of diltiazem and its metabolites after repeated multiple-dose treatments in healthy volunteers. *Ther Drug Monit* 1989; **11:** 543–50.
2. Höglund P, Nilsson L-G. Pharmacokinetics of diltiazem and its metabolites after repeated single dosing in healthy volunteers. *Ther Drug Monit* 1989; **11:** 551–7.
3. Höglund P, Nilsson L-G. Pharmacokinetics of diltiazem and its metabolites after single and multiple dosing in healthy volunteers. *Ther Drug Monit* 1989; **11:** 558–66.

肾损伤 在严重肾损伤的患者中地尔硫䓬及其主要代谢产物去乙酰基地尔硫䓬的药动学，与在肾功能正常的患者中的药动学类似[1]。然而，肾损伤的患者有必要减少剂量（见下文**用途和用法**）。也可见上文**注意事项**。

1. Pozet N, *et al.* Pharmacokinetics of diltiazem in severe renal failure. *Eur J Clin Pharmacol* 1983; **24:** 635–8.

用途和用法

地尔硫䓬是一种苯并噻氮䓬类钙通道阻滞剂（见第1116页）和一种Ⅳ型抗心律失常药（第1115页）。它是一种外周和冠状动脉血管扩张药，伴有有限的负性肌力作用，但其扩血管作用不如二氢吡啶类钙通道阻滞剂硝苯地平（第1297页）的作用明显。与硝苯地平不同，地尔硫䓬抑制心脏传导，尤其是窦房结和房室结。

口服盐酸地尔硫䓬用于心绞痛（第1118页）和高血压（第1131页）的治疗，而且有多种剂型可提供每日一次、两次或三次给药方案。在一些国家，静脉给药用于多种心律失常的治疗（心房纤颤或心房扑动及阵发性室上性心动过速），见第1122页。它可作为局部用药治疗肛裂（见下文）。

许多给药剂型的剂量依使用制剂而定。对老年人或伴有肾损伤或肝损害的患者应减量使用（见下文）。

对**心绞痛**，初始剂量为口服 60mg，每日 3 次（在美国每次 30mg，每日 4 次），如果需要可增至每日 360mg；有时用药量可达每日 480mg。适合于每日 1 次或 2 次的给药量可为每日 120～480mg；但可到达每日 540mg。

对**高血压**，盐酸地尔硫䓬可给予缓释胶囊或片剂。依给药剂型而定，初始剂量为每日 90～120mg，每日 2 次。如果需要可增加到每日 360mg。每日 1 次也可给予相似剂量，但可达到每日 540mg。

对**心律失常**，已建议初始剂量为 250μg/kg，静脉快速推注历时 2min；如果效果不佳，可 15min 后再给 350μg/kg。后续剂量应视患者情况而定。对于心房纤颤或扑动的患者，在快速推注后静脉输注盐酸地尔硫䓬可使心率持续降低。初始输注速率为 5～10mg/h，如果需要，可增加 5mg/h 达 15mg/h。静脉输注可持续 24h。

1. Buckley MM-T, *et al.* Diltiazem: a reappraisal of its pharmacological properties and therapeutic use. *Drugs* 1990; **39:** 757–806.
2. Weir MR. Diltiazem: ten years of clinical experience in the treatment of hypertension. *J Clin Pharmacol* 1995; **35:** 220–32.
3. Ezeugo U, Glasser SP. Clinical benefits versus shortcomings of diltiazem once-daily in the chronotherapy of cardiovascular diseases. *Expert Opin Pharmacother* 2009; **10:** 485–91.

作用 地尔硫䓬的血流动力学和电生理学效应与维拉帕米和硝苯地平的相比，更接近维拉帕米[1]。在临床用量下抑制窦房结和房室结的功能。对窦房结功能的影响比维拉帕米更显著。地尔硫䓬使心率—收缩压的乘积减小，降低需氧量，这可能是缓解心绞痛的作用机制。与维拉帕米相似，但与硝苯地平不同，地尔硫䓬不显著增加冠脉血流量。其负性肌力作用可能与后负荷减轻相抵消。

1. Soward AL, *et al.* The haemodynamic effects of nifedipine, verapamil and diltiazem in patients with coronary artery disease: a review. *Drugs* 1986; **32:** 66–101.

在肝损伤或肾损伤中的用法 对肝损伤或肾损伤的患者及老年人，盐酸地尔硫䓬的用量应减少。在英国，一般建议初始剂量为每日 120mg，依剂型决定是一次性口服还是分两次口服。如果心率降至 50 次/min 以下，不应增加剂量。

肛门直肠病 局部给予硝酸盐已普遍用于治疗慢性肛裂（第1801页），因为它们可以松弛肛门括约肌。包括地尔硫䓬在内的钙通道阻滞剂也成功用于慢性肛裂。已比较了地尔硫䓬口服给药和局部给药的作用[1]。局部给药基本无不良反应，该种给药方式可能效果更好，但尚无统计学数据支持。一篇系统性综述[2]将局部给予地尔硫䓬 2%与局部给予硝酸甘油进行比较，发现这两种药的治疗效果和复发率相似，但地尔硫䓬的不良反应较少，因此建议将地尔硫䓬列为一线药物。地尔硫䓬也可用于对硝酸盐耐受的患者，大约半数患者使用地尔硫䓬后痊愈[3]。6 周局部给予 2%地尔硫䓬使部分患者[4]（一小部分为硝酸盐耐受患者）持续受益，而在 2 年随访时间内，大部分患者需继续接受治疗。

在 2 位痉挛性肛部痛的患者中报道[5,6]地尔硫䓬的有利反应，可能是由于地尔硫䓬使平滑肌松弛。肛门内括约肌静压总计平均降低 20.6%，但 13 例一次性口服 60mg 地尔硫䓬的受试者中仅有 1 例[6]。

1. Jonas M, *et al.* A randomized trial of oral vs topical diltiazem for chronic anal fissures. *Dis Colon Rectum* 2001; **44:** 1074–8.
2. Sajid MS, *et al.* The efficacy of diltiazem and glyceryltrinitrate for the medical management of chronic anal fissure: a meta-analysis. *Int J Colorectal Dis* 2008; **23:** 1–6.
3. Jonas M, *et al.* Diltiazem heals glyceryl trinitrate-resistant chronic anal fissures: a prospective study. *Dis Colon Rectum* 2002; **45:** 1091–5.
4. Nash GF, *et al.* The long-term results of diltiazem treatment for anal fissure. *Int J Clin Pract* 2006; **60:** 1411–13.
5. Boquet J, *et al.* Diltiazem for proctalgia fugax. *Lancet* 1986; **i:** 1493.
6. Jonard P, Essamri B. Diltiazem and internal anal sphincter. *Lancet* 1987; **i:** 754.

心肌病 虽然钙通道阻滞药对心力衰竭患者应慎用，但已报道[1]扩张型心肌病（第1124页）患者使用地尔硫䓬后症状得到改善。

1. Figulla HR, *et al.* Diltiazem improves cardiac function and exercise capacity in patients with idiopathic dilated cardiomyopathy: results of the Diltiazem in Dilated Cardiomyopathy Trial. *Circulation* 1996; **94:** 346–52.

结缔组织和肌肉病症 在许多炎症条件下，尤其是青少年型皮肌炎（见**多肌炎和皮肤炎**，第1442页），可出现皮下钙盐沉积（钙质沉着病）。钙质沉着病的治疗较难，但在患有皮肤炎的儿童[1,2]及成人[3,4]中已有许多地尔硫䓬成功使用的报道，在患有肢端硬皮综合征（CREST 综合征）[5]（钙质沉着病、雷诺现象、食管动力疾病、指端硬化、毛细血管扩张）、硬皮病[6]、脂膜炎狼疮[7]的成人中也一样。但另一项研究[8]发现在全身性硬皮病患者中作用有限。

1. Oliveri MB, *et al.* Regression of calcinosis during diltiazem treatment in juvenile dermatomyositis. *J Rheumatol* 1996; **23:** 2152–5.
2. Ichiki Y, *et al.* An extremely severe case of cutaneous calcinosis with juvenile dermatomyositis, and successful treatment with diltiazem. *Br J Dermatol* 2001; **144:** 894–7.
3. Vinen CS, *et al.* Regression of calcinosis associated with adult dermatomyositis following diltiazem therapy. *Rheumatology (Oxford)* 2000; **39:** 333–4.
4. Abdallah-Lotf M, *et al.* Regression of cutis calcinosis with diltiazem in adult dermatomyositis. *Eur J Dermatol* 2005; **15:** 102–4.
5. Palmieri GMA, *et al.* Treatment of calcinosis with diltiazem. *Arthritis Rheum* 1995; **38:** 1646–54.
6. Dolan AL, *et al.* Diltiazem induces remission of calcinosis in scleroderma. *Br J Rheumatol* 1995; **34:** 576–8.
7. Morgan KW, *et al.* Calcifying lupus panniculitis in a patient with subacute cutaneous lupus erythematosus: response to diltiazem and chloroquine. *J Rheumatol* 2001; **28:** 2129–32.
8. Vayssairat M, *et al.* Clinical significance of subcutaneous calcinosis in patients with systemic sclerosis: does diltiazem induce its regression? *Ann Rheum Dis* 1998; **57:** 252–4.

肾病 在各种肾病中钙通道阻滞剂可能有效（见**硝苯地平**，第1302页）。已报道地尔硫䓬可减少糖尿病患者的尿蛋白排泄，而且不会使已存在的肾功能不全恶化[1,2]。一项在 15 名伴有 2 型糖尿病、蛋白尿及肾损伤的高血压患者中的小范围研究[3]发现，当患者限制钠摄入量为每日 50mmol 时，地尔硫䓬只减少尿白蛋白的排泄。

地尔硫䓬也可减轻某些药物的肾毒性。已有报道在使用奈替米星的健康受试者[4]中给予地尔硫䓬可使肾毒性减轻，但对可能由甲氨蝶呤引起肾小管损伤所导致的急性肾功能衰竭，地尔硫䓬不起作用[5]。地尔硫䓬可减轻环孢素诱导的肾毒性（见下文**移植**）。

1. Bakris GL. Effects of diltiazem or lisinopril on massive proteinuria associated with diabetes mellitus. *Ann Intern Med* 1990; **112:** 707–8.
2. Demarie BK, Bakris GL. Effects of different calcium antagonists on proteinuria associated with diabetes mellitus. *Ann Intern Med* 1990; **113:** 987–8.
3. Bakris GL, Smith A. Effects of sodium intake on albumin excretion in patients with diabetic nephropathy treated with long-acting calcium antagonists. *Ann Intern Med* 1996; **125:** 201–4.
4. Lortholary O, *et al.* Calcium antagonists and aminoglycoside nephrotoxicity. *Am J Med* 1990; **88:** 445.
5. Deray G, *et al.* The effects of diltiazem on methotrexate-induced nephrotoxicity. *Eur J Clin Pharmacol* 1989; **37:** 337–40.

偏头痛 钙通道阻滞剂（包括地尔硫䓬）在治疗偏头痛中的使用参考，见**硝苯地平**项下内容（第1302页）。

心肌梗死 对于地尔硫䓬治疗急性或长期心肌梗死的参考文献，见第1366页**维拉帕米**项下用法。

外周血管性疾病 与其他钙通道阻滞剂相似，地尔硫䓬偶尔用于治疗包括青少年在内的雷诺综合征，*BNFC 2010/11* 建议 12 岁以上患者口服剂量为 30～60mg，每日 2～3 次。治疗 CREST 综合征（症状包括次级雷诺综合征），见上文**结缔组织和肌肉病症**。

肺动脉高压 包括地尔硫䓬在内的钙通道阻滞剂可治疗肺动脉高压，见第1303页**硝苯地平**。

移植 在接受环孢素治疗的移植患者中，每日口服60～180mg 地尔硫䓬可使血中环孢素浓度升高[1～3]。因此环孢素的剂量可减少 1/3，节省大量治疗费用[2～4]。但并不是所有患者都出现这一作用[5]，而且不同剂型的作用强弱不同[6]，大多数研究都使用老剂型，但有报道称环孢素微孔作用较好[4]。如果地尔硫䓬用于这一目的，建议密切监测血中环孢素浓度。该作用是由于地尔硫䓬非竞争地抑制环孢素代谢[7]，还有证据表明在接受综合治疗的患者中可提高移植肾脏的功能，可能是地尔硫䓬能降低环孢素诱导的肾毒性[1,2]。然而，一项关于服用环孢素和地尔硫䓬患者的为期 4 年的随访研究发现地尔硫䓬对于慢性移植肾病的发展没有作用[8]。在一项回顾性研究中发现，使用地尔硫䓬（保留环孢素的作用）的患者生存率提高[9]，但不清楚这是地尔硫䓬的直接作用还是使用过程中其他相关因素。

地尔硫䓬与他克莫司合用时也有节约效果[10]。

1. Wagner K, Neumayer H-H. Prevention of delayed graft function in cadaver kidney transplants by diltiazem. *Lancet* 1985; **ii:** 1355–6.
2. Neumayer H-H, Wagner K. Diltiazem and economic use of cyclosporin. *Lancet* 1986; **ii:** 523.
3. Bourge RC, *et al.* Diltiazem-cyclosporine interaction in cardiac transplant recipients: impact on cyclosporine dose and medication costs. *Am J Med* 1991; **90:** 402–4.
4. Kumana CR, *et al.* Diltiazem co-treatment in renal transplant patients receiving microemulsion cyclosporin. *Br J Clin Pharmacol* 2003; **56:** 670–8.
5. Jones TE, Morris RG. Diltiazem does not always increase blood cyclosporin concentration. *Br J Clin Pharmacol* 1996; **42:** 642–4.
6. Jones TE, *et al.* Formulation of diltiazem affects cyclosporin-sparing activity. *Eur J Clin Pharmacol* 1997; **52:** 55–8.
7. Brockmöller J, *et al.* Pharmacokinetic interaction between cyclosporin and diltiazem. *Eur J Clin Pharmacol* 1990; **38:** 237–42.
8. Ingsathit A, *et al.* Co-administration of diltiazem and cyclosporine for kidney transplant recipients: a four year follow-up study. *J Med Assoc Thai* 2006; **89** (suppl 2): S235–S241.
9. McDonald SP, Russ GR. Associations between use of cyclosporine-sparing agents and outcome in kidney transplant recipients. *Kidney Int* 2002; **61:** 2259–65.
10. Kothari J, *et al.* Diltiazem use in tacrolimus-treated renal transplant recipients. *J Clin Pharm Ther* 2004; **29:** 425–30.

制剂

USP 33: Diltiazem Hydrochloride Extended-release Capsules; Diltiazem Hydrochloride Oral Solution; Diltiazem Hydrochloride Oral Suspension; Diltiazem Hydrochloride Tablets.

专利制剂

Arg.: Acalix; Angular; Corodrox; Dilahim; Diltenk; Dilzen-G; Hart; Incoril; Kaltiazem; Tilazem; ***Austral.:*** Cardizem; Coras; Diltahexal; Dilzem; Vasocardol; ***Austria:*** Diltahexal†; Diltiastad; Dilzem; ***Belg.:*** Progor; Tildiem; ***Braz.:*** Angiolong; Balcor; Calzem†; Cardizem; Cordil; Diltiacor; Diltipress; Diltizem; Diltor; Incoril; ***Canad.:*** Apo-Diltiaz; Cardizem; Novo-Diltazem; Nu-Diltiaz; Tiazac; ***Chile:*** Acasmul; Grifodilzem; Incoril; Tilazem; Tildiem; ***Cz.:*** Aldizem†; Altiazem†; Blocalcin; Diacordin; Dilzem†; Etizem†; Tiakem†; ***Denm.:*** Cardil; Cardizem; Dilcor; Myonil; Tilker; ***Fin.:*** Cardizem; Dilmin; Dilpral; Dilzem; ***Fr.:*** Bi-Tildiem; Deltazen; Diacor; Dilrene; Mono-Tildiem; Tildiem; ***Ger.:*** Dil-Sanorania; Dilsal; Dilta†; Diltabeta; Diltahexal; Diltaretard; Dilti; Diltiagamma; Diltiuc†; Dilzanton; Dilzem; ***Gr.:*** Alfener; Cardil; Corotrend; Corsenile; Diltelan; Diltem; Dilzanol; Dipen; Elvesil; Ergoclavin; Isofredil; Mavitalon; Mycarzem; Natasadol; Rubiten; Saubasin; Temel; Tildiem; Usno; Zem; Zilden; ***Hong Kong:*** Altiazem; Apo-Diltiaz; Cardium†; Coras; Dazil; Herbesser; Wontizem†; ***Hung.:*** Blocalcin; Dilrene; Diltan†; Dilzem; ***India:*** Dilcardia; Dilcontin; Dilgard; Dilzem; DTM; Iski; Kaizem; ***Indon.:*** Cordizem; Dilmen; Dilso†; Farmabes; Herbesser; Lanodil; ***Irl.:*** Adizem; Diacardyne; Diltam; Dilzem; DTZ; Entrydil; Tildiem; ***Israel:*** Adizem; Dilatam; Levodex†; ***Ital.:*** Altiazem; Angizem; Diacardin†; Diladel; Dilem; Diliter; Dilzene; Etyzem; Longazem; Tildiem; ***Jpn:*** Herbesser; ***Malaysia:*** Cardil; Cascor; Dilcard†; Dilem†; Herbesser; Mono-Tildiem; ***Mex.:*** Angiotrofin; Anremed; Presoken†; Presoquim†; Sertidel; Tilazem; ***Neth.:*** Diloc†; Surazem†; Tiadil†; Tildiem; ***Norw.:*** Cardizem; ***NZ:*** Cardizem; Dilcard†; Diltahexal†; Dilzem; ***Philipp.:*** Angiozem; Cordazem†; Dilatam; Dilcardia; Diltelan†; Diltime†; Dilzem; Dyalac; Filazem; Mono-Tildiem†; Tildiem; Vasmulax; Zandil; Zemtrial†; ***Pol.:*** Blocalcin†; Diacordin†; Dilocard; Dilzem; Oxycardil; ***Port.:*** Alandiem†; Balcor†; Cal-Antagon†; Carzem†; Diacardyne†; Dilfar; Dilongo†; Diltiangina; Diltiem; Duplide†; Etizem; Herbesser; Lacerol†; Tiadil†; Tilker; ***Rus.:*** Altiazem (Алтиазем); Blocalcin (Блокальцин); Cardil (Кардил); Diazem (Диазем); Dilcardia (Дилкардия)†; ***S.Afr.:*** Adco-Zildem; Dilatam†; Tilazem; Zildem; ***Singapore:*** Beatizem; Cardil; Cardium; Herbesser; Mono-Tildiem; ***Spain:*** Angiodrox; Cardiser; Carreldon; Clobendian; Corolater; Cronodine; Dilaclan; Diltiwas; Dinisor; Doclis; Lacerol; Masdil; Tilker; Trumsal; Uni Masdil; ***Swed.:*** Cardizem; Coramil; Viazem†; ***Switz.:*** Coridil; Dilzem; Escozem†; Tildiem; ***Thai.:*** Altiazem†; Angizem†; Cardil; Carzem; Cascor; Denazox; Dilcardia; Dilem; Dilizem; Diltec; Dilzem†; Ditizem; Herbesser; Progor; ***Turk.:*** Altizem; Dilticard; Diltizem; Kardil; Progor; Tildiem†; ***UK:*** Adizem; Angiozem†; Angitil; Calcicard; Dilcardia; Dilzem; Disogram; Optil; Slozem; Tildiem; Viazem; Zemtard; ***Ukr.:*** Cardil (Кардил); ***USA:*** Cardizem; Cartia; Dilacor; Dilt-CD; Dilt-XR; Diltia; Diltzac; Taztia; Tiazac; ***Venez.:*** Acalix; Corazem; Cordisil; Daltazen; Presoquin; Tilazem.

多组分制剂 ***USA:*** Teczem.

Dimetofrine Hydrochloride (*rINNM*) ⊗盐酸二甲福林

Dimétofrine, Chlorhydrate de; Dimetofrini Hydrochloridum; Dimetophrine Hydrochloride; Hidrocloruro de dimetofrina. 4-Hydroxy-3,5-dimethoxy-α-[(methylamino)methyl]benzyl alcohol hydrochloride.

Диметофрина Гидрохлорид

$C_{11}H_{17}NO_4,HCl = 263.7.$

CAS — 22950-29-4 (dimetofrine); 22775-12-8 (dimetofrine hydrochloride).

ATC — C01CA12.

ATC Vet — QC01CA12.

(dimetofrine)

简介

盐酸二甲福林是一种拟交感神经药（第1351页），其血管加压作用用于治疗低血压。在用于感冒及流行性感冒症状的制剂中也使用盐酸二甲福林。

制剂

专利制剂

Ital.: Pressamina†.

多组分制剂 ***Ital.:*** Raffreddoremed.

Dipyridamole (*BAN, USAN, rINN*) 双嘧达莫

Dipiridamol; Dipiridamolis; Dipirydamol; Dipyridamol; Dipyridamolum; NSC-515776; RA-8. 2,2′,2″,2‴-[(4,8-Dipiperidinopyrimido[5,4-*d*]pyrimidine-2,6-diyl)dinitrilo]tetraethanol.

Дипиридамол

$C_{24}H_{40}N_8O_4 = 504.6.$

CAS — 58-32-2.

ATC — B01AC07.

ATC Vet — QB01AC07.

UNII — 64ALC7F90C.

Pharmacopoeias. In *Chin., Eur.* (see p.vii), *Jpn,* and *US.*

Ph. Eur. 6.8（Dipyridamole） 亮黄色结晶性粉末。几乎不溶于水；溶于无水乙醇；易溶于丙酮；溶于无机酸的稀溶液。避光。

USP 33（Dipyridamole） 鲜黄色，结晶性粉末或针状。微溶于水；极易溶于氯仿、乙醇、甲醇；极微溶于丙酮、乙酸乙酯。贮藏于密闭容器中。避光。

不良反应、处置和注意事项

使用双嘧达莫可出现胃肠道紊乱，包括恶心、呕吐及腹泻、头痛、头晕、眩晕、低血压、面红、皮疹及其他超敏反应。双嘧达莫也可导致胸痛或使心绞痛症状加重。已报道在^{201}铊成像的患者使用双嘧达莫后出现心律失常。氨茶碱可纠正某些不良反应。

在伴有低血压、不稳定性心绞痛、主动脉瓣狭窄、近期发生心肌梗死、心力衰竭或凝血功能障碍的患者中双嘧达莫应小心使用。伴有这些症状或伴有心律失常、传导障碍、哮喘或有支气管痉挛病史的患者不应静脉内给药（见下文**心肌显像**）。应在静脉注射测试压力前 24h 停止口服双嘧达莫。

对胆管的影响 从 2 名使用双嘧达莫分别达 15 年和 10 年的患者体内取出了含有未结合双嘧达莫的胆石[1]。1 名患者 18 个月前内镜除去含有未结合双嘧达莫的胆石后，继续使用双嘧达莫导致类似胆石再次出现[2]。

1. Moesch C, *et al.* Biliary drug lithiasis: dipyridamole gallstones. *Lancet* 1992; **340:** 1352–3.
2. Sautereau D, *et al.* Recurrence of biliary drug lithiasis due to dipyridamole. *Endoscopy* 1997; **29:** 421–3.

对心脏的影响 伴有不稳定性心绞痛和冠状动脉多血管疾病的 4 名患者在口服双嘧达莫治疗期间出现了短暂的心肌缺血[1]（更多的报道详见下文**心肌显像**）。

1. Keltz TN, *et al.* Dipyridamole-induced myocardial ischemia. *JAMA* 1987; **257:** 1515–16.

对肌肉的影响 1 名患者使用双嘧达莫后出现急性类风

湿多肌痛的症状[1]。

1. Chassagne P, *et al.* Pseudopolymyalgia rheumatica with dipyridamole. *BMJ* 1990; **301:** 875.

对味觉的影响 1名患者使用双嘧达莫后出现口腔异味并伴有其他胃肠道症状[1]。2个相似的病例已向英国CSM报告。

1. Willoughby JMT. Drug-induced abnormalities of taste sensation. *Adverse Drug React Bull* 1983; **100:** 368–71.

心肌显像 在心肌应激成像中双嘧达莫可与201铊联合使用。已经概括了3900位患者的可靠资料[1]。记录了静脉内给药（平均剂量为560μg/kg）后24h内出现的不良反应。10例出现严重的不良反应，1820例出现轻微的不良反应。在4位患者中出现心肌梗死，其中3例在201铊心肌扫描之前已有不稳定性心绞痛。6位患者出现急性支气管痉挛，其中4例在使用双嘧达莫之前有哮喘或哮鸣症状。轻微的不良反应包括胸痛占19.7%、ST-T段下降占7.5%、室性期外收缩占5.2%、头痛占12.2%、头晕占11.8%、恶心占4.6%、低血压占4.6%。在454位患者中的97%能用氨茶碱有效地缓解不良反应的症状。

已有报道[2,3]超敏反应，包括过敏反应和血管性水肿。

英国注册药品信息禁忌对伴有低血压、不稳定性心绞痛、左心室流出梗阻、近期发生心肌梗死、失代偿型心力衰竭、心律失常、传导障碍、哮喘或有支气管痉挛病史的患者静脉内给予双嘧达莫。但是，一篇关于药理学应激试验的综述[4]认为只要适当地选择患者和充分地监测，危及生命的不良反应的发生率可以忽略。它也认为在心肌梗死后的早期可以安全地进行双嘧达莫201铊成像。

1. Ranhosky A, *et al.* The safety of intravenous dipyridamole thallium myocardial perfusion imaging. *Circulation* 1990; **81:** 1205–9.
2. Weinmann P, *et al.* Anaphylaxis-like reaction induced by dipyridamole during myocardial scintigraphy. *Am J Med* 1994; **97:** 488.
3. Angelides S, *et al.* Acute reaction to dipyridamole during myocardial scintigraphy. *N Engl J Med* 1999; **340:** 394.
4. Beller GA. Pharmacologic stress imaging. *JAMA* 1991; **265:** 633–8.

药物相互作用

双嘧达莫由于其抗血小板作用可增强口服抗凝血药的作用，与其他抗血小板药合用时会使作用加强。它抑制腺苷的重吸收，从而增强其作用；如果两药同时给予，腺苷应减量。双嘧达莫可抑制氟达拉滨的重吸收而降低其效能。

抗酸药等使胃pH升高的药可减少双嘧达莫的吸收。

抗凝血药 双嘧达莫可诱导使用口服抗凝血药的患者出血，不改变凝血酶原时间（见**华法林**的**药物相互作用**项下**抗血小板药**，第1373页）。

黄嘌呤 黄嘌呤作为腺苷拮抗药使其能拮抗双嘧达莫的部分作用。氨茶碱可用于逆转双嘧达莫的某些不良反应。已报道[1]静脉内给予咖啡因可使双嘧达莫引起的血流动力学反应减弱，已建议接受双嘧达莫进行心肌成像检查前至少24h应避免使用咖啡因。

1. Smits P, *et al.* Dose-dependent inhibition of the hemodynamic response to dipyridamole by caffeine. *Clin Pharmacol Ther* 1991; **50:** 529–37.

药动学

双嘧达莫从胃肠道吸收不完全，口服后约75min达到血浆峰浓度。双嘧达莫与血浆蛋白结合率达90%以上。已报道其终末半衰期为10～12h。双嘧达莫在肝脏代谢，主要与葡萄糖醛酸结合经胆汁排泄。肠肝循环使排泄减缓。少量经尿液排泄。双嘧达莫可分布到乳汁中。

1. Mahony C, *et al.* Dipyridamole kinetics. *Clin Pharmacol Ther* 1982; **31:** 330–8.
2. Mahony C, *et al.* Plasma dipyridamole concentrations after two different dosage regimens in patients. *J Clin Pharmacol* 1983; **23:** 123–6.

用途和用法

双嘧达莫是腺苷重吸收抑制剂和磷酸二酯酶抑制剂，具有抗血小板和扩张血管活性，用于血栓栓塞疾病（第1146页）。口服双嘧达莫用于预防人造瓣膜植入术后的血栓栓塞（第1146页）和卒中的治疗（见下文）；也用于心肌梗死的治疗（第1135页）。静脉内给予双嘧达莫可使冠状动脉明显扩张，用于缺血性心脏病患者的应激试验（见下文**心肌显像**）。

为预防人造瓣膜植入术后的**血栓栓塞**，双嘧达莫与口服抗凝药一起使用。通常，成人每日300～600mg，分次餐前口服。儿童剂量，见下文。

用于**卒中**或短暂性缺血发作的二级预防，双嘧达莫使用缓释制剂，单独使用或与阿司匹林合用，用量200mg，每日2次。

1. FitzGerald GA. Dipyridamole. *N Engl J Med* 1987; **316:** 1247–57.
2. Gibbs CR, Lip GYH. Do we still need dipyridamole? *Br J Clin Pharmacol* 1998; **45:** 323–8.
3. Kim H-H, Liao JK. Translational therapeutics of dipyridamole. *Arterioscler Thromb Vasc Biol* 2008; **28:** s39–s42.

儿童用法 英国未授权双嘧达莫用于预防儿童**血栓栓塞**，但*BNFC 2010/11*建议可以按以下口服剂量预防心脏手术后的血栓形成：

- 1个月～12岁：2.5mg/kg，每日2次；
- 12～18岁：与成人用法相同（见上文）。

*BNFC*同时建议了双嘧达莫治疗**川崎病**（见第2148页）的剂量，1个月～12岁的儿童可以口服双嘧达莫1mg/kg，每日3次。

与成人相似，静脉注射双嘧达莫可以用于儿童压力测试（见下文的**心肌显像**）。

心肌显像 由冠状动脉疾病导致的异常灌注在安静时不出现，但在应激时出现，因此应激试验用于心肌功能的评估。应激通常由运动引起，但当运动不适合时药理学方法就可以使用了，如使用双嘧达莫。

双嘧达莫与201铊闪烁描记法用于成人和儿童，通常静脉内给药567μg/kg，超过4min。201铊在双嘧达莫输注完后3～5min内给予。在给药5min后获得初始影像，2.5～4h后获得延迟影像。双嘧达莫（300～400mg）也可给予口服混悬剂；约45min后给予201铊，正好双嘧达莫达到血清峰浓度。

双嘧达莫也用于超声心动图显像[1,2]。静脉内给予双嘧达莫用于获得最大敏感性的剂量（750～840μg/kg），通常闪烁描记法的使用剂量高[1]。

1. Beller GA. Pharmacologic stress imaging. *JAMA* 1991; **265:** 633–8.
2. Buchalter MB, *et al.* Dipyridamole echocardiography: the bedside stress test for coronary artery disease. *Postgrad Med J* 1990; **66:** 531–5.

卒中 在曾经有缺血性脑卒中（第1143页）或短暂性缺血发作患者，使用阿司匹林抗血小板长期治疗的价值已经得到认可，它可以降低卒中和其他血管事件发生的风险[1]。使用双嘧达莫存在较大争议。早期研究中，双嘧达莫单独使用或与阿司匹林合用，效果并未优于阿司匹林单独使用。欧洲卒中预防研究-2（ESPS-2）[2]中，阿司匹林和双嘧达莫单独使用或合用与安慰剂进行对照，发现两种药都可降低卒中风险而且效果有累加作用。该研究使用的是小剂量阿司匹林和缓释型双嘧达莫，这也许能解释早期研究的偏差[3]。后续偏差分析[3～6]证实双嘧达莫单独使用或与阿司匹林合用均可降低卒中再发生的风险，但这主要基于ESPS-2，可能存在局限[3]。然而，一项进一步的大型研究[7]对单用阿司匹林和双嘧达莫与阿司匹林合用进行比较，发现使用两种药物时血管事件的发生率（包括卒中）较低。因此，目前多数指导手册[8,9]将阿司匹林与双嘧达莫合用作为一种治疗长期缺血性脑卒中的首选方案。

1. Antiplatelet Trialists' Collaboration. Collaborative overview of randomised trials of antiplatelet therapy—I: prevention of death, myocardial infarction, and stroke by prolonged antiplatelet therapy in various categories of patients. *BMJ* 1994; **308:** 81–106. Correction. *ibid.*; 1540.
2. Diener HC, *et al.* European Stroke Prevention Study 2: dipyridamole and acetylsalicylic acid in the secondary prevention of stroke. *J Neurol Sci* 1996; **143:** 1–13.
3. Wilterdink JL, Easton JD. Dipyridamole plus aspirin in cerebrovascular disease. *Arch Neurol* 1999; **56:** 1087–92.
4. Antithrombotic Trialists' Collaboration. Collaborative meta-analysis of randomised trials of antiplatelet therapy for prevention of death, myocardial infarction, and stroke in high risk patients. *BMJ* 2002; **324:** 71–86. Correction. *ibid.*; 141.
5. Leonardi-Bee J, *et al.* Dipyridamole for preventing recurrent ischemic stroke and other vascular events: a meta-analysis of individual patient data from randomized controlled trials. *Stroke* 2005; **36:** 162–8.
6. De Schryver ELLM, *et al.* Dipyridamole for preventing stroke and other vascular events in patients with vascular disease. Available in The Cochrane Database of Systematic Reviews; Issue 3. Chichester: John Wiley; 2007 (accessed 19/03/08).
7. Halkes PH, *et al.* ESPRIT Study Group. Aspirin plus dipyridamole versus aspirin alone after cerebral ischaemia of arterial origin (ESPRIT): randomised controlled trial. *Lancet* 2006; **367:** 1665–73. Correction. *ibid.* 2007; **369:** 274.
8. European Stroke Organisation (ESO) Executive Committee. ESO Writing Committee. Guidelines for management of ischaemic stroke and transient ischaemic attack 2008. *Cerebrovasc Dis* 2008; **25:** 457–507. Also available at: http://www.eso-stroke.org/pdf/ESO08_Guidelines_English.pdf (accessed 11/07/08)
9. Albers GW, *et al.* Antithrombotic and thrombolytic therapy for ischemic stroke: American College of Chest Physicians evidence-based clinical practice guidelines (8th edition). *Chest* 2008; **133** (suppl): 630S–669S.

制剂

BP 2010: Dipyridamole Tablets;
USP 33: Dipyridamole Injection; Dipyridamole Oral Suspension; Dipyridamole Tablets.

专利制剂

Arg.: Maxicardil; Persantin; Sedangor†; ***Austral.:*** Persantin; ***Austria:*** Persantin; ***Belg.:*** Coronair; Docdipyri; Persantine; ***Braz.:*** Persantin; ***Canad.:*** Persantine; ***Chile:*** Persantin; ***Cz.:*** Curantyl N†; Persantin†; ***Denm.:*** Persantin; ***Fin.:*** Atrombin†; Dipyrin; Persantin; ***Fr.:*** Cleridium; Persantine; ***Ger.:*** Curantyl N†; ***Gr.:*** Adezan; Ethrine; Persantin; ***Hong Kong:*** Persantin; Procardin†; ***India:*** Persantin; ***Indon.:*** Cardial; Persantin; Vasokor; Vasotin; ***Irl.:*** Persantin; ***Israel:*** Cardoxin; ***Ital.:*** Corosan; Novodil; Persantin; ***Jpn:*** Persantin; ***Malaysia:*** Persantin†; ***Mex.:*** Digal; Dipres; Dirinol; Lodimol; Persantin; Pracem; Trepol; Vadinar; ***Neth.:*** Persantin; ***Norw.:*** Persantin; ***NZ:*** Persantin; Pytazen; ***Philipp.:*** Persantin; ***Port.:*** Persantin; ***Rus.:*** Curantyl (Курантил); Persantin (Персантин); ***S.Afr.:*** Persantin; Plato; ***Singapore:*** Persantin; Procardin; ***Spain:*** Persantin; ***Swed.:*** Persantin; ***Thai.:*** Agremol; Persantin; Posanin†; ***Turk.:*** Drisentin; Kardisentin; Tromboliz; Trombosentin; ***UK:*** Persantin; ***Ukr.:*** Curantil (Курантил); ***USA:*** Persantine; ***Venez.:*** Megalis†; Meranol†; Persantin; Precar†.

多组分制剂 ***Arg.:*** Agrenox; Licuamon; ***Austral.:*** Asasantin; ***Austria:*** Asasantin; Thrombohexal†; ***Belg.:*** Aggrenox; ***Canad.:*** Aggrenox; ***Cz.:*** Aggrenox; ***Denm.:*** Asasantin; ***Fin.:*** Asasantin; ***Fr.:*** Asasantine; ***Ger.:*** Aggrenox; ***Gr.:*** Aggrenox; Fluxin; ***Hong Kong:*** Aggrenox; ***Hung.:*** Asasantin; ***India:*** Dynasprin; ***Indon.:*** Aggrenox; ***Irl.:*** Asasantin; ***Ital.:*** Aggrenox; ***Neth.:*** Asasantin; ***Norw.:*** Asasantin; ***Philipp.:*** Aggrenox; ***Port.:*** Aggrenox; ***Rus.:*** Aggrenox (Агренокс); ***S.Afr.:*** Asasantin; ***Swed.:*** Asasantin; ***Switz.:*** Asasantine; ***Thai.:*** Aggrenox; ***UK:*** Asasantin; ***USA:*** Aggrenox.

Disopyramide (*BAN*, *USAN*, *rINN*) 丙吡胺

Disopiramida; Disopyramid; Disopyramidi; Disopyramidum; Dizopiramid; Dizopiramidas; SC-7031. 4-Di-isopropylamino-2-phenyl-2-(2-pyridyl)butyramide.

Дизопирамид

$C_{21}H_{29}N_3O$ = 339.5.
CAS — 3737-09-5.
ATC — C01BA03.
ATC Vet — QC01BA03.
UNII — GFO928U8MQ.

Pharmacopoeias. In *Eur.* (see p.vii) and *Jpn.*

Ph. Eur. 6.8（Disopyramide） 白色或类白色的粉末。微溶于水；溶于乙醇；易溶于二氯甲烷。避光。

Disopyramide Phosphate (*BANM*, *USAN*, *rINNM*) 磷酸丙吡胺

Disopyramide, phosphate de; Disopyramidfosfat; Disopyramidfosfát; Disopyramidi phosphas; Disopyramidifosfaatti; Dizopiramid Fosfata; Dizopiramid-foszfát; Dizopiramido fosfatas; Dyzopiramidu fosforan; Fosfato de disopiramida; SC-13957.

Дизопирамида Фосфат

$C_{21}H_{29}N_3O,H_3PO_4$ = 437.5.
CAS — 22059-60-5.
UNII — N6BOM1935W.

Pharmacopoeias. In *Chin.*, *Eur.* (see p.vii), and *US.*

Ph. Eur. 6.8（Disopyramide Phosphate） 白色或类白色的粉末。溶于水；略溶于乙醇；几乎不溶于二氯甲烷。5%水溶液的pH值为4.0～5.0。避光。

USP 33（Disopyramide Phosphate） 白色或类白色，无臭粉末。易溶于水；微溶于乙醇；几乎不溶于氯仿、乙醚。5%水溶液的pH值为4.0～5.0。贮藏于密闭容器中。避光。

不良反应和处置

丙吡胺的不良反应大多数与其抗毒蕈碱性质和剂量有关。不良反应包括口腔干燥、视物模糊、排尿不尽、阳痿、便秘；最严重的反应为尿潴留。胃肠反应较少见，包括恶心、胃气胀、腹痛。其他报道的不良反应有皮疹、低血糖、眩晕、疲乏、肌无力、头痛、尿频。失眠、抑郁也与丙吡胺有关。罕有精神病、阻塞性黄疸、肝酶活性升高、血小板减少、粒细胞缺乏的报道。丙吡胺可延长QT间期，诱发或加重心律失常，尤其是室性心律失常和房颤，同时心脏传导阻滞和传导干扰也会发生。它具有负性收缩力作用，可能导致心力衰竭或低血压。

快速静脉注射丙吡胺可导致大量出汗和严重的心血管抑制。

过量时心血管效应及抗毒蕈碱效应显著，可能出现窒息、意识丧失、自主呼吸丧失、心搏骤停。过量的处置是对症治疗和支持治疗。如果患者在摄入1h内可考虑使用活性炭。

一篇关于Ⅰa类抗心律失常药丙吡胺、普鲁卡酰胺、奎尼丁的不良反应及其临床处置的综述[1]如下。

1. Kim SY, Benowitz NL. Poisoning due to class IA antiarrhythmic drugs quinidine, procainamide and disopyramide. *Drug Safety* 1990; **5:** 393–420.

不良反应发生率 40名患者中，每日400～1600mg丙吡胺长期治疗，28名（70%）有一种或更多不良反应[1]。15名（38%）出现口腔干燥，12名（30%）出现便秘，11名（28%）出现视物模糊，9名（23%）出现排尿不尽，9名（23%）出现恶心，2名（5%）出现阳痿，1名（3%）出现性交困难。另外，9名已有心力衰竭的患者中3名由于丙吡胺使症状恶化。7名停药的患者和7名剂量减少的患者出现十分严重的不良反应。

1. Bauman JL, *et al.* Long-term therapy with disopyramide phosphate: side effects and effectiveness. *Am Heart J* 1986; **111:** 654–60.

对血液的影响 1名61岁的男性患者两次出现与使用磷酸丙吡胺有关的粒细胞减少症[1]。

1. Conrad ME, *et al.* Agranulocytosis associated with disopyramide therapy. *JAMA* 1978; **240:** 1857–8.

对眼的影响 丙吡胺的抗毒蕈碱活性可导致不良反应如瞳孔散大[1]、严重的视物模糊[1]、急性青光眼[2,3]。应避免丙吡胺用于伴有青光眼的患者，对有青光眼家族史的患者应慎用丙吡胺。

1. Frucht J, *et al.* Ocular side effects of disopyramide. *Br J Ophthalmol* 1984; **68:** 890–1.
2. Trope GE, Hind VMD. Closed-angle glaucoma in patient on disopyramide. *Lancet* 1978; **i:** 329.
3. Ahmad S. Disopyramide: pulmonary complications and glaucoma. *Mayo Clin Proc* 1990; **65:** 1030–1.

对心脏的影响 丙吡胺的负性肌力作用强，已有报道[1]使用后出现可逆性心力衰竭。在已有心力衰竭的患者中，多达50%的患者有心力衰竭史，而在其他患者中发生率低于5%。

由于丙吡胺可延长QT间期，它可诱导室性快速型心律失常。已报道1例致死的尖端扭转型室性心动过速的病例[2]。

1. Podrid PJ, *et al.* Congestive heart failure caused by oral disopyramide. *N Engl J Med* 1980; **302:** 614–17.
2. Schattner A, *et al.* Fatal torsade de pointes following jaundice in a patient treated with disopyramide. *Postgrad Med J* 1989; **65:** 333–4.

对肝脏的影响 阻塞性黄疸及肝酶水平升高与丙吡胺有关[1～3]。停药后实验室和临床异常消失，但几个月内肝酶量仍然偏高。

已报道发生严重的肝细胞损伤和弥散性血管内凝血[4]。

1. Craxi A, *et al.* Disopyramide and cholestasis. *Ann Intern Med* 1980; **93:** 150–1.
2. Edmonds ME, Hayler AM. *Eur J Clin Pharmacol* 1980; **18:** 285–6.
3. Bakris GL, *et al.* Disopyramide-associated liver dysfunction. *Mayo Clin Proc* 1983; **58:** 265–7.
4. Doody PT. Disopyramide hepatotoxicity and disseminated intravascular coagulation. *South Med J* 1982; **75:** 496–8.

对心理状态的影响 已报道[1,2]开始丙吡胺治疗后不久，患者出现由激动和忧伤引起的偏执和幻听及幻视。停药后完全恢复。

1. Falk RH, *et al.* Mental distress in patient on disopyramide. *Lancet* 1977; **i:** 858–9.
2. Padfield PL, *et al.* Disopyramide and acute psychosis. *Lancet* 1977; **i:** 1152.

对神经系统的影响 1位72岁的患者出现与丙吡胺有关的周围神经病，影响到脚，严重到妨碍走路[1]。停用丙吡胺症状逐渐改善并在4个月后消失。另1名患者[2]在开始服用丙吡胺的4年内出现了外周神经性疾病，停药数月后症状有所缓解。

1名伴有心房纤颤的75岁女性，10min内静脉内给予丙吡胺150mg后出现强直阵挛发作，接着出现呼吸停止[3]。在恢复中患者出现口腔干燥和视物模糊，认为癫痫发作是由丙吡胺的抗毒蕈碱活性导致的，但也可能是直接刺激作用。

1. Dawkins KD, Gibson J. Peripheral neuropathy with disopyramide. *Lancet* 1978; **i:** 329.
2. Briani C, *et al.* Disopyramide-induced neuropathy. *Neurology* 2002; **58:** 663.
3. Johnson NM, *et al.* Epileptiform convulsion with intravenous disopyramide. *Lancet* 1978; **ii:** 848.

对性功能的影响 有报道[1～3]称服用丙吡胺会造成阳痿，可能由于其抗胆碱作用造成，但其他抗胆碱现象并不明显。1名患者[1]血浆丙吡胺浓度从14μg/ml降至3μg/ml时，阳痿症状消失。另1名患者[3]在开始服用丙吡胺不久就发生阳痿，但该名患者的血浆药物浓度仅为1.5μg/ml，然而在未改变治疗条件下症状得到缓解。

1. McHaffie DJ, *et al.* Impotence in patient on disopyramide. *Lancet* 1977; **i:** 859.
2. Ahmad S. Disopyramide and impotence. *South Med J* 1980; **73:** 958.
3. Hasegawa J, Mashiba H. Transient sexual dysfunction observed during antiarrhythmic therapy by long-acting disopyramide in a male Wolff-Parkinson-White patient. *Cardiovasc Drugs Ther* 1994; **8:** 277.

对泌尿道的影响 在一份9例伴随丙吡胺出现尿潴留病例的报道和一篇文献综述[1]中提到使用丙吡胺后产生的尿潴留极有可能发生在已有肾功能不全、65岁以上的男性患者中；在伴有前列腺增生的患者卒中风险增加。

1. Danziger LH, Horn JR. Disopyramide-induced urinary retention. *Arch Intern Med* 1983; **143:** 1683–6.

超敏反应 1名58岁男性在单次口服300mg丙吡胺后出现室性心律失常恶化和类过敏反应[1]。2h后主诉舌肿和呼吸困难。静脉内给予25mg苯海拉明后出现发绀，但呼吸状态改善。

1. Porterfield JG, *et al.* Respiratory difficulty after use of disopyramide. *N Engl J Med* 1980; **303:** 584.

低血糖 丙吡胺给药出现低血糖现象报道给制造商后，在2名健康受试者中进行了对照实验[1]。丙吡胺使血糖浓度轻微降低，不伴有低血糖症状。认为血糖降低的作用在肝损伤或肾损伤的患者中可能有临床意义。一篇综述[2]发现肾损伤、高龄、营养不良是低血糖的主要危险因素。1名2型糖尿病[3]患者出现减少胰岛素需要量的低血糖的现象。丙吡胺与克拉霉素的相互作用可能也是造成低血糖的原因之一（见下文**药物相互作用**项下的**抗菌药**）。然而，服用丙吡胺发生低血糖的总发生率不高[2]，一项对91名低血糖患者的病例对照研究[4]没有确认低血糖与丙吡胺有关联。

关于丙吡胺与克拉霉素相互作用的几个报道见下文**药物相互作用**项下的**抗菌药**。

1. Strathman I, *et al.* Hypoglycemia in patients receiving disopyramide phosphate. *Drug Intell Clin Pharm* 1983; **17:** 635–8.
2. Cacoub P, *et al.* Disopyramide-induced hypoglycemia: case report and review of the literature. *Fundam Clin Pharmacol* 1989; **3:** 527–35.
3. Reynolds RM, Walker JD. Hypoglycaemia induced by disopyramide in a patient with type 2 diabetes mellitus. *Diabet Med* 2001; **18:** 1009–10.
4. Takada M, *et al.* The relationship between risk of hypoglycemia and use of cibenzoline and disopyramide. *Eur J Clin Pharmacol* 2000; **56:** 335–42.

过量 1名2岁男孩服用600mg丙吡胺后出现低血压、心律失常、惊厥，并在服药28h后死亡[1]。在一份总结5例使用致死剂量丙吡胺病例的报道[2]中，最普遍的临床表现是早期意识丧失，接着呼吸停止。其中4名患者起初对复苏有反应，但接着迅速恶化，出现心律失常和自主呼吸丧失；4例尸体剖验显示继发于左心室衰竭的肺充血。

1. Hutchison A, Kilham H. Fatal overdosage of disopyramide in a child. *Med J Aust* 1978; **2:** 335–6.
2. Hayler AM, *et al.* Fatal overdosage with disopyramide. *Lancet* 1978; **i:** 968–9.

注意事项

丙吡胺禁用于伴有完全性心脏传导阻滞（除非患者有起搏器）或心源性休克的患者。对其他传导障碍或未代偿的心力衰竭的患者应极其小心。如果丙吡胺用于治疗房性心动过速，应用地高辛预处理（见**奎尼丁**的**注意事项**，第1329页）。在初次使用丙吡胺之前应纠正低血钾。心肌炎患者应给予起始剂量的下限，并需严格监测低血糖和心衰的发生。对已发生低血糖的患者应留意，包括伴有心力衰竭、肝损伤或肾损伤的患者以及使用影响葡萄糖代谢药物的患者。

静脉注射丙吡胺应缓慢注射，以避免低血压并且推荐在心脏监测和除颤设备监护下注射。

对肝损伤或肾损伤的患者及伴有心力衰竭的患者应降低剂量。

由于抗毒蕈碱特性，丙吡胺应避免用于伴有青光眼或有尿潴留倾向以及良性前列腺增生的患者，也应避免用于伴有重症肌无力的患者，因为存在出现肌无力危象的风险。对有青光眼家族史的患者应慎用丙吡胺。

对老年人和肝损伤或肾损伤的患者的剂量调整详见下文**用途和用法**项下内容。

哺乳 丙吡胺可分布到乳汁中，乳汁血浆比为0.4，约0.5或0.9[1～3]。可在母乳喂养的婴儿血浆中检测到丙吡胺，但没有不良反应。因此American Academy of Pediatrics认为[4]丙吡胺可用于哺乳妇女。但应监测婴儿的不良反应，尤其是抗毒蕈碱作用。

1. MacKintosh D, Buchanan N. Excretion of disopyramide in human breast milk. *Br J Clin Pharmacol* 1985; **19:** 856–7.
2. Hoppu K, *et al.* Disopyramide and breast feeding. *Br J Clin Pharmacol* 1986; **21:** 553.
3. Barnett DB, *et al.* Disopyramide and its N-monodesalkyl metabolite in breast milk. *Br J Clin Pharmacol* 1982; **14:** 310–12.
4. American Academy of Pediatrics. The transfer of drugs and other chemicals into human milk. *Pediatrics* 2001; **108:** 776–89. [Retired May 2010] Correction. *ibid.*; 1029. Also available at: http://aappolicy.aappublications.org/cgi/content/full/pediatrics%3b108/3/776 (accessed 10/07/07)

妊娠 由于丙吡胺可能会引起子宫收缩，因此通常不建议在妊娠患者中使用丙吡胺。1名妊娠患者从26周开始至分娩，每日给予200mg丙吡胺8h，未见不良反应发生[1]。另一名妊娠32周的患者，每日隔6h（每日4次）给予100～300mg丙吡胺，每次给药1～2h后都会发生子宫收缩[2]。还有1名患者[3]在妊娠36周时给予丙吡胺，第一次口服给药150mg，40min后发生剧烈的宫缩，第二次给药后进入产程伴大出血，立即进行紧急剖宫产。一项双盲安慰剂对照试验显示[4]，20名女性患者服用丙吡胺后发生宫缩，随后住院生产。10名女性患者，在宫缩开始时每6h给予150mg丙吡胺，共48h，所有患者均有宫缩，其中8名被药物诱导生产。

1. Shaxted EJ, Milton PJ. Disopyramide in pregnancy: a case report. *Curr Med Res Opin* 1979; **6:** 70–2.
2. Leonard RF, *et al.* Initiation of uterine contractions by disopyramide during pregnancy. *N Engl J Med* 1978; **299:** 84–5.
3. Abbi M, *et al.* Preterm labor and accidental hemorrhage after disopyramide therapy in pregnancy: a case report. *J Reprod Med* 1999; **44:** 653–5.
4. Tadmor OP, *et al.* The effect of disopyramide on uterine contractions during pregnancy. *Am J Obstet Gynecol* 1990; **162:** 482–6.

药物相互作用

丙吡胺与负性肌力作用药物和影响传导药物合用时应格外小心，包括β受体阻滞剂和Ⅰ类抗心律失常药。丙吡胺可以延长QT间期，因此不能与其他致心律失常药合用。丙吡胺经细胞色素P450同工酶CYP3A4代谢，可与该酶的抑制剂或诱导剂及经CYP3A4代谢的药物发生相互作用。丙吡胺与其他抗毒蕈碱药合用可增强抗毒蕈碱作用。

抗心绞痛药 丙吡胺降低舌下含服硝酸异山梨酯作用的内容，见第1268页。

抗心律失常药 丙吡胺的心脏抑制作用与Ⅰ类抗心律失常药有累加效应[1]。丙吡胺可延长QT间期，这与扭转型室性心动过速有关，尤其是同时给予具有相似作用的药物时；这种作用在几位同时给予胺碘酮和丙吡胺的患者中出现[2]。血清丙吡胺浓度也可被奎尼丁升高[3]；血清奎尼丁浓度相反降低，但无重要临床意义。

1. Ellrodt G, Singh BN. Adverse effects of disopyramide (Norpace): toxic interactions with other antiarrhythmic agents. *Heart Lung* 1980; **9:** 469–74.
2. Tartini R, *et al.* Dangerous interaction between amiodarone and quinidine. *Lancet* 1982; **i:** 1327–9.
3. Baker BJ, *et al.* Concurrent use of quinidine and disopyramide: evaluation of serum concentrations and electrocardiographic effects. *Am Heart J* 1983; **105:** 12–15.

抗菌药 酶诱导剂（如利福平）可加快丙吡胺的代谢[1,2]；丙吡胺清除增加可导致血浆浓度低于治疗范围。

相反，当酶抑制剂添加到丙吡胺治疗中时可使血清丙吡胺浓度升高[3]。在使用阿奇霉素[4]、克拉霉素[5～7]、红霉素[3]的患者中已记录到室性心律失常。在使用克拉霉素的患者中已出现丙吡胺浓度升高引起的低血糖[8,9]。

1. Aitio M-L, *et al.* The effect of enzyme induction on the metabolism of disopyramide in man. *Br J Clin Pharmacol* 1981; **11:** 279–85.
2. Staum JM. Enzyme induction: rifampin-disopyramide interaction. *DICP Ann Pharmacother* 1990; **24:** 701–3.
3. Ragosta M, *et al.* Potentially fatal interaction between erythromycin and disopyramide. *Am J Med* 1989; **86:** 465–6.
4. Granowitz EV, *et al.* Potentially fatal interaction between azithromycin and disopyramide. *Pacing Clin Electrophysiol* 2000; **23:** 1433–5.
5. Paar D, *et al.* Life-threatening interaction between clarithromycin and disopyramide. *Lancet* 1997; **349:** 326–7.
6. Hayashi Y, *et al.* Torsades de pointes ventricular tachycardia induced by clarithromycin and disopyramide in the presence of hypokalemia. *Pacing Clin Electrophysiol* 1999; **22:** 672–4.
7. Choudhury L, *et al.* Torsades de pointes due to drug interaction between disopyramide and clarithromycin. *Heart Dis* 1999; **1:** 206–7.
8. Iida H, *et al.* Hypoglycemia induced by interaction between clarithromycin and disopyramide. *Jpn Heart J* 1999; **40:** 91–96.
9. Morlet-Barla N, *et al.* Hypoglycémie grave et récidivante secondaire à l'interaction disopyramide-clarithromicine. *Presse Med* 2000; **29:** 1351.

抗糖尿病药 丙吡胺可以诱发低血糖，因此在与能降血糖的药物合用时应谨慎。1名患有2型糖尿病的女性患者，用低剂量格列美脲治疗时，同时服用了丙吡胺，发生了严重的低血糖，停止[1]使用丙吡胺后低血糖症状得到缓解。随后的体外研究表明，这两种药都能阻断 K_{ATP} 钾通道，阻断率为 50%～60%，两药合用时完全阻断该通道，因此导致胰岛细胞的去极化以及刺激细胞释放胰岛素。

1. Negishi M, *et al.* Mechanism of disopyramide-induced hypoglycaemia in a patient with Type 2 diabetes. *Diabet Med* 2009; **26:** 76–8.

抗癫痫药 酶诱导剂如苯妥英和苯巴比妥可以提高丙吡胺的清除率，一项小型研究[1]发现苯妥英可以降低血清丙吡胺的浓度。

1. Aitio M-L, *et al.* The effect of enzyme induction on the metabolism of disopyramide in man. *Br J Clin Pharmacol* 1981; **11:** 279–85.

β受体阻滞剂 β受体阻滞剂具有负性肌力作用，当与丙吡胺同时给予时使负性肌力作用更明显。丙吡胺与β受体阻滞剂也存在药代动力学相互作用，因为已报道[1]阿替洛尔治疗期间丙吡胺的清除率降低约 16%。

1. Bonde J, *et al.* Atenolol inhibits the elimination of disopyramide. *Eur J Clin Pharmacol* 1985; **28:** 41–3.

药动学

丙吡胺容易从胃肠道吸收而且几乎完全吸收，口服给药后 0.5～3h 达到血浆峰浓度。

丙吡胺部分在肝脏中经细胞色素 P450 同工酶 CYP3A4 代谢。主要代谢产物为单-*N*-去烃化丙吡胺，仍有部分抗心律失常和抗毒蕈碱活性。主要经肾脏排泄，约 50%为原形药物，20%为 *N*-dealkylated 代谢产物，10%为其他代谢产物。约 10%经粪便排泄。丙吡胺的清除率不受尿 pH 值影响。

丙吡胺的蛋白结合率随血药浓度而变化，限制了监测血药浓度指导治疗的发展。治疗剂量下血浆浓度（2～4μg/ml）的 50%～60%是以蛋白结合形式。丙吡胺消除的血浆半衰期为 4～10h。在肝、肾损伤和心衰患者中，半衰期延长。

丙吡胺能透过胎盘屏障，也可分布到乳汁中。

1. Siddoway LA, Woosley RL. Clinical pharmacokinetics of disopyramide. *Clin Pharmacokinet* 1986; **11:** 214–22.

用途和用法

丙吡胺是一种Ⅰa 类抗心律失常药（第1115页），具有心脏抑制作用，与奎尼丁（第1330页）类似。也有抗毒蕈碱作用和负性肌力作用。

丙吡胺用于室上性和室性心律失常（第1122页）的治疗。

丙吡胺口服可用其碱或磷酸盐，静脉内给予磷酸盐；剂量以其碱表示。1.3g 磷酸丙吡胺相当于 1g 丙吡胺。口服剂量通常为每日 300mg 到最大剂量 800mg，分次服用，根据患者对药物的反应调整分次剂量。也可使用缓释制剂，给药间期为 12h。

丙吡胺也可缓慢静脉注射，剂量为 2mg/kg，最大剂量为 150mg，注射速度不宜超过 30mg/min；注射完后立即口服 200mg，每 8h 一次，给药 24h。如果再次发生心律失常，可重复静脉注射，但在第一小时静脉注射总剂量不应超过 4mg/kg（最大剂量 300mg），24h 内静脉注射和口服总剂量不应超过 800mg。

或者，初始静脉注射之后接着静脉输注，每小时 400μg/kg（或 20～30mg/h），每日最大剂量为800mg。对静脉注射丙吡胺或口服剂量大的患者，应由监视 ECG。

对肝损伤或肾损伤的患者（见下文）及某些老年人患者（见下文）应减少剂量和（或）延长给药间期。对伴有心力衰竭的患者也应调整剂量，与半衰期延长相一致。儿童用法，见下文。

作用 在 6 例伴有心房扑动的患者中进行的一项研究，认为丙吡胺消旋体中有抗心律失常活性的是 *S*（+）-对映体[1]。

1. Lima JJ, *et al.* Antiarrhythmic activity and unbound concentrations of disopyramide enantiomers in patients. *Ther Drug Monit* 1990; **12:** 23–8.

儿童用法 还未确定儿童的最适给药方案，但美国注册药品信息可用下面的口服剂量：

- 1 岁以下：每日 10～30mg/kg；
- 1～4 岁：每日 10～20mg/kg；
- 4～12 岁：10～15mg/kg；
- 12～18 岁：6～15mg/kg。

老年人用法 与年轻受试者相比，不吸烟的老年人的丙吡胺清除率降低，但在每日吸烟超过 20 支的老年人患者中降低不明显[1]。推荐对不吸烟的老年人丙吡胺的剂量应减少约 30%。

1. Bonde J, *et al.* The influence of age and smoking on the elimination of disopyramide. *Br J Clin Pharmacol* 1985; **20:** 453–8.

在肝损伤中的用法 对肝损伤的患者，其血浆丙吡胺半衰期延长，应考虑减少剂量。美国注册药品信息建议每日口服剂量为 400mg，分次服用。伴有肝硬化的患者，其血浆 α_1-酸性糖蛋白浓度显著降低[1,2]，丙吡胺的结合容量降低[1]，也应考虑减少剂量。同时，丙吡胺的游离部分增加，以致用测定血浆丙吡胺的总浓度指导用药不安全，而且治疗范围应比肝功能正常的患者低 50%[2]。

1. Bonde J, *et al.* Kinetics of disopyramide in decreased hepatic function. *Eur J Clin Pharmacol* 1986; **31:** 73–7.
2. Echizen H, *et al.* Protein binding of disopyramide in liver cirrhosis and in nephrotic syndrome. *Clin Pharmacol Ther* 1986; **40:** 274–80.

在肾损伤中的用法 丙吡胺主要经尿液排泄，已报道[1]肾损伤患者的药物清除率降低，并伴随消除半衰期上高，因此应适当减少剂量。美国注册药品信息建议应根据肌酐清除率制订下列口服给药剂量：

- CC 大于 40ml/min：每日 400mg，分次服用；
- CC 30～40ml/min：每 8h 100mg；
- CC 15～30ml/min：每 12h 100mg；
- CC 小于 15ml/min：每 24h 100mg。

避免在 CC 小于 40ml/min 的患者中使用缓释制剂。

在治疗浓度时丙吡胺经血液透析清除不明显[2]；透析或不透析的半衰期相似（16.8h 对 16.1h）。已观察到[3]血液透析时伴随血浆中游离脂肪酸升高，丙吡胺的游离部分增加，在这种情况下应监测血浆游离丙吡胺的浓度。

1. Francois B, *et al.* Pharmacokinetics of disopyramide in patients with chronic renal failure. *Eur J Drug Metab Pharmacokinet* 1983; **8:** 85–92.
2. Sevka MJ, *et al.* Disopyramide hemodialysis and kinetics in patients requiring long-term hemodialysis. *Clin Pharmacol Ther* 1981; **29:** 322–6.
3. Horiuchi T, *et al.* Inhibitory effect of free fatty acids on plasma protein binding of disopyramide in haemodialysis patients. *Eur J Clin Pharmacol* 1989; **36:** 175–80.

肥厚型心肌病 肥厚型心肌病（见第1124页）的患者可能因为左心室流出道狭窄而发生运动不耐受。β受体阻滞剂通常用于缓解与运动和情绪相关的症状，对于处于休息状态的患者效果不显著。由于丙吡胺的负性肌力作用，它已用于处于休息状态的患者。一项回顾性研究[1]发现丙吡胺可以缓解症状，而不会造成心律失常。有报道称它与电起搏合用有协同作用[2]。

心肌病的预防，见上文。

1. Sherrid MV, *et al.* Multicenter study of the efficacy and safety of disopyramide in obstructive hypertrophic cardiomyopathy. *J Am Coll Cardiol* 2005; **45:** 1251–8.
2. Haruki S, *et al.* Possible acute and chronic synergistic effect of dual chamber pacing and disopyramide in obstructive hypertrophic cardiomyopathy: a case report. *Eur J Heart Fail* 2010; **12:** 94–7.

低血压 丙吡胺广泛用于治疗神经性低血压（第1134页），但仅有有限的证据支持这种用法。虽然只有有限的证据支持这一应用[1,2]，但一项对照研究[3]发现其防止侧倾引起的晕厥时不比安慰剂有效。不良反应也限制了丙吡胺的使用，一般不再作为一线药使用。

1. Milstein S, *et al.* Usefulness of disopyramide for prevention of upright tilt-induced hypotension-bradycardia. *Am J Cardiol* 1990; **65:** 1339–44.
2. Bhaumick SK, *et al.* Oral disopyramide in the treatment of recurrent neurocardiogenic syncope. *Int J Clin Pract* 1997; **51:** 342.
3. Morillo CA, *et al.* A placebo-controlled trial of intravenous and oral disopyramide for prevention of neurally mediated syncope induced by head-up tilt. *J Am Coll Cardiol* 1993; **22:** 1843–8.

制剂

BP 2010: Disopyramide Capsules; Disopyramide Phosphate Capsules;
USP 33: Disopyramide Phosphate Capsules; Disopyramide Phosphate Extended-release Capsules.

专利制剂

Austral.: Rythmodan; ***Austria:*** Rythmodan†; ***Belg.:*** Rythmodan; ***Braz.:*** Dicorantil; ***Canad.:*** Rythmodan; ***Cz.:*** Rythmodan†; ***Fin.:*** Disomet; ***Fr.:*** Isorythm; Rythmodan; ***Ger.:*** Rythmodul†; ***Gr.:*** Dicorynan; Ritmodan; Rythmodan; Rythmodul†; ***Hung.:*** Palpitin-PP; ***India:*** Norpace; ***Irl.:*** Rythmodan; ***Israel:*** Rythmical; ***Ital.:*** Ritmodan; ***Jpn:*** Rythmodan; ***Mex.:*** Biolytan; Dimodan; ***Neth.:*** Ritmoforine; Rythmodan†; ***Norw.:*** Durbis; ***NZ:*** Rythmodan; ***Port.:*** Ritmodan†; ***S.Afr.:*** Norpace†; Rythmodan; ***Spain:*** Dicorynan; ***Swed.:*** Durbis; ***Switz.:*** Norpace†; ***Turk.:*** Norpace; ***UK:*** Rythmodan; ***USA:*** Norpace.

Disufenton Sodium (*USAN*, *rINN*) 地磺通钠

ARL-16556; CPI-22; CXY-059; Disufentón de sodio; Disufenton Sodique; Disufentonum Natricum; NXY-059. Disodium 4-(*tert*-butyliminomethyl)benzene-1,3-disulfonate *N*-oxide.

Дисуфентон Натрия

$C_{11}H_{13}NNa_2O_7S_2$ = 381.3.

CAS — 168021-79-2.

UNII — 7M1J3HN9VO.

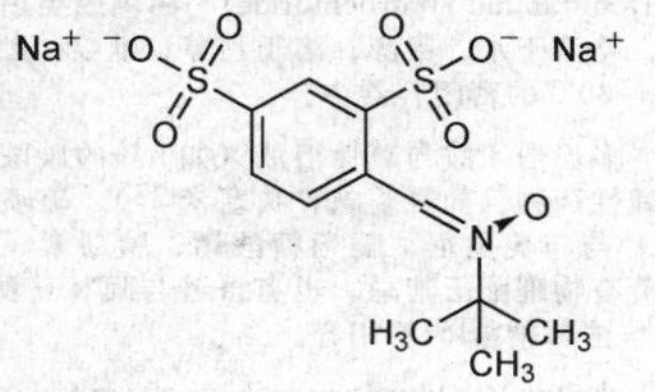

简介

地磺通钠可捕获自由基，正在研究其作为急性缺血性脑卒中时的神经保护剂的作用。目前结果还不尽如人意。

1. Lees KR, *et al.* The Stroke-Acute Ischemic NXY Treatment (Saint I) Trial Investigators. NXY-059 for acute ischemic stroke. *N Engl J Med* 2006; **354:** 588–600.
2. Shuaib A, *et al.* SAINT II Trial Investigators. NXY-059 for the treatment of acute ischemic stroke. *N Engl J Med* 2007; **357:** 562–71.
3. Lyden PD, *et al.* Safety and tolerability of NXY-059 for acute intracerebral hemorrhage: the CHANT trial. *Stroke* 2007; **38:** 2262–9.
4. Diener HC, *et al.* SAINT I and II Investigators. NXY-059 for the treatment of acute stroke: pooled analysis of the SAINT I and II Trials. *Stroke* 2008; **39:** 1751–8.

Ditazole (*rINN*) 地他唑

Diethamphenazole; Ditazol; Ditazolum; S-222. 2,2′-[(4,5-Diphenyloxazol-2-yl)imino]diethanol.

Дитазол

$C_{19}H_{20}N_2O_3$ = 324.4.

CAS — 18471-20-0.

ATC — B01AC01.

ATC Vet — QB01AC01.

UNII — H2BQI5Z8FT.

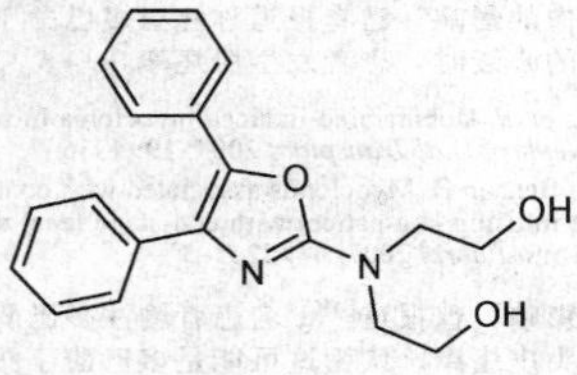

简介

地他唑是一种血小板聚集抑制药，用于治疗血栓栓塞疾病（第1146页），口服 400mg，每日 2 次或 3 次。

制剂

专利制剂

Port.: Fendazol†; ***Spain:*** Ageroplas.

Dobutamine Hydrochloride (*BANM*, *USAN*, *rINNM*) 盐酸多巴酚丁胺

46236; Compound 81929 (dobutamine); Dobutamiinihydrokloridi; Dobutamine, chlorhydrate de; Dobutamin-hidroklorid; Dobutamin-hydrochlorid; Dobutaminhydroklorid; Dobutamini hydrochloridum; Dobutamino hidrochloridas; Hidrocloruro de dobutamina; LY-174008 (dobutamine tartrate). (±)-4-(2-{[3-(*p*-Hydroxyphenyl)-1-methylpropyl]amino}ethyl)pyrocatechol hydrochloride.

Добутамина Гидрохлорид

$C_{18}H_{23}NO_3,HCl$ = 337.8.

CAS — 34368-04-2 (dobutamine); 49745-95-1 (dobutamine hydrochloride); 101626-66-8 (dobutamine tartrate).

ATC — C01CA07.

ATC Vet — QC01CA07.

UNII — 0WR771DJXV.

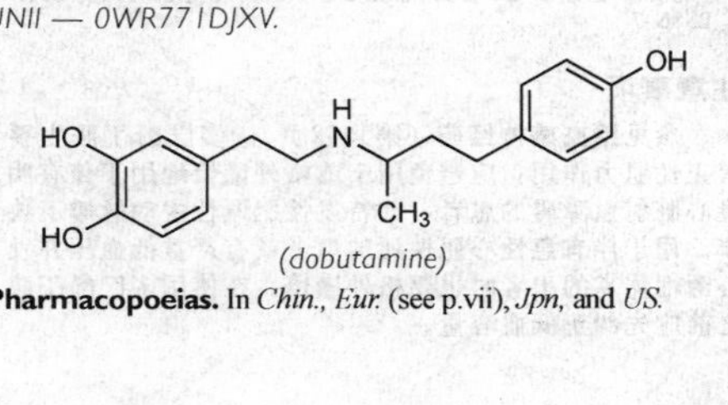

(dobutamine)

Pharmacopoeias. In *Chin.*, *Eur.* (see p.vii), *Jpn*, and *US*.

Ph. Eur. 6.8 (Dobutamine Hydrochloride) 白色或类白色结晶性粉末。略溶于水、乙醇；溶于甲醇；避光。

USP 33 (Dobutamine Hydrochloride) 白色或类白色结晶性粉末。略溶于水、甲醇；溶于乙醇、吡啶。贮藏于温度为15～30℃的密闭容器中。

配伍禁忌 多巴酚丁胺与碱性溶液（如5%的碳酸氢钠溶液）及碱性药物（如氨茶碱、呋塞米[1]）、硫喷妥钠不相容[1]；与布美他尼、葡萄糖酸钙、胰岛素、地西泮及苯妥英有物理配伍禁忌。也有报道与阿替普酶[2]、肝素[3]及华法林钠盐[4]不相容。

1. Chiu MF, Schwartz ML. Visual compatibility of injectable drugs used in the intensive care unit. *Am J Health-Syst Pharm* 1997; **54:** 64–5.
2. Lee CY, *et al.* Visual and spectrophotometric determination of compatibility of alteplase and streptokinase with other injectable drugs. *Am J Hosp Pharm* 1990; **47:** 606–8.
3. Yamashita SK, *et al.* Compatibility of selected critical care drugs during simulated Y-site administration. *Am J Health-Syst Pharm* 1996; **53:** 1048–51.
4. Bahal SM, *et al.* Visual compatibility of warfarin sodium injection with selected medications and solutions. *Am J Health-Syst Pharm* 1997; **54:** 2599–2600.

不良反应和处置

参见拟交感神经药（第1351页）。多巴酚丁胺主要有 β_1 受体激动药特性，其主要不良反应包括与剂量相关的心率加快、血压升高、异位性搏动、心绞痛或胸痛、心悸；如果发生这些不良反应，应减少剂量或暂时停药。出现室性心动过速罕见；已有在多巴酚丁胺应激试验中出现心脏破裂的罕见报道。

对体温的影响 1名伴有心力衰竭的71岁女性分别2次在输注多巴酚丁胺后8～12h出现发热[1]。

1. Robison-Strane SR, Bubik JS. Dobutamine-induced fever. *Ann Pharmacother* 1992; **26:** 1523–4.

对心血管系统的影响 多巴酚丁胺负荷超声心动检测的严重心血管并发症参见下文的**用途和用法**项下**诊断和测试**。

使用多巴酚丁胺的患者出现死亡事故参见下文的**用途和用法**项下**心力衰竭**。

对神经肌肉的影响 已有报道称注射多巴酚丁胺治疗肾损伤患者的心衰时，患者发生肌痉挛[1,2]。

1. Wierre L, *et al.* Dobutamine-induced myoclonia in severe renal failure. *Nephrol Dial Transplant* 2004; **19:** 1336–7.
2. Boord A, Benson B. Myoclonus associated with continuous dobutamine infusion in a patient with end-stage renal disease. *Am J Health-Syst Pharm* 2007; **64:** 2241–3.

对皮肤的影响 曾报道[1]1名患者输注多巴酚丁胺时出现讨厌的头皮瘙痒。认为这可能是多巴酚丁胺的直接作用，因为反应是局部的。

1. McCauley CS, Blumenthal MS. Dobutamine and pruritus of the scalp. *Ann Intern Med* 1986; **105:** 966.

超敏反应 曾报道在输注多巴酚丁胺的患者中出现超敏反应，可能是由于组分中含有亚硫酸钠。使用多巴酚丁胺的患者输注部位周围[1]发红、肿胀、瘙痒、局部温度升高；1周后再次输注多巴酚丁胺时又出现这些反应。也有报道嗜酸性反应，包括超敏性心肌炎[2~4]和哮喘[5]。

1. Cernek PK. Dermal cellulitis—a hypersensitivity reaction from dobutamine hydrochloride. *Ann Pharmacother* 1994; **28:** 964.
2. Spear GS. Eosinophilic explant carditis with eosinophilia: ?hypersensitivity to dobutamine infusion. *J Heart Lung Transplant* 1995; **14:** 755–60.
3. Takkenberg JJM, *et al.* Eosinophilic myocarditis in patients awaiting heart transplantation. *Crit Care Med* 2004; **32:** 714–21.
4. Butany J, *et al.* Hypersensitivity myocarditis complicating hypertrophic cardiomyopathy heart. *Can J Cardiol* 2004; **20:** 911–14.
5. Aranda JM, *et al.* Dobutamine-related asthma in a patient awaiting cardiac transplantation: the eosinophilic dilemma. *J Heart Lung Transplant* 2004; **23:** 260–1.

过量 1名患者在静脉注射多巴酚丁胺时超过每分钟130μg/kg，达30min，这是推荐最大剂量的3倍[1]。出现了典型的不良反应，如呕吐、心悸、胸痛、呼吸困难及触觉异常，同时伴有以前与多巴酚丁胺无关的反应即尿失禁。

1. Paulman PM, *et al.* Dobutamine overdose. *JAMA* 1990; **264:** 2386–7.

注意事项

参见拟交感神经药（第1352页）。多巴酚丁胺主要有正性肌力作用，应避免用于或格外谨慎地用于伴有明显心脏射血障碍的患者，如特发性肥厚性主动脉瓣下狭窄。用于伴有急性心肌梗死的患者或有严重低血压并发心源性休克的患者时也要格外谨慎。在使用多巴酚丁胺之前应先纠正低血容量。

诊断性试验的干扰 有报道[1]在一次酶试验中含有多巴酚丁胺的血样受污染而使肌酐值降低。但肌酐的比色法测定不受影响。

1. Daly TM, *et al.* "Bouncing" creatinine levels. *N Engl J Med* 1996; **334:** 1749–50.

药物相互作用

参见**拟交感神经药**，第1352页。与多巴酚丁胺的大多数药物相互作用是由于其作用于心脏的 β_1 受体的直接激动效应，但与β受体阻滞剂的作用是使其α受体和 β_2 受体激动效应表现出来。

药动学

多巴酚丁胺与肾上腺素（第1161页）类似，口服时无活性，在体内通过类似的途径灭活。半衰期约2min。多巴酚丁胺的结合物及其主要代谢产物3-*O*-甲基多巴酚丁胺主要经尿排泄，少量经粪便排泄。

多巴酚丁胺的主要清除机制是分布到其他组织中，不是代谢或清除。其半衰期约2min，静脉滴注多巴酚丁胺后10～12min血浆多巴酚丁胺浓度达到稳态。多巴酚丁胺主要用于心力衰竭的短期治疗，而且在这种条件下的任何药动学改变在剂量滴定中都没有临床意义[1]。

多巴酚丁胺及其他心血管药物在儿童中的药动学已有综述[2]。

1. Shammas FV, Dickstein K. Clinical pharmacokinetics in heart failure: an updated review. *Clin Pharmacokinet* 1988; **15:** 94–113.
2. Steinberg C, Notterman DA. Pharmacokinetics of cardiovascular drugs in children: inotropes and vasopressors. *Clin Pharmacokinet* 1994; **27:** 345–67.

用途和用法

多巴酚丁胺是一种拟交感神经药（第1352页），对 β_1 肾上腺受体有直接作用，使该受体产生正性肌力效应作用于心脏。多巴酚丁胺也有激动α受体和 β_2 受体的特性。虽然在结构上与多巴胺（第1227页）有联系，但多巴酚丁胺没有明确的多巴胺能特性；然而，与多巴胺类似，伴随其作用于心脏的正性肌力作用的心脏加速作用比异丙肾上腺素的弱。

多巴酚丁胺用于急性心力衰竭时增强心肌收缩力，如心源性休克（第1143页）及心肌梗死（第1135页）时出现的急性心力衰竭；也用于感染性休克。其正性肌力作用有利的其他情况有心脏手术期间及呼气末正压通气。

多巴酚丁胺作为盐酸化物使用但剂量以碱基表示，1.12μg盐酸化物相当于约1μg碱基。静脉滴注时使用稀溶液（0.25～5mg/ml），用5%的葡萄糖溶液或0.9%的氯化钠溶液稀释，其他液体可能也合适，应谨慎考虑制造商的使用说明。

在治疗**急性心力衰竭**时，滴注多巴酚丁胺的一般速度为每分钟2.5～10μg/kg，根据患者的心率、血压、心排血量和尿排出量调整速度。偶尔也需要每分钟0.5～40μg/kg。建议用多巴酚丁胺进行治疗应逐渐停药。

多巴酚丁胺也可代替运动用于**心脏负荷试验**。含有1mg/ml的溶液通过输注泵给予，每分钟5μg/kg，历时8min。接着剂量按每分钟5μg/kg，逐渐增加至常用的最大剂量每分钟20μg/kg，在下次增加剂量之前每一剂量输注8min；有时剂量达到40μg/kg。应连续监测心电图，如果出现心律失常、明显的ST段压低或出现不良反应，应停止输注。

作用 虽然通常认为多巴酚丁胺是 β_1 受体激动剂，但动物试验表明其激动 α_1 受体和 β_2 受体的能力与激动 β_1 受体的能力一样强。已经提出正性肌力作用是由于α激动剂与心肌 α_1 受体结合，该特性主要在于（−）-对映体，β_1 受体激动在于（+）-对映体；在外周，α-介导的血管收缩可被（+）-对映体激动 β_2 受体的特性拮抗，导致剩余的收缩作用相应地对血压的作用很小，这就是临床上使用的消旋混合物所观察到的[1]。

多巴酚丁胺有生热作用[2]，在健康个体中增加氧输送和利用。但在重病患者中用于这一目的时患者状况没有改善，而且在一些病例中是有害的[3]。

1. Ruffolo RR. The mechanism of action of dobutamine. *Ann Intern Med* 1984; **100:** 313–14.
2. Bhatt SB, *et al.* Effect of dobutamine on oxygen supply and uptake in healthy volunteers. *Br J Anaesth* 1992; **69:** 298–303.
3. Hayes MA, *et al.* Elevation of systemic oxygen delivery in the treatment of critically ill patients. *N Engl J Med* 1994; **330:** 1717–22.

儿童用法 在儿童中多巴酚丁胺和多巴胺都用于增强收缩性。在接受了心脏手术的儿童中进行的一项研究[1]表明多巴酚丁胺比多巴胺更好，因为后者可使肺血管收缩（见**多巴胺**的**注意事项**，第1228页）。早产儿的低全身血流量与脑出血和神经发育不全有关，已研究了多巴酚丁胺和多巴胺对这些结果的影响。两种药物中，多巴胺对低血压的影响更大[2,3]，多巴酚丁胺在更大程度上增加上腔静脉血流[3]。上腔静脉血流是比血压更有意义的全身血液指标，但实际上这种不同没有太大的临床意义。3岁时，较低的上腔静脉血流与神经发育延迟有关。给予多巴酚丁胺和多巴胺治疗的婴儿，在死亡率和伤残率方面没有显著差异[4]。

英国未授权多巴酚丁胺在儿童中的用法，*BNFC 2009* 建议可以对新生儿、婴儿和儿童持续静脉注射（提高心肌收缩力）多巴酚丁胺，初始剂量为每分钟5μg/kg，根据反应调整剂量，最大剂量为每分钟20μg/kg。

1. Booker PD, *et al.* Comparison of the haemodynamic effects of dopamine and dobutamine in young children undergoing cardiac surgery. *Br J Anaesth* 1995; **74:** 419–23.
2. Osborn D, *et al.* Randomized trial of dobutamine versus dopamine in preterm infants with low systemic blood flow. *J Pediatr* 2002; **140:** 183–91.
3. Subhedar NV, Shaw NJ. Dopamine versus dobutamine for hypotensive preterm infants. Available in The Cochrane Database of Systematic Reviews; Issue 3. Chichester: John Wiley; 2003 (accessed 07/10/05).
4. Osborn DA, *et al.* Low superior vena cava flow and effect of inotropes on neurodevelopment to 3 years in preterm infants. *Pediatrics* 2007; **120:** 372–80.

诊断和测试 动功（dynamic exercise）是确定的心功能评定的方法。在不能运动的患者中，输注多巴酚丁胺是产生药理学应激的最好选择方法[1,2]。作为辅助物，多巴酚丁胺常与阿托品合用广泛用于超声心动图描记，而且比腺苷或双嘧达莫能产生更好的敏感性[1,3]；多巴酚丁胺也可用于其他显像技术（如MRI[4]）。但有多巴酚丁胺引起严重心血管并发症实例[5]，已有文献对其进行了综述[6,7]。

1. Cheitlin MD, *et al.* ACC/AHA/ASE 2003 guideline update for the clinical application of echocardiography: a report of the American College of Cardiology/American Heart Association Task Force on Practice Guidelines (ACC/AHA/ASE Committee to Update the 1997 Guidelines for the Clinical Application of Echocardiography). Summary article: *Circulation* 2003; **108:** 1146–62. Full text: http://www.americanheart.org/downloadable/heart/1060182581039Echocleanfulltext.pdf (accessed 07/10/05)
2. Marwick TH. Stress echocardiography. *Heart* 2003; **89:** 113–18.
3. Martin TW, *et al.* Comparison of adenosine, dipyridamole, and dobutamine in stress echocardiography. *Ann Intern Med* 1992; **116:** 190–6.
4. Paetsch I, *et al.* Comparison of dobutamine stress magnetic resonance, adenosine stress magnetic resonance, and adenosine stress magnetic resonance perfusion. *Circulation* 2004; **110:** 835–42.
5. Lattanzi F, *et al.* Dobutamine stress echocardiography: safety in diagnosing coronary artery disease. *Drug Safety* 2000; **22:** 251–62.
6. Karabinos I, *et al.* Prevalence and potential mechanisms of sustained ventricular arrhythmias during dobutamine stress echocardiography: a literature review. *J Am Soc Echocardiogr* 2008; **21:** 1376–81.
7. Geleijnse ML, *et al.* Incidence, pathophysiology, and treatment of complications during dobutamine-atropine stress echocardiography. *Circulation* 2010; **121:** 1756–67.

心力衰竭 多巴酚丁胺可用于治疗急性心力衰竭，包括失代偿的慢性心律失常（见**心源性休克**，第1143页）。在严重慢性心力衰竭的患者中也起作用（第1127页），可作为移植的桥接或姑息性治疗。在不严重的病例中，已试用间断注射多巴酚丁胺。一项使用多巴酚丁胺冲击疗法（每日30min，每周4天，达3周）研究[1]报道症状改善，与运动达到的效果相似，但另一项研究[2]使用间歇疗法（每2～3周24h，达6个月）没有显示任何益处。也有报道在接受多巴酚丁胺注射达每周48h的患者中出现猝死，另一项研究[3]因这个原因而中断。因此一般不推荐长期使用间断性多巴酚丁胺治疗[4]。

1. Adamopoulos S, *et al.* Effects of pulsed β-stimulant therapy on β-adrenoceptors and chronotropic responsiveness in chronic heart failure. *Lancet* 1995; **345:** 344–9.
2. Elis A, *et al.* Intermittent dobutamine treatment in patients with chronic refractory congestive heart failure: a randomized, double-blind, placebo-controlled study. *Clin Pharmacol Ther* 1998; **63:** 682–5.
3. Dies F, *et al.* Intermittent dobutamine in ambulatory outpatients with chronic cardiac failure. *Circulation* 1986; **74:** (suppl II): 38.
4. Hunt SA, *et al.* ACC/AHA 2005 guideline update for the diagnosis and management of chronic heart failure in the adult: a report of the American College of Cardiology/American Heart Association Task Force on Practice Guidelines (Writing Committee to Update the 2001 Guidelines for the Evaluation and Management of Heart Failure). Summary article: *J Am Coll Cardiol* 2005; **46:** 1116–43. Full version: http://content.onlinejacc.org/cgi/reprint/46/6/e1.pdf (accessed 19/08/08)

制剂

BP 2010: Dobutamine Intravenous Infusion;
USP 33: Dobutamine for Injection; Dobutamine in Dextrose Injection; Dobutamine Injection.

专利制剂

Arg.: Dobucard; Duvig; ***Austral.:*** Dobutrex; ***Austria:*** Inotop; ***Belg.:*** Dobutrex†; Dobutrexmerck†; Dobutrexmylan; ***Braz.:*** Biodobutin†; Dobtan;

Dobutabbott; Dobutal†; Dobuton; Dobutrex†; Neobutamina; **Canad.:** Dobutrex†; **Cz.:** Dobuject; Dobutrex†; **Denm.:** Dobutrex; **Fin.:** Dobuject; Dobutrex†; **Fr.:** Dobutrex†; **Gr.:** Dobutan; Inotrex; **Hung.:** Dobutrex†; **India:** Dobutrex; **Indon.:** Cardiject; Dobuject; Doburan; Dobutel; Inotrop; **Irl.:** Posiject; **Israel:** Butamine; Dobuject; Dobutam†; **Ital.:** Dobutrex†; Miozac; **Jpn:** Dobupum†; **Malaysia:** Dobutrex†; **Mex.:** Cryobutol; Dobuject; Dobutrex; Oxiken†; **Norw.:** Dobutrex†; **Philipp.:** Dobuject; Dobutrex; Dobutrim; Inocard; **Pol.:** Dobuject; **Port.:** Dasomin; Dobucor; Dobutina; Inotrex; **S.Afr.:** Cardiject; Dobutrex; Posiject†; **Spain:** Dobucor; **Swed.:** Dobutrex; **Switz.:** Dobutrex; **Thai.:** Cardiject; Dobuject; **Turk.:** Dobuject; Dobutrex; **USA:** Dobutrex†; **Venez.:** Doburan; Dobutrex†; Dobuxin.

Docarpamine (*rINN*) 多卡巴胺

Docarpamina; Docarpaminum; TA-870; TA-8704. (−)-(S)-2-Acetamido-*N*-(3,4-dihydroxyphenethyl)-4-(methylthio)butyramide bis(ethyl carbonate) ester.

Докарпамин

$C_{21}H_{30}N_2O_8S$ = 470.5.

CAS — 74639-40-0.

UNII — RPQ57D8S72.

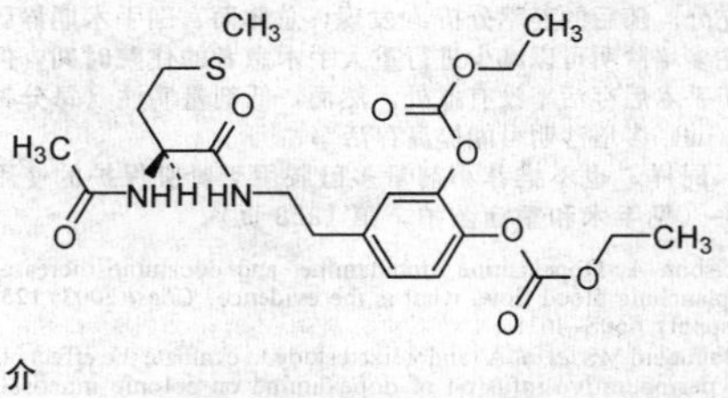

简介

多卡巴胺是一种口服的多巴胺活性药物前体（第1227页），已用于治疗急性心力衰竭，通常剂量为750mg，每日3次。

制剂

专利制剂

Jpn: Tanadopa.

Dofetilide (*BAN, USAN, rINN*) 多非利特

Dofetilid; Dofetilida; Dofétilide; Dofetilidi; Dofetilidum; UK-68798. β-[(*p*-Methanesulfonamidophenethyl)methylamino]-methanesulfono-*p*-phenetidide.

Дофетилид

$C_{19}H_{27}N_3O_5S_2$ = 441.6.

CAS — 115256-11-6.

ATC — C01BD04.

ATC Vet — QC01BD04.

UNII — R4Z9X1N2ND.

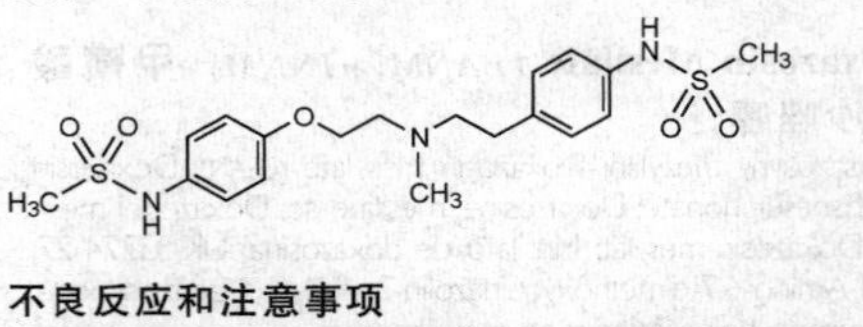

不良反应和注意事项

多非利特的常见不良反应有头痛、胸痛、头晕。多非利特可以延长QT间期，引起严重的室性心律失常（包括尖端扭转型室性心动过速），因此它不能用于先天性或获得性长QT综合征。低血钾会增加心律失常的危险，因此在使用多非利特前应纠正血钾浓度。多非利特的剂量需根据QT间期和肌酐清除率来确定，因此要在治疗前测定这两个参数。QT间期>440ms的患者（或心室传导异常的患者，QT间期>500ms），或肌酐清除率<20ml/min的患者，禁用多非利特。检测ECG后才可以开始治疗，且至少需要持续3天，在治疗过程中至少每3个月检测一次ECG和肾功能。

药物相互作用

多非利特不应与其他延长QT间期的药物合用。至少在给予多非利特前3天停用Ⅰ类或Ⅲ类抗心律失常药。排钾利尿药可导致低血钾或低镁血症，增加出现扭转型室性心动过速的可能性；多非利特的美国注册药品信息声明禁忌氢氯噻嗪，因为氢氯噻嗪可导致血浆多非利特浓度显著升高。多非利特经细胞色素P450同工酶CYP3A4代谢至低浓度，应慎用抑制该同工酶的药物或食物，如大环内酯类抗菌药、HIV-蛋白酶抑制药、地尔硫䓬和葡萄柚汁。不应给予西咪替丁、甲氧苄啶、酮康唑、丙氯拉嗪及甲地孕酮，因为这些药物抑制肾脏排泄多非利特；维拉帕米也是禁忌的，因为它也可使多非利特浓度大大升高。

1. Yamreudeewong W, *et al.* Potentially significant drug interactions of class III antiarrhythmic drugs. *Drug Safety* 2003; **26:** 421–38.

药动学

多非利特的口服利用度超过90%。服药后2～3h达到血浆峰浓度，2～3天达到稳态浓度。终末半衰期约10h。蛋白结合率60%～70%。多非利特的代谢有限。约剂量的80%经尿排泄，其中80%是原形药物，20%为5种低活性或无活性的代谢产物。经细胞色素P450同工酶CYP3A4代谢至低浓度。肾脏清除包括肾小球滤过作用和阳离子运输系统介导的有效肾小管分泌。当肌酐清除率降低时多非利特的清除减少。

1. Allen MJ, *et al.* The pharmacokinetics and pharmacodynamics of oral dofetilide after twice daily and three times daily dosing. *Br J Clin Pharmacol* 2000; **50:** 247–53.

用途和用法

多非利特是一种Ⅲ类抗心律失常药（第1115页），它选择性阻断参与复极化的钾通道，因此延长动作电位。多非利特用于治疗严重的心房纤颤和心房扑动（第1221页）。矫正QT间期为440ms或<500ms的患者，口服初始剂量为每日2次，如果首次给药后QT间期延长，则需降低维持剂量。如果QT间期超过500ms，应停止治疗。在肾损伤患者中，剂量应减小（见下文）。

1. McClellan KJ, Markham A. Dofetilide: a review of its use in atrial fibrillation and atrial flutter. *Drugs* 1999; **58:** 1043–59.
2. Kalus JS, Mauro VF. Dofetilide: a class III-specific antiarrhythmic agent. *Ann Pharmacother* 2000; **34:** 44–56.
3. Mounsey JP, DiMarco JP. Dofetilide. *Circulation* 2000; **102:** 2665–70.
4. Roukoz H, Saliba W. Dofetilide: a new class III antiarrhythmic agent. *Expert Rev Cardiovasc Ther* 2007; **5:** 9–19.

在肾损伤中的用法 对肾损伤的患者基于肌酐清除率（CC）应减少多非利特的使用剂量。初始剂量为：

- CC为40～60ml/min时：250μg，每日2次；
- CC为20～39ml/min时：125μg，每日2次；
- CC低于20ml/min时：未推荐。

制剂

专利制剂

USA: Tikosyn.

Dopamine Hydrochloride (*BANM, USAN, pINNM*) 盐酸多巴胺

ASL-279; Dopamiinihydrokloridi; Dopamin Hidroklorür; Dopamine, chlorhydrate de; Dopamin-hidroklorid; Dopamin-hydrochlorid; Dopaminhydroklorid; Dopamini hydrochloridum; Dopamino hidrochloridas; Dopaminy chlorowodorek; Hidrocloruro de dopamina; 3-Hydroxytyramine Hydrochloride. 4-(2-Aminoethyl)pyrocatechol hydrochloride.

Допамина Гидрохлорид

$C_8H_{11}NO_2,HCl$ = 189.6.

CAS — 51-61-6 (dopamine); 62-31-7 (dopamine hydrochloride).

ATC — C01CA04.

ATC Vet — QC01CA04.

UNII — 7L3E358N9L.

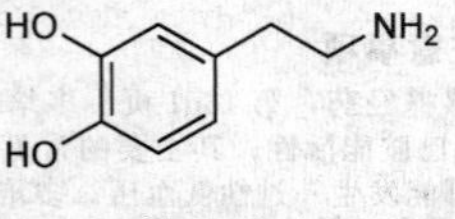

(dopamine)

Pharmacopoeias. In *Chin., Eur.* (see p.vii), *Int., Jpn,* and *US.*

Ph. Eur. 6. 8 (Dopamine Hydrochloride) 白色或类白色结晶性粉末。易溶于水；溶于乙醇；略溶于丙酮、二氯甲烷。贮藏于密闭容器中。避光贮藏。

USP 33 (Dopamine Hydrochloride) 白色或米色结晶性粉末，有轻微的盐酸臭。易溶于水、碱性氢氧化合物的水溶液；不溶于氯仿、乙醚；溶于甲醇。4%水溶液的pH为3.0～5.5。贮藏于密闭容器中。

配伍禁忌 多巴胺在碱性溶液中失活，如5%的碳酸氢钠溶液，并与碱性药物[1]不相容，如呋塞米[1]和硫喷妥钠；也报道与胰岛素[2]和阿替普酶[3]不相容。注册药品信息声明与氨苄西林和两性霉素B不相容，而且应避免含有硫酸庆大霉素、头孢噻吩钠或苯唑西林钠的混合物。

1. Chiu MF, Schwartz ML. Visual compatibility of injectable drugs used in the intensive care unit. *Am J Health-Syst Pharm* 1997; **54:** 64–5.
2. Yamashita SK, *et al.* Compatibility of selected critical care drugs during simulated Y-site administration. *Am J Health-Syst Pharm* 1996; **53:** 1048–51.
3. Lee CY, *et al.* Visual and spectrophotometric determination of compatibility of alteplase and streptokinase with other injectable drugs. *Am J Hosp Pharm* 1990; **47:** 606–8.

不良反应和处置

参见**拟交感神经药**，第1351页；多巴胺有与其激动α受体和β受体特性有关的不良反应。

多巴胺的作用持续时间短，大部分不良反应由中断或减慢输注速率引起，酚妥拉明浸润注射可缓解输注多巴胺时外溢引起的疼痛并预防坏死。

对中枢神经系统的影响 运动失调是多巴胺前体药左旋多巴（第774页）所熟知的不良反应，但多巴胺通常不发生，因为多巴胺不能进入中枢神经系统。但是，有一例报道[1]1名患者在输注多巴胺后出现舞蹈手足徐动症；认为一定是她的血脑屏障已被破坏导致出现该症状。

1. Walker VA, Massoumi M. Choreoathetosis with dopamine. *Ann Intern Med* 2005; **142:** 478–9.

对内分泌系统的影响 多巴胺对垂体前部[1]有复杂作用，输注多巴胺与许多内分泌作用有关，包括抑制催乳素、生长激素和甲状腺激素的分泌。在手术后或病重患者中，即使给予小剂量，输注多巴胺可影响应激时的内分泌反应。已报道[2]给予多巴胺每分钟2.5μg/kg用于维持肾血流量的重病患者出现血清催乳素浓度降低，在给予多巴胺每分钟5μg/kg用于维持内脏血流量的患者中进行的一项研究[3]发现血清催乳素和促甲状腺激素浓度都降低。认为这些变化对免疫功能产生不利影响，增加这些患者的发病率。

1. Van den Berghe G, de Zegher F. Anterior pituitary function during critical illness and dopamine treatment. *Crit Care Med* 1996; **24:** 1580–90.
2. Bailey AR, Burchett KR. Effect of low-dose dopamine on serum concentrations of prolactin in critically ill patients. *Br J Anaesth* 1997; **78:** 97–9.
3. Schilling T, *et al.* Endocrine effects of dopexamine vs. dopamine in high-risk surgical patients. *Intensive Care Med* 2001; **27:** 1908–15.

对心脏的影响 多巴胺作用于心脏的致心律失常作用的叙述，见第1352页。

局部缺血和坏疽 多巴胺转化为去甲肾上腺素，一种强大的血管收缩药，已报道[1~3]输注多巴胺的患者四肢末端缺血和坏疽，也出现外溢后局部坏死[4]。儿茶酚胺类外溢常用α受体阻滞剂（如酚妥拉明）处理，但也有在多巴胺诱导的指部缺血的患者中局部使用硝酸甘油软膏提高毛细血管血流量的报道。这种软膏可用于受影响部位[5]或皮肤最暖和的部位[6]，如胸壁或腹壁。

1. Alexander CS, *et al.* Pedal gangrene associated with the use of dopamine. *N Engl J Med* 1975; **293:** 591.
2. Julka NK, Nora JR. Gangrene aggravation after use of dopamine. *JAMA* 1976; **235:** 2812–13.
3. Maggi JC, *et al.* Gangrene in a neonate following dopamine therapy. *J Pediatr* 1982; **100:** 323–5.
4. Boltax RS, *et al.* Gangrene resulting from infiltrated dopamine solution. *N Engl J Med* 1977; **296:** 823.
5. Gibbs NM, Oh TE. Nitroglycerine ointment for dopamine induced peripheral digital ischaemia. *Lancet* 1983; **ii:** 290.
6. Coakley J. Nitroglycerin ointment for dopamine-induced peripheral ischaemia. *Lancet* 1983; **ii:** 633.

注意事项

参见**拟交感神经药**，第1352页。

儿童 在心脏手术术后的儿童[1]和伴有低血压的早产儿[2]中使用多巴胺，已有使用肺动脉压升高的报道。因此已建议有发生肺动脉高压风险的儿童应慎用多巴胺。

1. Booker PD, *et al.* Comparison of the haemodynamic effects of dopamine and dobutamine in young children undergoing cardiac surgery. *Br J Anaesth* 1995; **74:** 419–23.
2. Liet J-M, *et al.* Dopamine effects on pulmonary artery pressure in hypotensive preterm infants with patent ductus arteriosus. *J Pediatr* 2002; **140:** 373–5.

药物相互作用

参见**拟交感神经药**，第1352页。多巴胺有直接和间接作用，可与单胺氧化酶抑制剂（MAOIs）相互作用；使用单胺氧化酶抑制剂的患者应大量减少多巴胺用量，已建议初始剂量为常用剂量的1/10。

抗癫痫药 在1976年向FDA报道将苯妥英加入到输注多巴胺的患者时出现低血压后，一项关于这种潜在相互作用的研究[1]发现给狗静脉输注多巴胺和苯妥英后未改变苯妥英的中枢作用，也未导致低血压和心血管虚脱。单独给予大剂量苯妥英有重现低血压的效应，这可被多巴胺降低，认为这支持了苯妥英诱导低血压。

1. Smith RD, Lomas TE. Modification of cardiovascular responses to intravenous phenytoin by dopamine in dogs: evidence against an adverse interaction. *Toxicol Appl Pharmacol* 1978; **45:** 665–73.

多巴胺能药 1名使用司来吉兰治疗帕金森综合征的患者，刚开始输注多巴胺时出现了严重的高血压[1]。虽然认为司来吉兰是一种选择性的单胺氧化酶B抑制剂，但较高剂量时也可影响单胺氧化酶A，减少患者体内的多巴胺代谢。对之前2周使用了司来吉兰的患者，给予多巴胺时应谨慎。

1. Rose LM, *et al.* A hypertensive reaction induced by concurrent use of selegiline and dopamine. *Ann Pharmacother* 2000; **34:** 1020–4.

组胺 多巴胺对外源性组胺的作用，见第2252页。

药动学

多巴胺的血管收缩特性排除了使用时皮下或静脉注射的途径。与肾上腺素（第1161页）相似，口服给药时失活，在体内经相似的途径快速失活，半衰期约2min。多巴胺是去甲肾上腺素的代谢前体，而且一部分以去甲肾上腺素排泄。然而，大部分直接代谢转化为多巴胺相关的代谢产物。

1. Steinberg C, Notterman DA. Pharmacokinetics of cardiovascular drugs in children: inotropes and vasopressors. *Clin Pharmacokinet* 1994; **27:** 345–67.
2. Juste RN, *et al.* Dopamine clearance in critically ill patients. *Intensive Care Med* 1998; **24:** 1217–20.
3. MacGregor DA, *et al.* Pharmacokinetics of dopamine in healthy male subjects. *Anesthesiology* 2000; **92:** 338–46.
4. Johnston AJ, *et al.* Pharmacokinetics and pharmacodynamics of dopamine and norepinephrine in critically ill head-injured patients. *Intensive Care Med* 2004; **30:** 45–50.

用途和用法

多巴胺是一种儿茶酚胺类拟交感神经药（第1351页），有直接和间接作用。在体内经左旋多巴脱羧后形成，其自身是一种神经递质（尤其在脑内），也是去甲肾上腺素的前体。与肾上腺素和去甲肾上腺素不同，多巴胺似乎通过特殊的多巴胺能机制可扩张肾及肠系膜血管，增加尿排出量。在低输注速率（每分钟约2μg/kg）时这种作用明显；轻度较快输注时（每分钟为2～10μg/kg），多巴胺也可激动心肌β_1肾上腺素受体；输注速率为每分钟10～20μg/kg时α肾上腺素受体激动作用占优势，如血管收缩。多巴胺作用于心脏的正性肌力作用较少伴有心脏加速作用，心律失常发生率较异丙肾上腺素低。

多巴胺也作用于垂体前部抑制催乳素释放。

多巴胺用于心源性休克（第1143页）和心肌梗死（第1135页）时出现的急性心力衰竭；也用于肾功能衰竭（见下文**手术和重症监护**项下内容）、心脏手术和感染性休克。

多巴胺作为盐酸化物通过静脉输注稀溶液（通常为1.6或3.2mg/ml，但当可以扩容时可使用更稀的溶液）给药，可用5%的葡萄糖溶液、0.9%的氯化钠溶液或合适的稀释剂稀释；许多液体是合适的，应查阅注册药品信息的数据表格或文献。初始速率为每分钟1～5μg/kg，根据患者的血压、心排血量和尿量逐渐增加到每分钟5～10μg/kg。在重病患者中需要达到20～50μg/kg，更大的剂量已经被使用。不伴有低血压的尿量减少是需要减量的指示。为了避免组织坏死，多巴胺最好经肢体上部的大静脉给予，手臂更好。推荐在多巴胺逐渐停用的过程中应谨慎，以免很低剂量时血管扩张占主导引起的过度低血压。当逐步停止使用多巴胺时，应注意避免不适当的过低剂量相关的低血压，此时血管扩张作用占主导地位。

儿童用药剂量，见下文。

儿童用法 英国未允许12岁以下儿童的用法，*BNFC 2009*建议多巴胺盐酸盐可以给新生儿静脉滴注增强心肌收缩力，初始剂量为每分钟3μg/kg，1个月以上婴儿初始剂量为每分钟5μg/kg。根据反应调整剂量，最大剂量为每分钟20μg/kg。

对于应用多巴胺治疗早产儿全身血流量低症状，见**多巴酚丁胺**（第1226页）项下内容。

手术和重症监护 在心源性休克和心脏手术中多巴胺有明确的正性肌力作用；由于小剂量时对肾功能的有利作用，多巴胺也用作肾脏保护剂。在健康动物和健康受试者中的研究显示小剂量多巴胺可使肾血流量增加、尿钠增多、利尿及肾小球滤过率可能增加。因此小剂量多巴胺（有时称"肾剂量"多巴胺）已广泛用于有肾衰竭风险的患者，如大手术后或重症监护中，也用于治疗急性肾衰竭。但在预防高风险患者的急性肾功能衰竭或提高已有明确急性肾功能衰竭患者的肾功能方面，临床研究无有说服力的证明小剂量多巴胺是有效的。在伴有早期肾功能不全的重症患者中进行的一项安慰剂对照、随机设计的研究[1]及包括各种设计的研究的荟萃分析[2,3]没有显示接受多巴胺治疗有任何临床益处。现在一般认为[2,4,5]小剂量多巴胺作为肾脏保护剂在重症患者的常规治疗中没有作用。

多培沙明，作为外周多巴胺受体激动药作用，与多巴胺相似，也被类似使用，但有益处的证据有限，一般不推荐使用（见**多培沙明**项下**病危护理**，第1228页）。

1. Australian and New Zealand Intensive Care Society (ANZICS) Clinical Trials Group. Low-dose dopamine in patients with early renal dysfunction: a placebo-controlled randomised trial. *Lancet* 2000; **356:** 2139–43.
2. Kellum JA, Decker JM. Use of dopamine in acute renal failure: a meta-analysis. *Crit Care Med* 2001; **29:** 1526–31.
3. Friedrich JO, *et al.* Meta-analysis: low-dose dopamine increases urine output but does not prevent renal dysfunction or death. *Ann Intern Med* 2005; **142:** 510–24.
4. Galley HF. Renal-dose dopamine: will the message now get through? *Lancet* 2000; **356:** 2112–13. Correction. *ibid.* 2001; **357:** 890.
5. Holmes CL, Walley KR. Bad medicine: low-dose dopamine in the ICU. *Chest* 2003; **123:** 1266–75.

制剂

BP 2010: Dopamine Intravenous Infusion;
USP 33: Dopamine Hydrochloride and Dextrose Injection; Dopamine Hydrochloride Injection.

专利制剂

Arg.: Dopatropin; Inotropin; Megadose; ***Belg.:*** Dynatra; ***Braz.:*** Constriction; Dopabane; Dopacris; Dopaflex; Revimine; Revivan; Vasomine†; ***Canad.:*** Intropin†; ***Cz.:*** Tensamin; ***Denm.:*** Abbodop; Dopmin; Giludop†; ***Fin.:*** Abbodop; Dopmin; ***Gr.:*** Giludop; ***India:*** Dopinga; ***Indon.:*** Cetadop; Dopac; Indop; Proinfark; Udopa; ***Israel:*** Docard; ***Ital.:*** Revivan; ***Jpn:*** Catabon; Inovan; Pre Dopa; PReDopa; ***Malaysia:*** Dopmin; ***Mex.:*** Drynalken†; Inotropisa; Miocina; Zetarina; ***Neth.:*** Dynatra; ***Norw.:*** Abbodop; ***Philipp.:*** Cardiofast; Docard; Dopamax; Myocard; ***Port.:*** Cordodopa; Medopa; ***Rus.:*** Dopmin (Допмин); ***S.Afr.:*** Dynos†; Intropin†; ***Singapore:*** Dopmin†; ***Swed.:*** Abbodop; Giludop; ***Thai.:*** Dopamex; Dopaminex; Dopin; Dopmin†; Inopin; ***Turk.:*** Dopmin; Giludop; Predopam; ***Venez.:*** Dopina; Rascordin†.

Dopexamine Hydrochloride (*BANM, USAN, rINNM*) ⊗盐酸多培沙明

Dopeksamiinihydrokloridi; Dopeksamin Hidroklorür; Dopéxamine, Chlorhydrate de; Dopexamine, dichlorhydrate de; Dopexamine dihydrochloride; Dopexaminhydroklorid; Dopexamini dihydrochloridum; Dopexamini Hydrochloridum; FPL-60278 (dopexamine); FPL-60278AR; Hidrocloruro de dopexamina. 4-{2-[6-(Phenethylamino)hexylamino]ethyl}pyrocatechol dihydrochloride.

Допексамина Гидрохлорид

$C_{22}H_{32}N_2O_2,2HCl = 429.4.$

CAS — 86197-47-9 (dopexamine); 86484-91-5 (dopexamine dihydrochloride).

ATC — C01CA14.

ATC Vet — QC01CA14.

UNII — 0VN909S60Y.

(*dopexamine*)

Pharmacopoeias. In *Eur.* (see p.vii).

Ph. Eur. 6.8 (Dopexamine Dihydrochloride) 白色或几乎白色结晶性粉末。可溶于水；略溶于乙醇和甲醇；几乎不溶于丙酮。1%水溶液的pH值为3.7～5.7。避光。

配伍禁忌 多培沙明在碱性溶液中失活，如5%的碳酸氢钠溶液。

不良反应和注意事项

参见**拟交感神经药**，第1351页。多培沙明主要有β受体激动和多巴胺能活性；其主要的常见不良反应是心动过速，也可能发生一过性低血压。多培沙明可导致血小板计数轻微降低，不应用于血小板减少的患者。

药物相互作用

参见**拟交感神经药**，第1352页。多培沙明的药物相互作用主要是由于其β受体激动和多巴胺能活性，也可通过抑制去甲肾上腺素的神经元再摄取增强去甲肾上腺素和其他拟交感神经药的作用。

药动学

多培沙明在血液中的半衰期较短，为6～7min。转化为代谢产物经胆汁和尿液排泄。

用途和用法

多培沙明是一种拟交感神经药（第1352页），有直接和间接作用。多培沙明激动β_2肾上腺素受体和外周的多巴胺受体，也抑制去甲肾上腺素的神经元再摄取。这些作用使心排血量增加，外周血管舒张和肾血流量及肠系膜血流量增加。

盐酸多培沙明用于提供短期的血流动力支持，如心脏手术术后或慢性心力衰竭恶化时。多培沙明通过静脉输注400μg/ml或800μg/ml的溶液给予，可用5%的葡萄糖溶液、0.9%的氯化钠溶液或其他合适的稀释剂，通过中央或外周大静脉给药；更浓的溶液可经中央静脉给药但浓度不应超过4mg/ml。初始剂量一般为每分钟0.5μg/kg，接着增加至每分钟1μg/kg；可进一步增加，以每分钟0.5～1μg/kg为增量增加，间期不短于15min，如果需要总剂量可增加至每分钟6μg/kg。应监测心率、血压、尿量和心排血量。停药时应逐渐减少剂量。

1. Fitton A, Benfield P. Dopexamine hydrochloride. *Drugs* 1990; **39:** 308–30.
2. Anonymous. Dopexamine after cardiac surgery. *Drug Ther Bull* 1995; **33:** 30–2.

病危护理 已报道多培沙明可增加内脏血流量，它已用于防止重症患者出现肾和胃肠道功能紊乱[1]。虽然可能使消化道缺血损伤减轻[2]，但在重症患者中进行的一项研究[3]中使用多培沙明后未发现任何症状改善。在高危外科患者中用多培沙明增加氧输送的研究[4,5]以手术术后死亡率或器官功能为判断标准，也未发现任何益处。一项系统观察[6]发现推荐在任何一组患者组中使用多培沙明的证据都不充分。随后的荟萃分析[7]发现，总体而言围手术期静脉滴注多培沙明可以减少进行重大手术患者的住院时间，但对于手术后存活率没有益处。然而，低剂量滴注（每分钟1μg/ml）多培沙明可能提高存活率。

同样，也不推荐小剂量多巴胺用于肾脏保护的使用方法（见**手术和重症监护**，第1228页）。

1. Lisbon A. Dopexamine, dobutamine, and dopamine increase splanchnic blood flow: what is the evidence? *Chest* 2003; **123** (suppl): 460S–463S.
2. Baguneid MS, *et al.* A randomized study to evaluate the effect of a perioperative infusion of dopexamine on colonic mucosal ischemia after aortic surgery. *J Vasc Surg* 2001; **33:** 758–63.
3. Ralph CJ, *et al.* A randomised controlled trial investigating the effects of dopexamine on gastrointestinal function and organ dysfunction in the critically ill. *Intensive Care Med* 2002; **28:** 884–90. Correction. *ibid.* 1001. [dose]
4. Takala J, *et al.* Effect of dopexamine on outcome after major abdominal surgery: a prospective, randomized, controlled multicenter study. *Crit Care Med* 2000; **28:** 3417–23.
5. Stone MD, *et al.* Effect of adding dopexamine to intraoperative volume expansion in patients undergoing major elective abdominal surgery. *Br J Anaesth* 2003; **91:** 619–24.
6. Renton MC, Snowden CP. Dopexamine and its role in the protection of hepatosplanchnic and renal perfusion in high-risk surgical and critically ill patients. *Br J Anaesth* 2005; **94:** 459–67.
7. Pearse RM, *et al.* Effect of dopexamine infusion on mortality following major surgery: individual patient data meta-regression analysis of published clinical trials. *Crit Care Med* 2008; **36:** 1323–9.

制剂

专利制剂

Cz.: Dopacard†; ***Denm.:*** Dopacard†; ***Fin.:*** Dopacard†; ***Fr.:*** Dopacard; ***Ger.:*** Dopacard; ***Irl.:*** Dopacard; ***Swed.:*** Dopacard†; ***Switz.:*** Dopacard†; ***UK:*** Dopacard.

Doxazosin Mesilate (*BANM, rINNM*) 甲磺酸多沙唑嗪

Doksazosyny mezylan; Doxazosin Mesylate (*USAN*); Doxazosin Methanesulphonate; Doxazosine, mésilate de; Doxazosini mesilas; Doxazosin-mesylát; Mesilato de doxazosina; UK-33274-27. 1-(4-Amino-6,7-dimethoxyquinazolin-2-yl)-4-(1,4-benzodioxan-2-ylcarbonyl)piperazine methanesulphonate.

Доксазозина Мезилат

$C_{23}H_{25}N_5O_5,CH_3SO_3H = 547.6.$

CAS — 74191-85-8 (doxazosin); 77883-43-3 (doxazosin mesilate).

ATC — C02CA04.

ATC Vet — QC02CA04.

UNII — 86P6PQK0MU.

(*doxazosin*)

Pharmacopoeias. In *Eur.* (see p.vii) and *US.*

Ph. Eur. 6.8 (Doxazosin Mesilate) 白色或几乎白色结晶性粉末。有多种晶型，而且某些具有吸湿性。微溶于水、甲醇；溶于15体积水和35体积四氢呋喃的混合物；几乎不溶于丙酮。贮藏于密闭容器中。

USP 33 (Doxazosin Mesylate) 白色至棕褐色粉末。极微溶于水和甲醇；极易溶于甲酸。30℃以下贮藏。

不良反应、处置和注意事项

参见哌唑嗪，第1321页。

对心理功能的影响 一份关于急性精神病与多沙唑嗪给药有关的报道，见**哌唑嗪**的**不良反应**项下内容，第1321页。

低血压 使用多沙唑嗪1mg后，18名高血压患者中有6名出现首次剂量直立性低血压；3名其他患者使用首次剂量后出现实质性但无症状的卧位收缩压降低[1]。这种影响可加重，因为所有患者也使用了β受体阻滞剂或利尿药或两者都使用了。另1名也使用甲基多巴的患者由于出现持续性直立性低血压而从研究中退出。

1. Oliver RM, *et al.* The pharmacokinetics of doxazosin in patients with hypertension and renal impairment. *Br J Clin Pharmacol* 1990; **29:** 417–22.

尿失禁 尿失禁与多沙唑嗪有关的参考，见**哌唑嗪**的**不良反应**项下内容，第1321页。

药物相互作用

见**盐酸哌唑嗪**，第1322页。

药动学

口服给药后多沙唑嗪易吸收，给药后2～3h达到血浆峰浓度。口服生物利用度约65%。在肝脏中广泛代谢，代谢产物和少量原形药物经粪便排泄。从血浆中消除具有双相性，平均终末半衰期约22h。在肾损伤患者中的药动学不受影响。98%的多沙唑嗪与血浆蛋白结合，不能经透析清除。动物研究表明多沙唑嗪能在乳汁中累积。

1. Elliott HL, *et al.* Pharmacokinetic overview of doxazosin. *Am J Cardiol* 1987; **59:** 78G–81G.

用途和用法

多沙唑嗪是一种 α_1 肾上腺素受体阻滞剂（第1114页），作用和用途与哌唑嗪（第1322页）相似，但作用持续时间较长。用于治疗高血压和良性前列腺增生，可缓解尿路梗阻症状。

多沙唑嗪作为甲磺酸盐口服给药，但剂量通常以碱基表示。1.2mg甲磺酸多沙唑嗪相当于1mg多沙唑嗪。据报道，口服后2～6h血压降低达到最大，作用持续24h，可以每日用药1次。

为避免在某些患者首次使用后出现虚脱的风险，初始剂量为1mg，睡时给药更好。1或2周后可根据反应增加为2倍剂量。对**高血压**的常用维持剂量达4mg，每日1次，每日剂量不应超过16mg。对**良性前列腺增生**的常用维持剂量为每日2～4mg，每日剂量不应超过8mg。

多沙唑嗪也可使用控释制剂。

1. Fulton B, *et al.* Doxazosin: an update of its clinical pharmacology and therapeutic applications in hypertension and benign prostatic hyperplasia. *Drugs* 1995; **49:** 295–320.

良性前列腺增生 参见多沙唑嗪在良性前列腺增生患者中的使用，第2098页。

1. Doggrell SA. After ALLHAT: doxazosin for the treatment of benign prostatic hyperplasia. *Expert Opin Pharmacother* 2004; **5:** 1957–64.
2. MacDonald R, *et al.* Doxazosin for treating lower urinary tract symptoms compatible with benign prostatic obstruction: a systematic review of efficacy and adverse effects. *BJU Int* 2004; **94:** 1263–70.
3. Goldsmith DR, Plosker GL. Doxazosin gastrointestinal therapeutic system: a review of its use in benign prostatic hyperplasia. *Drugs* 2005; **65:** 2037–47.
4. Wilt TJ, MacDonald R. Doxazosin in the treatment of benign prostatic hypertrophy: an update. *Clin Interv Aging* 2006; **1:** 389–401.
5. Bhardwa J, *et al.* Finasteride and doxazosin alone or in combination for the treatment of benign prostatic hyperplasia. *Expert Opin Pharmacother* 2007; **8:** 1337–44.

高血压 已推荐α阻滞剂是高血压（第1131页）治疗的一线药之一。但在抗高血压和降低脂质治疗以防止心脏病发作的试验（Antihypertensive and Lipid-Lowering Treatment to Prevent Heart Attack Trial，ALLHAT）[1]中，多沙唑嗪的研究终止较早，因为与使用氯噻酮的患者相比，使用多沙唑嗪的患者心力衰竭的发生率增加，α受体阻滞剂只建议作为三线用药，除非另有原因。有文献[2,3]综述了多沙唑嗪在高血压中的作用。已报道它对血脂蛋白和动脉粥样硬化斑块的形成有改善作用，这可能与药物特异性作用于HDL-胆固醇的合成有关[4]，对有代谢综合征的高血压患者有益[2,4]。然而，目前没有支持后者的证据。

1. The ALLHAT Officers and Coordinators for the ALLHAT Collaborative Research Group. Major cardiovascular events in hypertensive patients randomized to doxazosin vs chlorthalidone: the Antihypertensive and Lipid-Lowering Treatment to Prevent Heart Attack Trial (ALLHAT). *JAMA* 2000; **283:** 1967–75. Correction. *ibid.* 2002; **288**: 2976.
2. Dell'Omo G, *et al.* Doxazosin in metabolically complicated hypertension. *Expert Rev Cardiovasc Ther* 2007; **5:** 1027–35.
3. Wykretowicz A, *et al.* Doxazosin in the current treatment of hypertension. *Expert Opin Pharmacother* 2008; **9:** 625–33.
4. Remaley AT. Old drug, new tricks: the unexpected effect of doxazosin on high-density lipoprotein. *Circ Res* 2007; **101:** 116–18.

疼痛 多沙唑嗪用于治疗疼痛，见**甲磺酸酚妥拉明**的**用法**项下，第1316页。

肾结石 使用多沙唑嗪可排出远端输尿管结石[1～3]。关于使用α受体阻滞剂辅助排出肾结石，见**盐酸坦洛新辛**的**用法**项下，第2118页。

1. Liatsikos EN, *et al.* Doxazosin for the management of distal-ureteral stones. *J Endourol* 2007; **21:** 538–41.
2. Aydogdu O, *et al.* Effectiveness of doxazosin in treatment of distal ureteral stones in children. *J Urol (Baltimore)* 2009; **182:** 2880–4.
3. Zehri AA, *et al.* Preliminary study of efficacy of doxazosin as a medical expulsive therapy of distal ureteric stones in a randomized clinical trial. *Urology* 2010; **75:** 1285–8.

制剂

USP 33: Doxazosin Tablets.

专利制剂

Arg.: Cardura; Doxasin; Doxolbran; Lafedoxin; Prostazosina; Vazosin; ***Austria:*** Adoxa†; Ascalan; Doxapress; Hibadren; Prostadilat; Supressin; ***Braz.:*** Carduran; Doxsol†; Euprostatin†; Prodil†; Unoprost; Zoflux; ***Canad.:*** Cardura; ***Chile:*** Alfadoxin; Angicon; Cardura; Dorbantil; ***Cz.:*** Cardura; Dosano†; Dozone; Kamiren; Windoxa; Zoxon; ***Denm.:*** Biozosin†; Cardosin; Carduran; Doxacar†; ***Fr.:*** Zoxan; ***Ger.:*** Alfamedin; Cardular; Diblocin; Doxa-Puren; Doxacor; Doxagamma; Doxamax†; Doxanar; DoxaUro†; Doxazoflo; Doxazomerck†; Jutalar; Uriduct; ***Gr.:*** Cardura; Maguran; Protectura; ***Hong Kong:*** Cardura; Doxasyn†; Pencor; Prostazocin; ***Hung.:*** Cardura; Doxagal; Doxicard; Dozone; ***India:*** Doxacard; ***Indon.:*** Cardura; ***Irl.:*** Cardura; Carsem; Doxacar; Doxane; Doxatan; Doxel; Kamiren; Raporsin; ***Israel:*** Cadex; Cardoral; Doxaloc; ***Ital.:*** Benur; Cardura; Dedralen; Noradox; Normothen; Quorum; ***Malaysia:*** Cardura; Dophilin; Magurol; Pencor; ***Mex.:*** Cardura; ***Neth.:*** Cardura; Progandol†; Zoxan†; ***Norw.:*** Carduran; ***NZ:*** Cardoxan; Dosan†; ***Philipp.:*** Alfadil; ***Pol.:*** Apo-Doxan; Cardura; Doxagen; Doxanorm; Doxar; Doxaratio; Doxonex; Kamiren; Prostatic; Vaxosin†; Zoxon; ***Port.:*** Cardura; ***Rus.:*** Artezine (Артезин); Cardura (Кардура); Doxaprostan (Доксапростан); Kamiren (Камирен); Magurol (Магурол); Tonocardin (Тонокардин); Zoxon (Зоксон); ***S.Afr.:*** Cardugen; Cardura; ***Singapore:*** Cardura; Pencor; ***Spain:*** Carduran; Doxatensa; Doximax Neo; Progandol; ***Swed.:*** Alfadil; ***Switz.:*** Cardura; ***Thai.:*** Cardoxa; Cardura; Carxasin; Cazosin; Dezcard; Dovizin; Dozozin; Duracard; Genzosin; Pencor; Xadosin; ***Turk.:*** Cardura; Doksura; Dostineva; Doxacor; Doxamerck; Kardozin; Tendura; ***UK:*** Cardura; Doxadura; Slocinx; ***Ukr.:*** Cardura (Кардура); Kamiren (Камирен); Zoxon (Зоксон); ***USA:*** Cardura; ***Venez.:*** Cardura.

Dronedarone（*rINN*）决奈达隆

Dronedarona; Dronédarone; Dronedaronum; SR-33589. *N*-(2-Butyl-3-{*p*-[3-(dibutylamino)propoxy]benzoyl}-5-benzofuranyl)methanesulfonamide.

Дронедарон

$C_{31}H_{44}N_2O_5S$ = 556.8.

CAS — 141626-36-0.

ATC — C01BD07.

UNII — JQZ1L091Y2.

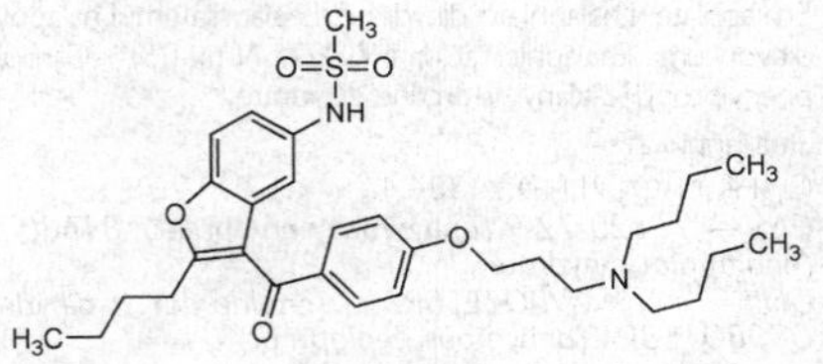

Dronedarone Hydrochloride（*USAN*，*rINNM*）盐酸决奈达隆

Dronédarone, Chlorhydrate de; Dronedaroni Hydrochloridum; Hidrocloruro de dronedarona; SR-33598B.

Дронедарона Гидрохлорид

$C_{31}H_{44}N_2O_5S,HCl$ = 593.2.

CAS — 141625-93-6.

ATC — C01BD07.

UNII — FA36DV299Q.

不良反应

决奈达隆的不良反应为胃肠道反应，包括腹泻、恶心、呕吐、腹痛和消化不良。也常见皮疹和乏力发生。也会发生心动过缓和QT间期延长。决奈达隆可以引起血清肌酐浓度可逆性升高，这种现象与肾功能下降无关。

注意事项

决奈达隆禁用于心衰患者（NYHA Ⅳ型，失代偿型NYHA Ⅱ、Ⅲ型），服用该药后出现心衰症状应停药。决奈达隆禁用于以下情况：心动过缓（心率<50次/min）、Ⅱ度或Ⅲ度AV阻滞或窦房结综合征（除非患者有心脏起搏器）、QT间期或PR间期延长。避免与能延长QT间期、能诱导尖端扭转型室性心动过速或抑制细胞色素P450同工酶CYP3A4的药物合用（更多详情见下文药物相互作用）。决奈达隆禁用于严重肝或肾功能损伤患者（肌酐清除率<30ml/min）。决奈达隆已在动物实验中表现出致畸性，禁用于妊娠期妇女。

心衰 在一项随机、安慰剂对照试验[1]中，患有心衰症状和左心功能不全的住院患者给予决奈达隆，该试验因决奈达隆组患者由心衰恶化导致死亡病例过多出现而中止。

1. Køber L, *et al.* Dronedarone Study Group. Increased mortality after dronedarone therapy for severe heart failure. *N Engl J Med* 2008; **358:** 2678–87.

药物相互作用

决奈达隆慎与能引起心动过缓的药物合用，如β受体阻滞剂或钙通道拮抗剂。应避免与心律失常药，尤其是能延长QT间期的药物或诱导尖端扭转型室性心动过速的药物合用，如吩噻嗪类抗精神病药、三环抗抑郁药、苄普地尔、某些大环内酯类、Ⅰ类和Ⅲ抗心律失常药、特非那定。决奈达隆与能引起低血钾和低血镁的药物合用会增加心律失常的危险。

决奈达隆由细胞色素P450同工酶CYP3A4代谢；该酶的抑制剂（如酮康唑、环孢素、HIV-蛋白酶抑制药、西咪替丁、克拉霉素、奈法唑酮、葡萄柚汁）和诱导剂（如利福平、苯巴比妥、卡马西平、苯妥英钠、圣约翰草）均会影响决奈达隆的血药浓度，因此应避免与这些药物合用。另外，决奈达隆是CYP3A4和CYP2D6的中度抑制剂，可以提高通过这两种酶代谢的药物的血药浓度。通过这两种酶代谢的药物包括他汀类、β受体阻滞剂和钙通道拮抗剂。决奈达隆也是P糖蛋白的强效抑制剂，可以增加P糖蛋白底物的血药浓度，如地高辛。

药动学

口服给药后，决奈达隆首关效应较强，绝对生物利用度为4%，饭后服用绝对生物利用度可增加至15%。在3～6h达到峰浓度，服用4～8天后达到稳态浓度。决奈达隆主要经肝代谢，被细胞色素P450同工酶CYP3A4代谢为无活性代谢物*N*-二丁酯形式及其他无活性代谢物。消除半衰期为25～30h，*N*-二丁酯代谢物的消除半衰期为20～25h。口服剂量的6%经尿液排泄，84%经粪便排泄（代谢产物和原形药）。

用途和用法

决奈达隆是一种抗心律失常药，结构与胺碘酮相似，比胺碘酮的脂溶性小，半衰期短，且没有碘基团。它具有Vaughan-Williams分类的四类药物的所有特征，但目前尚不清楚其临床效果由哪种属性造成。决奈达隆用于治疗心房颤动或心房扑动，它可以减小心血管住院患者的阵发性或持续性心房颤动或扑动的风险。决奈达隆以盐酸盐形式给药，但通过碱性形式表现效应。每日口服400mg，每日2次，餐时给药。

1. Dale KM, White CM. Dronedarone: an amiodarone analog for the treatment of atrial fibrillation and atrial flutter. *Ann Pharmacother* 2007; **41:** 599–605.
2. Singh BN, *et al.* EURIDIS and ADONIS Investigators. Dronedarone for maintenance of sinus rhythm in atrial fibrillation or flutter. *N Engl J Med* 2007; **357:** 987–99.
3. Davy J-M, *et al.* ERATO Study Investigators. Dronedarone for the control of ventricular rate in permanent atrial fibrillation: the Efficacy and safety of dRonedArone for The cOntrol of ventricular rate during atrial fibrillation (ERATO) study. *Am Heart J* 2008; **156:** 527.e1–527.e9. Available at: http://download.journals.elsevierhealth.com/pdfs/journals/0002-8703/PIIS0002870308004778.pdf (accessed 19/08/09)
4. Hohnloser SH, *et al.* ATHENA Investigators. Effect of dronedarone on cardiovascular events in atrial fibrillation. *N Engl J Med* 2009; **360:** 668–78. Correction. *ibid.*; 2487.
5. Patel C, *et al.* Dronedarone. *Circulation* 2009; **120:** 636–44.
6. Hoy SM, Keam SJ. Dronedarone. *Drugs* 2009; **69:** 1647–63.
7. Schafer JA, *et al.* Dronedarone: current evidence and future questions. *Cardiovasc Ther* 2010; **28:** 38–47.
8. Christiansen CB, *et al.* Efficacy and safety of dronedarone: a review of randomized trials. *Expert Opin Drug Safety* 2010; **9:** 189–99.

制剂

专利制剂

Fr.: Multaq; ***UK:*** Multaq; ***USA:*** Multaq.

Edaravone（*rINN*）依达拉奉

Edaravona; Édaravone; Edaravonum; MCI-186; Norphenazone. 3-Methyl-1-phenyl-2-pyrazolin-5-one.

Эдаравон

$C_{10}H_{10}N_2O$ = 174.2.

CAS — 89-25-8.

UNII — S798V6YJRP.

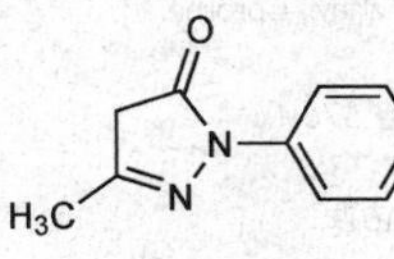

简介

依达拉奉是一种自由基清除剂，用于治疗急性缺血性脑卒中（第 1143 页）。静脉输注给药，剂量为 30mg，每日 2 次，输注历时 30min，在发作后 24h 内开始并持续 14 天。

目前正在研究依达拉奉对于病理性氧化损伤的作用，包括脑出血和肌萎缩性侧索硬化症。

1. Edaravone Acute Infarction Study Group. Effect of a novel free radical scavenger, edaravone (MCI-186), on acute brain infarction: randomized, placebo-controlled, double-blind study at multicenters. *Cerebrovasc Dis* 2003; **15:** 222–9.
2. Tsujita K, *et al.* Effects of edaravone on reperfusion injury in patients with acute myocardial infarction. *Am J Cardiol* 2004; **94:** 481–4.
3. Tsujita K, *et al.* Long-term efficacy of edaravone in patients with acute myocardial infarction. *Circ J* 2006; **70:** 832–7.
4. Hishida A. Clinical analysis of 207 patients who developed renal disorders during or after treatment with edaravone reported during post-marketing surveillance. *Clin Exp Nephrol* 2007; **11:** 292–6.
5. Watanabe T, *et al.* The novel antioxidant edaravone: from bench to bedside. *Cardiovasc Ther* 2008; **26:** 101–14.
6. Shinohara Y, *et al.* Edaravone (radical scavenger) versus sodium ozagrel (antiplatelet agent) in acute noncardioembolic ischemic stroke (EDO trial). *Cerebrovasc Dis* 2009; **27:** 485–92.
7. Unno Y, *et al.* Does functional outcome in acute ischaemic stroke patients correlate with the amount of free-radical scavenger treatment? A retrospective study of edaravone therapy. *Clin Drug Investig* 2010; **30:** 143–55.

不良反应和注意事项 依达拉奉与急性肾和肝功能的恶化有关，有弥散性血管内凝血的致死病例。因此必须监测服药前、服药中、服药后的肝肾功能和血细胞计数。如果指标异常，应立即停止用药。

制剂

专利制剂

Jpn: Radicut.

Efonidipine Hydrochloride (*rINNM*) 盐酸依福地平

Éfonidipine, Chlorhydrate d'; Efonidipini Hydrochloridum; Hidrocloruro de efonidipino; NZ-105; Serefodipine Hydrochloride. Cyclic 2,2-dimethyltrimethylene ester of 2-(*N*-benzylanilino)ethyl (±)-1,4-dihydro-2,6-dimethyl-4-(*m*-nitrophenyl)-5-phosphononicontinate hydrochloride.

Эфонидипина Гидрохлорид

$C_{34}H_{38}N_3O_7P,HCl = 668.1.$

CAS — 111011-63-3 (efonidipine); 111011-53-1 (efonidipine hydrochloride); 111011-76-8 (efonidipine hydrochloride ethanolate).

UNII — 3BR983K69O.

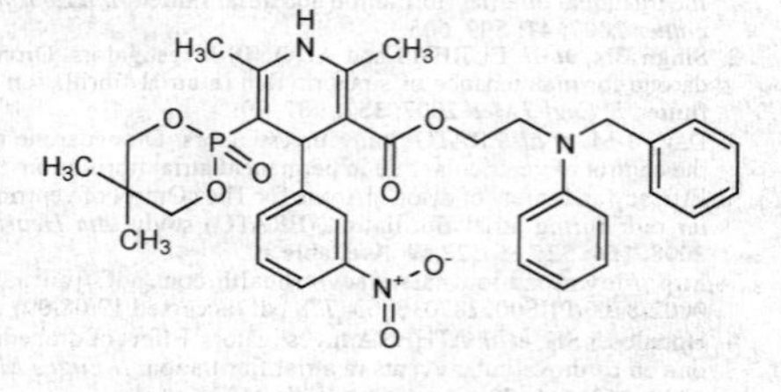

(efonidipine)

简介

盐酸依福地平是一种二氢吡啶类钙通道阻滞剂，具有与硝苯地平（第 1297 页）相似的一般特性。依福地平乙醇化物治疗高血压的通常口服剂量相当于盐酸依福地平 10～20mg，每日 2 次；治疗心绞痛的用量为 40mg，每日 1 次。

1. Tanaka H, Shigenobu K. Efonidipine hydrochloride: a dual blocker of L- and T-type Ca^{2+} channels. *Cardiovasc Drug Rev* 2002; **20:** 81–92.

制剂

专利制剂

Jpn: Landel.

Enalapril (*BAN*, *rINN*) 依那普利

Enalapriili; Énalapril; Enalaprilum. *N*-{*N*-[(*S*)-1-Ethoxycarbonyl-3-phenylpropyl]-L-alanyl}-L-proline.

Эналаприл

$C_{20}H_{28}N_2O_5 = 376.4.$

CAS — 75847-73-3.

ATC — C09AA02.

ATC Vet — QC09AA02.

UNII — 69PN84IO1A.

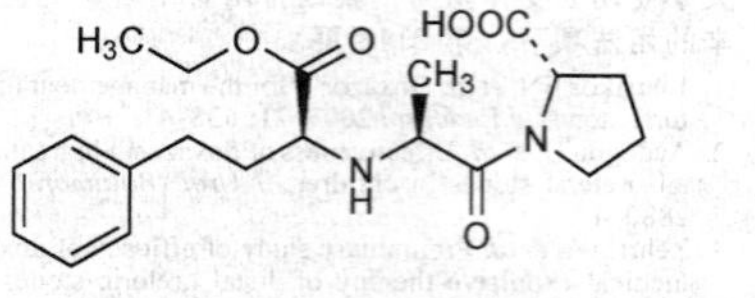

Enalapril Maleate (*BANM*, *USAN*, *rINNM*) 马来酸依那普利

Enalapriilimaleaatti; Enalapril Maleat; Énalapril, maléate d'; Enalapril maleinát; Enalaprili maleas; Enalaprilio maleatas; Enalaprilmaleat; Enalapril-maleát; Maleato de enalapril; MK-421. *N*-{*N*-[(*S*)-1-Ethoxycarbonyl-3-phenylpropyl]-L-alanyl}-L-proline hydrogen maleate.

Эналаприла Малеат

$C_{20}H_{28}N_2O_5,C_4H_4O_4 = 492.5.$

CAS — 76095-16-4.

ATC — C09AA02.

ATC Vet — QC09AA02.

UNII — 9O25354EPJ.

Pharmacopoeias. In *Chin.*, *Eur.* (see p.vii), *Jpn*, and *US*.

Ph. Eur. 6.8（Enalapril Maleate） 白色或几乎白色结晶性粉末。略溶于水；几乎不溶于二氯甲烷；易溶于甲醇；溶于碱性氢氧化物的稀溶液。1%水溶液的 pH 值为 2.4～2.9。避光。

USP 33（Enalapril Maleate） 米色结晶性粉末。略溶于水；溶于乙醇；易溶于二甲基甲酰胺、甲醇；微溶于中性有机溶剂；几乎不溶于非极性有机溶剂。

稳定性 在临时混合的口腔脂质中含有 1mg/ml 与一些载体结合的马来酸依那普利，已报道[1,2]其中的依那普利至少可稳定存在 56 天。

1. Nahata MC, *et al.* Stability of enalapril maleate in three extemporaneously prepared oral liquids. *Am J Health-Syst Pharm* 1998; **55:** 1155–7.
2. Allen LV, Erickson MA. Stability of alprazolam, chloroquine phosphate, cisapride, enalapril maleate, and hydralazine hydrochloride in extemporaneously compounded oral liquids. *Am J Health-Syst Pharm* 1998; **55:** 1915–20.

Enalaprilat (*BAN*, *USAN*, *rINN*) 依那普利拉

Énalaprilate; Énalaprilate dihydraté; Enalaprilatum; Enalaprilatum dihydricum; Enalaprilic acid; MK-422. *N*-{*N*-[(*S*)-1-Carboxy-3-phenylpropyl]-L-alanyl}-L-proline dihydrate.

Эналаприлат

$C_{18}H_{24}N_2O_5,2H_2O = 384.4.$

CAS — 76420-72-9 (anhydrous enalaprilat); 84680-54-6 (enalaprilat dihydrate).

UNII — GV0O7ES0R3 (enalaprilat dihydrate); Q508Q118JM (anhydrous enalaprilat).

Pharmacopoeias. In *Eur.* (see p.vii) and *US*.

Ph. Eur. 6.8（Enalaprilat Dihydrate） 白色和几乎白色的吸湿性结晶状粉末。呈现假多型性。极微溶或微溶于水；难溶于甲醇；几乎不溶于乙腈。贮藏于密闭容器中。

USP 33（Enalaprilat） 白色或几乎白色，吸湿性的结晶性粉末。易溶于水（1：200）；溶于二甲基甲酰胺（1：40），溶于甲醇（1：68）；极微溶于乙醇、丙酮和己烷；几乎不溶于乙腈和氯仿；微溶于异丙醇。

配伍禁忌 在 0.9%的氯化钠溶液中，依那普利拉在视觉上与苯妥英不相容[1]，产生结晶性沉淀物；在 5%的葡萄糖溶液中，与两性霉素 B 混合时也有一些视觉上不相容的证据。

1. Thompson DF, *et al.* Visual compatibility of enalaprilat with selected intravenous medications during simulated Y-site injection. *Am J Hosp Pharm* 1990; **47:** 2530–1.

不良反应、处置和注意事项

参见 **ACEI**，第1151页。

不良反应发生率 对通过处方事件监测的 12543 位患者进行依那普利售后监察[1]。出现 374 例皮肤事件，包括 29 例面部水肿或血管性水肿（导致 10 位患者退出治疗）、15 例光敏感性和 32 例荨麻疹（导致 5 位患者退出治疗）。153 位和 183 位患者分别出现晕厥和眩晕，有时伴有低血压。218 位患者出现低血压，其中 71 例出现在第一个月。121 位患者停止治疗，36 位患者减少用量。其他不良反应包括 310 例头痛、126 例感觉异常、25 例味觉障碍、67 例结膜炎、194 例心动过速、360 例咳嗽、82 例肾功能衰竭、96 例肌肉痛性痉挛、236 例腹泻和 326 例恶心与呕吐。1098 例死亡中，认为仅有由于肾功能衰竭引起的 10 例可能与依那普利治疗有关。味觉障碍和皮肤反应（如卡托普利）报道不常见，但很难精确比较；不良反应的范围相似[2]。

耳聋可能是较早注意的依那普利不良反应[2]；在监测的 12543 位患者中有 19 位报道耳聋，但仅是在用药期间，停药后没有耳聋记录。

一些不良反应的进一步参考，见 **ACEI**，第 1151 页。

1. Inman WHW, *et al.* Postmarketing surveillance of enalapril I: results of prescription-event monitoring. *BMJ* 1988; **297:** 826–9.
2. Inman WHW, Rawson NSB. Deafness with enalapril and prescription event monitoring. *Lancet* 1987; **i:** 872.

哺乳 5 名妇女给予依那普利单次剂量 20mg 后[1]，在乳汁中检测到了依那普利拉，浓度为 1～2.3ng/ml（平均峰浓度为 1.72ng/ml）；也检测到了依那普利（平均峰浓度为 1.74ng/ml）。此时，血清峰浓度为依那普利拉 39～112ng/ml，依那普利 92～151ng/ml。另一项研究[2]中，3 名妇女的乳汁中未检测到依那普利拉，另 1 名妇女[3]中检测到依那普利拉和依那普利，但浓度较低。虽然依那普利及其代谢产物在乳汁中少量存在，但经计算新生儿每日得到的平均总剂量仅依那普利约 2μg[1]。American Academy of Pediatrics[4]没有列出婴儿的任何临床反应与哺乳母亲使用依那普利有关，因此认为使用依那普利与哺乳一般是相容的。英国监管机构反对在哺乳的最初几周使用 **ACEI**，见 **ACEI** 的注意事项，第 1153 页。

1. Redman CWG, *et al.* The excretion of enalapril and enalaprilat in human breast milk. *Eur J Clin Pharmacol* 1990; **38:** 99.
2. Huttunen K, *et al.* Enalapril treatment of a nursing mother with slightly impaired renal function. *Clin Nephrol* 1989; **31:** 278.
3. Rush JE, *et al.* Comment. *Clin Nephrol* 1991; **35:** 234.
4. American Academy of Pediatrics. The transfer of drugs and other chemicals into human milk. *Pediatrics* 2001; **108:** 776–89. [Retired May 2010] Correction. *ibid.*; 1029. Also available at: http://aappolicy.aappublications.org/cgi/content/full/pediatrics%3b108/3/776 (accessed 05/07/04)

卟啉病 依那普利与卟啉病急性发作有关，并认为在卟啉病患者中使用不安全。

药物相互作用

参见 **ACEI**，第 1154 页。

药动学

依那普利是二酸依那普利拉的前体药物，二酸依那普利拉是其活性形式，口服吸收差。约 60%的依那普利口服剂量可从胃肠道吸收，1h 内达到血浆峰浓度。依那普利在肝脏中广泛水解为依那普利拉；在口服依那普利后 3～4h 达到依那普利拉的血浆峰浓度。50%～60%的依那普利拉与血浆蛋白结合。口服后，依那普利以依那普利拉和原形药物经尿液和粪便排泄，经泌尿途径更显著；超过 90%的静脉内给予的依那普利拉经尿液排泄。依那普利拉的消除是多相的，但据报道在肾功能正常的患者中给予倍剂量依那普利后的累积有效半衰期约 11h。依那普利拉可被血液透析和腹膜透析清除。

1. MacFadyen RJ, *et al.* Enalapril clinical pharmacokinetics and pharmacokinetic-pharmacodynamic relationships: an overview. *Clin Pharmacokinet* 1993; **25:** 274–82.
2. Wells T, *et al.* The pharmacokinetics of enalapril in children and infants with hypertension. *J Clin Pharmacol* 2001; **41:** 1064–74.
3. Rouini M, *et al.* Relationship of serum ACE inhibition to oral dose of enalapril in normotensive volunteers. *J Clin Pharm Ther* 2002; **27:** 121–6.
4. Zapater P, *et al.* Gender differences in angiotensin-converting enzyme (ACE) activity and inhibition by enalapril in healthy volunteers. *J Cardiovasc Pharmacol* 2004; **43:** 737–44.
5. Arafat T, *et al.* Pharmacokinetics and pharmacodynamics profiles of enalapril maleate in healthy volunteers following determination of enalapril and enalaprilat by two specific enzyme immunoassays. *J Clin Pharm Ther* 2005; **30:** 319–28.

肾损伤 依那普利在伴有持续蛋白尿和肾小球滤过率（GFR）为 44.1～58.4ml/min 的糖尿病患者中的药动学，与在 8 例年龄相一致的对照组中的药动学的比较显示在糖尿病组中依那普利拉的血清峰浓度更高，达到峰浓度的时间更长，肾清除率更低，浓度-时间曲线下面积较对照组更大[1]。依那普利拉的肾清除率在糖尿病组中为 56～66ml/min，相比，在对照组中为 105～133ml/min；清除率与肾小球滤过率有关。另一项[2]有关 59 名慢性肾功能衰竭患者的研究，调查了其中 9 名每日口服 1 次依那普利 2.5～20mg 患者依那普利和依那普利拉的药动学。在这些患者中 GFR 为 6～60ml/（min・1.73m²），依那普利拉的清除率为 16～68ml/min。所有患者在 24h 内血清中依那普利拉浓度明显升高。

1. Baba T, *et al.* Enalapril pharmacokinetics in diabetic patients. *Lancet* 1989; **i:** 226–7.
2. Elung-Jensen T, *et al.* High serum enalaprilat in chronic renal failure. *J Renin Angiotensin Aldosterone Syst* 2001; **2:** 240–5.

用途和用法

依那普利是一种 ACEI（第 1151 页），用于治疗高血压（第 1131 页）和心力衰竭（第 1127 页）。也可预防性用于无症状左心室功能紊乱的患者，延缓症状性心力衰竭的发生，而且已经在左心室功能紊乱的患者中使用，用于降低冠状动脉局部缺血事件的发生率，包括心肌梗死（第 1135 页）。

依那普利在口服给药后转化为依那普利拉而具有活性。一次给药后 1h 内可出现血流动力学效应，4～6h 后达到最大效应，但在慢性给药中，在几周内不会达到全效。血流动力学作用持续约 24h，允许一天给药一次。依那普利作为马来酸盐口服给药。

依那普利拉口服不吸收，但可静脉注射给药：注射后 15min 出现血流动力学效应，1～4h 达到最大效应。依那普利拉作为二水合物给药，但剂量以无水物表示。1.38mg 依那普利拉二水合物相当于 1.25mg 无水依那普利拉。

在**高血压**治疗中，初始剂量为每日 5mg 马来酸依那普利，可口服给药。由于用 ACEI 开始治疗时一些患者出现血压急剧降低，初次剂量最好在睡时给予。初始剂量每日 2.5mg 应给予使用利尿药的患者；如果可以，利尿药应在使用依那普利前 2～3 天停药，如果必须使用利尿药可稍后重新给予利尿药。常用维持剂量为 10～20mg，每日 1 次，但在严重高血压中剂量可增加至每日 40mg。如果单次剂量的控制效果不足，可分 2 次给药。

当口服治疗高血压不实用时，剂量为 1.25mg 的依那普利拉可通过静脉内缓慢注射或至少输注 5min 给予，如果需要每 6h 重复给药；对使用利尿药的患者，初始剂量应减半。

在**心力衰竭**治疗中，对使用髓袢利尿药的患者注射血管紧张素转化酶抑制剂引起的严重首剂低血压效应是常见的，但暂时停用髓袢利尿药可导致反跳性肺水肿。因此，治疗应在密切医学监护下小剂量开始。在伴有心力衰竭或无症状左心室功能紊乱的患者中马来酸依那普利应口服给药，初始剂量为每日 2.5mg。常用维持剂量为每日 20mg，作为单次剂量或分 2 次给药，但已使用了每日 40mg，分 2 次给药。

肾损伤患者的测量减少，见下文。

儿童用药剂量，见下文。

儿童用法 依那普利已被用于调查儿童高血压或心力衰竭[1～4]的剂量和疗效研究，其对于高血压的应用已被英国和美国允许。

在英国，建议依那普利马来酸盐用于高血压的口服剂量应根据体重，如下：

- 20～50kg：初始剂量为 2.5mg，每日 1 次，需要时增加至最大 20mg，每日 1 次；
- ≥50kg：初始剂量为 5mg，每日 1 次，需要时增加至最大 40mg，每日 1 次。

在美国，建议初始剂量为 80μg/kg（最大 5mg），每日 1 次。

BNFC 2010/11 建议用于婴儿和儿童**高血压**、**心力衰竭**或**肾炎蛋白尿**时按照如下剂量：

- 新生儿：初始剂量为 10μg/kg，每日 1 次。首次用药后 1～2h 内应严密监测血压。必要时增加至最大每日 500μg/kg，分 1～3 次给药。
- 1 月～12 岁：初始剂量为 100μg/kg，每日 1 次。首次用药后 1～2h 内应严密监测血压。必要时增加至最大每日 1mg/kg，分 1～2 次给药；
- 12～18 岁：初始剂量为 2.5mg，每日 1 次。首次用药后 1～2h 内应严密监测血压。通常维持剂量增加至每日 10～20mg，分 1～2 次给药。体重超过 50kg 的患者每日给药 40mg，分 1～2 次给药。

BNFC 2010/11 也建议 12 岁及以上患有**糖尿病神经病变**的儿童使用同样剂量。

1. Wells T, *et al.* A double-blind, placebo-controlled, dose-response study of the effectiveness and safety of enalapril for children with hypertension. *J Clin Pharmacol* 2002; **42:** 870–80.
2. Frenneaux M, *et al.* Enalapril for severe heart failure in infancy. *Arch Dis Child* 1989; **64:** 219–23.
3. Lloyd TR, *et al.* Orally administered enalapril for infants with congestive heart failure: a dose-finding study. *J Pediatr* 1989; **114:** 650–4.
4. Leversha AM, *et al.* Efficacy and dosage of enalapril in congenital and acquired heart disease. *Arch Dis Child* 1994; **70:** 35–9.

在肾损伤中的用法 依那普利马来酸盐的初始口服剂量为每日 2.5mg，随后根据反应调整，也被建议用于肌酐清除率为 30ml/min 或更低的患者；此剂量也可考虑用于年龄更大的患者。依那普利可透析，透析期间可口服给药 2.5mg。口服治疗无效时，肌酐清除率低于 30ml/min 和血液透析的患者使用依那普利拉的初始静脉给药剂量为 625μg，给药时间至少 5min（但时间长更好；建议最多 1h）。若剂量不足，1h 后可重复给药；如有需要或耐受，可在 6h 时间间隔另给药 1.25mg。

制剂

BP 2010: Enalapril Tablets;
USP 33: Enalapril Maleate and Hydrochlorothiazide Tablets; Enalapril Maleate Tablets; Enalaprilat Injection.

专利制剂

Arg.: Baypril; Defluin; Dentromin; Drepatil; Ecaprilat; Eitan; Enalafel; Enalapoten; Enaldun; Enatral; Enatrial†; Eritril; Fabotensil; Gadopril; Glioten; Hipertan; Kinfil; Lotrial; Maxen; Nalapril; Presi Regul; Priltenk; Renitec; Sulocten; Tencas; Vapresan; Vasopril; ***Austral.:*** Alphapril; Amprace; Auspril; Enahexal; Enalabell; Renitec; ***Austria:*** Alapril; Enac; Enalanorm†; Enapril; Enaran†; Mepril; Renistad; Renitec; ***Belg.:*** Renitec; ***Braz.:*** Angiopril†; Atens; Blootec†; Enalabal; Enalamed; Enalaplex†; Enalatec; Enalil; Enalprin†; Enaprotec†; Enatec†; Enatil; Enaton†; Eupressin; Glioten; Hipertin†; Maleapril†; Multipressim; Neolapril†; Pressel; Pressotec; Prodopressin; Pryltec; Renalapril; Renipress†; Renitec; Renopress†; Sanvapress; Sifpryl†; Vasopril; ***Canad.:*** Vasotec; ***Chile:*** Bajaten; Enalten; Esalfon; Glioten†; Grifopril; Hiperson; Hipoartel; Lotrial; ***Cz.:*** Acetensil†; Berlipril; E-Cor†; Ednyt; Enalatin; Enap; Enapirex†; Enapril; Invoril†; Renitec; ***Denm.:*** Alacor†; Corodil; Enacodan; Renitec†; ***Fin.:*** Enalatin; Enaloc†; Linatil; Renitec; ***Fr.:*** Renitec; ***Ger.:*** Benalapril; Corvo; Ena; Ena-Puren; Enabeta; Enadigal; enadura†; Enahexal; Enalagamma; EnaLich; Enalind†; Jutaxan; Pres†; Xanef; ***Gr.:*** Agioten; Analept; Antiprex; Amaril; Erxetilan; Gnostocardin; Kaparlon-S; Kontic; Leovinezal; Megapress; Octorax; Ofnifenil; Protal; Rablas; Renitec; Stadelant; Supotron; Ulticadex; Virfen; Vitobel; ***Hong Kong:*** Anapril†; CP-Enala; Danssan†; Enaldun†; Lapril†; Renitec; ***Hung.:*** Acepril; Berlipril; Ednyt; Enalatidin; Enap; Enapril; Invoril†; Renapril†; Renitec; ***India:*** BQL; Dilvas; Ena; EnAce; Envas; Nuril; ***Indon.:*** Meipril; Renacardon; Tenace; Tenaten; ***Irl.:*** Enap; Enapril; Innovace; ***Israel:*** Convertin; Enaladex; ***Ital.:*** Converten; Enapren; Lanex; Naprilene; Prilenor; Silverit; ***Malaysia:*** Acetec; Enapril; Invoril; Renitec; ***Mex.:*** Adytenn; Albec†; Apo-Pyl; Bimetdad; Bionafil; Blocatril; EK-3; Enaladil; Enoval; Euronal; Feliberal; Glioten; Imotoran; Lipraken; Nalabest; Norpril; Palane; Pulsol; Ralser; Renitec; Vexotil; ***Neth.:*** Renitec; ***Norw.:*** Renitec; ***NZ:*** Enahexal†; Renitec; ***Philipp.:*** Acebitor; Enace; Hipertal; Hypace; Naprilate; Renitec; Stadenace; Vasopress; ***Pol.:*** Benalapril; Ednyt; Enap; Enarenal; Enazil†; Epril†; Mapryl; ***Port.:*** Balpril; Cetampril; Chipil; Denapril; Diasistol; Enapress; Hipobar†; Hipten†; Malen†; Prilan; Renipril†; Renitec; Tensazol; ***Rus.:*** Bagopril (Багоприл); Berlipril (Берлиприл); Ednyt (Эднит); Enafarm (Энафарм); Enam (Энам); Enan (Энан); Enap (Энап); Enarenal (Энаренал); Enazil (Эназил)†; Envas (Энвас); Invoril (Инворил); Kalpiren (Кальпирен)†; Myopril (Миоприл)†; Renipril (Рениприл); Renitec (Ренитек); Vasopren (Вазопрен); ***S.Afr.:*** Alapren; Ciplatec; Enap; Pharmapress; Renitec; ***Singapore:*** Anapril; Corprilor; Enap; Enaril; Glioten; Invoril; Korandil; Renitec; ***Spain:*** Acetensil; Baripril; Bitensil; Clipto; Controlvas; Corprilor†; Crinoren; Dabonal; Ditensor; Herten; Hipoartel; Iecatec; Insup; Nacor†; Naprilene; Neotensin; Pressitan; Reca; Renitec; ***Swed.:*** Linatil; Renitec; ***Switz.:*** Acepril; Elpradil; ena-basan†; Enasifar†; Enatec; Epril; Reniten; Vasocor†; ***Thai.:*** Anapril; Enace; Enam†; Enapril; Enaril; Envas; Iecatec†; Invoril; Istopril; Korandil; Lapril; Myopril; Nalopril; Naritec; Renitec; Unaril; ***Turk.:*** Enalap; Enapril; Konveril; Renitec; Vasolapril; ***UAE:*** Narapril; ***UK:*** Innovace; ***Ukr.:*** Berlipril (Берлиприл); Enahexal (Энагексал); Enalozid Mono (Эналозид Моно); Enam (Энам); Enap (Энап); ***USA:*** Vasotec; ***Venez.:*** Cosil; Dinid; Enalaprin†; Enam†; Enaprival†; Enecal; Fibrosan; Hiperpril; Lapril†; Prilace; Redopril; Reminal; Renitec; Tesoren†.

多组分制剂 ***Arg.:*** Co-Renitec; Defluin Plus; Fabotensil D; Gadopril D; Gliocarvedil; Gliotenzide; Kinfil D; Lotrial D; Maxen D; Nikion†; Presi Regul D; Sulocten D; Tencas D; Vapresan Diur; ***Austral.:*** Renitec Plus; Zan-Extra; ***Austria:*** Co-Enac; Co-Enalapril; Co-Enaran†; Co-Mepril; Co-Renistad; Co-Renitec; Enac Plus; Enalapril Comp; Enalapril-HCT; Renitec Plus; Synerpril†; ***Belg.:*** Co-Enalapril; Co-Renitec; ***Braz.:*** Atens H; Atmos; Co-Enalil; Co-Enaprotec†; Co-Pressoless; Co-Pressotec; Co-Renitec; Duopril; Enatec F†; Eupressin-H; Gliotenzide; Malena HCT; Pryltec-H; Sinergen; Vasopril Plus; ***Canad.:*** Vaseretic; ***Chile:*** Bajaten D; Enalten D; Enalten DN; Esalfon-D; Grifopril-D; Hiperson-D; Hipoartel H†; Lotrial D†; Normaten; Normaten Plus; ***Cz.:*** Enap-H; Enap-HL; Lercaprel; Zanicombo; ***Denm.:*** Co-Renitec†; Corodil Comp; Enacecor; Enacozid†; Synerpril; ***Fin.:*** Enalapril Comp; Enaloc Comp†; Linatil Comp; Renitec Comp; Renitec Plus; Zanipress; ***Fr.:*** Co-Renitec; Lercapress; Zanextra; ***Ger.:*** Benalapril Plus; Carmen ACE; Corvo HCT; Enabeta comp; Enadigal HCT; Enadura Plus†; Enahexal comp; Enala-Q comp; Enalagamma HCT; Enalapril Comp; Enalapril HCT; Enalapril plus; Enalapril-saar Plus; EnaLich comp; Enaplus; Eneas; Pres plus†; Renacor; Zaneril; Zanipress; ***Gr.:*** Bumeftyl; Co-Renitec; Coredopril; Eneas; Enit; Hemodilax; Iperton; Lercaprel; Modinexil; Nolarmin; Penopril; Protal complex; Savosan; Siberian; Zaneril; ***Hong Kong:*** Co-Renitec; CP-Enala Co; ***Hung.:*** Acepril PlusZ; Co-Enalapril; Co-Renitec; Ednyt HCT; Ednyt Plus; Enalapril Hexal Plus; Enalapril-HCT; Enap-HL; Renapril Plus†; Renitec Plus; ***India:*** Dilvas AM; EnAce-D; Invozide; ***Indon.:*** Tenazide; ***Irl.:*** Innozide; Lercaril; ***Israel:*** Naprizide; ***Ital.:*** Acesistem; Condiuren; Elektra; Gentipress; Neoprex; Sinertec; Vasoretic; ***Mex.:*** Co-Feliberal; Co-Renitec; Gliotenzide; ***Neth.:*** Co-Renitec; Enacostad†; Renitec Plus; ***Norw.:*** Enalapril Comp; Renitec Comp; ***NZ:*** Co-Renitec; ***Philipp.:*** Co-Renitec; ***Pol.:*** Enap H; Enap HL; ***Port.:*** Diasistol Plus; Enatia; Eneas; Enit; Laprilen†; Lesten; Neodur†; Norpramin; Renidur; Renipril Plus; Zanipress; Zanitek; ***Rus.:*** Co-Renitec (Ко-Ренитек); Enap-H (Энап Н); Enap-HL (Энап-НЛ); Enzix (Энзикс); Prilenap (Приленап); Renipril HT (Рениприл ГТ); ***S.Afr.:*** Co-Renitec; Enap-Co; Pharmapress Co; Zaneril; ***Singapore:*** Co-Renitec; Enap-HL; Gliotenzide; ***Spain:*** Acediur; Acetensil Plus; Baripril Diu; Bitensil Diu; Co-Renitec; Crinoretic; Dabonal Plus; Ditenside; Eneas; Enit; Herten Plus; Hipoartel Plus; Neotensin Diu; Pressitan Plus; Renitecmax; Vipres; Zorail†; ***Swed.:*** Enalapril Comp; Linatil Comp; Renitec Comp; Synerpril; ***Switz.:*** Co-Acepril; Co-Enalapril†; Co-Enatec; Co-Epril; Co-Reniten; Co-Vasocor†; Elpradil HCT; Epril Plus; Reniten Plus; ***Turk.:*** Eneas; Enit; Konveril Plus; ***UK:*** Innozide; ***Ukr.:*** Enafril (Энафрил); Enahexal Compositum (Энагексал Композитум); Enalapril-H (Эналаприл-Н); Enalozid (Эналозид); Enap H (Энап Н); Enzix (Энзикс)†; ***USA:*** Lexxel†; Teczem; Vaseretic; ***Venez.:*** Co-Renitec; Duopres; Prirettic†; Reminalet.

Endralazine Mesilate (*BANM*, *rINNM*) 甲磺酸恩屈嗪

BQ-22-708; Compound 22-708; Endralazine, Mésilate d'; Endralazine Mesylate (*USAN*); Endralazini Mesilas; Mesilato de endralazina. 6-Benzoyl-5,6,7,8-tetrahydropyrido[4,3-c]pyridazin-3-ylhydrazone monomethanesulfonate.

Эндралазина Мезилат

$C_{14}H_{15}N_5O,CH_4O_3S = 365.4.$

CAS — 39715-02-1 (endralazine); 65322-72-7 (endralazine mesilate).

ATC — C02DB03.

ATC Vet — QC02DB03.

UNII — 333M598615.

(*endralazine*)

简介

恩屈嗪是一种血管扩张药，具有与肼屈嗪相似的特性（第 1257 页）。作为甲磺酸盐用于高血压治疗。

制剂

专利制剂

Cz.: Miretilan†.

Enoxaparin Sodium (*BAN*, *USAN*, *rINN*) 依诺肝素钠

Enoksapariininatrium; Enoksaparin Sodyum; Enoksaparino natrio druska; Enoksaparyna sodowa; Enoxaparin sodná sůl; Enoxaparina sódica; Énoxaparine sodique; Enoxaparinnatrium; Enoxaparin-nátrium; Enoxaparinum natricum; PK-10169; RP-54563.

Эноксапарин Натрий

CAS — 9041-08-1; 679809-58-6.

ATC — B01AB05.

ATC Vet — QB01AB05.

UNII — 8NZ41MIK1O.

Pharmacopoeias. In *Eur.* (see p.vii) and *US.*

Ph. Eur. 6. 8（Enoxaparin Sodium） 低分子量肝素的钠盐是从猪肠黏膜获得的肝素苯甲基酯衍生物经碱性解聚得到的。成分的大多数在其主链的非还原端有一个 4-enopyranose uronate 结构；15%～25%的成分在其主链的还原端有一个 1,6-脱水结构。平均分子量在 3800～5000，特征值约 4500。硫酸盐化程度为每个二糖单位约有 2 个硫酸根。

以干物质计，效能为每毫克抗因子Ⅹa 活性不低于 90U，不高于 125U，抗因子Ⅹa 活性与抗因子Ⅱa 活性比值在 3.3～5.3。

10%水溶液的 pH 值为 6.2～7.7。

USP 33（Enoxaparin Sodium） 解聚肝素的钠盐是从猪肠黏膜获得的肝素苯甲基酯衍生物经碱性解聚得到的。依诺肝素钠是由一系列不完全清楚的低聚糖组成的，大多数成分在其主链的非还原端有一个 4-enopyranose 糖醛酸。约 20%的成分在其主链的还原端有一个 1，6-脱水结构，依诺肝素钠的平均分子量是 4500，其范围在 3800～5000。

以干物质计，效能为每毫克抗因子Ⅹa 活性不低于 90U，不高于 125U；每毫克抗因子Ⅱa 活性不低于 20U，不高于 35U。抗因子Ⅹa 活性与抗因子Ⅱa 活性比值为 3.3～3.5。

10%水溶液的 pH 值为 6.2～7.7，40℃以下贮藏于密闭容器中。

单位

参见低分子肝素，第 1279 页。

不良反应、处置和注意事项

参见低分子肝素，第 1279 页。低体重患者（女性低于 45kg，男性低于 57kg）使用预防剂量的依诺肝素有较高的出血风险，需要小心监护。

使用依诺肝素导致的严重出血，可通过缓慢静脉注射硫酸鱼精蛋白减少出血；据称，1mg 硫酸鱼精蛋白可抑制 1mg（100U）依诺肝素钠的效应。

药物相互作用

参见低分子肝素，第 1279 页。

药动学

依诺肝素经静脉注射后可快速吸收，几乎全部吸收，生物利用度约 100%。1～5h 内达到血浆峰活性。清除半衰期为 4～5h，但使用一次 40mg 剂量后抗因子Ⅹa 活性可持续达 24h。在肾损伤患者中清除延长。依诺肝素在肝脏中代谢，以原形药物和代谢产物经尿液排泄。

1. Hulot JS, *et al.* Effect of renal function on the pharmacokinetics of enoxaparin and consequences on dose adjustment. *Ther Drug Monit* 2004; **26:** 305–10.
2. Kruse MW, Lee JJ. Retrospective evaluation of a pharmacokinetic program for adjusting enoxaparin in renal impairment. *Am Heart J* 2004; **148:** 582–9.
3. Lebaudy C, *et al.* Changes in enoxaparin pharmacokinetics during pregnancy and implications for antithrombotic therapeutic strategy. *Clin Pharmacol Ther* 2008; **84:** 370–7.

用途和用法

依诺肝素钠是一种具有抗凝血性的低分子肝素（第 1279 页）。用于治疗和预防静脉血栓栓塞（第 1147 页）以及体外循环期间防止血液凝固。也用于治疗不稳定性心绞痛（第 1118 页）和 ST 段抬高性心肌梗死（第 1135 页）。

在预防手术操作中的**静脉血栓栓塞**时，依诺肝素钠皮下注射给药；治疗持续 7～10 天或直到患者能走动为止。

- 低度或中度风险的患者可给予 20mg（2000U），每日 1 次，初次给药在手术前约 2h。
- 在高风险患者中，如进行矫形外科，剂量应增加至 40mg（4000U），每日 1 次，初次给药在手术前约 12h；或者，皮下给药 30mg（3000U），每日 2 次，术后 12～24h 开始给药。在髋关节置换术后，依诺肝素钠应持续给予 3 周，剂量为 40mg（4000U），每日 1 次。
- 在无法活动的内科患者中为预防血栓栓塞，剂量为 40mg（4000U），每日 1 次，至少 6 天；应治疗直到患者完全能走动，最长可达 14 天。

在治疗深部**静脉血栓**形成时，依诺肝素钠可皮下给药，剂量为 1mg/kg（100U/kg），12h 给药 1 次，或 1.5mg/kg（150U/kg），每日 1 次，至少达 5 天直到口服抗凝作用建立为止（对于孕妇患者，应按照怀孕早期体重计算剂量）。

为预防血液透析时体外循环血液凝固，在透析开始时，可在循环的动脉输血导管中置入 1mg/kg（100U/kg）依诺肝素钠。如果需要，可再给予 0.5～1mg/kg（50～100U/kg）。在出血高风险的患者中应减量。

在治疗**不稳定性心绞痛**时，依诺肝素钠皮下注射给药，剂量为 1mg/kg（100U/kg），12h 给药 1 次。治疗通常持续 2～8 天。

在治疗 ST 段抬高性**急性心肌梗死**时，依诺肝素钠初始剂量为 30mg（3000U）静脉注射，同时皮下给药 1mg/kg（100U/kg）。进一步治疗剂量为 1mg/kg（100U/kg），皮下给药，每 12h 1 次，持续 8 天或至出院。前 2 次皮下给药剂量每次不得超过 100mg（10000U）。对于接受经皮冠状动脉介入治疗的患者，如果最后一次皮下给药后已超过 8h，应再额外皮下给药 300μg/kg（30U/kg）。75 岁及以上急性心肌梗死的患者只能皮下给药，建议剂量 750μg/kg（75U/kg），每 12h 给药 1 次，前 2 次给药剂量每次最多 75mg（7500U）。

严重肾损伤的患者依诺肝素钠的用量应减少（见下文）。

1. Noble S, *et al.* Enoxaparin: a reappraisal of its pharmacology and clinical applications in the prevention and treatment of thromboembolic disease. *Drugs* 1995; **49:** 388–410.
2. Noble S, Spencer CM. Enoxaparin: a review of its clinical potential in the management of coronary artery disease. *Drugs* 1998; **56:** 259–72.
3. Harvey DM, Offord RH. Management of venous and cardiovascular thrombosis: enoxaparin. *Hosp Med* 2000; **61:** 628–36.
4. Ibbotson T, Goa KL. Enoxaparin: an update of its clinical use in the management of acute coronary syndromes. *Drugs* 2002; **62:** 1407–31.
5. Fareed J, *et al.* Pharmacodynamic and pharmacokinetic properties of enoxaparin: implications for clinical practice. *Clin Pharmacokinet* 2003; **42:** 1043–57.
6. Siddiqui MAA, Wagstaff AJ. Enoxaparin: a review of its use as thromboprophylaxis in acutely ill, nonsurgical patients. *Drugs* 2005; **65:** 1025–36.
7. Carter NJ, *et al.* Enoxaparin: a review of its use in ST-segment elevation myocardial infarction. *Drugs* 2008; **68:** 691–710.
8. Schwarz AK, Zeymer U. Enoxaparin in patients with primary percutaneous coronary intervention for acute ST segment elevation myocardial infarction. *Future Cardiol* 2009; **5:** 43–9.

婴儿和儿童用法 越来越多的婴儿和儿童使用抗凝血药治疗血栓栓塞。在这一年龄组中进行了少数对照研究，治疗的推荐一般根据成人指导方针修改得到。在儿童中，低分子肝素有一些优点。依诺肝素已在儿童（包括新生儿）中用于预防血栓栓塞[1]，在儿童（包括新生儿[1～3]和早产儿[1,3～5]）用于治疗。较小的儿童（尤其是新生儿[6]）比较大的儿童需要的剂量大。美国指南建议，用于血栓栓塞**治疗**[7]的用药方法：

- 2 个月以下：1.5mg/kg（150U/kg），12h 给药 1 次。
- 2 个月以上：1mg/kg（100U/kg），12h 给药 1 次。

预防剂量[7]为：

- 2 个月以下：750μg/kg（75U/kg），12h 给药 1 次。
- 2 个月以上：500μg/kg（50U/kg），12h 给药 1 次。

英国 BNFC 2010/11 建议相似剂量用药，特别修改了新生儿的治疗量，建议给药剂量为 1.5～2mg/kg，每日 2 次。

1. Dix D, *et al.* The use of low molecular weight heparin in pediatric patients: a prospective cohort study. *J Pediatr* 2000; **136:** 439–45.
2. Massicotte P, *et al.* Low-molecular-weight heparin in pediatric patients with thrombotic disease: a dose finding study. *J Pediatr* 1996; **128:** 313–18.
3. Streif W, *et al.* Use of low molecular mass heparin (enoxaparin) in newborn infants: a prospective cohort study of 62 patients. *Arch Dis Child Fetal Neonatal Ed* 2003; **88:** F365–F370.
4. Dunaway KK, *et al.* Use of enoxaparin in a preterm infant. *Ann Pharmacother* 2000; **34:** 1410–13.
5. Michaels LA, *et al.* Low molecular weight heparin in the treatment of venous and arterial thromboses in the premature infant. *Pediatrics* 2004; **114:** 703–7.
6. Malowany JI, *et al.* Enoxaparin for neonatal thrombosis: a call for a higher dose for neonates. *Thromb Res* 2008; **122:** 826–30.
7. Monagle P, *et al.* Antithrombotic therapy in neonates and children: American College of Chest Physicians evidence-based clinical practice guidelines (8th edition). *Chest* 2008; **133** (suppl): 887S–968S.

在肾损伤中的用法 当依诺肝素钠用于轻微或中度肾损伤的患者时，需要小心监护[1]。严重肾损伤时（肌酐清除率低于 30ml/min），剂量应减少。英国，注册药品信息一般推荐皮下给药预防剂量为 20mg（2000U），每日 1 次，但美国注册药品信息只允许皮下给药 30mg（3000U），每日 1 次。对于治疗 75 岁及以上患者的静脉血栓栓塞、不稳定性心绞痛或畸形心肌梗死时建议皮下给药 1mg/kg（100U/kg），每日 1 次；75 岁以下心肌梗死患者应伴随第一次皮下给药额外静脉给药 30mg（3000U）。然而，对于患有急性冠状动脉综合征的患者，每日适合给药剂量存在争议，有文献给出建议剂量供选择[2,3]。

1. Brophy DF, Sica DA. Use of enoxaparin in patients with chronic kidney disease: safety considerations. *Drug Safety* 2007; **30:** 991–4.
2. Hulot J-S, *et al.* Dosing strategy in patients with renal failure receiving enoxaparin for the treatment of non-ST-segment elevation acute coronary syndrome. *Clin Pharmacol Ther* 2005; **77:** 542–52.
3. Green B, *et al.* Dosing strategy for enoxaparin in patients with renal impairment presenting with acute coronary syndromes. *Br J Clin Pharmacol* 2005; **59:** 281–90.

制剂

USP 33: Enoxaparin Sodium Injection.

专利制剂

Arg.: Clexane; Dilutol; Fibrinox; Omatex; ***Austral.:*** Clexane; ***Austria:*** Lovenox; ***Belg.:*** Clexane; ***Braz.:*** Clexane; Cutenox†; Dripanina; ***Canad.:*** Lovenox; ***Chile:*** Clexane; Nu-Rox; ***Cz.:*** Clexane; ***Denm.:*** Klexane; ***Fin.:*** Klexane; ***Fr.:*** Lovenox; ***Ger.:*** Clexane; ***Gr.:*** Clexane; ***Hong Kong:*** Clexane; ***Hung.:*** Clexane; ***India:*** Clexane; ***Indon.:*** Lovenox; ***Irl.:*** Clexane; ***Israel:*** Clexane; ***Ital.:*** Clexane; ***Malaysia:*** Clexane; ***Mex.:*** Clexane; ***Neth.:*** Clexane; ***Norw.:*** Klexane; ***NZ:*** Clexane; ***Philipp.:*** Clexa; Clexane; Lomoh; ***Pol.:*** Clexane; ***Port.:*** Klexane; Lovenox; ***Rus.:*** Clexane (Клексан); Hemapaxan (Гемапаксан); ***S.Afr.:*** Clexane; ***Singapore:*** Clexane; ***Spain:*** Clexane; Decipar†; ***Swed.:*** Klexane; ***Switz.:*** Clexane; ***Thai.:*** Clexane; ***Turk.:*** Clexane; ***UK:*** Clexane; ***Ukr.:*** Clexane (Клексан); ***USA:*** Lovenox; ***Venez.:*** Clexane; Enoparin.

多组分制剂 ***Cz.:*** Clexane anti Xa-IU.

Enoximone (*BAN*, *USAN*, *rINN*) 依诺昔酮

Enoksimoni; Enoximon; Enoximona; Énoximone; Enoximonum; Fenoximone; MDL-17043; MDL-19438; RMI-17043; YMDL-17043. 4-Methyl-5-[4-(methylthio)benzoyl]-4-imidazolin-2-one.

Эноксимон

$C_{12}H_{12}N_2O_2S$ = 248.3.

CAS — 77671-31-9.

ATC — C01CE03.

ATC Vet — QC01CE03.

UNII — C7Z4ITI7L7.

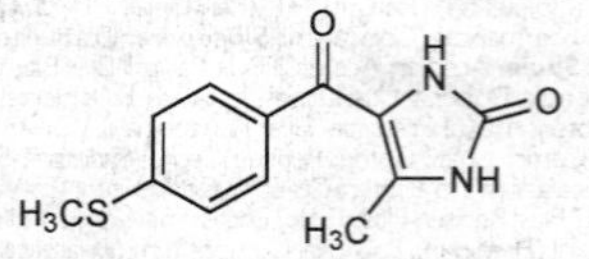

配伍禁忌 当依诺昔酮注射液在玻璃容器或注射器中混合时出现了晶体物质；注册药品信息推荐只有塑料容器或注射器能用于稀释。制造商也推荐只有 0.9% 的氯化钠溶液或蒸馏水才能用作稀释剂。葡萄糖溶液不能用作稀释剂，因为可出现晶体物质。

不良反应

已报道长期使用依诺昔酮口服治疗可增加死亡率，现在，依诺昔酮仅静脉内给药用于短期治疗。

依诺昔酮可导致室性和室上性快速性心律失常、异位搏动和低血压。

依诺昔酮影响胃肠道的不良反应，包括腹泻、恶心和呕吐。其他不良反应包括头痛、失眠、寒战、少尿、发热、尿潴留和肢痛。也有报道血小板减少和肝酶值异常。

对神经系统的影响 已报道[1]1 位患者静脉输注依诺昔酮每分钟 6μg/kg，出现了强直性-阵挛性惊厥。当停用依诺昔酮后惊厥消失。

1. Appadurai I, *et al.* Convulsions induced by enoximone administered as a continuous intravenous infusion. *BMJ* 1990; **300:** 613–14.

高渗性 1 例婴儿静脉输注依诺昔酮每分钟 20μg/kg 时出现了高渗性。可能原因是依诺昔酮注射液每分钟产生 2.4mg/kg 的丙二醇[1]。

1. Huggon I, *et al.* Hyperosmolality related to propylene glycol in an infant treated with enoximone infusion. *BMJ* 1990; **301:** 19–20.

注意事项

依诺昔酮应慎用于伴有肥大型心肌病或严重阻塞性主动脉瓣膜病或肺动脉瓣膜病的患者。

治疗期间应监测血压、心率、心电图、体液和电解质状态及肾功能。也应监测血小板计数和肝酶值。

注射液的 pH 值高（约 12），使用前必须稀释（见上文**配伍禁忌**）。给药时应避免外溢。

肝损伤或肾损伤时需减少剂量（见下文**用途和用法**项下内容）。

药动学

虽然依诺昔酮从胃肠道吸收，但已不再口服给药。血浆清除半衰期变化很大：在健康受试者中为 1～4h，在心力衰竭的患者中为 3～8h，但已报道了更长的时间。依诺昔酮约 85% 与血浆蛋白结合。在肝脏中代谢，主要以代谢产物经尿液排泄。经静脉给药后，约 70% 的剂量以代谢产物经尿液排泄，不足 1% 以原形药物排泄。

1. Rocci ML, Wilson H. The pharmacokinetics and pharmacodynamics of newer inotropic agents. *Clin Pharmacokinet* 1987; **13:** 91–109. Correction. *ibid.* 1988; **14:** (contents page).
2. Booker PD, *et al.* Enoximone pharmacokinetics in infants. *Br J Anaesth* 2000; **85:** 205–10.

用途和用法

依诺昔酮是一种Ⅲ型磷酸二酯酶抑制剂，与氨力农（第 1171 页）相似，具有正性肌力作用和血管舒张作用。静脉内给药用于心力衰竭的短期治疗。在一些长期研究中，依诺昔酮口服给药，但已报道死亡率升高。

静脉注射依诺昔酮的常用初始剂量为 0.5～1.0mg/kg，注射速度不超过 12.5mg/min。接着每 30min 可再给予 500μg/kg 直到获得满意的反应，或已经使用了总剂量为 3mg/kg。或者，初始剂量为持续静脉输注，每分钟 90μg/kg，持续 10～30min，直到达到所需的反应。

维持治疗时，初始剂量（达总剂量 3mg/kg）按要求每 3～6h 可重复给予，或持续或间断输注，每分钟 5～20μg/kg。

24h 总剂量不应超过 24mg/kg。

在肝损伤或肾损伤的患者中，应减少剂量（见下文）。

1. Vernon MW, *et al.* Enoximone: a review of its pharmacological properties and therapeutic potential. *Drugs* 1991; **42:** 997–1017.

在肝损伤或肾损伤中的用法 静脉内给药后依诺昔酮的清除半衰期在肝损伤患者中为 2.16h，在肾损伤患者中为 1.33h。在肝肾功能正常的患者中，平均清除半衰期为 1.26h。建议肾损伤患者在持续输注期间应监护并测量血浆浓度，伴有肝脏疾病的患者应调整剂量[1]。与之相似，在一项儿科患者中进行的研究[2]中，静脉内给药后，在肾损伤或肝损伤的患者中依诺昔酮的清除率降低，建议在这种患者中输注速率应降低。

1. Desager JP, *et al.* Plasma enoximone concentrations in cardiac patients. *Curr Ther Res* 1990; **47:** 743–52.
2. Booker PD, *et al.* Enoximone pharmacokinetics in infants. *Br J Anaesth* 2000; **85:** 205–10.

β受体阻滞剂过量 1 名妇女摄入 10g 美托洛尔后，经静脉推注 0.5mg/kg 依诺昔酮后接着进行输注每分钟 15μg/kg，成功地增加了心排血量和心输出量[1]。认为在这种患者中依诺昔酮是有效的，因为其作用不累及β肾上腺素能系统。用于治疗普萘洛尔过量患者已有报道[2]。

1. Hoeper MM, Boeker KHW. Overdose of metoprolol treated with enoximone. *N Engl J Med* 1996; **335:** 1538.
2. Sandroni C, *et al.* Enoximone in cardiac arrest caused by propranolol: two case reports. *Acta Anaesthesiol Scand* 2006; **50:** 759–61.

心力衰竭 依诺昔酮是几种用于心力衰竭（第 1127 页）的药物之一，但因为报道长期口服Ⅲ型磷酸二酯酶抑制剂[1]增加死亡率，依诺昔酮仅静脉给药用于心力衰竭的短期治疗，对其他治疗无效。在中度或中等严重的患者中口服依诺昔酮与安慰剂比较[2]，依诺昔酮在 16 周的研究期间内在延长运动时间上不比安慰剂好。虽然不良反应总发生率在两组中相似，但 5 名患者使用依诺昔酮后死亡，安慰剂组中无人死亡。在近期研究中[3]，当用过β受体阻滞剂的进行性心力衰竭患者口服低剂量依诺昔酮时（一般 25mg 或 50mg，每日 3 次）安全性好，但症状没有改善。相似口服剂量用于严重心力衰竭患者加强心肌收缩力，但少有成功[4]。

1. Amsallem E, *et al.* Phosphodiesterase III inhibitors for heart failure. Available in The Cochrane Database of Systematic Reviews; Issue 1. Chichester: John Wiley; 2005 (accessed 29/04/10).
2. Uretsky BF, *et al.* Multicenter trial of oral enoximone in patients with moderate to moderately severe congestive heart failure: lack of benefit compared with placebo. *Circulation* 1990; **82:** 774–80.
3. Metra M, *et al.* ESSENTIAL Investigators. Effects of low-dose oral enoximone administration on mortality, morbidity, and exercise capacity in patients with advanced heart failure: the randomized, double-blind, placebo-controlled, parallel group ESSENTIAL trials. *Eur Heart J* 2009; **30:** 3015–26.
4. Feldman AM, *et al.* EMOTE Study Group. Low-dose oral enoximone enhances the ability to wean patients with ultra-advanced heart failure from intravenous inotropic support: results of the oral enoximone in intravenous inotrope-dependent subjects trial. *Am Heart J* 2007; **154:** 861–9.

制剂

专利制剂

Belg.: Perfan; **Fr.:** Perfane; **Ger.:** Perfan; **Irl.:** Perfan; **Ital.:** Perfan; **Neth.:** Perfan; **UK:** Perfan.

Epitizide (*BAN*, *rINN*) ⊗ 依匹噻嗪

Epithiazide *(USAN)*; Epitizida; Épitizide; Epitizidum; Eptizida; NSC-108164; P-2105. 6-Chloro-3,4-dihydro-3-(2,2,2-trifluoroethylthiomethyl)-2*H*-1,2,4-benzothiadiazine-7-sulphonamide 1,1-dioxide.

Эпитизид

$C_{10}H_{11}ClF_3N_3O_4S_3$ = 425.9.

CAS — 1764-85-8.

UNII — 5B266B85J1.

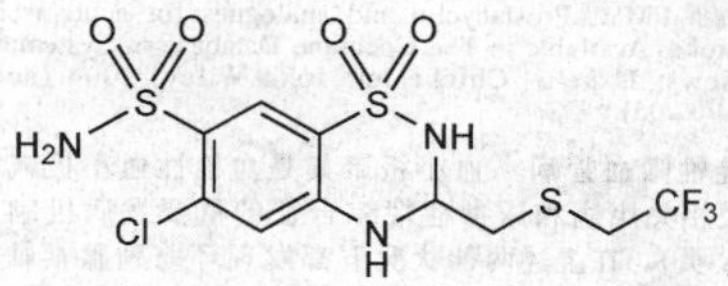

简介

依匹噻嗪是一种噻嗪类利尿药（见氢氯噻嗪，第 1258 页），常与氨苯蝶啶一起用于治疗高血压和水肿。

制剂

多组分制剂 **Belg.:** Dyta-Urese; **Neth.:** Dyta-Urese.

Eplerenone (*BAN*, *USAN*, *rINN*) ⊗ 依普利酮

CGP-30083; Eplerenona; Éplérénone; Eplerenonum; Epoxymexrenone; SC-66110. 9,11α-Epoxy-17-hydroxy-3-oxo-17α-pregn-4-ene-7α,21-dicarboxylic acid γ-lactone methyl ester.

Эплеренон

$C_{24}H_{30}O_6$ = 414.5.

CAS — 107724-20-9.

ATC — C03DA04.

ATC Vet — QC03DA04.

UNII — 6995V82D0B.

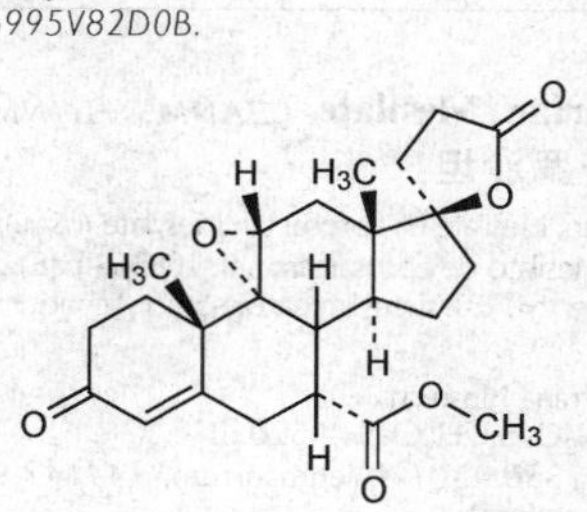

不良反应

参见螺内酯，第 1345 页。也可出现高胆固醇血症、高甘油三酯血症、肝酶增加。

注意事项

参见螺内酯，第 1345 页。

药物相互作用

参见螺内酯，第 1345 页。

依普利酮主要经细胞色素 P450 同工酶 CYP3A4 代谢，当使用该酶的有效抑制剂时，血浆依普利酮浓度明显升高。这些抑制剂包括克拉霉素、泰利霉素、伊曲康唑、酮康唑、奈法唑酮、奈非那韦及利托那韦，而且禁忌与依普利酮合用。该酶的轻微或中度抑制剂，如红霉素、氟康唑、沙奎那韦及维拉帕米作用不明显，但必须减少依普利酮用量（见下文用途）。葡萄柚汁仅导致依普利酮暴露量轻微增加。相反，该酶系统的诱导剂，如卡马西平、圣约翰草、苯巴比妥、苯妥英及利福平可使依普利酮的血浆浓度降低。

药动学

依普利酮在口服后 1.5h 可达到血浆峰浓度；在 25～100mg 范围内血浆浓度增加与剂量成正比，在 100mg 以上则增加速度慢于剂量增加。主要与 α_1-酸性糖蛋白结合，约 50%。依普利酮主要经细胞色素 P450 同工酶 CYP3A4 代谢；不足剂量的 5% 以原形药物排泄。约 32% 经粪便排泄，其余经尿液排泄。清除半衰期为 4～6h。依普利酮不能经透析清除。

1. Ravis WR, *et al.* Pharmacokinetics of eplerenone after single and multiple dosing in subjects with and without renal impairment. *J Clin Pharmacol* 2005; **45:** 810–21.

用途和用法

依普利酮是一种醛固酮拮抗剂，性质与螺内酯（第 1346 页）相似，但对醛固酮受体选择性较高。依普利酮口服给药用于治疗高血压（第 1131 页）和心力衰竭（第 1127 页）。

在治疗**高血压**时，依普利酮可单独使用或与其他抗高血压药合用。依普利酮初始剂量为每日 50mg，如果需要可增加至最大剂量 50mg，每日 2 次。依普利酮不应与潜在的 CYP3A4 抑制剂合用（见上文**药物相互作用**），但使用轻微或中度抑制剂的患者可使用；初始剂量应减少为每日 25mg。

在治疗**心肌梗死**后的心力衰竭时，依普利酮初始剂量为每日 25mg，如果耐受可在 4 周内增加至每日 50mg。如果出现高钾血症，依普利酮应停用或减量至每日 25mg，或隔日给药。依普利酮可用于使用 CYP3A4 轻微或中度抑制剂的患者，剂量不应超过每日 25mg。

1. Zillich AJ, Carter BL. Eplerenone—a novel selective aldosterone blocker. *Ann Pharmacother* 2002; **36:** 1567–76.
2. Pitt B, *et al.*, for the Eplerenone Post-Acute Myocardial Infarction Heart Failure Efficacy and Survival Study Investigators. Eplerenone, a selective aldosterone blocker, in patients with left ventricular dysfunction after myocardial infarction. *N Engl J Med* 2003; **348:** 1309–21. Correction. *ibid.*; 2271.
3. Keating GM, Plosker GL. Eplerenone: a review of its use in left ventricular systolic dysfunction and heart failure after acute myocardial infarction. *Drugs* 2004; **64:** 2689–707.
4. Pitt B, *et al.* Eplerenone reduces mortality 30 days after randomization following acute myocardial infarction in patients with left ventricular systolic dysfunction and heart failure. *J Am Coll Cardiol* 2005; **46:** 425–31.
5. Anonymous. Eplerenone after myocardial infarction? *Drug Ther Bull* 2008; **46:** 1–3.
6. McManus F, *et al.* Eplerenone, a mineralocorticoid-receptor antagonist. *Nat Clin Pract Endocrinol Metab* 2008; **4:** 44–52.
7. Muldowney JA, *et al.* The clinical pharmacology of eplerenone. *Expert Opin Drug Metab Toxicol* 2009; **5:** 425–32.

制剂

专利制剂

Austral.: Inspra; **Austria:** Inspra; **Chile:** Inspra†; **Cz.:** Inspra; **Denm.:** Inspra; **Fin.:** Inspra; **Fr.:** Inspra; **Ger.:** Inspra; **Gr.:** Inspra; **Hong Kong:** Inspra; **Hung.:** Inspra; **Irl.:** Inspra; **Israel:** Inspra; **Mex.:** Inspra; **Neth.:** Inspra; **Norw.:** Inspra; **Pol.:** Inspra; **Port.:** Inovic; Inspra; **S.Afr.:** Inspra; **Spain:** Elecor; Inspra; **Swed.:** Inspra; **Switz.:** Inspra; **UK:** Inspra; **Ukr.:** Inspra (Инспра); **USA:** Inspra.

Epoprostenol (*USAN*, *rINN*) 依前列醇

Époprosténol; Epoprostenoli; Epoprostenolum; PGI_2; PGX; Prostacyclin; Prostacyclinum; Prostacyklin; Prostaglandin I_2; Prostaglandin X; Prostasykliini; U-53217. (5*Z*,13*E*)-(8*R*,9*S*,11*R*,12*R*,15*S*)-6,9-Epoxy-11,15-dihydroxyprosta-5,13-dienoic acid; (*Z*)-5-{(3a*R*,4*R*,5*R*,6a*S*)-5-Hydroxy-4-[(*E*)-(3*S*)-3-hydroxyoct-1-enyl]perhydrocyclopenta[*b*]furan-2-ylidene}valeric acid.

Эпопростенол

$C_{20}H_{32}O_5$ = 352.5.

CAS — 35121-78-9.

ATC — B01AC09.

ATC Vet — QB01AC09.

UNII — DCR9Z582X0.

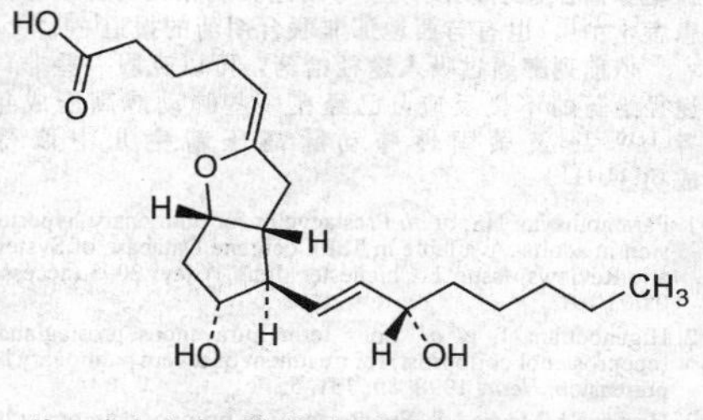

注：在本书中，依前列醇指外源性物质，环前列腺素为内源性物质。

Epoprostenol Sodium (*BAN*, *USAN*, *rINNM*) 依前列醇钠

Epoprostenol sódico; Époprosténol Sodique; Natrii Epoprostenolum; U-53217A.

Натрий Эпопростенол

$C_{20}H_{31}NaO_5$ = 374.4.

CAS — 61849-14-7.

ATC — B01AC09.

ATC Vet — QB01AC09.

UNII — 4K04IQ1OF4.

在溶液中的稳定性 依前列醇在生理 pH 值下不稳定，注射用溶液常用 pH10.5 的碱性甘氨酸缓冲液配制。据报道[1]其在 37℃ pH7.4 的水溶液中半衰期不到 3min，但也有报道在血浆白蛋白或全血中稳定性增加[1,2]。

1. El Tahir KEH, *et al.* Stability of prostacyclin in human plasma. *Clin Sci* 1980; **59:** 28P–29P.
2. Mikhailidis DP, *et al.* Infusion of prostacyclin (epoprostenol). *Lancet* 1982; **ii:** 767.

不良反应和注意事项

依前列醇不良反应的发生率呈剂量依赖性。静脉滴注时一般不良反应包括低血压、心率加快、脸红、头痛。若血压过低应减少依前列醇剂量或停止滴注，可能发生心动过缓、面色苍白、出汗、恶心、腹部不适。有报道在静脉滴注处会出现红疹，其他报道的不良反应包括恶心、呕吐、腹泻、颌部疼痛、非特异性肌肉骨骼痛、焦虑、紧张不安、震颤、似流感综合征、高血糖、嗜睡、胸痛。

依前列醇有强效抗血小板凝集作用，故有出血危险的患者应小心使用。据报道在给予依前列醇的患者血透析回路中很少有凝血现象，但其不用于常规抗凝，患有充血性心力衰竭的患者禁止用依前列醇治疗肺动脉高压，因为会导致严重的左心室收缩功能障碍，肺水肿患者同样禁用。应避免突然停止给药，因有引起肺动脉高压反弹的危险，滴注给依前列醇的患者需用心血管监测，使用过程中需避免外渗。

不良反应发生率 一项研究对 24 名健康受试对象静脉滴注依前列醇，给药速度每分钟 10ng/kg，共 100min[1]，观察其不良反应发生率，受试者对依前列醇有不同的敏感性，但不良反应发生顺序基本类似。当滴注速率为每分钟 2～2.5ng/kg 时经常发生射血前期变化、面部发红。当滴注速率达每分钟 4～5ng/kg 时会出现心率加快及其他心血管指标的变化；头痛经常视为剂量限制因素，当达到这一剂量时出现头痛，当剂量增加时头痛加剧，还有其他相似反应，静脉附近的红疹及迷走反射只在滴注至少 1h 后发生，迷走反射只发生几秒钟。

虽然早期研究表示高剂量依前列醇具有良好耐受性，但是可能只有市售其他可用产品作用强度的一半。尽管麻醉患者可耐受更高速率，但是每分钟 4ng/kg 应是长期输液的最大滴注速率。考虑到随时可能发生迷走反射，应仔细观察滴注方法并采取仪器监测心率。这里报道的大多数不良反在减少剂量处理后可减轻。

1. Pickles H, O'Grady J. Side effects occurring during administration of epoprostenol (prostacyclin, PGI_2), in man. *Br J Clin Pharmacol* 1982; **14:** 177–85.

对血液的影响 有报道持续滴注依前列醇血小板反跳性激活[1,2]。

1. Yardumian DA, Machin SJ. Altered platelet function in patients on continuous infusion of epoprostenol. *Lancet* 1984; **i:** 1357.
2. Sinzinger H, *et al.* Rebound platelet activation during continuous epoprostenol infusion. *Lancet* 1984; **ii:** 759.

对心血管系统的影响 有报道依前列醇与其类似物依洛前列素会在有冠状动脉疾病的患者中诱发心肌缺血[1]。

1. Bugiardini R, *et al.* Myocardial ischemia induced by prostacyclin and iloprost. *Clin Pharmacol Ther* 1985; **38:** 101–8.

对精神状态的影响 在接受依前列醇治疗的患者中 4 名出现抑郁症状[1]。

1. Ansell D, *et al.* Depression and prostacyclin infusion. *Lancet* 1986; **ii:** 509.

超敏反应 1 名患有未分化型结缔组织病的女性患者用依前列醇治疗肺动脉高压，发生严重的红皮病[1]。在开始治疗 2 个月后，出现弥漫性红斑、瘙痒症、鳞片样皮肤，并伴有恶寒、恶心、呕吐、腹泻等症状。停止给药并给皮质激素缓解。

1. Ahearn GS, *et al.* Severe erythroderma as a complication of continuous epoprostenol therapy. *Chest* 2002; **122:** 378–80.

药物相互作用

由于依前列醇是强效血管舒张和血小板聚集抑制剂，所以在接受其他血管舒张药或抗凝血药时需谨慎，

依前列醇可能会轻微提高地高辛的血药浓度，同时可能通过增加肝脏清除率而减弱阿替普酶的溶栓效果，透析液中的醋酸盐会加剧依前列醇的降压效果。

抗凝血药 针对31名患有肺动脉高压患者接受持续静脉滴注依前列醇或口服华法林的回顾性调查[1]中，观察出血的发生率，9例患者出现了11次出血事件（包括9次肺泡出血）。其中8名患者的国际标准化率（INR）维持在治疗范围内，因此提出此反应不是华法林过量导致。接受高剂量依前列醇（平均剂量每分钟89ng/kg）患者中出血的风险增加。

1. Ogawa A, *et al.* Risk of alveolar hemorrhage in patients with primary pulmonary hypertension—anticoagulation and epoprostenol therapy. *Circ J* 2005; **69:** 216–20.

药动学

内源性环前列腺素是花生四烯酸的代谢物并且半衰期很短。静脉滴注依前列醇迅速水解为更稳定但活性较小的6-酮-前列腺素 $F_{1\alpha}$（6-氧代-前列腺素 $F_{1\alpha}$）。第二个代谢物6,15-二酮-13,14-二氢前列腺素 $F_{1\alpha}$ 是由酶促降解形成的，不像其他很多前列腺素，依前列醇在肺循环也有活性。

用途和用法

依前列醇是一种前列腺素（第2315页），可引起血管舒张并防止血小板凝集，内源性物质称为环前列腺素。依前列醇主要用于体外过程及肺动脉高血压。

依前列醇以钠盐形式给药，剂量以碱基表示：1.06ng依前列醇钠相当于1ng依前列醇。依前列醇在生理pH值的溶液中不稳定并且活性持续时间很短。由于它在体内快速水解，因此，必须通过持续静脉滴注给药。当配制用于滴注的药物稀释溶液时需严格注意，只有制造商提供的稀释溶剂可用于配置药物溶液。

依前列醇可**抑制血小板聚集**，当在某些治疗（如体外循环）时血液接触到非生物表面，尤其在肾透析患者中，依前列醇用于防止血小板聚集。当使用肝素有引起或加剧出血危险时，或在其他方面有禁忌，可使用依前列醇。依前列醇可通过持续静脉滴注给药或在体外循环中加入。肾透析患者的一般剂量为每分钟4ng/kg，在透析前滴注给药，然后在透析时以每分钟4ng/kg剂量加入到动脉入口。

用于**肺动脉高压**的长期治疗，包括与硬皮病有关的，依前列醇通过中心导管持续静脉滴注给药，尽管到中心通路建立外周静脉导管也可以使用，首先提出剂量范围，依前列醇滴注开始速率为每分钟2ng/kg，然后以每分钟2ng/kg（至少间隔15min）的速率增加剂量，直至达到最大血流动力学效应或出现剂量限制反应。接着依前列醇以每分钟4ng/kg给药（低于最大耐受滴注速率）；如果最大耐受滴注速率低于每分钟5ng/kg，那么初始速率应为最大速率的一半，维持剂量根据患者反应随时调整。如果症状复发或发生不良反应，应至少间隔15min增加或减少每分钟1～2ng/kg，直至新的维持剂量建立。

依前列醇的新生儿和儿童用法见下文。

作用 有关前列腺素的发现、性能、临床应用已被综述[1]。环前列腺素是脉管组织中主要的花生四烯酸代谢产物，主要由血管壁上皮细胞产生，它通过舒张血管床发挥强大的降压作用，包括肺循环和脑循环，同时它还具有内源性血小板凝集抑制剂的功能。抗凝是由于腺苷酸环化酶激活，从而使血小板中环腺苷酸（cAMP）水平增加。通过抑制花生四烯酸瀑布式代谢过程中的多个环节，环前列素发挥全面控制血小板聚集的作用。

内源性环前列腺素和血栓素 A_2 比起传统的前列腺素 E_2 和前列腺素 $F_{2\alpha}$ 更具有生理和病理学重要性[2]。它们在许多系统有相反的药理作用（如血小板功能、血管平滑肌、支气管肺功能、胃肠道完整性）。因此，受到前列腺素类调控的细胞，组织功能可能反映出环前列腺素和血栓素 A_2 的相互调控作用，当不平衡时，可导致功能紊乱（如血小板和血管失调），血栓素 A_2 具有支气管收缩功能和肺刺激性，并且在实验模型中引起呼吸功能的显著变化；环前列腺素可能对肺部脉管系统和支气管平滑肌有相反作用。在体外实验中血栓素 A_2 可引起显著的肾血管收缩，然而在动物实验中给予依前列醇（外源性环前列腺素）可引起肾血管舒张并刺激肾素的释放。血栓素 A_2 诱发溃疡作用，与之相反，依前列醇及其类似物与环前列腺素类似，具有抗胃肠道溃疡作用，但应与它们的抗胃酸分泌功能区分开。“细胞保护”一词常被用于描述外源性环前列腺素对胃肠道损伤的保护。内源性环前列腺素可能具有相似保护作用。在胃黏膜、心肌、肝脏损伤实验中，依前列醇也有细胞保护作用。然而血栓素 A_2 具有细胞溶解作用。

1. Vane JR, Botting RM. Pharmacodynamic profile of prostacyclin. *Am J Cardiol* 1995; **75:** 3A–10A.
2. Whittle BJR, Moncada S. Pharmacological interactions between prostacyclin and thromboxanes. *Br Med Bull* 1983; **39:** 232–8.

急性呼吸窘迫综合征 有文献报道[1～3]吸入依前列醇治疗急性呼吸窘迫综合征（第1431页）。

1. Walmrath D, *et al.* Aerosolised prostacyclin in adult respiratory distress syndrome. *Lancet* 1993; **342:** 961–2.
2. Walmrath D, *et al.* Direct comparison of inhaled nitric oxide and aerosolized prostacyclin in acute respiratory distress syndrome. *Am J Respir Crit Care Med* 1996; **153:** 991–6.
3. van Heerden PV, *et al.* Dose-response to inhaled aerosolized prostacyclin for hypoxemia due to ARDS. *Chest* 2000; **117:** 819–27.

儿童用法 尽管依前列醇没有得到许可用于儿童治疗，但也有用于儿童治疗肺动脉高压的成功案例[1,2]以及新生儿顽固肺动脉高压的成功案例[3]。通常采用持续静脉滴注给药，但在新生儿也有吸入[4]和气管途径[5]给药。

年龄1个月～18岁患有先天性肺动脉高压的儿童，*BNFC 2010/11* 建议初始以每分钟2ng/kg速率持续静脉滴注给药，必要时增加至每分钟40ng/kg，儿童接受长期治疗时会对依前列醇产生耐受，可应用更大剂量[1,2]。

对于患有先天肺动脉高压的新生儿，*BNFC 2010/11* 建议初始以每分钟2ng/kg速率持续静脉滴注给药，根据反应调整剂量至最大剂量每分钟20ng/kg（很少升高至每分钟40ng/kg）。

1. Barst RJ, *et al.* Vasodilator therapy for primary pulmonary hypertension in children. *Circulation* 1999; **99:** 1197–1208.
2. Lammers AE, *et al.* Epoprostenol treatment in children with severe pulmonary hypertension. *Heart* 2007; **93:** 739–43.
3. Eronen M, *et al.* Prostacyclin treatment for persistent pulmonary hypertension of the newborn. *Pediatr Cardiol* 1997; **18:** 3–7.
4. Kelly LK, *et al.* Inhaled prostacyclin for term infants with persistent pulmonary hypertension refractory to inhaled nitric oxide. *J Pediatr* 2002; **141:** 830–2.
5. De Jaegere APMC, van den Anker JN. Endotracheal instillation of prostacyclin in preterm infants with persistent pulmonary hypertension. *Eur Respir J* 1998; **12:** 932–4.

心力衰竭 有研究用依前列醇治疗心力衰竭，但是由于长期使用依前列醇会增加死亡率[1,2]，进一步研发被放弃。

1. Phillips BB, Gandhi AJ. Epoprostenol in the treatment of congestive heart failure. *Am J Health-Syst Pharm* 1997; **54:** 2613–15.
2. Califf RM, *et al.* A randomized controlled trial of epoprostenol therapy for severe congestive heart failure: the Flolan International Randomized Survival Trial (FIRST). *Am Heart J* 1997; **134:** 44–54.

外周血管病 多种前列腺素类药物（包括依前列醇）由于其舒血管作用被用于治疗外周血管病（见第1137页）。尽管它们的作用仍有不明，它们可能对严重雷诺综合征的溃疡和坏疽有用（见**痉挛性疾病**，第1147页）。

1. Szczeklik A, *et al.* Successful therapy of advanced arteriosclerosis obliterans with prostacyclin. *Lancet* 1979; **i:** 1111–14.
2. Belch JJF, *et al.* Intermittent epoprostenol (prostacyclin) infusion in patients with Raynaud's syndrome: a double-blind controlled trial. *Lancet* 1983; **i:** 313–15.
3. Belch JJF, *et al.* Epoprostenol (prostacyclin) and severe arterial disease: a double-blind trial. *Lancet* 1983; **i:** 315–17.
4. De San Lazaro C, *et al.* Prostacyclin in severe peripheral vascular disease. *Arch Dis Child* 1985; **60:** 370–84.
5. Leaker B, *et al.* Treatment of acute renal failure, symmetrical peripheral gangrene, and septicaemia with plasma exchange and epoprostenol. *Lancet* 1987; **i:** 156.
6. Negus D, *et al.* Intra-arterial prostacyclin compared to Praxilene in the management of severe lower limb ischaemia: a double-blind trial. *J Cardiovasc Surg* 1987; **28:** 196–9.
7. Kingma K, *et al.* Double-blind, placebo-controlled study of intravenous prostacyclin on hemodynamics in severe Raynaud's phenomenon: the acute vasodilatory effect is not sustained. *J Cardiovasc Pharmacol* 1995; **26:** 388–93.
8. Denton CP, Black CM. Raynaud's phenomenon and scleroderma. In: Snaith ML, ed. *ABC of rheumatology*. 3rd ed. London: BMJ Publishing Group, 2004: 87–91.

肺动脉高压 依前列醇起初用于末期肺动脉高压（第1138页）可维持患者生命以便进行心肺移植。有报道证明静脉给药可产生好的短期治疗效果[1]。然而据报道，对移植患者，也可以选择长期治疗。有报道证明长期治疗可产生持续临床症状改善和提高存活率[2～5]，例如某些通过便携式滴注泵长期静脉给药治疗的原发性肺动脉高压患者以及一些与其他疾病相关的肺动脉高压患者[5～8]。也有与西地那非联合用药的报道[9]。

依前列醇通过吸入途径给药，可以克服一些非口服途径给药的不良反应，已经在一些肺动脉高压成年患者[1,10～12]及顽固性肺动脉高压新生儿中取得了成功[13,14]。

1. Paramothayan NS, *et al.* Prostacyclin for pulmonary hypertension in adults. Available in The Cochrane Database of Systematic Reviews; Issue 2. Chichester: John Wiley; 2005 (accessed 08/03/10).
2. Higenbottam T, *et al.* Long term intravenous prostaglandin (epoprostenol or iloprost) for treatment of severe pulmonary hypertension. *Heart* 1998; **80:** 151–5.
3. Herner SJ, Mauro LS. Epoprostenol in primary pulmonary hypertension. *Ann Pharmacother* 1999; **33:** 340–7.
4. McLaughlin VV, *et al.* Survival in primary pulmonary hypertension: the impact of epoprostenol therapy. *Circulation* 2002; **106:** 1477–82.
5. Kuhn KP, *et al.* Outcome in 91 consecutive patients with pulmonary arterial hypertension receiving epoprostenol. *Am J Respir Crit Care Med* 2003; **167:** 580–6.
6. McLaughlin VV, *et al.* Compassionate use of continuous prostacyclin in the management of secondary pulmonary hypertension: a case series. *Ann Intern Med* 1999; **130:** 740–3.
7. Badesch DB, *et al.* Continuous intravenous epoprostenol for pulmonary hypertension due to the scleroderma spectrum of disease: a randomized, controlled trial. *Ann Intern Med* 2000; **132:** 425–34.
8. Fisher KA, *et al.* Sarcoidosis-associated pulmonary hypertension: outcome with long-term epoprostenol treatment. *Chest* 2006; **130:** 1481–8.
9. Simonneau G, *et al.* PACES Study Group. Addition of sildenafil to long-term intravenous epoprostenol therapy in patients with pulmonary arterial hypertension: a randomized trial. *Ann Intern Med* 2008; **149:** 521–30. Corrections. *ibid.* 2009; **150:** 63 and **151:** 435.
10. Olschewski H, *et al.* Aerosolized prostacyclin and iloprost in severe pulmonary hypertension. *Ann Intern Med* 1996; **124:** 820–4.
11. Mikhail G, *et al.* An evaluation of nebulized prostacyclin in patients with primary and secondary pulmonary hypertension. *Eur Heart J* 1997; **18:** 1499–1504.
12. Buckley MS, Feldman JP. Inhaled epoprostenol for the treatment of pulmonary arterial hypertension in critically ill adults. *Pharmacotherapy* 2010; **30:** 728–40.
13. Bindl L, *et al.* Aerosolised prostacyclin for pulmonary hypertension in neonates. *Arch Dis Child Fetal Neonatal Ed* 1994; **71:** F214–F216.
14. Kelly LK, *et al.* Inhaled prostacyclin for term infants with persistent pulmonary hypertension refractory to inhaled nitric oxide. *J Pediatr* 2002; **141:** 830–2.

卒中 依前列醇治疗急性卒中患者没有明确结果，一项随机研究结果的系统性综述表明由于所研究的病例数太少而不能对依前列醇使用后的存活率下结论[1]。

1. Bath PMW. Prostacyclin and analogues for acute ischaemic stroke. Available in The Cochrane Database of Systematic Reviews; Issue 3. Chichester: John Wiley; 2004 (accessed 04/07/05).

血栓性微血管病 血小板聚集是血栓性血小板减少性紫癜及相关疾病和尿毒症性综合征的重要发病机制（见第1042页）。在上述两种状况下都发现环前列腺素缺乏，但依前列醇[1,2]或伊洛前列素[3,4]治疗产生不同的结果。

1. Bobbio-Pallavicini E, *et al.* Intravenous prostacyclin (as epoprostenol) infusion in thrombotic thrombocytopenic purpura: four case reports and review of the literature. *Haematologica* 1994; **79:** 429–37.
2. Series C, *et al.* Interet de la prostacycline dans le traitement du syndrome hémolytique et urémique: à propos d'un cas. *Rev Med Interne* 1996; **17:** 76–8.
3. Sagripanti A, *et al.* Iloprost in the treatment of thrombotic microangiopathy: report of thirteen cases. *Biomed Pharmacother* 1996; **50:** 350–6.
4. Salvi F, *et al.* Unsuccessful treatment of resistant thrombotic thrombocytopenic purpura with prostacyclin. *Haematologica* 2000; **85:** 1329–30.

制剂

专利制剂

Austral.: Flolan; **Austria:** Epoallen†; Flolan†; Glaxoprost†; **Belg.:** Flolan; **Canad.:** Flolan; **Cz.:** Flolan; **Denm.:** Flolan; **Fr.:** Flolan; **Gr.:** Flolan; **Irl.:** Flolan; **Israel:** Flolan; **Ital.:** Flolan; **Neth.:** Flolan; **Norw.:** Flolan; **Singapore:** Flolan; **Spain:** Flolan; **Switz.:** Flolan; **UK:** Flolan; **USA:** Flolan.

Eprosartan Mesilate (*BANM, rINNM*) 甲磺酸依普罗沙坦

Éprosartan, Mésilate d'; Eprosartan Mesylate *(USAN)*; Eprosartani Mesilas; Mesilato de eprosartán; SKF-108566-J. *(E)*-2-Butyl-1-(*p*-carboxybenzyl)-α-2-thenylimidazole-5-acrylic acid methanesulfonate.

Эпрозартана Мезилат

$C_{23}H_{24}N_2O_4S,CH_4O_3S = 520.6.$

CAS — 133040-01-4 (eprosartan); 144143-96-4 (eprosartan mesilate).

ATC — C09CA02.

ATC Vet — QC09CA02.

UNII — 8N2L1NX8S3.

(eprosartan)

不良反应和注意事项

参见氯沙坦，第 1276 页。

药物相互作用

参见氯沙坦，第 1276 页。

药动学

依普罗沙坦从胃肠道吸收，绝对口服生物利用度约13%。快速口服后1～2h可达到血浆峰浓度；伴随食物给药可延缓吸收，但在临床上无意义。依普罗沙坦约98%与血浆蛋白结合。主要以原形药物经胆汁和尿液排泄；口服后约7%的药物经尿液排泄，其中约2%是酰基葡萄糖醛酸酐。终末清除半衰期为5～9h。

1. Martin DE, *et al.* Pharmacokinetics and protein binding of eprosartan in healthy volunteers and in patients with varying degrees of renal impairment. *J Clin Pharmacol* 1998; **38:** 129–37.
2. Tenero DM, *et al.* Effect of age and gender on the pharmacokinetics of eprosartan. *Br J Clin Pharmacol* 1998; **46:** 267–70.

用途和用法

依普罗沙坦是一种血管紧张素Ⅱ受体拮抗剂，作用与氯沙坦（第 1276 页）相似。用于治疗高血压（第 1131 页）。

依普罗沙坦作为甲磺酸盐口服给药，但剂量以碱基表示；1.2mg 甲磺酸依普罗沙坦相当于约 1mg 依普罗沙坦。给药后 1～2h 出现抗高血压效应，在初始治疗后 2～3 周达到最大效应。

在治疗高血压时，依普罗沙坦的初始剂量为600mg，每日1次。较低初始剂量 300mg，每日 1 次用于 75 岁以上的老年人患者，也推荐用于肾损伤或肝损伤的患者（见下文）。应根据反应调整剂量；常用维持剂量为每日 400～800mg，单次给药或分 2 次给药。

1. McClellan KJ, Balfour JA. Eprosartan. *Drugs* 1998; **55:** 713–18.
2. Robins GW, Scott LJ. Eprosartan: a review of its use in the management of hypertension. *Drugs* 2005; **65:** 2355–77.
3. Ram CV, Rudmann MA. Unique dual mechanism of action of eprosartan: effects on systolic blood pressure, pulse pressure, risk of stroke and cognitive decline. *Expert Rev Cardiovasc Ther* 2007; **5:** 1003–11.
4. Blankestijn PJ, Rupp H. Clinical profile of eprosartan: a different angiotensin II receptor blocker. *Cardiovasc Hematol Agents Med Chem* 2008; **6:** 253–7.
5. Plosker GL. Eprosartan: a review of its use in hypertension. *Drugs* 2009; **69:** 2477–99.

在肝损伤或肾损伤中的用法 在英国，推荐较低初始剂量每日 300mg，用于肾损伤（肌酐清除率低于 60ml/min）或轻微或中度肝损伤的患者；这似乎是由于缺乏在这些患者中的临床经验。然而在美国，认为肝损伤或肾损伤时不需要减少剂量，但推荐对中度或重度肾损伤的患者最大剂量为每日 600mg。

制剂

专利制剂

Austral.: Teveten; **Austria:** Teveten; **Belg.:** Teveten; **Canad.:** Teveten; **Cz.:** Teveten; **Denm.:** Teveten; **Fin.:** Teveten; **Fr.:** Teveten; **Ger.:** Emestar Mono; Teveten; **Gr.:** Epratenz; Teveten; **Hong Kong:** Teveten; **Hung.:** Teveten; **Indon.:** Teveten; **Irl.:** Teveten; **Ital.:** Tevetenz; **Mex.:** Tevetenz; **Neth.:** Teveten; **Norw.:** Teveten; **Philipp.:** Teveten; **Pol.:** Teveten; **Port.:** Larutan; Teveten; **Rus.:** Naviten (Навитен); Teveten (Теветен); **S.Afr.:** Teveten; **Spain:** Futuran; Navixen; Regulaten; Tevetens; **Swed.:** Teveten; **Switz.:** Eprotan; Teveten; **Thai.:** Teveten; **Turk.:** Teveten; **UK:** Teveten; **Ukr.:** Teveten (Теветен); **USA:** Teveten.

多组分制剂 **Austral.:** Teveten Plus; **Austria:** Teveten Plus; **Belg.:** Teveten Plus; **Canad.:** Teveten Plus; **Cz.:** Teveten Plus H; **Denm.:** Teveten Comp; **Fin.:** Coepratenz Comp; Teveten Comp; **Fr.:** Coteveten; **Ger.:** Emestar plus; Teveten Plus; **Gr.:** Epratenz Plus; Teveten Plus; **Hong Kong:** Teveten Plus; **Irl.:** Coepratenz Plus; Teveten Plus; **Ital.:** Tiartan; **Mex.:** Tevetenz Dox; **Neth.:** Teveten Plus; **Norw.:** Teveten Comp; **Philipp.:** Teveten Plus; **Port.:** Medinor; Tensival; Teveten Plus; **Rus.:** Teveten Plus (Теветен Плюс); **S.Afr.:** Teveten Plus; **Spain:** Futuran Plus; Navixen Plus; Regulaten Plus; Tevetens Plus; **Swed.:** Teveten Comp; **Switz.:** Eprotan Plus; Teveten Plus; **Turk.:** Teveten Plus; **USA:** Teveten HCT.

Eptifibatide (*BAN*, *rINN*) 依替巴肽

C68-22; Eptifibatid; Eptifibatida; Eptifibatidi; Eptifibatidum; Integrelin; Intrifiban; SB-1; Sch-60936. N^6-Amidino-N^2-(3-mercaptopropionyl)-L-lysylglycyl-L-α-aspartyl-L-tryptophyl-L-prolyl-L-cysteinamide, cyclic (1→6)-disulfide; S^1,S^6-Cyclo[N^6-carbamimidoyl-N^2-(3-sulfanylpropanoyl)-L-lysylglycyl-L-α-aspartyl-L-tryptophyl-L-prolyl-L-cysteinamide].

Эптифибатид

$C_{35}H_{49}N_{11}O_9S_2$ = 832.0.

CAS — 148031-34-9; 157630-07-4.

ATC — B01AC16.

ATC Vet — QB01AC16.

UNII — NA8320J834.

不良反应

出血是依替巴肽最严重的常见不良反应。也有报道低血压。还没有检测到依替巴肽抗体。

对血液的影响 血小板减少是糖蛋白Ⅱ/Ⅲa 受体阻滞剂阿昔单抗（见第 1150 页）已确定的不良反应，但对依替巴肽相对少见。但也有几篇报道[1～6]血小板减少与依替巴肽有关。

1. Paradiso-Hardy FL, *et al.* Severe thrombocytopenia possibly related to readministration of eptifibatide. *Catheter Cardiovasc Interv* 2001; **54:** 63–7.
2. Hongo RH, Brent BN. Association of eptifibatide and acute profound thrombocytopenia. *Am J Cardiol* 2001; **88:** 428–31.
3. Yoder M, Edwards RF. Reversible thrombocytopenia associated with eptifibatide. *Ann Pharmacother* 2002; **36:** 628–30.
4. Coons JC, *et al.* Eptifibatide-associated acute, profound thrombocytopenia. *Ann Pharmacother* 2005; **39:** 368–72.
5. Refaat M, *et al.* Eptifibatide-induced thrombocytopenia. *J Thromb Thrombolysis* 2008; **25:** 204–6.
6. Russell KN, *et al.* Acute profound thrombocytopenia associated with readministration of eptifibatide: case report and review of the literature. *Pharmacotherapy* 2009; **29:** 867–74.

注意事项

参见阿昔单抗，第 1150 页。

药动学

停止持续输注后，依替巴肽的抗血小板作用持续约4h。血浆清除半衰期约 2.5h。依替巴肽约 25%与血浆蛋白结合。肾脏清除约占机体总清除率的 50%，以依替巴肽及其代谢产物经尿液排泄。

用途和用法

依替巴肽是一种抗血小板药，可逆地抑制纤维蛋白原、血管假性血友病因子及其他粘连分子与血小板糖蛋白Ⅱ/Ⅲa-受体结合。常与阿司匹林及肝素联合用于治疗不稳定性心绞痛，也用于进行冠状动脉血管成形术和支架术的患者。

在治疗**不稳定性心绞痛**中，依替巴肽初始剂量为180μg/kg，静脉注射给药，接着静脉输注，每分钟2μg/kg，达 72h。如果在依替巴肽治疗期间实行经皮冠状动脉介入术，应在手术后 18～24h 持续输注，达到最大的治疗持续时间 96h。

在进行**血管成形术**时，虽然没有不稳定性心绞痛，在手术前立即静脉注射依替巴肽，初始剂量为 180μg/kg，接着静脉输注，每分钟 2μg/kg，并在第一次注射后 10min 再次静脉注射 180μg/kg。输注应持续到出院或达到 18～24h，推荐最短为 12h。

在肾损伤患者中，依替巴肽的剂量应减少（见下文）。

1. Gilchrist IC. Platelet glycoprotein IIb/IIIa inhibitors in percutaneous coronary intervention: focus on the pharmacokinetic-pharmacodynamic relationships of eptifibatide. *Clin Pharmacokinet* 2003; **42:** 703–20.
2. Curran MP, Keating GM. Eptifibatide: a review of its use in patients with acute coronary syndromes and/or undergoing percutaneous coronary intervention. *Drugs* 2005; **65:** 2009–35.
3. Tricoci P, *et al.* Present and evolving role of eptifibatide in the treatment of acute coronary syndromes. *Expert Rev Cardiovasc Ther* 2007; **5:** 401–12.
4. Zeymer U. The role of eptifibatide in patients undergoing percutaneous coronary intervention. *Expert Opin Pharmacother* 2007; **8:** 1147–54.
5. Zeymer U, Wienbergen H. A review of clinical trials with eptifibatide in cardiology. *Cardiovasc Drug Rev* 2007; **25:** 301–15.

在肾损伤中的用法 肾损伤时依替巴肽清除率降低，在肌酐清除率（CC）低于 50ml/min 的患者中，血浆依替巴肽浓度约加倍[1]。严重肾损伤时不应使用依替巴肽；在英国，依替巴肽禁忌用于肌酐清除率低于 30ml/min 的患者，在美国禁忌用于依赖透析的患者。对于中度肾损伤（肌酐清除率低于 50ml/min）的患者，推荐快速静脉推注与肾功能正常者相同，但输注剂量应减少至每分钟 1μg/kg。

1. Gretler DD, *et al.* Pharmacokinetic and pharmacodynamic properties of eptifibatide in subjects with normal or impaired renal function. *Clin Ther* 2004; **26:** 390–398.

缺血性心脏病 急性冠状动脉综合征患者可内科治疗，也可经皮冠状动脉介入治疗（如血管成形术或支架术）。在伴有不稳定性心绞痛（第 1118 页）的患者中，依替巴肽已用于内科和介入治疗的辅助治疗。在超过 10000 名缺血性胸痛患者中进行的跟踪研究[1]，比较依替巴肽和安慰剂，使用依替巴肽的患者中，治疗后 30 天内死亡率和非致命性心肌梗死发生率都降低了；大多数患者也使用阿司匹林和肝素，而且两组中进行经皮介入术的患者数量相似。使用的最佳时机尚未确定。早期ACS 研究发现急性冠状动脉综合征无 ST 段抬高患者在血管造影术前用依替巴肽与术后用相比无优势[2]。

进行选择性经皮介入术的患者用依替巴肽作为标准治疗的辅助手段也有利（见**再灌注和血管重建操作**，第 1140 页）。在超过进行选择性或紧急经皮冠状动脉再形成术的 4000 名患者中进行的一项 IMPACT-Ⅱ 研究[3]中，与安慰剂对比，使用依替巴肽的患者的死亡率、心肌梗死率及再次未计划的冠状动脉介入术发生率降低。在接受经皮冠状动脉再形成术和支架植入术的患者进行的一项研究（ESPRIT）[4]中，获得了相似的结果，而且在后续的 6 个月中维持了益处[5]。尽管大部分患者在给予依替巴肽时与普通肝素一起使用，不过与低分子量肝素一同使用也显示出安全性[6]。

依替巴肽作为血栓溶解的辅助治疗，也在急性心肌梗死患者中进行了试验（第 1135 页）。在一项研究（INTROAMI）[7]中，比较依替巴肽与溶栓药合用和单独使用溶栓药，使用依替巴肽的患者早期通畅率提高了，但 30 天时两组结果没有明显差异。一项观察研究[8]表明，对于接受介入治疗的患者，依替巴肽比阿昔单抗的作用小，但其他研究[9,10]报道依替巴肽和阿昔单抗效果相似。在经皮介入治疗前除了给溶栓药外给依替巴肽也有较好效果[11]。

据报道，已有对不能口服抗血小板药的患者通过冠状动脉[12,13]给依替巴肽或长期静脉[14]给依替巴肽的成功病例。对于冠状动脉支架手术后需冠状动脉旁路移植的患者（此类患者在手术前需停用氯吡格雷数天以防止出血过多），可用依替巴肽做衔接治疗防止静脉内血栓形成[15]。

1. The PURSUIT Trial Investigators. Inhibition of platelet glycoprotein IIb/IIIa with eptifibatide in patients with acute coronary syndromes. *N Engl J Med* 1998; **339:** 436–43.
2. Giugliano RP, *et al.* Early versus delayed, provisional eptifibatide in acute coronary syndromes. *N Engl J Med* 2009; **360:** 2176–90.
3. The IMPACT-II Investigators. Randomised placebo-controlled trial of effect of eptifibatide on complications of percutaneous coronary intervention: IMPACT-II. *Lancet* 1997; **349:** 1422–8.
4. The ESPRIT Investigators. Novel dosing regimen of eptifibatide in planned coronary stent implantation (ESPRIT): a randomised, placebo-controlled trial. *Lancet* 2000; **356:** 2037–44. Correction. *ibid.* 2001; **357:** 1370.
5. O'Shea JC, *et al.* Platelet glycoprotein IIb/IIIa integrin blockade with eptifibatide in coronary stent intervention: the ESPRIT Trial: a randomized controlled trial. *JAMA* 2001; **285:** 2468–73.
6. Bhatt DL, *et al.* Safety of concomitant therapy with eptifibatide and enoxaparin in patients undergoing percutaneous coronary intervention: results of the Coronary Revascularization Using Integrilin and Single bolus Enoxaparin Study. *J Am Coll Cardiol* 2003; **41:** 20–5.
7. Brener SJ, *et al.* Eptifibatide and low-dose tissue plasminogen activator in acute myocardial infarction: the integrilin and low-dose thrombolysis in acute myocardial infarction (INTRO AMI) trial. *J Am Coll Cardiol* 2002; **39:** 377–86.
8. Deliargyris EN, *et al.* Superior in-hospital and 30-day outcomes with abciximab versus eptifibatide: a contemporary analysis of 495 consecutive percutaneous coronary interventions. *J Invasive Cardiol* 2004; **16:** 611–16.
9. Suleiman M, *et al.* Comparison of two platelet glycoprotein IIb/IIIa inhibitors, eptifibatide and abciximab: outcomes, complications and thrombocytopenia during percutaneous coronary intervention. *J Invasive Cardiol* 2003; **15:** 319–23.
10. Raveendran G, *et al.* Eptifibatide vs abciximab as adjunctive therapy during primary percutaneous coronary intervention for acute myocardial infarction. *Mayo Clin Proc* 2007; **82:** 196–202.
11. ADVANCE MI Investigators. Facilitated percutaneous coronary intervention for acute ST-segment elevation myocardial infarction: results from the prematurely terminated ADdressing the Value of facilitated ANgioplasty after Combination therapy or Eptifibatide monotherapy in acute Myocardial Infarction (ADVANCE MI) trial. *Am Heart J* 2005; **150:** 116–22. Correction. *ibid.*; 391.
12. Deibele AJ, *et al.* Intracoronary bolus administration of eptifibatide during percutaneous coronary stenting for non ST elevation myocardial infarction and unstable angina. *J Thromb Thrombolysis* 2006; **22:** 47–50.
13. Deibele AJ, *et al.* Intracoronary eptifibatide bolus administration during percutaneous coronary revascularization for acute coronary syndromes with evaluation of platelet glycoprotein IIb/IIIa receptor occupancy and platelet function: the Intracoronary Eptifibatide (ICE) Trial. *Circulation* 2010; **121:** 784–91.
14. Jaffe R, *et al.* Prolonged intravenous eptifibatide infusion for prevention of coronary stent thrombosis. *Int J Cardiol* 2007; **114:** 409–11.
15. Pickett AM, *et al.* Prolonged infusion of eptifibatide as bridge therapy between bare-metal stent insertion and cardiovascular surgery: case report and review of the literature. *Pharmacotherapy* 2010; **30:** 127e–133e.

制剂

专利制剂

Austral.: Integrilin; **Austria:** Integrilin; **Belg.:** Integrilin; **Canad.:** Integrilin; **Cz.:** Integrilin; **Denm.:** Integrilin; **Fin.:** Integrilin; **Fr.:** Integrilin; **Ger.:** Integrilin; **Gr.:** Integrilin; **Hong Kong:** Integrilin; **Hung.:** Integrilin; **Indon.:** Integrilin; **Irl.:** Integrilin; **Israel:** Integrilin; **Ital.:** Integrilin; **Malaysia:** Integrilin; **Neth.:** Integrilin; **Norw.:** Integrilin; **NZ:** Integrilin; **Philipp.:** Integrilin†; **Pol.:** Integrilin; **Port.:** Integrilin; **Rus.:** Integrilin (Интегрилин); **S.Afr.:** Integrilin; **Singapore:** Integrilin; **Spain:** Integrilin; **Swed.:** Integrilin; **Switz.:** Integrilin; **Thai.:** Integrilin; **UK:** Integrilin; **Ukr.:** Integrilin (Интегрилин); **USA:** Integrilin.

Esatenolol (*rINN*) ⊗艾沙替洛尔

(−)-Atenolol; S-Atenolol; Ésaténolol; Esatenololum. 2-{p-[(2S)-2-Hydroxy-3-(isopropylamino)propoxy]phenyl}acetamide.

Эзатенолол

$C_{14}H_{22}N_2O_3$ = 266.3.

CAS — 93379-54-5.

ATC — C07AB11.
ATC Vet — QC07AB11.
UNII — DPF757BOSR.

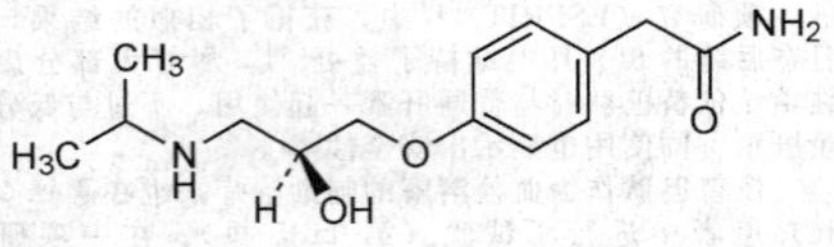

简介

艾沙替洛尔是阿替洛尔的 S(−) 异构体。对于心血管疾病的治疗与阿替洛尔用法类似（见第 1174 页）。通常口服剂量为每日 25～100mg。

1. McCoy RA, *et al.* Pharmacodynamics of racemic and S(-)-atenolol in humans. *J Clin Pharmacol* 1994; **34:** 816–22.
2. Clementi WA, *et al.* Single dose pharmacokinetics of (S)-atenolol administered orally as a single enantiomer formulation and as a racemic mixture (Tenormin). *Chirality* 1994; **6:** 169–74.

制剂

专利制剂

Ukr.: Asoten (Азотен).

Esmolol Hydrochloride (*BANM, USAN, rINNM*) ⊗ 盐酸艾司洛尔

ASL-8052; Esmolol, Chlorhydrate d'; Esmolol Hidroklorür; Esmololi Hydrochloridum; Hidrocloruro de esmolol. Methyl 3-[4-(2-hydroxy-3-isopropylaminopropoxy)phenyl]propionate hydrochloride.

Эсмолола Гидрохлорид

$C_{16}H_{25}NO_4$,HCl = 331.8.

CAS — 81147-92-4 (esmolol); 84057-94-3 (esmolol); 103598-03-4 (esmolol); 81161-17-3 (esmolol hydrochloride).
ATC — C07AB09.
ATC Vet — QC07AB09.
UNII — V05260LC8D.

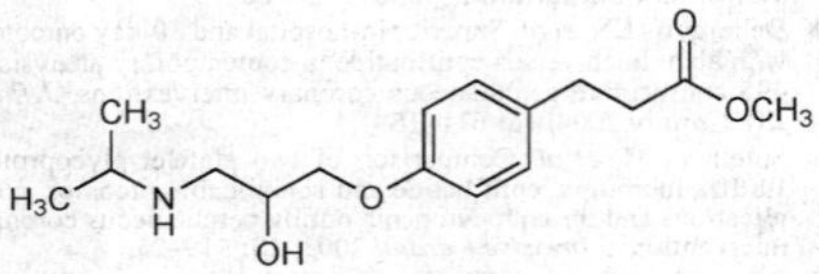

(esmolol)

配伍禁忌 注册药品信息建议由于盐酸艾司洛尔与碳酸氢钠不相容，二者不宜混合。有报道[1]称盐酸艾司洛尔与华法林钠溶液混合后立刻出现浑浊现象。

1. Bahal SM, *et al.* Visual compatibility of warfarin sodium injection with selected medications and solutions. *Am J Health-Syst Pharm* 1997; **54:** 2599–2600.

不良反应、处置和注意事项

详见 β 受体阻滞剂，第 1182 页。

注射盐酸艾司洛尔最常见的不良反应是血压下降。减少剂量或者停止给药后 30min 内症状减轻。也常发生注射区域的局部肌紧张、发炎、硬化和血栓性静脉炎，危险性溢出物坏疽。通常在 20mg/ml 浓度时发生这些局部性的不良反应。因此常用推荐剂量不超过 10mg/ml，特别是外周给药，并且避免小静脉输液。

对中枢神经系统的影响 老年患者服用盐酸艾司洛尔后出现全身强直性阵挛[1]。

1. Das G, Ferris JC. Generalized convulsions in a patient receiving ultra short-acting beta-blocker infusion. *Drug Intell Clin Pharm* 1988; **22:** 484–5.

药物相互作用

与 β 受体阻滞剂的相互作用见第 1184 页。

药动学

静脉内的艾司洛尔后在红细胞内很快被酯酶水解。静注每分钟 50～300μg/kg，30min 内即可达稳态血药浓度。予适当的负荷剂量，达到稳态血药浓度可以减少到 5min。研究表示，血药浓度下降呈双向性，具有大约 2min 的分布半衰期和大约 9min 的清除半衰期。艾司洛尔脂溶性低，血浆蛋白结合率只有 55%。艾司洛尔主要以去酯化代谢物的形式从尿排泄。

1. Adamson PC, *et al.* The pharmacokinetics of esmolol in pediatric subjects with supraventricular arrhythmias. *Pediatr Cardiol* 2006; **27:** 420–7.

用途和用法

艾司洛尔是选择性短效 β 受体阻滞剂（第 1181 页）。其缺少内在的拟交感神经作用和膜稳定性。

盐酸艾司洛尔主要用于治疗室上性心律失常（第 1122 页）。也可用来控制手术期间的高血压（第 1131 页）和心动过速。

盐酸艾司洛尔常从静脉给药，并且给药浓度不超过 10mg/ml。

一次负荷静脉给药 500μg/kg 后 1min，每分钟再静脉给药 50μg/kg，维持 4min，可快速控制**室上性心律失常**患者的心率。如果治疗效果良好，维持剂量须增加到每分钟 50μg/kg。如果在给药后 5min 内病情不稳定，须再次负荷静脉给药 500μg/kg，并且在 1min 后以每分钟 100μg/kg 的速度静脉给药维持 4min。如有需要，以上方法可能须反复进行 1～2 次或更多，直到病情稳定，每次以每分钟 50μg/kg 的速度增加维持剂量直到最大值每分钟 200μg/kg。每次增加一点维持剂量，病情都会得到一些缓解。一旦病情稳定，如果可能，维持剂量最好经静脉给药持续到 48h。

当治疗药物换成另一种抗心律失常药时，在开始给予替代药物后盐酸艾司洛尔的给药速度应 0.5h 内以 50% 的速度递减，并且在第二次给予替代药物时盐酸艾司洛尔应停药 1h。

为了控制手术期间的**高血压**和（或）**心动过速**，应按以下程序静脉给予盐酸艾司洛尔：

- *在麻醉期间*，一次负荷剂量给药 80mg 后 15～30s 内给予维持剂量每分钟 150μg/kg，如有必要可以增加到每分钟 300μg/kg；
- *在清醒阶段*，静脉给药每分钟 500μg/kg，维持 4min 后维持剂量为每分钟 300μg/kg；
- *手术后*，给药程序与剂量同上述室上性心律失常治疗；如有需要，维持剂量可增加到每分钟 300μg/kg。

艾司洛尔的儿童用法，见下文。

1. Wiest D. Esmolol: a review of its therapeutic efficacy and pharmacokinetic characteristics. *Clin Pharmacokinet* 1995; **28:** 190–202.

儿童用法 尽管艾司洛尔还没有被批准用于儿童，但 *BNFC 2009* 提出，艾司洛尔可用于 1 个月以上患有**心律失常**或**高血压危象**的儿童，一次负荷静脉给药 500μg/kg，注射时间需＞1min，接着静脉滴注每分钟 50μg/kg，持续 4min（如果血压过低或心率过慢给药速率可减慢）。如果作用不够，可重复给负荷剂量，并以每分钟 50μg/kg 的速度增加维持剂量直至有合适的反应或达到静注最大值每分钟 200μg/kg。

艾司洛尔在*法洛四联症*中的用法，见下文。

1. Trippel DL, *et al.* Cardiovascular and antiarrhythmic effects of esmolol in children. *J Pediatr* 1991; **119:** 142–7.
2. Wiest DB, *et al.* Esmolol for the management of pediatric hypertension after cardiac operations. *J Thorac Cardiovasc Surg* 1998; **115:** 890–7.
3. Tabbutt S, *et al.* The safety, efficacy, and pharmacokinetics of esmolol for blood pressure control immediately after repair of coarctation of the aorta in infants and children: a multicenter, double-blind, randomized trial. *J Thorac Cardiovasc Surg* 2008; **136:** 321–8.

法洛四联症 β 受体阻滞剂已用于法洛四联症（见下文**普萘洛尔的用法**，第 1327 页）。*BNFC 2009* 建议新生儿可给盐酸艾司洛尔，初始剂量 600μg/kg，静脉注射，1～2min 给完。如需要可以每分钟 300～900μg/kg 的速率静脉滴注给药。

制剂

专利制剂

Arg.: Dublon; ***Austral.:*** Brevibloc; ***Austria:*** Brevibloc; ***Belg.:*** Brevibloc; ***Braz.:*** Brevibloc; ***Canad.:*** Brevibloc; ***Cz.:*** Brevibloc; Esmocard; ***Denm.:*** Brevibloc; ***Fin.:*** Brevibloc; ***Fr.:*** Brevibloc; ***Ger.:*** Brevibloc; ***Gr.:*** Brevibloc; ***Hung.:*** Brevibloc; ***India:*** Miniblock; ***Irl.:*** Brevibloc; Esmocard; ***Ital.:*** Brevibloc; ***Neth.:*** Brevibloc; ***Norw.:*** Brevibloc; ***NZ:*** Brevibloc; ***Port.:*** Brevibloc; Esmocard; ***S.Afr.:*** Brevibloc†; ***Singapore:*** Brevibloc; ***Spain:*** Brevibloc; ***Swed.:*** Brevibloc; ***Switz.:*** Brevibloc; ***Turk.:*** Brevibloc; ***UK:*** Brevibloc; ***USA:*** Brevibloc.

Etacrynic Acid (*BAN, rINN*) ⊗依他尼酸

Acide étacrynique; Ácido etacrínico; Acidum etacrynicum; Etacrynsäure; Etakrino rūgštis; Etakrinsav; Etakrynsyra; Etakryynihappo; Ethacrynic Acid (*USAN*); Kwas etakrynowy; Kyselina etakrynová; MK-595; NSC-85791. [2,3-Dichloro-4-(2-ethylacryloyl)phenoxy]acetic acid; [2,3-Dichloro-4-(2-methylene-1-oxobutyl)phenoxy]acetic acid.

Этакриновая Кислота

$C_{13}H_{12}Cl_2O_4$ = 303.1.

CAS — 58-54-8.
ATC — C03CC01.
ATC Vet — QC03CC01.
UNII — M5DP350VZV.

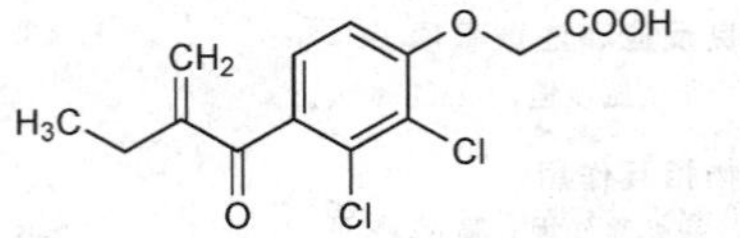

Pharmacopoeias. In *Chin., Eur.* (see p.vii), *Jpn, Pol.,* and *US.*

Ph. Eur. 6.8 (Ethacrynic Acid) 白色或几乎白色结晶粉末。微溶于水；极易溶于乙醇；可溶于氨水、强碱和碳酸盐的稀溶液中。

USP 33 (Ethacrynic Acid) 白色或几乎白色结晶粉末；无臭或有微臭。微溶于水溶于乙醇（1∶1.6）；溶于氯仿（1∶6），溶于乙醚（1∶3.5）。贮藏温度 25℃或15～30℃。

Sodium Etacrynate (*BANM, rINNM*) ⊗ 依他尼酸钠

Etacrinato sódico; Étacrynate de Sodium; Etacrynate Sodium; Ethacrynate Sodium (*USAN*); Natrii Etacrynas; Sodium Ethacrynate.

Натрий Этакринат

$C_{13}H_{11}Cl_2NaO_4$ = 325.1.

CAS — 6500-81-8.
ATC — C03CC01.
ATC Vet — QC03CC01.
UNII — K41MYV7MPM.

Pharmacopoeias. In *Chin.*

Pol. and *US* include sodium etacrynate for injection.

稳定性 依他尼酸钠水溶液相当于 0.1% 的依他尼酸，pH 值为 6.3～7.7。在室温条件下，pH 值等于 7 时，依他尼酸钠溶液短期内相对稳定，随着 pH 值增大和温度升高，溶液稳定性下降。pH 值低于 5 时，不能溶于水。注射液避光贮藏。

不良反应

参见**呋塞米**，第 1244 页。最常见的不良反应与依他尼酸一样，都为胃肠道功能紊乱，大量的水样腹泻是停止治疗的指征。有与依他尼酸有关的胃肠道出血。耳鸣耳聋，尤其在服用高剂量药物用更为常见。此外，还有电解质紊乱、疲劳、神经性过敏和焦虑不安，偶有血尿。

静脉注射区域有局部性刺激和疼痛。

对糖代谢的影响 尽管依他尼酸与呋塞米或噻嗪类利尿药相比，对糖类代谢的影响要小很多，但仍有这方面不良反应的报道。每日服用依他尼酸 200mg 6 周，与每日服用 200mg 氢氯噻嗪 6 周，对葡萄糖的耐受作用[1]减少相似。在糖尿病患者身上这种影响更为明显。有报道，在服用大剂量的依他尼酸后患者出现高渗性高血糖症昏迷[2]和血糖减少性惊厥[3]。

1. Russell RP, *et al.* Metabolic and hypotensive effects of ethacrynic acid: comparative study with hydrochlorothiazide. *JAMA* 1968; **205:** 11–16.
2. Cowley AJ, Elkeles RS. Diabetes and therapy with potent diuretics. *Lancet* 1978; **i:** 154.
3. Maher JF, Schreiner GE. Studies on ethacrynic acid in patients with refractory edema. *Ann Intern Med* 1965; **62:** 15–29.

对耳的影响 静脉给予依他尼酸的 184 名患者中有 2 名发生了药物诱导性耳聋[1,2]。有 1 名患者在口服了呋塞米和依他尼酸后，静脉输注依他尼酸时发生了耳聋伴随眼球震颤[3]，但症状在 1h 后就消失了。

1. Boston Collaborative Drug Surveillance Program. Drug-induced deafness: a cooperative study. *JAMA* 1973; **224:** 515–16.
2. Porter J, Jick H. Drug-induced anaphylaxis, convulsions, deafness, and extrapyramidal symptoms. *Lancet* 1977; **i:** 587–8.
3. Gomolin IH, Garshick E. Ethacrynic acid-induced deafness accompanied by nystagmus. *N Engl J Med* 1980; **303:** 702.

注意事项

依他尼酸的注意事项和禁忌证与噻嗪类利尿药相似（见**氢氯噻嗪**，第 1260 页），主要是对水和电解质平衡的影响。依他尼酸，尤其是依他尼酸粉末，对皮肤、眼和黏膜均有刺激作用。

药物相互作用

参见**呋塞米**，第 1245 页。依他尼酸与胃刺激性药物或抗凝血药合用会增加胃肠道出血的风险。

抗凝血药 参见华法林与依他尼酸的药物相互作用，第 1373 页。

药动学

胃肠道能快速地吸收依他尼酸。血浆半衰期为30～60min。依他尼酸以原形和代谢物的形式从胆汁和尿液排泄。与血浆蛋白结合率高。

用途和用法

尽管化学结构不同，但是作为袢利尿药的依他尼酸

在用途与用法上与呋塞米（第 1246 页）相似。依他尼酸用于治疗心力衰竭（第 1127 页）和肝肾疾病引起的水肿。

在口服药物半小时后即出现多尿现象，2h 后作用最强，作用持续6～8h。在静脉注射依他尼酸钠后，几分钟内即可出现多尿现象，作用维持大约 2h。

治疗水肿，常用的初始剂量为 50mg，口服，每晨 1 次。如果需要，以 25～50mg 剂量增加直到最小有效剂量。重症患者可以逐渐增加剂量直到最大剂量 400mg，但是常用有效剂量为每日 50～200mg。如果剂量大于每日 50mg，则需要分次给药。在进餐时服药。维持剂量须每日服用或间歇的服用。

急性肺水肿急救时或不能口服给药时，依他尼酸以盐的形式——依他尼酸钠可由静脉内给药，但在体内是以酸的形式发挥作用。10.7mg 的依他尼酸钠相当于 10mg 的依他尼酸。常用剂量为 50mg，或者 0.5～1mg/kg，以含 1mg/ml 依他尼酸钠的 5%葡萄糖溶液（假设 pH>5）或者 0.9%氯化钠溶液通过静脉输液或者直接注射。随后必须改变注射位置以避免注射区域发生血栓性静脉炎。在危急时刻可由静脉一次给予 100mg。禁止皮下或肌内注射。

儿童用药剂量，见下文。

若应用高剂量的依他尼酸，则应进行严格的实验室控制（见**呋塞米**，第 1246 页；**高剂量治疗**）。

儿童用法 依他尼酸可给予 2 岁以上儿童用于治疗水肿，初始口服剂量为每日 25mg，必要时谨慎以每日 25mg 的剂量递增。

制剂

BP 2010: Sodium Etacrynate Injection;
USP 33: Ethacrynate Sodium for Injection; Ethacrynic Acid Tablets.

专利制剂

Austral.: Edecrin; ***Austria:*** Edecrin†; ***Canad.:*** Edecrin; ***Cz.:*** Uregyt†; ***Ger.:*** Hydromedin†; ***Hung.:*** Uregyt; ***Ital.:*** Reomax; ***Rus.:*** Uregyt (Урегит); ***Swed.:*** Edecrina†; ***Ukr.:*** Uregyt (Урегит); ***USA:*** Edecrin.

Ethacizine 乙沙西嗪

Aethacizin; Etacizin; Ethacizin; Ethacyzin; EZ-55; NIK-244. Ethyl 10-[3-(diethylamino)propionyl]phenothiazine-2-carbamate.

Этацизин

$C_{22}H_{27}N_3O_3S = 413.5$.

CAS — 33414-33-4 (ethacizine); 57530-40-2 (ethacizine hydrochloride).

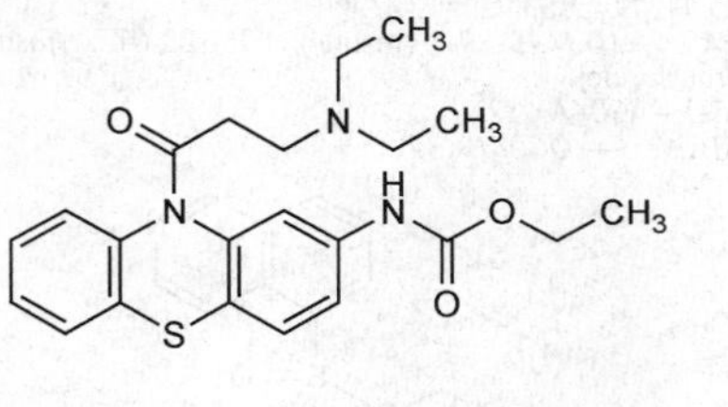

简介

乙沙西嗪是一种莫雷西嗪类似物（第 1292 页），属于Ⅰc 类抗心律失常药，可用于室性及室上性心律失常。初始口服剂量 50mg，每日 3 次。如需要可增加至最大剂量 100mg，每日 3 次，也可以采取静脉给药。

Ethyl Biscoumacetate (*BAN*, *rINN*) 双香豆乙酯

Aethylis Biscoumacetas; Biscumacetato de etilo; Ethyldicoumarol; Éthyle, Biscoumacétate d'; Ethylis Biscoumacetas; Neodicumarinum. Ethyl bis(4-hydroxycoumarin-3-yl)acetate.

Этил Бискумацетат

$C_{22}H_{16}O_8 = 408.4$.

CAS — 548-00-5.
ATC — B01AA08.
ATC Vet — QB01AA08.
UNII — 08KL644731.

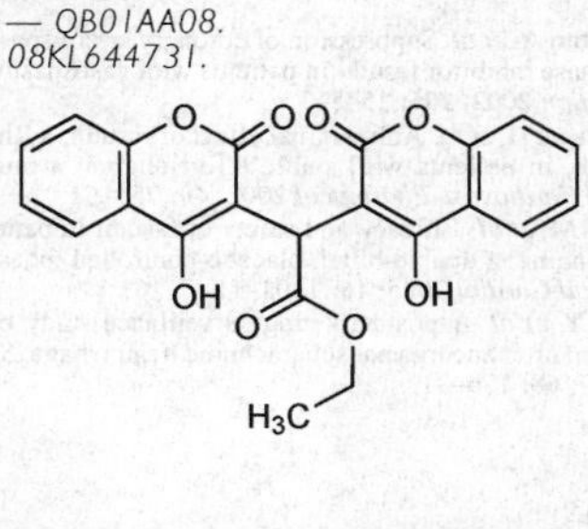

简介

双香豆乙酯是一类作用类似于华法林（第 1368 页）的口服香豆素类抗凝血药。主要用来治疗血栓性疾病。

制剂

专利制剂

Cz.: Pelentan†; Pelentanettae†.

Etilefrine Hydrochloride (*BANM*, *rINNM*) ⊗ 盐酸依替福林

Ethyladrianol Hydrochloride; Ethylnorphenylephrine Hydrochloride; Etilefriinihydrokloridi; Étiléfrine, chlorhydrate d'; Etilefrin-hidroklorid; Etilefrin-hydrochlorid; Etilefrinhydroklorid; Etilefrini hydrochloridum; Etilefrino hidrochloridas; Hidrocloruro de etilefrina; M-I-36. 2-Ethylamino-1-(3-hydroxyphenyl)ethanol hydrochloride.

Этилэфрина Гидрохлорид

$C_{10}H_{15}NO_2,HCl = 217.7$.

CAS — 709-55-7 (etilefrine); 943-17-9 (etilefrine hydrochloride).
ATC — C01CA01.
ATC Vet — QC01CA01.
UNII — ZBI6Q5FH3S.

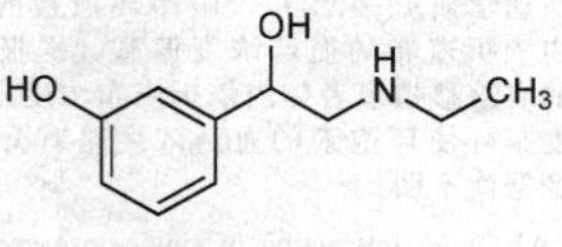

(etilefrine)

Pharmacopoeias. In *Eur.* (see p.vii) and *Jpn.*

Ph. Eur. 6.8 (Etilefrine Hydrochloride) 白色、几乎白色结晶粉末或无色结晶体。易溶于水；可溶于乙醇；极难溶于二氯甲烷。贮藏于密闭容器中。避光。

简介

依替福林是一种直接作用的拟交感神经药（第 1351 页），有 β_1 受体激动剂、部分 α 受体激动剂、β_2 受体激动剂作用。主要用于治疗低血压（第 1134 页）。常以盐酸依替福林的形式口服，剂量为 5～10mg，每日 3 次。改良后的剂型，剂量为 25mg，口服 1～2 次。盐酸依替福林也可肠外给药。

依替福林磺化二乙烯苯-乙烯苯共聚物可用于治疗鼻炎。

阴茎异常勃起 阴茎异常勃起症是镰刀红细胞病的常见并发症（第 1013 页），治疗主要通过药物作用于 α 激动受体（见间羟胺的用途项下，第 1282 页）。案例显示，海绵窦内注射依替福林可治疗急性异常勃起症[1,2]，口服可预防此类疾病[1～3]。

1. Virag R, *et al.* Preventive treatment of priapism in sickle cell disease with oral and self-administered intracavernous injection of etilefrine. *Urology* 1996; **47:** 777–81.
2. Gbadoé AD, *et al.* Management of sickle cell priapism with etilefrine. *Arch Dis Child* 2001; **85:** 52–3.
3. Okpala I, *et al.* Etilefrine for the prevention of priapism in adult sickle cell disease. *Br J Haematol* 2002; **118:** 918–21.

制剂

专利制剂

Arg.: Corcanfol†; Effortil; Etil Adrianol†; ***Austria:*** Circupon†; Effortil; ***Belg.:*** Effortil; ***Braz.:*** Efortil; Etilefril; ***Chile:*** Effortil†; ***Fin.:*** Effortil; ***Fr.:*** Effortil; ***Ger.:*** Bioflutin; Cardanat†; Effortil; Eti-Puren†; Etil; Pholdyston; Thomasin; ***Gr.:*** Effortil; Efortil; ***Ital.:*** Effortil; ***Jpn:*** Effortil; ***Mex.:*** Effortil; ***Norw.:*** Effortil†; ***Pol.:*** Effortil; ***Port.:*** Effortil; ***S.Afr.:*** Effortil; ***Spain:*** Efortil; ***Swed.:*** Effortil; ***Switz.:*** Effortil; ***Thai.:*** Buracard; Circula; Circuman; Effortil†; Effrine; Hyprosia; ***Venez.:*** Effontil.

多组分制剂 ***Austria:*** Agilan; Amphodyn; Effortil comp; Hypodyn; Influbene; ***Ger.:*** Agit plus†; Amphodyn†; Dihydergot plus; Effortil plus; Ergolefrin†; Ergomimet plus†; ***Switz.:*** Dihydergot plus; Effortil plus.

Etofibrate (*rINN*) 依托贝特

Étofibrate; Etofibrato; Etofibratum. 2-Nicotinoyloxyethyl 2-(4-chlorophenoxy)-2-methylpropionate.

Этофибрат

$C_{18}H_{18}ClNO_5 = 363.8$.

CAS — 31637-97-5.
ATC — C10AB09.
ATC Vet — QC10AB09.
UNII — 23TF67G79M.

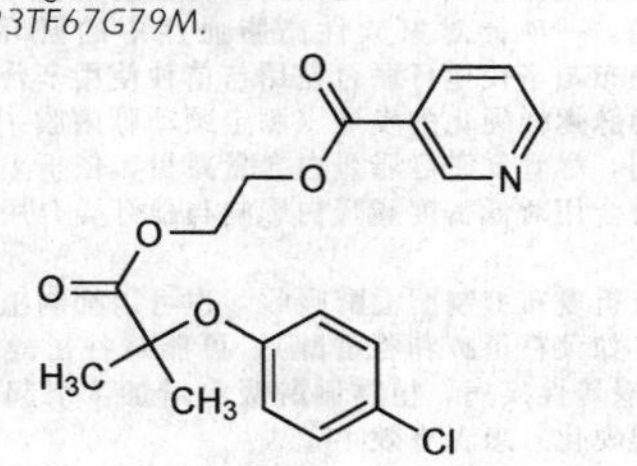

简介

依托贝特，氯贝丁酯（第 1202 页）和烟酸（第 1859 页）的衍生物，是用于治疗高脂血症（第 1129 页）的调脂药物。常用口服剂量是每日 500mg。

制剂

专利制剂

Austria: Lipo-Merz†; ***Braz.:*** Tricerol; ***Ger.:*** Lipo-Merz; ***Hong Kong:*** Lipo-Merz; ***Port.:*** Lipo-Merz; ***Switz.:*** Lipo-Merz†.

Etofylline Clofibrate (*rINN*) 益多酯

Clofibrato de etofilina; Étofylline, Clofibrate d'; Etofyllini Clofibras; ML-1024; Theofibrate (*USAN*). 2-(Theophyllin-7-yl)ethyl 2-(4-chlorophenoxy)-2-methylpropionate.

Этофиллина Клофибрат

$C_{19}H_{21}ClN_4O_5 = 420.8$.

CAS — 54504-70-0.

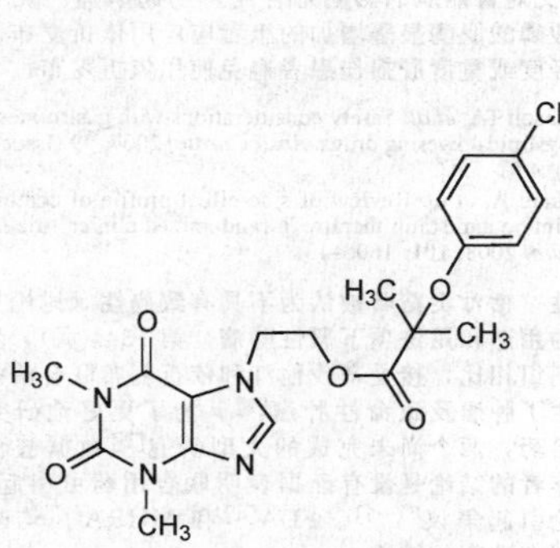

简介

益多酯为纤维酸衍生物（见**苯扎贝特**，第 1187 页），是用于治疗高脂血症（第 1129 页）的调脂性药物。常用口服剂量为 250mg，每日 2～3 次。

制剂

专利制剂

Austria: Duolip†; ***Cz.:*** Duolip†; ***Ger.:*** Duolip; ***Hong Kong:*** Duolip†.

Etozolin (*USAN*, *rINN*) ⊗ 依托唑啉

Etozolina; Étozoline; Etozolinum; Gö-687; W-2900A. Ethyl (3-methyl-4-oxo-5-piperidinothiazolidin-2-ylidene)acetate.

Этозолин

$C_{13}H_{20}N_2O_3S = 284.4$.

CAS — 73-09-6.
ATC — C03CX01.
ATC Vet — QC03CX01.
UNII — UEO8UW9V1Z.

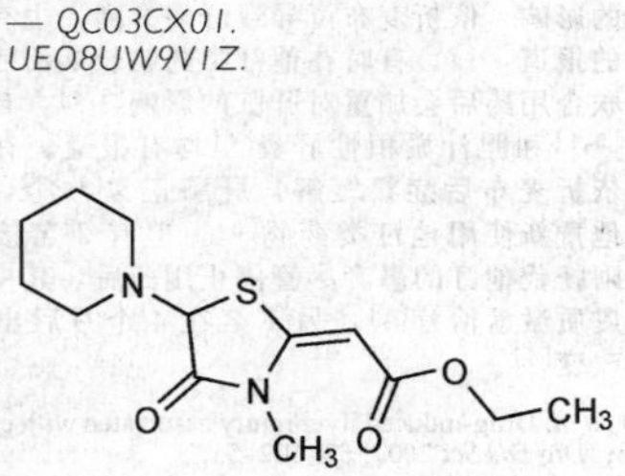

简介

依托唑啉是一种类似于呋塞米（第 1244 页）的袢利尿药，但作用更为持久。主要用于治疗水肿和高血压（第 1131 页）。依托唑啉可快速代谢成具有利尿作用的哌噻乙酸。

Ezetimibe (*BAN*, *USAN*, *rINN*) 依折麦布

Ezetimiba; Ézétimibe; Ezetimibum; Sch-58235. (3*R*,4*S*)-1-(*p*-Fluorophenyl)-3-[(3*S*)-3-(*p*-fluorophenyl)-3-hydroxypropyl]-4-(*p*-hydroxyphenyl)-2-azetidinone.

Эзетимиб

$C_{24}H_{21}F_2NO_3 = 409.4$.

CAS — 163222-33-1.
ATC — C10AX09.
ATC Vet — QC10AX09.
UNII — EOR26LQQ24.

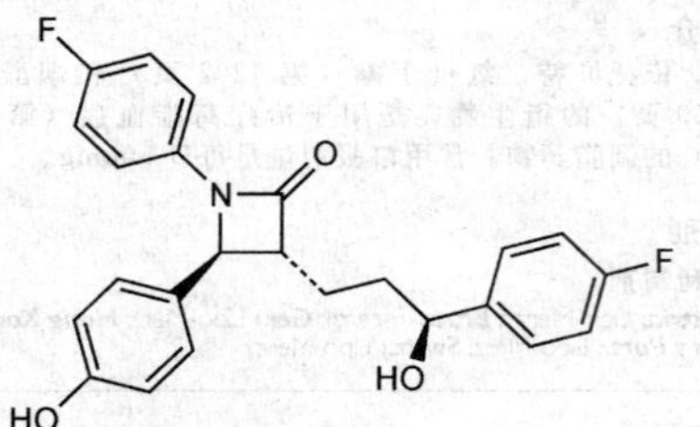

不良反应和注意事项

依折麦布安全性较好。最常见的不良反应有头痛、腹痛和腹泻，其他不良反应有胃肠道功能紊乱、超敏反应（包括疹和血管性水肿），也有报道疲劳、胸痛、关节痛。罕有肝药酶增高、肝炎、胰腺炎、血小板减少症、胆石病和胆囊炎。单独使用依折麦布或与抑制素（见下文**对骨骼肌的影响**）合用可引起肌痛。疑有肌病或肌酸磷酸肌酶显著增加的患者应停用依折麦布。

轻度或重度肝损伤患者避免使用依折麦布。

1. Jacobson TA, *et al.* Safety considerations with gastrointestinally active lipid-lowering drugs. *Am J Cardiol* 2007; **99** (Issue 6 suppl 1): 47C–55C.
2. Kashani A, *et al.* Review of side-effect profile of combination ezetimibe and statin therapy in randomized clinical trials. *Am J Cardiol* 2008; **101:** 1606–13.

致癌性 他汀类药物被认为不具有致癌性（讨论见**辛伐他汀的用途和用法**项下**恶性肿瘤**，第 1341 页），然而与安慰剂组相比，接受辛伐他汀和依折麦布联合治疗的患者发生了肿瘤及致命性肿瘤[1]。为了更好地研究这种联合给药，两个尚未完成的大型研究[2]数据被合并起来，作者的结论是没有证据表明联合用药可引起癌症，该结论引起争议[3~5]。FDA[6]和 MHRA[7]均未得出依折麦布致癌的结论。

1. Rossebø AB, *et al.* SEAS Investigators. Intensive lipid lowering with simvastatin and ezetimibe in aortic stenosis. *N Engl J Med* 2008; **359:** 1343–56.
2. Peto R, *et al.* Analyses of cancer data from three ezetimibe trials. *N Engl J Med* 2008; **359:** 1357–66.
3. Drazen JM, *et al.* Ezetimibe and cancer—an uncertain association. *N Engl J Med* 2008; **359:** 1398–9.
4. Nissen SE. Analyses of cancer data from three ezetimibe trials. *N Engl J Med* 2009; **360:** 86–7.
5. Fleming TR. Identifying and addressing safety signals in clinical trials. *N Engl J Med* 2008; **359:** 1400–2.
6. FDA. Early communication about an ongoing safety review of ezetimibe/simvastatin (marketed as Vytorin), simvastatin (marketed as Zocor) and ezetimibe (marketed as Zetia) (issued 21st August 2008). Available at: http://www.fda.gov/Drugs/DrugSafety/PostmarketDrugSafetyInformationforPatientsandProviders/ucm162899.htm (accessed 12/06/09)
7. MHRA/CHM. Ezetimibe and results of SEAS study: possible increased risk of cancer. *Drug Safety Update* 2008; **2** (4): 7. Available at: http://www.mhra.gov.uk/home/idcplg?IdcService=GET_FILE&dDocName=CON030924&RevisionSelectionMethod=LatestReleased (accessed 12/06/09)

对肝脏的影响 依折麦布可导致肝酶升高，也有关于急性肝炎的报道[1,2]。有时在他汀类药物长期治疗时与依折麦布联合用药后会加重对肝脏的影响[3,4]。自身免疫性肝炎[3,4]和胆汁淤积性肝炎[4]均有报道。有些患者在停用依折麦布后症状缓解，肝酶正常[1~3]，1 名患者成功地重新使用他汀类药物[3]，但有 2 名接受依折麦布和阿托伐他汀的患者尽管停止用药后，其中 1 名患者需用皮质激素治疗[4]，另 1 名在 4 个月后出现持续性肝脏改变[4]。

1. Liu Q, *et al.* Drug-induced liver injury associated with ezetimibe therapy. *Dig Dis Sci* 2007; **52:** 602–5.
2. Castellote J, *et al.* Serious drug-induced liver disease secondary to ezetimibe. *World J Gastroenterol* 2008; **14:** 5098–9.
3. van Heyningen C. Drug-induced acute autoimmune hepatitis during combination therapy with atorvastatin and ezetimibe. *Ann Clin Biochem* 2005; **42:** 402–4.
4. Stolk MF, *et al.* Severe hepatic side effects of ezetimibe. *Clin Gastroenterol Hepatol* 2006; **4:** 908–11.

对胰腺的影响 有报道指出接受依折麦布治疗的患者出现胰腺炎[1]。在一个病例中[2]，接受依折麦布治疗开始 2 周后出现由免疫反应引起的急性胰腺炎，停药后缓解。

1. Adverse Drug Reactions Advisory Committee (ADRAC). Drug induced pancreatitis. *Aust Adverse Drug React Bull* 2006; **25:** 22. Also available at: http://www.tga.gov.au/adr/aadrb/aadr0612.pdf (accessed 30/05/08)
2. Ahmad I, *et al.* Ezetimibe-induced acute pancreatitis. *South Med J* 2007; **100:** 409–10.

对骨骼肌的影响 肌肉疾病（如肌痛和肌病）常发生于脂质调节药如他汀类和贝特类，在依折麦布中也有报道，单独使用[1,2]和联合他汀类都会发生[1,3]。截至 2005 年 8 月，Australian Adverse Drug Reactions Advisory committee[4]已经收到 44 例在服用依折麦布后肌肉功能紊乱的报道，包括肌痛、肌肉痛性痉挛、肌无力和疼痛，其中有 5 例是服用了抑制素。

1. Simard C, Poirier P. Ezetimibe-associated myopathy in monotherapy and in combination with a 3-hydroxy-3-methylglutaryl coenzyme A reductase inhibitor. *Can J Cardiol* 2006; **22:** 141–4.
2. Havranek JM, *et al.* Monotherapy with ezetimibe causing myopathy. *Am J Med* 2006; **119:** 285–6.
3. Fux R, *et al.* Ezetimibe and statin-associated myopathy. *Ann Intern Med* 2004; **140:** 671–2.
4. Adverse Drug Reactions Advisory Committee (ADRAC). Ezetimibe and muscle disorders. *Aust Adverse Drug React Bull* 2005; **24:** 15. Also available at: http://www.tga.health.gov.au/adr/aadrb/aadr0508.pdf (accessed 30/05/08)

药物相互作用

考来烯胺能降低依折麦布的吸收，因此禁止同一天给予这两种药。环孢素能增加依折麦布的血浆浓度（见下文），在肾损伤患者中这种影响更明显，因此患者在服用这两种药物时应谨慎监护。据报道使用依折麦布时口服抗凝血药使 INR 升高。

环孢素 药动学研究表示[1]，服用环孢素的肾移植手术患者体内依折麦布的血药浓度偏高。据报道[2]，服用环孢素的心脏移植患者体内依折麦布浓度超过治疗浓度。依折麦布可使环孢素的血药浓度略有升高[3]，但临床相关证据尚不明。

1. Bergman AJ, *et al.* Interaction of single-dose ezetimibe and steady-state cyclosporine in renal transplant patients. *J Clin Pharmacol* 2006; **46:** 328–36.
2. Koshman SL, *et al.* Supratherapeutic response to ezetimibe administered with cyclosporine. *Ann Pharmacother* 2005; **39:** 1561–5.
3. Bergman AJ, *et al.* Effects of ezetimibe on cyclosporine pharmacokinetics in healthy subjects. *J Clin Pharmacol* 2006; **46:** 321–7.

药动学

口服后，依折麦布迅速吸收，在小肠和肝脏发生广泛的结合反应，形成活性代谢物葡萄糖醛酸结合物，在循环系统中依折麦布主要以葡萄糖醛酸结合物的形式存在。依折麦布和葡萄糖醛酸结合物与血浆蛋白的结合率均大于 90%。依折麦布主要通过胆汁从粪便排泄并且存在肝肠循环。口服药物后，78%原形主要从粪便排泄，大约 11%以葡萄糖醛酸结合物的形式经肾从尿排泄。依折麦布原形及葡萄糖醛酸结合物的清除半衰期大约为 22h。依折麦布可分布于大鼠乳汁中。

1. Kosoglou T, *et al.* Ezetimibe: a review of its metabolism, pharmacokinetics and drug interactions. *Clin Pharmacokinet* 2005; **44:** 467–94.

用途和用法

依折麦布是肠胆固醇吸收抑制剂，抑制胆固醇和植物固醇的吸收。在治疗高脂血症时常用来降低总胆固醇、低密度脂蛋白（LDL）胆固醇和载脂蛋白 B（见下文），可单用或与其他血脂调节药物合用。常单用于减少家族性同型谷固醇血症患者的谷固醇和菜油甾醇。常用口服剂量为每日 10mg。

1. Sudhop T, von Bergmann K. Cholesterol absorption inhibitors for the treatment of hypercholesterolaemia. *Drugs* 2002; **62:** 2333–47.
2. Mauro VF, Tuckerman CE. Ezetimibe for management of hypercholesterolemia. *Ann Pharmacother* 2003; **37:** 839–48.
3. Bays HE, *et al.* Ezetimibe: cholesterol lowering and beyond. *Expert Rev Cardiovasc Ther* 2008; **6:** 447–70.
4. Anonymouse. Ezetimibe—an update. *Drug Ther Bull* 2009; **47:** 91–5.

儿童用法 据经验，依折麦布在儿童使用受限制，但英国注册药品信息允许坦纳氏Ⅱ期及以上的青年期男孩和月经初潮至少 1 年后且至少 10 岁以上的女孩使用依折麦布，使用情况和剂量与成人相同（见上文）。

高脂血症 依折麦布抑制饮食中胆固醇的吸收，尽管肝脏胆固醇合成代偿性增加[1]，但血浆低密度脂蛋白含量下降[2]。依折麦布通常单独使用治疗高脂血症[3]（第 1129 页），但当与可减少胆固醇合成的脂质调节药合使用时，可起到协同作用。已服用他汀类药物的患者服用依折麦布会使低密度脂蛋白进一步降低[4]，可增加血脂达标率或减少他汀类用量。然而临床相关性尚不明确。一项针对家族性高脂血症中的研究[5]表明，依折麦布与辛伐他汀联合使用与单独使用辛伐他汀对于颈总动脉粥样硬化的发展（测定颈动脉内膜-中膜厚度）无区别，尽管低密度脂蛋白含量减少，依折麦布与贝特类药物合用对低密度脂蛋白影响与他汀类合用后的效果相似[6]。

依折麦布抑制胆固醇吸收，也可以抑制植物固醇的吸收（如菜籽甾醇和谷甾醇），可能对谷甾醇代谢疾病（一种遗传性疾病，植物固醇吸收增加，引起早发性动脉粥样硬化）患者有效[7]。

1. Sudhop T, *et al.* Inhibition of intestinal cholesterol absorption by ezetimibe in humans. *Circulation* 2002; **106:** 1943–8.
2. Knopp RH, *et al.* Effects of ezetimibe, a new cholesterol absorption inhibitor, on plasma lipids in patients with primary hypercholesterolemia. *Eur Heart J* 2003; **24:** 729–41.
3. Pandor A, *et al.* Ezetimibe monotherapy for cholesterol lowering in 2,722 people: systematic review and meta-analysis of randomized controlled trials. *J Intern Med* 2009; **265:** 568–80.
4. Pearson TA, *et al.* A community-based, randomized trial of ezetimibe added to statin therapy to attain NCEP ATP III goals for LDL cholesterol in hypercholesterolemic patients: the ezetimibe add-on to statin for effectiveness (EASE) trial. *Mayo Clin Proc* 2005; **80:** 587–95.
5. Kastelein JJP, *et al.* The ENHANCE Investigators. Simvastatin with or without ezetimibe in familial hypercholesterolemia. *N Engl J Med* 2008; **358:** 1431–43.
6. McKenney JM, *et al.* Safety and efficacy of long-term co-administration of fenofibrate and ezetimibe in patients with mixed hyperlipidemia. *J Am Coll Cardiol* 2006; **47:** 1584–7.
7. Salen G, *et al.* Ezetimibe effectively reduces plasma plant sterols in patients with sitosterolemia. *Circulation* 2004; **109:** 966–71.

制剂

专利制剂

Arg.: Acotral; Alin; Alipas; Cerclerol; Cetrakam; Coracil; Enediex; Ezetrol; Ixacor; Lipimibe; Nalecol; Sinterol; Trilip; Vadel; Zetia; ***Austral.:*** Ezetrol; ***Austria:*** Ezetrol; ***Belg.:*** Ezetrol; ***Braz.:*** Ezetrol; Zetia; ***Canad.:*** Ezetrol; ***Chile:*** Ezetrol; Zient; ***Cz.:*** Ezetrol; Zient; ***Denm.:*** Ezetrol; ***Fin.:*** Ezetrol; ***Fr.:*** Ezetrol; ***Ger.:*** Ezetrol; ***Gr.:*** Ezetrol; ***Hong Kong:*** Ezetrol; ***Hung.:*** Ezetrol; ***India:*** Ezetib†; Ezzicad; Imbibe†; ***Indon.:*** Ezetrol; ***Irl.:*** Ezetrol; ***Israel:*** Ezetrol; ***Ital.:*** Ezetrol; Zetia; ***Malaysia:*** Ezetrol; ***Mex.:*** Ezetrol; Zient; ***Neth.:*** Ezetrol; ***Norw.:*** Ezetrol; ***NZ:*** Ezetrol; ***Philipp.:*** Ezetrol; ***Pol.:*** Ezetrol; ***Port.:*** Adacai; Ezetrol; ***Rus.:*** Ezetrol (Эзетрол); ***S.Afr.:*** Ezetrol; ***Singapore:*** Ezetrol; ***Spain:*** Ezetrol; ***Swed.:*** Ezetrol; ***Switz.:*** Ezetrol; ***Thai.:*** Ezetrol; ***Turk.:*** Ezetrol; ***UK:*** Ezetrol; ***USA:*** Zetia; ***Venez.:*** Ezetrol; Zetia; Zient.

多组分制剂 ***Arg.:*** Alipas Duo; Ampliar Duo; Ateroclar Combi; Ateroclar Duo; Coleflux Duo; Colmibe; Craveril Duo; Labistatin Duo; Liparex Duo; Liparex Plus; Lipibec Duo; Liponorm Duo; Minuslip Duo; Plan Duo; Redusterol Duo; Sinterol Compuesto; Torimibe; Vasotenal EZ; Vytorin; Zimetek; ***Austral.:*** Vytorin; ***Austria:*** Inegy; Vytorin†; ***Belg.:*** Inegy; ***Braz.:*** Vytorin; Zetsim; ***Chile:*** Adacai; Vytorin; Zintrepid; ***Cz.:*** Inegy; ***Denm.:*** Inegy; ***Fin.:*** Inegy; ***Fr.:*** Inegy; ***Ger.:*** Inegy; ***Gr.:*** Inegy; Vytorin; ***Hong Kong:*** Vytorin; ***Hung.:*** Inegy; ***India:*** Zetitor; ***Indon.:*** Vytorin; ***Irl.:*** Inegy; ***Ital.:*** Inegy; Vytorin; ***Malaysia:*** Vytorin; ***Mex.:*** Vytorin; Zintrepid; ***Neth.:*** Inegy; Vytorin†; ***Norw.:*** Inegy; ***NZ:*** Vytorin; ***Philipp.:*** Vytorin; ***Port.:*** Inegy; Vytorin; ***Rus.:*** Inegy (Инеджи); ***Singapore:*** Vytorin; ***Switz.:*** Inegy; ***Thai.:*** Vytorin; ***Turk.:*** Inegy; ***UK:*** Inegy; ***USA:*** Vytorin; ***Venez.:*** Adacai; Vytorin; Zintrepid.

Fasudil Hydrochloride (*rINNM*) 盐酸法舒地尔

AT-877; Fasudil, Chlorhydrate de; Fasudili Hydrochloridum; HA-1077; Hidrocloruro de fasudil. Hexahydro-1-(5-isoquinolylsulfonyl)-1*H*-1,4-diazepine hydrochloride.

Фазудила Гидрохлорид

$C_{14}H_{17}N_3O_2S,HCl = 327.8.$

CAS — 103745-39-7 (fasudil); 105628-07-7 (fasudil hydrochloride).

ATC — C04AX32.

ATC Vet — QC04AX32.

(fasudil)

简介

法舒地尔是一种选择性 Rho 激酶阻滞剂，是一种能刺激血管平滑肌收缩的蛋白激酶。利用其扩张血管功能以盐酸法舒地尔的形式治疗脑血管疾病（包括蛛网膜下腔出血手术后血管痉挛）。治疗心绞痛、急性脑血栓形成和肺动脉高压仍在研究阶段。

1. Shibuya M, *et al.* Effect of AT877 on cerebral vasospasm after aneurysmal subarachnoid hemorrhage: results of a prospective placebo-controlled double-blind trial. *J Neurosurg* 1992; **76:** 571–7.
2. Masumoto A, *et al.* Suppression of coronary artery spasm by the Rho-kinase inhibitor fasudil in patients with vasospastic angina. *Circulation* 2002; **105:** 1545–7.
3. Shimokawa H, *et al.* Anti-anginal effect of fasudil, a Rho-kinase inhibitor, in patients with stable effort angina: a multicenter study. *J Cardiovasc Pharmacol* 2002; **40:** 751–61.
4. Vicari RM, *et al.* Efficacy and safety of fasudil in patients with stable angina: a double-blind, placebo-controlled, phase 2 trial. *J Am Coll Cardiol* 2005; **46:** 1803–11.
5. Suzuki Y, *et al.* A postmarketing surveillance study of fasudil treatment after aneurysmal subarachnoid hemorrhage. *Surg Neurol* 2007; **68:** 126–31.

制剂

专利制剂

Jpn: Eril.

Felodipine (*BAN*, *USAN*, *rINN*) 非洛地平

Felodipiini; Felodipin; Felodipinas; Félodipine; Felodipino; Felodipinum; H-154/82. Ethyl methyl 4-(2,3-dichlorophenyl)-1,4-dihydro-2,6-dimethylpyridine-3,5-dicarboxylate.

Фелодипин

$C_{18}H_{19}Cl_2NO_4$ = 384.3.

CAS — 72509-76-3; 86189-69-7.

ATC — C08CA02.

ATC Vet — QC08CA02.

UNII — OL961R6O2C.

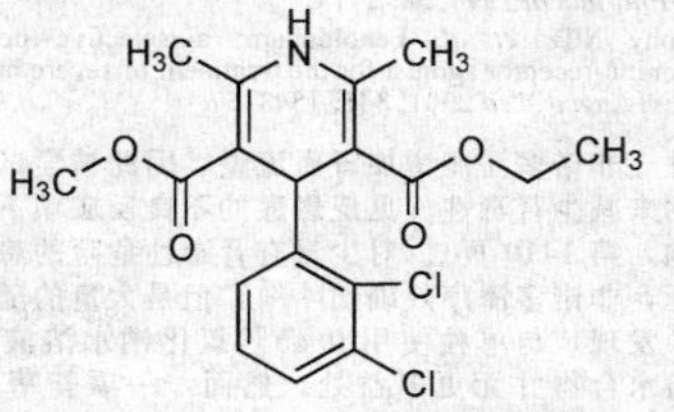

Pharmacopoeias. In *Chin., Eur.* (see p.vii), and *US.*

Ph. Eur. 6.8 (Felodipine) 白色或淡黄色结晶粉末。几乎不溶于水；易溶于无水乙醇、丙醇、二氯甲烷、甲醇。避光。

USP 33 (Felodipine) 淡黄色到黄色结晶粉末。不溶于水；易溶于丙酮和甲醇；极微溶于庚烷。贮藏于密闭容器中。避光。

不良反应、处置和注意事项

参见二氢吡啶类钙通道阻滞剂（见**硝苯地平**，第 1297 页）。

药物相互作用

参见二氢吡啶类钙通道阻滞剂（见**硝苯地平**，第 1299 页）。

药动学

非洛地平口服能迅速而完全地被胃肠道吸收，但存在首关效应，生物利用度大约为 15%（10%～25%）。主要在肠和肝脏中发生代谢并以代谢物的形式排出，70%经肾从尿排泄，其余的从粪便排泄。口服速释制剂的清除半衰期为 11～16h，但调释制剂的半衰期较长。非洛地平的血浆蛋白（白蛋白为主）结合率大约为 99%。

1. Dunselman PHJM, Edgar B. Felodipine clinical pharmacokinetics. *Clin Pharmacokinet* 1991; **21:** 418–30.

用途和用法

非洛地平是二氢吡啶类钙通道阻滞剂，作用类似于硝苯地平（第 1301 页）。主要用于治疗高血压（第 1131 页）和心绞痛（第 1118 页）。

非洛地平普通以调释制剂的形式每晨口服。**高血压**患者，常用初始剂量为每日 5mg，口服，可根据需要适当调整。常用维持剂量为每日 2.5～10mg，没有必要每日剂量大于 20mg。**心绞痛**患者，常用初始剂量为每日 5mg，如需要，可增加到每日 10mg。

肝损伤（见下文）和老年患者降低剂量。

1. Todd PA, Faulds D. Felodipine: a review of the pharmacology and therapeutic use of the extended release formulation in cardiovascular disorders. *Drugs* 1992; **44:** 251–77.
2. Walton T, Symes LR. Felodipine and isradipine: new calcium-channel-blocking agents for the treatment of hypertension. *Clin Pharm* 1993; **12:** 261–75.

在肝损伤中的用法 肝硬化的 9 位患者超过 20min 的时间内静脉输注 750μg 非洛地平和单次剂量口服 10mg 非洛地平，平均生物利用度为 17.1%，与报道的健康受试者的数据并无太大差异，但最大血浆浓度却是正常人的 2 倍，可能是全身清除率和分布容积下降的结果[1]。事实上生物利用度没有增加，这说明大量系统前代谢发生在肠而非肝脏。尽管研究显示不良反应的增加与非洛地平浓度的增加没有关联，但肝硬化患者治疗初始剂量最好低于正常肝功能患者。美国注册药品信息建议肝损伤患者初始剂量每日 2.5mg。

1. Regårdh CG, *et al.* Pharmacokinetics of felodipine in patients with liver disease. *Eur J Clin Pharmacol* 1989; **36:** 473–9.

制剂

BP 2010: Prolonged-release Felodipine Tablets;
USP 33: Felodipine Extended-Release Tablets.

专利制剂

Arg.: Munobal; Plendil; ***Austral.:*** Felodil; Felodur; Plendil; ***Austria:*** Felodistad; Munobal; Plendil; ***Belg.:*** Plendil; Renedil; ***Braz.:*** Splendil; ***Canad.:*** Plendil; Renedil; ***Chile:*** Splendil; ***Cz.:*** Auronal; Felocor; Plendil; Presid; ***Denm.:*** Felodin; Plendil; Plendur; ***Fin.:*** Felofloc†; Hydac; Plendil; ***Fr.:*** Flodil; ***Ger.:*** Felo-Puren; Felobeta; Felocor; Felogamma; Modip; Munobal; ***Gr.:*** Plendil; ***Hong Kong:*** Felogard; Plendil; ***Hung.:*** Plendil; Presid; ***India:*** Felogard; ***Indon.:*** Nirmadil; Plendil; ***Irl.:*** Plendil; ***Israel:*** Penedil; ***Ital.:*** Feloday; Plendil; Prevex; ***Jpn:*** Splendil; ***Malaysia:*** Plendil; ***Mex.:*** Dylofen; Eutens; Fedin; Hofodilan; Munobal; Nafapin; Nafpin; Plendil; ***Neth.:*** Plendil; Renedil†; ***Norw.:*** Plendil; ***NZ:*** Felo; Plendil; ***Philipp.:*** Dilahex; Dilofen; Felim†; Felop; Felpin; Lodistad; Plendil; Versant; ***Pol.:*** Felohexal†; Plendil; ***Port.:*** Mencor†; Plendil; Preslow; ***Rus.:*** Felodip (Фелодип); Plendil (Плендил); ***S.Afr.:*** Plendil; ***Singapore:*** Plendil; ***Spain:*** Fensel†; Perfudal; Plendil; ***Swed.:*** Plendil; ***Switz.:*** Felodil; Plendil; ***Thai.:*** Fedil; Felim†; Felohexal†; Feloten; Plendil; ***Turk.:*** Plendil; ***UK:*** Cardioplen; Felotens; Keloc; Neofel; Plendil; Vascalpha; ***Ukr.:*** Felohexal (Фелогексал); ***USA:*** Plendil†; ***Venez.:*** Munobal†; Plendil.

多组分制剂 ***Arg.:*** Nikion†; Triacor; ***Austral.:*** Triasyn; ***Austria:*** Triapin†; Unimax†; ***Belg.:*** Logimat; Tazko; ***Canad.:*** Altace Plus Felodipine; ***Cz.:*** Logimax†; Triasyn; Unimax†; ***Denm.:*** Logimax; ***Fin.:*** Logimax; Tazko†; Unimax; ***Fr.:*** Logimax; ***Ger.:*** Delmuno; Mobloc; Unimax; ***Gr.:*** Logimax; Triacor; Unitens; ***Hong Kong:*** Logimax; ***Hung.:*** Logimax; Triasyn; ***Irl.:*** Triapin; ***Israel:*** Logimax; ***Mex.:*** Logimax; Triacor; ***Neth.:*** Logimax†; Triapin; Unimax†; ***Philipp.:*** Logimax; Triapin; ***Port.:*** Triapin; Unimax; ***Rus.:*** Logimax (Логимакс); ***S.Afr.:*** Tri-Plen; ***Spain:*** Logimax; Triapin; ***Swed.:*** Logimax; ***Switz.:*** Logimax; Unimax; ***UK:*** Triapin; ***USA:*** Lexxel†.

Fendiline Hydrochloride (*pINNM*) 盐酸芬地林

Fendiline, Chlorhydrate de; Fendilini Hydrochloridum; Hidrocloruro de fendilina. *N*-(2-Benzhydrylethyl)-α-methylbenzylamine hydrochloride.

Фендилина Гидрохлорид

$C_{23}H_{25}N,HCl$ = 351.9.

CAS — 13042-18-7 (fendiline); 13636-18-5 (fendiline hydrochloride).

ATC — C08EA01.

ATC Vet — QC08EA01.

UNII — HEM3Z10IIK.

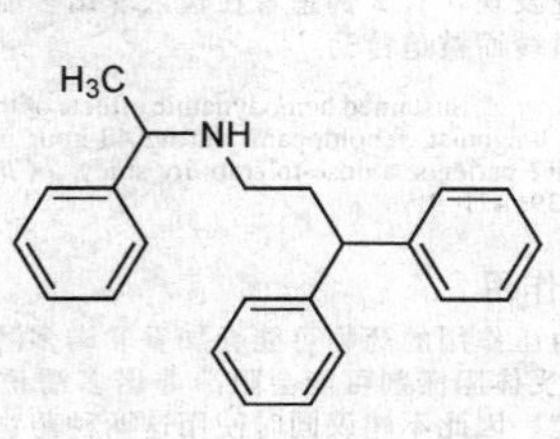

(fendiline)

简介

盐酸芬地林是一种钙通道阻滞剂，主要用作血管舒张药治疗缺血性心脏病。

制剂

专利制剂

Ger.: Sensit†; ***Gr.:*** Sensit.

Fenofibrate (*BAN*, *rINN*) 非诺贝特

Fenofibraatti; Fenofibrát; Fenofibrat; Fenofibratas; Fénofibrate; Fenofibrato; Fenofibratum; LF-178; Procetofen; Procetofene. Isopropyl 2-[4-(4-chlorobenzoyl)phenoxy]-2-methylpropionate.

Фенофибрат

$C_{20}H_{21}ClO_4$ = 360.8.

CAS — 49562-28-9 (fenofibrate); 42017-89-0 (fenofibric acid).

ATC — C10AB05.

ATC Vet — QC10AB05.

UNII — U202363UOS.

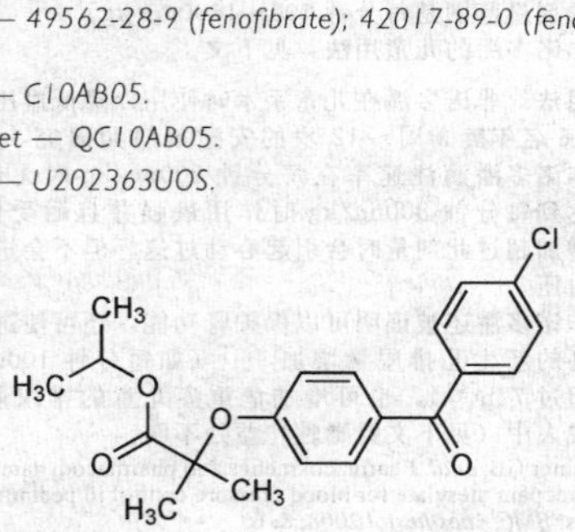

Pharmacopoeias. In *Chin., Eur.* (see p.vii), and *US.*

Ph. Eur. 6.8 (Fenofibrate) 白色或几乎白色结晶粉末。熔点为 79～82℃。几乎不溶于水；微溶于乙醇；易溶于二氯甲烷。避光。

USP 33 (Fenofibrate) 白色或几乎白色，结晶粉末。熔点为 79～82℃。几乎不溶于水；微溶于乙醇；易溶于二氯甲烷。避光。

Choline Fenofibrate (*USAN*, *rINN*) 胆碱非诺贝特

ABT-335; Cholini Fenofibratum; Fénofibrate de Choline; Fenofibrato de colina. 2-Hydroxy-*N,N,N*-trimethylethanaminium 2-[4-(4-chlorobenzoyl)phenoxy]-2-methylpropanoate.

Холин Фенофибрат

$C_5H_{14}NO,C_{17}H_{14}ClO_4$ = 421.9.

CAS — 856676-23-8.

ATC — C10AB05.

UNII — 4BMH7IZT98.

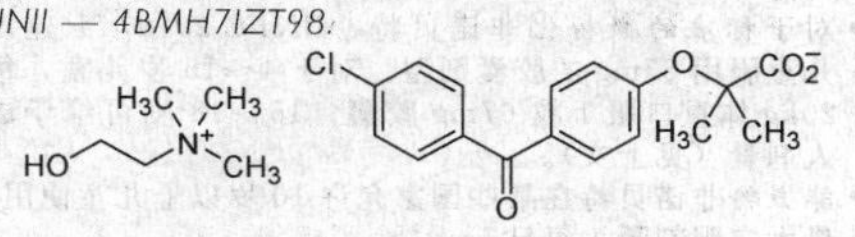

不良反应和注意事项

同苯扎贝特，见第 1187 页。

药物相互作用

同苯扎贝特，见第 1188 页。

英国注册药品信息建议口服抗凝血药的患者在开始服用非诺贝特治疗时，抗凝血药的用量须减少约 1/3，如需要，可逐渐调整抗凝血药剂量。

药动学

非诺贝特餐时服用能迅速被吸收；空腹时服用吸收可能会减少，尽管吸收与剂型有关（见下文**生物利用度**）。当以能被胃肠道吸收的胆碱盐形式给药时，生物利用度不会受食物影响。

非诺贝特能快速地水解成活性代谢物非诺贝酸，非诺贝酸与血浆白蛋白的结合率约为 99%。血浆消除半衰期约为 20h。非诺贝酸主要以葡萄糖醛酸结合物的形式经肾从尿排泄，也以非诺贝酸和非诺贝酸葡萄糖醛酸的形式排泄。血液透析不能去除非诺贝特。

1. Chapman MJ. Pharmacology of fenofibrate. *Am J Med* 1987; **83** (suppl 5B): 21–5.

生物利用度 非诺贝特难溶于水，口服时生物利用度低[1]。食物可提高生物利用度，尤其是当脂肪含量高时，因此非诺贝特通常在进餐时服用。改变剂型，尤其是粒径的大小，已被用于提高溶解度[1]、生物利用度、减少食物的影响。微粉制剂在一定程度上提高了生物利用度，并且可使用较低剂量，300mg 非微粉化非诺贝特相当于 200mg 的标准微粉制剂。微包被可进一步提高生物利用度[2]，但食物的存在[3]仍然会影响吸收。纳米粒子[4]、稳定的微粉[3]或半固体制剂[5]，生物利用度似乎是一致的，可以像胆碱非诺贝特一样在餐时或非餐时服用。

1. Vogt M, *et al.* Dissolution enhancement of fenofibrate by micronization, cogrinding and spray-drying: comparison with commercial preparations. *Eur J Pharm Biopharm* 2008; **68:** 283–8.
2. Guichard JP, *et al.* A new formulation of fenofibrate: suprabioavailable tablets. *Curr Med Res Opin* 2000; **16:** 134–8.
3. Guivarc'h PH, *et al.* A new fenofibrate formulation: results of six single-dose, clinical studies of bioavailability under fed and fasting conditions. *Clin Ther* 2004; **26:** 1456–69.
4. Sauron R, *et al.* Absence of a food effect with a 145 mg nanoparticle fenofibrate tablet formulation. *Int J Clin Pharmacol Ther* 2006; **44:** 64–70.
5. Sonet B, *et al.* Randomised crossover studies of the bioequivalence of two fenofibrate formulations after administration of a single oral dose in healthy volunteers. *Arzneimittelforschung* 2002; **52:** 200–4.

用途和用法

非诺贝特为纤维酸衍生物，作用与苯扎贝特类似（第 1189 页），是调脂药物。

非诺贝特在治疗高脂血症（第 1129 页）（包括Ⅱa 型、Ⅱb 型、Ⅲ型、Ⅳ型、Ⅴ型高脂蛋白血症）时降低低密度脂蛋白（LDL）-胆固醇、总胆固醇、甘油三酯和载脂蛋白 B，并增加高密度脂蛋白（HDL）-胆固醇。

非诺贝特以碱或胆碱盐形式口服给药。通常在进食时给药以提高生物利用度，但是并非所有制剂都有必要（见上文**生物利用度**）。不同制剂具有不同的生物利用度和给药剂量。

非诺贝特标准微粉配方 67mg 胶囊每日可服用数次，或服用 200～267mg 胶囊，每日 1 次。通常初始剂量为 67mg，每日 3 次，或每日 1 次，每次 200mg；根据反应剂量可减少至每日 2 次，每次 67mg，或增加至每日 4 次，每次 67mg，或每日 1 次，每次 267mg。

提高生物利用度的制剂可每日 1 次，每次 40～160mg。

非微粉配方也可以初始剂量每日 200～300mg 分次给药，根据反应调整至每日 200～400mg；67mg 的微粉非诺贝特在疗效上相当于约 100mg 的非微粉非诺贝特。

胆碱非诺贝特也是口服给药；剂量以非诺贝特酸计算。给药剂量为每日 1 次，每次 45～135mg。

肾损伤时，非诺贝特和胆碱非诺贝特的剂量应减少（见下文）。非诺贝特的儿童用药剂量，见下文。

非诺贝特酸用法也与非诺贝特相似。

1. Keating GM, Croom KF. Fenofibrate: a review of its use in primary dyslipidaemia, the metabolic syndrome and type 2 diabetes mellitus. *Drugs* 2007; **67**: 121–53.

儿童用法 非诺贝特用于儿童应控制剂量，只能在专家建议下用药。*BNFC 2010/11* 考虑到支持用于儿童的证据有限，只能在他汀类药物和胆汁酸结合药物不合适时使用非诺贝特。剂量依赖于配方：

- 对于标准的微粉化非诺贝特，*BNFC 2010/11* 建议儿童服用 67mg 的胶囊剂型。对于 4～15 岁儿童，每 20kg 体重口服 1 粒 67mg 胶囊；15～18 岁可给予成人剂量（见上文）。
- 非微粉非诺贝特在某些国家允许 10 岁以上儿童使用，最大口服剂量为每日 5mg/kg。

在肾损伤中的用法 对轻度［肌酐清除率（CC）30～50ml/min］或重度（CC <10ml/min 或血液透析）肾损伤患者，单剂量研究[1]发现，非诺贝特酸的血浆消除半衰期延长，为 54～362h；但是血浆半衰期与血清肌酐或 CC 没有相关性。非诺贝特代谢物不能被血液透析去除，接受常规血液透析的患者重复给药会导致严重的非诺贝特酸累积[1]。

因此不建议非诺贝特用于重度肾损伤患者，尽管英国注册药品信息允许 CC 在 20～60ml/min 的患者使用标准化微粉非诺贝特，每日 134mg，CC 在 20ml/min 以下的患者每日 67mg。

美国注册药品信息建议提高生物利用度制剂用于肾损伤患者的初始剂量为 40～50mg（相当于约 67mg 标准微粉非诺贝特），但严重肾损伤患者禁用。胆碱非诺贝特用于轻、中度肾损伤患者，初始剂量为每日 1 次，每次 45mg；如有必要，在评价了对肾功能的影响后，可增加剂量。应避免用于重度肾损伤患者。

1. Desager JP, *et al.* Effect of hemodialysis on plasma kinetics of fenofibrate in chronic renal failure. *Nephron* 1982; **31**: 51–4.

胆道疾病 非诺贝特与熊去氧胆酸用于治疗原发性胆汁性肝硬化，见苯扎贝特，第 1189 页。

制剂

USP 33: Fenofibrate Capsules.

专利制剂

Arg.: Craveril; Fenobrate; Minuslip; Procetoken; Qualecon†; Sclerofin; ***Austral.:*** Lipidil; ***Austria:*** Fenolip; Lipcor; Lipsin; ***Belg.:*** Docfenofi; Fenofitop; Fenogal; Fenosup; Lipanthyl; Lipanthylnano; ***Braz.:*** Lipanon; Lipidil; ***Canad.:*** Apo-Feno; Feno-Micro; Fenomax; Lipidil; ***Chile:*** Lipidil; ***Cz.:*** Apo-Feno; Febira; Fenofix; Grofibrat†; Hypolip†; Lipanthyl; Lipirex; Lipohexal; Suprelip; ***Fin.:*** Apteor†; CIL; Fenosup; Lipanthyl; ***Fr.:*** Fegenor; Lipanthyl; Lipirex†; Secalip; ***Ger.:*** CIL; durafenat†; Fenobeta; Fenofanton; Lipanthyl†; Lipidil; Normalip pro; ***Gr.:*** Chlorosteran; Climage; Fagratyl; Gestefol; Letomode; Lichol; Lipanthyl; Liperial; Lipidil; Neo-Disterin; Planitrix; Sitronella; Xafenor; Zerlubron; ***Hong Kong:*** Apo-Feno; Fegenor; Lexemin; Lipanthyl; Qualipantyl; Trolip†; ***Hung.:*** Feno-Micro†; Fenobrat; Fenoswiss; Lipanthyl; Lipidil; ***India:*** Fenolip; Lipicard; ***Indon.:*** Evothyl; Felosma; Hyperchol; Lifen; Lipanthyl; Profibrat; Trichol; Trolip; Yosenob; Zumafib; ***Irl.:*** Lipantil; ***Ital.:*** Fulcro; Fulcrosupra; Lipanthyl†; Liperial; Lipofene; Lipsin; Nolipax; Scleril†; Tilene; Volutine†; ***Jpn:*** Tricor; ***Malaysia:*** Apo-Feno-Micro; Lexemin; Lipanthyl; ***Mex.:*** Controlip; Lipidil; ***Philipp.:*** Fenoflex; Fenogal; Fibrafen; Fibril; Lipanthyl; Lipiduce; Lipilfen; Lipway; Lofibra; Nubrex; Trolip; ***Pol.:*** Apo-Feno; Fenardin; Fenoratio; Grofibrat; Lipanthyl; ***Port.:*** Apteor; Catalip; Lipanthyl; Lipofen; Supralip; ***Rus.:*** Lipanthyl (Липантил); Tricor (Трайкор); ***S.Afr.:*** Lipanthyl; Lipsin†; ***Singapore:*** Fenogal Lidose; Lexemin; Lipanthyl; Trolip; ***Spain:*** Liparison; Secalip; ***Swed.:*** Lipanthyl; ***Switz.:*** Lipanthyl; ***Thai.:*** Adfen; Febrate; Fenomed; Fenosup; Fenox; Fibril; Fibrolan; Lexemin; Lipanthyl; Lipothin; Supralip; ***Turk.:*** Fenogal; Lipanthyl; Lipofen; Secalip; ***UK:*** Fenogal; Lipantil; Supralip; ***Ukr.:*** Lipanthyl (Липантил); Lipicard (Ліпікард)†; Lipofen (Липофен); ***USA:*** Antara; Fibricor; Lipofen; Lofibra; Tricor; Triglide; Trilipix.

多组分制剂 ***Arg.:*** Craveril Duo; Minuslip Duo; ***Mex.:*** Felocor.

Fenoldopam Mesilate (*BANM*, *rINNM*) 甲磺酸非诺多潘

Fénoldopam, Mésilate de; Fenoldopam Mesylate (*USAN*); Fenoldopami Mesilas; Mesilato de fenoldopam; SKF-82526-j. 6-Chloro-2,3,4,5-tetrahydro-1-(*p*-hydroxyphenyl)-1*H*-3-benzazepine-7,8-diol methanesulfonate.

Фенолдопама Мезилат

$C_{16}H_{16}ClNO_3,CH_4O_3S$ = 401.9.

CAS — 67227-56-9 (fenoldopam); 67227-57-0 (fenoldopam mesilate).

ATC — C01CA19.

ATC Vet — QC01CA19.

UNII — HA3R0MY016.

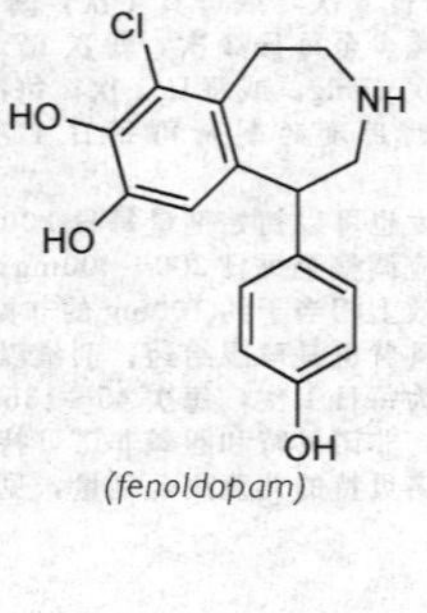

(fenoldopam)

Pharmacopoeias. In *US.*

USP 33 (Fenoldopam Mesilate) 白色至米色粉末。溶于水。贮藏于密闭容器中，温度为 25℃，允许偏差范围是 15～30℃。干燥贮藏。

配伍禁忌 据报道有物理配伍禁忌[1]，即非诺多潘 80μg/ml（作为甲磺酸盐）与 0.9%生理盐水注射液配伍，甲磺酸非诺多潘与下列药品也存在物理配伍禁忌：氨茶碱、氨苄青霉素钠、两性霉素 B、布美他尼、头孢西丁钠、地塞米松磷酸钠、地西泮、磷苯妥英钠、呋塞米、酮咯酸氨丁三醇、甲乙炔巴比妥钠、甲泼尼龙、琥珀酸钠、戊巴比妥钠、苯妥英钠、乙二磺酸钠、丙氯拉嗪、碳酸氢钠和硫喷妥钠。

1. Trissel LA, *et al.* Compatibility of fenoldopam mesylate with other drugs during simulated Y-site administration. *Am J Health-Syst Pharm* 2003; **60**: 80–5.

稳定性 甲磺酸非诺多潘，在 5%葡萄糖溶液或 0.9%生理盐水中的浓度为 4～300μg/ml，贮藏温度在 4～23℃，可以稳定存在 72h[1]。

1. Trissel LA, *et al.* Stability of fenoldopam mesylate in two infusion solutions. *Am J Health-Syst Pharm* 2002; **59**: 846–8.

不良反应和注意事项

非诺多潘主要由于扩血管作用导致以下不良反应：低血压、面红、头晕、头痛、反射性心动过速，也有恶心、呕吐和 ECG 异常。易发生低血钾，因此治疗时须密切注意血清电解质浓度、血压、心率的变化。引起眼内压升高，因此青光眼患者须密切注意眼内压的变化。低血压患者用药时也须监视，此药可能引起急性脑梗死或出血。

对心脏的影响 尽管非诺多潘能引起反射性心动过速，但临床研究发现，有 2 例患者在输入非诺多潘时因发生急性心动过缓而被迫停药[1]。

1. Taylor AA, *et al.* Sustained hemodynamic effects of the selective dopamine-1 agonist, fenoldopam, during 48-hour infusions in hypertensive patients: a dose-tolerability study. *J Clin Pharmacol* 1999; **39**: 471–9.

药物相互作用

有降血压作用的药物可能会加重非诺多潘引起的血压降低。β受体阻滞剂可能会阻滞非诺多潘诱导的反射性心动过速，因此不建议同时使用这两种药物。

药动学

开始持续静脉滴注后 20min 内即可达到稳态血药浓度。大量的非诺多潘被代谢成代谢产物，只有大约 4%以原形排泄。代谢反应主要为结合反应（主要包括葡萄糖醛酸化、甲基化和硫酸化作用）。原形和代谢物主要经肾从尿排泄，部分从粪便排泄。清除半衰期大约为 5min。

用途和用法

非诺多潘是一种多巴胺受体激动剂，它选择性作用于多巴胺 D_1 受体而引起血管舒张。用来短期治疗严重的高血压（如下文）和心力衰竭。

非诺多潘以甲磺酸盐的形式静脉给药，1.31μg 甲磺酸非诺多潘相当于 1μg 非诺多潘。

持续静脉滴注含非诺多潘 40μg/ml 的甲磺酸非诺多潘溶液 48h 来治疗高血压危象。根据反应调整剂量，至少 15min 的间隔，常用增量为每分钟 50～100ng/kg。常用的剂量范围是每分钟 100～1600ng/kg。

非诺多潘的儿童用法，见下文。

儿童用法 非诺多潘在儿童手术时使用以降低血压，在一项 76 名年龄 3 周～12 岁的安慰剂对照研究[1]中发现，非诺多潘滴注速率在每分钟 200ng/kg 时无作用，剂量达到每分钟 800ng/kg 时作用最强并且耐受良好，剂量增加超过此剂量时会引起心动过速，但不会进一步降低血压。

非诺多潘还被证明可以保护肾功能，还可使进行体外循环的新生儿排尿量增加[2,3]（如每分钟 100ng/kg 滴注超过 72h[3]），也可增加危重症儿童的排尿量[4]，但在成人中（见下文**肾毒性**）益处不明。

1. Hammer GB, *et al.* Pharmacokinetics and pharmacodynamics of fenoldopam mesylate for blood pressure control in pediatric patients. *BMC Anesthesiol* 2008; **8**: 6.
2. Costello JM, *et al.* Initial experience with fenoldopam after cardiac surgery in neonates with an insufficient response to conventional diuretics. *Pediatr Crit Care Med* 2006; **7**: 28–33.
3. Ricci Z, *et al.* Fenoldopam in newborn patients undergoing cardiopulmonary bypass: controlled clinical trial. *Interact Cardiovasc Thorac Surg* 2008; **7**: 1049–53.
4. Moffett BS, *et al.* Renal effects of fenoldopam in critically ill pediatric patients: a retrospective review. *Pediatr Crit Care Med* 2008; **9**: 403–6.

高血压 非诺多潘以显效快和清除半衰期短的特点适合于高血压危象，可替代硝普钠（见**高血压**，第1131页）的患者，并且疗效已经得到认可[1~3]。比较研究发现，非诺多潘治疗急性重度高血压患者时疗效与硝普钠相同，除此之外，尿排泄量，肌酸酐清除率和钠外排与硝普钠相比均增加。因此非诺多潘也许对肾损伤患者有独特的疗效，但疗效还有待确定。

1. Brogden RN, Markham A. Fenoldopam: a review of its pharmacodynamic and pharmacokinetic properties and intravenous clinical potential in the management of hypertensive urgencies and emergencies. *Drugs* 1997; **54**: 634–50.
2. Post JB, Frishman WH. Fenoldopam: a new dopamine agonist for the treatment of hypertensive urgencies and emergencies. *J Clin Pharmacol* 1998; **38**: 2–13.
3. Murphy MB, *et al.* Fenoldopam: a selective peripheral dopamine-receptor agonist for the treatment of severe hypertension. *N Engl J Med* 2001; **345**: 1548–57.

肾毒性 非诺多潘能增加肾血流量，因此被尝试与造影剂合用来减少肾毒性（见**泛影酸**的**不良反应**项下**对肾脏的影响**，第 1410 页）。对少量有肾毒性危险的患者的研究发现，非诺多潘疗效确切[1,2]，但是大量的随机化研究[3,4]发现，与单独使用 0.45%氯化钠水溶液相比非诺多潘水合物并无更多益处。然而，一项荟萃分析[5]发现，正在接受心血管手术的患者有发生急性肾衰的危险，非诺多潘可减小肾修复治疗的需要并且减少死亡率。儿童及新生儿用法，见上文。

对肝移植（第 1732 页）患者的研究发现[6]，非诺多潘与环孢素合用可能有保护肾功能的作用，作用机制可能是抵抗了肾毒性。

1. Chu VL, Cheng JWM. Fenoldopam in the prevention of contrast media-induced acute renal failure. *Ann Pharmacother* 2001; **35**: 1278–82. Correction. *ibid.*; 1677.
2. Lepor NE. A review of contemporary prevention strategies for radiocontrast nephropathy: a focus on fenoldopam and N-acetylcysteine. *Rev Cardiovasc Med* 2003; **4** (suppl 1): S15–S20.
3. Allaqaband S, *et al.* Prospective randomized study of N-acetylcysteine, fenoldopam, and saline for prevention of radiocontrast-induced nephropathy. *Catheter Cardiovasc Interv* 2002; **57**: 279–83.
4. Stone GW, *et al.* Fenoldopam mesylate for the prevention of contrast-induced nephropathy: a randomized controlled trial. *JAMA* 2003; **290**: 2284–91.
5. Landoni G, *et al.* Fenoldopam reduces the need for renal replacement therapy and in-hospital death in cardiovascular surgery: a meta-analysis. *J Cardiothorac Vasc Anesth* 2008; **22**: 27–33.
6. Biancofiore G, *et al.* Use of fenoldopam to control renal dysfunction early after liver transplantation. *Liver Transpl* 2004; **10**: 986–92.

制剂

USP 33: Fenoldopam Mesylate Injection.

专利制剂

Ital.: Corlopam; ***Neth.:*** Corlopam†; ***USA:*** Corlopam.

Fenquizone (*USAN*, *rINN*) ⊗ 芬喹唑

Fenquizona; Fenquizonum; MG-13054. 7-Chloro-1,2,3,4-tetrahydro-4-oxo-2-phenylquinazoline-6-sulphonamide.

Фенхизон

$C_{14}H_{12}ClN_3O_3S$ = 337.8.

CAS — 20287-37-0.

ATC — C03BA13.

ATC Vet — QC03BA13.

UNII — LJ1U13R8IK.

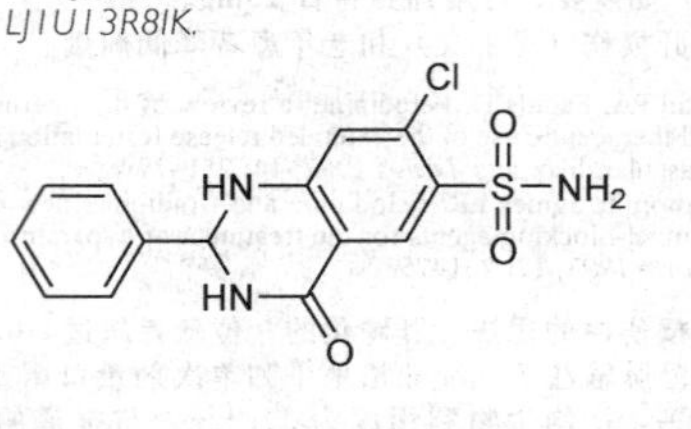

Fenquizone Potassium (*rINNM*) ⊗ 芬喹唑钾

Fenquizona potásica; Fenquizone Potassique; Kalii Fenquizonum.

Калия Фенхизон

$C_{14}H_{11}ClN_3O_3S,K$ = 376.9.

CAS — 52246-40-9.

ATC — C03BA13.

ATC Vet — QC03BA13.

UNII — 1O41UTO57H.

简介

芬喹唑钾是用来治疗水肿和高血压（第 1131 页）的口服利尿药。

1. Beermann B, Grind M. Clinical pharmacokinetics of some newer diuretics. *Clin Pharmacokinet* 1987; **13**: 254–66.
2. Costa FV, *et al.* Hemodynamic and humoral effects of chronic antihypertensive treatment with fenquizone: importance of aldosterone response. *J Clin Pharmacol* 1990; **30**: 254–61.

制剂

专利制剂

Ital.: Idrolone†.

Fibrinolysin⊗纤溶酶

Fibrinolysin (Human) *(BAN, rINN)*; Fibrinase; Fibrinolisina (humana); Fibrinolysine (humaine); Fibrinolysinum (humanum); Plasmiini; Plasmin; Plasminum.

Фибринолизин (Человека)

CAS — 9001-90-5 (fibrinolysin); 9004-09-5 (human fibrinolysin).

ATC — B01AD05.

ATC Vet — QB01AD05.

注：在本药典中纤溶酶用作外源性和内源性纤维蛋白溶酶。

简介

纤溶酶是从激活的人纤溶酶原中分离得到的蛋白水解酶。纤溶酶也可从牛（牛纤溶酶）和其他动物身上获得。纤溶酶能将纤维蛋白转化成可溶性产物，对其他蛋白也有水解作用。纤维蛋白溶酶（内源性纤溶酶）的止血作用在第 1014 页讨论。

纤溶酶（常用牛纤溶酶）与脱氧核糖核酸酶合用用作清创术中伤口的处理。以前注射纤溶酶来治疗血栓疾病。用于眼外科的微质体纤溶酶正在研究阶段。

制剂

多组分制剂 ***Arg.:*** Clorfibrase; ***Austria:*** Fibrolan; ***Braz.:*** Cauterex; Dermofibrin C†; Fibrabene; Fibrase; Fibrinase c/Cloranfenicol; Gino Cauterex; Gino Fibrase; ***Chile:*** Elase; ***Cz.:*** Fibrolan†; ***Fr.:*** Elase; ***Hung.:*** Fibrolan; ***Indon.:*** Plasmin; ***Malaysia:*** Elase; ***Mex.:*** Fibrase; Fibrase SA; ***Philipp.:*** Plasmin; ***Pol.:*** Fibrolan; ***Switz.:*** Fibrolan.

Flecainide Acetate (*BANM, USAN, rINNM*) 氟卡尼醋酸盐

Acetato de flecainida; Flécaïnide, acétate de; Flecainidi acetas; Flekainidacetat; Flekainid-acetát; Flekainidiasetaatti; Flekainido acetatas; R-818. *N*-(2-Piperidylmethyl)-2,5-bis(2,2,2-trifluoroethoxy)benzamide acetate.

Флекаинида Ацетат

$C_{17}H_{20}F_6N_2O_3,C_2H_4O_2$ = 474.4.

CAS — 54143-55-4 (flecainide); 54143-56-5 (flecainide acetate).

ATC — C01BC04.

ATC Vet — QC01BC04.

UNII — M8U465Q1WQ.

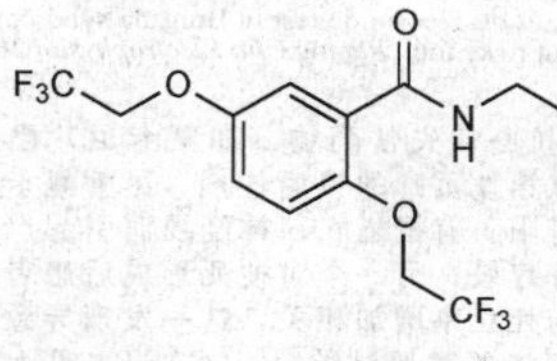

(flecainide)

Pharmacopoeias. In *Eur.* (see p.vii) and *US.*

Ph. Eur. 6. 8 (Flecainide Acetate) 白色或几乎白色结晶粉末，具有引湿性。溶于水和无水乙醇；易溶于稀醋酸；几乎不溶于稀盐酸。2.5%水溶液的 pH 值为 6.7～7.1。避光。

USP 33 (Flecainide Acetate) 白色至米色结晶粉末；pK_a=9.3。溶于水；易溶于乙醇。

稳定性 在冰箱中贮藏的临时配制的氟卡尼糖浆易析出结晶并且有毒性作用[1]。因此建议氟卡尼的液态口服制剂每次服用时均须重新配制。然而，其他报道的临时配制的药物[2,3]在室温或冰箱内稳定贮存。

1. Stuart AG, *et al.* Is there a genetic factor in flecainide toxicity? *BMJ* 1989; **298:** 117–18.
2. Wiest DB, *et al.* Stability of flecainide acetate in an extemporaneously compounded oral suspension. *Am J Hosp Pharm* 1992; **49:** 1467–70.
3. Allen LV, Erickson MA. Stability of baclofen, captopril, diltiazem hydrochloride, dipyridamole, and flecainide acetate in extemporaneously compounded oral liquids. *Am J Health-Syst Pharm* 1996; **53:** 2179–84.

不良反应

氟卡尼常见的不良反应是对 CNS 的影响，包括眩晕、视觉障碍、头晕，也可恶心、呕吐、头痛、震颤、外周神经病变、共济失调和感觉异常等不良反应。这些不良反应大多是暂时性的，剂量减少症状即可减轻。其他偶见的 CNS 的不良反应有幻觉、健忘、意识错乱、抑郁、运动障碍和惊厥。皮肤反应有罕见的荨麻疹，也有光过敏的案例。罕见的肾功能紊乱。在长期治疗阶段有角膜沉积、肺纤维化和肺炎。心血管的不良反应比 CNS 少，但严重得多，有致命性。室性快速型心律失常，尤其是有室性快速型心律失常病史的患者服用高剂量的氟卡尼时更易发生。胸痛和心肌梗死也常发生。氟卡尼能增加有心肌梗死病史患者的无症状的室性心律失常的死亡率（详见下文**用途和用法**项下**心律失常**）。

不良反应发生率 1 个短期和 3 个长期非心源性不良反应[1]研究发现，最常见的不良反应为眩晕和视觉障碍，大约有 30%的发病率；头痛和恶心大约有 10%发病率；其余的是呼吸困难、胸痛、无力、疲劳和震颤等不良反应。短期研究中 10%的患者和长期研究中 6%的患者由于非心源性不良反应而中断治疗。一篇关于 60 个使用氟卡尼研究的综述调查显示有 12%的患者发生了非心源性的不良反应（主要为胃肠道和 CNS 的不良反应）[2]。英国 CSM 1991 年 6 月曾收到过长期使用氟卡尼引起 CNS 反应（感觉神经病 4 例、共济失调 2 例）、角膜的不良反应（角膜沉积 2 例）和肺的不良反应（肺纤维化和肺炎 3 例）的投诉[3]。

1. Gentzkow GD, Sullivan JY. Extracardiac adverse effects of flecainide. *Am J Cardiol* 1984; **53:** 101B–105B.
2. Hohnloser SH, Zabel M. Short- and long-term efficacy and safety of flecainide acetate for supraventricular arrhythmias. *Am J Cardiol* 1992; **70:** 3A–10A.
3. CSM. Multi-system adverse reactions following long-term flecainide therapy. *Current Problems 31* 1991.

对血液的影响 1 名 66 岁男性老年患者在接受氟卡尼治疗后的 3 个月发生了严重的粒细胞减少症[1]。血液检查发现氟卡尼通过特异性抗体识别正常的中性粒细胞并结合而发生的免疫反应导致外周血和骨髓的成熟粒细胞的破坏增加。

1. Samlowski WE, *et al.* Flecainide-induced immune neutropenia: documentation of a hapten-mediated mechanism of cell destruction. *Arch Intern Med* 1987; **147:** 383–4.

对眼的影响 除了视觉障碍，氟卡尼还能引起角膜沉积[1]。一项针对 38 名患者的研究[2]发现 14.5%患者有少量角膜沉积物、但视觉功能测试正常。

1. Ulrik H, *et al.* Corneal deposits associated with flecainide. *BMJ* 1991; **302:** 506–7.
2. Ikäheimo K, *et al.* Adverse ocular effects of flecainide. *Acta Ophthalmol Scand* 2001; **79:** 175–6.

对心脏的影响 与许多抗心律失常药相似，氟卡尼能引起心律失常[1]。有报道称可引起严重的室性心律失常[2]，包括 1 例新生儿给予氟卡尼治疗室上性心动过速导致致命性心室纤颤[3]。还有关于治疗尖端扭转型室性心动过速的报道[4]，尽管Ⅰa 类抗心律失常药比Ⅰc 类更常用。有报道用氟卡尼治疗无症状心律失常会增加心源性死亡发生，见下文**用途和用法**项下**心律失常**。

1. Herre JM, *et al.* Inefficacy and proarrhythmic effects of flecainide and encainide for sustained ventricular tachycardia and ventricular fibrillation. *Ann Intern Med* 1990; **113:** 671–6.
2. Falk RH. Flecainide-induced ventricular tachycardia and fibrillation in patients treated for atrial fibrillation. *Ann Intern Med* 1989; **111:** 107–11.
3. Ackland F, *et al.* Flecainide induced ventricular fibrillation in a neonate. *Heart* 2003; **89:** 1261.
4. Nogales Asensio JM, *et al.* Torsade-de-pointes in a patient under flecainide treatment: an unusual case of proarrhythmicity. *Int J Cardiol* 2007; **114:** e65–e67.

对肝脏的影响 氟卡尼能引起肝酶升高、黄疸，停药后症状逆转。

孕妇在接受氟卡尼治疗胎儿室性心动过速后会引起新生儿结合胆红素过高[1]。

1. Vanderhal AL, *et al.* Conjugated hyperbilirubinemia in a newborn infant after maternal (transplacental) treatment with flecainide acetate for fetal tachycardia and fetal hydrops. *J Pediatr* 1995; **126:** 988–90.

对肺的影响 氟卡尼能引起间质性肺炎[1～4]，见上文**不良反应发生率**。

1. Akoun GM, *et al.* Flecainide-associated pneumonitis. *Lancet* 1991; **337:** 49.
2. Hanston P, *et al.* Flecainide-associated interstitial pneumonitis. *Lancet* 1991; **337:** 371–2.
3. Robain A, *et al.* Flecainide-associated pneumonitis with acute respiratory failure in a patient with the LEOPARD syndrome. *Acta Cardiol* 2000; **55:** 45–7.
4. Pesenti S, *et al.* Diffuse infiltrative lung disease associated with flecainide: report of two cases. *Respiration* 2002; **69:** 182–5.

对精神状态的影响 患者血浆氟卡尼浓度过高（2500ng/ml）会引起发音困难和幻视[1]。接受氟卡尼治疗期间血浆胆红素浓度的连续的升高和降低表明此药具有肝毒性。也有报道，接受氟卡尼治疗神经性疼痛的患者可引起偏执性精神病[2]。

1. Ramhamadany E, *et al.* Dysarthria and visual hallucinations due to flecainide toxicity. *Postgrad Med J* 1986; **62:** 61–2.
2. Bennett MI. Paranoid psychosis due to flecainide toxicity in malignant neuropathic pain. *Pain* 1997; **70:** 93–4.

对神经系统的影响 患者长期服用氟卡尼会发生周围神经病[1,2]，停药后症状消失。截止到 1992 年，英国 CSM 收到 4 例氟卡尼不良反应的报道，3 例是原有神经病变的恶化[1]，并不是所有病例都可逆。

1. Palace J, *et al.* Flecainide induced peripheral neuropathy. *BMJ* 1992; **305:** 810.
2. Malesker MA, *et al.* Flecainide-induced neuropathy. *Ann Pharmacother* 2005; **39:** 1580.

红斑狼疮 有报道称，有 1 名患者在接受氟卡尼治疗时发生眼运动性疼痛[1]。停药后疼痛即消失，但再次用药时复发并伴随红斑狼疮的症状：外侧直肌痉挛、面疹和抗核因子阳性。

1. Skander M, Isaacs PET. Flecainide, ocular myopathy, and antinuclear factor. *BMJ* 1985; **291:** 450.

不良反应的处置

口服过量氟卡尼在 1h 内可以考虑活性炭治疗。因为氟卡尼半衰期长和大剂量时代谢呈非线性消除，因此对症和支持治疗可能需要持续较长时间。血透析或血液灌注不大可能增加药物的消除。

过量 氟卡尼有严重的心血管毒性，会抑制心脏节律和收缩性，肝肾灌注不足会使氟卡尼消除减慢，使毒性反应延长，洗胃措施无明显效果；可采用利尿药，但可能效果不明显[1]。血液透析和血液灌注无效[2]。患者可能需要严格、长期的支持治疗[1,3]，也有报道用体外膜肺氧合[4]、体外循环[5,6]或主动肺内球囊泵[7]方法来维持器官灌注，使氟卡尼消除，一些病例完全恢复[3,4,6,7]，也有静脉注射高渗碳酸氢钠成功的报道[8～10]，包括用于儿童[10]，因其可拮抗由氟卡尼产生的钠离子通道阻滞作用，并促使代谢性酸中毒缓解。硫酸镁也可用于过量氟卡尼产生的心电图异常[11]。

1. Winkelmann BR, Leinberger H. Life-threatening flecainide toxicity: a pharmacodynamic approach. *Ann Intern Med* 1987; **106:** 807–14.
2. Braun J, *et al.* Failure of haemoperfusion to reduce flecainide intoxication: a case study. *Med Toxicol* 1987; **2:** 463–7.
3. Hanley NA, *et al.* Survival in a case of life-threatening flecainide overdose. *Intensive Care Med* 1998; **24:** 740–2.
4. Auzinger GM, Scheinkestel CD. Successful extracorporeal life support in a case of severe flecainide intoxication. *Crit Care Med* 2001; **29:** 887–90.
5. Yasui RK, *et al.* Flecainide overdose: is cardiopulmonary support the treatment? *Ann Emerg Med* 1997; **29:** 680–2.
6. Corkeron MA, *et al.* Extracorporeal circulatory support in near-fatal flecainide overdose. *Anaesth Intensive Care* 1999; **27:** 405–8.
7. Timperley J, *et al.* Flecainide overdose—support using an intra-aortic balloon pump. *BMC Emerg Med* 2005; **5:** 10.
8. Goldman MJ, *et al.* Sodium bicarbonate to correct widened QRS in a case of flecainide overdose. *J Emerg Med* 1997; **15:** 183–6.
9. Lovecchio F, *et al.* Hypertonic sodium bicarbonate in an acute flecainide overdose. *Am J Emerg Med* 1998; **16:** 534–7.
10. D'Alessandro LC, *et al.* Life-threatening flecainide intoxication in a young child secondary to medication error. *Ann Pharmacother* 2009; **43:** 1522–7.
11. Williamson DG, *et al.* Management of persistent wide QRS in flecainide overdose with magnesium sulphate. *Emerg Med J* 2010; **27:** 487–8.

注意事项

对传导缺陷患者使用氟卡尼治疗时患者必须住院治疗或有特别监测，同时必须备有复苏起搏器。严重或致命性心律失常患者谨慎使用，有心肌梗死病史患者严禁使用氟卡尼控制无症状性心律失常（详见**用途和用法**项下**心律失常**内容）。氟卡尼具有负性肌力作用，能诱导或加重左心室功能缺陷患者心力衰竭，因此在使用时应极其谨慎，尤其是对于心力衰竭患者。氟卡尼能增加心内膜起搏阈值，因此安装了起搏器的患者使用时须谨慎。使用氟卡尼治疗前须纠正电解质紊乱。肾损伤患者应减少剂量，显著性肝损伤患者使用时应极其谨慎。

哺乳 氟卡尼可以分布到母乳中，但是还没有关于婴儿不良反应的报道。11 个健康孕妇每 12h 口服 100mg 氟卡尼，分娩后 1 天再次开始服用并持续 5.5 天[1]，乳汁中氟卡尼的平均清除半衰期为 14.7h，非常接近于血浆清除半衰期，在研究的第 2 天到第 5 天，药物从乳汁与血浆的平均分布比分别为 3.7、3.2、3.5 和 2.6，但是母乳喂养的婴儿摄入的乳汁中具有毒性作用的氟卡尼的量很低。另外一个患有室性心律失常的妇女在怀孕前每天服用氟卡尼 100mg2 次[2]，产后第 5 天的分布比为 1.57，第 7 天的分布比为 2.18。American Academy of Pediatrics 认为氟卡尼适用于母乳喂养[3]。

1. McQuinn RL, *et al.* Flecainide excretion in human breast milk. *Clin Pharmacol Ther* 1990; **48:** 262–7.
2. Wagner X, *et al.* Coadministration of flecainide acetate and sotalol during pregnancy: lack of teratogenic effects, passage across the placenta, and excretion in human breast milk. *Am Heart J* 1990; **119:** 700–2.
3. American Academy of Pediatrics. The transfer of drugs and other chemicals into human milk. *Pediatrics* 2001; **108:** 776–89. [Retired May 2010] Correction. *ibid.*; 1029. Also available at: http://aappolicy.aappublications.org/cgi/content/full/pediatrics%3b108/3/776 (accessed 10/07/07)

妊娠 氟卡尼能穿透胎盘（见下文**药动学**）因此可用来经胎盘治疗胎儿心律失常（见下文**用途和用法**）。然而，有报道称经母体使用氟卡尼治疗致命性室上性心律失常的婴儿有高胆红素血症的不良反应（见上文**对肝脏的影响**）。

药物相互作用

氟卡尼与其他抗心律失常药或致心律失常药合用会增加心律失常的风险。与β受体阻滞剂合用会加重负性肌力作用。氟卡尼在肝脏代谢，影响代谢酶（如细胞色素P450 同工酶 CYP2D6）的药物可能会影响氟卡尼的药理作用。

抗心律失常药 当胺碘酮与氟卡尼合用时能增加氟卡尼的血浆浓度[1]，建议两药合用时氟卡尼的剂量减半，但由于胺碘酮的作用个体差异大，因此治疗期间须监测氟卡尼的血药浓度。对于新陈代谢旺盛的患者，奎尼丁能降低氟卡尼的清除，因为奎尼丁能抑制代谢氟卡尼的酶[2]。有 2 例患者合用氟卡尼与维拉帕米治疗时发生了心源性休克和心搏骤停[3]。

1. Shea P, *et al.* Flecainide and amiodarone interaction. *J Am Coll Cardiol* 1986; **7:** 1127–30.
2. Birgersdotter UM, *et al.* Stereoselective genetically-determined interaction between chronic flecainide and quinidine in patients with arrhythmias. *Br J Clin Pharmacol* 1992; **33:** 275–80.
3. Buss J, *et al.* Asystole and cardiogenic shock due to combined treatment with verapamil and flecainide. *Lancet* 1992; **340:** 546.

抗疟药 有报道称，奎宁能抑制健康受试者的氟卡尼代谢但不改变肾清除，因此导致氟卡尼总清除率下降，清除半衰期延长[1]。

1. Munafo A, *et al.* Altered flecainide disposition in healthy volunteers taking quinine. *Eur J Clin Pharmacol* 1990; **38:** 269–73.

β受体阻滞剂 健康受试者合用氟卡尼与普萘洛尔时，两药的血浆浓度均增加。两药对心功能的唯一副作用是负性肌力作用，左心室功能损伤患者在两药联合使用时须谨慎[1]。1 例室性心动过速患者在接受氟卡尼治疗过程中，加入索他洛尔，导致严重心动过缓、AV 传导阻滞以及随后的心搏停止及死亡[2]。

1. Holtzman JL, *et al.* The pharmacodynamic and pharmacokinetic interaction of flecainide acetate with propranolol: effects on cardiac function and drug clearance. *Eur J Clin Pharmacol* 1987; **33:** 97–9.
2. Warren R, *et al.* Serious interactions of sotalol with amiodarone and flecainide. *Med J Aust* 1990; **152:** 277.

地高辛 氟卡尼与地高辛合用会增加地高辛的浓度，见**地高辛的药物相互作用**项下**抗心律失常药**，第 1216 页。

食品 1 例每日服用 40mg/kg 氟卡尼控制室上性心动过速的婴儿摄入牛奶能降低氟卡尼的吸收。用葡萄糖代替牛奶后，血浆氟卡尼的浓度从原来的 990ng/ml 升高到 1824ng/ml。牛奶喂养的婴儿在停止或减量饮用牛奶时，氟卡尼剂量也须相应地减少[1]。

1. Russell GAB, Martin RP. Flecainide toxicity. *Arch Dis Child* 1989; **64:** 860–2.

H_2 受体拮抗药 据报道，由于西咪替丁可降低氟卡尼的代谢而增加健康受试者的氟卡尼生物利用度，而清除半衰期和肾清除没有变化[1]。

1. Tjandra-Maga TB, *et al.* Altered pharmacokinetics of oral flecainide by cimetidine. *Br J Clin Pharmacol* 1986; **22:** 108–10.

药动学

口服后，氟卡尼几乎能全部被吸收并且无首关清除效应。尽管食物或抗酸药不影响吸收，但牛奶能抑制婴儿的吸收（见上文）。氟卡尼的代谢产物主要有 2 种：间位-邻-脱烷基氟卡尼和间位-邻-脱烷基内酰胺氟卡尼，这两种代谢物可能具有部分活性，但不具有临床意义。氟卡尼的代谢与细胞色素 P450 同工酶 CYP2D6 有关并且具有遗传多态现象（见下文**代谢**）。氟卡尼主要经肾从尿排泄，其中大约 30% 为原形，其他为代谢产物。大约 5% 从粪便排泄。肾损伤、心力衰竭和碱性尿均能降低氟卡尼的排泄。血液透析仅能清除大约口服剂量的 1% 氟卡尼原形。

普遍认为血浆治疗浓度是 0.2～1μg/ml。清除半衰期大约为 20h，血浆蛋白结合率大约为 40%。

氟卡尼能透过胎盘并能分布到乳汁中。

代谢 氧化代谢是氟卡尼消除的重要途径[1]。代谢主要由具有遗传多态性的细胞色素 P450 同工酶 CYP2D6 介导。新陈代谢功能弱的人群（5%～10% 的人）平均清除半衰期大约为 11.8h，而强代谢者为 6.8h，从尿中排泄的原形在这两种人群中的比例分别为 51%、31%。这种药物动学的差异并没有多大的临床意义。然而对于肾损伤而新陈代谢又弱的患者，需要谨慎地进行剂量调整。

1. Mikus G, *et al.* The influence of the sparteine-debrisoquin phenotype on the disposition of flecainide. *Clin Pharmacol Ther* 1989; **45:** 562–7.

妊娠 1 例妊娠末期的孕妇服用氟卡尼治疗胎儿室上性心动过速的药动学研究发现[1]，氟卡尼能轻易地通过胎盘但在胎儿血液中没有积留，而羊水中却有很高的浓度。

对肝脏具有同样的影响，见上文。

1. Bourget P, *et al.* Flecainide distribution, transplacental passage and accumulation in the amniotic fluid during the third trimester of pregnancy. *Ann Pharmacother* 1994; **28:** 1031–4.

用途和用法

氟卡尼是一个典型的Ⅰc 类抗心律失常药（第 1115 页），用来治疗严重的症状明显的室性心律失常，如持续性室性心动过速、室性早搏或者对其他治疗无效的非持续性室性心动过速，严重的症状明显的室上性心律失常（房室结折返性心动过速、心律失常伴随 Wolff-Parkinson-White 综合征、没有左心室功能紊乱的阵发性房颤）。

氟卡尼可以口服或用醋酸盐静脉给药。患者须入院治疗。治疗 3～5 天后需调整剂量，并且一旦症状控制应减量。建议血浆治疗浓度是 0.2～1μg/ml。

治疗室性心律失常常用的氟卡尼口服初始剂量是 100mg，每日 2 次，最大总剂量为每日 400mg，但大多患者剂量不会超过每日 300mg。治疗室上性心律失常常用的口服初始剂量为 50mg，每日 2 次，最大总剂量为每日 300mg。

不得少于 10～30min 的时间静脉给予 2mg/kg 的氟卡尼能快速控制心律失常，最大剂量为 150mg，应同时监控 ECG 的变化。如果需长期胃肠外给药治疗，初始治疗如同上述一样，静脉给予 2mg/kg 的氟卡尼，给药时间不得少于 30min，接下来的 1h 持续静脉滴注 1.5mg/kg，此后每小时静脉滴注 100～250μg/kg。第一个 24h 最大累积剂量不超过 600mg。静脉滴注不应超过 24h 并尽快用口服治疗取代。

肾损伤患者，应减少氟卡尼剂量（见下文）。

氟卡尼的儿童用法，见下文。

氟卡尼曾被尝试治疗难治的神经性疼痛。

用法 氟卡尼常口服或静脉给药。另有报道[1]，健康受试者直肠能快速稳定地吸收氟卡尼溶液，达到血浆峰浓度的平均时间为 0.67h，平均生物利用度为 98%，而口服溶液剂达到血浆峰时间为 1h，平均生物利用度为 78%，口服片剂时，这两个数值分别为 4h 和 81%。2 例重症患者直肠给予氟卡尼时，一个吸收良好而另一个吸收差[2]，因此推荐直肠给药用于胃肠道外给药，达最大剂量仍无疗效，或口服和鼻饲给药不能实施的患者。

1. Lie-A-Huen L, *et al.* Absorption kinetics of oral and rectal flecainide in healthy subjects. *Eur J Clin Pharmacol* 1990; **38:** 595–8.
2. Quattrocchi FP, Karim A. Flecainide acetate administration by enema. *DICP Ann Pharmacother* 1990; **24:** 1233–4.

儿童用法 氟卡尼已成功地用于治疗儿童心律失常[1,2]，包括新生儿[2,3]，氟卡尼和索他洛尔合用的有效结果也已有报道[4]。美国注册药品信息建议 6 个月以下的婴儿使用氟卡尼醋酸盐初始口服剂量为 50mg/m²，每日分次服用，6 个月以上者每日 100mg/m²，但剂量不应超过 200mg/m²。

BNFC 2010/11 建议氟卡尼醋酸盐的剂量如下：

- 新生儿：**口服**剂量 2mg/kg，每日 2～3 次，根据反应调整，或在 10～30min 内**静脉给药** 1～2mg/kg，必要时以每小时 100～250μg/kg 的速率持续输注，直到心律失常得到控制；
- 1 个月～12 岁儿童：**口服**剂量 2mg/kg，每日 2～3 次，根据反应调整至最大剂量 8mg/kg 或 300mg；或在 10～30min 内**静脉给药** 2mg/kg，必要时以每小时 100～250μg/kg 的速率持续输注，直到心律失常得到控制（24 小时内最大累积 600mg）；
- 12～18 岁：同成年人（见上文**用途和用法**），大多数儿童最大口服剂量不应超过每日 300mg。

1. Perry JC, Garson A. Flecainide acetate for treatment of tachyarrhythmias in children: review of world literature on efficacy, safety, and dosing. *Am Heart J* 1992; **124:** 1614–21.
2. O'Sullivan JJ, *et al.* Digoxin or flecainide for prophylaxis of supraventricular tachycardia in infants? *J Am Coll Cardiol* 1995; **26:** 991–4.
3. Ferlini M, *et al.* Flecainide as first-line treatment for supraventricular tachycardia in newborns. *J Cardiovasc Med (Hagerstown)* 2009; **10:** 372–5.
4. Price JF, *et al.* Flecainide and sotalol: a new combination therapy for refractory supraventricular tachycardia in children <1 year of age. *J Am Coll Cardiol* 2002; **39:** 517–20.

在肾损伤中的用法 氟卡尼的半衰期在肾损伤患者[1～3]体内可能会延长，应减少剂量。对于肌酐清除率不超过 35ml/(min·1.73m²) 的患者，注册药品信息指出氟卡尼醋酸盐的初始口服剂量不应超过每日 100mg。血药浓度应被监测，静脉给药时剂量应减半。

代谢功能弱的肾损伤患者应该更谨慎地进行剂量调整（见上文**代谢**）。

1. Braun J, *et al.* Pharmacokinetics of flecainide in patients with mild and moderate renal failure compared with patients with normal renal function. *Eur J Clin Pharmacol* 1987; **31:** 711–14.
2. Forland SC, *et al.* Oral flecainide pharmacokinetics in patients with impaired renal function. *J Clin Pharmacol* 1988; **28:** 259–67.
3. Williams AJ, *et al.* Pharmacokinetics of flecainide acetate in patients with severe renal impairment. *Clin Pharmacol Ther* 1988; **43:** 449–55.

心律失常 氟卡尼在治疗心室和室上性心律失常有确定的作用（第 1121 页）。它已被用于儿童（见上文），也成功地在孕妇身上（胎盘疗法）用于治疗胎儿心律失常[1,2]，尽管被报道有新生儿毒性[3,4]。

心律失常抑制试验（CAST）发现，在心肌梗死后无症状心律失常的患者不建议使用，会使死亡率增加，氟卡尼和相关Ⅰc 类抗心律失常药物恩卡尼[5～7]和莫雷西嗪[8]正尝试使用，以减少室性期前收缩患者的梗死后死亡率。

氟卡尼已经用作 Brugada 综合征的诊断[9]。这种综合征以室性心动过速引起晕厥或心搏停止为特点，而心脏并没有器质性病变，认为是由于心肌细胞内向钠电流不足。氟卡尼由于具有阻断钠通道的特点，扩大了这种不足并使得 ST 段抬高而有助于诊断，然而，它可能会导致严重室性心律失常[10]，不能用于治疗。

1. Simpson JM, Sharland GK. Fetal tachycardias: management and outcome of 127 consecutive cases. *Heart* 1998; **79:** 576–81.
2. Krapp M, *et al.* Flecainide in the intrauterine treatment of fetal supraventricular tachycardia. *Ultrasound Obstet Gynecol* 2002; **19:** 158–64.
3. Rasheed A, *et al.* Neonatal ECG changes caused by supratherapeutic flecainide following treatment for fetal supraventricular tachycardia. *Heart* 2003; **89:** 470.
4. Hall CM, Ward Platt MP. Neonatal flecainide toxicity following supraventricular tachycardia treatment. *Ann Pharmacother* 2003; **37:** 1343–4.
5. Task Force of the Working Group on Arrhythmias of the European Society of Cardiology. CAST and beyond: implications of the cardiac arrhythmias suppression trial. *Circulation* 1990; **81:** 1123–7. [Simultaneous publication occurred in *Eur Heart J* 1990; **11:** 194–9].
6. The Cardiac Arrhythmia Suppression Trial (CAST) Investigators. Preliminary report: effect of encainide and flecainide on mortality in a randomized trial of arrhythmia suppression after myocardial infarction. *N Engl J Med* 1989; **321:** 406–12.
7. Echt DS, *et al.* Mortality and morbidity in patients receiving encainide, flecainide, or placebo: The Cardiac Arrhythmia Suppression Trial. *N Engl J Med* 1991; **324:** 781–8.
8. The Cardiac Arrhythmia Suppression Trial II Investigators. Effect of the antiarrhythmic agent moricizine on survival after myocardial infarction. *N Engl J Med* 1992; **327:** 227–33.
9. Singleton CB, McGuire MA. The Brugada syndrome: a recently recognised genetic disease causing sudden cardiac death. *Med J Aust* 2000; **173:** 415–8.
10. Gasparini M, *et al.* Flecainide test in Brugada syndrome: a reproducible but risky tool. *Pacing Clin Electrophysiol* 2003; **26:** 338–41.

疼痛 Ⅰc 类抗心律失常药物（如氟卡尼）已被用于神经性疼痛（第 9 页）的镇痛佐剂，尽管氟卡尼有效的证据还很有限。有报道[1,2]神经浸润引起严重疼痛的患者有良好疗效，另一个对梗死形成后患者的研究发现氟卡尼与死亡率增加相关，这一发现导致氟卡尼治疗神经性疼痛的对照试验[3]（CAST，见上文**心律失常**）不得不放弃，后续研究[4,5]发现氟卡尼只对少数癌症疼痛患者有效，尽管疗效在有效患者中可能显著[5]。一项小型研究[6]表明，氟卡尼对带状疱疹后神经痛有效。

1. Dunlop R, *et al.* Analgesic effects of oral flecainide. *Lancet* 1988; **i:** 420–1.
2. Sinnott C, *et al.* Flecainide in cancer nerve pain. *Lancet* 1991; **337:** 1347.
3. Dunlop RJ, *et al.* Flecainide in cancer nerve pain. *Lancet* 1991; **337:** 1347.
4. Chong SF, *et al.* Pilot study evaluating local anesthetics administered systemically for treatment of pain in patients with advanced cancer. *J Pain Symptom Manage* 1997; **13:** 112–17.
5. von Gunten CF, *et al.* Flecainide for the treatment of chronic neuropathic pain: a Phase II trial. *Palliat Med* 2007; **21:** 667–72.
6. Ichimata M, *et al.* Analgesic effects of flecainide on postherpetic neuralgia. *Int J Clin Pharmacol Res* 2001; **21:** 15–19.

制剂

BP 2010: Flecainide Injection; Flecainide Tablets;
USP 33: Flecainide Acetate Tablets.

专利制剂

Arg.: Diondel; Tambocor†; ***Austral.:*** Flecatab; Tambocor; ***Austria:*** Aristocor; ***Belg.:*** Apocard; Docflecai; Tambocor; ***Canad.:*** Tambocor; ***Chile:*** Tambocor†; ***Cz.:*** Tambocor; ***Denm.:*** Tambocor; ***Fin.:*** Tambocor; ***Fr.:*** Flecaine; ***Ger.:*** flecadura†; Flecagamma; Tambocor; ***Gr.:*** Tambocor; ***Hong Kong:*** Tambocor; ***Irl.:*** Tambocor; ***Israel:*** Tambocor; ***Ital.:*** Almarytm; ***Malaysia:*** Tambocor; ***Mex.:*** Tambocor; ***Neth.:*** Tambocor; ***Norw.:*** Tambocor; ***NZ:*** Tambocor; ***Philipp.:*** Tambocor; ***Port.:*** Apocard; ***S.Afr.:*** Tambocor; ***Singapore:*** Tambocor; ***Spain:*** Apocard; ***Swed.:*** Tambocor; ***Switz.:*** Tambocor; ***Thai.:*** Tambocor; ***UK:*** Tambocor; ***USA:*** Tambocor.

Fluindione (*rINN*) 氟茚二酮

Fluindiona; Fluindionum; Fluorindione; LM-123. 2-(4-Fluorophenyl)indan-1,3-dione.

Флуиндион

$C_{15}H_9FO_2$ = 240.2.

CAS — 957-56-2.

UNII — EQ35YMS20Q.

简介

氟茚二酮是一种与华法林（第 1368 页）功能相似的茚满二酮抗凝血药，主要治疗血栓栓塞疾病（第 1146 页），但是由于茚满二酮类具有比华法林大的毒性（见**苯茚二酮**，第 1315 页）而用途受到限制。

常用初始剂量为每日 20mg，根据血液凝固试验而调整剂量。

制剂

专利制剂

Fr.: Previscan.

Fluvastatin Sodium (*BANM*, *USAN*, *rINNM*) 氟伐他汀钠

Fluvastatina sódica; Fluvastatine sodique; Fluvastatinum natricum; Natrii Fluvastatinum; XU-62-320. Sodium (±)-(3*R**,5*S**,6*E*)-7-[3-(*p*-Fluorophenyl)-1-isopropylindol-2-yl]-3,5-dihydroxy-6-heptenoate.

Натрий Флувастатин

$C_{24}H_{25}FNNaO_4$ = 433.4.

CAS — 93957-54-1 (fluvastatin); 93957-55-2 (fluvastatin sodium).

ATC — C10AA04.

ATC Vet — QC10AA04.

UNII — PYF7O1FV7F.

(fluvastatin)

Pharmacopoeias. In *Eur.* (see p.vii) and *US.*

Ph. Eur. 6.8（Fluvastatin Sodium）白色至近白色、淡黄色或略带红色的结晶性粉末。具有吸湿性。可溶于水；易溶于甲醇；难溶于乙腈。5%水溶液的 pH 值为 8～10。贮藏于密闭容器中。避光。

UPS 33（Fluvastatin Sodium） 白色至淡黄色、褐黄色或略带红色的浅黄色粉末，具有吸湿性。溶于水、乙醇、甲醇。1%水溶液的pH值为 8.0～10.0。贮藏于密闭容器中，温度为 15～30℃。避光和干燥贮藏。

不良反应和注意事项

参见**辛伐他汀**，第 1335 页。

药物相互作用

他汀类药物与其他药物的相互作用在辛伐他汀章节讨论（第 1337 页）。氟伐他汀主要由细胞色素 P450 同工酶 CYP2C9 代谢并且与辛伐他汀没有相互作用，但在这两种药物合用时应谨慎。然而，与 CYP2C9 抑制剂氟康唑合用可能会出现相互作用；与 CYP2C9 诱导剂利福平合用，可能降低氟伐他汀大约 50%的生物利用度。

药动学

氟伐他汀能快速地、完全地从胃肠道吸收并有首关效应，肝是其主要作用部位。氟伐他汀主要由细胞色素 P450 同工酶 CYP2C9 代谢，仅少量由 CYP3A4 代谢。据报道，绝对生物利用度大约为 24%。血浆蛋白结合率大于 98%。大约 90%主要以代谢物形式从粪便排泄，6%经肾从尿排泄。

1. Scripture CD, Pieper JA. Clinical pharmacokinetics of fluvastatin. *Clin Pharmacokinet* 2001; **40:** 263–81.
2. Neuvonen PJ, *et al.* Pharmacokinetic comparison of the potential over-the-counter statins simvastatin, lovastatin, fluvastatin and pravastatin. *Clin Pharmacokinet* 2008; **47:** 463–74.

用途和用法

氟伐他汀，为 3-羟-3-甲基戊二酰辅酶（HMG-CoA）还原酶抑制剂，与辛伐他汀（第 1339 页）具有类似调节血浆脂质的作用。用于治疗高脂血症（第 1129 页）[包括高胆固醇血症和混合性高脂血症（Ⅱa 或Ⅱb 高脂蛋白血症）] 时降低总胆固醇、低密度脂蛋白（LDL）-胆固醇、载脂蛋白 B 和甘油三酯并增加高密度脂蛋白（HDL）胆固醇。也常用作缺血性心脏病患者包括经皮冠状动脉介入术患者二级预防性给药以降低心血管风险（第 1124 页）。

氟伐他汀主要以钠盐的形式口服，剂量计算依据其碱，21.06mg 氟伐他汀钠相当于 20mg 氟伐他汀。氟伐他汀常用初始剂量为 20～40mg，每晚 1 次。如有必要，剂量可每 4 周或更长时间增加一次直至每日 80mg，分 2 次口服或控释制剂每日 1 次口服。需大幅度降低低密度脂蛋白（LDL）-胆固醇的患者开始口服剂量可为每日 80mg，同样的剂量也可用于经皮冠状动脉介入术患者。

氟伐他汀的儿童用法，见下文。

1. Langtry HD, Markham A. Fluvastatin: a review of its use in lipid disorders. *Drugs* 1999; **57:** 583–606.
2. Corsini A, *et al.* Fluvastatin: clinical and safety profile. *Drugs* 2004; **64:** 1305–23.
3. Winkler K, *et al.* Risk reduction and tolerability of fluvastatin in patients with the metabolic syndrome: a pooled analysis of thirty clinical trials. *Clin Ther* 2007; **29:** 1987–2000.
4. McDonald KJ, Jardine AG. The use of fluvastatin in cardiovascular risk management. *Expert Opin Pharmacother* 2008; **9:** 1407–14.

儿童用法 氟伐他汀可被用于治疗 9 岁及以上（在美国为 10 岁以上）患有杂合性高胆固醇血症[1]的儿童。适当的口服剂量范围从 20mg 每日 1 次到每日 80mg 分 2 次服用或使用改良的缓释制剂，每日 1 次，根据严重程度和反应调整。美国注册药品信息建议剂量调整反应在 6 周的时间间隔内完成。

1. van der Graaf A, *et al.* Efficacy and safety of fluvastatin in children and adolescents with heterozygous familial hypercholesterolaemia. *Acta Paediatr* 2006; **95:** 1461–6.

制剂

USP 33: Fluvastatin Capsules.

专利制剂

Arg.: Lescol; ***Austral.:*** Lescol; Vastin; ***Austria:*** Lescol; ***Belg.:*** Lescol; ***Braz.:*** Lescol; ***Canad.:*** Lescol; ***Cz.:*** Fluvakarav; Fuvatalip; Lescol; Vuyator; ***Denm.:*** Canef†; Lescol; ***Fin.:*** Canef†; Lescol; ***Fr.:*** Fractal; Lescol; ***Ger.:*** Cranoc; LOCOL; ***Gr.:*** Hovalin; Lescol; ***Hong Kong:*** Lescol; ***Hung.:*** Lescol; Lochol†; Stipatin; ***Indon.:*** Lescol; ***Irl.:*** Fluvat; Lescol; Lochol; Luvinsta; Statease; ***Israel:*** Lescol; ***Ital.:*** Lescol; Lipaxan; Primesin; ***Jpn:*** Lochol; ***Malaysia:*** Lescol; ***Mex.:*** Lescol; Vastaflux; ***Neth.:*** Canef†; Lescol; Vaditon; ***Norw.:*** Lescol; ***NZ:*** Lescol†; ***Philipp.:*** Lescol; ***Pol.:*** Lescol; ***Port.:*** Canef; Cardiol; Fluvaphar; Lescol; ***Rus.:*** Lescol (Лескол); ***S.Afr.:*** Lescol; ***Singapore:*** Lescol; ***Spain:*** Digaril; Lescol; Liposit; Lymetel; Vaditon; ***Swed.:*** Canef†; Lescol; ***Switz.:*** Lescol; Primesin†; ***Thai.:*** Lescol; ***Turk.:*** Lescol; ***UK:*** Dorisin; Lescol; Luvinsta; ***Ukr.:*** Lescol (Лескол); ***USA:*** Lescol; ***Venez.:*** Lescol†.

Fondaparinux Sodium (*BAN*, *USAN*, *rINN*) 磺达肝素钠

Fondaparin Sodium; Fondaparinuks Sodyum; Fondaparinuuksinatrium; Fondaparinux sódico; Fondaparinux Sodique; Fondaparinuxnatrium; Fondaparinuxum Natricum; Fondaparinuxum Natrium; Org-31540; SR-90107A.

Фондапаринукс Натрия

CAS — 114870-03-0.

ATC — B01AX05.

ATC Vet — QB01AX05.

UNII — X0Q6N9USOZ.

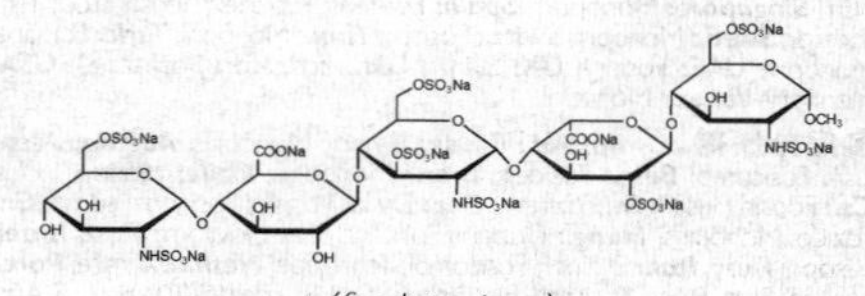

(fondaparinux)

不良反应

参见**肝素**，第 1253 页。

不良反应的处置

如果发生出血，应停用磺达肝素钠，并采取相应的治疗措施。与肝素钠不同，磺达肝素钠没有特异性解毒药（见下文）。

过量 健康受试者给予磺达肝素钠后 2h 发现具有活性的依他凝血素 α（重组因子Ⅶa），调节凝血时间和产生凝血酶的作用持续达 6h，表明磺达肝素钠可用于治疗出血性并发症或者需要进行急性手术者。

1. Bijsterveld NR, *et al.* Ability of recombinant factor VIIa to reverse the anticoagulant effect of the pentasaccharide fondaparinux in healthy volunteers. *Circulation* 2002; **106:** 2550–54.

注意事项

参见**肝素**，第 1254 页。

使用肝素钠有血小板减少症的患者和使用磺达肝素钠时体外血小板凝聚试验（也就是交叉反应性）阳性患者禁止使用磺达肝素钠。严重肾损伤患者禁止使用磺达肝素钠，而体重轻于 50kg 的患者使用时须予特殊照顾。

药物相互作用

参见**肝素**，第 1254 页。

药动学

皮下注射磺达肝素钠后能快速完全地吸收，生物利用度为 100%。与血浆，主要与抗凝血酶Ⅲ广泛地结合。64%～77%的原形经肾从尿排泄。清除半衰期为 17～21h，肾损伤患者、年老患者和体重轻于 50kg 的患者半衰期延长。

1. Donat F, *et al.* The pharmacokinetics of fondaparinux sodium in healthy volunteers. *Clin Pharmacokinet* 2002; **41** (suppl 2): 1–9.
2. Paolucci F, *et al.* Fondaparinux sodium mechanism of action: identification of specific binding to purified and human plasma-derived proteins. *Clin Pharmacokinet* 2002; **41** (suppl 2): 11–18.
3. Turpie AG, *et al.* Pharmacokinetic and clinical data supporting the use of fondaparinux 1.5 mg once daily in the prevention of venous thromboembolism in renally impaired patients. *Blood Coagul Fibrinolysis* 2009; **20:** 114–21.

妊娠 尽管体外研究显示磺达肝素钠不能穿透胎盘[1]，但是一个针对使用磺达肝素钠的妊娠妇女的小型研究发现脐带血中抗Ⅹa 因子活性提高[2]，这表明少量的磺达肝素钠透过胎盘。

1. Lagrange F, *et al.* Fondaparinux sodium does not cross the placental barrier: study using the in-vitro human dually perfused cotyledon model. *Clin Pharmacokinet* 2002; **41** (suppl 2): 47–9.
2. Dempfle C-EH. Minor transplacental passage of fondaparinux in vivo. *N Engl J Med* 2004; **350:** 1914–15.

用途和用法

磺达肝素钠是一个人工合成的戊多糖，是活化Ⅹ的选择性抑制剂（活化因子Ⅹ）。与抗凝血药一样以钠盐的形式治疗静脉血栓栓塞（第 1147 页）、不稳定性心绞痛（第 1118 页）和急性心肌梗死（第 1135 页）。也被用于治疗肝素诱导的血小板减少症（见**肝素**的**不良反应**项下**对血液的影响**，第 1253 页）。

腹部**静脉血栓栓塞**和整形外科预防性用药，磺达肝素钠皮下注射每日 2.5mg，手术开始后至少 6～8h 给药并且持续至少 5～9 天，髋骨骨折时须持续到第 32 天。高危患者预防性给药，每日 1 次给予同样剂量并持续 6～14 天。

在静脉血栓栓塞治疗初期，体重轻于 50kg 患者一次皮下注射磺达肝素钠每日 5mg，体重在 50～100kg 的患者注射 7.5mg，体重超过 100kg 的患者注射 10mg。治疗常持续 5～9 天，直到口服抗凝血药起作用。

磺达肝素钠也被用于治疗不稳定性心绞痛和急性 ST 段抬高性心肌梗死，但只有用于紧急经皮冠状动脉介入治疗的患者。给药剂量为皮下注射 2.5mg，每日 1 次，最多 8 天，急性 ST 段抬高性心肌梗死的患者首次静脉给药。若采用经皮冠状动脉介入治疗则使用肝素。临床需要时应重新开始给药。

肾损伤患者可能需要减量用药（见下文）。

1. Keam SJ, Goa KL. Fondaparinux sodium. *Drugs* 2002; **62:** 1673–85.
2. Tran AH, Lee G. Fondaparinux for prevention of venous thromboembolism in major orthopedic surgery. *Ann Pharmacother* 2003; **37:** 1632–43.
3. The Matisse Investigators. Subcutaneous fondaparinux versus intravenous unfractionated heparin in the initial treatment of pulmonary embolism. *N Engl J Med* 2003; **349:** 1695–1702.
4. Reynolds NA, *et al.* Fondaparinux sodium: a review of its use in the prevention of venous thromboembolism following major orthopaedic surgery. *Drugs* 2004; **64:** 1575–96.
5. Büller HR, *et al.* Fondaparinux or enoxaparin for the initial treatment of symptomatic deep venous thrombosis: a randomized trial. *Ann Intern Med* 2004; **140:** 867–73.
6. The OASIS-6 Trial Group. Effects of fondaparinux on mortality and reinfarction in patients with acute ST-segment elevation myocardial infarction: the OASIS-6 randomized trial. *JAMA* 2006; **295:** 1519–30.
7. Cohen AT, *et al.* ARTEMIS Investigators. Efficacy and safety of fondaparinux for the prevention of venous thromboembolism in older acute medical patients: randomised placebo controlled trial. Abridged version: *BMJ* 2006; **332:** 325–9. Full version: http://www.bmj.com/cgi/reprint/332/7537/325 (accessed 14/05/08)

8. Yusuf S, *et al.* Fifth Organization to Assess Strategies in Acute Ischemic Syndromes Investigators. Comparison of fondaparinux and enoxaparin in acute coronary syndromes. *N Engl J Med* 2006; **354:** 1464–76.
9. Efird LE, Kockler DR. Fondaparinux for thromboembolic treatment and prophylaxis of heparin-induced thrombocytopenia. *Ann Pharmacother* 2006; **40:** 1383–7.
10. Mehta SR, *et al.* OASIS 5 and 6 Investigators. Antithrombotic therapy with fondaparinux in relation to interventional management strategy in patients with ST- and non-ST-segment elevation acute coronary syndromes: an individual patient-level combined analysis of the Fifth and Sixth Organization to Assess Strategies in Ischemic Syndromes (OASIS 5 and 6) randomized trials. *Circulation* 2008; **118:** 2038–46.
11. Karthikeyan G, *et al.* Fondaparinux in the treatment of acute coronary syndromes: evidence from OASIS 5 and 6. *Expert Rev Cardiovasc Ther* 2009; **7:** 241–9.

在肾损伤中的用法 磺达肝素钠通过肾脏消除，肾损伤患者应慎用。美国注册药信息表明，肌酐清除率（CC）低于 30ml/min 的患者严禁使用磺达肝素钠，CC 为 30～50ml/min 的患者，建议谨慎使用。

在英国，建议以适应证为基础，如下：

- *治疗急性冠状动脉综合征*：CC 低于 20ml/min 的患者严禁使用；
- *治疗静脉血栓栓塞*：CC 低于 30ml/min 的患者严禁使用；
- *预防静脉血栓栓塞*：CC 低于 20ml/min 的患者严禁使用，CC 为 20～50ml/min 的患者降低剂量为每日 1.5mg。

制剂

专利制剂

Arg.: Arixtra; **Austral.:** Arixtra; **Austria:** Arixtra; **Belg.:** Arixtra; **Braz.:** Arixtra; **Canad.:** Arixtra; **Chile:** Arixtra; **Cz.:** Arixtra; **Denm.:** Arixtra; **Fin.:** Arixtra; **Fr.:** Arixtra; **Ger.:** Arixtra; **Gr.:** Arixtra; **Hong Kong:** Arixtra†; **Hung.:** Arixtra; **Indon.:** Arixtra; **Irl.:** Arixtra; **Israel:** Arixtra; **Ital.:** Arixtra; **Malaysia:** Arixtra; **Mex.:** Arixtra; **Neth.:** Arixtra; Quixidar; **Norw.:** Arixtra; **Philipp.:** Arixtra; **Pol.:** Arixtra; **Port.:** Arixtra; Quixidar†; **Rus.:** Arixtra (Арикстра); **S.Afr.:** Arixtra; **Singapore:** Arixtra; **Spain:** Arixtra; **Swed.:** Arixtra; **Switz.:** Arixtra; **Thai.:** Arixtra; **Turk.:** Arixtra; **UK:** Arixtra; **Ukr.:** Arixtra (Арикстра); **USA:** Arixtra.

Fosinopril Sodium (*BANM, USAN, rINNM*) 福辛普利钠

Fosinoprilinatrium; Fosinopril sódico; Fosinopril sodique; Fosinopril Sodyum; Fosinoprilnatrium; Fosinoprilum natricum; Natrii Fosinoprilum; SQ-28555. (4*S*)-4-Cyclohexyl-1-{[(*RS*)-2-methyl-1-(propionyloxy)propoxy]-(4-phenylbutyl)phosphinylacetyl}-L-proline sodium.

Натрий Фозиноприл

$C_{30}H_{45}NNaO_7P = 585.6.$

CAS — 97825-24-6 (fosinopril); 98048-97-6 (fosinopril); 88889-14-9 (fosinopril sodium).

ATC — C09AA09.

ATC Vet — QC09AA09.

UNII — NW2RTH6T2N.

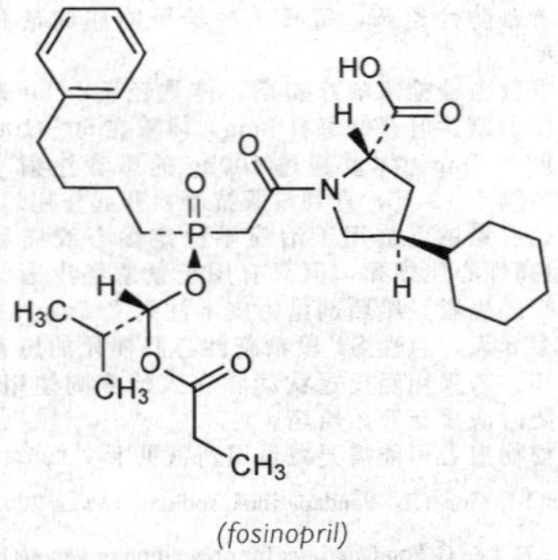

(fosinopril)

Pharmacopoeias. In *Eur.* (see p.vii) and *US.*

Ph. Eur. 6.8（Fosinopril Sodium） 白色至类白色结晶性粉末。表现为多态性。易溶于水；难溶于无水乙醇；不溶于己烷。

USP 33（Fosinopril Sodium） 20～25℃条件下贮藏于密闭容器中，允许温度范围为 15～30℃。

不良反应、处置和注意事项

参见 **ACEI**，第 1151 页。

药物相互作用

参见 **ACEI**，第 1154 页。

药动学

福辛普利是其活性代谢物福辛普利拉二酸的前体物。口服吸收率约为 36%。福辛普利在胃肠黏膜和肝脏被快速完全地水解成福辛普利拉。口服福辛普利后 3h 福辛普利拉即达血浆峰浓度。福辛普利拉血浆蛋白结合率大约 95%。经肾从尿排泄和经胆汁从粪便排泄，也可从乳汁排泄。高血压患者大剂量服用福辛普利后福辛普利拉累积有效半衰期约为 11.5h，心力衰竭患者约为 14h。

1. Singhvi SM, *et al.* Disposition of fosinopril sodium in healthy subjects. *Br J Clin Pharmacol* 1988; **25:** 9–15.
2. Kostis JB, *et al.* Fosinopril: pharmacokinetics and pharmacodynamics in congestive heart failure. *Clin Pharmacol Ther* 1995; **58:** 660–5.

肾损伤 肾损伤患者的福辛普利拉（福辛普利的代谢物）的全身总清除率比较缓慢。然而，对不同程度肾损伤，包括需要透析的患者在内的药动学研究显示[1～5]，肾清除率减少，但至少部分可以被增加的肝清除率补偿。

1. Hui KK, *et al.* Pharmacokinetics of fosinopril in patients with various degrees of renal function. *Clin Pharmacol Ther* 1991; **49:** 457–67.
2. Gehr TWB, *et al.* Fosinopril pharmacokinetics and pharmacodynamics in chronic ambulatory peritoneal dialysis patients. *Eur J Clin Pharmacol* 1991; **41:** 165–9.
3. Sica DA, *et al.* Comparison of the steady-state pharmacokinetics of fosinopril, lisinopril and enalapril in patients with chronic renal insufficiency. *Clin Pharmacokinet* 1991; **20:** 420–7.
4. Gehr TWB, *et al.* The pharmacokinetics and pharmacodynamics of fosinopril in haemodialysis patients. *Eur J Clin Pharmacol* 1993; **45:** 431–6.
5. Greenbaum R, *et al.* Comparison of the pharmacokinetics of fosinoprilat with enalaprilat and lisinopril in patients with congestive heart failure and chronic renal insufficiency. *Br J Clin Pharmacol* 2000; **49:** 23–31.

用途和用法

福辛普利是一种 ACEI（第 1151 页）。用于高血压（第 1131 页）和心力衰竭（第 1127 页）的治疗。

福辛普利主要是通过口服后代谢成福辛普利拉而发挥作用。单次口服后 1h 内即可发生血流动力学效应，2～6h 后即可发生最大效应，尽管长期给药期间全效应不会维持几周。每日 1 次的剂量，血流动力学效应持续大约 24h。福辛普利以钠盐的形式口服。

治疗**高血压**时，福辛普利钠的初始剂量为每日 10mg。应用 ACEI 开始治疗时，一些患者可能会出现血压骤降，因此首次剂量最好在睡前服用。常用的维持剂量为每日 10～40mg，每日 1 次。已经接受利尿药的患者，可能的话在使用福辛普利治疗前几天停止使用利尿药。如需要，可以稍后重新使用利尿药。

治疗**心力衰竭**时，使用袢利尿药的患者加服 ACEI 可引起的严重的首剂低血压，但是暂时停药会导致肺水肿反弹。因此应在严密的监测从低剂量开始治疗。福辛普利钠初始剂量为每日 10mg，每日 1 次，如果耐受良好，可以增加到最大剂量每日 40mg，每日 1 次。极易出现低血压的高危患者初始剂量可以为 5mg。

儿童用药剂量，见下文。

1. Murdoch D, McTavish D. Fosinopril: a review of its pharmacodynamic and pharmacokinetic properties, and therapeutic potential in essential hypertension. *Drugs* 1992; **43:** 123–40.
2. Wagstaff AJ, *et al.* Fosinopril: a reappraisal of its pharmacology and therapeutic efficacy in essential hypertension. *Drugs* 1996; **51:** 777–91.
3. Davis R, *et al.* Fosinopril: a review of its pharmacology and clinical efficacy in the management of heart failure. *Drugs* 1997; **54:** 103–16.

儿童用法 美国注册药品信息建议，福辛普利治疗体重大于 50kg 儿童高血压患者，口服 5～10mg，每日 1 次。

制剂

USP 33: Fosinopril Sodium and Hydrochlorothiazide Tablets; Fosinopril Sodium Tablets.

专利制剂

Austral.: Fosipril; Monace; Monopril; **Austria:** Fositens; **Belg.:** Fosinil; **Braz.:** Monopril; **Canad.:** Monopril; **Chile:** Monopril; **Cz.:** Apo-Fosinop; Fenosimed; Fosinogen; Monace; Monopril; **Denm.:** Monopril†; **Fr.:** Fozitec; **Ger.:** Dynacil; Fosinorm; **Gr.:** Monopril; Sinopril; **Hong Kong:** Monopril†; **Hung.:** Monopril; Noviform; **India:** Fovas; **Indon.:** Acenor-M; **Israel:** Vasopril†; **Ital.:** Eliten; Fosipres; Tensogard; **Malaysia:** Monopril†; **Mex.:** Monopril; **Neth.:** NewAce; **Philipp.:** BPNorm; **Pol.:** Monopril; **Port.:** Fositen; **Rus.:** Fosicard (Фозикард); Monopril (Моноприл); **S.Afr.:** Monopril†; **Singapore:** Monopril†; **Spain:** Fositens; Hiperlex; Tenso Stop; Tensocardil; **Swed.:** Monopril; **Switz.:** Fositen; **Thai.:** Monopril; **Turk.:** Forsace; Monopril; **UAE:** Fosipril; **UK:** Staril†; **Ukr.:** Fosicard (Фозикард); **USA:** Monopril; **Venez.:** Monopril.

多组分制剂 **Austral.:** Fosetic; Hyforil; Monoplus; **Austria:** Aceplus†; Fosicomb; **Belg.:** Foside†; **Braz.:** Monoplus; **Chile:** Monopril Plus; **Cz.:** Foprin Plus H; **Fr.:** Foziretic; **Ger.:** Dynacil comp; Fosinorm comp; **Gr.:** Fozide; Monoplus; **Hung.:** Duopril; Fosicard Plus; Noviform Plusz; **Israel:** Vasopril Plus†; **Ital.:** Elidiur†; Fosicombi; Tensozide; **Neth.:** Diurace; **Port.:** Fositen Plus; **Rus.:** Fosicard H (Фозикард Н); Fozide (Фозид); **S.Afr.:** Monozide†; **Spain:** Fositens Plus; Hiperlex Plus; Tenso Stop Plus; **Swed.:** Monopril comp†; **Switz.:** Fosicomp; **Thai.:** Monoplus†; **Turk.:** Forsace Plus; Monopril Plus; **USA:** Monopril-HCT; **Venez.:** Monopril Plus.

Furosemide (*BAN, USAN, rINN*) ⊗呋塞米

Frusemide; Furosemid; Furosemida; Furosémide; Furosemidi; Furosemidum; Furoszemid; Furozemidas; LB-502. 4-Chloro-*N*-furfuryl-5-sulphamoylanthranilic acid.

Фуросемид

$C_{12}H_{11}ClN_2O_5S = 330.7.$

CAS — 54-31-9.

ATC — C03CA01.

ATC Vet — QC03CA01.

UNII — 7LXU5N7ZO5.

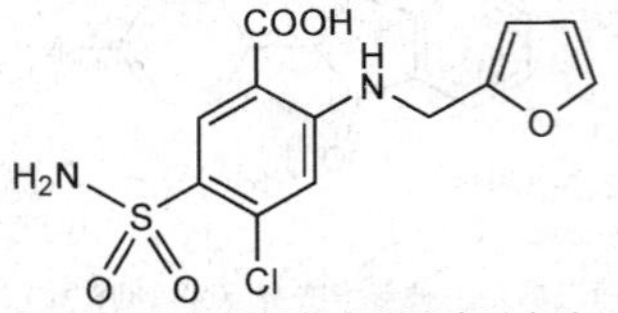

注：呋塞米复方制剂可能有以下表示方法。

- Co-amilofruse（*BAN*）——8 份呋塞米和盐酸阿米洛利 1 份（质量分数）。

Pharmacopoeias. In *Chin., Eur.* (see p.vii), *Int., Jpn, US,* and *Viet.*

Ph. Eur. 6.8（Furosemide） 白色或几乎白色结晶粉末。几乎不溶于水和二氯甲烷；略溶于乙醇；溶于丙酮。溶于强碱溶液中。避光。

USP 33（Furosemide） 白色至微白色结晶粉末，无臭。几乎不溶于水；略溶于乙醇；易溶于丙酮、二甲基酰胺和强碱溶液；溶于甲醇；极微溶于氯仿；微溶于乙醚。25℃贮藏，贮藏温度允许范围是 15～30℃。避光。

用氢氧化钠作辅料制成 pH 值为 8.0～9.3 的注射液。

配伍禁忌 呋塞米注射液呈碱性，因此禁止与葡萄糖注射液或其他酸性溶液混合或稀释。

报道称，呋塞米注射液与盐酸地尔硫䓬、盐酸多巴酚丁胺、盐酸多巴胺、盐酸拉贝洛尔、盐酸咪达唑、乳酸米力农、盐酸尼卡地平和维库溴铵混合可出现肉眼可见沉淀[1]。肠道外营养物溶液[2]、苯磺顺阿曲库胺[3]、左氧氟沙星[4]、苯肾上腺素[5]和加压素[5]与呋塞米也不能相容。

1. Chiu MF, Schwartz ML. Visual compatibility of injectable drugs used in the intensive care unit. *Am J Health-Syst Pharm* 1997; **54:** 64–5.
2. Trissel LA, *et al.* Compatibility of parenteral nutrient solutions with selected drugs during simulated Y-site administration. *Am J Health-Syst Pharm* 1997; **54:** 1295–1300.
3. Trissel LA, *et al.* Compatibility of cisatracurium besylate with selected drugs during simulated Y-site administration. *Am J Health-Syst Pharm* 1997; **54:** 1735–41.
4. Saltsman CL, *et al.* Compatibility of levofloxacin with 34 medications during simulated Y-site administration. *Am J Health-Syst Pharm* 1999; **56:** 1458–9.
5. Faria CE, *et al.* Visual compatibility of furosemide with phenylephrine and vasopressin. *Am J Health-Syst Pharm* 2006; **63:** 906–8.

稳定性 研究[1]显示呋塞米注射液（10mg/ml）在 25%人血白蛋白中，在室温、避光条件下能稳定存在 48h；冷冻贮藏可稳定地存在 14 天。未发现有细菌或真菌繁殖生长。

1. Elwell RJ, *et al.* Stability of furosemide in human albumin solution. *Ann Pharmacother* 2002; **36:** 423–6.

不良反应

大多数不良反应与高剂量使用呋塞米有关，但严重不良反应少见。最常见的不良反应是水和电解质紊乱包括低钠、低钾和碱中毒，尤其是大剂量使用或长时间使用后常见。电解质紊乱的标志包括头疼、低血压、肌肉痛性痉挛、口干、口渴、虚弱、昏睡、困倦、坐立不安、少尿、心律失常和胃肠道紊乱。可能发生低血容量和失水，尤其是老年患者易发生。由于作用时间短，髓袢利尿药（如呋塞米）发生低血钾的风险比噻嗪类利尿药要小。与噻嗪类利尿药不同的是呋塞米能增加尿钙的排泄，有早产儿发生肾钙质沉着的报道。

呋塞米可能使一些患者发生高尿酸血症和痛风不良反应。可能引起高血糖和糖尿，但是比噻嗪类引起的范围要小得多。

比噻嗪类利尿药更易发生胰腺炎和阻塞性黄疸。其他罕见的不良反应包括视物模糊、黄视症、眩晕、头痛和直立性低血压。其他不良反应较少发生。皮疹和光敏反应可能较严重；超敏反应包括间质性肾炎和血管炎；也有发热的报道。可能发生骨髓抑制反应，有病例报道发生过粒细胞缺乏症、血小板减少症和白细胞减少症。也可能发生耳鸣和耳聋，尤其在快速高剂量使用呋塞米时。患者服用其他耳毒性药物时更易发生永久性耳聋。

不良反应发生率 一项调查显示[1]，553 个接受呋塞米治疗的住院患者中有 220 个患者（40%）发生了 480 例

不良反应。其中，130 个患者（23.5%）发生电解质紊乱，50 个患者（9%）发生细胞外容积不足。肝病患者更易发生不良反应，20 个肝硬化患者发生了肝昏迷。另一项类似的调查显示[2]，585 个住院患者中有 123 个患者（21%）发生了 177 例不良反应。这些不良反应包括血容量不足 85 例（14.5%）、低血钾 21 例（3.6%）和低血钠 6 例（1%）。有 2 个患者的低血钾危及到生命。54 个患者（9.2%）发生了高尿酸血症，其中有 40 个患者也发生了血容量不足，2 个患者发生了痛风。

1. Naranjo CA, *et al.* Frusemide-induced adverse reactions during hospitalization. *Am J Hosp Pharm* 1978; **35:** 794–8.
2. Lowe J, *et al.* Adverse reactions to frusemide in hospital inpatients. *BMJ* 1979; **2:** 360–2.

致癌性 见氢氯噻嗪，第 1259 页。

痴呆症 注册药品信息表明，与单独使用利培酮或呋塞米相比，患有痴呆症的老年患者在两种药物合用时死亡率更高。利培酮与其他利尿药合用（主要是低剂量噻嗪类药物）与这些结果无关。也见**利培酮**，第995页。

对骨骼的影响 袢利尿药引起的高钙尿能改变骨代谢，但其临床意义还是未知的。研究结果是矛盾的：一些研究表明，使用袢利尿药不会对骨密度有不良影响[1]或有骨折的风险[2]，而另一些报道使用袢利尿药在男性和女性都会造成更大程度的骨质疏松[2,3]和骨折风险[4,5]。然而，在最好的情况下，有适当的效应强度，这些结果只能以混杂因素来解释。

对儿童骨骼的影响（可能与继发性甲状旁腺功能亢进症有关），见下文**对婴儿和新生儿的影响**。

1. Lim LS, *et al.* Diuretic use and bone mineral density in older USA men: the osteoporotic fractures in men (MrOS) study. *Age Ageing* 2005; **34:** 504–7.
2. Lim LS, *et al.* Loop diuretic use and rates of hip bone loss and risk of falls and fractures in older women. *J Am Geriatr Soc* 2009; **57:** 855–62.
3. Lim LS, *et al.* Osteoporotic Fractures in Men (MrOS) Study Group. Loop diuretic use and increased rates of hip bone loss in older men: the Osteoporotic Fractures in Men Study. *Arch Intern Med* 2008; **168:** 735–40.
4. Rejnmark L, *et al.* Fracture risk in patients treated with loop diuretics. *J Intern Med* 2006; **259:** 117–24.
5. Carbone LD, *et al.* Loop diuretic use and fracture in postmenopausal women: findings from the Women's Health Initiative. *Arch Intern Med* 2009; **169:** 132–40.

对耳的影响 呋塞米治疗期间发生的耳毒性和耳聋常与快速静脉注射[1]或肾损伤患者减慢排出[2]有关。美国 FDA 收到的 29 例呋塞米引起的耳聋报告中[3]，大多数患者有肾病或采用静脉给药途径，有 8 名患者同时接受了其他耳毒性药物的治疗。然而 11 个患者口服药物后也发生了耳聋，并且有 4 例没有肾病或服用其他耳毒性药物也发生了听觉缺失。听觉缺失是暂时性的，持续时间从 1.5～24h 不等，但是有 3 例发生了永久性耳聋，其中 1 例为口服呋塞米治疗。耳聋与高剂量用药没有多大关系，有 6 名患者用药总剂量不超过 200mg。详见下文**注意事项**内容。

1. Heidland A, Wigand ME. Einfluss hoher Furosemiddosen auf die Gehörfunktion bei Urämie. *Klin Wochenschr* 1970; **48:** 1052–6.
2. Schwartz GH, *et al.* Ototoxicity induced by furosemide. *N Engl J Med* 1970; **282:** 1413–14.
3. Gallagher KL, Jones JK. Furosemide-induced ototoxicity. *Ann Intern Med* 1979; **91:** 744–5.

对电解质平衡的影响 钙 呋塞米能增加肾的钙排泄。甲状旁腺功能减退症患者使用呋塞米治疗时，有发生低血钙的危险[1]，同样有报道称甲状腺切除后潜伏的甲状旁腺功能减退症患者也会发生此不良反应[2]。

血清钙浓度降低也能诱导甲状旁腺功能亢进症。一项对 36 个心力衰竭患者的研究显示，呋塞米具有升高甲状旁腺素和碱性磷酸酶浓度的作用，说明呋塞米加速了骨的再造，此作用与甲状旁腺功能亢进症初期骨再造作用类似[3]。

关于使用袢利尿药治疗高尿钙可能影响骨代谢见上文**对骨骼的影响**。关于呋塞米治疗引起新生儿高钙尿、佝偻病、肾结石和甲状旁腺功能亢进症的不良反应，见下文**对婴儿和新生儿的影响**。

1. Gabow PA, *et al.* Furosemide-induced reduction in ionized calcium in hypoparathyroid patients. *Ann Intern Med* 1977; **86:** 579–81.
2. Bashey A, MacNee W. Tetany induced by frusemide in latent hypoparathyroidism. *BMJ* 1987; **295:** 960–1.
3. Elmgreen J, *et al.* Elevated serum parathyroid hormone concentration during treatment with high ceiling diuretics. *Eur J Clin Pharmacol* 1980; **18:** 363–4.

镁、钾和钠 利尿药对电解质平衡的影响的讨论，见**氢氯噻嗪的不良反应**，第 1259 页。

对婴儿和新生儿的影响 呋塞米常用来治疗早产儿和新生儿的心、肺功能紊乱。长期使用时由于引起尿钙排泄量增多而导致这个年龄组的患者易发生不良反应。甲状旁腺素的浓度增加[1,2]和骨吸收的迹象[1,3]表明钙丢失增加会导致继发性甲状旁腺功能亢进症。也有骨矿物质的减少[1,3]、佝偻病[4]、骨折[3]和肾钙化[1,5~7]的报道。一个噻嗪类利尿药可逆转肾钙化的观察结果[5]得到了其他学者的支持[6]。有证据显示[8]，呋塞米引起极低体重婴儿的肾钙化可能与长期肾损伤有关。也有年龄稍微大一些的婴儿使用呋塞米后发生肾钙化案例的报道[9]。

据报道[10]，使用呋塞米治疗心力衰竭的婴儿发生钙缺乏可能会导致发育停滞。呼吸窘迫综合征早产儿使用呋塞米会增加动脉导管未闭的发病率[11]，且已经得到很大的关注。认为其机制与肾前列腺素 E_2 兴奋有关。然而，动脉导管未闭发病率的增加并未提高使用呋塞米治疗婴儿的死亡率，一个随后的研究也未能发现，与对照组相比，使用呋塞米治疗的婴儿动脉导管未闭发病率没有增加[12]。令人困惑的是，呋塞米曾被用来治疗导管延迟闭合（见下文**用途和用法**项下**动脉导管未闭**）。给服用吲哚美辛的婴儿使用呋塞米可能无效[13]，但是它能阻止吲哚美辛引起的尿量下降[14,15]。

1. Venkataraman PS, *et al.* Secondary hyperparathyroidism and bone disease in infants receiving long-term furosemide therapy. *Am J Dis Child* 1983; **187:** 1157–61.
2. Vileisis RA. Furosemide effect on mineral status of parenterally nourished premature neonates with chronic lung disease. *Pediatrics* 1990; **85:** 316–22.
3. Morgan MEI, Evans SE. Osteopenia in very low birthweight infants. *Lancet* 1986; **ii:** 1399–1400.
4. Chudley AE, *et al.* Nutritional rickets in 2 very low birthweight infants with chronic lung disease. *Arch Dis Child* 1980; **55:** 687–90.
5. Hufnagle KG, *et al.* Renal calcifications: a complication of long-term furosemide therapy in preterm infants. *Pediatrics* 1982; **70:** 360–3.
6. Noe HN, *et al.* Urolithiasis in pre-term neonates associated with furosemide therapy. *J Urol (Baltimore)* 1984; **132:** 93–4.
7. Pearse DM, *et al.* Sonographic diagnosis of furosemide-induced nephrocalcinosis in newborn infants. *J Ultrasound Med* 1984; **3:** 553–6.
8. Downing GJ, *et al.* Kidney function in very low birth weight infants with furosemide-related renal calcifications at ages 1 to 2 years. *J Pediatr* 1992; **120:** 599–604.
9. Alon US, *et al.* Nephrocalcinosis and nephrolithiasis in infants with congestive heart failure treated with furosemide. *J Pediatr* 1994; **125:** 149–51.
10. Salmon AP, *et al.* Sodium balance in infants with severe congestive heart failure. *Lancet* 1989; **ii:** 875.
11. Green TP, *et al.* Furosemide promotes patent ductus arteriosus in premature infants with respiratory-distress syndrome. *N Engl J Med* 1983; **308:** 743–8.
12. Yeh TF, *et al.* Early furosemide therapy in premature infants (≤ 2000 gm) with respiratory distress syndrome: a randomized controlled trial. *J Pediatr* 1984; **105:** 603–9.
13. Friedman Z, *et al.* Urinary excretion of prostaglandin E following the administration of furosemide and indomethacin to sick low-birth-weight infants. *J Pediatr* 1978; **93:** 512–15.
14. Yeh TF, *et al.* Furosemide prevents the renal side effects of indomethacin therapy in premature infants with patent ductus arteriosus. *J Pediatr* 1982; **101:** 433–7.
15. Nahata MC, *et al.* Furosemide can prevent decline in urine output in infants receiving indomethacin for patent ductus closure: a multidose study. *Infusion* 1988; **12:** 11–12 and 15.

对脂代谢的影响 利尿药对血脂浓度影响的大多数研究都是使用噻嗪类利尿药（见**氢氯噻嗪**，第 1260 页）。少量关于呋塞米的研究表明，与噻嗪类相似，短期使用对血脂浓度有不良的影响[1]。

1. Ames RP. The effects of antihypertensive drugs on serum lipids and lipoproteins I: diuretics. *Drugs* 1986; **32:** 260–78.

注意事项

与噻嗪类利尿药相似，呋塞米的注意事项和禁忌证主要是看它对水和电解质平衡的影响（见**氢氯噻嗪**，第 1260 页）。尽管可以使用大剂量呋塞米治疗由慢性或急性肾损伤引起的少尿，但是无尿、由肾毒性或肝毒性药物引起的肾衰竭、肝昏迷伴肝肾衰竭患者禁止使用。肝硬化昏迷前期禁止使用呋塞米。前列腺肥大或排尿受损的患者须谨慎使用，因为呋塞米能引起急性尿潴留。

为了降低耳毒性风险，注册药品信息建议呋塞米静脉注射速度不应超过 4mg/min，尽管 *BNF 59* 建议可以以更快的速度给予一次剂量直至 80mg。

妊娠和哺乳期间谨慎使用呋塞米，因为呋塞米能穿透胎盘并且能分布到乳汁中。呋塞米能够减少孕妇外周血容量而调节胎盘扩散，也能抑制泌乳。

肝损伤 慢性心力衰竭和中度肝充血患者，高剂量的呋塞米能使肝炎的标志酶增加[1]。这类患者应用呋塞米治疗时，需要谨慎选择给药剂量和给药途径，避免因全身血压下降引起的严重缺血性肝损伤。

与噻嗪类相同，严重肝损伤患者禁止使用呋塞米。

1. Lang I, *et al.* Furosemide and increases in liver enzymes. *Ann Intern Med* 1988; **109:** 845.

超敏反应 呋塞米是一种含硫的利尿药，可能会发生超敏反应，但发生率比较低；也可能与其他含硫药物发生交叉反应。然而，有 2 位患者过去使用含硫利尿药治疗时出现严重的副作用，再一次接受呋塞米治疗时却成功地治愈[1]。这 2 位患者治疗初始剂量为 50μg，10 日内每日逐渐增加 20mg 剂量，出院后维持剂量为 40mg，每日 2 次。另一个具有使用磺胺类引起胰腺炎病史的患者[2]使用呋塞米时出现胰腺炎，使用布美他尼和托拉塞米时，以及再次试用呋塞米时胰腺炎复发。她进行了一个快速脱敏治疗，可成功地稳定口服呋塞米。其他人还介绍了快速脱敏治疗方案[3]。

1. Earl G, *et al.* Furosemide challenge in patients with heart failure and adverse reactions to sulfa-containing diuretics. *Ann Intern Med* 2003; **138:** 358–9.
2. Juang P, *et al.* Probable loop diuretic-induced pancreatitis in a sulfonamide-allergic patient. *Ann Pharmacother* 2006; **40:** 128–34.
3. Alim N, Patel JY. Rapid oral desensitization to furosemide. *Ann Allergy Asthma Immunol* 2009; **103:** 538.

甲状旁腺功能减退症 使用呋塞米治疗甲状旁腺功能减退症患者低钙性手足抽搐的评论，见上文**对电解质平衡的影响**。

婴儿和新生儿 婴儿使用呋塞米治疗，尤其是长期治疗时须谨慎小心。肾系统不成熟会导致血药浓度异常升高和半衰期延长，因此，须小心地监护**水和电解质平衡**。长期使用后，尿钙浓度的增加更易发生在新生儿。有报道称[1]，婴儿使用呋塞米治疗后动脉导管未闭的发生率增加了，但不会影响死亡率。

第二，许多研究[2~4]表明呋塞米是一种潜在的胆红素在白蛋白结合位点上的**置换剂**，因此黄疸婴儿使用时须谨慎。摩尔级别的氯噻嗪、呋塞米和依他尼酸与磺胺异噁唑置换白蛋白中的胆红素能力相当[3]。对于大多数黄疸婴儿，1mg/kg 的呋塞米可能不会引起明显的游离胆红素的增加[3,4]，但是剂量超过 1.5mg/kg 或者重复给药可能会增加游离胆红素[4]。15～20mg/kg 的氯噻嗪不是呋塞米合适的代替品[3]，因为它可能导致黄疸婴儿更高浓度的胆红素。

另外，一个体外研究的证据[5]表明，与成年人相比，新生儿的胆红素可能更大程度地取代结合位点上的呋塞米。新生儿的呋塞米清除率比成年人慢，血浆半衰期是成年人的 8 倍，因此在多次给药治疗时这些都需要考虑到[4]。

1. Green TP, *et al.* Furosemide promotes patent ductus arteriosus in premature infants with the respiratory-distress syndrome. *N Engl J Med* 1983; **308:** 743–8.
2. Shankaran S, Poland RL. The displacement of bilirubin from albumin by furosemide. *J Pediatr* 1977; **90:** 642–6.
3. Wennberg RP, *et al.* Displacement of bilirubin from human albumin by three diuretics. *J Pediatr* 1977; **90:** 647–50.
4. Aranda JV, *et al.* Pharmacokinetic disposition and protein binding of furosemide in newborn infants. *J Pediatr* 1978; **93:** 507–11.
5. Viani A, Pacifici GM. Bilirubin displaces furosemide from serum protein: the effect is greater in newborn infants than adult subjects. *Dev Pharmacol Ther* 1990; **14:** 90–5.

卟啉病 呋塞米还与卟啉病的急性发作有关，因此卟啉病患者禁用。

药物相互作用

与氢氯噻嗪（第 1260 页）相似，呋塞米的药物相互作用主要是对水、电解质和碳水化合物平衡的影响。

呋塞米能增加头孢菌素类抗菌药（如头孢噻吩）的肾毒性，能增加氨基糖苷类抗菌药和其他耳毒性药物的耳毒性。

阿利克仑 注册药品信息表明，阿利克仑能极大地降低呋塞米的浓度。

抗癫痫药 当与抗癫痫药包括苯妥英合用治疗时，呋塞米的利尿效果会明显地下降[1,2]。与抗癫痫药混合治疗时，患者口服 20mg 或 40mg 呋塞米的利尿效果相对于健康对照组分别为 68%和 51%[1]。

苯巴比妥对呋塞米的影响，见第 472 页。

呋塞米或氢氯噻嗪与卡马西平合用会引起低血钠症状[3]。

1. Ahmad S. Renal insensitivity to frusemide caused by chronic anticonvulsant therapy. *BMJ* 1974; **3:** 657–9.
2. Fine A, *et al.* Malabsorption of frusemide caused by phenytoin. *BMJ* 1977; **2:** 1061–2.
3. Yassa R, *et al.* Carbamazepine, diuretics, and hyponatremia: a possible interaction. *J Clin Psychiatry* 1987; **48:** 281–3.

利尿药 呋塞米与美托拉宗合用时，患者可能发生严重的电解质紊乱。

催眠药 6 名患者口服水合氯醛 24h 后，静脉注射呋塞米出现了面红、心动过速、血压升高和大量出汗的症状[1]。1 名患者后来同时使用这两种药物而不是单独使用呋塞米时再次发生这种症状。一个对 43 名接受水合氯醛和呋塞米治疗的患者进行的回顾性研究[2]显示 1 名患者发生了类似的反应；另外 2 名可能受到影响的患者中有1名患者后来服用两种药物时没有发生不良反应。1名8岁儿童也发生过类似的反应[3]。

1. Malach M, Berman N. Furosemide and chloral hydrate: adverse drug interaction. *JAMA* 1975; **232:** 638–9.
2. Pevonka MP, *et al.* Interaction of chloral hydrate and furosemide: a controlled retrospective study. *Drug Intell Clin Pharm* 1977; **11:** 332–5.
3. Dean RP, *et al.* Interaction of chloral hydrate and intravenous furosemide in a child. *Clin Pharm* 1991; **10:** 385–7.

锂 接受袢利尿药治疗的患者血浆锂浓度可能增加，见第381页。

NSAIDs NSAIDs可能降低呋塞米和其他利尿药的利尿作用[1]。NSAIDs与利尿药同用可能增加发生肾毒性的风险，尽管有报道表示呋塞米可预防吲哚美辛对婴儿肾的影响（见上文**对婴儿和新生儿的影响**）。

1. Webster J. Interactions of NSAIDs with diuretics and β-blockers: mechanisms and clinical implications. *Drugs* 1985; **30:** 32–41.

丙磺舒 丙磺舒能降低呋塞米的肾清除率[1~4]，并且能降低呋塞米的利尿作用[2,3]。

1. Honari J, *et al.* Effects of probenecid on furosemide kinetics and natriuresis in man. *Clin Pharmacol Ther* 1977; **22:** 395–401.
2. Odlind B, Beermann B. Renal tubular secretion and effects of furosemide. *Clin Pharmacol Ther* 1980; **27:** 784–90.
3. Smith DE, *et al.* Preliminary evaluation of furosemide-probenecid interaction in humans. *J Pharm Sci* 1980; **69:** 571–5.
4. Vree TB, *et al.* Probenecid inhibits the renal clearance of frusemide and its acyl glucuronide. *Br J Clin Pharmacol* 1995; **39:** 692–5.

烟草 已经有关于吸烟对呋塞米药动学的影响的评论[1,2]。烟碱能抑制多尿和降低呋塞米利尿作用。然而，这种作用在习惯性吸烟者中减弱。

1. Miller LG. Recent developments in the study of the effects of cigarette smoking on clinical pharmacokinetics and clinical pharmacodynamics. *Clin Pharmacokinet* 1989; **17:** 90–108.
2. Miller LG. Cigarettes and drug therapy: pharmacokinetic and pharmacodynamic considerations. *Clin Pharm* 1990; **9:** 125–35.

黄嘌呤 呋塞米对茶碱的影响，见利**尿药**，第1106页。

药动学

胃肠道能相当快速地吸收呋塞米；生物利用度为60%～70%，但吸收是可变和不稳定的。呋塞米的半衰期大约2h，新生儿和肾、肝损伤患者有所延长。血浆白蛋白结合率达到99%，主要以原形通过尿排泄。也有一些通过胆汁排泄，肾损伤患者非肾排泄大幅度增大。呋塞米能穿透胎盘屏障并能分泌到乳汁中。血液透析不能增加呋塞米清除率。

有大量的关于呋塞米药动学的评述[1~6]。使用荧光HPLC的分析方法能获得更高灵敏度和更稳定的结果。口服吸收是不稳定的，个体内和个体间变化差异大。吸收受口服剂型、潜在的疾病和食物的影响。心力衰竭患者对呋塞米的吸收比健康受试者更不稳定。受口服剂型的影响，生物利用度有相当大的变化范围：20%～100%。影响吸收的因素也影响生物利用度，但是溶解度差的剂型对生物利用度的影响不明显，体外溶散度的数据不能反映体内生物利用度。有大约10%肾病患者的生物利用度趋于减少，肝病患者轻度增加。心脏病患者生物利用度不稳定。

呋塞米高度结合于血浆蛋白，几乎全部与白蛋白结合。心脏病患者、肾损伤患者和肝硬化患者游离的呋塞米比例增加。肝病患者的表观分布容积增加的比例比蛋白结合实测减少的比例要大。肾病综合征患者有明显的蛋白尿并且有中等程度的血浆白蛋白减少，血浆蛋白结合率减少，尤其是血药浓度较高的患者，尿中出现大量药物蛋白复合物，可以解释这些患者耐受呋塞米治疗的原因。

呋塞米有一种葡萄糖醛酸代谢物，但产量不定。到目前为止，代谢发生的位置也不清楚。另一种代谢物——4-氯-5-氨磺酰基邻氨基苯甲酸（CSA），目前仍在讨论之中。争论的焦点是这种代谢物是否是在提取过程中人为制造产生的[3]，但也有一些证据反驳这种说法[4]。

据报道，健康受试者呋塞米的半衰期普遍在30～120min之内。肾病末期患者平均半衰期是9.7h。肝功能不良患者的半衰期可能会稍微延长，心力衰竭患者的半衰期为50～327min。严重的多器官功能衰竭患者半衰期为20～24h。

年龄、潜在的疾病过程和药物相互作用能影响呋塞米的清除率。可能由于肾功能衰退，清除率随着年龄的增加而减少。肾病或心脏病的肾损伤降低肾清除率，但是非肾清除率的增加能补偿肾清除率的下降。肝损伤对清除率的影响小。丙磺舒和吲哚美辛能降低肾和非肾清除率。

呋塞米作为利尿药的作用效果依赖于它到达作用部位——肾小管的量，这一点没有变化。1/2～2/3的静脉注射剂量或1/4～1/3的口服剂量直接以原形排泄，此差异主要是由于口服生物利用度低。与血浆浓度相比，呋塞米的作用效果与尿排泄之间关系更为密切。肾损伤患者由于肾血流减少和肾小管分泌减少而导致尿排泄减少。

1. Cutler RE, Blair AD. Clinical pharmacokinetics of frusemide. *Clin Pharmacokinet* 1979; **4:** 279–96.
2. Benet LZ. Pharmacokinetics/pharmacodynamics of furosemide in man: a review. *J Pharmacokinet Biopharm* 1979; **7:** 1–27.
3. Hammarlund-Udenaes M, Benet LZ. Furosemide pharmacokinetics and pharmacodynamics in health and disease—an update. *J Pharmacokinet Biopharm* 1989; **17:** 1–46.
4. Ponto LLB, Schoenwald RD. Furosemide (frusemide): a pharmacokinetic/pharmacodynamic review (part I). *Clin Pharmacokinet* 1990; **18:** 381–408.
5. Ponto LLB, Schoenwald RD. Furosemide (frusemide): a pharmacokinetic/pharmacodynamic review (part II). *Clin Pharmacokinet* 1990; **18:** 460–71.
6. Vrhovac B, *et al.* Pharmacokinetic changes in patients with oedema. *Clin Pharmacokinet* 1995; **28:** 405–18.

婴儿和新生儿 足月和早产新生儿的呋塞米半衰期比成人有明显的延长[1,2]。报道称，半衰期为4.5～46h不等，并且早产儿的半衰期延长得比足月新生儿长。这种影响主要原因是肾功能不成熟，如果短时期内多次给药，药量可能发生累积[1]。

1. Besunder JB, *et al.* Principles of drug biodisposition in the neonate: a critical evaluation of the pharmacokinetic-pharmacodynamic interface (part II). *Clin Pharmacokinet* 1988; **14:** 261–86.
2. Aranda JV, *et al.* Pharmacokinetic disposition and protein binding of furosemide in newborn infants. *J Pediatr* 1978; **93:** 507–11.

用途和用法

呋塞米是一种速效、强效利尿药。与其他的袢或强效利尿药类似，主要用来治疗心力衰竭所引起的水肿，包括肺水肿（见下文）和肾、肝功能紊乱（见上文**注意事项**），并且对噻嗪类利尿药不敏感的患者也有治疗作用。也用来治疗由于肾衰或肾功能不全所引起的少尿。呋塞米可单独使用或与其他抗高血压药合用治疗高血压（第1131页）。

呋塞米能抑制髓袢升支粗段和远端肾小管对电解质的重吸收。对近端肾小管也有直接的影响。钠、钾、钙和氯离子的排泄增加，水的排泄增强。对碳酸酐酶没有显著的临床作用。关于呋塞米作用原理的更多参考文献，见下文**作用**。

用法和剂量 呋塞米口服后30min～1h内发挥作用，1～2h达峰值，并且持续4～6h；静脉注射后5min呋塞米发挥作用并持续大约2h。常早晨口服。也可以钠盐的形式肌内注射或静脉注射，剂量根据呋塞米的剂型而变化。10.7mg呋塞米钠相当于10mg呋塞米。尽管*BNF 59*建议高达80mg的单次剂量可以快速给药，但是注册药品信息建议不管是直接静脉注射或静脉滴注，剂量不得超过4mg/min。

与噻嗪类利尿药不同，由于其平缓的量效曲线，增加剂量而疗效增加很少，呋塞米量效曲线陡峭，这赋予其广泛的应用范围。

治疗**水肿**，常用初始剂量为每天40mg，口服，每日1次，根据疗效调整剂量。每日20mg或隔日40mg对轻度患者有效。一些患者可能需要每日80mg或更多，每日1次或2次给药或间歇地给药。重度患者可能需要渐增呋塞米直至每日600mg。急救或不能口服治疗时，可缓慢静脉注射呋塞米20～50mg；异常病例可肌内注射但是不适合于急症病例。如有必要，可以给予更多剂量，以20mg幅度增加，并且禁止给药频率小于2h。如果剂量大于50mg，静脉输注速度须减缓。肺水肿患者，如果初始缓慢静脉注射40mg剂量后1h没有获得满意疗效，可以静脉缓慢再次给予80mg。

治疗**高血压**，呋塞米常用口服剂量为每日40～80mg，单用或与其他抗高血压药合用。

高剂量治疗 对于治疗肾小球滤过率少于20ml/min，但大于5ml/min的急性或慢性肾衰竭所引起的少尿，呋塞米250mg用合适的溶剂稀释到250ml，并用超过1h的时间滴注。如果下1h内尿排出量不足，接下来用500mg呋塞米加入到合适的溶剂中，总容积根据患者体内缺水状态定夺，并输注时间超过2h。如果第二次输注后1h内仍没有达到满意的尿输出量，那么第三次剂量1g用超过4h的时间输注；输注速度禁止超过4mg/min。少尿患者有显著的液体过剩，可以直接使用带有微米螺旋调节器的输注泵以恒速输注而不用稀释；给药速度仍然禁止超过4mg/min。对1g的剂量仍然没有反应的患者可能需要使用透析。如果以上任何一种方法达到比较满意的疗效，那么此种方法的有效剂量方法（最大1g）每24h须重复一次。随后的治疗须根据患者的反应调整剂量。可以有选择地使用口服治疗，口服500mg相当于注射250mg。

慢性肾损伤治疗时，口服初始剂量为250mg；如需要，24h内以每4～6h 250mg的剂量增加直到最大剂量1.5g；异常病例可在24h内增加到最大剂量2g。随后的治疗须根据患者的反应调整剂量。

呋塞米以这些高剂量形式治疗时，应谨慎监控。水和电解质须谨慎控制，尤其是休克患者，在开始使用呋塞米治疗前须纠正血压和循环血容量。由肾毒性药物或肝毒性药物所引起的肾衰竭患者和肾衰竭伴随肝昏迷患者禁止使用高剂量呋塞米治疗。

儿童用药剂量，见下文。

作用 呋塞米作用机制至今尚未完全清楚[1]。主要是通过抑制髓袢升支对氯离子的主动重吸收而发挥作用。钠、氯、钾、氢、钙、镁、铵、碳酸氢根和磷酸盐的尿排泄均增加。氯的排泄明显多于钠的排泄，并且钠离子与钾离子交换增加，这导致钾离子排泄更多。髓质低渗透压抑制肾对水的重吸收。呋塞米也可能作用于近端肾小管。

除了利尿作用，呋塞米还能增加外周小静脉容量，并且能减少前臂血流量。它也能降低肾血管阻力从而增加肾血流量，增加的程度与初始阻力成比例。

呋塞米能增加血浆肾素活性、血浆去甲肾上腺素浓度和血浆精氨酸抗利尿激素浓度。肾素血管紧张素醛固酮系统的改变可能对急性耐受发挥主要作用。呋塞米能增加肾前列腺素的浓度，但尚不清楚这是否由于呋塞米增加前列腺素的合成或抑制前列腺素的降解，或两者都有可能。前列腺素调节利尿或促尿钠排泄作用。主要是改变了肾血流动力学，从而增加了电解质和水排泄。

呋塞米的利尿作用与其尿浓度有关，与其血浆浓度无关。呋塞米通过近端小管的一种非特异性的有机酸泵排泄到肾小管中[1]。

在一些病例中，可能会吸收足够的钠来抵抗利尿药的作用，因此限制钠的吸收能恢复机体对利尿药的敏感性[2]。

1. Ponto LLB, Schaenwald RD. Furosemide (frusemide): a pharmacokinetic/pharmacodynamic review (part I). *Clin Pharmacokinet* 1990; **18:** 381–408.
2. Brater DC. Resistance to loop diuretics: why it happens and what to do about it. *Drugs* 1985; **30:** 427–43.

用法 连续静脉输注袢利尿药可能比间歇大剂量静脉注射疗效更明显，并且可提供更稳定的尿流量以及对尿平衡更小的影响[1,2]。8名严重慢性肾损伤患者连续静脉输注布美他尼比大剂量注射疗效更明显[3]。20名慢性心力衰竭患者接受大剂量的呋塞米治疗，呋塞米连续静脉输注的疗效比同样剂量的大剂量注射更为明显[4]。连续的静脉输注所伴随的低血浆浓度也能降低毒性风险。

1. Yelton SL, *et al.* The role of continuous infusion loop diuretics. *Ann Pharmacother* 1995; **29:** 1010–14.
2. Gulbis BE, Spencer AP. Efficacy and safety of a furosemide continuous infusion following cardiac surgery. *Ann Pharmacother* 2006; **40:** 1797–1803.
3. Rudy DW, *et al.* Loop diuretics for chronic renal insufficiency: a continuous infusion is more efficacious than bolus therapy. *Ann Intern Med* 1991; **115:** 360–6.
4. Dormans TPJ, *et al.* Diuretic efficacy of high dose furosemide in severe heart failure: bolus injection versus continuous infusion. *J Am Coll Cardiol* 1996; **28:** 376–82.

儿童用法 呋塞米已经被用于治疗新生儿、婴儿和儿童的水肿和少尿。对于**水肿**，美国注册药品信息允许每天早晨1～3mg/kg的口服剂量，至最高每日40mg，或每日静脉注射或滴注0.5～1.5mg/kg至最高每日20mg。另外，*BHFC 2009*建议根据年龄用以下方案：

口服

- 婴儿：每12～24h 0.5～2mg/kg（胎龄小于31周时每24h）；
- 1个月～12岁：0.5～2mg/kg，每日2～3次（胎龄小于31周时每24h）；治疗难治性水肿应采用更高剂量。最大剂量为每日12mg/kg或80mg；
- 12岁及以上：通常每日20～40mg；难治性水肿可给药80～120mg。

缓慢静脉注射

- 婴儿：12～24h 0.5～1mg/kg（胎龄小于31周每24h）；
- 1个月～12岁：必要时每8h 0.5～1mg/kg（最高4mg/kg）；
- 12岁及以上：必要时每8h 20～40mg。治疗难治性水肿可采用更高剂量。

持续静脉滴注

- 1个月～18岁：每小时0.1～2mg/kg。心脏手术后，初始剂量应为较低的每小时100μg/kg，直到尿液排出量超过每小时1ml/kg后加倍，每2h 1次。

治疗**少尿**，*BNFC 2009*建议采用以下剂量：

口服：

- 12～18岁：初始剂量为每日250mg，必要时调整至每4～6h 250mg增量。允许一次给药剂量最高为2g，但很少采用。

静脉注射

- 1个月～12岁：2～5mg/kg，最多每日4次（最高剂量为每日1g）；
- 12～18岁：1h内初始剂量为250mg，速度不超过

4mg/min。如果理想尿液排出量未能测得，2h 内应另外给药 500mg，然后 4h 内给药 1g。若无反应，可能需要透析。有效剂量（最高 1g）可重复给药，每 24h 1 次。

腹水 限制钠的摄入和利尿是治疗肝硬化腹水（第 1120 页）的主要方法。利尿药的第一选择是螺内酯，但是也可根据需要加入呋塞米联合治疗。

支气管肺发育不良 支气管肺发育不良是婴儿慢性肺部的主要发病因素。治疗常涉及使用皮质激素（见第 1433 页）。其他的支持性治疗包括利尿药，如呋塞米。

隔日口服呋塞米 4mg/kg 的疗法使肺功能状态产生良好的效果，此剂量无利尿作用并且不良反应少[1]。婴儿输入浓集红细胞后，胃肠外给予呋塞米 1mg/kg 能改善携氧能力[2]。有成功使用 1mg/kg 剂量的呋塞米喷雾治疗成功案例的报道[3,4]，并且肺功能状态改善的同时并没有发生多尿或肾的副作用。然而，在另一个对病情更严重的年长婴儿研究，却发现单剂量吸入 1mg/kg 呋塞米并不能改善肺功能[5]。关于慢性肺病的早产婴儿静脉注射或口服[6]，或喷雾状吸收[7]利尿药的系统性评论表示，尽管能改善肺功能，但是没有足够的证据能支持其作为常规药物使用。

1. Rush MG, *et al.* Double-blind, placebo-controlled trial of alternate-day furosemide therapy in infants with chronic bronchopulmonary dysplasia. *J Pediatr* 1990; **117:** 112–18.
2. Stefano JL, Bhutani VK. Role of furosemide therapy after booster-packed erythrocyte transfusions in infants with bronchopulmonary dysplasia. *J Pediatr* 1990; **117:** 965–8.
3. Rastogi A, *et al.* Nebulized furosemide in infants with bronchopulmonary dysplasia. *J Pediatr* 1994; **125:** 976–9.
4. Prabhu VG, *et al.* Pulmonary function changes after nebulised and intravenous frusemide in ventilated premature infants. *Arch Dis Child* 1997; **77:** F32–F35.
5. Kugelman A, *et al.* Pulmonary effect of inhaled furosemide in ventilated infants with severe bronchopulmonary dysplasia. *Pediatrics* 1997; **99:** 71–5.
6. Brion LP, Primhak RA. Intravenous or enteral loop diuretics for preterm infants with (or developing) chronic lung disease. Available in The Cochrane Database of Systematic Reviews; Issue 4. Chichester: John Wiley; 2000 (accessed 24/06/05).
7. Brion LP, *et al.* Aerosolized diuretics for preterm infants with (or developing) chronic lung disease. Available in The Cochrane Database of Systematic Reviews; Issue 3. Chichester: John Wiley; 2006 (accessed 07/05/08).

溶血性尿毒症综合征 肾衰竭有可能是溶血性尿毒症综合征的继发病（见**血栓性微血管病**，第 1042 页）。使用适当的溶液纠正部分血容量不足和使用呋塞米利尿，纠正少尿也许能阻止肾衰竭的发生。

54 个患有溶血性尿毒症综合征的儿童在确诊后立即接受每 3～4h 静脉注射一次呋塞米 2.5～4mg/kg，最后只有 24% 的患者需要透析治疗[1]。相反，一个对 39 个保守治疗的患者的回顾性分析显示，82% 的患者需要透析治疗。因此这个结果表明高剂量的呋塞米可以增加这些患者尿酸的清除率来阻止少尿和无尿。

1. Rousseau E, *et al.* Decreased necessity for dialysis with loop diuretic therapy in hemolytic uremic syndrome. *Clin Nephrol* 1990; **34:** 22–5.

心力衰竭 利尿药是治疗心力衰竭（第 1127 页）的主要方法，但是发现药物如 ACEI 能改善死亡率，因此现在建议 ACEI 与利尿药合用作为治疗心力衰竭的一线药物。利尿药能高效地控制患者外周或肺水肿症状，并且能快速缓解呼吸困难。如果仅仅是轻度液体潴留，那么噻嗪类利尿药（如苄氟噻嗪或氢氯噻嗪）就足以治疗。然而，在大多数病例中，尤其是中度或重度液体潴留，就需要用袢利尿药（如呋塞米）来治疗。一些患者，尤其是利尿耐受的患者，可能需要联合应用作用于不同的部位的利尿药以便发挥协同效果，即袢利尿药和噻嗪类或保钾利尿药合用。

有持续静脉滴注[1]或高剂量（每日最多 8g）快速静脉注射[2,3]或口服[3]呋塞米成功治愈的案例。有报道称[4]，一名患者在家依靠静脉注射呋塞米成功维持治疗。有呋塞米与噻嗪类[5]或美托拉宗[6,7]联合使用的案例。使用这两种方法有发生多尿的危险，因此有必要严密监控电解质和肾功能[8]。呋塞米与肼屈嗪[9]或卡托普利[10]合用治疗，能增强呋塞米向肾小管的转运。使用卡托普利和呋塞米也能纠正低血钠而没有液量限制[11]。有报道称[12]，老年患者对低剂量的呋塞米和最佳剂量的 ACEI 反应不佳，增加呋塞米的剂量（平均达到每日 297mg，口服）产生良好作用。然而，当呋塞米与抗高血压药、尤其是 ACEI 合用时须谨慎小心，因为这些药物合用能引起突发性和重度低血压、肾毒性。低剂量的多巴胺静脉滴注已建议用来替代高剂量的呋塞米静脉给药，并且能产生较少的毒性。一个对患有严重难治性心力衰竭的患者的研究[13]发现，最佳治疗方案：ACEI、口服利尿药、硝酸盐和地高辛，并添加静脉注射小剂量的多巴胺［4μg/(kg·min)］和口服低剂量的呋塞米（每日 80mg）的疗效与静脉注射高剂量呋塞米（每日 10mg/kg）相同，但是低血钾和肾损伤不良反应少。有报道称[14]，静脉注射高渗盐溶液可增强呋塞米的效应。

建议心衰患者选用托拉塞米作为利尿药，见第 1359 页。

1. Lawson DH, *et al.* Continuous infusion of frusemide in refractory oedema. *BMJ* 1978; **2:** 476.
2. O'Rourke MF, *et al.* High-dose furosemide in cardiac failure. *Arch Intern Med* 1984; **144:** 2429.
3. Gerlag PGG, van Meijel JJM. High-dose furosemide in the treatment of refractory congestive heart failure. *Arch Intern Med* 1988; **148:** 286–91.
4. Hattersley AT, *et al.* Home intravenous diuretic therapy for patient with refractory heart failure. *Lancet* 1989; **i:** 446.
5. Channer KS, *et al.* Thiazides with loop diuretics for severe congestive heart failure. *Lancet* 1990; **335:** 922–3.
6. Aravot DJ, *et al.* Oral metolazone plus frusemide for home therapy in patients with refractory heart failure. *Lancet* 1989; **i:** 727.
7. Friedland JS, Ledingham JGG. Oral metolazone plus frusemide for home therapy in patients with refractory heart failure. *Lancet* 1989; **i:** 727–8.
8. Oster JR, *et al.* Combined therapy with thiazide-type and loop diuretic agents for resistant-sodium retention. *Ann Intern Med* 1983; **99:** 405–6.
9. Nomura A, *et al.* Effect of furosemide in congestive heart failure. *Clin Pharmacol Ther* 1981; **30:** 177–82.
10. Dzau VJ, Hollenberg NK. Renal response to captopril in severe heart failure: role of furosemide in natriuresis and reversal of hyponatremia. *Ann Intern Med* 1984; **100:** 777–82.
11. Hamilton RW, Buckalew VM. Sodium, water, and congestive heart failure. *Ann Intern Med* 1984; **100:** 902–4.
12. Waterer G, Donaldson M. High-dose frusemide for cardiac failure. *Lancet* 1995; **346:** 254.
13. Cotter G, *et al.* Increased toxicity of high-dose furosemide versus low-dose dopamine in the treatment of refractory congestive heart failure. *Clin Pharmacol Ther* 1997; **62:** 187–93.
14. Paterna S, *et al.* Effects of high-dose furosemide and small-volume hypertonic saline solution infusion in comparison with a high dose of furosemide as a bolus, in refractory congestive heart failure. *Eur J Heart Fail* 2000; **2:** 305–13.

高钙血症 高钙血症（第 1590 页）常由一些潜在性疾病和长期治疗措施所引起。然而，如果存在明显的症状，需要通过治疗降低血浆钙浓度。这主要涉及补液治疗，袢利尿药（如呋塞米）在补液后使用来促进尿钙的排泄[1~3]。二磷酸盐等抑制骨吸收的药物现在一般以为是第一线，具体的治疗是必要的，虽然袢利尿药仍对液体超负荷或心力衰竭有预防作用。呋塞米治疗高钙血症的许可剂量为每日 240～250mg，静脉给药。

1. LeGrand SB, *et al.* Narrative review. Furosemide for hypercalcemia: an unproven yet common practice. *Ann Intern Med* 2008; **149:** 259–63.
2. Robey RB, *et al.* Does furosemide have a role in the management of hypercalcemia? *Ann Intern Med* 2009; **150:** 146–7.
3. LeGrand SB. Does furosemide have a role in the management of hypercalcemia? *Ann Intern Med* 2009; **150:** 147.

气道阻塞性疾病 对于哮喘患者，口腔吸入呋塞米已被发现可预防运动[1]和外部刺激[2,3]诱发的支气管收缩，尽管在一项为期 4 周的研究[4]中发现不能改善支气管高反应性，在一项针对儿童急性哮喘[5]的小型研究中，与沙丁胺醇合用也没有额外的优势。呋塞米的保护作用机制被认为包括抑制整个上皮的电解质运输、抑制炎症介质或对肥大细胞功能的影响[6]。其临床应用的潜力仍不清楚[6]，呋塞米尚未被列入治疗哮喘（第1072页）的可接受计划中。

有小型研究报道称，慢性阻塞性肺病患者吸入呋塞米能改善呼吸困难[7,8]和运动能力[8]。

吸入呋塞米已被用于缓解晚期癌症患者的呼吸困难[9]。

1. Munyard P, *et al.* Inhaled frusemide and exercise-induced bronchoconstriction in children with asthma. *Thorax* 1995; **50:** 677–9.
2. Bianco S, *et al.* Protective effect of inhaled furosemide on allergen-induced early and late asthmatic reactions. *N Engl J Med* 1989; **321:** 1069–73.
3. Seidenberg J, *et al.* Inhaled frusemide against cold air induced bronchoconstriction in asthmatic children. *Arch Dis Child* 1992; **67:** 214–17.
4. Yates DH, *et al.* Effect of acute and chronic inhaled furosemide on bronchial hyperresponsiveness in mild asthma. *Am J Respir Crit Care Med* 1995; **152:** 2173–5.
5. González-Sánchez R, *et al.* Furosemide plus albuterol compared with albuterol alone in children with acute asthma. *Allergy Asthma Proc* 2002; **23:** 181–4.
6. Floreani AA, Rennard SI. Experimental treatments for asthma. *Curr Opin Pulm Med* 1997; **3:** 30–41.
7. Ong K-C, *et al.* Effects of inhaled furosemide on exertional dyspnea in chronic obstructive pulmonary disease. *Am J Respir Crit Care Med* 2004; **169:** 1028–33.
8. Jensen D, *et al.* Mechanisms of dyspnoea relief and improved exercise endurance after furosemide inhalation in COPD. *Thorax* 2008; **63:** 606–13.
9. Kallet RH. The role of inhaled opioids and furosemide for the treatment of dyspnea. *Respir Care* 2007; **52:** 900–10.

动脉导管未闭 常规初始治疗血流动力学改变明显的动脉导管未闭方法，是减少液体的吸收、纠正贫血、改善呼吸和利尿。如果这些方法还不能控制症状，常用吲哚美辛促进导管的闭合（见第 66 页）

呋塞米是常用的利尿药。它高效，并且被广泛使用，但是由于它可能延缓导管闭合而被密切关注（甚至在治疗婴儿呼吸窘迫综合征时增加动脉导管未闭的风险——见上文**不良反应**项下**对婴儿和新生儿的影响**）。一个对患者导管未闭治疗的系统性综述称，这可以不认为是诱因，并且利尿药也许能减少吲哚美辛的对肾的不良反应；然而，这方面的证据有限，并且没有足够的证据来支持婴儿在使用吲哚美辛治疗时同时使用呋塞米[1]。

1. Brion LP, Campbell DE. Furosemide for prevention of morbidity in indomethacin-treated infants with patent ductus arteriosus. Available in The Cochrane Database of Systematic Reviews; Issue 3. Chichester: John Wiley, 2001 (accessed 12/07/05).

颅内压升高 渗透性利尿药（如甘露醇）是治疗颅内压升高的一线药物（第 1140 页）但是袢利尿药（如呋塞米）也可作为辅助药物。

耳鸣 呋塞米是众多尝试用来治疗耳鸣（第 1779 页）药物中的一种，尽管有报道称对一些患者有治疗作用，但由于其所引起的不良反应问题而较少使用。

制剂

BP 2010: Co-amilofruse Tablets; Furosemide Injection; Furosemide Tablets; ***USP 33:*** Furosemide Injection; Furosemide Oral Solution; Furosemide Tablets.

专利制剂

Arg.: Errolon; Fabofurox; Frecuental†; Furagrand; Furital; Furix; Fursemida; Furtenk; Kolkin; Lasix; Nuriban; Retep; ***Austral.:*** Frusehexal; Frusid; Lasix; Uremide; Urex; ***Austria:*** Fural†; Furohexal; Furon; Furostad; Lasix; ***Belg.:*** Docfurose; Furotop; Lasix; ***Braz.:*** Diuremida; Diuret†; Diurit†; Diurix; Fluxil; Furesin; Furosan; Furosecord†; Furosem; Furosen†; Furosetron; Furosix; Furozix; Fursemida; Lasix; Neosemid; Normotensor†; Rovelan; Urasix; ***Canad.:*** Lasix; Novo-Semide; ***Chile:*** Asax; ***Cz.:*** Dryptal†; Furanthril†; Furon; Furorese; Lasix†; ***Denm.:*** Diural; Furese†; Furix; Lasix; ***Fin.:*** Furesis; Furomin; Lasix; Vesix; ***Fr.:*** Lasilix; ***Ger.:*** Diurapid; durafurid†; Furanthril; Furo; Furo-Puren; Furobeta; Furogamma; Furomed†; Furorese; Furosal; Fusid; Jufurix; Lasix; ***Gr.:*** Fudesix; Furanthril; Hydroflux; Lasix; Riomid; Semid; ***Hong Kong:*** CP-Furo; Diurex; Lasix; Naqua†; Urex; ***Hung.:*** Furon; Huma-Semide†; ***India:*** Frusemix; Frusenex; Frusix; Lasix; Petsix†; ***Indon.:*** Cetasix†; Classic; Diurefo†; Edemin; Farsix; Furosix; Impugan; Lasix; Naclex; Silax; Uresix; ***Irl.:*** Fruside; Lasix; ***Israel:*** Fusid; Miphar; ***Ital.:*** Lasix; ***Malaysia:*** Dirine; Furmide†; Lasix; Rasitol; Suopinchon; ***Mex.:*** Biomisen; Butosali; Diurmessel; Edenol; Furosan; Furoter†; Henexal; Klimyn; Lasix; Luzamida; Osemin; Selectofur†; Zafimida; ***Neth.:*** Lasiletten; Lasix; ***Norw.:*** Diural; Furix; Lasix; ***NZ:*** Diurin; Frusid; Lasix; ***Philipp.:*** Diuril†; Diuspec; Edemann; Flexamide; Fremid; Fretic; Frusema; Furide; Furoscan; Fusimex†; Lasix; Pharmix; Pisamor; Rofunil; ***Port.:*** Aquedux†; Lasix; Naqua; ***Rus.:*** Lasix (Лазикс); ***S.Afr.:*** Aquarid†; Beurises; Lasix; Puresis; Uretic; ***Singapore:*** Dirine; Furmide; Lasix; ***Spain:*** Seguril; ***Swed.:*** Furix; Impugan; Lasix; ***Switz.:*** furo-basan†; Furodrix; Fursol; Impugan†; Lasix; Oedemex; ***Thai.:*** Aldic†; Dirine; Femide; Frusil; Fudirine; Furetic; Furide; Furine; Furomed; Furomide; Furozide; Fuseride; H-Mide; Hawkmide†; Impugan†; Lasiven; Lasix; Prosix; Rosemide; Urasin†; ***Turk.:*** Desal; Furomid; Lasix; Lizik; Urever; Urex; ***UAE:*** Salurin; ***UK:*** Froop; Frusid; Frusol; Lasix; Rusyde; ***Ukr.:*** Lasix (Лазикс); ***USA:*** Lasix; ***Venez.:*** Biosemida; Edemid; Fromil†; Inclens; Lasix; Lifurox; Nacua†; Resimida†; Salca; Terysol.

多组分制剂 ***Arg.:*** Aldactone-D; Diflux; Errolon A; Furdiuren†; Lasilacton; Lasiride; Nuriban A; ***Austria:*** Furo-Aldopur†; Furo-Spirobene; Furolacton†; Hydrotrix†; Lasilacton; Lasitace; Spirono comp; ***Belg.:*** Frusamil; ***Braz.:*** Diurana; Diurisa; Furosemide Composto; Hidrion; Lasilactona; ***Chile:*** Furdiuren; Hidrium; Hidropid; ***Cz.:*** Spiro Compositum†; ***Denm.:*** Frusamil; ***Fin.:*** Furesis comp; ***Fr.:*** Aldalix; Logirene; ***Ger.:*** Betasemid; Diaphal; duraspiron-comp†; Furo-Aldopur; Furorese Comp; Hydrotrix†; Osyrol Lasix; Spiro comp; Spiro-D; ***Gr.:*** Frumil; ***India:*** Diucontin-K; Frumil; Lasilactone; Spiromide; ***Irl.:*** Diumide-K Continus†; Fru-Co; Frumil; ***Ital.:*** Fluss 40; Lasitone; Spirofur; ***Mex.:*** Lasilacton; ***NZ:*** Frumil; ***Philipp.:*** Diumide-K; ***Spain:*** Salidur; ***Switz.:*** Frumil†; Furocombin†; Furospir; Lasilactone; ***UK:*** Aridil; Froop Co†; Fru-Co; Frumil; Frusene; Komil; Lasikal; Lasilactone; Lasoride†; ***Venez.:*** Furdiuren.

Gallopamil Hydrochloride（*BANM*，*rINNM*）盐酸戈洛帕米

D-600 (gallopamil); Gallopamil, Chlorhydrate de; Gallopamilhydroklorid; Gallopamilli Hydrochloridum; Gallopamillihydrokloridi; Hidrocloruro de galopamilo; Methoxyverapamil Hydrochloride. 5-[*N*-(3,4-Dimethoxyphenethyl)-*N*-methylamino]-2-(3,4,5-trimethoxyphenyl)-2-isopropylvaleronitrile hydrochloride.

Галлопамила Гидрохлорид

$C_{28}H_{40}N_2O_5$,HCl = 521.1.

CAS — 16662-47-8 (gallopamil); 16662-46-7 (gallopamil hydrochloride).

ATC — C08DA02.

ATC Vet — QC08DA02.

UNII — VT4VR32A0T.

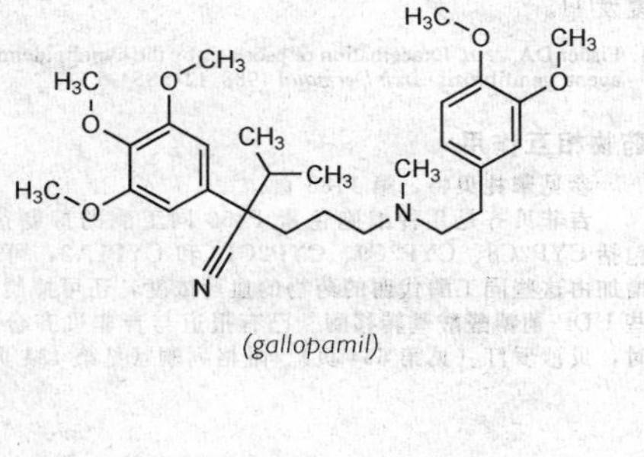

(gallopamil)

简介

戈洛帕米是一种具有抗心律失常活性的钙通道阻滞剂（见第 1116 页），化学性质与维拉帕米相关。主要用来治疗心绞痛（第 1118 页）、心律失常（第 1121 页）和高血压（第 1131 页）。盐酸戈洛帕米常用剂量是每6～12h 口服 25～50mg 直到最大总剂量为每日 200mg。缓释制剂也可使用，在每日总剂量相近的情况下可给药1～2 次。

1. Brogden RN, Benfield P. Gallopamil: a review of its pharmacodynamic and pharmacokinetic properties, and therapeutic potential in ischaemic heart disease. *Drugs* 1994; **47:** 93–115.

制剂

专利制剂

Austria: Procorum; ***Ger.:*** Gallobeta; Procorum; ***Hung.:*** Procorum†; ***Ital.:*** Algocor; Procorum; ***Mex.:*** Procorum†; ***Philipp.:*** Procorum; ***Thai.:*** Procorum†.

Gemfibrozil (*BAN*, *USAN*, *rINN*) 吉非贝齐

CI-719; Gemfibrotsiili; Gemfibrozilo; Gemfibrozilum; Gemfibrozyl. 2,2-Dimethyl-5-(2,5-xylyloxy)valeric acid.

Гемфиброзил

$C_{15}H_{22}O_3$ = 250.3.

CAS — 25812-30-0.

ATC — C10AB04.

ATC Vet — QC10AB04.

UNII — Q8X02027X3.

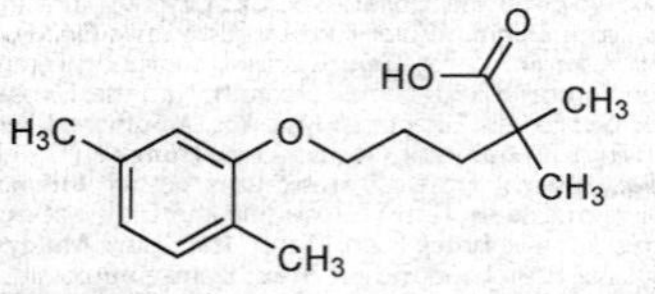

Pharmacopoeias. In *Chin.*, *Eur.* (see p.vii), and *US*.

Ph. Eur. 6. 8（Gemfibrozil） 白色或近白色，蜡状，晶状粉末。熔点为 58～61℃。几乎不溶于水；易溶于无水乙醇和甲醇；极易溶解于二氯甲烷。避光。

USP 33（Gemfibrozil） 白色蜡状晶状固体。熔点为 58～61℃。几乎不溶于水；溶于乙醇、甲醇和氯仿。贮藏于密闭容器中。

不良反应和注意事项

参见苯扎贝特，第 1187 页。

不良反应发生率 在 Helsinki Heart Study[1]，2051 个服用吉非贝齐的患者中有 11.3% 的患者在第一年治疗中由多种中度症状转变为严重的上消化道症状，2030 服用安慰剂的患者中有 7% 发生了上述转变。在血红蛋白浓度、尿蛋白或尿糖浓度方面，吉非贝齐和安慰剂组间没有区别。

在发生癌症总数、胆结石或白内障外科手术的数量上吉非贝齐组和安慰剂组没有明显的区别。吉非贝齐组高死亡率主要是由于意外事故或暴力和颅内出血。

随访研究[2]称服用吉非贝齐的患者更易出现胃肠道症状。尽管吉非贝齐组和安慰剂组之间没有明显的区别，接受吉非贝齐治疗的患者在整个 8.5 年的观察期内普遍接受了胆囊切除术。两组患者发生癌症的概率相等，但是吉非贝齐组死于癌症概率增加，并且主要发生在随访后的 1.5 年内。这种差别于 18 年后不再明显[3]。

1. Frick MH, *et al.* Helsinki Heart Study: primary-prevention trial with gemfibrozil in middle-aged men with dyslipidemia: safety of treatment, changes in risk factors, and incidence of coronary heart disease. *N Engl J Med* 1987; **317:** 1237–45.
2. Huttunen JK, *et al.* The Helsinki Heart Study: an 8.5-year safety and mortality follow-up. *J Intern Med* 1994; **235:** 31–9.
3. Tenkanen L, *et al.* Gemfibrozil in the treatment of dyslipidemia: an 18-year mortality follow-up of the Helsinki Heart Study. *Arch Intern Med* 2006; **166:** 743–8.

对皮肤的影响 1 位银屑病患者使用吉非贝齐治疗 2 周，患者的银屑病加重，并且再次使用吉非贝齐时复发[1]。

1. Fisher DA, *et al.* Exacerbation of psoriasis by the hypolipidemic agent, gemfibrozil. *Arch Dermatol* 1988; **124:** 854–5.

药物相互作用

参见苯扎贝特，第 1188 页。

吉非贝齐是几种细胞色素 P450 同工酶的抑制剂，包括 CYP2C8、CYP2C9、CYP2C19 和 CYP1A2，可能增加由这些同工酶代谢的药物的血药浓度，还可抑制一些 UDP-葡糖醛酸基转移酶。已有报道与吉非贝齐合用时，贝沙罗汀（见第 654 页）、吡格列酮（见第 434 页）和罗格列酮（见第 437 页）的血药浓度增加，正在接受瑞格列奈的患者禁用吉非贝齐，有造成严重低血糖的风险（见第 436 页）。

药动学

胃肠道能很容易地吸收吉非贝齐；生物利用度接近于 100%，且在进食前服药 30min 后最高。服药后 1～2h 内即可达血浆峰浓度；半衰期大约 1.5h。血浆蛋白结合率大约为 98%。大约 70% 的剂量主要以吉非贝齐葡萄糖醛酸结合物和其他的代谢物形式从尿排泄，少量从粪便排泄。

用途和用法

吉非贝齐，纤维酸衍生物，一种与苯扎贝特（第 1189 页）作用类似的调脂药。

吉非贝齐用来降低高脂血症（第 1129 页）中总胆固醇和甘油三酯，包括Ⅱa 型、Ⅱb 型、Ⅲ型、Ⅳ型和Ⅴ型高脂蛋白血症。也被建议用作对改善饮食和其他治疗措施无效的中年高脂血症患者缺血性心脏病（见**降低心血管危险**，第 1124 页）的一级预防。在美国，高密度（HDL）胆固醇浓度低的和对限制饮食及其他措施没有效果的Ⅱb 型患者禁止使用吉非贝齐。常用剂量是每日 1.2g，分 2 次服用，早餐晚餐前 30min 口服。或者是 900mg 每日 1 次，晚餐前 30min 服用。

1. Spencer CM, Barradell LB. Gemfibrozil: a reappraisal of its pharmacological properties and place in the management of dyslipidaemia. *Drugs* 1996; **51:** 982–1018.

在肾损伤中的用法 有严重肾损伤的患者/禁止使用吉非贝齐。但英国注册药品信息允许轻中度损伤的患者使用［肾小球滤过率为 30～80ml/(min·1.73m²)］。初始剂量应减少至每日 900mg，且需在增加剂量前检查肾功能。

对 17 名稳定性慢性肾衰竭患者进行的吉非贝齐药动学的研究发现[1]，多次剂量和单次剂量平均血浆半衰期分别为 1.8h 和 1.9h，与肾功能正常患者相当。吉非贝齐的清除率不依赖于肾功能状态，但是没有进行吉非贝齐药动学评价。

6 名尿毒症中 5 名患者服用吉非贝齐每日 1200mg，治疗 6 个月后，和 6 名肾病患者服用吉非贝齐每日 800mg，治疗 4 个月后，脂质和脂蛋白浓度均有了令人满意的变化[2]。没有发现明显的不良反应或器官毒性的征兆。二级预防研究[3]的结果也表明，剂量为每日 1.2g 对于轻至中度肾损伤的患者是安全有效的。

1. Evans JR, *et al.* The effect of renal function on the pharmacokinetics of gemfibrozil. *J Clin Pharmacol* 1987; **27:** 994–1000.
2. Manninen V, *et al.* Gemfibrozil treatment of dyslipidaemias in renal failure with uraemia or in the nephrotic syndrome. *Res Clin Forums* 1982; **4:** 113–18.
3. Tonelli M, *et al.* for the Veterans' Affairs High-Density Lipoprotein Intervention Trial (VA-HIT) Investigators. Gemfibrozil for secondary prevention of cardiovascular events in mild to moderate chronic renal insufficiency. *Kidney Int* 2004; **66:** 1123–30.

制剂

BP 2010: Gemfibrozil Capsules; Gemfibrozil Tablets;
USP 33: Gemfibrozil Capsules; Gemfibrozil Tablets.

专利制剂

Arg.: Gedun; Hipolixan; Lopid; ***Austral.:*** Ausgem; Gemhexal; Jezil; Lipazil; Lopid; ***Austria:*** Gevilon; ***Braz.:*** Lopid; Lozil; ***Canad.:*** Lopid; ***Chile:*** Grifogemzilo; Lipotril; Lopid; ***Cz.:*** Gevilon†; Innogem†; Ipolipid†; ***Denm.:*** Lopid; ***Fin.:*** Gevilon†; Lopid; ***Fr.:*** Lipur; ***Ger.:*** Gemfi; Gevilon; Lipox Gemfi†; ***Gr.:*** Adrotan; Amedran; Antilipid; Cholhepan; Clipostat; Dosamont; Drisofal; Eklipid; Entianthe; Fibrolip; Gebrozil; Gedizil; Gemfolid; Gemlipid; Gineton; Hobatolex; Leptokin; Lisolip; Lopid; Noxobran; Pamoxil; Prelisin; Renolip; Solulip; Terostrant; Tiazam; ***Hong Kong:*** Gemzil†; Gen-Fibro; Ipolipid; Lipison; Lipistorol; Lipofor; Lopid; Lowin†; Marbrozil; Qualipid; Ronox; Saffid†; Synbrozil†; ***Hung.:*** Innogem; Minilip; ***India:*** Lopid; Normolip; ***Indon.:*** Detrichol; Fetinor; Fibralip†; Hypofil; Inobes†; Lapibroz; Lifibron; Lipira; Lipitrop; Lokoles; Lopid; Lowlip†; Mersikol; Nufalemzil; Progemzal†; Renabrazin; Scantipid; Zenibroz; Zilop; ***Irl.:*** Lopid; ***Ital.:*** Fibrocit†; Gemlipid; Genlip; Genozil†; Lipogen†; Lipozid†; Lopid; ***Malaysia:*** Brozil; Ipolipid; Lipistorol†; Lipofor; Lopid†; Mariston†; ***Mex.:*** Apo-Fide; Lopid; Raypid; ***Neth.:*** Lopid; ***Philipp.:*** Lipigem; Lipison†; Lipizle; Lipozid†; Lopid; Reducel; ***Port.:*** Lipoite; Lopid; ***Rus.:*** Ipolipid (Иполипид); ***S.Afr.:*** Lopid†; ***Singapore:*** Brozil; Hidil; Ipolipid; Lipison†; Lipofor; Lopid†; Recozil; ***Spain:*** Decrelip†; Lopid; Pilder; Trialmin; ***Swed.:*** Lopid; ***Switz.:*** Gevilon; ***Thai.:*** Bisil; Delipid; Dropid; Fibropid; Gembropac; Gemfibril; GFB; Gozid; Hidil; Lespid; Lipidys†; Lipison; Lipolo; Lipozil; Locholes; Lodil; Lopicare; Lopid; Lopol; Manobrozil; Mariston; Milpid; Norpid; Pharzil†; Poli-Fibrozil; Polyxit; Ronox; Tiba†; Tolip; U-Pid; ***Turk.:*** Lopid; ***UK:*** Lopid; ***USA:*** Lopid; ***Venez.:*** Lipontal; Lopid.

Glyceryl Trinitrate 硝酸甘油

Glicerin-trinitrát; Glicerolio trinitratas; Gliseril Trinitrat; Glonoin; Glyceroli Trinitras; Glyceroli trinitratis; Glycerol-trinitrát; Glycéryle, trinitrate de; Glyceryltrinitrat; Glyseryylitrinitraatti; GTN; Nitrato de glicerilo; Nitroglicerina; Nitrogliserin; Nitroglycerin; Nitroglycerol; NTG; Trinitrato de glicerilo; Trinitrin; Trinitroglicerina; Trinitroglycerin. Propane-1,2,3-triol trinitrate.

Глицерилтринитрат

$C_3H_5(NO_3)_3$ = 227.1.

CAS — 55-63-0.

ATC — C01DA02; C05AE01.

ATC Vet — QC01DA02; QC05AE01.

UNII — G59M7S0WS3.

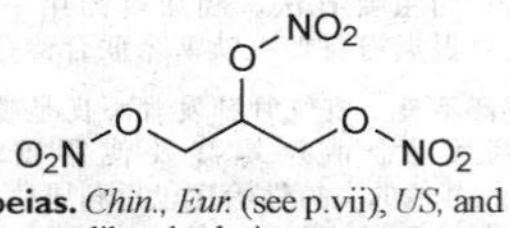

Pharmacopoeias. *Chin.*, *Eur.* (see p.vii), *US*, and *Viet.* include glyceryl trinitrate as diluted solutions.

Ph. Eur. 6. 8（Glyceryl Trinitrate Solution） 硝酸甘油乙醇溶液中包含 1%～10%（质量分数）的硝酸甘油。澄清，无色或微黄色溶液。与无水乙醇和丙酮混融。

纯硝酸甘油几乎不溶于水；易溶于无水乙醇；与丙酮混融。

避光。2～15℃保存硝酸甘油稀溶液（1%）。15～20℃保存更浓的硝酸甘油溶液。

USP 33（Diluted Nitroglycerin） 硝酸甘油与乳糖、葡萄糖、乙醇、丙二醇、或其他匹配的惰性赋形剂的混合物中含硝酸甘油的量不超过 10%。硝酸甘油乙醇或丙二醇溶液澄清，无色或淡黄色。硝酸甘油乳糖是白色无臭的粉末。贮藏于密闭容器中，贮藏温度 25℃，允许偏差范围 15～30℃，不得超过 40℃。避光。

未稀释的硝酸甘油是白色至淡黄色，黏稠，可燃，易爆炸的溶液。微溶于水；溶于乙醇、丙酮、二硫化碳、氯仿、二氯甲烷、乙醚、乙酸乙酯、冰醋酸、甲醇、苯、甲苯、硝基苯和苯酚。

管理 摇晃或过热会引起未稀释的硝酸甘油爆炸，即使非常少量的硝酸甘油也须隔离贮藏。

配伍禁忌 研究发现硝酸甘油与苯妥英[1]、阿替普酶[2]和左氧氟沙星[3]不相容。

1. Klamerus KJ, *et al.* Stability of nitroglycerin in intravenous admixtures. *Am J Hosp Pharm* 1984; **41:** 303–5.
2. Lee CY, *et al.* Visual and spectrophotometric determination of compatibility of alteplase and streptokinase with other injectable drugs. *Am J Hosp Pharm* 1990; **47:** 606–8.
3. Saltsman CL, *et al.* Compatibility of levofloxacin with 34 medications during simulated Y-site administration. *Am J Health-Syst Pharm* 1999; **56:** 1458–9.

稳定性 *静脉注射液* 近几年来已经认识到一些整形外科用的静脉注射给药装置能吸附或吸收硝酸甘油而造成剂量的损耗[1,2]，尽管聚烯烃[3,4]或聚乙烯[5～7]吸附程度不高。不仅所使用的容器和塑料管，而且一些管线内过滤器也能吸附硝酸甘油[8,9]。

1. Grouthamel WG, *et al.* Loss of nitroglycerin from plastic intravenous bags. *N Engl J Med* 1978; **299:** 262.
2. Roberts MS, *et al.* The availability of nitroglycerin from parenteral solutions. *J Pharm Pharmacol* 1980; **32:** 237–44.
3. Wagenknecht DM, *et al.* Stability of nitroglycerin solutions in polyolefin and glass containers. *Am J Hosp Pharm* 1984; **41:** 1807–11.
4. Trissel LA, *et al.* Drug compatibility with new polyolefin infusion solution containers. *Am J Health-Syst Pharm* 2006; **63:** 2379–82.
5. Schaber DE, *et al.* Nitroglycerin adsorption to a combination polyvinyl chloride, polyethylene intravenous administration set. *Drug Intell Clin Pharm* 1985; **19:** 572–5.
6. Tracy TS, *et al.* Nitroglycerin delivery through a polyethylene-lined intravenous administration set. *Am J Hosp Pharm* 1989; **46:** 2031–5.
7. Martens HJ, *et al.* Sorption of various drugs in polyvinyl chloride, glass, and polyethylene-lined infusion containers. *Am J Hosp Pharm* 1990; **47:** 369–73.
8. Baaske DM, *et al.* Nitroglycerin compatibility with intravenous fluid filters, containers, and administration sets. *Am J Hosp Pharm* 1980; **37:** 201–5.
9. Kanke M, *et al.* Binding of selected drugs to a "treated" inline filter. *Am J Hosp Pharm* 1983; **40:** 1323–8.

片剂 大多研究表明硝酸甘油片剂不稳定，与包装接触时有相当大的损耗可能，如粘标签、棉花、人造纤维、塑料瓶和塑料胶囊。Council of the Royal Pharmaceutical Society of Great Britain 和美国 FDA 都已颁布了包装和配药指南。硝酸甘油只能在玻璃容器中调配，用内垫箔片的胶囊和不含原棉的填料密封包装。除此之外，Council of the Royal Pharmaceutical Society of Great Britain 还建议每个包装不超过 100 片并且包装容器上须标明使用适应证，必须在打开包装后 8 周内用完。

不良反应

硝酸甘油能引起面红、眩晕、心动过速和搏动性头痛。大剂量能引起呕吐、坐立不安、视物模糊、低血压（可恶化成重度低血压）、晕厥、罕见发绀和正铁血红蛋白血症，还可能发生呼吸减弱和心动过缓。有局部性使用硝酸甘油制剂引起接触性皮炎的报道，也发生局部性刺激和红斑不良反应。应用于口腔黏膜的制剂常引起局部灼热感。

生产过程中会发生慢性中毒症状，通常可耐受，但

硝酸甘油耐受会导致接触者在突然脱离慢性暴露的环境时，发生严重的戒断症状。耐受性可很快消失，但是再次接触硝酸甘油时会发生中毒症状。临床使用也会发生耐受，这与能够产生长时间稳定血药浓度的硝酸甘油制剂有关。

对心脏的影响 心动过速、低血压和心动过缓被认为是硝酸甘油不良反应。罕见心搏停止[1]和完全性心脏传导阻滞[2]不良反应的报道。

1. Ong EA, *et al.* Nitroglycerin-induced asystole. *Arch Intern Med* 1985; **145:** 954.
2. Lancaster L, Fenster PE. Complete heart block after sublingual nitroglycerin. *Chest* 1983; **84:** 111–12.

对味觉的影响 1 名 61 岁男子在心肌梗死后药物治疗中，加用硝酸甘油后 2 周出现苦和咸的味觉丧失[1]。6 周后味觉完全丧失，在停止使用硝酸甘油片剂后 1 周内味觉恢复到正常；再次使用硝酸甘油后味觉又消失。

1. Ewing RC, *et al.* Ageusia associated with transdermal nitroglycerin. *Clin Pharm* 1989; **8:** 146–7.

超敏反应 报道称，使用硝酸甘油软膏和片剂的患者均发生过接触性皮炎[1]。硝酸甘油和赋形剂成分都可能与皮炎反应有关。

1. Carmichael AJ. Skin sensitivity and transdermal drug delivery: a review of the problem. *Drug Safety* 1994; **10:** 151–9.

静脉内用法 一些硝酸甘油静脉制剂中含有一定比例的乙醇。已经发生几例高剂量硝酸甘油静脉滴注时发生酒精中毒的事件[1~3]。一篇报道称[3]，1 名患者以 2mg/min 的速度静脉滴注硝酸甘油后，血浆酒精浓度达到 2.67mg/ml。聚氯乙烯管已经被用作输液管，由于硝酸甘油可吸附到管道上，使得需要的硝酸甘油的剂量增大，从而使输入的酒精量增大。

丙二醇也被用作一些硝酸甘油组分的溶剂。输注含有丙二醇的溶液会引起渗透压过高：详见**丙二醇**，第 1973 页。

1. Shook TL, *et al.* Ethanol intoxication complicating intravenous nitroglycerin therapy. *Ann Intern Med* 1984; **101:** 498–9.
2. Daly TJ, *et al.* "Cocktail"-coronary care. *N Engl J Med* 1984; **310:** 1123.
3. Korn SH, Comer JB. Intravenous nitroglycerin and ethanol intoxication. *Ann Intern Med* 1985; **102:** 274.

不良反应的处置

使患者处于头低卧位来治疗晕厥和低血压不良反应，而严重低血压可能需要使用升压药。重度中毒的患者可能需要吸氧和辅助呼吸，静脉输注血容量扩充药或合适的电解质溶液来维持循环。如果发生正铁血红蛋白血症，则需要静脉给予亚甲蓝。服用片剂重度中毒的患者，可能需要洗胃。如果摄入大剂量不超过 1h，可以考虑使用活性炭。

注意事项

重度低血压、低血容量症、显著性贫血、梗死性心衰（包括缩窄性心包炎），头部创伤或脑出血引起的颅内压升高患者禁止使用硝酸甘油。硝酸甘油能升高闭角型青光眼患者的眼内压，因此，这类患者最好避免使用硝酸甘油，尽管没有这种禁忌证的证据。

重度肾或肝损伤、甲状腺功能减退症、营养不良或体温过低患者使用硝酸甘油应谨慎小心。心脏复律或电热疗法前须去除含金属的透皮贴剂。颊给药很少会导致蛀牙，应建议患者改变应用部位，保持良好的口腔卫生。口腔干燥者应在使用颊含片前湿润口腔。但对这类患者而言，舌下喷雾应是更合适的给药方式。

对硝酸盐的耐受性 尽管有机硝酸盐是有效的抗心绞痛药，但它们的使用受到耐受性的发展以及抗心绞痛和抗心肌缺血效果[1,2]损失或衰减的限制。这种情况可能在所有硝酸盐使用时发生，尤其是在频繁或连续给药时[1~3]。

耐受性的作用机制尚未完全清楚。要发挥血管舒张作用，有机磷酸酯类扩血管作用可能取决于其转化为一氧化氮，而这个反应需要含巯基的物质参与，如半胱氨酸或其他硫氢基。重复给药能耗尽组织所储存的巯基，成为发生耐受的一种机制[1,2]。另一种逐渐被认可的机制是神经激素系统的激活，这种神经激素系统能释放具有中和有机硝酸盐类作用的血管收缩激素[1,2]。也有提出，在接受硝酸盐类治疗期间自由基产生增加[1]，可能抑制硝酸盐的生物活性[3]，诱导血浆容量扩张抵消了硝酸盐类对心室前负荷的作用[1,2]。

一种用来避免发生耐受的方法是间歇性给予硝酸盐[1,2]。最佳间隔尚不明确，但也有提出间隔 10～12h[1,2]。采用硝酸甘油系统的透皮吸收制剂的患者，可在夜间移除贴剂。但是在此期间可能发生反跳性心肌缺血[1]，可能需要使用短效硝酸盐制剂[2]。口服制剂、含片和软膏，每天的最后一次剂量可以省掉。目前还不确定是否每个患者都需要采用间歇性给药，因为许多连续给药的患者并没有发生耐受反应。有一种透皮贴剂在第一个 24h 的快释放速率比第二个 24h 的，也不能阻止耐受的发生[4]。

多种药物已被报道能减少硝酸盐耐受性的发生，包括具有抗氧化性能的巯基供体和药物，但都没有确切的作用[1,3]。

1. Parker JD, Parker JO. Nitrate therapy for stable angina pectoris. *N Engl J Med* 1998; **338:** 520–31.
2. Rutherford JD. Nitrate tolerance in angina therapy: how to avoid it. *Drugs* 1995; **49:** 196–9.
3. Münzel T, *et al.* Explaining the phenomenon of nitrate tolerance. *Circ Res* 2005; **97:** 618–28.
4. Wiegand A, *et al.* Pharmacodynamic and pharmacokinetic evaluation of a new transdermal delivery system with a time-dependent release of glyceryl trinitrate. *J Clin Pharmacol* 1992; **32:** 77–84.

透皮贴剂 1 名患者在除颤时贴在左侧胸部的硝酸甘油透皮贴剂发生爆炸[1]，患者并没有发生肉眼可见的损伤。但随后的研究表明这是由于除颤器电极和硝酸甘油贴剂的金属铝包装发生放电，而不是硝酸甘油本身爆炸。

虽然建议在透热疗法前移除透皮贴剂，不过即使透皮贴剂暴露于功率 800W/m² 的透热疗法时，透皮贴剂温度升高幅度仅 2.2℃[2]。故认为即使透皮贴剂暴露于作为物理治疗的微波透热疗法，也不可能对患者造成直接的皮肤损伤[2]。

1. Babka JC. Does nitroglycerin explode? *N Engl J Med* 1983; **309:** 379.
2. Moseley H, *et al.* The influence of microwave radiation on transdermal delivery systems. *Br J Dermatol* 1990; **122:** 361–3.

药物相互作用

乙醇、血管扩张药和其他具有降低血压作用的药物会加重硝酸甘油引起的血压过低反应。引起口干的药物（如三环类抗抑郁药和其他抗毒蕈碱药）会延缓药物的溶散度（也见上文**注意事项**），从而可能降低舌下和口腔含片的疗效。

抗凝血药 硝酸甘油对肝素的影响，见第 1255 页。

麦角生物碱 硝酸甘油对氢化麦角胺的影响，见**麦角胺的药物相互作用**项下内容，第 591 页。

磷酸二酯酶-5 抑制剂 硝酸盐类与磷酸二酯酶-5 抑制剂（如西地那非）禁止合用。由于二者合用时磷酸二酯酶-5 抑制剂增强了硝酸盐类的血管舒张作用而发生显著性低血压[1]。有两者合用而引起死亡的案例的报道[2]。

1. Webb DJ, *et al.* Sildenafil citrate potentiates the hypotensive effects of nitric oxide donor drugs in male patients with stable angina. *J Am Coll Cardiol* 2000; **36:** 25–31.
2. Cheitlin MD, *et al.* Use of sildenafil (Viagra) in patients with cardiovascular disease. *J Am Coll Cardiol* 1999; **33:** 273–82. Correction. *ibid.*; **34:** 1850.

溶栓药 硝酸甘油与阿替普酶合用的影响，见第 1164 页。

药动学

口腔黏膜能快速地吸收硝酸甘油。胃肠道和皮肤也能很好地吸收硝酸甘油。由于存在系统前清除，其他给药途径的生物利用度低于 100%；由于存在广泛的肝脏首关代谢效应，口服给药后生物利用度严重降低。

舌下含片、舌下喷雾剂或口含片用药后 1～3min 即可发挥显著疗效；软膏剂或透皮贴剂使用后 30～60min 内起效。静脉给药后 1～2min 即可起效。

舌下含片或喷雾剂作用持续时间为 30～60min，控释含片的作用时间可持续 3～5h。透皮贴剂被设计成定量释放药物，且持续 24h 以上，2% 的硝酸甘油软膏的作用时间接近 8h。静脉给药药效持续时间为 3～5min。

硝酸甘油表观分布容积大，全身分布广泛。血管平滑肌细胞摄取硝酸甘油后将硝酸根转化为无机亚硝酸盐，接着转化为一氧化氮。这个反应需要半胱氨酸或其他巯基存在。硝酸甘油也可在血浆中发生水解反应，并且在肝脏中被谷胱甘肽硝酸盐还原酶快速地代谢成二硝酸盐和单硝酸酯。二硝酸盐的扩血管作用比硝酸甘油弱，单硝酸酯可能也具有血管舒张作用。

1. Bogaert MG. Clinical pharmacokinetics of glyceryl trinitrate following the use of systemic and topical preparations. *Clin Pharmacokinet* 1987; **12:** 1–11.
2. Thadani U, Whitsett T. Relationship of pharmacokinetic and pharmacodynamic properties of the organic nitrates. *Clin Pharmacokinet* 1988; **15:** 32–43.
3. Ridout G, *et al.* Pharmacokinetic considerations in the use of newer transdermal formulations. *Clin Pharmacokinet* 1988; **15:** 114–31.
4. Hashimoto S, Kobayashi A. Clinical pharmacokinetics and pharmacodynamics of glyceryl trinitrate and its metabolites. *Clin Pharmacokinet* 2003; **42:** 205–21.

用途和用法

硝酸甘油是一种用来治疗心绞痛（第 1118 页）、心力衰竭（第 1127 页）和心肌梗死（见下文）的硝基类血管扩张药。其他适应证包括手术期间诱导低血压和控制高血压。

认为硝酸甘油通过释放一氧化氮而发挥血管舒张作用，而一氧化氮能激活血管平滑肌细胞上的鸟苷酸环化酶，使鸟嘌呤核苷酸增加。鸟嘌呤核苷酸可能通过降低胞浆内游离钙离子浓度而诱导血管舒张。对静脉血管平滑肌的作用强于小动脉。静脉扩张增加了外周静脉容量从而降低了静脉回流，降低了左室舒张末期容量和左室舒张末压（降低了前负荷）。小动脉扩张降低了收缩期外周血管阻力和左室收缩末压（降低了后负荷）。这种作用的结果是心肌耗氧量减少。对前负荷的影响与 β 受体阻滞剂或钙通道阻滞剂无关。硝酸甘油也有舒张冠状动脉的作用，这就促进局部的冠脉血流向缺血区域，从而改善缺血心肌的氧供应。

硝酸甘油可以通过舌下含服、口腔含片、口服、经皮或静脉给药等途径给药。根据临床需求选择剂型和剂量。

治疗**急性心绞痛**时，硝酸甘油以舌下含片、舌下喷雾剂或口腔含片的形式给药，这些给药方式均能快速地发挥疗效，并且能快速地缓解疼痛。这些剂型也可在活动或应激前使用，以避免心绞痛发作。舌下含片（常用剂量为 300～600μg）是将含片置于舌下。患者可根据需要重复给药，但如果含服 3 次后，而在 15min 内疼痛不能缓解，建议患者迅速就医。如果使用喷雾剂，每次使用 400μg，1 次或 2 次直接喷在舌上或舌下后闭口，可根据需求喷雾 3 次。硝酸甘油口腔含片置于上唇和牙龈之间（见使用**注意事项**项下内容）。通常一次 2mg 即足够，但在某些情况下可能需要 3mg；5mg 剂量可用于严重心绞痛。

长疗程治疗**稳定性心绞痛**时，硝酸甘油常以控释片剂或胶囊、经皮吸收制剂、或口腔含片给药，这些剂型均能提供持久的作用。根据制剂调节剂量。例如，在美国控释口服胶囊通常以 2.5～6.5mg 为初始剂量，每日 3～4 次，视需要增加至 26mg，每日 4 次。透皮吸收剂型有软膏剂和贴膜剂。软膏剂（1.27～5.08cm 的软膏含硝酸甘油 2%）每日用 2～4 次或根据需要 3～4h 一次，涂于胸、手臂、腿或背的去毛区皮肤。透皮贴剂更方便地使用于胸、上臂或肩。贴剂常设计成以一定的恒定速率释放硝酸甘油；其有不同的尺寸，释放速度为 100～800μg/h（相当于 24h 内释放 2.5～20mg，皮肤贴剂常暂时性移除以防产生耐受性）。推荐每日最大剂量为 20mg。硝酸甘油软膏剂和贴剂须用于洁净的皮肤上，并且在同一部位重复使用时须休药几天。口含片常用剂量为每日 2～5mg，每日 3 次。含片置于口颊部位，舌接触含片或喝热饮料可加速含片的释药速率。常建议在睡觉时移除含片以防发生误吸的危险。同样建议患者重复使用含片时变换搁置含片的位置，并且需注意口腔卫生以减少发生龋齿的风险。片剂不应咀嚼；如果口腔片剂不小心吞咽，可以再含 1 片。

连续使用硝酸盐治疗的大多数患者会发生耐受反应，间歇使用硝酸盐可以避免耐受反应的发生（更多细节见上文**注意事项**项下的**对硝酸盐的耐受性**）。

硝酸甘油可静脉输注治疗**不稳定性心绞痛**。生产商指南规定 5% 葡萄糖或 0.9% 氯化钠溶液作为硝酸甘油注射液的稀释剂。在静脉输注硝酸甘油时，须监控患者的血流动力学从而逐渐调整剂量以得到期望的治疗效果。输注使用的塑料能吸附硝酸甘油（见上文**稳定性**），因此需要适当增加剂量。治疗不稳定性心绞痛的常用初始剂量为 5～10μg/min。对大多数患者，10～200μg/min 的剂量即可有反应。也可舌下和口腔途径给药。减轻不稳定性心绞痛患者疼痛需要含片的最大剂量为 5mg。

治疗急性**心力衰竭**，硝酸甘油静脉内给药的初始剂量为 5～25μg/min。含片剂量为 5mg，可根据需要重复给药直到症状得到控制。治疗慢性心力衰竭，含片每日为 5～10mg，分 3 次给药。

硝酸甘油也可静脉给药治疗急性**心肌梗死**和**手术**期间诱导低血压或控制高血压。常用初始剂量为 5～25μg/min，根据反应调整剂量。常用剂量范围为 10～200μg/min，但是一些外科手术患者需要剂量高达 400μg/min。

硝酸甘油透皮贴剂也用于静脉插管术后**静脉炎**和**外渗**的预防性治疗。将 5mg 的贴剂贴于静脉插管位置的远端；每天或每 3～5 天变换贴剂的使用位置。贴剂的使用应持续到可以使用静脉输液治疗。

也可用 0.4% 的硝酸甘油软膏减轻由慢性**肛裂**引起的疼痛（见下文）。使用量相当于约 1.5mg 硝酸甘油用于肛门内，每 12h 1 次，连续使用 8 周。

儿童用法 在英国，尽管这种对儿童的用药方法未经许可，*BNFC 2009* 建议硝酸甘油以 200～500ng/kg 的初始剂量静脉滴注，可对婴幼儿和儿童产生血管舒张作用，根据反应调整至每分钟 1～3μg/kg 的常规剂量。

不能超过每分钟 10μg/kg 或 200μg/kg。

在治疗儿童肛裂时，*BNFC 2009* 建议使用 0.05% 或 0.1% 油剂。

肛裂 硝酸盐类（如硝酸甘油）具有松弛肛门括约肌的能力，因此常用来治疗慢性肛裂（第 1801 页）。实验组[1~3]和对照组[4,5]研究均显示，局部应用浓度为 0.2%～0.8%硝酸甘油软膏可缓解疼痛和加速肛裂的愈合，尽管仅对疼痛的疗效较为显著[6]。研究发现[5]，0.6%的浓度与 0.2%的浓度相比，没有额外的治疗效果。一项跟踪调查表明[5,7]6～30 个月后部分患者症状没有加重或复发（复发率为 1/4～1/3），复发后局部治疗仍有效。然而，一个小型的对儿童使用安慰剂的对照研究却没有发现局部使用硝酸甘油对这类患者有效[8]。

有证据显示应用硝酸甘油贴剂与局部应用 0.2%的软膏疗效相同[9]。

对实验组使用 1%的异山梨醇软膏也能得到满意的治疗效果[10]。

1. Gorfine SR. Topical nitroglycerin therapy for anal fissures and ulcers. *N Engl J Med* 1995; **333:** 1156–7.
2. Lund JN *et al.* Use of glyceryl trinitrate ointment in the treatment of anal fissure. *Br J Surg* 1996; **83:** 776–7.
3. Watson SJ, *et al.* Topical glyceryl trinitrate in the treatment of chronic anal fissure. *Br J Surg* 1996; **83:** 771–5.
4. Lund JN, Scholefield JH. A randomised, prospective, double-blind, placebo-controlled trial of glyceryl trinitrate ointment in treatment of anal fissure. *Lancet* 1997; **349:** 11–14. Correction. *ibid.*; 656.
5. Carapeti EA, *et al.* Randomised controlled trial shows that glyceryl trinitrate heals anal fissures, higher doses are not more effective, and there is a high recurrence rate. *Gut* 1999; **44:** 727–30.
6. Fenton C, *et al.* 0.4% Nitroglycerin ointment: in the treatment of chronic anal fissure pain. *Drugs* 2006; **66:** 343–9.
7. Lund JN, Scholefield JH. Follow-up of patients with chronic anal fissure treated with topical glyceryl trinitrate. *Lancet* 1998; **352:** 1681.
8. Kenny SE, *et al.* Double blind randomised controlled trial of topical glyceryl trinitrate in anal fissure. *Arch Dis Child* 2001; **85:** 404–7.
9. Zuberi BF, *et al.* A randomized trial of glyceryl trinitrate ointment and nitroglycerin patch in healing of anal fissures. *Int J Colorectal Dis* 2000; **15:** 243–5.
10. Schouten WR, *et al.* Pathophysiological aspects and clinical outcome of intra-anal application of isosorbide dinitrate in patients with chronic anal fissure. *Gut* 1996; **39:** 465–9.

勃起功能障碍 勃起功能障碍通常采用口服药物或海绵体内血管扩张药治疗（见第 2099 页）。几项研究探讨了局部的替代品，主要对阴茎应用硝酸甘油软膏或透皮贴剂[1~5]。硝酸盐被认为通过使阴茎勃起的平滑肌松弛和血管舒张发挥作用。尽管反应率各不相同，这种疗法能在一些方面产生勃起。

36 名不同原因勃起功能障碍的男性中，21 名患者局部应用乳膏，包括硝酸异山梨酯、双氢麦角碱和氨茶碱后，均能产生令人满意的勃起效果[6]。9 名精神性勃起功能障碍患者中有 8 位产生了满意的疗效。但是，另一个研究[7]因乳膏连续对 10 名患者治疗无效而不得不放弃。对 14 位总共应用 77 次乳膏的患者进行的研究表明乳膏的治疗效果与安慰剂没有差异[8]。曾尝试局部应用乳剂，包括硝酸异山梨酯、麦角碱和睾酮治疗阴茎勃起功能障碍；对性欲低下和睾酮水平低或稍低的 42 名男性患者研究中，有 28 名患者疗效尚可[9]。

已有建议应使用避孕套来避免药物转移到伴侣体内[4]，尽管避孕套的完整性与软膏的作用效果似乎尚未进行研究。

正在使用磷酸二酯酶-5 抑制剂的患者应避免局部使用硝酸盐（见上文**药物相互作用**）。

1. Heaton JPW, *et al.* Topical glyceryl trinitrate causes measurable penile arterial dilation in impotent men. *J Urol (Baltimore)* 1990; **143:** 729–31.
2. Meyhoff HH, *et al.* Non-invasive management of impotence with transcutaneous nitroglycerin. *Br J Urol* 1992; **69:** 88–90.
3. Nunez BD, Anderson DC. Nitroglycerin ointment in the treatment of impotence. *J Urol (Baltimore)* 1993; **150:** 1241–3.
4. Anderson DC, Seifert CF. Topical nitrate treatment of impotence. *Ann Pharmacother* 1993; **27:** 1203–5.
5. Gramkow J, *et al.* Transcutaneous nitroglycerine in the treatment of erectile dysfunction: a placebo controlled clinical trial. *Int J Impot Res* 1999; **11:** 35–9.
6. Gomaa A, *et al.* Topical treatment of erectile dysfunction: randomised double blind placebo controlled trial of cream containing aminophylline, isosorbide dinitrate, and co-dergocrine mesylate. *BMJ* 1996; **312:** 1512–15.
7. Naude JH, Le Roux PJ. Topical treatment of erectile dysfunction did not show results. *BMJ* 1998; **316:** 1318.
8. Le Roux PJ, Naude JH. Topical vasoactive cream in the treatment of erectile failure: a prospective, randomized placebo-controlled trial. *BJU Int* 1999; **83:** 810–11.
9. Gomaa A, *et al.* The effect of topically applied vasoactive agents and testosterone versus testosterone in the treatment of erectile dysfunction in aged men with low sexual interest. *Int J Impot Res* 2001; **13:** 93–9.

胆结石 对一小组 15 名内镜切除胆结石（第 2354 页）患者研究发现，舌下喷雾 1.2～3.6mg 硝酸甘油有助于病情恢复。1.2mg 硝酸甘油能松弛 Oddi 括约肌（胆道口括约肌）至其正常压力的 30%[1]。硝酸甘油松弛平滑肌的特性已经用于减轻 3 名胆结石患者的胆绞痛（第 6 页）[2]；其中 1 位患者使用常规治疗方法，如口服罂粟碱只达到中度的治疗效果。

1. Staritz M, *et al.* Nitroglycerine dilatation of sphincter of Oddi for endoscopic removal of bileduct stones. *Lancet* 1984; **i:** 956.
2. Hassel B. Treatment of biliary colic with nitroglycerin. *Lancet* 1993; **342:** 1305.

偏头痛 尽管使用硝酸甘油可能促进或恶化偏头痛（第 587 页），但是在偏头痛先兆发作初期吸入硝酸甘油能降低由偏头痛引起的持久地神经性损伤的风险。先前的标准化预防性治疗并不成功[1]。

1. Mitchell GK. Nitroglycerine by inhaler as treatment for migraine causing cerebral ischaemia. *Med J Aust* 1999; **171:** 336.

心肌梗死 静脉硝酸盐被广泛应用于急性心肌梗死（第 1135页），尽管支持它们应用于再灌注损伤患者的证据有限。概述（溶栓或经皮冠状动脉介入治疗）再灌注前进行的研究发现，疼痛发作 24h 内使用静脉注射硝酸盐（硝酸甘油或硝普钠）可降低死亡率[1]，但对再灌注之外的作用还不太清楚。然而，使用静脉注射硝酸甘油按照经验来看似乎是安全的，因此，应对临床持续的缺血性疼痛给药。GISSI-3 研究表明[2]，第一个 24h 静脉输注硝酸甘油，以 5μg/min 开始，并且在开始后第一个 0.5h 每 5min 浓度增加 5～20μg/min 直到收缩压至少下降 10%，假如收缩压保持 90mmHg 以上；24h 后用透皮贴剂替代治疗，每日 10mg。

心肌梗死后心肌缺血或左心室功能差的患者可长期使用硝酸盐，但没有证据支持他们的日常使用。GISSI-3 研究表示，在梗死形成后，经过 6 周[2]和 6 个月[3]的评估未发现经皮使用硝酸甘油具有明显的疗效，并且 ISIS-4 研究发现[4]，口服单硝酸异山梨酯对 35 天死亡率没有改善作用。

1. Yusuf S, *et al.* Effect of intravenous nitrates on mortality in acute myocardial infarction: an overview of the randomised trials. *Lancet* 1988; **i:** 1088–92.
2. Gruppo Italiano per lo Studio della Sopravvivenza nell'Infarto Miocardico. GISSI-3: effects of lisinopril and transdermal glyceryl trinitrate singly and together on 6-week mortality and ventricular function after acute myocardial infarction. *Lancet* 1994; **343:** 1115–22.
3. Gruppo Italiano per lo Studio della Sopravvivenza nell'Infarto Miocardico. Six-month effects of early treatment with lisinopril and transdermal glyceryl trinitrate singly and together withdrawn six weeks after myocardial infarction: the GISSI-3 trial. *J Am Coll Cardiol* 1996; **27:** 337–44.
4. ISIS-4 (Fourth International Study of Infarct Survival) Collaborative Group. ISIS-4: a randomised factorial trial assessing early oral captopril, oral mononitrate, and intravenous magnesium sulphate in 58 050 patients with suspected acute myocardial infarction. *Lancet* 1995; **345:** 669–85.

妇产科 硝酸甘油松弛平滑肌的特性常被利用来治疗产科或妇科疾病，尽管大多数报道为无对照实验或仅有少量患者。静脉注射硝酸甘油 50～100μg，如有必要重复注射直到总剂量达到 200μg，对产后需要手工摘除残留胎盘的女性能产生明显子宫松弛作用[1,2]。舌下喷雾给药能成功地促进双胞胎的臀位取胎术的进行[3]。

可以在植入 IUD 前舌下喷雾给予硝酸甘油。超过 100 名患者试验表明，单次或分 2 次舌下给予 400μg 硝酸甘油常能满足手术需要[4]。

有早产先兆（第 1903 页）的妇女腹部使用硝酸甘油贴剂后获得良好的效果[5,6]，并且另一研究表明这与注射利托君效果相同[7]。但还有研究[8]发现透皮硝酸甘油贴剂与 β 受体阻滞剂相比效果较差。另一个对硝酸甘油和硫酸镁的对比研究[9]显示，两者均静脉内给药时，硝酸甘油失败率高并且可显著降低母体血压。一项系统性综述[10]指出，有足够的证据支持硝酸甘油的常规使用。

曾将硝酸甘油透皮制剂试用于控制重度以及中重度痛经[11,12]（第 8 页）。

静脉内给予硝酸甘油可治疗先兆子痫（见**高血压**项下内容，第 1131 页），有报道称，静脉使用硝酸甘油可以降低血压，但不影响子宫血流量[13]，但一篇关于一氧化氮供体（任何来源途径）的系统性综述认为有关疗效结论的证据不足[14]。

阴道内给予单硝酸异山梨酯能促进子宫颈的成熟[15]，尽管有证据[16]表明不是十分有效，可作为标准治疗（如前列腺素等）的替代疗法（见**终止妊娠**，第 1904 页）。稽留流产后，硝酸异山梨酯一直采用类似用法[17]。

1. DeSimone CA, *et al.* Intravenous nitro-glycerin aids manual extraction of a retained placenta. *Anesthesiology* 1990; **73:** 787.
2. Lowenwirt IP, *et al.* Safety of intravenous glyceryl trinitrate in management of retained placenta. *Aust N Z J Obstet Gynaecol* 1997; **37:** 20–4.
3. Greenspoon JS, Kovacic A. Breech extraction facilitated by glyceryl trinitrate sublingual spray. *Lancet* 1991; **338:** 124–5.
4. Yadava RP. Sublingual glyceryl trinitrate spray facilitates IUD insertion. *Br J Sex Med* 1990; **17:** 217.
5. Lees C, *et al.* Arrest of preterm labour and prolongation of gestation with glyceryl trinitrate, a nitric oxide donor. *Lancet* 1994; **343:** 1325–6.
6. Smith GN, *et al.* Randomised, double-blind, placebo controlled pilot study assessing nitroglycerin as a tocolytic. *Br J Obstet Gynaecol* 1999; **106:** 736–9.
7. Lees CC, *et al.* Glyceryl trinitrate and ritodrine in tocolysis: an international multicenter randomized study. *Obstet Gynecol* 1999; **94:** 403–8.
8. Bisits A, *et al.* The Randomized Nitric Oxide Tocolysis Trial (RNOTT) for the treatment of preterm labor. *Am J Obstet Gynecol* 2004; **191:** 683–90.
9. El-Sayed YY, *et al.* Randomized comparison of intravenous nitroglycerin and magnesium sulfate for treatment of preterm labor. *Obstet Gynecol* 1999; **93:** 79–83.
10. Duckitt K, Thornton S. Nitric oxide donors for the treatment of preterm labour. Available in The Cochrane Database of Systematic Reviews; Issue 3. Chichester: John Wiley; 2002 (accessed 28/11/07).
11. Pittrof R, *et al.* Crossover study of glyceryl trinitrate patches for controlling pain in women with severe dysmenorrhoea. *BMJ* 1996; **312:** 884.
12. The Transdermal Nitroglycerine/Dysmenorrhoea Study Group. Transdermal nitroglycerine in the management of pain associated with primary dysmenorrhoea: a multinational pilot study. *J Int Med Res* 1997; **25:** 41–4.
13. Grunewald C, *et al.* Effects of nitroglycerin on the uterine and umbilical circulation in severe preeclampsia. *Obstet Gynecol* 1995; **86:** 600–4.
14. Meher S, Duley L. Nitric oxide for preventing pre-eclampsia and its complications. Available in The Cochrane Database of Systematic Reviews; Issue 2. Chichester: John Wiley; 2007 (accessed 30/03/10).
15. Thomson AJ, *et al.* Randomised trial of nitric oxide donor versus prostaglandin for cervical ripening before first-trimester termination of pregnancy. *Lancet* 1998; **352:** 1093–6.
16. Chen FC-K, *et al.* Isosorbide mononitrate vaginal gel versus misoprostol vaginal gel versus Dilapan-S® for cervical ripening before first trimester curettage. *Eur J Obstet Gynecol Reprod Biol* 2008; **138:** 176–9.
17. Arteaga-Troncoso G, *et al.* Intracervical application of the nitric oxide donor isosorbide dinitrate for induction of cervical ripening: a randomised controlled trial to determine clinical efficacy and safety prior to first trimester surgical evacuation of retained products of conception. *BJOG* 2005; **112:** 1615–19.

食管动力疾病 弛缓不能是因为消化道下端括约肌不能松弛和食物向胃转运障碍所引起阻塞。舌下给予硝酸盐类（如硝酸异山梨酯）能产生明显的松弛和减轻症状的作用。在机械性扩张括约肌或手术治疗不可行时（见**食管动力疾病**项下内容，第 1624 页），可舌下给予硝酸盐类。

在消化道疾病（如静脉曲张性出血）时也可使用硝酸盐类治疗（见下文）。

疼痛 硝酸盐曾试用于治疗局部疼痛。已有报道硝酸甘油作贴剂[1]、喷雾[2]和硝酸异山梨酯喷雾[3]用于治疗糖尿病神经病变患者的疼痛有良好效果。硝酸甘油也已被用于局部的肌肉骨骼疾病[4]（也见下文**软组织风湿病**）和手术后疼痛[5,6]以及静脉注射作为辅助局部麻醉[7]。

硝酸甘油也用于减轻肛裂患者的疼痛（见上文）。在胆绞痛中的使用，见上文**胆结石**。

1. Rayman G, *et al.* Glyceryl trinitrate patches as an alternative to isosorbide dinitrate spray in the treatment of chronic painful diabetic neuropathy. *Diabetes Care* 2003; **26:** 2697–8.
2. Agrawal RP, *et al.* Glyceryl trinitrate spray in the management of painful diabetic neuropathy: a randomized double blind placebo controlled cross-over study. *Diabetes Res Clin Pract* 2007; **77:** 161–7.
3. Yuen KCJ, *et al.* Treatment of chronic painful diabetic neuropathy with isosorbide dinitrate spray: a double-blind placebo-controlled cross-over study. *Diabetes Care* 2002; **25:** 1699–1703.
4. Paoloni JA, *et al.* Topical nitric oxide application in the treatment of chronic extensor tendinosis at the elbow: a randomized, double-blinded, placebo-controlled clinical trial. *Am J Sports Med* 2003; **31:** 915–20.
5. McCabe JE, *et al.* A randomized controlled trial of topical glyceryl trinitrate before transrectal ultrasonography-guided biopsy of the prostate. *BJU Int* 2007; **100:** 536–8.
6. Karanlik H, *et al.* The effect of glyceryl trinitrate ointment on posthemorrhoidectomy pain and wound healing: results of a randomized, double-blind, placebo-controlled study. *Dis Colon Rectum* 2009; **52:** 280–5.
7. Sen S, *et al.* The analgesic effect of nitroglycerin added to lidocaine on intravenous regional anesthesia. *Anesth Analg* 2006; **102:** 916–20.

外周血管疾病 曾尝试利用硝酸盐扩张血管和松弛平滑肌的作用促进血液流动而治疗动脉痉挛性疾病（第 1147 页）和动脉粥样硬化的外周血管病（第1137页）。有报道局部使用硝酸甘油对动脉粥样硬化的远端肢体缺血[1]和雷诺综合征[2~4]有一定疗效，但应用并不广泛。

1. Fletcher S, *et al.* Locally applied transdermal nitrate patches for the treatment of ischaemic rest pain. *Int J Clin Pract* 1997; **51:** 324–5.
2. Franks AG. Topical glyceryl trinitrate as adjunctive treatment in Raynaud's disease. *Lancet* 1982; **i:** 76–7.
3. Coppock JS, *et al.* Objective relief of vasospasm by glyceryl trinitrate in secondary Raynaud's phenomenon. *Postgrad Med J* 1986; **62:** 15–18.
4. Teh LS, *et al.* Sustained-release transdermal glyceryl trinitrate patches as a treatment for primary and secondary Raynaud's phenomenon. *Br J Rheumatol* 1995; **34:** 636–41.

肺动脉高压 硝酸甘油能降低大多数肺动脉高压（第 1138 页）患者的肺血管总阻力[1,2]，包括吸入给药[3]。但是长期治疗时，常优先考虑其他的血管扩张药，如钙通道阻滞剂、依前列醇或波生坦。

1. Pearl RG, *et al.* Acute hemodynamic effects of nitroglycerin in pulmonary hypertension. *Ann Intern Med* 1983; **99:** 9–13.
2. Weir EK, *et al.* The acute administration of vasodilators in primary pulmonary hypertension. *Am Rev Respir Dis* 1989; **140:** 1623–30.
3. Goyal P, *et al.* Efficacy of nitroglycerin inhalation in reducing pulmonary arterial hypertension in children with congenital heart disease. *Br J Anaesth* 2006; **97:** 208–14.

奎宁眼毒性　建议静脉给予硝酸盐治疗奎宁眼毒性（第584页），作用机制可能是通过增加了视网膜血管床血流而发挥作用[1]。

1. Moore D, *et al.* Research into quinine ocular toxicity. *Br J Ophthalmol* 1992; **76:** 703.

软组织风湿病　动物研究的证据表明，一氧化氮在肌腱愈合中起着重要的作用，针对网球肘（外上髁炎）、跟腱炎（肌腱炎）和冈上肌腱炎患者的随机研究表明硝酸甘油贴剂（24h释放1.25mg）用于患病部位，每日1次[1]，可促进自觉症状和客观症状的恢复。持续3年的跟踪研究[2]表明这种治疗的益处不只是镇痛效果；然而，在同一组研究发现另一种不同的硝酸甘油贴剂对另一组患者无效[3]。硝酸甘油贴剂也被尝试用于肩袖病，一项系统性综述[4]表明可减缓急性症状，尽管长期疗效的证据不足。硝酸甘油也被尝试用于肌肉骨骼疼痛（见上文**疼痛**）。对软骨风湿病的整体治疗，见第13页。

1. Murrell GAC. Using nitric oxide to treat tendinopathy. *Br J Sports Med* 2007; **41:** 227–31.
2. Paoloni JA, Murrell GAC. Three-year followup study of topical glyceryl trinitrate treatment of chronic noninsertional Achilles tendinopathy. *Foot Ankle Int* 2007; **28:** 1064–8.
3. Paoloni JA, *et al.* Randomised, double-blind, placebo-controlled clinical trial of a new topical glyceryl trinitrate patch for chronic lateral epicondylosis. *Br J Sports Med* 2009; **43:** 299–302.
4. Cumpston M, *et al.* Topical glyceryl trinitrate for rotator cuff disease. Available in The Cochrane Database of Systematic Reviews; Issue 3. Chichester: John Wiley; 2009 (accessed 30/03/10).

静脉曲张出血　静脉曲张大出血常规疗法为急诊内镜下局部注射硬化剂或绷带结扎（第2285页）。内镜检查不可行和硬化剂疗法失败时，则使用药物治疗；并且一些研究表明初期药物治疗可能比硬化剂疗法更有效。血管收缩药，如血管紧张素胺（加压素）和加压素类似物特利加压素常与硝酸甘油合用，硝酸甘油能抵消加压素对心脏的不良反应；也可使用生长抑素。

门脉高压患者第一次出血预防性用药仍存在争议，因为大约70%的血管曲张患者将不再出血。肝门压力下降到12mmHg以下是降低静脉曲张破裂出血发生率的必需条件，单独使用β受体阻滞剂不能达到这种效果。目前正在寻找更有效的药物，单硝酸异山梨酯（作为β受体阻滞剂的辅助用药）对第一次出血预防性用药[1,2]和阻止再次出血[3]的疗效正在考察阶段。早期急救处理（内镜检查前）常静脉内给予特利加压素，硝酸甘油经皮给药可控制出血，并且能降低胃肠道出血和有肝硬化病史或有肝硬化临床征兆患者的死亡率[4]。但是，口服单硝酸异山梨酯和生长抑素对急性静脉曲张破裂出血的疗效比单独使用生长抑素要差，并且诱发更多的不良反应[5]。

1. Angelico M, *et al.* Isosorbide-5-mononitrate versus propranolol in the prevention of first bleeding in cirrhosis. *Gastroenterology* 1993; **104:** 1460–5.
2. Merkel C, *et al.* Randomised trial of nadolol alone or with isosorbide mononitrate for primary prophylaxis of variceal bleeding in cirrhosis. *Lancet* 1996; **348:** 1677–81.
3. Villanueva C, *et al.* Nadolol plus isosorbide mononitrate compared with sclerotherapy for the prevention of variceal rebleeding. *N Engl J Med* 1996; **334:** 1624–9.
4. Levacher S, *et al.* Early administration of terlipressin plus glyceryl trinitrate to control active upper gastrointestinal bleeding in cirrhotic patients. *Lancet* 1995; **346:** 865–8.
5. Junquera F, *et al.* Somatostatin plus isosorbide 5-mononitrate versus somatostatin in the control of acute gastro-oesophageal variceal bleeding: a double blind, randomised, placebo controlled clinical trial. *Gut* 2000; **46:** 127–32.

静脉穿刺　硝酸甘油贴剂贴于静脉注射点邻近的皮肤可预防静脉炎和外渗[1]。

对50名静脉穿刺患者研究发现，局部应用硝酸甘油软膏1～2mg对治疗有效[2]，但是应用于儿童和新生儿时却产生不一致的结果[3,4]。

1. Tjon JA, Ansani NT. Transdermal nitroglycerin for the prevention of intravenous infusion failure due to phlebitis and extravasation. *Ann Pharmacother* 2000; **34:** 1189–92.
2. Hecker JF, *et al.* Nitroglycerine ointment as an aid to venepuncture. *Lancet* 1983; **i:** 332–3.
3. Vaksmann G, *et al.* Nitroglycerine ointment as aid to venous cannulation in children. *J Pediatr* 1987; **111:** 89–91.
4. Maynard EC, Oh W. Topical nitroglycerin ointment as an aid to insertion of peripheral venous catheters in neonates. *J Pediatr* 1989; **114:** 474–6.

制剂

BP 2010: Glyceryl Trinitrate Sublingual Spray; Glyceryl Trinitrate Tablets; Glyceryl Trinitrate Transdermal Patches;
USP 33: Nitroglycerin Injection; Nitroglycerin Ointment; Nitroglycerin Tablets.

专利制剂

Arg.: Dauxona; Enetege; Niglinar; Nitradisc†; Nitro-Dur; Nitroderm TTS; Nitrodom; Nitrogray†; ***Austral.:*** Anginine; Lycinate; Minitran; Nitro-Dur; Nitrolingual; Rectogesic; Transiderm-Nitro; ***Austria:*** Cordiplast†; Deponit; Minitran†; Nitro Mack; Nitro Pohl; Nitro-Dur; Nitro†; Nitroderm; Nitrolingual; Perlinganit; ***Belg.:*** Deponit; Diafusor; Minitran; Nitro-Dyl†; Nitroderm; Nitrolingual; Nysconitrine; Rectogesic; Trinipatch; Willlong; ***Braz.:*** Nitradisc; Nitroderm TTS; Nitronal†; Tridil; ***Canad.:*** Gen-Nitro; Minitran; Nitro-Dur; Nitroject; Nitrol; Nitrolingual; Nitrostat; Rho-Nitro; Transderm-Nitro; Trinipatch; ***Chile:*** Angiolingual; Nitrocor†; Nitroderm; ***Cz.:*** Deponit†; Maycor Nitrospray†; Minitran†; Nit-Ret; Nitrangin†; Nitrilex†; Nitro Mack†; Nitro Pohl; Nitrolingual†; Nitromint; Perlinganit; Rectogesic; ***Denm.:*** Buccard†; Discotrine; Glytrin; Nitrolingual; Nitromex; Rectogesic; ***Fin.:*** Deponit; Glytrin†; Minitran; Nitro; Nitromex; Perlinganit; Rectogesic; Transiderm-Nitro; ***Fr.:*** Cordipatch; Diafusor; Discotrine; Epinitril; Natispray; Nitriderm TTS; Nitronal; Rectogesic; Trinipatch; ***Ger.:*** Aquo-Trinitrosan; Corangin Nitrospray; Deponit; Gepan†; MinitranS; Nitrangin; Nitro Carino; Nitro Solvay†; Nitroderm TTS; Nitrokor†; Nitrolingual; Perlinganit; Rectogesic; Trinitrosan; ***Gr.:*** Apirol; Cardiplast; Carina; Epinitril; Glyconitron; Nilmadin; Nitro Mack; Nitrocerin; Nitrodyl; Nitrolingual; Nitrong; Nitroretard; Nitrosylon; Pancoran; Rectogesic; Sodemethin; Solinitrina; Supranitrin; Trinipatch; Trinitrine Simple Laleuf; ***Hong Kong:*** Angised; Deponit; Nitro Mack†; Nitro Pohl†; Nitro-Dur; Nitrocine; Nitroderm TTS; Nitrolingual; ***Hung.:*** Nitro Pohl; Nitro-Dur; Nitroderm TTS; Nitrolingual; Nitromint; Perlinganit†; Rectogesic; Sustac; ***India:*** Angised; Millisrol†; Myonit; Myovin; Nitrocontin; Nitroderm TTS; Nitrogesic; Nitrolingual†; ***Indon.:*** Nitrocine†; Nitrokaf; ***Irl.:*** Deponit; Dermatrans; Epinitril; Glytrin; Nitro-Dur; Nitrocine; Nitrolingual; Nitromin; Nitronal†; Rectogesic; Suscard; Sustac; Transiderm-Nitro; ***Israel:*** Deponit; Nitrocine; Nitroderm TTS; Nitrolingual; Nitronal†; Trinipatch†; ***Ital.:*** Adesitrin; Deponit; Dermatrans; Epinitril; Keritrina; Minitran; Natispray; Nitraket; Nitro-Dur; Nitrocor; Nitroderm TTS; Nitrosylon; Perganit; Rectogesic; Top-Nitro; Triniplas; Trinitrina; Venitrin; ***Jpn:*** Millisrol; ***Malaysia:*** Deponit; Nitrocine; Nitroderm; ***Mex.:*** Angiopohl; Anglix; Cardinit; Minitran; Nitradisc; Nitro-Dur; Nitroder; Nitroderm TTS; ***Neth.:*** Deponit; Glytrin; Lenitral†; Minitran; Nitro Pohl; Nitro-Dur; Nitrolingual; Rectogesic; Transiderm TTS; Transiderm-Nitro; Trinipatch; ***Norw.:*** Minitran; Nitro-Dur; Nitrolingual; Nitromex; Nitroven; Rectogesic; Transiderm-Nitro; ***NZ:*** Glytrin; Lycinate; Minitran; Nitroderm; Nitrolingual; Nitronal; Rectogesic; ***Philipp.:*** Deponit; Minitran; Nitrolingual; Nitronal; Nitrostat; Nyserin; Perlinganit; Transderm-Nitro; ***Pol.:*** Nitracor; Nitrocard; Nitroderm; Nitromint; Perlinganit; Rectogesic; Sustonit; Trimonit; ***Port.:*** Dermatrans; Diafusor; Discotrine; Epinitril; Glytrin; Nitradisc; Nitro-Dur; Nitroderm TTS; Nitromint; Plastranit; Rectogesic; Trinipatch†; ***Rus.:*** Deponit (Депонит); Nirmin (Нирмин)†; Nitro (Нитро); Nitrocor (Нитрокор); Nitrogranulong (Нитрогранулонг); Nitroject (Нитроджект); Nitromint (Нитроминт); Nitrong (Нитронг); Nitrospray (Нитроспрей); Perlinganit (Перлинганит); Sustac (Сустак); Sustonit (Сустонит); ***S.Afr.:*** Angised; Nitrocine; Nitrolingual; Tridil†; ***Singapore:*** Angised; Deponit; Glytrin; Nitrocine; Nitrolingual; Rectogesic; ***Spain:*** Cordiplast; Dermatrans; Diafusor; Epinitril; Minitran; Nitradisc; Nitro-Dur; Nitroderm; Nitroplast; Rectogesic; Solinitrina; Trinipatch; Trinispray; Vernies; ***Swed.:*** Glytrin; Minitran; Nitrolingual; Nitromex; Rectogesic; Suscard; Transiderm-Nitro; ***Switz.:*** Deponit; Minitran; Nitro Mack†; Nitro-Dur; Nitroderm TTS; Nitrolingual; Nitronal; Perlinganit; Trinitrine; ***Thai.:*** Amitacon†; Glytrin; Nitrocine; Nitroderm; Nitroject; Nitromint; ***Turk.:*** Deponit; Nitroderm TTS; Nitrolingual; Nitronal; Perlinganit; ***UAE:*** Cardispray†; ***UK:*** Coro-Nitro; Deponit; Glytrin; Minitran; Nitro-Dur; Nitrocine; Nitrolingual; Nitromin; Nitronal; Percutol; Rectogesic; Suscard; Sustac†; Transiderm-Nitro; Trintek†; ***Ukr.:*** Nitro (Нитро); Nitromint (Нитроминт); Nitrong (Нитронг); Sustac (Сустак); ***USA:*** Minitran; Nitrek; Nitro-Bid; Nitro-Derm; Nitro-Dur; Nitro-Time; Nitrodisc; Nitrogard; Nitrolingual; NitroMist; NitroQuick†; Nitrostat; NitroTab†; Transderm-Nitro; Transdermal-NTG; ***Venez.:*** Minitran†; Nitro Mack; Nitrocor; Nitroderm; Tridil†.

多组分制剂　***Arg.:*** Trinitron; ***Austria:*** Myocardon†; Spasmocor†; ***Ger.:*** Nitrangin compositum†; ***Gr.:*** Trinitrine Cafein Dubois; ***Pol.:*** Pentaerythritol Compositum; ***Spain:*** Cafinitrina; ***USA:*** Emergent-Ez.

顺势疗法制剂　***Austral.:*** Headache Relief†; ***Austria:*** Cactus compositum; Tonginal†; ***Canad.:*** Headache & Migraine Relief; Homeo-Form MI; HPB Complex; Menopause L122; Travel Sickness; Travel Sickness Cocculus L73†; ***Cz.:*** Glonoinum; Ypsiloheel; ***Fr.:*** Agnus Castus Complexe No 2; Cocculus Complexe No 73; Crataegus Complexe No 15; Lachesis Complexe No 122; Menocynesine; Sclero-Drainol; ***Ger.:*** Antihypertonicum-Weliplex†; Arche-cerin†; Arteria-cyl Ho-Len-Complex; Cefangipect; Glonoin Complex N†; Hevert-Migrane N; Hevert-Migrane†; Hevertigon†; Iberis HM†; Lowe-Komplex Nr 3†; Multojod-Gastreu N R12†; Naranocor H†; Neuro-Do; Normo-Loges†; Oto-cyl Ho-Len-Complex; Pectapas SL; Rauwolsan H†; Rauwolsan HM†; Rytmopasc; Schworocard; Strophanthus comp; Toncard-Do†; Vertigo-Hevert; Ypsiloheel N; ***Neth.:*** Gletar; ***Rus.:*** Tonginal (Тонгинал); ***Switz.:*** Strophanthus†.

Guanabenz Acetate（*USAN*，*rINNM*）醋酸胍那苄

Acetato de guanabenzo; Guanabenz, Acétate de; Guanabenzi Acetas; NSC-68982 (guanabenz); Wy-8678 (guanabenz). (2,6-Dichlorobenzylideneamino)guanidine acetate.

Гуанабенза Ацетат

$C_8H_8Cl_2N_4,C_2H_4O_2$ = 291.1.

CAS — 5051-62-7 (guanabenz); 23256-50-0 (guanabenz acetate).

UNII — 443O19GK1A.

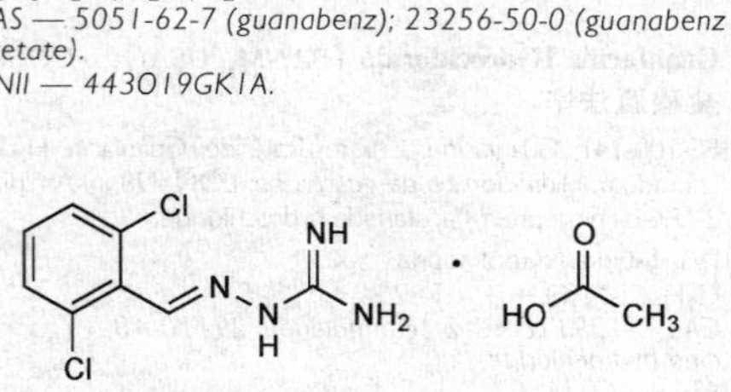

Pharmacopoeias. In *Jpn* and *US.*

USP 33（Guanabenz Acetate）　一种白色或几乎白色的粉末，有轻微的臭味。微溶于水和0.1mol/L盐酸；溶于乙醇和丙二醇。0.7%水溶液的pH值为5.5～7.0。贮藏于密闭的容器中，避光。

不良反应和注意事项

参见**盐酸可乐定**，第1202页。

过量　已有关于胍那苄过量的报道[1]。主要症状有嗜睡、乏力、心动过缓和低血压。1位45岁的妇女用乙醇服下200～240mg的胍那苄后，通过洗胃和静脉补液而恢复健康；1个3岁的儿童服用12mg的胍那苄后用阿托品和多巴胺治疗而恢复健康。纳洛酮对以上2位患者几乎无效。

1. Hall AH, *et al.* Guanabenz overdose. *Ann Intern Med* 1985; **102:** 787–8.

药物相互作用

参见**盐酸可乐定**，第1203页。

药动学

单次口服后大约70%被吸收并大部分经首关效应代谢。一次给药后2～5h后达到血浆峰浓度，其中大约90%与血浆蛋白结合。胍那苄绝大部分以代谢物的形式经尿排泄，只有不到1%以原形排出；有10%～30%经粪便排出。据报道，平均清除半衰期为4～14h。

用途和用法

胍那苄是一种α_2肾上腺素能受体激动剂，具有和可乐定（第1203页）类似的作用和用法。用于治疗高血压（第1131页），可以单独使用或者和其他抗高血压药物尤其是噻嗪类利尿药一起使用。

胍那苄以醋酸盐的形式口服，但是使用时的剂量通常用所含的胍那苄表示，5mg醋酸胍那苄相当于4mg胍那苄。

用于治疗高血压时，通常的服用剂量是开始每天2次，每次4mg，根据疗效，每日剂量可以每隔1～2周增加4～8mg。每日最高剂量可达32mg，每日2次。

制剂

USP 33: Guanabenz Acetate Tablets.

专利制剂

Braz.: Lisapres; ***USA:*** Wytensin.

Guanadrel Sulfate（*USAN*，*rINNM*）硫酸胍那决尔

CL-1388R; Guanadrel, Sulfate de; Guanadrel Sulphate; Guanadreli Sulfas; Sulfato de guanadrel; U-28288D. 1-(Cyclohexanespiro-2′-[1′,3′]dioxolan-4′-ylmethyl)guanidine sulfate; 1-(1,4-Dioxaspiro[4.5]dec-2-ylmethyl)guanidine sulfate.

Гуанадрела Сульфат

$(C_{10}H_{19}N_3O_2)_2,H_2SO_4$ = 524.6.

CAS — 40580-59-4 (guanadrel); 22195-34-2 (guanadrel sulfate).

UNII — MT147RM091.

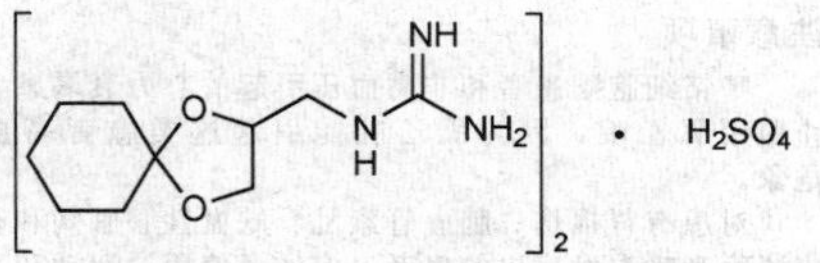

Pharmacopoeias. In *US.*

USP 33（Guanadrel Sulfate）　一种白色至乳白色的结晶性粉末。溶于水；微溶于乙醇和丙酮；极微溶于甲醇。

简介

胍那决尔是一个性质类似于胍乙啶的降压药（见下文）。口服用药后，胍那决尔在2h内发挥作用，在4～6h后达最高效应。单给药后降压作用持续4～14h。虽然很多其他更不易引起直立性低血压的药物已经替代了胍那决尔，但胍那决尔仍被制成硫酸盐口服用于治疗高血压。

制剂

USP 33: Guanadrel Sulfate Tablets.

Guanethidine Monosulfate（*USAN*，*rINNM*）单硫酸胍乙啶

Guanéthidine, monosulfate de; Guanethidine Monosulphate (*BANM*); Guanethidini Monosufas; Guanethidini monosulfas; Guanethidin-monosulfát; Guanetidiinimonosulfaatti; Guanetidin-monosulfat; Guanetidin-monoszulfát; Guanetidino monosulfatas; Monosulfato de guanetidina; NSC-29863 (guanethidine hemisulfate); Su-5864 (guanethidine hemisulfate). 1-[2-(Perhydroazocin-1-yl)ethyl]guanidine monosulfate.

Гуанетидина Моносульфат
$C_{10}H_{22}N_4,H_2SO_4$ = 296.4.
CAS — 55-65-2 (guanethidine); 60-02-6 (guanethidine hemisulfate); 645-43-2 (guanethidine monosulfate).
ATC — C02CC02; S01EX01.
ATC Vet — QC02CC02; QS01EX01.
UNII — 5UBY8Y002G.

(guanethidine)

Pharmacopoeias. In *Eur.* (see p.vii), *Jpn,* and *US.*
Chin. includes the hemisulfate.

Ph. Eur. 6. 8 (Guanethidine Monosulphate) 一种无色结晶性粉末。完全溶于水；几乎不溶于乙醇。其 2%水溶液的 pH 值为 4.7～5.5。避光。

USP 33 (Guanethidine Monosulfate) 一种白色至米色的结晶性粉末。易溶于水；难溶于乙醇；尤其难溶于氯仿。其 2%水溶液的 pH 范围为 4.7～5.7。

不良反应

最普遍的不良反应包括严重的体位性低血压、劳累性低血压和腹泻，这些症状在治疗初期和调整剂量时更严重。还易发生头晕、昏厥、肌肉无力和疲乏，尤其是从坐姿或睡姿站起时更易发生。直立性低血压的症状足够严重时甚至可以导致心绞痛、肾损伤和暂时的脑缺血。其他的经常发生的不良反应包括心搏缓慢、不能射精、疲乏、头痛、水盐潴留和水肿，同时可能伴有呼吸困难和偶发突发心力衰竭。

恶心、呕吐、口干、鼻塞、腮腺敏感、视物模糊、沮丧、肌痛、肌颤、感觉异常、脱发、皮炎、排尿紊乱、阴茎持续勃起、哮喘加剧或恶化、消化性溃疡恶化都有报道过。胍乙啶有可能导致贫血、白细胞减少和血小板减少。

胍乙啶用于滴眼液时，通常的不良反应为眼结膜充血和瞳孔缩小，并可能有灼烧和睑下垂发生。高剂量长时间使用易导致浅层点状角膜炎。

不良反应的处置

停止使用胍乙啶或者减少剂量可以减少很多不良反应。磷和抗毒蕈碱药可以控制腹泻。如果发生过量情况洗胃的益处还不确定，但过量服用 1h 内可以使用活性炭。对于血压过低可以将患者仰卧并使脚部抬高。如果低血压情况严重，可能需要进行静脉内的血液补充并慎重进行血管收缩。必须对患者进行密切的监护，并维持数日。

注意事项

嗜铬细胞瘤患者和非高血压引起的心力衰竭患者禁止服用胍乙啶，因为胍乙啶能引起这类患者高血压危象。

对患有肾损伤、脑血管紊乱、缺血性心脏病和有过胃溃疡和哮喘发病史的患者，应注意使用。运动和发热可加强胍乙啶的降压效果，对发热患者可减少用量。

对正在进行外科手术的患者更有可能发生心血管萎陷和心搏停止，但是否在所有可选的手术前都在停止用药，权威人士们有着不同的意见。美国注册药品信息之前推荐提前 2～3 周停止用药。对于正在进行紧急救护或者治疗还没有终止的患者，在进行麻醉前应给予大剂量的阿托品。

对于正在使用含有胍乙啶的滴眼液的患者，应该做定期的检查以防止眼球结膜的损伤。

药物相互作用

使用胍乙啶的患者对肾上腺素、苯丙胺和其他拟交感神经类药物的敏感性增加，可能导致严重的升高血压的效果。其降压效果也可被三环类抗抑郁药、MAOIs、酚噻嗪类药物（虽然酚噻嗪类药物也能加剧体位性低血压，尤其在临床上）和相关的抗精神病药所拮抗。注册药品信息推荐 MAOIs 至少应在使用胍乙啶前 14 天停止使用，而美国注册药品信息则推荐至少 1 周就足够了。有报道口服避孕药可能降低胍乙啶的降压效果。胍乙啶和地高辛或洋地黄类药物合用时可能加剧心搏缓慢。

酚噻嗪类利尿药、其他类抗高血压药和左旋多巴均可加强胍乙啶的降压效果。乙醇可能会引起使用胍乙啶的患者的直立性低血压。

药动学

胍乙啶以不同的方式、不完全的从胃肠道吸收，只有不到 50%的剂量能够进入体循环。通过去甲肾上腺素重吸收的机制而迅速被肾上腺素神经元细胞吸收。据报道，8ng/ml 的血浆浓度是肾上腺素阻断所必需的，但依据不同个体的吸收和代谢情况，这个剂量是不同的。胍乙啶部分在肝代谢，以代谢物和原形的形式经尿排泄。最后的半衰期大约为 5 天。胍乙啶不能显著通过血脑屏障。

用途和用法

胍乙啶是一种抗高血压药，通过阻断节后肾上腺素神经元的传递而起作用。有人认为它主要通过阻断神经末梢去甲肾上腺素的释放而发挥作用。胍乙啶通过排空末梢外周交感神经内的去甲肾上腺素，但并不阻断肾上腺髓质释放儿茶酚胺。

口服时，它的最大药效在持续用药 1～3 周后才会出现，并且药效会持续到停止给药后 1～3 周。初期，它可引起心排血量的减少，但它的主要抗高血压作用是通过扩张外周血管；它可减少通常由于站立和反射性交感神经兴奋而引起的血管收缩。它可减少大多数患者的体位性低血压，但对于患者卧位时，降压效果却不明显。用于眼睛时，它可减少房水的生成。

胍乙啶可用于治疗高血压（第 1131 页）。含有胍乙啶的滴眼液可用于治疗开角型青光眼（第 1785 页）和伴有甲状腺功能亢进的眼睑萎缩。胍乙啶还已经被用于神经痛综合征（详见下文）。

胍乙啶可用于当其他药物被证实不合适使用时的高血压，但是在大部分情况下，胍乙啶已经被其他更不易导致直立性低血压的药物所取代。有些患者对胍乙啶耐受，这可能是由于同时使用利尿药治疗。

治疗**高血压**时，通常开始的剂量为口服每日 10mg 单硫酸胍乙啶。根据疗效，大概最多每隔 5～7 日剂量增加 10～12.5mg。通常的维持剂量为每日 25～50mg。

用于婴儿时，剂量为每日 200μg/kg，并每隔 7～10 日增加 200μg/kg，直到出现满意的疗效。

盐酸胍乙啶可肌内注射用于紧急的高血压治疗，包括严重的惊厥前高血压，但有其他更合适的药物可以选用。据报道，肌注 10～20mg 的剂量可在 20min 内使血压下降。

含盐酸胍乙啶的滴眼液可用于开角型**青光眼**的治疗（通常合用肾上腺素），也可用于治疗伴有甲状腺功能亢进症的眼睑收缩。

疼痛综合征 由于胍乙啶具有交感神经阻断功能，所以可用于急慢性有明确位置的疼痛。胍乙啶通过静脉注射可阻断局部交感神经而治疗神经痛（见**复合区域性疼痛综合征**，第 7 页），它可减轻疼痛并可维持血液流速。但是，研究和资料[1,2]表明，胍乙啶对交感神经反射失调的患者无效。

1. Jadad AR, *et al.* Intravenous regional sympathetic blockade for pain relief in reflex sympathetic dystrophy: a systematic review and a randomized, double-blind crossover study. *J Pain Symptom Manage* 1995; **10:** 13–20.
2. Livingstone JA, Atkins RM. Intravenous regional guanethidine blockade in the treatment of post-traumatic complex regional pain syndrome type 1 (algodystrophy) of the hand. *J Bone Joint Surg Br* 2002; **84:** 380–6.

制剂

BP 2010: Guanethidine Tablets;
USP 33: Guanethidine Monosulfate Tablets.

专用制剂

Austral.: Ismelin†; ***Gr.:*** Ismelin; ***UK:*** Ismelin; ***USA:*** Ismelin†.

多组分制剂 ***Arg.:*** Normatensil†; ***Ger.:*** Thilodigon; ***Gr.:*** Thilodigon; ***Irl.:*** Ganda†; ***USA:*** Esimil.

Guanfacine Hydrochloride (*BANM, USAN, rINNM*) 盐酸胍法辛

BS-100-141; Guanfacine, Chlorhydrate de; Guanfacini Hydrochloridum; Hidrocloruro de guanfacina; LON-798. *N*-Amidino-2-(2,6-dichlorophenyl)acetamide hydrochloride.

Гуанфацина Гидрохлорид
$C_9H_9Cl_2N_3O,HCl$ = 282.6.
CAS — 29110-47-2 (guanfacine); 29110-48-3 (guanfacine hydrochloride).
ATC — C02AC02.
ATC Vet — QC02AC02.
UNII — PML56A160O.

(guanfacine)

Pharmacopoeias. In *US.*

USP 33 (Guanfacine Hydrochloride) 贮藏于密闭容器中，避光。

不良反应和注意事项

参见**盐酸可乐定**，第 1202 页。高血压可能会反弹，但是由于半衰期较长，反弹会被延迟。

1. Jerie P. Clinical experience with guanfacine in long-term treatment of hypertension, part II: adverse reactions to guanfacine. *Br J Clin Pharmacol* 1980; **10** (suppl 1): 157S–164S.
2. Board AW, *et al.* A postmarketing evaluation of guanfacine hydrochloride in mild to moderate hypertension. *Clin Ther* 1988; **10:** 761–75.
3. Horrigan JP, Barnhill LJ. Guanfacine and secondary mania in children. *J Affect Disord* 1999; **54:** 309–14.
4. McGrath JC, Klein-Schwartz W. Epidemiology and toxicity of pediatric guanfacine exposures. *Ann Pharmacother* 2002; **36:** 1698–1703.
5. Boreman CD, Arnold LE. Hallucinations associated with initiation of guanfacine. *J Am Acad Child Adolesc Psychiatry* 2003; **42:** 1387.
6. Minns AB, *et al.* Guanfacine overdose resulting in initial hypertension and subsequent delayed, persistent orthostatic hypotension. *Clin Toxicol* 2010; **48:** 146–8.

撤药 盐酸胍法辛用量的快速减少可导致高血压的反弹，一名正在接受血液透析的 47 岁患者[1]，由于高血压的反弹导致了全身性癫痫发作并昏迷。与苯巴比妥合用时可能会加速盐酸胍法辛的代谢，并减弱停药时带来的负面效应。

1. Kiechel JR, *et al.* Pharmacokinetic aspects of guanfacine withdrawal syndrome in a hypertensive patient with chronic renal failure. *Eur J Clin Pharmacol* 1983; **25:** 463–6.

药物相互作用

参见**盐酸可乐定**，第 1203 页。胍法辛的代谢可能会被细胞色素 P450 同工酶 CYP3A4 的强抑制剂和诱导剂改变。

药动学

盐酸胍法辛口服后快速吸收，摄入即刻释放剂型后 1～4h 后出现血浆峰浓度。据报道，口服盐酸胍法辛的生物利用度能达到大约 80%，大约有 70%与血浆蛋白结合。它经尿以代谢物和原形的形式排泄，据报道原形大概占到大约 50%。正常的清除半衰期为 10～30h 不等，并且年长的比年幼的患者要长。

肾损伤 一个以普通患者和患有肾功能衰竭患者为研究对象的研究[1]表明，两组间的盐酸胍法辛清除率和血清浓度没有显著差异，表明对肾损伤患者来说，非肾清除途径起了很大的作用。

1. Kirch W, *et al.* Elimination of guanfacine in patients with normal and impaired renal function. *Br J Clin Pharmacol* 1980; **10** (suppl 1): 33S–35S.

用途和用法

盐酸胍法辛是一种 α_2 肾上腺素能受体激动剂，具有和可乐定（第 1203 页）类似的功效和用法。虽然通常有更好的药物可供选择，盐酸胍法辛还是被用于高血压的治疗（第 1131 页）。盐酸胍法辛可单独用药，也可与其他抗高血压药尤其是噻嗪类利尿药合用。也有人尝试用它来治疗阿片样物质的撤药和儿童与青少年的多动症（见下文**儿童用法**）。

胍法辛通常以盐酸盐的形式口服，但仍然以其中含有的盐酸胍法辛的量来表示给药剂量。1mg 的胍法辛大约相当于 1.15mg 的盐酸胍法辛。用于治疗高血压时，初始剂量为每日 1mg，如有需要 3～4 星期后可增加到 2mg。

1. Cornish LA. Guanfacine hydrochloride: a centrally acting antihypertensive agent. *Clin Pharm* 1988; **7:** 187–97.

儿童用法 胍法辛可用于治疗 6 岁及以上患有多动症的儿童（见下文）。用药时以缓释片口服，初始剂量为 1mg，每日 1 次，需要时可增加剂量，间隔时间不得少于 1 周，最大剂量每日 4mg，每次最多增加 1mg。

多动症 药物治疗过动症（ADHD，第 2069 页）通常以中枢兴奋药开始。α_{2A}-兴奋药（如可乐定和胍法辛）也被采用、胍法辛已被证明是安全有效的儿童治疗用药（推荐剂量见上文）。

1. Posey DJ, McDougle CJ. Guanfacine and guanfacine extended release: treatment for ADHD and related disorders. *CNS Drug Rev* 2007; **13:** 465–74.
2. Biederman J, *et al.* SPD503 Study Group. A randomized, double-blind, placebo-controlled study of guanfacine extended release in children and adolescents with attention-deficit/hyperactivity disorder. *Pediatrics* 2008; **121:** e73–e84.
3. Strange BC. Once-daily treatment of ADHD with guanfacine: patient implications. *Neuropsychiatr Dis Treat* 2008; **4:** 499–506.
4. Biederman J, *et al.* Long-term, open-label extension study of guanfacine extended release in children and adolescents with ADHD. *CNS Spectr* 2008; **13:** 1047–55.

5. Sallee FR, *et al.* Long-term safety and efficacy of guanfacine extended release in children and adolescents with attention-deficit/hyperactivity disorder. *J Child Adolesc Psychopharmacol* 2009; **19:** 215–26.
6. Sallee FR, *et al.* SPD503 STUDY GROUP. Guanfacine extended release in children and adolescents with attention-deficit/hyperactivity disorder: a placebo-controlled trial. *J Am Acad Child Adolesc Psychiatry* 2009; **48:** 155–65.
7. Faraone SV, Glatt SJ. Effects of extended-release guanfacine on ADHD symptoms and sedation-related adverse events in children with ADHD. *J Atten Disord* 2010; **13:** 532–8.
8. Connor DF, Rubin J. Guanfacine extended release in the treatment of attention deficit hyperactivity disorder in children and adolescents. *Drugs Today* 2010; **46:** 299–314.

Tourette 综合征　胍法辛可用来代替可乐定用于治疗轻至中等程度的 Tourette 综合征（详见**抽搐**，第 927 页）。由于与常用的催眠药比较，胍法辛的不良反应相对更少，所以其作为一线用药大大增加。

制剂

USP 33: Guanfacine Tablets.

专用制剂

Belg.: Estulic; ***Cz.:*** Estulic†; ***Fr.:*** Estulic†; ***Hung.:*** Estulic; ***Jpn:*** Estulic†; ***Neth.:*** Estulic†; ***Rus.:*** Estulic (Эстулик); ***Ukr.:*** Estulic (Эстулик); ***USA:*** Intuniv; Tenex.

Heparin (*BAN*) 肝素

Hepariini; Heparina; Heparinum; Heparyna.

Гепарин

CAS — 9005-49-6.
ATC — B01AB01; C05BA03; S01XA14.
ATC Vet — QB01AB01; QC05BA03; QS01XA14.
UNII — T2410KM04A.

性状　肝素是一种来源于哺乳动物的具有不规则序列的阴离子多聚糖。它理论上由艾杜糖酸根和葡萄糖残基交互而成。我们可称之为硫酸葡萄胺聚糖。肝素具有延迟新鲜血液凝固的特性。肝素可由牛的肺脏或牛、羊或猪的肠黏膜制取。

在文献里，肝素常被称为标准肝素或未分解的肝素，用以和低分子量的肝素区分开来。

Heparin Calcium (*BANM*) 肝素钙

Calcium Heparin; Hepariinikalsium; Heparin Kalsiyum; Heparin Sodyum; Heparin vápenatá sůl; Heparina cálcica; Héparine calcique; Heparinkalcium; Heparino kalcio druska; Heparinum calcicum; Heparyna wapniowa.

Гепарин Кальция

CAS — 37270-89-6.
ATC — B01AB01; C05BA03; S01XA14.
ATC Vet — QB01AB01; QC05BA03; QS01XA14.

Pharmacopoeias. In *Eur.* (see p.vii), *Int.*, and *US.*

Ph. Eur. 6. 8（Heparin Calcium）　用于肠道外的肝素钙每毫克中至少有 150IU，用于非肠道外的肝素钙每毫克中至少有 120IU，以上数据均以干物质对照计算而得到。是一种白色或几乎为白色的，易吸湿粉末。易溶于水。1%水溶液的 pH 值为 5.5～8.0。贮藏于密闭容器中。

USP 33（Heparin Calcium）　按照干物质计算，每毫克肝素的钙盐中至少含有 140USPU。肝素的 USPU 不等同于 IU。原料通常来源与人类饲养的哺乳动物的肠黏膜或其他合适的组织，并且原料来源应在标签上注明。1%水溶液的 pH 值为5.0～7.5。40℃以下密闭贮藏，最佳贮藏温度为15～30℃。

配伍禁忌　见下文**肝素钠**。

Heparin Sodium (*BANM, rINN*) 肝素钠

Hepariininatrium; Heparin sodná sůl; Heparina sódica; Héparine sodique; Heparinnatrium; Heparino natrio druska; Heparinum natricum; Heparyna sodowa; Sodium Heparin; Soluble Heparin.

Гепарин Натрий

CAS — 9041-08-1.
ATC — B01AB01; C05BA03; S01XA14.
ATC Vet — QB01AB01; QC05BA03; QS01XA14.
UNII — ZZ45AB24CA.

Pharmacopoeias. In *Chin., Eur.* (see p.vii), *Int., Jpn,* and *US.*

Ph. Eur. 6. 8（Heparin Sodium）　用于肠道外的肝素钠每毫克中至少有 150IU，用于非肠道外的肝素钠每毫克中至少有 120IU，以上数据均以干物质对照计算而得到。是一种白色或几乎为白色的，易吸湿粉末。易溶于水。1%水溶液的 pH 值为 5.5～8.0。贮藏于密闭容器中。

USP 33（Heparin Sodium）　按照干物质计算，每毫克肝素的钠盐中至少含有 140USP U。肝素的 USP U 不等同于 IU。原料通常来源与人类饲养的哺乳动物的肠黏膜或其他合适的组织，并且原料来源应在标签上注明。本品是白色或灰白色非结晶性无臭或几乎无臭的吸湿性粉末。溶于水（1：20）。1%水溶液的 pH 值为 5.0～7.5。40℃ 以下密闭贮藏，最佳为贮藏温度为 15～30℃。

配伍禁忌　据报道，肝素钙或钠肝素和以下药物存在配伍禁忌：阿替普酶、硫酸阿米卡星、盐酸胺碘酮、氨比西林钠、抑肽酶、青霉素钾或青霉素钠、头孢噻吩钠、环丙沙星乳酸盐、阿糖胞苷、达卡巴嗪、盐酸柔红霉素、地西泮、盐酸多巴酚丁胺、盐酸多柔比星、氟哌利多、乳糖醛酸红霉素、硫酸庆大霉素、乳酸氟哌丁苯、透明质酸酶、琥珀酸氢化可的松钠、硫酸卡那霉素钠、甲氧西林钠、硫酸奈替米星、一些阿片样物质镇痛药、盐酸土霉素、一些酚噻嗪类物质、硫酸多黏菌素 B、硫酸链霉素、盐酸四环素、妥布霉素钠、盐酸万古霉素、长春碱钠。另据报道，肝素钠和下列物质也存在相互作用：苯磺酸顺-阿曲库铵[1]，盐酸拉贝洛尔[2]，左氧氟沙星[3]，盐酸尼卡地平[4]、瑞替普酶[5]、酒石酸长春瑞滨[6]。虽然从表面上看，头孢美唑钠[7]和肝素没有相互作用，但有报道说头孢美唑钠可导致肝素钠失活。

葡萄糖对肝素有不确定的影响[8,9]，但通常认为含有葡萄糖的溶液适合作为肝素的稀释液；另据报道，肝素和高浓度的乳液也存在配伍禁忌。

1. Trissel LA, *et al.* Compatibility of cisatracurium besylate with selected drugs during simulated Y-site administration. *Am J Health-Syst Pharm* 1997; **54:** 1735–41.
2. Yamashita SK, *et al.* Compatibility of selected critical care drugs during simulated Y-site administration. *Am J Health-Syst Pharm* 1996; **53:** 1048–51.
3. Saltsman CL, *et al.* Compatibility of levofloxacin with 34 medications during simulated Y-site administration. *Am J Health-Syst Pharm* 1999; **56:** 1458–9.
4. Chiu MF, Schwartz ML. Visual compatibility of injectable drugs used in the intensive care unit. *Am J Health-Syst Pharm* 1997; **54:** 64–5.
5. CSM/MCA. Reteplase (Rapilysin): incompatibility with heparin. *Current Problems* 2000; **26:** 5.
6. Balthasar JP. Concentration-dependent incompatibility of vinorelbine tartrate and heparin sodium. *Am J Health-Syst Pharm* 1999; **56:** 1891.
7. Hutching SR, *et al.* Compatibility of cefmetazole sodium with commonly used drugs during Y-site delivery. *Am J Health-Syst Pharm* 1996; **53:** 2185–8.
8. Anderson W, Harthill JE. The anticoagulant activity of heparins in dextrose solutions. *J Pharm Pharmacol* 1982; **34:** 90–6.
9. Wright A, Hecker J. Long term stability of heparin in dextrose-saline intravenous fluids. *Int J Pharm Pract* 1995; **3:** 253–5.

单位

第五国际标准建立于 1998 年。USP33 指出虽然用 USP U 和 IU 表示的剂量本质上相同，但 USP U 和 IU 是不能等同的。

不良反应

肝素作用的结果可增加出血的危险。通过直接作用或免疫作用产生血小板融合抗体，引起血小板减少症。血小板聚集和血栓形成可能使病情恶化。有报告，牛肝素注射液比猪肝素注射液更易引起血小板减少症。

超敏反应也有可能发生，如局部刺激性作用和皮肤坏死。长期使用肝素还会引起脱发、骨质疏松和自发性骨折。

对肾上腺的影响　肝素可抑制肾上腺分泌醛固酮，因此可造成**高钾血症**[1]。虽然所有使用肝素治疗的患者，多数都能通过肾素-血管紧张素系统来调节体内醛固酮的含量，但有些患者因长时间使用肝素治疗或患者有糖尿病或肾损伤，机体不能及时进行调节，有些患者同时使用保钾药（如 ACEI），则会出现高血钾的症状。英国的 CSM 建议[2]所有有发病危险的患者都应监控血钾浓度，尤其是那些使用肝素治疗超过 7 天的患者。当治疗不再需要肝素而停药后，高钾血症通常是暂时性的或是可以缓解的。对于需要进行肝素持续治疗的患者，氟氢可的松可以有效地治疗高钾血症[3]。

肝素及其导致的血小板减少症可能与**肾上腺功能不全**继发肾上腺出血有关[4]。

1. Oster JR, *et al.* Heparin-induced aldosterone suppression and hyperkalemia. *Am J Med* 1995; **98:** 575–86.
2. CSM/MCA. Suppression of aldosterone secretion by heparin. *Current Problems* 1999; **25:** 6.
3. Sherman DS, *et al.* Fludrocortisone for the treatment of heparin-induced hyperkalemia. *Ann Pharmacother* 2000; **34:** 606–10.
4. Dahlberg PJ, *et al.* Adrenal insufficiency secondary to adrenal hemorrhage: two case reports and a review of cases confirmed by computed tomography. *Arch Intern Med* 1990; **150:** 905–9.

对血液的影响　出血是肝素一种公认的危险[1]。持续静脉内滴注肝素比间断的静脉注射肝素引起大出血的可能性要低；肝素的给药剂量与患者的年龄都可增加其危险性[2]。

肝素与血小板减少症的发生有关。发病率的报道变化较大，虽然有人提出发病率为 10%[5]，但比较合理的估计应该是 6%[3,4]。肝素导致的血小板减少症有两种类型。第一种类型是急性的，但通常是轻度的，在治疗的第 1～4 天内，血小板数会有所下降，这种情况通常不需要停止治疗，症状就会自行减轻。肝素的直接作用是血小板聚集的主要原因。第二种类型，以免疫学为基础，更加严重。它通常发生在治疗的 5～11 日以后，而在曾使用过肝素的患者身上它的发病则更为迅速[6]；其发病时间从停用肝素后 6～40 天均有报道[7～10]。通常伴有富血小板血栓（白色血栓综合征）形成或者更为少见的出血。从 1964～1989 年，英国 CSM 报道的 34 例肝素诱发的血小板减少症中，有 11 名患者出现了出血或者栓塞并发症，其中有 7 人死亡[3]。和其他种类的肝素相比，在使用牛肝素时更易发生此种类型的血小板减少症[11]，而使用低分子量肝素时则较少发生[12]（尽管常见交叉反应，见下文**用法**）。该机制可能是形成肝素和血小板 4 因子形成的复合物的抗体（血小板 4 因子位于血小板和内皮上），导致血小板活化和凝血酶生成[6,10,13]。使用狼疮抗凝血药的患者可能更加敏感[14]。这种反应与药物的剂量和给药途径无关；也有人报道过在使用肝素冲洗[15]或肝素化的导管[16]后出现血小板减少症。

建议接受肝素治疗的患者要**监控**其血小板数。应通过检查所有的患者来获得血小板基础曲线。并且应至少每隔 2～3 天重复检测那些接受治疗剂量的高分子量肝素的患者[12]；建议在预防使用高分子量肝素的第 4～14 日进行[12,17]。使用低分子量肝素时，这种危险性可能会降低，但对大多数患者还是建议要进行血小板数的监测：从第 4 天到第 14 天的每 2～4 日就应进行一次血小板计数[17]。患者在使用过肝素后的 100 天内对肝素都会比较敏感，因此再次进行肝素治疗时，24h 内就应进行血小板计数[12,17]。

对肝素导致的血小板减少症的治疗方法的回顾性研究发现[6,10,12,13,17]：

- 有血小板减少症的患者应该立即停用肝素。然而值得注意的是，对已有血栓形成的患者，他们血小板数的减少相对来说是比较缓慢的，因此可能不被看作是血小板减少症[13]。
- 在肝素停用的过程中，如果体外血小板聚集试验显示与肝素没有交叉反应，则可以尝试使用肝素类似物，如达那肝素钠[6,10,13,17]。或者使用直接凝血酶抑制剂来匹卢定[6,10,12,13,17]或阿加曲班[6,10,12,13]。对儿童也同样适用[18]。
- 目前低分子量肝素也被应用于临床；与高分子量肝素相比，使用低分子量肝素治疗时血小板减少症的发病率更低[19]，但其交叉反应率却很高，故通常不建议将低分子量肝素作为常规使用[10,17,20]。
- 口服抗凝血药也有应用，但有报道，口服抗凝血药可增加使用华法林的患者肢端坏疽的危险性[21]，而且只有在血小板计数恢复正常后才能使用[10,12,17]。也可以使用硫酸皮肤素[22]。
- 阿司匹林和双嘧达莫或者正常的免疫球蛋白都可用于治疗血小板减少症[23]。在一些血栓闭塞的病例中，则使用了纤溶酶（如尿激酶）[24,25]。

在肝素导致的血小板减少症和皮肤坏死之间可能存在某种关系（见下文）。

也有报道，在使用低分子量肝素后，可自发形成脊髓血肿[26]。

1. Walker AM, Jick H. Predictors of bleeding during heparin therapy. *JAMA* 1980; **244:** 1209–12.
2. Schulman S, *et al.* Hemorrhagic complications of anticoagulant and thrombolytic treatment: American College of Chest Physicians evidence-based clinical practice guidelines (8th edition). *Chest* 2008; **133** (suppl): 257S–298S.
3. CSM. Heparin-induced thrombocytopenia. *Current Problems 28* 1990.
4. Derlon A, *et al.* Thrombopénies induites par l'héparine: symptomatologie, détection, fréquence. *Therapie* 1988; **43:** 199–203.
5. Aster RH. Heparin-induced thrombocytopenia and thrombosis. *N Engl J Med* 1995; **332:** 1374–6.
6. Baldwin ZK, *et al.* Contemporary standards for the diagnosis and treatment of heparin-induced thrombocytopenia (HIT). *Surgery* 2008; **143:** 305–12.
7. Warkentin TE, Kelton JG. Delayed-onset heparin-induced thrombocytopenia and thrombosis. *Ann Intern Med* 2001; **135:** 502–6.
8. Rice L, *et al.* Delayed-onset heparin-induced thrombocytopenia. *Ann Intern Med* 2002; **136:** 210–15.
9. Warkentin TE, Bernstein RA. Delayed-onset heparin-induced thrombocytopenia and cerebral thrombosis after a single administration of unfractionated heparin. *N Engl J Med* 2003; **348:** 1067–9.
10. Shantsila E, *et al.* Heparin-induced thrombocytopenia: a contemporary clinical approach to diagnosis and management. *Chest* 2009; **135:** 1651–64.
11. Bell WR, Royall RM. Heparin-associated thrombocytopenia: a comparison of three heparin preparations. *N Engl J Med* 1980; **303:** 902–7.
12. Warkentin T, *et al.* Treatment and prevention of heparin-induced thrombocytopenia: American College of Chest Physicians evidence-based clinical practice guidelines (8th edition). *Chest*

2008; **133** (suppl): 340S–380S.
13. Hassell K. Heparin-induced thrombocytopenia: diagnosis and management. *Thromb Res* 2008; **123** (suppl 1): S16–S21.
14. Auger WR, *et al.* Lupus anticoagulant, heparin use, and thrombocytopenia in patients with chronic thromboembolic pulmonary hypertension: a preliminary report. *Am J Med* 1995; **99:** 392–6.
15. Heeger PS, Backstrom JT. Heparin flushes and thrombocytopenia. *Ann Intern Med* 1986; **105:** 143.
16. Laster JL, *et al.* Thrombocytopenia associated with heparin-coated catheters in patients with heparin-associated antiplatelet antibodies. *Arch Intern Med* 1989; **149:** 2285–7.
17. Keeling D, *et al.* on behalf of the Haemostasis and Thrombosis Task Force of the British Committee for Standards in Haematology. The management of heparin induced thrombocytopenia. *Br J Haematol* 2006; **133:** 259–69. Also available at: http://www.bcshguidelines.com/pdf/bjh_020606.pdf (accessed 07/06/06)
18. Risch L, *et al.* Heparin-induced thrombocytopenia in paediatrics: clinical characteristics, therapy and outcomes. *Intensive Care Med* 2004; **30:** 1615–24.
19. Warkentin TE, *et al.* Heparin-induced thrombocytopenia in patients treated with low-molecular-weight heparin or unfractionated heparin. *N Engl J Med* 1995; **332:** 1330–5.
20. Warkentin TE. Heparin-induced thrombocytopenia: pathogenesis, frequency, avoidance and management. *Drug Safety* 1997; **17:** 325–41.
21. Warkentin TE, *et al.* The pathogenesis of venous limb gangrene associated with heparin-induced thrombocytopenia. *Ann Intern Med* 1997; **127:** 804–12.
22. Taliani MR, *et al.* Dermatan sulphate in patients with heparin-induced thrombocytopenia. *Br J Haematol* 1999; **104:** 87–9.
23. Frame JN, *et al.* Correction of severe heparin-associated thrombocytopenia with intravenous immunoglobulin. *Ann Intern Med* 1989; **111:** 946–7.
24. Krueger SK, *et al.* Thrombolysis in heparin-induced thrombocytopenia with thrombosis. *Ann Intern Med* 1985; **103:** 159.
25. Clifton GD, Smith MD. Thrombolytic therapy in heparin-associated thrombocytopenia with thrombosis. *Clin Pharm* 1986; **5:** 597–601.
26. Heppner PA, *et al.* Spontaneous spinal hematomas and low-molecular-weight heparin: report of four cases and review of the literature. *J Neurosurg Spine* 2004; **1:** 232–6.

对骨骼的影响 骨质疏松症是肝素长期疗法的少见并发症。长期使用肝素的极少数适应证之一是预防和治疗妊娠期间血栓栓塞，因此多数对肝素化骨质疏松症的研究和报道都是针对孕妇的[1]。大约有 2%长期接受肝素治疗的患者会发生有症状的骨质疏松[1,2]。1/3 的患者会出现亚临床的骨密度降低[2,3]，但是这些患者中有哪些会发生自发性骨折则是不可预测的。妊娠通常会造成可逆的骨质脱钙，因此，易感个体在妊娠期间使用肝素治疗可能会出现骨质疏松症状[1,4]。骨质的变化可能是可逆的[1]。虽然有证据显示骨质脱钙有剂量依赖性和时间依赖性关系，但还不是很确定[1,4]。使用低分子量肝素则可降低肝素诱发的骨质疏松症的危险[2,3,5]。一些证据表明，虽然肝素抑制骨形成、增加骨吸收，但低分子量肝素只作用于前者[3]。

1. Nelson-Piercy C. Heparin-induced osteoporosis. *Scand J Rheumatol* 1998; **27** (suppl 107): 68–71.
2. Bates SM, *et al.* Venous thromboembolism, thrombophilia, antithrombotic therapy, and pregnancy: American College of Chest Physicians evidence-based clinical practice guidelines (8th edition). *Chest* 2008; **133** (suppl): 844S–886S. Also available at: http://www.chestjournal.org/content/133/6_suppl/844S.full.pdf (accessed 27/08/09)
3. Rajgopal R, *et al.* The effects of heparin and low molecular weight heparins on bone. *Thromb Res* 2008; **122:** 293–8.
4. Farquharson RG. Heparin, osteoporosis and pregnancy. *Br J Hosp Med* 1997; **58:** 205–7.
5. Lefkou E, *et al.* Review: low-molecular-weight heparin-induced osteoporosis and osteoporotic fractures: a myth or an existing entity? *Lupus* 2010; **19:** 3–12.

对电解质平衡的影响 详见上文**对肾上腺的影响**项下内容。

对脂质代谢的影响 肝素可使脂蛋白脂肪酶释放到血浆中。甘油三酯水解成游离脂肪酸和甘油，可降低餐后血脂。有报道在使用肝素后游离脂肪酸的浓度会增加，但这种作用的意义可能被高估[1]。当停用肝素后可能会出现高脂血症的反弹。如果脂蛋白脂肪酶长期作用，则其体内的储备可能会耗尽；有报道 1 名孕妇因长期使用肝素进行预防性治疗，导致体内脂蛋白脂肪酶缺乏，从而引发了严重的高甘油三酯血症[2]。

1. Riemersma RA, *et al.* Heparin-induced lipolysis, an exaggerated risk. *Lancet* 1981; **ii:** 471.
2. Watts GF, *et al.* Lipoprotein lipase deficiency due to long-term heparinization presenting as severe hypertriglyceridaemia in pregnancy. *Postgrad Med J* 1991; **67:** 1062–4.

对肝脏的影响 有报道称，间断地给予患者治疗[1~3]或预防[3]剂量的肝素，能够可逆性地升高转氨酶。一项对 54 名患者进行的前瞻性研究发现[4]，有 8 人的转氨酶增高可能是由于使用了肝素，这种反应似乎在治疗剂量时更易发生。也有报道称 2 名接受低分子量肝素（依诺肝素）治疗的患者也出现了转氨酶升高[5,6]。

1. Sonnenblick M, *et al.* Hyper-transaminasemia with heparin therapy. *BMJ* 1975; **3:** 77.
2. Dukes GE, *et al.* Transaminase elevations in patients receiving bovine or porcine heparin. *Ann Intern Med* 1984; **100:** 646–50.
3. Monreal M, *et al.* Adverse effects of three different forms of heparin therapy: thrombocytopenia, increased transaminases, and hyperkalaemia. *Eur J Clin Pharmacol* 1989; **37:** 415–18.
4. Guevara A, *et al.* Heparin-induced transaminase elevations: a prospective study. *Int J Clin Pharmacol Ther Toxicol* 1993; **31:** 137–41.
5. Hui C-K, *et al.* Low molecular weight heparin-induced liver toxicity. *J Clin Pharmacol* 2001; **41:** 691–4.
6. Baker EL, *et al.* Probable enoxaparin-induced hepatotoxicity. *Am J Health-Syst Pharm* 2009; **66:** 638–41.

对性功能的影响 阴茎异常持续勃起症与肝素有关[1,2]。其预后很差，比起其他病因引起的阴茎异常勃起症，更易造成阳痿。其机制尚不清楚。也有使用低分子量肝素（达肝素）引起阴茎勃起异常的报道[3]。

1. Baños JE, *et al.* Drug-induced priapism: its aetiology, incidence and treatment. *Med Toxicol* 1989; **4:** 46–58.
2. Bschleipfer TH, *et al.* Heparin-induced priapism. *Int J Impot Res* 2001; **13:** 357–9.
3. Lin PH, *et al.* Low molecular weight heparin induced priapism. *J Urol (Baltimore)* 2004; **172:** 263.

对皮肤的影响 皮肤坏死是肝素极少见的并发症[1,2]。可能是皮下注射的局部反应或由于肝素诱发的血小板减少症（详见上文**对血液的影响**项下内容）而造成。其机制可能与免疫反应有关。

湿疹常发生于皮下注射肝素后几天，多与 IV 型超敏反应有关[3]。可以用低分子量肝素进行替代治疗，但可能会发生交叉反应[4]。交叉反应也被报道与达那肝素钠[5]有关。

血液透析期间静脉注射肝素会引起定期反复发作的湿疹[6]。

1. Ulrick PJ, Manoharan A. Heparin-induced skin reaction. *Med J Aust* 1984; **140:** 287–9.
2. Fowlie J, *et al.* Heparin-associated skin necrosis. *Postgrad Med J* 1990; **66:** 573–5.
3. Bircher AJ, *et al.* Eczematous infiltrated plaques to subcutaneous heparin: a type IV allergic reaction. *Br J Dermatol* 1990; **123:** 507–14.
4. O'Donnell BF, Tan CY. Delayed hypersensitivity reactions to heparin. *Br J Dermatol* 1993; **129:** 634–6.
5. Blickstein D, *et al.* Eczematous plaques related to unfractionated and low-molecular-weight heparin in pregnancy: cross-reaction with danaparoid sodium. *Blood Coagul Fibrinolysis* 2003; **14:** 765–8.
6. Mohammed KN. Symmetric fixed eruption to heparin. *Dermatology* 1995; **190:** 91.

超敏反应 2008 年初，一报道[1]称使用某些肝素制剂后发生严重超敏反应，包括死亡的发生率增加。被认为与存在于肝素制剂中的过硫酸软骨素污染有关[1~3]。

1. FDA. Update to healthcare facilities and healthcare professionals about heparin and heparin-containing medical products. Available at: http://www.fda.gov/MedicalDevices/Safety/AlertsandNotices/ucm135355.htm (accessed 03/08/10)
2. Kishimoto TK, *et al.* Contaminated heparin associated with adverse clinical events and activation of the contact system. *N Engl J Med* 2008; **358:** 2457–67.
3. Blossom DB, *et al.* Outbreak of adverse reactions associated with contaminated heparin. *N Engl J Med* 2008; **359:** 2674–84.

不良反应的处置

由于用药过量引起的轻微出血，停药即可缓解。严重的出血应缓慢静脉注射硫酸鱼精蛋白（第 1402 页）。其使用剂量决定于需要被中和的肝素的量，最理想的方法是采用滴定法测定患者的凝血能力。如果肝素在体内滞留的时间超过 15min，那么鱼精蛋白的用量就要减少；例如如果在使用肝素后 30min 给药，硫酸鱼精蛋白的剂量就应该减少一半。对于任何一种剂量，鱼精蛋白的用量都不应超过 50mg；如果需要更大的剂量，就应该仔细监测患者的情况。Ph. Eur. 6. 8 指出，每 1mg 硫酸鱼精蛋白可中和肝素的量不少于 100IU，同时又补充说，这一性质是参考了一些特殊批次的肝素钠而得出的。英国注册药品信息声明，每毫克他们所生产的硫酸鱼精蛋白可中和通常可以中和至少 80IU 肝素（肺）或至少 100IU 的肝素（黏液）的抗凝血作用。美国注册药品信息则声称，每毫克他们所生产的硫酸鱼精蛋白可中和不少于 100USP U 的肝素。

血小板减少症 治疗肝素诱发的血小板减少症和血栓栓塞并发症，见上文**对血液的影响**项下内容。

注意事项

对于有出血的患者，不应该使用肝素。一般情况下，对于有严重出血危险的患者即使在严格的监控下也不应使用；高危患者包括有出血疾病、血小板减少症、消化性溃疡、脑血管功能障碍、细菌性心内膜炎、严重高血压、食管静脉曲张或最近经历过外科手术有出血危险的患者。警惕其对肝、肾的损害，而严重的肝、肾损伤是肝素使用的禁忌证。肝素不能肌内注射。由于肝素能引起血小板减少症和血栓栓塞并发症，因此所有的患者均应监测血小板数（见上文**不良反应**项下**对血液的影响**）。如果发生了血小板减少症，应停止给予肝素。有过敏史的患者建议使用测试剂量。

老年人使用肝素应减量。老年妇女在使用肝素后更易发生出血。

导尿管和插管 有些导尿管在制造过程式中会使用到苯扎氯铵，在使用这些导管作为肝素化的脐带导管时，苯扎氯铵就会释放出来，使得钠和钾的血清含量暂时升高[1]。这能否对早产的未满月的婴儿产生毒性作用还是未知的。

1. Gaylord MS, *et al.* Release of benzalkonium chloride from a heparin-bonded umbilical catheter with resultant factitious hypernatremia and hyperkalemia. *Pediatrics* 1991; **87:** 631–5.

高钾血症 建议对易患高钾血症的患者进行监测，如那些患有糖尿病或肾损伤的患者，参见上文**不良反应**项下**对肾上腺的影响**。

妊娠 肝素不能通过胎盘，因此认为对胎儿没有不良反应[1,2]。然而一个对文献的回顾性文章指出[1]，在对 135 例妊娠的调查中，有 2 例自发性流产和 17 例死胎与肝素有关；29 个早产儿中有 10 个死亡。另一个回顾性文章[2]则指出有 21.7%接受肝素治疗的患者却是相反的结果，当把妊娠及其他伴随病理情况排除后，却下降到 10.4%。当正常的早产儿也被排除后，这一结果下降到 3.6%。使用肝素治疗的患者中死亡率为 2.5%，早产率为 6.8%，这一结果与正常人群是相同的。由此推断，在妊娠期间使用肝素比使用华法林对胎儿要安全。有报道低分子量肝素也有相似的效果：一个系统的回顾性文献指出[3]，在对 486 名使用低分子量肝素的患者的研究中发现，有 9.3%的患者与上述报道结果相反，但当排除了其他伴随病理情况后，这一结果在女性中降至 3.1%。

有些肝素制剂含有防腐剂苯甲醇，如果孕妇使用，应谨慎，见下文。

对妊娠期间使用肝素和低分子量肝素更详细的报道详见下文**用途和用法**项下内容。

1. Hall JG, *et al.* Maternal and fetal sequelae of anticoagulation during pregnancy. *Am J Med* 1980; **68:** 122–40.
2. Ginsberg JS, Hirsh J. Optimum use of anticoagulants in pregnancy. *Drugs* 1988; **36:** 505–12.
3. Sanson B-J, *et al.* Safety of low-molecular-weight heparin in pregnancy: a systematic review. *Thromb Haemost* 1999; **81:** 668–72.

防腐剂 已证实肝素制剂中的防腐剂可引起一些毒性作用。人们怀疑肝素化的冲洗液中的苯甲醇可对未满月的早产儿产生毒性作用（参见第 1556 页）。因此，任何含有苯甲醇的肝素制剂对于易于过敏的患者，如早产儿、新生儿、孕妇，都应谨慎使用。另一种肝素制剂中的三氯叔丁醇可引起血压的骤然下降（见**三氯叔丁醇**项下**对心血管系统的影响**，第 1563 页）。

脊髓麻醉 接受肝素或低分子量肝素治疗的患者进行脊髓或硬膜外麻醉或镇痛后会产生脊髓和硬膜外血肿，这些血肿有时甚至会导致患者瘫痪。有硬膜外留置导管或同时使用其他影响凝血机制的药物的患者发生血肿的危险更高[1]。对接受大剂量抗凝血药治疗的患者，建议避免使用中枢神经阻滞剂[2]。然而使用抗凝血药预防中枢神经阻滞的用法还不是很清楚[2,3]。有报道美国把大剂量低分子量肝素作为预防使用，因此血肿发生率要更高[3]。为了减少脊髓血肿的危险，建议对肝素或低分子量肝素于麻醉后全部给予预防剂量。如果可能，在给予肝素后 4～6h 再给予预防剂量的抗凝血药，应该会延缓阻滞的发生[2]。建议在中枢神经阻滞或撤除导管的前后8～10h，不要使用低分子量肝素[2,3]。

在使用低分子量肝素后（详见上文**对血液的影响**项下内容），也可发生自发性脊髓血肿（与精神创伤、手术或者腰椎穿刺无关）。

1. Wysowski DK, *et al.* Spinal and epidural hematoma and low-molecular-weight heparin. *N Engl J Med* 1998; **338:** 1774.
2. Armstrong RF, *et al.* Epidural and spinal anaesthesia and the use of anticoagulants. *Hosp Med* 1999; **60:** 491–6.
3. Dolenska S. Neuroaxial blocks and LMWH thromboprophylaxis. *Hosp Med* 1998; **59:** 940–3.

药物相互作用

肝素与口服抗凝血药或有些药物如抗血小板药阿司匹林和双嘧达莫合用时应谨慎。NSAIDs 会增加出血的危险性。其他影响凝血过程的药物也会增加出血的危险性，这类药物包括右旋糖酐、溶栓酶（如链激酶）、大剂量的青霉素、一些头孢菌素、造影剂、天冬酰胺酶和依前列醇钠。肝素与屈凝血素-α（活化的）合用，见第 1044页。肝素可通过影响凝血因子来抑制口服抗凝血药的作用。

ACEI 肝素和 ACEI 引起的高钾血症，详见上文**对肾上腺的影响**项下内容。

乙醇 大量饮酒者患肝素诱发的出血的危险性比适度或不饮酒者要高[1]。

1. Walker AM, Jick H. Predictors of bleeding during heparin therapy. *JAMA* 1980; **244:** 1209–12.

抑肽酶 肝素与抑肽酶合用的注意事项，可参见第1022页**抑肽酶**下的**对凝血实验的影响**。

硝酸甘油 有报道当肝素与硝酸甘油同时通过静脉给药时，硝酸甘油可降低肝素的活性[1]。硝酸甘油的这一作用在小剂量时即可发生[2]。还不能确定这一作用是[3]或不是[1]由硝酸甘油中的丙二醇造成。肝素后立即给予硝酸甘油是否会产生药物的相互作用还未见报道[4]。

1. Habbab MA, Haft JI. Heparin resistance induced by intravenous nitroglycerin. *Arch Intern Med* 1987; **147:** 857–60.
2. Brack MJ, *et al.* The effect of low dose nitroglycerine on plasma heparin concentrations and activated partial thromboplastin times. *Blood Coag Fibrinol* 1993; **4:** 183–6.
3. Col J, *et al.* Propylene glycol-induced heparin resistance during nitroglycerin infusion. *Am Heart J* 1985; **110:** 171–3.
4. Bode V, *et al.* Absence of drug interaction between heparin and nitroglycerin. *Arch Intern Med* 1990; **150:** 2117–19.

帕利夫明 使用肝素的患者同时给**帕菲明**，见第2299页。

烟草 与不吸烟者相比，吸烟者肝素的半衰期缩短而消除加快[1]。

1. Cipolle RJ, *et al.* Heparin kinetics: variables related to disposition and dosage. *Clin Pharmacol Ther* 1981; **29:** 387–93.

药动学

肝素不能通过胃肠道吸收。可通过静脉或皮下注射广泛地与血浆蛋白结合。肝素也不能通过胎盘，不能分布到乳汁中。其半衰期与剂量、给药途径以及计算方法有关，且受个体差异的影响较大；其范围为1～6h，平均为1.5h。对有肾损伤的患者，这一时间会轻微地延长，肺栓塞患者的这一时间会缩短，而肝功能紊乱的患者这一时间，既不增加也不缩短。肝素通过网状内皮组织吸收，作为代谢产物由尿排出，即使是大剂量的肝素，也会有50%仍以原形排出。

1. Estes JW. Clinical pharmacokinetics of heparin. *Clin Pharmacokinet* 1980; **5:** 204–20.
2. Kandrotas RJ. Heparin pharmacokinetics and pharmacodynamics. *Clin Pharmacokinet* 1992; **22:** 359–74.

用途和用法

肝素是治疗和预防血栓栓塞疾病（第1146页）的首选抗凝血药。通常称为标准肝素或高分子量肝素，以区别于低分子量肝素（第1278页）。

肝素通过加强抗凝血酶Ⅲ的活性来发挥体内和体外抗凝作用。抗凝血酶Ⅲ存在于血浆中，能够抑制被激活的凝血因子的活性，包括凝血酶（因子Ⅱa）和被激活的因子Ⅹ（因子Ⅹa）。肝素可增加其抑制率，但是有剂量依赖性。正常治疗剂量的肝素对凝血酶和因子Ⅹa都有抑制作用。凝血酶的抑制，阻止了纤维蛋白原转化成纤维蛋白；因子Ⅹa的抑制，阻止了凝血酶原转化成凝血酶。为了预防血栓栓塞而皮下注射低剂量的肝素可以选择性地抑制因子Ⅹa。有报道超大剂量的肝素可以降低抗凝血酶Ⅲ的活性。肝素对血小板的功能也有影响，它可以抑制纤维蛋白形成稳定的凝块，同时还具有抗脂血症（antilipidaemic）功能。有关凝血过程的说明见**止血和纤维蛋白溶解**，第1014页。

肝素可用于治疗和预防静脉性血栓栓塞（深静脉血栓形成和肺栓塞，第1147页），尤其适用于外科患者和那些有特殊危险的孕妇。也可用于治疗动脉性血栓栓塞，包括不稳定性心绞痛（第1118页）、心肌梗死（第1135页）、急性外周动脉闭塞（第1137页）和脑卒中（第1143页）。也常用作口服抗凝血药的预给药物，且当口服抗凝药发挥其全部作用后就停用。

发生弥散性血管内凝血时可尝试使用肝素。在血液透析和其他体外循环过程（如心肺旁路时），可用肝素预防凝血的发生。其他用途包括输血时的抗凝或保持血液样本和导管冲洗时的通畅。

肝素及其盐是许多典型炎症治疗药物的组成成分。

用法和剂量 肝素可以采用静脉给药，最好是连续注射或者皮下注射。如果以钠盐或钙盐的形式给药，它们的作用差别很小。肝素的口服制剂正在研制中。

治疗血栓栓塞时应如下方**肝素治疗的控制**所述，监控肝素的治疗剂量（有时称为"最大剂量"）及一些情况下的预防剂量。通常使用预防剂量（也称为"低剂量"）作为肝素皮下注射的剂量，并且不用进行常规的监测。对有过敏史的患者推荐使用测试剂量。虽然IU与USP U严格上来说不是等同的，但表示剂量时二者本质上是相同的。

治疗静脉血栓栓塞，在持续静脉注射肝素1000～2000/h或每12h皮下注射15000U后，再静脉给予5000U的负荷剂量（在严重的肺栓塞时需要10000U）。有一些产品说明建议也可以每4～6h间断地静脉注射5000～10000U。

预防术后静脉血栓栓塞，术前2h及术后7天内每8～12h皮下注射肝素5000U，或直到患者能下地走动后停药。对有深静脉血栓形成或肺栓塞史的孕妇可使用同样的剂量预防血栓栓塞；在妊娠末3个月要加大剂量，每12h 10000U。

治疗**不稳定性心绞痛**或**急性外周动脉栓塞**，可以连续静脉注射与治疗静脉血栓栓塞相同剂量的肝素。对于预防**心肌梗死**溶栓治疗后冠状动脉再栓塞，可静脉给药4000U后（链激酶给药5000U），再持续注射12U/(kg·h)（最大剂量为1000U/h）或者每12h皮下注射12500U，持续48h～10天或更长时间。

儿童及身材瘦小的成年人用法，见下文。

肝素疗法的控制 必须对使用肝素最大剂量进行的治疗进行监控，以确保该剂量对抗凝血酶Ⅲ起到其应有的作用。对肝素活性最常用的测试是部分活化凝血活酶时间（APTT）。即使不同的实验室使用的APTT试剂不同，使用肝素最大剂量患者的APTT应维持在正常值的1.5～2.5倍。每天都必须进行正常的监控。但皮下注射肝素进行疾病预防时，则不需要定期的监控；因为这些患者的APTT没有显著地延长。对患有恶性肿瘤或正在进行整形手术的患者，需要调整剂量以保证其APTT最小限度的延长，这样可以为机体提供足够的保护来对抗血栓栓塞。正在使用的其他测试还包括活化凝血时间（ACT）。如何测定肝素在血中的含量还有待确定。

肝素抗凝血作用的综合文献如下。

1. Hirsh J. Heparin. *N Engl J Med* 1991; **324:** 1565–74.
2. Freedman MD. Pharmacodynamics, clinical indications, and adverse effects of heparin. *J Clin Pharmacol* 1992; **32:** 584–96.
3. Hyers TM. Heparin therapy: regimens and treatment considerations. *Drugs* 1992; **44:** 738–49.
4. Hirsh J, Fuster V. Guide to anticoagulant therapy part 1: heparin. *Circulation* 1994; **89:** 1449–68.
5. Baglin T, *et al.* for the British Committee for Standards in Haematology. Guidelines on the use and monitoring of heparin. *Br J Haematol* 2006; **133:** 19–34. Also available at: http://www.bcshguidelines.com/pdf/heparin_220506.pdf (accessed 01/06/06)
6. Hirsh J, *et al.* Parenteral anticoagulants: American College of Chest Physicians evidence-based clinical practice guidelines (8th edition). *Chest* 2008; **133** (suppl): 141S–159S. Also available at: http://www.chestjournal.org/content/133/6_suppl/141S.full.pdf (accessed 27/08/09)
7. Vardi M, *et al.* Subcutaneous unfractionated heparin for the initial treatment of venous thromboembolism. Available in The Cochrane Database of Systematic Reviews; Issue 4. Chichester: John Wiley; 2009 (accessed 03/06/10).

作用 肝素是公认的抗凝血药和抗血栓药，主要通过与抗凝血酶Ⅲ结合后使其活性增强而发挥作用。内源性肝素存在于柱状细胞内，但它还有其他作用，其生理作用还不是很清楚，它可与许多蛋白结合，内部结构也与肝素的硫酸盐（硫类肝素）及普遍存在的细胞表面黏多糖相似[1～3]。动脉粥样硬化症时，内源性肝素的活性可对机体起到保护作用[4]。有报道肝素或低分子量肝素还具有一些非抗凝作用[5]，包括抗炎活性，有可能用于如哮喘[6～8]或炎性肠病，但对结肠炎并未显示出任何效用[9]。在治疗吸入性损伤时，肝素可与乙酰半胱氨酸交替气雾吸入，详见第1478页**乙酰半胱氨酸**项下**烧伤**内容。出血是使用肝素的非抗凝作用时的主要限制。

1. Lane DA, Adams L. Non-anticoagulant uses of heparin. *N Engl J Med* 1993; **329:** 129–30.
2. Page CP. Proteoglycans: the "Teflon" of the airways? *Thorax* 1997; **52:** 924–5.
3. Ludwig RJ. Therapeutic use of heparin beyond anticoagulation. *Curr Drug Discov Technol* 2009; **6:** 281–9.
4. Engelberg H. Actions of heparin in the atherosclerotic process. *Pharmacol Rev* 1996; **48:** 327–52.
5. Young E. The anti-inflammatory effects of heparin and related compounds. *Thromb Res* 2008; **122:** 743–52.
6. Martineau P, Vaughan LM. Heparin inhalation for asthma. *Ann Pharmacother* 1995; **29:** 71–2.
7. Ahmed T, *et al.* Prevention of exercise-induced bronchoconstriction by inhaled low-molecular-weight heparin. *Am J Respir Crit Care Med* 1999; **160:** 576–81.
8. Stelmach I, *et al.* The effect of inhaled heparin on airway responsiveness to histamine and leukotriene D4. *Allergy Asthma Proc* 2003; **24:** 59–65.
9. Chande N, *et al.* Unfractionated or low-molecular weight heparin for induction of remission in ulcerative colitis. Available in The Cochrane Database of Systematic Reviews; Issue 2. Chichester: John Wiley; 2008 (accessed 15/05/08).

用法 静脉全效量肝素治疗时，APTT是最常使用的监测方法。而肝素给药剂量的计算方法也已得到发展[1,2]，将APTT控制到有效治疗范围（通常是正常值的1.5～2.5倍）的时间会缩短，从而降低血栓复发和出血的危险。也有尝试使用自动化设备进行监控和调节的[3]。虽然对肥胖患者的给药剂量建议按照标准体重来计算，但按实际体重却更适当[4,5]，同时应规定服用片剂时的最大剂量和注射的速度。

但是以这种算法得出的治疗剂量范围并不适用于所有的APTT试剂，因为不同的试剂对肝素的灵敏度不同[6]。因此，最适宜的治疗剂量范围根据不同实验室所使用的APTT试剂而变化。应根据由血浆肝素浓度校正的APTT治疗值来调整给药剂量[6,7]。

皮下注射肝素治疗深静脉血栓形成时的剂量也应根据患者体重来计算[8]。

1. Cruickshank MK, *et al.* A standard heparin nomogram for the management of heparin therapy. *Arch Intern Med* 1991; **151:** 333–7.
2. Raschke RA, *et al.* The weight-based heparin dosing nomogram compared with a "standard care" nomogram: a randomized controlled trial. *Ann Intern Med* 1993; **119:** 874–81.
3. Newby LK, *et al.* An automated strategy for bedside aPTT determination and unfractionated heparin infusion adjustment in acute coronary syndromes: insights from PARAGON A. *J Thromb Thrombolysis* 2002; **14:** 33–42.
4. Yee WP, Norton LL. Optimal weight base for a weight-based heparin dosing protocol. *Am J Health-Syst Pharm* 1998; **55:** 159–62.
5. Yee WP, Norton LL. Clarification of weight-based heparin protocol. *Am J Health-Syst Pharm* 2002; **59:** 1788.
6. Brill-Edwards P, *et al.* Establishing a therapeutic range for heparin therapy. *Ann Intern Med* 1993; **119:** 104–9.
7. Volles DF, *et al.* Establishing an institution-specific therapeutic range for heparin. *Am J Health-Syst Pharm* 1998; **55:** 2002–6.
8. Prandoni P, *et al.* Use of an algorithm for administering subcutaneous heparin in the treatment of deep venous thrombosis. *Ann Intern Med* 1998; **129:** 299–302.

儿童用法 肝素可用于治疗儿童静脉血栓。负荷剂量为静脉给药50U/kg，继续持续静脉滴注肝素15～25U/(kg·h)或皮下注射250U/kg，每日2次。*BNFC 2010/11* 建议可根据APTT调节给药方案：

- 新生儿和不满1岁的婴儿：初始剂量为静脉注射75U/kg（胎龄35周龄以下给予50U/kg），接着静脉给药25U/(kg·h)；
- 1～18岁儿童：初始剂量为静脉注射75U/kg，再持续静脉注射20U/kg。

尽管英国未对儿童性静脉血栓的预防作出明确规定，但 *BNFC 2010/11* 建议对1个月～18岁儿童皮下注射100U/kg（最大剂量为5000U），每日2次，同时根据APTT调整。

肝素的活性及药动学呈年龄依赖性，相较于大龄儿童和成年，新生儿需要更大的剂量和更快的滴注速度才能获得相应的临床抗凝效果和相似的凝血酶原时间延长。一篇关于这个课题的综述认为[1]目前肝素用于新生儿和儿童的治疗方案均未达到最优化。

1. Newall F, *et al.* Unfractionated heparin therapy in infants and children. Abstract: *Pediatrics* 2009; **123:** 896. Full version: http://pediatrics.aappublications.org/cgi/reprint/123/3/e510.pdf (accessed 13/10/09)

导尿管和插管 将10U或100U的肝素钠溶于1mg 0.9%生理盐水制成的溶液常用于静脉导管、插管及其他为了间断治疗而留置的静脉注射装置的冲洗（肝素锁）。然而，一项荟萃分析[1]结果显示应用肝素生理盐水和单独使用生理盐水相比，在保证外周导管的开放和减少血栓栓塞方面并没有明显优势，因此建议在不超过48h的留置导管中使用0.9%生理盐水。减少肝素冲洗液的使用可减少发生血栓栓塞以及与其他静脉给予的药物发生配伍禁忌的可能性。

曾经尝试使用肝素化的导尿管或将肝素添加入通过静脉留置注射装置的全肠外营养液中（详见上文**注意事项**项下**导尿管和导管**内容）。持续注射含肝素的液体可保证外周静脉导管的通畅[1]。为了保证新生儿脐动脉导管的开放，美国用药指南[2]建议0.25～1U/ml连续滴注。

中央静脉导管也受到血栓的影响，动脉血栓和全身感染使其使用变得复杂。一项荟萃分析[3]显示普通肝素、低分子量肝素或低剂量的华法林可抑制携带中央静脉导管的患者血栓形成，但对结果的影响不明显。随着插管技术、放置方式及术后护理技术[4]的提高，早期研究中显示的优势已经被减弱，尽管这些结果仍有争议[3]。更具体的系统性综述指出，持续静脉注射肝素可能减少携带中央静脉导管的新生儿导管闭塞的发生率[5]；肝素化导管可降低携带中央静脉导管的儿童导管闭合的风险[6]。非常低剂量的华法林（每日1mg）用于预防携带中央静脉插管的患者血栓形成，但不同研究具有不同结果[4,7～11]。目前，对预防携带中央静脉导管的癌症患者的血栓形成，指南[12]不建议使用低剂量华法林或低分子量的肝素，因为恶性肿瘤本身就有血栓的风险，详见第1256页。

1. Randolph AG, *et al.* Benefit of heparin in peripheral venous and arterial catheters: systematic review and meta-analysis of randomised controlled trials. *BMJ* 1998; **316:** 969–75.
2. Monagle P, *et al.* Antithrombotic therapy in neonates and chil-

dren: American College of Chest Physicians evidence-based clinical practice guidelines (8th edition). *Chest* 2008; **133** (suppl): 887S–968S. Also available at: http://www.chestjournal.org/content/133/6_suppl/887S.full.pdf (accessed 27/08/09)
3. Kirkpatrick A, *et al.* Prevention of central venous catheter-associated thrombosis: a meta-analysis. *Am J Med* 2007; **120:** 901–10.
4. Young AM, *et al.* WARP Collaborative Group, UK. Warfarin thromboprophylaxis in cancer patients with central venous catheters (WARP): an open-label randomised trial. *Lancet* 2009; **373:** 567–74.
5. Shah PS, Shah VS. Continuous heparin infusion to prevent thrombosis and catheter occlusion in neonates with peripherally placed percutaneous central venous catheters. Available in The Cochrane Database of Systematic Reviews; Issue 2. Chichester: John Wiley; 2008 (accessed 15/05/08).
6. Shah PS, Shah N. Heparin-bonded catheters for prolonging the patency of central venous catheters in children. Available in The Cochrane Database of Systematic Reviews; Issue 4. Chichester: John Wiley; 2007 (accessed 15/05/08).
7. Bern MM, *et al.* Very low doses of warfarin can prevent thrombosis in central venous catheters: a randomized prospective trial. *Ann Intern Med* 1990; **112:** 423–8.
8. Couban S, *et al.* Randomized placebo-controlled study of low-dose warfarin for the prevention of central venous catheter-associated thrombosis in patients with cancer. *J Clin Oncol* 2005; **23:** 4063–9.
9. Boraks P, *et al.* Prevention of central venous catheter associated thrombosis using minidose warfarin in patients with haematological malignancies. *Br J Haematol* 1998; **101:** 483–6.
10. Magagnoli M, *et al.* Prophylaxis of central venous catheter-related thrombosis with minidose warfarin in patients treated with high-dose chemotherapy and peripheral-blood stem-cell transplantation: retrospective analysis of 228 cancer patients. *Am J Hematol* 2006; **81:** 1–4.
11. Chan A, *et al.* Systemic anticoagulant prophylaxis for central catheter-associated venous thrombosis in cancer patients. *Ann Pharmacother* 2007; **41:** 635–41.
12. Geerts WH, *et al.* American College of Chest Physicians. Prevention of venous thromboembolism: American College of Chest Physicians Evidence-Based Clinical Practice Guidelines (8th edition). *Chest* 2008; **133** (suppl): 381S–453S. Also available at: http://www.chestjournal.org/content/133/6_suppl/381S.full.pdf (accessed 27/08/09)

弥散性血管内凝血 肝素成功地应用于由各种原因引起的弥散性血管内凝血（第 1016 页）。然而其这一应用是有争议的，对一些特殊的情况，如当与形成微血栓相比，出血的危险相对地处于次要地位时，这一应用有所保留。建议静脉给药剂量为 500U/h，如有需要根据临床反应进行调整[1]。考虑到出血的危险，静脉给药的最大剂量通常为 1000U/h。

1. Baglin T, *et al.* for the British Committee for Standards in Haematology. Guidelines on the use and monitoring of heparin. *Br J Haematol* 2006; **133:** 19–34. Also available at: http://www.bcshguidelines.com/pdf/heparin_220506.pdf (accessed 01/06/06)

体外循环 含有肝素的抗凝血药在心肺旁路、血液透析和血液滤过等过程中是必需的。进行心肺旁路操作时，用于灌注心肺旁路机的晶体溶液及所有储备血液中均应加入肝素，并且在进行心脏及主要血管插管前静脉输入患者体内的。同时持续监测活化凝血时间（ACT）。在旁路中断后，可以用鱼精蛋白来代替抗凝血药，但是由于对心肺循环的毒性作用，还是要谨慎。

在血液透析开始的一段时间里，要首先给患者注射负荷剂量的肝素，其后要持续地向体外循环的输出通路注射肝素直到透析结束前的 1h。根据体重的变化、体外循环的量、生物性透析膜和泵的速度，肝素的剂量也会发生很大的变化。

特发性血小板减少性紫癜 少数患有特发性血小板减少性紫癜（第 1437 页）的患者对标准的激素疗法有抵抗，而皮下注射低分子量肝素则能提高他们的血小板数量[1]。然而肝素本身甚至在非常低的剂量时就可能造成血小板减少症（见上文**不良反应**项下**对血液的影响**内容）。

1. Shen ZX, *et al.* Thrombocytopoietic effect of heparin given in chronic immune thrombocytopenic purpura. *Lancet* 1995; **346:** 220–1.

恶性肿瘤 癌症是血栓栓塞的危险因素之一，恶性肿瘤患者常常使用抗凝血药。有迹象证明给予肝素治疗的患者有所好转。普通肝素和低分子量肝素都被用于恶性肿瘤患者的研究，却无抗凝的迹象。系统性综述[1,2]指出肝素在临床应用中可显著提高生存率，但却增加了出血的危险。目前的指导方针不建议无其他危险因素的癌症患者使用抗凝血药[3]。

1. Akl EA, *et al.* Parenteral anticoagulation for prolonging survival in patients with cancer who have no other indication for anticoagulation. Available in The Cochrane Database of Systematic Reviews; Issue 3. Chichester: John Wiley; 2007 (accessed 23/05/08).
2. Lazo-Langner A, *et al.* The effect of low-molecular-weight heparin on cancer survival. A systematic review and meta-analysis of randomized trials. *J Thromb Haemost* 2007; **5:** 729–37.
3. Geerts WH, *et al.* American College of Chest Physicians. Prevention of venous thromboembolism: American College of Chest Physicians Evidence-Based Clinical Practice Guidelines (8th edition). *Chest* 2008; **133** (suppl): 381S–453S. Also available at: http://chestjournal.chestpubs.org/content/133/6_suppl/381S.full.pdf (accessed 03/08/10)

妊娠 虽然肝素对胎儿及母亲有一定的风险，但肝素或低分子量肝素还是妊娠期间可选择的抗凝血药（见上文**注意事项**下的**妊娠**）。

妊娠期间血栓症的治疗指南已出版[1~3]。妊娠妇女可能会需要抗凝血药来治疗和预防静脉血栓（第 1147 页），或用于预防心脏瓣膜修复术后的全身血栓栓塞（第 1146 页）。有血栓栓塞病史或高凝状态，如先天性抗凝血酶Ⅲ、C 蛋白、S 蛋白或获得性抗磷脂抗体缺乏的患者风险更大。有获得性抗磷脂抗体的女性流产的可能性也可能会增加（见**系统性红斑狼疮**，第 1444 页），对这类患者建议治疗时与低分子量阿司匹林一同使用[3]。有报道肝素与其他药物一同使用可进一步降低风险[4~6]，因此建议可与阿司匹林合用肝素或低分子量肝素[2]。然而，一项系统性综述[7]得出结论，没有足够证据支持其用于预防除了遗传性因素引起的血栓外没有明确诱因的流产。另一项系统性综述[6]指出与普通肝素相比，低分子量肝素与阿司匹林合用增加患有抗磷脂综合征妇女的活产率的功效仍未证实，急需大量对照研究。

1. Royal College of Obstetricians and Gynaecologists. Thromboembolic disease in pregnancy and the puerperium: acute management (February 2007). Available at: http://www.rcog.org.uk/files/rcog-corp/uploaded-files/GT28ThromboembolicDisease2007.pdf (accessed 03/08/10)
2. Bates SM, *et al.* Venous thromboembolism, thrombophilia, antithrombotic therapy, and pregnancy: American College of Chest Physicians evidence-based clinical practice guidelines (8th edition). *Chest* 2008; **133** (suppl): 844S–886S. Also available at: http://www.chestjournal.org/content/133/6_suppl/844S.full.pdf (accessed 27/08/09)
3. Royal College of Obstetricians and Gynaecologists. Reducing the risk of thrombosis and embolism during pregnancy and the puerperium (November 2009). Available at: http://www.rcog.org.uk/files/rcog-corp/GT37ReducingRiskThrombo.pdf (accessed 03/08/10)
4. Rai R, *et al.* Randomised controlled trial of aspirin and aspirin plus heparin in pregnant women with recurrent miscarriage associated with phospholipid antibodies (or antiphospholipid antibodies). *BMJ* 1997; **314:** 253–7.
5. Empson M, *et al.* Recurrent pregnancy loss with antiphospholipid antibody: a systematic review of therapeutic trials. *Obstet Gynecol* 2002; **99:** 135–44.
6. Ziakas PD, *et al.* Heparin treatment in antiphospholipid syndrome with recurrent pregnancy loss: a systematic review and meta-analysis. *Obstet Gynecol* 2010; **115:** 1256–62.
7. Kaandorp S, *et al.* Aspirin or anticoagulants for treating recurrent miscarriage in women without antiphospholipid syndrome. Available in The Cochrane Database of Systematic Reviews; Issue 1. Chichester: John Wiley; 2009 (accessed 15/04/09).

再灌注和血管重建操作 肝素广泛应用于接受血管成形术或旁路手术的患者，以防止受损动脉形成围手术期血栓。它常常与阿司匹林或其他抗血小板药物合用（见**再灌注和血管重建操作**，第 1140 页）。使用高剂量肝素，出血成为常见问题，尤其是在接受体外循环心脏搭桥手术的患者。虽然肝素可能有抗增殖作用，但全身肝素化治疗（普通肝素或低分子量肝素）似乎对再狭窄无效[1]。一项有关依诺肝素局部应用的研究指出肝素可减轻心脏瓣膜手术后再狭窄[2]。与球囊血管形成术[3]相比，肝素涂层冠脉支架的应用可改善预后，但不能证明它是否优于裸金属支架[4]及是否对再狭窄有益处[5,6]。肝素涂层支架也被成功的用于预防脑血管病[7]。

1. Grassman ED, *et al.* A randomized trial of the low-molecular-weight heparin certoparin to prevent restenosis following coronary angioplasty. *J Invasive Cardiol* 2001; **13:** 723–8.
2. Kiesz RS, *et al.* Local delivery of enoxaparin to decrease restenosis after stenting: results of initial multicenter trial: Polish-American Local Lovenox NIR Assessment study (The POLONIA study). *Circulation* 2001; **103:** 26–31.
3. Serruys PW, *et al.* Randomised comparison of implantation of heparin-coated stents with balloon angioplasty in selected patients with coronary artery disease (Benestent II). *Lancet* 1998; **352:** 673–81. Correction. *ibid.*; 1478.
4. Mehran R, *et al.* An Internet-based registry examining the efficacy of heparin coating in patients undergoing coronary stent implantation. *Am Heart J* 2005; **150:** 1171–6.
5. Wöhrle J, *et al.* Comparison of the heparin coated vs the uncoated Jostent® —no influence on restenosis or clinical outcome. *Eur Heart J* 2001; **22:** 1808–16.
6. Semiz E, *et al.* Comparison of initial efficacy and long-term follow-up of heparin-coated Jostent with conventional NIR stent. *Jpn Heart J* 2003; **44:** 889–98.
7. Parkinson RJ, *et al.* Use of heparin-coated stents in neurovascular interventional procedures: preliminary experience with 10 patients. *Neurosurgery* 2006; **59:** 812–21.

制剂

BP 2010: Heparin Injection;
USP 33: Anticoagulant Heparin Solution; Heparin Calcium Injection; Heparin Lock Flush Solution; Heparin Sodium Injection.

专利制剂

Arg.: Calciparine; Cervep; Croneparina; Hepatriet; Parinix†; Riveparin; Serianon; Sobrius; Sodiparin; ***Austral.:*** Calciparine†; ***Austria:*** Lipohep†; Liquemin†; Thrombophob; Thrombophob-S; Venoruton Heparin; Viatromb; ***Belg.:*** Calparine†; ***Braz.:*** Actparin; Alimax; Disotron; Heptar; Liquemine; Parinorth†; Trombofob; ***Canad.:*** Hepalean; Hepalean-Lok; ***Cz.:*** Hepa-Gel†; Hepa-Salbe†; Lioton; Lipohep†; Trombex†; Viatromb; ***Fin.:*** Hepaflex; ***Fr.:*** Calciparine; ***Ger.:*** Calciparin; Essaven 60 000; Exhirud Heparin; Hepa-Gel; Hepa-Salbe; Hepathromb; Hepathrombin; Liquemin N†; Perivar Venensalbe†; Sportino; Thrombareduct; Thrombophob; Venalitan; Venoruton Emulgel; Vetren; ***Gr.:*** Calciparine; Croneparina; Hep Lok†; Hepsal; Monoparin; Multiparin; Pump-Hep†; ***Hong Kong:*** Lioton; Multiparin; ***Hung.:*** Heparibene; Lioton; ***India:*** Beparine; Thrombophob; ***Indon.:*** Hico; Inviclot; Thrombophob; ***Irl.:*** Calciparine†; Hepsal†; Minihep†; Monoparin†; Multiparin†; ***Israel:*** Calciparin†; ***Ital.:*** Ateroclar; Calciparina; Clarisco; Croneparina†; Disebrin; Ecabil†; Ecafast; Ecasolv; Emoklar; Epacalcica†; Eparical†; Eparinlider; Eparinovis; Eparven; Epsoclar; Epsodilave; Flusolv; Isoclar; Lioton†; Mica†; Normoparin; Pharepa; Reoflus; Sosefluss; Trombolisin; Zepac; ***Mex.:*** Hep-Tec; Proparin; ***Norw.:*** Hepaflex; ***NZ:*** Multiparin; ***Philipp.:*** Hemastat; Heprin; Lioton; Lipactin; ***Pol.:*** Coaparin; Heparizen; Lioton; Lipohep; ***Port.:*** Calciparina†; ***Rus.:*** Lavenum (Лавенум); Lioton (Лиотон); Trombless (Тромблесс); ***S.Afr.:*** Calciparine; Thrombophob; ***Spain:*** Menaven; ***Switz.:*** Calciparine; Demovarin; Gelparine; HepaGel; Hepasol Lipogel; HepaSpray†; Lioton; Liquemine; Lyman Mono; Sportium uno; ***Turk.:*** Calciparine; Liparin-S; Liquemine; Nevparin; ***UK:*** Calciparine†; Canusal†; Hepsal†; Monoparin†; Multiparin†; ***Ukr.:*** Heparil (Гепарил)†; Lioton (Лиотон); ***USA:*** Hep-Lock; Hepflush; ***Venez.:*** Hirox; Liquemine†; Riveparin.

多组分制剂 ***Arg.:*** Contractubex; Venostasin; ***Austria:*** Ambenat; Contractubex; Derivon; Dolo-Menthoneurin; Dolobene; Etrat; Heparin Comp†; Ichthalgan forte; Lipactin; Pasta Cool; Pertrombon†; Sensicutan; Thrombophob; Venobene; Venostasin compositum†; Vetren; ***Belg.:*** Lipactin; ***Braz.:*** Contractubex; Dolobene; Trombofob; Venalot H; Venostasin†; ***Canad.:*** Lipactin; ***Cz.:*** Contractubex; Dolo-Rubriment†; Dolobene; Heparin-Gel†; Sensicutan; ***Fin.:*** Lipactin; Trombosol; ***Fr.:*** Cirkan a la Prednacinolone; Esberiven; ***Ger.:*** Contractubex; Dolo-Menthoneurin†; Dolobene; Heparin Comp†; Lipactin; Sensicutan; Trauma-Puren†; Venengel†; ***Gr.:*** Contractubex; ***Hong Kong:*** Contractubex; Dolobene†; ***Hung.:*** Contractubex; Dolobene; Pasta Cool; ***India:*** Beparine; Contractubex; Proctosedyl; Thrombophob; ***Indon.:*** Thrombophob; ***Ital.:*** Edeven; Flebs; Idracemi Eparina; Luxazone Eparina; Proctosoll; Reparil†; Venoplant; Viamal Trauma; Vit Eparin; Xantervit Eparina; ***Mex.:*** Contractubex; ***Philipp.:*** Contractubex; ***Pol.:*** Alcepalan†; Biherpan; Cepan; Contractubex; Dolobene†; Savarix; Tointex; ***Port.:*** DM Gel; ***Rus.:*** Contractubex (Контрактубекс); Dolobene (Долобене); Heparin Ointment (Гепариновая Мазь); Hepatrombin (Гепатромбин); Hepatrombin H (Гепатромбин Г); Nigepan (Нигепан); Proctosedyl (Проктоседил); Venitan Forte (Венитан Форте); Venolife (Венолайф); ***S.Afr.:*** Essaven†; ***Spain:*** Essavenon; Venacol; ***Switz.:*** Assan; Assan thermo; Butaparin; Contractubex; Dolo-Arthrosenex; Dolobene; Flectoparin; Gorgonium; Hepabuzone†; Heparinol; Hepathrombine†; Keli-med; Keppur; Lipactin; Lyman; Ralur†; Sportium; Sportusal; Venoplant comp†; Venoplant-N†; Venucreme; Venugel; ***Turk.:*** Contractubex; ***Ukr.:*** Contractubex (Контрактубекс); Dolobene (Долобене); Hepathrombin (Гепатромбин); Hepathrombin H (Гепатромбин Г); Proctosedyl (Проктоседил); Venitan Forte (Венитан); Venohepanol (Веногепанол); Venosan (Веносан).

顺势疗法制剂 ***Ger.:*** NeyGeront (Revitorgan-Lingual Nr 64)†; NeyGeront N (Revitorgan-Dilutionen N Nr 64)†; NeyGeront Vitalkapsein A; NeyGeront-Vitalkapseln†.

Heparinoids 肝素类似物

Heparinoides.

Гепариноиды

简介

肝素类似物包括肝素衍生物和一些使用上更为宽泛的具有相似结构的天然的或人工合成的高硫酸多聚糖。这样的化合物有多种名称，包括 sulfated glucosaminoglycans、glycosaminoglycan polysulfate 或 sulfated mucopolysaccharides。

以下抗凝血药可归为肝素类似物：

- 达那肝素钠，第 1211 页；
- 硫酸皮肤素，第 1212 页；
- 戊聚硫钠，第 1313 页；
- 阿朴酸钠，第 1342 页；
- 硫类肝素钠，第 1351 页；
- 舒洛地希，第 1351 页。

从抗凝作用到缓解炎症（适用于典型症状），肝素类似物制剂使用起来都是非常方便的；有些还具有脂类调节的作用。

本专著中列出的专利制剂是指那些还不是很明确或不易定为肝素类似物的制剂，它们的应用范围包括肌与骨关节功能紊乱、痔、脂类代谢紊乱和血栓栓塞。

制剂

专利制剂

Arg.: Fleboderma; Hirudoid; ***Austral.:*** Hirudoid; Lasonil; ***Austria:*** Hemeran; Hirudoid; Lasonil†; ***Belg.:*** Hemeran; Hirudoid; Lasonil†; ***Braz.:*** Hirudoid; Topcoid; ***Chile:*** Hirudoid; ***Cz.:*** Heparoid; Hirudoid; ***Denm.:*** Hirudoid; ***Fin.:*** Hirudoid; ***Ger.:*** Etrat Sportsalbe MPS†; Hirudoid; Sanaven MPS†; ***Gr.:*** Arteparon; Hemeran; Hirudoid; Lasonil N; ***Hong Kong:*** Hepacare†; Hirudoid; ***Hung.:*** Hirudoid; ***India:*** Hirudoid; ***Indon.:*** Hirudoid†; ***Ital.:*** Angioflux; Ateroid; Ateroxide†; Condral; Glicamin†; Hirudoid; Matrix; ***Neth.:*** Hirudoid; Lasonil†; ***Norw.:*** Hirudoid; ***NZ:*** Hirudoid; Lasonil; ***Philipp.:*** Hirudoid; ***Pol.:*** Hirudoid; ***Port.:*** Hemeran; Hirudoid; Lasonil; ***Rus.:*** Heparoid (Гепароид); ***Singapore:*** Hirudoid; ***Spain:*** Dinoven; Hirudoid; ***Swed.:*** Hirudoid; ***Switz.:*** Hemeran; Hirudoid; ***Thai.:*** Hirudoid; Varidoid; ***Turk.:*** Hirudoid; Lasonil; ***UK:*** Bruiseze; Hirudoid; Lasonil†; ***Ukr.:*** Heparoid (Гепароид Зентива); ***Venez.:*** Hirudoid.

多组分制剂 ***Arg.:*** Mantus; ***Austral.:*** Movelat†; ***Austria:*** Lemuval†; Mobilat; Mobilisin; Mobilisin plus; Moviflex; ***Belg.:*** Mobilat; Mobilisin; ***Braz.:*** Etrat†; Mobilat; Mobilisin Composto; ***Chile:*** Mobilat†; Repariven; ***Cz.:*** Ibu-Hepa; Ketazon Compositum†; Mobilat; ***Fin.:*** Mobilat; Moviflex†; ***Ger.:*** Mobilat Aktiv†; ***Gr.:*** Bayolin; Lasonil; Movilisin; ***Hung.:*** Bayolin†; Mobilat N; Mobilisin†; ***Ital.:*** Flebs; Mobilat†; Mobilisin; Momendol; ***Mex.:*** Mobilat; ***Neth.:*** Mobilat; ***NZ:*** Movelat†; ***Philipp.:*** Hiruscar; Mobilat; ***Pol.:*** Helason; Ibalgin Sport; Lumbolin; Mobilat; ***Port.:*** Anacal; Mobilat; Mobilisin; Rimanal; ***Singapore:*** Mobilat†; ***Spain:*** Movilat; Movilisin; ***Switz.:*** Dolo-Veniten†; Mobilat N; Mobilisin; Prelloran†; ***Thai.:*** Mobilat; ***UK:*** Anacal; Movelat; ***Venez.:*** Bargonil; Permucal.

Hexobendine (*BAN*, *USAN*, *rINN*) **海索苯定**

Hexobendina; Hexobendinum.

Гексобендин

$C_{30}H_{44}N_2O_{10}$ = 592.7.

CAS — *54-03-5.*

ATC — *C01DX06.*

ATC Vet — *QC01DX06.*

UNII — *B6X4SYR93B.*

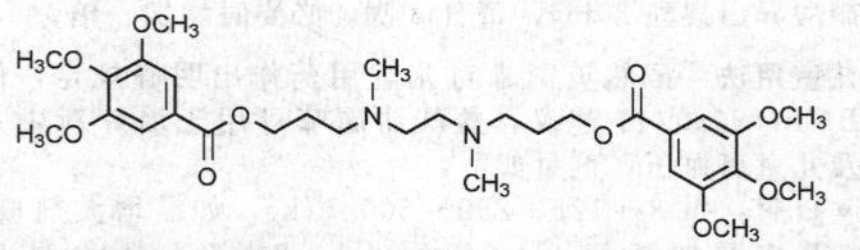

Hexobendine Hydrochloride (*BANM*, *rINNM*) **盐酸海索苯定**

Hexobendine, Chlorhydrate d'; Hexobendini Hydrochloridum; Hidrocloruro de hexobendina; ST-7090. *NN'*-Ethylenebis(3-methylaminopropyl 3,4,5-trimethoxybenzoate) dihydrochloride.

Гексобендина Гидрохлорид

$C_{30}H_{44}N_2O_{10}$,2HCl = 665.6.

CAS — *50-62-4.*

ATC — *C01DX06.*

ATC Vet — *QC01DX06.*

简介

盐酸海索苯定是一种血管扩张药，用于治疗缺血性心脏病。也有其他多组分制剂用于脑血管疾病。

制剂

专利制剂

Austria: Ustimon†.

多组分制剂 ***Austria:*** Instenon†; ***Hong Kong:*** Instenon; ***Rus.:*** Instenon (Инстенон); ***Thai.:*** Instenon†; ***Ukr.:*** Instenon (Инстенон).

Hirudin 水蛭素

Hirudina; Hirudine.

Гирудин

简介

水蛭素是一种65-氨基酸蛋白质，是一种凝血酶的直接抑制剂（详见**来匹卢定**，第1273页）。它是从水蛭（第1273页）身上萃取而来，多为局部制剂用于治疗外周血管疾病。重组水蛭素如地西卢定（第1212页）和来匹卢定（第1273页）以及水蛭素类似物如比伐卢定（第1190页），都可作为抗凝血药使用。

制剂

专利制剂

Austria: Hirucreme; ***Fr.:*** Hirucreme; ***Ger.:*** Exhirud†.

多组分制剂 ***Ger.:*** Haemo-Exhirud†.

Hydralazine Hydrochloride (*BANM*, *rINNM*) **盐酸肼屈嗪**

Apressinum; Hidralazin-hidroklorid; Hidralazino hidrochloridas; Hidrocloruro de hidralazina; Hydralatsiinihydrokloridi; Hydralazin hydrochlorid; Hydralazin Hydrochloridum; Hydralazine, chlorhydrate d'; Hydralazinhydroklorid; Hydralazini hydrochloridum; Hydrallazine Hydrochloride; Idralazina. 1-Hydrazinophthalazine hydrochloride.

Гидралазина Гидрохлорид

$C_8H_8N_4$,HCl = 196.6.

CAS — *86-54-4 (hydralazine); 304-20-1 (hydralazine hydrochloride).*

ATC — *C02DB02.*

ATC Vet — *QC02DB02.*

UNII — *FD171B778Y.*

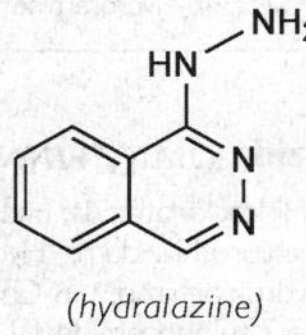

(hydralazine)

Pharmacopoeias. In *Chin., Eur.* (see p.vii), *Int., Jpn,* and *US.*

Ph. Eur. 6.8 (Hydralazine Hydrochloride) 白色或几乎白色，结晶性粉末。溶于水；微溶于乙醇；极微溶于二氯甲烷。2%水溶液的pH值为3.5～4.2。避光。

USP 33 (Hydralazine Hydrochloride) 白色或米色、无臭、结晶性粉末。可溶于水（1∶25），溶于乙醇（1∶500）；在乙醚中溶解度较小。2%水溶液的pH值为3.5～4.2。贮藏于密闭容器中，温度保持在25℃，转移过程中温度保持在15～30℃。

稳定性 肼屈嗪的注射液在注射器中的贮藏时间超过12h后即可变色[1]。肼屈嗪可与金属发生反应，因此在配制其注射剂时应使用非金属容器，并且在注射器上的针被拔出后应尽快使用。

一项对盐酸肼屈嗪的清除速率的研究表明，在浓度为1mg/ml的甜味水溶性液体中，葡萄糖、果糖、乳糖和麦芽糖可降低药物的稳定性[2]。在含甘露醇或山梨醇的液体中，3周后只有不到10%的药物被清除。英国注册药品信息指出，葡萄糖与肼屈嗪的迅速分解有关，因此肼屈嗪注射液不能与葡萄糖溶液合用。

1. Enderlin G. Discoloration of hydralazine injection. *Am J Hosp Pharm* 1984; **41:** 634.
2. Das Gupta V, *et al.* Stability of hydralazine hydrochloride in aqueous vehicles. *J Clin Hosp Pharm* 1986; **11:** 215–23.

不良反应

肼屈嗪的不良反应很常见，尤其是心动过速、心悸、心绞痛、严重的头痛和胃肠道功能紊乱（如厌食、恶心、呕吐和腹泻）。这些不良反应以及面色潮红、头晕、鼻充血不常发生，可能仅在治疗开始，特别是当药物剂量迅速增加时会出现。一般持续治疗后这些不良反应就会消退。其他少见的不良反应包括体位性低血压、体液潴留性水肿及体重增加、病毒性结膜炎、流泪、震颤和肌肉痉挛。

肼屈嗪可降低体内的维生素B_6含量，导致外周神经麻痹和神经末梢刺痛。偶尔也会发生肝毒性、恶液质、溶血性贫血、排尿困难、特发性局灶性肾小球肾炎、便秘、麻痹性肠梗阻、抑郁和焦虑。

高血压反应包括发热、寒战、瘙痒和药疹，也可能发生嗜酸性粒细胞增多。

长时间大剂量使用肼屈嗪后，体内会出现抗核抗体，还会出现类似于系统性红斑狼疮的症状。这种情况在慢乙酰化者、有肾损伤的患者、女性、每天摄入肼屈嗪超过100mg的患者会更严重。当停用药物后，症状通常就会消失；有些患者可能需要皮质激素治疗。

严重的用药过量则可能会导致低血压、心动过速、心肌局部缺血、心律失常、休克和昏迷。

致癌性 虽然早期的报道显示肼屈嗪可能会致癌，但通过对1978名肺癌或直肠癌患者以及6807名对照者的调查显示，没有证据证明肼屈嗪会增加肿瘤的发生率[1]。

1. Kaufman DW, *et al.* Hydralazine use in relation to cancers of the lung, colon, and rectum. *Eur J Clin Pharmacol* 1989; **36:** 259–64.

对血液的影响 有报道3名[1]孕妇在分娩前接受了数月的肼屈嗪治疗，导致新生儿发生了血小板减少症。血小板减少症和出血是暂时的，几周内会完全恢复。母亲未发现不良反应。

1. Widerlöv E, *et al.* Hydralazine-induced neonatal thrombocytopenia. *N Engl J Med* 1980; **303:** 1235.

对心血管系统的影响 1名肾动脉狭窄的患者，3次口服或肌内注射肼屈嗪后诱发严重的高血压[1]。

1. Webb DB, White JP. Hypertension after taking hydrallazine. *BMJ* 1980; **280:** 1582.

对肾脏的影响 有报道[1～4]接受肼屈嗪治疗的患者发生急进性肾小球性肾炎，有局灶性损伤，常伴有发生坏死及新月体形成。有报道此种情况与抗核抗体的形成[3]以及慢乙酰化[2]有关，与参与肼屈嗪诱导的红斑狼疮发展的因素有关[5]。然而在药物相关性狼疮中，对肾的影响却不常见[5]；在一个对15个类似病例的报道中，男性和女性，快乙酰化和慢乙酰化者都可受到相同的影响[3]；另外系统性红斑狼疮的诊断标准在这些患者身上却不完全适用，因此建议将这种情况与红斑狼疮肾炎区别开来。一项报道[6]指出，肾小球性肾炎表现出ANCA阳性的肼屈嗪诱导的血管炎，与肼屈嗪诱导的红斑狼疮相比，有此类典型症状时患者更为严重，更需要积极治疗。立即停用肼屈嗪通常会导致肾功能的一些好转，但完全康复的却很少见；严重病例可能需要免疫抑制疗法[3]。

1. Björck S, *et al.* Rapidly progressive glomerulonephritis after hydralazine. *Lancet* 1983; **ii:** 42.
2. Kincaid-Smith P, Whitworth JA. Hydralazine-associated glomerulonephritis. *Lancet* 1983; **ii:** 348.
3. Björck S, *et al.* Hydralazine-induced glomerulonephritis. *Lancet* 1985; **i:** 392.
4. Dobre M, *et al.* Hydralazine-induced ANCA-positive pauci-immune glomerulonephritis: a case report and literature review. *Ren Fail* 2009; **31:** 745–8.
5. Hughes GRV. Recent developments in drug-associated systemic lupus erythematosus. *Adverse Drug React Bull* 1987; (Apr.): 460–3.
6. Yokogawa N, Vivino FB. Hydralazine-induced autoimmune disease: comparison to idiopathic lupus and ANCA-positive vasculitis. *Mod Rheumatol* 2009; **19:** 338–47.

对皮肤的影响 已有报道使用肼屈嗪可引起瘙痒和皮疹。

1名59岁的妇女在使用肼屈嗪6个月，每日3次，每次25mg后出现了Sweet综合征的症状（狼疮斑、结节和出血性水泡）[1]。这些症状停药后会消失，但再接触后会再次出现。这种情况在停药经泼尼龙治疗后就会好转。

1. Gilmour E, *et al.* Drug-induced Sweet's syndrome (acute febrile neutrophilic dermatosis) associated with hydralazine. *Br J Dermatol* 1995; **133:** 490–1.

红斑狼疮 已有大量确凿的证据表明红斑狼疮是肼屈嗪的不良反应之一。其发作从治疗开始后的1个月～5年不等，最常见的症状是关节痛或关节炎，通常95%的患者都不会发生畸形，有50%的患者会有发热和肌痛，有30%的患者会出现胸膜炎、胸膜渗出或肺浸润[1～4]。有报道先天性系统性红斑狼疮很少影响到肾，而且在接受肼屈嗪治疗的患者有时会表现出的特发性局灶性肾小球肾炎是否应考虑由红斑狼疮引起还有许多不确定性（详见上文**对肾脏的影响**项下内容）。但是有报道20%的患者可能性会影响到肾[1]。患有红斑狼疮同时使用肼屈嗪的患者，其他并发症和症状还包括皮肤脉管炎[5～7]、口腔-生殖道和皮肤溃疡[8]、双侧视网膜脉管炎[9]、反应性低血糖（虽然其原因还不明确）[10]、致命性的心脏填塞[11]以及继发于声带麻痹的嘶哑和喘鸣，并最终会导致呼吸抑制[12]。有报道与先天即有的疾病症状相比，皮疹则表现的不是很显著[1]。有极少的患者死亡[13,14]。有报道[15]有狼疮样综合征的新生儿的母亲在妊娠期间服用了肼屈嗪。

估计肼屈嗪相关性红斑狼疮的发病率为1.2%～5%或更高[16～19]。只有当接触肼屈嗪的患者体内出现抗核抗体时症状才会出现，但抗核抗体试验的阳性率却比狼疮要高很多，可达60%，因此仅有抗核抗体的出现是没有诊断价值的[18]。其发病与药物的剂量[17,19]、乙酰化状态[16,18,19]以及患者的性别[19]有很大关系，在慢乙酰化者、女性和每日接受100mg或更多药物的患者身上，症状更常见。

虽然有报道HLA-DR4抗原阳性的患者更易患肼屈嗪相关性狼疮[20]，但却没有其他的证据来证实[21]，而且随后的研究表明其与未表达的或无效的相邻补体C4基因关系更大[22]。肼屈嗪可在体外降低补体C4的活性[23]，且对于由于无效等位基因造成的体内C4水平降低的患者，肼屈嗪可加剧补体缺失（与先天性系统性红斑狼疮有关）[22]。

1. Hughes GRV. Recent developments in drug-associated systemic lupus erythematosus. *Adverse Drug React Bull* 1987; (Apr.): 460–3.
2. Cohen MG, Prowse MV. Drug-induced rheumatic syndromes: diagnosis, clinical features and management. *Med Toxicol Adverse Drug Exp* 1989; **4:** 199–218.
3. Price EJ, Venables PJW. Drug-induced lupus. *Drug Safety* 1995; **12:** 283–90.
4. Finks SW, *et al.* Hydralazine-induced lupus: maintaining vigilance with increased use in patients with heart failure. *South Med J* 2006; **99:** 18–22.
5. Bernstein RM, *et al.* Hydrallazine-induced cutaneous vasculitis. *BMJ* 1980; **280:** 156–7.
6. Peacock A, Weatherall D. Hydralazine-induced necrotising vasculitis. *BMJ* 1981; **282:** 1121–2.
7. Finlay AY, *et al.* Hydralazine-induced necrotising vasculitis. *BMJ* 1981; **282:** 1703–4.
8. Neville E, *et al.* Orogenital ulcers, SLE and hydrallazine. *Postgrad Med J* 1981; **57:** 378–9.
9. Doherty M, *et al.* Hydralazine induced lupus syndrome with eye disease. *BMJ* 1985; **290:** 675.
10. Blackshear PJ, *et al.* Reactive hypoglycaemia and insulin autoantibodies in drug-induced lupus erythematosus. *Ann Intern Med* 1983; **99:** 182–4.
11. Anandadas JA, Simpson P. Cardiac tamponade, associated with hydralazine therapy, in a patient with rapid acetylator status. *Br J Clin Pract* 1986; **40:** 305–6.
12. Chong WK, *et al.* Acute laryngeal stridor with respiratory arrest in drug induced systemic lupus erythematosus. *BMJ* 1988; **297:** 660–1.
13. Sturman SG, *et al.* Fatal hydralazine-induced systemic lupus erythematosus. *Lancet* 1988; **ii:** 1304.
14. Birnbaum B, *et al.* Fulminating hydralazine-induced lupus pneumonitis. *Arthritis Rheum* 2006; **55:** 501–6.
15. Yemini M, *et al.* Lupus-like syndrome in a mother and newborn following administration of hydralazine; a case report. *Eur J Obstet Gynecol Reprod Biol* 1989; **30:** 193–7.
16. Bing RF, *et al.* Hydrallazine in hypertension: is there a safe dose? *BMJ* 1980; **281:** 353–4.
17. Freestone S, *et al.* Incidence of hydrallazine-associated autoimmune disease. *Br J Clin Pharmacol* 1982; **13:** 291P–292P.
18. Mansilla-Tinoco R, *et al.* Hydralazine, antinuclear antibodies, and the lupus syndrome. *BMJ* 1982; **284:** 936–9.
19. Cameron HA, Ramsay LE. The lupus syndrome induced by hydralazine: a common complication with low dose treatment. *BMJ* 1984; **289:** 410–12.
20. Batchelor JR, *et al.* Hydralazine-induced systemic lupus erythematosus: influence of HLA-DR and sex on susceptibility. *Lancet* 1980; **i:** 1107–9.
21. Brand C, *et al.* Hydralazine-induced lupus: no association with HLA-DR4. *Lancet* 1984; **i:** 462.
22. Speirs C, *et al.* Complement system protein C4 and susceptibility to hydralazine-induced systemic lupus erythematosus. *Lancet* 1989; **i:** 922–4.
23. Sim E, *et al.* Drugs that induce systemic lupus erythematosus inhibit complement component C4. *Lancet* 1984; **ii:** 422–4.

不良反应的处置

突然停用肼屈嗪或减少剂量都会引起许多不良反应。有报道维生素B_6可减轻外周神经的病变。

用药过量后，洗胃的效果还不确定，如果患者在1h内还有药物吸收则应给予活性炭。如有需要就应进行对症和支持治疗，包括针对休克进行的血浆扩容和针对心动过速的β受体阻滞剂。患者采取仰卧位同时将脚抬高则可能会导致低血压。如果可能应避免使用升压药物。如果必需使用升压药，应选择那些不会引起心动过速或使心律失常恶化的药物；不应使用肾上腺素。

注意事项

肼屈嗪的禁忌证有严重的心动过速、主动脉瘤、高心输出量的心力衰竭、肺源性心脏病或由于机械性阻塞而导致的心功能不全，如主动脉瓣或二尖瓣狭窄或缩窄性心包炎。其禁忌证还有先天性系统性红斑狼疮及其相关的疾病。

肼屈嗪可引起血管舒张，这会导致心肌受到刺激。由于它可引发心绞痛，因此对有心肌缺血的患者使用时应谨慎，对有心肌梗死的患者应在其病情稳定后才能使用。对怀疑有缺血性心脏病或尚未确诊的患者，为了防止发生心肌刺激，应在给予肼屈嗪的前几天先给予β受体阻滞剂。有心衰的患者可能会发生体位性低血压和心动过速，因此在治疗初期最好能在医院里进行监测。心衰患者如需停止肼屈嗪的治疗，一般应逐渐停药。对有脑血管疾病的患者使用肼屈嗪时也应谨慎。

对有肝或肾损伤的患者，应减少肼屈嗪的剂量或延长给药时间。在长期治疗过程中，每6个月应进行一次全血细胞计数和抗核抗体检测。也建议使用尿分析（以检测血尿和蛋白尿）。

肼屈嗪对某些种类的动物是致畸物，因此英国注册药品信息建议在妊娠的头2个月应避免使用。患者可能会有反应迟缓，尤其在治疗刚开始时，如果对驾驶或操作机器有影响则应避免。

哺乳 肼屈嗪可少量分布入哺乳汁中（详见下文**药动学**项下内容），但对新生儿却没有不良影响，因此American Academy of Pediatrics认为[1]，哺乳期的女性可使用肼屈嗪。

1. American Academy of Pediatrics. The transfer of drugs and other chemicals into human milk. *Pediatrics* 2001; **108:** 776–89. [Retired May 2010] Correction. *ibid.*; 1029. Also available at: http://aappolicy.aappublications.org/cgi/content/full/pediatrics%3b108/3/776 (accessed 26/09/05)

卟啉病 肼屈嗪与卟啉病的急性发作有关，患有卟啉病的患者使用肼屈嗪时有一定的危险性。

妊娠 有报道孕妇在妊娠期间使用肼屈嗪可引起新生儿发生血小板减少症和狼疮样综合征症状，详见上文**不良反应**项下**对血液的影响**。

药物相互作用

其他具有降压活性的药物可加强肼屈嗪的降压作用。肼屈嗪与二氮嗪合用时可引发严重的低血压。但是与抗高血压药物之间的相互作用可能却是有益的：噻嗪类的利尿药可抵消由肼屈嗪引起的液体潴留作用，β受体阻滞剂可减弱其心率加快的作用。

吲哚美辛 一项对9个健康受试者的研究[1]发现，每日使用100mg的吲哚美辛并不能减轻肼屈嗪的低血压效应。然而另一项研究[2]表明，在对心率、肾、血流量或血浆儿茶酚胺含量都没有影响的基础上，每日使用200mg的吲哚美辛则可减轻肼屈嗪的低血压效应。

1. Jackson SHD, Pickles H. Indomethacin does not attenuate the effects of hydralazine in normal subjects. *Eur J Clin Pharmacol* 1983; **25:** 303–5.
2. Cinquegrani MP, Liang C. Indomethacin attenuates the hypotensive action of hydralazine. *Clin Pharmacol Ther* 1986; **39:** 564–70.

药动学

口服肼屈嗪可经胃肠道迅速吸收，但由于乙酰化作用，在胃肠道黏膜和肝，大部分药物却会发生首关清除效应。代谢的速度是由基因决定的，并且根据不同个体的乙酰化状态不同而不同。有报道肼屈嗪的生物利用度慢乙酰化者大约为35%，快乙酰化者则更小；因此给药后，慢乙酰化者的血药浓度较高。有报道最高血药浓度出现在给药后的1h。

肼屈嗪主要以与丙酮酸偶合（hydrazone conjugate）的形式存在于血浆中。血浆蛋白结合率约为90%。药物分布广泛，特别注意的是，可以分布到动脉壁中。

药物主要通过羟基化和与葡萄糖醛酸的结合在肝中代谢。多数资料说明在机体清除的过程中，*N*-乙酰化作用不是最重要的部分，因此乙酰化的状态不会影响排泄。肼屈嗪的代谢产物主要通过尿排泄。

有报道肼屈嗪的平均半衰期为45min～8h，一些资料给出的平均值为2～4h。有些差异可能是由于分析过程造成的——详见下文。有肾损伤患者的半衰期会延长，如果患者的肌酐清除率低于20ml/min，则可能延长至16h。

肼屈嗪可通过胎盘并分布至乳汁中。

由于肼屈嗪本身在血浆及碱性溶液中的不稳定性，以及在分析过程中其代谢产物的不稳定性，使得对肼屈嗪的药动学分析更为困难。这就意味着许多检测技术对肼屈嗪并无选择性，造成对原形药物含量估计过高[1]。采用选择性低的方法进行研究测得，口服肼屈嗪的生物利用度慢乙酰化者为38%～69%，快乙酰化者为22%～32%；相反的，采用选择性高的方法得到的值在慢乙酰化和快乙酰化者分别为31%～35%和10%～16%。同样的，选择性低的方法得到的肼屈嗪的血浆清除率更低，半衰期更长；选择性低的方法得到的平均清除半衰期为2.2～3.6h，而选择性高的方法则为0.67～0.96。改进的药动学数据显示，首关效应决定于乙酰化的表型，机体清除率在很小程度上依赖于乙酰化作用。丙酮酸腙没有重要的血管舒张活性，它的形成有助于肝外表型依赖性清除。

虽然有些工作者得出肼屈嗪的降压作用与浓度有关[2]，但其他人却并未做出同样的结果[3]。而且，其降压作用的作用时间已经很大程度地超过了其清除的速度[4,5]。可能的解释是肼屈嗪在其动脉壁作用靶点上的积聚[6]或有其活性代谢产物的存在[7～9]。

肼屈嗪与食物同时服用可显著提高其生物利用度[10]，但也有报道会发生食物相关性的血药浓度的降低，伴随血管舒张效应减弱[11]。人们把这种差异归结为后者的研究中使用的分析方法特异性高，以及在两个研究中，给予食物的时间和给予肼屈嗪的方法不同[12,13]。

1. Ludden TM, *et al.* Clinical pharmacokinetics of hydralazine. *Clin Pharmacokinet* 1982; **7:** 185–205.
2. Zacest R, Koch-Weser J. Relation of hydralazine plasma concentration to dosage and hypotensive action. *Clin Pharmacol Ther* 1972; **13:** 420–5.
3. Talseth T, *et al.* Hydralazine slow-release: observations on serum profile and clinical efficacy in man. *Curr Ther Res* 1977; **21:** 157–68.
4. O'Malley K, *et al.* Duration of hydralazine action in hypertension. *Clin Pharmacol Ther* 1975; **18:** 581–6.
5. Shepherd AMM, *et al.* Hydralazine kinetics after single and repeated oral doses. *Clin Pharmacol Ther* 1980; **28:** 804–11.
6. Moore-Jones D, Perry HM. Radioautographic localization of hydralazine-1-C_{14} in arterial walls. *Proc Soc Exp Biol Med* 1966; **122:** 576–9.
7. Barron K, *et al.* Comparative evaluation of the in vitro effects of hydralazine and hydralazine acetonide on arterial smooth muscle. *Br J Pharmacol* 1977; **61:** 345–9.
8. Haegele KD, *et al.* Identification of hydrallazine and hydrallazine hydrazone metabolites in human body fluids and quantitative in vitro comparisons of their smooth muscle relaxant activity. *Br J Clin Pharmacol* 1978; **5:** 489–94.
9. Reece PA, *et al.* Interference in assays for hydralazine in humans by a major plasma metabolite, hydralazine pyruvic acid hydrazone. *J Pharm Sci* 1978; **67:** 1150–3.
10. Melander A, *et al.* Enhancement of hydralazine bioavailability by food. *Clin Pharmacol Ther* 1977; **22:** 104–7.
11. Shepherd AMM, *et al.* Effect of food on blood hydralazine levels and response in hypertension. *Clin Pharmacol Ther* 1984; **36:** 14–18.
12. Melander A, *et al.* Concomitant food intake does enhance the bioavailability and effect of hydralazine. *Clin Pharmacol Ther* 1985; **38:** 475.
13. Shepherd AMM, *et al.* Concomitant food intake does enhance the bioavailability and effect of hydralazine. *Clin Pharmacol Ther* 1985; **38:** 475–6.

妊娠和哺乳 在一项针对6名妇女使用肼屈嗪治疗显著高血压的研究中，肼屈嗪的浓度在孕产妇血液和脐带血中是相似的[1]。肼屈嗪出现在1名母亲的乳汁中，但是所测浓度不大可能产生临床症状。

1. Liedholm H, *et al.* Transplacental passage and breast milk concentrations of hydralazine. *Eur J Clin Pharmacol* 1982; **21:** 417–19.

用途和用法

肼屈嗪主要作用于小动脉，发挥直接舒血管的作用。它能降低血压和减少外周阻力，但可导致液体潴留。作为减少外周阻力的反射性反应，肼屈嗪还可引起心动过速和心排血量的增加。肼屈嗪可增加肾和脑的血流量，而且它对舒张压的影响大于对收缩压的影响。

口服盐酸肼屈嗪治疗高血压时（第1131页），通常与β受体阻滞剂和噻嗪类利尿药合用。除了抗高血压的作用外，此两种药物合用可缓解由肼屈嗪引起的反射性心动过速和液体潴留。在高血压危象时可通过静脉给药。在治疗心衰时肼屈嗪也可于硝酸异山梨酯合用（见上文**注意事项**）。肼屈嗪此种用法的更多说明参见下文的论述。

有肝或肾损伤的患者，应减少肼屈嗪的剂量或延长其给药时间。

治疗高血压，通常盐酸肼屈嗪的最初口服剂量为每日40～50mg，分次服用，其后应根据机体的反应而增加剂量。在英国，建议如果没有检查过乙酰化状态，肼屈嗪每日的剂量不应超过100mg；虽然建议使用的肼屈嗪的最大剂量为每日200mg，但每日剂量超过100mg则会增加发生红斑狼疮的危险，尤其是对女性和慢乙酰化者。

治疗高血压危象，盐酸肼屈嗪缓慢静脉注射5～10mg，如果需要，20～30min后重复给药。或者连续静脉滴注，初始剂量为200～300μg/min；通常维持剂量为50～150μg/min。盐酸肼屈嗪也可用于肌内注射。

治疗有**心力衰竭**的黑人患者，可给予肼屈嗪与硝酸异山梨酯的口服复方制剂；剂量为：肼屈嗪37.5mg，硝酸异山梨酯20mg，每日3次，必要时增加一倍。

儿童用法 虽然英国未对儿童用药作出明确规定，但*BNFC 2010/11*建议，盐酸肼屈嗪可用于治疗新生儿及儿童高血压，剂量如下：

- 口服：每8～12h，250～500μg/kg，如需增大剂量，最多增加至每8h（新生儿），2～3mg/kg，或者7.5mg/kg（最大值为200mg），每日1次（>1个月的儿童）。12岁以上儿童给予成人剂量（见上文）；
- 缓慢静脉滴注：100～500μg/kg，如有必需，可4～6h重复给药（最大剂量为3mg/kg或每日60mg）。12岁以上儿童静脉给药5～10mg，如有必需4～6h重复给药一次；
- 持续静脉滴注：每小时给药12.5～50μg/kg（最大剂量为每日3mg/kg）。12岁以上儿童每小时静脉给药3～9mg（最大剂量为每日3mg/kg）。

心力衰竭 有些心力衰竭（第1127页）的患者经标准疗法治疗但症状仍未消失或有标准疗法的禁忌证或对标准疗法不能耐受，对这类患者的治疗可肼屈嗪与硝酸异山梨酯合用[1]。虽然一项对许多心力衰竭的血管扩张疗法研究的荟萃分析[2]未能说明单独给予肼屈嗪后可使机体状况好转或使死亡率降低，但与Veterans Administration Cooperative Study结果[3]显示，肼屈嗪与硝酸盐合用可使死亡率降低。此结果在另一项研究（V-HeFTII）[4]中也得到证实，不过肼屈嗪与硝酸异山梨酯合用不如与依那普利合用的效果好。亚群分析显示，其对黑人患者作用更强，随后对黑人患者的研究[5]发现，在标准疗法中加入硝酸异山梨酯和肼屈嗪，可同时降低发病率和死亡率。

肼屈嗪也曾试用于儿童心力衰竭[6,7]，但是经验有限。

1. Thadani U, Jacob RG. Isosorbide dinitrate/hydralazine: its role in the treatment of heart failure. *Drugs Today* 2008; **44:** 925–37.
2. Mulrow CD, *et al.* Relative efficacy of vasodilator therapy in chronic congestive heart failure: implications of randomized trials. *JAMA* 1988; **259:** 3422–6.
3. Cohn JN, *et al.* Effect of vasodilator therapy on mortality in chronic congestive heart failure: results of a Veterans Administration cooperative study. *N Engl J Med* 1986; **314:** 1547–52.
4. Cohn JN, *et al.* A comparison of enalapril with hydralazine-isosorbide dinitrate in the treatment of chronic congestive heart failure. *N Engl J Med* 1991; **325:** 303–10.
5. Taylor AL, *et al.* Combination of isosorbide dinitrate and hydralazine in blacks with heart failure. *N Engl J Med* 2004; **351:** 2049–57. Correction. *ibid.* 2005; **352:** 1276.
6. Artman M, *et al.* Hemodynamic effects of hydralazine in infants with idiopathic dilated cardiomyopathy and congestive heart failure. *Am Heart J* 1987; **113:** 144–50.
7. Rao PS, Andaya WG. Chronic afterload reduction in infants and children with primary myocardial disease. *J Pediatr* 1986; **108:** 530–4.

制剂

BP 2010: Hydralazine Injection; Hydralazine Tablets;
USP 33: Hydralazine Hydrochloride Injection; Hydralazine Hydrochloride Oral Solution; Hydralazine Hydrochloride Tablets; Reserpine, Hydralazine Hydrochloride, and Hydrochlorothiazide Tablets.

专利制剂

Arg.: Hidral; Hydrapres; ***Austral.:*** Alphapress; Apresoline; ***Braz.:*** Apresolina; Nepresol; ***Canad.:*** Apresoline; Novo-Hylazin; Nu-Hydral; ***Hong Kong:*** Alphapress; ***Irl.:*** Apresoline; ***Mex.:*** Apresolina; Bionobal; ***Norw.:*** Apresolin; ***NZ:*** Apresoline; ***Philipp.:*** Apresoline; Aprezin; ***S.Afr.:*** Apresoline†; Hyperphen; ***Spain:*** Hydrapres; ***Swed.:*** Apresolin; ***Thai.:*** Apresoline; Cesoline; ***UK:*** Apresoline; ***USA:*** Apresoline; ***Venez.:*** Apresolina†.

多组分制剂 ***Austria:*** Polinorm; Trepress†; Triloc; ***Ger.:*** Impresso†; Pertenso N; Treloc†; Trepress†; TRI-Normin; ***India:*** Corbetazine; ***Indon.:*** Ser-Ap-Es; ***Spain:*** Neatenol Diuvas; Tensiocomplet†; ***Thai.:*** Hydrares; Mano-Ap-Es; Reser; Ser-Ap-Es; ***USA:*** Apresazide†; BiDil; Hydra-zide; Hydrap-ES†; Marpres; Ser-Ap-Es†; Tri-Hydroserpine†.

Hydrochlorothiazide (*BAN*, *rINN*) ⊗氢氯噻嗪

Hidrochlorotiazidas; Hidroclorotiazida; Hidroklorotiazid; Hydrochlorothiazid; Hydrochlorothiazidum; Hydrochlorotiazyd; Hydroklooritiatsidi; Hydroklortiazid. 6-Chloro-3,4-dihydro-2*H*-1,2,4-benzothiadiazine-7-sulphonamide 1,1-dioxide.

Гидрохлоротиазид

$C_7H_8ClN_3O_4S_2$ = 297.7.

CAS — 58-93-5.

ATC — C03AA03.

ATC Vet — QC03AA03.

UNII — 0J48LPH2TH.

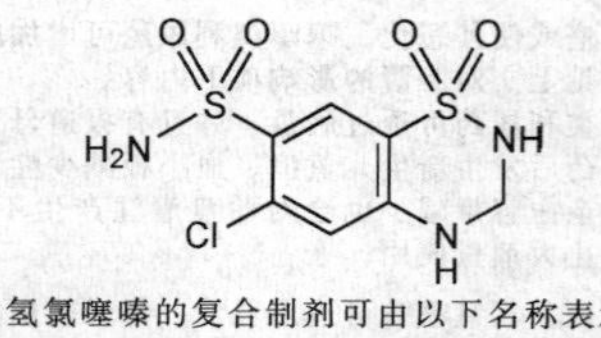

注：氢氯噻嗪的复合制剂可由以下名称表示。

- Co-amilozide（*BAN*）——10 份氢氯噻嗪和 1 份盐酸阿米洛利（质量分数）；
- Co-amilozide（*PEN*）——盐酸阿米洛利和氢氯噻嗪；
- Co-spironozide（*PEN*）——螺内酯和氢氯噻嗪；
- Co-triamterzide（*BAN*）——2 份氨苯蝶啶和 1 份氢氯噻嗪（质量分数）；
- Co-triamterzide（*PEN*）——氨苯蝶啶和氢氯噻嗪；
- Co-zidocapt（*BAN*）——1 份氢氯噻嗪和 2 份卡托普利（质量分数）。

Pharmacopoeias. In *Chin., Eur.* (see p.vii), *Int., Jpn, US,* and *Viet.*

Ph. Eur. 6. 8（Hydrochlorothiazide） 白色或几乎白色，结晶性粉末。极微溶于水；少量溶于乙醇；易溶于丙酮；可溶于碱性氢氧化物的稀溶液中。

USP 33（Hydrochlorothiazide） 白色或纯白色的结晶性粉末，无臭。微溶于水；不溶于氯仿、乙醚和稀无机酸；易溶于二甲基甲酰胺、*n*-氨基丁烷和氢氧化钠溶液；略溶于甲醇。

不良反应

氢氯噻嗪和其他噻嗪类利尿药，尤其是大剂量时，可能会造成明显的代谢失调。对糖尿病患者和其他易感患者可能会引起高血糖和糖尿。在某些患者，它们则会引起高尿酸血症和突发痛风。噻嗪类利尿药可能与电解质失衡有关，包括低氯性碱中毒、高尿酸血症和低钾血症。低钾血症可增强洋地黄对心肌的作用，因此必须暂时停用洋地黄及其苷类。低钾血症对肝硬化患者尤其危险。有严重心衰并发严重水肿的患者如果使用大剂量的洋地黄，而在饮食中又严格控制了盐的摄入量，则会发生低钾血症。从尿中排泄的钙的量也会减少。还会发生低镁血症。值得注意的是血脂会发生相反的变化，但其临床意义还不清楚。

电解质失衡的先兆症状包括口干、口渴、身体虚弱、无精打采、嗜睡、坐立不安、肌肉痛和抽搐、惊厥、少尿、低血压和胃肠功能紊乱。

其他的不良反应包括厌食、胃痛、恶心、呕吐、便秘、腹泻、涎腺炎、头痛、头晕、光过敏、体位性低血压、感觉异常、阳痿和黄视症。超敏反应包括皮疹、发热、肺水肿、肺炎、过敏和中毒性表皮坏死松解症。也有报道会发生胆汁淤积性黄疸、胰腺炎和恶液质，包括血小板减少症以及更稀少的粒细胞减少症、白细胞减少症以及再生障碍性贫血和溶血性贫血。

片剂的噻嗪类利尿药都由肠溶衣包裹，中心部分为氯化钾，服用后可引发小肠溃疡（详见**钾**，第 1605 页）。

致癌性 几项研究指出长期采用利尿治疗可能与癌症的发生有关。一个对 9 个病例的荟萃分析[1]和 3 个群体研究发现接受利尿药的患者发生肾细胞癌的危险会增加，而且一个进一步的回顾性研究[2]发现发生结肠癌的危险也增加了。对大多数患者这种危险可能不重要，但对年轻患者选择进行长期治疗时，建议慎重考虑[1,2]。

1. Grossman E, *et al.* Does diuretic therapy increase the risk of renal cell carcinoma? *Am J Cardiol* 1999; **83:** 1090–3.
2. Tenenbaum A, *et al.* Is diuretic therapy associated with an increased risk of colon cancer? *Am J Med* 2001; **110:** 143–5.

对血液的影响 曾有报道过使用氢氯噻嗪和甲基多巴的患者发生血管内溶血的病例[1~3]。从这 3 个病例中的任何一个血清学数据上来看，可以确定氢氯噻嗪就是引起溶血的原因，而甲基多巴是一个辅助因素。其中 1 位患者在溶血期间死亡[3]，但尸检却未能发现死因。

1. Vila JM, *et al.* Thiazide-induced immune hemolytic anemia. *JAMA* 1976; **236:** 1723–4.
2. Garratty G, *et al.* Acute immune intravascular hemolysis due to hydrochlorothiazide. *Am J Clin Pathol* 1981; **76:** 73–8.
3. Beck ML, *et al.* Fatal intravascular immune hemolysis induced by hydrochlorothiazide. *Am J Clin Pathol* 1984; **81:** 791–4.

对电解质平衡的影响 *镁和钾* 临床上利尿药是否会导致低钾血症还存在争议[1~3]。由于利尿药导致的低钾血症在某些患者会引起心律失常和猝死，这就解释了为什么在一些高血压实验中由缺血性心脏病而导致的死亡率的实际降低值比预期的要低。的确，一些病例对照研究[4,5]指出，使用噻嗪类或其他排钾利尿药可增加发生心脏骤停的危险；增加钾的摄入量对此没有作用，而噻嗪类利尿药与保钾利尿药合用则可降低心脏骤停的危险[4]。但是低钾血症纠正后心律失常的发生并未减少[6]，也没有证据证明利尿药导致的低钾血症与心律失常有关[7]。曾有几篇评论[8,9]认为，没有证据表明低钾血症与严重的心律失常间存在因果关系，而且一项随机研究支持此观点[10]。

通常认为使用利尿药的患者没有必要定期补钾，但如果血钾低于 3.0mmol/L 则需补钾。有些如患有严重的心脏病、使用洋地黄或大剂量利尿药以及有严重肝病的患者，低钾血症会对心脏产生影响[11]，则可能需要进行钾替代或保钾治疗。

长期以来认为利尿药和钾制剂之间常规合用纠正低钾血症并不充分，而且口服钾是否可增加体内钾储量还值得怀疑[12~14]。在治疗过程中加入保钾利尿药（如阿米洛利或氨苯蝶啶）[15]可防止低钾血症的发生，但如果不加限制的使用则有可能发生高钾血症的危险。没有必要将噻嗪类利尿药或髓袢利尿药与保钾利尿药作为常规合用药[16]。患有严重心衰的患者发生低钾血症时，如果不全是由于利尿治疗引起，则使用保钾利尿药也不会纠正其症状[17]。当噻嗪类利尿药与可能会引起高钾血症的药物，如β受体阻滞剂、ACEI 或血管紧张素Ⅱ受体拮抗剂合用时，利尿药导致的低钾血症可能会得到改善，这时不必将低钾血症完全纠正过来。有报道噻嗪类利尿药与β受体阻滞剂以固定剂量合用时也会发生低钾血症[18~20]。

对还有镁缺乏的患者，单独补钾对纠正低钾血症是不够的[21]，虽然可能不具有临床意义[22]。

镁缺乏也是心律失常的一个危险因素[9,23]。

1. Materson BJ. Diuretic-associated hypokalemia. *Arch Intern Med* 1985; **145:** 1966–7.
2. Kaplan NM, *et al.* Potassium supplementation in hypertensive patients with diuretic-induced hypokalemia. *N Engl J Med* 1985; **312:** 746–9.
3. Kassirer JP, Harrington JT. Fending off the potassium pushers. *N Engl J Med* 1985; **312:** 785–7.
4. Siscovick DS, *et al.* Diuretic therapy for hypertension and the risk of primary cardiac arrest. *N Engl J Med* 1994; **330:** 1852–7.
5. Hoes AW, *et al.* Diuretics, β-blockers, and the risk for sudden cardiac death in hypertensive patients. *Ann Intern Med* 1995; **123:** 481–7.
6. Papademetriou V, *et al.* Diuretic-induced hypokalemia in uncomplicated systemic hypertension: effect of plasma potassium correction on cardiac arrhythmias. *Am J Cardiol* 1983; **52:** 1017–22.
7. Papademetriou V, *et al.* Thiazide therapy is not a cause of arrhythmia in patients with systemic hypertension. *Arch Intern Med* 1988; **148:** 1272–6.
8. Harrington JT, *et al.* Our national obsession with potassium. *Am J Med* 1982; **73:** 155–9.
9. Freis ED. Critique of the clinical importance of diuretic-induced hypokalemia and elevated cholesterol level. *Arch Intern Med* 1989; **149**: 2640–8.
10. Siegel D, *et al.* Diuretics, serum and intracellular electrolyte levels, and ventricular arrhythmias in hypertensive men. *JAMA* 1992; **267:** 1083–9.
11. Anonymous. Potassium-sparing diuretics—when are they really needed? *Drug Ther Bull* 1985; **23:** 17–20.
12. Jackson PR, *et al.* Relative potency of spironolactone, triamterene and potassium chloride in thiazide-induced hypokalaemia. *Br J Clin Pharmacol* 1982; **14:** 257–63.
13. Shenfield GM. Fixed combination drug therapy. *Drugs* 1982; **23:** 462–80.
14. Papademetriou V, *et al.* Effectiveness of potassium chloride or triamterene in thiazide hypokalemia. *Arch Intern Med* 1985; **145:** 1986–90.
15. Kohvakka A. Maintenance of potassium balance during long-term diuretic therapy in chronic heart failure patients with thiazide-induced hypokalemia: comparison of potassium supplementation with potassium chloride and potassium-sparing agents, amiloride and triamterene. *Int J Clin Pharmacol Ther Toxicol* 1988; **26:** 273–7.
16. Anonymous. Routine use of potassium-sparing diuretics. *Drug Ther Bull* 1991; **29:** 85–7.
17. Davidson C, *et al.* The effects of potassium supplements, spironolactone or amiloride on the potassium status of patients with heart failure. *Postgrad Med J* 1978; **54:** 405–9.
18. Skehan JD, *et al.* Hypokalaemia induced by a combination of a beta-blocker and a thiazide. *BMJ* 1982; **284:** 83.
19. Odugbesan O, *et al.* Hazards of combined beta-blocker/diuretic tablets. *Lancet* 1985; **i:** 1221–2.
20. Jacobs L. Hypokalaemia with beta-blocker/thiazide combinations. *J R Coll Gen Pract* 1986; **36:** 39.
21. Dyckner T. Relation of cardiovascular disease to potassium and magnesium deficiencies. *Am J Cardiol* 1990; **65:** 44–6.
22. Papademetriou V. Magnesium depletion and thiazide hypokalemia. *Arch Intern Med* 1986; **146:** 1026.
23. Ryan MP. Diuretics and potassium/magnesium depletion: directions for treatment. *Am J Med* 1987; **82** (suppl 3A): 38–47.

钠 利尿药是导致低钠血症的常见原因[1~6]。澳大利亚 Adverse Drug Reactions Advisory Committee（ADRAC）[6]在 2005 年 5 月～2008 年 10 月期间收到 307 份有关低钠血症的报告，其中 126 份中利尿药被认为是唯一可疑因素。心衰患者可能会发生稀释性低钠血症，但低钠血症也可由钠缺乏[1]或抗利尿激素分泌不足引起[7]。其他机制包括肾自由水清除率降低、血镁降低和细胞内钾耗竭[3~8]。大量报道指出，在氢氯噻嗪与保钾利尿药合用时，尤其对于年老患者，低钠血症是一个值得注意的问题[9~11]。当某种定量制剂中噻嗪类利尿药的剂量相对较高时，情况可能还会恶化[12]。低钾血症的症状可能是非特异性的，包括恶心、无精打采、身体虚弱、精神错乱和厌食[1,2]，低钾血症是引起这些症状的重要因素[2,8]。低钾血症的后遗症包括肌阵挛性发作[13]和具有临床特征的蛛网膜下腔出血[14,15]。有些患者，尤其是老年人，可能会对噻嗪类利尿药的排钾作用比较敏感，这可能由于抗利尿激素分泌不足引起[7]。长期接受利尿治疗的患者应监测血浆电解质浓度[3,13]。对发生低钠血症可能性较高的患者，可在使用单剂量噻嗪类利尿药后测量其血清钠浓度和体重[8]。

1. Roberts CJC, *et al.* Hyponatraemia: adverse effect of diuretic treatment. *BMJ* 1977; **1:** 210.
2. Kennedy PGE, *et al.* Severe hyponatraemia in hospital inpatients. *BMJ* 1978; **2:** 1251–3.
3. Walters EG, *et al.* Hyponatraemia associated with diuretics. *Br J Clin Pract* 1987; **41:** 841–4.
4. Spital A. Diuretic-induced hyponatremia. *Am J Nephrol* 1999; **19:** 447–52.
5. Mann SJ. The silent epidemic of thiazide-induced hyponatremia. *J Clin Hypertens (Greenwich)* 2008; **10:** 477–84.
6. Adverse Drug Reactions Advisory Committee (ADRAC). Drug-induced hyponatraemia. *Aust Adverse Drug React Bull* 2008; **27:** 19–20. Also available at: http://www.tga.health.gov.au/adr/aadrb/aadr0810.htm (accessed 18/02/10)
7. Sonnenblick M, *et al.* Thiazide-induced hyponatremia and vasopressin release. *Ann Intern Med* 1989; **110:** 751.
8. Friedman E, *et al.* Thiazide-induced hyponatremia: reproducibility by single dose rechallenge and an analysis of pathogenesis. *Ann Intern Med* 1989; **110:** 24–30.
9. Strykers PH, *et al.* Hyponatremia induced by a combination of amiloride and hydrochlorothiazide. *JAMA* 1984; **252:** 389.
10. Roberts CJC, *et al.* Hyponatraemia induced by a combination of hydrochlorothiazide and triamterene. *BMJ* 1984; **288:** 1962.
11. Millson D, *et al.* Hyponatraemia and Moduretic (amiloride plus hydrochlorothiazide). *BMJ* 1984; **289:** 1308–9.
12. Bayer AJ, *et al.* Plasma electrolytes in elderly patients taking fixed combination diuretics. *Postgrad Med J* 1986; **62:** 159–62.
13. Johnston C, *et al.* Hyponatraemia and Moduretic-grand mal seizures: a review. *J R Soc Med* 1989; **82:** 479–83.
14. Benfield GFA, *et al.* Dilutional hyponatraemia masquerading as subarachnoid haemorrhage in patient on hydrochlorothiazide/amiloride/timolol combined drug. *Lancet* 1986; **ii:** 341.
15. Bain PG, *et al.* Thiazide-induced dilutional hyponatraemia masquerading as subarachnoid haemorrhage. *Lancet* 1986; **ii:** 634.

对胆囊的影响 有迹象表明，随着使用噻嗪类利尿药时间的延长，患者发生胆囊炎的危险随之增加[1]；有些工作者认为，此种危险主要限于已有结石的患者[2,3]。一项对 10 个健康受试者的研究发现[4]，氢氯噻嗪虽与胆汁的过饱和无关，但它却可导致胆汁脂质浓度发生一定程度变化。这些变化也不能完全解释为什么使用噻嗪类利尿药的患者胆囊疾病的发病率会增加。然而，也有相反的证据；有研究[5,6]发现，排除不超重女性后，噻嗪类利尿药与胆囊炎的发病之间并无关联[6]。

1. González-Pérez A, García Rodríguez LA. Gallbladder disease in the general population: association with cardiovascular morbidity and therapy. *Pharmacoepidemiol Drug Safety* 2007; **16:** 524–31.
2. Rosenberg L, *et al.* Thiazides and acute cholecystitis. *N Engl J Med* 1980; **303:** 546–8.
3. van der Linden W, *et al.* Acute cholecystitis and thiazides. *BMJ* 1984; **289:** 654–5.
4. Angelin B. Effect of thiazide treatment on biliary lipid composition in healthy volunteers. *Eur J Clin Pharmacol* 1989; **37:** 95–6.
5. Porter JB, *et al.* Acute cholecystitis and thiazides. *N Engl J Med* 1981; **304:** 954–5.
6. Kakar F, *et al.* Thiazide use and the risk of cholecystectomy in women. *Am J Epidemiol* 1986; **124:** 428–33.

对葡萄糖代谢的影响 噻嗪类利尿药对葡萄糖代谢的不良影响，如胰岛素抵抗、糖耐量降低、诱发明显的糖尿病、使病情恶化，这些都已得到证实，但可能和剂量有关，而且在低剂量时并不明显（如氢氯噻嗪 6.25mg 或 12.5mg）[1]。一项对 16 名非糖尿病的高血压患者的研究[2]发现，每日 1.25mg 苄氟噻嗪对胰岛素的敏感性没有影响，而每日 5mg 时则会导致肝发生胰岛素抵抗。同样，大剂量时，对轻至中度高血压的医学研究中[3]使用苄氟噻嗪 5mg，每日 2 次，每年有 9.38‰的男性患者和 6.01‰的女性患者出现了葡萄糖不耐受，而使用安慰剂的患者该数值则分别降至 2.51‰～0.82‰。随后一项对非糖尿病高血压患者的前瞻性研究[4]发现，那些使用噻嗪类利尿药（未指定剂量）的患者发生糖尿病的危险并不比那些不接受抗高血压治疗的患者高。然而一项对 50～60 岁的男性进行的前瞻性队列研究[5]发现，接受抗高血压治疗（主要是噻嗪类利尿药、β受体阻滞剂或二者都有使用）的患者血糖水平会升高，即使有了胰岛素抵抗的基线作为心肌梗死的解释，这也仍是其一个独立危险因素。另有针对 3 个队列的男性和女性的前瞻性研究[6]发现，单独使用噻嗪类利尿药的患者发生糖尿病的危险较高。

有报道[7]表明，噻嗪类利尿药对糖代谢的影响与钾代谢有关，同时指出控制低钾血症可预防糖尿病的进展，但还有待证实。

1. Neutel JM. Metabolic manifestations of low-dose diuretics. *Am J Med* 1996; **101** (suppl 3A): 71S–82S.
2. Harper R, *et al.* Effects of low dose versus conventional dose thiazide diuretic on insulin action in essential hypertension. *BMJ* 1994; **309:** 226–30.
3. Greenburg G. Adverse reactions to bendrofluazide and propranolol for the treatment of mild hypertension: report of Medical Research Council Working Party on Mild to Moderate Hypertension. *Lancet* 1981; **ii:** 539–43.
4. Gress TW, *et al.* Hypertension and antihypertensive therapy as

risk factors for type 2 diabetes mellitus. *N Engl J Med* 2000; **342:** 905–12.
5. Dunder K, *et al.* Increase in blood glucose concentration during antihypertensive treatment as a predictor of myocardial infarction: population based cohort study. *BMJ* 2003; **326:** 681–4.
6. Taylor EN, *et al.* Antihypertensive medications and the risk of incident type 2 diabetes. *Diabetes Care* 2006; **29:** 1065–70.
7. Zillich AJ, *et al.* Thiazide diuretics, potassium, and the development of diabetes: a quantitative review. *Hypertension* 2006; **48:** 219–24.

对肾脏的影响 噻嗪类利尿药可因为用药过量引起钠耗竭和低血容量而造成急性肾衰竭，偶尔可由超敏而引起[1]。也有报道可引起急性间质性肾炎[2,3]。偶尔可造成非透明尿酸结石的形成[4]。

1. Curtis JR. Diseases of the urinary system: drug-induced renal disorders: I. *BMJ* 1977; **2:** 242–4.
2. Linton AL, *et al.* Acute interstitial nephritis due to drugs: review of the literature with a report of nine cases. *Ann Intern Med* 1980; **93:** 735–41.
3. Anonymous. Case records of the Massachusetts General Hospital: case 42-1983. *N Engl J Med* 1983; **309:** 970–8.
4. Curtis JR. Diseases of the urinary system: drug-induced renal disorders: II. *BMJ* 1977; **2:** 375–7.

对脂质代谢的影响 有报道噻嗪类利尿药可在短期内对血浆脂类产生不良影响，可增加除高密度脂蛋白外的低密度、极低密度脂蛋白以及甘油三酯的浓度[1]。这些影响很可能与剂量有关[2]，但也有人认为现在在高血压治疗过程中使用的剂量相对较低，因此这些血浆脂类的变化都很轻微。有证据表明，这些脂类的改变不会持续很长时间[3]。在对轻度高血压治疗的研究（TOMHS）中发现[4]，患者在使用氯噻酮后的12个月，其血浆总胆固醇浓度增加，但这一现象在24个月后就会消失。虽然治疗缺血性心脏病患者的高血压有助于患者康复，但任何高脂血症带来的影响可能都会将其抵消。有些研究如ALLHAT[5]发现，有高血压以及至少一个其他缺血性心脏病危险因素的患者易发生心血管事件，而噻嗪类利尿药（在此病例中为氯噻酮）在减少心血管事件的发生上与其他抗高血压药物同样有效。

1. Ames R. Effects of diuretic drugs on the lipid profile. *Drugs* 1988; **36** (suppl 2): 33–40.
2. Carlsen JE, *et al.* Relation between dose of bendrofluazide, antihypertensive effect, and adverse biochemical effects. *BMJ* 1990; **300:** 975–8.
3. Freis ED. Critique of the clinical importance of diuretic-induced hypokalemia and elevated cholesterol level. *Arch Intern Med* 1989; **149:** 2640–8.
4. Grimm RH, *et al.* Long-term effects on plasma lipids of diet and drugs to treat hypertension. *JAMA* 1996; **275:** 1549–56.
5. The ALLHAT Officers and Coordinators for the ALLHAT Collaborative Research Group. Major outcomes in high-risk hypertensive patients randomized to angiotensin-converting enzyme inhibitor or calcium channel blocker vs diuretic: The Antihypertensive and Lipid-Lowering Treatment to Prevent Heart Attack Trial (ALLHAT). *JAMA* 2002; **288:** 2981–97. Correction. *ibid.* 2003; **289:** 178.

对神经系统的影响 1名40岁的女性在使用氢氯噻嗪的1周后出现嗜睡及思维混乱[1]。她的血钾浓度已降低，但仍在正常范围内，因此认为她的症状主要是药物本身的不良反应。

1. Daugherty KK, Subramanian J. Cognitive and neurologic impairment with hydrochlorothiazide. *Am J Health-Syst Pharm* 2005; **62:** 2630–3.

对呼吸功能的影响 急性间质性肺炎和急性肺水肿都是极少见的，但却是潜在的噻嗪类利尿药危险的并发症，其产生原因可归结于超敏反应。有报道少数病例在使用单剂量的氢氯噻嗪或氯噻嗪之后会频繁发生[1~7]。有些明显的症状可能会被误认为心肌梗死。

1. Steinberg AD. Pulmonary edema following ingestion of hydrochlorothiazide. *JAMA* 1968; **204:** 167–9.
2. Beaudry C, Laplante L. Severe allergic pneumonitis from hydrochlorothiazide. *Ann Intern Med* 1973; **78:** 251–3.
3. Parfrey NA, Herlong HF. Pulmonary oedema after hydrochlorothiazide. *BMJ* 1984; **288:** 1880.
4. Watrigant Y, *et al.* Pneumopathie à l'hydrochlorothiazide d'évolution subaiguë: etude cytologique du lavage broncho-alvéolaire. *Rev Mal Respir* 1986; **4:** 227–9.
5. Klein MD. Noncardiogenic pulmonary edema following hydrochlorothiazide ingestion. *Ann Emerg Med* 1987; **16:** 901–3.
6. Bowden FJ. Non-cardiogenic pulmonary oedema after ingestion of chlorothiazide. *BMJ* 1989; **298:** 605.
7. Bernal C, Patarca R. Hydrochlorothiazide-induced pulmonary edema and associated immunologic changes. *Ann Pharmacother* 1999; **33:** 172–4.

对性功能的影响 有报道接受噻嗪类利尿药及其他抗高血压药治疗的高血压患者的性功能会受到影响，但还不清楚有多少是由疾病本身引起有多少是由药物引起的。在对轻度高血压治疗的研究（TOMHS）中[1]，一项双盲随机对照试验，将患者随机分配到五个抗高血压治疗组中的一组，勃起障碍的发生率在利尿药组（采用氯噻酮）较高而其他组则相对较低。在24个月时，氯噻酮组发生率明显高于安慰剂组（分别为17.1%和8.1%），但48个月时差别就不明显了（分别为18.3%和16.7%）。

1. Grimm RH, *et al.* Long-term effects on sexual function of five antihypertensive drugs and nutritional hygienic treatment in hypertensive men and women: Treatment of Mild Hypertension Study (TOMHS). *Hypertension* 1997; **29:** 8–14.

对皮肤的影响 有报道使用噻嗪类利尿药的患者会出现各种皮疹和皮肤反应。光过敏反应是最常见的皮肤反应之一。在澳大利亚[1]，Australian Drug Reactions Advisory Committee接收的关于光敏反应的报道中最常涉及的剂型是co-amilozide，尽管这可反映其高使用率。其最可能的机制是光毒性[1,2]，主要是UVA放射，虽然有些病例也涉及UVB[2]。停药后通常不会发生慢性光敏反应[2]，虽然光敏反应会在某些患者身上会持续较长时间[2,3]。光敏反应还可能引起皮疹，如溃疡性扁平苔藓[4]和亚急性皮肤系统性红斑狼疮[5~7]。

曾报道过的其他皮肤反应包括脉管炎[8,9]、游走性红斑[9]和假性卟啉病[10]。

1. Stone K. Photosensitivity reactions to drugs. *Aust J Pharm* 1985; **66:** 415–18.
2. Addo HA, *et al.* Thiazide-induced photosensitivity: a study of 33 subjects. *Br J Dermatol* 1987; **116:** 749–60.
3. Robinson HN, *et al.* Thiazide diuretic therapy and chronic photosensitivity. *Arch Dermatol* 1985; **121:** 522–4.
4. Graham-Brown R. Lichen planus and lichen-planus-like reactions. *Br J Hosp Med* 1986; **36:** 281–4.
5. Jones SK, *et al.* Thiazide diuretic-induced subacute cutaneous lupus-like syndrome. *Br J Dermatol* 1985; **113** (suppl 29): 25.
6. Reed BR, *et al.* Subacute cutaneous lupus erythematosus associated with hydrochlorothiazide therapy. *Ann Intern Med* 1985; **103:** 49–51.
7. Darken M, McBurney EI. Subacute cutaneous lupus erythematosus-like drug eruption due to combination diuretic hydrochlorothiazide and triamterene. *J Am Acad Dermatol* 1988; **18:** 38–42.
8. Björnberg A, Gisslén H. Thiazides: a cause of necrotising vasculitis? *Lancet* 1965; **ii:** 982–3.
9. Hardwick N, Saxe N. Patterns of dermatology referrals in a general hospital. *Br J Dermatol* 1986; **115:** 167–76.
10. Motley RS. Pseudoporphyria due to Dyazide in a patient with vitiligo. *BMJ* 1990; **300:** 1468.

痛风 噻嗪类利尿药与某些患者的高尿酸血症和痛风有关。在一次单盲法的试验中[1]，使用苄氟噻嗪的男性患者痛风的发病率比安慰剂组高（分别为每年12.23‰和1.03‰）。这种危险看起来与剂量有关；一项对65岁或年龄更大的接受抗高血压治疗的患者的回顾性研究[2]发现，那些每日使用等量的氢氯噻嗪25mg或更多的患者，需要进行抗痛风治疗的概率显著升高，而那些使用氢氯噻嗪的剂量较低的患者则未出现此种情况。

1. Greenburg G. Adverse reactions to bendrofluazide and propranolol for the treatment of mild hypertension: report of Medical Research Council Working Party on Mild to Moderate Hypertension. *Lancet* 1981; **ii:** 539–43.
2. Gurwitz JH, *et al.* Thiazide diuretics and the initiation of anti-gout therapy. *J Clin Epidemiol* 1997; **50:** 953–9.

撤药 有报道突然停用噻嗪类利尿药后可发生水肿，详见下文**注意事项**项下内容。

不良反应的处置

同时使用钾或保钾利尿药可预防或治疗由噻嗪类利尿药引起的低钾血症（见上文**不良反应**项下**对电解质平衡的影响**）。也可通过适度限制钠摄入来缓解低钾血症。除了有特殊情况的患者外，如肝衰竭或肾疾病，低钠血症通常均为轻度且不需要特殊的治疗。除非威胁生命时，但这种情况是极少见的，否则最好通过限制水的摄入而不是钠疗法来治疗稀释性低钠血症；当真正发生低钠血症时，应选择适当的替代疗法来进行治疗（第1592页）。

当严重用药过量时，治疗应针对症状，并且有目地地进行体液和电解质替换。如果患者在1h内仍有吸收，应考虑使用活性炭。

注意事项

所有利尿药都会引起体液和电解质平衡的变化（见上文**不良反应**项下内容）。对已有体液和电解质失衡或体液和电解质平衡的改变会对其产生危险的患者，如老年人，应慎用。肝损伤患者可能会发生肝性脑病，应避免使用。肝硬化患者也易发生低钾血症。有严重水肿的心衰患者，特别是那些使用大剂量噻嗪类利尿药而又限钠的患者可能会发生低钠血症。所有患者都应仔细监测体液和电解质失衡的各种征兆，特别是在发生呕吐时或肠外液体疗法期间。艾迪生病患者禁用噻嗪类利尿药。

因为利尿药可进一步损伤其肾功能，所以有肾损伤的患者也慎用利尿药，对肌酐清除率低于30ml/min的患者，大多数噻嗪类利尿药是无效的。有严重肾损伤或无尿的患者不应使用噻嗪类利尿药。

敏感患者，噻嗪类利尿药可能会引起突发痛风。也可能会引起高血糖、原有糖尿病恶化或潜在糖尿病的突发。因为可能需要调整剂量，所以进行抗糖尿病治疗的患者应该监测其血糖浓度。噻嗪类利尿药可减少尿钙的排泄量，有时会导致轻度的高钙血症；已有高钙血症的患者禁用。对敏感患者，噻嗪类利尿药可能会诱发系统性红斑狼疮或使其恶化。噻嗪类利尿药可增加患胆结石的危险，见上文**对胆囊的影响**项下内容。

噻嗪类利尿药可透过胎盘，并且有报道母亲使用噻嗪类利尿药后发生新生儿黄疸、血小板减少症和电解质失衡。母亲血容量减少也会对胎盘灌注产生不良影响。哺乳期禁止大剂量使用。

哺乳 已证实氢氯噻嗪可进入乳汁。每天使用氢氯噻嗪50mg的女性，其在乳汁中的峰浓度[1]出现在服药后的5～10h，约为最高血药浓度的25%。在婴儿的血液中检测不到药物，而其血浆电解质、血糖和血尿素氮均正常。American Academy of Pediatrics认为[2]，母乳喂养期间可以使用氢氯噻嗪。

1. Miller ME, *et al.* Hydrochlorothiazide disposition in a mother and her breast-fed infant. *J Pediatr* 1982; **101:** 789–91.
2. American Academy of Pediatrics. The transfer of drugs and other chemicals into human milk. *Pediatrics* 2001; **108:** 776–89. [Retired May 2010] Correction. *ibid.*; 1029. Also available at: http://aappolicy.aappublications.org/cgi/content/full/pediatrics%3b108/3/776 (accessed 06/07/04)

甲状旁腺功能亢进症 高血压是原发性甲状旁腺功能亢进症的并发症，但为了防止高钙血症的恶化，应停止使用噻嗪类利尿药。然而在间断使用噻嗪类利尿药18个月的13名患者身上，并未发现血钙浓度的变化。故认为噻嗪类利尿药不必禁用于此类患者[1]。但在进行甲状旁腺功能测试前应停用。

1. Farquhar CW, *et al.* Failure of thiazide diuretics to increase plasma calcium in mild primary hyperparathyroidism. *Postgrad Med J* 1990; **66:** 714–16.

卟啉病 氢氯噻嗪与急性卟啉病的发生有关，且对已有卟啉病的患者是不安全的。

撤药 血压控制较好的轻度高血压患者，其抗高血压药物可以减量或停用。8名血压已得到控制的高血压患者，在突然停用噻嗪类利尿药的2周内出现了严重的水肿[1]。如果没有水肿复发，噻嗪类利尿药可重新使用并逐渐减量。

1. Brandspigel K. Diuretic-withdrawal edema. *N Engl J Med* 1986; **314:** 515.

药物相互作用

许多氢氯噻嗪和其他噻嗪类利尿药的相互作用都可归因于它们对体液和电解质平衡的影响。利尿药导致的低钾血症可增加洋地黄苷的毒性，也可能会增加延长QT间期的药物，如阿司咪唑、特非那定、卤泛群、匹莫齐特和索他洛尔，引起心律失常的危险。噻嗪类利尿药可能通过降低血钾来增强竞争性神经肌肉阻滞剂（如阿曲库铵）的神经肌肉阻滞活性。皮质激素、促肾上腺皮质激素、β_2受体激动剂（如沙丁胺醇）、甘珀酸、两性霉素B或瑞波西汀，可增强利尿药的钾耗竭效应。

利尿药可增强其他抗高血压药的作用，特别是首次使用α受体阻滞剂或ACEI时可发生低血压。乙醇、巴比妥酸盐或阿片类可加重利尿药有关的体位性低血压。能导致体液潴留的药物，如皮质激素、NSAIDs或甘珀酸，可拮抗利尿药的抗高血压作用；而利尿药可加重NSAIDs的肾毒性。有报道噻嗪类利尿药可减弱血管升压胺（pressor amines），如去甲肾上腺素的反应性，但是这种作用的临床意义还不明确。

噻嗪类利尿药与锂合用时可导致血锂浓度升高发生毒性作用，故通常不应将二者合用。已有报道的其他与噻嗪类利尿药合用可导致毒性作用的药物，包括别嘌醇和四环素。噻嗪类利尿药可能会改变糖尿病患者的降血糖需要。

抗菌药 有报道co-amilozide[1]和氢氯噻嗪[2]与甲氧苄啶合用时可发生严重的低钠血症。

1. Eastell R, Edmonds CJ. Hyponatraemia associated with trimethoprim and a diuretic. *BMJ* 1984; **289:** 1658–9.
2. Hart TL, *et al.* Hyponatremia secondary to thiazide-trimethoprim interaction. *Can J Hosp Pharm* 1989; **42:** 243–6.

抗癫痫药 有报道氢氯噻嗪或呋塞米和卡马西平会导致症状明显的低钠血症[1]。

1. Yassa R, *et al.* Carbamazepine, diuretics, and hyponatremia: a possible interaction. *J Clin Psychiatry* 1987; **48:** 281–3.

胆汁酸黏附树脂 有报道，考来替泊和考来烯胺可减少氯噻嗪和氢氯噻嗪的胃肠吸收[1~3]。一项对健康受试者的研究[2]发现，在减少氢氯噻嗪的吸收方面，考来替泊可减少43%，与此相比考来烯胺的作用是最强的为85%。氢氯噻嗪给药4h后再给予考来烯胺[3]，预计吸收至少会减少30%～35%。

1. Kauffman RE, Azarnoff DL. Effect of colestipol on gastrointestinal absorption of chlorothiazide in man. *Clin Pharmacol Ther* 1973; **14:** 886–90.
2. Hunninghake DB, *et al.* The effect of cholestyramine and colestipol on the absorption of hydrochlorothiazide. *Int J Clin Pharmacol Ther Toxicol* 1982; **20:** 151–4.
3. Hunninghake DB, Hibbard DM. Influence of time intervals for cholestyramine dosing on the absorption of hydrochlorothiazide. *Clin Pharmacol Ther* 1986; **39:** 329–34.

钙盐 使用氢氯噻嗪及适度的大剂量碳酸钙的患者会发生乳-碱综合征，表现为高钙血症、代谢性碱中毒和肾衰竭[1]。由于噻嗪类利尿药可降低机体排泄剩余钙的能力，因此使用噻嗪类利尿药的患者发生此综合征的危险增加。可提高体内钙水平的药物（如维生素 D），与噻嗪类利尿药合用时，可能会发生高钙血症。

1. Gora ML, *et al.* Milk-alkali syndrome associated with use of chlorothiazide and calcium carbonate. *Clin Pharm* 1989; **8:** 227–9.

多巴胺 有报道氢氯噻嗪和氨苯蝶啶可增加金刚烷胺的毒性，见第 965 页。

NSAIDs NSAIDs 可引起体液潴留，并且可拮抗噻嗪类利尿药的利尿作用[1]。

1. Webster J. Interactions of NSAIDs with diuretics and β-blockers: mechanisms and clinical implications. *Drugs* 1985; **30:** 32–41.

性激素 关于氢氯噻嗪和屈螺酮可能存在相互作用还存在争议，见**利尿药**，第 2028 页。

药动学

氢氯噻嗪可通过胃肠道迅速吸收。有报道其生物利用度为 65%～70%。其血浆半衰期为 5～15h，氢氯噻嗪最易与红细胞结合。主要以原形通过尿排泄。氢氯噻嗪可通过胎盘屏障，并可分泌到乳汁中。

1. Beermann B, *et al.* Absorption, metabolism, and excretion of hydrochlorothiazide. *Clin Pharmacol Ther* 1976; **19:** 531–7.
2. Beermann B, Groschinsky-Grind M. Pharmacokinetics of hydrochlorothiazide in man. *Eur J Clin Pharmacol* 1977; **12:** 297–303.
3. Beermann B, Groschinsky-Grind M. Pharmacokinetics of hydrochlorothiazide in patients with congestive heart failure. *Br J Clin Pharmacol* 1979; **7:** 579–83.

用途和用法

氢氯噻嗪和其他噻嗪类利尿药广泛用于高血压的治疗（第 1131 页），它们或单独使用或与其他抗高血压药（如 ACEI 和 β 受体阻滞剂）一起使用。也可用于由心力衰竭（第 1127 页）、肝肾疾病而导致的水肿。其他适应证还包括经前期综合征（第 2031 页）、预防皮质激素和雌激素引起的水潴留、尿崩症的治疗（详见下文）和预防高尿钙患者肾结石形成。

噻嗪类利尿药是中效利尿药，其利尿作用的发挥主要是通过抑制肾小管重吸收电解质而增加钠离子和氯离子的排泄，从而增强水的排出。它们通常作用于远曲小管的近端。其他电解质特别是钾和镁的排泄也会增加，而钙的排泄减少。也可降低碳酸酐酶的活性，因此碳酸氢盐的排泄也增加，但与其对氯化物排泄的影响相比，这一作用就比较小，并且对尿 pH 的改变不明显。本类药物也可能会减少肾小球的滤过率。

其降压作用可能是部分由于减少了外周阻力；它们也可增加其他抗高血压药物的作用。与此矛盾的是，对有尿崩症的患者，噻嗪类利尿药则有抗利尿的作用。

用法和剂量 为了防止利尿药的作用影响睡眠，噻嗪类利尿药通常在早上给药。口服氢氯噻嗪后 2h 起效，4h 达高峰，持续 6～12h。

应根据最低有效量来调整噻嗪类利尿药的剂量。通常对高血压的治疗剂量比对水肿的治疗剂量要低，而其最大疗效可能需要几周后才能体现。

有轻度肾损伤的患者可以使用，但如果肌酐清除率低于 30ml/min，噻嗪类利尿药通常无效。

氢氯噻嗪通常口服。

治疗**高血压**时，给药初始剂量 12.5mg 即可，如果有需要可增加到 25～50mg，可以单独使用或与其他抗高血压药物合用。虽然有建议可使用到 100mg，但这种情况极少。

治疗**水肿**时，常用剂量为每日 25～100mg，然后逐步减量到每日 25～50mg 或间断给药；个别病例建议初始剂量使用范围每日 200mg，但这种患者最好采用作用更强的袢利尿药（见**呋塞米**，第 1246 页）。

治疗肾源性**尿崩症**时，初始剂量可采用每日 100mg。

儿童用药剂量，见下文。

有关使用噻嗪类利尿药患者补钾的内容，见上文**不良反应项下对电解质平衡的影响**。

1. Ellison DH, Loffing J. Thiazide effects and adverse effects: insights from molecular genetics. *Hypertension* 2009; **54:** 196–202.
2. Moser M, Feig PU. Fifty years of thiazide diuretic therapy for hypertension. *Arch Intern Med* 2009; **169:** 1851–6.
3. Ernst ME, Moser M. Use of diuretics in patients with hypertension. *N Engl J Med* 2009; **361:** 2153–64.
4. Neff KM, Nawarskas JJ. Hydrochlorothiazide versus chlorthalidone in the management of hypertension. *Cardiol Rev* 2010; **18:** 51–6.

儿童用法 氢氯噻嗪已用于治疗婴儿和儿童高血压或水肿，口服剂量为 1～2mg/kg，单次或分 2 次给药。6 个月以下婴儿需用到每日 3mg/kg，分 2 次给药。2 岁以下，总日剂量不应超过 37.5mg；2～12 岁，总日剂量不超过 100mg。

支气管肺发育不良 支气管肺发育不良是引起婴幼儿支气管肺疾病的主要原因（第 1433 页）。治疗常用皮质激素类，其他的支持治疗包括利尿药，如呋塞米（第 1247 页）；氢氯噻嗪和螺内酯的疗效不确定。12 例患者应用氢氯噻嗪和螺内酯治疗 1 周后肺功能和氧合作用并没有提高[1]。但是一项针对 34 例早产儿的研究显示，应用氢氯噻嗪和螺内酯 8 周后，可以提高呼吸系统的总体顺应性，降低肺损伤，提高存活率[2]。在后一项研究中，在有临床适应证时可能给患者服用呋塞米。

1. Engelhardt B, *et al.* Effect of spironolactone-hydrochlorothiazide on lung function in infants with chronic bronchopulmonary dysplasia. *J Pediatr* 1989; **114:** 619–24.
2. Albersheim SG, *et al.* Randomized, double-blind, controlled trial of long-term diuretic therapy for bronchopulmonary dysplasia. *J Pediatr* 1989; **115:** 615–20.

尿崩症 噻嗪类利尿药可用于肾源性尿崩症（第 2099 页），有时可与保钾利尿药合用。例如与氢氯噻嗪和吲哚美辛合用治疗尿崩症相比，氢氯噻嗪与阿米洛利合用能更有效地控制 5 名男孩的肾源性尿崩症[1]。有 4 名患者能很好地耐受治疗。第 5 名患者在 6 个月后发生腹痛和食欲减退，只得停用阿米洛利。氢氯噻嗪与吲哚美辛合用时还需补钾，氢氯噻嗪与阿米洛利合用时则不需要。氢氯噻嗪和阿米洛利合用治疗一组 4 名患有肾源性尿崩症，且已治疗 5 年的儿童患者也同样有效且耐受性很好[2]。

1. Knoers N, Monnens LAH. Amiloride-hydrochlorothiazide versus indomethacin-hydrochlorothiazide in the treatment of nephrogenic diabetes insipidus. *J Pediatr* 1990; **117:** 499–502.
2. Kirchlechner V, *et al.* Treatment of nephrogenic diabetes insipidus with hydrochlorothiazide and amiloride. *Arch Dis Child* 1999; **80:** 548–52.

甲状旁腺功能减退症 发生甲状旁腺功能减退症（第 1052 页）时，治疗通常采用口服复合维生素 D 来纠正低钙血症。噻嗪类利尿药可能对某些患者有效。有报道，噻嗪类利尿药氯噻酮与苄氟噻嗪合用[2]，并限制饮食中的钠盐[1]后发生甲状旁腺功能减退症的患者有较好的疗效。但是氯噻酮并非对所有患者均有效[3]，有证据显示有甲状旁腺功能减退症的患者，由噻嗪类利尿药导致的尿钙排泄量减少会得到缓解[4]，因此认为这种作用可能是由于活性甲状旁腺激素的出现。有甲状旁腺功能减退的患者并发肾上腺功能不全[3]或代谢性碱中毒[5]时，使用利尿药应谨慎。

1. Porter RH, *et al.* Treatment of hypoparathyroid patients with chlorthalidone. *N Engl J Med* 1978; **298:** 577–81.
2. Newman GH, *et al.* Effect of bendrofluazide on calcium reabsorption in hypoparathyroidism. *Eur J Clin Pharmacol* 1984; **27:** 41–6.
3. Gertner JM, Genel M. Chlorthalidone for hypoparathyroidism. *N Engl J Med* 1978; **298:** 1478.
4. Middler S, *et al.* Thiazide diuretics and calcium metabolism. *Metabolism* 1973; **22:** 139–45.
5. Barzel US. Chlorthalidone for hypoparathyroidism. *N Engl J Med* 1978; **289:** 1478.

梅尼埃病 发生梅尼埃病（第 537 页）的患者，其内耳淋巴液增多，利尿药（如氢氯噻嗪）可通过减少淋巴液来缓解症状。

骨质疏松症 虽然一些流行病学的研究指出噻嗪类利尿药对骨可产生有益的作用（可减少骨质流失率[1]并能降低发生髋关节骨折的危险[2~5]），但通过一项对 9704 名 65 岁以上女性的全面分析显示[6]，其仅对骨质有轻微作用，对摔倒危险无效，且对骨折无全面保护作用。进一步的前瞻性研究[7]发现其可减少前臂骨折的发生，但只降低绝经后女性髋关节骨折的发生率。一项随机对照研究[8,9]证实，氢氯噻嗪可减少骨质流失，但作用很弱。因此，噻嗪类利尿药在预防和治疗骨质疏松方面并没有确实地疗效（第 1050 页）。但其在缓解糖皮质激素使用患者的高钙血症方面可能有效[10]，应严密监测血钾浓度。

1. Wasnich R, *et al.* Effect of thiazide on rates of bone mineral loss: a longitudinal study. *BMJ* 1990; **301:** 1303–5. Correction. *ibid.* 1991; **302:** 218.
2. Ray WA, *et al.* Long-term use of thiazide diuretics and risk of hip fracture. *Lancet* 1989; **i:** 687–90.
3. LaCroix AZ, *et al.* Thiazide diuretic agents and the incidence of hip fracture. *N Engl J Med* 1990; **322:** 286–90.
4. Felson DT, *et al.* Thiazide diuretics and the risk of hip fracture: results from the Framingham Study. *JAMA* 1991; **265:** 370–3.
5. Schoofs MWCJ, *et al.* Thiazide diuretics and the risk for hip fracture. *Ann Intern Med* 2003; **139:** 476–82.
6. Cauley JA, *et al.* Effects of thiazide diuretic therapy on bone mass, fractures, and falls. *Ann Intern Med* 1993; **118:** 666–73.
7. Feskanich D, *et al.* A prospective study of thiazide use and fractures in women. *Osteoporosis Int* 1997; **7:** 79–84.
8. Reid IR, *et al.* Hydrochlorothiazide reduces loss of cortical bone in normal postmenopausal women: a randomized controlled trial. *Am J Med* 2000; **109:** 362–70.
9. LaCroix AZ, *et al.* Low-dose hydrochlorothiazide and preservation of bone mineral density in older adults: a randomized, double-blind, placebo-controlled trial. *Ann Intern Med* 2000; **133:** 516–26.
10. Lukert BP, Raisz LG. Glucocorticoid-induced osteoporosis: pathogenesis and management. *Ann Intern Med* 1990; **112:** 352–64.

肾结石 噻嗪类利尿药可防止高钙血症患者发生含钙肾结石（第 2101 页）[1,2]。

1. Pearle MS, *et al.* Meta-analysis of randomized trials for medical prevention of calcium oxalate nephrolithiasis. *J Endourol* 1999; **13:** 679–85.
2. Tiselius H-G, *et al.* European Association of Urology. Guidelines on urolithiasis (issued March 2008). Available at: http://www.uroweb.org/fileadmin/tx_eauguidelines/2008/Full/17%20Urolithiasis.pdf (accessed 24/07/08)

制剂

BP 2010: Co-amilozide Oral Solution; Co-amilozide Tablets; Co-triamterzide Tablets; Hydrochlorothiazide Tablets;
USP 33: Amiloride Hydrochloride and Hydrochlorothiazide Tablets; Bisoprolol Fumarate and Hydrochlorothiazide Tablets; Captopril and Hydrochlorothiazide Tablets; Enalapril Maleate and Hydrochlorothiazide Tablets; Fosinopril Sodium and Hydrochlorothiazide Tablets; Hydrochlorothiazide Tablets; Irbesartan and Hydrochlorothiazide Tablets; Lisinopril and Hydrochlorothiazide Tablets; Losartan Potassium and Hydrochlorothiazide Tablets; Methyldopa and Hydrochlorothiazide Tablets; Metoprolol Tartrate and Hydrochlorothiazide Tablets; Propranolol Hydrochloride and Hydrochlorothiazide Extended-release Capsules; Propranolol Hydrochloride and Hydrochlorothiazide Tablets; Reserpine and Hydrochlorothiazide Tablets; Reserpine, Hydralazine Hydrochloride, and Hydrochlorothiazide Tablets; Spironolactone and Hydrochlorothiazide Tablets; Timolol Maleate and Hydrochlorothiazide Tablets; Triamterene and Hydrochlorothiazide Capsules; Triamterene and Hydrochlorothiazide Tablets; Valsartan and Hydrochlorothiazide Tablets.

专利制剂

Arg.: Diural; Diurex; Tandiur; ***Austral.:*** Dithiazide; ***Austria:*** Esidrex†; ***Braz.:*** Clorana; Clorizin; Diurepina; Diuretic†; Diuretil; Diurezin†; Drenol; Hidroclorana†; Hidroclorozil; Hidrofall†; Hidrolan; Hidromed; Mictrin†; Neo Hidroclor; ***Canad.:*** Apo-Hydro; Novo-Hydrazide; Nu-Hydro; Urozide; ***Chile:*** Hidroronol; ***Cz.:*** Losathia; ***Fin.:*** Hydrex; ***Fr.:*** Esidrex; ***Ger.:*** Disalunil; diu-melusin†; Esidrix; HCT; HCT-Beta; HCT-gamma; HCT-ISIS; HCTad; ***Gr.:*** Diuren; Esidrex; ***Hong Kong:*** Apo-Hydro; Hydrozide; ***Hung.:*** Hypothiazid; ***India:*** Aquazide; BPzide; Esidrex; Hydrazide; Selopres; ***Indon.:*** HCT; Lodoz; ***Israel:*** Disothiazide; ***Ital.:*** Esidrex; ***Malaysia:*** Apo-Hydro; Hydrozide; ***Mex.:*** Rofucal; ***Norw.:*** Esidrex; ***Philipp.:*** Cotrazid; Diuzid; Diuzide; Hytaz; Lorzan; Urilzid; ***Pol.:*** Disalunil†; ***Port.:*** Dichlotride†; ***Rus.:*** Hypothiazid (Гипотиазид); Lodoz (Лодоз); ***S.Afr.:*** Hexazide; Ridaq; ***Singapore:*** Apo-Hydro; Di-Ertride†; Hydrochlorzide; Hydrozide; ***Spain:*** Acuretic; Esidrex; Hidrosaluretil; ***Swed.:*** Esidrex; ***Switz.:*** Esidrex; ***Thai.:*** Dichlotride; Diric; Diuret-P; Dragotab; Hychlozide; Hydrozide; Urazide; ***Ukr.:*** Hydrosaluretil (Гидросалуретил)†; Hypothiazid (Гипотиазид); ***USA:*** Esidrix†; HydroDiuril; Microzide; Mictrin; Oretic†; ***Venez.:*** Di-Eudrin.

多组分制剂 ***Arg.:*** Accuretic; Adana Plus; Aldazida; Amiloclor†; Atacand-D; Avapro HCT; Cartan D; Carvedil D; Co-Renitec; CoAprovel; Corbis D; Cozaarex D; Dacten D; Defluin Plus; Diovan D; Diovan Triple; Diur Pot; Diurex A; Fabotensil D; Fensartan D; Filten D; Gadopril D; Gliosartan Plus; Gliotenzide; Hidrenox A; Isobloc D; Kinfil D; Klosartan D; Loctenk D; Loplac-D; Losacor D; Lotrial D; Maxen D; Micardis Plus; Moduretic; Niten D; Normatensil†; Olmetec D; Paxon-D; Pelmec Max D; Plenacor D; Presi Regul D; Presinor D; Racorval D; Ren-Ur; Sarval D; Simultan D; Sulocten D; Tacardia D; Temisartan Diur; Tencas D; Tensopril D; Tiadyl Plus; Tritace-HCT; Vapresan Diur; Vasexten-D; Vericordin Compuesto; Zestoretic; Ziac; ***Austral.:*** Accuretic; Amizide; Atacand Plus; Avapro HCT; Co-Diovan; Fosetic; Hydrene; Hyforil; Karvezide; Micardis Plus; Moduretic; Monoplus; Olmetec Plus; Renitec Plus; Teveten Plus; ***Austria:*** Accuzide; Acecomb; Acelisino comp; Aceplus†; Aldoretic†; Amiloral/HCT†; Amiloretik; Amilorid comp; Amilostad HCT; Atacand Plus; Beloc comp; Bisocombin; Bisoprolol Comp; Bisoprolol-HCT; Bisostad plus; Blopress Plus; Capozide; Captohexal Comp; Captopril Compositum†; Captopril-HCT; Co-Acetan; Co-Angiosan; Co-Captopril; Co-Dilatrend; Co-Diovan; Co-Enac; Co-Enalapril; Co-Enaran†; Co-Hypomed†; Co-Lisinostad; Co-Mepril; Co-Renistad; Co-Renitec; Concor Plus; Confit; Cosaar Plus; Darbalan Plus†; Deverol mit Thiazid†; Dilaplus†; Dytide H; Enac Plus; Enalapril Comp; Enalapril-HCT; Fempress Plus†; Fortzaar; Fosicomb; Hypren plus; Inhibace Plus; Lanapril plus; Lanuretic†; Lisihexal comb; Lisinocomp; Lisinopril comp; Loradur; Mencord Plus; Metoprolol compositum; MicardisPlus; Moducrin; Moduretic; Nanalan Plus†; Olmetec Plus; Ramicomp; Ramipharm comb†; Renitec Plus; Rivacor Plus; Salodiur†; Seloken retard Plus; Supracid†; Synerpril†; Teveten Plus; Triamteren comp; Triastad HCT; Triloc; Trioral/HCT†; Tritazide; Zestoretic†; ***Belg.:*** Accuretic; Atacand Plus; Belsar Plus; Co-Amiloride; Co-Bisoprolol; Co-Diovane; Co-Enalapril; Co-Inhibace; Co-Lisinopril; Co-Quinapril; Co-Ramipril; Co-Renitec; CoAprovel; Cozaar Plus; Docspirochlor; Dytenzide; Emcoretic; Foside†; Kinzalkomb; Lodoz; Loortan Plus; Maxsoten; Merck-Co-Bisoprolol†; Merck-Co-Lisinopril†; Micardis Plus; Moduretic; Novazyd†; Olmetec Plus; Sectrazide; Selozide†; Teveten Plus; Tritazide; Zestoretic; Zok-Zid; ***Braz.:*** Adelfan-Esidrex†; Aldazida; Amiretic; Ancloric; Aprozide; Aradois H; Atacand HCT; Atens H; Benicar HCT; Biconcor; Capox H; Captotec + HCT†; Co-Enalil; Co-Enaprotec†; Co-Pressoless; Co-Pressotec; Co-Renitec; Corus H; Cotareg†; Diovan HCT; Diurezin-A†; Duopril; Ecator H†; Enatec F†; Eupressin-H; Gliotenzide; Hidropril; Hydromet; Hyzaar; Iguassina; Lisinoretic†; Lisoclor; Lisonotec†; Lonipril-H; Lopril-D; Lorsar + HCT†; Lotensin H; Malena HCT; Micardis HCT; Moduretic; Monoplus; Naprix D; Neopress; Olmetec HCT; Polol-H; Prinzide; Pritor HCT; Pryltec-H; Selopress; Tenadren; Torlos H; Triatec D; Vascase Plus; Vasopril Plus; Zestoretic; ***Canad.:*** Accuretic; Aldactazide; Altace HCT; Apo-Amilzide; Apo-Methazide; Apo-Spirozide; Apo-Triazide; Atacand Plus; Avalide; Diovan HCT; Gen-Amilazide; Hyzaar; Inhibace Plus; Micardis Plus; Moduret; Novamilor; Novo-Spirozine; Novo-Triamzide; Nu-Amilzide; Nu-Triazide; Olmetec Plus; PMS-Dopazide; Prinzide; Riva-Zide; Teveten Plus; Vaseretic; Viskazide; Zestoretic; ***Chile:*** Accuretic; Acerdil-D; Aratan D; Atacand Plus; Bajaten D; Bilaten-D; Blopress D; Blox-D; Candex-D; Cardioplus D; CoAprovel; Cordiax D; Corodin D; Dosara-D; Drinamil; Enalten D; Enalten DN; Esalfon-D; Grifopril-D; Hidroronol T; Hiperson-D; Hipoartel H†; Hyzaar; Inhibace Plus; Lopren-D; Losapres-D; Lotrial D†; Micardis Plus; Monopril Plus; Normaten; Normaten Plus; Sanipresin-D; Simperten-D; Tareg-D; Tonotensil D; Uren; Valacor D; Valaplex-D; Vartalan D; Ziac; ***Cz.:*** Accuzide; Amilorid/HCT; Amprilan H; Apo-Amilzide; Artager; Atacand Plus; Blessin Plus H; Captohexal Comp†; Cazacombi; Co-Diovan; CoAprovel; Concor Plus†; Enap-H; Enap-HL; Foprin Plus H; Giovax plus H; Hartil-H; Hyzaar; Imprida HCT; Inhibace Plus; Karvezide; Kinzalkomb; Kylotan Plus H; Limorid†; Lipribela plus H; Lodoz; Loradur; Lorista H; Losagen Combi; Losaratio Plus H; Lozap H; Medoram plus H; MicardisPlus; Miril plus H; Moduretic; Nebilet Plus H; Nopretens Plus H; Olmetec Plus H; Prelow; PritorPlus; Ramil H; Ramixa Plus H†; Rasilez HCT; Rhefluin; Sangona Combi; Sarten Plus H; Stadapress; Tebis Plus H; Teval Plus H; Teveten Plus H; Tritazide; Valsacombi; Zelvartancombo; ***Denm.:*** Amilco; Atacand Plus; Atazid; Benetor Comp; Capozid; Co-Renitec†; CoAprovel; Corodil Comp; Cozaar Comp; Diovan Comp; Enacecor; Enacozid†; Fortzaar; Kinzalkomb†; Lisinoplus; MicardisPlus; Moduretic†; Olmetec Plus; PritorPlus; Ranid; Sparkal; Synerpril; Teveten Comp; Triatec Comp; Vivazid†; Zestoretic; Zok-Zid; ***Fin.:*** Accupro Comp; Acercomp†; Amitrid; Atacand Plus; Bifril Comp; Bisoprolol Comp; Cardace Comp; Cardiostad Comp†; Coepratenz Comp; Cozaar Comp; Diovan Comp; Diuramin; Diurex; Emconcor Comp; Enalapril Comp; Enaloc Comp†; Kinzalkomb; Linatil Comp; Lisaril Comp†; Lisinopril Comp†; Lisipril Comp; Losatrix Comp; MicardisPlus; Miloride; Moduretic†; Olmetec Plus; Orloc Comp; Renitec Comp; Renitec Plus; Selocomp ZOC; Sparkal; Teveten Comp; Vivatec Comp†; Zofenil Comp; ***Fr.:*** Acuilix; Alteisduo; Briazide; Captea; Cibadrex; Co-Renitec; CoAprovel; Cokenzen; Conebilox; Coolmetec; Cotareg; Coteveten; Cotriatec; Ecazide; Fortzaar; Foziretic; Hytacand; Hyzaar; Koretic; Lodoz; MicardisPlus; Moducren; Moduretic; Nisisco; Prestole; Prinzide; PritorPlus; Rasilez HCT; Temeritduo; Wytens; Zestoretic; Zofenilduo; ***Ger.:*** Accuzide; ACE-Hemmer comp; Acercomp; Adocomp; Amilocomp beta; Amiloretik; Amilorid comp; Amilorid/HCT; Amilozid†; Atacand Plus; Beloc-Zok comp; Benalapril Plus; Benazeplus; Benazepril comp; Benazepril HCT†; Beta-Turfa; Biso comp; Biso-Puren comp; Bisobeta comp; Bisohexal plus; BisoLich comp; Bisomerck Plus†; Bisoplus; Bisoprolol Comp; Bisoprolol HCT; Bisoprolol HCTad; Bisoprolol Plus; Blopress Plus; Capozide; Capto Comp; Capto Plus; Captobeta Comp; Captodoc Comp; Captogamma HCT; Captohexal Comp; Captopril Comp; Captopril HCT; Captopril Plus; Cardiagen HCT; Cibadrex; Co-Diovan; CoAprovel; Concor Plus; Cordinate plus; Coric Plus; Corindocomb†; Corvo HCT; Delix Plus; Diu Venostasin; Diuretikum Verla; Diursan; Dociteren; duradiuret†; durarese†; Dynacil comp; Dynorm Plus; Dytide H; Emestar plus; Enabeta comp; Enadigal HCT; Enadura Plus†; Enahexal comp; Enala-Q comp; Enalagamma HCT; Enalapril Comp; Enalapril HCT; Enalapril plus; Enalapril-saar Plus; EnaLich comp; Enaplus; Fempress Plus; Fondril HCT†; Fortzaar; Fosinorm comp; Isoptin plus; Jutacor comp; Karvezide; Kinzalkomb; Lisi-Puren comp; Lisibeta comp; Lisidigal HCT; Lisigamma HCT; Lisihexal comp; LisiLich comp; Lisinopril comp; Lisinopril HCT; Lisiplus; Lisodura plus†; Lorzaar plus; Meprolol Comp†; Meto comp†; Meto-Isis comp†; Meto-Succinat HCT; meto-thiazid†; Metobeta comp; Metodura comp†; Metohexal comp; Metoprolol comp; Metoprolol HCT; Metostad Comp; MicardisPlus; Moducrin; Moduretik; Nephral; Olmetec Plus; Pres plus†; Propra comp; Provas comp; QuinaLich comp; Quinaplus; Quinapril comp; Rami-Q comp; Ramicard Plus; Ramiclair Plus; Ramigamma HCT; RamiLich comp; Ramiplus; Ramipril comp; Ramipril HCT; Ramipril HCTad; Ramipril Plus; Renacor; Sali-Puren†; Spironothiazid; Tensobon comp; Teveten Plus; Thiazid-comp†; Treloc†; Tri-Thiazid; Tri-Thiazid Reserpin†; Triampur Compositum; Triamteren comp; Triamteren HCT; Triamteren tri-comp; Triarese; triazid†; Triniton; Turfa; Veratide; Vesdil plus; Votum Plus; ***Gr.:*** Accuretic; Aditasin; Anastol; Atacand Plus; Bumeftyl; Captopress; Captospes+H; Cibadrex; Co-Dalzad; Co-Diovan; Co-Renitec; CoAprovel; Coredopril; Dosturel; Dyberzide; Ekzevit; Empirol; Epratenz Plus; Faxiven; Fetylan; Fozide; Hemodilax; Hydromet; Hyzaar; Iperton; Ividol; Karvezide; Ketazide; Kifarol; Logika; Loren-Press; Losachlor; Losazide; Maxartan; Micardis Plus; Modinexil; Moduretic; Monoplus; Nolarmin; Normatens Plus; Normolose-H; Olartan Plus; Olmetec Plus; Penopril; Pentatec; Piesital; Press-Down-Plus; Prinzide; Pritor Plus; Protal complex; Quimea; Rabemylon; Rasilez HCT; Return; Sancazid; Sartafin Plus; Savosan; Scandrex; Sedapressin; Siberian; Stibenyl HCT; Superace; Teveten Plus; Tiaden; Triatec Plus; Uresan; Vascase Plus; Z-Bec Plus; Zestoretic; Zidepril; Zofepril Plus; Zopranol Plus; Zotefox; ***Hong Kong:*** Adelphane-Esidrex†; Amithiazide†; Apo-Amilzide; Apo-Triazide; Betaloc Comp†; Blopress Plus; Co-Diovan; Co-Renitec; CoAprovel; CP-Enala Co; CP-Metolol Co†; Dyazide; Hyzaar; Hyzaar Plus; Lodoz; Micardis Plus; Moducren†; Moduretic; Olmetec Plus; Sefaretic; Teveten Plus; Zestoretic; ***Hung.:*** Accuzide; Acepril PlusZ; Amilorid Comp; Amilozid-B; Amprilan HD; Amprilan HL; Atacand Plus; Co-Arbartan; Co-Enalapril; Co-Renitec; CoAprovel; Concor Plus; Coviogal Plusz; Diovan HCT; Duopril; Ednyt HCT; Ednyt Plus; Enalapril Hexal Plus; Enalapril-HCT; Enap-HL; Fosicard Plus; Hartil HCT; Hyzaar; Inhibace Plus; Lavestra H; Lisopress HCT; Lodoz†; Lost-HCT; Lostanorm Plus; Lotensin HCT; Meramyl HCT; MicardisPlus; Noviform Plusz; Portiron HCT; Prelow Plus; PritorPlus; Quinanorm Kombi; Quinapril-HCT; Ramace Plusz; Ramiwin HCT†; Renapril Plus†; Renitec Plus; Tervalon HCT; Tritace-HCT; Varexan HCT†; ***India:*** Adelphane-Esidrex; Alsartan-H; Arkamin-H; Beptazine-H†; Biduret; Ciplar-H; Cipril-H; Covance-D; EnAce-D; Hipres-D; Invozide; Lisoril-5HT; Lodoz; Losacar-H; Metolar-H; Ramcor H; Ramipres H; Telma-H; Telpres-H; Xarb-H; Zaart-H; ***Indon.:*** Blopress Plus; Capozide†; Co-Diovan; CoAprovel; Dellasidrex†; Irtan Plus; Lorinid; Micardis Plus; Sectrazide†; Ser-Ap-Es; Tenazide; Zestoretic; ***Irl.:*** Accuretic; Atacand Plus; Benetor Plus; Blopress Plus; Capozide; Captor-HCT; Carace Plus†; Co-Betaloc†; Co-Diovan; CoAprovel; Coepratenz Plus; Cozaar Comp; Dyazide; Half Capozide; Innozide; Karvezide; Kinzalkomb; Lispril-hydrochlorothiazide; MicardisPlus; Moducren†; Moduret; Myzaar Comp; Nebilet Plus; Omesar Plus; PritorPlus; Rasilez HCT; Teveten Plus; Zesger Plus; Zestoretic; Zofenil Plus; ***Israel:*** Atacand Plus; Cilaril Plus; Co-Diovan; Kaluril; Lotan Plus; Naprizide; Ocsaar Plus; Ramipril Plus; Tritace Comp; Vascace Plus; Vasopril Plus†; ***Ital.:*** Accuretic; Acediur; Aceplus; Acequide; Acesistem; Aldactazide; Bifrizide; Blopresid; Cibadrex; CoAprovel; Combisartan; Condiuren; Corixil; Cotareg; Elektra; Elidiur†; Enulid; Femipres Plus; Forzaar; Fosicombi; Gentipress; Hizaar; Idroquark; Inibace Plus; Initiss Plus; Karvezide; Lodoz; Losazid; Medozide; Micardis Plus; Moduretic; Nalapres; Neo-Lotan Plus; Neoprex; Olmegan; Olprezide; Plaunazide; Prinzide; PritorPlus; Quinazide; Ratacand Plus; Selozide†; Sinertec; Spiridazide; Tensadiur; Tensozide; Tiartan; Triatec HCT; Uniprildiur; Vasoretic; Zantipride; Zestoretic; Zinadiur; Zoprazide; ***Malaysia:*** Ami-Hydrotride; Amizide†; Apo-Amilzide; Apo-Triazide†; Atacand Plus; Co-Diovan; CoAprovel; Fortzaar; Hyzaar; Lodoz; Micardis Plus; Moduretic; Olmetec Plus; ***Mex.:*** Almetec-Co; Atacand Plus; Avalide; Biconcor; Blopress Plus; Capozide; Co-Captral; Co-Diovan; Co-Feliberal; Co-Renitec; CoAprovel; Dyazide†; Gliotenzide; Hyzaar; Micardis Plus; Moduretic; Predxal Plus; Prinzide; Saravanta D; Selopres; Tevetenz Dox; Tritazide; Zestoretic; ***Neth.:*** Acuzide; Atacand Plus; Blopresid; Capozide†; Cibadrex; Co-Diovan; Co-Renitec; CoAprovel; Cotareg; Cozaar Plus; Delitab-HCT; Diurace; Dytenzide; Emcoretic; Enacostad†; Fortzaar; Hyzaar; Karvezide; Kinzalkomb; Lisidigal HCT; Losazid; Micardis Plus; Moduretic; Novazyd†; Olmetec HCTZ; Prilitab-HCT; Prilitaril-HCT; PritorPlus; Ramitab-HCT; Rataril-HCT†; Renitec Plus; Secadrex†; Selokomb; Teveten Plus; Tritazide†; Zestoretic; Zofil HCTZ; ***Norw.:*** Atacand Plus; CoAprovel; Cozaar Comp; Diovan Comp; Enalapril Comp; Lodoz; MicardisPlus; Moduretic; Normorix; Olmetec Comp; Renitec Comp; Teveten Comp; Vivatec Comp; Zestoretic; ***NZ:*** Accuretic; Amizide; Capozide; Co-Renitec; Hyzaar; Inhibace Plus; Karvezide; Triamizide; ***Philipp.:*** Accuzide; Angizaar-H; AnzaPlus; Betazide; Blopress Plus; Co-Diovan; Co-Normoten; Co-Renitec; CoAprovel; Combizar; Duosar; Hyzaar; Kenzar Plus; Losacar-H; Micardis Plus; Norplus; Olmetec Plus; PritorPlus; Teveten Plus; Uniretic; Vascace Plus; Vascoride; Zestoretic; Ziac; ***Pol.:*** Accuzide; Co-Diovan; Enap H; Enap HL; Hyzaar; Inhibace Plus; Lorista H; Lotensin HCT; Lozap HCT; Micardis Plus; Pritor Plus; Ramicor Comb†; Tialorid; Tritace Comb; ***Port.:*** Acuretic; Aldoretic†; Amiloride Composto†; Arazid; Blopress 16 mg + 12,5 mg; Blopress Comp; Co-Angiosan; Co-Diovan; Co-Novasan; Co-Tareg; CoAprovel; Concor Plus; Cotiasar; Cozaar Plus; Diasistol Plus; Diurene; Dyazide; Ecamais; Enatia; Fortzaar; Fositen Plus; Hicloran; Hicortal; Higo; Hipara; Hiperozida; Hizialos; Hytacand; Hyzaar; Inibace Plus; Karvezide; Kinzalkomb; Laprilen†; Lesten; Lisoplus†; Lociaze; Lopiretic; Lorista; Lortaan Plus; Losarbio; Losarerin; Medinor; Micardis Plus; Moducren†; Moduretic; Neodur†; Norpramin; Odix; Olmetec Plus; Olsar Plus; Ondolen; Prinzide; PritorPlus; Ramicor D; Rasilez HCT; Renidur; Renipril Plus; Rominguer; Siaara; Tecnilor; Tensival; Teveten Plus; Tiazinol†; Triam Tiazida R; Triatec Composto; Vascase Plus; Vilbitan; Zestoretic; Zofenil Plus; Zopranol Plus; ***Rus.:*** Accuzide (Аккузид); Adelphane-Esidrex (Адельфан-эзидрекс); Amprilan ND (Амприлан НД); Amprilan NL (Амприлан НЛ); Apo-Triazide (Апо-триазид); Atacand Plus (Атаканд Плюс); Capozide (Капозид); Co-Diovan (Ко-Диован); Co-Renitec (Ко-Ренитек); Co-Aprovel (Коапровель); Enap-H (Энап Н); Enap-HL (Энап-НЛ); Fosicard H (Фозикард Н); Fozide (Фозид); Hartil-D (Хартил-Д); Hyzaar (Гизаар); Iruzid (Ирузид); Lisinoton H (Лизинотон Н); Lisoretic (Лизоретик); Listril Plus (Листрил Плюс); Liten H (Литэн Н); Lorista H (Лориста Н); Lorista HD (Лориста НД); Lozap Plus (Лозап Плюс); MicardisPlus (МикардисПлюс); Moex Plus (Моэкс Плюс); Prilenap (Приленап); Ramazid H (Рамазид н); Renipril HT (Ренеприл ГТ); Sinorezid (Синорезид); Teveten Plus (Тевeтен Плюс); Triam-Co (Триам-ко)†; Triampur Compositum (Триампур Композитум); Triamtel (Триамтел); Triresid K (Трирезид К)†; Valz H (Валз Н); Vasotenz H (Вазотенз Н); ***S.Afr.:*** Accumax Co; Accuretic; Adco-Quinaretic; Adco-Retic; Adco-Zetomax Co; Amiloretic; Atacand Plus; Betaretic; Capozide†; Captoretic; Cibadrex; Co-Diovan; Co-Irbewin; Co-Micardis; Co-Renitec; Co-Tareg; CoAprovel; Cozaar Comp; Diace Co; Dyazide; Enap-Co; Fortzaar; Hexal-Lisinopril Co; Hexaretic†; Inhibace Plus; Lisoretic; Lisozide; Moducren†; Moduretic; Monozide†; Pharmapress Co; Quinace Co; Renezide; Servatrin; Sotazide†; Teveten Plus; Urirex-K; Zapto Co; Zestoretic; Zestozide; Ziak; ***Singapore:*** Apo-Amilzide; Apo-Triazide; Atacand Plus; Co-Diovan; Co-Renitec; CoAprovel; Enap-HL; Gliotenzide; Hyzaar; Lodoz; Micardis Plus; Olmetec Plus; ***Spain:*** Acediur; Acetensil Plus; Adelfan-Esidrex†; Alopresin Diu†; Ameride; Atacand Plus; Baripril Diu; Bicetil; Bitensil Diu; Blopress Plus; Cesplon Plus; Cibadrex; Co-Diovan; Co-Renitec; Co-Vals; CoAprovel; Cozaar Plus; Crinoretic; Dabonal Plus; Decresco†; Dilabar Diu; Ditenside; Diuzine; Doneka Plus; Ecadiu; Ecazide; Emcoretic; Fortzaar; Fositens Plus; Futuran Plus; Herten Plus; Hiperlex Plus; Hipoartel Plus; Inhibace Plus; Inocar Plus; Iricil Plus; Ixia Plus; Kalpress Plus; Kalten; Karvezide; Labodrex; Lidaltrin Diu; Micardis Plus; Miten Plus; Navixen Plus; Neotensin Diu; Olmetec Plus; Openvas Plus; Parapres Plus; Pressitan Plus; Prinivil Plus; Pritor Plus; Regulaten Plus; Renitecmax; Rulun†; Secadrex†; Secubar Diu; Selopresin†; Tensikey Complex; Tensiocomplet†; Tenso Stop Plus; Tevetens Plus; Zestoretic; Zofenil Diu; Zopranol Diu; ***Swed.:*** Accupro Comp; Amiloferm; Atacand Plus; CoAprovel; Cozaar Comp; Diovan Comp; Enalapril Comp; Inhibace comp; Kinzalkomb†; Linatil Comp; Micardis Plus; Moduretic; Monopril comp†; Normorix; Renitec Comp; Sparkal; Synerpril; Teveten Comp; Triatec Comp; Zestoretic; ***Switz.:*** Accuretic; Adelphan-Esidrex†; Agorex†; Amilo-basan†; Amiloride/HCT; Atacand Plus; Bilol comp.; Blopress Plus; Capozide; Captosol comp; Cibadrex; Co-Acepril; Co-Diovan; Co-Enalapril†; Co-Enatec; Co-Epril; Co-Lisinopril†; Co-Ramipril; Co-Reniten; Co-Vasocor†; CoAprovel; Comilorid; Concor Plus; Corpriretic†; Cosaar Plus; Dyazide†; Ecodurex; Elpradil HCT; Epril Plus; Eprotan Plus; Escoretic; Fosicomp; Grodurex†; Inhibace Plus; Kalten; Kinzalplus; Lisitril comp; Lisopril plus; Lodoz; MicardisPlus; Moducren†; Moduretic; Olmetec Plus; Prinzide; Provas comp†; Provas maxx†; Quiril comp.; Reniten Plus; Rheflun†; t/h-basan†; Tensobon comp; Teveten Plus; Tobicor Plus†; Triatec Comp; Votum Plus; Zestoretic; Zofenil Plus; ***Thai.:*** Amilozide; Bilduretic; Blopress Plus; Buretic; Co-Diovan; CoAprovel; Dazid†; Dinazide; Dyazide; Dyterene†; Fortzaar; Hydrares; Hydrozide Plus; Hyperretic; Hyzaar; Lodoz; Mano-Ap-Es; Medictic; Micardis Plus; Miduret; Minitic; Miretic; Modulan†; Modupac; Moduretic; Monoplus†; Moure-M†; Mourinate; Poli-Uretic; Renase†; Reser; Sefaretic; Ser-Ap-Es; ***Turk.:*** Accuzide; Adelphan-Esidrex†; Aldactazide; Atacand Plus; Ayra Plus; Blokace Plus; Candexil Plus; Cardopan Plus; Cibadrex; Co-Diovan; Co-Hilos; Co-Irda; Delix Plus; Eklips Fort; Eklips Plus; Forsace Plus; Hipersar Plus; Hyzaar; Inhibace Plus; Karvezide; Konveril Plus; Lodoz; Losapres Plus; Losartil Plus; Loxibin Plus; Meprolol; Micardis Plus; Moduretic; Monopril Plus; Olmetec Plus; Pritor Plus; Revil Plus; Rilace Plus; Sarilen Plus; Sarvastan; Sinoretik; Tensart Plus; Teveten Plus; Triamteril; Uniretic; Zestoretic; ***UK:*** Accuretic; Acezide; Amil-Co; Capozide; Capto-Co; Carace Plus; Caralpha; Co-Betaloc†; Co-Diovan; CoAprovel; Cozaar Comp; Dyazide; Innozide; Kalten; Lisicostad; MicardisPlus; Moducren†; Moduret; Moduretic; Olmetec Plus; Triamco; Zestoretic; ***Ukr.:*** Accuzide (Аккузид); Adelphane-Esidrex (Адельфан-Эзидрекс); Candesar H (Кандесар Н); Cardosal Plus (Кардосал Плюс); Catopres (Каптопрес)†; Co-Diovan (Ко-Диован); Enafril (Энафрил); Enahexal Compositum (Энагексал Композитум); Enalapril-H (Эналаприл-Н); Enalozid (Эналозид); Enap H (Энап Н); Hartil-H (Хартил-Н); Liprazid (Липразид); Lisoretic (Лизоретик); Lopril H (Лоприл Н); Lozap Plus (Лозап Плюс); Normopress (Нормопрес); Ramihexal Compositum (Рамигексал Композитум); Triampur Compositum (Триампур Композитум); Zocardis Plus (Зокардис Плюс); ***USA:*** Accuretic; Aldactazide; Aldoril†; Apresazide†; Atacand HCT; Avalide; Benicar HCT; Candepressin Plus; Capozide; Diovan HCT; Dyazide; Esimil; Exforge HCT; Hydra-zide; Hydrap-ES†; Hydro-Serp†; Hydropres; Hydroserpine†; Hyzaar; Inderide†; Lopressor HCT; Lotensin HCT; Marpres; Maxzide; Micardis HCT; Moduretic; Monopril-HCT; Prinzide; Quinaretic; Ser-Ap-Es†; Tekturna HCT; Teveten HCT; Timolide†; Tri-Hydroserpine†; Uniretic; Vaseretic; Zestoretic; Ziac; ***Venez.:*** Accuretic; Aldactazida; Altace Plus; Atacand Plus; Biconcor; Blopress Plus; Capozide; Cartazid†; Co-Renitec; Co-Aprovel; Cormatic; Diovan HCT; Hyzaar Plus; Lisiletic; Micardis Plus; Moduretic; Monopril Plus; Nefrotal H; Priretic†; Pritor Plus; Quinaretic; Reminalet; Vasaten HCT; Ziac.

Hydroflumethiazide (*BAN*, *rINN*) ⊗ 氢氟噻嗪

Hidroflumetiazida; Hydroflumethiazide; Hydroflumethiazidum; Hydroflumetiatsidi; Hydroflumetiazid; Trifluoromethylhydrothiazide. 3,4-Dihydro-6-trifluoromethyl-2*H*-1,2,4-benzothiadiazine-7-sulphonamide 1,1-dioxide.

Гидрофлуметиазид

$C_8H_8F_3N_3O_4S_2$ = 331.3.

CAS — 135-09-1.

ATC — C03AA02.

ATC Vet — QC03AA02.

UNII — 501CFL162R.

注：氢氟噻嗪的复合制剂可能会以以下名称表示：

• Co-flumactone (*BAN*)——同等剂量的氢氟噻嗪和螺内酯（质量分数）。

Pharmacopoeias. In *Br.* and *US.*

BP 2010 (Hydroflumethiazide) 白色或几乎白色，无臭或几乎无臭，发光晶体或结晶性粉末。几乎不溶于水；溶于乙醇；几乎不溶于氯仿和乙醚。

USP 33 (Hydroflumethiazide) 白色至米黄色，无臭，颗粒状的结晶性粉末。极微溶于水和氯仿；溶于乙醇（1：39），溶于乙醚（1：2500）；极易溶于丙酮。1%水混悬液的 pH 值为 4.5～7.5。贮藏于密闭容器中。

不良反应、处置和注意事项

见氢氯噻嗪，第 1259 页。

药物相互作用

见氢氯噻嗪，第 1260 页。

药动学

氢氟噻嗪不能完全从胃肠道吸收，但其吸收速度却非常快。有报道其消除相生物半衰期大约为 17h，其代谢产物的半衰期更长，这与红细胞有很大的关系。氢氟噻嗪通过尿排泄，其代谢产物也可在尿中检测到。

1. Brørs O, *et al.* Pharmacokinetics of a single dose of hydroflumethiazide in health and in cardiac failure. *Eur J Clin Pharmacol* 1978; **14:** 29–37.

用途和用法

氢氟噻嗪是与氢氯噻嗪口服有着相似的作用和用途的噻嗪类利尿药（第 1261 页）。可用于治疗由心力衰竭（第 1127 页）和高血压（第 1131 页）导致的水肿。

有报道口服给药后 2h 起效，可持续 24h。

治疗水肿时，通常口服的初始剂量为 50～100mg，每日 1 次或 2 次，以后隔日减量至 25～50mg 或间断给药。有些患者可能需要每日 200mg。治疗高血压时，通常的剂量为每日 25～50mg，单独使用或与其他抗高血压药合用。初始剂量为 12.5mg。

儿童用药剂量，见下文。

儿童用法 氢氟噻嗪用于治疗儿童高血压和水肿，初始剂量为每日 1mg/kg，维持剂量可降低。

制剂

BP 2010: Hydroflumethiazide Tablets;
USP 33: Hydroflumethiazide Tablets.

专利制剂

USA: Saluron.

多组分制剂 ***Irl.:*** Aldactide; ***S.Afr.:*** Protensin-M†; ***UK:*** Aldactide; ***USA:*** Salutensin†.

Hydroquinidine Hydrochloride 盐酸二氢奎尼丁

Dihydrochinidin Hydrochloride; Dihydroquinidine Hydrochloride; Hidrocloruro de dihidroquinidina; Hidroquinidina, hidrocloruro de; Hydroconchinine Hydrochloride. (8*R*,9*S*)-10,11-Dihydro-6′-methoxycinchonan-9-ol hydrochloride.

Гидрохинидина Гидрохлорид

$C_{20}H_{26}N_2O_2$,HCl = 362.9.

CAS — 1435-55-8 (hydroquinidine); 1476-98-8 (hydroquinidine hydrochloride).

(hydroquinidine)

Pharmacopoeias. In *Fr.*

简介

二氢奎尼丁是与奎尼丁（第 1328 页）有着相似作用和用途的Ⅰa 类抗心律失常药。它以氢氯化物的形式给药，通常维持剂量为每日 600mg，分次口服。

藻酸二氢奎尼丁和 quinalbital（异戊巴比妥的二氢奎尼丁盐）也可用于心律失常的治疗。

1. Hermida J-S, *et al.* Hydroquinidine therapy in Brugada syndrome. *J Am Coll Cardiol* 2004; **43:** 1853–60.

制剂

专利制剂

Fr.: Serecor; ***Gr.:*** Ydroquinidine; ***Spain:*** Lentoquine.

Ibopamine (*BAN*, *USAN*, *rINN*) ⊗异波帕胺

Ibopamina; Ibopaminum; SB-7505; SKF-100168. 4-(2-Methylaminoethyl)-*o*-phenylene di-isobutyrate.

Ибопамин

$C_{17}H_{25}NO_4$ = 307.4.

CAS — 66195-31-1.

ATC — C01CA16; S01FB03.

ATC Vet — QC01CA16; QS01FB03.

UNII — 8ZCA2I2L11.

Ibopamine Hydrochloride (*BANM*, *rINNM*) 盐酸异波帕胺

Hidrocloruro de ibopamina; Ibopamiinihydrokloridi; Ibopamine, Chlorhydrate d'; Ibopaminhydroklorid; Ibopamini Hydrochloridum.

Ибопамина Гидрохлорид

$C_{17}H_{25}NO_4,HCl$ = 343.8.

ATC — C01CA16; S01FB03.

ATC Vet — QC01CA16; QS01FB03.

不良反应和注意事项

参见**拟交感神经药**，第 1351 页。与扎莫特罗类似（第 1376 页），异波帕胺禁用于严重心衰患者，有报道其可增加患者死亡的危险。

对心血管系统的影响 一项针对严重（NYHA，Ⅲ级或Ⅳ级）心衰患者使用异波帕胺情况的多中心研究提早终止了，因其发现该药物可增加患者发生死亡的危险[1]。亚组分析发现使用抗心律失常药物是接受异波帕胺治疗患者发生不良反应的独立危险因素。多巴酚丁胺和扎莫特罗，氟司喹南和磷酸二酯酶抑制剂（氨力农、依诺昔酮、米力农和维司力农），这些药物都可通过刺激儿茶酚胺受体或兴奋受体后信号通路来发挥正性肌力作用[2]，有报道在心衰时使用这些药物，患者的死亡率增高。一项对异波帕胺的研究发现，这一现象与抗心律失常药有关，其可能与胺碘酮——这项研究中最常用的抗心律失常药——相互作用，或可能仅仅是某些患者的一个生物标志，这些患者有发生异波帕胺导致的快速心律失常的危险。

1. Hampton JR, *et al.* Randomised study of effect of ibopamine on survival in patients with advanced severe heart failure. *Lancet* 1997; **349:** 971–7.
2. Niebauer J, Coats AJS. Treating chronic heart failure: time to take stock. *Lancet* 1997; **349:** 966–7.

药物相互作用

参见**拟交感神经药**，第 1352 页。建议使用胺碘酮的患者不应使用异波帕胺，因一项针对同时使用这两种药物的患者的 PRIME Ⅱ研究发现（见上文），虽尚未确定二者是否有真正的相互作用，但患者的死亡率增高。

用途和用法

异波帕胺是一种前体药，在体内可迅速转变成其活性代谢产物——麻黄宁，一种外周多巴胺激动剂和拟交感神经药（第 1352 页）。低浓度时其多巴胺能效应占优势，可导致血管舒张和弱的正性肌力作用；高浓度时对α和β肾上腺素受体都有激动作用。

用于治疗轻度心力衰竭（第 1127 页）。通常以盐酸盐的形式给药，但常根据主要成分表示剂量；111.9mg 和盐酸异波帕胺与 100mg 的主要成分等效。用法为每日 100～200mg，分 2 次或 3 次口服。

也可制成含 2%盐酸异波帕胺的滴眼液，作为局部的散瞳药（第 1786 页）使用。

制剂

专利制剂

Belg.: Scandine; ***Ital.:*** Scandine; Trazyl; ***Neth.:*** Inopamil.

Ibutilide Fumarate (*BANM*, *USAN*, *rINNM*) 富马酸伊布利特

Fumarato de ibutilida; Ibutilide, Fumarate d'; Ibutilidi Fumaras; U-70226E. (±)-4'-[4-(Ethylheptylamino)-1-hydroxybutyl]methanesulfonanilide fumarate (2:1).

Ибутилида Фумарат

$(C_{20}H_{36}N_2O_3S)_2,C_4H_4O_4$ = 885.2.

CAS — 122647-31-8 (ibutilide); 122647-32-9 (ibutilide fumarate).

ATC — C01BD05.

ATC Vet — QC01BD05.

UNII — 9L5X4M5L6I.

(ibutilide)

不良反应

伊布利特导致的心血管方面不良反应，包括心脏传导阻滞、低血压、高血压和心动过缓。伊布利特可延长 QT 间期，同时与其他抗心律失常药一样，也会导致心律失常，包括尖端扭转型室性心动过速。其他不良反应还包括恶心和呕吐。

对心脏的影响 伊布利特可延长 QT 间期，可导致尖端扭转型室性心动过速，特别是对女性[1]。一项小型研究[2]表明硫酸镁（第 1601 页）可预防这种作用的产生，因此适合预防性应用。理论上说，镁可以减弱伊布利特抗心律失常的作用以及致心律失常的作用。一项回顾性研究[3]发现镁和伊布利特联合用药比单独服用伊布利特的复律率高，后来的研究[4]也证实了此效果。1 名老年女性患者，由于被认为是药物引起并加剧的病态窦房结综合征引起心脏停搏持续 7s 以上，因此应用伊布利特进行复律治疗[5]。

1. Gowda RM, *et al.* Female preponderance in ibutilide-induced torsade de pointes. *Int J Cardiol* 2004; **95:** 219–22.
2. Caron MF, *et al.* Effects of intravenous magnesium sulfate on the QT interval in patients receiving ibutilide. *Pharmacotherapy* 2003; **23:** 296–300.
3. Kalus JS, *et al.* Impact of prophylactic i.v. magnesium on the efficacy of ibutilide for conversion of atrial fibrillation or flutter. *Am J Health-Syst Pharm* 2003; **60:** 2308–12.
4. Tercius AJ, *et al.* Intravenous magnesium sulfate enhances the ability of intravenous ibutilide to successfully convert atrial fibrillation or flutter. *Pacing Clin Electrophysiol* 2007; **30:** 1331–5.
5. Neumayr G, *et al.* Ibutilide and sinus arrest. *Herz* 2007; **32:** 342.

对肾脏的影响 1 名 52 岁心房扑动的男性患者，在使用伊布利特 2 次后，短期内即发生了急性肾衰，活组织检查为急性肾小管坏死[1]。经过 4 个疗程的血液透析治疗，肾功能恢复正常。

1. Franz M, *et al.* Acute renal failure after ibutilide. *Lancet* 1999; **353:** 467.

注意事项

伊布利特在给药时和给药后至少 4h 应监测 ECG，如果 QT 间期明显延长应停用伊布利特。治疗开始前应先纠正电解质异常。

药物相互作用

伊布利特不应与其他抗心律失常药或可延长 QT 间期的药物合用。

镁 镁和伊布利特对复律有协同作用，见上文**对心脏的影响**。

药动学

伊布利特静脉给药后可在体内广泛分布。血浆蛋白结合率较低（约为 40%），大部分在肝脏代谢并形成多种代谢产物，少部分以原药形式存在（约 7%）。伊布利特主要以代谢产物的形式经尿排泄，约有 19%经粪排泄。有报道其清除半衰期为 2～12h。

用途和用法

伊布利特是经典的Ⅲ类抗心律失常药（第 1115 页），用于治疗房颤或房扑（第 1122 页）。

伊布利特以富马酸盐的形式通过静脉给药。为终止心房颤动或心房扑动，体重≥60kg 的患者，静脉给予 1mg 富马酸伊布利特时；体重＜60kg 的患者，其给药剂量为 10μg/kg，给药时间不得少于 10min。心律失常纠正后应及时停药。如果有需要可在第一次给药结束后 10min 重复给药。

1. Foster RH, *et al.* Ibutilide: a review of its pharmacological properties and clinical potential in the acute management of atrial flutter and fibrillation. *Drugs* 1997; **54:** 312–30.
2. Granberry MC. Ibutilide: a new class III antiarrhythmic agent. *Am J Health-Syst Pharm* 1998; **55:** 255–60.
3. Howard PA. Ibutilide: an antiarrhythmic agent for the treatment of atrial fibrillation or flutter. *Ann Pharmacother* 1999; **33:** 38–47.
4. Doggrell SA, Hancox JC. Ibutilide—recent molecular insights and accumulating evidence for use in atrial flutter and fibrillation. *Expert Opin Invest Drugs* 2005; **14:** 655–69.
5. Kafkas NV, *et al.* Conversion efficacy of intravenous ibutilide compared with intravenous amiodarone in patients with recent-onset atrial fibrillation and atrial flutter. *Int J Cardiol* 2007; **118:** 321–5.
6. Hoyer AW, Balaji S. The safety and efficacy of ibutilide in children and in patients with congenital heart disease. *Pacing Clin Electrophysiol* 2007; **30:** 1003–8.
7. Giudici MC, *et al.* Ibutilide therapy for atrial fibrillation: 5-year experience in a community hospital. *J Cardiovasc Nurs* 2008; **23:** 484–8.
8. Fragakis N, *et al.* Acute beta-adrenoceptor blockade improves efficacy of ibutilide in conversion of atrial fibrillation with a rapid ventricular rate. *Europace* 2009; **11:** 70–4.

制剂

专利制剂

Austria: Corvert; ***Cz.:*** Corvert†; ***Fin.:*** Corvert; ***Fr.:*** Corvert; ***Gr.:*** Corvert; ***Ital.:*** Corvert; ***Neth.:*** Corvert; ***Norw.:*** Corvert; ***Swed.:*** Corvert; ***Switz.:*** Corvert; ***USA:*** Corvert.

Idraparinux Sodium (*USAN*, *rINN*) 艾卓肝素钠

Idraparinux sódico; Idraparinux Sodique; Idraparinuxum Natricum; Org-34006; SANORG-34006; SR-34006. Methyl *O*-2,3,4-tri-*O*-methyl-6-*O*-sulfo-α-D-glucopyranosyl-(1→4)-*O*-2,3-di-*O*-methyl-β-D-glucopyranuronosyl-(1→4)-*O*-2,3,6-tri-*O*-sulfo-α-D-glucopyranosyl-(1→4)-*O*-2,3-di-*O*-methyl-α-L-idopyranuronosyl-(1→4)-2,3,6-tri-*O*-sulfo-α-D-glucopyranoside nonasodium.

Идрапаринукс Натрия

$C_{38}H_{55}Na_9O_{49}S_7$ = 1727.2.

CAS — 162610-17-5 (idraparinux); 149920-56-9 (idraparinux sodium).

UNII — H84IXP29FN.

简介

艾卓肝素是一种Ⅹa 因子抑制剂，目前处于血栓栓塞研究阶段。

1. Buller HR, *et al.* Idraparinux versus standard therapy for venous thromboembolic disease. *N Engl J Med* 2007; **357:** 1094–1104.
2. Buller HR, *et al.* Extended prophylaxis of venous thromboembolism with idraparinux. *N Engl J Med* 2007; **357:** 1105–12.
3. Bousser MG, *et al.* Comparison of idraparinux with vitamin K antagonists for prevention of thromboembolism in patients with atrial fibrillation: a randomised, open-label, non-inferiority trial. *Lancet* 2008; **371:** 315–21.
4. Prandoni P, *et al.* Idraparinux: review of its clinical efficacy and safety for prevention and treatment of thromboembolic disorders. *Expert Opin Invest Drugs* 2008; **17:** 773–7.
5. Harenberg J. Development of idraparinux and idrabiotaparinux for anticoagulant therapy. *Thromb Haemost* 2009; **102:** 811–15.
6. van Doormaal FF, *et al.* Idraparinux versus standard therapy in the treatment of deep venous thrombosis in cancer patients: a subgroup analysis of the Van Gogh DVT trial. *Thromb Haemost* 2010; **104:** 86–91.

Ifenprodil Tartrate (*rINNM*) 酒石酸艾芬地尔

Ifenprodil, Tartrate d'; Ifenprodili Tartras; RC-61-91; Tartrato de ifenprodil. (±)-2-(4-Benzylpiperidino)-1-(4-hydroxyphenyl)propan-1-ol tartrate.

Ифенпродила Тартрат

$(C_{21}H_{27}NO_2)_2,C_4H_6O_6$ = 801.0.

CAS — 23210-56-2 (ifenprodil); 23210-58-4 (ifenprodil tartrate).

ATC — C04AX28.

ATC Vet — QC04AX28.

(ifenprodil)

Pharmacopoeias. In *Jpn.*

简介

酒石酸艾芬地尔是一类血管舒张药，可阻断 α 肾上腺素受体，用于外周血管病（第 1137 页）。常用给药剂量为口服每日 40～60mg，或深静脉注射、缓慢和静脉注射或静脉滴注每日 15mg。

制剂

专利制剂

Fr.: Vadilex; **Gr.:** Vadilex.

Iloprost（*BAN*，*USAN*，*rINN*）伊洛前列素

Ciloprost; E-1030; Iloprost; Iloprostum; SH-401; ZK-36374; ZK-00036374. (*E*)-(3a*S*,4*R*,5*R*,6a*S*)-Hexahydro-5-hydroxy-4-[(*E*)-(3*S*,4*RS*)-3-hydroxy-4-methyl-1-octen-6-ynyl]-$\Delta^{2(1H),\delta}$-pentalenevaleric acid.

Илопрост

$C_{22}H_{32}O_4$ = 360.5.

CAS — *73873-87-7; 78919-13-8.*

ATC — *B01AC11.*

ATC Vet — *QB01AC11.*

UNII — *JED5K35YGL.*

Iloprost Trometamol（*BANM*，*rINNM*）伊洛前列素氨丁三醇

Ciloprost Tromethamine; Iloprost Trométamol; Iloprost Tromethamine; Iloprostum Trometamolum.

Илопрост Трометамол

$C_{22}H_{32}O_4,C_4H_{11}NO_3$ = 481.6.

ATC — *B01AC11.*

ATC Vet — *QB01AC11.*

不良反应和注意事项

参见**依前列醇**，第 1233 页。吸入伊洛前列素可引起咳嗽。

对心血管系统的影响 给予伊洛前列素治疗的 6 名患者，其中 2 名出现低血压[1]。停止使用后迅速恢复，但其中 1 名患者需要静脉注射阿托品纠正窦性心动过缓。

据报道，33 名冠心病患者静脉注射伊洛前列素[2]，其中 4 名患者出现心肌缺血。同一作者指出[3]，在随后的研究中，28 名稳定性心绞痛患者中有 4 名出现类似情况。一项研究表明[4]，给予伊洛前列素治疗的患者，由于血小板活化和聚集性提高，使血栓栓塞的风险增加。

1. Upward JW, *et al.* Hypotension in response to iloprost, a prostacyclin analogue. *Br J Clin Pharmacol* 1986; **21:** 241–3.
2. Bugiardini R, *et al.* Myocardial ischemia induced by prostacyclin and iloprost. *Clin Pharmacol Ther* 1985; **38:** 101–8.
3. Bugiardini R, *et al.* Effects of iloprost, a stable prostacyclin analog, on exercise capacity and platelet aggregation in stable angina pectoris. *Am J Cardiol* 1986; **58:** 453–9.
4. Kovacs IB, *et al.* Infusion of a stable prostacyclin analogue, iloprost, to patients with peripheral vascular disease: lack of antiplatelet effect but risk of thromboembolism. *Am J Med* 1991; **90:** 41–6.

妊娠 成功使用伊洛前列素用于孕妇的文献，见下文用**途和用法**项下的**肺动脉高压**。

药物相互作用

伊洛前列素可增强血管舒张药和降压药的作用。伊洛前列素与其他血小板聚集抑制剂合用可增加出血风险。

药动学

静脉注射伊洛前列素由于氧化而从血浆中迅速清除。几乎 80%的代谢物从尿中排泄，20%从胆汁中排泄。

用途和用法

伊洛前列素是前列腺素依前列醇（前列环素）的同类物，为血管舒张剂和血小板聚集抑制剂，用于外周血管疾病和肺动脉高压的治疗时，常以三醇盐的形式给药后，给药剂量换算方法为：1.3ng 的伊洛前列素氨丁三醇等于 1ng 的伊洛前列素。

外周血管疾病常用伊洛前列素剂量：每日以 0.5～2ng/(kg·min) 的速度输入 6h，连续使用 4 周。肺动脉高压的常用剂量：每日以 1～8ng/(kg·min) 的速度输入 6h，或者每日以 2.5～5ng 的剂量雾化吸入 6～9 次，肝肾功能不全的患者应减少剂量（见下文）。

口服伊洛前列素正在研究中。

1. Grant SM, Goa KL. Iloprost: a review of its pharmacodynamic and pharmacokinetic properties, and therapeutic potential in peripheral vascular disease, myocardial ischaemia and extracorporeal circulation procedures. *Drugs* 1992; **43:** 889–924.

儿童用法 尽管伊洛前列素的儿童用法在英国没有明确规定，但 *BNFC 2010/11* 建议，12 岁以上患有**雷诺综合征**的儿童，以静脉注射给药；8 岁及以上患有**肺动脉高压**的儿童，应雾化吸入给药，给予成人剂量。但雷诺综合征患者的持续治疗应控制在 3～5 天内。

1. Zulian F, *et al.* Safety and efficacy of iloprost for the treatment of ischaemic digits in paediatric connective tissue diseases. *Rheumatology (Oxford)* 2004; **43:** 229–33.
2. Ivy DD, *et al.* Short- and long-term effects of inhaled iloprost therapy in children with pulmonary arterial hypertension. *J Am Coll Cardiol* 2008; **51:** 161–9.
3. Tissot C, Beghetti M. Review of inhaled iloprost for the control of pulmonary artery hypertension in children. *Vasc Health Risk Manag* 2009; **5:** 325–31.

在肝损伤或肾损伤中的用法 对于肝硬化和肾功能不全需要透析的患者，静脉给药剂量应减半。对于肝损伤的患者，吸入性给药的初始剂量为 2.5μg，至少 3h 给 1 次，一天最多 6 次。同时根据反应，谨慎增加剂量或次数。

外周血管病 前列腺素，包括伊洛前列素[1～10]，现已被用于治疗外周血管病（第 1137 页），但其作用机制仍不清楚。它们对由溃疡和坏疽并发的严重雷诺综合征有治疗效果（见**动脉性痉挛疾病**，第 1147 页）。系统性综述[10]表明，静脉注射伊洛前列素可使硬皮病引起的雷诺现象改善时间延长。口服伊洛前列素的作用仍不清楚。尽管对照研究的荟萃分析[6]指出，由闭塞性外周动脉疾病导致的动脉粥样硬化可通过静脉注射伊洛前列素治疗，并有益处，但是否具有疗效仍不清楚，确定结果是困难的。

1. Waller PC, *et al.* Placebo controlled trial of iloprost in patients with stable intermittent claudication. *Br J Clin Pharmacol* 1986; **21:** 562P–563P.
2. Rademaker M, *et al.* Comparison of intravenous infusions of iloprost and oral nifedipine in treatment of Raynaud's phenomenon in patients with systemic sclerosis: a double blind randomised study. *BMJ* 1989; **298:** 561–4.
3. Fiessinger JN, Schäfer M. Trial of iloprost versus aspirin treatment for critical limb ischaemia of thromboangiitis obliterans. *Lancet* 1990; **335:** 555–7.
4. Zahavi J, *et al.* Ischaemic necrotic toes associated with antiphospholipid syndrome and treated with iloprost. *Lancet* 1993; **342:** 862.
5. Tait IS, *et al.* Management of intra-arterial injection injury with iloprost. *Lancet* 1994; **343:** 419.
6. Loosemore TM, *et al.* A meta-analysis of randomized placebo control trials in Fontaine stages III and IV peripheral occlusive arterial disease. *Int Angiol* 1994; **13:** 133–42.
7. Wigley FM, *et al.* Oral iloprost treatment in patients with Raynaud's phenomenon secondary to systemic sclerosis: a multicenter, placebo-controlled, double-blind study. *Arthritis Rheum* 1998; **41:** 670–7.
8. Black CM, *et al.* Oral iloprost in Raynaud's phenomenon secondary to systemic sclerosis: a multicentre, placebo-controlled, dose-comparison study. *Br J Rheumatol* 1998; **37:** 952–60.
9. Scorza R, *et al.* Effects of long-term cyclic iloprost therapy in systemic sclerosis with Raynaud's phenomenon: a randomized, controlled study. *Clin Exp Rheumatol* 2001; **19:** 503–8.
10. Pope J, *et al.* Iloprost and cisaprost for Raynaud's phenomenon in progressive systemic sclerosis. Available in The Cochrane Database of Systematic Reviews; Issue 2. Chichester: John Wiley; 1998 (accessed 16/06/05).

肺动脉高压 依前列醇是公认的用于肺动脉高压（第 1138 页）的药物之一，而伊洛前列素是一种稳定的依前列醇的同类物，其使用仍需研究。吸入伊洛前列素可能有一定作用[1,2]，对具有严重肺动脉高压患者的 12 周研究发现[3]，可改善步行测试距离，降低心力衰竭的严重程度，并且能稳定血流动力学数据，而 1 年以上的长期治疗被报道具有持续疗效[4,5]，且已用于儿童[6]。在少数情况下，伊洛前列素也被成功用于患有肺动脉高压的孕妇[7]。也有一些报道指出，吸入伊洛前列素和静脉注射依前列醇[8]或口服西地那非[9]或口服波生坦[10]的联合治疗，持续静脉滴注[11]对几周以上的治疗是有益的，7 天短期静脉滴注[12]已成功用于血栓动脉内膜切除术后的肺动脉高压。

1. Baker SE, Hockman RH. Inhaled iloprost in pulmonary arterial hypertension. *Ann Pharmacother* 2005; **39:** 1265–73.
2. Krug S, *et al.* Inhaled iloprost for the control of pulmonary hypertension. *Vasc Health Risk Manag* 2009; **5:** 465–74.
3. Olschewski H, *et al.* Inhaled iloprost for severe pulmonary hypertension. *N Engl J Med* 2002; **347:** 322–9.
4. Hoeper MM, *et al.* Long-term treatment of primary pulmonary hypertension with aerosolized iloprost, a prostacyclin analogue. *N Engl J Med* 2000; **342:** 1866–70.
5. Olschewski H, *et al.* Long-term therapy with inhaled iloprost in patients with pulmonary hypertension. *Respir Med* 2010; **104:** 731–40.
6. Tissot C, Beghetti M. Review of inhaled iloprost for the control of pulmonary artery hypertension in children. *Vasc Health Risk Manag* 2009; **5:** 325–31.
7. Elliot CA, *et al.* The use of iloprost in early pregnancy in patients with pulmonary arterial hypertension. *Eur Respir J* 2005; **26:** 168–73.
8. Petkov V, *et al.* Aerosolised iloprost improves pulmonary haemodynamics in patients with primary pulmonary hypertension receiving continuous epoprostenol treatment. *Thorax* 2001; **56:** 734–6.
9. Ghofrani HA, *et al.* Combination therapy with oral sildenafil and inhaled iloprost for severe pulmonary hypertension. *Ann Intern Med* 2002; **136:** 515–22.
10. McLaughlin VV, *et al.* Randomized study of adding inhaled iloprost to existing bosentan in pulmonary arterial hypertension. *Am J Respir Crit Care Med* 2006; **174:** 1257–63.
11. Higenbottam TW, *et al.* Treatment of pulmonary hypertension with the continuous infusion of a prostacyclin analogue, iloprost. *Heart* 1998; **79:** 175–9.
12. Hsu H-H, *et al.* Short-term intravenous iloprost for treatment of reperfusion lung oedema after pulmonary thromboendarterectomy. *Thorax* 2007; **62:** 459–61.

血栓性微血管病 有报道指出伊洛前列素可用于血栓性微血管病，如血栓性血小板减少性紫癜（见**依前列醇**，第 1234 页）。

制剂

专利制剂

Arg.: Ilomedine†; Ventavis; **Austral.:** Ventavis; **Austria:** Ilomedin; Ventavis; **Chile:** Ventavis; **Cz.:** Ilomedin; Ventavis; **Denm.:** Ilomedin; Ventavis; **Fin.:** Ilomedin; Ventavis; **Fr.:** Ilomedine; Ventavis; **Ger.:** Ilomedin; Ventavis; **Gr.:** Ilomedin; Ventavis; **Hong Kong:** Ilomedin; Ventavis; **Hung.:** Ilomedin; Ventavis; **Indon.:** Ventavis; **Irl.:** Ventavis; **Israel:** Ilomedin; Ventavis; **Ital.:** Endoprost; Ventavis; **Malaysia:** Ilomedin†; Ventavis; **Mex.:** Ventavis; **Neth.:** Ilomedine; Ventavis; **Norw.:** Ilomedin; Ventavis; **NZ:** Ilomedin; Ventavis; **Pol.:** Ilomedin; Ventavis; **Port.:** Ilomedin; Ventavis; **Rus.:** Ilomedin (Иломедин); **Singapore:** Ventavis; **Spain:** Ilocit†; Ilomedin; Ventavis; **Swed.:** Ilomedin; Ventavis; **Switz.:** Ilomedin; Ventavis; **Thai.:** Ilomedin; Ventavis; **Turk.:** Ilomedin; Ventavis; **UK:** Ventavis; **USA:** Ventavis.

Imidapril Hydrochloride（*BANM*，*rINNM*）盐酸咪达普利

EG-006; Hidrocloruro de imidapril; Imidaprilihydrokloridi; Imidapril, Chlorhydrate d'; Imidaprilhydroklorid; Imidaprili Hydrochloridum; TA-6366. (*S*)-3-{*N*-[(*S*)-1-Ethoxycarbonyl-3-phenylpropyl]-L-alanyl}-1-methyl-2-oxoimidazoline-4-carboxylic acid hydrochloride.

Имидаприла Гидрохлорид

$C_{20}H_{27}N_3O_6$,HCl = 441.9.

CAS — *89371-37-9 (imidapril); 89396-94-1 (imidapril hydrochloride).*

ATC — *C09AA16.*

ATC Vet — *QC09AA16.*

UNII — *7NSF9GG1NU.*

(imidapril)

注：名称 Vitor 已用作咪达普利的商品名。

不良反应、处置和注意事项

参见 **ACEI**，第 1151 页。

药物相互作用

参见 **ACEI**，第 1154 页。

药动学

咪达普利是咪达普利拉二酸的前体药，是其活性代谢产物。口服吸收迅速但不完全；吸收率约 70%，食物可使其降低。咪达普利经肝代谢转变为咪达普利拉。口服咪达普利制剂后咪达普利拉的生物利用度约为 42%，7h 血药浓度达峰。咪达普利与咪达普利拉都可与血浆蛋白在一定程度上结合。口服药物约 40%经尿排泄，其他经粪排泄。咪达普利拉的最终半衰期大于 24h。血液透析可清除咪达普利和咪达普利拉。

1. Hoogkamer JFW, *et al.* Pharmacokinetics of imidapril and its active metabolite imidaprilat following single dose and during steady state in patients with impaired liver function. *Eur J Clin Pharmacol* 1997; **51:** 489–91.
2. Hoogkamer JFW, *et al.* Pharmacokinetics of imidapril and its active metabolite imidaprilat following single dose and during steady state in patients with chronic renal failure. *Eur J Clin*

Pharmacol 1998; **54:** 59–61.
3. Harder S, *et al.* Single dose and steady state pharmacokinetics and pharmacodynamics of the ACE-inhibitor imidapril in hypertensive patients. *Br J Clin Pharmacol* 1998; **45:** 377–80.
4. Tsuruoka S, *et al.* Clearance of imidapril, an angiotensin-converting enzyme inhibitor, during hemodialysis in hypertensive renal failure patients: comparison with quinapril and enalapril. *J Clin Pharmacol* 2007; **47:** 259–63.

用途和用法

咪达普利是 ACEI（第 1151 页）。用于高血压（第 1131 页）的治疗。咪达普利的活性主要是由于口服咪达普利制剂后转化为咪达普利拉。血流动力学的最大效应发生在给药后的 6～8h，而其最大效应在持续给药后的几周都可能不会发生。咪达普利通常以盐酸盐的形式口服。

治疗高血压时，盐酸咪达普利的常用初始剂量为 5mg，每日 1 次，饭前服用。有些患者使用 ACEI 开始治疗时会出现血压的突然下降，因此适宜在睡眠时间进行首次给药。年老者、有肝肾损伤或使用利尿药的患者，初始剂量应为每日 2.5mg；如果可能，应在咪达普利给药前的 2～3 天停用利尿药，如有必要随后可恢复用药。维持剂量通常为每日 10mg，如有需要可采用每日 20mg。老年患者的最高剂量为每日 10mg。

咪达普利用于治疗癌症患者的恶病质正在研究。

1. Robinson DM, *et al.* Imidapril: a review of its use in essential hypertension, type 1 diabetic nephropathy and chronic heart failure. *Drugs* 2007; **67:** 1359–78.

制剂

专利制剂

Arg.: Tanatril; ***Austria:*** Tanatril; ***Cz.:*** Tanatril; ***Fin.:*** Tanatril†; ***Fr.:*** Tanatril; ***Ger.:*** Tanatril; ***Gr.:*** Tanatril; ***Hong Kong:*** Tanatril; ***India:*** Tanatril; ***Indon.:*** Tanapress; ***Jpn:*** Tanatril; ***Malaysia:*** Tanatril; ***Philipp.:*** Norten; Vascor; ***Pol.:*** Tanatril; ***Port.:*** Cardipril; Tanatril†; ***Singapore:*** Tanatril; ***Spain:*** Hipertene; ***Thai.:*** Tanatril; ***UK:*** Tanatril.

多组分制剂 ***Philipp.:*** Norplus; Vascoride.

Indapamide（*BAN*，*USAN*，*rINN*）⊗ 吲达帕胺

Indapamid; Indapamida; Indapamidi; Indapamidum; SE-1520. 4-Chloro-*N*-(2-methylindolin-1-yl)-3-sulphamoylbenzamide.

Индапамид

$C_{16}H_{16}ClN_3O_3S$ = 365.8.

CAS — 26807-65-8 (anhydrous indapamide).

ATC — C03BA11.

ATC Vet — QC03BA11.

UNII — F089I0511L.

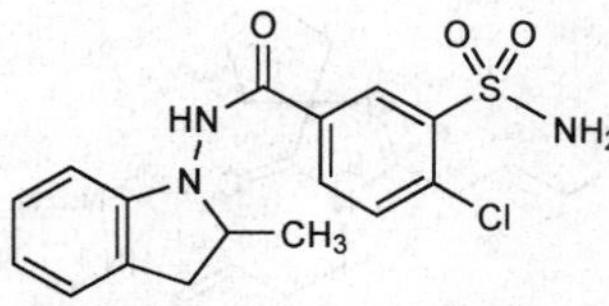

Pharmacopoeias. In *Chin.*, *Eur.* (see p.vii), and *US.*

Ph. Eur. 6.8（Indapamide） 白色或几乎白色。几乎不溶于水；溶于乙醇。避光。

USP 33（Indapamide） 白色至米色结晶性粉末。几乎不溶于水；溶于乙醇、冰醋酸、乙腈、乙酸乙酯和甲醇；极微溶于氯仿和乙醚。

不良反应、处置和注意事项

见氢氯噻嗪，第 1259 页。

对血液的影响 1 名 58 岁的女性患者[1]在接受吲达帕胺调释制剂治疗 18 个月后发生了舌黏膜出血，并发现有轻度的血小板减少症且出现了瘀点。停药后，出血现象立即停止；10 天内血小板计数恢复至正常，并且皮肤损伤迅速消失。

1. Hasanova EA, Agasiyeva NE. Bleeding associated with indapamide SR therapy. *Ann Pharmacother* 2005; **39:** 199–200.

对糖和脂类代谢的影响 少数研究报道在使用吲达帕胺治疗期间[1,3]，虽然个别患者血糖增高[4,5]，但整体来说血糖浓度并未发生变化。血清总胆固醇增高[2]和不变[3]也都有报道。一项对控释制剂的研究[6]并未发现任何生化上的不良变化。

1. Velussi M, *et al.* Treatment of mild-to-moderate hypertension with indapamide in type II diabetics: midterm (six months) evaluation. *Curr Ther Res* 1988; **44:** 1076–86.
2. Prisant LM, *et al.* Biochemical, endocrine, and mineral effects of indapamide in black women. *J Clin Pharmacol* 1990; **30:** 121–6.
3. Leonetti G, *et al.* Long-term effects of indapamide: final results of a two-year Italian multicenter study in systemic hypertension. *Am J Cardiol* 1990; **65:** 674–714.
4. Slotkoff L. Clinical efficacy and safety of indapamide in the treatment of edema. *Am Heart J* 1983; **106:** 233–7.
5. Beling S, *et al.* Long term experience with indapamide. *Am Heart J* 1983; **106:** 258–62.
6. Weidmann P. Metabolic profile of indapamide sustained-release in patients with hypertension: data from three randomised double-blind studies. *Drug Safety* 2001; **24:** 1155–65.

对电解质平衡的影响 截止到 2002 年，澳大利亚 Adverse Drug Reaction Advisory Committee（ADRAC）[1]已收到 164 例因吲达帕胺导致的低钠血症的报道，其中有 68 例还报道有低钾血症。大多数患者为老年女性。一项对这些病例的回顾性研究[2]发现，与使用氯噻嗪相比，使用吲达帕胺的患者更易发生低钠血症，虽然有人指出[3]自发性报道不能决定真实情况。ADRAC 建议应谨慎使用吲达帕胺。吲达帕胺的临床疗效可能并不优于低剂量的噻嗪类利尿药。

1. Australian Adverse Drug Reactions Advisory Committee (ADRAC). Indapamide and hyponatraemia. *Aust Adverse Drug React Bull* 2002; **21:** 11. Also available at: http://www.tga.health.gov.au/adr/aadrb/aadr0208.htm (accessed 06/07/04)
2. Chapman MD, *et al.* Hyponatraemia and hypokalaemia due to indapamide. *Med J Aust* 2002; **176:** 219–21.
3. Howes LG. Hyponatraemia and hypokalaemia caused by indapamide. *Med J Aust* 2002; **177:** 53–4.

对肾脏的影响 1 名 74 岁的老年患者发生的急性间质性肾炎与采用吲达帕胺治疗有关[1]。

1. Newstead CG, *et al.* Interstitial nephritis associated with indapamide. *BMJ* 1990; **300:** 1344.

对皮肤的影响 Netherlands Centre for Monitoring of Adverse Reactions to Drugs[1]收到了 16 个因异波帕胺而导致的皮疹的报道。报道中所有患者均使用异波帕胺每日 2.5mg 来治疗高血压。有 5 个病例其皮疹还伴有发热。所有这些病例其皮疹在停药后 14 天内均已消退，有 11 名患者后来还使用了噻嗪类利尿药、呋塞米或氯帕胺，均无复发。在向 WHO Collaborating Centre for International Drug Monitoring 报道的 188 个因异波帕胺而导致的皮疹的病例中，有 4 例为游走性红斑，2 例为表皮溶解坏死。有单独的作者报道了一个中毒性表皮坏死松解症的病例[2]。

1. Stricker BHC, Biriell C. Skin reactions and fever with indapamide. *BMJ* 1987; **295:** 1313–14.
2. Black RJ, *et al.* Toxic epidermal necrolysis associated with indapamide. *BMJ* 1990; **301:** 1280–1.

药物相互作用

见氢氯噻嗪，第 1260 页。

药动学

异波帕胺可通过胃肠道迅速而完全地吸收。消除过程为双相，全血半衰期约 14h。异波帕胺可与红细胞紧密结合。其代谢广泛。有报道 60%～70%的剂量经尿排泄，只有 5%～7%以原形排泄，有 16%～23%经粪排泄。血液透析不能清除异波帕胺，但有肾损伤的患者也不会发生药物累积。

1. Beermann B, Grind M. Clinical pharmacokinetics of some newer diuretics. *Clin Pharmacokinet* 1987; **13:** 254–66.
2. Schiavi P, *et al.* Pharmacokinetics of sustained and immediate release formulations of indapamide after single and repeated oral administration in healthy volunteers. *Fundam Clin Pharmacol* 2000; **14:** 139–46.

用途和用法

异波帕胺是一种利尿药，虽然其结构中不含噻嗪环，但却与噻嗪类利尿药有相似的作用和用途（详见氢氯噻嗪，第 1261 页）。用于高血压的治疗（第 1131 页），也可用于水肿，包括由心力衰竭（第 1127 页）引起的水肿。

有些国家将异波帕胺称为半氢氧化物。治疗高血压时，口服常用剂量为 1.25～2.5mg，每日 1 次，可单独使用或与其他抗高血压药合用；控释制剂的给药剂量为每日 1.5mg。剂量较高时，其利尿作用明显增加，而其他抗高血压作用则不明显，美国注册药品信息建议 4 周后剂量可增至 5mg。治疗水肿时，常用剂量为每日 2.5mg，每日 1 次；如有需要，1 周后可增至 5mg。

1. Chaffman M, *et al.* Indapamide: a review of its pharmacodynamic properties and therapeutic efficacy in hypertension. *Drugs* 1984; **28:** 189–235.
2. Robinson DM, Wellington K. Indapamide sustained release: a review of its use in the treatment of hypertension. *Drugs* 2006; **66:** 257–71.

制剂

BP 2010: Indapamide Tablets;
USP 33: Indapamide Tablets.

专利制剂

Arg.: Bajaten; Duremid†; Natrilix; Noranat; ***Austral.:*** Dapa-Tabs; Indahexal; Insig; Napamide; Natrilix; ***Austria:*** Fludex; ***Belg.:*** Docindapa; Fludex; ***Braz.:*** Indapen; Natrilix; ***Canad.:*** Lozide; ***Chile:*** Indapress; Natrilix; ***Cz.:*** Indap; Izepox; Rawel; Tertensif; ***Denm.:*** Fludex†; Indacar; Natrilix; ***Fin.:*** Natrilix; Tertensif; ***Fr.:*** Fludex; ***Ger.:*** Inda-Puren; Natrilix; ***Gr.:*** Dixamid; Fludex; Magniton-R; Transipen; ***Hong Kong:*** Agelan†; CP-Indap; Dapa-Tabs; Diflerix†; Frumeron†; Indalix; Millibar†; Natrilix; Rinalix; ***Hung.:*** Apadex; Narva; Pretanix; Rawel; ***India:*** Indicontin†; Inditor; Lorvas; Natrilix; ***Indon.:*** Natrilix; ***Irl.:*** Agelan; Inamide†; Napamide; Natrilix; ***Israel:*** Pamid; ***Ital.:*** Damide; Indaflex; Indamol; Indolin†; Ipamix; Millibar; Natrilix; Pressural; Veroxil; ***Malaysia:*** Dapa; Diflerix†; Napamide; Natrilix; Rinalix; ***Mex.:*** Natrilix; ***Neth.:*** Fludex; ***NZ:*** Napamide; Natrilix; ***Philipp.:*** Natrilix; Vazamide; ***Pol.:*** Apo-Indap; Diuresin; Indapen; Indapres; Indapsan; Indix; Ipres; Rawel; Tertensif; ***Port.:*** Arifon†; Eulex; Fludex; Fluidema; Indir; Norpress; Pamir; Rawel; Tandix; Vasodipin; ***Rus.:*** Akripamide (Акрипамид); Arifon (Арифон); Arindap (Ариндап); Indap (Индап); Indipam (Индипам); Indiur (Индиур); Ionik (Ионик); Lorvas (Лорвас); Rawel (Равел); Retapres (Ретапрес); ***S.Afr.:*** Adco-Dapamax; Catexan†; Daptril†; Hydro-Less; Indalix†; Lixamide†; Natrilix; ***Singapore:*** Dapa-Tabs; Napamide; Natrilix; Rinalix; ***Spain:*** Extur; Tertensif; ***Switz.:*** Fludapamide; Fludex; ***Thai.:*** Frumeron; Inpamide; Intril; Napamide; Natrilix; ***Turk.:*** Flubest; Fludex; Fludin; Flupamid; Flutans; Indamid; Indapen; Indurin; ***UAE:*** Indanorm; ***UK:*** Ethibide; Indipam; Natrilix; Nindaxa†; ***Ukr.:*** Arifon (Арифон); Indap (Индап); Indapen (Индапен); Indiure (Индиур); Indopress (Индопрес); Ipamid (Ипамид); Ravel (Равел); ***USA:*** Lozol†; ***Venez.:*** Natrilix.

多组分制剂 ***Arg.:*** Bipreterax; Preterax; ***Austral.:*** Coversyl Plus; Perindo Combi; ***Austria:*** Delapride; Predonium†; Preterax; ***Belg.:*** Bi Preterax; Coversyl Plus; Preterax; ***Braz.:*** Coversyl Plus; ***Canad.:*** Coversyl Plus; Preterax†; ***Cz.:*** Coverex Combi; Noliprel; Paraterax; Perinpa; Prenewel; Prestarium Combi; Prestarium Neo Combi; ***Denm.:*** Coversyl Comp Novum; ***Fin.:*** Coversyl Comp; Predonium†; ***Fr.:*** Bipreterax; Preterax; ***Ger.:*** Bipreterax; Coversum Combi; Preterax; ***Gr.:*** Dinapres; Pediur; Preterax; ***Hong Kong:*** Predonium; ***Hung.:*** Armix Komb; Armix Prekomb; Co-Prenessa; Coverex Komb; Coverex Prekomb; Noliprel†; Noriplex†; Pretanix Komb; ***India:*** Coversyl Plus; Perigard-D; Perigard-DF; Tenolol-D; ***Indon.:*** Bioprexum Plus; ***Irl.:*** Bipreterax; Coversyl Plus; Preterax; Prindavam; Teraxans; ***Ital.:*** Atinorm†; Delapride; Dinapres; Nor-Pa†; Normopress; Prelectal; Preterax; ***Malaysia:*** Coversyl Plus; ***Mex.:*** Preterax; ***Neth.:*** Coversyl Plus; Predonium; Preterax; Preterian; ***NZ:*** Coversyl Plus; Predonium; ***Philipp.:*** Bi-Preterax; Coversyl Plus; Preterax; ***Pol.:*** Co-Prenessa; Noliprel; Prestarium Plus; Tertensif Kombi; ***Port.:*** Bi Predonium; Bi Preterax; Imprex; Predonium; Preterax; Prilpa; Tecazo; ***Rus.:*** Enzix (Энзикс); Noliprel (Нолипрел); Noliprel A (Нолипрел А); Sonoprel (Сонопрел); ***S.Afr.:*** Bipreterax†; Coversyl Plus; Preterax; Prexum Plus; Vectoryl Plus; ***Singapore:*** Coversyl Plus; Preterax; ***Spain:*** Bipreterax; Preterax; ***Switz.:*** Coversum Combi; Preterax; ***Thai.:*** Coversyl Plus; ***Turk.:*** Coversyl Plus; Delapride; Perivel Plus; Preterax; Serperil Plus; ***UK:*** Coversyl Plus; ***Ukr.:*** Enzix (Энзикс)†; Noliprel (Нолипрел); Prestarium Combi (Престариум Комби); ***Venez.:*** Bipreterax; Preterax.

Indenolol Hydrochloride（*BANM*，*rINNM*）⊗盐酸茚诺洛尔

Hidrocloruro de indenolol; Indénolol, Chlorhydrate d'; Indenololi Hydrochloridum; Sch-28316Z (indenolol); YB-2. 1-*H*-Inden-4(or 7)-yloxy-3-isopropylaminopropan-2-ol hydrochloride.

Инденолола Гидрохлорид

$C_{15}H_{21}NO_2,HCl$ = 283.8.

CAS — 60607-68-3 (indenolol); 68906-88-7 (indenolol hydrochloride).

UNII — 2VLW0IV0ZQ.

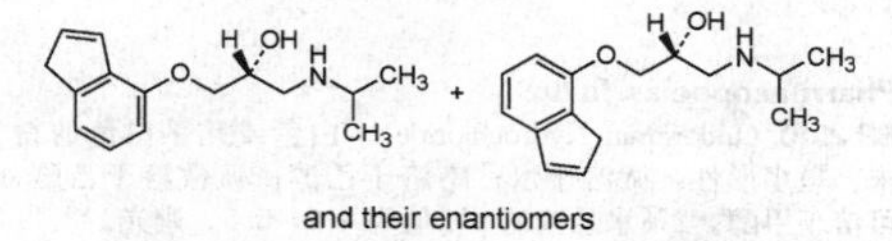

and their enantiomers

(indenolol)

Pharmacopoeias. In *Jpn.*

简介

茚诺洛尔是非心脏选择性的 β 受体阻滞剂（第 1181 页）。有报道它具有强大的膜稳定性和内在拟交感神经活性。

茚诺洛尔以盐酸盐的形式口服给药来治疗多种心血管疾病。

制剂

专利制剂

Ital.: Securpres†.

Indobufen（*rINN*）吲哚布芬

Indobufén; Indobufène; Indobufenum; K-3920. (±)-2-[4-(1-Oxoisoindolin-2-yl)phenyl]butyric acid.

Индобуфен

$C_{18}H_{17}NO_3$ = 295.3.

CAS — 63610-08-2.

ATC — B01AC10.

ATC Vet — QB01AC10.

UNII — 6T9949G4LZ.

简介

吲哚布芬是一种血小板聚集抑制剂，用于多种血栓性疾病（第 1146 页），其口服剂量为每日 200～400mg，每日 2 次。超过 65 岁的患者，应减量至每日 100～200mg。有肾损伤的患者也应减量（见下文）。非肠道给药时常用其钠盐形式。

1. Wiseman LR, *et al.* Indobufen: a review of its pharmacodynamic and pharmacokinetic properties, and therapeutic efficacy in cerebral, peripheral and coronary vascular disease. *Drugs* 1992; **44:** 445–64.
2. Bhana N, McClellan KJ. Indobufen: an updated review of its use in the management of atherothrombosis. *Drugs Aging* 2001; **18:** 369–88.

在肾损伤中的用法 有肾损伤的患者，吲哚布芬的剂量应减至 100～200mg，每日 2 次。肌酐清除率少于 30ml/min 的患者禁止使用吲哚布芬。

制剂

专利制剂

Austria: Ibustrin†; ***Cz.:*** Ibustrin; ***Ital.:*** Ibustrin; ***Mex.:*** Ibustrin; ***Pol.:*** Ibustrin; ***Port.:*** Ibustrin; ***Venez.:*** Ibustrin.

Indoramin Hydrochloride (*BANM, USAN, rINNM*) 盐酸吲哚拉明

Hidrocloruro de indoramina; Indoramine, Chlorhydrate d'; Indoramini Hydrochloridum; Wy-21901 (indoramin). *N*-[1-(2-Indol-3-ylethyl)-4-piperidyl]benzamide hydrochloride.

Индорамина Гидрохлорид

$C_{22}H_{25}N_3O,HCl = 383.9.$

CAS — 26844-12-2 (indoramin); 33124-53-7 (indoramin hydrochloride); 38821-52-2 (indoramin hydrochloride).

ATC — C02CA02.

ATC Vet — QC02CA02.

UNII — DQ0Z3K8W92.

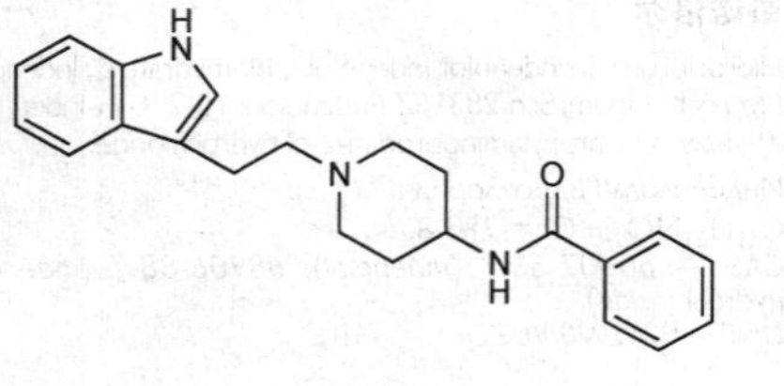

(indoramin)

Pharmacopoeias. In *Br.*

BP 2010 (Indoramin Hydrochloride) 白色或几乎白色的粉末。呈多形性。微溶于水；略溶于乙醇；极微溶于乙醚；可溶于甲醇。2%水悬液的 pH 值为 4.0～5.5。避光。

不良反应、处置和注意事项

使用吲哚拉明的患者最常见的不良反应是镇静和眩晕；口干、鼻塞、头痛、疲倦、抑郁和体重增加（几乎可以肯定是由于液体潴留造成）及射精障碍也可能发生。治疗剂量时通常不会发生心动过速，但可能会发生体位性低血压并可能会导致晕厥。有报道会发生锥体外障碍。

过量用药可能会发生昏迷、惊厥和低血压；有报道对动物可出现体温过低。急性中毒时，应进行对症及支持治疗；如果患者在 1h 内仍有症状，应考虑使用活性炭。

心衰患者禁用吲哚拉明；建议在使用吲哚拉明前应先控制早期心衰。应仔细观察有肝肾损伤、抑郁史、癫痫或帕金森病的患者。老年患者应减量。

由于吲哚拉明可引起嗜睡，驾驶员或操作机器的患者应谨慎使用。

白内障手术 就白内障手术期间的虹膜松弛综合征的患者服用 α 受体阻滞剂提出警告，详见**盐酸坦索罗辛**的**注意事项**项下**白内障手术**，第2117页。

对心理功能的影响 一项研究发现，在高血压患者的治疗过程中，合用吲哚拉明、噻嗪类利尿药和 β 受体阻滞剂可导致睡眠障碍和多梦[1]。

1. Marshall AJ, *et al.* Evaluation of indoramin added to oxprenolol and bendrofluazide as a third agent in severe hypertension. *Br J Clin Pharmacol* 1980; **10:** 217–21.

过量 1 位有长期酗酒史的 43 岁女性，在服用 100 片，每片 25mg 的吲哚拉明后死亡[1]。其主要临床特征有极度低迷、呼吸抑制、低血压和惊厥。虽然很好地控制了低血压，但 CNS 效应却可拮抗治疗的作用，且已证实可致命。其他临床特征包括反射消失、代谢性酸中毒、心动过速以及随后发生的缓慢（性）心律失常。另一项报道[2]指出，吲哚拉明导致的自体中毒与尖端扭转型室性心动过速有关。

1. Hunter R. Death due to overdose of indoramin. *BMJ* 1982; **285:** 1011.
2. Nisse P, *et al.* Torsade de pointes: a severe and unknown adverse effect in indoramin self-poisoning. *Int J Cardiol* 2009; **133:** e73–e75.

药物相互作用

利尿药及其他抗高血压药可增加吲哚拉明的降血压作用。有报道摄取乙醇可增加吲哚拉明吸收的速度和范围（见下文），还可增强其镇静作用，使用 MAOIs 的患者禁用吲哚拉明。

乙醇 一项对 9 名健康受试者的研究[1]发现，口服 50mg 吲哚拉明后，500mg/kg 的乙醇含量能显著提高其血药浓度。这一作用在早期最明显，与吸收相相对。由于乙醇的影响，其最高血药浓度可由 15.0ng/ml 增至 23.7ng/ml；药时曲线下面积可增加 25%。乙醇不会影响吲哚拉明静脉给药的药动学。这一结果说明，乙醇可能通过增强吲哚拉明的吸收或减少其首关清除使吲哚拉明的生物利用度提高。二者合用后的镇静作用强于单独应用其中任何一种药物的镇静效果。

1. Abrams SML, *et al.* Pharmacokinetic interaction between indoramin and ethanol. *Hum Toxicol* 1989; **8:** 237–41.

药动学

吲哚拉明可通过胃肠道迅速吸收，但首关清除多。有报道 90%可与血浆蛋白结合。半衰期为 5h，另有报道老年人的半衰期会延长。其代谢广泛，主要以代谢产物的形式经尿和粪排泄。有证据表明，吲哚拉明的某些代谢产物具有一些 α 肾上腺素受体阻滞活性。

老年人 5 名口服单剂量吲哚拉明的老年健康受试者其血浆半衰期为 6.6～32.8h，平均 14.7h[1]。这种半衰期的延长可能由老年人的清除减慢造成。

1. Norbury HM, *et al.* Pharmacokinetics of oral indoramin in elderly and middle-aged female volunteers. *Eur J Clin Pharmacol* 1984; **27:** 247–9.

用途和用法

吲哚拉明是选择性竞争性 α 肾上腺素受体阻滞剂（第 1114 页），与哌唑嗪有相似的活性（第 1321 页）；也有报道其有膜稳定性，是 H_1 受体和 5-羟色胺受体的竞争性拮抗剂。用于高血压（第 1131 页）的治疗和解除良性前列腺增生（第 2098 页）所至的泌尿系梗阻。也可用于预防偏头痛。

吲哚拉明以盐酸盐的形式口服，但剂量通常以碱基表示。11.0mg 盐酸吲哚拉明相当于 10mg 吲哚拉明。

治疗**高血压**时，第一次给药剂量为 25mg，每日 2 次，每隔 2 周加量 25～50mg，最高剂量为 200mg，每日 2～3 次。

治疗**良性前列腺增生**时，第一次给药剂量为 20mg，每日 2 次，如有需要，每 2 周加量 20mg，最高剂量为每日 100mg，分次给药。

老年人应减量。

1. Holmes B, Sorkin EM. Indoramin: a review of its pharmacodynamic and pharmacokinetic properties, and therapeutic efficacy in hypertension and related vascular, cardiovascular and airway diseases. *Drugs* 1986; **31:** 467–99.

偏头痛 普萘洛尔是最为人们广泛接受的预防偏头痛的药物（第 587 页）。许多其他药物也有使用包括吲哚拉明。在一项双盲研究[1]中报道了在减少偏头痛发生的频率方面，服用 25mg 吲哚拉明，每日 2 次，与服用双氢麦角胺甲磺酸同样有效。

1. Pradalier A, *et al.* Etude comparative indoramine versus dihydroergotamine dans le traitement préventif de la migraine. *Therapie* 1988; **43:** 293–7.

制剂

BP 2010: Indoramin Tablets.

专利制剂

Fr.: Vidora; ***Ger.:*** Wydora; ***Gr.:*** Wydora; ***Irl.:*** Doralese†; ***S.Afr.:*** Baratol†; ***UK:*** Baratol; Doralese.

Inositol Nicotinate (*BAN, rINN*) 烟酸肌醇

Inositol Niacinate *(USAN)*; Inositol, Nicotinate d'; Inositoli Nicotinas; Inositolinikotinaatti; Inositolnikotinat; Nicotinato de inositol; NSC-49506; Win-9154. *meso*-Inositol hexanicotinate; *myo*-Inositol hexanicotinate.

Инозитола Никотинат

$C_{42}H_{30}N_6O_{12} = 810.7.$

CAS — 6556-11-2.

ATC — C04AC03.

ATC Vet — QC04AC03.

UNII — A99MK953KZ.

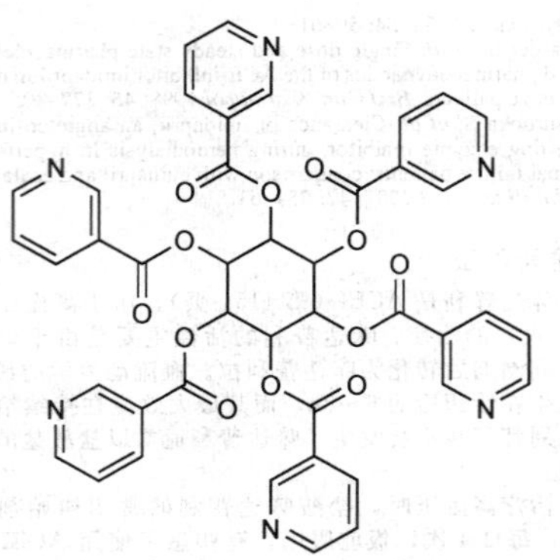

Pharmacopoeias. In *Br.*

BP 2010 (Inositol Nicotinate) 白色或几乎白色，无臭或几乎无臭的粉末。不溶于水、乙醇、丙酮和乙醚；微溶于氯仿；可溶于无机酸。

简介

烟酸肌醇是一种血管舒张药，可缓慢地水解为烟酸（第 1859 页）。口服用于治疗外周血管病（第 1137 页）。常用剂量为每日 3g，分次给药。如有需要可增至 4g。

烟酸肌醇可用于高脂血症。

制剂

BP 2010: Inositol Nicotinate Tablets.

专利制剂

Arg.: Evicyl†; ***Canad.:*** Nianate; ***Ger.:*** Nicolip†; ***Gr.:*** Hexaniton; ***Irl.:*** Hexogen†; Hexopal; ***Neth.:*** Palohex†; ***UK:*** Hexopal.

多组分制剂 ***Ger.:*** Zellaforte N Plus†; ***S.Afr.:*** Geratar†.

Irbesartan (*BAN, USAN, rINN*) 厄贝沙坦

BMS-186295; Irbesartaani; Irbésartan; Irbesartán; Irbesartanum; SR-47436. 2-Butyl-3-[*p*-(*o*-1*H*-tetrazol-5-ylphenyl)benzyl]-1,3-diazaspiro[4.4]non-1-en-4-one.

Ирбесартан

$C_{25}H_{28}N_6O = 428.5.$

CAS — 138402-11-6.

ATC — C09CA04.

ATC Vet — QC09CA04.

UNII — J0E2756Z7N.

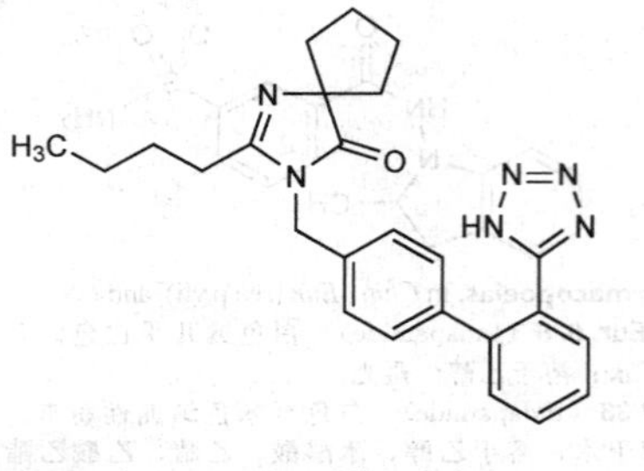

Pharmacopoeias. In *Eur.* (see p.vii) and *US.*

Ph. Eur 6.8 (Irbesartan) 为白色或几乎白色结晶性粉末。显示为多晶型。几乎不溶于水；难溶于甲醇；微溶于二氯甲烷。

USP 33 (Irbesartan) 白色至米色，结晶性粉末。几乎不溶于水；微溶于乙醇和二氯甲烷。30℃下密封贮藏。

不良反应和注意事项

见氯沙坦钾，第 1276 页。

药物相互作用

见氯沙坦钾，第 1276 页。

药动学

厄贝沙坦可通过胃肠道迅速吸收，口服生物利用度为 60%～80%。口服厄贝沙坦 1.5～2h 后可达最高血药浓度。与血浆蛋白结合率为 96%。部分经肝代谢，大部分经细胞色素 P450 同工酶 CYP2C9 代谢为无活性的代谢产物。药物以原形及代谢产物的形式经胆汁和尿排泄；口服或静脉给药的 20%经尿排泄，其中有少于 2%的药物原形。最终清除半衰期为 11～15h。

1. Sica DA, *et al.* The pharmacokinetics of irbesartan in renal failure and maintenance hemodialysis. *Clin Pharmacol Ther* 1997; **62:** 610–18.

2. Marino MR, *et al.* Pharmacokinetics and pharmacodynamics of irbesartan in healthy subjects. *J Clin Pharmacol* 1998; **38:** 246–55.
3. Marino MR, *et al.* Pharmacokinetics and pharmacodynamics of irbesartan in patients with hepatic cirrhosis. *J Clin Pharmacol* 1998; **38:** 347–56.
4. Vachharajani NN, *et al.* Oral bioavailability and disposition characteristics of irbesartan, an angiotensin antagonist, in healthy volunteers. *J Clin Pharmacol* 1998; **38:** 702–7.
5. Vachharajani NN, *et al.* The effects of age and gender on the pharmacokinetics of irbesartan. *Br J Clin Pharmacol* 1998; **46:** 611–13.
6. Sakarcan A, *et al.* The pharmacokinetics of irbesartan in hypertensive children and adolescents. *J Clin Pharmacol* 2001; **41:** 742–9.

用途和用法

厄贝沙坦是血管紧张素Ⅱ受体拮抗剂，与氯沙坦有相似的活性（第 1276 页）。用于高血压（第 1131 页）的治疗，包括高血压糖尿病患者并发肾疾病的治疗（见**氯沙坦**的用法项下**肾脏疾病**，第 1277 页）。氯沙坦对心衰的作用正在研究中。

氯沙坦主要通过口服给药。口服 3～6h 后其降血压作用达高峰，可持续至少 24h。治疗开始后 4～6 周其降血压作用达最大。

治疗**高血压**时，给药剂量为 150mg，每日 1 次，如有需要可增至 300mg，每日 1 次。超过 75 岁的老年患者、血容量过低的患者以及进行血液透析的患者，其首次给药剂量应减至 75mg，每日 1 次。

治疗有高血压的 2 型糖尿病患者并发的**肾脏疾病**时，氯沙坦的首次给药剂量应为 150mg，每日 1 次，维持治疗时增至 300mg，每日 1 次。

1. Ravera M, *et al.* Prevention and treatment of diabetic nephropathy: the program for irbesartan mortality and morbidity evaluation. *J Am Soc Nephrol* 2005; **16** (suppl 1): S48–S52.
2. Palmer AJ, *et al.* Irbesartan treatment of patients with type 2 diabetes, hypertension and renal disease: a UK health economics analysis. *Int J Clin Pract* 2007; **61:** 1626–33.
3. Flack JM. Maximising antihypertensive effects of angiotensin II receptor blockers with thiazide diuretic combination therapy: focus on irbesartan/hydrochlorothiazide. *Int J Clin Pract* 2007; **61:** 2093–1102.
4. Croom KF, Plosker GL. Irbesartan: a review of its use in hypertension and diabetic nephropathy. *Drugs* 2008; **68:** 1543–69.
5. Negro R. Endothelial effects of antihypertensive treatment: focus on irbesartan. *Vasc Health Risk Manag* 2008; **4:** 89–101.
6. Bramlage P, *et al.* The value of irbesartan in the management of hypertension. *Expert Opin Pharmacother* 2009; **10:** 1817–31.
7. Bramlage P, Schindler C. Differences in pharmacology and their translation into differences in clinical efficacy—a comparison of the renin angiotensin blocking agents irbesartan and losartan. *Expert Opin Pharmacother* 2010; **11:** 521–35.

儿童用法 一些小型研究表明厄贝沙坦用于儿童高血压似乎有很好的耐受性，而且可降低血压[1]。美国注册药品信息指出 6～16 岁高血压患儿，最高给药剂量为 4.5mg/kg，每日 1 次。若无效不再建议对此类患者用药。

有报道[2,3]指出，厄贝沙坦用于治疗慢性肾病患儿时，可降低血压和减少蛋白尿。体重为 10～20kg 的患儿，初次给药剂量为 37.5mg，每日 1 次。体重为 21～40kg 的患儿，初次给药剂量为 75mg，每日 1 次。体重超过 40kg 的患儿，给药剂量为 150mg，每日 1 次。如果血压反应不足，剂量可以增加 1 倍。

1. Sakarcan A, *et al.* The pharmacokinetics of irbesartan in hypertensive children and adolescents. *J Clin Pharmacol* 2001; **41:** 742–9.
2. Franscini LMD, *et al.* Effectiveness and safety of the angiotensin II antagonist irbesartan in children with chronic kidney diseases. *Am J Hypertens* 2002; **15:** 1057–63.
3. Gartenmann AC, *et al.* Better renoprotective effect of angiotensin II antagonist compared to dihydropyridine calcium channel blocker in childhood. *Kidney Int* 2003; **64:** 1450–4.

制剂

USP 33: Irbesartan and Hydrochlorothiazide Tablets; Irbesartan Tablets.

专利制剂

Arg.: Adana; Aprovel; Avapro; ***Austral.:*** Avapro; Karvea; ***Belg.:*** Aprovel; ***Braz.:*** Aprovel; Avapro; ***Canad.:*** Avapro; ***Chile:*** Aprovel; ***Cz.:*** Aprovel; Ifirmasta; Karvea; ***Denm.:*** Aprovel; ***Fin.:*** Aprovel; ***Fr.:*** Aprovel; ***Ger.:*** Aprovel; Karvea; ***Gr.:*** Aprovel; Karvea; ***Hong Kong:*** Aprovel; ***Hung.:*** Aprovel; ***India:*** Irovel; Xarb; ***Indon.:*** Aprovel; Elzar; Fritens; Iretensa; Irtan; Irvask; Irvell; ***Irl.:*** Aprovel; Irbesan; Karvea; ***Ital.:*** Aprovel; Karvea; ***Malaysia:*** Aprovel; ***Mex.:*** Aprovel; Avapro; ***Neth.:*** Aprovel; Karvea; ***Norw.:*** Aprovel; ***NZ:*** Karvea; ***Philipp.:*** Aprovel; Izart; ***Pol.:*** Aprovel; ***Port.:*** Abavil; Aprovel; Karvea; Trabiran; ***Rus.:*** Aprovel (Апровель); ***S.Afr.:*** Aprovel; Irbewin; ***Singapore:*** Aprovel; ***Spain:*** Aprovel; Karvea; ***Swed.:*** Aprovel; ***Switz.:*** Aprovel; ***Thai.:*** Aprovel; ***Turk.:*** Irda; Karvea; ***UK:*** Aprovel; ***Ukr.:*** Aprovel (Апровель); Irebetan (Ирбетан); ***USA:*** Avapro; ***Venez.:*** Aprovel.

多组分制剂 ***Arg.:*** Adana Plus; Avapro HCT; CoAprovel; ***Austral.:*** Avapro HCT; Karvezide; ***Belg.:*** CoAprovel; ***Braz.:*** Aprozide; ***Canad.:*** Avalide; ***Chile:*** CoAprovel; ***Cz.:*** CoAprovel; Karvezide; ***Denm.:*** CoAprovel; ***Fr.:*** CoAprovel; ***Ger.:*** CoAprovel; Karvezide; ***Gr.:*** CoAprovel; Karvezide; ***Hong Kong:*** CoAprovel; ***Hung.:*** CoAprovel; ***India:*** Xarb-H; ***Indon.:*** CoAprovel; Irtan Plus; ***Irl.:*** CoAprovel; Karvezide; ***Ital.:*** CoAprovel; Karvezide; ***Malaysia:*** CoAprovel; ***Mex.:*** Avalide; CoAprovel; ***Neth.:*** CoAprovel; Karvezide; ***Norw.:*** CoAprovel; ***NZ:*** Karvezide; ***Philipp.:*** CoAprovel; ***Port.:*** CoAprovel; Karvezide; ***Rus.:*** CoAprovel (Коапровель); ***S.Afr.:*** Co-Irbewin; CoAprovel; ***Singapore:*** CoAprovel; ***Spain:*** CoAprovel; Karvezide; ***Swed.:*** CoAprovel; ***Switz.:*** CoAprovel; ***Thai.:*** CoAprovel; ***Turk.:*** Co-Irda; Karvezide; ***UK:*** CoAprovel; ***USA:*** Avalide; ***Venez.:*** CoAprovel.

Isoprenaline (*BAN, rINN*) ⊗异丙肾上腺素

Isoprenaliini; Isoprenalin; Isoprenalina; Isoprénaline; Isoprenalinum; Isopropilarterenol; Isopropilnoradrenalina; Isopropilnorepinefrina; Isopropylarterenol; Isopropylnoradrenaline; Isoproterenol. 1-(3,4-Dihydroxyphenyl)-2-isopropylaminoethanol.

Изопреналин

$C_{11}H_{17}NO_3$ = 211.3.

CAS — 7683-59-2.

ATC — C01CA02; R03AB02; R03CB01.

ATC Vet — QC01CA02; QR03AB02; QR03CB01.

UNII — L628TT009W.

OH, H, HO, N, CH_3, HO, CH_3

Isoprenaline Hydrochloride (*BANM, rINNM*) ⊗盐酸异丙肾上腺素

Hidrocloruro de isoprenalina; Isoprenaliinihydrokloridi; Isoprénaline, chlorhydrate d'; Isoprenalin-hydrochlorid; Isoprenalinhydroklorid; Isoprenalini hydrochloridum; Isopropylarterenol Hydrochloride; Isopropylnoradrenaline Hydrochloride; Isoproterenol Hydrochloride; İzoprenalin Hidroklorür; Izoprenalin-hidroklorid; Izoprenalino hidrochloridas.

Изопреналина Гидрохлорид

$C_{11}H_{17}NO_3$,HCl = 247.7.

CAS — 51-30-9.

ATC — C01CA02; R03AB02; R03CB01.

ATC Vet — QC01CA02; QR03AB02; QR03CB01.

UNII — DIA2A74855.

Pharmacopoeias. In *Chin., Eur.* (see p.vii), *Int., Jpn,* and *US.*

Ph. Eur. 6.8 (Isoprenaline Hydrochloride) 白色或几乎白色的结晶性粉末。易溶于水；微溶于乙醇；几乎不溶于二氯甲烷。5%水溶液的 pH 值为 4.3～5.5。贮藏于密闭容器中。避光。

USP 33 (Isoproterenol Hydrochloride) 白色或几乎白色，无臭，结晶性粉末。暴露于空气和光照下会逐渐变黑。可溶于水（1∶3），可溶于乙醇（1∶50）；较少溶于无水乙醇；不溶于氯仿和乙醚。1%水溶液的 pH 值约为 5。其碱性溶液暴露于空气中时几乎马上变为粉色到粉褐色。贮藏于密闭容器中。避光。

Isoprenaline Sulfate (*rINNM*) ⊗硫酸异丙肾上腺素

Isoprenaliinisulfaatti; Isoprenalin sulfát dihydrát; Isoprénaline, sulfate d'; Isoprenaline Sulphate (*BANM*); Isoprenalini sulfas; Isoprenalini Sulfas Dihydricus; Isoprenalinsulfat; Isopropylarterenol Sulphate; Isopropylnoradrenaline Sulphate; Isoproterenol Sulfate; Izoprenalino sulfatas; Izoprenalin-szulfát; Izoprenaliny siarczan; Sulfato de isoprenalina.

Изопреналина Сульфат

$(C_{11}H_{17}NO_3)_2,H_2SO_4,2H_2O$ = 556.6.

CAS — 299-95-6 (anhydrous isoprenaline sulfate); 6700-39-6 (isoprenaline sulfate dihydrate).

ATC — C01CA02; R03AB02; R03CB01.

ATC Vet — QC01CA02; QR03AB02; QR03CB01.

UNII — 925FX3X776.

Pharmacopoeias. In *Eur.* (see p.vii), *Int.,* and *US.*

Ph. Eur. 6.8 (Isoprenaline Sulphate) 白色或几乎白色的结晶性粉末。易溶于水；极微溶于乙醇。5%水溶液的 pH 值为 4.3～5.5。贮藏于密闭容器中。避光。

USP 33 (Isoproterenol Sulfate) 白色或几乎白色，无臭，结晶性粉末。暴露于光线和空气中会逐渐变黑。可溶于水（1∶4）；极微溶于乙醇、氯仿、乙醚和苯。1%水溶液的 pH 值约为 5。其碱性溶液持续暴露于空气中几乎马上变为粉色到粉褐色。贮藏于密闭容器中。避光。

不良反应、处置和注意事项

见**拟交感神经药**，第 1351 页。异丙肾上腺素几乎只有 β 受体激动剂的性质，但也可兴奋 CNS；其主要不良反应包括心动过速、心律失常、心悸、低血压、震颤、头疼、多汗和面部潮红。长期使用异丙肾上腺素可导致腮腺增生。

有报道由于药物自身的酸性，长期使用舌下片剂可导致牙齿的严重损伤。舌下含服或吸入可使唾液着色或使唾液变红。

死亡率增加 有时可发现使用 β 受体激动剂的哮喘患者的死亡率和发病率增加，而死亡率和发病率增加与早期异丙肾上腺素吸入器的流行有关，详见**非诺特罗**，第　页。

药物相互作用

见**拟交感神经药**，第 1352 页。由于有发生心律失常的危险，异丙肾上腺素不应于其他强效 β 激动剂（如肾上腺素）合用。

茶碱 有报道使用异丙肾上腺素可增加茶碱的清除率，见**拟交感神经药**，第 1107 页。

药动学

由于在消化道会发生与硫酸盐结合，异丙肾上腺素口服给药后的活性要比肠外给药后显著降低。基于其可通过口腔黏膜吸收，故可以通过舌下给药，但此种途径却非常不稳定。在体内异丙肾上腺素可抗单胺氧化酶的代谢，但却可在肝、肺和其他组织通过儿茶酚氧位甲基转移酶代谢，随后其代谢产物在通过尿排泄之前被硫酸化。而硫酸化的异丙肾上腺素则是非活化的甲基化代谢产物，活性较弱。

静脉注射异丙肾上腺素，其血浆半衰期为 1min 到几分钟，这由注射速度的快慢决定；其几乎全部以药物原形经尿排泄，其代谢产物可在 24h 内排泄。有发现口服给药后发作更慢，血浆半衰期延长。有报道吸入异丙肾上腺素后其持续时间可延长至 2h；即使吸入较大的剂量也可以被很好地耐受。

1. Blackwell EW, *et al.* The fate of isoprenaline administered by pressurized aerosols. *Br J Pharmacol* 1970; **39:** 194P–195P.
2. Conolly ME, *et al.* Metabolism of isoprenaline in dog and man. *Br J Pharmacol* 1972; **46:** 458–72.
3. Blackwell EW, *et al.* Metabolism of isoprenaline after aerosol and direct intrabronchial administration in man and dog. *Br J Pharmacol* 1974; **50:** 587–91.
4. Reyes G, *et al.* The pharmacokinetics of isoproterenol in critically ill pediatric patients. *J Clin Pharmacol* 1993; **33:** 29–34.

用途和用法

异丙肾上腺素是一种拟交感神经药（第 1352 页），几乎只作用于 β 肾上腺素受体。对心脏有强大的刺激作用，可增加心排血量、兴奋性和心率，可舒张外周血管，降低舒张压，并且可维持或轻微升高收缩压。此外，异丙肾上腺素还有扩张支气管的作用。还可刺激 CNS。

异丙肾上腺素可用于对阿托品或多巴酚丁胺无反应的心动过缓的临时控制，用于心脏阻滞和 Stokes-Adams 发作，除非安装了心脏起搏器；但常优先选择其他药物。也作为休克（第 1143 页）、充血性心力衰竭（第1127页）和尖端扭转型室性心动过速（见**心律失常**，第1121页）的辅助治疗药物。高剂量异丙肾上腺素可用于 β 受体阻滞剂过量。异丙肾上腺素也用于先天性心脏缺损和冠脉疾病的诊断。

治疗**心脏疾病**时，异丙肾上腺素通常以盐酸盐形式静脉给药，同时控制 ECG；根据患者反应和状况调整剂量。紧急情况下，通常剂量为 0.5～5μg/min 缓慢静脉输注，虽然可能需要更高剂量。或者，起始缓慢静脉注射 20～60μg；如有必要再注射 10～200μg。非常紧急时，可心内注射 20μg（由熟悉该技术的人员操作）。情况不是那么紧急时，可肌内或皮下注射常规的起始剂量 200μg，然后根据反应调整剂量。可口服或舌下含服盐酸异丙肾上腺素片剂。

异丙肾上腺素可作为支气管扩张药治疗**可逆性呼吸道阻塞**，但现在首选拟交感神经药与选择性 $β_2$ 受体激动剂（如丁胺醇）合用（见**哮喘**，第 1072 页）。通常以其硫酸或盐酸盐的形式吸入给药，也可通过片剂舌下含服或静脉注射给药。低剂量注射又用于麻醉时控制支气管痉挛。

制剂

BP 2010: Isoprenaline Injection;
USP 33: Acetylcysteine and Isoproterenol Hydrochloride Inhalation Solution; Isoproterenol Hydrochloride and Phenylephrine Bitartrate Inhalation Aerosol; Isoproterenol Hydrochloride Inhalation Aerosol; Isoproterenol Hydrochloride Injection; Isoproterenol Hydrochloride Tablets; Isoproterenol Inhalation Solution; Isoproterenol Sulfate Inhalation Aerosol; Isoproterenol Sulfate Inhalation Solution.

专利制剂

Arg.: Proternal†; ***Austral.:*** Isuprel; ***Austria:*** Ingelan†; ***Belg.:*** Isuprel; ***Cz.:*** Isuprel†; ***Fr.:*** Isuprel; ***Gr.:*** Isuprel; Neo-Elixir; Saventrine†; ***Hung.:*** Isuprel†; ***India:*** Autohaler; Isolin; ***Indon.:*** Isuprel†; ***Israel:*** Isuprel; ***NZ:*** Isuprel; ***S.Afr.:*** Imuprel†; ***Singapore:*** Isuprel†; ***Spain:*** Aleudrina; ***Thai.:*** Isuprel; ***USA:*** Isuprel; Medihaler-Iso†.

多组分制剂 ***Austria:*** Ingelan†; ***Mex.:*** Isobutil†; ***Port.:*** Prelus†; ***Spain:*** Aldo Asma; Frenal Compositum; ***USA:*** Norisodrine with Calcium Iodide.

Isosorbide (*BAN*, *USAN*, *rINN*) ⊗异山梨醇

AT-101; Isosorbida; Isosorbidum; NSC-40725. 1,4:3,6-Dianhydro-D-glucitol.

Изосорбид

$C_6H_{10}O_4$ = 146.1.

CAS — *652-67-5.*

UNII — *WXR179L51S.*

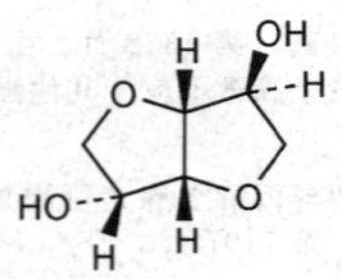

Pharmacopoeias. In *Jpn.*

US includes Isosorbide Concentrate.

USP 33 (Isosorbide Concentrate) 其水溶液含异山梨醇 70.0%～80.0%（质量分数）。无色或微黄色液体。溶于水和乙醇。贮藏于密闭容器中。避光。

简介

异山梨醇是一种渗透性利尿药，与甘露醇有相似的性质（第 1280 页）。有报道与其他口服渗透性利尿药相比异山梨醇较少引起恶心和呕吐。

异山梨醇用于急性青光眼或手术前短期降低眼内压（第 1785 页）。常用口服剂量为 1～3g/kg，每日 2～4 次。通常 30min 内起效，持续 5～6h。

制剂

USP 33: Isosorbide Concentrate; Isosorbide Oral Solution.

专利制剂

USA: Ismotic†.

Isosorbide Dinitrate (*BAN*, *USAN*, *rINN*) **硝酸异山梨酯**

Dinitrato de isosorbida; ISDN; Isosorbid dinitrát; Isosorbiddinitrat; Isosorbide, dinitrate d'; Isosorbidi dinitras; Isosorbididinitraatti; Izosorbid Dinitrat; Izosorbido dinitratas; Izosorbidu diazotan; Izoszorbid-dinitrát; Sorbide Nitrate. 1,4:3,6-Dianhydro-D-glucitol 2,5-dinitrate.

Изосорбида Динитрат

$C_6H_8N_2O_8$ = 236.1.

CAS — *87-33-2.*

ATC — *C01DA08; C05AE02.*

ATC Vet — *QC01DA08; QC05AE02.*

UNII — *IA7306519N.*

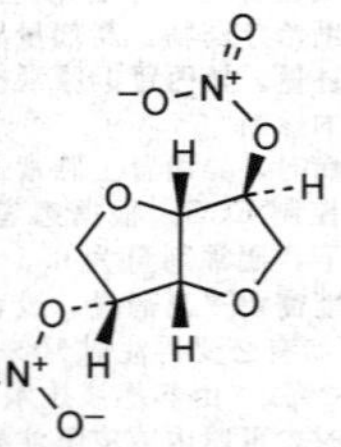

Pharmacopoeias. In *Chin.* and *Jpn.*

Eur. (see p.vii), *Int.*, and *US* include diluted isosorbide dinitrate.

Ph. Eur. 6.8 (Isosorbide Dinitrate, Diluted) 硝酸异山梨酯和一水合乳糖或甘露醇的干燥混合物。这一可稀释产物的溶解性取决于稀释液及其浓度。避光。

未溶解硝酸异山梨酯是一细微的白色结晶性粉末。极微溶于水；略溶于乙醇；易溶于丙酮。

USP 33 (Diluted Isosorbide Dinitrate) 硝酸异山梨酯（通常约 25%）和乳糖、甘露醇或其他惰性赋形剂的干燥混合物，添加后者主要是为了防止发生爆炸。还适当包含 1% 的固形剂（如磷酸铵）。象牙白，无臭粉末。贮藏于密闭容器中。

未溶解硝酸异山梨酯为白色蔷薇状共晶组织（crystalline rosettes）。极微溶于水；略溶于乙醇；易溶于丙酮；易溶于氯仿。

管理 非稀释性硝酸异山梨酯如果经震荡或过热可能会发生爆炸。

稳定性 使用 PVC 塑料材质进行静脉滴注时硝酸异山梨酯从溶液中的损失为 30%，但使用聚烯烃或玻璃输液器时损失则很小[1]。另一项研究报道，使用 PVC 容器将硝酸异山梨酯储存于 21℃超过 24h，其浓度可降低 23%；大部分损失发生于最初的 6h。相似的情况下硝酸异山梨酯储存于玻璃瓶或聚乙烯、尼龙和聚丙烯制成的袋子中也有潜在的发生损失的可能[2]。

1. Kowaluk EA, *et al.* Drug loss in polyolefin infusion systems. *Am J Hosp Pharm* 1983; **40:** 118–19.
2. Martens HJ, *et al.* Sorption of various drugs in polyvinyl chloride, glass, and polyethylene-lined infusion containers. *Am J Hosp Pharm* 1990; **47:** 369–73.

不良反应、处置和注意事项

见硝酸甘油，第 1248 页。

对血液的影响 2 名 G6PD 缺乏的患者发生了溶血，他们在治疗时都使用硝酸异山梨酯[1]。

1. Aderka D, *et al.* Isosorbide dinitrate-induced hemolysis in G6PD-deficient subjects. *Acta Haematol (Basel)* 1983; **69:** 63–4.

头痛 硝酸盐疗法最常见的不良反应就是头痛，通常在几天后可缓解。有报道[1]硝酸异山梨酯疗法与严重的持续的偏头痛并发同侧眼交感神经麻痹有关。

1. Mueller RA, Meienberg O. Hemicrania with oculosympathetic paresis from isosorbide dinitrate. *N Engl J Med* 1983; **308:** 458–9.

超敏反应 两种情况可诱发喉部水肿，第一种情况为女性使用硝酸异山梨酯喷雾后[1]；第二种情况为舌下含服硝苯地平可导致由硝酸盐引发的喉部肿胀的发生率显著提高，其原因为硝酸盐。

1. Silfvast T, *et al.* Laryngeal oedema after isosorbide dinitrate spray and sublingual nifedipine. *BMJ* 1995; **311:** 232.

对硝酸盐的耐受性 持续使用有机硝酸盐可使机体对其血流动力学效应产生耐受；有关硝酸盐耐受的概况，详见**硝酸甘油的注意事项**，第 1249 页。

一项对 12 名有慢性稳定性心绞痛患者的研究[1]显示，硝酸异山梨酯 30mg，每日 2～3 次，使用 1 周后，与安慰剂相比在 5h 时段内的跑台行走时间延长。与此相反，硝酸异山梨酯 30mg，每日 4 次，使用 1 周后，跑台行走时间延长，但 3h 或 5h 后却未出现延长。这些结果支持了下面的假设，如果少服一次药物，使机体处于一个无硝酸盐或低硝酸盐的状态，则可维持硝酸异山梨酯的临床疗效。

对 24 名长期舌下含服硝酸异山梨酯治疗心绞痛的患者的疗效进行评估[2]。舌下含服可使动脉收缩压、左心室舒张末压和冠脉舒张程度较未接受慢性疗法的患者小。

1. Parker JO, *et al.* Effect of intervals between doses on the development of tolerance to isosorbide dinitrate. *N Engl J Med* 1987; **316:** 1440–4.
2. Naito H, *et al.* Effects of sublingual nitrate in patients receiving sustained therapy of isosorbide dinitrate for coronary artery disease. *Am J Cardiol* 1989; **64:** 565–68.

水肿 有报道 3 名接受硝酸异山梨酯的心衰患者发生了踝部水肿[1]。

1. Rodger JC. Peripheral oedema in patients treated with isosorbide dinitrate. *BMJ* 1981; **283:** 1365–6.

药物相互作用

见硝酸甘油，第 1249 页。

丙吡胺 使用丙吡胺可使舌下含服硝酸异山梨酯的效力降低[1]。其相互作用主要是由于其抗毒蕈碱活性导致的唾液分泌减少，抑制了硝酸异山梨酯舌下含片的分解。

1. Barletta MA, Eisen H. Isosorbide dinitrate-disopyramide phosphate interaction. *Drug Intell Clin Pharm* 1985; **19:** 764.

药动学

与硝酸甘油类似，硝酸异山梨酯可通过口腔黏膜迅速吸收。也可通过口服给药迅速吸收，但由于硝酸异山梨酯在肝有广泛的首关代谢以及系统前清除效应，使其生物利用度降低。硝酸异山梨酯也可制成软膏经皮肤吸收。

其抗心绞痛作用在舌下含服后，2～5min 起效，持续 1～2h。口服常规剂量片剂后，1h 内起效，持续 4～6h。

硝酸异山梨酯分布广泛，表观分布容积大。其可通过血管平滑肌细胞吸收，硝酸基可被分解为无机硝酸盐然后又被分解为一氧化氮。在肝内被迅速代谢，主要活性代谢产物为 2-硝酸异山梨酯和 5-硝酸异山梨酯（见下文单**硝酸异山梨酯**）。

舌下含服后，硝酸异山梨酯的血浆半衰期为 45～60min。有报道静脉和口服给药后其血浆半衰期分别为 20min 和 4h。长期使用，由于代谢产物 5-硝酸异山梨酯的堆积使肝硝酸异山梨酯的提取减少，导致半衰期延长。两种主要代谢产物的半衰期均长于原化合物。

1. Abshagen U, *et al.* Pharmacokinetics and metabolism of isosorbide-dinitrate after intravenous and oral administration. *Eur J Clin Pharmacol* 1985; **27:** 637–44.
2. Straehl P, Galeazzi RL. Isosorbide dinitrate bioavailability, kinetics, and metabolism. *Clin Pharmacol Ther* 1985; **38:** 140–9.
3. Thadani U, Whitsett T. Relationship of pharmacokinetic and pharmacodynamic properties of the organic nitrates. *Clin Pharmacokinet* 1988; **15:** 32–43.
4. Schneider W, *et al.* Concentrations of isosorbide dinitrate, isosorbide-2-mononitrate and isosorbide-5-mononitrate in human vascular and muscle tissue under steady-state conditions. *Eur J Clin Pharmacol* 1990; **38:** 145–7.
5. Vogt D, *et al.* Pharmacokinetics and haemodynamic effects of ISDN following different dosage forms and routes of administration. *Eur J Clin Pharmacol* 1994; **46:** 319–24.
6. Bergami A, *et al.* Pharmacokinetics of isosorbide dinitrate in healthy volunteers after 24-hour intravenous infusion. *J Clin Pharmacol* 1997; **37:** 828–33.

用途和用法

硝酸异山梨酯是一种血管舒张药，与硝酸甘油性质相似（第 1249 页）。用于心绞痛（第 1718 页）和心力衰竭的治疗（见下文）。其对心肌梗死的作用也在研究中（第 1135 页）。

硝酸异山梨酯可通过舌下、口服、经皮或静脉给药。

治疗**心绞痛**时，虽然硝酸甘油由于其起效快而常作为首选，但硝酸异山梨酯可通过舌下含片或喷雾来减轻急性发作时的痛苦。硝酸异山梨酯可在活动和紧张前使用以预防心绞痛发作。急性心绞痛的常用剂量为 2.5～10mg，舌下含服。作为替代，可直接舌下喷雾 1～3 次，每次 1.25mg。

硝酸异山梨酯也可用于心绞痛的长期治疗，用法为每日 20～120mg，根据患者的需要分次口服。为了防止不良反应的发生应逐渐增量，最高可达每日 240mg，分次使用。可使用同等剂量的控释制剂。也可使用透皮制剂如局部喷雾或软膏。

治疗不稳定性心绞痛时，可静脉滴注硝酸异山梨酯。应根据患者的反应来调整剂量：2～12mg/h 都比较合适，但有些患者可能需要增至 20mg/h。输液器中的一些塑料可能会吸附硝酸异山梨酯（见上文**稳定性**），因此要对这部分损耗进行一定的补充。

经皮冠状动脉成形术中，可经冠状动脉内给予硝酸异山梨酯，以延长气囊膨胀时间，同时预防或解除冠脉痉挛。只有经证实可冠脉内使用的硝酸异山梨酯注射液可经此途径给药，普通的静脉内使用制剂可能含有添加剂，如果注射进已有病变的冠脉血管则可产生有害作用。制成药丸的常用剂量为 1mg，于气囊充气前使用。建议使用的最大剂量为 5mg，30min 内用完。

硝酸异山梨酯也可用于**心力衰竭**的治疗。每 2h 舌下给药 5～10mg，或每日 60～160mg，分次口服。口服剂量根据需要增至每日 240mg。也可静脉内给药，剂量则应依照上述心绞痛的静脉内给药标准。与肼屈嗪口服合并用药，也见于自我报告的黑人患者中。每日 3 次，每次给 20mg 硝酸异山梨酯和 37.5mg 盐酸肼屈嗪。必要时，剂量可以加倍。

心力衰竭 尽管直接作用的血管扩张剂并没有在慢性心衰控制中起主导作用（第 1127 页）。有一些证据表明肼屈嗪和硝酸异山梨酯也许有帮助[1]，尽管对死亡率影响比 ACEI 小[2]。亚群分析表明作用效果在黑人患者上更明显，并且随后在黑人患者的研究[3]发现应用硝酸异山梨酯和肼屈嗪在治疗剂量上会增加发病率和死亡率。

1. Cohn JN, *et al.* Effect of vasodilator therapy on mortality in chronic congestive heart failure: results of a Veterans Administration Cooperative Study. *N Engl J Med* 1986; **314:** 1547–52.
2. Cohn JN, *et al.* A comparison of enalapril with hydralazine-isosorbide dinitrate in the treatment of chronic congestive heart failure. *N Engl J Med* 1991; **325:** 303–10.
3. Taylor AL, *et al.* African-American Heart Failure Trial Investigators. Combination of isosorbide dinitrate and hydralazine in blacks with heart failure. *N Engl J Med* 2004; **351:** 2049–57. Correction. *ibid.* 2005; **352:** 1276.

非血管疾病 也有尝试将硝酸盐（如硝酸异山梨酯）用于其他情况的，包括肛裂、勃起功能障碍、产科及妇科疾病、食管动力疾病（如麻痹和痉挛）和疼痛。这些用法的详情在**硝酸甘油**中描述（第 1249 页）。

制剂

BP 2010: Isosorbide Dinitrate Injection; Isosorbide Dinitrate Sublingual Tablets; Isosorbide Dinitrate Tablets;

USP 33: Isosorbide Dinitrate Chewable Tablets; Isosorbide Dinitrate Extended-release Capsules; Isosorbide Dinitrate Extended-release Tablets; Isosorbide Dinitrate Sublingual Tablets; Isosorbide Dinitrate Tablets.

专利制剂

Arg.: Cortespasmo†; Isoket; Isordil; ***Austral.:*** Isordil; Sorbidin; ***Austria:*** Cedocard; Hexanitrat†; Iso Mack; Isoket; Vasorbate†; ***Belg.:*** Cedocard; ***Braz.:*** Angil; Dilatrat†; Isorbid†; Isordil; ***Canad.:*** Apo-ISDN; Cedocard; Novo-Sorbide; ***Cz.:*** Apo-ISDN†; Cardiket; Dinisan†; Iso Mack; Isoket; Isopelet; Maycor†; ***Denm.:*** Cardopax; ***Fin.:*** Dinit; Nitrosid; ***Fr.:*** Isocard; Langoran; Risordan; ***Ger.:*** Diconpin; duranitrat†; Iso Mack†; Iso-Puren; Isoket; Jenacard; Nitrosorbon; TD Spray Iso Mack†; ***Gr.:*** Isotrate; Orbipront; Pensordil; Risordan; ***Hong Kong:*** Apo-ISDN; Isoket; Isorem; Sorbidin; ***Hung.:*** Iso

Mack†; Isoket†; **India:** Anzidin; Isordil; Sorbitrate; **Indon.:** Cedocard; Farsorbid; Hapisor†; Isoket; Isorbid; Isordil†; Sorbidin†; Vascardin; **Irl.:** Isoket; **Israel:** Cordil; Isocardide†; Isoket; Isolong; Isotard†; **Ital.:** Carvasin; Diniket; Nitrosorbide; **Jpn:** Antup; Isobide; Nitorol; **Malaysia:** Apo-ISDN†; Isoket; Isordil†; Nitorol†; **Mex.:** Biderit†; Biordyn; Debisor; Insucar; Isoket; Isorbid; Zanisor; **Neth.:** Cedocard; Isordil; **Norw.:** Sorbangil; **NZ:** Coronex†; **Philipp.:** Bideren; Flasorbid; Isobar; Isobenil; Isoket; Isordil; Nitrosorbon; Novisor; **Pol.:** Aerosonit; Cardonit†; Isoket; Sorbonit; **Port.:** Flindix; Isoket; **Rus.:** Isoket (Изокет); Isolong (Изолонг); Kardiket (Кардикет); **S.Afr.:** Angi-Spray†; Dinospray; Isoket; Isordil; **Singapore:** Apo-ISDN; Isoket; Isordil†; **Spain:** Iso; Isordil†; **Swed.:** Sorbangil; **Switz.:** Acordin†; Esconitro†; Iso Mack; Isoket; Isosifar†; Sorbidilat; **Thai.:** Angitrit; Corodil; Hartsorb; Isobide; Isobinate; Isoket; Isordil†; Isorem; Isotrate; Sorbidin; Sornil; **Turk.:** Cardioket; Isordil; Nitrofix; **UK:** Angitak; Cedocard†; Isoket; **Ukr.:** Isodinitrat (Изодинитрат); **USA:** Dilatrate; Isochron; Isordil; **Venez.:** Isoket; Isomack; Isordil†.

多组分制剂 **Austria:** Viskenit†; **USA:** BiDil.

Isosorbide Mononitrate (*BAN, USAN, rINN*) 单硝酸异山梨酯

AHR-4698; BM-22145; IS-5-MN; Isosorbid mononitrát; Isosorbide, mononitrate d'; Isosorbide-5-mononitrate; Isosorbidi mononitras; Izosorbid Mononitrat; Izosorbido mononitratas; Izoszorbid-mononitrát; Mononitrato de isosorbida. 1,4:3,6-Dianhydro-D-glucitol 5-nitrate.

Изозорбида Мононитрат

$C_6H_9NO_6$ = 191.1.

CAS — 16051-77-7.

ATC — C01DA14.

ATC Vet — QC01DA14.

UNII — LX1OH63030.

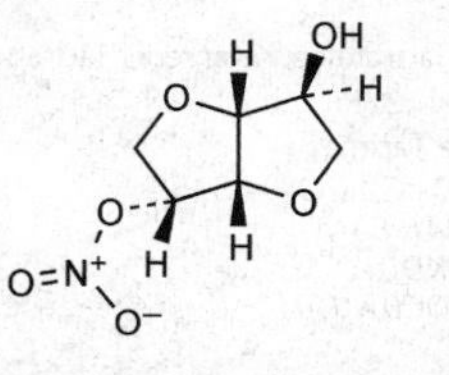

Pharmacopoeias. *Eur.* (see p.vii) and *US* include diluted isosorbide mononitrate.

Ph. Eur. 6. 8 (Isosorbide Mononitrate, Diluted) 单硝酸异山梨酯和水合乳糖或甘露醇的干燥混合物。稀释性单硝酸异山梨酯的可溶性决定于稀释液及其浓度。避光。

非稀释性单硝酸异山梨酯是白色结晶性粉末。易溶于水、乙醇、丙酮和二氯甲烷。

USP 33 (Diluted Isosorbide Mononitrate) 单硝酸异山梨酯和乳糖或其他合适的赋形剂（以保证安全）的干燥混合物。于20～30℃密闭贮藏。

不良反应、处置和注意事项

见**硝酸甘油**，第 1248 页。

肌痛极少见于报道。

药物相互作用

见**硝酸甘油**，第 1249 页。

药动学

单硝酸异山梨酯易通过胃肠道吸收。口服常规片剂后，30min～1h 可达血浆峰浓度；20min 内起效，持续8～10h。与硝酸异山梨酯不同，单硝酸异山梨酯在肝不会发生首关清除效应，因此其生物利用度接近于100%。单硝酸异山梨酯表观分布容积较大。可被血管平滑肌吸收，其硝酸基可被分解为无机亚硝酸盐，随后再被分解为一氧化氮。单硝酸异山梨酯经代谢成为无活性的代谢产物，包括异山梨酯和葡萄糖酸异山梨酯。只有 2%的单硝酸异山梨酯以药物原形经尿排泄。有报道其半衰期为 4～5h。

1. Taylor T, *et al.* Isosorbide 5-mononitrate pharmacokinetics in humans. *Biopharm Drug Dispos* 1981; **2:** 255–63.
2. Thadani U, Whitsett T. Relationship of pharmacokinetic and pharmacodynamic properties of the organic nitrates. *Clin Pharmacokinet* 1988; **15:** 32–43.
3. McClennen W, *et al.* The plasma concentrations of isosorbide 5-mononitrate (5-ISMN) administered in an extended-release form to patients with acute myocardial infarction. *Br J Clin Pharmacol* 1995; **39:** 704–8.
4. Hutt V, *et al.* Evaluation of the pharmacokinetics and absolute bioavailability of three isosorbide-5-mononitrate preparations in healthy volunteers. *Arzneimittelforschung* 1995; **45:** 142–5.
5. Baxter T, Eadie CJ. Twenty-four hour plasma profile of sustained-release isosorbide mononitrate in healthy volunteers and in patients with chronic stable angina: two open label trials. *Br J Clin Pharmacol* 1997; **43:** 333–5.

用途和用法

单硝酸异山梨酯是血管扩张药硝酸异山梨酯的活性代谢产物，用于心绞痛（第 1118 页）和心力衰竭（第 1127 页）的长期治疗。在心肌梗死方面的作用也正在研究中（详见下文）。

口服常用剂量为 20mg，每日 2～3 次，给药剂量20～120mg 均可。已研制出用于心绞痛的口服控释制剂。

心肌梗死 心肌梗死（第 1135 页）的长期治疗涉及许多药物，有些患者，如心肌局部缺血或左心室功能低下，可能需要长期使用硝酸盐，尽管近期的研究对其作为常规用药产生质疑。GISSI-3 研究[1]发现，梗死灶形成 6 周后，硝酸甘油经皮给药已无显著疗效；ISIS-4 研究[2]发现，表现上看口服单硝酸异山梨酯对 35 天的死亡率没有影响。

1. Gruppo Italiano per lo Studio della Sopravvivenza nell'Infarto Miocardico. GISSI-3: effects of lisinopril and transdermal glyceryl trinitrate singly and together on 6-week mortality and ventricular function after acute myocardial infarction. *Lancet* 1994; **343:** 1115–22.
2. ISIS-4 (Fourth International Study of Infarct Survival) Collaborative Group. ISIS-4: a randomised factorial trial assessing early oral captopril, oral mononitrate, and intravenous magnesium sulphate in 58 050 patients with suspected acute myocardial infarction. *Lancet* 1995; **345:** 669–85.

骨质疏松症 单硝酸异山梨酯可用于骨质疏松症的治疗（更多常规治疗见第 1050 页）。对 60 名绝经后但没有骨折史女性的研究发现每日口服 20mg 单硝酸异山梨酯可产生与每周服用 70mg 阿仑唑奈相同的增加骨矿物质作用。

1. Nabhan AF, Rabie NH. Isosorbide mononitrate versus alendronate for postmenopausal osteoporosis. *Int J Gynaecol Obstet* 2008; **103:** 213–16.

终止妊娠 妊娠终止前使用单硝酸异山梨酯可促使子宫颈成熟，详见**硝酸甘油**项下**妇产科**，第 1250 页。

静脉曲张性出血 使用单硝酸异山梨酯治疗静脉曲张导致的出血，详见**硝酸甘油**项下内容，第 1251 页。

制剂

BP 2010: Isosorbide Mononitrate Tablets; Prolonged-release Isosorbide Mononitrate Tablets;
USP 33: Isosorbide Mononitrate Extended-Release Tablets; Isosorbide Mononitrate Tablets.

专利制剂

Arg.: Cilatron; Isolan†; Medocor; Monoket; Monotrin; **Austral.:** Arsorb†; Duride; Imdur; Imtrate; Isomonit; Monodur; **Austria:** Elantan; Epicordin†; Isomonat; Mono Mack; Monoket; Myocardon mono; Olicardin; **Braz.:** Cincordil; Coronar; Monocordil; Revange†; **Canad.:** Apo-ISMN; Imdur; **Chile:** Ismo; Mono Mack†; Monopack; **Cz.:** Conpin; Effox†; Imdur†; Ismin†; Mono Mack; Monosan; Monosor; Monotab; Olicard; Sorbimon; **Denm.:** Fem-Mono; Imdur; Isodur; **Fin.:** Imdur; Isangina; Ismexin; Ismox; Isosor; Ormox; **Fr.:** Monicor; **Ger.:** Coleb; Conpin; Corangin; duramonitat†; Elantan; IS 5 Mono; Ismanton; Ismo; Isomonit; Moni-Sanorania; Monit-Puren; Mono Acis†; mono corax; Mono Mack; Mono Wolff†; Monobeta; Monoclair; Monolong; Mononitrat; Monopur; Nitrolingual protect; Olicard; Orasorbil†; Sigacora†; Turimonit; **Gr.:** Angioval; Dilavenil; G-Dil; Imdur; Isomon; Monoginal; Monoket; Monorythm; Monosordil; Nitramin; Nitrilan; Procardol; **Hong Kong:** Apo-ISMN; Duride; Elantan; Imdex; Imdur; Monocinque; **Hung.:** Cardisorb†; Isospan; Mono Mack; Olicard; Rangin; Sorbimon†; **India:** 5-Mono; IHD; Ismo; Isomin; Monicor; Monocontin; Monosorbitrate; Monotrate; **Indon.:** Cardismo; Imdur; Isomonit; Monecto; Pentacard; **Irl.:** Cardox; Elantan; Imdur; Isomel; Isomonit; Sormon; **Israel:** Monocord; Monolong; Mononit; **Ital.:** Duronitrin; Elan; Ismo; Kiton†; Leicester; Monocinque; Monoket; Nitrex†; Vasdilat; **Malaysia:** Duride; Elantan; Imdex; Imdur; Ismo; **Mex.:** Elantan; Imdur; Kenbrid; Mono Mack†; Monocorat; **Neth.:** Mono-Cedocard; Promocard; **Norw.:** Imdur; Ismo; Monoket; **NZ:** Corangin; Duride; Imtrate; Ismo; **Philipp.:** Angistad; Elantan; Imdur; Isomonit; Monosorb; Vasotrate; **Pol.:** Effox; Isomonit†; Izonit†; Mono Mack; Mono Tad; Monocard; Mononit; Monosan; Olicard; **Port.:** Amplexol†; Imdur; Ismo; Monoket; Mononitril†; Monopront; Orasorbil; **Rus.:** Effox (Эффокс); Monisol (Монизол); Mono Mack (Моно Мак); Monocinque (Моночинкве); Monolong (Монолонг); Monosan (Моносан); Olicard (Оликард); Pektrol (Пектрол); **S.Afr.:** Angitrate†; Elantan; Imdur; Ismo; Monicor; **Singapore:** Elantan; Imdex; Imdur; Ismo; Vasotrate; **Spain:** Cardionil; Cardiovas†; Coronur; Dolak; Isonitril†; Pertil; Uniket; **Swed.:** Fem-Mono†; Imdur; Ismo; Isodur†; Monoket; **Switz.:** Corangine; **Thai.:** Elantan; Imdex; Imdur; Ismo; Isopen; Monolin; Monotrate; Solotrate; **Turk.:** Isorat; Monodur; Monoket; Monolong; **UK:** Angeze; Chemydur; Cibral; Dynamin; Elantan; Imdur; Isib; Ismo; Isodur; Isotard; Modisal; Monigen; Monomax; Monomil; Monosorb; Trangina; Xismox; Zemon; **Ukr.:** Mononitrosid (Мононітросид)†; Monosan (Моносан); Olicard (Олікард); **USA:** Imdur; Ismo; Monoket; **Venez.:** Elantan; Ismo; Mono Mack.

多组分制剂 **Braz.:** Vasclin; **India:** Aspitrate; Mono-A; Solosprin.

Isradipine (*BAN, USAN, rINN*) 伊拉地平

Isradipiini; Isradipin; Isradipin; Isradipinas; Isradipino; Isradipinum; Izradypina; PN-200-110. Isopropyl methyl 4-(2,1,3-benzoxadiazol-4-yl)-1,4-dihydro-2,6-dimethylpyridine-3,5-dicarboxylate.

Израдипин

$C_{19}H_{21}N_3O_5$ = 371.4.

CAS — 75695-93-1.

ATC — C08CA03.

ATC Vet — QC08CA03.

UNII — YO1UK1S598.

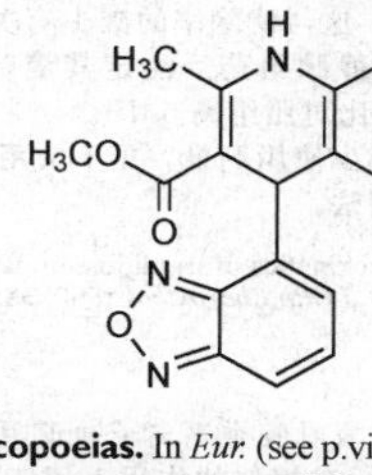

Pharmacopoeias. In *Eur.* (see p.vii) and *US.*

Ph. Eur. 6. 8 (Isradipine) 黄色结晶性粉末。几乎不溶于水；易溶于丙酮；可溶于甲醇。避光。

USP 33 (Isradipine) 黄色细微的结晶性粉末。避光。

稳定性 伊拉地平口服制剂是将伊拉地平胶囊的粉末制成 1mg/ml 糖浆悬液[1]，可于 4℃ 中稳定贮藏 35 天。

1. MacDonald JL, *et al.* Stability of isradipine in an extemporaneously compounded oral liquid. *Am J Hosp Pharm* 1994; **51:** 2409–11.

不良反应、处置和注意事项

参见二氢吡啶钙离子通道阻滞剂（参见**硝苯地平**，第 1297 页）。

一项对 74 名每日 2 次，每次 2.5～10mg，使用伊拉地平进行抗高血压治疗的患者，及 72 名使用氢氯噻嗪治疗的患者的多中心研究[1]发现，伊拉地平组有 44 例发生不良反应，而氢氯噻嗪组仅有 29 例。面部潮红、心悸和水肿更常见于使用伊拉地平的患者，而头疼、头晕和呼吸困难的发生率在两组则相同。在另一项研究[2]中发现，使用伊拉地平患者的不良反应发生率（占 103 名患者的 18.4%）要低于使用氨氯地平的患者（占 102 名患者的 33.3%）。较特殊的是，踝水肿的发生率和严重性均较低，使用伊拉地平时持续时间较使用氨氯地平时长。一项比较伊拉地平与依那普利抗高血压治疗的多中心研究[3]发现，71 名使用伊拉地平的患者中有 51%发生不良反应，而 64 名使用依那普利的患者中有 45%发生不良反应。伊拉地平最常见的副作用是头晕（14%）、水肿（10%）、倦怠（9%）、头痛（9%）和瘙痒（7%）。

1. Carlsen JE, Køber L. Blood pressure lowering effect and adverse events during treatment of arterial hypertension with isradipine and hydrochlorothiazide. *Drug Invest* 1990; **2:** 10–16.
2. Hermans L, *et al.* At equipotent doses, isradipine is better tolerated than amlodipine in patients with mild-to-moderate hypertension: a double-blind, randomized, parallel-group study. *Br J Clin Pharmacol* 1994; **38:** 335–40.
3. Johnson BF, *et al.* A multicenter comparison of adverse reaction profiles of isradipine and enalapril at equipotent doses in patients with essential hypertension. *J Clin Pharmacol* 1995; **35:** 484–92.

药物相互作用

参见二氢吡啶类钙离子通道阻滞剂（见**硝苯地平**，第 1299 页）。

咪替丁增加伊拉地平的生物利用度，所以在患者同时服用时，伊拉地平应减量 50%。

药动学

口服后伊拉地平几乎可经胃肠道完全吸收，但首关清除效应明显；有报道其生物利用度为 15%～24%。口服后 2h 达血药浓度峰值 95%的药物可与血浆蛋白结合。伊拉地平至少部分通过细胞色素 P450 同工酶 CYP3A4 在肝内被广泛代谢。有报道口服剂量的 70%以代谢产物的形式经尿排泄，其余经粪排泄。终末清除半衰期约为 8h，也有报道小于 4h 的。

对 9 名高血压患者，通过特殊的高效液相色谱分析法对其进行单剂量药动学和稳态研究发现，伊拉地平给药后可迅速吸收，给药 1.2h（稳态）和 1.5h（单剂量）后达血药浓度峰值[1]。稳态平均半衰期为 3.8h，这表明伊拉地平的有效作用时间可能较短，因此伊拉地平的给药频率每日至少 2 次。其药动学的个体差异很大。一项对健康受试者的早期研究[2]认为，伊拉地平的有效半衰期为 8.8h，但研究中使用了放射性同位素标记的伊拉地平，且分析方法对原形药物可能没有特异性。

1. Shenfield GM, *et al.* The pharmacokinetics of isradipine in hypertensive subjects. *Eur J Clin Pharmacol* 1990; **38:** 209–11.
2. Tse FLS, Jaffe JM. Pharmacokinetics of PN 200-110 (isradipine), a new calcium antagonist, after oral administration in man. *Eur J Clin Pharmacol* 1987; **32:** 361–5.

肝损伤 口服放射性同位素标记的伊拉地平 5mg 后，机体利用度不会发生变化，7 名有非肝硬化肝损伤的患者其机体利用度为 15.6%，8 名健康受试者其机体利用度为 16.5%[1]。然而 8 名肝硬化患者的利用度却显著

增加，平均为 36.9%；这与清除率的减少有关（1.6L/min，对照组为 9.9）。静脉给药后测定其消除半衰期，肝硬化患者为 11.9h，比对照组高 5.1h。

建议肝损伤患者减少使用剂量，见下文**用途和用法**项下**在肝肾损伤中的用法**。

1. Cotting J, *et al.* Pharmacokinetics of isradipine in patients with chronic liver disease. *Eur J Clin Pharmacol* 1990; **38:** 599–603.

用途和用法

伊拉地平是一种二氢吡啶类钙离子通道阻滞剂，与硝苯地平（第 1301 页）有相似的作用。用于高血压的治疗（第 1131 页）。

首次给药的口服常用剂量为 2.5mg，每日 2 次，如果需要，3～4 周后增至 5mg，每日 2 次。有些患者可能需要 10mg，每日 2 次。老年患者的首次给药剂量为 1.25mg，每日 2 次。有时维持剂量为 2.5mg 或 5mg，每日 1 次即可。有肝肾损伤的患者应减量（见下文）。

患者同时服用西咪替丁时伊拉地平也应减量（见上文**药物相互作用**）。

有些国家也允许使用含 1 日剂量的调释制剂。

1. Fitton A, Benfield P. Isradipine: a review of its pharmacodynamic and pharmacokinetic properties, and therapeutic use in cardiovascular disease. *Drugs* 1990; **40:** 31–74.
2. Walton T, Symes LR. Felodipine and isradipine: new calcium-channel blocking agents for the treatment of hypertension. *Clin Pharm* 1993; **12:** 261–75.
3. Brogden RN, Sorkin EM. Isradipine: an update of its pharmacodynamic and pharmacokinetic properties and therapeutic efficacy in the treatment of mild to moderate hypertension. *Drugs* 1995; **49:** 618–49.

在肝肾损伤中的用法 有肝肾损伤的患者，英国注册药品信息建议伊拉地平的首次给药剂量为 1.25mg，每日 2 次。如有需要可加大剂量，但有些患者 2.5mg 或 5mg，每日 1 次的维持剂量即可。

可卡因依赖 尽管临床前数据显示伊拉地平可以对抗可卡因的潜在滥用，但对 12 名患者进行的双盲交叉研究表明伊拉地平提升而非减弱了可卡因的主观效应[1]。

1. Roache JD, *et al.* Effects of repeated-dose isradipine on the abuse liability of cocaine. *Exp Clin Psychopharmacol* 2005; **13:** 319–26.

制剂

BP 2010: Isradipine Tablets;
USP 33: Isradipine Capsules.

专利制剂

Austria: Lomir; ***Belg.:*** Lomir; ***Braz.:*** Lomir; ***Cz.:*** Lomir; ***Denm.:*** Lomir; ***Fin.:*** Lomir; ***Fr.:*** Icaz; ***Ger.:*** Lomir; Vascal; ***Gr.:*** Lomir; ***Hong Kong:*** Dynacirc; ***Hung.:*** Lomir; ***Ital.:*** Clivoten; Esradin; Lomir; ***Malaysia:*** Dynacirc; ***Mex.:*** Dynacirc; ***Neth.:*** Lomir; ***Norw.:*** Lomir; ***NZ:*** Dynacirc; ***Philipp.:*** Icaz; ***Pol.:*** Lomir; ***Port.:*** Dilatol; Lomir; ***Rus.:*** Lomir (Ломир); ***S.Afr.:*** Dynacirc; ***Singapore:*** Dynacirc; ***Spain:*** Lomir; ***Swed.:*** Lomir; ***Switz.:*** Lomir; ***Thai.:*** Dynacirc; ***Turk.:*** Dynacirc; ***UK:*** Prescal; ***USA:*** Dynacirc; ***Venez.:*** Dynacirc†.

Ivabradine (*BAN*, *rINN*) 伊伐布雷定

Ivabradina; Ivabradinum; S-16257; S-16257-2 (ivabradine hydrochloride). 3-[3-({[(7*S*)-3,4-Dimethoxybicyclo[4.2.0]octa-1,3,5-trien-7-yl]methyl}methylamino)propyl]-1,3,4,5-tetrahydro-7,8-dimethoxy-2*H*-3-benzazepin-2-one.

Ивабрадин

$C_{27}H_{36}N_2O_5$ = 468.6.

CAS — 155974-00-8 (ivabradine); 148849-67-6 (ivabradine hydrochloride).

ATC — C01EB17.

ATC Vet — QC01EB17.

UNII — 3H48L0LPZQ.

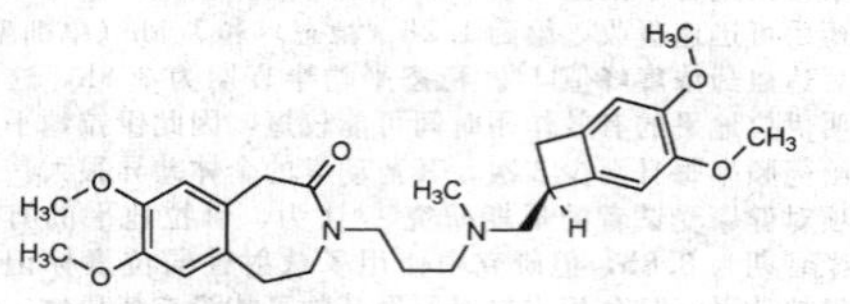

不良反应

伊伐布雷定最常见的不良反应为眩晕（光幻视）。其他不良反应包括视物模糊、严重的心动过缓以及其他心律失常、恶心、便秘、腹泻、头痛、头晕、呼吸困难和肌肉痉挛。也有报道发生高尿酸血症、嗜酸性粒细胞增多和血液肌酐浓度升高。

1. Savelieva I, Camm AJ. I_f inhibition with ivabradine: electrophysiological effects and safety. *Drug Safety* 2008; **31:** 95–107.

注意事项

静息心律低于 60 次/min 或有心源性休克、严重传导阻滞、急性心肌梗死或不稳定性心绞痛的患者禁用伊伐布雷定。在开始使用伊伐布雷定前应先控制心衰，其对严重心衰的作用还未有研究。有先天性 QT 间期延长的患者也禁用。有房颤或其他心律失常干扰窦房结功能的患者不建议使用伊伐布雷尔，且应定期监测失常的心律。如果静息心律低于 50 次/min，应减量；如果情况一直持续，应停止使用。

严重的低血压和严重的肝损伤是伊伐布雷尔的禁忌证，有严重的肾损伤时应谨慎使用（肌酐清除率小于 15ml/min）。

如果发生视觉功能意外恶化，应考虑停止治疗。有色素性视网膜炎的患者应小心观察。

动物实验发现，伊伐布雷尔有胚胎毒性和致畸性，并可分泌入乳汁。

药物相互作用

伊伐布雷尔通常不能与延长 QT 间期的药物合用。伊伐布雷尔可被细胞色素 P450 同工酶 CYP3A4 代谢，故不能与此酶的潜在抑制剂合用，包括吡咯类抗真菌药（如酮康唑和伊曲康唑）、大环内酯类抗菌药（如克拉霉素）、HIV-蛋白酶抑制药（如奈非那韦、利托那韦和奈法唑酮）。也不建议使用中效 CYP3A4 抑制剂地尔硫䓬和维拉帕米，因其与伊伐布雷尔过多接触后可造成额外的心律减慢。伊伐布雷尔与其他中效抑制剂（如氟康唑）合用时也应谨慎，首次给药应减量，2.5mg，每日 2 次，同时监测心律。限制葡萄柚汁的摄入。使用 CYP3A4 诱导剂（如利福平和苯妥英）时，伊伐布雷尔的量应增加。圣约翰草可使伊伐布雷尔浓度降低一半，故应限制其使用。

药动学

伊伐布雷尔口服后几乎可完全吸收，但由于首关清除效应，其生物利用度仅为 40%。空腹给药后 1h 可达血药浓度高峰，但食物可推迟达峰时间，同时使吸收范围增加 20%～30%。70%的药物可与血浆蛋白结合。

伊伐布雷尔在肝和肠道被广泛代谢，经细胞色素 P450 同工酶 CYP3A4 代谢为其主要活性代谢产物 *N*-去甲基伊伐布雷定（S-18982）。这是由 CYP3A4 介导的进一步的代谢。伊伐布雷尔的最终半衰期为 2h。其代谢产物经尿粪排泄的程度相似。4%的药物原形出现在尿中。*动物实验发现*，伊伐布雷尔可分布于乳汁。

用途和用法

伊伐布雷尔是选择性窦房结 I_f 电流抑制剂，用于不能耐受 β 受体阻滞剂或 β 受体阻滞剂不能充分控制的稳定性心绞痛患者的治疗（第1118页）。以盐酸盐的形式给药，但剂量通常根据其碱来表示，5.4mg 盐酸伊伐布雷尔与 5mg 伊伐布雷尔等效。与食物一同口服，通常首次给药剂量为 5mg，每日 2 次，如有需要3～4 周后增至 7.5mg，每日 2 次。如果心律减少持续低于 50 次/min 或有心动过缓的症状，则应减量，如果需要，减至 2.5mg，每日 2 次。如果慢心律或心动过缓的症状持续存在，则应停止治疗。

老年人（75 岁或以上），在增大剂量前应考虑首次给药减量，为 2.5mg，每日 2 次。

1. DiFrancesco D, Camm JA. Heart rate lowering by specific and selective I_f current inhibition with ivabradine: a new therapeutic perspective in cardiovascular disease. *Drugs* 2004; **64:** 1757–65.
2. Sulfi S, Timmis AD. Ivabradine—the first selective sinus node I_f channel inhibitor in the treatment of stable angina. *Int J Clin Pract* 2006; **60:** 222–8.
3. Menown IBA. Ivabradine: a new strategy for management of stable angina. *Br J Hosp Med* 2007; **68:** 321–5.
4. Böhm M, Reil J-C. Perspectives of I_f inhibition by ivabradine in cardiology. *Drugs* 2007; **67** (suppl 2): 43–9.
5. Fox K, *et al.* BEAUTIFUL Investigators. Ivabradine for patients with stable coronary artery disease and left-ventricular systolic dysfunction (BEAUTIFUL): a randomised, double-blind, placebo-controlled trial. *Lancet* 2008; **372:** 807–16.
6. Tardif JC, *et al.* ASSOCIATE Study Investigators. Efficacy of the I_f current inhibitor ivabradine in patients with chronic stable angina receiving beta-blocker therapy: a 4-month, randomized, placebo-controlled trial. *Eur Heart J* 2009; **30:** 540–8.
7. Rakovec P. Treatment of inappropriate sinus tachycardia with ivabradine. *Wien Klin Wochenschr* 2009; **121:** 715–8.
8. Köster R, *et al.* REDUCTION Study Group. Treatment of stable angina pectoris by ivabradine in every day practice: the REDUCTION study. *Am Heart J* 2009; **158:** e51–e57.
9. Borer JS, Tardif JC. Efficacy of ivabradine, a selective I(f) inhibitor, in patients with chronic stable angina pectoris and diabetes mellitus. *Am J Cardiol* 2010; **105:** 29–35.
10. Swedberg K, *et al.* Rationale and design of a randomized, double-blind, placebo-controlled outcome trial of ivabradine in chronic heart failure: the Systolic Heart Failure Treatment with the I(f) Inhibitor Ivabradine Trial (SHIFT). *Eur J Heart Fail* 2010; **12:** 75–81.

制剂

专利制剂

Arg.: Procoralan; ***Austral.:*** Coralan; ***Austria:*** Procoralan; ***Belg.:*** Procoralan; ***Cz.:*** Corlentor; Procoralan; ***Denm.:*** Procoralan; ***Fr.:*** Corlentor†; Procoralan; ***Ger.:*** Procoralan; ***Gr.:*** Procoralan; ***Hong Kong:*** Coralan; ***Hung.:*** Procoralan; ***Indon.:*** Coralan; ***Irl.:*** Corlentor; Procoralan; ***Ital.:*** Corlentor; Procoralan; ***Malaysia:*** Coralan; ***Neth.:*** Corlentor; Procoralan; ***Philipp.:*** Coralan; ***Pol.:*** Procoralan; ***Port.:*** Corlentor; Procoralan; ***Rus.:*** Coraxan (Кораксан); ***S.Afr.:*** Coralan; ***Spain:*** Corlentor; Procoralan; ***Swed.:*** Procoralan; ***Switz.:*** Procoralan; ***Thai.:*** Coralan; ***Turk.:*** Coralan; ***UK:*** Procoralan; ***Ukr.:*** Coraxan (Кораксан).

Ketanserin (*BAN*, *USAN*, *rINN*) 酮色林

Ketanseriini; Ketanserina; Kétansérine; Ketanserinum; R-41468. 3-{2-[4-(4-Fluorobenzoyl)piperidino]ethyl}quinazoline-2,4(1*H*,3*H*)-dione.

Кетансерин

$C_{22}H_{22}FN_3O_3$ = 395.4.

CAS — 74050-98-9.

ATC — C02KD01.

ATC Vet — QC02KD01; QD03AX90.

UNII — 97F9DE4CT4.

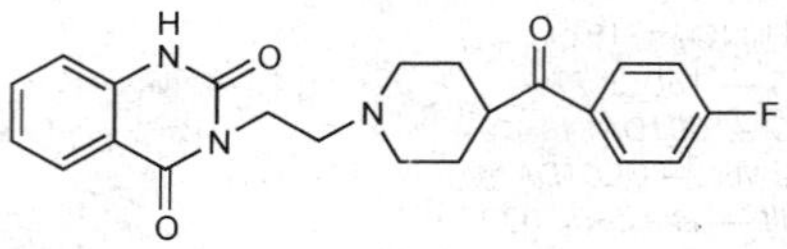

Ketanserin Tartrate (*BANM*, *rINNM*) 酒石酸酮色林

Kétansérine, Tartrate de; Ketanserini Tartras; R-49945; Tartrato de ketanserina.

Кетансерина Тартрат

$C_{22}H_{22}FN_3O_3,C_4H_6O_6$ = 545.5.

CAS — 83846-83-7.

ATC — C02KD01.

ATC Vet — QC02KD01.

不良反应和注意事项

有报道酮色林可导致镇静、疲劳、头昏、头晕、头痛、口干和胃肠道功能失调。极少报道水肿。有诱因的患者如 QT 延长，持续长时间使用酮色林可引起心律失常（包括尖端扭转型室性心动过速）；使用抗心律失常药的患者应谨慎使用酮色林，有Ⅱ度或Ⅲ度房室传导阻滞的患者禁用。使用酮色林时如同时使用利尿药，应警惕患者发生低钾血症。

由于酮色林可导致嗜睡，驾驶或操作机械的患者慎用。

有报道老年人比年轻人能更好地耐受酮色林。

药物相互作用

利尿药和其他抗高血压药可增强酮色林的降血压作用。使用抗心律失常药或可导致低钾血症的药物的患者应谨慎使用酮色林，因其可增加心律失常发生的危险。

β 受体阻滞剂 2 名患者口服酮色林 40mg 后 1h 发生严重低血压[1]。2 名患者均同时使用 β 受体阻滞剂，这导致了反应恶化。

1. Waller PC, *et al.* Profound hypotension after the first dose of ketanserin. *Postgrad Med J* 1987; **63:** 305–7.

药动学

酮色林可通过胃肠道迅速吸收，但由于首关清除效应，其生物利用度仅约 50%。口服 30～120min 后达血药浓度高峰。95%的药物可与血浆蛋白结合。最终半衰期为 13～18h，但有些研究报道复合剂量给药后的半衰期为19～29h。复合剂量给药后其代谢产物酮色林醇（ketanserinol）的终末半衰期为 31～35h，长期使用时，酮色林醇还原为酮色林可导致半衰期延长。

口服后代谢产物的 68%均经尿排泄，24%经粪排泄。酮色林可透过胎盘（见下文）。*动物实验显示*，酮色林也可与代谢产物一起进入乳汁。

1. Persson B, *et al.* Clinical pharmacokinetics of ketanserin. *Clin Pharmacokinet* 1991; **20:** 263–79.

妊娠 一项对 22 位母亲（23 个新生儿）的研究[1]显示酮色林可透过胎盘，在脐带与新生儿中，酮色林及其代谢产物酮色林醇均有高含量。新生儿血药浓度高于成人，清除率慢于成人。没有新生儿不良反应的报道。

1. Hanff LM, *et al.* Ketanserin in pre-eclamptic patients: transplacental transmission and disposition in neonates. *BJOG* 2004; **111:** 863–6.

用途和用法

酮色林是5-羟色胺拮抗剂，与外周5-HT_{2A}受体有较高的亲和力，因此可抑制5-羟色胺导致的血管收缩、支气管狭窄和血小板聚集。还具有5-HT_{2C}拮抗剂、α拮抗剂和H_1受体拮抗剂的性质，但其临床意义还有争议。酮色林对5-HT_1、5-HT_3或5-HT_4受体无明显作用。

酮色林用于高血压（第1131页）的治疗。

酮色林以酒石酸盐的形式给药，但剂量通常以其碱表示。27.6mg酒石酸酮色林与20mg酮色林等效。

口服酮色林的降血压作用是逐渐起效的，为了达到其降血压的最大疗效可能需要2～3个月的治疗。静脉给药后通常1～2min后血压即可下降，持续30～60min。

治疗**高血压**时，常用首次剂量为口服20mg，每日2次。4周后每次40mg，每日2次。也可通过静脉内给药或肌内注射。有肝损伤的患者应减量或延长给药间隔（见下文）。

1. Brogden RN, Sorkin EM. Ketanserin: a review of its pharmacodynamic and pharmacokinetic properties, and therapeutic potential in hypertension and peripheral vascular disease. *Drugs* 1990; **40:** 903–49.

在肝损伤中的用法 一项对肝硬化患者的研究[1]发现，酮色林的半衰期和分布容积减小，但药时曲线下面积明显增加；代谢速度降低。这一结果表明，肝硬化患者使用酮色林时，应减量或延长给药间隔。

注册药品信息称，有严重肝损伤的患者，最高剂量为口服20mg，每日2次。

1. Lebrec D, *et al.* Pharmacokinetics of ketanserin in patients with cirrhosis. *Clin Pharmacokinet* 1990; **19:** 160–6.

在肾损伤中的用法 一项对12名慢性肾损伤患者（其中有6名患者需要进行血液透析）的研究发现，有肾损伤的患者无需调整酮色林的剂量，其用法为20mg，每日2次[1]。

1. Barendregt JNM, *et al.* Ketanserin pharmacokinetics in patients with renal failure. *Br J Clin Pharmacol* 1990; **29:** 715–23.

外周血管病 许多药物都试着用于外周血管病的治疗（第1137页），但结果却恰恰相反，酮色林就是其中之一。一项对多中心预防酮色林引起的动脉粥样硬化并发症的亚群分析，对3899名有间歇性跛行的患者进行研究[1]发现，对预防某些患者的截肢，酮色林可能有效。有报道雷诺综合征的患者其结果则相反（见**动脉痉挛性疾病**，第1147页）。系统性综述[2]发现，酮色林可轻度改善有系统硬化患者的雷诺综合征，但不良反应却增加；作者得出结论，酮色林不利于此类患者临床治疗。

酮色林也可用于由外周血量减少而导致的其他情况：详见下文**创伤和溃疡**。

1. Prevention of Atherosclerotic Complications with Ketanserin Trial Group. Prevention of atherosclerotic complications: controlled trial of ketanserin. *BMJ* 1989; **298:** 424–30. Correction. *ibid.*: 644.
2. Pope JE, *et al.* Ketanserin for Raynaud's phenomenon in progressive systemic sclerosis. Available in The Cochrane Database of Systematic Reviews; Issue 2. Chichester: John Wiley; 1998 (accessed 26/09/05).

寒战 许多药物，包括酮色林，都试着用于术后寒战的治疗（第1700页）。静脉给予10mg酮色林可使普通麻醉后的肌颤停止[1,2]。

1. Joris J, *et al.* Clonidine and ketanserin both are effective treatment for postanesthetic shivering. *Anesthesiology* 1993; **79:** 532–9.
2. Crisinel D, *et al.* Efficacité de la kétansérine sur le frisson postanesthésique. *Ann Fr Anesth Reanim* 1997; **16:** 120–5.

创伤和溃疡 有些对照研究[1～6]发现，局部应用2%的酮色林可提高褥疮、静脉性和缺血性溃疡的治愈率（见**溃疡**，第1511页）。但是，局部应用于外科创伤时则未发现其改善作用，故认为酮色林只对血供降低的部位有效[7]。

1. Tytgat H, van Asch H. Topical ketanserin in the treatment of decubitus ulcers: a double-blind study with 2% ketanserin ointment against placebo. *Adv Therapy* 1988; **5:** 143–52.
2. Roelens P. Double-blind placebo-controlled study with topical 2% ketanserin ointment in the treatment of venous ulcers. *Dermatologica* 1989; **178:** 98–102.
3. Janssen PAJ, *et al.* Use of topical ketanserin in the treatment of skin ulcers: a double-blind study. *J Am Acad Dermatol* 1989; **21:** 85–90.
4. Martinez-de Jesus FR, *et al.* Randomized single-blind trial of topical ketanserin for healing acceleration of diabetic foot ulcers. *Arch Med Res* 1997; **28:** 95–9.
5. Salazar JJ, *et al.* Use of topical ketanserin for the treatment of ulcers in leprosy patients. *Indian J Lepr* 2001; **73:** 103–10.
6. Quatresooz P, *et al.* Healing effect of ketanserin on chronic leg ulcers in patients with diabetes. *J Eur Acad Dermatol Venereol* 2006; **20:** 277–81.
7. Lawrence CM, *et al.* The effect of ketanserin on healing of fresh surgical wounds. *Br J Dermatol* 1995; **132:** 580–6.

制剂

专利制剂

Belg.: Sufrexal†; **Gr.:** Aseranox; **Ital.:** Serepress†; **Mex.:** Sufrexal; **Neth.:** Ketensin; **Port.:** Sufrexal†; **Thai.:** Sufrexal†.

多组分制剂 **Mex.:** Sufrexal P.

Labetalol Hydrochloride (*BANM, USAN, rINNM*) ⊗ 盐酸拉贝洛尔

AH-5158A; Hidrocloruro de labetalol; Ibidomide Hydrochloride; Labétalol, chlorhydrate de; Labetalol hydrochlorid; Labetalol-hidroklorid; Labetalolhydroklorid; Labetaloli hydrochloridum; Labetalolihydrokloridi; Labetalolio hidrochloridas; Sch-15719W. 5-[1-Hydroxy-2-(1-methyl-3-phenylpropylamino)ethyl]salicylamide hydrochloride.

Лабеталола Гидрохлорид

$C_{19}H_{24}N_2O_3$,HCl = 364.9.

CAS — 36894-69-6 (labetalol); 32780-64-6 (labetalol hydrochloride).

ATC — C07AG01.

ATC Vet — QC07AG01.

UNII — 1GEV3BAW9J.

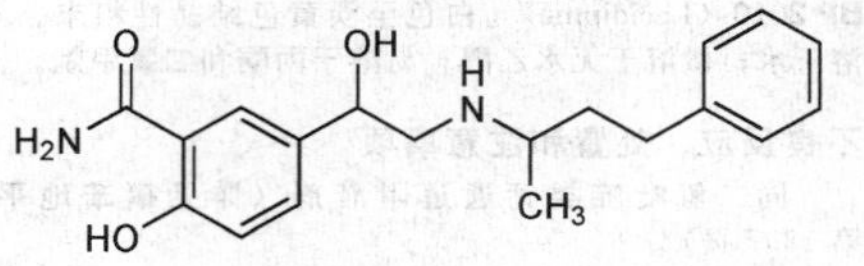

(labetalol)

Pharmacopoeias. In *Eur.* (see p.vii), *Jpn*, and *US*.

Ph. Eur. 6.8 (Labetalol Hydrochloride) 白色或几乎白色的粉末。微溶于水和乙醇；几乎不溶于二氯甲烷。1%水溶液的pH值为4.0～5.0。

USP 33 (Labetalol Hydrochloride) 白色至米色的粉末。溶于水和乙醇；不溶于氯仿和乙醚。1%水溶液的pH值为4.0～5.0。于25℃密闭贮藏，允许温度范围为15～30℃。避光。

配伍禁忌 盐酸拉贝洛尔可与标准静脉内使用的溶液如5%葡萄糖和0.9%的生理盐水配合使用。但有报道当盐酸拉贝洛尔加入到5%碳酸氢钠注射液中时会产生沉淀[1]。沉淀可能是主要成分拉贝洛尔[2]。

有报道盐酸拉贝洛尔不能与头孢曲松[3]、呋塞米[4]、肝素[5]、胰岛素[5]、质子泵抑制剂泮托拉唑[6]和戊硫代巴比妥[4]合用。在所有病例中，混入5mg/ml盐酸拉贝洛尔时（溶于5%葡萄糖中）都会立即出现沉淀。也有报道盐酸拉贝洛尔（800μg/ml）与华法林钠[7]混合时会立即变浑浊。

1. Yuen P-HC, *et al.* Compatibility and stability of labetalol hydrochloride in commonly used intravenous solutions. *Am J Hosp Pharm* 1983; **40:** 1007–9.
2. Alam AS. Identification of labetalol precipitate. *Am J Hosp Pharm* 1984; **41:** 74.
3. Leader WG, Jones JM. Incompatibility between ceftriaxone sodium and labetalol hydrochloride. *Am J Health-Syst Pharm* 1996; **53:** 2639.
4. Chiu MF, Schwartz ML. Visual compatibility of injectable drugs used in the intensive care unit. *Am J Health-Syst Pharm* 1997; **54:** 64–5.
5. Yamashita SK, *et al.* Compatibility of selected critical care drugs during simulated Y-site administration. *Am J Health-Syst Pharm* 1996; **53:** 1048–51.
6. Péré H, *et al.* Compatibilité du pantoprazole injectable lors d'administration en Y. *Pharmactuel* 2004; **37:** 193–6.
7. Bahal SM, *et al.* Visual compatibility of warfarin sodium injection with selected medications and solutions. *Am J Health-Syst Pharm* 1997; **54:** 2599–2600.

不良反应

β受体阻滞剂有关的不良反应已于第1182页叙述。由于其占主要地位的不良反应，拉贝洛尔也具有α受体阻滞剂的活性。大剂量或治疗初期会出现体位性低血压。其他与α受体阻滞有关的作用，还包括头晕、头皮刺痛和鼻塞。男性性功能损害的程度比单独使用β阻滞剂更深。也有报道发生肌无力、震颤、尿潴留、肝炎和黄疸。

对肝脏的影响 截至1990年，FDA已经收到11份与拉贝洛尔治疗有关的肝细胞损伤的报道[1]。有3名患者死亡。肝功能异常的患者应监测其肝功能并应停用拉贝洛尔。由于肝毒性，拉贝洛尔的*R*,*R*-异构体——地来洛尔已退出市场[2]。

1. Clark JA, *et al.* Labetalol hepatotoxicity. *Ann Intern Med* 1990; **113:** 210–13.
2. Harvengt C. Labetalol hepatotoxicity. *Ann Intern Med* 1991; **114:** 341.

超敏反应 与拉贝洛尔有关的超敏反应可能表现为发热[1～3]。也有报道可发生中毒反应[4]。

1. D'Arcy PF. Drug reactions and interactions: drug fever with labetalol. *Int Pharm J* 1987; **1:** 43–4.
2. Stricker BH, *et al.* Fever induced by labetalol. *JAMA* 1986; **256:** 619–20.
3. Kamel J, *et al.* Drug fever due to labetalol. *Intern Med J* 2008; **38:** 871–2.
4. Ferree CE. Apparent anaphylaxis from labetalol. *Ann Intern Med* 1986; **104:** 729–30.

过量 中度低血压患者摄入16g拉贝洛尔后短期内会发生急性少尿性肾衰竭。随后肾功能可自行恢复[1]。也有报道[2]有患者在摄入6g后即发生肾衰竭。经胰高血糖素、异丙基肾上腺素和血液透析治疗后，患者痊愈。另一名患者[3]在口服800mg拉贝洛尔用于高血压危象治疗后发生循环衰竭和意识障碍，经胰高血糖素和拟交感神经药治疗后恢复血压，但仍需输氨力农来提高心脏输出率及维持精神稳定。与之相比，有报道[4]，1名8个月婴儿因心脏手术后过量静注拉贝洛尔17.2mg/kg只产生轻微和短暂嗜睡和低血压症状。

1. Smit AJ, *et al.* Acute renal failure after overdose of labetalol. *BMJ* 1986; **293:** 1142–3.
2. Korzets A, *et al.* Acute renal failure associated with a labetalol overdose. *Postgrad Med J* 1990; **66:** 66–7.
3. Kollef MH. Labetalol overdose successfully treated with amrinone and alpha-adrenergic receptor agonists. *Chest* 1994; **105:** 626–7.
4. Thorsteinsson A, *et al.* Severe labetalol overdose in an 8-month-old infant. *Paediatr Anaesth* 2008; **18:** 435–8.

注意事项

参见**β受体阻滞剂**，第1183页。

由于拉贝洛尔可导致体位性低血压，因此建议应在患者卧位时注射，并且在接下来的3h内保持卧位。

有肝损伤征兆的患者应停用拉贝洛尔。

哺乳 虽然认为[1]母体的剂量可被胎儿摄取的比例很低，但拉贝洛尔还是可分泌入乳汁。一项对25名患者的研究[2]发现，如果母亲使用拉贝洛尔的量为每日330～800mg，其乳汁中拉贝洛尔的平均浓度远低于其血浆中的浓度，有1名患者使用的剂量为每日1200mg，其乳汁中的药物浓度则高于其血浆中的药物浓度。另一项研究[3]发现，3位母亲中有2位乳汁的药物浓度超过了血浆的药物浓度，有1名婴儿的血浆拉贝洛尔的浓度与其母亲相似。但是使用拉贝洛尔的母亲在进行母乳喂养时，未报道出现不良反应，American Academy of Pediatrics认为[4]进行母乳喂养的女性可使用拉贝洛尔。

1. Atkinson H, Begg EJ. Concentrations of beta-blocking drugs in human milk. *J Pediatr* 1990; **116:** 156.
2. Michael CA. Use of labetalol in the treatment of severe hypertension during pregnancy. *Br J Clin Pharmacol* 1979; **8** (suppl 2): 211S–215S.
3. Lunell NO, *et al.* Transfer of labetalol into amniotic fluid and breast milk in lactating women. *Eur J Clin Pharmacol* 1985; **28:** 597–9.
4. American Academy of Pediatrics. The transfer of drugs and other chemicals into human milk. *Pediatrics* 2001; **108:** 776–89. [Retired May 2010] Correction. *ibid.*; 1029. Also available at: http://aappolicy.aappublications.org/cgi/content/full/pediatrics%3b108/3/776 (accessed 10/01/08)

药物相互作用

与β受体阻滞剂的相互作用，见第1184页。

药动学

拉贝洛尔易于从胃肠道吸收，但有显著的首关代谢。生物利用度在不同的患者之间变化很大，食物可能使其增加。口服后1～2h达到血浆峰浓度。拉贝洛尔脂溶性差，动物实验中只有很少部分能通过血脑屏障。约50%与血浆蛋白结合。拉贝洛尔可以通过胎盘扩散至乳汁（见上文）。主要在肝代谢，代谢产物以及少量拉贝洛尔的原形通过尿液排泄；主要的代谢产物未发现显著的α受体或β受体阻滞效应。胆汁中也有排泄。稳态状态下清除半衰期为6～8h。静脉灌注半衰期约为5.5h。拉贝洛尔不能通过透析清除。

老年人 从4个单剂量给药研究和3个多剂量给药研究的数据分析[1]表明，老年人长期口服拉贝洛尔治疗高血压时，年龄并不是影响口服清除的显著因素。

1. Rocci ML, *et al.* Effects of age on the elimination of labetalol. *Clin Pharmacokinet* 1989; **17:** 452–7.

妊娠 拉贝洛尔在脐带血[1]和胎儿血浆[2]中的浓度比在母体血浆中的浓度要低。胎儿与母体药物浓度的比为0.2～0.8[2]，以母体最后一次给药后到婴儿出生时的脐带血为基础。在另一项研究[3]中，发现出生于母体最后一次给药12～24h后的婴儿，药物在脐带血中的浓度比母体血浆中的浓度要高。

1名孕37周出生的新生儿，拉贝洛尔的半衰期为24h，其母亲在分娩前应用拉贝洛尔每日600mg，共11周[4]。

1. Lunell NO, *et al.* Transfer of labetalol into amniotic fluid and breast milk in lactating women. *Eur J Clin Pharmacol* 1985; **28:** 597–9.
2. Michael CA. Use of labetalol in the treatment of severe hypertension during pregnancy. *Br J Clin Pharmacol* 1979; **8** (suppl 2): 211S–215S.
3. Boulton DW, *et al.* Transplacental distribution of labetalol stereoisomers at delivery. *Br J Clin Pharmacol* 1999; **47:** 573–4.
4. Haraldsson A, Geven W. Half-life of maternal labetalol in a premature infant. *Pharm Weekbl (Sci)* 1989; **11:** 229–31.

用途和用法

拉贝洛尔是非心脏选择性β受体阻滞剂（第 1181 页）。有内在拟交感活性和膜稳定活性。还有选择性α受体阻滞作用，可以降低外周血管阻力。α受体阻滞与β受体阻滞作用的比，口服后约为 1∶3，静脉给药后为 1∶7。

拉贝洛尔的盐酸盐用于高血压的治疗（第 1131 页）。也作为手术过程中低血压的诱导药。拉贝洛尔能够比其他的β阻滞药更快地降低血压；口服后 1～3h 达到完全的降压效应。

在**高血压**的治疗中，拉贝洛尔初始口服剂量为 100mg，每日 2 次，饭时口服；根据反应和站立时的血压逐渐增加剂量，至 200～400mg，每日 2 次；曾用过每日总量 2.4g，分 2 到 4 次给药。老年患者低剂量就足够；初始剂量为 50～100mg，每日 2 次，日常维持在 100～200mg，每日 2 次。

在高血压急症的治疗中，可静脉缓慢注射盐酸拉贝洛尔。英国推荐剂量为 50mg，注射时间至少为 1min；如需要，可隔 5min 后重复给药，至总量 200mg。美国推荐剂量为 20mg，注射时间至少为 2min；然后每 10min 给予 40～80mg，最大剂量为 300mg。应监测血压，静脉给药过程中及给药 3h 后应保持卧位，以避免直立性低血压。静脉快速注射后通常 5min 达到最大效应，可持续 6h，有时可长达 18h。

盐酸拉贝洛尔也可静脉灌注，通常剂量为 2mg/min。静脉灌注的推荐浓度需适当稀释为 1mg/ml 或 2mg/3ml。妊娠期高血压，拉贝洛尔的初始灌注速率为 20mg/h，每隔 30min 加倍，直到效果满意或达到 160mg/h。心肌梗死后高血压，拉贝洛尔的初始灌注速率为 15mg/h，逐渐增加剂量，直到效果满意或达到 120mg/h。

在**低血压麻醉**中，初始剂量为 10～20mg，静脉给药，如果 5min 后没有达到合适的血压，可增加至 5～10mg。卤烃群麻醉的患者，可能需要更高的剂量。

拉贝洛尔的儿童用法见下文。

作用 拉贝洛尔有 2 个光学中心；是 4 个立体异构体的外消旋混合物。*R,R*-异构体有β受体阻滞活性和一定的α受体阻断活性；也有β-肾上腺调节外周血管舒张的活性。*S,R*-异构体主要有α受体阻滞活性。*S,S*-异构体有一些α受体阻滞活性，*R,S*-异构体既没有β受体阻滞活性也没有α受体阻滞活性[1]。*R,R*-异构体——地来洛尔，由于肝毒性已退出市场。

1. Gold EH, *et al.* Synthesis and comparison of some cardiovascular properties of the stereoisomers of labetalol. *J Med Chem* 1982; **25:** 1363–70.

儿童用法 拉贝洛尔曾用于儿童高血压治疗[1]，但是使用是受限制的。*BNFC 2009* 建议按如下剂量使用：

对于**高血压危象**，可按如下剂量静脉注射盐酸拉贝洛尔：

- 新生儿：每小时 500μg/kg，间隔至少 15min，最多每小时 4mg/kg；
- 1 个月～12 岁：每小时 0.5～1mg/kg，间隔至少 15min，最多 3mg/kg；
- 12～18 岁：每小时 30～120mg，间隔至少 15min。

对于**高血压**患者，按如下剂量给药：

- 1 个月～12 岁：1～2mg/kg，每日口服 3～4 次；或单次静脉注射 250～500mg/kg，最大剂量 20mg；
- 12～18 岁：与成人剂量相似（见上文），建议起始口服剂量稍低，50～100mg，每日 2 次。

1. Bunchman TE, *et al.* Intravenously administered labetalol for treatment of hypertension in children. *J Pediatr* 1992; **120:** 140–4.

制剂

BP 2010: Labetalol Injection; Labetalol Tablets;
USP 33: Labetalol Hydrochloride Injection; Labetalol Hydrochloride Oral Suspension; Labetalol Hydrochloride Tablets.

专利制剂

Arg.: Biascor; ***Austral.:*** Presolol; Trandate; ***Austria:*** Trandate; ***Belg.:*** Trandate; ***Canad.:*** Trandate; ***Chile:*** Trandate; ***Cz.:*** Coreton†; Trandate; ***Denm.:*** Trandate; ***Fin.:*** Albetol; ***Fr.:*** Trandate; ***Gr.:*** Lircapil; Salmagne; Trandate; ***Hong Kong:*** Presolol; Trandate†; ***Irl.:*** Trandate; ***Israel:*** Trandate; ***Ital.:*** Ipolab; Trandate; ***Malaysia:*** Trandate; ***Neth.:*** Trandate; ***Norw.:*** Trandate; ***NZ:*** Hybloc; Trandate; ***Port.:*** Trandate†; ***S.Afr.:*** Trandate; ***Singapore:*** Trandate; ***Spain:*** Trandate; ***Swed.:*** Trandate; ***Switz.:*** Trandate; ***UK:*** Trandate; ***USA:*** Normodyne†; Trandate; ***Venez.:*** Trandate†.

多组分制剂 ***Ital.:*** Trandiur.

Lacidipine (*BAN, USAN, rINN*) 拉西地平

GR-43659X; GX-1048; Lacidipin; Lacidipino; Lacidipinum; Lasidipiini; Lasidipin. Diethyl 4-{2-[(*tert*-butoxycarbonyl)vinyl]phenyl}-1,4-dihydro-2,6-dimethylpyridine-3,5-dicarboxylate.

Лацидипин

$C_{26}H_{33}NO_6$ = 455.5.

CAS — 103890-78-4.

ATC — C08CA09.

ATC Vet — QC08CA09.

UNII — 260080034N.

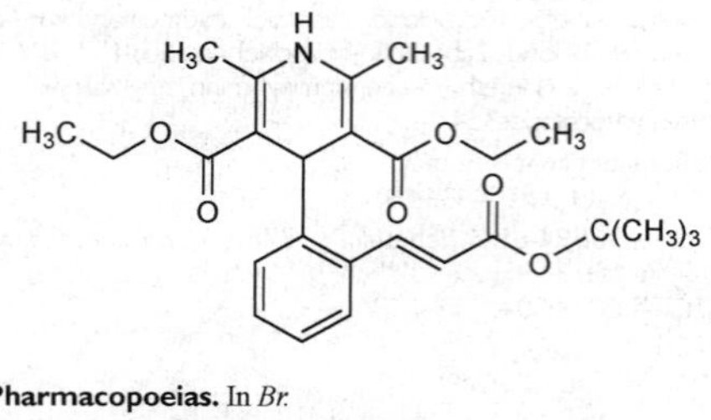

Pharmacopoeias. In *Br.*

BP 2010 (Lacidipine) 白色至淡黄色结晶性粉末。不溶于水；微溶于无水乙醇；易溶于丙酮和二氯甲烷。

不良反应、处置和注意事项

同二氢吡啶类钙通道阻滞剂（详见**硝苯地平**，第 1297 页）

药物相互作用

同二氢吡啶类钙通道阻滞剂（详见**硝苯地平**，第 1299 页）

药动学

拉西地平经口给药后迅速被胃肠道吸收，但吸收不完全，首关代谢明显；生物利用度为 2%～9%，用更敏感的分析方法测得的生物利用度为 18.5%（范围 4%～52%）。血药浓度峰值出现在 30～150min。95% 以上的拉西地平与血浆蛋白结合。拉西地平主要通过肝代谢清除，经胆道排泄。口服给药约 70% 通过粪便排出，其余经尿液排泄。拉西地平的平均稳态清除半衰期为 13～19h。

用途和用法

拉西地平属二氢吡啶类钙通道阻滞剂，作用与硝苯地平相似（第 1301 页）。用于高血压的治疗（第 1131 页）。

口服起始剂量每日 2mg，3～4 周后可根据情况增加剂量至每日 4mg；个别患者可增加至每日 6mg。患者若有严重肝病则需减量。

拉西地平因还具显著抗菌作用而被关注。

1. Lee CR, Bryson HM. Lacidipine: a review of its pharmacodynamic and pharmacokinetic properties and therapeutic potential in the treatment of hypertension. *Drugs* 1994; **48:** 274–96.
2. Zanchetti A, ed. Cardiovascular advantages of a third generation calcium antagonist: symposium on lacidipine. *Drugs* 1999; **57** (suppl 1): 1–29.
3. McCormack PL, Wagstaff AJ. Lacidipine: a review of its use in the management of hypertension. *Drugs* 2003; **63:** 2327–56.

制剂

BP 2010: Lacidipine Tablets.

专利制剂

Arg.: Midotens†; ***Belg.:*** Motens; ***Braz.:*** Lacipil; Midotens; ***Cz.:*** Lacipil; ***Denm.:*** Midotens; ***Fr.:*** Caldine; ***Ger.:*** Motens†; ***Gr.:*** Balnox; Lacipil; Lacitens; Motens; ***Hong Kong:*** Lacipil†; ***Hung.:*** Lacipil; ***India:*** Sinopil; ***Indon.:*** Lacipil†; ***Ital.:*** Aponil; Lacipil; Lacirex; Ladip; Viapres; ***Malaysia:*** Lacipil; ***Mex.:*** Lacipil; Midotens; ***Neth.:*** Motens; ***Philipp.:*** Lacipil; ***Pol.:*** Lacipil; ***Port.:*** Lacipil; Tens; ***Rus.:*** Lacipil (Лаципил); Sakure (Сакур); ***Singapore:*** Lacipil; ***Spain:*** Lacimen; Lacipil; Motens; ***Switz.:*** Motens; ***Thai.:*** Motens†; ***Turk.:*** Lacipil; ***UK:*** Motens; ***Venez.:*** Lacipil; Tens†.

Lanatoside C (*BAN, rINN*) 毛花苷 C

Celanide; Celanidum; Lanatosid C; Lanatosidi C; Lanatósido C; Lanatosidum C; Lanatozyd c. 3-[(*O*-β-D-Glucopyranosyl-(1→4)-*O*-3-acetyl-2,6-dideoxy-β-D-*ribo*-hexopyranosyl-(1→4)-*O*-2,6-dideoxy-β-D-*ribo*-hexopyranosyl-(1→4)-*O*-2,6-dideoxy-β-D-*ribo*-hexopyranosyl)oxy]-12,14-dihydroxy-3β,5β,12β-card-20(22)-enolide.

Ланатозид C

$C_{49}H_{76}O_{20}$ = 985.1.

CAS — 17575-22-3.

ATC — C01AA06.

ATC Vet — QC01AA06.

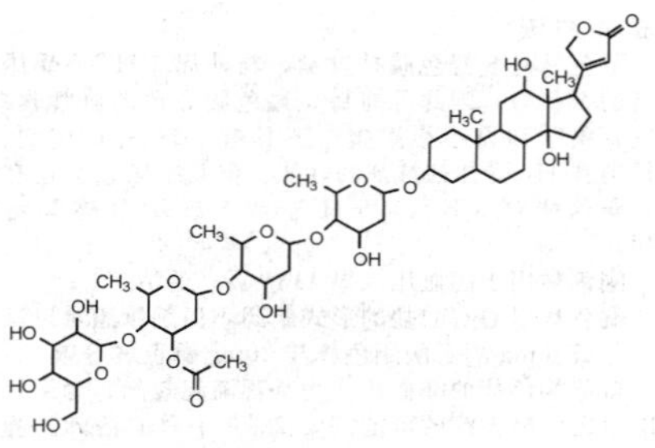

Pharmacopoeias. In *Jpn* and *Pol.*

简介

毛花苷 C 是强心苷类药物，具有正性肌力作用。它从洋地黄叶中提取出来（第 1214 页），毛花苷 C 与地高辛具有相似的属性（第 1215 页），并且已经用于治疗某些心律失常和心力衰竭。

毛花苷 A、毛花苷 B 和毛花苷 C 的合剂也已应用。

制剂

专利制剂

Arg.: Develanid†; ***Mex.:*** Cedilanid.

Landiolol Hydrochloride (*rINNM*) ⊗盐酸兰地洛尔

Hidrocloruro de landiolol; Landiolol, Chlorhydrate de; Landiololi Hydrochloridum; ONO-1101. (−)-[(*S*)-2,2-Dimethyl-1,3-dioxolan-4-yl]methyl *p*-((*S*)-2-hydroxy-3-{[2-(4-morpholinecarboxamido)ethyl]amino}propoxy)hydrocinnamate hydrochloride.

Ландиолола Гидрохлорид

$C_{25}H_{39}N_3O_8$,HCl = 546.1.

CAS — 133242-30-5 (landiolol); 144481-98-1 (landiolol hydrochloride).

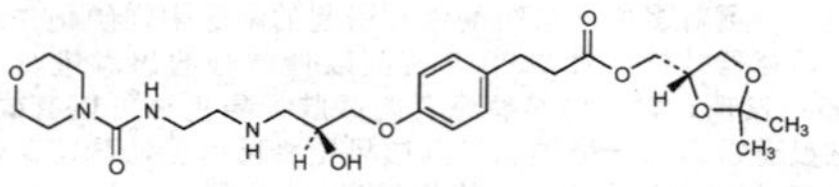

(landiolol)

简介

兰地洛尔是一种短效的心脏选择性β受体阻滞剂，静脉给予其盐酸盐用于治疗手术过程中及手术后的心律失常。

1. Kitamura A, *et al.* Efficacy of an ultrashort-acting beta-adrenoceptor blocker (ONO-1101) in attenuating cardiovascular responses to endotracheal intubation. *Eur J Clin Pharmacol* 1997; **51:** 467–71.
2. Atarashi H, *et al.* Pharmacokinetics of landiolol hydrochloride, a new ultra-short-acting beta-blocker, in patients with cardiac arrhythmias. *Clin Pharmacol Ther* 2000; **68:** 143–50.
3. Mizuno J, *et al.* Age and sex-related differences in dose-dependent hemodynamic response to landiolol hydrochloride during general anesthesia. *Eur J Clin Pharmacol* 2007; **63:** 243–52.
4. Inoue S, *et al.* The efficacy of landiolol for suppressing the hyperdynamic response following laryngoscopy and tracheal intubation: a systematic review. *Anaesth Intensive Care* 2009; **37:** 893–902.

制剂

专利制剂

Jpn: Onoact.

Lappaconitine Hydrobromide 溴酸刺乌头碱

(1α,14α,16β)-20-Ethyl-1,14,16-trimethoxyaconitane-4,8,9-triol 4-[2-(acetylamino)benzoate] hydrobromide.

Лаппаконитина Гидробромид

$C_{32}H_{44}N_2O_8$,HBr = 665.6.

CAS — 32854-75-4 (lappaconitine); 97792-45-5 (lappaconitine hydrobromide).

简介

溴酸刺乌头碱是抗心律失常药。口服剂量为每次 25mg，每日 3 次。

制剂

专利制剂

Rus.: Allapinin (Аллапинин).

Leech 水蛭

Blodigel; Blutegel; Hirudo; Ililmato; Juotikas; Pijavka; Pijawka; Pióca; Sangsue; Sanguessugas; Sanguijuela; Sanguisuga; Sülük.
Пиявка

性状 医用水蛭是一种药用的淡水环节动物。

注：中药水蛭为水蛭科动物蚂蟥（*Whitmania pigra*）、水蛭（*Hirude nipponica*）或柳叶蚂蟥（*Whitmania acranulata*）的干燥全体。

简介

水蛭用于清除充血区域的血液，在整形外科手术中也有应用价值。水蛭的口腔分泌物中含有抗凝血作用的水蛭素（第 1257 页）。水蛭不能重复使用。

有报道称可以被水蛭携带的水生产气单胞菌感染。移走水蛭后，接触部位可持续出血达 10h。

水蛭常用于整形外科手术，已经有相关报道[1]。

水生产气单胞菌寄生在水蛭的消化道，其引起伤口的感染属于整形手术中用水蛭去除淤血的并发症。其他的感染还包括温和气单胞菌和黏质沙雷菌。感染可能使小的伤口发生引流、蜂窝织炎、化脓、组织缺失和败血症，已经报道了 1 例继发于产气单胞菌感染的脑脊膜炎[2]。建议[1]：处理部位先用肝素的盐溶液清洗，并在处理过程中用喹诺酮和氨基糖苷类抗菌药预防感染。开放性创伤的患者在伤口闭合前应继续口服抗菌药。

除了抗凝血作用，水蛭的口腔分泌物还包括抗炎的成分，还有报道称水蛭可以减轻骨关节炎的症状[3,4]。

1. Whitaker IS, *et al.* Hirudo medicinalis and the plastic surgeon. *Br J Plast Surg* 2004; **57:** 348–53.
2. Ouderkirk JP, *et al.* Aeromonas meningitis complicating medicinal leech therapy. Abstract: *Clin Infect Dis* 2004; **38:** 603. Full version: http://www.journals.uchicago.edu/doi/full/10.1086/381438 (accessed 19/08/08)
3. Michalsen A, *et al.* Effect of leeches therapy (Hirudo medicinalis) in painful osteoarthritis of the knee: a pilot study. *Ann Rheum Dis* 2001; **60:** 986.
4. Michalsen A, *et al.* Effectiveness of leech therapy in osteoarthritis of the knee: a randomized, controlled trial. *Ann Intern Med* 2003; **139:** 724–30.

制剂

专利制剂

Rus.: Piyavit (Пиявит).

多组分制剂 ***Hung.:*** Antikeloid; Forte Hirudo; Medhirud; Plerudin.

顺势疗法制剂 ***Ger.:*** Narben†.

Lepirudin (*BAN, rINN*) 来匹卢定

HBW-023; Lepirudiini; Lepirudina; Lépirudine; Lepirudinum. 1-L-Leucine-2-L-threonine-63-desulfohirudin (*Hirudo medicinalis* isoform HV1).

Лепирудин

$C_{287}H_{440}N_{80}O_{111}S_6$ = 6979.4.

CAS — 138068-37-8.

ATC — B01AE02.

ATC Vet — QB01AE02.

UNII — Y43GF64R34.

不良反应和处置

最常见的不良反应是由于对凝血酶的直接抑制而导致的出血。也可引起超敏反应。已经发现了数种过敏反应，包括死亡，多发生于再次接触。与其他的水蛭素或水蛭素的类似物可能存在交叉反应性。

避免肌内注射，因为可能引起局部的血肿。

因有直接的抗凝血酶作用，下列患者应慎用或不用：肝或肾受损的患者；出血或有出血倾向的患者，如痔核出血、新近的外伤出血、脑血管异常、细菌性心内膜炎、严重的高血压；或者新近接受大手术的患者，大血管穿刺或组织活检的患者。

超敏反应 EMEA 于 2002 年 10 月报道[1]过 7 例来匹卢定严重过敏患者，其中 6 例为再次接触该药，5 例患者死亡。制造商安全数据报告[2]显示 9 例患者的严重过敏与来匹卢定有关，4 例死亡患者在 1～12 周前均使用过来匹卢定。尽管严重过敏反应报道很低（初次用为 0.015%。再次使用为 0.16%）[2]，在再次使用来匹卢定前要考虑替代治疗，并且只能在可治疗过敏反应的地方进行[1,2]。

1. EMEA. EMEA public statement on Refludan (lepirudin)—fatal anaphylactic reactions (issued October 2002). Available at: http://www.ema.europa.eu/docs/en_GB/document_library/Public_statement/2010/08/WC500095474.pdf (accessed 10/08/10)
2. Greinacher A, *et al.* Anaphylactic and anaphylactoid reactions associated with lepirudin in patients with heparin-induced thrombocytopenia. *Circulation* 2003; **108:** 2062–5.

药物相互作用

直接凝血酶抑制剂与溶栓药、口服抗凝血药或者影响血小板的药物合用，可增加出血的风险。

药动学

来匹卢定由肾脏代谢和分泌。静脉注射约 45%可以从尿液中检测到，约 35%由原形排出。来匹卢定的清除半衰期约为 1.3h。严重肾功能不全的患者半衰期可能延长至 2 天。

哺乳 在给予重组水蛭素 50mg，每日 2 次的妇女，给药后 3h，血浆水蛭素的浓度为 0.5～1μg/ml，但是乳汁中未检测到水蛭素。

1. Lindhoff-Last E, *et al.* Hirudin treatment in a breastfeeding woman. *Lancet* 2000; **355:** 467–8.

用途和用法

来匹卢定是重组的水蛭素（第 1257 页），是凝血酶的直接抑制剂。应用肝素可使某些患者发生血小板减少症而出现血栓栓塞疾病（第 1146 页），可以应用来匹卢定作为抗凝药。来匹卢定在动脉血栓栓子异常中也有应用，如心肌梗死和不稳定性心绞痛。

在肝素导致的血小板减少症的患者，许可起始剂量给予 400μg/kg，缓慢静注。然后每小时给予 150μg/kg，持续灌注，根据患者反应，一般可持续 2～10 天。监测部分凝血酶原时间（APTT），使 APTT 率维持在 1.5～2.5。体重达 110kg 的患者不宜按体重增加剂量，每小时的输入量也不宜超过 210μg/kg。

肾功能不全的患者应减量，避免用于透析的患者（详见下文）。有人认为允许剂量过大，肾功能不全或健全患者均应给予较低剂量，关于这些剂量的讨论，详见下文**肝素导致的血小板减少症**。

在肾损伤患者中的用法 肾损伤的患者应减量使用来匹卢定。详见下文**肝素导致的血小板减少症**。

肝素导致的血小板减少症 来匹卢定对于因肝素所致血小板减少而引起的静脉血栓栓塞有效[1]（见**肝素**的**不良反应**项下**对血液的影响**，第 1215 页）。

对于正常肾功能及肾损伤患者来说，出血是治疗及使用比推荐剂量低时的主要问题[1～4]。

英国和美国的建议剂量如下：

- 肾功能正常患者：最初缓慢静脉注射 400μg/kg，然后每小时 150μg/kg 持续灌注；
- 肾损伤患者：初始剂量减到 200μg/kg，持续灌注速率根据肌酐清除率（CC）来确定：
- CC45～60ml/min：每小时 75μg/kg；
- CC30～40ml/min：每小时 45μg/kg；
- CC15～29ml/min：每小时 22.5μg/kg；
- CC 低于 15ml/min，避免持续给药，透析和急性肾功衰竭患者可根据反应隔天静脉快速注射 100μg/kg。

但 68 位患者数据证明稍低剂量较适宜[3]。初始静注可省略，注射速率如下：

- 肾功能正常患者：每小时 80μg/kg；
- CC30～60ml/min：每小时 40μg/kg；
- CC 低于 30ml/min：每小时 10～20μg/kg。

American College of Chest Physicians[4]（ACCP）也建议可忽略初次注射，初始口服 200μg/kg 可给予有生命或肢体威胁血栓患者，建议注射速率根据血清肌酐浓度决定：

- 血清肌酐浓度小于 90μmol/L：每小时 100μg/kg；
- 血清肌酐浓度 90～140μmol/L：每小时 50μg/kg；
- 血清肌酐浓度 140～400μmol/L：每小时 10μg/kg；
- 血清肌酐浓度大于 400μmol/L：每小时 5μg/kg。

ACCP 建议 APTT 每隔 4h 监测一次，目标速率为 1.5～2.0。

1. Lubenow N, *et al.* HIT Investigators Group. Lepirudin in patients with heparin-induced thrombocytopenia—results of the third prospective study (HAT-3) and a combined analysis of HAT-1, HAT-2, and HAT-3. *J Thromb Haemost* 2005; **3:** 2428–36.
2. Tardy B, *et al.* GEHT-HIT Study Group. Predictive factors for thrombosis and major bleeding in an observational study in 181 patients with heparin-induced thrombocytopenia treated with lepirudin. *Blood* 2006; **108:** 1492–6.
3. Tschudi M, *et al.* Dosing lepirudin in patients with heparin-induced thrombocytopenia and normal or impaired renal function: a single-center experience with 68 patients. *Blood* 2009; **113:** 2402–9.
4. Warkentin TE, *et al.* Treatment and prevention of heparin-induced thrombocytopenia: American College of Chest Physicians Evidence-Based Clinical Practice Guidelines (8th edition). *Chest* 2008; **133** (suppl): 340S–380S.

缺血性心脏病 在急性 ST 段抬高性心肌梗死（第1135 页）和非 ST 段抬高性心肌梗死以及不稳定性心绞痛（见**心绞痛**，第 1118 页）的治疗中，正在研究用重组水蛭素替代肝素，它也被用于医疗辅助及介入疗法。总体来说表现优于肝素[1]，但在各种情况下的精确作用仍需被肯定。

初期在治疗急性 ST 段抬高性**心肌梗死**患者时用肝素和重组水蛭素地西卢定[2,3]（第 1212 页）或来匹卢定[4]作为对比，但引起血小板减少症概率[5,6]比预计高而终止了研究。后来研究低剂量地西卢定[7,8]或来匹卢定[9]，但与肝素对比没有显著优势。比伐卢定是一种合成的水蛭素类似物，对其研究[10]也未发现优势。比伐卢定组复发心肌梗死概率较小，但出血概率增加。水蛭素在与溶栓剂一起治疗时作用未证实。尽管它对于肝素诱导的血小板减少症有效。它也可以用于 PCI（经皮冠脉介入治疗）。

对**急性冠脉综合征**患者的研究（非 ST 段抬高及不稳定性心绞痛患者）表明，水蛭素在预防心血管性死亡、心肌梗死和难治性心绞痛[11,12]方面优于肝素。一项关于地西卢定与水蛭素在不稳定性心绞痛治疗的对比[13]显示地西卢定血管造影结果较好。但另一项研究[7]表明对于经常性缺血性心脏病及死亡率效果较小。比伐卢定在治疗急性冠脉综合征与肝素相似，但大量出血减少[14,15]。

水蛭素也用于**经皮冠脉介入**（见**再灌注与血管重建操作**，第 1140 页）患者。地西卢定用于接受皮腔内血管形成术患者[16,17]证明安全但未发现优于肝素。来匹卢定作为肝素代物被用于肝素导致的血小板减少症[18～20]。比伐卢定治疗稳定冠脉综合征[21,22]急性冠脉综合征[21～23]和经皮冠脉介入治疗患者有效，但可能有短暂的糖蛋白Ⅱb/Ⅲa 抑制作用，有证据[24]表明在急性心肌梗死的 PCI 治疗中，该抑制作用与出血少有关。这种用法在英国被认可。

患者接受**动脉旁路搭桥**可用水蛭素作为未分组肝素替代物，比伐卢定[25]和来匹卢定[26]都被认为有积极效果，但术后出血增加，所以建议[26]水蛭素用于肝素禁忌患者（如肝素诱导的血小板减少症）。

1. Direct Thrombin Inhibitor Trialists' Collaborative Group. Direct thrombin inhibitors in acute coronary syndromes: principal results of a meta-analysis based on individual patients' data. *Lancet* 2002; **359:** 294–302.
2. The Global Use of Strategies to Open Occluded Coronary Arteries (GUSTO) IIa Investigators. Randomized trial of intravenous heparin versus recombinant hirudin for acute coronary syndromes. *Circulation* 1994; **90:** 1631–7.
3. Antman EM, *et al.* Hirudin in acute myocardial infarction: safety report from the Thrombolysis and Thrombin Inhibition in Myocardial Infarction (TIMI) 9A trial. *Circulation* 1994; **90:** 1624–30.
4. Neuhaus K-L, *et al.* Safety observations from the pilot phase of the randomized r-Hirudin for Improvement of Thrombolysis (HIT-III) study: a study of the Arbeitsgemeinschaft Leitender Kardiologischer Krankenhausärzte (ALKK). *Circulation* 1994; **90:** 1638–42.
5. Zeymer U, Neuhaus K-L. Hirudin and excess bleeding: implications for future use. *Drug Safety* 1995; **12:** 234–9.
6. Conrad KA. Clinical pharmacology and drug safety: lessons from hirudin. *Clin Pharmacol Ther* 1995; **58:** 123–6.
7. The Global Use of Strategies to Open Occluded Coronary Arteries (GUSTO) IIb Investigators. A comparison of recombinant hirudin with heparin for the treatment of acute coronary syndromes. *N Engl J Med* 1996; **335:** 775–82.
8. Antman EM. Hirudin in acute myocardial infarction: thrombolysis and thrombin inhibition in myocardial infarction (TIMI) 9B trial. *Circulation* 1996; **94:** 911–21.
9. Neuhaus K-L, *et al.* Recombinant hirudin (lepirudin) for the improvement of thrombolysis with streptokinase in patients with acute myocardial infarction: results of the HIT-4 trial. *J Am Coll Cardiol* 1999; **34:** 966–73.
10. The Hirulog and Early Reperfusion or Occlusion (HERO)-2 Trial Investigators. Thrombin-specific anticoagulation with bivalirudin versus heparin in patients receiving fibrinolytic therapy for acute myocardial infarction: the HERO-2 randomised trial. *Lancet* 2001; **358:** 1855–63.
11. Organization to Assess Strategies for Ischemic Syndromes (OASIS) Investigators. Comparison of the effects of two doses of recombinant hirudin compared with heparin in patients with acute myocardial ischemia without ST elevation: a pilot study. *Circulation* 1997; **96:** 769–77.
12. Organisation to Assess Strategies for Ischemic Syndromes (OASIS-2) Investigators. Effects of recombinant hirudin (lepirudin) compared with heparin on death, myocardial infarction, refractory angina, and revascularisation procedures in patients with acute myocardial ischaemia without ST elevation: a randomised trial. *Lancet* 1999; **353:** 429–38.
13. Topol EJ, *et al.* Recombinant hirudin for unstable angina pectoris: a multicenter, randomized angiographic trial. *Circulation* 1994; **89:** 1557–66.
14. Kong DF, *et al.* Clinical outcomes of bivalirudin for ischemic heart disease. *Circulation* 1999; **100:** 2049–53.
15. Stone GW, *et al.* The ACUITY Investigators. Bivalirudin for patients with acute coronary syndromes. *N Engl J Med* 2006; **355:** 2203–16.
16. van den Bos AA, *et al.* Safety and efficacy of recombinant hirudin (CGP 39 393) versus heparin in patients with stable angina undergoing coronary angioplasty. *Circulation* 1993; **88:** 2058–66.
17. Serruys PW, *et al.* A comparison of hirudin with heparin in the prevention of restenosis after coronary angioplasty. *N Engl J Med* 1995; **333:** 757–63.
18. Manfredi JA, *et al.* Lepirudin as a safe alternative for effective anticoagulation in patients with known heparin-induced thrombocytopenia undergoing percutaneous coronary intervention: case reports. *Catheter Cardiovasc Interv* 2001; **52:** 468–72.
19. Pinto DS, *et al.* Combination platelet glycoprotein IIb/IIIa receptor and lepirudin administration during percutaneous coronary intervention in patients with heparin-induced thrombocytopenia. *Catheter Cardiovasc Interv* 2003; **58:** 65–8.

20. Cochran K, *et al.* Use of lepirudin during percutaneous vascular interventions in patients with heparin-induced thrombocytopenia. *J Invasive Cardiol* 2003; **15:** 617–21.
21. Lincoff AM, *et al.* Bivalirudin and provisional glycoprotein IIb/IIIa blockade compared with heparin and planned glycoprotein IIb/IIIa blockade during percutaneous coronary intervention: REPLACE-2 randomized trial. *JAMA* 2003; **289:** 853–63. Correction. *ibid.*; 1638.
22. Lincoff AM, *et al.* Long-term efficacy of bivalirudin and provisional glycoprotein IIb/IIIa blockade vs heparin and planned glycoprotein IIb/IIIa blockade during percutaneous coronary revascularization: REPLACE-2 randomized trial. *JAMA* 2004; **292:** 696–703. Correction. *ibid.* 2006; **296:** 46.
23. Stone GW, *et al.* Bivalirudin in patients with acute coronary syndromes undergoing percutaneous coronary intervention: a subgroup analysis from the Acute Catheterization and Urgent Intervention Triage strategy (ACUITY) trial. *Lancet* 2007; **369:** 907–19.
24. Stone GW, *et al.* HORIZONS-AMI Trial Investigators. Bivalirudin during primary PCI in acute myocardial infarction. *N Engl J Med* 2008; **358:** 2218–30.
25. Dyke CM, *et al.* A comparison of bivalirudin to heparin with protamine reversal in patients undergoing cardiac surgery with cardiopulmonary bypass: the EVOLUTION-ON study. *J Thorac Cardiovasc Surg* 2006; **131:** 533–9.
26. Riess F-C, *et al.* Recombinant hirudin for cardiopulmonary bypass anticoagulation: a randomized, prospective, and heparin-controlled pilot study. *Thorac Cardiovasc Surg* 2007; **55:** 233–8.

制剂

专利制剂

Austral.: Refludan; ***Austria:*** Refludan; ***Belg.:*** Refludan; ***Canad.:*** Refludan; ***Cz.:*** Refludan; ***Fr.:*** Refludan; ***Ger.:*** Refludan; ***Gr.:*** Refludan; ***Hung.:*** Refludan; ***Irl.:*** Refludan; ***Ital.:*** Refludan; ***Neth.:*** Refludan; ***Norw.:*** Refludan; ***NZ:*** Refludan; ***Port.:*** Refludan; ***S.Afr.:*** Refludin; ***Spain:*** Refludin; ***Swed.:*** Refludan†; ***Switz.:*** Refludan; ***UK:*** Refludan; ***USA:*** Refludan.

Lercanidipine Hydrochloride (*BANM, USAN, rINNM*) 盐酸乐卡地平

Hidrocloruro de lercanidipino; Lercanidipine, Chlorhydrate de; Lercanidipini Hydrochloridum; Lerkanidipin Hidroklorür; Masnidipine Hydrochloride; R-75; Rec-15-2375. (±)-2-[(3,3-Diphenylpropyl)methylamino]-1,1-dimethylethyl methyl 1,4-dihydro-2,6-dimethyl-4-(*m*-nitrophenyl)-3,5-pyridinedicarboxylate hydrochloride.

Лерканидипина Гидрохлорид

$C_{36}H_{41}N_3O_6,HCl = 648.2$.

CAS — 100427-26-7 (lercanidipine); 132866-11-6 (lercanidipine hydrochloride).

ATC — C08CA13.

ATC Vet — QC08CA13.

UNII — 0A8TFX68PE.

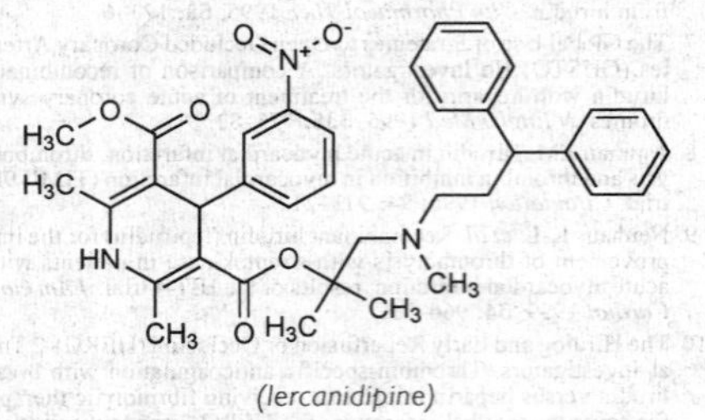

(lercanidipine)

不良反应、处置和注意事项

参见二氢吡啶类钙通道阻滞剂（详见硝苯地平，第 1297 页）。乐卡地平不应用于有严重肝损伤患者（肌酐清除率小于 30ml/min）。

药物相互作用

参见二氢吡啶类钙通道阻滞剂（详见硝苯地平，第 1299 页）。

药动学

乐卡地平口服后经消化道完全吸收，但首关代谢明显。生物利用度低，食物能使其利用度增加。口服给药后 1.5～3h 达到血浆峰浓度。乐卡地平分布快速且广泛。98%以上与血浆蛋白结合。乐卡地平代谢广泛，主要通过细胞色素 P450 的同工酶 CYP3A4 代谢，主要产生无活性的代谢产物；口服给药约 50%通过尿液排泄。清除半衰期为 2～5h，但更精确的分析方法提出半衰期为 8～10h。

用途和用法

乐卡地平是二氢吡啶类钙通道阻滞剂，作用与硝苯地平类似（第 1301 页）。用于高血压的治疗（第 1131 页）。

盐酸乐卡地平初始口服剂量 10mg，每日 1 次，饭前服用，如需加量，至少 2 周后，可以每日 20mg。

1. McClellan KJ, Jarvis B. Lercanidipine: a review of its use in hypertension. *Drugs* 2000; **60:** 1123–40.
2. Bang LM, *et al.* Lercanidipine : a review of its efficacy in the management of hypertension. *Drugs* 2003; **63:** 2449–72.
3. Beckey C, *et al.* Lercanidipine in the treatment of hypertension. *Ann Pharmacother* 2007; **41:** 465–74.

制剂

专利制剂

Arg.: Lercadip; ***Austral.:*** Zanidip; ***Austria:*** Zanidip; ***Belg.:*** Zanidip; ***Braz.:*** Zanidip; ***Chile:*** Zanidip†; ***Cz.:*** Lerpin; ***Denm.:*** Zanidip; ***Fin.:*** Zanidip; ***Fr.:*** Lercan; Zanidip; ***Ger.:*** Carmen; Corifeo; ***Gr.:*** Lercadip; Zanidip; ***Hong Kong:*** Zanidip; ***Hung.:*** Lercaton; Zanidip; ***India:*** Lerez; ***Indon.:*** Zanidip; ***Irl.:*** Lecalpin; Zanidip; ***Israel:*** Vasodip; ***Ital.:*** Cardiovasc; Lercadip; Zanedip; ***Malaysia:*** Zanidip; ***Mex.:*** Evipress; Zanidip; ***Neth.:*** Lerdip; ***Norw.:*** Zanidip; ***NZ:*** Zanidip; ***Philipp.:*** Zanidip; ***Port.:*** Calcan; Zanicor; Zanidip; ***Rus.:*** Lercamen (Леркамен); ***S.Afr.:*** Zanidip; ***Singapore:*** Zanidip†; ***Spain:*** Lercadip; Lerzam; Zanidip; ***Swed.:*** Zanidip; ***Switz.:*** Zanidip; ***Thai.:*** Zanidip; ***Turk.:*** Lercadip; ***UK:*** Zanidip; ***Ukr.:*** Lercamen (Леркамен); ***Venez.:*** Lercadip; Zanidip.

多组分制剂 ***Austral.:*** Zan-Extra; ***Cz.:*** Lercaprel; Zanicombo; ***Fin.:*** Zanipress; ***Fr.:*** Lercapress; Zanextra; ***Ger.:*** Carmen ACE; Zaneril; Zanipress; ***Gr.:*** Lercaprel; Zaneril; ***India:*** Lerez-AT†; ***Irl.:*** Lercaril; ***Port.:*** Zanipress; Zanitek; ***S.Afr.:*** Zaneril.

Levosimendan (*USAN, rINN*) 左西孟旦

Lévosimendan; Levosimendán; Levosimendanum; (–)-OR-1259. Mesoxalonitrile (–)-{*p*-[(*R*)-1,4,5,6-tetrahydro-4-methyl-6-oxo-3-pyridazinyl]phenyl}hydrazone.

Левосимендан

$C_{14}H_{12}N_6O = 280.3$.

CAS — 141505-33-1.

ATC — C01CX08.

ATC Vet — QC01CX08.

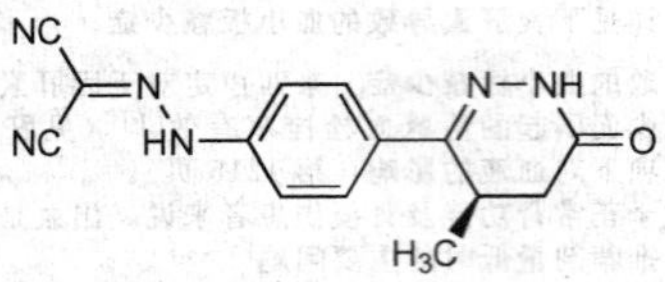

不良反应和注意事项

左西孟旦常见不良反应为高血压、头痛和室性心动过速；期外收缩、房颤、低血钾、失眠、头晕、胃肠道紊乱以及贫血都是报道常见不良反应。

也不应用于严重高血压及严重心动过速或机械性梗阻导致心室充盈或流出受影响的患者。在冠脉缺血或 QTc 间期延长患者使用时要小心给予并严格监控心电图。在有潜在生命危险的心律失常及心动过速、伴有快速心室反应的房颤患者上应用也要注意。有尖端扭转型室性心动过速患者不可应用。治疗时要监测血清钾浓度。因为血流动力学影响，所以应在注射后几天内持续监测。左西孟旦在肝肾损伤患者应用时需注意，损伤严重者应避免使用。

药动学

注射代谢快速，半衰期为 1h。活性代谢产物 OR-1855 和 OR-1896 由于乙酰化和去乙酰化，半衰期延长为 75～80h，引起作用时间延长。代谢物及一小部分原药经尿和粪排出。一周内大约排出单剂量的 95%以上。左西孟旦血浆蛋白结合率为 98%，大部分为白蛋白，但活性代谢产物血浆蛋白结合率仅为 40%。

用途和用法

左西孟旦是心脏收缩和血管扩张药，具有钙离子敏感性，用于急性心衰（第 1127 页）治疗，尽管治疗中作用还不明确，静脉注射负荷剂量 6～12μg/kg，10min 后持续给药，每分钟 50～200ng/kg，根据病情调整剂量。注射持续时间建议为 24h。

左西孟旦也被尝试用于心源性及感染性休克以及钙通道阻断中毒。

1. Figgitt DP, *et al.* Levosimendan. *Drugs* 2001; **61:** 613–27.
2. Follath F, *et al.* Efficacy and safety of intravenous levosimendan compared with dobutamine in severe low-output heart failure (the LIDO study): a randomised double-blind trial. *Lancet* 2002; **360:** 196–202.
3. McBride BF, White CM. Levosimendan: implications for clinicians. *J Clin Pharmacol* 2003; **43:** 1071–81.
4. Innes CA, Wagstaff AJ. Levosimendan: a review of its use in the management of acute decompensated heart failure. *Drugs* 2003; **63:** 2651–71.
5. Earl GL, Fitzpatrick JT. Levosimendan: a novel inotropic agent for treatment of acute, decompensated heart failure. *Ann Pharmacother* 2005; **39:** 1888–96.
6. De Luca L, *et al.* Evidence-based use of levosimendan in different clinical settings. *Eur Heart J* 2006; **27:** 1908–20.
7. Antila S, *et al.* Clinical pharmacology of levosimendan. *Clin Pharmacokinet* 2007; **46:** 535–52.
8. Mebazaa A, *et al.* Levosimendan vs dobutamine: outcomes for acute heart failure patients on β-blockers in SURVIVE. *Eur J Heart Fail* 2009; **11:** 304–11.
9. Follath F. Newer treatments for decompensated heart failure: focus on levosimendan. *Drug Des Devel Ther* 2009; **3:** 73–8.
10. Antoniades C, *et al.* Relationship between the pharmacokinetics of levosimendan and its effects on cardiovascular system. *Curr Drug Metab* 2009; **10:** 95–103.
11. Delaney A, *et al.* Levosimendan for the treatment of acute severe heart failure: a meta-analysis of randomised controlled trials. *Int J Cardiol* 2010; **138:** 281–9.
12. Landoni G, *et al.* Levosimendan reduces mortality in critically ill patients: a meta-analysis of randomized controlled studies. *Minerva Anestesiol* 2010; **76:** 276–86.

制剂

专利制剂

Arg.: Simdax; ***Austria:*** Simdax; ***Chile:*** Daxim; ***Cz.:*** Simdax; ***Fin.:*** Simdax; ***Gr.:*** Simdax; ***Hong Kong:*** Simdax†; ***Hung.:*** Simdax; ***Israel:*** Simdax; ***Ital.:*** Simdax; ***Mex.:*** Simdax; ***Norw.:*** Simdax; ***NZ:*** Simdax; ***Port.:*** Simdax; ***Rus.:*** Simdax (Симдакс); ***Singapore:*** Simdax; ***Spain:*** Simdax; ***Swed.:*** Simdax; ***Turk.:*** Simdax; ***Ukr.:*** Simdax (Симдакс); ***Venez.:*** Daxim.

Lidoflazine (*BAN, USAN, rINN*) 利多氟嗪

Lidoflazina; Lidoflazinum; McN-JR-7904; Ordiflazine; R-7904. 4-[3-(4,4′-Difluorobenzhydryl)propyl]piperazin-1-yaceto-2′,6′-xylidide.

Лидофлазин

$C_{30}H_{35}F_2N_3O = 491.6$.

CAS — 3416-26-0.

ATC — C08EX01.

ATC Vet — QC08EX01.

UNII — J4ZHN3HBTE.

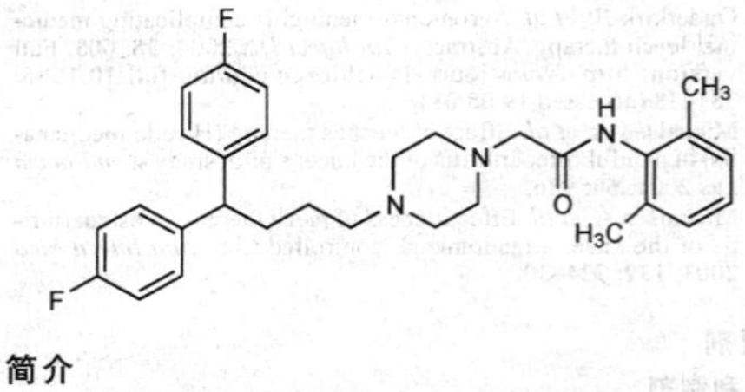

简介

利多氟嗪是钙通道阻滞剂（第 1116 页），可以减慢 AV 传导。已经应用于心绞痛的治疗。

制剂

专利制剂

India: Clinium†; ***S.Afr.:*** Clinium†.

Limaprost (*rINN*) 利马前列素

Limaprostum; ONO-1206; OP-1206. (*E*)-7-{(1*R*,2*R*,3*R*)-3-Hydroxy-2-[(*E*)-(3*S*,5*S*)-3-hydroxy-5-methyl-1-nonenyl]-5-oxocyclopentyl}-2-heptenoic acid.

Лимапрост

$C_{22}H_{36}O_5 = 380.5$.

CAS — 74397-12-9 (limaprost); 88852-12-4 (limaprost alfadex).

UNII — L02U804092.

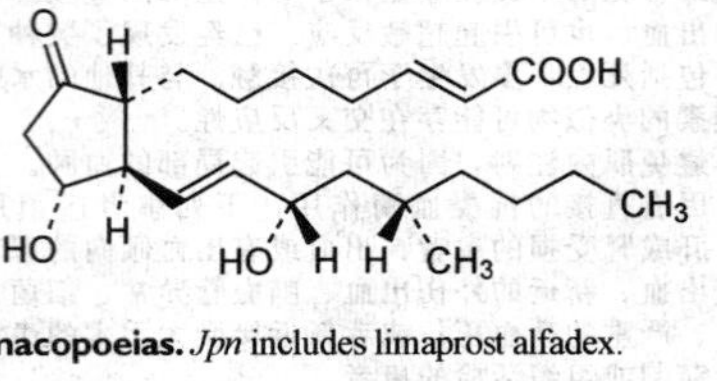

Pharmacopoeias. *Jpn* includes limaprost alfadex.

简介

利马前列素是前列地尔（前列腺素 E_1）的合成类似物，应用于外周血管病（第 1137 页）。口服应用利马前列素 α 环糊精，一个剂量相当于利马前列素 15～30μg，每日 3 次。

1. Shono T, Ikeda K. Rapid effect of oral limaprost in Raynaud's disease in childhood. *Lancet* 1989; **i:** 908.
2. Murai C, *et al.* Oral limaprost for Raynaud's phenomenon. *Lancet* 1989; **ii:** 1218.
3. Aoki Y, *et al.* Possible participation of a prostaglandin E1 analogue in the aggravation of diabetic nephropathy. *Diabetes Res Clin Pract* 1992; **16:** 233–8.
4. Sato Y, *et al.* Effect of oral administration of prostaglandin E1 on erectile dysfunction. *Br J Urol* 1997; **80:** 772–5.
5. Swainston Harrison T, Plosker GL. Limaprost. *Drugs* 2007; **67:** 109–18.

药物相互作用 一名女性患者在服用利马前列素治疗周围血管综合征，她在服用帕罗西丁后出现了 2 次大量鼻出血[1]，第 2 次是在帕罗西丁减量后。在利马前列素

每日剂量下降到 15～10μg 后并未再出现鼻出血情况。利马前列素每日剂量降至 15μg 后不会复发鼻出血，但有证据表明出现结膜出血。

1. Sugiyama N, *et al.* Massive epistaxis and subconjunctival hemorrhage due to combination of paroxetine and limaprost alfadex: a case report. *Prim Care Companion J Clin Psychiatry* 2007; **9:** 240–1.

制剂

专利制剂

Jpn: Opalmon.

Linsidomine Hydrochloride (*rINNM*) 盐酸林西多明

Hidrocloruro de linsidomina; Linsidomine, Chlorhydrate de; Linsidomini Hydrochloridum. 3-Morpholinosydnonimine hydrochloride.

Линсидомина Гидрохлорид

$C_6H_{10}N_4O_2$,HCl = 206.6.

CAS — 33876-97-0 (linsidomine); 16142-27-1 (linsidomine hydrochloride).

ATC — C01DX18.

ATC Vet — QC01DX18.

(linsidomine)

简介

林西多明是硝基类血管扩张药，是吗多明的代谢产物（第 1291 页）。可静脉或冠脉内给药扩张冠脉。

1. Delonca J, *et al.* Comparative efficacy of the intravenous administration of linsidomine, a direct nitric oxide donor, and isosorbide dinitrate in severe unstable angina: a French multicentre study. *Eur Heart J* 1997; **18:** 1300–6.

制剂

专利制剂

Fr.: Corvasal.

Lisinopril (*BAN, USAN, rINN*) 赖诺普利

L-154826; Lisinoprili; Lisinoprilum; Lizinopril; Lizinoprilis; MK-521. *N*-{*N*-[(*S*)-1-Carboxy-3-phenylpropyl]-L-lysyl}-L-proline dihydrate.

Лизиноприл

$C_{21}H_{31}N_3O_5$,$2H_2O$ = 441.5.

CAS — 76547-98-3 (anhydrous lisinopril); 83915-83-7 (lisinopril dihydrate).

ATC — C09AA03.

ATC Vet — QC09AA03.

UNII — E7199S1YWR (lisinopril); 7Q3P4BS2FD (anhydrous lisinopril).

Pharmacopoeias. In *Eur.* (see p.vii), *Jpn*, and *US.*

Ph. Eur. 6. 8（Lisinopril Dihydrate） 白色或几乎白色结晶性粉末。溶于水；几乎不溶于无水乙醇和丙酮；略溶于甲醇。

USP 33（Lisinopril） 白色结晶性粉末。溶于水（1∶10），溶于甲醇（1∶70）；几乎不溶于乙醇、丙酮、乙腈、氯仿和乙醚。

混悬液 美国注册药品信息提供以下方法配制 1mg/ml 的赖诺普利悬浮液 200ml。向聚乙二醇对苯二甲酸酯容器瓶中加入 10ml 纯净水及 10 片 20mg/片的赖诺普利（*Prinivil*，*Merk* or *Zestril*，*AstraZeneca*）振摇至少 1min，加入 30ml *Bicitra*（*Alza*，*USA*）和 160ml *Ora-Sweet SF*（*Paddock*，*USA*）于瓶中，轻轻振摇几秒。悬浮液需储存于 25℃以下，可储存 4 周。悬浮剂及其他赖诺普利液体制剂性质已被报道[1,2]。

1. Thompson KC, *et al.* Characterization of an extemporaneous liquid formulation of lisinopril. *Am J Health-Syst Pharm* 2003; **60:** 69–74.
2. Nahata MC, Morosco RS. Stability of lisinopril in two liquid dosage forms. *Ann Pharmacother* 2004; **38:** 396–9.

不良反应、处置和注意事项

参见 **ACEI**，第 1151 页。

卟啉病 赖诺普利与急性卟啉病发作有关，对卟啉病患者是不安全的。

药物相互作用

参见 **ACEI**，第 1154 页。

药动学

赖诺普利口服给药可缓慢并完全吸收。平均约 25%被吸收，但有个体差异，从 6%～60%不等。本身具有活性，在体内无需代谢。给药后约 7h 达到血浆峰浓度。赖诺普利与血浆蛋白结合不显著。以原形从尿液排泄。对肾脏功能正常的患者，赖诺普利多次给药后有效半衰期为 12h。赖诺普利可以通过血液透析清除。

1. Till AE, *et al.* The pharmacokinetics of lisinopril in hospitalized patients with congestive heart failure. *Br J Clin Pharmacol* 1989; **27:** 199–204.
2. Neubeck M, *et al.* Pharmacokinetics and pharmacodynamics of lisinopril in advanced renal failure: consequence of dose adjustment. *Eur J Clin Pharmacol* 1994; **46:** 537–43.

用途和用法

赖诺普利是 ACEI（第 1151 页）。应用于高血压（第 1131 页）和心力衰竭（第 1127 页）、心肌梗死（第 1135 页）后的预防给药以及糖尿病肾病（见**肾脏疾病**，第 1156 页）。

单纯口服给药后 1～2h 可观察到赖诺普利的血流动力学效应，最大效应发生在给药后 6h，而慢性给药数周后仍不能达到完全效应。一次给药后血流动力学作用可以持续 24h。赖诺普利以二水合物形式口服给药，但剂量以干燥物质计算。2.72mg 二水赖诺普利相当于 2.5mg 无水赖诺普利。对于肾功能不全的患者应减量（详见下文）。

在**高血压**的治疗中，初始剂量每日 10mg。由于某些患者开始应用 ACEI 时，可能出现血压的骤降，首次给药最好在睡前。尤其对于肾血管性高血压、低血容量、心力衰竭或严重高血压的患者，初始剂量应减量至每日 2.5～5mg。应用利尿药的患者，应在给予赖诺普利前停用利尿药 2～3 天，如有需要可恢复使用；如不能停用，则初始剂量应给予每日 5mg。常用的维持剂量为每日 20mg，根据需要可能增至每日 80mg。

在**心力衰竭**的治疗中，在 ACEI 的介绍中，同时应用袢利尿药的患者常会出现初始剂量高血压，但暂时的停药可能引起反射性的肺水肿。因此，应从小剂量开始使用，并有严密的医疗监护。初始剂量给予赖诺普利每日 2.5mg（美国为 5mg）。如需加量，每次不超过 10mg，间隔至少 2 周，最大维持剂量为每日 35mg（美国为 40mg）。

在**心肌梗死**后的治疗中，症状出现后 24h 内给予赖诺普利，注册用量为初始剂量每日 5mg，连用 2 日，然后增至每日 10mg。收缩压低的患者，推荐初始剂量给予每日 2.5mg。

在**糖尿病肾病**的治疗中，在伴有高血压且有微量蛋白尿的 2 型糖尿病患者，应每日给药 10mg，每日 1 次，若有需要可增加至 20mg，每日 1 次，使静息舒张压 90mmHg 以下。

儿童用法见下文。

1. Lancaster SG, Todd PA. Lisinopril: a preliminary review of its pharmacodynamic and pharmacokinetic properties, and therapeutic use in hypertension and congestive heart failure. *Drugs* 1988; **35:** 646–69.
2. Goa KL, *et al.* Lisinopril: a review of its pharmacology and clinical efficacy in the early management of acute myocardial infarction. *Drugs* 1996; **52:** 564–88.
3. Goa KL, *et al.* Lisinopril: a review of its pharmacology and use in the management of the complications of diabetes mellitus. *Drugs* 1997; **53:** 1081–1105.
4. Simpson K, Jarvis B. Lisinopril: a review of its use in congestive heart failure. *Drugs* 2000; **59:** 1149–67.

儿童用法 对于 6 岁及以上[1]的儿童来说，赖诺普利被认为是一种有效及较易耐受的抗高血压药，也成功运用于更小的儿童[2]。美国注册药品信息建议，对于**高血压治疗**，初始口服剂量为 70μg/kg（最高至 5mg），每日 1 次，对于 6 岁及以上儿童适用（见下文在**肾损伤中的用法**）。*BNFC 2010/11* 对于 6～12 岁儿童也推荐相似剂量并认为可以增加间隔至 1～2 周，最高剂量 600μg/kg 或 40mg，每日 1 次。对于 12～18 岁儿童，*BNFC 2010/11* 认为初始剂量 2.5mg，每日 1 次，如需可增加至最大 80mg，每日 1 次。

治疗 12～18 周岁儿童**心衰**中，*BNFC 2010/11* 建议起始剂量 2.5mg，每日 1 次，如需增加，一次不可加超过 10mg，间隔至少 2 周，最多每日 35mg。

1. Soffer B, *et al.* A double-blind, placebo-controlled, dose-response study of the effectiveness and safety of lisinopril for children with hypertension. *Am J Hypertens* 2003; **16:** 795–800.
2. Raes A, *et al.* Lisinopril in paediatric medicine: a retrospective chart review of long-term treatment in children. *J Renin Angiotensin Aldosterone Syst* 2007; **8:** 3–12.

在肾损伤中的用法 对于肾损伤成人患者，应根据肌酐清除率（CC）对赖诺普利的初始剂量进行减量：

- CC 31～81ml/min：每日 5～10mg。
- CC 10～30ml/min：每日 2.5～5mg。
- CC 低于 10ml/min 或接受透析：每日 2.5mg。

根据病情调整剂量，最大剂量为 40mg，每日 1 次。

美国注册药品信息认为赖诺普利不应给予肾小滤流过率小于 30ml/(min・1.73m²) 的儿童，但并未给出肾损伤儿童的用量。

制剂

BP 2010: Lisinopril Tablets;
USP 33: Lisinopril and Hydrochlorothiazide Tablets; Lisinopril Tablets.

专利制剂

Arg.: Doxapril; Lisinal; Sedotensil; Tensopril; Tersif; Zestril; ***Austral.:*** Fibsol; Liprace; Lisinobell; Lisodur; Prinivil; Zestril; ***Austria:*** Acemin; Acetan; Lisihexal; Lisinostad; Prinivil†; ***Belg.:*** Novatec†; Zestril; ***Braz.:*** Lisopril; Listril; Lonipril; Prilcor; Prinivil; Prinopril; Vasojet; Zestril; Zinopril; ***Canad.:*** Prinivil; Zestril; ***Chile:*** Acerdil; Lipreren; Presokin†; Tonotensil; Zestril†; ***Cz.:*** Dapril; Diroton; Irumed†; Lipribela; Lisigamma; Lisipril; Listril†; Prinivil; ***Denm.:*** Acepril†; Lanatin†; Lisinogen†; Vivatec†; Zestril; ***Fin.:*** Cardiostad; Lisipril; Vivatec†; Zestril†; ***Fr.:*** Prinivil; Zestril; ***Ger.:*** Acerbon; Coric; Lisi; Lisi Lich; Lisi-Puren; Lisibeta; Lisidigal; Lisidoc; Lisigamma; Lisihexal; Lisodura†; ***Gr.:*** Adicanil; Axelvin; Gnostoval; Hyperliz; Icoran; Landolaxin; Leruze; Lisinospes; Lisodinol; Mealis; Nafordyl; Perenal; Press-12; Pressamea; Pressuril; Prinivil; Terolinal; Thriusedon; Tivirlon; Vercol; Veroxil; Z-Bec; Zestril; ***Hong Kong:*** Acepril†; Cipril; Prinivil; Zestril; ***Hung.:*** Conpres†; Linipril; Lisdene†; Lisopress; Press-12; ***India:*** Biopril; Cipril; Linoril; Linvas; Lipril; Lisoril; Normopril; ***Indon.:*** Inhitril; Interpril; Linoxal; Noperten; Nopril; Odace; Tensinop; Tensiphar; Zestril; ***Irl.:*** Bellisin; ByZestra; Carace†; Lestace; Lisopress; Lispril; Zesger; Zestan; Zestril; ***Israel:*** Tensopril; ***Ital.:*** Alapril; Prinivil; Zestril; ***Jpn:*** Longes; ***Malaysia:*** Acepril; Dapril; Ranopril; Zestril; ***Mex.:*** Alfaken; Dosteril; Fersivag; Linospril; Noril; Priniser; Prinivil; Zestril; ***Neth.:*** Novatec†; Zestril; ***Norw.:*** Vivatec; Zestril; ***NZ:*** Prinivil; ***Philipp.:*** Listril; Sinolip†; Zestril; ***Pol.:*** Diroton; Lisdene; Lisihexal; Lisinoratio; Lisiprol; Prinivil; Ranopril; ***Port.:*** Benzin; Ecapril; Farpresse†; Lipril; Lisinol†; Lisopress†; Prinivil; Zestril; ***Rus.:*** Dapril (Даприл); Diroton (Диротон); Irumed (Ирумед); Lisigamma (Лизигамма); Lisinoton (Лизинотон); Lisoril (Лизорил); Listril (Листрил); Liten (Литэн); Sinopril (Синоприл); ***S.Afr.:*** Adco-Zetomax; Prilosin†; Prinivil†; Renotens†; Sinopren; Zemax; Zeprosil†; Zestril; ***Singapore:*** Dapril; Lisdene; Lisoril; Prinivil; Zestril; ***Spain:*** Belprel; Doneka; Iricil; Likenil; Prinivil; Tensikey; Zestril; ***Swed.:*** Vivatec†; Zestril; ***Switz.:*** Corprilin†; Lisitril; Lisopril; Prinil; Tobicor†; Zestril; ***Thai.:*** Lisdene†; Lisir; Lispril†; Zestril; ***Turk.:*** Acerilin; Rilace; Sinopryl; Zestril; ***UAE:*** Lisotec; ***UK:*** Carace†; Zestril; ***Ukr.:*** Diroton (Диротон); Lipril (Липрил); Lisigamma (Лизигамма); Lisihexal (ЛизиГЕКСАЛ); Lopril (Лоприл); Vitopril (Витоприл); ***USA:*** Prinivil; Zestril; ***Venez.:*** Cotensil; Lisilet; Prinivil; Rantex; Tonoten.

多组分制剂 ***Arg.:*** Tensopril D; Zestoretic; ***Austria:*** Acecomb; Acelisino comp; Co-Acetan; Co-Hypomed†; Co-Lisinostad; Lisihexal comb; Lisinocomp; Lisinopril comp; Zestoretic†; ***Belg.:*** Co-Lisinopril; Merck-Co-Lisinopril†; Novazyd†; Zestoretic; ***Braz.:*** Lisinoretic†; Lisoclor; Lisonotec†; Lonipril-H; Prinzide; Zestoretic; ***Canad.:*** Prinzide; Zestoretic; ***Chile:*** Acerdil-D; Tonotensil D; ***Cz.:*** Amesos; Lipribela plus H; ***Denm.:*** Lisinoplus; Vivazid†; Zestoretic; ***Fin.:*** Acercomp†; Cardiostad Comp†; Lisaril Comp†; Lisinopril Comp†; Lisipril Comp; Vivatec Comp†; ***Fr.:*** Prinzide; Zestoretic; ***Ger.:*** Acercomp; Coric Plus; Lisi-Puren comp; Lisibeta comp; Lisidigal HCT; Lisigamma HCT; Lisihexal comp; LisiLich comp; Lisinopril comp; Lisinopril HCT; Lisiplus; Lisodura plus†; ***Gr.:*** Prinzide; Z-Bec Plus; Zestoretic; ***Hong Kong:*** Zestoretic; ***Hung.:*** Lisonorm; Lisopress HCT; ***India:*** Amlopres L; Amlosafe-LS; Biopril AM; Calchek L; Cipril-H; Lisoril-5HT; ***Indon.:*** Zestoretic; ***Irl.:*** Carace Plus†; Lispril-hydrochlorothiazide; Zesger Plus; Zestoretic; ***Ital.:*** Nalapres; Prinzide; Zestoretic; ***Mex.:*** Prinzide; Zestoretic; ***Neth.:*** Lisidigal HCT; Novazyd†; Zestoretic; ***Norw.:*** Vivatec Comp; Zestoretic; ***Philipp.:*** Zestoretic; ***Pol.:*** Dironorm; ***Port.:*** Ecamais; Lisoplus†; Prinzide; Tiazinol†; Zestoretic; ***Rus.:*** Iruzid (Ирузид); Lisinoton H (Лизинотон H); Lisoretic (Лизоретик); Listril Plus (Листрил Плюс); Liten H (Литэн H); Sinorezid (Синорезид); ***S.Afr.:*** Adco-Zetomax Co; Diace Co; Hexal-Lisinopril Co; Lisoretic; Lisozide; Zestoretic; Zestozide; ***Spain:*** Doneka Plus; Iricil Plus; Prinivil Plus; Secubar Diu; Tensikey Complex; Zestoretic; ***Swed.:*** Zestoretic; ***Switz.:*** Co-Lisinopril†; Corpriretic†; Lisitril comp; Lisopril plus; Prinzide; Tobicor Plus†; Zestoretic; ***Turk.:*** Rilace Plus; Sinoretik; Zestoretic; ***UK:*** Carace Plus; Caralpha; Lisicostad; Zestoretic; ***Ukr.:*** Ekvator (Экватор); Hypril-A (Гіприл-А)†; Liprazid (Липразид); Lisoretic (Лизоретик); Lopril H (Лоприл H); Neocard-Lis (Неокард-Лiз); ***USA:*** Prinzide; Zestoretic; ***Venez.:*** Lisiletic.

Losartan Potassium (*BANM, USAN, rINNM*) 氯沙坦钾

DuP-753; E-3340; Kalii Losartanum; Losartaanikalium; Losartán potásico; Losartan potassique; Losartan Potasyum; Losartankalium; Losartanum kalicum; MK-0954. 2-Butyl-4-chloro-1-[*p*-(*o*-1*H*-tetrazol-5-ylphenyl)benzyl]imidazole-5-methanol potassium.

Калия Лозартан

$C_{22}H_{22}ClKN_6O$ = 461.0.

CAS — 114798-26-4 (losartan); 124750-99-8 (losartan potassium).

ATC — C09CA01.

ATC Vet — QC09CA01.

UNII — 3ST302B24A.

(losartan)

Pharmacopoeias. In *Eur.* (see p.vii) and *US.*

Ph. Eur. 6. 8（Losarfan Potassium） 白色或几乎白色的吸湿结晶粉末。呈多型性。溶于水和甲醇；微溶于乙腈。贮藏于密闭容器中。

USP 33（Losartan Potassium） 白色至米色粉末。易溶于水；微溶于乙氰；溶于异丙基乙醇。

不良反应

氯沙坦的不良反应通常较轻且短暂，包括头晕、头痛和与剂量有关的直立性低血压。低血容量的患者容易发生低血压（如接受高剂量利尿药的患者）。可能出现肾脏灌注受损，较少出现皮疹、荨麻疹、瘙痒症、血管性水肿，可能发生转氨酶增高。高钾血症、肌痛和关节痛也有报道。与 ACEI 相比，氯沙坦引起干咳的概率较小。还有与血管紧张素Ⅱ受体拮抗剂有关的不良反应，如呼吸道的异常、背痛、胃肠功能紊乱、疲劳和中性粒细胞减少症。也曾报道过横纹肌溶解症。

1. Mazzolai L, Burnier M. Comparative safety and tolerability of angiotensin II receptor antagonists. *Drug Safety* 1999; **21:** 23–33.

血管性水肿 血管性水肿是公认的 ACEI 的不良反应，并且认为与缓激肽的累积有关。尽管血管紧张素Ⅱ受体拮抗剂不影响缓激肽的水平，但发生血管性水肿的病例仍有报道[1~7]，也有报道[8]发现缓激肽水平升高。应用 ACEI 而发生过血管性水肿的患者，在应用血管紧张素Ⅱ受体拮抗剂的时候要引起重视[4,9]。

1. Acker CG, Greenberg A. Angioedema induced by the angiotensin II blocker losartan. *N Engl J Med* 1995; **333:** 1572.
2. van Rijnsoever EW, *et al.* Angioneurotic edema attributed to the use of losartan. *Arch Intern Med* 1998; **158:** 2063–5.
3. Adverse Drug Reactions Advisory Committee. Angiotensin II receptor antagonists. *Aust Adverse Drug React Bull* 1999; **18:** 2. Available at: http://www.tga.gov.au/adr/aadrb/aadr9902.pdf (accessed 13/03/08)
4. Howes LG, Tran D. Can angiotensin receptor antagonists be used safely in patients with previous ACE inhibitor-induced angioedema? *Drug Safety* 2002; **25:** 73–6.
5. Irons BK, Kumar A. Valsartan-induced angioedema. *Ann Pharmacother* 2003; **37:** 1024–7.
6. Nykamp D, Winter EE. Olmesartan medoxomil-induced angioedema. *Ann Pharmacother* 2007; **41:** 518–20.
7. McCabe J, *et al.* Penile angioedema associated with the use of angiotensin-converting-enzyme inhibitors and angiotensin II receptor blockers. *Am J Health-Syst Pharm* 2008; **65:** 420–1.
8. Campbell DJ, *et al.* Losartan increases bradykinin levels in hypertensive humans. *Circulation* 2005; **111:** 315–20.
9. Warner KK, *et al.* Angiotensin II receptor blockers in patients with ACE inhibitor-induced angioedema. *Ann Pharmacother* 2000; **34:** 526–8.

致癌性 一项结合致癌相关发现的随机对照研究的荟萃分析[1]表明，血管紧张素受体阻滞剂可增加癌症发病率，4 年发生率均高于 1.2%。临床显著性尚未证实，FDA 正在对这些药物的安全性进行复查[2]。

1. Sipahi I, *et al.* Angiotensin-receptor blockade and risk of cancer: meta-analysis of randomised controlled trials. *Lancet Oncol* 2010; **11:** 627–36.
2. FDA. Drug Safety Communication: ongoing safety review of the angiotensin receptor blockers and cancer (17/05/2010). Available at: http://www.fda.gov/Drugs/DrugSafety/PostmarketDrugSafetyInformationforPatientsandProviders/ucm218845.htm (accessed 24/08/10)

对血液的影响 1 名肾脏移植的患者，在使用氯沙坦 6 周后，发生了贫血[1]。肾损伤接受透析的患者，则出现了血红素浓度的下降[2]。

1 名患者在使用氯沙坦后不久出现了免疫性血小板减少症[3]。

1. Horn S, *et al.* Losartan and renal transplantation. *Lancet* 1998; **351:** 111.
2. Schwarzbeck A, *et al.* Anaemia in dialysis patients as a side-effect of sartanes. *Lancet* 1998; **352:** 286.
3. Ada S, *et al.* Immune thrombocytopenia after losartan therapy. *Ann Intern Med* 2002; **137:** 704.

对肝脏的影响 少数患者应用氯沙坦后出现转氨酶的升高。1 名患者由于 ACEI 引起的干咳，而用氯沙坦取代了依那普利，1 个月后出现了严重的急性肝毒性[1]。停用氯沙坦后患者恢复，但激发试验又出现症状且转氨酶升高。1 名患者应用氯沙坦每日 150mg，6 周，出现了急性可逆性肝毒性[2]。厄贝沙坦引起阻塞性黄疸的病例也有报道[3]，停用厄贝沙坦后，黄疸逐渐消退。

1. Bosch X. Losartan-induced hepatotoxicity. *JAMA* 1997; **278:** 1572.
2. Andrade RJ, *et al.* Hepatic injury associated with losartan. *Ann Pharmacother* 1998; **32:** 1371.
3. Hariraj R, *et al.* Prolonged cholestasis associated with irbesartan. *BMJ* 2000; **321:** 547.

对皮肤的影响 2 例应用氯沙坦控制高血压的患者，出现非典型的皮肤淋巴结浸润[1]，停药数周后损伤消失。

应用氯沙坦后有患者出现 Henoch-Schönlein 紫癜[2,3]，其中 1 例在激发试验中复发[2]。使用坎地沙坦患者也出现过紫癜疹和血管炎[4]，并发展为急性肾炎。

一名服用厄贝沙坦 2 年[5]的患者出现多环皮疹伴有全身性症状，停药 2 天后症状有所改善。一项报道[6]称许多银屑病患者使用血管紧张素Ⅱ受体拮抗剂后，病情有所发展或加重；包括坎地沙坦、厄贝沙坦、氯沙坦和缬沙坦。大多数患者停药后能够复原。

1. Viraben R, *et al.* Losartan-associated atypical cutaneous lymphoid hyperplasia. *Lancet* 1997; **350:** 1366.
2. Bosch X. Henoch-Schönlein purpura induced by losartan therapy. *Arch Intern Med* 1998; **158:** 191–2.
3. Brouard M, *et al.* Schönlein-Henoch purpura associated with losartan treatment and presence of antineutrophil cytoplasmic antibodies of x specificity. *Br J Dermatol* 2001; **145:** 362–3.
4. Morton A, *et al.* Rash and acute nephritic syndrome due to candesartan. *BMJ* 2004; **328:** 25.
5. Constable S, *et al.* Systemic illness with skin eruption, fever and positive lymphocyte transformation test in a patient on irbesartan. *Br J Dermatol* 2006; **155:** 491–3.
6. Marquart-Elbaz C, *et al.* Sartans, angiotensin II receptor antagonists, can induce psoriasis. *Br J Dermatol* 2002; **147:** 617–18.

对味觉的影响 在应用氯沙坦控制高血压的患者，出现了味觉的异常，某些患者发展到味觉完全消失[1,2]。停用氯沙坦后，味觉全部恢复正常。健康志愿者试验中，使用坎地沙坦[3,4]和缬沙坦[4]可出现味觉损伤。

1. Schlienger RG, *et al.* Reversible ageusia associated with losartan. *Lancet* 1996; **347:** 471–2.
2. Heeringa M, van Puijenbroek EP. Reversible dysgeusia attributed to losartan. *Ann Intern Med* 1998; **129:** 72.
3. Tsuruoka S, *et al.* Subclinical alteration of taste sensitivity induced by candesartan in healthy subjects. *Br J Clin Pharmacol* 2004; **57:** 807–12.
4. Tsuruoka S, *et al.* Angiotensin II receptor blocker-induces blunted taste sensitivity: comparison of candesartan and valsartan. *Br J Clin Pharmacol* 2005; **60:** 204–7.

超敏反应 见上文**血管性水肿**和**对皮肤的影响**。

偏头痛 1 例患者应用氯沙坦后出现严重的偏头痛[1]。该患者没有偏头痛病史，在激发试验中又出现症状。但是，也有报道称血管紧张素Ⅱ受体拮抗剂能够减少偏头痛的发生率（见下文**用途和用法**）。

1. Ahmad S. Losartan and severe migraine. *JAMA* 1995; **274:** 1266–7.

胰腺炎 2 例患者应用氯沙坦后出现急性胰腺炎[1,2]。但是，1 例患者继发胰腺炎与氯沙坦无关[3]。应用依那普利的患者也出现急性胰腺炎[2]。厄贝沙坦也引起急性胰腺炎[4]；该患者同时应用氢氯噻嗪，但与引起胰腺炎的通常剂量相比，剂量较小。服用替米沙坦过量的急性胰腺炎患者建议服用生化替代品[5]。

1. Bosch X. Losartan-induced acute pancreatitis. *Ann Intern Med* 1997; **127:** 1043–4.
2. Birck R, *et al.* Pancreatitis after losartan. *Lancet* 1998; **351:** 1178.
3. Bosch X. Correction: losartan, pancreatitis, and microlithiasis. *Ann Intern Med* 1998; **129:** 755.
4. Fisher AA, Bassett ML. Acute pancreatitis associated with angiotensin II receptor antagonists. *Ann Pharmacother* 2002; **36:** 1883–6.
5. Baffoni L, *et al.* Acute pancreatitis induced by telmisartan overdose. *Ann Pharmacother* 2004; **38:** 1088.

血管炎 在血管紧张素Ⅱ受体拮抗药引起的 Henoch-Schönlein 紫癜及其他血管病，见上文**对皮肤的影响**。

注意事项

氯沙坦禁用于妊娠患者（见下文）和严重肝损伤患者，轻中度肝损伤患者应考虑降低剂量（见下文**用途和用法**）。慎用于肾动脉狭窄患者；低容量的患者（如应用大剂量利尿药的患者）可能出现低血压，故使用前应纠正低血容量，或者降低初始剂量的剂量。可能发生高钾血症，因此要监测血钾浓度，特别是年龄大和肾损伤的患者，应避免同时使用保钾利尿药。

糖尿病 有报道称 1 型糖尿病患者应用氯沙坦后引起低血糖感知能力降低，继而发现[1]在健康人群中氯沙坦可以减轻低血糖的症状和其引起的激素的变化。尽管临床上还没有证实，笔者建议氯沙坦应慎用于低血糖感知能力降低的糖尿病患者。然而，氯沙坦和其他的血管紧张素Ⅱ受体拮抗剂可能对某些糖尿病并发症有作用（详见**用法**项下**肾脏疾病**）。

1. Deininger E, *et al.* Losartan attenuates symptomatic and hormonal responses to hypoglycemia in humans. *Clin Pharmacol Ther* 2001; **70:** 362–9.

妊娠 氯沙坦及其他血管紧张素Ⅱ受体拮抗剂禁用于 3 个月及以上妊娠患者，因为动物实验中发现氯沙坦有胎儿毒性，在人身上也发现该情况[1]。是因为它阻滞肾素-血管紧张素系统，与 ACEI 相似（见第 1153 页）。1 名患者在妊娠 20～31 周[2]时应用氯沙坦，出现羊水过少而导致胎儿死亡；许多相似病例相继报道，包括氯沙坦[3,4]，坎地沙坦[5]和缬沙坦[4,6,7]，准备妊娠者应避免使用血管紧张素Ⅱ受体拮抗剂或发现妊娠后即刻停药。只能在治疗利益大于风险[8]的妊娠患者中使用。

1. Branch RL, Martin U. Adverse effects of angiotensin-converting enzyme inhibitors and angiotensin-II receptor blockers in pregnancy. *Adverse Drug React Bull* 2007; (Oct): 943–6.
2. Saji H, *et al.* Losartan and fetal toxic effects. *Lancet* 2001; **357:** 363.
3. Lambot M-A, *et al.* Angiotensin-II-receptor inhibitors in pregnancy. *Lancet* 2001; **357:** 1619–20.
4. Martinovic J, *et al.* Fetal toxic effects and angiotensin-II-receptor antagonists. *Lancet* 2001; **358:** 241–2.
5. Hinsberger A, *et al.* Angiotensin-II-receptor inhibitors in pregnancy. *Lancet* 2001; **357:** 1620.
6. Briggs GG, Nageotte MP. Fatal fetal outcome with the combined use of valsartan and atenolol. *Ann Pharmacother* 2001; **35:** 859–61.
7. Bos-Thompson M-A, *et al.* Fetal toxic effects of angiotensin II receptor antagonists: case report and follow-up after birth. *Ann Pharmacother* 2005; **39:** 157–61. Correction. *ibid.*; 389.
8. MHRA/CHM. ACE inhibitors and angiotensin II receptor antagonists: not for use in pregnancy. *Drug Safety Update* 2007; **1** (5): 8–9. Available at: http://www.mhra.gov.uk/home/idcplg?IdcService=GET_FILE&dDocName=CON2033217&RevisionSelectionMethod=LatestReleased (accessed 30/07/09)

药物相互作用

一些药物或能够降低血压的成分可以增强氯沙坦的抗高血压作用。血钾升高，特别是在补钾，应用保钾利尿药或其他能够引起高钾血症的药物的情况下；氯沙坦和保钾利尿药应避免同时使用。使用氯沙坦的患者要谨慎使用非甾体抗炎药，因为有增加肾损伤的风险，特别是补液不充足患者。使用非甾体抗炎药会使氯沙坦降压作用下降。氯沙坦和其他的血管紧张素Ⅱ受体拮抗剂通过细胞色素 P450 同工酶代谢，可以与影响这些酶的药物发生相互作用。

锂 血管紧张素Ⅱ受体拮抗剂与锂可能有相互作用，它们所引起的毒性，详见第 381 页。

药动学

氯沙坦口服易被胃肠道吸收，但有显著的首关代谢，因而生物利用度约为 33%。代谢为有活性的羧酸代谢物 E-3174（EXP-3174），其药理活性大于氯沙坦；也有一些无活性的代谢产物。主要通过细胞色素 P450 的同工酶 CYP2C9 和 CYP3A4 代谢。氯沙坦和 E-3174 在口服给药后 1h 和 3～4h 分别达到血浆峰浓度。98%以上的氯沙坦和 E-3174 与血浆蛋白结合。氯沙坦的原形和代谢产物通过尿液和胆汁排泄。口服给药约有 4%以原形，6%以有活性的代谢产物随尿液排泄。氯沙坦和 E-3174 的半衰期分别为 1.5～2.5h 和 3～9h。

1. Sica DA, *et al.* Clinical pharmacokinetics of losartan. *Clin Pharmacokinet* 2005; **44:** 797–814.

用途和用法

氯沙坦是血管紧张素Ⅱ受体拮抗剂，可以选择性地抑制 AT_1 受体，从而减少血管紧张素Ⅱ的作用，有抗高血压的活性。用于高血压的治疗（第 1131 页）和心衰治疗（第 1127 页），尤其适用于应用 ACEI 引起干咳的患者，还可以降低左室肥厚患者中的风险及糖尿病肾病的治疗（见下文**肾脏疾病**）。还被试用于心肌梗死（第 1135 页）的治疗。

氯沙坦以钾盐口服。初始剂量给予 3～6 周后达到最大降压效应。

治疗**高血压**，氯沙坦钾通常每日给予 50mg。必要时增大剂量至 100mg，单次或分 2 次给药。低血容量的患者初始剂量给予 25mg，每日 1 次。肝损伤的患者也用类似的方法给药。

60 岁及以上患者应用氯沙坦钾治疗**心衰**，初始剂量为 12.5mg，每日 1 次，一周间隔后可双倍剂量，达维持剂量 50mg，每日 1 次。

对于**糖尿病肾病**，氯沙坦初始给予 50mg，每日 1 次，根据血压可增至 100mg，每日 1 次。

儿童用法，见下文。

1. Carr AA, Prisant LM. Losartan: first of a new class of angiotensin antagonists for the management of hypertension. *J Clin Pharmacol* 1996; **36:** 3–12.
2. Goa KL, Wagstaff AJ. Losartan potassium: a review of its pharmacology, clinical efficacy and tolerability in the management of hypertension. *Drugs* 1996; **51:** 820–45.

3. Schaefer KL, Porter JA. Angiotensin II receptor antagonists: the prototype losartan. *Ann Pharmacother* 1996; **30:** 625–36.
4. Burrell LM. A risk-benefit assessment of losartan potassium in the treatment of hypertension. *Drug Safety* 1997; **16:** 56–65.
5. McConnaughey MM, *et al.* Practical considerations of the pharmacology of angiotensin receptor blockers. *J Clin Pharmacol* 1999; **39:** 547–59.
6. Burnier M, Brunner HR. Angiotensin II receptor antagonists. *Lancet* 2000; **355:** 637–45.
7. Dina R, Jafari M. Angiotensin II-receptor antagonists: an overview. *Am J Health-Syst Pharm* 2000; **57:** 1231–41.
8. Rodgers JE, Patterson JH. Angiotensin II-receptor blockers: clinical relevance and therapeutic role. *Am J Health-Syst Pharm* 2001; **58:** 671–81. Correction. *ibid.*; 1658.
9. Moen MD, Wagstaff AJ. Losartan: a review of its use in stroke risk reduction in patients with hypertension and left ventricular hypertrophy. *Drugs* 2005; **65:** 2657–74.

用法 尽管成人治疗心衰的氯沙坦用量一般为每日50mg（见上文），但稍高剂量会产生更好效果。一项对不耐受血管紧张素抑制剂的中重度心衰患者的大型多中心研究[1]，氯沙坦服用量每日 50mg（1913 名患者）和每日 150mg（1921 名患者）。平均随访 4.7 年，服用高剂量患者因心衰造成的死亡率及住院率较低。肾损伤、低血压及高血钾在高剂量组发生率多于低剂量组，但这些副作用并未引起停药率增加。6 名高剂量组患者出现血管性水肿，其中 4 名停药，没有一名服用低剂量者出现此症状。建议在此类人群中增加血管紧张素Ⅱ受体拮抗剂需评价是否可获得最佳效益。

1. Konstam MA, *et al.* HEAAL Investigators. Effects of high-dose versus low-dose losartan on clinical outcomes in patients with heart failure (HEAAL study): a randomised, double-blind trial. *Lancet* 2009; **374:** 1840–8. Correction. *ibid.*; 1888.

儿童用法 氯沙坦用于儿童高血压治疗不多。一项对于有一半为肾病患者的 6～16 岁儿童研究[1]发现氯沙坦有效地降低了血压并有较好耐受性。另一项对于有慢性肾病的高血压儿童的研究[2]也证明氯沙坦有效。

体重 20～50kg 的 6 岁以上儿童推荐口服初始剂量为每日 700μg/kg（最高为 25mg），如需可增至最高每日 50mg。50kg 以上初始口服剂量可给予每日 1.4mg/kg（最高 50mg），如需可增至最高每日 100mg。

还没有用于儿童肾小球滤过率低于 30ml/(min・1.73m²) 的报道。在英国，氯沙坦不推荐用于肝损伤儿童。

氯沙坦曾用于有**蛋白尿的肾病**儿童，出现抗蛋白尿和肾保护作用[2~4]。

一项对于 18 名**马方综合征**患儿的回顾队列分析研究[5]认为血管紧张素Ⅱ受体拮抗剂（17 名使用氯沙坦，1 名使用厄贝沙坦）可减慢主动脉根部扩张进程，但结果还需得到确认。

1. Shahinfar S, *et al.* A double-blind, dose-response study of losartan in hypertensive children. *Am J Hypertens* 2005; **18:** 183–90.
2. Ellis D, *et al.* Antihypertensive and renoprotective efficacy and safety of losartan: a long-term study in children with renal disorders. *Am J Hypertens* 2004; **17:** 928–35.
3. Ellis D, *et al.* Long-term antiproteinuric and renoprotective efficacy and safety of losartan in children with proteinuria. *J Pediatr* 2003; **143:** 89–97.
4. Lubrano R, *et al.* Renal and cardiovascular effects of angiotensin-converting enzyme inhibitor plus angiotensin II receptor antagonist therapy in children with proteinuria. Abstract: *Pediatrics* 2006; **118:** e833. Full text: http://pediatrics.aappublications.org/cgi/reprint/118/3/e833 (accessed 13/03/08)
5. Brooke BS, *et al.* Angiotensin II blockade and aortic-root dilation in Marfan's syndrome. *N Engl J Med* 2008; **358:** 2787–95.

在肝损伤中的用法 轻中度肝损伤患者初始剂量应降低（见上文），重度肝损伤患者禁用。

心律失常 对血管紧张素Ⅱ受体拮抗剂治疗心衰及高血压的长期研究表明其有可能降低新发性房颤发生率[1,2]。有一些证据[3,4]表明它们可以在心脏电复律后，提高胺碘酮预防房颤复发的能力。然而只有缬沙坦用于伴有房颤史患者后没有复发心律失常[5]。血管紧张素Ⅱ受体拮抗剂对于心律失常的治疗（第 1121 页）仍需被证实。

1. Healey JS, *et al.* Prevention of atrial fibrillation with angiotensin-converting enzyme inhibitors and angiotensin receptor blockers: a meta-analysis. *J Am Coll Cardiol* 2005; **45:** 1832–9.
2. Schmieder RE, *et al.* Reduced incidence of new-onset atrial fibrillation with angiotensin II receptor blockade: the VALUE trial. *J Hypertens* 2008; **26:** 403–11.
3. Madrid AH, *et al.* Use of irbesartan to maintain sinus rhythm in patients with long-lasting persistent atrial fibrillation: a prospective and randomized study. *Circulation* 2002; **106:** 331–6.
4. Fogari R, *et al.* Losartan and prevention of atrial fibrillation recurrence in hypertensive patients. *J Cardiovasc Pharmacol* 2006; **47:** 46–50.
5. Disertori M, *et al.* GISSI-AF Investigators. Valsartan for prevention of recurrent atrial fibrillation. *N Engl J Med* 2009; **360:** 1606–17. Correction. *ibid.*; 2379.

降低心血管危险 抗高血压药对治疗心血管危险有被证实的疗效（见**降低心血管危险**，第 1124 页），它被认为对于肾素-血管紧张素系统有特定的效果。血管紧张素Ⅱ受体拮抗剂已经显示可降低心血管疾病发生率，但是否优于其他抗高血压药仍未知。氯沙坦干预端点实验[1]表明氯沙坦降低心血管疾病比 β 受体阻滞剂（阿替洛尔）强，二者对血压影响相似。在缬沙坦降压长期使用评价中[2]，缬沙坦和钙通道阻滞剂（氨氯地平）在降低心血管疾病发生无明显区别，钙通道阻滞剂更大幅度降低血压。然而，对于高血压脑卒中患者[3]，依普沙坦降低了心血管和脑血管疾病发生，效果比另一钙通道阻滞剂（尼群地平）好。二者的血压降幅相似。一项研究[4]对比了替米沙坦和 ACEI 雷米普利，发现均能在相似程度上降低心血管危险，同时给予二种药并无明显效果。对于不能耐受 ACEI 的患者来说，使用替米沙坦可降低心血管病死亡率、心肌梗死及卒中发生率。但并未对心衰[5]住院患者有效。

有研究认为血管紧张素Ⅱ受体拮抗剂对降低卒中[3,6]发生有特殊作用。然而应用坎地沙坦治疗急性卒中[7]患者的高血压，对于脑血管并无作用，但降低了心血管死亡率。一项研究[8]发现对于缺血型脑卒中，替米沙坦对卒中复发及主要心血管疾病无明显效果。

基于缬沙坦长期使用评价结果，有担忧血管紧张素Ⅱ受体拮抗剂可能增加心肌梗死风险，但系统性综述[9]无法证实其作用。

1. Dahlöf B, *et al.* Cardiovascular morbidity and mortality in the Losartan Intervention For Endpoint reduction in hypertension study (LIFE): a randomised trial against atenolol. *Lancet* 2002; **359:** 995–1003.
2. Julius S, *et al.* Outcomes in hypertensive patients at high cardiovascular risk treated with regimens based on valsartan or amlodipine: the VALUE randomised trial. *Lancet* 2004; **363:** 2022–31.
3. Schrader J, *et al.* Morbidity and mortality after stroke, eprosartan compared with nitrendipine for secondary prevention: principal results of a prospective randomized controlled study (MOSES). *Stroke* 2005; **36:** 1218–24.
4. Yusuf S, *et al.* ONTARGET Investigators. Telmisartan, ramipril, or both in patients at high risk for vascular events. *N Engl J Med* 2008; **358:** 1547–59.
5. Yusuf S, *et al.* Telmisartan Randomised AssessmeNt Study in ACE iNtolerant subjects with cardiovascular Disease (TRANSCEND) Investigators. Effects of the angiotensin-receptor blocker telmisartan on cardiovascular events in high-risk patients intolerant to angiotensin-converting enzyme inhibitors: a randomised controlled trial. *Lancet* 2008; **372:** 1174–83. Correction. *ibid.*; 1384.
6. Moen MD, Wagstaff AJ. Losartan: a review of its use in stroke risk reduction in patients with hypertension and left ventricular hypertrophy. *Drugs* 2005; **65:** 2657–74.
7. Schrader J, *et al.* The ACCESS Study: evaluation of Acute Candesartan Cilexetil Therapy in Stroke Survivors. *Stroke* 2003; **34:** 1699–1703.
8. Yusuf S, *et al.* PRoFESS Study Group. Telmisartan to prevent recurrent stroke and cardiovascular events. *N Engl J Med* 2008; **359:** 1225–37.
9. McDonald MA, *et al.* Angiotensin receptor blockers and risk of myocardial infarction: systematic review. *BMJ* 2005; **331:** 873–6.

糖尿病并发症 尽管血管紧张素Ⅱ受体拮抗剂与糖尿病低血糖意识降低有关（见上文**注意事项**项下**糖尿病**），它们可以作为 ACEI 的替代品治疗糖尿病肾病（见下文肾病）。ACEI 可降低 1 型糖尿病的视网膜病变（见 **ACEI 的用途**项下**糖尿病并发症**，第 1155 页），血管紧张素Ⅱ受体拮抗剂也被报道有相似作用。应用坎地沙坦治疗 1、2 型糖尿病，对视网膜病变[1,2]有轻微效果，1 型视网膜病变发生率降低[1]。

也有一些证据[3~7]表明血管紧张素Ⅱ受体拮抗剂可在非糖尿病患者身上阻止糖尿病的发展。

1. Chaturvedi N, *et al.* Effect of candesartan on prevention (DIRECT-Prevent 1) and progression (DIRECT-Protect 1) of retinopathy in type 1 diabetes: randomised, placebo-controlled trials. *Lancet* 2008; **372:** 1394–1402.
2. Sjølie AK, *et al.* Effect of candesartan on progression and regression of retinopathy in type 2 diabetes (DIRECT-Protect 2): a randomised placebo-controlled trial. *Lancet* 2008; **372:** 1384–93.
3. Padwal R, Laupacis A. Antihypertensive therapy and incidence of type 2 diabetes: a systematic review. *Diabetes Care* 2004; **27:** 247–55.
4. Gillespie EL, *et al.* The impact of ACE inhibitors or angiotensin II type 1 receptor blockers on the development of new-onset type 2 diabetes. *Diabetes Care* 2005; **28:** 2261–6.
5. Abuissa H, *et al.* Angiotensin-converting enzyme inhibitors or angiotensin receptor blockers for prevention of type 2 diabetes: a meta-analysis of randomized clinical trials. *J Am Coll Cardiol* 2005; **46:** 821–6.
6. Yusuf S, *et al.* Effects of candesartan on the development of a new diagnosis of diabetes mellitus in patients with heart failure. *Circulation* 2005; **112:** 48–53. Correction. *ibid.*; e292.
7. Aguilar D, Solomon SD. ACE inhibitors and angiotensin receptor antagonists and the incidence of new-onset diabetes mellitus: an emerging theme. *Drugs* 2006; **66:** 1169–77.

红细胞增多症 氯沙坦用于治疗继发性红细胞增多见 **ACEI**，第 1155 页。

心力衰竭 利尿药、ACEI 和 β 受体阻滞剂是治疗心力衰竭（第 1127 页）的常规用药。血管紧张素Ⅱ受体拮抗剂的耐受性较好，可以作为 ACEI 的替代药。在一项大规模多中心临床试验（ELITE）中[1]，对比了氯沙坦和卡托普利，两者对肾功能的作用相似，但氯沙坦的不良反应较少，而且接受氯沙坦治疗的患者死亡率减低。但在规模更大的 ELITE Ⅱ 的研究中[2]，并没有证实氯沙坦有利于存活，而且在心肌梗死后发生心力衰竭的患者，氯沙坦[3]和缬沙坦[4]的作用也不优于 ACEI。因此 ACEI 仍作为治疗的一线药物，血管紧张素Ⅱ受体拮抗剂作为替代药，特别是对 ACEI 不能耐受的患者[5,6]。血管紧张素Ⅱ受体拮抗剂和 ACEI 的合用也有一些益处[6]。在 ValHeFT 研究中，缬沙坦加入常规治疗中（大多数患者同时使用 ACEI），降低了并发死亡率或心力衰竭的住院率，但对死亡率的作用没有证实。在 CHARM-Added 试验中[8]，坎地沙坦与 ACEI 合用也可以降低心血管事件的发生。但是，在 VALIANT 研究中[4]，没有观察到缬沙坦与卡托普利合用的优势。曾有说法称血管紧张素Ⅱ受体拮抗剂、ACEI 和 β 阻滞剂三联疗法是有害的，但并没有得到证实。在 Val-HeFT 中[7]，接受三联疗法治疗的患者死亡率似乎有所增加，但在 CHARM-Added[8]和 VALIANT[4]中，β 阻滞剂的应用对结果没有影响。ACEI 和血管紧张素Ⅱ受体拮抗剂合用，可以用于常规治疗中仍有症状的患者，包括应用 β 阻滞剂治疗的患者[9,10]。

有报道增加血管紧张素Ⅱ受体拮抗剂剂量可减少心衰发生（见上文**用法**）。

1. Pitt B, *et al.* Randomised trial of losartan versus captopril in patients over 65 with heart failure (Evaluation of Losartan in the Elderly Study, ELITE). *Lancet* 1997; **349:** 747–52.
2. Pitt B, *et al.* Effect of losartan compared with captopril on mortality in patients with symptomatic heart failure: randomised trial—the Losartan Heart Failure Survival Study ELITE II. *Lancet* 2000; **355:** 1582–7.
3. Dickstein K, *et al.* Effects of losartan and captopril on mortality and morbidity in high-risk patients after acute myocardial infarction: the OPTIMAAL randomised trial. *Lancet* 2002; **360:** 752–60.
4. Pfeffer MA, *et al.* Valsartan, captopril, or both in myocardial infarction complicated by heart failure, left ventricular dysfunction, or both. *N Engl J Med* 2003; **349:** 1893–1906. Correction. *ibid.* 2004; **350:** 203.
5. Granger CB, *et al.* Effects of candesartan in patients with chronic heart failure and reduced left-ventricular systolic function intolerant to angiotensin-converting-enzyme inhibitors: the CHARM-Alternative trial. *Lancet* 2003; **362:** 772–6.
6. Jong P, *et al.* Angiotensin receptor blockers in heart failure: meta-analysis of randomized controlled trials. *J Am Coll Cardiol* 2002; **39:** 463–70.
7. Cohn JN, Tognoni G. A randomized trial of the angiotensin-receptor blocker valsartan in chronic heart failure. *N Engl J Med* 2001; **345:** 1667–75.
8. McMurray JJV, *et al.* Effects of candesartan in patients with chronic heart failure and reduced left-ventricular systolic function taking angiotensin-converting-enzyme inhibitors: the CHARM-Added trial. *Lancet* 2003; **362:** 767–71.
9. Hunt SA, *et al.* ACC/AHA 2005 guideline update for the diagnosis and management of chronic heart failure in the adult: a report of the American College of Cardiology/American Heart Association Task Force on Practice Guidelines (Writing Committee to Update the 2001 Guidelines for the Evaluation and Management of Heart Failure). Summary article: *J Am Coll Cardiol* 2005; **46:** 1116–43. Full version: http://content.onlinejacc.org/cgi/reprint/46/6/e1.pdf (accessed 24/07/08)
10. Dickstein K, *et al.* Task Force for Diagnosis and Treatment of Acute and Chronic Heart Failure 2008 of the European Society of Cardiology. ESC Guidelines for the diagnosis and treatment of acute and chronic heart failure 2008. *Eur Heart J* 2008; **29:** 2388–2442. Also available at: http://www.escardio.org/guidelines-surveys/esc-guidelines/GuidelinesDocuments/guidelines-HF-FT.pdf (accessed 14/10/08)

肾脏疾病 ACEI 对 1 型和 2 型糖尿病肾病的治疗有作用，无论是否有高血压，也可能减缓糖尿病肾病中的微蛋白尿的进程（详见第 1156 页）。许多研究探讨了在 2 型糖尿病不同程度肾病中，血管紧张素Ⅱ受体拮抗剂的作用（详见**糖尿病并发症**，第 410 页）。依贝沙坦[1,2]、氯沙坦[3,4]和缬沙坦[5]都有减慢肾病进展的作用，但与对血压的影响无关。血管紧张素Ⅱ受体拮抗剂与 ACEI 延缓肾病进展的程度相似[6~8]，美国糖尿病协会建议作为首选药物[9]。然而，这些药对于早期疾病的治疗效果被质疑；一项历时 5 年的研究，对于最初血压正常且无蛋白尿的 1 型糖尿病患者[10]，这项研究直接测量肾结构改变，发现这些药均未减慢肾病进程[10]。

血管紧张素Ⅱ受体拮抗剂也减少了非糖尿病患者尿白蛋白排泄，包括高血压[11]及免疫球蛋白肾病[12]。

一项研究[13]发现，合用坎地沙坦和赖诺普利比单用任何一种更能降低血压和微白蛋白尿。然而，另一项研究[14]对于有血管风险却无发展性肾病，替米沙坦与 ACEI 雷米普利作用相似，但二者合用有害。

1. Lewis EJ, *et al.* Renoprotective effect of the angiotensin-receptor antagonist irbesartan in patients with nephropathy due to type 2 diabetes. *N Engl J Med* 2001; **345:** 851–60.
2. Parving H-H, *et al.* The effect of irbesartan on the development of diabetic nephropathy in patients with type 2 diabetes. *N Engl J Med* 2001; **345:** 870–8.
3. Brenner BM, *et al.* Effects of losartan on renal and cardiovascular outcomes in patients with type 2 diabetes and nephropathy. *N Engl J Med* 2001; **345:** 861–9.
4. Zandbergen AAM, *et al.* Effect of losartan on microalbuminuria in normotensive patients with type 2 diabetes mellitus: a randomized clinical trial. *Ann Intern Med* 2003; **139:** 90–6.
5. Viberti G, Wheeldon NM. MicroAlbuminuria Reduction With VALsartan (MARVAL) Study Investigators. Microalbuminuria reduction with valsartan in patients with type 2 diabetes mellitus: a blood pressure-independent effect. *Circulation* 2002; **106:** 672–8.

6. Barnett AH, *et al.* Angiotensin-receptor blockade versus converting-enzyme inhibition in type 2 diabetes and nephropathy. *N Engl J Med* 2004; **351:** 1952–61. Correction. *ibid.* 2005; **352:** 1731.
7. Strippoli GFM, *et al.* Angiotensin converting enzyme inhibitors and angiotensin II receptor antagonists for preventing the progression of diabetic kidney disease. Available in The Cochrane Database of Systematic Reviews; Issue 4. Chichester: John Wiley; 2006 (accessed 15/06/09).
8. Kunz R, *et al.* Meta-analysis: effect of monotherapy and combination therapy with inhibitors of the renin-angiotensin system on proteinuria in renal disease. *Ann Intern Med* 2008; **148:** 30–48.
9. American Diabetes Association. Nephropathy in diabetes. *Diabetes Care* 2004; **27** (suppl 1): S79–S83. Also available at: http://care.diabetesjournals.org/content/27/suppl_1/s79.full.pdf (accessed 15/06/09)
10. Mauer M, *et al.* Renal and retinal effects of enalapril and losartan in type 1 diabetes. *N Engl J Med* 2009; **361:** 40–51.
11. Vogt L, *et al.* Angiotensin II Receptor Antagonist Telmisartan Micardis in Isolated Systolic Hypertension (ARAMIS) Study Group. The angiotensin II receptor antagonist telmisartan reduces urinary albumin excretion in patients with isolated systolic hypertension: results of a randomized, double-blind, placebo-controlled trial. *J Hypertens* 2005; **23:** 2055–61.
12. Li PK-T, *et al.* Hong Kong study using valsartan in IgA nephropathy (HKVIN): a double-blind, randomized, placebo-controlled study. *Am J Kidney Dis* 2006; **47:** 751–60.
13. Mogensen CE, *et al.* Randomised controlled trial of dual blockade of renin-angiotensin system in patients with hypertension, microalbuminuria, and non-insulin dependent diabetes: the candesartan and lisinopril microalbuminuria (CALM) study. *BMJ* 2000; **321:** 1440–4.
14. Mann JFE, *et al.* Renal outcomes with telmisartan, ramipril, or both, in people at high vascular risk (the ONTARGET study): a multicentre, randomised, double-blind, controlled trial. *Lancet* 2008; **372:** 547–53.

马方综合征 见上文儿童用法。

偏头痛 血管紧张素Ⅱ受体拮抗剂可能降低偏头痛的发生。一项对于 60 名偏头痛患者的随机试验[1]表明，坎地沙坦可能有预防的作用，据报道[2]奥美沙坦也有效。但是，氯沙坦引起偏头痛的病例也有报道（见上文不良反应）。

1. Tronvik E, *et al.* Prophylactic treatment of migraine with an angiotensin II receptor blocker: a randomized controlled trial. *JAMA* 2003; **289:** 65–9.
2. Charles JA, *et al.* Prevention of migraine with olmesartan in patients with hypertension/prehypertension. *Headache* 2006; **46:** 503–7.

卒中 见上文降低心血管风险。

促尿酸排除作用 氯沙坦可以增加尿酸的排泄，能够降低健康人[1]和高血压病人[2,3]的血浆尿酸浓度。但是作用不强，临床效果不明显。其他血管紧张素Ⅱ受体拮抗剂没有这种作用[2,3]。

1. Nakashima M, *et al.* Pilot study of the uricosuric effect of DuP-753, a new angiotensin II receptor antagonist, in healthy subjects. *Eur J Clin Pharmacol* 1992; **42:** 333–5.
2. Puig JG, *et al.* Effect of eprosartan and losartan on uric acid metabolism in patients with essential hypertension. *J Hypertens* 1999; **17:** 1033–9.
3. Würzner G, *et al.* Comparative effects of losartan and irbesartan on serum uric acid in hypertensive patients with hyperuricaemia and gout. *J Hypertens* 2001; **19:** 1855–60.

制剂

USP 33: Losartan Potassium and Hydrochlorothiazide Tablets; Losartan Potassium Tablets.

专利制剂

Arg.: Biablan; Cartan; Cliarvas†; Corticosan; Cozaarex; Enromic; Fabosic; Fensartan; Klosartan; Loctenk; Loplac; Losacor; Losargal†; Losarlan; Niten; Paxon; Presinor; Tacardia; Tacicul; Temisartan; Troezel; Vasexten; ***Austral.:*** Cozaar; ***Austria:*** Cosaar; ***Belg.:*** Cozaar; Loortan; ***Braz.:*** Aradois; Corus; Cozaar; Lanzacor; Lorsacor†; Losartec; Losatal†; Redupress†; Torlos; Valtrian; Zaarpress; ***Canad.:*** Cozaar; ***Chile:*** Aratan; Corodin; Cozaar; Lopren; Losapres; Losarbon; Sanipresin; Simperten; ***Cz.:*** Arionecs; Cozaar; Giovax; Lakea; Lorista; Losacor; Losagen; Losartic; Losathia; Lozap; Nopretens; Sangona; ***Denm.:*** Cozaar; ***Fin.:*** Cozaar; Losatrix; ***Fr.:*** Cozaar; ***Ger.:*** Lorzaar; ***Gr.:*** Cozaar; Cozapert; Hypozar; Loben; Lorfast; Losadrac; Losametan; Lozatan; Lyosan; Mozartan; Ozarium; Press-Down; Proelsartan; Rabolan; Rapifast; ***Hong Kong:*** Cozaar; ***Hung.:*** Arbartan; Artager; Cozaar; Lavestra; Portiron; Prelow; Rasoltan; Stadazar; Tervalon; ***India:*** Alsartan; Covance; Lara; Losacar; Losanorm; Losium; Lozitan; Zaart; ***Indon.:*** Acetensa; Angioten; Cozaar; Insaar; Kaftensar; Sartaxal; Tensaar†; ***Irl.:*** Cosartal; Cozaar; Cozatan; Lotanos; Lozitar; Myzaar; Solvatan; ***Israel:*** Losardex; Lotan; Ocsaar; ***Ital.:*** Lortaan; Losaprex; Neo-Lotan; ***Jpn:*** Nu-Lotan; ***Malaysia:*** Cozaar; ***Mex.:*** Bimidal; Conciluk; Cozaar; Lodestar; Lopred; Lospotar; Saravanta; Viopexa; ***Neth.:*** Cozaar; Jalvase†; Loridan; Losanox; Lozitan; ***Norw.:*** Cozaar; ***NZ:*** Cozaar; ***Philipp.:*** Angisartan; Angizaar; Anzar; Bepsar; Cotenace; Cozaar; Ecozar; Eseflah; Getzar; Hartzar; Hyperthree; Hyzart; Jensar; Kenzar; Lifezar; Lorzan; Losacar; Losargard; Lozaris; Myotan; Neosartan; Normoten; Qxar; Wilopres; Xartan; ***Pol.:*** Apo-Lozart; Cozaar; Lakea; Lorista; Losacor; Losartic; Lozap; Rasoltan; Sarve; Xartan; ***Port.:*** Aratis; Bluesar; Cozaar; Deçara; Lortaan; Losab; Losarmed; Monocer; Rogbaz; Sartal; Satarmed; Tarnasol†; Tiasar; Varsil; ***Rus.:*** Bloctran (Блоктран); Cozaar (Козаар); Lorista (Лориста); Lozap (Лозап); Presartan (Презартан); Renicard (Реникард); Vasotenz (Вазотенз); Zysacar (Зисакар); ***S.Afr.:*** Cozaar; Lepitrin; Los-Arb; Zartan; ***Singapore:*** Cozaar; ***Spain:*** Cozaar; ***Swed.:*** Cozaar; ***Switz.:*** Cosaar; ***Thai.:*** Cozaar; Loranta; Tanzaril; ***Turk.:*** Aston; Cozaar; Eklips; Hilos; Losartil; Loxibin; Sarilen; Sarvas; ***UK:*** Cozaar; ***Ukr.:*** Lozap (Лозап); Presartan (Пресартан); ***USA:*** Cozaar; ***Venez.:*** Biortan; Cormac; Cozaar; Hyzaar; Nefrotal; Presartan; Sortal; Tenserpil†.

多组分制剂 ***Arg.:*** Cartan D; Cozaarex D; Fensartan D; Klosartan D; Loctenk D; Loplac-D; Losacor D; Niten D; Paxon-D; Pelmec Max; Pelmec Max D; Presinor D; Tacardia D; Temisartan Diur; Terloc Max; Vasexten-D; ***Austria:*** Cosaar Plus; Fortzaar; ***Belg.:*** Cozaar Plus; Loortan Plus; ***Braz.:*** Aradois H; Corus H; Hyzaar; Lorsar + HCT†; Lotar; Neopress; Torlos H; ***Canad.:*** Hyzaar; ***Chile:*** Aratan D; Corodin D; Hyzaar; Lopren-D; Losapres-D; Sanipresin-D; Simperten-D; ***Cz.:*** Artager; Giovax plus H; Hyzaar; Lorista H; Losagen Combi; Losaratio Plus H; Lozap H; Nopretens Plus H; Prelow; Sangona Combi; ***Denm.:*** Cozaar Comp; Fortzaar; ***Fin.:*** Cozaar Comp; Losatrix Comp; ***Fr.:*** Fortzaar; Hyzaar; ***Ger.:*** Fortzaar; Lorzaar plus; ***Gr.:*** Faxiven; Hyzaar; Logika; Losachlor; Losazide; Maxartan; Normatens Plus; Press-Down-Plus; Sartafin Plus; Zotefox; ***Hong Kong:*** Hyzaar; Hyzaar Plus; ***Hung.:*** Co-Arbartan; Hyzaar; Lavestra H; Lost-HCT; Lostanorm Plus; Portiron HCT; Prelow Plus; Tervalon HCT; ***India:*** Alsartan-AM; Alsartan-H; Amlopres Z; Covance-D; Losacar-H; Zaart-H; ***Irl.:*** Cozaar Comp; Myzaar Comp; ***Israel:*** Lotan Plus; Ocsaar Plus; ***Ital.:*** Forzaar; Hizaar; Losazid; Neo-Lotan Plus; ***Malaysia:*** Fortzaar; Hyzaar; ***Mex.:*** Hyzaar; Saravanta D; ***Neth.:*** Cozaar Plus; Fortzaar; Hyzaar; Losazid; ***Norw.:*** Cozaar Comp; ***NZ:*** Hyzaar; ***Philipp.:*** Angizaar-H; AnzaPlus; Co-Normoten; Combizar; Duosar; Hyzaar; Kenzar Plus; Losacar-H; ***Pol.:*** Hyzaar; Lorista H; Lozap HCT; ***Port.:*** Arazid; Cotiasar; Cozaar Plus; Fortzaar; Hicloran; Hicortal; Hipara; Hiperozida; Hizialos; Hyzaar; Lociaze; Lorista; Lortaan Plus; Losarbio; Losarerin; Odix; Rominguer; Siaara; Tecnilor; Vilbitan; ***Rus.:*** Hyzaar (Гизаар); Lorista H (Лориста Н); Lorista HD (Лориста НД); Lozap Plus (Лозап Плюс); Vasotenz H (Вазотенз Н); ***S.Afr.:*** Cozaar Comp; Fortzaar; ***Singapore:*** Hyzaar; ***Spain:*** Cozaar Plus; Fortzaar; ***Swed.:*** Cozaar Comp; ***Switz.:*** Cosaar Plus; ***Thai.:*** Fortzaar; Hyzaar; ***Turk.:*** Co-Hilos; Eklips Fort; Eklips Plus; Hyzaar; Losapres Plus; Losartil Plus; Loxibin Plus; Sarilen Plus; Sarvastan; ***UK:*** Cozaar Comp; ***Ukr.:*** Lozap Plus (Лозап Плюс); ***USA:*** Hyzaar; ***Venez.:*** Cormatic; Hyzaar Plus; Nefrotal H.

Lovastatin (*BAN*, *USAN*, *rINN*) 洛伐他汀

L-154803; Lovastatiini; Lovastatina; Lovastatinas; Lovastatine; Lovastatinum; Lovasztatin; MB-530B; 6α-Methylcompactin; Mevinolin; MK-803; Monacolin K; MSD-803. (3*R*,5*R*)-7-{(1*S*,2*S*,6*R*,8*S*,8a*R*)-1,2,6,7,8,8a-Hexahydro-2,6-dimethyl-8-[(*S*)-2-methylbutyryloxy]-1-naphthyl}-3-hydroxyheptan-5-olide.

Ловастатин

$C_{24}H_{36}O_5$ = 404.5.

CAS — 75330-75-5.

ATC — C10AA02.

ATC Vet — QC10AA02.

UNII — 9LHU78OQFD.

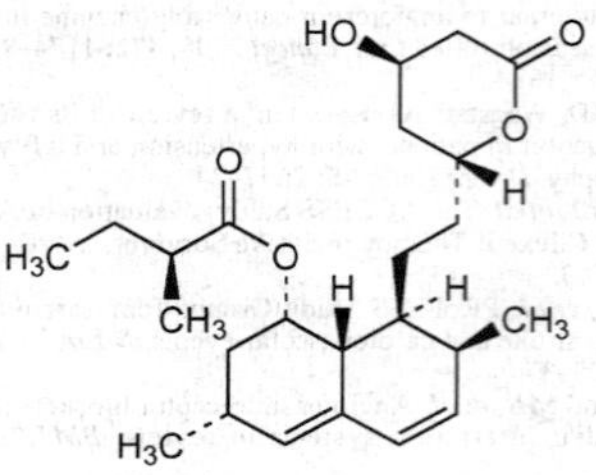

Pharmacopoeias. In *Eur.* (see p.vii) and *US.*

Ph. Eur. 6.8 (Lovastatin) 白色或几乎白色结晶性粉末。不溶于水；略溶于无水乙醇；溶于丙酮。贮藏于2～8℃氮气中。

USP 33 (Lovastatin) 白色至米色结晶性粉末。不溶于水；略溶于乙醇；不溶于石油醚；易溶于氯仿；溶于丙酮、乙氰和甲醇。贮藏于含氮气的密闭容器中，温度不超过 8℃。

不良反应和注意事项

参见辛伐他汀，第 1335 页。

不良反应的发生率 在 745 例接受洛伐他汀治疗约 5 年的患者中，21 例由于不良反应而导致停药[1]。其中有 10 例出现无症状的转氨酶升高，3 例有胃肠道症状，2 例有皮疹，2 例肌病，1 例肌痛，1 例关节痛，1 例失眠症，还有 1 例体重增加。

1. Lovastatin Study Groups. Lovastatin 5-year safety and efficacy study: Lovastatin Study Groups I through IV. *Arch Intern Med* 1993; **153:** 1079–87.

药物相互作用

参见辛伐他汀，第 1337 页。

对于服用与之有相互作用药物的患者，洛伐他汀应减量，详见下文用途和用法。

药动学

洛伐他汀由胃肠道吸收，在肝水解为有活性的 β-羟基酸。洛伐他汀被细胞色素 P450 的同工酶 CYP3A4 代谢。还分离到另外 3 种代谢产物。洛伐他汀在其发挥作用的关键部位——肝，有显著的首关代谢，只有 5% 以下的口服剂量到达体循环。给药 2～4h 达到血浆峰浓度，每日给药可在 2～3 天达到稳态。95%以上的洛伐他汀及其代谢产物 β-羟基酸与血浆蛋白结合。主要通过胆汁排泄，85%从粪便排出，10%从尿液排泄。活性代谢产物的半衰期为 1～2h。

1. Desager J-P, Horsmans Y. Clinical pharmacokinetics of 3-hydroxy-3-methylglutaryl-coenzyme A reductase inhibitors. *Clin Pharmacokinet* 1996; **31:** 348–71.
2. Lennernäs H, Fager G. Pharmacodynamics and pharmacokinetics of the HMG-CoA reductase inhibitors: similarities and differences. *Clin Pharmacokinet* 1997; **32:** 403–25.
3. Neuvonen PJ, *et al.* Pharmacokinetic comparison of the potential over-the-counter statins simvastatin, lovastatin, fluvastatin and pravastatin. *Clin Pharmacokinet* 2008; **47:** 463–74.

用途和用法

洛伐他汀是羟甲基戊二酸单酰辅酶 A（HMG-CoA）还原酶抑制剂（一种抑制素），是调节血脂的药物，与辛伐他汀类似（第 1339 页）。

洛伐他汀用于降低高脂血症的胆固醇（第 1129 页），特别是Ⅱa 和Ⅱb 型高脂蛋白血症。在用于缺血性心脏病的一级或二级预防中可降低心血管风险（见第 1124 页）。

洛伐他汀初始口服剂量为每日 10～20mg，晚饭后服用，根据需要增加剂量，服用 4 周或更长时间，达到每日 80mg，分 1 次或 2 次给药。有肌病风险的患者应减量，还包括严重肾损伤的患者（详见下文）和服用其他与洛伐他汀有相互作用的药物的患者：应用环孢素和达那唑的患者推荐起始剂量给予每日 10mg，应用环孢素、达那唑、纤维酸衍生物或烟酸衍生物的患者，每日剂量不应超过 20mg。或服用胺碘酮及维拉帕米者，最高剂量 40mg。

洛伐他汀的儿童用法，见下文。

1. Curran MP, Goa KL. Lovastatin extended release: a review of its use in the management of hypercholesterolaemia. *Drugs* 2003; **63:** 685–99.

儿童用法 洛伐他汀降低儿童及青少年杂合子家族性高胆固醇血症[1~3]患者的血浆胆固醇浓度。男孩给药 48 周表现安全[2]，女孩 24 周[3]。美国批准 10～17 岁儿童应用，口服初始剂量 10～20mg，每日 1 次；增加剂量需间隔 4 周或以上，如需要，可加至最高 40mg，每日 1 次。

1. Lambert M, *et al.* Canadian Lovastatin in Children Study Group. Treatment of familial hypercholesterolemia in children and adolescents: effect of lovastatin. *Pediatrics* 1996; **97:** 619–28.
2. Stein EA, *et al.* Efficacy and safety of lovastatin in adolescent males with heterozygous familial hypercholesterolemia: a randomized controlled trial. *JAMA* 1999; **281:** 137–44.
3. Clauss SB, *et al.* Efficacy and safety of lovastatin therapy in adolescent girls with heterozygous familial hypercholesterolemia. *Pediatrics* 2005; **116:** 682–8.

在肾损伤中的用法 肾损伤的患者发生肌病的风险大，美国注册药品信息认为，肌酐清除率低于 30ml/min 时，洛伐他汀的用量大于每日 20mg 时应慎用。

肾上腺白质营养不良 一项早期研究[1]表明洛伐他汀可能对肾上腺白质营养不良有作用（见下文罗伦佐油，第 2270 页）。这种罕见的代谢异常疾病血浆中长链脂肪酸水平升高，洛伐他汀可以使其降低。

1. Pai GS, *et al.* Lovastatin therapy for X-linked adrenoleukodystrophy: clinical and biochemical observations on 12 patients. *Mol Genet Metab* 2000; **69:** 312–22.

制剂

USP 33: Lovastatin Tablets.

专利制剂

Arg.: Hipovastin; Mevlor; Sivlor†; ***Austria:*** Mevacor; ***Braz.:*** Lipoclin; Lovast†; Lovaton†; Lovax†; Mevacor; Mevalip; Minor†; Neolipid†; Reducol; ***Canad.:*** Mevacor; ***Chile:*** Hiposterol; Lispor; Lovacol; Mevacor†; Sanelor; ***Cz.:*** Holetar†; Lovacard†; Medostatin; Mevacor†; Rancor†; ***Denm.:*** Lovacodan; Mevacor†; ***Fin.:*** Lovacol; Mevacor†; ***Ger.:*** Lova†; Lovabeta; Lovadura†; Lovagamma; Lovahexal; Mevinacor; ***Gr.:*** Aurostatin; Cecural; Ilopar; Liferzit; Lipidless; Lostin; Lovadrug; Lovapen; Lovasten; Lovatex; Lovatop; Lowlipid; Medovascin; Mevacor; Mevastin; Mevinol; Misodomin; Nabicortin; Terveson; Velkalov; Viking; ***Hong Kong:*** Ellanco†; Lofacol†; Lomar†; Medostatin; Mevacor†; ***Hung.:*** Mevacor†; Stoplip†; ***India:*** Lovacard; Pro HDL; Rovacor; ***Indon.:*** Cholvastin; Justin; Lipovas; Lofacol; Lotivas; Lotyn; Lovatrol; ***Ital.:*** Lovinacor; Rextat; Tavacor; ***Malaysia:*** Lestric; Lostatin†; Lovarem; Lovastin; Medostatin; ***Mex.:*** Casbame; Dilucid; Liperol; Mevacor; ***Norw.:*** Mevacor; ***Pol.:*** Anlostin; Apo-Lova; Liprox; Lovasterol; Lovastin; ***Port.:*** Flozul; Lipdaune; Lipus; Mevinacor; Mevlor; Tecnolip; ***Rus.:*** Cardiostatin (Кардиостатин); Holetar (Холетар); Lovasterol (Ловастерол); Medostatin (Медостатин); Mevacor (Мевакор); Rovacor (Ровакор); ***S.Afr.:*** Lovachol; ***Singapore:*** Elstatin; Lostatin; Lovastin; Medostatin; Rovacor; ***Spain:*** Aterkey; Colesvir; Liposcler; Mevacor; Mevasterol; Nergadan; Taucor; ***USA:*** Altoprev; Mevacor; ***Venez.:*** Dislipin†; Levistan; Lostatin†; Lovanil; Lovas†; Mevacor.

多组分制剂 ***Canad.:*** Advicor; ***USA:*** Advicor.

Low-molecular-weight Heparins 低分子量肝素

Depolymerised Heparins; Heparina massae molecularis minoris; Heparinas de baja masa molecular; Heparinas de bajo peso molecular; Heparinas fraccionadas; Hepariner, lågmolekylära; Héparines de basse masse moléculaire; Hepariny nízkomolekulární; LMW Heparins; Low-molecular-mass Heparins; Mažos molekulinės masės heparinai; Pienimolekyyliset hepariinit.

Низкомолекулярные Гепарины

Pharmacopoeias. In *Eur.* (see p.vii).

Ph. Eur. 6.8（Heparins, Low-molecular Mass; Low-molecular Weight Heparins BP 2010） 硫酸化的葡糖胺聚糖盐分子量大，平均不超过 8000。他们由天然肝素分馏或解聚而来，因末端糖链还原与否表现出不同的化学结构。

干燥的底物，每毫克抗Ⅹa因子活性的效价不低于 70U，抗Ⅹa因子活性与抗Ⅱa因子活性的比率不低于 1.5。

白色或几乎白色易潮解粉末。易溶于水。1%水溶液的 pH 值为 5.5～8.0。贮藏于密闭容器中。

单位

2003 年通过了低分子量肝素的第二个国际标准，用于标准化抗Ⅹa因子和抗Ⅱa因子的活性。用每毫克抗Ⅹa因子活性的单位多少和抗Ⅹa因子活性与抗Ⅱa因子活性的比率来表示效价。这个比率在不同的低分子量肝素是不同的，无论是低分子量肝素还是完整的肝素都可以互换单位。

不良反应

参见**肝素**（第 1253 页）。

1. Gouin-Thibault I, *et al.* Safety profile of different low-molecular weight heparins used at therapeutic dose. *Drug Safety* 2005; **28:** 333–49.

对肾上腺的影响 报道称应用低分子量肝素的患者出现与醛固酮减少有关的高钾血症[1~3]。英国 CSM 建议[4]应该监测有发生高钾血症危险的患者的血钾浓度，特别是应用低分子量肝素超过 7 天的患者（见**肝素**，第 1253 页）。

1. Levesque H, *et al.* Low molecular weight heparins and hypoaldosteronism. *BMJ* 1990; **300:** 1437–8.
2. Canova CR, *et al.* Effect of low-molecular-weight heparin on serum potassium. *Lancet* 1997; **349:** 1447–8.
3. Wiggam MI, Beringer TRO. Effect of low-molecular-weight heparin on serum concentrations of potassium. *Lancet* 1997; **350:** 292–3.
4. CSM/MCA. Suppression of aldosterone secretion by heparin. *Current Problems* 1999; **25:** 6.

对血液的影响 与肝素相比，低分子量肝素抗 Xa 的活性与抗血栓的活性比率要高，因此在发挥抗血栓作用的同时较少引起出血。一些大规模研究[1,2]已经发现低分子量肝素比普通肝素引起的出血要少。但是，荟萃分析和综述[3,4]发现，在静脉血栓的治疗中，与肝素相比，低分子量肝素并没有明显地减少出血，但可以肯定的是，低分子量肝素也并不增加出血的风险。在肾损伤的患者，出血的风险增加[5~7]，（见下文**注意事项**）以肌酐清除率低于 30ml/min 作为风险增加的标准还不确定[8]。低分子量肝素的使用可能使药动学有所改变。

低分子量肝素引起血小板减少症的病例也有报道[9~11]，在一项研究中这个发生率要比肝素的低[12]。

也有报道[13,14]血小板增多症。

1. Levine MN, *et al.* Prevention of deep vein thrombosis after elective hip surgery: a randomized trial comparing low molecular weight heparin with standard unfractionated heparin. *Ann Intern Med* 1991; **114:** 545–51.
2. Hull RD, *et al.* Subcutaneous low-molecular-weight heparin compared with continuous intravenous heparin in the treatment of proximal-vein thrombosis. *N Engl J Med* 1992; **326:** 975–82. Correction. *ibid.* **327:** 140.
3. Gould MK, *et al.* Low-molecular-weight heparins compared with unfractionated heparin for treatment of acute deep venous thrombosis: a meta-analysis of randomized, controlled trials. *Ann Intern Med* 1999; **130:** 800–809.
4. Schulman S, *et al.* Hemorrhagic complications of anticoagulant and thrombolytic treatment: American College of Chest Physicians evidence-based clinical practice guidelines (8th edition). *Chest* 2008; **133** (suppl): 257S–298S.
5. Cestac P, *et al.* Utilisation and safety of low molecular weight heparins: prospective observational study in medical inpatients. *Drug Safety* 2003; **26:** 197–207.
6. Lim W, *et al.* Meta-analysis: low-molecular-weight heparin and bleeding in patients with severe renal insufficiency. *Ann Intern Med* 2006; **144:** 673–84.
7. Crowther M, Lim W. Low molecular weight heparin and bleeding in patients with chronic renal failure. *Curr Opin Pulm Med* 2007; **13:** 409–13.
8. Nagge J, *et al.* Is impaired renal function a contraindication to the use of low-molecular-weight heparin? *Arch Intern Med* 2002; **162:** 2605–9.
9. Eichinger S, *et al.* Thrombocytopenia associated with low-molecular-weight heparin. *Lancet* 1991; **337:** 1425–6.
10. Lecompte T, *et al.* Thrombocytopenia associated with low-molecular-weight heparin. *Lancet* 1991; **338:** 1217.
11. Tardy B, *et al.* Thrombocytopenia associated with low-molecular-weight heparin. *Lancet* 1991; **338:** 1217.
12. Warkentin TE, *et al.* Heparin-induced thrombocytopenia in patients treated with low-molecular-weight heparin or unfractionated heparin. *N Engl J Med* 1995; **332:** 1330–5.
13. Rizzieri DA, *et al.* Thrombocytosis associated with low-molecular-weight heparin. *Ann Intern Med* 1996; **125:** 157.
14. Liautard C, *et al.* Low-molecular-weight heparins and thrombocytosis. *Ann Pharmacother* 2002; **36:** 1351–4.

对皮肤的影响 低分子量肝素对皮肤的影响曾报道过[1]，但罕见。涉及大多数的低分子量肝素。报道的有荨麻疹和速发型超敏反应（见下文）。迟发型超敏反应多发生于女性。通常是在绝经后、妊娠或产后期，发病机制是激素水平的波动。约一半的患者有普通肝素过敏史[1]。与其他低分子量肝素及肝素的交叉反应也很常见[2]。

在皮下注射局部出现皮肤坏死，但远隔部位也有出现。有报道[3]患者使用依诺肝素后出现弥漫性皮肤坏死致死。

1. Wütschert R, *et al.* Adverse skin reactions to low molecular weight heparins: frequency, management and prevention. *Drug Safety* 1999; **20:** 515–25.
2. Grims RH, *et al.* Delayed-type hypersensitivity to low molecular weight heparins and heparinoids: cross-reactivity does not depend on molecular weight. *Br J Dermatol* 2007; **157:** 514–17.
3. Nadir Y, *et al.* A fatal case of enoxaparin induced skin necrosis and thrombophilia. *Eur J Haematol* 2006; **77:** 166–8.

超敏反应 低分子量肝素引起的超敏反应罕见。1 例患者皮下注射依诺肝素每日 20mg，3 天后出现广泛的瘙痒性荨麻疹和唇舌肿胀[1]。同时给予抗组胺药和泼尼松仍不能控制症状，继续应用 3 日后停用依诺肝素。停用后荨麻疹和血管性水肿很快消退。

也有报道迟发型超敏反应（详见上文）。

1. Odeh M, Oliven A. Urticaria and angioedema induced by low-molecular-weight heparin. *Lancet* 1992; **340:** 972–3.

不良反应的处置

快速过量给予低分子量肝素可引起严重的出血，静脉缓慢注射硫酸鱼精蛋白可能缓解（第 1402 页）。不同的专题论文给出了硫酸鱼精蛋白的推荐剂量，可以完全抵消低分子肝素的抗血栓作用，但是只能部分抵消抗Ⅹa因子的作用。一次给予硫酸鱼精蛋白的剂量不超过 50mg。

注意事项

参见**肝素**，第 1254 页。

应用肝素后引起血小板减少症的患者以及用特殊的低分子量肝素进行体外血小板凝集试验阳性的患者，不应使用低分子量肝素（即交叉反应）。

有出血危险的患者应监测血浆抗Ⅹa因子活性，如中老年患者或肾损伤的患者或体重超重及有活动性出血的患者。

注册药品信息提示低分子量肝素通常不用于接受过心脏瓣膜修复的患者，因为即使很大的剂量也不能起到预防血栓栓塞的作用（但见**瓣膜性心脏病**，第 1146 页，参考其使用）。

脊髓麻醉 脊髓或硬膜外麻醉或镇痛的患者，应用低分子量肝素后出现了脊髓和硬膜外的血肿，甚至导致瘫痪（见第 1254 页）。

药物相互作用

参见**肝素**，第 1254 页。

药动学

尽管不同种类低分子量肝素的药动学参数不同（见个别专著论文），但通常皮下注射后生物利用度高，且半衰期比肝素长。

1. Kandrotas RJ. Heparin pharmacokinetics and pharmacodynamics. *Clin Pharmacokinet* 1992; **22:** 359–74.
2. Samama MM, Gerotziafas GT. Comparative pharmacokinetics of LMWHs. *Semin Thromb Hemost* 2000; **26** (suppl 1): 31–8.

用途和用法

低分子量肝素是普通肝素经过化学或酶的降解而来。市场上的低分子量肝素生产方法不同，分子量有差异，硫酸化程度也不同。本书包括：

- 阿地肝素，第 1173 页；
- 贝米肝素，第 1179 页；
- 舍托肝素，第 1198 页；
- 达肝素，第 1210 页；
- 依诺肝素，第 1231 页；
- 那屈肝素，第 1293 页；
- 帕肝素，第 1312 页；
- 瑞肝素，第 1333 页；
- 亭扎肝素，第 1357 页。

与肝素相似（第 1255 页），这些药物加强了抗凝血酶Ⅲ的作用，但与肝素相比，抗-Ⅹa因子与抗-Ⅱa因子（抗血栓）的比率要高。低分子量肝素对血小板聚集的影响比肝素要小。对血液凝集试验，如活化部分凝血酶时间（APTT）没有明显的作用。治疗过程中要监测血浆抗-Ⅹa因子的活性，但监测频率比肝素要小，因为低分子量肝素的影响较易预测。

低分子量肝素用于静脉血栓的治疗（深静脉血栓和肺栓塞，第 1147 页）。作为预防用药，特别是手术期间和预防血栓栓塞。皮下注射，每日 1 次或 2 次。也可以静脉给药，用于预防血液透析和其他体外循环过程中的凝血，皮下给药也用于不稳定性心绞痛的治疗（第 1118 页），急性心肌梗死可静注及皮下给药（第 1135 页）。

以低分子量肝素的重量或抗-Ⅹa因子的活性的形式来表示剂量。因为低分子量肝素对Ⅹa因子和血栓的相对抑制作用不同，即使以抗-Ⅹa因子的活性来衡量，剂量也不是相等的。同一低分子量肝素的不同制剂，根据使用的参考制剂也会有不同的剂量。

1. Green D, *et al.* Low molecular weight heparin: a critical analysis of clinical trials. *Pharmacol Rev* 1994; **46:** 89–109.
2. Nurmohamed MT, *et al.* Low molecular weight heparin(oid)s: clinical investigations and practical recommendations. *Drugs* 1997; **53:** 736–51.
3. Weitz JI. Low-molecular-weight heparins. *N Engl J Med* 1997; **337:** 688–98. Correction. *ibid.*: 1567.
4. Deitelzweig SB, *et al.* Venous thromboembolism prevention with LMWHs in medical and orthopedic surgery patients. *Ann Pharmacother* 2003; **37:** 402–11.
5. Hirsh J, *et al.* Parenteral anticoagulants: American College of Chest Physicians evidence-based clinical practice guidelines (8th edition). *Chest* 2008; **133** (suppl): 141S–159S.
6. Canales JF, Ferguson JJ. Low-molecular-weight heparins: mechanisms, trials, and role in contemporary interventional medicine. *Am J Cardiovasc Drugs* 2008; **8:** 15–25.
7. Jeske WP, *et al.* Differentiating low-molecular-weight heparins based on chemical, biological, and pharmacologic properties: implications for the development of generic versions of low-molecular-weight heparins. *Semin Thromb Hemost* 2008; **34:** 74–85.

糖尿病足溃疡 治疗糖尿病足溃疡患者，证实皮下注射一些低分子量肝素有明显效果（见**糖尿病并发症**，第 410 页）。

1. Kalani M, *et al.* Effect of dalteparin on healing of chronic foot ulcers in diabetic patients with peripheral arterial occlusive disease: a prospective, randomized, double-blind, placebo-controlled study. *Diabetes Care* 2003; **26:** 2575–80.
2. Kalani M, *et al.* Beneficial effects of dalteparin on haemostatic function and local tissue oxygenation in patients with diabetes, severe vascular disease and foot ulcers. *Thromb Res* 2007; **120:** 653–61.
3. Rullan M, *et al.* Treatment of chronic diabetic foot ulcers with bemiparin: a randomized, triple-blind, placebo-controlled, clinical trial. *Diabet Med* 2008; **25:** 1090–5.

Lubeluzole（*BAN*, *USAN*, *rINN*）芦贝鲁唑

Lubeluzol; Lubéluzole; Lubeluzolum; R-87926. (*S*)-1-{4-[1,3-Benzothiazol-2-yl(methyl)amino]piperidino}-3-(3,4-difluorophenoxy)propan-2-ol.

Лубелузол

$C_{22}H_{25}F_2N_3O_2S$ = 433.5.

CAS — *144665-07-6.*

UNII — *V2SIB71583.*

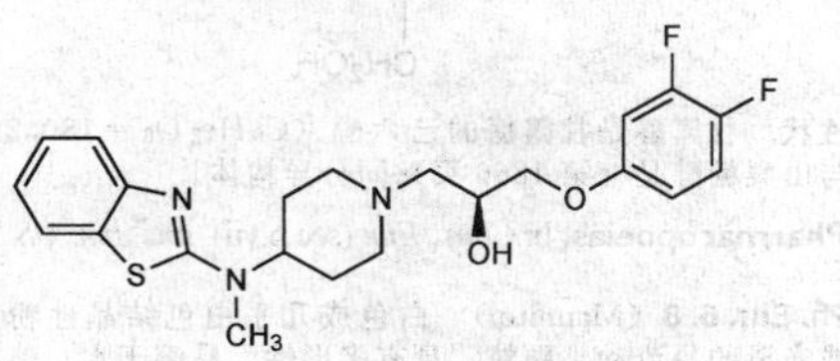

简介

芦贝鲁唑是一种神经蛋白，曾用于治疗缺血性脑卒中，但效果不佳。

1. Gandolfo C, *et al.* Lubeluzole for acute ischaemic stroke. Available in The Cochrane Database of Systematic Reviews; Issue 1. Chichester: John Wiley; 2002 (accessed 24/06/05).

Manidipine Hydrochloride（*rINNM*）盐酸马尼地平

CV-4093; Franidipine Hydrochloride; Hidrocloruro de manidipino; Manidipine, Chlorhydrate de; Manidipini Hydrochloridum. 2-[4-(Diphenylmethyl)-1-piperazinyl]ethyl methyl (±)-1,4-dihydro-2,6-dimethyl-4-(*m*-nitrophenyl)-3,5-pyridinedicarboxylate dihydrochloride.

Манидипина Гидрохлорид

$C_{35}H_{38}N_4O_6,2HCl$ = 683.6.

CAS — *120092-68-4 (manidipine); 89226-75-5 (manidipine hydrochloride); 126229-12-7 (manidipine hydrochloride).*

ATC — *C08CA11.*

ATC Vet — *QC08CA11.*

UNII — *ZL507UZ6QL.*

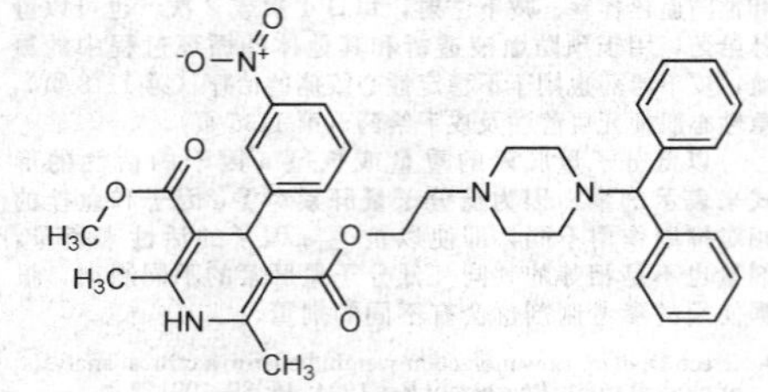

(manidipine)

Pharmacopoeias. In *Jpn.*

简介

马尼地平是二氢吡啶类钙离子通道阻滞剂（见硝苯地平，第 1297 页）。其盐酸盐口服给药用于治疗高血压（第 1131 页），10～20mg，每日 1 次。

1. McKeage K, Scott LJ. Manidipine: a review of its use in the management of hypertension. *Drugs* 2004; **64:** 1923–40.
2. Roca-Cusachs A, Triposkiadis F. Antihypertensive effect of manidipine. *Drugs* 2005; **65** (suppl 2): 11–19.

制剂

专利制剂

Austria: Iperten†; ***Braz.:*** Manivasc; ***Fr.:*** Iperten; ***Ger.:*** Manyper; ***Gr.:*** Manyper; ***Hung.:*** Iperten; ***Ital.:*** Iperten; Vascoman; ***Jpn:*** Calslot; ***Philipp.:*** Caldine; ***Spain:*** Artedil; ***Thai.:*** Madiplot.

多组分制剂 ***Austria:*** Vivace; ***Braz.:*** Hipertil; ***Ger.:*** Vivace; ***Gr.:*** Vivace.

Mannitol ⊗ 甘露醇

Cordycepic Acid; E421; Fraxinina; Manita; Manitol; Manitolis; Manna Sugar; Mannit; Mannite; Mannitoli; Mannitolum. D-Mannitol.

Маннит; Маннитол

$C_6H_{14}O_6$ = 182.2.

CAS — 69-65-8.

ATC — A06AD16; B05BC01; B05CX04; R05CB16.

ATC Vet — QA06AD16; QB05BC01; QB05CX04.

UNII — 3OWL53L36A.

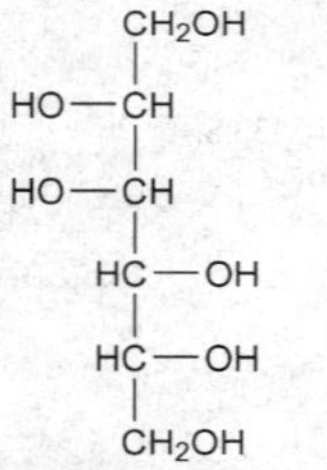

性状 甘露醇是甘露糖的己六醇（$C_6H_{12}O_6$＝180.2），与山梨糖醇是（第 1866 页）同分异构体。

Pharmacopoeias. In *Chin., Eur.* (see p.vii), *Int., Jpn, US,* and *Viet.*

Ph. Eur. 6.8（Mannitol） 白色或几乎白色结晶性粉末或光滑的易流动小颗粒。具有多形性。易溶于水；略溶于乙醇。

USP 33（Mannitol） 白色无臭的结晶性粉末或光滑的易流动小颗粒，有甜味。溶于水（1：5.5）；略溶于乙醇；不溶于乙醚；略溶于吡啶；溶于碱性溶液。

配伍禁忌 甘露醇不能加入全血中输液或通过与输血相同的途径给予。甘露醇对红细胞的不良反应，详见下文**不良反应**项下**对血液的影响**。

过饱和溶液 加热可获得过饱和的水溶液。使用之前要加热，以溶解贮藏时形成的晶体；注射用 20%～25% 的溶液是过饱和的，有时难以溶解。5.07%水溶液与血浆是等渗的。

不良反应

甘露醇最常见的不良反应是水和电解质平衡的异常，包括循环超负荷，大剂量时的酸中毒。细胞外液增加可以导致肺水肿，心脏容量减少的患者风险增加。液体由细胞内向细胞外转移可以引起组织脱水；脑脱水，特别是肾衰竭的患者，可以出现 CNS 症状。

口服甘露醇可引起腹泻。静脉输注可出现恶心、呕吐、口渴、头痛、眩晕、寒战、发热、心动过速、胸痛、低钠血症、脱水、视物模糊、荨麻疹以及低血压或高血压。大剂量可以导致急性肾衰竭。超敏反应也有发生。

液体的外渗可引起水肿和皮肤坏死，可能发生血栓性静脉炎。

吸入甘露醇可引起支气管狭窄；咳嗽、局部刺激和疼痛、头晕、头痛均常见。

对血液的影响 当血液与 10%左右的甘露醇溶液混合时，会发生凝集反应及红细胞不可逆性变形[1]。静脉灌注应注意，要慢速给药。对于镰刀型红细胞病的患者更应注意[2,3]。尽管在体外观察到凝集反应和红细胞变形，但是由于稀释的作用，使体内的反应发生减少[4]。

1. Roberts BE, Smith PH. Hazards of mannitol infusions. *Lancet* 1966; **ii:** 421–2.
2. Konotey-Ahulu FID. Hazards of mannitol infusions. *Lancet* 1966; **ii:** 591.
3. Roberts BE, Smith PH. Hazards of mannitol infusions. *Lancet* 1966; **ii:** 591.
4. Samson JH. Hazards of mannitol infusions. *Lancet* 1966; **ii:** 1191.

对胃肠道的影响 结肠镜术前给予甘露醇的患者，结肠内的氢气浓度出现突然增加[1,2]、结肠充气及死亡，在使用甘露醇肠道准备的结肠镜电烙术患者中出现过。但是，在结肠镜术中应用空气或二氧化碳吸入与吸出后，发生充气的危险很小[2,3]。

在用甘露醇治疗便秘的过程中，出现过结肠穿孔致死的病例[4]。

1. La Brooy SJ, *et al.* Potentially explosive colonic concentrations of hydrogen after bowel preparation with mannitol. *Lancet* 1981; **i:** 634–6.
2. Avgerinos A, *et al.* Bowel preparation and the risk of explosion during colonoscopic polypectomy. *Gut* 1984; **25:** 361–4.
3. Trotman I, Walt R. Mannitol and explosions. *Lancet* 1981; **i:** 848.
4. Moses FM. Colonic perforation due to oral mannitol. *JAMA* 1988; **260:** 640.

对肾脏的影响 1 例静脉给予 20%甘露醇的患者发生了局灶性渗透性肾病[1]。肾功能正常的患者，给予大剂量甘露醇后，发生了急性少尿型肾衰竭[2～4]，1 名糖尿病肾病患者静脉应用甘露醇 420g 4 天后，发展为急性肾衰竭[5]。

1. Goodwin WE, Latta H. Focal osmotic nephrosis due to the therapeutic use of mannitol: a case of perirenal hematoma after renal biopsy. *J Urol (Baltimore)* 1970; **103:** 11–14.
2. Whelan TV, *et al.* Acute renal failure associated with mannitol intoxication. *Arch Intern Med* 1984; **144:** 2053–5.
3. Goldwasser P, Fotino S. Acute renal failure following massive mannitol infusion: appropriate response of tubuloglomerular feedback? *Arch Intern Med* 1984; **144:** 2214–16.
4. Rabetoy GM, *et al.* Where the kidney is concerned, how much mannitol is too much? *Ann Pharmacother* 1993; **27:** 25–8.
5. Matsumura M. Mannitol-induced toxicity in a diabetic patient receiving losartan. *Am J Med* 2001; **110:** 331.

过量 8 例肾衰竭患者大剂量应用甘露醇或者连续应用大于 1～3 天后，出现严重的甘露醇毒性[1]。这些患者出现了超出尿毒症引起 CNS 症状的比例，严重的低钠血症，渗透压差增大，体液过多。6 例患者采用血液透析，认为优于腹膜透析，1 例腹膜透析。

1. Borges HF, *et al.* Mannitol intoxication in patients with renal failure. *Arch Intern Med* 1982; **142:** 63–6.

注意事项

甘露醇禁用于有肺充血或肺水肿，颅内出血（开颅术除外），心力衰竭（心力储备减少的患者，细胞外液的增多可能导致突然的心力衰竭），肾衰竭的患者，除非实验剂量能引起排尿反应（如果尿液不够，细胞外液的增多可能导致急性水中毒）。

甘露醇不能与全血同时给予。

所有给予甘露醇的患者应注意观察水及电解质的平衡，监测肾功能。

药动学

只有很少量的甘露醇从胃肠道吸收。静脉注射后，在肝脏大量代谢前快速被肾脏分泌。不能通过血脑屏障或渗透入眼。半衰期约为 100min。

用途和用法

甘露醇是渗透性药物。尽管其同分异构体是山梨醇，但它的能量值很低，因为在被代谢前大部分甘露醇已被清除。

甘露醇应用广泛，脱水作用强，可以增加急性肾衰竭患者的尿量，降低颅内压（第 1140 页）治疗脑水肿。也可以用于青光眼的短期用药（第 1785 页），特别是眼科手术前降低眼内压以及通过强力利尿排出毒性物质。

其他用途包括在经尿道前列腺切除术中用于膀胱冲洗术，以减少溶血以及胃肠道准备中口服作为容积性泻药。甘露醇可以释剂、冷冻干燥用膨胀剂使用，也可以药物制剂组分使用，还可以增甜剂使用。在支气管扩张和囊性纤维化中的应用也在研究中，也被用于诊断哮喘气道高反应性。

胃肠道外给药，甘露醇可以增加血浆渗透压，使组织脱水从而起到渗透性利尿的作用。给予甘露醇后 15min 内 CSF 和眼内压下降，停用后持续 3～8h；利尿作用发生在 1～3h 后。

作为渗透性利尿药，甘露醇应静脉输注。需监测体液平衡、电解质、肾脏灌注和生命体征，以预防水及电解质紊乱发生，如循环超负荷和组织脱水。液体中甘露醇超过 15%时，贮存过程中可能发生结晶，特别是低温条件下，故使用前应加热以溶解晶体，给药途径中应有过滤装置。

甘露醇可用于肾衰竭的少尿期或纠正血容量后肾灌注不足，实验剂量 200mg/kg，快速静脉注射 15%～25%的溶液，3～5min 后产生利尿作用，至少 30～50ml/h，持续 2～3h；如果第一个实验尿量不够，可以进行第二个实验。成人通常 24h 内给予甘露醇 50～100g，静脉给予 5%～25%的溶液。注射给药的速度根据尿量调整，至少保持 30～50ml/h。

儿童用法，见下文。

总的剂量、浓度和给药速度取决于液体的需要量、尿量和用药者的病情条件。甘露醇还用于心血管及其他手术过程或创伤中预防肾衰竭。

降低颅内压或眼内压，应静脉注射 15%～25%的甘露醇，剂量为 0.25～2g/kg，持续 30～60min。颅内压和眼内压可能会反射性地升高，但比尿素的频率少。

在**经尿道前列腺切除术**中，2.5%～5%的甘露醇用于冲洗膀胱。

吸入甘露醇诊断哮喘剂量见下文**呼吸道疾病**。

儿童用法 甘露醇用于治疗儿童由肾衰引起的少尿、脑和外周水肿、腹水及眼内压升高。首次给药要进行剂量试验，同成人（见上文**用途和用法**）。

肾衰少尿期，儿童可给 0.25～2g/kg 或 60g/m²，静注 15%～20%溶液，持续 2～6h。

对于**颅内及眼内压升高**，1～2g/kg 或 30～60g/m²，15%～25%溶液，注射持续 30～60min。对于瘦小患者，500mg/kg 可能就足够了。*BNFC 2009* 建议对于 1 个月至 12 岁儿童替代剂量 0.25～1.5g/kg，注射 30～60min，如果需要，4～8h 后可重复 1～2 次。

治疗外周水肿及腹水，*BNFC 2009* 建议 1 个月至 18 岁儿童可注射 1～2g/kg，持续 6h。

肉毒鱼类中毒 食用被西加毒素污染的鱼后能够引起肉毒鱼类中毒，西加毒素存在于加勒比和印太地区；在欧洲有所增加，发生于从这些地区回来的旅游者或吃了进口鱼的人。症状严重，包括热和冷觉交替。出现一些神经肌肉症状，如瘙痒症、关节痛和疲劳，可能持续数年[1]。通常是对症治疗，因为没有特异的解毒药。有报道称在急性期静脉灌注甘露醇 1g/kg，历时 30～45min，胃肠道不适缓慢消退，神经肌肉症状显著改善[2～4]。中毒后 1 周，甘露醇仍有作用[5]。然而，一项双盲试验[6]发现在 24h 后甘露醇在减轻症状方面并不优于普通的盐水。阿米替林也有减轻神经肌肉症状（感觉异常和触觉异常）和瘙痒症的作用[7～9]。加巴喷丁也有作用[10]。

1. Lehane L. Ciguatera update. *Med J Aust* 2000; **172:** 176–9.
2. Palafox NA, *et al.* Successful treatment of ciguatera fish poisoning with intravenous mannitol. *JAMA* 1988; **259:** 2740–2.
3. Pearn JH, *et al.* Ciguatera and mannitol: experience with a new treatment regimen. *Med J Aust* 1989; **151:** 77–80.
4. Williamson J. Ciguatera and mannitol: a successful treatment. *Med J Aust* 1990; **153:** 306–7.
5. Fenner PJ, *et al.* A Queensland family with ciguatera after eating coral trout. *Med J Aust* 1997; **166:** 473–5.
6. Schnorf H, *et al.* Ciguatera fish poisoning: a double-blind randomized trial of mannitol therapy. *Neurology* 2002; **58:** 873–80.
7. Bowman PB. Amitriptyline and ciguatera. *Med J Aust* 1984; **140:** 802.
8. Davis RT, Villar LA. Symptomatic improvement with amitriptyline in ciguatera fish poisoning. *N Engl J Med* 1986; **315:** 65.
9. Calvert GM, *et al.* Treatment of ciguatera fish poisoning with amitriptyline and nifedipine. *J Toxicol Clin Toxicol* 1987; **25:** 423–8.
10. Perez CM, *et al.* Treatment of ciguatera poisoning with gabapentin. *N Engl J Med* 2001; **344:** 692–3.

胃肠道异常 肠制剂 10%甘露醇 1000ml 或 10%～20%甘露醇 500ml，口服，用于肠道手术的准备和诊断过程[1,2]。应注意肠内积气（见上文**对胃肠道的影响**）。

1. Palmer KR, Khan AN. Oral mannitol: a simple and effective bowel preparation for barium enema. *BMJ* 1979; **2:** 1038.
2. Newstead GL, Morgan BP. Bowel preparation with mannitol. *Med J Aust* 1979; **2:** 582–3.

诊断与试验 甘露醇与乳果糖[1,2]和纤维二糖[3,4]合用，用于检出小肠渗透性的异常，特别是在腹腔疾病中。不同糖的吸收试验，见**乳果糖**，第 1658 页。

1. Pearson ADJ, *et al.* The gluten challenge—biopsy v permeability. *Arch Dis Child* 1983; **58:** 653.
2. Cooper BT. Intestinal permeability in coeliac disease. *Lancet* 1983; **i:** 658–9.

3. Juby LD, *et al.* Cellobiose/mannitol sugar test—a sensitive tubeless test for coeliac disease: results on 1010 unselected patients. *Gut* 1989; **30:** 476–80.
4. Hodges S, *et al.* Cellobiose: mannitol differential permeability in small bowel disease. *Arch Dis Child* 1989; **64:** 853–5.

呼吸道疾病 吸入性甘露醇干粉可以促进黏液清除；一项小型研究表明其也对支气管扩张[1,2]及囊性纤维化[3~5]有作用。吸入甘露醇也用于哮喘[6~9]气管激发试验，这种用法在很多国家被批准。在英国，患者用药建议剂量底线为一秒用力呼气容积不小于预测值的70%，吸入剂量可以增加5mg，10mg，20mg，40mg，80mg，160mg. 160mg和160mg，每次均需监测一秒用力呼气容积，直到阳性反应出现（一秒用力呼气容积从基线下降15%或剂量间增加量下降10%）或总共给药635mg。

1. Wills P, Greenstone M. Inhaled hyperosmolar agents for bronchiectasis. Available in The Cochrane Database of Systematic Reviews; Issue 2. Chichester: John Wiley; 2006 (accessed 07/05/08).
2. Daviskas E, *et al.* Effect of increasing doses of mannitol on mucus clearance in patients with bronchiectasis. *Eur Respir J* 2008; **31:** 765–72.
3. Jaques A, *et al.* Inhaled mannitol improves lung function in cystic fibrosis. *Chest* 2008; **133:** 1388–96.
4. Daviskas E, *et al.* Inhaled mannitol improves the hydration and surface properties of sputum in patients with cystic fibrosis. *Chest* 2010; **137:** 861–8.
5. Minasian C, *et al.* Comparison of inhaled mannitol, daily rhDNase and a combination of both in children with cystic fibrosis: a randomised trial. *Thorax* 2010; **65:** 51–6.
6. Brannan JD, *et al.* The safety and efficacy of inhaled dry powder mannitol as a bronchial provocation test for airway hyperresponsiveness: a phase 3 comparison study with hypertonic (4.5%) saline. *Respir Res* 2005; **6:** 144. Available at: http://respiratory-research.com/content/pdf/1465-9921-6-144.pdf (accessed 25/02/10)
7. Anderson SD, *et al.* A305 Study Group. Comparison of mannitol and methacholine to predict exercise-induced bronchoconstriction and a clinical diagnosis of asthma. *Respir Res* 2009; **10:** 4.
8. Porsbjerg C, *et al.* Current and future use of the mannitol bronchial challenge in everyday clinical practice. *Clin Respir J* 2009; **3:** 189–97.
9. Brannan JD, *et al.* Inhaled mannitol as a test for bronchial hyperresponsiveness. *Expert Rev Respir Med* 2009; **3:** 457–68.

制剂

BP 2010: Mannitol Intravenous Infusion;
USP 33: Chlorothiazide Sodium for Injection; Cisplatin for Injection; Mannitol in Sodium Chloride Injection; Mannitol Injection.

专利制剂

Austral.: Mede-Prep†; Osmitrol; ***Canad.:*** Osmitrol; Resectisol; ***Cz.:*** Ardeaosmosol MA; Mannisol†; Osmofundin 15% N†; ***Denm.:*** Osmohale; ***Ger.:*** Deltamannit; Mannit-Losung; Osmofundin 15% N; Osmosteril; Thomaemannit†; ***Gr.:*** Aridol; ***Hong Kong:*** Osmitrol; ***Hung.:*** Mannisol; ***Indon.:*** Infusan M; ***Irl.:*** Osmohale; ***Ital.:*** Isotol; Mannistol†; ***Mex.:*** Osmorol; ***Neth.:*** Osmohale; Osmosteril; ***NZ:*** Mede-Prep†; ***Port.:*** Aridol; Osmofundina; ***Spain:*** Osmofundina Concentrada; ***Swed.:*** Aridol; ***Switz.:*** Mannite; ***Turk.:*** Resectisol; Rezosel; ***UK:*** Osmohale; ***USA:*** Osmitrol; Resectisol†.

多组分制剂 ***Austria:*** Osmofundin 10%†; Resectal†; ***Chile:*** Gelsolets; Solucion Irrigacion Vesical; ***Denm.:*** Pharmalgen Albumin; ***Fin.:*** Somanol + Ethanol†; ***Ger.:*** Flacar; Freka-Drainjet Purisole; ***Hong Kong:*** Osmofundin; ***Ital.:*** Levoplus; Naturalass; Plurilac; ***Mex.:*** Jarabe de Manzanas; ***Pol.:*** Purisole SM†; ***Port.:*** Purisole; Xarope de Macas Reinetas; ***Rus.:*** Rheogluman (Реоглюман); ***Spain:*** Salcemetic†; Salmagne; ***Thai.:*** Dimedon.

Mecamylamine Hydrochloride (*BANM, rINNM*) 盐酸美加明

Hidrocloruro de mecamilamina; Mecamine Hydrochloride; Mécamylamine, Chlorhydrate de; Mecamylamini Hydrochloridum. *N*-Methyl-2,3,3-trimethylbicyclo[2.2.1]hept-2-ylamine hydrochloride.

Мекамиламина Гидрохлорид
$C_{11}H_{21}N,HCl = 203.8.$
CAS — 60-40-2 (mecamylamine); 826-39-1 (mecamylamine hydrochloride).
ATC — C02BB01.
ATC Vet — QC02BB01.
UNII — 4956DJR58O.

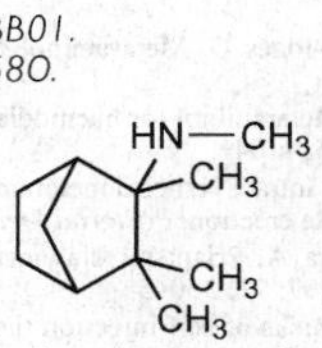

(mecamylamine)

Pharmacopoeias. In *US.*

USP 33 (Mecamylamine Hydrochloride) 贮藏于密闭容器中。

不良反应和注意事项

美加明的不良反应主要是因为神经节阻滞。胃肠运动下降会引起便秘或麻痹性肠梗阻（肠梗阻前有时可出现水样便）。口干、舌炎及其他胃肠不适（如厌食症，恶心呕吐）也有可能发生。也可能出现体位性低血压及头晕。其他不良反应有视物模糊、尿潴留、勃起功能障碍、虚弱及疲劳。肺水肿和纤维化也有报道。美加明可透过血脑屏障，也可引起震颤、惊厥、舞蹈样运动、失眠、镇静、构音障碍和精神异常。禁用于冠状动脉功能不全者及新发心肌梗死者，也应避免使用于青光眼、幽门狭窄及明显肾损伤者。

药动学

盐酸美加明几乎完全从胃肠道吸收。可以通过胎盘和血脑屏障。24h后约50%以原形从尿液中排泄，但在碱性尿液中清除速度减慢。

用途和用法

盐酸美加明是神经节阻滞剂，可引起交感、副交感神经节神经冲动传导减弱。从而导致周围血管扩张及血压下降。口服治疗高血压（第1131页），但应优先考虑其他不良反应较少的抗高血压药。

1. Young JM, *et al.* Mecamylamine: new therapeutic uses and toxicity/risk profile. *Clin Ther* 2001; **23:** 532–65.

戒烟 美加明是烟碱的拮抗剂，对戒烟可能有一定的作用。两项研究[1,2]表明小剂量口服美加明（2.5～5mg，每日2次）可以增强烟碱的皮肤贴剂效应。但一个后来的对照研究[3]发现含有美加明和烟碱的贴皮剂并无明显优于透皮烟碱自身。戒烟在**烟碱**项下介绍，第2292页。

1. Rose JE, *et al.* Mecamylamine combined with nicotine skin patch facilitates smoking cessation beyond nicotine patch treatment alone. *Clin Pharmacol Ther* 1994; **56:** 86–99.
2. Rose JE, *et al.* Nicotine-mecamylamine treatment for smoking cessation: the role of pre-cessation therapy. *Exp Clin Psychopharmacol* 1998; **6:** 331–43.
3. Glover ED, *et al.* A randomized, controlled trial to assess the efficacy and safety of a transdermal delivery system of nicotine/mecamylamine in cigarette smokers. *Addiction* 2007; **102:** 795–802.

Tourette 综合征 美加明曾被试用于[1~3]治疗 Tourette 综合征（见**抽搐**，第927页），但效果不确切。

1. Sanberg PR, *et al.* Treatment of Tourette's syndrome with mecamylamine. *Lancet* 1998; **352:** 705–6.
2. Silver AA, *et al.* Mecamylamine in Tourette's syndrome: a two-year retrospective case study. *J Child Adolesc Psychopharmacol* 2000; **10:** 59–68.
3. Silver AA, *et al.* Multicenter, double-blind, placebo-controlled study of mecamylamine monotherapy for Tourette's disorder. *J Am Acad Child Adolesc Psychiatry* 2001; **40:** 1103–10.

制剂

USP 33: Mecamylamine Hydrochloride Tablets.

专利制剂

USA: Inversine†.

Mefruside (*BAN, USAN, rINN*) ⊗美夫西特

Bay-1500; FBA-1500; Mefrusid; Mefrusida; Méfruside; Mefrusidi; Mefrusidum. 4-Chloro-*N*[1]-methyl-*N*[1]-(tetrahydro-2-methylfurfuryl)benzene-1,3-disulphonamide.

Мефрузид
$C_{13}H_{19}ClN_2O_5S_2 = 382.9.$
CAS — 7195-27-9.
ATC — C03BA05.
ATC Vet — QC03BA05.

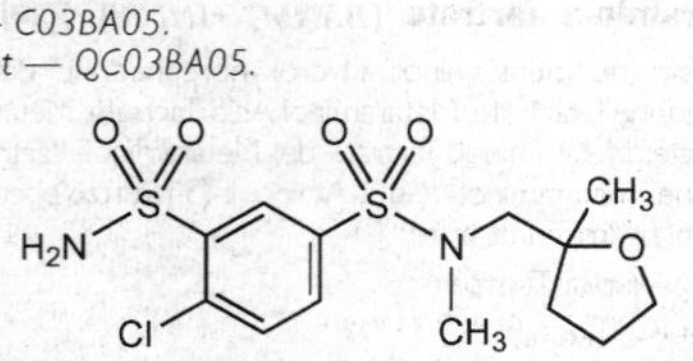

注：Escaron 和 Mebread 是美夫西特的商品名。

Pharmacopoeias. In *Jpn.*

简介

美夫西特有利尿作用，与噻嗪类利尿药相似（见氢氯噻嗪，第1258页），但没有噻嗪环的结构。用于治疗高血压（第1131页）。

口服2～4h开始有利尿作用，6～12h达到最大效应。

美夫西特与其他抗高血压药同时使用时，初始口服剂量为每日10～50mg，可单次或分2次给药。

制剂

多组分制剂 ***Ger.:*** Bendigon N†; duranifin Sali†; Sali-Adalat; Sali-Prent.

Melagatran (*rINN*) 美拉加群

H-319/68; Mélagatran; Melagatrán; Melagatranum. *N*-[(*R*)-({(2*S*)-2-[(*p*-Amidinobenzyl)carbamoyl]-1-azetidinyl}carbonyl)cyclohexylmethyl]glycine.

Мелагатран
$C_{22}H_{31}N_5O_4 = 429.5.$
CAS — 159776-70-2.
ATC — B01AE04.
ATC Vet — QB01AE04.
UNII — 2A9QP32MD4.

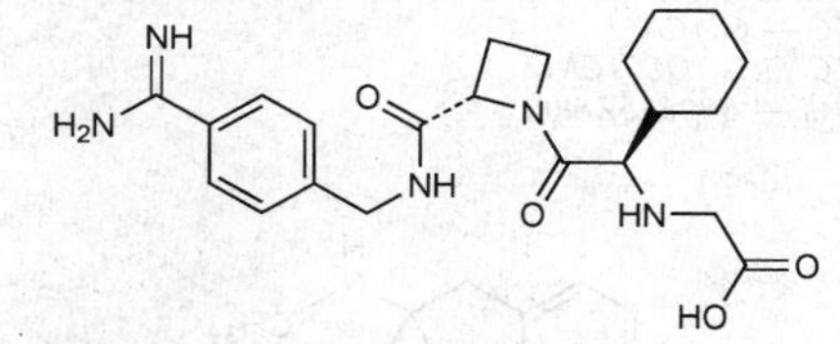

Ximelagatran (*USAN, rINN*) 希美加群

H-376/95; Ximélagatran; Ximelagatrán; Ximelagatranum. Ethyl *N*-{(*R*)-cyclohexyl[((2*S*)-2-{[4-(hydroxycarbamimidoyl)benzyl]carbamoyl}-1-azetidinyl)carbonyl]methyl}glycinate.

Ксимелагатран
$C_{24}H_{35}N_5O_5 = 473.6.$
CAS — 192939-46-1.
ATC — B01AE05.
ATC Vet — QB01AE05.
UNII — 49HFB70472.

简介

美拉加群是直接的凝血酶抑制剂，与来匹卢定类似，第1273页，在接受髋或膝置换术的患者中作为抗凝药以预防术后静脉血栓栓塞。美拉加群是希美加群的活性代谢产物，皮下注射给药；希美加群口服给药。因为肝脏毒性在世界范围内停用。

1. Wallentin L, *et al.* Oral ximelagatran for secondary prophylaxis after myocardial infarction: the ESTEEM randomised controlled trial. *Lancet* 2003; **362:** 789–97.
2. Executive Steering Committee on behalf of the SPORTIF III Investigators. Stroke prevention with the oral direct thrombin inhibitor ximelagatran compared with warfarin in patients with non-valvular atrial fibrillation (SPORTIF III): randomised controlled trial. *Lancet* 2003; **362:** 1691–8.
3. Evans HC, *et al.* Ximelagatran/Melagatran: a review of its use in the prevention of venous thromboembolism in orthopaedic surgery. *Drugs* 2004; **64:** 649–78.
4. SPORTIF Executive Steering Committee for the SPORTIF V Investigators. Ximelagatran vs warfarin for stroke prevention in patients with nonvalvular atrial fibrillation: a randomized trial. *JAMA* 2005; **293:** 690–8.

制剂

专利制剂

Arg.: Exanta†; ***Austria:*** Exanta†; ***Denm.:*** Exanta†; ***Fin.:*** Exanta†; ***Fr.:*** Exanta†; ***Ger.:*** Exanta†; ***Neth.:*** Exanta†; ***Norw.:*** Exanta†; ***Swed.:*** Exarta†.

Meldonium (*rINN*) 米屈肼

Meldonio; MET-88; 3-(2,2,2-Trimethylhydrazinium)propionate. 3-(2,2,2-Trimethyldiazaniumyl)propanoate.

Мельдоний
$C_6H_{14}N_2O_2 = 146.2.$
CAS — 76144-81-5 (meldonium); 86426-17-7 (meldonium dihydrate).
UNII — 73H7UDN6EC.

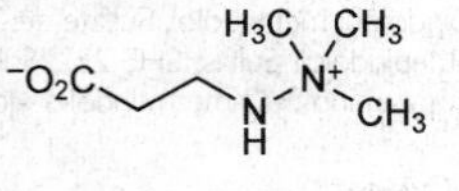

简介

米屈肼是肉碱合成抑制剂，报道有保护心脏及抗失血性效应。它被用于多种疾病治疗。治疗缺血性心脏病及缺血性脑血管疾病一般口服剂量为每日500mg～1g。一疗程每日4次给药500mg，持续7～10天用于治疗酒精戒断综合征。米屈肼静脉注射与口服剂量相似。

1. Dambrova M, *et al.* Mildronate: cardioprotective action through carnitine-lowering effect. *Trends Cardiovasc Med* 2002; **12:** 275–9.
2. Sjakste N, *et al.* Mildronate: an antiischemic drug for neurological indications. *CNS Drug Rev* 2005; **11:** 151–68.

制剂

专利制剂

Rus.: Cardionate (Кардионат); Midolat (Мидолат); Mildronate (Милдронат); Mildroxyn (Милдроксин); ***Ukr.:*** Methyldronat (Метидронат).

Mephentermine Sulfate (*rINNM*) ⊗硫酸美芬丁胺

Méphentermine, Sulfate de; Mephentermine Sulphate *(BANM)*; Mephentermini Sulfas; Mephetedrine Sulphate; Sulfato de mefentermina. *N*,α,α-Trimethylphenethylamine sulphate dihydrate.

Мефентермина Сульфат

$(C_{11}H_{17}N)_2,H_2SO_4,2H_2O = 460.6.$

CAS — 100-92-5 (mephentermine); 1212-72-2 (anhydrous mephentermine sulfate); 6190-60-9 (mephentermine sulfate dihydrate).

ATC — C01CA11.

ATC Vet — QC01CA11.

UNII — 580655Z8RR.

(mephentermine)

不良反应、处置和注意事项

参见拟交感神经药，第 1351 页。不良反应可能与 α-或 β-肾上腺素兴奋有关。美芬丁胺可能会兴奋 CNS，特别是在过量的情况下；也有关于焦虑、困倦、散漫、幻觉和惊厥的报道。

药物相互作用

参见拟交感神经药，第 1352 页。

药动学

美芬丁胺肌内注射后 5～15min 吸收，作用持续约 4h；静脉注射后迅速起作用，持续约 30min。通过脱甲基化快速代谢，然后羟基化。以原形和代谢产物在尿液中分泌，在酸性尿液中分泌快。

用途和用法

美芬丁胺是拟交感神经药（第 1352 页），对肾上腺素受体有间接作用。有 α-和 β-肾上腺素活性，对 CNS 有轻微的兴奋作用。对心脏有变性肌力作用。

美芬丁胺曾用于保持低血压状态下的血压，如在脊髓麻醉中。以硫酸盐的形式给药，但剂量以碱的形式计算；21mg 硫酸盐相当于 15mg 的碱。通常剂量为缓慢静脉注射或肌内注射 15～45mg。

1. Kansal A, *et al.* Randomised trial of intravenous infusion of ephedrine or mephentermine for management of hypotension during spinal anaesthesia for Caesarean section. *Anaesthesia* 2005; **60:** 28–34.
2. Mohta M, *et al.* Comparison of potency of ephedrine and mephentermine for prevention of post-spinal hypotension in caesarean section. *Anaesth Intensive Care* 2008; **36:** 360–4.
3. Mohta M, *et al.* Potency of mephentermine for prevention of post-spinal hypotension. *Anaesth Intensive Care* 2009; **37:** 568–70.

制剂

专利制剂

India: Mephentine.

多组分制剂 ***USA:*** Emergent-Ez.

Mepindolol Sulfate (*rINNM*) ⊗硫酸甲吲洛尔

LF-17895 (mepindolol); Mépindolol, Sulfate de; Mepindolol Sulphate *(BANM)*; Mepindololi Sulfas; SHE-222; Sulfato de mepindolol. 1-Isopropylamino-3-(2-methylindol-4-yloxy)propan-2-ol sulfate.

Мепиндолола Сульфат

$(C_{15}H_{22}N_2O_2)_2,H_2SO_4 = 622.8.$

CAS — 23694-81-7 (mepindolol); 56396-94-2 (mepindolol sulfate).

ATC — C07AA14.

ATC Vet — QC07AA14.

(mepindolol)

简介

甲吲洛尔，是吲哚洛尔的甲基类似物，是非心脏选择性的 β 受体阻滞剂（第 1181 页）。有内在拟交感活性。甲吲洛尔以硫酸盐的形式口服，用于各种心血管疾病。

制剂

专利制剂

Ger.: Corindolan†.

多组分制剂 ***Ger.:*** Corindocomb†.

Mersalyl Acid ⊗汞撒利酸

Acidum Mersalylicum; Mersal. Acid; Mersálico, ácido; Mersalylum Acidum. A mixture of {3-[2-(carboxymethoxy)benzamido]-2-methoxypropyl}hydroxymercury and its anhydrides.

$C_{13}H_{17}HgNO_6 = 483.9.$

CAS — 486-67-9.

ATC — C03BC01.

ATC Vet — QC03BC01.

UNII — 7RDI07K19U.

Mersalyl Sodium ⊗汞撒利钠

Mersalyl *(pINN)*; Mersalilo; Mersalylum; Mersalyyli. The sodium salt of mersalyl acid.

Мерсалил

$C_{13}H_{16}HgNNaO_6 = 505.8.$

CAS — 492-18-2.

ATC — C03BC01.

ATC Vet — QC03BC01.

UNII — 5X1IO031V8 (mersalyl sodium).

简介

汞撒利酸，其盐是强力利尿药，作用于肾小管，同时增加钠和氯的分泌，还有水。在噻嗪类和其他类利尿药发现之前，有机汞利尿应用广泛，但是现在几乎完全被这些口服的有活性药物所取代，因为这些药物更有效且毒性小。最常见的不良反应包括口腔炎、胃疾病、眩晕、发热反应、皮疹和皮肤刺激。血小板减少症，中性粒细胞减少症和粒细胞缺乏症在汞撒利酸治疗后也出现过。静脉注射可能引起严重的低血压和心律失常，曾出现过猝死。

汞撒利酸的钠盐通常与茶碱一起静脉给药，这样可以减轻局部症状，增加吸收。超敏反应试验后，深部肌内注射给药。其他有机汞利尿药包括氯汞君、美拉鲁利、硫汞林钠、汞茶碱、汞乙氧茶碱音鲁卡因。这些药物主要是肌内注射，刺激性小的可以皮下注射给药。

Metaraminol Tartrate (*BANM, rINNM*) ⊗间羟胺

Bitartrato de metaraminol; Hydroxynorephedrine Bitartrate; Metaradrine Bitartrate; Metaraminol Acid Tartrate; Metaraminol Bitartrate; Métaraminol, Tartrate de; Metaraminoli Tartras; Tartrato de metaraminol. (−)-2-Amino-1-(3-hydroxyphenyl)propan-1-ol hydrogen tartrate.

Метараминола Тартрат

$C_9H_{13}NO_2,C_4H_6O_6 = 317.3.$

CAS — 54-49-9 (metaraminol); 33402-03-8 (metaraminol tartrate).

ATC — C01CA09.

ATC Vet — QC01CA09.

UNII — ZC4202M9P3.

(metaraminol)

Pharmacopoeias. In *Br., Chin.,* and *US.*

BP 2010（Metaraminol Tartrate） 无臭或接近无臭的白色结晶性粉末。易溶于水；能溶于乙醇；不溶于氯仿和乙醚。5%水溶液的 pH 值为 3.2～3.5。

USP 33（Metaraminol Bitartrate） 5%水溶液的 pH 值为 3.2～3.5。贮藏于室温 25℃，可为 15～30℃。

不良反应、处置和注意事项

参见拟交感神经药，第 1351 页。间羟胺的不良反应主要与它的 α 受体激动有关。间羟胺比肾上腺素或去甲肾上腺素的作用时间长，因此，长时间的血管加压作用可能引起血压的长时间升高。静脉注射时药物外渗可引起组织坏死。

药物相互作用

参见拟交感神经药，第 1352 页。间羟胺的相互作用与它的直接和间接作用都有关。

药动学

间羟胺肌内注射后 10min 发挥作用，约持续 1h。静脉注射后 1～2min 发挥作用，约持续 20min。

用途和用法

间羟胺是拟交感神经药物（第 1352 页），对肾上腺素受体有直接和间接作用。有 α-和 β-肾上腺素活性，前者起主导作用。间羟胺有变性肌力作用，作为外周血管收缩剂；因此可以增加心排血量，增加外周阻力，使血压上升。冠状动脉血流增加，心率减慢。

间羟胺作为升压药用于**低血压状态**，如脊髓麻醉后。以碱的形式表示剂量：9.5mg 重酒石酸间羟胺相当于 5mg 间羟胺。15～100mg 间羟胺溶于 500ml 5%葡萄糖中或 0.9%氯化钠中静脉输注，用于维持血压，根据血压情况调整输注的速度。更高浓度的间羟胺也应用过。由于最大效应不能马上表现，在增加剂量前应至少观察 10min，还要考虑到累积效应。急症时初始剂量给予 0.5～5mg，直接静脉注射，然后改为静脉滴注。

间羟胺也可肌内和皮下注射来预防低血压，以间羟胺计算剂量为 2～10mg。皮下注射增加了组织坏死和腐肉形成的危险。

阴茎异常勃起 阴茎异常勃起[1,2]或勃起延迟可因静脉血流减少（低流量勃起异常）或动脉血流增多（高流量勃起异常）引起。低容量勃起异常属急症，因为灌注同时受损，导致缺血的发生。可能与引起平滑肌舒张的药物的应用有关，如 α 受体阻滞剂；管腔内的阻塞，如镰刀红细胞病，也可能是原因。通常用 corporal aspiration 治疗，必要时可灌注小剂量低浓度的 α 受体阻滞剂，如间羟胺。

在海绵窦内应用间羟胺已经能成功治疗药物引起的阴茎异常勃起[3]，以及慢性粒细胞白血病[4]、血液透析[5]、脊髓阻滞[6]或芬太尼全身麻醉[6]引起的阴茎异常勃起。也用于逆转海绵窦内给予的用于治疗勃起功能障碍的前列地尔或罂粟碱的作用，但伴有致命性高血压的危险（又见**前列地尔**，第 2103 页）。

其他应用的 α 受体激动药包括苯肾上腺素[7]，海绵窦内的肾上腺素，同样是小剂量低浓度。苯丙胺醇[7]或伪麻黄碱[8]，口服给药，也被应用。镰刀红细胞病引起的阴茎异常勃起，可海绵窦内灌注稀释的肾上腺素（见第 1162 页）或海绵窦内注射依替福林；口服依替福林可用来预防。药物治疗无效的低流量性阴茎异常勃起可以采用手术治疗。一些其他药物如巴氯芬、加巴喷丁、特布他林已试用或建议使用，与之相反，低剂量 5 型磷酸二酯酶抑制剂如西地那非和他达那非[2]也可以。

在病情稍缓的高流量的阴茎异常勃起，引起灌注异常的血栓栓塞应予治疗。

1. Maan Z, *et al.* Priapism—a review of the medical management. *Expert Opin Pharmacother* 2003; **4:** 2271–7.
2. Yuan J, *et al.* Insights of priapism mechanism and rationale treatment for recurrent priapism. *Asian J Androl* 2008; **10:** 88–101.
3. Brindley GS. New treatment for priapism. *Lancet* 1984; **ii:** 220–1.
4. Stanners A, Colin-Jones D. Metaraminol for priapism. *Lancet* 1984; **ii:** 978.
5. Branger B, *et al.* Metaraminol for haemodialysis-associated priapism. *Lancet* 1985; **i:** 641.
6. Tsai SK, Hong CY. Intracavernosal metaraminol for treatment of intraoperative penile erection. *Postgrad Med J* 1990; **66:** 831–3.
7. Harmon WJ, Nehra A. Priapism: diagnosis and management. *Mayo Clin Proc* 1997; **72:** 350–5.
8. Millard RJ, *et al.* Risks of self-injection therapy for impotence. *Med J Aust* 1996; **165:** 117–18.

制剂

BP 2010: Metaraminol Injection;

USP 33: Metaraminol Bitartrate Injection.

专利制剂

Arg.: Fadamine; ***Austral.:*** Aramine†; ***Braz.:*** Aramin; ***Gr.:*** Aramine†; ***NZ:*** Aramine†; ***USA:*** Aramine†.

Methoxamine Hydrochloride（*BANM, rINNM*）**盐酸甲氧明**

Hidrocloruro de metoxamina; Methoxamedrine Hydrochloride; Méthoxamine, Chlorhydrate de; Methoxamini Hydrochloridum. 2-Amino-1-(2,5-dimethoxyphenyl)propan-1-ol hydrochloride.

Метоксамина Гидрохлорид

$C_{11}H_{17}NO_3$,HCl = 247.7.

CAS — 390-28-3 (methoxamine); 61-16-5 (methoxamine hydrochloride).

ATC — C01CA10.

ATC Vet — QC01CA10.

UNII — 8MB4MJ9R7L.

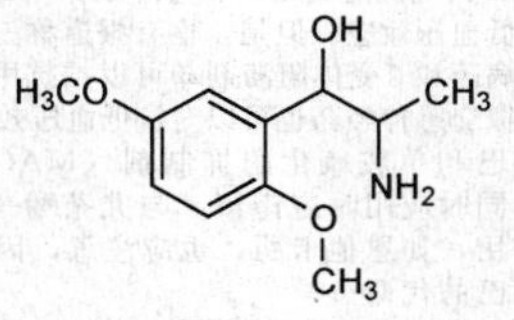

(methoxamine)

Pharmacopoeias. In *Br.* and *Chin.*

BP 2010（Methoxamine Hydrochloride） 无色结晶或白色盘样结晶或白色结晶性粉末，无臭或几乎无臭。易溶于水；溶于乙醇；微溶于氯仿和乙醚。2%水溶液的pH值为4.0～6.0。

简介

甲氧明是拟交感神经药（第1351页），主要是直接作用于肾上腺素受体。有完全的α肾上腺素活性；β肾上腺素活性还不确定，大剂量时还可能起到阻断作用。盐酸甲氧明用作低血压状态时的升压剂，特别是在麻醉状态，也用于阵发性室上性心动过速的治疗。一般治疗剂量，肌内注射为10～15mg，或3～10mg缓慢静脉注射用于急症治疗。在鼻出血治疗中作为血管收缩药。

制剂

BP 2010: Methoxamine Injection.

专利制剂

Jpn: Mexan†.

Methyclothiazide（*BAN, USAN, rINN*）⊗**甲氯噻嗪**

Méthyclothiazide; Methyclothiazidum; Meticlotiazida; Metyklotiatsidi; Metyklotiazid; NSC-110431. 6-Chloro-3-chloromethyl-3,4-dihydro-2-methyl-2*H*-1,2,4-benzothiadiazine-7-sulphonamide 1,1-dioxide.

Метиклотиазид

$C_9H_{11}Cl_2N_3O_4S_2$ = 360.2.

CAS — 135-07-9.

ATC — C03AA08.

ATC Vet — QC03AA08.

UNII — L3H46UAC61.

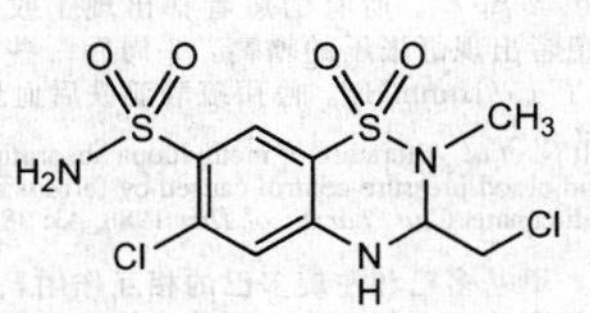

Pharmacopoeias. In *US.*

USP 33（Methyclothiazide） 白色或几乎白色结晶性粉末，无臭或有轻微的臭气。微溶或不溶于水和氯仿；可溶于乙醇（1∶92.5），溶于乙醚（1∶2700）；易溶于丙酮和吡啶；略溶于甲醇；微溶于苯。

简介

甲氯噻嗪是噻嗪类利尿药，与氢氯噻嗪作用相似（见第1258页）。口服用于治疗水肿［包括与心力衰竭有关的水肿（第1127页）］和高血压（第1131页）。

2h左右开始发挥利尿作用，6h达到高峰，可持续24h或更久。

治疗水肿时通常初始剂量为每日2.5～5mg，可增至最大剂量每日10mg。治疗高血压时通常剂量为每日2.5～5mg，单用或与其他抗高血压药物合用。每日10mg的剂量也应用过，但降压效果并没有增加。

制剂

USP 33: Methyclothiazide Tablets.

专利制剂

USA: Enduron.

多组分制剂 ***Fr.:*** Isobar; ***USA:*** Diutensen-R†.

Methyldopa（*BAN, USAN, rINN*）**甲基多巴**

Alpha-methyldopa; Méthyldopa; Methyldopum; Methyldopum Hydratum; Metildopa; Metyldopa; Metyylidopa; MK-351. (−)-3-(3,4-Dihydroxyphenyl)-2-methyl-L-alanine sesquihydrate; (−)-2-Amino-2-(3,4-dihydroxybenzyl)propionic acid sesquihydrate.

Метилдопа

$C_{10}H_{13}NO_4,1\frac{1}{2}H_2O$ = 238.2.

CAS — 555-30-6 (anhydrous methyldopa); 41372-08-1 (methyldopa sesquihydrate).

ATC — C02AB01 (laevorotatary); C02AB02 (racemic).

ATC Vet — QC02AB01 (laevorotatary); QC02AB02 (racemic).

UNII — 56LH93261Y.

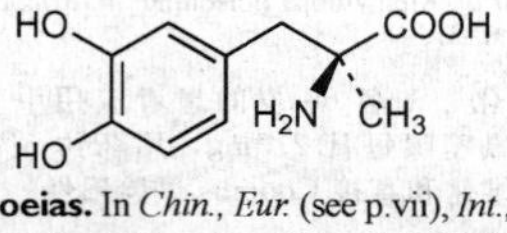

Pharmacopoeias. In *Chin., Eur.* (see p.vii), *Int., Jpn,* and *US.*

Ph. Eur. 6.8（Methyldopa） 无色至几乎无色的结晶，或白色至淡黄白色的结晶性粉末。微溶于水；微溶于乙醇；易溶于稀矿物酸。避光。

USP 33（Methyldopa） 白色至淡黄白色精细粉末，无臭。可能有碎片。略溶于水；微溶于乙醇；不溶于乙醚；易溶于3mol/L的盐酸。避光。

Methyldopate Hydrochloride（*BANM, USAN*）**盐酸甲基多巴乙酯**

Cloridrato de Metildopato; Metildopato, hidrocloruro de. The hydrochloride of the ethyl ester of anhydrous methyldopa; Ethyl (−)-2-amino-2-(3,4-dihydroxybenzyl)propionate hydrochloride.

$C_{12}H_{17}NO_4$,HCl = 275.7.

CAS — 2544-09-4 (methyldopate); 2508-79-4 (methyldopate hydrochloride).

UNII — 7PX435DN5A.

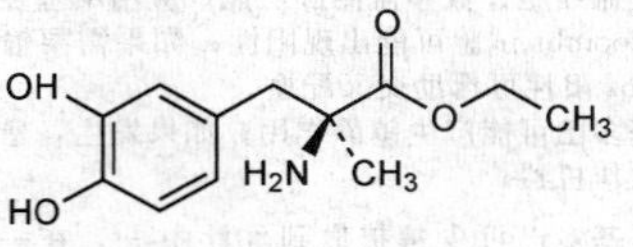

(methyldopate)

Pharmacopoeias. In *Br.* and *US.*

BP 2010（Methyldopate Hydrochloride） 白色或几乎白色，无臭或接近无臭的结晶性粉末。易溶于水、乙醇和甲醇；微溶于氯仿；几乎不溶于乙醚。1%水溶液的pH值为3.0～5.0。避光。

USP 33（Methyldopate Hydrochloride） 白色或几乎白色，无臭或接近无臭的结晶性粉末。易溶于水、乙醇和甲醇；微溶于氯仿；几乎不溶于乙醚。1%水溶液的pH值为3.0～5.0。室温25℃贮藏，温度范围为15～30℃。

配伍禁忌 1mg/ml的盐酸甲基多巴乙酯与200μg/ml的两性霉素B在葡萄糖中混合3h后，出现云雾状的沉淀；与200μg/ml美索比妥钠在氯化钠中混合会出现结晶，在葡萄糖中混合会出现云雾状的沉淀。与1mg/kg盐酸四环素在葡萄糖中混合，与4mg/ml的磺胺嘧啶钠在葡萄糖或氯化钠中混合，会有结晶状沉淀[1]。

1. Riley BB. Incompatibilities in intravenous solutions. *J Hosp Pharm* 1970; **28:** 228–40.

不良反应

甲基多巴的不良反应与它的药理学作用有关。发生不良反应的概率高达60%，但大多是短暂或可逆的。困倦多见，特别是首次用药和增加剂量后。头晕目眩可能与直立性低血压有关；恶心、头痛、虚弱和疲劳、性欲减退和阳痿也经常发生。

甲基多巴对精神和神经方面的影响，包括注意力不集中和记忆力减退、轻度的精神异常、抑郁、睡眠不佳和梦魇、感觉异常、Bell麻痹、不随意的舞蹈徐动症和帕金森病。

除了直立性低血压，甲基多巴还常引起液体潴留和水肿，多与利尿有关，但少数与心力衰竭有关。可能加重心绞痛。心动过缓、晕厥和颈动脉窦过敏也有发生。静脉给予甲基多巴可引起血压的异常升高。

甲基多巴可引起胃肠道的不适，如恶心呕吐、腹泻、便秘，偶有胰腺炎和大肠炎。黑舌或痛舌，唾液腺的炎症也发生过，口干非常常见。

长期治疗的患者中10%～20%出现Coombs试验阳性，但是只有很少数发展为溶血性贫血。发生血小板减少症和白细胞减少症以及显著的粒细胞减少时，应迅速停药。其他的超敏反应还有心肌炎、发热、嗜酸粒细胞增多和肝功能异常。可能发展为肝炎，特别是在治疗的前2个或3个月，停药后通常能够恢复，但也发生过致死性的肝坏死。可能出现抗核抗体，也可出现狼疮样的症状。

其他的不良反应还有皮疹、苔藓样和肉芽肿样的皮疹、中毒性表皮坏死松解症、流感样症状（发热、肌痛和轻度的关节痛）、夜尿症、尿毒症、鼻出血和腹膜后纤维化。可能出现高泌乳素血症，出现乳房增大或男子乳腺发育、乳漏和闭经。

甲基多巴可能引起尿液暴露于空气中后变黑，是由于药物或其代谢产物的分解造成的。

1. Furhoff A-K. Adverse reactions with methyldopa—a decade's reports. *Acta Med Scand* 1978; **203:** 425–8.
2. Lawson DH, *et al.* Adverse reactions to methyldopa with particular reference to hypotension. *Am Heart J* 1978; **96:** 572–9.

对血液的影响 Swedish Adverse Drug Reaction Committee的一项研究，分析了1966～1975这10年内药物导致的恶液质，发现甲基多巴引起的溶血性贫血共69例，其中3例导致死亡。这代表了绝大多数对于药物导致溶血性贫血的研究[1]。但是，在应用甲基多巴的患者中发生溶血性贫血的概率很低；从Boston Collaborative Drug Surveillance Program的数据表明，只有2/1067应用甲基多巴的患者发生溶血性贫血[2]，概率约为0.2%。Coombs试验阳性的患者很多，有不同的报道[3～5]，为10%～20%。自身抗体的出现概率高，可能与甲基多巴[4]抑制了T细胞抑制因子有关，溶血出现的概率较低可能与药物相关的网状内皮系统的损伤有关，正常情况下这个系统清除循环中对抗体敏感的细胞[5]。尽管甲基多巴用量已经降低，但由它引起的溶血性贫血仍时有发生[6]。

在一名孕期曾服用甲基多巴的母亲的婴儿身上检查到自身抗体——见下文**注意事项**项下**妊娠**。

1. Böttiger LE, *et al.* Drug-induced blood dyscrasias. *Acta Med Scand* 1979; **205:** 457–61.
2. Lawson DH, *et al.* Adverse reactions to methyldopa with particular reference to hypotension. *Am Heart J* 1978; **96:** 572–9.
3. Carstairs K, *et al.* Methyldopa and haemolytic anaemia. *Lancet* 1966; **i:** 201.
4. Kirtland HH, *et al.* Methyldopa inhibition of suppressor-lymphocyte function: a proposed cause of autoimmune hemolytic anemia. *N Engl J Med* 1980; **302:** 825–32.
5. Kelton JG. Impaired reticuloendothelial function in patients treated with methyldopa. *N Engl J Med* 1985; **313:** 596–600.
6. Thomas A, *et al.* Methyldopa-induced autoimmune haemolytic anaemia revisited. *N Z Med J* 2009; **122:** 53–6.

对胃肠道的影响 **大肠炎** 已经报道了6例与甲基多巴有关的大肠炎[1]。与自身免疫机制有关。

1. Graham CF, *et al.* Acute colitis with methyldopa. *N Engl J Med* 1981; **304:** 1044–5.

腹泻 应用甲基多巴2～7年后，出现严重的慢性腹泻[1,2]；停药后症状消失。

1. Quart BD, Guglielmo BJ. Prolonged diarrhea secondary to methyldopa therapy. *Drug Intell Clin Pharm* 1983; **17:** 462.
2. Gloth FM, Busby MJ. Methyldopa-induced diarrhea: a case of iatrogenic diarrhea leading to request for nursing home placement. *Am J Med* 1989; **87:** 480–1.

胰腺炎 2例应用甲基多巴的患者，出现血和尿淀粉酶活性的增加，伴有发热，提示胰腺炎的发生[1]，其中1名患者有严重胰腺炎的症状。在激发试验中2名患者又出现症状。一项关于1名近期应用甲基多巴（与利尿药合用）而发生急性胰腺炎的患者的深入报道中，也证实激发试验中症状再次出现[2]。与急性胰腺炎相比，慢性胰腺炎的发生通常与用药无关[3]。但是，有报道称，1名慢性胰腺炎的患者，外分泌和内分泌不足和钙化超过30个月，与应用2个疗程的甲基多巴有关[4]。这名患者同时应用噻嗪类药物，也发生了糖尿病酮症酸中毒的症状。

1. van der Heide H, *et al.* Pancreatitis caused by methyldopa. *BMJ* 1981; **282:** 1930–1.
2. Anderson JR, *et al.* Drug-associated recurrent pancreatitis. *Dig Surg* 1985; **2:** 24–6.
3. Banergee AK, *et al.* Drug-induced acute pancreatitis. *Med Toxicol Adverse Drug Exp* 1989; **4:** 186–98.
4. Ramsay LE, *et al.* Methyldopa-induced chronic pancreatitis. *Practitioner* 1982; **226:** 1166–9.

对心脏的影响 许多应用甲基多巴猝死的患者，与心肌炎有关（常同时有肝炎和肺炎）[1,2]。这种影响与超敏作用有关。超敏性心肌炎在ECG上有明显改变，心肌酶轻度升高，心脏扩大，持续的窦性心动过速，伴有外周血嗜酸粒细胞增多，大多数患者及时停药后数天可恢复[3]。

1. Mullick FG, McAllister HA. Myocarditis associated with methyldopa therapy. *JAMA* 1977; **237:** 1699–1701. Correction. *ibid.*; **238:** 399.
2. Seeverens H, *et al.* Myocarditis and methyldopa. *Acta Med Scand* 1982; **211:** 233–5.
3. Anonymous. Myocarditis related to drug hypersensitivity. *Lancet* 1985; **ii:** 1165–6.

对肝脏的影响 在一项6例应用甲基多巴而出现肝炎的患者的报道中，还包含77例回顾病例[1]，大多数患者出现的症状有不适、疲劳、食欲减退、体重下降、恶心、呕吐和与病毒性肝炎相似的组织病理学变化。83名患者中，有23名出现发热；而皮疹和嗜酸粒细胞增多少见。使用甲基多巴1～4周后出现症状。开始治疗后早至1周晚至3年出现临床可见的黄疸，但只有6或7名患者3个月后出现黄疸。肝损害与剂量无关，有免疫介导的超敏反应特征。组织学的改变包括慢性活动性肝炎，大量致死性坏死和肝硬化。

对36名应用甲基多巴而发生肝损害的患者的进一步分析发现，肝损害易于发生两种状态——急性和慢性[2]。急性损伤发生在开始治疗的几个月中，被认为是对甲基多巴代谢产物的过敏反应。慢性损伤于治疗开始后至少1年发生，以肝脏中脂肪的堆积为特点。停药后的恢复与用药持续时间及肝损害程度有关。也有基因遗传因素，因为在一个家族中有4个人发生了甲基多巴导致的急性肝损害。在敏感体质患者体内，对甲基多巴特异性的代谢可能引起肝细胞表面抗原的表达，引起循环抗体反应[3]。

亦见下文**发热**。

1. Rodman JS, *et al.* Methyldopa hepatitis: a report of six cases and review of the literature. *Am J Med* 1976; **60:** 941–8.
2. Sotaniemi EA, *et al.* Hepatic injury and drug metabolism in patients with alpha-methyldopa-induced liver damage. *Eur J Clin Pharmacol* 1977; **12:** 429–35.
3. Neuberger J, *et al.* Antibody mediated hepatocyte injury in methyldopa induced hepatotoxicity. *Gut* 1985; **26:** 1233–9.

对心理功能的影响 无对照的研究提示甲基多巴对精神敏度的影响包括注意力不能集中、计算能力下降和健忘[1～3]。这些在某种程度上已被心理测验证实。有10名与利尿药合用的患者出现了语言功能而不是视觉记忆受损[4]。对16名应用甲基多巴的患者的交叉研究也发现了认知功能的损害[5]。

1. Adler S. Methyldopa-induced decrease in mental activity. *JAMA* 1974; **230:** 1428–9.
2. Ghosh SK. Methyldopa and forgetfulness. *Lancet* 1976; **i:** 202–3.
3. Fernandez PG. Alpha methyldopa and forgetfulness. *Ann Intern Med* 1976; **85:** 128.
4. Solomon S, *et al.* Impairment of memory function by antihypertensive medication. *Arch Gen Psychiatry* 1983; **40:** 1109–12.
5. Johnson B, *et al.* Effects of methyldopa on psychometric performance. *J Clin Pharmacol* 1990; **30:** 1102–5.

抑郁 抑郁与甲基多巴的应用有关，但具体的关系还不清楚[1]。一项回顾[2]报道发生率为3.6%，在有病史的患者更为常见。

1. Patten SB, Love EJ. Drug-induced depression. *Drug Safety* 1994; **10:** 203–19.
2. Paykel ES, *et al.* Psychiatric side effects of antihypertensive drugs other than reserpine. *J Clin Psychopharmacol* 1982; **2:** 14–39.

对神经系统的影响 1位59岁的男性脑血管疾病患者，在把甲基多巴的剂量由每日1g提高到每日1.5g时，出现了不随意的舞蹈徐动症，即Huntington舞蹈病。停药后症状消失[1]。另一报道称甲基多巴与两侧舞蹈病样运动的发生有关，该患者没有脑血管疾病，但有慢性肾衰竭[2]。

1. Yamadori A, Albert ML. Involuntary movement disorder caused by methyldopa. *N Engl J Med* 1972; **286:** 610.
2. Neil EM, Waters AK. Generalized choreiform movements as a complication of methyldopa therapy in chronic renal failure. *Postgrad Med J* 1981; **57:** 732–3.

对性功能的影响 甲基多巴与许多性功能障碍病例有关。在男性表现为勃起障碍、性欲减低、射精障碍和男性乳腺发育，而在女性表现为性欲减低、痛性乳房增大、性高潮推迟或无性高潮[1]。各报道的发生率不同，有证据[2]表明性功能障碍的报道不全：只有2/30应用甲基多巴的男性自主说明勃起障碍，而实际上有16/30的患者被询问出有症状。

1. Stevenson JG, Umstead GS. Sexual dysfunction due to antihypertensive agents. *Drug Intell Clin Pharm* 1984; **18:** 113–21.
2. Alexander WD, Evans JI. Side effects of methyldopa. *BMJ* 1975; **2:** 501.

发热 在一项报道中有78例由甲基多巴引起的发热[1]，77名患者在用药后5～35天出现发热，其余患者在用药后1天发生。僵直、头痛和肌肉痛是常伴随的症状，但没有嗜酸粒细胞增多和皮疹。大多数患者症状不严重，但4名患者出现了败血症性休克。61%的患者有肝损伤的生化证据，但黄疸不多见。大多数患者停药48h后症状缓解。

1. Stanley P, Mijch A. Methyldopa: an often overlooked cause of fever and transient hepatocellular dysfunction. *Med J Aust* 1986; **144:** 603–5.

红斑狼疮 在269名应用甲基多巴（不考虑其他药物）的高血压患者，抗核抗体的出现率为13%，而在448名未应用甲基多巴的高血压患者中为3.8%[1]。但甲基多巴引起狼疮的报道很少见[2]。

1. Wilson JD, *et al.* Antinuclear antibodies in patients receiving non-practolol beta-blockers. *BMJ* 1978; **1:** 14–16.
2. Dupont A, Six R. Lupus-like syndrome induced by methyldopa. *BMJ* 1982; **285:** 693–4.

过量 1名19岁的男性患者给予2.5g甲基多巴后出现昏迷、体温过低、低血压、心动过缓和口干[1]。10h后他的血浆甲基多巴浓度为19.2μg/ml，而治疗剂量的甲基多巴其血浆浓度为2μm/ml。该患者于静脉输液后症状恢复。

1. Shnaps Y, *et al.* Methyldopa poisoning. *J Toxicol Clin Toxicol* 1982; **19:** 501–3.

腹膜后纤维化 1名60岁的患者应用甲基多巴每日750mg和苄氟噻嗪每日2.5mg，用药约5年[1]，出现了腹膜后纤维化和直接Coombs试验阳性。

1. Iversen BM, *et al.* Retroperitoneal fibrosis during treatment with methyldopa. *Lancet* 1975; **ii:** 302–4.

不良反应的处置

停用或减量甲基多巴会使很多不良反应得到逆转。如果过量给药，洗胃疗效并不确定，若在1h内，可采用活性炭治疗。主要靠对症治疗，必要时静脉输液以促进尿液的分泌，慎用血管升压类药物。阿托品可用于对抗心动过缓。严重的低血压可以使患者脚抬高平卧。

甲基多巴可以被透析清除。

注意事项

甲基多巴应慎用于年龄较大的患者以及肝损伤或肾损伤，或有溶血性贫血、肝疾病或抑郁病史的患者。有帕金森病的患者也应注意。活动性肝病或抑郁症的患者不宜应用甲基多巴，嗜铬细胞瘤的患者也不推荐使用。

在用药的前6～12周或出现不明原因的发热时，应定期检查血细胞计数和监测肝功能。应用甲基多巴的患者直接Coombs试验可能出现阳性；如果需要输血，直接Coombs阳性可帮助交叉配血。

甲基多巴可能产生镇静作用；如果发生，患者不应驾驶或操作机器。

哺乳 甲基多巴可少量扩散到乳汁中[1]。在一项对3位母乳喂养的母亲的研究中[2]，给予500mg后，乳汁中游离甲基多巴的浓度是血浆中的19%～30%。只在一个婴儿的血浆中可探测到浓集的甲基多巴，没有出现不良反应。估计母体剂量的0.02%可通过哺乳进入婴儿体内。在另一项研究中[3]，母体应用甲基多巴，观察3个月，母乳喂养的婴儿没有出现不良反应，尽管在婴儿的尿液中检测出药物。American Academy of Pediatrics认为[4]甲基多巴可用于哺乳期。

1. Jones HMR, Cummings AJ. A study of the transfer of α-methyldopa to the human foetus and newborn infant. *Br J Clin Pharmacol* 1978; **6:** 432–4.
2. White WB, *et al.* Alpha-methyldopa disposition in mothers with hypertension and in their breast-fed infants. *Clin Pharmacol Ther* 1985; **37:** 387–90.
3. Hauser GJ, *et al.* Effect of α-methyldopa excreted in human milk on the breast-fed infant. *Helv Paediatr Acta* 1985; **40:** 83–6.
4. American Academy of Pediatrics. The transfer of drugs and other chemicals into human milk. *Pediatrics* 2001; **108:** 776–89. [Retired May 2010] Correction. *ibid*; 1029. Also available at: http://aappolicy.aappublications.org/cgi/content/full/pediatrics%3b108/3/776 (accessed 26/09/05)

卟啉病 甲基多巴与急性卟啉病发作有关，因此对卟啉病患者是不安全的。

妊娠 甲基多巴通常用于控制妊娠期高血压（第1131页）。几乎对胎儿发育没有不良作用。但是它可以通过胎盘[1]，有报道称母体用药后婴儿出生时出现低血压[2]。也有报道称7名婴儿，母体妊娠过程中应用甲基多巴，出现震颤[3]。注意到3名婴儿CSF中去甲肾上腺素浓度降低，所以在其他4名婴儿中应用阿托品：其中2名震颤消失，另外2名显著改善。一名婴儿因感染巨细胞病毒患化脓性腮腺炎[4]，其母亲在妊娠期间一直服用甲基多巴。另一名在妊娠期间服用甲基多巴的母亲其胎儿体内出现自身抗体[5]，推测可能为抗体透过胎盘进入胎儿体内而非胎儿自身产生。

1. Jones HMR, Cummings AJ. A study of the transfer of α-methyldopa to the human foetus and newborn infant. *Br J Clin Pharmacol* 1978; **6:** 432–4.
2. Whitelaw A. Maternal methyldopa treatment and neonatal blood pressure. *BMJ* 1981; **283:** 471.
3. Bódis J, *et al.* Methyldopa in pregnancy hypertension and the newborn. *Lancet* 1982; **ii:** 498–9.
4. Todoroki Y, *et al.* Neonatal suppurative parotitis possibly associated with congenital cytomegalovirus infection and maternal methyldopa administration. *Pediatr Int* 2006; **48:** 185–6.
5. Özdemir ÖMA, *et al.* A newborn with positive antiglobulin test whose mother took methyldopa in pregnancy. *Turk J Pediatr* 2008; **50:** 592–4.

药物相互作用

利尿药、其他抗高血压药和有降压作用的药物可增强甲基多巴的低血压效应。但是，也有报道称三唑仑抗抑郁药、抗精神病药和β受体阻滞剂却可以拮抗甲基多巴的低血压效应。拟交感神经药也可以对抗低血压效应。

甲基多巴和单胺氧化酶抑制剂（MAOIs）可能有相互作用，同时应用时应谨慎。与儿茶酚-邻-甲基转移酶抑制剂合用，如恩他卡朋，也应注意，因为它们可能减慢甲基多巴的代谢。

应用甲基多巴的患者应降低全身麻醉药的剂量。

α受体阻滞剂 1名双侧腰交感神经切除术后的患者，合用甲基多巴和酚苄明后出现了尿失禁[1]。

1. Fernandez PG, *et al.* Urinary incontinence due to interaction of phenoxybenzamine and α-methyldopa. *Can Med Assoc J* 1981; **124:** 174–5.

抗精神病药 抗精神病药可以增强甲基多巴的低血压效应，但是也报道过引起反常性高血压的病例。1名系统性红斑狼疮的女性患者，应用三氟拉嗪每日15mg、泼尼松每日120mg，给予甲基多巴2g和氨苯蝶啶来控制高血压[1]。用药后血压上升至200/140mmHg。停用三氟拉嗪后血压回降至160/100mmHg。

另一项报道，2名高血压患者分别应用甲基多巴3年和18个月，在给予氟哌啶醇治疗焦虑症后数天，都出现了痴呆的症状[2]。停用氟哌啶醇后症状很快恢复。

1. Westervelt FB, Atuk NO. Methyldopa-induced hypertension. *JAMA* 1974; **227:** 557.
2. Thornton WE. Dementia induced by methyldopa with haloperidol. *N Engl J Med* 1976; **294:** 1222.

头孢菌素类 1名应用甲基多巴的患者在给予头孢唑啉后出现了脓包样的瘙痒疹[1]。头孢拉定与甲基多巴也有类似的报道。

1. Stough D, *et al.* Pustular eruptions following administration of cefazolin: a possible interaction with methyldopa. *J Am Acad Dermatol* 1987; **16:** 1051–2.

地高辛 曾报道1名应用地高辛和氯噻酮的患者，给予甲基多巴可增加与颈动脉窦过敏有关的晕厥[1]。另有报道[2]称，2名合用甲基多巴和地高辛的患者出现了窦性心动过缓。

1. Bauernfeind R, *et al.* Carotid sinus hypersensitivity with alpha methyldopa. *Ann Intern Med* 1978; **88:** 214–15.
2. Davis JC, *et al.* Sinus node dysfunction caused by methyldopa and digoxin. *JAMA* 1981; **245:** 1241–3.

铁 在健康的受试者中发现，硫酸亚铁和葡萄糖酸亚铁可以分别减少甲基多巴的吸收达73%和61%，5名应用甲基多巴高血压患者也同时给予硫酸亚铁325mg，每日3次，共2周[1]。所有的患者都出现了收缩压的增高，4名患者出现舒张压的增高，2周后一些患者血压升幅超过了15/10mmHg。停用硫酸亚铁后血压恢复。

1. Campbell N, *et al.* Alteration of methyldopa absorption, metabolism, and blood pressure control caused by ferrous sulfate and ferrous gluconate. *Clin Pharmacol Ther* 1988; **43:** 381–6.

左旋多巴 甲基多巴和左旋多巴的相互作用，见**左旋多巴**的**药物相互作用**项下**抗高血压药**，第778页。

锂 给予甲基多巴后出现锂的毒性，详见第381页。

拟交感神经药 1名31岁的男性患者，应用甲基多巴和氧烯洛尔可以很好地控制血压，但他服用一种用于治疗感冒的含苯丙醇胺的制剂后，出现了严重的高血压发作[1]。

1. McLaren EH. Severe hypertension produced by interaction of phenylpropanolamine with methyldopa and oxprenolol. *BMJ* 1976; **2:** 283–4.

药动学

甲基多巴口服吸收不完全，通过氨基酸主动转运系统吸收。平均生物利用度约为50%。代谢广泛，主要以原形和邻-硫酸盐结合物由尿液分泌。通过血脑屏障后在CNS脱羧，成为有活性的α-甲基去甲肾上腺素。

清除具有双相性，在第一相中半衰期为1.7h；在第二相中更长。肾损伤时清除减慢，半衰期增长。很少与血浆蛋白结合。甲基多巴可通过胎盘，少量可扩散至乳汁。

用途和用法

甲基多巴是抗高血压药，主要作用于中枢。在 CNS 脱羧为 α-甲基去甲肾上腺素，可以激动 α2 肾上腺素受体，使交感紧张下降，血压下降。也可作为假神经递质，对血浆肾素活性有一定的抑制作用。甲基多巴可降低组织中多巴胺、去甲肾上腺素、肾上腺素和血清素的浓度。

甲基多巴用于高血压的治疗（第 1131 页），尽管通常优先使用其他不良反应较少的药物。但妊娠期高血压可以选用甲基多巴。与噻嗪类利尿药合用可以减少甲基多巴引起的水肿和耐受性。

甲基多巴通常以 1.5 倍水合物的形式口服给药，但剂量以无水甲基多巴计算。甲基多巴 1.5 倍水合物 1.13g 约相当于 1g 无水甲基多巴。在高血压危象时，可静脉给予盐酸甲基多巴乙酯。

口服单次给予甲基多巴后 4～6h，达到最大效应，但持续给药 2～3 天后才出现最大降压效应。一些作用在停药后 48h 才出现。静脉给药后 4～6h 出现降压效应，可持续 10～16h。可降低直立和卧位时的血压。

在高血压，甲基多巴的初始口服剂量为 250mg，每日 2～3 次，共 2 天；然后调整剂量，根据反应给药频率不超过隔天给药，最大剂量为每日 3g。维持剂量为 0.5～2g。年龄较大的患者起始剂量给予 125mg，每日 2 次；如果需要可逐渐增加剂量，但不超过每日 2g。

1. Mah GT, *et al.* Methyldopa for primary hypertension. Available in The Cochrane Database of Systematic Reviews; Issue 4. Chichester: John Wiley; 2009 (accessed 09/03/10).

儿童用法 12 岁以下儿童可应用甲基多巴治疗高血压，初始口服剂量每日 10mg/kg，分 2～4 次。可调节为最大剂量每日 65mg/kg 或 3g，二者中选较小剂量。剂量调整需间隔至少 2 天。

制剂

BP 2010: Methyldopa Tablets; Methyldopate Injection;
USP 33: Methyldopa and Chlorothiazide Tablets; Methyldopa and Hydrochlorothiazide Tablets; Methyldopa Oral Suspension; Methyldopa Tablets; Methyldopate Hydrochloride Injection.

专利制剂

Arg.: Aldomet; Dopagrand; Dopatral; ***Austral.:*** Aldomet; Hydopa; ***Austria:*** Aldometil; ***Belg.:*** Aldomet; ***Braz.:*** Aldomet; Aldotensin; Alfusina; Angimet; Cardiodopa†; Dimipress; Dopamet; Ductomet; Etildopanan; Kindomet; Metil-DT; Metilbio†; Metilcord†; Metilpress; Metilprod; Pressodopa†; Tensioval; Tildomet; ***Canad.:*** Novo-Medopa; Nu-Medopa; ***Chile:*** Aloset†; ***Cz.:*** Dopegyt; ***Denm.:*** Aldomet; ***Fr.:*** Aldomet; ***Ger.:*** Dopegyt; Presinol; ***Gr.:*** Aldomet; Dopatens; ***Hong Kong:*** Aldomet†; Dopamet; Dopatab; Dopegyt; Hydopa; ***Hung.:*** Dopegyt; ***India:*** Alphadopa; Dopagyt; ***Indon.:*** Dopamet; Medopa†; ***Irl.:*** Aldomet; Meldopa†; ***Israel:*** Aldomin; ***Ital.:*** Aldomet; Medopren†; ***Malaysia:*** Dopegyt; ***Mex.:*** Aldomet; Amender; Hipermessel; Medopal; Prodop†; Selm; Toparal; ***Neth.:*** Aldomet; ***Norw.:*** Aldomet; ***NZ:*** Prodopa; ***Philipp.:*** Aldomet; Dopamet; ***Pol.:*** Dopegyt; ***Port.:*** Aldomet; ***Rus.:*** Dopegyt (Допегит); ***S.Afr.:*** Aldomet†; Hy-Po-Tone; Normopress†; ***Singapore:*** Dopegyt†; ***Spain:*** Aldomet; ***Swed.:*** Aldomet; ***Switz.:*** Aldomet; ***Thai.:*** Adomet; Aldomet; Aldomine; Dopamed; Dopasian; Dopegyt; Isomet; Medopa; Mefpa; Metpata; Siamdopa; ***Turk.:*** Alfamet; ***UK:*** Aldomet; ***Ukr.:*** Dopegyt (Допегит); ***Venez.:*** Aldomet; Alfadopan†; Almepan†.

多组分制剂 ***Arg.:*** Normatensil†; ***Austria:*** Aldoretic†; ***Braz.:*** Hydromet; ***Canad.:*** Apo-Methazide; PMS-Dopazide; ***Gr.:*** Hydromet; Rabemylon; ***Ital.:*** Medozide; Saludopin†; ***Port.:*** Aldoretic†; ***USA:*** Aldoclor; Aldoril†.

Meticrane (*rINN*) ⊗ 美替克仑

Méticrane; Meticrano; Meticranum; SD-17102. 6-Methylthiochroman-7-sulphonamide 1,1-dioxide.

Метикран

$C_{10}H_{13}NO_4S_2$ = 275.3.
CAS — 1084-65-7.
ATC — C03BA09.
ATC Vet — QC03BA09.
UNII — I7EKN1924Q.

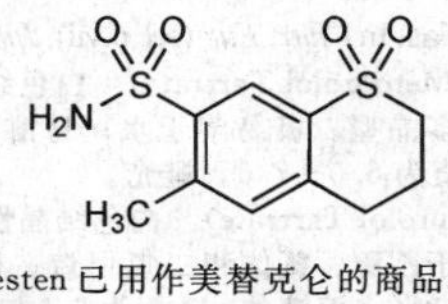

注：Arresten 已用作美替克仑的商品名。

Pharmacopoeias. In *Jpn.*

简介

美替克仑是噻嗪类利尿药（见氢氯噻嗪，第 1258 页）用于高血压的治疗。

Metildigoxin (*BAN*, *rINN*) 甲地高辛

Medigoxin; β-Methyl Digoxin; β-Methyldigoxin; Metildigoksiini; Metildigoxina; Métildigoxine; Metildigoxinum; Metyyldigoksiini. 3β-[(*O*-2,6-Dideoxy-4-*O*-methyl-D-*ribo*-hexopyranosyl-(1→4)-*O*-2,6-dideoxy-D-*ribo*-hexopyranosyl-(1→4)-2,6-dideoxy-D-*ribo*-hexopyranosyl)oxy]-12β,14-dihydroxy-5β,14β-card-20(22)-enolide.

Метилдигоксин

$C_{42}H_{66}O_{14}$ = 795.0.
CAS — 30685-43-9.
ATC — C01AA08.
ATC Vet — QC01AA08.

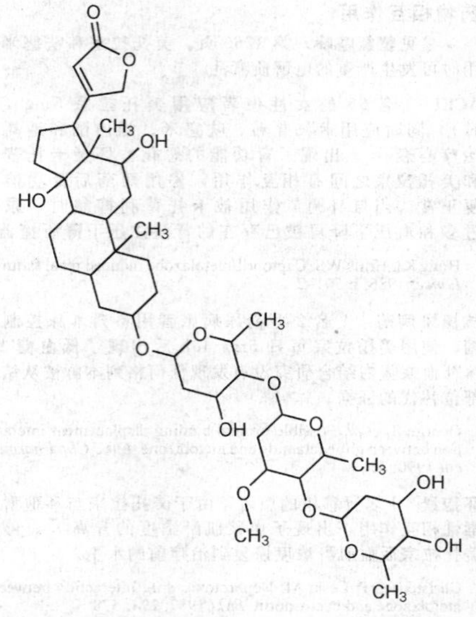

Pharmacopoeias. In *Chin.* In *Jpn.* as $C_{42}H_{66}O_{14}$,½C_3H_6O.

不良反应、处置和注意事项

参见地高辛，第 1215 页。

药物相互作用

参见地高辛，第 1216 页。

钙通道阻滞药 甲地高辛和地尔硫䓬的相互作用，见地高辛的药物相互作用下钙通道阻滞药，第 1217 页。

药动学

甲地高辛快速完全从胃肠道吸收，达到稳态后半衰期为 36～47.5h。脱甲基化成为地高辛。口服或静脉给药后超过 7 天的时间内，约 60％原形药和代谢产物从尿液排泄。

肝损伤 与 12 名健康受试者相比，在 12 名肝硬化患者中，甲地高辛在肝脏的脱甲基减少，导致甲地高辛的清除减少，分布缩小，血浆浓度显著升高[1]。

1. Rameis H, *et al.* Changes in metildigoxin pharmacokinetics in cirrhosis of the liver: a comparison with β-acetyldigoxin. *Int J Clin Pharmacol Ther Toxicol* 1984; **22:** 145–51.

肾损伤 甲地高辛在肾损伤患者中的药动学，见下文用途和用法项下。

用途和用法

甲地高辛是强心苷类，有正性肌力作用。与地高辛作用类似（第 1218 页），可用于某些心律失常（第 1121 页）和心力衰竭（第 1127 页）的治疗。

甲地高辛比地高辛发挥作用要快。口服甲地高辛后 5～20min 就可见效，对心肌的最大效应出现在 15～30min。作用持续时间与地高辛相似或稍久；治疗量的血浆浓度也相近。在病情稳定的患者，300μg 甲地高辛与 500μg 地高辛的效应相同。

甲地高辛可口服或静脉给药。初始剂量口服每日 100～600μg。根据快速或慢速洋地黄化的要求，甲地高辛初始剂量为每日 100～600μg，口服；通常 2～4 天出现洋地黄化，较大剂量时刻分次给药。相同的剂量也可静脉给药。维持剂量为每日 50～400μg，口服，单次或分次给药。

肾损伤的患者应减量（见下文）。

在肾损伤中的应用 一项对于 15 名慢性肾损伤的患者的研究发现，肌酐清除率和甲地高辛半衰期之间有相当好的非线性关系，其中 8 名接受血液透析，4 名有心衰和正常的肾功能。对透析患者，平均清除半衰期为 5.62 天（清除率为 0ml/min），其他肾损伤患者为 3.41 天（清除率为 15～50ml/min），肾功能正常的患者为 1.49 天（清除率为 62～96ml/min）。推荐接受透析的患者，应减量至通常初始剂量的 30％～50％[1]。还有研究建议[2] 当肾损伤肌酐清除率低于 50ml/(min · 1.48m²) 时，应减低剂量。

1. Trovato GM, *et al.* Relationship between β-methyl-digoxin pharmacokinetic and degree of renal impairment. *Curr Ther Res* 1983; **33:** 158–64.
2. Tsutsumi K, *et al.* Pharmacokinetics of beta-methyldigoxin in subjects with normal and impaired renal function. *J Clin Pharmacol* 1993; **33:** 154–60.

制剂

专利制剂

Austria: Lanitop; ***Belg.:*** Lanitop; ***Braz.:*** Lanitop†; ***Ger.:*** Lanitop; ***Gr.:*** Lanitop; ***Hong Kong:*** Lanitop†; ***Ital.:*** Lanitop; ***Jpn:*** Lanirapid; ***Pol.:*** Bemecor; Medigox; ***Port.:*** Lanitop; ***Spain:*** Lanirapid; ***Venez.:*** Lanitop.

Metipamide ⊗ 美替帕胺

Metipamid; Metipamidum; VÚFB-14429. 3-(Aminosulfonyl)-4-chlorobenzoic acid 2-methyl-2-phenylhydrazide.

$C_{14}H_{14}ClN_3O_3S$ = 339.8.
CAS — 85683-41-6.

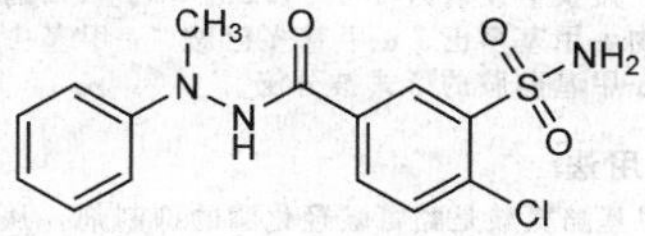

简介

美替帕胺是利尿药，结构类似吲达帕胺（第 1265 页），用于治疗高血压。

制剂

专利制剂

Proprietary Preparations (details are given in Volume B)
Cz.: Hypotylin.

Metirosine (*BAN*, *rINN*) 甲酪氨酸

L-588357-0; Metirosiini; Metirosin; Metirosina; Métirosine; Metirosinum; Metyrosine (*USAN*); MK-781. (−)-α-Methyl-L-tyrosine; 4-Hydroxy-α-methylphenylalanine.

Метирозин

$C_{10}H_{13}NO_3$ = 195.2.
CAS — 672-87-7 (metirosine); 620-30-4 (racemetirosine).
ATC — C02KB01.
ATC Vet — QC02KB01.
UNII — DOQ0J0TPF7.

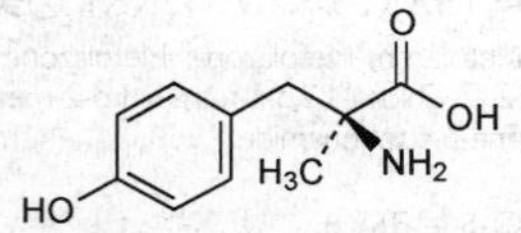

注：虽然（−)-异构体形式的甲酪氨酸是活性形式，但在下文中使用的药物名称为：α-甲基酪氨酸。制药厂表示，在药物合成的时候会产生一定量的外消旋体［消旋甲酪氨酸，（±）-α-甲基-DL-酪氨酸］，但原料中含有的主要是（−)-异构体，有少量（−)-异构体。早期用于研究的代号为 MK-718 的原料，表示的是外消旋体或是（−)-异构体含量比目前有效的商业化产品少的制剂。专利制剂（甲酪氨酸胶囊）的效价依据甲酪氨酸的含量表示。

Pharmacopoeias. In *US.*

不良反应

几乎所有应用 α-甲基酪氨酸的患者都出现了镇静作用。其他的不良反应还有锥体外系症状（如牙关紧闭和帕金森症状）、焦虑、抑郁、精神异常（如幻觉、定向力障碍和意识错乱）；还有腹泻，可能会很严重。结晶尿、暂时性的排尿困难和血尿也见于少数患者。还有一些症状，包括轻度的乳房肿胀、乳溢、鼻充血、唾液减少、胃肠道异常、头痛、阳痿或勃起障碍，超敏反应也被报道过。嗜酸粒细胞增多、血浆天冬氨酸氨基转移酶升高及外周水肿罕有报道。

神经阻滞剂恶性综合征 1 名 Humtington 舞蹈症患者应用多巴胺耗尽药物丁苯那嗪和 α-甲基酪氨酸后，出现了神经阻滞剂恶性综合征[1]。

1. Burke RE, *et al.* Neuroleptic malignant syndrome caused by dopamine-depleting drugs in a patient with Huntington disease. *Neurology* 1981; **31:** 1022–6.

注意事项

为了减少发生结晶尿的危险，应用 α-甲基酪氨酸的患者应有足够的液体摄入以保证每日尿量在 2L 以上，而且定时检查尿液是否有晶体。

α-甲基酪氨酸有镇静作用，用药时应提醒患者驾驶汽车或操作机器的危险。停药时可出现精神兴奋和失眠的症状。

当α-甲基酪氨酸用于嗜铬细胞瘤患者术前给药时，手术过程中应监测血压和 ECG，因为不能排除高血压危象和心律失常的可能。可能需要与α受体阻滞剂（如酚妥拉明）合用；有时需要β受体阻滞剂或者利多卡因来控制心律失常。术中和术后要保证血容量，尤其是用了α受体阻滞剂后，以避免低血压。

药物相互作用

乙醇和其他 CNS 抑制剂可增强α-甲基酪氨酸的镇静效应。应用酚噻嗪类或氟哌啶醇可能使锥体外系症状恶化。

药动学

α-甲基酪氨酸从胃肠道吸收良好，主要以原形从肾脏分泌。血浆半衰期为 3.4～7.2h。不到 1%的药物以代谢产物α-甲基多巴、α-甲基多巴胺、α-甲基去甲肾上腺素及α-甲基酪胺的形式被分泌。

用途和用法

α-甲基酪氨酸是酪氨酸羟化酶的抑制剂，从而抑制了儿茶酚胺的合成。用来控制嗜铬细胞瘤患者交感过度兴奋的症状（第 1138 页），减少高血压发作的频率和严重程度以及大多数患者的相关症状。可用于术前给药，也可用于手术禁忌的患者或恶性嗜铬细胞瘤患者的治疗。

在嗜铬细胞瘤的治疗中，α-甲基酪氨酸的剂量为 250mg，口服，每日 4 次，每日增加 250mg 或 500mg，至最大剂量每日 4g，分次给药。最佳剂量，即能够很好地控制临床症状和儿茶酚胺的分泌，通常为每日 2～3g，用于术前给药时，至少在术前 5～7 天开始应用。可能需要合用α受体阻滞剂。

α-甲基酪氨酸对控制基础高血压无效。

α-甲基酪氨酸在精神分裂症中也被试用过。

制剂

USP 33: Metyrosine Capsules.

专利制剂

USA: Demser.

Metolazone (*BAN, USAN, rINN*) ⊗美托拉宗

Metolatsoni; Metolazon; Metolazona; Métolazone; Metolazonum; SR-720-22. 7-Chloro-1,2,3,4-tetrahydro-2-methyl-4-oxo-3-o-tolylquinazoline-6-sulphonamide.

Метолазон

$C_{16}H_{16}ClN_3O_3S$ = 365.8.

CAS — 17560-51-9.

ATC — C03BA08.

ATC Vet — QC03BA08.

UNII — TZ7V40X7VX.

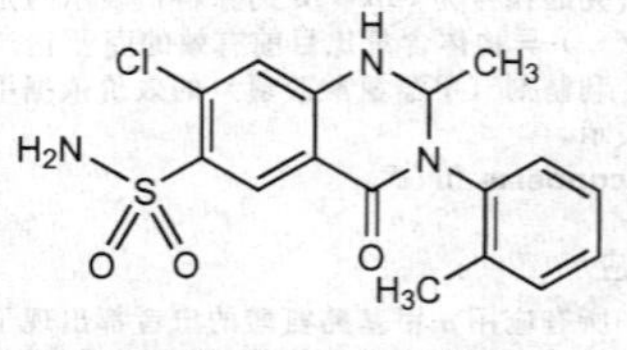

Pharmacopoeias. In *Eur.* (see p.vii) and *US.*

Ph. Eur. 6. 8 (Metolazone) 白色或浅黄色结晶粉末，呈多态性。极微溶于水和二氯甲烷；难溶于甲醇；微溶于乙酸乙酯。避光。

USP 33 (Metolazone) 贮藏于密闭容器中。避光。

不良反应和处置

参见**氢氯噻嗪**，第 1259 页。有报道称美托拉宗还能引起心悸、胸痛和寒战。

对血液的影响 1 名 58 岁的女性患者开始应用美托拉宗 10 天内出现了严重的中性白细胞减少[1]。停药后中性白细胞减少持续了 10 天。没有出现过其他的血液学异常。

1. Donovan KL. Neutropenia and metolazone. *BMJ* 1989; **299:** 981.

对神经系统的影响 2 名患者在应用美托拉宗 5mg（单次给药）或每日 2.5mg，共 3 天后[1]，出现了急性肌肉痛性痉挛，伴有意识障碍和癫痫样运动。

1. Fitzgerald MX, Brennan NJ. Muscle cramps, collapse, and seizures in two patients taking metolazone. *BMJ* 1976; **1:** 1381–2.

注意事项

参见**氢氯噻嗪**，第 1260 页。

药物相互作用

参见**氢氯噻嗪**，第 1260 页。美托拉宗和呋塞米合用时可发生严重的电解质紊乱。

ACEI 1 名 65 的女性患者应用美托拉宗 5mg（每日），同时应用卡托普利、呋塞米、螺内酯和地高辛治疗心衰[1]，出现了肾功能的恶化。怀疑卡托普利和美托拉宗之间有相互作用，停用两药后肾功能恢复正常。当自身调节作用被卡托普利抑制时，尿钠过多和血压下降可被已存在的肾灌注压下降所掩盖。

1. Hogg KJ, Hillis WS. Captopril/metolazone induced renal failure. *Lancet* 1986; **i:** 501–2.

抗糖尿病药 1 名 2 型糖尿病患者用格列本脲控制血糖，使用美托拉宗每日 5mg 40h 后出现了低血糖[1]。体外血浆蛋白结合研究没有发现任何格列本脲被从结合部位替代的证据。

1. George S, *et al.* Possible protein binding displacement interaction between glibenclamide and metolazone. *Eur J Clin Pharmacol* 1990; **38:** 93–5.

环孢素 1 名肾移植的患者，由于美托拉宗与环孢素的毒性相互作用，出现了血浆肌酐浓度的升高[1]。停用美托拉宗后血肌酐浓度恢复到治疗前的水平。

1. Christensen P, Leski M. Nephrotoxic drug interaction between metolazone and cyclosporin. *BMJ* 1987; **294:** 578.

药动学

美托拉宗在胃肠道吸收缓慢且不完全。健康受试者口服给药后平均约 65%被吸收，心脏疾病的患者约为 40%。在一些国家，生物利用度提高。循环中约 95%的药物是结合的：其中 50%～70%与红细胞结合，15%～33%与血浆蛋白结合。在全血中半衰期为 8～10h，血浆中为 4～5h，但利尿作用可持续 24h 或更久。美托拉宗总量的 70%～80%从尿液分泌，其中 80%～95%为原形。其余的从胆汁排泄，也有肝肠循环。美托拉宗可以通过胎盘扩散到乳汁中。

1. Tilstone WJ, *et al.* Pharmacokinetics of metolazone in normal subjects and in patients with cardiac or renal failure. *Clin Pharmacol Ther* 1974; **16:** 322–9.

用途和用法

美托拉宗是利尿药，作用和用途与噻嗪类利尿药相似（见**氢氯噻嗪**，第 1261 页），但它没有噻嗪环结构。口服用于治疗与心力衰竭（第 1127 页）和高血压（第 1131 页）有关的水肿。

与一般的噻嗪类不同，美托拉宗在肾小球滤过率小于 20ml/min 的患者中也有作用。1h 起效，约 2h 达到高峰，可持续 12～24h，与药物剂量有关。

在水肿的治疗中，剂量通常为每日 5～10mg，口服；有些病例需 20mg 或更多。24h 内给药剂量不能超过 80mg。耐药的患者，可合用呋塞米或其他的袢利尿药，但应严密监测电解质平衡。

儿童用法见下文。

在高血压的治疗中，剂量通常为每日 2.5～5mg，单用或与其他抗高血压药合用。初始剂量为 1.25mg。根据反应在 3～4 周后调整剂量。维持剂量给予 5mg，隔日给药。

在治疗高血压时，应使用生物利用度高的制剂，可给予每日 0.5～1mg。

儿童用法 一项针对 14 名 1.5～14 岁患有呋塞米拮抗水肿儿童的研究发现，增加美托拉宗每日口服 400～800μg，分 2 次给药，可安全利尿。两种药有协同作用[1]。

尽管美托拉宗在英国未被允许用于儿童。*BNFC 2009* 建议可以分年龄按以下剂量口服治疗水肿：

- 1 个月～12 岁：100～200μg/kg，每日 1～2 次；
- 12～18 岁：5～10mg，每日早晨 1 次，对抗性水肿增加至 5～10mg，每日 2 次。

1. Arnold WC. Efficacy of metolazone and furosemide in children with furosemide-resistant edema. *Pediatrics* 1984; **74:** 872–5.

制剂

USP 33: Metolazone Oral Suspension; Metolazone Tablets.

专利制剂

Canad.: Zaroxolyn; ***Chile:*** Pavedal; ***Gr.:*** Metenix; Zaroxolyn†; ***Hong Kong:*** Zaroxolyn; ***India:*** Metoz; ***Israel:*** Zaroxolyn; ***Ital.:*** Zaroxolyn; ***Port.:*** Diulo; ***Singapore:*** Metenix; ***UK:*** Metenix; ***USA:*** Mykrox; Zaroxolyn.

Metoprolol (*BAN, USAN, rINN*) ⊗ 美托洛尔

Métoprolol; Metoprololi; Metoprololum. (±)-1-Isopropylamino-3-[4-(2-methoxyethyl)phenoxy]propan-2-ol.

Метопролол

$C_{15}H_{25}NO_3$ = 267.4.

CAS — 54163-88-1; 37350-58-6.

ATC — C07AB02.

ATC Vet — QC07AB02.

UNII — GEB06NHM23.

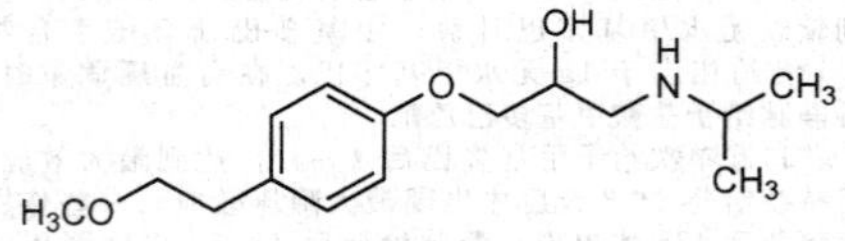

Metoprolol Fumarate (*BANM, USAN, rINNM*) ⊗ 富马酸美托洛尔

CGP-2175C; Fumarato de metoprolol; Métoprolol, Fumarate de; Metoprololi Fumaras.

Метопролола Фумарат

$(C_{15}H_{25}NO_3)_2,C_4H_4O_4$ = 650.8.

CAS — 119637-66-0.

ATC — C07AB02.

ATC Vet — QC07AB02.

UNII — IO1C09Z674.

Pharmacopoeias. In *US.*

USP 33 (Metoprolol Fumarate) 10%水溶液的 pH 值为 5.5～6.5。贮藏于密闭容器中。避光。

Metoprolol Succinate (*BANM, USAN, rINNM*) ⊗ 琥珀酸美托洛尔

Métoprolol, succinate de; Metoprolol Süksinat; Metoprololi succinas; Metoprololio sukcinatas; Metoprololisuksinaatti; Metoprololsuccinat; Metoprolol-sukcinát; Metoprolol-szukcinát; Succinato de metoprolol.

Метопролола Суксинат

$(C_{15}H_{25}NO_3)_2,C_4H_6O_4$ = 652.8.

CAS — 98418-47-4.

ATC — C07AB02.

ATC Vet — QC07AB02.

UNII — TH25PD4CCB.

Pharmacopoeias. In *Eur.* (see p.vii) and *US.*

Ph. Eur. 6. 8 (Metoprolol Succinate) 白色结晶性粉末。易溶于水；可溶于甲醇；微溶于乙醇；极微溶于乙酸乙酯。2%水溶液的 pH 值为 7.0～7.6。避光。

USP 33 (Metoprolol Succinate) 白色至米色粉末。易溶于水；溶于甲醇；略溶于乙醇；微溶于异丙醇。6.5%水溶液的 pH 值为 7.0～7.6。贮藏于密闭容器中，室温。

Metoprolol Tartrate (*BANM, USAN, rINNM*) ⊗ 酒石酸美托洛尔

CGP-2175E; H-93/26; Metoprolol tartarát; Metoprolol Tartarat; Métoprolol, tartrate de; Metoprololi tartras; Metoprololio tartratas; Metoprololitartraatti; Metoprolol-tartarát; Metoprololtartrat; Tartrato de metoprolol.

Метопролола Тартрат

$(C_{15}H_{25}NO_3)_2,C_4H_6O_6$ = 684.8.

CAS — 56392-17-7.

ATC — C07AB02.

ATC Vet — QC07AB02.

UNII — W5S57Y3A5L.

Pharmacopoeias. In *Chin., Eur.* (see p.vii), *Jpn,* and *US.*

Ph. Eur. 6. 8 (Metoprolol Tartrate) 白色结晶性粉末或无色结晶。呈多晶型。极易溶于水；易溶于乙醇。2%水溶液的 pH 值为 6.0～7.0。避光。

USP 33 (Metoprolol Tartrate) 白色结晶性粉末。极易溶于水；易溶于乙醇、氯仿和二氯甲烷；微溶于丙酮；不溶于乙醚。10%水溶液的 pH 值为 6.0～7.0。贮藏于密闭容器中，室温 25℃，可波动于 15～30℃之间。避光。

稳定性 酒石酸美托洛尔 400μg/ml，溶于 5%葡萄糖或 0.9%氯化钠中，存放于聚氯乙烯（PVC）袋，24℃下，可稳定 36h。

1. Belliveau PP, *et al.* Stability of metoprolol tartrate in 5% dextrose injection or 0.9% sodium chloride injection. *Am J Hosp Pharm* 1993; **50:** 950–2.

不良反应、处置和注意事项

参见**β受体阻滞剂**，第 1182 页。

哺乳 美托洛尔可扩散至乳汁中，研究[1～3]表明乳汁中的浓度比血浆中的高。但是，被婴儿摄入的量很少，

一项研究[3]发现，婴儿血浆中美托洛尔的浓度很低或测不到。母体应用美托洛尔的婴儿，没有发生不良反应，American Academy of Pediatrics 认为美托洛尔可以用于哺乳期妇女[4]。

1. Sandström B, Regårdh C-G. Metoprolol excretion into breast milk. *Br J Clin Pharmacol* 1980; **9:** 518–19.
2. Liedholm H, *et al.* Accumulation of atenolol and metoprolol in human breast milk. *Eur J Clin Pharmacol* 1981; **20:** 229–31.
3. Kulas J, *et al.* Atenolol and metoprolol: a comparison of their excretion into human breast milk. *Acta Obstet Gynecol Scand Suppl* 1984; **118:** 65–9.
4. American Academy of Pediatrics. The transfer of drugs and other chemicals into human milk. *Pediatrics* 2001; **108:** 776–89. [Retired May 2010] Correction. *ibid.*; 1029. Also available at: http://aappolicy.aappublications.org/cgi/content/full/pediatrics%3b108/3/776 (accessed 10/01/08)

对听力的影响 1 名应用美托洛尔的患者出现听力丧失，与剂量有关[1]；停用药物数月后，听力逐渐恢复。

1. Fäldt R, *et al.* β Blockers and loss of hearing. *BMJ* 1984; **289:** 1490–2.

对脂类代谢的影响 β受体阻滞剂可能增加血浆甘油三酯的浓度。1 名合用阿替洛尔和美托洛尔的患者，出现了急性胰腺炎，是由于严重的高甘油三酯血症引起的，详见第 1183 页。

对肝脏的影响 1 名 56 岁的女性患者发生了与美托洛尔有关的急性肝炎[1]。肝毒性的原因不能用美托洛尔氧化不充分解释而药物氧化的表型说明她能够将异喹胍充分代谢，因此也能够将美托洛尔充分代谢者。关于美托洛尔多形性氧化和不良反应发生率的关系，详见下文**药动学**项下内容**代谢**。

1. Larrey D, *et al.* Metoprolol-induced hepatitis: rechallenge and drug oxidation phenotyping. *Ann Intern Med* 1988; **108:** 67–8.

手术 在 12 名服用美托洛尔，接受冠状动脉搭桥手术患者身上出现，口服生物利用度、吸收速率、药时曲线下面积及血药浓度峰值显著下降，且没有恢复术前水平，直至术后第 3 天才恢复[1]。作者警告可能引发β受体阻滞剂戒断综合征（第 1185 页）并建议需要β受体阻滞剂的手术患者应使用静脉给药途径。

1. Valtola A, *et al.* Does coronary artery bypass surgery affect metoprolol bioavailability. *Eur J Clin Pharmacol* 2007; **63:** 471–8.

药物相互作用

参见β受体阻滞剂的药物相互作用，见第 1184 页。

抗病毒药 美国注册药品信息警告利托那韦会增加美托洛尔浓度，若合用，美托洛尔需减量。

药动学

美托洛尔易从胃肠道吸收且完全，但有首关代谢，生物利用度约为 50%。血浆峰浓度变化大，发生在口服给药后 1.5～2h。有一定的脂溶性。

美托洛尔分布广泛；可以通过血脑屏障和胎盘，并扩散到乳汁中。约 12% 与血浆蛋白结合。大部分在肝脏代谢，主要由细胞色素 P450 的同工酶 CYP2D6 催化，发生氧化脱氨反应，邻位脱烷基然后氧化，接着是脂肪的羟基化。代谢产物与少量原形药物从尿液分泌。CYP2D6 的代谢率由基因多形性决定；美托洛尔的半衰期在快速羟基化时为 3～4h，在慢速羟基化时约为 7h。

老年人 几项研究[1～3]表明，与年龄有关的生理学变化对美托洛尔的药动学几乎没有影响。

1. Quarterman CP, *et al.* The effect of age on the pharmacokinetics of metoprolol and its metabolites. *Br J Clin Pharmacol* 1981; **11:** 287–94.
2. Regårdh CG, *et al.* Pharmacokinetics of metoprolol and its metabolite α-OH-metoprolol in healthy, non-smoking, elderly individuals. *Eur J Clin Pharmacol* 1983; **24:** 221–6.
3. Larsson M, *et al.* Pharmacokinetics of metoprolol in healthy, elderly, non-smoking individuals after a single dose and two weeks of treatment. *Eur J Clin Pharmacol* 1984; **27:** 217–22.

代谢 美托洛尔由细胞色素 P450 的同工酶 CYP2D6 代谢，因此表现出异喹胍类型遗传多形性[1～3]，对美托洛尔和异喹胍的代谢都不强。美托洛尔的低速、中速、快速及超速代谢产物已被鉴定并确认血浆美托洛尔浓度与代谢情况有关[4～6]。但是，代谢多样性与临床的关系还不清楚。快代谢型患者体内仅测得低于治疗浓度的美托洛尔[7]和高 5 倍的不良反应风险[8]，而低代谢者则可显著降低心率和血压[9]。但其他研究发现不良反应与代谢速率无关[10,11]，高血压[5]患者及健康者[4]对照试验发现血药浓度或代谢水平与不良反应发生或治疗效果关系很小或甚至没有关系。

不同种族的不同表现型使这个问题更加复杂。尽管有报道称欧洲白人出现低代谢者的概率约为 9%，一项对 138 名尼日利亚人[12]的研究并没有发现多形性代谢的证据，并且作者将数据谨慎地推广到其他种族之间。

1. Lennard MS, *et al.* Defective metabolism of metoprolol in poor hydroxylators of debrisoquine. *Br J Clin Pharmacol* 1982; **14:** 301–3.
2. Lennard MS, *et al.* Oxidation phenotype—a major determinant of metoprolol metabolism and response. *N Engl J Med* 1982; **307:** 1558–60.
3. McGourty JC, *et al.* Metoprolol metabolism and debrisoquine oxidation polymorphism—population and family studies. *Br J Clin Pharmacol* 1985; **20:** 555–66.
4. Kirchheiner J, *et al.* Impact of the ultrarapid metabolizer genotype of cytochrome P450 2D6 on metoprolol pharmacokinetics and pharmacodynamics. *Clin Pharmacol Ther* 2004; **76:** 302–12.
5. Zineh I, *et al.* Pharmacokinetics and CYP2D6 genotypes do not predict metoprolol adverse events or efficacy in hypertension. *Clin Pharmacol Ther* 2004; **76:** 536–44.
6. Ismail R, Teh LK. The relevance of CYP2D6 genetic polymorphism on chronic metoprolol therapy in cardiovascular patients. *J Clin Pharm Ther* 2006; **31:** 99–109.
7. Goryachkina K, *et al.* CYP2D6 is a major determinant of metoprolol disposition and effects in hospitalized Russian patients treated for acute myocardial infarction. *Eur J Clin Pharmacol* 2008; **64:** 1163–73.
8. Wuttke H, *et al.* Increased frequency of cytochrome P450 2D6 poor metabolizers among patients with metoprolol-associated adverse effects. *Clin Pharmacol Ther* 2002; **72:** 429–37.
9. Rau T, *et al.* Impact of the CYP2D6 genotype on the clinical effects of metoprolol: a prospective longitudinal study. *Clin Pharmacol Ther* 2009; **85:** 269–72.
10. Clark DWJ, *et al.* Adverse effects from metoprolol are not generally associated with oxidation status. *Br J Clin Pharmacol* 1984; **18:** 965–6.
11. Fux R, *et al.* Impact of CYP2D6 genotype on adverse effects during treatment with metoprolol: a prospective clinical study. *Clin Pharmacol Ther* 2005; **78:** 378–87.
12. Iyun AO, *et al.* Metoprolol and debrisoquin metabolism in Nigerians: lack of evidence for polymorphic oxidation. *Clin Pharmacol Ther* 1986; **40:** 387–94.

妊娠 5 名孕妇在妊娠最后 3 个月时，与产后相比，美托洛尔的清除增加了 4 倍；这可能与妊娠状态下肝脏代谢增强有关[1]。

在母体应用美托洛尔 50～100mg，每日 2 次的新生儿中，研究美托洛尔的体内处置情况[2]。在 17 名新生儿中，有 15 名在出生后 2～5h 血浆美托洛尔的浓度增加，15h 后下降，而 5 名新生儿脐带血中没有测到美托洛尔。无新生儿出现β受体阻滞症状。

1. Högstedt S, *et al.* Increased oral clearance of metoprolol in pregnancy. *Eur J Clin Pharmacol* 1983; **24:** 217–20.
2. Lundborg P, *et al.* Disposition of metoprolol in the newborn. *Br J Clin Pharmacol* 1981; **12:** 598–600.

肾损伤 在健康受试者和肾损伤受试者中[1]，发现单次给予美托洛尔调释片剂后，产生了相似的血浆美托洛尔浓度，而且浓度-时间曲线下的面积也相似。肾损伤受试者代谢产物 α-羟基美托洛尔的平均血浆浓度比健康受试者的要高 2～3 倍，但与β受体阻滞作用没有明显的关系。

1. Lloyd P, *et al.* The effect of impaired renal function on the pharmacokinetics of metoprolol after single administration of a 14/190 metoprolol OROS system. *Am Heart J* 1990; **120:** 478–82.

手术 手术后美托洛尔口服生物利用度可能显著下降——见不良反应、处置和注意事项下，第 1286 页。

用途与用法

美托洛尔是心脏选择性β受体阻滞剂（第 1181 页）。缺乏内在拟交感活性，有较弱的或没有膜稳定活性。

用于治疗高血压（第 1131 页）、心绞痛（第 1118 页）、心律失常（第 1121 页）、心肌梗死（第 1135 页）和心力衰竭（第 1127 页）。也用于甲状腺功能亢进症（第 2086 页）的治疗和偏头痛（第 587 页）的预防。

美托洛尔以酒石酸盐的形式口服或静注给药。在一些控释片剂中用富马酸和琥珀酸盐，但通常是以酒石酸盐的形式来计算剂量。富马酸美托洛尔或琥珀酸美托洛尔 95mg 相当于酒石酸美托洛尔 100mg。

如果与食物一起服用会增加美托洛尔生物利用度，推荐餐时或餐后服用。

肝损害的患者应减量。

在**高血压**治疗中，通常初始剂量给予美托洛尔每日 100mg，口服，可单次或分 2 次给药。根据反应可加量，维持剂量通常为每日 100～200mg，最多至每天 400mg。

治疗**心绞痛**的剂量通常为每日 50～100mg，分 2 或 3 次口服。

在**心律失常**的治疗中通常给予每日 50mg，分 2 或 3 次口服，如有需要可增至每日 300mg，分次给予。

在心律失常急症的治疗中，可静脉给予酒石酸美托洛尔，初始剂量最多可给予 5mg，给药速度为 1～2mg/min；如需要，可重复给药，需间隔 5min，总量为 10～15mg。

在麻醉诱导或麻醉过程中静脉缓慢给予 2～4mg，可以预防心律失常；如有需要，可继续给予 2mg，总量最多为 10mg。

在急性**心肌梗死**的早期治疗中，美托罗尔也作为一种辅助治疗药物。胸痛出现 12h 内给药；静脉给予酒石酸美托洛尔 5mg，每隔 2min，在耐受的个体总量可达 15mg。15min 后，如果患者静脉给药已达全量，应改为口服给药；每隔 6h 给予 50mg，共 2 天。不能耐受静脉全量的患者，应在条件允许时减量口服给予。接下来的维持剂量为每日 100mg，分 2 次口服。心肌梗死早期未静脉给予美托洛尔的患者，在条件稳定时可口服美托洛尔 100mg，每日 2 或 4 次。

症状稳定的**心衰**患者，琥珀酸美托洛尔可以作为调释制剂。以口服酒石酸美托洛尔计算初始剂量为 12.5～25mg，每日 1 次；如耐受，可增加剂量，间隔 2 周，最大剂量为 200mg，每日 1 次。

作为**甲状腺功能亢进症**的辅助治疗，可给予美托洛尔每天 50mg，分 4 次口服。预防**偏头痛**时，给予每天 100～200mg/日，分次给药。

1. Plosker GL, Clissold SP. Controlled release metoprolol formulations: a review of their pharmacodynamic and pharmacokinetic properties, and therapeutic use in hypertension and ischaemic heart disease. *Drugs* 1992; **43:** 382–414.
2. Prakash A, Markham A. Metoprolol: a review of its use in chronic heart failure. *Drugs* 2000; **60:** 647–78.
3. Tangeman HJ, Patterson JH. Extended-release metoprolol succinate in chronic heart failure. *Ann Pharmacother* 2003; **37:** 701–10.
4. Papadopoulos DP, Papademetriou V. Metoprolol succinate combination in the treatment of hypertension. *Angiology* 2009; **60:** 608–13.

儿童用法 美托洛尔用于儿童患者经验有限。一项对 6～16 岁高血压儿童的调查[1]发现等同于酒石酸美托洛尔 2mg/kg 每日剂量的琥珀酸美托洛尔调释片剂耐受性很好，尽管效果还不明确。美国注册药品信息仍然允许 6～16 岁儿童口服琥珀酸美托洛尔，初始剂量等同于酒石酸美托洛尔每日 1mg/kg（最多 50mg）。根据反应调整，最多至每日 2mg/kg（不要超过 200mg）。

BNFC 2009 建议 1 个月至 12 岁高血压患儿按酒石酸美托洛尔应用标准规定，起始口服剂量 1mg/kg，每日 2 次，如需要，可加至最多每日 8mg/kg，分 2～4 次。12 岁以上儿童可给予成人剂量（见上文）。

1. Batisky DL, *et al.* Efficacy and safety of extended release metoprolol succinate in hypertensive children 6 to 16 years of age: a clinical trial experience. *J Pediatr* 2007; **150:** 134–9.

制剂

BP 2010: Metoprolol Injection; Metoprolol Tartrate Tablets; Prolonged-release Metoprolol Tartrate Tablets;
USP 33: Metoprolol Succinate Extended-Release Tablets; Metoprolol Tartrate and Hydrochlorothiazide Tablets; Metoprolol Tartrate Injection; Metoprolol Tartrate Oral Solution; Metoprolol Tartrate Oral Suspension; Metoprolol Tartrate Tablets.

专利制剂

Arg.: Belozok; Lopresor; ***Austral.:*** Betaloc; Lopresor; Metohexal; Metrol; Minax; Toprol; ***Austria:*** Beloc; Lanoc; Metohexal; MetoMed†; Metostadol†; Seloken; ***Belg.:*** Lopresor; Selo-Zok; Seloken; Slow-Lopresor; ***Braz.:*** Lopressor; Selo-Zok; Seloken; ***Canad.:*** Betaloc; Lopresor; Novo-Metoprol; Nu-Metop; ***Cz.:*** Belenzok; Betaloc; Corvitol†; Egilok; Emzok; Lidazoc; Metohexal†; Vasocardin; ***Denm.:*** Mepronet; Metocar; Selo-Zok; Seloken; ***Fin.:*** Metblock†; Metohexal; Metoprolin; Metozoc†; Seloken; Seloken ZOC; Selopral; Spesicor; ***Fr.:*** Lopressor; Seloken; Selozok; ***Ger.:*** Beloc; Beloc-Zok; Jeprolol; Jutabloc; Lopresor; Meprolol; Meto; Meto-Succinat; Meto-Tablinen; Metobeta; Metodoc; Metodura†; Metohexal; Metok†; Metomerck†; Metoprogamma; Prelis; Sigaprolol†; ***Gr.:*** Inophylin; Lofarbil; Lopresor; Styralonax; Venolone; ***Hong Kong:*** Betaloc; CP-Metolol†; Denex†; Minax; Novo-Metoprol†; Sefloc†; ***Hung.:*** Betaloc; Egilok; Huma-Metoprol†; Ritmetol†; ***India:*** Betaloc; Metolar; Revelol; Selopres; ***Indon.:*** Cardiosel†; Lopresor; Loprolol; Seloken; ***Irl.:*** Betaloc; Lopresor†; Metocor; Metop; ***Israel:*** Lopresor; Neobloc; ***Ital.:*** Lopresor; Seloken; ***Jpn:*** Seloken; ***Malaysia:*** Beatrolol†; Betaloc; Denex; ***Mex.:*** Bioprol; Eurolol; Futaline; Kenaprol; Lopresor; Metopresol; Proken M; Prolaken; Promiced; Prontol; Ritmolol; Selectadril; Seloken; Sermetrol; Synadrenol†; Tiazidol; ***Neth.:*** Lopresor†; Selokeen; ***Norw.:*** Metozoc†; Selo-Zok; Seloken; ***NZ:*** Betaloc; Lopresor; Slow-Lopresor; ***Philipp.:*** Angiobloc; Angionorm; Betaloc; Betaryx; Betazok; Cardiosel; Cardiostat; Cardiotab; Carditec; Gerbloc; Metobloc; Metocare; Metoprim; Metospec; Metostad; Montebloc; Neobloc; Prolohex†; Valvexin; Zionel; ***Pol.:*** Betaloc; Beto; Metocard; Metohexal; ***Port.:*** Lopresor; ***Rus.:*** Betaloc (Беталок ЗОК); Corvitol (Корвадил); Egilok (Эгилок); Emzok (Эмзок); Metocard (Метокард); Serdol (Сердол); Vasocardin (Вазокардин); ***S.Afr.:*** Lopresor; ***Singapore:*** Betaloc; Denex; ***Spain:*** Beloken; Lopresor; ***Swed.:*** Seloken; Seloken ZOC; ***Switz.:*** Beloc; Beloc COR†; Beloc-Zok; Lopresor; Meto Zerok; Metopress; ***Thai.:*** Betaloc; Cardeloc; Cardoxone; Denex†; Meloc; Melol; Metoblock; Metolol; Minax; Sefloc; ***Turk.:*** Beloc; Lopresor; Problok; Saneloc; ***UK:*** Betaloc; Lopresor; ***Ukr.:*** Anepro (Анепро)†; Betaloc Zok (Беталок); Corvitol (Корвитол); Egilok (Эгилок); ***USA:*** Lopressor; Toprol; ***Venez.:*** Lopresor.

多组分制剂 ***Austria:*** Beloc comp; Metoprolol compositum; Seloken retard Plus; Triloc; ***Belg.:*** Logimat; Logroton; Selozide†; Zok-Zid; ***Braz.:*** Selopress; ***Cz.:*** Logimax†; ***Denm.:*** Logimax; Zok-Zid; ***Fin.:*** Logimax; Selocomp ZOC; ***Fr.:*** Logimax; Logroton; ***Ger.:*** Belnif; Beloc-Zok comp; Meprolol Comp†; Meto comp†; Meto-Isis comp†; Meto-Succinat HCT; meto-thiazid†; Metobeta comp; Metodura comp†; Metohexal comp; Metoprolol comp; Metoprolol HCT; Metostad Comp; Mobloc; Prelis comp; Treloc†; ***Gr.:*** Logimax; ***Hong Kong:*** Betaloc Comp†; CP-Metolol Co†; Logimax; ***Hung.:*** Logimax; ***India:*** Metolar-H; ***Irl.:*** Co-Betaloc†; ***Israel:*** Logimax; ***Ital.:*** Igroton-Lopresor; Selozide†; ***Malaysia:*** Logroton; ***Mex.:*** Logimax; Selopres; ***Neth.:*** Logimax†; Selokomb; ***Philipp.:*** Betazide; Logimax; ***Rus.:*** Logimax (Логимакс); ***Spain:*** Higrotensin; Logimax; Selopresin†; ***Swed.:*** Logimax; ***Switz.:*** Logimax; Logroton; ***Turk.:*** Meprolol; ***UK:*** Co-Betaloc†; ***USA:*** Lopressor HCT.

Mexiletine Hydrochloride (*BANM*, *USAN*, *rINNM*) 盐酸美西律

Hidrocloruro de mexiletina; Kö-1173; Meksiletiinihydrokloridi; Meksiletin Hidroklorür; Meksiletino hidrochloridas; Mexilétine, chlorhydrate de; Mexiletin-hidroklorid; Mexiletin-hydrochlorid;

Mexiletinhydroklorid; Mexiletini hydrochloridum. 1-Methyl-2-(2,6-xylyloxy)ethylamine hydrochloride.

Мексилетина Гидрохлорид

$C_{11}H_{17}NO,HCl = 215.7.$

CAS — 31828-71-4 (mexiletine); 5370-01-4 (mexiletine hydrochloride).

ATC — C01BB02.

ATC Vet — QC01BB02.

UNII — 606D60IS38.

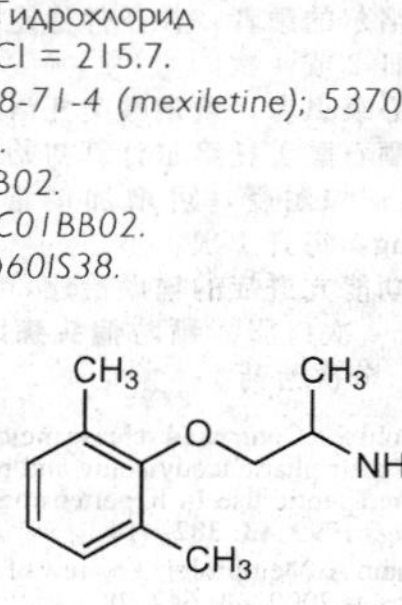

(mexiletine)

Pharmacopoeias. In *Chin., Eur.* (see p.vii), *Jpn,* and *US.*

Ph. Eur. 6.8 (Mexiletine Hydrochloride) 白色或几乎白色结晶性粉末。表现出多形性。易溶于水和甲醇；略溶于二氯甲烷。10%水溶液的 pH 值为 4.0～5.5。

USP 33 (Mexiletine Hydrochloride) 白色粉末。易溶于水和无水乙醇；不溶于乙醚；微溶于丙酮。10%水溶液的 pH 值为 3.5～5.5。贮藏于密闭容器中。

不良反应和处置

美西律的治疗窗很窄；许多不良反应都与剂量有关，可能导致减量，也可能导致停用和对症及支持治疗。毒性通常见于口服或胃肠外给药时的血浆浓度升高。

最常见的不良反应包括胃肠道和 CNS 症状。胃肠道症状有恶心、呕吐、便秘和腹泻；食管溃疡也有报道。对神经系统的影响有震颤、意识混乱、轻微头晕、目眩、视物模糊和其他的视觉异常、睡眠紊乱和语言障碍。最常见的心血管反应有低血压、窦性心动过缓、心脏传导阻滞、房室分离和房颤。与其他抗心律失常药相似，美西律也会加重心律失常。其他被报道的不良反应还有皮疹、肝功能异常、血小板减少症、抗核因子滴定阳性和惊厥。偶有 Stevens-Johnson 综合征。

不良反应发生率 在 100 名室性心律失常的患者中，49 名由于不能忍受的不良反应而不得不停用美西律[1]。这些反应中最常见的是胃肠道系统（27%），包括恶心（10%）、呕吐（6%）、胃灼热（6%）和食管痉挛（3%）。10%的患者有不能耐受的 CNS 症状，最常见的有震颤（4%）、共济失调（2%）、运动障碍（1%）和耳鸣（1%）。当美西律与其他抗心律失常药合用时，不能耐受的反应发生率为 56%。

单用美西律引起的不良反应是暂时的且有剂量依赖性，发生率为 18%。最常见的是影响胃肠道。未报道过不可逆的不良反应，也没有致心律失常的作用。

1. Kerin NZ, *et al.* Mexiletine: long-term efficacy and side effects in patients with chronic drug-resistant potentially lethal ventricular arrhythmias. *Arch Intern Med* 1990; **150:** 381–4.

对肺的影响 1 名应用美西律的老年患者出现了肺纤维化，另外，3 个病例也引起了制造商的注意[1]。超敏综合征 DRESS（伴嗜酸粒细胞增多和系统症状药疹）表现为嗜酸粒细胞肺炎有报道，一名服用美西律的患者出现[2]。

1. Bero CJ, Rihn TL. Possible association of pulmonary fibrosis with mexiletine. *DICP Ann Pharmacother* 1991; **25:** 1329–31.
2. Lee S-P, *et al.* A case of mexiletine-induced hypersensitivity syndrome presenting as eosinophilic pneumonia. *J Korean Med Sci* 2010; **25:** 148–51.

注意事项

美西律禁用于心源性休克和Ⅱ度或Ⅲ度房室传导阻滞患者，除非患者有起搏器。窦房结功能不全、传导异常、心动过缓、低血压、心衰或肝损伤患者应慎用美西律。治疗过程中应监测 ECG 和血压。

美西律口服吸收在有胃排空缓慢情况时减慢，如急性心肌梗死。

哺乳 扩散到乳汁中的美西律比母体血浆浓度要高，1 位女性[1]在产后 3 个月内应用美西律 200mg，每日 3 次（见下文），继续给婴儿哺乳。在产后的第二天乳汁和血浆中的美西律浓度分别为 0.6μg/ml 和 0.3μg/ml，6 周后为 0.8μg/ml 和 0.7μg/ml。这表示在乳汁和血浆浓度的比分别为 2.0 和 1.1。但是，在上述两个阶段，在婴儿体内都检测不到美西律，也没有不良反应出现。另一项报道[2]中，1 位女性在产后 5 个月内也应用了相同剂量的美西律，同样哺乳婴儿。在产后第二天和第五天取了 12 对乳汁和血液的样品。乳汁与血浆浓度的比为 0.78～1.89，平均为 1.45。婴儿在 24h 内吸收的美西律不会超过 1.25mg，这个剂量不会引起不良反应。也出现过不能哺乳的病例[3]，1 位女性应用美西律每日 750mg，阿替洛尔每日 50mg，在开始的 17 天内不能哺乳。在对母亲进行指导并对处方进行补充，建立了一条可接受的生长曲线。哺乳进行到婴儿 3 个月龄，在第 10 个月没有观察到不良反应。American Academy of Pediatrics[4]认为美西律可用于哺乳期。

1. Timmis AD, *et al.* Mexiletine for control of ventricular dysrhythmias in pregnancy. *Lancet* 1980; **ii:** 647–8.
2. Lewis AM, *et al.* Mexiletine in human blood and breast milk. *Postgrad Med J* 1981; **57:** 546–7.
3. Lownes HE, Ives TJ. Mexiletine use in pregnancy and lactation. *Am J Obstet Gynecol* 1987; **157:** 446–7.
4. American Academy of Pediatrics. The transfer of drugs and other chemicals into human milk. *Pediatrics* 2001; **108:** 776–89. [Retired May 2010] Correction. *ibid.*; 1029. Also available at: http://aappolicy.aappublications.org/cgi/content/full/pediatrics%3b108/3/776 (accessed 10/07/07)

妊娠 美西律可穿过胎盘，但在几个报道中美西律应用于孕妇，在婴儿身上并无明显长期影响。1 位女性在妊娠的最后 3 个月合用美西律和普萘洛尔控制室性心动过速，产下了 1 名正常的婴儿[1]。出生后 6h，婴儿的心律为 90 次/min，可能与普萘洛尔有关，而后恢复正常。出生时，母体和婴儿血浆中美西律的浓度相同。一名在怀孕期间服用美西律及阿替洛尔的孕妇产下了一名正常婴儿[2]；17 天无法正常喂养但 10 个月内无不良反应出现。另一名怀孕期间服用美西律的患者[3]，婴儿 1 分钟阿氏评分低，并出现低血糖，但是否与美西律有关仍不清楚。脐带与母体血药浓度传导率分别为 400ng/ml 和 600ng/ml。

1. Timmis AD, *et al.* Mexiletine for control of ventricular dysrhythmias in pregnancy. *Lancet* 1980; **ii:** 647–8.
2. Lownes HE, Ives TJ. Mexiletine use in pregnancy and lactation. *Am J Obstet Gynecol* 1987; **157:** 446–7.
3. Gregg AR, Tomich PG. Mexilitene [sic] use in pregnancy. *J Perinatol* 1988; **8:** 33–5.

药物相互作用

美西律在肝脏有显著的首关代谢，特别是细胞色素 P450 同工酶 CYP1A2 和 CYP2D6，CYP3A4 也有可能，可能与被相同酶代谢的药物发生相互作用。肝药酶诱导剂（如苯妥因和利福平）可降低美西律的血浆浓度，肝药酶抑制剂可增加血浆浓度。

减慢胃排空的药物（如麻醉性镇痛药和阿托品），可以减慢美西律的吸收。甲氧氯普胺可增加吸收率，而吸收总量不受影响。酸化或碱化尿液的药物可分别增强或降低美西律的清除速率。美西律与其他的抗心律失常药或抗高血压药合用，可以增加心律失常的危险。

美西律增加茶碱的浓度（见**抗心律失常**，第 1105 页），使利多卡因的毒性加重（第 1777 页）。

药动学

美西律易于从胃肠道吸收且较完全，生物利用度约为 90%，但吸收会在有胃排空减慢情况时延迟，如急性心肌梗死。

美西律在肝脏代谢为多种代谢产物；代谢酶包括细胞色素 P450 的同工酶 CYP1A2、CYP2D6 和 CYP3A4，与 CYP2D6 有关的基因多态性已经被证实。从尿液分泌，主要是代谢产物，约 10%以原形分泌；在酸性尿液中美西律的清除加快。

美西律在体内分布广泛，50%～70%与血浆蛋白结合。可以通过胎盘扩散到乳汁中。在健康受试者体内清除半衰期为 10h，但在心脏疾病、肝损伤或严重肾损伤的患者，半衰期可能延长。血浆有效治疗浓度为 0.5～2μg/ml，但是治疗浓度和中毒浓度之间的范围很窄，在这个范围内可能出现严重的毒性作用。

1. Labbé L, Turgeon J. Clinical pharmacokinetics of mexiletine. *Clin Pharmacokinet* 1999; **37:** 361–84.

用途和用法

美西律是经典的Ⅰb 类抗心律失常药（第 1115 页），与利多卡因的作用相似（第 1777 页），具有结构相关性。与利多卡因不同，美西律的首关代谢很少，适于口服。

美西律用于室性心律失常的治疗（第 1121 页）。以盐酸盐形式口服或静脉注射给药。

盐酸美西律口服给药初始剂量为 400mg，然后给予 200～300mg，每日 3 次，开始于负荷剂量给予 2～8h 后。维持剂量通常为每日 600～900mg，分次给药；可能需要给予每日 1200mg。口服应在饭时给药，并与大量的液体一同吞咽，以避免食管溃疡的形成。控释制剂已经开始应用。高负荷剂量用于克服心肌梗死患者的吸收延迟，特别是服用过阿片类镇痛药的患者。

美西律的盐酸盐可以静脉缓慢注射。

美西律也被试用于治疗难治性神经痛（见下文）。

儿童用法 美西律可能对室性心律失常患儿有效，一项对 42 名儿童和年轻成人（年龄从 5 个月至 34 岁）的研究[1]，每 8h 口服 1.4～5mg/kg 美西律，对 30 名患者有效（71%）。长期对照实验为 18 例有效。治疗对有先天性心脏儿童比对有心肌病和无心脏病儿童更有效。另一项研究[2]发现年轻儿童比成人所需剂量更大，一个 2 周岁女孩和一个 20 个月男孩，分别给予每日 25mg/kg 和 15mg/kg，才能够达到血浆治疗浓度和控制心动过速。

1. Moak JP, *et al.* Mexiletine: an effective antiarrhythmic drug for treatment of ventricular arrhythmias in congenital heart disease. *J Am Coll Cardiol* 1987; **10:** 824–9.
2. Holt DW, *et al.* Paediatric use of mexiletine and disopyramide. *BMJ* 1979; **2:** 1476–7.

老年人用法 7 名老年受试者和 8 名年轻受试者，口服美西律 100mg，发现老年受试者的吸收速率慢，但吸收的总量不受影响[1]。两组美西律的清除没有明显差别，调节老年患者的剂量是没有药动学基础的。一个观测实验[2]发现服用美西律患者清除率随年龄增长小幅降低，但也不足以考虑剂量调整。

1. Grech-Bélanger O, *et al.* Pharmacokinetics of mexiletine in the elderly. *J Clin Pharmacol* 1989; **29:** 311–15.
2. Ueno K, *et al.* Pharmacokinetics of mexiletine in middle-aged and elderly patients. *Clin Pharm* 1993; **12:** 768–70.

在肾损伤中的用法 美西律的药动学不受肾损伤影响[1]，但一项研究[2]发现肌酐清除率低于 10ml/min，血浆稳态浓度增加，半衰期延长。需根据患者血浆浓度调整药量。透析[1]及持续腹膜透析[3]不影响美西律清除。

1. Wang T, *et al.* Pharmacokinetics and nondialyzability of mexiletine in renal failure. *Clin Pharmacol Ther* 1985; **37:** 649–53.
2. El Allaf D, *et al.* Pharmacokinetics of mexiletine in renal insufficiency. *Br J Clin Pharmacol* 1982; **14:** 431–5.
3. Guay DRP, *et al.* Mexiletine clearance during peritoneal dialysis. *Br J Clin Pharmacol* 1985; **19:** 857–8.

肌强直症 美西律治疗营养不良 1 型肌强直研究发现[1]，口服 150mg 或 200mg，每日 3 次，对减轻肌强直有好处，在服用安慰剂对照组中可较好耐受。

1. Logigian EL, *et al.* Mexiletine is an effective antimyotonia treatment in myotonic dystrophy type 1. *Neurology* 2010; **74:** 1441–8.

疼痛 神经性疼痛（见第 9 页）通常对阿片类激动剂和许多药物不敏感，如美西律。美西律被试用于痛性糖尿病肾病[1]，但效果有冲突。其中报道治疗组和对照组没有差别的两项研究发现，其对一部分患者（有刺痛或灼痛、热感和蚁走感）是有效的[2,3]。美西律可用于治疗脑卒中后中枢性疼痛[4]（丘脑疼痛综合征），与癌症有关神经痛[5～7]，一项系统性综述[8]认为美西律对多种神经痛安慰有效。

美西律还对其他一些疼痛有效，包括 Dercum 疾病（痛性肥胖症）[9]和红斑性肢痛病[10～12]，也被试用于慢性难治性日常头痛[13]。但对截肢术后痛[14]却无效。

1. Jarvis B, Coukell AJ. Mexiletine: a review of its therapeutic use in painful diabetic neuropathy. *Drugs* 1998; **56:** 691–707.
2. Stracke H, *et al.* Mexiletine in the treatment of diabetic neuropathy. *Diabetes Care* 1992; **15:** 1550–5.
3. Wright JM, *et al.* Mexiletine in the symptomatic treatment of diabetic peripheral neuropathy. *Ann Pharmacother* 1997; **31:** 29–34.
4. Awerbuch GI, Sandyk R. Mexiletine for thalamic pain syndrome. *Int J Neurosci* 1990; **55:** 129–33.
5. Colclough G, *et al.* Mexiletine for chronic pain. *Lancet* 1993; **342:** 1484–5.
6. Sloan P, *et al.* Mexiletine as an adjuvant analgesic for the management of neuropathic cancer pain. *Anesth Analg* 1999; **89:** 760–1.
7. Fassoulaki A, *et al.* The analgesic effect of gabapentin and mexiletine after breast surgery for cancer. *Anesth Analg* 2002; **95:** 985–91.
8. Challapalli V, *et al.* Systemic administration of local anesthetic agents to relieve neuropathic pain. Available in The Cochrane Database of Systematic Reviews; Issue 4. Chichester: John Wiley; 2005 (accessed 24/01/07).
9. Petersen P, *et al.* Treating the pain of Dercum's disease. *BMJ* 1984; **288:** 1880.
10. Kuhnert SM, *et al.* Lidocaine and mexiletine therapy for erythromelalgia. *Arch Dermatol* 1999; **135:** 1447–9.
11. Nathan A, *et al.* Primary erythromelalgia in a child responding to intravenous lidocaine and oral mexiletine treatment. Abstract: *Pediatrics* 2005; **115:** 1066. Full version: http://pediatrics.aappublications.org/cgi/content/full/115/4/e504 (accessed 10/07/07)
12. Iqbal J, *et al.* Experience with oral mexiletine in primary erythromelalgia in children. *Ann Saudi Med* 2009; **29:** 316–8.
13. Marmura MJ, *et al.* Mexiletine for refractory chronic daily headache: a report of nine cases. *Headache* 2008; **48:** 1506–10.
14. Wu CL, *et al.* Morphine versus mexiletine for treatment of postamputation pain: a randomized, placebo-controlled, crossover trial. *Anesthesiology* 2008; **109:** 289–96.

制剂

BP 2010: Mexiletine Capsules; Mexiletine Injection;
USP 33: Mexiletine Hydrochloride Capsules.

专利制剂

Arg.: Mexitilen; **Austral.:** Mexitil; **Austria:** Mexitil†; **Belg.:** Mexitil; **Braz.:** Mexitil; **Cz.:** Katen†; **Fin.:** Mexitil†; **Fr.:** Mexitil†; **Ger.:** Mexitil; **Gr.:** Antiaril; Mexitil; Myovek; **Hung.:** Ritalmex; **India:** Mexitil; **Irl.:** Mexitil†; **Israel:** Mexilen†; **Ital.:** Mexitil; **Jpn:** Mexitil; **Malaysia:** Meletin; **NZ:** Mexitil; **Pol.:** Mexicord; **Rus.:** Ritalmex (Риталмекс); **S.Afr.:** Mexitil†; **Spain:** Mexitil†; **Turk.:** Mexitil; **UK:** Mexitil†; **Ukr.:** Mexaritm (Мексаритм)†; **USA:** Mexitil; **Venez.:** Tumetil.

Midodrine Hydrochloride (*BANM*, *USAN*, *rINNM*) ⊗ 盐酸米多君

Hidrocloruro de midodrina; Midodrine, Chlorhydrate de; Midodrini Hydrochloridum; ST-1085 (midodrine or midodrine hydrochloride). 2-Amino-*N*-(β-hydroxy-2,5-dimethoxyphenethyl)acetamide hydrochloride; (*RS*)-N^1-(β-Hydroxy-2,5-dimethoxyphenethyl)glycinamide hydrochloride.

Мидодрина Гидрохлорид

$C_{12}H_{18}N_2O_4$,HCl = 290.7.

CAS — 42794-76-3 (midodrine); 3092-17-9 (midodrine hydrochloride).

ATC — C01CA17.

ATC Vet — QC01CA17.

UNII — 59JV96YTXV.

(midodrine)

不良反应、处置和注意事项

参见拟交感神经药，第 1351 页。米多君主要有 α 受体激动的作用，最严重的不良反应是仰卧位高血压。感觉异常、排尿困难、毛发反应（鸡皮疙瘩）、瘙痒症和皮疹也出现过。

药物相互作用

参见拟交感神经药，第 1352 页。

药动学

米多君经胃肠道吸收良好，在体循环中被酶水解为有活性的代谢产物，去甘氨米多君（deglymidodrine）(ST-1059)。口服后约 0.5h 米多君本身达到血浆峰浓度，半衰期为 25min。活性代谢产物口服后 1h 达到血浆峰浓度，半衰期约为 3h。米多君在肝中进一步被代谢。米多君主要以代谢产物从尿液分泌，少量以原形分泌。

用途和用法

米多君是直接的拟交感神经药（第 1352 页），有选择性 α 受体激动的活性；其代谢产物去甘氨米多君是主要的活性部分。米多君作为外周血管收缩药，但没有直接的兴奋心脏作用。

盐酸米多君用于低血压状态（第 1134 页）和部分体位性低血压（第 1460 页）的治疗。α 受体激动药如米多君也作为尿失禁的辅助治疗（第 2100 页）。

在**低血压状态**，盐酸米多君初始剂量通常给予 2.5mg，每日 2 次或 3 次口服，根据反应逐步调整剂量；可能需要最多 10mg，每日 3 次。睡前 4h 当天最后一次给药，可以减轻仰卧位高血压的作用。

治疗**尿失禁**的剂量为 2.5～5mg，每日 2 次或 3 次口服。

盐酸米多君也可以小剂量静脉注射。口服或注射已经用于**逆行射精**的治疗。

1. McClellan KJ, *et al.* Midodrine: a review of its therapeutic use in the management of orthostatic hypotension. *Drugs Aging* 1998; **12:** 76–86.
2. Prakash S, *et al.* Midodrine appears to be safe and effective for dialysis-induced hypotension: a systematic review. *Nephrol Dial Transplant* 2004; **19:** 2553–8.
3. Karwa R, Woods CB. Midodrine and octreotide in treatment of cirrhosis-related hemodynamic complications. *Ann Pharmacother* 2009; **43:** 692–9.
4. Safarinejad MR. Midodrine for the treatment of organic anejaculation but not spinal cord injury: a prospective randomized placebo-controlled double-blind clinical study. *Int J Impot Res* 2009; **21:** 213–20.
5. Soler JM, *et al.* Oral midodrine for prostaglandin E1 induced priapism in spinal cord injured patients. *J Urol (Baltimore)* 2009; **182:** 1096–1100.

制剂

专利制剂

Austria: Gutron; **Canad.:** Amatine; **Chile:** Gutron; **Cz.:** Gutron; **Fr.:** Gutron; **Ger.:** Gutron; **Gr.:** Gutron; **Hong Kong:** Gutron; **Hung.:** Gutron; **Irl.:** Midon; **Israel:** Gutron; **Ital.:** Gutron; Xerotil; **Jpn:** Metligine; **Neth.:** Gutron; **NZ:** Gutron; **Pol.:** Gutron; **Port.:** Gutron; **Rus.:** Gutron (Гутрон); **Singapore:** Gutron; **Spain:** Gutron; **Switz.:** Gutron; **Thai.:** Gutron†; **USA:** ProAmatine.

Milrinone (*BAN*, *USAN*, *rINN*) 米力农

Milrinona; Milrinonum; Win-47203-2; YM-018. 1,6-Dihydro-2-methyl-6-oxo[3,4′-bipyridine]-5-carbonitrile.

Мильринон

$C_{12}H_9N_3O$ = 211.2.

CAS — 78415-72-2.

ATC — C01CE02.

ATC Vet — QC01CE02.

UNII — JU9YAX04C7.

Pharmacopoeias. In *US.*

USP 33 (Milrinone) 白色至棕褐色，吸湿性结晶性固体。几乎不溶于水、氯仿和甲醇；易溶于二甲基亚砜。贮藏于密闭容器中。

Milrinone Lactate (*BANM*, *rINNM*) 乳酸米力农

Lactato de milrinona; Milrinone, Lactate de; Milrinoni Lactas.

Мильринона Лактат

$C_{12}H_9N_3O,C_3H_6O_3$ = 301.3.

ATC — C01CE02.

ATC Vet — QC01CE02.

UNII — 9K8XR81MO8.

配伍禁忌 英国注册药品信息声明米力农乳酸盐注射药与呋塞米和布美他尼不相容，注射药不宜用碳酸钠稀释。也有报道与亚胺培南-西司他丁钠不相容[1]。

1. Veltri MA, Conner KG. Physical compatibility of milrinone lactate injection with intravenous drugs commonly used in the pediatric intensive care unit. *Am J Health-Syst Pharm* 2002; **59:** 452–4.

不良反应和注意事项

延长口服米力农的用药时间可使死亡率增加，米力农目前仅短期静脉用药。

曾有过室上性和室性心律失常（包括尖端扭转型心律失常）、低血压、绞痛样胸痛和头痛的报道。也会出现低血钾、震颤、血小板减少症、支气管痉挛、过敏反应及注射部位反应。儿童给予米力农可降低心律失常的发生，但同时也增加了患血小板减少症的风险（见下文儿童用法）。

患有严重大动脉阻塞、肺瓣膜疾病或肺源性心肌病的患者应慎用米力农。由于米力农能够促进房室结的传导，它能够增加心房扑动或心室纤维颤动患者的心室率。

米力农治疗过程中应注意血压、心率、心电图、液体、电解液平衡和肾功能的监控。

肾损伤患者应减少用量。

药动学

尽管米力农能迅速、几乎完全地被胃肠道吸收，但是它只能静脉给药。大约 70% 能与血浆蛋白结合。主要通过尿清除，大约 83% 的剂量以原形药的形式排泄。其清除半衰期为 2.3h。

1. Rocci ML, Wilson H. The pharmacokinetics and pharmacodynamics of newer inotropic agents. *Clin Pharmacokinet* 1987; **13:** 91–109. Correction. *ibid.* 1988; **14:** (contents page).

用途和用法

米力农是一种Ⅲ型磷酸二酯酶抑制剂，有类似于氨力农（第 1171 页）的正性肌力和血管扩张作用。但是有报道其正性肌力作用要强于氨力农。如乳酸米力农可静脉给药，短期应用于对其他治疗方式无效的严重心衰竭和心脏外科手术后的急性心衰竭。一些长期研究中有报道，米力农可口服给药，但却增加其死亡率。

乳酸米力农的剂量可以以基数表示；1.43mg 乳酸米力农相当于大约 1mg 米力农。初始负荷剂量相当于 50μg/kg 米力农维持约 10min 的连续输液。输液应保持以每分钟 0.375～0.75μg/kg 滴入，但全天总剂量不应超过 1.13mg/kg。肾损伤患者应减量（见下文）。

吸入用米力农被用于治疗肺部高压。

儿童用法 米力农被用于儿童心脏手术后感染性休克和心衰。药动学研究显示[1,2]给予和成人相似剂量的儿童血浆中米力农稳态血药浓度低于成人，儿童清除率快于成人。对于新生儿和 1 个月至 18 岁心衰、心脏术后心输出下降或休克患儿，*BNFC 2009* 建议初始剂量50～75μg/kg，静注 30～60min，随后持续静注剂量每小时 30～45μg/kg（每分钟 500～750ng/kg），注射可持续 2～3 天，但一般在心脏手术后给予 12h。

米力农也可用于有效预防心脏手术中的心输出量低[3]。曾被试用于预防早产婴儿低全身血流量，但仍需进一步讨论确定其作用[4]。

关于儿童不良反应的研究[5]显示，心律失常较成年人少见，但是血小板减少症则比成年人更普遍。

1. Lindsay CA, *et al.* Pharmacokinetics and pharmacodynamics of milrinone lactate in pediatric patients with septic shock. *J Pediatr* 1998; **132:** 329–34.
2. Ramamoorthy C, *et al.* Pharmacokinetics and side effects of milrinone in infants and children after open heart surgery. *Anesth Analg* 1998; **86:** 283–9.
3. Hoffman TM, *et al.* Efficacy and safety of milrinone in preventing low cardiac output syndrome in infants and children after corrective surgery for congenital heart disease. *Circulation* 2003; **107:** 996–1002.
4. Paradisis M, *et al.* Pilot study of milrinone for low systemic blood flow in very preterm infants. *J Pediatr* 2006; **148:** 306–13.
5. Watson S, *et al.* Use of milrinone in the pediatric critical care unit. *Pediatrics* 1999; **104** (suppl): 681–2.

在肾损伤中的用法 肾损伤患者应减少米力农的剂量。下面推荐的维持输液速度是基于肌酐清除（CC）：

- CC 50ml/(min·1.73m²)：每分钟 430ng/kg；
- CC 40ml/(min·1.73m²)：每分钟 380ng/kg；
- CC 30ml/(min·1.73m²)：每分钟 330ng/kg；
- CC 20ml/(min·1.73m²)：每分钟 280ng/kg；
- CC 10ml/(min·1.73m²)：每分钟 230ng/kg；
- CC 5ml/(min·1.73m²)：每分钟 200ng/kg。

心力衰竭 米力农是几种能用于治疗心力衰竭（第 1127 页）的药物之一，但是有报道长期口服Ⅲ型磷酸二酯酶抑制剂[1]可增加死亡率，所以米力农通常只短期静脉给药，应用于对其他治疗无效的心力衰竭。PROMISE（Prospective Randomized Milrinone Survival Evaluation）研究[2]显示，口服米力农可以增加严重的慢性心力衰竭患者的发病率和死亡率。然而研究证明，等待心脏移植的患者可以长期连续静脉用药长达 8 周，且似乎有很好的耐药力[3]。也尝试过一周隔几天间歇使用[4]。

对急性心力衰竭恶化的患者，预期研究[5]发现常规的短期静脉使用米力农没有疗效。

1. Amsallem E, *et al.* Phosphodiesterase III inhibitors for heart failure. Available in The Cochrane Database of Systematic Reviews; Issue 1. Chichester: John Wiley; 2005 (accessed 29/04/10).
2. Packer M, *et al.* Effect of oral milrinone on mortality in severe chronic heart failure. *N Engl J Med* 1991; **325:** 1468–75.
3. Mehra MR, *et al.* Safety and clinical utility of long-term intravenous milrinone in advanced heart failure. *Am J Cardiol* 1997; **80:** 61–4.
4. Cesario D, *et al.* Beneficial effects of intermittent home administration of the inotrope/vasodilator milrinone in patients with end-stage congestive heart failure: a preliminary study. *Am Heart J* 1998; **135:** 121–9.
5. Cuffe MS, *et al.* Short-term intravenous milrinone for acute exacerbation of chronic heart failure: a randomized controlled trial. *JAMA* 2002; **287:** 1541–7.

制剂

专利制剂

Arg.: Corotrope; **Austral.:** Primacor; **Austria:** Corotrop; **Belg.:** Corotrope; **Braz.:** Primacor; **Chile:** Corotrope; **Cz.:** Corotrop; **Fr.:** Corotrope; **Ger.:** Corotrop; **Gr.:** Corotrope; **Hong Kong:** Primacor; **Hung.:** Corotrope; **India:** Milicor; **Israel:** Primacor; **Jpn:** Milrila; **Malaysia:** Primacor; **Mex.:** Primacor; **Neth.:** Corotrope; **NZ:** Primacor; **Pol.:** Corotrope; **Port.:** Corotrope; **Singapore:** Primacor; **Spain:** Corotrope; **Swed.:** Corotrop; **Switz.:** Corotrop; **Thai.:** Primacor; **UK:** Primacor; **USA:** Primacor†; **Venez.:** Corotrope.

Minoxidil (*BAN*, *USAN*, *rINN*) 米诺地尔

Minoksidiili; Minoksidilis; Minoxidilum; U-10858. 2,6-Diamino-4-piperidinopyrimidine 1-oxide.

Миноксидил

$C_9H_{15}N_5O$ = 209.2.

CAS — 38304-91-5.

ATC — C02DC01; D11AX01.

ATC Vet — QC02DC01.

UNII — 5965120SH1.

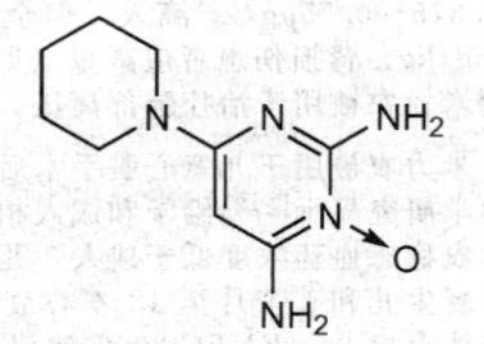

Pharmacopoeias. In *Chin.*, *Eur.* (see p.vii), and *US.*

Ph. Eur. 6.8 (Minoxidil) 白色或几乎白色结晶性粉末。微溶于水；可溶于甲醇和丙二醇。避光。

USP 33 (Minoxidil) 白色或几乎白色结晶性粉末。微溶于水；可溶于乙醇和丙二醇；几乎不溶于丙酮、氯仿、乙酸、石油醚；微溶于甲醇。

不良反应和处置

由米诺地尔引起的不良反应，一般包括反射性心动过速、体液潴留并伴随体重增加、水肿、有时候发生心衰竭加重和心电图改变。80%的患者开始使用米诺地尔治疗后3～6周内会出现多毛症，停药后可逐渐恢复。有大约3%的患者报道出现心包积液，有时还会出现粘连填塞。也可能发生心包炎。米诺地尔可以加重或引起心绞痛。其他较少出现的不良反应包括：头痛、恶心、男子女性乳房症、乳房压痛、月经过多、过敏性皮疹、Stevens-Johnson综合征和血小板减少症。

β受体阻滞剂可治疗反射性心搏过速，还可使用甲基多巴和利尿药（通常是袢利尿药）来缓解体液潴留。如果低血压较严重，静脉滴注0.9%氯化钠可保持血压正常。如果需要使用收缩血管的药物，应尽量避免使用肾上腺素这类加重心动过速的药物。如果有重要器官出现供血不足的迹象，可以使用去氧肾上腺素、血管紧张素、加压素或者多巴胺。

米诺地尔局部应用可引起接触性皮炎、瘙痒症、局部灼热和面红；足量使用可引起全身不良反应。还会出现头发颜色或质地的改变。

对眼的影响 米诺地尔治疗肾移植后患者的高血压可引起双眼神经炎和视网膜炎[1]。患者也服用了波尼松龙和硫唑嘌呤。

1. Gombos GM. Bilateral optic neuritis following minoxidil administration. *Ann Ophthalmol* 1983; **15:** 259–61.

对毛发的影响 口服米诺地尔常会引起与女性不相称的多毛症。也有头发颜色改变的报道[1]。此外，曾有1例脱发加重，后来又再生出不同颜色头发的报道[2]。1位女患者在停止服用米诺地尔后出现脱发，这迫使她不得不戴假发[3]。

有报道，56名女患者使用5%米诺地尔溶液局部治疗雄激素性秃发，其中5人出现严重多毛症[4]。有报道开始治疗2～3个月后患者出现面部、手臂、腿部多毛症。停止用药后5个月，症状消失。

1. Traub YM, *et al.* Treatment of severe hypertension with minoxidil. *Isr J Med Sci* 1975; **11:** 991–8.
2. Ingles RM, Kahn T. Unusual hair changes with minoxidil therapy. *Int J Dermatol* 1983; **22:** 120–2.
3. Kidwai BJ, George M. Hair loss with minoxidil withdrawal. *Lancet* 1992; **340:** 609–10.
4. Peluso AM, *et al.* Diffuse hypertrichosis during treatment with 5% topical minoxidil. *Br J Dermatol* 1997; **136:** 118–20.

对骨骼肌的影响 4名男患者局部使用米诺地尔治疗后出现多肌痛综合征、疲劳、厌食、体重减轻、肩膀、骨盆腰部严重疼痛症状[1]。停止用药后，2～4周内上述症状缓解。2名患者重新用药后症状复发。

1. Colamarino R, *et al.* Polymyalgia and minoxidil. *Ann Intern Med* 1990; **113:** 256–7.

对皮肤的影响 全身应用米诺地尔和皮肤反应并不常见，但是曾有使用米诺地尔导致致死性中毒性表皮坏死松解症[1]，还有1例典型的Stevens-Johnson综合征报道[2,3]。停止服药后或皮质激素治疗可止出现此综合征，继续使用可再度复发[2]。另为1位患者出现的与光化性角化症导致的损伤构成的大面积红斑状渗出性皮疹，也认为是由米诺地尔引起的。再次暴露可使大疱性损害复发[4]。局部治疗后出现的最常见的不良反应有瘙痒、皮肤剥落、面红和皮炎，而过敏性接触皮炎的报道比较罕见[5,6]。

卡波西肉瘤和其他损害，详见下文**肿瘤**和上文**对毛发的影响**。

1. Karaoui LR, Chahine-Chakhtoura C. Fatal toxic epidermal necrolysis associated with minoxidil. *Pharmacotherapy* 2009; **29:** 460–7.
2. DiSantis DJ, Flanagan J. Minoxidil-induced Stevens-Johnson syndrome. *Arch Intern Med* 1981; **141:** 1515.
3. Callen EC, *et al.* Stevens-Johnson syndrome associated with oral minoxidil: a case report. *J Nephrol* 2007; **20:** 91–3.
4. Ackerman BH, *et al.* Pruritic rash with actinic keratosis and impending exfoliation in a patient with hypertension managed with minoxidil. *Drug Intell Clin Pharm* 1988; **22:** 702–3.
5. Clissold SP, Heel RC. Topical minoxidil: a preliminary review of its pharmacodynamic properties and therapeutic efficacy in alopecia areata and alopecia androgenetica. *Drugs* 1987; **33:** 107–22.
6. Rodríguez-Martín M, *et al.* Pustular allergic contact dermatitis from topical minoxidil 5%. *J Eur Acad Dermatol Venereol* 2007; **21:** 701–2.

肿瘤 1名HIV阳性患者局部使用米诺地尔治疗3个月后出现2处带有卡波西特征的出血性损害，它们分别在额头以及与HIV相关的卡波西肉瘤不常出现的区域[1]。1名健康患者使用米诺地尔局部治疗2个月后出现头皮血管瘤。这名患者出现和婴儿相似的损害。米诺地尔可诱发血管生成或可能刺激内皮细胞、纤维原细胞和肌肉细胞的增生扩散。易于新血管生成或HIV阳性患者使用米诺地尔于皮肤上时应加以注意。米诺地尔的皮肤局部治疗的其他影响，见上文。

1. Pavlovitch JH, *et al.* Angiogenesis and minoxidil. *Lancet* 1990; **336:** 889.

注意事项

米诺地尔不宜用于嗜铬细胞瘤。适用于新发心肌梗死、肺高压、心绞痛、慢性心衰竭和严重肾损伤患者时应特别注意。

为防止增加吸收，局部应用米诺地尔应该严格限制应用于头皮，不宜应用于红肿的头皮、患有银屑病的区域、严重晒伤或皮肤严重脱落的地方。米诺地尔局部用药治疗高血压时应注意随时监控。

AIDS 建议HIV阳性患者使用米诺地尔局部治疗时须谨慎。详见上文**不良反应**项下**肿瘤**。

哺乳 对哺乳期妇女研究[1]显示，米诺地尔能迅速分布于乳汁中，并达到与母亲血浆浓度相似的量。2个月后没有发现婴儿有不良反应出现，American Academy of Pediatrics认为[2]米诺地尔一般适用于哺乳期。

1. Valdivieso A, *et al.* Minoxidil in breast milk. *Ann Intern Med* 1985; **102:** 135.
2. American Academy of Pediatrics. The transfer of drugs and other chemicals into human milk. *Pediatrics* 2001; **108:** 776–89. [Retired May 2010] Correction. *ibid.*; 1029. Also available at: http://aappolicy.aappublications.org/cgi/content/full/pediatrics%3b108/3/776 (accessed 26/09/05)

卟啉病 认为米诺地尔对卟啉病患者不安全，因为在动物或体外试验中出现原卟啉。

妊娠 有报道在妊娠期间口服米诺地尔与普萘洛尔和呋塞米[1]或美托洛尔和哌唑嗪的患者妊娠期正常并产下正常婴儿，只有一例婴儿有多毛症[2]。然而，另一名妊娠期服用米诺地尔、普萘洛尔和卡托普利的患者[3]生下的婴儿有多种先天性异常及多毛症。一名妊娠期服用米诺地尔、甲基多巴、肼屈嗪、呋塞米和苯巴比妥的患者[2]生下婴儿有致命性先天心脏异常。妊娠期局部每日使用2%米诺地尔，2周磺胺甲基异噁唑和1周红霉素出现反应及尾部退化，需终止第二期妊娠[4]。另一名妊娠期每日使用2%米诺地尔患者的婴儿也出现多种异常，但只服用过一次对乙酰氨基酚[5]。

1. Valdivieso A, *et al.* Minoxidil in breast milk. *Ann Intern Med* 1985; **102:** 135.
2. Rosa FW, *et al.* Fetal minoxidil exposure. *Pediatrics* 1987; **80:** 120.
3. Kaler SG, *et al.* Hypertrichosis and congenital anomalies associated with maternal use of minoxidil. *Pediatrics* 1987; **79:** 434–6.
4. Rojansky N, *et al.* Extreme caudal agenesis. Possible drug-related etiology? *J Reprod Med* 2002; **47:** 241–5.
5. Smorlesi C, *et al.* Topically applied minoxidil may cause fetal malformation: a case report. *Birth Defects Res A Clin Mol Teratol* 2003; **67:** 997–1001.

药物相互作用

应用降血压药物可以增强米诺地尔的抗高血药作用。米诺地尔与交感神经阻滞剂，如胍乙啶联合应用可引起严重直立性低血压。

局部米诺地尔不宜与其他能增加吸收的局部药物一起使用，如皮质激素、类维生素A或者矜的软膏基质（occlusive ointment bases）。

维A酸 维A酸能增加角质层渗透性，可增强米诺地尔的经皮吸收[1]。

1. Ferry JJ, *et al.* Influence of tretinoin on the percutaneous absorption of minoxidil from an aqueous topical solution. *Clin Pharmacol Ther* 1990; **47:** 439–46.

药动学

米诺地尔口服大约有90%被胃肠道吸收。其血流动力学作用可持续达75h，但血浆半衰期仅为4.2h，推测是由于在作用点的累积。米诺地尔不与血浆蛋白结合。它能分布于乳汁中。米诺地尔可以广泛地被肝代谢。它需要硫酸盐来激活，但是主要代谢物是葡萄糖苷酸结合物。米诺地尔主要以代谢物的形式通过尿排泄。虽然药理学作用不可逆，但米诺地尔及其代谢物可透析。

0.3%～4.5%米诺地尔局部应用剂量可经过头皮吸收。

1. Pacifici GM, *et al.* Minoxidil sulphation in human liver and platelets: a study of interindividual variability. *Eur J Clin Pharmacol* 1993; **45:** 337–41.

用途和用法

米诺地尔是一种抗高血压药，其主要是通过直接引起外周动脉血管舒张来发挥药效。它对心血管系统有类似于肼屈嗪（第1258页）的作用。米诺地尔口服应用于常规治疗无效的严重高血压（第1131页）。当局部应用于头皮部位，米诺地尔在一定程度上可刺激头发生长，能用来治疗秃头症。

治疗**高血压**时，米诺地尔与β受体阻滞剂或甲基多巴联合使用，可以减轻心率加速的作用；与利尿药，一般是髓袢利尿药联合使用可以控制水肿。尽管连续用药3～7天内它才会发挥全效，但是单次口服后，最大降血压效果一般出现在用药后2～3h。米诺地尔初始剂量是每日5mg（或者老年人每日2.5mg），然后逐渐以不短于3天的间隔加量，根据情况增加到每日40mg或50mg；特殊情况可增加到每日100mg。如果需要更快速的控制血压，可以每6h增加5mg并实施监控。每日可以给予单倍剂量或分为2次剂量。

儿童用法见下文。

肾损伤患者酌情减量（见下文）。

治疗Androgenetica秃头症（男性型秃发）可使用2%或5%米诺地尔溶液1ml于头皮，每日2次。不建议女患者使用5%的剂量。

儿童用法 米诺地尔用于治疗12岁及以下对标准疗法无反应的严重高血压患者。初始每日口服200μg/kg，单倍剂量或分2次剂量，可依反应增加100～200μg/kg，间隔不少于3天，最多每日1mg/kg或50mg。

在肾损伤中的用法 对不同程度肾损伤患者的米诺地尔药动学研究发现，肾功能恶化可降低非肾清除效率[1]。米诺地尔药物堆积可能发生于患者剂量加倍的治疗过程中。建议肾损伤患者开始应用米诺地尔时采用小剂量或较长的给药间隔。

1. Halstenson CE, *et al.* Disposition of minoxidil in patients with various degrees of renal function. *J Clin Pharmacol* 1989; **29:** 798–802.

斑秃 局部应用米诺地尔于斑秃患者可刺激头发生长（第1505页），但其作用机制尚不清楚[1]。增加非毫毛头发的颜色可能是由于使现有的毫毛增厚和着色，而不是使其重新生长[2]。通过大约96周的测量显示[3]，患有Androgenetic斑秃（男性型秃发）男性使用对增加头发重量比增加头发数量更有效，其中5%的溶液疗效优于2%溶液。治疗停止后24周，两项评估值均返回基础值。另一项研究[4]也显示了5%米诺地尔比2%米诺地尔更有效，且疗效更快。然而，也发现了5%米诺地尔[5]比口服非那维斯疗效低。即使间隔使用，也要注意米诺地尔的作用[6,7]。它可能在减慢男性型秃发发生过程中比逆转更有效[2]，如果1年内无显著疗效，建议使用者放弃治疗[8]。

米诺地尔也常用于女性斑秃患者，并发现[9]和男性使用一样，5%溶液[10]要比2%更有效。对于患有雄激素过多症的女性患者来说，没有生化证据显使用2%米诺地尔比口服去乙酰环丙氯地孕酮更有效[11]，但曾经有证据证明乙酰环丙氯地孕酮更好。

局部使用米诺地尔治疗男性和女性斑秃已经被大量的预试验研究[12]证实安全。

尽管有研究指出局部应用0.5%米诺地尔地蒽酚乳剂比其他任一单独治疗要有效[13]，但米诺地尔似乎对斑秃没有疗效[14]。

1. Messenger AG, Rundegren J. Minoxidil: mechanisms of action on hair growth. *Br J Dermatol* 2004; **150:** 186–94.
2. Katz HI. Topical minoxidil: review of efficacy and safety. *Cutis* 1989; **43:** 94–8.
3. Price VH, *et al.* Changes in hair weight and hair count in men with androgenetic alopecia, after application of 5% and 2% topical minoxidil, placebo, or no treatment. *J Am Acad Dermatol* 1999; **41:** 717–21.
4. Olsen EA, *et al.* A randomized clinical trial of 5% topical minoxidil versus 2% topical minoxidil and placebo in the treatment of androgenetic alopecia in men. *J Am Acad Dermatol* 2002; **47:** 377–85.
5. Arca E, *et al.* An open, randomized, comparative study of oral finasteride and 5% topical minoxidil in male androgenetic alopecia. *Dermatology* 2004; **209:** 117–25.
6. de Groot AC, *et al.* Minoxidil: hope for the bald? *Lancet* 1987; **i:** 1019–22.
7. Anonymous. Topical minoxidil does little for baldness. *Drug Ther Bull* 1989; **27:** 74–5.
8. Shrank AB. Treating young men with hair loss. *BMJ* 1989; **298:** 847–8.
9. Camacho-Martínez FM. Hair loss in women. *Semin Cutan Med Surg* 2009; **28:** 19–32.

10. Lucky AW, *et al.* A randomized, placebo-controlled trial of 5% and 2% topical minoxidil solutions in the treatment of female pattern hair loss. *J Am Acad Dermatol* 2004; **50:** 541–53.
11. Vexiau P, *et al.* Effects of minoxidil 2% vs. cyproterone acetate treatment on female androgenetic alopecia: a controlled, 12-month randomized trial. *Br J Dermatol* 2002; **146:** 992–9.
12. Shapiro J. Safety of topical minoxidil solution: a one-year, prospective, observational study. *J Cutan Med Surg* 2003; **7:** 322–9.
13. Anonymous. Topical minoxidil for baldness: a reappraisal. *Med Lett Drugs Ther* 1994; **36:** 9–10.
14. Fiedler VC, *et al.* Treatment-resistant alopecia areata. *Arch Dermatol* 1990; **126:** 756–9.

化疗导致的秃头症 1名患有急性淋巴细胞白血病的男孩经过大强度化疗后其头发不能很好地重新生长，所以每日使用2%米诺地尔溶液治疗[1]。由于使用了米诺地尔，他在9个月内头发生长几乎恢复正常。

一项小样本研究[2]显示，包括正在使用青霉素的联合化疗的女性，在治疗过程中局部应用米诺地尔，可以使长达4个月的秃头症减少到平均50天。

其他减轻化疗引起的秃头症作用可见**抗肿瘤药**的不良反应的处置项下，第609页。

1. Vickers MA, Barton CJ. Minoxidil induced hair growth after leukaemia treatment? *Arch Dis Child* 1995; **73:** 184.
2. Duvic M, *et al.* A randomized trial of minoxidil in chemotherapy-induced alopecia. *J Am Acad Dermatol* 1996; **35:** 74–8.

制剂

BP 2010: Minoxidil Scalp Application;
USP 33: Minoxidil Tablets; Minoxidil Topical Solution.

专利制剂

Arg.: Anagen; Ivix; Locemix; Macbirs Minoxidil; Minoxile; Toneon†; Tricolocion; Tricoplus; Ylox; ***Austral.:*** Hair Retreva; Loniten; Regaine; ***Austria:*** Loniten; Regaine; Rogaine; ***Belg.:*** Alopexy; Neoxidil; Regaine; ***Braz.:*** Loniten; Neoxidil†; Regaine; ***Canad.:*** Apo-Gain; Hair Regrowth; Loniten; Minox; Rogaine; ***Chile:*** Alopek; Regaine; Tricoxane; ***Cz.:*** Minoxitrim†; Neocapil; Regaine; ***Denm.:*** Regaine; ***Fin.:*** Recrea; Rogaine; ***Fr.:*** Alopexy; Alostil; Lonoten; Regaine†; Unipexil; ***Ger.:*** Lonolox; Regaine; ***Gr.:*** Axelan; Botafex; Dermolantyl; Ebersedin; Hairway; Hamarityl; Loniten; Lonoten; Lotorin; Minodril; Monoxidil; Neo-Pruristam; Nherea; Oxofenil; Regaine; Stemeral; Vius; ***Hong Kong:*** Hairgrow; Hargro; Headway; Loniten†; Minoxi†; Regaine; Regro; Renew; ***Hung.:*** Neocapil; Regaine; ***India:*** Mintop; ***Indon.:*** Aloxid; Eminox; Regaine†; Regrou; ***Irl.:*** Loniten; Rogaine; ***Israel:*** Alopexy; Hair-Treat; Hairgaine; Minoxi; Neoxidil†; Regaine; ***Ital.:*** Aloxidil; Loniten; Minovital; Minoximen; Regaine; Tricoxidil†; ***Malaysia:*** Apo-Gain; Epokelan†; Headway†; Regaine; Regro; ***Mex.:*** Folcres; Regaine; ***Neth.:*** Alopexy; Lonnoten; Regaine; ***Norw.:*** Recrea; Regaine†; Rogaine; ***NZ:*** Headway; Rogaine; ***Philipp.:*** Regroe; Relive; ***Pol.:*** Loxon; Piloxidil; Regaine; ***Port.:*** Biocrinal; Crinalsofex; Folcare; Hairtene; Loniten†; Mantai; Minocalve; Minox; Neoxidil; Regaine; Tricovivax; Zeldilon; ***Rus.:*** Regaine (Регейн); ***S.Afr.:*** Loniten; Regaine; ***Singapore:*** Growell; Minoxitrim; Neoxidil†; Regaine; Regro; ***Spain:*** Alopexy; Carexidil; Dinaxcinco; Dinaxil Capilar; Lacovin; Loniten; Regaine; Regaxidil; ***Swed.:*** Recrea; Revexan†; Rogaine; ***Switz.:*** Alopexy; Loniten; Neocapil; Regaine; ***Thai.:*** Loniten; Manoxidil; Minodil; Minor; Modil; Noxidil; Nuhair; Regaine; Regrowth; Reten; SM; ***UK:*** Loniten; Regaine; ***Ukr.:*** Pilfud (Пилфуд); Regaine (Регейн); ***USA:*** Rogaine; ***Venez.:*** Guayaten; Regaine†; Topixidil; Zitoxil.

Mivazerol (*rINN*) 米伐折醇

Mivazérol; Mivazerolum; UCB-22073. α-Imidazol-4-yl-2,3-cresotamide.

Мивазерол

$C_{11}H_{11}N_3O_2$ = 217.2.

CAS — 125472-02-8.

UNII — W5P1SSA8KD.

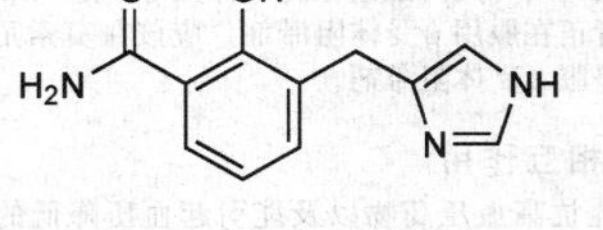

简介

米伐折醇是一种α-肾上腺素能受体激动剂，已经被研究证明能够预防心脏局部缺血患者未进行心脏手术期间，由心肌局部缺血引起的并发症。

1. Oliver MF, *et al.* Effect of mivazerol on perioperative cardiac complications during non-cardiac surgery in patients with coronary heart disease: the European Mivazerol Trial (EMIT). *Anesthesiology* 1999; **91:** 951–61.

Moexipril Hydrochloride (*BANM, USAN, rINNM*) 盐酸莫西普利

CI-925; Hidrocloruro de moexipril; Moeksipril Hidroklorür; Moexipril, Chlorhydrate de; Moexiprili Hydrochloridum; RS-10085-197; SPM-925. (3S-{2[R*(R*)],3R*})-2-(2-{[1-(Ethoxycarbonyl)-3-phenylpropyl]amino}-1-oxopropyl)-1,2,3,4-tetrahydro-6,7-dimethoxy-3-isoquinoline-carboxylic acid hydrochloride.

Моэксиприла Гидрохлорид

$C_{27}H_{34}N_2O_7$,HCl = 535.0.

CAS — 103775-10-6 (moexipril); 82586-52-5 (moexipril hydrochloride).

ATC — C09AA13.

ATC Vet — QC09AA13.

UNII — Q1UMG3UH45.

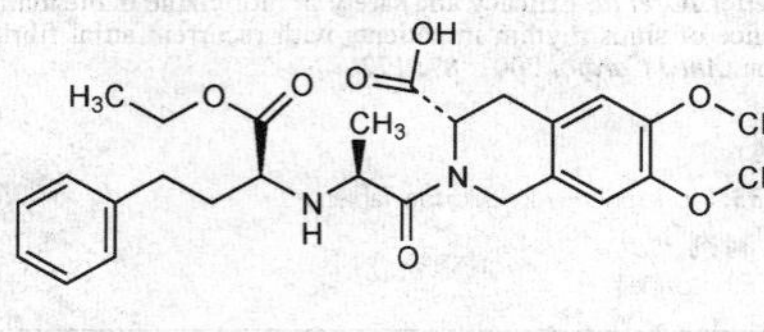

(moexipril)

不良反应、处置和注意事项

参见 **ACEI**，第1151页。

药物相互作用

参见 **ACEI**，第1154页。

药动学

莫西普利是其药物前体二酸莫西普利的活性代谢物。口服莫西普利可以迅速但并不能完全被吸收，在胃肠黏膜和肝中转变成莫西普利拉。食物可以降低它的吸收。口服给药后莫西普利的生物利用度大约为13%，1.5h左右达到莫西普利拉血浆浓度峰值。莫西普利及莫西普利拉可以适度的与血浆蛋白结合。莫西普利主要以莫西普利拉、原形药或其他代谢物的形式由尿排泄，一些莫西普利拉还可随粪便排出。莫西普利拉的清除半衰期为12h。

用途和用法

莫西普利是一种ACEI（第1151页），用于高血压的治疗（第1131页）。

莫西普利的主要活性来自于口服后转化成的莫西普利拉。口服用药1h后可观察到血流动力学作用，尽管长期定量给药，其全效在2～4周内逐渐显示出来，但是3～6h后它可发挥最大药效。

莫西普利以盐酸盐的形式口服给药。治疗高血压时，盐酸莫西普利通常初始剂量为每日1次，每次7.5mg。由于一些患者开始使用ACEI时会出现血压急剧下降，因此首次用药应在睡前适当时间服用。对于服用利尿药的患者则建议其在医生的严密监督下用药，初始服用剂量为每日1次，每次3.75mg。如果可能，在开始莫西普利之前请停用利尿药2～3天；如需要，可稍后再继续使用。同样建议肝、肾损伤及老年患者初始剂量为每日1次，每次3.75mg。

一般剂量维持在每日7.5～30mg，如果单次服用效果不佳，可分为2次服用。

1. Brogden RN, Wiseman LR. Moexipril: a review of its use in the management of essential hypertension. *Drugs* 1998; **55:** 845–60.
2. Chrysant SG, Chrysant GS. Pharmacological and clinical profile of moexipril: a concise review. *J Clin Pharmacol* 2004; **44:** 827–36.

在肾损伤中的用法 肾损伤患者（肌酐清除率≤40ml/min）盐酸莫西普利的初始剂量为3.75mg；在美国，要求这样的患者每日最大剂量不应超过15mg。

制剂

专利制剂

Austria: Fempress†; ***Cz.:*** Moex; ***Fr.:*** Moex; ***Ger.:*** Fempress; ***Gr.:*** Tensotec; ***Hong Kong:*** Moex†; ***Israel:*** Perdix; ***Ital.:*** Femipres; ***Malaysia:*** Tensotec†; ***Mex.:*** Renoprotec; ***Philipp.:*** Univasc; ***Pol.:*** Cardiotensin†; ***Port.:*** Tensotec; ***Rus.:*** Moex (Моэкс); ***S.Afr.:*** Perdix†; ***Turk.:*** Univasc; ***UK:*** Perdix; ***USA:*** Univasc.

多组分制剂 ***Austria:*** Fempress Plus†; ***Ger.:*** Fempress Plus; ***Ital.:*** Enulid; Femipres Plus; ***Philipp.:*** Uniretic; ***Rus.:*** Moex Plus (Моэкс Плюс); ***Turk.:*** Uniretic; ***USA:*** Uniretic.

Molsidomine (*BAN, USAN, rINN*) 吗多明

CAS-276; Molsidomiini; Molsidomin; Molsidomina; Molsidominum; Morsydomine; SIN-10. *N*-Ethoxycarbonyl-3-morpholinosydnonimine.

Молсидомин

$C_9H_{14}N_4O_4$ = 242.2.

CAS — 25717-80-0.

ATC — C01DX12.

ATC Vet — QC01DX12.

UNII — D46583G77X.

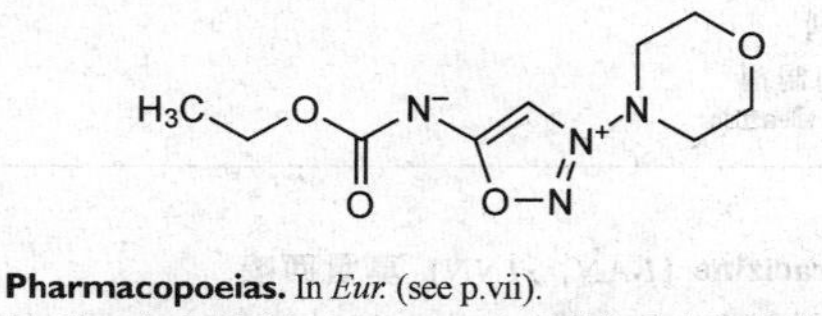

Pharmacopoeias. In *Eur.* (see p.vii).

Ph. Eur. 6. 8（Molsidomine） 白色或几乎白色的结晶性粉末。难溶于水；溶于无水甲醇和二氯甲烷。1%水溶液的pH值为5.5～7.5。避光。

简介

吗多明是一种治疗心绞痛的血管扩张药（第1117页）。它也被用于治疗心力衰竭（第1127页）和心肌梗死（见下文）。

吗多明口服给药剂量一般为一次1～4mg，每日2～4次。也可应用控释制剂。静脉使用单次剂量2～4mg；如果需要，可间隔至少2h使用2mg；全天给予总剂量为40mg。输液速度应为每小时3mg。

吗多明可转化为活性代谢物林西多明（第1275页）。

致癌性 吗多明能降解成吗啡（即使避光贮藏），它被认为具有潜在致癌性。这个发现延迟了吗多明药物的上市[1]；更早的暂时延迟与动物致癌性的证据有关，但还不能肯定对人体的影响。

1. Anonymous. Corvaton Tropfen. *Dtsch Apotheker Ztg* 1989; **129** (49): VI.

心肌梗死 尽管静脉的硝酸盐（甘油三酯或硝普钠）可应用于急性心肌梗死的治疗（第1135页），但是吗多明及其活性代谢物林西多明（一种氮氧化物原料）对死亡率没有影响[1]。

1. European Study of Prevention of Infarct with Molsidomine (ESPRIM) Group. The ESPRIM trial: short-term treatment of acute myocardial infarction with molsidomine. *Lancet* 1994; **344:** 91–7.

药动学 已经有吗多明的药动学的报道[1]。吗多明可以在肝内代谢成林西多明和其他吗啡衍生物。有报道肝硬化患者由于降低血浆清除率，从而延长了吗多明和林西多明的清除半衰期[2]。

1. Rosenkranz B, *et al.* Clinical pharmacokinetics of molsidomine. *Clin Pharmacokinet* 1996; **30:** 372–84.
2. Spreux-Varoquaux O, *et al.* Pharmacokinetics of molsidomine and its active metabolite, linsidomine, in patients with liver cirrhosis. *Br J Clin Pharmacol* 1991; **32:** 399–401.

制剂

专利制剂

Arg.: Molsicor†; Molsidaine; ***Austria:*** Molsidolat; Molsihexal; ***Belg.:*** Coruno; Corvatard†; Corvaton; ***Cz.:*** Corvaton; Molsihexal; Molsiket; ***Fr.:*** Corvasal; ***Ger.:*** Corvaton; duracoron†; Molsi-Puren; Molsi†; Molsibeta; Molsigamma; Molsihexal; molsiket; ***Hung.:*** Corvaton; ***Port.:*** Corvaton†; ***Rus.:*** Dilasidom (Диласидом); Sydnopharm (Сиднофарм); ***Spain:*** Corpea; Molsidain; ***Switz.:*** Corvaton; ***Turk.:*** Molsicor; ***Ukr.:*** Sydnopharm (Сиднофарм).

多组分制剂 ***Ukr.:*** Advocard (Адвокард).

Monteplase (*rINN*) 孟替普酶

E-6010; Monteplasa; Montéplase; Monteplasum.

Монтеплаза

$C_{2569}H_{3896}N_{746}O_{783}S_{39}$ = 59009.5.

CAS — 156616-23-8.

简介

孟替普酶是一种治疗急性心肌梗死（第1135页）和静脉血栓栓塞（第1147页）的溶血栓药，它与阿替普酶（第1164页）相似。治疗急性心肌梗死的剂量一般为27500U/kg，症状发生后及时静脉注射治疗。治疗肺部栓塞，一般剂量为13750～27500U/kg。

1. Kawai C, *et al.* A prospective, randomized, double-blind multicenter trial of a single bolus injection of the novel modified t-PA E6010 in the treatment of acute myocardial infarction: comparison with native t-PA. *J Am Coll Cardiol* 1997; **29:** 1447–53.
2. Inoue T, *et al.* A new thrombolytic agent, monteplase, is independent of the plasminogen activator inhibitor in patients with acute myocardial infarction: initial results of the COmbining Monteplase with Angioplasty (COMA) trial. *Am Heart J* 2002; **144:** E5.
3. Inoue T, *et al.* Long-term benefits of monteplase before coronary angioplasty in acute myocardial infarction. *Am J Cardiol* 2005; **95:** 506–8.
4. Inoue T, *et al.* Therapeutic potential of monteplase in acute myocardial infarction. *Am J Cardiovasc Drugs* 2005; **5:** 225–31.
5. Yamamoto T, *et al.* Thrombolysis with a novel modified tissue-type plasminogen activator, monteplase, combined with catheter-based treatment for major pulmonary embolism. *Circ J* 2009; **73:** 106–10.

制剂

专利制剂

Jpn: Cleactor.

Moracizine (*BAN*, *rINN*) 莫雷西嗪

EN-313; Moracizina; Moracizinum; Moricizine *(USAN)*. Ethyl [10-(3-morpholinopropionyl)phenothiazin-2-yl]carbamate.

Морацизин

$C_{22}H_{25}N_3O_4S$ = 427.5.
CAS — 31883-05-3.
ATC — C01BG01.
ATC Vet — QC01BG01.
UNII — 2GT1D0TMX1.

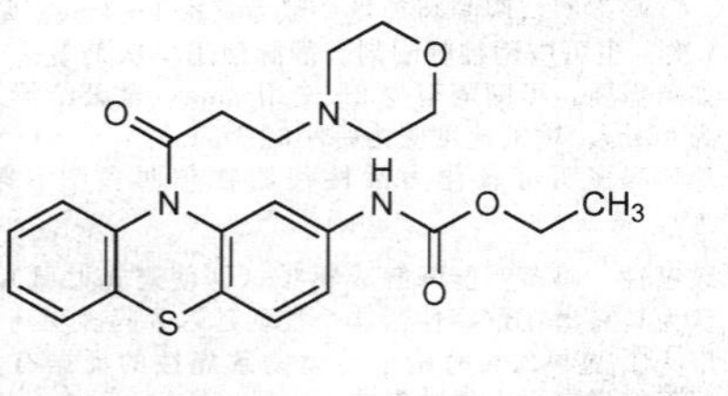

Moracizine Hydrochloride (*BANM*, *rINNM*) 盐酸莫雷西嗪

Hidrocloruro de moracizina; Moracizine, Chlorhydrate de; Moracizinhydroklorid; Moracizini Hydrochloridum; Morasitsiinihydrokloridi.

Морацизина Гидрохлорид

$C_{22}H_{25}N_3O_4S,HCl$ = 464.0.
CAS — 29560-58-5.
ATC — C01BG01.
ATC Vet — QC01BG01.
UNII — 71OK3Z1ESP.

Pharmacopoeias. In *Chin.* and *US.*

USP 33 (Moricizine Hydrochloride) 白色或几乎白色的结晶性粉末。可溶于水和乙醇。贮藏于密闭容器中。

不良反应和注意事项

参见**醋氟卡尼**，第 1241 页。

像其他抗心律失常药一样，莫雷西嗪可引起或加重心律失常症状。它可增加室性期前收缩的频率从而诱发或加重室性心动过速。

当莫雷西嗪应用于控制栓塞后期的无症状的室性心律失常病人可使死亡率增加（详见下文**用途和用法**项下**心律失常**）。

对体温的影响 2 名患者的磷酸激酶和肝转氨酶浓度升高与莫雷西嗪有关[1]。2 名患者停用莫雷西嗪 48h 内发热减轻，再次使用后 24h 内再次发热。结果显示它与其他酚噻嗪衍生物有关的精神抑制药的不良症状相似。

1. Miura DS, *et al.* Ethmozine toxicity: fever of unknown origin. *J Clin Pharmacol* 1986; **26:** 153–5.

药物相互作用

莫雷西嗪与其他抗心律失常药或致心律失常的药物联合使用，可增加心律失常的发生率。莫雷西嗪在肝内经过代谢后，它的活性可能会被其他改变其代谢酶活性的药物影响；这种酶诱导剂也可能影响其他在肝内代谢的药物活性。它本身也是这些酶的诱导剂，可能会影响其他药物活性。

药动学

莫雷西嗪几乎能够很容易的被胃肠道完全吸收。经过重要的肝内首关效应，口服后它的生物利用度大约为 38%。莫雷西嗪可以被广泛地代谢，它众多的代谢物中有一些有活性。它可诱导自身代谢；加倍服用后血浆清除半衰期为 2h 左右。尽管加倍服用后血浆浓度减少，临床反应不受影响。大约 95%与血浆蛋白结合。莫雷西嗪能在乳汁中分布。56%左右药物随粪便排泄，大约 39%的药物随尿液排出。

1. Benedek IH, *et al.* Enzyme induction by moricizine: time course and extent in healthy subjects. *J Clin Pharmacol* 1994; **34:** 167–75.

用途和用法

莫雷西嗪是一种具有Ⅰ类抗心律失常作用（第 1115 页）的酚噻嗪化合物，但是它的亚级 a、b、c 并不稳定。在治疗严重的心律失常症状时，常口服它的盐酸盐。

1. Clyne CA, *et al.* Moricizine. *N Engl J Med* 1992; **327:** 255–60.

心律失常 和其他Ⅰ类抗心律失常药相似（见**氟尼卡项下心律失常**，第 1242 页），雷莫西嗪与心肌梗死[1]后预防性应用导致致死率上升有关。然而，有限证据表明它也许可以治疗室上性心律失常[2,3]。

1. The Cardiac Arrhythmia Suppression Trial II Investigators. Effect of the antiarrhythmic agent moricizine on survival after myocardial infarction. *N Engl J Med* 1992; **327:** 227–33.
2. Mehta AV, *et al.* Experience with moricizine HCl in children with supraventricular tachycardia. *Int J Cardiol* 1996; **57:** 31–5.
3. Geller JC, *et al.* Efficacy and safety of moricizine in the maintenance of sinus rhythm in patients with recurrent atrial fibrillation. *Am J Cardiol* 2001; **87:** 172–7.

制剂

USP 33: Moricizine Hydrochloride Tablets.

专利制剂

USA: Ethmozine†.

Moxisylyte Hydrochloride (*BANM*, *rINNM*) 盐酸莫西赛利

Hidrocloruro de moxisilita; Moksisylyyttihydrokloridi; Moxisilita Clorhidrato; Moxisylyte, Chlorhydrate de; Moxisylythydroklorid; Moxisylyti Hydrochloridum; Moxisylytum Hydrochloridum; Thymoxamine Hydrochloride. 4-(2-Dimethylaminoethoxy)-5-isopropyl-2-methylphenyl acetate hydrochloride.

Моксизилита Гидрохлорид

$C_{16}H_{25}NO_3,HCl$ = 315.8.
CAS — 54-32-0 (moxisylyte); 964-52-3 (moxisylyte hydrochloride).
ATC — C04AX10; G04BE06.
ATC Vet — QC04AX10; QG04BE06.
UNII — WK2KZM9V6X.

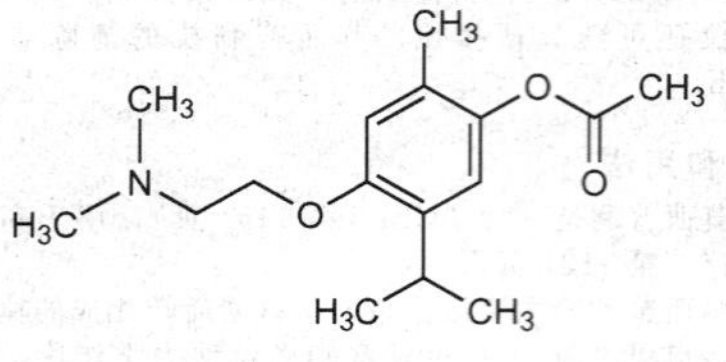

(moxisylyte)

注：MOX，原来的 THY 是经 BP 2010 认可的一种代称。用在单次单位用药的含有盐酸莫西赛利滴眼液，因为单个药瓶太小，无法能显示所有的标签信息。

Pharmacopoeias. In *Br.*

BP 2010 (Moxisylyte Hydrochloride) 白色，无臭或几乎无臭的结晶性粉末。易溶于水和氯仿；能溶于乙醇；几乎不溶于乙醚和石油醚。5%溶液的 pH 值为 4.5～5.5。避光。

不良反应

盐酸莫西赛利可引发恶心、腹泻、头痛、眩晕、皮肤发红、口干和鼻塞。也曾有肝中毒的报道。过量使用可引起低血压。眼部用药后偶尔会出现暂时的睑下垂。海绵窦内注射后极少发生勃起时间延长或阴茎勃起异常，也可能发生全身影响。

对肝脏的影响 莫西赛利的肝不良反应首先出现在法国，较大剂量应用于良性前列腺增生（与治疗外周动脉疾病所用的每日 320mg 相比达到了每日 480mg）。此后英国 CSM 也曾收到过低剂量致病的报道[1]。从 1993 年 11 月起，已经收到 13 种肝反应报告，占全部怀疑为莫西赛利不良反应的 17%。这些反应包括 3 例肝功能异常、3 例黄疸、4 例胆汁淤积性黄疸、2 例肝炎和 1 例黄疸型肝炎。大部分病例发生在用药后的 5 周内，立即停药后恢复。在 9 例病例中莫西赛利用药量已知为每日 80～320mg，其中 7 名患者每日服用量≤160mg。

1. CSM/MCA. Hepatic reactions with thymoxamine (Opilon). *Current Problems* 1993; **19:** 11–12.

注意事项

盐酸莫西赛利不宜用于活动性肝病患者，建议监控肝功能，特别是延长治疗或需要大剂量使用。糖尿病患者慎用，因为从理论上看本品可以减少胰岛素的需要量。莫西赛利海绵窦内注射不适合有阴茎勃起异常先兆的患者。

药物的相互作用

莫西赛利可增强抗高血压药物的作用，莫西赛利的降低血压作用可以被三环类抗抑郁药增强。

用途和用法

莫西赛利是一种 α 受体阻滞剂，有血管扩张的作用。口服可治疗外周血管病（第 1137 页），在勃起功能障碍中还可通过海绵窦内注射进行自我调控（第 2099 页）。

莫西赛利常以盐酸盐的形式给药，但用量常以碱基表示。盐酸莫西赛利 45.2mg 约相当于 40mg 莫西赛利。在治疗外周血管疾病时一般剂量为相当于 40mg 莫西赛利，每日 4 次，口服；如有需要，可增加到 80mg，每日 4 次。如果 2 周之内无效，应立即停药。莫西赛利可局部用于眼部治疗由去氧肾上腺素和其他拟交感神经药引发的瞳孔放大。尽管会引起肝中毒，但还是可口服应用于良性前列腺增生；其用量一般大于治疗外周血管疾病的用量。

1. Marquer C, Bressolle F. Moxisylyte: a review of its pharmacodynamic and pharmacokinetic properties, and its therapeutic use in impotence. *Fundam Clin Pharmacol* 1998; **12:** 377–87.

制剂

BP 2010: Moxisylyte Tablets.

专利制剂

Fr.: Carlytene; ***Irl.:*** Opilon†; ***Port.:*** Arlitene†; ***UK:*** Opilon.

Moxonidine (*BAN*, *USAN*, *rINN*) 莫索尼定

BDF-5895; BDF-5896; BE-5895; LY-326869; Moksonidi; Moksonidiini; Moksonidin; Moksonidinas; Moxonid; Moxonidin; Moxonidina; Moxonidinum; Moxonidum. 4-Chloro-5-(2-imidazolin-2-ylamino)-6-methoxy-2-methylpyrimidine.

Моксонидин

$C_9H_{12}ClN_5O$ = 241.7.
CAS — 75438-57-2.
ATC — C02AC05.
ATC Vet — QC02AC05.
UNII — CC6X0L40GW.

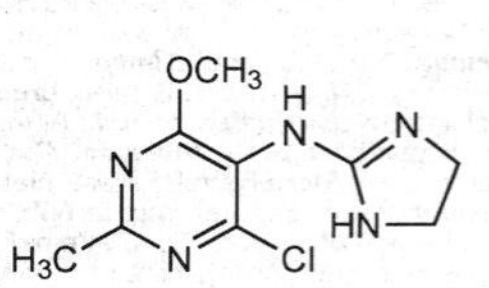

Pharmacopoeias. In *Eur.* (see p.vii).

Ph. Eur. 6.8 (Moxonidine) 白色或几乎白色的粉末。极微溶于水和乙腈；微溶于二氯甲烷；微溶于甲醇。

不良反应和处置

莫索尼定的不良反应与可乐定（第 1202 页）相似，但只能引起较小的镇静作用。口干的发生率较低。

注意事项

患有传导障碍、心搏迟缓、严重心律失常、严重心衰竭、严重缺血性心脏病、严重肝肾损伤患者或血管性水肿史患者不宜使用莫索尼定。注册药品信息建议患有间歇性跛行或雷诺病、帕金森病、癫痫症、青光眼和抑郁症患者应避免使用。莫索尼定可在乳汁中分布，哺乳期内禁用。

虽然尚未有停药后血压反弹的报道，但不宜突然停药，应在大约 2 周内逐渐停药。详见可乐定（第 1203 页），如果患者正在服用 β 受体阻滞剂，应该在莫索尼定停药之前几天停服 β 受体阻滞剂。

药物的相互作用

其他抗高血压药物以及能引起血压降低的药物，可增强莫索尼定的降血压作用。莫索尼定可增强镇静催眠作用，包括苯二氮䓬类。

药动学

口服莫索尼定能很好地被吸收，其生物利用度大约为 88%。口服 0.5～3h 后可达到血浆浓度峰值。它能几乎完全以原形药或代谢物的形式从尿中排泄，原形药占口服剂量的 50%～70%。平均血浆清除半衰期为 2～3h，肾损伤患者半衰期延长。7%的莫索尼定能与血浆蛋白结合。能在乳汁中分布。

用途和用法

莫索尼定抗高血压的中心结构与可乐定有关（第 1202 页）。它通过刺激中枢咪唑受体来减少交感神经感应而发挥作用，并且还有 α_2-肾上腺素受体激动作用的收缩作用。它用于治疗高血压（第 1131 页），还用于心衰竭的研究中（见下文）。

治疗高血压，一般口服莫索尼定，初始剂量为每天 200μg，每日 1 次。如需要，3 周后可增加剂量，单次

服用每日 400μg 或分为 2 次，持续 3 周后，可达到 600μg，每日分 2 次服用。肾损伤患者酌情减量（见下文）。

1. Chrisp P, Faulds D. Moxonidine: a review of its pharmacology, and therapeutic use in essential hypertension. *Drugs* 1992; **44:** 993–1012.
2. Schachter M, *et al.* Safety and tolerability of moxonidine in the treatment of hypertension. *Drug Safety* 1998; **19:** 191–203.
3. Bousquet P, Feldman J. Drugs acting on imidazoline receptors: a review of their pharmacology, their use in blood pressure control and their potential interest in cardioprotection. *Drugs* 1999; **58:** 799–812.
4. Schachter M. Moxonidine. *Prescribers' J* 1999; **39:** 113–17.
5. Fenton C, *et al.* Moxonidine: a review of its use in essential hypertension. *Drugs* 2006; **66:** 477–96.

在肾损伤中的应用 英国注册药品信息显示中度肾损伤患者（GFR 30～60ml/min）单次服用剂量不应超过 200μg，日服用剂量不宜超过 400μg，严重肾损伤患者（GFR＜30ml/min）禁用。

心力衰竭 心力衰竭一般以利尿药、ACEI、β 受体阻滞剂（见第 1127 页）治疗，β 受体阻滞剂被认为可通过抑制交感神经系统而在心力衰竭中发挥作用。中枢作用性抗高血压药（如莫索尼定）也能抑制交感神经活性，因此可能有治疗心衰的作用。对心衰患者的研究[1]发现莫索尼定能降低去甲肾上腺素的血浆浓度，增加左心室排出量，但是也导致了不良反应的增加。由于服用莫索尼定的治疗组死亡率增加，而不得不提前终止进一步的研究[2]。

1. Swedberg K, *et al.* Effects of sustained-release moxonidine, an imidazoline agonist, on plasma norepinephrine in patients with chronic heart failure. *Circulation* 2002; **105:** 1797–1803.
2. Cohn JN, *et al.* Adverse mortality effect of central sympathetic inhibition with sustained-release moxonidine in patients with heart failure (MOXCON). *Eur J Heart Fail* 2003; **5:** 659–67.

制剂

专利制剂

Austral.: Physiotens; ***Austria:*** Monox†; Moxin†; Moxonibene; Normohex; Normoxin†; ***Belg.:*** Gilutens†; Moxon; ***Braz.:*** Cynt; ***Chile:*** Norcynt; ***Cz.:*** Cynt; Moxogamma; Moxostad; Physiotens†; ***Denm.:*** Moxonat; Physiotens; ***Fin.:*** Physiotens; ***Fr.:*** Physiotens; ***Ger.:*** Cynt; Moxobeta; Moxocard; moxodura†; Moxogamma; Physiotens; ***Gr.:*** Cynt; Fisiotens; Gilutensin; ***Hong Kong:*** Physiotens; ***Hung.:*** Cynt; Moxogamma; Moxostad; Physiotens; ***Indon.:*** Physiotens; ***Ital.:*** Fisiotens; ***Malaysia:*** Physiotens; ***Mex.:*** Norcynt; ***Neth.:*** Jacomox; Moxamar; Moxaviv; Moxoham; Moxonur; Moxotel†; Moxovasc; Normatens†; Ratiomox†; ***Norw.:*** Physiotens; ***Philipp.:*** Physiotens; ***Pol.:*** Moxogamma†; Physiotens; ***Port.:*** Moxon; ***Rus.:*** Cynt (Цинт)†; Physiotens (Физиотенз); ***S.Afr.:*** Cynt; Moxotens; Physiotens; ***Singapore:*** Physiotens; ***Spain:*** Moxon; ***Swed.:*** Physiotens; ***Switz.:*** Physiotens; ***Turk.:*** Cynt; Physiotens; ***UK:*** Physiotens; ***Ukr.:*** Moxogamma (Моксогамма); Moxonid (Моксонид); Physiotens (Физиотенз).

Nadolol (*BAN, USAN, rINN*) ⊗ 纳多洛尔

Nadololi; Nadololis; Nadololum; SQ-11725. (2*R*,3*S*)-5-(3-*tert*-Butylamino-2-hydroxypropoxy)-1,2,3,4-tetrahydronaphthalene-2,3-diol.

Надолол

$C_{17}H_{27}NO_4$ = 309.4.

CAS — 42200-33-9.

ATC — C07AA12.

ATC Vet — QC07AA12.

UNII — FEN504330V.

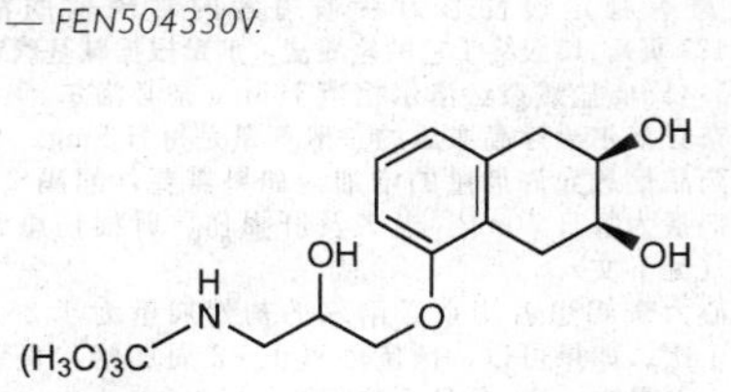

Pharmacopoeias. In *Eur.* (see p.vii), *Jpn*, and *US*.

Ph. Eur. 6. 8（Nadolol） 白色或几乎白色结晶性粉末。微溶于水；易溶于乙醇；几乎不溶于丙酮。

USP 33（Nadolol） 白色或几乎白色，几乎无臭，结晶性粉末。溶于 pH 值为 2 的水溶液中；微溶于 pH 值为 7～10 的水溶液；易溶于乙醇和甲醇；不溶于丙酮、石油醚、三氯乙烷、苯；微溶于氯仿、二氯甲烷和异丙醇。

不良反应、处置和注意事项

详见 **β 受体阻滞剂**，第 1182 页。

哺乳 纳多洛尔可在乳汁中分布，其在乳汁中的浓度高于母体血浆浓度。在一项研究中[1]，12 名血压正常的女患者连续 5 天口服 80mg 的纳多洛尔，24h 后其乳汁中最终平均浓度为 357ng/ml；同期血清纳多洛尔浓度 77ng/ml。以 5kg 的婴儿计算，相当于吸收 2%～7%的成人剂量。未见哺乳期妇女服用纳多洛尔而对婴儿造成不良反应的报道，因此 American Academy of Pediatrics 认为[2]可以在哺乳期服用纳多洛尔。

1. Devlin RG, *et al.* Nadolol in human serum and breast milk. *Br J Clin Pharmacol* 1981; **12:** 393–6.
2. American Academy of Pediatrics. The transfer of drugs and other chemicals into human milk. *Pediatrics* 2001; **108:** 776–89. [Retired May 2010] Correction. *ibid.*; 1029. Also available at: http://aappolicy.aappublications.org/cgi/content/full/pediatrics%3b108/3/776 (accessed 10/01/08)

超敏反应 服用药物治疗头痛的患者发生过敏性肺炎[1]。停药后症状改善。

1. Levy MB, *et al.* Nadolol and hypersensitivity pneumonitis. *Ann Intern Med* 1986; **105:** 806–7.

药物相互作用

与 β 受体阻滞剂的相互作用，详见第 1184 页。

药动学

纳多洛尔胃肠道吸收不完全，服药后 3～4h 达到血浆浓度峰值。它是低脂溶性的。纳多洛尔能广泛分布于乳汁中，乳汁中的浓度高于血清。大约 30%的药物能与血浆蛋白结合。它不代谢，主要从尿排泄。有报道，它的血浆半衰期范围是 12～24h。

据报道，纳多洛尔可被透析。

4 名中度高血压患者口服或静脉给纳多洛尔 2mg，其血浆清除半衰期平均为 10～12h（静脉给药后范围是 5.9～12.2h，口服给药后范围是 9.6～14.2h）。以尿排泄物和血浆浓度值计算显示口服后大约 33%可以被吸收。由胆汁和尿排泄，静脉给药后有大约 73%由尿排泄，23%由粪便排泄。纳多洛尔不会代谢成其他物质[1]。据报道，在同样的制剂口服给药研究中纳多洛尔单次给药 80mg 和同样剂量每日多次给药其最终半衰期范围是 14～17h[2]。

1. Dreyfuss J, *et al.* Metabolic studies in patients with nadolol: oral and intravenous administration. *J Clin Pharmacol* 1977; **17:** 300–7.
2. Dreyfuss J, *et al.* Pharmacokinetics of nadolol, a beta-receptor antagonist: administration of therapeutic single- and multiple-dosage regimens to hypertensive patients. *J Clin Pharmacol* 1979; **19:** 712–20.

儿童 对 6 个年龄为 3 个月～14 岁的儿童进行了静脉和口服给药的药动学研究[1]。2 个年龄最大的儿童分别为 10 岁和 14 岁，其清除半衰期分别是 7.3h 和 15.7h。这与成年人的报道相似，但对于 22 个月或更小的儿童来说，发现他们的半衰期更短，为 3.2～4.3h。半衰期较短可能是因为对较小的儿童来说其纳多洛尔的分布总表面积减少。口服或静脉给药的清除率相似。

1. Mehta AV, *et al.* Pharmacokinetics of nadolol in children with supraventricular tachycardia. *J Clin Pharmacol* 1992; **32:** 1023–7.

用途和用法

纳多洛尔是非心脏选择性 β 受体阻滞剂（第 1181 页）。据报道它缺少拟交感和膜稳定性活性。纳多洛尔口服用于治疗高血压（第 1131 页）、心绞痛（第 1118 页）和心律失常（第 1121 页）。它也用于治疗甲状腺功能亢进症（第 2086 页）、预防偏头痛（第 587 页）。

在治疗**高血压**过程中，纳多洛尔一般口服的初始剂量为 40～80mg，每日 1 次。根据情况每周可增加到 240mg 或每日更多。

治疗**心绞痛**一般初始剂量为 40mg，每日 1 次，根据情况每周通常增加到每日 160mg，一些患者可能需要每日增加到 240mg。治疗**心律失常**时一般剂量为 40～60mg，每日 1 次。

预防**偏头痛**一般剂量为 40～160mg。

作为**甲状腺功能亢进症**的辅助治疗，一般给予 80～160mg，每日 1 次；有报道大部分患者需要增加剂量。

肾损伤患者需要减少剂量（见下文）。

在肾损伤中的用法 纳多洛尔主要从肾排出，肾损伤患者应减量，一般采取增加给药间隔时间的方法。对于有高血压和心绞痛患者，美国注册药品信息建议按肌酐清除率（CC）及以下间隔给药：

- CC 在 31～50ml/(min・1.73m²)：每 24～36h 给药。
- CC 在 10～30ml/(min・1.73m²)：每 24～48h 给药。
- CC 少于 10ml/(min・1.73m²)：每 40～60h 给药。

静脉曲张出血 用纳多洛尔与单硝酸异山梨酯合用治疗静脉曲张出血（第 2285 页）的参考文献[1～7]。

1. Merkel C, *et al.* Gruppo Triveneto per l'Ipertensione Portale. A placebo-controlled clinical trial of nadolol in the prophylaxis of growth of small esophageal varices in cirrhosis. *Gastroenterology* 2004; **127:** 476–84.
2. Mann NS. Nadolol versus band ligation for prevention of variceal bleeding. *Gastrointest Endosc* 2004; **60:** 1036–7.
3. de la Peña J, *et al.* Variceal ligation plus nadolol compared with ligation for prophylaxis of variceal rebleeding: a multicenter trial. *Hepatology* 2005; **41:** 572–8.
4. Romero G, *et al.* Comparative study between nadolol and 5-isosorbide mononitrate vs. endoscopic band ligation plus sclerotherapy in the prevention of variceal rebleeding in cirrhotic patients: a randomized controlled trial. *Aliment Pharmacol Ther* 2006; **24:** 601–11.
5. Wang HM, *et al.* Comparison of endoscopic variceal ligation and nadolol plus isosorbide-5-mononitrate in the prevention of first variceal bleeding in cirrhotic patients. *J Chin Med Assoc* 2006; **69:** 453–60.
6. Villanueva C, *et al.* Clinical trial: a randomized controlled study on prevention of variceal rebleeding comparing nadolol + ligation vs. hepatic venous pressure gradient-guided pharmacological therapy. *Aliment Pharmacol Ther* 2009; **29:** 397–408.
7. García-Pagán JC, *et al.* Spanish Variceal Bleeding Study Group. Nadolol plus isosorbide mononitrate alone or associated with band ligation in the prevention of recurrent bleeding: a multicentre randomised controlled trial. *Gut* 2009; **58:** 1144–50.

制剂

USP 33: Nadolol and Bendroflumethiazide Tablets; Nadolol Tablets.

专利制剂

Arg.: Corgard; ***Belg.:*** Corgard; ***Braz.:*** Corgard; ***Canad.:*** Apo-Nadol; Corgard; ***Chile:*** Corgard; ***Fr.:*** Corgard; ***Ger.:*** Solgol†; ***Gr.:*** Corgard; ***Hong Kong:*** Apo-Nadol†; ***Ital.:*** Corgard; ***Mex.:*** Corgard; ***NZ:*** Corgard; ***Port.:*** Anabet†; ***S.Afr.:*** Corgard†; ***Spain:*** Corgard†; Solgol; ***Switz.:*** Corgard†; ***UK:*** Corgard; ***USA:*** Corgard; ***Venez.:*** Corgard.

多组分制剂 ***Ger.:*** Sotaziden N†; ***Gr.:*** Corzide; ***Mex.:*** Corgaretic; ***S.Afr.:*** Corgaretic†; ***USA:*** Corzide.

Nadroparin Calcium (*BAN, rINN*) 那屈肝素钙

CY-216; CY-216D; Nadropariinikalsium; Nadroparin Kalsiyum; Nadroparin vápenatá sůl; Nadroparina cálcica; Nadroparine calcique; Nadroparinkalcium; Nadroparin-kalcium; Nadroparino kalcio druska; Nadroparinum calcicum.

Надропарин Кальций

ATC — B01AB06.

ATC Vet — QB01AB06.

Pharmacopoeias. In *Eur.* (see p.vii).

Ph. Eur. 6. 8（Nadroparin Calcium） 它是由猪肠黏膜的肝磷脂硝酸解聚合作用制备而成。大部分成分在非还原的结尾有一个 2-*O*-硫代-α-L 吡喃酸结构和在它们的链还原结尾处有一个 6-*O*-硫代-2,5-脱水-D-甘露醇结构。分子的质量平均值范围为 3600～5000，其特征质量为 4300。链的质量百分率低于 2000 的不多于 15%。硫酸化程度大约是 2/二糖单位。按干燥品计算，每毫克的价效不少于 95U 且不多于 130U，抗Ⅹa 活性因子与抗Ⅱa（凝血酶）活性因子比率为 2.5～4.0。

简介

那屈肝素钙是一种具有抗凝血药特性的低分子量肝素（第 1278 页）。它用于治疗和预防静脉血栓栓塞（第 1147 页）及预防体外血液凝结。也用于治疗不稳定性心绞痛（第 1118 页）。

尽管在文献中因为参与制剂不同而计算的结果不同，但剂量通常以抗Ⅹa 因子活性（抗Ⅹa U）表示。在外科预防**静脉血栓**中，有中度血栓的患者给予 2850U 的那屈肝素钙，每日皮下注射，持续至少 7 天或者直到患者能走动；治疗前 2～4h 给予最初剂量。患有重度血栓患者剂量根据体重调整。一般剂量是手术前 12h、术后 12h 和以后的 3 天疗程内给予 38U/kg，然后增加 50%到每日 57U/kg。持续治疗总时间不少于 10 天。

治疗血栓时，每 12h 皮下注射那屈肝素钙 85U/kg，连续 10 天。也可选择 171U/kg，每日 1 次。

在**透析**持续少于 4h 中预防体外血液凝结，在透析前使那屈肝素钙进入动脉循环主路。一般体重小于 50kg 的患者给药量为 2850U，体重在 50～69kg 的患者给药量为 3800U，大于 70kg 的患者给予 5700U。有严重出血危险患者应减量。

不稳定性**心绞痛**患者，初始剂量为静脉给药 86U/kg，每 12h 皮下给予那屈肝素钙 86U/kg，连续 6 天。也可应用低剂量的阿司匹林。

肾损伤患者可延长其清除率，中度或重度肾损伤患者应减量。

1. Barradell LB, Buckley MM. Nadroparin calcium: a review of its pharmacology and clinical applications in the prevention and treatment of thromboembolic disorders. *Drugs* 1992; **44:** 858–88.
2. Davis R, Faulds D. Nadroparin calcium: a review of its pharmacology and clinical use in the prevention and treatment of thromboembolic disorders. *Drugs Aging* 1997; **10:** 299–322.
3. Egger B, *et al.* Efficacy and safety of weight-adapted nadroparin calcium vs. heparin sodium in prevention of clinically evident thromboembolic complications in 1,190 general surgical patients. *Dig Surg* 2000; **17:** 602–9.
4. Makatsaria AD, *et al.* Use of the low-molecular-weight heparin nadroparin during pregnancy: a review. *Curr Med Res Opin* 2003; **19:** 4–12.
5. Simonneau G, *et al.* FX140 Study Investigators. A randomized study comparing the efficacy and safety of nadroparin 2850 IU (0.3 mL) vs. enoxaparin 4000 IU (40 mg) in the prevention of

venous thromboembolism after colorectal surgery for cancer. *J Thromb Haemost* 2006; **4:** 1693–1700.
6. van Ommen CH, *et al.* Nadroparin therapy in pediatric patients with venous thromboembolic disease. *J Pediatr Hematol Oncol* 2008; **30:** 230–4.
7. Agnelli G, *et al.* PROTECHT Investigators. Nadroparin for the prevention of thromboembolic events in ambulatory patients with metastatic or locally advanced solid cancer receiving chemotherapy: a randomised, placebo-controlled, double-blind study. *Lancet Oncol* 2009; **10:** 943–9.

制剂

专利制剂

Arg.: Fraxiparine; ***Austria:*** Fraxiparin; ***Belg.:*** Fraxiparine; Fraxodi; ***Braz.:*** Fraxiparina; ***Canad.:*** Fraxiparine; ***Chile:*** Fraxiparine; ***Cz.:*** Fraxiparine; ***Fr.:*** Fraxiparine; Fraxodi; ***Ger.:*** Fraxiparin; Fraxodi; ***Gr.:*** Fraxiparine; ***Hong Kong:*** Fraxiparine; ***Hung.:*** Fraxiparine; Fraxodi; ***Indon.:*** Fraxiparine; ***Israel:*** Fraxiparine; ***Ital.:*** Fraxiparina; Fraxodi; Seledie; Seleparina; ***Malaysia:*** Fraxiparine; ***Mex.:*** Fraxiparine; Fraxodi†; ***Neth.:*** Fraxiparine; Fraxodi; ***Norw.:*** Fraxiparine†; ***Philipp.:*** Fraxiparine; ***Pol.:*** Fraxiparine; Fraxodi; ***Port.:*** Fraxiparina; Fraxodi; ***Rus.:*** Fraxiparine (Фраксипарин); ***S.Afr.:*** Fraxiparine; ***Singapore:*** Fraxiparine; ***Spain:*** Fraxiparina; ***Switz.:*** Fraxiforte; Fraxiparine; ***Thai.:*** Fraxiparine; ***Turk.:*** Fraxiparine; Fraxodi; ***Ukr.:*** Fraxiparine (Фраксипарин); ***Venez.:*** Fraxiparina.

Naftidrofuryl Oxalate (*BANM*, *rINNM*) 萘呋胺

EU-1806; LS-121; Nafronyl Oxalate *(USAN)*; Naftidrofuril-hidrogén-oxalát; Naftidrofurilio-vandenilio oksalatas; Naftidrofuryl Hydrogen Oxalate; Naftidrofuryl, hydrogénooxalate de; Naftidrofuryl, Oxalate de; Naftidrofuryli hydrogenooxalas; Naftidrofuryli Oxalas; Naftidrofuryl-oxalát; Naftidrofuryyliväteoxalat; Naftidrofuryylivetyoksalaatti; Oxalato de naftidrofurilo. 2-Diethylaminoethyl 3-(1-naphthyl)-2-tetrahydrofurfurylpropionate hydrogen oxalate.

Нафтидрофурила Оксалат

$C_{24}H_{33}NO_3,C_2H_2O_4 = 473.6.$

CAS — 31329-57-4 (naftidrofuryl); 3200-06-4 (naftidrofuryl oxalate).

ATC — C04AX21.

ATC Vet — QC04AX21.

UNII — 5ADB8D9388.

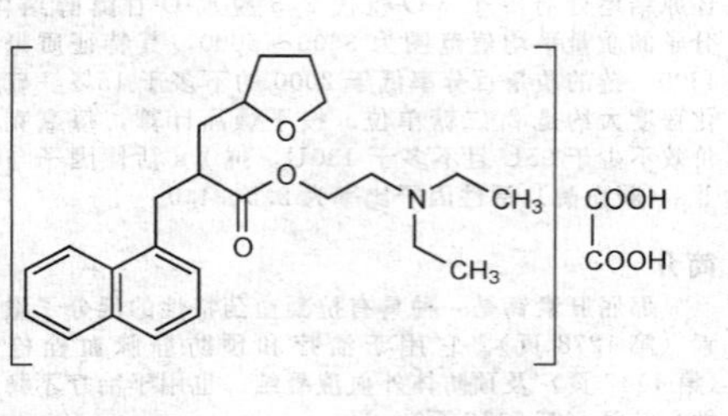

Pharmacopoeias. In *Eur.* (see p.vii).

Ph. Eur. 6.8 (Naftidrofuryl Hydrogen Oxalate; Naftidrofuryl Oxalate BP 2010) 白色或几乎白色粉末。易溶于水；易溶于或溶于乙醇；微溶于丙酮。

不良反应

萘呋胺口服可能引起恶心和腹痛。偶尔有出现皮疹的报道。很少出现肝炎或肝损伤。过量服用可能出现惊厥和心脏传导阻滞。有报道，静脉给药后出现心律失常、低血压、惊厥的情况，因此从市场召回（见下文）。

1995 年前期，英国 CSM 公布了萘呋胺不良反应的详细情况[1]。47 份报道收载了萘呋胺经非肠道给药后出现的 79 种反应，最严重的是 9 例心律失常，3 例惊厥，2 例低血压。值得注意的是德国有 2 例静脉推注给药后心搏停止致死病例。需要强调的是禁止以静脉推注的方式给药，但是可以缓速静脉滴注。此外，收到 16 例（包括 1 个死亡病例）报道口服后发生肝炎或肝衰竭，尽管较罕见。

1995 年后期，英国和欧洲审查管理后，CSM 宣布将停止静脉给药[2]。认为萘呋胺对心脏和神经的毒性超过其静脉治疗外周神经疾病的疗效。仍可口服给药。

1. CSM/MCA. Adverse reactions with naftidrofuryl (Praxilene). *Current Problems* 1995; **21:** 2.
2. CSM/MCA. Withdrawal of naftidrofuryl infusion (Praxilene Forte). *Current Problems* 1995; **21:** 7.

对肾脏的影响 2 例急性肾衰竭患者[1]肾小管中出现草酸钙结晶与静脉给药带来大量草酸盐有关。

1. Moesch C, *et al.* Renal intratubular crystallisation of calcium oxalate and naftidrofuryl oxalate. *Lancet* 1991; **338:** 1219–20.

用途和用法

萘呋胺是一种外周血管扩张药治疗外周血管病（第 1137 页）和脑血管疾病（第 1126 页）。它还可以增加细胞含氧量，从而保护细胞抵抗局部缺血。

萘呋胺口服给药剂量一般为治疗外周动脉疾病 100～200mg，每日 3 次；治疗脑血管疾病 100mg，每日 3 次。

萘呋胺可以非肠胃给药。然而，静脉治疗常伴有严重的不良反应（见上文），已经停用了静脉制剂。

1. De Backer TLM, *et al.* Naftidrofuryl for intermittent claudication. Available in The Cochrane Database of Systematic Reviews; Issue 2. Chichester: John Wiley; 2008 (accessed 08/05/08).

制剂

BP 2010: Naftidrofuryl Capsules.

专利制剂

Arg.: Iridus†; ***Austria:*** Dusodril; Naftodril†; ***Belg.:*** Praxilene; ***Braz.:*** Iridux; ***Cz.:*** Enelbin; ***Fr.:*** Di-Actane; Gevatran; Naftilux; Praxilene; ***Ger.:*** Dusodril; Nafti; Naftilong; ***Gr.:*** Praxilene; ***Hong Kong:*** Praxilene; ***Hung.:*** Naftilong; ***Indon.:*** Frilix; Nafoxal; Praxilene; Vascuprax; ***Irl.:*** Praxilene; ***Ital.:*** Praxilene; ***Mex.:*** Iridus; ***Philipp.:*** Praxilene; ***Port.:*** Praxilene; ***Singapore:*** Praxilene; ***Spain:*** Praxilene; ***Switz.:*** Praxilene; Sodipryl retard; ***Thai.:*** Praxilene; ***UK:*** Praxilene; ***Venez.:*** Fuxaten†; Iridus.

Natriuretic Peptides ⊗利钠肽

Péptidos natriuréticos.

Натрийуретические Пептиды

简介

利钠肽是内源性物质，具有利尿、促进尿排泄、扩张血管的作用。已经知道了 3 种心利钠肽（ANP）类型，也被称为是心钠素（ANF）、心房肽激素、心耳素或心纳素，主要是由心房产生，尽管另外一种形式乌拉立肽（urodilatin）是由肾产生。脑利钠肽（BNP，B 型利钠肽）最初认为来源于脑组织，但是现在认为主要是由心室产生。C-型利钠肽（CNP）是由内皮产生，局部应用可作为血管扩张药，但是几乎没有促尿钠排泄作用。

利钠肽在血液流变学和电解液平衡上有很重要的生理学作用，能调节血压，能密切地影响其他复杂系统，如肾素-血管紧张素-醛固酮系统。心利钠肽和脑利钠肽的血浆浓度在疾病状态下能发生改变，它已经作为心脏功能的指示剂。利钠肽已经用于治疗研究，包括阿那立肽，一种合成的心利钠肽和乌拉立肽；两者用于研究急性肾损伤，乌拉立肽曾被用于研究心衰。心利钠肽（**卡培立肽**，第 1196 页）和脑利钠肽（**奈西立肽**，第 1295 页）的重组形式用于治疗急性心力衰竭。

现在普遍可利用的利钠肽半衰期都很短，需要肠胃外给药。已经研究出其他方法来控制它们的作用，包括心利钠肽抑制剂（中性内肽酶抑制剂、中性金属内肽酶抑制剂），如坎沙曲拉和依卡曲尔［ecadotril（sinorphan）］可延长内源性心利钠肽的半衰期。像奥马曲拉这样的复合物（第 1308 页）研究发现也可抑制中性内肽酶和血管紧张素再生酶。

1. Tan ACITL, *et al.* Atrial natriuretic peptide: an overview of clinical pharmacology and pharmacokinetics. *Clin Pharmacokinet* 1993; **24:** 28–45.
2. Richards AM. The renin-angiotensin-aldosterone system and the cardiac natriuretic peptides. *Heart* 1996; **76** (suppl 3): 36–44.
3. Forssmann W, *et al.* The renal urodilatin system: clinical implications. *Cardiovasc Res* 2001; **51:** 450–62.
4. Weber M, Hamm C. Role of B-type natriuretic peptide (BNP) and NT-proBNP in clinical routine. *Heart* 2006; **92:** 843–9.
5. Mitrovic V, *et al.* Haemodynamic and clinical effects of ularitide in decompensated heart failure. *Eur Heart J* 2006; **27:** 2823–32.
6. Lüss H, *et al.* Renal effects of ularitide in patients with decompensated heart failure. *Am Heart J* 2008; **155:** 1012.e1–8.
7. Rubattu S, *et al.* Natriuretic peptides: an update on bioactivity, potential therapeutic use, and implication in cardiovascular diseases. *Am J Hypertens* 2008; **21:** 733–41.
8. Jankowski M. B-type natriuretic peptide for diagnosis and therapy. *Recent Pat Cardiovasc Drug Discov* 2008; **3:** 77–83.
9. Das BB, Solinger R. Role of natriuretic peptide family in cardiovascular medicine. *Cardiovasc Hematol Agents Med Chem* 2009; **7:** 29–42.
10. Shimada M, *et al.* Role of natriuretic peptides in cardiovascular surgery. *Expert Rev Cardiovasc Ther* 2009; **7:** 515–19.
11. Nigwekar SU, *et al.* Atrial natriuretic peptide for preventing and treating acute kidney injury. Available in The Cochrane Database of Systematic Reviews; Issue 4. Chichester: John Wiley; 2009 (accessed 26/10/09).
12. Krupička J, *et al.* Natriuretic peptides — physiology, pathophysiology and clinical use in heart failure. *Physiol Res* 2009; **58:** 171–7.

Nebivolol (*BAN*, *USAN*, *rINN*) ⊗奈必洛尔

Narbivolol; Nébivolol; Nebivololi; Nebivololum; R-65824. (1*RS*,1′*RS*)-1,1′-[(2*RS*,2′*SR*)-Bis(6-fluorochroman-2-yl)]-2,2′-iminodiethanol.

Небиволол

$C_{22}H_{25}F_2NO_4 = 405.4.$

CAS — 99200-09-6; 118457-14-0.

ATC — C07AB12.

ATC Vet — QC07AB12.

UNII — 030Y90569U.

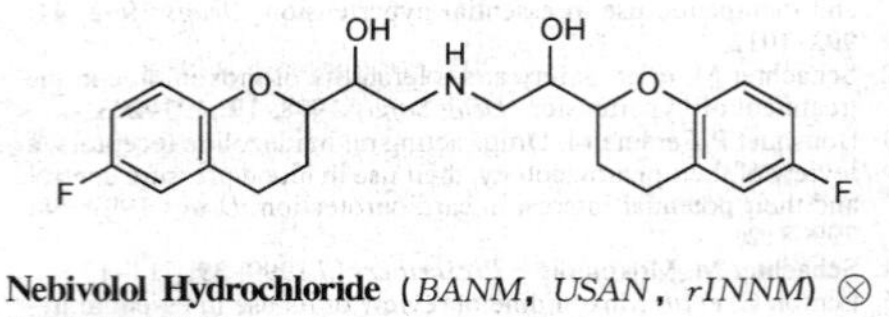

Nebivolol Hydrochloride (*BANM*, *USAN*, *rINNM*) ⊗ 盐酸奈必洛尔

Hidrocloruro de nebivolol; Nébivolol, Chlorhydrate de; Nebivololi Hydrochloridum; R-67555; R-067555.

Небиволола Гидрохлорид

$C_{22}H_{25}F_2NO_4,HCl = 441.9.$

CAS — 169293-50-9; 152520-56-4.

ATC — C07AB12.

ATC Vet — QC07AB12.

UNII — JGS34J7L9I.

不良反应、处置和注意事项

详见 **β 受体阻滞剂**，第 1182 页。

药物相互作用

与 β 受体阻滞剂的相互作用，详见第 1184 页。

药动学

奈必洛尔口服后能迅速被吸收。它能在肝脏中通过脂环和芳香羟基化作用，*N*-脱烃作用和葡萄糖苷酸作用广泛地被代谢；据报道羟基代谢物具有活性。

芳香羟基化率通过细胞色素 P450 同工酶 CYP2D6 易受到遗传多样性的影响，生物利用度以及半衰期差异明显。在快速代谢中，奈必洛尔的清除半衰期大约是 10h，羟基代谢物大约是 24h。原形药和活性代谢物的血浆浓度峰值总共是慢速代谢物的 1.3～1.4 倍。奈必洛尔及其羟基代谢物的半衰期将被延长。

奈必洛尔大约有 98％与血浆蛋白结合。它有很高脂溶性。它以尿和粪便的方式排泄，几乎全部是代谢物。奈必洛尔能进入动物的乳汁中。

代谢 奈必洛尔生物利用度变化幅度宽，检测 37 名患者的血药浓度峰值与消除半衰期，表明其被 CYP2D6 代谢，且有低代谢和高代谢差异。代谢速率并不显著影响不良反应发生的性质及频率，也不影响临床治疗高血压[1]的效果。

1. Lefebvre J, *et al.* The influence of CYP2D6 phenotype on the clinical response of nebivolol in patients with essential hypertension. *Br J Clin Pharmacol* 2007; **63:** 575–82.

用途和用法

奈必洛尔是一种心脏选择性 β 受体阻滞剂（第 1181 页）。据报道它有扩张血管的活性，因为它直接作用于内皮，包括一氧化氮释放，但是缺少内在拟交感活性和膜稳定性。

奈必洛尔用于治疗高血压（第 1131 页），也作为 70 岁以上患有稳定慢性心力衰竭患者的常规辅助治疗（第 1127 页）。口服给予它的盐酸盐，剂量根据碱基确定。

5.45mg 盐酸奈必洛尔相当于 5mg 奈必洛尔。

奈必洛尔治疗高血压的一般剂量是每日 5mg。美国注册药品信息允许剂量的增加，如果需要，间隔 2 周，最大剂量为每日 40mg。老人及肝损伤、肾损伤患者应减量（见下文）。

心力衰竭患者用奈必洛尔的初始剂量为 1.25mg，每日 1 次。如果可以，剂量可每 1～2 周加倍，直到达到最大剂量 10mg，每日 1 次。

1. Moen MD, Wagstaff AJ. Nebivolol: a review of its use in the management of hypertension and chronic heart failure. *Drugs* 2006; **66:** 1389–1409.
2. Veverka A, *et al.* Nebivolol: a third-generation β-adrenergic blocker. *Ann Pharmacother* 2006; **40:** 1353–60.
3. Agabiti Rosei E, Rizzoni D. Metabolic profile of nebivolol, a β-adrenoceptor antagonist with unique characteristics. *Drugs* 2007; **67:** 1097–1107.
4. Veverka A, Salinas JL. Nebivolol in the treatment of chronic heart failure. *Vasc Health Risk Manag* 2007; **3:** 647–54.
5. Prisant LM. Nebivolol: pharmacologic profile of an ultraselective, vasodilatory β_1-blocker. *J Clin Pharmacol* 2008; **48:** 225–39.
6. Cheng JW. Nebivolol: a third-generation beta-blocker for hypertension. *Clin Ther* 2009; **31:** 447–62.
7. Münzel T, Gori T. Nebivolol: the somewhat-different beta-adrenergic receptor blocker. *J Am Coll Cardiol* 2009; **54:** 1491–9.

老年人用法 一些英国注册药品信息认为 65 岁以上患者治疗高血压，奈必洛尔初始每日 2.5mg，每日 1 次，如有需要，可增至 5mg，每日 1 次。

在肝损伤中的用法 英国注册药品信息，认为肝损伤者禁用奈必洛尔。美国注册药品信息也禁止严重肝损伤患者（肝硬化患者高于2级）使用奈必洛尔，但中度肝损伤高血压患者可初始口服2.5mg，每日1次，根据需要谨慎增加。

在肾损伤中的用法 英国注册药品信息建议，治疗高血压时，肾损伤患者初始剂量应减少到2.5mg，每日1次。如有需要，可增加维持剂量到5mg，每日1次。美国注册药品信息建议相似，严重肾损伤（肌酐清除率小于30ml/min）初始剂量2.5mg，每日1次，如有需要，谨慎增加。

制剂

专利制剂

Arg.: Nabila; Nebilet; Syncrocor; ***Austria:*** Nomexor; ***Belg.:*** Nobiten; ***Chile:*** Nebilet; ***Cz.:*** Ezocem; Nebilan; Nebilet; Nebinorm; Nebiscal; Nebispes; Nebitrix; ***Denm.:*** Hypoloc; ***Fin.:*** Hypoloc; Nebilet; ***Fr.:*** Nebilox; Temerit; ***Ger.:*** Nebilet; ***Gr.:*** Bivol; Lobibeta; Lobivon; ***Hung.:*** Esteban; Ezocem; Nebacop; Nebaletor; Nebilet; Nebispes; Nebivep; Nevotens; ***India:*** Nodon; ***Irl.:*** Nebilet; Nebimel; Nebol; Nebtev; Nelet; ***Ital.:*** Lobivon; Nebilox; ***Neth.:*** Ebivol; Hypoloc; Lobivon; Nebilet; Nebiloc; ***Philipp.:*** Nebicar; ***Pol.:*** Ebivol; Nebicard; Nebilet; Nebinad; Nedal; ***Port.:*** Blokat; Hypoloc; Nebilet; Nebimarin; ***Rus.:*** Nebilet (Небилет); Nebivator (Небиватор); ***S.Afr.:*** Nebilet; ***Singapore:*** Nebilet; ***Spain:*** Lobivon; Nebilet†; Silostar; ***Switz.:*** Nebilet; ***Thai.:*** Nebilet; ***Turk.:*** Vasoxen; ***UK:*** Nebilet; ***Ukr.:*** Nebilet (Небилет); Nebival (Небівал); ***USA:*** Bystolic; ***Venez.:*** Nebilet.

多组分制剂 ***Cz.:*** Nebilet Plus H; ***Fr.:*** Conebilox; Temeritduo; ***Irl.:*** Nebilet Plus.

Nesiritide Citrate (*USAN*, *rINNM*) ⊗枸橼酸奈西立肽

Citrato de nesiritida; Nésiritide, Citrate de; Nesiritidi Citras.

Незиритида Цитрат

$C_{143}H_{244}N_{50}O_{42}S_4,xC_6H_8O_7$.

CAS — 124584-08-3 (nesiritide); 189032-40-4 (nesiritide citrate).

ATC — C01DX19.

ATC Vet — QC01DX19.

UNII — EL5U85UKD2.

配伍禁忌 制药商声明枸橼酸奈西立肽注射液与肝素、胰岛素、依他尼酸钠、布美他尼、依那普利拉、肼屈嗪、呋塞米和亚硫酸氢钠防腐剂在机体和（或）化学上存在配伍禁忌。奈西立肽与肝素合用，不宜通过肝素涂层的中心导尿管给药。

不良反应和注意事项

奈西立肽最普遍的不良反应与血管舒张有关，包括低血压、头痛、晕眩。也有恶心、呕吐、腹痛、背痛、心绞痛、失眠和焦虑症状的报道。也可发生心律失常，但可能与潜在条件有关。有对肾功能的不良反应报道。

如果输液中出现低血压症状，应立即停止输液或减少用量并立即进行一般治疗；低血压可能会持续几个小时。

奈西立肽不宜作为心脏休克和低血压患者的主要治疗药物。不推荐低心脏供血或血管扩张不正常的患者使用，如严重瓣膜狭窄、抑制性或阻滞性心肌症、紧缩性心包炎或心包填塞。

对肾脏的影响 奈西立肽对肾脏有血流动力学和神经激素影响，有报道会损伤肾功能。荟萃分析[1]发现对于急性心衰患者，奈西立肽显著提高肾功能损伤风险，有证据[2]表明这也许与治疗过程有关。然而随机试验[3]对于早已存在肾损伤的心衰患者，发现奈西立肽对肾功能影响是中立的。一篇数据综述[4]认为奈西立肽用于肾功不全患者要极为小心，建议不使用初始快速注射剂量也许可以减少肾灌注不足[5]。

1. Sackner-Bernstein JD, *et al.* Risk of worsening renal function with nesiritide in patients with acutely decompensated heart failure. *Circulation* 2005; **111:** 1487–91. Correction. *ibid.*; 2274.
2. Chow SL, *et al.* Effect of nesiritide infusion duration on renal function in acutely decompensated heart failure patients. *Ann Pharmacother* 2007; **41:** 556–61.
3. Witteles RM, *et al.* Impact of nesiritide on renal function in patients with acute decompensated heart failure and pre-existing renal dysfunction: a randomized, double-blind, placebo-controlled clinical trial. *J Am Coll Cardiol* 2007; **50:** 1835–40.
4. Dontas ID, *et al.* Impact of nesiritide on renal function and mortality in patients suffering from heart failure. *Cardiovasc Drugs Ther* 2009; **23:** 221–33.
5. Witteles RM. Nesiritide, heart failure, and renal dysfunction: irrational exuberance or throwing the baby out with the bathwater. *Cardiovasc Drugs Ther* 2009; **23:** 183–6.

对死亡率的影响 尽管奈西立肽提高代谢失偿心力衰竭患者的血流动力学，但它对死亡率的影响是有争议的[1]。回顾性研究[2]比较了奈西立肽与强心扩管治疗或硝酸甘油应用于急性代谢失常心衰竭患者，发现奈西立肽、硝酸甘油的死亡率相似，但它们的死亡率要明显低于与强心扩管治疗。然而，在后续的调节研究[3]中，比较没有 inotrope 的奈西立肽控制治疗发现在患者给药30天后有出现更高死亡率的趋势，尽管这些并没有显著的统计学意义；但是在进行了死亡数校正后出现显著性差异[4]。随后另一项荟萃分析[5]发现服用奈西立肽30天有增加死亡率趋势，但结果同样无显著统计学意义。奈西立肽服用组与对照组180天死亡率无明显区别。

1. Yancy CW. Benefit-risk assessment of nesiritide in the treatment of acute decompensated heart failure. *Drug Safety* 2007; **30:** 765–81.
2. Abraham WT, *et al.* In-hospital mortality in patients with acute decompensated heart failure requiring intravenous vasoactive medications: an analysis from the Acute Decompensated Heart Failure National Registry (ADHERE). *J Am Coll Cardiol* 2005; **46:** 57–64.
3. Sackner-Bernstein JD, *et al.* Short-term risk of death after treatment with nesiritide for decompensated heart failure: a pooled analysis of randomized controlled trials. *JAMA* 2005; **293:** 1900–5.
4. Aaronson KD, Sackner-Bernstein J. Risk of death associated with nesiritide in patients with acutely decompensated heart failure. *JAMA* 2006; **296:** 1465–6.
5. Arora RR, *et al.* Short and long-term mortality with nesiritide. *Am Heart J* 2006; **152:** 1084–90.

药物相互作用

与其他降血压药物联用将增加患者发生低血压风险。

药动学

奈西立肽通过三种机制从循环中清除：被细胞吸收；被内切酶水解；经肾排泄。它有2个清除阶段，最终清除半衰期为18h。

用途和用法

奈西立肽是一种重组脑利钠肽（见第1294页），用于治疗急性代谢失调心力衰竭（见下文）。它以枸橼酸盐的形式静脉给药，但是剂量以碱基表示。初始剂量静脉注射2μg/kg，大约1min，然后维持输液量每分钟10ng/kg。

心力衰竭 奈西立肽治疗急性代谢失偿心力衰竭（第1127页）[1~4]；它作为可短期应用的具有选择性血管扩张作用的静脉常规治疗药物，强心扩管或利尿药，但它没有促心律失常作用；然而，它对死亡率的影响有争议（见上文**不良反应和注意事项**），它在治疗中的作用也不清楚。有证据表明它用于常规治疗[5~7]安全，并且能延长等待心脏移植患者的治疗时间[8]。奈西立肽也用于治疗门诊慢性心衰[9,10]患者，间歇给予。也有人反对这种用法[11]。

1. Vichiendilokkul A, *et al.* Nesiritide: a novel approach for acute heart failure. *Ann Pharmacother* 2003; **37:** 247–58.
2. Keating GM, Goa KL. Nesiritide: a review of its use in acute decompensated heart failure. *Drugs* 2003; **63:** 47–70.
3. Yancy CW. Benefit-risk assessment of nesiritide in the treatment of acute decompensated heart failure. *Drug Safety* 2007; **30:** 765–81.
4. Tong AT, Rozner MA. The role of nesiritide in heart failure. *Expert Opin Drug Metab Toxicol* 2009; **5:** 823–34.
5. O'Dell KM, *et al.* Nesiritide for secondary pulmonary hypertension in patients with end-stage heart failure. *Am J Health-Syst Pharm* 2005; **62:** 606–9.
6. Smull DL, Jorde UP. Concomitant use of nesiritide and milrinone in decompensated congestive heart failure. *Am J Health-Syst Pharm* 2005; **62:** 291–5.
7. Sakr A, *et al.* Nesiritide in the initial management of acute decompensated congestive heart failure. *Conn Med* 2008; **72:** 517–23.
8. Witteles R, *et al.* B-type natriuretic peptide is effective therapy before care. *Ann Intern Med* 2004; **141:** 895.
9. Sheikh-Taha M. Intermittent nesiritide therapy in outpatients with chronic heart failure. *Am J Health-Syst Pharm* 2005; **62:** 196–8.
10. Schwarz ER, *et al.* Intermittent outpatient nesiritide infusion reduces hospital admissions in patients with advanced heart failure. *J Cardiovasc Pharmacol Ther* 2007; **12:** 232–6.
11. Bauer JB, Randazzo MA. Nesiritide for outpatient treatment of heart failure. *Am J Health-Syst Pharm* 2005; **62:** 2639–42.

制剂

专利制剂

Arg.: Natrecor; ***Canad.:*** Natrecor; ***Indon.:*** Natrecor†; ***Israel:*** Noratak; ***Singapore:*** Natrecor; ***Switz.:*** Noratak; ***USA:*** Natrecor; ***Venez.:*** Natrecor.

Nicardipine Hydrochloride (*BANM*, *USAN*, *rINNM*) 盐酸尼卡地平

Hidrocloruro de nicardipino; Nicardipine, Chlorhydrate de; Nicardipini Hydrochloridum; Nikardipiinihydrokloridi; Nikardipin Hidroklorür; Nikardipinhydroklorid; RS-69216; RS-69216-XX-07-0; YC-93. 2-[Benzyl(methyl)amino]ethyl methyl 1,4-dihydro-2,6-dimethyl-4-(3-nitrophenyl)pyridine-3,5-dicarboxylate hydrochloride.

Никардипина Гидрохлорид

$C_{26}H_{29}N_3O_6,HCl = 516.0.$

CAS — 55985-32-5 (nicardipine); 54527-84-3 (nicardipine hydrochloride).

ATC — C08CA04.

ATC Vet — QC08CA04.

UNII — K5BC5011K3.

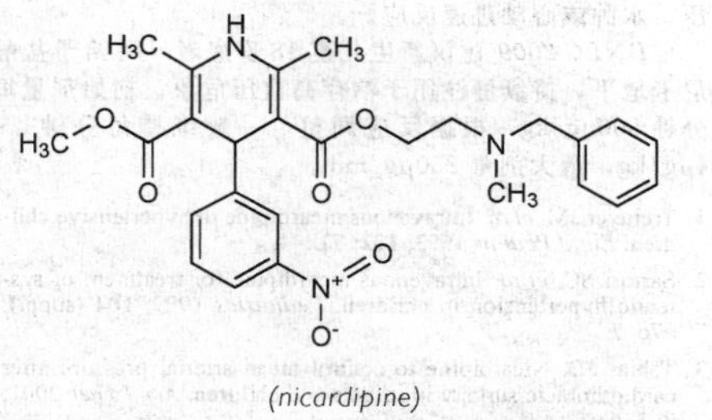

(nicardipine)

Pharmacopoeias. In *Chin.* and *Jpn.*

配伍禁忌 注册药品信息推荐100μg/ml盐酸尼卡地平溶液用于静脉输液。可适当用葡萄糖或氯化钠稀释。碳酸钠和林格乳酸盐与盐酸尼卡地平输液存在配伍禁忌。曾经报道盐酸尼卡地平（每5%葡萄糖中1mg/ml）[1]与呋塞咪、肝素和戊硫代巴比妥存在配伍禁忌。

1. Chiu MF, Schwartz ML. Visual compatibility of injectable drugs used in the intensive care unit. *Am J Health-Syst Pharm* 1997; **54:** 64–5.

不良反应、处置和注意事项

参考二氢吡啶类钙通道阻滞剂（详见**硝苯地平**第1297页）。

药物相互作用

参考二氢吡啶类钙通道阻滞剂（详见**硝苯地平**，第1299页）。

药动学

尼卡地平能够迅速完全地被胃肠道吸收，但会受到肝首关效应的影响。以30mg给药后，测得的生物利用率为35%。

尼卡地平药动学与肝的首关效应成非线性关系，随着剂量的增加可能使血浆浓度不成比例的增加。尼卡地平血浆浓度也有相当大的个体差异。大约超过95%的尼卡地平与血浆蛋白结合。尼卡地平可广泛地在肝内代谢，从尿和粪便排泄，主要是无活性的代谢物。最终血浆半衰期大约是8.6h，因此每日服药3次，2～3天后可达到稳态血浆浓度。

1. Graham DJM, *et al.* Pharmacokinetics of nicardipine following oral and intravenous administration in man. *Postgrad Med J* 1984; **60** (suppl 4): 7–10.
2. Graham DJM, *et al.* The metabolism and pharmacokinetics of nicardipine hydrochloride in man. *Br J Clin Pharmacol* 1985; **20:** 23S–28S.
3. Razak TA, *et al.* The effect of hepatic cirrhosis on the pharmacokinetics and blood pressure response to nicardipine. *Clin Pharmacol Ther* 1990; **47:** 463–9.
4. Porchet HC, Dayer P. Serum concentrations and effects of (±)-nicardipine compared with nifedipine in a population of healthy subjects. *Clin Pharmacol Ther* 1990; **48:** 155–60.

用途和用法

尼卡地平是一种二氢吡啶类钙通道阻滞剂，具有和硝苯地平类似的作用和用途（第1301页）。它用于治疗高血压（第1131页）和心绞痛（第1118页）。

盐酸尼卡地平一般口服给药，但用于短期治疗高血压，可静脉给药。

盐酸尼卡地平口服治疗**高血压**和**心绞痛**的剂量相似。初始剂量为20mg，一日3次，也可间隔至少3天逐渐增加药量，直到获得需要的疗效。一般的维持剂量是30mg，每日3次，也可以把60～120mg的每日剂量分次服用，也可分2次服用盐酸尼卡地平的控释制剂。

100μg/ml的盐酸尼卡地平溶液可以缓慢静脉滴注，用于短期治疗高血压。推荐初始滴注速率为5mg/h。如需要可增加，最大达到15mg/h，随后逐渐减少到3mg/h。更多有关相容与不相容的信息，见上文**配伍禁忌**。

儿童静注用法见下文。

减少盐酸尼卡地平的药量和延长用药间隔时间对肝肾损伤患者很需要（见下文）。

1. Curran MP, *et al.* Intravenous nicardipine: its use in the short-term treatment of hypertension and various other indications. *Drugs* 2006; **66:** 1755–82.

儿童用法 静脉滴注尼卡地平可用于婴儿和儿童治疗高血压。在对2天～17岁大的儿童研究中[1~4]，初始剂量的范围从每分钟0.2～5μg/kg，维持剂量为每分钟0.15～6μg/kg。罕有不良反应；一项研究[4]报道31个

治疗方案中出现5例不良反应，包括心动过速、面红、心悸、低血压。也有静脉应用尼卡地平成功的治疗8例早产儿（妊娠28～36周）的报道[5]。输液给药量为每分钟0.5～2μg/kg，连续3～36天。没有观察到低血压、水肿或心动过速反应。

BNFC 2009 建议新生儿至18岁患者，可给予盐酸尼卡地平，持续静注用于治疗高血压危象。初始剂量每分钟500ng/kg，根据反应调整，一般维持每分钟1～4μg/kg，最大剂量250μg/min。

1. Treluyer JM, *et al.* Intravenous nicardipine in hypertensive children. *Eur J Pediatr* 1993; **152:** 712–4.
2. Sartori SC, *et al.* Intravenous nicardipine for treatment of systemic hypertension in children. *Pediatrics* 1999; **104** (suppl): 676–7.
3. Tobias JD. Nicardipine to control mean arterial pressure after cardiothoracic surgery in infants and children. *Am J Ther* 2001; **8:** 3–6.
4. Flynn JT, *et al.* Intravenous nicardipine for treatment of severe hypertension in children. *J Pediatr* 2001; **139:** 38–43.
5. Gouyon JB, *et al.* Intravenous nicardipine in hypertensive preterm infants. *Arch Dis Child* 1997; **76:** F126–F127.

在肝、肾损伤中的用法 肝、肾损伤患者需要减少盐酸尼卡地平用量并延长给药间隔。美国注册药品信息推荐肝损伤患者初始剂量为口服20mg，每日2次。

脑血管疾病 尼莫地平（见第1304页）是二氢吡啶钙通道抑制剂，通常用于脑血管疾病。尼卡地平也是有效的脑血管扩张剂[1]，用于蛛网膜下腔出血及急性缺血性卒中（见**脑卒中**，第1143页）患者血管痉挛，也用于脑血管供血不足及血管性痴呆。

一些关于蛛网膜下腔出血[1]试验结果较好，尽管一篇系统性综述（评估口服和静注用法）认为尼卡地平在功能结果上无显著差异[2]。应用尼卡地平长效释放植入物（植入基底池），认为有效[3,4]。另一项对于蛛网膜下腔出血后难治性血管痉挛的预实验表明静脉注射[5]或动脉灌注[6]用法均应再深入研究更多细节。

口服或静注尼卡地平被用于研究缺血性脑卒中，但并未充分肯定有效[1]。

不同临床情况的脑血管供血不足及血管性痴呆对比研究十分困难，但有调查认为尼卡地平对认知功能有帮助[1]。

1. Amenta F, *et al.* Nicardipine: a hypotensive dihydropyridine-type calcium antagonist with a peculiar cerebrovascular profile. *Clin Exp Hypertens* 2008; **30:** 808–26.
2. Dorhout Mees S, *et al.* Calcium antagonists for aneurysmal subarachnoid haemorrhage. Available in The Cochrane Database of Systematic Reviews; Issue 3. Chichester: John Wiley; 2007 (accessed 25/07/08).
3. Barth M, *et al.* Effect of nicardipine prolonged-release implants on cerebral vasospasm and clinical outcome after severe aneurysmal subarachnoid hemorrhage: a prospective, randomized, double-blind phase IIa study. *Stroke* 2007; **38:** 330–6.
4. Krischek B, *et al.* Nicardipine prolonged-release implants for preventing cerebral vasospasm after subarachnoid hemorrhage: effect and outcome in the first 100 patients. *Neurol Med Chir (Tokyo)* 2007; **47:** 389–94.
5. Goodson K, *et al.* Intraventricular nicardipine for refractory cerebral vasospasm after subarachnoid hemorrhage. *Neurocrit Care* 2008; **8:** 247–52.
6. Tejada JG, *et al.* Safety and feasibility of intra-arterial nicardipine for the treatment of subarachnoid hemorrhage-associated vasospasm: initial clinical experience with high-dose infusions. *AJNR Am J Neuroradiol* 2007; **28:** 844–8.

制剂

专利制剂

Austria: Karden†; ***Belg.:*** Rydene; ***Fr.:*** Loxen; ***Ger.:*** Antagonil; ***Indon.:*** Perdipine; ***Irl.:*** Cardene†; ***Ital.:*** Bionicard; Cardioten; Cardip; Lisanirc; Neucor†; Nicant†; Nicapress; Nicardal; Nicarpin; Nicaven; Nimicor†; Nivent†; Perdipina; Vasodin; ***Jpn:*** Perdipine; ***Malaysia:*** Cardepine; ***Neth.:*** Cardene; ***Philipp.:*** Cardepine; Perdipine; ***Port.:*** Nerdipina; ***Singapore:*** Cardibloc; ***Spain:*** Dagan; Flusemide; Lecibral; Lincil; Lucenfal; Nerdipina; Vasonase; ***Thai.:*** Cardepine; Nerdipine†; ***Turk.:*** Loxen; ***UK:*** Cardene; ***USA:*** Cardene.

Niceritrol (*BAN*, *rINN*) 戊四烟酯

Nicéritrol; Niceritrolum; Nikeritroli; PETN. Pentaerythritol tetranicotinate; 2,2-Bis(hydroxymethyl)propane-1,3-diol tetranicotinate.

Ницеритрол

$C_{29}H_{24}N_4O_8$ = 556.5.

CAS — 5868-05-3.

ATC — C10AD01.

ATC Vet — QC10AD01.

UNII — F54EHJ34MV.

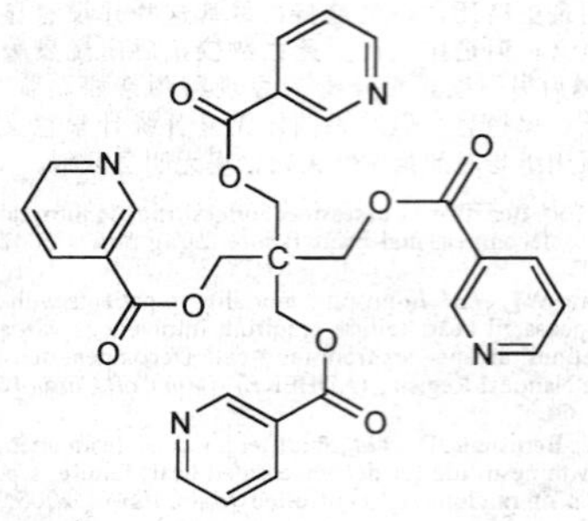

注：戊四烟酯和戊四硝酯有着相同的PETN意思。

Pharmacopoeias. In *Jpn*.

简介

戊四烟酯是一种季戊四醇酯和烟碱酸，具有和烟酸的相似的一般特性（第1859页），能够缓慢水解。戊四烟酯是一种高脂血症的油脂调节药物，也是一种治疗外周血管疾病的血管扩张药。

1. Owada A, *et al.* Antiproteinuric effect of niceritrol, a nicotinic acid derivative, in chronic renal disease with hyperlipidemia: a randomized trial. *Am J Med* 2003; **114:** 347–53.

Nicorandil (*BAN*, *USAN*, *rINN*) 尼可地尔

Nicorandilum; SG-75. *N*-[2-(Nitroxy)ethyl]-3-pyridinecarboxamide.

Никорандил

$C_8H_9N_3O_4$ = 211.2.

CAS — 65141-46-0.

ATC — C01DX16.

ATC Vet — QC01DX16.

UNII — 260456HAM0.

Pharmacopoeias. In *Jpn*.

不良反应和注意事项

报道的尼可地尔的不良反应有一般在治疗开始时发作的短暂性头痛、皮肤血管舒张、面红、恶心、呕吐、头晕和虚弱。少见肌肉疼痛、皮疹和口腔皮肤溃烂和水肿、肝功能异常的报道。大剂量可导致血压降低和（或）心率增加。

尼可地尔不适合治疗患有心源性休克、左心室衰竭低灌注压和低血压患者。血容量过低、低收缩压、急性肺水肿或急性心肌衰竭并带有左心室衰竭和低灌注压患者，慎用，尽量避免使用尼可地尔。

不良反应发生率 处方事故监测对13620名患者进行了尼可地尔的售后监察[1]，显示175人发生不良反应。最常发生的是头痛，有58名患者，主要发生在治疗的第一个月。36名患者发生不确定的不良反应。其他反应包括晕眩（19例）、恶心（17例）、心悸（8例）、面红和呕吐（各6例）、疲乏（4例）。较少见的不良反应包括水肿、光敏感（各3例）。

1. Dunn N, *et al.* Safety profile of nicorandil—prescription-event monitoring (PEM) study. *Pharmacoepidemiol Drug Safety* 1999; **8:** 197–205.

溃疡 报道患者服用尼可地尔治疗黏膜表面溃疡，出现疼痛、大面积的舌部口疮溃烂和口腔溃疡[1～3]。溃疡一般不宜痊愈，但是当停服尼可地尔时可痊愈。秋水仙碱或者镇静药治疗能够改善一些患者发生的与尼可地尔有关的溃疡。但是当停止秋水仙碱或镇静药后可能会复发[3]。然而，大量研究病例[4]中有一些对尼可地尔和口腔溃疡发生的因果联系的质疑，还有待进一步研究。也曾有患者服用尼可地尔出现肛门溃疡的报道[5～7]。患者停用尼可地尔后溃疡可痊愈。

一名服用尼可地尔患者除出现口部和肛门溃疡外，也出现胃肠道上下多处溃疡[8]，停用尼可地尔后溃疡均愈合。也有12例出现造口溃疡，停药后缓解[9]。

外阴[10～13]和阴道溃疡[12,14]也被报道，也许与皮肤[10]及腹股沟[13]溃疡有关。另一患者[15]发展为肛周及腿溃疡，停药后很快恢复。

1. Cribier B, *et al.* Chronic buccal ulceration induced by nicorandil. *Br J Dermatol* 1998; **138:** 372–3.
2. Desruelles F, *et al.* Giant oral aphthous ulcers induced by nicorandil. *Br J Dermatol* 1998; **138:** 712–13.
3. Agbo-Godeau S, *et al.* Association of major aphthous ulcers and nicorandil. *Lancet* 1998; **352:** 1598–9.
4. Dunn N, *et al.* Safety profile of nicorandil—prescription-event monitoring (PEM) study. *Pharmacoepidemiol Drug Safety* 1999; **8:** 197–205.
5. Watson A, *et al.* Nicorandil associated anal ulceration. *Lancet* 2002; **360:** 546–7.
6. Vella M, Molloy RG. Nicorandil-associated anal ulceration. *Lancet* 2002; **360:** 1979.
7. Passeron T, *et al.* Chronic anal ulceration due to nicorandil. *Br J Dermatol* 2004; **150:** 394–6.
8. Egred M, *et al.* Nicorandil may be associated with gastrointestinal ulceration. *BMJ* 2006; **332:** 889.
9. Ogden S, *et al.* Nicorandil-induced peristomal ulcers: is nicorandil also associated with gastrointestinal fistula formation? *Br J Dermatol* 2007; **156:** 608–9.
10. Claeys A, *et al.* Cutaneous, perivulvar and perianal ulcerations induced by nicorandil. *Br J Dermatol* 2006; **155:** 494–6.
11. Fraser SJ, *et al.* Vulval ulceration induced by the potassium-channel activator Nicorandil: a case series of five patients. *BJOG* 2009; **116:** 1400–2.
12. Chan SK, *et al.* Vulvovaginal ulceration during prolonged treatment with nicorandil. *BJOG* 2009; **116:** 1403–5.
13. El-Dars LD, *et al.* Nicorandil associated vulval and inguinal ulceration. *J Obstet Gynaecol* 2009; **29:** 674–5.
14. van de Nieuwenhof HP, *et al.* Never forget medication as a cause: vaginal ulceration caused by nicorandil. *Am J Obstet Gynecol* 2009; **201:** e5–e6.
15. McKenna DJ, *et al.* Nicorandil-induced leg ulceration. *Br J Dermatol* 2007; **156:** 394–6.

药物的相互作用

尼可地尔不宜与磷酸二酯酶-5抑制剂联用，如昔多芬，它可显著地增强尼可地尔的降低血压作用。

药动学

尼可地尔可以很好地被胃肠道吸收，口服30～60min后其可达到最大血浆浓度。主要以脱硝基代谢，大约20%以代谢物的形式从尿排泄。其清除半衰期大约为1h。尼可地尔只与血浆蛋白少量结合。

用途和用法

尼可地尔是烟酰胺（第1859页）的硝酸盐衍生物，主要是扩张血管作用。它是钾通道开放药（第1117页），使细动脉和大冠状动脉的血管扩张。它的硝酸盐化合物通过鸟苷酸环化酶产生静脉血管扩张的作用。因此它能降低前、后负荷，并能改善冠状血流。

尼可地尔一般用来预防和长期治疗**心绞痛**，并能减少高危患者的冠状动脉事件发生（第1118页）。一般初始剂量口服10mg，每日2次（或易发生头痛的患者5mg，每日2次），可随需要增加到最大剂量30mg，每日2次；一般治疗剂量为10～20mg，每日2次。

尼可地尔可静注治疗**不稳定性心绞痛及急性心衰**（见第1127页）。对于不稳定性心绞痛，含有100～300μg/ml溶液静注给予2mg/h，根据反应调整，最大到6mg/h。急性心衰，用含有400～2500μg/ml溶液，一般为200μg/kg静注5min，随后持续静注每小时200μg/kg。剂量根据反应调整，调整范围在每小时50～200μg/kg变动。

1. Markham A, *et al.* Nicorandil: an updated review of its use in ischaemic heart disease with emphasis on its cardioprotective effects. *Drugs* 2000; **60:** 955–74.
2. Gomma AH, *et al.* Potassium channel openers in myocardial ischaemia: therapeutic potential of nicorandil. *Drugs* 2001; **12:** 1705–10.
3. Anonymous. Nicorandil for angina – an update. *Drug Ther Bull* 2003; **41:** 86–8.
4. Simpson D, Wellington K. Nicorandil: a review of its use in the management of stable angina pectoris, including high-risk patients. *Drugs* 2004; **64:** 1941–55.

缺血性心脏病 大量医疗研究中心的随机双盲安慰剂控制研究[1]显示，尼可地尔除了抗心绞痛作用，可能还有保护心脏的特性。能够减少稳定性心绞痛患者冠脉事件和因突发性胸痛而住院的发生率，死亡率也减少了[2]。尼可地尔可以模拟局部缺血前期的预适应机制，凭借这个短暂的局部缺血可使心肌抵抗进一步缺血发作[3]，但是尚不清楚它的作用机制。有一些证据[4～9]表明经皮冠状动脉介入提高了尼可地尔效果，尽管另一大型研究[10]表明，对于心肌梗死患者并不是确定有效，认为[6]抗氧化作用是机制的一部分。

1. The IONA Study Group. Effect of nicorandil on coronary events in patients with stable angina: the Impact Of Nicorandil in Angina (IONA) randomised trial. *Lancet* 2002; **359:** 1269–75. Correction. *ibid.*; **360:** 806.
2. Horinaka S, *et al.* JCAD Study Investigators. Effects of nicorandil on cardiovascular events in patients with coronary artery disease in the Japanese Coronary Artery Disease (JCAD) study. *Circ J* 2010; **74:** 503–9.
3. Lesnefsky EJ. The IONA study: preparing the myocardium for ischaemia? *Lancet* 2002; **359:** 1262–3.
4. Matsuo H, *et al.* Evidence of pharmacologic preconditioning during PTCA by intravenous pretreatment with ATP-sensitive K+ channel opener nicorandil. *Eur Heart J* 2003; **24:** 1296–1303.

5. Ikeda N, *et al.* Nicorandil versus isosorbide dinitrate as adjunctive treatment to direct balloon angioplasty in acute myocardial infarction. *Heart* 2004; **90:** 181–5.
6. Ono H, *et al.* Nicorandil improves cardiac function and clinical outcome in patients with acute myocardial infarction undergoing primary percutaneous coronary intervention: role of inhibitory effect on reactive oxygen species formation. *Am Heart J* 2004; **148:** E15.
7. Ishii H, *et al.* Impact of a single intravenous administration of nicorandil before reperfusion in patients with ST-segment-elevation myocardial infarction. *Circulation* 2005; **112:** 1284–8.
8. Ishii H, *et al.* Effects of intravenous nicorandil before reperfusion for acute myocardial infarction in patients with stress hyperglycemia. *Diabetes Care* 2006; **29:** 202–6.
9. Iwakura K, *et al.* Nicorandil treatment in patients with acute myocardial infarction: a meta-analysis. *Circ J* 2009; **73:** 925–31.
10. Kitakaze M, *et al.* J-WIND investigators. Human atrial natriuretic peptide and nicorandil as adjuncts to reperfusion treatment for acute myocardial infarction (J-WIND): two randomised trials. *Lancet* 2007; **370:** 1483–93.

制剂

专利制剂

Austral.: Ikorel; ***Austria:*** Dancor; ***Denm.:*** Angicor; ***Fr.:*** Adancor; Ikorel; ***Gr.:*** Ikotril; ***India:*** Corflo; Zynicor; ***Irl.:*** Ikorel; ***Jpn:*** Sigmart; ***Neth.:*** Dancor; Ikorel; ***NZ:*** Ikorel; ***Philipp.:*** Aprior; Nikoran; ***Port.:*** Dancor; Nikoril; ***Spain:*** Dancor†; ***Switz.:*** Dancor; ***Turk.:*** Ikorel; ***UK:*** Ikorel.

Nicotinyl Alcohol (*BAN*, *USAN*) 烟醇

3-Hydroxymethylpyridine; Nicomethanol; Nicotinic Alcohol; Nicotinílico, alcohol; NSC-526046; NU-2121; 3-Pyridinemethanol; β-Pyridylcarbinol; Ro-1-5155. 3-Pyridylmethanol.

Никотиниловый Спирт

C_6H_7NO = 109.1.

CAS — 100-55-0.

ATC — C04AC02; C10AD05.

ATC Vet — QC04AC02; QC10AD05.

UNII — 9TF312056Y.

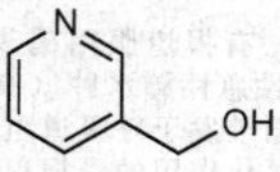

Nicotinyl Alcohol Tartrate (*BANM*) 酒石酸烟醇

Alcohol nicotinílico, tartrato de; Nicotinyl Tartrate. 3-Pyridylmethanol hydrogen (2*R*,3*R*)-tartrate.

$C_6H_7NO,C_4H_6O_6$ = 259.2.

CAS — 6164-87-0.

ATC — C04AC02; C10AD05.

ATC Vet — QC04AC02; QC10AD05.

UNII — 5G605ZIE90.

Pharmacopoeias. In *Br.*

BP 2010 (Nicotinyl Alcohol Tartrate) 白色或几乎白色，无臭或几乎无臭，结晶性粉末。易溶于水；微溶于乙醇；几乎不溶于氯仿和乙醚。5%水溶液的 pH 值为 2.8～3.7。

简介

烟醇是一种血管扩张药和脂类调节药物，具有烟酸的一般特性（第 1859 页），能部分水解。

烟醇可以口服，其酒石酸盐可以治疗外周血管疾病，也被用于梅尼埃病和高血脂。氟化氢衍生物，氟化氢烟醇，被作为氟源用于口服保健品上。

制剂

BP 2010: Nicotinyl Alcohol Tablets.

专利制剂

Indon.: Cetacol†; ***Pol.:*** Nicotol†.

多组分制剂 ***Braz.:*** Lipofacton.

Nifedipine (*BAN*, *USAN*, *rINN*) 硝苯地平

Bay-a-1040; Nifedipiini; Nifedipin; Nifedipina; Nifedipinas; Nifédipine; Nifedipino; Nifedipinum. Dimethyl 1,4-dihydro-2,6-dimethyl-4-(2-nitrophenyl)pyridine-3,5-dicarboxylate.

Нифедипин

$C_{17}H_{18}N_2O_6$ = 346.3.

CAS — 21829-25-4.

ATC — C08CA05.

ATC Vet — QC08CA05.

UNII — I9ZF7L6G2L.

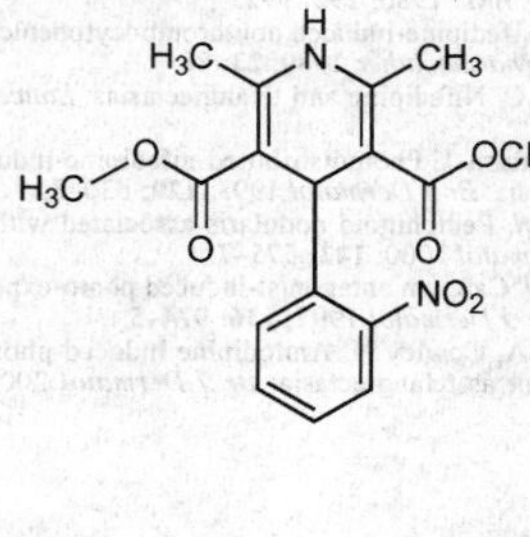

Pharmacopoeias. In *Chin.*, *Eur.* (see p.vii), *Int.*, *Jpn*, and *US.*

Ph. Eur. 6.8 (Nifedipine) 黄色结晶性粉末。几乎不溶于水；微溶于无水乙醇；易溶于丙酮。当置于阳光或某特定波长下，它能转变为亚硝苯嘧啶衍生物，而置于紫外灯下可导致形成亚硝苯嘧啶。溶液应该避光或在大于 420nm 的波长下制备，即用即制。避光。

USP 33 (Nifedipine) 黄色粉末。几乎不溶于水；溶于丙酮（1∶10）。当置于阳光或特定的波长下，它能转变为亚硝苯嘧啶衍生物，而置于紫外灯下可导致形成亚硝苯嘧啶。贮藏于密闭容器中。避光。

稳定性 黄色食物着色剂，如姜黄色素可以用来[1]降低硝苯地平溶液的光解作用。有报道[2]临时制备的硝苯地平薄荷溶液可以稳定贮藏在茶色玻璃瓶中至少 35 天。

1. Thoma K, Klimek R. Photostabilization of drugs in dosage forms without protection from packaging materials. *Int J Pharmaceutics* 1991; **67:** 169–75.
2. Dentinger PJ, *et al.* Stability of nifedipine in an extemporaneously compounded oral solution. *Am J Health-Syst Pharm* 2003; **60:** 1019–22.

不良反应

硝苯地平的最常见不良反应与它的扩张血管作用有关，持续治疗通常可以减少它的发生。它包括头晕、面红、头痛、低血压、外周水肿、心动过速和心悸。还可发生恶心、便秘和其他胃肠紊乱、尿频、嗜睡、眼痛、视觉障碍、晕厥、眩晕、偏头痛和抑郁。开始治疗后局部缺血性胸痛会出现反常的增长，少数患者过度的血压降低可导致脑部或心肌局部缺血或暂时性失明。

也有皮疹（包括多种形式的红斑）、发热和肝功能异常、包括超敏导致的胆汁淤积的报道。牙龈增生、瘙痒、肌痛、震颤、男子女性型乳房、阳痿也有报道。

一日 1 次服用带膜的药片不易吸收，可引起胃肠道功能障碍；罕有胃结石的报道。过量服用可能导致心搏迟缓和低血压；也可发生高血糖、代谢性酸中毒和昏迷。

硝苯地平也曾报道出现动物畸形。

对死亡率的影响 自从 20 世纪 90 年代中期就有报道暗示钙通道阻滞剂（特别是短期作用的硝苯地平和大剂量）增加心血管疾病的死亡率和总体死亡率。关于癌症、出血、抑郁和自杀的可能性将分别讨论（详见**致癌性**、**对血液的影响和对心理功能的影响**，分别见下文）。

相应地，美国 National Heart, Lung, and Blood Institute 提出警告，使用短效的硝苯地平应谨慎（如果有的话），特别是大剂量应用于治疗高血压、心绞痛和心肌梗死[1]，在一些国家短效的硝苯地平制剂已经停止应用。短效钙通道阻滞剂引起交感神经反射性兴奋，但一些长效的制剂和钙通道阻滞剂也可受到影响。

WHO/ISH 的评论指出大部分不良反应的证据来自观测研究或者小量的随机研究（许多使用更老的短效钙通道阻滞剂）从而得出的推论，同样也没有充分的证据来确认它们是有效或有害，仍推荐用来治疗心绞痛、高血压和心肌梗死[2]。此后，几个大型调查发现有力证据，将长效钙通道阻滞剂用于高血压[3~6]和心绞痛[5]，包括发病率和卒中后致死率（尽管钙通道阻滞剂无法治疗心肌梗死）都有提升。钙通道阻滞剂短效制剂（如硝苯地平）不再推荐用于这种情况。同样情况下，服用硝苯地平急性降压也应避免。

最近，一项回顾性观察性研究发现服用二氢吡啶钙通道阻滞剂与主动脉瘤术后 30 天死亡率有关[7]。

1. McCarthy M. US NIH issues warning on nifedipine. *Lancet* 1995; **346:** 689–90.
2. Ad Hoc Subcommittee of the Liaison Committee of the World Health Organisation and the International Society of Hypertension. Effects of calcium antagonists on the risks of coronary heart disease, cancer and bleeding. *J Hypertens* 1997; **15:** 105–15.
3. Grossman E, Messerli FH. Are calcium antagonists beneficial in diabetic patients with hypertension? *Am J Med* 2004; **116:** 44–9.
4. Basile J. The role of existing and newer calcium channel blockers in the treatment of hypertension. *J Clin Hypertens (Greenwich)* 2004; **6:** 621–9.
5. Croom KF, Wellington K. Modified-release nifedipine: a review of the use of modified-release formulations in the treatment of hypertension and angina pectoris. *Drugs* 2006; **66:** 497–528.
6. Epstein BJ, *et al.* Dihydropyridine calcium channel antagonists in the management of hypertension. *Drugs* 2007; **67:** 1309–27.
7. Kertai MD, *et al.* Dihydropiridine calcium-channel blockers and perioperative mortality in aortic aneurysm surgery. *Br J Anaesth* 2008; **101:** 458–65.

致癌性 从 1988～1992 开展了一项观察性的研究，认为钙通道阻滞剂与增加患癌症的风险有关[1]。但后续的研究却不支持这一观点[2~7]。WHO/ISH 的评论推测钙通道阻滞剂增加患癌症风险没有明显的证据[8]，并对钙通道阻滞剂可增加患癌症的风险的生物学基础提出质疑[9]。大量长期的随机性抗高血压和降血脂的治疗预防心脏病发作试验（ALLHAT）[10]没有发现患者服用钙通道阻滞剂（氨氯地平）与利尿药（氯噻酮）可增加癌症患病率。

1. Pahor M, *et al.* Calcium-channel blockade and incidence of cancer in aged populations. *Lancet* 1996; **348:** 493–7.
2. Jick H, *et al.* Calcium-channel blockers and risk of cancer. *Lancet* 1997; **349:** 525–8.
3. Rosenberg L, *et al.* Calcium channel blockers and the risk of cancer. *JAMA* 1998; **279:** 1000–4.
4. Braun S, *et al.* Calcium channel blocking agents and risk of cancer in patients with coronary heart disease. *J Am Coll Cardiol* 1998; **31:** 804–8.
5. Sajadieh A, *et al.* Verapamil and risk of cancer in patients with coronary artery disease. *Am J Cardiol* 1999; **83:** 1419–22.
6. Meier CR, *et al.* Angiotensin-converting enzyme inhibitors, calcium channel blockers, and breast cancer. *Arch Intern Med* 2000; **160:** 349–53.
7. Cohen HJ, *et al.* Calcium channel blockers and cancer. *Am J Med* 2000; **108:** 210–15.
8. Ad Hoc Subcommittee of the Liaison Committee of the World Health Organisation and the International Society of Hypertension. Effects of calcium antagonists on the risks of coronary heart disease, cancer and bleeding. *J Hypertens* 1997; **15:** 105–15.
9. Mason RP. Calcium channel blockers, apoptosis and cancer: is there a biologic relationship? *J Am Coll Cardiol* 1999; **34:** 1857–66.
10. The ALLHAT Officers and Coordinators for the ALLHAT Collaborative Research Group. Major outcomes in high-risk hypertensive patients randomized to angiotensin-converting enzyme inhibitor or calcium channel blocker vs diuretic: The Antihypertensive and Lipid-Lowering Treatment to Prevent Heart Attack Trial (ALLHAT). *JAMA* 2002; **288:** 2981–97. Correction. *ibid.*; **289:** 178.

对血液的影响 有报道硝苯地平治疗可明显减少试管里的血小板聚集[1]，结果提示口服（非静脉）硝苯地平可使健康受体的血小板功能受到抑制[2,3]。因此，有观点认为[4]钙通道阻滞剂可能会有使外科病人产生**出血性并发症**的潜在能力（特别是那些正在进行冠脉旁路移植术的患者）。进行心血管移植患者主要发生的外科出血与硝苯地平有关[5]，但用于其他情况不会增加出血的风险[6]。随后一项系统性综述[7]发现二氢吡啶类显著增加内源性纤溶活性，尽管健康人中没有此作用。作者认为也许与抗凝血药和纤溶性药物相互作用有关。

也有报道认为会引起胃肠道出血。在对 1636 名老年高血压患者预期大型研究[8]和随后的控制病例研究[9]报道，钙通道阻滞剂与 β 受体阻滞剂比较，可增加胃肠出血。然而，也有显示[10]可能是由于与 β 受体阻滞剂的保护作用有关而不是钙通道阻滞剂的不良反应。其他研究[11]也显示胃肠道出血本质上并不是由钙通道阻滞剂引起的。

钙通道阻滞剂也与大量血质不调或恶液质有关；也有病例关于服用硝苯地平导致再生障碍性贫血[12]，服用氨氯地平[13]和地尔硫䓬[14,15]导致血小板减少症。

1. Ośmiałowska Z, *et al.* Effect of nifedipine monotherapy on platelet aggregation in patients with untreated essential hypertension. *Eur J Clin Pharmacol* 1990; **39:** 403–4.
2. Winther K, *et al.* Dose-dependent effects of verapamil and nifedipine on in vivo platelet function in normal volunteers. *Eur J Clin Pharmacol* 1990; **39:** 291–3.
3. Walley TJ, *et al.* The effects of intravenous and oral nifedipine on ex vivo platelet function. *Eur J Clin Pharmacol* 1989; **37:** 449–52.
4. Becker RC, Alpert JS. The impact of medical therapy on hemorrhagic complications following coronary artery bypass grafting. *Arch Intern Med* 1990; **150:** 2016–21.
5. Wagenknecht LE, *et al.* Surgical bleeding: unexpected effect of a calcium antagonist. *BMJ* 1995; **310:** 776–7.
6. Öhman J and others. Surgical bleeding and calcium antagonists. *BMJ* 1995; **311:** 388–9. [Several letters.]
7. Vergouwen MDI, *et al.* Dihydropyridine calcium antagonists increase fibrinolytic activity: a systematic review. *J Cereb Blood Flow Metab* 2007; **27:** 1293–1308.
8. Pahor M, *et al.* Risk of gastrointestinal haemorrhage with calcium antagonists in hypertensive persons over 67 years old. *Lancet* 1996; **347:** 1061–5.
9. Kaplan RC, *et al.* Use of calcium channel blockers and risk of hospitalized gastrointestinal tract bleeding. *Arch Intern Med* 2000; **160:** 1849–55.
10. Suissa S, *et al.* Antihypertensive drugs and the risk of gastrointestinal bleeding. *Am J Med* 1998; **105:** 230–5.
11. Kelly JP, *et al.* Major upper gastrointestinal bleeding and the use of calcium channel blockers. *Lancet* 1999; **353:** 559.
12. Laporte J-R, *et al.* Fatal aplastic anaemia associated with nifedipine. *Lancet* 1998; **352:** 619–20.
13. Usalan C, *et al.* Severe thrombocytopenia associated with amlodipine treatment. *Ann Pharmacother* 1999; **33:** 1126–7.
14. Lahav M, Arav R. Diltiazem and thrombocytopenia. *Ann Intern Med* 1989; **110:** 327.
15. Michalets EL, Jackson DV. Diltiazem-associated thrombocytopenia. *Pharmacotherapy* 1997; **17:** 1345–8.

对骨和关节的影响 对于关节痛与钙通道阻滞剂的关系，见下文**对神经肌肉的影响**。

对脑的影响 有报道少数患者服用硝苯地平后出现局部脑缺血[1,2]。

1. Nobile-Orazio E, Sterzi R. Cerebral ischaemia after nifedipine treatment. *BMJ* 1981; **283:** 948.
2. Schwartz M, *et al.* Oral nifedipine in the treatment of hypertensive urgency: cerebrovascular accident following a single dose. *Arch Intern Med* 1990; **150:** 686–7.

对糖代谢的影响 有关于服用硝苯地平后糖尿病加重[1]、葡萄糖耐受量降低[2]和发生糖尿病[1,3]的报道。也有报道称硝苯地平可增加葡萄糖的血浆浓度[3,4]。然而其他报道和研究并没有发现糖尿病患者或非糖尿病患者服用硝苯地平后葡萄糖耐受量改变[5~10]。

也可见下文**注意事项**项下**糖尿病**。

1. Bhatnagar SK, *et al.* Diabetogenic effects of nifedipine. *BMJ* 1984; **289:** 19.
2. Giugliano D, *et al.* Impairment of insulin secretion in man by nifedipine. *Eur J Clin Pharmacol* 1980; **18:** 395–8.
3. Zezulka AV, *et al.* Diabetogenic effects of nifedipine. *BMJ* 1984; **289:** 437–8.
4. Charles S, *et al.* Hyperglycaemic effect of nifedipine. *BMJ* 1981; **283:** 19–20.
5. Harrower ADB, Donnelly T. Hyperglycaemic effect of nifedipine. *BMJ* 1981; **283:** 796.
6. Greenwood RH. Hyperglycaemic effect of nifedipine. *BMJ* 1982; **284:** 50.
7. Abadie E, Passa P. Diabetogenic effects of nifedipine. *BMJ* 1984; **289:** 438.
8. Dante A. Nifedipine and fasting glycemia. *Ann Intern Med* 1986; **104:** 125–6.
9. Whitcroft I, *et al.* Calcium antagonists do not impair long-term glucose control in hypertensive non-insulin dependent diabetics (NIDDS). *Br J Clin Pharmacol* 1986; **22:** 208P.
10. Tentorio A, *et al.* Insulin secretion and glucose tolerance in non-insulin dependent diabetic patients after chronic nifedipine treatment. *Eur J Clin Pharmacol* 1989; **36:** 311–13.

对耳的影响 有个别报道[1]耳鸣与几种钙通道阻滞剂有关，包括硝苯地平、尼卡地平、尼群地平、地尔硫䓬、维拉帕米、桂利嗪。

1. Narváez M, *et al.* Tinnitus with calcium-channel blockers. *Lancet* 1994; **343:** 1229–30.

对眼的影响 个别报道提示硝苯地平可导致发生短暂性视网膜局部缺血、失明[1]和眼窝水肿[2]。在 Postmarketing 调查中，发现患者服用硝苯地平后出现眼部疼痛或刺痛（可评价的 178/757）较服用卡托普利（45/289）普遍，尽管原因并不确定[3]。也显示硝苯地平是白内障发病的危险因素[4,5]，但是用于分析的数据较小[6]，可是[7]也有可能发生高血压，而不是硝苯地平的治疗作用[6]。

1. Pitlik S, *et al.* Transient retinal ischaemia induced by nifedipine. *BMJ* 1983; **287:** 1845–6.
2. Silverstone PH. Periorbital oedema caused by nifedipine. *BMJ* 1984; **288:** 1654.
3. Coulter DM. Eye pain with nifedipine and disturbance of taste with captopril: a mutually controlled study showing a method of postmarketing surveillance. *BMJ* 1988; **296:** 1086–8.
4. van Heyningen R, Harding JJ. Do aspirin-like analgesics protect against cataract? *Lancet* 1986; **i:** 1111–13.
5. Harding JJ, van Heyningen R. Drugs, including alcohol, that act as risk factors for cataract, and possible protection against cataract by aspirin-like analgesics and cyclopenthiazide. *Br J Ophthalmol* 1988; **72:** 809–14.
6. van Heyningen R, Harding JJ. Aspirin-like analgesics and cataract. *Lancet* 1986; **ii:** 283.
7. Kewitz H, *et al.* Aspirin and cataract. *Lancet* 1986; **ii:** 689.

对心脏的影响 一些患者使用硝苯地平可引起不同的心脏疾病。有患有心脏阻滞而服用维拉帕米的老年患者出现完全性心脏阻滞的报道出现[1]，4 名患者进行冠状动脉旁路移植术中服用硝苯地平突然出现循环衰竭的报道[2]。1 名患者经全力抢救后死亡[2]。然而，可能多数报道已经关注到心脏局部缺血的发生或恶化，等效于包括服用短效的硝苯地平后出现症状明显的心肌梗死[3~6]。血压快速下降的情况主要发生于舌下含服硝苯地平治疗高血压的紧急情况[5,6]或者有局部缺血性心脏病病史的患者[3,4]。硝苯地平短效制剂，特别是舌下含服，治疗高血压危象不再建议这种用法（见**高血压**，第 1131 页）。

1. Chopra DA, Maxwell RT. Complete heart block with low dose nifedipine. *BMJ* 1984; **288:** 760.
2. Goiti JJ. Calcium channel blocking agents and the heart. *BMJ* 1985; **291:** 1505.
3. Sia STB, *et al.* Aggravation of myocardial ischaemia by nifedipine. *Med J Aust* 1985; **142:** 48–50.
4. Boden WE, *et al.* Nifedipine-induced hypotension and myocardial ischemia in refractory angina pectoris. *JAMA* 1985; **253:** 1131–5.
5. O'Mailia JJ, *et al.* Nifedipine-associated myocardial ischemia or infarction in the treatment of hypertensive urgencies. *Ann Intern Med* 1987; **107:** 185–6.
6. Leavitt AD, Zweifler AJ. Nifedipine, hypotension, and myocardial injury. *Ann Intern Med* 1988; **108:** 305–6.

停药 1 名患者停药后出现冠脉局部缺血恶化和动静脉搭桥血栓形成[1]。15 名稳定性心绞痛患者治疗 6 周后突然停药，发生 2 名患者发生严重的不稳定性心绞痛和其他患者发生急性心肌梗死[2]。

假设停药影响是由于增加了动脉血管 α2-肾上腺素对循环的敏感性。

1. Mysliwiec M, *et al.* Calcium antagonist withdrawal syndrome. *BMJ* 1983; **286:** 1898.
2. Mehta J, Lopez LM. Calcium-blocker withdrawal phenomenon: increase in affinity of $alpha_2$ adrenoceptors for agonist as a potential mechanism. *Am J Cardiol* 1986; **58:** 242–6.

对肾脏的影响 钙通道阻滞剂可能对一些肾功能失调有效（见下文**用途和用法**）。然而，有报道[1]4 名有潜在肾功能不足患者服用硝苯地平[1]后，发生肾功能可逆性损伤，并伴有无自觉症状的全身动脉血压下降。另外有报道[2]，硝苯地平可使 14 名 2 型糖尿病患者尿蛋白排泄增加和肾损伤加重。

服用药物治疗心绞痛[3]后患者出现多尿，9 名进行前列腺手术的患者使用硝苯地平出现遗尿症[4]。

1. Diamond JR, *et al.* Nifedipine-induced renal dysfunction: alterations in renal hemodynamics. *Am J Med* 1984; **77:** 905–9.
2. Demarie BK, Bakris GL. Effects of different calcium antagonists on proteinuria associated with diabetes mellitus. *Ann Intern Med* 1990; **113:** 987–8.
3. Antonelli D, *et al.* Excessive nifedipine diuretic effect. *BMJ* 1984; **288:** 760.
4. Williams G, Donaldson RM. Nifedipine and nocturia. *Lancet* 1986; **i:** 738.

对肝脏的影响 有报道患者服用硝苯地平后出现[1~4]大量的肝炎病例明显是由于超敏反应，常伴随发热、出汗、寒战、关节强直和关节炎的症状。

1. Rotmensch HH, *et al.* Lymphocyte sensitisation in nifedipine-induced hepatitis. *BMJ* 1980; **281:** 976–7.
2. Davidson AR. Lymphocyte sensitisation in nifedipine-induced hepatitis. *BMJ* 1980; **281:** 1354.
3. Abramson M, Littlejohn GO. Hepatic reactions to nifedipine. *Med J Aust* 1985; **142:** 47–8.
4. Shaw DR, *et al.* Nifedipine hepatitis. *Aust N Z J Med* 1987; **17:** 447–8.

对月经周期的影响 有报道 2 名女性患者使用硝苯地平治疗后出现月经过多[1]，另 2 名患者出现月经不调并伴有严重出血[2]。

1. Rodger JC, Torrance TC. Can nifedipine provoke menorrhagia? *Lancet* 1983; **ii:** 460.
2. Singh G, *et al.* Can nifedipine provoke menorrhagia? *Lancet* 1983; **ii:** 1022.

对心理功能的影响 有报道[1]失眠、兴奋、踱步、激动和抑郁都与硝苯地平治疗有关。停药后 2 天内症状消失。有进一步报道[2]4 个病例开始服用硝苯地平后 1 周内出现抑郁的表现，停药 1 周后症状消失。

尽管两项流行病学研究认为钙通道阻滞剂可能会导致自杀[3]，但后来的研究[4]并没有发现证据显示抑郁与钙通道阻滞剂之间有联系，且自杀的数量很低。进一步研究[5~7]也没有发现与其他抗高血压药相比钙通道阻滞剂可增加自杀。

1. Ahmad S. Nifedipine-induced acute psychosis. *J Am Geriatr Soc* 1984; **32:** 408.
2. Hullett FJ, *et al.* Depression associated with nifedipine-induced calcium channel blockade. *Am J Psychiatry* 1988; **145:** 1277–9.
3. Lindberg G, *et al.* Use of calcium channel blockers and risk of suicide: ecological findings confirmed in population based cohort study. *BMJ* 1998; **316:** 741–5.
4. Dunn NR, *et al.* Cohort study on calcium channel blockers, other cardiovascular agents, and the prevalence of depression. *Br J Clin Pharmacol* 1999; **48:** 230–3.
5. Gasse C, *et al.* Risk of suicide among users of calcium channel blockers: population based, nested case-control study. *BMJ* 2000; **320:** 1251.
6. Sørensen HT, *et al.* Risk of suicide in users of beta-adrenoceptor blockers, calcium channel blockers and angiotensin converting enzyme inhibitors. *Br J Clin Pharmacol* 2001; **52:** 313–8.
7. Callréus T, *et al.* Cardiovascular drugs and the risk of suicide: a nested case-control study. *Eur J Clin Pharmacol* 2007; **63:** 591–6.

对口腔的影响 *牙龈增生* 有报道牙龈增生与大部分钙通道阻滞剂使用有关，特别是二氢吡啶类[1,2]。Astralian Adverse Drug Reactions Advisory Committe 数据库 1999 年显示有 114 例牙龈增生，硝苯地平占 25 例，氨氯地平占 22 例，非洛地平 14 例。发病从治疗开始后几天到 4 年不等，停药后反应通常会消失。

1. Adverse Drug Reactions Advisory Committee (ADRAC). Drug-induced gingival overgrowth. *Aust Adverse Drug React Bull* 1999; **18:** 6–7. Also available at: http://www.tga.gov.au/adr/aadrb/aadr9906.pdf (accessed 25/07/08)
2. Ioulios P, *et al.* The spectrum of cutaneous reactions associated with calcium antagonists: a review of the literature and the possible etiopathogenic mechanisms. *Dermatol Online J* 2003; **9:** 6. Available at: http://dermatology.cdlib.org/95/reviews/calcium/ioulios.html (accessed 23/01/09)

腮腺炎 1 名舌下用药的患者出现急性腮腺炎发作[1]。

1. Bosch X, *et al.* Nifedipine-induced parotitis. *Lancet* 1986; **ii:** 467.

对神经肌肉的影响 有报道一些患者服用硝苯地平后出现严重肌肉痉挛[1,2]；1 名患者[2]的痉挛与普遍的感觉异常有关。1 名接受静脉滴注硝苯地平的肾移植患者发生了严重横纹肌溶解症[3]。一旦输液停止患者很快恢复。

也有与氨氯地平有关的肌病、肌痛和关节痛报道[4]。1 名患者服用地尔硫䓬出现关节痛[5]。

1. Keidar S, *et al.* Muscle cramps during treatment with nifedipine. *BMJ* 1982; **285:** 1241–2.
2. Macdonald JB. Muscle cramps during treatment with nifedipine. *BMJ* 1982; **285:** 1744.
3. Horn S, *et al.* Severe rhabdomyolysis in a kidney-transplant recipient receiving intravenous nifedipine. *Lancet* 1995; **346:** 848–9.
4. Phillips BB, Muller BA. Severe neuromuscular complications possibly associated with amlodipine. *Ann Pharmacother* 1998; **32:** 1165–7.
5. Smith KM. Arthralgia associated with calcium-channel blockers. *Am J Health-Syst Pharm* 2000; **57:** 55–7.

对食管的影响 钙通道阻滞剂降低食管括约肌压力，应用于食管功能紊乱（见下文），但一项回归阵列分析[1]发现钙通道阻滞剂也许可以加重或恶化胃食管反流。

1. Hughes J, *et al.* Do calcium antagonists contribute to gastro-oesophageal reflux disease and concomitant noncardiac chest pain? *Br J Clin Pharmacol* 2007; **64:** 83–9.

对外周循环的影响 1 名患者使用硝苯地平治疗后 8 周出现红斑性肢痛病样出疹。症状包括严重灼烧感和小腿红肿胀痛、敏感皮温升高。硝苯地平停用 2 天后症状消失[1]。另 1 名使用硝苯地平的患者也出现相似的反应[2~4]。也有关于服用尼卡地平后出现红斑性肢痛的报道[5]。这种类型的红斑性肢痛病可称为二级红斑性肢痛病[6]。

1. Fisher JR, *et al.* Nifedipine and erythromelalgia. *Ann Intern Med* 1983; **98:** 671–2.
2. Grunwald Z. Painful edema, erythematous rash, and burning sensation due to nifedipine. *Drug Intell Clin Pharm* 1982; **16:** 492.
3. Brodmerkel GJ. Nifedipine and erythromelalgia. *Ann Intern Med* 1983; **99:** 415.
4. Sunahara JF, *et al.* Possible erythromelalgia-like syndrome associated with nifedipine in a patient with Raynaud's phenomenon. *Ann Pharmacother* 1996; **30:** 484–6.
5. Levesque H, *et al.* Erythromelalgia induced by nicardipine (inverse Raynaud's phenomenon?) *BMJ* 1989; **298:** 1252–3.
6. Drenth JPH, Michiels JJ. Three types of erythromelalgia. *BMJ* 1990; **301:** 454–5.

对呼吸系统的影响 有报道服用硝苯地平[1~4]和尼卡地平[5]后出现可逆性急性肺水肿（有胸腔积液）。也有报道硝苯地平可加剧继发于呼吸道阻塞性疾病的肺源性心脏病患者的组织氧化作用的受损程度[6]。

加重喉部水肿的报道见下文**超敏反应**。

1. Chaouat A, *et al.* Pulmonary oedema and pleural effusion in two patients with primary pulmonary hypertension treated with calcium channel blockers. *Heart* 1996; **75:** 383.
2. Gillmer DJ, Kark P. Pulmonary oedema precipitated by nifedipine. *BMJ* 1980; **280:** 1420–1.
3. Aderka D, Pinkhas J. Pulmonary oedema precipitated by nifedipine. *BMJ* 1984; **289:** 1272.
4. Abbas OM, *et al.* Acute pulmonary edema during tocolytic therapy with nifedipine. *Am J Obstet Gynecol* 2006; **195:** e3–e4.
5. Vaast P, *et al.* Acute pulmonary oedema during nicardipine therapy for premature labour: report of five cases. *Eur J Obstet Gynecol Reprod Biol* 2004; **113:** 98–9.
6. Kalra L, Bone MF. Nifedipine and impaired oxygenation in patients with chronic bronchitis and cor pulmonale. *Lancet* 1989; **i:** 1135–6.

对皮肤和指甲的影响 硝苯地平最普遍的皮肤反应有皮疹、瘙痒、风疹、秃头、剥脱性皮炎[1]；也有一些多形性红斑和 Stevens-Johnson 综合征报道[1]。1 名患者使用硝苯地平代替氨氯地平后出现多形性红斑[2]，服用氨氯地平和地尔硫䓬后也有报道出现明显的斑疹瘙痒[3]。有报道服用氨氯地平后出现无特征的瘙痒[4]。其他报道的硝苯地平皮肤反应包括严重的光敏反应[5]、斑疹瘙痒[6]和毛细管扩张[7]（包括分布式毛细管扩张[8]和类天疱疮小瘤[9]）。氨氯地平引起的光分布性毛细管扩张也有报道[10,11]，1 个病例[10]为 3 年后复发。氨氯地平与扁平苔藓[12]和色谱沉着[13]有关。1 名 75 岁男性患者开始氨氯地平治疗后 18 个月后发生指甲和甲周染色[14]。停药后 2 年症状改善。

红斑性肢痛病的参考文献见上文**对外周循环的影响**项下内容。

1. Stern R, Khalsa JH. Cutaneous adverse reactions associated with calcium channel blockers. *Arch Intern Med* 1989; **149:** 829–32.
2. Bewley AP, *et al.* Erythema multiforme following substitution of amlodipine for nifedipine. *BMJ* 1993; **307:** 241.
3. Baker BA, Cacchione JG. Dermatologic cross-sensitivity between diltiazem and amlodipine. *Ann Pharmacother* 1994; **28:** 118–19.
4. Orme S, *et al.* Generalised pruritus associated with amlodipine. *BMJ* 1997; **315:** 463.
5. Thomas SE, Wood ML. Photosensitivity reactions associated with nifedipine. *BMJ* 1986; **292:** 992.
6. Oren R, *et al.* Nifedipine-induced nonthrombocytopenic purpura. *DICP Ann Pharmacother* 1989; **23:** 88.
7. Tsele E, Chu AC. Nifedipine and telangiectasias. *Lancet* 1992; **339:** 365–6.
8. Collins P, Ferguson J. Photodistributed nifedipine-induced facial telangiectasia. *Br J Dermatol* 1993; **129:** 630–3.
9. Ameen M, *et al.* Pemphigoid nodularis associated with nifedipine. *Br J Dermatol* 2000; **142:** 575–7.
10. Basarab T, *et al.* Calcium antagonist-induced photo-exposed telangiectasia. *Br J Dermatol* 1997; **136:** 974–5.
11. Grabczynska SA, Cowley N. Amlodipine induced-photosensitivity presenting as telangiectasia. *Br J Dermatol* 2000; **142:** 1255–6.

12. Swale VJ, McGregor JM. Amlodipine-associated lichen planus. *Br J Dermatol* 2001; **144:** 920–1.
13. Erbagci Z. Amlodipine associated hyperpigmentation. *Saudi Med J* 2004; **25:** 103–5.
14. Sladden MJ, *et al.* Longitudinal melanonychia and pseudo-Hutchinson sign associated with amlodipine. *Br J Dermatol* 2005; **153:** 219–20.

对味觉的影响 尽管有报道[1]2名患者服用硝苯地平后味觉和嗅觉失真，但对于服用硝苯地平后的922名患者和343名服用卡托普利的患者研究，并未显示味觉失常与硝苯地平有关[2]。有报道[3]一名患者服用氨氯地平几年后突然失去味觉，停药后恢复，再次服药后又发生。

1. Levenson JL, Kennedy K. Dysomia, dysgeusia, and nifedipine. *Ann Intern Med* 1985; **102:** 135–6.
2. Coulter DM. Eye pain with nifedipine and disturbance of taste with captopril: a mutually controlled study showing a method of postmarketing surveillance. *BMJ* 1988; **296:** 1086–8.
3. Sadasivam B, Jhaj R. Dysgeusia with amlodipine—a case report. *Br J Clin Pharmacol* 2007; **63:** 253.

锥体外系障碍 锥体外系障碍见于各种化学类型的钙通道阻滞剂，尽管报道多见于苯烷基胺和维拉帕米，较少见于二氢吡啶类或地尔硫䓬。

帕金森症 见于服用氨氯地平[1,2]，地尔硫䓬[3]和维拉帕米[4,5]的患者。帕金森症也是氟桂利嗪和桂利嗪被认知的不良反应，它们均有钙通道阻滞性质（见**氟桂利嗪**，第552页）。

其他与钙通道阻滞剂有关的行为异常有地尔硫䓬[6,7]导致的**静坐不能**，维拉帕米[8]导致的**肌张力障碍**，维拉帕米[9]和硝苯地平[10]导致的**肌阵挛性肌张力障碍**，维拉帕米[11,12]导致的**肌阵挛**。

1. Sempere AP, *et al.* Parkinsonism induced by amlodipine. *Mov Disord* 1995; **10:** 115–16.
2. Teive HA, *et al.* Parkinsonian syndrome induced by amlodipine: case report. *Mov Disord* 2002; **17:** 833–5.
3. Dick RS, Barold SS. Diltiazem-induced parkinsonism. *Am J Med* 1989; **87:** 95–6.
4. Garcia-Albea E, *et al.* Parkinsonism unmasked by verapamil. *Clin Neuropharmacol* 1993; **16:** 263–5.
5. Padrell MD, *et al.* Verapamil-induced parkinsonism. *Am J Med* 1995; **99:** 436.
6. Jacobs MB. Diltiazem and akathisia. *Ann Intern Med* 1983; **99:** 794–5.
7. Brink DD. Diltiazem and hyperactivity. *Ann Intern Med* 1984; **100:** 459–60.
8. Pina MA, *et al.* Verapamil and acute dystonia. *J Clin Pharm Ther* 1998; **23:** 79–80.
9. Hicks CB, Abraham K. Verapamil and myoclonic dystonia. *Ann Intern Med* 1985; **103:** 154.
10. de Medina A, *et al.* Nifedipine and myoclonic dystonia. *Ann Intern Med* 1986; **104:** 125.
11. Maiteh M, Daoud AS. Myoclonic seizure following intravenous verapamil injection: case report and review of the literature. *Ann Trop Paediatr* 2001; **21:** 271–2.
12. Vadlamudi L, Wijdicks EFM. Multifocal myoclonus due to verapamil overdose. *Neurology* 2002; **58:** 984.

男子女性型乳房 3名男性患者开始使用硝苯地平治疗4、6、26周后出现单侧的男子女性型乳房[1]。2名透析患者服用氨氯地平后也报道[2]出现男子女性型乳房，停药后症状消失。

1. Clyne CAC. Unilateral gynaecomastia and nifedipine. *BMJ* 1986; **292:** 380.
2. Komine N, *et al.* Amlodipine-induced gynecomastia in two patients on long-term hemodialysis therapy. *Clin Exp Nephrol* 2003; **7:** 85–6.

出血 见上文**对血液的影响**。

超敏反应 硝苯地平与多种形式的超敏反应有关，包括皮疹和肝的反应（见上文）。1名女性患者使用异山梨醇二硝酸盐喷雾后，舌下给予硝苯地平加重了喉部肿大[1]。

1. Silfvast T, *et al.* Laryngeal oedema after isosorbide dinitrate spray and sublingual nifedipine. *BMJ* 1995; **311:** 232.

水肿 脚部和踝部水肿是硝苯地平和其他二氢吡啶类钙通道阻滞剂普遍的不良反应。在开始治疗后的2周或更长时间可发生，主要是由于毛细血管前小动脉扩张而不是体液潴留[1]。对10名糖尿病受试者使用硝苯地平治疗研究证明，他们中的5人发生了踝部水肿，认为硝苯地平能消除当脚低于心脏水平时产生的血管收缩反应，此收缩反应被认为能够预防过量的液体过滤进入组织[2]。

有的水肿可通过简单的治疗措施缓解，例如抬高足部，或减少用药剂量。但如果症状持续，则应停用钙通道阻滞剂[1]。

有报道患者服用氨氯地平后出现全身性[3]和面部及上肢水肿[4]，停药后症状消失。

1. Maclean D, MacConnachie AM. Selective side-effects: peripheral oedema with dihydropyridine calcium antagonists. *Prescribers' J* 1991; **31:** 4–6.
2. Williams SA, *et al.* Dependent oedema and attenuation of postural vasoconstriction associated with nifedipine therapy for hypertension in diabetic patients. *Eur J Clin Pharmacol* 1989; **37:** 333–5.
3. Şener D, *et al.* Anasarca edema with amlodipine treatment. *Ann Pharmacother* 2005; **39:** 761–3.
4. Ganeshalingham A, Wong W. Amlodipine-induced bilateral upper extremity edema. *Ann Pharmacother* 2007; **41:** 1536–8.

不良反应的处置

成年人或儿童在服用具有潜在毒性的过量的钙通道阻滞剂1h内的，可口服给予活性炭，如果使用缓释制剂，也可晚些给予活性炭，成年人也可考虑选择灌胃。应采用维持疗法。但是患者处于仰卧位置、脚升高和增大血浆给药可降低血压。应尽量避免心脏超负荷。中毒体征显著者应静注钙。一般最大6.8mmol钙，5min缓慢静注，如需，每10～20min重复一次，最多4次。或者最多至6.8mmol/h钙静注。6.8mmol钙由10ml 10%氯化钙或30ml 10%葡萄糖酸钙提供。如果没有纠正低血压，也可静脉给予拟交感神经药，如异丙肾上腺素、多巴胺或去甲肾上腺素。阿托品、异丙肾上腺素或心脏起搏可治疗心搏迟缓。注射胰岛素和葡萄糖可提高心脏收缩和全身灌注量。胰高血糖素用于纠正心肌抑制及低血压。

因为硝苯地平可以和蛋白高度结合，所以透析没有疗效。血浆置换法可能很有效。

过量 尽管所有钙通道阻滞剂过量使用时处置方法相似[1～4]，但非二氢吡啶类（如维拉帕米、地尔硫䓬）毒性更强。主要为支持治疗（见上文**不良反应的处置**），或采用标准疗法，包括氨吡啶[5]作为特殊拮抗剂，氨力农[1]作为正性肌力。加压素[6]和特利加压素[7]也被成功用于顽固性低血压治疗，血浆交换[8]也曾成功被应用。一些证据[9,10]表明，高剂量胰岛素（如低血糖需葡萄糖）也有效。特别是对酸中毒患者，且已被证明安全[11]。

大部分用药过量的报道是关于维拉帕米的（见第1365页），以下是一些硝苯地平的个体报告。

- 1名患者服用600mg硝苯地平中度控释制剂与过量的对乙酰氨基酚同时使用，首先出现低血压、心动过速和面红，接着是低钾血。但没有心传导阻滞的证据[12]。患者静脉给予葡萄糖酸钙，随后给予活性炭和乳果糖。服用10h后硝苯地平完全被吸收。口服氯化钾治疗低血钾和乙酰半胱氨酸可治疗对乙酰氨基酚中毒。
- 14个月大的儿童服用大约800mg硝苯地平后，出现3度AV传导阻滞，发展为心肌收缩[13]。在心肺复苏期间给予总量700mg的氯化钙和阿托品、肾上腺素、碳酸钠。给予洗胃和活性炭治疗可清空胃。心动过速和低血压并有肺水肿和高血糖迹象的患者，静脉给予电解液和多巴胺输液以及保持空气流通，并同时采取控制强直一阵挛性癫痫发作的并发症。最后患者的中度说话延迟症状明显消除。

1. Salhanick SD, Shannon MW. Management of calcium channel antagonist overdose. *Drug Safety* 2003; **26:** 65–79.
2. DeWitt CR, Waksman JC. Pharmacology, pathophysiology and management of calcium channel blocker and beta-blocker toxicity. *Toxicol Rev* 2004; **23:** 223–38.
3. Olson KR, *et al.* Calcium channel blocker ingestion: an evidence-based consensus guideline for out-of-hospital management. *Clin Toxicol* 2005; **43:** 797–822.
4. Shepherd G. Treatment of poisoning caused by beta-adrenergic and calcium-channel blockers. *Am J Health-Syst Pharm* 2006; **63:** 1828–35.
5. Stevens JJWM, Ghosh S. Overdose of calcium channel blockers. *BMJ* 1994; **309:** 193.
6. Kanagarajan K, *et al.* The use of vasopressin in the setting of recalcitrant hypotension due to calcium channel blocker overdose. *Clin Toxicol* 2007; **45:** 56–9.
7. Leone M, *et al.* Terlipressin: a new therapeutic for calcium-channel blockers overdose. *J Crit Care* 2005; **20:** 114–15.
8. Ezidiegwu C, *et al.* A case report on the role of plasma exchange in the management of a massive amlodipine besylate intoxication. *Ther Apher Dial* 2008; **12:** 180–4.
9. Mégarbane B, *et al.* The role of insulin and glucose (hyperinsulinaemia/euglycaemia) therapy in acute calcium channel antagonist and beta-blocker poisoning. *Toxicol Rev* 2004; **23:** 215–22.
10. Shepherd G, Klein-Schwartz W. High-dose insulin therapy for calcium-channel blocker overdose. *Ann Pharmacother* 2005; **39:** 923–30.
11. Greene SL, *et al.* Relative safety of hyperinsulinaemia/euglycaemia therapy in the management of calcium channel blocker overdose: a prospective observational study. *Intensive Care Med* 2007; **33:** 2019–24.
12. Ferner RE, *et al.* Pharmacokinetics and toxic effects of nifedipine in massive overdose. *Hum Exp Toxicol* 1990; **9:** 309–11.
13. Wells TG, *et al.* Nifedipine poisoning in a child. *Pediatrics* 1990; **86:** 91–4.

注意事项

低血压患者应谨慎使用硝苯地平，心力储备差的患者和心功能衰竭恶化患者应注意。硝苯地平不宜应用于心源性休克患者和2～4周前发生心肌梗死的患者，或是患有急性不稳定性心绞痛的患者。硝苯地平不宜用于慢性稳定性心绞痛的治疗，也不应用于成人急性降压，但可用于儿童急性降压（第1301页）。严重的大动脉狭窄患者，硝苯地平更能增加出现心力衰竭的风险。突然停药可引起严重绞痛。肝损伤患者需要减少剂量。

用药后缺血疼痛的患者应停止硝苯地平。

有报道硝苯地平可使动物产生畸形并抑制分娩，但是能用于妊娠期高血压患者（见下文**用途和用法**项下**高血压**）。

哺乳 硝苯地平可分布在乳汁中[1,2]，但是量小，不会产生危害。没有任何报道关于母亲服用硝苯地平导致婴儿出现临床反应。因此American Academy of Pediatrics认为[3]一般适合哺乳期服用。

1. Ehrenkranz RA, *et al.* Nifedipine transfer into human milk. *J Pediatr* 1989; **114:** 478–80.
2. Penny WJ, Lewis MJ. Nifedipine is excreted in human milk. *Eur J Clin Pharmacol* 1989; **36:** 427–8.
3. American Academy of Pediatrics. The transfer of drugs and other chemicals into human milk. *Pediatrics* 2001; **108:** 776–89. [Retired May 2010] Correction. *ibid.*; 1029. Also available at: http://aappolicy.aappublications.org/cgi/content/full/pediatrics%3b108/3/776 (accessed 06/07/04)

心脏手术 二氢吡啶类钙通道阻滞剂有可能增加主动脉瘤手术患者围手术期致死率。见上文**不良反应**项下**对死亡率的影响**。

糖尿病 硝苯地平对胰岛素和葡萄糖反应（见上文**不良反应**项下**对糖代谢的影响**）需要抗糖尿病治疗的调整。也有些研究认为硝苯地平可使蛋白尿症和某种程度的肾功能不全的糖尿病患者的肾功能紊乱恶化[1,2]，但另外的研究（见下文**用途和用法**项下**肾脏疾病**）认为硝苯地平治疗可能预防或延迟尿蛋白的发展。

一些研究认为糖尿病患者[3,4]或葡萄糖代谢损伤的患者[5]更容易受到钙通道阻滞剂的心血管不良反应的影响。这些研究中使用的钙通道阻滞剂是二氢吡啶类如尼索地平、氨氯地平和伊拉地平（长效或中效钙离子通道阻滞剂）。然而，研究中[3,4]比较了钙通道阻滞剂和ACEI，认为ACEI可能除了对抗高血压外还能对糖尿病患者有保护作用。因此，ACEI对这些患者更有效，而钙通道阻滞剂则有危害[6]。

1. Mimran A, *et al.* Contrasting effects of captopril and nifedipine in normotensive patients with incipient diabetic nephropathy. *J Hypertens* 1988; **6:** 919–23.
2. Demarie BK, Bakris GL. Effects of different calcium antagonists on proteinuria associated with diabetes mellitus. *Ann Intern Med* 1990; **113:** 987–8.
3. Estacio RO, *et al.* The effect of nisoldipine as compared with enalapril on cardiovascular outcomes in patients with non-insulin-dependent diabetes and hypertension. *N Engl J Med* 1998; **338:** 645–52. Correction. *ibid.*; **339:** 1339.
4. Tatti P, *et al.* Outcome results of the fosinopril versus amlodipine cardiovascular events randomized trial (FACET) in patients with hypertension and NIDDM. *Diabetes Care* 1998; **21:** 597–603.
5. Byington RP, *et al.* Isradipine, raised glycosylated haemoglobin, and risk of cardiovascular events. *Lancet* 1997; **350:** 1075–6.
6. Poulter NR. Calcium channel blockers and cardiovascular risk in diabetes. *Lancet* 1998; **351:** 1809–10.

对实验室检测的干扰 硝苯地平可能错误地提高尿香草扁桃酸的分光光度法的测定值，而对高效液相测定未受影响。

卟啉病 硝苯地平与急性卟啉病有关，认为它对卟啉病患者不安全。

停药 突然停止服用硝苯地平可导致心绞痛恶化。

有1例危及生命的冠状动脉痉挛报道发生在血管的再形成之前停止服用硝苯地平，见**地尔硫䓬**中**对心脏的影响**（第1220页）。

药物相互作用

尽管联合用药可以很好的耐受，但是硝苯地平可以增强其他抗高血压药物的抗高血压作用如β受体阻滞药。同其他可引起血压低的药物联用（如阿地流津和抗精神病药）也可见增强抗高血压的作用。硝苯地平可纠正胰岛素和葡萄糖的反应（见上文**对糖代谢的影响**）因此糖尿病患者可服用硝苯地平来调整抗糖尿病治疗。硝苯地平可以在肝中广泛被细胞色素P450同工酶CYP3A4代谢，与其他药物可发生药物相互作用，如与奎尼丁共用同样的代谢途径，与酶诱导药（如卡马西平、苯妥英、利福平）联用，与酶抑制药（如甲氰咪胍、红霉素、HIV-蛋白酶抑制药）联用。

乙醇 对10名健康受试者研究显示口服硝苯地平20mg药物浓度-时间曲线下面积在口服摄入乙醇后，可增加54%，最大脉率加快，符合动物和体外研究显示的硝苯地平代谢可被乙醇抑制的结论[1]。

1. Qureshi S, *et al.* Nifedipine-alcohol interaction. *JAMA* 1990; **264:** 1660–1.

抗心律失常药 硝苯地平和奎尼丁可能在肝中有共同的代谢途径，如果同用可能会产生影响。在一项研究中[1]，奎尼丁可抑制硝苯地平代谢，导致硝苯地平的血浆浓度增加；奎尼丁浓度未改变。然而，曾有对血浆奎尼丁浓度影响不一致的报道，见第1329页。

1. Bowles SK, *et al.* Evaluation of the pharmacokinetic and pharmacodynamic interaction between quinidine and nifedipine. *J Clin Pharmacol* 1993; **33:** 727–31.

抗菌药 大环内酯类药物是细胞色素P450同工酶CYP3A4的抑制剂，并可以抑制钙通道阻滞剂。克拉霉素治疗后2天[1]，1名接受抗高血压治疗（包括硝苯地平）的77岁男性患者发生血管扩张卒中和心脏传导阻滞。继续克拉霉素治疗，当他的状况好转，再次使用半量的硝苯地平时其血压稳定下降。

1. Gerónimo-Pardo M, *et al.* Clarithromycin–nifedipine interaction as possible cause of vasodilatory shock. *Ann Pharmacother* 2005; **39:** 538–42.

抗糖尿病药 见上文**注意事项**项下**糖尿病**和**不良反应**项下**对糖代谢的影响**。

抗癫痫药 二氢吡啶类钙通道阻滞剂可被酶诱导的抗癫痫药减弱，如卡马西平、苯巴比妥和苯妥英[1~4]。相反的，有报道丙戊酸钠可增加尼莫地平血浆浓度[3]。

有二氢吡啶类和苯妥英的相互作用导致血浆苯妥英浓度增高的报道，见第 477 页。

1. Capewell S, *et al.* Reduced felodipine bioavailability in patients taking anticonvulsants. *Lancet* 1988; **ii:** 480–2.
2. Schellens JHM, *et al.* Influence of enzyme induction and inhibition on the oxidation of nifedipine, sparteine, mephenytoin and antipyrine in humans as assessed by a "cocktail" study design. *J Pharmacol Exp Ther* 1989; **249:** 638–45.
3. Tartara A, *et al.* Differential effects of valproic acid and enzyme-inducing anticonvulsants on nimodipine pharmacokinetics in epileptic patients. *Br J Clin Pharmacol* 1991; **32:** 335–40.
4. Yasui-Furukori N, Tateishi T. Carbamazepine decreases antihypertensive effect of nilvadipine. *J Clin Pharmacol* 2002; **42:** 100–103.

抗真菌药 吡咯类抗真菌药可抑制细胞色素 P450 酶系统，从而可能影响钙通道阻滞剂的代谢。2 名妇女在开始伊曲康唑治疗后，服用非洛地平大约 1 年，出现外周水肿[1]。其中 1 名患者在服用伊曲康唑之前和期间测定非洛地平血浆浓度，两药联用后其浓度增加。同样的药物相互作用发生在 1 名在伊曲康唑治疗前开始已经服用硝苯地平的患者[2]。也有报道氟康唑可增强硝苯地平的作用[3]。

1. Neuvonen PJ, Suhonen R. Itraconazole interacts with felodipine. *J Am Acad Dermatol* 1995; **33:** 134–5.
2. Tailor SAN, *et al.* Peripheral edema due to nifedipine-itraconazole interaction: a case report. *Arch Dermatol* 1996; **132:** 350–2.
3. Kremens B, *et al.* Loss of blood pressure control on withdrawal of fluconazole during nifedipine therapy. *Br J Clin Pharmacol* 1999; **47:** 707–8.

抗组胺药 1 名对硝苯地平稳定的患者服用特非那定 60mg 治疗季节性过敏发生严重绞痛。停药后 1～2h 疼痛缓解[1]。

1. Falkenberg HM. Possible interaction report. *Can Pharm J* 1988; **121:** 294.

抗肿瘤药 有报道儿童联用伊曲康唑和硝苯地平可增加长春新碱的毒性，见**长春新碱**的**药物相互作用**项下**抗真菌药**，第 759 页。一名 76 岁男患者服用硝苯地平和伊马替尼后，出现胆石，认为[1]与伊马替尼干扰细胞色素 P450 同工酶 CYP3A4 代谢硝苯地平有关。

1. Breccia M, *et al.* Can nifedipine and estrogen interaction with imatinib be responsible for gallbladder stone development? *Eur J Haematol* 2005; **75:** 89–90.

抗病毒药 众所周知 HIV-蛋白酶阻滞药能抑制细胞色素 P450 同工酶 CYP3A4，因此可能影响钙通道阻滞剂的代谢。1 名对非洛地平反应稳定的女性患者发生双腿水肿[1]，当她感到针刺疼痛后给予奈非那韦。停用非洛地平后水肿症状缓解，因为抑制了非洛地平代谢。一名用硝苯地平治疗高血压男性[2]后出现直立性低血压及 HAART 开始用奈非那韦后出现心脏传导抑制。奈非那韦停用后症状改善，复用后又出现，HAART 改用茚地那韦和奈非那韦后也出现。健康受试者研究[3]发现茚地那韦与奈非那韦合用增加对氨氯地平和地尔硫䓬暴露量。

1. Izzedine H, *et al.* Nelfinavir and felodipine: a cytochrome P450 3A4-mediated drug interaction. *Clin Pharmacol Ther* 2004; **75:** 362–3.
2. Rossi DR, *et al.* Symptomatic orthostasis with extended-release nifedipine and protease inhibitors. *Pharmacotherapy* 2002; **22:** 1312–16.
3. Glesby MJ, *et al.* Pharmacokinetic interactions between indinavir plus ritonavir and calcium channel blockers. *Clin Pharmacol Ther* 2005; **78:** 143–53.

β 受体阻滞药 尽管硝苯地平常和 β 受体阻滞剂联用没有不良影响，但也有一些心绞痛患者服用硝苯地平和 β 受体阻滞剂后报道出现心力衰竭[1,2]。有报道 15 名服用硝苯地平和阿替洛尔的心绞痛患者 1 人发生严重低血压[3]，患者停用 β 受体阻滞剂后发生严重的不稳定性心绞痛。

患者发生严重低血压是由于硝苯地平和普萘洛尔联用，认为这也是导致严重心肌梗死的原因[4]。

1. Anastassiades CJ. Nifedipine and beta-blocker drugs. *BMJ* 1980; **281:** 1251–2.
2. Robson RH, Vishwanath MC. Nifedipine and beta-blockade as a cause of cardiac failure. *BMJ* 1982; **284:** 104.
3. Opie LH, White DA. Adverse interaction between nifedipine and β-blockade. *BMJ* 1980; **281:** 1462.
4. Staffurth JS, Emery P. Adverse interaction between nifedipine and beta-blockade. *BMJ* 1981; **282:** 225.

钙通道阻滞剂 在对 6 名健康受试者的一项研究中，先用地尔硫䓬治疗，硝苯地平血浆浓度增加；每日先用地尔硫䓬 30mg 治疗，硝苯地平的清除半衰期可延长 2.54～3.4h，每日先用地尔硫䓬 90mg 可延长 3.47h。这种影响可能是由于硝苯地平的肝代谢减弱[1]。硝苯地平和地尔硫䓬被相同的肝药酶代谢，因而硝苯地平可导致地尔硫䓬浓度增加[2]。一名 62 岁男性患者发生麻痹性肠梗阻被认为是地尔硫䓬增加了硝苯地平的浓度所致[3]。

1. Tateishi T, *et al.* Dose dependent effect of diltiazem on the pharmacokinetics of nifedipine. *J Clin Pharmacol* 1989; **29:** 994–7.
2. Tateishi T, *et al.* The effect of nifedipine on the pharmacokinetics and dynamics of diltiazem: the preliminary study in normal volunteers. *J Clin Pharmacol* 1993; **33:** 738–40.
3. Harada T, *et al.* Paralytic ileus induced by the combined use of nifedipine and diltiazem in the treatment of vasospastic angina. *Cardiology* 2002; **97:** 113–14.

地高辛 硝苯地平和其他二氢吡啶类钙通道阻滞剂对地高辛的影响，见第 1217 页。

葡萄柚汁 葡萄柚汁抑制细胞色素 P450 同工酶 CYP3A4，特别是在肠壁，已经显示它能显著增加钙通道阻滞剂口服后的生物利用度[1~3]；钙通道阻滞剂静脉给药似乎不受影响[4]。药物的相互作用不如氨氯地平类有较更高生物利用度的钙通道阻滞剂更显著[5]，但是大部分钙通道阻滞剂不宜同时与葡萄柚汁口服[6]。有立体选择性影响的报道[7]。

1. Bailey DG, *et al.* Interaction of citrus juices with felodipine and nifedipine. *Lancet* 1991; **337:** 268–9.
2. Bailey DG, *et al.* Effect of grapefruit juice and naringin on nisoldipine pharmacokinetics. *Clin Pharmacol Ther* 1993; **54:** 589–94.
3. Lundahl J, *et al.* Relationship between time of intake of grapefruit juice and its effect on pharmacokinetics and pharmacodynamics of felodipine in healthy subjects. *Eur J Clin Pharmacol* 1995; **49:** 61–7.
4. Rashid TJ, *et al.* Factors affecting the absolute bioavailability of nifedipine. *Br J Clin Pharmacol* 1995; **40:** 51–8.
5. Vincent J, *et al.* Lack of effect of grapefruit juice on the pharmacokinetics and pharmacodynamics of amlodipine. *Br J Clin Pharmacol* 2000; **50:** 455–63.
6. CSM/MCA. Drug interactions with grapefruit juice. *Current Problems* 1997; **23:** 2. Also available at:
7. Uno T, *et al.* Effect of grapefruit juice on the disposition of manidipine enantiomers in healthy subjects. *Br J Clin Pharmacol* 2006; **61:** 533–7.

H_2 受体拮抗剂 药动学研究已经显示硝苯地平与西咪替丁同用可增加硝苯地平的生物利用度[1~4]。有报道药时曲线下面积增加 77%～92%[2,3]。7 名高血压患者使用硝苯地平和西咪替丁后也出现了降压作用增强[1]。认为药物相互影响的作用机制是由于西咪替丁对细胞色素 P450 系统的抑制作用，因此抑制了硝苯地平的代谢。

发现雷尼替丁对硝苯地平几乎没有影响，尽管在使用雷尼替丁期间，它能增加硝苯地平的生物利用度[5]。法莫替丁与硝苯地平没有相互作用[6]。

1. Kirch W, *et al.* Einfluß von Cimetidin und Ranitidin auf Pharmakokinetik und antihypertensiven Effekt von Nifedipin. *Dtsch Med Wochenschr* 1983; **108:** 1757–61.
2. Renwick AG, *et al.* Factors affecting the pharmacokinetics of nifedipine. *Eur J Clin Pharmacol* 1987; **32:** 351–5.
3. Smith SR, *et al.* Ranitidine and cimetidine: drug interactions with single dose and steady-state nifedipine administration. *Br J Clin Pharmacol* 1987; **23:** 311–15.
4. Schwartz JB, *et al.* Effect of cimetidine or ranitidine administration on nifedipine pharmacokinetics and pharmacodynamics. *Clin Pharmacol Ther* 1988; **43:** 673–80.
5. Kirch W, *et al.* Ranitidine increases bioavailability of nifedipine. *Clin Pharmacol Ther* 1985; **37:** 204.
6. Kirch W, *et al.* Negative effects of famotidine on cardiac performance assessed by noninvasive hemodynamic measurements. *Gastroenterology* 1989; **96:** 1388–92.

免疫抑制药 有报道 2 名患者每日服用硝苯地平 40mg，并同时服用环孢素治疗银屑病后出现面红、皮肤感觉异常和皮疹[1]。对 8 名银屑病患者研究，显示硝苯地平和环孢素同时使用可导致硝苯地平代谢过程减弱，推测是因为环孢素通过竞争细胞色素 P450 代谢酶减弱了硝苯地平的代谢。

参考钙通道阻滞剂对环孢素血液浓度的影响，见第 1744 页。硝苯地平抵抗环孢素诱导的肾损害的保护作用，见下文**用途和用法**项下的**移植**。

硝苯地平对他克莫司的影响，见第 1761 页。

1. McFadden JP, *et al.* Cyclosporin decreases nifedipine metabolism. *BMJ* 1989; **299:** 1224.

镁盐 有报道 2 名单次口服硝苯地平 10mg 外加镁盐输液治疗先兆子痫的女性患者出现深度低血压，这 2 名患者均接受甲基多巴胺治疗[1]。

有报道 2 名女性患者使用硝苯地平与镁盐静脉用药后出现神经肌肉阻滞，1 名女性患者接受硝苯地平抗分娩时，注射镁盐后立刻出现神经肌肉阻滞的症状，停止注射 25min 内缓解[2]。另 1 名患者接受镁盐输液治疗先兆子痫，在第二次给予硝苯地平 30min 后出现症状，注射葡萄糖酸钙后改善[3]。然而，一个图表调查[4]中，服用硝苯地平的患者给予硫酸镁治疗先兆子痫，发现与服用其他抗高血压药或不服用抗高血压药的患者相比，并未发生与镁盐有关的严重不良反应。

1. Waisman GD, *et al.* Magnesium plus nifedipine: potentiation of hypotensive effect in pre-eclampsia? *Am J Obstet Gynecol* 1988; **159:** 308–9.
2. Snyder SW, Cardwell MS. Neuromuscular blockade with magnesium sulfate and nifedipine. *Am J Obstet Gynecol* 1989; **161:** 35–6.
3. Ben-Ami M, *et al.* The combination of magnesium sulphate and nifedipine: a cause of neuromuscular blockade. *Br J Obstet Gynaecol* 1994; **101:** 262–3.
4. Magee LA, *et al.* Therapy with both magnesium sulfate and nifedipine does not increase the risk of serious magnesium-related maternal side effects in women with preeclampsia. *Am J Obstet Gynecol* 2005; **193:** 153–63.

褪黑激素 褪黑激素可引起血压降低，若与抗高血压药同用可能会出现相加效应。然而一项对服用硝苯地平治疗高血压患者的研究[1]，褪黑激素治疗可导致血压和心率的增加。

1. Lusardi P, *et al.* Cardiovascular effects of melatonin in hypertensive patients well controlled by nifedipine: a 24-hour study. *Br J Clin Pharmacol* 2000; **49:** 423–7.

烟草 对吸烟的影响研究和用硝苯地平、普萘洛尔、阿替洛尔治疗心绞痛，显示吸烟对心脏有直接的不良作用，并影响这三种抗心绞痛药物，且对硝苯地平的影响最大[1]。

1. Deanfield J, *et al.* Cigarette smoking and the treatment of angina with propranolol, atenolol, and nifedipine. *N Engl J Med* 1984; **310:** 951–4.

黄嘌呤类 硝苯地平对茶碱的影响，见**钙通道阻滞剂**，第 1106 页。

药动学

硝苯地平能快速、几乎完全地被胃肠道吸收，但是要经过肝的首关作用。口服液体胶囊后生物利用度在 45%～56%，但是长效制剂较低。

血液浓度峰值据报道出现在口服液体胶囊后 30min。硝苯地平有 92%～98%与血浆蛋白结合。能在乳汁中分布。能广泛地在肝中代谢，80%～95%以没有活性的代谢物形式从尿中排泄，粪中残留的是无活性代谢产物。其半衰期为静脉给药后或口服液体胶囊用药后大约 2h。肝损伤患者需考虑硝苯地平清除率下降（见下文），肾损伤患者对其药动学影响较小。

1. Sorkin EM, *et al.* Nifedipine: a review of its pharmacodynamic and pharmacokinetic properties, and therapeutic efficacy, in ischaemic heart disease, hypertension and related cardiovascular disorders. *Drugs* 1985; **30:** 182–274.
2. Kelly JG, O'Malley K. Clinical pharmacokinetics of calcium antagonists: an update. *Clin Pharmacokinet* 1992; **22:** 416–33.

吸收 尽管研究显示硝苯地平的吸收可能受到食物的影响，但所用的制剂不同导致结果不同。有报道[1]当饭后给予硝苯地平后与饭前比较，硝苯地平血浆浓度减少并且达到血浆浓度的时间延迟[1,2]。相应地，饭后生物利用度[3]和最大硝苯地平血清浓度[3,4]比禁食时显著增加，其他药受食物影响较小[2,4,5]。

1. Hirasawa K, *et al.* Effect of food ingestion on nifedipine absorption and haemodynamic response. *Eur J Clin Pharmacol* 1985; **28:** 105–7.
2. Schug BS, *et al.* The effect of food on the pharmacokinetics of nifedipine in two slow release formulations: pronounced lagtime after a high fat breakfast. *Br J Clin Pharmacol* 2002; **53:** 582–8.
3. Ueno K, *et al.* Effect of food on nifedipine sustained-release preparation. *DICP Ann Pharmacother* 1989; **23:** 662–5.
4. Wonnemann M, *et al.* Significant food interactions observed with a nifedipine modified-release formulation marketed in the European Union. *Int J Clin Pharmacol Ther* 2006; **44:** 38–48.
5. Ueno K, *et al.* Effect of a light breakfast on the bioavailability of sustained-release nifedipine. *DICP Ann Pharmacother* 1991; **25:** 317–19.

肝损伤 发现 7 名肝硬化患者的硝苯地平药动学发生相当大的改变[1]。血浆清除率大幅降低，消除半衰期比健康受试者延长。此外，口服硝苯地平的分布在肝硬化患者体内明显升高，且在 3 名外科门腔静脉分流手术的患者体内能完全分布。肝硬化患者可能对硝苯地平的心脏舒张压和对心率的作用更敏感，这可能是由于较高浓度的游离药物。据推测肝硬化患者需要低剂量硝苯地平，应密切监测患者的反应。

1. Kleinbloesem CH, *et al.* Nifedipine: kinetics and hemodynamic effects in patients with liver cirrhosis after intravenous and oral administration. *Clin Pharmacol Ther* 1986; **40:** 21–8.

个体差异 对 53 名荷兰受试者的研究发现，单次口服后出现血浆吸收浓度呈现双峰式分布；17%的受试者的较高的血浆浓度表现为慢代谢型，而大部分人表现为快代谢型[1]。尽管进一步对欧洲人口研究[2,3]并不确定这些结果，对 12 名墨西哥受试者的研究支持多形式代谢物类型，5 名快速代谢者和 7 名慢速代谢者，比欧洲研究有更高的慢速代谢者比例[4]。也有报道南亚[5,6]、墨西哥[7]和尼日利亚[8]受试者比白种人在浓度时间曲线中有明显的增加。这种区别并不是因为饮食结构不同[5,6]。这些人种中硝苯地平的初始剂量可能要稍低。对其他人口的研究发现[9]黑种人的清除率低于白人，男人的清除率低于女人，而喝酒和吸烟也能降低硝苯地平的清除率。

1. Kleinbloesem CH, *et al.* Variability in nifedipine pharmacokinetics and dynamics: a new oxidation polymorphism in man. *Biochem Pharmacol* 1984; **33:** 3721–4.
2. Renwick AG, *et al.* The pharmacokinetics of oral nifedipine—a population study. *Br J Clin Pharmacol* 1988; **25:** 701–8.
3. Lobo J, *et al.* The intra- and inter-subject variability of nifedipine pharmacokinetics in young volunteers. *Eur J Clin Pharmacol* 1986; **30:** 57–60.
4. Hoyo-Vadillo C, *et al.* Pharmacokinetics of nifedipine slow release tablet in Mexican subjects: further evidence for an oxidation polymorphism. *J Clin Pharmacol* 1989; **29:** 816–20.
5. Ahsan CH, *et al.* Ethnic differences in the pharmacokinetics of oral nifedipine. *Br J Clin Pharmacol* 1991; **31:** 399–403.
6. Ahsan CH, *et al.* The influences of dose and ethnic origins on the pharmacokinetics of nifedipine. *Clin Pharmacol Ther* 1993; **54:** 329–38.
7. Castañeda-Hernández G, *et al.* Interethnic variability in nifedipine disposition: reduced systemic plasma clearance in Mexican subjects. *Br J Clin Pharmacol* 1996; **41:** 433–4.
8. Sowunmi A, *et al.* Ethnic differences in nifedipine kinetics: comparisons between Nigerians, Caucasians and South Asians. *Br J Clin Pharmacol* 1995; **40:** 489–93.
9. Krecic-Shepard ME, *et al.* Race and sex influence clearance of nifedipine: results of a population study. *Clin Pharmacol Ther* 2000; **68:** 130–42.

用途和用法

硝苯地平是一种二氢吡啶类钙通道阻滞剂（第1116页）。它是外周和冠状血管扩张药，但是不像速率限制性的钙通道阻滞剂维拉帕米或地尔硫䓬，治疗剂量几乎对心脏传导和肌力没有影响。使用硝苯地平起初是血管舒张，减少外周阻力、血压和后负荷，增加冠脉血流和反射性增加心率。这导致心肌供氧和心排血量增加。硝苯地平没有抗心律失常的活性。尼卡地平和较新的二氢吡啶类，如氨氯地平、非洛地平、伊拉地平和拉西地平与硝苯地平相比对血管平滑肌更有选择性。硝苯地平对脑血管特别有效。大部分二氢吡啶类钙通道阻滞剂（硝苯地平和拉西地平除外）是手性化合物，作为外消旋混合物应用。

硝苯地平用于治疗高血压；治疗心绞痛，特别是当血管痉挛存在时，像Prinzmetal心绞痛，尽管不适合缓解急性发作；可治疗雷诺综合征。硝苯地平也用于治疗非血管疾病。详细用法见下文。

硝苯地平一般口服。有几种适用的剂型。液体胶囊能十分迅速地发挥作用，但是维持时间较短，一日3次。这种短效作用制剂不推荐用于治疗成人高血压和心绞痛。也有缓慢起效的片剂和胶囊剂，可维持较长时间，每日2次；尽管这些药物名称显示能延长或持续释放，但是他们应该与一些国家所允许的每日1次真正的长效释放剂加以区别。

硝苯地平的剂量取决于所用的剂型；老年人或肝损伤患者可减少剂量。

治疗**高血压**时，硝苯地平长效制剂10～40mg，每日2次或20～90mg，每日1次，取决于所用制剂。

对于**心绞痛**，口服尼非地平长效制剂10～40mg，每日2次，或30～90mg，每日1次。可选择的液体胶囊，5～20mg，每日3次，但是这种用法已不被推荐，长效制剂应作为首选。

硝苯地平通过冠脉导管注射治疗在冠脉造影术和气囊血管成形术过程中出现的冠脉痉挛。血压和心率应该密切监控。在治疗**雷诺综合征**时，可给予硝苯地平液体胶囊剂，5～20mg，每日3次。

1. Croom KF, Wellington K. Modified-release nifedipine: a review of the use of modified-release formulations in the treatment of hypertension and angina pectoris. *Drugs* 2006; **66:** 497–528.
2. Meredith PA, Elliott HL. Benefits of nifedipine GITS in stable coronary artery disease: further analysis of the "ACTION" database. *Adv Therapy* 2010; **27:** 297–306.

儿童用法 硝苯地平被广泛应用于儿童疾病治疗。*BNFC 2010/11* 建议以下口服剂量：

高血压、川崎病或早衰引发的心绞痛：

- 1个月～12岁：200～300μg/kg，通常每日3次，最大到每日3mg/kg或90mg；
- 12～18岁：5～20mg，每日3次，最大至少每日90mg；

给药频率取决于制剂应用。

高血压危象、川崎病或早衰引发急性心绞痛

- 1个月～18岁：250～500μg/kg每剂（这种用法在成人不被推荐，*BNFC 2010/11* 认为吞服液体灌注胶囊后，会马上释放引起快速反应，液体制剂应在胶囊单剂量利用不合适时使用）。

雷诺综合征：

- 2～18岁：2.5～10mg，每日2～4次，治疗初始用低剂量晚间给药，逐渐增加，避免体位性低血压。

新生儿高胰岛素低血糖：

- 见下文。

不推荐成年人使用硝苯地平胶囊治疗急性高血压，因为有严重血压急剧降低的风险（见上**不良反应**项下**死亡率**）。尽管有儿童不良反应的报道[1～3]，但是相对于成年人，他们可能更不容易受影响，也比较适合使用硝苯地平胶囊[4]。一项对12名6～15岁的患有急性高血压儿童的研究报道[5]，硝苯地平舌下给药平均240μg/kg（范围180～320μg/kg）是安全和有效的。对182名儿童的回顾研究[6]发现，短效硝苯地平，平均剂量220μg/kg（43～670μg/kg）安全有效。另一项对117名儿童的回顾研究[1]发现硝苯地平安全降压，只有大于250μg/kg才造成血压急降。对166名儿童的回顾性研究[2]发现平均300μg/kg（范围40～300μg/kg）的硝苯地平一般安全，尽管患有CNS损伤的儿童容易发生神经系统的不良反应。

也可使用其他途径包括直肠[7]和鼻内[8]给药，但并不确定。

1. Blaszak RT, *et al.* The use of short-acting nifedipine in pediatric patients with hypertension. *J Pediatr* 2001; **139:** 34–7.
2. Egger DW, *et al.* Evaluation of the safety of short-acting nifedipine in children with hypertension. *Pediatr Nephrol* 2002; **17:** 35–40.
3. Flynn JT. Nifedipine in the treatment of hypertension in children. *J Pediatr* 2002; **140:** 787–8.
4. Sahney S. A review of calcium channel antagonists in the treatment of pediatric hypertension. *Pediatr Drugs* 2006; **8:** 357–73.
5. Evans JHC, *et al.* Sublingual nifedipine in acute severe hypertension. *Arch Dis Child* 1988; **63:** 975–7.
6. Yiu V, *et al.* The safety and use of short-acting nifedipine in hospitalized hypertensive children. *Pediatr Nephrol* 2004; **19:** 644–50.
7. Uchiyama M, Ogawa I. Rectal nifedipine in acute severe hypertension in young children. *Arch Dis Child* 1989; **64:** 632–3.
8. Lopez-Herce J, *et al.* Treatment of hypertensive crisis with intranasal nifedipine. *Crit Care Med* 1988; **9:** 914.

暂时性黑矇 暂时性黑矇是一种单眼视觉消失，通常是由于暂时局部缺血性发作和与抗血小板药物或抗凝血药同用（见**脑卒中**，第1143页）。血管痉挛可能是一种原因，可解释所报道的[1]钙通道阻滞剂硝苯地平和维拉帕米应用于一些对常规治疗无反应的患者。

1. Winterkorn JMS, *et al.* Brief report: treatment of vasospastic amaurosis fugax with calcium-channel blockers. *N Engl J Med* 1993; **329:** 396–8.

肛裂 硝酸盐局部应用一般用于慢性肛裂（第1801页）治疗，因为其可以使肛门括约肌松弛。钙通道阻滞剂包括硝苯地平，也曾被成功运用。口服[1]和局部应用[2]都已尝试，一般应用后者。口服硝苯地平[3]并不如术中应用有效且依从性差。局部0.2%硝苯地平被发现[4]比硝酸甘油更有效且不良反应少，且长期看来[5]安全有效，但复发常见。激进疗法0.5%硝苯地平软膏在复发率[6]方面提高了效果，比手术应用[7]更受欢迎，建议为一线治疗药物。

1. Cook TA, *et al.* Oral nifedipine reduces resting anal pressure and heals chronic anal fissure. *Br J Surg* 1999; **86:** 1269–73.
2. Perrotti P, *et al.* Topical nifedipine with lidocaine ointment vs. active control for treatment of chronic anal fissure: results of a prospective, randomized, double-blind study. *Dis Colon Rectum* 2002; **45:** 1468–75.
3. Ho KS, Ho YH. Randomized clinical trial comparing oral nifedipine with lateral anal sphincterotomy and tailored sphincterotomy in the treatment of chronic anal fissure. *Br J Surg* 2005; **92:** 403–8.
4. Ezri T, Susmallian S. Topical nifedipine vs. topical glyceryl trinitrate for treatment of chronic anal fissure. *Dis Colon Rectum* 2003; **46:** 805–8.
5. Lysy J, *et al.* Long-term results of "chemical sphincterotomy" for chronic anal fissure: a prospective study. *Dis Colon Rectum* 2006; **49:** 858–64.
6. Katsinelos P, *et al.* Aggressive treatment of acute anal fissure with 0.5% nifedipine ointment prevents its evolution to chronicity. *World J Gastroenterol* 2006; **12:** 6203–6.
7. Katsinelos P, *et al.* Topical 0.5% nifedipine vs. lateral internal sphincterotomy for the treatment of chronic anal fissure: long-term follow-up. *Int J Colorectal Dis* 2006; **21:** 179–83.

心绞痛 二氢吡啶类（如硝苯地平）和限速钙通道阻滞剂（如地尔硫䓬和维拉帕米）都可用于治疗心绞痛（第1118页），根据患者个体差异和不良反应选择。硝苯地平短效制剂与死亡率增加有关，不推荐用于成人（见上文**不良反应**），虽然可用于儿童（见上文）。

动脉硬化症 药物干预动脉粥样硬化的病理过程（动脉粥样的发展）已显示可作为一种减少与动脉粥样症有关疾病的方法（第1120页）。认为钙在动脉粥样变的几个发展阶段中是必需的，动物研究显示钙通道阻滞剂可减慢动脉粥样损坏的发展和进程。然而，对人类研究却并不可信[1]。在安慰剂对照研究中[2]，没有发现氨氯地平对冠状动脉粥样症的发展或大多数心血管疾病有效，尽管只允许治疗不稳定性绞痛和血管的再形成。另一个研究[4]也报道了相似的结果，尼索地平[3]与拉西地平和β受体阻滞剂相比，服用拉西地平可减慢粥样硬化的进程，也有降低心血管事件的趋势。

钙通道阻滞剂也被试用于经皮冠脉给药后预防再狭窄。分析[5]发现在常规治疗添加钙通道阻滞剂可减少心脏瓣膜手术术后的再狭窄和发生临床疾病的风险。

1. Borcherding SM, *et al.* Calcium-channel antagonists for prevention of atherosclerosis. *Ann Pharmacother* 1993; **27:** 61–7.
2. Pitt B, *et al.* Effect of amlodipine on the progression of atherosclerosis and the occurrence of clinical events. *Circulation* 2000; **102:** 1503–10.
3. Dens JA, *et al.* Long term effects of nisoldipine on the progression of coronary atherosclerosis and the occurrence of clinical events: the NICOLE study. *Heart* 2003; **89:** 887–92.
4. Zanchetti A, *et al.* Calcium antagonist lacidipine slows down progression of asymptomatic carotid atherosclerosis: principal results of the European Lacidipine Study on Atherosclerosis (ELSA), a randomized, double-blind, long-term trial. *Circulation* 2002; **106:** 2422–7.
5. Dens J, *et al.* An updated meta-analysis of calcium-channel blockers in the prevention of restenosis after coronary angioplasty. *Am Heart J* 2003; **145:** 404–8.

心肌病 钙通道阻滞剂对某些类型的心肌病有作用（第1124页）。钙通道阻滞剂维拉帕米是治疗肥大型心肌病的一种选择（第1367页）。硝苯地平并不能减轻左心室流出道阻塞，与预测的这种药物可改善心舒张功能异常相矛盾[1]。钙通道阻滞剂不是扩张型心肌病的常规治疗药，尽管有报道[2]称地尔硫䓬可改善症状。

1. Richardson PJ. Calcium antagonists in cardiomyopathy. *Br J Clin Pract* 1988; **42** (suppl 60): 33–7.
2. Figulla HR, *et al.* Diltiazem improves cardiac function and exercise capacity in patients with idiopathic dilated cardiomyopathy: results of the Diltiazem in Dilated Cardiomyopathy Trial. *Circulation* 1996; **94:** 346–52.

咳嗽 有报道硝苯地平可减轻由卡托普利引起的严重咳嗽[1]，可能是通过抑制前列腺素类物质合成的机制。详细内容参考ACEI引起的咳嗽，见第1151页。

1. Fogari R, *et al.* Effects of nifedipine and indomethacin on cough induced by angiotensin-converting enzyme inhibitors: a double-blind, randomized, cross-over study. *J Cardiovasc Pharmacol* 1992; **19:** 670–3.

呃逆 呃逆（第947页）是由于不随意的间歇性隔膜收缩引起。难处理的呃逆患者可每日每8h服用硝苯地平20mg[1]。对7名患者进行研究[2]显示，4名患者每日服用硝苯地平20～80mg能停止呃逆，其他患者也有改善。也有报道[3]2名患者给予尼莫地平可解决难处理的呃逆；1名患者口服给药，另1名患者静脉给药。在打嗝的姑息疗法中，*BNF 59* 推荐可尝试10mg的硝苯地平，每日3次。

1. Mukhopadhyay P, *et al.* Nifedipine for intractable hiccups. *N Engl J Med* 1986; **314:** 1256.
2. Lipps DC, *et al.* Nifedipine for intractable hiccups. *Neurology* 1990; **40:** 531–2.
3. Hernández JL, *et al.* Nimodipine treatment for intractable hiccups. *Am J Med* 1999; **106:** 600.

高原病 硝苯地平能降低肺动脉血压，是几种能用于治疗高原病的药物之一（第1129页），有报道它可成功地治疗[1,2]和预防[2,3]肺水肿。研究在海拔4559米处[1]10mg硝苯地平舌下给药，然后给予6名患有高海拔肺水肿的患者20mg控释制剂。如果可以耐受，15min后舌下重复给药，随后仍保持在同一海拔，受试者给予硝苯地平控释制剂每6h 20mg。硝苯地平开始用药后1h内，高海拔肺水肿症状减轻，X线显示治疗期间水肿减退尽管仍旧处于高海拔36h并参加登山活动。硝苯地平能降低升高了的肺动脉压。成功地在6550米处治疗了登山者肺水肿，每8h给予20mg，持续36h，这样的剂量也能预防2名开始登山时服用硝苯地平的登山者症状的发展[2]。10名接受硝苯地平者中的9名，可以在每8h服用硝苯地平20mg的情况下，快速升到4559米，而不会发生肺水肿而11名服用安慰剂者中只有4名有此效果[3]。然而，尽管登山者携带硝苯地平可以防止疾病的发生，但还是尽可能选择缓慢升高以适应环境[4]。

1. Oelz O, *et al.* Nifedipine for high altitude pulmonary oedema. *Lancet* 1989; **ii:** 1241–4. Correction. *ibid.* 1991; **337:** 556.
2. Jamieson A, Kerr GW. Treatment of high-altitude pulmonary oedema. *Lancet* 1992; **340:** 1468.
3. Bärtsch P, *et al.* Prevention of high-altitude pulmonary oedema by nifedipine. *N Engl J Med* 1991; **325:** 1284–9.
4. A'Court CHD, *et al.* Doctor on a mountaineering expedition. *BMJ* 1995; **310:** 1248–52.

高胰岛素性低血糖症 硝苯地平可通过抑制胰岛素释放而影响血糖水平[1]（见上文**不良反应**项下**对糖代谢的影响**）。有报道[1～4]使用硝苯地平成功升高高胰岛素性低血糖症婴儿的血糖（见**高血糖素**下的**用途**，第1389页），对这类患者能起到辅助治疗的作用[5,6]。*BNFC 2010/11* 建议新生儿抵抗性高胰岛素低血糖可口服硝苯地平100～200μg/kg，每日4次，如果病情需要最大到600μg/kg，每日4次。

1. Lindley KJ, *et al.* Ionic control of beta cell function in nesidioblastosis: a possible therapeutic role for calcium channel blockade. *Arch Dis Child* 1996; **74:** 373–8.
2. Eichmann D, *et al.* Treatment of hyperinsulinaemic hypoglycaemia with nifedipine. *Eur J Pediatr* 1999; **158:** 204–6.
3. Bas F, *et al.* Successful therapy with calcium channel blocker (nifedipine) in persistent neonatal hyperinsulinemic hypoglycemia of infancy. *J Pediatr Endocrinol Metab* 1999; **12:** 873–8.
4. Shanbag P, *et al.* Persistent hyperinsulinemic hypoglycemia of

infancy—successful therapy with nifedipine. *Indian J Pediatr* 2002; **69:** 271–2.
5. Aynsley-Green A, *et al.* Practical management of hyperinsulinism in infancy. *Arch Dis Child Fetal Neonatal Ed* 2000; **82:** F98–F107.
6. Müller D, *et al.* Should nifedipine be used to counter low blood sugar levels in children with persistent hyperinsulinaemic hypoglycaemia? *Arch Dis Child* 2004; **89:** 83–5.

高血压 长效钙通道阻滞剂为治疗单纯性高血压的一线药物（第 1131 页），荟萃分析[1]和大型研究[2]发现其他抗高血压一线药物一样安全有效，并特别推荐用于老年患者。二氢吡啶类钙通道阻滞剂对于复合治疗[3,4]的患者有效，特别是对于服用 β 受体阻滞剂或 ACEI 的患者。然而短效钙通道阻滞剂不受推荐，因为其可增加致死率（见上文**不良反应**）。

钙通道阻滞剂可治疗**高血压危象**，特别是口服治疗高血压危象。硝苯地平可舌下含服或咬碎胶囊吞服内容物，但这样可能引发血压过低，不推荐成人使用。*BNFC 2010/11* 认为儿童可以使用。高血压危象可肠胃外给药，如静脉尼卡地平治疗。有研究认为在治疗术后高血压[5]时尼卡地平静脉给药和硝普钠一样有效。

治疗**妊娠期高血压**，通常首选甲基多巴胺或 β 受体阻滞剂，但是钙通道阻滞剂也可应用。有报道硝苯地平可引起动物畸形，也可阻碍分娩，但是也曾试用于有限的数位先兆子痫患者。尽管有报道[6]服用硝苯地平作为二线治疗的患者剖宫产、早产和小于胎龄儿的发生率高，但是对硝苯地平的作用评估很难，因为在这些情况危急的孕妇中用药效果往往不好[7]。母体舌下给药后 2～3h，胎儿体内硝苯地平的浓度为母体的 75%[8]。然而 9 名具有正常血流动力学的妊娠晚期女患者单次口服 20mg 硝苯地平，可降低血压但未对胎儿的血流量产生危害[7]。这与其他报道一致[9]，尽管有报道[10]舌下硝苯地平治疗会发生严重的高血压和胎儿宫内窒息。随机控制研究[11]比较了硝苯地平 10～30mg 舌下给药，然后每 6h 口服胶囊 10mg，如需要，可每 4h 增加到 20mg，和静脉肼屈嗪 12.5mg，如需要，每 6h 继续口服 20～30mg，如需要，可添加甲基多巴。所有组静脉给予硫酸镁。24 名患者中的 23 人服用硝苯地平后能有效地控制血压，而 25 名服用肼屈嗪的中只有 17 人的血压控制；9 名服用硝苯地平患者足月分娩，而服用的肼屈嗪的患者只有 2 人，平均婴儿出生月份硝苯地平组稍大；因此这些婴儿与肼屈嗪组婴儿比较，体重更重且少发生新生儿并发症。

1. Opie LH, Schall R. Evidence-based evaluation of calcium channel blockers for hypertension: equality of mortality and cardiovascular risk relative to conventional therapy. *J Am Coll Cardiol* 2002; **39:** 315–22. Correction. *ibid.*; 1409–10.
2. The ALLHAT Officers and Coordinators for the ALLHAT Collaborative Research Group. Major outcomes in high-risk hypertensive patients randomized to angiotensin-converting enzyme inhibitor or calcium channel blocker vs diuretic: The Antihypertensive and Lipid-Lowering Treatment to Prevent Heart Attack Trial (ALLHAT). *JAMA* 2002; **288:** 2981–97. Correction. *ibid.*; **289:** 178.
3. Epstein BJ, *et al.* Dihydropyridine calcium channel antagonists in the management of hypertension. *Drugs* 2007; **67:** 1309–27.
4. Haller H. Effective management of hypertension with dihydropyridine calcium channel blocker-based combination therapy in patients at high cardiovascular risk. *Int J Clin Pract* 2008; **62:** 781–90.
5. Halpern NA, *et al.* Postoperative hypertension: a multicenter, prospective, randomized comparison between intravenous nicardipine and sodium nitroprusside. *Crit Care Med* 1992; **20:** 1637–43.
6. Constantine G, *et al.* Nifedipine as a second line antihypertensive drug in pregnancy. *Br J Obstet Gynaecol* 1987; **94:** 1136–42.
7. Hanretty KP, *et al.* Effect of nifedipine on Doppler flow velocity waveforms in severe pre-eclampsia. *BMJ* 1989; **299:** 1205–6.
8. Pirhonen JP, *et al.* Single dose of nifedipine in normotensive pregnancy: nifedipine concentrations, hemodynamic responses, and uterine and fetal flow velocity waveforms. *Obstet Gynecol* 1990; **76:** 807–11.
9. Pirhonen JP, *et al.* Uterine and fetal flow velocity wave forms in hypertensive pregnancy: the effect of a single dose of nifedipine. *Obstet Gynecol* 1990; **76:** 37–41.
10. Impey L. Severe hypotension and fetal distress following sublingual administration of nifedipine to a patient with severe pregnancy induced hypertension at 33 weeks. *Br J Obstet Gynaecol* 1993; **100:** 959–61.
11. Fenakel K, *et al.* Nifedipine in the treatment of severe preeclampsia. *Obstet Gynecol* 1991; **77:** 331–7.

肾脏疾病 尽管硝苯地平对肾功能有不良的影响（见上文**不良反应**），但是有证据显示钙通道阻滞剂对各种形式的肾脏疾病都有效。蛋白尿是多种原因引起的肾小球疾病的重要标志（第 1436 页），已经研究了钙通道阻滞剂对各种患者的蛋白尿和肾功能紊乱的影响。结果是复杂的，并不清楚是否钙通道阻滞剂对肾功能的保护作用只是由于它们的抗高血压作用或者它们是否还有其他作用。二氢吡啶类钙通道阻滞剂单一疗法并未对非糖尿病蛋白尿患者有保护肾的作用，尽管对血压控制较好[1]。ACEI 和血管紧张素Ⅱ受体拮抗剂某些方面较好（分别见第 1156 页和第 1277 页）。然而研究[2～5]认为糖尿病蛋白尿和非糖尿病蛋白尿患者，钙通道阻滞剂在一线药不足以降血压时可安全使用。钙通道阻滞剂也可延迟肾功能不全发展。非二氢吡啶钙通道阻滞剂减慢肾功能下降及产生蛋白尿方面比二氢吡啶类抑制剂持久，对于缓解尿糖和非糖尿病蛋白尿患者来说，血压下降方面相似[2,6～9]。

硝苯地平也可治疗肾结石（见下文），有报道在肾移植患者中硝苯地平可对抗环孢素诱发的肾损害（见下文**移植**）。

1. Ziakka S, *et al.* Calcium channels blockers and progression of kidney disease. *Ren Fail* 2007; **29:** 1003–12.
2. Toto RD. Management of hypertensive chronic kidney disease: role of calcium channel blockers. *J Clin Hypertens (Greenwich)* 2005; 7 (4 suppl 1): 15–20.
3. Segura J, *et al.* Calcium channel blockers and renal protection: insights from the latest clinical trials. *J Am Soc Nephrol* 2005; **16** (suppl 1): S64–S66.
4. Rahn KH. The role of calcium antagonists in patients with chronic renal failure. *Pediatr Nephrol* 2005; **20:** 1208–13.
5. Nosadini R, Tonolo G. Cardiovascular and renal protection in type 2 diabetes mellitus: the role of calcium channel blockers. *J Am Soc Nephrol* 2002; **13** (suppl 3): S216–S223.
6. Nathan S, *et al.* Calcium antagonists: effects on cardio-renal risk in hypertensive patients. *Hypertension* 2005; **46:** 637–42.
7. Bakris GL, *et al.* Differential effects of calcium antagonist subclasses on markers of nephropathy progression. *Kidney Int* 2004; **65:** 1991–2002.
8. Derwa A, *et al.* Calcium channel blockers in the prevention of end stage renal disease: a review. *Acta Clin Belg* 2004; **59:** 44–56.
9. Toto RD. Reducing cardiovascular events in high-risk patients: the challenge of managing hypertension in patients with diabetic renal disease. *J Clin Hypertens (Greenwich)* 2007; **9** (11 suppl 4): 16–25.

偏头痛和丛集性头痛 有钙通道阻滞剂活性的药物可治疗有血管原因的头痛，如偏头痛（第 587 页）和丛集性头痛（第 587 页）。在预防偏头痛中，研究了具有钙通道阻滞活性的药物，证明氟桂利嗪（第 552 页）最有效，维拉帕米也很有效。也试验了其他钙通道阻滞剂，如地尔硫䓬、硝苯地平、尼莫地平，但是结果相矛盾。不论是静脉给药中断疾病的发作[1,2]，还是口服药物进行预防[2]，维拉帕米都能成功地应用于偏瘫性偏头痛患者。

有报道[3～7]钙通道阻滞剂在复发期间预防复发性偏头痛很有效。维拉帕米是应用最广泛的。在双盲研究中发现它和锂[8]有相似的功效，且不良反应更少。口服高剂量维拉帕米（某些患者最多到每日 1.2g）[7]的作用方式仍不清楚。也有报道[9]在雷击头痛患者身上成功运用尼莫地平。

1. Ng TMH, *et al.* The effect of intravenous verapamil on cerebral hemodynamics in a migraine patient with hemiplegia. *Ann Pharmacother* 2000; **34:** 39–43.
2. Yu W, Horowitz SH. Treatment of sporadic hemiplegic migraine with calcium-channel blocker verapamil. *Neurology* 2003; **60:** 120–1.
3. Jónsdóttir M, *et al.* Efficacy, side effects and tolerance compared during headache treatment with three different calcium blockers. *Headache* 1987; **27:** 364–9.
4. Gabai IJ, Spierings ELH. Prophylactic treatment of cluster headache with verapamil. *Headache* 1989; **29:** 167–8.
5. Leone M, *et al.*. Verapamil in the prophylaxis of episodic cluster headache: a double-blind study versus placebo. *Neurology* 2000; **54:** 1382–5.
6. Matharu MS, *et al.* Management of trigeminal autonomic cephalgias and hemicrania continua. *Drugs* 2003; **63:** 1637–77.
7. Tfelt-Hansen P, Tfelt-Hansen J. Verapamil for cluster headache: clinical pharmacology and possible mode of action. *Headache* 2009; **49:** 117–25.
8. Bussone G, *et al.* Double blind comparison of lithium and verapamil in cluster headache prophylaxis. *Headache* 1990; **30:** 411–17.
9. Lu S-R, *et al.* Nimodipine for treatment of primary thunderclap headache. *Neurology* 2004; **62:** 1414–16.

食管动力疾病 许多研究结果显示硝苯地平一般舌下给药 10～20mg 对患有食管弛缓不能的患者有效，可降低食管括约肌压力并改善一些症状[1～5]。在机械扩张括约肌或外科手术不可行时，硝苯地平可发挥重要的作用（见**食管动力疾病**，第 1624 页）。

亦见上文**不良反应下的对食管的影响**。

1. Bortolotti M, Labò G. Clinical and manometric effects of nifedipine in patients with esophageal achalasia. *Gastroenterology* 1981; **80:** 39–44.
2. Gelfond M, *et al.* Isosorbide dinitrate and nifedipine treatment of achalasia: a clinical, manometric and radionuclide evaluation. *Gastroenterology* 1982; **83:** 963–9.
3. Traube M, *et al.* Effects of nifedipine in achalasia and in patients with high-amplitude peristaltic esophageal contractions. *JAMA* 1984; **252:** 1733–6.
4. Román FJ, *et al.* Effects of nifedipine in achalasia and patients with high-amplitude peristaltic esophageal contractions. *JAMA* 1985; **253:** 2046.
5. Coccia G, *et al.* Prospective clinical and manometric study comparing pneumatic dilatation and sublingual nifedipine in the treatment of oesophageal achalasia. *Gut* 1991; **32:** 604–6.

外周血管病 动脉痉挛性疾病（第 1147 页）是由于对温度刺激反应异常造成，血管收缩和（或）血管痉挛时出现。通常是寒冷，这些紊乱中最重要的是雷诺综合征。钙通道阻滞剂对雷诺综合征有效，是治疗的首选药。但是并不完全清楚它们与哪种药理作用有关。应用和研究最广泛的是硝苯地平。首先在先天疾病[1]和雷诺现象中发现其有效的证据，其次是系统硬化[2～5]、系统性红斑狼疮[2,3]、风湿性关节炎[3]和癌症化疗[6]，并与母乳喂养[7～9]有关。在一些研究中已表明[10～13]硝苯地平可改善末梢血流但并不是所有的研究[4]。雷诺综合征患者通常使用缓释制剂。已经应用了调释制剂[14]，可减少不良反应的发生率。

已经报道硝苯地平的剂量每日 20～60mg，对治疗另一种血管痉挛状况—冻疮有效，不反对已发生的冻疮有效还可预防复发[15]。

1. Thompson AE, Pope JE. Calcium channel blockers for primary Raynaud's phenomenon: a meta-analysis. *Rheumatology (Oxford)* 2005; **44:** 145–50.
2. Smith CD, McKendry RJR. Controlled trial of nifedipine in the treatment of Raynaud's phenomenon. *Lancet* 1982; **ii:** 1299–1301.
3. Kahan A, *et al.* Nifedipine for Raynaud's phenomenon. *Lancet* 1983; **i:** 131.
4. Rademaker M, *et al.* Comparison of intravenous infusions of iloprost and oral nifedipine in treatment of Raynaud's phenomenon in patients with systemic sclerosis: a double blind randomised study. *BMJ* 1989; **298:** 561–4.
5. Thompson AE, *et al.* Calcium-channel blockers for Raynaud's phenomenon in systemic sclerosis. *Arthritis Rheum* 2001; **44:** 1841–7.
6. Hantel A, *et al.* Nifedipine and oncologic Raynaud phenomenon. *Ann Intern Med* 1988; **108:** 767.
7. Garrison CP. Nipple vasospasms, Raynaud's syndrome, and nifedipine. *J Hum Lact* 2002; **18:** 382–5.
8. Anderson JE, *et al.* Raynaud's phenomenon of the nipple: a treatable cause of painful breastfeeding. *Pediatrics* 2004; **113:** e360–4.
9. Page SM, McKenna DS. Vasospasm of the nipple presenting as painful lactation. *Obstet Gynecol* 2006; **108:** 806–8.
10. Gasser P. Reaction of capillary blood cell velocity in nailfold capillaries to nifedipine and ketanserin in patients with vasospastic disease. *J Int Med Res* 1991; **19:** 24–31.
11. Thomas RHM, *et al.* Nifedipine in the treatment of Raynaud's phenomenon in patients with systemic sclerosis. *Br J Dermatol* 1987; **117:** 237–41.
12. Nilsson H, *et al.* Treatment of digital vasospastic disease with the calcium-entry blocker nifedipine. *Acta Med Scand* 1984; **215:** 135–9.
13. Finch MB, *et al.* The peripheral vascular effects of nifedipine in Raynaud's disease. *Br J Clin Pharmacol* 1986; **21:** 100P–101P.
14. Raynaud's Treatment Study Investigators. Comparison of sustained-release nifedipine and temperature biofeedback for treatment of primary Raynaud phenomenon: results from a randomized clinical trial with 1-year follow-up. *Arch Intern Med* 2000; **160:** 1101–8.
15. Rustin MHA, *et al.* The treatment of chilblains with nifedipine: the results of a pilot study, a double-blind placebo-controlled randomized study and a long-term open trial. *Br J Dermatol* 1989; **120:** 267–75.

嗜铬细胞瘤 主要通过 α-肾上腺素阻滞剂治疗嗜铬细胞瘤（第 1138 页），可小心地控制性增加 β 受体阻滞剂来治疗心动过速。有一些报道[1～4]硝苯地平可用于治疗成人和儿童的嗜铬细胞瘤的心血管症状。

1. Serfas D, *et al.* Phaeochromocytoma and hypertrophic cardiomyopathy: apparent suppression of symptoms and noradrenaline secretion by calcium-channel blockade. *Lancet* 1983; **ii:** 711–13.
2. Lenders JWM, *et al.* Treatment of a phaeochromocytoma of the urinary bladder with nifedipine. *BMJ* 1985; **290:** 1624–5.
3. Favre L, Vallotton MB. Nifedipine in pheochromocytoma. *Ann Intern Med* 1986; **104:** 125.
4. Deal JE, *et al.* Phaeochromocytoma—investigation and management of 10 cases. *Arch Dis Child* 1990; **65:** 269–74.

早产 钙通道阻滞剂（研究最多的为硝苯地平）越来越被推荐[1～3]应用于推迟早产（第 1903 页）。尽管在此之前，β_2 受体激动剂及镁最为常用。荟萃分析和系统性综述[4～6]发现钙通道阻滞剂和 β_2 受体激动剂在宫缩方面同样有效，较少母亲有不良反应。随后的研究[7,8]也作出了相似的结论，尽管阿托西班也一样安全[8]。钙通道阻滞剂在维持疗法中作用仍不清楚[9,10]。系统回顾[11]了 31 项硝苯地平应用于早产患者的研究，认为总体效果不好。其他研究[12]表明了对其安全性的担忧，基于呼吸困难及肺水肿而言。建议这些药物不与 β 受体激动剂同时静注，高剂量应避免在心血管受损及多胎妊娠女性患者中使用。在使用短效抑制剂时，应监测血压和新生儿心率，且不要嚼服药物。

1. Tsatsaris V, Carbonne B. Tocolyse par les inhibiteurs calciques. *J Gynecol Obstet Biol Reprod (Paris)* 2001; **30:** 246–51.
2. Papatsonis DNM, *et al.* Update on the controversies of tocolytic therapy for the prevention of preterm birth. *Acta Obstet Gynecol Scand* 2004; **83:** 414.
3. Simhan HN, Caritis SN. Prevention of preterm delivery. *N Engl J Med* 2007; **357:** 477–87.
4. Ray JG. Meta-analysis of nifedipine versus beta-sympathomimetic agents for tocolysis during preterm labour. *J Soc Obstet Gynaecol Can* 1998; **20:** 259–69.
5. Tsatsaris V, *et al.* Tocolysis with nifedipine or beta-adrenergic agonists: a meta-analysis. *Obstet Gynecol* 2001; **97:** 840–7.
6. King JF, *et al.* Calcium channel blockers for inhibiting preterm labour. Available in The Cochrane Database of Systematic Reviews; Issue 1. Chichester: John Wiley; 2003 (accessed 03/03/09).
7. Van De Water M, *et al.* Tocolytic effectiveness of nifedipine versus ritodrine and follow-up of newborns: a randomised controlled trial. *Acta Obstet Gynecol Scand* 2008; **87:** 340–5.
8. de Heus R, *et al.* Adverse drug reactions to tocolytic treatment for preterm labour: prospective cohort study. *BMJ* 2009; **338:** b744.

9. Gaunekar NN, Crowther CA. Maintenance therapy with calcium channel blockers for preventing preterm birth after threatened preterm labour. Available in The Cochrane Database of Systematic Reviews; Issue 3. Chichester: John Wiley; 2004 (accessed 03/03/09).
10. Kim A, Shim JY. Emerging tocolytics for maintenance therapy of preterm labour: oxytocin antagonists and calcium channel blockers. *BJOG* 2006; **113** (suppl 3): 113–15.
11. Lamont RF, *et al.* Steering Group of the International Preterm Labour Council. The quality of nifedipine studies used to assess tocolytic efficacy: a systematic review. *J Perinat Med* 2005; **33:** 287–95.
12. Oei SG. Calcium channel blockers for tocolysis: a review of their role and safety following reports of serious adverse events. *Eur J Obstet Gynecol Reprod Biol* 2006; **126:** 137–45.

肺动脉高压 血管扩张药主要用于肺动脉高压（第1138页），假设肺血管收缩是发生肺动脉高压的重要原因。钙通道阻滞剂是应用最广泛的药物。然而，实际只有一小部分患者（<10%）[1,2]对钙通道阻滞剂有反应，不推荐用于肺动脉高压。可使用急性反应试验来确定治疗有效的患者，即给予短效血管扩张剂，例如吸入No或静注依前列醇[2]（钙通道阻滞剂自身不再推荐作为急性试验，因为有严重不良反应，包括致死也曾发生过[3]）。对有反应[1,2,4]的患者使用钙通道阻滞剂要谨慎。在一个5年试验[5]中，服用高剂量硝苯地平（每日120～240mg）或地尔硫䓬（每日540～900mg），提高了存活率，这些药仍是那些经验使用的药。药物选择与基础心率有关，硝苯地平给予心搏徐缓者，地尔硫䓬给于心动过速者。也曾试过氨氯地平；维拉帕米为强心肌收缩力抑制剂应避免应用[4]。患者在用药时应紧密监测，并在1～3个月后做出评估。若反应不足可尝试辅助及替换治疗[1,4]。

1. National Pulmonary Hypertension Centres of the UK and Ireland. Consensus statement on the management of pulmonary hypertension in clinical practice in the UK and Ireland. *Thorax* 2008; **63** (suppl 2): ii1–ii41.
Also available at: http://www.brit-thoracic.org.uk/Portals/0/Clinical%20Information/Pulmonary%20hypertension/PulmHyper_ThoraxMarch08.pdf (accessed 04/03/09)
2. Sitbon O, *et al.* Long-term response to calcium channel blockers in idiopathic pulmonary arterial hypertension. *Circulation* 2005; **111:** 3105–11.
3. Badesch DB, *et al.* American College of Chest Physicians. Medical therapy for pulmonary arterial hypertension: ACCP evidence-based clinical practice guidelines. *Chest* 2004; **126** (1 suppl): 35S–62S.
4. Badesch DB, *et al.* Medical therapy for pulmonary arterial hypertension: updated ACCP evidence-based clinical practice guidelines. *Chest* 2007; **131:** 1917–28. Also available at: http://www.chestjournal.org/cgi/reprint/131/6/1917 (accessed 04/03/09)
5. Rich S, *et al.* The effect of high doses of calcium-channel blockers on survival in primary pulmonary hypertension. *N Engl J Med* 1992; **327:** 76–81.

肾结石 单纯性下尿路结石可使用药物疏通肾结石的自然通道（第2101页）。钙通道阻滞剂（减少尿痉挛）与皮质激素（减少水肿）的联合应用可能有用。一项小型研究[1~3]使用硝苯地平的控释制剂，每日口服30mg，持续28天，同时每日口服地夫可特30mg，持续10天。如果结石在28天内没有排出，患者可进行体外震动碎石或输尿管镜检查术。发现硝苯地平和地夫可特治疗能改善排石率和排石时间，减少对镇痛药的需求。

可使用10天疗程的硝苯地平和地夫可特作为输尿管镜检查术的辅助治疗[4]，发现能使碎石易于排出，减少对镇痛药的需求，并使45天后排净石的患者数量增加。碎石后使用硝苯地平与酮洛芬合用的14天疗程，可减少1～2个月的排石率且较少患者需进一步治疗[5]。

1. Porpiglia F, *et al.* Effectiveness of nifedipine and deflazacort in the management of distal ureter stones. *Urology* 2000; **56:** 579–83.
2. Porpiglia F, *et al.* Nifedipine versus tamsulosin for the management of lower ureteral stones. *J Urol (Baltimore)* 2004; **172:** 568–71.
3. Dellabella M, *et al.* Randomized trial of the efficacy of tamsulosin, nifedipine and phloroglucinol in medical expulsive therapy for distal ureteral calculi. *J Urol (Baltimore)* 2005; **174:** 167–72.
4. Porpiglia F, *et al.* Role of adjunctive medical therapy with nifedipine and deflazacort after extracorporeal shock wave lithotripsy of ureteral stones. *Urology* 2002; **59:** 835–8.
5. Micali S, *et al.* Efficacy of expulsive therapy using nifedipine or tamsulosin, both associated with ketoprofene, after shock wave lithotripsy of ureteral stones. *Urol Res* 2007; **35:** 133–7.

迟缓性运动障碍 钙通道阻滞剂已经用于治疗迟缓性运动障碍（见**锥体外系障碍**，第943页）。然而，系统性综述[1]认为它们的作用尚不清楚，不宜使用。

1. Soares-Weiser K, Rathbone J. Calcium channel blockers for neuroleptic-induced tardive dyskinesia. Available in The Cochrane Database of Systematic Reviews; Issue 1. Chichester: John Wiley; 2004 (accessed 28/03/06).

移植 环孢素的主要不良反应是可逆的、与剂量相关的肾损害。有一些证据显示硝苯地平可能对对抗这种损害有作用。针对106例环孢素治疗的肾移植患者的回顾分析[1]发现与患者接受其他药物治疗高血压相比，患者接受硝苯地平治疗高血压能改善移植肾功能，但是缩短了移植肾的持续时间，所以需要用大剂量的环孢素。后来的研究也有相似的报道，接受硝苯地平的患者可改善移植肾功能[2]，移植成活率也有改善[3,4]。也有报道使用尼群地平[5]、非洛地平[6]、伊索拉定[7]、拉西地平[8]、尼群地平[9]和其他非二氢吡啶类如地尔硫䓬和维拉帕米（分别见第1222页和第1368页）有肾保护作用。尽管研究[10]没有论证尼卡地平对移植功能的任何改善。然而，一项系统性综述[11]认为尽管钙通道阻滞剂用于围手术期在肾移植患者中减少肾小管坏死，但因缺乏高质量数据仍需谨慎对待。

关于服用环孢素导致硝苯地平代谢降低的不良反应，见上文**药物相互作用**项下**免疫抑制剂**。

1. Feehally J, *et al.* Does nifedipine ameliorate cyclosporin A nephrotoxicity? *BMJ* 1987; **295:** 310.
2. Shin GT, *et al.* Effect of nifedipine on renal allograft function and survival beyond one year. *Clin Nephrol* 1997; **47:** 33–6.
3. Weinrauch LA, *et al.* Role of calcium channel blockers in diabetic renal transplant patients: preliminary observations on protection from sepsis. *Clin Nephrol* 1995; **44:** 185–92.
4. Mehrens T, *et al.* The beneficial effects of calcium channel blockers on long-term kidney transplant survival are independent of blood-pressure reduction. *Clin Transplant* 2000; **14:** 257–61.
5. Venkat Raman G, *et al.* Renal effects of amlodipine in normotensive renal transplant recipients. *Nephrol Dial Transplant* 1999; **14:** 384–8.
6. Madsen JK, *et al.* The effect of felodipine on renal function and blood pressure in cyclosporin-treated renal transplant recipients during the first three months after transplantation. *Nephrol Dial Transplant* 1998; **13:** 2327–34.
7. van Riemsdijk IC, *et al.* Addition of isradipine (Lomir) results in a better renal function after kidney transplantation: a double-blind, randomized, placebo-controlled, multi-center study. *Transplantation* 2000; **70:** 122–6.
8. Kuypers DR, *et al.* Lacidipine Study Group. Calcium channel blockade and preservation of renal graft function in cyclosporine-treated recipients: a prospective randomized placebo-controlled 2-year study. *Transplantation* 2004; **78:** 1204–11.
9. Rahn K-H, *et al.* Effect of nitrendipine on renal function in renal-transplant patients treated with cyclosporin: a randomised trial. *Lancet* 1999; **354:** 1415–20.
10. Kessler M, *et al.* Influence of nicardipine on renal function and plasma cyclosporin in renal transplant patients. *Eur J Clin Pharmacol* 1989; **36:** 637–8.
11. Shilliday IR, Sherif M. Calcium channel blockers for preventing acute tubular necrosis in kidney transplant recipients. Available in The Cochrane Database of Systematic Reviews; Issue 4. Chichester: John Wiley; 2007 (accessed 05/03/09).

荨麻疹 口服抗组胺药主要用于治疗荨麻疹（第1511页）。此外钙通道阻滞剂，对于单独口服抗组胺药无效的患者，建议增加钙通道阻滞剂（如硝苯地平）。但是结果是复杂的[1,2]。

1. Lawlor F, *et al.* Calcium antagonist in the treatment of symptomatic dermographism: low-dose and high-dose studies with nifedipine. *Dermatologica* 1988; **177:** 287–91.
2. Bressler RB, *et al.* Therapy of chronic idiopathic urticaria with nifedipine: demonstration of beneficial effect in a double-blinded, placebo-controlled, crossover trial. *J Allergy Clin Immunol* 1989; **83:** 756–63.

制剂

BP 2010: Nifedipine Capsules;
USP 33: Nifedipine Capsules; Nifedipine Extended-release Tablets.

专利制剂

Arg.: Adalat; Nifecor†; Nifed Sol; Nifedel; Nifelat†; Prudencial†; ***Austral.:*** Adalat; Addos; Adefin; Nifecard†; Nifehexal; Nyefax; Nypine†; ***Austria:*** Adalat; Buconif; Fedip; Majolat†; Nifal†; Nifebene; Nifehexal; Nifestad†; Ospocard; ***Belg.:*** Adalat; Hypan; ***Braz.:*** Adalat; Adalex†; Cardalin; Dilaflux; Dilavax; Dipinal; Loncord†; Neo Fedipina; Nifadil; Nifedax†; Nifedicard; Nifedin†; Nifehexal†; Nioxil; Normopres; Oxcord; Prodopina; ***Canad.:*** Adalat; Apo-Nifed; Nu-Nifed; ***Chile:*** Adalat; Cardicon; Coronovo; Nipress; Sulotil; ***Cz.:*** Adalat†; Aprical†; Cordafen†; Cordipin; Corinfar†; Nifecard; Nifehexal†; Sponif†; Supracordin†; ***Denm.:*** Adalat; Hexadilat; Nifecodan†; ***Fin.:*** Adalat; Nifangin; Nifdemin†; ***Fr.:*** Adalate; Chronadalate; ***Ger.:*** Adalat; Aprical; Cisday; Cordicant†; Corinfar; duranifin†; Jedipin†; Jutadilat; Nife; Nifeclair; Nifecor; Nifehexal; Nifelat; Nifical; Pidilat; ***Gr.:*** Adalat; Antiblut; Citidipine; Coracten; Flecor-N; Glopir; Macorel; Nefelid; Nifedicor; Nifedipat; Nucul; Nydral; Orix; Reanimat; Viscard; ***Hong Kong:*** Adalat; Coracten; Cordipin; Nadipinia; Nifecard; Nifelat; Vidalat†; Waridipin†; ***Hung.:*** Adalat; Cordaflex; Cordipin†; Corinfar; Nifecard†; ***India:*** Calcigard; Calnif; Cardules; Depicor; Depin; Edip†; Myogard; Nicardia; Nifedine; Nifelat; ***Indon.:*** Adalat; Calcianta; Carvas; Cordalat; Coronipin; Farmalat; Fedipin†; Ficor; Nifedin; Vasdalat; Xepalat; ***Irl.:*** Adalat; Cardilate; Nifed; Vasofed†; ***Israel:*** Megalat†; Osmo-Adalat; Pressolat; ***Ital.:*** Adalat; Citilat; Coral; Euxat; Fenidina; Nifedicor; Nifedicron†; Nifesal; Nipin; ***Jpn:*** Adalat; ***Malaysia:*** Adalat; Adifen; Calcigard; Fenamon; Nifecip; ***Mex.:*** Adalat; Anhiten-A; Apo-Fedipisal†; Atenses; Cordilat; Corogal†; Corotrend†; Fusepina; Gelprim; Linam; Nifar; Nifedigel; Nifedipres; Nifezzard; Nifser; Noviken; Pidef; ***Neth.:*** Adalat; ***Norw.:*** Adalat; ***NZ:*** Adalat; Adefin; Nyefax; ***Philipp.:*** Adalat; Calcheck; Calcibloc; Calcigard†; Cardicap†; Darat; Hartigard; Heblopin; Hyperten; Nelapine; Nifestad; Normadil†; Odipin; Tensibloc†; ***Pol.:*** Adalat; Cordafen; Cordipin; ***Port.:*** Adalat; Angipina; Meborilan; Medipina†; Nifedate†; Zenusin†; ***Rus.:*** Adalat (Адалат); Calcigard (Кальцигард); Cordafen (Кордафен); Cordaflex (Кордафлекс); Cordipin (Кордипин); Corinfar (Коринфар); Depin-E (Депин-Е); Fenamon (Фенамон)†; Nicardia (Никардия); Nifecard (Нифекард); Osmo-Adalat (Осмо-Адалат); ***S.Afr.:*** Adalat; Adco-Vascard; Cardifen; Cardilat†; Cipalat; Fedaloc; Nifedalat; ***Singapore:*** Adalat; Apo-Nifed; Calcigard; Cordipin; Depin-E; Fenamon; Nifecard; Nipin; Servidipine; Stada Uno; Vasdalat; ***Spain:*** Adalat; Dilcor†; Pertensal; ***Swed.:*** Adalat; ***Switz.:*** Adalat; Cardipin; Corotrend; Ecodipine; nife-basan†; Nifedicor; ***Thai.:*** Adalat; Adipine; Calcigard; Coracten; Depin-E; Fenamon; Nelapine; Nicardia; Nifecard†; Nifedi-Denk; Nifelat; Nifiran†; Nyefax; Stada Uno; ***Turk.:*** Adalat; Kardilat; Nidicard; Nidilat; ***UAE:*** Cardiopine; ***UK:*** Adalat; Adipine; Angiopine†; Calchan; Cardilate MR†; Coracten; Fortipine; Hypolar Retard; Nifedipress; Nifopress†; Slofedipine; Tensipine; Valni; ***Ukr.:*** Adalat (Адалат); Cordipin (Кордипин); Corinfar (Коринфар); Farmadipin (Фармадипин); Nifecard (Нифекафд); Osmo-Adalat (Осмо-Адалат); ***USA:*** Adalat; Afeditab; Nifediac; Nifedical; Procardia; ***Venez.:*** Adalat; Conducil; Fedilex†; Nifal; Tensomax; Tensopin.

多组分制剂 ***Austria:*** Beta-Adalat; Nif-Ten; Pontuc†; ***Belg.:*** Tenif; ***Braz.:*** Nifelat; Orosprevent; ***Fin.:*** Nif-Ten; ***Fr.:*** Beta-Adalate; Tenordate; ***Ger.:*** AteNif beta; Belnif; Bresben; duranifin Sali†; Nif-Ten; Nifatenol; Sali-Adalat; Tredalat; ***Hong Kong:*** Nif-Ten; ***India:*** Beta-Nicardia; Cardules Plus; Depten; Nifetolol; Presolar; Tenofed; ***Indon.:*** Nif-Ten; ***Irl.:*** Beta-Adalat; Nif-Ten; ***Ital.:*** Antrolin; Mixer†; Nif-Ten; ***Mex.:*** Plenacor; ***Philipp.:*** Nif-Ten†; ***Singapore:*** Beta Nicardia; Nif-Ten; Nifetex; ***Switz.:*** Beta-Adalat; Nif-Atenil†; Nif-Ten; ***UK:*** Beta-Adalat; Tenif; ***Ukr.:*** Tonorma (Тонорма).

Nifekalant Hydrochloride（*rINNM*）盐酸尼非卡兰

Hidrocloruro de nifekalant; MS-551; Nifékalant, Chlorhydrate de; Nifekalanti Hydrochloridum. 6-[[2-{(2-Hydroxyethyl)[3-(*p*-nitrophenyl)propyl]amino}ethyl)amino]-1,3-dimethyluracil hydrochloride.

Нифекаланта Гидрохлорид

$C_{19}H_{27}N_5O_5,HCl = 441.9.$

CAS — 130636-43-0 (nifekalant); 130656-51-8 (nifekalant hydrochloride).

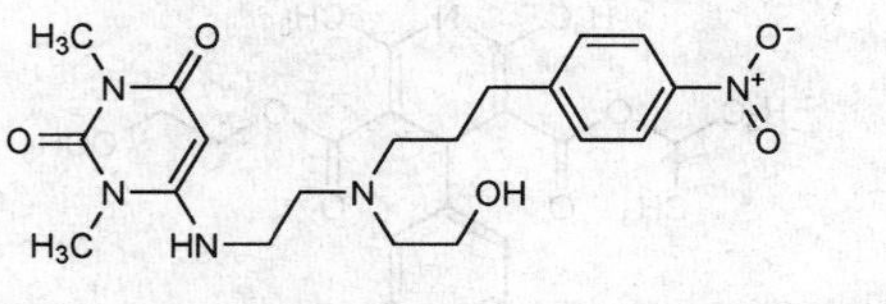

(nifekalant)

简介

尼非卡兰是一种Ⅲ类抗心律失常药（第1115页），盐酸盐静脉给药用于治疗危及生命的室性心律失常（第1121页）。

1. Katoh T, *et al.* Emergency treatment with nifekalant, a novel class III anti-arrhythmic agent, for life-threatening refractory ventricular tachyarrhythmias: post-marketing special investigation. *Circ J* 2005; **69:** 1237–43.
2. Yusu S, *et al.* Effects of intravenous nifekalant as a lifesaving drug for severe ventricular tachyarrhythmias complicating acute coronary syndrome. *Circ J* 2009; **73:** 2021–8.
3. Shiga T, *et al.* Refractory VT/VF, Prospective Evaluation to Differentiate Lidocaine Efficacy from Nifekalant (RELIEF) Study Investigators. Nifekalant versus lidocaine for in-hospital shock-resistant ventricular fibrillation or tachycardia. *Resuscitation* 2010; **81:** 47–52.

对心脏的影响 连续10个月静脉给予尼非卡兰发现[1]女性患者右心房有一圆块。被切除后显示为含有大量尼非卡兰针形结晶的纤维血栓。

1. Okamura H, *et al.* Crystals in the heart. *Heart* 2004; **90:** 1106.

制剂

专利制剂

Jpn: Shinbit.

Nilvadipine（*USAN*，*rINN*）尼伐地平

CL-287389; FK-235; Nilvadipidiini; Nilvadipidin; Nilvadipidinum; Nilvadipin; Nilvadipino; Nilvadipinum; Nivadipine; SKF-102362. 5-Isopropyl 3-methyl 2-cyano-1,4-dihydro-6-methyl-4-(*m*-nitrophenyl)-3,5-pyridinedicarboxylate.

Нильвадипин

$C_{19}H_{19}N_3O_6 = 385.4.$

CAS — 75530-68-6.

ATC — C08CA10.

ATC Vet — QC08CA10.

UNII — 0214FUT37J.

Pharmacopoeias. In *Jpn.*

简介

尼伐地平是一种二氢吡啶类钙通道阻滞剂，具有与硝苯地平相似的特性（第1297页）。用于治疗高血压（第1131页）。尼伐地平一般以控释制剂口服给药，每日可达到16mg。

1. Brogden RN, McTavish D. Nilvadipine: a review of its pharmacodynamic and pharmacokinetic properties, therapeutic use in hypertension and potential in cerebrovascular disease and angina. *Drugs Aging* 1995; **6:** 150–71. Correction. *ibid.*; **7:** 116.

制剂

专利制剂

Austria: Tensan; ***Cz.:*** Escor†; ***Fin.:*** Escor; ***Ger.:*** Escor; Nivadil; ***Gr.:*** Peroma; ***Irl.:*** Nivadil; ***Jpn:*** Nivadil; ***Port.:*** Nivadil; ***Turk.:*** Nilvadis.

Nimodipine (*BAN*, *USAN*, *rINN*) 尼莫地平

Bay-e-9736; Nimodipiini; Nimodipin; Nimodipinas; Nimodipino; Nimodipinum; Nimodypina. Isopropyl 2-methoxyethyl 1,4-dihydro-2,6-dimethyl-4-(3-nitrophenyl)pyridine-3,5-dicarboxylate.

Нимодипин

$C_{21}H_{26}N_2O_7$ = 418.4.

CAS — 66085-59-4.

ATC — C08CA06.

ATC Vet — QC08CA06.

UNII — 57WA9QZ5WH.

Pharmacopoeias. In *Chin.*, *Eur.* (see p.vii), and *US.*

Ph. Eur. 6. 8 (Nimodipine) 淡黄色或黄色结晶性粉末，有多种存在形式。几乎不溶于水；微溶于无水乙醇；易溶于乙醛。置于紫外灯下可形成苯基吡啶衍生物。溶液宜避光贮藏或置于波长大于 420nm 处，即用即配。避光。

USP 33 (Nimodipine) 淡黄色或黄色结晶性粉末。受光影响。有多种存在形式。几乎不溶于水；微溶于乙醇；易溶于乙醛。密闭容器 25℃贮藏，允许温度范围在15～30℃。避光。

配伍禁忌 注册药品信息声明尼莫地平溶液与一些塑料不相容，包括 PVC。唯一适合使用的塑料是聚乙烯和聚丙烯。尼莫地平溶液不能注入袋中或瓶中，也不能与其他药混合。

不良反应、处置和注意事项

参见二氢吡啶类钙通道阻滞剂（见**硝苯地平**，第 1297 页）。

患有脑水肿或严重的颅内压升高患者慎用尼莫地平。

对心脏的影响 患有急性局部缺血卒中患者在使用尼莫地平治疗时发生了明显的心搏迟缓，怀疑和所使用的药物有关[1]。严重心肌抑郁症发生[2]在另一例动脉瘤蛛网膜下腔出血后给予静注尼莫地平的患者。作者认为应在蛛网膜下腔出血心肌恢复后才能减量或停用尼莫地平。

1. Fagan SC, Nacci N. Nimodipine and bradycardia in acute stroke—drug or disease? *DICP Ann Pharmacother* 1991; **25:** 247–9.
2. Subramani K, Ghrew M. Severe myocardial depression following intravenous nimodipine for aneurysmal subarachnoid haemorrhage. *Intensive Care Med* 2004; **30:** 1498–9.

药物相互作用

参见二氢吡啶类钙通道阻滞剂（见**硝苯地平**，第 1299 页）。

药动学

尼莫地平口服后能迅速被胃肠道吸收，但是在肝中经历明显的首关效应。口服生物利用度据报道是大约 13%。吸收后 1h 内出现血药峰值。大于 95%的尼莫地平与血浆蛋白结合。可透过血脑屏障，但是在 CSF 的浓度低于血浆。尼莫地平能在肝中被细胞色素 P450 酶同工酶 CYP3A4 代谢。它经由胆汁以粪便的形式排泄，在尿中，几乎完全是代谢物。据报道终末清除半衰期大约是 9h，但是最初血浆浓度降低得很快，相当于 1～2h 的半衰期。

用途和用法

尼莫地平是一种二氢吡啶类钙通道阻滞剂，具有硝苯地平的一般特性（第 1301 页），但是它对脑血管有特别的作用。应用于脑血管疾病（见下文），特别是应用于预防和治疗蛛网膜下动脉瘤大出血后的一过性局部缺血。

每 4h 口服给予尼莫地平 60mg，为减少动脉瘤大出血后神经损伤的发生和严重性。治疗应在大出血后 4 天内开始，持续 21 天。肝损伤患者可减少剂量（见下文），并应密切监控血压。

如果脑局部缺血发生或者已经发生，可静脉滴注尼莫地平治疗脑损伤。应通过旁路持续静脉输液到中央静脉中。尼莫地平初始剂量为 1mg/h，持续 2h，增加（如血压没有发生严重降低）到 2mg/h。如果需要，体重低于 70kg 和血压不稳定的患者初始剂量可减少到 500μg/h 或者更低；建议给肝损伤患者减少同样的剂量，并密切监测血压。应尽快开始治疗，至少持续 5h，不超过 14 天；如果患者已经口服尼莫地平，总的尼莫地平治疗期间不应超过 21 天。

在肝损伤中的用法 肝硬化患者尼莫地平的清除率降低，应对这些患者血压进行密切监控。美国注册药品信息推荐肝硬化患者口服尼莫地平每 4h 30mg。一些制药商也建议静脉初始剂量减少到每小时 500μg 或更少。

脑血管疾病 尼莫地平口服和静脉给药可预防和治疗由蛛网膜下动脉瘤大出血后出现的动脉血管痉挛引起的*脑局部缺血*（见**脑卒中**，第 1143 页），尽管静脉应用后有效果的证据还很有限[1]。尼莫地平也用于外伤蛛网膜动脉血管瘤[2]和动脉灌注[3]。此外，尼莫地平可扩张脑血管和改善脑血流[4]，但结果较为复杂[5,6]，英国注册药品信息禁止这种用法。也能通过有限的细胞转运的钙流入预防或恢复局部缺血引起脑损伤。这些效果使得尼莫地平应用于其他脑局部缺血情况的研究。*局部缺血卒中*[7]后口服尼莫地平的研究[8,9]提出相矛盾的结果。控制研究的荟萃分析[10]显示如果卒中后 12h 内给予尼莫地平有效果，但进一步的研究[11]并不能肯定这些结果。对 155 名心搏停止患者进行控制研究[12]，尼莫地平静脉输液 24h。尼莫地平对总存活率没有影响，尽管它能提高心搏停止后的生命支持被延迟 10min 以上患者的存活率，对缺血缺氧脑损伤存活率有好影响。尼莫地平也用于治疗*痴呆*（第 342 页）。2 个研究中心对总共 755 名患有血管痴呆或原发性退行性变的患者研究[13]，给予他们尼莫地平长达 6 个月，能改善认知和功能障碍。系统性综述[14]推测尼莫地平可能对多种形式的痴呆患者有益。

1. Dorhout Mees S, *et al.* Calcium antagonists for aneurysmal subarachnoid haemorrhage. Available in The Cochrane Database of Systematic Reviews; Issue 3. Chichester: John Wiley; 2007 (accessed 12/03/08).
2. Hänggi D, *et al.* Feasibility and safety of intrathecal nimodipine on posthaemorrhagic cerebral vasospasm refractory to medical and endovascular therapy. *Clin Neurol Neurosurg* 2008; **110:** 784–90.
3. Wolf S, *et al.* Continuous selective intraarterial infusion of nimodipine for therapy of refractory cerebral vasospasm. *Neurocrit Care* 2010; **12:** 346–51.
4. Harders A, *et al.* Traumatic subarachnoid hemorrhage and its treatment with nimodipine. *J Neurosurg* 1996; **85:** 82–9.
5. Langham J, *et al.* Calcium channel blockers for acute traumatic brain injury. Available in The Cochrane Database of Systematic Reviews; Issue 4. Chichester: John Wiley; 2003 (accessed 12/03/08).
6. Vergouwen MDI, *et al.* Effect of nimodipine on outcome in patients with traumatic subarachnoid haemorrhage: a systematic review. *Lancet Neurol* 2006; **5:** 1029–32.
7. Tomassoni D, *et al.* Nimodipine and its use in cerebrovascular disease: evidence from recent preclinical and controlled clinical studies. *Clin Exp Hypertens* 2008; **30:** 744–66.
8. Gelmers HJ, *et al.* A controlled trial of nimodipine in acute ischemic stroke. *N Engl J Med* 1988; **318:** 203–7.
9. Trust Study Group. Randomised, double-blind, placebo-controlled trial of nimodipine in acute stroke. *Lancet* 1990; **336:** 1205–9.
10. Mohr JP, *et al.* Meta-analysis of oral nimodipine trials in acute ischemic stroke. *Cerebrovasc Dis* 1994; **4:** 197–203.
11. Horn J, *et al.* Very Early Nimodipine Use in Stroke (VENUS): a randomized, double-blind, placebo-controlled trial. *Stroke* 2001; **32:** 461–5.
12. Roine RO, *et al.* Nimodipine after resuscitation from out-of-hospital ventricular fibrillation: a placebo-controlled, double-blind, randomized trial. *JAMA* 1990; **264:** 3171–7.
13. Parnetti L, *et al.* Nimodipine Study Group. Mental deterioration in old age: results of two multicenter, clinical trials with nimodipine. *Clin Ther* 1993; **15:** 394–406.
14. Birks J, López-Arrieta J. Nimodipine for primary degenerative, mixed and vascular dementia. Available in The Cochrane Database of Systematic Reviews; Issue 3. Chichester: John Wiley; 2002 (accessed 12/07/05).

偏头痛和丛集性头痛 钙通道阻滞剂（包括尼莫地平）治疗偏头痛和丛集性头痛的参考文献，见**硝苯地平**项下，第 1302 页。

制剂

BP 2010: Nimodipine Intravenous Infusion; Nimodipine Tablets.

专利制剂

Arg.: AC Vascular; Acival; Ampina†; Aniduv; Cebrofort; Cletonol†; Eugerial; Explaner; Finacilen; Macobal; Nimo-Somazina; Nimodilat; Nimotop; Nivas; Tenocard; ***Austral.:*** Nimotop; ***Austria:*** Nimotop; ***Belg.:*** Nimotop; ***Braz.:*** Eugerial; Neuron; Nimobal; Nimopax; Nimotop; Nimovas†; Noodipina; Norton†; Oxigen; Vasodipina; ***Canad.:*** Nimotop; ***Chile:*** Grifonimod; Nimotop; Regental; ***Cz.:*** Brainal†; Dilceren; Nimotop; ***Denm.:*** Nimotop; ***Fin.:*** Nimotop; ***Fr.:*** Nimotop; ***Ger.:*** Nimotop; ***Gr.:*** Arfine; Aurodipine; Befimat; Curban; Figozant; Genovox; Myodipine; Naborel; Nelbinex; Nimodil; Nimotop; Nimovac-V; Nortolan; Rosital; Stigmicarpin; Thrionipen; Vastripine; Ziremex; ***Hong Kong:*** Nimotop; ***Hung.:*** Nimotop; ***India:*** Vasotop; ***Indon.:*** Ceremax; Nimotop; ***Irl.:*** Nimotop; ***Israel:*** Nimotop; ***Ital.:*** Nimotop; Periplum; ***Malaysia:*** Nimotop; ***Mex.:*** Eugerial; Imolans; Kenzolol; Nimotop; Vacer; ***Neth.:*** Nimotop; ***Norw.:*** Nimotop; ***NZ:*** Nimotop; ***Philipp.:*** Nimotop; ***Pol.:*** Nimotop; ***Port.:*** Brainox; Genogris; Modibloq; Modina; Nimotop; Niton; Sobrepina; Trinalion; ***Rus.:*** Brainal (Бреинал)†; Nemotan (Немотан)†; Nimopine (Нимопин); Nimotop (Нимотоп); ***S.Afr.:*** Nimotop; ***Singapore:*** Nimotop; ***Spain:*** Admon; Brainal; Calnit; Kenesil; Modus; Nimotop; Remontal; ***Swed.:*** Nimotop; ***Switz.:*** Nimotop; ***Thai.:*** Nimotop; ***Turk.:*** Nimotop; ***UK:*** Nimotop; ***Ukr.:*** Nimodiphexal (НимодипГЕКСАЛ); Nimotop (Нимотоп); ***USA:*** Nimotop†; ***Venez.:*** Kleren†; Nemodine; Nimotop; Tropocer.

多组分制剂 ***Arg.:*** Idesole Plus; Nemocebral Plus; Nimodilat Plus; Nimoreagin; Nivas Plus.

Nisoldipine (*BAN*, *USAN*, *rINN*) 尼索地平

Bay-k-5552; Nisoldipiini; Nisoldipin; Nisoldipino; Nisoldipinum. Isobutyl methyl 1,4-dihydro-2,6-dimethyl-4-(2-nitrophenyl)pyridine-3,5-dicarboxylate.

Низольдипин

$C_{20}H_{24}N_2O_6$ = 388.4.

CAS — 63675-72-9.

ATC — C08CA07.

ATC Vet — QC08CA07.

UNII — 4I8HAB65SZ.

不良反应、处置和注意事项

参见二氢吡啶类钙通道阻滞剂（见**硝苯地平**，第 1297 页）。

药物相互作用

参见二氢吡啶类钙通道阻滞剂（见**硝苯地平**，第 1299 页）。

药动学

口服剂量的尼索地平能通过胃肠道很好地吸收，但在肠壁和肝有快速而广泛的首关效应，据报道生物利用度仅有 4%～8%。口服剂量的 60%～80%通过尿液排泄，剩余的以代谢产物经粪便排泄。清除半衰期为 7～12h。99%以上的尼索地平与血浆蛋白结合。

一项研究[1]中，11 例患者口服 10mg 尼索地平，每日1～2 次，结果表明尼索地平的药动学代谢最符合开放的二室模型。口服单剂量尼索地平 1h 后血浆浓度达到峰值，不同患者间个体差异很大。单剂量给药的平均血浆清除半衰期为 11. 4h 而重复剂量给药为 14h，这比以前报道的时间要长，也许反映了测定方法敏感度的增加。

另一口服给药的研究表明，在 10 个健康受试者中尼索地平能增加肝血流，从而影响了它的全身利用率[2]。肝血流之间的差异可能是尼索地平药物代谢的个体间差异的原因。

1. Ottosson A-M, *et al.* Analysis and pharmacokinetics of nisoldipine in hypertensive patients. *Curr Ther Res* 1989; **45:** 347–58.
2. van Harten J, *et al.* Variability in the pharmacokinetics of nisoldipine as caused by differences in liver blood flow response. *J Clin Pharmacol* 1989; **29:** 714–21.

用途和用法

尼索地平是一类二氢吡啶类钙离子通道阻滞剂，其作用和用途与硝苯地平相似（第1301页）。它用于治疗高血压（第1131页）和心绞痛（第1118页）。尼索地平口服给药，即释和控释制剂均可以，剂量依制剂而变。即释制剂通常起始剂量 5～10mg，每日 2 次，如需增加间隔不少于 1 周，最多 20mg，每日 2 次。控释制剂片剂给药量相似，每日 1 次。或在美国，高血压患者控释制剂片剂初始每日 17mg，每日 1 次，依据反应调整，间隔至少 1 周，增加量 8. 5mg。通常维持剂量为 17mg 至 34mg，每日 1 次，应空腹服用，至少饭前 1h 或饭后 2h。

老年患者或肝损伤患者初始剂量应较低，并监控血药浓度，见下文。

1. Mitchell J, *et al.* Nisoldipine: a new dihydropyridine calcium-channel blocker. *J Clin Pharmacol* 1993; **33:** 46–52.
2. Plosker GL, Faulds D. Nisoldipine coat-core: a review of its pharmacology and therapeutic efficacy in hypertension. *Drugs* 1996; **52:** 232–53.
3. Langtry HD, Spencer CM. Nisoldipine coat-core: a review of its pharmacodynamic and pharmacokinetic properties and clinical efficacy in the management of ischaemic heart disease. *Drugs* 1997; **53:** 867–84.
4. White WB. Pharmacologic agents in the management of hypertension—nisoldipine coat-core. *J Clin Hypertens (Greenwich)* 2007; **9:** 259–66.

在肝损伤中的用法 注册药品信息对于尼索地平建议，即释制剂给予老年及肝损伤患者时应降低初始剂量至5～10mg，每日1次。在美国，控释制剂减至8.5mg，每日1次。谨慎使用。

制剂

专利制剂

Arg.: Nisodipen†; ***Austria:*** Syscor; ***Belg.:*** Sular; Syscor; ***Braz.:*** Syscor; ***Chile:*** Nivas†; ***Cz.:*** Syscor†; ***Fin.:*** Syscor; ***Ger.:*** Baymycard; ***Gr.:*** Syscor; ***Hung.:*** Baymycard; ***Ital.:*** Syscor; ***NZ:*** Syscor; ***Spain:*** Cornel†; Sular; Syscor; ***Turk.:*** Syscor; ***UK:*** Syscor†; ***USA:*** Sular.

Nitrendipine (*BAN*, *USAN*, *rINN*) 尼群地平

Bay-e-5009; Nitrendipiini; Nitrendipin; Nitrendipinas; Nitrendipino; Nitrendipinum. Ethyl methyl 1,4-dihydro-2,6-dimethyl-4-(3-nitrophenyl)pyridine-3,5-dicarboxylate.

Нитрендипин

$C_{18}H_{20}N_2O_6$ = 360.4.

CAS — 39562-70-4.

ATC — C08CA08.

ATC Vet — QC08CA08.

UNII — 9B627AW319.

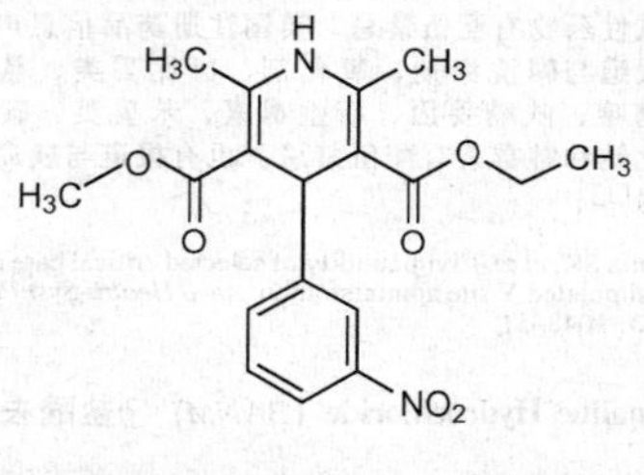

Pharmacopoeias. In *Chin.*, *Eur.* (see p.vii), and *Jpn*.

Ph. Eur. 6. 8 (Nitrendipine) 黄色结晶性粉末，具有多形性。几乎不溶于水；略溶于无水乙醇和甲醇；易溶于乙酸乙酯。暴露于紫外线会导致硝基苯基吡啶类衍生物结构的生成。使用前配置溶液应迅速，且在黑暗或光线波长大于420nm条件下。避光。

不良反应、处置和注意事项

参见二氢吡啶类钙通道阻滞剂（见**硝苯地平**，第1297页）。

药物相互作用

参见二氢吡啶类钙通道阻滞剂（见**硝苯地平**，第1299页）。

药动学

据报道尼群地平通过口服能很好地吸收，但具有明显的首关效应；绝对口服生物利用度在10%～30%，在一定程度上与剂型有关，1～3h后达血浆峰浓度。大约98%的尼群地平与血浆蛋白结合。其主要通过肝代谢，以代谢产物排泄，非活性代谢产物与0.1%原药主要通过尿液和粪便排泄。尽管早期研究表明终末清除半衰期为2～4h，但后期研究使用灵敏度更高的测定方法结果在10～22h。肝损伤患者半衰期延长。

1. Soons PA, Breimer DD. Stereoselective pharmacokinetics of oral and intravenous nitrendipine in healthy male subjects. *Br J Clin Pharmacol* 1991; **32:** 11–16.

用途和用法

尼群地平是一类二氢吡啶类钙离子通道阻滞剂，其作用与硝苯地平相似（第1301页）。它用于治疗高血压（第1131页）。

常用剂量为口服每日20mg，可单剂量服用或分2次给药。如果有必要，用于控制抵抗性高血压，剂量可增加到20mg，每日2次。对于老年人起始剂量应为每日10mg。对于肝损伤患者剂量也应该减少（见下文）。

1. Santiago TM, Lopez LM. Nitrendipine: a new dihydropyridine calcium-channel antagonist for the treatment of hypertension. *DICP Ann Pharmacother* 1990; **24:** 167–75.

在肝损伤中的用法 对于肝损伤患者起始口服剂量应减少到5～10mg，每日1次。

制剂

专利制剂

Arg.: Nirapel; Nitrendil; Tocrat†; ***Austria:*** Baypress; Cenipres; ***Belg.:*** Baypress; ***Braz.:*** Caltren; Nitrencord; ***Chile:*** Cardiazem; Grifonitren; Tensofar†; ***Cz.:*** Baypress; Lusopress; Nitrepress; Nitresan; Unipres; ***Denm.:*** Baypress; ***Fr.:*** Baypress; Nidrel; ***Ger.:*** Bayotensin; Jutapress; Nitre-Puren; Nitre†; Nitregamma; Nitren Lich; Nitren†; Nitrendidoc; Nitrendimerck†; Nitrensal; Nitrepress; ***Gr.:*** Arianit; Aroselin; Baypress; Crivion; G-Press; Issopres; Lanocardique; Leonitren; Lisba; Lostradyl; Midonat; Nelconil; Nifecard; Nivitron; Pallohyman; Potional; Pressodipin; Spidox; Tepanil; Thrififin; Ufocard; Zulexen; ***Hong Kong:*** Baypress; ***Hung.:*** Baypress; Unipres; ***Ital.:*** Baypress; Deiten†; ***Jpn:*** Baylotensin; ***Neth.:*** Baypress; ***Port.:*** Baypress†; Farnitran; Hiperdipina; Hipertenol†; ***Spain:*** Baypresol; Gericin; Niprina; Sub Tensin†; Tensogradal; Vastensium; ***Switz.:*** Baypress; ***Thai.:*** Baypress; Ditrenil; Miniten; ***Turk.:*** Baypress; ***Venez.:*** Baypress; Nitrendil; Retencal†.

多组分制剂 ***Ger.:*** Eneas; ***Gr.:*** Eneas; Enit; ***India:*** Cardif Beta†; ***Port.:*** Eneas; Enit; ***Spain:*** Eneas; Enit; Vipres; Zorail†; ***Turk.:*** Eneas; Enit.

Nitric Oxide (*USAN*) 一氧化氮

Azote, monoxyde d'; Azoto oksidas; Azotu(II) tlenek; Kväveoxid; Mononitrogen Monoxide; Monóxido de nitrógeno; Nitrogen Monoxide; Nitrogenii oxidum; Nitrogén-monoxid; OHM-11771; Oxid dusnatý; Óxido nítrico; Typpioksidi.

Оксид Азота

NO = 30.01.

CAS — 10102-43-9.

ATC — R07AX01.

ATC Vet — QR07AX01.

UNII — 31C4KY9ESH.

Pharmacopoeias. In *Eur.* (see p.vii).

Ph. Eur. 6. 8 (Nitric Oxide) 无色气体，暴露于空气中会变棕色。温度为20℃、压力为101kPa条件下，可溶于水中［(1∶21)］。在适当容器中，贮藏压力不得超过2.5kPa（15℃）。

不良反应

吸入一氧化氮，尤其大剂量时有可能引发正铁血红蛋白血症。虽然它是一种选择性的肺部血管扩张药，但有可能引起低血压。突然停药可能引起氧合进一步恶化，并导致肺动脉高压的反复。当一氧化氮和氧气结合后，产生的二氧化氮会引发急性肺损伤；吸入高浓度的一氧化氮会直接刺激肺。

吸入一氧化氮的潜在并发症是正铁血红蛋白症，但这也与剂量有很大关系；低剂量治疗（20ppm）时，危险性是不会增加的[1]。由于其抑制血小板聚集，另一可能的不良反应是出血的危险性增加[2~5]。已报道在一些儿童突然停止一氧化氮治疗后发生肺动脉高压的反复[6]和氧合功能的衰退[7,8]。严重的全身性低血压也曾经报道过[9]，发生在对具有严重左心室功能紊乱的新生儿开始治疗后。肺水肿也与一氧化氮的使用有关，发生于2名CREST综合征（一种全身硬化症）患者[10]。酗酒者发生运动神经元疾病部分归因于[11]为治疗肺动脉高压而使用的一氧化氮。

1. Kinsella JP, Abman SH. Methaemoglobin during nitric oxide therapy with high-frequency ventilation. *Lancet* 1993; **342:** 615.
2. Högman M, *et al.* Bleeding time prolongation and NO inhalation. *Lancet* 1993; **341:** 1664–5.
3. Joannidis M, *et al.* Inhaled nitric oxide. *Lancet* 1996; **348:** 1448–9.
4. Cheung P-Y, *et al.* Inhaled nitric oxide and inhibition of platelet aggregation in critically ill neonates. *Lancet* 1998; **351:** 1181–2.
5. George TN, *et al.* The effect of inhaled nitric oxide therapy on bleeding time and platelet aggregation in neonates. *J Pediatr* 1998; **132:** 731–4.
6. Miller OI, *et al.* Rebound pulmonary hypertension on withdrawal from inhaled nitric oxide. *Lancet* 1995; **346:** 51–2.
7. Aly H, *et al.* Weaning strategy with inhaled nitric oxide treatment in persistent pulmonary hypertension of the newborn. *Arch Dis Child Fetal Neonatal Ed* 1997; **76:** F118–F122.
8. Davidson D, *et al.* Safety of withdrawing inhaled nitric oxide therapy in persistent pulmonary hypertension of the newborn. *Pediatrics* 1999; **104:** 231–6.
9. Henrichsen T, *et al.* Inhaled nitric oxide can cause severe systemic hypotension. *J Pediatr* 1996; **129:** 183.
10. Preston IR, *et al.* Pulmonary edema caused by inhaled nitric oxide therapy in two patients with pulmonary hypertension associated with the CREST syndrome. *Chest* 2002; **121:** 656–9.
11. Tsai GE, Gastfriend DR. Nitric oxide-induced motor neuron disease in a patient with alcoholism. *N Engl J Med* 1995; **332:** 1036.

注意事项

患者吸入一氧化氮应检测正铁血红蛋白和氧化作用。吸入一氧化氮和二氧化氮的量也应检测。治疗不能突然中断因为肺动脉高压的反复和氧合功能的衰退有可能发生。

早已存在左心室功能障碍的患者使用时应小心因为可能会有心衰症状发生，如肺动脉水肿。

工作人员暴露于一氧化氮和二氧化氮的量应控制。

1. CSM/MCA. Inhaled nitric oxide. *Current Problems* 1996; **22:** 8.
2. Cuthbertson BH, *et al.* Use of inhaled nitric oxide in British intensive therapy units. *Br J Anaesth* 1997; **78:** 696–700.
3. Phillips ML, *et al.* Assessment of medical personnel exposure to nitrogen oxides during inhaled nitric oxide treatment of neonatal and pediatric patients. *Pediatrics* 1999; **104:** 1095–1100.

药动学

一氧化氮吸入给药后全身吸收，并通过与血红蛋白反应形成高铁血红蛋白和硝酸盐而迅速失活，其半衰期只有几秒钟。一氧化氮以硝酸盐的形式主要从尿液排泄。

用途和用法

一氧化氮是一种内源性的化学信使，其主要作用是刺激平滑肌的鸟苷酸环化酶以引起血管舒张。它也与血小板聚集、神经传递、免疫系统、抗菌能力、抗肿瘤和抗病毒效能等有关。

目前认为内源性一氧化氮与内皮细胞衍生舒张因子（EDRF）为同一物质。其通过一氧化氮合酶由L-精氨酸合成，它的三个亚型已被鉴定。主要分布在上皮细胞（如血管内皮、血小板、心肌细胞）和神经细胞（在一些中枢和周围神经原）。少量的一氧化氮有规律的由这些系统产生的。相反的，一种可诱导的亚型仅仅在有外部刺激（如感染或发炎）时才表达，产生大量的一氧化氮。这种诱生型一氧化氮合酶可在大量细胞中表达，包括巨噬细胞和血管平滑肌、心肌、胃肠道和肝细胞。

吸入一氧化氮是一种高选择性的肺血管舒张药。它用于治疗伴有肺动脉高压的低氧性呼吸衰竭的足月或近足月新生儿。对不同病因的肺动脉高压患者，它也可作为急性血管反应性的诊断工具，并且在不同年龄组研究将其用于许多其他支气管肺的疾病。

在治疗新生儿低氧性的呼吸衰竭中，吸入给药一氧化氮的常用浓度为20ppm。可根据正铁血红蛋白血症的水平上下调整一氧化氮浓度剂量大于20ppm通常不建议使用。停止治疗前浓度应逐渐减少。

1. Hart CM. Nitric oxide in adult lung disease. *Chest* 1999; **115:** 1407–17.
2. Vallance P, Chan N. Endothelial function and nitric oxide: clinical relevance. *Heart* 2001; **85:** 342–50.
3. Ichinose F, *et al.* Inhaled nitric oxide: a selective pulmonary vasodilator: current uses and therapeutic potential. *Circulation* 2004; **109:** 3106–11.
4. Griffiths MJD, Evans TW. Inhaled nitric oxide therapy in adults. *N Engl J Med* 2005; **353:** 2683–95.
5. Creagh-Brown BC, *et al.* Bench-to-bedside review: inhaled nitric oxide therapy in adults. *Crit Care* 2009; **13:** 221. Available at: http://ccforum.com/content/pdf/cc7734.pdf (accessed 10/03/10)

呼吸系统疾病 吸入一氧化氮是一种有效的高选择性肺血管舒张药，用于治疗新生儿的持续性肺动脉高压（见下文）和其他导致新生儿低氧性呼吸衰竭的疾病。

正在研究一氧化氮用于治疗急性呼吸窘迫综合征（见下文）、严重急性呼吸器官综合征[1]、呼吸衰竭[2]、急性严重哮喘[3]、原发性肺动脉高压[4,5]（包括妊娠[6,7]）和与肺动脉高压相关的一系列疾病如慢性阻塞性肺疾病[8]、心力衰竭[9]、心脏手术术后[10~13]、心或肺移植[14~16]和高度功能紊乱[17]。

1. Chen L, *et al.* Inhalation of nitric oxide in the treatment of severe acute respiratory syndrome: a rescue trial in Beijing. *Clin Infect Dis* 2004; **39:** 1531–5.
2. Dobyns EL, *et al.* Multicenter randomized controlled trial of the effects of inhaled nitric oxide therapy on gas exchange in children with acute hypoxemic respiratory failure. *J Pediatr* 1999; **134:** 406–12.
3. Nakagawa TA, *et al.* Life-threatening status asthmaticus treated with inhaled nitric oxide. *J Pediatr* 2000; **137:** 119–22.
4. Kinsella JP, *et al.* Selective and sustained pulmonary vasodilation with inhalational nitric oxide therapy in a child with idiopathic pulmonary hypertension. *J Pediatr* 1993; **122:** 803–6.
5. Goldman AP, *et al.* Is it time to consider domiciliary nitric oxide? *Lancet* 1995; **345:** 199–200.
6. Lam GK, *et al.* Inhaled nitric oxide for primary pulmonary hypertension in pregnancy. *Obstet Gynecol* 2001; **98:** 895–8.
7. Decoene C, *et al.* Use of inhaled nitric oxide for emergency Cesarean section in a woman with unexpected primary pulmonary hypertension. *Can J Anaesth* 2001; **48:** 584–7.
8. Vonbank K, *et al.* Controlled prospective randomised trial on the effects on pulmonary haemodynamics of the ambulatory long term use of nitric oxide and oxygen in patients with severe COPD. *Thorax* 2003; **58:** 289–93.
9. Matsumoto A, *et al.* Inhaled nitric oxide and exercise capacity in congestive heart failure. *Lancet* 1997; **349:** 999–1000. Correction. *ibid.*; **350:** 818.
10. Haydar A, *et al.* Inhaled nitric oxide for postoperative pulmonary hypertension in patients with congenital heart defects. *Lancet* 1992; **340:** 1545.
11. Miller OI, *et al.* Inhaled nitric oxide and prevention of pulmonary hypertension after congenital heart surgery: a randomised double-blind study. *Lancet* 2000; **356:** 1464–9.
12. Journois D, *et al.* Effects of inhaled nitric oxide administration on early postoperative mortality in patients operated for correction of atrioventricular canal defects. *Chest* 2005; **128:**

3537–44.
13. Bizzarro M, Gross I. Inhaled nitric oxide for the postoperative management of pulmonary hypertension in infants and children with congenital heart disease. Available in The Cochrane Database of Systematic Reviews; Issue 4. Chichester: John Wiley; 2005 (accessed 27/10/09).
14. Rea RS, *et al.* Role of inhaled nitric oxide in adult heart or lung transplant recipients. *Ann Pharmacother* 2005; **39:** 913–17.
15. Botha P, *et al.* Inhaled nitric oxide for modulation of ischemia-reperfusion injury in lung transplantation. *J Heart Lung Transplant* 2007; **26:** 1199–1205.
16. Yerebakan C, *et al.* Effects of inhaled nitric oxide following lung transplantation. *J Card Surg* 2009; **24:** 269–74.
17. Scherrer U, *et al.* Inhaled nitric oxide for high-altitude pulmonary edema. *N Engl J Med* 1996; **334:** 624–9.

急性呼吸窘迫综合征 虽然有报道吸入一氧化氮能改善急性呼吸窘迫综合征（第1431页）患者的氧合作用，但荟萃分析[1,2]未能确定任何有显著意义的获益，还有证据[2]认为一氧化氮会增加肾衰竭危险。

1. Afshari A, *et al.* Inhaled nitric oxide for acute respiratory distress syndrome (ARDS) and acute lung injury in children and adults. Available in The Cochrane Database of Systematic Reviews; Issue 7. Chichester: John Wiley; 2010 (accessed 02/08/10).
2. Adhikari NKJ, *et al.* Effect of nitric oxide on oxygenation and mortality in acute lung injury: systematic review and meta-analysis. Abridged version: *BMJ* 2007; **334:** 779–82. Full version: http://www.bmj.com/cgi/reprint/334/7597/779 (accessed 31/07/08)

新生儿呼吸系统疾病 吸入一氧化氮用于治疗足月和近足月新生儿的低氧性呼吸衰竭[1～3]。它还在被研究用于早产新生儿[4,5]。

虽然有不同限定，大多数研究是关于新生儿持续肺动脉高压（第1138页）。一篇关于患有低氧性呼吸衰竭的足月和近足月新生儿的系统性综述[6]表明，吸入一氧化氮能改善氧合作用伴随着体外薄膜氧合作用需求量的减少，但并未表现出对死亡率的影响。随机实验[7]也发现在疾病过程中一氧化氮的早期使用并没有降低死亡率，虽然疾病过程被延缓。然而对患有先天性膈疝的新生儿（CDH）无疗效[8,9]，虽然这些病例的最佳疗法尚有争议，但对于这些病例一氧化氮不推荐使用[6]；一项研究[10]提出吸入一氧化氮可能对伴有肺动脉高压的CDH患者有作用。另一研究[11]提出其对氧合作用的改善并不是持续的，并且肺发育不全和发育异常的新生儿对一氧化氮的敏感性弱。

在大多数研究中，20～80ppm的剂量是有效的。然而由于一氧化氮的毒性是与剂量相关的，也对低剂量（1～2ppm）进行了研究。一项研究[12]发现高低剂量间没有显著的区别，而另一研究[13]发现低剂量不能改善氧合作用，并降低了对随后高剂量的反应。

吸入一氧化氮也已报道能改善低氧性呼吸衰竭早产儿的氧合作用，但其使用仍未建立[14,15]。一项对患有呼吸窘迫综合征的早产儿研究[16]发现使用一氧化氮能减少慢性肺病的发病率和死亡率，另一公开研究[17]发现对于已患有慢性肺病的早产儿使用一氧化氮治疗也能改善氧合作用。然而，一项系统性综述[18]发现在重症婴儿中急救使用一氧化氮治疗没有效果，后期使用以预防慢性肺疾病也是无效的。有证据显示对轻症婴儿早期常规使用一氧化氮可改善结局，但对那些可能获益的婴儿还需更多研究来确定。

值得担心的是吸入一氧化氮对神经发育的不良后果可能要超过其常规治疗作用，尤其是早产儿，但随后的研究报道了不同的结果。对足月儿和近足月儿[19～21]以及早产儿[22]的研究发现，使用一氧化氮对神经发育无影响，但有报道不良的神经发育结果[23]和改善的结果[24,25]，一项对早产儿4～5年随访研究的综述[26]认为，吸入一氧化氮可能有神经发育保护作用；但由于各研究设计不同，很难对各研究进行比较，所以对神经发育的影响仍需进一步确定。

1. American Academy of Pediatrics Committee on Fetus and Newborn. Use of inhaled nitric oxide. *Pediatrics* 2000; **106:** 344–5.
2. Kinsella JP. Inhaled nitric oxide in the term newborn. *Early Hum Dev* 2008; **84:** 709–16.
3. Soll RF. Inhaled nitric oxide in the neonate. *J Perinatol* 2009; **29** (suppl 2): S63–S67.
4. Miller SS, Rhine WD. Inhaled nitric oxide in the treatment of preterm infants. *Early Hum Dev* 2008; **84:** 703–7.
5. Arul N, Konduri GG. Inhaled nitric oxide for preterm neonates. *Clin Perinatol* 2009; **36:** 43–61.
6. Finer NN, Barrington KJ. Nitric oxide for respiratory failure in infants born at or near term. Available in The Cochrane Database of Systematic Reviews; Issue 4. Chichester: John Wiley; 2006 (accessed 04/06/08).
7. Konduri GG, *et al.* A randomized trial of early versus standard inhaled nitric oxide therapy in term and near-term newborn infants with hypoxic respiratory failure. *Pediatrics* 2004; **113:** 559–64.
8. Clark RH, *et al.* Low-dose nitric oxide therapy for persistent pulmonary hypertension of the newborn. *N Engl J Med* 2000; **342:** 469–74.
9. The Neonatal Inhaled Nitric Oxide Study Group. Inhaled nitric oxide and hypoxic respiratory failure in infants with congenital diaphragmatic hernia. *Pediatrics* 1997; **99:** 838–45.
10. Kinsella JP, *et al.* Noninvasive delivery of inhaled nitric oxide therapy for late pulmonary hypertension in newborn infants with congenital diaphragmatic hernia. *J Pediatr* 2003; **142:** 397–401.
11. Goldman AP, *et al.* Four patterns of response to inhaled nitric oxide for persistent pulmonary hypertension of the newborn. *Pediatrics* 1996; **98:** 706–13.
12. Finer NN, *et al.* Randomized, prospective study of low-dose versus high-dose inhaled nitric oxide in the neonate with hypoxic respiratory failure. *Pediatrics* 2001; **108:** 949–55.
13. Cornfield DN, *et al.* Randomized, controlled trial of low-dose inhaled nitric oxide in the treatment of term and near-term infants with respiratory failure and pulmonary hypertension. *Pediatrics* 1999; **104:** 1089–94.
14. Subhedar N, Dewhurst C. Is nitric oxide effective in preterm infants? *Arch Dis Child Fetal Neonatal Ed* 2007; **92:** F337–F341.
15. Kinsella JP, Abman SH. Inhaled nitric oxide in the premature newborn. *J Pediatr* 2007; **151:** 10–15.
16. Schreiber MD, *et al.* Inhaled nitric oxide in premature infants with the respiratory distress syndrome. *N Engl J Med* 2003; **349:** 2099–2107.
17. Clark PL, *et al.* Safety and efficacy of nitric oxide in chronic lung disease. *Arch Dis Child Fetal Neonatal Ed* 2002; **86:** F41–F45.
18. Barrington KJ, Finer NN. Inhaled nitric oxide for respiratory failure in preterm infants. Available in The Cochrane Database of Systematic Reviews; Issue 3. Chichester: John Wiley; 2007 (accessed 04/06/08).
19. Rosenberg AA, *et al.* Longitudinal follow-up of a cohort of newborn infants treated with inhaled nitric oxide for persistent pulmonary hypertension. *J Pediatr* 1997; **131:** 70–5.
20. The Neonatal Inhaled Nitric Oxide Study Group. Inhaled nitric oxide in term and near-term infants: neurodevelopmental follow-up of the Neonatal Inhaled Nitric Oxide Study Group (NINOS). *J Pediatr* 2000; **136:** 611–17.
21. Konduri GG, *et al.* Neonatal Inhaled Nitric Oxide Study Group. Early inhaled nitric oxide therapy for term and near-term newborn infants with hypoxic respiratory failure: neurodevelopmental follow-up. *J Pediatr* 2007; **150:** 235–40.
22. Hintz SR, *et al.* NICHD Neonatal Research Network. Neurodevelopmental outcomes of premature infants with severe respiratory failure enrolled in a randomized controlled trial of inhaled nitric oxide. *J Pediatr* 2007; **151:** 16–22.
23. Cheung P-Y, *et al.* The outcome of very low birth weight neonates (≤1500g) rescued by inhaled nitric oxide: neurodevelopment in early childhood. *J Pediatr* 1998; **133:** 735–9.
24. Mestan KKL, *et al.* Neurodevelopmental outcomes of premature infants treated with inhaled nitric oxide. *N Engl J Med* 2005; **353:** 23–32.
25. Tanaka Y, *et al.* Inhaled nitric oxide therapy decreases the risk of cerebral palsy in preterm infants with persistent pulmonary hypertension of the newborn. *Pediatrics* 2007; **119:** 1159–64.
26. Marks JD, Schreiber MD. Inhaled nitric oxide and neuroprotection in preterm infants. *Clin Perinatol* 2008; **35:** 793–807.

镰刀细胞病 由于血管闭塞引发的镰状细胞危象是镰刀细胞病的急性并发症（第1013页），需要住院治疗，可使用大体积的静脉补充液体以纠正脱水，镇痛可用包括类罂粟碱在内的镇痛药。一氧化氮代谢产物和L-精氨酸的浓度在血管闭合危象中发现很低，一项对儿科患者的研究[1]表明吸入一氧化氮可能有效。

1. Weiner DL, *et al.* Preliminary assessment of inhaled nitric oxide for acute vaso-occlusive crisis in pediatric patients with sickle cell disease. *JAMA* 2003; **289:** 1136–42.

制剂

专利制剂

Canad.: INOmax; ***Cz.:*** INOmax; ***Denm.:*** INOmax; ***Fr.:*** INOmax; ***Ger.:*** INOmax; ***Gr.:*** INOmax; ***Irl.:*** INOmax; ***Neth.:*** INOmax; ***Pol.:*** INOmax; ***Port.:*** INOmax; ***Spain:*** INOmax; ***Swed.:*** INOmax; ***Switz.:*** INOmax; ***USA:*** INOmax.

多组分制剂 ***Canad.:*** Liqui-Med.

Noradrenaline (*BAN*) ⊗去甲肾上腺素

Norepinephrine (*BAN, rINN*); Levarterenol; Noradrenaliini; Noradrenalin; Noradrenalina; Noradrenalinum; Norepinefriini; Norepinefrin; Norepinefrina; Norépinéphrine; Norepinephrinum; Norepirenamine. (*R*)-2-Amino-1-(3,4-dihydroxyphenyl)-ethanol.

Норэпинефрин

$C_8H_{11}NO_3$ = 169.2.

CAS — 51-41-2.

ATC — C01CA03.

ATC Vet — QC01CA03.

UNII — X4W3ENH1CV.

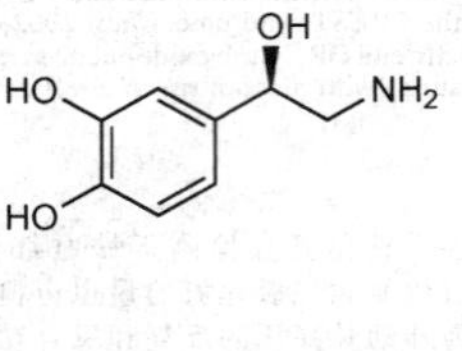

Pharmacopoeias. *Jpn* includes the racemic form.

Noradrenaline Acid Tartrate (*BANM*) ⊗重酒石酸去甲肾上腺素

Norepinephrine Bitartrate (*USAN, rINNM*); Arterenol Acid Tartrate; *l*-Arterenol Bitartrate; Bitartrato de noradrenalina; Bitartrato de norepinefrina; Levarterenol Acid Tartrate; Levarterenol Bitartrate; Levarterenoli Bitartras; Noradrenaliinitartraatti; Noradrenaline Bitartrate; Noradrenaline Tartrate; Noradrénaline, tartrate de; Noradrenalini tartras; Noradrenalino tartratas; Noradrenalin-tartarát; Noradrenalintartrat; Norepinefrin tartarát monohydrát; Norepinefryny wodorowinian; Norepinephrine Acid Tartrate (*BANM*); *l*-Norepinephrine Bitartrate; Norépinéphrine, Bitartrate de; Norepinephrini Bitartras; Norepinephrini Tartras Monohydricus; Tartrato ácido de norepinefrina.

Норэпинефрина Битартрат

$C_8H_{11}NO_3,C_4H_6O_6,H_2O$ = 337.3.

CAS — 51-40-1 (anhydrous noradrenaline acid tartrate); 69815-49-2 (noradrenaline acid tartrate monohydrate).

ATC — C01CA03.

ATC Vet — QC01CA03.

UNII — IFY5PE3ZRW.

Pharmacopoeias. In *Chin., Eur.* (see p.vii), and *US.*

Ph. Eur. 6.8（Noradrenaline Tartrate；Noradrenaline Acid Tartrate BP 2010；Norepinephrine Acid Tartrate BP 2010） 白色或几乎白色结晶性粉末。易溶于水；微溶于乙醇。贮藏在密闭容器中，或最好在真空或惰性气体条件下贮藏于封闭管中。避光。

USP 33（Norepinephrine Bitartrate） 白色或微灰色，无臭，结晶性粉末。暴露于空气或光线下会逐渐变黑。可溶于水（1：2.5），溶于乙醇（1：300）；几乎不溶于氯仿和乙醚。其水溶液的pH值约为3.5。贮藏于25℃密闭容器中，允许温度范围为15～30℃。避光。

配伍禁忌 重酒石酸去甲肾上腺素的溶液为强酸性的，认为与碱性药物有配伍禁忌。英国注册药品信息声称其溶液据报道与碱洗涤剂、氧化剂、巴比妥类、氯苯那敏、氯噻嗪、呋喃妥因、新生霉素、苯妥英、碳酸氢钠、碘化钠和链霉素有配伍禁忌。也有报道与胰岛素有配伍禁忌[1]。

1. Yamashita SK, *et al.* Compatibility of selected critical care drugs during simulated Y-site administration. *Am J Health-Syst Pharm* 1996; **53:** 1048–51.

Noradrenaline Hydrochloride (*BANM*) ⊗盐酸去甲肾上腺素

Norepinephrine Hydrochloride (*BANM, rINNM*); Hidrocloruro de noradrenalina; Hidrocloruro de norepinefrina; Noradrenaliinihydrokloridi; Noradrénaline, chlorhydrate de; Noradrenalin-hidroklorid; Noradrenalinhydroklorid; Noradrenalini hydrochloridum; Noradrenalino hidrochloridas; Norepinefrin hydrochlorid; Norépinéphrine, Chlorhydrate de; Norepinephrini Hydrochloridum.

Норэпинефрина Гидрохлорид

$C_8H_{11}NO_3,HCl$ = 205.6.

CAS — 329-56-6.

ATC — C01CA03.

ATC Vet — QC01CA03.

Pharmacopoeias. In *Eur.* (see p.vii).

Ph. Eur. 6.8（Noradrenaline Hydrochloride；Norepinephrine Hydrochloride BP 2010） 白色或褐白色结晶性粉末。暴露于空气或光线下会变色。极易溶于水；微溶于乙醇。2%水溶液的pH值为3.5～4.5。贮藏在密闭容器中，或最好在真空或惰性气体条件下贮藏于封闭管中。避光。

不良反应

参见拟交感神经药，第1351页。去甲肾上腺素是一种非常强的周围血管收缩药，它的不良反应包括高血压（有可能伴随反射性心搏迟缓）、头痛、局部组织缺血，其有可能很严重引起肢端坏疽。药液外渗可能导致严重的静脉炎和局部坏死。

牙科中的应用 据报道使用利多卡因和去甲肾上腺素（1：25000）用于牙齿麻醉后出现严重的头痛[1,2]，包括致死性的脑出血[1,3]。建议[1～3]去甲肾上腺素1：25000的制剂不宜使用而1：80000的制剂较好。然而，美国的Dental Practitioners' Formulary[4]（2002发布）认为在局部麻醉药中去甲肾上腺素不宜用作血管收缩药，因为它并未表现出比肾上腺素有优势且有其他的危险。

1. Boakes AJ, *et al.* Adverse reactions to local anaesthetic/vasoconstrictor preparations: a study of the cardiovascular responses to Xylestesin and Hostacain-with-Noradrenaline. *Br Dent J* 1972; **133:** 137–40.

2. van der Bijl P, Victor AM. Adverse reactions associated with norepinephrine in dental local anesthesia. *Anesth Prog* 1992; **39:** 87–9.
3. Okada Y, *et al.* Fatal subarachnoid haemorrhage associated with dental local anaesthesia. *Aust Dent J* 1989; **34:** 323–5.
4. *Dental Practitioners' Formulary.* 2002–2004. London: British Dental Association, British Medical Association, and the Royal Pharmaceutical Society of Great Britain; 2002. D6.

不良反应的处置

参见**拟交感神经药**，第1352页。如果发生液体外渗，应尽快用酚妥拉明浸润（见第1316页）。12h 内有可能缓解疼痛、防止组织坏死。

注意事项

参见**拟交感神经药**，第1352页。去甲肾上腺素是主要的 α 受体激动剂，并且必须防止高血压的出现，必须检测血压和滴注速率。去甲肾上腺素导致的心律失常多发生于组织缺氧和高碳酸血症患者。

去甲肾上腺素有很强的组织刺激作用，极稀溶液才能使用。如有可能它应心脏灌注或大静脉滴注，并小心防止液体外渗。

妊娠期间肾上腺素有可能减少胎盘循环，有人认为妊娠期最好避免使用肾上腺素和与其相似的血管收缩拟交感神经药，并且在妊娠后期去甲肾上腺素会引起子宫收缩而导致胎儿窒息。

药物相互作用

参见**拟交感神经药**，第1352页。如果正在服用三环类抗抑郁药的患者使用去甲肾上腺素有可能引发严重的高血压，因为三环类药物阻滞去甲肾上腺素吸收进入神经末梢。

药动学

与肾上腺素相同（第1161页），去甲肾上腺素口服无效，并且在体内以相同的过程迅速失活。静脉给药后大部分被代谢，只有少量以原药形式从尿液排泄。

用途和用法

去甲肾上腺素是一种直接起作用的儿茶酚胺类拟交感神经药（第1352页）对 α-肾上腺素受体有显著疗效；它也激动 β_1 受体，但对 β_2 受体没有作用。它是节后肾上腺素神经元的主要神经递质，储存于神经末梢的囊泡中。肾上腺髓质中也有去甲肾上腺素并与肾上腺素同时释放。

去甲肾上腺素的主要作用与其 α 受体激动作用有关。它引起周围血管收缩导致收缩压和舒张压的升高，伴随着心率的减慢。肾、肝、皮肤和骨骼肌的血流量减少。去甲肾上腺素可引起妊娠子宫收缩；高剂量引起肝释放葡萄糖，并且与肾上腺素相似有其他激素方面的效应。去甲肾上腺素的 β 受体激动剂作用对心脏有正性肌力作用，但几乎无支气管扩张作用。其对 CNS 几乎无刺激作用。

去甲肾上腺素用于快速恢复休克（第1143页）等急性低血压症的血压。它也用于心搏停止。去甲肾上腺素用于局部麻醉以减少吸收、集中局部麻醉药的作用（见**用途和用法**，第1766页），但目前肾上腺素是首选（见上文**不良反应**项下**牙科中的应用**）。局部使用其溶液用于控制胃肠道上部出血及相似的症状。

对于**急性低血压状态**，去甲肾上腺素常用其酒石酸盐偶尔也用其盐酸盐，但剂量用其碱计；2μg 的酒石酸去甲肾上腺素或 1.2μg 盐酸去甲肾上腺素相当于 1μg 去甲肾上腺素。静脉注射的溶液浓度为每毫升 4μg，溶剂为 5%的葡萄糖，或 5%葡萄糖和 0.9%氯化钠。为避免组织坏死，静注液应该在中央静脉管或四肢上部的大静脉，最好是胳膊的。有资料提出在静注液中加入 5～10mg/L 的酚妥拉明可在不影响血管加压作用的前提下预防组织坏死。静注液的初始速度为 2～3ml/min（8～12μg/min）并随血压的变化而调整。起初血压应每 2min 检测一次，输液速率应不断检测。输液不可突然停止，而应逐渐减少以防止血压的急剧降低。平均维持剂量为 0.5～1ml/min（2～4μg/min），但其变化范围很广且有可能需要更高的剂量。根据临床需要静注液的浓度可以改变。另外，含有相当 40μg/ml 的溶液可以使用注射泵或滴注计数器通过中央静脉导管保持初始速度为 0.16～0.33ml/min。

儿童用法　用于治疗急性高血压时，*BNFC 2009* 建议可以用每分钟 20～100ng/kg 的剂量用于新生儿、婴儿和儿童，使用时根据患者的反应以最大每分钟 1μg/kg 的调整剂量来调整。

制剂

BP 2010: Noradrenaline Injection;
USP 33: Norepinephrine Bitartrate Injection; Propoxycaine and Procaine Hydrochlorides and Norepinephrine Bitartrate Injection.

专利制剂

Arg.: Fioritina; ***Austral.:*** Levophed; ***Belg.:*** Levophed; Norepine†; ***Braz.:*** Levophed; Norephed†; ***Canad.:*** Levophed; ***Chile:*** Adine; ***Ger.:*** Arterenol; ***Gr.:*** Levophed; Noradren; ***India:*** Adrenor; ***Indon.:*** Levophed; N-Epi; Raivas; Vascon; ***Irl.:*** Levophed†; ***Israel:*** Levophed; ***Malaysia:*** Levophed; ***Mex.:*** Pridam; ***NZ:*** Levophed; ***Philipp.:*** Inotrop; Levofin; Levophed; Norphed; ***Pol.:*** Levonor; ***Singapore:*** Levophed†; ***Spain:*** Norages; ***Thai.:*** Levophed; Norpin; ***USA:*** Levophed.

Used as an adjunct in: ***Austria:*** Neo-Xylestesin forte†; Scandonest; ***Braz.:*** Xylestesin; Xylocaina; ***Fr.:*** Biodicaine; Pressicaine N; Scandicaine; Xylonor; Ziacaine; ***Gr.:*** Lidocosil; Narcodon; Neo-Lidocaton; Scandonest; Xylestesin; Xylestesin-S Special; Xylonor Noradrenaline; ***Ital.:*** Lident Andrenor†; Xylonor; ***Port.:*** Scandonest; Xilonibsa; ***S.Afr.:*** Xylotox; ***Spain:*** Xylonor Especial; ***Switz.:*** Scandonest; ***Thai.:*** Neo-Lidocaton†.

Norfenefrine Hydrochloride (*rINNM*) ⊗ 盐酸去甲苯福林

Hidrocloruro de norfenefrina; Norfenefrin Hidroklorür; Norfénéfrine, Chlorhydrate de; Norfenefrini Hydrochloridum; Norphenylephrine Hydrochloride; *m*-Norsynephrine Hydrochloride; WV-569. 2-Amino-1-(3-hydroxyphenyl)ethanol hydrochloride.

Норфенефрина Гидрохлорид

$C_8H_{11}NO_2,HCl = 189.6.$

CAS — 536-21-0 (norfenefrine); 15308-34-6 (norfenefrine hydrochloride).

ATC — C01CA05.

ATC Vet — QC01CA05.

UNII — 1FCN9TAU6R.

(norfenefrine)

注：间位-去甲新福林是去甲苯福林的同分异名体。谨防与去甲对羟福林混淆，其是间位异构体。

简介

去甲苯福林是拟交感神经药（第1351页），主要有 α-肾上腺素受体激动的活性。它以盐酸盐形式用于治疗低血压（第1134页），因其有血管收缩作用，口服盐酸去甲苯福林的常用剂量为 15mg，每日 3 次。盐酸去甲苯福林也可以注射给药。

制剂

专利制剂

Austria: Novadral; ***Mex.:*** AS Cor; ***Switz.:*** Novadral; ***Turk.:*** Novadral.

多组分制剂　***Switz.:*** Ortho-Maren retard†.

Octodrine (*USAN*, *rINN*) ⊗ 奥托君

Octodrina; Octodrinum; SKF-51. 1,5-Dimethylhexylamine.

Октодрин

$C_8H_{19}N = 129.2.$

CAS — 543-82-8.

UNII — 3GQ9E911BI.

简介

奥托君是拟交感神经药（第1351页），主要有 α-肾上腺素的活性。口服奥托君的樟脑磺酸盐与去甲苯福林（第1307页）的复合制剂用于治疗低血压。磷酸奥托君也用于治疗呼吸道阻塞疾病制剂的一种成分。

制剂

多组分制剂　***Austria:*** Ambredin†.

Olmesartan Medoxomil (*BAN*, *USAN*, *rINN*) 奥美沙坦酯

CS-866; Olmésartan Médoxomil; Olmesartán medoxomilo; Olmesartanum Medoxomilum; RNH-6270 (olmesartan). (5-Methyl-2-oxo-1,3-dioxol-4-yl) methyl ester of 4-(1-Hydroxy-1-methylethyl)-2-propyl-1-{[2′-(1*H*-tetrazol-5-yl)[1,1′-biphenyl]-4-yl]methyl}-1*H*-imidazole-5-carboxylic acid.

Ольмезартан Медоксомил

$C_{29}H_{30}N_6O_6 = 558.6.$

CAS — 144689-24-7 (olmesartan); 144689-63-4 (olmesartan medoxomil).

ATC — C09CA08.

ATC Vet — QC09CA08.

UNII — 6M97XTV3HD.

(olmesartan)

注：奥美沙坦的名字既用于其原形，也用于奥美沙坦酯。

不良反应和注意事项

参见**氯沙坦**，见第1276页。

药物相互作用

参见**氯沙坦**，见第1276页。

药动学

奥美沙坦酯是一种酯类前药，吸收过程中，在胃肠道水解为其活性形式奥美沙坦。绝对生物利用度约为 26%。奥美沙坦口服制剂在 1～2h 后到达血浆浓度峰值。99%的奥美沙坦与血浆蛋白结合。其以奥美沙坦的形式从尿和胆汁排泄，其中吸收剂量的 35%～50%从尿排泄其余从胆汁排泄。终末清除半衰期在10～15h。

1. Yoshihara K, *et al.* Population pharmacokinetics of olmesartan following oral administration of its prodrug, olmesartan medoxomil: in healthy volunteers and hypertensive patients. *Clin Pharmacokinet* 2005; **44:** 1329–42.

用途和用法

奥美沙坦是血管紧张素Ⅱ受体拮抗剂，其作用与氯沙坦之类相似（第1276页）。用于治疗高血压（第1131页）。

口服制剂奥美沙坦是以奥美沙坦酯类前药的形式口服给药。单次口服的降压作用可持续 24h。开始治疗后在 2 周内可出现明显降压作用，最大疗效 8 周内出现。

治疗高血压，奥美沙坦酯的常有剂量为 20mg，每日 1 次，然而美国推荐起始剂量为 10mg，每日 1 次。需要时，剂量可增加到 40mg，每日 1 次。美国推荐老年人和肾损伤的患者每日最大量为 20mg（见下文）。

儿童使用剂量，详见下文。

肝肾损伤患者剂量详见下文。

1. Mire DE, *et al.* A review of the structural and functional features of olmesartan medoxomil, an angiotensin receptor blocker. *J Cardiovasc Pharmacol* 2005; **46:** 585–93.
2. Takai S, Miyazaki M. Effect of olmesartan medoxomil on atherosclerosis: clinical implications of the emerging evidence. *Am J Cardiovasc Drugs* 2006; **6:** 363–6.
3. Smith DH. Dose-response characteristics of olmesartan medoxomil and other angiotensin receptor antagonists. *Am J Cardiovasc Drugs* 2007; **7:** 347–56.
4. Zannad F, Fay R. Blood pressure-lowering efficacy of olmesartan relative to other angiotensin II receptor antagonists: an overview of randomized controlled studies. *Fundam Clin Pharmacol* 2007; **21:** 181–90.
5. Scott LJ, McCormack PL. Olmesartan medoxomil: a review of its use in the management of hypertension. *Drugs* 2008; **68:** 1239–72.
6. Punzi HA. Efficacy and safety of olmesartan medoxomil alone and in combination with hydrochlorothiazide. *Expert Rev Cardiovasc Ther* 2009; **7:** 229–39.
7. Redon J, Fabia MJ. Efficacy in angiotensin receptor blockade: a comparative review of data with olmesartan. *J Renin Angiotensin Aldosterone Syst* 2009; **10:** 147–56.
8. Destro M, *et al.* Olmesartan medoxomil: recent clinical and experimental acquisitions. *Expert Opin Drug Metab Toxicol* 2009; **5:** 1149–57.
9. Hirohata A, *et al.* Impact of olmesartan on progression of coronary atherosclerosis a serial volumetric intravascular ultrasound analysis from the OLIVUS (impact of OLmesarten on progression of coronary atherosclerosis: evaluation by intravascular ultrasound) trial. *J Am Coll Cardiol* 2010; **55:** 976–82.
10. Barrios V, Escobar C. Beating the clock: reducing cardiovascular risk by rapid blood pressure reduction with olmesartan. *Expert Opin Pharmacother* 2010; **11:** 1549–58.

儿童用法　在美国，6～16 岁的儿童可以使用该药治疗高血压，推荐的初始剂量是 35kg 体重以下的儿童，口服每日 10mg，对于体重大于 35kg 增加到 20mg；2 周后，如有需要初始剂量可以加倍。对于那些不能吞服片剂的儿童，相关说明书上有液体制剂的配制说明。

在肝损伤或肾损伤中的用法　奥美沙坦从尿和胆汁中排泄，肝损伤或肾损伤的患者血浆浓度会增加。

- 对肾损伤患者，英国注册药品信息不建议用于严重肾损伤患者（CC<20ml/min），轻度或中度肾损伤患者（CC 20～60ml/min），最大剂量为每日 20mg。
- 类似地，对肝损伤患者，英国注册药品信息不建议用于严重肝损伤患者。中度肝损伤患者应从起始剂量每日 10mg 起，最大剂量为每日 20mg。

偏头痛　有关血管紧张素Ⅱ受体拮抗剂（包括奥美沙坦）用于偏头痛预防的参考文献，见第1278页。

制剂

专利制剂

Arg.: Olmec; Olmetec; Tensonit; ***Austral.:*** Olmetec; ***Austria:*** Mencord; Olmetec; ***Belg.:*** Belsar; Olmetec; ***Braz.:*** Benicar; Olmetec; ***Canad.:*** Olmetec; ***Chile:*** Cardioplus; ***Cz.:*** Olmetec; Sarten; ***Denm.:*** Benetor; Olmetec; ***Fin.:*** Benetor; Olmetec; ***Fr.:*** Alteis; Olmetec; ***Ger.:*** Olmetec; Votum; ***Gr.:*** Olartan; Olmetec; ***Hong Kong:*** Olmetec; ***Indon.:*** Olmetec; ***Irl.:*** Benetor; Omesar; ***Israel:*** Olmetec; ***Ital.:*** Olmetec; Olpress; Plaunac; ***Jpn:*** Olmetec; ***Malaysia:*** Olmetec; ***Mex.:*** Almetec; ***Neth.:*** Olmes†; Olmetec; ***Norw.:*** Olmetec; ***Philipp.:*** Olmetec; Olmezar; ***Port.:*** Olmetec; Olsar; ***Singapore:*** Olmetec; ***Spain:*** Ixia; Olmetec; Openvas; ***Switz.:*** Olmetec; Votum; ***Thai.:*** Olmetec; ***Turk.:*** Hipersar; Olmetec; ***UK:*** Olmetec; ***Ukr.:*** Cardosal (Кардосал); ***USA:*** Benicar; ***Venez.:*** Benicar; Olmetec.

多组分制剂 ***Arg.:*** Olmetec D; ***Austral.:*** Olmetec Plus; ***Austria:*** Mencord Plus; Olmetec Plus; ***Belg.:*** Belsar Plus; Olmetec Plus; ***Braz.:*** Benicar HCT; Olmetec HCT; ***Canad.:*** Olmetec Plus; ***Chile:*** Cardioplus D; ***Cz.:*** Olmetec Plus H; Sarten Plus H; Sintonyn; ***Denm.:*** Benetor Comp; Olmetec Plus; ***Fin.:*** Olmetec Plus; ***Fr.:*** Alteisduo; Axeler; Coolmetec; Sevikar; ***Ger.:*** Olmetec Plus; Votum Plus; ***Gr.:*** Olartan Plus; Olmetec Plus; Orizal; Sevikar; ***Hong Kong:*** Olmetec Plus; ***Irl.:*** Benetor Plus; Konverge; Omesar Plus; Sevikar; ***Ital.:*** Olmegan; Olprezide; Plaunazide; ***Malaysia:*** Olmetec Plus; ***Mex.:*** Almetec-Co; ***Neth.:*** Olmetec HCTZ; ***Norw.:*** Olmetec Comp; ***Philipp.:*** Olmetec Plus; ***Port.:*** Olmetec Plus; Olsar Plus; Sevikar; Zolnor; ***Singapore:*** Olmetec Plus; ***Spain:*** Ixia Plus; Olmetec Plus; Openvas Plus; ***Switz.:*** Olmetec Plus; Votum Plus; ***Turk.:*** Hipersar Plus; Olmetec Plus; ***UK:*** Olmetec Plus; ***Ukr.:*** Cardosal Plus (Кардосал Плюс); ***USA:*** Azor; Benicar HCT.

Olprinone Hydrochloride (*rINNM*) 盐酸奥普力农

E-1020; Hidrocloruro de olprinona; Loprinone Hydrochloride; Olprinone, Chlorhydrate d'; Olprinoni Hydrochloridum. 1,2-Dihydro-5-imidazo[1,2-*a*]pyridin-6-yl-6-methyl-2-oxonicotinonitrile hydrochloride.

Ольпринона Гидрохлорид

$C_{14}H_{10}N_4O,HCl = 286.7.$

CAS — 106730-54-5 (olprinone); 119615-63-3 (olprinone hydrochloride).

(olprinone)

简介

奥普力农是一种磷酸二酯酶抑制剂具有正性收缩和血管舒张活性，用于急性心力衰竭（第1127页）。其以盐酸盐的形式静脉给药，起始剂量为 10μg/kg 持续 5min，后根据临床反应可以每分钟 0.1～0.4μg/kg 的速度持续输注。

制剂

专利制剂

Jpn: Coretec.

Omapatrilat (*BAN*, *USAN*, *rINN*) 奥马曲拉

BMS-186716; BMS-186716-01; Omapatrilate; Omapatrilato; Omapatrilatum. (4*S*,7*S*,10a*S*)-Octahydro-4-[(*S*)-α-mercaptohydrocinnamamido]-5-oxo-7*H*-pyrido[2,1-*b*][1,3]thiazepine-7-carboxylic acid.

Омапатрилат

$C_{19}H_{24}N_2O_4S_2 = 408.5.$

CAS — 167305-00-2.

UNII — 36NL190E7T.

注：名称 Vanlev 已用作奥马曲拉的商品名。

简介

奥马曲拉是血管肽酶抑制剂。它抑制血管紧张素转化素酶和中性肽链内切酶，其对高血压和心脏衰竭的治疗正在研究之中。然而由于它可能引起严重血管性水肿其用途可能受限。

1. Tabrizchi R. Dual ACE and neutral endopeptidase inhibitors: novel therapy for patients with cardiovascular disorders. *Drugs* 2003; **63:** 2185–2202.
2. Kostis JB, *et al.* Omapatrilat and enalapril in patients with hypertension: the Omapatrilat Cardiovascular Treatment vs. Enalapril (OCTAVE) trial. *Am J Hypertens* 2004; **17:** 103–11.
3. Solomon SD, *et al.* OVERTURE Investigators. Effect of angiotensin-converting enzyme or vasopeptidase inhibition on ventricular size and function in patients with heart failure: the Omapatrilat Versus Enalapril Randomized Trial of Utility in Reducing Events (OVERTURE) echocardiographic study. *Am Heart J* 2005; **150:** 257–62.

Omega-3 Fatty Acids ω-3 脂肪酸

Ácidos grasos omega 3.

Омега-3 Жирные Кислоты

ATC — C10AX06.

ATC Vet — QC10AX06.

UNII — 71M78END5S.

Docosahexaenoic Acid 二十二碳六烯酸

Doconexent (*rINN*); Cervonic Acid; DHA; Doconexento; Doconexentum. (*all-Z*)-Docosahexa-4,7,10,13,16,19-enoic acid.

Доконексент

$C_{22}H_{32}O_2 = 328.5.$

CAS — 6217-54-5; 25167-62-8.

UNII — ZAD9OKH9JC.

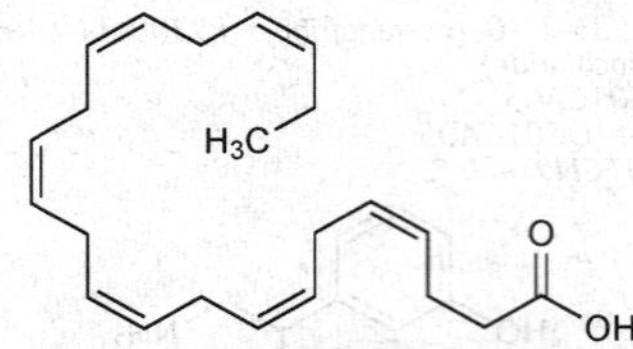

注：DHA 也用作二羟丙酮（第1520页）的别名。

Docosahexaenoic Acid Ethyl Ester 二十二碳六烯酸乙酯

Doconexent Ethyl (*rINNM*); Cervonic Acid Ethyl Ester; Doconexent d'Éthyle; Doconexento de etilo; Ethyl Docosahexaenoate; Ethylum Doconexentum.

Этил Доконексент

$C_{24}H_{36}O_2 = 356.5.$

CAS — 81926-94-5 (all-Z); 84494-72-4.

UNII — 7PO7G8PA8M.

Eicosapentaenoic Acid 二十碳五烯酸

Icosapent (*rINN*); Acidum Eicosapentaenoicum; Eikosapentaeenihappo; Eikosapentaensyra; EPA; Icosapento; Icosapentum; Timnodonic Acid. (*all-Z*)-Eicosapenta-5,8,11,14,17-enoic acid.

Икозапент

$C_{20}H_{30}O_2 = 302.5.$

CAS — 10417-94-4 (all-z); 1553-41-9.

UNII — AAN7QOV9EA.

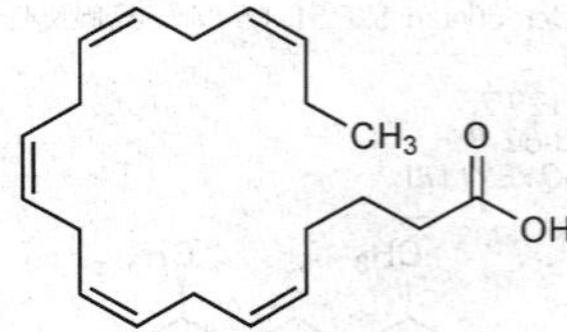

注：EPA 也用作苯丁酰脲的别名。

Eicosapentaenoic Acid Ethyl Ester 二十碳五烯酸乙酯

Icosapent Ethyl (*rINNM*); AMR-101; Ethyl Eicosapentaenoate; Ethyl Icosapentate; Ethyl-eicosapentaenoic acid; Ethyl-EPA; Ethylum Icosapentum; Icosapent d'Ethyle; Icosapento de etilo; LAX-101; Timnodonic Acid Ethyl Ester.

Этил Икозапент

$C_{22}H_{34}O_2 = 330.5.$

CAS — 73310-10-8 (all-Z); 86227-47-6 (all-Z); 84494-70-2.

UNII — 6GC8A4PAYH.

注：名称 Miraxion 已用作二十碳五烯酸乙酯的商品名。

Pharmacopoeias. In *Jpn.*

Linolenic Acid 亚麻酸

ALA; Alpha-linolenic Acid; Kwas linolenowy; α-Linolenic Acid. (*all-Z*)-9,12,15-Octadecatrienoic acid.

Линоленовая Кислота

$C_{18}H_{30}O_2 = 278.4.$

CAS — 463-40-1.

UNII — 0RBV727H71.

注：不要与 γ-亚麻酸（加玛仑酸，第2239页）混淆。

Omega-3 acid Ethyl Esters (*USAN*) ω-3 酸乙酯

Ethylestery omega-3-kyselin; K-85; Omega-3 Acidorum Esteri Ethylici; Omega-3 Acidorum Esteri Ettylici; Omega-3 rūgščių etilo esteriai; Omega-3-sav-etilészterek.

Омега-3-кислоты Этиловых Эфиров

Pharmacopoeias. In *Eur.* (see p.vii).

Ph. Eur. 6. 8 (Omega-3-Acid Ethyl Ester 60) ω-3 酸的乙酯混合物。它们来自于肥胖鱼种类如鳀、鱼参科、鲱鱼、胡瓜鱼科、鲑科、鲭科体内油脂基转移作用。这些酸包括 α-亚麻酸、十八碳四烯酸、二十碳四烯酸、二十碳五烯酸、二十一碳五烯酸、二十二碳五烯酸和二十二碳六烯酸（cervonic acid）。ω-3 酸乙酯、二十碳五烯酸乙酯和二十二碳六烯酸乙酯的总量应在标签上说明。为使 ω-3 酸乙酯的含量为 55%，二十碳五烯酸乙酯和二十二碳六烯酸的总量不少于 50%，且二十碳五烯酸的含量不少于 40%；为使 ω-3 酸乙酯的含量为 60%，二十碳五烯酸乙酯和二十二碳六烯酸的总量不少于 50%，且二十二碳六烯酸含量不少于 40%；为使 ω-3 酸乙酯的含量为 65%，二十碳五烯酸乙酯和二十二碳六烯酸的总量不少于 50%，且二十碳五烯酸的含量不少于 25%、二十二碳六烯酸含量不少于 20%。可添加抗氧化剂。

浅黄色液体，微有似鱼臭。几乎不溶于水；极易溶于丙酮、无水乙醇、庚烷、甲醇。在惰性气体的环境下贮藏于密闭容器中。避光。

Ph. Eur. 6. 8 (Omega-3-Acid Ethyl Ester 90) ω-3 酸的乙酯混合物。它们来自于肥胖鱼种类如鳀、鱼参科、鲱鱼、胡瓜鱼科、鲑科、鲭科体内油脂基转移作用。这些酸包括 α-亚麻酸、二十碳四烯酸、二十碳五烯酸、二十一碳五烯酸、二十二碳五烯酸和二十二碳六烯酸 ω-3 酸乙酯的含量为 90%，其中二十碳五烯酸乙酯和二十二碳六烯酸的总量不少于 80%；二十碳五烯酸的含量不少于 40%、二十二碳六烯酸含量不少于 34%。添加维生素 E 作为抗氧化剂。

浅黄色液体，微有似鱼臭。几乎不溶于水；极易溶于丙酮、无水乙醇、庚烷、甲醇。在惰性气体的环境下，贮藏于密闭容器中。避光。

Omega-3 Marine Triglycerides 海产 ω-3 甘油三酯

Deniz Kaynaklı Omega-3 Trigliseridler; Poisson (huile de) riche en acides oméga-3 (fish oil, rich in omega-3-acids); Saumon d'élevage, huile de (salmon oil, farmed); Triglicéridos marinos omega 3.

Омега-3 Триглицериды Морского Происхождения

UNII — D87YGH4Z0Q.

注：海产 ω-3 甘油三酯（*BAN*）为来自海鱼脂肪酸中甘油三酯的混合物，约含 18% 的二十碳五烯酸，12% 的二十二碳六烯酸。海产 ω-3 甘油三酯 BP 中，甘油三酯含量不同。

Pharmacopoeias. *Eur.* (see p.vii) includes Omega-3-Acid Triglycerides, Fish Oil, Rich in Omega-3-Acids, and Salmon Oil, Farmed. US includes Fish Oil containing Omega-3 Acids and Omega-3 Acid Triglycerides.

Ph. Eur. 6. 8 (Omega-3-Acid Triglycerides; Omega-3 Acidorum Triglycerida) 一种 ω-3 酸的单、双、三酯的混合物，其中以三酯为主。它们的制备是通过浓缩纯化过的 ω-3 酸和甘油的酯化作用或 ω-3 酸乙酯和甘油的酯基转移作用。ω-3 酸来自于肥胖鱼种类如鳀、鱼参科、鲱鱼、胡瓜鱼科、鲑科、鲭科等的体内油。这些酸包括 α-亚麻酸、十八碳四烯酸、二十碳四烯酸、二十碳五烯酸、二十一碳五烯酸、二十二碳五烯酸和二十二碳六烯酸。ω-3 甘油三酯的总含量不少于 60%；其中二十碳五烯酸三酯和二十二碳六烯酸三酯的总含量不少于 45%。添加抗氧化剂。

黄白色液体，微有似鱼臭。几乎不溶于水；微溶于无水乙醇，极易溶于丙酮和庚烷。在惰性气体的环境下贮藏于密闭容器中。避光。

Ph. Eur. 6. 8 (Fish Oil, Rich in Omega-3-Acids; Piscis Oleum Omega-3-Acids Abundams) 从鳀、鱼参科、鲱鱼、胡瓜鱼科、鲭科、玉筋鱼科等类的鱼中提取的经过纯化、防冻、除臭处理的油脂。含有 α-亚麻酸、十八碳四烯酸、二十碳四烯酸、二十碳五烯酸、二十一碳五烯酸、二十二碳五烯酸、二十二碳六烯酸。以甘油三酯含量计，最低含量是二十碳五烯酸 13%，二十二碳六烯酸 9%，总 ω-3 酸 28%。添加抗氧化制剂。

一种淡黄色液体。不溶于水；微溶于无水乙醇；易溶于丙酮和庚烷。贮藏在含有惰性气体的密闭容器中。避光。

Ph. Eur. 6. 8 (Salmon Oil, Farmed; Salmonis Domestici Oleum) 纯化后的脂肪油来自于农场新鲜的鲑鱼（Salmo salar)。β(2)-acyl的位置分布为：含有60%～70%二十二碳六烯酸，25%～35%二十碳五烯酸，40%～55%十八碳-4,8,12,15-四烯酸。二十碳五烯酸三酯和二十二碳六烯酸三酯的总含量为10%～28%。加入抗氧化剂。淡粉红色液体。几乎不溶于水；微溶于无水乙醇；极易溶于丙酮和庚烷。在惰性气体的环境下贮藏于密闭容器中。避光。

USP 33(Fish Oil containing Omega-3 Acid) 从鳀、鱼参科、鲱鱼、胡瓜鱼科、鲭科、玉筋鱼科等类的鱼中提取的经过纯化、防冻、除臭处理的油脂。含有α-亚麻酸、十八碳四烯酸、二十碳四烯酸、二十碳五烯酸(EPA)、二十一碳五烯酸、二十二碳五烯酸、二十二碳六烯酸（DHA)。以甘油三酯含量计，最低含量是EPA 13%，DHA 9%，总ω-3酸28%。添加抗氧化剂。一种淡黄色液体。不溶于水；微溶于无水乙醇；易溶于丙酮和庚烷。贮藏在密闭容器中，温度为20～25℃，允许温度范围为15～30℃。应在真空或惰性气体的环境下贮藏。避光。

USP 33（Omega-3 Acid Triglycerides） 一种ω-3酸的单、双、三酯的混合物，其中以三酯为主。它们的制备是通过浓缩纯化过的ω-3酸和甘油的酯化作用或ω-3酸乙酯和甘油的酯基转移作用。ω-3酸来自于肥胖鱼种类如鳀、鱼参科、鲱鱼、胡瓜鱼科、鲑科、鲭科等的体内油。这些酸包括α-亚麻酸、十八碳四烯酸、二十碳五烯酸、二十一碳五烯酸、二十二碳五烯酸和二十二碳六烯酸。ω-3甘油三酯的总含量不少于58%（以甘油三酯含量计)。添加抗氧化剂。贮藏在密闭容器中，温度为25℃，允许温度范围为15～30℃。避光。应在真空或惰性气体的环境下贮藏。

不良反应和注意事项

ω-3脂肪酸及其类似制剂的主要不良反应是胃肠道功能紊乱，尤其在高剂量是会有恶心、打嗝、呕吐、腹胀、腹泻、便秘不良反应。罕见报道有痤疮和湿疹。据报道患有高甘油三酯血症的患者肝转氨酶有轻度的增加。

制剂在浓缩和纯化过程中变化很大。一些制剂含有一定量的维生素A和维生素D，长期服用会引起毒性。长期服用理论上可能会引起维生素E缺乏，虽然很多制剂含有维生素E作为抗氧化剂。值得担心的是一些制剂含高热量和高胆固醇物质。

ω-3脂肪酸有抗凝血活性，有出血性疾病的患者和服用抗凝血药或其他影响凝血药物的患者应慎用。肝损伤的患者应检测肝功能，尤其在服用高剂量时。对阿司匹林敏感的哮喘患者也应小心，因为ω-3脂肪酸可能影响前列腺素的合成（对治疗哮喘的鱼油的研究见下文的**炎症性疾病和自身免疫疾病**)。

1. Bays HE. Safety considerations with omega-3 fatty acid therapy. *Am J Cardiol* 2007; **99** (suppl): 35C–43C.

对血液的影响 ω-3脂肪酸有抗凝血活性，有可能加重出血。一项研究[1]表明具有家族性高胆固醇血症的青少年，服用鱼油治疗时11人中有8人出现鼻衄，3人出血时间延长。也有服用有抗凝血作用鱼油的患者出现INR增加和血肿的病例报道（见**华法林的药物相互作用项下血脂调节药**，第1374页)，但对照研究未能证实有此作用。

1. Clarke JTR, *et al.* Increased incidence of epistaxis in adolescents with familial hypercholesterolemia treated with fish oil. *J Pediatr* 1990; **116:** 139–41.

对葡萄糖代谢的影响 虽然有报道说糖尿病患者服用ω-3脂肪酸和鱼油制剂不利于血糖控制，但对1型和2型糖尿病研究的荟萃分析[1]及对2型糖尿病对照研究的系统评价[2]都认为鱼油能有效降低甘油三酯，而对血糖控制无有害影响。

1. Friedberg CE, *et al.* Fish oil and glycemic control in diabetes: a meta-analysis. *Diabetes Care* 1998; **21:** 494–500.
2. Hartweg J, *et al.* Omega-3 polyunsaturated fatty acids (PUFA) for type 2 diabetes mellitus. Available in The Cochrane Database of Systematic Reviews; Issue 1. Chichester: John Wiley; 2008 (accessed 30/05/08).

用途和用法

ω-3脂肪酸为长链多不饱和脂肪酸，含18～22个碳原子，双键的数量可变，第一个双键位置在*n*-3。ω-3脂肪酸为必需脂肪酸，必须从饮食中获取。ω-3脂肪酸作为类花生酸的前体和细胞膜的成分发挥重要作用；在人体，ω-3脂肪酸可与花生四烯酸——ω-6脂肪酸的前体竞争。ω-3脂肪酸对人体的作用包括降脂作用（特别是降低血浆甘油三酯)、抗炎作用和抗血小板作用。主要的膳食ω-3脂肪酸为二十碳五烯酸和二十二碳六烯酸，主要来自海鱼；其他在鱼油中发现的ω-3脂肪酸（根据碳原子数目和双键数目来定义）包括α-亚麻酸、十八碳四烯酸（C18∶4)、二十碳四烯酸（C20∶4)、二十一碳五烯酸（C21∶5)、二十二碳五烯酸（22∶5)。α-亚麻酸在某些植物中也有发现，在体内有很少一部分可转化为二十碳五烯酸和二十二碳六烯酸。

鱼油和纯化的ω-3脂肪酸制剂用于治疗严重高甘油三酯血症的患者（见**高脂血症**，第1129页）且可作为心肌梗死后患者的二级预防（见下文**心血管疾病**)。它们也在市场上销售作为食品添加剂，已经用于静脉营养剂。

不同制剂在纯度和ω-3脂肪酸含量上有很大不同，通常以二十碳五烯酸和二十二碳六烯酸来计算；脂肪酸以甘油三酯或乙酯计算。对于治疗高甘油三酯血症口服鱼油的常规每天5g含17%二十碳五烯酸和11.5%二十二碳六烯酸，每日2次含46%二十碳五烯酸和38%二十二碳六烯酸制剂为每日2～4g。对于心肌梗死的二级预防，可以给予含46%二十碳五烯酸和38%二十二碳六烯酸的制剂，每日1g。在治疗高脂血症时二十碳五烯酸乙酯也可以单独使用，并且可改善伴随的血管硬化症状。

作用 人们对ω-3脂肪酸兴趣的增加源于观察到食物中富含海产鱼油的人群具有低的心血管疾病发病率。另外，据报道爱斯基摩人比使用典型西方食品人群，哮喘、银屑病和自身免疫性疾病的发病率减少，虽然他们出血性疾病和癫痫的发病率可能高一些。ω-3脂肪酸摄入增加被认为与此有关，所以鱼油和ω-3脂肪酸已作为食品添加剂，可能对很多情况有益。

ω-3脂肪酸对健康的有益作用与它们对类花生酸平衡、脂质代谢和细胞膜的作用有关。ω-3脂肪酸和ω-6脂肪酸系列的必需脂肪酸可作为细胞膜的成分和类花生酸类（前列腺素类、白三烯类、血栓烷类）的前体发挥重要作用。来自ω-3脂肪酸的类花生酸类一般有抗炎、抗血栓形成、抗心律失常和血管扩张作用，而来自ω-6脂肪酸的类花生酸类主要有促炎症反应和趋血栓阻塞作用。由于ω-3脂肪酸和ω-6脂肪酸可竞争相同的酶通路，增加ω-3脂肪酸摄入可促进抗炎和抗血栓形成的类花生酸类的形成，以产生有益作用。炎症因子（如白细胞介素类和肿瘤坏死因子α）的生成也有一定作用。

更多有关ω-3脂肪酸对心血管疾病、炎症和自身免疫疾病、恶性肿瘤以及神经和精神疾病的作用，见下文。

1. Connor WE. Importance of n-3 fatty acids in health and disease. *Am J Clin Nutr* 2000; **71** (suppl): 171S–175S.
2. Covington MB. Omega-3 fatty acids. *Am Fam Physician* 2004; **70:** 133–40.

心血管疾病 ω-3脂肪酸的一些作用对有心血管疾病危险的人有一定益处[1～6]。ω-3脂肪酸有降脂作用，可抑制极低密度脂蛋白（VLDL）在肝脏的合成，最终降低甘油三酯浓度[7]。ω-3脂肪酸可降低心率[8]，也有抗心律失常作用[5]，可能是因其可直接作用于心肌细胞，虽然这一观点尚存在争议[9]。ω-3脂肪酸可降低高血压病患者的血压[10]，增加红细胞的载氧能力，降低血液黏稠度。ω-3脂肪酸还可稳定动脉粥样硬化的斑块[11]，减少动脉粥样硬化的进展[12]和经皮冠状动脉介入术后的再狭窄[13]。

尽管有这些有益作用，但通过膳食摄入ω-3脂肪酸或增补ω-3脂肪酸以降低心血管风险（第1124页）仍有争议。流行病学研究显示，增加膳食中鱼的摄入与致命性冠状动脉事件危险降低有关联[14]，与缺血性脑卒中也有关联[15,16]，有证据显示ω-3脂肪酸增补剂也可获益，特别是用于二级预防[1～4,17]。在GISSI-Prevenzione研究中（该研究为大人群研究，对意大利心肌梗死后患者进行了为期3.5年的研究)[18]，长期使用ω-3脂肪酸增补剂可降低致命性心血管事件风险，JELIS的研究者则报道了在日本高胆固醇血症患者中用ω-3脂肪酸增补剂可减少初级和次级心血管事件[19]。但一项系统性综述[20]发现，不管是从膳食中摄入ω-3脂肪酸或是增补ω-3脂肪酸，ω-3脂肪酸在有或没有心血管危险因素的人群中均无明显益处。

1. Carroll DN, Roth MT. Evidence for the cardioprotective effects of omega-3 fatty acids. *Ann Pharmacother* 2002; **36:** 1950–6.
2. Kris-Etherton PM, *et al.* Fish consumption, fish oil, omega-3 fatty acids, and cardiovascular disease. *Circulation* 2002; **106:** 2747–57. Correction. *ibid.* 2003; **107:** 512.
3. Din JN, *et al.* Omega 3 fatty acids and cardiovascular disease—fishing for a natural treatment. *BMJ* 2004; **328:** 30–5.
4. Holub BJ. Clinical nutrition 4: omega-3 fatty acids in cardiovascular care. *CMAJ* 2002; **166:** 608–15.
5. Breslow JL. n-3 Fatty acids and cardiovascular disease. *Am J Clin Nutr* 2006; **83** (suppl 6): 1477S–1482S.
6. Lee JH, *et al.* Omega-3 fatty acids for cardioprotection. *Mayo Clin Proc* 2008; **83:** 324–32.
7. McKenney JM, Sica D. Prescription omega-3 fatty acids for the treatment of hypertriglyceridemia. *Am J Health-Syst Pharm* 2007; **64:** 595–605.
8. Mozaffarian D, *et al.* Effect of fish oil on heart rate in humans: a meta-analysis of randomized controlled trials. *Circulation* 2005; **112:** 1945–52.
9. León H, *et al.* Effect of fish oil on arrhythmias and mortality: systematic review. Abridged version: *BMJ* 2009; **338:** 149 52. Full version: http://www.bmj.com/cgi/reprint/337/dec23_2/a2931 (accessed 14/08/09)
10. Geleijnse JM, *et al.* Blood pressure response to fish oil supplementation: metaregression analysis of randomized trials. *J Hypertens* 2002; **20:** 1493–9.
11. Thies F, *et al.* Association of n-3 polyunsaturated fatty acids with stability of atherosclerotic plaques: a randomised controlled trial. *Lancet* 2003; **361:** 477–85.
12. von Schacky C, *et al.* The effect of dietary ω-3 fatty acids on coronary atherosclerosis: a randomized, double-blind, placebo-controlled trial. *Ann Intern Med* 1999; **130:** 554–62.
13. Balk EM, *et al.* Effects of omega-3 fatty acids on coronary restenosis, intima-media thickness, and exercise tolerance: a systematic review. *Atherosclerosis* 2006; **184:** 237–46.
14. He K, *et al.* Accumulated evidence on fish consumption and coronary heart disease mortality: a meta-analysis of cohort studies. *Circulation* 2004; **109:** 2705–11.
15. He K, *et al.* Fish consumption and risk of stroke in men. *JAMA* 2002; **288:** 3130–6.
16. Iso H, *et al.* Intake of fish and omega-3 fatty acids and risk of stroke in women. *JAMA* 2001; **285:** 304–12.
17. Wang C, *et al.* n-3 Fatty acids from fish or fish-oil supplements, but not α-linolenic acid, benefit cardiovascular disease outcomes in primary- and secondary-prevention studies: a systematic review. *Am J Clin Nutr* 2006; **84:** 5–17.
18. GISSI-Prevenzione Investigators. Dietary supplementation with n-3 polyunsaturated fatty acids and vitamin E after myocardial infarction: results of the GISSI-Prevenzione trial. *Lancet* 1999; **354:** 447–55. Correction. *ibid.* 2001; **357:** 642.
19. Yokoyama M, *et al.* The Japan EPA Lipid Intervention Study (JELIS) investigators. Effects of eicosapentaenoic acid on major coronary events in hypercholesterolaemic patients (JELIS): a randomised open-label, blinded endpoint analysis. *Lancet* 2007; **369:** 1090–8. Correction. *ibid.*; **370:** 220.
20. Hooper L, *et al.* Omega 3 fatty acids for prevention and treatment of cardiovascular disease. Available in The Cochrane Database of Systematic Reviews; Issue 4. Chichester: John Wiley; 2004 (accessed 30/05/08).

炎症性疾病和自身免疫疾病 ω-3脂肪酸对一些免疫或炎症介质[1,2]有作用，已试用于一些炎症性疾病和自身免疫疾病。有报道对类风湿关节炎（第12页）有益[3]，Arthritis Research Campaign的以证据为基础的报道[4]认为，虽然没有足够证据证明ω-3脂肪酸可用于骨关节炎，但其对类风湿关节炎相关症状的改善是安全有效的。也有报道ω-3脂肪酸在肾小球肾病（第1436页）中获益[5～7]，但在肾移植（第1731页）中的结果尚无定论，有系统性综述[8,9]认为对排斥反应或移植存活率没有明显效果。一些研究显示，口服[10,11]或静脉给予[12,13]ω-3脂肪酸对银屑病（第1510页）也有一定效果，但其他研究发现不管是口服[14]还是局部使用[15]均无效。ω-3脂肪酸在炎性肠病（第1620页）中的作用不定[16]，可能与使用的制剂不同有关。但系统性综述发现ω-3脂肪酸对克罗恩病[17]和溃疡性结肠炎[18]无效。鱼油也曾试用于肺部疾病，虽然系统性综述未发现ω-3脂肪酸对哮喘有效果[19,20]；然而，报道对囊性纤维化的效果有限[21]，也有一项研究[22]报道鱼油增补剂可减少抗菌药的使用。

1. Simopoulos AP. Omega-3 fatty acids in inflammation and autoimmune diseases. *J Am Coll Nutr* 2002; **21:** 495–505.
2. Calder PC. n-3 Polyunsaturated fatty acids, inflammation, and inflammatory diseases. *Am J Clin Nutr* 2006; **83** (suppl): 1505S–1519S.
3. Cleland LG, *et al.* The role of fish oils in the treatment of rheumatoid arthritis. *Drugs* 2003; **63:** 845–53.
4. Arthritis Research Campaign. Complementary and alternative medicines for the treatment of rheumatoid arthritis, osteoarthritis and fibromyalgia (issued February 2009). Available at: http://www.arthritisresearchuk.org/pdf/Complementary%20and%20alternative%20medicines_11012010154331.pdf (accessed 04/08/10)
5. Donadio JV, *et al.* A controlled trial of fish oil in IgA nephropathy. *N Engl J Med* 1994; **331:** 1194–9.
6. Donadio JV, *et al.* The long-term outcome of patients with IgA nephropathy treated with fish oil in a controlled trial. *J Am Soc Nephrol* 1999; **10:** 1772–7.
7. Donadio JV, *et al.* A randomized trial of high-dose compared with low-dose omega-3 fatty acids in severe IgA nephropathy. *J Am Soc Nephrol* 2001; **12:** 791–9.
8. Tatsioni A, *et al.* Effects of fish oil supplementation on kidney transplantation: a systematic review and meta-analysis of randomized, controlled trials. *J Am Soc Nephrol* 2005; **16:** 2462–70.
9. Lim AKH, *et al.* Fish oil for kidney transplant recipients. Available in The Cochrane Database of Systematic Reviews; Issue 2. Chichester: John Wiley; 2007 (accessed 30/05/08).
10. Gupta AK, *et al.* Double-blind, placebo-controlled study to evaluate the efficacy of fish oil and low-dose UVB in the treatment of psoriasis. *Br J Dermatol* 1989; **120:** 801–7.
11. Lassus A, *et al.* Effects of dietary supplementation with polyunsaturated ethyl ester lipids (Angiosan) in patients with psoriasis and psoriatic arthritis. *J Int Med Res* 1990; **18:** 68–73.
12. Grimminger F, *et al.* A double-blind, randomized, placebo-controlled trial of n-3 fatty acid based lipid infusion in acute, extended guttate psoriasis: rapid improvement of clinical manifestations and changes in neutrophil leukotriene profile. *Clin Investig* 1993; **71:** 634–43.
13. Mayser P, *et al.* n-3 Fatty acids in psoriasis. *Br J Nutr* 2002; **87** (suppl 1): S77–S82.
14. Søyland E, *et al.* Effect of dietary supplementation with very-long-chain n-3 fatty acids in patients with psoriasis. *N Engl J Med* 1993; **328:** 1812–16.
15. Hennecke-von Zepelin H-H, *et al.* Highly purified omega-3-polyunsaturated fatty acids for topical treatment of psoriasis: results of a double-blind, placebo-controlled multicentre study. *Br J Dermatol* 1993; **129:** 713–17.
16. MacLean CH, *et al.* Systematic review of the effects of n-3 fatty acids in inflammatory bowel disease. *Am J Clin Nutr* 2005; **82:** 611–19.

17. Turner D, *et al.* Omega 3 fatty acids (fish oil) for maintenance of remission in Crohn's disease. Available in The Cochrane Database of Systematic Reviews; Issue 1. Chichester: John Wiley; 2009 (accessed 16/06/09).
18. Turner D, *et al.* Omega 3 fatty acids (fish oil) for maintenance of remission in ulcerative colitis. Available in The Cochrane Database of Systematic Reviews; Issue 3. Chichester: John Wiley; 2007 (accessed 30/05/08).
19. Thien FCK, *et al.* Dietary marine fatty acids (fish oil) for asthma in adults and children. Available in The Cochrane Database of Systematic Reviews; Issue 2. Chichester: John Wiley; 2002 (accessed 30/05/08).
20. Reisman J, *et al.* Treating asthma with omega-3 fatty acids: where is the evidence? A systematic review. *BMC Complement Altern Med* 2006; **6:** 26.
21. Oliver C, *et al.* Omega-3 fatty acids (from fish oils) for cystic fibrosis. Available in The Cochrane Database of Systematic Reviews; Issue 4. Chichester: John Wiley; 2007 (accessed 30/05/08).
22. De Vizia B, *et al.* Effect of an 8-month treatment with ω-3 fatty acids (eicosapentaenoic and docosahexaenoic) in patients with cystic fibrosis. *J Parenter Enteral Nutr* 2003; **27:** 52–7.

恶性肿瘤 有证据显示在大量摄入鱼的人群中肿瘤的发生率相对低，动物研究也显示 ω-3 脂肪酸可减缓某些肿瘤的进展[1]。但对 ω-3 脂肪酸摄入和人群肿瘤发生率的研究得出相矛盾的结果，系统性综述[2,3]也发现没有获益的证据。有研究发现 ω-3 脂肪酸可能对肿瘤恶病质患者有益，但随机研究[4]发现增补二十碳五烯酸不如醋酸甲地孕酮有效，一项系统性综述[5]认为二十碳五烯酸比安慰剂更有效的证据不足。

1. Hardman WE. (n-3) Fatty acids and cancer therapy. *J Nutr* 2004; **134** (suppl): 3427S–3430S.
2. MacLean CH, *et al.* Effects of omega-3 fatty acids on cancer risk: a systematic review. *JAMA* 2006; **295:** 403–15. Correction. *ibid.*; 1900.
3. Hooper L, *et al.* Risks and benefits of omega 3 fats for mortality, cardiovascular disease, and cancer: systematic review. *BMJ* 2006; **332:** 752–60.
4. Jatoi A, *et al.* An eicosapentaenoic acid supplement versus megestrol acetate versus both for patients with cancer-associated wasting: a North Central Cancer Treatment Group and National Cancer Institute of Canada collaborative effort. *J Clin Oncol* 2004; **22:** 2469–76.
5. Dewey A, *et al.* Eicosapentaenoic acid (EPA, an omega-3 fatty acid from fish oils) for the treatment of cancer cachexia. Available in The Cochrane Database of Systematic Reviews; Issue 1. Chichester: John Wiley; 2007 (accessed 30/05/08).

神经和精神疾病 神经细胞膜富含 ω-3 脂肪酸，在脑发育和脑功能中发挥重要作用。在孕期和婴儿期增补 ω-3 脂肪酸已有研究。母亲增补 ω-3 脂肪酸可改善新生儿结局的证据很少[1]，但在早产儿的牛奶配方中增补 ω-3 脂肪酸和 ω-6 脂肪酸对早产儿的生长和神经发育有益[2~5]。有饮食限制的苯丙酮尿症患儿，增补 ω-3 脂肪酸可改善运动技巧[6]。ω-3 脂肪酸也曾试用于治疗神经核精神疾病[7,8]。脂肪酸摄入不足与情绪障碍似乎有关联[9]，也有证据支持使用 ω-3 脂肪酸作为抑郁的辅助治疗，对双相障碍的抑郁性症状可能也有一定效果，但仍需要进一步研究来证实[10~13]。ω-3 脂肪酸对精神分裂症也有效果，但结果尚不明确，ω-3 脂肪酸在其中的作用机制仍不清楚[14]。有报道 ω-3 脂肪酸对多动症和自闭症有效，但仍需进一步研究来证实[15,16]。ω-3 脂肪酸也曾用于痴呆，但推荐将其用于痴呆的预防证据不足[17,18]。

二十碳五烯酸乙酯曾试用于 Huntington 舞蹈病。一项早期的研究表明其可改善运动功能[19]，但后来的一项研究并不支持该结果[20]，该研究发现功能、认知的测定结果或临床总体印象与安慰剂没有差异。

1. Jensen CL. Effects of n-3 fatty acids during pregnancy and lactation. *Am J Clin Nutr* 2006; **83** (suppl): 1452S–1457S.
2. Fewtrell MS, *et al.* Randomized, double-blind trial of long-chain polyunsaturated fatty acid supplementation with fish oil and borage oil in preterm infants. *J Pediatr* 2004; **144:** 471–9.
3. Clandinin MT, *et al.* Growth and development of preterm infants fed infant formulas containing docosahexaenoic acid and arachidonic acid. *J Pediatr* 2005; **146:** 461–8.
4. Henriksen C, *et al.* Improved cognitive development among preterm infants attributable to early supplementation of human milk with docosahexaenoic acid and arachidonic acid. *Pediatrics* 2008; **121:** 1137–45.
5. Makrides M, *et al.* Neurodevelopmental outcomes of preterm infants fed high-dose docosahexaenoic acid: a randomized controlled trial. *JAMA* 2009; **301:** 175–82.
6. Beblo S, *et al.* Effect of fish oil supplementation on fatty acid status, coordination, and fine motor skills in children with phenylketonuria. *J Pediatr* 2007; **150:** 479–84.
7. Freeman MP, *et al.* Omega-3 fatty acids: evidence basis for treatment and future research in psychiatry. *J Clin Psychiatry* 2006; **67:** 1954–67.
8. Owen C, *et al.* The role of fatty acids in the development and treatment of mood disorders. *Curr Opin Psychiatry* 2008; **21:** 19–24.
9. Parker G, *et al.* Omega-3 fatty acids and mood disorders. *Am J Psychiatry* 2006; **163:** 969–78.
10. Peet M, Stokes C. Omega-3 fatty acids in the treatment of psychiatric disorders. *Drugs* 2005; **65:** 1051–9.
11. Lin P-Y, Su K-P. A meta-analytic review of double-blind, placebo-controlled trials of antidepressant efficacy of omega-3 fatty acids. *J Clin Psychiatry* 2007; **68:** 1056–61.
12. Montgomery P, Richardson AJ. Omega-3 fatty acids for bipolar disorder. Available in The Cochrane Database of Systematic Reviews; Issue 2. Chichester: John Wiley; 2008 (accessed 13/08/08).
13. Appleton KM, *et al.* Updated systematic review and meta-analysis of the effects of n-3 long-chain polyunsaturated fatty acids on depressed mood. *Am J Clin Nutr* 2010; **91:** 757–70.
14. Irving CB, *et al.* Polyunsaturated fatty acid supplementation for schizophrenia. Available in The Cochrane Database of Systematic Reviews; Issue 3. Chichester: John Wiley; 2006 (accessed 30/05/08).
15. Richardson AJ. Omega-3 fatty acids in ADHD and related neurodevelopmental disorders. *Int Rev Psychiatry* 2006; **18:** 155–72.
16. Bent S, *et al.* Omega-3 fatty acids for autistic spectrum disorder: a systematic review. *J Autism Dev Disord* 2009; **39:** 1145–54.
17. Lim WS, *et al.* Omega 3 fatty acid for the prevention of dementia. Available in The Cochrane Database of Systematic Reviews; Issue 1. Chichester: John Wiley; 2006 (accessed 30/05/08).
18. Cederholm T, Palmblad J. Are omega-3 fatty acids options for prevention and treatment of cognitive decline and dementia? *Curr Opin Clin Nutr Metab Care* 2010; **13:** 150–5.
19. Puri BK, *et al.* Ethyl-EPA in Huntington disease: a double-blind, randomized, placebo-controlled trial. *Neurology* 2005; **65:** 286–92.
20. Huntington Study Group TREND-HD Investigators. Randomized controlled trial of ethyl-eicosapentaenoic acid in Huntington disease: the TREND-HD study. *Arch Neurol* 2008; **65:** 1582–9.

制剂

USP 33: Fish Oil containing Omega-3 Acids Capsules.

专利制剂

Arg.: Regulip; ***Austral.:*** Fishaphos†; Maxepa; ***Austria:*** Eicosapen†; Omacor; Omegaven; ***Belg.:*** Omacor; ***Braz.:*** Votag; ***Canad.:*** Flex; Focus 425; ***Chile:*** DHA Kids; Epasan Omega 3; Eykosacol; Omega-3; Omegaven; Prenamin; ***Cz.:*** Omacor; Omegaven; ***Denm.:*** Omegaven; ***Fr.:*** Epabiol†; Maxepa; Molval†; OM3; Omacor; Omega 3+†; Omega 3†; Omegaven; Psoriacalm; Triglistab; Ysomega; ***Ger.:*** Ameu; Eicosan; Eicosapen; Lipiscor; Omacor; Omegaven; Zodin; ***Gr.:*** Farlipid; Maxepa; Omacor; Zodin; ***Hong Kong:*** Lipomega; Smartfish†; ***Hung.:*** Eskimo-3; Omacor; Omegaven; ***India:*** Maxepa; ***Indon.:*** Champs DHA; Prolacta with DHA for Baby; Prolacta with DHA for Mother; ***Irl.:*** Maxepa; Omacor; ***Israel:*** Alsepa; Alsepa Focus; Alsepa Super; Omacor; Omegaven; Tri-Omega Extra EPA; ***Ital.:*** Almic; Esapent; Eskim; Fish Factor; Maxepa; Omegaven; Seacor; Triolip; Triomar; ***Jpn:*** Epadel; Solmiran; ***Malaysia:*** Caprovid; Champs DHA; Hovid Omega-3†; Mepa†; Quest Gamma EPA Plus; VitaEPA†; ***Mex.:*** Biomega; Colega-3; Fresomega; Omegavite; ***Neth.:*** Omacor; Omegaven; Zodin†; ***Norw.:*** Omacor; ***NZ:*** Omegaven; ***Philipp.:*** Fisol†; Omacor; Zymechol; ***Pol.:*** Bio-Cardine; Galomega†; Omacor; Omega-3; Omegaven; Trienyl†; ***Port.:*** Omacor; Omegaven; Zodin; ***Rus.:*** Omacor (Омакор); Omegaven (Омегавен); ***Singapore:*** Champs DHA; ***Spain:*** Omacor; ***Swed.:*** Omegaven; ***Switz.:*** Biorganic Omega-3; Eicosapen; Epacaps; Omegaven; ***Thai.:*** Omacor; ***Turk.:*** Efa; Marincap; Omega III; Omegaven; Somon; ***UK:*** DocOmega; Maxepa; Omacor; Omegaven; Pure Omega; ***Ukr.:*** Omacor (Омакор); ***USA:*** Cardi-Omega 3; Cholestin; Lovasa; Lovaza; Maxepa; Promega; Sea-Omega; SuperEPA; ***Venez.:*** Epax; Fizoil; Marina; Maxepa; Ometrix.

多组分制剂 ***Arg.:*** Omeganorm; Percutalfa; ***Austral.:*** AB Neurocard; Arthri Plus†; Arthriforte†; Bonlutin; Lifechange Circulation Aid†; Macro Maxepa†; Maxepa & EPO†; Naudicelle Marine†; PM Bright Kids; PM Eye Tonic; PM IQShield; PM Kids Intelligent; Pre Natal†; Vita-Preg†; Zellulean with Escin†; ***Austria:*** Lipidem; SMOFlipid; ***Braz.:*** Borag; Gamax†; Glavit; Lisacol†; Seikivita†; Votag O6; ***Canad.:*** Balance; Bionagre plus E; Efalex†; Herbalifeline; ***Chile:*** A-Colest TG; Acnoxyl Jabon†; Celltech; ***Cz.:*** Lipoplus; SMOFKabiven; SMOFlipid; ***Denm.:*** SMOFlipid; ***Fin.:*** Lipoplus†; SMOFlipid; ***Fr.:*** A-Flam†; Androlistica; Arthrolib†; Bi-Osteo; Bio-Marine Plus†; Bionagrol Plus†; Cardiom3†; Dioptec; Effadiane relipidantes; Elteans; Gynefam; Lipidem; Medilar†; Nutrilarm; Nutrof Omega†; OM3flex; OM3junior; OM3memory; Omegacoeur; Phytophanere; Reti-Nat; Synerbiol†; ***Ger.:*** SMOFlipid; ***Gr.:*** Atroil; Dynapen-3; Emfrastop; Epadoc; Lipemia; Lipoplus; Loitrol; Mega-Tria; Pazeril; Prolipid; Salmon Oil†; SMOFlipid; ***Hong Kong:*** Biomega-3; Cardiozen; Doctor's Choice Omega 3; Eye Q; Mumomega; Omegaven; PM Eye Tonic; ***Hung.:*** Epasel; Epavir; Memolife; SMOFlipid; ***India:*** Cadvion; Megasoft-E; Winofit; ***Indon.:*** Afomix; Anabion Plus DHA; Asedas†; Baliin Q10; Bio-Curlam; Biolysin Smart; Biostrum; Brainvit; Calcidol; Calcimega; Caloma Plus; Calostrum; Cerebrofort AA+DHA; Cerebrofort Gold; Co-Q-10; Curbexon; Curfos; Curmunos; Curvit CL; Dhavit; Flexasur; Folamil Genio; Grafola DHA; Gravimin DHA; Igastrum Plus; Imustrum; Inlacta DHA; Intrum Plus; Kolivit; Kuminta; Lysmin Plus; Maxitrin; Natavit; Nufagrabion-GM; Nulacta; Nulacta Plus; Obipluz; Osmetin 3; Prenatal DHA; Prenatin-DF; Procalma; Prokids; Promavit; Seltifort Gold; Solvita Baby; Truvit; Vidoran Smart Plus; Vitaplex; Vitazym; Vitro-Mega; ***Irl.:*** Lipidem; MorDHA†; MorEPA†; SMOFKabiven; SMOFlipid; ***Israel:*** Alsepa 9 Months; Tri-Omega Super; Triomar; ***Ital.:*** Agedin Plus†; Chiton; Derman-Oil; Dermana Crema; Dermana Pasta; DHA; Ditrevit; Ditrevit K; Eicovis; Elageno OS; Esterol; Euretin; Eutears; Fitogenase; Fotrec DHA; Gammaplus; Ictom 3†; Lipidem; Lipoacid Combi; Memoactive†; Phototrop; SMOFlipid; Trofinerv; Trofinerv Antiox; Venoton; ***Malaysia:*** Adult Citrex Multivitamin + Ginseng + Omega 3; Bio-Enhanced Fish Oil Plus; Celadrin; DHA Plus; Flexasur; Junior Citrex; NeuroPlus; Pharmaton†; Provas; Tocovid Emulsion Plus; Tocovid Suprabio with DHA; VitaEPA Plus†; ***Mex.:*** Oleomed C†; Pharmaton Matruelle; ***Neth.:*** Lipoplus; SMOFlipid; ***Norw.:*** SMOFlipid; ***NZ:*** Efalex; Efamarine; Efamax†; Efanatal; ***Philipp.:*** Completia†; Dreamvite; Megavit; Memory Plus; Neurosmart; Nutri-Aid; OB Smart SG; Omnimune; Pharmaton; Premium Memori Plus; Trianon Omegabloc; ***Pol.:*** SMOFKabiven; SMOFlipid; ***Port.:*** Ever-Fit Dermo; Lipoacid Combi†; Lipoplus; SMOFKabiven; SMOFlipid; ***Rus.:*** Lipoplus (Липоплюс); SMOFlipid (СМОФлипид); ***Singapore:*** CardioCare; Celatrac†; Dhaxtra; Gissicor; Natal Care; Optibiol; Seven Seas JointCare; Seven Seas JointCare High Strength; Seven Seas JointCare Max; VitaEPA; VitaEPA Plus; ***Spain:*** Lipoplus; SMOFlipid; ***Swed.:*** Lipoplus; SMOFlipid; ***Switz.:*** SMOFlipid; Vitafissan N; ***UK:*** Chol-Aid; Efalex; Efamarine; GlucOsamax; Lipidem; Pregnacare Plus; ProBrain; SMOFlipid; ***Ukr.:*** Bodimarin (Бодимарин); Vitrum Cardio Omega-3 (Витрум Кардио Омега-3); ***USA:*** Animi-3; Citracal Prenatal + DHA; Duet DHA; Marine Lipid Concentrate; OB Complete; Optinate Omega-3; PNV-DHA; PreNexa; Tandem DHA; ***Venez.:*** Eidoca; Maternavit; Piscis 3.

Orbofiban Acetate (*USAN*, *rINNM*) 醋酸奥波非班

Acetato de orbofibrán; CS-511; Orbofiban, Acétate d'; Orbofibani Acetas; SC-57099-B. *N*-{[(3*S*)-1-(*p*-Amidinophenyl)-2-oxo-3-pyrrolidinyl]carbamoyl}-β-alanine ethyl ester monoacetate quadrantihydrate.

Орбофибана Ацетат

$C_{17}H_{23}N_5O_4,C_2H_4O_2,\frac{1}{4}H_2O$ = 426.0.

CAS — 163250-90-6 (orbofiban); 165800-05-5 (orbofiban acetate).

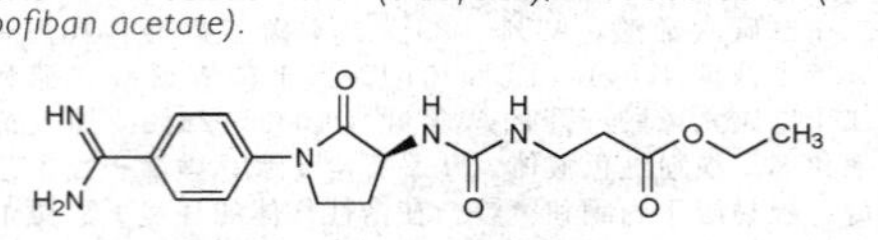

(orbofiban)

简介

奥波非班是一种糖蛋白 Ⅱ b/Ⅲ a 受体拮抗剂。它用于不稳定性心绞痛和心肌梗死的口服抗血小板药，但与死亡率的增加有关。

1. Cannon CP, *et al.* Oral glycoprotein IIb/IIIa inhibition with orbofiban in patients with unstable coronary syndromes (OPUS-TIMI 16) trial. *Circulation* 2000; **102:** 149–56.

Ouabain 毒毛花苷 G

Acocantherin; G-Strophanthin; Ouabaiini; Ouabain oktahydrát; Ouabaína; Ouabainas; Ouabaïne; Ouabainum; Ouabainum Octahydricum; Strophanthin-G; Strophanthinum; Strophanthoside-G; Uabaina; Ubaína. 3β-(α-L-Rhamnopyranosyloxy)-1β,5,11α,14,19-pentahydroxy-5β,14β-card-20(22)-enolide octahydrate.

$C_{29}H_{44}O_{12},8H_2O$ = 728.8.

CAS — 630-60-4 (anhydrous ouabain); 11018-89-6 (ouabain octahydrate).

ATC — C01AC01.

ATC Vet — QC01AC01.

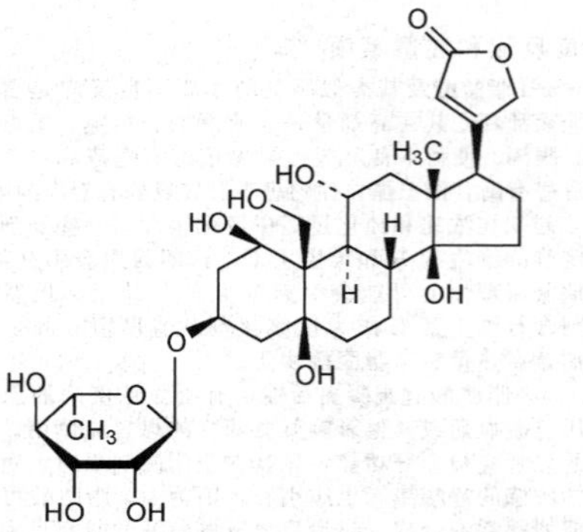

Pharmacopoeias. In *Eur.* (see p.vii) and *Viet.*

Ph. Eur. 6. 8 (Ouabain) 无色结晶或白色结晶性粉末。略溶于水和无水乙醇；几乎不溶于乙酸乙酯。避光。

简介

毒毛花苷 G 是一种强心苷，具有正性肌力作用，来源于 *Strophanthus gratus* 的种子或箭毒木属 *schimpert* 或 *A. ouabaio* 的木材。它的一般特性与地高辛相似（第1215页），也可用于治疗心力衰竭（第1127页）。毒毛花苷 G 口服剂量每日最多 24mg，也可静脉给药。

制剂

专利制剂

Ger.: Strodival.

顺势疗法制剂 ***Switz.:*** Strophanthus†.

Oxedrine (*BAN*) 对羟福林

Oksedriini; Oxedrin; Oxedrina; Oxedrinum; Sinefrina; Sympaethaminum; Synephrine; *p*-Synephrine. (*RS*)-1-(4-Hydroxyphenyl)-2-(methylamino)ethanol.

Окседрин

$C_9H_{13}NO_2$ = 167.2.

CAS — 94-07-5.

ATC — C01CA08; S01GA06.

ATC Vet — QC01CA08; QS01FB90; QS01GA06.

UNII — PEG5DP7434.

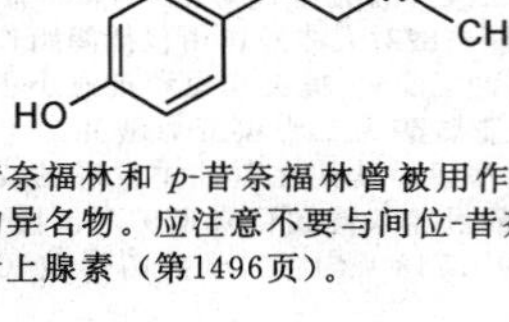

注：昔奈福林和 *p*-昔奈福林曾被用作羟基去甲麻黄素的同物异名物。应注意不要与间位-昔奈福林混淆，它是去氧肾上腺素（第1496页）。

Oxedrine Hydrochloride (*BANM*) **盐酸对羟福林**

Sinefrina, hidrocloruro de; Synephrine Hydrochloride.

Окседрина Гидрохлорид

$C_9H_{13}NO_2,HCl = 203.7$.

ATC — C01CA08; S01GA06.

ATC Vet — QC01CA08; QS01GA06.

UNII — EN5D1IH09S.

Oxedrine Tartrate (*BANM*) **酒石酸对羟福林**

Aetaphen. Tartrat.; Aethaphenum Tartaricum; Oksedriinitartraatti; Oxedrini Tartras; Oxedrintartrat; Oxyphenylmethylaminoethanol Tartrate; Sinefrina Tartrato; Sinefrina, tartrato de; Synephrine Tartrate.

Окседрина Тартрат

$(C_9H_{13}NO_2)_2,C_4H_6O_6 = 484.5$.

CAS — 16589-24-5 (oxedrine tartrate); 67-04-9 (±oxedrine tartrate).

ATC — C01CA08; S01GA06.

ATC Vet — QC01CA08; QS01GA06.

UNII — 9I9915995J.

简介

对羟福林是一种拟交感神经药（第1351页），其酒石酸盐用于治疗低血压状态，口服 100～150mg，每日 3 次；它也可皮下、肌内或静脉注射给药。

对羟福林也用于滴眼液治疗眼部充血，通常在复方制剂中其酒石酸盐的浓度为 0.5%。盐酸盐也有使用。

制剂

专利制剂

Austria: Sympatol; ***Hong Kong:*** Ocuton†; ***Hung.:*** Sympathomim; ***Ital.:*** Sympatol; ***Switz.:*** Sympalept.

多组分制剂 ***Austria:*** Dacrin†; Pasuma-Dragees†; ***Fr.:*** Dacryne†; Dacryoboraline†; Polyfra†; Posine†; Sedacollyre†; Uvicol†.

Oxilofrine Hydrochloride (*rINNM*) ⊗ **盐酸奥洛福林**

Hidrocloruro de oxilofrina; *p*-Hydroxyephedrine Hydrochloride; Methylsynephrine Hydrochloride; Oxilofrine, Chlorhydrate d'; Oxilofrini Hydrochloridum; Oxyephedrine Hydrochloride. *erythro-p*-Hydroxy-α-[1-(methylamino)ethyl]benzyl alcohol hydrochloride.

Оксилофрина Гидрохлорид

$C_{10}H_{15}NO_2,HCl = 217.7$.

CAS — 942-51-8.

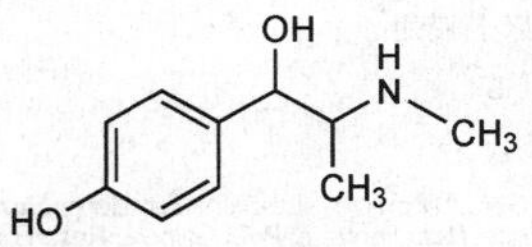

(oxilofrine)

简介

奥洛福林是一种拟交感神经药（第1351页），属于麻黄碱类（第1486页）。其盐酸盐用于治疗低血压状态，通常口服剂量为 16mg，每日 3 次，而更高剂量也用过。它也用于镇咳制剂。

制剂

专利制剂

Austria: Carnigen; ***Ger.:*** Carnigen.

多组分制剂 ***Canad.:*** Cophylac.

Oxprenolol Hydrochloride (*BANM, USAN, rINNM*) ⊗**盐酸氧烯洛尔**

Ba-39089; Hidrocloruro de oxiprenolol; Hidrocloruro de oxprenolol; Oksprenolol Hidroklorür; Oksprenololihydrokloridi; Oksprenololio hidrochloridas; Oksprenololu chlorowodorek; Oxprénolol, chlorhydrate d'; Oxprenolol hydrochlorid; Oxprenololhidroklorid; Oxprenololhydroklorid; Oxprenololi hydrochloridum; Oxyprenolol Hydrochloride. 1-(*o*-Allyloxyphenoxy)-3-isopropylaminopropan-2-ol hydrochloride.

Окспренолола Гидрохлорид

$C_{15}H_{23}NO_3,HCl = 301.8$.

CAS — 6452-71-7 (oxprenolol); 6452-73-9 (oxprenolol hydrochloride).

ATC — C07AA02.

ATC Vet — QC07AA02.

UNII — F4XSI7SNIU.

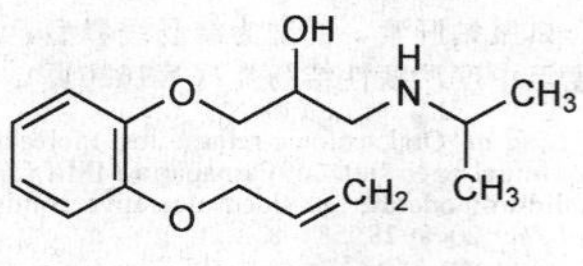

(oxprenolol)

注：复方制剂中的盐酸氧烯洛尔也可能以以下名字表示。

- Co-prenozide (*BAN*)——盐酸氧烯洛尔和环戊噻嗪 (640∶1)（质量分数）。

Pharmacopoeias. In *Eur.* (see p.vii), *Jpn*, and *US. Chin.* includes the base.

Ph. Eur. 6. 8 (Oxprenolol Hydrochloride) 白色或几乎白色结晶性粉末。极易溶于水；易溶于乙醇。10%水溶液的 pH 值为 4.5～6.0。避光。

USP 33 (Oxprenolol Hydrochloride) 白色结晶性粉末。易溶于水、乙醇和氯仿；略溶于丙酮；几乎不溶于乙醚。10%水溶液的 pH 值为 4.0～6.0。

不良反应、处置和注意事项

见 β 受体阻滞剂，第1182页。

哺乳 氧烯洛尔可分布到母乳，少量被婴儿摄取（见下文药动学）。母亲服用氧烯洛尔的母乳喂养的婴儿尚未报道有不良反应，因而 American Academy of Pediatrics 认为[1]其通常是与母乳喂养适宜的。

1. American Academy of Pediatrics. The transfer of drugs and other chemicals into human milk. *Pediatrics* 2001; **108:** 776–89. [Retired May 2010] Correction. *ibid.*; 1029. Also available at: http://aappolicy.aappublications.org/cgi/content/full/pediatrics%3b108/3/776 (accessed 10/01/08)

超敏反应 氧烯洛尔诱导的药物热已报道[1]，发现 1 病例并通过应激实验证实。

1. Hasegawa K, *et al.* Drug fever due to oxprenolol. *BMJ* 1980; **281:** 27–8.

过量 据报道横纹肌融解症和肌红蛋白尿[1]是氧烯洛尔的严重并发症。

1. Schofield PM, *et al.* Recovery after severe oxprenolol overdose complicated by rhabdomyolysis. *Hum Toxicol* 1985; **4:** 57–60.

药物相互作用

与 β 受体阻滞剂的药物相互作用参见第1184页。

药动学

氧烯洛尔能通过胃肠道很好吸收，但由于首关效应的影响导致生物利用度变化明显（20%～70%）。据报道单次服用后血浆浓度峰值出现在 1～2h。80%氧烯洛尔与血浆蛋白结合。它穿过胎盘出现在母乳中。它有适量的脂溶解性，可通过血脑屏障。氧烯洛尔在肝代谢，几乎全部从尿中排泄。报道其清除半衰期为 1～2h。

妊娠和哺乳 氧烯洛尔的胎盘转移及其进母乳的通道已在 32 位服用含氧烯洛尔和双肼屈嗪制剂的孕妇进行研究[1]。分娩时母亲的平均血浆浓度为 0.386nmol/ml，而脐动脉和静脉浓度分别为 0.071nmol/ml 和 0.081nmol/ml。新生儿出生 24h 内氧烯洛尔血浆浓度范围是 0～0.186nmol/ml。分娩后3～6 天母乳中氧烯洛尔血浆浓度范围是 0～1.342nmol/ml，且乳汁和血浆浓度比例为 0.45∶1。依据实测到的最高乳汁浓度，经计算母乳婴儿获得的最大药量，每日剂量至少比高血压患者的平均日用量（每日 240mg）少 60 倍。另一对服用氧烯洛尔的 12 名妇女的研究[2]认为依据剂量的不同平均乳汁和血浆浓度比为（0.21∶1）～（0.43∶1）。

1. Sioufi A, *et al.* Oxprenolol placental transfer, plasma concentrations in newborns and passage into breast milk. *Br J Clin Pharmacol* 1984; **18:** 453–6.
2. Fidler J, *et al.* Excretion of oxprenolol and timolol in breast milk. *Br J Obstet Gynaecol* 1983; **90:** 961–5.

用途和用法

氧烯洛尔是一种非心脏选择性的 β 受体阻滞剂（第1181页）。据报道其有内在拟交感和膜稳定活性。

氧烯洛尔的盐酸盐口服用于治疗高血压（第1131页）、心绞痛（第1118页）、心律失常（第1121页）。它也用于焦虑症（第925页）。

在治疗**高血压**中，盐酸氧烯洛尔的常用剂量为每日 80～160mg，分 2～3 次服用。剂量可每隔 1 周或 2 周增加直到有满意的效果。常用最大剂量为每日 320mg，但也有用每日 480mg。

治疗**心绞痛**的常有剂量为每日 80～160mg，分 2～3 次服用，常有最大剂量为每日 320mg。

治疗**心律失常**的每日剂量为 40mg，最多不超过 240mg，分 2～3 次服用。

为缓解应激情况下的**焦虑**，口服盐酸氧烯洛尔的常用日用量为 40～80mg，可 1 次服用或分 2 次服用。

调释制剂可每日一次。

制剂

BP 2010: Oxprenolol Tablets;
USP 33: Oxprenolol Hydrochloride Extended-release Tablets; Oxprenolol Hydrochloride Tablets.

专利制剂

Austral.: Corbeton; ***Austria:*** Trasicor†; ***Canad.:*** Trasicor†; ***Fr.:*** Trasicor; ***Ger.:*** Trasicor; ***Gr.:*** Drisoftaline; Trasicor; Zetonium; ***Hong Kong:*** Corbeton; ***Hung.:*** Trasicor†; ***Neth.:*** Trasicor; ***NZ:*** Slow-Trasicor†; ***Spain:*** Trasicor; ***Switz.:*** Slow-Trasicor; Trasicor; ***Turk.:*** Trasicor†; ***UK:*** Slow-Trasicor; Trasicor.

多组分制剂 ***Austria:*** Trasitensin†; Trepress†; ***Fr.:*** Trasitensine; ***Ger.:*** Impresso†; Trepress†; ***Gr.:*** Trasitensin; ***Ital.:*** Trasitensin; ***Spain:*** Trasitensin; ***Switz.:*** Slow-Trasitensine; ***UK:*** Trasidrex.

Oxyfedrine Hydrochloride (*BANM, rINNM*) **盐酸奥昔非君**

D-563; Hidrocloruro de oxifedrina; Oxifedrini Chloridum; Oxyfédrine, Chlorhydrate d'; Oxyfedrini Hydrochloridum. L-3-(β-Hydroxy-α-methylphenethylamino)-3′-methoxypropiophenone hydrochloride.

Оксифедрина Гидрохлорид

$C_{19}H_{23}NO_3,HCl = 349.9$.

CAS — 15687-41-9 (oxyfedrine); 16777-42-7 (oxyfedrine hydrochloride).

ATC — C01DX03.

ATC Vet — QC01DX03.

UNII — 63CF9XK7DA.

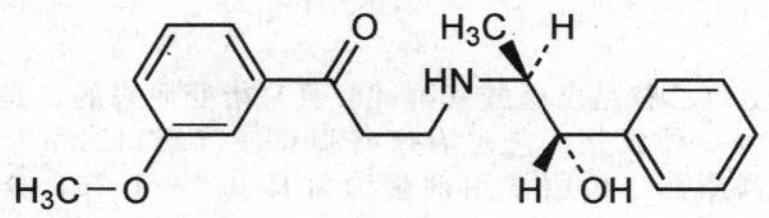

(oxyfedrine)

简介

盐酸奥昔非君具有血管舒张活性，它用于治疗心绞痛和心肌梗死。奥昔非君代谢为苯丙醇胺（第1497页）。

制剂

专利制剂

Austria: Ildamen†; ***Cz.:*** Myofedrin†; ***India:*** Ildamen; ***Philipp.:*** Ildamen; ***Port.:*** Ildamen.

Pamabrom (*USAN*) **帕马溴**

Pamabromo. 2-Amino-2-methylpropan-1-ol 8-bromotheophyllinate.

$C_4H_{11}NO,C_7H_7BrN_4O_2 = 348.2$.

CAS — 606-04-2.

UNII — UA8U0KJM72.

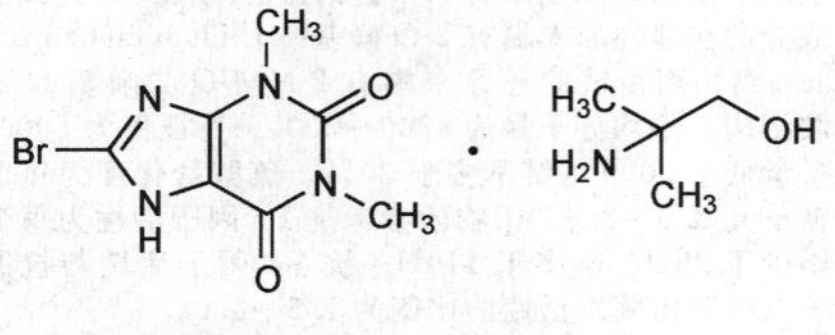

Pharmacopoeias. In *US.*

简介

帕马溴是一种与镇痛药和抗组胺药一起使用的弱利尿药，用于缓解经前综合征。

制剂

专利制剂

Canad.: Diurex; ***USA:*** Maximum Strength Aqua-Ban.

多组分制剂 ***Arg.:*** Everfem; ***Canad.:*** Extra Strength Multi-Symptom PMS Relief; Midol PMS Extra Strength†; Multi-Symptom PMS Relief; Painaid PMF; Pamprin; Relievol PMS; Tylenol Menstrual; ***Chile:*** Dolo-Esan Periodo Menstrual; Kitadol Periodo Menstrual; Minfaden; Panagesic Periodo Menstrual; Predual; Tapsin Periodo Menstrual; ***Malaysia:*** Panadol Menstrual; ***Mex.:*** Femsedin Kutz; ***Rus.:*** Femizol (Фемизол); ***Singapore:*** Panadol Menstrual; ***USA:*** Fem-1†; Lurline PMS; Midol Pre-Menstrual Syndrome; Midol Teen Formula; Painaid PMF Premenstrual Formula; Pamprin; Premsyn PMS; Womens Tylenol Multi-Symptom Menstrual Relief.

Pamiteplase (*rINN*) **帕米普酶**

Pamiteplasa; Pamitéplase; Pamiteplasum; YM-866. 275-L-Glutamic acid-(1–91)-(174–527)-plasminogen activator (human tissue-type protein moiety).

Памитеплаза

CAS — 151912-42-4.

简介

帕米普酶是一种溶栓药，与用于急性心肌梗死的阿替普酶（第1164页）有关。其研究用于缺血性脑卒中。

制剂

专利制剂

Jpn: Solinase.

Pantethine 泛硫乙胺

Panteteina; Pantetina. (*R*)-*NN*′-[Dithiobis(ethyleneiminocarbonylethylene)]bis(2,4-dihydroxy-3,3-dimethylbutyramide).

Пантетин

$C_{22}H_{42}N_4O_8S_2$ = 554.7.

CAS — 16816-67-4.

ATC — A11HA32.

ATC Vet — QA11HA32.

UNII — 7K81IL792L.

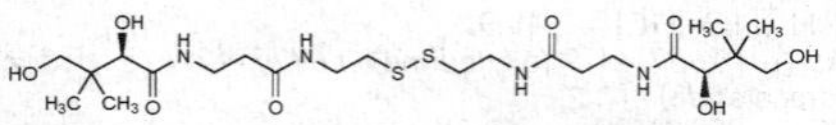

注：名称 Dermorizin、Palfadin、Panholeata、Panpyotin、Parutox 和 Youtetin 已用作泛硫乙胺的商品名。

Pharmacopoeias. In *Jpn.*

简介

泛硫乙胺是由泛酸（第1861页）衍变而来的，是辅酶 A 的一种成分。它在治疗高脂血症（第1129页）中用作调脂药。口服常用剂量为每日 0.6～1.2g，分次服用。

制剂

专利制剂

Ital.: Pantetina; ***Jpn:*** Pantosin.

多组分制剂 ***Ital.:*** Carpantin†.

Parnaparin Sodium (*BAN, rINN*) **帕肝素钠**

OP-21-23; Parnapariininatrium; Parnaparin sodná sůl; Parnaparin Sodyum; Parnaparina sódica; Parnaparine sodique; Parnaparinnatrium; Parnaparin-nátrium; Parnaparino natrio druska; Parnaparinum natricum.

Парнапарин Натрий

CAS — 9041-08-1.

ATC — B01AB07.

ATC Vet — QB01AB07.

Pharmacopoeias. In *Eur.* (see p.vii) and *Jpn.*

Ph. Eur. 6. 8（Parnaparin Sodium） 对来源于猪和牛肠黏膜的肝素的过氧化水解和二价铜盐解聚得到。其大部分成分的在非还原末端有 2-*O*-磺基-α-L-idopyranosuronic acid 结构而在链的还原末端有 2-N,6-*O*-二磺基-D-葡糖胺结构。平均分子量为 4000～6000，特征值为 5000。分子量低于 3000 的链不多于 30%。硫酸盐化度为每个双糖单元 2.0～2.6。干物质参考抗Ⅹa 因子活性为每毫克不少于 75U、不多于 110U；抗Ⅹa 因子活性与抗Ⅱa 因子（抗凝血酶）活性的比例为 1.5～3.0。

简介

帕肝素钠是一种低分子量肝素（第1278页），具有抗凝血活性用于术后静脉血栓栓塞的预防（第1147页）；它也用于其他血栓疾病。对于一般的手术，术前 2h 一次性皮下注射 3200U，随后每日 3200U 持续 7 天或直到病人可走动为止。对于高危或整形外科患者，术前 12h 一次性给药 4250U，术后 12h 给药 4250U，而后每天 1 次，持续 10 天。

对于血栓栓塞治疗也可皮下注射每次 6400U，持续 7～10 天。

1. Frampton JE, Faulds D. Parnaparin: a review of its pharmacology, and clinical application in the prevention and treatment of thromboembolic and other vascular disorders. *Drugs* 1994; **47:** 652–76.
2. McKeage K, Keating GM. Parnaparin: a review of its use in the management of venous thromboembolism, chronic venous disease and other vascular disorders. *Drugs* 2008; **68:** 105–22.

炎性肠病 口服帕肝素，剂型为结肠缓释型，已研究用于治疗轻度至中度溃疡性结肠炎（第1620页）。

1. Pastorelli L, *et al.* Oral, colonic-release low-molecular-weight heparin: an initial open study of Parnaparin-MMX for the treatment of mild-to-moderate left-sided ulcerative colitis. *Aliment Pharmacol Ther* 2008; **28:** 581–8.
2. Celasco G, *et al.* Clinical trial: oral colon-release parnaparin sodium tablets (CB-01-05 MMX) for active left-sided ulcerative colitis. *Aliment Pharmacol Ther* 2010; **31:** 375–86.

制剂

专利制剂

Cz.: Fluxum; ***Gr.:*** Thromboparin; Tromboparin; ***Hung.:*** Fluxum; ***Ital.:*** Fluxum; ***Mex.:*** Fluxum; ***Pol.:*** Fluxum†; ***Port.:*** Fluxum; Tromboparin; ***Turk.:*** Fluxum; ***Venez.:*** Tromboparin.

Penbutolol Sulfate (*USAN, rINNM*) ⊗**硫酸喷布洛尔**

Hoe-39-893d; Hoe-893d; Levopenbutolol Sulfate; Penbutolol Hemisulfate; Penbutolol sulfát; Penbutolol, sulfate de; Penbutolol Sulphate (*BANM*); Penbutololi sulfas; Penbutololio sulfatas; Penbutololisulfaatti; Penbutololsulfat; Penbutolol-szulfát; Sulfato de penbutolol. (*S*)-1-*tert*-Butylamino-3-(2-cyclopentylphenoxy)propan-2-ol hemisulfate.

Пенбутолола Сульфат

$(C_{18}H_{29}NO_2)_2,H_2SO_4$ = 680.9.

CAS — 38363-40-5 (penbutolol); 38363-32-5 (penbutolol sulfate).

ATC — C07AA23.

ATC Vet — QC07AA23.

UNII — US71433228.

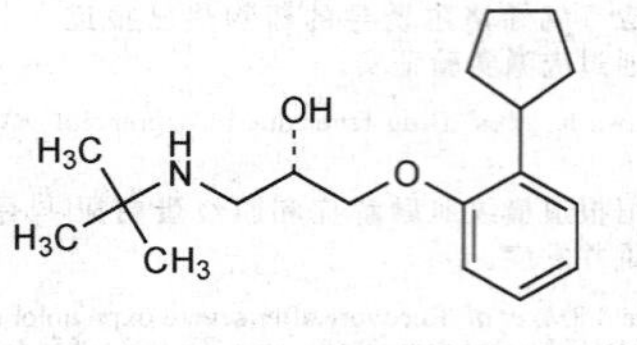

(penbutolol)

Pharmacopoeias. In *Eur.* (see p.vii), *Jpn,* and *US.*

Ph. Eur. 6. 8（Penbutolol Sulphate） 白色或几乎白色结晶性粉末。微溶于水；几乎不溶于环己烷；溶于甲醇。避光。

USP 33（Penbutolol Sulfate） 白色至米色结晶性粉末。溶于水和甲醇。贮藏于密闭容器中。避光。

不良反应、处置和注意事项

参见 β 受体阻滞剂，第1182页。

药物相互作用

其与 β 受体阻滞剂相关的药物相互作用参见第1184页。

药动学

喷布洛尔易于在胃肠道吸收，血浆浓度峰值出现在服药后 1～3h。约有 80%～98% 喷布洛尔与血浆蛋白结合。它具有高的脂溶性。通过羟基化和糖脂化作用其在肝大部分代谢，代谢产物和仅有的少量喷布洛尔原形在尿中排泄。据报道血浆清除半衰期约为 20h。

肾损伤 代谢过程中糖脂化作用比羟基化作用显著，对于肾损伤患者它的活性没有改变[1]。

1. Bernard N, *et al.* Pharmacokinetics of penbutolol and its metabolites in renal insufficiency. *Eur J Clin Pharmacol* 1985; **29:** 215–19.

用途和用法

喷布洛尔是一种非心选择性 β 受体阻滞剂（第1181页）。据报道其拥有一些内在的拟交感神经活性，但缺乏膜稳定特性。

喷布洛尔以硫酸盐形式用于治疗高血压（第1131页）。它也可用于心脏疾病，如心绞痛（第1118页）。

治疗高血压时口服硫酸喷布洛尔的起始剂量为每日 20mg；如果需要剂量可增加到每日 40～80mg。据报道其抗高血压的最大效能对于每日 1 次服用 20mg 的患者出现在 2 周内，但对于每日服用 10mg 的患者可能需要 4 周。

硫酸喷布洛尔也以相似的剂量治疗心脏疾病（如心绞痛）。

制剂

USP 33: Penbutolol Sulfate Tablets.

专利制剂

Ger.: Betapressin; ***USA:*** Levatol.

多组分制剂 ***Ger.:*** Betarelix; Betasemid.

Pentaerithrityl Tetranitrate (*BAN, rINN*) **戊四硝酯**

Erynite; Nitropentaerythrol; Nitropenthrite; Pentaérithrityle, Tétranitrate de; Pentaerithrityli Tetranitras; Pentaeritritilio tetranitratas; Pentaeritritol Tetranitrat; Pentaeritrit-tetranitrát; Pentaerityltetranitrat; Pentaerytrityylitetranitraatti; Pentaerythritol Tetranitrate; Pentaerythritolum Tetranitricum; Pentaerythrityl Tetranitrate; Pentaérythrityle, tétranitrate de; Pentaerythrityli tetranitras; Pentaerythrityl-tetranitrát; Pentaerytrityltetranitrat; Pentaerytrityylitetranitraatti; Pentaerytrytylu tetraazotan; Pentanitrol; PETN; Tetranitrato de pentaeritritilo; Tetranitrato de pentaeritritol. 2,2-Bis(hydroxymethyl)propane-1,3-diol tetranitrate.

Пентаэритритила Тетранитрат

$C_5H_8N_4O_{12}$ = 316.1.

CAS — 78-11-5.

ATC — C01DA05.

ATC Vet — QC01DA05.

UNII — 10L39TRG1Z.

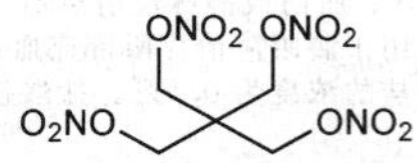

注：PETN 也被用来指代盐酸戊四醇酯和戊四硝酯。

Pharmacopoeias. *Chin.* and *Eur.* (see p.vii) include as diluted pentaerithrityl tetranitrate.

Ph. Eur. 6. 8（Pentaerithrityl Tetranitrate，Diluted） 戊四硝酯和乳糖一水合物或甘露醇的混合物。它的溶解度依赖于稀释剂和浓度。避光和热。

没有稀释的戊四硝酯是白色或微黄色的粉末。几乎不溶于水；微溶于乙醇；溶于丙酮。

管理 没有稀释的戊四硝酯可能由于碰撞或过热而爆炸。

简介

戊四硝酯是血管扩张药，其一般性质与硝酸甘油相似（第1248页），但它的作用持续时间更长。

它用于心绞痛（第1118页）的常有剂量最高为每日 50mg，饭前分 2 次或 3 次服用。某些国家也有一种口服调释制剂，剂量为 80mg，每日 2 次。

戊三硝酯是戊四硝酯的活性代谢物，它也以戊硝醇的名字在临床上使用。

制剂

专利制剂

Cz.: Pentalong; ***Ger.:*** Dilcoran†; Nirason N; Pentalong; ***Hung.:*** Nitropenton; ***India:*** Peritrate; ***Ital.:*** Peritrate; ***Pol.:*** Galpent; ***Rus.:*** Erynit (Эринит); ***Switz.:*** Nitrodex†; ***Thai.:*** Peritrate; ***Turk.:*** Danitrin.

多组分制剂 ***Austria:*** Spasmocor†; ***Chile:*** Cardiosedantol; ***Ger.:*** VisanoCor N†; ***Pol.:*** Pentaerythritol Compositum.

Pentifylline (*BAN, rINN*) **喷替茶碱**

1-Hexyltheobromine; Pentifilina; Pentifylliini; Pentifyllin; Pentifyllinum; SK-7. 1-Hexyl-3,7-dimethylxanthine.

Пентифиллин

$C_{13}H_{20}N_4O_2$ = 264.3.

CAS — 1028-33-7.

ATC — C04AD01.

ATC Vet — QC04AD01.

UNII — MBM1C4K26S.

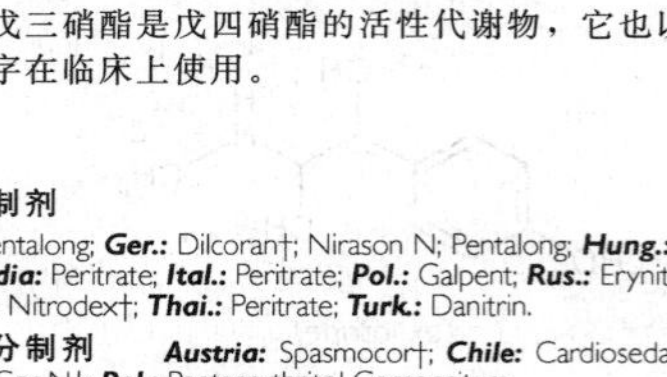

简介

喷替茶碱是一种黄嘌呤衍生物，在治疗周围或脑血管疾病时作为血管扩张药。

制剂

多组分制剂 ***S.Afr.:*** Cosaldon†.

Pentosan Polysulfate Sodium (*BAN*, *USAN*, *rINN*) 戊聚硫钠

Natrii pentosani polusulfas; Natrii Pentosani Polysulfas; Natriumpentosaanipolys Ulfaatti; Natriumpentosanpolysulfat; Pentosan Polysulphate Sodium; Pentosane polysulfate sodique; Pentosano polisulfato de sodio; PZ-68; Sodium Pentosan Polysulphate; Sodium Xylanpolysulphate; SP-54.

Натрия Пентозана Полисульфат

CAS — 37319-17-8; 116001-96-8.
ATC — C05BA04.
ATC Vet — QC05BA04.
UNII — 914032762Y.

性状 戊聚硫钠是β1→4 木糖高聚合物分子的混合物，硫酸化通常在 2 位和 3 位，偶尔（约每 4 个残基 1 个）在 2 位连接 4-*O*-甲基-α-D-醛糖酸-2,3-*O*-硫酸。平均分子量为 4000～6000，总的分子量范围为 1000～40000。

不良反应和注意事项

参见**肝素**，见第1253页。可能发生胃肠道紊乱。

用途和用法

戊聚硫钠是一种磺酸脂黏多糖，具有抗凝血和溶解纤维蛋白特性，也有降血脂和抗炎活性。虽然它的抗凝作用比肝素小，但也用于治疗血栓疾病。戊聚硫钠也用于治疗间质性膀胱炎（见下文），已尝试用于许多其他症状，包括变异性痉挛假性硬化（见下文）。戊聚硫钠可口服、注射和局部给药。

治疗间质性膀胱炎，戊聚硫钠口服 100mg，每日 3 次。

膀胱炎 戊聚硫钠口服用于治疗膀胱炎症，包括间质性膀胱炎（第2098页）；人们认为它的作用由于增加膀胱壁黏蛋白的保护作用[1]。几项研究表明其在治疗间质性膀胱炎的效果不同，分析安慰剂对照组实验得出戊聚硫钠在治疗尿痛、尿急和尿频中更有效，但区别很小[2]。疗效通常在 3～6 个月内显现，并且只发生在少数患者身上[3]。据报道[4]在一组具有严重或顽固性间质膀胱炎的患者，戊聚硫钠具有最小的长期效能。口服与静脉滴注的联合用药也可用在某些患者身上[5]。

也有报道[6～8]戊聚硫钠对控制放射线诱导的出血性膀胱炎也很有用（第2098页）。

1. Anderson VR, Perry CM. Pentosan polysulfate: a review of its use in the relief of bladder pain or discomfort in interstitial cystitis. *Drugs* 2006; **66:** 821–35.
2. Hwang P, *et al.* Efficacy of pentosan polysulfate in the treatment of interstitial cystitis: a meta-analysis. *Urology* 1997; **50:** 39–43.
3. Anonymous. Pentosan for interstitial cystitis. *Med Lett Drugs Ther* 1997; **39:** 56.
4. Jepsen JV, *et al.* Long-term experience with pentosanpolysulfate in interstitial cystitis. *Urology* 1998; **51:** 381–7.
5. Davis EL, *et al.* Safety and efficacy of the use of intravesical and oral pentosan polysulfate sodium for interstitial cystitis: a randomized double-blind clinical trial. *J Urol (Baltimore)* 2008; **179:** 177–85.
6. Parsons CL. Successful management of radiation cystitis with sodium pentosanpolysulfate. *J Urol (Baltimore)* 1986; **136:** 813–14.
7. Hampson SJ, Woodhouse CRJ. Sodium pentosanpolysulphate in the management of haemorrhagic cystitis: experience with 14 patients. *Eur Urol* 1994; **25:** 40–2.
8. Sandhu SS, *et al.* The management of haemorrhagic cystitis with sodium pentosan polysulphate. *BJU Int* 2004; **94:** 845–7.

前列腺炎 戊聚硫钠是许多治疗前列腺炎药物的一种（第2100页）。有报道[1]对患有慢性前列腺炎或慢性骨盆痛综合征男性的非对照研究表明他们的症状有所改进。一项随机研究[2]发现，每日服用 300mg 戊聚硫钠分 3 次给药，在治疗 16 周后拥有较多成员的治疗组比给安慰剂组症状有中度或显著的改进。

1. Nickel JC, *et al.* Pentosan polysulfate therapy for chronic nonbacterial prostatitis (chronic pelvic pain syndrome category II-IA): a prospective multicenter clinical trial. *Urology* 2000; **56:** 413–17.
2. Nickel JC, *et al.* Pentosan polysulfate sodium therapy for men with chronic pelvic pain syndrome: a multicenter, randomized, placebo controlled study. *J Urol (Baltimore)* 2005; **173:** 1252–5.

变异性痉挛性假性硬化 变异性痉挛性假性硬化（variant Creutzfeldt-Jakob disease，vCJD）是可传染的海绵状脑病，人们认为是由神经系统感染蛋白酶传染性因子引起的。虽然发表的研究数据很少，但戊聚硫钠已在一些 vCJD 患者身上试过。2003 年，英国 Department of Health 听取[1] CJD Therapy Advisory Group and the CSM 的建议，这两个组织认为没有足够的资料使其成为处方药，有待进一步研究。

1. UK DoH. Use of pentosan polysulphate in the treatment of, or prevention of, vCJD.
Available at: http://webarchive.nationalarchives.gov.uk/+/www.dh.gov.uk/en/Publichealth/Communicablediseases/CJD/CJDgeneralinformation/DH_4031039 (accessed 03/08/10)

制剂

专利制剂

Arg.: Elmiron; **Austria:** Polyanion; **Canad.:** Elmiron; **Fr.:** Hemoclar; **Ger.:** Fibrezym; **Hong Kong:** Elmiron; SP 54†; **Hung.:** SP 54; **Ital.:** Fibrase; **Malaysia:** SP 54; **Port.:** Fibrocide; **S.Afr.:** Tavan-SP 54; **Spain:** Thrombocid; **USA:** Elmiron.

多组分制剂 **Austria:** Thrombocid; **Cz.:** Thrombocid; **Ger.:** Thrombocid; **Hong Kong:** Anso; Thrombocid; **Port.:** Thrombocid; **Spain:** Anso; **Switz.:** Thrombocid†.

Pentoxifylline (*BAN*, *USAN*, *rINN*) 己酮可可碱

BL-191; Okspentifilin; Oxpentifilina; Oxpentifylline; Pentoksifilin; Pentoksifilinas; Pentoksifylliini; Pentoxifilina; Pentoxifillin; Pentoxifyllin; Pentoxifyllin; Pentoxifyllinum. 3,7-Dimethyl-1-(5-oxohexyl)xanthine.

Пентоксифиллин

$C_{13}H_{18}N_4O_3$ = 278.3.
CAS — 6493-05-6.
ATC — C04AD03.
ATC Vet — QC04AD03.
UNII — SD6QCT3TSU.

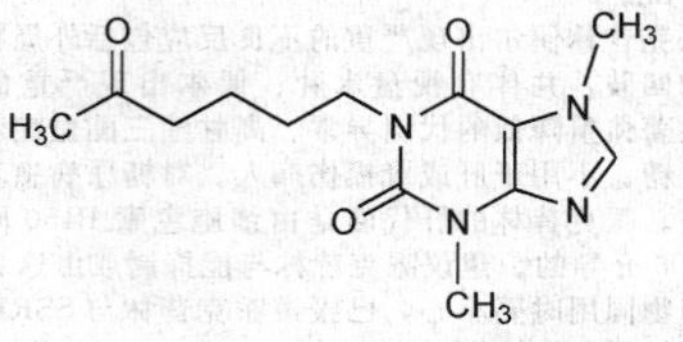

Pharmacopoeias. In *Chin.*, *Eur.* (see p.vii), and *US.*

Ph. Eur. 6. 8 (Pentoxifylline) 白色或几乎白色结晶性粉末。溶于水；略溶于乙醇；易溶于二氯甲烷。避光。

USP 33 (Pentoxifylline) 白色至几乎白色结晶性粉末。溶于水；略溶于乙醇；易溶于二氯甲烷和甲醇；微溶于乙醚。

不良反应

己酮可可碱能引起恶心、胃肠道紊乱、头晕和头痛。面红、心绞痛、心悸、心律失常和超敏反应也可能发生。出血现象很少发生，通常发生于有出血危险的情况下。

过量服用己酮可可碱可能伴随出现发热、晕厥、面红、低血压、困倦、躁动和癫痫。

出血 一组服用醋硝香豆素和三个主要的出血事件，使用己酮可可碱每日 400mg，分 3 次服用，治疗间歇性跛行的患者其中出现 2 例致死性脑出血[1]。在服用单剂量己酮可可碱治疗视神经疾病后，胃肠道出血发生于 1 名具有十二指肠溃疡史的 67 岁患者[2]。

1. APIC Study Group. Acenocoumarol and pentoxifylline in intermittent claudication: a controlled clinical study. *Angiology* 1989; **40:** 237–48.
2. Oren R, *et al.* Pentoxifylline-induced gastrointestinal bleeding. *DICP Ann Pharmacother* 1991; **25:** 315–16.

过量 1 名 22 岁妇女服用己酮可可碱 4～6g 出现自杀倾向，且有严重心动过缓和Ⅰ度、Ⅱ度房室性传导阻滞，其他反应包括恶心、呕吐、腹部痛性痉挛、低钾血症、兴奋和失眠[1]。她经过强力支持对症治疗后康复。

1. Sznajder IJ, *et al.* First and second degree atrioventricular block in oxpentifylline overdose. *BMJ* 1984; **288:** 26.

注意事项

己酮可可碱应该避免用于脑出血、视网膜广泛性出血、严重的心律失常和急性心肌梗死患者。患有冠心病和低血压的患者慎用。对于肝或肾损伤的患者己酮可可碱的剂量也应该减少（见下文用**用途和用法**项下内容）。

卟啉病 人们认为己酮可可碱对卟啉病患者是不安全的，因为在体外试验中它能生成卟啉。

药物相互作用

己酮可可碱可能会增加抗高血压作用。高剂量的羟嗪和己酮可可碱可以提高糖尿病患者胰岛素和口服降血糖药的作用。据报道己酮可可碱不可以与酮咯酸一起给药，因为这会增加出血和（或）延长凝血时间的危险。与美洛昔康一起服用也会增加出血的危险。己酮可可碱可能会引起氨茶碱血清浓度的增加。

西咪替丁 在正常人群中的药动学研究表明，当西咪替丁与己酮可可碱一起联用时可增加血浆中己酮可可碱的平均稳定浓度。临床中两者相关的研究不明确，但是类似头痛、呕吐等报道要显著高于单独应用己酮可可碱的病例。

1. Mauro VF, *et al.* Alteration of pentoxifylline pharmacokinetics by cimetidine. *J Clin Pharmacol* 1988; **28:** 649–54.

药动学

己酮可可碱易从胃肠道吸收，但有首关效应。它的一些代谢产物是有活性的。据报道己酮可可碱的表观血浆半衰期为 0.4～0.8h；代谢物的表观血浆半衰期为 1.0～1.6h。24h 内剂量的大部分主要以代谢物的形式从尿中排泄，仅有少于 4%的从粪便排泄。老年患者和肝病患者己酮可可碱的清除减少。己酮可可碱及其代谢产物可由母乳分泌。

1. Beermann B, *et al.* Kinetics of intravenous and oral pentoxifylline in healthy subjects. *Clin Pharmacol Ther* 1985; **37:** 25–8.
2. Witter FR, Smith RV. The excretion of pentoxifylline and its metabolites into human breast milk. *Am J Obstet Gynecol* 1985; **151:** 1094–7.
3. Smith RV, *et al.* Pharmacokinetics of orally administered pentoxifylline in humans. *J Pharm Sci* 1986; **75:** 47–52.
4. Rames A, *et al.* Pharmacokinetics of intravenous and oral pentoxifylline in healthy volunteers and in cirrhotic patients. *Clin Pharmacol Ther* 1990; **47:** 354–9.
5. Paap CM, *et al.* Multiple-dose pharmacokinetics of pentoxifylline and its metabolites during renal insufficiency. *Ann Pharmacother* 1996; **30:** 724–9.

用途和用法

己酮可可碱是用于治疗外周血管病（第1137页）的黄嘌呤衍生物。虽然经常被划分为血管扩张药，但它的主要作用似乎是通过对红细胞变形能力、血小板黏附和聚集的作用以减小血液黏度。报道它可增加局部组织的血流量、改善周围血管疾病患者的组织含氧量、增加大脑皮质和脑脊液中的氧张力，它已用于治疗脑血管疾病。己酮可可碱也抑制细胞因子和肿瘤坏死因子（TNFα）的产生，已在治疗很多疾病中研究这个特性（见下文）。

治疗外周血管疾病，口服控释剂型的常用剂量为每次 400mg，每日 3 次；对于维持剂量或出现不良反应时可减少为每次 400mg，每日 2 次。用餐时服用以减少胃肠道紊乱。对于严重肝或肾损伤，剂量也应减少（见下文）。用药后2～8 周作用才明显。己酮可可碱也可胃肠外给药。

1. Ward A, Clissold SP. Pentoxifylline: a review of its pharmacodynamic and pharmacokinetic properties, and its therapeutic efficacy. *Drugs* 1987; **34:** 50–97.
2. Samlaska CP, Winfield EA. Pentoxifylline. *J Am Acad Dermatol* 1994; **30:** 603–21.

在肝、肾损伤中的用法 肝硬化患者己酮可可碱及其代谢产物的清除半衰期明显延长[1]，肾损伤患者己酮可可碱的一些代谢产物半衰期也延长[2]。英国注册药品信息认为具严重肝功能损伤的患者己酮可可碱的剂量可能需要减少，而严重肾损伤患者（肌肝清除率少于 30ml/min）服用己酮可可碱每次 400mg，每天 1～2 次，有可能出现蓄积现象。

1. Rames A, *et al.* Pharmacokinetics of intravenous and oral pentoxifylline in healthy volunteers and in cirrhotic patients. *Clin Pharmacol Ther* 1990; **47:** 354–9.
2. Paap CM, *et al.* Multiple-dose pharmacokinetics of pentoxifylline and its metabolites during renal insufficiency. *Ann Pharmacother* 1996; **30:** 724–9.

抑制 α 肿瘤坏死因子 己酮可可碱抑制肿瘤坏死因子（TNFα）的产生，而肿瘤坏死因子与很多类似疾病的发病机制有关，研究工作正在或已经在许多类似疾病上研究。已对下述患者进行研究：酒精性肝炎[1～3]、心肌病[4]、大脑疟疾[5,6]、糖尿病肾病[7,8]和视网膜病变[9]、子宫内膜异位症[10]、利什曼病[11,12]、麻风病[13,14]、膜性肾病[15]、放射性损伤[16～19]、严重败血症或败血症性休克[20]、复发性口疮性口炎[21～23]和各种血管炎综合征（包括 Behcet 综合征[24]）。己酮可可碱已尝试用于改善肾移植后存活率[25,26]。对结节病可能的作用见第1443页。虽然这些研究中的一些有希望的结果已报道，但己酮可可碱在对这些疾病的整体治疗中的地位有待确定。

1. Akriviadis E, *et al.* Pentoxifylline improves short-term survival in severe acute alcoholic hepatitis: a double-blind, placebo-controlled trial. *Gastroenterology* 2000; **119:** 1637–48.
2. De BK, *et al.* Pentoxifylline versus prednisolone for severe alcoholic hepatitis: a randomized controlled trial. *World J Gastroenterol* 2009; **15:** 1613–19.
3. Whitfield K, *et al.* Pentoxifylline for alcoholic hepatitis. Available in The Cochrane Database of Systematic Reviews; Issue 4. Chichester: John Wiley; 2009 (accessed 14/06/10).
4. Skudicky D, *et al.* Beneficial effects of pentoxifylline in patients with idiopathic dilated cardiomyopathy treated with angiotensin-converting enzyme inhibitors and carvedilol: results of a randomized study. *Circulation* 2001; **103:** 1083–8.
5. Di Perri, *et al.* Pentoxifylline as a supportive agent in the treatment of cerebral malaria in children. *J Infect Dis* 1995; **171:** 1317–22.
6. Looareesuwan S, *et al.* Pentoxifylline as an ancillary treatment for severe falciparum malaria in Thailand. *Am J Trop Med Hyg* 1998; **58:** 348–53.
7. Navarro JF, *et al.* Urinary protein excretion and serum tumor

necrosis factor in diabetic patients with advanced renal failure: effects of pentoxifylline administration. *Am J Kidney Dis* 1999; **33:** 458–63.

8. McCormick BB, *et al.* The effect of pentoxifylline on proteinuria in diabetic kidney disease: a meta-analysis. *Am J Kidney Dis* 2008; **52:** 454–63.
9. Lopes de Jesus CC, *et al.* Pentoxifylline for diabetic retinopathy. Available in The Cochrane Database of Systematic Reviews; Issue 2. Chichester: John Wiley; 2008 (accessed 21/10/09).
10. Lv D, *et al.* Pentoxifylline versus medical therapies for subfertile women with endometriosis. Available in The Cochrane Database of Systematic Reviews; Issue 3. Chichester: John Wiley; 2009 (accessed 10/09/09).
11. Lessa HA, *et al.* Successful treatment of refractory mucosal leishmaniasis with pentoxifylline plus antimony. *Am J Trop Med Hyg* 2001; **65:** 87–9.
12. Machado PRL, *et al.* Oral pentoxifylline combined with pentavalent antimony: a randomized trial for mucosal leishmaniasis. *Clin Infect Dis* 2007; **44:** 788–93.
13. Nery JAC, *et al.* The use of pentoxifylline in the treatment of type 2 reactional episodes in leprosy. *Indian J Lepr* 2000; **72:** 457–67.
14. Dawlah ZM, *et al.* A phase 2 open trial of pentoxifylline for the treatment of leprosy reactions. *Int J Lepr Other Mycobact Dis* 2002; **70:** 38–43.
15. Ducloux D, *et al.* Use of pentoxifylline in membranous nephropathy. *Lancet* 2001; **357:** 1672–3.
16. Okunieff P, *et al.* Pentoxifylline in the treatment of radiation-induced fibrosis. *J Clin Oncol* 2004; **22:** 2207–13.
17. Chiao TB, Lee AJ. Role of pentoxifylline and vitamin E in attenuation of radiation-induced fibrosis. *Ann Pharmacother* 2005; **39:** 516–22.
18. Delanian S, *et al.* Kinetics of response to long-term treatment combining pentoxifylline and tocopherol in patients with superficial radiation-induced fibrosis. *J Clin Oncol* 2005; **23:** 8570–9.
19. Misirlioglu CH, *et al.* Pentoxifylline and alpha-tocopherol in prevention of radiation-induced lung toxicity in patients with lung cancer. *Med Oncol* 2007; **24:** 308–11.
20. Staubach K-H, *et al.* Effect of pentoxifylline in severe sepsis: results of a randomized, double-blind, placebo-controlled study. *Arch Surg* 1998; **133:** 94–100.
21. Pizarro A, *et al.* Treatment of recurrent aphthous stomatitis with pentoxifylline. *Br J Dermatol* 1995; **133:** 659–60.
22. Chandrasekhar J, *et al.* Oxypentifylline in the management of recurrent aphthous oral ulcers: an open clinical trial. *Oral Surg Oral Med Oral Pathol Oral Radiol Endod* 1999; **87:** 564–7.
23. Thornhill MH, *et al.* A randomized, double-blind, placebo-controlled trial of pentoxifylline for the treatment of recurrent aphthous stomatitis. *Arch Dermatol* 2007; **143:** 463–70.
24. Hisamatsu T, *et al.* Combination therapy including pentoxifylline for entero-Behçet's disease. *Bull Tokyo Dent Coll* 2001; **42:** 169–76.
25. Noel C, *et al.* Immunomodulatory effect of pentoxifylline during human allograft rejection: involvement of tumor necrosis factor α and adhesion molecules. *Transplantation* 2000; **69:** 1102–7.
26. Shu K-H, *et al.* Effect of pentoxifylline on graft function of renal transplant recipients complicated with chronic allograft nephropathy. *Clin Nephrol* 2007; **67:** 157–63.

小腿静脉溃疡 己酮可可碱在用于治疗小腿静脉溃疡（第1511页）的一篇系统性综述[1]认为它是加压包扎的一种有效的辅助治疗，单独使用可能也有效。

1. Jull AB, *et al.* Pentoxifylline for treating venous leg ulcers. Available in The Cochrane Database of Systematic Reviews; Issue 3. Chichester: John Wiley; 2007 (accessed 08/05/08).

制剂

USP 33: Pentoxifylline Extended-Release Tablets.

专利制剂

Arg.: Dospan Pento; Pentolab; Previscan; Tamixol; Trental; ***Austral.:*** Trental; ***Austria:*** Haemodyn; Pentohexal; Pentomer; Pentoxi; Pentoximed; Trental; Vasonit; ***Belg.:*** Torental; ***Braz.:*** Arteron; Chemopent†; Pentox; Pentral; Peripan; Prodoxifilina; Trental; Trentofil; Vascer; ***Canad.:*** Trental; ***Chile:*** Trental; ***Cz.:*** Agapurin; Pentilin†; Pentohexal†; Pentomer; Rentylin†; Trental; Vasonit; ***Denm.:*** Trental; ***Fin.:*** Artal; Pentoxin; Trental; ***Fr.:*** Hatial†; Pentoflux; Torental; ***Ger.:*** Agapurin; Claudicat; durapental†; Pento-Puren; Pento†; Pentohexal; Pentox; Ralofekt; Rentylin; Trental; ***Gr.:*** Razylfin; Tarontal; ***Hong Kong:*** Pentong†; Trenlin; Trental; ***Hung.:*** Angiopurin†; Chinotal; Pentoxyl-EP; Trental; ***India:*** Kinetal; Trental; ***Indon.:*** Erytral†; Lentrin; Pentoxifillene†; Platof; Reotal; Tarontal; Tioxad; Trenat; Trenfyl; Trental; Trentox; Trenxy; ***Irl.:*** Trental; ***Israel:*** Oxopurin; Trental; ***Ital.:*** Trental; ***Malaysia:*** Trenlin; Trental; ***Mex.:*** Artelife; Eurotofi; Fixoten; Kentadin; Pensiral; Peridane; Profiben; Sinsufyva; Sufisal; Tecxifil; Trental; Vantoxyl; Vasofyl; Vaxolem; Xinsol; Xipen; ***Neth.:*** Trental; ***Norw.:*** Trental; ***NZ:*** Trental; ***Philipp.:*** C-Vex; Pentox; Pentoxal; Toxipen; Trental; ***Pol.:*** Agapurin; Apo-Pentox; Dartelin†; Pentilin; Pentohexal; Polfilin; Trental; ***Port.:*** Claudicat; Trental; ***Rus.:*** Flexital (Флекситал); Mellinorm (Меллинорм)†; Pentilin (Пентилин); Trenpental (Тренпентал); Trental (Трентал 400); Vasonit (Вазонит); ***S.Afr.:*** Trental; ***Singapore:*** Agapurin†; Trenlin; Trental; ***Spain:*** Elorgan; Hemovas; Nelorpin; Retimax; ***Switz.:*** Dinostral†; Pentoxi; Trental; ***Thai.:*** Agapurin†; Cerator; Ceretal; Elastab; Flexital; Penlol†; Pentiline; Sipental; Trental; Trepal; ***Turk.:*** Hemopene; Pentox; Trental; Trentilin; Vasoplan; ***UK:*** Neotren; Pentofin; Trental; ***Ukr.:*** Latren (Латрен); Trental (Трентал); ***USA:*** Trental; ***Venez.:*** Agapurin; Trental.

多组分制剂 ***Arg.:*** Ikatral Periferico.

Perhexiline Maleate (*BANM*, *USAN*, *rINNM*) 马来酸哌克昔林

Maleato de perhexilina; Perhexiline, Maléate de; Perhexilini Maleas; WSM-3978G. 2-(2,2-Dicyclohexylethyl)piperidine hydrogen maleate.

Пергексилина Малеат

$C_{19}H_{35}N,C_4H_4O_4$ = 393.6.

CAS — 6621-47-2 (perhexiline); 6724-53-4 (perhexiline maleate).

ATC — C08EX02.

ATC Vet — QC08EX02.

UNII — K7V8Y90G0H.

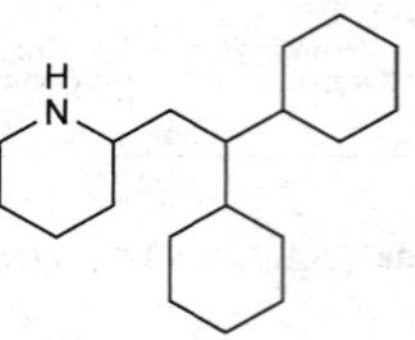

(perhexiline)

简介

马来酸哌克昔林可用于对其他抗心绞痛药不敏感的严重心绞痛（第1118页）患者的长期治疗。它的作用方式是复杂的。

口服马来酸哌克昔林的初始剂量为每日 100mg，随后根据需要每隔 2～4 周增加或减少量；虽然每日 400mg 对于一些患者是必需的，但通常推荐每日量不超过 300mg。建议血浆中哌克昔林维持浓度为 150～160ng/ml。

哌克昔林偶尔出现严重的不良反应包括外周神经病变影响四肢，并伴有视盘水肿、偶尔出现严重的肝毒性、显著体重降低的代谢异常、高甘油三酯血症和严重的低血糖。不用于肝或肾损伤病人。对糖尿病患者使用应小心。哌克昔林的肝代谢是由细胞色素 P450 同工酶 CYP2D6 介导的。建议哌克昔林与能抑制或由这种酶代谢的药物同用时要小心，已报道哌克昔林与 SSRIs 如氟西汀或帕罗西汀同用时有毒性。

1. Killalea SM, Krum H. Systematic review of the efficacy and safety of perhexiline in the treatment of ischemic heart disease. *Am J Cardiovasc Drugs* 2001; **1:** 193–204.
2. Ashrafian H, *et al.* Perhexiline. *Cardiovasc Drug Rev* 2007; **25:** 76–97.
3. Phan TT, *et al.* Multi-centre experience on the use of perhexiline in chronic heart failure and refractory angina: old drug, new hope. *Eur J Heart Fail* 2009; **11:** 881–6.

卟啉病 人们认为哌克昔林对卟啉病患者是不安全的，因为它在动物或体外试验中表现出可产生卟啉。

制剂

专利制剂

Austral.: Pexsig; ***NZ:*** Pexsig.

Perindopril (*BAN*, *USAN*, *rINN*) 培哚普利

McN-A-2833; Perindoprili; Périndopril; Perindoprilum; S-9490. (2S,3aS,7aS)-1-{N-[(S)-1-Ethoxycarbonylbutyl]-L-alanyl}perhydroindole-2-carboxylic acid.

Периндоприл

$C_{19}H_{32}N_2O_5$ = 368.5.

CAS — 82834-16-0.

ATC — C09AA04.

ATC Vet — QC09AA04.

UNII — Y5GMK36KGY.

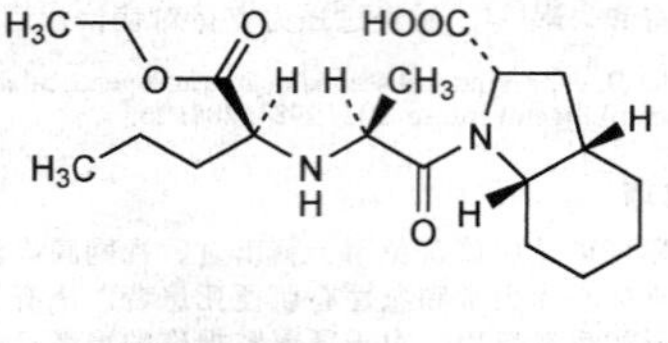

Perindopril Arginine (*BANM*, *rINNM*) 精氨酸培哚普利

Perindopril arginina; Périndopril Arginine; Perindoprilum Argininum.

Периндоприл Аргинин

CAS — 612548-45-5.

ATC — C09AA04.

ATC Vet — QC09AA04.

Perindopril Erbumine (*BANM*, *USAN*, *rINNM*) 特丁胺培哚普利

tert-Butilamino perindoprilis; Butylamini Perindoprilum; *Tert*-Butylamini Perindoprilum; Butylamin-perindopril; Erbumina de perindopril; McN-A-2833-109; Perindopriili-*tert*-butyyliamiini; Perindopril *tert*-Butylamine; Périndopril, Erbumine de; Perindopril Terbutalamin; Périndopril tert-butylamine; Perindopril-*tert*-butylamin; Perindopril-erbumin; Perindoprili Erbuminum; Perindoprilum Erbuminum; Peryndopryl z tert-butyloaminą; S-9490-3; tert-Butylamini perindoprilum.

Периндоприла Эрбумин

$C_{19}H_{32}N_2O_5,C_4H_{11}N$ = 441.6.

CAS — 107133-36-8.

ATC — C09AA04.

ATC Vet — QC09AA04.

UNII — 1964X464OJ.

Pharmacopoeias. In *Eur.* (see p.vii).

Ph. Eur. 6. 8（Perindopril *tert*-Butylamine; Perindopril Erbumine BP 2010） 白色或几乎白色，轻度吸湿性结晶粉末。多形性。易溶于水和乙醇；略溶于二氯甲烷。贮藏于密闭容器中。

不良反应、处置和注意事项

参见 **ACEI**，见第1151页。

对 47351 名服用培哚普利治疗高血压患者的一项售后监察研究[1]，无意外不良反应报道，严重反应罕见；1587 名女性（6.3%）和 782 名男性（3.5%）由于不良反应而中断治疗。

虽然对患有稳定性慢性心力衰竭患者使用培哚普利的一项研究[2]表明没有出现显著的首剂量低血压，但另一病例[3]在心肌梗死后心力衰竭患者服用单剂量培哚普利后出现缺血性脑卒中并伴有低血压，是在开始培哚普利治疗后采用与其他 ACEI（第1153页）相同的预防措施。

1. Speirs C, *et al.* Perindopril postmarketing surveillance: a 12 month study in 47 351 hypertensive patients. *Br J Clin Pharmacol* 1998; **46:** 63–70.
2. MacFadyen RJ, *et al.* Differences in first dose response to angiotensin converting enzyme inhibition in congestive heart failure: a placebo controlled study. *Br Heart J* 1991; **66:** 206–11.
3. Bagger JP. Adverse event with first-dose perindopril in congestive heart failure. *Lancet* 1997; **349:** 1671–2.

药物相互作用

参见 **ACEI**，见第1154页。

药动学

培哚普利是它的活性形式双酸培哚普利特的药物前体。口服的培哚普利能迅速吸收，生物利用度为65%～75%。它主要在肝脏广泛的代谢为培哚普利特和非活性代谢产物（包括葡萄糖醛酸苷）。据报道食物的存在会减少培哚普利转化为培哚普利特。口服单剂量培哚普利后，培哚普利特的血浆浓度在 3～4h 达到高峰。10%～20%培哚普利特与血浆蛋白结合。培哚普利主要以原药、培哚普利特或其他代谢产物的形式从尿液中排泄。培哚普利特的清除是两相性的，分布半衰期约为 5h，清除半衰期为 25～30h 或更长，后者半衰期可能表示其与血管紧张素转化酶的紧密结合。肾损伤的患者培哚普利特的排泄减少。培哚普利和培哚普利特都能通过透析作用除去。

1. Lecocq B, *et al.* Influence of food on the pharmacokinetics of perindopril and the time course of angiotensin-converting enzyme inhibition in serum. *Clin Pharmacol Ther* 1990; **47:** 397–402.
2. Verpooten GA, *et al.* Single dose pharmacokinetics of perindopril and its metabolites in hypertensive patients with various degrees of renal insufficiency. *Br J Clin Pharmacol* 1991; **32:** 187–92.
3. Sennesael J, *et al.* The pharmacokinetics of perindopril and its effects on serum angiotensin converting enzyme activity in hypertensive patients with chronic renal failure. *Br J Clin Pharmacol* 1992; **33:** 93–9.
4. Thiollet M, *et al.* The pharmacokinetics of perindopril in patients with liver cirrhosis. *Br J Clin Pharmacol* 1992; **33:** 326–8.
5. Guérin A, *et al.* The effect of haemodialysis on the pharmacokinetics of perindoprilat after long-term perindopril. *Eur J Clin Pharmacol* 1993; **44:** 183–7.

用途和用法

培哚普利是一种 ACEI（第1151页）。用于治疗高血压（第1131页）和心力衰竭（第1127页）。也用于减少具有稳定性缺血性心脏病患者的心血管疾病危险（见**降低心血管危险**，第1124页）。培哚普利在体内转化成它的活性代谢产物培哚普利特。据报道服用单剂量后 1h 后出现 ACE 抑制作用，4～8h 作用最大，并可持续 24h。培哚普利以特丁胺盐的形式口服，应饭前服用；5mg 精氨酸培哚普利相当于 4mg 特丁胺培哚普利。

治疗高血压，特丁胺培哚普利的初始剂量为每日 4mg，或精氨酸培哚普利的初始剂量为每日 5mg。由于一些患者在开始使用 ACEI 后血压会急剧下降，所以首次给药最好在睡前。但是，培哚普利的注册药品信息推荐用法是在早上饭前服用。低血压尤其会出现在肾血管性高血压、血容量不足、心力衰竭或严重高血压患者，

这些患者可给予更低的初始剂量每日 2mg 或 2.5mg，每日 1 次。服用利尿药的患者在开始使用培哚普利前 2～3 天停用利尿药，如有需要，可以重新使用；如不能停利尿药，初始剂量可以为每日 2mg。初始剂量每日 2mg 也可用于老年患者。1 个月后，培哚普利的剂量可相应增加，最大剂量为特丁胺盐每日 8mg 或精氨酸盐每日 10mg。在美国，对于非复杂性高血压患者，特丁胺培哚普利每日最大剂量 16mg 是允许的。

治疗**心力衰竭**，使用 ACEI 严重的首剂量低血压对于服用髓袢利尿药的患者是常见的，但临时停用会引起肺水肿的反复。因此开始治疗时应在医学监护下采用低剂量。早晨特丁胺培哚普利的初始剂量为 2mg，或者是 2.5mg 的精氨酸培哚普利早上一次用药。通常的维持剂量为每日 4mg 或者 5mg。

治疗**缺血性心脏病**，培哚普利的初始剂量为每日 4mg（特丁胺盐）或 5mg（精氨酸盐）持续 2 周，而后若能承受可逐渐递加到每日 8mg 或 10mg。老年患者应在第一周每日 2mg 或 2.5mg。

肾功能损伤的患者剂量应减少（见下文）。

1. Todd PA, Fitton A. Perindopril: a review of its pharmacological properties and therapeutic use in cardiovascular disorders. *Drugs* 1991; **42:** 90–114.
2. Doyle AE, ed. Angiotensin-converting enzyme (ACE) inhibition: benefits beyond blood pressure control. *Am J Med* 1992; **92** (suppl 4B): 1S–107S.
3. Hurst M, Jarvis B. Perindopril: an updated review of its use in hypertension. *Drugs* 2001; **61** 867–96.
4. Simpson D, *et al.* Perindopril: in congestive heart failure. *Drugs* 2002; **62:** 1367–77.
5. Curran MP, *et al.* Perindopril: a review of its use in patients with or at risk of developing coronary artery disease. *Drugs* 2006; **66:** 235–55.
6. Telejko E. Perindopril arginine: benefits of a new salt of the ACE inhibitor perindopril. *Curr Med Res Opin* 2007; **23:** 953–60.
7. Snyman JR, Wessels F. Perindopril: do randomised, controlled trials support an ACE inhibitor class effect? A meta-analysis of clinical trials. *Cardiovasc J Afr* 2009; **20:** 127–34.

在肾损伤患者中的用法 肾功能损伤的患者剂量应减少。英国注册药品信息建议以下剂量：

- 肌酐清除率（CC）在 30～60ml/min：每日 2mg。
- CC 在 15～30ml/min：隔日 2mg。
- CC 低于 15ml/min：透析当日 2mg。

制剂

专利制剂

Arg.: Coverene; ***Austral.:*** Coversyl; Indopril; Perindo; ***Austria:*** Coversum; ***Belg.:*** Coversyl; ***Braz.:*** Coversyl; ***Canad.:*** Coversyl; ***Chile:*** Coversyl; ***Cz.:*** Apo-Perindo; Cordesyl†; Covedaspen†; Covemarin†; Covemedal†; Covepet†; Coverdosyn†; Coverdyne†; Coverex; Coversidin†; Coversyspes†; Covethanar†; Domanion; Gleperil; Perinalon; Pinbarix; Prenessa; Prestarium; Prestarium Neo; Prexanil; Pricoron†; Vidotin; ***Denm.:*** Coversyl Novum; ***Fin.:*** Acertil; Coveram; Coversyl; ***Fr.:*** Coversyl; ***Ger.:*** Coversum; ***Gr.:*** Coversyl; ***Hong Kong:*** Acertil; Provinace; ***Hung.:*** Armix; Coverex; Levenor; Perindan†; Prenessa; Ranbapril; Vidotin; ***India:*** Coversyl; Perigard; ***Indon.:*** Bioprexum; Prexum; ***Irl.:*** Coversyl; Pendrex; Percarnil; Prindace; Prindex; Rinoprex; Tevaryl; ***Ital.:*** Coversyl; Procaptan; ***Jpn:*** Coversyl; ***Malaysia:*** Covapril; Coversyl; Covinace; Perigard; Perinace; Provinace; ***Mex.:*** Coversyl; ***Neth.:*** Coverex†; Coversyl; ***NZ:*** Coversyl; ***Philipp.:*** Coversyl; Hypergo; Perigard; ***Pol.:*** Apo-Perindox; Coverex†; Irpax; Prenessa; Prestarium; Stopress; Vidotin; ***Port.:*** Coversyl; Ostion†; Prexum†; Tensoliber; ***Rus.:*** Gypernik (Гиперник); Perinpress (Перинпресс); Prenessa (Пренесса); Prestarium (Престариум); ***S.Afr.:*** Coversyl; Prexum; Vectoryl; ***Singapore:*** Coversyl; ***Spain:*** Coversyl; ***Switz.:*** Coversum; ***Thai.:*** Coversyl; ***Turk.:*** Coversyl; ***UK:*** Coversyl; ***Ukr.:*** Prestarium (Престариум); ***USA:*** Aceon; ***Venez.:*** Coversyl.

多组分制剂 ***Arg.:*** Bipreterax; Preterax; ***Austral.:*** Coversyl Plus; Perindo Combi; ***Austria:*** Predonium†; Preterax; ***Belg.:*** Bi Preterax; Coversyl Plus; Preterax; ***Braz.:*** Coversyl Plus; ***Canad.:*** Coversyl Plus; Preterax†; ***Cz.:*** Coverex Combi; Noliprel; Paraterax; Perinpa; Prenewel; Prestance; Prestarium Combi; Prestarium Neo Combi; ***Denm.:*** Coversyl Comp Novum; ***Fin.:*** Coversyl Comp; Predonium†; ***Fr.:*** Bipreterax; Coveram; Preterax; ***Ger.:*** Bipreterax; Coversum Combi; Preterax; ***Gr.:*** Coveram; Pediur; Preterax; ***Hong Kong:*** Predonium; ***Hung.:*** Armix Komb; Armix Prekomb; Co-Prenessa; Covercard; Coverex Komb; Coverex Prekomb; Noliprel†; Noriplex†; Pretanix Komb; ***India:*** Coversyl Plus; Perigard-D; Perigard-DF; ***Indon.:*** Bioprexum Plus; ***Irl.:*** Acerycal; Bipreterax; Coversyl Plus; Preterax; Prindavam; Reaptan; Teraxans; ***Ital.:*** Prelectal; Preterax; ***Malaysia:*** Coversyl Plus; ***Mex.:*** Preterax; ***Neth.:*** Coversyl Plus; Predonium; Preterax; Preterian; ***NZ:*** Coversyl Plus; Predonium; ***Philipp.:*** Bi-Preterax; Coversyl Plus; Preterax; ***Pol.:*** Co-Prenessa; Co-Prestarium; Noliprel; Prestarium Plus; Tertensif Kombi; ***Port.:*** Bi Predonium; Bi Preterax; Coveram; Imprex; Mixanval; Predonium; Preterax; Prilpa; Tecazo; ***Rus.:*** Noliprel (Нолипрел); Noliprel A (Нолипрел А); ***S.Afr.:*** Bipreterax†; Coversyl Plus; Preterax; Prexum Plus; Vectoryl Plus; ***Singapore:*** Coversyl Plus; Preterax; ***Spain:*** Bipreterax; Preterax; ***Switz.:*** Coversum Combi; Preterax; ***Thai.:*** Coversyl Plus; ***Turk.:*** Calversum; Coversyl Plus; Perivel Plus; Preterax; Serperil Plus; ***UK:*** Coversyl Plus; ***Ukr.:*** Noliprel (Нолипрел); Prestarium Combi (Престариум Комби); ***Venez.:*** Bipreterax; Preterax.

Phenindione (*BAN*, *rINN*) 苯茚二酮

Fenindion; Fenindiona; Fenindione; Fenindioni; Phénindione; Phenindionum; Phenylindanedione; Phenylinium. 2-Phenylindan-1,3-dione.

Фениндион

$C_{15}H_{10}O_2$ = 222.2.

CAS — 83-12-5.

ATC — B01AA02.

ATC Vet — QB01AA02.

UNII — 5M7Y6274ZE.

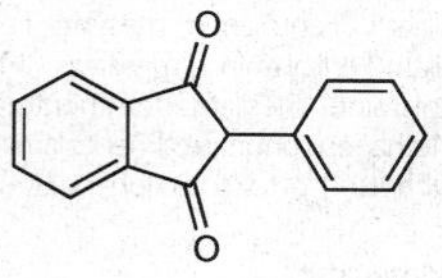

Pharmacopoeias. In *Br.* and *Fr.*

BP 2010（Phenindione） 质软，无臭或几乎无臭，白色或奶油色的晶体。极微溶于水；微溶于乙醇和乙醚；易溶于氯仿。溶液为黄色至红色。

不良反应和处置

参见**华法林**，第1369页。然而苯茚二酮和其他茚满二酮类通常比华法林毒性大，涉及很多器官的超敏反应，有时还会致死。一些不良反应包括皮疹、剥脱性皮炎、发热、腹泻、呕吐、咽喉痛、肝和肾损伤、心肌炎、粒细胞缺乏症、白细胞减少症、嗜酸粒细胞增多症和类白血病反应。

苯茚二酮可使尿变为粉色或橙黄色，这与血尿无关。关于味觉紊乱也有报道。

对胃肠道的影响 有许多与苯茚二酮有关的麻痹性肠梗阻病例，有 1 例致死[1,2]。

1. Menon IS. Phenindione and paralytic ileus. *Lancet* 1966; **i:** 1421–2.
2. Nash AG. Phenindione and paralytic ileus. *Lancet* 1966; **ii:** 51–2.

注意事项

参见**华法林**，第1369页。

孕妇不推荐使用苯茚二酮。

哺乳 据报道单剂量 50mg 或 70mg 后，苯茚二酮分布到母乳浓度达 1～5μg/ml[1]。1 位妇女每日早晨服用苯茚二酮 50mg、晚上交替服用 50mg 和 25mg，母乳喂养她那个 5 周时进行疝切开手术的儿子[2]。术后她的儿子出现巨大的阴囊血肿、伤口处有渗出，并发现凝血素增多和部分凝血致活酶时间增长。因此 American Academy of Pediatrics 认为哺乳期妇女给药苯茚二酮应谨慎[3]。

1. Goguel M, *et al.* Thérapeutique anticoagulante et allaitement: etude du passage de la phényl-2-dioxo, 1,3 indane dans le lait maternel. *Rev Fr Gynecol Obstet* 1970; **65:** 409–12.
2. Eckstein HB, Jack B. Breast-feeding and anticoagulant therapy. *Lancet* 1970; **i:** 672–3.
3. American Academy of Pediatrics. The transfer of drugs and other chemicals into human milk. *Pediatrics* 2001; **108:** 776–89. [Retired May 2010] Correction. *ibid.*; 1029. Also available at: http://aappolicy.aappublications.org/cgi/content/full/pediatrics%3b108/3/776 (accessed 06/07/04)

药物相互作用

与口服抗凝血药有关的药物相互作用在华法林（第1370页）下详细阐述。包括苯茚二酮药物相互作用的特殊文献可在下述药物下找到：镇痛药、抗菌药、抗真菌药、抗血小板药、抗焦虑药、胃肠道药、调脂药和性激素药。

药动学

苯茚二酮从胃肠道吸收，可通过胎盘分布到乳汁。从尿液排泄的苯茚二酮代谢产物可能引起褪色。

用途和用法

苯茚二酮是一种口服茚满二酮类抗凝血药，作用与其中的华法林相似（第1375页）。其用于治疗血栓栓塞疾病（第1146页），但由于其严重不良反应的高发生率，目前已很少使用。

苯茚二酮常用的初始剂量为第一天 200mg，第二天 100mg，依据凝固实验维持剂量为每日50～150mg。

制剂

BP 2010: Phenindione Tablets.

专利制剂

Austral.: Dindevan; ***Gr.:*** Soluthrombine; ***India:*** Dindevan; ***Rus.:*** Phenylin (Фенилин).

Phenoxybenzamine Hydrochloride (*BANM*, *rINNM*) 盐酸酚苄明

Fenoksybenzaminy chlorowodorek; Hidrocloruro de fenoxibenzamina; Phénoxybenzamine, Chlorhydrate de; Phenoxybenzamini Hydrochloridum; SKF-688A. Benzyl(2-chloroethyl)(1-methyl-2-phenoxyethyl)amine hydrochloride.

Феноксибензамина Гидрохлорид

$C_{18}H_{22}ClNO,HCl$ = 340.3.

CAS — 59-96-1 (phenoxybenzamine); 63-92-3 (phenoxybenzamine hydrochloride).

ATC — C04AX02.

ATC Vet — QC04AX02.

UNII — X1IEG24OHL.

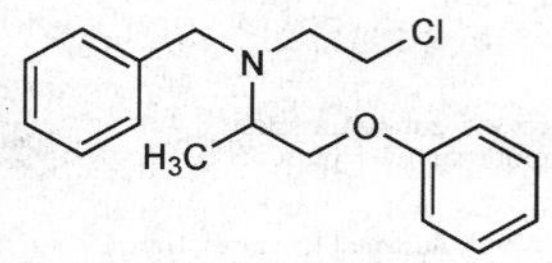

(phenoxybenzamine)

Pharmacopoeias. In *Br.*, *Chin.*, and *US.*

BP 2010（Phenoxybenzamine Hydrochloride） 白色或几乎白色，无臭或几乎无臭晶体性粉末。略溶于水；易溶于乙醇和氯仿。

不良反应和处置

酚苄明的不良反应主要来自其 α-肾上腺素受体阻滞作用。包括直立性低血压、头晕、反射性心动过速、鼻充血和瞳孔缩小。可能出现射精困难。这些反应可以通过使用低的初始剂量而减少，持续使用也可能消失，但低血压的效应可能由于运动、热、大量饮食或摄入乙醇等原因而加重。其他不良反应包括口干、出汗减少、困倦、疲劳和意识错乱。胃肠道的反应通常较小。静脉给予酚苄明，开始注射几分钟后可能出现反应性的严重低血压。有报道快速静脉注入酚苄明后出现惊厥。

过量也可出现严重低血压，处理方法包括体位方法和循环支持。它的拟交感作用不大，禁用与肾上腺素合用是因为它刺激 β 受体引起低血压加重和心动过速。去甲肾上腺素在克服 α 受体阻滞剂作用则不同。

酚苄明在体外试验中表现出致突变性，在啮齿类动物实验中表现出致癌性。在运用酚苄明治疗膀胱功能障碍时有患癌病例的报道，美国注册药品信息建议避免长期应用。

注意事项

酚苄明对心力衰竭、缺血性心脏病、脑血管疾病或肾损伤疾病患者应谨慎，如血压降低有危险应避免使用。酚苄明可能会加重呼吸道感染的症状。

静脉给药，盐酸酚苄明应稀释后输注给药。给药前确保足够的循环血容量，防止血压急剧降低。小心避免外渗。应避免皮肤的污染，因为可能出现接触性致敏作用。

卟啉病 对于卟啉病患者人们认为酚苄明是不安全的，因为它在体外试验中表现生卟啉性。

药物相互作用

由于酚苄明只阻断 α 受体，对 β 受体无作用，所以使用肾上腺素类药物刺激 β 受体，可能增强酚苄明的心脏加速和低血压作用。

药动学

酚苄明从胃肠道吸收不完全且差异大。口服给药后几小时作用逐渐增加，服用单剂量作用可持续3～4h。一次静脉给药后 1h 可获得最大效应。作用持续时间为 3～4 天，并且认为这依赖于酚苄明的活性中间体不可逆共价结合到已经有的 α 受体之后新的 α 受体的合成速率。静脉给药后血浆半衰期为 24h。酚苄明在肝代谢，在尿和胆汁中排泄，但少量的仍会在体内停留数天。作用持续时间依赖于酚苄明的活性中间体与 α 受体不可逆的共价结合后，新的 α 受体合成的速率。

用途和用法

酚苄明是一种强有力的 α 肾上腺素受体阻滞剂（第1114页），作用持续时间长；它在平滑肌与 α 受体以共价键结合产生不可逆的阻滞（非竞争性）。单次大剂量酚苄明可引起 α 受体阻滞 3 天或更长。

酚苄明用于治疗嗜铬细胞瘤（第1138页）。它也用于严重休克（第1143页）和治疗尿潴留（第2100页）。

酚苄明常应用其盐酸盐。用它的稀释溶液口服或静脉给药。

治疗**嗜铬细胞瘤**，对于术前或不能手术的患者，它用于控制儿茶酚胺释放过多引起的高血压。也可给予 β 受体阻滞剂控制心动过速，但需在 α 受体阻滞剂完全抑制嗜铬细胞瘤的加压作用后盐酸酚苄明的常用

初始剂量为口服 10mg，每日 1～2 次，根据患者反应逐渐加量直到每日 1～2mg/kg，分为 2 次。它也可以在手术期静脉给药，每日剂量为 1mg/kg，溶于 200ml 0.9%氯化钠溶液，注射至少 2h。相似剂量溶于200～500ml 0.9%氯化钠溶液静脉给药，用于治疗严重高血压。

治疗神经原性膀胱障碍**尿潴留**，口服剂量为每次 10mg，每日 2 次。

制剂

BP 2010: Phenoxybenzamine Capsules;
USP 33: Phenoxybenzamine Hydrochloride Capsules.

专利制剂

Austral.: Dibenyline†; ***Austria:*** Dibenzyran; ***Ger.:*** Dibenzyran; ***Gr.:*** Dibenyline; Dibenzyran; ***Hong Kong:*** Dibeline; Dibenyline; ***India:*** Fenoxene; ***Israel:*** Dibenyline; ***Neth.:*** Dibenyline†; ***NZ:*** Dibenyline; ***S.Afr.:*** Dibenyline†; ***UK:*** Dibenyline; ***USA:*** Dibenzyline.

Phenprocoumon (*BAN, USAN, rINN*) 苯丙香豆素

Fenprocomón; Fenprocumon; Fenprokumon; Fenprokumoni; Phenprocoumone; Phenprocoumonum; Phenylpropylhydroxycoumarin. 4-Hydroxy-3-(1-phenylpropyl)coumarin.

Фенпрокумон

$C_{18}H_{16}O_3$ = 280.3.

CAS — 435-97-2.

ATC — B01AA04.

ATC Vet — QB01AA04.

UNII — Q08SIO485D.

不良反应、处置和注意事项

参见华法林，见第1369页。

对肝脏的影响 1 位妇女先前在服用苯丙香豆素期间发生 2 次患进展性黄疸，若干年后再次给药苯丙香豆素引发黄疸和实质性肝损伤[1]。其他和苯丙香豆素有关的肝损伤也有报道[2～4]。

1. den Boer W, Loeliger EA. Phenprocoumon-induced jaundice. *Lancet* 1976; **i:** 912.
2. Slagboom G, Loeliger EA. Coumarin-associated hepatitis: report of two cases. *Arch Intern Med* 1980; **140:** 1028–9.
3. Cordes A, *et al.* Phenprocoumon-induziertes Leberversagen. *Dtsch Med Wochenschr* 2003; **128:** 1884–6.
4. Bulang T, *et al.* Akutes Leberversagen durch Phenprocoumon–drei Fallberichte. *Z Gastroenterol* 2004; **42:** 1055–8.

药物相互作用

与口服抗凝血药有关的药物相互作用，在**华法林**项下详细讨论（第1370页）。包括苯丙香豆素药物相互作用的特殊文献可在下述药物下找到：镇痛药、抗心律失常药、抗肿瘤药、胃肠道药、调脂药和性激素药。

药动学

苯丙香豆素易从胃肠道吸收，广泛与血浆蛋白结合。部分由细胞色素 P450 同工酶 CYP2C9 代谢，它表现出遗传多态现象。半衰期为 5～6 天。羟基代谢物和母体化合物一起从尿液和粪便排泄；其 *S*-异构体更有效。立体异构体有不同的药动学。

1. Husted S, Andreasen F. Individual variation in the response to phenprocoumon. *Eur J Clin Pharmacol* 1977; **11:** 351–8.
2. Toon S, *et al.* Metabolic fate of phenprocoumon in humans. *J Pharm Sci* 1985; **74:** 1037–40.
3. Ufer M. Comparative pharmacokinetics of vitamin K antagonists: warfarin, phenprocoumon and acenocoumarol. *Clin Pharmacokinet* 2005; **44:** 1227–46.
4. Werner D, *et al.* Pharmacogenetic characteristics of patients with complicated phenprocoumon dosing. *Eur J Clin Pharmacol* 2009; **65:** 783–8.

用途和用法

苯丙香豆素是口服香豆素类抗凝血药，作用与华法林相似（第1375页）。用于治疗血栓栓塞疾病（第1146页）。第一天的初始剂量达 9mg，第二天为 6mg。维持剂量依据反应不同，常为每日 1.5～6mg。

制剂

专利制剂

Austria: Marcoumar; ***Belg.:*** Marcoumar; ***Braz.:*** Marcoumar; ***Denm.:*** Marcoumar; ***Ger.:*** Falithrom; Marcumar; marcuphen; Phenpro; Phenprogamma; ***Neth.:*** Marcoumar; ***Switz.:*** Marcoumar.

Phentolamine Mesilate (*BANM, rINNM*) 甲磺酸酚妥拉明

Fentolamiinimesilaatti; Fentolamin mesylát; Fentolaminmesilat; Fentolamin-mezilát; Fentolamino mesilatas; Mesilato de fentolamina; Phentolamine, mésilate de; Phentolamine Mesylate; Phentolamine Methanesulphonate; Phentolamini mesilas. 3-[*N*-(2-Imidazolin-2-ylmethyl)-*p*-toluidino]phenol methanesulphonate.

Фентоламина Мезилат

$C_{17}H_{19}N_3O,CH_4SO_3$ = 377.5.

CAS — 50-60-2 (phentolamine); 73-05-2 (phentolamine hydrochloride); 65-28-1 (phentolamine mesilate).

ATC — C04AB01; V03AB36.

ATC Vet — QC04AB01; QG04BE05.

UNII — Y7543E5K9T.

(phentolamine)

Pharmacopoeias. In *Chin., Eur.* (see p.vii), and *US.*

Ph. Eur. 6.8（Phentolamine Mesylate） 白色或近白色、轻度吸湿性结晶粉末。易溶于水和乙醇；几乎不溶于二氯甲烷。贮藏于密闭容器中。避光。

USP 33（Phentolamine Mesylate） 白色或米色，无味结晶性粉末。可溶于水（1：1），溶于乙醇（1：4），溶于氯仿（1：700）。水溶液的 pH 值为 5，并逐渐变质。25℃密闭贮藏，允许的温度偏差为 15～30℃。避光。

不良反应和处置

酚妥拉明的不良反应主要由于其 α-肾上腺素受体阻滞活性，包括直立性低血压和心动过速。偶尔也有报道出现心肌梗死和脑血管痉挛或闭塞，通常伴有显著性低血压；面红、出汗和焦虑感也可能伴低血压出现。心绞痛和心律失常很少报道。恶心、呕吐和腹泻也可能出现。其他不良反应包括虚弱、头晕、面红和鼻充血。有报道过量服用出现低血糖。

虽然酚妥拉明持续时间短，过量服用可能出现严重低血压。处置应包括体位法和循环支持。可小心给予去甲肾上腺素以克服 α-肾上腺素受体阻滞。禁用肾上腺素，因为它刺激 β 受体引起低血压和心动过速加重。

但在阴茎海绵体注射，酚妥拉明引起局部疼痛；反复使用可能引起硬化和纤维化。可能会出现阴茎异常勃起。

注意事项

酚妥拉明通常不用于心绞痛患者或有缺血性心脏病证据的患者。慎用于消化性溃疡病，因为症状可能会加重。

药物相互作用

由于酚妥拉明仅阻滞 α 受体，不影响 β 肾上腺素受体，使用类似肾上腺素药物可能导致严重低血压和心动过速。

药动学

静脉给药，据报道酚妥拉明的半衰期为 19min。它广泛地被代谢，约 13%以原形形式从尿液中排泄。

用途和用法

酚妥拉明 α 肾上腺素受体阻滞剂（第1114页）对血管平滑肌有直接作用。它引起血管舒张、心排血量增加、有正性肌力作用，但报道对原发性高血压的血压作用很小。α 受体阻滞作用是可逆的（竞争性的）、非选择性的，作用的持续时间相对短。

酚妥拉明用于高血压危象的治疗，尤其是嗜铬细胞瘤（第1138页）手术过程中儿茶酚胺释放过多。也用于嗜铬细胞瘤的鉴别诊断，但基本被检测血、尿儿茶酚胺水平的方法取代。

酚妥拉明也用于预防或治疗伴随去甲肾上腺素静脉滴注或外渗时形成的皮肤缺血坏死，逆转伴随含有血管收缩剂的局麻药局部口腔内黏膜注射引起的软组织麻醉（见下文）。它也用于治疗勃起功能障碍（第2099页）。

注射用酚妥拉明是其甲磺酸盐的形式。

在进行**嗜铬细胞瘤**手术发生高血压危象时，静脉给药酚妥拉明 2～5mg，若有需要，可重复给药；应检测血压。儿童静脉注射的剂量为 1mg。肌内给药途径用于术前和诊断过程。

为预防静脉输注去甲肾上腺素时**真皮坏死**，每升去甲肾上腺素溶液中加入 10mg 酚妥拉明。为治疗去甲肾上腺素外渗，5～10mg 酚妥拉明溶于 10ml 0.9%氯化钠在外渗部位注射。

逆转口内软组织麻醉，甲磺酸妥拉明所用位置和技术与局部麻醉药相似。剂量取决于局部麻醉药的量，范围在 200～800mg。

酚妥拉明通常和罂粟碱一起注射于阴茎海绵体，用于治疗**勃起功能障碍**。已使用的其他方法包括口服给药和海绵窦内使用作用于血管肠肽。酚妥拉明也被尝试口服。

儿童剂量见下文。

儿童用法 在儿童**嗜铬细胞瘤**手术中高血压的处理中，可静脉注射（或术前肌注）剂量为 1mg 的甲磺酸酚妥拉明。或者，也推荐用 50～100mg/kg 或 3mg/m² 的剂量。如需要可重复给药。

用于**逆转口内软组织麻醉**，甲磺酸酚妥拉明应给予 6 岁以上且体重在 15～30kg 的儿童，剂量为 200μg。剂量取决于局部麻醉药的量，所用位置和技术应与局部麻醉药相似。

多汗症 多汗症（第1507页）通常使用铝盐或抗毒蕈碱表面治疗，但重症可能需要皮内注射肉毒杆菌毒素 A 或经胸腔内镜的交感神经切除术治疗。酚妥拉明已尝试作为一种代替。据报道[1]2 名全身性多汗症患者静脉酚妥拉明 100mg，历时 6h，症状有所改善。一患者症状改善持续 2～3 个月，此后反复多次输注酚妥拉明。

1. McCleane G. The use of intravenous phentolamine mesilate in the treatment of hyperhidrosis. *Br J Dermatol* 2002; **146:** 533–4.

疼痛 交感神经阻滞（第1768页）在一些疼痛综合征中有使用，常与局麻药注射一起。酚妥拉明常作为替代，有报道称其对慢性胰腺炎[1]、胰腺癌和其他内脏癌[2,3]以及慢性胃瘫[4]引起的疼痛有效。

有 2 例皮肤平滑肌瘤患者口服给予多沙唑嗪后获得疼痛完全缓解的报道[5]。

1. McCleane GJ. Phentolamine abolishes the pain of chronic pancreatitis. *Br J Hosp Med* 1996; **55:** 521.
2. McCleane GJ. Intravenous phentolamine mesylate alleviates the pain of pancreatic carcinoma. *Pain* 1997; **73:** 263–4.
3. Yasukawa M, *et al.* Intravenous phentolamine infusion alleviates the pain of abdominal visceral cancer, including pancreatic carcinoma. *J Anesth* 2007; **21:** 420–3.
4. Phillips WJ, *et al.* Relief of acute pain in chronic idiopathic gastroparesis with intravenous phentolamine. *Ann Pharmacother* 2006; **40:** 2032–6.
5. Batchelor RJ, *et al.* Successful treatment of pain in two patients with cutaneous leiomyomata with the oral alpha-1 adrenoceptor antagonist, doxazosin. *Br J Dermatol* 2004; **150:** 775–6.

逆转局部麻醉 在牙科操作中，局部麻醉药常与血管收缩拟交感神经药（如肾上腺素或去甲肾上腺素）一同使用以提高麻醉的深度和持续时间（见**浸润麻醉**，第1767页），但口腔麻醉延长是操作后的一个问题。酚妥拉明口腔内注射可逆转血缩收缩剂的作用，加快局部麻醉药的全身吸收[1]，可缩短恢复正常知觉的时间[2]。该操作对年龄在 4～11 岁的儿童也有效[3]。

1. Moore PA, *et al.* Pharmacokinetics of lidocaine with epinephrine following local anesthesia reversal with phentolamine mesylate. *Anesth Prog* 2008; **55:** 40–8.
2. Laviola M, *et al.* Randomized study of phentolamine mesylate for reversal of local anesthesia. *J Dent Res* 2008; **87:** 635–9.
3. Tavares M, *et al.* Soft Tissue Anesthesia Reversal Group. Reversal of soft-tissue local anesthesia with phentolamine mesylate in pediatric patients. *J Am Dent Assoc* 2008; **139:** 1095–1104. Correction. *ibid.*; 1312.

制剂

BP 2010: Phentolamine Injection;
USP 33: Phentolamine Mesylate for Injection.

专利制剂

Arg.: Regitina; ***Austral.:*** Regitine; ***Belg.:*** Regitine; ***Braz.:*** Herivyl; Regitina†; Vigamed; ***Canad.:*** Rogitine; ***Denm.:*** Regitin†; ***Gr.:*** Regitine; Rogitine†; ***Hong Kong:*** Regitine; ***Hung.:*** Regitin†; ***Israel:*** Regitine; ***Neth.:*** Regitine; ***NZ:*** Invicorp; Regitine; ***Singapore:*** Rogitine; ***Switz.:*** Regitine; ***UK:*** Rogitine; ***USA:*** OraVerse; ***Venez.:*** Regitina†.

多组分制剂 ***Austria:*** Androskat; ***Denm.:*** Invicorp; ***Neth.:*** Androskat; ***USA:*** Tri-Mix.

Pholedrine Sulfate (*rINNM*) ⊗硫酸福来君

Isodrine Sulphate; Pholédrine, Sulfate de; Pholedrine Sulphate (*BANM*); Pholedrini Sulfas; Sulfato de foledrina; Sympropaminum (pholedrine). 4-(2-Methylaminopropyl)phenol sulfate.

Фоледрина Сульфат

$(C_{10}H_{15}NO)_2,H_2SO_4$ = 428.5.
CAS — 370-14-9 (pholedrine); 6114-26-7 (pholedrine sulfate).

(pholedrine)

简介

福来君是用于治疗低血压的一种拟交感神经药（第1351页）。它通常以硫酸盐的形式口服给药，常与其他药联合用药，已被收录于为治疗血管疾病的制剂。福来君滴眼液已作为羟苯丙胺（第2256页）的一种替代剂，用于治疗 Horner 综合征。

制剂

多组分制剂 ***Ger.:*** Zellaforte N Plus†; ***Switz.:*** Ortho-Maren retard†.

Picotamide (*BAN*) 吡考他胺

G-137; Picotamida; Picotamide, monohydrate de; Picotamid-monohidrát; Picotamidum monohydricum; Pikotamid monohydrát; Pikotamidimonohydraatti; Pikotamidmonohydrat; Pikotamido monohidratas. 4-Methoxy-*N,N'*-bis(3-pyridinylmethyl)-1,3-benzenedicarboxamide monohydrate.
$C_{21}H_{20}N_4O_3,H_2O$ = 394.4.
CAS — 32828-81-2 (anhydrous picotamide); 80530-63-8 (picotamide monohydrate).
ATC — B01AC03.
ATC Vet — QB01AC03.
UNII — 654G2VCI4Q.

Pharmacopoeias. In *Eur.* (see p.vii).

Ph. Eur. 6.8（Picotamide Monohydrate） 白色或几乎白色，多晶型，结晶性粉末。微溶于水；溶于无水乙醇和二氯甲烷；可溶于无机酸。

简介

吡考他胺是一种凝血噁烷合酶抑制剂和促凝血受体对抗物，具有抗血小板活性。口服给药治疗血栓栓塞疾病（第1146页），初始剂量为每日 900～1200mg，分次服用，减少到维持剂量每日 300～600mg，每日 1 次。

1. Celestini A, Violi F. A review of picotamide in the reduction of cardiovascular events in diabetic patients. *Vasc Health Risk Manag* 2007; **3:** 93–8.

ACEI 诱导的咳嗽 咳嗽是公认的 ACEI 的不良反应（见第1151页）。吡考他胺使 9 例患者中 8 例咳嗽消失，他们服用依那普利治疗高血压[1]，表明促凝血素可能与 ACEI 导致的咳嗽的病因有关。

1. Malini PL, *et al.* Thromboxane antagonism and cough induced by angiotensin-converting-enzyme inhibitor. *Lancet* 1997; **350:** 15–18.

制剂

专利制剂

Ital.: Plactidil.

Pilsicainide Hydrochloride (*rINNM*) 盐酸匹西卡胺

DU-6552; Hidrocloruro de pilsicainida; Pilsicaïnide, Chlorhydrate de; Pilsicainidi Hydrochloridum; Pilzicainide Hydrochloride; SUN-1165. Tetrahydro-1*H*-pyrrolizine-7a(5*H*)-aceto-2′,6′-xylidide hydrochloride.
Пильсикаинида Гидрохлорид
$C_{17}H_{24}N_2O,HCl$ = 308.8.
CAS — 88069-67-4 (pilsicainide); 88069-49-2 (pilsicainide hydrochloride).

(pilsicainide)

简介

盐酸匹西卡胺是Ⅰc类抗心律失常药（第1115页）。在治疗快速性心律失常时，典型给药剂量是口服 150mg，每日 3 次，或 0.75～1mg/kg 静注。

1. Takabatake T, *et al.* Pharmacokinetics of SUN 1165, a new antiarrhythmic agent, in renal dysfunction. *Eur J Clin Pharmacol* 1991; **40:** 411–14.
2. Okishige K, *et al.* Pilsicainide for conversion and maintenance of sinus rhythm in chronic atrial fibrillation: a placebo-controlled, multicenter study. *Am Heart J* 2000; **140:** 437–44.
3. Kumagai K, *et al.* Single oral administration of pilsicainide versus infusion of disopyramide for termination of paroxysmal atrial fibrillation: a multicenter trial. *Pacing Clin Electrophysiol* 2000; **23:** 1880–2.
4. Ogawa R, *et al.* Population pharmacokinetic and pharmacodynamic analysis of a class IC antiarrhythmic, pilsicainide, in patients with cardiac arrhythmias. *J Clin Pharmacol* 2006; **46:** 59–68.
5. Kumagai K, *et al.* Pilsicainide for atrial fibrillation. *Drugs* 2006; **66:** 2067–73.
6. Plosker GL. Pilsicainide. *Drugs* 2010; **70:** 455–67.

制剂

专利制剂

Jpn: Alisrythm; Pilsinic; Rizmsat; Rizumcote; Sunrythm; Tatsupilljin.

Pimobendan (*BAN, USAN, rINN*) 匹莫苯

Pimobendaani; Pimobendán; Pimobendanas; Pimobendane; Pimobendanum; UDCG-115. 4,5-Dihydro-6-[2-(*p*-methoxyphenyl)-5-benzimidazolyl]-5-methyl-3(2*H*)-pyridazinone.
Пимобендан
$C_{19}H_{18}N_4O_2$ = 334.4.
CAS — 74150-27-9; 118428-36-7.
ATC Vet — QC01CE90.
UNII — 34AP3BBP9T.

Pharmacopoeias. In *Eur.* (see p.vii).

Ph. Eur. 6.8（Pimobendan） 白色或微黄色，吸湿性粉末。几乎不溶于水；微溶于丙酮和甲醇；易溶于二甲基甲酰胺。贮藏于密闭容器中。

简介

匹莫苯是具有钙增敏作用的 3 型磷酸二酯酶抑制剂。它具有正性肌力和血管舒张活性，是心力衰竭（第1127页）标准治疗的辅助药物。口服剂量为每次 1.25～2.5mg，每日 2 次，饭后服用。根据年龄和反应调整剂量。

对其他收缩性磷酸二酯酶抑制剂的研究表明，它们口服疗程的延长能导致死亡率的增加。

1. Przechera M, *et al.* Pharmacokinetic profile and tolerability of pimobendan in patients with terminal renal insufficiency. *Eur J Clin Pharmacol* 1991; **40:** 107–11.
2. The Pimobendan in Congestive Heart Failure (PICO) Investigators. Effect of pimobendan on exercise capacity in patients with heart failure: main results from the Pimobendan in Congestive Heart Failure (PICO) trial. *Heart* 1996; **76:** 223–31.
3. Yoshikawa T, *et al.* Effectiveness of carvedilol alone versus carvedilol + pimobendan for severe congestive heart failure. *Am J Cardiol* 2000; **85:** 1495–7.
4. The EPOCH Study Group. Effects of pimobendan on adverse cardiac events and physical activities in patients with mild to moderate chronic heart failure: the effects of pimobendan on chronic heart failure study (EPOCH study). *Circ J* 2002; **66:** 149–57.

制剂

专利制剂

Jpn: Acardi.

Pinacidil (*USAN, rINN*) 吡那地尔

P-1134; Pinacidilum; Pinasidiili. (±)-2-Cyano-1-(4-pyridyl)-3-(1,2,2-trimethylpropyl)guanidine.
Пинацидил
$C_{13}H_{19}N_5$ = 245.3.
CAS — 60560-33-0 (anhydrous pinacidil); 85371-64-8 (pinacidil monohydrate).
ATC — C02DG01.
ATC Vet — QC02DG01.
UNII — 7B0ZZH8P2W.

简介

吡那地尔是钾通道开放药（第1117页）它直接引起周围小动脉血管舒张。它用于治疗高血压。它可以降低血压和外周阻力、产生液体潴留。外周阻力减少的直接反应为心动过速和心排血量增加。

1. Friedel HA, Brogden RN. Pinacidil: a review of its pharmacodynamic and pharmacokinetic properties, and therapeutic potential in the treatment of hypertension. *Drugs* 1990; **39:** 929–67.

Pindolol (*BAN, USAN, rINN*) ⊗吲哚洛尔

LB-46; Pindololi; Pindololis; Pindololum; Prindolol; Prinodolol. 1-(Indol-4-yloxy)-3-isopropylaminopropan-2-ol.
Пиндолол
$C_{14}H_{20}N_2O_2$ = 248.3.
CAS — 13523-86-9.
ATC — C07AA03.
ATC Vet — QC07AA03.
UNII — BJ4HF6IU1D.

Pharmacopoeias. In *Chin., Eur.* (see p.vii), *Jpn,* and *US.*

Ph. Eur. 6.8（Pindolol） 白色或几乎白色结晶性粉末。几乎不溶于水；微溶于甲醇；溶于稀释的无机酸。避光。

USP 33（Pindolol） 白色至米色结晶性粉末，略有臭。几乎不溶于水；极微溶于氯仿；微溶于甲醇。避光。

不良反应、处置和注意事项

参见 **β 受体阻滞剂**，见第1182页。

对脂类代谢的影响 β 受体阻滞剂能影响血浆类脂浓度，虽然该作用没有 β 受体阻滞剂的内在拟交感活性显著。有关吲哚洛尔作用的参考文献见第1183页。

震颤 5 名患者使用吲哚洛尔治疗期间出现四肢高频微颤，认为是由于局部肌肉收缩作用[1]。

1. Hod H, *et al.* Pindolol-induced tremor. *Postgrad Med J* 1980; **56:** 346–7.

药物相互作用

与 β 受体阻滞剂的药物相互作用参见第1184页。

药动学

吲哚洛尔几乎完全从胃肠道吸收，单剂量口服后 1～2h 达血浆浓度峰值。生物利用度约为 87%。据报道 40%～60%吲哚洛尔与血浆蛋白结合。它具有中度的脂溶性。吲哚洛尔可穿过胎盘，可分布到母乳。只有部分在肝脏代谢，以原形或代谢物的形式从尿中排泄。有报道健康成年人的血浆消除半衰期为 3～4h。老年高血压患者和肾或肝损伤的患者半衰期有可能延长。

用途和用法

吲哚洛尔是一种非心脏选择性 β 受体阻滞剂（第1181页）。据报道有内在的拟交感神经活性，但几乎无膜稳定性。吲哚洛尔用于治疗高血压（第 1131 页）、心绞痛（第1118页）、心律失常（第1121页）和其他心血管疾病。也用于治疗青光眼（第1785页）。吲哚洛尔在精神疾病中的作用见下文。

治疗**高血压**，吲哚洛尔初始剂量为每次口服 5mg，每日 2～3 次，或每次 15mg，每日 1 次，根据反应逐渐增加剂量。常用维持剂量为每次 15～30mg，每日 1 次，直到最高剂量每日 45mg，根据需要一次或分次服用。虽然每日 60mg 也曾用过，但剂量大于每日 45mg 几乎不会有更大的益处。

治疗**心绞痛**的常用口服剂量为每次 2.5～5mg，最多每日 3 次；然而剂量达每日 40mg 也用过。

含 1%吲哚洛尔的滴眼液用于治疗青光眼。

吲哚洛尔静注可治疗心律不齐。

精神疾病 吲哚洛尔除有β受体阻滞作用外，也可部分拮抗5-羟色胺受体，在治疗抑郁症患者时（第352页），已用于加强SSRIs的作用[1,2]。研究结果是矛盾的[3]，但荟萃分析[4]发现尽管对长期给予没有效应，但给予吲哚洛尔和SSRI的患者反应时间缩短。小型研究也报道强迫性障碍[5]（第925页）和惊恐障碍（第925页）[6]患者使用吲哚洛尔加强SSRIs作用后出现阳性结果，但对社交恐怖症无效[7]。另一项研究[8]发现吲哚洛尔加强抗精神病治疗可减轻精神分裂症（第928页）患者的攻击行为。

1. Portella MJ, *et al.* Pindolol augmentation enhances response outcomes in first depressive episodes. *Eur Neuropsychopharmacol* 2009; **19:** 516–19.
2. Whale R, *et al.* Pindolol augmentation of serotonin reuptake inhibitors for the treatment of depressive disorder: a systematic review. *J Psychopharmacol* 2010; **24:** 513–20.
3. Segrave R, Nathan PJ. Pindolol augmentation of selective serotonin reuptake inhibitors: accounting for the variability of results of placebo-controlled double-blind studies in patients with major depression. *Hum Psychopharmacol* 2005; **20:** 163–74.
4. Ballesteros J, Callado LF. Effectiveness of pindolol plus serotonin uptake inhibitors in depression: a meta-analysis of early and late outcomes from randomised controlled trials. *J Affect Disord* 2004; **79:** 137–47.
5. Dannon PN, *et al.* Pindolol augmentation in treatment-resistant obsessive compulsive disorder: a double-blind placebo controlled trial. *Eur Neuropsychopharmacol* 2000; **10:** 165–9.
6. Hirschmann S, *et al.* Pindolol augmentation in patients with treatment-resistant panic disorder: a double-blind, placebo-controlled trial. *J Clin Psychopharmacol* 2000; **20:** 556–9.
7. Stein MB, *et al.* Pindolol potentiation of paroxetine for generalized social phobia: a double-blind, placebo-controlled, crossover study. *Am J Psychiatry* 2001; **158:** 1725–7.
8. Caspi N, *et al.* Pindolol augmentation in aggressive schizophrenic patients: a double-blind crossover randomized study. *Int Clin Psychopharmacol* 2001; **16:** 111–5.

制剂

BP 2010: Pindolol Tablets;
USP 33: Pindolol Tablets.

专利制剂

Austral.: Barbloc; Visken; ***Austria:*** Visken; ***Belg.:*** Visken; ***Braz.:*** Visken; ***Canad.:*** Apo-Pindol; Novo-Pindol; Nu-Pindol; Visken; ***Cz.:*** Apo-Pindol†; Visken†; ***Denm.:*** Hexapindol; Visken; ***Fin.:*** Pindocor†; Pinloc; Visken; ***Fr.:*** Visken; ***Ger.:*** durapindol†; Glauco-Stulln; Visken; ***Gr.:*** Dranolis; Treparasen; Visken; ***Hong Kong:*** Barbloc; Visken; ***Hung.:*** Visken; ***India:*** Visken; ***Irl.:*** Visken; ***Israel:*** Pinden; ***Ital.:*** Visken; ***Mex.:*** Visken; ***Neth.:*** Viskeen; ***NZ:*** Pindol; ***Philipp.:*** Pyndale; Visken; ***Pol.:*** Visken; ***Rus.:*** Visken (Вискен); ***Swed.:*** Visken; ***Switz.:*** Viskene; ***Turk.:*** Visken; ***UK:*** Visken; ***USA:*** Visken; ***Venez.:*** Visken†.

多组分制剂 ***Austria:*** Viskenit†; ***Belg.:*** Viskaldix; ***Braz.:*** Viskaldix; ***Canad.:*** Viskazide; ***Chile:*** Viskaldix; ***Fr.:*** Viskaldix; ***Ger.:*** Viskaldix; ***Gr.:*** Viskaldix; ***Hung.:*** Viskaldix; ***Irl.:*** Viskaldix†; ***Malaysia:*** Viskaldix; ***Neth.:*** Viskaldix; ***Philipp.:*** Viskaldix; ***Rus.:*** Viskaldix (Вискалдикс); ***Switz.:*** Viskaldix; ***UK:*** Viskaldix; ***Venez.:*** Viskaldix†.

Piretanide (*BAN*, *USAN*, *rINN*) ⊗吡咯他尼

Hoe-118; Piretanid; Piretanida; Piretanidas; Pirétanide; Piretanidi; Piretanidum; S73-4118. 4-Phenoxy-3-(pyrrolidin-1-yl)-5-sulphamoylbenzoic acid.

Пиретанид

$C_{17}H_{18}N_2O_5S = 362.4.$

CAS — 55837-27-9.

ATC — C03CA03.

ATC Vet — QC03CA03.

UNII — DQ6KK6GV93.

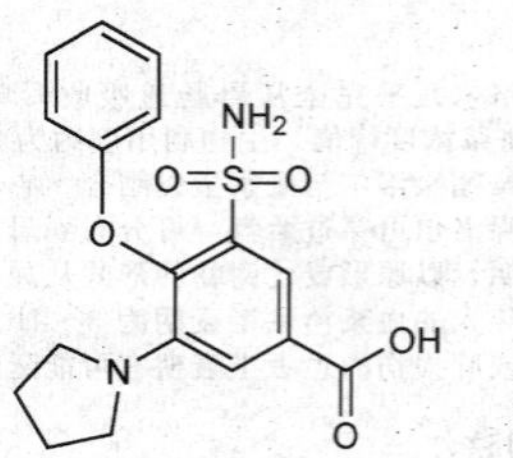

Pharmacopoeias. In *Eur.* (see p.vii).

Ph. Eur. 6.8（Piretanide） 微黄白色或浅黄色粉末。多晶型。极微溶于水；略溶于无水乙醇。避光。

不良反应

参见呋塞米，见第1244页。有报道服用大剂量吡咯他尼出现肌肉痛性痉挛。

注意事项

吡咯他尼的注意事项和禁忌，与其对电解质和液体平衡的影响有关，与噻嗪类利尿药相似（见**氢氯噻嗪**，第1260页）。排尿损伤或前列腺增生患者服用吡咯他尼可能出现尿潴留。

药物相互作用

参见呋塞米，见第1245页。

药动学

报道口服剂量的吡咯他尼几乎可以完全吸收。大部分与血浆蛋白结合，口服单剂量后半衰期为1h。

1. Beermann B, Grind M. Clinical pharmacokinetics of some newer diuretics. *Clin Pharmacokinet* 1987; **13:** 254–66.

用途和用法

吡咯他尼是一种袢利尿药，作用和用途与呋塞米相似（第1246页）。用于治疗水肿和水肿伴随的心力衰竭（第1127页），口服剂量每日3～6mg。治疗高血压（第1131页），口服常用剂量为每日6～12mg。注射剂使用它的钠盐。

1. Clissold SP, Brogden RN. Piretanide: a preliminary review of its pharmacodynamic and pharmacokinetic properties, and therapeutic efficacy. *Drugs* 1985; **29:** 489–530.

制剂

专利制剂

Austria: Arelix†; ***Braz.:*** Arelix; ***Fr.:*** Eurelix; ***Ger.:*** Arelix; ***Gr.:*** Timonor; ***Irl.:*** Arelix; ***Ital.:*** Tauliz; ***Mex.:*** Diural; ***S.Afr.:*** Arelix; ***Spain:*** Perbilen; ***Switz.:*** Arelix.

多组分制剂 ***Austria:*** Trialix†; ***Ger.:*** Arelix ACE; Aretensin†; Betarelix; ***Irl.:*** Trialix; ***Ital.:*** Prilace; ***Switz.:*** Trialix.

Pirmenol Hydrochloride (*USAN*, *rINNM*) 盐酸吡美诺

CI-845; CL-845; Hidrocloruro de pirmenol; Pirménol, Chlorhydrate de; Pirmenoli Hydrochloridum. (±)-*cis*-2,6-Dimethyl-α-phenyl-α-2-pyridyl-1-piperidinebutanol hydrochloride.

Пирменола Гидрохлорид

$C_{22}H_{30}N_2O,HCl = 374.9.$

CAS — 68252-19-7 (pirmenol); 61477-94-9 (pirmenol hydrochloride).

UNII — JA79OMG4QT.

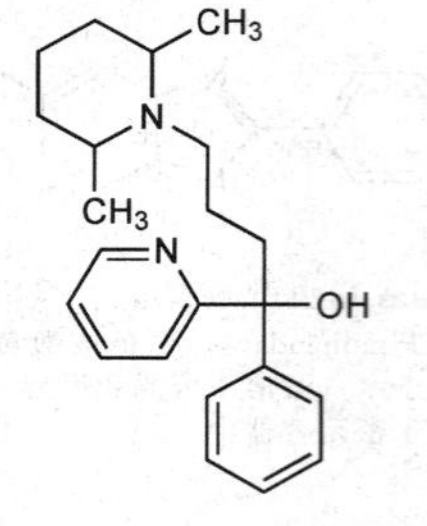

(pirmenol)

注：名称 Pimenol 已用作盐酸吡美诺的商品名。

简介

盐酸吡美诺是具有Ⅰa类活性的抗心律失常药（第1115页）。

1. Hampton EM, *et al.* Initial and long-term outpatient experience with pirmenol for control of ventricular arrhythmias. *Eur J Clin Pharmacol* 1986; **31:** 15–22.
2. Stringer KA, *et al.* Enhanced pirmenol elimination by rifampin. *J Clin Pharmacol* 1988; **28:** 1094–7.
3. Janiczek N, *et al.* Pharmacokinetics of pirmenol enantiomers and pharmacodynamics of pirmenol racemate in patients with premature ventricular contractions. *J Clin Pharmacol* 1997; **37:** 502–13.

Pitavastatin (*rINN*) 匹伐他汀

Itavastatin; Nisvastatin; NK-104; Pitavastatina; Pitavastatine; Pitavastatinum. (3*R*,5*S*,6*E*)-7-[2-Cyclopropyl-4-(*p*-fluorophenyl)-3-quinolyl]-3,5-dihydroxy-6-heptenoic acid.

Питавастатин

$C_{25}H_{24}FNO_4 = 421.5.$

CAS — 147511-69-1.

ATC — C10AA08.

ATC Vet — QC10AA08.

UNII — M5681Q5F9P.

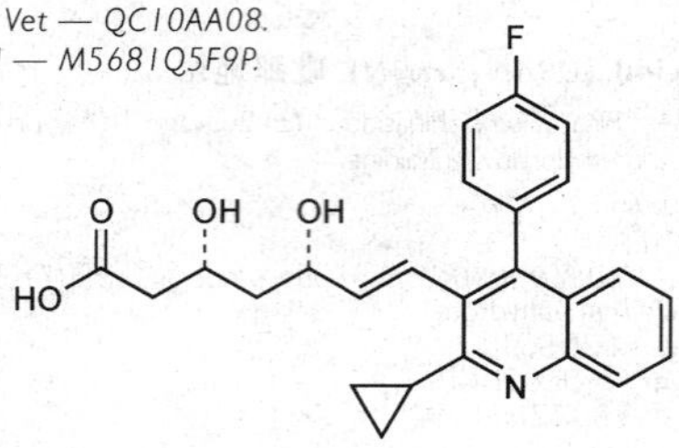

Pitavastatin Calcium (*rINNM*) 匹伐他汀钙

Calcii Pitavastatinum; Itavastatin Calcium; Nisvastatin Calcium; NKS-104; Pitavastatina calcica; Pitavastatine Calcique.

Кальций Питавастатин

$(C_{25}H_{24}FNO_4)_2Ca = 883.0.$

CAS — 147526-32-7.

UNII — IYD54XEG3W.

不良反应和注意事项

参见**辛伐他汀**，第1335页。

药物相互作用

他汀类和其他药物的相互作用见辛伐他汀（第1337页）中描述。匹伐他汀只略由细胞色素P450同工酶CYP2C9代谢，与CYP3A4抑制剂的相互作用与辛伐他汀不同。但环孢素可显著增加匹伐他汀暴露，应避免联用。理论上，应禁忌与利托那韦增效的洛匹那韦联用。利福平和红霉素也可增加匹伐他汀的暴露；如果必须联用，应降低匹伐他汀剂量（见下文的**用途和用法**）。

药动学

口服1h后，匹伐他汀达血浆峰浓度，绝对生物利用度约为51%。超过99%的匹伐他汀与血浆蛋白结合。匹伐他汀只略由细胞色素P450同工酶CYP2C9代谢，主要的代谢途径是葡萄糖酸化成内酯代谢物。剂量的大部分由粪便排出，只有15%通过尿液排出。匹伐他汀的平均血浆清除半衰期为12h。

用途和用法

匹伐他汀是羟甲基戊二酸单酰辅酶A（HMG-CoA）还原酶抑制剂（或抑制素），是与辛伐他汀（第1335页）有相似特性的调脂药。以钙盐形式用于治疗高脂血症，口服剂量相当于1～4mg匹伐他汀，每日1次。如给红霉素或利福平，由于二者会增加匹伐他汀暴露，匹伐他汀的最大剂量分别不能超过1mg或2mg。

肾损伤患者应减量（见下文）。

1. Hayashi T, *et al.* Pitavastatin: efficacy and safety in intensive lipid lowering. *Expert Opin Pharmacother* 2007; **8:** 2315–27.
2. Koshiyama H, *et al.* Effects of pitavastatin on lipid profiles and high-sensitivity CRP in Japanese subjects with hypercholesterolemia: Kansai Investigation of Statin for Hyperlipidemic Intervention in Metabolism and Endocrinology (KISHIMEN) Investigators. *J Atheroscler Thromb* 2008; **15:** 345–50.
3. Teramoto T, *et al.* Effects of pitavastatin (LIVALO Tablet) on high density lipoprotein cholesterol (HDL-C) in hypercholesterolemia. *J Atheroscler Thromb* 2009; **16:** 654–61.
4. Wensel TM, *et al.* Pitavastatin: a new HMG-CoA reductase inhibitor. *Ann Pharmacother* 2010; **44:** 507–14.
5. Sansanayudh N, *et al.* Comparative efficacy and safety of low-dose pitavastatin versus atorvastatin in patients with hypercholesterolemia. *Ann Pharmacother* 2010; **44:** 415–23.
6. Teramoto T, *et al.* New evidence on pitavastatin: efficacy and safety in clinical studies. *Expert Opin Pharmacother* 2010; **11:** 817–28.

在肾损伤中的用法 轻度肾损伤患者（CC为30～60ml/min）和透析患者，匹伐他汀的初始剂量为1mg，每日1次；最大剂量2mg，每日1次。匹伐他汀不能用于重度肾损伤患者（CC小于30ml/min），除非患者透析。

制剂

专利制剂

Jpn: Livalo; ***Thai.:*** Livalo; ***USA:*** Livalo.

Plant Stanols and Sterols 植物甾烷醇类和甾醇类

Phytosterols.

Станолы и Стерины из Растений

Phytosterols 植物甾醇类

Fitosterolis; Fitoszterin; Fytosterol; Fytosteroli; Phytosterin; Phytostérol; Phytosterolum.

Фитостерин; Фитостерол

Pharmacopoeias. In *Eur.* (see p.vii).

Ph. Eur. 6.8（Phytosterol） 从小金梅草属、松属和云杉属植物中获得的甾醇类天然混合物。以干燥物计，含不超过70%的β-谷甾醇。白色或类白色粉末。几乎不溶于水；溶于四氢呋喃；略溶于乙酸乙酯。贮藏于密闭容器中。避光。

Sitostanol 二氢谷甾醇

Dihydro-β-sitosterol; Fucostanol; β-Sitostanol; Stigmastanol. (3β,5α)-Stigmastan-3-ol.

Ситостанол

$C_{29}H_{52}O$ = 416.7.

CAS — 83-45-4.

UNII — C2NJ9WO6O7.

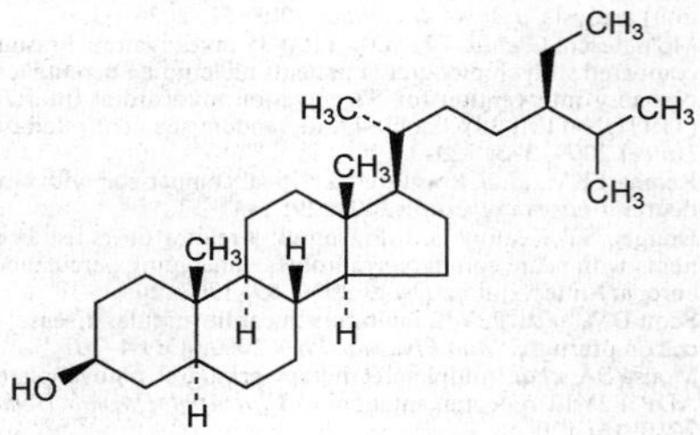

Sitosterol 谷甾醇

β-Sitosterin; β-Sitosterina; β-Sitosterol. (3β)-Stigmast-5-en-3-ol.

Ситостерин; Ситостерол

$C_{29}H_{50}O$ = 414.7.

CAS — 83-46-5.

UNII — S347WMO6M4.

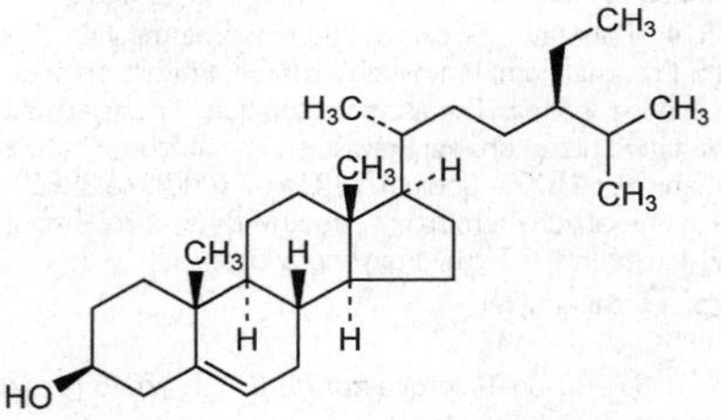

简介

甾烷醇类和甾醇类在植物中天然存在，在化学上与胆固醇有关。术语植物甾醇类用于描述不饱和植物甾醇及其饱和（氢化）对应物植物谷甾醇类。谷甾醇、油菜甾醇、豆甾醇是最常见的植物甾醇类；它们各自的甾烷醇类天然含量较低，但可由甾醇类氢化产生。

饮食中的植物甾醇类有降低胆固醇作用；它们可减少肠道内胆固醇的吸收，可能还有其他机制。谷甾醇已用作调脂药；甾醇酯和甾烷醇酯（与不饱和脂肪酸通过酯化合成）已掺入到人造黄油和其他食品中，用于饮食控制高胆固醇血症。谷甾醇、二氢谷甾醇和其他植物甾醇类也用于营养补剂中。

谷甾醇也用于良性前列腺增生（第2098页），虽然作用机制还不清楚。通常初始口服剂量为 20mg，每日 3 次。有报道称出血并发症与含植物甾醇类的增补剂有关。

1. Wilt T, *et al.* Beta-sitosterols for benign prostatic hyperplasia. Available in The Cochrane Database of Systematic Reviews; Issue 3. Chichester: John Wiley; 1999 (accessed 24/06/05).
2. Law M. Plant sterol and stanol margarines and health. *BMJ* 2000; **320:** 861–4.
3. Lichtenstein AH, Deckelbaum RJ. Stanol/sterol ester-containing foods and blood cholesterol levels: a statement for healthcare professionals from the Nutrition Committee of the Council on Nutrition, Physical Activity, and Metabolism of the American Heart Association. *Circulation* 2001; **103:** 1177–9. Also available at: http://circ.ahajournals.org/cgi/reprint/103/8/1177.pdf (accessed 01/06/08)
4. Katan MB, *et al.* Efficacy and safety of plant stanols and sterols in the management of blood cholesterol levels. *Mayo Clin Proc* 2003; **78:** 965–78.
5. Health Canada. Sterol and sterolin-containing products: hematologic adverse reactions. *Can Adverse React News* 2004; **14** (2): 1–2. Also available at: http://www.hc-sc.gc.ca/dhp-mps/alt_formats/hpfb-dgpsa/pdf/medeff/carn-bcei_v14n2-eng.pdf (accessed 19/08/08)
6. Miettinen TA, Gylling H. Plant stanol and sterol esters in prevention of cardiovascular diseases: a review. *Int J Clin Pharmacol Ther* 2006; **44:** 247–50.
7. Devaraj S, Jialal I. The role of dietary supplementation with plant sterols and stanols in the prevention of cardiovascular disease. *Nutr Rev* 2006; **64:** 348–54.
8. Moruisi KG, *et al.* Phytosterols/stanols lower cholesterol concentrations in familial hypercholesterolemic subjects: a systematic review with meta-analysis. *J Am Coll Nutr* 2006; **25:** 41–8.
9. Naruszewicz M, Kozlowska-Wojciechowska M. Plant sterols beyond low-density lipoprotein-cholesterol. *Br J Nutr* 2007; **98:** 454–5.
10. Weingärtner O, *et al.* Pflanzliche Sterole als Nahrungsmittelladditiva zur Prävention kardiovaskulärer Erkrankungen. *Dtsch Med Wochenschr* 2008; **133:** 1201–4.
11. Weingärtner O, *et al.* Controversial role of plant sterol esters in the management of hypercholesterolaemia. *Eur Heart J* 2009; **30:** 404–9.
12. Talati R, *et al.* The comparative efficacy of plant sterols and stanols on serum lipids: a systematic review and meta-analysis. *J Am Diet Assoc* 2010; **110:** 719–26.

制剂

专利制剂

Arg.: Fitoadapt; Prostacur; ***Austria:*** Harzol; ***Chile:*** A-Colest; ***Ger.:*** Azuprostat; Harzol; Sitosterin; Triastonal; ***Indon.:*** Cholbalance; ***Pol.:*** Prostalizyna; Prosterol; ***Thai.:*** Mebo; ***UAE:*** Mebo.

多组分制剂 ***Arg.:*** Sojasterol†; ***Fr.:*** Bakol; ***Hong Kong:*** Basikol; Physiogel; ***Hung.:*** Shilajit; ***Ital.:*** Berart; ***Malaysia:*** O'Yes; ***Rus.:*** Herbion Urtica (Гербион Уртика); ***Singapore:*** Bios Life; ***UK:*** Kolestop; Lestrin; ***Ukr.:*** Vitrum Cardio (Вітрум Кардио)†; ***USA:*** Better Cholesterol; Cholesterol Support; MacuTrition; Prostate Support; Super Beta Prostate.

Plasminogen (*BAN*) 纤溶酶原

Plasminógeno.

Плазминоген

CAS — 9001-91-6.

简介

纤溶酶原是来源于血浆的一种特殊物质，当其转变为活性纤溶酶时，具有溶解纤维蛋白原、纤维蛋白和其他一些蛋白质的特性。它用于止血，参见第1014页。纤溶酶原已研究作为一种溶栓药，也和其他血液产品用于伤口愈合。

制剂

多组分制剂 ***Austria:*** Tissucol; Tissucol Duo Quick; ***Belg.:*** Tissucol Duo; Tissucol Kit; ***Canad.:*** Tisseel; ***Cz.:*** Tissucol; ***Denm.:*** Tisseel Duo Quick; ***Fin.:*** Tisseel Duo Quick; ***Fr.:*** Tissucol; ***Ger.:*** Tissucol Duo S; Tissucol-Kit; ***Hong Kong:*** Tisseel; ***Hung.:*** Tissucol-Kit; ***Israel:*** Tisseel; ***Mex.:*** Tissucol†; ***Spain:*** Tissucol Duo; ***Swed.:*** Tisseel Duo Quick; ***Switz.:*** Tissucol; Tissucol Duo S; ***UK:*** Tisseel.

Policosanol 甘蔗脂肪醇

Поликосанол

CAS — 142583-61-7.

ATC — C10AX08.

ATC Vet — QC10AX08.

Octacosanol 二十八醇

Cluytyl Alcohol; Montanyl Alcohol; Octacosyl Alcohol. 1-Octacosanol.

Октакосанол

$C_{28}H_{58}O$ = 410.8.

CAS — 557-61-9.

UNII — 8I12215OVK.

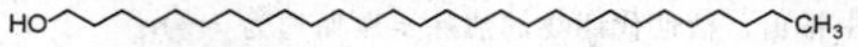

简介

甘蔗脂肪醇是从植物蜡（如甘蔗蜡）中分离出的高碳一元脂肪醇（脂肪族醇类）混合物；蜂蜡和麦胚芽油中（第2361页）也有发现。它的主要成分是二十八醇。甘蔗脂肪醇有降低胆固醇的作用，已用于治疗高胆固醇血症，虽然其是否有作用还存在争议。甘蔗脂肪醇和二十八醇都可用作营养补剂。

1. Gouni-Berthold I, Berthold HK. Policosanol: clinical pharmacology and therapeutic significance of a new lipid-lowering agent. *Am Heart J* 2002; **143:** 356–65.
2. Pepping J. Policosanol. *Am J Health-Syst Pharm* 2003; **60:** 1112–5.
3. Berthold HK, *et al.* Effect of policosanol on lipid levels among patients with hypercholesterolemia or combined hyperlipidemia: a randomized controlled trial. *JAMA* 2006; **295:** 2262–9.

制剂

专利制剂

Arg.: Lipex; ***Austral.:*** Policor; ***Chile:*** PPG; ***Indon.:*** Polikos†; ***Mex.:*** Mercol†; ***S.Afr.:*** Phytocor†; ***Venez.:*** Dupla†.

多组分制剂 ***Ital.:*** Ad₃; Artedin; Colesterase; Esterol Plus; Novostatin; Plusvit; ***Singapore:*** Bios Life; ***UK:*** Chol-Aid; Octacosanol; ***USA:*** Otic Edge.

Polythiazide (*BAN, USAN, rINN*) ⊗多噻嗪

NSC-108161; P-2525; Politiazida; Polythiazidum; Polytiatsidi; Polytiazid. 6-Chloro-3,4-dihydro-2-methyl-3-(2,2,2-trifluoroethylthiomethyl)-2*H*-1,2,4-benzothiadiazine-7-sulphonamide 1,1-dioxide.

Политиазид

$C_{11}H_{13}ClF_3N_3O_4S_3$ = 439.9.

CAS — 346-18-9.

ATC — C03AA05.

ATC Vet — QC03AA05.

UNII — 36780APV5N.

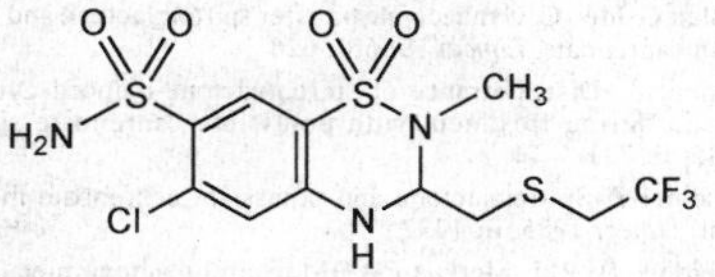

Pharmacopoeias. In *Br.*

BP 2010 (Polythiazide) 白色或几乎白色，有蒜臭的结晶粉末。几乎不溶于水和氯仿；略溶于乙醇。

不良反应、处置和注意事项

参见氢氯噻嗪，见第1259页。

药物相互作用

参见氢氯噻嗪，见第1260页。

药动学

多噻嗪能相当容易在胃肠道吸收。估计的血浆清除半衰期约为 26h。超过 80% 的多噻嗪与血浆蛋白结合。以原形和代谢物的形式主要从尿液中排泄。

1. Hobbs DC, Twomey TM. Kinetics of polythiazide. *Clin Pharmacol Ther* 1978; **23:** 241–6.

用途和用法

多噻嗪是噻嗪类利尿药，作用和用途与氢氯噻嗪（第1261页）相似。口服用于治疗高血压（第1131页）和水肿，包括伴有心力衰竭的水肿（第1127页）。

口服用药后 2h 开始出现利尿作用，可持续 24～48h。

治疗**高血压**，常用剂量为每日 2～4mg，可单独使用或与其他抗高血压药同用。治疗**水肿**，常用剂量为每日 1～4mg。

制剂

BP 2010: Polythiazide Tablets.

多组分制剂 ***Gr.:*** Renese R; ***USA:*** Minizide†; Renese R†.

Potassium Canrenoate (*BANM, rINN*) ⊗坎利酸钾

Aldadiene Potassium; Canrénoate de Potassium; Canrenoate Potassium *(USAN)*; Canrenoato de potasio; Kalii Canrenoas; Kaliumkanrenoaatti; Kaliumkanrenoat; MF-465a; SC-14266. Potassium 17-hydroxy-3-oxo-17α-pregna-4,6-diene-21-carboxylate.

Калия Канреноат

$C_{22}H_{29}KO_4$ = 396.6.

CAS — 4138-96-9 (canrenoic acid); 2181-04-6 (potassium canrenoate).

ATC — C03DA02.

ATC Vet — QC03DA02.

UNII — M671F9NLEA.

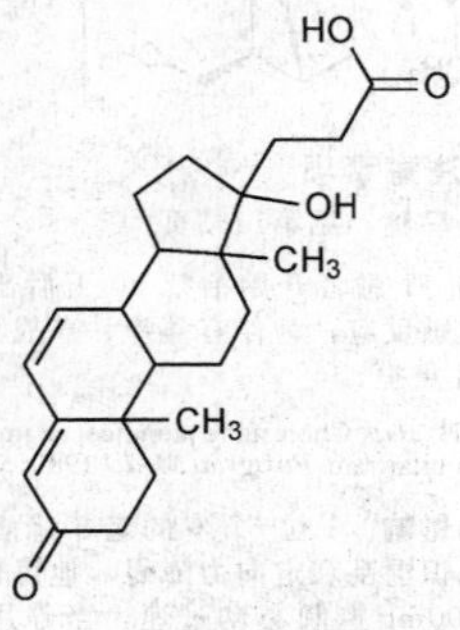

(canrenoic acid)

Pharmacopoeias. In *Jpn.*

不良反应和注意事项

参见螺内酯，见第1345页。注射部位可能会出现刺激或疼痛。

对内分泌功能的影响 患有肝硬化和腹水的患者使用坎利酸钾比使用等量螺内酯，出现男性乳房发育的发病率要低[1]；而且有醛固酮增多症[2]的患者在用坎利酸钾代替螺内酯后，螺内酯诱导的男性乳房发育症会消失。这表示除坎利酮（坎利酸盐和螺内酯的常见代谢物，被认为与其活性有关）外的代谢产物或可能是螺内酯本身与其抗雄性性状有关[3,4]。

1. Bellati G, Idéo G. Gynaecomastia after spironolactone and potassium canrenoate. *Lancet* 1986; **i:** 626.
2. Dupont A. Disappearance of spironolactone-induced gynaecomastia during treatment with potassium canrenoate. *Lancet* 1985; **ii:** 731.
3. Gardiner P. Spironolactone and potassium canrenoate metabolism. *Lancet* 1985; **ii:** 1432.
4. Overdiek JWPM, Merkus FWHM. Spironolactone metabolism and gynaecomastia. *Lancet* 1986; **i:** 1103.

药物相互作用

参见螺内酯，见第1345页。

用途和用法

坎利酸钾是保钾利尿药，作用和用途与螺内酯相似（第1346页），但作用仅是其0.7倍。坎利酮（第1195页）是这两种药的常见代谢物，但它对药理学活性的作用并不清楚。坎利酸钾可治疗伴有心力衰竭（第1127页）或需要注射醛固酮拮抗剂的肝病的顽固性水肿。剂量为每日200～400mg，除特殊病例外可逐渐增加到每日800mg；可通过慢速静脉注射每200mg历时2～3min，或溶于5%葡萄糖或0.9%氯化钠中静脉输注。

儿童剂量见下文。

儿童用法 尽管在英国坎利酸钾未被批准用于儿童，但*BNFC2009*建议它可应用于新生儿、婴儿、儿童治疗心脏病、水肿和腹水引起的尿潴留和利尿。静注剂量［以注射（至少3min）或输注方式］为1～2mg/kg（最大量200mg），每日2次。

制剂

专利制剂

Austria: Aldactone; ***Belg.:*** Canrenol; Soldactone; ***Cz.:*** Aldactone; Canrenol†; ***Fr.:*** Soludactone; ***Ger.:*** Aldactone; Kalium-Can†; ***Hung.:*** Aldactone†; ***Ital.:*** Dikantal†; Diurek; Kanrenol; Luvion; Venactone†; ***Neth.:*** Soldactone; ***Pol.:*** Aldactone; ***Switz.:*** Soldactone.

多组分制剂 ***Ital.:*** Kadiur.

Prajmalium Bitartrate (*BAN*, *rINN*) 重酒石酸丙缓脉灵

Bitartrato de prajmalio; GT-1012; NPAB; Prajmalii Bitartras; Prajmaline Bitartrate; Prajmalium, Bitartrate de. *N*-Propylajmalinium hydrogen tartrate.

Праймалия Битартрат

$C_{23}H_{33}N_2O_2,C_4H_5O_6$ = 518.6.

CAS — 35080-11-6 (prajmalium); 2589-47-1 (prajmalium bitartrate).

ATC — C01BA08.

ATC Vet — QC01BA08.

UNII — H671L9190Z.

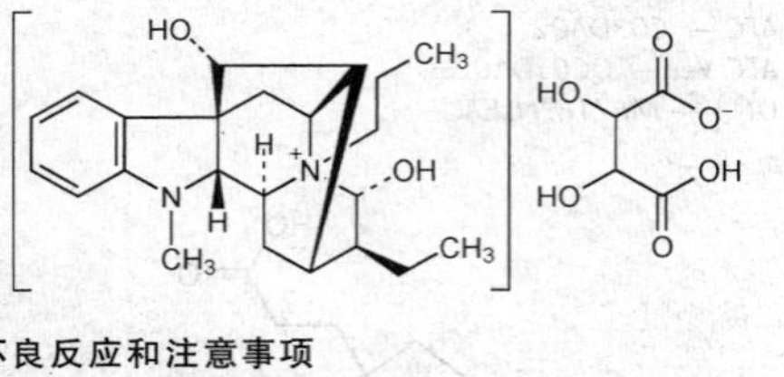

不良反应和注意事项

参见阿义马林，见第1163页。

对肝脏的影响 1患者开始治疗20天后出现重酒石酸丙缓脉灵的过敏反应，为伴有瘙痒、寒战和嗜酸性红细胞[1]的阻塞性黄疸。

1. Rotmensch HH, *et al.* Cholestatic jaundice: an immune response to prajmalium bitartrate. *Postgrad Med J* 1980; **56:** 738–41.

对精神状态的影响 1位67岁的老年患者2次出现时间和空间的意识混乱和定向力障碍，他每日服用重酒石酸丙缓脉灵100mg控制心动过速，当停用丙缓脉灵后混乱症状迅速消失。

1. Lessing JB, Copperman IJ. Severe cerebral confusion produced by prajmalium bitartrate. *BMJ* 1977; **2:** 675.

用途和用法

丙缓脉灵是Ⅰ类抗心律失常药（第1115页），是阿义马林的*N*-丙基衍生物（第1163页）。口服其酒石酸氢盐的形式治疗室上性和室性心律失常（第1122页），初始剂量为每日60～80mg。维持剂量为每日20～40mg，分次服用。

制剂

专利制剂

Austria: Neo-Gilurytmal; ***Cz.:*** Neo-Gilurytmal; ***Ger.:*** Neo-Gilurytmal†; ***Hung.:*** Neo-Gilurytmal; ***Indon.:*** Neo-Gilurytmal.

多组分制剂 ***Spain:*** Cresophene.

Prasugrel Hydrochloride (*USAN*, *rINNM*) 盐酸普拉格雷

LY-640315; Prasugrel, Chlorhydrate de; Prasugrel, hidrocloruro de; Prasugreli Hydrochloridum. 5-[(1*RS*)-2-Cyclopropyl-1-(2-fluorophenyl)-2-oxoethyl]-4,5,6,7-tetrahydrothieno[3,2-*c*]pyridin-2-yl acetate hydrochloride.

Празугрела Гидрохлорид

$C_{20}H_{20}FNO_3S,HCl$ = 409.9.

CAS — 389574-19-0.

ATC — B01AC22.

ATC Vet — QB01AC22.

UNII — G89JQ59I13.

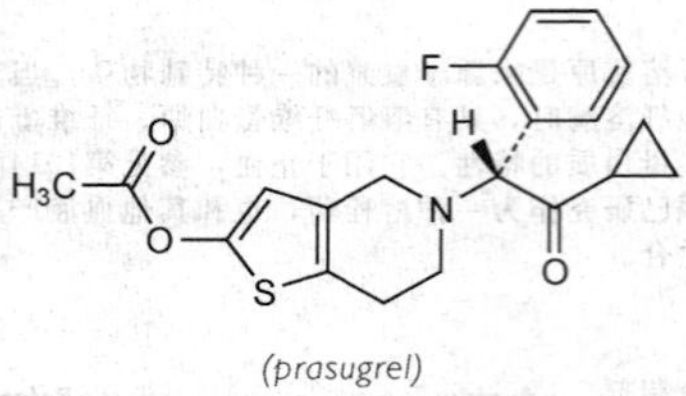

(prasugrel)

不良反应和注意事项

参见噻氯匹定，第1355页。使用普拉格雷，恶血质的发生率降低，不需要检查血常规。在择期手术前7天，停用普拉格雷应斟酌。

药物相互作用

接受其他会增加出血危险的药物治疗（包括抗凝血药、其他抗血小板药、NSAIDs）的患者，使用普拉格雷应谨慎。与细胞色素P450相关的有显著临床意义的药物相互作用未见报道；但普拉格雷是CYP2B6弱抑制剂，可能对由该同工酶代谢的窄治疗窗药物有影响，如环磷酰胺和依法韦仑。

药动学

普拉格雷是一种前药。口服后迅速吸收，在被一些细胞色素P450同工酶代谢为活性代谢物之前在肠道中水解。活性代谢物的血浆峰浓度出现在30min左右。活性代谢物与人血清白蛋白的结合率约为98%。该活性代谢物进一步代谢为2个无活性化合物，并从尿液和粪便中排出；约剂量的68%从尿液中排出，27%从粪便中排出。活性代谢物的清除半衰期约为7.4h。

1. Wrishko RE, *et al.* Population pharmacokinetic analyses to evaluate the influence of intrinsic and extrinsic factors on exposure of prasugrel active metabolite in TRITON-TIMI 38. *J Clin Pharmacol* 2009; **49:** 984–98.
2. Mega JL, *et al.* Cytochrome P450 genetic polymorphisms and the response to prasugrel: relationship to pharmacokinetic, pharmacodynamic, and clinical outcomes. *Circulation* 2009; **119:** 2553–60.

用途和用法

盐酸普拉格雷是一种噻吩并吡啶类抗血小板药物，与氯吡格雷（第1205页）有相似的特性。常与阿司匹林联用以预防急性冠脉综合征［包括接受经皮冠状动脉介入的不稳定性心绞痛（第1118页）和心肌梗死（第1135页）］患者的动脉粥样硬化血栓形成事件（见**再灌注和血管重建操作**，第1140页）。

普拉格雷常以盐酸盐口服给药，但剂量以碱基表示；5.5mg盐酸普拉格雷相当于5mg碱基。治疗应从负荷剂量60mg开始，然后10mg，每日1次，持续治疗至少12个月。体重低于60kg的患者和75岁及以上患者维持剂量为5mg，但不推荐75岁及以上患者使用本品，因其可增加出血风险。

1. Wiviott SD, *et al.* Randomized comparison of prasugrel (CS-747, LY640315), a novel thienopyridine $P2Y_{12}$ antagonist, with clopidogrel in percutaneous coronary intervention: results of the Joint Utilization of Medications to Block Platelets Optimally (JUMBO)-TIMI 26 trial. *Circulation* 2005; **111:** 3366–73.
2. Jakubowski JA, *et al.* A multiple dose study of prasugrel (CS-747), a novel thienopyridine $P2Y_{12}$ inhibitor, compared with clopidogrel in healthy humans. *Br J Clin Pharmacol* 2006; **63:** 421–30.
3. Brandt JT, *et al.* A comparison of prasugrel and clopidogrel loading doses on platelet function: magnitude of platelet inhibition is related to active metabolite formation. *Am Heart J* 2007; **153:** 66.
4. Wiviott SD, *et al.* TRITON-TIMI 38 Investigators. Prasugrel versus clopidogrel in patients with acute coronary syndromes. *N Engl J Med* 2007; **357:** 2001–15.
5. Wiviott SD, *et al.* PRINCIPLE-TIMI 44 Investigators. Prasugrel compared with high loading- and maintenance-dose clopidogrel in patients with planned percutaneous coronary intervention: the Prasugrel in Comparison to Clopidogrel for Inhibition of Platelet Activation and Aggregation-Thrombolysis in Myocardial Infarction 44 trial. *Circulation* 2007; **116:** 2923–32.
6. Antman EM, *et al.* Early and late benefits of prasugrel in patients with acute coronary syndromes undergoing percutaneous coronary intervention: a TRITON-TIMI 38 (TRial to Assess Improvement in Therapeutic Outcomes by Optimizing Platelet InhibitioN with Prasugrel-Thrombolysis In Myocardial Infarction) analysis. *J Am Coll Cardiol* 2008; **51:** 2028–33.
7. Montalescot G, *et al.* TRITON-TIMI 38 Investigators. Prasugrel compared with clopidogrel in patients undergoing percutaneous coronary intervention for ST-elevation myocardial infarction (TRITON-TIMI 38): double-blind, randomised controlled trial. *Lancet* 2009; **373:** 723–31.
8. Reinhart KM, *et al.* Prasugrel: a critical comparison with clopidogrel. *Pharmacotherapy* 2009; **29:** 1441–51.
9. Duggan ST, Keating GM. Prasugrel: a review of its use in patients with acute coronary syndromes undergoing percutaneous coronary intervention. *Drugs* 2009; **69:** 1707–26.
10. Scott DM, *et al.* P2Y12 inhibitors in cardiovascular disease: focus on prasugrel. *Ann Pharmacother* 2009; **43:** 64–76.
11. Mousa SA, *et al.* Antiplatelet therapy prasugrel: a novel platelet ADP P2Y12 receptor antagonist. *Clin Appl Thromb Hemost* 2010; **16:** 170–6.

制剂

专利制剂

Austral.: Effient; ***Cz.:*** Efient; ***Fr.:*** Efient; ***Irl.:*** Efient; ***Port.:*** Efient; ***UK:*** Efient; ***USA:*** Effient.

Pravastatin Sodium (*BANM*, *USAN*, *rINNM*) 普伐他汀钠

CS-514; Eptastatin Sodium; 3β-Hydroxycompactin Sodium; Natrii Pravastatinum; Pravastatiininatrium; Pravastatin sodná sůl; Pravastatina sódica; Pravastatine sodique; Pravastatinnatrium; Pravastatino natrio druska; Pravastatinum natricum; Pravasztatin-nátrium; SQ-31000. Sodium (3*R*,5*R*)-7-{(1*S*,2*S*,6*S*,8*S*,8a*R*)-1,2,6,7,8,8a-hexahydro-6-hydroxy-2-methyl-8-[(*S*)-2-methylbutyryloxy]-1-naphthyl}-3,5-dihydroxyheptanoate.

Натрий Правастатин

$C_{23}H_{35}O_7Na$ = 446.5.

CAS — 81093-37-0 (pravastatin); 81131-70-6 (pravastatin sodium).

ATC — C10AA03.

ATC Vet — QC10AA03.

UNII — 3M8608UQ61.

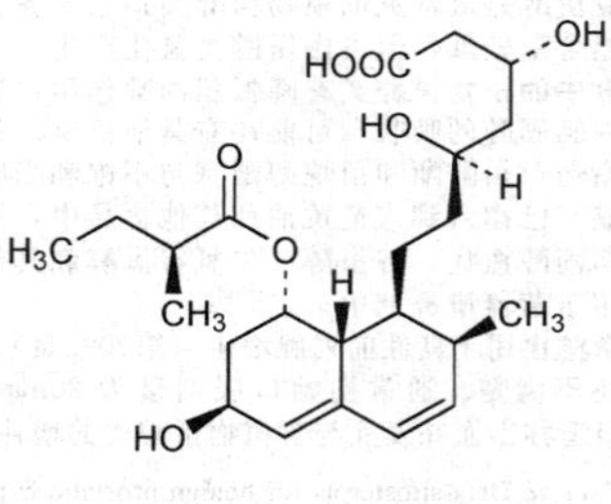

(pravastatin)

Pharmacopoeias. In *Eur.* (see p.vii), *Jpn*, and *US*.

Ph. Eur. 6.8（Pravastatin Sodium） 白色至淡黄色，有吸湿性，粉末或结晶性粉末。易溶于水和甲醇；溶于无水乙醇。5%水溶液的pH值为7.2～9.0。贮藏于密闭容器中。

USP 33（Pravastain Sodium） 白色至黄白色的吸湿粉末或结晶性粉末。易溶于水或甲醇；溶于乙醇；几乎不溶于氯仿、乙醚、乙酸乙酯；微溶于乙腈。贮藏于密闭容器中。

不良反应和注意事项

参见辛伐他汀，见第1335页。

药物相互作用

他汀类药物与其他药物的相互作用见辛伐他汀（第1337页）。普伐他汀不依赖细胞色素P450同工酶系统代谢，与该酶的抑制剂之间的相互作用与辛伐他汀不同，但是合用时仍需谨慎。有报道服用环孢素的患者血浆普伐他汀浓度增加，应使用低剂量（详见下文的**用途和用法**）。

药动学

普伐他汀快速但不完全地从胃肠道吸收，在其作用的基本位点——肝脏经历广泛的首关效应。普伐他汀的完全生物利用度为17%。约50%循环药物与血浆蛋白结合。普伐他汀的血浆清除半衰期为1.5～2h。口服剂

量中 70%的未吸收药通过胆汁从粪便排泄，约 20%从尿液中排泄。

1. Quion JAV, Jones PH. Clinical pharmacokinetics of pravastatin. *Clin Pharmacokinet* 1994; **27:** 94–103.
2. Hatanaka T. Clinical pharmacokinetics of pravastatin: mechanisms of pharmacokinetic events. *Clin Pharmacokinet* 2000; **39:** 397–412.
3. Neuvonen PJ, *et al.* Pharmacokinetic comparison of the potential over-the-counter statins simvastatin, lovastatin, fluvastatin and pravastatin. *Clin Pharmacokinet* 2008; **47:** 463–74.

用途和用法

普伐他汀，3-羟基-3-甲基戊二酸单酰辅酶 A（HMG-CoA）还原酶抑制剂（一种抑制素），是一种调脂药，对血脂的作用与辛伐他汀相似（第1335页）。

普伐他汀用于减少 LDL-胆固醇、载脂蛋白 B 和甘油三酯，增加 HDL-胆固醇，治疗高脂血症（第1129页），包括高胆固醇血症伴有的高脂血症（Ⅱa 或Ⅱb 型高脂蛋白血症）、高甘油三酯血症（Ⅳ型）、血 β 脂蛋白异常（Ⅲ型）和移植后高脂血症。它也用于降低心血管危险（第1124页），包括高胆固醇患者的初级预防和临床上明显的缺血性心脏病患者的二级预防，包括预防卒中。

口服普伐他汀的钠盐形式：普伐他汀钠常用剂量为每日睡前一次 10～40mg。根据临床反应每隔不短于 4 周的间隔，对剂量进行调整。对高胆固醇患者，英国注册药品信息称最大剂量为 40mg，每日 1 次；但美国注册药品信息允许最大剂量为 80mg，每日 1 次。肝或肾损伤患者建议使用低起始剂量（见下文）。

服用环孢素的患者，英国注册药品信息推荐初始剂量为 20mg，每日 1 次；但美国允许初始剂量为 10mg；增加剂量需谨慎。

普伐他汀在儿童和青少年中的使用见下文。

1. McTavish D, Sorkin EM. Pravastatin: a review of its pharmacological properties and therapeutic potential in hypercholesterolaemia. *Drugs* 1991; **42:** 65–89.
2. Haria M, McTavish D. Pravastatin: a reappraisal of its pharmacological properties and clinical effectiveness in the management of coronary heart disease. *Drugs* 1997; **53:** 299–336.
3. Bang LM, Goa KL. Pravastatin: a review of its use in elderly patients. *Drugs Aging* 2003; **20:** 1061–82.
4. del Sol AI, Nanayakkara PW. Pravastatin: an evidence-based statin? *Expert Opin Drug Metab Toxicol* 2008; **4:** 821–5.

儿童用法 患有杂合家族性高胆固醇血症的 8～13 岁儿童，服用普伐他汀钠的剂量为 10～20mg，每日 1 次；14～18 岁，剂量为 10～40mg，每日 1 次。短期的研究表明普伐他汀可有效降低胆固醇，并且对患有杂合家族性高胆固醇血症的儿童是安全的[1]，尽管血浆药物浓度可能升高，但在心脏手术后使用免疫抑制药的儿童也是安全的[2]。一项随机对照研究[3]和前瞻性研究[4]发现普伐他汀对杂合家族性高胆固醇血症患者是有效和耐受的，并且有证据显示动脉粥样硬化的指标——颈动脉内膜肥大也减轻。

1. Hedman M, *et al.* Pharmacokinetics and pharmacodynamics of pravastatin in children with familial hypercholesterolemia. *Clin Pharmacol Ther* 2003; **74:** 178–85.
2. Hedman M, *et al.* Pharmacokinetics and pharmacodynamics of pravastatin in pediatric and adolescent cardiac transplant recipients on a regimen of triple immunosuppression. *Clin Pharmacol Ther* 2004; **75:** 101–109.
3. Wiegman A, *et al.* Efficacy and safety of statin therapy in children with familial hypercholesterolemia: a randomized controlled trial. *JAMA* 2004; **292:** 331–7.
4. Hedman M, *et al.* Efficacy and safety of pravastatin in children and adolescents with heterozygous familial hypercholesterolemia: a prospective clinical follow-up study. *J Clin Endocrinol Metab* 2005; **90:** 1942–52.

在肝或肾损伤中的用法 具有中度或严重肾损伤或显著肝损伤患者，服用普伐他汀钠的初始剂量为每日 10mg，剂量增加应谨慎。

制剂

BP 2010: Pravastatin Tablets;
USP 33: Pravastatin Sodium Tablets.

专利制剂

Arg.: Pravacol; ***Austral.:*** Cholstat; Lipostat; Liprachol; Pravachol; Vastoran; ***Austria:*** Panchol; Pravachol†; Selipran†; ***Belg.:*** Merckprareduct†; Prareduct; Pravasine; ***Braz.:*** Mevalotin; Pravacol; ***Canad.:*** Pravachol; ***Chile:*** Pravacol; ***Cz.:*** Lipostat†; Vitastat; ***Denm.:*** Pravachol; ***Fin.:*** Pravachol; Pravafin†; Pravatragya†; ***Fr.:*** Elisor; Vasten; ***Ger.:*** Mevalotin; Prava Basics†; Prava-Q; Pravabeta; Pravagamma; PravaLich; Pravalip; Pravasin; ***Gr.:*** Antisterin; Asto-Chol; Cholipravin; Cosivatin; Defantum; Liplow; Lipoprav; Maxudin; Ositron; Panlipol; Pravachol; Pravadium; Pravafact; Pravahelp; Pravalen; Pravalip; Pravalong; Pravanox; Pravaxis; Pravedol; Pravin; Pravostin; Privast; Sosmin; Vastil; Zoter; Zyon; ***Hong Kong:*** Pravachol; ***Hung.:*** Nikron; Prastin†; Pravastar†; ***India:*** Pravator; ***Indon.:*** Cholespar; Koleskol; Mevachol; Novales; Pravachol; Pravinat; ***Irl.:*** Bellprav; ByStat; Cholstat†; Lipaprav; Lipostat; Pravalo†; Pravamel; Pravat; Pravitin; ***Israel:*** Lipidal†; Pravalip; ***Ital.:*** Aplactin; Prasterol; Pravaselect; Sanaprav; Selectin; Setac; Vasticor; ***Jpn:*** Mevalotin; ***Malaysia:*** Pratin; Pravachol; ***Mex.:*** Astin; Brakhor; Celuterol; Colpradin; Emival; Kenstatin; Kenvastin; Lexet; Loretsin; Mavitina; Novina; Paver; Piflaxan; Prascolend; Prasiver; Pravacol; Striacol; Tissulest; Tratinal; Tridanil-H; Valprastin; Vaprasil; Varlex; Vastoran; Xipral; ***Neth.:*** Lipitifi†; Lipratif; Pratiflip†; Pravandrea; Selektine; Statifil; Tifistat†; Vastatifix; ***Norw.:*** Pravachol; ***NZ:*** Lipostat†; Pravachol; ***Philipp.:*** Lipostat†; Pravaz; Stanidine†; ***Pol.:*** Apo-Prava†; Pravator; ***Port.:*** Lipra; Pravacol; Pritanol; Sanaprav; ***S.Afr.:*** Colite; Pranalip; Prava; ***Singapore:*** Pravachol; ***Spain:*** Bristacol; Lipemol; Liplat; Prareduct; Pravalipem†; Pritadol; ***Swed.:*** Pravachol; ***Switz.:*** Mevalotin; Pravalotin; Pravasta eco; Pravastax; Pravatine; Selipran; ***Thai.:*** Mevalotin; ***Turk.:*** Pravachol; Praxal; ***UK:*** Lipostat; ***USA:*** Pravachol; ***Venez.:*** Mevalotin; Pravacol.

多组分制剂 ***Canad.:*** PravASA; ***Fr.:*** Pravadual; ***Indon.:*** Novosta; ***Neth.:*** Selektine Plus†; ***USA:*** Pravigard PAC†.

Prazosin Hydrochloride (*BANM*, *USAN*, *rINNM*) 盐酸哌唑嗪

CP-12299-1; Furazosin Hydrochloride; Hidrocloruro de prazosina; Pratsosiinihydrokloridi; Prazosin Hidroklorür; Prazosine, chlorhydrate de; Prazosin-hydrochlorid; Prazosinhydroklorid; Prazosini hydrochloridum; Prazozin-hidroklorid; Prazozino hidrochloridas. 2-[4-(2-Furoyl)piperazin-1-yl]-6,7-dimethoxyquinazolin-4-ylamine hydrochloride.

Празозина Гидрохлорид

$C_{19}H_{21}N_5O_4,HCl = 419.9.$

CAS — 19216-56-9 (prazosin); 19237-84-4 (prazosin hydrochloride).

ATC — C02CA01.

ATC Vet — QC02CA01.

UNII — X0Z7454B90.

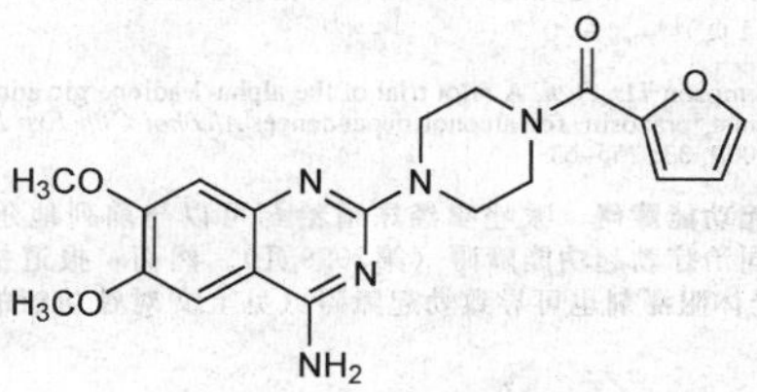

(*prazosin*)

Pharmacopoeias. In *Chin.*, *Eur.* (see p.vii), and *US.*

Ph. Eur. 6.8（Prazosin Hydrochloride） 白色或几乎白色粉末。极微溶于水；微溶于乙醇和甲醇；几乎不溶于丙酮。避光。

USP 33（Prazosin Hydrochloride） 白色至黄褐色粉末。微溶于水、二甲乙酰胺、二甲基甲酰胺和甲醇；极微溶于乙醇；几乎不溶于丙酮和氯仿。贮藏于密闭容器中。避光。

不良反应

盐酸哌唑嗪可能引起体位性低血压，即首次使用后出现休克，也可表现为心动过速。这个反应可在开始治疗时使用低剂量而避免，最好晚上服用（见下文**用途和用法**）。运动、热或摄入乙醇可能使血压低的反应加重。

更常见的不良反应包括头晕、困倦、头痛、无力、恶心和心悸，继续服用哌唑嗪或减小剂量可能使这些症状消失。其他不良反应有水肿、胸痛、呼吸困难、便秘、腹泻、呕吐、抑郁、神经质、失眠、眩晕、幻觉、感觉异常、鼻充血、鼻衄、口干、尿频、尿失禁、巩膜变红、视物模糊、耳鸣、肝酶值异常、胰腺炎、关节痛、脱发、扁平苔藓、皮疹、瘙痒和出汗。阳痿和阴茎异常勃起也有报道。

1. Carruthers SG. Adverse effects of α_1-adrenergic blocking drugs. *Drug Safety* 1994; **11:** 12–20.

对心血管系统的影响 继心动过速后出现的体位性低血压，有时也出现晕厥是首剂后的一个已明确的不良反应。1 名患者每日服用哌唑嗪后出现轻微低血压，后出现窦性心动过缓[1]。

胸痛是哌唑嗪的一个不良反应，但在一名用药物治疗创伤后精神障碍的患者的间歇性左侧胸痛的病例报道中[2]，没有低血压或心功能显著异常的证据，表明症状是非特异的。

1. Ball J. Symptomatic sinus bradycardia due to prazosin. *Lancet* 1994; **343:** 121.
2. Nuzhat SS, Osser DN. Chest pain in a young patient treated with prazosin for PTSD. *Am J Psychiatry* 2009; **166:** 618–19.

对胃肠道的影响 1 例正在服用哌唑嗪治疗的 52 岁患者，接受痔切除手术术后大便失禁症状加重，显然是因为肛门静息张力减小，大概是因为 α 受体阻滞导致平滑肌松弛。一旦停药，症状立刻停止。

1. Holmes SAV, *et al.* Faecal incontinence resulting from α_1-adrenoceptor blockade. *Lancet* 1990; **336:** 685–6.

对心理功能的影响 使用哌唑嗪治疗的 3 例患者出现的精神症状包括意识混乱、妄想和幻想[1]。2 例患者出现慢性肾衰竭，其他患者出现轻微肾损伤。有报道另一名患者给予哌唑嗪治疗创伤后精神障碍出现行为异常和分裂性症状[2]。也有报道同用多沙唑嗪出现急性精神病[3]。

1. Chin DKF, *et al.* Neuropsychiatric complications related to use of prazosin in patients with renal failure. *BMJ* 1986; **293:** 1347.
2. Reardon CL, Factor RM. Bizarre behavior in a patient treated with prazosin for PTSD. *Am J Psychiatry* 2008; **165:** 774–5.
3. Evans M, *et al.* Drug induced psychosis with doxazosin. *BMJ* 1997; **314:** 1869.

对性功能的影响 有报道称 α 受体阻滞剂对男性性功能、阴茎异常勃起和勃起障碍的影响复杂[1]。它们在阴茎通过阻断 α 肾上腺素受体而促进勃起，已试用于治疗勃起障碍（见下文**用途和用法**），但它们的降血压作用也可影响勃起功能，导致阳痿。α 受体阻滞剂对射精也有副作用，尽管这还不明确。

1. van Dijk MM, *et al.* Effects of α_1-adrenoceptor antagonists on male sexual function. *Drugs* 2006; **66:** 287–301.

超敏反应 1 位 70 岁妇女出现荨麻疹和血管性水肿[1]与服用哌唑嗪有关。

1. Ruzicka T, Ring J. Hypersensitivity to prazosin. *Lancet* 1983; **i:** 473–4.

红斑狼疮 一项研究报道服用哌唑嗪形成了抗核抗体[1]，但这与其他报道不符[2,3]，评论者认为这种联合作用有待证实[4]。没有证据表明出现红斑狼疮[1]。

1. Marshall AJ, *et al.* Positive antinuclear factor tests with prazosin. *BMJ* 1979; **1:** 165–6.
2. Wilson JD, *et al.* Antinuclear factor in patients on prazosin. *BMJ* 1979; **1:** 553–4.
3. Melkild A, Gaarder PI. Does prazosin induce formation of antinuclear factor? *BMJ* 1979; **1:** 620–1.
4. Kristensen BØ. Does prazosin induce formation of antinuclear factor? *BMJ* 1979; **1:** 621.

尿失禁 已有报道患者服用哌唑嗪出现尿失禁。Australian Adverse Drug Reactions Advisory Committee 对 56 名病例的分析报道[1]，指出使用哌唑嗪后尿失禁的典型症状出现于开始治疗的 1 或 2 天内，一直持续到停用药物或剂量减少。有时同 1 名患者也会出现紧张和欲望性尿失禁。56 名患者中 51 名是妇女并且大多数是老年人。一项对高血压妇女的研究[2]表明 49 名妇女有 40.8%出现尿失禁，她们都服用 α 受体阻滞剂（哌唑嗪、特拉唑嗪或多沙唑嗪），而对照组为 16.3%。失禁可能由于 α 肾上腺素受体阻滞剂导致的尿道压力减小。

有趣的是，服用哌唑嗪出现便失禁也有报道，见上文**对胃肠道的影响**。

1. Mathew TH, *et al.* Urinary incontinence secondary to prazosin. *Med J Aust* 1988; **148:** 305–6.
2. Marshall HJ, Beevers DG. α-Adrenoceptor blocking drugs and female urinary incontinence: prevalence and reversibility. *Br J Clin Pharmacol* 1996; **42:** 507–9.

不良反应的处置

若哌唑嗪过量，应在患者服用 1h 内使用活性炭。严重低血压也可能发生，处置应包括体位疗法和循环支持、胃肠外液体置换，如有必要，输注血管加压药。透析不能去除哌唑嗪。

注意事项

治疗使用哌唑嗪应谨慎，因为初始剂量后可能会有虚脱的危险。肝或肾损伤及老年患者应特别注意。

不推荐哌唑嗪用于治疗机械性梗阻引起的心力衰竭，如主动脉或二尖瓣狭窄、肺栓塞和限制性心包疾病。有心绞痛的患者也应谨慎。哌唑嗪可能会引起困倦或头晕，故这些患者不应驾驶或操作机器。

白内障手术 在白内障手术过程中发生手术中虹膜松弛综合征的警告见**盐酸坦洛新**下的**白内障手术**（第2117页）。

脑出血 出现 3 例脑出血患者首次服用 500μg 哌唑嗪后低血压伴有意识混乱[1]。

1. Lin M-S, Hsieh W-J. Prazosin-induced first-dose phenomenon possibly associated with hemorrhagic stroke: a report of three cases. *Drug Intell Clin Pharm* 1987; **21:** 723–6.

耐药性 虽然哌唑嗪可能对慢性心力衰竭患者起初有效，但一些研究[1,2]报道指出长期治疗后会对其血流动力学效应产生耐药性。这部分可能由于 α_1 肾上腺素受体的上调[3]。

1. Packer M, *et al.* Role of the renin-angiotensin system in the development of hemodynamic and clinical tolerance to long-term prazosin therapy in patients with severe chronic heart failure. *J Am Coll Cardiol* 1986; **7:** 671–80.
2. Bayliss J, *et al.* Clinical importance of the renin-angiotensin system in chronic heart failure: double blind comparison of captopril and prazosin. *BMJ* 1985; **290:** 1861–5.
3. Kersting F, *et al.* Preliminary evidence for the mechanism underlying the development of tolerance to prazosin in congestive heart failure: the α-agonistic properties of dobutamine unmasked by prazosin treatment. *J Cardiovasc Pharmacol* 1993; **21:** 537–43.

药物相互作用

哌唑嗪的降压作用可以通过合并使用利尿药、其他抗高血压药、乙醇和其他能引起低血压的药物而增强。服用β受体阻滞剂或钙通道阻滞剂的患者，首剂量低血压的危险可能会显著增加。

镇痛药 9例受试者中4例使用吲哚美辛可减少哌唑嗪诱导的低血压[1]。

1. Rubin P, *et al.* Studies on the clinical pharmacology of prazosin II: the influence of indomethacin and of propranolol on the action and disposition of prazosin. *Br J Clin Pharmacol* 1980; **10:** 33–9.

抗抑郁药和抗精神病药 服用阿米替林和氯丙嗪的患者使用哌唑嗪后出现急性精神激动[1]。停用哌唑嗪后症状会快速稳定下来。抗抑郁药和抗精神病药可增强哌唑嗪和其他α受体阻滞剂的降压作用。

1. Bolli P, Simpson FO. New vasodilator drugs for hypertension. *BMJ* 1974; **1:** 637.

钙通道阻滞剂 据报道同时给予血压正常的受试者哌唑嗪和维拉帕米会产生增强的降压作用，这个作用可以部分归结为哌唑嗪生物利用度的提高[1]。另据报道哌唑嗪和硝苯地平[2,3]的联合使用也会明显的增强降压反应，尽管这些报道的可靠性还有待进一步证实[4]。

1. Pasanisi F, *et al.* Combined alpha adrenoceptor antagonism and calcium channel blockade in normal subjects. *Clin Pharmacol Ther* 1984; **36:** 716–23.
2. Jee LD, Opie LH. Acute hypotensive response to nifedipine added to prazosin in treatment of hypertension. *BMJ* 1983; **287:** 1514.
3. Jee LD, Opie LH. Acute hypotensive response to nifedipine added to prazosin. *BMJ* 1984; **288:** 238–9.
4. Elliott HL, *et al.* Acute hypotensive response to nifedipine added to prazosin. *BMJ* 1984; **288:** 238.

地高辛 参考哌唑嗪对血浆地高辛浓度的影响，详见**地高辛**项下的**α受体阻滞剂**，第1216页。

药动学

哌唑嗪易从胃肠道吸收，口服之后血药浓度达峰时间为1～3h。据报道哌唑嗪的生物利用度为43%～85%。哌唑嗪与血浆蛋白高度结合。主要在肝内代谢，而且据报道一些代谢物也有降血压活性。它以代谢产物排泄，有5%～11%以原形主要通过胆汁经粪便排泄。不到10%的哌唑嗪从尿排出体外。少量的哌唑嗪通过乳汁排泄。这个持续时间比从相对比较短的2～4h的血浆半衰期预测出的要长。据报道对于心力衰竭的患者半衰期会增长到7h。

老年人 哌唑嗪的生物利用度在老年人中明显降低，与年轻人相比到达体循环的原形药物降低40%[1]。这主要归因于胃肠道吸收的减少。在老年人中半衰期也会延长，这主要与平衡状态分布容积的增加有关系。但是一般不认为这些影响有重要的临床意义。

1. Rubin PC, *et al.* Prazosin disposition in young and elderly subjects. *Br J Clin Pharmacol* 1981; **12:** 401–4.

蛋白结合 尽管一项研究[1]发现80%～85%的哌唑嗪与血清白蛋白相结合，而只有10%～30%的与体外α_1-酸糖蛋白相结合，但是不考虑体内结合蛋白之间的潜在作用；与α_1-酸糖蛋白的结合在临床实践中更有意义。后来的研究[2]表明术前和术后哌唑嗪的蛋白结合与糖蛋白浓度的变化有关。

1. Brunner F, Müller WE. Prazosin binding to human α_1-acid glycoprotein (orosomucoid), human serum albumin, and human serum: further characterisation of the 'single drug binding site' of orosomucoid. *J Pharm Pharmacol* 1985; **37:** 305–9.
2. Sager G, *et al.* Binding of prazosin and propranolol at variable α_1-acid glycoprotein and albumin concentrations. *Br J Clin Pharmacol* 1989; **27:** 229–34.

用途和用法

哌唑嗪是选择性α_1-肾上腺素受体阻滞剂（第1114页）。用于治疗高血压（第1131页）和雷诺综合征（见下文**外周血管疾病**）以及缓解良性前列腺增生的尿路梗塞症状（第2098页）。也可以用来治疗心力衰竭（第1127页）。

哌唑嗪会引起小动脉和静脉的外周扩张以及外周阻力的减小，通常不伴随反射性心动过速的发生。哌唑嗪能降低站立和仰卧血压，并对舒张压有很大的影响。据报道哌唑嗪对肾血流量或肾小球滤过率没有影响并且对高血压病人的心排血量几乎没有影响。对于心力衰竭患者，哌唑嗪能降低心脏的前负荷与后负荷并能提高心排血量，尽管会产生耐受性。对于良性前列腺增生症，哌唑嗪可以通过降低前列腺和膀胱颈中平滑肌的紧张度来缓解尿路梗阻的症状。

哌唑嗪口服以盐酸化合物的形式给药，但是剂量通常以碱基来表达。1.1mg盐酸哌唑嗪相当于1mg哌唑嗪。口服给药之后降压作用在2～4h之内显现出来，并且可以持续几个小时。所有的效应在4～6周后都可以呈现出来。

在晚上给予低的初始剂量，可以减轻有些患者在首次服药之后出现虚脱的风险（详见上文**不良反应**）。对于老年人以及肾或肝功能不全者需要减少剂量。

治疗**高血压**，在英国，一般初始剂量是每日2～3次，每次500μg，服用3～7天；如果产生了耐药性，剂量可增加到每日2～3次，每次1mg，再服用3～7天，此后根据患者的反应逐渐增加剂量，通常最大剂量是每日20mg，分次服用。在美国，推荐剂量是每日2～3次，每次1mg，一直到剂量达到每日40mg，分次服用；但是正常的维持剂量为每日6～15mg，每日1次。对于同时服用其他抗高血压药物的患者来说需要的剂量比较小。控释制剂每日只需服用一次。

治疗**雷诺综合征**与**良性前列腺增生症**，初始剂量每次500μg，每日2次，以后增加至一个维持剂量，但是不能超过每日2mg，每日2次。

治疗**心力衰竭**，初始剂量为每次500μg，每日2～4次，并根据患者的反应逐渐增加剂量；通常的维持剂量为每日4～20mg，每日1次。

酒精依赖 哌唑嗪被研究用于酒精依赖患者的戒断（第1551页）[1]。

1. Simpson TL, *et al.* A pilot trial of the alpha-1 adrenergic antagonist, prazosin, for alcohol dependence. *Alcohol Clin Exp Res* 2009; **33:** 255–63.

勃起功能障碍 哌唑嗪经尿道给药可以与前列地尔[1]共同治疗勃起功能障碍（第2099页）。然而，报道指出α受体阻滞剂也可导致勃起障碍（见上文**对性功能的影响**）。

1. Peterson CA, *et al.* Erectile response to transurethral alprostadil, prazosin and alprostadil-prazosin combinations. *J Urol (Baltimore)* 1998; **159:** 1523–8.

家族性地中海热 家族性地中海热（第530页）通常用预防剂秋水仙碱来治疗，但是它的使用受到不良反应的限制。一名16岁的日本患者每日用3mg哌唑嗪来治疗[1]，在开始治疗1年多以后，病情不再发作了，但是停药后又复发。

1. Kataoka H, *et al.* Treating familial Mediterranean fever with prazosin hydrochloride. *Ann Intern Med* 1998; **129:** 424–5.

肌肉痛性痉挛 骨骼肌痛性痉挛可能发生在血液透析期间，可能由于交感神经系统的激活。据报道哌唑嗪[1]可以减少5名患者中有4名血液透析引起的肌肉痛性痉挛。但是据报道低血压发生率的增加，限制了它治疗此症的使用。

1. Sidhom OA, *et al.* Low-dose prazosin in patients with muscle cramps during hemodialysis. *Clin Pharmacol Ther* 1994; **56:** 445–51.

外周血管疾病 α受体阻滞剂，包括哌唑嗪，可以用于雷诺综合征的治疗（见第1147页**动脉痉挛性疾病**）。针对哌唑嗪益处的研究产生了不同的结果。据报道7名患者每日给予2mg的哌唑嗪之后，有5名在发作次数和持续时间上都有短期的减少，但是只有1例患者痊愈了，而且几乎没有人可以忍受每日超过6mg的剂量[1]。在持续2个月的治疗期间没有什么改进。据报道大部分患者[2,3]每日服用2～3次1mg哌唑嗪之后病情都有所改善，一项研究表明哌唑嗪对于原发性雷诺综合征的治疗效果比继发性的要好[2]。后来的研究表明高剂量的哌唑嗪（每日3次，2～4mg）并不比每日3次服用1mg的剂量更有效，并且不良反应的发生率会更高[4]。综上所述[5]哌唑嗪对于治疗继发于硬皮症的雷诺综合征有一定的效果。

1. Nielsen SL, *et al.* Prazosin treatment of primary Raynaud's phenomenon. *Eur J Clin Pharmacol* 1983; **24:** 421–3.
2. Allegra C, *et al.* Pharmacological treatment of Raynaud's phenomenon: a new therapeutic approach. *Curr Ther Res* 1986; **40:** 303–11.
3. Wollersheim H, *et al.* Double-blind, placebo-controlled study of prazosin in Raynaud's phenomenon. *Clin Pharmacol Ther* 1986, **40:** 219–25.
4. Wollersheim H, Thien T. Dose-response study of prazosin in Raynaud's phenomenon: clinical effectiveness versus side effects. *J Clin Pharmacol* 1988; **28:** 1089–93.
5. Harding SE, *et al.* Prazosin for Raynaud's phenomenon in progressive systemic sclerosis. Available in The Cochrane Database of Systematic Reviews; Issue 2. Chichester: John Wiley; 1998 (accessed 24/06/05).

创伤后应激障碍 创伤后应激障碍（PTSD，见第926页）通常使用精神疗法或选择性5-羟色胺再吸收抑制剂等药物来治疗。增强的α_1-肾上腺素能受体可能是一个参与因素，几项研究表明哌唑嗪治疗此种条件下的患者可增加梦魇和睡眠干扰[1～3]。据报道哌唑嗪[4]能减少所有参加一个小型6周开放性试验的全部5例患者的梦魇；剂量范围从晚上服用1mg到早晚各服2mg。在对一群慢性治疗抵抗症状的退伍军人的一次回顾性调查中[5]发现有类似的改善，必要时哌唑嗪的剂量可逐渐从1mg增加到最大剂量每日20mg；在一项安慰剂对照研究中[6]，相似患者在夜间给予剂量达15mg。另一项小规模研究[7]和一个案例报道[8]中报道获益；剂量从晚上1mg到每日10mg，分2次服用。另一项涉及62例PTSD患者用哌唑嗪治疗、172例用喹硫平治疗的回顾性综述的队列研究发现两药的短期益处相同[9]，但哌唑嗪耐受性更好并且患者更少停止治疗，故该组长期疗效当然更好。

1. Dierks MR, *et al.* Prazosin treatment of nightmares related to posttraumatic stress disorder. *Ann Pharmacother* 2007; **41:** 1013–17.
2. Taylor HR, *et al.* Prazosin for treatment of nightmares related to posttraumatic stress disorder. *Am J Health-Syst Pharm* 2008; **65:** 716–22.
3. Miller LJ. Prazosin for the treatment of posttraumatic stress disorder sleep disturbances. *Pharmacotherapy* 2008; **28:** 656–66.
4. Taylor F, Raskind MA. The α_1-adrenergic antagonist prazosin improves sleep and nightmares in civilian trauma posttraumatic stress disorder. *J Clin Psychopharmacol* 2002; **22:** 82–5.
5. Raskind MA, *et al.* Prazosin reduces nightmares in combat veterans with posttraumatic stress disorder. *J Clin Psychiatry* 2002; **63:** 565–8.
6. Raskind MA, *et al.* A parallel group placebo controlled study of prazosin for trauma nightmares and sleep disturbance in combat veterans with post-traumatic stress disorder. *Biol Psychiatry* 2007; **61:** 928–34.
7. Raskind MA, *et al.* Reduction of nightmares and other PTSD symptoms in combat veterans by prazosin: a placebo-controlled study. *Am J Psychiatry* 2003; **160:** 371–3.
8. Griffith LJ. Case report: use of prazosin for treatment of posttraumatic stress disorder. *Am Fam Physician* 2005; **72:** 758, 761.
9. Byers MG, *et al.* Prazosin versus quetiapine for nighttime posttraumatic stress disorder symptoms in veterans: an assessment of long-term comparative effectiveness and safety. *J Clin Psychopharmacol* 2010; **30:** 225–9.

肾结石 α受体阻滞剂在肾结石的可能用途，见**盐酸坦洛新下**，第2118页。

蝎蜇 印度红蝎（*Meso-buthus tamulus*）的蜇伤存在潜在的致命危险。蝎毒是有力的交感神经刺激素，能导致循环中儿茶酚胺类升高、高血压、心律失常、肺水肿及以循环衰竭。抗蛇毒素的有效性不可靠，但可治疗心脏毒性作用（详见第2157页）。哌唑嗪的口服给药是有益的而且除了严重肺水肿的情况外已经被推荐[1,2]为一线治疗药。在其他国家，哌唑嗪也用来治疗危险蝎子蜇伤的治疗[3～5]。

1. Bawaskar HS, Bawaskar PH. Scorpion envenoming and the cardiovascular system. *Trop Doct* 1997; **27:** 6–9.
2. Bawaskar HS, Bawaskar PH. Utility of scorpion antivenin vs prazosin in the management of severe Mesobuthus tamulus (Indian red scorpion) envenoming at rural setting. *J Assoc Physicians India* 2007; **55:** 14–21.
3. Koseoglu Z, Koseoglu A. Use of prazosin in the treatment of scorpion envenomation. *Am J Ther* 2006; **13:** 285–7.
4. Al-Asmari AK, *et al.* Role of prazosin on cardiovascular manifestations and pulmonary edema following severe scorpion stings in Saudi Arabia. *Saudi Med J* 2008; **29:** 299–302.
5. Peker E, *et al.* Prazosin treatment in the management of scorpion envenomation. *Hum Exp Toxicol* 2010; **29:** 231–3.

制剂

BP 2010: Prazosin Tablets;
USP 33: Prazosin Hydrochloride Capsules.

专利制剂

Arg.: Decliten; Minipres†; ***Austral.:*** Minipress; Pratsiol†; Pressin; ***Austria:*** Minipress; ***Belg.:*** Minipress; ***Braz.:*** Minipress; ***Canad.:*** Apo-Prazo; Minipress; Novo-Prazin; Nu-Prazo; ***Cz.:*** Deprazolin†; ***Denm.:*** Hexapress†; Prazac†; ***Fin.:*** Peripress†; Pratsiol; ***Fr.:*** Alpress; Minipress; ***Ger.:*** Adversuten; duramipress†; Minipress†; ***Gr.:*** Minipress; ***Hong Kong:*** Apo-Prazo; CP-Prazo; Hyprosin; Minipress; Mizosin†; ***Hung.:*** Huma-Prazin†; Minipress; ***India:*** Minipress; Prazocip; ***Irl.:*** Hypovase; ***Israel:*** Hypotens†; ***Jpn:*** Minipress†; ***Malaysia:*** Atodel; Minipress; Minison; ***Mex.:*** Anapres†; Ensibest; Minipres; Sinozzard; ***NZ:*** Apo-Prazo; Hyprosin†; Pratsiol; ***Pol.:*** Polpressin†; ***S.Afr.:*** Minipress†; Pratsiol; ***Singapore:*** Apo-Prazo; Minipress; ***Spain:*** Minipres; ***Switz.:*** Minipress†; ***Thai.:*** Atodel; Hyposin; Lopress; Minipress; Parabowl†; Polypress; Pressin; ***Turk.:*** Minipress; ***UK:*** Hypovase; ***USA:*** Minipress; ***Venez.:*** Minpres.

多组分制剂 ***USA:*** Minizide†.

Probucol (*BAN*, *USAN*, *rINN*) 普罗布考

DH-581; Probucolum. 4,4′-(Isopropylidenedithio)bis(2,6-di-*tert*-butylphenol).

Пробукол

$C_{31}H_{48}O_2S_2$ = 516.8.

CAS — 23288-49-5.

ATC — C10AX02.

ATC Vet — QC10AX02.

UNII — P3CTH044XJ.

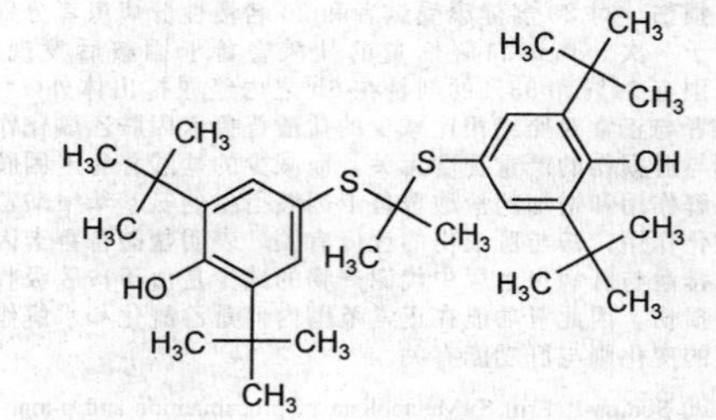

Pharmacopoeias. In *Chin.* and *US.*

USP 33 (Probucol) 白色至灰白色结晶性粉末。不溶于水；可溶于乙醇和石油醚；易溶于氯仿和丙醇。避光。

简介

普罗布考作为脂类调节药可用于治疗高脂血症（第1129页）。它通过降低低密度脂蛋白-胆固醇和高密度脂蛋白-胆固醇浓度而降低血浆总胆固醇浓度，但对甘油三酯和极低密度脂蛋白-胆固醇浓度几乎没有影响。它也被用来阻止再灌注和血管重建操作后的再狭窄以及硬皮病。

再灌注与血管重建操作 再狭窄一般发生在经皮冠状动脉重建术操作（第1140页）的使用之后，许多药物已经用于它的预防。据报道这个过程之前几周使用普罗布考能降低冠状动脉血管成形术[1]之后的再狭窄率，而且能降低重复介入的需要[1,2]，尽管另一项研究发现没有效果[3]。

1. Tardif J-C, *et al.* Probucol and multivitamins in the prevention of restenosis after coronary angioplasty. *N Engl J Med* 1997; **337:** 365–72.
2. Daida H, *et al.* Effect of probucol on repeat revascularization rate after percutaneous transluminal coronary angioplasty (from the Probucol Angioplasty Restenosis Trial [PART]). *Am J Cardiol* 2000; **86:** 550–2.
3. Nunes GL, *et al.* Role of probucol in inhibiting intimal hyperplasia after coronary stent implantation: a randomized study. Abstract: *Am Heart J* 2006; **152:** 914. Full version: http://www.ahjonline.com/article/S0002-8703(06)00463-7/pdf (accessed 07/08/07)

制剂

USP 33: Probucol Tablets.

专利制剂

Canad.: Lorelco; ***Port.:*** Lisosterol†.

Procainamide Hydrochloride (*BANM, rINNM*) 盐酸普鲁卡因胺

Hidrocloruro de procainimida; Novocainamidum; Procaïnamide, chlorhydrate de; Procainamidi Chloridum; Procainamidi hydrochloridum; Prokaiiniamidihydrokloridi; Prokainamid-hidroklorid; Prokainamid-hydrochlorid; Prokainamidhydroklorid; Prokainamido hidrochloridas; Prokainamidu chlorowodorek. 4-Amino-*N*-(2-diethylaminoethyl)benzamide hydrochloride.

Прокаинамида Гидрохлорид

$C_{13}H_{21}N_3O,HCl = 271.8.$

CAS — 51-06-9 (procainamide); 614-39-1 (procainamide hydrochloride).

ATC — C01BA02.

ATC Vet — QC01BA02.

UNII — SI4064O0LX.

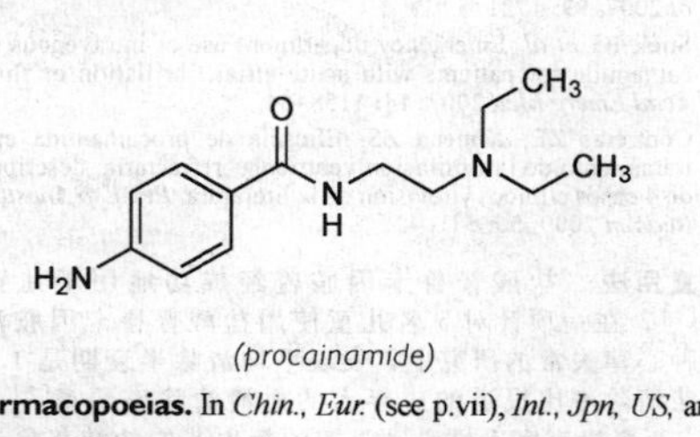

(procainamide)

Pharmacopoeias. In *Chin., Eur.* (see p.vii), *Int., Jpn, US,* and *Viet.*

Ph. Eur. 6.8 (Procainamide Hydrochloride) 白色或淡黄色结晶性粉末，有一定的吸湿性。极易溶于水；易溶于乙醇；微溶于丙酮。10%水溶液的 pH 值为 5.6～6.3。贮藏于密闭容器中。避光。

USP 33 (Procainamide Hydrochloride) 白色至黄褐色无臭结晶性粉末。极易溶解于水；溶于乙醇；微溶于氯仿；极微溶于乙醚和苯。10%水溶液的 pH 值为 5.0～6.5。贮藏于 25℃ 的密闭容器中，允许偏差为 15～30℃。

稳定性 盐酸普鲁卡因胺在中性溶液（如氯化钠）中比在酸性溶液（如葡萄糖）中更加稳定，但是需要静脉注射盐酸普鲁卡因胺的患者，经常有心力衰竭而不能耐受氯化钠注射增加的钠负荷。可以通过碳酸氢钠中和或在5℃下贮藏来提高盐酸普鲁卡因胺在 5%葡萄糖中的稳定性。如果葡萄糖预先经过了中和，那么盐酸普鲁卡因胺的浓度会 24h 维持在初始浓度的 90%以上，必要时延长稳定性的这种方法要比冷冻法更实际[1]。

盐酸普鲁卡因胺和 5%葡萄糖形成的混合物显示为α-转葡萄糖基酶与 β-转葡萄糖基酶[2]的混合物，通过这种方法在室温下 10h 之后 10%～15%的盐酸普鲁卡因胺会消失。

从盐酸普鲁卡因胺胶囊制备的口服液[3]，包含5mg/ml、50mg/ml 或 100mg/ml 盐酸化合物，当贮藏在 4～6℃时，至少能稳定 6 个月。

1. Raymond GG, *et al.* Stability of procainamide hydrochloride in neutralized 5% dextrose injection. *Am J Hosp Pharm* 1988; **45:** 2513–17.
2. Sianipar A, *et al.* Chemical incompatibility between procainamide hydrochloride and glucose following intravenous admixture. *J Pharm Pharmacol* 1994; **46:** 951–5.
3. Metras JI, *et al.* Stability of procainamide hydrochloride in an extemporaneously compounded oral liquid. *Am J Hosp Pharm* 1992; **49:** 1720–4.

不良反应

静脉注射盐酸普鲁卡因胺以及超剂量使用时会产生心脏效应。快速静脉注射会导致严重低血压、心室纤维性颤动以及心搏暂停。高浓度可引起心脏传导受损。

盐酸普鲁卡因胺的超敏反应很常见。盐酸普鲁卡因胺是药物造成系统性红斑狼疮（SLE）的常见原因，并且据报道在长期使用期间发病率高达 30%。在很多患者中检测出了抗核抗体，但是它们不一定产生 SLE 的症状，包括关节痛、关节炎、肌痛、胸膜渗漏、心包炎和发热。据报道出现粒细胞缺乏症、嗜酸性细胞增多症、中性粒细胞减少症、血小板减少症以及溶血性贫血。其他的不一定与 SLE 有关的超敏反应症状也会发生，包括肝肿大、血管性水肿、瘙痒、荨麻疹、皮疹、面红以及血丙种球蛋白增多症。

较高的口服剂量常见的不良反应包括食欲缺乏、恶心、呕吐、口苦和腹泻。据报道对 CNS 的影响包括精神抑郁、头晕以及幻觉等。

不良反应发生率 Boston Collaborative Drug Surveillance Program 中 488 例住院患者服用了盐酸普鲁卡因胺，45 人发生的急性不良反应归因于这种药物[1]。危及生命的反应包括 3 例心脏传导阻滞、2 例心动过速以及 2 例心动过缓和（或）低血压。其他的不良反应包括 19 例胃肠不适、8 例发热、5 例心动过缓和低血压、3 例心动过速、1 例心脏传导阻滞、1 例嗜酸性红细胞增多以及 1 例皮疹。

1. Lawson DH, Jick H. Adverse reactions to procainamide. *Br J Clin Pharmacol* 1977; **4:** 507–11.

对血液的影响 据报道在盐酸普鲁卡因胺治疗期间对血液有不利的影响包括中性粒细胞减少[1~3]、粒细胞缺乏症[2~6]、血小板减少症[5]、溶血性贫血[7]以及全血细胞减少症[8]。这些减少症通常在盐酸普鲁卡因胺停药后就会消失，虽然据报道也有一些死亡的案例[3,4]。服用控释制剂的患者更有可能发生粒细胞缺乏症或严重中性粒细胞减少症[2,6]，但是在其他方面控释制剂和常规制剂之间并没有什么区别[3]。在一项大型研究中[9]已经发现盐酸普鲁卡因胺会增加粒细胞缺乏症的发生。尽管不能对危险进行精确估计，但是数量级大约是到用药 1 周时每百万中有 3 个。这个危险发生率是很低的，而且与治疗的初始选择关联性很小。

1. Riker J, *et al.* Bone marrow granulomas and neutropenia associated with procainamide. *Arch Intern Med* 1978; **138:** 1731–2.
2. Ellrodt AG, *et al.* Severe neutropenia associated with sustained-release procainamide. *Ann Intern Med* 1984; **100:** 197–201.
3. Meyers DG, *et al.* Severe neutropenia associated with procainamide: comparison of sustained release and conventional preparations. *Am Heart J* 1985; **109:** 1393–5.
4. Fleet S. Agranulocytosis, procainamide, and phenytoin. *Ann Intern Med* 1984; **100:** 616–17.
5. Christensen DJ, *et al.* Agranulocytosis, thrombocytopenia, and procainamide. *Ann Intern Med* 1984; **100:** 918.
6. Thompson JF, *et al.* Procainamide agranulocytosis: a case report and review of the literature. *Curr Ther Res* 1988; **44:** 872–81.
7. Kleinman S, *et al.* Positive direct antiglobulin tests and immune hemolytic anemia in patients receiving procainamide. *N Engl J Med* 1984; **311:** 809–12.
8. Bluming AZ, *et al.* Severe transient pancytopenia associated with procainamide ingestion. *JAMA* 1976; **236:** 2520–1.
9. Kelly JP, *et al.* Risks of agranulocytosis and aplastic anemia in relation to the use of cardiovascular drugs: The International Agranulocytosis and Aplastic Anemia Study. *Clin Pharmacol Ther* 1991; **49:** 330–41.

对胃肠道的影响 当盐酸普鲁卡因胺经口服或静脉给药时在糖尿病患者中会出现假性肠梗阻。据说盐酸普鲁卡因胺的抗胆碱作用以及糖尿病症状都归因于胃肠道的严重动力不足[1]。

1. Peterson AM, *et al.* Procainamide-induced pseudo-obstruction in a diabetic patient. *DICP Ann Pharmacother* 1991; **25:** 1334–5.

对心脏的影响 普鲁卡因胺可延长 QT 间期，并与尖端扭转型心动过速的发生有关[1,2]，也有肾损伤患者发生致命性心血管毒性的报道[3]。毒性与主要代谢产物 *N*-乙酰普鲁卡因胺血蓄积有关，血液透析已用来降低血浆浓度并控制症状[1,4]，但其是否有用仍有争议（见下文**不良反应的处置**项下**透析**）。然而，1 名患者尽管普鲁卡因胺和 *N*-乙酰普鲁卡因胺血浆浓度在治疗范围内，仍发生相关症状[2]。

1. Nguyen KPV, *et al.* N-Acetylprocainamide, torsades de pointes, and hemodialysis. *Ann Intern Med* 1986; **104:** 283–4.
2. Habbab MA, El-Sherif N. Drug-induced torsades de pointes: role of early afterdepolarizations and dispersion of repolarization. *Am J Med* 1990; **89:** 241–6.
3. Vlasses PH, *et al.* Lethal accumulation of procainamide metabolite in severe renal insufficiency. *Am J Nephrol* 1986; **6:** 112–16.
4. Stevenson WG, Weiss J. Torsades de pointes due to N-acetylprocainamide. *Pacing Clin Electrophysiol* 1985; **8:** 528–31.

对肝脏的影响 有许多关于患者服用盐酸普鲁卡因胺后由于超敏反应引起的肉芽肿性肝炎[1]和肝内胆汁淤积[2,3]的报道。也会产生发热及肝酶值的升高。这些反应在盐酸普鲁卡因胺停药后就会消失。

1. Rotmensch HH, *et al.* Granulomatous hepatitis: a hypersensitivity response to procainamide. *Ann Intern Med* 1978; **89:** 646–7.
2. Ahn C-S, Tow DE. Intrahepatic cholestasis due to hypersensitivity reaction to procainamide. *Arch Intern Med* 1990; **150:** 2589–90.
3. Chuang LC, *et al.* Possible case of procainamide-induced intrahepatic cholestatic jaundice. *Ann Pharmacother* 1993; **27:** 434–7.

对心理功能的影响 据报道患者在服用盐酸普鲁卡因胺后会出现急性精神病[1]。

1. Bizjak ED, *et al.* Procainamide-induced psychosis: a case report and review of the literature. *Ann Pharmacother* 1999; **33:** 948–51.

对肌肉的影响 盐酸普鲁卡因胺可以影响神经肌肉传递，有一些关于患者服用盐酸普鲁卡因胺后出现全面骨骼肌无力的报道[1~3]。其中 2 例患者与开始治疗之后产生的呼吸衰竭[1,2]有关。在 1 例患者中盐酸普鲁卡因胺的浓度以及它的代谢产物 *N*-乙酰代谢物超过了正常的有效药浓度范围，快速循环腹膜透析可以用来清除药物[2]。出现不利的肌肉症状是普鲁卡因胺诱导红斑狼疮的一个特征（见下文），但是这些症状通常在长期治疗中才会出现。

1. Lewis CA, *et al.* Myopathy after short term administration of procainamide. *BMJ* 1986; **292:** 593–4.
2. Javaheri S, *et al.* Diaphragmatic paralysis. *Am J Med* 1989; **86:** 623–4.
3. Sayler DJ, DeJong DJ. Possible procainamide-induced myopathy. *DICP Ann Pharmacother* 1991; **25:** 436.

红斑狼疮 盐酸普鲁卡因胺是药物诱发红斑狼疮最常见的原因之一[1~3]。大部分治疗 1 年以上的患者体内都有抗核抗体可检测到，但是只在 20%的患者中会发生临床症状。慢乙酰化个体比快乙酰化个体更容易产生抗体，但这与临床症状的发生不一定有关系[4]。临床症状可能包括发热、多关节炎、关节痛、肌痛、胸膜肺和心包特征，而且通常在盐酸普鲁卡因胺停药后就会自动消失。

1. Price EJ, Venables PJW. Drug-induced lupus. *Drug Safety* 1995; **12:** 283–90.
2. Rubin RL. Drug-induced lupus. *Toxicology* 2005; **209:** 135–47.
3. Woosley RL, *et al.* Effect of acetylator phenotype on the rate at which procainamide induces antinuclear antibodies and the lupus syndrome. *N Engl J Med* 1978; **298:** 1157–9.
4. Mongey A-B, *et al.* Acetylation status is associated with serological changes but not clinically significant disease in patients receiving procainamide. *J Rheumatol* 1999; **26:** 1721–6.

不良反应的处置

普鲁卡因胺超剂量后的治疗主要是对症治疗和支持治疗。如果患者在服用 1h 之内出现症状可以考虑活性炭。应该监视超声心电图、血压和肾功能。支持性的措施包括低血压的校正、辅助通气和电起搏。血液透析或血液灌流能加速盐酸普鲁卡因胺和 *N*-乙酰普鲁卡因胺的清除。

系统性红斑狼疮对盐酸普鲁卡因胺停药反应正常，但是可能需要皮质激素治疗。

透析 在英国，National Poisons Information Service 不推荐用血液透析或血液滤过来治疗 Ⅰa 类抗心律失常药中毒。但普鲁卡因胺和 *N*-乙酰普鲁卡因胺可由血液透析清除，有利用血液透析治疗普鲁卡因胺中毒成功的报

道[1~4]。尽管如此，常规用血液透析的患者可发生中毒，说明仍会发生累积[2,5,6]，而且透析后血浆浓度重新增加也有报道[4,7]。血液灌流[5,7]和血液滤过[6]也曾使用，可能更有效。腹膜透析也可以清除少量普鲁卡因胺和 N-乙酰普鲁卡因胺[7]，有一篇报道[8]称，在 1 名患者身上成功使用快速循环腹膜透析，该患者因发生普鲁卡因胺诱导的膈神经麻痹而需要持续腹膜透析。

1. Atkinson AJ, *et al.* Hemodialysis for severe procainamide toxicity: clinical and pharmacokinetic observations. *Clin Pharmacol Ther* 1976; **20:** 585–92.
2. Stevenson WG, Weiss J. Torsades de pointes due to N-acetylprocainamide. *Pacing Clin Electrophysiol* 1985; **8:** 528–31.
3. Nguyen KPV, *et al.* N-Acetylprocainamide, torsades de pointes, and hemodialysis. *Ann Intern Med* 1986; **104:** 283–4.
4. Rosansky SJ, Brady ME. Procainamide toxicity in a patient with acute renal failure. *Am J Kidney Dis* 1986; **7:** 502–6.
5. Braden GL, *et al.* Hemoperfusion for treatment of N-acetylprocainamide intoxication. *Ann Intern Med* 1986; **105:** 64–5.
6. Domoto DT, *et al.* Removal of toxic levels of N-acetylprocainamide with continuous arteriovenous hemofiltration or continuous arteriovenous hemodiafiltration. *Ann Intern Med* 1987; **106:** 550–2.
7. Low CL, *et al.* Relative efficacy of haemoperfusion, haemodialysis and CAPD in the removal of procainamide and NAPA in a patient with severe procainamide toxicity. *Nephrol Dial Transplant* 1996; **11:** 881–4.
8. Javaheri S, *et al.* Diaphragmatic paralysis. *Am J Med* 1989; **86:** 623–4.

注意事项

盐酸普鲁卡因胺不能用于心脏传导阻滞（除非患者戴有起搏器）或系统性红斑狼疮的患者，对于心肌损伤或严重器质性心脏病的患者要慎用。建议盐酸普鲁卡因胺禁用于心力衰竭和低血压患者。如果服用了盐酸普鲁卡因胺，扭转型室性心动过速的患者病情会恶化。如果盐酸普鲁卡因胺用来治疗房性心动过速，那么就必须用地高辛进行预处理。盐酸普鲁卡因胺最好不用于重症肌无力或地高辛中毒的患者。在普鲁卡因和普鲁卡因胺之间存在交叉过敏。

在心力衰竭或肝或肾功能受损的患者中可能会发生盐酸普鲁卡因胺的蓄积，所以对于这些患者必须减少剂量。

在治疗期间必须有规律地进行血细胞计数、红斑狼疮和血清抗核因子的检查。

静脉内给予盐酸普鲁卡因胺可能导致严重的低血压；因此应缓慢注射，并监测血压和心电图。

哺乳 有位妇女每日 4 次服用 500mg 的盐酸普鲁卡因胺后，有证据显示盐酸普鲁卡因胺和 N-乙酰普鲁卡因胺都会在母乳中蓄积[1]。在 15h 内每隔 3h 对母乳和血清进行取样。药物和代谢产物的平均血清浓度分别是 1.1μg/ml 和 1.6μg/ml；母乳中药物和代谢产物的平均浓度分别是 5.4μg/ml 和 3.5μg/ml。平均母乳：血清的比值分别是 4.1（1.0～7.3）和 3.8（1.0～6.2）。但是一般认为婴儿的摄入量不会产生临床上有意义的血清浓度。尽管注册药品信息申明哺乳期的妇女应避免使用盐酸普鲁卡因胺，但并没有关于婴儿不良反应的报道，而且 American Academy of Pediatrics[2] 认为它可用于哺乳期妇女。

1. Pittard WB, Glazier H. Procainamide excretion in human milk. *J Pediatr* 1983; **102:** 631–3.
2. American Academy of Pediatrics. The transfer of drugs and other chemicals into human milk. *Pediatrics* 2001; **108:** 776–89. [Retired May 2010] Correction. *ibid.*; 1029. Also available at: http://aappolicy.aappublications.org/cgi/content/full/pediatrics%3b108/3/776 (accessed 10/07/07)

药物相互作用

盐酸普鲁卡因胺能增强抗高血压药、其他抗心律失常药和致心律失常药、抗蕈碱药以及神经肌肉阻滞剂的作用，能减小拟副交感神经药（如新斯的明）的作用。盐酸普鲁卡因胺通过肾小管主动分泌，并且可能与同种途径分泌的药物有相互作用，如西咪替丁和甲氧苄啶。

乙醇 乙醇能增加盐酸普鲁卡因胺的机体总清除率[1]，并能缩短其消除半衰期。盐酸普鲁卡因胺的乙酰化率，也相应增加并导致了药物以活性代谢物 N-乙酰普鲁卡因胺的形式呈现的比率的增加。

1. Olsen H, Mørland J. Ethanol-induced increase in procainamide acetylation in man. *Br J Clin Pharmacol* 1982; **13:** 203–8.

抗酸药 有报道[1]健康受试者给予普鲁卡因胺和白陶土后，普鲁卡因胺可被某些抗酸药吸附，并降低其生物利用度，作者建议普鲁卡因胺和吸附剂不能同时使用。

1. Al-Shora HI, *et al.* Interactions of procainamide, verapamil, guanethidine and hydralazine with adsorbent antacids and antidiarrhoeal mixtures. *Int J Pharmaceutics* 1988; **47:** 209–13.

抗心律失常药 口服胺碘酮能够改变单次静脉注射盐酸普鲁卡因胺的药物代谢动力学[1]，降低清除率并延长血浆清除半衰期。静脉注射盐酸普鲁卡因胺的剂量在合并用药期间可以减少 20%～30%。有报道[2]称患者口服普鲁卡因胺达稳态后，在治疗中增加使用胺碘酮可增加普鲁卡因胺的血清浓度；对于有些患者，由于毒性反应的征兆，必须减少普鲁卡因胺的剂量。奎尼丁同样被报道能增加血浆普鲁卡因胺的浓度[3]。

1. Windle J, *et al.* Pharmacokinetic and electrophysiologic interactions of amiodarone and procainamide. *Clin Pharmacol Ther* 1987; **41:** 603–10.
2. Saal AK, *et al.* Effect of amiodarone on serum quinidine and procainamide levels. *Am J Cardiol* 1984; **53:** 1264–7.
3. Hughes B, *et al.* Increased procainamide plasma concentrations caused by quinidine: a new drug interaction. *Am Heart J* 1987; **114:** 908–9.

抗菌药 盐酸普鲁卡因胺和 N-乙酰普鲁卡因胺的肾清除率可以通过甲氧苄啶[1,2]竞争肾小管分泌作用而降低。血清药物浓度可随药动学反应的相应增加而增加。氟喹诺酮类药物环丙沙星[3]、左氧氟沙星[3]和氧氟沙星[4]均被报道能降低普鲁卡因胺的肾清除率。

1. Kosoglou T, *et al.* Trimethoprim alters the disposition of procainamide and N-acetylprocainamide. *Clin Pharmacol Ther* 1988; **44:** 467–77.
2. Vlasses PH, *et al.* Trimethoprim inhibition of the renal clearance of procainamide and N-acetylprocainamide. *Arch Intern Med* 1989; **149:** 1350–3.
3. Bauer LA, *et al.* Levofloxacin and ciprofloxacin decrease procainamide and N-acetylprocainamide renal clearances. *Antimicrob Agents Chemother* 2005; **49:** 1649–51.
4. Martin DE, *et al.* Effects of ofloxacin on the pharmacokinetics and pharmacodynamics of procainamide. *J Clin Pharmacol* 1996; **36:** 85–91.

H_2 受体拮抗剂 H_2 受体拮抗剂与其他的基础药物竞争肾小管的分泌作用。西咪替丁能降低盐酸普鲁卡因胺和 N-乙酰普鲁卡因胺的肾清除率[1,2]，剂量的减少可能是必需的。而雷尼替丁能分别增加[3,4]和降低[4]普鲁卡因胺的肾清除率和代谢清除率。

1. Christian CD, *et al.* Cimetidine inhibits renal procainamide clearance. *Clin Pharmacol Ther* 1984; **36:** 221–7.
2. Somogyi A, *et al.* Cimetidine-procainamide pharmacokinetic interaction in man: evidence of competition for tubular secretion of basic drugs. *Eur J Clin Pharmacol* 1983; **25:** 339–45.
3. Somogyi A, Bochner F. Dose and concentration dependent effect of ranitidine on procainamide disposition and renal clearance in man. *Br J Clin Pharmacol* 1984; **18:** 175–81.
4. Rocci ML, *et al.* Ranitidine-induced changes in the renal and hepatic clearances of procainamide are correlated. *J Pharmacol Exp Ther* 1989; **248:** 923–8.

药动学

盐酸普鲁卡因胺经胃肠道吸收快而完全。吸收后分布于全身，血浆蛋白结合率为 15%～20%。大多数患者中盐酸普鲁卡因胺的有效血药浓度为 3～10μg/ml，中毒血药浓度为 12μg/ml 以上。

一些盐酸普鲁卡因胺在肝中经乙酰化作用变成 N-乙酰普鲁卡因胺，这一代谢产物也有抗心律失常的特性。盐酸普鲁卡因胺的乙酰化速率是由遗传决定的，包括快乙酰化型和慢乙酰化型。盐酸普鲁卡因胺在血浆中经过水解变成对氨基苯甲酸。

盐酸普鲁卡因胺在尿中以活性肾脏分泌物的形式排泄，30%～70%的盐酸普鲁卡因胺以原形排出，剩余的以 N-乙酰普鲁卡因胺和其他代谢产物的形式排出。盐酸普鲁卡因胺的清除半衰期是 2.5～5h，乙酰基代谢产物的半衰期是 6～7h。N-乙酰普鲁卡因胺代表循环中总药物的有效分数。

盐酸普鲁卡因胺穿过胎盘分布到母乳中。

1. Grasela TH, Sheiner LB. Population pharmacokinetics of procainamide from routine clinical data. *Clin Pharmacokinet* 1984; **9:** 545–54.

生物利用度 缓释盐酸普鲁卡因胺制剂[1]与同等剂量的速释胶囊相比，能产生类似的盐酸普鲁卡因胺和 N-乙酰普鲁卡因胺稳态血清浓度。但是控释制剂的片剂基质可以从腹泻患者[2]的粪便中回收，并在 18h 的收集期内从碱基中回收了 3.5g 的盐酸普鲁卡因胺，患者的血浆盐酸普鲁卡因胺浓度相对较低。

1. Vlasses PH, *et al.* Immediate-release and sustained-release procainamide: bioavailability at steady state in cardiac patients. *Ann Intern Med* 1983; **98:** 613–14.
2. Woosley RL, *et al.* Antiarrhythmic therapy: clinical pharmacology update. *J Clin Pharmacol* 1984; **24:** 295–305.

老年人 据报道在老年人当中盐酸普鲁卡因胺的肾清除率会减小[1,2]。

1. Reidenberg MM, *et al.* Aging and renal clearance of procainamide and acetylprocainamide. *Clin Pharmacol Ther* 1980; **28:** 732–5.
2. Bauer LA, *et al.* Influence of age, renal function and heart failure on procainamide clearance and n-acetylprocainamide serum concentrations. *Int J Clin Pharmacol Ther Toxicol* 1989; **27:** 213–16.

肝损伤 对 20 名健康受试者和 20 名慢性肝病患者分别给予一次 500mg 口服剂量的盐酸普鲁卡因胺后发现，分别有 64%和 33%的剂量在 6h 之内经尿排出体外[1]。患者与正常对照组相比减少的盐酸普鲁卡因胺乙酰化作用与肝损伤的严重程度无关，而减少的盐酸普鲁卡因胺水解作用和增加的盐酸普鲁卡因胺衍生的氨基苯甲酸乙酰化作用，却与肝损伤的程度有关。表明盐酸普鲁卡因胺排泄与肝病患者尿中代谢产物的减少是由于口腔吸收的损伤，因此肾功能在正常范围内但是乙酰化和水解作用的变化则与肝功能有关。

1. du Souich P, Erill S. Metabolism of procainamide and p-aminobenzoic acid in patients with chronic liver disease. *Clin Pharmacol Ther* 1977; **22:** 588–95.

肾损伤 普鲁卡因胺及其 N-乙酰化活性代谢物主要从尿液排出体外，其蓄积，尤其是活性代谢物的蓄积可能发生在肾损伤时[1]，一项基于 20 名患者的研究发现，普鲁卡因胺清除与肾功能成正比。随着肾功能降低，血清中 N-乙酰化普鲁卡因胺与原形普鲁卡因胺的比值上升。普鲁卡因胺对肾损伤患者的致死毒性以及在治疗范围内的血浆普鲁卡因胺浓度都被认为是 N-乙酰化普鲁卡因胺蓄积的结果[2]。血液透析可以去除普鲁卡因胺和 N-乙酰化普鲁卡因胺，尽管这种透析是否有益尚有争论（见上文**不良反应的处置**项下**透析**）。

1. Bauer LA, *et al.* Influence of age, renal function and heart failure on procainamide clearance and n-acetylprocainamide serum concentrations. *Int J Clin Pharmacol Ther Toxicol* 1989; **27:** 213–16.
2. Vlasses PH, *et al.* Lethal accumulation of procainamide metabolite in severe renal insufficiency. *Am J Nephrol* 1986; **6:** 112–16.

用途和用法

盐酸普鲁卡因胺是 Ⅰa 类抗心律失常药（第1115页），它的性质与奎尼丁类似（第1330页）。

盐酸普鲁卡因胺用于严重或症状性心律失常如心肌梗死后的短期治疗（第1135页）。也可用于心脏复律和心房颤动的治疗。

有效血药浓度一般为 3～10μg/ml。所需的盐酸普鲁卡因胺的剂量决定于年龄、肾和肝功能以及患者的潜在心脏状态。肾功能正常的成人一般每日最多需要 50mg/kg，每 3h 口服 1 次。房性心律失常患者需要更高的剂量。也可使用控释制剂，给药间隔常为 6h 或 12h。

在紧急状况下，当连续监视着心电图和血压时，盐酸普鲁卡因胺可以通过静脉给药。在 5%葡萄糖溶液中稀释后再注射，以此来更好地控制注射速度，剂量是每 5min 100mg，注射速度不能超过 50mg/min，直到心律失常减弱或者最大剂量达到 1g。100～200mg 之后会产生疗效，一般剂量不需要超过 500mg 或 600mg。或者，在25～30min 之内连续注射 500～600mg 的盐酸普鲁卡因胺。通过 2～6mg/min 的注射可以维持治疗量的血浆浓度。当改成口服治疗后，末次静脉注射剂量与初始口服剂量之间要相隔 3～4h 的周期。

盐酸普鲁卡因胺可以使用肌内注射。

对于老年人和肝或肾功能损伤的患者，盐酸普鲁卡因胺的剂量要减少，给药间隔也要加长。

儿童用药见下文。

乙酰卡尼（N-乙酰普鲁卡因胺），普鲁卡因胺的活性代谢物具有Ⅲ类抗心律失常药活性。

1. Schreibman DS, *et al.* Usefulness of procainamide challenge for electrophysiologic arrhythmia risk stratification. *Am J Cardiol* 2004; **94:** 1435–8.
2. Kochiadakis GE, *et al.* A comparative study of the efficacy and safety of procainamide versus propafenone versus amiodarone for the conversion of recent-onset atrial fibrillation. *Am J Cardiol* 2007; **99:** 1721–5.
3. Stiell IG, *et al.* Emergency department use of intravenous procainamide for patients with acute atrial fibrillation or flutter. *Acad Emerg Med* 2007; **14:** 1158–64.
4. Contreras ZE, Ximena ZS. Eficacia de procainamida en el tratamiento de la fibrilación ventricular refractaria: descripción de 4 casos clínicos y revisión de la literatura. *Rev Esp Anestesiol Reanim* 2009; **56:** 511–4.

儿童用法 盐酸普鲁卡因胺曾经成功地用于儿童治疗[1]。在一项针对 5 名儿童使用盐酸普鲁卡因胺治疗各种心律失常的研究中，发现平均清除半衰期是 1.7h，血浆清除率比报道的成年人的血清清除率要高[2]。相反，3 名患有室上性心动过速的新生儿的盐酸普鲁卡因胺的总血清清除率与成年人的类似，平均清除半衰期为 5.3h[3]。静脉注射的初始剂量是 10～12mg/kg，随后进行每分钟 20～75μg/kg 的连续注射。回顾另一项对新生儿的研究[4]，持续静脉注射普鲁卡因胺后发现，获得稳定治疗浓度需要的平均剂量为每分钟 37～38μg/kg。这一剂量被认为与大些的儿童并没有显著区别；但对于未发育成熟及有肾功能损伤的婴儿，剂量可能需要降低；在 5 名产生了超治疗浓度的患儿中，4 名未发育成熟，并且肌酐清除率全部低于 30ml/min。

另一个每日 15～50mg/kg（最大 4g）、每 3～6h 给药一次的口服方案也被用于儿童。

1. Chang PM, *et al.* Amiodarone versus procainamide for the acute treatment of recurrent supraventricular tachycardia in pediatric patients. *Circ Arrhythm Electrophysiol* 2010; **3:** 134–40.
2. Singh S, *et al.* Procainamide elimination kinetics in pediatric patients. *Clin Pharmacol Ther* 1982; **32:** 607–11.
3. Bryson SM, *et al.* Therapeutic monitoring and pharmacokinetic evaluation of procainamide in neonates. *DICP Ann Pharmacother* 1991; **25:** 68–71.
4. Moffett BS, *et al.* Therapeutic levels of intravenous procainamide in neonates: a retrospective assessment. *Pharmacotherapy* 2006; **26:** 1687–93.

制剂

BP 2010: Procainamide Injection; Procainamide Tablets;
USP 33: Procainamide Hydrochloride Capsules; Procainamide Hydrochloride Extended-release Tablets; Procainamide Hydrochloride Injection; Procainamide Hydrochloride Tablets.

专利制剂

Austral.: Pronestyl†; ***Braz.:*** Procamide; ***Canad.:*** Procan; Pronestyl†; ***Gr.:*** Biocoryl; Pronestyl; ***India:*** Pronestyl; ***Irl.:*** Pronestyl†; ***Israel:*** Pronestyl†; ***Neth.:*** Pronestyl†; ***NZ:*** Pronestyl; ***S.Afr.:*** Pronestyl†; ***Singapore:*** Pronestyl; ***Spain:*** Biocoryl; ***UK:*** Pronestyl†; ***USA:*** Procanbid†.

Propafenone Hydrochloride (*BANM, USAN, rINNM*) 盐酸普罗帕酮

Fenopraine Hydrochloride; Hidrocloruro de fenopraina; Hidrocloruro de propafenona; Propafenon Hidroklorür; Propafénone, chlorhydrate de; Propafenon-hydrochlorid; Propafenonhydroklorid; Propafenoni hydrochloridum; Propafenonihydrokloridi; Propafenono hidrochloridas; SA-79; WZ-884642; WZ-884643.
2′-(2-Hydroxy-3-propylaminopropoxy)-3-phenylpropiophenone hydrochloride.

Пропафенона Гидрохлорид

$C_{21}H_{27}NO_3,HCl = 377.9.$

CAS — 54063-53-5 (propafenone); 34183-22-7 (propafenone hydrochloride).

ATC — C01BC03.

ATC Vet — QC01BC03.

UNII — 33XCH0HOCD.

(propafenone)

Pharmacopoeias. In *Chin., Eur.* (see p.vii), and *US.*

Ph. Eur. 6. 8（Propafenone Hydrochloride） 无色晶体、白色或几乎白色粉末。微溶于冷水；可溶于热水和甲醇；几乎不溶于乙醇。0.5% 水溶液的 pH 值为 5.0～6.2。

USP 33（Propafenone Hydrochloride） 白色粉末。可溶于热水和甲醇；微溶于乙醇和氯仿；极微溶于丙酮；不溶于乙醚和甲苯。在水中 0.5%溶液的 pH 值为 5.0～6.2。贮藏于 15～30℃的密闭容器中。避光。

不良反应

普罗帕酮能引起心脏传导障碍，从而导致心动过缓、心脏传导阻滞以及窦性停搏。它能恶化心力衰竭引起低血压。与其他抗心律失常药一样，普罗帕酮能诱导或恶化一些患者的心律失常。

最常见的不良反应包括胃肠不适、口干、口苦或金属味、头晕、视物模糊、头痛和疲劳。据报道不良反应还有惊厥、恶液质、肝功能紊乱、皮疹、阳痿、呼吸急促和哮喘恶化。

对心脏的影响 普罗帕酮可能导致室性心动过速恶化，有报道[1,2]致死性的恶化可能发生于治疗后的数小时至数天内。过量情况下还可能发生心血管毒性[3]，亦有发生尖端扭转型室性心动过速的报道[2,4,5]，但不如 Ⅰa 类心律失常的发生那样频繁。其毒性反应与 Brugada 综合征类似[6,7]，曾被误认为是急性心肌梗死[7]。高渗碳酸氢钠输液可能是治疗普罗帕酮诱发的心脏毒性的有效方法[8]。

1. Nathan AW, *et al.* Fatal ventricular tachycardia in association with propafenone, a new class IC antiarrhythmic agent. *Postgrad Med J* 1984; **60:** 155–6.
2. Buss J, *et al.* Malignant ventricular tachyarrhythmias in association with propafenone treatment. *Eur Heart J* 1985; **6:** 424–8.
3. Clarot F, *et al.* Fatal propafenone overdoses: case reports and a review of the literature. *J Anal Toxicol* 2003; **27:** 595–9.
4. Rosengarten M, Brooks R. Torsade de pointes ventricular tachycardia in a hypothyroid patient treated with propafenone. *Can J Cardiol* 1987; **3:** 234–9.
5. Hii JT, *et al.* Propafenone-induced torsade de pointes: cross-reactivity with quinidine. *Pacing Clin Electrophysiol* 1991; **14:** 1568–70.
6. Hasdemir C, *et al.* Brugada-type ECG pattern and extreme QRS complex widening with propafenone overdose. *J Cardiovasc Electrophysiol* 2006; **17:** 565–6.
7. Chutani S, *et al.* Propafenone-induced Brugada-like ECG changes mistaken as acute myocardial infarction. *Emerg Med J* 2008; **25:** 117–18.
8. Brubacher J. Bicarbonate therapy for unstable propafenone-induced wide complex tachycardia. *CJEM* 2004; **6:** 349–56.

对肝脏的影响 一篇关于普罗帕酮引发肝损伤的综述推断这是很罕见的偶然事件，主要是由于肝细胞损伤、胆汁淤积或二者的综合作用[1]。

1. Spinler SA, *et al.* Propafenone-induced liver injury. *Ann Pharmacother* 1992; **26:** 926–8.

对心理功能的影响 据报道 1 位老年患者在服用 2 次普罗帕酮之后出现了错觉、幻觉和妄想。制造商已经收到了躁狂症和精神病的报道[1]。1 位 61 岁的老年人用普罗帕酮开始治疗 6 天后开始出现了健忘症[2]。停药 6～7h 后症状就可以得到缓解。

1. Robinson AJ. Paranoia after propafenone. *Pharm J* 1991; **247:** 556.
2. Jones RJ, *et al.* Probable propafenone-induced transient global amnesia. *Ann Pharmacother* 1995; **29:** 586–90.

对神经系统的影响 有报道患者服用普罗帕酮后会出现肌阵挛[1]。另一些患者开始治疗 10 个月后出现周围神经病变，但是停药 6 个月后症状就可以得到缓解[2]。亦有发生共济失调的报道[3]。

1. Chua TP, *et al.* Myoclonus associated with propafenone. *BMJ* 1994; **308:** 113.
2. Galasso PJ, *et al.* Propafenone-induced peripheral neuropathy. *Mayo Clin Proc* 1995; **70:** 469–72.
3. Odeh M, *et al.* Propafenone-induced ataxia: report of three cases. *Am J Med Sci* 2000; **320:** 151–3.

红斑狼疮 1 位 63 岁的老妇人经过 2 个阶段的普罗帕酮治疗后，出现了红斑狼疮和抗核抗体滴度增高的症状[1]。

1. Guindo J, *et al.* Propafenone and a syndrome of the lupus erythematosus type. *Ann Intern Med* 1986; **104:** 589.

注意事项

普罗帕酮禁用于未控制的心力衰竭、传导障碍（包括人工起搏可控的心脏传导阻滞）、心源性休克（由心律失常诱发除外）、严重心动过缓或显著低血压。它可以改变心内膜起搏阈值，对于安装起搏器的患者来说调节可能是必需的。

普罗帕酮具有 β 受体阻滞活性，可能恶化呼吸道阻塞疾病，对于此类患者应该慎用，对于比较严重的患者应该禁用。普罗帕酮能加重重症肌无力，因此对于此类病人应该禁用。在使用普罗帕酮治疗之前应该先纠正电解质紊乱。普罗帕酮对于肝或肾损伤患者应该慎用。

妊娠与哺乳 在妊娠期的后 3 个月给予 1 例患者普罗帕酮，结果表明这时尽管有胎盘扩散，但是可以安全使用普罗帕酮，因为这对胎儿是无害的。在母乳中检测到了普罗帕酮和它的代谢物，这个浓度对于婴儿来说是显著低于治疗剂量范围的[1]。

1. Libardoni M, *et al.* Transfer of propafenone and 5-OH-propafenone to foetal plasma and maternal milk. *Br J Clin Pharmacol* 1991; **32:** 527–8.

药物相互作用

普罗帕酮主要通过细胞色素 P450 酶系统代谢，尽管 CYP1A2 和 CYP3A4 也参与其代谢，但主要是同工酶 CYP2D6 的作用。因而可能与其他被这些酶代谢的药物产生相互作用。血浆中普罗帕酮的浓度可以被酶的诱导物（如利福平）降低；酶抑制剂如西咪替丁、氟西汀、奎尼丁和 HIV-蛋白酶抑制药能增加血浆中普罗帕酮的浓度。普罗帕酮本身能改变其他药物的血浆浓度。受影响的药物包括 β 受体阻滞剂、环孢素、地昔帕明、地高辛、氨茶碱和华法林。奥利司他能减少普罗帕酮的吸收。如果普罗帕酮与其他的抗心律失常药或致心律失常药合用会增加心律失常的危险性。

抗心律失常药 奎尼丁能抑制普罗帕酮的肝脏代谢，有报道称其在广泛代谢型患者中能提高血浆中普罗帕酮的浓度[1]；能降低活性 5-羟基代谢产物的血浆浓度而提高 *N*-去丙基代谢产物的浓度，但是临床反应没有变化。但另一项研究[2]发现，奎尼丁能增强普罗帕酮对广泛代谢型患者的 β 受体阻滞作用；一项对顽固性房颤患者的研究[3]发现，在普罗帕酮的基础上增加使用奎尼丁，与增加普罗帕酮的剂量一样有效，甚至可能耐受性更好。

1. Funck-Brentano C, *et al.* Genetically-determined interaction between propafenone and low dose quinidine: role of active metabolites in modulating net drug effect. *Br J Clin Pharmacol* 1989; **27:** 435–44.
2. Mörike KE, Roden DM. Quinidine-enhanced beta-blockade during treatment with propafenone in extensive metabolizer human subjects. *Clin Pharmacol Ther* 1994; **55:** 28–34.
3. Lau C-P, *et al.* Control of paroxysmal atrial fibrillation recurrence using combined administration of propafenone and quinidine. *Am J Cardiol* 2000; **86:** 1327–32.

抗菌药 利福平能降低普罗帕酮的稳态血药浓度而引起心律失常的复发[1]。

1. Castel JM, *et al.* Rifampicin lowers plasma concentrations of propafenone and its antiarrhythmic effect. *Br J Clin Pharmacol* 1990; **30:** 155–6.

H_2 受体拮抗药 有报道[1]西咪替丁能提高血浆中普罗帕酮的浓度。平均稳态血药浓度增加 22%，但是个体差异意味着这个变化没有意义。

1. Pritchett ELC, *et al.* Pharmacokinetic and pharmacodynamic interactions of propafenone and cimetidine. *J Clin Pharmacol* 1988; **28:** 619–24.

药动学

普罗帕酮经胃肠道吸收快且完全。主要通过细胞色素 P450 酶系统 CYP2D6 在肝中代谢。也有小部分被 CYP1A2 和 CYP3A4 代谢，对这小部分代谢人群进行了基因检测，在广泛代谢表现型的受试者中，5-羟基普罗帕酮和 *N*-去丙基普罗帕酮这两种活性代谢产物和其他少量的非活性代谢产物均有很强的首过代谢。在一小部分慢代谢表现型（缺乏 CYP2D6）的受试者中很少甚至没有 5-羟基普罗帕酮形成。普罗帕酮的生物利用度决定于物质代谢的表现型，但是更多决定于剂量，因为首关代谢是可饱和的。在实践中，药物的剂量很高，足以补偿表现型的差异。普罗帕酮及其代谢产物也要经过糖脂化作用。

超过 95%的普罗帕酮与蛋白质结合。

普罗帕酮主要经过尿排泄，粪便主要以结合代谢产物的形式排出。广泛新陈代谢中清除半衰期是 2～10h，缓慢新陈代谢中是 10～32h。

普罗帕酮可以穿过胎盘分布到母乳中。

1. Hii JTY, *et al.* Clinical pharmacokinetics of propafenone. *Clin Pharmacokinet* 1991; **21:** 1–10.

用途和用法

盐酸普罗帕酮是有一些负性肌力和 β-肾上腺素受体阻滞活性的 Ic 类抗心律失常药（第1115页）。可用于室上性和室性心律失常的治疗。

治疗需在严密监视心电图和血压的情况下进行。通常盐酸普罗帕酮的口服初始剂量是每次 150mg，每日 3 次，如果有需要，这个剂量可以增加，间隔 3～4 天可以增加到每次 300mg，每日 3 次的最大剂量。体重低于 70kg 的患者应该减少剂量，老年人也应该减少剂量。对于肝损伤患者也需要减少剂量（见下文）。

盐酸普罗帕酮在一些国家作为控释制剂使用。也可以通过缓慢静脉注射或滴注来给药。

在肝损伤中的用法 对肝损伤患者，普罗帕酮的清除率可能降低，需要小心监测并注意减小剂量。在美国，注册药品信息中称此种情况下药物剂量应为肝功能正常患者的 20%～30%。

在肾损伤中的用法 在一项关于肾功能对普罗帕酮分布影响的研究中发现肾损伤不能改变普罗帕酮和 5-羟基普罗帕酮的药动学[1]。另一项研究[2]表明普罗帕酮能安全应用于有慢性肾衰的房颤患者。虽然如此，在英国和美国，注册药品信息中建议对于肾损伤患者应谨慎使用普罗帕酮。

血液透析不能去除普罗帕酮[3]。

1. Fromm MF, *et al.* Influence of renal function on the steady-state pharmacokinetics of the antiarrhythmic propafenone and its phase I and phase II metabolites. *Eur J Clin Pharmacol* 1995; **48:** 279–83.
2. Napoli C, *et al.* Propafenone in the conversion of atrial fibrillation in patients suffering from chronic renal failure. *Am J Ther* 1997; **4:** 130–3.
3. Seto W, *et al.* Propafenone disposition during continuous venovenous hemofiltration. *Ann Pharmacother* 1999; **33:** 957–9.

心律失常 普罗帕酮对多种心律失常都有效[1,2]，它可能在处置室上性心律失常中扮演重要角色（见第1121页），包括以单次口服冲击剂量方式用于新近发作的房

颤[3,4]。也可用于室性心律失常，尽管在大多数情况下，采用非药理学的治疗手段才是首选，亦有报道该药成功用于多种儿童心律失常[5,6]。

1. Capucci A, Boriani G. Propafenone in the treatment of cardiac arrhythmias: a risk-benefit appraisal. *Drug Safety* 1995; **12:** 55–72.
2. Reimold SC, *et al.* Propafenone for the treatment of supraventricular tachycardia and atrial fibrillation: a meta-analysis. *Am J Cardiol* 1998; **82:** 66N–71N.
3. Khan IA. Single oral loading dose of propafenone for pharmacological cardioversion of recent-onset atrial fibrillation. *J Am Coll Cardiol* 2001; **37:** 542–7.
4. Boriani G, *et al.* Oral loading with propafenone for conversion of recent-onset atrial fibrillation: a review on in-hospital treatment. *Drugs* 2002; **62:** 415–23.
5. Heusch A, *et al.* Clinical experience with propafenone for cardiac arrhythmias in the young. *Eur Heart J* 1994; **15:** 1050–6.
6. Janoušek J, Paul T. Safety of oral propafenone in the treatment of arrhythmias in infants and children (European Retrospective Multicenter Study). *Am J Cardiol* 1998; **81:** 1121–4.

制剂

专利制剂

Arg.: Normorytmin; **Austria:** Rhythmocor†; Rytmonorma; **Belg.:** Rytmonorm; **Braz.:** Ritmonorm; **Canad.:** Rythmol; **Chile:** Ritmocor; **Cz.:** Prolekofen; Propa-Tablettent†; Propanorm; Rytmonorm; **Denm.:** Rytmonorm; **Fin.:** Rytmonorm; **Fr.:** Rythmol; **Ger.:** Cuxafenon; Jutanorm†; Propamerck†; Rytmo-Puren; Rytmonorm; **Gr.:** Rytmonorm; **Hong Kong:** Rytmonorm; **Hung.:** Rytmonorm; **Indon.:** Rytmonorm; **Irl.:** Arythmol; **Israel:** Profex; Rythmex; **Ital.:** Cardiofenone; Fenorit; Rytmonorm; **Mex.:** Biopafen; Nistaken; Norfenon; **Neth.:** Rytmonorm; **NZ:** Rytmonorm; **Philipp.:** Rytmocard†; **Pol.:** Polfenon; Rytmonorm; **Port.:** Arythmol; Rytmonorm; **Rus.:** Propanorm (Пропанорм); Rytmonorm (Ритмонорм); **S.Afr.:** Rythmol; **Singapore:** Rytmonorm; **Spain:** Rytmonorm; **Swed.:** Rytmonorm; **Switz.:** Rytmonorm; **Thai.:** Rytmonorm; **Turk.:** Rytmonorm; **UK:** Arythmol; **Ukr.:** Propanorm (Пропанорм); **USA:** Rythmol; **Venez.:** Rytmonorm.

Propatylnitrate (*BAN*, *rINN*) 丙帕硝酯

ETTN; Ettriol Trinitrate; Propatilnitrato; Propatyl Nitrate *(USAN)*; Propatylnitrat; Propatylnitratum; Propatyylinitraatti; Trinettriol; Win-9317. 2-Ethyl-2-hydroxymethylpropane-1,3-diol trinitrate.

Пропатилнитрат

$C_6H_{11}N_3O_9$ = 269.2.

CAS — 2921-92-8.

ATC — C01DA07.

ATC Vet — QC01DA07.

UNII — AJT2YN495R.

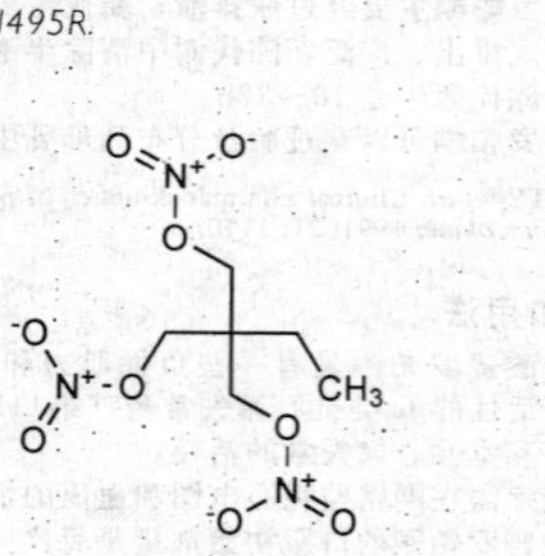

简介

丙帕硝酯是具有与其他用于心绞痛的硝酸甘油（第1248页）类似性质的血管扩张药。

制剂

专利制剂

Braz.: Sustrate.

Propentofylline (*BAN*, *rINN*) 丙戊茶碱

HWA-285; Propentofilina; Propentofylliini; Propentofyllin; Propentofyllinum. 3-Methyl-1-(5-oxohexyl)-7-propylxanthine.

Пропентофиллин

$C_{15}H_{22}N_4O_3$ = 306.4.

CAS — 55242-55-2.

ATC — N06BC02.

ATC Vet — QC04AD90; QN06BC02; QR03DA90.

UNII — 5RTA398U4H.

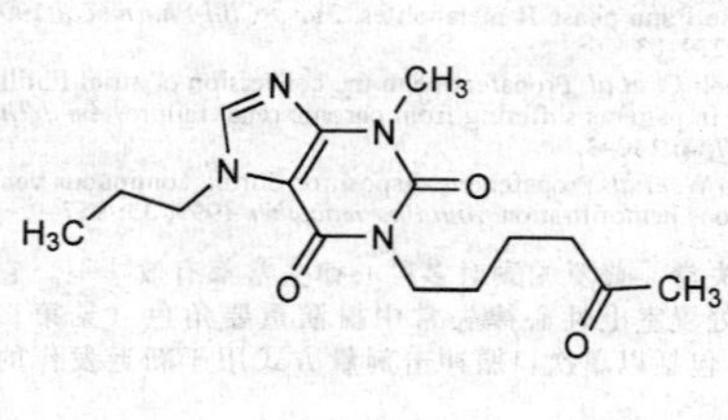

简介

丙戊茶碱是黄嘌呤衍生物，已经用于治疗脑血管疾病，包括痴呆。也可用于兽医学中。

1. Frampton MA, *et al.* Propentofylline for dementia. Available in The Cochrane Database of Systematic Reviews; Issue 2. Chichester: John Wiley; 2003 (accessed 22/10/09).
2. Bath PMW, Bath-Hextall FJ. Pentoxifylline, propentofylline and pentifylline for acute ischaemic stroke. Available in The Cochrane Database of Systematic Reviews; Issue 3. Chichester: John Wiley; 2004 (accessed 22/10/09).

Propranolol Hydrochloride (*BANM*, *USAN*, *rINNM*) ⊗盐酸普萘洛尔

AY-64043; Hidrocloruro de propranolol; ICI-45520; NSC-91523; Propranolol-hidroklorid; Propranololi Hydrochloridum; Propranolol, chlorhydrate de; Propranolol Hidroklorür; Propranolol-hydrochlorid; Propranololhydroklorid; Propranololi hydrochloridum; Propranololihydrokloridi; Propranololio hidrochloridas; Propranololu chlorowodorek. (±)-1-Isopropylamino-3-(1-naphthyloxy)propan-2-ol hydrochloride.

Пропранолола Гидрохлорид

$C_{16}H_{21}NO_2$,HCl = 295.8.

CAS — 525-66-6 (propranolol); 13013-17-7 (propranolol); 318-98-9 (propranolol hydrochloride); 3506-09-0 (propranolol hydrochloride).

ATC — C07AA05.

ATC Vet — QC07AA05.

UNII — F8A3652H1V.

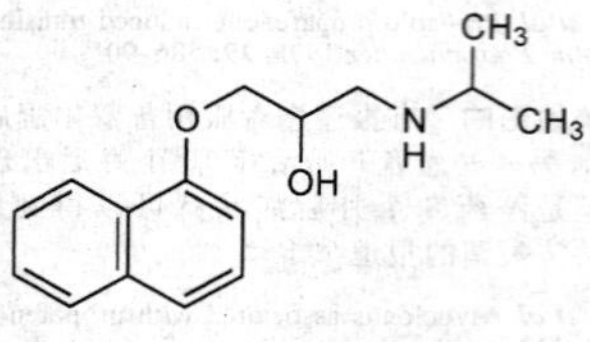

(propranolol)

Pharmacopoeias. In *Chin.*, *Eur.* (see p.vii), *Int.*, *Jpn*, and *US.*

Ph. Eur. 6. 8（Propranolol Hydrochloride）　白色或几乎白色粉末。可溶于水和乙醇。

USP 33（Propranolol Hydrochloride）　白色至灰白色无味结晶性粉末。可溶于水和乙醇；微溶于氯仿；几乎不溶于乙醚。贮藏在 25℃下，允许偏差为 15～30℃。

稳定性　在水溶液中普萘洛尔的异丙胺侧链氧化分解，溶液 pH 值下降并褪色。溶液在 pH 值为 3 时最稳定，碱性条件下迅速分解。

不良反应、处置和注意事项

见 **β 受体阻滞剂**，第1182页。

哺乳　普萘洛尔可以分布到母乳中。在一项对 3 名妇女的研究报道母乳与血浆的比值范围是 0.33～1.65[1]。经计算通过母乳喂养，婴儿摄取的最大剂量低于母体剂量的 0.1%。其他一些小型研究[2,3]也报道了类似的结果。据报道母亲服用普萘洛尔后，用母乳喂养婴儿并没有不良反应，American Academy of Pediatrics 因此认为[4]普萘洛尔与母乳喂养是相容的。

1. Smith MT, *et al.* Propranolol, propranolol glucuronide, and naphthoxylactic acid in breast milk and plasma. *Ther Drug Monit* 1983; **5:** 87–93.
2. Karlberg B, *et al.* Excretion of propranolol in human breast milk. *Acta Pharmacol Toxicol (Copenh)* 1974; **34:** 222–4.
3. Bauer JH, *et al.* Propranolol in human plasma and breast milk. *Am J Cardiol* 1979; **43:** 860–2.
4. American Academy of Pediatrics. The transfer of drugs and other chemicals into human milk. *Pediatrics* 2001; **108:** 776–89. [Retired May 2010] Correction. *ibid.* 1029. Also available at: http://aappolicy.aappublications.org/cgi/content/full/pediatrics%3b108/3/776 (accessed 10/01/08)

药物相互作用

与 β 受体阻滞剂有关的药物相互作用参见第1184页。

药动学

普萘洛尔几乎完全地从胃肠道吸收，但是首关代谢明显。血浆浓度达峰时间为口服后 1～2h。血浆浓度在不同个体之间差异很大。普萘洛尔的脂溶性很大。普萘洛尔穿过血脑屏障和胎盘屏障，可分布到母乳中。90%的普萘洛尔与血浆蛋白结合。主要在肝中代谢而且至少一种代谢产物（4-羟基普萘洛尔）具有生物活性，但是代谢产物对总活性的影响还不能确定。代谢产物和少量的药物原形经尿排泄。普萘洛尔的血浆半衰期为 3～6h。据报道普萘洛尔不能经透析排出。

妊娠　一项对 6 名妊娠患者（妊娠期为 32～36 周）的研究表明口服 120mg 和静脉注射 10mg 普萘洛尔的分布在妊娠期间和产后期相比并没有变化[1]。另一项[2]对 13 名妊娠患者给予普萘洛尔以控制高血压的研究表明普萘洛尔的药动学和它大部分的主要代谢物在妊娠期间都没有变化。10 名妇女的样本[3]显示普萘洛尔和它所有已知的代谢产物都出现在母体血浆、脐带血浆和新生婴儿的血浆中。据报道分娩时普萘洛尔与母体血浆的蛋白结合率为 87.5%，与脐带血浆的蛋白结合率为 67.2%。其他研究也报道了类似的母体和脐带血浆蛋白结合率[4]。

1. O'Hare MFO, *et al.* Pharmacokinetics of propranolol during pregnancy. *Eur J Clin Pharmacol* 1984; **27:** 583–7.
2. Smith MT, *et al.* Chronic propranolol administration during pregnancy: maternal pharmacokinetics. *Eur J Clin Pharmacol* 1983; **25:** 481–90.
3. Smith MT, *et al.* Metabolism of propranolol in the human maternal-placental-foetal unit. *Eur J Clin Pharmacol* 1983; **24:** 727–32.
4. Wood M, Wood AJJ. Changes in plasma drug binding and α_1-acid glycoprotein in mother and newborn infant. *Clin Pharmacol Ther* 1981; **29:** 522–6.

用途和用法

普萘洛尔是一种非选择性的 β 受体阻滞剂（第1181页）。据报道普萘洛尔有膜稳定性，但是没有内在拟交感神经活性。

普萘洛尔以盐酸化合物的形式给药，用来治疗高血压（第1131页）、嗜铬细胞瘤（第1138页）、心绞痛（第1118页）、心肌梗死（第1135页）和心律失常（第1121页）。也可用于治疗肥厚型心肌病（第1124页）。它可以控制交感过度兴奋的症状，以此来治疗甲状腺功能亢进症（第2086页）、焦虑症（第925页）和震颤（第1186页）。其他适应证包括偏头痛（第587页）的预防以及门静脉高血压患者的上消化道出血的预防（见第2286页**油酸单乙醇胺项下的静脉曲张**）。

盐酸普萘洛尔通常口服给药。治疗**高血压**，初始剂量是每次 40～80mg，每日 2 次，并根据需要增加剂量，一般来说每天的剂量范围是 160～320mg；有些患者可能一天最多需要 640mg。普萘洛尔不适用于高血压的急救治疗，治疗高血压时，不能经静脉给药。

治疗**嗜铬细胞瘤**，如果患者通过外科手术来治疗，在手术的前 3 天需要每日给予 60mg 的普萘洛尔，常与 α 受体阻滞剂合用。如果肿瘤不能进行手术，就需要每日 30mg 剂量的长期治疗。

治疗**心绞痛**，盐酸普萘洛尔的初始剂量为每次 40mg，每日 2～3 次，并根据患者的需要增加剂量，一般来说每天的剂量范围是 120～240mg。有些患者可能一天最多需要 320mg。

治疗**心肌梗死**，盐酸普萘洛尔在 5～21 天内给药，前 2～3 天的剂量是每次 40mg，每日 4 次，之后每天 2 次每次 80mg。其他治疗方案是每天的剂量是 180～240mg，分次服用。

在**心律失常**的长期治疗，普萘洛尔每天的剂量是 30～160mg，分次服用。对于心律失常的急救治疗，在 1min 内缓慢静脉注射 1mg 的盐酸普萘洛尔，必要时每 2min 可重复一次，对意识清醒的患者，最大剂量可达到 10mg，而昏迷患者可达到 5mg。由静脉注射接受普萘洛尔的患者应该谨慎观察。

治疗**肥厚型心肌病**，盐酸普萘洛尔的一般剂量是每次 10～40mg，每日 3～4 次。

治疗**甲状腺功能亢进症**，盐酸普萘洛尔的剂量是每次 10～40mg，每日 3～4 次。如果需要静脉注射，在大于 1min 缓慢静脉注射 1mg 的盐酸普萘洛尔，必要时每 2min 重复一次，直到有可见的反应，或对于意识清醒患者总剂量最大达到 10mg，而昏迷患者达到 5mg。

治疗**焦虑症**，每日的剂量是 40mg，可以增加到每次 40mg，每日 2～3 次。

治疗**特发性震颤**，剂量是每次 40mg，每日 2～3 次，这个剂量可以隔 1 周增加到每日 160mg，尽管剂量可能需增加到每日 320mg。

治疗**偏头痛**，起始剂量为每次 40mg，每日 2～3 次，这个剂量可以隔 1 周增加到每日 160mg。有些患者可能每天需要 240mg。

治疗**门静脉高血压**，盐酸普萘洛尔的初始剂量是每次 40mg，每日 2 次；必要时，剂量可以增加到 160mg，每日 2 次。

普萘洛尔的儿童用法，见下文。

儿童用法　盐酸普萘洛尔可以口服或静脉给药的方式用于儿童，但不是所有的适应证都允许使用。建议剂量如下：

用于**高血压**：

- 新生儿：口服，250μg/kg，每日 3 次，必要时可增加至最大剂量 2mg/kg，每日 3 次；
- 1 个月至 12 岁：0.25～1μg/kg，口服，每日 3 次；必要时可增大到最大每日 5mg/kg，分次口服；
- 12 岁以上：用成人剂量（见上文）。

用于**心律失常、嗜铬细胞瘤和甲状腺功能亢进症**：

- 新生儿：250～500μg/kg，口服，每日 3 次；或 20～50μg/kg，静脉给药，每日 3～4 次；缓慢注射并注意观察；
- 1 个月至 18 岁：250～500μg/kg，口服，每日 3～4 次，根据反应调整剂量，至最大 1mg/kg，每日 4 次；或每日最大总剂量 160mg。或者采用静脉给药，25～50μg/kg，每日 3～4 次，缓慢注射并注意观察。

用于**偏头痛**预防：

- 12 岁及以下：10～20mg 口服，每日 2～3 次；
- 12 岁以上：按成人剂量（见上文）。

用于**血管瘤**和**法洛四联症**：见下文。

在肝损伤中的用法 一项针对 9 名正常受试者和 7 名肝硬化患者稳定状态口服给药期间肝硬化对普萘洛尔分布影响的研究发现，肝硬化患者血液中非结合普萘洛尔的浓度是对照组的 3 倍。两组的平均半衰期分别是 11.2h 和 4h[1]。每日给予 10 名肝硬化和门静脉高血压患者单次剂量是 20mg 片剂和 160mg 控释制剂的普萘洛尔，共给药 7 天，研究普萘洛尔的药动学发现严重肝病患者与正常对照组相比血浆浓度较高[2]。其他的报道中也发现了类似的药动学[3]。

对于严重肝病患者，建议普萘洛尔的初始剂量较低，如每次 20mg，每日 3 次[2]，或每日 1 次 80mg 的控释制剂[2]或每隔 1 天给予 160mg 的控释制剂[3]。对 β 受体阻滞剂的监视是很必要的。建议将心率检查[2]或运动试验[3]作为估计肝硬化患者 β 受体阻滞剂程度的适当方法。

1. Wood AJJ, *et al.* The influence of cirrhosis on steady-state blood concentrations of unbound propranolol after oral administration. *Clin Pharmacokinet* 1978; **3:** 478–87.
2. Arthur MJP, *et al.* Pharmacology of propranolol in patients with cirrhosis and portal hypertension. *Gut* 1985; **26:** 14–19.
3. Calès P, *et al.* Pharmacodynamic and pharmacokinetic study of propranolol in patients with cirrhosis and portal hypertension. *Br J Clin Pharmacol* 1989; **27:** 763–70.

在肾损伤中的用法 一项关于 11 名慢性肾功能不全患者的普萘洛尔药动学研究显示，与 8 名正常受试者的肾功能相比普萘洛尔的清除动力学没有损伤[1]。据报道慢性肾功能衰竭患者的普萘洛尔峰值浓度比接受透析的患者或正常受试者要高 2～3 倍[1,2]。其他的研究指出还没有药动学的理由修改肾损伤患者普萘洛尔的剂量[3]。

针对 8 名血液透析患者的研究发现除了普萘洛尔血浆浓度有稍微提高，4-羟普萘洛尔血浆浓度没有变化，但其他代谢产物的血浆浓度都很高[4]。

1. Lowenthal DT, *et al.* Pharmacokinetics of oral propranolol in chronic renal disease. *Clin Pharmacol Ther* 1974; **16:** 761–9.
2. Bianchetti G, *et al.* Pharmacokinetics and effects of propranolol in terminal uraemic patients and in patients undergoing regular dialysis treatment. *Clin Pharmacokinet* 1976; **1:** 373–84.
3. Wood AJJ, *et al.* Propranolol disposition in renal failure. *Br J Clin Pharmacol* 1980; **10:** 561–6.
4. Stone WJ, Walle T. Massive propranolol metabolite retention during maintenance hemodialysis. *Clin Pharmacol Ther* 1980; **28:** 449–55.

血管瘤 如需用药物控制婴儿血管瘤（第1437页），通常使用皮质激素或抗恶性细胞增殖药物，但效果通常并不理想，有报道[1,2]称口服普萘洛尔每日 2～3mg/kg，分 2～3 次给药，可取得快速治疗效果。尽管有人主张[3]采用每日 480μg/kg，分 3 次给药的更低的初始剂量，如果患者可以耐受则剂量加倍，直至达到最大每日 2mg/kg 的剂量。普萘洛尔治疗对于有呼吸道阻塞的血管瘤患者尤其有益[4～6]。

1. Léauté-Labrèze C, *et al.* Propranolol for severe hemangiomas of infancy. *N Engl J Med* 2008; **358:** 2649–51.
2. Sans V, *et al.* Propranolol for severe infantile hemangiomas: follow-up report. Abstract: *Pediatrics* 2009; **124:** 983. Full version: http://pediatrics.aappublications.org/cgi/reprint/124/3/e423.pdf (accessed 18/01/10)
3. Siegfried EC, *et al.* More on propranolol for hemangiomas of infancy. *N Engl J Med* 2008; **359:** 2846.
4. Truong MT, *et al.* Propranolol for the treatment of a life-threatening subglottic and mediastinal infantile hemangioma. *J Pediatr* 2010; **156:** 335–8.
5. Denoyelle F, Garabédian EN. Propranolol may become first-line treatment in obstructive subglottic infantile hemangiomas. *Otolaryngol Head Neck Surg* 2010; **142:** 463–4.
6. Maturo S, Hartnick C. Initial experience using propranolol as the sole treatment for infantile airway hemangiomas. *Int J Pediatr Otorhinolaryngol* 2010; **74:** 323–5.

法洛四联症 β 受体阻滞剂，尤其是普萘洛尔，曾被用于治疗[1]和预防[1～3]患法洛四联症及可逆性右心室流出道梗阻的婴幼儿的发绀发作，但需当心可能导致心动过缓[4]。手术过程中更倾向于使用艾司洛尔[5～7]。

在英国，被授权的规定项产品信息中允许口服使用盐酸普萘洛尔的最大剂量为 1mg/kg，每日 3～4 次，也可采用静脉给药，最大 100μg/kg，每日 3～4 次，于心电图监控下缓慢给药。

BNFC 2009 推荐如下剂量。

- 新生儿：0.25～1mg/kg，每日 2～3 次，口服，最大 2mg/kg，每日 3 次；或 15～20μg/kg（最大 100μg/kg）静脉给药，必要时每 12h 重复一次；
- 1 个月至 12 岁的儿童：0.25～1mg/kg，每日 3～4 次口服，最大每日 5mg/kg；或 15～20μg/kg（最大 100μg/kg）静脉给药，必要时每 6～8h 重复一次。

1. Cumming GR. Propranolol in tetralogy of Fallot. *Circulation* 1970; **41:** 13–15.
2. Eriksson BO, *et al.* Long-term treatment with propranolol in selected cases of Fallot's tetralogy. *Br Heart J* 1969; **31:** 37–44.
3. Ponce FE, *et al.* Propranolol palliation of tetralogy of Fallot: experience with long-term drug treatment in pediatric patients. *Pediatrics* 1973; **52:** 100–108.
4. Clark DJ, *et al.* Propranolol induced bradycardia in tetralogy of Fallot. *Br Heart J* 1989; **61:** 378–9.
5. Nussbaum J, *et al.* Esmolol for the treatment of hypercyanotic spells in infants with tetralogy of Fallot. *J Cardiothorac Anesth* 1989; **3:** 200–2.
6. Geary V, *et al.* Esmolol in tetralogy of Fallot. *J Cardiothorac Anesth* 1989; **3:** 524–6.
7. Dhir AK, Dhir S. Esmolol in infundibular spasm. *Anaesthesia* 1991; **46:** 998.

制剂

BP 2010: Prolonged-release Propranolol Capsules; Propranolol Injection; Propranolol Tablets;
USP 33: Propranolol Hydrochloride and Hydrochlorothiazide Extended-release Capsules; Propranolol Hydrochloride and Hydrochlorothiazide Tablets; Propranolol Hydrochloride Extended-release Capsules; Propranolol Hydrochloride Injection; Propranolol Hydrochloride Tablets.

专利制剂

Arg.: Inderal; Oposim; Pirimetan; Propalong†; Propaneitor; Propayerst†; ***Austral.:*** Deralin; Inderal; ***Austria:*** Inderal; Proprahexal†; ***Belg.:*** Inderal; ***Braz.:*** Antitensin; Cardbloc; Cardiopranol†; Cardix; Hipernolol; Inderal; Neo Propranol†; Polol; Pradinolol; Pranolal†; Propacor; Propalol†; Propanox†; Proparil†; Propramed; Propranol†; Propranolil†; Propranolum†; Rebaten; Sanpronol; Uni Propralol; ***Canad.:*** Inderal; Novo-Pranol; ***Chile:*** Coriodal; ***Denm.:*** Inderal†; Propal; ***Fin.:*** Inderal†; Propral; Ranoprin; ***Fr.:*** Avlocardyl; Hemipralon†; ***Ger.:*** Beta-Tablinen; Dociton; Efektolol†; Elbrol†; Obsidan; Prophylux; Propra-ratiopharm; propra†; Propranur†; ***Gr.:*** Dorizan; Frina; Inderal; Kostalerg; Waucoton; Ziserfin; ***Hong Kong:*** Deralin; Inderal; Inpanol; Synolol; Uni-Panolol; ***Hung.:*** Huma-Pronol; ***India:*** Betabloc; Betaspan†; Ciplar; Corbeta; Inderal; Propal; ***Indon.:*** Farmadral; Inderal†; ***Irl.:*** Beta-Prograne; Half Beta-Prograne; Half Inderal; Inderal; ***Israel:*** Deralin; Inderal; Prolol; Slow Deralin; ***Ital.:*** Inderal; ***Malaysia:*** Inderal; ***Mex.:*** Inderalici; Pranoral†; Prochor†; Propalem; Propalgin†; Sintaser; ***Norw.:*** Inderal; Pranolol; ***NZ:*** Angilol; Cardinol; Inderal; ***Philipp.:*** Duranol; Inderal; Parvilox; Phanerol; ***Port.:*** Corpendol†; Inderal; ***Rus.:*** Anaprilin (Анаприлин); Obsidan (Обзидан); ***S.Afr.:*** Cardiblok†; Inderal; Prodorol; Pur-Bloka; ***Singapore:*** Inderal; Inpanol; Propa; Propanol; ***Spain:*** Sumial; ***Swed.:*** Inderal; ***Switz.:*** Inderal; ***Thai.:*** Alperol; Atensin†; Betalol; Betapress; Cardenol; Chinnolol; CVS; Emforal; Idelol; Inderal; Normpress; P-Parol; Palon; Perlol; Pralol; Prolol; Pronalol; Propanol; Proral; Ropranolol; Syntonol; ***Turk.:*** Dideral; ***UAE:*** Cardilol; ***UK:*** Angilol; Bedranol; Beta-Prograne; Half Beta-Prograne; Half Inderal; Inderal; Slo-Pro; Syprol; ***Ukr.:*** Pranolol (Пранолол); ***USA:*** Inderal; InnoPran; ***Venez.:*** Algoren; Docitral; Galenol†; Indal†; Inderal; Parinex†.

多组分制剂 ***Braz.:*** Polol-H; Tenadren; ***Ger.:*** Beta-Turfa; Docitetic; Dociteren; Obsilazin N†; Pertenso N; Propra comp; Triamteren tri-comp; ***India:*** Beptazine-H†; Beptazine†; Ciplar-H; Corbetazine; Zopax Plus; ***Neth.:*** Inderetic†; ***Ukr.:*** Distonin (Дистонин); ***USA:*** Inderide†.

Proroxan (*pINN*) 普罗克生

Proroxano; Proroxanum. 1-(2,3-Dihydro-1,4-benzodioxin-6-yl)-3-(3-phenyl-1-pyrrolidinyl)-1-propanone.

Пророксан

$C_{21}H_{23}NO_3$ = 337.4.
CAS — 33743-96-3 (proroxan).
UNII — T5WT3QN49G.

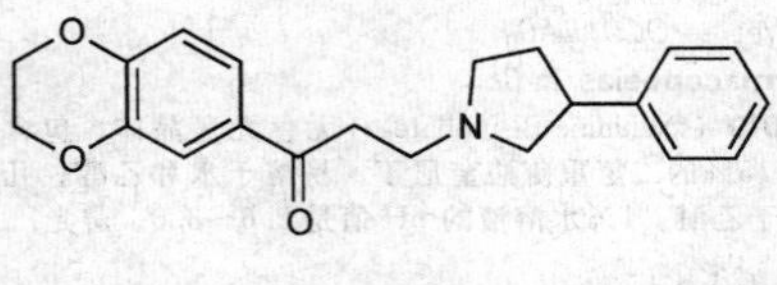

Proroxan Hydrochloride (*USAN*, *pINNM*) 盐酸普罗克生

AY-24269; Hidrocloruro de proroxano; Pirroksan; Proroxan, Chlorhydrate de; Proroxani Hydrochloridum; Pyrroxanum.

Пирроксан; Пророксана Гидрохлорид

$C_{21}H_{23}NO_3HCl$ = 373.9.
CAS — 33025-33-1.
UNII — 694Z9P44G4.

简介

普罗克生作为抗高血压药，用于治疗梅尼埃病、晕动病和变化性皮炎。

制剂

专利制剂

Ukr.: Pyrroxan (Пирроксан)†.

Proscillaridin (*BAN*, *USAN*, *rINN*) 海葱次苷

2936; A-32686; Proscillaridina; Proscillaridiini; Proscillaridin A; Proscillaridine; Proscillaridinum; PSC-801. 14-Hydroxy-3β-(α-L-rhamnopyranosyloxy)-14β-bufa-4,20,22-trienolide.

Просциллариддин

$C_{30}H_{42}O_8$ = 530.6.
CAS — 466-06-8.
ATC — C01AB01.
ATC Vet — QC01AB01.
UNII — KC6BL281EN.

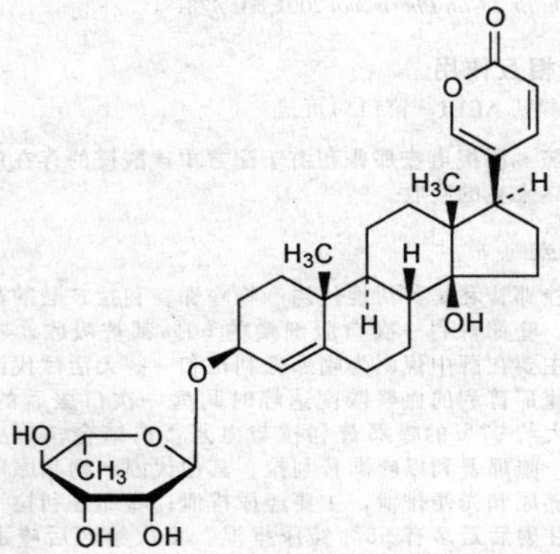

简介

海葱次苷是从 *Drimia* 海葱获得的强心苷（百合科）。它是普遍性质类似于地高辛的正收缩性药（第1215页）。据报道，它起效快且作用时间短。

海葱次苷口服用于治疗心力衰竭。

制剂

专利制剂

Ger.: Talusin†; ***Pol.:*** Talusin†.

Quinapril Hydrochloride (*BANM*, *USAN*, *rINNM*) 盐酸喹那普利

CI-906 (quinapril); Hidrocloruro de quinapril; Kinapril Hidroklorür; Quinapril, chlorhydrate de; Quinaprili hydrochloridum. (3S)-2-{N-[(S)-1-Ethoxycarbonyl-3-phenylpropyl]-L-alanyl}-1,2,3,4-tetrahydro-isoquinoline-3-carboxylic acid hydrochloride.

Хинаприла Гидрохлорид

$C_{25}H_{30}N_2O_5$,HCl = 475.0.
CAS — 85441-61-8 (quinapril); 82586-55-8 (quinapril hydrochloride).
ATC — C09AA06.
ATC Vet — QC09AA06.
UNII — 33067B3N2M.

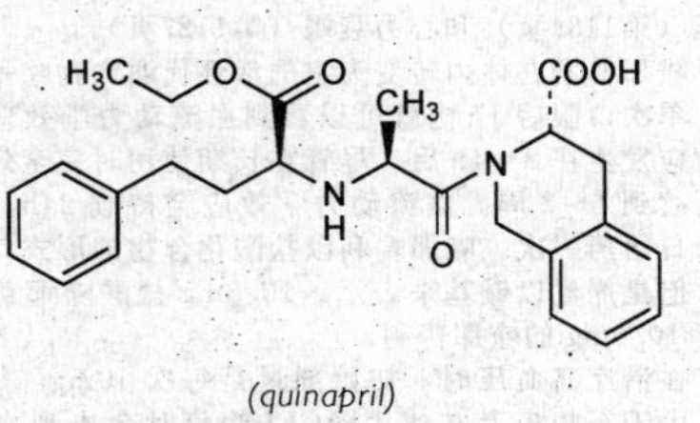

(quinapril)

Pharmacopoeias. In *US.*

USP 33（Quinapril Hydrochloride） 白色或米色粉末，有时显粉色。易溶于水。

悬液 临时制剂喹那普利 1mg/ml 的制备是将压碎的喹那普利片（*Pfizer*, *US*）加入到以下赋形剂中（可在 5℃贮藏 6 周）：

- 15%的 *Kphos*（*Beach*, *US*），15%的 *Bicitra*（*Draxis Pharma*, *US*）和 70%的 *OraSweet*（*Paddock*, *US*）；
- 15% 的 *Kphos*，15% 的 *Bicitra* 和 70% 的 *OraSweet SF*；
- 15%的 *Kphos*，15%的 *Bicitra* 和 70% 的 simple syrup。

应考虑选择含 *OraSweet SF* 的悬液[1]。

1. Freed AL, *et al.* The development and stability assessment of extemporaneous pediatric formulations of Accupril. *Int J Pharm* 2005;**304:** 135–44.

不良反应、处置和注意事项

参见 **ACEI**，第1151页。

哺乳 6 名妇女一次服用 20mg 剂量的喹那普利，母乳与血浆比例为 0.12，母乳中检测出了喹那普利，但是没有检测出喹那普利特[1]。估计婴儿接受的剂量大约只有母体剂量的 1.6%。

英国调控机构的建议是反对在哺乳开始的最初几个星期使用任何 ACEI，见 **ACEI 的注意事项**（第1153页）。

1. Begg EJ, *et al.* Quinapril and its metabolite quinaprilat in human milk. *Br J Clin Pharmacol* 2001; **51:** 478–81.

药物相互作用

参见 **ACEI**，第1154页。

抗菌药 据报道喹那普利由于配方中碳酸镁的存在能减少四环素类的吸收。

药动学

喹那普利是其活性代谢产物喹那普利拉二酸的药物前体。喹那普利一次口服剂量的 60% 都被吸收。喹那普利主要在肝中代谢为喹那普利拉和一些无活性代谢产物。喹那普利的血浆浓度达峰时间为一次口服后的 2h 内。大约 97% 的喹那普利拉与血浆蛋白结合。单次口服后，喹那普利以喹那普利拉、其他代谢产物和原形的形式随尿和粪便排泄，主要经尿排泄；喹那普利拉一次静脉注射后最多有 96% 经尿排泄。多次给药后喹那普利拉蓄积的有效半衰期是 3h，而 25h 的半衰期说明喹那普利拉与血管紧张素转换酶有力的结合。

喹那普利和喹那普利拉的药动学都受肾损伤和肝损伤的影响。透析对喹那普利和喹那普利拉也有轻微的影响。

少量的喹那普利分布到乳汁中。

1. Begg EJ, *et al.* The pharmacokinetics and pharmacodynamics of quinapril and quinaprilat in renal impairment. *Br J Clin Pharmacol* 1990; **30:** 213–20.
2. Halstenson CE, *et al.* The pharmacokinetics of quinapril and its active metabolite, quinaprilat, in patients with various degrees of renal function. *J Clin Pharmacol* 1992; **32:** 344–50.
3. Wolter K, Fritschka E. Pharmacokinetics and pharmacodynamics of quinaprilat after low dose quinapril in patients with terminal renal failure. *Eur J Clin Pharmacol* 1993; **44** (suppl 1): S53–6.
4. Begg EJ, *et al.* The pharmacokinetics of quinapril and quinaprilat in patients with congestive heart failure. *Br J Clin Pharmacol* 1994; **37:** 302–4.
5. Squire IB, *et al.* Haemodynamic response and pharmacokinetics after the first dose of quinapril in patients with congestive heart failure. *Br J Clin Pharmacol* 1994; **38:** 117–23.
6. Breslin E, *et al.* A pharmacodynamic and pharmacokinetic comparison of intravenous quinaprilat and oral quinapril. *J Clin Pharmacol* 1996; **36:** 414–21.
7. Blumer JL, *et al.* Pharmacokinetics of quinapril in children: assessment during substitution for chronic angiotensin-converting enzyme inhibitor treatment. *J Clin Pharmacol* 2003; **43:** 128–32.

用途和用法

喹那普利是一类 ACEI（第1151页）。用于治疗高血压（第1131页）和心力衰竭（第1127页）。

喹那普利在体内转变为它的活性代谢产物喹那普利拉。单次口服后 1h 内就可以看到血流动力学效应，最大效应发生在 2～4h 后，尽管在长期使用时完全效应不会延续到 1～2 周。血流动力学效应会持续 24h，因此可每日给药一次。喹那普利以盐酸化合物的形式口服给药，但是剂量以碱基来表示。10.8mg 盐酸喹那普利相当于 10.0mg 的喹那普利。

在治疗**高血压**时，初始剂量是每次 10mg，每日 1 次。由于有些患者在使用 ACEI 治疗时会出现血压骤降，所以首次给药最好是在睡前。对于老年人、肾损伤患者或服用利尿药的患者建议每日的初始剂量是 2.5mg；如果可能，在开始服用喹那普利前 2 天或 3 天停止服用利尿药，如果有必要之后再恢复用药。

通常每天的维持剂量是 20～40mg，1 次服用或分 2 次服用，每日的最大剂量是 80mg。

在治疗**心力衰竭**时，引起 ACEI 的严重首剂低血压在服用髓袢利尿药的患者中是很常见的，但是暂时停药会引起肺水肿的反弹。因此应该在严密的医学监控下以较低的剂量开始治疗。喹那普利每日的初始剂量是 2.5mg。通常每日的维持剂量是 10～20mg，1 次服用或分 2 次服用，每日的最大剂量是 40mg。

喹那普利拉可经静脉给药。

1. Wadworth AN, Brogden RN. Quinapril: a review of its pharmacological properties, and therapeutic efficacy in cardiovascular disorders. *Drugs* 1991; **41:** 378–99.
2. Plosker GL, Sorkin EM. Quinapril: a reappraisal of its pharmacology and therapeutic efficacy in cardiovascular disorders. *Drugs* 1994; **48:** 227–52.
3. Culy CR, Jarvis B. Quinapril: a further update of its pharmacology and therapeutic use in cardiovascular disorders. *Drugs* 2002; **62:** 339–85.

制剂

USP 33: Quinapril Tablets.

专利制剂

Arg.: Accupril; ***Austral.:*** Accupril; Acquin; Asig; Filpril; ***Austria:*** Accupro; ***Belg.:*** Accupril; ***Braz.:*** Accupril; ***Canad.:*** Accupril; ***Chile:*** Accupril; ***Cz.:*** Accupro; ***Denm.:*** Accupro; ***Fin.:*** Accupro; ***Fr.:*** Acuitel; Korec; ***Ger.:*** Accupro; QuinaLich†; ***Gr.:*** Accupron; ***Hong Kong:*** Accupril; ***Hung.:*** Accupro; Acumerck; Quiagen; ***Indon.:*** Accupril; ***Irl.:*** Accupro; Quinapro†; ***Ital.:*** Accuprin; Acequin; Quinazil; ***Jpn:*** Conan; ***Malaysia:*** Accupril†; ***Mex.:*** Acupril; ***Neth.:*** Acupril; ***NZ:*** Accupril; ***Philipp.:*** Accupril; ***Pol.:*** Accupro; Acurenal; AprilGen; Pulsaren; Q-Pril; ***Port.:*** Acupril; Vasocor†; ***Rus.:*** Accupro (Аккупро); Quinaphar (Квинафар); ***S.Afr.:*** Accumax; Accupril; Quinace; Quinagen; Quinaspen; ***Singapore:*** Accupril†; ***Spain:*** Acuprel; Acuretic; Ectren; Lidaltrin; ***Swed.:*** Accupro; ***Switz.:*** Accupro; Quinil; ***Thai.:*** Accupril; Quinaril; Quinsil; ***Turk.:*** Acuitel; ***UK:*** Accupro; Quinil; ***Ukr.:*** Accupro (Аккупро); Acurenal (Акуренал); Quinard (Квінард); ***USA:*** Accupril; ***Venez.:*** Accupril; Quinalar; Solpres.

多组分制剂 ***Arg.:*** Accuretic; ***Austral.:*** Accuretic; ***Austria:*** Accuzide; ***Belg.:*** Accuretic; Co-Quinapril; ***Canad.:*** Accuretic; ***Chile:*** Accuretic; ***Cz.:*** Accuzide; Stadapress; ***Fin.:*** Accupro Comp; ***Fr.:*** Acuilix; Koretic; ***Ger.:*** Accuzide; QuinaLich comp; Quinaplus; Quinapril comp; ***Gr.:*** Accuretic; Quimea; ***Hung.:*** Accuzide; Quinanorm Kombi; Quinapril-HCT; ***Irl.:*** Accuretic; ***Ital.:*** Accuretic; Acequide; Quinazide; ***Neth.:*** Acuzide; ***NZ:*** Accuretic; ***Philipp.:*** Accuzide; ***Pol.:*** Accuzide; ***Port.:*** Acuretic; ***Rus.:*** Accuzide (Аккузид); ***S.Afr.:*** Accumax Co; Accuretic; Adco-Quinaretic; Quinace Co; ***Spain:*** Bicetil; Lidaltrin Diu; ***Swed.:*** Accupro Comp; ***Switz.:*** Accuretic; Quiril comp.; ***Turk.:*** Accuzide; ***UK:*** Accuretic; ***Ukr.:*** Accuzide (Аккузид); ***USA:*** Accuretic; Quinaretic; ***Venez.:*** Accuretic; Quinaretic.

Quinidine (*BAN*) 奎尼丁

Chinidinum; Chinidyna; Kinidiini; Kinidin; Quinidina. (8*R*,9*S*)-6′-Methoxycinchonan-9-ol; (+)-(α*S*)-α-(6-Methoxy-4-quinolyl)-α-[(2*R*,4*S*,5*R*)-(5-vinylquinuclidin-2-yl)]methanol.

Хинидин

$C_{20}H_{24}N_2O_2$ = 324.4.

CAS — 56-54-2 (anhydrous quinidine); 63717-04-4 (quinidine dihydrate); 72402-50-7 (± quinidine).

ATC — C01BA01.

ATC Vet — QC01BA01.

UNII — ITX08688JL.

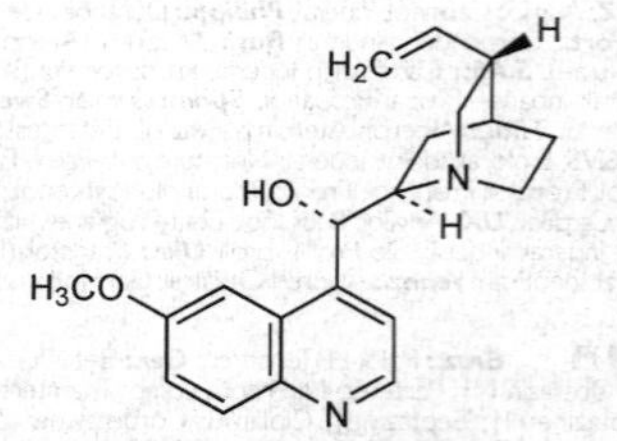

性状 奎尼丁是奎宁的同分异构体，可以从金鸡纳树皮和它们的杂交种类中获得；也可从 *Remijia peduncula* 中获得，或者由奎宁来制备。

Quinidine Bisulfate 重硫酸奎尼丁

Quinidina, bisulfato de; Quinidine Bisulphate (*BANM*).

Хинидина Бисульфат

$C_{20}H_{24}N_2O_2,H_2SO_4$ = 422.5.

CAS — 747-45-5 (anhydrous quinidine bisulfate); 6151-39-9 (quinidine bisulfate tetrahydrate).

ATC — C01BA01.

ATC Vet — QC01BA01.

Pharmacopoeias. In *Br.*

BP 2010（Quinidine Bisulphate） 无色无臭晶体。包含不超过 15% 的二氢重硫酸奎尼丁。易溶于水和乙醇；几乎不溶于乙醚。1% 水溶液的 pH 值是 2.6～3.6。避光。

Quinidine Gluconate (*BANM*) 奎尼丁葡萄糖酸盐

Quinidina, gluconato de; Quinidinium Gluconate.

Хинидина Глюконат

$C_{20}H_{24}N_2O_2,C_6H_{12}O_7$ = 520.6.

CAS — 7054-25-3.

ATC — C01BA01.

ATC Vet — QC01BA01.

UNII — R6875N380F.

Pharmacopoeias. In *US.*

USP 33（Quinidine Gluconate） 白色无臭粉末。包含不超过 20% 的二氢奎尼丁。易溶于水；微溶于乙醇。贮藏于 25℃，允许偏差为 15～30℃。避光。

吸收 当药物使用 PVC 注射袋和注射针管静脉注射给药时，超过 40% 的奎尼丁葡萄糖酸盐损失[1]。

1. Darbar D, *et al.* Loss of quinidine gluconate injection in a polyvinyl chloride infusion system. *Am J Health-Syst Pharm* 1996; **53:** 655–8.

Quinidine Polygalacturonate 聚半乳糖醛酸奎尼丁

Quinidina, poligalacturonato de. Quinidine poly(D-galacturonate) hydrate.

Хинидина Полигалактуронат

$C_{20}H_{24}N_2O_2,(C_6H_{10}O_7)_x,xH_2O$.

CAS — 27555-34-6 (anhydrous quinidine polygalacturonate); 65484-56-2 (quinidine polygalacturonate hydrate).

ATC — C01BA01.

ATC Vet — QC01BA01.

Quinidine Sulfate 硫酸奎尼丁

Chinidin sulfát dihydrát; Chinidini sulfas; Chinidino sulfatas; Chinidinsulfate; Chinidinum Sulfuricum; Chinidyny siarczan; Kinidiinisulfaatti; Kinidin Sülfat; Kinidinsulfat; Kinidin-szulfát; Quinidina, sulfato de; Quinidine, sulfate de; Quinidine Sulphate (*BANM*); Quinidini Sulfas; Quinidini Sulfas Dihydricus.

Хинидина Сульфат

$(C_{20}H_{24}N_2O_2)_2,H_2SO_4,2H_2O$ = 782.9.

CAS — 50-54-4 (anhydrous quinidine sulfate); 6591-63-5 (quinidine sulfate dihydrate).

ATC — C01BA01.

ATC Vet — QC01BA01.

UNII — J13S2394HE.

Pharmacopoeias. In *Chin.*, *Eur.* (see p.vii), *Int.*, *Jpn*, and *US.*

Ph. Eur. 6.8（Quinidine Sulphate） 白色或几乎白色结晶性粉末，或光滑无色针状物。包含不超过 15% 的二氢奎尼丁。微溶于水；可溶于沸水和乙醇；几乎不溶于丙酮。1% 水溶液的 pH 值为 6.0～6.8。避光。

USP 33（Quinidine Sulphate） 细微，针状白色结晶，经常凝结成块状；或细微白色粉末。无色，见光变黑。包含不超过 20% 的二氢奎尼丁。它的溶液经石蕊检测呈中性或碱性。溶于水（1∶100），溶于氯仿（1∶15）；不溶于乙醚。避光。

稳定性 据报道[1]硫酸奎尼丁在几种临时制备的口服液体制剂中最多可稳定 60 天。

1. Allen LV, Erickson MA. Stability of bethanechol chloride, pyrazinamide, quinidine sulfate, rifampin, and tetracycline hydrochloride in extemporaneously compounded oral liquids. *Am J Health-Syst Pharm* 1998; **55:** 1804–9.

不良反应和处置

奎尼丁及其盐都会引起心源性和非心源性的不良反应。引起胃肠道刺激一般会导致恶心、呕吐和腹泻。

也会产生类似于奎宁发生的超敏反应，推荐让每一位患者先试服一次（见下文**用途和用法**）。不良反应包括呼吸困难、风疹、瘙痒、皮疹、紫癜、血小板减少和其他的血恶液质，很少有发热和过敏性反应。据报道会出现肉芽肿性肝炎和狼疮样综合征。

奎尼丁能引起金鸡纳反应（见第583页**奎宁**），导致耳鸣、听力损伤、视觉障碍、头痛、意识错乱、眩晕、呕吐和腹痛；这些一般是由于剂量大而引起的，但是即使剂量很小这也可能会发生在特异体质的受试者身上。

奎尼丁会诱发低血压，特别是在过量使用和静脉注射过快时。它能延长 QT 间期，可能会造成室性心律失常，包括扭转型室性心动过速。

如果给予超剂量的奎尼丁，主要会出现中毒性心源性症状。奎尼丁蓄积后，不适当的高血浆浓度会引起 ECG 变化、心脏传导阻滞、心搏暂停、室性心动过速、心室颤动、晕厥、癫痫、昏迷，有时候甚至会致死。针对不良反应和超剂量治疗是对症和支持。如果患者在给药 1h 后出现不良反应，应考虑使用活性炭。

一篇与Ⅰa 类抗心律失常药奎尼丁、丙吡胺、普鲁卡因胺相关的不良反应和临床治疗的综述[1]。

1. Kim SY, Benowitz NL. Poisoning due to class IA antiarrhythmic drugs quinidine, procainamide and disopyramide. *Drug Safety* 1990; **5:** 393–420.

对血液的影响 奎尼丁诱发的血小板减少症是很常见的，是已知经证实的能够引起药物性血小板减少症的药物之一[1]。这似乎是一种超敏反应，可能是奎尼丁引起自身抗体的产生，并且引起血小板破坏。高特异性奎尼丁依赖性血小板抗体已经发现于奎尼丁诱发的血小板减少症的患者血浆中，也许对诊断有一定作用[2]。反应准确的机制并不清楚，但通常认为奎尼丁结合到血小板表面并导致抗体的产生；或者说形成一种抗体—奎尼丁复合物，然后沉积在血小板上[1,3]。血小板抗原成分可能是糖蛋白Ⅰb，尽管其他的表面糖蛋白也有参与[3,4]。

1. van den Bemt PMLA, *et al.* Drug-induced immune thrombocytopenia. *Drug Safety* 2004; **27:** 1243–52.
2. Reid DM, Shulman NR. Drug purpura due to surreptitious quinidine intake. *Ann Intern Med* 1988; **108:** 206–8.
3. Stricker RB, Shuman MA. Quinidine purpura: evidence that glycoprotein V is a target platelet antigen. *Blood* 1986; **67:** 1377–81.
4. Visentin GP, *et al.* Characteristics of quinine- and quinidine-induced antibodies specific for platelet glycoproteins IIb and IIIa. *Blood* 1991; **77:** 2668–76.

对眼的影响 在服用奎尼丁2年的患者产生的角膜病中发现了类似于角膜沉积物的物质[1]。停药后的症状得到了改善，而且角膜沉积物也完全清除了。

在使用奎尼丁治疗的少数患者中鉴定[2]出了眼色素膜炎。

1. Zaidman GW. Quinidine keratopathy. *Am J Ophthalmol* 1984; **97:** 247–9.
2. Fraunfelder FW, Rosenbaum JT. Drug-induced uveitis: incidence, prevention and treatment. *Drug Safety* 1997; **17:** 197–207.

对关节的影响 奎尼丁可能与风湿性关节炎有关[1]。这是被认识的，尽管不常见，也是药物导致红斑狼疮的诱因（见下文），但也曾有关可逆性的报道[2~4]，患有对称性多发性关节炎并没有抗核抗体的证据。这些症状一般比药物导致红斑狼疮更加温和，并且开始的时候更加迅速。停药1周内症状就可以缓解并且一些患者症状重新出现在激发试验中。多肌痛风湿性紫癜样症状也有过报道[1]。

1. Alloway JA, Salata MP. Quinidine-induced rheumatic syndromes. *Semin Arthritis Rheum* 1995; **24:** 315–22.
2. Kertes P, Hunt D. Polyarthritis complicating quinidine treatment. *BMJ* 1982; **284:** 1373–4.
3. Cohen MG, *et al.* Two distinct quinidine-induced rheumatic syndromes. *Ann Intern Med* 1988; **108:** 369–71.
4. Naschitz JE, Yeshurun D. Quinidine and rheumatic syndromes. *Ann Intern Med* 1988; **109:** 248–9.

对肝脏的影响 据报道在2%服用奎尼丁的患者中发生肝的超敏反应[1,2]。主要的临床症状是发热[1~3]，但是也会发生皮疹[1~3]、紫癜[2]和肝肿大[1]。肝酶值升高[1~4]，而血小板计数会下降[3]。反应在停药后是可逆的，发热大约48h后就会消退，肝酶值也会在2周内恢复到正常值。肝脏活组织检查显示有肉芽肿性肝炎[1~3]，也发现了其他的炎症变化[2]和胆汁淤积性黄疸[4]。

1. Geltner D, *et al.* Quinidine hypersensitivity and liver involvement: a survey of 32 patients. *Gastroenterology* 1976; **70:** 650–2.
2. Knobler H, *et al.* Quinidine-induced hepatitis. *Arch Intern Med* 1986; **146:** 526–8.
3. Bramlet DA, *et al.* Granulomatous hepatitis as a manifestation of quinidine hypersensitivity. *Arch Intern Med* 1980; **140:** 395–7.
4. Hogan DB, *et al.* Unusual hepatotoxic reaction to quinidine. *Can Med Assoc J* 1984; **130:** 973.

对精神状态的影响 1位服用奎尼丁15年的62岁的老人出现了逐日严重的大脑功能障碍，表现为间断性意识混乱、激动、坐立不安、个性变化和偏执[1]。停药24h内有症状明显的改善，5天后老人恢复正常，没有认知缺陷。一般认为奎尼丁能引起或加重功能性精神病。

1. Johnson AG, *et al.* A functional psychosis precipitated by quinidine. *Med J Aust* 1990; **153:** 47–9.

对皮肤的影响 据报道奎尼丁能引起皮肤反应（包括银屑病）的恶化[1]、蓝-灰色素沉着[2]光过敏[3]和中毒性表皮坏死松解症[4]。也有报道在工作场所吸入了奎尼丁微粒可能会产生紫癜性擦伤[5]。

1. Harwell WB. Quinidine-induced psoriasis. *J Am Acad Dermatol* 1983; **9:** 278.
2. Mahler R, *et al.* Pigmentation induced by quinidine therapy. *Arch Dermatol* 1986; **122:** 1062–4.
3. Marx JL, *et al.* Quinidine photosensitivity. *Arch Dermatol* 1983; **119:** 39–43.
4. Adornato MC. Toxic epidermal necrolysis associated with quinidine administration. *N Y State Dent J* 2000; **66:** 38–40.
5. Salom IL. Purpura due to inhaled quinidine. *JAMA* 1991; **266:** 1220.

低血糖 对8名健康受试者和10名疟疾患者静脉注射给予奎尼丁后，平均血浆胰岛素浓度升高而平均血浆葡萄糖浓度却下降[1]。1例脑型疟和急性肾功能衰竭患者出现了严重低血糖。认为这些效应与刺激胰岛素B细胞分泌的作用有关，从而推断出对任何严重疾病而禁食患者胃肠外给予奎尼丁后都会出现低血糖。

1. Phillips RE, *et al.* Hypoglycaemia and antimalarial drugs: quinidine and release of insulin. *BMJ* 1986; **292:** 1319–21.

红斑狼疮 几个经证实的报道指出奎尼丁能诱发红斑狼疮[1~4]。症状包括抗核抗体试验阳性的多关节炎。通常服用奎尼丁几个月后才会出现这些症状，而且停药后这些症状就会慢慢消失。在先前对普鲁卡因胺有反应的患者中出现了类似于狼疮症状的复发[2]。

1. West SG, *et al.* Quinidine-induced lupus erythematosus. *Ann Intern Med* 1984; **100:** 840–2.
2. Amadio P, *et al.* Procainamide, quinidine, and lupus erythematosus. *Ann Intern Med* 1985; **102:** 419.
3. Lavie CJ, *et al.* Systemic lupus erythematosus (SLE) induced by quinidine. *Arch Intern Med* 1985; **145:** 446–8.
4. Cohen MG, *et al.* Two distinct quinidine-induced rheumatic syndromes. *Ann Intern Med* 1988; **108:** 369–71.

食管狭窄 据报道，口服奎尼丁能够引起食管损伤[1,2]，并会形成食管溃疡和狭窄。

1. McCord GS, Clouse RE. Pill-induced esophageal strictures: clinical features and risk factors for development. *Am J Med* 1990; **88:** 512–18.
2. Jaspersen D. Drug-induced oesophageal disorders: pathogenesis, incidence, prevention and management. *Drug Safety* 2000; **22:** 237–49.

注意事项

奎尼丁禁用于完全性心脏传导阻滞患者（除非患者装有起搏器）。对长QT间期或有尖端扭转型室性心动过速史、不完全性心脏传导阻滞、失代偿性心力衰竭、心肌炎或严重心肌损伤患者，应用奎尼丁要极其慎重。应该让患者先试服一次初始剂量，观察有无超敏反应；对奎尼丁显阳性反应和以前服用奎尼丁有超敏性的患者，都应禁用奎尼丁。使用奎尼丁开始治疗心律失常时，要极其谨慎，因为在急性感染或发热期间超敏反应会被掩盖。对于重症肌无力患者也要注意，因为它能加重症状，并降低拟副交感神经药的作用。

当奎尼丁用于治疗心房扑动或心室颤动时，AV传导阻滞的减少会导致非常快的心室率。这可以通过提前服用洋地黄或限制心率的钙通道阻滞剂或β受体阻滞剂来避免。但是奎尼丁在洋地黄过量时是禁用的，因为它会显著增加地高辛的血药浓度。

对于老年人、肝或肾损伤患者以及有时用于心力衰竭时要适当的减少剂量。

哺乳 1位怀孕期间每日服用2.1g奎尼丁的妇女[1]分娩5天后母乳和血浆浓度分别是6.4μg/ml和9.0μg/ml，母乳和血清的比率是0.71。据估计婴儿摄取的奎尼丁的量应远低于按其体重计算的有效药物浓度范围。由于没有关于婴儿不良反应的报道，因此American Academy of Pediatrics认为[2]奎尼丁与母乳是相容的。

1. Hill LM, Malkasian GD. The use of quinidine sulfate throughout pregnancy. *Obstet Gynecol* 1979; **54:** 366–8.
2. American Academy of Pediatrics. The transfer of drugs and other chemicals into human milk. *Pediatrics* 2001; **108:** 776–89. [Retired May 2010] Correction. *ibid.*; 1029. Also available at: http://aappolicy.aappublications.org/cgi/content/full/pediatrics%3b108/3/776 (accessed 10/07/07)

妊娠 1位妇女在妊娠期间服用硫酸奎尼丁的报道[1]指出分娩时婴儿的血清浓度与母体类似，但是羊水的浓度有所升高。婴儿的体重、ECG、血红蛋白、浓度和血小板计数都在正常范围内。

1. Hill LM, Malkasian GD. The use of quinidine sulfate throughout pregnancy. *Obstet Gynecol* 1979; **54:** 366–8.

药物相互作用

奎尼丁与其他药物在药动学与药效学上有潜在的相互作用。

奎尼丁与其他可以增长QT间期或者有心律失常影响的药物联用应该避免，因为会存在毒性增大的风险。尽管奎尼丁有时与其他抗心律失常药联合给药，这也是需要注意的，因为有可能都有药动学和药效学上的相互作用（见下文）。因为抗毒蕈碱药和肾上腺素受体对奎尼丁的阻滞特性，可能会与其他药物发生相互作用。与神经肌肉阻滞剂的潜在作用也有报道。

奎尼丁主要通过细胞色素P450同工酶CYP3A4在肝中代谢，可能与该同工酶的增强剂与诱导剂相互作用。利福平、苯巴比妥和苯妥英能增强奎尼丁的肝代谢，需要增加奎尼丁的剂量。能够阻碍CYP3A4的HIV-蛋白酶抑制药能引起奎尼丁达到中毒浓度。

奎尼丁的尿排泄主要取决于尿液的pH值；能增加尿液pH的药物（如碳酸氢钠）、一些抗酸药和碳酸酐酶抑制剂能增加奎尼丁的血浆浓度，因为尿中非电离药物的比例通过肾小管的重吸收作用而增加了。

与能被其他药物所影响一样，奎尼丁也能反过来影响其他化合物；奎尼丁也能抑制细胞色素P450同工酶CYP2D6，影响经尿排泄的药物。受奎尼丁影响的药物包括口服抗凝血药、抗高血压药、抗毒蕈碱药、β受体阻滞剂和地高辛；它们的相互作用将在那些药物的专题中讨论。奎尼丁与右美沙芬可联用（见**神经障碍**，第1485页），因其可抑制后者的代谢。

抗心律失常药 胺碘酮能增加奎尼丁的血浆浓度，增加了中毒的危险性；据报道有伴QT间期延长的扭转型室性心动过速[1]。这个相互作用可能是由于胺碘酮能抑制奎尼丁的肝或肾清除率，或者能取代结合位点的奎尼丁。如果两种药物合用，那么奎尼丁的剂量需要减少，并且应该严密监视患者。据报道[2]维拉帕米静脉给药能引起口服奎尼丁患者的严重低血压。体外研究指出这是由于两种药物对α-肾上腺素受体的累加阻滞，同时维拉帕米能阻断钙通道；维拉帕米也能增加奎尼丁的血浆浓度。当合并给药时，维拉帕米能增加其他抗心律失常药的血浆浓度［见阿义马林（第1163页）、地高辛（第1216页）、丙吡胺（第1224页）、醋酸氟卡尼（第1242页）、普鲁卡因胺（第1324页）以及盐酸普罗帕酮（第1325页）］。

1. Lesko LJ. Pharmacokinetic drug interactions with amiodarone. *Clin Pharmacokinet* 1989; **17:** 130–40.
2. Maisel AS, *et al.* Hypotension after quinidine plus verapamil. *N Engl J Med* 1985; **312:** 167–70.

抗菌药 有报道[1]尖端扭转型室性心动过速曾被发现于应用红霉素和奎尼丁的患者。就像奎尼丁，红霉素也可延长QT间期，并且当两种药物联用时，效果会更强[2]；也有一些证据[3~5]显示红霉素减少奎尼丁的消除。

1. Lin JC, Quasny HA. QT prolongation and development of torsades de pointes with the concomitant administration of oral erythromycin base and quinidine. *Pharmacotherapy* 1997; **17:** 626–30.
2. Stanford RH, *et al.* Effect of oral erythromycin on quinidine pharmacodynamics in healthy volunteers. *Pharmacotherapy* 1997; **17:** 1111.
3. Spinler SA, *et al.* Possible inhibition of hepatic metabolism of quinidine by erythromycin. *Clin Pharmacol Ther* 1995; **57:** 89–94.
4. Stanford RH, *et al.* Effect of oral erythromycin on quinidine pharmacokinetics in healthy volunteers. *Pharmacotherapy* 1998; **18:** 426–7.
5. Damkier P, *et al.* Effect of diclofenac, disulfiram, itraconazole, grapefruit juice and erythromycin on the pharmacokinetics of quinidine. *Br J Clin Pharmacol* 1999; **48:** 829–38.

抗真菌药 酮康唑能通过减少肝清除暂时增加奎尼丁的浓度[1]。其他的抗真菌药也能抑制肝代谢，据报道[2]依康唑能增加血浆中奎尼丁的浓度。

1. McNulty RM, *et al.* Transient increase in plasma quinidine concentrations during ketoconazole-quinidine therapy. *Clin Pharm* 1989; **8:** 222–5.
2. Kaukonen K-M, *et al.* Itraconazole increases plasma concentrations of quinidine. *Clin Pharmacol Ther* 1997; **62:** 510–17.

β受体阻滞剂 奎尼丁和β受体阻滞剂可能有相加的不良反应，并且可能出现药动学相互作用。据报道1例口服奎尼丁并使用噻吗洛尔滴眼的患者出现了窦性心动过缓[1]，当奎尼丁和阿替洛尔合用时会出现体位性低血压[2]。奎尼丁或β受体阻滞剂单独使用都有很好的耐药性，而且没有不良反应。

1. Dinai Y, *et al.* Bradycardia induced by interaction between quinidine and ophthalmic timolol. *Ann Intern Med* 1985; **103:** 890–1.
2. Manolis AS, Estes NAM. Orthostatic hypotension due to quinidine and atenolol. *Am J Med* 1987; **82:** 1083–4.

钙通道阻滞剂 据报道[1]硝苯地平能降低血浆中奎尼丁的浓度，而即使将奎尼丁的剂量提高到20mg/kg也不能增加血浆浓度。硝苯地平停药后会导致奎尼丁的浓度成倍升高。但是对健康受试者进行药动学和药效学的研究却不能证明控释非洛地平和硝苯地平对奎尼丁的分布有影响[2]。其他对健康受试者的研究表明奎尼丁能抑制硝苯地平的代谢[3]。据报道[4]地尔硫䓬能降低健康受试者奎尼丁的清除率而延长它的半衰期，尽管其他的研究不能证明任何的相互作用。

维拉帕米和奎尼丁合用的影响见上文**抗心律失常药**。

1. Green JA, *et al.* Nifedipine-quinidine interaction. *Clin Pharm* 1983; **2:** 461–5.
2. Bailey DG, *et al.* Quinidine interaction with nifedipine and felodipine: pharmacokinetic and pharmacodynamic evaluation. *Clin Pharmacol Ther* 1993; **53:** 354–9.
3. Bowles SK, *et al.* Evaluation of the pharmacokinetic and pharmacodynamic interaction between quinidine and nifedipine. *J Clin Pharmacol* 1993; **33:** 727–31.
4. Laganière S, *et al.* Pharmacokinetic and pharmacodynamic interactions between diltiazem and quinidine. *Clin Pharmacol Ther* 1996; **60:** 255–64.

利尿药 碳酸酐酶抑制剂可增加尿pH值，通过肾小管重吸收而增加血浆奎尼丁浓度。噻嗪类和袢利尿药可通过引起低血钾而增加心律失常危险。10名服用阿米洛利的患者在给予奎尼丁时，有4名产生心律失常[1]，可能与钠通道的累加阻滞有关。

1. Wang L, *et al.* Amiloride-quinidine interaction: adverse outcomes. *Clin Pharmacol Ther* 1994; **56:** 659–67.

H_2 受体拮抗剂 据报道西咪替丁能抑制奎尼丁的肝代谢，增加血浆浓度和半衰期，而降低清除率[1~3]。

1. Hardy BG, *et al.* Effect of cimetidine on the pharmacokinetics and pharmacodynamics of quinidine. *Am J Cardiol* 1983; **52:** 172–5.
2. Kolb KW, *et al.* Effect of cimetidine on quinidine clearance. *Ther Drug Monit* 1984; **6:** 306–12.
3. MacKichan JJ, *et al.* Effect of cimetidine on quinidine bioavailability. *Biopharm Drug Dispos* 1989; **10:** 121–5.

药动学

奎尼丁经胃肠道快速吸收，达到血浆峰浓度时间取决于盐和剂型，但硫酸奎尼丁速释片的达峰时间为2h。它的生物利用度由于肝的首关效应，因此是不确定的。

奎尼丁主要通过细胞色素 P450 同工酶 CYP3A4 在肝中代谢，众多代谢产物中至少有一个是有药理活性的。主要以代谢产物的形式经尿排泄。药物原形的比例取决于尿液的 pH；在酸性尿液中大约 20%的奎尼丁以原形排出体外，而在碱性尿液中会下降到 5%，因为肾小管的重吸收作用加强了。

奎尼丁广泛分布于体内且有 80%～90%与血浆蛋白结合，包括 α_1-酸性糖蛋白。血浆半衰期为 6～8h 但是可能会有较大的变化。它的有效血药浓度为 1～6μg/ml；这决定于测定方法；老的一些方法不一定能把奎尼丁从它的代谢产物中区分出来而给出错误结果。

奎尼丁穿过胎盘屏障分布到母乳中。少量的奎尼丁被血液透析清除。

要注意不同个体和个体本身的差异性对奎尼丁药动学的影响[1]；一项研究显示不管奎尼丁是以片剂、胶囊、口服溶液剂的形式给药，还是以肌内注射的形式给药，半衰期都在 1～16h。根据配方组成和所用盐的不同，吸收药动学参数会有很大的差异[2,3]。食物对吸收的影响还不是很清楚[4,5]。患者的心脏状态或相关的心律失常会改变奎尼丁的药动学[6,7]，也可能是因为患者的年龄[8~10]。肝损伤会影响蛋白结合，并延长奎尼丁的半衰期[11]。蛋白结合会加重患者的肾损伤，但是在透析时会恢复到正常[12]。肾功能不全的患者可能会产生奎尼丁代谢产物的蓄积[13~15]。

1. Mason WD, *et al.* Comparative plasma concentrations of quinidine following administration of one intramuscular and three oral formulations to 13 human subjects. *J Pharm Sci* 1976; **65:** 1325–9.
2. Frigo GM, *et al.* Comparison of quinidine plasma concentration curves following oral administration of some short- and long-acting formulations. *Br J Clin Pharmacol* 1977; **4:** 449–54.
3. Mahon WA, *et al.* Comparative bioavailability study of three sustained release quinidine formulations. *Clin Pharmacokinet* 1987; **13:** 118–24.
4. Woo E, Greenblatt DJ. Effect of food on enteral absorption of quinidine. *Clin Pharmacol Ther* 1980; **27:** 188–93.
5. Martinez MN, *et al.* Effect of dietary fat content on the bioavailability of a sustained release quinidine gluconate tablet. *Biopharm Drug Dispos* 1990; **11:** 17–29.
6. Ueda CT, Dzindzio BS. Quinidine kinetics in congestive heart failure. *Clin Pharmacol Ther* 1978; **23:** 158–64.
7. Ueda CT, Dzindzio BS. Bioavailability of quinidine in congestive heart failure. *Br J Clin Pharmacol* 1981; **11:** 571–7.
8. Drayer DE, *et al.* Prevalence of high (3S)-3-hydroxyquinidine/quinidine ratios in serum, and clearance of quinidine in cardiac patients with age. *Clin Pharmacol Ther* 1980; **27:** 72–5.
9. Szefler SJ, *et al.* Rapid elimination of quinidine in pediatric patients. *Pediatrics* 1982; **70:** 370–5.
10. Pickoff AS, *et al.* Age-related differences in the protein binding of quinidine. *Dev Pharmacol Ther* 1981; **3:** 108–15.
11. Kessler KM, *et al.* Quinidine pharmacokinetics in patients with cirrhosis or receiving propranolol. *Am Heart J* 1978; **96:** 627–35.
12. Kessler KM, Perez GO. Decreased quinidine plasma protein binding during haemodialysis. *Clin Pharmacol Ther* 1981; **30:** 121–6.
13. Kessler KM, *et al.* Quinidine elimination in patients with congestive heart failure or poor renal function. *N Engl J Med* 1974; **290:** 706–9.
14. Drayer DE, *et al.* Steady-state serum levels of quinidine and active metabolites in cardiac patients with varying degrees of renal function. *Clin Pharmacol Ther* 1978; **24:** 31–9.
15. Hall K, *et al.* Clearance of quinidine during peritoneal dialysis. *Am Heart J* 1982; **104:** 646–7.

用途和用法

奎尼丁是Ia类抗心律失常药（第1115页）。它具有抗蕈毒碱和 α-肾上腺素受体阻滞的功能。奎尼丁可用于治疗室上性和室性心律失常，包括心脏复律和维持心房颤动中的窦性节律，但一般优先选用其他药物或方法（见下文）。

奎尼丁是奎宁的同分异构体，当不能立即使用奎宁时，可以用奎尼丁替代来治疗疟疾。

奎尼丁通常口服给药，有各种盐可使用，包括重硫酸盐、葡萄糖酸盐、聚半乳糖醛酸盐和硫酸盐。制剂的浓度和剂量应该就制剂中实际含有的盐量表示，一般使用无水奎尼丁和硫酸奎尼丁二水合物等价表示的方法。260mg 重硫酸奎尼丁（无水）、321mg 葡萄糖酸奎尼丁（无水）、241mg 硫酸奎尼丁（二水合物）以及 230mg 硫酸奎尼丁（无水）都相当于 200mg 奎尼丁（无水）。

治疗**心律失常**，硫酸奎尼丁二水合物的一般剂量是 200～400mg，每日 3～4 次，并根据反应调整，应先试服 200mg 来检测有无超敏反应。维持治疗优先选用缓释剂型。

奎尼丁也可通过胃肠外给药，但肌内注射不是很稳定且并不完全，而静脉给药又与严重低血压有关。为了快速逆转室上性或室性心律失常而必须胃肠外给药的话，可以静脉注射奎尼丁葡萄糖酸盐，但速度不能超过每分钟 250μg/kg；总剂量不低于 5mg/kg 时，大部分患者有效，如果需要的话，用量也可达 10mg/kg。整个输注过程要监测 EGG 和血压。

奎尼丁治疗**疟疾**见下文。

1. Grace AA, Camm AJ. Quinidine. *N Engl J Med* 1998; **338:** 35–45.
2. Yang F, *et al.* Quinidine revisited. *Am J Med* 2009; **122:** 317–21.

心律失常 奎尼丁是Ia类抗心律失常药用于治疗室上性和室性心律失常，但一般优先选择其他药物或非药理学方法（见**心律失常**，第1121页）。虽然 CAST 研究发现，用于治疗心肌梗死后患者的心律失常中，应用恩卡尼、氟卡尼、莫雷西嗪会增加死亡率，所以应用奎尼丁会增多，但一项针对使用奎尼丁治疗良性或潜在致命室性心律失常研究的荟萃分析[1]发现奎尼丁相关不良事件（包括死亡和早期心律失常）比例与Ic类药物氟卡尼和普罗帕酮至少一样高。另一项荟萃分析[2]发现，在心室颤动复律后的稳定窦性节律上，奎尼丁比安慰剂更加有效，但总死亡率升高。然而一些人坚持使用奎尼丁作为药物复律[3]。

对于那些患有 Brugada 综合征和先天性离子通道病易于患有室性心律失常的患者，可以使用奎尼丁[4,5]，并也许可能替代埋藏式复律除颤器。奎尼丁也可用于有非常短的 QT 间期和对房性和室性心律失常敏感的 QT 综合征[6]。

1. Morganroth J, Goin JE. Quinidine-related mortality in the short-to-medium-term treatment of ventricular arrhythmias: a meta-analysis. *Circulation* 1991; **84:** 1977–83.
2. Coplen SE, *et al.* Efficacy and safety of quinidine therapy for maintenance of sinus rhythm after cardioversion. A meta-analysis of randomized control trials. *Circulation* 1990; **82:** 1106–16. Correction. *ibid.* 1991; **83:** 714.
3. Schwaab B, *et al.* Quinidine for pharmacological cardioversion of atrial fibrillation: a retrospective analysis in 501 consecutive patients. *Ann Noninvasive Electrocardiol* 2009; **14:** 128–36.
4. Belhassen B, *et al.* Efficacy of quinidine in high-risk patients with Brugada syndrome. *Circulation* 2004; **110:** 1731–7.
5. Viskin S, *et al.* Empiric quinidine therapy for asymptomatic Brugada syndrome: time for a prospective registry. *Heart Rhythm* 2009; **6:** 401–4.
6. Kaufman ES. Quinidine in short QT syndrome: an old drug for a new disease. *J Cardiovasc Electrophysiol* 2007; **18:** 665–6.

先天性肌无力症 奎尼丁可能会加重重症肌无力的症状，所以应慎用于这些患者，据报道用于治疗慢通道先天性肌无力症时，得到了有益的反应（见第600页）。

呃逆 奎尼丁是几种试用于顽固性呃逆治疗的药物之一。关于呃逆控制的详细诊断记录，见**氯丙嗪**（第947页）。

疟疾 尽管奎尼丁作为抗疟药在理论上可能优于奎宁，但是它更可能引起心脏毒性和超敏反应，WHO[1,2]推荐奎尼丁的胃肠外给药，只能在胃肠外奎宁或青蒿素衍生物不能立即使用时才能使用。在这些情况下奎尼丁的静脉给药用于对氯喹产生耐药性的严重疟疾的治疗。患者只要完成了 7 天的疗程就要改为奎尼丁的口服给药治疗；或者是乙胺嘧啶-磺胺多辛的口服给药治疗。

在美国，CDC[3]推荐胃肠外奎尼丁葡萄糖酸盐作为治疗复杂恶性疟疾的药物选择，但是仅当缺少胃肠外奎宁时使用。

奎尼丁以葡萄糖酸盐的形式静脉给药，剂量以碱基或盐的形式来表达；应该在严密控制下给药，最好是在 ECG 的连续监视和血压的频繁测量之下给药。一种疗法[1,3,4]的剂量为 15mg/kg（以碱基计）静脉输注 4h，然后每 8h 静脉输注 7.5mg/kg，历时 4h。患者尽可能改成抗疟药的口服形式，以完成 3 天疗程（或者疟疾广为传播的东南亚用 7 天疗程）[3]。另一种疗法[5]是在1～2h 内静脉注射剂量为 10mg/kg 的葡萄糖酸奎尼丁，然后是每分钟 20μg/mg 的连续静脉注射，最多 72h 或者是奎宁的口服治疗能形成完整的适当长度疗程。一般建议如果患者在前 24h 内服用了奎宁或奎尼丁，或者在前 7 天服用了甲氟喹，那就不要使用初始剂量。

疟疾的所有治疗方法，见**抗疟药**（第566页）。

1. WHO. *Management of severe malaria: a practical handbook*. Geneva: WHO, 2000. Available at: http://rbm.who.int/docs/hbsm.pdf (accessed 28/07/10)
2. WHO. *Guidelines for the treatment of malaria*. Geneva: WHO, 2010. Also available at: http://whqlibdoc.who.int/publications/2010/9789241547925_eng.pdf (accessed 28/07/10)
3. CDC. Treatment guidelines: treatment of malaria (guidelines for clinicians) (issued June 2009). Available at: http://www.cdc.gov/malaria/resources/pdf/clinicalguidance.pdf (accessed 15/06/10)
4. Phillips RE, *et al.* Intravenous quinidine for the treatment of severe falciparum malaria: clinical pharmacokinetic studies. *N Engl J Med* 1985; **312:** 1273–8.
5. Miller KD, *et al.* Treatment of severe malaria in the United States with a continuous infusion of quinidine gluconate and exchange transfusion. *N Engl J Med* 1989; **321:** 65–70.

神经障碍 参考第1485页奎尼丁和右美沙芬合用治疗肌萎缩性侧索硬化的使用。

制剂

BP 2010: Quinidine Sulphate Tablets;
USP 33: Quinidine Gluconate Extended-release Tablets; Quinidine Gluconate Injection; Quinidine Sulfate Capsules; Quinidine Sulfate Extended-release Tablets; Quinidine Sulfate Oral Suspension; Quinidine Sulfate Tablets.

专利制剂

Austral.: Kinidin†; ***Belg.:*** Kinidine†; ***Braz.:*** Quinicardine; ***Canad.:*** Apo-Quin-G; Biquin†; ***Cz.:*** Kinidin†; ***Denm.:*** Kinidin†; ***Fin.:*** Kiniduron; ***Gr.:*** Kinidin; Kinidine; Longaquin; ***Irl.:*** Kinidin†; ***Israel:*** Quinidurant†; ***Ital.:*** Chinteina; Longachin; Natisedina†; Ritmocor†; ***Neth.:*** Kinidine†; ***Philipp.:*** Kinidin†; ***S.Afr.:*** Quinaglute†; ***Swed.:*** Kinidin†; ***Switz.:*** Kinidin†; ***Turk.:*** Longacor; Natisedine; Quinicardine; ***UK:*** Kinidin†.

多组分制剂 ***Fr.:*** Quinimax; ***Ger.:*** Cordichin.

Ramipril (*BAN, USAN, rINN*) 雷米普利

Hoe-498; Ramipriili; Ramiprilis; Ramiprilum. (2*S*,3a*S*,6a*S*)-1-{*N*-[(*S*)-1-Ethoxycarbonyl-3-phenylpropyl]-L-alanyl}perhydrocyclopenta[*b*]pyrrole-2-carboxylic acid.

Рамиприл

$C_{23}H_{32}N_2O_5$ = 416.5.

CAS — 87333-19-5.

ATC — C09AA05.

ATC Vet — QC09AA05.

UNII — L35JN3I7SJ.

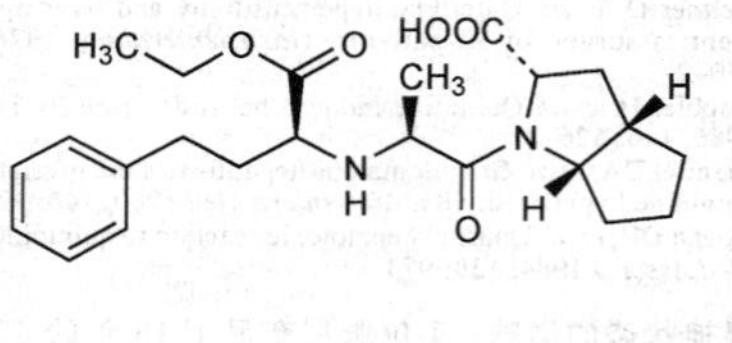

Pharmacopoeias. In *Eur.* (see p.vii) and *US.*

Ph. Eur. 6. 8（Ramipril） 白色或几乎白色结晶性粉末。微溶于水；易溶于甲醇。避光。

USP 33（Ramipril） 白色或几乎白色结晶性粉末。微溶于水；易溶于甲醇。贮藏于密闭容器中。

不良反应、处置和注意事项

参见 **ACEI**，第1151页。

药物相互作用

参见 **ACEI**，第1154页。

药动学

雷米普利是其活性代谢物二酸雷米普利拉的前体药物，口服后至少 50%～60%被吸收。雷米普利在肝中代谢为雷米普利拉，其他的代谢产物都是无活性的。血药浓度达峰时间出现在雷米普利单次口服 2～4h 后。大约 56%的雷米普利拉与血浆蛋白结合。雷米普利口服给药后主要以雷米普利拉、其他代谢产物和原形的形式经尿排泄。口服剂量的 40%以粪便的形式排出体外，主要是一些胆汁排泄物和未被吸收的药物。在 5～10mg 的重复给药后，雷米普利拉蓄积的有效半衰期是 13～17h，但是比每日 1.25～2.5mg 的剂量要长；这种差异与血管紧张素转换酶饱和性结合有关。肾损伤患者雷米普利拉的清除率会下降。

1. Meisel S, *et al.* Clinical pharmacokinetics of ramipril. *Clin Pharmacokinet* 1994; **26:** 7–15.
2. van Griensven JMT, *et al.* Pharmacokinetics, pharmacodynamics and bioavailability of the ACE inhibitor ramipril. *Eur J Clin Pharmacol* 1995; **47:** 513–8.
3. Fillastre JP, *et al.* Kinetics, safety, and efficacy of ramipril after long-term administration in hemodialyzed patients. *J Cardiovasc Pharmacol* 1996; **27:** 269–74.

用途和用法

雷米普利是一种 ACEI（第1151页）。雷米普利用于治疗高血压（第1131页）、心力衰竭（第1127页），改善心肌梗死后（第1135页）有心力衰竭临床迹象患者的存活率。也可用来减少带有某些危险因素的患者发生心血管事件的危险性（见第1124页**降低心血管危险**）。

雷米普利口服给药后转变为有活性的雷米普利拉。一次口服剂量后 1～2h 内会出现血流动力学效应，最大效应发生在 3～6h 后，但是在慢性给药期间全部效应在几周内是不会产生的。血流动力学效应至少维持 24h，允许每日 1 次给药。

在治疗**高血压**时，口服给药的初始剂量是每次 2.5mg，每日 1 次（或使用利尿药者或有严重低血压危险者用 1.25mg）。在使用 ACEI 开始治疗时，可能会出现血压的骤降，所以首次给药最好在睡前进行。对于服用利尿药的患者，如果可能的话在开始服用雷米普利的前 2～3 天应该停药，如果有必要，稍后再恢复用药。通常的维持剂量是 2.5～5mg，每日 1 次，但是有时可能每天需要 10mg。在美国，对不服用利尿药的高血压患者，初始剂量是每次 2.5mg，每日 1 次，建议 1 次给药或分 2 次给药。

在治疗**心力衰竭**时，对服用髓袢利尿药的患者给予 ACEI 时，初始剂量引起的严重低血压是很常见的，但是髓袢利尿药的临时停药又会引起肺水肿的反弹。因此要在严密的医学监督下以小剂量来起始治疗，在服用雷米普利前，高剂量的利尿药应该首先减少剂量。雷米普利的初始剂量是每次 1.25mg，每日 1 次。通常的维持剂量是每日 10mg；大于等于 2.5mg 的剂量应该分 1～2 次给药。

治疗糖尿病和非糖尿病**肾病**，初始剂量为每日 1.25mg，每日 1 次，2 周间隔内剂量加倍以维持剂量在 5mg，每日 1 次。

心肌梗死后需要使用雷米普利在医院进行 3～10 天的治疗，初始剂量是每次 2.5mg，每日 2 次；2 天后剂量逐渐增加到每次 5mg，每日 2 次。通常的维持剂量是 2.5～5mg，每日 2 次。

对高危患者**心血管事件的预防**，雷米普利的初始剂量是每次 2.5mg，每日 1 次。如果产生了耐受性，剂量在 1 周后应该增加到每次 5mg，每日 1 次，那么 3 周后维持剂量就增加为 10mg，每日 1 次。对高血压或近期发生心肌梗死的患者也需要分次给药。

对肝损伤或肾功能不全的患者需要减少雷米普利的剂量（见下文）。

1. Todd PA, Benfield P. Ramipril: a review of its pharmacological properties and therapeutic efficacy in cardiovascular disorders. *Drugs* 1990; **39:** 110–35.
2. The Acute Infarction Ramipril Efficacy (AIRE) Study Investigators. Effect of ramipril on mortality and morbidity of survivors of acute myocardial infarction with clinical evidence of heart failure. *Lancet* 1993; **342:** 821–8.
3. Frampton JE, Peters DH. Ramipril: an updated review of its therapeutic use in essential hypertension and heart failure. *Drugs* 1995; **49:** 440–66.
4. The Heart Outcomes Prevention Evaluation Study Investigators. Effects of an angiotensin-converting-enzyme inhibitor, ramipril, on cardiovascular events in high-risk patients. *N Engl J Med* 2000; **342:** 145–53.
5. Warner GT, Perry CM. Ramipril: a review of its use in the prevention of cardiovascular outcomes. *Drugs* 2002; **62:** 1381–1405.
6. Vuong AD, Annis LG. Ramipril for the prevention and treatment of cardiovascular disease. *Ann Pharmacother* 2003; **37:** 412–19.
7. Rokoss MJ, Teo KK. Ramipril in the treatment of vascular diseases. *Expert Opin Pharmacother* 2005; **6:** 1911–19.
8. Anderson VR, *et al.* Ramipril: a review of its use in preventing cardiovascular outcomes in high-risk patients. *Am J Cardiovasc Drugs* 2006; **6:** 417–32.
9. Lüders S, *et al.*. The PHARAO study: prevention of hypertension with the angiotensin-converting enzyme inhibitor ramipril in patients with high-normal blood pressure - a prospective, randomized, controlled prevention trial of the German Hypertension League. *J Hypertens* 2008; **26:** 1487–1496.
10. Yusuf S, *et al.* ONTARGET Investigators. Telmisartan, ramipril, or both in patients at high risk for vascular events. *N Engl J Med* 2008; **358:** 1547–59.

儿童用法 给 31 名年龄从 2～20 岁有慢性肾病和高血压或者蛋白尿的儿童和青少年使用雷米普利，发现雷米普利是安全的抗高血压和抗蛋白尿药物[1]。初始口服剂量为每日 1.5mg/m²，然后调整剂量为到 1.2～5.7mg/m²（平均 2.5mg/m²）。397 名年龄 3～18 岁的慢性肾衰竭儿童服用 6mg/m² 的口服剂量，结果相似[2]。

1. Seeman T, *et al.* Ramipril in the treatment of hypertension and proteinuria in children with chronic kidney diseases. *Am J Hypertens* 2004; **17:** 415–20.
2. Wühl E, *et al.* ESCAPE Trial Group. Antihypertensive and antiproteinuric efficacy of ramipril in children with chronic renal failure. *Kidney Int* 2004; **66:** 768–76.

在肝损伤或肾损伤中的用法 英国雷米普利的注册药品信息称，对于肝损伤患者，雷米普利每日最大口服剂量不应超过 2.5mg。对于肾损伤患者，剂量应根据肌酐清除率（CC）而调整：

- CC 在 30～60ml/min：最大维持剂量为每日 5mg；
- CC 在 10～30ml/min（和血液透析患者）：初始剂量为每日 1.25mg，最大维持剂量为每日 5mg。剂量应在透析后几个小时给予。

制剂

BP 2010: Ramipril Capsules; Ramipril Tablets.

专利制剂

Arg.: Lostapres; Tritace; ***Austral.:*** Prilace; Ramace; Tritace; Tryzan; ***Austria:*** Hypren; Lannapril; Ramipharm†; Tritace; ***Belg.:*** Ramace†; Tritace; ***Braz.:*** Atensec; Ecator; Naprix; Triatec; ***Canad.:*** Altace; ***Chile:*** Ramipres; Triatec; ***Cz.:*** Acesial; Amprilan; Hartil; Medoram; Miril; Piramil; Ramicard; Ramigamma; Ramil; Ramistada; Ramitren; Tritace; Vivokar; ***Denm.:*** Ramace†; Triatec; ***Fin.:*** Cardace; Ramace†; Ramifix†; Ramigen†; ***Fr.:*** Triatec; Triateckit; ***Ger.:*** Delix; Ramicard; Ramiclair; Ramigamma; RamiLich; Vesdil; ***Gr.:*** Piramil; Stibenyl; Triatec; ***Hong Kong:*** Tritace; ***Hung.:*** Amprilan; Corpril; Emren; Hartil; Meramyl; Piramil†; Ramace; Ramicard; Ramigamma; Ramiwin†; Tritace; ***India:*** Cardace; Hopecard; Preface; R-Pril; Ramcor; Ramipres; Sclerace; ***Indon.:*** Cardace; Hyperil; Ramixal; Redutens; Tenapril†; Triatec; ***Irl.:*** Bellramil; ByTrite; Loavel; Ramic; Ramilo; Ramitace; Ramyte; Tritace; ***Israel:*** Ramitens; Tritace; ***Ital.:*** Norapril; Quark; Triatec; Unipril; ***Malaysia:*** Tritace; ***Mex.:*** Intemipril; Lastace; Tritace; ***Neth.:*** Remik†; Tritace; ***Norw.:*** Triatec; ***NZ:*** Tritace; ***Philipp.:*** Ramipro; Tritace; ***Pol.:*** Ampril; Apo-Rami; Axtil; Mitrip; Piramil; Polpril; Ramicor; Ramve; Tritace; Vivace; ***Port.:*** Brefit; Prilamil; Ramgen; Ramik†; Romace; Triatec; Verzatec; ***Rus.:*** Amprilan (Амприлан); Hartil (Хартил); Piramil (Пирамил); Ramitren (Рамитрен); Tritace (Тритаце); ***S.Afr.:*** Ramace; Ramiwin; Rampil; Retace; Tritace; ***Singapore:*** Tritace; ***Spain:*** Acovil; Carasel; ***Swed.:*** Pramace†; Triatec; ***Switz.:*** Triatec; Vesdil†; ***Thai.:*** Corpril; Gempril; Piramil; Ramicard; Ramiril†; Ramtace; Tritace; ***Turk.:*** Blokace; Delix; Raliks; Sandace; ***UK:*** Tritace; ***Ukr.:*** Ampril (Амприл); Hartil (Хартил); Polapril (Полаприл); Ramihexal (Рамигексал); ***USA:*** Altace; ***Venez.:*** Altace; Piramil.

多组分制剂 ***Arg.:*** Triacor; Tritace-HCT; ***Austral.:*** Triasyn; ***Austria:*** Hypren plus; Lannapril plus; Lasitace; Ramicomp; Ramipharm comb†; Trialix†; Triapin†; Tritazide; Unimax†; ***Belg.:*** Co-Ramipril; Tazko; Tritazide; ***Braz.:*** Ecator H†; Naprix A; Naprix D; Triatec D; ***Canad.:*** Altace HCT; Altace Plus Felodipine; ***Cz.:*** Amprilan H; Hartil-H; Medoram plus H; Miril plus H; Ramil H; Ramixa Plus H†; Triasyn; Tritazide; Unimax†; ***Denm.:*** Ranid; Triatec Comp; ***Fin.:*** Cardace Comp; Tazko†; Unimax; ***Fr.:*** Cotriatec; ***Ger.:*** Arelix ACE; Aretensin†; Delix Plus; Delmuno; Rami-Q comp; Ramicard Plus; Ramiclair Plus; Ramigamma HCT; RamiLich comp; Ramiplus; Ramipril comp; Ramipril HCT; Ramipril HCTad; Ramipril Plus; Unimax; Vesdil plus; ***Gr.:*** Stibenyl HCT; Triacor; Triatec Plus; Unitens; ***Hung.:*** Amprilan HD; Amprilan HL; Hartil HCT; Meramyl HCT; Ramace Plusz; Ramiwin HCT†; Triasyn; Tritace-HCT; ***India:*** Ramcor H; Ramipres H; ***Irl.:*** Trialix; Triapin; ***Israel:*** Ramipril Plus; Tritace Comp; ***Ital.:*** Idroquark; Prilace; Triatec HCT; Uniprildiur; ***Mex.:*** Triacor; Tritazide; ***Neth.:*** Delitab-HCT; Prilitab-HCT; Prilitaril-HCT; Ramitab-HCT; Rataril-HCT†; Triapin; Tritazide†; Unimax†; ***Philipp.:*** Triapin; ***Pol.:*** Ramicor Comb†; Tritace Comb; ***Port.:*** Ramicor D; Triapin; Triatec Composto; Unimax; ***Rus.:*** Amprilan ND (Амприлан НД); Amprilan NL (Амприлан НЛ); Hartil-D (Хартил-Д); Ramazid H (Рамазид н); ***S.Afr.:*** Tri-Plen; ***Spain:*** Triapin; ***Swed.:*** Triatec Comp; ***Switz.:*** Co-Ramipril; Trialix; Triatec Comp; Unimax; ***Turk.:*** Blokace Plus; Delix Plus; Revil Plus; ***UK:*** Triapin; ***Ukr.:*** Hartil-H (Хартил-Н); Ramihexal Compositum (Рамигексал Композитум); ***Venez.:*** Altace Plus.

Ranolazine (*USAN*, *rINN*) 雷诺嗪

CVT-303; Ran4; Ran-D; Ranolazina; Ranolazinum; RS-43285-003. (±)-*N*-(2,6-Dimethylphenyl)-4-[2-hydroxy-3-(2-methoxyphenoxy)propyl]-1-piperazineacetamide.

Ранолазин

$C_{24}H_{33}N_3O_4$ = 427.5.

CAS — 95635-55-5.

ATC — C01EB18.

ATC Vet — QC01EB18.

UNII — A6IEZ5M406.

Ranolazine Hydrochloride (*USAN*, *rINNM*) 盐酸雷诺嗪

Hidrocloruro de ranolazina; Ranolazine, Chlorhydrate de; Ranolazini Hydrochloridum; RS-43285.

Ранолазина Гидрохлорид

$C_{24}H_{33}N_3O_4{,}2HCl$ = 500.5.

CAS — 95635-56-6.

ATC — C01EB18.

ATC Vet — QC01EB18.

UNII — F71253DJUN.

不良反应和注意事项

雷诺嗪最常见的不良反应包括恶心、便秘、头晕和头痛。也有心悸、耳鸣、眩晕、口干、腹痛、呕吐、外周水肿和呼吸困难的报道。据报道罕见的不良反应包括心动过缓、血尿、感觉异常、低血压和视物模糊。严重肾衰竭也有报道。

与剂量相关的不良反应有 QT 间期的延长，因此雷诺嗪谨慎用于已有 QT 间期延长的患者以及 QT 间期延长危险增加的患者，谨慎用于肝损伤和服用能够产生相互作用药物的患者（见下文**药物相互作用**）。肾损伤患者血浆浓度会增加，英国注册药品信息禁止雷诺嗪用于肌酐清除率低于 30ml/min 的患者。

药物相互作用

雷诺嗪主要通过 P450 同工酶 CYP3A 代谢，可能与该酶作用或被作用的药物有相互作用，禁用于 CYP3A4 的可能抑制剂，如酮康唑和相关抗真菌药克拉霉素、泰利霉素，HIV-蛋白酶抑制药，萘法唑酮。服用适量 CYP3A4 抑制剂或 P 糖蛋白的患者谨用，如地尔硫䓬、戊酸丙胺、氟康唑、红霉素、环孢素、葡萄柚汁或葡萄柚产品。美国注册药品信息推荐如果联合用药时，每日最大剂量为 500mg，分 2 次给药。应当避免雷诺嗪与 CYP3A4 或 P 糖蛋白诱导剂联合使用。

雷诺嗪本身也可能是一些酶的抑制剂。当与雷诺嗪合用时，有报道辛伐他汀（由 CYP3A4 代谢）血浆浓度升高 2 倍。被 P 糖蛋白代谢的地高辛的血药浓度也可能升高，应进行相应的剂量调整。对于那些被 CYP2D6 代谢的药物（如三环类抗抑郁药和一些抗精神病药），剂量也应减少。

雷诺嗪理论上可与其他延长 QT 间期的药物发生相互作用。英国注册药品信息禁止雷诺嗪与Ⅰa 类或Ⅲ类抗心律失常药联用。

药动学

单次口服雷诺嗪后吸收是高度变化的，口服调释制剂后血药浓度达峰时间为 2～5h。雷诺嗪主要在胃肠道和肝中代谢。四种主要的代谢产物已经鉴定出来了。雷诺嗪的蛋白结合率大约是 62%。75%的雷诺嗪在尿中排泄，剩余物从粪便排出体外，低于 5%的药物以原形排出。雷诺嗪调释制剂的消除半衰期是 7h，稳定状态出现在 3 天内。

1. Jerling M. Clinical pharmacokinetics of ranolazine. *Clin Pharmacokinet* 2006; **45:** 469–91.

用途和用法

盐酸雷诺嗪是抗心绞痛药物。它的作用机制并不清楚，但可能包括阻断心肌细胞的晚期钠离子电流。它也阻断脂肪酸氧化，但这在治疗性血浆浓度中不会出现。对于稳定性心绞痛第1118页的治疗，以控释制剂的形式口服给药。

在英国，雷诺秦可用于那些无法忍受的患者或对其他抗心绞痛药疗效不满意的患者，并且应当作为标准治疗的一种辅助治疗。初始剂量为 375mg，每日 2 次，2～4 周后，增加至 500mg，每日 2 次。剂量可根据反应增加至 750mg 每日 2 次，如果出现不良反应，剂量应当减小。

在美国，雷诺嗪能单独使用或作为其他抗心律失常药的辅药使用，初始剂量为 500mg，每日 2 次，如果需要，可增加至 1g，每日 2 次。对于那些服用会发生药物相互作用的患者剂量不应超过 500mg，每日 2 次（见上文**药物相互作用**）。

1. Tafreshi MJ, Fisher E. Ranolazine: a new approach to management of patients with angina. *Ann Pharmacother* 2006; **40:** 689–93.
2. Chaitman BR. Ranolazine for the treatment of chronic angina and potential use in other cardiovascular conditions. *Circulation* 2006; **113:** 2462–72.
3. Zerumsky K, McBride BF. Ranolazine in the management of chronic stable angina. *Am J Health-Syst Pharm* 2006; **63:** 2331–8.
4. Keating GM. Ranolazine: a review of its use in chronic stable angina pectoris. *Drugs* 2008; **68:** 2483–2503.
5. Aslam S, Gray D. Ranolazine (Ranexa) in the treatment of chronic stable angina. *Adv Therapy* 2010; **27:** 193–201.
6. Reffelmann T, Kloner RA. Ranolazine: an anti-anginal drug with further therapeutic potential. *Expert Rev Cardiovasc Ther* 2010; **8:** 319–29.

制剂

专利制剂

Cz.: Ranexa; ***Fr.:*** Ranexa; ***Gr.:*** Ranexa; ***Irl.:*** Ranexa; ***Port.:*** Ranexa; ***UK:*** Ranexa; ***USA:*** Ranexa.

Raubasine 萝巴新

Ajmalicina; Ajmalicine; Alkaloid F; Raubasiini; Raubasin; Raubasina; Raubasinum; δ-Yohimbine. Methyl 16,17-didehydro-19α-methyl-18-oxayohimban-16-carboxylate.

Аймалицин; Раубазин

$C_{21}H_{24}N_2O_3$ = 352.4.

CAS — 483-04-5.

UNII — 4QJL8OX71Z.

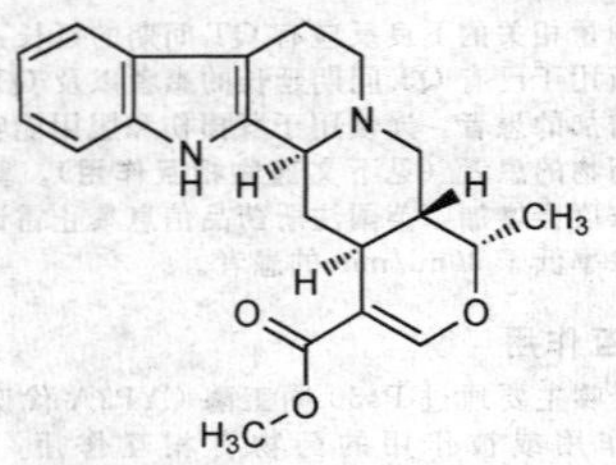

Pharmacopoeias. In *Chin.*

简介

萝巴新是从萝芙碱（夹竹桃科）中得到的生物碱。它是一种在化学上与利血平（第1332页）相似的血管扩张药，用于治疗外周和大脑血管疾病时，可以口服和注射给药。

制剂

专利制剂

Ital.: Lamuran.

多组分制剂 ***Austria:*** Defluina†; ***Fr.:*** Iskedyl; ***Hong Kong:*** Duxaril; ***Philipp.:*** Duxaril; ***Port.:*** Duxil†; Transoxyl†; ***Singapore:*** Duxaril; ***Spain:*** Duxor†; ***Thai.:*** Duxaril.

Rauwolfia Serpentina 萝芙碱

Chotachand; Rauvolfia; Rauwolfia; Rauwolfiae Radix; Rauwolfiawurzel.

Раувольфия Змеиная

CAS — 8063-17-0 (rauwolfia).

ATC — C02AA04.

ATC Herb — HC02AA5001 (Rauwolfia serpentina: root).

Pharmacopoeias. In *Ger.* and *US.*

USP 33（Rauwolfia Serpentina） 萝芙碱（夹竹桃科）的干燥根茎。按利血平计算，它包括不超过 0.15%的利血平-萝芙木碱型生物碱。贮藏在 15～30℃的干燥容器中。

简介

萝芙碱含有很多生物碱，作为降压药最有活性的是酯类生物碱，利血平和萝芙木碱。其他存在的生物碱均含有与利舍平酸有关的结构，但是不能酯化，还包括西萝芙木碱（阿吗灵）、阿吗宁、阿吗碱、异阿义马林（异萝芙木碱）、利血平、萝芙碱宁和蛇根精。萝芙碱中的活性物质是其中的生物碱，它的用途同第1332页的利血平。以粉末状全根的形式口服给药。

也可以使用萝芙木。

天然型的萝芙碱在印度作为制剂（如 Sarpagandha）已经使用了几个世纪，用来治疗失眠和某些精神疾病。

制剂

USP 33: Rauwolfia Serpentina Tablets.

多组分制剂 ***Rus.:*** Speman Forte (Спеман Форте); ***Spain:*** Rulun†; ***USA:*** Rauzide†.

顺势疗法制剂 ***Ger.:*** Antihypertonicum Forte†; Antihypertonicum N; Antihypertonicum-Weliplex†; Coradol†; Lowe-Komplex Nr 3†; Normo-Loges†; RauwolfiaViscomp; Rauwolsan H†; Rauwolsan HM†; Viscum album H.

Regadenoson（*BAN, USAN, rINN*）利加丹松

CVT-3146; Régadénoson; Regadenosón; Regadenosonum. 1-(6-Amino-9-β-D-ribofuranosyl-9*H*-purin-2-yl)-*N*-methyl-1*H*-pyrazole-4-carboxamide monohydrate.

Регаденозон

$C_{15}H_{18}N_8O_5, H_2O = 408.4.$

CAS — 313348-27-5 (regadenoson); 875148-45-1 (regadenoson monohydrate).

ATC — C01EB21.

ATC Vet — QC01EB21.

UNII — 2XLN4Y044H.

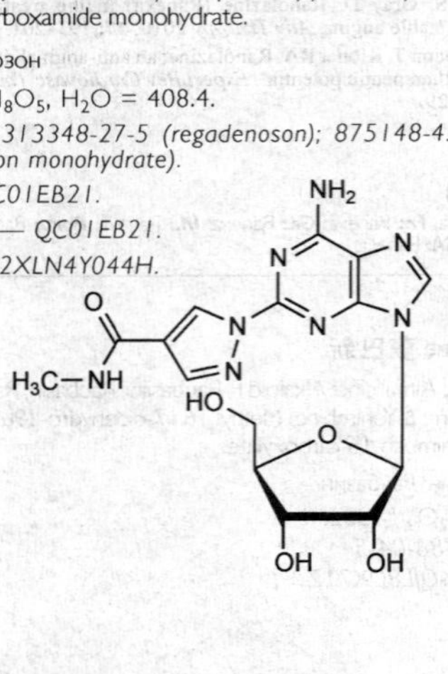

不良反应、处置和注意事项

参见腺苷，第1159页。对于有哮喘和慢性阻塞性肺疾病的患者应当慎用。

药物相互作用

参见腺苷，第1159页。

药动学

静脉注射利加丹松，血浆峰浓度出现在 1～4min 内，并且在多指数分布模型中下降。初始半衰期是2～4min，随后的中间半衰期是 30min，此时的药效学作用消失。最终阶段的半衰期为 2h。利加丹松可能不会被代谢：57%的剂量经尿直接排出。

1. Gordi T, *et al.* A population pharmacokinetic/pharmacodynamic analysis of regadenoson, an adenosine A_{2A}-receptor agonist, in healthy male volunteers. *Clin Pharmacokinet* 2006; **45:** 1201–12.
2. Gordi T, *et al.* Regadenoson pharmacokinetics and tolerability in subjects with impaired renal function. *J Clin Pharmacol* 2007; **47:** 825–33.

用途和用法

利加丹松有与腺苷（第1159页）相同的功效，但对于腺苷酸 A_{2A}-受体有更好的选择性。它是静脉血管舒张药，可增大血管血流量，并且作为对于放射性核素心肌灌注造影术的附属物，它可以提供药物负荷。静脉单次给药 400μg，经过大约 10s 的快速注射，随后给予 5ml 0.9%氯化钠溶液；放射性核素应当在给予氯化钠 10～20s 后给予。

1. Hendel RC, *et al.* Initial clinical experience with regadenoson, a novel selective A_{2A} agonist for pharmacologic stress single-photon emission computed tomography myocardial perfusion imaging. *J Am Coll Cardiol* 2005; **46:** 2069–75.
2. Iskandrian AE, *et al.* Adenosine versus regadenoson comparative evaluation in myocardial perfusion imaging: results of the ADVANCE phase 3 multicenter international trial. *J Nucl Cardiol* 2007; **14:** 645–58.
3. Buhr C, *et al.* Regadenoson in the detection of coronary artery disease. *Vasc Health Risk Manag* 2008; **4:** 337–40.
4. Thomas GS, *et al.* The RegEx trial: a randomized, double-blind, placebo- and active-controlled pilot study combining regadenoson, a selective A_{2A} adenosine agonist, with low-level exercise, in patients undergoing myocardial perfusion imaging. *J Nucl Cardiol* 2009; **16:** 63–72.
5. Al Jaroudi W, Iskandrian AE. Regadenoson: a new myocardial stress agent. *J Am Coll Cardiol* 2009; **54:** 1123–30.
6. Garnock-Jones KP, Curran MP. Regadenoson. *Am J Cardiovasc Drugs* 2010; **10:** 65–71.

制剂

USA: Lexiscan.

Rescinnamine（*BAN, rINN*）萝芙木碱

Rescinamina; Rescinnamin; Rescinnaminum; Resinnamiini. Methyl-*O*-(3,4,5-trimethoxycinnamoyl)reserpate.

Ресциннамин

$C_{35}H_{42}N_2O_9 = 634.7.$

CAS — 24815-24-5.

ATC — C02AA01.

ATC Vet — QC02AA01.

UNII — Q6W1F7DJ2D.

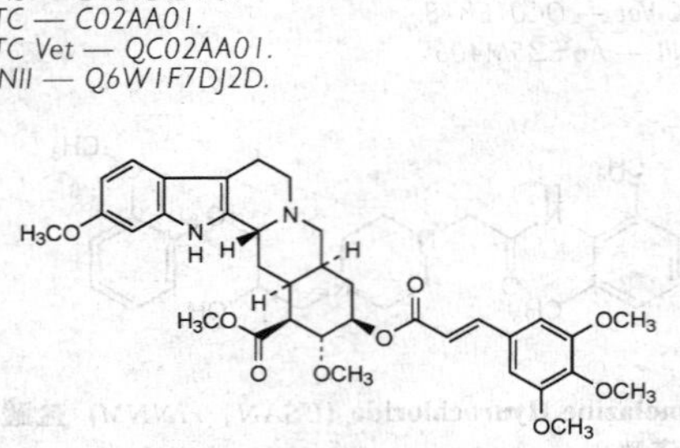

简介

萝芙木碱是从萝芙碱或催吐萝芙木的根中分离出来的酯类生物碱。它的性质参见利血平项下内容（见下文），已经用于治疗高血压。

制剂

Reserpine（*BAN, rINN*）利血平

Reserpiini; Reserpin; Reserpina; Résérpine; Reserpinum; Reszerpin; Rezerpin; Rezerpina; Rezerpinas. Methyl 11,17α-dimethoxy-18β-(3,4,5-trimethoxybenzoyloxy)-3β,20α-yohimbane-16β-carboxylate; Methyl *O*-(3,4,5-trimethoxybenzoyl)reserpate.

Резерпин

$C_{33}H_{40}N_2O_9 = 608.7.$

CAS — 50-55-5.

ATC — C02AA02.

ATC Vet — QC02AA02.

UNII — 8B1QWR724A.

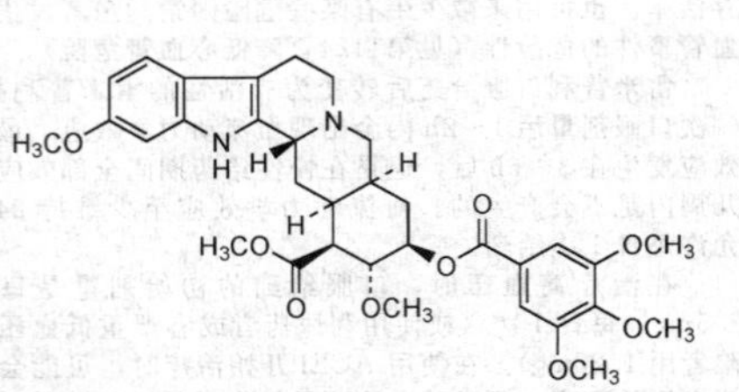

Pharmacopoeias. In *Chin., Eur.* (see p.vii), *Int., Jpn, US,* and *Viet.*

Ph. Eur. 6.8（Reserpine） 白色或淡黄色细小结晶或结晶性粉末。见光会慢慢变黑。几乎不溶于水；极微溶于乙醇。避光。

USP 33（Reserpine） 白色或淡黄色至浅黄色无臭结晶性粉末。见光会慢慢变黑，但是在溶液中时更快。不溶于水，溶于乙醇（1∶1800），溶于氯仿（1∶6）；易溶于醋酸；极微溶于乙醚；微溶于苯。贮藏于 25℃下的密闭容器中，允许偏差为 15～30℃。避光。

稳定性 利血平在碱性条件下不稳定，特别是在溶液中。

不良反应

不良反应一般包括鼻充血、头痛和中枢神经系统症状（包括抑郁、困倦、头晕、昏睡、梦魇），还有胃肠道动力增加的症状，包括腹泻、腹部痛性痉挛以及高剂量引起的胃酸分泌过多。呼吸窘迫、发绀、厌食和昏睡可能会发生在分娩前服用利血平母亲的婴儿身上。

高剂量会引起面红、心动过缓、可能会导致自杀的严重抑郁以及锥体外系不良反应。超剂量给药时也会发生低血压、昏迷、惊厥、呼吸抑制和低体温。低血压在发生脑血管意外的患者中也很常见。

据报道还可能会发生乳腺充血、乳溢、男子乳腺发育、催乳素浓度增加、性欲降低、性无能、钠潴留、水肿、胃缩小或增大、体重增加、瞳孔缩小、口干、流涎、排尿困难、皮疹、瘙痒和血小板减少性紫癜。大剂量的利血平在啮齿类动物中能致瘤。几个报道指出利血平和乳腺肿瘤的产生（见下文）有关，但是其他的调查却没有证实此种联系。

乳腺肿瘤 尽管早期的研究发现患有高血压的妇女服用萝芙木制剂时，乳腺癌的发病率是对照组的 3～4 倍，但是对照试验和病例对照研究的分析[1]却发现萝芙木制剂的使用和恶性肿瘤的危险性之间只有很小的联系。

1. Grossman E, *et al.* Antihypertensive therapy and the risk of malignancies. *Eur Heart J* 2001; **22:** 1343–52.

不良反应的处置

利血平停药或减少剂量都会引起许多不良反应的消失，但是停止治疗后精神障碍会持续几个月，而低血压也会持续几周。如果出现超剂量给药则需要洗胃。可以考虑在 1h 内服用活性炭。超剂量给药一般治疗措施是支持和对症治疗。对于严重低血压的患者，应该置其于头低脚高卧位。直接作用的拟交感神经药对于严重低血压的治疗是有效的，但是应当慎用。患者必须观察至少 72h。

注意事项

利血平禁用于抑郁或有抑郁史的患者、活动性消化性溃疡或溃疡性结肠炎的患者以及帕金森病患者。也不能用于嗜铬细胞瘤的患者。

利血平慎用于疲劳过度或老年患者以及心律失常、心肌梗死、肾功能不全、胆结石、癫痫和过敏性疾病（如支气管哮喘）。

利血平禁用于接受 ECT 的患者，利血平的最后一次给药和开始进行 ECT 之间至少应该间隔 7～14 天。

麻醉时不需要停用利血平，但是利血平能提高 CNS 抑制剂的作用。

药物相互作用

服用利血平的患者可能会对肾上腺素和其他直接作用的拟交感神经药产生超敏反应，因此不能同时使用，除非是为了对抗利血平。利血平能降低间接拟交感神经药（如麻黄碱）的作用。噻嗪类利尿药和其他抗高血压药能增强利血平的降血压作用。利血平可能会引起服用 MAOIs 患者兴奋和高血压。洋地黄或奎尼丁和利血平的联合使用会引起心律失常。利血平能增强 CNS 抑制

剂的作用。

抗帕金森症药 利血平对抗震颤麻痹药左旋多巴的抑制作用，见第778页**抗高血压药**。

药动学

利血平经胃肠道吸收的生物利用度是50%。它广泛代谢并经尿和粪便缓慢排出体外。前4天大约有8%主要以代谢产物的形式经尿排泄，大约60%以原形经粪便排泄。利血平穿过胎盘和血-脑屏障出现在母乳中。

用途和用法

利血平是从某些类萝芙木（夹竹桃科）的根中获得的生物碱，主要是萝芙碱和催吐萝芙木，或者是通过合成得到的。从自然资源中获得的原料可能包括相关生物碱类。

利血平是抗高血压药，会引起贮存于外周交感神经末端的去甲肾上腺素和贮存于脑、心脏和许多其他器官中5-羟色胺的衰竭，导致血压的降低、心动过缓和CNS抑郁。降血压的效应主要是由于心排血量的减少和外周阻力的降低。可以局部抑制心血管反射，但是直立性低血压在治疗高血压时是很罕见的问题。当口服给药时几周后就可以达到全效应，并且在停止给药后还能持续6周。

利血平已经用于治疗高血压（第1131页）和慢性精神病（第927页），如精神分裂症。本品也用于雷诺综合征的治疗（见**动脉痉挛性疾病**，第1147页）。

在治疗高血压时，利血平口服给药时，初始剂量可达到每日500μg，持续2周，随后减少到必需的最低剂量维持；一些资料推荐初始剂量为50～100μg。每日100～250μg的维持剂量就足够了，一般不能超过500μg。为了减少不良反应和耐药性，一般是小剂量的利血平和噻嗪类利尿药合用。

每日1mg的利血平已经用于治疗**慢性精神病**。

1. Shamon SD, Perez MI. Blood pressure lowering efficacy of reserpine for primary hypertension. Available in The Cochrane Database of Systematic Reviews; Issue 4. Chichester: John Wiley; 2009 (accessed 27/10/09).

制剂

USP 33: Reserpine and Chlorothiazide Tablets; Reserpine and Hydrochlorothiazide Tablets; Reserpine Elixir; Reserpine Injection; Reserpine Tablets; Reserpine, Hydralazine Hydrochloride, and Hydrochlorothiazide Tablets.

专利制剂

Braz.: Ortoserpina†; ***Indon.:*** Resapin†; Serpasil; ***Port.:*** Serfinato†.

多组分制剂 ***Arg.:*** Normatensil†; ***Austria:*** Brinerdin; Darebon†; ***Braz.:*** Adelfan-Esidrex†; Higroton Reserpina; Id Sedin†; Vagoplex†; ***Cz.:*** Crystepin; Neocrystepin†; ***Fr.:*** Tensionorme; ***Ger.:*** Bendigon N†; Briserin N; Tri-Thiazid Reserpin†; Triniton; ***Gr.:*** Aditasin; Bestocalm; Hygroton-Reserpine; Neourizine; Renese R; Santapertas; Tensiplex; ***Hong Kong:*** Adelphane-Esidrex†; ***India:*** Adelphane; Adelphane-Esidrex; ***Indon.:*** Dellasidrex†; Ser-Ap-Es; ***Ital.:*** Brinerdina; Igroton-Reserpina; ***Jpn:*** Behyd-RA; ***Mex.:*** Higroton-Res; ***Pol.:*** Normatens; ***Port.:*** Brinerdine†; ***Rus.:*** Adelphane-Esidrex (Адельфан-эзидрекс); Crystepin (Кристепин); Normatens (Норматенс); Triresid K (Тирезид К)†; ***S.Afr.:*** Brinerdin; Hygroton-Reserpine†; Protensin-M†; ***Spain:*** Adelfan-Esidrex†; Brinerdina†; Higrotona Reserpina†; Tensiocomplet†; ***Switz.:*** Adelphan-Esidrex†; Brinerdine; Hygroton-Reserpine; ***Thai.:*** Bedin; Brinerdin; Briscotin; Hydrares; Mano-Ap-Es; Reser; Ser-Ap-Es; ***Turk.:*** Adelphan-Esidrex†; Adelphan†; Regroton; ***Ukr.:*** Adelphane-Esidrex (Адельфан-Эзидрекс); Normatens (Норматенс); ***USA:*** Demi-Regroton; Diupres; Diutensen-R†; Hydrap-ES†; Hydro-Serp†; Hydropres; Hydroserpine†; Marpres; Metatensin†; Regroton; Renese R†; Salutensin†; Ser-Ap-Es†; Tri-Hydroserpine†.

顺势疗法制剂 ***Ger.:*** dysto-loges N; dysto-loges S; dysto-loges†.

Reteplase (*BAN, USAN, rINN*) 瑞替普酶

BM-06.022; Reteplaasi; Reteplas; Reteplasa; Rétéplase; Reteplasum; rPA. 173-L-Serine-174-L-tyrosine-175-L-glutamine-173–527-plasminogen activator (human tissue-type).

Ретеплаза

$C_{1736}H_{2653}N_{499}O_{522}S_{22}$ = 39571.1.

CAS — 133652-38-7.

ATC — B01AD07.

ATC Vet — QB01AD07.

UNII — DQA630RIE9.

性状 瑞替普酶是通过重组DNA技术合成的非基氏蛋白。由人类组织纤维蛋白溶酶原激活剂的选择区域组成。

配伍禁忌 如果经同一根静脉注射肝素和瑞替普酶，瑞替普酶就会从溶液中沉淀出来[1]。因此瑞替普酶和肝素必须分开给药；如果进行静脉注射，之前必须用0.9%氯化钠或5%葡萄糖溶液冲洗彻底后再注射瑞替普酶。

1. CSM/MCA. Reteplase (Rapilysin): incompatibility with heparin. *Current Problems* 2000; **26:** 5.

不良反应、处置和注意事项

参见**链激酶**（第1347页），瑞替普酶发生过敏反应的可能性比链激酶要小。

药物相互作用

参见**链激酶**（第1349页）。

药动学

据报道基于对纤维蛋白溶解的活性，瑞替普酶对心肌梗死的患者的初始半衰期是14min，而消除半衰期是1.6h。

用途和用法

瑞替普酶是一种溶栓药。它将纤维蛋白溶酶原转变为纤维蛋白溶酶，得到一种蛋白水解酶有溶解纤维蛋白的凝块。纤维蛋白溶解作用的机制将在第1014页**止血和纤维蛋白溶解作用**项下进一步讨论。瑞替普酶有一些纤维蛋白特异性（见第1117页**溶栓药**项下）。

瑞替普酶用于急性心肌梗死（第1135页）时类似于链激酶（第1349页）。出现症状需尽快进行静脉给药。缓慢静脉注射的剂量是10U（但是不超过2min），而且首次注射开始30min后，这10U的剂量要重复一次。

1. Noble S, McTavish D. Reteplase: a review of its pharmacological properties and clinical efficacy in the management of acute myocardial infarction. *Drugs* 1996; **52:** 589–605.
2. Wooster MB, Luzier AB. Reteplase: a new thrombolytic for the treatment of acute myocardial infarction. *Ann Pharmacother* 1999; **33:** 318–24.
3. Llevadot J, *et al.* Bolus fibrinolytic therapy in acute myocardial infarction. *JAMA* 2001; **286:** 442–9.
4. Simpson D, *et al.* Reteplase: a review of its use in the management of thrombotic occlusive disorders. *Am J Cardiovasc Drugs* 2006; **6:** 265–85.

导管和插管 瑞替普酶已经成功地用于清除中枢静脉导管中的血栓[1]。一次0.4U的瑞替普酶按照1U/ml的溶液给药，进一步稀释直到充满导管。至少停留30min，溶液在治疗后被吸出。如果有必要，再给予一次0.4U的瑞替普酶。

1. Owens L. Reteplase for clearance of occluded venous catheters. *Am J Health-Syst Pharm* 2002; **59:** 1638–40.

制剂

专利制剂

Austral.: Rapilysin; ***Austria:*** Rapilysin; ***Belg.:*** Rapilysin; ***Canad.:*** Retavase; ***Cz.:*** Rapilysin; ***Denm.:*** Rapilysin; ***Fin.:*** Rapilysin; ***Fr.:*** Rapilysin; ***Ger.:*** Rapilysin; ***Gr.:*** Rapilysin; ***Irl.:*** Rapilysin; ***Ital.:*** Rapilysin; ***Neth.:*** Rapilysin; ***Norw.:*** Rapilysin; ***NZ:*** Rapilysin; ***Port.:*** Rapilysin; ***Spain:*** Rapilysin; ***Swed.:*** Rapilysin; ***Switz.:*** Rapilysin; ***Turk.:*** Rapilysin; ***UK:*** Rapilysin; ***USA:*** Retavase.

Reviparin Sodium (*BAN, rINN*) 瑞肝素钠

Revipariininatrium; Reviparina sódica; Réviparine Sodique; Reviparinnatrium; Reviparinum Natricum.

Ревипарин Натрий

CAS — 9041-08-1.

ATC — B01AB08.

ATC Vet — QB01AB08.

性状 瑞肝素钠是用猪的肠黏膜获得的肝素钠的亚硝酸解聚作用制备的。组分的大部分在非还原端有一个2-*O*-sulfo-α-L-idopyranosuronic酸结构，而还原端有一个6-邻-磺基-2,5-去水-甘露醇结构。平均分子质量在3150～5150，特征值大约是4150。每一个二糖单元硫酸盐化作用程度大约是2.1。

单位

参见**低分子量肝素**，第1279页。

不良反应、处置和注意事项

参见**低分子量肝素**，第1279页。

可以通过缓慢静脉注射硫酸鱼精蛋白来减少瑞肝素钠的严重出血；大约1.2mg的硫酸鱼精蛋白就能抑制100U瑞肝素钠的作用。

药物相互作用

参见**低分子量肝素**，第1279页。

药动学

瑞肝素钠经皮下给药后吸收的生物利用度大约是95%。血药浓度在3h后达到峰值。瑞肝素钠主要在尿中代谢，清除半衰期是3h。

用途和用法

瑞肝素钠是有抗凝血活性的低分子量肝素（第1279页）。用于静脉血栓栓塞的预防和治疗（第1147页），已经用于血液透析期间的凝血预防。

剂量按抗因子Xa的活性表达（抗-Xa单位），但是在依赖于所用参考制剂的文献中会遇到不同的值。

在手术期间预防静脉血栓栓塞时，瑞肝素钠需要每日1次经皮下给予1750U或1432U的剂量，根据风险，在手术前2～4h给最低剂量，并在手术后12h用最大剂量。在治疗静脉血栓栓塞时，皮下剂量为每日175U/kg，分2次给药。

1. Wellington K, *et al.* Reviparin: a review of its efficacy in the prevention and treatment of venous thromboembolism. *Drugs* 2001; **61:** 1185–209.
2. Yusuf S, *et al.* CREATE Trial Group Investigators. Effects of reviparin, a low-molecular-weight heparin, on mortality, reinfarction, and strokes in patients with acute myocardial infarction presenting with ST-segment elevation. *JAMA* 2005; **293:** 427–35.

制剂

专利制剂

Austria: Clivarin†; ***Cz.:*** Clivarin; ***Fr.:*** Clivarine; ***Ger.:*** Clivarin; ***Gr.:*** Clivarin; ***Hong Kong:*** Clivarine†; ***Hung.:*** Clivarin; ***India:*** Clivarine; ***Ital.:*** Clivarina; ***Pol.:*** Clivarin†; ***Port.:*** Clivarin†.

Rilmenidine Phosphate (*rINNM*) 磷酸利美尼定

Fosfato de rilmenidina; Oxaminozoline Phosphate; Rilmenidiinidivetyfosfaatti; Rilmenidin Dihdrojen Fosfat; Rilmenidin fosfát; Rilmenidin-dihidrogén-foszfát; Rilmenidindivätefosfat; Rilmenidine Acid Phosphate; Rilmenidine Dihydrogen Phosphate; Rilménidine, dihydrogénophosphate de; Rilmenidine Hydrogen Phosphate; Rilménidine, Phosphate de; Rilmenidini dihydrogenophosphas; Rilmenidini Phosphas; Rilmenidino divandenilio fosfatas; S-3341-3. 2-[(Dicyclopropylmethyl)amino]-2-oxazoline phosphate.

Рильменидина Фосфат

$C_{10}H_{16}N_2O,H_3PO_4$ = 278.2.

CAS — 54187-04-1 (rilmenidine); 85409-38-7 (rilmenidine phosphate).

ATC — C02AC06.

ATC Vet — QC02AC06.

(rilmenidine)

Pharmacopoeias. In *Eur.* (see p.vii).

Ph. Eur. 6.8（Rilmenidine Phosphate） 白色或米色粉末。易溶于水；微溶于乙醇；几乎不溶于二氯甲烷。

简介

利美尼定是中枢作用的抗高血压药，主要通过刺激中枢咪唑啉受体来发挥作用，还有α2肾上腺素能受体兴奋作用。它的一般性质类似于可乐定（第1202页），但是据报道有弱镇静作用和中枢不良反应。在治疗高血压（第1131页）时以磷酸盐的形式给药，但是剂量按碱基来表达。1.5mg利美尼定磷酸盐相当于1mg利美尼定。剂量是每日1mg，口服1次；如果有必要，可以在1个月后增加到每日2mg，分次服用。

1. Bousquet P, Feldman J. Drugs acting on imidazoline receptors: a review of their pharmacology, their use in blood pressure control and their potential interest in cardioprotection. *Drugs* 1999; **58:** 799–812.
2. Reid JL. Rilmenidine: a clinical overview. *Am J Hypertens* 2000; **13:** 106S–111S.
3. Reid JL. Update on rilmenidine: clinical benefits. *Am J Hypertens* 2001; **14:** 322S–324S.

制剂

专利制剂

Arg.: Hyperium; ***Austria:*** Iterium; ***Braz.:*** Hyperium; ***Cz.:*** Albarel; Tenaxum; ***Fr.:*** Hyperium; ***Gr.:*** Hyperium; ***Hong Kong:*** Iperdix†; ***Hung.:*** Hyperlex; Tenaxum; ***Philipp.:*** Hyperdix; ***Pol.:*** Tenaxum; ***Port.:*** Hyperium; ***Rus.:*** Albarel (Альбарел); Tenaxum (Тенаксум); ***Thai.:*** Hyperdix; ***Turk.:*** Hyperium; ***Ukr.:*** Tenaxum (Тенаксум); ***Venez.:*** Hyperium.

Rivaroxaban (*USAN, rINN*) 利伐沙班

Bay-59-7939; Rivaroxabán; Rivaroxabanum. 5-Chloro-*N*-({(5*S*)-2-oxo-3-[4-(3-oxomorpholin-4-yl)phenyl]-1,3-oxazolidin-5-yl}methyl)thiophene-2-carboxamide.

Ривароксабан

$C_{19}H_{18}ClN_3O_5S$ = 435.9.

CAS — 366789-02-8.

ATC — B01AX06.

ATC Vet — QB01AX06.

UNII — 9NDF7JZ4M3.

不良反应和处置

利伐沙班最常见的不良反应为出血。也可出现恶心和肝酶升高，少见胃肠道反应、瘙痒症和皮疹。利伐沙班没有特异性解毒剂。出血需要使用标准治疗；严重出血可使用活性因子Ⅶa，但是尚缺乏临床经验。

注意事项

利伐沙班不适用于具有显著临床出血倾向、凝血功能障碍的肝功能疾病和具有临床出血危险的患者。利伐沙班用于出血危险增加的患者时需谨慎。肝肾损伤时血浆药物浓度升高，因而出血概率增加，利伐沙班不用于肌酐清除率低于15ml/min的患者。

动物研究表明利伐沙班具有生殖毒性，可进入乳汁，因此禁用于孕妇和乳母。

药物相互作用

利伐沙班被P450同工酶的CYP3A4亚型代谢，也是P糖蛋白的底物。不应与CYP3A4和P糖蛋白的抑制剂合用，如酮康唑、伊曲康唑、泊沙康唑、伏立康唑或HIV-蛋白酶抑制药，利伐沙班与氟康唑合用需谨慎。仅仅抑制其中一条通路或抑制效力较弱的药物（如克拉霉素和红霉素）对利伐沙班并没有明显的影响。CYP3A4强诱导剂（如利福平），可降低利伐沙班的作用。

与其他抗凝血药或有致出血倾向的药物合用时需谨慎，包括非甾体类抗炎药和抗血小板药。

药动学

口服后利伐沙班迅速被吸收，2～4h达血浆峰浓度，10mg口服后生物利用度为80%～100%。血浆蛋白结合率为92%～95%。利伐沙班被P450同工酶的CYP3A4和CYP2J2和其他机制代谢。约2/3的口服剂量被代谢，代谢物以相似比例经尿和粪便排泄，剩余1/3以原形形式经肾主动分泌而排出。静脉给药后，利伐沙班的消除半衰期约4.5h，口服后受到吸收速度的限制，消除半衰期为7～11h。

1. Mueck W, *et al.* Population pharmacokinetics and pharmacodynamics of rivaroxaban—an oral, direct factor Xa inhibitor—in patients undergoing major orthopaedic surgery. *Clin Pharmacokinet* 2008; **47:** 203–16.
2. Weinz C, *et al.* Metabolism and excretion of rivaroxaban, an oral, direct factor Xa inhibitor, in rats, dogs, and humans. *Drug Metab Dispos* 2009; **37:** 1056–64.

用途和用法

利伐沙班是直接抑制因子Ⅹa的口服制剂，凝血酶原时间具有剂量依赖性。可用于髋关节或膝关节置换术后预防静脉血栓栓塞（第1147页），用药期间需监测凝血功能障碍。

当预防静脉血栓时，可口服利伐沙班，每日10mg。术后6～10h期间给予利伐沙班，此时出血已停止，髋关节置换术后治疗应持续5周，膝关节术后持续2周。

1. Fisher WD, *et al.* Rivaroxaban for thromboprophylaxis after orthopaedic surgery: pooled analysis of two studies. *Thromb Haemost* 2007; **97:** 931–7.
2. Piccini JP, *et al.* Rivaroxaban, an oral direct factor Xa inhibitor. *Expert Opin Invest Drugs* 2008; **17:** 925–37.
3. Gulseth MP, *et al.* Rivaroxaban: an oral direct inhibitor of factor Xa. *Am J Health-Syst Pharm* 2008; **65:** 1520–9.
4. Haas S. Rivaroxaban–an oral, direct factor Xa inhibitor–lessons from a broad clinical study programme. *Eur J Haematol* 2009; **82:** 339–49.
5. NICE. Rivaroxaban for the prevention of venous thromboembolism after total hip or total knee replacement in adults (TA170, issued April 2009). Available at: http://www.nice.org.uk/nicemedia/live/12133/43811/43811.pdf (accessed 08/07/10)
6. Perzborn E, *et al.* Rivaroxaban: a new oral factor Xa inhibitor. *Arterioscler Thromb Vasc Biol* 2010; **30:** 376–81.
7. Melillo SN, *et al.* Rivaroxaban for thromboprophylaxis in patients undergoing major orthopedic surgery. *Ann Pharmacother* 2010; **44:** 1061–71.

制剂

专利制剂

Austral.: Xarelto; ***Canad.:*** Xarelto; ***Chile:*** Xarelto; ***Cz.:*** Xarelto; ***Fr.:*** Xarelto; ***Gr.:*** Xarelto; ***Hung.:*** Xarelto; ***Irl.:*** Xarelto; ***Philipp.:*** Xarelto; ***Pol.:*** Xarelto; ***Port.:*** Xarelto; ***UK:*** Xarelto.

Rosuvastatin Calcium (*BANM, USAN, rINNM*)
瑞舒伐他汀钙

Calcii Rosuvastatinum; Rosuvastatina calcica; Rosuvastatine Calcique; S-4522; ZD-4522 (rosuvastatin). (*E*)-(3*R*,5*S*)-7-{4-(4-Fluorophenyl)-6-isopropyl-2-[methyl(methylsulfonyl)amino]pyrimidin-5-yl}-3,5-dihydroxyhept-6-enoic acid calcium (2:1).

Кальций Розувастатин

$(C_{22}H_{27}FN_3O_6S)_2Ca$ = 1001.1.

CAS — 287714-41-4 (rosuvastatin); 147098-20-2 (rosuvastatin calcium).

ATC — C10AA07.

ATC Vet — QC10AA07.

UNII — 83MVU38M7Q.

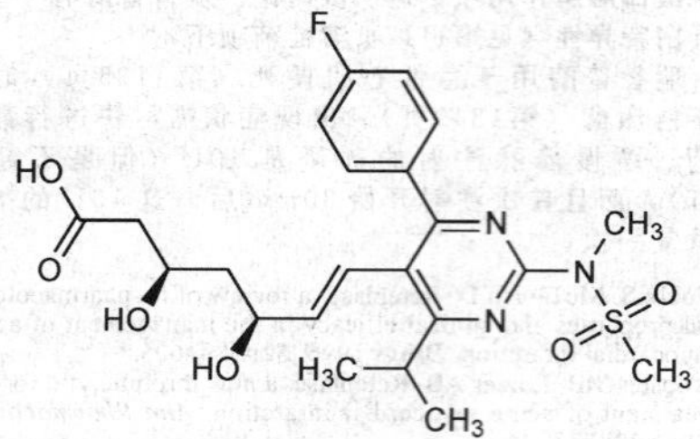

(*rosuvastatin*)

不良反应和注意事项

参见第1335页**辛伐他汀**。亚洲人的瑞舒伐他汀的全身暴露量较高（见下文**药动学**项下**种族性**），所以建议对亚洲人和其他肌病高危患者使用较低剂量（见下文**用途和用法**）。

不良反应发生率 一项报告[1]给FDA的关于第一年投入市场后不良反应的分析发现瑞舒伐他汀比一些其他的他汀类药物更有可能与严重不良反应有关，尽管这项研究曾受到了批评。然而，进一步的临床研究数据分析[2]及市场后调查[3,4]表明所有他汀类发生不良反应的危险性相似。另一项9.8个月的中等长度疗程观察性研究[5]发现瑞舒伐他汀耐受性良好，尽管17.5%停止用药，肌痛是最常见原因。服用较大剂量的患者中肝功能异常较常见。

1. Alsheikh-Ali AA, *et al.* The safety of rosuvastatin as used in common clinical practice: a postmarketing analysis. *Circulation* 2005; **111:** 3051–7.
2. Shepherd J, *et al.* Safety of rosuvastatin: update on 16,876 rosuvastatin-treated patients in a multinational clinical trial program. *Cardiology* 2007; **107:** 433–43.
3. Goettsch WG, *et al.* Results from a rosuvastatin historical cohort study in more than 45 000 Dutch statin users, a PHARMO study. *Pharmacoepidemiol Drug Safety* 2006; **15:** 435–43.
4. McAfee AT, *et al.* The comparative safety of rosuvastatin: a retrospective matched cohort study in over 48 000 initiators of statin therapy. *Pharmacoepidemiol Drug Safety* 2006; **15:** 444–53.
5. Kasliwal R, *et al.* Safety profile of rosuvastatin: results of a prescription-event monitoring study of 11 680 patients. *Drug Safety* 2007; **30:** 157–70.

药物相互作用

他汀类药物和其他药物的相互作用参见第1337页辛伐他汀。瑞舒伐他汀主要通过细胞色素P450同工酶CYP2C9进行少量代谢，而且不可能像辛伐他汀一样与酶抑制剂有相同的相互作用。但是，据报道与环孢素、HIV-蛋白酶抑制药、依屈泼帕合用会增加瑞舒伐他汀的血浆浓度，与吉非贝齐合用也会轻度增加其浓度，因此在一定程度上应该禁忌与吉非贝齐合用。如果二者必须合用那么瑞舒伐他汀的剂量应该减少（见下文**用途和用法**）；在英国，瑞舒伐他汀与环孢素的合用是禁忌的。

药动学

瑞舒伐他汀经胃肠道不完全吸收，绝对生物利用度大约是20%。口服后的血药浓度达峰时间为5h。主要通过细胞色素P450同工酶CYP2C9进行少量代谢。大约90%与血浆蛋白结合。瑞舒伐他汀的血浆清除半衰期是19h。口服剂量的90%经粪便排泄，包括被吸收和没被吸收的药物，少量经尿排泄；5%以原形经尿排出。

种族性 药动学研究[1]发现亚洲人（中国人、马来人和印度人）的瑞舒伐他汀和其代谢产物的血浆暴露量比白种人要高。应使用较低剂量（参见下文的**用途和用法**）

1. Lee E, *et al.* Rosuvastatin pharmacokinetics and pharmacogenetics in white and Asian subjects residing in the same environment. *Clin Pharmacol Ther* 2005; **78:** 330–41.

用途和用法

瑞舒伐他汀，一种羟甲基戊二酸辅酶A（HMG-CoA）还原酶抑制剂（或抑制素），单酶和辛伐他汀（第1339页）是作用于血脂的血脂调节药。可以降低LDL-胆固醇、载脂蛋白B和甘油三酯，增加HDL-胆固醇来治疗高脂血症（第1129页），包括原发性的血胆固醇过多（Ⅱa型）、混合性血脂障碍（Ⅱb型）和高甘油三酯血症（Ⅳ型）。也可用于纯合性家族性高胆固醇血症的患者。瑞舒伐他汀可用于延缓总胆固醇或LDL-C高的患者动脉粥样硬化发展进程，也可用于心血管高危患者的一级预防。

瑞舒伐他汀以钙盐的形式口服给药，但是剂量按碱基表达；10.4mg瑞舒伐他汀钙相当于10mg碱基。

根据血浆胆固醇水平、心血管危险因素和发生不良反应的危险性，瑞舒伐他汀的初始剂量为5～10mg，每日1次。维持剂量为5～40mg，每日1次，尽管每日40mg应用于低剂量不能达到血脂控制目标、具有高危心血管危险因素但无不良反应危险的患者。肾损伤患者剂量需个体化，见下文。

在英国，注册药品信息推荐初始剂量是5～10mg，每日1次；老年患者、亚洲患者，服用贝特类或具有肌病危险的患者均应给予每日5mg。可以4周为间隔增加剂量，如果有必要，可以增加到最大剂量20mg，每日1次。每日1次40mg的更高剂量需要在专家的监督下对严重高胆固醇血症的患者给药，但是不能用于肌病的高危患者，包括那些服用氯贝特的患者和亚洲患者；与环孢素或蛋白酶抑制剂合用是禁忌的。

在美国，注册药品信息推荐初始剂量是10mg，每日1次。但是每日1次5mg的较低起始剂量也是足够的，也推荐按此剂量给药于有肌病的高危患者，包括亚洲患者；显著高胆固醇血症的患者，如纯合性家族性高胆固醇血症的患者初始剂量可以是20mg，每日1次。2～4周后需要调节剂量，直至20mg，每日1次；有些患者可能需要用到40mg，每日1次。服用环孢素的患者给药的最大剂量是5mg，每日1次，服用吉非贝齐或利托那韦增效的洛匹那韦的患者最大剂量是10mg，每日1次。亚洲患者增加剂量需谨慎。

儿童使用剂量见下文。

1. Chong PH, Yim BT. Rosuvastatin for the treatment of patients with hypercholesterolemia. *Ann Pharmacother* 2002; **36:** 93–101.
2. Carswell CI, *et al.* Rosuvastatin. *Drugs* 2002; **62:** 2075–85.
3. White CM. A review of the pharmacologic and pharmacokinetic aspects of rosuvastatin. *J Clin Pharmacol* 2002; **42:** 963–70.
4. McKenney JM. Efficacy and safety of rosuvastatin in treatment of dyslipidemia. *Am J Health-Syst Pharm* 2005; **62:**1033–47.
5. Olsson AG. Expanding options with a wider range of rosuvastatin doses. *Clin Ther* 2006; **28:** 1747–63.
6. Kapur NK. Rosuvastatin: a highly potent statin for the prevention and management of coronary artery disease. *Expert Rev Cardiovasc Ther* 2007; **5:** 161–75.
7. Schuster H. The GALAXY Program: an update on studies investigating efficacy and tolerability of rosuvastatin for reducing cardiovascular risk. *Expert Rev Cardiovasc Ther* 2007; **5:** 177–93.
8. Crouse JR. An evaluation of rosuvastatin: pharmacokinetics, clinical efficacy and tolerability. *Expert Opin Drug Metab Toxicol* 2008; **4:** 287–304.
9. Rizzo M, *et al.* Quantitative and qualitative effects of rosuvastatin on LDL-cholesterol: what is the clinical significance? *Int J Clin Pract* 2009; **63:** 478–85.
10. Rubba P, *et al.* Efficacy and safety of rosuvastatin in the management of dyslipidemia. *Vasc Health Risk Manag* 2009; **5:** 343–52.

儿童用法 瑞舒伐他汀可用于治疗青春期后男孩、月经1年后的女孩和10岁及以上患儿的杂合性家族性高胆固醇血症。初始口服剂量通常为5mg，每日1次，至少4周调整一次剂量，最大剂量为20mg，每日1次。

在肾损伤中的用法 肾损伤能增加服用他汀类药物的患者发生肌病的危险，使用他汀类需谨慎，尤其是高剂量时。严重肾损伤的患者血浆中瑞舒伐他汀的浓度也会增加，可能需要降低剂量。英国注册药品信息推荐根据肌酐清除率（CC）使用以下剂量：

- CC 30～60ml/min：初始口服剂量为5mg，每日1次，最大剂量为20mg，每日1次；
- CC低于30ml/min：禁用。

在美国，中度肾损伤患者可给予常用剂量（见上文），但对于CC低于30ml/(min·1.73m²)的患者，推荐初始剂量为5mg，每日1次，最大剂量为10mg，每日1次。

制剂

专利制剂

Arg.: Astende; Crestor; Rosedex; Rosimol; Rosustatin; Rosuvast; Rovartal; Sinlip; ***Austral.:*** Crestor; ***Austria:*** Crestor; ***Belg.:*** Crestor; ***Braz.:*** Vivacor; ***Canad.:*** Crestor; ***Chile:*** Cresadex; Crestor; Rosumed; Rosvel; ***Cz.:*** Crestor; ***Denm.:*** Crestor; ***Fin.:*** Crestor; ***Fr.:*** Crestor; ***Gr.:*** Crestor; ***Hong Kong:*** Crestor; ***Hung.:*** Crestor; Xeter; ***India:*** Razel; Rosuvas; ***Indon.:*** Crestor; ***Irl.:*** Crestor; ***Israel:*** Crestor; ***Ital.:*** Crestor; Provisacor; Simestat;

Jpn: Crestor; ***Malaysia:*** Crestor; ***Mex.:*** Crestor; ***Neth.:*** Cirantan; Crestor; Provisacor; ***NZ:*** Crestor; ***Philipp.:*** Crestor; Rustor; ***Port.:*** Crestor; Visacor; ***Rus.:*** Crestor (Крестор); ***S.Afr.:*** Crestor; ***Singapore:*** Crestor; ***Swed.:*** Crestor; ***Switz.:*** Crestor; ***Thai.:*** Crestor; ***Turk.:*** Colnar; Crestor; Ultrox; ***UK:*** Crestor; ***Ukr.:*** Crestor (Крестор); ***USA:*** Crestor; ***Venez.:*** Crestor.

Saralasin Acetate (*BANM, USAN, rINNM*) 醋酸肌丙抗增压素

Acetato de sarasalina; P-113; Saralasine, Acétate de; Saralasini Acetas; The acetate of 1-Sar-8-Ala-angiotensin II. The hydrated acetate of Sar-Arg-Val-Tyr-Val-His-Pro-Ala; [1-(*N*-Methylglycine)-5-L-valine-8-L-alanine]-angiotensin II acetate hydrate.

Саралазина Ацетат

$C_{42}H_{65}N_{13}O_{10}, xCH_3COOH, xH_2O$ = 912.0 (saralasin).

CAS — 34273-10-4 (saralasin); 54194-01-3 (anhydrous saralasin); 39698-78-7 (saralasin acetate hydrate).

UNII — FO21Z580M4.

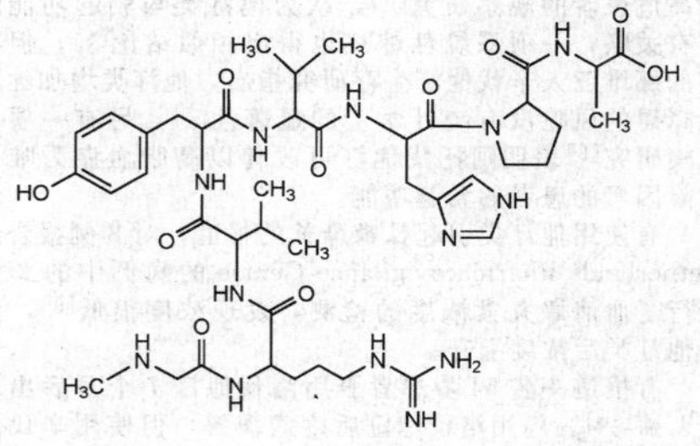

(saralasin)

简介

醋酸肌丙抗增压素是血管紧张素Ⅱ的竞争拮抗剂，因此能阻断它的增压作用。也是一个部分激动药能引起血压暂时升高。肌丙抗增压素的半衰期较短，用于肾血管性高血压的鉴别诊断，但是它的使用大部分已经被代替了。

Sarpogrelate Hydrochloride (*rINNM*) 盐酸沙格雷酯

Hidrocloruro de sarpogrelato; MCI-9042; Sarpogrélate, Chlorhydrate de; Sarpogrelati Hydrochloridum. (±)-2-(Dimethylamino)-1-{[*o*-(*m*-methoxyphenethyl)phenoxy]methyl}ethyl hydrogen succinate hydrochloride.

Сарпогрелата Гидрохлорид

$C_{24}H_{31}NO_6,HCl$ = 466.0.

CAS — 125926-17-2 (sarpogrelate); 135159-51-2 (sarpogrelate hydrochloride).

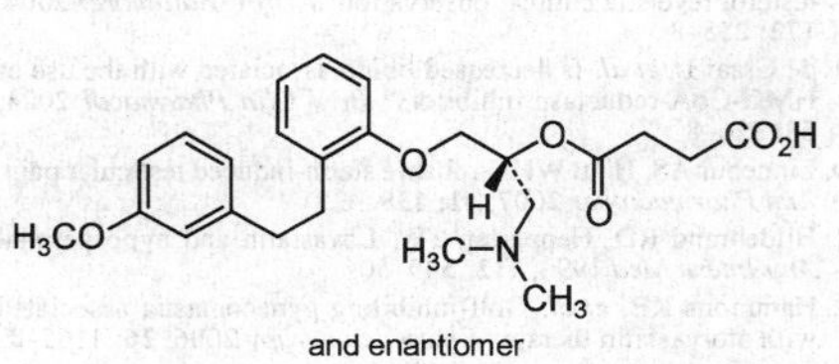

and enantiomer

(sarpogrelate)

简介

沙格雷酯是 5-HT_2 受体拮抗剂，用来抑制血栓栓塞疾病的血小板聚集。100mg 沙格雷酯盐酸盐口服给药，用于治疗闭塞性动脉病（见**外周血管病**，第1137页），每日 3 次。

1. Doggrell SA. Sarpogrelate: cardiovascular and renal clinical potential. *Expert Opin Invest Drugs* 2004; **13:** 865–74.
2. Norgren L, *et al.* European MCI-9042 Study Group. Sarpogrelate, a 5-HT_{2A} receptor antagonist in intermittent claudication: a phase II European study. *Vasc Med* 2006; **11:** 75–83.
3. Tamura A, *et al.* Comparison of sarpogrelate and ticlopidine in bare metal coronary stent implantation. *Int J Cardiol* 2008; **126:** 79–83.
4. Shinohara Y, *et al.* S-ACCESS Study Group. Sarpogrelate-Aspirin Comparative Clinical Study for Efficacy and Safety in Secondary Prevention of Cerebral Infarction (S-ACCESS): a randomized, double-blind, aspirin-controlled trial. *Stroke* 2008; **39:** 1827–33.
5. Shinohara Y, Nishimaru K. S-ACCESS study group. Sarpogrelate versus aspirin in secondary prevention of cerebral infarction: differential efficacy in diabetes? Subgroup analysis from S-ACCESS. *Stroke* 2009; **40:** 2862–5.
6. Hanawa K, *et al.* Development of sarpogrelate external preparation for intractable pain control. I. Pre-formulation study on application of modified beta-cyclodextrins. *Chem Pharm Bull (Tokyo)* 2010; **58:** 45–50.

制剂

专利制剂

Jpn: Anplag.

Saruplase (*BAN, rINN*) 沙芦普酶

Prourokinase, Non-glycosylated; Recombinant Human Single-Chain Urokinase-type Plasminogen Activator; Saruplasa; Saruplasum; scuPA. Prourokinase (enzyme-activating) (human clone pUK4/pUK18), non-glycosylated.

Саруплаза

$C_{2031}H_{3121}N_{585}O_{601}S_{31}$ = 46343.1.

CAS — 99149-95-8.

ATC — B01AD08.

ATC Vet — QB01AD08.

注：名称"尿激酶原"用于沙芦普酶和相关化合物那沙普酶。

简介

沙芦普酶是一种溶栓药。沙芦普酶是一种尿激酶型纤溶酶原激活剂，它的单链结构是由重组 DNA 技术制备的，而且在体内可以被纤溶酶转变为尿激酶（第1363页）。它也有一些内在的纤溶酶原活化作用。沙芦普酶已经研究用于急性心肌梗死。

1. Tebbe U, *et al.* Randomized, double-blind study comparing saruplase with streptokinase therapy in acute myocardial infarction: the COMPASS equivalence trial. *J Am Coll Cardiol* 1998; **31:** 487–93.
2. Vermeer F, *et al.* Saruplase is a safe and effective thrombolytic agent; observations in 1,698 patients: results of the PASS study. *J Thromb Thrombolysis* 1999; **8:** 143–50.
3. Spiecker M, *et al.* Thrombolysis with saruplase versus streptokinase in acute myocardial infarction: five-year results of the PRIMI trial. *Am Heart J* 1999; **138:** 518–24.

制剂

专利制剂

Rus.: Gemase (Гемаза); Purolase (Пуролаза).

Simvastatin (*BAN, USAN, rINN*) 辛伐他汀

L-644128-000U; MK-733; Simvastatiini; Simvastatina; Simvastatinas; Simvastatine; Simvastatinum; Sinvinolina; Synvinolin; Szimvasztatin; Velastatin; Velastatina. (1*S*,3*R*,7*S*,8*S*,8a*R*)-1,2,3,7,8,8a-Hexahydro-3,7-dimethyl-8-{2-[(2*R*,4*R*)-tetrahydro-4-hydroxy-6-oxo-2*H*-pyran-2-yl]ethyl}-1-naphthyl 2,2-dimethylbutyrate.

Симвастатин

$C_{25}H_{38}O_5$ = 418.6.

CAS — 79902-63-9.

ATC — C10AA01.

ATC Vet — QC10AA01.

UNII — AGG2FN16EV.

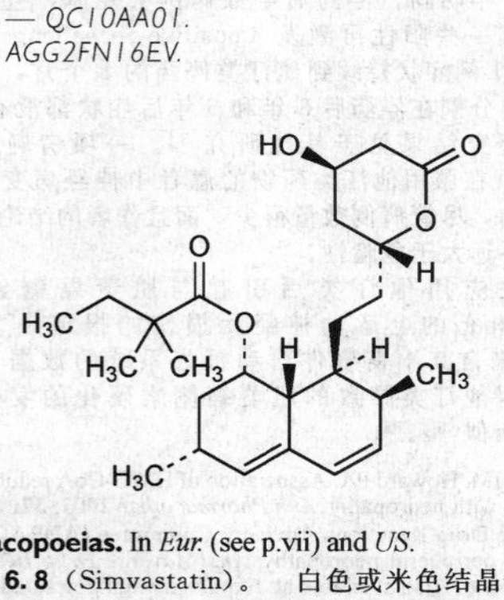

Pharmacopoeias. In *Eur.* (see p.vii) and *US.*

Ph. Eur. 6.8（Simvastatin）。 白色或米色结晶性粉末。几乎不溶于水；易溶于乙醇；极易溶于二氯甲烷。贮藏在含氮的密闭容器中。避光。

USD 33（Simvastatin）。白色或米色粉末。几乎不溶于水；易溶于乙醇、氯仿和甲醇；略溶于丙二醇；极微溶于石油醚。贮藏在 15～30℃或 2～8℃。

不良反应

辛伐他汀和其他他汀类药物治疗时最常见的不良反应是胃肠道紊乱。报道的其他不良反应包括头痛、皮疹、头晕、视物模糊、失眠和味觉障碍。可出现血清转氨酶的可逆性升高，因此在治疗开始之前应该首先评价肝功能然后定时监督，直到剂量最后一次增加的 1 年后（见下文**注意事项**）。据报道可引起肝炎和胰腺炎。可引起超敏反应包括过敏和血管性水肿。可引起肌痛、肌无力和肌酸磷酸激酶浓度增加的肌病，特别是同时服用他汀类药物和环孢素、纤维酸衍生物或烟酸的患者。很少发生急性肾功能衰竭伴随的横纹肌溶解症。

1. Farmer JA, Torre-Amione G. Comparative tolerability of the HMG-CoA reductase inhibitors. *Drug Safety* 2000; **23:** 197–213.
2. Davidson MH. Safety profiles for the HMG-CoA reductase inhibitors: treatment and trust. *Drugs* 2001; **61:** 197–206.
3. Pasternak RC, *et al.* ACC/AHA/NHLBI clinical advisory on the use and safety of statins. *Circulation* 2002; **106:** 1024–8. Also available at: http://circ.ahajournals.org/cgi/reprint/106/8/1024.pdf (accessed 29/05/08)
4. Karthikeyan VJ. Adverse effects of statins: an update. *Adverse Drug React Bull* 2005; (Aug): 895–8.
5. McKenney JM, *et al.* Final conclusions and recommendations of the National Lipid Association Statin Safety Assessment Task Force. *Am J Cardiol* 2006; **97** (Issue 8 suppl 1): 89C–94C.
6. Armitage J. The safety of statins in clinical practice. *Lancet* 2007; **370:** 1781–90.
7. Brown WV. Safety of statins. *Curr Opin Lipidol* 2008; **19:** 558–62.
8. Beltowski J, *et al.* Adverse effects of statins–mechanisms and consequences. *Curr Drug Saf* 2009; **4:** 209–28.

不良反应发生率 1992 年 2 月英国 CSM 收到 738 例报告不良反应与辛伐他汀有关[1]，这是从 257000 个处方中来的。肝功能异常和肌痛是两个最频繁报道的不良反应，分别有 36 和 48 例报道，包括 5 例肝炎和 2 例黄疸报道。其他的肌肉反应包括 3 例肌炎、10 例肌病和 7 例血清肌酸激酶浓度升高但无症状的报道。胃肠道的不良反应占报道的 20%，皮肤、神经和肌肉骨骼反应各占 15%，精神病反应占 10%，肝反应占 7%，视觉反应占 4%。一项针对临床研究数据的系统性综述[2]确认他汀类可增加肝转氨酶升高的危险，但与安慰剂对照相比，并不显著增加肌病（约 15%的患者报告肌病）、肌酸激酶升高（0.9%）或横纹肌溶解症（0.2%）的发生率。剂量大时可增加不良反应发生率[3,4]。

1. CSM. Simvastatin. *Current Problems 33* 1992.
2. Kashani A, *et al.* Risks associated with statin therapy: a systematic overview of randomized clinical trials. *Circulation* 2006; **114:** 2788–97.
3. Davidson MH, Robinson JG. Safety of aggressive lipid management. *J Am Coll Cardiol* 2007; **49:** 1753–62.
4. Silva M, *et al.* Meta-analysis of drug-induced adverse events associated with intensive-dose statin therapy. *Clin Ther* 2007; **29:** 253–60.

致癌性 有关他汀类对肿瘤发病风险影响的讨论详见下文**用途**项下的**恶性肿瘤**。

对血液的影响 据报道他汀类治疗很少引起血小板减少症。服用辛伐他汀可引起严重的血小板减少性紫癜，可出现于用药 1 天或 2 天[1,2]至 11 个月或 12 个月[3,4]。每位患者停药后均出现血小板数回升，尽管大多数患者接受了皮质激素、免疫球蛋白或血浆置换等治疗。在使用阿托伐他汀时也出现过一例类似报道[5]，再次用药后复发；该患者之前应用辛伐他汀并没有出现血小板减少症，提示具有特异质反应。

有一例服用洛伐他汀的患者发生溶血性贫血的报道[6]；该患者给予辛伐他汀时没有出现不良反应。

他汀类可影响凝血和纤溶活性，这些作用通常有益（见下文**用途**项下的**作用**）；眼出血的报道很少，但与他汀类的关系并不明确[7]。

1. McCarthy LJ, *et al.* Thrombotic thrombocytopenic purpura and simvastatin. *Lancet* 1998; **352:** 1284–5.
2. Sundram F, *et al.* Thrombotic thrombocytopenic purpura associated with statin treatment. *Postgrad Med J* 2004; **80:** 551–2.
3. Possamai G, *et al.* Thrombocytopenic purpura during therapy with simvastatin. *Haematologica* 1992; **77:** 357–8.
4. Groneberg DA, *et al.* Simvastatin-induced thrombocytopenia. *Am J Hematol* 2001; **67:** 277.
5. González-Ponte ML, *et al.* Atorvastatin-induced severe thrombocytopenia. *Lancet* 1998; **352:** 1284.
6. Robbins MJ, *et al.* Lovastatin-induced hemolytic anemia: not a class-specific reaction. *Am J Med* 1995; **99:** 328–9.
7. Fraunfelder FW. Ocular hemorrhage possibly the result of HMG-CoA reductase inhibitors. *J Ocul Pharmacol Ther* 2004; **20:** 179–82.

对眼的影响 对于动物的研究表明一些他汀类药物会引起白内障，但在人身上并未确定。对于 101 例服用辛伐他汀的患者进行了 18 周的研究[1]发现有 13 例患者出现了晶体状浑浊，继续服用洛伐他汀至 26 周时其中 11 例患者并没有进一步的恶化。同样，在一项针对 8245 例患者的研究中发现服用洛伐他汀 48 周的患者和服用安慰剂的患者之间没有晶体状浑浊或视力变化的差异[2]。一项大型的病例对照研究[3]发现没有证据证明治疗剂量的他汀类与白内障的产生有关，但是使同时服用辛伐他汀和琥乙红霉素的患者的危险增加。进一步的观察研究表明他汀类可能有益；在一项研究中[4]，白内障总发病率并没有变化，但发展为核型白内障的风险降低；而另一项研究[5]则报道他汀类可使白内障总发

病率降低，但对任何白内障分型的影响没有显著性差异。

他汀类引起眼出血的相关内容，参见上文**对血液的影响**。

1. Hunninghake DB, *et al.* Lovastatin: follow-up ophthalmologic data. *JAMA* 1988; **259:** 354–5.
2. Laties AM, *et al.* The human lens after 48 weeks of treatment with lovastatin. *N Engl J Med* 1990; **323:** 683–4.
3. Schlienger RG, *et al.* Risk of cataract in patients treated with statins. *Arch Intern Med* 2001; **161:** 2021–6.
4. Klein BEK, *et al.* Statin use and incident nuclear cataract. *JAMA* 2006; **295:** 2752–8.
5. Tan JSL, *et al.* Statin use and the long-term risk of incident cataract: the Blue Mountains Eye Study. *Am J Ophthalmol* 2007; **143:** 687–9.

对毛发的影响 自从引入澳大利亚和 1993 年以来，据 Adverse Drug Reactions Advisory Committee 报道已经出现了 16 例与辛伐他汀使用相关的秃发症[1]。大多数相关病例是毛发脱落或毛发稀疏，但是有 2 例毛发斑块样脱落和 1 例类似斑秃的脱发。一般出现在治疗开始的 3 天～15 个月之间。据报道[2]有 1 位开始使用阿伐他汀 6 周的女患者出现了进行性毛发脱落；停止用药后毛发会再生，但是再次用药 5 个月后又会出现毛发脱落现象。

1. Anonymous. Simvastatin and alopecia. *Aust Adverse Drug React Bull* 1993; **12:** 7.
2. Segal AS. Alopecia associated with atorvastatin. *Am J Med* 2002; **113:** 171.

对肾脏的影响 据报道 10 例每日服用 40mg 辛伐他汀的患者出现了*蛋白尿*[1]。蛋白的流失是肾小球通透性增加的一个典型特征。当辛伐他汀停药后，2 例患者的蛋白尿消失，但是再次服用时又复发。瑞舒伐他汀也可引起蛋白尿，且有剂量依赖性[2]。但也有证据显示他汀类可改善蛋白尿（见下文用**法**项下的**肾脏疾病**）。

一名接受高剂量瑞舒伐他汀治疗的患者出现急性肾小管间质性*肾炎*[3]。停药 3 周后逐渐恢复，但再次应用 2 周后复发。相似的反应也见于阿托伐他汀，但剂量降低后情况改善，该患者最终使用辛伐他汀后情况稳定，再未复发。

据报道由横纹肌溶解症引起的*肾衰竭*是很罕见的（见下文**对骨骼肌的影响**）。

1. Deslypere JP, *et al.* Proteinuria as complication of simvastatin treatment. *Lancet* 1990; **336:** 1453.
2. Agarwal R. Effects of statins on renal function. *Am J Cardiol* 2006; **97:** 748–55.
3. van Zyl-Smit R, *et al.* Renal tubular toxicity of HMG-CoA reductase inhibitors. *Nephrol Dial Transplant* 2004; **19:** 3176–9.

对肝脏的影响 他汀类可引起肝酶升高，呈剂量依赖性，但在低、中剂量时发生率低[1]，严重肝损伤很少见[2]。尽管推荐定期监测肝功能，但这么做的价值受到质疑[3]。有证据表明[4]，氟伐他汀引起肝脏反应的发生率高于其他他汀类，但并不明确。

接受他汀类治疗的患者也有发生胆汁淤积和急性肝炎的病例报道[5～8]。

1. de Denus S, *et al.* Statins and liver toxicity: a meta-analysis. *Pharmacotherapy* 2004; **24:** 584–91.
2. Charles EC, *et al.* Evaluation of cases of severe statin-related transaminitis within a large health maintenance organization. *Am J Med* 2005; **118:** 618–24.
3. Kostner K, Howes LG. Statins and monitoring of liver function tests. *Drug Safety* 2007; **30:** 1–4.
4. Conforti A, *et al.* Fluvastatin and hepatic reactions: a signal from spontaneous reporting in Italy. *Drug Safety* 2006; **29:** 1163–72.
5. Jiménez-Alonso J, *et al.* Atorvastatin-induced cholestatic hepatitis in a young woman with systemic lupus erythematosus. *Arch Intern Med* 1999; **159:** 1811–12.
6. Wierzbicki AS, Crook MA. Cholestatic liver dysfunction. *Lancet* 1999; **354:** 954.
7. Batey RG, Harvey M. Cholestasis associated with the use of pravastatin sodium. *Med J Aust* 2002; **176:** 561.
8. Rahier JF, *et al.* Severe acute cholestatic hepatitis with prolonged cholestasis and bile-duct injury following atorvastatin therapy: a case report. *Acta Gastroenterol Belg* 2008; **71:** 318–20.

对肺的影响 有报道称一些他汀类可引起间质性肺病，包括过敏性肺炎[1～5]。一些病例停药后好转[2]，但一些患者需要接受皮质激素和免疫抑制药治疗[1～4]，疾病进展或致死有发生[4]。

1. de Groot REB, *et al.* Interstitial lung disease with pleural effusion caused by simvastin [sic]. *J Intern Med* 1996; **239:** 361–3.
2. Liebhaber MI, *et al.* Polymyalgia, hypersensitivity pneumonitis and other reactions in patients receiving HMG-CoA reductase inhibitors: a report of ten cases. *Chest* 1999; **115:** 886–9.
3. Lantuejoul S, *et al.* Statin-induced fibrotic nonspecific interstitial pneumonia. *Eur Respir J* 2002; **19:** 577–80.
4. Walker T, *et al.* Potential link between HMG-CoA reductase inhibitor (statin) use and interstitial lung disease. *Med J Aust* 2007; **186:** 91–4.
5. Fernández AB, *et al.* Statins and interstitial lung disease: a systematic review of the literature and of Food and Drug Administration adverse event reports. *Chest* 2008; **134:** 824–30.

对心理功能的影响 他汀类对心理功能影响的报道存在争议，有报道他汀类和其他调脂药可引起不良精神反应，尽管确切的关系还不明确。有使用普伐他汀[1]或辛伐他汀[2]的患者出现*抑郁症状*的报道。这些症状出现在开始治疗后的前几周或几个月内。但调查降低胆固醇对心理功能影响的随机研究发现对情绪紊乱（用辛伐他汀[3]）或心理健康（用洛伐他汀[4]或普伐他汀[5]）没有影响；流行病学调查表明，使用他汀类可能与心理状态改善[6]以及抑郁和自杀危险降低[7]有关。

有报道他汀类导致*认知功能损害*。在一项使用洛伐他汀的研究中[4]，注意到认知功能下降，在另一项用辛伐他汀的研究中发现类似结果[8]。一名患者使用辛伐他汀后新发生的认知损害在停药后消失，但低剂量重复使用时再次出现[9]，而对不良药物反应报告数据[10,11]进行分析发现，接受他汀类的患者有一些记忆力丧失的病例，其中一些经再次用药而得到确认。然而，临床研究并未发现他汀类可损害认知功能，且流行病学证据显示使用他汀类可减少痴呆发生率（见下文**用途**）。用阿托伐他汀[12]的一项研究也发现对认知功能有益。

在另一不良药物反应报告数据[13]中报告的其他精神病学影响包括 5 例攻击性反应，所有病例停用他汀类后均恢复。

也见下文**对睡眠形式的影响**。

1. Lechleitner M, *et al.* Depressive symptoms in hypercholesterolaemic patients treated with pravastatin. *Lancet* 1992; **340:** 910.
2. Duits N, Bos FM. Depressive symptoms and cholesterol-lowering drugs. *Lancet* 1993; **341:** 114.
3. Wardle J, *et al.* Randomised placebo controlled trial of effect on mood of lowering cholesterol concentration. *BMJ* 1996; **313:** 75–8.
4. Muldoon MF, *et al.* Effects of lovastatin on cognitive function and psychological well-being. *Am J Med* 2000; **108:** 538–47.
5. Stewart RA, *et al.* Long-term assessment of psychological well-being in a randomized placebo-controlled trial of cholesterol reduction with pravastatin. *Arch Intern Med* 2000; **160:** 3144–52.
6. Young-Xu Y, *et al.* Long-term statin use and psychological well-being. *J Am Coll Cardiol* 2003; **42:** 690–7.
7. Yang C-C, *et al.* Lipid-lowering drugs and the risk of depression and suicidal behavior. *Arch Intern Med* 2003; **163:** 1926–32.
8. Muldoon MF, *et al.* Randomized trial of the effects of simvastatin on cognitive functioning in hypercholesterolemic adults. *Am J Med* 2004; **117:** 823–9.
9. Padala KP, *et al.* Simvastatin-induced decline in cognition. *Ann Pharmacother* 2006; **40:** 1880–3.
10. Wagstaff LR, *et al.* Statin-associated memory loss: analysis of 60 case reports and review of the literature. *Pharmacotherapy* 2003; **23:** 871–80.
11. Health Canada. Statins and memory loss. *Can Adverse React News* 2005; **15** (4): 2. Also available at: http://www.hc-sc.gc.ca/dhp-mps/alt_formats/hpfb-dgpsa/pdf/medeff/carn-bcei_v15n4-eng.pdf (accessed 19/08/08)
12. Parale GP, *et al.* Effects of atorvastatin on higher functions. *Eur J Clin Pharmacol* 2006; **62:** 259–65.
13. Tatley M, Savage R. Psychiatric adverse reactions with statins, fibrates and ezetimibe: implications for the use of lipid-lowering agents. *Drug Safety* 2007; **30:** 195–201.

对神经系统的影响 周围神经病变与他伐类药物的治疗有关[1]，虽然该反应罕见。到 2005 年，Australian Adverse Drug Reaction Advisory Committee 已经收到了 281 个与他汀类药物治疗有关的感觉和感觉运动周围神经病变的报道[2]。症状开始的时间是从首次给药后到用药 4.5 年期间。停药后半数病例会复原，包括糖尿病，也有一些阳性再激发（positive rechallenge）的报道。有 21 例症状持续到他汀停药的 8 个月，另 2 个报道指出分别在停药后 3 年和 5 年后症状都没有缓解。相似的研究结果见于其他研究[3]。一项病例对照研究[4]发现在服用他汀类药物的患者中神经病变的危险性会增加，尽管病例数量很少，而且作者的结论是治疗的好处要远大于危险性。

有关应用他汀类后引起与肌萎缩侧索硬化（ALS）相似的上运动神经元损伤的报道[5]，促使 FDA 对来自其不良事件自动报告系统的数据进行了分析；但他汀类导致的肌萎缩侧索硬化的发生率与安慰剂相似[6]。

1. Backes JM, Howard PA. Association of HMG-CoA reductase inhibitors with neuropathy. *Ann Pharmacother* 2003; **37:** 274–8.
2. Adverse Drug Reactions Advisory Committee (ADRAC). Statins and peripheral neuropathy. *Aust Adverse Drug React Bull* 2005; **24:** 6. Also available at: http://www.tga.gov.au/adr/aadrb/aadr0504.pdf (accessed 30/05/08)
3. de Langen JJ, van Puijenbroek EP. HMG-CoA-reductase inhibitors and neuropathy: reports to the Netherlands Pharmacovigilance Centre. *Neth J Med* 2006; **64:** 334–8.
4. Gaist D, *et al.* Statins and risk of polyneuropathy: a case-control study. *Neurology* 2002; **58:** 1333–7.
5. Edwards IR, *et al.* Statins, neuromuscular degenerative disease and an amyotrophic lateral sclerosis-like syndrome: an analysis of individual case safety reports from Vigibase. *Drug Safety* 2007; **30:** 515–25.
6. Colman E, *et al.* An evaluation of a data mining signal for amyotrophic lateral sclerosis and statins detected in FDA's spontaneous adverse event reporting system. *Pharmacoepidemiol Drug Safety* 2008; **17:** 1068–76.

对胰腺的影响 他汀类可引起胰腺炎，但是发生率很低[1,2]，一项病例对照研究[3]未能支持两者间的联系。

1. Singh S, Loke YK. Statins and pancreatitis: a systematic review of observational studies and spontaneous case reports. *Drug Safety* 2006; **29:** 1123–32.
2. Johnson JL, Loomis IB. A case of simvastatin-associated pancreatitis and review of statin-associated pancreatitis. *Pharmacotherapy* 2006; **26:** 414–22.
3. Thisted H, *et al.* Statins and the risk of acute pancreatitis: a population-based case-control study. *Aliment Pharmacol Ther* 2006; **23:** 185–90.

对性功能的影响 在一些接受他汀类药物的患者中有*勃起功能障碍*的报道。5 名接受辛伐他汀的男性患者出现了性无能[1]，当用氟伐他汀替代时，4 名患者的症状得到了缓解。另一个[2]服用洛伐他汀的患者出现了性无能，当治疗转变为普伐他汀时会复发。至 1995 年，Australian Adverse Drug Reactions Advisory Committee[3]已经收到了与辛伐他汀有关的 28 例性无能的报道；再次给药后，4 例患者出现了复发。一篇来自法国和西班牙药品监测系统的报道[4]以及一项关于心血管病高危患者的观察研究[5]，认为他汀类与勃起功能障碍有关联，一项系统性综述也得出相似结论[6]。但斯堪的那维亚人辛伐他汀生存研究指出，他汀类增加性功能障碍的风险没有统计学上的显著性[7]，另有一项小规模研究[8]表明阿托伐他汀可改善以高脂血症为唯一危险因素的患者的勃起功能。

有使用他汀类引起*性欲降低*的报道。对 8 例报告给 Netherlands Pharmacovigilance Centre 的病例中的 2 例进行了血清睾丸素浓度的检测，发现浓度很低[9]，停用他汀类后浓度上升。

有报道一名 54 岁患者服用洛伐他汀 7 个月后出现*睾丸痛*[10]。停用洛伐他汀后疼痛缓解，但使用辛伐他汀和阿托伐他汀后复发。该反应的机制并不清楚。

也有一篇关于一名患者服用洛伐他汀后*精子数降低*的报道[11]。

一名患者之前使用辛伐他汀，改用阿托伐他汀 6 个月后发生*男子女性型乳房*[12]。停用阿托伐他汀后症状改善，重新用辛伐他汀治疗后没有复发。

1. Jackson G. Simvastatin and impotence. *BMJ* 1997; **315:** 31.
2. Halkin A, *et al.* HMG-CoA reductase inhibitor-induced impotence. *Ann Pharmacother* 1996; **30:** 192.
3. Australian Adverse Drug Reactions Advisory Committee (ADRAC). Simvastatin and adverse endocrine effects in men. *Aust Adverse Drug React Bull* 1995; **14:** 10. Also available at: http://www.tga.gov.au/adr/aadrb/aadr9508.htm (accessed 30/05/08)
4. Carvajal A, *et al.* HMG CoA reductase inhibitors and impotence: two case series from the Spanish and French drug monitoring systems. *Drug Safety* 2006; **29:** 143–9.
5. Solomon H, *et al.* Erectile dysfunction and statin treatment in high cardiovascular risk patients. *Int J Clin Pract* 2006; **60:** 141–5.
6. Rizvi K, *et al.* Do lipid-lowering drugs cause erectile dysfunction? A systematic review. *Fam Pract* 2002; **19:** 95–8.
7. Pedersen TR, Færgeman O. Simvastatin seems unlikely to cause impotence. *BMJ* 1999; **318:** 192.
8. Saltzman EA, *et al.* Improvement in erectile function in men with organic erectile dysfunction by correction of elevated cholesterol levels: a clinical observation. *J Urol (Baltimore)* 2004; **172:** 255–8.
9. de Graaf L, *et al.* Is decreased libido associated with the use of HMG-CoA-reductase inhibitors? *Br J Clin Pharmacol* 2004; **58:** 326–8.
10. Linnebur AS, Hiatt WH. Probable statin-induced testicular pain. *Ann Pharmacother* 2007; **41:** 138–42.
11. Hildebrand RD, Hepperlen TW. Lovastatin and hypospermia. *Ann Intern Med* 1990; **112:** 549–50.
12. Hammons KB, *et al.* Golf-inhibiting gynecomastia associated with atorvastatin therapy. *Pharmacotherapy* 2006; **26:** 1165–8.

对骨骼肌的影响 肌肉病症与他汀类的关系已知[1～9]。轻微*肌痛*相对常见，但*肌炎*和*肌病*（伴肌酸激酶升高）也有发生。*横纹肌溶解症*[10,11]（表现为严重肌肉损伤、肌酸激酶升高和导致肾损伤的肌球蛋白尿）更少发生，但如发生可致命。肌肉毒性与剂量有关，危险性与当前市场上销售的他汀类药物类似[5,6,12]，西立伐他汀的发病率相当高，因此导致了 2001 年全世界性的停药。复杂内科疾病的患者，包括肾损伤和内分泌疾病（如甲状腺功能减退症），肌肉毒性的危险可能会增加；药物相互作用也会增加肌肉毒性的危险（见下文）。其他调脂药引起肌病也有报道，特别是贝特类，故需要联合治疗的重症高脂血症患者危险性会增加；因此如需联用他汀类和贝特类，应谨慎监控[6,13]。英国 CSM[1]和一个由 American College of Cardiology、American Heart Association 和 National Heart、Lung and Blood Institute 组成的联合委员会[6]已经建议服用他汀类药物的患者如果产生了肌痛、触痛或无力，应该咨询他们的医生，而且如果发生或临床上怀疑发生了肌肉毒性或肌酸磷酸激酶显著或逐渐升高时，都应该停药。如需要继续治疗，应降低剂量或试用其他他汀类或其他调脂药，尽管再次发生肌肉病症的风险很高[11]。已有一套用于诊断和治疗他汀类相关肌痛的规则[14]。

他汀类药物引起肌肉毒性的机制尚不清楚，但是可能与泛癸利酮的耗竭有关[15]。尽管有报道增补泛癸利酮有阳性结果[16]，获益的证据还是比较有限，还不作为常规推荐[17]。

其他报道的服用他汀类药物的患者引起的肌肉病症包括皮肌炎和多肌炎[18]以及重症肌无力[19~21]。

1. CSM/MCA. HMG CoA reductase inhibitors (statins) and myopathy. *Current Problems* 2002; **28:** 8–9.
2. Adverse Drug Reactions Advisory Committee (ADRAC). Fluvastatin and muscle disorders—a class effect. *Aust Adverse Drug React Bull* 1997; **16:** 3. Also available at: http://www.tga.gov.au/adr/aadrb/aadr9702.htm (accessed 30/05/08)
3. Ucar M, *et al.* HMG-CoA reductase inhibitors and myotoxicity. *Drug Safety* 2000; **22:** 441–57.
4. Omar MA, *et al.* Rhabdomyolysis and HMG-CoA reductase inhibitors. *Ann Pharmacother* 2001; **35:** 1096–1107.
5. Omar MA, Wilson JP. FDA adverse event reports on statin-associated rhabdomyolysis. *Ann Pharmacother* 2002; **36:** 288–95.
6. Pasternak RC, *et al.* ACC/AHA/NHLBI Clinical Advisory on the use and safety of statins. *Circulation* 2002; **106:** 1024–8. Also available at: http://circ.ahajournals.org/cgi/reprint/106/8/1024.pdf (accessed 30/05/08)
7. Adverse Drug Reactions Advisory Committee (ADRAC). Risk factors for myopathy and rhabdomyolysis with the statins. *Aust Adverse Drug React Bull* 2004; **23:** 2. Also available at: http://www.tga.gov.au/adr/aadrb/aadr0402.pdf (accessed 30/05/08)
8. Rosenson RS. Current overview of statin-induced myopathy. *Am J Med* 2004; **116:** 408–16.
9. Joy TR, Hegele RA. Narrative review: statin-related myopathy. *Ann Intern Med* 2009; **150:** 858–68.
10. Graham DJ, *et al.* Incidence of hospitalized rhabdomyolysis in patients treated with lipid-lowering drugs. *JAMA* 2004; **292:** 2585–90.
11. Antons KA, *et al.* Clinical perspectives of statin-induced rhabdomyolysis. *Am J Med* 2006; **119:** 400–9.
12. Staffa JA, *et al.* Cerivastatin and reports of fatal rhabdomyolysis. *N Engl J Med* 2002; **346:** 539–540.
13. Shek A, Ferrill MJ. Statin-fibrate combination therapy. *Ann Pharmacother* 2001; **35:** 908–917.
14. Jacobson TA. Toward "pain-free" statin prescribing: clinical algorithm for diagnosis and management of myalgia. *Mayo Clin Proc* 2008; **83:** 687–700.
15. Hargreaves IP, *et al.* The effect of HMG-CoA reductase inhibitors on coenzyme Q_{10}: possible biochemical/clinical implications. *Drug Safety* 2005; **28:** 659–76.
16. Walravens PA, *et al.* Lovastatin, isoprenes, and myopathy. *Lancet* 1989; **ii:** 1097–8.
17. Levy HB, Kohlhaas HK. Considerations for supplementing with coenzyme Q_{10} during statin therapy. *Ann Pharmacother* 2006; **40:** 290–4.
18. Noël B. Lupus erythematosus and other autoimmune diseases related to statin therapy: a systematic review. *J Eur Acad Dermatol Venereol* 2007; **21:** 17–24.
19. Parmar B, *et al.* Statins, fibrates, and ocular myasthenia. *Lancet* 2002; **360:** 717.
20. Cartwright MS, *et al.* Statin-associated exacerbation of myasthenia gravis. *Neurology* 2004; **63:** 2188.
21. Purvin V, *et al.* Statin-associated myasthenia gravis: report of 4 cases and review of the literature. *Medicine (Baltimore)* 2006; **85:** 82–5.

对睡眠形式的影响 睡眠形式改变在亲脂性他汀类药物（如洛伐他汀[1~3]和辛伐他汀[4]）中有报道，但在普伐他汀中不常见[1]，可能是因为普伐他汀是亲水性的，很难穿过血脑屏障。然而，一项大型安慰剂对照研究[5]发现，辛伐他汀对睡眠形式没有影响；应用问卷[6]或多道睡眠描记术[7~9]评价睡眠障碍的小型研究发现任何一种他汀类对睡眠均无影响，尽管一些患者原来就有睡眠障碍。

一名患者服用辛伐他汀和美托洛尔后出现的噩梦和睡眠障碍在换用普伐他汀和阿替洛尔后消失[10]。有服用阿托伐他汀出现噩梦的报道，停药后消失，再次使用复发[11]。

1. Schaefer EJ. HMG-CoA reductase inhibitors for hypercholesterolemia. *N Engl J Med* 1988; **319:** 1222.
2. Rosenson RS, Goranson NL. Lovastatin-associated sleep and mood disturbances. *Am J Med* 1993; **95:** 548–9.
3. Sinzinger H, *et al.* Sleep disturbance and appetite loss after lovastatin. *Lancet* 1994; **343:** 973.
4. Barth JD, *et al.* Inhibitors of hydroxymethylglutaryl coenzyme A reductase for treating hypercholesterolaemia. *BMJ* 1990; **301:** 669.
5. Keech AC, *et al.* Absence of effects of prolonged simvastatin therapy on nocturnal sleep in a large randomized placebo-controlled study. *Br J Clin Pharmacol* 1996; **42:** 483–90.
6. Black DM, *et al.* Sleep disturbances and HMG CoA reductase inhibitors. *JAMA* 1990; **264:** 1105.
7. Eckernäs S-Å, *et al.* The effects of simvastatin and pravastatin on objective and subjective measures of nocturnal sleep: a comparison of two structurally different HMG CoA reductase inhibitors in patients with primary moderate hypercholesterolaemia. *Br J Clin Pharmacol* 1993; **35:** 284–9.
8. Kostis JB, *et al.* Central nervous system effects of HMG CoA reductase inhibitors: lovastatin and pravastatin on sleep and cognitive performance in patients with hypercholesterolemia. *J Clin Pharmacol* 1994; **34:** 989–96.
9. Ehrenberg BL, *et al.* Comparison of the effects of pravastatin and lovastatin on sleep disturbance in hypercholesterolemic subjects. *Sleep* 1999; **22:** 117–21.
10. Boriani G, *et al.* Nightmares and sleep disturbances with simvastatin and metoprolol. *Ann Pharmacother* 2001; **35:** 1292.
11. Gregoor PJHS. Atorvastatin may cause nightmares. *BMJ* 2006; **332:** 950.

注意事项

他汀类不应用于活动性肝病患者（亦见下文的**肝损伤**）。如有临床指征，应在治疗开始前和之后进行肝功能评估；对某些他汀类，应在治疗 3 个月后以及治疗剂量增加前后进行额外肝功能监测，尤其是给予高剂量时。他汀类药物禁用于不明原因的血清转氨酶浓度持续升高的患者，而且如果血清转氨酶浓度显著或持续升高时应该停药。孕妇禁用因为可能会影响胎儿固醇的合成；有许多与他汀类药物相关的先天性畸形的报道（见下文**妊娠**）。他汀类药物可能会引起肌病和横纹肌溶解症，特别是高剂量给药时，而且对于有横纹肌溶解症危险的患者要慎用，特别是服用能增加他汀类浓度药物的患者（见下文**药物相互作用**）；如果肌酸磷酸激酶增加或诊断出了肌病，那么需要停止他汀类药物。

肾损伤患者使用他汀类会增加肌病风险，使用时需谨慎。使用经肾脏排泄或有引起肌病高风险的他汀类时，应减量（更多细节见不同药物的**用途**项下在**肾损伤中的用法**）。

儿童 有关在儿童中使用他汀类的讨论，见下文**用途**项下的**儿童用法**。

肝损伤 尽管注册药品信息禁止他汀类用于活动性肝病患者，仍有人对它们用于一些选择性慢性肝病患者（如非酒精性脂肪性肝病或非酒精性脂肪性肝炎[1~3]）的可能性感兴趣。美国 National Lipid Association 的肝病专家小组对他汀类安全性进行了评价，认为虽然对失代偿性肝硬化或急性肝衰竭患者禁用他汀类（在这些患者，考虑到疾病的严重性，不太可能选择此类药物），但没理由禁用于慢性肝病或代偿性肝硬化患者[1]。

随后英国的专家[2]指出用于慢性肝病和转氨酶升高患者仍有争议。那些 AST 和 ALT 升高在正常值上限 3 倍以下的患者可以使用他汀类治疗，但应用最低剂量，并在 4 周后重新评价肝酶水平；如果没有明显变化，治疗可以继续，接下来的 3 个月每 6 周监测一次肝酶水平，以后每 3 个月监测一次。如果肝酶值是最初值一倍时，应停止治疗，肝酶水平恢复到基线水平后可以再次尝试。他们不建议治疗用于下述人群：

- 转氨酶值为正常值上限 3 倍以上的患者（虽然这是一个武断的而不是在证据基础上的客观标准）；
- 肝脏合成能力下降的患者，如低血清白蛋白或凝血酶原时间延长；
- 任何原因引起的急性肝炎；
- Child 分级 B 或 C 的肝硬化。

肝病晚期患者通常因为肝脏合成能力下降而总胆固醇水平低下，这种情况下不需要他汀类治疗[2]。

1. Cohen DE, *et al.* National Lipid Association Statin Safety Task Force Liver Expert Panel. An assessment of statin safety by hepatologists. *Am J Cardiol* 2006; **97:** 77C–81C.
2. Cash J, *et al.* Statin safety and chronic liver disease. *Int J Clin Pract* 2008; **62:** 1831–5.
3. Tandra S, Vuppalanchi R. Use of statins in patients with liver disease. *Curr Treat Options Cardiovasc Med* 2009; **11:** 272–8.

卟啉病 辛伐他汀对于卟啉病患者是不稳定的，因为在动物试验中显示它具生卟啉作用。

妊娠 一般孕妇是禁用他汀类药物的，因为它们可能会影响胎儿固醇的合成，而母亲暂时停药的危害极小。有证据显示他汀类对胎儿有不良影响，但很有限。依据上市监督[1,2]或妊娠注册数据[3]的研究发现先天畸形发生的频率和程度与普通人群相似。但关于病例报道的综述[4,5]发现中枢神经系统缺陷和肢体异常的发生率高于预期，提示他汀类暴露可能的不良影响；报道的 5 例中枢神经系统缺陷中有 1 例后来发现有心脏畸形[6]。

1. Manson JM, *et al.* Postmarketing surveillance of lovastatin and simvastatin exposure during pregnancy. *Reprod Toxicol* 1996; **10:** 439–46.
2. Pollack PS, *et al.* Pregnancy outcomes after maternal exposure to simvastatin and lovastatin. *Birth Defects Res A Clin Mol Teratol* 2005; **73:** 888–96.
3. Ofori B, *et al.* Risk of congenital anomalies in pregnant users of statin drugs. *Br J Clin Pharmacol* 2007; **64:** 496–509.
4. Edison RJ, Muenke M. Central nervous system and limb anomalies in case reports of first-trimester statin exposure. *N Engl J Med* 2004; **350:** 1579–82.
5. Edison RJ, Muenke M. Mechanistic and epidemiologic considerations in the evaluation of adverse birth outcomes following gestational exposure to statins. *Am J Med Genet* 2004; **131A:** 287–98.
6. Edison RJ, Muenke M. Gestational exposure to lovastatin followed by cardiac malformation misclassified as holoprosencephaly. *N Engl J Med* 2005; **352:** 2759.

药物相互作用

辛伐他汀和其他他汀类药物最严重的药物相互作用后果就是肌病或横纹肌溶解症。单独给药时能引起肌病的药物与其他所有他汀类药物合用时，都能增加肌病的危险性；这些药物包括烟酸衍生物（氯贝特或吉非贝齐）和烟酸。能通过抑制他汀类代谢或抑制他汀类肝吸收而增加他汀类血浆水平的药物也能增加肌病的危险性。因为他汀类药物有不同的代谢途径，所以相互作用决定于相关的个别药物。辛伐他汀、阿托伐他汀和洛伐他汀通过细胞色素 P450 同工酶 CYP3A4 代谢，因此能抑制此酶的药物能与其发生相互作用，包括环孢素、伊曲康唑、酮康唑、红霉素、克拉霉素、泰利霉素、HIV-蛋白酶抑制药、奈法唑酮、达那唑、胺碘酮和维拉帕米；与葡萄柚汁有类似的相互作用。这些药物的合用应当慎用，建议减量（见下文**用途和用法**）。英国注册药品信息禁止辛伐他汀用于服用有效的 CYP3A4 抑制剂的患者。氟伐他汀主要通过 CYP2C9 代谢，匹伐他汀通过葡萄糖醛化代谢，而普伐他汀和瑞舒伐他汀的代谢不显著。这些他汀类药物特有的相互作用将分别在第1243页，第1318页，第1320页和第1334页讨论。

他汀类药物对其他药物也有影响。据报道同时服用辛伐他汀或其他他汀类药物和香豆素抗凝血药时，会出现出血和凝血酶原时间延长。

1. Williams D, Feely J. Pharmacokinetic-pharmacodynamic drug interactions with HMG-CoA reductase inhibitors. *Clin Pharmacokinet* 2002; **41:** 343–70.
2. Martin J, Krum H. Cytochrome P450 drug interactions within the HMG-CoA reductase inhibitor class: are they clinically relevant? *Drug Safety* 2003; **26:** 13–21.
3. CSM/MHRA. Statins and cytochrome P450 interactions. *Current Problems* 2004; **30:** 1–2.
4. Rätz Bravo AE, *et al.* Prevalence of potentially severe drug-drug interactions in ambulatory patients with dyslipidaemia receiving HMG-CoA reductase inhibitor therapy. *Drug Safety* 2005; **28:** 263–75.
5. Bottorff MB. Statin safety and drug interactions: clinical implications. *Am J Cardiol* 2006; **97** (suppl 8A): 27C–31C.
6. Neuvonen PJ, *et al.* Drug interactions with lipid-lowering drugs: mechanisms and clinical relevance. *Clin Pharmacol Ther* 2006; **80:** 565–81.
7. Frishman WH, Horn J. Statin-drug interactions: not a class effect. *Cardiol Rev* 2008; **16:** 205–12.

抗心律失常药 胺碘酮是细胞色素 P450 同工酶 CYP3A4 抑制剂，可增加由此酶代谢的他汀类的血浆浓度，增加毒性危险。有报道服用胺碘酮和辛伐他汀的患者发生肌病和横纹肌溶解症[1~3]，药动学研究[4]发现胺碘酮可增加健康受试者血浆辛伐他汀浓度。正在服用胺碘酮的患者不建议使用高剂量辛伐他汀（见下文的**用途和用法**）。

一名服用瑞舒伐他汀和胺碘酮的患者发生的无症状性血清转氨酶升高可能是药物相互作用的结果[5]。

1. Roten L, *et al.* Rhabdomyolysis in association with simvastatin and amiodarone. *Ann Pharmacother* 2004; **38:** 978–81.
2. Chouhan UM, *et al.* Simvastatin interaction with clarithromycin and amiodarone causing myositis. *Ann Pharmacother* 2005; **39:** 1760–1.
3. Ricaurte B, *et al.* Simvastatin–amiodarone interaction resulting in rhabdomyolysis, azotemia, and possible hepatotoxicity. *Ann Pharmacother* 2006; **40:** 753–7.
4. Becquemont L, *et al.* Amiodarone interacts with simvastatin but not with pravastatin disposition kinetics. *Clin Pharmacol Ther* 2007; **81:** 679–84.
5. Merz T, Fuller SH. Elevated serum transaminase levels resulting from concomitant use of rosuvastatin and amiodarone. *Am J Health-Syst Pharm* 2007; **64:** 1818–21.

抗菌药 红霉素和其他大环内酯类都是细胞色素 P450 同工酶 CYP3A4 的抑制剂，能增加他汀类药物的血浆浓度和肌病的危险性。据报道与红霉素合用时辛伐他汀的血浆浓度会增加[1]，也已经发现阿托伐他汀与红霉素[2]和克拉霉素[3]合用时血浆浓度也会增加，但是与阿奇霉素[3]合用时没有这种反应。据报道同时服用辛伐他汀和克拉霉素的患者[4]，同时服用洛伐他汀和阿奇霉素[5]、克拉霉素[5]或红霉素[6]的患者，会出现肌病或横纹肌溶解症。

利福平是 CYP2C9 和 CYP3A4 的诱导物，能降低氟伐他汀的生物利用度，据报道它也能降低辛伐他汀[7]和阿托伐他汀[8]的血浆浓度。

有许多关于同时服用夫西地酸和阿托伐他汀[9]或辛伐他汀[10]的患者出现横纹肌溶解症的报道。

1. Kantola T, *et al.* Erythromycin and verapamil considerably increase serum simvastatin and simvastatin acid concentrations. *Clin Pharmacol Ther* 1998; **64:** 177–82.
2. Siedlik PH, *et al.* Erythromycin coadministration increases plasma atorvastatin concentrations. *J Clin Pharmacol* 1999; **39:** 501–4.
3. Amsden GW, *et al.* A study of the interaction potential of azithromycin and clarithromycin with atorvastatin in healthy volunteers. *J Clin Pharmacol* 2002; **42:** 444–9.
4. Lee AJ, Maddix DS. Rhabdomyolysis secondary to a drug interaction between simvastatin and clarithromycin. *Ann Pharmacother* 2001; **35:** 26–31.
5. Grunden JW, Fisher KA. Lovastatin-induced rhabdomyolysis possibly associated with clarithromycin and azithromycin. *Ann Pharmacother* 1997; **31:** 859–63.
6. Ayanian JZ, *et al.* Lovastatin and rhabdomyolysis. *Ann Intern Med* 1988; **109:** 682–3.
7. Kyrklund C, *et al.* Rifampin greatly reduces plasma simvastatin and simvastatin acid concentrations. *Clin Pharmacol Ther*

2000; **68:** 592–7.
8. Backman JT, *et al.* Rifampin markedly decreases and gemfibrozil increases the plasma concentrations of atorvastatin and its metabolites. *Clin Pharmacol Ther* 2005; **78:** 154–67.
9. Wenisch C, *et al.* Acute rhabdomyolysis after atorvastatin and fusidic acid therapy. *Am J Med* 2000; **109:** 78.
10. Yuen SLS, McGarity B. Rhabdomyolysis secondary to interaction of fusidic acid and simvastatin. *Med J Aust* 2003; **179:** 172.

抗凝血药 口服合用抗凝血药和他汀类药物的患者出血和凝血酶原时间延长的报道见第1374页**血脂调节药**。

抗抑郁药 2例服用辛伐他汀的患者，当在治疗中加入奈法唑酮后会出现肌炎和横纹肌溶解症[1~4]。在一个病例中[3]，加用阿奇霉素后突然发生肌病和横纹肌溶解症。一名患者服用普伐他汀和奈法唑酮后发生肌酸激酶浓度升高[5]。

一项针对健康受试者的研究[6]发现圣约翰草能降低辛伐他汀的血浆浓度，但是对普伐他汀没有影响。

1. Jacobson RH, *et al.* Myositis and rhabdomyolysis associated with concurrent use of simvastatin and nefazodone. *JAMA* 1997; **277:** 296.
2. Thompson M, Samuels S. Rhabdomyolysis with simvastatin and nefazodone. *Am J Psychiatry* 2002; **159:** 1607.
3. Skrabal MZ, *et al.* Two cases of rhabdomyolysis associated with high-dose simvastatin. *Am J Health-Syst Pharm* 2003; **60:** 578–81.
4. Karnik NS, Maldonado JR. Antidepressant and statin interactions: a review and case report of simvastatin and nefazodone-induced rhabdomyolysis and transaminitis. *Psychosomatics* 2005; **46:** 565–8.
5. Alderman CP. Possible interaction between nefazodone and pravastatin. *Ann Pharmacother* 1999; **33:** 871.
6. Sugimoto K-i, *et al.* Different effects of St John's Wort on the pharmacokinetics of simvastatin and pravastatin. *Clin Pharmacol Ther* 2001; **70:** 518–24.

抗糖尿病药 一名老年患者一直使用包括辛伐他汀在内的数种药物，在加用西他列汀6周后出现横纹肌溶解症和急性肾衰[1]。停用这两种药物后症状缓解，而且使用洛伐他汀已有复发。在该病例中，患者已有慢性肾损伤，注意到按照该患者肾功能，西他列汀的剂量是其推荐量的两倍。另一名服用洛伐他汀的患者在应用西他列汀2周后发生横纹肌溶解症，停用后恢复[2]。在该病例中，虽然患者已75岁，其肾功能正常。西他列汀与他汀类之间相互作用的可能机制还不清楚。在健康年轻受试者中进行的一项研究中，西他列汀应用5天后达稳态浓度，对单剂量的辛伐他汀药动学没有明显影响[3]。

1. Kao DP, *et al.* Renal failure and rhabdomyolysis associated with sitagliptin and simvastatin use. *Diabet Med* 2008; **25:** 1229–30.
2. DiGregorio RV, Pasikhova Y. Rhabdomyolysis caused by a potential sitagliptin-lovastatin interaction. *Pharmacotherapy* 2009; **29:** 352–6.
3. Bergman AJ, *et al.* Effect of sitagliptin on the pharmacokinetics of simvastatin. *J Clin Pharmacol* 2009; **49:** 483–8.

抗真菌药 伊曲康唑和酮康唑都是细胞色素P450同工酶CYP3A4的抑制剂，能增加一些他汀类药物的血浆浓度和肌病的危险性。据报道与伊曲康唑合用时，辛伐他汀[1,2]、洛伐他汀[3,4]和阿托伐他汀[5]的血浆浓度都会增加，但是对普伐他汀[1]、瑞舒伐他汀[6]或氟伐他汀[4]的影响却很小。据报道辛伐他汀和伊曲康唑[2,7]或酮康唑[8]合用时、洛伐他汀和伊曲康唑[9]合用时会出现肌病和横纹肌溶解症。氟康唑能抑制CYP2C9，而且据报道[10]能增加氟伐他汀的血浆浓度。有一篇关于同时服用氟康唑和辛伐他汀的患者出现横纹肌溶解症的报道[11]。

1. Neuvonen PJ, *et al.* Simvastatin but not pravastatin is very susceptible to interaction with the CYP3A4 inhibitor itraconazole. *Clin Pharmacol Ther* 1998; **63:** 332–41.
2. Segaert MF, *et al.* Drug-interaction-induced rhabdomyolysis. *Nephrol Dial Transplant* 1996; **11:** 1846–7.
3. Neuvonen PJ, Jalava K-M. Itraconazole drastically increases plasma concentrations of lovastatin and lovastatin acid. *Clin Pharmacol Ther* 1996; **60:** 54–61.
4. Kivistö KT, *et al.* Different effects of itraconazole on the pharmacokinetics of fluvastatin and lovastatin. *Br J Clin Pharmacol* 1998; **46:** 49–53.
5. Kantola T, *et al.* Effect of itraconazole on the pharmacokinetics of atorvastatin. *Clin Pharmacol Ther* 1998; **64:** 58–65.
6. Cooper KJ, *et al.* Effect of itraconazole on the pharmacokinetics of rosuvastatin. *Clin Pharmacol Ther* 2003; **73:** 322–9.
7. Horn M. Coadministration of itraconazole with hypolipidemic agents may induce rhabdomyolysis in healthy individuals. *Arch Dermatol* 1996; **132:** 1254.
8. Gilad R, Lampl Y. Rhabdomyolysis induced by simvastatin and ketoconazole treatment. *Clin Neuropharmacol* 1999; **22:** 295–7.
9. Lees RS, Lees AM. Rhabdomyolysis from the coadministration of lovastatin and the antifungal agent itraconazole. *N Engl J Med* 1995; **333:** 664–5.
10. Kantola T, *et al.* Effect of fluconazole on plasma fluvastatin and pravastatin concentrations. *Eur J Clin Pharmacol* 2000; **56:** 225–9.
11. Shaukat A, *et al.* Simvastatin–fluconazole causing rhabdomyolysis. *Ann Pharmacother* 2003; **37:** 1032–5.

抗肿瘤药 有关他汀类与利妥昔单抗合用可降低利妥昔单抗潜在细胞毒性的信息，见第737页。

抗血小板药 他汀类与氯吡格雷可能相互作用的讨论，见第1206页。

抗病毒药 HIV-蛋白酶抑制药是细胞色素P450同工酶CYP3A4的抑制剂，可能会影响辛伐他汀和其他他汀类药物的代谢。研究显示辛伐他汀和阿托伐他汀与奈非那韦[1]或利托那韦增效的沙奎那韦[2]合用时血浆浓度都会增加，但是普伐他汀与利托那韦增效的沙奎那韦[2]合用时血浆浓度却会降低。据报道[3]服用辛伐他汀的患者当在治疗中加入利托那韦时出现横纹肌溶解症。虽然瑞舒伐他汀代谢不明显，但有报道称与利托那韦增效的洛匹那韦联用，其血浆浓度上升[4,5]。

也有一篇关于同时服用阿托伐他汀和非核苷逆转录酶抑制剂地拉韦啶的患者出现横纹肌溶解症的报道[6]。

依法韦仑为CYP3A4诱导剂，一次在健康受试者[7]中进行的研究发现其可降低阿托伐他汀和辛伐他汀血浆浓度；尽管普伐他汀不由CYP3A4代谢，但其血浆浓度也下降。

1. Hsyu P-H, *et al.* Pharmacokinetic interactions between nelfinavir and 3-hydroxy-3-methylglutaryl coenzyme A reductase inhibitors atorvastatin and simvastatin. *Antimicrob Agents Chemother* 2001; **45:** 3445–50.
2. Fichtenbaum CJ, *et al.* Pharmacokinetic interactions between protease inhibitors and statins in HIV seronegative volunteers: ACTG Study A5047. *AIDS* 2002; **16:** 569–77.
3. Cheng CH, *et al.* Rhabdomyolysis due to probable interaction between simvastatin and ritonavir. *Am J Health-Syst Pharm* 2002; **59:** 728–30.
4. van der Lee M, *et al.* Pharmacokinetics and pharmacodynamics of combined use of lopinavir/ritonavir and rosuvastatin in HIV-infected patients. *Antivir Ther* 2007; **12:** 1127–32.
5. Kiser JJ, *et al.* Drug/drug interaction between lopinavir/ritonavir and rosuvastatin in healthy volunteers. *J Acquir Immune Defic Syndr* 2008; **47:** 570–8.
6. Castro JG, Gutierrez L. Rhabdomyolysis with acute renal failure probably related to the interaction of atorvastatin and delavirdine. *Am J Med* 2002; **112:** 505.
7. Gerber JG, *et al.* Effect of efavirenz on the pharmacokinetics of simvastatin, atorvastatin, and pravastatin: results of AIDS Clinical Trials Group 5108 Study. *J Acquir Immune Defic Syndr* 2005; **39:** 307–12.

钙通道阻滞剂 钙通道阻滞剂能增加一些他汀类药物的血浆浓度，可能是通过抑制细胞色素P450同工酶CYP3A4。药动学研究已经报道了辛伐他汀与维拉帕米[1]或地尔硫䓬[2]合用时血浆浓度会增加，洛伐他汀与地尔硫䓬[3]合用时也会增加血浆浓度；辛伐他汀与拉西地平合用后前者浓度小幅升高被认为没有临床意义[4]。

已经有关于他汀类药物和地尔硫䓬之间相互作用的报道。一项回顾研究发现[5]辛伐他汀的胆固醇降低疗效在服用地尔硫䓬的患者中比较强，在同时服用辛伐他汀和地尔硫䓬的患者中还有2例横纹肌溶解症[6~8]和1例与肝炎相关的病例[6]。在同时服用阿托伐他汀和地尔硫䓬的患者中也有横纹肌溶解症[8,9]和肝炎的报道[9]。

洛伐他汀增加维拉帕米生物利用度的相关文献，见第1366页。

1. Kantola T, *et al.* Erythromycin and verapamil considerably increase serum simvastatin and simvastatin acid concentrations. *Clin Pharmacol Ther* 1998; **64:** 177–82.
2. Mousa O, *et al.* The interaction of diltiazem with simvastatin. *Clin Pharmacol Ther* 2000; **67:** 267–74.
3. Azie NE, *et al.* The interaction of diltiazem with lovastatin and pravastatin. *Clin Pharmacol Ther* 1998; **64:** 369–77.
4. Ziviani L, *et al.* The effects of lacidipine on the steady/state plasma concentrations of simvastatin in healthy subjects. *Br J Clin Pharmacol* 2001; **51:** 147–52.
5. Yeo KR, *et al.* Enhanced cholesterol reduction by simvastatin in diltiazem-treated patients. *Br J Clin Pharmacol* 1999; **48:** 610–615.
6. Kanathur N, *et al.* Simvastatin-diltiazem drug interaction resulting in rhabdomyolysis and hepatitis. *Tenn Med* 2001; **94:** 339–41.
7. Peces R, Pobes A. Rhabdomyolysis associated with concurrent use of simvastatin and diltiazem. *Nephron* 2001; **89:** 117–118.
8. Gladding P, *et al.* Potentially fatal interaction between diltiazem and statins. *Ann Intern Med* 2004; **140:** W31. Available at: http://www.annals.org/cgi/reprint/140/8/W-31.pdf (accessed 14/11/07)
9. Lewin JJ, *et al.* Rhabdomyolysis with concurrent atorvastatin and diltiazem. *Ann Pharmacother* 2002; **36:** 1546–9.

秋水仙碱 关于他汀类和秋水仙碱合用引起肌肉毒性的报道，见**秋水仙碱**的药物相互作用项下**心血管药**（第529页）。

达那唑 据报道[1]1名同时服用洛伐他汀和许多其他药物的患者出现了横纹肌溶解症。一般认为与达那唑之间的相互作用是最可能的原因。辛伐他汀也报道有相似反应[2]。

1. Dallaire M, Chamberland M. Rhabdomyolyse sévère chez un patient recevant lovastatine, danazol et doxycycline. *Can Med Assoc J* 1994; **150:** 1991–4.
2. Andreou ER, Ledger S. Potential drug interaction between simvastatin and danazol causing rhabdomyolysis. *Can J Clin Pharmacol* 2003; **10:** 172–4.

内皮素受体拮抗剂 波生坦是细胞色素P450同工酶CYP3A4的诱导剂，已报道可降低健康受试者血浆辛伐他汀浓度[1]。

1. Dingemanse J, *et al.* Investigation of the mutual pharmacokinetic interactions between bosentan, a dual endothelin receptor antagonist, and simvastatin. *Clin Pharmacokinet* 2003; **42:** 293–301.

果汁 葡萄柚汁能抑制细胞色素P450同工酶CYP3A4，而且据报道浓缩后葡萄柚汁能增加辛伐他汀[1]、洛伐他汀[2]和阿托伐他汀[3]的血浆浓度。一项研究[4]发现使用浓缩程度较小的葡萄柚汁对洛伐他汀的活性影响很小，但是这项研究的结论受到了批判[5]；另外一项研究使用正常浓度的葡萄柚汁发现阿托伐他汀[6]、辛伐他汀[7]的浓度有相当大的增加。也有一个病例报道[8]服用辛伐他汀的女性患者在开始每天食用葡萄柚汁4天后出现了横纹肌溶解的症状。不由CYP3A4显著代谢的他汀类，如匹伐他汀[6]和普伐他汀[3,9]，并未受到明显影响。

有报道[10]一名服用瑞舒伐他汀和依折麦布的患者在开始喝石榴汁时出现横纹肌溶解症。

1. Lilja JJ, *et al.* Grapefruit juice–simvastatin interaction: effect on serum concentrations of simvastatin, simvastatin acid, and HMG-CoA reductase inhibitors. *Clin Pharmacol Ther* 1998; **64:** 477–83.
2. Kantola T, *et al.* Grapefruit juice greatly increases serum concentrations of lovastatin and lovastatin acid. *Clin Pharmacol Ther* 1998; **63:** 397–402.
3. Lilja JJ, *et al.* Grapefruit juice increases serum concentrations of atorvastatin and has no effect on pravastatin. *Clin Pharmacol Ther* 1999; **66:** 118–27.
4. Rogers JD, *et al.* Grapefruit juice has minimal effects on plasma concentrations of lovastatin-derived 3-hydroxy-3-methylglutaryl coenzyme A reductase inhibitors. *Clin Pharmacol Ther* 1999; **66:** 358–66.
5. Bailey DG, Dresser GK. Grapefruit juice–lovastatin interaction. *Clin Pharmacol Ther* 2000; **67:** 690.
6. Ando H, *et al.* Effects of grapefruit juice on the pharmacokinetics of pitavastatin and atorvastatin. *Br J Clin Pharmacol* 2005; **60:** 494–7.
7. Lilja JJ, *et al.* Effects of regular consumption of grapefruit juice on the pharmacokinetics of simvastatin. *Br J Clin Pharmacol* 2004; **58:** 56–60.
8. Dreier JP, Endres M. Statin-associated rhabdomyolysis triggered by grapefruit consumption. *Neurology* 2004; **62:** 670.
9. Fukazawa I, *et al.* Effects of grapefruit juice on pharmacokinetics of atorvastatin and pravastatin in Japanese. *Br J Clin Pharmacol* 2004; **57:** 448–55.
10. Sorokin AV, *et al.* Rhabdomyolysis associated with pomegranate juice consumption. *Am J Cardiol* 2006; **98:** 705–6.

免疫抑制药 有报道阿托伐他汀[1]、洛伐他汀[2~4]、辛伐他汀[3~7]与包括环孢素在内的免疫抑制药合用可引起肌病和横纹肌溶解症。其机制可能是毒性作用相加，因为他汀类和环孢素均可引起肌病，但是对血浆药物浓度的影响可能也是其中的影响因素。药动学研究表明环孢素可升高阿托伐他汀[8,9]、氟伐他汀[10,11]、洛伐他汀[12]、普伐他汀[12,13]、瑞舒伐他汀[14]和辛伐他汀[15]的血浆药物浓度。关于他汀类对环孢素血浆浓度的影响，参见第1744页。

1. Maltz HC, *et al.* Rhabdomyolysis associated with concomitant use of atorvastatin and cyclosporine. *Ann Pharmacother* 1999; **33:** 1176–9.
2. Norman DJ, *et al.* Myolysis and acute renal failure in a heart-transplant recipient receiving lovastatin. *N Engl J Med* 1988; **318:** 46–7.
3. East C, *et al.* Rhabdomyolysis in patients receiving lovastatin after cardiac transplantation. *N Engl J Med* 1988; **318:** 47–8.
4. Corpier CL, *et al.* Rhabdomyolysis and renal injury with lovastatin use: report of two cases in cardiac transplant recipients. *JAMA* 1988; **260:** 239–41.
5. Blaison G, *et al.* Rhabdomyolyse causée par la simvastatine chez un transplanté cardiaque sous ciclosporine. *Rev Med Interne* 1992; **13:** 61–3.
6. Meier C, *et al.* Rhabdomyolyse bei mit Simvastatin und Ciclosporin behandelten Patienten: Rolle der aktivität des Cytochrom-P450-Enzymsystems der Leber. *Schweiz Med Wochenschr* 1995; **125:** 1342–6.
7. Gumprecht J, *et al.* Simvastatin-induced rhabdomyolysis in a CsA-treated renal transplant recipient. *Med Sci Monit* 2003; **9:** CS89–CS91.
8. Åsberg A, *et al.* Bilateral pharmacokinetic interaction between cyclosporine A and atorvastatin in renal transplant recipients. *Am J Transplant* 2001; **1:** 382–6.
9. Hermann M, *et al.* Substantially elevated levels of atorvastatin and metabolites in cyclosporine-treated renal transplant recipients. *Clin Pharmacol Ther* 2004; **76:** 388–91.
10. Goldberg R, Roth D. Evaluation of fluvastatin in the treatment of hypercholesterolemia in renal transplant recipients taking cyclosporine. *Transplantation* 1996; **62:** 1559–64.
11. Park J-W, *et al.* Pharmacokinetics and pharmacodynamics of fluvastatin in heart transplant recipients taking cyclosporine A. *J Cardiovasc Pharmacol Ther* 2001; **6:** 351–61.
12. Olbricht C, *et al.* Accumulation of lovastatin, but not pravastatin, in the blood of cyclosporine-treated kidney graft patients after multiple doses. *Clin Pharmacol Ther* 1997; **62:** 311–21.
13. Regazzi MB, *et al.* Altered disposition of pravastatin following concomitant drug therapy with cyclosporin A in transplant recipients. *Transplant Proc* 1993; **25:** 2732–4.
14. Simonson SG, *et al.* Rosuvastatin pharmacokinetics in heart transplant recipients administered an antirejection regimen including cyclosporine. *Clin Pharmacol Ther* 2004; **76:** 167–77.
15. Arnadottir M, *et al.* Plasma concentration profiles of simvastatin 3-hydroxy-3-methyl-glutaryl-coenzyme A reductase inhibitory activity in kidney transplant recipients with and without ciclosporin. *Nephron* 1993; **65:** 410–13.

左甲状腺素 服用左甲状腺素的患者对辛伐他汀和洛伐他汀影响的参考文献，见第2093页**血脂调节药**。

调脂药 肌病和肌炎是他汀类药物和烟酸衍生物公认的不良反应，包括氯贝特和吉非贝齐，如果二者合用危险性会增加。有一篇报道[1]称一名患者联用一种他汀类和吉非贝齐，出现了肝毒性和横纹肌溶解症。吉非贝齐和他汀类药物之间的相互作用有一个药动学基础；研究显示当与吉非贝齐合用时阿托伐他汀[2]、洛伐他汀[3]、普伐他汀[4]、瑞舒伐他汀[5]和辛伐他汀[6]的血浆浓度会增加。

也有报道[7,8]他汀类和烟酸合用可引起肌病，尽管提交给 FDA 的一份不良反应报告[9]称洛伐他汀与盐烟酸合用引起肌病的危险并不比单独使用任何一个药物高。

关于他汀类和依折麦布合用增加肝毒性的报道参见**对肝脏的影响**，第1238页。

1. Akoglu H, *et al.* Combined organ failure with combination antihyperlipidemic treatment: a case of hepatic injury and acute renal failure. *Ann Pharmacother* 2007; **41:** 143–7.
2. Backman JT, *et al.* Rifampin markedly decreases and gemfibrozil increases the plasma concentrations of atorvastatin and its metabolites. *Clin Pharmacol Ther* 2005; **78:** 154–67.
3. Kyrklund C, *et al.* Plasma concentrations of active lovastatin acid are markedly increased by gemfibrozil but not by bezafibrate. *Clin Pharmacol Ther* 2001; **69:** 340–5.
4. Kyrklund C, *et al.* Gemfibrozil increases plasma pravastatin concentrations and reduces pravastatin renal clearance. *Clin Pharmacol Ther* 2003; **73:** 538–44.
5. Schneck DW, *et al.* The effect of gemfibrozil on the pharmacokinetics of rosuvastatin. *Clin Pharmacol Ther* 2004; **75:** 455–63.
6. Backman JT, *et al.* Plasma concentrations of active simvastatin acid are increased by gemfibrozil. *Clin Pharmacol Ther* 2000; **68:** 122–9.
7. Reaven P, Witztum JL. Lovastatin, nicotinic acid, and rhabdomyolysis. *Ann Intern Med* 1988; **109:** 597–8.
8. Hill MD, Bilbao JM. Case of the month: February 1999—54 year old man with severe muscle weakness. *Brain Pathol* 1999; **9:** 607–8.
9. Alsheikh-Ali AA, Karas RH. Safety of lovastatin/extended release niacin compared with lovastatin alone, atorvastatin alone, pravastatin alone, and simvastatin alone (from the United States Food and Drug Administration adverse event reporting system). *Am J Cardiol* 2007; **99:** 379–81.

质子泵抑制药 据报道[1]1 名服用阿托伐他汀的患者，当在她的治疗中加入艾美拉唑和克拉霉素时，有横纹肌溶解的症状，且出现 AV 传导阻滞。由于症状出现在克拉霉素的加入之前，所以认为相互作用可能的影响机制是阿托伐他汀首关代谢的下降，原因是艾美拉唑对 P 糖蛋白的抑制作用。

1. Sipe BE, *et al.* Rhabdomyolysis causing AV blockade due to possible atorvastatin, esomeprazole, and clarithromycin interaction. *Ann Pharmacother* 2003; **37:** 808–11.

雷诺嗪 一项针对健康受试者的研究[1]显示雷诺嗪能适度的增加辛伐他汀的血浆浓度，但是这个相互作用被认为没有临床意义。

1. Jerling M, *et al.* Studies to investigate the pharmacokinetic interactions between ranolazine and ketoconazole, diltiazem, or simvastatin during combined administration in healthy subjects. *J Clin Pharmacol* 2005; **45:** 422–33.

药动学

辛伐他汀经胃肠道吸收并水解为它的活性 β-羟酸形式。也已经检测出了其他的活性代谢物，也形成了一些无活性代谢产物。辛伐他汀是细胞色素 P450 同工酶 CYP3A4 的底物，在肝中进行广泛的首关代谢。据报道由于 5%的口服剂量作为活性代谢产物到达循环。辛伐他汀和其 β-羟酸代谢产物中大约有 95%与血浆蛋白结合。辛伐他汀主要通过胆汁以代谢产物的形式经粪便排泄，10%～15%。β-羟酸代谢产物的半衰期是 1.9h。

1. Mauro VF. Clinical pharmacokinetics and practical applications of simvastatin. *Clin Pharmacokinet* 1993; **24:** 195–202.
2. Desager J-P, Horsmans Y. Clinical pharmacokinetics of 3-hydroxy-3-methylglutaryl-coenzyme A reductase inhibitors. *Clin Pharmacokinet* 1996; **31:** 348–71.
3. Lennernäs H, Fager G. Pharmacodynamics and pharmacokinetics of the HMG-CoA reductase inhibitors: similarities and differences. *Clin Pharmacokinet* 1997; **32:** 403–25.
4. Neuvonen PJ, *et al.* Pharmacokinetic comparison of the potential over-the-counter statins simvastatin, lovastatin, fluvastatin and pravastatin. *Clin Pharmacokinet* 2008; **47:** 463–74.

遗传变异 他汀类的药动学过程不仅受到代谢酶的影响，而且受到组织中尤其是肠和肝[1,2]中负责摄取或排出他汀类药物的组织特异性转运体与其亲和力的影响。他汀类与 P450 的亲和力不同，与其转运体蛋白，如组织阴离子转运多肽和 P 糖蛋白（多药耐药 1，MDR1）的亲和力也不同。代谢酶和转运体可能是基因变异的结果，这可以解释他汀类的药效和不良反应的人群和个体差异。

1. Kim RB. 3-Hydroxy-3-methylglutaryl-coenzyme A reductase inhibitors (statins) and genetic variability (single nucleotide polymorphisms) in a hepatic drug uptake transporter: what's it all about? *Clin Pharmacol Ther* 2004; **75:** 381–5.
2. Tirona RG. Ethnic differences in statin disposition. *Clin Pharmacol Ther* 2005; **78:** 311–16.

用途和用法

辛伐他汀是一种血脂调节药；它是 3-羟-3-甲基戊二酰辅酶 A 还原酶（HMG-CoA 还原酶）的竞争性抑制剂。HMG-CoA 还原酶是胆固醇合成的限速酶。抑制 HMG-CoA 还原酶会导致肝中胆固醇的合成减少，降低细胞内胆固醇的聚集；这能刺激肝细胞膜上的低密度脂蛋白（LDL）-胆固醇受体增加，从而增加 LDL 从循环中的清除。HMG-CoA 还原酶抑制剂（也叫他汀类药物）可减小血浆中总胆固醇、LDL-胆固醇和极低密度脂蛋白（VLDL）-胆固醇的浓度。它们也能减少甘油三酯，增加高密度脂蛋白（HDL）-胆固醇的浓度。

辛伐他汀用于降低 LDL-胆固醇、载脂蛋白 B 和甘油三酯，增加 HDL-胆固醇以治疗高脂血症（第1129页），包括高胆固醇血症、结合型（混合）高脂血症（Ⅱa 型或Ⅱb 型高脂蛋白血症）、高甘油三酯血症（Ⅳ型）和原发的血 β 脂蛋白异常（Ⅲ型）。他汀类药物能有效地作为具有一定 LDL-受体功能的纯合子型家族性高胆固醇血症患者的辅助治疗。辛伐他汀也用于降低心血管危险（第1124页）。

辛伐他汀通常口服，剂量范围为每日 5～80mg。用于治疗**高脂血症**，通常初始口服剂量为 10～20mg，晚上服用；需大幅降低胆固醇或有严重的心血管危险的患者首次服用剂量为 40mg。这个剂量可在不少于 4 周的时间间隔内调整到最大剂量，每晚 1 次，每次 80mg。纯合型家族性高胆固醇血症患者每晚服用 1 次，每次 40mg，或者每天 80mg，分 3 次服用，分别为 20mg、20mg 和晚上服用 40mg。

降低 动脉粥样硬化性心血管疾病或糖尿病等高危险性因素患者**心血管危险**的通常剂量为每日 20～40mg。中等危险的患者给予每日 10mg。

具有肌病危险（包括严重肾损伤的患者），辛伐他汀剂量应当降低（见下文）。服用与辛伐他汀有相互作用的药物时，辛伐他汀剂量也应降低，如下：

- 使用环孢素和达那唑的患者，初始剂量每日 5mg，最大剂量每日 10mg；
- 使用吉非贝齐或其他贝特类，或烟酸的患者，最大剂量每日 20mg；
- 使用胺碘酮或维拉帕米的患者，最大剂量每日 20mg；
- 使用地尔硫䓬的患者，最大剂量为每日 40mg。

儿童辛伐他汀的用法，见下文。

1. Mauro VF, MacDonald JL. Simvastatin: a review of its pharmacology and clinical use. *DICP Ann Pharmacother* 1991; **25:** 257–64.
2. Plosker GL, McTavish D. Simvastatin: a reappraisal of its pharmacology and therapeutic efficacy in hypercholesterolaemia. *Drugs* 1995; **50:** 334–63.
3. Schectman G, Hiatt J. Dose–response characteristics of cholesterol-lowering drug therapies: implications for treatment. *Ann Intern Med* 1996; **125:** 990–1000.
4. White CM. Pharmacological effects of HMG CoA reductase inhibitors other than lipoprotein modulation. *J Clin Pharmacol* 1999; **39:** 111–18.
5. Mata P, *et al.* Benefits and risks of simvastatin in patients with familial hypercholesterolaemia. *Drug Safety* 2003; **26:** 769–86.
6. Robinson JG. Simvastatin: present and future perspectives. *Expert Opin Pharmacother* 2007; **8:** 2159–27.

作用 他汀类药物对血脂的影响很明显[1～4]。它的基本作用抑制 HMG-CoA 还原酶，该酶是胆固醇合成的限速酶。胆固醇是肝脏合成多种物质的底物，细胞内胆固醇水平下降，刺激肝脏 LDL 受体表达。肝细胞从血浆摄取 LDL 增加，血浆 LDL 和总胆固醇水平下降。由于 VLDL 合成的减少，甘油三酯也减少了，同时 HDL-胆固醇也能少量地增加或未改变，导致 LDL 与 HDL 比值的改善。他汀类降 LDL-胆固醇的作用也可能与 LDL 受体无关；一些他汀类可降低家族性杂合性高胆固醇血症患者的 LDL-胆固醇，尽管他们缺乏功能性 LDL 受体。

他汀类较其他类型调脂药降低 LDL-C 作用更强，但是想获得更强疗效需要药物合用。他汀类曾与胆汁酸结合树脂、依折麦布或贝特类及烟酸合用，不过需警惕不良反应危险性增加的可能性。肝脏胆固醇合成的高峰期在早晨（午夜至早晨 3 时），有证据表明短半衰期的药物，如辛伐他汀需要夜间给药[5]。

他汀类还具有其他作用[1～4,6,7]，尽管这些作用对心血管疾病是否有利还存在争议[8]。

他汀类对血管内皮的作用对动脉粥样硬化有利，这个作用部分独立于降血脂作用，对粥样斑块具有稳定作用。有研究[9,10]表明他汀类可降低 C 反应蛋白的浓度，此蛋白是免疫标记物，在动脉粥样硬化的病理过程中升高，有证据表明 C 反应蛋白降低是心血管事件[11,12]发生率降低及动脉粥样硬化损伤逆转[13]的独立因素。但是在与动脉粥样硬化相似的钙化性大动脉狭窄的研究中，他汀类的表现并不一致[14]。他汀类可能对心衰[15]有益，但是也有可能出现有害作用，因此其对心衰的作用并不明确[16]。队列分析研究[17～19]表明可能降低心衰的死亡率，降低心血管危险研究[20,21]也显示有益作用。然而，随机研究[22]表明，瑞舒伐他汀对缺血性心衰的死亡率没有什么益处。他汀类可能还具有抗高血压[23]和抗心律失常的作用，可降低心房颤动[24]的发生率，因此减少了发生室性心律失常[25,26]的可能性，尽管这一作用还需确认。有报道他汀类对凝血[27]有益，可减少静脉血栓栓塞[28]的发生率。

他汀类还具有抗炎和免疫调节作用。流行病学调查表明他汀类可减少细菌感染，尽管这一作用被归功于"健康应用"的效果[29,30]，可降低脓毒症的死亡率[30]。据报道他汀类对类风湿关节炎和其他炎性关节病也有益处[31～34]。对器官移植患者心血管作用和免疫调节作用均对此有帮助（见下文）。但是他汀类用于这些疾病还需进一步确认。

关于他汀类用于其他非心血管疾病，包括痴呆、肾功能障碍、良性肿瘤、骨质疏松症等，参见下文。

1. Maron DJ, *et al.* Current perspectives on statins. *Circulation* 2000; **101:** 207–13.
2. Shepherd J. The statin era: in search of the ideal lipid regulating agent. *Heart* 2001; **85:** 259–64.
3. Chong PH, *et al.* Clinically relevant differences between the statins: implications for therapeutic selection. *Am J Med* 2001; **111:** 390–400.
4. Igel M, *et al.* Pharmacology of 3-hydroxy-3-methylglutaryl-coenzyme A reductase inhibitors (statins), including rosuvastatin and pitavastatin. *J Clin Pharmacol* 2002; **42:** 835–45.
5. Plakogiannis R, Cohen H. Optimal low-density lipoprotein cholesterol lowering—morning versus evening statin administration. *Ann Pharmacother* 2007; **41:** 106–10.
6. Sotiriou CG, Cheng JWM. Beneficial effects of statins in coronary artery disease—beyond lowering cholesterol. *Ann Pharmacother* 2000; **34:** 1432–9.
7. Balk EM, *et al.* Effects of statins on nonlipid serum markers associated with cardiovascular disease: a systematic review. *Ann Intern Med* 2003; **139:** 670–82.
8. Robinson JG, *et al.* Pleiotropic effects of statins: benefit beyond cholesterol reduction? A meta-regression analysis. *J Am Coll Cardiol* 2005; **46:** 1855–62.
9. Ridker PM, *et al.* Measurement of C-reactive protein for the targeting of statin therapy in the primary prevention of acute coronary events. *N Engl J Med* 2001; **344:** 1959–65.
10. Albert MA, *et al.* Effect of statin therapy on C-reactive protein levels: the pravastatin inflammation/CRP evaluation (PRINCE): a randomized trial and cohort study. *JAMA* 2001; **286:** 64–70.
11. Ridker PM, *et al.* Pravastatin or Atorvastatin Evaluation and Infection Therapy-Thrombolysis in Myocardial Infarction 22 (PROVE IT-TIMI 22) Investigators. C-reactive protein levels and outcomes after statin therapy. *N Engl J Med* 2005; **352:** 20–8.
12. Ridker PM, *et al.* Reduction in C-reactive protein and LDL cholesterol and cardiovascular event rates after initiation of rosuvastatin: a prospective study of the JUPITER trial. *Lancet* 2009; **373:** 1175–82.
13. Nissen SE, *et al.* Reversal of Atherosclerosis with Aggressive Lipid Lowering (REVERSAL) Investigators. Statin therapy, LDL cholesterol, C-reactive protein, and coronary artery disease. *N Engl J Med* 2005; **352:** 29–38.
14. Chua D, Kalb K. Statins and progression of calcified aortic stenosis. *Ann Pharmacother* 2006; **40:** 2195–9.
15. Laufs U, *et al.* HMG-CoA reductase inhibitors in chronic heart failure: potential mechanisms of benefit and risk. *Drugs* 2006; **66:** 145–54.
16. van der Harst P, *et al.* Statins in the treatment of chronic heart failure: a systematic review. *PLoS Med* 2006; **3:** e333.
17. Horwich TB, *et al.* Statin therapy is associated with improved survival in ischemic and non-ischemic heart failure. *J Am Coll Cardiol* 2004; **43:** 642–8.
18. Foody JM, *et al.* Statins and mortality among elderly patients hospitalized with heart failure. *Circulation* 2006; **113:** 1086–92.
19. Go AS, *et al.* Statin therapy and risks for death and hospitalization in chronic heart failure. *JAMA* 2006; **296:** 2105–11.
20. Scirica BM, *et al.* PROVE IT-TIMI 22 Investigators. Intensive statin therapy and the risk of hospitalization for heart failure after an acute coronary syndrome in the PROVE IT-TIMI 22 study. *J Am Coll Cardiol* 2006; **47:** 2326–31.
21. Khush KK, *et al.* Effect of high-dose atorvastatin on hospitalizations for heart failure: subgroup analysis of the Treating to New Targets (TNT) study. *Circulation* 2007; **115:** 576–83.
22. Kjekshus J, *et al.* CORONA Group. Rosuvastatin in older patients with systolic heart failure. *N Engl J Med* 2007; **357:** 2248–61.
23. Strazzullo P, *et al.* Do statins reduce blood pressure? A meta-analysis of randomized, controlled trials. *Hypertension* 2007; **49:** 792–8.
24. Patel AA, *et al.* The relationship between statin use and atrial fibrillation. *Curr Med Res Opin* 2007; **23:** 1177–85.
25. Mitchell LB, *et al.* Are lipid-lowering drugs also antiarrhythmic

drugs? An analysis of the Antiarrhythmics Versus Implantable Defibrillators (AVID) trial. *J Am Coll Cardiol* 2003; **42:** 81–7.
26. Vyas AK, *et al.* Reduction in ventricular tachyarrhythmias with statins in the Multicenter Automatic Defibrillator Implantation Trial (MADIT)-II. *J Am Coll Cardiol* 2006; **47:** 769–73.
27. Krysiak R, *et al.* Effects of HMG-CoA reductase inhibitors on coagulation and fibrinolysis processes. *Drugs* 2003; **63:** 1821–54.
28. Ray JG, *et al.* Use of statins and the subsequent development of deep vein thrombosis. *Arch Intern Med* 2001; **161:** 1405–10.
29. Majumdar SR, *et al.* Statins and outcomes in patients admitted to hospital with community acquired pneumonia: population based prospective cohort study. *BMJ* 2006; **333:** 999–1001.
30. Falagas ME, *et al.* Statins for infection and sepsis: a systematic review of the clinical evidence. *J Antimicrob Chemother* 2008; **61:** 774–85.
31. Kanda H, *et al.* Antiinflammatory effect of simvastatin in patients with rheumatoid arthritis. *J Rheumatol* 2002; **29:** 2024–6.
32. McCarey DW, *et al.* Trial of Atorvastatin in Rheumatoid Arthritis (TARA): double-blind, randomised placebo-controlled trial. *Lancet* 2004; **363:** 2015–21.
33. ten Cate R, *et al.* Therapy-refractory systemic juvenile idiopathic arthritis successfully treated with statins. *Rheumatology (Oxford)* 2004; **43:** 934–5.
34. van Denderen JC, *et al.* Statin therapy might be beneficial for patients with ankylosing spondylitis. *Ann Rheum Dis* 2006; **65:** 695–6.

儿童用法 治疗儿童和青少年的高脂血症存在争议，通常治疗有家族性高脂血症者，他们是发生心血管疾病的高危者。通常，儿童的一线治疗是采取饮食措施和使用胆汁酸结合树脂类，但耐受性较差或不充分。对年龄在8～18岁的家族性高胆固醇血症儿童使用他汀类的研究[1,2]显示，他汀类可有效降低总胆固醇和LDL-胆固醇，它们已经在有药物治疗指征时越来越多被优先选用[3,4]。然而，有人关注他汀类对生长发育和性发育的可能不良影响，因为这些患儿需要长期治疗。虽然还没发现有问题，但大多数研究都是相对短期的，需要进行长期随访来确定他汀类的安全性[3,4]。初步的证据显示，他汀类对与肾病综合征[5]或器官移植[3,4]有关的高脂血症患儿有效。

辛伐他汀的美国注册药品信息允许其用于年龄在10～17岁的家族性杂合性高胆固醇血症儿童，初始口服剂量为10mg，晚上服用，每4周增加剂量，直到每日最大剂量达40mg。一项针对173例年龄在10～17岁的家族性杂合性高胆固醇血症儿童的安慰剂对照研究[6]发现，辛伐他汀口服剂量达每日40mg，用48周，可有效降低LDL-胆固醇，并可很好耐受，而且对生长发育和性发育没有影响。

BNFC 2010/11 推荐高脂血症儿童使用以下剂量：

- 5～10岁：初始剂量为10mg，晚上服用；如有必要，每4周增加剂量至最大剂量20mg，晚上服用；
- 10～18岁：初始剂量为10mg，晚上服用；如有必要，每4周增加剂量至最大剂量40mg，晚上服用。

服用可能与辛伐他汀相互作用药物的儿童，应减量（见上文**药物相互作用**）。

1. Shafiq N, *et al.* A meta-analysis to evaluate the efficacy of statins in children with familial hypercholesterolemia. *Int J Clin Pharmacol Ther* 2007; **45:** 548–55.
2. Avis HJ, *et al.* A systematic review and meta-analysis of statin therapy in children with familial hypercholesterolemia. *Arterioscler Thromb Vasc Biol* 2007; **27:** 1803–10.
3. McCrindle BW, *et al.* Drug therapy of high-risk lipid abnormalities in children and adolescents: a scientific statement from the American Heart Association Atherosclerosis, Hypertension, and Obesity in Youth Committee, Council of Cardiovascular Disease in the Young, with the Council on Cardiovascular Nursing. *Circulation* 2007; **115:** 1948–67. Available at: http://circ.ahajournals.org/cgi/reprint/115/14/1948.pdf (accessed 30/05/08)
4. Belay B, *et al.* The use of statins in pediatrics: knowledge base, limitations, and future directions. *Pediatrics* 2007; **119:** 370–80.
5. Prescott WA, *et al.* The potential role of HMG-CoA reductase inhibitors in pediatric nephrotic syndrome. *Ann Pharmacother* 2004; **38:** 2105–14.
6. de Jongh S, *et al.* Simvastatin in Children Study Group. Efficacy and safety of statin therapy in children with familial hypercholesterolemia: a randomized, double-blind, placebo-controlled trial with simvastatin. *Circulation* 2002; **106:** 2231–7.

在肾损伤中的用法 他汀类对有脂代谢紊乱和肾损伤的患者安全、有效，而且有证据显示他汀类对肾功能有益处（见下文**肾脏疾病**）。但严重肾损伤患者发生肌病或横纹肌溶解症的风险可能会增加，对这类患者，使用低剂量更合适。使用通过肾脏排泄的他汀时也应减量。

辛伐他汀不依赖于经肾排泄，轻度和中度肾损伤的患者不需要调整剂量。然而，严重肾损伤患者患肌病和横纹肌溶解的风险增大；对于这些患者，推荐首次服用剂量为每日1次5mg，而每日1次10mg以上时要谨慎服用。

降低心血管危险 血脂调节药在降低心血管危险（第1124页）中发挥着重要的作用，他汀类已经广泛用于一级预防和二级预防。他汀类用于高脂血症和动脉粥样硬化的合理性是很肯定的，可能他汀类的其他作用也有帮助（见上文**作用**）。已经确定了他汀类药物能够降低广阔范围内的患者心血管事件，其功效被认为是经典的，尽管还没有将所有他汀类药物完全应用于每个案例中。

有缺血性心脏病的患者，他汀类可降低进一步心血管事件的危险，降低心血管和总体死亡率[1]。大范围随机研究表明他汀类，包括辛伐他汀[2]、普伐他汀[3,4]和氟伐他汀[5,6]，在心血管二级预防中有效。在具有高危因素但未发生过心血管事件的患者，同样观察到心血管事件发生率、心血管死亡率、总死亡率下降的结果[7]。应用普伐他汀[8,9]、洛伐他汀[10]、辛伐他汀[11]、阿托伐他汀[12]和瑞舒伐他汀[13]的研究显示其益处；ALLHAT-LLT研究中[14]，普伐他汀并未观察到益处，是由于在对照组中曾大范围使用他汀类。

尽管他汀类的主要益处是降低死亡率和重大心血管事件，但是它们也可以降低卒中的发生率[15～19]和严重程度[20]（有提示可增加出血性脑卒中的危险[17]，但并未得到确认[19]。外周血管疾病发生率也可降低[21]，一些研究表明可减少冠脉[21,22]和外周[21,23]缺血症状。有研究表明他汀类可降低具有心血管高危因素的患者手术后死亡率，尽管需要确认[24,25]。有证据表明他汀类可降低经皮冠脉成形术[26]后患者心肌的损伤，尽管对再狭窄没有影响[27,28]。早使用他汀类对急性冠脉综合征患者有帮助，一项荟萃分析[29]研究发现在最初1个月或4个月时没有益处，但另一个研究[30]报告他汀类使用6个月甚至更长时间后仍有帮助，一些研究[31]提示高剂量给药方案具有早期效果。

他汀类的主要作用显然是来自于其对脂质浓度的作用，还有降低脂质后更多益处的报道[32,33]，包括降低急性冠脉综合征患者的死亡率[34]。研究表明他汀类可改善胆固醇浓度升高[8,29]患者或正常[3,4,10,12]患者的预后，荟萃分析[35,36]认为他汀类的绝对益处依赖于患者的心血管危险因素和所获得的血脂降低效果。大多数益处来自于具有高危因素的患者，具有代谢综合征的患者较没有代谢综合征的患者可获得特殊的益处[37]，糖尿病患者较非糖尿病患者可获得更多益处[38]。具有肾脏疾病的糖尿病患者仍可获得益处[39]，不过并不适合于疾病晚期需要进行血液透析的患者[40]。另一项研究[41]表明尽管具有高危心血管因素，各种原因导致的肾脏疾病晚期需要血液透析的患者均未观察到任何益处。早期的研究对象主要为成年男性，但是后来的研究和综合分析表明他汀类对妇女[11,35,42]和老人[9,11,35,43,44]均有益。观察研究[45,46]确认这种益处可延伸至儿童。

他汀类疗效不同[47～49]，但是给予降脂剂量时，他汀类降低心血管危险的疗效仍然不同的证据很有限[50]。使用某一种他汀类降脂作用未达标或出现不良反应，可找到其他他汀类药物替代进行降脂治疗，并且可耐受，再次出现肌病并不常见[51]。

1. Wilt TJ, *et al.* Effectiveness of statin therapy in adults with coronary heart disease. *Arch Intern Med* 2004; **164:** 1427–36.
2. Scandinavian Simvastatin Survival Study Group. Randomised trial of cholesterol lowering in 4444 patients with coronary heart disease: the Scandinavian Simvastatin Survival Study (4S). *Lancet* 1994; **344:** 1383–9.
3. Sacks FM, *et al.* The Cholesterol and Recurrent Events Trial Investigators. The effect of pravastatin on coronary events after myocardial infarction in patients with average cholesterol levels. *N Engl J Med* 1996; **335:** 1001–9.
4. The Long-Term Intervention with Pravastatin in Ischaemic Disease (LIPID) Study Group. Prevention of cardiovascular events and death with pravastatin in patients with coronary heart disease and a broad range of initial cholesterol levels. *N Engl J Med* 1998; **339:** 1349–57.
5. Riegger G, *et al.* The effect of fluvastatin on cardiac events in patients with symptomatic coronary artery disease during one year of treatment. *Atherosclerosis* 1999; **144:** 263–70.
6. Serruys PWJC, *et al.* Fluvastatin for prevention of cardiac events following successful first percutaneous coronary intervention: a randomized controlled trial. *JAMA* 2002; **287:** 3215–22.
7. Brugts JJ, *et al.* The benefits of statins in people without established cardiovascular disease but with cardiovascular risk factors: meta-analysis of randomised controlled trials. Summary: *BMJ* 2009; **338:** 36. Full version: http://www.bmj.com/cgi/reprint/338/jun30_1/b2376.pdf (accessed 11/06/10)
8. Shepherd J, *et al.* West of Scotland Coronary Prevention Study Group. Prevention of coronary heart disease with pravastatin in men with hypercholesterolemia. *N Engl J Med* 1995; **333:** 1301–7.
9. Shepherd J, *et al.* Pravastatin in elderly individuals at risk of vascular disease (PROSPER): a randomised controlled trial. *Lancet* 2002; **360:** 1623–30.
10. Downs JR, *et al.* Primary prevention of acute coronary events with lovastatin in men and women with average cholesterol levels: results of AFCAPS/TexCAPS. *JAMA* 1998; **279:** 1615–22.
11. Heart Protection Study Collaborative Group. MRC/BHF Heart Protection Study of cholesterol lowering with simvastatin in 20 536 high-risk individuals: a randomised placebo-controlled trial. *Lancet* 2002; **360:** 7–22.
12. Sever PS, *et al.* Prevention of coronary and stroke events with atorvastatin in hypertensive patients who have average or lower-than-average cholesterol concentrations, in the Anglo-Scandinavian Cardiac Outcomes Trial—Lipid Lowering Arm (ASCOT-LLA): a multicentre randomised controlled trial. *Lancet* 2003; **361:** 1149–58.
13. Ridker PM, *et al.* JUPITER Study Group. Rosuvastatin to prevent vascular events in men and women with elevated C-reactive protein. *N Engl J Med* 2008; **359:** 2195–2207.
14. The ALLHAT Collaborative Research Group. Major outcomes in moderately hypercholesterolemic, hypertensive patients randomized to pravastatin vs usual care: the Antihypertensive and Lipid-Lowering Treatment to Prevent Heart Attack Trial (ALLHAT-LLT). *JAMA* 2002; **288:** 2998–3007.
15. Briel M, *et al.* Effects of statins on stroke prevention in patients with and without coronary heart disease: a meta-analysis of randomized controlled trials. *Am J Med* 2004; **117:** 596–606.
16. Amarenco P, *et al.* Statins in stroke prevention and carotid atherosclerosis: systematic review and up-to-date meta-analysis. *Stroke* 2004; **35:** 2902–9.
17. Henyan NN, *et al.* Impact of statins on risk of stroke: a meta-analysis. *Ann Pharmacother* 2007; **41:** 1937–45.
18. O'Regan C, *et al.* Statin therapy in stroke prevention: a meta-analysis involving 121,000 patients. *Am J Med* 2008; **121:** 24–33.
19. Amarenco P, Labreuche J. Lipid management in the prevention of stroke: review and updated meta-analysis of statins for stroke prevention. *Lancet Neurol* 2009; **8:** 453–63.
20. Elkind MSV, *et al.* Lipid-lowering agent use at ischemic stroke onset is associated with decreased mortality. *Neurology* 2005; **65:** 253–8.
21. Pedersen TR, *et al.* Effect of simvastatin on ischemic signs and symptoms in the Scandinavian Simvastatin Survival Study (4S). *Am J Cardiol* 1998; **81:** 333–5.
22. Fathi R, *et al.* A randomized trial of aggressive lipid reduction for improvement of myocardial ischemia, symptom status, and vascular function in patients with coronary artery disease not amenable to intervention. *Am J Med* 2003; **114:** 445–53.
23. Mondillo S, *et al.* Effects of simvastatin on walking performance and symptoms of intermittent claudication in hypercholesterolemic patients with peripheral vascular disease. *Am J Med* 2003; **114:** 359–64.
24. Kapoor AS, *et al.* Strength of evidence for perioperative use of statins to reduce cardiovascular risk: systematic review of controlled studies. Abridged version: *BMJ* 2006; **333:** 1149–52. Full version: http://www.bmj.com/cgi/reprint/333/7579/1149.pdf (accessed 30/05/08)
25. Liakopoulos OJ, *et al.* Impact of preoperative statin therapy on adverse postoperative outcomes in patients undergoing cardiac surgery: a meta-analysis of over 30,000 patients. *Eur Heart J* 2008; **29:** 1548–59.
26. Cahoon WD, Crouch MA. Preprocedural statin therapy in percutaneous coronary intervention. *Ann Pharmacother* 2007; **41:** 1687–93.
27. Serruys PW, *et al.* A randomized placebo-controlled trial of fluvastatin for prevention of restenosis after successful coronary balloon angioplasty: final results of the fluvastatin angiographic restenosis (FLARE) trial. *Eur Heart J* 1999; **20:** 58–69.
28. Weintraub WS, *et al.* Lack of effect of lovastatin on restenosis after coronary angioplasty. *N Engl J Med* 1994; **331:** 1331–7.
29. Briel M, *et al.* Effects of early treatment with statins on short-term clinical outcomes in acute coronary syndromes: a meta-analysis of randomized controlled trials. *JAMA* 2006; **295:** 2046–56.
30. Hulten E, *et al.* The effect of early, intensive statin therapy on acute coronary syndrome: a meta-analysis of randomized controlled trials. *Arch Intern Med* 2006; **166:** 1814–21.
31. Ray KK, *et al.* Early and late benefits of high-dose atorvastatin in patients with acute coronary syndromes: results from the PROVE IT-TIMI 22 trial. *J Am Coll Cardiol* 2005; **46:** 1405–10.
32. Cannon CP, *et al.* Meta-analysis of cardiovascular outcomes trials comparing intensive versus moderate statin therapy. *J Am Coll Cardiol* 2006; **48:** 438–45.
33. Karalis DG. Intensive lowering of low-density lipoprotein cholesterol levels for primary prevention of coronary artery disease. *Mayo Clin Proc* 2009; **84:** 345–52.
34. Afilalo J, *et al.* Intensive statin therapy in acute coronary syndromes and stable coronary heart disease: a comparative meta-analysis of randomised controlled trials. *Heart* 2007; **93:** 914–21.
35. Cheung BMY, *et al.* Meta-analysis of large randomized controlled trials to evaluate the impact of statins on cardiovascular outcomes. *Br J Clin Pharmacol* 2004; **57:** 640–51.
36. Cholesterol Treatment Trialists' (CTT) Collaborators. Efficacy and safety of cholesterol-lowering treatment: prospective meta-analysis of data from 90 056 participants in 14 randomised trials of statins. *Lancet* 2005; **366:** 1267–78. Correction. *ibid.*; 1358.
37. Pyörälä K, *et al.* Reduction of cardiovascular events by simvastatin in nondiabetic coronary heart disease patients with and without the metabolic syndrome: subgroup analyses of the Scandinavian Simvastatin Survival Study (4S). *Diabetes Care* 2004; **27:** 1735–40.
38. Costa J, *et al.* Efficacy of lipid lowering drug treatment for diabetic and non-diabetic patients: meta-analysis of randomised controlled trials. *BMJ* 2006; **332:** 1115–8.
39. Shepherd J, *et al.* Treating to New Targets Steering Committee and Investigators. Intensive lipid lowering with atorvastatin in patients with coronary artery disease, diabetes, and chronic kidney disease. *Mayo Clin Proc* 2008; **83:** 870–9.
40. Wanner C, *et al.* German Diabetes and Dialysis Study Investigators. Atorvastatin in patients with type 2 diabetes mellitus undergoing hemodialysis. *N Engl J Med* 2005; **353:** 238–48.
41. Fellström BC, *et al.* AURORA Study Group. Rosuvastatin and cardiovascular events in patients undergoing hemodialysis. *N Engl J Med* 2009; **360:** 1395–1407.
42. Wenger NK, *et al.* Beneficial effects of aggressive low-density lipoprotein cholesterol lowering in women with stable coronary heart disease in the Treating to New Targets (TNT) study. *Heart* 2008; **94:** 434–9.
43. Mangoni AA, Jackson SH. The implications of a growing evidence base for drug use in elderly patients. Part 1: Statins for primary and secondary cardiovascular prevention. *Br J Clin Pharmacol* 2006; **61:** 494–501.
44. Afilalo J, *et al.* Statins for secondary prevention in elderly patients: a hierarchical Bayesian meta-analysis. *J Am Coll Cardiol* 2008; **51:** 37–45.

45. Wei L, *et al.* Statin use in the secondary prevention of coronary heart disease in primary care: cohort study and comparison of inclusion and outcome with patients in randomised trials. *BMJ* 2005; **330:** 821–4.
46. Hippisley-Cox J, Coupland C. Effect of statins on the mortality of patients with ischaemic heart disease: population based cohort study with nested case-control analysis. *Heart* 2006; **92:** 752–8.
47. Hippisley-Cox J, *et al.* Cross sectional survey of effectiveness of lipid lowering drugs in reducing serum cholesterol concentration in patients in 17 general practices. Abridged version: *BMJ* 2003; **326:** 689–92. Full version: http://www.bmj.com/cgi/reprint/326/7391/689.pdf (accessed 30/05/08)
48. Edwards JE, Moore RA. Statins in hypercholesterolaemia: a dose-specific meta-analysis of lipid changes in randomised, double blind trials. *BMC Fam Pract* 2003; **4:** 18.
49. Insull W, *et al.* Achieving low-density lipoprotein cholesterol goals in high-risk patients in managed care: comparison of rosuvastatin, atorvastatin, and simvastatin in the SOLAR trial. *Mayo Clin Proc* 2007; **82:** 543–50. Correction. *ibid.*; 890.
50. Zhou Z, *et al.* Are statins created equal? Evidence from randomized trials of pravastatin, simvastatin, and atorvastatin for cardiovascular disease prevention. *Am Heart J* 2006; **151:** 273–81.
51. Krasuski RA, *et al.* Conversion to atorvastatin in patients intolerant or refractory to simvastatin therapy: the CAPISH study. *Mayo Clin Proc* 2005; **80:** 1163–8.

痴呆 流行病学研究报道[1,2]服用他汀类的患者发生痴呆（第342页）的比率降低（服用贝特类的发生率也降低）[2]。一些纵向研究报道[3,4]他汀类可降低痴呆发生率，但另一些研究并未发现这方面证据[5~7]，提示不充分的分析可能得到阳性结论。也有一些证据表明他汀类[8~10]和其他调脂药[10]可能降低痴呆患者认知能力丧失的速度，但是疗效很小或为阴性结果（参见上文**不良反应**）。

尽管他汀类对痴呆的保护作用可能得到某种合理的解释，但是一项系统性综述[11]分析得到的结论是晚年给予他汀类对预防阿尔茨海默病和痴呆并没有预防作用，因此不应该用于此目的。

1. Wolozin B, *et al.* Decreased prevalence of Alzheimer disease associated with 3-hydroxy-3-methylglutaryl coenzyme A reductase inhibitors. *Arch Neurol* 2000; **57:** 1439–43.
2. Dufouil C, *et al.* APOE genotype, cholesterol level, lipid-lowering treatment, and dementia: the Three-City Study. *Neurology* 2005; **64:** 1531–8.
3. Jick H, *et al.* Statins and the risk of dementia. *Lancet* 2000; **356:** 1627–31. Correction. *ibid.*; **357:** 562.
4. Wolozin B, *et al.* Simvastatin is associated with a reduced incidence of dementia and Parkinson's disease. *BMC Med* 2007; **5:** 20.
5. Li G, *et al.* Statin therapy and risk of dementia in the elderly: a community-based prospective cohort study. *Neurology* 2004; **63:** 1624–8.
6. Zandi PP, *et al.* Cache County Study investigators. Do statins reduce risk of incident dementia and Alzheimer disease? The Cache County Study. *Arch Gen Psychiatry* 2005; **62:** 217–24.
7. Rea TD, *et al.* Statin use and the risk of incident dementia: the Cardiovascular Health Study. *Arch Neurol* 2005; **62:** 1047–51.
8. Sparks DL, *et al.* Atorvastatin for the treatment of mild to moderate Alzheimer disease: preliminary results. *Arch Neurol* 2005; **62:** 753–7.
9. Bernick C, *et al.* Cardiovascular Health Study Collaborative Research Group. Statins and cognitive function in the elderly: the Cardiovascular Health Study. *Neurology* 2005; **65:** 1388–94.
10. Masse I, *et al.* Lipid lowering agents are associated with a slower cognitive decline in Alzheimer's disease. *J Neurol Neurosurg Psychiatry* 2005; **76:** 1624–9.
11. McGuinness B, *et al.* Statins for the prevention of dementia. Available in The Cochrane Database of Systematic Reviews; Issue 2. Chichester: John Wiley; 2009 (accessed 17/08/09).

肾脏疾病 尽管有报道使用他汀类可引起蛋白尿（参见上文**不良反应**下**对肾脏的影响**），也有证据表明他汀类可适当降低蛋白尿和延缓肾功能丧失的进程[1~4]。不过还需要进一步研究来确认。

1. Sandhu S, *et al.* Statins for improving renal outcomes: a meta-analysis. *J Am Soc Nephrol* 2006; **17:** 2006–16.
2. Douglas K, *et al.* Meta-analysis: the effect of statins on albuminuria. *Ann Intern Med* 2006; **145:** 117–24.
3. Agarwal R. Effects of statins on renal function. *Mayo Clin Proc* 2007; **82:** 1381–90.
4. Strippoli GFM, *et al.* Effects of statins in patients with chronic kidney disease: meta-analysis and meta-regression of randomised controlled trials. Abridged version: *BMJ* 2008; **336:** 645–51. Correction. *ibid.* 2009; **339:** 510. Full version: http://www.bmj.com/cgi/reprint/336/7645/645.pdf (accessed 14/10/09) Corrections: http://www.bmj.com/cgi/data/bmj.39472.580984.AE/DC2/1 and http://www.bmj.com/cgi/data/bmj.39472.580984.AE/DC2/2 (both accessed 14/10/09)

恶性肿瘤 尽管动物研究提示[1]他汀类具有致癌性，但是对人类有害的证据非常有限，有些研究表明他汀类甚至具有保护作用。癌症与低血浆胆固醇水平有关，有一项随机研究表明老年患者[2]使用普伐他汀降低心血管危险时，癌症发生率升高，尽管认为这是由于随机造成。相反，其他几项观察研究[3~7]表明他汀可降低癌症的发生率，尽管总体来说作用很小。荟萃分析认为使用他汀类与癌症发生率之间没有联系。仅仅对随机研究[8,9]进行分析表明对总体危险没有明显作用，不过有些研究没有进行足够长时间的跟踪，也有少量证据表明他汀类对某些特殊肿瘤[10~12]具有保护作用。不过一项针对老年患者的大型队列分析研究[13]表明他汀类既不升高也不降低肿瘤危险，一个更长期跟踪研究[14]表明辛伐他汀并没有显著影响。

1. Newman TB, Hulley SB. Carcinogenicity of lipid-lowering drugs. *JAMA* 1996; **275:** 55–60.
2. Shepherd J, *et al.* Pravastatin in elderly individuals at risk of vascular disease (PROSPER): a randomised controlled trial. *Lancet* 2002; **360:** 1623–30.
3. Blais L, *et al.* 3-Hydroxy-3-methylglutaryl coenzyme A reductase inhibitors and the risk of cancer: a nested case-control study. *Arch Intern Med* 2000; **160:** 2363–8.
4. Graaf MR, *et al.* The risk of cancer in users of statins. *J Clin Oncol* 2004; **22:** 2388–94.
5. Poynter JN, *et al.* Statins and the risk of colorectal cancer. *N Engl J Med* 2005; **352:** 2184–92.
6. Khurana V, *et al.* Statins reduce the risk of lung cancer in humans: a large case-control study of US veterans. *Chest* 2007; **131:** 1282–8.
7. Karp I, *et al.* Statins and cancer risk. *Am J Med* 2008; **121:** 302–9.
8. Dale KM, *et al.* Statins and cancer risk: a meta-analysis. *JAMA* 2006; **295:** 74–80.
9. Bonovas S, *et al.* Statins and cancer risk: a literature-based meta-analysis and meta-regression analysis of 35 randomized controlled trials. *J Clin Oncol* 2006; **24:** 4808–17.
10. Bonovas S, *et al.* Use of statins and breast cancer: a meta-analysis of seven randomized clinical trials and nine observational studies. *J Clin Oncol* 2005; **23:** 8606–12.
11. Bonovas S, *et al.* Statins and the risk of colorectal cancer: a meta-analysis of 18 studies involving more than 1.5 million patients. *J Clin Oncol* 2007; **25:** 3462–8.
12. Bonovas S, *et al.* Use of statins and risk of haematological malignancies: a meta-analysis of six randomized clinical trials and eight observational studies. *Br J Clin Pharmacol* 2007; **64:** 255–62.
13. Setoguchi S, *et al.* Statins and the risk of lung, breast, and colorectal cancer in the elderly. *Circulation* 2007; **115:** 27–33.
14. Strandberg TE, *et al.* Mortality and incidence of cancer during 10-year follow-up of the Scandinavian Simvastatin Survival Study (4S). *Lancet* 2004; **364:** 771–7.

多发性硬化 曾有报道称[1~3]他汀类可能对治疗多发性硬化（第858页）有帮助，但是还需确定究竟是哪种作用的结果。有一个报道称服用 β-干扰素的患者在加用阿托伐他汀[4]后，有疾病活性增加的现象，尽管其他研究表明他汀类对 β-干扰素没有任何作用[5]。

1. Neuhaus O, *et al.* Are statins a treatment option for multiple sclerosis? *Lancet Neurol* 2004; **3:** 369–71.
2. Neuhaus O, *et al.* Evaluation of HMG-CoA reductase inhibitors for multiple sclerosis: opportunities and obstacles. *CNS Drugs* 2005; **19:** 833–41.
3. Neuhaus O, Hartung HP. Evaluation of atorvastatin and simvastatin for treatment of multiple sclerosis. *Expert Rev Neurother* 2007; **7:** 547–56.
4. Birnbaum G, *et al.* Combining beta interferon and atorvastatin may increase disease activity in multiple sclerosis. *Neurology* 2008; **71:** 1390–5.
5. Rudick RA, *et al.* Effect of statins on clinical and molecular responses to intramuscular interferon beta-1a. *Neurology* 2009; **72:** 1989–93.

器官和组织移植 心血管疾病是器官移植后患病率和死亡率的重要原因，他汀类有助于降低这类患者心血管病危险。他汀类还具有免疫调节作用，有些研究[1]表明可降低排异反应危险。一些证据表明他汀类可降低脓毒症和移植后感染的可能[2]。一项针对心脏移植患者（第1730页）的荟萃分析认为移植后应用他汀类治疗 3 个月有助于降低伴有血流动力学损伤的移植排异反应，降低 1 年死亡率[3]，经计算在每 8.5 位心脏移植患者中可挽救其中 1 人生命。有一些实验证据表明他汀类可降低肺移植（第1733页）患者发生急性排异和闭塞性细支气管炎[4]，尽管缺少预期控制研究。

1. Paraskevas KI. Applications of statins in cardiothoracic surgery: more than just lipid-lowering. *Eur J Cardiothorac Surg* 2008; **33:** 377–90.
2. Sun H-Y, Singh N. Antimicrobial and immunomodulatory attributes of statins: relevance in solid-organ transplant recipients. *Clin Infect Dis* 2009; **48:** 745–55.
3. Mehra MR, Raval NY. Metaanalysis of statins and survival in de novo cardiac transplantation. *Transplant Proc* 2004; **36:** 1539–41.
4. Johnson BA, *et al.* Statin use is associated with improved function and survival of lung allografts. *Am J Respir Crit Care Med* 2003; **167:** 1271–8.

骨质疏松症 他汀类药物对骨代谢有影响，初步研究[1,2]表明一些他汀类药物可能增加骨矿物质密度。但是临床作用并不清楚[3]。几项病例对照研究[4~6]表明他汀类的使用可以发挥保护作用防止骨折，但是另一项病例对照研究[7]和观察研究[8]并不支持这种联系。对 4 项进一步的观察研究进行的综述[9]发现服用他汀类的妇女骨折发生率降低，但是对心血管疾病随机研究[10,11]的数据分析不能确认这一作用，有必要进行对照研究[3,12]来确定他汀类在骨质疏松症（第1050页）中的作用。

1. Edwards CJ, *et al.* Oral statins and increased bone-mineral density in postmenopausal women. *Lancet* 2000; **355:** 2218–9.
2. Watanabe S, *et al.* Effects of 1-year treatment with fluvastatin or pravastatin on bone. *Am J Med* 2001; **110:** 584–7.
3. Jadhav SB, Jain GK. Statins and osteoporosis: new role for old drugs. *J Pharm Pharmacol* 2006; **58:** 3–18.
4. Chan KA, *et al.* Inhibitors of hydroxymethylglutaryl-coenzyme A reductase and risk of fracture among older women. *Lancet* 2000; **355:** 2185–8.
5. Meier CR, *et al.* HMG-CoA reductase inhibitors and the risk of fractures. *JAMA* 2000; **283:** 3205–10.
6. Wang PS, *et al.* HMG-CoA reductase inhibitors and the risk of hip fractures in elderly patients. *JAMA* 2000; **283:** 3211–16.
7. van Staa T-P, *et al.* Use of statins and risk of fractures. *JAMA* 2001; **285:** 1850–55. Correction. *ibid.*; **286:** 674.
8. LaCroix AZ, *et al.* Statin use, clinical fracture, and bone density in postmenopausal women: results from the Women's Health Initiative Observational Study. *Ann Intern Med* 2003; **139:** 97–104.
9. Bauer DC, *et al.* Use of statins and fracture: results of 4 prospective studies and cumulative meta-analysis of observational studies and controlled trials. *Arch Intern Med* 2004; **164:** 146–52.
10. Reid IR, *et al.* Effect of pravastatin on frequency of fracture in the LIPID study: secondary analysis of a randomised controlled trial. *Lancet* 2001; **357:** 509–12.
11. Pedersen TR, Kjekshus J. 4S Study Group. Statin drugs and the risk of fracture. *JAMA* 2000; **284:** 1921–2.
12. Coons JC. Hydroxymethylglutaryl-coenzyme A reductase inhibitors in osteoporosis management. *Ann Pharmacother* 2002; **36:** 326–30.

制剂

BP 2010: Simvastatin Tablets;
USP 33: Simvastatin Tablets.

专利制剂

Arg.: Coledis†; Coleflux; Colesterminol; Dosavastatin; Gemistatin; Klonastin; Labistatin; Lipimibe; Lipomax; Lisac; Nivelipol; Nosterol; Redusterol; Salvaxil; Sevacol; Several; Simvastec; Sistatin; Tanavat; Vasotenal; Zocor; ***Austral.:*** Lipex; Ransim; Simvabell; Simvahexal; Simvar; Zimstat; Zocor; ***Austria:*** Gerosim; Nyzoc; Simvarcana†; Simvastad; Simvatin; Zocord; ***Belg.:*** Cholemed; Docsimvasta; Simvafour; Simvastamed; Zocor; ***Braz.:*** Androlip†; Clinfar; Cordiron†; Lipotex; Liptrat; Lovacor†; Menocol; Mivalen; Revastin; Sinvalip; Sinvane; Sinvascor; Sinvastacor†; Sinvastamed; Sinvastin†; Sinvaston; Sinvatrox; Sinvax; Sinvaz†; Sivastin†; Vaslip; Vastatil; Zocor; ***Canad.:*** Zocor; ***Chile:*** Nimicor; Simvass; Vasomed; Vasotenal†; Zocor; ***Cz.:*** Apo-Simva; Coralip; Corsim; Egilipid; Gensi; Sim; Simbela; Simgal; Simirex; Simva; Simvacard; Simvax; Simvor; Vabadin; Vasilip; Zocor; ***Denm.:*** Perichol†; Simvacop; Zocolip†; Zocor; ***Fin.:*** Arteriostad†; Choltric†; Corolin†; Lipcut; Simvacor†; Zocor; ***Fr.:*** Lodales; Zocor; ***Ger.:*** BeL; Denan†; Simva; SimvaAPS; Simvabeta; Simvacard; Simvacor†; Simvadoc; Simvadura†; Simvagamma; Simvalip; Zemox†; Zocor; ***Gr.:*** Antichol; Arstatin; Avatratin; Bevostatin; Christatin; Doctiverine; Extrastatin; Glipal; Goldastatin; Iamastatin; Ipramid; Kymazol; Lepur; Lip-Down; Lipexal; Lipomin; Lipopress; Liporex; Lipozid; Lowcholid; Lusimva; Medistatin; Nezatin; Nitastin; Normotherin; Placol; Prelon; Priacin; Prizelip; Raptor; Ravostan; Redusterol; Simplaqor; Simvachol; Simvacor; Simvalark; Simvalid; Simvanox; Simvaprol; Simvasterol; Simvastil; Simvatin; Sivinar; Soneto; Sotovastin; Starezin; Stasiva; Statinal; Statinum; Stativer; Statosan; Stazor; Sterylip; Tremital; Vassor; Vastatin; Velkastatin; Veristin; Veritrat; Zocor; Zurocid; ***Hong Kong:*** Avastinee; Corstat; Covastin; Qualicor; Simcard; Simtin; Simvacor; Simvor; Stavid; Vasilip; Vick-Zocostatin; Vidastat; Zocor; ***Hung.:*** Andever; Awestatin; Sicor; Simvacol; Simvagamma; Simvep; Simvor; Vasilip; Zocor; ***India:*** Biosim; Simcard; Simchol; Simlo; Simvotin; ***Indon.:*** Cholestat; Detrovel; Esvat; Ethicol; Lesvatin; Lipinorm; Mersivas; Normofat; Phalol; Pontizoc; Rechol; Rendapid; Selvim; Simbado; Simchol; Simcor†; Sinova; Valemia; Vaster; Vazim†; Vidastat; Zaptrol; Zocor; Zovast; ***Irl.:*** Ritechol; Simator; Simcovas; Simtan; Simzor; Sivatin; Zocor; ***Israel:*** Simovil; Simvacor; Simvaxon; ***Ital.:*** Alpheus; Krustat; Lipenil; Liponorm; Medipo; Omistat; Quibus; Simbatrix; Sinvacor; Sinvat; Sivastin; Xipocol; Zocor; ***Malaysia:*** Covastin; Simcard†; Simtin; Simvacor; Simvor; Stavid; Vascor; Zocor; ***Mex.:*** Apomastina; Colesken; Cotritev; Diskolestina; Fansia†; Imbistad; Josken†; Nafatab; Nodolip; Pulsar-AT Dual; Ranvor; Simplaqor; Sinccord; Sitatinal; Tulip; Xintilan; Zeid; Zocor; Zorced; ***Neth.:*** Altercor†; Marsim; Simva†; Simvalip; Simvastad; Simvastaine; Vabadin; Zocor; ***Norw.:*** Zocor; ***NZ:*** Lipex; SimStatin; SimvaRex; ***Philipp.:*** Afordel; Altovast; Avastat; Buztin; Cardiosim; Cholestad; Cholevas; Cholevast; Ecosta; Endovaz; Eurocor; Euvasten; Forcad; Ivast; Lipitin-S; Lipivas; Lipix; Normastin; Orovas; Qualistat; Regumet; Saveor; Simbathree; Simtin; Simvacor; Simvahex; Simvasyn; Simvaz; Simvoget; Sivatin; Stadex; Stavid; Uni-Per; Vamstat; Vastat; Vastichol; Vastilan; Vazz; Vidastat; Vivastin; Wilsim; Ximvast; Zimcor; Zimvacor; Zivas; Zocor; Zolestat; Zolvastin; Zovast; ***Pol.:*** Apo-Simva; Cardin; Egilipid; Simcovas; Simgal; Simratio; Simredin†; Simvacard; Simvachol; Simvacor; Simvagen; Simvahexal; Simvalip; Simvasterol; Simvor; Vasilip; Vastan; Ximve; Zocor; ***Port.:*** Actalipid; Biolipe; Ceabisin; Ceasin; Colvastina; Dislipina; Jabastatina; Lipaz; Simvacol; Simvasim; Sinpor; Sintar†; Sinvastil; Sumaclina†; Tavitan†; Vascorim; Zapil; Zera; Zocor; ***Rus.:*** Actalipid (Акталипид); Aterostat (Атеростат); Levomir (ЛевОМИР); Simgal (Симгал); Simlo (Симло); Simplacor (Симплакор); Simvacard (Симвакард); Simvacol (Симвакол); Simvahexal (Симвагексал); Simvalimit (Симвалимит); Simvastol (Симвастол); Simvor (Симвор); Vasilip (Вазилип); Zocor (Зокор); Zorstat (Зорстат); Zovatin (Зоватин); ***S.Afr.:*** Lipidex; Michol; Redicor; Simaspen†; Simcard; Simvacor; Simvotin; Zocor; Zysim; ***Singapore:*** Covastin; Ifistatin; Simtin; Simvacor; Simvor; Vascor; Zocor; ***Spain:*** Alcosin; Arudel; Belmalip; Colemin; Glutasey; Histop; Lipociden; Pantok; Teylor†; Zocor; ***Swed.:*** Zocord; ***Switz.:*** Adipur†; Simcora; Simvasine; Simvast; Simvastin; Zocor; ***Thai.:*** Bestatin; Eucor; Lochol; Simvor; Torio; Vascor; Zimmex; Zimva; Zocor; ***Turk.:*** Lipovas; Simacor; Simvakol; Zocor; Zovatin; ***UAE:*** Simvast; ***UK:*** Simvador; Zocor; ***Ukr.:*** Simvachol (Симвахол); Simvacor (СимваКОР); Simvahexal (Симвагексал); Simvatin (Симватин); Vasilip (Вазилип); Vasostat (Вазостат); Zosta (Зоста)†; Zovatin (Зоватин)†; ***USA:*** Zocor; ***Venez.:*** Cynt; Hisplenil†; Kavelor; Rowestin†; Simplaqor; Sinvaz; Tavor; Tinasin; Vasotenal; Vastan; Zocor.

多组分制剂 ***Arg.:*** Alipas Duo; Coleflux Duo; Labistatin Duo; Redusterol Duo; Sinterol Compuesto; Vasotenal EZ; Vytorin; Zimetek; ***Austral.:*** Vytorin; ***Austria:*** Inegy; Vytorin†; ***Belg.:*** Inegy; ***Braz.:*** Diocomb SI; Prevencor; Vytorin; Zetsim; ***Chile:*** Adacai; Vytorin; Zintrepid; ***Cz.:*** Inegy; ***Denm.:*** Inegy; ***Fin.:*** Inegy; ***Fr.:*** Inegy; ***Ger.:*** Inegy; ***Gr.:*** Inegy; Vytorin; ***Hong Kong:*** Vytorin; ***Hung.:*** Inegy; ***Indon.:*** Vytorin; ***Irl.:*** Inegy; ***Ital.:*** Inegy; Vytorin; ***Malaysia:*** Vytorin; ***Mex.:*** Amlidual; Vytorin; Zintrepid; ***Neth.:*** Inegy; Vytorin†; ***Norw.:*** Inegy; ***NZ:*** Vytorin; ***Philipp.:*** Vytorin; ***Port.:*** Inegy; Vytorin; ***Rus.:*** Inegy (Инеджи); ***Singapore:*** Vytorin; ***Switz.:*** Inegy; ***Thai.:*** Vytorin; ***Turk.:*** Inegy; ***UK:*** Inegy; ***USA:*** Simcor; Vytorin; ***Venez.:*** Adacai; Vytorin; Zintrepid.

Sitaxentan Sodium (*rINN*) 西他生坦钠

Natrii Sitaxentanum; Sitaxentán sódico; Sitaxentan Sodique; Sitaxsentan Sodium; TBC-11251 (sitaxentan or sitaxentan sodium). *N*-(4-Chloro-3-methyl-5-isoxazolyl)-2-{[4,5-(methylenedioxy)-*o*-tolyl]acetyl}-3-thiophenesulfonamide sodium.

Натрий Ситаксентан

$C_{18}H_{14}ClN_2NaO_6S_2$ = 476.9.
CAS — 184036-34-8 (sitaxentan); 210421-74-2 (sitaxentan sodium).

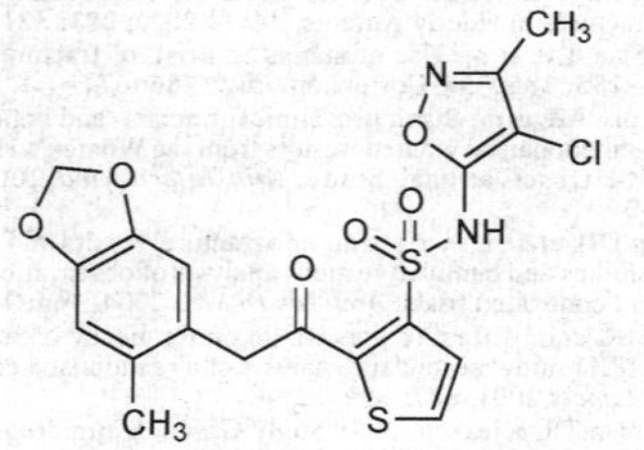

(sitaxentan)

不良反应

参见**波生坦**，第1191页。增加 INR 和延长凝血酶原时间也有报道。西他生坦能使大鼠产生畸形。

注意事项

参见**波生坦**，第1191页，西他生坦禁用于轻度到重度肝损伤（Child-Pugh 分级从 A～C）。

但是，像波生坦一样，西他生坦可引起大鼠的畸形，故注意事项与波生坦相似，其对联合口服避孕药的影响可能不同（见下文**药物相互作用**）。

药物相互作用

西他生坦不仅是细胞色素 P450 同工酶 CYP2C9 的抑制剂也是底物，由这种同工酶代谢或抑制的药物可与西他生坦发生相互作用。口服抗凝血药如华法林可能增加其血浆浓度。

禁止与环孢素合用，因环孢素可使西他生坦血浆浓度大大提高（见下文）。

西他生坦增加了使用口服避孕药时炔雌醇和炔诺酮暴露量，这可能会增加血栓的风险。

环孢素 西他生坦的注册药品信息指出，当环孢素给药剂量为 3.5mg/kg，每日 2 次时，西他生坦的浓度会增加 6 倍。尽管机制并不明确，但推测为西他生坦钠是一种有机阴离子多肽转运肽（OATP）转运蛋白，与其他 OATP 抑制剂合用时应谨慎。

药动学

口服一次剂量的西他生坦钠，血浆浓度峰值出现在 1～4h，它的绝对生物利用度是 70%～100%，高脂肪膳食影响吸收率而不影响吸收程度。超过 99% 的西他生坦都会与血浆蛋白特别是白蛋白所结合。

西他生坦主要由细胞色素 P450 同工酶 CYP2C9 代谢和由 CYP3A4 微弱激活代谢。一次剂量的 50%～60% 在尿液中排泄，剩余的在粪便中出现；不到 1% 以原形排泄。西他生坦的最终消除半衰期为 10h，在 6 天内达到稳定状态。

用途和用法

西他生坦是内皮素受体拮抗剂（第1116页），有与波生坦类似的作用（第1191页），尽管它作用于高选择性的内皮素 ET_A 受体。它还用于控制肺动脉高压功能分级Ⅲ（第1138页）。也被用于心力衰竭的控制。

西他生坦钠治疗肺动脉高压时，口服剂量为 100mg，每日 1 次。若给药 12 周后仍没有响应，可以考虑其他药物替代疗法，也可以尝试进一步的 12 周治疗。

1. Wittbrodt ET, Abubakar A. Sitaxsentan for treatment of pulmonary hypertension. *Ann Pharmacother* 2007; **41:** 100–105.
2. Benedict NJ. Sitaxsentan in the management of pulmonary arterial hypertension. *Am J Health-Syst Pharm* 2007; **64:** 363–8.
3. Scott LJ. Sitaxentan: in pulmonary arterial hypertension. *Drugs* 2007; **67:** 761–70.

制剂

专利制剂

Austral.: Thelin; ***Belg.:*** Thelin; ***Cz.:*** Thelin; ***Denm.:*** Thelin; ***Fr.:*** Thelin; ***Ger.:*** Thelin; ***Gr.:*** Thelin; ***Irl.:*** Thelin; ***Ital.:*** Thelin; ***Neth.:*** Thelin; ***Port.:*** Thelin; ***Spain:*** Thelin; ***UK:*** Thelin.

Sodium Apolate（*BAN*，*rINN*）阿朴酸钠

Apolate de Sodium; Apolato de sodio; Lyapolate Sodium *(USAN)*; Natrii Apolas; Natriumapolaatti; Natriumapolat; Sodium Lyapolate. Poly(sodium ethylenesulphonate).

Натрия Аполат

$(C_2H_3NaO_3S)_n$.
CAS — 25053-27-4.
ATC — C05BA02.
ATC Vet — QC05BA02.

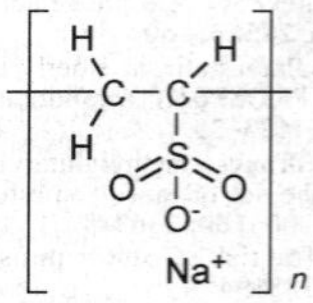

简介

阿朴酸钠是一种合成的磺酸脂黏多糖抗凝血药。用于治疗局部血肿和浅表血栓，缓解扭伤和擦伤。

制剂

多组分制剂 ***Arg.:*** Pergalen.

Sodium Nitroprusside 硝普钠

Disodium (*OC*-6-22)-Pentakis(cyano-*C*)nitrosylferrate Dihydrate; Natrii nitroprussias; Natrii Nitroprussias Dihydricus; Natrii Nitroprussicum; Natrio nitroprusidas; Natriumnitroprussid; Natriumnitroprussidi; Nitroprusiato sódico; Nitroprussid sodný dihydrát; Nitroprusszid-nátrium; Sodium Nitroferricyanide Dihydrate; Sodium Nitroprussiate; Sodium, nitroprussiate de; Sodu nitroprussydek; Sodyum Nitroprusid. Sodium nitrosylpentacyanoferrate(III) dihydrate.

Нитропруссид Натрия

$Na_2Fe(CN)_5NO,2H_2O$ = 297.9.
CAS — 14402-89-2 (anhydrous sodium nitroprusside); 13755-38-9 (sodium nitroprusside dihydrate).
ATC — C02DD01.
ATC Vet — QC02DD01.
UNII — EAO03PE1TC.

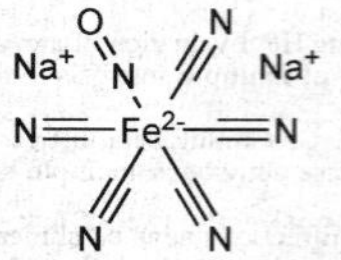

(anhydrous sodium nitroprusside)

Pharmacopoeias. In *Chin.*, *Eur.* (see p.vii), *Int.*, and *US.*

Ph. Eur. 6.8（Sodium Nitroprusside） 赤褐色，结晶体或结晶性粉末。易溶于水；微溶于乙醇。避光。

USP 33（Sodium Nitroprusside） 赤褐色，无臭结晶体或粉末。易溶于水；微溶于乙醇；极微溶于氯仿；难溶于苯。25℃贮藏于密闭容器中，温度范围在 15～30℃ 之间。避光。

配伍禁忌 有报道硝普钠在模拟 Y 位（Y-site）给药过程中与苯磺酸盐顺-阿曲库铵[1]和左氧氟沙星[2]不相容。

1. Trissel LA, *et al.* Compatibility of cisatracurium besylate with selected drugs during simulated Y-site administration. *Am J Health-Syst Pharm* 1997; **54:** 1735–41.
2. Saltsman CL, *et al.* Compatibility of levofloxacin with 34 medications during simulated Y-site administration. *Am J Health-Syst Pharm* 1999; **56:** 1458–9.

溶液中的稳定性 硝普钠溶液遇光分解，在静脉滴入时必须用铝箔或其他一些不透光的材料包裹容器。硝基氢氰酸盐能与小量的有机和无机物质反应形成有色的产物。如果发生了反应，溶液就必须丢弃。此溶液必须在制备后 24h 内使用。

硝普钠溶液的不稳定性已成为重要的研究课题。虽然其在酸性溶液中比在碱溶液中稳定[1]，然而在之后的研究中[2]发现，1% 浓度的最初光感反应与 pH 无关，但进一步的降解作用导致蓝色沉淀物的生成需要酸性 pH。如果用铝箔包住避光保存，50μg/ml 或 100μg/ml 的硝普钠在 5% 葡萄糖溶液、乳酸林格液、氯化钠中存放 48h 保持稳定[3]。在临床实践中，输液容器必须不透光或用铝箔保护，但须具有一个琥珀色透光窗，以利于监测[4,5]。

据报道，能增加硝基氢氰酸盐溶液的稳定性的物质包括二甲基亚砜[6]、甘油[1]、枸橼酸钠[1]和其他阴离子螯合物（如醋酸钠、磷酸钠）[1]。但是据报道，亚硫酸氢钠和羟苯酸钠会降低稳定性[1]。

1. Schumacher GE. Sodium nitroprusside injection. *Am J Hosp Pharm* 1966; **23:** 532.
2. Hargrave RE. Degradation of solutions of sodium nitroprusside. *J Hosp Pharm* 1974; **32:** 188–91.
3. Mahony C, *et al.* In vitro stability of sodium nitroprusside solutions for intravenous administration. *J Pharm Sci* 1984; **73:** 838–9.
4. Davidson SW, Lyall D. Sodium nitroprusside stability in light-protective administration sets. *Pharm J* 1987; **239:** 599–601.
5. Lyall D. Sodium nitroprusside stability. *Pharm J* 1988; **240:** 5.
6. Asker AF, Gragg R. Dimethyl sulfoxide as a photoprotective agent for sodium nitroprusside solutions. *Drug Dev Ind Pharm* 1983; **9:** 837–48.

不良反应

硝普钠能快速降低血压，在体内转化为氰化物，之后转化为硫氰酸盐。其不良反应主要是过度降低血压和过度的氰化物蓄积；硫氰酸可能会产生毒性，尤其是对肾损伤患者。静脉输注硝普钠会引起恶心、呕吐、焦虑、头痛、头晕、坐立不安、流汗、心悸、胸闷、腹痛和肌肉颤搐。但是，降低输注速度能减少这些不良反应。

由于超剂量或内源性硫代硫酸盐耗竭（在体内将氰化物转化为硫氰酸盐）造成血浆中氰化物浓度过量（高于 80ng/ml），可能会导致心动过速、出汗、换气过度、心律失常和严重代谢酸中毒。代谢酸中毒是氰化物中毒的首要标志。另外可能会发生正铁血红蛋白血症。

硫氰酸盐造成的不良反应包括耳鸣、缩瞳、反射亢进、意识模糊、幻觉和惊厥。

其他不良反应还包括血小板减少症和静脉炎。

对血液的影响 *血小板减少症* 在开始静脉输注硝基氢氰酸盐 1～6h 后，8 个心力衰竭的患者中 7 个发生血小板减少症[1]。在输注结束的 24h 以后，血小板数量恢复正常。

1. Mehta P, *et al.* Nitroprusside lowers platelet count. *N Engl J Med* 1978; **299:** 1134.

对胃肠道的影响 38 个患者手术过程中静脉输注硝普钠以获得控制性降压作用，其中的 5 个患者术后出现麻痹性肠梗阻症状[1]。此症状可能继发于肠系膜动脉血流减小造成的肠道缺血。然而，还有一些其他的解释，包括交感神经兴奋[2,3]或合用阿片类镇痛药[4]。

1. Chen JW, *et al.* Adynamic ileus following induced hypotension. *JAMA* 1985; **253:** 633.
2. Gelman S. Adynamic ileus following induced hypotension. *JAMA* 1985; **254:** 1721.
3. Lampert BA. Adynamic ileus following induced hypotension. *JAMA* 1985; **254:** 1721.
4. Lemmo J, Karnes J. Adynamic ileus following induced hypotension. *JAMA* 1985; **254:** 1721.

对颅内压的影响 据报道[1]，在神经外科前静脉滴注硝普钠控制性降压的 14 位血含氧量高而二氧化碳含量正常的患者中，当平均血压降为初始值的 80% 或 90% 时，颅内压会显著升高，当血压降至对照的 70% 后，颅内压值回降至正常水平。相似的但是并不显著的趋势见于 5 例低碳酸血症患者。在另一个报道中[2]，Reye 综合征患者使用硝基氢氰酸盐后颅内压显著升高。

1. Turner JM, *et al.* Intracranial pressure changes in neurosurgical patients during hypotension induced with sodium nitroprusside or trimetaphan. *Br J Anaesth* 1977; **49:** 419–24.
2. Griswold WR, *et al.* Nitroprusside-induced intracranial hypertension. *JAMA* 1981; **246:** 2679–80.

静脉炎 静脉输注硝普钠后会发生急性暂时性静脉炎[1]。

1. Miller R, Stark DCC. Acute phlebitis from nitroprusside. *Anesthesiology* 1978; **49:** 372.

不良反应的处置

过度低血压可通过减慢或者停止输注纠正。

氰化物中毒的具体内容详见**氢氰酸**，第1928页。硫氰酸盐可通过透析除去。

注意事项

硝普钠不能应用在代偿性高血压中（例如动静脉分流或主动脉缩窄）。肝损伤、血浆维生素 B_{12} 浓度低或红斑狼疮视神经萎缩的患者必须谨慎使用。肾或肺功能受损的患者使用时要谨慎，脑血管循环损伤的患者要特别谨慎。硝普钠的代谢物硫氰酸盐，可抑制碘的结合和摄取，甲状腺功能减退的患者应谨慎使用硝普钠。如果使用此药治疗超过 3 天应监测血中硫氰酸盐浓度，不能超过 100μg/ml，尽管较低浓度的硫氰酸盐就可出现毒性作用。硫氰酸盐的浓度不能反映氰化物的毒性，必须监测氰化物浓度；氰化物的血药浓度不应超过 1μg/ml，血清浓度不应超过 80ng/ml。还必须监测酸碱平衡。保证不会产生外渗。由于反跳作用，硝普钠不应突然停用。

主动脉瓣狭窄 血管扩张药（如硝普钠），禁用于心脏流出道梗阻的情况，因为此情况下血压降低不能被相应的心排血量增加而代偿。然而，一项对主动脉瓣狭窄和几个左心室功能紊乱患者的研究[1]发现，患者对硝普钠有良好的耐受性，其能迅速显著地改善心脏功能。

1. Khot UN, *et al.* Nitroprusside in critically ill patients with left ventricular dysfunction and aortic stenosis. *N Engl J Med* 2003; **348:** 1756–63.

妊娠 虽然有疑虑，当给母亲使用硝普钠时可能产生氰化物，对胎儿产生很大的毒性，但系统的检测却无法找到足够的证据来确定其中的风险。

1. Sass N, *et al.* Does sodium nitroprusside kill babies? A systematic review. *Sao Paulo Med J* 2007; **125:** 108–11.

快速耐受性 从3个执行控制性低血压麻醉的患者[1]观察到硝普钠的快速耐受性，伴随着血浆中较高的氰化物浓度，而不伴有代谢性酸中毒。

1. Cottrell JE, *et al.* Nitroprusside tachyphylaxis without acidosis. *Anesthesiology* 1978; **49:** 141–2.

停药 20个心力衰竭的患者停止使用硝普钠静脉输注后，10～30min内发生包括高血压和心率增快在内的反跳性血流动力学变化[1]。对于大多数患者，这种变化一般会在1～3h内自发缓解，大多数患者仅产生最小限度的症状加重，但在停止注入后20～30min，3位患者发生肺水肿，其中2例需要重新应用硝基氢氰酸盐。一项关于这种作用的可能的机制调查研究[2]发现，在输注硝基氢氰酸盐时，血浆肾素浓度会升高，并在输注停止后持续兴奋30min。这表明暂时的硝基氢氰酸盐清除之后，已升高的血浆肾素浓度的持续存在可能是形成反跳作用的原因。

1. Packer M, *et al.* Rebound hemodynamic events after the abrupt withdrawal of nitroprusside in patients with severe chronic heart failure. *N Engl J Med* 1979; **301:** 1193–7.
2. Cottrell JE, *et al.* Rebound hypertension after sodium nitroprusside-induced hypotension. *Clin Pharmacol Ther* 1980; **27:** 32–6.

药物相互作用

如果硝普钠和其他的抗高血压药或能引起低血压的药物合用，降压作用会加强。

阿替普酶 给动物输注硝普钠能延长阿替普酶的纤维蛋白溶解活性；从接受溶栓疗法的患者中可以看出，硝基血管扩张药和阿替普酶的合用可能是增强出血倾向的原因[1]。

1. Korbut R, *et al.* Prolongation of fibrinolytic activity of tissue plasminogen activator by nitrovasodilators. *Lancet* 1990; **335:** 669.

药动学

硝普钠在体内的红细胞和平滑肌内能迅速地代谢为氰化物，同时释放活性代谢物一氧化氮。氰化物在肝中进一步代谢为硫氰酸盐，其能缓慢分泌入尿液中；这种代谢作用由硫氰酸酶介导，需要硫代硫酸盐的参与。据报道，硫氰酸盐的血浆半衰期大约为3天，但对于肾损伤的患者时间可能更长。

1. Schulz V. Clinical pharmacokinetics of nitroprusside, cyanide, thiosulphate and thiocyanate. *Clin Pharmacokinet* 1984; **9:** 239–51.

用途和用法

硝普钠是一种短效降压药，作用的持续时间为1～10min。通过直接作用于静脉和微动脉而舒张外周血管，降低外周阻力。其能在体内释放一氧化氮，因此成为硝基血管扩张药。静脉输注几秒内就能发生作用。硝普钠用于治疗高血压危象（第1132页），能在全身麻醉时引起控制性降压。也用于在严重的心力衰竭（第1127页）中减少前负荷和后负荷以及伴随心肌梗死的严重心衰（第1135页）。

持续静脉输注的药物浓度为50～200μg/ml。必须使用可控制的输液装置。溶液使用前直接配制，将硝普钠溶解于5%葡萄糖溶液中，再用5%葡萄糖溶液稀释；溶液必须避光贮藏。使用时必须密切监测血压，小心防止渗出。一般而言，治疗不能超过72h。如果需要连续用药几天，必须监测氰化物的浓度；血药浓度不能超过1μg/ml，血清浓度不能超过80ng/ml。如果输注超过72h，必须测量血中硫氰酸盐浓度，不能超过100μg/ml。自从报道了反跳性高血压，当需要停用硝普钠时，输注必须在10～30min内逐渐降低。

没有服用抗高血压药的**高血压危象**患者初始剂量为每分钟0.3～1.5μg/ml，在密切监督下逐渐增加至获得目标血压。将血压维持在低于治疗前舒张压30%～40%的水平所需的平均药物剂量是每分钟3μg/kg，常用剂量范围是0.5～6μg/kg。已使用其他抗高血压药的患者，应使用小剂量的硝普钠。英国推荐最大给药速度约为每分钟8μg/kg，美国为每分钟10μg/kg；以这种速度输注不能超过10min，如果没有疗效，必须在10min后停止。如果有疗效，硝普钠仅仅能够安全使用几个小时，以避免氰化物中毒。应尽快引进治疗高血压的口服药物。

对于麻醉时的**控制性降压**，推荐每分钟使用最大剂量为1.5μg/kg。

治疗心衰的初始剂量为10～15μg/min，根据疗效，每5～10分钟增加10～15μg/min。常用剂量范围是10～200μg/min。

硝普钠也被用作检测尿中酮类物质的试剂。

儿童用法 尽管硝普钠用于儿童的经验比成人更加有限，但已经成功应用于婴儿和儿童。据报道[1]，以每分钟2～4μg/kg的速度给一个11岁的顽固性高血压儿童患者连续输注硝普钠28天，未显示出任何硫氰酸中毒的迹象。连续对58个心血管病或呼吸性窘迫的新生儿[2]，以常用初始剂量每分钟250～500ng/kg给予硝普钠，在15～20min间隔内重复使用2次，直至获得预期效应，或者发生不良反应，或者认为无效为止。最大速度不能超过每分钟6μg/kg。据报道[3]，28个高血压危象儿童以每分钟0.5～8μg/kg的剂量输注硝普钠使血压获得控制性降低，16个患者同时接受拉贝洛尔的治疗[3]。在儿科患者中中毒的风险已评论[4,5]。一项关于在儿科手术患者中使用硝普钠的综述[4]发现，滴注硝普钠1.8mg/kg或每分钟更多滴注量与更大风险的氰化物中毒有关。

虽然硝普钠在英国用于儿童并无许可，但*BNFC 2010/11*建议新生儿、婴儿和儿童可给予初始连续静脉滴注浓度为每分钟500ng/kg的剂量，还可逐步增加每分钟200ng/kg的量，最高可达到每分钟8μg/kg。（如果给定时间超过24h，则最高可达每分钟4μg/kg）。

新生儿肺动脉高压吸入硝普钠的使用见下文。

1. Luderer JR, *et al.* Long-term administration of sodium nitroprusside in childhood. *J Pediatr* 1977; **91:** 490–1.
2. Benitz WE, *et al.* Use of sodium nitroprusside in neonates: efficacy and safety. *J Pediatr* 1985; **106:** 102–10.
3. Deal JE, *et al.* Management of hypertensive emergencies. *Arch Dis Child* 1992; **67:** 1089–92.
4. Moffett BS, Price JF. Evaluation of sodium nitroprusside toxicity in pediatric cardiac surgical patients. *Ann Pharmacother* 2008; **42:** 1600–4.
5. Thomas C, *et al.* Sodium-nitroprusside-induced cyanide toxicity in pediatric patients. *Expert Opin Drug Safety* 2009; **8:** 599–602.

麦角胺中毒 使用硝普钠治疗由于过量使用麦角胺而造成的手足苍白，详见**对心血管的影响**，第591页。

肺动脉高压 吸入硝普钠已经作为替代吸入一氧化氮来治疗新生儿肺动脉高压（第1138页）。

1. Palhares DB, *et al.* Endotracheal inhalatory sodium nitroprusside in severely hypoxic newborns. *J Perinat Med* 1998; **26:** 219–24.
2. Mestan KKL, *et al.* Cardiopulmonary effects of nebulized sodium nitroprusside in term infants with hypoxic respiratory failure. *J Pediatr* 2003; **143:** 640–3.

制剂

BP 2010: Sodium Nitroprusside Intravenous Infusion;
USP 33: Sodium Nitroprusside for Injection.

专利制剂

Arg.: Doketrol; Niprusodio; Nitroprus; ***Braz.:*** Nipride; Nitropresabbott; Nitroprus; ***Canad.:*** Nipride; ***Cz.:*** Nipruss; ***Fr.:*** Nitriate; ***Ger.:*** Nipruss; ***Gr.:*** Nitriate; ***India:*** Sonide; ***Israel:*** Nipruss; ***Jpn:*** Nitoprot; ***Mex.:*** Nitan†; ***Rus.:*** Naniprus (Нанипрус); ***S.Afr.:*** Hypoten; SNP†; ***Spain:*** Nitroprussiat; ***Turk.:*** Nipruss; ***USA:*** Nitropress.

Sotalol Hydrochloride (*BANM, USAN, rINNM*) ⊗盐酸索他洛尔

Hidrocloruro de sotalol; MJ-1999; Sotalol, chlorhydrate de; Sotalol Hidroklorür; *d,l*-Sotalol Hydrochloride; Sotalol-hydrochlorid; Sotalolhydroklorid; Sotaloli hydrochloridum; Sotalolihydrokloridi; Sotalolio hidrochloridas; Szotalol-hidroklorid. 4′-(1-Hydroxy-2-isopropylaminoethyl)methanesulphonanilide hydrochloride.

Соталола Гидрохлорид

$C_{12}H_{20}N_2O_3S,HCl = 308.8.$

CAS — 3930-20-9 (sotalol); 959-24-0 (sotalol hydrochloride).

ATC — C07AA07.

ATC Vet — QC07AA07.

UNII — HEC37C70XX.

(sotalol)

Pharmacopoeias. In *Eur.* (see p.vii) and *US.*

Ph. Eur. 6.8 (Sotalol Hydrochloride) 白色或类白色粉末。易溶于水；溶于乙醇；不溶于二氯甲烷。5%水溶液的pH值为4.0～5.0。避光。

USP 33 (Sotalol Hydrochloride) 白色至米色粉末。易溶于水；溶于乙醇；微溶于氯仿。

稳定性 商业产品或临时制备的5mg/ml的盐酸索他洛尔混悬液可以在4℃或25℃时稳定[1]达3个月。然而，由于有细菌增长的危险，不推荐在25℃长时间贮藏。

1. Nahata MC, Morosco RS. Stability of sotalol in two liquid formulations at two temperatures. *Ann Pharmacother* 2003; **37:** 506–9.

不良反应、处置和注意事项

详见**β受体阻滞剂**，第1182页。

已经报道服用索他洛尔的患者出现尖端扭转型室性心动过速，通常是由于QT间期的延长。必须监测QT间期，尤其是QT间期超过500ms；如果QT间期超过550ms，就需要减量，或者停用索他洛尔。低血钾和低血镁可能会造成患者心律失常，使用索他洛尔前和使用中必须监测血浆电解质浓度。

肾损伤患者慎用索他洛尔（见下文的**用途和用法**），肌酐清除率低于10ml/min的患者禁用索他洛尔。

哺乳 索他洛尔可分布在母乳中，据报道[1～3]乳汁和血清比值的范围是2.2～8.8。在一项报道中[2]，计算了母乳喂养婴儿可能吸收母体剂量的20%～23%；然而，在这项研究中没有婴儿心动过缓的记录。American Academy of Pediatrics声明[4]，还没有因母亲使用索他洛尔造成婴儿临床反应的报道，因此，认为其可用于哺乳妇女。

1. O'Hare MF, *et al.* Sotalol as a hypotensive agent in pregnancy. *Br J Obstet Gynaecol* 1980; **87:** 814–20.
2. Hackett LP, *et al.* Excretion of sotalol in breast milk. *Br J Clin Pharmacol* 1990; **29:** 277–8.
3. Wagner X, *et al.* Coadministration of flecainide acetate and sotalol during pregnancy: lack of teratogenic effects, passage across the placenta, and excretion in human breast milk. *Am Heart J* 1990; **119:** 700–2.
4. American Academy of Pediatrics. The transfer of drugs and other chemicals into human milk. *Pediatrics* 2001; **108:** 776–89. [Retired May 2010] Correction. *ibid.*; 1029. Also available at: http://aappolicy.aappublications.org/cgi/content/full/pediatrics%3b108/3/776 (accessed 10/07/07)

药物相互作用

由于索他洛尔不能与其他能延长QT间期的药物合用，因为可能增加室性心律失常的危险，不推荐与以下药物联用：Ⅰa类抗心律失常药（包括丙吡胺、普鲁卡因胺和奎尼丁）、胺碘酮、吩噻嗪类抗精神病药、三环类抗抑郁药、某些抗组胺类（阿司咪唑或特非那定）、西沙比利、红霉素、卤泛群、喷他脒、喹诺酮类、舒托必利和长春胺。另外，索他洛尔和能引起电解质紊乱的药物合用时，要格外谨慎，如利尿药，同样能增加心律失常的危险。

其他与β受体阻滞剂的药物相互作用，详见第1184页。

药动学

索他洛尔能在胃肠道基本吸收，单次给药后2～4h血浆浓度出现峰值。血浆清除半衰期是10～20h。索他洛尔是低脂溶性的。很少代谢，以原形从尿中排泄。据报道，与血浆蛋白质结合率低。可经过胎盘，可分布到母乳中，并达到比母体血浆中更高的浓度（见上文**哺乳**）。据报道，很小量能通过血脑屏障进入CSF。索他洛尔可通过透析清除。

1. Singh BN, *et al.* Sotalol: a review of its pharmacodynamic and pharmacokinetic properties, and therapeutic use. *Drugs* 1987; **34:** 311–49.

妊娠 6个健康的女性静脉注射索他洛尔后，妊娠期间比生产后的清除率显著增高，平均清除半衰期曾缩短（6.6h和9.3h），尽管后者的差异不显著[1]。妊娠期间比生产后口服后的清除率增高，但是半衰期（10.9h和10.3h）和平均生物利用度相似。变化大概是由于生产前肾功能的改变。

一项经胎盘治疗的研究发现[2]，索他洛尔很容易

以稳定状态的血浆浓度完全地经过胎盘。索他洛尔能在羊水中蓄积，但不能在胎儿中蓄积，不影响胎儿的生长发育。

1. O'Hare MF, *et al.* Pharmacokinetics of sotalol during pregnancy. *Eur J Clin Pharmacol* 1983; **24:** 521–4.
2. Oudijk MA, *et al.* Treatment of fetal tachycardia with sotalol: transplacental pharmacokinetics and pharmacodynamics. *J Am Coll Cardiol* 2003; **42:** 765–70.

用途和用法

索他洛尔为非心脏选择性的β受体阻滞剂（第1181页）。据报道，其缺乏拟交感神经和膜稳定的特性。除了β受体阻滞剂的Ⅱ类抗心律失常活性外，索他洛尔还具有Ⅲ类抗心律失常药所具有的延长动作电位时程的作用，详见第1115页。

索他洛尔用于室性和室上性心律失常的治疗（第1122页）。由于其致心律失常作用，仅限用于严重或威胁生命的心律失常，不用于无症状室性心律失常患者。虽然索他洛尔以前因其β受体阻滞作用而用于治疗心绞痛、高血压和心肌梗死，但由于其致心律失常作用，已不再推荐用于这些适应证。

索他洛尔一般以其盐酸盐给药。应该在医院应用适当设备监测下进行治疗。治疗前和每次调整剂量时监测QT间期（详见上文**注意事项**项下内容）；必须监测血浆电解质浓度和肾功能。肾损伤患者使用剂量应减少（见下文）。

盐酸索他洛尔的初始剂量每日口服一次 80mg，或分 2 次服用。根据患者反应，剂量应个体化，可在 2～3 天的间隔时间内逐渐增加剂量。美国注册药品信息推荐初始高剂量 80mg，每日 2 次，至少 3 天内不能增加剂量。大多数患者对每日 160～320mg 的剂量有反应（通常分 2 次服用）。有些患者需要每日高达 640mg 的剂量。

索他洛尔静脉给药，可以控制急性心律失常，替代口服治疗，程序性电刺激治疗。为控制急性心律失常，盐酸索他洛尔静脉给予 20～120mg（500～1500μg/kg），给药时间历时 10min。如果需要，这个剂量可以每 6h 重复使用。替代口服治疗，可以每小时静脉输注 200～500μg/kg。每日总剂量不能超过 640mg（在美国，推荐使用静脉输注 70mg 超过 5h 来代替口服 80mg 剂量）。替代程序性电刺激（测定抗心律失常效果），超过 10～20min 给予 1.5mg/kg 的初始剂量，接着以每小时200～500μg/kg 的速度静脉滴注。

索他洛尔的使用是作为外消旋体的混合物。*d*-索他洛尔［右索他洛尔、(+)-索他洛尔］已经也被研究用于抗心律失常，由于发现其增加死亡数，因此该研究已经停止了（详见下文作用）。

1. Fitton A, Sorkin EM. Sotalol: an updated review of its pharmacological properties and therapeutic use in cardiac arrhythmias. *Drugs* 1993; **46:** 678–719.
2. Nappi JM, McCollam PL. Sotalol: a breakthrough antiarrhythmic? *Ann Pharmacother* 1993; **27:** 1359–68.
3. Zanetti LAF. Sotalol: a new class III antiarrhythmic agent. *Clin Pharm* 1993; **12:** 883–91.
4. Hohnloser SH, Woosley RL. Sotalol. *N Engl J Med* 1994; **331:** 31–8.
5. Anderson JL, Prystowsky EN. Sotalol: an important new antiarrhythmic. *Am Heart J* 1999; **137:** 388–409.
6. Chaki AL, *et al.* Sotalol as adjunctive therapy to implantable cardioverter-defibrillators in heart failure patients. *Congest Heart Fail* 2009; **15:** 144–7.

作用　索他洛尔使用的是两种立体异构体的消旋混合物，*d*-索他洛尔［右旋索他洛尔、(+)-索他洛尔］和 *l*-索他洛尔［(−)*l*-索他洛尔］。*d*-索他洛尔和消旋索他洛尔在 6 个健康受试者身上的作用的比较表明[1]，β受体阻滞效应几乎全部在 *l*-异构体，而对 QT 间期的作用两种异构体都有效，这与Ⅲ型抗心律失常药的效应一致。一项对于 8 个健康受试者的研究也表明，*d*-索他洛尔缺乏β受体阻滞效应[2]。这表明索他洛尔的电生理作用与它的β受体阻滞特性无关。*d*-索他洛尔已作为一种抗心律失常药研究[3]。然而，一项设置安慰剂对照组的针对心肌梗死引起左心室功能损伤而处于心律失常高危状态的患者的初步研究，由于治疗组的死亡率增加而过早地终止了[4,5]。

1. Johnston GD, *et al.* A comparison of the cardiovascular effects of (+)-sotalol and (±)-sotalol following intravenous administration in normal volunteers. *Br J Clin Pharmacol* 1985; **20:** 507–10.
2. Yasuda SU, *et al.* d-Sotalol reduces heart rate in vivo through a β-adrenergic receptor-independent mechanism. *Clin Pharmacol Ther* 1993; **53:** 436–42.
3. Advani SV, Singh BN. Pharmacodynamic, pharmacokinetic and antiarrhythmic properties of d-sotalol, the dextro-isomer of sotalol. *Drugs* 1995; **49:** 664–79.
4. Choo V. SWORD slashed. *Lancet* 1994; **344:** 1358.
5. Waldo AL, *et al.* Effect of d-sotalol on mortality in patients with left ventricular dysfunction after recent and remote myocardial infarction. *Lancet* 1996; **348:** 7–12. Correction. *ibid.*; 416.

用法　索他洛尔静脉剂量方案研究的参考文献如下[1]。

1. Somberg JC, *et al.* Developing a safe intravenous sotalol dosing regimen. *Am J Ther* 2010; **17:** 365–72.

儿童用法　索他洛尔已用于治疗从新生儿到青春期[1~3]儿童的室性及室上性心律失常，这似乎有效且耐受性良好，虽然有可能发生致心律失常。新生儿对索他洛尔[3]QT 间期延长的影响可能更加敏感，低剂量的使用可能更合适。

在英国，*BNFC 2010/11* 建议盐酸索他洛尔的用量如下：

- 新生儿：初始剂量为 1mg/kg，每日 2 次；如有必要，每 3～4 天可增加剂量，至最大剂量 4mg/kg，每日 2 次；
- 1 个月～12 岁的儿童：初始剂量为 1mg/kg，每日 2 次；如有必要，每 2～3 天可增加剂量，至最大剂量 4mg/kg，每日 2 次（最大总剂量为 80mg，每日 2 次）。

美国注册药品信息推荐盐酸索他洛尔的剂量应根据体表面积。2 岁及以上儿童，初始剂量为 $30mg/m^2$，每日 3 次，如有必要，至少间隔 36h 后可增加剂量至最大 $60mg/m^2$，每日 3 次。2 岁以下儿童剂量应减少，可考虑使用纳克级的剂量。

对顽固性室上性心动过速儿童，索他洛尔应与氟卡尼联用；在一项针对 1 岁以下儿童的研究[4]中，索他洛尔的剂量为每日 $100～250mg/m^2$，氟卡尼的剂量为每日 $40～150mg/m^2$。

索他洛尔也用于治疗胎儿心动过速，包括心房扑动和室上性心动过速。它可作为除地高辛外的有效的二线治疗药物[5]，也用于一线治疗[6,7]。然而，一项对 21 名经胎盘给予索他洛尔的胎儿的回顾性研究发现，治疗心房扑动比室上性心动过速更有效；室上性心动过速胎儿的死亡率也更高，因此作者建议索他洛尔仅用于有抵抗的病例。

1. Çeliker A, *et al.* Sotalol in treatment of pediatric cardiac arrhythmias. *Pediatr Int* 2001; **43:** 624–30.
2. Beaufort-Krol GCM, Bink-Boelkens MTE. Effectiveness of sotalol for atrial flutter in children after surgery for congenital heart disease. *Am J Cardiol* 1997; **79:** 92–4.
3. Läer S, *et al.* Development of a safe and effective pediatric dosing regimen for sotalol based on population pharmacokinetics and pharmacodynamics in children with supraventricular tachycardia. *J Am Coll Cardiol* 2005; **46:** 1322–30.
4. Price JF, *et al.* Flecainide and sotalol: a new combination therapy for refractory supraventricular tachycardia in children <1 year of age. *J Am Coll Cardiol* 2002; **39:** 517–20.
5. Sonesson S-E, *et al.* Foetal supraventricular tachycardia treated with sotalol. *Acta Paediatr* 1998; **87:** 584–7.
6. Oudijk MA, *et al.* Sotalol in the treatment of fetal dysrhythmias. *Circulation* 2000; **101:** 2721–6.
7. Rebelo M, *et al.* Sotalol in the treatment of fetal tachyarrhythmia. *Rev Port Cardiol* 2006; **25:** 477–81.

在肾损伤中的应用　索他洛尔以原药形式主要由肾脏排泄，在肾损伤时可能蓄积。因此，日常剂量（见上文**用途和用法**）应减少，可以减少每剂剂量，也可以增加剂量间的使用间隔。英国注册药品信息推荐根据肌酐清除率（CC）口服或静脉给予索他洛尔的剂量如下：

- CC 30～60ml/min：常用量的 1/2；
- CC 10～30ml/min：常用量的 1/4。
- CC 小于 10ml/min：不推荐。

在美国，口服剂量依赖于指征和 CC，在 5～6 个剂量给药前不应增加剂量。在治疗心律失常中，注册药品信息建议肾损伤患者使用间隔应遵循以下方案：

- CC 30～59ml/min：每 24h；
- CC 10～29ml/min：每 36～48h；
- CC 小于 10ml/min：剂量个体化。

在治疗心房颤动时，推荐使用相同给药间隔时间，但当 CC<40ml/min 时禁用索他洛尔。

在需要静脉注射索他洛尔的患者中，美国的建议是，减少用药频率，CC 在 40～60ml/min 的，每日 1 次；建议的初始剂量为每日 75mg，注入时间应超过 5h。完全避免（忽略指征）在 CC 小于 40ml/min 的患者中使用。

一项对 10 例不同程度肾损伤的高血压患者的研究[1]表明一级清除速率常数和索他洛尔的血浆清除与血小球滤过率有关。另一项研究[2]，比较了口服索他洛尔在正常肾功能、肾损伤和肾衰患者的动力学。据报道，CC 高于 39ml/min 和在 8～38ml/min 的患者的清除半衰期分别是 8.1h 和 24.2h。这表明，也许需要增加 48h 或 72h 的给药间隔以适应更长的半衰期。索他洛尔用于透析患者时要谨慎。据报道，肾衰患者透析时，半衰期从 33.9h 降到 5.8h，透析清除了 43% 的索他洛尔。

1. Berglund G, *et al.* Pharmacokinetics of sotalol after chronic administration to patients with renal insufficiency. *Eur J Clin Pharmacol* 1980; **18:** 321–6.
2. Blair AD, *et al.* Sotalol kinetics in renal insufficiency. *Clin Pharmacol Ther* 1981; **29:** 457–63.

制剂

BP 2010: Sotalol Injection; Sotalol Tablets;
USP 33: Sotalol Hydrochloride Tablets.

专利制剂

Arg.: Sotacor; ***Austral.:*** Cardol; Solavert; Sotacor; Sotahexal†; ***Austria:*** Darob†; Sotacor; Sotahexal; Sotamed; Sotanorm†; Sotastad; ***Belg.:*** Sotalex; ***Braz.:*** Sotacor; Sotahexal; ***Canad.:*** Rylosol; ***Chile:*** Hipecor; ***Cz.:*** Darob†; Rentibloc†; Sotahexal; Sotalex†; ***Denm.:*** Dutacor†; Sotacor; ***Fin.:*** Sotacor; Sotalin; ***Fr.:*** Sotalex; ***Ger.:*** CorSotalol†; Darob; Favorex†; Gilucor†; Jutalex; Rentibloc; Sota; Sota Lich†; Sota-Puren; Sota-saar; Sotabeta; Sotagamma; Sotahexal; Sotalex; Sotalodoc; Sotastad; ***Gr.:*** Sotalex; ***Hong Kong:*** Sotacor; ***Hung.:*** Sotahexal; Sotalex; ***Irl.:*** Sotacor; Sotoger; ***Israel:*** Sotacor†; ***Ital.:*** Rytmobeta; Sotalex; ***Jpn:*** Sotacor; ***Malaysia:*** Sotacor; ***Mex.:*** Sotaper; ***Neth.:*** Sotacor; ***Norw.:*** Sotacor; ***NZ:*** Sotacor; Sotahexal†; ***Philipp.:*** Sotalex; ***Pol.:*** Biosotal; Darob; Sotahexal; ***Port.:*** Darob; ***Rus.:*** Sotahexal (Сотагексал); Sotalex (Соталекс); ***S.Afr.:*** Sotacor; Sotahexal; ***Singapore:*** Sotacor; ***Spain:*** Sotapor; ***Swed.:*** Sotacor; ***Switz.:*** Sotalex; ***Turk.:*** Darob; Sotarit; Talozin; ***UK:*** Beta-Cardone; Sotacor; ***Ukr.:*** Soritmik (Соритмік); Sotahexal (Сотагексал); ***USA:*** Betapace.

多组分制剂　***S.Afr.:*** Sotazide†.

Spirapril Hydrochloride（*BANM*，*USAN*，*rINNM*）盐酸螺普利

Hidrocloruro de espirapril; Sch-33844; Spirapriilihydrokloridi; Spirapril, chlorhydrate de; Spirapril-hydrochlorid; Spiraprilhydroklorid; Spiraprili hydrochloridum; Spiraprilio hidrochloridas; TI-211-950.　(*S*)-7-{*N*-[(*S*)-1-Ethoxycarbonyl-3-phenylpropyl]-L-alanyl}-1,4-dithia-7-azaspiro[4.4]nonane-8-carboxylic acid hydrochloride.

Спираприла Гидрохлорид

$C_{22}H_{30}N_2O_5S_2$,HCl = 503.1.

CAS — 83647-97-6 (spirapril); 94841-17-5 (spirapril hydrochloride).

ATC — C09AA11.

ATC Vet — QC09AA11.

UNII — OCC25LM897.

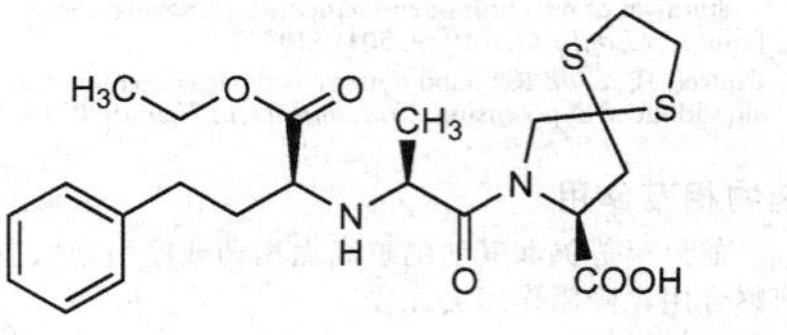

(spirapril)

Pharmacopoeias. *Eur.* includes the monohydrate.

Ph. Eur. 6.8（Spirapril Hydrochloride Monohydrate）白色或几乎白色，细结晶性粉末。略溶于水；微溶于乙腈；几乎不溶于二氯甲烷；可溶于甲醇。贮藏于密闭容器中。避光。

简介

螺普利是一种用于治疗高血压（第1131页）的 ACEI（第1151页），螺普利本身无活性，口服后转变为有活性的二酸螺普利拉。以盐酸盐形式口服给药，常用维持量为 6mg，每日 1 次。

1. Noble S, Sorkin EM. Spirapril: a preliminary review of its pharmacology and therapeutic efficacy in the treatment of hypertension. *Drugs* 1995; **49:** 750–66.
2. Widimský J, *et al.* Czech and Slovak spirapril intervention study (CASSIS): a randomized, placebo and active-controlled, double-blind multicentre trial in patients with congestive heart failure. *Eur J Clin Pharmacol* 1995; **49:** 95–102.

制剂

专利制剂

Austria: Quadropril; ***Cz.:*** Renpress; ***Ger.:*** Quadropril; ***Hung.:*** Quadropril; ***Ital.:*** Renormax; Setrilan; ***Neth.:*** Quadropril†; ***Rus.:*** Quadropril (Квадроприл); ***Spain:*** Renormax; Renpress; ***Switz.:*** Cardiopril†; ***Ukr.:*** Quadropril (Квадроприл).

Spironolactone（*BAN*，*rINN*）⊗螺内酯

Espironolactona; SC-9420; Spirolactone; Spironolactonum; Spironolakton; Spironolaktonas; Spironolaktoni. 7α-Acetylthio-3-oxo-17α-pregn-4-ene-21,17β-carbolactone; (7α,17α)-7-(Acetylthio)-17-hydroxy-3-oxo-pregn-4-ene-21-carboxylic acid γ-lactone.

Спиронолактон

$C_{24}H_{32}O_4S$ = 416.6.

CAS — 52-01-7.

ATC — C03DA01.

ATC Vet — QC03DA01.

UNII — 27O7W4T232.

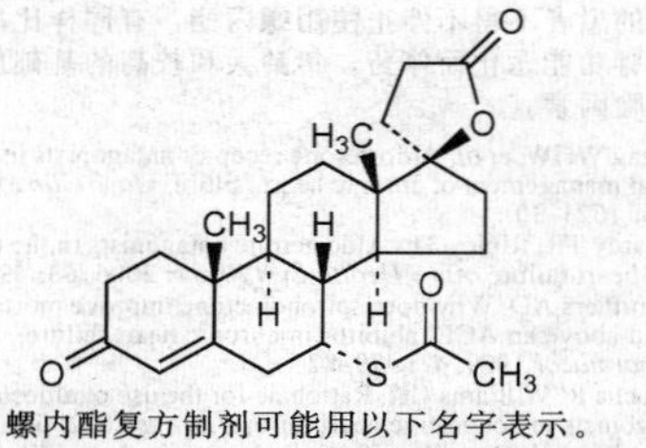

注：螺内酯复方制剂可能用以下名字表示。

- Co-flumactone（*BAN*）——螺内酯与氢氟噻嗪（1∶1，质量分数）。
- Co-spironozide（*PEN*）——螺内酯与氢氯噻嗪。

Pharmacopoeias. In *Chin.*, *Eur.* (see p.vii), *Int.*, *Jpn*, and *US.*

Ph. Eur. 6. 8（Spironolactone） 白色或淡黄白色粉末。几乎不溶于水；溶于乙醇。本品呈多晶型性。避光。

USP 33（Spironolactone） 淡黄色至淡黄褐色，结晶性粉末，微弱至轻微的硫醇臭。不溶于水；溶于乙醇和乙酸；易溶于氯仿和苯；微溶于甲醇和不挥发油。

稳定性 临时制备 2.5mg/ml、5mg/ml 和 10mg/ml 的螺内酯糖浆混悬液，在5℃或30℃或荧光灯照射下，室温环境中贮藏2周后，并没有可监测到的药物损失[1]。贮藏4周的样品降解小于5%，但是浓度更高的混悬液降解明显。颜色和气味无变化。30℃ 4周后，细菌和真菌检测在允许的范围内。

1. Mathur LK, Wickman A. Stability of extemporaneously compounded spironolactone suspensions. *Am J Hosp Pharm* 1989; **46:** 2040–2.

不良反应

螺内酯可能增加头痛、困倦、胃肠疾病（包括痉挛和腹泻），据报道不良反应包括晕动病，精神错乱和皮疹。常出现男子乳腺发育，一些罕见的病例中出现乳房持续增大。其他的内分泌紊乱包括多毛症、嗓音变低沉、月经不调和性无能。发生短暂的血浆尿素氮浓度增加，据报道会出现酸中毒。螺内酯能引起小鼠出现肿瘤。

螺内酯可能引起低钠血症和高钾血症。

不良反应发生率 一项对788例使用螺内酯的患者的调查发现，164例出现不良反应[1]。这些包括：高钾血症（占8.6%）、脱水（占3.4%）、低钠血症（占2.4%）、肠胃失调（占2.3%）、神经紊乱（占2%）、皮疹和男子乳腺发育。高钾血症与肾损伤和补钾有关：仅有2.8%非尿毒症患者没使用氯化钾而发展成高钾血症，同时42.1%的尿毒症患者和用氯化钾治疗的患者出现高钾血症。

据报道，一项[2]对54例（53个女性，1个男性）每天使用200mg螺内酯的患者的研究[2]中，91%的患者发生多毛症或痤疮，72%的患者出现月经不调，39%乳房触痛，39%皮肤干燥，24%乳房增大。其他不良反应包括恶心、呕吐、头晕、头痛、困倦和皮疹。两个患者脸部出现类似黄褐斑的色素沉淀。口服避孕药的患者妇科不良反应有所减少。

1. Greenblatt DJ, Koch-Weser J. Adverse reactions to spironolactone: a report from the Boston Collaborative Drug Surveillance Program. *JAMA* 1973; **225:** 40–3.
2. Hughes BR, Cunliffe WJ. Tolerance of spironolactone. *Br J Dermatol* 1988; **118:** 687–91.

致癌性 据报道5例长期使用螺内酯和氢氯噻嗪的患者出现乳腺癌[1]，尽管认为[2]与使用螺内酯治疗不太可能有因果关系。

虽然大鼠也许不是评价人类长期安全性的恰当模型[3,4]，但是在这个物种中致癌性的证据促使英国CSM限制了含螺内酯产品用于原发性高血压或特发性水肿[5]。

1. Loube SD, Quirk RA. Breast cancer associated with administration of spironolactone. *Lancet* 1975; **i:** 1428–9.
2. Jick H, Armstrong B. Breast cancer and spironolactone. *Lancet* 1975; **ii:** 368–9.
3. Lumb G, *et al.* Effects in animals of chronic administration of spironolactone—a review. *J Environ Pathol Toxicol* 1978; **i:** 641–60.
4. Wagner BM. Long-term toxicology studies of spironolactone in animals and comparison with potassium canrenoate. *J Drug Dev* 1987; **1** (suppl 2): 7–11.
5. CSM. Spironolactone. *Current Problems* 1988; 21.

对血液的影响 据报道[1,2]，粒细胞减少症与螺内酯的使用有关。

1. Stricker BHC, Oei TT. Agranulocytosis caused by spironolactone. *BMJ* 1984; **289:** 731.
2. Whitling AM, *et al.* Spironolactone-induced agranulocytosis. *Ann Pharmacother* 1997; **31:** 582–5.

对电解质平衡的影响 钙 一篇报道[1]表明螺内酯可能有保钙作用，另外已确定它有保钾作用。

1. Puig JG, *et al.* Hydrochlorothiazide versus spironolactone: long-term metabolic modifications in patients with essential hypertension. *J Clin Pharmacol* 1991; **31:** 455–61.

钾 有患者使用螺内酯引起严重高钾血症的报道[1~3]，包括肾损伤患者和由于饮食或补充钾而摄取了过高钾的患者。波士顿 Collaborative Drug Surveillance Program[4]已报道了42.1%使用螺内酯和补钾的尿毒症患者出现高钾血症，2.8%没有尿毒症和没有补钾的患者出现高钾血症。有2例使用螺内酯和氯化钾的患者死于高钾血症。使用螺内酯的患者必须避免补充钾，对于肾损伤患者必须谨慎监测其血钾浓度。然而，一项对苏格兰人群1994～2007年螺内酯处方的分析[5]发现，虽然在1999年RALES研究后该药处方增加，但因高钾血症入院的并没有随之增加，实际上门诊患者中检测到的高钾血症的案例数下降，这说明谨慎监控可成功使用该药。

1. Pongpaew C, *et al.* Hyperkalemic cardiac arrhythmia secondary to spironolactone. *Chest* 1973; **63:** 1023–5.
2. Udezue EO, Harrold BP. Hyperkalaemic paralysis due to spironolactone. *Postgrad Med J* 1980; **56:** 254–5.
3. O'Reilly PH, *et al.* Life-threatening hyperkalaemia after bladder decompression for high pressure chronic retention. *Lancet* 1987; **ii:** 859.
4. Greenblatt DJ, Koch-Weser J. Adverse reactions to spironolactone: a report from the Boston Collaborative Drug Surveillance Program. *JAMA* 1973; **225:** 40–3.
5. Wei L, *et al.* Spironolactone use and renal toxicity: population based longitudinal analysis. *BMJ* 2010; **340:** c1768.

对内分泌功能的影响 螺内酯与内分泌功能的紊乱有关。在男性中最显著的是男子乳腺发育，这种症状的出现与剂量和疗程有关。已报道有62%[1]和100%[2]的发生率。男子乳腺发育还伴随着性无能[3,4]。这种作用通常在停药后是可逆的。已报道可逆转男性型秃发[5]。

女性症状包括乳房增大和敏感[6]。月经异常发病率高：已报道53个女性中33个出现不确定的紊乱现象[6]，9人中6人出现继发性闭经[7]，继发性和原发性闭经患者分别有1个和2个[8]。8位口服避孕药的女性妇科疾病发病率有所降低[6]。

螺内酯对内分泌系统的作用机制还不清楚。一些工作者认为[9]，尽管螺内酯影响睾酮合成，但更可能的解释是它的抗雄性激素的作用和减小17-羟化酶的活性。其他一些人发现[10]，由于睾酮清除率的增加和外周转化为雌二醇的转化率的增加，睾酮与雌二醇的比率有所改变。另外，据报道螺内酯能抑制双氢睾酮和受体的结合。

1. Huffman DH, *et al.* Gynecomastia induced in normal males by spironolactone. *Clin Pharmacol Ther* 1978; **24:** 465–73.
2. Bellati G, Idéo G. Gynaecomastia after spironolactone and potassium canrenoate. *Lancet* 1986; **i:** 626.
3. Greenblatt DJ, Koch-Weser J. Gynecomastia and impotence complications of spironolactone therapy. *JAMA* 1973; **223:** 82.
4. Greenlaw C. Spironolactone induced gynecomastia: a case report. *Drug Intell Clin Pharm* 1977; **11:** 70–3.
5. Thomas PS. Hair: wanted and unwanted. *BMJ* 1986; **293:** 698.
6. Hughes BR, Cunliffe WJ. Tolerance of spironolactone. *Br J Dermatol* 1988; **118:** 687–91.
7. Levitt JI. Spironolactone therapy and amenorrhea. *JAMA* 1970; **211:** 2014–15.
8. Potter C, *et al.* Primary and secondary amenorrhea associated with spironolactone therapy in chronic liver disease. *J Pediatr* 1992; **121:** 141–3.
9. Loriaux DL, *et al.* Spironolactone and endocrine dysfunction. *Ann Intern Med* 1976; **85:** 630–6.
10. Rose LI, *et al.* Pathophysiology of spironolactone-induced gynecomastia. *Ann Intern Med* 1977; **87:** 398–403.

对胃肠道的影响 以人群为基础的研究[1~3]已经确认胃肠道出血和溃疡发生的风险增加与螺内酯呈剂量相关。其机制可能是抑制醛固酮诱导的纤维组织形成，从而影响胃和十二指肠糜烂的愈合。

1. Verhamme KMC, *et al.* Spironolactone and risk of upper gastrointestinal events: population based case-control study. Abridged version: *BMJ* 2006; **333:** 330–333. Full version: http://www.bmj.com/cgi/reprint/333/7563/330.pdf (accessed 20/05/10)
2. Russo A, *et al.* Spironolactone and gastrointestinal bleeding: a population based study. *Pharmacoepidemiol Drug Safety* 2008; **17:** 495–500.
3. Gulmez SE, *et al.* Spironolactone use and the risk of upper gastrointestinal bleeding: a population-based case-control study. *Br J Clin Pharmacol* 2008; **66:** 294–9.

对脂质代谢的影响 一项对23例患者的研究表明[1]，螺内酯不像噻嗪类利尿药，它不会增加血清胆固醇浓度。

1. Ames RP, Peacock PB. Serum cholesterol during treatment of hypertension with diuretic drugs. *Arch Intern Med* 1984; **144:** 710–14.

对肝脏的影响 据报道，使用螺内酯的患者出现以胆汁阻塞损害为特征肝毒性症状[1]。仅有1例是作者已知的公布的与螺内酯有关的肝毒性病例。

1. Renkes P, *et al.* Spironolactone and hepatic toxicity. *JAMA* 1995; **273:** 376–7.

对皮肤的影响 服用地高辛、普萘洛尔、地西泮、螺内酯和铁制剂的62岁的女性发生扁平苔藓样皮疹[1]。扁平苔藓样皮疹似乎与螺内酯的使用有关，停用螺内酯，皮疹消散。1名80岁的男性3次使用螺内酯出现皮肤血管炎[2]。已报道，有2位使用螺内酯治疗多毛症或痤疮的患者脸部出现像黄褐斑一样的色素沉着[3]。

1. Downham TF. Spironolactone-induced lichen planus. *JAMA* 1978; **240:** 1138.
2. Phillips GWL, Williams AJ. Spironolactone induced vasculitis. *BMJ* 1984; **288:** 368.
3. Hughes BR, Cunliffe WJ. Tolerance of spironolactone. *Br J Dermatol* 1988; **118:** 687–91.

超敏反应 2例酒精性肝硬化患者在使用螺内酯时，出现嗜酸性粒细胞增多和皮疹[1]。有一篇发生DRESS综合征（药疹伴嗜酸性粒细胞增多和全身症状）的报道，与使用螺内酯有关[2]

1. Wathen CG, *et al.* Eosinophilia associated with spironolactone. *Lancet* 1986; **i:** 919–20.
2. Ghislain PD, *et al.* Drug-induced eosinophilia and multisystemic failure with positive patch-test reaction to spironolactone: DRESS syndrome. *Acta Derm Venereol* 2004; **84:** 65–8.

注意事项

螺内酯不能用于高钾血症和肾损伤患者。有可能发展成高钾血症危险的患者也必须谨慎使用，如老年患者、糖尿病患者、一定程度的肾或肝损伤患者。对有可能发展成酸中毒的患者也必须谨慎。必须定期测量血清电解质和血液尿素氮。

哺乳 每日4次服用25mg螺内酯的哺乳期妇女血清和乳汁中的坎利酮浓度已测量[1]。单次服用螺内酯2h和14.5h后，乳汁和血清中坎利酮的浓度比分别是0.72和0.51，据估计婴儿摄入坎利酮的量是母体每日摄入螺内酯量的0.2%。婴儿的血钾和血钠水平在正常范围内。American Academy of Pediatrics[2]认为螺内酯可用于哺乳期妇女。

1. Phelps DL, Karim A. Spironolactone: relationship between concentrations of dethioacetylated metabolite in human serum and milk. *J Pharm Sci* 1977; **66:** 1203.
2. American Academy of Pediatrics. The transfer of drugs and other chemicals into human milk. *Pediatrics* 2001; **108:** 776–89. [Retired May 2010] Correction. *ibid.*; 1029. Also available at: http://aappolicy.aappublications.org/cgi/content/full/pediatrics%3b108/3/776 (accessed 06/07/04)

糖尿病 已报道，有血浆血管紧张肽原酶（肾素）减少症的1型糖尿病女性患者使用螺内酯后出现严重的高钾血症[1]。

1. Large DM, *et al.* Hyperkalaemia in diabetes mellitus—potential hazards of coexisting hyporeninaemic hypoaldosteronism. *Postgrad Med J* 1984; **60:** 370–3.

实验室评价的干扰 螺内酯和坎利酸盐能干扰血浆地高辛浓度的测定[1~3]。然而，螺内酯可能使地高辛浓度产生实际的变化（详见第1217页），含量测定结果必须谨慎解释。

1. Yosselson-Superstine S. Drug interferences with plasma assays in therapeutic drug monitoring. *Clin Pharmacokinet* 1984; **9:** 67–87.
2. Foukaridis GN. Influence of spironolactone and its metabolite canrenone on serum digoxin assays. *Ther Drug Monit* 1990; **12:** 82–4.
3. Steimer W, *et al.* Intoxication due to negative canrenone interference in digoxin drug monitoring. *Lancet* 1999; **354:** 1176–7.

卟啉病 螺内酯与卟啉病的急性发作有关，对卟啉病患者不安全。

药物相互作用

如果使用螺内酯配合补充钾或其他保钾利尿药，就会增加高钾血症的危险。使用ACEI、血管紧张素Ⅱ型受体拮抗药、NSAIDs、环孢素或曲洛司坦的患者可能也会并发高钾血症。使用螺内酯配合NSAIDs和环孢素，可能会增加中毒性肾损害的危险。利尿药可以减少锂的排泄，增加锂中毒的危险。保钾利尿药与噻嗪类可能发生低钠血症，使用氯磺丙脲的患者，这种危险可能增加。螺内酯能降低甘珀酸治疗溃疡的作用。螺内酯与其他药合用能增强其他抗高血压药的作用，减小血管对去甲肾上腺素的反应。

ACEI和血管紧张素Ⅱ型受体拮抗药 已报道合用螺内酯和血管紧张素Ⅱ型受体拮抗药的患者有严重的高钾血症，有死亡事故发生。一项[1]44例这种联合用药治疗心衰的患者，被医院确认为有危及生命的高钾血症，其中37例需要血液透析，2例发展成致命的并发症。另一组[2]25例合用螺内酯和ACEI的患者被确认有严重的高钾血症，2例死亡，4例发展成严重的心律失常。

在这两个研究中，高龄、肾损伤和糖尿病是高钾血症的危险因素。这表明对以上这些患者必须谨慎合用螺内酯和ACEI或血管紧张素Ⅱ型受体拮抗药，而且不能给予他们超过每日25mg剂量的螺内酯。

1. Wrenger E, *et al.* Interaction of spironolactone with ACE inhibitors or angiotensin receptor blockers: analysis of 44 cases. *BMJ* 2003; **327:** 147–9.
2. Schepkens H, *et al.* Life-threatening hyperkalemia during combined therapy with angiotensin-converting enzyme inhibitors and spironolactone: an analysis of 25 cases. *Am J Med* 2001; **110:** 438–41.

阿司匹林 阿司匹林能减少服用螺内酯的健康受试者的钠排泄[1]，减少螺内酯的活性代谢物坎利酮的分泌[2]。然而，高血压患者使用阿司匹林不能改变螺内酯对血压、血清电解质、血液尿素氮或血浆肾素活性的作用[3]。

1. Tweeddale MG, Ogilvie RI. Antagonism of spironolactone-induced natriuresis by aspirin in man. *N Engl J Med* 1973; **289:** 198–200.
2. Ramsay LE, *et al.* Influence of acetylsalicylic acid on the renal handling of a spironolactone metabolite in healthy subjects. *Eur J Clin Pharmacol* 1976; **10:** 43–8.
3. Hollifield JW. Failure of aspirin to antagonize the antihypertensive effect of spironolactone in low-renin hypertension. *South Med J* 1976; **69:** 1034–6.

强心苷 螺内酯对地高辛和洋地黄毒苷作用的讨论，分别详见第1217页和第1214页。详见上文**注意事项**项下**实验室评价干扰**。

米托坦 一个关于螺内酯抑制米托坦作用的报道，详见第721页。

华法林 参见华法林和螺内酯的相互作用，详见第1373页。

药动学

螺内酯能很好地从胃肠道吸收，有大约90%的生物利用度。大约90%与血浆蛋白质结合。

螺内酯有一些代谢产物，包括坎利酮和7α-硫甲基螺内酯，它们都有药理学作用。主要的代谢产物可能是7-硫甲基螺内酯，尽管不能确定在螺内酯利尿作用中母体化合物和代谢产物分别发挥什么程度的作用。

螺内酯主要以代谢物的形式经尿排泄，也通过粪便排泄。螺内酯或它的代谢物能通过胎盘屏障，坎利酮能分布到乳汁中。

1. Overdiek HWPM, Merkus FWHM. The metabolism and biopharmaceutics of spironolactone in man. *Rev Drug Metab Drug Interact* 1987; **5:** 273–302.
2. Gardiner P, *et al.* Spironolactone metabolism: steady-state serum levels of the sulfur-containing metabolites. *J Clin Pharmacol* 1989; **29:** 342–7.
3. Sungaila I, *et al.* Spironolactone pharmacokinetics and pharmacodynamics in patients with cirrhotic ascites. *Gastroenterology* 1992; **102:** 1680–5.

用途和用法

螺内酯，一种类固醇，结构类似于醛固酮，作为醛固酮的竞争拮抗剂作用于肾小管末端部分。它作为保钾利尿药，增加钠和水的排泄，减少钾的排泄。

螺内酯起效慢，需要2～3天达到最大作用，停药2～3天后作用逐渐消失。

螺内酯用于治疗心衰，也治疗顽固性水肿，较低剂量可以作为标准治疗的辅助治疗（详见下文）。也用于治疗肝硬化相关的顽固性水肿（伴有或不伴有腹水，第1120页）或肾病综合征、恶性肿瘤引起的腹水。常与噻嗪类、呋塞米或类似的利尿药合用，增加尿钠排泄，减小尿钾排泄，因此有降低低钾血症的危险。利尿药引起的低钾血症以及低钾血症的治疗，详见**氢氯噻嗪**的**不良反应**项下**对电解质平衡的影响**，第1259页。螺内酯还可用于原发性高血压（比用于水肿的剂量小），但是在英国不再推荐用于原发性高血压或特发性水肿，在长期给药中，药物的安全性受到质疑。

螺内酯也用于诊断和治疗原发性醛固酮增多症（详见下文）。

在其他情况下，螺内酯试用于雄激素产生过多的疾病，包括多毛症，多囊卵巢综合征作用很显著。

在治疗**水肿**时，螺内酯通常每日口服给予100mg的初始剂量，随后根据需要调整，一些患者可能每日需要高达400mg的剂量。有腹水和水肿的肝硬变患者，尿中钠和钾的比率大于1，每日给予100mg螺内酯的初始剂量；钠和钾的比率小于1，每日给予200～400mg的初始剂量。

螺内酯用于疑似原发性**醛固酮增多症**的治疗，每日给予400mg，醛固酮增多症的术前处理，每日给予100至400mg；不能手术的患者，给予最小有效剂量长期维持治疗。

儿童剂量，见下文。

补钾不能合用螺内酯。

1. Skluth HA, Gums JG. Spironolactone: a re-examination. *DICP Ann Pharmacother* 1990; **24:** 52–9.
2. Doggrell SA, Brown L. The spironolactone renaissance. *Expert Opin Invest Drugs* 2001; **10:** 943–54.
3. Sica DA. Spironolactone: an old friend rediscovered. *J Clin Hypertens (Greenwich)* 2006; **8:** 467–9.
4. Dorrance AM. Stroke therapy: is spironolactone the Holy Grail? *Endocrinology* 2008; **149:** 3761–3.
5. de Souza F, *et al.* Efficacy of spironolactone therapy in patients with true resistant hypertension. *Hypertension* 2010; **55:** 147–52.
6. Williams JS. Hypertension: spironolactone and resistant hypertension. *Nat Rev Endocrinol* 2010; **6:** 248–50.

儿童用法 螺内酯可用于新生儿、婴儿和儿童治疗心力衰竭、水肿和腹水，*BNFC 2009* 推荐根据年龄使用以下口服剂量：

- 新生儿：每日1～2mg/kg，单次或分2次给药；对抵抗性腹水者，可用到每日7mg/kg；
- 1个月至12岁：每日1～3mg/kg，单次或分2次给药；对抵抗性腹水者，可用到每日9mg/kg；
- 12～18岁：每日50～100mg，单次或分2次给药；对抵抗性腹水者，可用到每日9mg/kg（最大剂量为400mg）。

BNFC 2009 也推荐以上剂量用于降低因利尿药或两性霉素B引起的低血钾的发生。

1. Buck ML. Clinical experience with spironolactone in pediatrics. *Ann Pharmacother* 2005; **39:** 823–8.

痤疮 螺内酯抗雄激素作用可用于一些常规治疗无效的痤疮（第1505页）。开放[1]的和安慰剂对照[2,3]研究均显示，口服治疗痤疮有效，虽然一项系统性综述[4]认为其有效的证据不充分。尝试局部应用[5,6]，但是疗效不同。有可能是载体影响了疗效。女性患者使用雌激素治疗为禁忌时，螺内酯可能有用。

1. Burke BM, Cunliffe WJ. Oral spironolactone therapy for female patients with acne, hirsutism or androgenic alopecia. *Br J Dermatol* 1985; **112:** 124–5.
2. Goodfellow A, *et al.* Oral spironolactone improves acne vulgaris and reduces sebum excretion. *Br J Dermatol* 1984; **111:** 209–14.
3. Muhlemann MF, *et al.* Oral spironolactone: an effective treatment for acne vulgaris in women. *Br J Dermatol* 1986; **115:** 227–32.
4. Brown J, *et al.* Spironolactone versus placebo or in combination with steroids for hirsutism and/or acne. Available in The Cochrane Database of Systematic Reviews; Issue 2. Chichester: John Wiley; 2009 (accessed 26/02/10).
5. Messina M, *et al.* A new therapeutic approach to acne: an antiandrogen percutaneous treatment with spironolactone. *Curr Ther Res* 1983; **34:** 319–24.
6. Walton S, *et al.* Lack of effect of topical spironolactone on sebum excretion. *Br J Dermatol* 1986; **114:** 261–4.

脱发 抗雄激素类可用于治疗多毛症，也可用于治疗雄激素性脱发（第1505页），有证据显示螺内酯可能有效[1～3]。

1. Sinclair R, *et al.* Treatment of female pattern hair loss with oral antiandrogens. *Br J Dermatol* 2005; **152:** 466–73.
2. Hoedemaker C, *et al.* Treatment of female pattern hair loss with a combination of spironolactone and minoxidil. *Australas J Dermatol* 2007; **48:** 43–5.
3. Yazdabadi A, *et al.* Successful treatment of female-pattern hair loss with spironolactone in a 9-year-old girl. *Australas J Dermatol* 2009; **50:** 113–14.

Bartter综合征 螺内酯可能用于减少Bartter综合征患者钾的消耗（第1529页）。

支气管肺发育不良 支气管肺发育不良（第1433页）是婴儿慢性肺病的主要原因。治疗常使用皮质激素。其他的支持疗法包括使用利尿药，如呋塞米（第1247页）；使用氢氯噻嗪或螺内酯的结果更加不确定（第1261页）。

心衰 心衰的药物疗法（第1127页）建立在利尿药、ACEI、强心苷、β受体阻滞剂和血管扩张药的基础上。螺内酯作为利尿药用于顽固性水肿，但是它也有另外的作用，就是作为一种醛固酮拮抗剂[1,2]。虽然确切的导致心衰发生的神经激素的机制还不清楚，但是已有证据表明醛固酮水平增高可能是心衰的一种病理生理学改变[3,4]。ACEI疗法能抑制产生醛固酮，但是此作用不完全，因此已经开始研究螺内酯合用ACEI。对严重心衰患者进行的Randomized Aldactone Evaluation Study (RALES)[5]研究，螺内酯以每天25～50mg的剂量添加治疗，配合ACEI、袢利尿药可减小死亡的危险和住院率[5]，因此对这些患者可以考虑使用螺内酯[6～8]。该益处可能为类有效：一项系统性综述[9]发现，当给予左心室功能不全或心肌梗死后患者螺内酯、依普利酮或坎利酮，全死因死亡率下降20%。一项小规模研究[10]也表明对不太严重的心衰患者有益。然而，螺内酯合用ACEI可能导致高钾血症，需要谨慎监测血钾浓度[11,12]（详见上文**药物相互作用**项下内容）。对心衰患者的回顾性研究[13,14]发现，由于高钾血症，10%～15%的患者不得不停止使用螺内酯，有同样比率的患者由于肾功能恶化而停药。年龄大和较高的基础血钾浓度是危险因素。

1. Tang WHW, *et al.* Aldosterone receptor antagonists in the medical management of chronic heart failure. *Mayo Clin Proc* 2005; **80:** 1623–30.
2. Marcy TR, Ripley TL. Aldosterone antagonists in the treatment of heart failure. *Am J Health-Syst Pharm* 2006; **63:** 49–58.
3. Struthers AD. Why does spironolactone improve mortality over and above an ACE inhibitor in chronic heart failure? *Br J Clin Pharmacol* 1999; **47:** 479–82.
4. Rocha R, Williams GH. Rationale for the use of aldosterone antagonists in congestive heart failure. *Drugs* 2002; **62:** 723–31.
5. Pitt B, *et al.* The effect of spironolactone on morbidity and mortality in patients with severe heart failure. *N Engl J Med* 1999; **341:** 709–17.
6. Hunt SA, *et al.* ACC/AHA 2005 guideline update for the diagnosis and management of chronic heart failure in the adult: a report of the American College of Cardiology/American Heart Association Task Force on Practice Guidelines (Writing Committee to Update the 2001 Guidelines for the Evaluation and Management of Heart Failure). Summary article: *J Am Coll Cardiol* 2005; **46:** 1116–43. Also available at: http://circ.ahajournals.org/cgi/reprint/112/12/e154 (accessed 07/05/08)
7. The Task Force for the Diagnosis and Treatment of Chronic Heart Failure of the European Society of Cardiology. Guidelines for the diagnosis and treatment of chronic heart failure (update 2005). Executive summary: *Eur Heart J* 2005; **26:** 1115–40. Full text: http://eurheartj.oxfordjournals.org/content/26/11/1115.full.pdf+html (accessed 26/02/10)
8. Scottish Intercollegiate Guidelines Network. Management of chronic heart failure (February 2007). Available at: http://www.sign.ac.uk/pdf/sign95.pdf (accessed 07/05/08)
9. Ezekowitz JA, McAlister FA. Aldosterone blockade and left ventricular dysfunction: a systematic review of randomized clinical trials. *Eur Heart J* 2009; **30:** 469–77.
10. Macdonald JE, *et al.* Effects of spironolactone on endothelial function, vascular angiotensin converting enzyme activity, and other prognostic markers in patients with mild heart failure already taking optimal treatment. *Heart* 2004; **90:** 765–70.
11. Georges B, *et al.* Spironolactone and congestive heart-failure. *Lancet* 2000; **355:** 1369–70.
12. Juurlink DN, *et al.* Rates of hyperkalemia after publication of the Randomized Aldactone Evaluation Study. *N Engl J Med* 2004; **351:** 543–51.
13. Witham MD, *et al.* Tolerability of spironolactone in patients with chronic heart failure—a cautionary message. *Br J Clin Pharmacol* 2004; **58:** 554–7.
14. Lopes RJ, *et al.* Safety of spironolactone use in ambulatory heart failure patients. *Clin Cardiol* 2008; **31:** 509–13.

高原病 乙酰唑胺是预防高原病的常用药（第1129页）。无对照研究[1～4]和一个小规模双盲法试验研究[5]表明，螺内酯能有效预防急性高原病，尽管螺内酯具有预防作用，但是患者的肺功能仍然退化[6]。

1. Currie TT, *et al.* Spironolactone and acute mountain sickness. *Med J Aust* 1976; **2:** 168–70.
2. Snell JA, Cordner EP. Spironolactone and acute mountain sickness. *Med J Aust* 1977; **1:** 828.
3. Turnbull G. Spironolactone prophylaxis in mountain sickness. *BMJ* 1980; **280:** 1453.
4. Rutter LD. Spironolactone prophylaxis in mountain sickness. *BMJ* 1980; **281:** 618.
5. Brown GV, *et al.* Spironolactone in acute mountain sickness. *Lancet* 1977; **i:** 855.
6. Meyers DH. Spironolactone prophylaxis of mountain sickness. *BMJ* 1980; **281:** 1569.

多毛症 多毛症（第2022页）通常用抗雄激素物质治疗，常用环丙孕酮或螺内酯。每日50～200mg的螺内酯能在主观和客观上改善原发性多毛症和多囊卵巢综合征患者的多毛症[1～4]，它的应用已有综述[5]。螺内酯更适合与口服避孕药配合[6,7]以提高功效，改善月经不调，避免男性胎儿女性化。大多数对绝经前女性的研究表明[4,8]，螺内酯对那些对环丙孕酮禁忌或不能耐受的女性有作用。一项随机化研究（无安慰剂对照组）发现，每日分别使用100mg螺内酯和环丙孕酮，效果相当[9]，而对螺内酯用于多毛症的系统性综述[10]推断，治疗后12个月内它比环丙孕酮更有效。

1. Cumming DC, *et al.* Treatment of hirsutism with spironolactone. *JAMA* 1982; **247:** 1295–8.
2. Burke BM, Cunliffe WJ. Oral spironolactone therapy for female patients with acne, hirsutism or androgenic alopecia. *Br J Dermatol* 1985; **112:** 124–5.
3. Evans DJ, Burke CW. Spironolactone in the treatment of idiopathic hirsutism and the polycystic ovary syndrome. *J R Soc Med* 1986; **79:** 451–3.
4. Barth JH, *et al.* Spironolactone therapy for hirsute women. *Br J Dermatol* 1988; **119** (suppl 33): 17.
5. Christy NA, *et al.* Spironolactone for hirsutism in polycystic ovary syndrome. *Ann Pharmacother* 2005; **39:** 1517–21. Correction. *ibid.*; 1765.
6. Chapman MG, *et al.* Spironolactone in combination with an oral contraceptive: an alternative treatment for hirsutism. *Br J Obstet Gynaecol* 1985; **92:** 983–5.
7. Rittmaster RS. Hirsutism. *Lancet* 1997; **349:** 191–5.
8. West TET. Does spironolactone have a place in treating facial hirsutism in women? *BMJ* 1988; **296:** 1456.
9. O'Brien RC, *et al.* Comparison of sequential cyproterone acetate/estrogen versus spironolactone/oral contraceptive in the treatment of hirsutism. *J Clin Endocrinol Metab* 1991; **72:** 1008–13.
10. Brown J, *et al.* Spironolactone versus placebo or in combination with steroids for hirsutism and/or acne. Available in The Cochrane Database of Systematic Reviews; Issue 2. Chichester: John Wiley; 2009 (accessed 26/02/10).

醛固酮增多症 醛固酮增多症（醛固酮症）是由于循环中醛固酮水平过高造成的一种以盐皮质激素过多为特征的功能紊乱[1～6]。醛固酮增多症通常由继发性高血压引起，常在抵抗性高血压患者中诊断出。与醛固酮增多症相关的心血管危险比原发性高血压更大[7]，因此正确鉴别和治疗至关重要。

醛固酮增多症有原发性或继发性之分，后者是肾素血管紧张素醛固酮系统激活的结果，包括利尿药疗法和心衰、肝硬变和肾病综合征引起的水肿状态。Bartter 综合征（第1529页）也可导致醛固酮增多症。原发性醛固酮增多症较少见，通常由双侧肾上腺增生或单侧醛固酮腺瘤（Conn 综合征）引起。引起原发性醛固酮增多症的原因包括分泌醛固酮的肾上腺癌和家族性醛固酮增多症（如可用糖皮质激素治疗的醛固酮过多症）。

原发性醛固酮增多症常表现为高血压、低血钾和碱中毒，但大多数患者常无症状，只有最严重或使用利尿药的患者才会出现症状性低血钾。一般来说，严重或抵抗性高血压者、自发性或利尿药诱导的低血钾者或者青少年高血压或卒中者，应筛查是否有原发性醛固酮增多症[2,4]。常通过监测血浆醛固酮与肾素的比值来筛查。在原发性醛固酮增多症中，醛固酮浓度上升而肾素被抑制，尽管这不足以证明诊断结果；在继发性醛固酮增多症中，醛固酮浓度和肾素都升高。该测试可受到昼夜节律、姿势和药物的影响。应首先纠正低血钾，增加钠摄入，至少提前 4～6 周停用螺内酯或依普利酮治疗。继续使用的对醛固酮与肾素比值影响最小的抗高血压药有 α 受体阻滞剂和钙通道阻滞剂。需要用抑制试验来确诊，既可以用钠或氟氢可的松扩张容积，也可以用 ACEI（常用卡托普利）阻断肾素-血管紧张素-醛固酮系统。CT 扫描和肾上腺静脉取样可用于鉴别增生和腺瘤，排除癌症。

单侧腹腔镜下肾上腺切除术可用于治疗单侧腺瘤[1,3～6]，改善大多数患者的高血压和低血钾状况，虽然有一半患者仍需继续抗高血压治疗。可以在手术前给予醛固酮拮抗剂如螺内酯来降低血压或使血钾恢复正常。对不适合手术的患者，应终生接受药物治疗。双侧增生手术无法纠正的，也需要药物治疗。螺内酯是使用最有经验的[1,4,5]，初始使用高剂量，维持治疗时剂量应减到最低有效剂量；如果使用螺内酯时不良反应严重，可换用依普利酮。也可使用阿米洛利，但通常需要用高剂量。噻嗪类也可加到治疗中，以使抗高血压作用最大化，使高血钾可能性最小[4]。

可用糖皮质激素治疗的醛固酮过多症（GRA），也称为家族性醛固酮增多症Ⅰ型（FH-Ⅰ）[8]，一种罕见的常染色体显性遗传病。可通过地塞米松抑制试验来诊断，现在更多用基因测试直接鉴定。GRA 可用长效糖皮质激素（如地塞米松或泼尼松）治疗，如果血压仍无法控制可加用螺内酯、依普利酮或阿米洛利。

在继发性醛固酮增多症中，必须治疗潜在的原发疾病，但是螺内酯可能是治疗有益的一部分。

1. Pimenta E, Calhoun DA. Primary aldosteronism: diagnosis and treatment. *J Clin Hypertens (Greenwich)* 2006; **8:** 887–93.
2. Rossi GP, *et al.* Primary aldosteronism - part I: prevalence, screening, and selection of cases for adrenal vein sampling. *J Nephrol* 2008; **21:** 447–54.
3. Rossi GP, *et al.* Primary aldosteronism: part II: subtype differentiation and treatment. *J Nephrol* 2008; **21:** 455–62.
4. Funder JW, *et al.* Endocrine Society. Case detection, diagnosis, and treatment of patients with primary aldosteronism: an Endocrine Society clinical practice guideline. *J Clin Endocrinol Metab* 2008; **93:** 3266–81.
5. Carey RM. Primary aldosteronism. *Horm Res* 2009; **71** (suppl 1): 8–12.
6. Schirpenbach C, *et al.* The diagnosis and treatment of primary hyperaldosteronism in Germany: results on 555 patients from the German Conn Registry. *Dtsch Arztebl Int* 2009; **106:** 305–11.
7. Catena C, *et al.* Cardiovascular outcomes in patients with primary aldosteronism after treatment. *Arch Intern Med* 2008; **168:** 80–5.
8. McMahon GT, Dluhy RG. Glucocorticoid-remediable aldosteronism. *Arq Bras Endocrinol Metabol* 2004; **48:** 682–6.

肾脏疾病 有证据显示醛固酮在慢性肾病的发展中起重要作用；虽然患者必须谨慎监控，因为有发生高钾血症（也见上文**注意事项**）风险；低剂量螺内酯作为减少蛋白尿的辅助用药已有研究，确能延缓糖尿病患者和非糖尿病患者肾损伤的发展[1～4]。

1. Furumatsu Y, *et al.* Effect of renin-angiotensin-aldosterone system triple blockade on non-diabetic renal disease: addition of an aldosterone blocker, spironolactone, to combination treatment with an angiotensin-converting enzyme inhibitor and angiotensin II receptor blocker. *Hypertens Res* 2008; **31:** 59–67.
2. Saklayen MG, *et al.* Effects of additive therapy with spironolactone on proteinuria in diabetic patients already on ACE inhibitor or ARB therapy: results of a randomized, placebo-controlled, double-blind, crossover trial. *J Investig Med* 2008; **56:** 714–19.
3. Sengul E, *et al.* Effect of spironolactone on urinary protein excretion in patients with chronic kidney disease. *Ren Fail* 2009; **31:** 928–32.
4. Bomback AS, *et al.* Renal aspirin: will all patients with chronic kidney disease one day take spironolactone? *Nat Clin Pract Nephrol* 2009; **5:** 74–5.

性早熟 有家族性性早熟的男孩（第2013页）给予螺内酯（作为一种抗雄激素物质）和睾内酯 18 个月。联合治疗而不是单一给药能促使发育速度和骨骼成熟度恢复正常[1]。然而，在进一步治疗 2～4.2 年后，青春期的临床症状复发以及骨成熟率增加证明其作用逐渐减弱[2]。添加地洛瑞林可恢复对青春期的控制[2]，并且一项长期研究[3]发现生长发育率保持正常水平 6 年。

1. Laue L, *et al.* Treatment of familial male precocious puberty with spironolactone and testolactone. *N Engl J Med* 1989; **320:** 496–502.
2. Laue L, *et al.* Treatment of familial male precocious puberty with spironolactone, testolactone, and deslorelin. *J Clin Endocrinol Metab* 1993; **76:** 151–5.
3. Leschek EW, *et al.* Six-year results of spironolactone and testolactone treatment of familial male-limited precocious puberty with addition of deslorelin after central puberty onset. *J Clin Endocrinol Metab* 1999; **84:** 175–8.

经前期综合征 螺内酯因为具有利尿和抗雄激素作用，而可用用于经前期综合征（第2031页）。

制剂

BP 2010: Spironolactone Tablets;
USP 33: Spironolactone and Hydrochlorothiazide Tablets; Spironolactone Tablets.

专利制剂

Arg.: Aldactone; Drimux A; Espimax; Expal; Lanx; Modulactone; Normital; Rediun-E; ***Austral.:*** Aldactone; Spiractin; ***Austria:*** Aldactone; Spirobene; Spirohexal; Spirono; ***Belg.:*** Aldactone; Docspirono; Spirotop; ***Braz.:*** Aldactone; Aldosterin†; Espirolona†; Spiroctan; ***Canad.:*** Aldactone; Novo-Spiroton; ***Chile:*** Alizar; Cardactona; ***Cz.:*** Spirolone†; Uractone†; Verospiron; Xenalon†; ***Denm.:*** Hexalacton; Spirix; Spiron; ***Fin.:*** Aldactone†; Spiresis; Spirix; ***Fr.:*** Aldactone; Flumach†; Practon; Spiroctan; Spironone; ***Ger.:*** Aldactone; duraspiron†; Jenaspiron; Osyrol; Spiro; Spirobeta; Spirogamma; Spirono; Verospiron; ***Gr.:*** Aldactone; Rocanol; Spinoral; Uridactone; ***Hong Kong:*** Aldactone; Spiractin; ***Hung.:*** Huma-Spiroton; Spirolone†; Spiron; Verospiron; ***India:*** Aldactone; ***Indon.:*** Aldactone; Carpiaton; Letonal; Spirola; ***Irl.:*** Aldactone; ***Israel:*** Aldactone; Aldospirone; Spironol; ***Ital.:*** Aldactone; Spiroderm†; Spirolang; Uractone; ***Mex.:*** Aldactone; Biolactona; Vivitar; ***Neth.:*** Aldactone†; ***Norw.:*** Aldactone; Spirix; ***NZ:*** Spirotone; ***Philipp.:*** Aldactone; ***Pol.:*** Spironol; Verospiron; ***Port.:*** Aldactone; Aldonar; Nefrolactona†; ***Rus.:*** Aldactone (Альдактон)†; Verospilactone (Верошпилактон); Verospiron (Верошпирон); ***S.Afr.:*** Aldactone†; Spiractin; ***Singapore:*** Aldactone; Uractonum; ***Spain:*** Aldactone; ***Swed.:*** Aldactone; Spirix†; ***Switz.:*** Aldactone; Primacton; Xenalon; ***Thai.:*** Aldactone; Altone; Hyles; Pondactone; Spironex; ***Turk.:*** Aldactone; ***UK:*** Aldactone; Spirospare†; ***Ukr.:*** Verospiron (Верошпирон); ***USA:*** Aldactone; ***Venez.:*** Aldactone; Spiroctan†.

多组分制剂 ***Arg.:*** Aldactone-D; Aldazida; Lasilacton; ***Austria:*** Aldactone Saltucin; Buti-Spirobene†; Deverol mit Thiazid†; Digi-Aldopur†; Furo-Aldopur†; Furo-Spirobene; Furolacton†; Lasilacton; Sali-Aldopur; Spirono comp; Supracid†; ***Belg.:*** Aldactazine; Docspirochlor; ***Braz.:*** Aldazida; Lasilactona; ***Canad.:*** Aldactazide; Apo-Spirozide; Novo-Spirozine; ***Cz.:*** Spiro Compositum†; ***Fr.:*** Aldactazine; Aldalix; Practazin†; Spiroctazine; ***Ger.:*** duraspiron-comp†; Furo-Aldopur; Furorese Comp; Osyrol Lasix; Spiro comp; Spiro-D; Spironothiazid; Spirostada comp†; ***Gr.:*** Aldactazine; ***India:*** Lasilactone; Spiromide; ***Indon.:*** Aldazide; ***Irl.:*** Aldactide; ***Ital.:*** Aldactazide; Lasitone; Spiridazide; Spirofur; ***Mex.:*** Aldazida; Lasilacton; ***Philipp.:*** Aldazide; ***Port.:*** Aldactazine; Ondolen; ***S.Afr.:*** Aldazide; ***Spain:*** Aldactacine; Aldoleo; Spirometon†; ***Switz.:*** Aldozone; Furocombin†; Furospir; Lasilactone; ***Turk.:*** Aldactazide; ***UK:*** Aldactide; Lasilactone; ***USA:*** Aldactazide; ***Venez.:*** Aldactazida; Teradal†.

Staphylokinase 葡激酶

Estafilocinasa; Estafilokinasa; Estafiloquinasa; Staphylokinasa.

简介

葡激酶是一种来源于金黄色葡萄球菌的溶栓药。正在研究基因重组体和修饰后的形式用于治疗血栓疾病，包括急性心肌梗死。

1. Vanderschueren S, *et al.* Thrombolytic therapy of peripheral arterial occlusion with recombinant staphylokinase. *Circulation* 1995; **92:** 2050–57.
2. Vanderschueren S, *et al.* Randomized coronary patency trial of double-bolus recombinant staphylokinase versus front-loaded alteplase in acute myocardial infarction. *Am Heart J* 1997; **134:** 213–19.
3. Armstrong PW, *et al.* Collaborative angiographic patency trial of recombinant staphylokinase (CAPTORS II). *Am Heart J* 2003; **146:** 484–8.
4. Verhamme P, *et al.* A dose-finding clinical trial of staphylokinase SY162 in patients with long-term venous access catheter thrombotic occlusion. *J Thromb Thrombolysis* 2007; **24:** 1–5.

Streptokinase (*BAN*, *rINN*) 链激酶

Estreptokinasa; Estreptoquinasa; Plasminokinase; Sterptokinasum; Streptokinaasi; Streptokinas; Streptokinasum; Sztreptokináz. Стрептокиназа

CAS — 9002-01-1.
ATC — B01AD01.
ATC Vet — QB01AD01.

Pharmacopoeias. *Eur.* (see p.vii) includes a concentrated solution.

Ph. Eur. 6.8 (Streptokinase Concentrated Solution; Streptokinasi Solutio Concentracta) 一种从 C 组溶血链球菌培养液中获得的蛋白质制剂。它有能与人体纤溶酶原结合形成纤溶酶原激活物。效价不低于 510IU/μg 每微克氮，一种澄明的无色液体。pH 为 6.8～7.5。贮藏于－20℃的密闭容器中。避光。

稳定性 链激酶商品化制剂中，白蛋白的结合已经降低了链激酶溶液絮凝作用的发生率。然而，由于灭菌后真空容器中还有残留的酸性缓冲液，所以用少量的 0.9% 氯化钠配制的溶液在灭菌的玻璃容器中发生了明显的絮凝现象[1]。

1. Thibault L. Streptokinase flocculation in evacuated glass bottles. *Am J Hosp Pharm* 1985; **42:** 278.

单位

链激酶的效价用 IU 表示，制剂的测定用第三国际标准（2001）。

Christensen 单位是在 10min 内完全溶解一个标准血块的链激酶的数量，相当于 IU。

不良反应

与其他的溶栓药一样链激酶可能引起出血，特别是刺伤的位置；发生严重的内出血很难控制。链激酶具有抗原性，过敏表现从皮疹到罕见的过敏样反应，出现血清病样症状。发热，有时温度很高，伴随着寒战、背痛或腹痛十分频繁。也可能发生恶心呕吐。有一些关于吉兰-巴雷综合征的报道。

链激酶输注可能会伴随血压过低，是直接发生或再灌注的结果，再灌注还可能会发生心动过缓和心律失常。已有的血块溶解有时候可能会在别处形成栓子；已有由于胆固醇栓塞而导致肺栓塞和急性肾衰竭的报道。

背痛 链激酶输注和严重的慢性背痛的发展有关，停止输注几分钟后背痛消失，可能严重到需用阿片类药物镇痛[1～4]。背痛表示可能发生了过敏。假设疼痛能得到控制，无需怀疑是主动脉动脉瘤的原因，仍可完成链激酶输注[4,5]。也有建议立即用其他的溶栓药取代[6]。

还有一些输注复合纤溶酶链激酶引起慢性腰痛的报道[7,8]。

1. Shah M, Taylor RT. Low back pain associated with streptokinase. *BMJ* 1990; **301:** 1219.
2. Dickinson RJ, Rosser A. Low back pain associated with streptokinase. *BMJ* 1991; **302:** 111–12.
3. Porter NJ, Nikoletatos K. Low back pain associated with streptokinase. *BMJ* 1991; **302:** 112.
4. Pinheiro RF, *et al.* Low back pain during streptokinase infusion. *Arq Bras Cardiol* 2002; **78:** 233–5.
5. Lear J, *et al.* Low back pain associated with streptokinase. *Lancet* 1992; **340:** 851.
6. Fishwick D, *et al.* Thrombolysis and low back pain. *BMJ* 1995; **310:** 504.
7. Hannaford P, Kay CR. Back pain and thrombolysis. *BMJ* 1992; **304:** 915.
8. Lear J, Rajapakse R. Low back pain associated with anistreplase. *BMJ* 1993; **306:** 896.

对血液的影响 接受溶栓药的患者虽然很可能由于出血造成血红蛋白下降，但仍有静脉输注链激酶后患者出现溶血性贫血的报道[1]。另一项体外实验中，患者的血清引起链激酶处理过的红细胞的强聚集作用，证实了链激酶与溶血有关的观点。

1. Mathiesen O, Grunnet N. Haemolysis after intravenous streptokinase. *Lancet* 1989; **i:** 1016–17.

对眼的影响 1 例患者在静脉注射链激酶治疗心肌梗死后，伴随肾损伤有关[3]出现了急性葡萄膜炎[1,2]和虹膜炎[3,4]。在一个案例中，葡萄膜炎与血清样疾病有关[2]，所有这些反应被怀疑与链激酶的超敏反应有关。

1. Kinshuck D. Bilateral hypopyon and streptokinase. *BMJ* 1992; **305:** 1332.
2. Proctor BD, Joondeph BC. Bilateral anterior uveitis: a feature of streptokinase-induced serum sickness. *N Engl J Med* 1994; **330:** 576–7.
3. Birnbaum Y, *et al.* Acute iritis and transient renal impairment following thrombolytic therapy for acute myocardial infarction. *Ann Pharmacother* 1993; **27:** 1539–40.
4. Gray MY, Lazarus JH. Iritis after treatment with streptokinase. *BMJ* 1994; **309:** 97.

对肾脏的影响 已经有报道，在给予链激酶后出现了短暂的蛋白尿。有一些患者在用溶栓药治疗后大约 7 天，发生蛋白尿和肾损伤，伴有血清病综合征[1,2]，提示有迟发性超敏反应，一个类似的案例发生在使用复合纤溶酶链激酶的患者身上，表现为 Henoch-Schönlein 样血管炎[3]。迟发型超敏反应需要和一些患者应用链激酶后的第一个 24～72h 内出现短暂的和自限性的蛋白尿进行区别[4,5]。在第一个 24h 的蛋白尿被认为是由于肾小球内免疫复合物沉积[6]，尽管血流动力学和神经激素的改变可能是其原因，因为没有使用溶栓药治疗[7,8]的患者也可发生蛋白尿。

肾动脉狭窄的患者应用链激酶引起急性肾小管坏死造成的急性少尿性肾衰竭，显然是由于输注过程中低血压引起[9]。有趣的是，链球菌感染后，不同的链激酶

可能是引发肾小球肾炎的致病因素[10]。

链激酶诱导的胆固醇栓塞的后果是肾衰竭，详见下文**栓塞**项下内容。

1. Payne ST, *et al.* Transient impairment of renal function after streptokinase therapy. *Lancet* 1989; **ii:** 1398.
2. Callan MFC, *et al.* Proteinuria and thrombolytic agents. *Lancet* 1990; **335:** 106.
3. Ali A, *et al.* Proteinuria and thrombolytic agents. *Lancet* 1990; **335:** 106–7.
4. Argent N, Adams PC. Proteinuria and thrombolytic agents. *Lancet* 1990; **335:** 106.
5. More RS, Peacock F. Haematuria and proteinuria after thrombolytic therapy. *Lancet* 1990; **336:** 1454.
6. Lynch M, *et al.* Proteinuria with streptokinase. *Lancet* 1993; **341:** 1024.
7. Pickett TM, Hilton PJ. Proteinuria and streptokinase. *Lancet* 1993; **341:** 1538.
8. von Eyben FE, *et al.* Albuminuria with or without streptokinase. *Lancet* 1993; **342:** 365–6.
9. Kalra PA, *et al.* Acute tubular necrosis induced by coronary thrombolytic therapy. *Postgrad Med J* 1991; **67:** 212.
10. Barnham M. Hypersensitivity and streptokinase. *Lancet* 1990; **335:** 535.

对肝脏的影响 在一个针对心肌梗死的研究中，95 例使用链激酶的患者中血清丙氨酸转氨酶值和天冬氨酸转氨酶活性升高[1]，比 94 例安慰剂对照组患者中出现频率高。转氨酶活性升高的机制还不清楚，伴随的 γ-谷氨酰（基）转移酶活性和胆红素浓度升高，提示酶升高为肝源性的。罕见有明显黄疸的报道[2]。

用链激酶治疗时发生肝破裂，详见下文**出血**项下内容。

1. Maclennan AC, *et al.* Activities of aminotransferases after treatment with streptokinase for acute myocardial infarction. *BMJ* 1990; **301:** 321–2.
2. Gómez Guindal JA, *et al.* Ictericia inducida por estreptocinasa. *Rev Esp Cardiol* 1999; **52:** 1025–7.

对神经系统的影响 有一些关于使用链激酶治疗后出现吉兰-巴雷综合征报道[1~4]。虽然链激酶的抗原性提示可能与免疫反应有关，但是否就是链激酶引起的还不清楚[3]。

关于链激酶对脑血管影响的讨论，详见下文**出血**项下内容。

1. Eden KV. Possible association of Guillain-Barré syndrome with thrombolytic therapy. *JAMA* 1983; **249:** 2020–1.
2. Leaf DA, *et al.* Streptokinase and the Guillain-Barré syndrome. *Ann Intern Med* 1984; **100:** 617.
3. Barnes D, Hughes RAC. Guillain-Barré syndrome after treatment with streptokinase. *BMJ* 1992; **304:** 1225.
4. Taylor BV, *et al.* Guillain-Barré syndrome complicating treatment with streptokinase. *Med J Aust* 1995; **162:** 214–15.

对呼吸系统的影响 给予链激酶治疗肺栓塞的患者出现致命的急性呼吸窘迫综合征[1]。认为是由于链激酶导致的纤维蛋白溶解产物的增加引起血管通透性增加，或者是再灌注性水肿。

1. Martin TR, *et al.* Adult respiratory distress syndrome following thrombolytic therapy for pulmonary embolism. *Chest* 1983; **83:** 151–3.

对皮肤的影响 链激酶的过敏性反应可引起皮疹。有一篇报道是有关皮肤坏死可能与胆固醇栓塞的形成有关，详见下文**栓塞**项下内容。

栓塞 有时候很矛盾，溶栓药治疗偶尔也与进一步的栓塞有关。这可能是由于被溶解的陈旧血栓上脱落的小凝块或从动脉粥样斑块上脱落的胆固醇晶体造成新的栓塞。

有致命的肺栓塞报道[1]，很显然是由于在治疗时从深静脉血栓上脱落下的小凝块形成。然而，比较研究显示没有证据证明使用链激酶比肝素并发症发生率高[2]。持续的链激酶治疗往往能得到一个好的临床反应[2]。已报道[3]，475 例用链激酶或复合纤溶酶链激酶治疗急性心肌梗死的患者中，有 7 例由于复杂的微栓子引起了并发症。栓塞部位在腿部（4 例）和脑部（3 例），1 例患者出现明显的皮肤缺血和肾损伤的全身效应。7 例中的 5 例患者死亡。也有报道[4]称应用阿替普酶治疗后引起外周动脉血栓栓塞。

胆固醇栓塞的临床表现与栓塞部位有关。一个经典的表现是网状青斑、下肢末端的坏疽和急性肾衰竭[5,6]。症状会在使用溶栓药治疗后几个小时内出现[7]，但也有一些病例几天症状都不明显[8~11]。

1. Hill LN. Streptokinase therapy and breakaway pulmonary emboli. *Am J Med* 1991; **90:** 411–12.
2. Rogers LQ, Lutcher CL. Streptokinase therapy and breakaway pulmonary emboli. *Am J Med* 1991; **90:** 412–13.
3. Stafford PJ, *et al.* Multiple microemboli after disintegration of clot during thrombolysis for acute myocardial infarction. *BMJ* 1989; **299:** 1310–12.
4. Gomez-Beldarrain M, *et al.* Peripheral arterial embolism during thrombolysis for stroke. *Neurology* 2006; **67:** 1096–7.
5. Blankenship JC. Cholesterol embolisation after thrombolytic therapy. *Drug Safety* 1996; **14:** 78–84.
6. Wong FKM, *et al.* Acute renal failure after streptokinase therapy in a patient with acute myocardial infarction. *Am J Kidney Dis* 1995; **26:** 508–10.
7. Pochmalicki G, *et al.* Cholesterol embolisation syndrome after thrombolytic therapy for myocardial infarction. *Lancet* 1992; **339:** 58–9.
8. Ridker PM, Michel T. Streptokinase therapy and cholesterol embolization. *Am J Med* 1989; **87:** 357–8.
9. Pirson Y, *et al.* Cholesterol embolism in a renal graft after treatment with streptokinase. *BMJ* 1988; **296:** 394–5.
10. Dass H, Fescharek R. Skin necrosis induced by streptokinase. *BMJ* 1994; **309:** 1513–14.
11. Penswick J, Wright AL. Skin necrosis induced by streptokinase. *BMJ* 1994; **309:** 378.

出血 出血是溶栓疗法常见的不良反应，出血的原因和处理方法已有综述[1]。溶栓药用于溶解病理性血栓，但是过多的纤溶产物造成的天然纤溶酶抑制物 α_2-抗纤溶酶的耗竭，能产生“纤溶状态”，引起严重出血；还可能引起有止血作用血栓的溶解。

出血对已存在的或并发的外伤特别有危险。超过 70%的出血发生在血管刺伤部位[1]，所以如果可能的话，一定要避免侵入性措施。如果考虑导管插入，需要对血管刺伤位置小心护理。使用溶栓疗法的患者发生出血或严重的瘀伤与肌内注射镇痛药[2]、使用自动血压测量仪[3]、已有的腹主动脉移植[4]和近期进行过拔牙有关[5]。其他的疾病状态可能也与之有关：据报道，轻度前列腺症状的患者采用溶栓治疗后出现血精[6]；据报道，1 例硬化萎缩性苔藓的患者出现血泡[7]；糖尿病患者如果有糖尿病视网膜病会有视网膜出血的危险[8]，尽管危险似乎很小[9]。据一项 GUSTO-I 研究[10]（40903 例患者）确定，其他增加出血危险的因素是年龄大、体重轻、女性和有非洲血统。

颅内出血导致卒中是使用溶栓药最严重的出血并发症，有很高的死亡率。来自于国家记录的评估资料和大规模的试验确定多种颅内出血的危险因素，包括上文提到的所有出血、高血压、卒中史和现行的阿替普酶溶栓疗法[11~14]。对于老年患者和高血压患者，必须评估对每个患者的利与弊，如果能够获得很大的益处，溶栓药疗法应该应用。在使用溶栓治疗缺血性脑卒中时，要特别注意颅内出血。在神经病及卒中研究所（NINDS）的研究中，使用阿替普酶，尽管脑内出血症状的发生率增加了，但是其临床效果也得到改善。亚群分析[15]表明严重的神经功能疾病、脑水肿和占位效应都是出血发生率增加的危险因素。

阿替普酶这类纤维蛋白特异性溶栓药已经像期待的那样对全身的影响比链激酶这类的纤维蛋白非特异性溶栓药小，因此引起出血可能性降低。然而，一些研究评估比较了出血率，尽管辅助抗血栓药的使用和采用不同剂量，使比较变得困难了，但是并没有证实以上说法。在 GUSTO-Ⅰ中[10]，使用阿替普酶加上静脉注射肝素的出血率比链激酶加上静脉注射肝素低，但是类似于链激酶加上皮下注射肝素。然而，颅内出血率阿替普酶高[16]。在 ASSENT-2 中[17]，比较了纤维蛋白高选择性溶栓药替奈普酶单次给药和前负荷量的阿替普酶的作用，替奈普酶比阿替普酶产生的非脑性出血减少，但是颅内出血率几乎相同。虽然一项荟萃分析[18]表明使用注射溶栓药，颅内出血率可能较高，其他研究表明使用较新给药方案可能就没有问题[19]。

其他的使用溶栓药的出血并发症，包括脾破裂[20,21]、肝破裂[22]和 1 例行经妇女的卵泡破裂[23]。已报道可出现致命后果的心脏破裂，尽管溶栓药没有显示会增加心肌梗死后心脏破裂的危险[24]，可能除了女性早期的破裂[25]。

已有报道，在心肌梗死后使用链激酶治疗的患者出现弥散性肺泡出血[26]、心室壁血肿[27]、脊髓硬膜血肿[28]。胸膜内使用链激酶与心脏手术后脓胸患者发生危及生命的大出血有关[29]，以及与 1 例误诊为脓胸的患者出现主动脉夹层[30]的致命性大出血有关。

1. Sane DC, *et al.* Bleeding during thrombolytic therapy for acute myocardial infarction: mechanisms and management. *Ann Intern Med* 1989; **111:** 1010–22.
2. Morris GC, Sterry MJG. [case report]. *BMJ* 1991; **302:** 246.
3. Gibson P. [case report]. *BMJ* 1991; **302:** 1412.
4. London NJM, *et al.* Systemic thrombolysis causing haemorrhage around a prosthetic abdominal aortic graft. *BMJ* 1993; **306:** 1530–1.
5. Lustig JP, *et al.* Thrombolytic therapy for acute myocardial infarction after oral surgery. *Oral Surg Oral Med Oral Pathol* 1993; **75:** 547–8.
6. Keeling PJ, Lawson CS. Haemospermia: a complication of thrombolytic therapy. *Br J Hosp Med* 1990; **44:** 244.
7. Dunn HM, Fulton RA. Haemorrhagic bullae in a patient with lichen sclerosus et atrophicus treated with streptokinase. *Heart* 1996; **76:** 448.
8. Caramelli B, *et al.* Retinal haemorrhage after thrombolytic therapy. *Lancet* 1991; **337:** 1356–7.
9. Ward H, Yudkin JS. Thrombolysis in patients with diabetes. *BMJ* 1995; **310:** 3–4.
10. Berkowitz SD, *et al.* Incidence and predictors of bleeding after contemporary thrombolytic therapy for myocardial infarction. *Circulation* 1997; **95:** 2508–16.
11. Simoons ML, *et al.* Individual risk assessment for intracranial haemorrhage during thrombolytic therapy. *Lancet* 1993; **342:** 1523–8.
12. Aylward PE, *et al.* Relation of increased arterial blood pressure to mortality and stroke in the context of contemporary thrombolytic therapy for acute myocardial infarction: a randomized trial. *Ann Intern Med* 1996; **125:** 891–900.
13. Bovill EG, *et al.* Hemorrhagic events during therapy with recombinant tissue plasminogen activator, heparin, and aspirin for unstable angina (Thrombolysis in Myocardial Ischemia, Phase IIIB trial). *Am J Cardiol* 1997; **79:** 391–6.
14. Gurwitz JH, *et al.* Risk for intracranial hemorrhage after tissue plasminogen activator treatment for acute myocardial infarction. *Ann Intern Med* 1998; **129:** 597–604.
15. The NINDS t-PA Stroke Study Group. Intracerebral hemorrhage after intravenous t-PA therapy for ischemic stroke. *Stroke* 1997; **28:** 2109–18.
16. Gore JM, *et al.* Stroke after thrombolysis: mortality and functional outcomes in the GUSTO-I trial. *Circulation* 1995; **92:** 2811–18.
17. Assessment of the Safety and Efficacy of a New Thrombolytic (ASSENT-2) Investigators. Single-bolus tenecteplase compared with front-loaded alteplase in acute myocardial infarction: the ASSENT-2 double-blind randomised trial. *Lancet* 1999; **354:** 716–22.
18. Mehta SR, *et al.* Risk of intracranial haemorrhage with bolus versus infusion thrombolytic therapy: a meta-analysis. *Lancet* 2000; **356:** 449–54.
19. Armstrong PW, *et al.* Bolus fibrinolysis: risk, benefit, and opportunities. *Circulation* 2001; **103:** 1171–3.
20. Wiener RS, Ong LS. Streptokinase and splenic rupture. *Am J Med* 1989; **86:** 249.
21. Blankenship JC, Indeck M. Spontaneous splenic rupture complicating anticoagulant or thrombolytic therapy. *Am J Med* 1993; **94:** 433–7.
22. Eklöf B, *et al.* Spontaneous rupture of liver and spleen with severe intra-abdominal bleeding during streptokinase treatment of deep venous thrombosis. *Vasa* 1977; **6:** 369–71.
23. Müller C-H, *et al.* Near-fatal intra-abdominal bleeding from a ruptured follicle during thrombolytic therapy. *Lancet* 1996; **347:** 1697.
24. Massel DR. How sound is the evidence that thrombolysis increases the risk of cardiac rupture? *Br Heart J* 1993; **69:** 284–7.
25. Becker RC, *et al.* Fatal cardiac rupture among patients treated with thrombolytic agents and adjunctive thrombin antagonists: observations from the Thrombolysis and Thrombin Inhibition in Myocardial Infarction 9 Study. *J Am Coll Cardiol* 1999; **33:** 479–87.
26. Yigla M, *et al.* Diffuse alveolar hemorrhage following thrombolytic therapy for acute myocardial infarction. *Respiration* 2000; **67:** 445–8.
27. Mohamed HA, *et al.* Right ventricular wall hematoma due to thrombolytic therapy presenting as cardiac tamponade: a case report and review of literature. *Can J Cardiol* 2003; **19:** 581–4.
28. Ozgocmen S, *et al.* Spinal epidural hematoma associated with streptokinase treatment for myocardial infarction. *Spinal Cord* 2004; **42:** 374–7.
29. Porter J, Banning AP. Intrapleural streptokinase. *Thorax* 1998; **53:** 720.
30. Srivastava P, *et al.* Fatal haemorrhage from aortic dissection following instillation of intrapleural streptokinase. *Scott Med J* 2000; **45:** 86–7.

超敏反应 链激酶是一种细菌蛋白质，有抗原性。链激酶中和抗体可能降低链激酶的疗效，增加超敏反应的危险。

一个 25 例患者的小组，静脉注射链激酶治疗心肌梗死，链激酶中和抗体的滴度从治疗前 0.16×10^6U 的平均值升高到治疗 2 周后的平均值 25.54×10^6U，最高的个人滴度是 93×10^6U。24 例患者 12 周以后抗体滴度仍然很高，可中和 1.5×10^6U 标准剂量的链激酶。17～34 周后 20 例接受检查的患者中有 18 例的滴度仍然很高，足以中和至少一半的标准剂量[1]。就像这些结果显示的，1 年以内曾经用过链激酶的患者再次使用标准剂量链激酶可能导致疗效降低。因此，初始剂量后的 5 天和 1 年之间不应该重复使用（详见下文**注意事项**）。然而，已经有报道，使用链激酶后中和抗体的很高的滴度能持续长达 7.5 年[2~4]。既然再次服药也能增加超敏反应的危险，建议[2,5]不应该在至少 4 年内重复使用；如果需要重复，就要用阿替普酶或尿激酶这样的非抗原性溶栓药，直到确认体外滴度对功效是否有影响。在局部应用链激酶治疗伤口的患者体内检测到链激酶中和抗体滴度的增加[6]。

复合纤溶酶链激酶对链激酶抗体的中和作用也敏感[7]。

已有报道，使用链激酶的患者出现浆细胞增多（症）[8,9]、血清病[8,10,11]、横纹肌溶解症[12]、肾损伤（详见上文**对肾的影响**）、眼葡萄膜炎和虹膜炎（详见上文**对眼的影响**）、关节炎[13]和过敏反应[14~17]，这些反应被认为是超敏反应，有一些病例也许是由于曾经有链球菌感染，造成链球菌抗原的接触。背痛（详见上文）可能也是超敏反应。有一些患者的反应会延迟 1～10 天[18]。然而，严重的超敏反应的发生率可能相当低，在 GISSI 研究中 5860 例患者中只有 7 例，尽管有 99 例患者因为其他超敏反应而停止使用链激酶，并且在输注完成后又有 42 例这样的反应[15]。一些使用链激酶过程中出现的过敏反应，可能是纤维蛋白溶解产物介导的非抗原抗体反应。服用非抗原性的阿替普酶，有遗传性过敏症病史的患者会产生过敏性反应[19,20]。在用阿替普酶治疗 1 例伴有 SLE 和青霉素过敏症的深静脉血栓症患者发生了血管性水肿[21]。溶栓治疗时形成的纤维蛋白溶酶物能活化补体级联反应和激肽系统。对于大多数患者，这些作用无临床意义，但是对于那些有强烈的遗传性过敏症的患者，会诱导过敏反应。在那些服用 ACEI 的患者中诱发阿替普酶性血管性水肿的风险也在增高，见**阿替普酶**的**药物相互作用**（第1164页）。

1. Jalihal S, Morris GK. Antistreptokinase titres after intravenous streptokinase. *Lancet* 1990; **335:** 184–5.
2. Elliott JM, *et al.* Neutralizing antibodies to streptokinase four years after intravenous thrombolytic therapy. *Am J Cardiol* 1993; **71:** 640–5.
3. Lee HS, *et al.* Raised levels of antistreptokinase antibody and neutralization titres from 4 days to 54 months after administration of streptokinase or anistreplase. *Eur Heart J* 1993; **14:** 84–9.
4. Squire IB, *et al.* Humoral and cellular immune responses up to 7.5 years after administration of streptokinase for acute myocardial infarction. *Eur Heart J* 1999; **20:** 1245–52.
5. Jennings K. Antibodies to streptokinase. *BMJ* 1996; **312:** 393–4.
6. Green C. Antistreptokinase titres after topical streptokinase. *Lancet* 1993; **341:** 1602–3.
7. Binette MJ, Agnone FA. Failure of APSAC thrombolysis. *Ann Intern Med* 1993; **119:** 637.
8. Straub PW, *et al.* Plasmozytose nach thrombolytischer Therapie mit Streptokinase. *Schweiz Med Wochenschr* 1974; **104:** 1891–2.
9. Chan NS, *et al.* Plasmacytosis and renal failure after readministration of streptokinase for threatened myocardial reinfarction. *BMJ* 1988; **297:** 717–18.
10. Payne ST, *et al.* Transient impairment of renal function after streptokinase therapy. *Lancet* 1989; **ii:** 1398.
11. Callan MFC, *et al.* Proteinuria and thrombolytic agents. *Lancet* 1990; **335:** 106.
12. Montgomery HE, *et al.* Rhabdomyolysis and multiple system organ failure with streptokinase. *BMJ* 1995; **311:** 1472.
13. Kelly MP, Bielawska C. Recurrence of a reactive arthritis following streptokinase therapy. *Postgrad Med J* 1991; **67:** 402.
14. McGrath KG, Patterson R. Anaphylactic reactivity to streptokinase. *JAMA* 1984; **252:** 1314–17.
15. Gruppo Italiano per lo Studio della Streptochinasi nell'Infarto Miocardico. Effectiveness of intravenous thrombolytic treatment in acute myocardial infarction. *Lancet* 1986; **i:** 397–401.
16. Bednarczyk EM, *et al.* Anaphylactic reaction to streptokinase with first exposure: case report and review of the literature. *DICP Ann Pharmacother* 1989; **23:** 869–72.
17. Tisdale JE, *et al.* Streptokinase-induced anaphylaxis. *DICP Ann Pharmacother* 1989; **23:** 984–7.
18. Seibert WJ, *et al.* Streptokinase morbidity—more common than previously recognised. *Aust N Z J Med* 1992; **22:** 129–33.
19. Purvis JA, *et al.* Anaphylactoid reaction after injection of alteplase. *Lancet* 1993; **341:** 966–7.
20. Massel D, *et al.* Anaphylactoid reaction during an infusion of recombinant tissue-type plasminogen activator for acute myocardial infarction. *Can J Cardiol* 1991; **7:** 298–302.
21. Francis CW, *et al.* Angioedema during therapy with recombinant tissue plasminogen activator. *Br J Haematol* 1991; **77:** 562–3.

不良反应的处置

链激酶的过敏反应可能需要抗组胺药和皮质激素治疗，这些有时也可发挥预防作用。过敏反应需要服用肾上腺素（更多细节详见第1161页）。

局部加压不能控制的严重出血需要停止输注链激酶。氨甲环酸、氨基己酸或抑酞酶也许有用。红细胞浓集液可能比全血的替代疗法更适合，可能也需要给予Ⅷ因子制剂。可能需要扩张血容量，但是必须避免使用右旋糖酐，因为它有抑制血小板的作用。

注意事项

总之，对可增加出血危险的患者或有显著出血危险的患者必须格外谨慎使用链激酶。有活动性内脏出血或近期有消化性溃疡、食管静脉曲张、溃疡性结肠炎或有其他胃肠损害出血病史的患者、胰腺炎患者、亚急性细菌性心内膜炎及由于肝肾疾病、近期术后、分娩或创伤在内的低凝状态患者，都必须避免使用。对严重高血压、出血或近期卒中脑出血危险增加的患者或脑瘤患者不应该给链激酶。对于孕妇，尤其是怀孕前 18 周，由于有胎盘剥离的危险，不应该给药，建议在严重的阴道出血期间不应该使用。

链激酶应用前、中、后均应该避免（如肌内注射）侵入治疗过程，因其可能增加出血危险，当操作时，必须小心。老年患者使用链激酶也要谨慎。二尖瓣狭窄合并心房纤颤的患者更有可能有左心血栓，这可能导致溶栓药治疗后的脑栓塞。虽然对于糖尿病的视网膜病患者有理论上的视网膜出血危险，但是通常是利大于弊。

使用链激酶后，抗链激酶抗体形成，大约 5 天后抗体滴度突然升高。这些抗体可能会对后来链激酶的治疗引起抗药性或超敏反应。因此，不应该在初始剂量后的 5 天～12 个月之间再次使用链激酶（建议间隔时间更久一些，详见上文**不良反应**项下**超敏反应**），如果在这一时期需要使用溶栓药疗法，必须使用可供选择的非抗原性药物。

在链球菌感染后，如链球菌咽炎或急性风湿性发热的患者或者继发于链球菌感染的急性肾小球肾炎患者，也都有可能发生抗链激酶抗体的高滴度，这些患者可能会对链激酶产生抗药性或使其作用减弱。

用法 如果使用计数滴入输注泵，可能会发生链激酶输注过量[1]。由于链激酶溶液絮状凝集产生半透明纤维影响液滴形成，因此可使液滴增大，造成过量。

有关链激酶溶液絮凝作用发生率的评论，详见上文**稳定性**项下内容。

1. Schad RF, Jennings RH. Overinfusions of streptokinase. *Am J Hosp Pharm* 1982; **39:** 1850.

主动脉夹层 有一个将 4 例主动脉夹层者误诊为心肌梗死及不恰当地使用了链激酶的报道[1]。溶栓药有可能加重主动脉夹层，产生不利影响。2 例死亡患者中，1 个适合早期手术治疗，但是由于凝血障碍造成延误而导致死亡。虽然早期使用溶栓治疗急性心肌梗死有较多的好处，但是重要的是要准确鉴别诊断以排除像主动脉夹层这种情况，预防可避免的死亡。

有一个将主动脉夹层误诊为脓胸而使用链激酶引起致命性出血的报道，详见上文**不良反应**项下**出血**。

1. Butler J, *et al.* Streptokinase in acute aortic dissection. *BMJ* 1990; **300:** 517–19.

心肺复苏 由于有出血的危险，长疗程的或创伤性的心肺复苏之后不推荐使用溶栓药。然而，对使用心肺复苏治疗心脏骤停合并急性心肌梗死的研究[1,2]表明使用溶栓药通常是安全的，溶栓带来的益处超过任何增加出血并发症的危险。

1. Cross SJ, *et al.* Safety of thrombolysis in association with cardiopulmonary resuscitation. *BMJ* 1991; **303:** 1242.
2. Kurkciyan I, *et al.* Major bleeding complications after cardiopulmonary resuscitation: impact of thrombolytic treatment. *J Intern Med* 2003; **253:** 128–35.

妊娠 溶栓药通常是妊娠的禁用药。然而，有一些使用的报道，已简要地回顾了一下[1]。大多数病例中，溶栓药用于妊娠 28 周或更晚的深静脉血栓、肺栓塞或修复瓣膜血栓症患者。报道指出，尽管溶栓治疗过程伴随着包括自然流产和轻度阴道出血在内的母体出血，尤其是接近分娩时，但仍有一些报告显示其对母体和胎儿有益。有一个胎盘剥离、胎儿死亡的报道。随后的综述[2]报道了 200 例妊娠过程中成功地溶栓治疗，伴随大约 1%的母亲致死率、大约 6%的婴儿致死率和大约 6%的婴儿早产。美国的指南[3]推荐对血栓栓塞威胁生命的妊娠患者进行维持性溶栓治疗。

1. Roth A, Elkayam U. Acute myocardial infarction associated with pregnancy. *Ann Intern Med* 1996; **125:** 751–62.
2. Ahearn GS, *et al.* Massive pulmonary embolism during pregnancy successfully treated with recombinant tissue plasminogen activator: a case report and review of treatment options. *Arch Intern Med* 2002; **162:** 1221–7.
3. Bates SM, *et al.* American College of Chest Physicians. Venous thromboembolism, thrombophilia, antithrombotic therapy, and pregnancy: American College of Chest Physicians Evidence-Based Clinical Practice Guidelines (8th Edition). *Chest* 2008; **133** (suppl): 844S–886S. Also available at: http://www.chestjournal.org/content/133/6_suppl/844S.full.pdf (accessed 14/10/09)

药物相互作用

口服抗凝血药、肝素和抗血小板药（如阿司匹林）经常和链激酶合用，但是可能增加出血的危险。合用右旋糖酐或其他影响血液凝固或血小板功能的药物也可能增加危险。

1. Harder S, Klinkhardt U. Thrombolytics: drug interactions of clinical significance. *Drug Safety* 2000; **23:** 391–9.

药动学

链激酶静脉注射后能很快地通过循环清除。由于特异抗体存在，清除过程呈初期和更快阶段 2 个时相。已报道，合成的链激酶-激活剂复合物的半衰期是 23min。

1. Grierson DS, Bjornsson TD. Pharmacokinetics of streptokinase in patients based on amidolytic activator complex activity. *Clin Pharmacol Ther* 1987; **41:** 304–13.
2. Gemmill JD, *et al.* A comparison of the pharmacokinetic properties of streptokinase and anistreplase in acute myocardial infarction. *Br J Clin Pharmacol* 1991; **31:** 143–7.

用途和用法

链激酶是来源于各种链球菌的溶栓药。通过与纤溶酶原结合形成链激酶-纤溶酶原复合物，间接而迅速地活化内源性的纤溶酶原，使其成为活性纤溶酶（详见**纤溶酶**，第1241页），它能溶解纤维蛋白和血管内的血凝块。纤维蛋白溶解作用的机制在止血和纤维蛋白溶解作用项中进一步讨论（第1014页）。链激酶可作用于循环中游离型纤溶酶原和与纤维蛋白结合的纤溶酶原，被称为非特异性纤维蛋白溶栓药（详见第1117页）。

链激酶通过静脉注射，有时也通过动脉内输注给药以治疗像心肌梗死（第1135页）这样的血栓栓塞疾病、外周动脉血栓栓塞（下文）和静脉血栓栓塞（深静脉血栓和肺栓塞）（第1147页）。虽然一般阿替普酶作为缺血性脑卒中（见下文）首选，但是也试用链激酶。链激酶可以用于清洗插管和分流器，局部使用链激酶可以清除血块和脓液。

用于急性**心肌梗死**通常是在出现症状后，尽快由静脉在大于 1h 的时间内输入单次剂量 1.5×10^6U 的链激酶。也通过冠状动脉输注给予适当剂量的链激酶，但是需要在血管造影术协助下插入冠状导管，以便于给药至恰当部位。

在治疗**肺栓塞**和其他的**动静脉阻塞**时，链激酶的初始负荷剂量，在正常情况下是 30min 静脉输注 250000U，以克服由于循环抗体产生的各种对抗作用。根据情况，继续以 100000U/h 的维持剂量输注 24～72h。对于视网膜中央动脉血栓，12h 可能就足够了。必须通过监测凝血酶时间以控制治疗，其应该维持在正常值的 2～4 倍。输注停止后，溶栓药活性迅速消失，使用链激酶治疗后通常静脉输注肝素 3～4h，接着使用口服抗凝血药，以防止再次闭塞。

可使用 2ml 含有 250000U 链激酶的溶液清除阻塞的**插管**。

儿童剂量，见下文。

1. Fears R. Biochemical pharmacology and therapeutic aspects of thrombolytic agents. *Pharmacol Rev* 1990; **42:** 201–21.
2. Stringer KA. Beyond thrombolysis: other effects of thrombolytic drugs. *Ann Pharmacother* 1994; **28:** 752–6.
3. Ludlam CA, *et al.* Guidelines for the use of thrombolytic therapy. *Blood Coag Fibrinol* 1995; **6:** 273–85.
4. Bell WR. Present-day thrombolytic therapy: therapeutic agents—pharmacokinetics and pharmacodynamics. *Rev Cardiovasc Med* 2002; **3** (suppl 2): S34–S44.

儿童用法 儿童动脉或静脉血栓栓塞使用全身溶栓疗法的数据有限，各种剂量的治疗方案也是建立在病例研究基础上的。使用最普遍的药物是链激酶和阿替普酶。对于链激酶，Eighth American College of Chest Physicians (ACCP) Consensus[1]在有关抗凝疗法的会议上一致认为由静脉给予 2000U/kg 的负荷剂量，接着继续以每小时 2000U/kg，输注 6～12h。在英国，*BNFC 2010/11* 认为 30min 给予负荷剂量为 2500～4000U/kg，接着每小时输注 500～1000U/kg，直到恢复再灌注，3 天达到最大量。12 岁以上儿童应给予正常成人剂量（参见上文）。

由于阿替普酶的纤维蛋白特异性和低免疫原性，可作为首选。ACCP 建议阿替普酶的剂量为每小时 100～600μg/kg，连续静脉输注 6h 以上，*BNFC 2010/11* 推荐剂量是每小时 100～500μg/kg（每日最大剂量为 100mg），持续 3～6h。使用阿替普酶清除儿童阻塞导管的讨论在第1165页。

1. Monagle P, *et al.* Antithrombotic therapy in neonates and children: American College of Chest Physicians evidence-based clinical practice guidelines (8th edition). *Chest* 2008; **133** (suppl): 887S–968S.
Also available at: http://chestjournal.chestpubs.org/content/133/6_suppl/887S.full.pdf (accessed 23/10/09)

脓胸和胸腔渗出 脓胸采用抗菌类药物和胸腔引流治疗。胸腔内的纤维蛋白血块可能会减弱液体的有效消除。已有报道，链激酶胸腔内滴注（100ml 0.9%氯化钠中 100000～750000U）对一小组患者是有效的[1～4]，也有成功使用阿替普酶[5～7]和尿激酶[4,8]的报道。然而，一项系统的回顾[10]发现一些纤维蛋白溶解药的使用证据不足，一项[9]包括 454 例患者的双盲研究发现链激酶没有益处。一项荟萃分析发现[10]，尽管一项系统性综述[11]提示溶栓剂可减少对外科介入的需求，但没有证据支持其益处。胸膜内链激酶也成功地用于一些标准胸膜引流法无效的恶性多房胸膜渗出患者[12]。

心包内滴注溶栓药试用于一些心包积脓患者，以防止心包狭窄的发展[13,14]。

有胸膜内使用链激酶引起出血的报道，详见上文**不良反应**项下**出血**。

1. Temes RT, *et al.* Intrapleural fibrinolytics in management of empyema thoracis. *Chest* 1996; **110:** 102–6.
2. Bouros D, *et al.* Role of streptokinase in the treatment of acute loculated parapneumonic pleural effusions and empyema. *Thorax* 1994; **49:** 852–5.
3. Davies RJO, *et al.* Randomised controlled trial of intrapleural streptokinase in community acquired pleural infection. *Thorax* 1997; **52:** 416–21.
4. Bouros D, *et al.* Intrapleural streptokinase versus urokinase in the treatment of complicated parapneumonic effusions: a prospective, double-blind study. *Am J Respir Crit Care Med* 1997; **155:** 291–5.
5. Bishop NB, *et al.* Alteplase in the treatment of complicated parapneumonic effusion: a case report. Abstract: *Pediatrics* 2003; **111:** 423. Full version: http://pediatrics.aappublications.org/cgi/reprint/111/2/e188 (accessed 16/06/04)
6. Walker CA, *et al.* Intrapleural alteplase in a patient with complicated pleural effusion. *Ann Pharmacother* 2003; **37:** 376–9.
7. Weinstein M, *et al.* Effectiveness and safety of tissue plasminogen activator in the management of complicated parapneumonic effusions. Abstract: *Pediatrics* 2004; **113:** 610. Full version: http://pediatrics.aappublications.org/cgi/reprint/113/3/e182 (accessed 30/04/08)
8. Thomson AH, *et al.* Randomised trial of intrapleural urokinase

in the treatment of childhood empyema. *Thorax* 2002; **57:** 343–7.
9. Maskell NA, *et al.* U.K. controlled trial of intrapleural streptokinase for pleural infection. *N Engl J Med* 2005; **352:** 865–74. Correction. *ibid.*; 2146.
10. Tokuda Y, *et al.* Intrapleural fibrinolytic agents for empyema and complicated parapneumonic effusions: a meta-analysis. *Chest* 2006; **129:** 783–90.
11. Cameron RJ, Davies HRHR. Intra-pleural fibrinolytic therapy versus conservative management in the treatment of adult parapneumonic effusions and empyema. Available in The Cochrane Database of Systematic Reviews; Issue 2. Chichester: John Wiley; 2008 (accessed 30/04/08).
12. Davies CWH, *et al.* Intrapleural streptokinase in the management of malignant multiloculated pleural effusions. *Chest* 1999; **115:** 729–33.
13. Winkler W-B, *et al.* Treatment of exudative fibrinous pericarditis with intrapericardial urokinase. *Lancet* 1994; **344:** 1541–2.
14. Juneja R, *et al.* Intrapericardial streptokinase in purulent pericarditis. *Arch Dis Child* 1999; **80:** 275–7.

心内血栓症 心脏瓣膜修复引起的血栓（见第1146页）常用手术治疗，同时也使用溶栓剂。一项对左心瓣膜血栓症患者的研究[1]发现溶栓药疗法比手术更加成功，尤其是对那些重病患者。链激酶是常用的溶栓药；另一项在给予链激酶、尿激酶和阿替普酶的患者的回顾研究[2]表明，溶栓剂是有效的，但栓子和出血并发症可能限制了其使用。替奈普酶[3]的使用成功地解决了1例安装心室辅助装置的心内栓塞。

1. Lengyel M, Vándor L. The role of thrombolysis in the management of left-sided prosthetic valve thrombosis: a study of 85 cases diagnosed by transesophageal echocardiography. *J Heart Valve Dis* 2001; **10:** 636–49.
2. Roudaut R, *et al.* Fibrinolysis of mechanical prosthetic valve thrombosis: a single-center study of 127 cases. *J Am Coll Cardiol* 2003; **41:** 653–8.
3. Hayes H, *et al.* Successful treatment of ventricular assist device associated ventricular thrombus with systemic tenecteplase. *Heart Lung Circ* 2008; **17:** 253–5.

缺血性心脏病 像阿替普酶、链激酶和尿激酶这样的溶栓药已被确定为治疗早期急性心肌梗死的药物（第1135页）。冠状动脉闭塞引起的心肌梗死，通常是由于血栓；静脉给予溶栓药溶解血栓或血块，恢复冠状动脉的开放，从而限制心肌梗死面积和不可逆性损伤。ECG异常的减少和心室重构的修正可能也有助于它们的作用。其他抗血栓药，特别是阿司匹林和肝素可作为辅助治疗。

一些大型研究已确定溶栓药能保护左心室功能，改善短期和1年的死亡率数据[1,2]；5年[3]和10年[4,5]的跟踪调查表明其有益处。及早治疗疗效最好。有研究（如GISSI-1[6]和ISIS-2[7]）已证实，如果在出现症状的6h内给予溶栓药，死亡率会降低[8]，而进一步的研究证实[9,10]发病患者在12h内应该使用溶栓药。12h后使用不仅会增加不良反应[8]，而且只在有持续缺血的患者中应用。住院前的血栓溶解是可行的，能减少溶栓治疗时间和短期内的死亡率[11]。一项5年的追踪观察[12]发现这对长期死亡率也有有利的影响。

选择溶栓药需要考虑的因素是价格、服用方法和禁忌证。虽然链激酶使用最普遍，一些大型的研究比较了改善左心室功能和死亡率的临床疗效，发现链激酶和其他溶栓药没有区别，包括次鲁普酶[13]、组织纤溶酶原活化剂阿替普酶[14]、复合纤溶酶链激酶[15]和瑞替普酶[16]。在GUSTO-Ⅰ研究中[17]，加速的或"前负荷"的阿替普酶（即在1.5h内快速静脉注射，而不是常规的3h）比链激酶更有效，尽管这个研究没有进行在相同情况下的比较而被批评。另一方面，阿替普酶比链激酶有更大的卒中危险[18]。比较瑞替普酶快速静脉注射联合加速的阿替普酶治疗（GUSTO-Ⅲ）[19]和替奈普酶联合阿替普酶（ASSENT-2）[20]的研究发现，二者在死亡率上没有区别。

溶栓药的总体作用被持续的冠脉闭塞、再阻塞和出血并发症所限制。已经研究了不同的溶栓药的服用方案，像瑞替普酶的快速静脉推注，或溶栓药联合使用，例如阿替普酶联合链激酶、阿替普酶联合次鲁普酶。然而，需要注意的是快速静脉推注的不良反应可能更多。在一项比较服用两次快速静脉推注阿替普酶联合加速的阿替普酶治疗的研究中[21]，由于使用静脉快速推注组出现了过多的死亡病例，使该研究过早终止，后来的荟萃分析[22]发现较高的颅内出血发病率与各种溶栓药的快速静脉推注用法有关。尽管在经皮冠状动脉介入治疗之前使用溶栓剂并未呈现益处，但一项小型研究[23]提示经皮冠状动脉介入治疗之后立即在冠状动脉内给予链激酶可增加微循环再灌注，并且随之的结果[24]提示这可能会有临床益处。

溶栓药也试用于其他的急性冠状综合征，包括不稳定性心绞痛和无ST段抬高的心肌梗死（第1117页）。虽然小规模的研究报道治疗有益处，不过结果不恒定，一项针对包括一些不稳定性心绞痛患者在内的疑似心肌梗死患者的观察[8]发现无ST抬高的患者没有出现死亡。在两项阿替普酶（包括1473例患者的TIMI-IIIB研究[25]）和复合纤溶酶链激酶（包括159例患者的UNASEM研究[26]）的研究中，血栓溶解没有改善疗效，却与出血并发症增多有关。因此，溶栓疗法不适合有不稳定性心绞痛或无ST段抬高的心肌梗死患者。

1. Gruppo Italiano per lo Studio della Streptochinasi nell'Infarto Miocardico (GISSI). Long-term effects of intravenous thrombolysis in acute myocardial infarction: final report of the GISSI study. *Lancet* 1987; **ii:** 871–4.
2. Wilcox RG, *et al.* Effects of alteplase in acute myocardial infarction: 6-month results from the ASSET study. *Lancet* 1990; **335:** 1175–8.
3. Simoons ML, *et al.* Long-term benefit of early thrombolytic therapy in patients with acute myocardial infarction: 5 year follow-up of a trial conducted by the Interuniversity Cardiology Institute of the Netherlands. *J Am Coll Cardiol* 1989; **14:** 1609–15.
4. Baigent C, *et al.* ISIS-2: 10 year survival among patients with suspected acute myocardial infarction in randomised comparison of intravenous streptokinase, oral aspirin, both, or neither. *BMJ* 1998; **316:** 1337–43.
5. Franzosi MG, *et al.* Ten-year follow-up of the first megatrial testing thrombolytic therapy in patients with acute myocardial infarction: results of the Gruppo Italiano per lo Studio della Sopravvivenza nell'Infarto-1 Study. *Circulation* 1998; **98:** 2659–65.
6. Gruppo Italiano per lo Studio della Streptochinasi nell'Infarto Miocardico (GISSI). Effectiveness of intravenous thrombolytic treatment in acute myocardial infarction. *Lancet* 1986; **i:** 397–402.
7. Second International Study of Infarct Survival Collaborative Group. Randomised trial of intravenous streptokinase, oral aspirin, both, or neither among 17 187 cases of suspected acute myocardial infarction: ISIS-2. *Lancet* 1988; **ii:** 349–60.
8. Fibrinolytic Therapy Trialists' (FTT) Collaborative Group. Indications for fibrinolytic therapy in suspected acute myocardial infarction: collaborative overview of early mortality and major morbidity results from all randomised trials of more than 1000 patients. *Lancet* 1994; **343:** 311–22.
9. LATE Study Group. Late assessment of thrombolytic efficacy (LATE) study with alteplase 6–24 hours after onset of acute myocardial infarction. *Lancet* 1993; **342:** 759–66.
10. EMERAS (Estudio Multicéntrico Estreptoquinasa Repúblicas de América del Sur) Collaborative Group. Randomised trial of late thrombolysis in patients with suspected acute myocardial infarction. *Lancet* 1993; **342:** 767–72.
11. Morrison LJ, *et al.* Mortality and prehospital thrombolysis for acute myocardial infarction: a meta-analysis. *JAMA* 2000; **283:** 2686–92.
12. Rawles JM. Quantification of the benefit of earlier thrombolytic therapy: five-year results of the Grampian Region Early Anistreplase Trial (GREAT). *J Am Coll Cardiol* 1997; **30:** 1181–6.
13. PRIMI Trial Study Group. Randomised double-blind trial of recombinant pro-urokinase against streptokinase in acute myocardial infarction. *Lancet* 1989; **i:** 863–8.
14. GISSI-2 and International Study Group. Six-month survival in 20 891 patients with acute myocardial infarction randomized between alteplase and streptokinase with or without heparin. *Eur Heart J* 1992; **13:** 1692–7.
15. Third International Study of Infarct Survival Collaborative Group. ISIS-3: a randomised comparison of streptokinase vs tissue plasminogen activator vs anistreplase and of aspirin plus heparin vs aspirin alone among 41 299 cases of suspected acute myocardial infarction. *Lancet* 1992; **339:** 753–70.
16. International Joint Efficacy Comparison of Thrombolytics. Randomised, double-blind comparison of reteplase double-bolus administration with streptokinase in acute myocardial infarction (INJECT): trial to investigate equivalence. *Lancet* 1995; **346:** 329–36.
17. The GUSTO Investigators. An international randomized trial comparing four thrombolytic strategies for acute myocardial infarction. *N Engl J Med* 1993; **329:** 673–82.
18. Vaitkus PT, *et al.* Stroke complicating acute myocardial infarction: a meta-analysis of risk modification by anticoagulation and thrombolytic therapy. *Arch Intern Med* 1992; **152:** 2020–4.
19. The Global Use of Strategies to Open Occluded Coronary Arteries (GUSTO III) Investigators. A comparison of reteplase with alteplase for acute myocardial infarction. *N Engl J Med* 1997; **337:** 1118–23.
20. Assessment of the Safety and Efficacy of a New Thrombolytic (ASSENT-2) Investigators. Single-bolus tenecteplase compared with front-loaded alteplase in acute myocardial infarction: the ASSENT-2 double-blind randomised trial. *Lancet* 1999; **354:** 716–22.
21. The Continuous Infusion versus Double-Bolus Administration of Alteplase (COBALT) Investigators. A comparison of continuous infusion of alteplase with double-bolus administration for acute myocardial infarction. *N Engl J Med* 1997; **337:** 1124–30.
22. Mehta SR, *et al.* Risk of intracranial haemorrhage with bolus versus infusion thrombolytic therapy: a meta-analysis. *Lancet* 2000; **356:** 449–54.
23. Sezer M, *et al.* Intracoronary streptokinase after primary percutaneous coronary intervention. *N Engl J Med* 2007; **356:** 1823–34.
24. Sezer M, *et al.* Effect of intracoronary streptokinase administered immediately after primary percutaneous coronary intervention on long-term left ventricular infarct size, volumes, and function. *J Am Coll Cardiol* 2009; **54:** 1065–71.
25. The TIMI IIIB Investigators. Effects of tissue plasminogen activator and a comparison of early invasive and conservative strategies in unstable angina and non-Q-wave myocardial infarction: results of the TIMI IIIB trial. *Circulation* 1994; **89:** 1545–56.
26. Bär FW, *et al.* Thrombolysis in patients with unstable angina improves the angiographic but not the clinical outcome: results of UNASEM, a multicenter, randomized, placebo-controlled, clinical trial with anistreplase. *Circulation* 1992; **86:** 131–7.

外周动脉血栓栓塞 尽管手术是治疗外周动脉血栓栓塞的首选方式（见第1137页），但溶栓剂无论是单独使用还是结合手术或经皮介入治疗，其重要性越来越高[1]。静脉给予链激酶，可以有效地使急性阻塞动脉恢复开放，但出血综合征也限制了这种使用[2]。因此，现在越来越多地使用直接动脉导入（导管介导溶栓），而且呈现出良好的效果，尤其是当导管直接放置在血栓上时。同时，动脉内溶栓剂可以在之前或与手术或经皮介入同时使用，以减少斑块负荷或治疗末梢斑块[1]。通常使用的静脉注射剂量是至少30min给予250000U，接着是每小时100000U。可动脉内用每小时5000U的较低剂量，直接作用于血块[3]；用于消除外科手术时形成的末梢血块，可动脉内给予30min 1000000U的链激酶，或20000U 5次推注，每次间隔5min[4]。

尽管不同药物的相对有效性目前并不明确，但其他一些溶栓剂现在比链激酶的应用更广泛[5]。阿替普酶和尿激酶的临床使用要多于链激酶[3,6,7]，并且替奈普酶和瑞替普酶的应用也越来越多[7]。

1. Norgren L, *et al.* Inter-Society Consensus for the Management of Peripheral Arterial Disease (TASC II). *J Vasc Surg* 2007; **45** (suppl S): S5–S67.
2. Kessel DO, *et al.* Infusion techniques for peripheral arterial thrombolysis. Available in The Cochrane Database of Systematic Reviews; Issue 1. Chichester: John Wiley; 2004 (accessed 14/08/09).
3. Giannini D, Balbarini A. Thrombolytic therapy in peripheral arterial disease. *Curr Drug Targets Cardiovasc Haematol Disord* 2004; **4:** 249–58.
4. Earnshaw JJ, Beard JD. Intraoperative use of thrombolytic agents. *BMJ* 1993; **307:** 638–9.
5. Robertson I, *et al.* Fibrinolytic agents for peripheral arterial occlusion. Available in The Cochrane Database of Systematic Reviews; Issue 3. Chichester: John Wiley; 2010 (accessed 14/06/10).
6. Bendermacher BL, *et al.* Medical management of peripheral arterial disease. *J Thromb Haemost* 2005; **3:** 1628–37.
7. Gray BH, *et al.* American Heart Association Writing Group 7. Atherosclerotic Peripheral Vascular Disease Symposium II: lower-extremity revascularization: state of the art. *Circulation* 2008; **118:** 2864–72.

中枢视网膜动脉栓塞 中枢视网膜动脉栓塞可引起受影响眼睛严重的和永久的视力消失。尽管有不同的结果，但溶栓剂仍被研究用来治疗这种损伤。

1. Butz B, *et al.* Selective intraarterial fibrinolysis of acute central retinal artery occlusion. *Acta Radiol* 2003; **44:** 680–4.
2. Arnold M, *et al.* Comparison of intra-arterial thrombolysis with conventional treatment in patients with acute central retinal artery occlusion. *J Neurol Neurosurg Psychiatry* 2005; **76:** 196–9.
3. Pettersen JA, *et al.* Intra-arterial thrombolysis for retinal artery occlusion: the Calgary experience. *Can J Neurol Sci* 2005; **32:** 507–11.
4. Biousse V, *et al.* Thrombolysis for central retinal artery occlusion. *J Neuroophthalmol* 2007; **27:** 215–30.
5. Noble J, *et al.* Intra-arterial thrombolysis for central retinal artery occlusion: a systematic review. *Br J Ophthalmol* 2008; **92:** 588–93.
6. Hattenbach LO, *et al.* Intravenous thrombolysis with low-dose recombinant tissue plasminogen activator in central retinal artery occlusion. *Am J Ophthalmol* 2008; **146:** 700–6.
7. Aldrich EM, *et al.* Local intraarterial fibrinolysis administered in aliquots for the treatment of central retinal artery occlusion: the Johns Hopkins Hospital experience. *Stroke* 2008; **39:** 1746–50.
8. Zhang X, *et al.* Intra-arterial thrombolysis for acute central retinal artery occlusion. *Neurol Res* 2009; **31:** 385–9.

脑卒中 通常认为脑卒中（第1143页）是溶栓药的禁忌证，很显然不适用于急性出血性卒中。然而，有证据表明脑卒中与血栓栓塞有关时，就像与心肌梗死有关，如果阻塞能很快地被逆转，那么一定程度神经元的恢复是有可能的，因此溶栓药对急性缺血性脑卒中患者是有作用的。

早期静脉注射溶栓治疗急性缺血性脑卒中的研究表明早期死亡有所减少，尽管后来的随机化试验结果让人失望，除了脑卒中发作3h内给予阿替普酶者（NINDS——National Institute of Neurological Disorders and stroke rt-PA Stroke Trial）[1]。使用链激酶的研究——MAST-E（Multicentre Acute Stroke Trial-Europe）[2]、ASK（Australia Streptokinase Trial）[3]和MAST-I（Multicentre Acute Stroke Trial-Italy）[4,5]都因为治疗组出现了不良后果（颅内出血和死亡率增加）而提前终止了，尤其是脑卒中发作后治疗超过3h的[3]。据症状出现6h内给予阿替普酶的研究（ECASS Ⅰ——European Cooperative Acute Stroke Study）报道[6]，虽然对于一些患者可能有疗效，但是所有的阿替普酶治疗都与较高的死亡率和一些颅内出血危险性增加有关（软组织出血）。在NINDS的随机化研究中[1]，缺血性脑卒中发作3h内给予阿替普酶能提高临床疗效，尽管也会增加脑内出血症状的发生率。使用阿替普酶治疗的患者在卒中后3个月时只有很小或没有残疾[1]，这种疗效能维持12个月[7]。然而，卒中的死亡率和复发率是没有区别的。ECASS研究（ECASS Ⅱ）[8]期望确认NINDS研究中获得的研究结果，但是却没能确认阿替普酶较安慰剂的疗效具有统计学差异，并且发现在3h内和3～6h使用阿替普酶的疗效并无显著性差异。一项对一些研究的回顾[9]证实，如果想达到良好的疗效，要及早给予阿替普酶，最好是在90min内。

在NINDS研究的基础上，大多数卒中治疗指导方针现在推荐选择合适的缺血性脑卒中患者，于发作的3h内给予阿替普酶治疗[10～15]。尽管ECASS Ⅱ研究者自己的结果很让人失望，但是他们得到了相似的结论。

然而，这些建议受到了批评[16,17]。

被指出[18,19]只有非常少的患者适合用阿替普酶治疗，因为症状发作时间常不能确定，很多患者在得到缺血性卒中的明确诊断之前已经过了3个多小时。一项随后的分析结果表明，在6个主要的对照研究中发现在症状发生4.5h后应用阿替普酶治疗的好处大于风险，但在症状发生4.5～6h，没有证据表明有益[20]。

另外，NINDS研究[1]排除了严重卒中和使用抗凝血药的患者。严重卒中患者的排除原理是很有可能发生伴随着大面积梗死的出血[18]。然而，梗死面积很难通过CT扫描确定[18]。在给予阿替普酶后的第一个24h内，禁止使用抗凝血药或抗血小板药。使用链激酶研究获得的不良的结果表明缺血性脑卒中应该避免使用链激酶[13]，尽管一项溶栓药的研究[19]表明链激酶可能不会比阿替普酶更差，它的显然的危险可能可以通过不同的实验设计（如合用抗凝血药）和患者群解决。

一项系统性综述[21]得出结论，需要进一步的大型研究以明确溶栓治疗对急性缺血性脑卒中的全部作用。临床试验以外的关于阿替普酶的研究得出了多种的结果[22～24]。然而，一项观察性研究表明[25]，当按要求使用时，阿替普酶是安全、有效的，同时另一项研究[26]发现通常被临床试验排除的80岁以上的老人，阿替普酶同样可以应用。另一项观察性研究[27]提示在脑卒中发生4.5h以上给予阿替普酶依然是安全的，并且一项随机研究发现[28]在脑卒中发生3～4.5h，阿替普酶依然是有效的，尽管作者强调应尽可能在3h以内治疗。

动脉内的溶栓药可能比静脉内使用有优势，可以用于挑选出的患者[12～14]。一项对那芦普酶[29]和尿激酶[30]的研究表明其对中脑动脉栓塞卒中后能持续6h有效，因此对于这样的患者也可以考虑使用动脉内溶栓药[12～14]。动脉内溶栓药也用于基底部动脉阻塞，尽管其证据很有限[12,13,31]，静脉注射阿替普酶可能是一种选择[32]。静脉和动脉内联合使用阿替普酶正在研究中[33]，就像使用辅助治疗一样，比如超声治疗[34]或使用抗血栓药，但是还没有确定的作用[13]。

静脉内的溶栓药对急性出血性卒中没有治疗作用，但是局部给药能促进脑内[35]和蛛网膜下腔出血造成的血肿消退。一些对尿激酶的小型研究表明其对心室内的出血有疗效。

1. The National Institute of Neurological Disorders and Stroke rt-PA Stroke Study Group. Tissue plasminogen activator for acute ischemic stroke. *N Engl J Med* 1995; **333:** 1581–7.
2. The Multicenter Acute Stroke Trial—Europe Study Group. Thrombolytic therapy with streptokinase in acute ischemic stroke. *N Engl J Med* 1996; **335:** 145–50.
3. Donnan GA, *et al.* Streptokinase for acute ischemic stroke with relationship to time of administration. *JAMA* 1996; **276:** 961–6.
4. Multicentre Acute Stroke Trial - Italy (MAST-I) Group. Randomised controlled trial of streptokinase, aspirin, and combination of both in treatment of acute ischaemic stroke. *Lancet* 1995; **346:** 1509–14.
5. Tognoni G, Roncaglioni MC. Dissent: an alternative interpretation of MAST-I. *Lancet* 1995; **346:** 1515.
6. Hacke W, *et al.* Intravenous thrombolysis with recombinant tissue plasminogen activator for acute hemispheric stroke: the European Cooperative Acute Stroke Study (ECASS). *JAMA* 1995; **274:** 1017–25.
7. Kwiatowski TG, *et al.* Effects of tissue plasminogen activator for acute ischemic stroke at one year. *N Engl J Med* 1999; **340:** 1781–7.
8. Hacke W, *et al.* Randomised double-blind placebo-controlled trial of thrombolytic therapy with intravenous alteplase in acute ischaemic stroke (ECASS II). *Lancet* 1998; **352:** 1245–51.
9. The ATLANTIS, ECASS, and NINDS rt-PA Study Group Investigators. Association of outcome with early stroke treatment: pooled analysis of ATLANTIS, ECASS, and NINDS rt-PA stroke trials. *Lancet* 2004; **363:** 768–74.
10. The International Liaison Committee on Resuscitation (ILCOR). 2005 International consensus on cardiopulmonary resuscitation and emergency cardiovascular care science with treatment recommendations. Section 2: Stroke and first aid. Part 9: Stroke. *Circulation* 2005; **112** (suppl I): III110–III114. Also available at: http://intl-circ.ahajournals.org/cgi/reprint/112/22_suppl/III-110 (accessed 01/03/06)
11. NICE. Alteplase for the treatment of acute ischaemic stroke: Technology Appraisal Guidance 122 (issued June 2007). Available at: http://www.nice.org.uk/nicemedia/pdf/TA122guidance.pdf (accessed 30/04/08)
12. European Stroke Organisation (ESO) Executive Committee. ESO Writing Committee. Guidelines for management of ischaemic stroke and transient ischaemic attack 2008. *Cerebrovasc Dis* 2008; **25:** 457–507. Also available at: http://www.eso-stroke.org/pdf/ESO08_Guidelines_English.pdf (accessed 11/07/08)
13. Adams HP, *et al.* Guidelines for the early management of adults with ischemic stroke: a guideline from the American Heart Association/American Stroke Association Stroke Council, Clinical Cardiology Council, Cardiovascular Radiology and Intervention Council, and the Atherosclerotic Peripheral Vascular Disease and Quality of Care Outcomes in Research Interdisciplinary Working Groups. *Stroke* 2007; **38:** 1655–1711. Also available at: http://stroke.ahajournals.org/cgi/reprint/38/5/1655.pdf (accessed 11/07/08)
14. Albers GW, *et al.* Antithrombotic and thrombolytic therapy for ischemic stroke: American College of Chest Physicians evidence-based clinical practice guidelines (8th edition). *Chest* 2008; **133** (suppl): 630S–669S. Also available at: http://chestjournal.chestpubs.org/content/133/6_suppl/630S.full.pdf+html (accessed 03/08/10)
15. The Intercollegiate Stroke Working Party. National clinical guideline for stroke: third edition. London: Royal College of Physicians, 2008. Also available at: http://www.rcplondon.ac.uk/pubs/contents/6ad05aab-8400-494c-8cf4-9772d1d5301b.pdf (accessed 01/10/08)
16. Caplan LR. Stroke thrombolysis—growing pains. *Mayo Clin Proc* 1997; **72:** 1090–2.
17. Caplan LR, *et al.* Should thrombolytic therapy be the first-line treatment for acute ischemic stroke? Thrombolysis—not a panacea for ischemic stroke. *N Engl J Med* 1997; **337:** 1309–10.
18. Muir KW. Thrombolysis for stroke: pushed out of the window? *Br J Clin Pharmacol* 1996; **42:** 681–2.
19. Wardlaw JM, *et al.* Systematic review of evidence on thrombolytic therapy for acute ischaemic stroke. *Lancet* 1997; **350:** 607–14.
20. Lansberg MG, *et al.* Treatment time-specific number needed to treat estimates for tissue plasminogen activator therapy in acute stroke based on shifts over the entire range of the modified Rankin Scale. *Stroke* 2009; **40:** 2079–84.
21. Wardlaw JM, *et al.* Thrombolysis for acute ischaemic stroke. Available in The Cochrane Database of Systematic Reviews; Issue 4. Chichester: John Wiley; 2009 (accessed 04/08/10).
22. Albers GW, *et al.* Intravenous tissue-type plasminogen activator for treatment of acute stroke: the Standard Treatment with Alteplase to Reverse Stroke (STARS) Study. *JAMA* 2000; **283:** 1145–50.
23. Katzan IL, *et al.* Use of tissue-type plasminogen activator for acute ischemic stroke: the Cleveland area experience. *JAMA* 2000; **283:** 1151–8.
24. Hill MD, Buchan AM. Thrombolysis for acute ischemic stroke: results of the Canadian Alteplase for Stroke Effectiveness Study. *Can Med Assoc J* 2005; **172:** 1307–12.
25. Wahlgren N, *et al.* Thrombolysis with alteplase for acute ischaemic stroke in the Safe Implementation of Thrombolysis in Stroke-Monitoring Study (SITS-MOST): an observational study. *Lancet* 2007; **369:** 275–82.
26. Engelter ST, *et al.* Thrombolysis in stroke patients aged 80 years and older: Swiss survey of IV thrombolysis. *Neurology* 2005; **65:** 1795–8.
27. Wahlgren N, *et al.* SITS Investigators. Thrombolysis with alteplase 3-4.5 h after acute ischaemic stroke (SITS-ISTR): an observational study. *Lancet* 2008; **372:** 1303–9.
28. Hacke W, *et al.* ECASS Investigators. Thrombolysis with alteplase 3 to 4.5 hours after acute ischemic stroke. *N Engl J Med* 2008; **359:** 1317–29.
29. Furlan A, *et al.* Intra-arterial prourokinase for acute ischemic stroke. The PROACT II study: a randomized controlled trial. *JAMA* 1999; **282:** 2003–11.
30. Ogawa A, *et al.* Randomized trial of intraarterial infusion of urokinase within 6 hours of middle cerebral artery stroke: the middle cerebral artery embolism local fibrinolytic intervention trial (MELT) Japan. *Stroke* 2007; **38:** 2633–9.
31. Wijdicks EFM, *et al.* Intra-arterial thrombolysis in acute basilar artery thromboembolism: the initial Mayo Clinic experience. *Mayo Clin Proc* 1997; **72:** 1005–13.
32. Lindsberg PJ, *et al.* Long-term outcome after intravenous thrombolysis of basilar artery occlusion. *JAMA* 2004; **292:** 1862–6.
33. Flaherty ML, *et al.* Combined IV and intra-arterial thrombolysis for acute ischemic stroke. *Neurology* 2005; **64:** 386–8.
34. Alexandrov AV, *et al.* Ultrasound-enhanced systemic thrombolysis for acute ischemic stroke. *N Engl J Med* 2004; **351:** 2170–8.
35. Broderick JP, *et al.* Guidelines for the management of spontaneous intracerebral hemorrhage: a statement for healthcare professionals from a special writing group of the Stroke Council, American Heart Association. *Stroke* 1999; **30:** 905–15. Also available at: http://stroke.ahajournals.org/cgi/reprint/30/4/905.pdf (accessed 06/07/04)

制剂

BP 2010: Streptokinase Injection.

专利制剂

Arg.: Streptase; ***Austral.:*** Streptase; ***Austria:*** Streptase†; ***Belg.:*** Streptase; ***Braz.:*** Solustrep; Streptase; Streptokin†; Streptonase; ***Canad.:*** Streptase; ***Chile:*** Streptase†; Thromboflux; ***Cz.:*** Kabikinase†; Streptase; ***Denm.:*** Streptase; ***Fin.:*** Streptase†; ***Fr.:*** Streptase; ***Ger.:*** Streptase; ***Gr.:*** Kabikinase; Streptase; ***Hong Kong:*** Streptase; ***Hung.:*** Streptase; ***India:*** Fibrokinase; STpase; Streptase; Zykinase; ***Indon.:*** Streptase; ***Irl.:*** Streptase†; ***Israel:*** Kabikinase†; Streptase; ***Ital.:*** Streptase†; ***Mex.:*** Streptase; ***Neth.:*** Streptase; ***Norw.:*** Streptase†; ***NZ:*** Streptase; ***Philipp.:*** Streptokin; ***Pol.:*** Streptase; ***Port.:*** Streptase; ***S.Afr.:*** Streptase; ***Spain:*** Kabikinase†; Streptase; ***Swed.:*** Streptase; ***Switz.:*** Streptase; ***Thai.:*** Streptase; ***Turk.:*** Kabikinase; Streptase; ***UK:*** Streptase; ***Ukr.:*** Farmakinase (Фармакиназа); ***USA:*** Streptase; ***Venez.:*** Streptase.

多组分制剂 ***Arg.:*** Varidasa†; ***Austria:*** Varidase; ***Denm.:*** Varidase†; ***Fin.:*** Varidase; ***Ger.:*** Varidase; ***Irl.:*** Varidase†; ***Ital.:*** Varidase†; ***Mex.:*** Varidasa; ***Norw.:*** Varidase; ***Pol.:*** Biostreptaza; Distreptaza; ***Port.:*** Varidasa†; ***Spain:*** Emodasa; Varidasa; ***Swed.:*** Varidase†; ***UK:*** Varidase†; ***Ukr.:*** Distreptaza (Дистрептаза).

Strophanthin-K 毒毛花苷 K

Estrofantina; Kombé Strophanthin; Strophanthin; Strophanthoside-K.

Строфантин-К

CAS — 11005-63-3.

注：不要与K-毒毛花苷-α混淆，它是磁麻苷。

Pharmacopoeias. In *Chin.*

简介

毒毛花苷K是来源于毒毛旋花子的强心苷或强心苷混合物，毒毛旋花子的种子或其他种属，通过与适当的像乳糖这样的稀释剂混合，逐渐使其占到无水毒毛旋花子苷活性的40%。

毒毛花苷K有一般的正性肌力的特性，类似于地高辛（第1215页）。很难通过胃肠道吸收，但是可以经静脉以每日125～500μg的维持剂量给药治疗心力衰竭（第1127页）。

制剂

专利制剂

Ital.: Kombetin.

顺势疗法制剂 ***Austria:*** Barium Med Complex†; Crataegus Med Complex†; Lakrima†; Schlaftropfen Nr 30†; ***Fr.:*** Soludor; ***Ger.:*** Corodoc S†; Habstal-Cor N; Herztropfen N Cosmochema†; JuCor†; Municor†; Respirogutt†; Toncard-Do†.

Suleparoid (*rINNM*) 硫类肝素

Heparan Sulfate; Heparan Sulphate; Heparitin Sulfate; Suléparoïde; Suleparoide; Suleparoidum.

Сулепароид

CAS — 9050-30-0.

Suleparoid Sodium (*rINN*) 硫类肝素钠

Heparan Sulfate Sodium; Sodium Heparitin Sulphate; Suleparoide sódico; Suléparoïde Sodique; Suleparoidum Natricum.

Сулепароид Натрий

CAS — 57459-72-0.

简介

口服给予硫类肝素治疗血栓栓塞时，它会自然生成氨基葡聚糖，也可局部使用。硫类肝素钠是达那肝素钠的组成成分（第1210页）。

制剂

专利制剂

Ital.: Aremin; Arteven†; Clarema; Hemovasal; Tavidan†; Vas; Vasorema†.

多组分制剂 ***Ital.:*** Osmogel.

Sulodexide (*rINN*) 舒洛地希

KRX-101; Sulodexida; Sulodexidum. Glucurono-2-amino-2-deoxyglucoglucan sulfate.

Сулодексид

CAS — 57821-29-1.

ATC — B01AB11.

ATC Vet — QB01AB11.

简介

舒洛地希是一种低分子量肝素和硫酸盐皮肤素混合成的磺酸脂黏多糖。它作为一种降血脂和抗凝血药使用，口服给药，注射治疗外周血管疾病和脑血管疾病。它也包括局部使用治疗局部血管炎症和软组织疾病的制剂。舒洛地希也正在研究用于治疗糖尿病肾病等其他疾病。

1. Ofosu FA. Pharmacological actions of sulodexide. *Semin Thromb Hemost* 1998; **24:** 127–38.
2. Weiss R, *et al.* The role of sulodexide in the treatment of diabetic nephropathy. *Drugs* 2007; **67:** 2681–96.
3. Neri G, *et al.* Management of tinnitus: oral treatment with melatonin and sulodexide. *J Biol Regul Homeost Agents* 2009; **23:** 103–10.

制剂

专利制剂

Cz.: Vessel Due F; ***Hung.:*** Vessel Due F; ***Ital.:*** Clarens; Provenal; Ravenol; Treparin; Vessel; ***Malaysia:*** Vessel Due F; ***Philipp.:*** Vessel Due F; ***Pol.:*** Vessel Due F; ***Port.:*** Vessel; ***Rus.:*** Vessel Due F (Вессел Дуэ Ф); ***Spain:*** Aterina; Luzone†; ***Turk.:*** Anjioflux; ***Venez.:*** Vessel Due.

Sympathomimetics⊗拟交感神经药

不良反应

拟交感神经药能在一个广阔的范围内发生不良反应，一般类似于交感神经系统的过度兴奋作用。这些作用是由不同的肾上腺素受体介导的，一个药物的作用是依靠在大范围内不同受体的相对活性以及机体内自身调节反应而定的。当许多拟交感神经药对某些受体具有特异性，这需要视剂量而定，较高的剂量对所有受体都有作用。

所有的拟交感神经药都可能发生中枢作用，包括焦虑、恐惧、坐立不安、失眠、精神错乱、易怒、头痛、精神病状态、呼吸困难、虚弱、厌食症、恶心和呕吐都很常见。虽然一些拟交感神经药有直接作用，但是有另一些不能通过血脑屏障的，它们的中枢作用会以一种躯体的反应出现。

拟交感神经药最重要的不良反应是影响心血管系统。β受体激动剂主要会出现心悸、心动过速和心律失常，也会增加心脏的收缩性，可能导致心绞痛或心跳停止。

对血管的作用依靠对α受体和β受体的相对作用而定，因为大多数血管都有这两种受体。α受体兴奋会收缩血管，发生高血压，这可能会严重到导致大脑出血或肺水肿，尤其是过量用药时。也可能会出现反射性心动过缓。相反的，由于β_2受体诱导的血管舒张，就会出现伴有头晕、虚弱和潮红的低血压症状，也可能会导致心动过速。

因为供给皮肤和黏膜的血管只有α受体，所以α受体介导的血管收缩会引起四肢发冷，这样会导致坏疽，尤其是当拟交感神经药渗透到四肢末端时。渗出物同样会引起组织坏死。对黏膜表面局部应用也会引起血管收缩、疼痛、易怒、缺氧，可导致黏膜充血复发。

其他的影响包括瞳孔放大、排尿困难、尿液潴留、竖毛、出汗和唾液分泌过多，所有症状都是α_1受体受到刺激的结果。β_2受体兴奋可能会发生低血钾和肌肉震颤，尽管震颤也可能为躯体反应。对子宫的影响很复杂，依靠月经周期的阶段而定；β_2受体兴奋会抑制分娩。由于复杂的代谢作用可能会发生高血糖症，已有乳酸中毒的报道。

对心脏的影响 心脏上主要有β_1肾上腺素受体，心律失常最有可能是β_1受体激动剂导致的；已有在心衰时使用β受体激动剂导致死亡率增加的报道（详见**异波帕胺**，第1263页）。一项对收缩血管的拟交感神经药的观察[1]得到结论：多巴胺和肾上腺素最危险，主要为剂量相关的窦性心动过速和室性心动过速。然而，大多数使用多巴胺发生心律失常的临床意义得到质疑；使用肾上腺素造成室上性和室性心律失常，最有可能发生于全身麻醉或有心脏传导障碍的患者。虽然几乎没有临床报道，但是去甲肾上腺素的危险还不能确定，苯肾上腺素和甲氧明被认为不太可能引起上述问题。总之，这一类药物严重问题的发生频率看上去并不高，对大多数患者而言，疗效大于危险。

拟交感神经药可能会引起心肌局部缺血，尤其是心脏局部缺血的患者，使用多巴酚丁胺进行心脏应激试验可能会发生严重的心血管效应（详见**诊断和测试**，第1226页）。另外，有一个11岁男孩使用消旋肾上腺素喷雾治疗伪膜性喉炎症状时发生了心肌梗死的报道[2]，还有一些过量使用肾上腺素发生心肌局部缺血的报道（详见第1161页）。

1. Tisdale JE, *et al.* Proarrhythmic effects of intravenous vasopressors. *Ann Pharmacother* 1995; **29:** 269–81.
2. Butte MJ, *et al.* Pediatric myocardial infarction after racemic epinephrine administration. Abstract: *Pediatrics* 1999; **104:** 103–4. Full version: http://pediatrics.aappublications.org/cgi/content/full/104/1/e9 (accessed 07/10/05)

局部应用 全身作用有时候也可能是拟交感神经药的局部或表面使用带来，例如使用滴眼液治疗青光眼[1]。包括幻觉和妄想症在内的精神病效果，也会在恰当的或不恰当的使用缓解局部充血的拟交感神经药后出现[2]。

1. Everitt DE, Avorn J. Systemic effects of medications used to treat glaucoma. *Ann Intern Med* 1990; **112:** 120–5.
2. Anonymous. Drugs that cause psychiatric symptoms. *Med Lett Drugs Ther* 1993; **35:** 65–70.

不良反应的处置

大多数拟交感神经药作用持续时间短，不良反应的处置主要是支持疗法，如果输注给药，在大多数病例中，停药或降低输注速度就足够了。一种快速起效的α受体阻滞剂（例如酚妥拉明），能逆转α_1介导的作用（如高血压），而β受体阻滞剂可以用在β_1受体介导的作用中（如心律失常）。快速作用的血管扩张药（如硝酸甘油）也可以用于严重的高血压。

在α受体激动剂渗出或四肢末梢注射的病例中，必须尽快使用像酚妥拉明这类的α受体阻滞药以防止组织坏死和局部缺血损伤。

非儿茶酚胺拟交感神经药的作用和不良反应时间可能会持续得更久一些，尤其是高血压，可能会延长。

注意事项

有心血管疾病的患者应该谨慎使用拟交感神经药，因为他们对药物的作用可能更加敏感。心律失常、缺血性心脏病和高血压患者需要特别小心。所有的拟交感神经药都应该避免用于严重高血压，虽然α受体激动剂特别危险，但是对有血管阻塞疾病的患者也可谨慎使用，因为外周局部缺血的危险会增加。β_1受体激动剂用于心动过速特别危险。β_2作用的拟交感神经药应该谨慎用于梗死性心肌病和其他的降低外周阻力可能有害的疾病。

拟交感神经药应该避免使用于嗜铬细胞瘤。甲状腺功能亢进症患者也需要谨慎使用，可能会增加对心脏的影响，增高的甲状腺激素浓度也可能会增强肾上腺素受体的敏感性。糖尿病和老年患者有很高的动脉粥样硬化发病率，可能会有更大的危险，故也应该考虑拟交感神经药对血糖的影响。

特殊的α受体激动剂用于闭角型青光眼要谨慎，就像前列腺病患者一样，尿液潴留的危险增加。拟交感神经药合用血管收缩药能减少胎盘灌注，应该尽可能避免用于孕妇，肾上腺素和其他β_2受体介导的作用也可能抑制分娩。

如果拟交感神经药用于循环支持、低血容量症和代谢酸中毒，那么在使用拟交感神经药前或使用时，组织缺氧和高碳酸血症都必须得到矫正。治疗时，应该有规律地监测血压。

药物相互作用

拟交感神经药的相互作用是复杂的，也是危险的；主要产生于α受体和β受体的药理作用。

可能增强强心作用的药物能增强心肌β_1交感神经激动剂的敏感性；挥发性的麻醉剂可能导致危险的心律失常，尤其是环丙烷和三氟乙烷。谨慎使用甲状腺素和影响心脏传导的药物，如强心苷和抗心律失常药。

所有拟交感神经药都能影响血压，合用抗高血压药或能引起低血压的药物都要谨慎，尤其是能够涉及交感神经系统的药物。直接作用的α受体激动剂能明确地逆转肾上腺素神经阻滞造成的血压过低，如胍乙啶，可能导致高血压。α受体和β受体阻滞剂与拟交感神经药之间也有复杂的相互作用，尤其是对两种受体都有作用的药物。α受体阻滞剂能对抗α受体的作用，但是不对抗β介导的作用，导致低血压和心动过速的危险增加。β受体阻滞剂，尤其是非选择性的，对β受体有对抗作用，但是不对抗α受体介导的作用，会增加高血压和反射性心动过缓的危险。它们也能对抗β_2交感神经激动剂的支气管扩张作用。服用非心选择性的β受体阻滞剂的患者的严重过敏症对肾上腺素没有反应（详见下文）。

单胺氧化酶抑制剂（包括RIMAs）合用拟交感神经药可能会发生危险的相互作用导致高血压，尤其是有间接作用的，因为单胺氧化酶抑制剂能增加贮藏在肾上腺素能神经末梢的去甲肾上腺素的数量。用于以上方面的拟交感神经药危险性特别高，包括右苯丙胺、多巴胺、多培沙明、麻黄素、甲异辛烯胺、美芬丁胺、间羟胺、苯哌啶醋酸甲酯、苯（叔）丁胺、苯福林、*n*-去甲麻黄碱和右旋麻黄碱。直接作用于拟交感神经的药物，如肾上腺素和去甲肾上腺素，其作用也可能会稍微增强。其他的注意事项详见**苯乙肼**（第392页）和**吗氯贝胺**（第387页）项下的内容。

三环类抗抑郁药能被摄取到神经末梢，阻断肾上腺素和去甲肾上腺素的失活，能增加它们的作用；可能发生高血压和心律失常。相反，间接作用的拟交感神经药的作用理论上能被三环类减小，尽管只有很少的临床证据。虽然也没有证据证明，使用MAOIs或三环类抗抑郁药的患者使用含肾上腺素或去甲肾上腺素的局部麻醉溶液时可发生相互作用，但是使用时要格外小心，避免那些局部麻醉制剂在静脉内不慎使用。相互作用也会发生在拟交感神经药和那些通过非肾上腺素能机制发挥相似或相反作用的药物之间。作用于中枢的拟交感神经药可能有CNS兴奋作用，而血管收缩和α受体激动剂的升压效应可通过有相似作用的药物增强，例如麦角生物碱和催产素。其他能引起钾损耗的药物可能造成β_2受体介导的低血钾，包括皮质激素、排钾利尿药、氨茶碱和胆茶碱；使用大剂量β_2受体激动剂的患者应该检测血钾浓度（详见**沙丁胺醇**的**药物相互作用**，第1096页）。低血钾也可能增加地高辛或其他强心苷引起的心律失常的敏感性。

抗帕金森症药 当一些拟交感神经药合用抗帕金森症药时，如左旋多巴（详见第778页）和溴隐亭（详见第771页），可能会发生心血管毒性。一些拟交感神经药合用司来吉兰（详见第787页）时，可能由于外周单胺氧化酶的抑制作用，也会发生严重的高血压。

β受体阻滞剂 β受体阻滞剂和拟交感神经药的相互作用是复杂的，依靠两种药物的选择性。使用肾上腺素的患者（包括局部使用小剂量的麻醉剂），在使用非选择性β受体阻滞剂时，如普萘洛尔，由于α受体介导的血管收缩作用，能升高血压，接着出现反射的心动过缓，偶尔出现心脏停搏[1]，也能抑制肾上腺素和其他β_2受体激动剂的支气管扩张作用。相反的，心脏选择性的β受体阻滞剂对血压和心率的作用很小，如美托洛尔，因为它们只能抑制β_1受体介导的作用，剩下β_2受体介导的血管舒张平衡血管收缩作用。然而，β受体阻滞剂也有α受体阻滞作用，比如卡维地洛，能引起低血压，因为只有β_2受体诱导的血管舒张作用；像以上这样的作用，已经报道的有多巴酚丁胺[2]。小剂量的心脏选择性β受体阻滞剂不会受拟交感神经药（异丙肾上腺素）介导的支气管舒张的干扰[3]，但是大剂量的作用还不能确定。

普萘洛尔治疗过敏症时，也能抑制肾上腺素引起的血压升高和支气管扩张[4]。因此，长期使用一些非心脏选择性的β受体阻滞剂治疗的患者会发展成过敏症，会相对地抗拒肾上腺素。

1. Jay GT, Chow MSS. Interaction of epinephrine and β-blockers. *JAMA* 1995; **274:** 1830–2.
2. Lindenfeld J, *et al.* Hypotension with dobutamine: β-adrenergic antagonist selectivity at low doses of carvedilol. *Ann Pharmacother* 1999; **33:** 1266–9.
3. Decalmer PBS, *et al.* Beta blockers and asthma. *Br Heart J* 1978; **40:** 184–9.
4. Newman BR, Schultz LK. Epinephrine-resistant anaphylaxis in a patient taking propranolol hydrochloride. *Ann Allergy* 1981; **47:** 35–7.

全身麻醉药 麻醉能使心肌对拟交感神经药的作用变得敏感，增加心律失常的危险，肾上腺素合用三氯乙烷的麻醉会致命[1]。虽然让患者使用小剂量的环丙烷、三氯乙烷或类似的挥发性麻醉剂是安全的，但是建议[2]在外科手术非常危险时，使用肾上腺素止血；其他有可能增加心肌应激性的因素都应该避免，如二氧化碳潴留、缺氧和使用可卡因[2,3]。建议三氯乙烷和三氯乙烯麻醉法的最大肾上腺素溶液浓度是1：100000，此比例溶液在任意10min内不能超过10ml或1h内30ml[3]；虽然这可能也适用于环丙烷，但是发生心律失常的危险很高[3]。其他麻醉剂表现出较小的危险性。

1. Buzik SC. Fatal interaction? Halothane, epinephrine and tooth implant surgery. *Can Pharm J* 1990; **123:** 68–9 and 81.
2. Anonymous. Anaesthetics and the heart. *Lancet* 1967; **i:** 484–5.
3. Katz RL, Epstein RA. The interaction of anesthetic agents and adrenergic drugs to produce cardiac arrhythmias. *Anesthesiology* 1968; **29:** 763.

茶碱 β激动作用的拟交感神经药和茶碱可能的相互作用的讨论，详见第1107页。

血管扩张剂 当使用同时具有α受体和β受体激动剂特性的拟交感神经药与妥拉唑啉合用时，可能会发生反常的低血压，有一个合用妥拉苏林和多巴胺而导致致命的低血压的报道[1]。相互作用的机制是通过妥拉唑啉的α受体阻滞作用对拟交感神经药中α受体介导的收缩血管作用进行拮抗，使血管舒张作用无法拮抗。

1. Carlon GC. Fatal association of tolazoline and dopamine. *Chest* 1979; **76:** 336.

作用和用途

拟交感神经药有模仿节后（肾上腺素能的）神经兴奋的作用。它们包括内源性的儿茶酚胺类肾上腺素、去甲肾上腺素、多巴胺和其他直接刺激肾上腺素能受体的药物，还包括通过刺激肾上腺素能神经末梢贮藏小囊泡中的去甲肾上腺素的释放的间接作用的药物。苯福林是有直接作用的拟交感神经药的一个例子，然而麻黄素和许多其他的拟交感神经药都有直接的和间接的作用。

内源性的拟交感神经药是儿茶酚胺类的，由儿茶酚部分（具有苯环邻羟基的性质）和脂肪胺部分组成。肾上腺素和去甲肾上腺素都对肾上腺素能受体有直接作用，然而多巴胺有直接的和间接的作用，也能刺激特殊的多巴胺受体。虽然交感神经通常被称为肾上腺素能神经，事实上主要的神经递质是去甲肾上腺素；它也作为CNS的神经递质。肾上腺素的主要生理作用是代谢。多巴胺是CNS内重要的神经递质，但是对周围的肾、肠系膜和冠状血管也有作用。

肾上腺素能受体分为α受体和β受体，这些再细分为许多亚型。多巴胺受体是一组特殊的受体，主要是在CNS中发现的，已知的至少有5种亚型（详见第763页）；D_1受体也存在于一些血管床上。肾上腺素能兴奋作用依靠受体的位置和活性：

- α_1受体主要是在血管上发现，皮肤、眼、膀胱、子宫和肝上也有。兴奋使血管收缩，尤其使皮肤和黏膜血管、腹部内脏和肾脏血管，这导致血压增加，有时伴随着代偿性的反射性心动过缓。α_1受体兴奋也导致其他平滑肌收缩，包括泌尿系统括约肌和子宫，导致瞳孔放大。
- α_2受体主要是在突触前发现的。兴奋对神经递质的反馈抑制有作用，可能与肠内活动的抑制有关，也能抑制胰岛素的分泌。
- β_1受体主要是在心脏发现的。兴奋能增加收缩率和收缩力，增强传导速度和自动化程度。
- β_2受体主要是在血管和肺上发现的，在子宫、胃肠道、肝和眼睫状体也有。兴奋导致血管舒张、支气管舒张、子宫松弛和胃肠活动力下降，也导致胰岛素释放，增强糖原异生作用和糖原分解作用。

- $β_3$ 受体主要是在脂肪细胞上发现的，被认为有脂解作用和生热作用。$β_3$ 受体也分布在心脏、子宫、膀胱，但作用并不清楚。
- D_1 受体主要是在肾、肠系膜和冠状血管床上发现的。兴奋导致血管舒张。

拟交感神经药对每一类型受体的相对的亲和力都不同，是否有直接的或间接的作用也是不同的（详见表5）。一般情况下，它们的作用会反映出这些特性，但是都依赖于剂量。身体的反馈机制和机体代偿反应也是很重要的。不同拟交感神经药的特殊作用在个别专论中描述得更加详细。

表 5 拟交感神经药的作用

	作用		受体特异性			
	直接	间接	α	$β_1$	$β_2$	DA*
肾上腺素	+		+	+	+	
多巴酚丁胺	+		+	+	+	
多巴胺	+	+	+	+		+
多培沙明	+	+			+	+
麻黄碱	+	+	+	+	+	
依替福林	+		+	+	+	
异波帕胺		+	+	+	+	+
异丙肾上腺素	+			+	+	
美芬丁胺	+	+	+	+		
间羟胺	+	+	+	+		
甲氧明	+		+			
米多君	+		+			
去甲肾上腺素	+		+	+		
去氧肾上腺素	+		+			

* =多巴胺能

内源性儿茶酚胺都有非常短的作用，口服无活性；它们也有很强的极性，不能通过血脑屏障。其他的拟交感神经药是儿茶酚胺的类似物，但是一般作用持续时间较长，口服有效；许多也能通过血脑屏障，有中枢作用。例如右苯丙胺有显著的中枢兴奋作用，同时具有看似矛盾的 $α_2$ 受体激动剂的抗高血压作用，如可乐定的中枢作用可能优于其对血管平滑肌的作用。

拟交感经药不同的特性意味着它们能应用于一个广阔范围内的疾病。$α_1$ 受体激动剂拟交感经神药主要用于低血压和休克（第1143页）以增加血压。一些 α 受体激动剂也用于局部黏膜表面的血管收缩，如去氧肾上腺素（第1496页），用于缓解鼻充血和眼部疾病；也用做扩瞳剂。$α_2$ 受体激动剂被当作中枢抗高血压药使用（详见**可乐定**，第1202页），或治疗青光眼（详见**阿拉可乐定**，第1789页）。$β_1$ 受体激动剂主要使用它们的强心作用，用于急性心衰竭和休克，$β_2$ 受体激动剂主要使用它们的支气管扩张作用，还可用于早产的子宫弛缓剂，如沙丁胺醇（第1094页）。有主要的 CNS 作用的拟交感神经药被用做中枢兴奋药（详见**右苯丙胺**，第2073页）。

Talinolol（*rINN*）⊗ 他林洛尔

Talinololum. (±)-1-{p-[3-(tert-Butylamino)-2-hydroxypropoxy]-phenyl}-3-cyclohexylurea.

Талинолол

$C_{20}H_{33}N_3O_3$ = 363.5.

CAS — 57460-41-0.

ATC — C07AB13.

ATC Vet — QC07AB13.

UNII — 3S82268BKG.

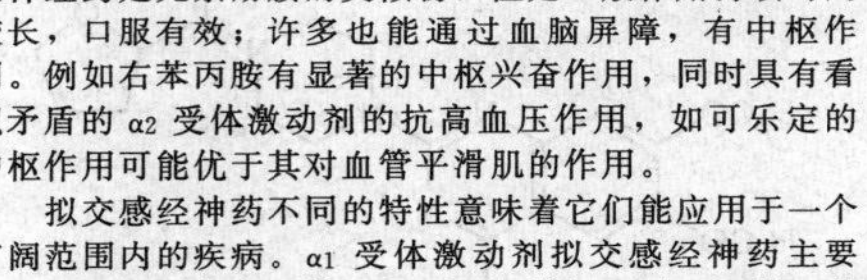

简介

他林洛尔是心脏选择性的 β 受体阻滞剂（第1181页）。口服给药治疗高血压（第1131页）和其他心血管疾病，每日剂量 300mg。也可以静脉内给药。

制剂

专利制剂

Cz.: Cordanum†; **Ger.:** Cordanum; **Rus.:** Cordanum (Кордaнум).

Teclothiazide Potassium（*BANM*，*rINNM*）⊗四氯甲噻嗪钾

Kalii Teclothiazidum; Téclothiazide Potassique; Teclotiazida potásica; Tetrachlormethiazide Potassium. 6-Chloro-3,4-dihydro-3-trichloromethyl-2*H*-1,2,4-benzothiadiazine-7-sulphonamide 1,1-dioxide potassium.

Калия Теклотиазид

$C_8H_7Cl_4N_3O_4S_2,K$ = 454.2.

CAS — 4267-05-4 (teclothiazide); 5306-80-9 (teclothiazide potassium).

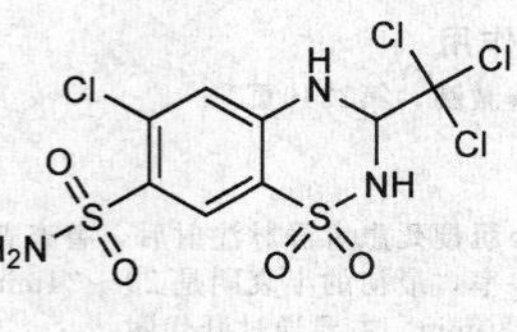

(teclothiazide)

简介

四氯甲噻嗪钾是一种噻嗪类利尿药（详见**氢氯噻嗪**，第1258页），用于治疗水肿。

制剂

多组分制剂 ***Spain:*** Quimodril.

Tedisamil（*BAN*，*USAN*，*rINN*）替地沙米

KC-8857; Tédisamil; Tedisamilum. 3′,7′-Bis(cyclopropylmethyl)spiro[cyclopentane-1,9′-[3,7]diazabicyclo[3.3.1]nonane].

Тедизамил

$C_{19}H_{32}N_2$ = 288.5.

CAS — 90961-53-8.

ATC — C01BD06.

ATC Vet — QC01BD06.

UNII — A5VAY2U3R8.

简介

该药是正在研究中的用于抗房性心律失常的药物。

1. Hohnloser SH, *et al.* Safety and efficacy of intravenously administered tedisamil for rapid conversion of recent-onset atrial fibrillation or atrial flutter. *J Am Coll Cardiol* 2004; **44:** 99–104.
2. Krishnamoorthy S, Lip GY. Novel antiarrhythmic drugs in atrial fibrillation: focus on tedisamil. *Expert Opin Invest Drugs* 2009; **18:** 1191–6.

Telmisartan（*BAN*，*USAN*，*rINN*）替米沙坦

BIBR-277; BIBR-277-SE; Telmisartaani; Telmisartán; Telmisartanum. 4′-{[4-Methyl-6-(1-methyl-2-benzimidazolyl)-2-propyl-1-benzimidazolyl]methyl}-2-biphenylcarboxylic acid.

Тельмизартан

$C_{33}H_{30}N_4O_2$ = 514.6.

CAS — 144701-48-4.

ATC — C09CA07.

ATC Vet — QC09CA07.

UNII — U5SYW473RQ.

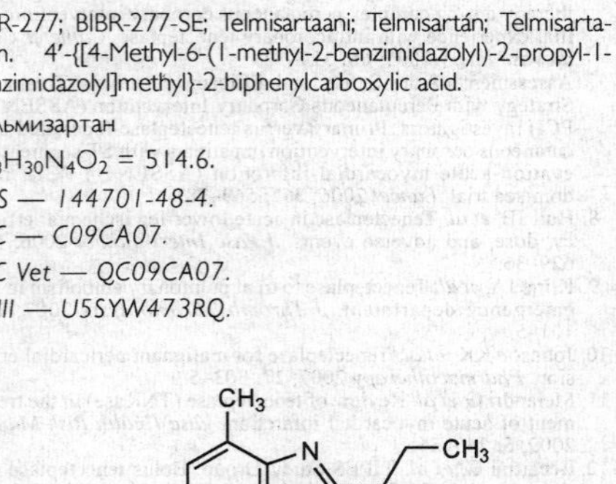

Pharmacopoeias. In *Eur.* (see p.vii) and *US.*

Ph. Eur. 6.8（Telmisartan） 白色至淡黄色，结晶性粉末。不溶于水；微溶于甲醇；可溶于二氯甲烷；溶于1N的氢氧化钠溶液。具有多晶态现象。

USP 33（Telmisartan） 白色至淡黄色，结晶性粉末。不溶于水；微溶于甲醇；可溶于二氯甲烷；溶于 1N 的氢氧化钠溶液。贮藏于密闭容器中。避光。

不良反应和注意事项

参见**氯沙坦钾**，第1276页。对于肝损伤和胆汁阻塞的患者应该慎重使用替米沙坦。

1. Michel MC, *et al.* Safety of telmisartan in patients with arterial hypertension : an open-label observational study. *Drug Safety* 2004; **27:** 335–44.

药物相互作用

参见**氯沙坦钾**，第1276页。

地高辛 替米沙坦能增加地高辛的血清浓度（详见**地高辛的药物相互作用**项下**血管紧张素Ⅱ受体拮抗剂**，第1216页），但是其相互作用在临床上一般不显著。

药动学

替米沙坦能快速从胃肠道吸收；口服的绝对生物利用度是剂量依赖性的，服用 40mg 后生物利用度大约为42%，服用 160mg 后大约为 58%。在一次口服剂量后，替米沙坦的达峰时间为 0.5～1h。99%以上的替米沙坦与血浆蛋白结合。替米沙坦几乎完全经胆汁随粪便排泄，完全以原形形式排出。清除半衰期大约是 24h。

1. Stangier J, *et al.* Absorption, metabolism, and excretion of intravenously and orally administered [^{14}C]telmisartan in healthy volunteers. *J Clin Pharmacol* 2000; **40:** 1312–22.
2. Deppe S, *et al.* Telmisartan: a review of its pharmacodynamic and pharmacokinetic properties. *Expert Opin Drug Metab Toxicol* 2010; **6:** 863–71.

用途和用法

替米沙坦是一种作用类似于氯沙坦（第1276页）的血管紧张素Ⅱ受体拮抗剂。用于高血压（第1131页），对具有一定风险因素的心血管病患者的预防见**降低心血管危险**，第1124页。

替米沙坦口服给药。单次口服后，3h 内达到低血压峰值，持续至少 24h。开始治疗后的 4～8 周内达到最大的降低血压的作用。

治疗高血压，替米沙坦的初始剂量是 40mg，每日1次。如果需要，可调整剂量到每日 20～80mg，每日 1次。对于肝或肾损伤的患者要考虑降低剂量（详见下文）。

用于**降低心血管危险**，替米沙坦可 80mg，每日1次。

1. Sharpe M, *et al.* Telmisartan: a review of its use in hypertension. *Drugs* 2001; **61:** 1501–29.
2. Battershill AJ, Scott LJ. Telmisartan: a review of its use in the management of hypertension. *Drugs* 2006; **66:** 51–83.
3. Gosse P. A review of telmisartan in the treatment of hypertension: blood pressure control in the early morning hours. *Vasc Health Risk Manag* 2006; **2:** 195–201.
4. Yamagishi S, *et al.* Potential utility of telmisartan, an angiotensin II type 1 receptor blocker with peroxisome proliferator-activated receptor-γ (PPAR-γ)-modulating activity for the treatment of cardiometabolic disorders. *Curr Mol Med* 2007; **7:** 463–9.
5. Franciscchetti EA, *et al.* Treatment of hypertension in individuals with the cardiometabolic syndrome: role of an angiotensin II receptor blocker, telmisartan. *Expert Rev Cardiovasc Ther* 2008; **6:** 289–303.
6. Rosario BH, Hendra TJ. Telmisartan in the treatment of hypertension. *Expert Opin Drug Metab Toxicol* 2008; **4:** 485–92.
7. Xi GL, *et al.* Meta-analysis of randomized controlled trials comparing telmisartan with losartan in the treatment of patients with hypertension. *Am J Hypertens* 2008; **21:** 546–52.
8. Baumhäkel M, Böhm M. Telmisartan prevents cardiovascular events in a broad group of at-risk patients. *Expert Opin Pharmacother* 2009; **10:** 3113–17.
9. Burnier M. Telmisartan: a different angiotensin II receptor blocker protecting a different population? *J Int Med Res* 2009; **37:** 1662–79.
10. Galzerano D, *et al.* New standards in hypertension and cardiovascular risk management: focus on telmisartan. *Vasc Health Risk Manag* 2010; **6:** 113–33.
11. Zheng Z, *et al.* A systematic review and meta-analysis of telmisartan versus valsartan in the management of essential hypertension. *J Clin Hypertens (Greenwich)* 2010; **12:** 414–21.

在肝损伤或肾损伤中的用法 对肝损伤或肾损伤患者，替米沙坦的剂量需要调整。

- 肝损伤的患者使用替米沙坦会导致生物利用度增加，与健康受试者相比，其清除率会减小[1]。虽然替米沙坦有很好的耐受性，但是建议肝损伤患者减小剂量。在英国，严重的肝损伤患者禁止使用替米沙坦，建议轻度至中度损伤的患者服用最大剂量为 40mg，每日1次。
- 替米沙坦对肾损伤患者表现出很好的耐受性，包括透析患者[2]。然而，在英国，建议严重的肾损伤患者或在血液透析中的患者初始剂量为 20mg，每日 1 次。

1. Stangier J, *et al.* Pharmacokinetics and safety of intravenous and oral telmisartan 20 mg and 120 mg in subjects with hepatic impairment compared with healthy volunteers. *J Clin Pharmacol* 2000; **40:** 1355–64.
2. Sharma AM, *et al.* Telmisartan in patients with mild/moderate hypertension and chronic kidney disease. *Clin Nephrol* 2005; **63:** 250–7.

制剂

USP 33: Telmisartan Tablets.

专利制剂

Arg.: Gliosartan; Micardis; ***Austral.:*** Micardis; ***Austria:*** Micardis; ***Belg.:*** Kinzalmono; Micardis; ***Braz.:*** Micardis; Pritor; ***Canad.:*** Micardis; ***Chile:*** Cordiax; Micardis; Pritoral†; Samertan†; ***Cz.:*** Kinzalmono; Micardis; Pritor; ***Denm.:*** Kinzalmono†; Micardis; ***Fin.:*** Kinzalmono; Micardis; ***Fr.:*** Micardis; Pritor; ***Ger.:*** Kinzalmono; Micardis; ***Gr.:*** Micardis; Pritor; ***Hong Kong:*** Micardis; ***Hung.:*** Micardis; Pritor; ***India:*** Telma; Telpres; ***Indon.:*** Micardis; ***Irl.:*** Kinzalmono; Micardis; Pritor; ***Ital.:*** Micardis; Pritor; ***Jpn:*** Micardis; ***Malaysia:*** Micardis; ***Mex.:*** Micardis; Predxal; ***Neth.:*** Kinzalmono; Micardis; Pritor; ***Norw.:*** Micardis; ***NZ:*** Micardis; ***Philipp.:*** Micardis; Pritor; ***Pol.:*** Micardis; Pritor; ***Port.:*** Kinzalmono; Micardis; Pritor; ***Rus.:*** Micardis (Микардис); Pritor (Прайтор); ***S.Afr.:*** Micardis; ***Singapore:*** Micardis; ***Spain:*** Micardis; Pritor; ***Swed.:*** Kinzalmono†; Micardis; ***Switz.:*** Kinzal; Micardis; ***Thai.:*** Micardis; ***Turk.:*** Micardis; Pritor; ***UK:*** Micardis; ***USA:*** Micardis; ***Venez.:*** Micardis; Pritor.

多组分制剂 ***Arg.:*** Gliosartan Plus; Micardis Plus; ***Austral.:*** Micardis Plus; ***Austria:*** MicardisPlus; ***Belg.:*** Kinzalkomb; Micardis Plus; ***Braz.:*** Micardis HCT; Pritor HCT; ***Canad.:*** Micardis Plus; ***Chile:*** Cordiax D; Micardis Plus; ***Cz.:*** Kinzalkomb; MicardisPlus; PritorPlus; ***Denm.:*** Kinzalkomb†; MicardisPlus; PritorPlus; ***Fin.:*** Kinzalkomb; MicardisPlus; ***Fr.:*** MicardisPlus; PritorPlus; ***Ger.:*** Kinzalkomb; MicardisPlus; ***Gr.:*** Micardis Plus; Pritor Plus; ***Hong Kong:*** Micardis Plus; ***Hung.:*** MicardisPlus; PritorPlus; ***India:*** Telma-H; Telpres-H; ***Indon.:*** Micardis Plus; ***Irl.:*** Kinzalkomb; MicardisPlus; PritorPlus; ***Ital.:*** Micardis Plus; PritorPlus; ***Malaysia:*** Micardis Plus; ***Mex.:*** Micardis Plus; Predxal Plus; ***Neth.:*** Kinzalkomb; Micardis Plus; PritorPlus; ***Norw.:*** MicardisPlus; ***Philipp.:*** Micardis Plus; PritorPlus; ***Pol.:*** Micardis Plus; Pritor Plus; ***Port.:*** Kinzalkomb; Micardis Plus; PritorPlus; ***Rus.:*** MicardisPlus (МикардисПлюс); ***S.Afr.:*** Co-Micardis; ***Singapore:*** Micardis Plus; ***Spain:*** Micardis Plus; Pritor Plus; ***Swed.:*** Kinzalkomb†; Micardis Plus; ***Switz.:*** Kinzalplus; MicardisPlus; ***Thai.:*** Micardis Plus; ***Turk.:*** Micardis Plus; Pritor Plus; ***UK:*** MicardisPlus; ***USA:*** Micardis HCT; ***Venez.:*** Micardis Plus; Pritor Plus.

Temocapril Hydrochloride（*BANM*, *USAN*, *rINNM*）盐酸替莫普利

CS-622; Hidrocloruro de temocapril; Témocapril, Chlorhydrate de; Temocaprili Hydrochloridum. (+)-(2*S*,6*R*)-6-{[(1*S*)-1-Ethoxycarbonyl-3-phenylpropyl]amino}tetrahydro-5-oxo-2-(2-thienyl)-1,4-thiazepine-4(5*H*)-acetic acid hydrochloride.

Темокаприла Гидрохлорид

$C_{23}H_{28}N_2O_5S_2,HCl = 513.1.$

CAS — 111902-57-9 (temocapril); 110221-44-8 (temocapril hydrochloride).

ATC — C09AA14.

ATC Vet — QC09AA14.

(temocapril)

简介

替莫普利是一种 ACEI（第1151页），用于治疗高血压（第1131页）。口服后，其活性来自替莫普利拉二酸的作用。

1. Nakashima M, *et al.* Pharmacokinetics of temocapril hydrochloride, a novel angiotensin converting enzyme inhibitor, in renal insufficiency. *Eur J Clin Pharmacol* 1992; **43:** 657–9.
2. Oguchi H, *et al.* Pharmacokinetics of temocapril and enalapril in patients with various degrees of renal insufficiency. *Clin Pharmacokinet* 1993; **24:** 421–7.
3. Furuta S, *et al.* Pharmacokinetics of temocapril, an ACE inhibitor with preferential biliary excretion, in patients with impaired liver function. *Eur J Clin Pharmacol* 1993; **44:** 383–5.
4. Arakawa M, *et al.* Pharmacokinetics and pharmacodynamics of temocapril during repeated dosing in elderly hypertensive patients. *Eur J Clin Pharmacol* 2001; **56:** 775–9.
5. Song JC, White CM. Clinical pharmacokinetics and selective pharmacodynamics of new angiotensin converting enzyme inhibitors: an update. *Clin Pharmacokinet* 2002; **41:** 207–24.
6. Yasunari K, *et al.* Pharmacological and clinical studies with temocapril, an angiotensin converting enzyme inhibitor that is excreted in the bile. *Cardiovasc Drug Rev* 2004; **22:** 189–98.

制剂

专利制剂

Jpn: Acecol.

Tenecteplase（*BAN*, *USAN*, *rINN*）替奈普酶

Tenecteplasa; Ténectéplase; Tenecteplasum; TNK-tPA. [103-L-Asparagine-117-L-glutamine-296-L-alanine-297-L-alanine-298-L-alanine-299-L-alanine]plasminogen activator (human tissue-type).

Тенектеплас

CAS — 191588-94-0.

ATC — B01AD11.

ATC Vet — QB01AD11.

UNII — WGD229042W.

性状 替奈普酶是通过重组 DNA 技术产生的一种含 527 个氨基酸的酸性糖蛋白。是一种组织纤维蛋白溶酶原激活剂的修饰形式。

不良反应、处置和注意事项

参见**链激酶**，第1347页。

药物相互作用

参见**链激酶**，第1349页。

药动学

急性心肌梗死患者静脉注射后，替奈普酶有双相性的血浆清除率，最初的半衰期是 20～24min，终末半衰期为 90～130min。主要通过肝代谢。

1. Tanswell P, *et al.* Pharmacokinetics and pharmacodynamics of tenecteplase in fibrinolytic therapy of acute myocardial infarction. *Clin Pharmacokinet* 2002; **41:** 1229–45.

用途和用法

替奈普酶是一种溶栓药。它能使纤维蛋白溶酶原转换为纤溶酶，即纤维蛋白溶酶，有溶解纤维蛋白和血斑块的作用。纤维蛋白溶解作用的机制在**止血和纤维蛋白溶解作用**项下有深入的讨论，详见第1014页。替奈普酶是一种特殊的纤维蛋白溶栓药（详见第1117页）。

替奈普酶用于急性心肌梗死（第1135页）的作用与链激酶（第1349页）类似。症状出现后尽快在 5～10s 内，由静脉内快速灌注给药。根据体重给药，剂量范围是 30mg（体重＜60kg）至最大剂量 50mg（体重≥90kg）。

1. Cannon CP, *et al.* TNK-tissue plasminogen activator compared with front-loaded alteplase in acute myocardial infarction: results of the TIMI 10B trial. *Circulation* 1998; **98:** 2805–14.
2. Assessment of the Safety and Efficacy of a New Thrombolytic (ASSENT-2) Investigators. Single-bolus tenecteplase compared with front-loaded alteplase in acute myocardial infarction: the ASSENT-2 double-blind randomised trial. *Lancet* 1999; **354:** 716–22.
3. The Assessment of the Safety and Efficacy of a New Thrombolytic Regimen (ASSENT)-3 Investigators. Efficacy and safety of tenecteplase in combination with enoxaparin, abciximab, or unfractionated heparin: the ASSENT-3 randomised trial in acute myocardial infarction. *Lancet* 2001; **358:** 605–13.
4. Melzer C, *et al.* Fibrinolysis of acute peripheral arterial occlusion with tenecteplase—a new weight-optimized treatment regimen. *J Thromb Thrombolysis* 2004; **18:** 43–6.
5. Spöhr F, *et al.* International multicentre trial protocol to assess the efficacy and safety of tenecteplase during cardiopulmonary resuscitation in patients with out-of-hospital cardiac arrest: the Thrombolysis in Cardiac Arrest (TROICA) Study. *Eur J Clin Invest* 2005; **35:** 315–23.
6. Kelly RV, *et al.* Safety of adjunctive intracoronary thrombolytic therapy during complex percutaneous coronary intervention: initial experience with intracoronary tenecteplase. *Catheter Cardiovasc Interv* 2005; **66:** 327–32.
7. Assessment of the Safety and Efficacy of a New Treatment Strategy with Percutaneous Coronary Intervention (ASSENT-4 PCI) investigators. Primary versus tenecteplase-facilitated percutaneous coronary intervention in patients with ST-segment elevation acute myocardial infarction (ASSENT-4 PCI): randomised trial. *Lancet* 2006; **367:** 569–78.
8. Hull JE, *et al.* Tenecteplase in acute lower-leg ischemia: efficacy, dose, and adverse events. *J Vasc Interv Radiol* 2006; **17:** 629–36.
9. Kline JA, *et al.* Tenecteplase to treat pulmonary embolism in the emergency department. *J Thromb Thrombolysis* 2007; **23:** 101–5.
10. Johnson KK, *et al.* Tenecteplase for malignant pericardial effusion. *Pharmacotherapy* 2007; **27:** 303–5.
11. Melandri G, *et al.* Review of tenecteplase (TNKase) in the treatment of acute myocardial infarction. *Vasc Health Risk Manag* 2009; **5:** 249–56.
12. Becattini C, *et al.* TIPES Study Group. Bolus tenecteplase for right ventricle dysfunction in hemodynamically stable patients with pulmonary embolism. *Thromb Res* 2010; **125:** e82–e86.
13. Tumlin J, *et al.* A phase III, randomized, double-blind, placebo-controlled study of tenecteplase for improvement of hemodialysis catheter function: TROPICS 3. *Clin J Am Soc Nephrol* 2010; **5:** 631–6.

制剂

专利制剂

Austral.: Metalyse; ***Austria:*** Metalyse; ***Belg.:*** Metalyse; ***Braz.:*** Metalyse; ***Canad.:*** TNKase; ***Chile:*** Metalyse; ***Cz.:*** Metalyse; ***Denm.:*** Metalyse; ***Fin.:*** Metalyse; ***Fr.:*** Metalyse; ***Ger.:*** Metalyse; ***Gr.:*** Metalyse; ***Hong Kong:*** Metalyse; ***Hung.:*** Metalyse; ***Irl.:*** Metalyse; ***Ital.:*** Metalyse; ***Malaysia:*** Metalyse; ***Mex.:*** Metalyse; ***Neth.:*** Metalyse; ***Norw.:*** Metalyse; ***NZ:*** Metalyse; ***Pol.:*** Metalyse; ***Port.:*** Metalyse; ***Rus.:*** Metalyse (Метализе); ***S.Afr.:*** Metalyse; ***Singapore:*** Metalyse; ***Spain:*** Metalyse; ***Swed.:*** Metalyse; ***Switz.:*** Metalyse; ***Thai.:*** Metalyse; ***Turk.:*** Metalyse; ***UK:*** Metalyse; ***USA:*** TNKase.

Teprotide（*BAN*, *USAN*, *rINN*）替普罗肽

BPF₉ₐ; L-Pyroglutamyl-L-tryptophyl-L-prolyl-L-arginyl-L-prolyl-L-glutaminyl-L-isoleucyl-L-prolyl-L-proline; SQ-20881; Teprotida; Téprotide; Teprotidum; 2-L-Tryptophan-3-de-L-leucine-4-de-L-proline-8-L-glutaminebradykinin potentiator B. 5-oxo-Pro-Trp-Pro-Arg-Pro-Gln-Ile-Pro-Pro.

Тепротид

$C_{53}H_{76}N_{14}O_{12} = 1101.3.$

CAS — 35115-60-7.

简介

替普罗肽最初是在一种南美蝮窝毒蛇，即具窍蝮蛇的毒液中发现的一种九肽。它是一种短时间作用的 ACEI，作为一种研究工具，肠外给药。

Terazosin Hydrochloride（*BANM*, *USAN*, *rINNM*）盐酸特拉唑嗪

Abbott-45975; Hidrocloruro de terazosina; Teratsosiinihydrokloridi; Terazosin Hidroklorür; Térazosine, chlorhydrate de; Terazosinhydroklorid; Terazosini hydrochloridum. 1-(4-Amino-6,7-dimethoxyquinazolin-2-yl)-4-(tetrahydro-2-furoyl)piperazine hydrochloride dihydrate; 6,7-Dimethoxy-2-[4-(tetrahydrofuran-2-carbonyl)piperazin-1-yl]quinazolin-4-ylamine hydrochloride dihydrate.

Теразозина Гидрохлорид

$C_{19}H_{25}N_5O_4,HCl,2H_2O = 459.9.$

CAS — 63590-64-7 (terazosin); 63074-08-8 (anhydrous terazosin hydrochloride); 70024-40-7 (terazosin hydrochloride dihydrate).

ATC — G04CA03.

ATC Vet — QG04CA03.

UNII — D32S14F082 (terazosin hydrochloride); 8QOP8Z9955 (anhydrous terazosin hydrochloride).

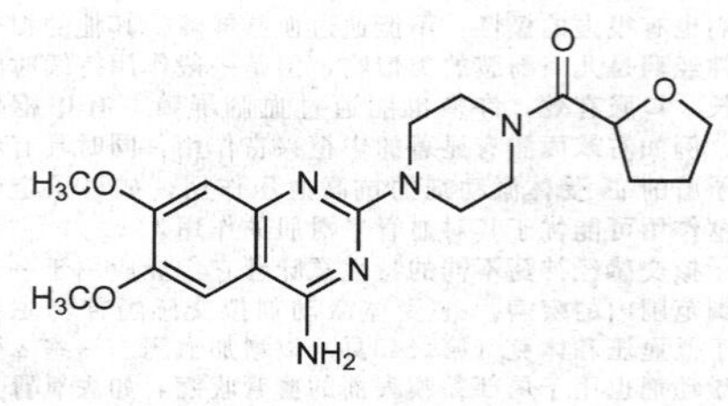

(terazosin)

Pharmacopoeias. In *Eur.* (see p.vii) and *US.*

Ph. Eur. 6.8（Terazosin Hydrochloride Dihydrate） 白色至淡黄色，结晶性粉末。可溶于水；极微溶于乙醇；微溶于甲醇；几乎不溶于丙酮。2%水溶液的 pH 值为 3.0～5.0。避光。

USP 33（Terazosin Hydrochloride） 白色至淡黄色，结晶性粉末。溶于水和甲醇；易溶于等渗盐水；微溶于乙醇和 0.1N 的甲醇；几乎不溶丙酮和己烷；极微溶于氯仿。贮藏于 20～25℃的密闭容器中。

不良反应、处置和注意事项

参见**盐酸哌唑嗪**，第1321页。

过量 报道称窦性心动过缓和低血压患者服用 300mg 特拉唑嗪后有自杀倾向[1]。患者经过阿托品和静脉液体支持治疗后康复且无后遗症。

1. Seak C-J, Lin C-C. Acute intoxication with terazosin. *Am J Emerg Med* 2008; **26:** 117.e5–117.e6.

尿失禁 与特拉唑嗪相关的尿失禁，详见**盐酸哌唑嗪**的**不良反应**项下内容，第1321页。

药物相互作用

参见**盐酸哌唑嗪**，第1322页。

药动学

口服特拉唑嗪后，几乎能迅速地完全从胃肠道吸收；据报道生物利用度大约是 90%。大约 1h 达到血浆浓度峰值。90%～94%的特拉唑嗪与蛋白质结合。在肝中代谢，其中一种代谢产物有抗高血压活性。血浆半衰期大约是 12h。特拉唑嗪经胆汁随粪便和尿排泄，以原形和代谢产物排出。

用途和用法

特拉唑嗪是一种作用类似于哌唑嗪（第1322页）的

α_1 肾上腺受体阻滞剂（第1114页），但是作用持续时间较长。

它用于治疗高血压（第1131页）和良性前列腺增生（第2098页），减轻尿路梗阻。

特拉唑嗪以盐酸盐的形式口服，但是剂量通常以碱基表达。1.2mg 盐酸特拉唑嗪相当于 1mg 特拉唑嗪。口服后 15min 内就可以看到其降低血压的作用，可以持续 24h，允许每日给药 1 次。

要避免有的患者在第一次服用后发生虚脱，高血压和良性前列腺增生的患者的初始剂量是睡前 1mg，根据患者的反应，在 7 天间隔后逐渐增加。治疗**高血压**的常用维持剂量是每日 2～10mg，常用最大剂量是单次剂量每日 20mg 或分 2 次服用。治疗**良性前列腺增生**，常用维持剂量是每日 5～10mg。

1. Titmarsh S, Monk JP. Terazosin: a review of its pharmacodynamic and pharmacokinetic properties, and therapeutic efficacy in essential hypertension. *Drugs* 1987; **33:** 461–77.
2. Achari R, Laddu A. Terazosin: a new alpha adrenoceptor blocking drug. *J Clin Pharmacol* 1992; **32:** 520–3.
3. Wilt TJ, *et al.* Terazosin for benign prostatic hyperplasia. Available in the Cochrane Database of Systematic Reviews; Issue 1. Chichester: John Wiley; 2000 (accessed 01/02/06).

制剂

专利制剂

Arg.: Andrin; Benaprost; Blavin; Eglidon; Flumarc; Fosfomik; Geriprost; Isontyn; Panaprost; Proxatan; Rotiaz; ***Austral.:*** Hytrin; ***Austria:*** Urocard; Uroflo; Vicard; ***Belg.:*** Hytrin; Terazosabb; Uro-Hytrin; ***Braz.:*** Hytrin; ***Canad.:*** Hytrin; ***Chile:*** Adecur; Hytrin; ***Cz.:*** Hytrin; Kornam; ***Denm.:*** Sinalfa; ***Fr.:*** Dysalfa; Hytrine; ***Ger.:*** Flotrin; Heitrin†; Tera; Terablock; Teranar; Terazid; Terazoflo; ***Gr.:*** Hytrin; Vlanodrin; ***Hong Kong:*** Hytrin; ***Hung.:*** Hyron†; Hytrin; Kornam†; Setegis; ***India:*** Hytrin; Olyster; Zytrin; ***Indon.:*** Hytrin; ***Irl.:*** Benph; Hytrin; ***Israel:*** Hytrin; ***Ital.:*** Ezosina; Ibiprovir†; Itrin; Prostatil; Terafluss; Teraprost; Unoprost; Urodie; ***Malaysia:*** Hytrin; Terasin; ***Mex.:*** Adecur; Hytrin; Romaken; ***Neth.:*** Hytrin; ***Norw.:*** Sinalfa; ***NZ:*** Hytrin; ***Philipp.:*** Conmy; Hykor; Hytrin; Hyzin; Lotencin; ***Pol.:*** Hytrin†; Kornam; Setegis; Tesin; ***Port.:*** Hytrin; ***Rus.:*** Hytrin (Хитрин)†; Kornam (Корнам); Setegis (Сетегис); ***S.Afr.:*** Hytrin; ***Singapore:*** Hytrin; ***Spain:*** Alfaprost; Deflox; Magnurol; Mayul; Sutif; Teraumon; Zayasel; ***Swed.:*** Hytrinex; Sinalfa; ***Switz.:*** Hytrin BPH; ***Thai.:*** Hytrin; ***Turk.:*** Hytrin; Teranar; Teraumon; ***UK:*** Hytrin; ***Ukr.:*** Kornam (Корнам); Setegis (Сетегис); ***USA:*** Hytrin; ***Venez.:*** Adecur; Hytrin.

Tertatolol Hydrochloride（*BANM*, *rINNM*）⊗ 盐酸特他洛尔

Hidrocloruro de tertatolol; S-2395 (tertatolol or tertatolol hydrochloride); SE-2395 (tertatolol or tertatolol hydrochloride); Tertatolol, Chlorhydrate de; Tertatololi Hydrochloridum. (±)-1-(*tert*-Butylamino)-3-(thiochroman-8-yloxy)propan-2-ol hydrochloride.

Тертатолола Гидрохлорид

$C_{16}H_{25}NO_2S,HCl = 331.9.$

CAS — 34784-64-0 (tertatolol); 33580-30-2 (tertatolol hydrochloride).

ATC — C07AA16.

ATC Vet — QC07AA16.

(tertatolol)

简介

特他洛尔是一种非心脏选择性 β 受体阻滞剂（第1181页）。据报道其缺乏内在拟交感活性。

特他洛尔以盐酸盐的形式口服治疗高血压（第1131页），每日 5mg。如果需要，可增加至每日 1 次，每次 10mg。

制剂

专利制剂

Denm.: Artexal†; ***Fr.:*** Artex; ***Gr.:*** Artexal; ***Irl.:*** Artexal; ***Neth.:*** Artex; ***Port.:*** Artex.

Tezosentan（*BAN*, *rINN*）替唑生坦

Tézosentan; Tezosentán; Tezosentanum. *N*-{6-(2-Hydroxyethoxy)-5-(*o*-methoxyphenoxy)-2-[2-(1*H*-tetrazol-5-yl)-4-pyridyl]-4-pyrimidinyl}-5-isopropyl-2-pyridinesulfonamide.

Тезозентан

$C_{27}H_{27}N_9O_6S = 605.6.$

CAS — 180384-57-0.

UNII — 64J9J55263.

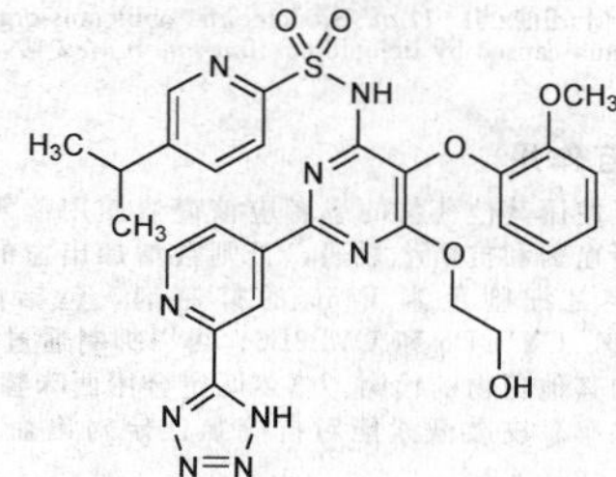

简介

替唑生坦是一种内皮素受体拮抗药，研究用于急性心力衰竭。

1. Torre-Amione G, *et al.* Hemodynamic effects of tezosentan, an intravenous dual endothelin receptor antagonist, in patients with class III to IV congestive heart failure. *Circulation* 2001; **103:** 973–80.
2. Tovar JM, Gums JG. Tezosentan in the treatment of acute heart failure. *Ann Pharmacother* 2003; **37:** 1877–83.
3. Cotter G, *et al.* The hemodynamic and neurohormonal effects of low doses of tezosentan (an endothelin A/B receptor antagonist) in patients with acute heart failure. *Eur J Heart Fail* 2004; **6:** 601–9.
4. McMurray JJV, *et al.* Effects of tezosentan on symptoms and clinical outcomes in patients with acute heart failure: the VERITAS randomized controlled trials. *JAMA* 2007; **298:** 2009–19.

Tiadenol（*rINN*）羟硫癸烷

LL-1558; Tiadénol; Tiadenolum. 2,2′-(Decamethylenedithio)diethanol.

Тиаденол

$C_{14}H_{30}O_2S_2 = 294.5.$

CAS — 6964-20-1.

ATC — C10AX03.

ATC Vet — QC10AX03.

简介

羟硫癸烷是一种血脂调节药，用于治疗高脂血症（第1129页）。常用剂量是每日 1.2～2.4g，口服，分次服用。

制剂

专利制剂

Mon.: Fonlipol.

Ticagrelor（*BAN*, *USAN*, *rINN*）替卡格雷

AR-C126532XX; AZD-6140; Ticagrélor; Ticagrelorum. (1*S*,2*S*,3*R*,5*S*)-3-(7-{[(1*R*,2*S*)-2-(3,4-Difluorophenyl)cyclopropyl]amino}-5-(propylsulfanyl)-3*H*-[1,2,3]triazolo[4,5-*d*]pyrimidin-3-yl)-5-(2-hydroxyethoxy)cyclopentane-1,2-diol.

Тикагрельор

$C_{23}H_{28}F_2N_6O_4S.$

CAS — 274693-27-5.

ATC — B01AC24.

UNII — GLH0314RVC.

注：名称 Brilinta 和 Brilique 已用作替卡格雷的商品名。

简介

替卡格雷是一种腺苷三磷酸盐，作为可逆性 $P2Y_{12}$ 受体拮抗剂，可抑制腺苷二磷酸介导的血小板聚集。该药口服给药，作为抗血小板药用于治疗急性冠状动脉症状正在研究中。

1. Wallentin L, *et al.* PLATO Investigators. Ticagrelor versus clopidogrel in patients with acute coronary syndromes. *N Engl J Med* 2009; **361:** 1045–57.
2. Anderson SD, *et al.* Efficacy and safety of ticagrelor: a reversible P2Y12 receptor antagonist. *Ann Pharmacother* 2010; **44:** 524–37.

Ticlopidine Hydrochloride（*BANM*, *USAN*, *rINNM*）盐酸噻氯匹定

4-C-32; 53-32C; Hidrocloruro de ticlopidina; Ticlopidine, chlorhydrate de; Ticlopidini hydrochloridum; Tiklopidiinihydrokloridi; Tiklopidin Hidroklorür; Tiklopidinhidroklorid; Tiklopidin-hydrochlorid; Tiklopidinhydroklorid; Tiklopidino hidrochloridas. 5-(2-Chlorobenzyl)-4,5,6,7-tetrahydrothieno[3,2-c]pyridine hydrochloride.

Тиклопидина Гидрохлорид

$C_{14}H_{14}ClNS,HCl = 300.2.$

CAS — 55142-85-3 (ticlopidine); 53885-35-1 (ticlopidine hydrochloride).

ATC — B01AC05.

ATC Vet — QB01AC05.

UNII — A1L4914FMF.

(ticlopidine)

Pharmacopoeias. In *Chin.*, *Eur.* (see p.vii), *Jpn*, and *US.*

Ph. Eur. 6.8（Ticlopidine Hydrochloride） 白色或类白色，结晶性粉末。略溶于水和无水乙醇；极微溶于乙酸乙酯。2.5%水溶液的 pH 值为 3.5～4.0。

USP 33（Ticlopidine Hydrochloride） 白色或类白色，结晶性粉末。略溶于水或乙醇；极微溶于乙酸乙酯。低于 30℃贮藏于密闭容器中。

不良反应和注意事项

据报道，出血是噻吩并吡啶类最常见的不良反应；皮疹也会发生，胃肠道紊乱是噻氯匹定常见的不良反应。恶液质也会发生，包括嗜中性粒细胞减少症、血栓性血小板减少性紫癜和再生障碍性贫血。有一些肝炎和胆汁淤积性黄疸的报道。在长期治疗时，血脂浓度增加。

噻氯匹定和其他噻吩并吡啶类药物不能用于有造血障碍疾病的患者，比如嗜中性粒细胞减少症、血小板减少症、出血素质、其他能延长出血时间的出血性凝血功能障碍或会增加出血危险的情况（如消化性溃疡、急性脑出血和严重的肝功能障碍）。噻氯匹定开始治疗前、治疗的头 3 个月中每 2 周都应该统计全部血细胞计数。如果在这段期间内停药，应该在停止治疗 2 周内统计全部血细胞计数。必须考虑在择期外科手术前 10～14 天停止使用噻氯匹定。

对血液的影响 1%使用噻氯匹定的患者会发生严重的嗜中性粒细胞减少症或粒细胞缺乏症[1]，已经有发生致命感染的报道[2]。通常在治疗的头 3 个月中可能会发生嗜中性粒细胞减少症，停药后可逆转，但是有一个在停止使用噻氯匹定 18 天后发生了延迟反应的报道[3]。大约 0.4%的患者会发生血小板减少症，有时也会发生致命的血栓性血小板减少性紫癜（TTP）[1,4~8]。在置有支架的患者中使用 TTP 合并噻氯匹定的频率已降至 1/6000～1/5000[8]。相反的，使用噻氯匹定治疗血栓性血小板减少性紫癜也能达到好的效果[9,10]，但是只能在非常谨慎的情况下使用[11]。使用噻氯匹定很少发生再生障碍性贫血[1,12]。

氯吡格雷也与恶液质有关。截止至 2004 年 8 月，Australian Adverse Drug Reactions Advisory Committee（ADRAC）[13]已经收到 80 份与氯吡格雷有关的血恶液质的报道，而噻氯匹定与更高的报道率有关。也有血栓性血小板减少性紫癜、溶血性尿毒症[8,14~17]、再生障碍性贫血[18]、白细胞减少症[19]和后天的血友病 A[20]的个案报道。然而，大多数频繁报道的氯吡格雷的不良反应是与其他抗血栓药合用时发生出血，尤其是与影响血凝固的药物合用；ADRAC 已经收到 130 份出血事件的报道，有 18 个导致死亡的案例[13]。

1. Love BB, *et al.* Adverse haematological effects of ticlopidine: prevention, recognition and management. *Drug Safety* 1998; **19:** 89–98.
2. Carlson JA, Maesner JE. Fatal neutropenia and thrombocytopenia associated with ticlopidine. *Ann Pharmacother* 1994; **28:** 1236–8.
3. Farver DK, Hansen LA. Delayed neutropenia with ticlopidine. *Ann Pharmacother* 1994; **28:** 1344–6.
4. Bennett CL, *et al.* Thrombotic thrombocytopenic purpura associated with ticlopidine: a review of 60 cases. *Ann Intern Med* 1998; **128:** 541–4.
5. Bennett CL, *et al.* Thrombotic thrombocytopenic purpura after stenting and ticlopidine. *Lancet* 1998; **352:** 1036–7.
6. Steinhubl SR, *et al.* Incidence and clinical course of thrombotic thrombocytopenic purpura due to ticlopidine following coronary stenting. *JAMA* 1999; **281:** 806–10.

7. Bennett CL, *et al.* Thrombotic thrombocytopenic purpura associated with ticlopidine in the setting of coronary artery stents and stroke prevention. *Arch Intern Med* 1999; **159:** 2524–8.
8. Zakarija A, *et al.* Ticlopidine- and clopidogrel-associated thrombotic thrombocytopenic purpura (TTP): review of clinical, laboratory, epidemiological, and pharmacovigilance findings (1989-2008). *Kidney Int* 2009; **75** (suppl 112s): S20–S24.
9. Vianelli N, *et al.* Thrombotic thrombocytopenic purpura and ticlopidine. *Lancet* 1991; **337:** 1219.
10. Bobbio-Pallavicini E, *et al.* Antiplatelet agents in thrombotic thrombocytopenic purpura (TTP): results of a randomized multicenter trial by the Italian Cooperative Group for TTP. *Haematologica* 1997; **82:** 429–35.
11. Rock G, *et al.* Thrombotic thrombocytopenic purpura treatment in year 2000. *Haematologica* 2000; **85:** 410–19.
12. Symeonidis A, *et al.* Ticlopidine-induced aplastic anemia: two new case reports, review, and meta-analysis of 55 additional cases. *Am J Hematol* 2002; **71:** 24–32.
13. Adverse Drug Reactions Advisory Committee (ADRAC). Clopidogrel—haemorrhage and haematological disorders. *Aust Adverse Drug React Bull* 2004; **23:** 14–15. Also available at: http://www.tga.health.gov.au/adr/aadrb/aadr0408.htm (accessed 17/08/05)
14. Bennett CL, *et al.* Thrombotic thrombocytopenic purpura associated with clopidogrel. *N Engl J Med* 2000; **342:** 1773–7.
15. Oomen PHN, *et al.* Hemolytic uremic syndrome in a patient treated with clopidogrel. *Ann Intern Med* 2000; **132:** 1006.
16. Andersohn F, *et al.* Thrombotic thrombocytopenic purpura/haemolytic uraemic syndrome associated with clopidogrel: report of two new cases. Abstract: *Heart* 2004; **90:** e57. Full version: http://heart.bmjjournals.com/cgi/content/full/90/9/e57 (accessed 17/08/05)
17. von Mach M-A, *et al.* Subacute coronary stent thrombosis in a patient developing clopidogrel associated thrombotic thrombocytopenic purpura. Abstract: *Heart* 2005; **91:** e14. Full version: http://heart.bmjjournals.com/cgi/content/full/91/2/e14 (accessed 17/08/05)
18. Trivier J-M, *et al.* Fatal aplastic anaemia associated with clopidogrel. *Lancet* 2001; **357:** 446.
19. McCarthy MW, Kockler DR. Clopidogrel-associated leukopenia. *Ann Pharmacother* 2003; **37:** 216–19.
20. Haj M, *et al.* Acquired haemophilia A may be associated with clopidogrel. *BMJ* 2004; **329:** 323.

对胃肠道的影响 腹泻是噻氯匹定常见的不良反应；在治疗的前几个月经常发生，在不停止治疗的情况下1～2周会消退。然而，有1例在使用噻氯匹定2年后首次出现持续2个月腹泻和体重减轻[1]，停用噻氯匹定后，腹泻停止。

1. Mansoor GA, Aziz K. Delayed chronic diarrhea and weight loss possibly due to ticlopidine therapy. *Ann Pharmacother* 1997; **31:** 870–2.

对关节的影响 急性关节炎与使用噻氯匹定治疗不久后弥散性皮疹的发展有关[1]。停药后，皮疹和关节炎都消失了，这提示可能涉及超敏反应。直到2001年3月，与噻氯匹定有关的1个多发性关节炎病例和3个关节痛病例已经报道到英国CSM。已经报道有2例与氯吡格雷有关的急性关节炎案例[2]；开始治疗后2～3周发生症状，停药后症状消失。

1. Dakik HA, *et al.* Ticlopidine associated with acute arthritis. *BMJ* 2002; **324:** 27.
2. Garg A, *et al.* Clopidogrel associated with acute arthritis. *BMJ* 2000; **320:** 483.

对肾脏的影响 有报道冠状支架植入后使用噻氯匹定的患者出现了可逆的肾功能恶化[1,2]。还有1例使用氯吡格雷的患者出现肾病综合征膜性肾病的报道[3]。

1. Elsman P, Zijlstra F. Ticlopidine and renal function. *Lancet* 1996; **348:** 273–4.
2. Virdee M, *et al.* Ticlopidine and renal function. *Lancet* 1996; **348:** 1031–2.
3. Tholl U, *et al.* Clopidogrel and membranous nephropathy. *Lancet* 1999; **354:** 1443–4.

对肝脏的影响 已经报道使用噻氯匹定的患者发生胆小管性肝炎，停药后通常是可逆的[1～3]。可是有1例停药后持续性胆汁淤积的报道[4,5]。还有1例肉芽肿应用氯吡格雷产生肝炎的报道[6]。有1例在使用噻氯匹定治疗时，发生肝酶升高[7]；继续使用氯吡格雷治疗可以使肝酶值恢复到正常。然而，有1例使用氯吡格雷产生肝毒性的报道[8]。

1. Cassidy LJ, *et al.* Probable ticlopidine-induced cholestatic hepatitis. *Ann Pharmacother* 1995; **29:** 30–2.
2. Pérez-Balsa AM, *et al.* Hepatotoxicity due to ticlopidine. *Ann Pharmacother* 1998; **32:** 1250–1.
3. Skurnik YD, *et al.* Ticlopidine-induced cholestatic hepatitis. *Ann Pharmacother* 2003; **37:** 371–5.
4. Colivicchi F, *et al.* Ticlopidine-induced chronic cholestatic hepatitis: a case report. *Curr Ther Res* 1994; **55:** 929–31.
5. Mambelli E, *et al.* Severe ticlopidine-induced cholestatic syndrome. *Blood Purif* 2007; **25:** 441–5.
6. Ruiz-Valverde P, *et al.* Ticlopidine-induced granulomatous hepatitis. *Ann Pharmacother* 1995; **29:** 633–4.
7. Zeolla MM, Carson JJ. Successful use of clopidogrel for cerebrovascular accident in a patient with suspected ticlopidine-induced hepatotoxicity. *Ann Pharmacother* 1999; **33:** 939–41.
8. Willens HJ. Clopidogrel-induced mixed hepatocellular and cholestatic liver injury. *Am J Ther* 2000; **7:** 317–18.

对肺的影响 一名76岁的使用噻氯匹定和泼尼松治疗颞动脉炎的女性患者发生了细支气管炎肺炎[1]。噻氯匹定停用几个月后症状消失。

1. Alonso-Martinez JL, *et al.* Bronchiolitis obliterans-organizing pneumonia caused by ticlopidine. *Ann Intern Med* 1998; **129:** 71–2.

药物相互作用

对于使用其他药物的患者应该谨慎使用噻氯匹定，例如抗凝血药和抗血小板药，否则会增加出血的危险。噻氯匹定是细胞色素P450的抑制剂，包括同工酶CYP2C19、CYP2D6和CYP2B6，可以抑制通过这些途径代谢的其他药物的代谢。噻氯匹定合用西咪替丁会减小其清除率。皮质激素能对抗噻氯匹定对出血时间的影响。

抗凝血药 噻氯匹定合用抗凝血药能增加出血的危险。然而，已经有报道，噻氯匹定能对抗硝苄香豆素的作用（详见**华法林的药物相互作用**项下**抗血小板药**，第1373页）。

抗癫痫药 一例控制稳定的患者使用了噻氯匹定后出现急性苯妥英毒性的报道，详见第478页。

双氢麦角碱 一项在健康受试者中的研究[1]表明，双氢麦角碱甲磺酸盐可减少噻氯匹定的血浆药物浓度，而这可能是由于有机阴离子转化多肽（OATP）-B抑制其胃肠道摄取。

1. Lu W-J, *et al.* The effects of ergoloid mesylates and ginkgo biloba on the pharmacokinetics of ticlopidine. *J Clin Pharmacol* 2006; **46:** 628–34.

黄嘌呤类 噻氯匹定对茶碱半衰期作用的参考文献，详见第1107页。

药动学

噻氯匹定几乎全部能快速地从胃肠道吸收。大约98%能与血浆蛋白结合。据报道，在长期治疗时，消除半衰期是30～50h。噻氯匹定在肝中代谢。剂量的60%以代谢产物的形式经尿代谢，25%经粪便代谢。

1. Desager J-P. Clinical pharmacokinetics of ticlopidine. *Clin Pharmacokinet* 1994; **26:** 347–55.
2. Buur T, *et al.* Pharmacokinetics and effect of ticlopidine on platelet aggregation in subjects with normal and impaired renal function. *J Clin Pharmacol* 1997; **37:** 108–15.

用途和用法

盐酸噻氯匹定是一种用于血栓栓塞疾病（第1146页）的噻吩并吡啶抗血小板药。它是一种血小板$P2Y_{12}$受体拮抗药，通过抑制二磷酸腺苷介导的血小板聚集发挥作用。可以预防给药，有血栓形成脑卒中危险（第1143页）的患者可以选择盐酸噻氯匹定或阿司匹林，还可以用于间歇性跛行（详见**外周血管病**，第1137页）和缺血性心脏病的治疗。它也可以作为阿司匹林的辅助药物，用于预防冠状动脉内支架置入术后的亚急性支架闭塞（详见下文**再灌注和血管重建操作**）。噻氯匹定也用于体外循环过程中，以防止阻塞和血小板损失。

预防血栓形成的缺血性**脑卒中和间歇性跛行**，口服盐酸噻氯匹定250mg，每日2次，与食物同服。预防**冠状动脉内支架置入术**后的亚急性支架闭塞，在支架放置时开始服用盐酸噻氯匹定250mg，每日2次，持续4周。

使用噻氯匹定治疗时，需要进行有规律的血液学监测（详见上文**不良反应和注意事项**）。

1. McTavish D, *et al.* Ticlopidine: an updated review of its pharmacology and therapeutic use in platelet-dependent disorders. *Drugs* 1990; **40:** 238–59.
2. Flores-Runk P, Raasch RH. Ticlopidine and antiplatelet therapy. *Ann Pharmacother* 1993; **27:** 1090–8.
3. Sharis PJ, *et al.* The antiplatelet effects of ticlopidine and clopidogrel. *Ann Intern Med* 1998; **129:** 394–405.
4. Wallentin L. $P2Y_{12}$ inhibitors: differences in properties and mechanisms of action and potential consequences for clinical use. *Eur Heart J* 2009; **30:** 1964–77.

再灌注和血管重建操作 冠状支架逐渐用于治疗和预防血管成形术后的再狭窄（见**再灌注和血管重建操作**，第1140页）。亚急性血栓形成是其主要的并发症，患者最初都是联合使用抗血小板药和抗凝血药。但是，现今普遍认为，单独使用抗血小板药对大部分患者来说已经足够了。

早期的研究表明[1～4]，在置冠状支架4～6周后，使用噻氯匹定，合并长期服用阿司匹林，和口服抗凝血药合并阿司匹林至少是同样有效的，一些研究显示对血栓形成[1,4]或出血并发症[1]有效。然而，中性粒细胞减少症限制了噻氯匹定的使用。尽管有证据[5]显示短期（2周）使用噻氯匹定是可以接受的，但目前氯吡格雷的使用更多。

有报道[6]，噻氯匹定也能用于提高隐静脉旁路移植术治疗下肢外周血管疾病的疗效。

1. Schömig A, *et al.* A randomized comparison of antiplatelet and anticoagulant therapy after the placement of coronary-artery stents. *N Engl J Med* 1996; **334:** 1084–9.
2. Kastrati A, *et al.* Restenosis after coronary stent placement and randomization to a 4-week combined antiplatelet or anticoagulant therapy: six-month angiographic follow-up of the Intracoronary Stenting and Antithrombotic Regimen (ISAR) trial. *Circulation* 1997; **96:** 462–7.
3. Bertrand ME, *et al.* Randomized multicenter comparison of conventional anticoagulation versus antiplatelet therapy in unplanned and elective coronary stenting: the Full Anticoagulation versus Aspirin and Ticlopidine (FANTASTIC) study. *Circulation* 1998; **98:** 1597–1603.
4. Leon MB, *et al.* A clinical trial comparing three antithrombotic-drug regimens after coronary-artery stenting. *N Engl J Med* 1998; **339:** 1665–71.
5. Berger PB, *et al.* Safety and efficacy of ticlopidine for only 2 weeks after successful intracoronary stent placement. *Circulation* 1999; **99:** 248–53.
6. Becquemin J-P. Effect of ticlopidine on the long-term patency of saphenous-vein bypass grafts in the legs. *N Engl J Med* 1997; **337:** 1726–31.

制剂

USP 33: Ticlopidine Hydrochloride Tablets.

专利制剂

Arg.: Dosier; Ticlid; Trombenal; ***Austral.:*** Ticlid†; Tilodene; ***Austria:*** Thrombodine; Ticlodone†; Tiklid; ***Belg.:*** Ticlid; ***Braz.:*** Plaketar; Ticlid; Ticlobal; ***Canad.:*** Ticlid†; ***Chile:*** Ateroclar; Plaquetil; Ticlid†; ***Cz.:*** Aplaket†; Apo-Tic; Ipaton; Platigren†; Tagren; Ticlid; ***Fr.:*** Ticlid; ***Ger.:*** Desiticlopidin†; Tiklyd; ***Gr.:*** Anghostan; Etfariol; Iriflexin; Labortina; Neo Fulvigal; Neo-omnipen; Ruxicolan; Ticlid; Ticlodone; ***Hong Kong:*** Aplaket; Ticlid; Tipidin; ***Hung.:*** Aclotin; Aplatic; Ipaton; Placor; Ticlid; Ticlogal; ***India:*** Ticlobest; Ticlop; Ticlopid; Tikleen; Tyklid; ***Indon.:*** Agulan; Cartrilet; Goclid; Nufaclapide; Piclodin; Platidine; Ticard; Ticlid; Ticlon; Ticlophar; Ticuring; ***Israel:*** Ticlidil†; ***Ital.:*** Anagregal†; Antigreg; Aplaket; Chiaro; Clox; Fluilast; Flupid; Fluxidin; Klodin; Opteron; Ticlodone; Ticloproge†; Tiklid; ***Jpn:*** Panaldine; ***Malaysia:*** Antigreg; Aplaket; Ticlid; Ticlopine†; Tipidin; ***Mex.:*** Ticlid†; ***Norw.:*** Ticlid; ***Philipp.:*** Clotidone; Ticlid; Tikpid; Vasopid; ***Pol.:*** Aclotin; Apo-Clodin; Iclopid; Ifapidin; Ticlid; Ticlo; ***Port.:*** Agregamina†; Aplaket; Betlife; Isaxion†; Klodipin; Movin; Opidina†; Plaquetal; Previta; Ticlodix; Ticlopat; Tiklyd; Tiropa; Trombopat; ***Rus.:*** Ticlid (Тиклид); Ticlo (Тикло); Tikleen (Тиклин)†; ***Singapore:*** Antigreg; Aplaket; Tacron†; Ticlid; Tiodin; Tipidin; ***Spain:*** Ticlodone; Tiklid; ***Swed.:*** Ticlid; ***Thai.:*** Aplaket; Cenpidine; Siclot†; Ticlid; Ticlo; Ticlodin; Ticlopine; Tikol†; Tilopin; Tipidine; Viladil; ***Turk.:*** Agretik; Ticlid; Ticlocard; ***UAE:*** Ticopar; ***Ukr.:*** Aclotin (Аклотин); Ipaton (Ипатон); Ticlid (Тиклид)†; ***USA:*** Ticlid; ***Venez.:*** Ticlid; Ticlopin†.

Tilisolol Hydrochloride (*rINNM*) ⊗盐酸替索洛尔

Hidrocloruro de tilisolol; N-696; Tilisolol, Chlorhydrate de; Tilisololi Hydrochloridum. (±)-4-[3-(*tert*-Butylamino)-2-hydroxypropoxy]-2-methylisocarbostyril hydrochloride.

Тилизолола Гидрохлорид

$C_{17}H_{24}N_2O_3,HCl$ = 340.8.

CAS — 85136-71-6 (tilisolol); 62774-96-3 (tilisolol hydrochloride).

简介

盐酸替索洛尔是一种非心肌选择性β受体阻滞剂（见第1181页），具有直接的血管舒张活性。盐酸替索洛尔常用于心绞痛（第1118页）和高血压（第1131页）的治疗，每日1次服用10～20mg，必要时可用最大剂量30mg，每日1次。

制剂

专利制剂

Jpn: Selecal.

Timolol Maleate (*BANM, USAN, rINNM*) ⊗ 马来酸噻吗洛尔

Maleato de timolol; MK-950; Timolol Maleat; Timolol, maléate de; Timolol maleinát; Timololi maleas; Timololimaleaatti; Timololio maleatas; Timololmaleat; Timolol-maleát. (*S*)-1-*tert*-Butylamino-3-(4-morpholino-1,2,5-thiadiazol-3-yloxy)propan-2-ol maleate.

Тимолола Малеат

$C_{13}H_{24}N_4O_3S,C_4H_4O_4$ = 432.5.

CAS — 26839-75-8 (timolol); 91524-16-2 (timolol hemihydrate); 26921-17-5 (timolol maleate).

ATC — C07AA06; S01ED01.

ATC Vet — QC07AA06; QS01ED01.

UNII — P8Y54F701R.

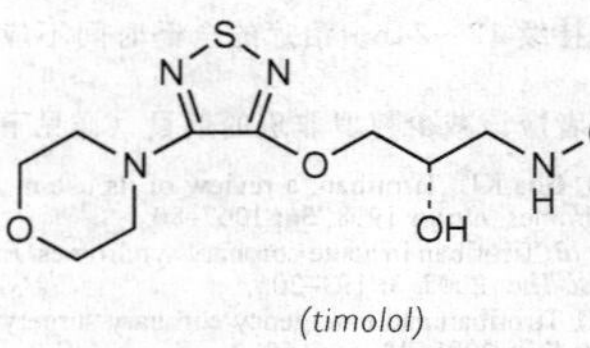

(timolol)

注：TIM 是 BP 2005 批准的用于表示含马来酸噻吗洛尔的滴眼剂的单次滴眼的剂量单位代码，因为容器太小不能容纳包含所有信息的标签。

Pharmacopoeias. In *Chin., Eur.* (see p.vii), *Int., Jpn,* and *US.*

Ph. Eur. 6. 8 (Timolol Maleate) 白色或类白色、结晶性粉末或无色结晶体。溶于水和乙醇。2%水溶液的pH值是3.8～4.3。避光。

USP 33 (Timolol Maleate) 白色至类白色，无臭或几乎无臭的粉末。溶于水、乙醇和甲醇；略溶于氯仿和丙二醇；不溶于环己烷和乙醚。2%水溶液的pH值是3.8～4.3。

不良反应、处置和注意事项

参见**β受体阻滞剂**，第1182页。

哺乳 噻吗洛尔分布在母乳中。每天2次滴注0.5%噻吗洛尔滴眼剂，其在1位女性母乳中的浓度大约比血清中的大6倍，浓度值分别是5.6ng/ml和0.93ng/ml[1]。在一项研究中[2]，患者每日口服3次5mg噻吗洛尔，母乳平均浓度为15.9ng/ml，乳汁和血浆浓度的比率是0.8；在更高的剂量中也发现了类似的比率，作者认为婴儿摄入的量并不重要。在这些研究中没有不良反应的报道，American Academy of Pediatrics 认为[3]噻吗洛尔通常与母乳喂养是相容的。

1. Lustgarten JS, Podos SM. Topical timolol and the nursing mother. *Arch Ophthalmol* 1983; **101:** 1381–2.
2. Fidler J, *et al.* Excretion of oxprenolol and timolol in breast milk. *Br J Obstet Gynaecol* 1983; **90:** 961–5.
3. American Academy of Pediatrics. The transfer of drugs and other chemicals into human milk. *Pediatrics* 2001; **108:** 776–89. [Retired May 2010] Correction. *ibid*; 1029. Also available at: http://aappolicy.aappublications.org/cgi/content/full/pediatrics%3b108/3/776 (accessed 10/01/08)

药物相互作用

与β受体阻滞剂有关的相互作用的讨论，详见第1184页。

抗病毒药 美国关于利托那韦的注册药品信息警告利托那韦可提高噻吗洛尔的浓度。因此，合用时噻吗洛尔应减量。

药动学

噻吗洛尔几乎全部能从胃肠道吸收，但是要经受中等的首关代谢。单次给药后1～2h达到血浆峰浓度。作为滴眼剂使用时，也可在血浆中有低浓度分布。噻吗洛尔有中度脂溶性。据报道其蛋白结合率低。能通过胎盘和分布于母乳中。据报道，血浆半衰期为4h。噻吗洛尔大部分在肝内代谢，代谢产物和一些原形药物随尿排出。噻吗洛尔不能通过血液透析消除。

吸收 关于眼用噻吗洛尔全身吸收的参考文献如下[1]。

1. Nieminen T, *et al.* Ophthalmic timolol: plasma concentration and systemic cardiopulmonary effects. *Scand J Clin Lab Invest* 2007; **67:** 237–45.

新陈代谢 噻吗洛尔可能由细胞色素P450同工酶CYP2D6代谢，研究[1～4]表明噻吗洛尔的新陈代谢受遗传多态现象的影响。

1. Volotinen M, *et al.* Timolol metabolism in human liver microsomes is mediated principally by CYP2D6. *Drug Metab Dispos* 2007; **35:** 1135–41.
2. McGourty JC, *et al.* Pharmacokinetics and beta-blocking effects of timolol in poor and extensive metabolizers of debrisoquin. *Clin Pharmacol Ther* 1985; **38:** 409–13.
3. Lewis RV, *et al.* Timolol and atenolol: relationships between oxidation phenotype, pharmacokinetics and pharmacodynamics. *Br J Clin Pharmacol* 1985; **19:** 329–33.
4. Lennard MS, *et al.* Timolol metabolism and debrisoquine oxidation polymorphism: a population study. *Br J Clin Pharmacol* 1989; **27:** 429–34.

用途和用法

噻吗洛尔是一种非选择性的β受体阻滞剂（第1181页）。据报道，其缺乏内在拟交感神经活性和膜稳定性。

噻吗洛尔以马来酸盐的形式用于治疗青光眼（第1785页）、高血压（第1131页）、心绞痛（第1118页）和心肌梗死（第1135页）。也用于预防偏头痛（第587页）。也使用其半水化物。

含马来酸噻吗洛尔或半水化物的滴眼剂相当于0.25%和0.5%的噻吗洛尔，每日滴2次，以减轻开角型**青光眼**和高眼压的**眼内压升高**。每日滴1次就可以控制眼内压。也可以使用凝胶滴眼剂，每日1次。

对于其他适应证，可口服噻吗洛尔。治疗**高血压**时，马来酸噻吗洛尔的初始剂量为10mg，每日1次，根据反应，间隔7天或更长时间后可增加剂量。常用维持量是每日10～40mg，但是有些患者需要每日60mg；每日剂量高于30mg时，要分2次等量服用。

治疗**心绞痛**的初始剂量是5mg，每日2次，以至少3天为间隔，每次增加10mg。大多数患者对每日分次服用35～45mg的剂量有反应，但是一些患者每日需要高达60mg。

对于**心肌梗死**患者，马来酸噻吗洛尔的初始剂量为5mg，每日2次，治疗2天，开始于梗死形成后7～28天，随后在没有任何禁忌性不良反应的情况下，逐渐增加剂量至服用10mg，每日2次。

每日服用10～20mg的马来酸噻吗洛尔用于预防偏头痛。

肾损伤或肝损伤患者要减小剂量。

制剂

BP 2010: Timolol Eye Drops; Timolol Tablets;
USP 33: Timolol Maleate and Hydrochlorothiazide Tablets; Timolol Maleate Ophthalmic Solution; Timolol Maleate Tablets.

专利制剂

Arg.: Glatim; Ingetim†; Klonalol; Ofal; Plostim; Poentimol; Proflax; Protevis; Timed; Timoler†; Timolpres; Timoptic; Zopirol; ***Austral.:*** Nyogel; Tenopt; Timoptol; Timoptol-XE; ***Austria:*** Blocadren†; Dispatim; Tim-Ophtal; Timabak; Timax†; Timo-COMOD; Timoftal; Timohexal; Timoptic; ***Belg.:*** Blocadren†; Nyogel; Nyolol; Timabak; Timo-POS; Timoptol; Timoptolgel; ***Braz.:*** Glaucotrat; Glautimol; Nyolol; Tenoftal; Timabak; Timoptol; ***Canad.:*** Apo-Timol; Apo-Timop; Novo-Timol; Tim-Ak; Timoptic; ***Chile:*** Glausolets; Nyolol; Timabak; Timop; Timoptol-XE; Tiof; ***Cz.:*** Arutimol; Oftan; Oftensin†; Ophthalmo-Timogal†; Timo-COMOD; Timogal†; Timohexal; Timoptol; Uni Timolol; ***Denm.:*** Aquanil; Oftamolol†; Optimol; Timacar; Timosan; ***Fin.:*** Aquanil†; Betimol; Blocanol; Timosan; ***Fr.:*** Digaol; Geltim; Nyogel; Ophtim; Timabak; Timacor; Timoptol; ***Ger.:*** Arutimol; Chibro-Timoptol; Dispatim; Nyogel; Tim-Ophtal; Timo-COMOD; Timo-Stulln; TimoEDO; Timohexal; Timomann; Timosine†; ***Gr.:*** Betim; Dacrysoline; Flumetol; Glafemak; Lithimole; Noval; Nyogel; Nyolol; Temserin; Thilotim; Tim-Alcon; Timabak; Timodose; Waucosin; Yesan; ***Hong Kong:*** Apo-Timop†; Nyolol; Oftan; Optimol†; Timabak; Timoptol; ***Hung.:*** Arutimol; Cusimolol; Nyolol†; Oftan Timolol; ***India:*** Glucomol; Glucotim; Ocupres; Ocutim; Timolo†; ***Indon.:*** Isotic Adretor; Kentimol†; Nyolol; Opthil; Tim-Ophtal; Ximex Opticom; ***Irl.:*** Nyogel; Timoptol; ***Israel:*** Nyolol; Octil†; Tiloptic; V-Optic; ***Ital.:*** Blocadren; Cusimolol; Droptimol; Ialutim; Nyogel; Oftimolo; Timogel; Timolabak; Timolux; Timoptol; Timosoft†; ***Jpn:*** Timoptol; ***Malaysia:*** Cusimolol; Nyolol†; Timo-COMOD; Timolast; Timoptol; ***Mex.:*** Blocadren; Horex; Imot; Jertz; Nyolol; Shemol; Tenglamol; Timoptol; Timozzard; ***Mon.:*** Gaoptol; Nyolol; Timo-COMOD; ***Neth.:*** Loptomit†; Nyogel; Timo-COMOD; Timoptol; ***Norw.:*** Aquanil†; Blocadren; Oftamolol†; Oftan; Timosan; ***NZ:*** Apo-Timol; Apo-Timop; Hypermol; Nyogel†; Tilmat; Timolux; Timoptol; ***Philipp.:*** Elevex; Glocure-Opta; I-Supres; Normopres; Nyolol; Ocuper; Oftan; Timabak; Timoptol; ***Pol.:*** Cusimolol; Nyolol; Oftan; Oftensin; Timo-COMOD; Timohexal†; Timoptic; ***Port.:*** Blocadren†; Cusimolol†; Nyogel; Nyolol; Timabak; Timogel; Timoglau; Timolen; Timoptol; ***Rus.:*** Arutimol (Арутимол); Glautam (Глаутам); Glymol (Глимол); Nyolol (Ниолол); Ocumed (Окумед); Ocupres-E (Окупрес-Е); Oftan Timolol (Офтан Тимолол); Optimol (Оптимол); Timadren (Тимадрен); Timo-Komod (Тимо-Комод); Timohexal (Тимогексал); ***S.Afr.:*** Glaucosan; Nyogel; Timoptol; ***Singapore:*** Nyolol; Timabak; Timoptol; ***Spain:*** Cusimolol; Nyolol†; Timabak; Timoftol; Timogel; ***Swed.:*** Aquanil†; Blocadren; Optimol; Timosan; ***Switz.:*** Nyolol; Oftan†; Timisol; Timo-COMOD; Timogel; Timoptic; ***Thai.:*** Glauco-Oph; Nyolol; Timo-optal; Timodrop; Timolast; Timoptol; Timosil; ***Turk.:*** Cusimolol; Nyolol; Timabak; Timo-COMOD; Timoftal; Timoptic; Timosol; Timotem; ***UK:*** Betim; Nyogel; Timoptol; ***Ukr.:*** Arutimol (Арутимол); Nyolol (Ниолол); Ocumed (Окумед); Thimohexal (Тимогексал)†; ***USA:*** Betimol; Blocadren; Isatol; Istalol; Timoptic; ***Venez.:*** Globitan; Imot†; Matigel; Matilol; Nyolol; Timoptol.

多组分制剂 ***Arg.:*** Aliviapres; Combigan; Cosopt; Dorlamida T; DuoTrav; Ganfort; Glaucocin†; Glaucotensil; Glaucotensil TD; Louten T; Ocuprostim; Pilotim†; Timed D; Timobrim; Xalacom; Zopirol DM; ***Austral.:*** Combigan; Cosopt; Ganfort; Timpilo†; Xalacom; ***Austria:*** Combigan; Cosopt; DuoTrav; Fotil; Ganfort; Moducrin; Timpilo†; Timsopt†; Xalacom; ***Belg.:*** Combigan; Cosopt; DuoTrav; Xalacom; ***Braz.:*** Combigan; Cosopt; Xalacom; ***Canad.:*** Combigan; Cosopt; DuoTrav; Xalacom; ***Chile:*** Combigan; Cosopt; Dorsof T; DuoTrav; Gaax T; Ganfort; Glaucotensil T; Glausolets Plus; Latof-T; Tiof Plus; Xalacom; ***Cz.:*** Azarga; Combigan; Cosopt; DuoTrav; Fotil; Ganfort; Timpilo†; Xalacom; ***Denm.:*** Combigan; Cosopt; DuoTrav; Fotil; Ganfort; Timpilo†; Xalcom; ***Fin.:*** Combigan; Cosopt; Fotil; Timpilo†; Xalcom; ***Fr.:*** Azarga; Combigan; Cosopt; DuoTrav; Ganfort; Moducren; Pilobloq; Xalacom; ***Ger.:*** Combigan; Cosopt; DuoTrav; Fotil; Ganfort; Moducrin; Timpilo†; TP-Ophtal; Xalacom; ***Gr.:*** Azarga; Combigan; Cosopt; Dropiltim; DuoTrav; Fotil; Ganfort; Optodrop-Co; T+P; Tesol; Timpilo; Xalacom; Yvano; ***Hong Kong:*** Cosopt; DuoTrav; Ganfort; Moducren†; Timpilo†; Xalacom; ***Hung.:*** Combigan; Cosopt; DuoTrav; Fotil; Ganfort; Glamzolid; Xalacom; ***Indon.:*** Xalacom; ***Irl.:*** Azarga; Combigan; Cosopt; DuoTrav; Ganfort; Moducren†; Prestim; Xalacom; ***Israel:*** Combigan; Cosopt; Timpilo; Xalacom; ***Ital.:*** Combigan; Cosopt; DuoTrav; Equiton; Ganfort; Glautimol; Pilobloc; Timicon; Xalacom; ***Malaysia:*** Cosopt; Xalacom; ***Mex.:*** Combigan-D; Cosopt; Ganforti; Krytantek; Trovost; Xalacom; ***Neth.:*** Combigan; Cosopt; DuoTrav; Fotil; Ganfort; Xalacom; ***Norw.:*** Combigan; Cosopt; DuoTrav; Fotil; Ganfort; Timpilo†; Xalcom; ***NZ:*** Combigan; Cosopt; DuoTrav; Timpilo; Xalacom; ***Philipp.:*** Cosopt; DuoTrav; Fotil; Ganfort; Xalacom; ***Pol.:*** Azarga; Combigan; Cosopt; DuoTrav; Fotil; Ganfort; Xalacom; ***Port.:*** Azarga; Combigan; Cosopt; DuoTrav; Fotil†; Ganfort; Moducren†; Tavu; Timoglau Plus; Timosopt; Xalacom; ***Rus.:*** Cosopt (Косопт); Fotil (Фотил); Xalacom (Ксалаком); ***S.Afr.:*** Combigan; Cosopt; DuoTrav; Moducren†; Servatrin; Xalacom; ***Singapore:*** Cosopt; Timpilo†; Xalacom; ***Spain:*** Combigan; Cosopt; DuoTrav; Ganfort; Xalacom; ***Swed.:*** Combigan; Cosopt; DuoTrav; Fotil; Ganfort; Timpilo†; Xalcom; ***Switz.:*** Combigan; Cosopt; DuoTrav; Fotil†; Ganfort; Moducren†; Timpilo†; Xalacom; ***Thai.:*** Combigan; Cosopt; Fotil†; Xalacom; ***Turk.:*** Cosopt; DuoTrav; Xalacom; ***UK:*** Azarga; Combigan; Cosopt; DuoTrav; Ganfort; Moducren†; Prestim; Xalacom; ***Ukr.:*** Xalacom (Ксалаком); ***USA:*** Combigan; Cosopt; Timolide†; ***Venez.:*** Cosopt; Dobet; Glaucotensil T; Xalacom.

Tinzaparin Sodium (*BAN, USAN, rINN*)
亭扎肝素钠

Tintsapariininatrium; Tinzaparin sodná sůl; Tinzaparin Sodyum; Tinzaparina sódica; Tinzaparine sodique; Tinzaparinnatrium; Tinzaparin-nátrium; Tinzaparino natrio druska; Tinzaparinum natricum.

Тинзапарин Натрий

CAS — 9041-08-1.

ATC — B01AB10.

ATC Vet — QB01AB10.

UNII — 3S182ET3UA.

Pharmacopoeias. In *Eur.* (see p.vii).

Ph. Eur. 6. 8 (Tinzaparin Sodium) 使用从肝黄杆菌产生的肝素酶将从猪肠黏膜获得的肝素解聚而获得。主要成分在非还原端有2-O-磺基-enepyranosuronic酸的结构，在链的还原端有2-N，6-O-二磺酸-D-葡糖胺结构。平均分子量的范围是5500～7500，特征值大约是6500。链的百分比质量低于2000的不大于10%。硫酸盐化作用的程度是每个二糖单位1.8～2.5。

每毫克干粉的抗凝血因子Ⅹa的活性为70～120U，抗凝血因子Ⅹa活性与抗凝血因子Ⅱ活性之比为1.5～2.5。

单位

参见**低分子量肝素**，第1279页。

不良反应、处置和注意事项

参见**低分子量肝素**，第1279页。

有肾损伤的老年患者应避免使用亭扎肝素（见下文）。

缓慢静脉注射硫酸鱼精蛋白能降低亭扎肝素钠造成的严重出血。1mg硫酸鱼精蛋白能抑制100U亭扎肝素钠的作用。

老年人用法 应用亭扎肝素钠治疗伴有肾损伤的70岁及以上患者的深静脉血栓和肺栓塞，发现全死因死亡率增高。因此，FDA建议对这些患者应考虑使用替代品[1]。

1. FDA. Communication about an ongoing safety review of Innohep (tinzaparin sodium injection) (issued 2nd December 2008). Available at: http://www.fda.gov/Drugs/DrugSafety/PostmarketDrugSafetyInformationforPatientsandProviders/ucm136254.htm (accessed 03/08/10)

药物相互作用

参见**低分子量肝素**，第1279页。

药动学

皮下注射亭扎肝素钠后被吸收，生物利用度大约是90%。4～6h能达到血浆活性峰值。清除半衰期大约是90min，但是抗因子Ⅹa活性能持续24h。

1. Kuhle S, *et al.* Dose-finding and pharmacokinetics of therapeutic doses of tinzaparin in pediatric patients with thromboembolic events. *Thromb Haemost* 2005; **94:** 1164–71.

用途和用法

亭扎肝素钠是一种抗凝血作用的低分子量肝素（第1279页）。用于预防和治疗静脉血栓栓塞（第1147页），防止在体外循环时血液凝固。

预防**静脉血栓栓塞**，亭扎肝素钠可以不同的剂量方案皮下注射。每种方案，治疗持续时间均为7～10天。

- 对于只需一般手术操作的患者，可在术前2h给予3500U的亭扎肝素钠，之后每日3500U，每日1次。
- 对于高危患者，如正在进行矫形手术的患者，建议在术前2h给予初始剂量50U/kg；或术前12h可以给予4500U的剂量，之后每日使用同样的维持剂量，每日1次。

治疗静脉血栓栓塞，可皮下注射175U/kg的亭扎肝素钠，每日1次，持续至少6天，直到建立适当的口服抗凝作用（妊娠患者，应用早期妊娠体重来计算剂量）。

血液透析时，用于防止体外循环凝固，可从透析膜的动脉一侧或由静脉内给予亭扎肝素钠。透析膜用500～1000ml的每升含5000U亭扎肝素钠的0.9%氯化钠进行预处理。用于至少持续4h的透析，单次剂量使用2000～2500U的亭扎肝素钠；用于更长时间的透析操作时，初始剂量为2500U，之后以750U/h输注。

儿童剂量，见下文。

1. Friedel HA, Balfour JA. Tinzaparin: a review of its pharmacology and clinical potential in the prevention and treatment of thrombo-embolic disorders. *Drugs* 1994; **48:** 638–60.
2. Neely JL, *et al.* Tinzaparin sodium: a low-molecular-weight

heparin. *Am J Health-Syst Pharm* 2002; **59:** 1426–36.
3. Nutescu EA, *et al.* Tinzaparin: considerations for use in clinical practice. *Ann Pharmacother* 2003; **37:** 1831–40.
4. Cheer SM, *et al.* Tinzaparin sodium: a review of its pharmacology and clinical use in the prophylaxis and treatment of thromboembolic disease. *Drugs* 2004; **64:** 1479–502.
5. Qari MH, *et al.* Reduction of painful vaso-occlusive crisis of sickle cell anaemia by tinzaparin in a double-blind randomized trial. *Thromb Haemost* 2007; **98:** 392–6.
6. Hoy SM, *et al.* Tinzaparin sodium: a review of its use in the prevention and treatment of deep vein thrombosis and pulmonary embolism, and in the prevention of clotting in the extracorporeal circuit during haemodialysis. *Drugs* 2010; **70:** 1319–47.

儿童用法 尽管英国并未批准亭扎肝素钠在儿童身上使用，但 *BNFC 2009* 提示皮下注射亭扎肝素钠可用来预防和治疗儿童静脉血栓。

用于静脉血栓的预防，1 个月～18 岁大的儿童可每日给予 50U/kg。对静脉血栓的治疗，下面是更具体的年龄推荐剂量：

- 1～2 个月：每日 275U/kg，每日 1 次；
- 2 个月～1 岁：每日 250U/kg，每日 1 次；
- 1～5 岁：每日 240U/kg，每日 1 次；
- 5～10 岁：每日 200U/kg，每日 1 次；
- 10 岁以上：每日 175U/kg，每日 1 次。

制剂

专利制剂

Arg.: Innohep†; ***Belg.:*** Innohep; ***Canad.:*** Innohep; ***Denm.:*** Innohep; ***Fin.:*** Innohep; ***Fr.:*** Innohep; ***Ger.:*** Innohep; ***Gr.:*** Innohep; Logiparin; ***Hong Kong:*** Innohep; ***Irl.:*** Innohep; ***Israel:*** Innohep†; ***Malaysia:*** Innohep; ***Neth.:*** Innohep; ***Norw.:*** Innohep; ***NZ:*** Innohep; ***Philipp.:*** Innohep; ***Port.:*** Innohep; ***Singapore:*** Innohep; ***Spain:*** Innohep; ***Swed.:*** Innohep; ***Thai.:*** Innohep; ***Turk.:*** Innohep; ***UK:*** Innohep; ***USA:*** Innohep.

Tirilazad Mesilate (*BANM*, *rINNM*) 甲磺酸替拉扎特

Mesilato de tirilazad; Tirilatsadiinimesilaatti; Tirilazad, Mésilate de; Tirilazad Mesylate (*USAN*); Tirilazadi Mesilas; Tirilazadini Mesilas; Tirilazadinmesilat; U-74006F (tirilazad or tirilazad mesilate). 21-[4-(2,6-Di-1-pyrrolidinyl-4-pyrimidinyl)-1-piperazinyl]-16α-methylpregna-1,4,9(11)-triene-3,20-dione monomethanesulfonate hydrate.

Тирилазада Мезилат

$C_{38}H_{52}N_6O_2,CH_4O_3S,xH_2O$ = 721.0 (anhydrous).

CAS — 110101-66-1 (tirilazad); 111793-42-1 (tirilazad mesilate); 149042-61-5 (tirilazad mesilate).

ATC — N07XX01.

ATC Vet — QN07XX01.

UNII — HXS259UWKW (tirilazad mesylate hydrate); 19B418DV39 (anhydrous tirilazad mesylate).

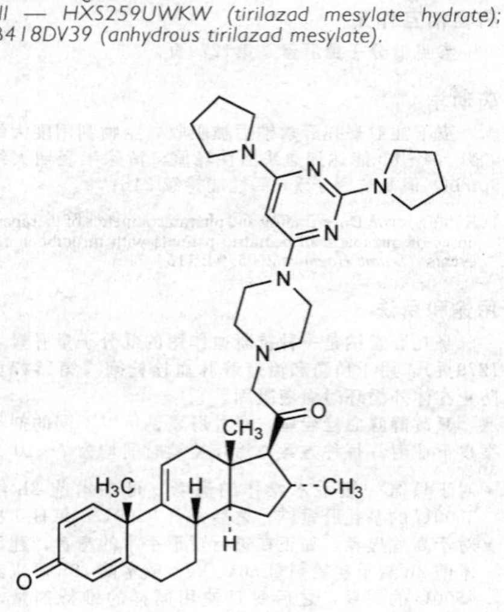

(tirilazad)

简介

替拉扎特，一种拉扎洛依，是一种脂质过氧化反应抑制剂，有细胞保护作用，对抗自由基引起的组织损伤。用于防止蛛网膜下腔出血中的次生组织损伤。正在研究用于脊髓损伤、颅脑损伤和缺血性脑卒中。

1. The Tirilazad International Steering Committee. Tirilazad for acute ischaemic stroke. Available in The Cochrane Database of Systematic Reviews; Issue 4. Chichester: John Wiley; 2001 (accessed 24/06/05).
2. Jang YG, *et al.* Metaanalysis of tirilazad mesylate in patients with aneurysmal subarachnoid hemorrhage. *Neurocrit Care* 2009; **10:** 141–7.
3. Zhang S, *et al.* Tirilazad for aneurysmal subarachnoid haemorrhage. Available in The Cochrane Database of Systematic Reviews; Issue 2. Chichester: John Wiley; 2010 (accessed 20/04/10).

制剂

专利制剂

S.Afr.: Freedox†.

Tirofiban Hydrochloride (*BANM*, *USAN*, *rINNM*) 盐酸替罗非班

Hidrocloruro de tirofibán; L-700462; MK-383; MK-0383; Tirofiban, Chlorhydrate de; Tirofiban Hidroklorür; Tirofibani Hydrochloridum. *N*-(Butylsulfonyl)-4-[4-(4-piperidyl)butoxy]-L-phenylalanine hydrochloride monohydrate.

Тирофибана Гидрохлорид

$C_{22}H_{36}N_2O_5S,HCl,H_2O$ = 495.1.

CAS — 144494-65-5 (tirofiban); 142373-60-2 (anhydrous tirofiban hydrochloride); 150915-40-5 (tirofiban hydrochloride monohydrate);.

ATC — B01AC17.

ATC Vet — QB01AC17.

UNII — 6H925F8O5J.

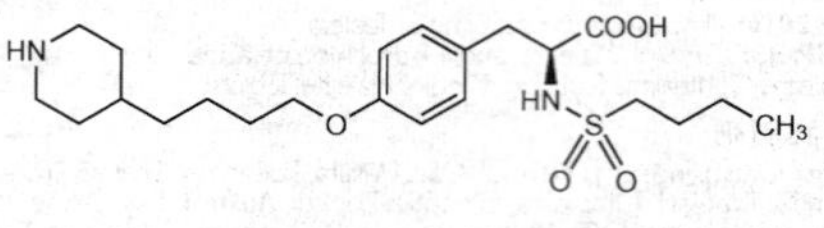

(tirofiban)

不良反应

出血是替罗非班最常见的不良反应。其他不良反应包括恶心、头痛、发热、皮疹、其他超敏反应和血小板减少症。

对血液的影响 与替罗非班有关的血小板减少症[1～9]和贫血[8]的参考文献如下。

1. Mulot A, *et al.* Practical approach to the diagnosis and management of thrombocytopenia associated with tirofiban treatment. *Am J Hematol* 2004; **77:** 67–71.
2. Patel S, *et al.* Profound thrombocytopenia associated with tirofiban: case report and review of literature. *Angiology* 2005; **56:** 351–5.
3. Dunkley S, *et al.* Two distinct subgroups of tirofiban-induced thrombocytopenia exist due to drug dependent antibodies that cause platelet activation and increased ischaemic events. *Platelets* 2005; **16:** 462–8.
4. Tuhta AG, *et al.* Tirofiban-associated acute thrombocytopenia. *Acta Cardiol* 2006; **61:** 577–9.
5. Clofent-Sanchez G, *et al.* A case of profound and prolonged tirofiban-induced thrombocytopenia and its correction by intravenous immunoglobulin G. *J Thromb Haemost* 2007; **5:** 1068–70.
6. Agnelli D, Ottani F. Trombocitopenia grave associata a tirofiban: approccio clinico alla diagnosi e alla gestione terapeutica. *G Ital Cardiol* 2008; **9:** 137–43.
7. Beiras-Fernandez A, *et al.* Acute profound thrombocytopenia after treatment with tirofiban and off-pump coronary artery bypass grafting. *Ann Thorac Surg* 2009; **87:** 629–31.
8. Sakellariou D, *et al.* First report of tirofiban-induced anemia (found in combination with severe thrombocytopenia). *Tex Heart Inst J* 2009; **36:** 55–7.
9. Rahman N, Jafary FH. Vanishing platelets: rapid and extreme tirofiban-induced thrombocytopenia after percutaneous coronary intervention for acute myocardial infarction. *Tex Heart Inst J* 2010; **37:** 109–12.

注意事项

参见阿昔单抗，第1150页。

药动学

停止输注替罗非班后，抗血小板作用能持续 4～8h。血浆半衰期大约是 2h。替罗非班血浆蛋白结合率低，血浆游离药物分数大约是 35%。大多数替罗非班以原形从尿中清除，一些在粪便中经胆汁排泄。替罗非班可以通过血液透析清除。

1. Kondo K, Umemura K. Clinical pharmacokinetics of tirofiban, a nonpeptide glycoprotein IIb/IIIa receptor antagonist: comparison with the monoclonal antibody abciximab. *Clin Pharmacokinet* 2002; **41:** 187–95.

用途和用法

盐酸替罗非班是一种抗血小板药，能可逆的抑制纤维蛋白原和血小板的糖蛋白Ⅱb/Ⅲa 受体的结合。与肝素和阿司匹林合用，在药物治疗和接受经皮冠脉成形术的患者中治疗不稳定性心绞痛。替罗非班以盐酸盐的形式使用，但是剂量以碱基的方式表达；110ng 盐酸替罗非班一水化物相当于 100ng 替罗非班碱基。

由静脉内给予替罗非班，初始剂量为每分钟 400ng/kg，持续 30min，之后继续以每分钟 100ng/kg 滴注。推荐的治疗持续时间至少是 48h。在冠状动脉造影术中持续输注替罗非班，血管成形术和经皮腔内斑块旋切术后应该持续 12～24h。治疗的全部时间不应该超过 108h。

肾损伤患者应该减少替罗非班的剂量（详见下文）。

1. McClellan KJ, Goa KL. Tirofiban: a review of its use in acute coronary syndromes. *Drugs* 1998; **56:** 1067–80.
2. Menozzi A, *et al.* Tirofiban in acute coronary syndromes. *Expert Rev Cardiovasc Ther* 2005; **3:** 193–206.
3. Shanmugam G. Tirofiban and emergency coronary surgery. *Eur J Cardiothorac Surg* 2005; **28:** 546–50.
4. Bukow SC, *et al.* Tirofiban for the treatment of ischaemic stroke. *Expert Opin Pharmacother* 2006; **7:** 73–9.
5. Mukherjee D, Roffi M. Current strategies with high-dose tirofiban. *Expert Opin Drug Metab Toxicol* 2007; **3:** 275–80.
6. Winter JP, Juergens CP. The role of tirofiban in the management of coronary artery disease. *Cardiovasc Hematol Disord Drug Targets* 2008; **8:** 138–46.
7. van 't Hof AWJ, Valgimigli M. Defining the role of platelet glycoprotein receptor inhibitors in STEMI: focus on tirofiban. *Drugs* 2009; **69:** 85–100.
8. Juwana YB, *et al.* Tirofiban for myocardial infarction. *Expert Opin Pharmacother* 2010; **11:** 861–6.

在肾损伤中的用法 肾损伤患者（肌酐清除率小于 30ml/min）应该使用替罗非班常用输注剂量的一半。

缺血性心脏病 冠状动脉综合征患者可以使用药物治疗或经皮冠状干涉，例如血管成形术或支架。已有报道，使用替罗非班的患者得到了很好的疗效，合用肝素和阿司匹林作为药物治疗或介入治疗的辅助治疗。一项比较替罗非班和肝素在不稳定性心绞痛（第1118页）和无 Q 波心肌梗死中的医疗处理的研究[1]表明，使用替罗非班 2 天后，显示初步益处，降低了顽固性缺血、心肌梗死和致死的危险。此作用不能持续 7 或 30 天，尽管进一步的分析[2]发现，在 30 天时使用替罗非班后，伴有肌钙蛋白Ⅰ升高的患者，死亡和心肌梗死的危险有所减小。在另一项研究中[3]，合用肝素和替罗非班比单用肝素降低顽固性局部缺血、心肌梗死和死亡的危险大，疗效能持续 6 个月。如果需要，大约一半的这些患者也要接受血管成形术或外科手术。

替罗非班用于接受介入治疗的患者（见**再灌注和血管重建操作**，第1140页）也有研究，但结果存在争议。RESTORE 研究[4]发现，对于接受血管成形术和经皮腔内斑块旋切术的患者，替罗非班作为肝素的辅助用药具有短期的益处，但这种效果并不能持续 30 天，而且 6 个月后对再狭窄无效。然而，一项观察性研究[5]表明，急性心肌梗死的患者使用替罗非班有好的疗效；并且使用 25μg/kg 大剂量的研究[6～8]，包括长期随访研究[6]，更说明了这些。与围手术期治疗比较[9]，在实施介入前 24～48h 使用替罗非班，发现可提高血管造影效果，但在 1 个月中，这并没有临床上的差异。与安慰剂组比较，对实施计划介入的患者，替罗非班可改善结果[10]；另一项研究表明，尽管 6 个月后区别并不明显[12]，但在 30 天的疗程中[11]，替罗非班并不比阿昔单抗有效。

1. The Platelet Receptor Inhibition in Ischemic Syndrome Management (PRISM) Study Investigators. A comparison of aspirin plus tirofiban with aspirin plus heparin for unstable angina. *N Engl J Med* 1998; **338:** 1498–1505.
2. Heeschen C, *et al.* Troponin concentrations for stratification of patients with acute coronary syndromes in relation to therapeutic efficacy of tirofiban. *Lancet* 1999; **354:** 1757–62.
3. The Platelet Receptor Inhibition in Ischemic Syndrome Management in Patients Limited by Unstable Signs and Symptoms (PRISM-PLUS) Study Investigators. Inhibition of the platelet glycoprotein IIb/IIIa receptor with tirofiban in unstable angina and non-Q-wave myocardial infarction. *N Engl J Med* 1998; **338:** 1488–97.
4. Gibson CM, *et al.* Six-month angiographic and clinical follow-up of patients prospectively randomized to receive either tirofiban or placebo during angioplasty in the RESTORE trial. *J Am Coll Cardiol* 1998; **32:** 28–34.
5. De Luca G, *et al.* Impact of adjunctive tirofiban administration on myocardial perfusion and mortality in patients undergoing primary angioplasty for ST-segment elevation myocardial infarction. *Thromb Haemost* 2005; **93:** 820–3.
6. Valgimigli M, *et al.* The additive value of tirofiban administered with the high-dose bolus in the prevention of ischemic complications during high-risk coronary angioplasty: the ADVANCE Trial. *J Am Coll Cardiol* 2004; **44:** 14–19.
7. Valgimigli M, *et al.* Comparison of angioplasty with infusion of tirofiban or abciximab and with implantation of sirolimus-eluting or uncoated stents for acute myocardial infarction: the MULTISTRATEGY randomized trial. *JAMA* 2008; **299:** 1788–99.
8. van't Hof AWJ, *et al.* Prehospital initiation of tirofiban in patients with ST-elevation myocardial infarction undergoing primary angioplasty (On-TIME 2): a multicentre, double-blind, randomised controlled trial. *Lancet* 2008; **372:** 537–46.
9. van 't Hof AWJ, *et al.* A comparison of two invasive strategies in patients with non-ST elevation acute coronary syndromes: results of the Early or Late Intervention in unStable Angina (ELISA) pilot study. *Eur Heart J* 2003; **24:** 1401–5.
10. Bonz AW, *et al.* Effect of additional temporary glycoprotein IIb/IIIa receptor inhibition on troponin release in elective percutaneous coronary interventions after pretreatment with aspirin and clopidogrel (TOPSTAR trial). *J Am Coll Cardiol* 2002; **40:** 662–8.
11. Topol EJ, *et al.* Comparison of two platelet glycoprotein IIb/IIIa inhibitors, tirofiban and abciximab, for the prevention of ischemic events with percutaneous coronary revascularization. *N Engl J Med* 2001; **344:** 1888–94.

12. Moliterno DJ, *et al.* Outcomes at 6 months for the direct comparison of tirofiban and abciximab during percutaneous coronary revascularisation with stent placement: the TARGET follow-up study. *Lancet* 2002; **360:** 355–60.

制剂

专利制剂

Arg.: Agrastat; ***Austral.:*** Aggrastat; ***Austria:*** Aggrastat; ***Belg.:*** Aggrastat; ***Braz.:*** Agrastat; ***Canad.:*** Aggrastat; ***Chile:*** Agrastat; ***Cz.:*** Aggrastat†; ***Denm.:*** Aggrastat†; ***Fin.:*** Aggrastat; ***Fr.:*** Agrastat; ***Ger.:*** Aggrastat; ***Gr.:*** Aggrastat; Avastar; ***Hong Kong:*** Aggrastat†; ***Hung.:*** Aggrastat; ***India:*** Aggribloc; ***Irl.:*** Aggrastat; ***Israel:*** Aggrastat; ***Ital.:*** Aggrastat; ***Malaysia:*** Aggrastat†; ***Mex.:*** Agrastat; ***Neth.:*** Aggrastat; ***Norw.:*** Aggrastat; ***NZ:*** Aggrastat; ***Philipp.:*** Aggrastat; ***Pol.:*** Aggrastat; ***Port.:*** Aggrastat; ***S.Afr.:*** Aggrastet; ***Singapore:*** Aggrastat; ***Spain:*** Agrastat; ***Swed.:*** Aggrastat; ***Switz.:*** Aggrastat; ***Thai.:*** Aggrastat†; ***Turk.:*** Aggrastat; ***UK:*** Aggrastat; ***USA:*** Aggrastat; ***Venez.:*** Agrastat.

Tocainide（*BAN*，*USAN*，*rINN*）妥卡尼

Tocainida; Tocaïnide; Tocainidum; Tokainid; Tokainidi; W-36095. 2-Aminopropiono-2′,6′-xylidide.

Токаинид

$C_{11}H_{16}N_2O$ = 192.3.

CAS — 41708-72-9.

ATC — C01BB03.

ATC Vet — QC01BB03.

UNII — 27DXO59SAN.

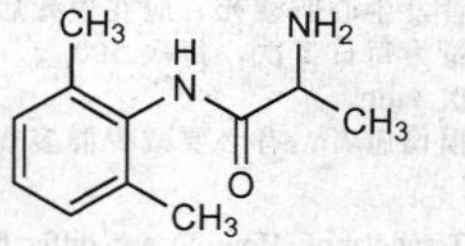

Tocainide Hydrochloride（*BANM*，*rINNM*）盐酸妥卡尼

Hidrocloruro de tocainida; Tocaïnide, Chlorhydrate de; Tocainidi Hydrochloridum.

Токаинида Гидрохлорид

$C_{11}H_{16}N_2O,HCl$ = 228.7.

CAS — 35891-93-1.

ATC — C01BB03.

ATC Vet — QC01BB03.

UNII — 2K7I38CKN5.

Pharmacopoeias. In *Chin.* and *US.*

USP 33（Tocainide Hydrochloride） 细小的白色无臭粉末。易溶于水和乙醇；几乎不溶于氯仿和乙醚。

简介

妥卡尼是Ⅰb类抗心律失常药（第1115页），性状与美西律（第1287页）类似。和美西律一样，它的结构与利多卡因（第1776页）有关。盐酸妥卡尼可口服和皮下给药，用于室性心律失常，但严重的血液毒性和肺损伤限制了其使用。

1. Holmes B, *et al.* Tocainide: a review of its pharmacological properties and therapeutic efficacy. *Drugs* 1983; **26:** 93–123.

制剂

USP 33: Tocainide Hydrochloride Tablets.

专利制剂

Ger.: Xylotocan†.

Tocoferil Nicotinate 烟酸托喹嗪

Tocoferilo, nicotinato de; Tocopherol Nicotinate; Tocopheryl Nicotinate; Vitamin E Nicotinate. (±)-α-Tocopherol nicotinate.

Токоферола Никотинат

$C_{35}H_{53}NO_3$ = 535.8.

CAS — 51898-34-1; 16676-75-8.

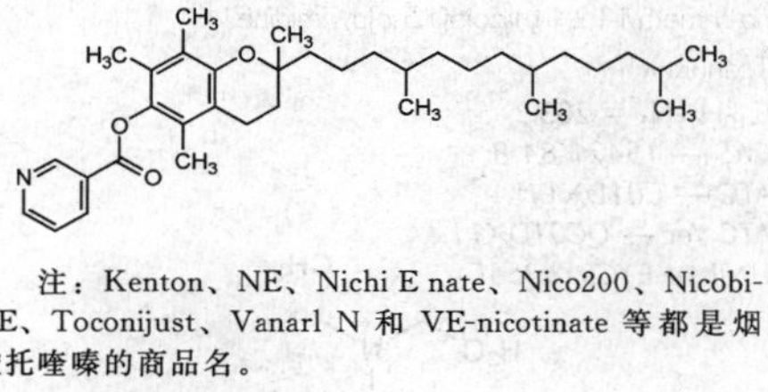

注：Kenton、NE、Nichi E nate、Nico200、NicobitaE、Toconijust、Vanarl N 和 VE-nicotinate 等都是烟酸托喹嗪的商品名。

Pharmacopoeias. In *Jpn.*

简介

烟酸托喹嗪是一种血脂调节药和血管扩张药，用于治疗高脂血症（第1129页）以及外周血管病（第1137页）和脑血管疾病（第1126页）。常用剂量为口服每日100～200mg，分3次服用。

制剂

专利制剂

Hong Kong: Hijuven; ***Indon.:*** Enico; ***Jpn:*** Juvela; ***Malaysia:*** Hijuven; ***Philipp.:*** Hijuven†; ***Port.:*** Nicojuvel†; Reoferol.

多组分制剂 ***Arg.:*** Anaphase; ***Chile:*** Anaphase; Anastim; ***Fr.:*** Anaphase; ***Ital.:*** Evitex; ***Spain:*** Evitex A E Fuerte.

Todralazine Hydrochloride（*BANM*，*pINNM*）盐酸托屈嗪

BT-621; CEPH; Ecarazine Hydrochloride; Hidrocloruro de todralazina; Todralazine, Chlorhydrate de; Todralazini Hydrochloridum; Todralazyny chlorowodorek. Ethyl 3-(phthalazin-1-yl)carbazate hydrochloride monohydrate.

Тодралазина Гидрохлорид

$C_{11}H_{12}N_4O_2,HCl,H_2O$ = 286.7.

CAS — 14679-73-3 (todralazine); 3778-76-5 (anhydrous todralazine hydrochloride).

UNII — 5998D60YO0.

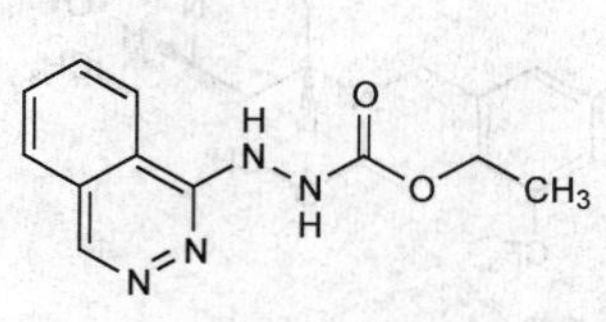

(todralazine)

Pharmacopoeias. In *Jpn* and *Pol.*

简介

盐酸托屈嗪是一种抗高血压药，结构上与肼屈嗪（见第1257页）相似，并且与它拥有类似的性质。

制剂

专利制剂

Jpn: Apiracohl†; ***Pol.:*** Binazin†.

Tolazoline Hydrochloride（*BANM*，*rINNM*）盐酸妥拉唑林

Benzazoline Hydrochloride; Hidrocloruro de tolazolina; Tolazol. Hydrochlor.; Tolazoline, Chlorhydrate de; Tolazolini Hydrochloridum; Tolazolinium Chloratum. 2-Benzyl-2-imidazoline hydrochloride.

Толазолина Гидрохлорид

$C_{10}H_{12}N_2,HCl$ = 196.7.

CAS — 59-98-3 (tolazoline); 59-97-2 (tolazoline hydrochloride).

ATC — C04AB02; M02AX02.

ATC Vet — QC04AB02; QM02AX02.

UNII — E669Z6S1JG.

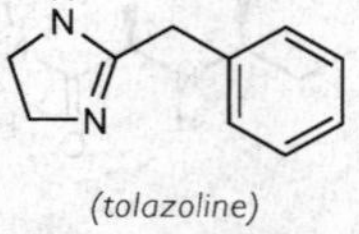

(tolazoline)

注：不要与 benazdine 混淆，它是拟交感神经血管收缩药；也不要与 benazolin 混淆，它是除草剂。

Pharmacopoeias. In *Chin.* and *US.*

USP 33（Tolazoline Hydrochloride） 白色或米色的结晶性粉末，溶液的酸性与石蕊相似。可溶于水（>1：1），溶于乙醇（1：2），溶于氯仿（1：3），溶于乙醚（1：10000）。适宜的环境贮藏温度为25℃，允许范围15～30℃。

简介

盐酸妥拉唑啉作为血管扩张药，可直接舒张外周血管。它具有α受体阻滞活性，也可激动胃肠平滑肌，增加胃肠分泌，还具有拟胆碱和心脏激动效应。

盐酸妥拉唑啉可静脉给药，减轻持续性循环肺动脉高压新生儿的肺动脉高压（见下文）。它可口服、皮下给药、肌注、静脉或缓慢动脉注射，用于治疗外周血管疾病。亦可治疗某些眼疾。

妥拉唑林的不良反应包括立毛、头痛、面红、心动过速、心律失常、刺痛、寒战、颤抖、出汗、恶心、呕吐、腹泻和上腹痛。特别是在大剂量的情况下，体位性低血压和显著高血压也可能发生。妥拉唑林能刺激胃酸的分泌，并有可能使消化性溃疡加重。也曾经报道过少尿、血尿、心肌梗死、胃肠道出血、血小板减少以及其他血液异常反应。

药物相互作用 妥拉唑林不可与拟交感神经药同用，如肾上腺素，因为未抑制的β受体兴奋作用会使妥拉唑林的降血压作用更加明显。关于妥拉唑林合用多巴胺引起致命性低血压报道，见**拟交感神经药的药物相互作用**项下**血管扩张剂**，第1352页。

肺动脉高压 妥卡唑林及其他血管扩张药已被用于治疗新生儿持续性肺动脉高压（第1138页），并以此尝试诱导出其选择性舒张肺动脉和促进气体交换的作用。由于易并发全身性低血压，不能达到或保持肺血管舒张的效果以及其他不良反应，用妥拉唑林治疗肺动脉高压产生的疗效不稳定，并且通常不能达到预期效果。因此，其他的治疗方法（如高频通气、体外膜式氧合、一氧化氮吸入等）被广泛应用。

注册药品信息推荐，在治疗新生儿肺动脉高压时，静脉滴注妥拉唑林的负荷剂量为1～2mg/kg，之后输注剂量为每小时1～2mg/kg。由于不良反应的发生率较高，产生了许多对于应用低剂量妥拉唑林的研究。一项研究组提出，静脉注射500μg/kg的负荷剂量，然后每小时静脉输注500μg/kg，这样的给药方式会比标准剂量更加合理和安全[1]。在一项对患有严重低氧血症（很可能由于持续性肺动脉高压）早产儿（孕期为24周）的回顾性研究中[2]，患者接受缓慢静脉推注妥拉唑林，剂量为0.5～1mg/kg；一些患者需要更多的剂量。

尽管妥拉唑林溶液呈酸性，有可能对肺泡造成伤害，但也可通过气管给药[3,4]。在一项对12名孕期为25～24周的新生儿的研究中[4]，气管内给予1～2.5mg/kg的妥拉唑林不会产生全身的不良反应。

BNFC 2010/11 缓慢静脉注射1mg/kg，如必要，可继续以每小时200μg/kg输注。大于每小时300μg/kg的剂量可导致心脏毒性和肾功能衰竭。气管给药的推荐剂量为200μg/kg，溶解于0.5～1ml 0.9%的生理盐水中。

1. Monin P, *et al.* Treatment of persistent fetal circulation syndrome of the newborn: comparison of different doses of tolazoline. *Eur J Clin Pharmacol* 1987; **31:** 569–73.

2. Nuntnarumit P, *et al.* Efficacy and safety of tolazoline for treatment of severe hypoxemia in extremely preterm infants. *Pediatrics* 2002; **109:** 852–6.

3. Welch JC, *et al.* Endotracheal tolazoline for severe persistent pulmonary hypertension of the newborn. *Br Heart J* 1995; **73:** 99–100.

4. Parida SK, *et al.* Endotracheal tolazoline administration in neonates with persistent pulmonary hypertension. *J Perinatol* 1997; **17:** 461–4.

制剂

USP 33: Tolazoline Hydrochloride Injection.

专利制剂

Cz.: Divascol; ***Gr.:*** Priscol†; Priscoline†.

多组分制剂 ***Switz.:*** Lunadon.

Torasemide（*BAN*，*rINN*）⊗托拉塞米

AC-4464; BM-02015; Torasemid; Torasemid bezvody; Torasemid, vattenfri; Torasemida; Torasémide; Torasémide anhydre; Torasemidi; Torasemidi, vedetön; Torasemidum; Torasemidum anhydricum; Torazemidas, bevandenis; Torsemide *(USAN)*. 1-Isopropyl-3-(4-*m*-toluidinopyridine-3-sulphonyl)urea.

Торасемид

$C_{16}H_{20}N_4O_3S$ = 348.4.

CAS — 56211-40-6 (torasemide); 72810-59-4 (torasemide sodium).

ATC — C03CA04.

ATC Vet — QC03CA04.

UNII — W31X2H97FB.

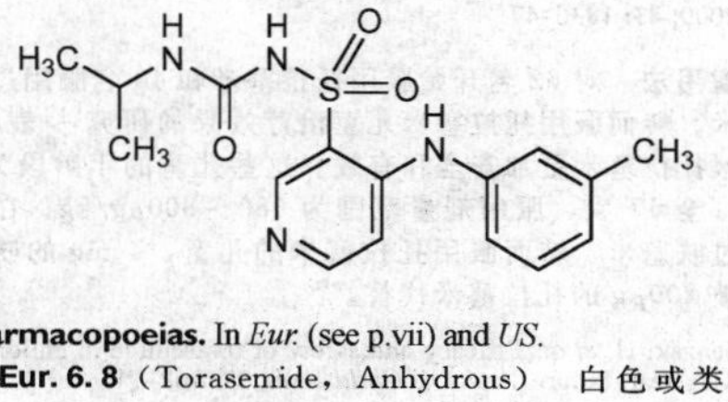

Pharmacopoeias. In *Eur.* (see p.vii) and *US.*

Ph. Eur. 6.8（Torasemide, Anhydrous） 白色或类白

色粉末，呈现同质多晶现象。几乎不溶于水；微溶于乙醇；略溶于稀碱溶液；微溶于稀酸。避光。

USP 33（Torsemide） 白色或米色结晶性粉末。几乎不溶于水和乙醚；微溶于乙醇、甲醇、0.1mol/N 氢氧化钠、0.1mol/N 盐酸；极微溶于丙酮和氯仿。

不良反应和注意事项

参见呋塞米，第1244页。

药物相互作用

参见呋塞米，第1245页。

抗凝血药 托拉塞米和华法林之间相互作用的报道见华法林的药物相互作用项下利尿药，第1373页。

药动学

托拉塞米能很好地被胃肠道吸收。口服 1h 后达到血浆峰浓度。托拉塞米在体内的代谢依靠呈现遗传多态性的细胞色素 P450 的同工酶 CYP2C9。主要代谢部位是肝，无活性的代谢产物经尿排泄。妥拉塞米广泛地与血浆蛋白结合。对于心力衰竭患者肝和肾的清除率均有所降低。对于肾损伤患者来说，肾清除率降低，但总血浆清除率没有明显变化。

1. Knauf H, Mutschler E. Clinical pharmacokinetics and pharmacodynamics of torasemide. *Clin Pharmacokinet* 1998; **34:** 1–24.
2. Vormfelde SV, *et al.* CYP2C9 polymorphisms and the interindividual variability in pharmacokinetics and pharmacodynamics of the loop diuretic drug torsemide. *Clin Pharmacol Ther* 2004; **76:** 557–66.
3. Werner D, *et al.* Determinants of steady-state torasemide pharmacokinetics: impact of pharmacogenetic factors, gender and angiotensin II receptor blockers. *Clin Pharmacokinet* 2008; **47:** 323–32.

性别 一项开放标记研究[1]表明，与男性比较，女性托拉塞米的药时曲线下面积显著增大，口服清除率显著降低。

1. Werner U, *et al.* Gender is an important determinant of the disposition of the loop diuretic torasemide. *J Clin Pharmacol* 2010; **50:** 160–8.

用途和用法

托拉塞米是袢利尿药，作用与呋塞米相似（第1246页）。

托拉塞米用于心力衰竭引起的水肿（第1127页），包括肺水肿，以及肾和肝病引起的水肿也单用或与其他抗高血压药物合用治疗高血压（第1131页）。

口服托拉塞米 1h 后出现多尿，1～2h 达峰，直到 8h 结束；静脉注射托拉塞米 10min 后即出现明显反应，但也如口服一样持续 8h。

治疗**水肿**时托拉塞米的常用剂量为口服每日 1 次，每次 5mg，根据反应不同可调整剂量至每日 1 次，每次 20mg；一些患者曾应用高达每日 40mg 的剂量。托拉塞米也可静脉给药，常用剂量为每日 10～20mg。即使对于肝硬化的患者来说，每日剂量不应超过 40mg，但是，特别是对于肾源性水肿的患者，更高的静脉给药的剂量有时是必要的，这种情况下可由初始剂量每日 20mg 逐步增加为每日 200mg 的最大值。

在治疗**高血压**时，口服托拉塞米的初始剂量为每日 2.5～5mg；美国注册药品信息建议如需要每日的剂量可达到 10mg，但英国注册药品信息认为剂量超过 5mg 不会产生更多的益处。

综述[1～5]如下。一项关于利尿药的比较性综述[5]总结，尽管没有证据支持在其他水肿性疾病中一种利尿药比另一种更有效，但对治疗心功能不全的患者，托拉塞米可能比呋塞米更有效。

1. Blose JS, *et al.* Torsemide: a pyridine-sulfonylurea loop diuretic. *Ann Pharmacother* 1995; **29:** 396–402.
2. Dunn CJ, *et al.* Torasemide: an update of its pharmacological properties and therapeutic efficacy. *Drugs* 1995; **49:** 121–42.
3. Brater DC. Benefits and risks of torasemide in congestive heart failure and essential hypertension. *Drug Safety* 1996; **14:** 104–120.
4. Ishido H, Senzaki H. Torasemide for the treatment of heart failure. *Cardiovasc Hematol Disord Drug Targets* 2008; **8:** 127–32.
5. Wargo KA, Banta WM. A comprehensive review of the loop diuretics: should furosemide be first line? *Ann Pharmacother* 2009; **43:** 1836–47.

儿童用法 对 62 名开始服用托拉塞米和 40 名服用过呋塞米、转而服用托拉塞米儿童治疗效果的研究[1]表明，口服托拉塞米更加安全和有效。这些儿童的年龄段为 3 个月至 17 岁，服用剂量范围为 180～800μg/kg。在服用过呋塞米、转而服用托拉塞米的儿童，1 mg 的呋塞米被 200μg 的托拉塞米代替。

1. Senzaki H, *et al.* Efficacy and safety of torasemide in children with heart failure. *Arch Dis Child* 2008; **93:** 768–71.

制剂

专利制剂

Arg.: Torem; ***Austria:*** Unat†; ***Belg.:*** Torrem; ***Cz.:*** Diuver†; Trifas†; ***Ger.:*** Toracard; Toragamma; Torasid; Torem; Unat; ***Gr.:*** Unat; ***Hong Kong:*** Unat; ***India:*** Dytor; ***Ital.:*** Diuremid; Diuresix; Toradiur; ***Jpn:*** Luprac; ***Pol.:*** Diuver; Trifas; ***Rus.:*** Diuver (Диувер); Trigrim (Тригрим); ***S.Afr.:*** ToraHexal; Unat; ***Spain:*** Dilutol; Filantor; Isodiur; Sutril; Tadegan; ***Swed.:*** Torem; ***Switz.:*** Toramide; Torasem; Torasis; Torem; ***Thai.:*** Unat; ***UK:*** Torem; ***Ukr.:*** Trifas (Трифас); ***USA:*** Demadex.

Torcetrapib（*USAN*，*rINN*）托塞曲匹

CP-529414; Torcétrapib; Torcetrapibum. Ethyl (2*R*,4*S*)-4-{[3,5-bis(trifluoromethyl)benzyl](methoxycarbonyl)amino}-2-ethyl-6-(trifluoromethyl)-3,4-dihydroquinoline-1(2*H*)-carboxylate.

Торцетрапиб

$C_{26}H_{25}F_9N_2O_4$ = 600.5.

CAS — 262352-17-0.

UNII — 4N4457MV2U.

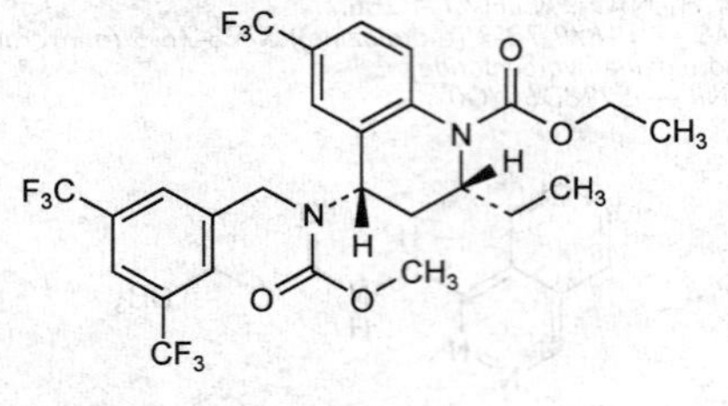

简介

托塞曲匹是一种胆固醇酯转移蛋白抑制剂。它可增加 HDL-胆固醇血浆浓度，已被研究用于治疗血脂异常。但在随机对照研究发现其与死亡率增加有关后，Torcetrapib 的开发就终止了。

1. Funder JW. The off-target effects of torcetrapib. *Endocrinology* 2009; **150:** 2024–6.

Trandolapril（*BAN*，*rINN*）群多普利

RU-44570; Trandolapriili; Trandolaprilum; Trandolapryl. Ethyl (2*S*,3a*R*,7a*S*)-1-{(*S*)-*N*-[(*S*)-1-carboxy-3-phenylpropyl]alanyl}hexahydro-2-indolinecarboxylate; (2*S*,3a*R*,7a*S*)-1-{*N*-[(*S*)-1-Ethoxycarbonyl-3-phenylpropyl]-L-alanyl}perhydroindole-2-carboxylic acid.

Трандолаприл

$C_{24}H_{34}N_2O_5$ = 430.5.

CAS — 87679-37-6.

ATC — C09AA10.

ATC Vet — QC09AA10.

UNII — 1T0N3G9CRC.

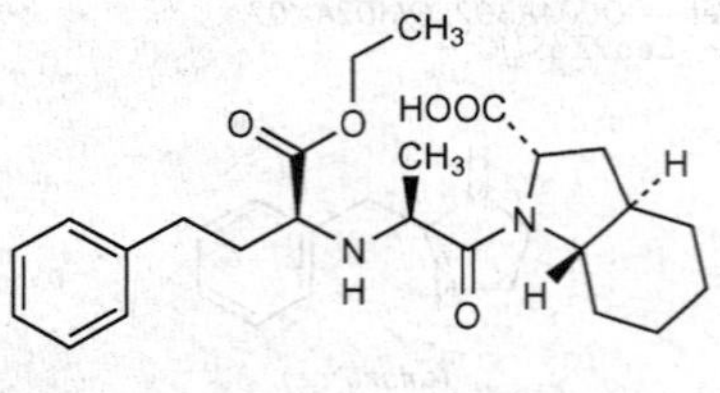

Pharmacopoeias. In *Eur.* (see p.vii) and *US.*

Ph. Eur. 6.8（Trandolapril） 白色或类白色粉末。几乎不溶于水；略溶于无水乙醇；易溶于二氯甲烷。避光。

USP 33（Trandolapril） 白色或类白色粉末。几乎不溶于水；略溶于乙醇；易溶于二氯甲烷。避光。

不良反应、处置和注意事项

参见 ACEI，第1151页。

药物相互作用

参见 ACEI，第1154页。

药动学

群多普利是其活性代谢物群多普利拉二酸的前体药物。给予口服剂量的群多普利后，群多普利拉的生物利用度为 40%～60%。群多普利经肝代谢，转化为群多普利拉以及其他无活性的代谢产物。口服群多普利 4～6h 后，群多普利拉达到血浆峰浓度。超过 80% 的群多普利拉与血浆蛋白结合。口服后约 33% 的群多普利主要以群多普利拉的形式由尿排泄，其余由粪便排泄。多种剂量给予群多普利后，群多普利拉累积的有效半衰期为 16～24h。

肾功能损伤会减少群多普利拉的排泄。血液透析可清除体内的群多普利拉。

1. Bevan EG, *et al.* Effect of renal function on the pharmacokinetics and pharmacodynamics of trandolapril. *Br J Clin Pharmacol* 1993; **35:** 128–35.

用途和用法

群多普利是一种 ACEI（第1151页），用于治疗高血压（第1131页）和心肌梗死后左心室功能紊乱（第1135页）。

群多普利的活性来自口服后在体内转化成的群多普利拉。血流动力学方面的不良反应发生在口服 1h 后，反应最大时发生在 8～12h 后，至少持续 24h，可一日给药 1 次。

治疗**高血压**时，口服群多普利的初始剂量为每日 1 次，每次 500μg。由于一些患者开始应用 ACEI 治疗后，血压会陡然下降，所以推荐在睡前给予首剂。对于已接受利尿药治疗的患者来说，在使用群多普利的前 2～3 日停止使用利尿药，如必要，之后再继续应用。将群多普利应用于伴有心力衰竭的患者时，需要在治疗初期就开始进行密切的医学监测。通常，高血压患者的维持剂量为每日 1 次，每次 1～2mg，也可达到每日 4mg，分 1 次或 2 次给药。

如果患者发生**心肌梗死**，应在梗死后 3 天给予群多普利，首剂量为每日 1 次，每次 500μg，可逐渐增至每日 1 次，每次 4mg。

对于肾损伤患者，有必要减少群多普利的用量（详见下文）。

1. Zannad F. Trandolapril: How does it differ from other angiotensin converting enzyme inhibitors? *Drugs* 1993; **46** (suppl 2): 172–82.
2. Wiseman LR, McTavish D. Trandolapril: a review of its pharmacodynamic and pharmacokinetic properties, and therapeutic use in essential hypertension. *Drugs* 1994; **48:** 71–90.
3. Køber L, *et al.* A clinical trial of the angiotensin-converting-enzyme inhibitor trandolapril in patients with left ventricular dysfunction after myocardial infarction. *N Engl J Med* 1995; **333:** 1670–6.
4. Peters DC, *et al.* Trandolapril: an update of its pharmacology and therapeutic use in cardiovascular disorders. *Drugs* 1998; **56:** 871–93.
5. Diaz A, Ducharme A. Update on the use of trandolapril in the management of cardiovascular disorders. *Vasc Health Risk Manag* 2008; **4:** 1147–58.
6. Ruggenenti P, *et al.* Effect of trandolapril on regression of retinopathy in hypertensive patients with type 2 diabetes: a prespecified analysis of the Benedict trial. *J Ophthalmol* 2010; **2010:** 106384.

在肾损伤中的用法 群多普利用于肾损伤患者时，首剂量不应超过每日 500μg。英国注册药品信息指出，对于肌酐清除率低于 10ml/min 的患者来说，群多普利的维持剂量应为每日 2mg。

制剂

专利制剂

Arg.: Nortensin†; ***Austral.:*** Dolapril; Gopten; Odrik; Tranalpha; ***Austria:*** Gopten†; ***Braz.:*** Gopten; Odrik†; ***Canad.:*** Mavik; ***Cz.:*** Fezzor; Gopten; Tanap; ***Denm.:*** Gopten†; Odrik; ***Fr.:*** Odrik; ***Ger.:*** Gopten†; Udrik; ***Gr.:*** Afenil; Daman; Odrik; ***Hung.:*** Gopten; ***Indon.:*** Gopten; ***Irl.:*** Gopten; Odrik; ***Ital.:*** Gopten; ***Jpn:*** Odric; Preran; ***Neth.:*** Gopten; Odrik†; ***Norw.:*** Gopten; ***NZ:*** Gopten; Odrik; ***Pol.:*** Gopten; Tensotrand; ***Port.:*** Gopten; Odrik; ***Rus.:*** Gopten (Гоптен); ***S.Afr.:*** Mavik; ***Spain:*** Gopten; Odrik; ***Swed.:*** Gopten†; ***Switz.:*** Gopten; ***Turk.:*** Gopten; ***UK:*** Gopten; ***USA:*** Mavik.

多组分制剂 ***Arg.:*** Tarka†; ***Austral.:*** Tarka; ***Austria:*** Tarka†; ***Canad.:*** Tarka; ***Cz.:*** Tarka; ***Denm.:*** Tarka; ***Fin.:*** Tarka†; ***Fr.:*** Tarka; ***Ger.:*** Tarka; Udramil†; ***Gr.:*** Tarka; Ziaxel; ***Hong Kong:*** Tarka; ***Hung.:*** Tarka; ***Indon.:*** Tarka; ***Ital.:*** Tarka; ***Mex.:*** Tarka; ***Neth.:*** Tarka; Ziaxel; ***NZ:*** Ziaxel†; ***Philipp.:*** Tarka; ***Pol.:*** Tarka; ***Port.:*** Tarka; Ziaxel; ***Rus.:*** Tarka (Тарка); ***S.Afr.:*** Tarka; ***Spain:*** Tarka; Tricen; ***Swed.:*** Tarka; ***Switz.:*** Tarka; ***Turk.:*** Tarka; ***UK:*** Tarka; ***USA:*** Tarka; ***Venez.:*** Tarka.

Trapidil（*BAN*，*rINN*）曲匹地尔

AR-12008; Tarpidil; Trapidiili; Trapidilis; Trapidilum. 7-Diethylamino-5-methyl-1,2,4-triazolo[1,5-*a*]pyrimidine.

Трапидил

$C_{10}H_{15}N_5$ = 205.3.

CAS — 15421-84-8.

ATC — C01DX11.

ATC Vet — QC01DX11.

UNII — EYG5Y6355E.

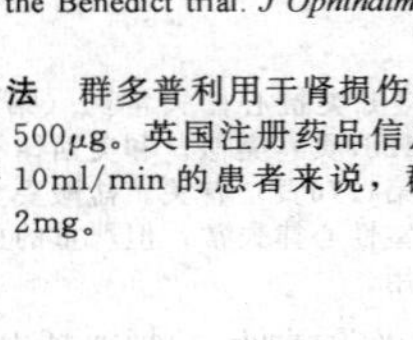

Pharmacopoeias. In *Eur.* (see p.vii) and *Jpn.*

Ph. Eur. 6. 8（Trapidil） 白色或类白色的结晶性粉末。易溶于水；能溶于无水乙醇和二氯甲烷。避光。

简介

曲匹地尔为血管扩张药和血小板聚集抑制剂，也是血小板源性生长因子的拮抗剂。在治疗冠心病时，每日分次给予曲匹地尔400～600mg，口服；为防止血管成形术后再狭窄，可能给予超过每日600mg的剂量（见下文）。已开发出曲匹地尔洗脱支架。缺血性心脏病在**动脉粥样硬化**（第1120页）项下予以介绍，而对其治疗情况则在**心绞痛**（第1118页）及**心肌梗死**（第1135页）中介绍。

抗血小板活性参考文献如下。

1. Yasue H, *et al.* Effects of aspirin and trapidil on cardiovascular events after acute myocardial infarction: Japanese Antiplatelets Myocardial Infarction Study (JAMIS) Investigators. *Am J Cardiol* 1999; **83:** 1308–13.

药动学参考文献如下。

1. Harder S, *et al.* Pharmacokinetics of trapidil, an antagonist of platelet derived growth factor, in healthy subjects and in patients with liver cirrhosis. *Br J Clin Pharmacol* 1996; **42:** 443–9.

血管形成术和支架介入治疗 虽然有血管造影研究证明[1~3]，曲匹地尔可防止血管形成术术后再狭窄（见**再灌注和血管重建操作**，第1140页），但没有临床结果支持这一点[3]。对冠脉支架介入治疗后，应用曲匹地尔情况的调查结果显示[3,4]其无效，并得出结论，这并不是曲匹地尔的适应证。曲匹地尔洗脱支架已经发展起来。尽管缺乏有力证据且研究正在进行[5,6]，但这可能对防止再狭窄有好处[5]。

1. Okamoto S, *et al.* Effects of trapidil (triazolopyrimidine), a platelet-derived growth factor antagonist, in preventing restenosis after percutaneous transluminal coronary angioplasty. *Am Heart J* 1992; **123:** 1439–44.
2. Maresta A, *et al.* Trapidil (triazolopyrimidine), a platelet-derived growth factor antagonist, reduces restenosis after percutaneous transluminal coronary angioplasty: results of the randomized, double-blind STARC study. *Circulation* 1994; **90:** 2710–15.
3. Maresta A, *et al.* Starc II, a multicenter randomized placebo-controlled double-blind clinical trial of trapidil for 1-year clinical events and angiographic restenosis reduction after coronary angioplasty and stenting. *Catheter Cardiovasc Interv* 2005; **64:** 375–82.
4. Serruys PW, *et al.* The TRAPIST study: a multicentre randomized placebo controlled clinical trial of trapidil for prevention of restenosis after coronary stenting, measured by 3-D intravascular ultrasound. *Eur Heart J* 2001; **22:** 1938–47.
5. Khan M, *et al.* Intrepide; Trapidil eluting stent. *EuroIntervention* 2008; **4:** 405–11.
6. Iaccarino D, *et al.* Rationale and study design of the OISTER trial: Optical coherence tomography evaluation of stent struts re-endothelialization in patients with non-ST-elevation acute coronary syndromes—a comparison of the intrEpide tRapidil eluting stent vs. taxus drug-eluting stent implantation. *J Cardiovasc Med (Hagerstown)* 2010; **11:** 536–43.

制剂

专利制剂

Braz.: Travisco; **Cz.:** Rocornal†; **Ger.:** Rocornal; **Ital.:** Travisco; **Jpn:** Rocornal.

Treprostinil（*USAN*，*rINN*）曲普尼尔

BW-15AU; BW-15AU81; LRX-15; Tréprostinil; Treprostinilo; Treprostinilum; Treprostinol; 15AU81; U-62840; UT-15. ({(1*R*,2*R*,3a*S*,9a*S*)-2,3,3a,4,9,9a-Hexahydro-2-hydroxy-1-[(3*S*)-3-hydroxyoctyl]-1*H*-benz[*f*]inden-5-yl}oxy)acetic acid.

Трепростинил

$C_{23}H_{34}O_5$ = 390.5.

CAS — 81846-19-7.

ATC — B01AC21.

ATC Vet — QB01AC21.

UNII — RUM6K67ESG.

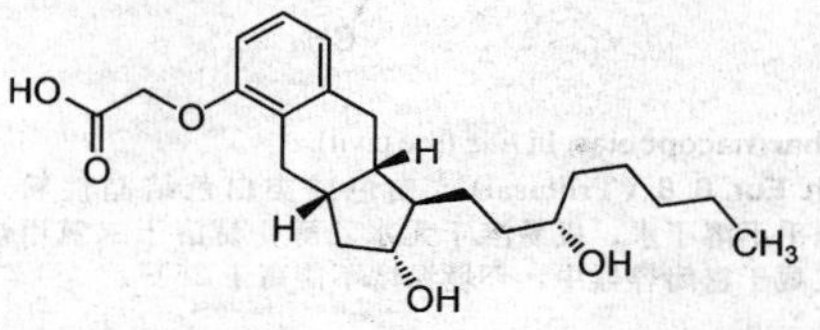

Treprostinil Sodium（*rINNM*）曲普尼尔钠

Natrii Treprostinilum; Tréprostinil Sodique; Treprostinilo sódico.

Натрий Трепростинил

$C_{23}H_{33}NaO_5$ = 412.5.

CAS — 289480-64-4.

ATC — B01AC21.

ATC Vet — QB01AC21.

UNII — 7JZ75N2NT6.

不良反应和注意事项

参见**依前列醇**，第1233页；输注部位反应常见。吸入曲普尼尔与局部刺激［包括咯血（有1例致命）］和肺炎有关。曲普尼尔在肝损伤中慎用。

药物相互作用

曲普尼尔是一种血管扩张药和血小板聚集抑制剂，正在服用其他血管扩张药或抗凝血药的患者使用应谨慎。

药动学

曲普尼尔钠经皮注射后可快速完全吸收。经肝脏代谢，终末消除半衰期约4h。剂量的约80%从尿液中排出，主要以代谢物形式排出。吸入18μg曲普尼尔的全身绝对生物利用度约为64%。

1. Wade M, *et al.* Absolute bioavailability and pharmacokinetics of treprostinil sodium administered by acute subcutaneous infusion. *J Clin Pharmacol* 2004; **44:** 83–8.
2. Wade M, *et al.* Pharmacokinetics of treprostinil sodium administered by 28-day chronic continuous subcutaneous infusion. *J Clin Pharmacol* 2004; **44:** 503–9.
3. Laliberte K, *et al.* Pharmacokinetics and steady-state bioequivalence of treprostinil sodium (Remodulin®) administered by the intravenous and subcutaneous route to normal volunteers. *J Cardiovasc Pharmacol* 2004; **44:** 209–14.
4. McSwain CS, *et al.* Dose proportionality of treprostinil sodium administered by continuous subcutaneous and intravenous infusion. *J Clin Pharmacol* 2008; **48:** 19–25.

用途和用法

曲普尼尔是一种血管扩张药和血小板聚集抑制剂，是前列腺素依前列醇（前列环素；第1233页）的类似物，可用于治疗肺动脉高压（第1138页）。曲普尼尔钠可持续皮下输注；如无法耐受该用药途径，可通过中心静脉导管持续输注。剂量根据曲普尼尔计算：1.32ng曲普尼尔钠相当于1.25ng曲普尼尔；输注起始剂量相当于每分钟1.25ng/kg曲普尼尔；如不能耐受，剂量可减半。输注速度可根据患者反应增加，开始的4周可每周增加到每分钟1.25ng/kg，随后每周增加到每分钟2.5ng/kg。超过每分钟40ng/kg的经验有限。

曲普尼尔也可吸入给药，初始剂量为18μg，每日吸入4次，如果该高剂量无法耐受，可降到6μg或12μg，每日吸入4次。如果能够耐受，可每1～2周增加18μg，至最大维持剂量54μg，每日吸入4次。

肝损伤患者曲普尼尔剂量应减少，见下文。

静脉注射曲普尼尔用于间歇性跛行已有研究。

1. Moller ER, *et al.* Trial of a novel prostacyclin analog, UT-15, in patients with severe intermittent claudication. *Vasc Med* 2000; **5:** 231–7.
2. Simonneau G, *et al.* Continuous subcutaneous infusion of treprostinil, a prostacyclin analogue, in patients with pulmonary arterial hypertension: a double-blind, randomized placebo-controlled trial. *Am J Respir Crit Care Med* 2002; **165:** 800–804.
3. Vachiéry J-L, *et al.* Transitioning from IV epoprostenol to subcutaneous treprostinil in pulmonary arterial hypertension. *Chest* 2002; **121:** 1561–5.
4. Oudiz RJ, *et al.* Treprostinil, a prostacyclin analogue, in pulmonary arterial hypertension associated with connective tissue disease. *Chest* 2004; **126:** 420–7.
5. Gomberg-Maitland M, *et al.* Efficacy and safety of sildenafil added to treprostinil in pulmonary hypertension. *Am J Cardiol* 2005; **96:** 1334–6.
6. Fernandez B, Strootman D. The prostacyclin analog, treprostinil sodium, provides symptom relief in severe Buerger's disease—a case report and review of literature. *Angiology* 2006; **57:** 99–102.
7. Voswinckel R, *et al.* Inhaled treprostinil for treatment of chronic pulmonary arterial hypertension. *Ann Intern Med* 2006; **144:** 149–50.
8. Channick RN, *et al.* Safety and efficacy of inhaled treprostinil as add-on therapy to bosentan in pulmonary arterial hypertension. *J Am Coll Cardiol* 2006; **48:** 1433–7.
9. Voswinckel R, *et al.* Favorable effects of inhaled treprostinil in severe pulmonary hypertension: results from randomized controlled pilot studies. *J Am Coll Cardiol* 2006; **48:** 1672–81.
10. Skoro-Sajer N, Lang I. Treprostinil for the treatment of pulmonary hypertension. *Expert Opin Pharmacother* 2008; **9:** 1415–20.
11. Voswinckel R, *et al.* Metered dose inhaler delivery of treprostinil for the treatment of pulmonary arterial hypertension. *Pulm Pharmacol Ther* 2009; **22:** 50–6.
12. Hiremath J, *et al.* TRUST Study Group. Exercise improvement and plasma biomarker changes with intravenous treprostinil therapy for pulmonary arterial hypertension: a placebo-controlled trial. *J Heart Lung Transplant* 2010; **29:** 137–49.
13. McLaughlin VV, *et al.* Addition of inhaled treprostinil to oral therapy for pulmonary arterial hypertension: a randomized controlled clinical trial. *J Am Coll Cardiol* 2010; **55:** 1915–22.

用法 一项对23名接受皮下输注曲普尼尔的肺动脉高压患者的研究[1]发现，与慢速剂量升级方案（每周增加每分钟1.5～2ng/kg）相比，快速剂量升级方案（每周或每2周增加每分钟2.5ng/kg）可减少输注部位疼痛，改善12周运动结局而不增加不良反应事件。

1. Skoro-Sajer N, *et al.* A clinical comparison of slow- and rapid-escalation treprostinil dosing regimens in patients with pulmonary hypertension. *Clin Pharmacokinet* 2008; **47:** 611–18.

在肝损伤中的用法 肝损伤患者曲普尼尔清除减少。对轻度至中度肝损伤，注册药品信息推荐初始输注剂量为0.625ng/kg，谨慎增加剂量。重度肝损伤不推荐使用。然而，有报道[1]称，在3名终末期肝病患者中，静脉曲普尼尔输注安全有效，其中1例用每分钟输注106ng/kg的剂量2年。

在轻度至中度肝损伤患者中，逐步增高初始曲普尼尔吸入剂量时应谨慎。

1. Sakai T, *et al.* Initial experience using continuous intravenous treprostinil to manage pulmonary arterial hypertension in patients with end-stage liver disease. *Transpl Int* 2009; **22:** 554–61.

外周血管病 前列腺素类已经因其扩血管作用而用于治疗外周血管病（第1137页），尽管其作用机制还不完全清楚。前列腺素类可能对严重雷诺综合征（可并发溃疡和坏疽）有效（见**动脉痉挛性疾病**，第1147页），皮下输注曲普尼尔已成功治疗1名雷诺综合征和硬皮病患者的严重的顽固性指坏死[1]。

1. Engel G, Rockson SG. Treprostinil for the treatment of severe digital necrosis in systemic sclerosis. *Vasc Med* 2005; **10:** 29–32.

制剂

专利制剂

Arg.: Remodulin; **Austral.:** Remodulin; **Canad.:** Remodulin; **Chile:** Remodulin; **Cz.:** Remodulin; **Denm.:** Remodulin; **Fr.:** Remodulin; **Ger.:** Remodulin; **Gr.:** Remodulin; **Israel:** Remodulin; **Ital.:** Remodulin; **Neth.:** Remodulin; **Port.:** Remodulin; **Switz.:** Remodulin; **USA:** Remodulin; Tyvaso.

Triamterene（*BAN*，*USAN*，*rINN*）⊗ 氨苯蝶啶

NSC-77625; SKF-8542; Triamtereeni; Triamterén; Triamteren; Triamterenas; Triamtérène; Triamtereno; Triamterenum; Triantereno. 6-Phenylpteridine-2,4,7-triamine; 2,4,7-Triamino-6-phenylpteridine.

Триамтерен

$C_{12}H_{11}N_7$ = 253.3.

CAS — 396-01-0.

ATC — C03DB02.

ATC Vet — QC03DB02.

UNII — WS821Z52LQ.

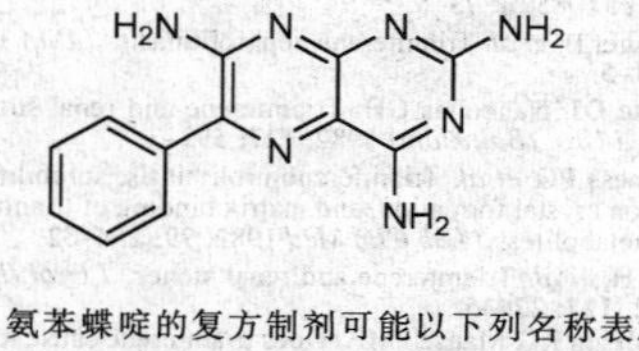

注：氨苯蝶啶的复方制剂可能以下列名称表示。

- Co-triamterzide（*BAN*）——氨苯蝶啶和氢氯噻嗪（2：1）（质量分数）
- Co-triamterzide（*PEN*）——氨苯蝶啶和氢氯噻嗪。

Pharmacopoeias. In *Chin.*, *Eur.* (see p.vii), *Jpn*, and *US.*

Ph. Eur. 6. 8（Triamterene） 黄色结晶性粉末，极微溶于水和乙醇。在酸性溶液中产生蓝色荧光。避光。

USP 33（Triamterene） 黄色无味结晶性粉末。几乎不溶于水、氯仿、乙醚、苯和稀碱；极微溶于乙醇、醋酸和稀无机酸；溶于甲酸（1：30），溶于2-甲氧乙醇（1：85）。贮藏于密闭容器中。避光。

不良反应

参见**盐酸阿米洛利**，第1166页。也曾报道过氨苯蝶啶能引起光敏反应，提高尿酸浓度，引起恶液质。易感染患者可能发生肾结石，可引起叶酸耗竭的疾病，例如肝硬化等患者可引起巨幼红细胞贫血。也发生过由间质性肾炎或与NSAIDs相互作用（详见下文**药物相互作用**项下内容）引起的可逆性肾衰竭。

不良反应发生率 根据一项对70898名氨苯蝶啶与氢氯噻嗪合用的患者所做的售后调研[1]显示，最常见的不良反应是疲劳、头晕以及恶心。这些不良反应使8.1%的患者必须停药。在一项对21731名患者的亚组分析[2]中发现，高钾血症更易发生在老年患者及糖尿病患者中。

1. Hollenberg NK, Mickiewicz CW. Postmarketing surveillance in 70,898 patients treated with a triamterene/hydrochlorothiazide combination (Maxzide). *Am J Cardiol* 1989; **63:** 37B–41B.
2. Hollenberg NK, Mickiewicz CW. Hyperkalemia in diabetes mellitus: effect of a triamterene-hydrochlorothiazide combination. *Arch Intern Med* 1989; **149:** 1327–30.

对血液的影响 曾有报道与氨苯蝶啶治疗相关的全血细胞减少症[1,2]。一些患者发生肝硬化，可能是由于氨苯

蝶啶具有抗叶酸活性[2]。

1. Castellano G, *et al*. Pancitopenia aguda y megaloblastosis medular durante el tratemiento con triamterene de la ascitis causada por cirrosis hepática: aportación de dos casos. *Gastroenterol Hepatol* 1983; **6:** 540–4.
2. Remacha A, *et al*. Triamterene-induced megaloblastosis: report of two new cases, and review of the literature. *Biol Clin Hematol* 1983; **5:** 127–34.

对肾脏的影响 有许多关于含有氨苯蝶啶或其代谢物的肾结石的报道[1~4]，患者一般同时使用氢氯噻嗪。并且认为异常尿沉淀为氨苯蝶啶的沉淀物[5]。此结果在一项交叉研究中得到扩大[6]：26名应用氨苯蝶啶患者中，14名出现异常尿沉淀，但是使用阿米洛利的患者中没有出现。在其他研究中50000例肾结石中有181例查出氨苯蝶啶及其代谢产物[7]。氨苯蝶啶构成了结石的核，或是与草酸钙或尿酸沉淀出来。181名结石患者中1/3的结石是由氨苯蝶啶和它的代谢物构成，并且可以从这个现象看出，尿液对这些物质的过饱和可以为草酸的结晶提供一个合适的晶核[8]。但是，其他研究者不认同此种解释，他们认为氨苯蝶啶与其代谢物可与已存在的结石的基质蛋白结合[9]。另外，一项流行病学研究[10]结果显示，未发现氨苯蝶啶的应用与肾结石发病率的增高有关。因此，一些学者[11]认为，没有足够证据证明有肾结石复发病史的患者应禁用氨苯蝶啶。

4名患者应用氨苯蝶啶的同时使用氢氯噻嗪超过4年，发生间质性肾炎[6]。氨苯蝶啶在尿中的沉积，也可能是间质性肾炎发展过程中的一个因素。

氨苯蝶啶也与暂时性肾功能降低及肾衰竭有关[12,13]，可以用以下几种机制解释：间质性肾炎、晶体沉淀引起肾梗阻以及与NSAIDs（详见下文**药物相互作用**项下）的相互作用[13]。年长的患者尤易发生[12]。

1. Ettinger B, *et al*. Triamterene-induced nephrolithiasis. *Ann Intern Med* 1979; **91:** 745–6.
2. Socolow EL. Triamterene-induced nephrolithiasis. *Ann Intern Med* 1980; **92:** 437.
3. Gault MH, *et al*. Triamterene urolithiasis. *Can Med Assoc J* 1981; **124:** 1556–7.
4. Grunberg RW, Silberg SJ. Triamterene-induced nephrolithiasis. *JAMA* 1981; **245:** 2494–5.
5. Fairley KF, *et al*. Abnormal urinary sediment in patients on triamterene. *Lancet* 1983; **i:** 421–2.
6. Spence JD, *et al*. Effects of triamterene and amiloride on urinary sediment in hypertensive patients taking hydrochlorothiazide. *Lancet* 1985; **ii:** 73–5.
7. Ettinger B, *et al*. Triamterene nephrolithiasis. *JAMA* 1980; **244:** 2443–5.
8. White DJ, Nancollas GH. Triamterene and renal stone formation. *J Urol (Baltimore)* 1982; **127:** 593–7.
9. Werness PG, *et al*. Triamterene urolithiasis: solubility, pK, effect on crystal formation, and matrix binding of triamterene and its metabolites. *J Lab Clin Med* 1982; **99:** 254–62.
10. Jick H, *et al*. Triamterene and renal stones. *J Urol (Baltimore)* 1982; **127:** 224–5.
11. Woolfson RG, Mansell MA. Does triamterene cause renal calculi? *BMJ* 1991; **303:** 1217–18.
12. Lynn KL, *et al*. Renal failure with potassium-sparing diuretics. *N Z Med J* 1985; **98:** 629–33.
13. Sica DA, Gehr TWB. Triamterene and the kidney. *Nephron* 1989; **51:** 454–61.

对皮肤的影响 1名使用氨苯蝶啶的患者出现光照性皮炎[1]。1名患有白癜风的患者在使用氨苯蝶啶和氢氯噻嗪时出现了假性卟啉病，可能也与阳光照射有关[2]。

1. Fernández de Corres L, *et al*. Photodermatitis from triamterene. *Contact Dermatitis* 1987; **17:** 114–15.
2. Motley RJ. Pseudoporphyria due to Dyazide in a patient with vitiligo. *BMJ* 1990; **300:** 1468.

注意事项

参见**盐酸阿米洛利**，第1166页。对于高尿酸血症、痛风以及有肾结石病史的患者，氨苯蝶啶也应慎用。叶酸耗竭的患者（如肝硬化），可能患有巨幼细胞性贫血的风险更高。

氨苯蝶啶能干扰奎尼丁的荧光检测。可使尿液轻微蓝染。

药物相互作用

参见**盐酸阿米洛利**，第1166页。

地高辛 氨苯蝶啶对地高辛的影响，见第1217页。

多巴胺制剂 氨苯蝶啶和氢氯噻嗪增加金刚烷胺毒性的报道，见第765页。

NSAIDs 有许多关于患者使用氨苯蝶啶和NSAIDs导致肾衰竭的报道[1,2]。上述两种药物均对肾脏产生危害，合用所产生的危害更加严重[3~5]。有报道提示[1]，NSAIDs对尿中前列腺素的抑制作用能加强氨苯蝶啶对肾脏的危害性。

NSAIDs也能拮抗氨苯蝶啶的利尿作用[6]。

1. Favre L, *et al*. Reversible acute renal failure from combined triamterene and indomethacin: a study in healthy subjects. *Ann Intern Med* 1982; **96:** 317–20.
2. Härkönen M, Ekblom-Kullberg S. Reversible deterioration of renal function after diclofenac in patient receiving triamterene. *BMJ* 1986; **293:** 698–9.
3. Bailey RR. Adverse renal reactions to non-steroidal anti-inflammatory drugs and potassium-sparing diuretics. *Adverse Drug React Bull* 1988; (Aug.): 492–5.
4. Lynn KL, *et al*. Renal failure with potassium-sparing diuretics. *N Z Med J* 1985; **98:** 629–33.
5. Sica DA, Gehr TWB. Triamterene and the kidney. *Nephron* 1989; **51:** 454–61.
6. Webster J. Interactions of NSAIDs with diuretics and β-blockers: mechanisms and clinical implications. *Drugs* 1985; **30:** 32–41.

药动学

氨苯蝶啶经胃肠道吸收不稳定，不过还比较迅速。曾报道过其生物利用度约为50%，血浆半衰期约为2h，血浆蛋白结合率估计为60%。氨苯蝶啶被细胞色素P450同工酶CYP1A2广泛代谢后，以代谢物和一些原形药物的形式主要由尿排出。氨苯蝶啶能透过胎盘，并且可分布到乳汁中。

1. Pruitt AW, *et al*. Variations in the fate of triamterene. *Clin Pharmacol Ther* 1977; **21:** 610–19.
2. Gundert-Remy U, *et al*. Plasma and urinary levels of triamterene and certain metabolites after oral administration to man. *Eur J Clin Pharmacol* 1979; **16:** 39–44.
3. Gilfrich HJ, *et al*. Pharmacokinetics of triamterene after iv administration to man: determination of bioavailability. *Eur J Clin Pharmacol* 1983; **25:** 237–41.
4. Sörgel F, *et al*. Oral triamterene disposition. *Clin Pharmacol Ther* 1985; **38:** 306–12.
5. Fuhr U, *et al*. Rate-limiting biotransformation of triamterene is mediated by CYP1A2. *Int J Clin Pharmacol Ther* 2005; **43:** 327–34.

肝损伤 在7名酒精性肝硬化和腹水患者中，氨苯蝶啶的清除率显著降低[1]。对于肝硬化患者，氨苯蝶啶的利尿作用可维持48h，而健康对照组为8h。

1. Villeneuve JP, *et al*. Triamterene kinetics and dynamics in cirrhosis. *Clin Pharmacol Ther* 1984; **35:** 831–7.

肾损伤 对于肾损伤患者[1]以及肾功能下降的年老患者[2]，氨苯蝶啶及其代谢物羟氨苯蝶啶的尿排泄量均显著减少。肾损伤患者很可能发生活性代谢物的蓄积[1]。

1. Knauf H, *et al*. Delayed elimination of triamterene and its active metabolite in chronic renal failure. *Eur J Clin Pharmacol* 1983; **24:** 453–6.
2. Williams RL, *et al*. Absorption and disposition of two combination formulations of hydrochlorothiazide and triamterene: influence of age and renal function. *Clin Pharmacol Ther* 1986; **40:** 226–32.

用途和用法

氨苯蝶啶为弱保钾利尿药，作用和用途与阿米洛利相似（第1166页）。它的利尿作用发生在用药2~4h后，可持续7~9h。氨苯蝶啶治疗几天后显出全效治疗效果。

氨苯蝶啶可增强其他利尿药促尿钠排泄的作用，但降低其他利尿药的促尿钾排泄作用。氨苯蝶啶主要作为噻嗪类利尿药（如氢氯噻嗪）及髓袢利尿药（呋塞米）的辅助药物，在治疗肝硬化、心力衰竭（第1127页）以及肾病综合征等引起的难治性水肿过程中发挥保钾作用。在治疗高血压时（第1131页），氨苯蝶啶也与其他利尿药合用。

当单用氨苯蝶啶治疗水肿时，剂量范围为口服每日150~250mg，早饭或午饭后分2次服用。需连续给药几日以维持疗效。每日剂量不得超过300mg。

与其他利尿药合用时，应给予较小的初始剂量。例如与氢氯噻嗪合用治疗高血压，氨苯蝶啶的初始剂量可能为每日50mg。不可补钾。

制剂

BP 2010: Co-triamterzide Tablets; Triamterene Capsules;
USP 33: Triamterene and Hydrochlorothiazide Capsules; Triamterene and Hydrochlorothiazide Tablets; Triamterene Capsules.

专利制剂

Belg.: Dytac; ***Neth.:*** Dytac†; ***UK:*** Dytac; ***USA:*** Dyrenium.

多组分制剂 ***Austral.:*** Hydrene; ***Austria:*** Confit; Dytide H; Hydrotrix†; Salodiur†; Triamteren comp; Triastad HCT; Trioral/HCT†; ***Belg.:*** Dyta-Urese; Dytenzide; ***Braz.:*** Diurana; Iguassina; ***Canad.:*** Apo-Triazide; Novo-Triamzide; Nu-Triazide; Riva-Zide; ***Chile:*** Drinamil; Hidroronol T; Uren; ***Fin.:*** Furesis comp; Uretren Comp†; ***Fr.:*** Isobar; Prestole; ***Ger.:*** Beta-Turfa; dehydro sanol tri; Diu Venostasin; Diucomb; Diuretikum Verla; Dociteren; duradiuret†; Dytide H; Hydrotrix†; Neotri; Nephral; Propra comp; Sali-Puren†; Thiazid-comp†; Tri-Thiazid; Tri-Thiazid Reserpin†; Triampur Compositum; Triamteren comp; Triamteren HCT; Triamteren tri-comp; Triarese; triazid†; Turfa; Veratide; ***Gr.:*** Dyberzide; ***Hong Kong:*** Apo-Triazide; Dyazide; ***India:*** Ditide; ***Irl.:*** Dyazide; ***Ital.:*** Fluss 40; ***Malaysia:*** Apo-Triazide†; ***Mex.:*** Dyazide†; ***Neth.:*** Dyta-Urese; Dytenzide; ***NZ:*** Triamizide; ***Port.:*** Dyazide; Triam Tiazida R; ***Rus.:*** Apo-Triazide (Апо-триазид); Triam-Co (Триам-ко)†; Triampur Compositum (Триампур Композитум); Triamtel (Триамтел); ***S.Afr.:*** Dyazide; Renezide; ***Singapore:*** Apo-Triazide; ***Spain:*** Salidur; ***Switz.:*** Dyazide†; Dyrenium compositum; t/h-basan†; ***Thai.:*** Dazid†; Dinazide; Dyazide; Dyterene†; ***Turk.:*** Triamteril; ***UK:*** Dyazide; Dytide†; Frusene; Kalspare; Triamco; ***Ukr.:*** Triampur Compositum (Триампур Композитум); ***USA:*** Dyazide; Maxzide.

Trichlormethiazide (*rINN*) ⊗三氯噻嗪

Trichlorméthiazide; Trichlormethiazidum; Triclormetiazida; Trikloorimetiatsidi; Triklormetiazid. 6-Chloro-3-dichloromethyl-3,4-dihydro-2*H*-1,2,4-benzothiadiazine-7-sulphonamide 1,1-dioxide.

Трихлорметиазид

$C_8H_8Cl_3N_3O_4S_2$ = 380.7.
CAS — 133-67-5.
ATC — C03AA06.
ATC Vet — QC03AA06.
UNII — Q58C92TUN0.

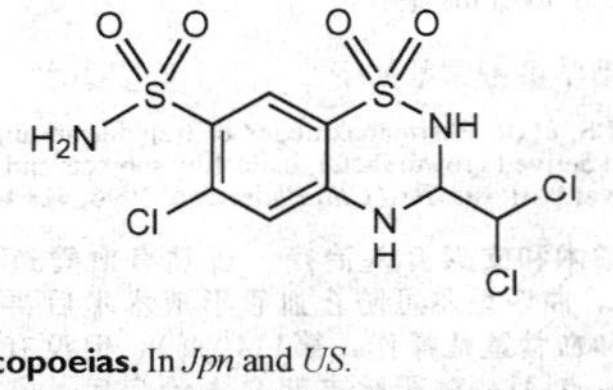

Pharmacopoeias. In *Jpn* and *US.*

USP 33 (Trichlormethiazide) 白色或类白色的结晶性粉末，无臭或有特殊臭。溶于水（1∶1100）、乙醇（1∶48）、氯仿（1∶5000）、二甲基甲酰胺（1∶4）、二噁烷（1∶9）、乙醚（1∶1400）；易溶于丙酮；溶于甲醇。

简介

三氯噻嗪为噻嗪类利尿药，性质与氢氯噻嗪相似（第1258页）。口服用于治疗高血压（第1131页）和水肿，包括由心力衰竭导致的水肿（第1127页）。

利尿作用发生在口服用药2h后，可持续约24h。

在治疗水肿时，常用剂量为每日或间断性地口服1~4mg。治疗高血压的常用剂量为每日2~4mg，单用或合用其他抗高血压药。对一些患者来说每日1mg的剂量足够。

制剂

USP 33: Trichlormethiazide Tablets.

专利制剂

USA: Diurese†; Metahydrin†; Naqua†.

多组分制剂 ***Fin.:*** Uretren Comp†; ***Ger.:*** Esmalorid†; ***Gr.:*** Tensiplex; ***Spain:*** Rulun†; ***USA:*** Metatensin†.

Triflusal (*BAN*, *rINN*) 三氟柳

Triflusaali; Triflusalis; Triflusalum; Trifluzál; UR-1501. 2-Acetoxy-4-trifluoromethylbenzoic acid; *O*-Acetyl-4-(trifluoromethyl)salicylic acid.

Трифлусал

$C_{10}H_7F_3O_4$ = 248.2.
CAS — 322-79-2.
ATC — B01AC18.
ATC Vet — QB01AC18.
UNII — 1Z0YFI05OO.

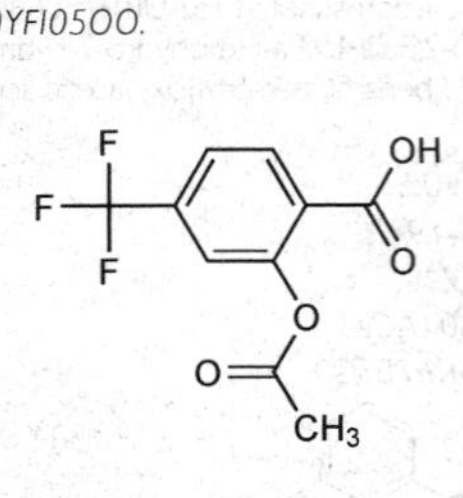

Pharmacopoeias. In *Eur.* (see p.vii).

Ph. Eur. 6.8 (Triflusal) 白色或类白色结晶性粉末。几乎不溶于水；极易溶于无水乙醇；易溶于二氯甲烷。贮藏于密闭容器中，环境温度不能高于25℃。

简介

三氟柳通过抑制环氧合酶-1和磷酸二酯酶而抑制血小板聚集。三氟柳用于治疗血栓栓塞疾病（第1146页），常用剂量为每日口服300~900mg。

1. Murdoch D, Plosker GL. Triflusal: a review of its use in cerebral infarction and myocardial infarction, and as thromboprophylaxis in atrial fibrillation. *Drugs* 2006; **66:** 671–92.
2. González-Correa JA, De La Cruz JP. Triflusal: an antiplatelet drug with a neuroprotective effect? *Cardiovasc Drug Rev* 2006; **24:** 11–24.

3. Gómez-Isla T, *et al.* TRIMCI Study Group. A randomized, double-blind, placebo controlled-trial of triflusal in mild cognitive impairment: the TRIMCI study. *Alzheimer Dis Assoc Disord* 2008; **22:** 21–9.
4. Anninos H, *et al.* Triflusal: an old drug in modern antiplatelet therapy. Review of its action, use, safety and effectiveness. *Hellenic J Cardiol* 2009; **50:** 199–207.

制剂

专利制剂

Arg.: Disgren; ***Braz.:*** Disgren; ***Gr.:*** Aflen; Reoflen; ***Hung.:*** Disgren; ***Indon.:*** Grendis; ***Ital.:*** Triflux; ***Malaysia:*** Grendis; ***Mex.:*** Disgren; ***Philipp.:*** Grendis; T-Bren; ***Port.:*** Tecnosal; ***Spain:*** Anpeval; Disgren; ***Thai.:*** Grendis; ***Venez.:*** Disgren.

Trimetazidine Hydrochloride (*BANM*, *rINNM*) 盐酸曲美他嗪

Hidrocloruro de trimetazidina; Trimetatsidiinidihydrokloridi; Trimetazidin Hidroklorür; Trimetazidindihidroklorid; Trimetazidindihydrochlorid; Trimetazidindihydroklorid; Trimétazidine, Chlorhydrate de; Trimétazidine, dichlorhydrate de; Trimetazidine Dihydrochloride; Trimetazidini dihydrochloridum; Trimetazidini Hydrochloridum; Trimetazidino hidrochloridas; Trimetazine Hydrochloride. 1-(2,3,4-Trimethoxybenzyl)piperazine dihydrochloride.

Триметазидина Гидрохлорид

$C_{14}H_{22}N_2O_3$,2HCl = 339.3.

CAS — 5011-34-7 (trimetazidine); 13171-25-0 (trimetazidine hydrochloride).

ATC — C01EB15.

ATC Vet — QC01EB15.

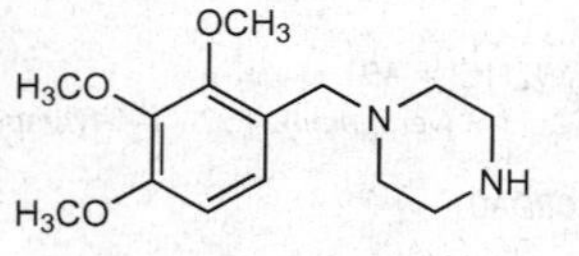

(trimetazidine)

Pharmacopoeias. In *Eur.* (see p.vii) and *Jpn.*

Ph. Eur. 6. 8 (Trimetazidine Dihydrochloride; Trimetazidine Hydrochloride BP 2010) 具有轻微吸湿性、白色或类白色结晶性粉末。极易溶于水；略溶于乙醇。贮藏于密闭容器中。

简介

盐酸曲美他嗪用于治疗心绞痛（第1118页）及感觉组织缺血［如梅尼埃病（第537页）］；口服，每日40～60mg，分次服用。

1. McClellan KJ, Plosker GL. Trimetazidine: a review of its use in stable angina pectoris and other coronary conditions. *Drugs* 1999; **58:** 143–57.
2. Ciapponi A, *et al.* Trimetazidine for stable angina. Available in The Cochrane Database of Systematic Reviews; Issue 4. Chichester: John Wiley; 2005 (accessed 24/01/06).
3. Danchin N. Clinical benefits of a metabolic approach with trimetazidine in revascularized patients with angina. *Am J Cardiol* 2006; **98** (suppl): 8J–13J.
4. Banach M, *et al.* The role of trimetazidine after acute myocardial infarction. *Curr Vasc Pharmacol* 2008; **6:** 282–91.
5. Di Napoli P, Taccardi AA. Trimetazidine: the future of cardiac function? *Future Cardiol* 2009; **5:** 421–4.

对神经系统的影响 在使用盐酸曲美他嗪时，8名年龄72～94岁的老年患者出现帕金森病[1]的症状；停药后，症状完全消失。一项回顾性研究[2]表明，在130名服用曲美他嗪的患者中，56名出现运动功能不良反应，包括帕金森症、步态障碍和震颤，而且在老年患者中更普遍。

1. Martí Massó JF. Parkinsonismo por trimetazidina. *Neurologia* 2004; **19:** 392–5.
2. Martí Massó J-F, *et al.* Trimetazidine induces parkinsonism, gait disorders and tremor. *Therapie* 2005; **60:** 419–22.

制剂

专利制剂

Arg.: Vastarel; ***Austria:*** Vastarel; ***Braz.:*** Vastarel; ***Chile:*** Vastarel; ***Cz.:*** Adexor†; Preductal; ***Denm.:*** Vastarel; ***Fr.:*** Centrophene†; Vastarel; ***Gr.:*** Atanol; Imovexil; Intervein; Latrimet; Liomagen; Novazidine; Trimedin; Trimedor; Trimevert; Vastarel; Zidin; ***Hong Kong:*** Matenol; Trivedon; Vastarel; ***Hung.:*** Adexor; Moduxin; Preductal; ***India:*** Flavedon; Mayozest; Metacard†; Metagard; Trivedon; ***Indon.:*** Trizedon; ***Irl.:*** Vastarel; ***Ital.:*** Vastarel; ***Malaysia:*** Metagard†; Vastarel; ***Philipp.:*** Angimax; Angirel; Carvidon; Longity; Tazinet; Tazz; Trimerel; Vastarel; Vestar; ***Pol.:*** Cyto-Protectin; Metazydyna; Preductal; Setal; Trimetaratio; ***Port.:*** Tacirel; Trimepharma; Vastarel; ***Rus.:*** Angiozil (Ангиозил); Deprenorm (Депренорм); Medarum (Медарум); Metagard (Метагард); Prebructal (ПреБРуктал); Preductal (Предуктал); Rimecor (Римекор); Trimektal (Тримектал); Trimet (Тримет); Trimetazide (Триметазид); ***Singapore:*** Metagard; Vastarel; ***Spain:*** Idaptan; ***Thai.:*** Matenol; Metagem; Trizidine; Vastarel; Vastinol; ***Turk.:*** Vastarel; ***Ukr.:*** Cardimax (Кардимакс); Carductal (Кардуктал); Energoton (Энерготон); Metazidin (Метазидин); Preductal (Предуктал); ***Venez.:*** Vastarel.

多组分制剂 ***Ukr.:*** Cardasin (Кардазин).

Tripamide (*USAN*, *rINN*) ⊗曲帕胺

ADR-033; E-614; Tripamida; Tripamidum. 4-Chloro-*N*-(*endo*-hexahydro-4,7-methanoisoindolin-2-yl)-3-sulphamoylbenzamide.

Трипамид

$C_{16}H_{20}ClN_3O_3S$ = 369.9.

CAS — 73803-48-2.

UNII — G36A0E9CVT.

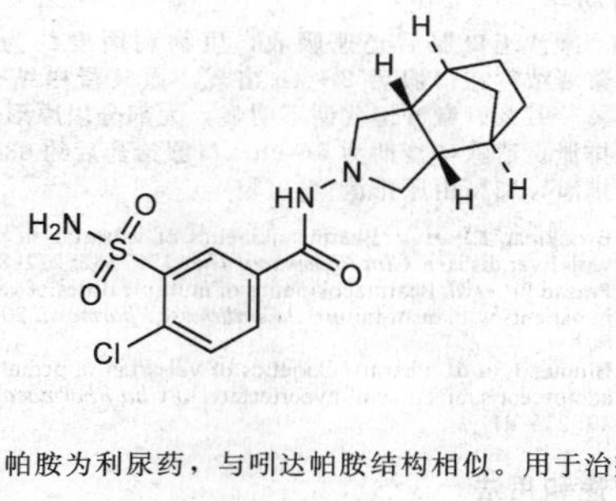

简介

曲帕胺为利尿药，与吲达帕胺结构相似。用于治疗高血压。

制剂

专利制剂

Thai.: Normonal.

Urapidil (*BAN*, *rINN*) 乌拉地尔

B-66256M; Urapidiili; Urapidilum. 6-[3-(4-*o*-Methoxyphenylpiperazin-1-yl)propylamino]-1,3-dimethyluracil.

Урапидил

$C_{20}H_{29}N_5O_3$ = 387.5.

CAS — 34661-75-1.

ATC — C02CA06.

ATC Vet — QC02CA06.

UNII — A78GF17HJS.

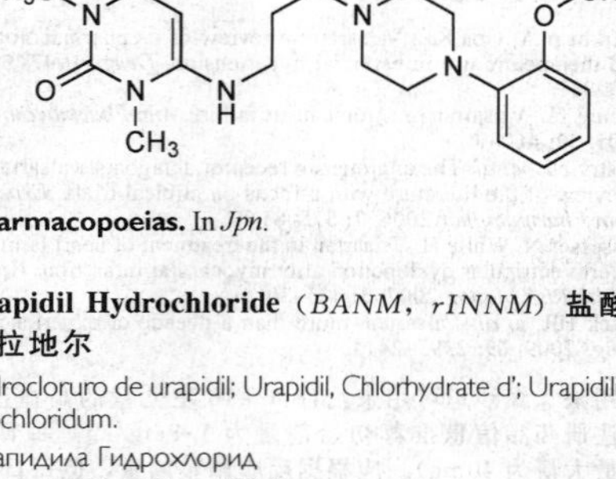

Pharmacopoeias. In *Jpn.*

Urapidil Hydrochloride (*BANM*, *rINNM*) 盐酸乌拉地尔

Hidrocloruro de urapidil; Urapidil, Chlorhydrate d'; Urapidili Hydrochloridum.

Урапидила Гидрохлорид

$C_{20}H_{29}N_5O_3$,HCl = 423.9.

CAS — 64887-14-5.

ATC — C02CA06.

ATC Vet — QC02CA06.

不良反应和注意事项

乌拉地尔耐受良好，不良反应消失迅速，并且一般发生在治疗初期。也曾报道过头晕、恶心、头痛、疲劳、体位性低血压、心悸、神经质、瘙痒、皮肤过敏反应。

老年患者及重度肝损伤患者应慎用。主动脉狭窄的患者不可静脉注射乌拉地尔。

尿失禁 2名使用乌拉地尔的老年患者出现尿失禁[1]。

1. Jonville A-P, *et al.* Urapidil and enuresis. *Lancet* 1992; **339:** 688.

药动学

口服乌拉地尔后吸收迅速，生物利用度为70%～80%。血浆蛋白结合率约为80%。乌拉地尔主要由肝代谢，主要是经过羟基化作用，大部分以代谢物由尿排出，原形药占10%～20%。有报道，口服胶囊制剂后，清除半衰期约为4.7h，静脉注射约为2.7h。

1. Kirsten R, *et al.* Clinical pharmacokinetics of urapidil. *Clin Pharmacokinet* 1988; **14:** 129–40.

用途和用法

乌拉地尔为抗高血压药，阻断肾上腺素α受体（见α受体阻滞剂，第1114页），有中枢作用，可在无反射性心动过速的情况下降低外周血管阻力和收缩期及舒张期血压。

乌拉地尔用于高血压（第1131页），包括高血压危象的治疗。

口服时乌拉地尔为其碱，以盐酸盐的形式静脉注射。但剂量通常参照碱为准。10.94mg盐酸乌拉地尔相当于10mg乌拉地尔。延胡索酸乌拉地尔也为口服制剂。

用乌拉地尔治疗高血压时，口服剂量通常为每日30～90mg，分2次服用。用于高血压危象时，推荐的治疗方案是初始剂量25mg，缓慢静脉注射20s，如有必要，5min后重复注射。如果5min后注射的反应程度仍不足，可以追加50mg。继续治疗可以每小时30mg的速度输注乌拉地尔作为维持剂量，直至血压充分降低。

1. Dooley M, Goa KL. Urapidil: a reappraisal of its use in the management of hypertension. *Drugs* 1998; **56:** 929–55.
2. Buch J. Urapidil, a dual-acting antihypertensive agent: current usage considerations. *Adv Therapy* 2010; **27:** 426–43.

制剂

专利制剂

Austria: Ebrantil; Hypotrit; ***Belg.:*** Ebrantil; ***Cz.:*** Ebrantil; ***Fr.:*** Eupressyl; Mediatensyl; ***Ger.:*** Ebrantil; ***Hung.:*** Ebrantil; ***Ital.:*** Ebrantil; ***Neth.:*** Ebrantil; ***Pol.:*** Ebrantil; ***Port.:*** Ebrantil; ***Spain:*** Elgadil; ***Switz.:*** Ebrantil.

Urokinase (*BAN*, *USAN*, *rINN*) 尿激酶

Urokinaasi; Urokinas; Urokinasa; Urokinasum; Ürokinaz; Urokináz; Urokinazė; Uroquinasa.

Урокиназа

CAS — 9039-53-6.

ATC — B01AD04.

ATC Vet — QB01AD04.

UNII — 83G67E21XI.

Pharmacopoeias. In *Chin.*, *Eur.* (see p.vii), and *Jpn.*

Ph. Eur. 6. 8 (Urokinase) 从人尿中提取的可激活血纤维蛋白溶解酶原的一种酶。由低分子量33000和高分子量54000组成，以高分子量物质为主。每1mg蛋白中尿激酶的活力不低于70000IU。白色或类白色非结晶性粉末。溶于水。贮藏于密闭容器中，温度不得超过8℃。避光。

稳定性 含2500～25000U/ml的尿激酶溶液在一次性注射器中，于－30℃可保存30天或冷冻7天，解冻，再冷冻，可保存23天[1]。

1. Dedrick SC, Ramirez-Rico J. Potency and stability of frozen urokinase solutions in syringes. *Am J Health-Syst Pharm* 2004; **61:** 1586–9.

单位

评价尿激酶效价的单位是IU。分析制剂时用第1个国际参考制剂（1968），为低分子量及高分子量尿激酶混合物。使用高分子量尿激酶制剂的第1个国际标准于1989年确定。

强度应用Ploug或Plough单位或CTA单位表示，但现在已废止。

不良反应、处置和注意事项

参见链激酶，第1347页。与链激酶相比，使用尿激酶不易发生严重的过敏反应。

超敏反应 相比于链激酶，尿激酶引起的过敏反应不易发生。但是，对6名曾使用过链激酶的复发性心肌梗死患者进行尿激酶[1]溶栓治疗时，4名发生强直现象，2名发生支气管痉挛。患者均无遗传性过敏症病史。

1. Matsis P, Mann S. Rigors and bronchospasm with urokinase after streptokinase. *Lancet* 1992; **340:** 1552.

感染扩散 一些尿激酶制剂是利用人类细胞培养而成，有可能产生与使用相关的感染扩散。

药物相互作用

参见链激酶，第1349页。

药动学

静脉输注尿激酶后迅速经肝循环代谢。血浆半衰期约20min。

用途和用法

尿激酶为在肾脏产生、在尿中存在的溶栓药。可直接使血中纤溶酶原转变成纤溶酶（有溶解纤维蛋白作用

的蛋白水解酶），导致纤溶和血斑溶解。溶纤维蛋白药的机制将在**止血和纤维蛋白溶解**项中（第1014页）讨论。尿激酶可影响循环中未与纤维蛋白结合的和与纤维蛋白结合的纤溶酶原，因此可以称为非特异性纤维蛋白溶解药（见第1117页）。

尿激酶在治疗血栓栓塞性疾病，包括静脉血栓栓塞（**肺栓塞和深静脉血栓**，第1147页）和外周动脉血栓栓塞（第1137页）的用法与链激酶（第1349页）相似。也用于清洗封闭的导管和插管。尿激酶还用于心肌梗死以及清除眼出血后眼部凝血。

治疗**静脉血栓**时，尿激酶起始剂量为4400U/kg于15ml生理盐水中静脉滴注10min；之后每小时4400U/kg滴注12h治疗肺栓塞，每小时4400U/kg滴注12～24h治疗深静脉血栓。此外，对肺栓塞患者，可在肺动脉大剂量15000U/kg给药；根据血浆纤维蛋白原的浓度多次注射剂量，在24h内可以是3次以上。

治疗**外周动脉血栓**时，在2h内2000U/ml尿激酶以4000U/min通过导管导入血斑。之后进行血管造影术，如果血流没有恢复，将导管插入闭塞的血管中以同样的速度继续输注2h。如果有必要，以上步骤可以重复4次。一旦血流重新建立，可以局部撤离导管，以1000U/min的速度输注至剩余的血块溶解；通常8h内给予500000U就足够了。

对于**清洗封闭的静脉导管或插管**，将5000～25000U的尿激酶溶解在能完全充满导管或插管的0.9%氯化钠溶液中，之后将导管或插管夹闭20～60min；之后将溶解物吸出，如有必要可以重复以上步骤。或者，将250000U尿激酶溶解在0.9%氯化钠溶液中以1000～2500U/min的速度向导管或插管中灌注，持续90～180min。

儿童剂量，见下文。

儿童用法 尽管在英国不许儿童服用此药，*BNFC 2010/11* 提示对于新生儿或儿童血管内血栓，可以给予尿激酶，起始剂量4400U/kg，静脉注射15 ml，之后静脉输注每小时4400U/kg，根据反应调整，持续6～12h。

BNFC 2010/11 还提示可以将5000～10000U尿激酶直接注射到闭塞的导管或中心线，停留2～4h。

导管和插管 使用尿激酶保持长期静脉介入设备的开放，见**阿替普酶的用途**，第1165页。

制剂

专利制剂

Austria: Abbokinase†; Actosolv†; ***Belg.:*** Actosolv; ***Cz.:*** Rheotromb; ***Fr.:*** Actosolv; ***Ger.:*** Corase; Rheotromb; ***Gr.:*** Abbokinase; Syner-Kinase; Ukidan; Urochinasi; ***Hung.:*** Rheotromb; ***India:*** Solokinase; Ukidan†; Uni-Kinase; ***Israel:*** Abbokinase; ***Ital.:*** Alfakinasi†; Persolv Richter†; ***Jpn:*** Uronase; ***Neth.:*** Medacinase; ***Port.:*** Ukidan†; ***Spain:*** Uroquidan; ***UK:*** Syner-Kinase; ***USA:*** Abbokinase†.

Valsartan（*BAN*，*USAN*，*rINN*）缬沙坦

CGP-48933; Valsartaani; Valsartán; Valsartanum. *N*-[*p*-(*o*-1*H*-Tetrazol-5-ylphenyl)benzyl]-*N*-valeryl-L-valine; *N*-Pentanoyl-*N*-[2′-(1*H*-tetrazol-5-yl)biphenyl-4-ylmethyl]-L-valine.

Вальзартан

$C_{24}H_{29}N_5O_3$ = 435.5.

CAS — 137862-53-4.

ATC — C09CA03.

ATC Vet — QC09CA03.

UNII — 80M03YXJ7I.

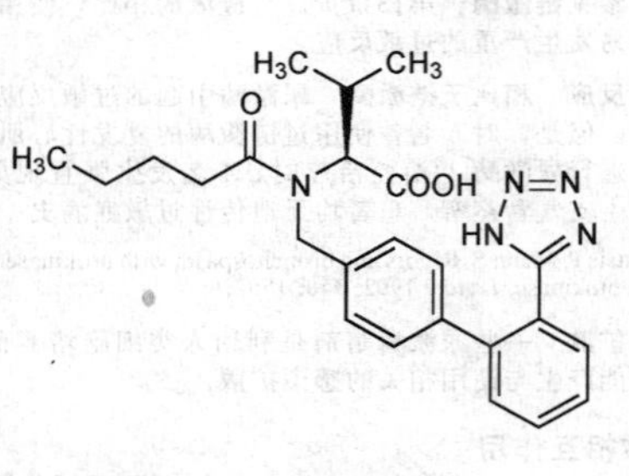

Pharmacopoeias. In *US.*

USP 33（Valsartan） 25℃贮藏于密闭容器中，允许偏差为15℃～30℃。

混悬液 美国注册药品信息用下法配制浓度为4mg/ml的160ml混悬液：

- 加含有80mg（*Diovan*，*Novartis*）的片剂和80ml *Ora-Plus*（*Paddock*，*USA*）到淡黄色瓶中，至少振动2min；
- 静置至少1h，然后摇晃1min；
- 加80ml *Ora-Sweet SF*（*Paddock*，*USA*）到瓶中，摇晃至少10s，混悬液在30℃左右可保存30天，2～8℃可保存75天以上。

不良反应和注意事项

参见**氯沙坦**，第1276页。严重肝损伤或肌肝清除率小于10ml/min的患者应禁用；轻中度肾损伤和肝损伤、肝硬化、胆道阻塞的患者应慎用。

药物相互作用

参见**氯沙坦**，第1276页。

药动学

缬沙坦口服后迅速吸收，生物利用度约为23%。血浆峰浓度在口服后2～4h出现。血浆蛋白结合率为94%～97%。缬沙坦代谢不明显，大部分以原形药由胆汁排泄。清除半衰期为5～9h。口服给药后约83%由粪便排泄，13%由尿排泄。

1. Brookman LJ, *et al.* Pharmacokinetics of valsartan in patients with liver disease. *Clin Pharmacol Ther* 1997; **62:** 272–8.
2. Prasad PP, *et al.* Pharmacokinetics of multiple doses of valsartan in patients with heart failure. *J Cardiovasc Pharmacol* 2002; **40:** 801–7.
3. Blumer J, *et al.* Pharmacokinetics of valsartan in pediatric and adolescent subjects with hypertension. *J Clin Pharmacol* 2009; **49:** 235–41.

用途和用法

缬沙坦为血管紧张素Ⅱ受体拮抗药，作用与氯沙坦相似（第1276页），用于治疗高血压（第1131页），以减少发生心肌梗死（第1135页）后左心室功能衰乱的患者的心血管疾病死亡率。还用于治疗心力衰竭（详见**氯沙坦**项下内容，第1277页）。

缬沙坦通常为口服。口服后的低血压反应出现在2h，4～6h达到峰值，可持续24h以上。低血压反应最长可持续2至4周。

治疗**高血压**时，缬沙坦初始剂量为每日80mg，每日1次；如必要，可升至每日160mg，每日1次；最大剂量可达320mg，每日1次。

对于**心力衰竭**患者，缬沙坦的初始剂量为每日40mg，每日2次。如果耐受，应增至160mg，每日2次。

发生**心肌梗死**的患者，待临床表现稳定后，应在12h内及时给予缬沙坦，初始剂量为每日20mg，每日2次；如耐受，剂量可以在以后的几周增加至160mg，每日2次。对肝、肾损伤患者应慎用缬沙坦，如需用，后期剂量应减少（见下文）。

1. Markham A, Goa KL. Valsartan: a review of its pharmacology and therapeutic use in essential hypertension. *Drugs* 1997; **54:** 299–311.
2. Ripley TL. Valsartan in chronic heart failure. *Ann Pharmacother* 2005; **39:** 460–9.
3. Mistry NB, *et al.* The angiotensin receptor antagonist valsartan: a review of the literature with a focus on clinical trials. *Expert Opin Pharmacother* 2006; **7:** 575–81.
4. Bissessor N, White H. Valsartan in the treatment of heart failure or left ventricular dysfunction after myocardial infarction. *Vasc Health Risk Manag* 2007; **3:** 425–30.
5. Black HR, *et al.* Valsartan: more than a decade of experience. *Drugs* 2009; **69:** 2393–2414.

儿童用法 缬沙坦可用来治疗6～16岁儿童的高血压。美国注册药品信息推荐初始剂量为1.3mg/kg，每日1次（最大量为40mg）。应根据反应调整剂量，但每日高于1.3mg/kg的剂量未被研究。可以使用混悬组分（见上文的**混悬液**），但接触混悬液中缬沙坦的可能性要高于缬沙坦片剂。没有在肾损伤儿童［肌酐清除率低于30ml/(min·1.73m²)］使用缬沙坦前例，因此不能用于此类儿童。

在肝损伤或肾损伤中的用法 对于肝损伤或胆道阻塞患者，缬沙坦的清除可能会减少，因此应该慎用；并且剂量应降低。在英国，缬沙坦禁忌证为重度肝损伤、肝硬化、胆道阻塞的患者。推荐轻中度肝损伤患者使用缬沙坦治疗高血压时，每日总剂量不能超过80mg。

制剂

USP 33: Valsartan and Hydrochlorothiazide Tablets.

专利制剂

Arg.: Alpertan; Diovan; Racorval; Sarval; Simultan; ***Austral.:*** Diovan; ***Austria:*** Angiosan†; Diovan; ***Belg.:*** Diovane; ***Braz.:*** Diovan; Tareg†; ***Canad.:*** Diovan; ***Chile:*** Banyass; Dosara; Tareg; Valacor; Valaplex; Valax; Vartalan; ***Cz.:*** Blessin; Cezoryn; Diovan; Kylotan; Sarton†; Valaric; Valsacor; Valzap; ***Denm.:*** Diovan; ***Fin.:*** Diovan; ***Fr.:*** Nisis; Tareg; ***Ger.:*** Cordinate; Diovan; Provas; ***Gr.:*** Dalzad; Diovan; ***Hong Kong:*** Diovan; ***Hung.:*** Diovan; Varexan†; ***India:*** Diovan; Starval; ***Indon.:*** Diovan; ***Irl.:*** Diotev; Diovan; Valsotens; ***Israel:*** Diovan; ***Ital.:*** Rixil; Tareg; Valpression; ***Jpn:*** Diovan; ***Malaysia:*** Diovan; ***Mex.:*** Diovan; ***Neth.:*** Diovan; ***Norw.:*** Diovan; ***Philipp.:*** Diovan; ***Pol.:*** Diovan; Valsacor; ***Port.:*** Diovan; Talsare; Tanvalir; Tareg; Varirtan; Vasanter; Vatan; ***Rus.:*** Diovan (Диован); Valsacor (Вальсакор); Valsaforce (Валсафорс); Valz (Валз); ***S.Afr.:*** Diovan; Tareg; ***Singapore:*** Diovan; ***Spain:*** Diovan; Kalpress; Miten; Vals; ***Swed.:*** Diovan; ***Switz.:*** Diovan; Provas†; ***Thai.:*** Diovan; Valatan; ***Turk.:*** Cardopan; Diovan; ***UK:*** Diovan; ***Ukr.:*** Diovan (Диован); ***USA:*** Diovan; ***Venez.:*** Alsart; Diovan; Vasaten.

多组分制剂 ***Arg.:*** Diovan A; Diovan D; Diovan Triple; Exforge; Racorval D; Sarval D; Simultan D; ***Austral.:*** Co-Diovan; Exforge; ***Austria:*** Co-Angiosan; Co-Diovan; Exforge; ***Belg.:*** Co-Diovane; Exforge; ***Braz.:*** Cotareg†; Diocomb SI; Diovan Amlo; Diovan HCT; ***Canad.:*** Diovan HCT; ***Chile:*** Dosara-D; Exforge; Tareg-D; Valacor D; Valaplex-D; Valaxam; Vartalan D; ***Cz.:*** Blessin Plus H; Co-Diovan; Copalia; Dafiro; Exforge; Imprida; Imprida HCT; Kylotan Plus H; Teval Plus H; Valsacombi; Zelvartancombo; ***Denm.:*** Diovan Comp; Exforge; ***Fin.:*** Diovan Comp; ***Fr.:*** Cotareg; Exforge; Nisisco; ***Ger.:*** Co-Diovan; Cordinate plus; Provas comp; ***Gr.:*** Co-Dalzad; Co-Diovan; Copalia; Dafiro; Exforge; ***Hong Kong:*** Co-Diovan; Exforge; ***Hung.:*** Diovan HCT; Exforge; Varexan HCT†; ***Indon.:*** Co-Diovan; Exforge; ***Irl.:*** Co-Diovan; Exforge; ***Israel:*** Co-Diovan; Exforge; ***Ital.:*** Combisartan; Corixil; Cotareg; ***Malaysia:*** Co-Diovan; Exforge; ***Mex.:*** Co-Diovan; ***Neth.:*** Co-Diovan; Copalia; Cotareg; Exforge; ***Norw.:*** Diovan Comp; Exforge; ***Philipp.:*** Co-Diovan; Exforge; ***Pol.:*** Co-Diovan; Exforge; ***Port.:*** Co-Angiosan; Co-Diovan; Co-Novasan; Co-Tareg; Copalia; Dafiro; Exforge; Higo; Imprida; ***Rus.:*** Co-Diovan (Ко-Диован); Valz H (Валз H); ***S.Afr.:*** Co-Diovan; Co-Tareg; Exforge; ***Singapore:*** Co-Diovan; Exforge; ***Spain:*** Co-Diovan; Co-Vals; Kalpress Plus; Miten Plus; ***Swed.:*** Diovan Comp; Exforge; ***Switz.:*** Co-Diovan; Exforge; Provas comp†; Provas maxx†; ***Thai.:*** Co-Diovan; Exforge; ***Turk.:*** Cardopan Plus; Co-Diovan; Exforge; ***UK:*** Co-Diovan; Exforge; ***Ukr.:*** Co-Diovan (Ко-Диован); ***USA:*** Diovan HCT; Exforge; Exforge HCT; ***Venez.:*** Diovan HCT; Diovan/Amlibon; Vasaten HCT.

Verapamil Hydrochloride（*BANM*，*USAN*，*rINNM*）盐酸维拉帕米

CP-16533-1 (verapamil); D-365 (verapamil); Hidrocloruro de verapamilo; Iproveratril Hydrochloride; Verapamiilihydrokloridi; Vérapamil, chlorhydrate de; Verapamil Hidroklorür; Verapamil-hidroklorid; Verapamil-hydrochlorid; Verapamilhydroklorid; Verapamili hydrochloridum; Verapamilio hidrochloridas. 5-[*N*-(3,4-Dimethoxyphenethyl)-*N*-methylamino]-2-(3,4-dimethoxyphenyl)-2-isopropylvaleronitrile hydrochloride.

Верапамила Гидрохлорид

$C_{27}H_{38}N_2O_4$,HCl = 491.1.

CAS — 52-53-9 (verapamil); 152-11-4 (verapamil hydrochloride).

ATC — C08DA01.

ATC Vet — QC08DA01.

UNII — V3888OEY5R.

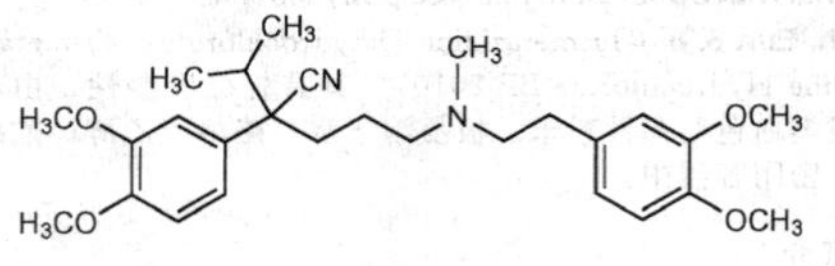

(verapamil)

Pharmacopoeias. In *Chin.*, *Eur.* (see p.vii), *Int.*, *Jpn*, and *US.*

Ph. Eur. 6.8（Verapamil Hydrochloride） 白色结晶性粉末。溶于水；略溶于乙醇；易溶于甲乙醇。5%水溶液的pH值为4.5～6.0。避光。

USP 33（Verapamil Hydrochloride）。白色或类白色、无臭的结晶性粉末。溶于水；略溶于乙醇；易溶于氯仿；几乎不溶于乙醚。5%水溶液的pH值为4.5～6.5。贮藏于密闭容器中，温度为25℃，允许范围15～30℃。避光。

配伍禁忌 盐酸维拉帕米在碱性溶液中沉淀。曾报道过与氨茶碱溶液[1]、萘夫西林钠溶液[2]、碳酸氢钠溶液不相容[3]。

1. Johnson CE, *et al.* Compatibility of aminophylline and verapamil in intravenous admixtures. *Am J Hosp Pharm* 1989; **46:** 97–100.
2. Tucker R, Gentile JF. Precipitation of verapamil in an intravenous line. *Ann Intern Med* 1984; **101:** 880.
3. Cutie MR. Verapamil precipitation. *Ann Intern Med* 1983; **98:** 672.

不良反应

盐酸维拉帕米一般耐受性良好，但与其在心脏传导方面的药理作用相关的不良反应有可能比较严重，尤其对于心肌损伤肥厚型心肌病来说。心脏的不良反应包括心动过缓、AV传导阻滞、更加严重的心力衰竭以及瞬时心搏暂停。相比于口服给药，这些反应更加常见于非肠道给药。

最为棘手的非心血管类不良反应为便秘。有可能发生恶心，但相关报道较少。其他不良反应包括体位性低血压、眩晕、面红、头痛、疲劳、呼吸困难和外周水肿。也曾有过皮肤反应、肝功能异常以及肝毒性的报道。有关于牙龈增生的报道。也有极少数男子乳腺发育。

如果用药过量有可能发生严重的心脏毒性和严重低血压。

致癌性 详见**硝苯地平**的不良反应项下内容，第1297页。

对心血管系统的影响 有关心血管病死亡率增高与钙通道阻断作用相关可能性的讨论，见**硝苯地平的不良反应**项下**对死亡率的影响**，第1297页。

维拉帕米具有血管扩张和负性肌力作用，可引起心律失常等心血管不良反应。正如下文中在**注意事项**项下提到的这些心血管异常致使患者易发生严重的毒性作用。

1. Radford D. Side effects of verapamil in infants. *Arch Dis Child* 1983; **58:** 465–6.
2. Perrot B, *et al.* Verapamil: a cause of sudden death in a patient with hypertrophic cardiomyopathy. *Br Heart J* 1984; **51:** 352–4.
3. Kirk CR, *et al.* Cardiovascular collapse after verapamil in supraventricular tachycardia. *Arch Dis Child* 1987; **62:** 1265–6.
4. Mohindra SK, Udeani GO. Long-acting verapamil and heart failure. *JAMA* 1989; **261:** 994.
5. Garratt C, *et al.* Degeneration of junctional tachycardia to pre-excited atrial fibrillation after intravenous verapamil. *Lancet* 1989; **ii:** 219.
6. Stajer D, *et al.* Cardiogenic shock following a single therapeutic oral dose of verapamil. *Int J Clin Pract* 2001; **55:** 69–70.
7. Shiraishi H, *et al.* Two cases of polymorphic ventricular tachycardia induced by the administration of verapamil against paroxysmal supraventricular tachycardia. *Intern Med* 2002; **41:** 445–8.

对耳的影响 有不同的报道[1]分别指出硝苯地平、尼卡地平、尼群地平、地尔硫䓬、维拉帕米、桂利嗪可产生与重度钙通道阻滞作用相关的耳鸣。

1. Narváez M, *et al.* Tinnitus with calcium-channel blockers. *Lancet* 1994; **343:** 1229–30.

对内分泌系统的影响 有报道[1~4]接受维拉帕米治疗的患者出现高催乳素血症，一些患者还发生乳溢[2,3]。

1名非糖尿病的患者，单次服用维拉帕米调释制剂后出现高血糖、代谢性酸中毒、高钾血症、心动过缓现象[5]，并且这名患者以前对规律性服用维拉帕米耐受。

已有报道指出，维拉帕米口服时，不会影响降钙素[6]、甲状腺素、三碘甲状腺原氨酸、促甲状腺素（TSH）、促卵泡刺激激素（FSH）、黄体生成素（LH）及睾酮的释放[1]；但是，静脉给药可抑制 FSH、LH、TSH 的释放[7]。

1. Semple CG, *et al.* Calcium antagonists and endocrine status: lack of effect of oral verapamil on pituitary-testicular and pituitary-thyroid function. *Br J Clin Pharmacol* 1984; **17:** 179–82.
2. Gluskin LE, *et al.* Verapamil-induced hyperprolactinemia and galactorrhea. *Ann Intern Med* 1981; **95:** 66–7.
3. Fearrington EL, *et al.* Hyperprolactinemia-galactorrhea induced by verapamil. *Am J Cardiol* 1983; **51:** 1466–7.
4. Romeo JH, *et al.* Hyperprolactinaemia and verapamil: prevalence and potential association with hypogonadism in men. *Clin Endocrinol (Oxf)* 1996; **45:** 571–5.
5. Roth A, *et al.* Slow-release verapamil and hyperglycemic metabolic acidosis. *Ann Intern Med* 1989; **110:** 171–2.
6. Amado JA, *et al.* No effect of verapamil on calcium stimulated calcitonin release. *Postgrad Med J* 1987; **63:** 23–4.
7. Barbarino A, De Marinis L. Calcium antagonists and hormone release II: effects of verapamil on basal, gonadotrophin-releasing hormone- and thyrotrophin-releasing hormone-induced pituitary hormone release in normal subjects. *J Clin Endocrinol Metab* 1980; **51:** 749–53.

对胃肠道的影响 关于与维拉帕米相关的假性肠梗阻的文献，见**盐酸地尔硫䓬的不良反应**项下，第1220页。

对肝脏的影响 在使用维拉帕米治疗过程中，曾有能升高血清肝药酶和胆红素浓度的报道[1~5]。也出现过肝毒性的临床症状，如腹痛、发热、黑尿症以及食欲不适[2~5]。出现这些情况的原因可能是维拉帕米引起的超敏反应，停止用药后可恢复。

1. Brodsky SJ, *et al.* Hepatotoxicity due to treatment with verapamil. *Ann Intern Med* 1981; **94:** 490–1.
2. Stern EH, *et al.* Possible hepatitis from verapamil. *N Engl J Med* 1982; **306:** 612–13.
3. Nash DT, Feer TD. Hepatic injury possibly induced by verapamil. *JAMA* 1983; **249:** 395–6.
4. Guarascio P, *et al.* Liver damage from verapamil. *BMJ* 1984; **288:** 362–3.
5. Kumar KL, Colley CA. Verapamil-induced hepatotoxicity. *West J Med* 1994; **160:** 485–6.

对口腔的影响 维拉帕米治疗中可能出现牙龈增生[1]及口腔黏膜损伤[2]。在一项对 115 名至少持续 3 个月使用硝苯地平、地尔硫䓬或维拉帕米的患者的调查中发现，牙龈增生是钙通道阻滞剂共同的不良反应[3]。

1. Pernu HE, *et al.* Verapamil-induced gingival overgrowth: a clinical, histologic, and biochemic approach. *J Oral Pathol Med* 1989; **18:** 422–5.
2. Guttenberg SA. Chemical injury of the oral mucosa from verapamil. *N Engl J Med* 1990; **323:** 615.
3. Steele RM, *et al.* Calcium antagonist-induced gingival hyperplasia. *Ann Intern Med* 1994; **120:** 663–4.

对神经系统的影响 3 名患者表示使用维拉帕米后出现异常的感知觉症状，他们形容为痛性冷觉、麻木以及烧灼感，尤其在腿部表现明显[1]。

1. Kumana CR, Mahon WA. Bizarre perceptual disorder of extremities in patients taking verapamil. *Lancet* 1981; **i:** 1324–5.

对外周循环的影响 有报道[1,2]患者使用维拉帕米后出现继发性红斑，它是一种由血管活性药物引起的血管痉挛动脉疾病。症状包括灼痛、肿胀和手[2]脚[1,2]肿胀，停药后症状消失。在硝苯地平和其他钙通道阻滞药中也有类似报道（见第1298页）。

1. Drenth JPH, *et al.* Verapamil-induced secondary erythermalgia. *Br J Dermatol* 1992; **127:** 292–4.
2. Hart JJ. Painful, swollen, and erythematous hands and feet. *Arthritis Rheum* 1996; **39:** 1761–2.

对呼吸道的影响 1 名有支气管哮喘病史的患者使用维拉帕米调释制剂后出现急性哮喘[1]；可能赋形剂与这个反应的发生有关，尤其是藻酸盐。

1. Ben-Noun L. Acute asthma associated with sustained-release verapamil. *Ann Pharmacother* 1997; **31:** 593–5.

对性功能的影响 14 名应用维拉帕米的男性患者中，3 名出现阳痿[1]。其中 1 名在停药后，性功能恢复至一般水平，但再次使用时又出现阳痿。

1. King BD, *et al.* Impotence during therapy with verapamil. *Arch Intern Med* 1983; **143:** 1248–9.

对皮肤和毛发的影响 使用维拉帕米最常见的皮肤反应为皮疹、瘙痒、脱发、荨麻疹[1]；也有一些关于多形性斑、渗出性多形性红斑、剥脱性皮炎的报道[1]。1 名男性患者在开始使用维拉帕米治疗 1 个月后，身体多个部位出现多毛症的症状[2]。1 名女性患者约 40 年前头发开始早白，使用维拉帕米后部分头发重新变回原本的黑色[3]。

1. Stern R, Khalsa JH. Cutaneous adverse reactions associated with calcium channel blockers. *Arch Intern Med* 1989; **149:** 829–32.
2. Sever PS. Hypertrichosis and verapamil. *Lancet* 1991; **338:** 1215–16.
3. Read GM. Verapamil and hair colour change. *Lancet* 1991; **338:** 1520.

锥体外系障碍 钙通道阻滞剂尤其是维拉帕米可引起锥体外系障碍，（见**硝苯地平**，第1299页）；然而，应用维拉帕米成功治疗顽固性运动障碍的报道见下文。

出血 详见**硝苯地平的不良反应**项下的**对血液的影响**，第1297页。

过量 见下文**不良反应的处置**。

不良反应的处置

参见**硝苯地平**，第1299页，但也见下文。

维拉帕米不能通过透析清除。

过量 尽管非二氢吡啶类药物如维拉帕米引起的死亡和威胁生命的并发症（几例死亡已经出现[1]）比较普遍，但维拉帕米过量引起的后果和治疗与其他钙通道阻滞剂类似（见**硝苯地平的不良反应的处置**，第1299页）。

单例患者使用过量维拉帕米的报道如下：

- 一名服用 3.2g 维拉帕米的患者[2]出现了心动过缓和低血压的症状，这是由静脉注射葡萄糖酸钙引起的。为了维持窦性心律，连续灌注了 12h 的葡萄糖酸钙。5h 后测得血中维拉帕米的浓度是 4μg/ml。
- 一名患者[3]在服用至少 1.2g 维拉帕米 18h 后出现了意识丧失、严重低血压和心动过缓。用胰高血糖素、丙胺酚醇和阿托品处理疗效满意，而且对静脉内葡萄糖酸钙的反应最小。给予多巴酚丁胺和异丙肾上腺素用于维持血压，24h 获得了机械通气，但产生了代谢性酸中毒和高血糖。这名患者存活了，但有脑缺氧损伤。
- 一名患者[4]服用未知剂量的维拉帕米后出现了发绀、血压不可测得和完全性心脏传导阻滞。这有对拟交感神经和葡萄糖酸钙的反应。然而，在心脏暂停后，低血压对拟交感神经药无反应，这名患者在 19h 后死亡。给药 12h 后血清维拉帕米浓度为 3 μg/ml。
- 一名患者[5]在服用 3.2g 维拉帕米后出现了咯血；服药 12h 后胃窥镜检查发现胃溃疡。

维拉帕米调释制剂的过量可能导致毒性作用的延缓发生[6]。静脉输注一种能降低亲脂类药物心脏毒性的脂肪乳剂（见**大豆油**，第1867页）对一名多种药物过量（包括 13.44g 维拉帕米缓释制剂）的患者导致的难治性休克有益处[7]。一般制剂也可能发生毒性作用延缓；1 名 59 岁的老年男性患者服用维拉帕米 2.4g 后，清除半衰期延长至 15h，血浆峰浓度延迟至 6～7h[8]。认为高剂量时的限速吸收是延迟的主要原因。

虽然严重毒性通常与急性维拉帕米过量相关，但是慢性毒性也有相似的症状。一名肝硬化的患者长期每日服用维拉帕米 240mg[9]，出现了意识丧失、心源性休克、发绀、低血压、严重酸中毒、高血钾症、低体温和肾衰竭。用高剂量多巴胺、去甲肾上腺素、碳酸氢钠和氯化钠治疗之后，该患者得到了恢复。

1. Hofer CA, *et al.* Verapamil intoxication: a literature review of overdoses and discussions of therapeutic options. *Am J Med* 1993; **95:** 431–8.
2. Perkins CM. Serious verapamil poisoning: treatment with intravenous calcium gluconate. *BMJ* 1978; **2:** 1127.
3. Crump BJ, *et al.* Lack of response to intravenous calcium in severe verapamil poisoning. *Lancet* 1982; **ii:** 939–40.
4. Orr GM, *et al.* Fatal verapamil overdose. *Lancet* 1982; **ii:** 1218–19.
5. Miller ARO, Ingamells CJ. Gastrointestinal haemorrhage associated with an overdose of verapamil. *BMJ* 1984; **288:** 1346.
6. Barrow PM, *et al.* Overdose of sustained-release verapamil. *Br J Anaesth* 1994; **72:** 361–5.
7. Young AC, *et al.* Intravenous fat emulsion therapy for intentional sustained-release verapamil overdose. *Resuscitation* 2009; **80:** 591–3.
8. Buckley CD, Aronson JK. Prolonged half-life of verapamil in a case of overdose: implications for therapy. *Br J Clin Pharmacol* 1995; **39:** 680–3.
9. Stehle G, *et al.* Cardiogenic shock associated with verapamil in a patient with liver cirrhosis. *Lancet* 1990; **336:** 1079.

注意事项

对于低血压、心源性休克、明显心动过缓、和失代偿心力衰竭患者禁用此药。Ⅱ度或Ⅲ度房室传导阻滞、病态窦房结综合征的患者也禁用此药，除非安装起搏器。肥厚型心肌病患者应用维拉帕米时，发生心脏不良反应的报道在不断增多。心房扑动、纤维性颤动以及心脏旁路传导（如 Wolff-Parkinson-White 综合征）的患者使用维拉帕米时，可能导致严重的室性心动过速，故维拉帕米禁用于此类患者。

将维拉帕米作为抗心律失常药应用于新生儿时，需要特别注意，因为可能会更易引起维拉帕米导致的心律失常。

肝损伤患者应适当减量。

维拉帕米突然停药会导致心绞痛的恶化。

哺乳 1 名每日 80mg 维拉帕米分 4 次服用的女性患者，母乳中的浓度和血浆的相近[1]。母乳中测量到的最大浓度为 300ng/ml。但是，另 1 名每日 80mg 维拉帕米分 3 次服用的女性患者[2]，母乳中的平均浓度为血浆中浓度的 23%。治疗过程中，母乳喂养的幼儿体内维拉帕米的浓度为 2.1ng/ml，并且在母体最后一次服药 38h 后检测不到药物。另 1 名给予相同剂量的患者[3]，维拉帕米和去甲维拉帕米在母乳中的平均稳态浓度分别为血浆浓度的 60%和 16%，并且乳汁和血浆中的药物比例随给药间隔而有所波动。据估计，幼儿吸收的剂量不到母体剂量的 0.01%，并且在幼儿血浆中不能检测到维拉帕米或去甲维拉帕米。没有关于母乳喂养的幼儿的不良反应报道，因此，American Academy of Dediatrics 认为[4]一般情况下维拉帕米适合于哺乳期妇女。

1. Inoue H, *et al.* Level of verapamil in human milk. *Eur J Clin Pharmacol* 1984; **26:** 657–8.
2. Andersen HJ. Excretion of verapamil in human milk. *Eur J Clin Pharmacol* 1983; **25:** 279–80.
3. Anderson P, *et al.* Verapamil and norverapamil in plasma and breast milk during breast feeding. *Eur J Clin Pharmacol* 1987; **31:** 625–7.
4. American Academy of Pediatrics. The transfer of drugs and other chemicals into human milk. *Pediatrics* 2001; **108:** 776–89. [Retired May 2010] Correction. *ibid.*; 1029. Also available at: http://aappolicy.aappublications.org/cgi/content/full/pediatrics%3b108/3/776 (accessed 10/07/07)

肌病 1 名 Duchenne 肌营养不良的患者静脉给予维拉帕米治疗后造成突发性呼吸衰竭[1]。

1. Zalman F, *et al.* Acute respiratory failure following intravenous verapamil in Duchenne's muscular dystrophy. *Am Heart J* 1983; **105:** 510–11.

卟啉病 维拉帕米与急性卟啉病的发生有关，并认为卟啉病患者使用维拉帕米是不安全的。

Wolff-Parkinson-White 综合征 像 Wolff-Parkinson-White 综合征这样具有心脏旁路的患者使用 AV 阻滞剂如维拉帕米可出现心房扑动或心房颤动，可能增加旁路传导而加重室性心律失常。Wolff-Parkinson-White 综合征的患者静脉给予维拉帕米 5～10mg 后出现心室纤维性颤动及严重的低血压[1]。

1. McGovern B, *et al.* Precipitation of cardiac arrest by verapamil in patients with Wolff-Parkinson-White syndrome. *Ann Intern Med* 1986; **104:** 791–4.

药物相互作用

同时应用抗心律失常药或 β 受体阻滞剂时，应慎用维拉帕米。维拉帕米与 β 受体阻滞剂合用时尤其危险（见下文）。维拉帕米被肝脏广泛代谢，可能与降低或增强肝代谢功能的药物发生相互作用。葡萄柚汁可能增加维拉帕米的血浆药物浓度。维拉帕米自身可影响其他药物的药动学，特别是通过阻断细胞色素 P450 同工酶 CYP3A4 以及影响 P 糖蛋白。这些受影响的药物包括卡马西平、环孢素、地高辛、咪达唑仑、辛伐他汀及茶碱；乙醇的血浆药物浓度也可能提高。有关相互作用的详细内容，见各药专题论文项下。

镇痛药 维拉帕米与阿司匹林可能存在相互作用，详见下文**抗血小板药**项下内容。

抗心律失常药 维拉帕米与其他抗心律失常药存在药效学和药动学的相互影响。给2名使用氟卡尼的患者加用维拉帕米治疗后，出现心源性休克和心搏骤停[1]。曾报道过口服奎尼丁的患者静脉给予维拉帕米后，引起严重的低血压[2]。这两种药都阻断 α 受体，而且维拉帕米可增加奎尼丁的血浆药物浓度。

1. Buss J, *et al.* Asystole and cardiogenic shock due to combined treatment with verapamil and flecainide. *Lancet* 1992; **340:** 546.
2. Maisel AS, *et al.* Hypotension after quinidine plus verapamil: possible additive competition at alpha-adrenergic receptors. *N Engl J Med* 1985; **312:** 167–70.

抗菌药 1名患者使用头孢曲松和克林霉素后应用维拉帕米，出现急性维拉帕米中毒反应，表现为完全性心脏传导阻滞[1]。推测维拉帕米在结合部位被取代为可能的反应机制。药酶诱导药利福平可降低维拉帕米的血浆药物浓度[2,3]。1名患者使用1.92g维拉帕米来控制室上性心动过速，同时使用利福平，当停用利福平9天后，维拉帕米血浆浓度升高将近4倍。1名同时使用普萘洛尔和维拉帕米的患者，应用克拉霉素治疗后出现心动过缓症状，另一次使用红霉素后也出现相同情况[4]。有人提出抗菌药物对维拉帕米代谢的干扰作用可能是这些反应的机制。此外，1名患者在开始用克拉霉素和维拉帕米治疗后立即出现重度低血压和心动过缓[5]，另1名患者使用泰利霉素2天后也出现相同反应[6]。1名使用维拉帕米治疗的79岁患者[7]，在加入红霉素治疗1周后出现完全性心脏传导阻滞，可能由于两种药物对肝代谢功能的共同阻滞作用。

1. Kishore K, *et al.* Acute verapamil toxicity in a patient with chronic toxicity: possible interaction with ceftriaxone and clindamycin. *Ann Pharmacother* 1993; **27:** 877–80.
2. Rahn KH, *et al.* Reduction of bioavailability of verapamil by rifampin. *N Engl J Med* 1985; **312:** 920–1.
3. Barbarash RA. Verapamil-rifampin interaction. *Drug Intell Clin Pharm* 1985; **19:** 559–60.
4. Steenbergen JA, Stauffer VL. Potential macrolide interaction with verapamil. *Ann Pharmacother* 1998; **32:** 387–8.
5. Kaeser YA, *et al.* Severe hypotension and bradycardia associated with verapamil and clarithromycin. *Am J Health-Syst Pharm* 1998; **55:** 2417–18.
6. Reed M, *et al.* Verapamil toxicity resulting from a probable interaction with telithromycin. *Ann Pharmacother* 2005; **39:** 357–60.
7. Goldschmidt N, *et al.* Compound cardiac toxicity of oral erythromycin and verapamil. *Ann Pharmacother* 2001; **35:** 1396–9.

抗癫痫药 苯巴比妥是肝药酶诱导剂，已有报道[1]它可使口服及静脉给予维拉帕米的清除率升高，并降低健康受试者的口服生物利用度。维拉帕米的血浆蛋白结合率也有所下降。同时使用苯巴比妥的患者应适当调整维拉帕米的使用剂量。苯妥英也能显著降低维拉帕米的浓度[2]。

关于维拉帕米与卡马西平共同服用导致神经毒性的报道见钙通道阻滞剂，参见**卡马西平的药物相互作用**，第455页。

1. Rutledge DR, *et al.* Effects of chronic phenobarbital on verapamil disposition in humans. *J Pharmacol Exp Ther* 1988; **246:** 7–13.
2. Woodcock BG, *et al.* A reduction in verapamil concentrations with phenytoin. *N Engl J Med* 1991; **325:** 1179.

抗血小板药 钙通道阻滞剂能抑制血小板功能（见**硝苯地平的不良反应**项下**对血液的影响**，第1297页）。一名85岁老人在维拉帕米和阿司匹林共同服用后3周出现了瘀斑和腹膜后出血的原因就是维拉帕米与阿司匹林的联用。

1. Verzino E, *et al.* Verapamil-aspirin interaction. *Ann Pharmacother* 1994; **28:** 536–7.

苯二氮䓬类 维拉帕米对咪达唑仑药动学的影响见**钙通道阻滞剂**，第961页。

β受体阻滞剂 口服维拉帕米和β受阻滞剂合用治疗心绞痛和高血压，但两种药物都有心脏抑制作用，应用时应当极为谨慎；曾有心动过缓、心脏传导阻滞以及左心室衰竭的报道[1~4]。1名使用噻吗洛尔滴眼液和口服维拉帕米治疗的患者发生心动过缓[5]。重度缺血性心脏病患者及心力衰竭的患者尤其危险[6]。维拉帕米静脉给药会增加这些风险，因此在给予维拉帕米前至少24h应停止β受体阻滞剂的治疗；当维拉帕米和β受体阻滞剂都静脉给药时，相互作用尤其具有破坏性，因此不建议维拉帕米和β受体阻滞剂同时静脉给药。

维拉帕米也可能影响一些β受体阻滞剂的药动学（见**β受体阻滞剂的药物相互作用**项下**钙通道阻滞剂**，第1185页）。

1. Eisenberg JNH, Oakley GDG. Probable adverse interaction between oral metoprolol and verapamil. *Postgrad Med J* 1984; **60:** 705–6.
2. Hutchison SJ, *et al.* β blockers and verapamil: a cautionary tale. *BMJ* 1984; **289:** 659–60.
3. Findlay IN, *et al.* β blockers and verapamil: a cautionary tale. *BMJ* 1984; **289:** 1074.
4. McGourty JC, Silas JH. β blockers and verapamil: a cautionary tale. *BMJ* 1984; **289:** 1624.
5. Pringle SD, MacEwen CJ. Severe bradycardia due to interaction of timolol eye drops and verapamil. *BMJ* 1987; **294:** 155–6.
6. McInnes GT. Interactions that matter: calcium blockers. *Prescribers' J* 1988; **28:** 60–4.

钙盐 钙盐可以拮抗维拉帕米的药理作用，静脉给予其他钙通道阻滞剂来治疗这些不良反应（见**硝苯地平项下不良反应的处置**，第1299页）。用维拉帕米维持治疗时，口服己二酸钙和维生素 D_2 可引起患者房颤复发[1]。

1. Bar-Or D, Yoel G. Calcium and calciferol antagonise effect of verapamil in atrial fibrillation. *BMJ* 1981; **282:** 1585–6.

依维莫司 维拉帕米对依维莫司的影响，见第1750页。

全身麻醉药 建议用氟烷或恩氟烷麻醉的患者不要使用维拉帕米，见**地尔硫䓬**项下**药物相互作用**，第1221页。

H_2 受体拮抗剂 在一项对健康受试者进行的研究中，用西咪替丁治疗8日以上，再给予单次剂量的维拉帕米后产生相矛盾的作用。一些研究显示，西咪替丁不能改变静脉给药后维拉帕米的药动学[1,2]，但也有报道称清除率可降低21%，清除半衰期可增加50%[3]。一项研究中显示口服维拉帕米的药动学不发生改变[2]，但其他两项研究则发现生物利用度明显提高[1,4]。尽管这些研究中的一项表示药物相互作用无临床意义[1]，但另一项研究发现6名健康受试者中有5名临床作用有所提高[4]。S对映异构体口服生物利用度增加35%，而R对映异构体增加15%，由此可知维拉帕米与西咪替丁的相互作用呈立体选择性[4]。这种相互作用对于长期使用维拉帕米的患者在临床上有何重要性仍未知，但对于使用维拉帕米的患者应慎用西咪替丁。

1. Smith MS, *et al.* Influence of cimetidine on verapamil kinetics and dynamics. *Clin Pharmacol Ther* 1984; **36:** 551–4.
2. Abernethy DR, *et al.* Lack of interaction between verapamil and cimetidine. *Clin Pharmacol Ther* 1985; **38:** 342–9.
3. Loi C-M, *et al.* Effect of cimetidine on verapamil disposition. *Clin Pharmacol Ther* 1985; **37:** 654–7.
4. Mikus G, *et al.* Interaction of verapamil and cimetidine: stereochemical aspects of drug metabolism, drug disposition and drug action. *J Pharmacol Exp Ther* 1990; **253:** 1042–8.

锂 服用锂的患者，即使血清锂浓度在治疗范围内[1,2,4]，但在使用维拉帕米后，维拉帕米对神经肌肉功能有影响（见**锥体外系障碍**，见上文）并会产生神经毒性[1~4]。也有报道显示维拉帕米可降低血浆中锂的浓度[5]。

1. Price WA, Giannini AJ. Neurotoxicity caused by lithium-verapamil synergism. *J Clin Pharmacol* 1986; **26:** 717–19.
2. Price WA, Shalley JE. Lithium-verapamil toxicity in the elderly. *J Am Geriatr Soc* 1987; **35:** 177–8.
3. Helmuth D, *et al.* Choreoathetosis induced by verapamil and lithium treatment. *J Clin Psychopharmacol* 1989; **9:** 454–5.
4. Wright BA, Jarrett DB. Lithium and calcium channel blockers: possible neurotoxicity. *Biol Psychiatry* 1991; **30:** 635–6.
5. Weinrauch LA, *et al.* Decreased serum lithium during verapamil therapy. *Am Heart J* 1984; **108:** 1378–80.

圣约翰草 在一项对健康受试者的研究中发现[1]，圣约翰草可显著降低维拉帕米R-和S-异构体的血浆浓度，可能由于减少了细胞色素P450同工酶CYP3A4。

1. Tannergren C, *et al.* St John's wort decreases the bioavailability of *R*- and *S*-verapamil through induction of the first-pass metabolism. *Clin Pharmacol Ther* 2004; **75:** 298–309.

他汀类 一项在健康人群进行的小型交叉研究显示口服洛伐他汀20mg显著增加维拉帕米的暴露和血浆浓度峰值（分别是60%和30%）；计算得到维拉帕米生物利用度增加约76%，这是由于维拉帕米对P糖蛋白的抑制以及首过效应导致的。

维拉帕米对他汀类药物的影响，见**辛伐他汀**，第1338页。

1. Choi D-H, *et al.* Pharmacokinetic interaction between oral lovastatin and verapamil in healthy subjects: role of P-glycoprotein inhibition by lovastatin. *Eur J Clin Pharmacol* 2010; **66:** 285–90.

茶碱 维拉帕米对茶碱药动学的影响，见钙通道阻滞剂，第1106页。

托伐普坦 维拉帕米对托伐普坦浓度的影响，见第2348页。

药动学

胃肠道可吸收大约90%维拉帕米，但受到肝首关效应的严重影响，生物利用度约为20%。

维拉帕米呈现二相或三相消除动力学，单次口服或静脉给药后血浆消除半衰期为2~8h。多次口服给药后半衰期增至4.5~12h。静脉给予维拉帕米5min后起效，口服给药1~2h后起效；一次口服1~2h后达到血浆峰浓度。血浆浓度具有很大的个体差异性。

维拉帕米的血浆蛋白结合率约为90%。在肝内广泛代谢，至少12个代谢物（包括去甲维拉帕米）已显示出有一定的药理活性。单次剂量至少70%以代谢物的形式由肾脏排泄，但约16%经胆汁排泄到粪便。不到4%为原形药物。维拉帕米可穿过胎盘，分布到母乳中。

1. Hamann SR, *et al.* Clinical pharmacokinetics of verapamil. *Clin Pharmacokinet* 1984; **9:** 26–41.
2. Kelly JG, O'Malley K. Clinical pharmacokinetics of calcium antagonists: an update. *Clin Pharmacokinet* 1992; **22:** 416–33.
3. Kang D, *et al.* Population analyses of sustained-release verapamil in patients: effects of sex, race, and smoking. *Clin Pharmacol Ther* 2003; **73:** 31–40.

老年人 在老年人（61岁及以上）和年轻人中对维拉帕米的药动学和药效学进行比较的研究[1~3]发现，在老年人中，维拉帕米的清除和消除半衰期延长，血浆浓度增加。然而，在老年人中也可能有与血浆浓度不直接相关的反应的变化。

1. Abernethy DR, *et al.* Verapamil pharmacodynamics and disposition in young and elderly hypertensive patients: altered electrocardiographic and hypotensive responses. *Ann Intern Med* 1986; **105:** 329–36.
2. Gupta SK, *et al.* Age and gender related changes in stereoselective pharmacokinetics and pharmacodynamics of verapamil and norverapamil. *Br J Clin Pharmacol* 1995; **40:** 325–31.
3. Abernethy DR, *et al.* Verapamil metabolite exposure in older and younger men during steady-state oral verapamil administration. *Drug Metab Dispos* 2000; **28:** 760–5.

代谢 维拉帕米在肝脏代谢成许多代谢物，需要几种细胞色素P450同工酶的参与。一项体外研究显示[1]，对维拉帕米以及对映体进行代谢的主要的同工酶是CYP3A4、CYP3A5和CYP2C8，去甲维拉帕米的代谢也是同样的同工酶进行的。然而，由于CYP2C8只是肝细胞色素P450的一小部分，因而被认为对潜在的药物相互作用的影响不大。与之前的报道相反，没有发现同工酶CYP1A2和CYP2C9参与任何代谢。

1. Tracy TS, *et al.* Cytochrome P450 isoforms involved in metabolism of the enantiomers of verapamil and norverapamil. *Br J Clin Pharmacol* 1999; **47:** 545–52.

立体异构性 维拉帕米是以消旋混合物使用的。研究[1]显示，S型维拉帕米的效价是消旋混合物的3.3倍，是R型维拉帕米的11倍。因此可以得出结论，维拉帕米的心脏作用不是与总血浆维拉帕米浓度相关，而是与S型异构体的浓度相关，在多种口服剂量时，传统的血浆浓度监测对建立治疗血浆浓度的意义不大。

关于是否可用R-和S-型异构体的药动学差异来解释口服和静脉给药后观察到的血浆浓度变化的不同，已展开一系列的研究。静脉给药后，两种异构体的药动学和血浆蛋白结合率均有显著差异[2]；尽管消除半衰期相同，但S型维拉帕米的分布容积以及全身总清除率均比R型高很多。口服给予R型与S型维拉帕米混合物后，发现R型的血浆浓度远高于S型[3]，显示了肝脏首关效应的立体选择性。口服维拉帕米后S型浓度低而使药效弱。S型异构体的比例依赖于口服药物剂型，而服用控释制剂后血浆中S型异构体的量比传统剂型低[4]。

1. Echizen H, *et al.* Effects of d,l-verapamil on atrioventricular conduction in relation to its stereoselective first-pass metabolism. *Clin Pharmacol Ther* 1985; **38:** 71–6.
2. Eichelbaum M, *et al.* Pharmacokinetics of (+)-, (–)- and (±)-verapamil after intravenous administration. *Br J Clin Pharmacol* 1984; **17:** 453–8.
3. Vogelgesang B, *et al.* Stereoselective first-pass metabolism of highly cleared drugs: studies of the bioavailability of L- and D-verapamil examined with a stable isotope technique. *Br J Clin Pharmacol* 1984; **18:** 733–40.
4. Karim A, Piergies A. Verapamil stereoisomerism: enantiomeric ratios in plasma dependent on peak concentrations, oral input rate, or both. *Clin Pharmacol Ther* 1995; **58:** 174–84.

用途和用法

维拉帕米为钙通道阻滞剂（第1116页）、Ⅳ类抗心律失常药（第1115页）。维拉帕米可减慢房室结的传导，从而减慢心房颤动和扑动引起的过高的心室应答率。其抗心绞痛作用主要是由于冠脉和周围血管扩张，尽管它也抑制冠状动脉痉挛；周围血管阻力的降低减少了心脏的工作，这就降低了心肌细胞氧的消耗。

外周血管阻力降低可用于解释维拉帕米的抗高血压作用。维拉帕米用来控制室上性心律失常以及心绞痛和高血压的治疗。也用于心肌梗死的治疗。

维拉帕米可以静脉给药或者口服给药，以盐酸盐的形式给药；剂量以盐酸盐表示。

在室上性**心律失常**的急性处理中，静脉给药，最好持续监测 ECG 和血压。初始剂量 5～10mg，缓慢静脉注射 2～3min。如有必要，英国的注册药品信息允许初次给药后 5～10min 再次给予 5mg；在美国，30min 后可以再给予 10mg。

口服治疗室上性心律失常时，根据严重程度及患者的反应，剂量为每日 120～480mg，分 3 次或 4 次服用。

治疗**心绞痛**时，常用口服剂量为 120mg，每日 3 次；有些心绞痛患者可能会对 80mg，每日 3 次的给药方式产生疗效。但是这种低剂量在治疗静息时心绞痛或 Prinzmetal 变异型心绞痛时作用不大。控释制剂每日剂量可达到 480mg。

对于高血压，通常的初始口服剂量是每日 240mg，根据患者的反应进行调整，分 2～3 次服用；曾经用过每日 480mg。缓释制剂可给予相似的日剂量。

在**心肌梗死**的次级预防中，至少要在发生梗死 1 周后给予盐酸维拉帕米的口服调释制剂（对于没有出现心力衰竭的患者），剂量为每日 360mg，分数次服用。

肝损伤患者应减少维拉帕米的用量（见下文）。

对于室上性心律失常或高血压的儿童，维拉帕米的剂量见下文。

维拉帕米的 *R* 型异构体 arverapamil 治疗腹泻正在研究中。

1. Brogden RN, Benfield P. Verapamil: a review of its pharmacological properties and therapeutic use in coronary artery disease. *Drugs* 1996; **51:** 792–819.
2. Prisant LM. Verapamil revisited: a transition in novel drug delivery systems and outcomes. *Heart Dis* 2001; **3:** 55–62.

儿童用法 维拉帕米可以用于儿童的室上性心律失常和高血压，但需要十分小心，尤其是用于新生儿（见上文的**注意事项**）。

治疗室上性心律失常的静脉给药剂量如下：

- 1 岁以内儿童：100～200μg/kg；
- 1～15 岁：100～300μg/kg（最大剂量 5mg）。

这些剂量至少持续 2min，如有必要可在 30min 后重复；剂量范围内的下限有可能就足够了，观察到对治疗的反应后应停止给药。

治疗室上性心律失常或高血压的口服剂量如下：

- 2 岁以内：20mg，每日 2 次或 3 次。
- 2 岁及以上：根据年龄和治疗的反应，40～120mg，每日 2 次或 3 次。

老年人用法 关于随年龄增长应用维拉帕米时药动学改变的文献，见上文**药动学**项下。

在肝损伤中的用法 维拉帕米在肝脏代谢，对于肝损伤患者应谨慎给药。美国的注册药品信息推荐严重肝损伤患者的初始口服剂量应降至正常剂量的 1/3（见上文的**用途和用法**）。

在一项对肝硬化患者的研究中[1]，静脉给药后维拉帕米的血浆稳态浓度为正常肝功能患者的 2 倍，口服后为 5 倍；结果显示，维拉帕米应用于这些患者，特别是口服时，剂量应大幅度减少。口服或静脉给药后消除半衰期约延长了 4 倍，因此，肝硬化患者用药 56h 后才达到血浆稳态浓度。

1. Somogyi A, *et al.* Pharmacokinetics, bioavailability and ECG response of verapamil in patients with liver cirrhosis. *Br J Clin Pharmacol* 1981; **12:** 51–60.

在肾损伤中的用法 肾损伤不会明显改变维拉帕米的药动学和药效学[1]，剂量也不需要有所调整。维拉帕米的清除不受血液透析[1,2]、血液滤过[2]、腹膜透析[2]的影响，在此过程中的患者不需要补充剂量。

1. Mooy J, *et al.* Pharmacokinetics of verapamil in patients with renal failure. *Eur J Clin Pharmacol* 1985; **28:** 405–10.
2. Beyerlein C, *et al.* Verapamil in antihypertensive treatment of patients on renal replacement therapy—clinical implications and pharmacokinetics. *Eur J Clin Pharmacol* 1990; **39** (suppl 1): S35–S37.

暂时性黑朦 有关维拉帕米治疗暂时性黑朦的文献，见**硝苯地平**的**用途和用法**项下，第1301页。

双相障碍 锂和丙戊酸盐是治疗双相障碍（第351页）的主要药物，但也尝试过用其他药物治疗，包括维拉帕米[1]。当维拉帕米剂量达到每日 480mg 时，产生有效的反应[2～4]，但有文献总结维拉帕米的作用极其有限[5]。维拉帕米也与锂联用，但可能有增加神经毒性的危险（见上文**药物相互作用**）。

1. Höschl C. Do calcium antagonists have a place in the treatment of mood disorders? *Drugs* 1991; **42:** 721–29.
2. Dubovsky SL, *et al.* Calcium antagonists in mania: a double-blind study of verapamil. *Psychiatry Res* 1986; **18:** 309–20.
3. Giannini AJ, *et al.* Verapamil and lithium in maintenance therapy of manic patients. *J Clin Pharmacol* 1987; **27:** 980–2.
4. Wisner KL, *et al.* Verapamil treatment for women with bipolar disorder. *Biol Psychiatry* 2002; **51:** 745–52.
5. Levy NA, Janicak PG. Calcium channel antagonists for the treatment of bipolar disorder. *Bipolar Disord* 2000; **2:** 108–19.

箱形水母蜇伤 由于毒液对心血管、呼吸系统和肾脏的作用，箱形水母蜇伤（第2140页）有可能致命。对啮齿动物的研究发现，静脉注射维拉帕米对箱式水母螫刺的毒性用有所帮助，推荐可以用于箱式水母蜇伤的患者[1]。然而，由于缺少益处和潜在不良反应的证据，所以有人认为维拉帕米只能在极端的情况下使用[2]。

1. Burnett JW. The use of verapamil to treat box-jellyfish stings. *Med J Aust* 1990; **153:** 363.
2. Bailey PM, *et al.* Jellyfish envenoming syndromes: unknown toxic mechanisms and unproven therapies. *Med J Aust* 2003; **178:** 34–7.

心律失常 维拉帕米能治疗室上性心律失常（第1122页）。能用于控制心房颤动和心房扑动的速度，也可用于阵发性室上性心动过速。它与地高辛合用，成功地经胎盘治疗胎儿的心房扑动或室上性心动过速。如用于婴儿仍需小心，因为他们很容易出现不良反应（见上文的**注意事项**）。

1. Maxwell DJ, *et al.* Obstetric importance, diagnosis, and management of fetal tachycardias. *BMJ* 1988; **297:** 107–10.
2. Simpson JM, Sharland GK. Fetal tachycardias: management and outcome of 127 consecutive cases. *Heart* 1998; **79:** 576–81.

心肌病 维拉帕米对肥厚型心肌病[1,2]患者具有负性收缩作用，虽然它常用于β受体阻滞剂不能控制症状或不耐受的患者。它能改善症状以及运动耐受性；虽然一项交叉研究[3]显示维拉帕米或β受体阻滞剂纳多洛尔没有促进运动能力，但是大多数患者选择药物治疗而不是安慰剂，而且用维拉帕米后生活质量有了明显的改善。对肥厚型心肌病和慢性心房颤动的患者，维拉帕米能控制疾病发展速度。但是没有证据表明它能降低突发性心脏死亡以及已经报道的严重不良反应的发生率[4]，尤其是对于严重流出道梗阻的患者。肥厚型心肌病患者尤其容易出现与维拉帕米相关的传导障碍，这可能加剧低血压和流出道梗阻。

扩张型心肌病的治疗与心脏衰竭相似，通常不使用钙通道阻滞剂，虽然有报道地尔硫草有一些益处（第1222页）。

对于心肌病治疗的总结，见第1124页。

1. Maron BJ. Hypertrophic cardiomyopathy: a systematic review. *JAMA* 2002; **287:** 1308–20.
2. Maron BJ, *et al.* American College of Cardiology/European Society of Cardiology clinical expert consensus document on hypertrophic cardiomyopathy: a report of the American College of Cardiology Foundation Task Force on Clinical Expert Consensus Documents and the European Society of Cardiology Committee for Practice Guidelines. *J Am Coll Cardiol* 2003; **42:** 1687–713. Also published in *Eur Heart J* 2003; **24:** 1965–91. Also available at: http://eurheartj.oxfordjournals.org/content/24/21/1965.full.pdf+html (accessed 28/07/10) and at: http://www.escardio.org/guidelines-surveys/esc-guidelines/GuidelinesDocuments/guidelines-HCM-FT.pdf (accessed 14/08/08)
3. Gilligan DM, *et al.* A double-blind, placebo-controlled crossover trial of nadolol and verapamil in mild and moderately symptomatic hypertrophic cardiomyopathy. *J Am Coll Cardiol* 1993; **21:** 1672–9.
4. Epstein SE, Rosing DR. Verapamil: its potential for causing serious complications in patients with hypertrophic cardiomyopathy. *Circulation* 1981; **64:** 437–41.

癫痫 有报道[1～3]在药物抵抗性癫痫（第446页）中成功使用了维拉帕米。机制尚不清楚；对钙离子的调节可能起到了一定作用，虽然其他钙通道阻滞剂作为癫痫的辅助物不足以令人信服（见**氟桂利嗪**，第552页）。还有一种可能，维拉帕米对 P 糖蛋白的抑制增强了抗癫痫药的作用，该观点还有待于确认。

1. Summers MA, *et al.* Use of verapamil as a potential P-glycoprotein inhibitor in a patient with refractory epilepsy. *Ann Pharmacother* 2004; **38:** 1631–4.
2. Iannetti P, *et al.* Calcium-channel blocker verapamil administration in prolonged and refractory status epilepticus. *Epilepsia* 2005; **46:** 967–9.
3. Iannetti P, *et al.* Addition of verapamil in the treatment of severe myoclonic epilepsy in infancy. *Epilepsy Res* 2009; **85:** 89–95.

肾脏疾病 钙通道阻滞剂可能对多种肾脏疾病有所帮助（见**硝苯地平**，第1302页）。虽然对维拉帕米的研究显示在非糖尿病性肾病患者中，维拉帕米比 ACEI 群多普利的作用差[1]，而且它不能阻止 2 型糖尿病患者出现肾病[2]。有证据显示，维拉帕米能降低一些药物的肾毒性，包括环孢素（见下文的**移植**）和氨基糖苷类药物庆大霉素[3]。

1. Hemmelder MH, *et al.* Antiproteinuric efficacy of verapamil in comparison to trandolapril in non-diabetic renal disease. *Nephrol Dial Transplant* 1999; **14:** 98–104.
2. Ruggenenti P, *et al.* for the Bergamo Nephrologic Diabetes Complications Trial (BENEDICT) Investigators. Preventing microalbuminuria in type 2 diabetes. *N Engl J Med* 2004; **351:** 1941–51.
3. Kazierad DJ, *et al.* The effect of verapamil on the nephrotoxic potential of gentamicin as measured by urinary enzyme excretion in healthy volunteers. *J Clin Pharmacol* 1995; **35:** 196–201.

恶性肿瘤 维拉帕米在细胞培养及动物实验中[1]表现出了逆转多种药物对抗肿瘤药的抗药性。但维拉帕米对小型肺癌细胞[2]或多发性骨髓瘤[3]无任何效果。见第612页对于抗肿瘤药耐药性的探讨。

1. Ford JM, Hait WN. Pharmacology of drugs that alter multidrug resistance in cancer. *Pharmacol Rev* 1990; **42:** 155–99.
2. Milroy R, *et al.* A randomised clinical study of verapamil in addition to combination chemotherapy in small cell lung cancer. *Br J Cancer* 1993; **68:** 813–18.
3. Dalton WS, *et al.* A phase III randomized study of oral verapamil as a chemosensitizer to reverse drug resistance in patients with refractory myeloma: a Southwest Oncology Group Study. *Cancer* 1995; **75:** 815–20.

偏头痛和丛集性头痛 有关钙通道阻滞剂（包括维拉帕米）用于治疗偏头痛及丛集性头痛的参考文献，见**硝苯地平**，第1302页。

运动疾病 维拉帕米与多种运动疾病的发生相关（见**硝苯地平**的**不良反应**项下**锥体外系障碍**，第1299页），但也有报道[1,2]它成功用于难治性运动疾病，包括严重迟发性运动障碍。然而，一项系统性综述[3]认为维拉帕米和其他钙通道阻滞剂用于迟发性运动障碍的证据有限，通常不建议这样使用。

迟发性运动障碍的一般疗法在**氯丙嗪**的**不良反应**中有讨论，见第941页。

1. Abad V, Ovsiew F. Treatment of persistent myoclonic tardive dystonia with verapamil. *Br J Psychiatry* 1993; **162:** 554–6.
2. Ovsiew F, *et al.* Verapamil for severe hyperkinetic movement disorders. *Mov Disord* 1998; **13:** 341–4.
3. Soares-Weiser K, Rathbone J. Calcium channel blockers for neuroleptic-induced tardive dyskinesia. Available in The Cochrane Database of Systematic Reviews; Issue 1. Chichester: John Wiley; 2004 (accessed 14/03/07).

心肌梗死 钙通道阻滞剂一般不用于心肌梗死的急性或长期治疗（第1135页），尽管一些非二氢吡啶类已经报道具有益处。据报道[1]，地尔硫草在梗死发生 24～72h 内使用并持续 14 天，能保护再梗死以及难治性心绞痛，使患者从非 Q 波梗死中回复。急性心肌梗死中静脉给予地尔硫草用于辅助溶栓的一项先导研究[2]显示能降低再缺血的发生；与溶栓药同时给予地尔硫草，静脉给药持续 48h，之后口服 4 周。然而，一项维拉帕米的研究[3]显示，在入院时给予维拉帕米对 6 个月的死亡率无影响，提示早期使用（症状出现 6h 内）是具有决定性的。之后的一项研究[4]报道接受溶栓的患者早期应用维拉帕米会改善 90 天的结果。有报道显示[5]，冠状动脉内给予维拉帕米对终止心律失常后再灌注具有益处。接受经皮冠状动脉介入的患者使用维拉帕米，见下文的**再灌注和血管重建操作**。

尽管地尔硫草和维拉帕米不是标准的治疗，但是它们可以长期用于没有心脏衰竭的患者。在一项由多中心地尔硫草梗死形成后试验（Multicenter Diltiazem Postinfarction Trial，MDPIT）研究小组完成的研究[6]中，无左心室异常的患者服用地尔硫草（目标剂量每日 240mg）能降低 1 年后的死亡率和再梗死的发生率，但是在左心室异常的患者中以上不良反应的发生率升高。对该研究的进一步分析[7]证明，左心室异常的梗死后患者应避免使用地尔硫草。另一项研究[8]显示，进行溶栓治疗的急性心肌梗死患者在梗死后 36～96h 给予地尔硫草并持续至 6 个月，降低了非致死性心脏事件的发生，但并不能降低死亡率。在 DAVIT Ⅱ 试验[9]中，维拉帕米后期的介入（在治疗开始后第二周用药）减少了总体死亡率、心血管事件以及梗死的复发，但另一项研究[10]发现只减少了梗死的复发率，而死亡率并没有降低。

1. Gibson RS, *et al.* Diltiazem and reinfarction in patients with non-Q-wave myocardial infarction: results of a double-blind, randomized, multicenter trial. *N Engl J Med* 1986; **315:** 423–9.
2. Théroux P, *et al.* Intravenous diltiazem in acute myocardial infarction: diltiazem as adjunctive therapy to activase (DATA) trial. *J Am Coll Cardiol* 1998; **32:** 620–8.
3. The Danish Study Group on Verapamil in Myocardial Infarction. The Danish studies on verapamil in acute myocardial infarction. *Br J Clin Pharmacol* 1986; **21:** 197S–204S.
4. Marangelli V, *et al.* Early administration of verapamil after thrombolysis in acute anterior myocardial infarction: effect on left ventricular remodeling and clinical outcome. *Ital Heart J* 2000; **1:** 336–43.
5. Kato M, *et al.* Intracoronary verapamil rapidly terminates reperfusion tachyarrhythmias in acute myocardial infarction. *Chest* 2004; **126:** 702–8.
6. The Multicenter Diltiazem Postinfarction Trial Research Group. The effect of diltiazem on mortality and reinfarction after myocardial infarction. *N Engl J Med* 1988; **319:** 385–92.
7. Goldstein RE, *et al.* Diltiazem increases late-onset congestive heart failure in post-infarction patients with early reduction in ejection fraction. *Circulation* 1991; **83:** 52–60.
8. Boden WE, *et al.* Diltiazem in acute myocardial infarction treated with thrombolytic agents: a randomised placebo-controlled trial. *Lancet* 2000; **355:** 1751–6.
9. The Danish Study Group on Verapamil in Myocardial Infarction. Effect of verapamil on mortality and major events after acute myocardial infarction (the Danish Verapamil Infarction Trial II–DAVIT II). *Am J Cardiol* 1990; **66:** 779–85.
10. Rengo F, *et al.* A controlled trial of verapamil in patients after acute myocardial infarction: results of the calcium antagonist reinfarction Italian study (CRIS). *Am J Cardiol* 1996; **77:** 365–9.

纤维性海绵体炎 在治疗纤维性海绵体炎时，维拉帕米用于斑块内注射[1,2]。阴茎勃起疼痛、勃起弯曲以及勃起功能障碍均有所改善。一篇对 19 项研究（包括对纤维性海绵体炎的斑块内注射治疗，其中有 4 项使用了维拉帕米）进行的系统性综述[2]发现，虽然这种注射是安全的并且对轻到中度纤维性海绵体炎有效，但研究的质量一般较差，需要进一步验证。也曾用离子电渗疗法给予维拉帕米，但是其益处尚不明确。一项对维拉帕米和地塞米松与利多卡因进行比较的研究[3]报道，给予维拉帕米和地塞米松的患者组斑块体积、阴茎曲率和疼痛均得到了明显改善，给予利多卡因的患者有短暂的疼痛改善，但斑块体积和曲率没有变化。然而，一项对维拉帕米与安慰剂氯化钠进行比较的研究[4]报道，两种治疗都有一些改善，两组之间没有差别。

1. Levine LA, *et al.* Experience with intraplaque injection of verapamil for Peyronie's disease. *J Urol (Baltimore)* 2002; **168:** 621–5.
2. Russell S, *et al.* Systematic evidence-based analysis of plaque injection therapy for Peyronie's disease. *Eur Urol* 2007; **51:** 640–7.
3. Di Stasi SM, *et al.* A prospective, randomized study using transdermal electromotive administration of verapamil and dexamethasone for Peyronie's disease. *J Urol (Baltimore)* 2004; **171:** 1605–8.
4. Greenfield JM, *et al.* Verapamil versus saline in electromotive drug administration for Peyronie's disease: a double-blind, placebo controlled trial. *J Urol (Baltimore)* 2007; **177:** 972–5.

再灌注和血管重建操作 经皮冠状动脉介入治疗广泛应用于急性心肌梗死和心绞痛患者，附加的药物治疗对降低并发症及改善结果具有重要的作用（见第1140页）。冠状动脉内给予维拉帕米能用于治疗血管痉挛[1]，也被用于治疗[2,3]和预防[4,5]"无再流通"现象。然而，预防性给予维拉帕米的一些患者出现了短暂性心脏休克[5]，这可能会限制其使用。

还有证据表明维拉帕米能降低冠状动脉[6]或周端经皮介入[7]后再狭窄的发生率。

1. The Task Force for Percutaneous Coronary Interventions of the European Society of Cardiology. Guidelines for percutaneous coronary interventions. *Eur Heart J* 2005; **26:** 804–47. Also available at: http://www.escardio.org/guidelines-surveys/esc-guidelines/GuidelinesDocuments/guidelines-PCI-FT.pdf (accessed 14/08/08)
2. Piana RN, *et al.* Incidence and treatment of 'no-reflow' after percutaneous coronary intervention. *Circulation* 1994; **89:** 2514–18.
3. Demir I, *et al.* Treatment of no-reflow phenomenon with verapamil after primary stent deployment during myocardial infarction. *Jpn Heart J* 2002; **43:** 573–80.
4. Hang C-L, *et al.* Early administration of intracoronary verapamil improves myocardial perfusion during percutaneous coronary interventions for acute myocardial infarction. *Chest* 2005; **128:** 2593–8.
5. Vijayalakshmi K, *et al.* Prospective, randomised, controlled trial to study the effect of intracoronary injection of verapamil and adenosine on coronary blood flow during percutaneous coronary intervention in patients with acute coronary syndromes. *Heart* 2006; **92:** 1278–84.
6. Bestehorn H-P, *et al.* Evaluation of the effect of oral verapamil on clinical outcome and angiographic restenosis after percutaneous coronary intervention: the randomized, double-blind, placebo-controlled, multicenter Verapamil Slow-Release for Prevention of Cardiovascular Events After Angioplasty (VESPA) Trial. *J Am Coll Cardiol* 2004; **43:** 2160–5.
7. Schweizer J, *et al.* Effect of high dose verapamil on restenosis after peripheral angioplasty. *J Am Coll Cardiol* 1998; **31:** 1299–1305.

移植 移植时广泛应用环孢素来防止排异反应，但肾毒性限制了它的应用。据报道二氢吡啶类钙通道阻滞剂（见第1303页**硝苯地平的用途**项下）和地尔硫䓬（第1222页）能降低环孢素相关的肾毒性，有证据表明维拉帕米也有相似的作用。对接受肾[1,2]和心脏或肺[3]移植的患者的研究显示，维拉帕米能改善环孢素治疗的效果。大多数研究[1,2]显示，虽然维拉帕米增加血浆环孢素的浓度，但其能降低环孢素导致的肾功能损伤，还有证据[2]表明能增加移植存活率。维拉帕米这些益处可能与其保护细胞缺血、选择性舒张肾入球小动脉或其固有的免疫移植作用有关；其对血浆环孢素浓度的作用也可能直接地[1,2]或通过降低环孢素剂量[3]而起作用。然而，一项研究[4]发现维拉帕米与环孢素共同使用导致给予维拉帕米后患者血清肌酐浓度增加，并没有降低排斥反应的发生，因此二者共同使用时需要仔细监测。有报道[5]给予维拉帕米和环孢素的肾移植患者发生了严重的排斥反应；作者认为如果需要快速增加血浆环孢素的浓度，应使用改善剂型的环孢素而不是维拉帕米。

1. Dawidson I, Rooth P. Improvement of cadaver renal transplantation outcomes with verapamil: a review. *Am J Med* 1991; **90** (suppl 5A): 37S–41S.
2. Dawidson I, *et al.* Verapamil improves the outcome after cadaver renal transplantation. *J Am Soc Nephrol* 1991; **2:** 983–90.
3. Chan C, *et al.* A randomized controlled trial of verapamil on cyclosporine nephrotoxicity in heart and lung transplant recipients. *Transplantation* 1997; **63:** 1435–40.
4. Pirsch JD, *et al.* A controlled, double-blind, randomized trial of verapamil and cyclosporine in cadaver renal transplant patients. *Am J Kidney Dis* 1993; **21:** 189–95.
5. Nanni G, *et al.* Increased incidence of infection in verapamil-treated kidney transplant recipients. *Transplant Proc* 2000; **32:** 551–3.

制剂

BP 2010: Prolonged-release Verapamil Tablets; Verapamil Injection; Verapamil Tablets;
USP 33: Verapamil Hydrochloride Extended-release Tablets; Verapamil Hydrochloride Injection; Verapamil Hydrochloride Oral Solution; Verapamil Hydrochloride Oral Suspension; Verapamil Hydrochloride Tablets.

专利制剂

Arg.: Isoptino; Veral; ***Austral.:*** Anpec; Cordilox; Isoptin; Veracaps; Verahexal†; ***Austria:*** Isoptin; Verapabene; Verastad†; Veroptinstada; ***Belg.:*** Isoptine; Lodixal; ***Braz.:*** Cordilat; Coronaril; Cronovera†; Dilacard†; Dilacor; Dilacoron; Multicor; Neo Verpamil; Vascord†; Vasoton; Veramil; Verapress; Veraval; ***Canad.:*** Apo-Verap; Chronovera; Covera; Isoptin; Novo-Veramil; Nu-Verap; Verelan; ***Chile:*** Cardiolen; Isoptina; Presocor; ***Cz.:*** Apo-Verap†; Isoptin; Lekoptin; Verahexal; Verogalid; ***Denm.:*** Geangin†; Hexasoptin; Isoptin; Veraloc; ***Fin.:*** Isoptin; Vermin; Verpamil; ***Fr.:*** Isoptine; ***Ger.:*** durasoptin†; Falicard; Isoptin; Vera; Vera-Lich; Verabeta; Veragamma; Verahexal; Veramex; Veranorm; Verasal; Veroptinstada; ***Gr.:*** Brovicarpine; Elanver; Isoptin; Ranil; ***Hong Kong:*** Anpec; Apo-Verap; Isoptin; Verpamil; ***Hung.:*** Chinopamil; Isoptin; Verogalid†; ***India:*** Calaptin; Veramil; ***Indon.:*** Cardiover; Isoptin; ***Irl.:*** Isoptin; Veramil; Verap; Verisop; ***Israel:*** Apoacor†; Ikacor; Ikapress; Veracor†; Verapress; ***Ital.:*** Cardinorm; Isoptin; Quasar†; Veraptin; ***Malaysia:*** Akilen†; Anpec†; Cintsu†; Isoptin; Verpamil; ***Mex.:*** Cronovera; Dilacoran; Europave†; Serriten; Vepiltax; Veraken; Verdilac; ***Neth.:*** Geangin†; Isoptin; ***Norw.:*** Isoptin; Verakard; ***NZ:*** Isoptin; Verpamil; ***Philipp.:*** Isoptin; Verelan; ***Pol.:*** Isoptin; Lekoptin†; Novo-Veramil; Staveran; ***Port.:*** Fibrocard; Isoptin; ***Rus.:*** Finoptin (Финоптин); Isoptin (Изоптин); Lekoptin (Лекоптин)†; Verogalid (Верогалид); Veromil (Веромил); ***S.Afr.:*** Calcicard; Isoptin; Ravamil; Vasomil; Verahexal; ***Singapore:*** Isoptin; Verpamil; ***Spain:*** Manidon; ***Swed.:*** Isoptin; ***Switz.:*** Flamon; Isoptin; Verapam; ***Thai.:*** Caveril; Isopamil†; Isoptin; Sopmil; Verapin; Vermine; ***Turk.:*** Fibrocard; Isoptin; Ormil; Veroptin; ***UK:*** Cordilox; Half Securon; Securon; Univer; Verapress; Vertab; Zolvera; ***Ukr.:*** Finoptin (Финоптин); Lekoptin (Лекоптин); Veratard (Вератард); ***USA:*** Calan; Covera; Isoptin; Verelan; ***Venez.:*** Cronovera; Manidon; Veracor.

多组分制剂 ***Arg.:*** Tarka†; ***Austral.:*** Tarka; ***Austria:*** Captocomp†; Confit; Tarka†; Veracapt; ***Canad.:*** Tarka; ***Cz.:*** Tarka; ***Denm.:*** Tarka; ***Fin.:*** Tarka†; ***Fr.:*** Tarka; ***Ger.:*** Cordichin; Isoptin plus; Tarka; Udramil†; Veratide; ***Gr.:*** Tarka; Ziaxel; ***Hong Kong:*** Tarka; ***Hung.:*** Tarka; ***Indon.:*** Tarka; ***Ital.:*** Tarka; ***Mex.:*** Tarka; ***Neth.:*** Tarka; Ziaxel; ***NZ:*** Ziaxel†; ***Philipp.:*** Tarka; ***Pol.:*** Tarka; ***Port.:*** Tarka; Ziaxel; ***Rus.:*** Tarka (Тарка); ***S.Afr.:*** Tarka; ***Spain:*** Tarka; Tricen; ***Swed.:*** Tarka; ***Switz.:*** Tarka; ***Turk.:*** Tarka; ***UK:*** Tarka; ***USA:*** Tarka; ***Venez.:*** Tarka.

Vernakalant Hydrochloride（*USAN*，*rINNM*）盐酸维纳卡兰

Hidrocloruro de vernakalant; RSD-1235; Vernakalant, Chlorhydrate de; Vernakalanti Hydrochloridum. (3*R*)-1-{(1*R*,2*R*)-2-[2-(3,4-dimethoxyphenyl)ethoxy]cyclohexyl}pyrrolidin-3-ol hydrochloride.

Вернакаланта Гидрохлорид

$C_{20}H_{31}NO_4,HCl = 385.9.$

CAS — 794466-70-9 (vernakalant); 748810-28-8 (vernakalant hydrochloride).

ATC — C01BG11.

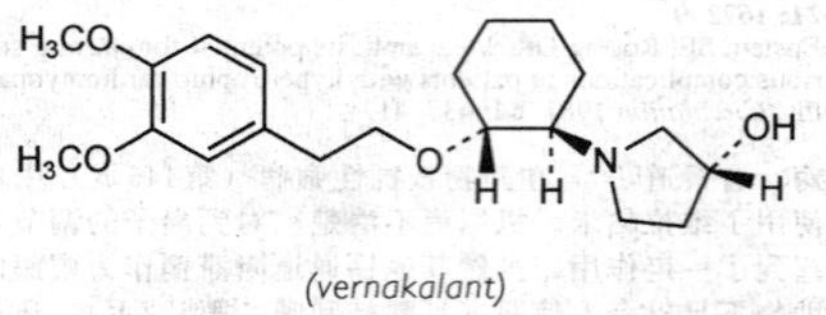

(vernakalant)

注：Kynapid 已经用于盐酸维纳卡兰的商品名。

简介

盐酸维纳卡兰正在被用于进行治疗房性心律失常的试验。

1. Roy D, *et al.* A randomized, controlled trial of RSD1235, a novel anti-arrhythmic agent, in the treatment of recent onset atrial fibrillation. *J Am Coll Cardiol* 2004; **44:** 2355–61.
2. Fedida D. Vernakalant (RSD1235): a novel, atrial-selective antifibrillatory agent. *Expert Opin Invest Drugs* 2007; **16:** 519–32.
3. Cheng JWM. Vernakalant in the management of atrial fibrillation. *Ann Pharmacother* 2008; **42:** 533–42.
4. Weeke P, *et al.* Vernakalant (RSD1235) in the management of atrial fibrillation: a review of pharmacological properties, clinical efficacy and safety. *Future Cardiol* 2008; **4:** 559–67.
5. Kozlowski D, *et al.* Vernakalant hydrochloride for the treatment of atrial fibrillation. *Expert Opin Invest Drugs* 2009; **18:** 1929–37.
6. Kowey PR, *et al.* Atrial Arrhythmia Conversion Trial Investigators. Vernakalant hydrochloride for the rapid conversion of atrial fibrillation after cardiac surgery: a randomized, double-blind, placebo-controlled trial. *Circ Arrhythm Electrophysiol* 2009; **2:** 652–9.

Vesnarinone（*USAN*，*rINN*）维司力农

OPC-8212; Vesnarinona; Vesnarinonum. 1-(1,2,3,4-Tetrahydro-2-oxo-6-quinolyl)-4-veratroylpiperazine.

Веснаринон

$C_{22}H_{25}N_3O_4 = 395.5.$

CAS — 81840-15-5.

UNII — 5COW40EV8M.

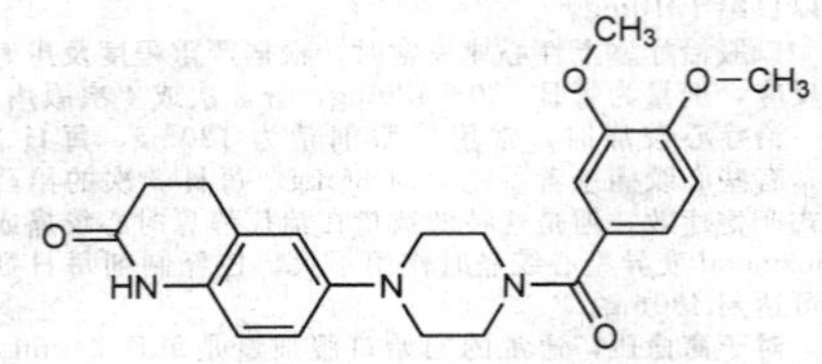

简介

维司力农是磷酸二酯酶抑制剂，具有正性肌力作用，口服用于心力衰竭。

不良反应 对和其他具有正性肌力作用的磷酸二酯酶抑制剂的研究发现，长期口服可导致死亡率的升高。在一项对维司力农的多中心研究[1]中，每日 120mg 的剂量可导致死亡率升高；而服药 6 个月，每日 60mg，则产生较低的发病率和死亡率。每日服用 60mg 的患者中 25%发生可逆的嗜中性粒细胞减少症。但在随后的一项更大规模研究中[2]，每日剂量为 30～60mg，则出现死亡率增高的报道。

1. Feldman AM, *et al.* Effects of vesnarinone on morbidity and mortality in patients with heart failure. *N Engl J Med* 1993; **329:** 149–55.
2. Cohn JN, *et al.* A dose-dependent increase in mortality with vesnarinone among patients with severe heart failure. *N Engl J Med* 1998; **339:** 1810–16.

Warfarin Sodium（*BANM*，*rINNM*）华法林钠

Natrii Warfarinum; Sodium Warfarin; Varfarininatrium; Varfarin Sodyum; Varfarino natrio druska; Warfarin sodná sůl; Warfarina sódica; Warfarine sodique; Warfarinnatrium; Warfarin-nátrium; Warfarinum natricum. The sodium salt of 4-hydroxy-3-(3-oxo-1-phenylbutyl)coumarin; Sodium 2-oxo-3-[(1*RS*)-3-oxo-1-phenylbutyl]-2*H*-1-benzopyran-4-olate.

Натрий Варфарин

$C_{19}H_{15}NaO_4 = 330.3.$

CAS — 81-81-2 (warfarin); 2610-86-8 (warfarin potassium); 129-06-6 (warfarin sodium).

ATC — B01AA03.

ATC Vet — QB01AA03.

UNII — 6153CWM0CL.

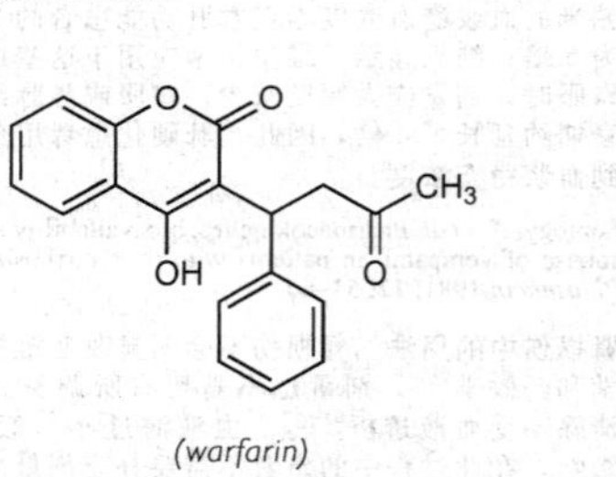

(warfarin)

注：在本书，中华法林钠这个词语通常包括钠包合物。1991 年起，BP 与 USP 相同，在定义华法林钠时允许使用华法林钠或华法林钠包合物。

Pharmacopoeias. In *Chin.*, *Eur.* (see p.vii), *Int.*, and *US*.
Chin., *Int.*, and *US* permit either warfarin sodium or warfarin sodium clathrate. *Eur.* has a separate monograph for warfarin sodium clathrate (see below).
Jpn includes Warfarin Potassium.

Ph. Eur. 6. 8（Warfarin Sodium） 白色或类白色吸湿性晶体粉末。极易溶于水和乙醇；溶于丙酮；极微溶解于二氯甲烷。1%水溶液的 pH 值为 7.6～8.6。贮藏于密闭容器中。避光。

USP 33（Warfarin Sodium） 白色无臭非结晶性固体或晶状包合物，遇光变色。极易溶于水；易溶于乙醇；极微溶于氯仿和乙醚。1%水溶液的 pH 值为 7.2～8.3，避光。

吸收 关于 PVC 对溶解于 0.9%氯化钠溶液[1,2]或 5%葡萄糖溶液[3]中的华法林钠的吸收作用进行了 24h 至 3 个月的研究。其中一项研究中[1]，将溶液从初始 pH 6.7 缓冲至 pH7.4 时，吸收下降。第二项研究证明[2]，聚乙烯衬里（lined）和玻璃容器没有吸收。

1. Kowaluk EA, *et al.* Interactions between drugs and polyvinyl chloride infusion bags. *Am J Hosp Pharm* 1981; **38:** 1308–14.
2. Martens HJ, *et al.* Sorption of various drugs in polyvinyl chloride, glass, and polyethylene-lined infusion containers. *Am J Hosp Pharm* 1990; **47:** 369–73.
3. Moorhatch P, Chiou WL. Interactions between drugs and plastic intravenous fluid bags: part i: sorption studies on 17 drugs. *Am J Hosp Pharm* 1974; **31:** 72–8.

配伍禁忌 曾有报道，华法林钠溶液与盐酸肾上腺素、硫酸阿米卡星、间羟胺、缩宫素、丙嗪以及盐酸四环素均不相容。华法林钠与以下溶液混合时可直接观测到不相容性[1]：氨茶碱、托西溴苄胺、头孢他啶、盐酸西咪替丁、环丙沙星、多巴酚丁胺、盐酸艾司洛尔、硫酸双生霉素、盐酸拉贝洛尔、甲硝唑盐酸盐、万古霉素。溶于 0.9%氯化钠 24h 后有烟雾出现。

1. Bahal SM, *et al.* Visual compatibility of warfarin sodium injection with selected medications and solutions. *Am J Health-Syst Pharm* 1997; **54:** 2599–2600.

Warfarin Sodium Clathrate（*BANM*）华法林钠包合物

Varfariininatriumklatraatti; Varfarino natrio druskos klatratas; Warfarin sodná sůl klatrát; Warfarina sódica, clatrato de; Warfarine sodique clathrate; Warfarinnatriumklatrat; Warfarin-nátrium-klatrát; Warfarinum natricum clathratum. The clathrate of warfarin sodium with isopropyl alcohol in the molecular proportions 2 to 1 respectively.

ATC — B01AA03.

ATC Vet — QB01AA03.

注：在本书中，华法林钠这个词语通常包括钠包合物。1991 年起，BP 与 USP 相同，在定义华法林钠时允许使用华法林钠或华法林钠包合物。

Pharmacopoeias. In *Eur.* (see p.vii).

Chin., Int., and *US* permit either warfarin sodium or warfarin sodium clathrate.

Ph. Eur. 6. 8（Warfarin Sodium Clathrate） 白色或类白色、晶体粉末。极易溶于水；易溶于乙醇；溶于丙酮；极微溶于二氯甲烷。1%水溶液的 pH 值为 7.6～8.6。贮藏于密闭容器中。避光。

华法林钠包合物含大约 92%华法林钠。

不良反应

使用华法林治疗最大的危险性在于它可造成全身几乎所有器官出血，导致血肿和贫血。尽管控制华法林的抗凝作用对于血肿的发生十分重要，但出血会发生在治疗的国际标准化比值（INR）情况下。在这种情况下应谨慎研究是否存在潜在的危险，如肾或消化道疾病。偶然发生过皮肤坏死、足趾青紫（由于胆固醇血栓造成）。超敏反应的发生极其稀少。其他可能伴随出血的现象，如脱发、发热、恶心、呕吐、腹泻、皮肤反应、黄疸、肝功能异常和胰腺炎。

华法林有明显致畸作用。在妊娠期的头 3 个月给予华法林可导致华法林胎病综合征或华法林胚胎病，表现为斑点状软骨发育异常、鼻骨发育不全。妊娠期使用华法林可产生 CNS 异常，但大多数在第二或第三阶段表现出来。怀孕期间使用华法林可增加流产和死产的发生，尽管可能也有一部分潜在的母体环境的原因。在妊娠晚期使用华法林可引起胎儿出血。已经报道的上述并发症因情况不同而有差异；一种推测为如果妊娠期间使用香豆素类抗凝血药，1/6 的妊娠会出现异常胎儿，1/6会流产或死产。

对血液的影响 关于长期口服抗凝血药导致出血的危险性的研究已在临床试验[1,2]和基于人群的研究[1,3～7]中展开。华法林导致的出血比其他强抗凝血药危险，并常出现在其他危险因素之前，但是否与年龄存在一定关系还不清楚。一些研究已证实老年患者更易发生出血，但其他文献还没有报道；但是，老年患者发生颅内出血的概率要大一些[2,6,7]。尽管用药所累积的出血危险与使用抗凝血药治疗的耐受性有关，在治疗初期危险性是最高的[2]。

华法林停药可引起血液高凝状态的反跳，有人建议[8]华法林应逐渐停药，但对这种方法还没有临床依据。

1. Reynolds MW, *et al.* Warfarin anticoagulation and outcomes in patients with atrial fibrillation: a systematic review and metaanalysis. *Chest* 2004; **126:** 1938–45.
2. Schulman S, *et al.* Hemorrhagic complications of anticoagulant and thrombolytic treatment: American College of Chest Physicians evidence-based clinical practice guidelines (8th edition). *Chest* 2008; **133** (suppl): 257S–298S.
3. Gitter MJ, *et al.* Bleeding and thromboembolism during anticoagulant therapy: a population-based study in Rochester, Minnesota. *Mayo Clin Proc* 1995; **70:** 725–33.
4. Fihn SD, *et al.* The risk for and severity of bleeding complications in elderly patients treated with warfarin. *Ann Intern Med* 1996; **124:** 970–9.
5. Palareti G, *et al.* Bleeding complications of oral anticoagulant treatment: an inception-cohort, prospective collaborative study (ISCOAT). *Lancet* 1996; **348:** 423–8.
6. Palareti G, *et al.* Oral anticoagulation treatment in the elderly: a nested, prospective, case-control study. *Arch Intern Med* 2000; **160:** 470–8.
7. Fang MC, *et al.* Advanced age, anticoagulation intensity, and risk for intracranial hemorrhage among patients taking warfarin for atrial fibrillation. *Ann Intern Med* 2004; **141:** 745–52.
8. Palareti G, Legnani C. Warfarin withdrawal: pharmacokinetic-pharmacodynamic considerations. *Clin Pharmacokinet* 1996; **30:** 300–13.

对骨骼的影响 维生素 K 在骨骼新陈代谢中作用关键，维生素 K 缺乏可导致骨质疏松性骨折。因此，长期口服抗凝血药，即维生素 K 拮抗药的患者，非常容易发生骨质疏松和骨折。但是，两项对老年女性的大型观察研究结果显示了相反的结论。一项对于使用华法林的患者和不用药患者的前瞻性研究发现[1]，华法林与骨密度降低或骨折发生率的增高并无关系。一项回顾性研究[2]指出了长期使用抗凝血药的患者和普通人群相比，脊椎与肋骨骨折发生率增高的关系。总之，骨折发生率均没有明显升高。

1. Jamal SA, *et al.* Warfarin use and risk for osteoporosis in elderly women. *Ann Intern Med* 1998; **128:** 829–32.
2. Caraballo PJ, *et al.* Long-term use of oral anticoagulants and the risk of fracture. *Arch Intern Med* 1999; **159:** 1750–6.

对胎儿的影响 已有关于妊娠期间使用香豆素类抗凝血药引起的胎儿并发症的综述发表[1～3]。

1. Hall JG, *et al.* Maternal and fetal sequelae of anticoagulation during pregnancy. *Am J Med* 1980; **68:** 122–40.
2. Chan WS, *et al.* Anticoagulation of pregnant women with mechanical heart valves: a systematic review of the literature. *Arch Intern Med* 2000; **160:** 191–6.
3. Bates SM, *et al.* Venous thromboembolism, thrombophilia, antithrombotic therapy, and pregnancy: American College of Chest Physicians evidence-based clinical practice guidelines (8th edition). *Chest* 2008; **133** (suppl): 844S–886S.

对肝脏的影响 有数篇独立报道关于患者使用华法林后肝内胆汁淤积，停药后复原[1～3]。

1. Rehnqvist N. Intrahepatic jaundice due to warfarin therapy. *Acta Med Scand* 1978; **204:** 335–6.
2. Jones DB, *et al.* Jaundice following warfarin therapy. *Postgrad Med J* 1980; **56:** 671.
3. Adler E, *et al.* Cholestatic hepatic injury related to warfarin exposure. *Arch Intern Med* 1986; **146:** 1837–9.

对性功能的影响 有关于患者口服抗凝血药（如华法林），造成阴茎异常勃起的报道[1～3]。

1. Baños JE, *et al.* Drug-induced priapism: its aetiology, incidence and treatment. *Med Toxicol* 1989; **4:** 46–58.
2. Daryanani S, Wilde JT. Priapism in a patient with protein C deficiency. *Clin Lab Haematol* 1997; **19:** 213–14.
3. Zimbelman J, *et al.* Unusual complications of warfarin therapy: skin necrosis and priapism. *J Pediatr* 2000; **137:** 266–8.

对皮肤和毛发的影响 皮肤和软组织坏死罕见，但为香豆素类抗凝血药已知不良反应[1～4]。表现为局部皮肤疼痛损伤，最初外观为红斑或出血，逐渐变为大疱，最终形成坏疽性坏死。这些反应曾致命。经常发生坏死的部位为乳房、大腿、臀部等皮下脂肪较多的部位。形成血栓为这些反应的原因，但确切的病理生理学原因未知。蛋白 C 缺乏患者易发生这些反应。当出现皮肤损伤时应停用香豆素类抗凝血药，并给予维生素 K 扭转这些反应。应使用肝素以产生抗凝作用。新鲜的冷冻血浆和蛋白 C 浓缩剂也可扭转这种情况。如果确实发生坏死应进行外科手术。

应用抗凝血药时也发生过其他皮肤反应。74 岁女性患者使用华法林治疗深静脉血栓症及肺栓塞，几周后双腿发生血管炎[5]。停止使用醋硝香豆素治疗后，皮肤损伤平稳恢复，经过 15 天后愈合，但再次使用单剂量醋硝香豆素几小时后，再次出现皮肤损伤。可能也与患者曾使用胺碘酮有关。1 名 76 岁女性患者使用醋硝香豆素治疗 2 个月后发生 Henoch-Schönlein 紫癜[6]，停药后症状迅速消失。

曾报道使用香豆素类抗凝血药的患者毛发脱落增加[7]。

1. Cole MS, *et al.* Coumarin necrosis—a review of the literature. *Surgery* 1988; **103:** 271–7.
2. Comp PC. Coumarin-induced skin necrosis: incidence, mechanisms, management and avoidance. *Drug Safety* 1993; **8:** 128–35.
3. Chan YC, *et al.* Warfarin induced skin necrosis. *Br J Surg* 2000; **87:** 266–72.
4. Adverse Drug Reactions Advisory Committee (ADRAC). Warfarin-induced skin necrosis. *Aust Adverse Drug React Bull* 2005; **24:** 23. Also available at: http://www.tga.gov.au/adr/aadrb/aadr0512.pdf (accessed 10/03/08)
5. Susano R, *et al.* Hypersensitivity vasculitis related to nicoumalone. *BMJ* 1993; **306:** 973.
6. Borrás-Blasco J, *et al.* Acenocoumarol-induced Henoch-Schönlein purpura. *Ann Pharmacother* 2004; **38:** 261–4.
7. Smith AG. Drug-induced disorders of hair and nails. *Adverse Drug React Bull* 1995 (173); 655–8.

不良反应的处置

在使用华法林治疗过程中或过量使用后，出血和（或）过度抗凝作用的处置方法需要根据出血程度、国际标准化比值（INR）以及血栓栓子的危险程度作出判断。

对于华法林导致的**过度抗凝**作用的患者，*British Society for Haematology* 推荐如下方法（*BNF 59* 推荐类似用法）：

- 如果 INR 高于目标值 5.0 但低于 6.0，减少华法林的用量或停止使用，直到 INR 降至 5.0 以下；
- 如果 INR 为 6.0～8.0 并且无出血现象或仅有少量出血，暂时停用华法林，直到 INR 降至 5.0 以下（*BNF 59* 推荐口服维生素 K_1 1～2.5mg 用于少量出血）；
- 如果 INR 在 8.0 以上，并存在其他导致出血的隐私，还要考虑使用维生素 K_1；维生素 K_1 的常用剂量为静脉给药 500μg，或口服静脉制剂 2.5mg（为抗凝血作用反转得更加完全，*BNF 59* 允许使用 5mg 口服）；
- 如果大出血，应停用华法林，静脉注射维生素 K_1 5～10mg，同时给予一定浓度的凝血因子Ⅱ、凝血因子Ⅶ、凝血因子Ⅸ、凝血因子Ⅹ。浓缩凝血因子剂量换算应按照 50U 因子Ⅸ/kg 计算。如果没有浓缩剂，也可输注新鲜的冷冻血浆（一个成人约 1L），但可能不会非常有效。也曾用过更高剂量的维生素 K_1（见**过度抗凝作用**，第1897页）；维生素 K_1 在几小时后才能发挥作用，如果剂量过大可能会减弱一周或数周后再次使用抗凝药时的作用。

来自 American College of Chest Physicians 的美国用药指导如下：

- 如果 INR 在治疗范围之上但低于 5.0 并没有明显出血现象，应减少华法林的剂量或停用，直至 INR 降至治疗范围以内；
- 如果 INR 为 5.0～9.0，应停用华法林。如果患者出血现象不断严重，应口服维生素 K_1 1～2.5mg，或口服 5mg 以更加完全扭转抗凝作用；
- 如果 INR 不低于 9.0，并没有明显出血，应停用华法林并口服维生素 K_1 2.5～5mg；
- 如果存在主要出血部位，应停用华法林并缓慢静脉注射维生素 K_1 10mg 及冷冻血浆、浓缩凝血因子Ⅱ、凝血因子Ⅶ、凝血因子Ⅸ、凝血因子Ⅹ或重组因子Ⅶa。

如果在 INR 治疗值时突然出现出血，应检查是否存在潜在原因如肾或消化道疾病。

皮肤和软组织坏死的治疗方法，详见上文**对皮肤和毛发的影响**项下内容。

对于没有接受抗凝血药治疗的患者的**中毒**，*UK National Poisons Information Service* 建议摄入量超过 250μg/kg 华法林或 INR 高于 4.0 的患者口服或静脉注射 10～20mg 维生素 K_1。如果存在活动性出血，应给予浓缩凝血因子（30～50U/kg）或新鲜的冷冻血浆。

1. British Society for Haematology: British Committee for Standards in Haematology—Haemostasis and Thrombosis Task Force. Guidelines on oral anticoagulation: third edition. *Br J Haematol* 1998; **101:** 374–87. Also available at: http://www.bcshguidelines.com/pdf/bjh715.pdf (accessed 25/02/05) Updated 2005 guidelines. Update: Baglin T, *et al*, for the British Committee for Standards in Haematology. Guidelines on oral anticoagulation (warfarin): third edition—2005 update. *Br J Haematol* 2006; **132:** 277–85. Also available at: http://www.bcshguidelines.com/pdf/oralanticoagulation.pdf (accessed 08/06/09)
2. Ansell J, *et al.* Pharmacology and management of the vitamin K antagonists: American College of Chest Physicians evidence-based clinical practice guidelines (8th edition). *Chest* 2008; **133** (suppl): 160S–198S. Also available at: http://www.chestjournal.org/content/133/6_suppl/160S.full.pdf (accessed 08/06/09)
3. Garcia D, *et al.* Practical management of coagulopathy associated with warfarin. Abridged version: *BMJ* 2010; **340:** 918–20. Full version: http://www.bmj.com/cgi/content/full/340/apr19_1/c1813?view=long&pmid=20404060 (accessed 08/06/09)

注意事项

出血患者不能使用华法林。尽管使用时加以控制，通常也不能用于易发生出血的患者；易发生出血的患者包括：出血性疾病患者、消化性溃疡病患者、严重创伤的患者（包括外科创伤）、脑血管障碍患者以及细菌性心内膜炎患者。应在介入治疗前数天停用华法林并用其他疗法替代抗凝血药治疗。有人表示严重的肝肾损伤患者及重度高血压患者应禁用此药。通常认为孕妇也应禁用，尤其是妊娠的头 3 个月和最后几周时（详见上文**不良反应**项下内容）。

许多因素能影响华法林的抗凝血作用。包括维生素 K、甲状腺素的情况、肾功能、华法林各种制剂生物利用度的差别、影响华法林吸收的因素、华法林代谢的遗传变异（见下文）以及药物相互作用。这些因素可能造成了对华法林的抵抗作用，一些患者还表现出了遗传抗药性。应根据对口服抗凝血药治疗和临床情况的常规监测调整剂量。患者应携带抗凝血药的治疗手册。

关于影响华法林抗凝作用的因素的讨论见如下参考文献[1]。

1. Shetty HGM, *et al.* Clinical pharmacokinetic considerations in the control of oral anticoagulant therapy. *Clin Pharmacokinet* 1989; **16:** 238–53.

哺乳 检测 13 名每日接受 2～12mg 华法林的哺乳期女性的血浆和乳汁中的药物浓度[1]，血浆浓度范围在 1.6～8.5μmol/L，但在 7 名婴儿的乳汁中及血浆中低于检测下限 0.08μmol/L。被检测的 3 名哺乳婴儿没有出现抗凝反应。另一项对 2 名女性所做研究中[2]（华法林剂量不固定），1 名母亲的乳汁中没有发现药物，婴儿也没有出现抗凝作用。因此，American Academy of Pediatrics 认为华法林可以用于哺乳妇女[3]。

1. Orme ML'E, *et al.* May mothers given warfarin breast-feed their infants? *BMJ* 1977; **1:** 1564–5.
2. McKenna R, *et al.* Is warfarin sodium contraindicated in the lactating mother? *J Pediatr* 1983; **103:** 325–7.
3. American Academy of Pediatrics. The transfer of drugs and other chemicals into human milk. *Pediatrics* 2001; **108:** 776–89. [Retired May 2010] Correction. *ibid.*; 1029. Also available at: http://aappolicy.aappublications.org/cgi/content/full/pediatrics%3b108/3/776 (accessed 06/07/04)

遗传变异 不同个体及不同种族之间对华法林的反应及剂量变化很大[1]。相关因素包括年龄、抗凝指标、饮食以及相互作用药物的使用，但大多数都与基因多态性有关[2]。有两个基因尤其重要：参与华法林代谢的主要酶——细胞色素 P450 同工酶 CYP2C9 基因；以及维生素 K 环氧化物还原酶（vitamin K epoxide reductase, VKOR）基因，它参与抗凝因子的合成并且是华法林及其他香豆素抗凝血药的主要靶点[3,4]。虽然任何一个基因的多态性都会影响对剂量的需求，但两个等位基因都发生变异的患者对华法林特别敏感[5]，最初的变异可能与 VKOR 关系更大[6]。通过基因测试鉴定受影响的患者可以用于指导初始的华法林剂量，提示剂量算法，虽然这仍需验证[7～10]。在其他香豆素类包括硝苄香豆素[11,12]和苯丙香豆醇中也发现了相似的作用[12,13]。

1. Dang M-TN, *et al.* The influence of ethnicity on warfarin dosage requirement. *Ann Pharmacother* 2005; **39:** 1008–12.
2. Kamali F, Wynne H. Pharmacogenetics of warfarin. *Annu Rev Med* 2010; **61:** 63–75.
3. Schwarz UI, Stein CM. Genetic determinants of dose and clinical outcomes in patients receiving oral anticoagulants. *Clin Pharmacol Ther* 2006; **80:** 7–12.
4. Takeuchi F, *et al.* A genome-wide association study confirms VKORC1, CYP2C9, and CYP4F2 as principal genetic determinants of warfarin dose. *PLoS Genet* 2009; **5:** e1000433.
5. Aquilante CL, *et al.* Influence of coagulation factor, vitamin K epoxide reductase complex subunit 1, and cytochrome P450 2C9 gene polymorphisms on warfarin dose requirements. *Clin Pharmacol Ther* 2006; **79:** 291–302.
6. Schwarz UI, *et al.* Genetic determinants of response to warfarin during initial anticoagulation. *N Engl J Med* 2008; **358:** 999–1008.
7. Millican EA, *et al.* Genetic-based dosing in orthopedic patients beginning warfarin therapy. *Blood* 2007; **110:** 1511–15.
8. Stehle S, *et al.* Pharmacogenetics of oral anticoagulants: a basis for dose individualization. *Clin Pharmacokinet* 2008; **47:** 565–94.
9. Wadelius M, *et al.* The largest prospective warfarin-treated cohort supports genetic forecasting. *Blood* 2009; **113:** 784–92.
10. Klein TE, *et al.* International Warfarin Pharmacogenetics Consortium. Estimation of the warfarin dose with clinical and pharmacogenetic data. *N Engl J Med* 2009; **360:** 753–64.
11. Schalekamp T, *et al.* VKORC1 and CYP2C9 genotypes and acenocoumarol anticoagulation status: interaction between both genotypes affects overanticoagulation. *Clin Pharmacol Ther* 2006; **80:** 13–22.
12. Cadamuro J, *et al.* Genetic determinants of acenocoumarol and phenprocoumon maintenance dose requirements. *Eur J Clin Pharmacol* 2010; **66:** 253–60.
13. Schalekamp T, *et al.* VKORC1 and CYP2C9 genotypes and phenprocoumon anticoagulation status: interaction between both genotypes affects dose requirement. *Clin Pharmacol Ther* 2007; **81:** 185–93.

黄斑变性 年龄相关性黄斑变性［Neovascular (wet) age-related macular degeneration］的患者使用华法林治疗时出现眼压上升出血导致视力丧失[1,2]，建议此类患者应慎用此药[3]。

1. Tilanus MAD, *et al.* Relationship between anticoagulant medication and massive intraocular hemorrhage in age-related macular degeneration. *Graefes Arch Clin Exp Ophthalmol* 2000; **238:** 482–5.
2. Ung T, *et al.* Long term warfarin associated with bilateral blindness in a patient with atrial fibrillation and macular degeneration. *Heart* 2003; **89:** 985.
3. Kowal LM, Harper CA. Visual complications of warfarin. *Med J Aust* 2002; **176:** 351.

药物相互作用

许多化合物可与华法林及其他抗凝血药发生相互作用。关于所有口服抗凝血药与不同种类药物的相互作用如下：如果是除华法林以外的抗凝血药，则会特别指出它的名称。主要的相互作用总结在表中（详见下文）。与一个抗凝血药在药效学方面的相互作用可以推广到另一个抗凝血药，但是却不适用于药动学相互作用。很多食物或草药制剂也可能会与抗凝血药发生反应；在下文中提到一些。

下面列出了普遍被认为有降低口服抗凝血药作用的药物。还未被广泛认知的这些药物和其他药物的相互作用方面的更多信息请见下文的参考文献部分。

维生素 K_4	乙氯维诺
酒精（不会引起肝损伤的慢性摄入）	格鲁米特
氨鲁米特	灰黄霉素
巴比妥类	萘夫西林
波生坦	维生素 K_1
卡马西平	利福平
氯醛比林	圣约翰草

下面列出了普遍被认为有增强口服抗凝血药作用的药物。还未被广泛认知的这些药物和其他药物的相互作用方面的更多信息请见下文的参考文献部分。

酒精（急性摄入或引起肝损伤的慢性摄入）	乙雌烯醇
	氟康唑
别嘌醇	高血糖素
胺碘酮	伊曲康唑
阿司匹林	酮康唑
头孢孟多	双唑泰栓
氯霉素	咪康唑
西咪替丁	诺乙雄龙
氯贝丁酯	NSAIDs
水合氯醛	羟甲烯龙
复方新诺明	奎尼丁
达那唑	司坦唑醇
右丙氧芬	磺吡酮
右旋甲状腺素	他莫昔芬
双嘧达莫	泰利霉素
双硫仑	替尼酸
红霉素	曲马多
依他尼酸	三氯福司

药物相互作用可能因抗凝血药代谢的减少或增加引起；与华法林作用的一些药物如西咪替丁、复方磺胺甲噁唑、保泰松等对立体异构体有选择性。吸收改变可能是一部分原因，如考来烯胺。许多药物与口服抗凝血药在血浆蛋白结合位置发生竞争性取代，包括一些镇痛药。不是所有关于抗凝血药的药动学改变的文献都显示了相应临床反应的变化。

当阿司匹林、氯贝丁酯或甲状腺激素与抗凝血药合用时能增加出血的发生率，可能是由于这些药物阻碍了血液凝固过程。其他化合物（如门冬酰胺酶）、一些造影剂、依前列醇、链激酶及尿激酶也可能存在这个危险；虽然没有详细探讨抗凝血药与这些化合物的相互作用，但合用时应考虑到可能更易导致出血的发生。

当两药合用可能发生严重出血反应时，应避免这种合用。在其他情况下，应小心监控抗凝血药的作用，从而提高或降低凝血作用以达到理想效果。发生相互作用的关键时间是稳定使用抗凝血药的患者增加其他具有相互作用的药物或者抗凝血药和具有相互作用的药物联合应用后突然撤掉另一药物的情况。由于相互作用机制的不同，临床反应可能非常迅速，也可能在几天之后显现出来。包括血浆蛋白结合部位取代在内的相互作用通常是瞬变的。一些相互作用的药物不会产生预期的反应；已有丙吡胺、苯妥英、奎尼丁或口服避孕药导致抗凝血作用上升或下降的报道。另一个问题来自与双嘧达莫的合用；与抗凝血药合用，并且对凝血酶原时间未进行任何相应调整的情况下可导致出血。

1. Harder S, Thürmann P. Clinically important drug interactions with anticoagulants: an update. *Clin Pharmacokinet* 1996; **30:** 416–44.
2. Greenblatt DJ, von Moltke LL. Interaction of warfarin with drugs, natural substances, and foods. *J Clin Pharmacol* 2005; **45:** 127–32.

乙醇 乙醇对华法林有多种影响。可能由于药酶诱导作用，重度酗酒者效应很弱，但肝损伤患者使用华法林作用可能增强；突然摄入可能会使华法林的作用增强。通常认为适度摄入乙醇不会引起问题。

镇痛药和 NSAIDs 正在使用华法林的患者应谨慎应用 NSAIDs，甚至禁用。许多 NSAIDs 在一定程度上持抗血小板功能并对胃肠道有较强刺激，因此极易引发出血。另外，一些 NSAIDs 可能通过内在抗凝作用或取代华法林的血浆蛋白结合部位而增强华法林的抗凝作用。许多研究对比了**体外**一些 NSAIDs 的相对取代反应，但这些研究并不能轻易推断临床的情况。血浆蛋白结合部位取代的瞬变性可引起未结合的华法林的血浆浓度的变化，并且多数情况发生在使用华法林治疗时加入后或停止使用后 NSAIDs 的前几周；因此，这段时期对抗凝血治疗的监控应尤其严格。

高剂量的阿司匹林及其他水杨酸盐可增强华法林降低凝血酶的作用，通常对口服抗凝血药的患者应禁用。低剂量的阿司匹林与华法林合用可能对一些患者产生疗效，但会增加胃肠道出血的发生。华法林与水杨酸盐合用应考虑相互作用[1,2]。

华法林与保泰松合用可导致严重的出血，应禁用。保泰松能以不同的复合方式影响华法林的 *R*-及 *S*-构型的代谢，而提高抗凝血作用[3]。类似的药物有羟布宗、阿扎丙宗[4～6]、非普拉宗[7]，也应禁用。

一些研究或独立的报道证明以下 NSAIDs 可增强华法林或其他口服抗凝血药对凝血酶的抑制作用：二氟尼柳（与醋硝香豆素[8]或华法林[9]合用）、氟比洛芬（与醋硝香豆素合用）[10]、吲哚美辛[11,12]、酮洛芬[13]、甲氧胺苯酸钠[14]、甲芬那酸[15]、吡罗昔康（与华法林[16]或醋硝香豆素[17]合用）、舒林酸[18,19]、噻洛芬酸（与醋硝香豆素合用）[20]、托美丁钠[21]。很多情况下合用治疗的结果是凝血酶时间延长，可能有也可能没有临床意义，而在其他情况下发生了出血。还应注意，在上文提到的 NSAIDs 中，可能只有吲哚美辛有不会提高华法林的作用的相关报道（没有引用）。对华法林有相对较小作用的 NSAIDs 包括依托度酸、布洛芬、萘普生。

有报道华法林与选择性环氧酶-2 抑制剂 NSAIDs 有相互作用。至于其他 NSAIDs，有研究显示华法林及塞来考昔之间无相互作用，但有一些报道称[22～25]共同治疗后 INR 发生增加，一些患者有出血[24]。华法林与罗非考昔合用也增加 INR 的发生[25,26]以及出血[27]。与艾托考昔合用在健康志愿者中也轻度增加 INR[28]，但这对大多数患者而言没有临床意义。

在以上观点中，口服抗凝血药的患者在选择镇痛或解热药时，对乙酰氨基酚为首选。治疗时仍应注意观察，虽然它对胃黏膜及血小板功能无副作用，但一些研究[29～31]（对华法林、茴茚二酮、双羟香豆素或苯丙羟基香豆素）和独立的报道[32,33]已经发现使用口服抗凝血药的患者规律服用对乙酰氨基酚时发生出血的概率增加。一项对照研究[34]显示，服用华法林的患者使用对乙酰氨基酚后 INR 的发生增加。经常服用对乙酰氨基酚的患者应增强抗凝治疗监测。

阿片镇痛药一般不会引起不良反应。但是，已有研究发现患者使用曲马多合用华法林[35,36]可导致抗凝血作用增强，并且有 2 名患者死于出血性卒中[36]，与苯丙羟基香豆素[37]合用时也出现此类反应。但在一项对 19 名患者的随机双盲安慰剂研究[38]中，并未发现曲马多与苯丙羟基香豆素之间的相互作用的证据。*Co-proxamol*，即右旋丙氧吩与对乙酰氨基酚的复方制剂，可增强华法林的作用[39～41]。*Co-codamo*，即可待因与对乙酰氨基酚的复方制剂，也会增强华法林的作用[42]。

在其他镇痛药中，格拉非宁可能增强苯丙羟基香豆素的作用[43]。药酶诱导药安替比林能降低华法林的血浆浓度，并且与多数其他镇痛药相反，可能需要增加华法林的用量[44]。

1. Chow WH, *et al.* Potentiation of warfarin anticoagulation by topical methylsalicylate ointment. *J R Soc Med* 1989; **82:** 501–2.
2. Littleton F. Warfarin and topical salicylates. *JAMA* 1990; **263:** 2888.
3. Banfield C, *et al.* Phenylbutazone-warfarin interaction in man: further stereochemical and metabolic considerations. *Br J Clin Pharmacol* 1983; **16:** 669–75.
4. Powell-Jackson PR. Interaction between azapropazone and warfarin. *BMJ* 1977; **1:** 1193–4.
5. Green AE, *et al.* Potentiation of warfarin by azapropazone. *BMJ* 1977; **1:** 1532.
6. Win N, Mitchell DC. Azapropazone and warfarin. *BMJ* 1991; **302:** 969–70.
7. Chierichetti S, *et al.* Comparison of feprazone and phenylbutazone interaction with warfarin in man. *Curr Ther Res* 1975; **18:** 568–72.
8. Tempero KF, *et al.* Diflunisal: a review of pharmacokinetic and pharmacodynamic properties, drug interactions, and special tolerability studies in humans. *Br J Clin Pharmacol* 1977; **4** (suppl 1): 31S–36S.
9. Serlin MJ, *et al.* The effect of diflunisal on the steady state pharmacodynamics and pharmacokinetics of warfarin. *Br J Clin Pharmacol* 1980; **9:** 287P–8P.
10. Stricker BHC, Delhez JL. Interaction between flurbiprofen and coumarins. *BMJ* 1982; **285:** 812–13.

11. Koch-Weser J. Hemorrhagic reactions and drug interactions in 500 warfarin-treated patients. *Clin Pharmacol Ther* 1973; **14:** 139.
12. Self TH, *et al.* Drug enhancement of warfarin activity. *Lancet* 1975; **ii:** 557–8.
13. Flessner MF. Prolongation of prothrombin time and severe gastrointestinal bleeding associated with combined use of warfarin and ketoprofen. *JAMA* 1988; **259:** 353.
14. Baragar FD, Smith TC. Drug interaction studies with sodium meclofenamate (Meclomen®). *Curr Ther Res* 1978; **23** (suppl 4): S51–S59.
15. Holmes EL. Experimental observations on flufenamic, mefenamic, and meclofenamic acids: IV: Toleration by normal human subjects. *Ann Phys Med* 1966; **9** (suppl): 36–49.
16. Rhodes RS, *et al.* A warfarin-piroxicam drug interaction. *Drug Intell Clin Pharm* 1985; **19:** 556–8.
17. Bonnabry P, *et al.* Stereoselective interaction between piroxicam and acenocoumarol. *Br J Clin Pharmacol* 1996; **41:** 525–30.
18. Carter SA. Potential effect of sulindac on response of prothrombin-time to oral anticoagulants. *Lancet* 1979; **ii:** 698–9.
19. Ross JRY, Beeley L. Sulindac, prothrombin time, and anticoagulants. *Lancet* 1979; **ii:** 1075.
20. Whittaker SJ, *et al.* A severe, potentially fatal, interaction between tiaprofenic acid and nicoumalone. *Br J Clin Pract* 1986; **40:** 440.
21. Koren JF, *et al.* Tolmetin-warfarin interaction. *Am J Med* 1987; **82:** 1278–9.
22. Mersfelder TL, Stewart LR. Warfarin and celecoxib interaction. *Ann Pharmacother* 2000; **34:** 325–7.
23. Haase KK, *et al.* Potential interaction between celecoxib and warfarin. *Ann Pharmacother* 2000; **34:** 666–7.
24. Adverse Drug Reactions Advisory Committee (ADRAC). Interaction of celecoxib and warfarin. *Aust Adverse Drug React Bull* 2001; **20:** 2. Also available at: http://www.tga.gov.au/adr/aadrb/aadr0102.pdf (accessed 19/08/08)
25. Schaefer MG, *et al.* Interaction of rofecoxib and celecoxib with warfarin. *Am J Health-Syst Pharm* 2003; **60:** 1319–23.
26. Schwartz JI, *et al.* The effect of rofecoxib on the pharmacodynamics and pharmacokinetics of warfarin. *Clin Pharmacol Ther* 2000; **68:** 626–36.
27. Adverse Drug Reactions Advisory Committee (ADRAC). Interaction of rofecoxib with warfarin. *Aust Adverse Drug React Bull* 2002; **21:** 3. Also available at: http://www.tga.gov.au/adr/aadrb/aadr0202.pdf (accessed 19/08/08)
28. Schwartz JI, *et al.* The effect of etoricoxib on the pharmacodynamics and pharmacokinetics of warfarin. *J Clin Pharmacol* 2007; **47:** 620–7.
29. Antlitz AM, *et al.* Potentiation of oral anticoagulant therapy by acetaminophen. *Curr Ther Res* 1968; **10:** 501–7.
30. Hylek EM, *et al.* Acetaminophen and other risk factors for excessive warfarin anticoagulation. *JAMA* 1998; **279:** 657–62.
31. Launiainen T, *et al.* Adverse interaction of warfarin and paracetamol: evidence from a post-mortem study. *Eur J Clin Pharmacol* 2010; **66:** 97–103.
32. Boeijinga JJ, *et al.* Interaction between paracetamol and coumarin anticoagulants. *Lancet* 1982; **i:** 506.
33. Dharmarajan L, Sajjad W. Potentially lethal acetaminophen-warfarin interaction in an older adult: an under-recognized phenomenon? *J Am Med Dir Assoc* 2007; **8:** 545–7.
34. Mahé I, *et al.* Paracetamol: a haemorrhagic risk factor in patients on warfarin. *Br J Clin Pharmacol* 2005; **59:** 371–4.
35. Scher ML, *et al.* Potential interaction between tramadol and warfarin. *Ann Pharmacother* 1997; **31:** 646–7.
36. Adverse Drug Reactions Advisory Committee (ADRAC). Tramadol-warfarin interaction. *Aust Adverse Drug React Bull* 2004; **23:** 16. Also available at: http://www.tga.gov.au/adr/aadrb/aadr0408.pdf (accessed 25/02/05)
37. Madsen H, *et al.* Interaction between tramadol and phenprocoumon. *Lancet* 1997; **350:** 637.
38. Boeijinga JK, *et al.* Lack of interaction between tramadol and coumarins. *J Clin Pharmacol* 1998; **38:** 966–70.
39. Orme M, *et al.* Warfarin and Distalgesic interaction. *BMJ* 1976; **1:** 200.
40. Jones RV. Warfarin and Distalgesic interaction. *BMJ* 1976; **1:** 460.
41. Smith R, *et al.* Propoxyphene and warfarin interaction. *Drug Intell Clin Pharm* 1984; **18:** 822.
42. Bartle WR, Blakely JA. Potentiation of warfarin anticoagulation by acetaminophen. *JAMA* 1991; **265:** 1260.
43. Boeijinga JK, van der Vijgh WJF. Double blind study of the effect of glafenine (Glifanan®) on oral anticoagulant therapy with phenprocoumon (Marcumar®). *J Clin Pharmacol* 1977; **12:** 291–6.
44. Whitfield JB, *et al.* Changes in plasma γ-glutamyl transpeptidase activity associated with alterations in drug metabolism in man. *BMJ* 1973; **1:** 316–18.

抗心律失常药 多项研究指出，胺碘酮可能通过抑制代谢而增强华法林[1~6]及醋硝香豆素[7,8]的作用。停药后胺碘酮的作用可持续 4 个月以上[1]。有报道指出苯丙羟基香豆素的作用没有受到胺碘酮的影响[9]或被加强[10]。一些关于双异丙吡胺[11]及奎尼丁[12]的独立的文献显示这些药物可提高华法林的抗凝血作用。7 名使用华法林或双羟香豆素的患者在使用双异丙吡胺或奎尼丁时，除 1 名患者外，其余患者均需少量增加每周的抗凝血药的剂量，这个现象显示抗心律失常药可降低抗凝血药的作用[13]。因为是在心房纤维性颤动转化为窦性节律期间观察这些反应，因此考虑到了血流动力学因素。一些研究（没有引用文献）无法证明奎尼丁对华法林存在影响。也有文献指出普罗帕酮[14]和莫雷西嗪[15]也可增强华法林的作用。

1. Martinowitz U, *et al.* Interaction between warfarin sodium and amiodarone. *N Engl J Med* 1981; **304:** 671–2.
2. Almog S, *et al.* Mechanism of warfarin potentiation by amiodarone: dose—and concentration—dependent inhibition of warfarin elimination. *Eur J Clin Pharmacol* 1985; **28:** 257–61.
3. Watt AH, *et al.* Amiodarone reduces plasma warfarin clearance in man. *Br J Clin Pharmacol* 1985; **20:** 707–9.
4. O'Reilly RA, *et al.* Interaction of amiodarone with racemic warfarin and its separated enantiomorphs in humans. *Clin Pharmacol Ther* 1987; **42:** 290–4.
5. Kerin NZ, *et al.* The incidence, magnitude, and time course of the amiodarone-warfarin interaction. *Arch Intern Med* 1988; **148:** 1779–81.
6. Lu Y, *et al.* Characteristics of the amiodarone–warfarin interaction during long-term follow-up. *Am J Health-Syst Pharm* 2008; **65:** 947–52.
7. Arboix M, *et al.* The potentiation of acenocoumarol anticoagulant effect by amiodarone. *Br J Clin Pharmacol* 1984; **18:** 355–60.
8. Richard C, *et al.* Prospective study of the potentiation of acenocoumarol by amiodarone. *Eur J Clin Pharmacol* 1985; **28:** 625–9.
9. Verstraete M, *et al.* Dissimilar effect of two anti-anginal drugs belonging to the benzofuran group on the action of coumarin derivatives. *Arch Int Pharmacodyn Ther* 1968; **176:** 33–41.
10. Broekmans AW, Meyboom RHB. Potentiëring van het cumarine-effect door amiodaron (Cordarone). *Ned Tijdschr Geneeskd* 1982; **126:** 1415–17.
11. Haworth E, Burroughs AK. Disopyramide and warfarin interaction. *BMJ* 1977; **2:** 866–7.
12. Gazzaniga AB, Stewart DR. Possible quinidine-induced hemorrhage in a patient on warfarin sodium. *N Engl J Med* 1969; **280:** 711–12.
13. Sylvén C, Anderson P. Evidence that disopyramide does not interact with warfarin. *BMJ* 1983; **286:** 1181.
14. Kates RE, *et al.* Interaction between warfarin and propafenone in healthy volunteer subjects. *Clin Pharmacol Ther* 1987; **42:** 305–11.
15. Serpa MD, *et al.* Moricizine—warfarin: a possible drug interaction. *Ann Pharmacother* 1992; **26:** 127.

抗菌药 一些抗菌药可与华法林发生相互作用。只有少数发生严重的反应，并且不是所有药物都禁止与华法林合用；用药时应给予足够监控。

大部分药物可增强华法林的作用。除了能影响华法林的代谢或血浆蛋白结合率，一些抗菌药还能阻碍血小板功能或胃肠道中细菌合成维生素 K 的作用，因而自身产生抗凝血作用。除对于一些维生素 K 摄取不足的患者来说，一般不认为这种效应具有重要的临床意义。发热可导致凝血因子降解增加，并使潜在的抗菌药与华法林的相互作用增强。

有多篇关于合用复方磺胺甲噁唑可增强华法林作用的报道；有可能是由于对华法林的代谢产生的影响[1]。相互作用的原因一方面来自磺胺多辛，也有相独立的报道显示华法林（或其他特定的口服抗凝血药）的作用可被包括磺胺异噁唑[2]、磺胺甲二唑[3]与磺胺苯吡唑（与苯茚二酮合用时）[4]在内的磺胺类药物增强。

有许多文献关于红霉素及其盐可使华法林作用增强，也可能抑制华法林的代谢。尽管在 8 名未感染患者临床观察中未发现凝血酶原时间的增长，但仍认为可能存在相互作用[5]。也报道过阿奇霉素[6,7]、罗红霉素[8]可增强华法林的作用，并出现自发性出血，与泰利霉素[9,10]合用时有一发生轻度咯血的病例[9]。克拉霉素可增强醋硝香豆素[11]及华法林的作用[12]，这种作用的增强也可能包含其他因素。

头孢孟多可增加华法林对凝血酶的抑制作用[13,14]。这种作用与抑制胃肠道和（或）肝脏中的维生素 K 的合成也有关系。相关的 *N*-甲硫四唑侧链的头孢类药物（如头孢美唑、头孢甲肟、头孢哌酮以及拉氧头孢）也有相似的作用，但还没出关于相互作用方面的报道。具有同样侧链作用的头孢唑林也可能在一定程度上增强华法林的作用[14]。

有一些关于喹诺酮类抗菌药，如萘啶酸（与华法林[15,16]或醋硝香豆素[17]）、环丙沙星[18~20]、加替沙星[20,21]、左氧氟沙星[20,22]、莫西沙星[20,23]诺氟沙星[20,24]和氧氟沙星[25,26]（或其他特殊的抗凝血药）作用增强的报道，但其中一些指出不存在相互作用（没有引用）。依诺沙星可降低 *R*-型华法林的清除率，但不能降低 *S*-型清除率；没有发生凝血酶原时间的延长[27]。

有一些独立的报道显示，华法林（或其他特殊的抗凝血药）与氨基水杨酸[28]、青霉素[29]、氯霉素（双香豆素）[30]、多西环素[31]、异烟肼[32]、新霉素[33]合用时作用增强。广谱抗菌药可能延长凝血酶原时间，如氨苄西林，也有报道[34]称 1 名使用华法林治疗的患者合用阿莫西林及克拉维酸后出现 INR 升高及血尿现象。制造商提示的除多西环素外，氨曲南、甲氧苄啶、四环素均使华法林作用的增强只存在理论基础。

甲硝唑在下文**抗原虫药**中探讨。

利福平通过抑制肝中的代谢酶而减弱华法林的作用。也有证明萘夫西林[35~37]、双氯西林钠[38,39]有类似作用的文献报道。

1. O'Reilly RA. Stereoselective interaction of trimethoprim-sulfamethoxazole with the separated enantiomorphs of racemic warfarin in man. *N Engl J Med* 1980; **302** 33–5.
2. Sioris LJ, *et al.* Potentiation of warfarin anticoagulation by sulfisoxazole. *Arch Intern Med* 1980; **140:** 546–7.
3. Lumholtz B, *et al.* Sulfamethizole-induced inhibition of diphenylhydantoin, tolbutamide, and warfarin metabolism. *Clin Pharmacol Ther* 1975; **17:** 731–4.
4. Varma DR, *et al.* Prothrombin response to phenindione during hypoalbuminaemia. *Br J Clin Pharmacol* 1975; **2:** 467–8.
5. Weibert RT, *et al.* Effect of erythromycin in patients receiving long-term warfarin therapy. *Clin Pharm* 1989; **8:** 210–14.
6. Lane G. Increased hypoprothrombinemic effect of warfarin possibly induced by azithromycin. *Ann Pharmacother* 1996; **30:** 884–5.
7. Woldtvedt BR, *et al.* Possible increased anticoagulation effect of warfarin induced by azithromycin. *Ann Pharmacother* 1998; **32:** 269–70.
8. Anonymous. Interaction of warfarin with macrolide antibiotics. *Aust Adverse Drug React Bull* 1995; **14:** 11. Also available at: http://www.tga.gov.au/adr/aadrb/aadr9508.htm (accessed 19/08/08)
9. Kolilekas L, *et al.* Potential interaction between telithromycin and warfarin. *Ann Pharmacother* 2004; **38:** 1424–7.
10. Health Canada. Telithromycin (Ketek) and warfarin: suspected interaction. *Can Adverse React News* 2005; **15** (1): 1–2. Also available at: http://www.hc-sc.gc.ca/dhp-mps/alt_formats/hpfb-dgpsa/pdf/medeff/carn-bcei_v15n1_eng.pdf (accessed 23/05/08)
11. Grau E, *et al.* Interaction between clarithromycin and oral anticoagulants. *Ann Pharmacother* 1996; **30:** 1495–6.
12. Recker MW, Kier KL. Potential interaction between clarithromycin and warfarin. *Ann Pharmacother* 1997; **31:** 996–8.
13. Angaran DM, *et al.* The influence of prophylactic antibiotics on the warfarin anticoagulation response in the postoperative prosthetic cardiac valve patient. *Ann Surg* 1984; **199:** 107–11.
14. Angaran DM, *et al.* The comparative influence of prophylactic antibiotics on the prothrombin response to warfarin in the postoperative prosthetic cardiac valve patient: cefamandole, cefazoline, vancomycin. *Ann Surg* 1987; **206:** 155–61.
15. Hoffbrand BI. Interaction of nalidixic acid and warfarin. *BMJ* 1974; **2:** 666.
16. Leor J, *et al.* Interaction between nalidixic acid and warfarin. *Ann Intern Med* 1987; **107:** 601.
17. Potasman I, Bassan H. Nicoumalone and nalidixic acid interaction. *Ann Intern Med* 1980; **92:** 571.
18. Mott FE, *et al.* Ciprofloxacin and warfarin. *Ann Intern Med* 1989; **111:** 542–3.
19. Kamada AK. Possible interaction between ciprofloxacin and warfarin. *DICP Ann Pharmacother* 1990; **24:** 27–8.
20. Health Canada. Fluoroquinolones and warfarin: suspected interaction. *Can Adverse React News* 2004; **14** (3): 1–2. Also available at: http://www.hc-sc.gc.ca/dhp-mps/alt_formats/hpfb-dgpsa/pdf/medeff/carn-bcei_v14n3_eng.pdf (accessed 23/05/08)
21. Chock AWY, Stading JA. Indeterminable international normalized ratio with concurrent use of warfarin and gatifloxacin. *Am J Health-Syst Pharm* 2006; **63:** 1539–42.
22. Jones CB, Fugate SE. Levofloxacin and warfarin interaction. *Ann Pharmacother* 2002; **36:** 1554–7.
23. Elbe DHT, Chang SW. Moxifloxacin-warfarin interaction: a series of five case reports. *Ann Pharmacother* 2005; **39:** 361–4.
24. Linville T, Matanin D. Norfloxacin and warfarin. *Ann Intern Med* 1989; **110:** 751–2.
25. Leor J, Matetzki S. Ofloxacin and warfarin. *Ann Intern Med* 1988; **109:** 761.
26. Baciewicz AM, *et al.* Interaction of ofloxacin and warfarin. *Ann Intern Med* 1993; **119:** 1223.
27. Toon S, *et al.* Enoxacin-warfarin interaction: pharmacokinetic and stereochemical aspects. *Clin Pharmacol Ther* 1987; **42:** 33–41.
28. Self TH. Interaction of warfarin and aminosalicylic acid. *JAMA* 1973; **223:** 1285.
29. Brown MA, *et al.* Interaction of penicillin-G and warfarin? *Can J Hosp Pharm* 1979; **32:** 18–19.
30. Christensen LK, Skovsted L. Inhibition of drug metabolism by chloramphenicol. *Lancet* 1969; **ii:** 1397–9.
31. Westfall LK, *et al.* Potentiation of warfarin by tetracycline. *Am J Hosp Pharm* 1980; **37:** 1620 and 1625.
32. Rosenthal AR, *et al.* Interaction of isoniazid and warfarin. *JAMA* 1977; **238:** 2177.
33. Udall JA. Drug interference with warfarin therapy. *Clin Med* 1970; 77 (Aug.): 20–5.
34. Davydov L, *et al.* Warfarin and amoxicillin/clavulanate drug interaction. *Ann Pharmacother* 2003; **37:** 367–70.
35. Qureshi GD, *et al.* Warfarin resistance with nafcillin therapy. *Ann Intern Med* 1984; **100:** 527–9.
36. Fraser GL, *et al.* Warfarin resistance associated with nafcillin therapy. *Am J Med* 1989; **87:** 237–8.
37. Davis RL, *et al.* Warfarin-nafcillin interaction. *J Pediatr* 1991; **118:** 300–3.
38. Krstenansky PM, *et al.* Effect of dicloxacillin sodium on the hypoprothrombinemic response to warfarin sodium. *Clin Pharm* 1987; **6:** 804–6.
39. Mailloux A, *et al.* Potential interaction between warfarin and dicloxacillin. *Ann Pharmacother* 1996; **30:** 1402–7.

抗抑郁药 阿米替林、地昔帕明可延长健康受试者体内双香豆素的半衰期[1,2]。关于三环抗抑郁药对华法林的作用的报道，还不能说明两药之间存在明显的相互作用。文献结果显示米安色林和苯丙香豆素不发生相互作用[3]。

BNF 59 认为华法林与 SSRIs 合用有可能导致华法林香豆素作用的增强；一些使用氟西汀[4]的患者、1 名使用氟伏沙明[5]的患者以及一名使用去甲肾上腺素再摄取抑制剂（SNRI）度洛西汀[6]的患者也出现华法林作用增强的现象。一篇文献中也报道了 1 名使用醋硝香豆素及西酞普兰[7]的患者抗凝血药的作用增强的现象。

使用曲唑酮的患者需要增加华法林的剂量[8,9]。

也可参见圣约翰草，第 1375 页。

1. Vesell ES, *et al.* Impairment of drug metabolism in man by allopurinol and nortriptyline. *N Engl J Med* 1970; **283:** 1484–8.
2. Pond SM, *et al.* Effects of tricyclic antidepressants on drug metabolism. *Clin Pharmacol Ther* 1975; **18:** 191–9.
3. Kopera H, *et al.* Phenprocoumon requirement, whole blood co-

agulation time, bleeding time and plasma γ-GT in patients receiving mianserin. *Eur J Clin Pharmacol* 1978; **13:** 351–6.
4. Woolfrey S, *et al.* Fluoxetine-warfarin interaction. *BMJ* 1993; **307:** 241.
5. Limke KK, *et al.* Fluvoxamine interaction with warfarin. *Ann Pharmacother* 2002; **36:** 1890–2.
6. Glueck CJ, *et al.* Interaction of duloxetine and warfarin causing severe elevation of international normalized ratio. *JAMA* 2006; **295:** 1517–18.
7. Borrás-Blasco J, *et al.* Probable interaction between citalopram and acenocoumarol. *Ann Pharmacother* 2002; **36:** 345.
8. Hardy J-L, Sirois A. Reduction of prothrombin and partial thromboplastin times with trazodone. *Can Med Assoc J* 1986; **135:** 1372.
9. Small NL, Giamonna KA. Interaction between warfarin and trazodone. *Ann Pharmacother* 2000; **34:** 734–6.

抗糖尿病药 早期有一些关于甲苯磺丁脲可增强双香豆素作用的报道[1]。但这个反应并没有在后来的有关双香豆素[1~3]、华法林[2]、苯丙香豆素[4]的研究中出现，但有一项研究发现双香豆素的药动学确实发生改变[3]。已有文献证明苯丙香豆素与胰岛素、格列本脲或格列波脲[4]无相互作用，但有一篇关于格列本脲可增强华法林作用的报道[5]。

一篇文献中报道1名使用苯乙双胍合用华法林的患者出现出血现象[6]。二甲双胍可降低苯丙香豆素的作用[7]。

曾有报道1名使用曲格列酮的患者出现华法林的作用增强的现象[8]。

一项在健康人群中的研究没有发现依泽那太和单剂量华法林之间存在药动学相互作用，INR的降低不明显[9]。然而依泽那太的注册药品信息警告这样合用会增加INR，有时与出血相关。

香豆素类抗凝血药可增强磺酰脲类的降血糖作用（见第442页）。

1. Chaplin H, Cassell M. Studies on the possible relationship of tolbutamide to dicumarol in anticoagulant therapy. *Am J Med Sci* 1958; **235:** 706–16.
2. Poucher RL, Vecchio TJ. Absence of tolbutamide effect on anticoagulant therapy. *JAMA* 1966; **197:** 1069–70.
3. Jähnchen E, *et al.* Pharmacokinetic analysis of the interaction between dicoumarol and tolbutamide in man. *Eur J Clin Pharmacol* 1976; **10:** 349–56.
4. Heine P, *et al.* The influence of hypoglycaemic sulphonylureas on elimination and efficacy of phenprocoumon following a single oral dose in diabetic patients. *Eur J Clin Pharmacol* 1976; **10:** 31–6.
5. Jassal SV. *BMJ* 1991; **303:** 789.
6. Hamblin TJ. Interaction between warfarin and phenformin. *Lancet* 1971; **ii:** 1323.
7. Ohnhaus EE, *et al.* The influence of dimethylbiguanide on phenprocoumon elimination and its mode of action: a drug interaction study. *Klin Wochenschr* 1983; **61:** 851–8.
8. Plowman BK, Morreale AP. Possible troglitazone—warfarin interaction. *Am J Health-Syst Pharm* 1998; **55:** 1071.
9. Soon D, *et al.* Effect of exenatide on the pharmacokinetics and pharmacodynamics of warfarin in healthy Asian men. *J Clin Pharmacol* 2006; **46:** 1179–87.

抗癫痫药 巴比妥酸盐（如苯巴比妥及扑米酮）能通过促进代谢而减弱华法林和其他香豆素类的作用。卡马西平也有类似作用[1,2]。关于苯妥英对抗凝血药的作用还没有明确结论。也有报道关于苯妥英能提高华法林作用[3,4]，并有一篇显示起初苯妥英提高华法林的作用，但随后削弱其抗凝血作用[5]。苯妥英可减弱双香豆素的作用[6]。加入非尔氨酯可减少华法林的用量[7]。1名患者开始应用丙戊酸时产生华法林反应增强的瞬间变化[8]。丙戊酸盐也会抑制血小板功能，在与华法林和其他抗凝血药合用应加以注意。

苯妥英对口服抗凝血药的影响，见第476页。

1. Hansen JM, *et al.* Carbamazepine-induced acceleration of diphenylhydantoin and warfarin metabolism in man. *Clin Pharmacol Ther* 1971; **12:** 539–43.
2. Ross JRY, Beeley L. Interaction between carbamazepine and warfarin. *BMJ* 1980; **280:** 1415–16.
3. Nappi JM. Warfarin and phenytoin interaction. *Ann Intern Med* 1979; **90:** 852.
4. Panegyres PK, Rischbieth RH. Fatal phenytoin warfarin interaction. *Postgrad Med J* 1991; **67:** 98.
5. Levine M, Sheppard I. Biphasic interaction of phenytoin with warfarin. *Clin Pharm* 1984; **3:** 200–3.
6. Hansen JM, *et al.* Effect of diphenylhydantoin on the metabolism of dicoumarol in man. *Acta Med Scand* 1971; **189:** 15–19.
7. Tisdel KA, *et al.* Warfarin—felbamate interaction: first report. *Ann Pharmacother* 1994; **28:** 805.
8. Guthrie SK, *et al.* Hypothesized interaction between valproic acid and warfarin. *J Clin Psychopharmacol* 1995; **15:** 138–9.

抗真菌药 灰黄霉素可减弱华法林的作用[1~3]。有多篇文献指出全身或以口服凝胶局部应用咪康唑后均可能提高口服抗凝血药（华法林、双香豆乙酯、醋硝香豆素、苯茚二酮和噻氯香豆素）的作用[4~11]。2名患者阴道内给予咪康唑后，醋硝香豆素的作用有所提高[12]；另1名患者的华法林的作用提高[13]。对单次服用华法林的健康受试者[14,15]研究显示[16~18]氟康唑能增强华法林的抗凝血作用。关于伊曲康唑[19]、酮康唑[20]对华法林作用的增强方面以及局部使用联苯苄唑[19]或益康唑[21]对不指定的香豆素类也有独立的报道。有1个病例是关于特比萘芬降低华法林的作用[22]，但在一项对健康受试者所做的研究中[23]，并没有发现临床上存在明显的相互作用，其他文献[24]也认为通常不会发生相互作用。还有一篇关于特比萘芬降低华法林作用的文献[25]；作者推测同时作用的西咪替丁可能升高了特比萘芬的血浆浓度，从而引起了相互作用。

1. Cullen SI, Catalano PM. Griseofulvin-warfarin antagonism. *JAMA* 1967; **199:** 582–3.
2. Udall JA. Drug interference with warfarin therapy. *Clin Med* 1970; 77 (Aug.): 20–5.
3. Okino K, Weibert RT. Warfarin-griseofulvin interaction. *Drug Intell Clin Pharm* 1986; **20:** 291–3.
4. Loupi E, *et al.* Interactions médicamenteuses et miconazole: a propos de 10 observations. *Therapie* 1982; **37:** 437–41.
5. Watson PG, *et al.* Drug interaction with coumarin derivative anticoagulants. *BMJ* 1982; **285:** 1045–6.
6. Colquhoun MC, *et al.* Interaction between warfarin and miconazole oral gel. *Lancet* 1987; **i:** 695–6.
7. Bailey GM, *et al.* Miconazole and warfarin interaction. *Pharm J* 1989; **242:** 183.
8. Ariyaratnam S, *et al.* Potentiation of warfarin anticoagulant activity by miconazole oral gel. *BMJ* 1997; **314:** 349.
9. Evans J, *et al.* Treating oral candidiasis: potentially fatal. *Br Dent J* 1997; **182:** 452.
10. Pemberton MN, *et al.* Derangement of warfarin anticoagulation by miconazole oral gel. *Br Dent J* 1998; **184:** 68–9.
11. Ortin M, *et al.* Miconazole oral gel enhances acenocoumarol anticoagulant activity: a report of three cases. *Ann Pharmacother* 1999; **33:** 175–7.
12. Lansdorp D, *et al.* Potentiation of acenocoumarol during vaginal administration of miconazole. *Br J Clin Pharmacol* 1999; **47:** 225–6.
13. Thirion DJG, Farquhar Zanetti LA. Potentiation of warfarin's hypoprothrombinemic effect with miconazole vaginal suppositories. *Pharmacotherapy* 2000; **20:** 98–9.
14. Lazar JD, Wilner KD. Drug interactions with fluconazole. *Rev Infect Dis* 1990; **12** (suppl 3): S327–S333.
15. Black DJ, *et al.* Warfarin–fluconazole II: a metabolically based drug interaction: in vivo studies. *Drug Metab Dispos* 1996; **24:** 422–8.
16. Seaton TL, *et al.* Possible potentiation of warfarin by fluconazole. *DICP Ann Pharmacother* 1990; **24:** 1177–8.
17. Gericke KR. Possible interaction between warfarin and fluconazole. *Pharmacotherapy* 1993; **13:** 508–9.
18. Baciewicz AM, *et al.* Fluconazole—warfarin interaction. *Ann Pharmacother* 1994; **28:** 1111.
19. Yeh J, *et al.* Potentiation of action of warfarin by itraconazole. *BMJ* 1990; **301:** 669.
20. Smith AG. Potentiation of oral anticoagulants by ketoconazole. *BMJ* 1984; **288:** 188–9. Correction. *ibid.*; 608.
21. Alexandra J-F, *et al.* Overanticoagulation with coumarin and cutaneous azole therapy. *Ann Intern Med* 2008; **148:** 633–5.
22. Warwick JA, Corrall RJ. Serious interaction between warfarin and oral terbinafine. *BMJ* 1998; **316:** 440.
23. Guerret M, *et al.* Evaluation of effects of terbinafine on single oral dose pharmacokinetics and anticoagulant actions of warfarin in healthy volunteers. *Pharmacotherapy* 1997; **17:** 767–73.
24. Stockley IH. Terbinafine and warfarin mystery. *Pharm J* 1998; **260:** 408.
25. Gupta AK, Ross GS. Interaction between terbinafine and warfarin. *Dermatology* 1998; **196:** 266–7.

抗痛风药 这类药物中与抗凝血药最常发生相互作用的是别嘌醇和磺吡酮。

对于别嘌醇，有一些与华法林无相互作用的报道，也有患者与双香豆素[1]、苯丙香豆素[2]、华法林[3,4]合用时未出现相互作用，或抗凝血作用有所提高。

磺吡酮通常会与华法林发生相互作用，除一些混杂反应之外[5]，常引起抗凝血作用的增强，有时还会发生出血，因此合用时应注意。对于磺吡酮发挥作用的机制仍不清楚，但主要的研究方向已向抑制华法林*S*型异构体代谢清除的立体选择性方面[6]；磺吡酮也可影响血小板功能。磺吡酮还可增强醋硝香豆素的抗凝血作用[7]。与苯丙香豆素无明显作用[8]。

丙磺舒可加速单剂量苯丙香豆素的清除，但不改变凝血酶原时间[9]。

苯碘达隆可增强华法林、二苯茚酮、双香豆乙酯及醋硝香豆素的作用，但不影响双香豆素、苯茚二酮、苯丙香豆素[10]。一项更深入研究[11]证实苯碘达隆能使双香豆乙酯的半衰期延长，但也发现苯丙香豆素的作用增强。一项对与苯碘达隆结构相似的药物苯溴马隆的研究[12]中显示，它能抑制细胞色素P450同工酶CYP2C9的作用，导致对华法林代谢的立体异构性抑制。

1. Vesell ES, *et al.* Impairment of drug metabolism in man by allopurinol and nortriptyline. *N Engl J Med* 1970; **283:** 1484–8.
2. Jähnchen E, *et al.* Interaction of allopurinol with phenprocoumon in man. *Klin Wochenschr* 1977; **55:** 759–61.
3. Rawlins MD, Smith SE. Influence of allopurinol on drug metabolism in man. *Br J Pharmacol* 1973; **48:** 693–8.
4. Pond SM, *et al.* The effects of allopurinol and clofibrate on the elimination of coumarin anticoagulants in man. *Aust N Z J Med* 1975; **5:** 324–8.
5. Nenci GG, *et al.* Biphasic sulphinpyrazone-warfarin interaction. *BMJ* 1981; **282:** 1361–2.
6. Toon S, *et al.* The warfarin-sulfinpyrazone interaction: stereochemical considerations. *Clin Pharmacol Ther* 1986; **39:** 15–24.
7. Michot F, *et al.* Über die Beeinflussung der gerinnungshemmenden Wirkung von Acenocoumarol durch Sulfinpyrazon. *Schweiz Med Wochenschr* 1981; **111:** 255–60.
8. Heimark LD, *et al.* The effect of sulfinpyrazone on the disposition of pseudoracemic phenprocoumon in humans. *Clin Pharmacol Ther* 1987; **42:** 312–19.
9. Mönig H, *et al.* The effects of frusemide and probenecid on the pharmacokinetics of phenprocoumon. *Eur J Clin Pharmacol* 1990; **39:** 261–5.
10. Pyörälä K, *et al.* Benziodarone (Amplivix®) and anticoagulant therapy. *Acta Med Scand* 1963; **173:** 385–9.
11. Verstraete M, *et al.* Dissimilar effect of two anti-anginal drugs belonging to the benzofuran group on the action of coumarin derivatives. *Arch Int Pharmacodyn Ther* 1968; **176:** 33–41.
12. Takahashi H, *et al.* Potentiation of anticoagulant effect of warfarin caused by enantioselective metabolic inhibition by the uricosuric agent benzbromarone. *Clin Pharmacol Ther* 1999; **66:** 569–81.

抗组胺药 有报道指出1名长期使用醋硝香豆素的患者加入西替利嗪治疗后，INR升高，并出现严重的鼻衄[1]。

1. Berod T, Mathiot I. Probable interaction between cetirizine and acenocoumarol. *Ann Pharmacother* 1997; **31:** 122.

抗疟药 2名摄入大量奎宁水的患者需要减少华法林的剂量。华法林作用的增强源于奎宁水含有的奎宁[1]。1名长期使用华法林的女性患者使用氯胍预防疟疾后出现血尿和高凝血酶原比率[2]。

1. Clark DJ. Clinical curio: warfarin and tonic water. *BMJ* 1983; **286:** 1258.
2. Armstrong G, *et al.* Warfarin potentiated by proguanil. *BMJ* 1991; **303:** 789.

抗毒蕈碱药 2个病例报道托特罗定能增强华法林的作用[1]。6例托特罗定可能与华法林具有相互作用的报道已引起托特罗定的制造商的注意。

1. Colucci VJ, Rivey MP. Tolterodine–warfarin drug interaction. *Ann Pharmacother* 1999; **33:** 1173–6.

抗肿瘤药 关于华法林与抗肿瘤药之间的相互作用已有多项报道。但从这些文献中还不能得知具体作用情况，但普遍认为抗肿瘤药一般为联合使用，并能发挥自身的血液学方面的作用。例如环磷酰胺与甲氨蝶呤和氟尿嘧啶合用时[1]，可增强华法林的作用；但与非抗肿瘤药合用时则降低它的作用[2]。1名患者接受4个疗程氟尿嘧啶以及叶酸每周交替治疗，出现华法林作用增强及黏膜出血情况[3]。患者同时服用吲哚美辛。5名接受以氟尿嘧啶为基础的抗肿瘤药治疗方案后，需要减少华法林的用量[4]。有报道与氟尿嘧啶和左旋咪唑合用增加华法林的作用（见下文的**左旋咪唑**）。卡培他滨增加血浆华法林的浓度[5~7]，有一例导致胃肠出血的病例[6]；卡培他滨的注册药品信息报道与苯丙香豆素合用改变了凝血参数并发生了出血。2例报道曲妥单抗能增加华法林的作用[8]。依托泊苷与长春地辛[9]或卡铂[10]、异环磷酰胺与美司钠[11]以及他莫昔芬[12~14]均产生增强抗凝血作用的效果。氨鲁米特能引起华法林或醋硝香豆素作用降低[15,16]，可能由于增加了华法林的代谢。抗雄激素药氟他胺的注册药品信息表示，长期使用华法林的患者开始应用氟他胺后凝血酶原时间延长。体外数据显示与比卡鲁胺作用有相似反应出现。巯嘌呤[17]和米托坦[18]也能降低华法林的活性。伏立诺他的注册药品信息报道其与香豆素衍生物合用时延长了凝血酶原时间。据报道埃罗替尼、吉非替尼或索拉非尼与华法林合用导致INR增加以及出血事件的发生。

1. Seifter EJ, *et al.* Possible interactions between warfarin and antineoplastic drugs. *Cancer Treat Rep* 1985; **69:** 244–5.
2. Tashima CK. Cyclophosphamide effect on coumarin anticoagulation. *South Med J* 1979; **72:** 633–4.
3. Brown MC. Multisite mucous membrane bleeding due to a possible interaction between warfarin and 5-fluorouracil. *Pharmacotherapy* 1997; **17:** 631–3.
4. Kolesar JM, *et al.* Warfarin–5-FU interaction—a consecutive case series. *Pharmacotherapy* 1999; **19:** 1445–9.
5. Camidge R, *et al.* Significant effect of capecitabine on the pharmacokinetics and pharmacodynamics of warfarin in patients with cancer. *J Clin Oncol* 2005; **23:** 4719–25.
6. Copur MS, *et al.* An adverse interaction between warfarin and capecitabine: a case report and review of the literature. *Clin Colorectal Cancer* 2001; **1:** 182–4.
7. Janney LM, Waterbury NV. Capecitabine–warfarin interaction. *Ann Pharmacother* 2005; **39:** 1546–51.
8. Nissenblatt MJ, Karp GI. Bleeding risk with trastuzumab (Herceptin) treatment. *JAMA* 1999; **282:** 2299–2300.
9. Ward K, Bitran JD. Warfarin, etoposide, and vindesine interactions. *Cancer Treat Rep* 1984; **68:** 817–18.
10. Le AT, *et al.* Enhancement of warfarin response in a patient receiving etoposide and carboplatin chemotherapy. *Ann Pharmacother* 1997; **31:** 1006–8.
11. Hall G, *et al.* Intravenous infusions of ifosfamide/mesna and perturbation of warfarin anticoagulant control. *Postgrad Med J* 1990; **66:** 860–1.
12. Lodwick R, *et al.* Life threatening interaction between tamoxifen and warfarin. *BMJ* 1987; **295:** 1141.
13. Tenni P, *et al.* Life threatening interaction between tamoxifen and warfarin. *BMJ* 1989; **298:** 93.
14. Ritchie LD, Grant SMT. Tamoxifen-warfarin interaction: the Aberdeen hospitals drug file. *BMJ* 1989; **298:** 1253.
15. Lønning PE, *et al.* The influence of a graded dose schedule of aminoglutethimide on the disposition of the optical enantiomers

of warfarin in patients with breast cancer. *Cancer Chemother Pharmacol* 1986; **17:** 177–81.
16. Bruning PF, Bonfrèr JGM. Aminoglutethimide and oral anticoagulant therapy. *Lancet* 1983; **ii:** 582.
17. Spiers ASD, Mibashan RS. Increased warfarin requirement during mercaptopurine therapy: a new drug interaction. *Lancet* 1974; **ii:** 221–2.
18. Cuddy PG, *et al.* Influence of mitotane on the hypoprothrombinemic effect of warfarin. *South Med J* 1986; **79:** 387–8.

抗血小板药 抗凝血药与双嘧达莫之间的相互作用，以及能够在凝血酶原时间没有变化的情况下发生出血，这很不寻常；因此使用时需要特别注意。这个反应发生于小部分使用双嘧达莫和华法林或苯茚二酮的患者中[1]；也涉及双嘧达莫的抗血小板功能，但是总的来说它不会增加出血的危险[2]。

相反的，治疗时加入噻氯匹定可使醋硝香豆素的用量明显增高[3]。

见上文**镇痛药和 NSAIDs** 项下。

1. Kalowski S, Kincaid-Smith P. Interaction of dipyridamole with anticoagulants in the treatment of glomerulonephritis. *Med J Aust* 1973; **2:** 164–6.
2. Levine MN, *et al.* Hemorrhagic complications of long-term anticoagulant therapy. *Chest* 1989; **95** (suppl): 26S–36S.
3. Salar A, *et al.* Ticlopidine antagonizes acenocoumarol treatment. *Thromb Haemost* 1997; **77:** 223–4.

抗原虫药 双唑泰栓可通过选择性抑制 *S*-异构体的代谢[3]而增强华法林[1,2]的作用。

1. Kazmier FJ. A significant interaction between metronidazole and warfarin. *Mayo Clin Proc* 1976; **51:** 782–4.
2. Dean RP, Talbert RL. Bleeding associated with concurrent warfarin and metronidazole therapy. *Drug Intell Clin Pharm* 1980; **14:** 864–6.
3. O'Reilly RA. The stereoselective interaction of warfarin and metronidazole in man. *N Engl J Med* 1976; **295:** 354–7.

抗甲状腺药 见下文**甲状腺和抗甲状腺药**。

抗病毒药 2 名接受 α 干扰素治疗丙型肝炎的患者需要减少华法林[1]和醋硝香豆素[2]的用量。发生相互作用可能由于抗凝血药代谢的减少。接受 α-2b 干扰素或 β 干扰素治疗的患者的用药量也需要相似的调整[1]。但是，1 名使用 α-2b 干扰素并且合用利巴韦林的患者需要增加华法林的剂量[3]，可能由于利巴韦林与华法林的相互作用。

1 名使用沙奎那韦的患者对华法林反应升高[4]。反应机制可能是对华法林代谢的竞争性抑制，并且也可能发生于与其他 HIV 蛋白酶抑制剂合用时。但是，当 1 名患者在多种药物治疗时加入利托那韦，可引起对华法林反应的降低[5]。利托那韦也能降低对醋硝香豆素的反应[6]。

截至 2005 年 10 月，加拿大卫生组织（Health Canada）已收到 19 例开始应用奥塞米韦治疗1～11 日后华法林反应增强的报道[7]。范围 INR 为 3.2～10.9；但是，没有确切的信息可确定这种因果关系。3 例报道了合用奥塞米韦治疗后 INR 下降。

1. Adachi Y, *et al.* Potentiation of warfarin by interferon. *BMJ* 1995; **311:** 292.
2. Serratrice J, *et al.* Interferon-alpha 2b interaction with acenocoumarol. *Am J Hematol* 1998; **57:** 89.
3. Schulman S. Inhibition of warfarin activity by ribavirin. *Ann Pharmacother* 2002; **36:** 72–4.
4. Darlington MR. Hypoprothrombinemia during concomitant therapy with warfarin and saquinavir. *Ann Pharmacother* 1997; **31:** 647.
5. Knoell KR, *et al.* Potential interaction involving warfarin and ritonavir. *Ann Pharmacother* 1998; **32:** 1299–1302.
6. Llibre JM, *et al.* Severe interaction between ritonavir and acenocoumarol. *Ann Pharmacother* 2002; **36:** 621–3.
7. Health Canada. Oseltamivir (Tamiflu) and warfarin: suspected increase in INR. *Can Adverse React News* 2006; **16** (1): 1–2. Also available at: http://www.hc-sc.gc.ca/dhp-mps/alt_formats/hpfb-dgpsa/pdf/medeff/carn-bcei_v16n1-eng.pdf (accessed 19/08/08)

抗焦虑药、催眠药、抗精神病药 巴比妥酸盐通过诱导肝代谢可降低抗凝血药的活性，格鲁米特也有相似作用。除少数增强或降低作用的报道外，地西泮一般没有影响。

虽然有关于水合氯醛通过药酶诱导降低双香豆素作用的报道[1]，其他研究显示它能增强华法林的抗凝血活性[2~4]。但是增强只是暂时的，并可能由于三氯乙酸对华法林血浆蛋白结合部位的取代而造成[2]。三氯福司钠也可以相似方式增强华法林的活性[5]。

氯醛比林[6,7]、乙氯维诺（与双香豆素）[8]、氟哌啶醇（与苯茚二酮）[9]可降低抗凝血药活性。化合物（如甲丙氨酯和甲喹酮）则没有影响。

1. Cucinell SA, *et al.* The effect of chloral hydrate on bishydroxycoumarin metabolism: a fatal outcome. *JAMA* 1966; **197:** 366–8.
2. Sellers EM, Koch-Weser J. Kinetics and clinical importance of displacement of warfarin from albumin by acidic drugs. *Ann N Y Acad Sci* 1971; **179:** 213–25.
3. Boston Collaborative Drug Surveillance Program. Interaction between chloral hydrate and warfarin. *N Engl J Med* 1972; **286:** 53–5.
4. Udall JA. Warfarin-chloral hydrate interaction: pharmacological activity and clinical significance. *Ann Intern Med* 1974; **81:** 341–4.
5. Sellers EM, *et al.* Enhancement of warfarin-induced hypoprothrombinemia by triclofos. *Clin Pharmacol Ther* 1972; **13:** 911–15.
6. Breckenridge A, Orme M. Clinical implications of enzyme induction. *Ann N Y Acad Sci* 1971; **179:** 421–3.
7. Whitfield JB, *et al.* Changes in plasma α-glutamyl transpeptidase activity associated with alterations in drug metabolism in man. *BMJ* 1973; **1:** 316–18.
8. Johansson S-A. Apparent resistance to oral anticoagulant therapy and influence of hypnotics on some coagulation factors. *Acta Med Scand* 1968; **184:** 297–300.
9. Oakley DP, Lautch H. Haloperidol and anticoagulant treatment. *Lancet* 1963; **ii:** 1231.

β受体阻滞剂 β受体阻滞剂，特别是那些具有高脂溶性的，如普萘洛尔，可能抑制华法林的代谢[1]。虽然一些研究显示部分β受体阻滞剂与口服抗凝血药发生药动学相互作用，但没有发现对抗凝血活性的普遍影响[2]。但是，已有报道指出普萘洛尔[2]可能使华法林作用增强。

1. Mantero F, *et al.* Effect of atenolol and metoprolol on the anticoagulant activity of acenocoumarin. *Br J Clin Pharmacol* 1984; **17:** 94S–96S.
2. Bax NDS, *et al.* Inhibition of drug metabolism by β-adrenoceptor antagonists. *Drugs* 1983; **25** (suppl 2): 121–6.

中枢兴奋剂 关于哌甲酯有两种说法：一种是它能延长双香豆乙酯的半衰期[1]，一种是它对双香豆乙酯的半衰期及抗凝血作用无影响[2]。普罗林坦没有作用[2]。

1. Garrettson LK, *et al.* Methylphenidate interaction with both anticonvulsants and ethyl biscoumacetate: a new action of methylphenidate. *JAMA* 1969; **207:** 2053.
2. Hague DE, *et al.* The effect of methylphenidate and prolintane on the metabolism of ethyl biscoumacetate. *Clin Pharmacol Ther* 1971; **12:** 259–62.

甘菊 1 名长期使用华法林并且疗效稳定的 70 岁老年女性，在增加甘菊洗液的用量及菊花茶的饮用量（每日4～5 次）后出现多发性体内出血[1]。发生相互作用的原因可能是甘菊中含有的香豆素。

1. Segal R, Pilote L. Warfarin interaction with Matricaria chamomilla. *Can Med Assoc J* 2006; **174:** 1281–2.

中草药治疗 使用中草药治疗的患者应用华法林时可增强其抗凝血作用[1~6]。药物通常从单一草药制剂成分到复方多组分成分都有，有时出售时名称相同但成分却有很大差异。

1. Yu CM, *et al.* Chinese herbs and warfarin potentiation by 'Danshen'. *J Intern Med* 1997; **241:** 337–9.
2. Izzat MB, *et al.* A taste of Chinese medicine! *Ann Thorac Surg* 1998; **66:** 941–2.
3. Page RL, Lawrence JD. Potentiation of warfarin by dong quai. *Pharmacotherapy* 1999; **19:** 870–6.
4. Chan TYK. Interaction between warfarin and danshen (Salvia miltiorrhiza). *Ann Pharmacother* 2001; **35:** 501–4.
5. Lam AY, *et al.* Possible interaction between warfarin and Lycium barbarum L. *Ann Pharmacother* 2001; **35:** 1199–1201.
6. Wong ALN, Chan TYK. Interaction between warfarin and the herbal product Quilinggao. *Ann Pharmacother* 2003; **37:** 836–8.

皮质激素和促皮质素 皮质激素能增加血液抗凝效应，但它们可与抗凝血药广泛合用，关于相互作用的报道很少，这些都显示了皮质激素的安全性；但是，也有一些报道关于皮质激素和促皮质素增强[1~3]或减弱[4]抗凝血药的作用。一项对长期应用华法林的患者短期服用皮质激素进行的回顾性研究[5]发现大多数（32 例中的 29 例）会增加 INR，提示需要用药时应小心监测。

1. Van Cauwenberge H, Jaques LB. Haemorrhagic effect of ACTH with anticoagulants. *Can Med Assoc J* 1958; **79:** 536–40.
2. Costedoat-Chalumeau N, *et al.* Potentiation of vitamin K antagonists by high-dose intravenous methylprednisolone. *Ann Intern Med* 2000; **132:** 631–5.
3. Stading JA, *et al.* Effects of prednisone on the international normalized ratio. *Am J Health-Syst Pharm* 2006; **63:** 2354–6. Correction. *ibid.* 2007; **64:** 130.
4. Chatterjea JB, Salomon L. Antagonistic effect of ACTH and cortisone on the anticoagulant activity of ethyl biscoumacetate. *BMJ* 1954; **2:** 790–2.
5. Hazlewood KA, *et al.* Effect of oral corticosteroids on chronic warfarin therapy. *Ann Pharmacother* 2006; **40:** 2101–6.

镇咳药 据报道服用那可丁[1,2]或奥索拉明[3]的患者出现华法林作用增加的情况。随后的研究[3]提示如果开始服用奥索拉明应将华法林的剂量降低 50%。

1. Scordo MG, *et al.* Warfarin–noscapine interaction: a series of four case reports. *Ann Pharmacother* 2008; **42:** 448–50.
2. Ohlsson S, *et al.* Noscapine may increase the effect of warfarin. *Br J Clin Pharmacol* 2008; **65:** 277–8.
3. Min KA, *et al.* Effect of oxolamine on anticoagulant effect of warfarin. *Am J Health-Syst Pharm* 2006; **63:** 153–6.

酸果蔓的果实 1999～2003 年间英国 CSM[1]5 例报道显示华法林和酸果蔓的果实果汁有相互作用。3 名患者中华法林的作用增强，并且其中 1 名死亡。其他人中 INR 降低或不稳定。从 2003 年起，已经开始了 7 项对于可能存在的相互作用研究，并且 CSM 建议[2]患者在使用华法林时避免饮用酸果蔓的果实或其他酸果蔓的果实的制品。然而，虽然这些病例报道提示增强华法林的作用，但是对药动学的潜在作用已经被质疑[3]，且药动学研究没有证实存在相互作用[4,5]。

1. CSM/MHRA. Possible interaction between warfarin and cranberry juice. *Current Problems* 2003; **29:** 8.
2. CSM/MHRA. Interaction between warfarin and cranberry juice: new advice. *Current Problems* 2004; **30:** 10.
3. Pham DQ, Pham AQ. Interaction potential between cranberry juice and warfarin. *Am J Health-Syst Pharm* 2007; **64:** 490–4.
4. Li Z, *et al.* Cranberry does not affect prothrombin time in male subjects on warfarin. *J Am Diet Assoc* 2006; **106:** 2057–61.
5. Lilja JJ, *et al.* Effects of daily ingestion of cranberry juice on the pharmacokinetics of warfarin, tizanidine, and midazolam—probes of CYP2C9, CYP1A2, and CYP3A4. *Clin Pharmacol Ther* 2007; **81:** 833–9.

皮肤用药 1 名患者当开始使用阿维 A 酯治疗时需提高华法林的用量[1]。

1. Ostlere LS, *et al.* Reduced therapeutic effect of warfarin caused by etretinate. *Br J Dermatol* 1991; **124:** 505–10.

食品添加剂 有报道称服用华法林和食品添加剂葡糖胺（含或不含软骨素[1~3]）的患者 INR 增加，英国 CHM 建议[4]服用华法林的患者不要食用葡糖胺。聚氨葡糖也有相似的报道[5]。

1. Rozenfeld V, *et al.* Possible augmentation of warfarin effect by glucosamine-chondroitin. *Am J Health-Syst Pharm* 2004; **61:** 306–7.
2. Knudsen JF, Sokol GH. Potential glucosamine-warfarin interaction resulting in increased international normalized ratio: case report and review of the literature and MedWatch database. *Pharmacotherapy* 2008; **28:** 540–8.
3. Adverse Drug Reactions Advisory Committee (ADRAC). Interaction between glucosamine and warfarin. *Aust Adverse Drug React Bull* 2008; **27:** 3. Also available at: http://www.tga.gov.au/adr/aadrb/aadr0802.pdf (accessed 12/08/09)
4. CHM/MHRA. Glucosamine adverse reactions and interactions. *Current Problems* 2006; **31:** 8.
5. Huang S-S, *et al.* Chitosan potentiation of warfarin effect. *Ann Pharmacother* 2007; **41:** 1912–14.

双硫仑 两篇文献认为双硫仑可增强华法林的作用[1,2]，并且已在对 8 名健康受试者所做的研究中得到证实[3]。虽然双硫仑对肝药酶的抑制是一方面原因[3]，后来的一项研究[4]显示双硫仑可直接作用于肝脏而加强抗凝血酶的作用。这个作用会被乙醇对华法林的多种作用所复杂化（见上文）。因此当这些药物合用时，需要加以注意。

1. Rothstein E. Warfarin effect enhanced by disulfiram. *JAMA* 1968; **206:** 1574–5.
2. Rothstein E. Warfarin effect enhanced by disulfiram (Antabuse). *JAMA* 1972; **221:** 1052–3.
3. O'Reilly RA. Interaction of sodium warfarin and disulfiram (Antabuse®) in man. *Ann Intern Med* 1973; **78:** 73–6.
4. O'Reilly RA. Dynamic interaction between disulfiram and separated enantiomorphs of racemic warfarin. *Clin Pharmacol Ther* 1981; **29:** 332–6.

利尿药 已报道依他尼酸能增强华法林的作用[1]。氯噻酮[2]和螺内酯[3]在健康受试者中与华法林的作用减弱相关，这可能是由于利尿作用可以聚集循环凝血因子。据报道托拉塞米能增强华法林的作用[4]，机制可能是竞争细胞色素 P450 同工酶 CYP2C9 的代谢以及从蛋白结合位点中将华法林替代。但是，布美他尼、呋塞米以及噻嗪类显示对华法林没有作用。

1. Petrick RJ, *et al.* Interaction between warfarin and ethacrynic acid. *JAMA* 1975; **231:** 843–4.
2. O'Reilly RA, *et al.* Impact of aspirin and chlorthalidone on the pharmacodynamics of oral anticoagulant drugs in man. *Ann N Y Acad Sci* 1971; **179:** 173–86.
3. O'Reilly RA. Spironolactone and warfarin interaction. *Clin Pharmacol Ther* 1980; **27:** 198–201.
4. Bird J, Carmona C. Probable interaction between warfarin and torsemide. *Ann Pharmacother* 2008; **42:** 1893–8.

内皮素受体拮抗药 在一项对健康受试者所做研究[1]中发现波生坦可降低华法林的作用，且一个病例报道[2]证实了这一说法。

1. Weber C, *et al.* Effect of the endothelin-receptor antagonist bosentan on the pharmacokinetics and pharmacodynamics of warfarin. *J Clin Pharmacol* 1999; **39:** 847–54.
2. Murphey LM, Hood EH. Bosentan and warfarin interaction. *Ann Pharmacother* 2003; **37:** 1028–31.

胃肠药 抗酸药可能与华法林作用。例如次碳酸铋与三硅酸镁已被报道能降低华法林的吸收[1]，但水合氢氧化铝对华法林或双香豆素无影响[2]。欧车前[3]及氢氧化镁[2]也被证明对华法林无影响，但后者可增加双香豆素的血浆浓度[2]。

也有少数对硫糖铝降低华法林作用的报道[4~6]。

H_2 受体拮抗剂已被广泛研究。已有许多报道指出西咪替丁能增强华法林的抗凝血作用，并易发生出血。

许多研究已显示西咪替丁可增加华法林的血浆浓度，延长它的半衰期，并对它的R-型异构体的代谢有选择性抑制作用[7~10]。不是全部研究都发现凝血酶原时间的延长。西咪替丁对华法林的作用呈现剂量依赖性[7]，并且存在个体差异性[9,10]，需要给予谨慎监控。有限资料显示西咪替丁对醋硝香豆素[11,12]及苯茚二酮[11]有相似的作用，但对苯丙香豆素则没有[13]。对雷尼替丁的研究不能证明它对华法林的代谢[10,14]存在影响，尽管一项研究中华法林的清除率有所下降[7]。1例报道显示雷尼替丁偶尔会增强华法林的作用[15]。

一项研究显示奥美拉唑能阻碍R-型华法林的代谢，但可能没有明显的临床意义[16]。在一项对使用醋硝香豆素及奥美拉唑的患者的回顾性研究中没有发现可证明存在相互作用的依据[17]。与之相似，泮托拉唑也未表现出对华法林[18]或苯丙香豆素[19]的药动学及药效学有影响。

使用华法林的患者加入西沙必利治疗后，华法林作用有明显提高[20]。

一项在健康人群中的研究[21]发现阿瑞匹坦导致华法林更具活性的S-型异构体的血浆浓度稍有降低以及INR增加。

1名使用美沙拉秦[22]的患者和1名使用柳氮磺吡啶[23]的患者发生静脉血栓后出现华法林作用的减弱。

1. McElnay JC, *et al.* Interaction of warfarin with antacid constituents. *BMJ* 1978; **2:** 1166.
2. Ambre JJ, Fischer LJ. Effect of coadministration of aluminum and magnesium hydroxides on absorption of anticoagulants in man. *Clin Pharmacol Ther* 1973; **14:** 231–7.
3. Robinson DS, *et al.* Interaction of warfarin and nonsystemic gastrointestinal drugs. *Clin Pharmacol Ther* 1971; **12:** 491–5.
4. Mungall D, *et al.* Sucralfate and warfarin. *Ann Intern Med* 1983; **98:** 557.
5. Rey AM, Gums JG. Altered absorption of digoxin, sustained-release quinidine, and warfarin with sucralfate administration. *DICP Ann Pharmacother* 1991; **25:** 745–6.
6. Parrish RH, *et al.* Sucralfate-warfarin interaction. *Ann Pharmacother* 1992; **26:** 1015–16.
7. Desmond PV, *et al.* Decreased oral warfarin clearance after ranitidine and cimetidine. *Clin Pharmacol Ther* 1984; **35:** 338–41.
8. Choonara IA, *et al.* Stereoselective interaction between the R enantiomer of warfarin and cimetidine. *Br J Clin Pharmacol* 1986; **21:** 271–7.
9. Sax MJ, *et al.* Effect of two cimetidine regimens on prothrombin time and warfarin pharmacokinetics during long-term warfarin therapy. *Clin Pharm* 1987; **6:** 492–5.
10. Toon S, *et al.* Comparative effects of ranitidine and cimetidine on the pharmacokinetics and pharmacodynamics of warfarin in man. *Eur J Clin Pharmacol* 1987; **32:** 165–72.
11. Serlin MJ, *et al.* Cimetidine: interaction with oral anticoagulants in man. *Lancet* 1979; **ii:** 317–19.
12. Gill TS, *et al.* Cimetidine-nicoumalone interaction in man: stereochemical considerations. *Br J Clin Pharmacol* 1989; **27:** 469–74.
13. Harenberg J, *et al.* Cimetidine does not increase the anticoagulant effect of phenprocoumon. *Br J Clin Pharmacol* 1982; **14:** 292–3.
14. Serlin MJ, *et al.* Lack of effect of ranitidine on warfarin action. *Br J Clin Pharmacol* 1981; **12:** 791–4.
15. Baciewicz AM, Morgan PJ. Ranitidine-warfarin interaction. *Ann Intern Med* 1990; **112:** 76–7.
16. Sutfin T, *et al.* Stereoselective interaction of omeprazole with warfarin in healthy men. *Ther Drug Monit* 1989; **11:** 176–84.
17. Vreeburg EM, *et al.* Lack of effect of omeprazole on oral acenocoumarol anticoagulant therapy. *Scand J Gastroenterol* 1997; **32:** 991–4.
18. Duursema L, *et al.* Lack of effect of pantoprazole on the pharmacodynamics and pharmacokinetics of warfarin. *Br J Clin Pharmacol* 1995; **39:** 700–3.
19. Ehrlich A, *et al.* Lack of pharmacodynamic and pharmacokinetic interaction between pantoprazole and phenprocoumon in man. *Eur J Clin Pharmacol* 1996; **51:** 277–81.
20. Darlington MR. Hypoprothrombinemia induced by warfarin sodium and cisapride. *Am J Health-Syst Pharm* 1997; **54:** 320–1.
21. Depré M, *et al.* Effect of aprepitant on the pharmacokinetics and pharmacodynamics of warfarin. *Eur J Clin Pharmacol* 2005; **61:** 341–6.
22. Marinella MA. Mesalamine and warfarin therapy resulting in decreased warfarin effect. *Ann Pharmacother* 1998; **32:** 841–2.
23. Teefy AM, *et al.* Warfarin resistance due to sulfasalazine. *Ann Pharmacother* 2000; **34:** 1265–8.

银杏 1名使用华法林5年的女性患者在开始应用银杏治疗2个月后，出现颅内出血，可能由于银杏抗血小板活性的副作用[1]。然而，一项在健康人群中的研究[2]没有发现银杏影响华法林的药动学或抗凝作用。

1. Matthews MK. Association of Ginkgo biloba with intracerebral hemorrhage. *Neurology* 1998; **50:** 1933–4.
2. Jiang X, *et al.* Effect of ginkgo and ginger on the pharmacokinetics and pharmacodynamics of warfarin in healthy subjects. *Br J Clin Pharmacol* 2005; **59:** 425–32.

人参 1名患者在服用人参制剂后出现对华法林反应下降的现象[1]。一项对健康人群所做研究中也发现反应稍微下降[2]。

1. Janetzky K, Morreale AP. Probable interaction between warfarin and ginseng. *Am J Health-Syst Pharm* 1997; **54:** 692–3.
2. Yuan C-S, *et al.* American ginseng reduces warfarin's effect in healthy patients: a randomized, controlled trial. *Ann Intern Med* 2004; **141:** 23–7.

高血糖素 曾报道过合用高血糖素后，出现呈剂量依赖性的华法林抗凝血活性的增强[1]。

1. Koch-Weser J. Potentiation by glucagon of the hypoprothrombinemic action of warfarin. *Ann Intern Med* 1970; **72:** 331–5.

葡糖胺 见上文的**食品添加剂**。

免疫抑制药 1名长期使用华法林的患者降低硫唑嘌呤剂量后，发生出血反应[1]；另1名患者则在使用硫唑嘌呤后，需要提高华法林用量[2,3]。

有一些关于华法林或醋硝香豆素与环孢素发生相互作用的报道，但抗凝血药或环孢素的剂量均需要改变（详见**环孢素**的**药物相互作用**项下**抗凝血药**，第1743页）。

有一篇文献[4]是关于来氟米特增强华法林作用，但在第二次使用后发生血尿；患者的INR从3.4升至11。截至2002年，英国CSM已收到4例关于来氟米特使INR升高的报道。

1. Singleton JD, Conyers L. Warfarin and azathioprine: an important drug interaction. *Am J Med* 1992; **92:** 217.
2. Rotenberg M, *et al.* Effect of azathioprine on the anticoagulant activity of warfarin. *Ann Pharmacother* 2000; **34:** 120–2.
3. Vazquez SR, *et al.* Azathioprine-induced warfarin resistance. *Ann Pharmacother* 2008; **42:** 1118–23.
4. Lim V, Pande I. Leflunomide can potentiate the anticoagulant effect of warfarin. *BMJ* 2002; **325:** 1333. Correction. *ibid.* 2003; **326:** 432.

白三烯拮抗药 扎鲁司特能降低S-型华法林的清除率[1]。扎鲁司特的制造商指出它可能抑制了华法林代谢过程中的细胞色素P450同工酶CYP2C9。加入扎鲁司特治疗后凝血酶原时间可能会显著延长，并且需要相应的调整华法林的剂量。

一项关于孟鲁司特和华法林的研究[2]发现两药之间没有明显的相互作用。

1. Suttle AB, *et al.* Effect of zafirlukast on the pharmacokinetics of R- and S-warfarin in healthy men. *Clin Pharmacol Ther* 1997; **61:** 186.
2. Van Hecken, *et al.* Effect of montelukast on the pharmacokinetics and pharmacodynamics of warfarin in healthy volunteers. *J Clin Pharmacol* 1999; **39:** 495–500.

左旋咪唑 1名长期使用华法林治疗的患者加入左旋咪唑和氟尿嘧啶治疗后INR增高[1]。这种相互作用的机制可能是对华法林代谢的抑制。华法林与其他含有氟尿嘧啶的药物之间的相互作用已有报道（见上文的**抗肿瘤药**），但可能也包括左旋咪唑。另1名患者使用左旋咪唑和氟尿嘧啶后发生相似的反应[2]，并在单独使用左旋咪唑后偶发出血反应。

1. Scarfe MA, Israel MK. Possible drug interaction between warfarin and combination of levamisole and fluorouracil. *Ann Pharmacother* 1994; **28:** 464–7.
2. Wehbe TW, Warth JA. A case of bleeding requiring hospitalization that was likely caused by an interaction between warfarin and levamisole. *Clin Pharmacol Ther* 1996; **59:** 360–2.

血脂调节药 据报道，贝特类可与香豆素类抗凝血药相互作用。氯贝丁酯能提高华法林的活性，有时会引起出血反应的发生。发生机制还不清楚，但不像是药动学方面的反应。氯贝丁酯、双香豆素、苯茚二酮也有相似的增强作用。苯扎贝特能增强苯丙香豆素[1]及华法林[2]的作用，非诺贝特[3]和吉非贝齐[4]也可增强华法林的作用。尽管一项在健康人群的研究[5]发现吉非贝齐可轻微降低华法林的血浆药物浓度。

虽然一些报道相互矛盾，但是他汀类与香豆素类抗凝血药之间也可能发生相互作用[6]。据报道[7]接受华法林的2名患者给予洛伐他汀后出现了低凝血酶原血症和出血。还有报道[6,8,9]一些服用氟伐他汀的患者对华法林的反应增强。一项对瑞舒伐他汀和华法林进行的研究报道[10]，健康人群和长期进行华法林治疗的患者INR增加，但另一项研究[11]没有发现该现象。然而，有报道在长期用华法林[12]或醋硝香豆素[13]治疗的患者在服用瑞舒伐他汀后出现血肿以INR增加。华法林与辛伐他汀[14]合用会增强对华法林的反应，一名患者将阿伐他汀改为辛伐他汀[15]后出现了致命性脑出血，还有报道辛伐他汀增强醋硝香豆素[16]的作用。但是，另1名长期使用华法林的患者加入辛伐他汀治疗后，INR仍保持不变[17]。普伐他汀的注册药品信息没有发现合用后华法林的作用有任何变化。但是，有一篇文献是关于使用氟茚二酮的患者加入普伐他汀后发生出血现象[18]。在一项对46名使用华法林并由辛伐他汀改用普伐他汀的患者所做的研究中显示[19]，平均INR升高，但是华法林1周的平均用量没有明显改变，并且没有偶发出血事件。

右甲状腺素能增强华法林[20,21]和双香豆素[22]的抗凝血作用。

考来烯胺能降低华法林的血浆浓度[23]、半衰期[24]和活性[23,24]。这种相互作用的机制包括华法林与考来烯胺的结合以及吸收的降低[23]；华法林的肝肠循环也可能被抑制[24]。考来烯胺也能抑制苯丙香豆素的作用[25]。但是，考来烯胺也能降低维生素K的吸收，并可能导致凝血酶降低和出血的发生。

服用华法林和其他抗凝血药的患者使用ω-3脂肪酸（即鱼油制剂）与INR增加[26]及硬膜下血肿[27]相关。然而，对服用鱼油和华法林[28,29]的患者的对照研究没有发现对出血事件或出血时间有影响。

苯氟雷司[30]和考来替泊[31]与苯丙香豆素不发生相互作用。

1. Zimmermann R, *et al.* The effect of bezafibrate on the fibrinolytic enzyme system and the drug interaction with racemic phenprocoumon. *Atherosclerosis* 1978; **29:** 477–85.
2. Beringer TRO. Warfarin potentiation with bezafibrate. *Postgrad Med J* 1997; **73:** 657–8.
3. Ascah KJ, *et al.* Interaction between fenofibrate and warfarin. *Ann Pharmacother* 1998; **32:** 765–8.
4. Ahmad S. Gemfibrozil interaction with warfarin sodium (Coumadin). *Chest* 1990; **98:** 1041–2.
5. Lilja JJ, *et al.* Effect of gemfibrozil on the pharmacokinetics and pharmacodynamics of racemic warfarin in healthy subjects. *Br J Clin Pharmacol* 2005; **59:** 433–9.
6. Andrus MR. Oral anticoagulant drug interactions with statins: case report of fluvastatin and review of the literature. *Pharmacotherapy* 2004; **24:** 285–90.
7. Ahmad S. Lovastatin: warfarin interaction. *Arch Intern Med* 1990; **150:** 2407.
8. Trilli LE, *et al.* Potential interaction between warfarin and fluvastatin. *Ann Pharmacother* 1996; **30:** 1399–1402.
9. Kline SS, Harrell CC. Potential warfarin-fluvastatin interaction. *Ann Pharmacother* 1997; **31:** 790–1.
10. Simonson SG, *et al.* Effect of rosuvastatin on warfarin pharmacodynamics and pharmacokinetics. *J Clin Pharmacol* 2005; **45:** 927–34.
11. Jindal D, *et al.* Pharmacodynamic evaluation of warfarin and rosuvastatin co-administration in healthy subjects. *Eur J Clin Pharmacol* 2005; **61:** 621–5.
12. Barry M. Rosuvastatin–warfarin drug interaction. *Lancet* 2004; **363:** 328.
13. Mondillo S, *et al.* Rosuvastatin–acenocoumarol interaction. *Clin Ther* 2005; **27:** 782–4.
14. Hickmott H, *et al.* The effect of simvastatin co-medication on warfarin anticoagulation response and dose requirements. *Thromb Haemost* 2003; **89:** 949–50.
15. Westergren T, *et al.* Probable warfarin–simvastatin interaction. *Ann Pharmacother* 2007; **41:** 1292–5.
16. Grau E, *et al.* Simvastatin-oral anticoagulant interaction. *Lancet* 1996; **347:** 405–6.
17. Gaw A, Wosornu D. Simvastatin during warfarin therapy in hyperlipoproteinaemia. *Lancet* 1992; **340:** 979–80.
18. Trenque T, *et al.* Pravastatin: interaction with oral anticoagulant? *BMJ* 1996; **312:** 886.
19. Lin JC, *et al.* The effect of converting from pravastatin to simvastatin on the pharmacodynamics of warfarin. *J Clin Pharmacol* 1999; **39:** 86–90.
20. Owens JC, *et al.* Effect of sodium dextrothyroxine in patients receiving anticoagulants. *N Engl J Med* 1962; **266:** 76–9.
21. Solomon HM, Schrogie JJ. Change in receptor site affinity: a proposed explanation for the potentiating effect of D-thyroxine on the anticoagulant response to warfarin. *Clin Pharmacol Ther* 1967; **8:** 797–9.
22. Schrogie JJ, Solomon HM. The anticoagulant response to bishydroxycoumarin: II. The effect of D-thyroxine, clofibrate, and norethandrolone. *Clin Pharmacol Ther* 1967; **8:** 70–7.
23. Robinson DS, *et al.* Interaction of warfarin and nonsystemic gastrointestinal drugs. *Clin Pharmacol Ther* 1971; **12:** 491–5.
24. Jähnchen E, *et al.* Enhanced elimination of warfarin during treatment with cholestyramine. *Br J Clin Pharmacol* 1978; **5:** 437–40.
25. Meinertz T, *et al.* Interruption of the enterohepatic circulation of phenprocoumon by cholestyramine. *Clin Pharmacol Ther* 1977; **21:** 731–5.
26. Buckley MS, *et al.* Fish oil interaction with warfarin. *Ann Pharmacother* 2004; **38:** 50–3.
27. McClaskey EM, Michalets EL. Subdural hematoma after a fall in an elderly patient taking high-dose omega-3 fatty acids with warfarin and aspirin: case report and review of the literature. *Pharmacotherapy* 2007; **27:** 152–60.
28. Eritsland J, *et al.* Long-term effects of n-3 polyunsaturated fatty acids on haemostatic variables and bleeding episodes in patients with coronary artery disease. *Blood Coag Fibrinol* 1995; **6:** 17–22.
29. Bender NK, *et al.* Effects of marine fish oils on the anticoagulation status of patients receiving chronic warfarin therapy. *J Thromb Thrombolysis* 1998; **5:** 257–61.
30. De Witte P, Brems HM. Co-administration of benfluorex with oral anticoagulant therapy. *Curr Med Res Opin* 1980; **6:** 478–80.
31. Harvengt C, Desager JP. Effect of colestipol, a new bile acid sequestrant, on the absorption of phenprocoumon in man. *Eur J Clin Pharmacol* 1973; **6:** 19–21.

薄荷脑 1名长期使用华法林的患者开始使用薄荷脑咳嗽滴剂后，INR降低[1]。机制不清楚，但是已知薄荷脑是从薄荷植物中提取的，有可能含有维生素K。

1. Kassebaum PJ, *et al.* Possible warfarin interaction with menthol cough drops. *Ann Pharmacother* 2005; **39:** 365–7.

杀虫剂 氯化的杀虫剂能降低华法林的活性[1]。

1. Jeffery WH, *et al.* Loss of warfarin effect after occupational insecticide exposure. *JAMA* 1976; **236:** 2881–2.

吡拉西坦 1名长期使用华法林的患者使用吡拉西坦后

凝血酶原时间增长[1]。

1. Pan HYM, Ng RP. The effect of Nootropil in a patient on warfarin. *Eur J Clin Pharmacol* 1983; **24:** 711.

性激素 有许多关于组织代谢的或促成雄性性状的甾族化合物能增强抗凝血药的活性，并促进出血反应的发生。报道包括羟甲烯龙和华法林[1~3]或醋硝香豆素[4]；司坦唑醇和华法林[5,6]或双香豆素[7]；乙烯雌醇和苯茚二酮[8]；诺乙雄龙和双香豆素[9]；甲睾酮和苯丙香豆素[10]；达那唑和华法林[11~13]。氧雄龙的制造商表示当加入氧雄龙治疗时，需要减少 80%～85% 华法林的剂量。这种作用的机制不太清楚，但认为不是药动学改变造成的。17-α-烷基取代甾族化合物最易发生此类反应，但是有一篇文献关于局部应用睾酮（不含上述取代基）也能增强华法林的作用[14]。

一项对接受抗凝血药治疗女性患者开始使用 *HRT* 所做的回顾性研究显示[15]，替勃龙能增强华法林、苯茚二酮的作用，可能是因为它的雄激素样作用。

口服避孕药也证明了这些相互作用的存在。但是，当双香豆素的作用被复方口服避孕药降低时[16]，醋硝香豆素的作用被其他类型的制剂增强[17]。复方口服避孕药也能在不改变抗凝血作用的情况下，升高苯丙香豆素的清除率[18]。紧急避孕时单次使用左炔诺孕酮也可增强华法林的作用[19]。

1. Robinson BHB, *et al.* Decreased anticoagulant tolerance with oxymetholone. *Lancet* 1971; **i:** 1356.
2. Longridge RGM, *et al.* Decreased anticoagulant tolerance with oxymetholone. *Lancet* 1971; **ii:** 90.
3. Edwards MS, Curtis JR. Decreased anticoagulant tolerance with oxymetholone. *Lancet* 1971; **ii:** 221.
4. de Oya JC, *et al.* Decreased anticoagulant tolerance with oxymetholone in paroxysmal nocturnal haemoglobinuria. *Lancet* 1971; **ii:** 259.
5. Acomb C, Shaw PW. A significant interaction between warfarin and stanozolol. *Pharm J* 1985; **234:** 73–4.
6. Shaw PW, Smith AM. Possible interaction of warfarin and stanozolol. *Clin Pharm* 1987; **6:** 500–2.
7. Howard W, *et al.* Anabolic steroids and anticoagulants. *BMJ* 1977; **1:** 1659–60.
8. Vere DW, Fearnley GR. Suspected interaction between phenindione and ethyloestrenol. *Lancet* 1968; **ii:** 281.
9. Schrogie JJ, Solomon HM. The anticoagulant response to bishydroxycoumarin: II. The effect of D-thyroxine, clofibrate, and norethandrolone. *Clin Pharmacol Ther* 1967; **8:** 70–7.
10. Husted S, *et al.* Increased sensitivity to phenprocoumon during methyltestosterone therapy. *Eur J Clin Pharmacol* 1976; **10:** 209–16.
11. Goulbourne IA, Macleod DAD. An interaction between danazol and warfarin: case report. *Br J Obstet Gynaecol* 1981; **88:** 950–1.
12. Meeks ML, *et al.* Danazol increases the anticoagulant effect of warfarin. *Ann Pharmacother* 1992; **26:** 641–2.
13. Booth CD. A drug interaction between danazol and warfarin. *Pharm J* 1993; **250:** 439–40.
14. Lorentz SMcQ, Weibert RT. Potentiation of warfarin anticoagulation by topical testosterone ointment. *Clin Pharm* 1985; **4:** 332–4.
15. McLintock LA, *et al.* Interaction between hormone replacement therapy preparations and oral anticoagulant therapy. *Br J Obstet Gynaecol* 2003; **110:** 777–9.
16. Schrogie JJ, *et al.* Effect of oral contraceptives on vitamin K-dependent clotting activity. *Clin Pharmacol Ther* 1967; **8:** 670–5.
17. de Teresa E, *et al.* Interaction between anticoagulants and contraceptives: an unsuspected finding. *BMJ* 1979; **2:** 1260–1.
18. Mönig H, *et al.* Effect of oral contraceptive steroids on the pharmacokinetics of phenprocoumon. *Br J Clin Pharmacol* 1990; **30:** 115–18.
19. Ellison J, *et al.* Apparent interaction between warfarin and levonorgestrel used for emergency contraception. *BMJ* 2000; **321:** 1382.

圣约翰草 圣约翰草能降低华法林的抗凝血作用[1]。

1. Yue Q-Y, *et al.* Safety of St John's wort (Hypericum perforatum). *Lancet* 2000; **355:** 576–7.

甲状腺和抗甲状腺药 因为口服抗凝血药的效应依赖于甲状腺的状态，因此口服抗凝血药及抗甲状腺药之间可能会发生相互作用。甲状腺激素类化合物确实能增强口服抗凝血药的作用，可能是通过增加凝血因子的代谢来实现的。右甲状腺素在上文**血脂调节药**项下讨论。还没有关于抗甲状腺药降低抗凝血药反应的报道出现；相反的，丙硫氧嘧啶可以引起凝血酶降低（详见**卡比马唑项下对血液的影响**，第 2088 页）。然而，一名服用甲巯咪唑治疗突眼性甲状腺肿的患者，其对华法林的反应取决于其甲状腺状态和甲巯咪唑的剂量[1]。

1. Busenbark LA, Cushnie SA. Effect of Graves' disease and methimazole on warfarin anticoagulation. *Ann Pharmacother* 2006; **40:** 1200–3.

烟草 虽然吸烟能增加华法林的清除率[1]，但可能对抗凝血活性无明显影响[1,2]。但是，有报道指出 1 名使用华法林的患者在停止吸烟后 INR 增高[3]。

1. Bachmann K, *et al.* Smoking and warfarin disposition. *Clin Pharmacol Ther* 1979; **25:** 309–15.
2. Weiner B, *et al.* Warfarin dosage following prosthetic valve replacement: effect of smoking history. *Drug Intell Clin Pharm* 1984; **18:** 904–6.
3. Colucci VJ, Knapp JF. Increase in international normalized ratio associated with smoking cessation. *Ann Pharmacother* 2001; **35:** 385–6.

泛癸利酮 3 名患者使用泛癸利酮后，INR 值降低，并且华法林的作用也减弱[1]。

1. Spigset O. Reduced effect of warfarin caused by ubidecarenone. *Lancet* 1994; **344:** 1372–3.

疫苗 已有一些报道长期使用华法林的患者接种流感疫苗后，出现凝血酶原时间延长和出血；一例颅腔出血的病例可能是由这种相互作用引起[1]。但对于这种可能的相互作用的研究发现对华法林微弱的或相矛盾的增强作用[2,3]或无反应[4~6]。一项研究显示流感疫苗接种对凝血酶原时间的降低作用比升高作用强[7]。对于一组长期使用醋硝香豆素治疗的患者流行性感冒疫苗接种对醋硝香豆素的作用无影响[8]。

1. Carroll DN, Carroll DG. Fatal intracranial bleed potentially due to a warfarin and influenza vaccine interaction. *Ann Pharmacother* 2009; **43:** 754–60.
2. Kramer P, *et al.* Effect of influenza vaccine on warfarin anticoagulation. *Clin Pharmacol Ther* 1984; **35:** 416–18.
3. Weibert RT, *et al.* Effect of influenza vaccine in patients receiving long-term warfarin therapy. *Clin Pharm* 1986; **5:** 499–503.
4. Lipsky BA, *et al.* Influenza vaccination and warfarin anticoagulation. *Ann Intern Med* 1984; **100:** 835–7.
5. Scott AK, *et al.* Lack of effect of influenza vaccination on warfarin in healthy volunteers. *Br J Clin Pharmacol* 1985; **19:** 144P–145P.
6. Gomolin IH. Lack of effect of influenza vaccine on warfarin anticoagulation in the elderly. *Can Med Assoc J* 1986; **135:** 39–41.
7. Bussey HI, Saklad JJ. Effect of influenza vaccine on chronic warfarin therapy. *Drug Intell Clin Pharm* 1988; **22:** 198–201.
8. Souto JC, *et al.* Lack of effect of influenza vaccine on anticoagulation by acenocoumarol. *Ann Pharmacother* 1993; **27:** 365–8.

维生素 由于维生素 K 能对抗口服抗凝血药的作用，但也有文献显示维生素 K_4 和维生素 K_1 能降低抗凝血活性，或食物以及含维生素 K 的营养制剂。

偶有关于维生素 C 降低华法林作用的文献[1,2]，但没有后续报道[3,4]。也有一些关于维生素 E 能增强华法林[5]或双香豆素[6]作用的文献，但使用华法林和维生素 E 的患者没有出现这种反应[7]。

1. Rosenthal G. Interaction of ascorbic acid and warfarin. *JAMA* 1971; **215:** 1671.
2. Smith EC, *et al.* Interaction of ascorbic acid and warfarin. *JAMA* 1972; **221:** 1166.
3. Hume R, *et al.* Interaction of ascorbic acid and warfarin. *JAMA* 1972; **219:** 1479.
4. Feetam CL, *et al.* Lack of a clinically important interaction between warfarin and ascorbic acid. *Toxicol Appl Pharmacol* 1975; **31:** 544–7.
5. Corrigan JJ, Marcus FI. Coagulopathy associated with vitamin E ingestion. *JAMA* 1974; **230:** 1300–1.
6. Schrogie JJ. Coagulopathy and fat-soluble vitamins. *JAMA* 1975; **232:** 19.
7. Kim JM, White RH. Effect of vitamin E on the anticoagulant response to warfarin. *Am J Cardiol* 1996; **77:** 545–6.

药动学

华法林能从胃肠道稳定吸收，也能经皮肤吸收。与血浆蛋白结合广泛，血浆半衰期约为 37h。华法林能穿过胎盘，但在乳汁中的量不大。常用华法林的消旋混合物，但 *S*-型异构体更加有效。*R*-和 *S*-型异构体均经肝代谢。*S*-型比 *R*-型代谢要快，主要是由具有遗传多态现象的细胞色素 P450 同工酶 CYP2C9 代谢；在 *R*-型代谢时，其他同工酶也参与其中。与其他药物合用时，这些立体异构体可能会受到不同的影响（见上文**药物相互作用**）。微弱或没有抗凝血作用的代谢物经尿排泄，经胆汁重吸收。

1. Mungall DR, *et al.* Population pharmacokinetics of racemic warfarin in adult patients. *J Pharmacokinet Biopharm* 1985; **13:** 213–27.
2. Holford NHG. Clinical pharmacokinetics and pharmacodynamics of warfarin: understanding the dose-effect relationship. *Clin Pharmacokinet* 1986; **11:** 483–504.
3. Takahashi H, Echizen H. Pharmacogenetics of warfarin elimination and its clinical implications. *Clin Pharmacokinet* 2001; **40:** 587–603.

用途和用法

华法林是香豆素类抗凝血药，用于治疗和预防血栓栓塞疾病（第 1146 页）。它通过抑制肝中依赖维生素 K 的凝血因子Ⅱ（凝血酶原）、凝血因子Ⅶ、凝血因子Ⅸ、凝血因子Ⅹ以及抗凝血蛋白 C、辅助蛋白 S 的合成来发挥作用。对凝血因子级联反应的解释，见**止血和纤维蛋白溶解**，第 1014 页。由于华法林为间接作用，因此对已形成的凝血无作用。因为凝血因子的半衰期为 6～60h 不等，所以需要经数小时才能观察到反应。一般出现明显的疗效需要 24h，但一次用药后最大反应出现在 2～3 天后，全部反应可持续 5 天。

华法林用于静脉血栓栓塞的预防和治疗（**深静脉栓塞和肺动脉栓塞**，第 1147 页）。如果需要即时的血液抗凝效果，需要在 2～3 天前静脉或皮下给予肝素。华法林的治疗可以开始于肝素治疗时或治疗后。华法林也用于全身静脉血栓栓塞及心房颤动的缺血性脑卒中患者（第 1122 页）、人工心脏瓣膜患者（见**瓣膜性心脏病**，第 1146 页）或心肌梗死患者（第 1135 页）的预防。华法林可能也可预防心肌梗死和治疗脑卒中或暂时脑缺血发作（第 1143 页）。可能同时给予抗血小板药。

一些患者也可能出现对华法林的遗传耐药性。华法林也是灭鼠剂，但是曾报道过大鼠对其产生耐药性。

用法和剂量 华法林口服和静脉给药是等效的，但通常为口服。剂量应根据个体差异调整，详见下文**抗凝血药**治疗的监控项下内容。当需要快速的抗凝效果时，应给予华法林钠第 1 天首剂 10mg。但是，许多情况下首剂 5mg 即足够。首剂少于 5mg，应用于老年患者和易发生出血的患者（见上文**注意事项**）。随后的维持剂量通常为每日 3～9mg。如必要，可缓慢静脉注射相同剂量。应在每日相同时间给予华法林。理论上说，华法林突然停药可能引起高凝性反跳从而引起血栓。因此，一些临床医生在超过数周的抗凝治疗后采取缓慢停药的措施，但是是否有必要还不清楚。并且 *British Society for Haematology* 建议华法林的治疗可以突然终止。患者应携带抗凝治疗记录。

也可以使用华法林的钾盐，也有人尝试过华法林-地阿诺合剂。

口服抗凝血药治疗的监控 为了确保口服抗凝血药达到抑制维生素 K 依赖凝血因子所需要的剂量，口服抗凝血药疗法必须被监控；剂量过小会导致抗凝作用不够，而剂量过大会使患者产生出血的危险。通常，可以通过使用适合的凝血酶原激酶制剂和钙源后，检测患者血浆中凝血因子的活性，来进行以上监测。形成凝血块所需要的时间，取决于凝血激酶制剂对于凝血酶原的效果，该时间被称作凝血酶原时间（PT）。凝血酶原时间比率（PTR）是指患者血浆与标准血浆样品的凝血酶原时间的比率。因此，在不同时间或不同实验室检测的凝血酶原时间比率会具有一定程度的一致性；现在，制造厂商或监测实验室应用国际标准制剂来校正他们的一批凝血酶原激酶已经成为常规实验。这种标准制剂是一种适用于该凝血酶原激酶的国际敏感性指数（ISI）。因此，实验室检测一份血浆样品的凝固力，可以通过使用以下敏感指数公式，把凝血酶原时间比率转化为国际标准比率 INR。

$$\mathrm{INR} = \mathrm{PTR}^{(\mathrm{ISI})}$$

因此，通过已经公布的国际敏感指数为 1.5 的凝血酶原激酶，测得凝血酶原时间比率 2.0，可以转化为国际标准比率 2.8。因此，国际标准比率等于使用基本国际标准参比凝血酶原激酶制剂测得的凝血酶原时间。

这种标准化方法，取代了使用诸如英国或曼彻斯特相对凝血酶原激酶的标准制剂的方法。由于存在着病毒传播的危险，来源于兔脑的凝血酶原激酶制剂已经被淘汰或被人脑来源的制剂取代，而人类细胞重组体正在使用中。

British Society for Haematology 和 *American College of Chest Physicians* 推荐了患者接受抗凝血治疗，包括在不同状态和给药方案的条件下，INR 的参考目标值和目标范围，见表 6。在英国，认为目标值 INR 在 0.5 单元以内为良好。在美国，INR 被认为应该维持在中等水平。通常，INR 低于 2.0 代表抗凝作用不充分，INR 高于 4.5 表示有极易发生出血的倾向。

治疗前应进行测定，治疗的早期阶段每日或隔日进行监测也是必要的。一旦剂量被确定和患者的状态稳定良好，测定间隔可以有规律地延长，例如可以每 8 周检测一次；任何可能影响抗凝血药活性的事件都需要被修正。在一些患者需要进行个体监测。

1. Harrington R, Ansell J. Risk-benefit assessment of anticoagulant therapy. *Drug Safety* 1991; **6:** 54–69.
2. Le DT, *et al.* The international normalized ratio (INR) for monitoring warfarin therapy: reliability and relation to other monitoring methods. *Ann Intern Med* 1994; **120:** 552–8.
3. British Society for Haematology: British Committee for Standards in Haematology—Haemostasis and Thrombosis Task Force. Guidelines on oral anticoagulation: third edition. *Br J Haematol* 1998; **101:** 374–87. Also available at: http://www.bcshguidelines.com/pdf/bjh715.pdf (accessed 25/02/05) Updated 2005 guidelines. Update: Baglin TP, *et al*, for the British Committee for Standards in Haematology. Guidelines on oral anticoagulation (warfarin): third edition—2005 update. *Br J Haematol* 2006; **132:** 277–85. Also available at: http://www.bcshguidelines.com/pdf/oralanticoagulation.pdf (accessed 07/06/06)

4. Hardman SMC, Cowie MR. Anticoagulation in heart disease. *BMJ* 1999; **318:** 238–44.
5. Gage BF, *et al.* Management and dosing of warfarin therapy. *Am J Med* 2000; **109:** 481–8.
6. Hirsh J, *et al.* American Heart Association/American College of Cardiology Foundation guide to warfarin therapy. *Circulation* 2003; **107:** 1692–1711. Also available at: http://circ.ahajournals.org/cgi/reprint/107/12/1692.pdf (accessed 25/02/05)
7. Fitzmaurice DA, *et al.* British Society of Haematology Taskforce for Haemostasis and Thrombosis. An evidence-based review and guidelines for patient self-testing and management of oral anticoagulation. *Br J Haematol* 2005; **131:** 156–65. Correction. *ibid.* 2006; **132:** 118. Also available at: http://www.bcshguidelines.com/pdf/fitzmaurice_100306.pdf (accessed 27/05/08)
8. Ansell J, *et al.* Pharmacology and management of the vitamin K antagonists: American College of Chest Physicians evidence-based clinical practice guidelines (8th edition). *Chest* 2008; **133** (suppl): 160S–198S. Also available at: http://www.chestjournal.org/content/133/6_suppl/160S.full.pdf (accessed 27/08/09)

表 6 推荐的国际标准化比率（INR）

	INR	条件或过程
英国	2.5	肺栓塞；深静脉血栓；停用华法林后出现的静脉栓塞复发；症状性遗传性血栓；与抗磷脂综合征相关的静脉血栓栓塞；心房颤动；附壁血栓；心肌病；生物心脏瓣膜
	2.5～3.0	心脏复律（复律前较高 INR 水平可能更合适）；一些人工机械心脏瓣膜
	3.5	使用华法林时出现的静脉栓塞复发；人工机械心脏瓣膜
美国	2.0～3.0	外科手术高风险患者静脉血栓栓塞的预防；静脉血栓及肺栓塞的预防；具有心房颤动、瓣膜性心脏病、生物瓣或人工机械心脏瓣膜患者全身性栓塞的预防；防止使用阿司匹林的患者复发心肌梗死
	2.5～3.5	使用人工机械心脏瓣膜的患者的疾病预防；使用人工机械心脏瓣膜之前 INR 保持在 2.0～3.0 的患者全身性栓塞
	3.0～4.0	防止不使用阿司匹林的患者复发心肌梗死；人工机械心脏瓣膜之前 INR 保持在 2.5～3.5 的患者全身性栓塞；主动脉人工瓣膜出现过血栓的患者服用阿司匹林
	3.5～4.5	二尖瓣人工瓣膜出现过血栓的患者服用阿司匹林

用法和用量 基于 Fennerty 等人[1]的方法，建立了在抗凝血治疗的早期剂量的计算方法和使用的指导方针。虽然每日给药 10mg 连用 2 天（依据 INR）的负荷剂量方法应用广泛，但是更低的剂量应该更加适合，尤其是对于具有抗凝血药使用过量高危倾向的住院患者。研究[2~4]表明，两组华法林使用剂量分别为 5mg 和 10mg 时，经过 5 天的治疗，两组的大部分患者治疗的 INR 均达到了 2.0～3.0。虽然一项针对静脉血栓栓塞的门诊患者的研究[5]表明，大剂量的使用抗凝血药后，治疗的目标 INR 在 1.4 天内就可以达到，但是，这种治疗方案不适用于住院患者。

在不需要进行快速的抗凝血治疗的情况下，不需使用负荷剂量，应该以估计的维持剂量开始治疗。研究发现[6,7]，维持剂量随年龄增加而降低，而且女性比男性低，因此推荐老年人的初始剂量应较低。治疗方案建议华法林每日 4mg，服用 3 天，之后根据 INR 进行调整[8]；或者对于需要抗凝预防的患者，每日 2mg，服用 2 周，之后每周根据算法调整直至达到目标 INR。

1. Fennerty A, *et al.* Flexible induction dose regimen for warfarin and prediction of maintenance dose. *BMJ* 1984; **288:** 1268–70.
2. Harrison L, *et al.* Comparison of 5-mg and 10-mg loading doses in initiation of warfarin therapy. *Ann Intern Med* 1997; **126:** 133–6.
3. Crowther MA, *et al.* Warfarin: less may be better. *Ann Intern Med* 1997; **127:** 333.
4. Crowther MA, *et al.* A randomized trial comparing 5-mg and 10-mg warfarin loading doses. *Arch Intern Med* 1999; **159:** 46–8.
5. Kovacs MJ, *et al.* Comparison of 10-mg and 5-mg warfarin initiation nomograms together with low-molecular-weight heparin for outpatient treatment of acute venous thromboembolism: a randomized, double-blind, controlled trial. *Ann Intern Med* 2003; **138:** 714–19.
6. Singla DL, Morrill GB. Warfarin maintenance dosages in the very elderly. *Am J Health-Syst Pharm* 2005; **62:** 1062–6.
7. Garcia D, *et al.* Warfarin maintenance dosing patterns in clinical practice: implications for safer anticoagulation in the elderly population. *Chest* 2005; **127:** 2049–56.
8. Siguret V, *et al.* Initiation of warfarin therapy in elderly medical inpatients: a safe and accurate regimen. *Am J Med* 2005; **118:** 137–42.

儿童用法 越来越多的婴儿和儿童开始接受抗凝血药的预防性治疗和血栓栓塞的治疗。成人华法林的剂量和治疗 INR 范围被调整后应用于婴儿和儿童，但是，对儿童患者的队列研究[1,2]表明，华法林的需要量会被很多因素影响，例如年龄和使用含有维生素 K 的婴儿配方营养添加物。儿童口服抗凝血药的推荐剂量[3]已经公布。

BNFC 2010/11 建议新生儿、儿童及 18 岁以下青少年第 1 天可以给予初始剂量 200μg/kg（最多 10mg），之后 3 天根据 INR 调整：

- INR＜1.4：200μg/kg（最多 10mg）每日 1 次；
- INR 1.4～3：100μg/kg（最多 5mg）每日 1 次；
- INR 3～3.5：50μg/kg（最多 2.5mg）每日 1 次；
- INR＞3.5：不服药。

通常的维持剂量是每日 100～300μg/kg，根据 INR 进行调整。某些患儿可能需要最多 400μg/kg。

1. Tait RC, *et al.* Oral anticoagulation in paediatric patients: dose requirements and complications. *Arch Dis Child* 1996; **74:** 228–31.
2. Streif W, *et al.* Analysis of warfarin therapy in pediatric patients: a prospective cohort study of 319 patients. *Blood* 1999; **94:** 3007–14.
3. Monagle P, *et al.* Antithrombotic therapy in neonates and children: American College of Chest Physicians evidence-based clinical practice guidelines (8th edition). *Chest* 2008; **133** (suppl): 887S–968S. Also available at: http://www.chestjournal.org/content/133/6_suppl/887S.full.pdf (accessed 27/08/09)

导管和插管 使用口服抗凝血药来防止接受内置输液治疗装置的患者形成血栓，见**肝素钠**，第 1255 页。

结缔组织和肌肉功能紊乱 华法林曾被建议用来治疗皮肌炎患者的皮下钙沉积（钙质沉着病），但是疗效有争议，见多肌炎和皮肌炎，第 1442 页。

制剂

BP 2010: Warfarin Oral Suspension; Warfarin Tablets;
USP 33: Warfarin Sodium for Injection; Warfarin Sodium Tablets.

专利制剂

Arg.: Circuvit; Coumadin; ***Austral.:*** Coumadin; Marevan; ***Belg.:*** Marevan; ***Braz.:*** Coumadin; Marevan; Marfarin; ***Canad.:*** Coumadin; ***Chile:*** Coumadin; ***Cz.:*** Lawarin; ***Denm.:*** Marevan; ***Fin.:*** Marevan; ***Fr.:*** Coumadine; ***Ger.:*** Coumadin; ***Gr.:*** Marevan; Panwarfin; ***Hung.:*** Marfarin; ***India:*** Uniwarfin; Warf; ***Indon.:*** Simarc-2; ***Irl.:*** Warfant; ***Israel:*** Coumadin; ***Ital.:*** Coumadin; ***Malaysia:*** Coumadin†; Orfarin; ***Mex.:*** Coumadin; ***Norw.:*** Marevan; ***NZ:*** Coumadin; Marevan; ***Philipp.:*** Coumadin; Zyfarin; ***Pol.:*** Warfin; ***Port.:*** Varfine; ***Rus.:*** Marevan (Мареван); Warfarex (Варфарекс); ***Singapore:*** Coumadin; Marevan; Orfarin; ***Spain:*** Aldocumar; Tedicumar†; ***Swed.:*** Waran; ***Thai.:*** Befarin; Fargem; Maforan; Orfarin; Tufam; ***Turk.:*** Coumadin; Orfarin; ***UK:*** Marevan; ***USA:*** Coumadin; Jantoven; ***Venez.:*** Anasmol; Coumadin; Cumar.

Xamoterol Fumarate（*BANM*, *USAN*, *rINNM*）富马酸扎莫特罗

Fumarato de xamoterol; ICI-118587; Ksamoterolfumarat; Ksamoterolifumaraatti; Xamotérol, Fumarate de; Xamoteroli Fumaras. *N*-{2-[2-Hydroxy-3-(4-hydroxyphenoxy)propylamino]-ethyl}morpholine-4-carboxamide fumarate.

Ксамотерола Фумарат

$(C_{16}H_{25}N_3O_5)_2,C_4H_4O_4 = 794.8.$

CAS — 81801-12-9 (xamoterol); 90730-93-1 (xamoterol fumarate).

ATC — C01CX07.

ATC Vet — QC01CX07.

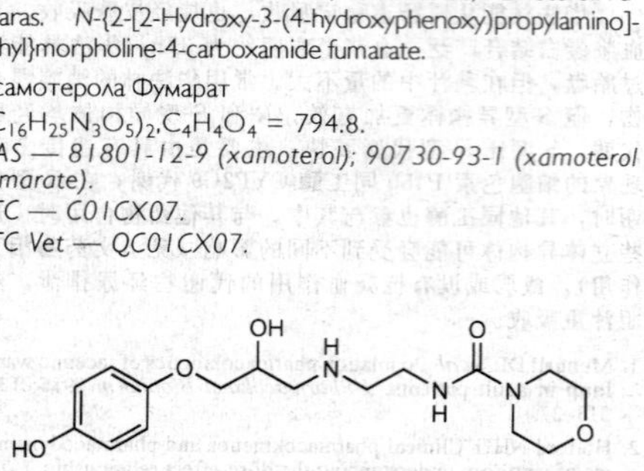

(xamoterol)

简介

扎莫特罗是一种 β-肾上腺素受体部分激动剂，选择性作用于 $β_1$ 受体。作为一种部分激动剂，在静止状态和交感活性较低的状态下发挥激动剂活性，导致小排血量增加和心室功能增强；在运动状态下和交感神经活性较高的状态下，例如在严重心衰时，扎莫特罗发挥 β 受体阻滞作用。因此，它既有拟交感神经药作用（见第 1351 页），又有 β 受体阻滞剂作用（见第1181页）。

扎莫特罗被用来治疗慢性轻型心力衰竭，但与重型心力衰竭病的病情恶化及死亡有关。它也被用于自主神经衰竭的并发症体位性高血压的治疗。

1. Anonymous. Xamoterol—more trouble than it's worth? *Drug Ther Bull* 1990; **28:** 53–4.
2. Anonymous. New evidence on xamoterol. *Lancet* 1990; **336:** 24.
3. The Xamoterol in Severe Heart Failure Study Group. Xamoterol in severe heart failure. *Lancet* 1990; **336:** 1–6.

Xantinol Nicotinate（*BAN*, *rINN*）尼可占替诺

Ksantinolinikotinaatti; Ksantynolu nikotynian; Nicotinato de xantinol; SK-331A; Xanthinol Niacinate (*USAN*); Xanthinol Nicotinate; Xanthinol nikotinát; Xantinol, Nicotinate de; Xantinoli Nicotinas; Xantinolnikotinat. 7-{2-Hydroxy-3-[(2-hydroxyethyl)methylamino]propyl}theophylline nicotinate.

Ксантинола Никотинат

$C_{13}H_{21}N_5O_4,C_6H_5NO_2 = 434.4.$

CAS — 437-74-1.

ATC — C04AD02.

ATC Vet — QC04AD02.

UNII — 8G60H12X2D.

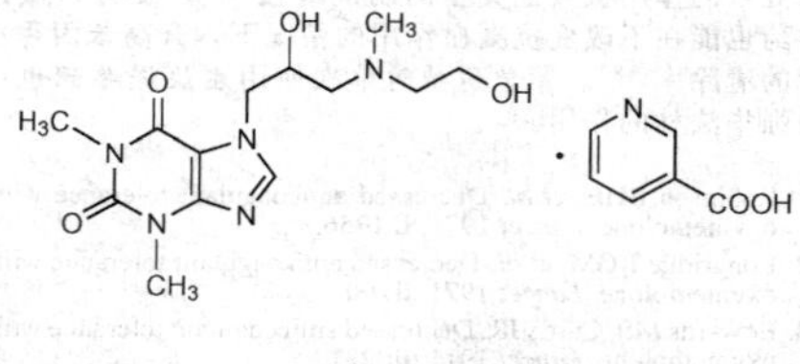

Pharmacopoeias. In *Chin.* and *Pol.*

简介

尼可占替诺是一种血管扩张药，与烟酸的性质类似（第 1859 页），烟酸可以缓慢水解。尼可占替诺用于治疗外周血管病（第 1137 页）和脑血管疾病（第 1126 页）和高脂血症（第 1129 页）。每日 3g 的口服剂量可以使用。可以肌内注射或缓慢静脉推注。

制剂

专利制剂

Austria: Frigol†; ***Cz.:*** Xanidil; ***Ger.:*** Complamin spezial; ***Hung.:*** Xavin†; ***India:*** Complamina; ***Ital.:*** Complamin†; ***Neth.:*** Complamin; ***Pol.:*** Sadamin; ***Switz.:*** Complamin.

多组分制剂 ***Spain:*** Rulun†.

Xemilofiban Hydrochloride（*USAN*, *rINNM*）盐酸珍米洛非班

Hidrocloruro de xemilofibán; SC-54684A; Xémilofiban, Chlorhydrate de; Xemilofibani Hydrochloridum. Ethyl (3*S*)-3-{3-[(*p*-amidinophenyl)carbamoyl]propionamido}-4-pentynoate monohydrochloride.

Ксемилофибана Гидрохлорид

$C_{18}H_{22}N_4O_4,HCl = 394.9.$

CAS — 149820-74-6 (xemilofiban); 156586-91-3 (xemilofiban hydrochloride).

UNII — HIU55WBI80.

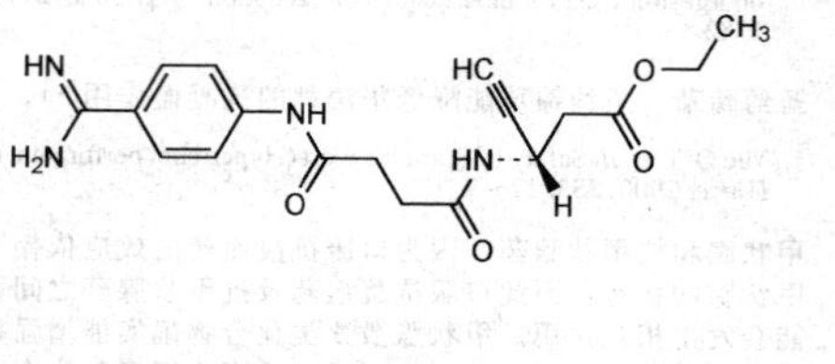

(xemilofiban)

简介

珍米洛非班是一种糖蛋白Ⅱb/Ⅲa 受体拮抗剂。作为一种口服抗血小板药，它被用于治疗血栓病，例如不稳定性心绞痛、血管成形术后血栓形成，但是效果不佳。

1. O'Neill WW, *et al.* Long-term treatment with a platelet glycoprotein-receptor antagonist after percutaneous coronary revascularization. *N Engl J Med* 2000; **342:** 1316–24.
2. Brugts JJ, *et al.* Relation of periprocedural bleeding complications and long-term outcome in patients undergoing percutaneous coronary revascularization (from the Evaluation of Oral Xemilofiban in Controlling Thrombotic Events [EXCITE] Trial). *Am J Cardiol* 2009; **103:** 917–22.

Xipamide（*BAN*，*USAN*，*rINN*）⊗希帕胺

Be-1293; Ksipamidi; MJF-10938; Xipamid; Xipamida; Xipamidum. 4-Chloro-5-sulphamoylsalicylo-2′,6′-xylidide; 5-(Aminosulphonyl)-4-chloro-*N*-(2,6-dimethylphenyl)-2-hydroxy-benzamide.

Ксипамид

$C_{15}H_{15}ClN_2O_4S$ = 354.8.

CAS — 14293-44-8.

ATC — C03BA10.

ATC Vet — QC03BA10.

UNII — 4S9EY0NUEC.

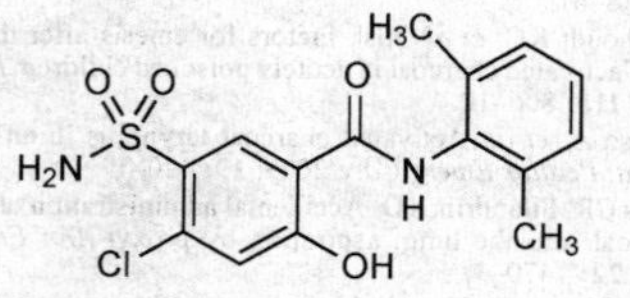

不良反应、处置和注意事项

见氢氯噻嗪，第 1259 页。

对电解质平衡的影响 虽然使用同等剂量的希帕胺减少血钾浓度，与噻嗪类药物和髓袢利尿药的作用相当，但是，有很多报道显示有的患者会出现低钾血症[1]。5 例中有 4 例无症状的低钾血症[2]（血钾浓度低于 3.4mmol/L）报道，13 例中有 3 例[3]（血钾浓度低于 3.0mmol/L）。单独使用希帕胺[4]或与吲达帕胺联合[5]使用时，会导致严重的低钾血症和导致心律失常。某患者连续服用希帕胺 10 天后，服用了地高辛，出现了伴有意识改变的严重的电解质紊乱和室性期外收缩[6]。使用希帕胺导致低血钾周期性麻痹的病例也有报道[7]。

1. Prichard BNC, Brogden RN. Xipamide: a review of its pharmacodynamic and pharmacokinetic properties and therapeutic efficacy. *Drugs* 1985; **30:** 313–32.
2. Weissberg P, Kendall MJ. Hypokalaemia and xipamide. *BMJ* 1982; **284:** 975.
3. Raftery EB, *et al.* A study of the antihypertensive action of xipamide using ambulatory intra-arterial monitoring. *Br J Clin Pharmacol* 1981; **12:** 381–5.
4. Altmann P, Hamblin JJ. Ventricular fibrillation induced by xipamide. *BMJ* 1982; **284:** 494.
5. Boulton AJM, Hardisty CA. Ventricular arrhythmias precipitated by treatment with non-thiazide diuretics. *Practitioner* 1982; **226:** 125–8.
6. Bentley J. Hypokalaemia and xipamide. *BMJ* 1982; **284:** 975.
7. Boulton AJM, Hardisty CA. Hypokalaemic periodic paralysis precipitated by diuretic therapy and minor surgery. *Postgrad Med J* 1982; **58:** 106–7.

肝损伤 有肝脏疾病的患者使用希帕胺应当谨慎，见以下药动学部分。

药物相互作用

见氢氯噻嗪，第 1260 页。

药动学

有报道希帕胺在胃肠道吸收良好。口服后 1h 或 2h 内，非常快速地达到血浆浓度峰值。血浆蛋白结合率为 99%，经尿排泄，部分为药物原形，另一部分为葡萄糖醛酸结合代谢产物。据报道，该药物血浆半衰期为 5～8h。伴有肾损伤的住院患者，其胆汁排泄显著增多。

1. Beermann B, Grind M. Clinical pharmacokinetics of some newer diuretics. *Clin Pharmacokinet* 1987; **13:** 254–66.

肝损伤 希帕胺可随体内蛋白含量的不同而出现在肝硬化患者的血浆和腹水中[1]。该药在肝病患者体内排入尿的速度远远快于正常人，主要是由于肝脏消除能力显著下降，可对希帕胺的临床疗效造成显著影响。因此胆汁淤积的患者可使希帕胺的疗效提高。另外伴有肝肾综合征的肝硬化患者可能对利尿剂产生耐受。因此肝病患者应慎用希帕胺。

1. Knauf H, *et al.* Xipamide disposition in liver cirrhosis. *Clin Pharmacol Ther* 1990; **48:** 628–32.

肾损伤 口服或静脉注射希帕胺 20mg 后，药物经胃肠道被完全吸收[1]。健康受试者的消除半衰期为 7h，2/3 通过肾外清除。该药在某些慢性肾衰竭患者体内会发生蓄积，晚期肾脏疾病的患者消除半衰期为 9h。

1. Knauf H, Mutschler E. Pharmacodynamics and pharmacokinetics of xipamide in patients with normal and impaired kidney function. *Eur J Clin Pharmacol* 1984; **26:** 513–20.

用途和用法

希帕胺是一种利尿药，化学结构类似吲达帕胺，作用和用途类似那些噻嗪类利尿药（见氢氯噻嗪，第 1261 页）。可以用来治疗高血压（第 1131 页）、水肿以及相关的心力衰竭（第 1127 页）。

给药后 1h 或 2h 内开始产生利尿作用，4～6h 内达到峰值，作用持续约 12h。

治疗**高血压**时常用剂量为每日 20mg，早晨单次服用，单独使用或与其他抗高血压药联合使用。治疗**水肿**时常用的初始剂量为每日 40mg，然后根据治疗效果逐渐减至每日 20mg；对于顽固性病例，可以增至每日 80mg。

1. Prichard BNC, Brogden RN. Xipamide: a review of its pharmacodynamic and pharmacokinetic properties and therapeutic efficacy. *Drugs* 1985; **30:** 313–32.
2. Knauf H, Mutschler E. Zur Wirkungsweise von Xipamid und seiner Klassifizierung als "Low-ceiling-Diuretikum": pharmakodynamische und pharmakokinetische Untersuchungen an gesunden Probanden sowie bei Nieren- und Leberkranken. *Arzneimittelforschung* 2005; **55:** 1–14.

制剂

专利制剂

Austria: Aquaphoril; ***Fr.:*** Lumitens†; ***Ger.:*** Aquaphor; Aquex; Xipa; Xipalsis; Xipagamma; ***India:*** Xipamid; ***Port.:*** Diurexan; ***Spain:*** Diurex; ***UK:*** Diurexan; ***Ukr.:*** Xipagamma (Ксипогамма).

多组分制剂 ***Ger.:*** Neotri.

Zofenopril Calcium（*BANM*，*USAN*，*rINNM*）佐芬普利钙

Calcii Zofenoprilum; SQ-26991; Zofenopril cálcico; Zofénopril Calcique. Calcium salt of (4*S*)-1-[(2*S*)-3-(Benzylthio)-2-methylpropionyl]-4-(phenylthio)-L-proline.

Кальций Зофеноприл

$C_{44}H_{44}CaN_2O_8S_4$ = 897.2.

CAS — 81872-10-8 (zofenopril); 81938-43-4 (zofenopril calcium).

ATC — C09AA15.

ATC Vet — QC09AA15.

UNII — 88ZQ329PU2.

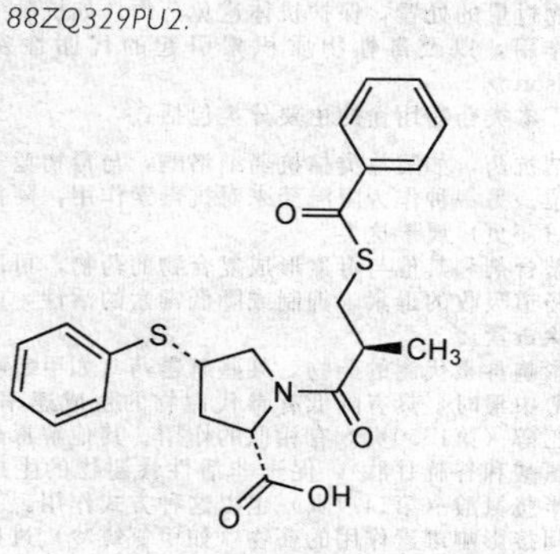

(zofenopril)

简介

佐芬普利是一种 ACEI（第 1151 页），用于治疗高血压（第 1131 页）和心肌梗死（第 1135 页）。口服给药后它可以产生活性代谢产物佐芬普利拉（SQ-26333）。通常以钙盐形式口服给药，常用的每日维持剂量为30～60mg，可以单剂给药或分 2 次给药。

1. Ambrosioni E, *et al.* The effect of the angiotensin-converting-enzyme inhibitor zofenopril on mortality and morbidity after anterior myocardial infarction. *N Engl J Med* 1995; **332:** 80–5.
2. Borghi C, *et al.* Effects of the administration of an angiotensin-converting enzyme inhibitor during the acute phase of myocardial infarction in patients with arterial hypertension: SMILE study investigators: Survival of Myocardial Infarction Long-term Evaluation. *Am J Hypertens* 1999; **12:** 665–72.
3. Borghi C, *et al.* A review of the angiotensin-converting enzyme inhibitor, zofenopril, in the treatment of cardiovascular diseases. *Expert Opin Pharmacother* 2004; **5:** 1965–77.
4. Buikema H. Use of the ACE inhibitor zofenopril in the treatment of ischemic heart disease. *Expert Rev Cardiovasc Ther* 2006; **4:** 631–47.
5. Ambrosioni E. Defining the role of zofenopril in the management of hypertension and ischemic heart disorders. *Am J Cardiovasc Drugs* 2007; **7:** 17–24.

制剂

专利制剂

Chile: Bifril†; ***Fin.:*** Bifril; Zofenil; ***Fr.:*** Zofenil; ***Gr.:*** Zofepril; Zopranol; ***Irl.:*** Zofenil; ***Ital.:*** Bifril; Zantipres; Zopranol; ***Neth.:*** Zofil; Zopranol; ***Port.:*** Zofenil; Zopranol; ***Rus.:*** Zocardis (Зокардис); ***Spain:*** Zofenil†; Zopranol†; ***Swed.:*** Bifril†; ***Switz.:*** Zofenil; ***Turk.:*** Zoprotec; ***Ukr.:*** Zocardis (Зокардис).

多组分制剂 ***Fin.:*** Bifril Comp; Zofenil Comp; ***Fr.:*** Zofenilduo; ***Gr.:*** Zofepril Plus; Zopranol Plus; ***Irl.:*** Zofenil Plus; ***Ital.:*** Bifrizide; Zantipride; Zoprazide; ***Neth.:*** Zofil HCTZ; ***Port.:*** Zofenil Plus; Zopranol Plus; ***Spain:*** Zofenil Diu; Zopranol Diu; ***Switz.:*** Zofenil Plus; ***Ukr.:*** Zocardis Plus (Зокардис Плюс).

螯合剂、解毒药与拮抗药

本章涉及的药物可通过不同机制对体内各种外源性和内源性物质的毒性对抗。因此，这些药物用于中毒和药物过量的处置，保护机体避免药物，如抗肿瘤药的毒性作用，以及毒性物质积累引起的代谢性疾病，如Wilson病。

本类药物用途的主要分类包括：

- 拮抗药，如阿片类拮抗药纳洛酮，与毒物竞争受体靶位。另一种作为阻滞药来对抗毒素作用，阿托品（第1175页）属于这类。
- 螯合剂和其他与毒素形成复合物的药物，可以减少胃肠道吸收的毒素，抑制或降低毒素的活性，或加速消除毒素。
- 影响毒素代谢的药物，某些解毒药（如甲吡唑）在甲醇中毒时，具有降低有毒代谢物的生成速率的作用；乙醇（第1550页）有相似的作用。其他解毒药（如蛋氨酸和谷胱甘肽），促进非活性代谢物的生成；乙酰半胱氨酸（第1477页）也以这种方式作用。
- 间接影响毒素作用的药物（如甲氨蝶呤）过量时使用亚叶酸钙（第1845页）解救。

急性中毒

疑似急性中毒时，往往不能确定毒物特性或中毒物的确切剂量。只有少数毒物具有专用解毒药或消除方法。对疑似急性中毒的患者最主要的是对症治疗和**支持疗法**；在许多情况下，不需要进一步处置。急性中毒的症状时常是非特异性的，尤其在中毒的早期。保持气道畅通是最重要早期抢救措施，而其他（如心血管和神经系统症状）可适当给予治疗。患者处于无意识或呼吸抑制状态，可给予纳洛酮，尤其对可能是阿片类过量者适用。由于低血糖可能是引起昏迷重要原因之一，当设备现成时应首先测定血糖，有些治疗中心仍推荐对所有的昏迷患者给予葡萄糖作为常规治疗；可同时给予维生素B_1预防葡萄糖可能引发的Wernicke脑病。

有些毒物有专用**解毒药**，对一种已知毒素引起的严重中毒应首先选用专用解毒药，可能挽救生命。但这种处置方法并不是没有危险，有些情况并非必需使用；专用解毒药的使用不应妨碍相关的支持疗法。

应倡导采取为减少和**预防毒物吸收**的措施。对吸入性中毒，受害者需转移出中毒源。有些毒素尤其是杀虫剂可以通过皮肤吸收，应脱下衣服，彻底清洗皮肤避免毒素继续吸收。对腐蚀性物质，可用大量水冲洗的办法从皮肤、眼清除。然而对经口摄入的毒物，胃肠道清除毒物是最好的方法仍存在争议。

- 活性炭能吸附各种各样的毒素，还可减少毒素在胃肠道吸收。单剂量通常有效，尤其是在毒物摄入1h内。对缓释制剂或具有抗M胆碱受体作用，能减缓胃肠通过时间的药物，活性炭的延迟使用也会有益。活性炭通常耐受性好，常见不适反应有呕吐。如果气道得不到充分保护，易引起吸入性危险。即使有些毒物已出现全身吸收，重复使用活性炭也可能有利于毒素清除。
- 广泛应用催吐或洗胃以有效清除毒物，但支持其疗效的证据有限（见**吐根**第1491页）。

过去习惯用吐根糖浆催吐。现在，由于没有证据能证明可以改善预后，还可能增加误吸入的危险，不论在家中还是医院都不再推荐使用。即使要用，当其他措施不存在或不合适时，且摄入潜在性毒物的时间短，意识清醒的患者。

如果毒物是腐蚀性、石油类物质或是中毒后还未经活性炭治疗的患者，不应采取催吐方法。摄入非腐蚀性且不能被活性炭吸附毒物1h内，有时可采用洗胃。但如果气道通畅不能得到充分保证，则不应尝试使用。

- 聚乙二醇作为一种无法吸收的渗透剂，进行全肠道灌洗也已广泛应用，尤其对经肠道吸收的药物，如铁剂、肠溶衣制剂、控释制剂，但作用尚不能确定。
- 为促使毒物从体内清除，像血液透析和血液灌注，对少数毒物引起的严重中毒患者是唯一有价值的方法。虽然用碳酸氢钠碱化尿液对某些中毒有效，但不再推荐强制利尿疗法。反复口服活性炭可有效地阻止一些具有肝肠循环或肠肠循环的药物更多的重吸收。

许多国家设有**Poisons Information Centres**，可应针对个体化情况提供更详细的咨询。International Programme on Chemical Safety已经完成了世界毒药目录中心（Yellow Tox）的编制，可参照网址：http://www.who.int/ipcs/poisons/centre/directory/en/。

Activated Charcoal 活性炭

Aktif Kömür; Aktiivihiili; Aktivált szén; Aktyvintosios anglys; Carbo activatus; Carbo Medicinalis; Carbón activado; Charbon activé; Decolorising Charcoal; Kol, aktivt; Medicinal Charcoal; Uhlí aktivní; Węgiel leczniczy.

Активированный Уголь

CAS — 16291-96-6 (charcoal).

ATC — A07BA01.

ATC Vet — QA07BA01.

UNII — 2P3VWU3H10.

Pharmacopoeias. In *Chin., Eur.* (see p.vii), *Int., Jpn, US,* and *Viet.*

Ph. Eur. 6.8（Charcoal, Activated） 活性炭是由植物材料经过适当炭化过程得到的，具有非常高的吸收能力。是一种黑色体轻疏松的粉末，无沙粒感。基本上在所有常用的溶剂里都不会溶解。以干重计算它能吸收自身重量40%的安替比林。贮藏于密闭容器中。

USP 33（Activated Charcoal） 有机材料的破碎残余物，经过处理后，增加了它的吸收力。一种黑色、无臭、无味的粉末，没有沙粒物质。USP 33中活性炭具有吸收生物碱和染料能力。

不良反应和注意事项

口服活性炭相对来说是无毒的，但是也有一些肠道反应的报道，如呕吐、便秘或腹泻。活性炭可能会造成大便颜色变黑。在有肠梗阻危险的患者身上，应谨慎使用活性炭，因为它可能会减轻胃肠道动力。

使用活性炭进行血液灌注会产生不同的不良反应，包括血小板凝聚、炭栓、血小板减少症、溶血、低血糖、低血钙、低体温和低血压。

对使用特殊口服解毒药，如蛋氨酸（详见下文**药物相互作用**）的患者给予活性炭要特别注意。因为中毒患者采用口服药时，要注意昏睡和昏迷患者出现呛噎的危险。

对胃肠道的影响 对胃肠道的影响是活性炭的主要不良反应。有可能发生呕吐因而造成误吸入肺的危险（详见下文**对肺的影响**）。虽然有些药物可能引起腹泻，但活性炭会减弱胃肠道动力。而且在一些病例中，多次使用是与小肠梗阻或粪便嵌塞有关的[1~4]。造成溃疡[5]或穿孔[6]，过量使用活性炭和同时使用其他能减弱胃肠道动力的药物可加大这种危险[2,3,6]。一例憩室病患者在单剂量服用后发生穿孔[7]。有2例假嵌塞的病例曾被报道，其中1例[8]，在治疗茶碱中毒，联合使用阿片镇静时，活性炭和山梨醇的使用造成死亡。在另1例报道中[9]，患者在洗肠后给予口服活性炭，发生了严重的进行性腹膜炎；虽然穿孔的位置没能查出，但腹腔内发现了活性炭。在多次使用活性炭后也有急性阑尾炎发作的报道[10]。

1. Watson WA, *et al.* Gastrointestinal obstruction associated with multiple-dose activated charcoal. *J Emerg Med* 1986; **4:** 401–7.
2. Anderson IM, Ware C. Syrup of ipecacuanha. *BMJ* 1987; **294:** 578.
3. Ray MJ, *et al.* Charcoal bezoar: small-bowel obstruction secondary to amitriptyline overdose therapy. *Dig Dis Sci* 1988; **33:** 106–7.
4. Atkinson SW, *et al.* Treatment with activated charcoal complicated by gastrointestinal obstruction requiring surgery. *BMJ* 1992; **305:** 563.
5. Mizutani T, *et al.* Rectal ulcer with massive haemorrhage due to activated charcoal treatment in oral organophosphate poisoning. *Hum Exp Toxicol* 1991; **10:** 385–6.
6. Gomez HF, *et al.* Charcoal stercolith with intestinal perforation in a patient treated for amitriptyline ingestion. *J Emerg Med* 1994; **12:** 57–60.
7. Green JP, McCauley W. Bowel perforation after single-dose activated charcoal. *CJEM* 2006; **8:** 358–60.
8. Longdon P, Henderson A. Intestinal pseudo-obstruction following the use of enteral charcoal and sorbitol and mechanical ventilation with papaveretum sedation for theophylline poisoning. *Drug Safety* 1992; **7:** 74–7.
9. Mariani PJ, Pook N. Gastrointestinal tract perforation with charcoal peritoneum complicating orogastric intubation and lavage. *Ann Emerg Med* 1993; **22:** 606–9.
10. Eroglu A, *et al.* Multiple dose-activated charcoal as a cause of acute appendicitis. *J Toxicol Clin Toxicol* 2003; **41:** 71–3.

对肺的影响 急性中毒后口服活性炭出现呕吐与胃内容物误吸入肺有关，有时这种情况会造成死亡[1~3]。呕吐可能与使用的药物组分有关，而且会随着所含山梨醇制剂含量而增加概率[4]，尽管在一项儿童群体中的研究并不能确定这一理论[5]。对于有咽喉反射障碍的患者，建议使用气管插管来预防误吸[3]，但有报道在呼吸道保护的情况下仍有误吸发生，包括1例阻塞性咽喉炎的儿童病例报道[6]。也有报道由于错插鼻饲管造成活性炭吸入肺引起急性[7]和慢性[8]肺毒性。

1. Harsch HH. Aspiration of activated charcoal. *N Engl J Med* 1986; **314:** 318.
2. Menzies DG, *et al.* Fatal pulmonary aspiration of oral activated charcoal. *BMJ* 1988; **297:** 459–60.
3. Rau NR, *et al.* Fatal pulmonary aspiration of oral activated charcoal. *BMJ* 1988; **297:** 918–19.
4. McFarland AK, Chyka PA. Selection of activated charcoal products for the treatment of poisonings. *Ann Pharmacother* 1993; **27:** 358–61.
5. Osterhoudt KC, *et al.* Risk factors for emesis after therapeutic use of activated charcoal in acutely poisoned children. *Pediatrics* 2004; **113:** 806–10.
6. Donoso A, *et al.* Activated charcoal laryngitis in an intubated patient. *Pediatr Emerg Care* 2003; **19:** 420–1.
7. Harris CR, Filandrinos D. Accidental administration of activated charcoal into the lung: aspiration by proxy. *Ann Emerg Med* 1993; **22:** 1470–3.
8. Graff GR, *et al.* Chronic lung disease after activated charcoal aspiration. *Pediatrics* 2002; **109:** 959–61.

药物相互作用

活性炭有可能降低许多经胃肠道吸收药物的吸收，因而不应同时合用口服药治疗。在治疗急性中毒时，其他药物应通过非口服途径给予。使用一类像蛋氨酸的解毒药时要注意，因为活性炭吸附解毒药会降低它的药效；建议胃中的活性炭应全部清除之后才能使用口服解毒药。

用途和用法

活性炭可以吸附多种植物毒素、无机毒素和多种药物（包括水杨酸盐、对乙酰氨基酚、巴比妥类和三环抗抑郁药）。当活性炭从口服途径给予时，它可以通过减少胃肠道对毒物吸收来降低人体的吸收，因而用于急性口服毒物中毒的治疗。活性炭对于强酸、强碱或其他腐蚀性物质的中毒无效，对于铁盐、氰化物、锂、马拉硫磷、滴滴涕和一些有机溶剂（如甲醇、乙醇或乙二醇），它的吸附能力太低因而无效。炭粒的大小会影响活性炭的吸附性，因而不同的炭粒制剂会有不同的效应。

活性炭一般是通过浆液的形式口服。常规用量为50g，但也曾使用过更高的剂量。为达到最大功效，活性炭在毒物吞食之后应尽早给予（1h之内）。但是对于一些胃排空较慢的毒物，活性炭在几小时之内都会有效。对于一些要经过肠肝循环的毒物（如苯巴比妥和茶碱），重复使用活性炭会增加其粪便排泄。重复使用活性炭的剂量不同，可为每4h 50g；每2h 25g或每小时12.5g可能更易耐受，但会影响疗效。儿童剂量见下文。也可通过鼻饲管给药。

混合制剂如泛用抗毒药（含有活性炭、氧化镁和鞣酸）不应使用。因为活性炭单独使用就有较好疗效，而鞣酸会造成肝损伤。

采用炭血液灌注治疗中毒时，活性炭用来从血液中去除药物。对于像巴比妥类、格鲁米特或茶碱的严重药物中毒，当其他加强的方法无效的情况下，可采用此法，活性炭可明显改善患者的状况。

活性炭还可用在溃疡和化脓伤口（第1510页）的敷料中，用来减轻恶臭和加快愈合速度。

活性炭已被用于肠道转运的标记，还可用来治疗胃肠胀气。治疗不同的胃肠疾病的制剂里也都包括了活性炭和植物炭（木炭、炭粒）的使用。

技术品级的活性炭已被用于纯化剂和去色剂，用于低压舱去除残留气体和防毒面具里吸附毒气的保护剂。

用法 通常活性炭的使用是以浆液的形式给予，但因为它的颜色、沙砾感、缺乏味道和难以下咽，耐受性较差[1]。虽然矫味剂和添加剂经常用来改善活性炭的可接受性，但是任何添加剂对活性炭的吸附能力的影响都要加以考虑。体外研究和在健康群体中的研究都建议一些食物（如冰激凌、奶和可可）有可能会抑制活性炭的吸附能力，而淀粉类和果酱对其没有影响[2,3]。羧甲纤维素可改善活性炭但会降低它的吸附能力[4~6]。糖精钠、蔗糖和山梨醇可作为合适的添加剂[7]，但是含山梨醇的成品会有其他的问题（见**中毒**）。巧克力浆已被用来作为添加剂，但是与活性炭接触几分钟后，它的甜味和味道有可能消失[1]。一项最近对怀疑中毒儿童的研究表明[8]，用矫味剂并未改善使用的成功率。

1. Scholtz EC, *et al.* Evaluation of five activated charcoal formulations for inhibition of aspirin absorption and palatability in man. *Am J Hosp Pharm* 1978; **35:** 1355–9.
2. Levy G, *et al.* Inhibition by ice cream of the antidotal efficacy of activated charcoal. *Am J Hosp Pharm* 1975; **32:** 289–91.
3. De Neve R. Antidotal efficacy of activated charcoal in presence of jam, starch and milk. *Am J Hosp Pharm* 1976; **33:** 965–6.
4. Mathur LK, *et al.* Activated charcoal–carboxymethylcellulose gel formulation as an antidotal agent for orally ingested aspirin. *Am J Hosp Pharm* 1976; **33:** 717–19.
5. Manes M. Effect of carboxymethylcellulose on the adsorptive

capacity of charcoal. *Am J Hosp Pharm* 1976; **33:** 1120, 1122.
6. Mathur LK, *et al.* Effect of carboxymethylcellulose on the adsorptive capacity of charcoal. *Am J Hosp Pharm* 1976; **33:** 1122.
7. Cooney DO. Palatability of sucrose-, sorbitol-, and saccharin-sweetened activated charcoal formulations. *Am J Hosp Pharm* 1980; **37:** 237–9.
8. Osterhoudt KC, *et al.* Activated charcoal administration in a pediatric emergency department. *Pediatr Emerg Care* 2004; **20:** 493–8.

儿童用法 口服活性炭可用于治疗急性中毒的儿童。为了减少毒物吸收，常规剂量为1g/kg（最高剂量为50g），口服或经鼻饲管给药。为进一步消除毒物，可每4h重复此剂量。*BNFC 2010/11* 推荐此剂量用于新生儿至12岁儿童，12岁以上儿童可使用成人剂量，见上文**用途和用法**。

中毒 急性中毒的治疗已经在上文讨论过（第1378页）。口服单剂量活性炭已被广泛使用，用来防止摄入的化合物的吸收，而且比胃排空更为有效。American Academy of Clinical Toxicology（AACT）和 European Association of Poisons Centres and Clinical Toxicologists（EAPCCT）考虑[1]当患者吞服毒物达到可能致毒剂量，而且已知毒物可以被炭吸收，1h之内应使用活性炭。如果服毒超过1h，没有足够的数据支持此种用法[1~3]。另外，多剂量口服活性炭已被发现即使在全身吸收发生后，仍会增加某些药物和毒物的排出。活性炭增加机体排出药物的机制包括阻断分泌到胆内的药物的肠肝循环，减少扩散和主动分泌至小肠内药物的重吸收。当给予辅助药物以减少胃肠通过时间时，活性炭还可增加药物通过消化道的排出，虽然对活性炭和辅助药物的试用仍有质疑[4~6]。因此，反复口服活性炭可以对具备以下特性的物质试用：经肠肝循环和肠肠循环的、分布容积小的、血浆蛋白结合少的以及内生清除率低的。斯里兰卡的一个大型研究[7]发现，多剂量活性炭与无活性炭或单剂量活性炭相比，在减少急性中毒的常规治疗方面并非更好；毒物性质（主要是农药和夹竹桃）、存在时间或症状严重程度不影响结果。不过，目前还不清楚这些结果是否可用于其他情况[8]。对文献综述[6]后，AACT 和 EAPCCT 建议只有在患者服用致命量的卡马西平、氨苯砜、苯巴比妥、奎宁或茶碱后，多剂量活性炭方可使用。对于急性中毒患者的传闻报道和研究表明给予多剂量活性炭的方法提供了与血液灌注和血液透析不同的治疗途径。虽然一般来说活性炭耐受性较好，但是，有时也可能发生严重的不良反应，包括肺误吸和肠梗阻[9]。另外，多剂量使用含有山梨醇或碳酸氢钠的活性炭制剂会增加呕吐[10]或引起电解质紊乱[4,11,12]。

1. American Academy of Clinical Toxicology; European Association of Poisons Centres and Clinical Toxicologists. Position paper: single-dose activated charcoal. *J Toxicol Clin Toxicol* 2005; **43:** 61–87. Also available at: http://www.clintox.org/documents/positionpapers/SingleDoseActivatedCharcoal.pdf (accessed 12/08/10)
2. Green R, *et al.* How long after drug ingestion is activated charcoal still effective? *J Toxicol Clin Toxicol* 2001; **39:** 601–5.
3. Cooper GM, *et al.* A randomized clinical trial of activated charcoal for the routine management of oral drug overdose. *Q J Med* 2005; **98:** 655–60.
4. Neuvonen PJ, Olkkola KT. Oral activated charcoal in the treatment of intoxications: role of single and repeated doses. *Med Toxicol* 1988; **3:** 33–58.
5. Neuvonen PJ, Olkkola KT. Effect of purgatives on antidotal efficacy of oral activated charcoal. *Hum Toxicol* 1986; **5:** 255–63.
6. American Academy of Clinical Toxicology; European Association of Poisons Centres and Clinical Toxicologists. Position statement and practice guidelines on the use of multi-dose activated charcoal in the treatment of acute poisoning. *J Toxicol Clin Toxicol* 1999; **37:** 731–51. Also available at: http://www.clintox.org/documents/positionpapers/MultipleDoseActivatedCharcoal.pdf (accessed 12/08/10)
7. Eddleston M, *et al.* Ox-Col Poisoning Study collaborators. Multiple-dose activated charcoal in acute self-poisoning: a randomised controlled trial. *Lancet* 2008; **371:** 579–87.
8. Eyer P, Eyer F. Is this the epitaph for multiple-dose activated charcoal? *Lancet* 2008; **371:** 538–9.
9. Palatnick W, Tenenbein M. Activated charcoal in the treatment of drug overdose: an update. *Drug Safety* 1992; **7:** 3–7.
10. McFarland AK, Chyka PA. Selection of activated charcoal products for the treatment of poisonings. *Ann Pharmacother* 1993; **27:** 358–61.
11. McLuckie A, *et al.* Role of repeated doses of oral activated charcoal in the treatment of acute intoxications. *Anaesth Intensive Care* 1990; **18:** 375–84.
12. Tenenbein M. Multiple doses of activated charcoal: time for reappraisal? *Ann Emerg Med* 1991; **20:** 529–31.

血液灌注 血液灌注就是血液通过携带具有吸附性能的特殊材料，如活性炭或合成的亲水聚苯乙烯树脂，而吸附已确定的某些药物或毒物。使用活性炭做血液灌注的早期问题（如炭栓塞、明显的凝血失常、纤维蛋白损失和热源反应），已极大地通过纯化操作和用具备生物相容性的多聚体包裹炭粒解决了。但是在血液灌注治疗过程中出现暂时性血小板计数减少，白细胞数减少、凝血因子浓度减少、钙、糖、尿素、肌酐和尿酸盐浓度下降均有报告。严重中毒4~6h内，在没有其他支持疗法情况下，血液灌注可以明显降低某些分布容积低的复合物对机体的负担，对分布容积很大的药物或毒物此法无效。

1. Winchester JF. Dialysis and hemoperfusion in poisoning. *Adv Ren Replace Ther* 2002; **9:** 26–30.

卟啉病 活性炭可用于一种非急性卟啉病红细胞生成性原卟啉病的治疗（第1390页）。肠道内作为吸附剂，干扰原卟啉的肠肝循环。对一种罕见的卟啉病先天性红细胞生成性原卟啉病也有作用。1例光损伤的卟啉病患者[1]，每3h口服给予活性炭30g，连续服用36h，20h后血浆卟啉浓度降至正常值，比用考来烯胺或血液灌注治疗更有效。停用活性炭后血浆卟啉浓度迅速升高，10天内接近治疗前水平。口服活性炭进行长期治疗，最佳剂量为60g，每日3次，治疗周期超过9个月，出现血浆和皮肤卟啉低浓度的临床缓解期，皮肤的光损伤不再存在。然而，有1例最初缓解期后症状加重[2]和3例无效的报道[3]。

活性炭也被试用于各种卟啉病，但一项对8例患者的研究发现，口服活性炭引起临床和生化指标恶化，加重皮肤和泌尿损伤及血浆卟啉升高[4]。

1. Pimstone NR, *et al.* Therapeutic efficacy of oral charcoal in congenital erythropoietic porphyria. *N Engl J Med* 1987; **316:** 390–3.
2. Hift RJ, *et al.* The effect of oral activated charcoal on the course of congenital erythropoietic porphyria. *Br J Dermatol* 1993; **129:** 14–17.
3. Minder EI, *et al.* Lack of effect of oral charcoal in congenital erythropoietic porphyria. *N Engl J Med* 1994; **330:** 1092–4.
4. Hift RJ, *et al.* Administration of oral activated charcoal in variegate porphyria results in a paradoxical clinical and biochemical deterioration. *Br J Dermatol* 2003; **149:** 1266–9.

瘙痒症 活性炭已经试用于伴有肾衰竭瘙痒症（第1509页）的治疗。一项双盲交叉研究[1]，每日6g活性炭服用8周，11例血液透析患者在减轻瘙痒全方位症状比安慰剂有效。另一项研究[2]发现23例血液透析患者中有10例瘙痒症状完全缓解，进一步有部分症状减轻的10例，一般来说治疗时耐受性较好。

1. Pederson JA, *et al.* Relief of idiopathic generalized pruritus in dialysis patients treated with activated oral charcoal. *Ann Intern Med* 1980; **93:** 446–8.
2. Giovannetti S, *et al.* Oral activated charcoal in patients with uremic pruritus. *Nephron* 1995; **70:** 193–6.

制剂

专利制剂

Arg.: Mamograf; Minicam Carb; ***Austral.:*** Ad-Sorb†; Carbosorb X; Charcocaps; Charcotabs; Charcotrace; Karbons†; ***Austria:*** Norit; Norit-Carbomix; ***Belg.:*** Carboflex; Carbonet; Charbon de Belloc; Norit; Norit-Carbomix; ***Braz.:*** Neocarbon†; ***Canad.:*** Charac; Charcodote Aqueous; ***Cz.:*** Carbosorb; Norit; ***Fin.:*** Carbomix; ***Fr.:*** Alione Charbon†; Carbactive; Carbomix; Carbonet; Charbon de Belloc; Colocarb; Formocarbine; Splenocarbine; Toxicarb; ***Ger.:*** Kohle-Compretten; Kohle-Hevert; Kohle-Pulvis; Kohle-Tabletten; Ultracarbon; ***Gr.:*** Carbomix; Norit; Toxicarb; Ultracarbon; ***Hong Kong:*** Charcodote; ***Hung.:*** Cralex; ***Indon.:*** Bekarbon; ***Irl.:*** Carbomix; Carbonet†; Liqui-Char; ***Israel:*** Norit; ***Ital.:*** Carbomix; ***Malaysia:*** Biocarbon; ***Mex.:*** Carbotural; ***Neth.:*** Norit; ***Norw.:*** Carbomix; Kohle-Compretten; Medikol; ***NZ:*** Carbosorb X; ***Port.:*** Askina Carbsorb†; Carbomix; Norit; ***Singapore:*** Aqueous Charcodote; Norit; Ultracarbon; ***Spain:*** Arkocapsulas Carbon Vegetal; Ultra Adsorb; ***Swed.:*** Carbomix; Kolsuspension; Medikol; ***Switz.:*** Norit; ***Thai.:*** Ca-R-Bon; Deltacarbon; Ultracarbon; ***Turk.:*** Charflo Aqua; Farmacarbon; ***UK:*** Actidose-Aqua; Bragg's Medicinal Charcoal; Carbomix; Carbonet; Charcodote; Clinisorb; Legius; Lyofoam C; Modern Herbals Trapped Wind & Indigestion; Norit; ***Ukr.:*** Allocholum (Аллохол); ***USA:*** Actidose-Aqua; Charcoaid; Charcoal Plus; Charcocaps; Liqui-Char.

多组分制剂 ***Arg.:*** Actisorb Plus; Carbogasol; Carbon Tabs; Diarrocalmol; Estreptocarbocaftiazol; Karbonetas†; Lefa Enteril†; Opocarbon; ***Austral.:*** Carbosorb XS; No Gas†; ***Austria:*** Eucarbon; Eucarbon Herbal†; Intestinol; Sabatif†; ***Belg.:*** Carbobel; Carbolactanose; ***Canad.:*** Carboflex†; Carbosylane; Charac Tol; Charcodote; ***Chile:*** Carbon Sulfaguanidina; ***Cz.:*** Carbocit; Carbotox; Eucarbon; ***Fr.:*** Acticarbine; Actisorb Ag+; Carboflex†; Carbolevure; Carbophos; Carbosylane; Carbosymag; Notgaz; Stomargil; ***Ger.:*** Actisorb Silver†; ***Gr.:*** Carbosylane; ***Hung.:*** Eucarbon; ***India:*** Distenil; Nutrozyme; Papytazyme; Unienzyme; ***Irl.:*** Actisorb Silver; Carbosylane; ***Israel:*** Carbosylane; Charcodote; Eucarbon; Kaltocarb; Novicarbon; ***Ital.:*** Actisorb; Carbone Composto; Carbonesia; Carboyoghurt; Eucarbon; NoGas; ***Malaysia:*** Eucarbon; Eucarbon Herbal; ***Mex.:*** Acilin; Dipecfur; ***NZ:*** Carbosorb S†; Carbosorb XS; ***Pol.:*** Rapacholin AC†; Rapacholin C; ***Port.:*** Carboflex†; ***Rus.:*** Unienzyme c MPS (Юниэнзим с МПС); ***S.Afr.:*** Eucarbon; ***Switz.:*** Carbolevure; Carboticon; Carvon†; ***Thai.:*** Belacid; Bicobon; Carbomint; Carbonpectate; Delta Charcoal; Pepsitase; Polyenzyme-I; Pro ABS; ***Turk.:*** Charflo Sorbitol†; Eucarbon; Intestinol; Karboseptin; ***UK:*** Acidosis; Actisorb Silver; Carbellon; Thickhead; ***USA:*** Actidose with Sorbitol; Flatulex†; Poison Antidote Kit; ***Venez.:*** Carbargal; Carbargal con Atropina; Guanicar.

顺势疗法制剂 ***Austral.:*** Elimitona; Elimitona Slim & Detox; IBS Eze; Indigestion Tablets†; Stomach Calm; Vitatona Energy; ***Austria:*** Gastricumeel; ***Canad.:*** Bioactiv N; Cocyntal; Cruroheel S; Endoteel; Erysidoron 2; Formula ES 211; Formula Homeo QR 209; Gastrosine; Hylands Upset Stomach; Ikoplex 11 Digestion Aid; Ind Complex; ***Chile:*** Bioactiv N; Similibus; ***Cz.:*** Gastrocynesine; ***Fr.:*** Cina Compose; Dermo-Drainol; Formule de l'Abbe Chaupitre no 44; Gastro-Drainol; Gastrocynesine; Veino-Drainol; Voxpax; ***Ger.:*** Cankerol N†; Cuparcen HM†; Derivatio H; EAP-61†; Echinacea Ro-Plex (Rowo-415)†; gastri-loges N; Gastritis Complex; Gastro Magentabletten; Infi-Camphora†; Infidyston†; Infihepan†; Kollaps-Gastreu N R67†; Lowe-Komplex Nr 6†; Municor†; Nuxal; Nuxal comp; Sinuselect; Stoma-Gastreu S R5; Toncard-Do†; ***Neth.:*** Gastricumeel; Gastrocynesine; Okugest; ***Port.:*** Gastrocynesine; ***Switz.:*** Exsepta†; Omida comprimes homeopathiques pour la gorge†; Regenaplex Nr. 59b.

Amifostine (*BAN*, *USAN*, *rINN*) 氨磷汀

Amifostiini; Amifostin; Amifostina; Amifostinum; Ethiofos; Gammaphos; NSC-296961; WR-2721. *S*-[2-(3-Aminopropylamino)ethyl] dihydrogen phosphorothioate.

Амифостин

$C_5H_{15}N_2O_3PS = 214.2.$

CAS — 20537-88-6 (amifostine); 63717-27-1 (amifostine monohydrate).

ATC — V03AF05.

ATC Vet — QV03AF05.

UNII — M487QF2F4V.

Pharmacopoeias. *US* includes the trihydrate.

USP 33（Amifostine） 三羟化物为白色结晶性粉末。易溶于水。5%水溶液的pH值为6.5~7.5。2~8℃贮藏于密闭容器中。避光。

配伍禁忌 据报道[1]，用模拟Y形管给予氨磷汀时，与阿昔洛韦、两性霉素B、头孢哌酮、盐酸氯丙嗪、顺铂、更昔洛韦、羟嗪、咪康唑、盐酸米诺环素及丙氯拉嗪乙二磺酸盐在理化性质上具有不相容性。

1. Trissel LA, Martinez JF. Compatibility of amifostine with selected drugs during simulated Y-site administration. *Am J Health-Syst Pharm* 1995; **52:** 2208–12.

不良反应、处置和注意事项

氨磷汀可引起一过性收缩压降低，较少发生舒张压降低，且还可引起罕见的更严重的血压降低和一过性意识丧失。为了减少低血压的发生率，给药前，应给患者补充足量水分，并使其保持仰卧位。氨磷汀禁用于低血压或脱水患者。正在应用降压药的患者应在开始应用本药前24h停用降压药。输注本药时，应监测动脉血压，若收缩压显著降低，须停止输注。若血压在5min内恢复正常，可继续输注给药。

常见不良反应为恶心和呕吐，因此推荐同时给予止吐治疗。

本药可降低血浆钙浓度，但临床上在24h内多剂量应用本药的患者发生低钙血症的可能性极低，对于具有发生低钙血症风险的患者，应监测其血钙浓度。

本药的其他不良反应包括面部潮红、寒战、嗜睡、呃逆及喷嚏。据报道本药可引起超敏反应和过敏样反应，可引起皮疹，并有引发更严重皮肤反应的报道，如Stevens-Johnson综合征及中毒性表皮坏死松解症，有时致命。

若给药时间超过推荐的15min，不良反应的发生率增加。

对肌肉骨骼系统的影响 上臂注射氨磷汀不久，一位患者感觉从注射部位辐射到肩膀、颈部、背部及腰部的剧烈疼痛以及上臂麻木[1]。

1. Norales G, *et al.* Amifostine-induced back pain: a case report. *Am J Health-Syst Pharm* 2006; **63:** 381–2.

对皮肤的影响 氨磷汀可引起严重皮肤反应，包括Stevens-Johnson综合征[1,2]和中毒性表皮坏死松解症[1,2]，还有致死报道[2]，这些不良反应更常见于接受放疗的患者[2]。

1. Lale Atahan I, *et al.* Two cases of Stevens-Johnson syndrome: toxic epidermal necrolysis possibly induced by amifostine during radiotherapy. *Br J Dermatol* 2000; **143:** 1072–3.
2. Boccia R, *et al.* Assessment and management of cutaneous reactions with amifostine administration: findings of the ethyol (amifostine) cutaneous treatment advisory panel (ECTAP). *Int J Radiat Oncol Biol Phys* 2004; **60:** 302–9.

药动学

静脉给药后，氨磷汀在血浆中迅速清除，在碱性磷酸酯酶的作用下脱磷酸生成其活性代谢物游离的巯基化合物WR-1065。本药静脉输注15min的清除半衰期<10min，约6%或更少的给药剂量通过尿排泄。

用途和用法

氨巯基化合物氨磷汀是细胞保护剂。本药在体内转化为活性代谢物WR-1065，对抗抗肿瘤药及电离放射的毒性作用，对非癌细胞具有保护作用。本药用于晚期卵巢癌患者，降低环磷酰胺和顺铂所致的中性粒细胞减少相关感染的发生率，也可用于非微生物引起的晚期实体瘤患者，降低反复应用顺铂导致的累积性肾毒性。本药还可用于降低接受放疗的头颈癌患者口干症的发生率。目前正在考察本药用于改善其他抗肿瘤药不良反应及用于脊髓发育不良的治疗作用。

化疗过程中，通常在给予抗肿瘤药前30min内静脉输注氨磷汀，输注时间大于15min。成人给药剂量为$910mg/m^2$，每日1次；若患者不能耐受，后续剂量可降至$740mg/m^2$。若顺铂剂量<$100mg/m^2$，氨磷汀的推荐剂量为$740mg/m^2$用于降低顺铂肾毒性的发生。

用于预防口干症时，本药的剂量为每日$200mg/m^2$，静脉输注3min，开始放疗前15~30min给药。

细胞保护作用 氨磷汀的活性代谢物WR-1065可迅速进入非癌细胞，使细胞毒素，如具有烷化作用及含铂的

抗肿瘤药等失活，还可保护细胞不受电离放射的伤害[1~3]。据报道本药的细胞保护作用对正常细胞具有选择性，不影响抗肿瘤药及电离放射对癌细胞的细胞毒作用。一些因素促成了这种选择性作用，如与正常细胞相比，肿瘤细胞的碱性磷酸酯酶水平较低，肿瘤组织的pH也较低，因此使癌细胞中WR-1065的生成量降低，癌细胞对其的摄取量也降低[2,3]。

据报道氨磷汀可应用于多种恶性肿瘤，且目前American Society of Clinical Oncology建议[4]可考虑将氨磷汀用于应用顺铂进行化疗的患者，以预防肾毒性，还可作为由化疗引起的严重中性粒细胞减少症的治疗药物，或用于应用放射治疗头颈部癌症单纯接受化疗的患者出现口干症的概率。尽管氨磷汀通常静脉给药，有证据表明[5,6]皮下给药也可能有效，且可能减少不良反应的发生。还考察了其他途径，如口服和直肠给药[7]。

1. Foster-Nora JA, Siden R. Amifostine for protection from antineoplastic drug toxicity. *Am J Health-Syst Pharm* 1997; **54:** 787–800.
2. Mabro M, *et al.* A risk-benefit assessment of amifostine in cytoprotection. *Drug Safety* 1999; **21:** 367–87.
3. Culy CR, Spencer CM. Amifostine: an update on its clinical status as a cytoprotectant in patients with cancer receiving chemotherapy or radiotherapy and its potential therapeutic application in myelodysplastic syndrome. *Drugs* 2001; **61:** 641–84.
4. Hensley ML, *et al.* American Society of Clinical Oncology 2008 clinical practice guideline update: use of chemotherapy and radiation therapy protectants. *J Clin Oncol* 2009; **27:** 127–45. Also available at: http://jco.ascopubs.org/cgi/reprint/27/1/127.pdf (accessed 28/08/09)
5. Koukourakis MI, *et al.* Subcutaneous administration of amifostine during fractionated radiotherapy: a randomized phase II study. *J Clin Oncol* 2000; **18:** 2226–33.
6. Bonner HS, Shaw LM. New dosing regimens for amifostine: a pilot study to compare the relative bioavailability of oral and subcutaneous administration with intravenous infusion. *J Clin Pharmacol* 2002; **42:** 166–74.
7. Praetorius NP, Mandal TK. Alternate delivery route for amifostine as a radio-/chemo-protecting agent. *J Pharm Pharmacol* 2008; **60:** 809–15.

制剂

USP 33: Amifostine for Injection.

专利制剂

Arg.: Erifostine†; ***Austral.:*** Ethyol; ***Belg.:*** Ethyol; ***Braz.:*** Ethyol; ***Chile:*** Ethyol†; ***Cz.:*** Ethyol; ***Denm.:*** Ethyol†; ***Fin.:*** Ethyol; ***Fr.:*** Ethyol; ***Ger.:*** Ethyol; ***Gr.:*** Ethyol; ***Hong Kong:*** Ethyol†; ***Hung.:*** Ethyol†; ***India:*** Amiphos; ***Israel:*** Ethyol; ***Ital.:*** Ethyol; ***Mex.:*** Ethyol; ***Neth.:*** Ethyol; ***NZ:*** Ethyol; ***Philipp.:*** Ethyol; ***Pol.:*** Ethyol†; ***Port.:*** Ethyol; ***S.Afr.:*** Ethyol; ***Singapore:*** Ethyol†; ***Spain:*** Ethyol; ***Swed.:*** Ethyol; ***Switz.:*** Ethyol; ***Thai.:*** Cytofos†; Ethyol; ***Turk.:*** Ethyol; ***UK:*** Ethyol; ***USA:*** Ethyol; ***Venez.:*** Ethyol.

Ammonium Tetrathiomolybdate 四硫钼酸铵

Tetratiomolibdato de amonio.

$(NH_4)_2MoS_4$ = 260.3.

CAS — 15060-55-6.

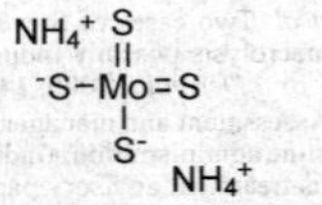

注：Coprexa曾用作四硫钼酸铵的注册商标。

简介

四硫钼酸铵是螯合剂，帮助清除体内的铜，目前正在考察其用于Wilson病和肺间质纤维化的作用。同时也用于治疗恶性肿瘤。

1. Medici V, Sturniolo GC. Tetrathiomolybdate, a copper chelator for the treatment of Wilson disease, pulmonary fibrosis and other indications. *IDrugs* 2008; **11:** 592–606.
2. Brewer GJ. The use of copper-lowering therapy with tetrathiomolybdate in medicine. *Expert Opin Invest Drugs* 2009; **18:** 89–97.
3. Khan G, Merajver S. Copper chelation in cancer therapy using tetrathiomolybdate: an evolving paradigm. *Expert Opin Invest Drugs* 2009; **18:** 541–8.

Wilson病 四硫钼酸铵可与蛋白质及铜形成复合物；与食物同服时，可阻断小肠对铜的吸收；于餐间服用时，可结合与白蛋白和血浆铜蓝蛋白偶合的铜。目前正在考察四硫钼酸铵用于初始降低Wilson病患者体内铜水平的作用（见第1400页）；这种治疗可能尤其适用于有神经症状的患者[1]。有服用本药后发生骨髓抑制[1,2]和肝酶升高[1]的报道，均给予临时停药或降低剂量的处置。

1. Brewer GJ, *et al.* Treatment of Wilson disease with ammonium tetrathiomolybdate III: initial therapy in a total of 55 neurologically affected patients and follow-up with zinc therapy. *Arch Neurol* 2003; **60:** 379–85.
2. Harper PL, Walshe JM. Reversible pancytopenia secondary to treatment with tetrathiomolybdate. *Br J Haematol* 1986; **64:** 851–3.

Amyl Nitrite 亚硝酸异戊酯

Amyli Nitris; Amylis Nitris; Amylium Nitrosum; Amylnitrit; Amyylinitriitti; Azotito de Amilo; Isoamyl Nitrite; Isopentyl Nitrite; Nitrito de amilo; Pentanolis Nitris.

Амилнитрит; Нитрит Амила

$C_5H_{11}NO_2$ = 117.1.

ATC — V03AB22.

ATC Vet — QV03AB22.

UNII — 22T8Z09XAK (amyl nitrite); 5N0U5TUC9Z (3-methyl-1-butanol).

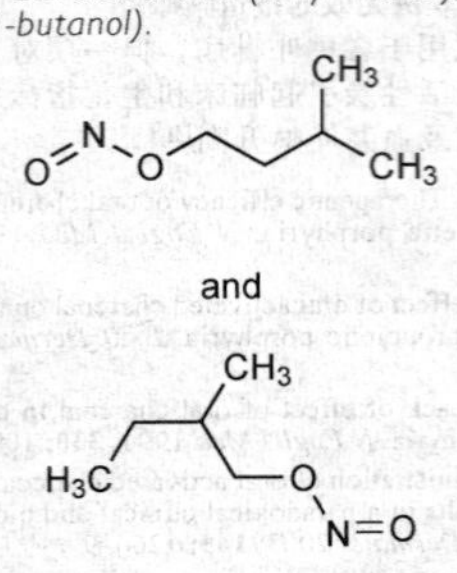

and

俗名 以下名称常被用作亚硝酸异戊酯的“俗名”（见第vii页）或俚语名称：60 second trip；Aimes；Aimies；Ames；Amys；Boppers；Hard on；Pearls；Poppers；Sixty second trip；Snappers；Whiffenpoppers。

Pharmacopoeias. In *Jpn* and *US.*

USP 33（Amyl Nitrite） 3-甲基-1-丁醇和2-甲基-1-丁醇的亚硝酸酯混合物，具有特殊挥发性水果臭的澄清、淡黄色液体。非常易燃。即使在低温条件下也具有挥发性。沸点约为96℃。几乎不溶于水，可与乙醇和乙醚混溶。密闭、阴凉处贮藏。避光。

稳定性 亚硝酸异戊酯中的氮原子易发生还原反应，尤其当它发生反应转化为酸时。

不良反应、处置和注意事项

亚硝酸异戊酯吸入剂常见的不良反应为面部潮红、头痛和头晕，还可引发恶心、呕吐、低血压、坐立不安及心动过速。过量可导致血管扩张和高铁血红蛋白血症引起的发绀、晕厥、呼吸困难和肌无力。对于严重高铁血红蛋白血症，可应用亚甲蓝，但若疑似氰化物中毒，不可应用亚甲蓝，因为氰化物可被置换。

亚硝酸异戊酯可升高眼内压及颅内压，慎用于青光眼、近期有头部创伤或脑出血患者。

滥用 通常认为挥发性亚硝酸酯（常被称为“poppers”），包括戊基、丁基或异丁基亚硝酸酯，可扩展创造力、激发音乐鉴赏力、提升舞蹈投入感及性体验[1,2]，因此有滥用情况。

吸入剂可引起头痛、心动过速、晕厥、急性精神病、眼内压升高、一过性轻偏瘫、高铁血红蛋白血症、昏迷，罕见猝死，有报道一些患者应用后出现溶血性贫血[3~5]，且在这些患者体内检测到有Heinz体生成[3]。高铁血红蛋白血症可能是比较严重的不良反应[6]，有报道挥发性亚硝酸酯也可引发本反应[7~10]，症状类似于缺氧[9]，可被亚甲蓝逆转[6~10]。

亚硝酸异戊酯吸入剂可引起面部严重、大面积接触性皮炎，继发播散到身体其他部位[11]。

1. Sigell LT, *et al.* Popping and snorting volatile nitrites: a current fad for getting high. *Am J Psychiatry* 1978; **135:** 1216–18.
2. Lockwood B. Poppers: volatile nitrite inhalants. *Pharm J* 1996; **257:** 154–5.
3. Romeril KR, Concannon AJ. Heinz body haemolytic anaemia after sniffing volatile nitrites. *Med J Aust* 1981; **1:** 302–3.
4. Brandes JC, *et al.* Amyl nitrite-induced hemolytic anemia. *Am J Med* 1989; **86:** 252–4.
5. Graves TD, Mitchell S. Acute haemolytic anaemia after inhalation of amyl nitrite. *J R Soc Med* 2003; **96:** 594–5.
6. Modarai B, *et al.* Methylene blue: a treatment for severe methaemoglobinaemia secondary to misuse of amyl nitrite. *Emerg Med J* 2002; **19:** 270–1.
7. Laaban JP, *et al.* Amyl nitrite poppers and methemoglobulinemia. *Ann Intern Med* 1985; **103:** 804–5.
8. Osterloh J, Olson K. Toxicities of alkyl nitrites. *Ann Intern Med* 1986; **104:** 727.
9. Pierce JMT, Nielsen MS. Acute acquired methaemoglobinaemia after amyl nitrite poisoning. *BMJ* 1989; **298:** 1566.
10. Forsyth RJ, Moulden A. Methaemoglobinaemia after ingestion of amyl nitrite. *Arch Dis Child* 1991; **66:** 152.
11. Bos JD, *et al.* Allergic contact dermatitis to amyl nitrite ('poppers'). *Contact Dermatitis* 1985; **12:** 109.

管理和贮藏 亚硝酸异戊酯非常易燃，因此禁止在可使其点燃的地方使用。

用途和用法

亚硝酸异戊酯吸入后迅速吸收，可立即应用于确诊为氰化物中毒的患者（见第1928页）以诱导高铁血红蛋白的生成，高铁血红蛋白可与氰化物结合生成无毒的氰化高铁血红蛋白。但目前对这种治疗方法的价值存在质疑，因为生成的高铁血红蛋白水平很低，但也可能存在其他重要作用机制。亚硝酸异戊酯的推荐给药方法为在开始其他治疗措施前，每分钟吸入30s。还建议应用本药治疗硫化氢中毒（见第1611页）。

亚硝酸异戊酯与硝酸甘油（见第1248页）的作用机制相似，可缓解心绞痛的急性发作，但现在已经很少使用。

顺势疗法 亚硝酸异戊酯在用于顺势疗法时使用以下名称：Amyl nitrosum；Am. nit.；Amyl nit。

制剂

USP 33: Amyl Nitrite Inhalant.

多组分制剂 ***S.Afr.:*** Tripac-Cyano; ***USA:*** Cyanide Antidote Package; Emergent-Ez.

顺势疗法制剂 ***Canad.:*** Menopause.

Asoxime Chloride 氯化阿索肟

Asoxima, cloruro de; HI-6. 1-({[4-(Aminocarbonyl)pyridinio]methoxy}methyl)-2-[(hydroxyimino)methyl]pyridinium dichloride.

$C_{14}H_{16}Cl_2N_4O_3$ = 359.2.

CAS — 34433-31-3.

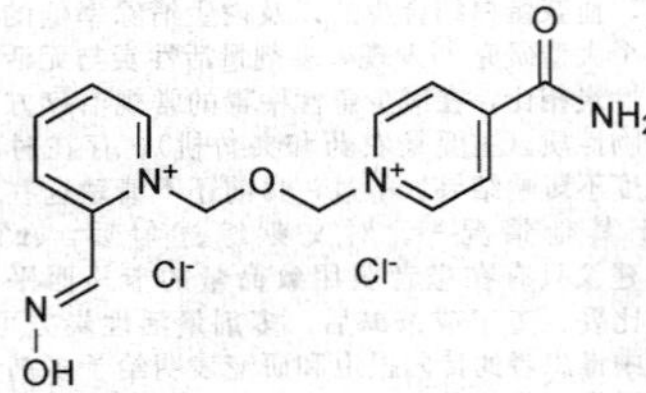

简介

氯化阿索肟为胆碱酯酶复活剂，已试用于有机磷杀虫剂及包括神经毒剂在内的相关化合物中毒的治疗。

1. Jovanović D, *et al.* A case of unusual suicidal poisoning by the organophosphorus insecticide dimethoate. *Hum Exp Toxicol* 1990; **9:** 49–51.
2. Kušić R, *et al.* HI-6 in man: efficacy of the oxime in poisoning by organophosphorus insecticides. *Hum Exp Toxicol* 1991; **10:** 113–18.

AST-120

CAS — 90597-58-3.

简介

AST-120为吸附剂，由含碳球形微晶颗粒及表面氧化复合物组成，口服后可清除患者胃肠中的尿毒症相关毒素（uraemic toxins）及其前体物质，从而延缓慢性肾衰竭的发展。同时研究用于胃肠功能紊乱。

1. Takahashi N, *et al.* Therapeutic effects of long-term administration of an oral adsorbent in patients with chronic renal failure: two-year study. *Int J Urol* 2005; **12:** 7–11.
2. Ueda H, *et al.* AST-120, an oral adsorbent, delays the initiation of dialysis in patients with chronic kidney diseases. *Ther Apher Dial* 2007; **11:** 189–95.
3. Fukuda Y, *et al.* Oral spherical adsorptive carbon for the treatment of intractable anal fistulas in Crohn's disease: a multicenter, randomized, double-blind, placebo-controlled trial. *Am J Gastroenterol* 2008; **103:** 1721–9.
4. Shen B, *et al.* The efficacy and tolerability of AST-120 (spherical carbon adsorbent) in active pouchitis. *Am J Gastroenterol* 2009; **104:** 1468–74.
5. Akizawa T, *et al.* CAP-KD Study Group. Effect of a carbonaceous oral adsorbent on the progression of CKD: a multicenter, randomized, controlled trial. *Am J Kidney Dis* 2009; **54:** 459–67.

制剂

专利制剂

Jpn: Kremezin.

Atipamezole (*BAN, USAN, rINN*) 阿替美唑

Atipamezol; Atipamézole; Atipamezolum; MPV-1248. 4-(2-Ethyl-2-indanyl)imidazole.

Атипамезол

$C_{14}H_{16}N_2$ = 212.3.

CAS — 104054-27-5.

ATC Vet — QV03AB90.

UNII — 03N9U5JAF6.

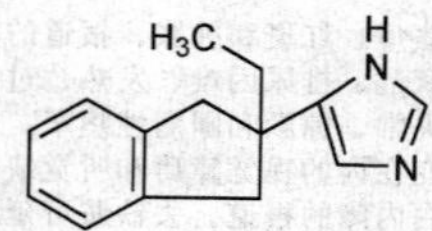

Atipamezole Hydrochloride (*BANM*, *rINNM*) 盐酸阿替美唑

Atipametsolihydrokloridi; Atipamézole, Chlorhydrate d'; Atipamezolhydroklorid; Atipamezoli Hydrochloridum; Hidrocloruro de atipamezol.

Атипамезола Гидрохлорид

$C_{14}H_{16}N_2$,HCl = 248.8.

CAS — 104075-48-1.

UNII — 2W4279571X.

简介

阿替美唑为选择性 α_2 肾上腺素能受体拮抗药，在兽医学中，以盐酸盐形式用于逆转美托咪定的镇静作用。

Calcium Polystyrene Sulfonate 聚苯乙烯磺酸钙

Calcium Polystyrene Sulphonate; Poliestirenosulfonato cálcico; Polistiren Sülfonat Kalsiyum.

Полистирен Сульфонат Кальция

CAS — 37286-92-3.

ATC — V03AE01.

ATC Vet — QV03AE01.

Pharmacopoeias. In *Br.* and *Jpn.*

BP 2010 (Calcium Polystyrene Sulphonate) 淡棕色细粉膏状物，含钙量为 6.5%～9.5%，以干燥物作为参照进行计算。每克可交换 1.3～2.0mmol 钾，以干燥物为参照进行计算。几乎不溶于水和乙醇。贮藏于密闭容器中。

不良反应和注意事项

参见**聚苯乙烯磺酸钠**，见第1405页。聚苯乙烯磺酸钙不会引起钠过量，但可引起钙过量和高钙血症，因此禁用于甲状旁腺功能亢进症、多发性骨髓瘤、伯克氏肉样瘤或转移性癌症患者，由于这些患者可能合并肾衰竭及高钙血症。也应避免用于阻塞性肠道疾病的患者和肠蠕动减少的新生儿。对于新生儿，不建议口服给药。应监护患者避免发生电解质紊乱，特别是低钾血症和高钙血症患者。

对肺的影响 经尸检发现，1名死于心脏停搏的老人因吸入聚苯乙烯磺酸钙发生支气管肺炎[1]，而该患者曾口服树脂治疗高钾血症。

1. Chaplin AJ, Millard PR. Calcium polystyrene sulphonate: an unusual cause of inhalation pneumonia. *BMJ* 1975; **3:** 77–8.

药物相互作用

参见**聚苯乙烯磺酸钠**，见第1405页。在胃肠道中，从树脂释放的钙离子可降低口服四环素类药的吸收。

用途和用法

磺酸化苯乙烯聚合物的钙盐聚苯乙烯磺酸钙是阳离子交换树脂，可与钙离子交换钾离子及胃肠道中的其他阳离子。用途与聚苯乙烯磺酸钠（见第1405页）相似：增加钾的排泄从而治疗高钾血症（见第1592页），且对于不能耐受体内钠负荷升高的患者，优于聚苯乙烯磺酸钠。1g 聚苯乙烯磺酸钙可结合 1.3～2mmol 钾，但实际上不可能达到这一水平。

口服剂量为 15g，每日 3～4 次，剂型有水浆液、糖浆液或甜糊剂。本药不可混于含钾量较高的果汁服用。

若口服给药有困难，聚苯乙烯磺酸钙可以灌肠剂直肠给药。通常日剂量为 30g，剂型为加入 100ml 2%甲基纤维素"450"及 100ml 水的悬浮剂，若可能，至少静置 9h。初始治疗可同时包括口服和直肠给药两种给药途径。给予灌肠剂后，应充分冲洗结肠以清除树脂。

儿童剂量，见下文。

儿童用法 新生儿、儿童和血液透析患者在治疗无尿或严重少尿相关的高钾血症时，使用聚苯乙烯磺酸钙可提高钾排泄。不推荐用于肠蠕动减少的新生儿。可作为混悬剂或软膏剂口服或直肠给药：直肠给药时，每 1g 聚苯乙烯磺酸钙与 5～10ml 2%甲基纤维素溶液混合或按成人剂量同比例稀释，见上文。由于儿童直肠给药剂量过多或稀释不足会导致树脂嵌塞，所以需要对患儿特别护理。不推荐给新生儿口服给药。英国注册药品信息建议给药剂量为 1g/kg，维持剂量可降至 500mg/kg。另外，*BNFC 2010/11* 建议给药剂量为 125～250mg/kg（最高剂量为 15g），每日 3～4 次。

制剂

专利制剂

Arg.: Resincalcio; RIC Calcio; ***Austral.:*** Calcium Resonium; ***Austria:*** CPS Pulver; Sorbisterit; ***Belg.:*** Kayexalate; ***Braz.:*** Sorcal; ***Canad.:*** Resonium Calcium; ***Chile:*** Sorbisterit; ***Cz.:*** Calcium Resonium; Resical; Sorbisterit†; ***Denm.:*** Resonium Calcium; ***Fin.:*** Sorbisterit; ***Fr.:*** Resikali; ***Ger.:*** Anti-Kalium†; Calcium Resonium; CPS Pulver; Elutit-Calcium; Sorbisterit; ***Gr.:*** Calcium Resonium; ***Hong Kong:*** Calcium Resonium; ***Indon.:*** Kalitake; ***Irl.:*** Calcium Resonium; Sorbisterit; ***Jpn:*** Kalimate; ***Malaysia:*** Kalimate; ***Neth.:*** Sorbisterit; ***Norw.:*** Resonium Calcium; ***NZ:*** Calcium Resonium; ***Philipp.:*** Kalimate; ***Pol.:*** Calcium Resonium; ***Port.:*** Resical; ***Spain:*** Resincalcio; Sorbisterit; ***Swed.:*** Resonium Calcium; Sorbisterit; ***Switz.:*** Sorbisterit; ***Thai.:*** Kalimate; Resincalcio; ***Turk.:*** Anti-potasium; ***UK:*** Calcium Resonium.

Deferasirox (*USAN*, *rINN*) 地拉罗司

CGP-72670; Déférasirox; Deferasiroxum; ICL-670; ICL-670A. 4-[3,5-Bis(2-hydroxyphenyl)-1*H*-1,2,4-triazol-1-yl]benzoic acid.

Деферазирокс

$C_{21}H_{15}N_3O_4$ = 373.4.

CAS — 201530-41-8.

ATC — V03AC03.

ATC Vet — QV03AC03.

UNII — V8G4MOF2V9.

不良反应和注意事项

使用地拉罗司后常见的不良反应是与剂量相关的胃肠功能紊乱，如恶心、呕吐、腹泻、腹痛；腹泻较常见于幼儿和老年人。已经有上消化道溃疡和出血致死的报道；对于存在晚期恶性肿瘤和（或）血小板计数低的老年患者，更容易出现出血，这往往是致命的。皮疹是较常见的不良反应，可能因剂量减少产生反应；严重的超敏反应，如过敏性休克和血管性水肿已有报道，通常发生在地拉罗司治疗的第 1 个月内。其他不良影响包括头痛、发热和瘙痒。

常见血肌酐剂量依赖性增加，也可能引起蛋白尿。已经有急性肾功能衰竭，甚至死亡的报道；肾小管病主要发生于 β-地中海贫血的儿童和青少年。开始治疗之前及随后每月均应检查肾功能。对于高风险患者如肌酐清除率为 40～60ml/min，或使用其他有肾毒性药物，或脱水的患者，均应在开始治疗或调整剂量的第 1 个月内，每周检查肾功能，之后每月检查一次。蛋白尿检查也应每月进行一次。如果出现血肌酐持续增加，应减少剂量或停止治疗，见下文在**肾损伤中的用法**。

使用地拉罗司治疗的患者存在肝炎和肝功能衰竭，其转氨酶值可能会增加，有时甚至是致命的，且时有发生。胆结石及相关胆道疾病也有报道。使用地拉罗司的第 1 个月，应每 2 周检测一次转氨酶和胆红素。如果出现持续增长，应停止治疗。

若与其他铁螯合剂使用，则时有可能出现听力损失和视觉障碍，包括白内障。使用地拉罗司前及使用后每 12 个月应进行听力及眼科检查。每月均应检测血清铁蛋白含量。对于儿童，建议每年进行成长发育的影响评估。

已经存在患者服用地拉罗司后出现罕见的血液疾病的报道，其中有些是致命的，包括粒细胞缺乏症、中性粒细胞和血小板减少症。故应定期监测红细胞计数。

严重的不良反应，包括死亡，多报道于存在并发症或恶性疾病的老年患者，因此，地拉罗司禁用于状态不佳、高风险的骨髓增生异常综合征或晚期恶性肿瘤患者。地拉罗司也禁用于血小板计数小于 50000 个/mm^3 者。

药物相互作用

地拉罗司不应与含铝的抗酸药合用，因为有可能形成螯合铝。地拉罗司的代谢取决于二磷酸尿核苷葡糖醛酸基转移酶（UGT）的水平，使用强诱导剂如卡马西平、利福平、苯妥英钠、苯巴比妥和利托那韦，可降低地拉罗司作用。地拉罗司剂量可能需要增加并需监测血清铁蛋白，见下文**用途和用法**。

与考来烯胺合用时地拉罗司作用降低，故应避免两者合用。如必须使用两种药物联合治疗，应考虑增加地拉罗司的初始剂量，见下文**用途和用法**。

地拉罗司在体外抑制细胞色素 P450 同工酶，如 CYP3A4 和 CYP2C8。地拉罗司与经过这些同工酶代谢的药物合用时应注意。

1. Skerjanec A, *et al.* Investigation of the pharmacokinetic interactions of deferasirox, a once-daily oral iron chelator, with midazolam, rifampin, and repaglinide in healthy volunteers. *J Clin Pharmacol* 2010; **50:** 205–13.

药动学

地拉罗司从胃肠道吸收，血浆峰浓度出现在进食后 1.5～4h。绝对生物利用度约为 70%，如有食物存在则仍会上升。地拉罗司约 99%与血浆蛋白结合，主要是与白蛋白结合。地拉罗司主要是经二磷酸尿核苷葡糖醛酸基转移酶（UGT）代谢。其次经细胞色素 P450 同工酶代谢。可能会发生肝肠循环。地拉罗司代谢产物及原形主要经粪便排出。约 8%的剂量随尿排出体外。平均消除半衰期为 8～16h。

1. Galanello R, *et al.* Effect of food, type of food, and time of food intake on deferasirox bioavailability: recommendations for an optimal deferasirox administration regimen. *J Clin Pharmacol* 2008; **48:** 428–35.
2. Séchaud R, *et al.* Absolute oral bioavailability and disposition of deferasirox in healthy human subjects. *J Clin Pharmacol* 2008; **48:** 919–25.

用途和用法

地拉罗司是一种口服活性铁螯合剂，用于治疗由输血引起的慢性铁超负荷（见第1384页）。剂型为片剂，使用前立即制成混悬液。初始剂量为 20mg/kg，每日 1 次，至少在进食前 30min 空腹服用。应每月监测患者血清铁蛋白水平，如有必要，应每 3～6 个月进行剂量调整，逐步至 5～10 mg/kg。若血清铁蛋白浓度持续低于 500 mg/L 以下，应停止治疗。使用地拉罗司时，如果需与二磷酸尿核苷葡糖醛酸基转移酶（UGT）诱导剂如卡马西平、利福平、苯妥英钠、苯巴比妥和利托那韦或考来烯胺合用，初始剂量可增至 30 mg/kg，每日 1 次，并根据血清铁蛋白浓度和身体反应调整剂量。不建议每日剂量 40 mg/kg 以上。对于肾损伤患者的剂量，见下文。

1. VanOrden HE, Hagemann TM. Deferasirox—an oral agent for chronic iron overload. *Ann Pharmacother* 2006; **40:** 1110–17.
2. Stumpf JL. Deferasirox. *Am J Health-Syst Pharm* 2007; **64:** 606–16.
3. Yang LPH, *et al.* Deferasirox: a review of its use in the management of transfusional chronic iron overload. *Drugs* 2007; **67:** 2211–30.
4. Vichinsky E. Clinical application of deferasirox: practical patient management. *Am J Hematol* 2008; **83:** 398–402.
5. Cappellini MD, Taher A. Long-term experience with deferasirox (ICL670), a once-daily oral iron chelator, in the treatment of transfusional iron overload. *Expert Opin Pharmacother* 2008; **9:** 2391–2402.
6. McLeod C, *et al.* Deferasirox for the treatment of iron overload associated with regular blood transfusions (transfusional haemosiderosis) in patients suffering with chronic anaemia: a systematic review and economic evaluation. *Health Technol Assess* 2009; **13:** 1–121.
7. Jabbour E, *et al.* Managing iron overload in patients with myelodysplastic syndromes with oral deferasirox therapy. *Oncologist* 2009; **14:** 489–96.
8. Kontoghiorghes GJ. Introduction of higher doses of deferasirox: better efficacy but not effective iron removal from the heart and increased risks of serious toxicities. *Expert Opin Drug Safety* 2010; **9:** 633–41.

儿童用法 地拉罗司用于儿童治疗由输血引起的慢性铁超负荷。2 岁以上儿童可使用成人剂量，见上文。对于肾损伤患儿应调整剂量，见下文。

在肾损伤中的用法 注册药品信息建议地拉罗司用于肾损伤患者时，可根据肌酐清除率（CC）和治疗前血清肌酐浓度变化来调整剂量（监测标准参见上文**不良反应和注意事项**）。如果成人连续两次肌酐清除率低于 90ml/min，且血清肌酐浓度增加 33%，或儿童连续两次血清肌酐浓度超过正常值上限，每日剂量应减少 10mg/kg。如果进一步减少剂量后仍发生类似 CC 下降或血肌酐浓度上升的情况，则应停止使用地拉罗司。个别情况下可允许重新使用。在美国，地拉罗司禁用于 CC 小于 40ml/min 或血清肌酐浓度超过正常上限 2 倍以上的患者。在英国，禁用于 CC 小于 60ml/min 的患者。

制剂

专利制剂

Arg.: Exjade; **Austral.:** Exjade; **Austria:** Exjade; **Belg.:** Exjade; **Braz.:** Exjade; **Chile:** Exjade; **Cz.:** Exjade; **Denm.:** Exjade; **Fr.:** Exjade; **Ger.:** Exjade; **Gr.:** Exjade; **Hong Kong:** Exjade; **Hung.:** Exjade; **Indon.:** Exjade; **Irl.:** Exjade; **Israel:** Exjade; **Ital.:** Exjade; **Malaysia:** Exjade; **Neth.:** Exjade; **Norw.:** Exjade; **NZ:** Exjade; **Philipp.:** Exjade; **Pol.:** Exjade; **Port.:** Exjade; **S.Afr.:** Exjade; **Spain:** Exjade; **Swed.:** Exjade; **Switz.:** Exjade; **Thai.:** Exjade; **Turk.:** Exjade; **UK:** Exjade; **Ukr.:** Exjade (Эксиджад); **USA:** Exjade.

Deferiprone (*BAN*, *USAN*, *rINN*) 去铁酮

APO-66; APO-066; CP-20; Deferipron; Deferiprona; Défériprone; Deferiproni; Deferipronum; Dimethylhydroxypyridone; DN-180-01-AF; L1; L-1; PL-1. 1,2-Dimethyl-3-hydroxypyrid-4-one; 3-Hydroxy-1,2-dimethyl-4-pyridone.

Деферипрон

$C_7H_9NO_2$ = 139.2.

CAS — 30652-11-0.

ATC — V03AC02.

ATC Vet — QV03AC02.

UNII — 2BTY8KH53L.

不良反应和注意事项

去铁酮可引起中性粒细胞减少，因此禁用于中性粒细胞减少症患者，每周应监测患者中性粒细胞水平，若发生中性粒细胞减少症，应立即停药。本药还可能引起粒细胞缺乏症。应告知患者，若显示感染的症状，如发热、咽喉痛、流感样症状，应立即到医院就诊。

在治疗过程中，常见的胃肠道不良反应为腹泻、恶心、呕吐及腹痛，可能需暂时降低剂量。尿液变成赤褐色也很常见。报道的其他不良反应包括关节痛和肝酶升高。去铁酮可降低血浆锌浓度，因此须给予锌补充剂。

动物试验表明，去铁酮可致畸，因此孕妇禁用。建议应用去铁酮的育龄妇女采取避孕措施。肝或肾受损患者慎用。

对血液的影响 去铁酮可引起粒细胞缺乏症，且有一些致死病例[1~3]。

1. Henter J-I, Karlén J. Fatal agranulocytosis after deferiprone therapy in a child with Diamond-Blackfan anemia. *Blood* 2007; **109:** 5157–9.
2. Tewari S, *et al.* Necrotizing stomatitis: a possible periodontal manifestation of deferiprone-induced agranulocytosis. *Oral Surg Oral Med Oral Pathol Oral Radiol Endod* 2009; **108:** e13–e19.
3. Pontikoglou C, Papadaki HA. Idiosyncratic drug-induced agranulocytosis: the paradigm of deferiprone. *Hemoglobin* 2010; **34:** 291–304.

过量 生产商和法国药物警戒部门曾报道2例年龄分别为7岁和9岁的儿童，由于使用相当于每日最高推荐剂量100mg/kg 2.5倍剂量的去铁酮而引起神经系统疾病的病例。这两名儿童分别给予治疗1年和2年，出现眼球震颤、步态紊乱、共济失调、肌张力障碍等症状。其中一例患者还出现精神运动性迟滞。去铁酮停止使用后，这些障碍表现逐渐改善[1]。

1. Agence française de sécurité sanitaire des produits de santé/Laboratoires Chiesi, France. Risque d'agranulocytoses fatales et de troubles neurologiques lors de l'utilisation de Ferriprox® (défériprone) (issued 1st September, 2006). Available at: http://www.afssaps.fr/content/download/12879/156735/version/1/file/lp060901.pdf (accessed 12/08/10)

药物相互作用

去铁酮可螯合三价金属离子，可与含铝制剂发生相互作用，因此不可与含铝抗酸药同时使用。由于具有发生累加毒性的风险，因此与可能引起中性粒细胞减少症或粒细胞缺乏症的药物不可合用。

药动学

去铁酮从胃肠道吸收迅速，口服后达峰时间为45～60min，食物可延缓本药吸收，可使峰浓度降低。去铁酮代谢生成无活性的葡萄糖醛酸苷结合物，主要以代谢物及铁-去铁酮复合物形式通过尿排泄，少量以原形药物形式排泄。消除半衰期为2～3h。

用途和用法

去铁酮是口服活性铁螯合剂，用于不适合应用去铁胺治疗或应用去铁胺治疗无效的珠蛋白生成障碍性贫血（地中海贫血）患者铁超负荷的治疗。口服剂量为25mg/kg，每日3次，不推荐日剂量超过100mg/kg。对于儿童的使用，见下文**儿童用法**。

1. Barman Balfour JA, Foster RH. Deferiprone: a review of its clinical potential in iron overload in β-thalassaemia major and other transfusion-dependent diseases. *Drugs* 1999; **58:** 553–78.
2. Kontoghiorghes GJ, *et al.* Benefits and risks of deferiprone in iron overload in thalassaemia and other conditions: comparison of epidemiological and therapeutic aspects with deferoxamine. *Drug Safety* 2003; **26:** 553–84.
3. Hoffbrand AV. Deferiprone therapy for transfusional iron overload. *Best Pract Res Clin Haematol* 2005; **18:** 299–317.
4. Piga A, *et al.* Deferiprone: new insight. *Ann N Y Acad Sci* 2005; **1054:** 169–74.
5. Kattamis A. Combined therapy with deferoxamine and deferiprone. *Ann N Y Acad Sci* 2005; **1054:** 175–82.
6. Roberts D, *et al.* Oral deferiprone for iron chelation in people with thalassaemia. Available in The Cochrane Database of Systematic Reviews; Issue 3. Chichester: John Wiley; 2007 (accessed 29/07/10).
7. Galanello R, Campus S. Deferiprone chelation therapy for thalassemia major. *Acta Haematol (Basel)* 2009; **122:** 155–64.
8. Cappellini MD, *et al.* Overview of iron chelation therapy with desferrioxamine and deferiprone. *Hemoglobin* 2009; **33** (suppl 1): S58–S69.

儿童用法 英国注册药品信息指出6～10岁儿童使用去铁酮的数据有限，且无6岁以下儿童使用的数据。澳大利亚注册药品信息也指出仅有少量2～8岁儿童使用的数据，且不知道去铁酮是否影响儿童生长。儿童许可剂量与成人一样按体重计算（见上文**用途和用法**）。

地中海贫血 常规接受输血的地中海贫血患者通常会发生铁超负荷，需应用铁螯合剂。去铁酮为去铁胺的口服替代药物，但对它的作用存在争议，进一步内容详见第1384页，**去铁胺的用途项下地中海贫血**。

制剂

专利制剂

Arg.: Ferriprox; **Austral.:** Ferriprox; **Austria:** Ferriprox; **Belg.:** Ferriprox; **Braz.:** Ferriprox; **Cz.:** Ferriprox; **Denm.:** Ferriprox; **Fin.:** Ferriprox; **Fr.:** Ferriprox; **Ger.:** Ferriprox; **Gr.:** Ferriprox; Kelfer; **Hong Kong:** Ferriprox; **India:** Kelfer; **Indon.:** Ferriprox; **Irl.:** Ferriprox; **Ital.:** Ferriprox; **Malaysia:** Ferriprox; Kelfer; **Neth.:** Ferriprox; **Port.:** Ferriprox; **Singapore:** Ferriprox; Kelfer; **Spain:** Ferriprox†; **Swed.:** Ferriprox; **Switz.:** Ferriprox; **Thai.:** Ferriprox; GPO-L-One; Kelfer; **Turk.:** Ferriprox; **UK:** Ferriprox.

Desferrioxamine Mesilate (*BANM*) 甲磺酸去铁胺

Deferoxamine Mesilate (*pINNM*); Ba-33112; Ba-29837 (desferrioxamine hydrochloride); Deferoksamiinimesilaatti; Deferoksamin Mezilat; Deferoksamino mesilatas; Déféroxamine, Mésilate de; Déféroxamine, mésilate de; Deferoxamine Mesylate (*USAN*); Deferoxamini mesilas; Deferoxaminmesilat; Deferoxamin-mesylát; Deferoxamin-mezilát; Desferrioksamin Mesilat; Desferrioxamine Mesylate; Desferrioxamine Methanesulphonate; Mesilato de deferoxamina; NSC-527604 (desferrioxamine). 30-Amino-3,14,25-trihydroxy-3,9,14,20,25-penta-azatriacontane-2,10,13,21,24-pentaone methanesulphonate; *N'*-{5-[(4-{[5-(Acetylhydroxyamino)pentyl]amino}-1,4-dioxobutyl)hydroxyamino]-pentyl}-*N*-(5-aminopentyl)-*N*-hydroxy-butanediamide monomethanesulphonate.

Дефероксамина Мезилат

$C_{25}H_{48}N_6O_8,CH_3SO_3H$ = 656.8.

CAS — 70-51-9 (desferrioxamine); 138-14-7 (desferrioxamine mesilate); 1950-39-6 (desferrioxamine hydrochloride).

ATC — V03AC01.

ATC Vet — QV03AC01.

UNII — V9TKO7EO6K.

(desferrioxamine)

Pharmacopoeias. In *Eur.* (see p.vii), *Int.*, *Jpn*, and *US.*

Ph. Eur. 6.8 (Deferoxamine Mesilate; Desferrioxamine Mesilate BP 2010) 白色或类白色粉末。易溶于水；极微溶于乙醇；微溶于甲醇。新配制的10%水溶液的pH值为3.7～5.5。2～8℃贮藏。避光。

USP 33 (Deferoxamine Mesylate) 白色至灰白色粉末。易溶于水；微溶于甲醇。1%水溶液的pH值为4.0～6.0。贮藏于密闭容器中。

配伍禁忌 注册药品信息指出去铁胺溶液与肝素具有不相容性。

不良反应和处置

快速静脉注射去铁胺可引起面部潮红、荨麻疹、低血压和休克。皮下及肌内注射可引起局部疼痛，长期皮下注射可引起瘙痒、红斑和肿胀。报道的其他不良反应有胃肠道功能紊乱、排尿困难、发热、过敏性皮疹、心动过速、心律失常、惊厥和腿痛性痉挛。本药还可引起包括视网膜病变在内的视觉障碍和听觉缺失，停药后可逆，还有引发白内障的报道。去铁胺可延缓幼儿生长。

降低剂量可缓解去铁胺的不良反应。发生急性去铁胺过量时，可血透清除。

去铁胺不良反应的相关综述如下。

1. Bentur Y, *et al.* Deferoxamine (desferrioxamine): new toxicities for an old drug. *Drug Safety* 1991; **6:** 37–46.

对血液的影响 1名晚期肾病患者静脉注射去铁胺，用于治疗透析引起的骨软化症，发生3次可逆性血小板减少症[1]。1名患有地中海贫血的16岁女孩连续20天大剂量（每日80mg/kg）静脉应用去铁胺，发生急性致死性再生障碍性贫血[2]。

1. Walker JA, *et al.* Thrombocytopenia associated with intravenous desferrioxamine. *Am J Kidney Dis* 1985; **6:** 254–6.
2. Sofroniadou K, *et al.* Acute bone marrow aplasia associated with intravenous administration of deferoxamine (desferrioxamine). *Drug Safety* 1990; **5:** 152–4.

对耳和眼的影响 据报道长期或大剂量应用去铁胺的患者会出现晶状体浑浊、视网膜色素沉着及其他视网膜病变，还可出现包括色盲、夜盲、视力下降及视野缺损等眼部疾病[1~4]。尽管各报道的发生率差异很大，平均发生率约为30%；观察长期应用去铁胺情况的2项研究发现，有症状或无症状的眼病的发生率分别为4%（2/52）[5]和66%（10/15）[6]。

还有报道本药可引起感觉神经性听力损害[5,7~12]。一项研究报道[13]结果表明，29%患者（22/75）感觉神经性听力损害的发生与去铁胺有关。一些患者应用本药后还可出现耳鸣[11,14]。

去铁胺神经毒性的发生机制还不清楚。一些研究[8,15]发现与给药剂量有关，说明毒性直接由去铁胺引起，其他研究[6,16]表明，与微量金属的流失相关，尤其是锌或铜。视觉及听觉异常均可在停药后缓解[1,3,5~10]，但有时不可逆[17]或部分恢复[8,9]。还有报道[18]应用锌补充剂可缓解。

1. Davies SC, *et al.* Ocular toxicity of high-dose intravenous desferrioxamine. *Lancet* 1983; **ii:** 181–4.
2. Simon P, *et al.* Desferrioxamine, ocular toxicity, and trace metals. *Lancet* 1983; **ii:** 512–13.
3. Borgna-Pignatti C, *et al.* Visual loss in patient on high-dose subcutaneous desferrioxamine. *Lancet* 1984; **i:** 681.
4. Rubinstein M, *et al.* Ocular toxicity of desferrioxamine. *Lancet* 1985; **i:** 817–18.
5. Cohen A, *et al.* Vision and hearing during deferoxamine therapy. *J Pediatr* 1990; **117:** 326–30.
6. De Virgiliis S, *et al.* Depletion of trace elements and acute ocular toxicity induced by desferrioxamine in patients with thalassaemia. *Arch Dis Child* 1988; **63:** 250–5.
7. Guerin A, *et al.* Acute deafness and desferrioxamine. *Lancet* 1985; **ii:** 39.
8. Olivieri NF, *et al.* Visual and auditory neurotoxicity in patients receiving subcutaneous deferoxamine infusions. *N Engl J Med* 1986; **314:** 869–73.
9. Barratt PS, Toogood IRG. Hearing loss attributed to desferrioxamine in patients with beta-thalassaemia major. *Med J Aust* 1987; **147:** 177–9.
10. Wonke B, *et al.* Reversal of desferrioxamine induced auditory neurotoxicity during treatment with Ca-DTPA. *Arch Dis Child* 1989; **64:** 77–82.
11. Porter JB, *et al.* Desferrioxamine ototoxicity: evaluation of risk factors in thalassaemic patients and guidelines for safe dosage. *Br J Haematol* 1989; **73:** 403–9.
12. Argiolu F, *et al.* Hearing impairment during deferoxamine therapy for thalassemia major. *J Pediatr* 1991; **118:** 826.
13. Chiodo AA, *et al.* Desferrioxamine ototoxicity in an adult transfusion-dependent population. *J Otolaryngol* 1997; **26:** 116–22.
14. Marsh MN, *et al.* Tinnitus in a patient with beta-thalassaemia intermedia on long-term treatment with desferrioxamine. *Postgrad Med J* 1981; **57:** 582–4.
15. Bentur Y, *et al.* Comparison of deferoxamine pharmacokinetics between asymptomatic thalassemic children and those exhibiting severe neurotoxicity. *Clin Pharmacol Ther* 1990; **47:** 478–82.
16. Pall H, *et al.* Ocular toxicity of desferrioxamine – an example of copper promoted auto-oxidative damage? *Br J Ophthalmol* 1989; **73:** 42–7.
17. Bene C, *et al.* Irreversible ocular toxicity from single "challenge" dose of deferoxamine. *Clin Nephrol* 1989; **31:** 45–8.
18. Pinna A, *et al.* Rapid recovery with oral zinc sulphate in deferoxamine-induced presumed optic neuropathy and hearing loss. *J Neuroophthalmol* 2001; **21:** 32–3.

对生长速度的影响 应用去铁胺治疗的地中海贫血患儿可显著发生生长迟缓[1,2]，这一反应与剂量相关[1,2]，且与体内的铁储备量呈负相关[1]。婴儿约9个月龄开始输血治疗时就同时应用去铁胺和约3年后确定发生铁蓄积时再开始应用本药相比，生长迟缓的表现更为严重。据报道，15名铁蛋白水平较低患儿的去铁胺给药剂量降低50%后，生长速度迅速提高[1]。

1. Piga A, *et al.* High-dose desferrioxamine as a cause of growth failure in thalassaemic patients. *Eur J Haematol* 1988; **40:** 380–1.
2. De Virgiliis S, *et al.* Deferoxamine-induced growth retardation in patients with thalassemia major. *J Pediatr* 1988; **113:** 661–9.

对肾脏的影响 静脉输注去铁胺进行强化治疗会引起急

性肾功能下降[1,2]，研究表明肾毒性与大剂量给药有关[3]；据报道，静脉输注去铁胺过量可引起急性肾衰竭[4,5]。但还有研究表明[6,7]，肾功能下降与皮下给药关系更大。

1. Batey R, *et al.* Acute renal insufficiency occurring during intravenous desferrioxamine therapy. *Scand J Haematol* 1979; **22:** 277–9.
2. Koren G, *et al.* Acute changes in renal function associated with deferoxamine therapy. *Am J Dis Child* 1989; **143:** 1077–80.
3. Li Volti S, *et al.* Acute changes in renal function associated with deferoxamine therapy. *Am J Dis Child* 1990; **144:** 1069–70.
4. Cianciulli P, *et al.* Acute renal failure occurring during intravenous desferrioxamine therapy: recovery after haemodialysis. *Haematologica* 1992; **77:** 514–15.
5. Prasannan L, *et al.* Acute renal failure following deferoxamine overdose. *Pediatr Nephrol* 2003; **18:** 283–5.
6. Koren G, Bentur Y. Acute changes in renal function associated with deferoxamine. *Am J Dis Child* 1990; **144:** 1070.
7. Cianciulli P, *et al.* Early detection of nephrotoxic effects in thalassemic patients receiving desferrioxamine therapy. *Kidney Int* 1994; **46:** 467–70.

对肺的影响 据报道，长期或大剂量静脉应用去铁胺可引起肺并发症，包括致死性急性呼吸窘迫综合征。据报道[1,2]大剂量给药可引起呼吸急促、低氧血症、肺功能下降、弥漫性间质性纤维化和炎症，这些反应可能与超敏反应有关。还有报道[3]4名患者静脉应用去铁胺65～92h后，发生致死性急性呼吸窘迫综合征，这一毒性作用的发生与输注时间延长有关，由于输注时间＜24h，而未发现肺并发症。后续研究表明，肺损伤与日剂量超过最大剂量[4]及去铁胺治疗不恰当[5]有关。

1. Freedman MH, *et al.* Pulmonary syndrome in patients with thalassemia major receiving intravenous deferoxamine infusions. *Am J Dis Child* 1990; **144:** 565–9.
2. Scanderbeg AC, *et al.* Pulmonary syndrome and intravenous high-dose desferrioxamine. *Lancet* 1990; **336:** 1511.
3. Tenenbein M, *et al.* Pulmonary toxic effects of continuous desferrioxamine administration in acute iron poisoning. *Lancet* 1992; **339:** 699–701.
4. Macarol V, Yawalkar SJ. Desferrioxamine in acute iron poisoning. *Lancet* 1992; **339:** 1601.
5. Shannon M. Desferrioxamine in acute iron poisoning. *Lancet* 1992; **339:** 1601.

对皮肤的影响 去铁胺可用于治疗迟发性皮肤卟啉病（见第1390页）。但有3名患者长期应用去铁胺治疗铝中毒时，发生类似迟发性皮肤卟啉病的损伤[1]。日晒后损伤加重，治疗结束后自愈。损伤也可能与体内铝蓄积有关。1名患者出现脱发，但不能确定与去铁胺有关。

1. McCarthy JT, *et al.* Clinical experience with desferrioxamine in dialysis patients with aluminium toxicity. *Q J Med* 1990; **74:** 257–76.

超敏反应 据报道个别患者胃肠外多途径应用去铁胺后出现过敏样反应，已对一些患者成功实现脱敏[1～5]。免疫学研究表明，这种反应本质上可能为假过敏反应[2～4]，4名因出现严重超敏反应而不能耐受去铁胺皮下注射的患者，成功地实现了大剂量静脉给药进行治疗[6]。

对肺的影响也与超敏反应有关（见上文）。

1. Miller KB, *et al.* Rapid desensitisation for desferrioxamine anaphylactic reaction. *Lancet* 1981; **i:** 1059.
2. Bousquet J, *et al.* Rapid desensitisation for desferrioxamine anaphylactoid reactions. *Lancet* 1983; **ii:** 859–60.
3. Patriarca G, *et al.* Successful desensitization of a child with desferrioxamine hypersensitivity. *J Investig Allergol Clin Immunol* 1995; **5:** 294–5.
4. La Rosa M, *et al.* Desensitization treatment for anaphylactoid reactions to desferrioxamine in a pediatric patient with thalassemia. *J Allergy Clin Immunol* 1996; **97:** 127–8.
5. Gülen F, *et al.* Successful desensitization of a case with desferrioxamine hypersensitivity. *Minerva Pediatr* 2006; **58:** 571–4.
6. Lombardo T, *et al.* High-dose intravenous desferrioxamine (DFO) delivery in four thalassemic patients allergic to subcutaneous DFO administration. *Am J Hematol* 1996; **51:** 90–2.

注意事项

去铁胺慎用于肾损伤患者，由于金属复合物通过肾排泄；对于严重肾损伤患者，透析可增加清除。去铁胺-铁复合物可使尿液带红棕色。

去铁胺可加重铝性脑病，并可引起癫痫发作。建议对具有癫痫发作风险的患者预防性给予氯硝西泮等抗癫痫药。

应用去铁胺治疗铁超负荷的患者发生感染的风险增加，特别易发生耶尔森菌感染。还有报道发生严重真菌感染，主要是透析患者。若疑似感染，应停用去铁胺，并给予适当的抗生素治疗。

动物试验研究表明，本药可引起动物胎儿骨骼畸形。

在治疗过程中，应定期监测尿铁排泄量，建议长期治疗患者定期做视觉和听觉检查。建议合用维生素C的患者进一步监测心功能（另见下文**药物相互作用**项下内容）。

铁蛋白水平偏低的患儿不适当地大剂量应用本药可引起生长迟缓，因此应定期测量身高和体重。

铝性脑病 去铁胺可用于治疗铝性脑病，但本药也可能与痴呆的发生及恶化有关[1～3]，对于铝超负荷的透析患者，还可引起死亡[1]。研究表明[2]，这种反应与剂量相关。去铁胺动员蓄积于体内的铝，因此可升高血浆铝浓度，引发毒性作用。建议[1]透析以及活性炭血液灌注前，短期内应用小剂量去铁胺（如10mg/kg）。但还有报道[3]小剂量应用去铁胺，如500mg，每周2次，也可加重铝性脑病。

1. Sherrard DJ, *et al.* Precipitation of dialysis dementia by deferoxamine treatment of aluminum related bone disease. *Am J Kidney Dis* 1988; **12:** 126–30.
2. McCauley J, Sorkin I. Exacerbation of aluminium encephalopathy after treatment with desferrioxamine. *Nephrol Dial Transplant* 1989; **4:** 110–14.
3. Lillevang ST, Pedersen FB. Exacerbation of aluminium encephalopathy after treatment with desferrioxamine. *Nephrol Dial Transplant* 1989; **4:** 676.

诊断试验 体外及动物试验研究[1]表明，去铁胺可干扰总铁结合量的测定。还可干扰铁色度测定法。

去铁胺还可与镓结合，因此据报道[2～4]其可影响^{67}镓的影像学结果。

1. Bentur Y, *et al.* Misinterpretation of iron-binding capacity in the presence of deferoxamine. *J Pediatr* 1991; **118:** 139–42.
2. Nagamachi S, *et al.* Gallium-67 scintigraphy in patients with hemochromatosis treated by deferoxamine. *Ann Nucl Med* 1988; **2:** 35–9.
3. Baker DL, Manno CS. Rapid excretion of gallium-67 isotope in an iron-overloaded patient receiving high-dose intravenous deferoxamine. *Am J Hematol* 1988; **29:** 230–2.
4. Brown SJ, *et al.* Altered biodistribution of gallium-67 in a patient with aluminum toxicity treated with desferoxamine. *J Nucl Med* 1990; **31:** 115–17.

感染易感性 在所有微生物中，小肠结肠炎耶尔森菌对铁的依赖性最强，铁超负荷患者感染风险性增加。应用外源性铁结合化合物（可与铁螯合），如去铁胺，可提高小肠结肠炎耶尔森菌摄取铁的能力，并可增加发生感染的风险。据报道接受去铁胺治疗的急性[1]或慢性[2～5]铁超负荷患者发生小肠结肠炎耶尔森菌感染（见第165页）。还有报道1名长期应用去铁胺的地中海贫血患者发生严重小肠结肠炎耶尔森菌感染[6]。

去铁胺还可增加毛霉菌病易感性，铁超负荷[7,8]及未超负荷[9～11]患者应用后均可发生感染。一项回顾性研究[8]发现，26名应用去铁胺后发生毛霉菌病的患者中，23名患者死亡；19名患者在尸检时，才诊断出感染，只有9名患者接受了有效的治疗（如外科手术和或两性霉素B）。13名患者的感染由根霉菌引起，还有3名患者由灰色小克银汉霉菌引起。另一回顾性研究表明，24名发生毛霉菌病的透析患者中[12]，至少21名患者正在应用去铁胺；24名患者中21名因感染死亡。

基于这种感染的严重性，及时识别并迅速给予相应治疗具有重要意义。建议对应用去铁胺的耶尔森菌病高发地区的患儿，给予短疗程的适合的抗生素预防性治疗[13]。

1. Melby K, *et al.* Septicaemia due to Yersinia enterocolitica after oral overdoses of iron. *BMJ* 1982; **285:** 467–8.
2. Scharnetzky M, *et al.* Prophylaxis of systemic yersinosis in thalassaemia major. *Lancet* 1984; **i:** 791.
3. Chiu HY, *et al.* Infection with Yersinia enterocolitica in patients with iron overload. *BMJ* 1986; **292:** 97.
4. Kelly D, *et al.* Yersinia and iron overload. *BMJ* 1986; **292:** 413.
5. Gallant T, *et al.* Yersinia sepsis in patients with iron overload treated with deferoxamine. *N Engl J Med* 1986; **314:** 1643.
6. Gordts B, *et al.* Yersinia pseudotuberculosis septicaemia in thalassaemia major. *Lancet* 1984; **i:** 41–2.
7. Sane A, *et al.* Deferoxamine treatment as a risk factor for zygomycete infection. *J Infect Dis* 1989; **159:** 151–2.
8. Daly AL, *et al.* Mucormycosis: association with deferoxamine therapy. *Am J Med* 1989; **87:** 468–71.
9. Goodill JJ, Abuelo JG. Mucormycosis–a new risk of deferoxamine therapy in dialysis patients with aluminum or iron overload? *N Engl J Med* 1987; **316:** 54.
10. Windus DW, *et al.* Fatal rhizopus infections in hemodialysis patients receiving deferoxamine. *Ann Intern Med* 1987; **107:** 678–80.
11. Boelaert JR, *et al.* Mucormycosis infections in dialysis patients. *Ann Intern Med* 1987; **107:** 782–3.
12. Boelaert JR, *et al.* Mucormycosis among patients on dialysis. *N Engl J Med* 1989; **321:** 190–1.
13. Hadjiminas JM. Yersiniosis in acutely iron-loaded children treated with desferrioxamine. *J Antimicrob Chemother* 1988; **21:** 680–1.

妊娠 动物试验表明，去铁胺有致畸作用，仅在仔细衡量利弊后才可应用于孕妇患者。一项回顾性研究[1]以妊娠期铁超负荷患者为研究对象，发现66名由英国Thellk Teratology Information Service报道的患者中，35名患者曾应用去铁胺，7名患者所生胎儿畸形（其中1名严重畸形）。但对于这些患者，去铁胺的过量应用均是在妊娠头3个月以后，因此不能直接说明畸形与铁或去铁胺有关。因此结论为：不应单纯因妊娠而拒绝应用去铁胺治疗铁超负荷。有报道妊娠期地中海贫血患者长期应用去铁胺的情况；一项个案报道[2]及文献回顾未发现去铁胺致畸的证据，尽管其应用于妊娠的不同阶段，因此结果表明，必要时，孕妇患者可应用去铁胺。

1. McElhatton PR, *et al.* Outcome of pregnancy following deliberate iron overdose by the mother. *Hum Exp Toxicol* 1993; **12:** 579.
2. Singer ST, Vichinsky EP. Deferoxamine treatment during pregnancy: is it harmful? *Am J Hematol* 1999; **60:** 24–6.

药物相互作用

去铁胺通常肠外给药，因此不会与口服的金属铁产生螯合作用。

维生素C 铁超负荷患者应用去铁胺时，常会用维生素C，以达到更好的铁排泄效果。但有一些证据表明，在治疗早期组织中铁过量时，应用维生素C可能会加重铁中毒，尤其是心脏毒性。因此在开始应用去铁胺治疗的第1个月禁止合用维生素C。

吩噻嗪类 合用去铁胺和丙氯拉嗪的2名患者发生神经症状，包括意识丧失[1]，可能与动员铁的协同作用有关。因此英国注册药品信息指出禁止两药合用。

1. Blake DR, *et al.* Cerebral and ocular toxicity induced by desferrioxamine. *Q J Med* 1985; **56:** 345–55.

药动学

甲磺酸去铁胺从胃肠道不易吸收。胃肠外给药后，去铁胺与金属铁形成螯合物，通过尿排泄；其主要在血浆中发生代谢。铁-去铁胺螯合物通过尿及胆汁排泄。腹膜透析时，在透析液中加入去铁胺可吸收。可通过透析清除。

1. Summers MR, *et al.* Studies in desferrioxamine and ferrioxamine metabolism in normal and iron-loaded subjects. *Br J Haematol* 1979; **42:** 547–55.
2. Allain P, *et al.* Pharmacokinetics and renal elimination of desferrioxamine and ferrioxamine in healthy subjects and patients with haemochromatosis. *Br J Clin Pharmacol* 1987; **24:** 207–12.
3. Porter JB. Deferoxamine pharmacokinetics. *Semin Hematol* 2001; **38** (Suppl 1): 63–8.

用途和用法

去铁胺是螯合剂，与三价铁具有高亲和性。注射给药时，它可与铁形成易通过尿和胆汁排泄的水溶性铁复合物（高铁氧胺）。去铁胺既可清除游离铁也可清除与血铁黄素及铁蛋白结合的铁，但不影响与血红蛋白、转铁蛋白、细胞色素结合的铁。预计100mg甲磺酸去铁胺可结合约8.5mg铁，但实际不能达到这一水平。去铁胺对其他三价金属离子也具有亲和性，包括铝离子，理论上100mg甲磺酸盐可结合4.1mg铝。

去铁胺可增加体内铁的排泄，用于治疗慢性铁超负荷（如铁蓄积性疾病血色病、含铁血黄素沉着病及反复输血的地中海贫血患者，见下文）及急性铁中毒。去铁胺滴眼剂用于治疗眼铁质沉着症及角膜锈色沉着。本药还可用于降低持续透析的晚期肾衰竭患者的铝超负荷。

去铁胺以甲磺酸盐形式应用，可皮下或静脉输注给药，还可肌内注射或腹膜内注射。口服用于治疗急性铁中毒，但现在一般已不推荐（详见下文**铁中毒**项下内容）。

用于治疗**慢性铁超负荷**时，应根据患者尿铁排泄量确定个体化给药剂量和途径，以维持血清铁蛋白正常浓度。对于连续皮下输注，最方便的是使用小型便携式输注泵，尤其适用于急救患者，且比肌内注射效果好。建议对不能进行持续皮下输注或铁超负荷继发心脏病的患者进行连续静脉输注。初始剂量为每日500mg，皮下输注或静脉输注，当铁排泄量达到坪值时，可增加剂量。通常的有效剂量范围为每日20～60mg/kg。根据铁超负荷程度，皮下输注的次数可为每周3～7次，通常输注时间为8～12h，但对于一些患者输注时间可能需＞24h。对于肌内注射，初始剂量为0.5～1g，每日1～2次，维持剂量可根据疗效确定。输血的同时可给予去铁胺。按每单位输血量静脉输注2g甲磺酸去铁胺，输注速度≤每小时15mg/kg。去铁胺与血液分开输入。维生素C补充剂可增加铁排泄，但为了降低中毒风险，在开始去铁胺治疗的前1个月禁用（详见上文**药物相互作用**项下内容）。维生素C的成人最大给药剂量为每日200mg；它可促进铁吸收，因此应避免进食时应用。

去铁胺可用作诊断试药，用于正常肾功能患者铁蓄积性疾病的诊断，方法为肌内注射500mg甲磺酸盐，然后测定给药后6h尿中铁排泄量，铁排泄量＞1mg表明具有铁蓄积性疾病，铁排泄量＞1.5mg表明为病理性的。

用于治疗**急性铁中毒**时，去铁胺通常静脉输注，尤其是对于有症状的患者。但美国注册药品信息建议肌内注射，除非患者出现休克症状，由于静脉注射具有引发不良反应的风险。应根据中毒严重程度调整剂量，若可能，最好是根据血清铁浓度及总铁结合力进行调整，尽管对于具有明显症状的患者，应在血铁浓度结果出来之前，立刻给予螯合治疗。在英国，甲磺酸去铁胺通常给药剂量为每小时15mg/kg，慢速静脉输注，输注4～6h后降低剂量，使24h总剂量≤80mg/kg，尽管患者可能可以耐受更大剂量。替代性的，本药也可肌内注射，成人2g。在美国，初始剂量为1g，或以每小时15mg/kg的速度静脉输注或肌内注射，后续给药剂量为500mg，静脉输注，输注速率≤125mg/h，或肌内注射4h后给予第二剂，然后根据疗效间隔4～12h给药一次，24h

内最大剂量为6g。

对于晚期肾衰竭且**铝超负荷**患者，接受持续血液透析（简称血透）或血液滤过的患者可应用甲磺酸去铁胺5mg/kg，每周1次，透析期的最后1h慢速静脉输注，对于铝超负荷较为严重的患者，透析前5h给予。对于接受腹膜透析（CAPD或CCPD）的患者，应用甲磺酸去铁胺5mg/kg，每周1次，至透析的最后一次透析日慢速静脉输注、皮下注射、肌内注射或腹膜内注射（推荐途径）给药。用于诊断铝超负荷时，应用甲磺酸去铁胺5mg/kg，血透的最后1h慢速静脉输注。血清中铝浓度大于基线水平150ng/ml（在下一透析开始期测定）表明铝超负荷。

10%甲磺酸去铁胺滴眼剂可用于治疗眼铁质沉着症和角膜锈色沉着。

用法 对于慢性铁超负荷患者，标准的肠外给予去铁胺具有依从性问题。因此试用了口服[1~3]、直肠[4]及鼻腔内[5]给药途径，但结果通常令人失望。也有报道采用每日2次皮下注射的给药方法[6~9]，虽然注射体积成为限制应用的因素[9]。

腹膜内给予去铁胺可降低接受腹膜透析的慢性肾衰竭患者体内的铝水平。据报道[10]1名血色病合并肝硬化及心肌病的患者，应用慢性腹膜透析导管控制腹水，并同时给予去铁胺，获满意疗效。

1. Callender ST, Weatherall DJ. Iron chelation with oral desferrioxamine. *Lancet* 1980; **ii:** 689.
2. Jacobs A, Chang Ting W. Iron chelation with oral desferrioxamine. *Lancet* 1980; **ii:** 794.
3. Kattamis C, *et al.* Oral desferrioxamine in young patients with thalassaemia. *Lancet* 1981; **i:** 51.
4. Kontoghiorghes G, *et al.* Desferrioxamine suppositories. *Lancet* 1983; **ii:** 454.
5. Gordon GS, *et al.* Intranasal administration of deferoxamine to iron overloaded patients. *Am J Med Sci* 1989; **297:** 280–4.
6. Borgna-Pignatti C, Cohen A. Evaluation of a new method of administration of the iron chelating agent deferoxamine. *J Pediatr* 1997; **130:** 86–8.
7. Franchini M, *et al.* Safety and efficacy of subcutaneous bolus injection of deferoxamine in adult patients with iron overload. *Blood* 2000; **95:** 2776–9.
8. Di Gregorio F, *et al.* An alternative to continuous subcutaneous infusion of desferrioxamine in thalassaemic patients. *Br J Haematol* 1997; **98:** 601–2.
9. Franchini M, *et al.* Safety and efficacy of subcutaneous bolus injection of deferoxamine in adult patients with iron overload: an update. *Blood* 2004; **103:** 747–8.
10. Swartz RD, Legault DJ. Long-term intraperitoneal deferoxamine for hemochromatosis. *Am J Med* 1996; **100:** 308–12.

儿童用法 去铁胺可用于治疗儿童慢性铁超负荷（如反复输血引起的难治性贫血）和急性铁中毒等疾病。它也可用于治疗儿童在透析过程中引起的铝超负荷。

甲磺酸去铁胺在治疗儿童**慢性铁超负荷**过程中，可以维持铁平衡并预防含铁血黄素沉着病，同时应以维持正常血清铁蛋白浓度为目的检测尿铁排泄量。儿童使用剂量与成人相似（见上文**用途和用法**），虽然*BNFC 2010/11*建议初始剂量≤30mg/kg。3岁以下儿童，平均每日剂量≤40mg/kg，以避免生长发育迟缓，见上文**注意事项**。为促进铁的排泄，参照成人剂量服用抗坏血酸。

甲磺酸去铁胺在治疗儿童**急性铁中毒**时，可参照成人使用剂量持续静脉输注。此外也可以肌内注射。英国注册药品信息建议单剂量给药1g。在美国，建议参照成人肌注给药。

参照成人剂量，甲磺酸去铁胺还可用于儿童透析过程中引起的**铝超负荷**。

铝超负荷 去铁胺是有效的铝螯合剂，可用于治疗急性慢性铝毒性。

慢性肾衰竭患者的铝蓄积是一个特殊问题，也可出现肾病性骨营养不良、透析性痴呆及其他情况，详见**铝**（第2176页）。肾衰竭患者的铝主要来源为含铝磷酸盐结合剂及制备透析液时应用的铝含量较高的自来水。急性铝中毒发生率较低，但可溶性铝盐可析出。

应用替代性的磷酸盐结合剂（见第1051页**肾性骨营养不良**），限制透析液中铝浓度可降低慢性肾衰竭患者体内的铝析出，但也可应用去铁胺来清除已在体内蓄积的铝。去铁胺-铝螯合物（aluminoxamine）可通过血液灌注和血透清除[1]，也可通过腹膜透析清除。尽管腹膜透析的清除量少得多，去铁胺已经成功用于治疗透析患者铝超负荷。本药还可与透析合用于急性毒性的治疗。

据报道[2,3]对于透析性脑病患者，血透期间的前2h通过动脉输液管给予最大剂量去铁胺6g，每周1次，可增加铝排泄并缓解症状[2,3]。一项研究[4]考察了11名透析性脑病患者应用去铁胺的情况，仅应用去离子水或反渗水治疗的5名患者死亡，而6名每周还在透析过程中静脉应用6～10g去铁胺的患者中，4名症状缓解。1名接受连续不卧床腹膜透析的患者腹膜内注射去铁胺后，早期铝性脑病发生实质性改良[5]。另一小样本研究[6]发现，对于血浆铝浓度仅有轻微升高、大脑功能异常但无脑病的血透患者，去铁胺可改善其精神运动功能；给药方案为透析期间给予去铁胺，每周3次。还有报道去铁胺可改善由明矾膀胱冲洗引起的急性脑病[7]。但去铁胺的应用也可加重脑病，因此应慎用（见上文**注意事项项下铝性脑病**）。

对于透析相关骨病的患者，应用去铁胺可迅速改善症状[8~10]。一些研究[9,10]表明，这与骨中铝含量降低有关；还有一些报道[8]去铁胺可改善症状，但不影响骨中铝含量。铝相关骨病的诊断需要骨活检，但一些研究表明，输注去铁胺后测定血浆中铝浓度也可用于诊断。一些得出阳性结果的研究[9,11]应用去铁胺剂量相对较大（40mg/kg），给药后24～44h测定血浆铝浓度，一项研究[10]应用较小剂量的去铁胺（28.5mg/kg），给药后5h测定血浆中铝浓度，也在骨中有或无铝蓄积的患者中发现了类似的血铝升高现象。但另一些报道[12]当同时测定血清中甲状旁腺激素浓度时，较小剂量的去铁胺（5mg/kg或10mg/kg）足以用于诊断。

对于接受透析的贫血患者，应用去铁胺也有益[13~15]，还可逆转铝诱导的对促红细胞生成素的耐受作用[16,17]。

慢性铝超负荷患者的结节性痒疹（Prurigo nodularis）可用去铁胺治疗，从而解决瘙痒及皮肤损伤问题[18]。

1. Chang TMS, Barre P. Effect of desferrioxamine on removal of aluminium and iron by coated charcoal haemoperfusion and haemodialysis. *Lancet* 1983; **ii:** 1051–3.
2. Ackrill P, *et al.* Successful removal of aluminium from patient with dialysis encephalopathy. *Lancet* 1980; **ii:** 692–3.
3. Arze RS, *et al.* Reversal of aluminium dialysis encephalopathy after desferrioxamine treatment. *Lancet* 1981; **ii:** 1116.
4. Milne FJ, *et al.* Low aluminium water, desferrioxamine, and dialysis encephalopathy. *Lancet* 1982; **ii:** 502.
5. Payton CD, *et al.* Successful treatment of aluminium encephalopathy by intraperitoneal desferrioxamine. *Lancet* 1984; **i:** 1132–3.
6. Altmann P, *et al.* Disturbance of cerebral function by aluminium in haemodialysis patients without overt aluminium toxicity. *Lancet* 1989; **ii:** 7–12.
7. Nakamura H, *et al.* Acute encephalopathy due to aluminum toxicity successfully treated by combined intravenous deferoxamine and hemodialysis. *J Clin Pharmacol* 2000; **40:** 296–300.
8. Brown DJ, *et al.* Treatment of dialysis osteomalacia with desferrioxamine. *Lancet* 1982; **ii:** 343–5.
9. McCarthy JT, *et al.* Clinical experience with desferrioxamine in dialysis patients with aluminium toxicity. *Q J Med* 1990; **74:** 257–76.
10. Malluche HH, *et al.* The use of deferoxamine in the management of aluminum accumulation in bone in patients with renal failure. *N Engl J Med* 1984; **311:** 140–4.
11. Milliner DS, *et al.* Use of deferoxamine infusion test in the diagnosis of aluminium-related osteodystrophy. *Ann Intern Med* 1984; **101:** 775–80.
12. D'Haese PC, *et al.* Use of the low-dose desferrioxamine test to diagnose and differentiate between patients with aluminium-related bone disease, increased risk for aluminium toxicity, or aluminium overload. *Nephrol Dial Transplant* 1995; **10:** 1874–84.
13. de la Serna F-J, *et al.* Improvement in the erythropoiesis of chronic haemodialysis patients with desferrioxamine. *Lancet* 1988; **i:** 1009–11.
14. Altmann P, *et al.* Aluminium chelation therapy in dialysis patients: evidence for inhibition of haemoglobin synthesis by low levels of aluminium. *Lancet* 1988; **i:** 1012–15.
15. Padovese P, *et al.* Desferrioxamine versus erythropoietin for treatment of dialysis anaemia. *Lancet* 1990; **335:** 1465.
16. Rosenlöf K, *et al.* Erythropoietin, aluminium, and anaemia in patients on haemodialysis. *Lancet* 1990; **335:** 247–9.
17. Zachée P, *et al.* Erythropoietin, aluminium, and anaemia in patients on haemodialysis. *Lancet* 1990; **335:** 1038–9.
18. Brown MA, *et al.* Prurigo nodularis and aluminium overload in maintenance haemodialysis. *Lancet* 1992; **340:** 48.

铁超负荷 长期不适当的严重过度口服摄取铁，增加胃肠道的铁吸收或胃肠外途径摄入铁，如输血，均可引起慢性铁超负荷[1,2]。过量的铁以铁蛋白及血铁黄素的形式贮存于体内。含铁血黄素沉着病指血铁黄素在组织中蓄积，但不会造成组织损伤；血色病指铁超负荷造成了组织损伤，主要是心、肝和胰腺，属于一种慢性疾病。原发性或遗传性血色病由铁代谢遗传缺陷引起，导致胃肠道对铁吸收过量。原发性血色病的治疗方法为静脉切开术[1~7]，但患有贫血、低蛋白血症或严重心脏病患者可能需要螯合治疗。新生儿血色病罕见，病因不明，可引起死胎或严重肝损伤。抗氧化剂和铁螯合剂可改善预后[8]，但许多婴儿仍需肝移植。还有报道给母亲应用正常免疫球蛋白[9]可减轻新生儿复发血色病的严重程度。继发性或获得性血色病通常与慢性贫血有关，尤其是地中海贫血，患者红细胞生成异常使铁摄取过量，且反复输血也会导致铁过量，最终导致铁超负荷[1,2]。这些患者通常应用要铁螯合剂，一般肠外给予去铁胺，也可应用口服铁螯合剂，如去铁三唑和去铁酮（见下文）。

1. Porter JB. Practical management of iron overload. *Br J Haematol* 2001; **115:** 239–52.
2. Barton JC. Optimal management strategies for chronic iron overload. *Drugs* 2007; **67:** 685–700.
3. Barton JC, *et al.* Management of hemochromatosis. *Ann Intern Med* 1998; **129:** 932–9.
4. Hall CJ, *et al.* Haemochromatosis: a time for guidelines? *Hosp Med* 1999; **60:** 884–90.
5. Vautier G, *et al.* Hereditary haemochromatosis: detection and management. *Med J Aust* 2001; **175:** 418–21.
6. Yen AW, *et al.* Revisiting hereditary hemochromatosis: current concepts and progress. *Am J Med* 2006; **119:** 391–9.
7. Adams PC, Barton JC. Haemochromatosis. *Lancet* 2007; **370:** 1855–60.
8. Flynn DM, *et al.* Progress in treatment and outcome for children with neonatal haemochromatosis. *Arch Dis Child Fetal Neonatal Ed* 2003; **88:** F124–F127.
9. Whitington PF, Hibbard JU. High-dose immunoglobulin during pregnancy for recurrent neonatal haemochromatosis. *Lancet* 2004; **364:** 1690–8.

地中海贫血 β-地中海贫血纯合子患者（见第1013页）贫血严重，需常规接受输血。结果会引起铁超负荷，过量的铁会在心肌细胞上沉积，使这些患者通常在二三十岁死于心律失常或心力衰竭。应用铁螯合剂（如去铁胺）可延缓铁蓄积的进程。

研究表明，去铁胺可防止并发症，并可提高接受常规系统治疗的地中海贫血患者的生存率[1~4]。还有一些证据表明，强化治疗可改善受损器官功能。铁超负荷时，肝是铁蓄积的主要器官，研究报道[5]对于由输血引起铁超负荷的患者，应用去铁胺2～4g，每周6次，晚间慢速皮下输注>12h，可使肝中铁浓度降低，并可改善肝功能。但另一研究[6]发现7名每日应用去铁胺最大剂量85mg/kg，皮下注射，3～5年后，只有2名肝纤维化程度改善，尽管所有患者铁浓度均降低。还有报道[7~9]去铁胺具有保护或可能具有改善心功能的作用，尽管心脏病仍为地中海贫血患者的主要死因。初始研究采用的是肌内注射给药法，然而持续皮下输注可使铝排泄增加，为首选给药途径。但依从性是个问题，且是影响疗效的主要因素[2]。采用连续输注装置进行强化静脉给药治疗已成功[10]用于皮下给予去铁胺不足以达到满意疗效的患者，还有研究[11,12]表明，间断静脉输注也可达到满意疗效。也可采用皮下注射的方式（详见上文**用法**项下内容），尽管并非所有患者都能耐受。每日口服不超过200mg维生素C可增加铁排泄（但见上文**药物相互作用**项下内容）。开始应用去铁胺治疗的最佳时间不明。青春期前开始螯合治疗可帮助确保地中海贫血患者性发育正常[13]。其他研究[1,2]表明应在严重铁超负荷出现前进行初始治疗，使血清中铁蛋白维持在较低的浓度水平，可预防心脏病并改善预后，表明螯合治疗应尽早开始，以防止器官进一步受损。但去铁胺会对生长造成不良影响（见上文**对生长速度的影响**），因此对于儿童，常将治疗推迟至约3岁时，此时出现明显铁超负荷，尽管一些情况下应更早治疗[3]。

还有研究了去铁胺的替代疗法。口服去铁酮可有效降低铁超负荷[14]，但对于它的长期疗效还存在争议。一项研究[15]发现，地中海贫血患者应用去铁酮后肝纤维化进一步发展，但另一项研究[16]未能证实这一结果。另有一些研究[17,18]表明去铁酮对减少心脏并发症的作用可能优于去铁胺。一项系统性综述[19]发现没有任何证据表明，在去铁胺禁用或治疗无效的情况下，用去铁酮替代可改变治疗效果；作者也认为有必要进行更多相关研究。一般认为，去铁胺与去铁酮合用，可增强治疗效果，这已处于广泛研究中[20~23]。一项研究也指出，与药物合用相比，单独使用去铁胺可减少心肌铁并改善射血分数和血管内皮功能[20]。然而，另一项研究发现尽管药物合用增加了螯合力，却没有提高生存率[24]。另一种口服铁螯合剂地拉罗司也可使用[25]，与去铁胺合用可用于改善治疗效果[26]。

1. Olivieri NF, *et al.* Survival in medically treated patients with homozygous β-thalassemia. *N Engl J Med* 1994; **331:** 574–8.
2. Brittenham GM, *et al.* Efficacy of deferoxamine in preventing complications of iron overload in patients with thalassemia major. *N Engl J Med* 1994; **331:** 567–73.
3. Olivieri NF, Brittenham GM. Iron-chelating therapy and the treatment of thalassemia. *Blood* 1997; **89:** 739–61.
4. Roberts D, *et al.* Desferrioxamine mesylate for managing transfusional iron overload in people with transfusion-dependent thalassaemia. Available in The Cochrane Database of Systematic Reviews; Issue 4. Chichester: John Wiley; 2005 (accessed 09/12/09).
5. Hoffbrand AV, *et al.* Improvement in status and liver function in patients with transfusional iron overload with long-term subcutaneous desferrioxamine. *Lancet* 1979; **i:** 947–9.
6. Maurer HS, *et al.* A prospective evaluation of iron chelation therapy in children with severe β-thalassemia: a six-year study. *Am J Dis Child* 1988; **142:** 287–92.
7. Freeman AP, *et al.* Early left ventricular dysfunction and chelation therapy in thalassemia major. *Ann Intern Med* 1983; **99:** 450–4.
8. Marcus RE, *et al.* Desferrioxamine to improve cardiac function in iron-overloaded patients with thalassemia major. *Lancet* 1984; **i:** 392–3.
9. Wolfe L, *et al.* Prevention of cardiac disease by subcutaneous deferoxamine in patients with thalassemia major. *N Engl J Med* 1985; **312:** 1600–3.
10. Davis BA, Porter JB. Long-term outcome of continuous 24-hour deferoxamine infusion via indwelling intravenous catheters in high-risk β-thalassemia. *Blood* 2000; **95:** 1229–36.
11. Hagège I, *et al.* Long-term administration of high-dose deferoxamine 2 days per week in thalassemic patients. *Eur J Haematol* 2001; **67:** 230–1.
12. Miskin H, *et al.* Reversal of cardiac complications in thalassemia major by long-term intermittent daily intensive iron chelation. *Eur J Haematol* 2003; **70:** 398–403.
13. Bronspiegel-Weintrob N, *et al.* Effect of age at the start of iron chelation therapy on gonadal function in β-thalassemia major. *N Engl J Med* 1990; **323:** 713–19.
14. Addis A, *et al.* Meta-analytic review of the clinical effectiveness of oral deferiprone (L_1). *Eur J Clin Pharmacol* 1999; **55:** 1–6.
15. Olivieri NF, *et al.* Long-term safety and effectiveness of iron-chelation therapy with deferiprone for thalassemia major. *N Engl J Med* 1998; **339:** 417–23.
16. Wanless IR, *et al.* Lack of progressive hepatic fibrosis during long-term therapy with deferiprone in subjects with transfusion-dependent beta-thalassemia. *Blood* 2002; **100:** 1566–9.
17. Anderson LJ, *et al.* Comparison of effects of oral deferiprone and subcutaneous desferrioxamine on myocardial iron concentrations and ventricular function in beta-thalassaemia. *Lancet* 2002; **360:** 516–20.

18. Piga A, *et al.* Comparative effects of deferiprone and deferoxamine on survival and cardiac disease in patients with thalassemia major: a retrospective analysis. *Haematologica* 2003; **88:** 489–96.
19. Roberts D, *et al.* Oral deferiprone for iron chelation in people with thalassaemia. Available in The Cochrane Database of Systematic Reviews; Issue 3. Chichester: John Wiley; 2007 (accessed 22/08/07).
20. Tanner MA, *et al.* A randomized, placebo-controlled, double-blind trial of the effect of combined therapy with deferoxamine and deferiprone on myocardial iron in thalassemia major using cardiovascular magnetic resonance. *Circulation* 2007; **115:** 1876–84.
21. Tsiapras D, *et al.* Effect of combined chelation therapy with deferiprone and deferoxamine on left ventricular diastolic function in adult β-thalassemia major patients. *Hemoglobin* 2010; **34:** 210–20.
22. Ricchi P, *et al.* Combined chelation therapy in thalassemia major with deferiprone and desferrioxamine: a retrospective study. *Eur J Haematol* 2010; **85:** 36–42.
23. Drakonaki EE, *et al.* Deferoxamine versus combined therapy for chelating liver, spleen and bone marrow iron in β-thalassemic patients: a quantitative magnetic resonance imaging study. *Hemoglobin* 2010; **34:** 95–106.
24. Maggio A, *et al.* Long-term sequential deferiprone-deferoxamine versus deferiprone alone for thalassaemia major patients: a randomized clinical trial. *Br J Haematol* 2009; **145:** 245–54.
25. Pennell DJ, *et al.* Efficacy of deferasirox in reducing and preventing cardiac iron overload in β-thalassemia. *Blood* 2010; **115:** 2364–71.
26. Jetsrisuparb A, *et al.* Retrospective study on the combination of desferrioxamine and deferasirox for treatment of iron-overloaded thalassemic patients: first evidence of more than 2 years. *J Pediatr Hematol Oncol* 2010; **32:** 400–3.

铁中毒 尽管铁制剂可引起急性铁中毒，但尚无普遍认同的治疗记录。主要根据病史和临床症状进行诊断，尽管通常很难确定铁的摄入量，且由于患者虽然摄入了可产生潜在毒性作用量的铁，但症状可能较轻微，因而致误诊。测定血清铁浓度对于评价中毒严重程度具有作用，但可能不能立刻实施，且其不总是和症状严重程度相关。可测定总铁结合力（total iron binding capacity，TIBC），但可能产生误导结果，因此不再建议采用。

采用的其他测试方法还包括去铁胺激发试验，具体方法为肌内注射 50mg/kg（最大剂量 1g）去铁胺；若存在游离铁，则高铁氧胺会通过尿排泄，呈现经典的“酒色（vinrosé）”。但结果很难解释，且阴性结果并不排除毒性作用的可能；因此不再常规推荐此试验。

初始阶段的治疗包括静脉输液及其他合适的支持疗法，这些措施足以治疗轻度中毒。可通过洗胃来清除胃肠道中未吸收的铁，但也许不能有效地清除片剂；替代性全肠灌洗，特别适用于疑似摄取了调释制剂的患者或 X 线照片影像学结果显示洗胃后仍有未吸收的片剂存在的患者。建议在洗液中加入去铁胺，但其疗效相关证据很少，且担心高铁氧胺可能引发毒性作用，因此并非常规推荐。铁中毒时，应用活性炭无效。

去铁胺螯合治疗适用于严重中毒患者，包括意识受损、休克、低血压或严重酸中毒患者；出现其他严重中毒表现，包括白细胞增多的患者。血清铁浓度 $>5\mu g/ml$ 表明严重中毒，通常为应用螯合治疗的指征，但对于休克或昏迷患者，应在血清铁浓度测定结果出来以前立即应用螯合治疗；若中度中毒患者（血清铁浓度 3～$5\mu g/ml$）出现中毒症状，也可应用螯合治疗。对于螯合治疗的疗程尚无共识；推荐的治疗终点为严重中毒症状消失，尿液酒红色消失，且尿液颜色消失 24h 后，血清铁浓度降至正常水平。

1. Proudfoot AT, *et al.* Management of acute iron poisoning. *Med Toxicol* 1986; **1:** 83–100.
2. Engle JP, *et al.* Acute iron intoxication: treatment controversies. *Drug Intell Clin Pharm* 1987; **21:** 153–9.
3. Mann KV, *et al.* Management of acute iron overdose. *Clin Pharm* 1989; **8:** 428–40.
4. Fine JS. Iron poisoning. *Curr Probl Pediatr* 2000; **30:** 71–90.

疟疾 缺铁性贫血可在一定程度上防止感染（见第1851页**铁的注意事项**项下**感染**），有研究将去铁胺试用于少数疟疾患者[1,2]。目前认为去铁胺的抗疟疾作用的机制为螯合了与寄生虫相关的铁，而不降低了患者体内铁浓度。据报道[3]静脉给予去铁胺可缩短接受静脉奎宁及口服乙胺嘧啶-磺胺多辛标准化治疗的脑型疟患儿恢复意识的时间。但另一研究[4]表明，将去铁胺加入包括给予负荷剂量奎宁的抗疟治疗方案中并不能降低死亡率。WHO 并不推荐用去铁胺治疗疟疾[5]。

1. Gordeuk VR, *et al.* Iron chelation as a chemotherapeutic strategy for falciparum malaria. *Am J Trop Med Hyg* 1993; **48:** 193–7.
2. Thompson DF. Deferoxamine treatment of malaria. *Ann Pharmacother* 1994; **28:** 602–3.
3. Gordeuk V, *et al.* Effect of iron chelation therapy on recovery from deep coma, in children with cerebral malaria. *N Engl J Med* 1992; **327:** 1473–7.
4. Thuma PE, *et al.* Effect of iron chelation therapy on mortality in Zambian children with cerebral malaria. *Trans R Soc Trop Med Hyg* 1998; **92:** 214–18.
5. WHO. *Guidelines for the treatment of malaria; second edition.* Geneva: WHO, 2010. Available at: http://whqlibdoc.who.int/publications/2010/9789241547925_eng.pdf (accessed 31/08/10)

卟啉病 不同形式的卟啉病的治疗方法在（第1390页）进行了介绍。去铁胺可降低迟发性皮肤卟啉病患者血清铁浓度，当禁用静脉切开术时可起到一定作用。一项研究[1]以 25 名反复输注去铁胺治疗迟发性皮肤卟啉病的患者为研究对象，发现在使卟啉排泄量及铁贮存量正常化方面与重复静脉切开术同样有效。去铁胺还成功地应用于 1 名 22 岁男性的血透相关的迟发性皮肤卟啉病，其因产生贫血而需要反复输血，禁用静脉切开术[2]。在 3 个血透阶段的末期后，静脉应用去铁胺治疗，可使血浆卟啉水平显著降低，血细胞比容迅速升高，皮肤损伤同时改善。

1. Rocchi E, *et al.* Iron removal therapy in porphyria cutanea tarda: phlebotomy versus slow subcutaneous desferrioxamine infusion. *Br J Dermatol* 1986; **114:** 621–9.
2. Praga M, *et al.* Treatment of hemodialysis-related porphyria cutanea tarda with deferoxamine. *N Engl J Med* 1987; **316:** 547–8.

脑卒中 已开始研究去铁胺用于减少脑出血后引发的神经毒性的潜在作用[1,2]（第1143页）。

1. Hua Y, *et al.* Deferoxamine therapy for intracerebral hemorrhage. *Acta Neurochir Suppl* 2008; **105:** 3–6.
2. Selim M. Deferoxamine mesylate: a new hope for intracerebral hemorrhage: from bench to clinical trials. *Stroke* 2009; **40** (3 suppl): S90–S91.

制剂

BP 2010: Desferrioxamine Injection;
USP 33: Deferoxamine Mesylate for Injection.

专利制剂

Arg.: Desferal; ***Austral.:*** Desferal; ***Austria:*** Desferal; ***Belg.:*** Desferal; ***Braz.:*** Desferal; ***Canad.:*** Desferal; ***Chile:*** Desferal; ***Cz.:*** Desferal; ***Denm.:*** Desferal; ***Fin.:*** Desferal; ***Fr.:*** Desferal; ***Ger.:*** Desferal; ***Gr.:*** Desferal; ***Hong Kong:*** Desferal; ***Hung.:*** Desferal; ***India:*** Desferal; ***Indon.:*** Desferal; ***Irl.:*** Desferal; ***Israel:*** Desferal; ***Ital.:*** Desferal; ***Malaysia:*** Desferal; ***Mex.:*** Desferal; ***Neth.:*** Desferal; ***Norw.:*** Desferal; ***NZ:*** Desferal†; ***Philipp.:*** Desferal; ***Pol.:*** Desferal; ***Port.:*** Desferal; ***Rus.:*** Desferal (Десферал); ***S.Afr.:*** Desferal; ***Spain:*** Desferin; ***Swed.:*** Desferal; ***Switz.:*** Desferal; ***Thai.:*** Desferal; ***Turk.:*** Desferal; ***UK:*** Desferal; ***Ukr.:*** Desferal (Десферал); ***USA:*** Desferal; ***Venez.:*** Desferal.

Dexrazoxane (*BAN*, *USAN*, *rINN*) 右雷佐生

ADR-529; Dexrazoxano; Dexrazoxanum; ICRF-187; NSC-169780. (+)-(*S*)-4,4′-Propylenebis(piperazine-2,6-dione).

Дексразоксан

$C_{11}H_{16}N_4O_4 = 268.3.$

CAS — 24584-09-6.

ATC — V03AF02.

ATC Vet — QV03AF02.

UNII — 048L81261F.

不良反应和注意事项

右雷佐生可加重抗肿瘤药引起的骨髓抑制，因此建议在治疗过程中时常进行全血细胞计数。在高剂量化疗情况下，右雷佐生剂量超过 $1g/m^2$，可能会显著增加骨骼抑制。停止使用右雷佐生治疗后，白细胞减少症和血小板减少症一般会很快改善。尽管右雷佐生可对抗蒽环类抗生素的心脏毒性作用，应用本药时仍应监测心功能。其他报道的不良反应包括胃肠功能紊乱、呼吸道感染和败血病以及注射引起的疼痛等。右雷佐生用于化疗时，还有可能增加引起血栓的危险。

当用于治疗降低多柔比星引起的心脏毒性时，美国注册药品信息建议，只有当多柔比星累计使用剂量超过 $300mg/m^2$ 或患者需要继续使用时才可以使用右雷佐生，因为有相关证据表明，右雷佐生可能会降低一些抗癌疗法的疗效。

部分患者使用右雷佐生会造成肝功能损伤。已知肝功能障碍患者在使用右雷佐生作为蒽环类抗生素外渗治疗之前应评估其肝功能。对于肾损伤患者，右雷佐生及其活性代谢产物的清除率可能下降，见下文在**肾损伤中的用法**。

致癌性 若儿童在治疗霍奇金病、急性淋巴细胞白血病或在抗肿瘤治疗过程中使用右雷佐生，可能会引起继发性急性髓细胞性白血病或骨髓增生异常综合征发病率上升。右雷佐生是雷佐生的（+）-对映体（见第736页），具有拓扑异构酶Ⅱ抑制活性，也可引起继发性恶性肿瘤；联合用药易引发继发性肿瘤，特别是与拓扑异构酶Ⅱ抑制剂合用时[1]。然而，研究结果却与之冲突。在关于儿童霍奇金病的一项研究报道指出[2]，右雷佐生与其他拓扑异构酶Ⅱ抑制剂联用增加了继发性肿瘤的发病率，这项研究的目的不包含这方面作用的评价，另一项在儿童白血病方面的研究[3]未发现任何关联。

1. Novartis UK. Important safety information on Cardioxane® (dexrazoxane) (issued 22/07/10). Available at: http://www.mhra.gov.uk/home/idcplg?IdcService=GET_FILE&dDocName=CON090793&RevisionSelectionMethod=Latest (accessed 04/08/10)
2. Tebbi CK, *et al.* Dexrazoxane-associated risk for acute myeloid leukemia/myelodysplastic syndrome and other secondary malignancies in pediatric Hodgkin's disease. *J Clin Oncol* 2007; **25:** 493–500.
3. Barry EV, *et al.* Absence of secondary malignant neoplasms in children with high-risk acute lymphoblastic leukemia treated with dexrazoxane. *J Clin Oncol* 2008; **26:** 1106–11.

对皮肤的影响 据报道[1] 1 名患者外周前臂静脉输注右雷佐生后，在同一胳膊的不同部位静脉注射多柔比星，出现严重表皮及皮下坏死。输注右雷佐生可出现局部疼痛，但并无外渗证据。

1. Lossos IS, Ben-Yehuda D. Cutaneous and subcutaneous necrosis following dexrazoxane-CHOP therapy. *Ann Pharmacother* 1999; **33:** 253–4.

药动学

右雷佐生主要以原形药物及代谢物形式通过尿排泄。据报道消除半衰期约为 2h。

用途和用法

右雷佐生是抗肿瘤药雷佐生（见第736页）的（+）-对映体，为细胞保护剂，用于降低多柔比星及其他蒽环类抗生素（见**对心脏的影响**，第680页）的心脏毒性；还可用于治疗蒽环类抗生素外渗。它水解为与依地酸相似的活性代谢物。该代谢物可螯合细胞中的铁，并可阻止蒽环类抗生素-铁复合物的形成，目前认为这一复合物与心脏毒性有关。

在美国，右雷佐生是唯一许可的用于应用多柔比星累积剂量达 $300mg/m^2$，并需继续用药的转移性乳腺癌女性患者，可降低使用多柔比星、表柔比星或其他蒽环类抗生素引起的心肌病发生率及严重程度。本药以盐酸盐形式给药，慢速静脉注射或快速静脉输注，在给予蒽环类抗生素前 30min 内开始给药。剂量以碱基表示。在美国，剂量以与多柔比星按 10∶1 的比例进行计算；典型的给药剂量为每 $50mg/m^2$ 多柔比星给予 $500mg/m^2$ 右雷佐生。在英国，剂量以与多柔比星按20∶1 及与表柔比星按 10∶1 的比例进行计算。肾损伤患者需降低剂量（见下文）。

对于蒽环类抗生素外渗患者，右雷佐生可从一个在外渗影响之外区域的大静脉输注。从外渗发生 6h 开始，每日 1 次，连续 3 天，静脉输注 1～2h；每日应在相同时间点给予。常用剂量为第 1 天和第 2 天为 $1 g/m^2$，第 3 天为 $500 mg/m^2$；患者体表面积超过 $2m^2$ 的最大单次剂量为 2g。

目前正在研究右雷佐生用于其他各种恶性肿瘤的治疗。

1. Links M, Lewis C. Chemoprotectants: a review of their clinical pharmacology and therapeutic efficacy. *Drugs* 1999; **57:** 293–308.
2. Cvetković RS, Scott LJ. Dexrazoxane: a review of its use for cardioprotection during anthracycline chemotherapy. *Drugs* 2005; **65:** 1005–24.
3. Langer SW. Dexrazoxane for anthracycline extravasation. *Expert Rev Anticancer Ther* 2007; **7:** 1081–8.
4. Hasinoff BB. The use of dexrazoxane for the prevention of anthracycline extravasation injury. *Expert Opin Invest Drugs* 2008; **17:** 217–23.
5. Jones RL. Utility of dexrazoxane for the reduction of anthracycline-induced cardiotoxicity. *Expert Rev Cardiovasc Ther* 2008; **6:** 1311–17.
6. Hensley ML, *et al.* American Society of Clinical Oncology 2008 clinical practice guideline update: use of chemotherapy and radiation therapy protectants. *J Clin Oncol* 2009; **27:** 127–45. Also available at: http://jco.ascopubs.org/cgi/reprint/27/1/127.pdf (accessed 04/09/09)

儿童用法 多柔比星可用于治疗儿童急性淋巴细胞白血病，但可能引起心脏毒性。心肌肌钙蛋白 T 为心肌损伤指标，一项随机研究[1]以 206 名儿童为研究对象，发现合用右雷佐生与多柔比星比单用多柔比星心肌肌钙蛋白 T 升高的水平低，但需更长时间的随访来评价本药对心功能及存活率的影响。右雷佐生可能增加儿童继发性肿瘤的发病率，见上文**致癌性**。

尽管在英国未批准儿童使用，*BNFC 2010/11* 提示，在临床实践中，对于任何应用蒽环类药物可能出现继发性亚临床心脏毒性的患儿或应用蒽环类药物存在诱发心脏毒性风险的儿童，都可使用右雷佐生。建议右雷佐生与多柔比星按 10∶1 到 20∶1 的比例（即根据治疗方案，右雷佐生剂量是多柔比星剂量的 10～20 倍）或按照与表柔比星 10∶1 的比例，在使用蒽环类前 30min 静脉输注。

1. Lipshultz SE, *et al.* The effect of dexrazoxane on myocardial injury in doxorubicin-treated children with acute lymphoblastic leukemia. *N Engl J Med* 2004; **351:** 145–53.

在肾损伤中的用法 右雷佐生主要通过尿排泄，肾损伤患者需减量。建议对于肌酐清除率<40ml/min的患者，剂量减少50%。

制剂

专利制剂

Austria: Cardioxane; ***Belg.:*** Savene; ***Braz.:*** Cardioxane; ***Canad.:*** Zinecard; ***Cz.:*** Cardioxane; Savene; ***Denm.:*** Cardioxane; Savene; ***Fin.:*** Cardioxane; ***Fr.:*** Cardioxane; ***Ger.:*** Cardioxane; ***Gr.:*** Cardioxane; Savene; Zinecard; ***Hung.:*** Cardioxane; ***Irl.:*** Cardioxane; ***Israel:*** Cardioxane; ***Ital.:*** Cardioxane; ***Mex.:*** Cardioxane; ***Neth.:*** Cardioxane; Savene; ***Pol.:*** Cardioxane; ***Port.:*** Cardioxane; Savene; ***Spain:*** Cardioxane; ***Swed.:*** Savene; ***UK:*** Cardioxane; Savene; ***USA:*** Totect; Zinecard; ***Venez.:*** Cardioxane.

Dicobalt Edetate（*BAN*，*rINN*）依地酸二钴

Cobalt Edetate; Cobalt EDTA; Cobalt Tetracemate; Dicobalti Edetas; Dikobalt Edetat; Édétate Dicobaltique; Edetato de dicobalto; Edetato dicobaltio. Cobalt [ethylenediaminetetra-acetato(4−)-*N,N′,O,O′*]cobalt(II).

Дикобальта Эдетат

$C_{10}H_{12}Co_2N_2O_8$ = 406.1.

CAS — 36499-65-7.

UNII — UKC6GH80QR.

不良反应和注意事项

依地酸二钴可引起低血压、心动过速及呕吐。有过敏反应发生；据报道其他的不良反应包括面部及颈部水肿、盗汗、胸痛、心律失常及皮疹。

依地酸二钴不良反应在氰化物缺失的情况下更严重。因此，确诊氰化物中毒前禁用依地酸二钴，且当确诊为中重度中毒，即意识受损时才可应用。

水肿 氰化物中毒患者应用依地酸二钴治疗后可出现严重面部及肺水肿[1]。建议应用依地酸二钴时，配备插管及复苏装置。

1. Dodds C, McKnight C. Cyanide toxicity after immersion and the hazards of dicobalt edetate. *BMJ* 1985; **291:** 785–6.

用途和用法

依地酸二钴是螯合剂，用于治疗急性氰化物中毒（见第1928页）。本药作用机制为钴盐与氰化物形成无毒且稳定的金属-复合物。由于依地酸二钴具有毒性，因此确诊氰化物中毒前禁用本药，并禁用作预防措施。氰化物中毒需尽快治疗。推荐剂量为300mg，静脉注射约1min，若疗效不理想，可重复给药；若有必要，经5min后可再次给予300mg依地酸二钴。对于不太严重的中毒，注射时间应为5min。每次注射依地酸二钴后，可立刻静脉给予50ml 50%葡萄糖来降低毒性，尽管目前对给予葡萄糖的意义还存在争论。

制剂

专利制剂

Fr.: Kelocyanor; ***Gr.:*** Kelocyanor.

Digoxin-specific Antibody Fragments 地高辛-特异性抗体片段

Digoxin Immune Fab (Ovine); F(ab); Fragmentos de anticuerpos específicos antidigoxina; Fragmentos Fab de anticuerpos antidigoxina.

Антидигоксин

ATC — V03AB24.

ATC Vet — QV03AB24.

UNII — YB12NQZ1YN.

不良反应和注意事项

对地高辛-特异性抗体片段产生过敏反应的报道罕见。对羊蛋白过敏的患者及前期应用过地高辛-特异性抗体片段的患者出现过敏反应的风险较高。治疗期间及治疗后，应严密监测患者血压、ECG及钾浓度。

用途和用法

地高辛-特异性抗体片段衍生于对地高辛免疫的羊的抗体。地高辛与抗体相比，对组织结合位点具有更高亲和力，地高辛-抗体复合物通过尿排泄。地高辛-特异性抗体片段通常限制性用于危及生命且用其他治疗无效的地高辛或洋地黄毒苷中毒。还有报道本药成功用于治疗毛花苷C中毒。

预计38mg抗体片段可结合约500μg地高辛或洋地黄毒苷，剂量的计算基于这个估计及体内地高辛的负荷（根据摄入量或最好是血浆地高辛稳态浓度）。给药方法为静脉输注30min。若心脏骤停危险发生，可间断静脉推注。若症状未完全逆转或毒性复发，可再次给予相同剂量。对过敏反应风险性较高的患者，应进行皮内或皮肤划痕试验。

地高辛-特异性抗体片段正在研究用于治疗子痫和产前子痫。

临床研究[1~3]及回顾性研究[4]考察了地高辛-特异性抗体片段的应用情况，证实了用于大多数严重洋地黄中毒患者的疗效。通常在输注结束30min内起效，在3~4h后达到最大疗效[4]。治疗失败或未达到预期疗效的主要原因为洋地黄中毒诊断不准确、抗体片段给药剂量不足及应用于垂死的患者[3,4]。地高辛-特异性抗体片段的应用很少引起不良反应；仅有少数轻度变态反应的报道，包括红斑、面部肿胀、荨麻疹及疹[2,4]，但无过敏反应的报道[1~4]。本药可改善血流动力学情况，但解除地高辛的正性支持作用可降低一些患者的心功能。本品可显著降低血浆钾浓度。

本药成功用于不同程度肾损伤患者的治疗[2,4,5]。对于严重肾损伤患者，抗体片段-地高辛复合物的清除显著延缓，因此对于这些患者，应延长监护时间[6]。监测血清地高辛浓度具有一定意义[7]。据报道将地高辛-特异性抗体片段应用于1名接受血透的慢性肾衰竭患者[8]。这名患者的临床反应良好，但血透不能清除抗体片段-地高辛复合物。

据报道[2]抗体片段-地高辛复合物在肾功能正常患者体内的半衰期为16～20h，尽管还有报道的半衰期更长[9]。研究表明[10]由于地高辛从组织中释放时间较长，给予初始负荷剂量后，输注地高辛-特异性抗体片段应历时7h，以保证抗体维持在足以结合地高辛的浓度。

抗体片段可有效地用于儿童严重洋地黄中毒[11]。

地高辛-特异性抗体片段还成功用于由含有蟾酥的制剂[12]或普通或黄花夹竹桃（见第2295页**夹竹桃**）引起的中毒的治疗。

1. Smith TW, *et al.* Treatment of life-threatening digitalis intoxication with digoxin-specific Fab antibody fragments: experience in 26 cases. *N Engl J Med* 1982; **307:** 1357–62.
2. Wenger TL, *et al.* Treatment of 63 severely digitalis-toxic patients with digoxin-specific antibody fragments. *J Am Coll Cardiol* 1985; **5:** 118A–123A.
3. Antman EM, *et al.* Treatment of 150 cases of life-threatening digitalis intoxication with digoxin-specific Fab antibody fragments: final report of a multicenter study. *Circulation* 1990; **81:** 1744–52.
4. Flanagan RJ, Jones AL. Fab antibody fragments: some applications in clinical toxicology. *Drug Safety* 2004; **27:** 1115–33.
5. Allen NM, *et al.* Clinical and pharmacokinetic profiles of digoxin immune Fab in four patients with renal impairment. *DICP Ann Pharmacother* 1991; **25:** 1315–20.
6. Ujhelyi MR, *et al.* Disposition of digoxin immune Fab in patients with kidney failure. *Clin Pharmacol Ther* 1993; **54:** 388–94.
7. Ujhelyi MR, Robert S. Pharmacokinetic aspects of digoxin-specific Fab therapy in the management of digitalis toxicity. *Clin Pharmacokinet* 1995; **28:** 483–93.
8. Clifton GD, *et al.* Free and total serum digoxin concentrations in a renal failure patient after treatment with digoxin immune Fab. *Clin Pharm* 1989; **8:** 441–5.
9. Gibb I, Parnham A. A star treatment for digoxin overdose? *BMJ* 1986; **293:** 1171–2.
10. Schaumann W, *et al.* Kinetics of the Fab fragments of digoxin antibodies and of bound digoxin in patients with severe digoxin intoxication. *Eur J Clin Pharmacol* 1986; **30:** 527–33.
11. Woolf AD, *et al.* The use of digoxin-specific Fab fragments for severe digitalis intoxication in children. *N Engl J Med* 1992; **326:** 1739–44.
12. Brubacher JR, *et al.* Treatment of toad venom poisoning with digoxin-specific Fab fragments. *Chest* 1996; **110:** 1282–8.

制剂

专利制剂

Austral.: Digibind; ***Belg.:*** Digitalis Antidot†; ***Canad.:*** Digibind; ***Fr.:*** Digibind; Digidot†; ***Ger.:*** Digitalis Antidot†; ***Gr.:*** Digibind†; DigiFab; ***Hong Kong:*** Digitalis Antidote; ***Swed.:*** Digitalis Antidot†; ***Switz.:*** Digitalis Antidot†; ***UK:*** Digibind; ***USA:*** Digibind; DigiFab.

Dimercaprol（*BAN*，*rINN*）二巯丙醇

BAL; British Anti-Lewisite; Dimercaprolum; Dimerkaprol; Dimerkaproli; Dimerkaprolis. 2,3-Dimercaptopropan-1-ol.

Димеркапрол

$C_3H_8OS_2$ = 124.2.

CAS — 59-52-9.

ATC — V03AB09.

ATC Vet — QV03AB09.

UNII — 0CPP32S55X.

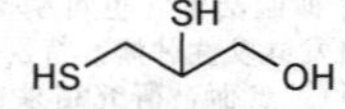

Pharmacopoeias. In *Chin., Eur.* (see p.vii), *Int., Jpn, US,* and *Viet.*

Ph. Eur. 6. 8（Dimercaprol） 澄清无色或淡黄色液体。可溶于水和花生油，可与乙醇和苯甲酸苄酯混溶。2～8℃贮藏于密闭容器中。避光。

USP 33（Dimercaprol） 无色或几乎无色液体，具有难闻的、硫醇样臭。可溶于水（1∶20），可溶于乙醇、苯甲酸苄酯及甲醇。贮藏于≤8℃的密闭容器中。避光。

不良反应和处置

二巯丙醇最常见的不良反应为高血压和心动过速。其他不良反应包括恶心、呕吐、头痛及唇、口、咽及眼的灼热感、流泪及多涎、四肢发麻、咽喉及胸部发紧、肌肉痛及肌痉挛、鼻溢、结膜炎、盗汗、坐立不安及腹痛。还有报道发生一过性白细胞计数降低。注射部位可发现疼痛，且有时会发生无菌脓肿。儿童应用后通常会发热，且持续于整个治疗过程中。

不良反应与剂量相关，相对频繁，但通常可逆。建议每次注射二巯丙醇前30min口服硫酸麻黄碱30～60mg，可减少不良反应；应用抗组胺药可缓解一些症状。

注意事项

二巯丙醇应慎用于高血压或肾损伤患者。若治疗过程中发生急性肾功能不全，应停药或在非常严密的监护下继续应用。治疗过程中碱化尿液通过稳定二巯丙醇-金属复合物保护肾脏。二巯丙醇禁用于肝损伤患者，除非由砷中毒而发生的。禁用于镉或硒金属中毒的治疗，由于形成的二巯丙醇-金属复合物比金属本身的毒性还强。

G6PD缺乏症 据报道[1]，2名铅浓度偏高的G6PD缺乏患儿应用二巯丙醇和依地酸钙钠进行螯合治疗过程中发生溶血。

1. Janakiraman N, *et al.* Hemolysis during BAL chelation therapy for high blood lead levels in two G6PD deficient children. *Clin Pediatr (Phila)* 1978; **17:** 485–7.

药物相互作用

应用二巯丙醇治疗的同时禁用铁补充剂，由于可形成有毒的二巯丙醇-金属复合物。

药动学

肌内注射后，二巯丙醇30～60min内达到峰浓度。二巯丙醇快速代谢，代谢物及二巯丙醇-金属螯合物通过尿和胆汁排泄。单剂量给药后4h内基本完全清除。

用途和用法

二巯丙醇是螯合剂，用于治疗急性砷（见第2184页）、金（见第116页）和汞（见第2279页）中毒，还可用于治疗锑、铋等重金属中毒。也可与依地酸钙钠合用于治疗急性铅中毒（见第2267页）。二巯丙醇也用于治疗顽固性Wilson病（见第1400页）。

二巯丙醇的巯基与酶类蛋白的内源性巯基竞争结合这些金属；因此二巯丙醇的螯合作用可阻止或逆转金属对含巯基酶的抑制作用，且二巯丙醇-金属复合物易通过肾排泄。由于复合物可解离，特别在酸性条件下，或被氧化，治疗目的是使体液中二巯丙醇过量，直至金属排泄完全。

二巯丙醇应深部肌内注射。通常初始最大剂量为每日18mg/kg，开始治疗的第1天分次给予，在接下来的几天，降低日剂量及注射频率，两次给药间隔至少4h，可减少不良反应。个体给药剂量取决于症状的严重程度及致病物。单剂量通常≤3mg/kg，但对于严重急性中毒患者，初始单次剂量可达5mg/kg。目前应用多种给药方案。

在英国，治疗第1天的给药剂量为400～800mg，第2天及第3天的给药剂量为200～400mg，第4天以后的给药剂量为100～200mg，每日分次给药（对于体重70kg以上成人，首日剂量可相应地增加到5.7～11.4mg/kg）。或者，*BNF 59*推荐的给药方案为：治疗的前2天，每4h给药2.5～3mg/kg，第3天给药2～4次，然后每日给药1～2次，连续治疗10天或直至痊愈。

在美国，二巯丙醇剂量表取决于引起中毒的重金属，推荐的严重砷或金中毒的治疗方案为：治疗的前2天每4h给药3mg/kg，第3天给药4次，接下来的10天每日给药2次，或直至痊愈。对于较轻患者，治疗的前2天每4h给药2.5mg/kg，第3天给药2次，然后每日给药1次连续治疗10天。对于汞中毒，初始剂量为5mg/kg，然后每日1～2次给药2.5mg/kg，连续治疗10天。二巯丙醇还可与依地酸钙钠（见第1403页）合用于治疗铅中毒，对于急性铅中毒性脑病有特殊价值。通常先应用二巯丙醇进行治疗，由于依地酸钙钠可使铅转移至CNS。建议给药方案为：初始肌内注射4mg/kg二巯丙醇，间隔4h后肌内注射3～4mg/kg二巯丙醇及依地酸钙钠；依地酸钙钠的给药方法可为静脉或在二巯丙醇注射的不同部位肌内注射。治疗可持续2～7天，具体时间根据疗效确定。对于铅中毒脑病患者，联合治疗应持续至患者情况稳定。对于重度铅中毒患者，接受第二个疗程治疗之前，至少应间隔2天，可联合应用二巯丙醇和依地酸钙钠或者单独应用依地酸钙钠治疗。

儿童用法 二巯丙醇用于治疗儿童急性重金属中毒，如砷、金、汞、锑、铋。也可与依地酸钙钠合用治疗急性铅中毒。在第2次或第3次注射二巯丙醇后，大约30%的儿童出现发热，并可能会持续至治疗结束。剂量相当于成年人每单位体重的使用量，见上文。在英国，*BNFC 2010/11* 指出，年龄从1个月至18岁的儿童可肌内给药，前2天每4h给药2.5～3mg/kg，第3天给药2～4次，然后每日给药1～2次，连续给药10天或直至痊愈。

此外，*American Hospital Formulary Service* 指出治疗婴儿和儿童汞中毒的二巯丙醇可肌内注射，前2天每4h给药3mg/kg，第3天每6h给药，然后每12h给药，连续给药7～8天。

制剂

BP 2010: Dimercaprol Injection;
USP 33: Dimercaprol Injection.

专利制剂

Rus.: Zorex (Зорекс).

多组分制剂

Ukr.: Zorex (Зорекс).

4-Dimethylaminophenol Hydrochloride 4-盐酸二甲氨基苯酚

Dimetamfenol Hydrochloride; 4-Dimetilaminofenol, hidrocloruro de; 4-DMAP.

4-Диметиламинофенола Гидрохлорид

$C_8H_{11}NO,HCl = 173.6.$

CAS — 619-60-3 (4-dimethylaminophenol); 5882-48-4 (4-dimethylaminophenol hydrochloride).

ATC — V03AB27.

ATC Vet — QV03AB27.

(4-dimethylaminophenol)

简介

据报道4-盐酸二甲氨基苯酚可使血红蛋白氧化成高铁血红蛋白，可与硫代硫酸钠合用于氰化物中毒的治疗，可作为亚硝酸钠（见第1045页）的替代疗法。给药方案为静脉给药3～4mg/kg。

1. Weger NP. Treatment of cyanide poisoning with 4-dimethylaminophenol (DMAP)—experimental and clinical overview. *Fundam Appl Toxicol* 1983; **3:** 387–96.

制剂

专利制剂

Ger.: 4-DMAP; **Neth.:** 4-DMAP.

Diprenorphine Hydrochloride (*BANM, rINNM*) 盐酸二丙诺啡

Diprénorphine, Chlorhydrate de; Diprenorphini Hydrochloridum; Hidrocloruro de diprenorfina; M-5050. (6R,7R,14S)-17-Cyclopropylmethyl-7,8-dihydro-7-(1-hydroxy-1-methylethyl)-6-O-methyl-6,14-ethano-17-normorphine hydrochloride; 2-[(−)-(5R,6R,7R,14S)-9a-Cyclopropylmethyl-4,5-epoxy-3-hydroxy-6-methoxy-6,14-ethanomorphinan-7-yl]propan-2-ol hydrochloride.

Дипренорфина Гидрохлорид

$C_{26}H_{35}NO_4,HCl = 462.0.$

CAS — 14357-78-9 (diprenorphine); 16808-86-9 (diprenorphine hydrochloride).

ATC Vet — QV03AB92.

(diprenorphine)

Pharmacopoeias. In *BP(Vet)*.

BP (Vet) 2010 (Diprenorphine Hydrochloride) 白色或类白色的结晶性粉末。略溶于水；微溶于乙醇；极微溶于氯仿；几乎不溶于乙醚。2%水溶液的pH值为4.5～6.0。避光。

简介

盐酸二丙诺啡为阿片类拮抗药，兽医学中用于逆转盐酸埃托啡的作用。

Ditiocarb Sodium (*rINN*) 二硫卡钠

DDTC; Dithiocarb Sodium; Ditiocarbe Sodique; Ditiocarbo sódico; Ditiocarbum Natricum; DTC; Sodium Diethyldithiocarbamate; Sodu dietyloditiokarbaminian; U-14624.

Дитиокарб Натрий

$C_5H_{10}NNaS_2 = 171.3.$

CAS — 148-18-5.

UNII — A5304YEB5E.

(ditiocarb)

简介

二硫卡钠为螯合剂，用于羰基镍中毒的治疗。双硫仑（见第2226页）可快速代谢为二硫卡，为本药的替代药物。二硫卡还可用于破坏顺铂废料（见**管理和处置**，第668页）。

Edetic Acid (*BAN, rINN*) 依地酸

Acide Édétique; Ácido edético; Acidum edeticum; Edathamil; Edetiinihappo; Edetinsyra; Edeto rūgštis; EDTA; Etiléndiamintetraecetsav; Kwas edetynowy; Kyselina edetová; Tetracemic Acid. Ethylenediaminetetra-acetic acid.

Эдетовая Кислота

$C_{10}H_{16}N_2O_8 = 292.2.$

CAS — 60-00-4.

UNII — 9G34HU7RV0.

Pharmacopoeias. In *Eur.* (see p.vii). Also in *USNF*.

Ph. Eur. 6.8 (Edetic Acid) 白色或类白色的结晶性粉末或无色晶体。几乎不溶于水和乙醇。可溶于氢氧化物碱性稀释溶液。避光。

USNF 28 (Edetic Acid) 白色结晶性粉末。极微溶于水；溶于氢氧化物碱性稀释溶液。

配伍禁忌 依地酸及其盐可螯合二价和三价金属，并可影响一些药物的活性，如含有这类金属的胰岛素锌。尽管依地酸盐可提高一些消毒剂的抗微生物活性（见第1564页**氯二甲酚**），但也可使其他防腐剂失效。依地酸二钠使苯汞盐失活的参考文献，见第1580页**硝酸苯汞**项下**配伍禁忌**。依地酸盐降低硫柳汞抗微生物效能的报道，见第1586页**配伍禁忌**。

不良反应和注意事项

依地酸用作药剂辅料，通常耐受性良好。据报道吸入含有依地酸的溶液引发不良反应。

哮喘 22名哮喘患者应用以依地酸作为防腐剂之一的异丙托铵鼻喷雾溶液吸入剂，其中6名发生支气管狭窄[1]。单独吸入依地酸会引起剂量相关的支气管狭窄，持续时间>1h。

1. Beasley CRW, *et al.* Bronchoconstrictor properties of preservatives in ipratropium bromide (Atrovent) nebuliser solution. *BMJ* 1987; **294:** 1197–8.

验血 血样采集时，使用依地酸盐作为抗凝血药会导致由血小板聚集引起的假性血小板减少，引起误诊[1]。机制为发生抗体介导的反应。建议使用替代性抗凝血药[1,2]。

1. Bizzaro N. EDTA-dependent pseudothrombocytopenia: a clinical and epidemiological study of 112 cases, with 10-year follow-up. *Am J Hematol* 1995; **50:** 103–9.
2. Lippi U, *et al.* EDTA-induced platelet aggregation can be avoided by a new anticoagulant also suitable for automated complete blood count. *Haematologica* 1990; **75:** 38–41.

用途

依地酸及其盐为螯合剂，用于药剂生产及其他工业用途。它们还可用作血液学试验中采血管的抗凝血药。临床应用的依地酸盐包括依地酸钠（见第1404页）、依地酸钙钠（见第1403页）、依地酸二钴（见第1386页）及依地酸铁钠（见第1863页）。

胆结石 建议依地酸作为非胆固醇性胆结石（见第2354页）的溶剂。

制剂

多组分制剂 **USA:** Clear Eyes Contact Lens Relief; Summers Eve Post-Menstrual; Triv; Zonite.

Flumazenil (*BAN, USAN, rINN*) 氟马西尼

Flumatseniili; Flumazénil; Flumazenilis; Flumazenilum; Flumazepil; Ro-15-1788; Ro-15-1788/000. Ethyl 8-fluoro-5,6-dihydro-5-methyl-6-oxo-4*H*-imidazo[1,5-*a*][1,4]benzodiazepine-3-carboxylate.

Флумазенил

$C_{15}H_{14}FN_3O_3 = 303.3.$

CAS — 78755-81-4.

ATC — V03AB25.

ATC Vet — QV03AB25.

UNII — 40P7XK9392.

Pharmacopoeias. In *Eur.* (see p.vii) and *US*.

Ph. Eur. 6.8 (Flumazenil) 白色或类白色结晶性粉末。极微溶于水；易溶于二氯甲烷；略溶于甲醇。

USP 33 (Flumazenil) 白色至灰白色粉末。几乎不溶于水；略溶于酸性水溶液。贮藏于密闭容器中。

不良反应和注意事项

氟马西尼的不良反应类似苯二氮草类药物撤药症状，通常与苯二氮草类药物作用的逆转有关（见第957页）。可发生恶心、呕吐、头晕、视物模糊、头痛和面部潮红。有报道镇静作用逆转太快会引起焦虑、恐惧及兴奋。已有报道发生癫痫发作，特别是癫痫患者。有血压和心率一过性升高。超敏反应罕见。苯二氮草类药物疗程延长的患者特别容易出现撤药症状，对这些患者，不应快速注射氟马西尼。

由于本药作用的持续时间较短，对应用氟马西尼逆转苯二氮草类药物诱导镇静作用的患者需密切观察；可能需再次给药。氟马西尼禁用于应用苯二氮草类药物控制具有潜在危及生命症状的患者，且禁用于较长时间应用苯二氮草类药物控制癫痫发作的癫痫患者。

在混合性药物过量的情况下，氟马西尼可暴露其他神经药物的不良反应。尤其不能在严重三环类药物或类似抗抑郁药中毒时应用本药。

氟马西尼不能应用于接受神经肌肉阻滞药治疗的患者，直至神经肌肉阻滞药的作用完全消失。需根据不同个体调整剂量；对于高风险或焦虑患者；大手术后，最好能在术后早期维持一定镇静作用。由于本药可引起癫痫发作或改变脑血流量，故氟马西尼慎用于颅脑损伤患者。

对肝损伤患者，需逐渐调整剂量。

据报道一些应用氟马西尼治疗混合苯二氮草类药物和其他拟精神药物中毒的患者发生心律失常[1]，有时之前会发生强直-痉挛性癫痫发作（癫痫大发作）[2,3]，有时是致命性的[2]。还有报道[4]应用对乙酰氨基酚、硝苯地平及阿替洛尔的患者应用氟马西尼后出现心脏传导阻滞。据报道[5]有1名患者应用氟马西尼治疗苯二氮草类药物和三环类抗抑郁药混合过量，因发生顽固性强直-痉挛性癫痫而死亡。

1名83岁妇女应用咪达唑仑后发生镇静作用[6]，尽管应用了氟马西尼，仍死于呼吸衰竭，但一些研究者[7]认为这不代表氟马西尼不能逆转咪达唑仑的呼吸抑制作用。据报道1名接受辅助通气（期间给予地西泮）期间应用氟马西尼的患者，发生心室颤动，其后出现心搏骤停及死亡[8]。

1. Short TG, *et al.* Ventricular arrhythmia precipitated by flumazenil. *BMJ* 1988; **296:** 1070–1.
2. Burr W, *et al.* Death after flumazenil. *BMJ* 1989; **298:** 1713.
3. Marchant B, *et al.* Flumazenil causing convulsions and ventricular tachycardia. *BMJ* 1989; **299:** 860.
4. Herd B, Clarke F. Complete heart block after flumazenil. *Hum Exp Toxicol* 1991; **10:** 289.
5. Haverkos GP, *et al.* Fatal seizures after flumazenil administration in a patient with mixed overdose. *Ann Pharmacother* 1994; **28:** 1347–9.
6. Lim AG. Death after flumazenil. *BMJ* 1989; **299:** 858–9. Correction. *ibid.*: 1531.
7. Birch BRP, Miller RA. Death after flumazenil? *BMJ* 1990; **300:** 467–8.
8. Katz Y, *et al.* Cardiac arrest associated with flumazenil. *BMJ* 1992; **304:** 1415.

对神经功能的影响 尽管目前认为氟马西尼缺乏激动剂作用，一项以健康受试者为研究对象的研究[1]发现静脉给予氟马西尼后使受试者的一些认知及机警测试指标降低。1名肝性脑病患者应用氟马西尼后出现严重急性精神障碍，停药后自愈[2]。

1. Neave N, *et al.* Dose-dependent effects of flumazenil on cognition, mood, and cardio-respiratory physiology in healthy volunteers. *Br Dent J* 2000; **189:** 668–74.
2. Seebach J, Jost R. Flumazenil-induced psychotic disorder in hepatic encephalopathy. *Lancet* 1992; **339:** 488–9.

药动学

氟马西尼从胃肠道吸收良好，但肝首关代谢作用明显，生物利用度约为20%。约50%的药物与血浆蛋白结合。静脉给药后，在肝中广泛代谢成无活性的羧酸形式，主要通过尿排泄。清除半衰期为40～80min。肝损伤患者的氟马西尼清除率降低，导致半衰期延长。

1. Klotz U, *et al.* Pharmacokinetics of the selective benzodiazepine antagonist Ro 15-1788 in man. *Eur J Clin Pharmacol* 1984; **27:** 115–17.
2. Roncari G, *et al.* Pharmacokinetics of the new benzodiazepine antagonist Ro 15-1788 in man following intravenous and oral administration. *Br J Clin Pharmacol* 1986; **22:** 421–8.
3. Breimer LTM, *et al.* Pharmacokinetics and EEG effects of flumazenil in volunteers. *Clin Pharmacokinet* 1991; **20:** 491–6.
4. Jones RDM, *et al.* Pharmacokinetics of flumazenil and midazolam. *Br J Anaesth* 1993; **70:** 286–92.
5. Roncari G, *et al.* Flumazenil kinetics in the elderly. *Eur J Clin Pharmacol* 1993; **45:** 585–7.

用途和用法

氟马西尼是苯二氮䓬类药物拮抗药，竞争性作用于CNS苯二氮䓬类药物受体。本药用于麻醉及重症监护以逆转苯二氮䓬类药物诱导的镇静作用；本药还可用于治疗苯二氮䓬类药物过量（但见上文**注意事项**及下文**苯二氮䓬类药物拮抗作用：过量**）。

氟马西尼应慢速静脉推注或静脉滴注。

通常用于逆转苯二氮䓬类药物诱导的镇静作用的初始给药剂量为200μg，然后若需要，间隔60s再次给药100～200μg，总剂量最大1mg或有时2mg（通常剂量范围为0.3～1mg）；每次给药时间应>15s，只有在注射45s后还未达到预期效果时，才可再次给药。若复发困倦，可静脉输注，速度为100～400μg/h，根据疗效调整给药速度。替代性的，可再次给药，最大剂量1mg，按上述剂量推注200μg，间隔20min给药，1h内最大剂量3mg。对因苯二氮䓬类药物作用被逆转而具有风险性的患者，如对苯二氮䓬类药物具有依赖性的患者，需将推注剂量降至100μg。儿童剂量见下文。

对苯二氮䓬类药物过量，通常初始给药剂量200μg，静脉给药历时30s。30s后可再次给药300μg，若需要，可在1min后再次给药500μg，使总剂量达到3mg，有时可达到5mg。若5mg无效，则再次给药也不可能有效。若中毒症状复发，可间隔20min重复给药；任意一次给药剂量不得超过1mg，1h内的给药剂量不得超过3mg。

应用氟马西尼时，若出现刺激过量的现象，可慢速肌内注射地西泮或咪达唑仑。

可采用正电子发射断层摄影术及^{11}C标记的氟马西尼研究GABA。

1. Brogden RN, Goa KL. Flumazenil: a reappraisal of its pharmacological properties and therapeutic efficacy as a benzodiazepine antagonist. *Drugs* 1991; **42:** 1061–89.
2. Hoffman EJ, Warren EW. Flumazenil: a benzodiazepine antagonist. *Clin Pharm* 1993; **12:** 641–56.
3. Krenzelok EP. Judicious use of flumazenil. *Clin Pharm* 1993; **12:** 691–2.
4. Seger DL. Flumazenil—treatment or toxin. *J Toxicol Clin Toxicol* 2004; **42:** 209–16.

儿童用法 对于儿童，氟马西尼用于逆转苯二氮䓬类药物诱导的镇静。英国和美国的注册药品信息建议对于1～17岁儿童，氟马西尼的剂量为10μg/kg（最高单次剂量为200μg），静脉推注15s以上，用以逆转苯二氮䓬类药物的镇静效果。如有必要，可间隔60s重复给药，最多给药4次，至总剂量为50μg/kg或1mg，以较低剂量为准。*BNFC 2010/11* 建议，对于新生儿及以上和12岁以下的儿童，用以逆转苯二氮䓬类药物镇静效果的最大总剂量为40μg/kg或1mg（重症监护下可达2mg）。12岁以上儿童可给予上文的成人剂量。另外，*BNFC 2010/11* 建议，如果经初次注射氟马西尼后嗜睡复发，可持续静脉输注，新生儿和18岁以下儿童，根据用药反应，给予剂量为每小时2～10μg/kg（1个月及以上儿童最高剂量为每小时400μg）。

苯二氮䓬类药物拮抗作用 氟马西尼是特异性苯二氮䓬类药物拮抗剂，与苯二氮䓬类药物受体竞争结合，逆转苯二氮䓬类药物介导的中枢神经作用。静脉给药几分钟内即可显效，甚至在给予苯二氮䓬类药物实用剂量后，作用可持续3h，取决于给药剂量和苯二氮䓬类药物中毒特性。对于长期应用苯二氮䓬类药物的患者，氟马西尼可能引起撤药症状。

镇静 对于应用苯二氮䓬类药物诱导或维持全麻发生镇静及健忘的患者，及小手术或诊断过程中应用苯二氮䓬类药物发生镇静的患者[1]，氟马西尼可减轻其镇静及健忘作用。镇静可复发，特别是对于曾应用长效苯二氮䓬类药物的患者，有报道应用氟马西尼后，对镇痛药需求量增加，并出现焦虑症状。尽管氟马西尼可明显拮抗镇静作用，但更高级的认知功能可能还处于异常状态[2,3]，因此患者可能不适合无陪同的情况下随意出院。氟马西尼通常静脉给药，但还有报道[4]口服给药也可逆转镇静作用。尽管氟马西尼用于儿童的治疗经验有限，但本药耐受性良好，可有效地逆转有意识的镇静作用[5]。重症监护时，也可应用氟马西尼逆转镇静作用，协助切断机械通气的情况，但并非常规推荐。

过量 对于苯二氮䓬类药物过量，包括多种药物过量，可用作辅助药。但本药可能会暴露其他毒物作用[6]，由于苯二氮䓬类药物中毒罕有致命性，且可能还具有保护机体不受其他毒物损害作用，对于混合的药物过量，应非常谨慎，尤其当含有三环抗抑郁药时[7]。为了保持患者清醒，可能需重复给予氟马西尼，取决于苯二氮䓬类药物及药物过量的程度；还可采用持续输注的给药方法[8,9]。

1. Brogden RN, Goa KL. Flumazenil: a reappraisal of its pharmacological properties and therapeutic efficacy as a benzodiazepine antagonist. *Drugs* 1991; **42:** 1061–89.
2. Sanders LD, *et al.* Reversal of benzodiazepine sedation with the antagonist flumazenil. *Br J Anaesth* 1991; **66:** 445–53.
3. Girdler NM, *et al.* A randomised crossover trial of post-operative cognitive and psychomotor recovery from benzodiazepine sedation: effects of reversal with flumazenil over a prolonged recovery period. *Br Dent J* 2002; **192:** 335–9.
4. Girdler NM, *et al.* A randomised, controlled trial of cognitive and psychomotor recovery from midazolam sedation following reversal with oral flumazenil. *Anaesthesia* 2002; **57:** 868–76.
5. Shannon M, *et al.* Safety and efficacy of flumazenil in the reversal of benzodiazepine-induced conscious sedation. *J Pediatr* 1997; **131:** 582–6.
6. Weinbroum AA, *et al.* A risk-benefit assessment of flumazenil in the management of benzodiazepine overdose. *Drug Safety* 1997; **17:** 181–96.
7. Hoffman RS, Goldfrank LR. The poisoned patient with altered consciousness: controversies in the use of a 'coma cocktail'. *JAMA* 1995; **274:** 562–9.
8. Brammer G, *et al.* Continuous intravenous flumazenil infusion for benzodiazepine poisoning. *Vet Hum Toxicol* 2000; **42:** 280–1.
9. Chern C-H, *et al.* Continuous flumazenil infusion in preventing complications arising from severe benzodiazepine intoxication. *Am J Emerg Med* 1998; **16:** 238–41.

肝性脑病 已将氟马西尼试验用于肝性脑病（见第1619页）的治疗，由于怀疑苯二氮䓬类药物样激动剂在此病发生方面具有一定作用[1,2]。但益处有限，一项荟萃分析[3]结果表明，氟马西尼确实可短期改善肝性脑病症状，但对痊愈及生存率无作用；可用于慢性肝病或肝性脑病患者，但并非常规推荐。

1. Grimm G, *et al.* Improvement of hepatic encephalopathy treated with flumazenil. *Lancet* 1988; **ii:** 1392–4.
2. Basile AS, *et al.* The pathogenesis and treatment of hepatic encephalopathy: evidence for the involvement of benzodiazepine receptor ligands. *Pharmacol Rev* 1991; **43:** 27–71.
3. Als-Nielsen B, *et al.* Benzodiazepine receptor antagonists for hepatic encephalopathy. Available in The Cochrane Database of Systematic Reviews; Issue 2. Chichester: John Wiley; 2004 (accessed 04/10/05).

非苯二氮䓬类药物拮抗作用 尽管氟马西尼是特异性苯二氮䓬类药物拮抗药，它还可阻断其他通过苯二氮䓬类药物受体起效的药物作用，如佐匹克隆和唑吡坦。一项以健康受试者为研究对象的双盲试验[1]表明，氟马西尼可快速拮抗由唑吡坦诱导的镇静作用，据报道[2]1名唑吡坦、乙醇和丙硫喷地混合过量而昏迷的患者应用氟马西尼后迅速应答。一项回顾性分析[3]同样指出，20名佐匹克隆过量患者使用氟马西尼治疗后，有17名患者治愈。还有报道氟马西尼可逆转抗组胺类药物[4]、卡立普多[5]、加巴喷丁[6]及异丙嗪[7]相关的昏迷作用。尽管还有建议本药用于乙醇诱导镇静作用的逆转，但一项对照性研究[8]发现用于苯二氮䓬类药物过量的相同剂量的氟马西尼无逆转作用。

1. Patat A, *et al.* Flumazenil antagonizes the central effects of zolpidem, an imidazopyridine hypnotic. *Clin Pharmacol Ther* 1994; **56:** 430–6.
2. Lheureux P, *et al.* Zolpidem intoxication mimicking narcotic overdose: response to flumazenil. *Hum Exp Toxicol* 1990; **9:** 105–7.
3. Yang C-C, Deng J-F. Utility of flumazenil in zopiclone overdose. *Clin Toxicol* 2008; **46:** 920–1.
4. Lassaletta A, *et al.* Reversal of an antihistamine-induced coma with flumazenil. *Pediatr Emerg Care* 2004; **20:** 319–20.
5. Roberge RJ, *et al.* Flumazenil reversal of carisoprodol (Soma) intoxication. *J Emerg Med* 2000; **18:** 61–4.
6. Butler TC, *et al.* Flumazenil and dialysis for gabapentin-induced coma. *Ann Pharmacother* 2003; **37:** 74–6.
7. Plant JR, MacLeod DB. Response of a promethazine-induced coma to flumazenil. *Ann Emerg Med* 1994; **24:** 979–82.
8. Lheureux P, Askenasi R. Efficacy of flumazenil in acute alcohol intoxication: double blind placebo-controlled evaluation. *Hum Exp Toxicol* 1991; **10:** 235–9.

制剂

USP 33: Flumazenil Injection.

专利制剂

Arg.: Fadaflumaz; Flumage; Flumanovag; Flumazen; Fluxifarm; ***Austral.:*** Anexate; ***Austria:*** Anexate; ***Belg.:*** Anexate; ***Braz.:*** Flumazen; Flumazil; Lanexat; ***Canad.:*** Anexate; ***Chile:*** Lanexat; ***Cz.:*** Anexate; ***Denm.:*** Lanexat†; ***Fin.:*** Lanexat; ***Fr.:*** Anexate; ***Ger.:*** Anexate; ***Gr.:*** Anexate; Demoxate; Flumexate; ***Hong Kong:*** Anexate; ***Hung.:*** Anexate; ***Indon.:*** Anexate†; ***Irl.:*** Anexate; ***Israel:*** Anexate; ***Ital.:*** Anexate; ***Malaysia:*** Anexate; ***Mex.:*** Lanexat; ***Neth.:*** Anexate; ***Norw.:*** Anexate; ***NZ:*** Anexate; ***Philipp.:*** Anexate; ***Pol.:*** Anexate; ***Port.:*** Anexate; ***Rus.:*** Anexat (Анексат); ***S.Afr.:*** Anexate; ***Singapore:*** Anexate; ***Spain:*** Anexate; ***Swed.:*** Lanexat; ***Switz.:*** Anexate; ***Thai.:*** Anexate; ***Turk.:*** Anexate; ***UK:*** Anexate; ***USA:*** Romazicon; ***Venez.:*** Lanexat.

Fomepizole (*BAN, USAN, rINN*) 甲吡唑

Fomepitsoli; Fomepizol; Fomépizole; Fomepizolum; 4-Methylpyrazole; 4-MP; 4-Methyl-1*H*-pyrazole.

Фомепизол

$C_4H_6N_2$ = 82.10.

CAS — 7554-65-6.

ATC — V03AB34.

ATC Vet — QV03AB34.

UNII — 83LCM6L2BY.

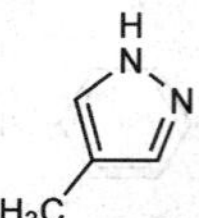

不良反应

甲吡唑最常见的不良反应为头痛、恶心、头晕、困倦及味觉障碍。报道的不良反应还有腹痛、呕吐、腹泻、低血压、心动过速、高血压反应及肝酶升高。

药动学

甲吡唑可从胃肠道吸收，但通常静脉给药。本药在肝中代谢，主要生成4-羧基尿嘧啶；以代谢物及少量原形药物通过尿排泄。多剂量给药后，甲吡唑诱导细胞色素P450酶系统对自身的代谢，可显著增加清除速度。甲吡唑可通过透析清除。

用途和用法

甲吡唑是乙醇脱氢酶的竞争抑制剂。用于乙二醇（见第2231页）或甲醇（见第1964页）中毒的治疗，二者在乙醇脱氢酶的作用下生成有毒代谢物。甲吡唑负荷剂量为15mg/kg，然后每12h给药10mg/kg，给药4次后，剂量增至每12h给药15mg/kg，直至血清乙二醇或甲醇浓度<20mg/100ml。给药方法为：静脉输注30min以上。对还需血透的患者，需在血透期间每4h给予甲吡唑。

甲吡唑也可以硫酸盐形式给药，用法用量相似。

1. Baum CR, *et al.* Fomepizole treatment of ethylene glycol poisoning in an infant. *Pediatrics* 2000; **106:** 1489–91.
2. Brent J, *et al.* Fomepizole for the treatment of methanol poisoning. *N Engl J Med* 2001; **344:** 424–9.
3. Battistella M. Fomepizole as an antidote for ethylene glycol poisoning. *Ann Pharmacother* 2002; **36:** 1085–9.
4. Mycyk MB, Leikin JB. Antidote review: fomepizole for methanol poisoning. *Am J Ther* 2003; **10:** 68–70.
5. Brent J. Fomepizole for ethylene glycol and methanol poisoning. *N Engl J Med* 2009; **360:** 2216–23.
6. Brent J. Fomepizole for the treatment of pediatric ethylene and diethylene glycol, butoxyethanol, and methanol poisonings. *Clin Toxicol* 2010; **48:** 401–6.

用法 有人曾建议，由于存在甲吡唑对自身代谢引起快速诱导的证据，在前4个维持剂量之后需要增加给药剂量是有多种原因的，但替代性的每12h以20mg/kg静脉注射的治疗方案也同样有效，且更加方便。然而，在对推荐方案做任何改变之前，需要对相关患者进行进一步研究。

1. Bestic M, *et al.* Fomepizole: a critical assessment of current dosing recommendations. *J Clin Pharmacol* 2009; **49:** 130–7.

制剂

专利制剂

Canad.: Antizol; ***Israel:*** Antizol; ***UK:*** Antizol; ***USA:*** Antizol.

Fuller's Earth 漂白土

Terra Fullonica; Tierra de Fuller.
Фуллерова Земля
CAS — 8031-18-3.

简介

漂白土由大量蒙脱石组成，蒙脱石是天然含水硅酸铝，可能掺有非常细的方解石（碳酸钙）。本药为吸附剂，用于扑粉、爽身粉及洗液中。具有高吸附能力的漂白土在工业领域用于澄清和滤过介质。

本药可用于百草枯（见第1930页）中毒的治疗，初始剂量给药通常以约含药 100mg 的 15%混悬剂口服，然后每间隔 2h 再次给药约 50mg，连续给药 3 次。同时，给予硫酸镁或甘露醇这类泻药，以加速消化道排空速度，但还有一些建议这类药只能在首剂量时给予。

制剂

多组分制剂 ***Braz.:*** Camomila.

Glucagon (*BAN, rINN*) 高血糖素

Gliukagonas; Glucagón; Glucagonum; Glukagon; Glukagoni; HGF.
His-Ser-Gln-Gly-Thr-Phe-Thr-Ser-Asp-Tyr-Ser-Lys-Tyr-Leu-Asp-Ser-Arg-Arg-Ala-Gln-Asp-Phe-Val-Gln-Trp-Leu-Met-Asn-Thr.
Глюкагон
$C_{153}H_{225}N_{43}O_{49}S = 3482.7.$
CAS — 16941-32-5.
ATC — H04AA01.
ATC Vet — QH04AA01.
UNII — 76LA80IG2G.

Pharmacopoeias. In *US.*

USD 33 (Glucagon) 从猪或牛胰腺中获得的多肽激素。精细、白色或浅色、几乎无臭的结晶性粉末。可溶于稀释的碱性或酸性溶液；不溶于大多数的有机溶剂。在 2～8℃氮气条件下，密闭玻璃容器中贮藏。

不良反应

应用高血糖素后可发生恶心和呕吐。报道的其他不良反应还有超敏反应、腹痛、低血压或高血压、心动过速或过缓及低钾血症。

注意事项

高血糖素通常禁用于嗜铬细胞瘤患者，因本药可引起儿茶酚胺类药物的释放，导致明显高血压。高血糖素慎用于胰岛瘤患者，由于本药具有胰岛素释放作用可诱导低血糖。以前高血糖素用于嗜铬细胞瘤及胰岛瘤的诊断，但目前应用较少。本药用作糖尿病患者或患有心脏病的老年患者诊断辅助药物时，应谨慎。对于肝糖原储备显著衰竭的患者，如患者饥饿、肾上腺功能不全、乙醇-诱导低血糖或慢性低血糖，应用高血糖素无效。给予高血糖素后，应口服糖类（碳水化合物）以避免继发性低血糖的发生。

药物相互作用

华法林 有关高血糖素可提高华法林的抗凝作用的一项报道，见第1374页。

药动学

高血糖素血浆半衰期为 3～6min，但据报道糖尿病患者半衰期较长（见下文**生物利用度**）。本药在肝、肾及血浆中失活。

生物利用度 一项以健康受试者及糖尿病患者为研究对象的研究[1]结果表明，高血糖素鼻内给药的生物利用度约为肌内注射的 30%。而两组受试者肌内注射的表观半衰期平均值分别为 28.6min 和 31.4min，静脉输注的表观半衰期平均值分别为 6.6min 和 11.9min，鼻内给药的表观半衰期平均值分别为 5.5min 和 13.8min，可能与高血糖素从注射部位的慢速释放有关。

1. Pontiroli AE, *et al.* Pharmacokinetics of intranasal, intramuscular and intravenous glucagon in healthy subjects and diabetic patients. *Eur J Clin Pharmacol* 1993; **45:** 555–8.

用途和用法

高血糖素是内源性多肽激素，由朗格汉斯胰岛 A 细胞分泌。本药为升血糖药，通过激活肝糖分解作用而动员体内的葡萄糖。本药刺激胰腺胰岛素的分泌的程度较低。具有治疗作用的高血糖素可衍生于动物，但现在更常见的生成方法为 DNA 重组技术。本药以盐酸盐形式给药，但剂量通常以高血糖素表示（注：1U 等价于 1mg 高血糖素）。

当患者不能口服摄取葡萄糖或不适宜静脉给予葡萄糖时，可应用高血糖素治疗严重低血糖反应。本药通过皮下、肌内或静脉注射方式给药，给药剂量为 1mg。若 10min 内无效，需静脉给予葡萄糖，尽管重复给予高血糖素并非禁忌。一旦患者对治疗产生完全应答，应给患者口服碳水化合物，以补充肝糖原储备，避免发生继发性低血糖。

由于高血糖素可降低胃肠动力，因此胃肠道检查时常用作诊断辅助药。给药途径及给药剂量取决于诊断程序。肌内给药 1～2mg 的起效时间为 4～15min，作用的持续时间为 10～40min；静脉给药 0.2～2mg 于 1min 内起效，持续时间为 5～25min。

儿童剂量，见下文。

高血糖素具有正性心肌收缩作用，但通常认为其不适用于心力衰竭的治疗。然而，由于本药可旁路封闭 β 受体，因此可用于治疗 β 受体阻滞药过量，见下文**心血管反应**内容。

鼻内给药制剂正在研究中。

儿童用法 高血糖素盐酸盐可用于治疗患有糖尿病的儿童的严重低血糖症。可通过皮下、肌内或静脉注射，给药剂量以高血糖素表示。对于体重小于 25kg 或年龄小于 6～8 岁的儿童，建议剂量为 500μg。大龄患儿或体重超过 25kg 的儿童参照成人剂量，见上文。*BNFC 2010/11* 推荐的新生儿剂量为 20μg/kg。若 10min 中内没有反应，应静脉注射葡萄糖，一旦有疗效应口服碳水化合物以防止复发。

由于可减少胃肠道蠕动，高血糖素用作胃肠手术诊断辅助药。给药剂量取决于诊断方法，见上文**用途和用法**。

尽管在英国还没有批准这一适应证，但 *BNFC 2010/11* 建议了用于治疗幼儿内源性高胰岛素血症的高血糖素的剂量。新生儿可单剂量给予 200μg/kg（最高剂量为 1mg），1 个月至 2 岁的儿童可静脉或肌内注射 1mg。另外，还可持续静脉滴注：

- 新生儿：每小时 1～18μg/kg，根据反应调整，最大每小时 50μg/kg；
- 1 个月至 2 岁：每小时 1～10μg/kg，必要时，可提高给药剂量。

使用高血糖素治疗低血糖的进一步讨论，见下文。高血糖素也可用于治疗儿童 β 受体阻滞药过量，见下文**心血管反应**，或用来衡量生长激素的分泌情况，见下文**诊断试验**。

心血管反应 高血糖素可升高 cAMP 浓度，因此具有变时及正性肌力作用，且不依赖于儿茶酚胺类药物的作用[1]。本药可用于 β 受体阻滞药过量（见第1183页）的治疗，尽管疗效证据主要为非对照性研究[2]；建议的给药剂量为2～10mg（或对于儿童，50～150μg/kg，最大剂量为 10mg），静脉注射，然后以每小时 50μg/kg 的速度输注。

高血糖素还可用于过敏性休克患者的治疗（见第1162页**肾上腺素**），特别是对于应用 β 受体阻滞药的患者，由于肾上腺素对这些患者的作用有限。据报道 1 名应用 β 受体阻滞药的 75 岁男性患者对造影剂产生过敏反应，出现顽固性低血压，静脉给予高血糖素后明显缓解[3]。

还有报道[4]静脉给予高血糖素对于钙通道阻滞药过量的治疗有益处，但无对照性研究证据[2]，且通常认为高血糖素不是这类患者的常规治疗方法。

1. White CM. A review of potential cardiovascular uses of intravenous glucagon administration. *J Clin Pharmacol* 1999; **39:** 442–7.
2. Bailey B. Glucagon in β-blocker and calcium channel blocker overdoses: a systematic review. *J Toxicol Clin Toxicol* 2003; **41:** 595–602.
3. Zaloga GP, *et al.* Glucagon reversal of hypotension in a case of anaphylactic shock. *Ann Intern Med* 1986; **105:** 65–6.
4. Walter FG, *et al.* Amelioration of nifedipine poisoning associated with glucagon therapy. *Ann Emerg Med* 1993; **22:** 1234–7.

诊断试验 高血糖素可刺激生长激素和氢化可的松的分泌，用于测试成人[1～3]及儿童[4,5]垂体功能。特别是当其他首选方法（如胰岛素-耐受性试验）为禁忌时[3]。虽然在英国未批准此适应证，但 *BNFC 2010/11* 建议 1 个月至 18 岁儿童的高血糖素的单剂量肌内注射剂量为 100μg/kg（最大剂量为 1mg）。也可进行皮下注射，剂量为 50μg/kg[6]。高血糖素刺激试验需慎用于儿童[5]；据报道[7] 1 名 2 岁儿童应用胰高糖素试验测定生长激素分泌情况时，发生严重继发性低血糖而死亡。

1. Gómez JM, *et al.* Growth hormone release after glucagon as a reliable test of growth hormone assessment in adults. *Clin Endocrinol (Oxf)* 2002; **56:** 329–34.
2. Abs R. Update on the diagnosis of GH deficiency in adults. *Eur J Endocrinol* 2003; **148:** S3–S8.
3. Ho KKY. Consensus guidelines for the diagnosis and treatment of adults with GH deficiency II: a statement of the GH Research Society in association with the European Society for Pediatric Endocrinology, Lawson Wilkins Society, European Society of Endocrinology, Japan Endocrine Society, and Endocrine Society of Australia. *Eur J Endocrinol* 2007; **157:** 695–700.
Also available at: http://www.ghresearchsociety.org/files/2007_Consensus_AGHD.pdf (accessed 18/07/08)
4. Hindmarsh PC, Swift PGF. An assessment of growth hormone provocation tests. *Arch Dis Child* 1995; **72:** 362–8.
5. GH Research Society. Consensus guidelines for the diagnosis and treatment of growth hormone (GH) deficiency in childhood and adolescence: summary statement of the GH Research Society. *J Clin Endocrinol Metab* 2000; **85:** 3990–3. Also available at: http://www.ghresearchsociety.org/files/Eilat.pdf (accessed 04/10/05)
6. Kappy MS, *et al.* Assessing adrenal function in primary care settings with a single sample subcutaneous glucagon test. *J Pediatr* 2006; **149:** 682–6.
7. Shah A, *et al.* Hazards of pharmacologic tests of growth hormone secretion in childhood. *BMJ* 1992; **304:** 173–4.

胃肠道疾病 高血糖素对平滑肌具有松弛作用，可用于帮助堆积在食管下部的咽下的异物[1]及紧压的食物块[2]通过。然而一项以食管中有硬币堵塞的儿童为研究对象的对照试验[3]发现高血糖素无效且并不推荐用作首选治疗方法[4]。

1. Cooke MW, Glucksman EE. Swallowed coins. *BMJ* 1991; **302:** 1607.
2. Farrugia M, *et al.* Radiological treatment of acute oesophageal food impaction. *Br J Hosp Med* 1995; **54:** 410–11.
3. Mehta D, *et al.* Glucagon use for esophageal coin dislodgment in children: a prospective, double-blind, placebo-controlled trial. *Acad Emerg Med* 2001; **8:** 200–3.
4. Arora S, Galich P. Myth: glucagon is an effective first-line therapy for esophageal foreign body impaction. *CJEM* 2009; **11:** 169–71.

低血糖 低血糖最常发生于糖尿病患者，特别是应用胰岛素的患者。其他罕见原因包括饮酒和肿瘤，如胰岛瘤。早产儿或母亲患有糖尿病的婴儿可发生新生儿低血糖。新生儿发生持续性或复发性低血糖的原因通常是内分泌或代谢紊乱，如胰岛母细胞增生症。

葡萄糖可用于治疗**急性**低血糖，由于它可解决根本问题。对于无意识或不能口服葡萄糖的患者，可能需要静脉给予葡萄糖。在这种情况下，可替代性应用高血糖素，且建议作为首选治疗方法[1]，由于应用本药比胃肠外给予葡萄糖更简便，尤其是在急诊情况下。而高血糖素起效较慢，且可能不总有效，特别是当患者肝糖原储备减少时，如患者具有乙醇诱导的低血糖或胰岛瘤。对由于胃肠疾病或口服摄取葡萄糖量降低而具有发生低血糖风险的糖尿病患儿，可预防性给予小剂量高血糖素[2]。

新生儿低血糖通常可通过调整肠内营养制剂的剂量治疗或对于有症状的患儿，肠外给予葡萄糖。若肠外给予葡萄糖无效或不能肠外给予葡萄糖，可应用高血糖素[3,4]。对于持续性胰岛功能亢进的低血糖婴儿[5]，可持续输注高血糖素，尽管口服二氮嗪或氯噻嗪通常为首选。虽然已经使用皮下注射奥曲肽和频繁喂食等方法改善一些婴儿的弥漫性疾病症状，若一些婴儿出现使用二氮嗪无效的情况，往往需要切除胰腺[6]。

顽固低血糖（如起因于胰岛细胞瘤或异常增生引起的胰岛素过度分泌）通常应用二氮嗪治疗，但持续输注高血糖素可用于治疗肿瘤相关性低血糖[7,8]。

1. Gibbins RL. Treating hypoglycaemia in general practice. *BMJ* 1993; **306:** 600–1.
2. Haymond MW, Schreiner B. Mini-dose glucagon rescue for hypoglycemia in children with type 1 diabetes. *Diabetes Care* 2001; **24:** 643–5.
3. Carter PE, *et al.* Glucagon for hypoglycaemia in infants small for gestational age. *Arch Dis Child* 1988; **63:** 1264.
4. Williams AF. Hypoglycaemia of the newborn: a review. *Bull WHO* 1997; **75:** 261–90.
5. Aynsley-Green A, *et al.* Practical management of hyperinsulinism in infancy. *Arch Dis Child Fetal Neonatal Ed* 2000; **82:** F98–F107.
6. Kapoor RR, *et al.* Hyperinsulinaemic hypoglycaemia. *Arch Dis Child* 2009; **94:** 450–7.
7. Samaan NA, *et al.* Successful treatment of hypoglycemia using glucagon in a patient with an extrapancreatic tumor. *Ann Intern Med* 1990; **113:** 404–6.
8. Hoff AO, Vassilopoulou-Sellin R. The role of glucagon administration in the diagnosis and treatment of patients with tumor hypoglycemia. *Cancer* 1998; **82:** 1585–92.

制剂

USP 33: Glucagon for Injection.

专利制剂

Arg.: GlucaGen; ***Austral.:*** GlucaGen; ***Austria:*** GlucaGen; ***Belg.:*** GlucaGen; ***Braz.:*** GlucaGen; ***Cz.:*** GlucaGen; ***Denm.:*** GlucaGen; ***Fin.:*** GlucaGen; ***Fr.:*** GlucaGen; ***Ger.:*** GlucaGen; ***Gr.:*** GlucaGen; ***Hong Kong:*** GlucaGen; ***Hung.:*** GlucaGen; ***India:*** GlucaGen; ***Irl.:*** GlucaGen; ***Israel:*** GlucaGen; ***Ital.:*** GlucaGen; ***Malaysia:*** GlucaGen; ***Neth.:*** GlucaGen; ***NZ:*** GlucaGen; ***Pol.:*** GlucaGen; ***Port.:*** GlucaGen; ***Rus.:*** GlucaGen (Глюкаген); ***S.Afr.:*** GlucaGen; ***Singapore:*** GlucaGen; ***Spain:*** GlucaGen; ***Switz.:*** GlucaGen; ***Turk.:*** GlucaGen; ***UK:*** GlucaGen; ***USA:*** GlucaGen.

Glucarpidase (*rINN*) 葡卡酶

Carboxypeptidase G_2; Glucarpidasa; Glucarpidasum.
Глюкарпидаз
CAS — 9074-87-7.
ATC — V03AF09.
ATC Vet — QV03AF09.

注：Voraxaze 已用作葡卡酶的商标。

简介

葡卡酶为重组谷氨酸羧肽酶，可将甲氨蝶呤水解成无活性代谢物。正在考察其用于甲氨蝶呤中毒情况治疗。

1. Widemann BC, *et al.* Carboxypeptidase-G2, thymidine, and leucovorin rescue in cancer patients with methotrexate-induced renal dysfunction. *J Clin Oncol* 1997; **15:** 2125–34.
2. Widemann BC, *et al.* Treatment of accidental intrathecal methotrexate overdose with intrathecal carboxypeptidase G2. *J Natl Cancer Inst* 2004; **96:** 1557–9.
3. Buchen S, *et al.* Carboxypeptidase G2 rescue in patients with methotrexate intoxication and renal failure. *Br J Cancer* 2005; **92:** 480–7.
4. Schwartz S, *et al.* Glucarpidase (carboxypeptidase g2) intervention in adult and elderly cancer patients with renal dysfunction and delayed methotrexate elimination after high-dose methotrexate therapy. *Oncologist* 2007; **12:** 1299–1308.
5. Phillips M, *et al.* Pharmacokinetics of glucarpidase in subjects with normal and impaired renal function. *J Clin Pharmacol* 2008; **48:** 279–84.
6. Patterson DM, Lee SM. Glucarpidase following high-dose methotrexate: update on development. *Expert Opin Biol Ther* 2010; **10:** 105–11.

Glutathione (*BAN*) 谷胱甘肽

Glutathion; Glutathionum; Glutatión; Glutation; Glutationas; Glutationi; GSH. *N*-(*N*-L-γ-Glutamyl-L-cysteinyl)glycine.

Глутатион

$C_{10}H_{17}N_3O_6S = 307.3.$

CAS — 70-18-8.

ATC — V03AB32.

ATC Vet — QV03AB32.

UNII — GAN16C9B8O.

Pharmacopoeias. In *Eur.* (see p.vii) and *Jpn*.

Ph. Eur. 6. 8 (Glutathione) 白色或类白色，结晶性粉末或无色晶体。易溶于水；极微溶于乙醇及二氯甲烷。避光。

简介

谷胱甘肽是内源肽，具有抗氧化及其他代谢功能。谷胱甘肽及其钠盐用于预防顺铂或奥沙利铂相关的神经毒性；也可用于预防抗肿瘤药及放疗的其他不良反应，及许多其他病症，包括重金属和其他化合物中毒、肝脏疾病、角膜病及湿疹。谷胱甘肽也曾试验用于特发性肺纤维化和外周血管病的治疗。

抗肿瘤药中毒 据报道谷胱甘肽可降低顺铂神经毒性的发生率。一项以 50 名应用顺铂治疗晚期胃癌的患者为研究对象的双盲随机试验[1]发现，谷胱甘肽可显著降低顺铂治疗完成 1 周内评价的神经毒性的发生率。不降低顺铂的细胞毒活性。另一项以 52 名应用奥沙利铂的患者为研究对象的随机、双盲、安慰剂对照试验也得出了相似结果[2]。

1. Cascinu S, *et al.* Neuroprotective effect of reduced glutathione on cisplatin-based chemotherapy in advanced gastric cancer: a randomized double-blind placebo-controlled trial. *J Clin Oncol* 1995; **13:** 26–32.
2. Cascinu S, *et al.* Neuroprotective effect of reduced glutathione on oxaliplatin-based chemotherapy in advanced colorectal cancer: a randomized, double-blind, placebo-controlled trial. *J Clin Oncol* 2002; **20:** 3478–83.

肺病 谷胱甘肽是肺中重要的细胞外抗氧化剂，在肺上皮细胞液中具有较高浓度。多种肺病对发生的上皮细胞损伤可能与谷胱甘肽缺乏有关，因此正在研究喷雾谷胱甘肽的治疗作用。小规模研究发现，对于患有特应性肺纤维化[1]及囊性纤维化[2]的患者，生化结果显示本药有益，但这种转变的临床意义还不清楚。另一有关囊性纤维化[3]的研究发现，应用谷胱甘肽治疗 2 周后，对氧化指标无影响，但肺功能轻微改善。还有报道[4] 1 名肺气肿患者应用本药后有效。但一项研究[5]以轻微哮喘患者为研究对象，发现吸入谷胱甘肽溶液与支气管狭窄的发生有关，并由此导致一些患者出现咳嗽或气喘，可能与亚硫酸盐的生成有关。

1. Borok Z, *et al.* Effect of glutathione aerosol on oxidant-antioxidant imbalance in idiopathic pulmonary fibrosis. *Lancet* 1991; **338:** 215–16.
2. Roum JH, *et al.* Glutathione aerosol suppresses lung epithelial surface inflammatory cell-derived oxidants in cystic fibrosis. *J Appl Physiol* 1999; **87:** 438–43.
3. Griese M, *et al.* Improvement of alveolar glutathione and lung function but not oxidative state in cystic fibrosis. *Am J Respir Crit Care Med* 2004; **169:** 822–8.
4. Lamson DW, Brignall MS. The use of nebulized glutathione in the treatment of emphysema: a case report. *Altern Med Rev* 2000; **5:** 429–31.
5. Marrades RM, *et al.* Nebulized glutathione induces bronchoconstriction in patients with mild asthma. *Am J Respir Crit Care Med* 1997; **156:** 425–30.

制剂

专利制剂

Hong Kong: Glu-tathion; TAD; ***Ital.:*** Gluthion; Ipatox†; Maglut†; Ridutox; Rition; Scavenger†; TAD; Tationil; ***Jpn:*** Glutathin†; ***Rus.:*** Glutoxim (Глутоксим); ***USA:*** Cachexon.

多组分制剂 ***Austral.:*** BSS Plus†; ***Austria:*** BSS Plus†; ***Canad.:*** BSS Plus; Vitathion-ATP†; ***Fr.:*** BSS Compose; ***Ger.:*** BSS Plus; ***Hung.:*** BSS Plus†; ***Indon.:*** nutrivision; ***Israel:*** BSS Plus; ***Ital.:*** Biotad; Preastig; Riduton Ergo; ***Malaysia:*** BSS Plus; ***Mex.:*** Avitil; ***Philipp.:*** Illumina; Nutrof†; ***S.Afr.:*** BSS Plus; Vita-Thion; ***Singapore:*** BSS Plus; Essentials; ***Spain:*** Tomevit; ***Thai.:*** BSS Plus; ***UK:*** Neurozan; ***USA:*** BSS Plus; PowerMate; Sucrets Defense Kids Formula; ***Venez.:*** BSS Plus†.

Haem Derivatives 血红素衍生物

Heme Derivatives; Hemo, derivados del grupo.

Производные Гема

ATC — B06AB01 (Haematin).

ATC Vet — QB06AB01 (haematin).

简介

血红素是由铁原卟啉组成的血红蛋白，决定了它的颜色及载氧能力。本药用于卟啉病（见下文）的治疗。血红素以其衍生物的形式静脉给药，尽管在术语方面存在一些混淆。haematin（羟正铁血红素）和 haemin（氯正铁血红素）这两个名称可互换，尽管化学结构上羟正铁血红素为羟基衍生物，由溶液中的氯正铁血红素与碳酸钠反应生成。据报道精氨酸盐（血红素精氨酸、氯正铁血红素精氨酸、血红素精氨盐）更稳定。

血红素精氨酸用于治疗急性肝卟啉病，包括急性间歇性卟啉病、多样性卟啉病及遗传性粪卟啉病。本药可慢速静脉输注，给药剂量为每日 3mg/kg，疗程 4 天，输注时间至少 30min。推荐的最大剂量为每日 250mg。若未达到预期疗效，可在严密监护下重复治疗。

羟正铁血红素（氯正铁血红素与碳酸钠制成的注射剂型）静脉给药，用于改善经其他治疗无效、与由月经周期相关的急性间歇性卟啉病的症状。本药给药剂量通常为每日 1～4mg/kg，疗程为 3～14 天，静脉输注时间 10～15min。对于病情严重的患者，12h 后可能需重复给药，但任一 24h 内的给药剂量不得＞6mg/kg。

输注血红素衍生物可能发静脉炎，因此应通过大的前臂静脉或中心静脉给药。推荐应用过滤器，由于输注液带有颜色。

用法 由氯正铁血红素与碳酸钠结合而成的羟正铁血红素冻干制剂，通常用水复溶。因此，为了最大限度的维持结构稳定和预防由于降解产物而引起的不良反应，建议替代性使用其摩尔质量为 25% 的白蛋白复溶而形成血红素白蛋白[1]。

1. Anderson KE, *et al.* Reconstitution of hematin for intravenous infusion. *Ann Intern Med* 2006; **144:** 537–8.

卟啉病 卟啉病是一类遗传性及获得性血红素生物合成障碍性疾病，患者缺乏特异酶，导致血红素前体，包括氨基乙酰丙酸、胆色素原及卟啉的蓄积[1～12]。卟啉病通常按急性或非急性分类，取决于病症的临床表现，或按肝性或红细胞生成性分类，取决于酶缺乏的部位。三种最常见的形式是急性间歇性卟啉病、迟发性皮肤卟啉病及红细胞生成性原卟啉病。

急性卟啉病 为遗传病，以卟啉前体的蓄积导致的脑脊髓与交感神经系统症状的急性发作为特征。最常见的形式是急性间歇性卟啉病（急性肝卟啉病）；多样性卟啉病和遗传性粪卟啉病通常较少见，对于这两种病症，卟啉前体和卟啉均蓄积，导致皮肤症状的急性发作，与非急性卟啉病的症状相似（见下文）。

对于急性卟啉病，一些酶的活性尚存在，仅在肝血红素需求量增加时缺陷显现。青春期前罕有发作，且对于许多患者，病症可能始终处于潜伏期。主要症状为最常见的严重腹痛；其他胃肠道症状，如恶心呕吐，还有自主神经反应，包括高血压、心动过速、盗汗、面色苍白和发热。发作最严重时会出现惊厥，且在发作间隙也可持续。神经病变引起虚弱和麻痹，并可迅速发展为呼吸窘迫。也常见精神症状，特别是激动、焦虑和行为失控。多种因素可增加对血色素的需求，发作通常由药物、乙醇、皮质激素、能量摄取量降低或感染引发。不良反应通常持续几天，然后完全恢复，尽管对于一些患者，慢性腹痛会持续，但无其他症状。

发作的主要治疗方法为清除引发物，并给予强化支持性治疗。**对症治疗**方法很复杂，由于有许多药物可引发卟啉病。可能需肠外给予大剂量阿片类药物镇痛；这有成瘾风险，但很罕见，除非频繁发作或发作间隙疼痛持续。酚噻嗪类药物，如氯丙嗪可有效地控制恶心和激动，且其镇静作用可能也是有益的。对于心血管症状，可能需大剂量应用普萘洛尔。可能还需辅助通气。惊厥通常随发作的控制而消失；对发作间隙出现惊厥的患者的治疗有困难，由于许多抗癫痫药具有卟啉源性（见第451页**卟啉病**）。**特异性疗法**的目的是抑制血红素的生物合成途径，从而阻止前体的进一步蓄积。以羟正铁血红素或血红素精氨酸形式给予的血红素，是最有效的治疗药物，发作后应尽快给予；其可反馈性抑制血红素的生物合成途径。血红素加氧酶抑制剂锡-原卟啉，与血红素合用，可延长血红素的作用，但还未上市。摄入大量碳水化合物也可抑制血红素前体生成，所有患者均应确保这种饮食结构，特别是当血红素不能立即获得的情况下；通常口服给药以防止液体负荷和低钠血症的恶化，但对于呕吐患者，可能还需静脉给予葡萄糖。发作的**预防**措施包括避免应用可引发卟啉病的药物，并保持充足碳水化合物摄入量。戈那瑞林类似物，如布舍瑞林，可防止与月经周期相关发作的预防。长期血红素的疗法已试用于频繁发作的患者，尽管这种用途还不明确。

非急性卟啉病 以卟啉的蓄积为特征，通常表现为皮肤症状，尽管卟啉同时也在肝蓄积，常见肝损伤。迟发性皮肤卟啉病（皮肤及肝卟啉病）是卟啉病的最常见的形式。通常为获得性疾病，在多数情况下，患者有中重度嗜酒史。通常血清铁浓度升高，应用雌二醇也加剧症状。主要临床症状为皮肤光敏性，导致日晒皮肤部位发生大疱性皮肤病、瘙痒及皮肤脆性增加。**治疗**包括防止皮肤日晒和外伤，并避免引发物，如乙醇和铁。防晒制剂含氧化锌或二氧化钛的才有效。通过静脉切开术可使酶功能恢复而降低血清铁浓度，对大多数患者有效；应在症状缓解前每 1～2 周进行静脉切开术，为维持疗效可能还需要定期施行。也可应用氯喹及羟氯喹，当静脉切开术为禁忌时可能有效；这两个药的作用机制似为与卟啉络合增加其排泄，但为避免病情恶化须小剂量应用。降低血清铁水平的替代性方法为应用铁螯合剂去铁胺，尽管此药可能不如静脉切开术有效；其通常用于不能耐受静脉切开术的患者。对于可能因静脉切开术而发生严重贫血及不能排泄氯喹的肾衰竭患者，可应用促红细胞生成素，合用去铁胺或小容量的静脉切开术。

红细胞生成性原卟啉病是不太常见的非急性卟啉病，是遗传引起原卟啉蓄积病。主要表现为皮肤症状，对阳光产生急性反应，导致荨麻疹、瘙痒、肿胀、发红及严重灼热感；也可存在肝损伤。和迟发性皮肤卟啉病一样，**治疗**主要为对皮肤的保护。β-胡萝卜素广泛用于提高患者对日光的耐受性，尽管其作用不明确，也可应用其他类胡萝卜素和斑蝥黄。以羟正铁血红素或血红素精氨酸形式给予的血红素对抑制原卟啉生成可能有益。考来烯胺及活性炭可通过阻断肠肝循环降低原卟啉水平；二者还可与其他卟啉结合，对于卟啉病的罕见形式，如先天性红细胞生成性卟啉病具有一定治疗作用。

1. Murphy GM. The cutaneous porphyrias: a review. *Br J Dermatol* 1999; **140:** 573–81.
2. Thadani H, *et al.* Diagnosis and management of porphyria. *BMJ* 2000; **320:** 1647–51.
3. Sarkany RPE. The management of porphyria cutanea tarda. *Clin Exp Dermatol* 2001; **26:** 225–32.
4. Badminton MN, Elder GH. Management of acute and cutaneous porphyrias. *Int J Clin Pract* 2002; **56:** 272–8.
5. Murphy GM. Diagnosis and management of the erythropoietic porphyrias. *Dermatol Ther* 2003; **16:** 57–64.
6. Lecha M, *et al.* Diagnosis and treatment of the hepatic porphyrias. *Dermatol Ther* 2003; **16:** 65–72.
7. Kauppinen R. Porphyrias. *Lancet* 2005; **365:** 241–52.
8. Anderson KE, *et al.* Recommendations for the diagnosis and treatment of the acute porphyrias. *Ann Intern Med* 2005; **142:** 439–50. Correction. *ibid.*; **143:** 316.
9. European Porphyria Initiative. Information available at: http://www.porphyria-europe.com (accessed 04/10/05)
10. University of Cape Town Porphyria Service. Information available at: http://www.porphyria.uct.ac.za (accessed 04/10/05)
11. University of Queensland Porphyria Research Unit. Information available at: http://www.uq.edu.au/porphyria (accessed 04/10/05)
12. Norwegian Porphyria Centre (NAPOS). Information available at: http://www.drugs-porphyria.org (accessed 11/12/09)

制剂

专利制剂

Austral.: Panhematin†; ***Austria:*** Normosang; ***Belg.:*** Normosang; ***Denm.:*** Normosang; ***Fin.:*** Normosang; ***Fr.:*** Normosang; ***Ger.:*** Normosang; ***Irl.:*** Normosang; ***Ital.:*** Normosang; ***Neth.:*** Normosang; ***Port.:*** Normosang; ***Spain:*** Normosang; ***Swed.:*** Normosang; ***Switz.:*** Normosang; ***UK:*** Normosang; ***USA:*** Panhematin.

多组分制剂 ***Cz.:*** Normosang.

Lanthanum Carbonate（*USAN*）碳酸镧

Lanthanum carbonate (2:3) hydrate.

Карбонат Лантана; Углекислый Лантан

$La_2(CO_3)_3,xH_2O$ = 457.8 (anhydrous lanthanum carbonate).

CAS — 54451-24-0.
ATC — V03AE03.
ATC Vet — QV03AE03.
UNII — 490D9F069T.

不良反应和注意事项

碳酸镧最常见不良反应为胃肠道功能紊乱，包括恶心、呕吐、便秘、腹泻、消化不良和腹痛。只有少量镧从胃肠道吸收，但据报道镧在骨中有一定蓄积；临床意义不明。

摄入碳酸镧在腹部 X 线中可能会出现阴影。

药动学

碳酸镧从胃肠道吸收差，口服生物利用度低于 1%。吸收部分中 99%以上与血浆蛋白结合，并广泛分布于组织中，特别是骨骼、肝脏和胃肠道。主要通过粪便排出体外。

1. Damment SJP, Pennick M. Clinical pharmacokinetics of the phosphate binder lanthanum carbonate. *Clin Pharmacokinet* 2008; **47:** 553–63.
2. Bronner F, *et al.* A model of the kinetics of lanthanum in human bone, using data collected during the clinical development of the phosphate binder lanthanum carbonate. *Clin Pharmacokinet* 2008; **47:** 543–52.

用途和用法

碳酸镧是磷酸盐结合物，用于慢性肾衰竭患者高磷酸盐血症（见第1591页）的治疗。本药以水合物形式口服，但剂量以元素镧表示。通常初始剂量为 0.75～2.25g 元素镧，分次与饭同服。需每 2～3 周调整剂量，直至达到可接受的血清磷酸盐浓度；通常维持剂量为每日 1.5～3g，最大给药每日 3.75g。分次给药。片剂需在吞咽前予充分咀嚼。

1. Joy MS, *et al.* Lanthanum carbonate. *Ann Pharmacother* 2006; **40:** 234–40.
2. de Freitas D, *et al.* Lanthanum carbonate—a first line phosphate binder? *Semin Dial* 2007; **20:** 325–8.
3. Drüeke TB. Lanthanum carbonate as a first-line phosphate binder: the "cons". *Semin Dial* 2007; **20:** 329–32.
4. Sprague SM. A comparative review of the efficacy and safety of established phosphate binders: calcium, sevelamer, and lanthanum carbonate. *Curr Med Res Opin* 2007; **23:** 3167–75. Correction. *ibid.* 2008; **24:** 708.
5. Barton Pai A, *et al.* Therapeutic use of the phosphate binder lanthanum carbonate. *Expert Opin Drug Metab Toxicol* 2009; **5:** 71–81.
6. Curran MP, Robinson DM. Lanthanum carbonate: a review of its use in lowering serum phosphate in patients with end-stage renal disease. *Drugs* 2009; **69:** 2329–49.

制剂

专利制剂

Austral.: Fosrenol; ***Austria:*** Fosrenol; ***Belg.:*** Fosrenol; ***Canad.:*** Fosrenol; ***Cz.:*** Fosrenol; ***Denm.:*** Fosrenol; ***Fin.:*** Fosrenol; ***Fr.:*** Fosrenol; ***Ger.:*** Fosrenol; ***Gr.:*** Fosrenol; ***Hong Kong:*** Fosrenol; ***Hung.:*** Fosrenol; ***Indon.:*** Fosrenol; ***Irl.:*** Foznol; ***Ital.:*** Foznol; ***Neth.:*** Fosrenol; ***Norw.:*** Fosrenol; ***Port.:*** Fosrenol; ***S.Afr.:*** Fosrenol; ***Spain:*** Fosrenol; ***Swed.:*** Fosrenol; ***Switz.:*** Fosrenol; ***Thai.:*** Fosrenol; ***UK:*** Fosrenol; ***USA:*** Fosrenol.

Lofexidine Hydrochloride（*BANM*, *USAN*, *rINNM*）盐酸洛非西定

Ba-168; Hidrocloruro de lofexidina; Lofeksidin Hidroklorür; Lofexidine, Chlorhydrate de; Lofexidini Hydrochloridum; MDL-14042; MDL-14042A; RMI-14042A. 2-[1-(2,6-Dichlorophenoxy)ethyl]-2-imidazoline hydrochloride.

Лофексидина Гидрохлорид

$C_{11}H_{12}Cl_2N_2O,HCl$ = 295.6.

CAS — 31036-80-3 (lofexidine); 21498-08-8 (lofexidine hydrochloride).
ATC — N07BC04.
ATC Vet — QN07BC04.
UNII — V47G1SD11B.

(lofexidine)

Pharmacopoeias. In *Chin.*

不良反应

洛非西定具有中枢 α-肾上腺素能作用，可引起困倦，头晕，口、咽及鼻干燥，低血压及心动过缓；据报道还有 QT 间隙延长发生。本药过量会引起镇静作用。

突然撤药可发生反跳性高血压。

注意事项

洛非西定慎用于脑血管病、缺血性心脏病患者，包括近期发生心肌梗死、心动过缓、肾损害或有抑郁病史的患者。

本药可引起困倦，若发生这种情况，患者不应驾驶或操作机械装置。

需经 2～4 天或更长时间逐渐停用洛非西定，以降低反跳性高血压的发生风险。

药物相互作用

洛非西定可增强包括乙醇在内的镇静药的中枢抑制作用。还可提高抗高血压药的作用。洛非西定不应与其他延长 QT 间期的药物合用。三环类抗抑郁药可降低洛非西定的效能。

美沙酮 1 名应用美沙酮的对阿片类药物具有依赖性的 44 岁女性，单剂量应用 400μg 洛非西定后出现 QT 间隙延长[1]。之前，患者在应用美沙酮时 QT 正常，因此表明该反应与两药合用有关。

1. Schmittner J, *et al.* QT interval increased after single dose of lofexidine. *BMJ* 2004; **329:** 1075.

药动学

洛非西定从胃肠道吸收，约 3h 后达到峰浓度。本药广泛通过肝代谢，主要通过尿排泄。消除半衰期为 11h。

用途和用法

洛非西定是 α2 肾上腺素能受体拮抗药，结构与可乐定（见第1202页）相似。具有抗高血压活性，但主要用于控制阿片类药物的戒断症状。

在阿片药撤药时，洛非西定以盐酸盐形式给药，初始口服剂量为 800μg，每日 2 次。可以每日 400～800μg 的速度将剂量逐渐增至最大每日 2.4mg。最大单次剂量不超过 800μg。7～10 天后，或有时需要更长时间，至少经 2～4 天逐渐撤药。

阿片类药物依赖性 洛非西定用法已被综述[1]。一篇系统性评述[2]介绍了 α2 肾上腺素能受体拮抗药在阿片类药物依赖性（见第96页）的治疗，结论是其与美沙酮一样有效，尽管患者应用美沙酮治疗时间更长，且美沙酮不良反应较可乐定少。洛非西定比可乐定更不容易引起低血压，因此可能更常用，特别是对门诊患者的治疗。

1. Gish EC, *et al.* Lofexidine, an α_2-receptor agonist for opioid detoxification. *Ann Pharmacother* 2010; **44:** 343–51.
2. Gowing L, *et al.* Alpha$_2$-adrenergic agonists for the management of opioid withdrawal. Available in The Cochrane Database of Systematic Reviews; Issue 2. Chichester: John Wiley; 2009 (accessed 12/08/10).

制剂

专利制剂

UK: Britlofex.

Mesna（*BAN*, *USAN*, *rINN*）美司钠

D-7093; Mesnum; NSC-113891; UCB-3983. Sodium 2-mercaptoethanesulphonate.

Месна

$C_2H_5NaO_3S_2$ = 164.2.

CAS — 19767-45-4.
ATC — R05CB05; V03AF01.
ATC Vet — QR05CB05; QV03AF01.
UNII — NR7O1405Q9.

Pharmacopoeias. In *Eur.* (see p.vii) and *US.*

Ph. Eur. 6.8（Mesna） 白色或淡黄色，吸湿结晶性粉末。易溶于水；微溶于乙醇；几乎不溶于环己烷。10%水溶液的 pH 值为 4.5～6.0。贮藏于密闭容器中。

USP 33（Mesna） 白色或淡黄色结晶吸湿性粉末。易溶于水；微溶于乙醇；几乎不溶于环己烷。贮藏于密闭容器中。pH 值为 4.5～6.0。

Dimesna（*rINN*）地美司钠

BNP-7787; Dimesnum; Mesna Disulfide. Disodium 2,2′-dithiodiethanesulfonate.

Димесна

$C_4H_8Na_2O_6S_4$ = 326.3.

CAS — 16208-51-8.
UNII — 230R951Y4D.

注："Tavocept"已作为地美司钠的商标使用。

配伍禁忌和稳定性 室温条件下，与异环磷酰胺同贮存于聚乙烯输注袋 7h[1]，或室温或 4℃条件下同贮存于聚丙烯注射器 4 周[2]，无降解。而后续试验发现，在这两个温度条件下异环磷酰胺浓度贮存 7 天后降低约 3%，4 周后降低约 12%。另一研究[3]发现，贮藏于聚乙烯输注袋中的美司钠与环磷酰胺混合液 4℃条件下，可 48h 内保持稳定，室温条件下 6h 保持稳定。

据报道美司钠与铂类化合物具有不相容性，如卡铂和顺铂。

1. Shaw IC, Rose JWP. Infusion of ifosphamide plus mesna. *Lancet* 1984; **i:** 1353–4.
2. Rowland CG, *et al.* Infusion of ifosfamide plus mesna. *Lancet* 1984; **ii:** 468.
3. Menard C, *et al.* Stability of cyclophosphamide and mesna admixtures in polyethylene infusion bags. *Ann Pharmacother* 2003; **37:** 1789–92.

不良反应和注意事项

美司钠的不良反应包括胃肠道反应、头痛、疲劳、四肢疼痛、抑郁、激惹、低血压（见下文）、心动过速和皮疹。据报道喷雾治疗后发生支气管痉挛。

美司钠可使尿酮诊断试验出现假阳性结果，且可能使尿红细胞诊断试验产生假阳性或假阴性结果。

对血压的影响 美司钠可引起低血压；然而还有报道单独或与异环磷酰胺合用时发生严重低血压[1]。

1. Gilleece MH, Davies JM. Mesna therapy and hypertension. *DICP Ann Pharmacother* 1991; **25:** 867.

对神经系统的影响 有关应用美司钠及异环磷酰胺出现脑病的报道，见第700页。

超敏反应 美司钠相关超敏反应包括皮疹、发热、恶心、面部及眶周水肿、黏膜溃疡和心动过速[1～4]。自身免疫病患者更容易发生这些反应；16 名应用美司钠及环磷酰胺治疗自身免疫病的患者中，7 名发生药疹[5]，其中 5 名患者出现皮疹，2 名患者出现血管性水肿，1 名患者诊断为假过敏反应。

1. Lang E, Goos M. Hypersensitivity to mesna. *Lancet* 1985; **ii:** 329.
2. Seidel A, *et al.* Allergic reactions to mesna. *Lancet* 1991; **338:** 381.
3. Gross WL, *et al.* Allergic reactions to mesna. *Lancet* 1991; **338:** 381–2.
4. D'Cruz D, *et al.* Allergic reactions to mesna. *Lancet* 1991; **338:** 705–6.
5. Zonzits E, *et al.* Drug eruptions from mesna: after cyclophosphamide treatment of patients with systemic lupus erythematosus and dermatomyositis. *Arch Dermatol* 1992; **128:** 80–2.

药动学

美司钠从胃肠道吸收。口服或静脉给药后，迅速代谢为美司钠二硫化物（地美司钠），以代谢物及原形药物形式通过尿排泄；美司钠二硫化物在肾中又还原为活性形式美司钠。据报道美司钠及地美司钠半衰期分别约为 20min 及 70min。静脉给药后，给药剂量的大部分经 4h 可通过尿排泄。约 70%美司钠与血浆蛋白结合。

1. Burkert H, *et al.* Bioavailability of orally administered mesna. *Arzneimittelforschung* 1984; **34:** 1597–1600.
2. James CA, *et al.* Pharmacokinetics of intravenous and oral sodium 2-mercaptoethane sulphonate (mesna) in normal subjects. *Br J Clin Pharmacol* 1987; **23:** 561–8.
3. El-Yazigi A, *et al.* Pharmacokinetics of mesna and dimesna after simultaneous intravenous bolus and infusion administration in patients undergoing bone marrow transplantation. *J Clin Pharmacol* 1997; **37:** 618–24.
4. Verschraagen M, *et al.* Pharmacokinetics of BNP7787 and its metabolite mesna in plasma and ascites: a case report. *Cancer Chemother Pharmacol* 2003; **51:** 525–9.
5. Boven E, *et al.* Phase I and pharmacokinetic study of the novel chemoprotector BNP7787 in combination with cisplatin and attempt to eliminate the hydration schedule. *Br J Cancer* 2005; **92:** 1636–43.

用途和用法

美司钠用于防止抗肿瘤药异环磷酰胺或环磷酰胺的泌尿道上皮毒性。美司钠的无活性代谢物地美司钠在肾中还原为游离美司钠。美司钠的巯基可与异环磷酰胺及环磷酰胺的代谢物发生反应，包括丙烯醛，目前认为它与膀胱毒性相关。

美司钠治疗的目的是：确保在这些毒性代谢物存在期间，尿中美司钠保持足量。因此美司钠疗程应等于抗

肿瘤药疗程加尿中代谢物浓度降低至中毒浓度以下的时间。在整个疗程中，应维持尿排出量，并监测尿中红细胞及蛋白。然而，应避免频繁排尿。

美司钠可静脉或口服给药，用于防止泌尿道上皮毒性的发生，给药剂量及频率取决于抗肿瘤药给药方案。口服给药后，美司钠尿回收率约为静脉注射的50%，且尿排泄延迟2h或更长时间。静脉制剂可加到调味饮料中口服；这种混合物可在冰箱中密封贮藏24h。可替代性地应用片剂。

抗肿瘤药静脉推注给药方案 若异环磷酰胺或环磷酰胺静脉推注给药，美司钠静脉给药剂量为抗肿瘤药给药剂量的20%重量比，注射抗肿瘤药的同时开始给予美司钠，间隔4h分3次给药，每次给药时间15～30min；在这种情况下，美司钠的给药总剂量等于抗肿瘤药给药剂量的60%。每当应用抗肿瘤药时，重复上述给药方案。对于儿童或具有发生尿毒性高风险的患者，美司钠的每次给药剂量可增至抗肿瘤药剂量的40%，间隔3h分4次给药；在这种情况下，美司钠的总剂量等于抗肿瘤药给药剂量的160%。美司钠口服给药剂量为抗肿瘤药给药剂量的40%，间隔4h分3次给药，在开始注射抗肿瘤药前2h给药；总剂量等于抗肿瘤药剂量的120%。替代性的，美司钠也可初始静脉给药（给药剂量为抗肿瘤药剂量的20%），分别在静脉给药2h及6h后，口服给药2次（给药剂量为抗肿瘤药剂量的40%）。若口服环磷酰胺，可应用任一种给药方案。

抗肿瘤药静脉输注给药方案 若抗肿瘤药24h静脉输注给药，可初始静脉注射相当于抗肿瘤药给药总剂量20%的美司钠，然后静脉24h输注相当于抗肿瘤药给药总剂量100%的美司钠，其后静脉12h输注相当于抗肿瘤药给药总剂量60%的美司钠（给药总剂量相当于抗肿瘤药给药剂量的180%）。最后的12h输注可用相当于抗肿瘤药给药剂量20%的美司钠间隔4h静脉注射3次代替，停止输注4h后给予首次注射，或用相当于抗肿瘤药给药剂量40%的美司钠口服给药3次代替，停止输注24h后给予首次口服，第2h及6h后第2次及第3次给药。

美司钠还可作为**黏液溶解剂**用于治疗一些呼吸道疾病。通常剂量为600 mg～1．2g，每日3～4次雾化给药。本药还可以200～400 mg/h速度直接气管内灌注。治疗鼻窦炎时，以400～600 mg剂量注入鼻窦，必要时，可每2～3天重复一次。

儿童剂量，见下文。

目前正在考察地美司钠用作化学防护剂的情况。

1. Schoenike SE, Dana WJ. Ifosfamide and mesna. *Clin Pharm* 1990; **9:** 179–91.
2. Siu LL, Moore MJ. Use of mesna to prevent ifosfamide-induced urotoxicity. *Support Care Cancer* 1998; **6:** 144–54.
3. Hensley ML, *et al.* American Society of Clinical Oncology 2008 clinical practice guideline update: use of chemotherapy and radiation therapy protectants. *J Clin Oncol* 2009; **27:** 127–45. Also available at: http://jco.ascopubs.org/cgi/reprint/27/1/127.pdf (accessed 15/01/10)

儿童用法 美司钠可以用于预防儿童使用抗肿瘤药异环磷酰胺和环磷酰胺时产生的尿毒性。使用剂量与成人相似（见上文），一般而言，由于儿童比成人排尿更加频繁，所以可能有必要使用更密集的剂量时间表。

美司钠也可作为黏液溶解剂用于治疗儿童囊性纤维化。虽然在英国尚未批准这一应用，*BNFC 2010/11* 建议使用20%的美司钠溶液，每次3～6ml，每日2次，雾化给药。

制剂

专利制剂

Arg.: Delinar†; Mestian; Neper; Uromitexan†; Varimesna; ***Austral.:*** Uromitexan; ***Austria:*** Mistabron; Uromitexan; ***Belg.:*** Mistabron; Uromitexan; ***Braz.:*** Mitexan; ***Canad.:*** Uromitexan; ***Chile:*** Mucofluid†; Uromitexan; Uroprot; ***Cz.:*** Mistabron; Uromitexan; ***Denm.:*** Uromitexan; ***Fin.:*** Uromitexan; ***Fr.:*** Mucofluid; Uromitexan; ***Ger.:*** Mistabronco†; Uromitexan; ***Gr.:*** Mucofluid; Uromitexan; ***Hong Kong:*** Mistabron†; Uromitexan; ***Hung.:*** Uromitexan; ***India:*** Uromitexan; ***Indon.:*** Uromitexan; ***Irl.:*** Uromitexan; ***Israel:*** Mexan; ***Ital.:*** Mucofluid†; Uromitexan; ***Jpn:*** Uromitexan; ***Malaysia:*** Mistabron†; Uromitexan†; ***Mex.:*** Mescryo; Mesnil; Mesodal; Uromes; Uromitexan†; Uroprot; Ziken†; ***Neth.:*** Mistabron; Uromitexan; ***Norw.:*** Uromitexan; ***NZ:*** Uromitexan; ***Philipp.:*** Mistabron; Uromitexan†; ***Pol.:*** Anti-Uron; Mistabron; Mucofluid; Uromitexan; ***Port.:*** Uromitexan; ***Rus.:*** Uromitexan (Уромитексан); ***S.Afr.:*** Mistabron; Uromitexan; ***Singapore:*** Mistabron; Uromitexan; ***Spain:*** Mucofluid; Uromitexan; ***Swed.:*** Uromitexan; ***Switz.:*** Mistabron†; Uromitexan; ***Thai.:*** Mistabron†; Uromitexan; Uroprot; ***Turk.:*** Uromitexan; ***UK:*** Uromitexan†; ***USA:*** Mesnex.

多组分制剂 ***India:*** Holoxan Uromitexan; Ifex-M; Ipamide with Mesna†.

Methionine (*USAN*, *rINN*) 蛋氨酸

L-Metionina; M; Methionin; Méthionine; *S*-Methionine; L-Methionine; Methioninum; Metioniini; Metionin; Metionina; Metioninas. L-2-Amino-4-(methylthio)butyric acid.

Метионин

$C_5H_{11}NO_2S$ = 149.2.

CAS — 63-68-3.

ATC — V03AB26.

ATC Vet — QA05BA90; QG04BA90; QV03AB26.

UNII — AE28F7PNPL.

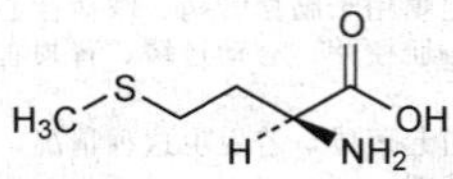

Pharmacopoeias. In *Chin., Eur.* (see p.vii), *Jpn,* and *US.*

Ph. Eur. 6.8（Methionine） 白色或类白色，结晶性粉末或无色晶体。可溶于水；极微溶于乙醇。2.5%水溶液的pH值为5.5～6.5。避光。

USP 33（Methionine） 白色晶体，具有特殊臭。可溶于水、加温的稀释乙醇、稀释的无机酸；不溶于无水乙醇、丙酮、乙醚和苯酚。1%水溶液的pH值为5.6～6.1。

DL-Methionine DL-蛋氨酸

Methionin racemický; DL-Méthionine; DL-Methioninum; Methioninum Racemicum; DL-Metionina; DL-Metioniini; DL-Metionin; DL-Metionina; DL-Metioninas; Racemethionine (*USAN*). DL-2-Amino-4-(methylthio)butyric acid.

DL-Метионин

$C_5H_{11}NO_2S$ = 149.2.

CAS — 59-51-8.

ATC — V03AB26.

ATC Vet — QV03AB26.

UNII — 73JWT2K6T3.

注：名称"methionine"常指DL-蛋氨酸。

DL-蛋氨酸复方制剂可用以下名称表示：

- Co-methiamol *x*/*y*（*BAN*）——*x*和*y*分别表示DL-蛋氨酸和对乙酰氨基酚的毫克含量比。

Pharmacopoeias. In *Eur.* (see p.vii), *Int.,* and *Viet.*

Ph. Eur. 6.8（DL-Methionine） 几乎白色的结晶性粉末或小鳞片。略溶于水；极微溶于乙醇；溶于稀酸及氢氧化物碱的稀溶液。2%水溶液的pH值为5.4～6.1。避光。

不良反应和注意事项

蛋氨酸可引起恶心、呕吐、困倦和激惹。禁用于酸中毒患者。蛋氨酸可加重确诊肝损伤患者的肝性脑病，故慎用于严重肝病患者。

药物相互作用

蛋氨酸可被活性炭吸收，同用可降低口服蛋氨酸的疗效。

多巴胺能作用 蛋氨酸对左旋多巴抗帕金森病作用的拮抗作用，见第778页**左旋多巴的药物相互作用**项下**营养药**。

药动学

蛋氨酸可从胃肠道吸收。广泛代谢为*S*-腺苷蛋氨酸（见第2168页**腺苷蛋氨酸**）、高半胱氨酸及其他代谢物，以无机硫酸盐形式排泄。

用途和用法

L-蛋氨酸是人体必需氨基酸，因此包含于肠外营养的复合氨基酸溶液（见第1824页）中。

蛋氨酸还可增加谷胱甘肽的合成，在对乙酰氨基酚中毒治疗时，可替代乙酰半胱氨酸防止肝毒性（见第102页）的发生。关于蛋氨酸应用于对乙酰氨基酚中毒，有关应用方式的文献通常是不精确的。在英国，DL-蛋氨酸的给药方案在吞服对乙酰氨基酚后10～12h内开始给药，通常每4h口服2.5g，连用4次。6岁以下儿童给药剂量为1g，每4h 1次，连用4次。儿童剂量见下文。蛋氨酸也可静脉给药。在可能发生药物过量的情况下，可应用含有蛋氨酸和对乙酰氨基酚的制剂。然而，基于医疗和伦理方面的原因，对蛋氨酸是否应常规加入对乙酰氨基酚制剂中这一问题还存在争议。

蛋氨酸也可口服用于降低尿pH及在治疗肝病时作为辅助药。

也可使用乙酰蛋氨酸。

儿童用法 包含于氨基酸溶液内的蛋氨酸可用于儿童的肠外营养，同时可替代乙酰半胱氨酸治疗对乙酰氨基酚中毒。若对乙酰氨基酚过量，在摄入对乙酰氨基酚不超过10～12h时，6岁以下儿童可口服DL-蛋氨酸，每4h给予1g，连续4个剂量。6岁及以上儿童可参照成人剂量，见上文。

制剂

专利制剂

Austral.: Methnine; ***Austria:*** Acimethin; ***Ger.:*** Acimethin; Acimol; Methio†; Methiotrans; Urol methin; Uromethin†; ***Gr.:*** Urosamine; ***Rus.:*** Eslidine (Эслидин); ***Switz.:*** Acimethin; ***USA:*** M-Caps; Pedameth†; Uracid.

多组分制剂 ***Arg.:*** Cistidac; Cistimax; Dial-ND; Gastricur; Levantol Procaina; Piel Vital; Triconal; Valcatil; Valcatil Plus; ***Austral.:*** Berberis Complex†; Liv-Detox†; PM Syrin; ***Braz.:*** Acromax†; Aminotox†; Anekron; Biohepax; Enterofigon; Epativan; Epocler; Extrato Hepatico Composto; Extrato Hepatico Vitaminado†; Hecrosine B12†; Hepacitron†; Hepalin; Hepatogenol†; Hepatotris†; Hepatox; Hormo Hepatico†; Lisotox; Metiocolin B12; Metiocolin Composto; Necro B6; Panvitrop; Regenom; Silimalon; Xantinon B12; Xantinon Complex; ***Canad.:*** Amino-Cerv†; Emulsi Factors; Formula AO; Formula IC; Formula VIR; Hepaticol; Right Choice PM; Selenium Plus†; ***Chile:*** Biorgan†; Vantux; Vantux Plus; ***Cz.:*** Lipovitan†; ***Fr.:*** Anacaps; Forcapil; Lobamine-Cysteine; Nivabetol; Verrulyse-Methionine; ***Ger.:*** Merz Spezial Dragees N; ***Hong Kong:*** Bilsan†; Lipochol; Pilfood; Revicon; Super Vita Vim; ***Hung.:*** Forcapil; Revalid; ***India:*** Neutrosec; ***Indon.:*** BIO-EPL†; Carni Plus; DFM; Lipagent; Methicol; Methioson; Vionin; Vionin NF; ***Irl.:*** Antox†; ***Ital.:*** Agedin Plus†; Biomineral One; Biomineral Plus; Biophase Complex; Chiton; Detoxicon; Lipoenergy; Meziv†; Vitreolux; ***Malaysia:*** Revicon; Revital; Supa Formula 3 Plus†; ***Mex.:*** Lipovitasi-Or; ***Philipp.:*** ALAnerv; Arcostrong; Biomix; Energel; Rejuvenex; Revicon Forte (Improved); ***Pol.:*** Methiovit†; Revalid; ***Port.:*** Bioclin Kera†; ***Rus.:*** Selmevit (Селмевит); ***S.Afr.:*** Hepavite; ***Singapore:*** Revicon†; Vitiron; ***Spain:*** Dertrase; Epitelizante; ***Switz.:*** Mechovit; Vitiron; ***Thai.:*** Hormone Multicap†; Horon†; Lipochol; Liporon; Revicon; Vita Multicap; Vitop; ***UK:*** Lipotropic Factors; Paradote; Pilfood; ***Ukr.:*** Decamevit (Декамевит); Quadevit (Квадевит); Revalid (Ревалид); ***USA:*** Amino-Cerv; Geritol; Liponol; Methatropic.

Methylthioninium Chloride（*BAN*，*rINN*）亚甲蓝

Azul de Metileno; Błękit metylenowy; Blu di Metilene; CI Basic Blue 9; Cloruro de metiltioninio; Colour Index No. 52015; Methylene Blue; Methylenii Caeruleum; Methylthioninii chloridum; Methylthioninii Chloridum Hydricum; Méthylthioninium, chlorure de; Methylthioninium-chlorid hydrát; Metilen Mavisi; Metiltioninio chloridas; Metiltionin-klorid; Metylotioniniowy chlorek; Metyltioniniumklorid; Metyylitioniniumkloridi; Schultz No. 1038; Tetramethylthionine Chloride Trihydrate. 3,7-Bis(dimethylamino)phenazathionium chloride trihydrate.

Метилтиониния Хлорид

$C_{16}H_{18}ClN_3S,3H_2O$ = 373.9.

CAS — 61-73-4 (anhydrous methylthioninium chloride); 7220-79-3 (methylthioninium chloride trihydrate).

ATC — V03AB17; V04CG05.

ATC Vet — QV03AB17; QV04CG05.

UNII — T42P99266K (methylthioninium chloride trihydrate); 8NAP7826UB (anhydrous methylthioninium chloride).

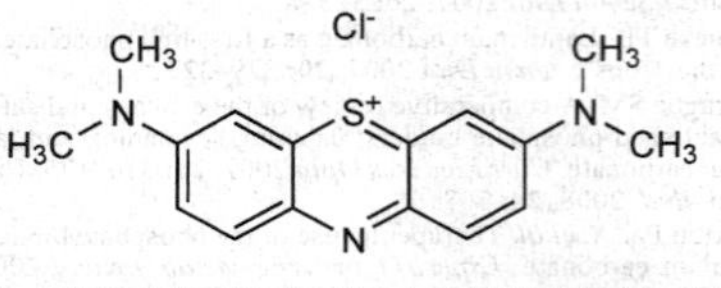

注：市场上的亚甲蓝可能由亚甲蓝和锌的二氯化物组成，不适用于治疗。

Pharmacopoeias. In *Chin.* and *US*; in *Eur.* (see p.vii) (as xH_2O); in *Int.* (as anhydrous or $3H_2O$).

Ph. Eur. 6.8（Methylthioninum Chloride） 深蓝色，有铜金属光泽的结晶性粉末，或带有青铜色光泽的绿色晶体。溶于水；微溶于乙醇。贮藏于密闭容器中。避光。

USP 33（Methylene Blue） 深绿色晶体，或有铜金属样光泽的结晶性粉末。无味或几乎无味。水或乙醇溶液呈深蓝色。溶于水（1∶25），溶于乙醇（1∶65）；可溶于氯仿。25℃贮藏，允许偏差为15～30℃。

不良反应和注意事项

大剂量静脉给药后，亚甲蓝可引起恶心、呕吐、腹痛及胸痛、头痛、头晕、精神错乱、大量出汗、呼吸困难及高血压；还可引起高铁血红蛋白血症和溶血。据报道羊膜内注射后引起新生儿溶血性贫血及高胆红素血症。口服给药可引起胃肠道功能紊乱和排尿困难。有报道称，在使用血液制品后，应用亚甲蓝可引起超敏反应。

亚甲蓝不可皮下注射，由于本药可能与一些患者发生的坏死性溃疡有关。本药不可鞘内注射，由于可能发生神经损伤。亚甲蓝慎用于严重肾损伤患者，禁用于G6PD缺乏的患者（见下文用途）。亚甲蓝可用于治疗高铁血红蛋白血症，但其本身大剂量应用也可引发高铁血红蛋白血症，因此治疗期间应密切监测高铁血红蛋白浓度。亚甲蓝不可用于由亚硝酸钠治疗氰化物中毒期间诱导产生的正铁血红蛋白血症，由于氰化物结合量会降低，导致毒性增加。氯酸盐中毒引起的高铁血红蛋白血症也为本药的禁忌，由于可能生成毒性更强的次氯酸盐，尽管一些专家认为亚甲蓝可用于严重氯酸盐中毒引起的高铁血红蛋白血症。

亚甲蓝会使唾液、尿、粪便及皮肤带有蓝色，可能会妨碍发绀的诊断。

苯胺中毒 建议[1]亚甲蓝慎用于苯胺诱导的高铁血红蛋白血症，由于本药可促使Heinz体的形成，引发溶血性贫血。亚甲蓝可降低高铁血红蛋白浓度，但重复给药可加重溶血，且不会进一步减轻高铁血红蛋白血症。

1. Harvey JW, Keitt AS. Studies of the efficacy and potential hazards of methylene blue therapy in aniline-induced methaemoglobinaemia. *Br J Haematol* 1983; **54:** 29–41.

对精神状态的影响 对于使用亚甲蓝引发的肝性脑病和中枢神经系统中毒的报道，见下文**药物相互作用**。

妊娠 尽管羊膜内注射亚甲蓝可用于诊断胎膜的过早破裂或用于鉴定双胎妊娠分开的羊膜，有一些报道[1~5]羊膜腔内应用亚甲蓝的新生儿发生溶血性贫血（Heinz体贫血）及高胆红素血症。大多数情况下，需应用交换输血法和（或）光疗法以控制黄疸；1名患者应用光疗法后出现光敏反应[5]。因此有建议[3,6]避免应用亚甲蓝用于诊断胎膜的过早破裂。

据报道通过羊膜穿刺术应用亚甲蓝的双胎妊娠母体生出的婴儿发生多发性回肠阻塞[4,7,8]；在一些情况下，可确定亚甲蓝注射到了受影响双胞胎婴儿的羊膜中。分析1980～1988年EUROCAT登记的数据[9]，考察11个国家妇女妊娠的结果，发现双胞胎发生回肠及空肠闭锁的风险轻微升高，不考虑是否应用过亚甲蓝，但罕有应用亚甲蓝的情况，且未发现其与回肠及空肠闭锁发生风险的相关性。后来一项Centers for Disease Control的回顾性研究[6]发现，亚甲蓝具有非常强的致畸作用的流行病学方面的证据，并建议禁用于妊娠中期的3个月。

通过羊膜穿刺术应用亚甲蓝诊断羊膜过早破裂的进一步困难是：其可导致新生儿皮肤及黏膜染色，妨碍组织缺氧的评定，包括脉冲血氧定量法的应用[10]。

1. Cowett RM, *et al.* Untoward neonatal effect of intraamniotic administration of methylene blue. *Obstet Gynecol* 1976; **48** (suppl): 74s–75s.
2. Serota FT, *et al.* The methylene-blue baby. *Lancet* 1979; **ii:** 1142–3.
3. Crooks J. Haemolytic jaundice in a neonate after intra-amniotic injection of methylene blue. *Arch Dis Child* 1982; **57:** 872–3.
4. Nicolini V, Monni G. Intestinal obstruction in babies exposed in utero to methylene blue. *Lancet* 1990; **336:** 1258–9.
5. Porat R, *et al.* Methylene blue-induced phototoxicity: an unrecognized complication. *Pediatrics* 1996; **97:** 717–21.
6. Cragan JD. Teratogen update: methylene blue. *Teratology* 1999; **60:** 42–8.
7. van der Pol JG, *et al.* Jejunal atresia related to the use of methylene blue in genetic amniocentesis in twins. *Br J Obstet Gynaecol* 1992; **99:** 141–3.
8. Lancaster PAL, *et al.* Intra-amniotic methylene blue and intestinal atresia in twins. *J Perinat Med* 1992; **20** (suppl 1): 262.
9. Dolk H. Methylene blue and atresia or stenosis of ileum and jejunum. *Lancet* 1991; **338:** 1021–2.
10. Troche BT. The methylene blue baby. *N Engl J Med* 1989; **320:** 1756–7.

药物相互作用

5-羟色胺类药物 已经存在使用亚甲蓝引起肝性脑病和中枢神经系统中毒的报道[1~6]。这些反应一般发生于亚甲蓝作为示踪剂静脉给药用于甲状腺或甲状旁腺手术或心脏手术中治疗低血压失控时；所有患者近期均使用过5-羟色胺类药物，如安非他酮、丁螺环酮、氯米帕明、米氮平、选择性5-羟色胺再摄取抑制药（SSRIS）或文拉法辛[4,5]，反应与5-羟色胺综合征相符[7]。因此，英国MHRA建议，亚甲蓝应避免应用于近期接受此类药物治疗的患者。

1. Khan MAS, *et al.* Prolonged postoperative altered mental status after methylene blue infusion during parathyroidectomy: a case report and review of the literature. *Ann R Coll Surg Engl* 2007; **89:** W9–W11.
2. Sweet G, Standiford SB. Methylene-blue-associated encephalopathy. *J Am Coll Surg* 2007; **204:** 454–8.
3. Ng BK, *et al.* Serotonin syndrome following methylene blue infusion during parathyroidectomy: a case report and literature review. *Can J Anaesth* 2008; **55:** 36–41.
4. MHRA/CHM. Methylthioninium chloride (methylene blue): CNS toxicity with serotonergic drugs. *Drug Safety Update* 2008; **1** (6): 5–6. Available at: http://www.mhra.gov.uk/home/idcplg?IdcService=GET_FILE&dDocName=CON2033510&RevisionSelectionMethod=LatestReleased (accessed 19/07/08)
5. MHRA/CHM. Methylthioninium chloride (methylene blue): update on CNS toxicity with serotonergic drugs. *Drug Safety Update* 2008; **2** (9): 3. Available at: http://www.mhra.gov.uk/home/idcplg?IdcService=GET_FILE&dDocName=CON043810&RevisionSelectionMethod=LatestReleased (accessed 08/09/09)
6. Pollack G, *et al.* Parathyroid surgery and methylene blue: a review with guidelines for safe intraoperative use. *Laryngoscope* 2009; **119:** 1941–6.
7. Ng BKW, Cameron AJD. The role of methylene blue in serotonin syndrome: a systematic review. *Psychosomatics* 2010; **51:** 194–200.

药动学

亚甲蓝从胃肠道吸收。在组织中被还原为无色亚甲蓝，主要以无色亚甲蓝形式及一些原形药物形式通过尿液缓慢排泄。

1. Peter C, *et al.* Pharmacokinetics and organ distribution of intravenous and oral methylene blue. *Eur J Clin Pharmacol* 2000; **56:** 247–50.

用途和用法

亚甲蓝是噻嗪类染料，用于治疗高铁血红蛋白血症；还可用作抗菌剂，或在诊断过程中应用。

对于高铁血红蛋白血症患者，治疗剂量的亚甲蓝可降低红细胞中高铁血红蛋白浓度。本药可激活正常情况下不活动的还原酶系统，这一酶系统可将亚甲蓝还原为无色亚甲蓝，反过来，将高铁血红蛋白还原为血红蛋白。然而，大剂量亚甲蓝本身可引起高铁血红蛋白血症，因此在治疗过程中需监测高铁血红蛋白浓度。对于G6PD缺乏的高铁血红蛋白血症患者，亚甲蓝无效，由于这些患者将亚甲蓝还原为无色亚甲蓝的能力降低；且G6PD缺乏的患者特别容易出现由亚甲蓝引发的溶血性贫血。

对于急性高铁血红蛋白血症的治疗，如亚硝酸盐中毒，可静脉给予1%亚甲蓝溶液，给药剂量为1～2mg/kg，注射历时几分钟。若有必要，30～60min后可重复给药。本药可能对遗传性高铁血红蛋白血症具有一定治疗价值；每日口服，最大剂量300mg。

亚甲蓝具有轻度抗菌作用，口服给药剂量65～130mg，每日3次，用于轻度泌尿道感染，并预防泌尿道草酸盐结石。一些眼、口咽及皮肤制剂中也包含亚甲蓝。

亚甲蓝还可用于细菌染色剂和诊断过程中的染色剂，如瘘管检查及羊膜破裂（见上文**不良反应和注意事项**项下**妊娠**）及用于手术过程中特定组织的轮廓描述，尤其是甲状旁腺。在一些血浆制品中，本品还可用于病毒的光灭活。皮肤的蓝色可应用次氯酸盐溶液清除。早期，亚甲蓝还用于肾功能测试。

痴呆 目前认为，大脑中tau蛋白片段的聚集与阿尔茨海默病认知症状的发生有关（见第342页**痴呆**）。亚甲蓝可溶解以防止这种聚集，因此正在考察其用于阿尔茨海默病治疗的情况。

1. Oz M, *et al.* Methylene blue and Alzheimer's disease. *Biochem Pharmacol* 2009; **78:** 927–32.

戊二酸尿 Ⅱ型戊二酸尿是一种代谢病，与参与氨基酸和脂肪酸代谢的电子传递黄素蛋白缺乏有关。治疗方法包括低脂肪及低蛋白饮食，有报道应用维生素B_2具有一定作用。亚甲蓝也可能有效，由于它可起到电子受体的作用，1名患有新生儿Ⅱ型戊二酸尿的婴儿[1]应用后，产生应答。还发现异环磷酰胺神经毒性引起的脑病（见第700页**异环磷酰胺**的**不良反应**项下**对神经系统的影响**）与戊二酸尿相关，可能原因是异环磷酰胺的某种代谢物抑制了电子传递。因此已将亚甲蓝试验用于异环磷酰胺神经毒性的治疗及预防，并取得了一定成效[2~4]。然而，其作用仍不明确[5]。

1. Harpey J-P, *et al.* Methylene-blue for riboflavine-unresponsive glutaricaciduria type II. *Lancet* 1986; **i:** 391.
2. Küpfer A, *et al.* Prophylaxis and reversal of ifosfamide encephalopathy with methylene-blue. *Lancet* 1994; **343:** 763–4.
3. Zulian GB, *et al.* Methylene blue for ifosfamide-associated encephalopathy. *N Engl J Med* 1995; **332:** 1239–40.
4. Pelgrims J, *et al.* Methylene blue in the treatment and prevention of ifosfamide-induced encephalopathy: report of 12 cases and a review of the literature. *Br J Cancer* 2000; **82:** 291–4.
5. Patel PN. Methylene blue for management of ifosfamide-induced encephalopathy. *Ann Pharmacother* 2006; **40:** 299–303.

低血压 氧化亚氮生成过量可引起外周血管扩张，可能与几种原因一起导致低血压的发生，在这种情况下，鸟苷酸环化酶抑制剂亚甲蓝可阻断氧化亚氮的作用，升高血压。以包括5名推测由败血病引起的顽固性低血压新生儿[3]在内的感染性休克患者为研究对象的研究[1,2]表明，亚甲蓝可升高血压，改善组织的氧合作用，尽管未发现其对死亡率的有影响。随后的一项系统性综述[4]指出，虽然有证据表明亚甲蓝可以改善血流动力学参数，但结果主要来自于观察性研究，且存在呼吸功能恶化的危险。若要使用这种治疗方案，适宜的初始静脉注射剂量为2mg/kg。

还有报道成功应用亚甲蓝治疗过敏性休克[5]、血透相关低血压[6]、心外科手术后血管麻痹[7]及严重肝肺综合征[8]，上述疾病都可能与氧化亚氮生成过量有关。但亚甲蓝对于这些疾病的治疗作用还不明确。

休克的通常治疗方法，见第1143页；过敏性休克可用肾上腺素治疗，见第1162页。

1. Preiser J-C, *et al.* Methylene blue administration in septic shock: a clinical trial. *Crit Care Med* 1995; **23:** 259–64.
2. Kirov MY, *et al.* Infusion of methylene blue in human septic shock: a pilot, randomized, controlled study. *Crit Care Med* 2001; **29:** 1860–7.
3. Driscoll W, *et al.* Effect of methylene blue on refractory neonatal hypotension. *J Pediatr* 1996; **129:** 904–8.
4. Paciullo CA, *et al.* Methylene blue for the treatment of septic shock. *Pharmacotherapy* 2010; **30:** 702–15.
5. Oliviera Neto AM, *et al.* Methylene blue: an effective treatment for contrast medium-induced anaphylaxis. *Med Sci Monit* 2003; **9:** CS102–CS106.
6. Peer G, *et al.* Methylene blue, a nitric oxide inhibitor, prevents haemodialysis hypotension. *Nephrol Dial Transplant* 2001; **16:** 1436–41.
7. Levin RL, *et al.* Methylene blue reduces mortality and morbidity in vasoplegic patients after cardiac surgery. *Ann Thorac Surg* 2004; **77:** 496–9.
8. Schenk P, *et al.* Methylene blue improves the hepatopulmonary syndrome. *Ann Intern Med* 2000; **133:** 701–6.

异环磷酰胺脑病 见上文戊二酸尿。

高铁血红蛋白血症 高铁血红蛋白血症为罕见的血液病，氧化形式的血红蛋白比例升高。遗传性正铁血红蛋白血症可能由高铁血红蛋白还原酶缺乏或血红蛋白结构异常引起。获得性高铁血红蛋白血症可能由可氧化血红蛋白的药物[1]或化学物质引起，包括硝酸盐类及亚硝酸盐、硝普钠、氨苯砜、磺胺类药物、非那西丁及一些局麻药（如丙胺卡因）；直接给药或职业性[2]或在环境暴露下都可能引发。长期小剂量应用可引起慢性高铁血红蛋白血症，大剂量可导致急性反应。

高铁血红蛋白血症可显著影响血液载氧量；氧亲和力的增加导致组织输送量降低及不同程度的发绀。症状取决于高铁血红蛋白的生成程度和速度。慢性轻度高铁血红蛋白血症通常耐受性良好，尽管患者可能出现发绀。急性高铁血红蛋白血症，特别是当高铁血红蛋白水平>20%时，会发生呼吸困难、头痛、不适、眩晕及精神状态改变；当高铁血红蛋白水平>50%时，会引起血管破裂、昏迷及死亡。

遗传性高铁血红蛋白血症通常无症状，但可为美容目的治疗去除皮肤的青紫颜色。还原酶缺乏的患者通常会对促进高铁血红蛋白还原为血红蛋白的口服药物产生应答，如维生素C、维生素B_2或亚甲蓝；亚甲蓝还可静脉给药。血红蛋白结构异常的患者应用上述药物无效。对于获得性高铁血红蛋白血症患者，需确定病因并对症治疗。慢性或轻度症状可能不需治疗，但急性症状的高铁血红蛋白血症可危及生命，对于这类患者可静脉给予亚甲蓝，同时给患者吸氧，并给予其他支持疗法。亚甲蓝的毒性作用不常见，但不可用于治疗氰化物中毒的亚硝酸盐引起的高铁血红蛋白血症，由于可能加重毒性作用（氯酸盐中毒的争议，见上文**不良反应和注意事项**）。严重高铁血红蛋白血症可能需交换输血法；对于急性高铁血红蛋白血症和溶血患者，可选择交换输血法和血透作为治疗方法。目前还建议将高压氧治疗用于严重患者。由于其作用太缓慢，维生素C用于急性患者无效，但在维持治疗时可能具有一定作用。

1. Coleman MD, Coleman NA. Drug-induced methaemoglobinaemia: treatment issues. *Drug Safety* 1996; **14:** 394–405.
2. Bradberry SM. Occupational methaemoglobinaemia: mechanisms of production, features, diagnosis and management including the use of methylene blue. *Toxicol Rev* 2003; **22:** 13–27.

用法 对于急性高铁血红蛋白血症，亚甲蓝通常静脉推注给药，但可能需重复给药，还可采用持续静脉输注的方法。亚甲蓝以7.5～10mg/h的速度给药43h以控制氨苯砜中毒后的高铁血红蛋白血症[1]。患者对2次100mg推注剂量应答，但由于氨苯砜的半衰期较长，因此高铁血红蛋白血症可能复发。附加治疗包括重复给予活性炭。建议亚甲蓝的给药方案为推注1～2mg/kg，然后持续输注，初始速度为每小时100～150μg/kg。

1. Dawson AH, Whyte IM. Management of dapsone poisoning complicated by methaemoglobinaemia. *Med Toxicol Adverse Drug Exp* 1989; **4:** 387–92.

阴茎异常勃起 阴茎异常勃起通常采取肉体吸引术（corporal aspiration）或海绵窦内血管收缩剂（intracavernosal vasoconstrictors）（见第1282页**间羟胺**的**用途**项下）。据报道[1~5]成功通过海绵窦内给予亚甲蓝治疗，特别是对于药物引起阴茎异常勃起的患者；目前认为作用机制是通过阻断氧化亚氮的血管舒张作用。然而，应用亚甲蓝后有阴茎坏死发生[6]，本药禁用于纤维化疾病患者；建议[2,3]注射后，约5min抽出亚甲蓝。

1. Steers WD, Selby JB. Use of methylene blue and selective embolization of the pudendal artery for high flow priapism refractory to medical and surgical treatments. *J Urol (Baltimore)* 1991; **146:** 1361–3.
2. deHoll JD, *et al.* Alternative approaches to the management of priapism. *Int J Impot Res* 1998; **10:** 11–14.
3. Martínez Portillo FJ, *et al.* Methylene blue as a successful treatment alternative for pharmacologically induced priapism. *Eur Urol* 2001; **39:** 20–3.
4. Hübler J, *et al.* Methylene blue as a means of treatment for priapism caused by intracavernous injection to combat erectile dysfunction. *Int Urol Nephrol* 2003; **35:** 519–21.
5. Passavanti G, *et al.* From methylene blue (methylthionine chloride) to Al-Ghorab procedure: the therapy of priapism (our experience). *Arch Ital Urol Androl* 2009; **81:** 242–4.
6. Mejean A, *et al.* Re: Use of methylene blue and selective embolization of the pudendal artery for high flow priapism refractory to medical and surgical treatments. *J Urol (Baltimore)* 1993; **149:** 1149.

制剂

BP 2010: Methylthioninium Injection;
USP 33: Methylene Blue Injection.

专利制剂

Hung.: Metilenkek; ***USA:*** Urolene Blue†.

多组分制剂 ***Arg.:*** Mictasol Azul; Muelita; ***Austria:*** Methyment†; ***Braz.:*** Acridin; Cystex; Lisian†; Mictasol; Pilulas De Witt's†; Sepurin; Vislin; Visodin; Visolux†; ***Canad.:*** Blue Collyrium; Collyre Bleu Laiter; ***Fr.:*** Collyre Bleu; Pastilles Monleon; ***Hong Kong:*** Clear Blue; ***Israel:*** Pronestin; ***Ital.:*** Visustrin; ***NZ:*** De Witts Pills†; ***Pol.:*** Ginjal; Mibalin†; ***Rus.:*** Neo-Anusol (Нео-анузол); ***Spain:*** Centilux; ***Switz.:*** Collyre Bleu Laiter; ***Turk.:*** Buco Bleu; Helmo-Blue; Helmobleu; ***USA:*** Atrosept; Darpaz†; Dolsed†; MHP-A; MSP-Blu; Prosed/DS; Trac Tabs 2X†; UAA; Urelle; Uretron; Uridon Modified†; Urimar-T; Urimax; Urised†; Uriseptic; UriSym†; Uritact; Uro Blue; Urogesic Blue; Uticap; Utira; Utrona-C.

Milk Thistle 奶蓟

Cardo mariano; Chardon marie (milk-thistle fruit); Lady's Thistle; Maarianohdakkeenhedelmä (milk-thistle fruit); Margainių vaisiai (milk-thistle fruit); Marian Thistle; Mariatistelfrukt (milk-thistle fruit); Mariendistel; Plod ostropestřece mariánského (milk-thistle fruit); Silybi mariani fructus (milk-thistle fruit); St Mary's Thistle.

Марьин Чертополох; Молочный Чертополох

CAS — 84604-20-6 (milk thistle extract).
ATC Herb — HA05BA5002 (Silybum marianum: fruit); HA05BA5003 (Silybum marianum: herb).
UNII — U946SH95EE (Silybum marianum seed); 82219LEJ7S (Silybum marianum extract).

Pharmacopoeias. In *Eur.* (see p.vii) and *US.*

Ph. Eur. 6. 8（Milk-Thistle Fruit） 水飞蓟无软毛的成熟果实。水飞蓟素含量≥1.5%，以水飞蓟宾表示（干燥药）。避光。

USP 33（Milk Thistle） 水飞蓟（紫菀科）干燥成熟果实，软毛已去除。水飞蓟素含量≥2%，以干燥水飞蓟宾计算。贮藏于密闭容器中。避光。

Silibinin（*rINN*）水飞蓟宾

Silibinina; Silibinine; Silibininum; Silybin; Silybum Substance E_6; Silybinina. 3,5,7-Trihydroxy-2-[3-(4-hydroxy-3-methoxyphenyl)-2-(hydroxymethyl)-1,4-benzodioxan-6-yl]-4-chromanone.

Силибинин

$C_{25}H_{22}O_{10}$ = 482.4.
CAS — 22888-70-6.

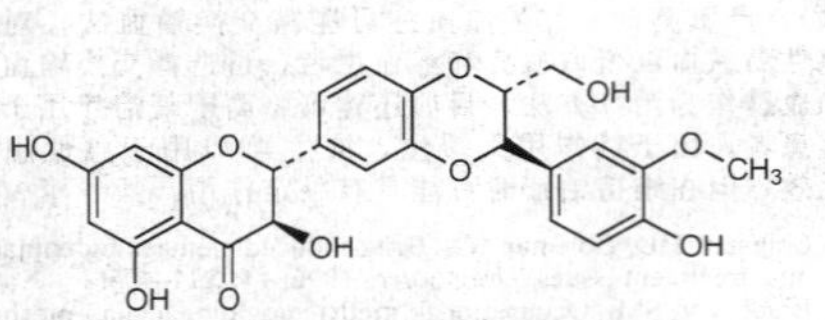

注：水飞蓟素这一名称可指水飞蓟宾、水飞蓟丁及水飞蓟宁的混合物，也可单独指水飞蓟宾。

Silicristin（*rINN*）水飞蓟丁

Silicristina; Silicristine; Silicristinum; Silikrystyna; Silychristin. 2-[2,3-Dihydro-7-hydroxy-2-(4-hydroxy-3-methoxyphenyl)-3-(hydroxymethyl)-5-benzofuranyl]-3,5,7-trihydroxy-4-chromanone.

Силикристин

$C_{25}H_{22}O_{10}$ = 482.4.
CAS — 33889-69-9.
UNII — LK279ER14X.

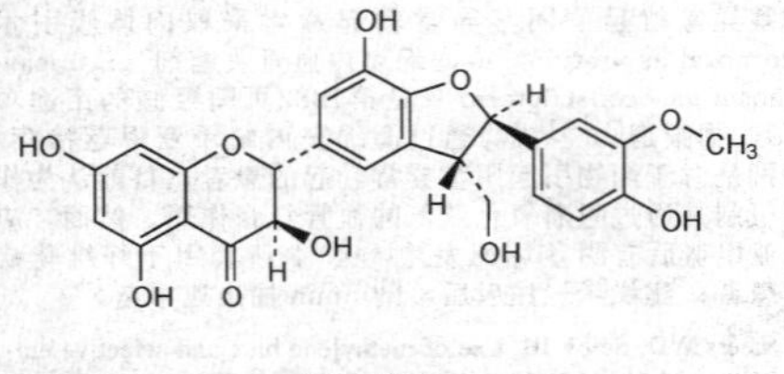

Silidianin（*rINN*）水飞蓟宁

Silidianina; Silidianine; Silidianinum; Silydianin. (+)-2,3α,3aα,7a-Tetrahydro-7aα-hydroxy-8(R*)-(4-hydroxy-3-methoxyphenyl)-4-(3α,5,7-trihydroxy-4-oxo-2β-chromanyl)-3,6-methanobenzofuran-7(6αH)-one.

Силидианин

$C_{25}H_{22}O_{10}$ = 482.4.
CAS — 29782-68-1.

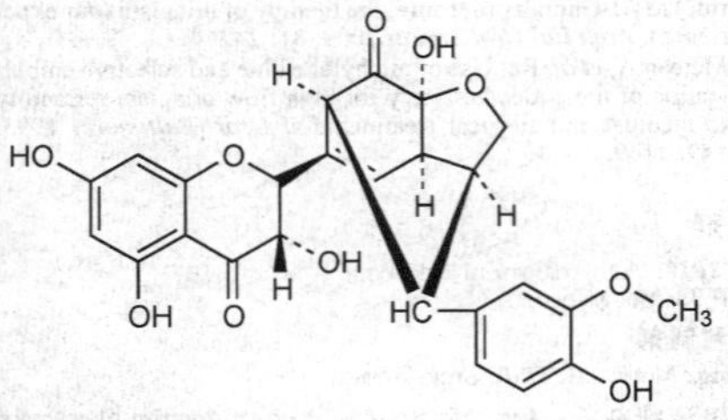

Silymarin 水飞蓟素

Silimarina; Silymarinum. A mixture of the isomers silibinin, silicristin, and silidianin.

CAS — 65666-07-1.
ATC — A05BA03.
ATC Vet — QA05BA03.

简介

奶蓟（*Silybum marianum*；*Carduus marianus*）用于中草药，主要用于胃肠及肝胆病。奶蓟果实含有活性成分水飞蓟素，一种黄酮木脂素混合物，包括异构体水飞蓟宾、水飞蓟丁及水飞蓟宁，其中水飞蓟宾为主要成分。水飞蓟素为自由基清除剂，具有护肝作用；因此用于多种肝病，还用于防止中毒相关肝毒性。水飞蓟素及水飞蓟宾（二半琥珀酸酯二钠盐形式）均可用于鬼笔鹅膏草中毒（见第2287页）的治疗。

奶蓟通常以标准提取物给药，主要包含水飞蓟素，尽管草药和果实也可应用；提取物的浓度用水飞蓟素或水飞蓟宾表示，尽管并不明确之间确切的等效性。提取物通常口服给药，由于水飞蓟素水溶性差，因此不适合静脉给药。对于肝病患者，通常建议水飞蓟素最大给药剂量为140mg，每日2～3次，口服。水飞蓟宾二半琥珀酸酯二钠盐具有水溶性，可静脉给药；通常用于鬼笔鹅膏草中毒的给药剂量相当于水飞蓟宾每日20mg/kg，静脉输注，分4次给药。

1. Saller R, *et al.* An updated systematic review with meta-analysis for the clinical evidence of silymarin. *Forsch Komplementmed* 2008; **15:** 9–20.
2. Ramasamy K, Agarwal R. Multitargeted therapy of cancer by silymarin. *Cancer Lett* 2008; **269:** 352–62.
3. Wu J-W, *et al.* Drug-drug interactions of silymarin on the perspective of pharmacokinetics. *J Ethnopharmacol* 2009; **121:** 185–93.

鹅膏蕈属中毒 水飞蓟素及水飞蓟宾可有效地防止鹅膏蕈属中毒后肝毒性[1~3]的发生。

1. Lorenz D. Über die anwending von silibinin bei der knollenblätterpilzvergiftung. *Dtsch Arzt* 1982; **79:** 43–5.
2. Hruby K, *et al.* Chemotherapy of Amanita phalloides poisoning with intravenous silibinin. *Hum Toxicol* 1983; **2:** 183–90.
3. Enjalbert F, *et al.* Treatment of amatoxin poisoning: 20-year retrospective analysis. *J Toxicol Clin Toxicol* 2002; **40:** 715–57.

肝病 奶蓟或水飞蓟素用于肝病治疗的参考文献如下。

1. Saller R, *et al.* The use of silymarin in the treatment of liver diseases. *Drugs* 2001; **61:** 2035–63.
2. Rambaldi A, *et al.* Milk thistle for alcoholic and/or hepatitis B or C virus liver diseases. Available in The Cochrane Database of Systematic Reviews; Issue 4. Chichester: John Wiley; 2007 (accessed 08/09/09).

制剂

USP 33: Milk Thistle Capsules; Milk Thistle Tablets.

专利制剂

Arg.: Laragon; ***Austral.:*** Herbal Liver Formula†; Liver-Vite†; Prol†; Silymarin Phytosome†; ***Austria:*** Apihepar; Ardeyhepan; Legalon; Silyhexal†; ***Belg.:*** Legalon; Legalon SIL; ***Braz.:*** Legalon; Siliver; ***Chile:*** Legalon; ***Cz.:*** Flavobion; Lagosa; Legalon; Nat Cubetu Benediktu†; Silygal; ***Fr.:*** Legalon; ***Ger.:*** Alepa; Ardeyhepan; Biocellfax; Cefasilymarin; durasilymarin†; Hegrimarin; Hepa-Loges; HepaBesch; Hepar-Pasc; Hepatos; Heplant; Lagosa; Legalon; Legalon SIL; Phytohepar; Silibene; Silicur; Silimarit; Silmar†; Silvaysan; ***Gr.:*** Legalon; ***Hong Kong:*** Legalon; ***Hung.:*** Hegrimarin; Legalon; Legalon SIL; Silegon; ***India:*** Limarin; Silybon; ***Indon.:*** Liparin; ***Ital.:*** Legalon; Silimarin; Silirex; Silmar; ***Malaysia:*** Cefasily; Legalon; ***Mex.:*** Etagerin; Legalon; ***Philipp.:*** Hepavit; Heprotec; Legalon; Liveraide; Livermate; ***Pol.:*** Flexiderm†; Lagosa; Legalon; Silimax; Sylicaps†; Sylimarol; Syliverin; ***Port.:*** Legalon; Legalon SIL; ***Rus.:*** Carsil (Карсил); Silimar (Силимар); ***S.Afr.:*** Legalon; ***Spain:*** Legalon; Legalon SIL; Silarine; ***Switz.:*** Legalon; Legalon SIL; ***Thai.:*** Legalon; Leveron; Marina; Miltis; Pharmarin; Samarin; Sivylar; ***Ukr.:*** Carsil (Карсил); Darsil (Дарсил); Heparsil (Гепарсил); Legalon (Легалон); ***Venez.:*** Legalon.

多组分制剂 ***Arg.:*** Bibol Leloup; Hepadigenor†; Quelodin F; ***Austral.:*** Antioxidant Forte Tablets†; Bio Ace Excell; Bupleurum Complex†; Bupleurum Compound; Daily Plus Max†; DiGest; Extralife Liva-Care†; Herbal Cleanse†; Lifesystem Herbal Formula 7 Liver Tonic†; Liver Tonic Herbal Formula 6†; Livstim†; Livton Complex; PM Syrin; Silybum Complex†; St Mary's Thistle Plus†; ***Austria:*** Hepabene; Iberogast; ***Braz.:*** Silimalon; ***Canad.:*** Gallexier; Milk Thistle; Milk Thistle Extract Formula†; Para-Gone; ***Cz.:*** Hepabene†; Iberogast; Naturland Grosser Swedenbitter†; Simepar; Ungolen†; ***Ger.:*** Bilisan Duo; Cholhepan N; Cholosom-Tee†; Gallexier; Heumann Verdauungstee Solu-Lipar; Iberogast; ***Hong Kong:*** Hepatofalk Planta†; Simepar; ***Hung.:*** Hepabene; Iberogast; ***India:*** Livosil-B; ***Indon.:*** Aptivium Liver Support†; Bio-Curliv; Curliv Plus; Cursil; Hepa-Q†; Hepagard; Hepamax; Heparviton; Hepasil; Hepatin; Hepatofalk Planta†; Livercare; Proliva; Verona; Vionin NF; ***Ital.:*** Berart; Depatox; Epagest†; LegalonPlus; Liverton; Venoplus†; ***Malaysia:*** Hepavite; Simepar; ***Philipp.:*** Hepavite; Liverine; Livermin; Liverpro; Liverton; ***Pol.:*** Artecholin†; Artecholwex†; Gastrobonisol; Iberogast; Sylicynar; Sylifex; Sylivit; Tabletki Przeciw Niestrawnosci; ***Port.:*** Cholagutt†; Synchrorose; ***Rus.:*** Hepabene (Гепабене); Phosphonciale (Фосфонциале); Sibectan (Сибектан); ***Singapore:*** Hepasil DTX; Hepatofalk Planta; Hepavite; Simepar; ***Switz.:*** Demonatur Gouttes pour le foie et la bile†; Iberogast; Simepar†; Tisane hepatique et biliaire; ***Ukr.:*** Hepabene (Гепабене); Iberogast (Иберогаст); Levasil (Левасил)†; Simepar (Симепар); ***Venez.:*** Hepasil.

顺势疗法制剂 ***Austria:*** Galstena; Gracil; Hamamelis-Homaccord; Taraxacum Med Complex†; Tropfen gegen Leber-Galle Beschwerden†; ***Canad.:*** Carduus Plex; Chelidonium Plex; Cholest-X L112†; Cynara Complex; Dandelion Combination; Digest-X Yucca L110†; Digestion; Formula FV 213; Hepar Compositum; Nixotinex; ***Chile:*** Calcarea fluor Compuesta; Formula II Especial; Variplant; ***Cz.:*** Hepeel; ***Fr.:*** Boripharm No 1; Boripharm No 15; Chelidonium Compose; Cholesterolum Complexe No 112; Hepatodrainol; Homeodose 20; L 114; L 28; Vascoflor; Yucca Complexe No 110; ***Ger.:*** Aescosulf N†; Bomagall N; Cankerol N†; Carduokatt N†; Chelidonium comp; Chol-Do; Chola-Plantin N; Chole-cyl L Ho-Len-Complex; Cholo 2-injektopas; Derivatio H; Galloselect; Gastro-Plantin N; Hano-Hepar; Hepa-Gastreu N R7; Hepa-Gastreu S R7†; Hepar 202 N†; Hepar comp; Hepar-Hevert; Heparanox; Infihepan†; Lithias-cyl L Ho-Len-Complex; Lymphdiaral; Marianon Hepar; Mariendistel Curarina; Ossidal; Phonix Silybum spag; phono Ven; Phyto-L; Poikiven T†; Regasinum hepaticum N†; Rufebran heparo; Spasmo-Bomaleb; veno-loges N; Wibotin HM; ***Neth.:*** Acidolite; Dolilite; Hepa-Gastreu R7; Hepalite; Hepatodrainol; Hepeel H; Lymphdiaral; ***Port.:*** Hepatodrainol; ***Rus.:*** Galstena (Галстена); Vensa (Венза); ***Switz.:*** Regenaplex Nr. 35b; Regenaplex Nr. 80aN; ***Ukr.:*** Choledius (Холедиус)†; Hepar Compositum (Гепар Композитум)†; ***USA:*** Preferred Remedies Detoxin.

Nalmefene（*BAN, USAN, rINN*）纳美芬

6-Desoxy-6-methylene-naltrexone; JF-1; Nalméfène; Nalmefeno; Nalmefenum; Nalmetrene; ORF-11676. 17-(Cyclopropylmethyl)-4,5α-epoxy-6-methylenemorphinan-3,14-diol.

Налмефен

$C_{21}H_{25}NO_3$ = 339.4.
CAS — 55096-26-9.
UNII — TOV02TDP9I.

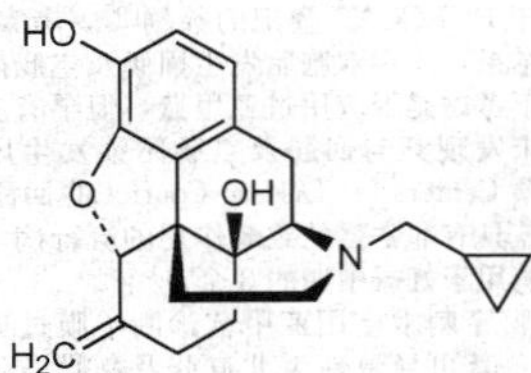

Nalmefene Hydrochloride（*BANM, rINNM*）盐酸纳美芬

Hidrocloruro de nalmefeno; Nalméfène, Chlorhydrate de; Nalmefeni Hydrochloridum; Nalmetrene Hydrochloride.

Налмефена Гидрохлорид

$C_{21}H_{25}NO_3,HCl$ = 375.9.
CAS — 58895-64-0.
UNII — K7K69QC05X.

不良反应

据报道治疗剂量的纳美芬可引起恶心、呕吐、心动过速、高血压、发热及头晕。应用更大剂量或后来发现对阿片类药物具有躯体依赖性的患者，可能发生阿片类药物戒断症状，包括腹痛性痉挛、寒战、烦躁不安、肌痛及关节痛。

注意事项

参见纳洛酮，第1395页。

对于肾损伤患者，纳美芬剂量需逐渐缓慢增加。

药动学

纳美芬口服给药后吸收，但生物利用度不高，由于具有显著的首关效应。本药在肝中代谢，主要代谢成无活性的葡萄糖醛酸苷，通过尿液排泄。还有一些通过粪便排泄，可能发生肠肝循环。据报道血浆消除半衰期约为10h。

1. Dixon R, *et al.* Nalmefene: intravenous safety and kinetics of a new opioid antagonist. *Clin Pharmacol Ther* 1986; **39:** 49–53.
2. Dixon R, *et al.* Nalmefene: safety and kinetics after single and multiple oral doses of a new opioid antagonist. *J Clin Pharmacol* 1987; **27:** 233–9.
3. Frye RF, *et al.* The effect of age on the pharmacokinetics of the opioid antagonist nalmefene. *Br J Clin Pharmacol* 1996; **42:** 301–6.
4. Frye RF, *et al.* Effects of liver disease on the disposition of the opioid antagonist nalmefene. *Clin Pharmacol Ther* 1997; **61:** 15–23.

用途和用法

纳美芬是纳曲酮衍生物，是特异性阿片类拮抗药，作用和用途与纳洛酮相似（见第1396页），但作用持续时间更长。本药以盐酸盐形式给药，但剂量以碱形式表示。111μg 纳美芬盐酸盐大约相当于 100μg 纳美芬。为了快速起效，本药通常静脉给药；皮下或肌内给药也有效，但起效较慢。纳美芬也可口服。

为逆转应用阿片类药物引起的术后中枢抑制，可静脉给予浓度为 100μg/ml 的纳美芬，初始剂量为 250ng/kg。可能需间隔 2～5min 再次给予 250ng/kg，直至达到预期的阿片作用逆转；浓度＞1μg/kg 的累积剂量并不能产生额外的作用。对于心血管疾病发生风险增加的患者，推荐的给药浓度为 50μg/ml，给药剂量及增加量为 100ng/kg。

对于已知或怀疑阿片类药物过量的患者，浓度为 1mg/ml 的纳美芬静脉给药。推荐的初始剂量为 500μg/70kg，若有必要，2～5min 后再次给予 1mg/70kg。若总剂量 1.5mg/70kg 无效，则进一步给药也不太可能有效。若怀疑患者对阿片类药物具有躯体依赖性，推荐初始剂量给予 100μg/70kg，若在 2min 内无证据表明发生戒断症状，可给予常规剂量。

儿童剂量见下文。

尽管纳美芬作用的持续时间比纳洛酮长，应对所有患者密切观察，若确实复发呼吸抑制，应缓慢调整纳美芬的剂量，避免发生阿片类药物作用的过度逆转。

儿童用法 纳美芬可用于治疗儿童阿片类药物过量。虽然在美国未批准这一用法，但 Committee on Drugs of the American Academy of Pediatrics 推荐剂量为 250～500 ng/kg，如有需要每 2min 可重复，静脉或肌内注射。若怀疑新生儿母亲长期使用阿片类药物，由于存在急性戒断风险，则不推荐用于这些新生儿[1]。

1. Hegenbarth MA. American Academy of Pediatrics Committee on Drugs. Preparing for pediatric emergencies: drugs to consider. *Pediatrics* 2008; **121:** 433–43. Also available at: http://pediatrics.aappublications.org/cgi/reprint/pediatrics;121/2/433.pdf (accessed 09/09/09)

戒酒 有关纳美芬用于嗜酒患者辅助治疗的用途，见第1397页**纳曲酮**项下内容。

瘙痒 研究表明，中枢阿片类药物受体调控瘙痒，因此阿片类拮抗药可能对瘙痒有效（见第1509页）。一篇系统性综述[1]发现阿片类拮抗药可有效地治疗阿片类药物诱导的瘙痒，且许多报道表明，本药对由其他原因引起的瘙痒也有效。

一项以 80 名慢性荨麻疹或特应性皮炎的患者为研究对象的双盲研究发现，单剂量给予 10mg 或 20mg 纳美芬可快速改善严重瘙痒症状[2]。60％应用纳美芬的患者瘙痒症状完全消失。67％的患者应用后出现不良反应，包括眩晕或头晕、乏力及恶心。另一项以 14 名继发于胆汁淤积型肝病的耐药性瘙痒患者为研究对象的研究[3]，发现口服给予纳美芬 2～26 个月，初始给药剂量为 2mg，每日 2 次，然后若有必要，将剂量逐渐增加。尽管其中 13 名患者的瘙痒症状有一定改善，5 名需要加大剂量以产生作用，3 名患者似乎产生了耐受。

据一项以 29 名胆汁淤积型瘙痒患者为研究对象的报道[4]，以每分钟 200ng/kg 的速度持续输注纳洛酮可降低瘙痒感觉及搔抓活动，尽管长期持续输注的作用可能有限。

据报道每日口服纳曲酮 50mg 可治疗各种原因引起的瘙痒[5]，还有胆汁淤积型瘙痒[6,7]。对于尿毒症瘙痒的治疗，报道[8,9]结果不一致；后来一项研究[10]表明，纳洛酮可能对特定患者有效。

1. Kjellberg F, Tramèr MR. Pharmacological control of opioid-induced pruritus: a quantitative systematic review of randomized trials. *Eur J Anaesthesiol* 2001; **18:** 346–57.
2. Monroe EW. Efficacy and safety of nalmefene in patients with severe pruritus caused by chronic urticaria and atopic dermatitis. *J Am Acad Dermatol* 1989; **21:** 135–6.
3. Bergasa NV, *et al.* Open-label trial of oral nalmefene therapy for the pruritus of cholestasis. *Hepatology* 1998; **27:** 679–84.
4. Bergasa NV, *et al.* Effects of naloxone infusions in patients with the pruritus of cholestasis. *Ann Intern Med* 1995; **123:** 161–7.
5. Metze D, *et al.* Efficacy and safety of naltrexone, an oral opiate receptor antagonist, in the treatment of pruritus in internal and dermatological diseases. *J Am Acad Dermatol* 1999; **41:** 533–9.
6. Wolfhagen FH, *et al.* Oral naltrexone treatment for cholestatic pruritus: a double-blind, placebo-controlled study. *Gastroenterology* 1997; **113:** 1264–9.
7. Terg R, *et al.* Efficacy and safety of oral naltrexone treatment for pruritus of cholestasis, a crossover, double blind, placebo-controlled study. *J Hepatol* 2002; **37:** 717–22.
8. Peer G, *et al.* Randomised crossover trial of naltrexone in uraemic pruritus. *Lancet* 1996; **348:** 1552–4.
9. Pauli-Magnus C, *et al.* Naltrexone does not relieve uremic pruritus: results of a randomized, double-blind, placebo-controlled crossover study. *J Am Soc Nephrol* 2000; **11:** 514–9.
10. Legroux-Crespel E, *et al.* A comparative study on the effects of naltrexone and loratadine on uremic pruritus. *Dermatology* 2004; **208:** 326–30.

制剂

专利制剂

Mex.: Nocarex; ***USA:*** Revex†.

Nalorphine (*BAN*, *rINN*) 烯丙吗啡

Nalorfiini; Nalorfin; Nalorfina; Nalorphinum. (−)-(5R,6S)-9a-Allyl-4,5-epoxymorphin-7-en-3,6-diol; 17-Allyl-17-normorphine.

Налорфин

$C_{19}H_{21}NO_3$ = 311.4.
CAS — 62-67-9.
ATC — V03AB02.
ATC Vet — QV03AB02.

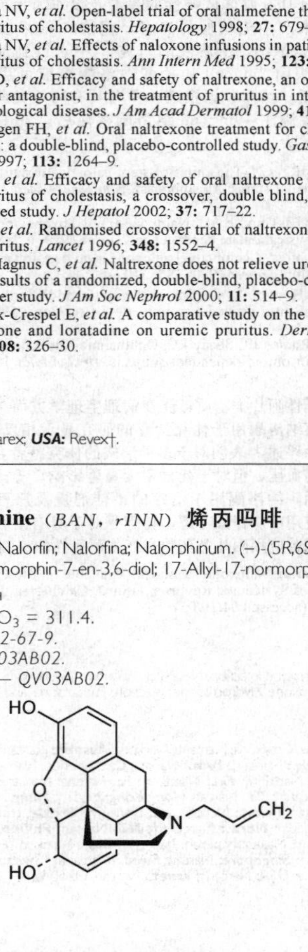

Nalorphine Hydrobromide (*BANM*, *rINNM*) 氢溴酸烯丙吗啡

Hidrobromuro de nalorfina; Nalorphine, Bromhydrate de; Nalorphini Hydrobromidum.

Налорфина Гидробромид

$C_{19}H_{21}NO_3$,HBr = 392.3.
ATC — V03AB02.
ATC Vet — QV03AB02.

Pharmacopoeias. In *Chin.*

Nalorphine Hydrochloride (*BANM*, *rINNM*) 盐酸烯丙吗啡

Hidrocloruro de nalorfina; Nalorphine, Chlorhydrate de; Nalorphini Hydrochloridum; Nalorphinium Chloride.

Налорфина Гидрохлорид

$C_{19}H_{21}NO_3$,HCl = 347.8.
CAS — 57-29-4.
ATC — V03AB02.
ATC Vet — QV03AB02.
UNII — 9FPE56Z2TW.

Pharmacopoeias. In *US.*

USP 33 (Nalorphine Hydrochloride) 25℃密闭贮藏，允许偏差为 15～30℃。避光。

不良反应和注意事项

参见**纳洛酮**（见第1395页）。烯丙吗啡还具有一些阿片类激动药作用，若应用于未应用过阿片类药物的患者，可能发生的不良反应包括困倦、呼吸抑制、瞳孔缩小、烦躁不安及嗜睡。

用途和用法

烯丙吗啡是阿片类拮抗药，作用与纳洛酮（见第1396页）相似；除此之外，本药还具有一些激动剂作用。用于治疗阿片类药物诱导的呼吸抑制时，烯丙吗啡以氢溴酸盐或盐酸盐形式给药；本药可逆转阿片类药物诱导的严重呼吸抑制，但也可能加重由乙醇及其他中枢抑制药引起的呼吸抑制。

制剂

USP 33: Nalorphine Hydrochloride Injection.

Naloxone Hydrochloride (*BANM*, *USAN*, *rINNM*) 盐酸纳洛酮

N-Allylnoroxymorphone Hydrochloride; Cloridrato de Naloxona; EN-15304; Hidrocloruro de naloxona; Nalokson Hidroklorür; Naloksonihydrokloridi; Naloksono hidrochloridas; Naloksonu chlorowodorek dwuwodny; Naloxone, Chlorhydrate de; Naloxone (chlorhydrate de) dihydraté; Naloxon-hidroklorid; Naloxon-hydrochlorid; Naloxonhydroklorid; Naloxoni Hydrochloridum; Naloxoni hydrochloridum dihydricum. 17-Allyl-6-deoxy-7,8-dihydro-14-hydroxy-6-oxo-17-normorphine hydrochloride dihydrate; (−)-(5R,14S)-9a-Allyl-4,5-epoxy-3,14-dihydroxymorphinan-6-one hydrochloride dihydrate.

Налоксона Гидрохлорид

$C_{19}H_{21}NO_4$,HCl,$2H_2O$ = 399.9.
CAS — 465-65-6 (naloxone); 357-08-4 (anhydrous naloxone hydrochloride); 51481-60-8 (naloxone hydrochloride dihydrate).
ATC — V03AB15.
ATC Vet — QV03AB15.
UNII — F850569PQR.

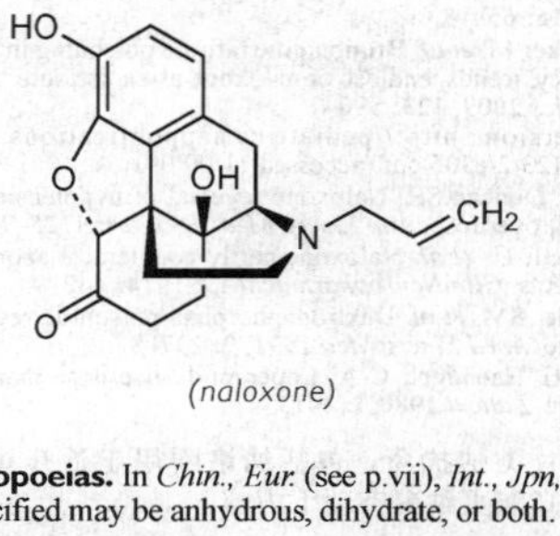

(naloxone)

Pharmacopoeias. In *Chin., Eur.* (see p.vii), *Int., Jpn,* and *US.* Forms specified may be anhydrous, dihydrate, or both.

Ph. Eur. 6. 8 (Naloxone Hydrochloride Dihydrate; Naloxone Hydrochloride BP 2010). 本品含有两分子的结晶水。白色或类白色的、吸湿结晶性粉末。易溶于水；可溶于乙醇；几乎不溶于甲苯。贮藏于密闭容器中。避光。

USP 33 (Naloxone Hydrochoride) 无水或二水合物。白色或淡灰白色粉末。可溶于水、稀酸溶液及强碱溶液；微溶于乙醇；几乎不溶于氯仿及乙醚。水溶液呈酸性。25℃密闭贮藏，允许偏差为 15～30℃。避光。

配伍禁忌 盐酸纳洛酮输注液不可与含有重亚硫酸盐、偏亚硫酸氢盐、长链或大分子阴离子的制剂或碱性溶液混合。

不良反应

纳洛酮可引起恶心和呕吐。一些不良反应可能与阿片类药物的撤药有关。有个别报道发生低血压、高血压、心律失常及肺水肿，通常发生于术后给予纳洛酮的患者。还有不频繁癫痫发作的报道。

据报道术后给予纳洛酮引起的不良反应包括高血压[1,2]、肺水肿[3]及心律失常（包括室性心动过速及心室纤颤[4]），通常发生于心脏病患者或正进行心脏手术的患者。然而，还有健康患者出现相关不良反应的报道[5,6]，包括一些致死事件[5]。

据报道大剂量应用纳洛酮治疗急性缺血性脑卒中的患者发生低血压、心动过缓及局灶性癫痫[7]。

1 名阿片类药物成瘾者应用纳洛酮逆转二醋吗啡作用时发生心室纤颤[8]。然而，这名患者后来出现肝硬化及酒精中毒性心肌病，National Poisons Information Service in London 表示其每年约收集 800 例阿片类药物中毒事件，但还未发现 1 例这样的疑似不良反应[9]。据后来一项报道，453 名患者应用纳洛酮逆转二醋吗啡中毒治疗，其中 6 名发生严重不良反应[10]。不良反应包括心搏骤停（1 例）、全身惊厥（3 例）、肺水肿（1 例）及暴力行为（1 例）。

1. Tanaka GY. Hypertensive reaction to naloxone. *JAMA* 1974; **228:** 25–6.
2. Azar I, Turndorf H. Severe hypertension and multiple atrial premature contractions following naloxone administration. *Anesth Analg* 1979; **58:** 524–5.
3. Flacke JW, *et al.* Acute pulmonary edema following naloxone reversal of high-dose morphine anesthesia. *Anesthesiology* 1977; **47:** 376–8.
4. Michaelis LL, *et al.* Ventricular irritability associated with the use of naloxone hydrochloride: two case reports and laboratory assessment of the effects of the drug on cardiac excitability. *Ann Thorac Surg* 1974; **18:** 608–14.
5. Wride SRN, *et al.* A fatal case of pulmonary oedema in a healthy young male following naloxone administration. *Anaesth Intensive Care* 1989; **17:** 374–7.
6. Taff RH. Pulmonary edema following naloxone administration in a patient without heart disease. *Anesthesiology* 1983; **59:** 576–7.
7. Barsan WG, *et al.* Use of high dose naloxone in acute stroke: possible side effects. *Crit Care Med* 1989; **17:** 762–7.
8. Cuss FM, *et al.* Cardiac arrest after reversal of effects of opiates with naloxone. *BMJ* 1984; **288:** 363–4.
9. Barret L, *et al.* Cardiac arrest following naloxone. *BMJ* 1984; **288:** 936.
10. Osterwalder JJ. Naloxone—for intoxications with intravenous heroin and heroin mixtures—harmless or hazardous? A prospective clinical study. *Clin Toxicol* 1996; **34:** 409–16.

注意事项

纳洛酮慎用于对阿片类药物具有躯体依赖性的患者或增大剂量应用过阿片类药物的患者，因为可能会引发急性戒断症状（见第96页**阿片类镇痛药**项下**依赖性和撤药症状**）。纳洛酮可透过胎盘，对阿片类药物具有依赖性的孕妇所生的新生儿可能出现戒断症状。

慎用于心脏病患者或应用具有心脏毒性药物的患者。

一些阿片类药物作用的持续时间长于纳洛酮，因此使用后需对患者密切观察，以免复发。

药动学

纳洛酮可从胃肠道吸收，但本药首关效应明显。本药在肝中代谢，主要发生葡萄糖醛酸苷结合反应，通过尿排泄。肠外给药后，血浆半衰期约为 1h。纳洛酮透过胎盘。

妊娠和新生儿 一项研究以 30 名孕妇为研究对象，在分娩的第二产程单剂量静脉给予纳洛酮，研究表明，纳洛酮可快速透过胎盘屏障，因此可能对大多数新生儿具有一定治疗作用[1]。进一步给 7 名孕妇肌内注射纳洛酮，胎盘转移量变异太大，不适用于治疗。

12 名新生儿脐静脉给予盐酸纳洛酮 35μg 或 70μg，平均血浆半衰期分别为 3.53h 或 2.65h[2]。所得半衰期比报道的成人半衰期长 2～3 倍，可能与新生儿将药物代谢或葡萄糖醛酸结合物的能力降低有关。分别给予纳洛酮 35μg 或 70μg 的新生儿的平均峰浓度分别为 8.2ng/ml 或 13.7ng/ml，达峰时间<40min，但达峰时间变异很大，5 名新生儿在 5min 内即达峰浓度。进一步给 17 名新生儿肌内注射盐酸纳洛酮 200μg，0.5～2h 达到峰浓度 7.4～34.6ng/ml。

1. Hibbard BM, *et al.* Placental transfer of naloxone. *Br J Anaesth* 1986; **58:** 45–8.
2. Moreland TA, *et al.* Naloxone pharmacokinetics in the newborn. *Br J Clin Pharmacol* 1980; **9:** 609–12.

用途和用法

纳洛酮是特异性阿片类拮抗药，竞争性与阿片类药物受体作用。本药为阿片类药物的有效拮抗药，具有激动或激动拮抗混合活性，尽管对于具有双重活性的化合物，需更大剂量。本药用于逆转阿片类药物的中枢抑制作用，包括，用于治疗已知或疑似阿片类药物过量的天然或合成的阿片类药物诱导的呼吸抑制、术中应用阿片类药物引起的术后呼吸抑制、由于孕妇分娩时应用阿片类镇痛药引起的新生儿的呼吸抑制。

为快速起效，盐酸纳洛酮通常静脉给药，2min 内起效。肌内或皮下给药，起效较慢。也可采用其他给药途径，包括气管内给药。纳洛酮作用的持续时间取决于给药剂量和给药途径；通常持续数小时，但可能短得多，在 1h 或 1h 以内。

对于已知或疑似**阿片类药物过量**，盐酸纳洛酮初始剂量为 0.4～2mg，静脉给药，若有必要，间隔 2～3min 重复给药。若给予总剂量 10mg 后，仍未起效，应考虑为其他药物过量，而不是阿片类药物。若怀疑患者对阿片类药物具有躯体依赖性，应谨慎，以避免发生戒断症状。建议初始剂量为 50μg。若不适合静脉给药，可采用肌内或皮下给药的方式。

盐酸纳洛酮还可**术后**应用，以逆转术中应用阿片类药物引起的中枢抑制。对于成人，静脉给予 100～200μg（相当于 1.5～3μg/kg），至少间隔 2～3min 个体化缓慢调整剂量，以在维持足够镇痛作用的同时，获得最佳的逆转呼吸抑制的作用。

需对所有接受纳洛酮治疗的患者密切监护，由于许多阿片类药物的作用时间都比纳洛酮的作用时间长，可能需重复给药。另外，为维持对阿片类药物的拮抗作用，可采用静脉输注。目前还没有建立很好的剂量方案，输注速度应根据患者接受输注的反应调整。有人推荐每小时给予 60% 的初始剂量，用葡萄糖稀释至 200μg/ml。也有人建议初始静脉负荷剂量为 400μg，然后以每小时 400μg 的速度持续输注。另外，还有人建议以 5μg/kg 的静脉负荷剂量，然后以每小时 2.5μg/kg 的速度持续输注。

儿童剂量，见下文**儿童用法**。

一些阿片类镇痛药处方中加入了盐酸纳洛酮以降低肠外滥用的可能性，或作为替代品治疗阿片依赖性。还可谨慎地应用小剂量盐酸纳洛酮通过是否引发戒断症状（见下文及第1397页**纳曲酮**项下内容）诊断患者是否有阿片类药物依赖性。

用法 纳洛酮用于治疗阿片类药物过量时通常静脉给药，若静脉给药困难，也可肌内注射或皮下注射给药。一项研究[1]发现也可用鼻内给药作为替代给药途径。尽管效能较肌内注射低，但是可有效用于阿片类药物过量的入院前急救处理。

儿童用法 对于**治疗确认或疑似阿片类药物过量**的儿童，注册药品信息建议盐酸纳洛酮的初始剂量为静脉注射 10μg/kg，若临床症状没有改善，可以 100μg/kg 剂量继续注射。如无法静脉注射，纳洛酮可通过肌注或皮下注射给药。*BNFC 2010/11* 认可新生儿和 12 岁以下儿童使用上述剂量，12 岁或以上儿童按照成人剂量给药（见上文**用途和用法**）。*BNFC 2010/11* 还指出，纳洛酮可以 5% 葡萄糖或 0.9% 氯化钠稀释至浓度为 4μg/ml 使用输液泵持续静脉输注。推荐各年龄段使用剂量如下：

- 新生儿～12 岁：每小时 5～20 μg/kg，根据反应调整剂量；
- 12～18 岁：0.24～1.2 mg，持续输注超过 1h，然后根据反应调整剂量。

对于由**阿片类药物过量引起的呼吸抑制**，Committee on Drugs of the American Academy of Pediatrics[1]推荐的纳洛酮剂量如下：

- 新生儿、5 岁以下儿童，或体重低于 20kg 的儿童：100μg/kg；
- 5 岁或以上，或体重 20kg 以上的儿童：2mg。

American Heart Association[2]也给出了类似的剂量。为维持对阿片类药物的逆转，必要时可重复给药，可通过静脉[1,2]、骨内[1,2]、肌内注射、皮下注射[1]，或气管内[1]给药。然而，American Academy of Pediatrics 不建议新生儿通过气管给药，建议通过静脉注射或肌内注射[1]。肌内注射相比于静脉注射效果更加持久，但吸收可能不稳定。不再推荐使用 20 μg/ml 的盐酸纳洛酮注射剂，由于这一剂量可引起液体负荷，特别是对于新生儿[3]。

American Academy of Pediatrics 指出对于其他临床情况，如**阿片类药物引起的呼吸抑制**，可考虑应用较低初始剂量 1～15μg/kg[1]。用于逆转由阿片类药物引起的完全或部分的中枢神经系统抑制时，英国一个制剂（*Hameln, UK*）的注册药品信息标示为，静脉注射，每隔 2～3min 给予一次，直到呼吸和意识恢复。根据阿片种类对个体的反应，1～2 h 后可能需要再次给药。美国注册药品信息、表明，**术后使用**时，补充剂量为 5～10μg，静脉给药，每 2～3min 1 次，直至达到所需效果。在英国，*BNFC 2010/11* 建议根据年龄静脉注射的剂量为：

- 新生儿～12 岁：1μg/kg，如需要，每 2～3 min 重复 1 次；
- 12 ～ 18 岁：1.5 ～ 3μg/kg，如需要，补充剂量为 100μg。

为了逆转**新生儿**在母亲妊娠期间使用阿片类镇痛药而引起的由阿片类药物诱导所致的抑郁症，可给予盐酸纳洛酮 10μg/kg，静脉注射、肌内注射或皮下注射，如有必要间隔 2～3min 重复。另外，为延长作用时间，可在出生时单剂量肌内注射 60μg/kg。由于会引起戒断症状，纳洛酮应慎用于对阿片类药物依赖的母亲的婴儿。

1. Hegenbarth MA. American Academy of Pediatrics Committee on Drugs. Preparing for pediatric emergencies: drugs to consider. *Pediatrics* 2008; **121:** 433–43.
   Also available at: http://pediatrics.aappublications.org/cgi/reprint/pediatrics;121/2/433.pdf (accessed 09/09/09)
2. American Heart Association. 2005 American Heart Association guidelines for cardiopulmonary resuscitation and emergency cardiovascular care. Part 12: Pediatric Advanced Life Support. *Circulation* 2005; **112** (suppl): IV-167–IV-187. Also available at: http://circ.ahajournals.org/cgi/reprint/112/24_suppl/IV-167.pdf (accessed 05/02/08)
3. American Academy of Pediatrics. Emergency drug doses for infants and children and naloxone use in newborns: clarification. *Pediatrics* 1989; **83:** 803. Also available at: http://pediatrics.aappublications.org/cgi/reprint/83/5/803.pdf (accessed 17/08/10)

进食障碍 内源性阿片类药物可能在进食障碍的病理生理学方面具有一定作用[1]，因此已尝试应用阿片类拮抗药，如纳洛酮及纳曲酮治疗相关疾病。然而目前并非常规治疗的一部分。

1. de Zwaan M, Mitchell JE. Opiate antagonists and eating behavior in humans: a review. *J Clin Pharmacol* 1992; **32:** 1060–72.

非阿片类药物过量 纳洛酮可拮抗外源性及内源性阿片类物质的作用。这可解释纳洛酮用于治疗非阿片类药物过量时作用的变异性，这些药物中的一些可调控内源性阿片类物质。

据报道[1]纳洛酮对丙戊酸盐过量具有治疗作用，尽管证据来自于个案报道。还有病例报道表明，本药可用于卡米罗芬[2]、氯丙嗪[3]及布洛芬[4]过量的治疗。一项以应用咪达唑仑的健康受试者为研究对象的研究[5]发现，纳洛酮不能逆转呼吸抑制作用，尽管早期报道表明，本药可治疗由苯二氮䓬类药物引起的昏迷。

纳洛酮可用于可乐定中毒，但回顾性综述[6,7]结果表明其作用不持久，且还有引发高血压的报道。纳洛酮用于溴莫尼定过量的价值尚不明确。虽然已被使用，一项儿童回顾性研究[8]发现对结果几乎没有任何影响[8]。有一项报道[9]表明纳洛酮成功用于卡托普利过量的治疗。

纳洛酮也可用于与阿片类药物结构相似的药物的过量治疗，包括阿扑吗啡[10]、右美沙芬[11]及洛哌丁胺[12]。

1. Roberge RJ, Francis EH. Use of naloxone in valproic acid overdose: case report and review. *J Emerg Med* 2002; **22:** 67–70.
2. Schvartsman S, *et al.* Camylofin intoxication reversed by naloxone. *Lancet* 1988; **ii:** 1246.
3. Chandavasu O, Chatkupt S. Central nervous system depression from chlorpromazine poisoning: successful treatment with naloxone. *J Pediatr* 1985; **106:** 515–6.
4. Easley RB, Altemeier WA. Central nervous system manifestations of an ibuprofen overdose reversed by naloxone. *Pediatr Emerg Care* 2000; **16:** 39–41.
5. Forster A, *et al.* Respiratory depressant effects of different doses of midazolam and lack of reversal with naloxone—a double-blind randomized study. *Anesth Analg* 1983; **62:** 920–4.
6. Fiser DH, *et al.* Critical care for clonidine poisoning in toddlers. *Crit Care Med* 1990; **18:** 1124–8.
7. Wiley JF, *et al.* Clonidine poisoning in young children. *J Pediatr* 1990; **116:** 654–8.
8. Lai Becker M, *et al.* Brimonidine tartrate poisoning in children: frequency, trends, and use of naloxone as an antidote. Abstract: *Pediatrics* 2009; **123:** 590–1.
   Full version: http://pediatrics.aappublications.org/cgi/reprint/123/2/e305.pdf (accessed 11/09/09)
9. Varon J, Duncan SR. Naloxone reversal of hypotension due to captopril overdose. *Ann Emerg Med* 1991; **20:** 1125–7.
10. Bonuccelli U, *et al.* Naloxone partly counteracts apomorphine side effects. *Clin Neuropharmacol* 1991; **14:** 442–9.
11. Schneider SM, *et al.* Dextromethorphan poisoning reversed by naloxone. *Am J Emerg Med* 1991; **9:** 237–8.
12. Friedli G, Haenggeli C-A. Loperamide overdose managed by naloxone. *Lancet* 1980; **i:** 1413.

瘙痒 阿片类拮抗药，包括纳洛酮用于治疗瘙痒的用途，见第1395页**纳美芬**项下内容。

逆转阿片类效应 术后应用纳洛酮以逆转术中应用阿片类药物引起的中枢抑制。然而，阿片类药物的有益的镇痛作用也会被逆转，应用越来越多的静脉给药的短效阿片类镇痛药，可降低对本药的需求。

据报道对于长期应用阿片类药物的患者，纳洛酮可在一定程度上减轻其不良反应，但不会使其丧失药效。纳洛酮逆转 1 名患者鞘内注射吗啡引起的呼吸抑制[1]及 3 名患者硬膜外注射吗啡引起的尿潴留[2]，但未逆转镇痛作用。然而，一项研究[3]以硬膜外应用芬太尼的患者为研究对象，发现纳洛酮不能缓解尿潴留，但疼痛分数迅速增加。研究表明，静脉给予纳洛酮可逆转健康受试者[4]及分娩妇女[5]阿片类镇痛药诱导的胃排空延缓作用。持续静脉输注纳洛酮可降低术后患者自控应用吗啡镇痛不良反应的发生率[6]。未降低镇痛作用，且较小剂量的纳洛酮（每小时 250ng/kg 对比每小时 1μg/kg）就可逆转阿片类药物的作用。对于长期应用阿片类药物的患者，每日口服相当于 20%～40% 阿片类药物剂量的纳洛酮，可缓解阿片类药物诱导致便秘，但不影响镇痛作用[7,8]。当本药相当于 10% 或更少阿片类药物剂量时无效[9]。然而，其他研究[10]发现即使小剂量应用纳洛酮也会产生不良反应，最佳剂量还不清楚。相似的阿片类桔抗药甲基纳曲酮，可用于改善阿片类药物引起的便秘（见第1668页）。

1. Jones RDM, Jones JG. Intrathecal morphine: naloxone reverses respiratory depression but not analgesia. *BMJ* 1980; **281:** 645–6.
2. Rawal N, *et al.* Naloxone reversal of urinary retention after epidural morphine. *Lancet* 1981; **ii:** 1411.
3. Wang J, *et al.* Low-dose naloxone in the treatment of urinary retention during extradural fentanyl causes excessive reversal of analgesia. *Br J Anaesth* 1998; **80:** 565–6.
4. Nimmo WS, *et al.* Reversal of narcotic-induced delay in gastric emptying and paracetamol absorption by naloxone. *BMJ* 1979; **2:** 1189.
5. Frame WT, *et al.* Effect of naloxone on gastric emptying during labour. *Br J Anaesth* 1984; **56:** 263–5.
6. Gan TJ, *et al.* Opioid-sparing effects of a low-dose infusion of naloxone in patient-administered morphine sulfate. *Anesthesiology* 1997; **87:** 1075–81.
7. Sykes NP. Oral naloxone in opioid-associated constipation. *Lancet* 1991; **337:** 1475.
8. Sykes NP. Oral naloxone in opioid-associated constipation. *Lancet* 1991; **338:** 582.
9. Robinson BA, *et al.* Oral naloxone in opioid-associated constipation. *Lancet* 1991; **338:** 581–2.
10. Thomas MC, Erstad BL. Safety of enteral naloxone and i.v. neostigmine when used to relieve constipation. *Am J Health-Syst Pharm* 2003; **60:** 1264–7.

诊断用途 诊断阿片类药物过量时，纳洛酮可用于逆转阿片样作用，尽管一些研究者建议本药只能用于具有阿片类药物过量临床表现的患者[1]。

纳洛酮还可用于诊断阿片类药物依赖性。静脉给药以引发戒断症状，但也在研究不会诱发急性戒断症状的诊断方法。有建议局部应用纳洛酮溶液（纳洛酮滴眼液）引起的扩瞳反应可用于诊断，但诊断结果取决于所用溶液的浓度。一项研究[2]表明，1mg/ml 盐酸纳洛酮溶液可区分具有躯体依赖性的患者及仅作为术前给药单剂量应用未产生依赖性的患者，但这一结果在另一项 400μg/ml 盐酸纳洛酮溶液的研究[3]中未得到证实。另一研究[4]表明 2mg/ml 的盐酸纳洛酮溶液可用于门诊患者的诊断。然而，据报道[5]4 名具有阿片类药物依赖性的受试者滴注 40mg/ml 纳洛酮溶液后，发生戒断症状及瞳孔扩大。

1. Hoffman JR, *et al.* The empiric use of naloxone in patients with altered mental status: a reappraisal. *Ann Emerg Med* 1991; **20:** 246–52.
2. Creighton FJ, Ghodse AH. Naloxone applied to conjunctiva as a test for physical opiate dependence. *Lancet* 1989; **i:** 748–50.
3. Loimer N, *et al.* Conjunctival naloxone is no decision aid in opioid addiction. *Lancet* 1990; **335:** 1107–8.
4. Ghodse AH, *et al.* Evaluation of the opioid addiction test in an out-patient drug dependency unit. *Br J Psychiatry* 1999; **175:** 158–62.
5. Sanchez-Ramos JR, Senay EC. Ophthalmic naloxone elicits abstinence in opioid-dependent subjects. *Br J Addict* 1987; **82:** 313–15.

休克 内源性阿片类物质可能在病理生理学方面与休克有关，但考察纳洛酮用于休克治疗的研究显示相反的结果。一篇系统性评述[1]表明对于多种形式的休克患者，纳洛酮确实可升高血压，但对于死亡率无显著影响。美国注册药品信息提示，纳洛酮用于治疗的最佳剂量及疗程还不明确，且在应用前应仔细考虑，特别是对于具有潜在疼痛的患者或前期曾应用阿片类药物且产生耐受性的患者。

1. Boeuf B, *et al.* Naloxone for shock. Available in The Cochrane Database of Systematic Reviews; Issue 3. Chichester: John Wiley; 2003 (accessed 04/10/05).

制剂

BP 2010: Naloxone Injection; Neonatal Naloxone Injection;
USP 33: Naloxone Hydrochloride Injection; Pentazocine and Naloxone Tablets.

专利制剂

Arg.: Antiopiaz; Grayxona; Narcanti; Narxona; ***Austral.:*** Narcan†; ***Austria:*** Narcanti†; ***Belg.:*** Narcan†; ***Braz.:*** Narcan; ***Cz.:*** Intrenon; Narcanti†; Nexodal; ***Denm.:*** Narcanti†; ***Fin.:*** Narcanti†; ***Fr.:*** Nalone; Narcan; ***Ger.:*** Naloselect†; Narcanti†; ***Gr.:*** Narcan; ***Hong Kong:*** Mapin†; ***Hung.:*** Narcanti†; ***India:*** Narcotan; ***Indon.:*** Nokoba; ***Irl.:*** Narcan†; Nexodal; ***Ital.:*** Narcan; ***Malaysia:*** Mapin; ***Norw.:*** Narcanti†; ***NZ:*** Narcan; ***Philipp.:*** Narlox; ***Port.:*** Narcan†; Naxan; Naxolan; Nexodal; ***Rus.:*** Naloxon (Налоксон); ***S.Afr.:*** Zynox†; ***Singapore:*** Narcan; ***Swed.:*** Narcanti†; ***Switz.:*** Narcan†; ***Thai.:*** Narcan†; ***USA:*** Narcan†; ***Venez.:*** Narcan; Oxogina.

Used as an adjunct in: ***Austria:*** Suboxone; ***Belg.:*** Suboxone; Tinalox; Valtran; ***Canad.:*** Suboxone; ***Cz.:*** Suboxone; Targin; ***Denm.:*** Suboxone; ***Fr.:*** Suboxone; ***Ger.:*** Andolor; Celldolor; Findol N†; Nalidin; Suboxone; Tili Comp; Tili-Puren; Tili†; Tilicomp; Tilidalor†; Tilidin comp; Tilidin N; Tilidin plus; Tilidin-saar; Tilidura†; Tilimerck†; Tilnalox; Valoron N; ***Gr.:*** Suboxone; ***Hung.:*** Suboxone; ***Indon.:*** Suboxone; ***Irl.:*** Suboxone; Targin; ***Israel:*** Talwin NX†; ***Ital.:*** Suboxone; ***Jpn:*** Peltazon; Pentagin; Sosegon; ***Malaysia:*** Suboxone; ***Neth.:*** Suboxone; ***Norw.:*** Suboxone; ***NZ:*** Suboxone; ***Port.:*** Suboxone; ***Swed.:*** Suboxone; ***UK:*** Suboxone; Targinact; ***USA:*** Suboxone; Talwin NX†.

Naltrexone (*BAN*, *USAN*, *rINN*) 纳曲酮

Naltrexona; Naltrexonum. (5*R*)-9a-Cyclopropylmethyl-3,14-dihydroxy-4,5-epoxymorphinan-6-one; 17-(Cyclopropylmethyl)-4,5α-epoxy-3,14-dihydroxymorphinan-6-one.

Налтрексон

$C_{20}H_{23}NO_4$ = 341.4.

CAS — 16590-41-3.

ATC — N07BB04.

ATC Vet — QN07BB04; QV03AB30.

UNII — 5S6W795CQM.

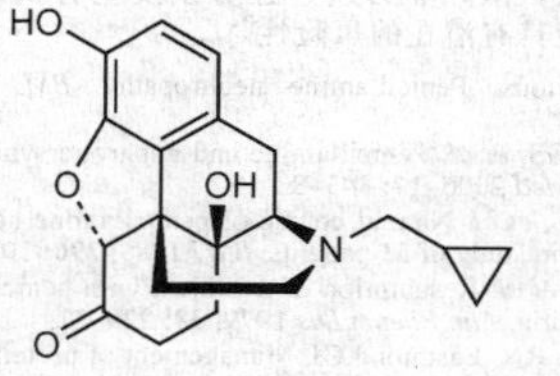

Naltrexone Hydrochloride (*BANM*, *rINNM*) 盐酸纳曲酮

EN-1639A; Hidrocloruro de naltrexona; Naltreksonihydrokloridi; Naltreksono hidrochloridas; Naltrexone, chlorhydrate de; Naltrexon-hydrochlorid; Naltrexonhydroklorid; Naltrexoni hydrochloridum.

Налтрексона Гидрохлорид

$C_{20}H_{23}NO_4$,HCl = 377.9.

CAS — 16676-29-2.

ATC — N07BB04.

ATC Vet — QN07BB04.

UNII — Z6375YW9SF.

Pharmacopoeias. In *Eur.* (see p.vii) and *US.*

Ph. Eur. 6.8 (Naltrexone Hydrochloride) 白色或类白色，吸湿性很强的粉末。易溶于水；微溶于乙醇；几乎不溶于二氯甲烷。贮藏于密闭容器中。避光。

USP 33 (Naltrexone Hydrochloride) 贮藏于密闭容器中。

不良反应

纳曲酮可引起睡眠障碍、乏力、焦虑、烦躁不安、腹痛、恶心、呕吐、食欲下降、关节肌肉痛及头痛。报道的不良反应还有头晕、便秘、腹泻、皮疹及性交能力减低和射精困难的报道。一些不良反应可能与阿片类药物戒断症状有关。血小板减少性紫癜的发生罕见。大剂量应用可能引起肝细胞损伤。有报道肌内注射可引起注射部位反应，包括脓肿和组织坏死。

对肝脏的影响 据报道 40 名每日应用 50mg 或 100mg 纳曲酮的肥胖患者，8 周后，6 名患者肝酶水平升高[1]。其中 5 名患者在应用纳曲酮前，具有极轻度的肝功能异常，停用纳曲酮后，肝功能结果恢复到基线水平或更好。26 名肥胖患者每日应用 300mg 纳曲酮，3 周后，5 名患者发生转氨酶水平升高；停药后，转氨酶活性恢复正常[2]。

1. Atkinson RL, *et al.* Effects of long-term therapy with naltrexone on body weight in obesity. *Clin Pharmacol Ther* 1985; **38:** 419–22.
2. Mitchell JE. Naltrexone and hepatotoxicity. *Lancet* 1986; **i:** 1215.

对肌肉的影响 据报道[1]1 名患者应用纳曲酮后发生无症状横纹肌溶解，在撤药后症状消失。

1. Zaim S, *et al.* Rhabdomyolysis associated with naltrexone. *Ann Pharmacother* 1999; **33:** 312–3.

注意事项

应避免将纳曲酮用于接受阿片类药物治疗或滥用这些药物的患者，由于可能引发急性戒断症状（见第96页**阿片类镇痛药**项下**依赖性和戒断症状**）。戒断症状可在 5min 内发生，并持续 48h。至少在应用阿片类镇痛药的择期手术前 48h 停用纳曲酮。对纳曲酮用作阿片类药物依赖性辅助治疗药物的注意事项的进一步介绍，见下文**用途和用法**。

当需要镇痛时，通常需要更大剂量的阿片类药物，呼吸抑制及其他不良反应发生的风险也会相应增加。纳曲酮慎用于肝损伤患者，禁用于急性肝炎或肝衰竭患者。建议常规监测患者肝功能。纳曲酮也应慎用于肾损伤患者。

药动学

纳曲酮从胃肠道吸收良好，但具有十分显著的首关效应，且可进行肠肝循环。本药相当程度地在肝中代谢，主要代谢物 6-β 纳曲醇可能也具有微量阿片类拮抗剂活性。纳曲酮和 6-β 纳曲醇的达峰时间均约为 1h，治疗剂量下，约 20% 纳曲酮与血浆蛋白结合。纳曲酮清除半衰期约为 4h，6-β 纳曲醇清除半衰期约为 13h。纳曲酮及其代谢物主要通过尿排泄。<1% 的口服剂量以原形药物排泄。

肝损伤 一项研究[1]以 11 名肝硬化患者为研究对象，发现纳曲酮的生物利用度显著升高，特别是代偿失调疾病患者。

1. Bertolotti M, *et al.* Effect of liver cirrhosis on the systemic availability of naltrexone in humans. *J Hepatol* 1997; **27:** 505–511.

用途和用法

纳曲酮是特异性阿片类拮抗药，作用与纳洛酮相似（见第1396页）；但本药效能比纳洛酮更强，作用时间更长。主要用于治疗阿片类药物依赖和酒精依赖，同时也曾试验性用于其他成瘾性疾病。

纳曲酮以盐酸盐形式给药，作为以前有**阿片类药物依赖性**的患者戒毒停用后维持性戒断的辅助治疗方法。在患者脱毒并戒断至少 7～10 天后，才能开始应用纳曲酮，因为具有引发急性撤药症状的风险；戒断需通过尿检确定。随后应进行纳洛酮激发试验以确定阿片类药物依赖性消失，具体方法如下：200μg 盐酸纳洛酮，静脉给药，30s 后观察患者是否发生撤药症状；若未发生，可再次给予 600μg，观察 30min。若结果不明确，可考虑再次给予盐酸纳洛酮进行确证，给药剂量为 1.6mg，静脉给药。美国注册药品信息建议，单剂量 800μg 皮下给药可作为纳洛酮激发性试验静脉给药的替代方法。

若纳洛酮激发性试验结果阴性，可口服盐酸纳曲酮维持戒断。初始给药剂量为 25mg。若无发生阿片类药物撤药症状的迹象，后续剂量可增至每日 50mg。通常盐酸纳曲酮的维持剂量为每周 350mg，每日 50mg，但可能需延长给药间隙以改善依从性；例如可在周一和周三给药 100mg，周五给药 150mg，还可应用其他多种周期性给药方案。需慎重告诫患者，若尝试应用大剂量阿片类药物以克服阻断阿片类的作用，可能引发致命的阿片类药物中毒。

盐酸纳曲酮还可用作**嗜酒**的辅助治疗药物，推荐剂量为每日 50mg，口服。可替代性的肌内注射缓释纳曲酮（碱形式），给药剂量 380mg，每 4 周 1 次。

戒酒 纳曲酮可用作嗜酒（见第1551页）患者戒酒后维持戒断时精神疗法的辅助药物[1]。两篇系统性评述[2,3]表明，对于乙醇依赖性的短期治疗，口服纳曲酮安全有效，尽管长期疗效的证据较少。然而，由于戒酒早期反跳风险特别高，因此建议至少治疗 3～6 个月[3,4]。口服纳曲酮的依从性是个问题[2,3]，据报道可每月应用长效肌内注射剂[5～7]。研究表明，纳曲酮对于降低乙醇摄取量比产生完全戒断作用更有效[2]；以治疗期间继续饮酒的患者为研究对象的报道[8]表明纳曲酮可降低乙醇相关的欣快感，可能是通过阻断乙醇消耗诱导释放的内啡肽的作用。

尽管研究显示每日口服 50mg 纳曲酮用于乙醇依赖性不会出现肝毒性，仍建议慎用于肝病患者[4]；建议与双硫仑合用时，应对患者严密监护，由于肝毒性可能潜在性增加。

也研究了其他阿片类拮抗药。初步结果[9,10]表明纳美芬也可能有效，但推荐应用的证据不足[3]。

1. Anton RF. Naltrexone for the management of alcohol dependence. *N Engl J Med* 2008; **359:** 715–21.
2. Bouza C, *et al.* Efficacy and safety of naltrexone and acamprosate in the treatment of alcohol dependence: a systematic review. *Addiction* 2004; **99:** 811–28.
3. Srisurapanont M, Jarusuraisin N. Opioid antagonists for alcohol dependence. Available in The Cochrane Database of Systematic Reviews; Issue 1. Chichester: John Wiley; 2005 (accessed 04/10/05).
4. Berg BJ, *et al.* A risk-benefit assessment of naltrexone in the treatment of alcohol dependence. *Drug Safety* 1996; **15:** 274–82.
5. Garbutt JC, *et al.* Efficacy and tolerability of long-acting injectable naltrexone for alcohol dependence: a randomized controlled trial. *JAMA* 2005; **293:** 1617–25. Correction. *ibid.*: 1978.
6. Swainston Harrison T, *et al.* Extended-release intramuscular naltrexone. *Drugs* 2006; **66:** 1741–51.
7. Ciraulo DA, *et al.* Early treatment response in alcohol dependence with extended-release naltrexone. *J Clin Psychiatry* 2008; **69:** 190–5.
8. Volpicelli JR, *et al.* Effect of naltrexone on alcohol "high" in alcoholics. *Am J Psychiatry* 1995; **152:** 613–15.
9. Mason BJ, *et al.* A double-blind, placebo-controlled pilot study to evaluate the efficacy and safety of oral nalmefene HCl for alcohol dependence. *Alcohol Clin Exp Res* 1994; **18:** 1162–7.
10. Mason BJ, *et al.* A double-blind, placebo-controlled study of oral nalmefene for alcohol dependence. *Arch Gen Psychiatry* 1999; **56:** 719–24.

自闭症 自闭症与内源性阿片系统异常有关，有证据[1]表明，纳曲酮对治疗自闭症儿童有效，尤其针对那些自残行为。

1. ElChaar GM, *et al.* Efficacy and safety of naltrexone use in pediatric patients with autistic disorder. *Ann Pharmacother* 2006; **40:** 1086–95.

进食障碍 正在研究纳曲酮联合安非他酮用于治疗肥胖的作用[1～4]。也有人尝试将其用于厌食症和饮食失调方面[5,6]。

1. Lee MW, Fujioka K. Naltrexone for the treatment of obesity: review and update. *Expert Opin Pharmacother* 2009; **10:** 1841–5.
2. Greenway FL, *et al.* NB-201 Study Group. Comparison of combined bupropion and naltrexone therapy for obesity with monotherapy and placebo. *J Clin Endocrinol Metab* 2009; **94:** 4898–4906.
3. Plodkowski RA, *et al.* Bupropion and naltrexone: a review of their use individually and in combination for the treatment of obesity. *Expert Opin Pharmacother* 2009; **10:** 1069–81.
4. Padwal R. Contrave, a bupropion and naltrexone combination therapy for the potential treatment of obesity. *Curr Opin Investig Drugs* 2009; **10:** 1117–25.
5. Gade K, *et al.* Atypical anorexia in a male patient accompanied by strong obsessive-compulsive symptoms successfully treated with naltrexone. *Pharmacopsychiatry* 2009; **42:** 164–5.
6. Kmoch V, *et al.* Two patients with eating disorders treated by naltrexone. *Neuro Endocrinol Lett* 2009; **30:** 327–30.

赌瘾 纳曲酮在尝试治疗病态赌瘾方面已经取得了一些成功[1]。

1. Grant JE, *et al.* A double-blind, placebo-controlled study of the opiate antagonist naltrexone in the treatment of pathological gambling urges. *J Clin Psychiatry* 2008; **69:** 783–9.

阿片类药物依赖性 维持 纳曲酮是长效非成瘾性口服阿片类拮抗药。本药可有效地用于维持对阿片类药物成瘾者戒毒后的戒断，但治疗依从性较差，由于尽管本药阻断了阿片类药物的欣快效应，但未阻断患者对麻醉品的心理依赖性。本药对具有良好的社会和心理支持、不会冲动性地应用阿片类药物的高度自觉的成瘾者最有效。本药还可皮下给药，但可能与严重并发症相关（见下文**快速戒毒**）。

关于阿片类药物依赖性治疗的内容，见第96页。

1. Gonzalez JP, Brogden RN. Naltrexone: a review of its pharmacodynamic and pharmacokinetic properties and therapeutic efficacy in the management of opioid dependence. *Drugs* 1988; **35:** 192–213.
2. Minozzi S, *et al.* Oral naltrexone maintenance treatment for opioid dependence. Available in The Cochrane Database of Systematic Reviews; Issue 1. Chichester: John Wiley; 2006 (accessed 02/09/08).
3. NICE. Naltrexone for the management of opioid dependence: Technology Appraisal Guidance 115 (issued January 2007). Available at: http://guidance.nice.org.uk/TA115/guidance/pdf/English (accessed 02/05/07)
4. Lobmaier P, *et al.* Sustained-release naltrexone for opioid dependence. Available in The Cochrane Database of Systematic Reviews; Issue 2. Chichester: John Wiley; 2008 (accessed 21/07/08).

快速戒毒 为了快速戒毒，可应用多种纳曲酮给药方案[1,2]；经几天即可达到阿片类药物戒断，但长期疗效目前还不明确。本药还可用于麻醉条件下的超快速戒毒，尽管一篇系统性评述[3]表明，在这一操作下应用阿片类拮抗药的弊大于利。后来的一项研究[4]也未支持这一给药方案。脱毒后，可给患者口服纳曲酮以维持治疗；也已尝试纳曲酮皮下给药，以改善依从性[5,6]，但有引发严重并发症包括死亡的报道[7～9]。

1. O'Connor PG, Kosten TR. Rapid and ultrarapid opioid detoxification techniques. *JAMA* 1998; **279:** 229–34.
2. Gowing L, *et al.* Opioid antagonists with minimal sedation for opioid withdrawal. Available in The Cochrane Database of Systematic Reviews; Issue 4. Chichester: John Wiley; 2009 (accessed 12/08/10).
3. Gowing L, *et al.* Opioid antagonists under heavy sedation or anaesthesia for opioid withdrawal. Available in The Cochrane Database of Systematic Reviews; Issue 1. Chichester: John Wiley; 2010 (accessed 12/08/10).
4. Collins ED, *et al.* Anesthesia-assisted vs buprenorphine- or clonidine-assisted heroin detoxification and naltrexone induction: a randomized trial. *JAMA* 2005; **294:** 903–13.
5. Kunøe N, *et al.* Naltrexone implants after in-patient treatment for opioid dependence: randomised controlled trial. *Br J Psychiatry* 2009; **194:** 541–6.
6. Hulse GK, *et al.* Improving clinical outcomes in treating heroin dependence: randomized, controlled trial of oral or implant naltrexone. *Arch Gen Psychiatry* 2009; **66:** 1108–15.
7. Hamilton RJ, *et al.* Complications of ultrarapid opioid detoxification with subcutaneous naltrexone pellets. *Acad Emerg Med* 2002; **9:** 63–8.
8. Gibson AE, *et al.* Opioid overdose deaths can occur in patients with naltrexone implants. *Med J Aust* 2007; **186:** 152–3.
9. Lintzeris N, *et al.* Unplanned admissions to two Sydney public hospitals after naltrexone implants. *Med J Aust* 2008; **188:** 441–4.

瘙痒 阿片类拮抗药，包括纳曲酮治疗瘙痒的用途，见第1395页**纳美芬**项下内容。

制剂

USP 33: Naltrexone Hydrochloride Tablets.

专利制剂

Arg.: Revez; ***Austral.:*** Revia; ***Austria:*** Dependex†; Ethylex; Naltrexin; Nemexin; Revia; ***Belg.:*** Nalorex; ***Braz.:*** Revia; ***Canad.:*** Revia; ***Chile:*** Nalerona; ***Cz.:*** Nemexin; Revia; ***Denm.:*** Revia†; ***Fin.:*** Revia; ***Fr.:*** Nalorex; Revia; ***Ger.:*** Nemexin; ***Gr.:*** Nalorex; ***Hong Kong:*** Revia; ***Hung.:*** Antaxon; Nemexin†; Revia†; ***India:*** Nodict; ***Indon.:*** Nutrexon; Phaltrexia†; ***Irl.:*** Ethylex; Nalorex; Revia†; ***Ital.:*** Antaxone; Nalorex; Narcoral; ***Mex.:*** Revia†; ***Neth.:*** Nalorex; Revia; ***Norw.:*** Revia; ***NZ:*** Revia; ***Port.:*** Antaxone; Basinal; Destoxican; Nalorex; ***Rus.:*** Antaxone (Антаксон); Prodetoxon (Продетоксон); Vivitrol (Вивитрол); ***S.Afr.:*** Revia†; ***Spain:*** Antaxone; Celupan; Revia; ***Swed.:*** Revia; ***Switz.:*** Naltrexin; Nemexin; ***Thai.:*** Revia†; ***Turk.:*** Ethylex; ***UK:*** Nalorex; Opizone; ***USA:*** Revia; Trexan; Vivitrol.

Used as an adjunct in: ***USA:*** Embeda.

Obidoxime Chloride（*USAN*，*rINN*）双复磷

Cloruro de obidoxima; LüH6; Obidoxime, Chlorure d'; Obidoximi Chloridum. 1,1′-[Oxybis(methylene)]bis[4-(hydroxyimino)-methyl]pyridinium dichloride.

Обидоксима Хлорид

$C_{14}H_{16}Cl_2N_4O_3$ = 359.2.

CAS — 7683-36-5 (obidoxime); 114-90-9 (obidoxime chloride).

ATC — V03AB13.

ATC Vet — QV03AB13.

UNII — 3HXR312Z9M.

简介

双复磷是胆碱酯酶复活剂，作用及用途与解磷定（见第1401页）相似。与阿托品合用于治疗有机磷中毒，通常初始剂量为250mg（4mg/kg），慢速静脉注射，然后24h静脉输注750mg，持续到有机磷酸盐浓度低于临界水平。替代方法，可间隔2～4h重复给药4～8mg/kg。也可肌内注射给药。

1. Thiermann H, *et al.* Cholinesterase status, pharmacokinetics and laboratory findings during obidoxime therapy in organophosphate poisoned patients. *Hum Exp Toxicol* 1997; **16:** 473–80.

制剂

专利制剂

Austria: Toxogonin; ***Chile:*** Toxogonin; ***Cz.:*** Toxogonin; ***Ger.:*** Toxogonin; ***Neth.:*** Toxogonin; ***S.Afr.:*** Toxogonin; ***Swed.:*** Toxogonin†; ***Switz.:*** Toxogonine.

Penicillamine（*BAN*, *USAN*, *rINN*）青霉胺

Penicilamin; Penicilamina; Penicilaminas; Penicillamin; Pénicillamine; D-Penicillamine; Penicillaminum; Penicylamina; Penisilamin; Penisillamiini. D-3,3-Dimethylcysteine; D-3-Mercaptovaline.

Пеницилламин

$C_5H_{11}NO_2S$ = 149.2.

CAS — 52-67-5 (penicillamine); 2219-30-9 (penicillamine hydrochloride).

ATC — M01CC01.

ATC Vet — QM01CC01.

UNII — GNN1DV99GX.

Pharmacopoeias. In *Chin.*, *Eur.* (see p.vii), *Int.*, and *US.*

Ph. Eur. 6.8（Penicillamine） 白色或类白色，结晶性粉末。易溶于水；微溶于乙醇。1%水溶液的pH值为4.5～5.5。

USP 33（Penicillamine） 白色或类白色，结晶性粉末，具有轻微特异臭。易溶于水；微溶于乙醇；不溶于氯仿和乙醚。1%水溶液的pH值为4.5～5.5。贮藏于密闭容器中。

不良反应和处置

青霉胺不良反应发生频繁。可能引发胃肠道功能紊乱，包括食欲减退、恶心及呕吐；还有口腔溃疡及口内炎的报道，常见味觉敏感性异常。

治疗早期出现的皮疹通常为变应性的，可能伴随瘙痒、荨麻疹及发热，这些反应通常为一过性的，但也需要暂时撤药，并可能需应用皮质激素或抗组胺类药物。还有发生红斑狼疮及天疱疮的报道。青霉胺治疗过程中还观察到Stevens-Johnson样综合征。长期大剂量应用可影响皮肤胶原及弹力蛋白，导致皮肤脆性增加，出现类似匐行性穿通性弹性组织变性的疹，迟发性疹或获得性大疱性表皮松解（青霉胺皮肤病），可能需降低剂量或停药。

血液学不良反应包括血小板减少症及不常见的白细胞减少症；通常可逆，还有粒细胞缺乏症及再生障碍性贫血发生，且有死亡报道。还有引发溶血性贫血的报道。

经常发生蛋白尿，且一些患者可能发展为肾小球肾炎或肾病综合征。青霉胺诱发的血尿罕见，但通常需立即停药。

其他与青霉胺相关的不良反应包括Goodpasture综合征、细支气管炎及肺炎、重症肌无力、多发性肌炎（罕有心脏相关症状）、肝内胆汁淤积及胰腺炎。

不良反应发生率 介绍D-青霉胺相关不良反应的程度及发生率的参考文献如下[1~3]。L-型或DL-型药物毒性大得多[4]。

1. Kean WF, *et al.* Efficacy and toxicity of D-penicillamine for rheumatoid disease in the elderly. *J Am Geriatr Soc* 1982; **30:** 94–100.
2. Steen VD, *et al.* The toxicity of D-penicillamine in systemic sclerosis. *Ann Intern Med* 1986; **104:** 699–705.
3. Munro R, Capell HA. Penicillamine. *Br J Rheumatol* 1997; **36:** 104–9.
4. Kean WF, *et al.* Chirality in antirheumatic drugs. *Lancet* 1991; **338:** 1565–8.

对血液的影响 1964年1月～1977年12月，英国CSM报道的由青霉胺引起的18例死亡患者中，14例明显死于血液病，其中至少7名发生骨髓发育不良。以10名应用青霉胺治疗类风湿关节炎或硬皮病期间确定或疑似发生骨髓抑制的患者为研究对象，回顾性研究青霉胺的骨髓毒性；发现6名患者死亡[1]。

据报道对于类风湿关节炎患者，青霉胺诱发的血小板减少症的发生率为12%～27%，可能的原因是骨髓抑制及血小板生成速度降低[2]。

还有个案报道[3~5]青霉胺可引发血栓性血小板减少性紫癜，一些情况下可致死。

1. Kay AGL. Myelotoxicity of D-penicillamine. *Ann Rheum Dis* 1979; **38:** 232–6.
2. Thomas D, *et al.* Thrombokinetics in patients with rheumatoid arthritis treated with D-penicillamine. *Ann Rheum Dis* 1984; **43:** 402–6.
3. Ahmed F, *et al.* Thrombohemolytic thrombocytopenic purpura during penicillamine therapy. *Arch Intern Med* 1978; **138:** 1292–3.
4. Speth PAJ, *et al.* Thrombotic thrombocytopenic purpura associated with D-penicillamine treatment in rheumatoid arthritis. *J Rheumatol* 1982; **9:** 812–13.
5. Trice JM, *et al.* Thrombotic thrombocytopenic purpura during penicillamine therapy in rheumatoid arthritis. *Arch Intern Med* 1983; **143:** 1487–8.

对乳腺的影响 据报道应用青霉胺的女性[1~5]及男性[6]发生乳房增大，为罕见不良反应。对于一些患者，乳房增大持续时间较长，没有很好的解决办法，还有一些患者需手术治疗。达那唑已成功用于治疗青霉胺诱发的巨大畸形乳房[2~4]。

1. Thew DCN, Stewart IM. D penicillamine and breast enlargement. *Ann Rheum Dis* 1980; **39:** 200.
2. Taylor PJ, *et al.* Successful treatment of D-penicillamine-induced breast gigantism with danazol. *BMJ* 1981; **282:** 362–3.
3. Rooney PJ, Cleland J. Successful treatment of D-penicillamine-induced breast gigantism with danazol. *BMJ* 1981; **282:** 1627–8.
4. Craig HR. Penicillamine induced mammary hyperplasia: report of a case and review of the literature. *J Rheumatol* 1988; **15:** 1294–7.
5. Tchebiner JZ. Breast enlargement induced by D-penicillamine. *Ann Pharmacother* 2002; **36:** 444–5.
6. Reid DM, *et al.* Reversible gynaecomastia associated with D-penicillamine in a man with rheumatoid arthritis. *BMJ* 1982; **285:** 1083–4.

对内分泌功能的影响 据报道，2位兄妹出现先天性甲状腺肿性甲状腺功能减退症，其母亲妊娠期间因Wilson病服用过青霉胺。还有5名患有Wilson病的儿童出现了亚临床甲状腺肿性甲状腺功能减退症，其中4名服用青霉胺3～3.5年，改用锌治疗，另外1名一直用锌治疗。青霉胺治疗期间，促甲状腺激素浓度显著高于锌治疗期间。作者认为，甲状腺功能减退症可能由青霉胺抑制抗甲状腺过氧化酶活性造成[1]。

1. Hanukoglu A, *et al.* Hypothyroidism and dyshormonogenesis induced by D-penicillamine in children with Wilson's disease and healthy infants born to a mother with Wilson's disease. *J Pediatr* 2008; **153:** 864–6.

对胃肠道的影响 有个案报道应用青霉胺的患者发生急性结肠炎[1,2]。1名Wilson病患者发生回肠溃疡及狭窄，目前认为可能与长期应用青霉胺引起的弹性组织变性有关[3]。

1. Hickling P, Fuller J. Penicillamine causing acute colitis. *BMJ* 1979; **2:** 367.
2. Grant GB. Penicillamine causing acute colitis. *BMJ* 1979; **2:** 555.
3. Wassef M, *et al.* Unusual digestive lesions in a patient with Wilson's disease treated with long-term penicillamine. *N Engl J Med* 1985; **313:** 49.

对心脏的影响 关于应用青霉胺的患者发生心脏传导阻滞、Stokes-Adams综合征及致死性心肌炎的报道，见下文**对肌肉及神经肌肉系统的影响**项下**多发性肌炎**。

对肾脏的影响 青霉胺相关蛋白尿[1,2]通常在治疗开始4～18月内出现，但出现时间可能更晚。类风湿关节炎及胱氨酸尿症患者的发生率比Wilson病患者高。严重程度各异；肾病变相关蛋白尿程度通常发展迅速，但停药后消失。最轻微病变、血管系膜增生及膜性肾病均与青霉胺有关；少数患者出现累积性肾小球肾炎，以Goodpasture综合征为特征（见下文**对呼吸系统的影响**）。

有一些证据表明，肾病与青霉胺的给药剂量及其增加的速度相关[1]，但一项研究以33名因应用青霉胺发生肾病的类风湿关节炎患者为研究对象，发现肾病的发生与青霉胺的给药剂量及疗程无关[3]。其中40%的患者停药12个月后仍可检出蛋白尿，但对于单纯由青霉胺引起蛋白尿的患者，症状后来消失。

对5名第一个疗程期间出现蛋白尿的类风湿关节炎患者成功再次应用青霉胺，并持续至少13个月。未复发蛋白尿[4]。另一研究[5]以8名无水肿的蛋白尿患者为研究对象，发现青霉胺可继续安全应用；在继续治疗过程中有5名患者的蛋白尿消失。

对于发生急进性肾小球性肾炎的患者[6]，可应用皮质激素，但并非必须，且对于发生肾病综合征的患者，可能具有潜在的风险性[3]。

1. Anonymous. Penicillamine nephropathy. *BMJ* 1981; **282:** 761–2.
2. Habib GS, *et al.* Penicillamine and nephrotic syndrome. *Eur J Intern Med* 2006; **17:** 343–8.
3. Hall CL, *et al.* Natural course of penicillamine nephropathy: a long term study of 33 patients. *BMJ* 1988; **296:** 1083–6.
4. Hill H, *et al.* Resumption of treatment with penicillamine after proteinuria. *Ann Rheum Dis* 1979; **38:** 229–31.
5. DeSilva RN, Eastmond CJ. Management of proteinuria secondary to penicillamine therapy in rheumatoid arthritis. *Clin Rheumatol* 1992; **11:** 216–9.
6. Ntoso KA, *et al.* Penicillamine-induced rapidly progressive glomerulonephritis in patients with progressive systemic sclerosis: successful treatment of two patients and a review of the literature. *Am J Kidney Dis* 1986; **8:** 159–63.

对肝脏的影响 青霉胺与肝毒性有关。一项个案报道及文献回顾[1]介绍了9名患者，所有患者均具有肝功能档案资料并患有肝内胆汁淤积；1名患者死于急性肾衰竭，但其他患者停药后迅速好转。后来有报道[2]1名72岁的类风湿关节炎男性患者应用青霉胺4周后发生黄疸。肝活检提示轻度胆管炎，同时汇管区出现嗜酸性粒细胞及严重大面积的肝细胞内胆汁淤积。停用青霉胺3周后，黄疸消失，6周后，肝酶水平恢复正常。然而，在另一案例[3]表明停用青霉胺后，胆汁淤积仍持续，14个月后，患者死于败血症。建议应用青霉胺治疗的前几周进行肝功能监测及嗜酸细胞计数[1]。

1. Seibold JR, *et al.* Cholestasis associated with D-penicillamine therapy: case report and review of the literature. *Arthritis Rheum* 1981; **24:** 554–6.
2. Devogelaer JP, *et al.* A case of cholestatic hepatitis associated with D-penicillamine therapy for rheumatoid arthritis. *Int J Clin Pharmacol Res* 1985; **5:** 35–8.
3. Jacobs JWG, *et al.* Fatal cholestatic hepatitis caused by D-penicillamine. *Br J Rheumatol* 1994; **33:** 770–3.

对肌肉和神经肌肉系统的影响 应用青霉胺的患者还可发生对维生素B_6补充疗法应答[2]的神经性肌强直[1]及严重的感觉和运动神经病。还有发生腰背痛伴随发热和出疹的报道[3]；再次给药后，背痛及发热会复发。研究表明，与过敏机制有关。

1. Reeback J, *et al.* Penicillamine-induced neuromyotonia. *BMJ* 1979; **1:** 1464–5.
2. Pool KD, *et al.* Penicillamine-induced neuropathy in rheumatoid arthritis. *Ann Intern Med* 1981; **95:** 457–8.
3. Bannwarth B, *et al.* Low back pain associated with penicillamine. *BMJ* 1991; **303:** 525.

肌无力 重症肌无力是长期应用青霉胺的并发症，特别是对于类风湿关节炎患者或其他自身免疫病患者[1~5]，尽管不常发生，但对其的认知较充分。症状与自发性重症肌无力相似，包括上睑下垂、复视及全身乏力，有时会影响呼吸肌。初期症状通常在6～7个月内发生，但可能延迟数年发生。肌无力症状通常在停用青霉胺后自发缓解，但一些患者可能需抗胆碱酯酶药物治疗。据报道75%以上的受累患者出现乙酰胆碱受体抗体[2,3]。个别报道表明青霉胺诱发肌无力具有遗传倾向，一些研究发现，与HLA抗原DR1及Bw35有关[1,4]。但其他研究[5]未能重复这一结果。

1. Delamere JP, *et al.* Penicillamine-induced myasthenia in rheumatoid arthritis: its clinical and genetic features. *Ann Rheum Dis* 1983; **42:** 500–4.
2. Carter H, *et al.* La myasthénie au cours du traitement de la polyarthrite rhumatoïde par la D-pénicillamine. *Therapie* 1984; **39:** 689–95.
3. Katz LJ, *et al.* Ocular myasthenia gravis after D-penicillamine administration. *Br J Ophthalmol* 1989; **73:** 1015–18.
4. Garlepp MJ, *et al.* HLA antigens and acetylcholine receptor antibodies in penicillamine induced myasthenia gravis. *BMJ* 1983; **286:** 338–40.
5. Drosos AA, *et al.* D-penicillamine induced myasthenia gravis: clinical, serological and genetic findings. *Clin Exp Rheumatol* 1993; **11:** 387–91.

多发性肌炎 青霉胺与罕见的多发性肌炎和皮肌炎相关[1~5]。还可出现心脏并发症：至少 2 名患者因心肌炎死亡[1]，还有发生完全性心脏传导阻滞[1,3,6]及严重 Stokes-Adams 综合征[3]的报道。一些患者可能对这一并发症具有遗传易感性[4]。

1. Doyle DR, *et al.* Fatal polymyositis in D-penicillamine-treated rheumatoid arthritis. *Ann Intern Med* 1983; **98:** 327–30.
2. Renier JC, *et al.* Polymyosite induite par la D-pénicillamine. *Therapie* 1984; **39:** 697–703.
3. Christensen PD, Sørensen KE. Penicillamine-induced polymyositis with complete heart block. *Eur Heart J* 1989; **10:** 1041–4.
4. Carroll GJ, *et al.* Penicillamine induced polymyositis and dermatomyositis. *J Rheumatol* 1987; **14:** 995–1001.
5. Aydintug AO, *et al.* Polymyositis complicating D-penicillamine treatment. *Postgrad Med J* 1991; **67:** 1018–20.
6. Wright GD, *et al.* D-penicillamine induced polymyositis causing complete heart block. *Clin Rheumatol* 1994; **13:** 80–2.

对呼吸系统的影响 有青霉胺引发合并进行性肾功能衰竭的肺出血的报道[1,2]，且通常被命名为 Goodpasture 综合征，尽管患者通常缺乏抗肾小球基底膜抗体；还提示与免疫复合物机制有关[1]。罕有类风湿关节炎患者应用青霉胺后发生闭塞性细支气管炎的报道[3~6]。

还有引发上呼吸道疾病的报道。1 名 76 岁的患者应用青霉胺后，发生鼻炎、两侧睑缘炎及落叶性天疱疮[7]；鼻炎和睑缘炎停用青霉胺后消失。此外，2 名具有下呼吸道症状的患者还发生了持续性鼻炎[6]，需手术治疗。

1. Turner-Warwick M. Adverse reactions affecting the lung: possible association with D-penicillamine. *J Rheumatol* 1981; **8** (suppl 7): 166–8.
2. Derk CT, Jimenez SA. Goodpasture-like syndrome induced by D-penicillamine in a patient with systemic sclerosis: report and review of the literature. *J Rheumatol* 2003; **30:** 1616–20.
3. Lyle WH. D-Penicillamine and fatal obliterative bronchiolitis. *BMJ* 1977; **1:** 105.
4. Epler GR, *et al.* Bronchiolitis and bronchitis in connective tissue disease: a possible relationship to the use of penicillamine. *JAMA* 1979; **242:** 528–32.
5. Murphy KC, *et al.* Obliterative bronchiolitis in two rheumatoid arthritis patients treated with penicillamine. *Arthritis Rheum* 1981; **24:** 557–60.
6. Wolfe F, *et al.* Upper and lower airway disease in penicillamine treated patients with rheumatoid arthritis. *J Rheumatol* 1983; **10:** 406–10.
7. Presley AP. Penicillamine induced rhinitis. *BMJ* 1988; **296:** 1332.

对皮肤的影响 有青霉胺诱发皮肤损伤的回顾性报道[1]。包括由胶原和弹力蛋白（见下文）受影响而引起的反应；与自身免疫机制有关的反应，如天疱疮、类天疱疮、红斑狼疮及皮肌炎；还有被归类为急性过敏反应的斑丘疹及荨麻疹。对于 Wilson 病或胱氨酸尿症患者，对胶原及弹力蛋白的作用通常仅在长期大剂量应用后发生，而对于免疫系统功能紊乱的患者，如类风湿关节炎患者，更易于发生抗体相关的皮肤不良反应。急性超敏反应易于在治疗早期出现，通常在初期 7～10 天内出现，且与剂量无相关性。也可能发生苔藓样反应、口炎、指甲变化及毛发不良反应。

1. Levy RS, *et al.* Penicillamine: review and cutaneous manifestations. *J Am Acad Dermatol* 1983; **8:** 548–58.

对胶原及弹力蛋白的影响 长期、大剂量应用青霉胺可影响胶原及弹力蛋白的生成，使皮肤脆性增加、血液病、粟粒疹及皱纹过多和皮肤松弛发生率增加[1]，青霉胺性皮肤病的特征为皱纹及颧骨紫癜[2]。此外，有引发类似弹性纤维假黄瘤的损伤的报道[3,4]。还有小剂量应用青霉胺（每日低于 1g）引发皮肤及关节腔[5]弹性组织异常的报道，还有 2 名患者发生匐行穿孔性弹性组织变性的报道[6,7]。对于所有这些患者，组织学检查结果通常显示弹性纤维受损，具有被形容为“波浪起伏崎岖不平”或“荆棘-矮灌木”的典型外观。

新生儿发生皮肤松弛症的报道，见下文**注意事项**项下的**妊娠**。

1. Levy RS, *et al.* Penicillamine: review and cutaneous manifestations. *J Am Acad Dermatol* 1983; **8:** 548–58.
2. Sternlieb I, Scheinberg IH. Penicillamine therapy for hepatolenticular degeneration. *JAMA* 1964; **189:** 748–54.
3. Thomas RHM, *et al.* Pseudoxanthoma elasticum-like skin changes induced by penicillamine. *J R Soc Med* 1984; **77:** 794–8.
4. Bentley-Phillips B. Pseudoxanthoma elasticum-like skin changes induced by penicillamine. *J R Soc Med* 1985; **78:** 787.
5. Dalziel KL, *et al.* Elastic fibre damage induced by low-dose D-penicillamine. *Br J Dermatol* 1990; **123:** 305–12.
6. Sahn EE, *et al.* D-Penicillamine-induced elastosis perforans serpiginosa in a child with juvenile rheumatoid arthritis. *J Am Acad Dermatol* 1989; **20:** 979–88.
7. Hill VA, *et al.* Penicillamine-induced elastosis perforans serpiginosa and cutis laxa in Wilson's disease. *Br J Dermatol* 2000; **142:** 560–1.

扁平苔藓 有原发性胆汁性肝硬化患者应用青霉胺后发生扁平苔藓的罕见报道[1,2]，尽管对青霉胺的作用还存在质疑。还有类风湿关节炎患者发生与青霉胺相关的口腔扁平苔藓的报道[3]。

1. Powell FC, Rogers RS. Primary biliary cirrhosis, penicillamine, and lichen planus. *Lancet* 1981; **ii:** 525.
2. Powell FC, *et al.* Lichen planus, primary biliary cirrhosis and penicillamine. *Br J Dermatol* 1982; **107:** 616.
3. Blasberg B, *et al.* Lichenoid lesions of the oral mucosa in rheumatoid arthritis patients treated with penicillamine. *J Rheumatol* 1984; **11:** 348–51.

天疱疮 大疱皮肤病是明确的青霉胺的不良反应，且研究表明具有自身免疫基础[1]。天疱疮类疾病的报道最常见，包括寻常天疱疮、落叶性天疱疮、疱疹样天疱疮、红斑性天疱疮、良性黏膜类天疱疮、瘢痕性类天疱疮及天疱疮和类天疱疮结合症状特征。

1. Bialy-Golan A, Brenner S. Penicillamine-induced bullous dermatoses. *J Am Acad Dermatol* 1996; **35:** 732–42.

银屑病状疹 2 名类风湿关节炎患者应用青霉胺期间发生银屑病状疹[1]。1 名患者停用青霉胺后疹消失，但再次给药后更严重。

1. Forgie JC, Highet AS. Psoriasiform eruptions associated with penicillamine. *BMJ* 1987; **294:** 1101.

硬皮病 青霉胺可用于治疗硬皮病及全身性硬皮病（见下文**用途**项下内容）。然而，1 名患有 Wilson 病的 14 岁男孩应用青霉胺 11 年后，发生累及肺的硬皮病[1]，因此青霉胺用于这一适应证的用途受到质疑。

1. Miyagawa S, *et al.* Systemic sclerosis-like lesions during long-term penicillamine therapy for Wilson's disease. *Br J Dermatol* 1987; **116:** 95–100.

中毒性表皮坏死松解症 1 名 56 岁的女性患者每日应用青霉胺 250mg 治疗原发性胆汁性肝硬化 7 周后，发生粒细胞缺乏症和中毒性表皮坏死松解症[1]。还有报道[2]1 名 Wilson 病女性患者应用青霉胺后，发生严重中毒性表皮坏死松解症。

1. Ward K, Weir DG. Life threatening agranulocytosis and toxic epidermal necrolysis during low dose penicillamine therapy. *Ir J Med Sci* 1981; **150:** 252–3.
2. Chan HL. Observations on drug-induced toxic epidermal necrolysis in Singapore. *J Am Acad Dermatol* 1984; **10:** 973–8.

遗传因素 有证据表明，一些患者的遗传基因决定了其对青霉胺不良反应易感性增加。一些研究表明，硫氧化物生成能力较低的类风湿关节炎患者应用青霉胺后，可能更容易发生毒性作用[1,2]。原发性胆汁性肝硬化患者也表现为硫氧化能力差[3]，这可能是造成他们应用青霉胺后不良反应发生率较高的原因，尽管一项以 20 名这样的患者为研究对象的研究表明，青霉胺毒性与患者硫氧化能力无相关性[4]。

还有一些研究表明，特定的组织相容性抗原可增加对青霉胺毒性的易感性。具有 HLA-DR3 的患者不良反应的发生率显著升高[2]，而其他研究表明，蛋白尿与 HLA 抗原 B8 和 DR3 相关[5,6]，重症肌无力与 Bw35 及 DR1 相关[7]，血小板减少症与 HLA 抗原 DR4[5,6]、A1[5]及 C4BQO[5]相关，多发性肌炎或皮肌炎与 HLA 抗原 B18、B35 及 DR4 相关[8]。然而，目前研究结果还不一致，硫氧化作用或 HLA 抗原分型的临床应用价值还不明确[6,9]。

1. Panayi GS, *et al.* Deficient sulphoxidation status and D-penicillamine toxicity. *Lancet* 1983; **i:** 414.
2. Emery P, *et al.* D-Penicillamine induced toxicity in rheumatoid arthritis: the role of sulphoxidation status and HLA-DR3. *J Rheumatol* 1984; **11:** 626–32.
3. Olomu A, *et al.* Poor sulphoxidation in primary biliary cirrhosis. *Lancet* 1985; **i:** 1504.
4. Mitchison HC, *et al.* D-penicillamine-induced toxicity in primary biliary cirrhosis (PBC): the role of sulphoxidation status. *Gut* 1986; **27:** A622.
5. Stockman A, *et al.* Genetic markers in rheumatoid arthritis: relationship to toxicity from D-penicillamine. *J Rheumatol* 1986; **13:** 269–73.
6. Moens HJB, *et al.* Longterm followup of treatment with D-penicillamine for rheumatoid arthritis: effectivity and toxicity in relation to HLA antigens. *J Rheumatol* 1987; **14:** 1115–19.
7. Garlepp MJ, *et al.* HLA antigens and acetylcholine receptor antibodies in penicillamine induced myasthenia gravis. *BMJ* 1983; **286:** 338–40.
8. Carroll GJ, *et al.* Penicillamine induced polymyositis and dermatomyositis. *J Rheumatol* 1987; **14:** 995–1001.
9. Hall CL. Penicillamine nephropathy. *BMJ* 1988; **297:** 137.

系统性红斑狼疮 6 名长期患有严重类风湿关节炎的女性患者应用青霉胺时发生类似红斑狼疮的症状[1]；研究表明青霉胺诱发红斑狼疮的频率约 2%。全部 6 名患者在前期接受金疗法时均出现皮肤反应。还有 1 例发生与青霉胺相关的大疱系统性红斑狼疮的报道[2]。

1. Chalmers A, *et al.* Systemic lupus erythematosus during penicillamine therapy for rheumatoid arthritis. *Ann Intern Med* 1982; **97:** 659–63.
2. Condon C, *et al.* Penicillamine-induced type II bullous systemic lupus erythematosus. *Br J Dermatol* 1997; **136:** 474–5.

注意事项

青霉胺禁用于红斑狼疮患者或前期应用青霉胺曾诱发粒细胞缺乏症、再生障碍性贫血或严重血小板减少症的患者。本药慎用于轻度肾衰竭患者，禁用于中重度肾衰竭患者。

青霉胺不应与同样能引发相似的严重血液学或肾方面不良反应的其他药物合用，如金盐、氯喹或羟氯喹或免疫抑制药。青霉胺是青霉素的降解产物，因此对青霉素过敏的患者可能对青霉胺出现交叉过敏反应，但罕见。

需严密监护患者，以免发生不良反应。特别是需进行全血细胞计数和尿常规；一项建议为：治疗的前 2 个月及每次调整剂量时，每周或每 2 周进行一次全血细胞计数，每周进行尿常规检查，此后每月一次。若白细胞计数或血小板计数降低，或发生累积性或严重蛋白尿或血尿，应停止治疗。还建议每间隔 6 个月检测肝功能，并监测肾功能。

长期治疗时，可能需每日给患者应用 25mg 维生素 B_6，特别是当患者限制饮食时，由于青霉胺可增加患者对这种维生素的需求。

建议接受手术的患者应用青霉胺时降低剂量（见下文**麻醉和手术**）。

麻醉和手术 青霉胺可延迟外伤愈合，由于其可影响胶原及弹力蛋白，因此有建议在术前及术后连续应用 6 周，剂量应降至每日 250mg，直至伤口愈合。

对于需麻醉的患者，还需考虑青霉胺对肌肉功能的影响；1 名应用青霉胺后发生肌无力的 57 岁的女性发生术后窒息延长，需人工通气[1]。

1. Fried MJ, Protheroe DT. D-Penicillamine induced myasthenia gravis: its relevance for the anaesthetist. *Br J Anaesth* 1986; **58:** 1191–3.

妊娠 有回顾性研究考察了青霉胺致畸性[1]。动物试验发现应用于母体的青霉胺具有胚胎毒性，且结果已在人体证实，有 5 例妊娠期母亲应用青霉胺导致新生儿发生皮肤松弛症的报道；其他 3 例有关发生子宫内特征性较小的脑损伤的报道。然而大多妊娠结果是正常的。当在妊娠早期停用时，没有引发出生缺陷的报道。通常建议应用青霉胺治疗 Wilson 病的患者妊娠期间继续应用，由于利大于弊。而在其他情况下，特别是在有其他更安全的替代治疗方法的情况下，建议停用青霉胺。

1. Rosa FW. Teratogen update: penicillamine. *Teratology* 1986; **33:** 127–31.

药物相互作用

青霉胺可与金属离子形成螯合物，与铁或其他金属、抗酸药或食物同服，可能会降低其口服吸收。青霉胺需空腹服用，并建议青霉胺与铁补充剂至少间隔 2h 服用。青霉胺与具有肾或血液相关不良反应的药物同用会产生相加性的毒性作用（见上文**注意事项**）。

抗酸药或食物 一项单剂量研究以 6 名健康受试者为研究对象，进食或单剂量给予抗酸药混合物（氢氧化铝、氢氧化镁及西甲硅油）后立刻口服青霉胺，发现血浆药物浓度分别为空腹时的 52%及 66%。结果表明，血浆青霉胺浓度的降低与吸收减少相关[1]。另一研究[2]表明，含铝及含镁抗酸药可引起青霉胺血浆药物浓度降低，但碳酸氢钠却不会引发此反应，因此这一不良反应发生的原因可能是螯合作用，而非 pH 作用。

1. Osman MA, *et al.* Reduction in oral penicillamine absorption by food, antacid, and ferrous sulphate. *Clin Pharmacol Ther* 1983; **33:** 465–70.
2. Ifan A, Welling PG. Pharmacokinetics of oral 500 mg penicillamine: effect of antacids on absorption. *Biopharm Drug Dispos* 1986; **7:** 401–5.

地西泮 有关口服青霉胺加重静脉给予地西泮诱发的静脉炎的报道，见第962页**地西泮**项下内容。

金 类风湿关节炎患者前期接受金疗法对后续青霉胺诱发毒性的影响的报道存在争议。

一些研究[1,2]表明，前期接受金疗法的患者更常发生青霉胺不良反应，但其他一些研究[3,4]未发现相关性。一项研究[5]发现，尽管青霉胺不良反应总发生率表现为不受前期金疗法的影响，但骨髓抑制及皮疹更常见于前期曾接受金疗法的患者。研究表明[2]，药物相互作用的发生是由于青霉胺从组织动员了金，因此建议对于前期接受金疗法出现毒性作用的患者，至少间隔 6 个月后再应用青霉胺。然而，另一报道[6]发现，金疗法与青霉胺的间隔时间对毒性的发生无影响，并指出对于特定患者，可能存在遗传易感性。1 名应用青霉胺后发生肌无力的患者接受金疗法后复发[7]，但另一研究[4]发现，无证据表明前期发生青霉胺毒性的患者接受金疗法的不良反应发生率升高。

1. Hill H. Penicillamine and previous treatment with gold. *BMJ* 1978; **2:** 961.
2. Dodd MJ, *et al.* Adverse reactions to D-penicillamine after gold toxicity. *BMJ* 1980; **280:** 1498–1500.
3. Multi-centre Trial Group. Absence of toxic or therapeutic interaction between penicillamine and previously administered gold in a trial of penicillamine in rheumatoid disease. *Postgrad Med J* 1974; **50** (suppl 2): 77–8.
4. Steven MM, *et al.* Does the order of second-line treatment in rheumatoid arthritis matter? *BMJ* 1982; **284:** 79–81.
5. Webley M, Coomes EN. Is penicillamine therapy in rheumatoid arthritis influenced by previous treatment with gold? *BMJ* 1978; **2:** 91.
6. Smith PJ, *et al.* Influence of previous gold toxicity on subsequent development of penicillamine toxicity. *BMJ* 1982; **285:** 595–6.
7. Moore AP, *et al.* Penicillamine induced myasthenia reactivated by gold. *BMJ* 1984; **288:** 192–3.

胰岛素 2名1型糖尿病患者应用青霉胺治疗类风湿关节炎6~8周后，出现不明原因的低血糖[1]。这2名患者需降低胰岛素剂量。有研究者提出可能存在免疫机制[1,2]。

1. Elling P, Elling H. Penicillamine, captopril, and hypoglycemia. *Ann Intern Med* 1985; **103:** 644–5.
2. Becker RC, Martin RG. Penicillamine-induced insulin antibodies. *Ann Intern Med* 1986; **104:** 127–8.

铁 健康受试者单剂量应用硫酸亚铁后应用青霉胺，血浆青霉胺浓度降至35%[1]。对于同时应用青霉胺及口服铁治疗的患者，青霉胺未完全起效，因此当停用铁时青霉胺的吸收会增加，可能导致不良反应的发生[2]。

1. Osman MA, *et al.* Reduction in oral penicillamine absorption by food, antacid, and ferrous sulfate. *Clin Pharmacol Ther* 1983; **33:** 465–70.
2. Harkness JAL, Blake DR. Penicillamine nephropathy and iron. *Lancet* 1982; **ii:** 1368–9.

丙磺舒 丙磺舒可降低青霉胺对胱氨酸尿症的治疗作用，因此建议[1]高尿酸血症胱氨酸尿患者不能同时应用这两个药物。

1. Yu T-F, *et al.* Studies on the metabolism of D-penicillamine and its interaction with probenecid in cystinuria and rheumatoid arthritis. *J Rheumatol* 1984; **11:** 467–70.

药动学

青霉胺从胃肠道吸收快速，在1~3h内达到峰浓度。据报道80%以上的药物与血浆蛋白结合。本药在肝中发生降解，代谢为*S*-甲基青霉胺，主要以二硫化物形式通过尿排泄，伴有一些*S*-甲基青霉胺及原形药物；少量通过粪便排泄。本药呈双相清除，初始消除半衰期为1~3h，然后变为缓慢清除相，表明药物从组织缓慢释放。

1. Netter P, *et al.* Clinical pharmacokinetics of D-penicillamine. *Clin Pharmacokinet* 1987; **13:** 317–33.

用途和用法

青霉胺为螯合剂，帮助清除体内特定的重金属离子，包括铜、铅、汞，通过与这些金属离子形成稳定、易于通过肾排泄的可溶性复合物。本药可用于治疗Wilson病（增加铜排泄）、重金属中毒（如铅中毒）、胱氨酸尿症（降低尿胱氨酸浓度）、严重活动性类风湿关节炎及慢性活动性肝炎。

青霉胺应空腹口服。初始应用小剂量，逐渐增至最佳的最低维持剂量，可降低不良反应的发生率，同时可最大程度地达到预期的治疗目的。

用于治疗 **Wilson病**时，初始给药剂量为每日1.5~2g，分次给药。达到铜离子负平衡的最佳给药剂量最初取决于24h尿中铜排泄量的常规分析结果，后续取决于监测的血清游离铜离子浓度。一旦控制住病情，可每日应用维持剂量0.75~1g，持续应用时间不确定；英国注册药品信息建议的维持剂量为每日2g，持续应用时间不可超过1年。建议老人的给药剂量为每日20mg/kg。

用于治疗**铅中毒**时，青霉胺给药剂量为每日1~1.5g，分次给药，直至尿铅排泄量稳定在<500μg/d。对于老人，每日给药剂量可为20mg/kg，分次给药。

用于治疗**胱氨酸尿症**时，根据尿胱氨酸浓度调整青霉胺给药剂量。用于治疗胱氨酸尿症及胱氨酸结石时，给药剂量通常为每日1~4g，分次给药。用于预防胱氨酸结石时，可在睡前应用较小剂量0.5~1g。应用青霉胺治疗胱氨酸尿症期间应补充足量水分，以保证尿流量。

用于治疗**严重活动性类风湿关节炎**时，青霉胺的初始剂量为每日125~250mg，每间隔4~12周逐渐增加相同量。通常在达到维持剂量每日分次给药500~750mg时，症状减轻，但有时每日可能需要1.5g。也许症状经几个月也不会改善；美国注册药品信息建议，若青霉胺每日应用1~1.5g治疗3~4个月后无效，应停药；在英国，建议试验治疗12个月。症状减轻持续6个月后，可尝试每3个月将日剂量逐渐降低125~250mg，但可能复发。对于老年人，由于他们更容易发生不良反应，可能需应用更低剂量。建议每日给予初始剂量125mg，若有必要，可逐渐增至最大剂量每日1g。

用于治疗**慢性活动性肝炎**时，可在肝功能测试结果表明疾病已被皮质激素控制后给予青霉胺。初始剂量为每日500mg，分次给药，经3个月逐渐将剂量加至每日1.25g，同时降低皮质激素剂量。

儿童剂量，见下文。

乙酰青霉胺可用于汞中毒。

儿童用法 青霉胺可用于治疗儿童Wilson病、铅等重金属中毒、胱氨酸尿症及严重活动性幼儿特发性关节炎。

用于治疗 **Wilson病**时，*BNFC 2010/11* 建议对于1个月~12岁的儿童，初始剂量为2.5mg/kg，每日2次，于饭前口服青霉胺，然后间隔1~2周增至10mg/kg，每日2次。12岁以上儿童可给予成人剂量，见上文。

用于治疗儿童**铅中毒**时，可按照成人剂量给予青霉胺，见上文。

用于治疗**胱氨酸尿症**时，应调整青霉胺剂量以维持尿胱氨酸浓度低于200mg/L，并保证摄入足量液体。口服剂量建议为每日30mg/kg。另外，*BNFC 2010/11* 建议根据年龄给予初始剂量：

- 1个月~12岁：5~10mg/kg，每日2次，饭前给药，根据需要调整；
- 12~18岁：0.5~1.5g，每日2次，饭前给药，根据需要调整。

用于治疗**幼儿特发性关节炎**时，英国注册药品信息建议青霉胺口服初始剂量为2.5~5mg/kg，饭前给药，每4周增加一次剂量，3~6个月后达到常规维持剂量15~20mg/kg，但 *BNFC 2010/11* 建议青霉胺不再作为抗风湿药使用。

慢性活动性肝炎 曾将青霉胺试验用于慢性活动性肝炎（见第1434页），一旦疾病被控制住，作为延长皮质激素维持治疗的替代方法。治疗几个月后，将青霉胺的给药剂量增至合适的维持剂量，同时降低皮质激素剂量。

胱氨酸尿症 胱氨酸尿症是肾氨基酸排泄方面的遗传病，特征为胱氨酸（半胱氨酸二硫化物）过量排泄，伴有鸟氨酸、赖氨酸及精氨酸。胱氨酸的低溶解度导致肾胱氨酸结石的形成，引起疼痛、血尿、肾梗死及感染。治疗目的主要是降低尿中胱氨酸浓度，使之在中性pH条件下降至其溶解度300~400mg/L以下。胱氨酸尿症患者每天排泄400~1200mg胱氨酸，应告知其每天至少饮用3L水，包括晚上，以起到稀释尿液的作用。胱氨酸在碱性尿液中溶解度更大，因此可应用碱化尿液剂，如碳酸氢钠、枸橼酸钠或枸橼酸钾；然而可能需大剂量，且可能加速钙结石的形成。也可应用青霉胺，特别是对于应用这些治疗方法无效或不能耐受的患者；本药可与半胱氨酸复合形成溶解度更大的混合二硫化物，因此可降低胱氨酸排泄，防止胱氨酸结石形成，并可促进已存在的结石逐渐溶解。不良反应常见，与之作用相似的硫普罗宁可作为替代治疗药物。对于确诊的结石，可通过手术去除，但碎石术的效果并不很好。

铅中毒 青霉胺可用于治疗无症状的铅中毒，若患者接受依地酸钙钠及二巯丙醇（见第2267页）治疗，可用于使有症状的铅中毒患者组织铅浓度达到预期水平。

原发性胆汁性肝硬化 原发性胆汁性肝硬化（见第2353页**熊去氧胆酸**项下内容）患者肝中铜离子明显蓄积，因此考察了应用青霉胺降低肝中铜离子浓度的治疗方法。前期研究发现治疗结果较好，但大多数研究显示本治疗方法无效，且不良反应的高发生率抵消了其疗效[1,2]。

1. James OFW. D-Penicillamine for primary biliary cirrhosis. *Gut* 1985; **26:** 109–13.
2. Gong Y, *et al.* D-penicillamine for primary biliary cirrhosis. Available in The Cochrane Database of Systematic Reviews; Issue 4. Chichester: John Wiley; 2004 (accessed 04/04/06).

早产儿视网膜病 已将青霉胺试验用于具有发生早产儿视网膜病（见第1894页）风险的婴儿的预防，1篇对2项相关研究的系统性评述显示，有证据表明本药可降低急性视网膜病的发生率[1]。目前认为需进一步研究，特别需注意可能发生的不良反应。

1. Phelps D, *et al.* D-Penicillamine for preventing retinopathy of prematurity in preterm infants. Available in The Cochrane Database of Systematic Reviews; Issue 1. Chichester: John Wiley; 2001 (accessed 04/10/05).

类风湿关节炎 青霉胺是不同种类缓解疾病的抗风湿药之一，用于治疗类风湿关节炎（见第12页），可控制软骨侵蚀的速度或延缓病程。然而，早期对青霉胺的热情已被不良反应的高发生率平息[1]。据报道长期治疗过程中，50%应用青霉胺的患者因发生不良反应而停药[2]。已尝试应用小剂量青霉胺以降低不良反应的发生率，发现对于一些患者，剂量低至每日125mg时仍有效，一项为期36周的包括225名患者的多中心、双盲研究[3]表明，每日应用500mg青霉胺的疗效仅比安慰剂轻微好一些。青霉胺每日给药剂量125mg和500mg或安慰剂的作用无显著性差异。然而，一项为期5年的开放性研究[4]比较了青霉胺每日最大给药剂量500mg与羟氯喹、金硫丁二钠或金诺芬的作用，发现青霉胺与其他药物一样有效，且耐受性良好，随机分到青霉胺组的患者中，53%的患者5年时仍在应用，此时仍应用其他药物的患者只有30%~35%。

1. Suarez-Almazor ME, *et al.* Penicillamine for treating rheumatoid arthritis. Available in The Cochrane Database of Systematic Reviews; Issue 4. Chichester: John Wiley; 2000 (accessed 04/10/05).
2. Moens HJB, *et al.* Longterm followup of treatment with D-penicillamine for rheumatoid arthritis: effectivity and toxicity in relation to HLA antigens. *J Rheumatol* 1987; **14:** 1115–19.
3. Williams HJ, *et al.* Low-dose D-penicillamine therapy in rheumatoid arthritis: a controlled, double-blind clinical trial. *Arthritis Rheum* 1983; **26:** 581–92.
4. Jessop JD, *et al.* A long-term five-year randomized controlled trial of hydroxychloroquine, sodium aurothiomalate, auranofin and penicillamine in the treatment of patients with rheumatoid arthritis. *Br J Rheumatol* 1998; **37:** 992–1002.

硬皮病 青霉胺可影响胶原交联[1]，观察研究[2]显示本药可能对硬皮病（见第1734页）有效，还可能对系统性硬皮病的某些脏器症状有益。一项随机研究[3]比较了青霉胺的常规剂量（每日最大1g）与非常小的剂量（隔日125mg）的作用，发现疗效无差异，但较大剂量引发的不良反应更多。未预期较小剂量有效，但两个剂量组的皮肤积分均显著改善；然而，尚无足够的证据表明治疗作用归于青霉胺的应用，其对于硬皮病的作用还不明确。

有关1名应用青霉胺治疗Wilson病的患者发生硬皮病损伤的报道，见上文**对皮肤的影响**项下**硬皮病**。

1. Herbert CM, *et al.* Biosynthesis and maturation of skin collagen in scleroderma, and effect of D-penicillamine. *Lancet* 1974; **i:** 187–92.
2. Steen VD, *et al.* D-Penicillamine therapy in progressive systemic sclerosis (scleroderma): a retrospective analysis. *Ann Intern Med* 1982; **97:** 652–9.
3. Derk CT, *et al.* A retrospective randomly selected cohort study of D-penicillamine treatment in rapidly progressive diffuse cutaneous systemic sclerosis of recent onset. *Br J Dermatol* 2008; **158:** 1063–8.
4. Clements PJ, *et al.* High-dose versus low-dose D-penicillamine in early diffuse systemic sclerosis: analysis of a two-year, double-blind, randomized, controlled clinical trial. *Arthritis Rheum* 1999; **42:** 1194–1203.

Wilson病 Wilson病或肝豆状核变性，是罕见的铜离子蓄积的常染色体遗传病。正常情况下，过量的铜离子通过胆汁排泄，但在疾病状况下，这一过程发生异常，体内铜离子总浓度大幅度升高，过量的铜离子在肝、脑及其他（包括肾和角膜在内的）器官蓄积，最终导致组织损伤。

有效治疗Wilson病的方法为应用可降低铜离子的药物，以建立铜离子负平衡。这种方法可避免更多铜离子蓄积，还可动员已蓄积的铜离子，使之可排泄。一旦达到铜离子负平衡，须终身进行维持治疗。通常并不认为限制铜含量高的饮食是治疗Wilson病的重要部分，尽管可能建议患者在治疗的第一年避免吃铜含量高的食物，如肝脏和贝类，其后建议限制消耗。铜超负荷的症状恢复缓慢，但若及早治疗，通常可完全康复，且可达到正常人的寿命。然而，一旦患者发生不可逆的器官损伤，如肝硬化，则治疗只能防止进一步恶化；出现晚期肝病的患者不能从铜离子降低治疗获益，需肝移植（尽管报道成功对儿童进行了药物治疗）。对于Wilson病，用于降低铜离子浓度的药物为青霉胺、曲恩汀（trientine）和锌。二巯丙醇与青霉胺可合用于治疗难治愈的患者。可能还可应用试验药四硫钼酸铵。

青霉胺可从几方面降低铜离子浓度。其主要作用是螯合循环中的铜离子，然后通过尿排泄。此外，青霉胺可降低铜离子与蛋白及多肽的亲和力，使组织中的铜离子得以清除。本药还可诱导肝金属硫蛋白的合成，这一蛋白可与铜离子结合形成无毒产物。曲恩汀是效能较青霉胺低的铜螯合剂；它可竞争性置换出与血清白蛋白结合的铜离子，增加铜离子排泄。锌可降低肠金属硫蛋白的合成，因此阻断胃肠道的铜吸收。锌通常以醋酸盐形式给药，因这一形式与硫酸盐相比，对胃刺激较小。四硫钼酸铵可与蛋白和铜离子形成复合物。与食物同服时，它可阻断肠对铜的吸收，当在两餐间服用时，它与白蛋白-铜和血浆铜蓝蛋白-铜结合。由于不带电荷，二巯丙醇可加快脑组织中铜的排泄。因此与青霉胺相比，更容易与血管和细胞膜上的羧基和氨基团结合。

药物的选择 通常认为青霉胺是Wilson病的初始治疗药物，由于它可快速降低铜离子水平。然而，它在应用初期可加重神经症状（可能由于暂时升高脑及血中的铜离子浓度），因此一些医生建议锌作为初始治疗药物；但锌不适用于那些需要快速降低铜离子水平的患者，由于锌起效慢。曲恩汀也会加重神经症状，主要用于对青霉胺不能耐受的患者。正在考察四硫钼酸铵用于初始降低铜离子水平的情况。四硫钼酸铵可能特别适用于具有神经症状的患者。二巯丙醇与青霉胺可联合用于单独使用青霉胺无效或症状无改变的患者。由于必须肌内注射，所以通常用于急性疾病，以加强控制。

一旦达到铜离子负平衡，须终生进行维持治疗。青霉胺、曲恩汀及锌均可用于维持治疗。应用青霉胺的患者还需应用维生素 B_6，以防止缺乏（见上文**注意事项**）。青霉胺的不良反应可能是长期应用所要面对的问题，因此毒性低的锌经常为首选。锌还可用于患者的无症状阶段。

1. Brewer GJ. Recognition, diagnosis, and management of Wilson's disease. *Proc Soc Exp Biol Med* 2000; **223:** 39–46.
2. Roberts EA, Schilsky ML. A practice guideline on Wilson disease. *Hepatology* 2003; **37:** 1475–92.
3. El-Youssef M. Wilson disease. *Mayo Clin Proc* 2003; **78:** 1126–36.
4. Merle U, *et al.* Clinical presentation, diagnosis and long-term outcome of Wilson's disease: a cohort study. *Gut* 2007; **56:** 115–20.
5. Ala A, *et al.* Wilson's disease. *Lancet* 2007; **369:** 397–408.
6. Lee V, *et al.* Wilson's disease: a complex picture. *Clin Pharmacist* 2009; **1:** 239–41.

制剂

BP 2010: Penicillamine Tablets;
USP 33: Penicillamine Capsules; Penicillamine Tablets.

专利制剂

Arg.: Cuprimine; Cupripen; **Austral.:** D-Penamine; **Austria:** Artamin; **Braz.:** Cuprimine; **Canad.:** Cuprimine; **Cz.:** Metalcaptase; Trolovol†; **Denm.:** Atamir; **Fr.:** Trolovol; **Ger.:** Metalcaptase; **Gr.:** Cupripen; **Hong Kong:** Cuprimine†; **Hung.:** Byanodine†; **India:** Cilamin; **Irl.:** Distamine; **Ital.:** Pemine; **Jpn:** Metalcaptase; **Malaysia:** Artamin; **Mex.:** Adalken; Sufortan; **Neth.:** Gerodyl; **Norw.:** Cuprimine†; **NZ:** D-Penamine; **Pol.:** Cuprenil; **Port.:** Kelatine; Trolovol; **Rus.:** Cuprenil (Купренил); **S.Afr.:** Metalcaptase†; **Spain:** Cupripen; **Switz.:** Mercaptyl; **Thai.:** Cuprimine; **UK:** Distamine; **USA:** Cuprimine; Depen.

Pentetic Acid (*BAN*, *USAN*, *rINN*) 喷替酸

Acide Pentétique; Ácido pentético; Acidum Penteticum; DTPA; ZK-43649. Diethylenetriamine-*NNN'N''N''*-penta-acetic acid.

Пентетовая Кислота

$C_{14}H_{23}N_3O_{10}$ = 393.3.
CAS — 67-43-6.
UNII — 7A314HQM0I.

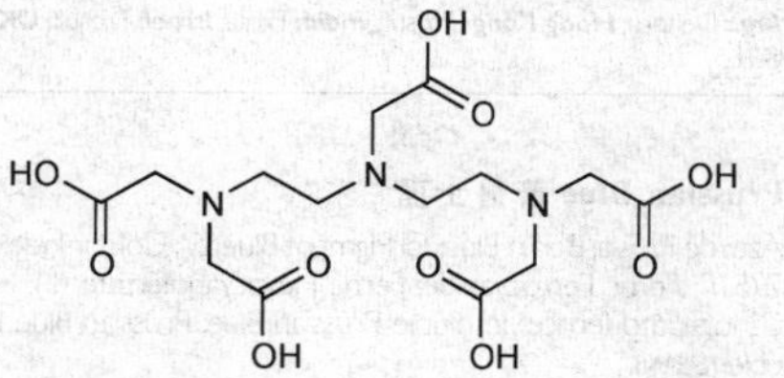

Pharmacopoeias. In *US.*

USP 33 (Pententic Acid) 白色无臭或几乎无臭粉末。

Calcium Trisodium Pentetate (*BAN*, *rINN*) 喷替酸钙钠

Ca-DTPA; Calcii Trinatrii Pentetas; Calcium Trisodium DTPA; NSC-34249; Pentetate Calcium Trisodium *(USAN)*; Pentétate de Calcium Trisodique; Pentetato calcio y trisodio; Trisodium Calcium Diethylenetriaminepentaacetate.

Кальция Тринатрия Пентетат

$C_{14}H_{18}CaN_3Na_3O_{10}$ = 497.4.
CAS — 12111-24-9.
UNII — G79YN26H5B.

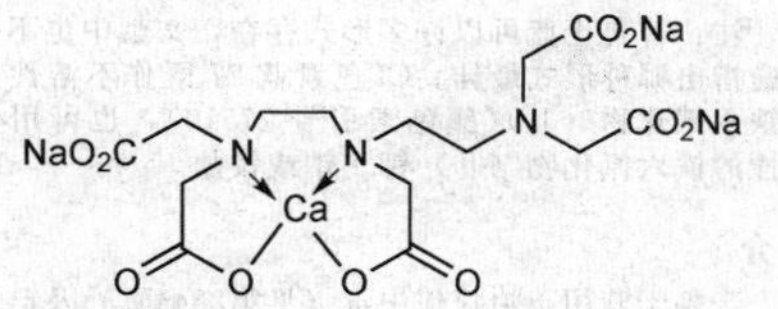

Pharmacopoeias. In *Eur.* (see p.vii).

Ph. Eur. 6.8 (Pentetate Sodium Calcium for Radiopharmaceutical Preparations) 制作^{99m}锝喷替酸注射液的初始材料。白色或类白色、吸湿性粉末或晶体。易溶于水；几乎不溶于乙醇。20%水溶液的 pH 值为 8.0～9.5。贮藏于密闭容器中。避光。

Zinc Trisodium Pentetate (*rINNM*) 喷替酸锌钠

Pentétate de Zinc Trisodique; Pentetate Zinc Trisodium; Pentetato zinc y trisodio; Trisodium Zinc Diethylenetriaminepentaacetate; Zinci Trinatrii Pentetas; Zn-DTPA (zinc pentetate or zinc trisodium pentetate).

Цинка Тринатрия Пентетат

$C_{14}H_{18}N_3Na_3O_{10}Zn$ = 522.7.
CAS — 65229-17-6 (zinc pentetate); 125833-02-5 (zinc trisodium pentetate).
UNII — NXU65IC8PG.

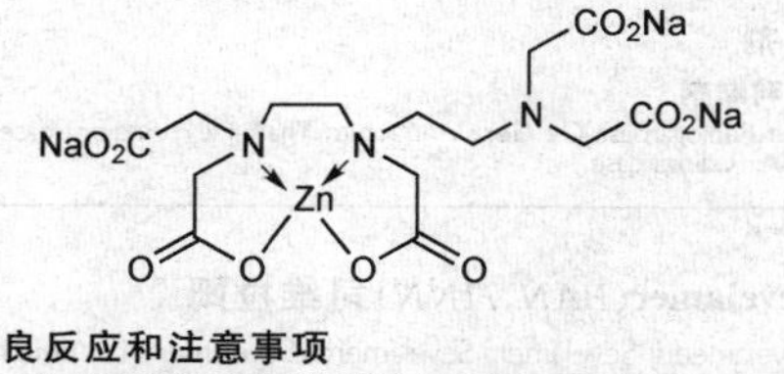

不良反应和注意事项

喷替酸钙钠或喷替酸锌钠的不良反应包括头痛、恶心和腹泻及注射部位反应。吸入后，有支气管痉挛发生。喷替酸可螯合微量金属元素，长期治疗时可能需要微量金属补充剂。在应用过程中应监测血清电解质。由于有致死报道，喷替酸慎用于血色病患者。

用途和用法

喷替酸及其盐是螯合剂，具有依地酸盐（见第1387页依地酸）的通性。喷替酸钙钠和喷替酸锌钠可用于放射性金属中毒，如钚、镅及锔中毒。在中毒初期 24h，喷替酸钙钠更有效，因此常用于初始治疗；然而，可能导致锌缺乏，若须进一步螯合治疗，后续应给予喷替酸锌钠。通常给药方案为：1g 喷替酸钙钠或喷替酸锌钠，每日 1 次，慢速静脉注射 3～4min 或以 0.9%氯化钠、5%葡萄糖、乳酸林格氏液 100～250ml 稀释，静脉输注 30min，疗程 5 天，然后根据估计的体内放射性物质积存量调整剂量。对于吸入中毒的患者，可通过喷雾法给予喷替酸钙钠或喷替酸锌钠。

金属放射核素标记的喷替酸盐可用于核医学（见第1989页^{111}铟及第1991页^{99m}锝）。

地中海贫血 地中海贫血（见第1013页）患者的铁超负荷通常应用去铁胺治疗，但可能引起听觉毒性。喷替酸钙可用作替代药物。一项研究[1]以 5 名患者为研究对象，这些患者因发生高音聋而停用去铁胺，转用喷替酸后，疗效与去铁胺相同，且在治疗过程中听觉改善。若有必要，口服锌补充剂以维持血浆锌浓度。

1. Wonke B, *et al.* Reversal of desferrioxamine induced auditory neurotoxicity during treatment with Ca-DTPA. *Arch Dis Child* 1989; **64:** 77–82.

制剂

专利制剂

Cz.: Ditripentat; **Ger.:** Ditripentat-Heyl.

Pralidoxime (*BAN*, *rINNM*) 解磷定

Pralidoksiimi; Pralidoxim; Pralidoxima; Pralidoximum. 2-Hydroxyiminomethyl-1-methylpyridinium.

Пралидоксим

$C_7H_9N_2O$ = 137.2.
CAS — 6735-59-7; 495-94-3.
ATC — V03AB04.
ATC Vet — QV03AB04.
UNII — P7MU9UTP52.

Pralidoxime Chloride (*BANM*, *USAN*, *rINNM*) 氯解磷定

2-Formyl-1-methylpyridinium Chloride Oxime; 2-PAM; 2-PAM Chloride; 2-PAMCl; Pralidoxima, cloruro de; Pralidoxime, Chlorure de; Pralidoximi Chloridum; 2-Pyridine Aldoxime Methochloride.

Пралидоксима Хлорид

$C_7H_9ClN_2O$ = 172.6.
CAS — 51-15-0.
ATC — V03AB04.
ATC Vet — QV03AB04.
UNII — 38X7XS076H.

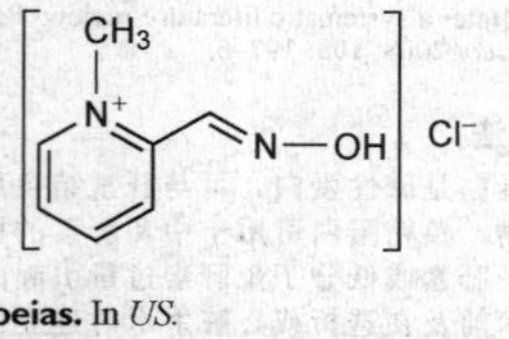

Pharmacopoeias. In *US.*

USP 33 (Pralidoxime Chloride) 白色至淡黄色，无臭结晶性粉末。易溶于水。

Pralidoxime Iodide (*BANM*, *USAN*, *rINN*) 碘解磷定

Ioduro de pralidoxima; NSC-7760; 2-PAM Iodide; 2-PAMI; Pralidoxime, Iodure de; Pralidoximi Iodidum; Yoduro de pralidoxima.

Пралидоксима Йодид

$C_7H_9IN_2O$ = 264.1.
CAS — 94-63-3.
ATC — V03AB04.
ATC Vet — QV03AB04.
UNII — 7H254VC0NT.

Pharmacopoeias. In *Chin.*

Pralidoxime Mesilate (*BANM*, *rINNM*) 甲磺酸解磷定

Mesilato de pralidoxima; 2-PAMM; Pralidoksiimimesilaatti; Pralidoksim Mezilat; Pralidoxime, Mésilate de; Pralidoxime Mesylate *(USAN)*; Pralidoxime Methanesulphonate; Pralidoximi Mesilas; Pralidoximmesilat; P2S.

Пралидоксима Мезилат

$C_7H_9N_2O,CH_3O_3S$ = 232.3.
CAS — 154-97-2.
ATC — V03AB04.
ATC Vet — QV03AB04.
UNII — 45CO7XIN2K.

Pralidoxime Metilsulfate (*BANM*, *rINNM*) 甲硫酸解磷定

Pralidoxima, metilsulfato de; Pralidoxime Methylsulphate; Pralidoxime, Métilsulfate de; Pralidoximi Metilsulfas.

Пралидоксима Метилсульфат

$C_7H_9N_2O,CH_3SO_4$ = 248.3.
CAS — 1200-55-1.
ATC — V03AB04.
ATC Vet — QV03AB04.

Pharmacopoeias. In *It.*

不良反应

解磷定可引起困倦、头晕、视觉障碍、恶心、心动过速、头痛、换气过度及肌无力。过快速度静脉给予解磷定可引起心动过速、喉痉挛和肌肉强直。大剂量应用解磷定可引起一过性神经肌肉阻滞。

注意事项

解磷定慎用于肾损伤患者；必要时，降低剂量。慎用于重症肌无力患者，由于本药可能引发肌无力危象。解磷定禁用于氨基甲酸酯类杀虫剂中毒的治疗。

阿托品与解磷定合用时，阿托品化作用可能比单独应用阿托品的出现早。

药动学

解磷定不与血浆蛋白结合，不易进入中枢神经系统，迅速通过尿排泄，部分以原形药物形式，部分以代谢物形式。消除半衰期为 1～3h。

1. Sidell FR, Groff WA. Intramuscular and intravenous administration of small doses of 2-pyridinium aldoxime methochloride to man. *J Pharm Sci* 1971; **60:** 1224–8.
2. Siddell FR, *et al.* Pralidoxime methanesulfonate: plasma levels and pharmacokinetics after oral administration to man. *J Pharm Sci* 1972; **61:** 1136–40.
3. Swartz RD, *et al.* Effects of heat and exercise on the elimination of pralidoxime in man. *Clin Pharmacol Ther* 1973; **14:** 83–9.
4. Schexnayder S, *et al.* The pharmacokinetics of continuous infusion pralidoxime in children with organophosphate poisoning. *J Toxicol Clin Toxicol* 1998; **36:** 549–55.

用途和用法

解磷定是胆碱酯酶复活剂。治疗某些胆碱酯酶抑制药中毒时，用作阿托品的辅助药物，但不是替代药物。其主要指征为有机磷类杀虫药或相关化合物（见第1930页）中毒。这些化合物使胆碱酯酶磷酸化，使其失活，引起乙酰胆碱蓄积及肌肉麻痹。解磷定的主要作用是使胆碱酯酶恢复活性，恢复其对神经肌肉接头处的乙酰胆碱的酶解作用，缓解肌肉麻痹。需同时应用阿托品以直接抵消乙酰胆碱蓄积的不良反应，特别是抵消对呼吸中枢的影响。解磷定对不同有机磷抗胆碱酯酶的拮抗作用各异，由于酶活性的恢复取决于磷酰基的属性和抑制作用转为不可逆的速度。本药对无抗胆碱酯酶活性的磷、无机磷酸盐或有机磷酸盐中毒无效。本药通常禁用于氨基甲酸酯类杀虫剂中毒（包括卡巴立中毒）的治疗，由于可能增加毒性（见第1919页）。建议解磷定用于抗胆碱酯酶药过量的治疗，包括用于治疗重症肌无力的药物，如新斯的明；然而，本药的作用轻微，并非常规推荐。

解磷定通常以氯化物或甲磺酸盐形式给药，但也可用碘化物及甲硫酸盐形式。剂量通常以盐形式表示。解磷定可慢速静脉输注 5～10min，静脉输注 15～30min，或皮下或肌内注射，也可口服。

用于治疗**有机磷中毒**时，应尽快给予解磷定。约 24h 后给予本药疗效不佳，由于此时胆碱酯酶失活通常变得不可逆了；然而，对于严重中毒的患者，有时可能在 36h 内或接触药物后更长时间均会产生应答，取决于引起中毒的有机磷酸盐。应静脉或肌内注射阿托品，必要时重复给药，直至患者出现阿托品中毒迹象；阿托品化作用应持续 48h 或更长时间。可能需大量阿托品。剂量详见第1177页**硫酸阿托品**项下内容。一旦阿托品作用变得明显，应肌内或静脉给予 1～2g 氯解磷定、碘解磷定或甲磺酸解磷定，1h 后再次给药，若有必要，每 8～12h 重复给药。或者，*BNF 59* 建议甲磺酸解磷定初始给药剂量为 30mg/kg，静脉慢速滴注 20min，若发生肺

水肿或者无法输液，可以静脉注射至少5min；然后以每小时8mg/kg的速度静脉滴注，达到24h内常规最大剂量12g。在一些国家，仅含有解磷定，或还含有阿托品和（或）阿唑扎封（一种地西泮的前体药物）的自动注射器可供紧急情况使用。根据症状，典型剂量是600mg氯解磷定或500mg甲磺酸解磷定，肌内注射3次。用于严重中毒的另一替代性的给药方案是：以200～500mg/h的速度持续输注，根据疗效调整剂量。对于肾损伤患者，可能需降低解磷定的给药剂量。

治疗过程中，最好能监测血胆碱酯酶浓度，并密切观察临床症状。患者症状消失后，还应对其密切监护至少24h。

用于相似用途的可使胆碱酯酶恢复活性的其他肟类包括：氯化阿索肟（见第1380页）、双复磷（见第1398页）及溴双解磷（见第1408页）。

儿童用法 氯解磷定在儿童有机磷中毒时作为阿托品的辅助治疗；*BNFC 2010/11* 建议参照 *BNF 59* 使用与成人相同的剂量，见上文。

有机磷中毒 肟类，如解磷定广泛用于有机磷酸盐杀虫剂中毒的治疗。尽管动物试验表明有效，但综述[1,2]指出，人体试验发现其疗效不大，因此需进行随机对照试验验证其有效性及安全性及其最佳给药方案。一项随机研究发现[3]，中等严重的有机磷农药中毒的患者以每小时1g持续输注碘解磷定48h比每4小时输注4g更加有效。然而，另一项对照研究[4]发现，没有明确证据表明，使用WHO推荐方案的以2g氯解磷定作为负荷剂量，然后持续输注每小时500mg用于有机磷农药中毒患者，可使患者受益，虽然证实可激活红细胞乙酰胆碱酯酶。

胆碱酯酶复活药，如肟类也用于有机磷酸盐神经毒剂中毒的治疗。动物试验表明，不同肟类的效能取决于引起中毒的有机磷酸盐；对于神经毒剂中毒，阿索肟（见第1380页）及HLö-7可能比解磷定或双复磷更有效，特别是对于梭曼中毒[5]。

1. Eyer P. The role of oximes in the management of organophosphorus pesticide poisoning. *Toxicol Rev* 2003; **22:** 165–90.
2. Buckley N, *et al.* Oximes for acute organophosphate pesticide poisoning. Available in the Cochrane Database of Systematic Reviews; Issue 1. Chichester: John Wiley; 2005 (accessed 04/10/05).
3. Pawar KS, *et al.* Continuous pralidoxime infusion versus repeated bolus injection to treat organophosphorus pesticide poisoning: a randomised controlled trial. *Lancet* 2006; **368:** 2136–41.
4. Eddleston M, *et al.* Pralidoxime in acute organophosphorus insecticide poisoning—a randomised controlled trial. *PLoS Med* 2009; **6:** e1000104.
5. Kassa J. Review of oximes in the antidotal treatment of poisoning by organophosphorus nerve agents. *J Toxicol Clin Toxicol* 2002; **40:** 803–16.

制剂

USP 33: Pralidoxime Chloride for Injection.

专利制剂

Arg.: Contrathion; ***Braz.:*** Contrathion; ***Canad.:*** Protopam†; ***Fr.:*** Contrathion; ***Gr.:*** Contrathion; ***India:*** Neopam; ***Ital.:*** Contrathion; ***Malaysia:*** Pampara; ***Singapore:*** Pam-A; ***Turk.:*** Contrathion†; ***USA:*** Protopam.

多组分制剂 ***UK:*** Nerve Agent Antidote L4A1; ***USA:*** DuoDote.

Protamine (*rINNM*) 鱼精蛋白

Protamina; Protaminum.
Протамин
CAS — 9012-00-4.
ATC — V03AB14.
ATC Vet — QV03AB14.
UNII — 72G3UY6T4N.

Protamine Hydrochloride (*BANM, rINNM*) 盐酸鱼精蛋白

Cloridrato de Protamina; Hidrocloruro de protamina; Protamiinihydrokloridi; Protamine, chlorhydrate de; Protamin-hidroklorid; Protamin-hydrochlorid; Protaminhydroklorid; Protamini hydrochloridum; Protamino hidrochloridas.
Протамина Гидрохлорид
ATC — V03AB14.
ATC Vet — QV03AB14.

Pharmacopoeias. In *Eur.* (see p.vii).

Ph. Eur. 6. 8 (Protamine Hydrochloride) 由合适种类鱼的精液或卵制备的碱性肽的盐酸盐混合物，通常为鲱科（Clupeidae）或鲑科（Salmonidae）。白色或类白色的吸湿性粉末。可溶于水；几乎不溶于乙醇。贮藏于密闭容器中。

Protamine Sulfate (*rINN*) 硫酸鱼精蛋白

Protamiinisulfaatti; Protamine, sulfate de; Protamine Sulphate (*BAN*); Protamini sulfas; Protamino sulfatas; Protaminsulfat; Protamin-sulfát; Protamin-szulfát; Protaminy siarczan; Sulfato de protamina.
Протамина Сульфат
CAS — 9009-65-8.
ATC — V03AB14.
ATC Vet — QV03AB14.
UNII — 0DE9724IHC.

Pharmacopoeias. In *Chin., Eur.* (see p.vii), *Int., Jpn,* and *US.*

Ph. Eur. 6. 8 (Protamine Sulphate) 由合适种类鱼的精液或卵制备的碱性肽的硫酸盐混合物，通常为鲱科蛋白或鲑科。白色或类白色的吸湿性粉末。略溶于水；几乎不溶于乙醇。贮藏于密闭容器中。

USP 33 (Protamine Sulfate) 由合适种类鱼的精液或睾丸制备的简单蛋白成分的纯化混合物。2～8℃密闭贮藏。

不良反应和注意事项

静脉注射鱼精蛋白，特别当快速给药时，可引起低血压、心动过缓和呼吸困难。还可出现温觉、一过性面部潮红、恶心呕吐及疲倦。

可发生超敏反应；有风险的患者，包括应用鱼精蛋白胰岛素制剂的糖尿病患者，前期应用过鱼精蛋白的患者（包括接受过冠状动脉血管成形术或心肺分流术的患者，需经常应用鱼精蛋白）及对鱼过敏的患者。鱼精蛋白是精液的成分，因此对于不能生育的或接受过输精管切除术的男性，风险性可能也会升高，由于其体内可能有鱼精蛋白抗体。有发生类过敏反应的报道。

鱼精蛋白具有抗凝效应不与肝素合用。

重复应用鱼精蛋白以中和大剂量肝素的作用时，进一步给予的鱼精蛋白可能引起反跳性出血。因此对于接受进一步治疗的患者，应严密监测凝血参数。

一项报道中，4名患者应用硫酸鱼精蛋白以中和心脏手术后的肝素作用，发生严重的不良反应包括显著低血压、血管破裂及肺水肿[1]。对前期报道的鱼精蛋白类似的不良反应进行回顾。共17名患者发生速发型超敏反应；1名患者发生补体依赖性IgG抗体介导的反应，3名患者做鱼精蛋白皮肤试敏结果为阳性。有证据表明在这17名患者中，15名前期曾应用过鱼精蛋白；具有致敏高风险性的患者包括应用本药的白细胞提取法（leucapheresis）供体、应用含有鱼精蛋白的胰岛素的糖尿病患者及对鱼过敏的患者。此外，10名接受心脏手术的患者应用鱼精蛋白后发生可疑反应。然而，这些反应以严重血管损伤为特征，表现为非心源性肺水肿或持续性低血压，起效时间延迟30min至数小时。有证据表明，这些反应非抗体介导；7名可评价的患者中仅2名前期应用过鱼精蛋白。所有患者需介入治疗。

有关鱼精蛋白毒性作用的一项回顾性综述[2]表明，心血管不良反应分3类：给药速度过快引起的一过性低血压、偶发的过敏样反应及罕见的灾难性的肺血管收缩。一篇有系统性综述[3]指出，由鱼精蛋白引起的严重过敏反应很罕见（<1%的患者），尽管证据不全且大部分无对照；最常见于鱼精蛋白与一些胰岛素制剂的复合制剂。

1. Holland CL, *et al.* Adverse reactions to protamine sulfate following cardiac surgery. *Clin Cardiol* 1984; **7:** 157–62.
2. Horrow JC. Protamine: a review of its toxicity. *Anesth Analg* 1985; **64:** 348–61.
3. Nybo M, Madsen JS. Serious anaphylactic reactions due to protamine sulfate: a systematic literature review. *Basic Clin Pharmacol Toxicol* 2008; **103:** 192–6.

用途和用法

鱼精蛋白是碱性蛋白，可与肝素结合形成稳定的无活性复合物。鱼精蛋白可用于中和肝素的抗凝作用，治疗由大分子肝素或低分子量肝素过量引起的出血。本药还可在手术前及在透析或心脏手术时建立体外循环期间给予，用于中和肝素的作用。鱼精蛋白通常以硫酸盐形式给药，但也可应用盐酸盐。

硫酸鱼精蛋白慢速静脉注射约10min。给药剂量取决于需中和的肝素量，在理想的情况下，应根据患者血液的凝固性来调整剂量。鱼精蛋白具有弱抗凝血活性，若给药剂量过大，其抗凝血作用可能显著。由于肝素不断排泄，若自静脉注射肝素已超过15min，给药剂量应降低；例如硫酸鱼精蛋白在给予肝素30min后给予，给药剂量可降至一半。若肝素皮下或持续静脉输注给药，可能需替代性给药方案。任何一种硫酸鱼精蛋白注射剂量应≤50mg；应对患者进行密切监护，由于可能需要进一步给药。

对于普通肝素，Ph. Eur. 6. 8. 指出：1mg盐酸鱼精蛋白或硫酸鱼精蛋白可中和不少于100U的肝素，测定依据为特定参照批次的肝素钠。一家英国厂商指出：1mg硫酸鱼精蛋白通常可中和至少80IU肝素（肺）或至少100IU肝素（黏液）的抗凝血作用。美国注册药品信息指出：1mg硫酸鱼精蛋白可中和不少于100USP U肝素。

对于低分子肝素，鱼精蛋白可中和抗纤维蛋白酶的活性，但只有部分中和抗Xa因子的作用；1mg鱼精蛋白可抑制如下量抗凝血药的作用：

- 71U贝米肝素钠（bemiparin sodium）；
- 80～120U舍托肝素钠（certoparin sodium）；
- 100U达肝素钠（dalteparin sodium）；
- 1mg（100U）依诺肝素钠（enoxaparin sodium）；
- 82U瑞肝素钠（reviparin sodium）；
- 100U亭扎肝素钠（tinzaparin sodium）。

痔 内源性肝素类物质的生成罕会造成出血事件。研究表明，鱼精蛋白可用作体外诊断辅助药，且本药可静脉给药用于暂时控制这类患者的出血[1,2]。

1. Tefferi A, *et al.* Circulating heparin-like anticoagulants: report of five consecutive cases and a review. *Am J Med* 1990; **88:** 184–8.
2. Bayly PJM, Thick M. Reversal of post-reperfusion coagulopathy by protamine sulphate in orthotopic liver transplantation. *Br J Anaesth* 1994; **73:** 840–2.

制剂

BP 2010: Protamine Sulphate Injection;
USP 33: Protamine Sulfate for Injection; Protamine Sulfate Injection.

专利制剂

Arg.: Denpru; ***Hong Kong:*** Prosulf; ***India:*** Prota; ***Israel:*** Prosulf; ***UK:*** Prosulf†.

Prussian Blue 普鲁士蓝

Azul de Prusia; Berlin Blue; CI Pigment Blue 27; Colour Index No. 77510; Ferric Ferrocyanide; Ferric Hexacyanoferrate (II); Hexacianoferrato férrico; Insoluble Prussian Blue; Prussian Blue Insoluble (*USAN*).
Прусская Лазурь; Прусская Синь
$Fe_4[Fe(CN)_6]_3$ = 859.2.
CAS — 14038-43-8 (insoluble Prussian blue); 12240-15-2 (soluble Prussian blue); 25869-00-5 (soluble Prussian blue).
ATC — V03AB31.
ATC Vet — QV03AB31.
UNII — TLE294X33A.

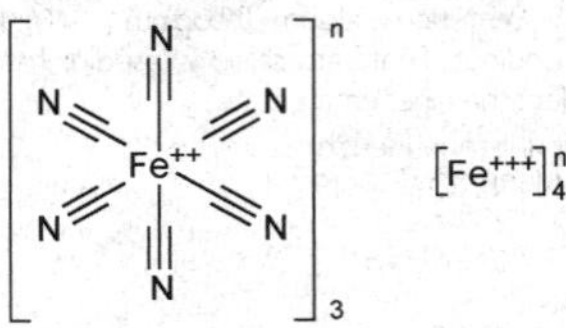

注：普鲁士蓝可以许多形式存在，文献中也不一定明确指出哪种形式最佳。CI色素蓝27既作不溶性三价铁铁六氰化物（Ⅱ）（颜色索引号77510），也可用作可溶性的铁六氰化物（Ⅱ）钾、钠或铵盐。

简介

普鲁士蓝用于治疗铊中毒（见第2344页）及已知或疑似放射铯体内污染。口服给药时，本药与铊或铯在胃肠道中形成不可吸收的复合物，增加这两种放射性物质的排泄量；本药可能还可与其他成分结合，因此需监护患者，以免发生电解质紊乱。普鲁士蓝可引起便秘，因此推荐应用纤维型通便药。

普鲁士蓝通常给药剂量为每日250～300mg/kg，或对于成人，达到每日最大剂量20g，分次给药，口服或鼻管或十二指肠管给药。在美国，推荐的成人给药剂量较低，为3g，每日3次；或对于儿童，为1g，每日3次。对于铊中毒，治疗应持续至24h尿中铊排泄量降到500μg或更低，尿或血浓度<10μg/L，或粪便中无铊检出。对于放射铯污染，至少应治疗30天。

1. Thompson DF, Church CO. Prussian blue for treatment of radiocesium poisoning. *Pharmacotherapy* 2001; **21:** 1364–7.
2. Hoffman RS. Thallium toxicity and the role of Prussian blue in therapy. *Toxicol Rev* 2003; **22:** 29–40.
3. Thompson DF, Callen ED. Soluble or insoluble Prussian blue for radiocesium and thallium poisoning? *Ann Pharmacother* 2004; **38:** 1509–14.

制剂

专利制剂

Cz.: Radiogardase-Cs; ***Ger.:*** Antidotum Thallii-Heyl; Radiogardase-Cs; ***USA:*** Radiogardase.

Sevelamer (*BAN, rINN*) 司维拉姆

Sevelameeri; Sévélamer; Sevelámero; Sevelamerum. Allylamine polymer with 1-chloro-2,3-epoxypropane.
Севеламер
CAS — 52757-95-6.

ATC — V03AE02.
ATC Vet — QV03AE02.
UNII — 941N5DUU5C.

Sevelamer Carbonate(*BANM,USAN,rINNM*)
司维拉姆碳酸盐

Carbonato de sevelámero; GT-335-012; Sévélamer Carbonate; Sevelameri Carbonas. Allylamine polymer with 1-chloro-2,3-epoxypropane carbonate.

Севеламера Карбонат

CAS — 845273-93-0.
ATC — V03AE02.
ATC Vet — QV03AE02.
UNII — 9YCX42I8IU.

Sevelamer Hydrochloride(*BANM,USAN,rINNM*)
盐酸司维拉姆

GT16-026A; Hidrocloruro de sevelámero; Sévélamer, Chlorhydrate de; Sevelameri Hydrochloridum. Allylamine polymer with 1-chloro-2,3-epoxypropane hydrochloride.

Севеламера Гидрохлорид

CAS — 182683-00-7.
ATC — V03AE02.
ATC Vet — QV03AE02.
UNII — GLS2PGI8QG.

注：名称 sevelamer 既可指司维拉姆，也可指盐酸司维拉姆。

不良反应和注意事项

司维拉姆最常见的不良反应为腹泻、恶心呕吐、便秘、头痛、咳嗽及其他呼吸症状、头晕、低血压或高血压、外周水肿、疼痛及发热。不良反应还有肠胃气胀、咽炎、皮疹及瘙痒；有发生肠梗阻的报道。

司维拉姆禁用于低磷酸盐血症或肠梗阻患者。对于胃肠功能紊乱的患者，如吞咽困难、严重的运动障碍、肠道炎性疾病，或者经历大型胃肠手术患者，由于司维拉姆使用经验较少，应谨慎使用。肾损伤患者可能发生低钙血症或高钙血症，因此应监测其血清钙浓度。应用司维拉姆治疗期间，还应监测血清氯化物和碳酸氢盐的浓度。

对酸碱平衡的影响 盐酸司维拉姆由于可减少血清中碳酸氢盐的浓度而引起代谢性酸中毒；但对司维拉姆碳酸盐来说，并不会引起相似问题[1]。

1. Pai AB, Shepler BM. Comparison of sevelamer hydrochloride and sevelamer carbonate: risk of metabolic acidosis and clinical implications. *Pharmacotherapy* 2009; **29:** 554–61.

药物相互作用

据报道，司维拉姆可降低环丙沙星的生物利用度，因此两者不应同服。本药还可能影响其他药物的生物利用度，因此对于可能发生具有临床意义的生物利用度降低的药物，本药应在应用其他药物前 3h 或后 1h 应用。

用途和用法

司维拉姆是磷酸盐结合剂，用于治疗接受血透的慢性肾衰竭患者。本品可以碳酸盐或盐酸盐的形式口服用于血液透析或腹膜透析患者；在一些国家，司维拉姆碳酸盐用于患有慢性肾病和高磷血症但不需要透析的患者。给药初始剂量为 0.8～1.6g 盐酸司维拉姆或碳酸司维拉姆，每日 3 次，与三餐同服，剂量取决于高磷血症的严重程度。然后，应根据血浆中磷浓度调整给药剂量；通常维持剂量为每餐同服 0.8～4g。

1. Tonelli M, *et al.* Alberta Kidney Disease Network. Systematic review of the clinical efficacy and safety of sevelamer in dialysis patients. *Nephrol Dial Transplant* 2007; **22:** 2856–66.
2. Ramos R, *et al.* The Catalano–Balear Peritoneal Dialysis Study Group. Sevelamer hydrochloride in peritoneal dialysis patients: results of a multicenter cross-sectional study. *Perit Dial Int* 2007; **27:** 697–701.
3. Delmez J, *et al.* A randomized, double-blind, crossover design study of sevelamer hydrochloride and sevelamer carbonate in patients on hemodialysis. *Clin Nephrol* 2007; **68:** 386–91.
4. Suki WN. Dialysis Clinical Outcomes Revisited Investigators. Effects of sevelamer and calcium-based phosphate binders on mortality in hemodialysis patients: results of a randomized clinical trial. *J Ren Nutr* 2008; **18:** 91–8.
5. Goldsmith DR, *et al.* Sevelamer hydrochloride: a review of its use for hyperphosphataemia in patients with end-stage renal disease on haemodialysis. *Drugs* 2008; **68:** 85–104.
6. Raggi P, *et al.* Ten-year experience with sevelamer and calcium salts as phosphate binders. *Clin J Am Soc Nephrol* 2010; **5** (suppl 1): S31–S40.
7. Zhang Q, *et al.* Meta-analysis comparing sevelamer and calcium-based phosphate binders on cardiovascular calcification in hemodialysis patients. *Nephron Clin Pract* 2010; **115:** c259–c267.
8. Fishbane S, *et al.* A randomized, parallel, open-label study to compare once-daily sevelamer carbonate powder dosing with thrice-daily sevelamer hydrochloride tablet dosing in CKD patients on hemodialysis. *Am J Kidney Dis* 2010; **55:** 307–15.
9. Barna MM, *et al.* Sevelamer carbonate. *Ann Pharmacother* 2010; **44:** 127–34.

制剂

专利制剂

Austral.: Renagel; ***Austria:*** Renagel; ***Belg.:*** Renagel; ***Canad.:*** Renagel; ***Cz.:*** Renagel; Renvela; ***Denm.:*** Renagel; ***Fin.:*** Renagel; ***Fr.:*** Renagel; Renvela; ***Ger.:*** Renagel; ***Gr.:*** Renagel; ***Hong Kong:*** Renagel; ***Hung.:*** Renagel; ***Irl.:*** Renagel; Renvela; ***Israel:*** Renagel; ***Ital.:*** Renagel; ***Jpn:*** Phosblock; Renagel; ***Neth.:*** Renagel; ***Norw.:*** Renagel; ***NZ:*** Renagel; ***Pol.:*** Renagel; ***Port.:*** Renagel; ***S.Afr.:*** Renagel; ***Spain:*** Renagel; ***Swed.:*** Renagel; ***Switz.:*** Renagel; ***Turk.:*** Renagel; ***UK:*** Renagel; ***USA:*** Renagel; Renvela.

Sodium Calcium Edetate（*BAN*，*rINN*）**依地酸钙钠**

Calcioedetato de sodio; Calcium Disodium Edathamil; Calcium Disodium Edetate; Calcium Disodium Ethylenediaminetetra-acetate; Calcium Disodium Versenate; Calcium édétate de sodium; Calcium EDTA; Disodium Calcium Tetracemate; E385; Edetan sodno-vápenatý hydrát; Edetate Calcium Disodium *(USAN)*; Edetato cálcico disódico; Kalcium-nátrium-edetát; Natrii calcii edetas; Natrii Calcii Edetas Hydricus; Natrio-kalcio edetatas; Natriumkalciumedetat; Natriumkalsiumedetaatti; Sodium, calcium édétate de; Sodium Calciumedetate; Sodu wapnia edetynian; Sodyum Kalsiyum Edetat; Wapniowo-disodowy edetynian. The calcium chelate of disodium ethylenediaminetetra-acetate; Disodium[(ethylenedinitrilo)tetraacetato]calciate(2−) hydrate.

Натрия Кальция Эдетат

$C_{10}H_{12}CaN_2Na_2O_8,xH_2O$ = 374.3 (anhydrous).

CAS — 62-33-9 (anhydrous sodium calcium edetate); 23411-34-9 (sodium calcium edetate hydrate).
UNII — 25IH6R4SGF (sodium calcium edetate); 8U5D034955 (anhydrous sodium calcium edetate).

注：不要与依地酸钠混淆，见**依地酸钠**项下**不合理用法**第1404页。

Pharmacopoeias. In *Chin., Eur.* (see p.vii), *Int., US,* and *Viet.*

Ph. Eur. 6.8（Sodium Calcium Edetate） 白色或类白色，吸湿性粉末。易溶于水；几乎不溶于乙醇。20%水溶液的 pH 值为 6.5～8.0。贮藏于密闭容器中。避光。

USP 33（Edetate Calcium Disodium） 二羟化物及三羟化物的混合物，以二羟化物为主。白色，具有轻微吸湿性的无臭结晶性粉末或颗粒。易溶于水。20%水溶液的 pH 值为 6.5～8.0。贮藏于密闭容器中。

不良反应

依地酸钙钠具有肾毒性，可引起肾小管坏死。还可引起恶心、腹泻及腹痉挛。静脉输注可引发血栓性静脉炎，可能与浓度有关。有肌内注射部位疼痛的报道。报道的其他不良反应包括发热、抑郁、头痛、肌痛及组胺样反应，如喷嚏、鼻充血、流泪、斑疹、一过性低血压及 ECG 异常。依地酸钙钠可螯合体内的锌，因此有引发锌缺乏的报道。依地酸钙钠中置换出钙可能引起高钙血症。

对肾脏的影响 130 名接受螯合治疗的铅中毒患儿，应用依地酸钙钠（25mg/kg，每 12h 肌内注射）和二巯丙醇（3mg/kg，每 4h 肌内注射），总疗程 5 天，结果发现 21 名患儿发生具有临床意义的肾毒性，其中 4 名患儿在螯合治疗开始 1 天或 2 天时因出现严重少尿的急性肾衰竭而停药[1]。肾毒性可能由依地酸钙钠引起。

1. Moel DI, Kumar K. Reversible nephrotic reactions to a combined 2,3-dimercapto-1-propanol and calcium disodium ethylenediaminetetraacetic acid regimen in asymptomatic children with elevated blood lead levels. *Pediatrics* 1982; **70:** 259–62.

注意事项

依地酸钙钠慎用于肾损伤患者。推荐每天通过尿检来监测蛋白尿及血尿，并常规监测肝肾功能。不推荐用于肝炎患者。

依地酸钙钠可螯合几种内源性金属，包括锌，并可增加其排泄；应间断治疗以避免严重缺乏，并监测锌水平（见下文）。

依地酸钙钠治疗铅中毒时不能口服，由于研究表明，可使铅吸收增加。

连续 5 天每 12h 深部肌内注射 500mg/m² 依地酸钙钠，已用于 10 名无症状铅中毒患儿的治疗[1]。治疗 5 天后，血铅浓度约降至治疗前的 58%，且持续至最后一次给药后 60h，无明显变化。依地酸钙钠还可明显降低血浆平均锌浓度，但在治疗结束后迅速恢复。在治疗初期的 24h，尿平均铅排泄量约增加 21 倍，尿锌排泄量约增加 17 倍。依地酸钙钠对血浆铜浓度及尿铜排泄量无影响。结果表明应用依地酸钙钠治疗期间，需严密监测锌浓度。

1. Thomas DJ, Chisolm JJ. Lead, zinc and copper decorporation during calcium disodium ethylenediamine tetraacetate treatment of lead-poisoned children. *J Pharmacol Exp Ther* 1986; **239:** 829–35.

药动学

依地酸钙钠胃肠道吸收差。主要分布于细胞外液，不能进入细胞。不显著代谢；静脉注射后，1h 内约 50%的药物通过尿排泄，4h 内尿排泄量达 95%以上。

用途和用法

依地酸钙钠是依地酸二钠的钙螯合物，且也是螯合剂，用于治疗铅中毒（见第2266页**铅**项下**不良反应的处置**）。本药动员骨及组织中的铅，通过形成稳定、更易于通过肾排泄的水溶性铅复合物，帮助铅清除。本药可用于铅中毒的诊断试验，但通常首选测定血中铅浓度。

依地酸钙钠也是其他重金属多价离子，如铬的螯合剂，用于治疗放射性金属中毒，如钚中毒。

依地酸钙钠还可用作药剂赋形剂及食品添加剂。

对于铅中毒，依地酸钙钠可肌内注射或静脉输注。对于铅性脑病并伴有颅内压升高的患者及具有发生初期脑病风险的患者，须避免过度补液，因此首选肌内给药。应用时，可能加重铅中毒症状，由于动员了蓄积的铅，因此对于有症状的患者，经常同时给予二巯丙醇（见第1386页）；二巯丙醇首剂量最好在依地酸钙钠给药前至少 4h 给予。

对于静脉输注，依地酸钙钠需用 5% 葡萄糖或 0.9%氯化钠溶液稀释，浓度不应超过 3%。输注时间至少应为 1h。或者，可肌内注射，间隔 8～12h 分次给予相同剂量。肌内注射依地酸钙钠会有疼痛感，建议加入 0.5%的硫酸利多卡因或者普鲁卡因以降低疼痛感。

在英国，用于严重中毒或脑病者的给药剂量为每日 80mg/kg，分 2 次静脉输注。在美国，建议对无症状的成人，静脉输注或者肌内注射给药，剂量为每日 1g/m²；对于有中毒症状的患者，给药剂量为 1.5g/m²。疗程最长为 5 天，若有必要，至少间隔 2 天后重复给药。任何进一步应用依地酸钙钠治疗的时间不应超过 7 天。

由于本药主要通过肾排泄，因此治疗期间，需保证并维持充足尿量。对于肾损伤患者，应降低剂量（见下文）。

儿童用法 依地酸钙钠可作为螯合剂用于治疗铅中毒患儿。与成年患者相比，儿童摄入铅后引发铅性脑病的风险概率更大。美国注册药品信息建议用肌内注射作为首选途径（静脉输注与一些幼儿死亡相关）；但是，由于有疼痛感，一些人也建议在允许的情况下静脉注射。*Amencan Academy of Pediatrics* 认为，对于儿童患者，静脉给药是安全的，与肌内注射相比，静脉注射更合适，推荐几小时的缓慢滴注或持续滴注[1]。儿童使用剂量与成人剂量相似，见上文。

1. Anonymous. Treatment guidelines for lead exposure in children. American Academy of Pediatrics Committee on Drugs. *Pediatrics* 1995; **96:** 155–60. [Retired October 2007] Also available at: http://pediatrics.aappublications.org/cgi/reprint/96/1/155 (accessed 31/08/10)

在肾损伤中的用法 对于轻度肾损伤患者，应降低依地酸钙钠的给药剂量，禁用于严重肾脏疾病患者或无尿患者。对于有肾病的成人患者，根据血清肌酐浓度，建议以下列日剂量静脉或肌内注射：

- 20～30μg/ml：500mg/m²，每日 1 次，疗程 5 天；
- 30～40μg/ml：500mg/m²，每 48h 1 次，连续给药 3 个剂量；
- >40μg/ml：500mg/m²，每周 1 次。

以上方案可间隔 1 个月后重复。

制剂

BP 2010: Sodium Calcium Edetate Intravenous Infusion;
USP 33: Edetate Calcium Disodium Injection.

专利制剂

Gr.: Ledclair; ***Irl.:*** Ledclair; ***Turk.:*** Libenta; ***UK:*** Ledclair.

多组分制剂 ***Arg.:*** Calcium C.

Sodium Cellulose Phosphate 磷酸纤维素钠

Cellulose Sodium Phosphate *(USAN)*; Celulosa, fosfato sódico de.

Целлюлозы Фосфат Натрия

CAS — 9038-41-9; 68444-58-6.

ATC — V03AG01.

ATC Vet — QV03AG01.

UNII — E6S1NJ4Y5Q.

Pharmacopoeias. In *US.*

USP 33 (Cellulose Sodium Phosphate) 由 α 纤维素磷酸化制备而成。流动性好、淡黄色的无臭粉末。不溶于水、稀释酸液及大多数有机溶剂。5%水混合液的过滤液的 pH 值为 6.0～9.0。结合无机磷酸盐含量 31%～36%，游离磷酸盐含量≤3.5%，钠含量 9.5%～13%，均以干燥物计算。钙结合容量≥1.8 mmol/g，以干燥物计算。

不良反应和注意事项

有发生腹泻和其他胃肠道功能紊乱的报道。

磷酸纤维素钠禁用于具有原发性或继发性甲状旁腺功能亢进症、低镁血症、低钙血症、骨病或肠原性尿草酸盐过多的患者。本药慎用于孕妇及儿童，由于他们具有很高的钙需求量。

需监护患者以免发生电解质紊乱。钠及磷酸盐摄取量可能增加，因此磷酸纤维素钠禁用于肾衰竭患者或需限制钠摄入的患者，如心力衰竭患者。理论上，长期治疗可引起钙缺乏，因此建议常规监测钙及甲状旁腺素浓度。磷酸纤维素钠并不是具有完全选择性的交换树脂，因此可降低饮食中其他阳离子的肠吸收能力；有发生镁缺乏的报道，但可通过降低剂量或口服补充镁纠正。尿中草酸盐排泄可能会增加，因此有必要限制饮食中草酸盐的摄入。

长期应用磷酸纤维素钠的潜在并发症包括继发性甲状旁腺功能亢进症，骨病，镁、铜、锌和铁缺乏及高草酸尿。一项以 18 名患有吸收性高钙尿症及复发性肾结石的患者为研究对象的研究[1]指出，通过以下措施可最大程度避免这些并发症的发生：将本药限制性应用于吸收性高钙血症（高钙尿、肠对钙吸收过多、甲状旁腺功能正常或被抑制）的患者；将剂量调整到不降低肠对钙的吸收或不使尿钙低于正常值的水平（对于大多数患者，最佳维持剂量为每日 10g）；给予口服镁补充剂；适当限制含钙和草酸盐的饮食。无证据表明引起锌、铜或铁缺乏。

1. Pak CYC. Clinical pharmacology of sodium cellulose phosphate. *J Clin Pharmacol* 1979; **19:** 451–7.

药物相互作用

磷酸纤维素钠可与钙及其他阳离子结合。与钙盐或镁盐合用，包括阳离子供体抗酸药或缓泻药，可降低本药效能。经常需在任一次给予树脂前或后至少 1h，给应用磷酸纤维素钠的患者应用镁补充剂，否则镁的吸收可能异常。

用途和用法

纤维素磷酸酯的钠盐磷酸纤维素钠，是阳离子交换树脂，可用钠离子交换钙离子及其他二价阳离子。口服给药时，本药在胃肠中与钙离子结合，形成非吸收性的复合物，通过粪便排泄。理论上，5g 本药可结合约 350mg 钙离子。本药用于Ⅰ型吸收性高钙尿症合并再发形成的含钙肾结石（见第2101页）的治疗，通常需适度限制饮食钙含量。磷酸纤维素钠还可用于治疗合并骨硬化症、肉状瘤病及维生素 D 中毒的高钙血症以及婴儿原发性高钙血症的治疗，尽管通常应用其他更有效的药物（见第1591页**维生素 D 介导的高钙血症**）。

通常初始剂量为每日口服 15g，分 3 次与三餐同服，维持剂量降至每日 10g。药物粉末可分散于水中服用或喷在食物上服用。对于每日分别应用磷酸纤维素钠 10g 或 15g 的患者，推荐口服相当于 60～90mg（2.4～3.6mmol）元素镁的镁补充剂，每日 2 次。镁补充剂不可与磷酸纤维素钠同时应用。

磷酸纤维素钠还用于钙吸收情况的研究。

儿童用法 磷酸纤维素钠可用于治疗儿童骨病、结节病、维生素 D 中毒引起的高钙血症，还可用于婴儿期特发性高钙血症。因儿童对钙的需要量可能比成人高，需谨慎使用（见上文**不良反应和注意事项**）。

制剂

USP 33: Cellulose Sodium Phosphate for Oral Suspension.

专利制剂

Spain: Anacalcit†; ***USA:*** Calcibind†.

Sodium Edetate 依地酸钠

Monosodium Edetate; Sodu edetynian.

Эдетат Натрия

CAS — 17421-79-3 (monosodium edetate).

ATC — S01XA05.

ATC Vet — QS01XA05.

注：文献中用依地酸钠表示依地酸的多种钠盐。不要与依地酸钙钠（见第1403页）或依托咪酯（见第1704页）混淆；见下文**不合理用法**。

Disodium Edetate (*BAN*) 依地酸二钠

Dinatrii edetas; Dinatrii Edetas Dihydricus; Dinatrio edetatas; Dinatriumedetaatti; Dinatriumedetat; Disodium Edathamil; Disodium EDTA; Disodium Tetracemate; Disodu edetynian; Edetan disodný dihydrát; Édétate disodique; Edetate Disodium; Edetato disódico; Edetynian disodu; EDTA disódico; Natrii Edetas; Nátrium-edetát; Sodium Versenate. Disodium dihydrogen ethylenediaminetetra-acetate dihydrate.

$C_{10}H_{14}N_2Na_2O_8,2H_2O = 372.2.$

CAS — 139-33-3 (anhydrous disodium edetate); 6381-92-6 (disodium edetate dihydrate).

ATC — S01XA05.

ATC Vet — QS01XA05.

UNII — 8NLQ36F6MM (anhydrous disodium edetate); 7FLD91C86K (disodium edetate dihydrate).

Pharmacopoeias. In *Eur.* (see p.vii), *Int.*, *Jpn*, and *US.*

Ph. Eur. 6.8 (Disodium Edetate) 白色或类白色，结晶性粉末。可溶于水；几乎不溶于乙醇。5%水溶液的 pH 值为 4.0～5.5。避光。

USP 33 (Edetate Disodium) 白色结晶性粉末。可溶于水。5%水溶液的 pH 值为 4.0～6.0。

Trisodium Edetate 依地酸三钠

Edetate Trisodium *(USAN)*; Edetato trisódico. Trisodium hydrogen ethylenediaminetetra-acetate.

$C_{10}H_{13}N_2Na_3O_8 = 358.2.$

CAS — 150-38-9.

ATC — S01XA05.

ATC Vet — QS01XA05.

UNII — 420IP921MB.

Tetrasodium Edetate 依地酸四钠

Edetate Sodium *(USAN)*.

$C_{10}H_{12}N_2Na_4O_8 = 380.2.$

CAS — 64-02-8.

ATC — S01XA05.

ATC Vet — QS01XA05.

UNII — MP1J8420LU.

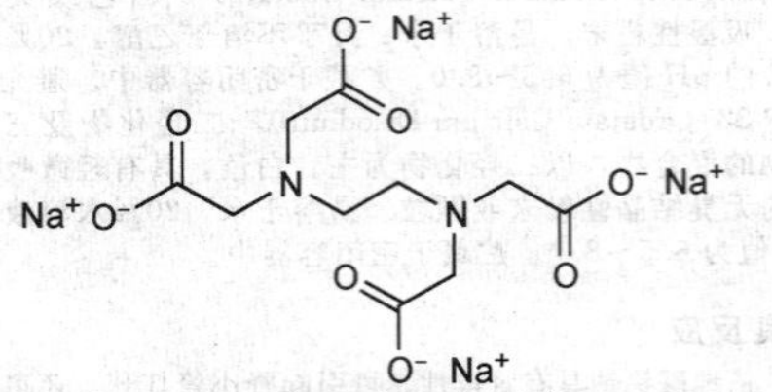

配伍禁忌 见第1387页**依地酸**项下内容。

不良反应和处置

与其他依地酸盐（见第1403页**依地酸钙钠**）一样，依地酸钠可引起胃肠道功能紊乱，如恶心、呕吐及腹泻。还可能发生注射部位的疼痛及血栓性静脉炎。其他不良反应包括发热、头痛、皮疹、低血压和高尿酸血症；还有肾毒性的报道，特别是在过量的情况下。

可发生低钙血症，特别是当依地酸钠输注速度过快或药物溶液过浓时，还可引起手足抽搐、惊厥、呼吸停止及心律失常。

当有肌肉反应迹象时，应降低输注速度。若出现手足抽搐，应停止输注。只有离子钙及总血浆钙浓度表明需进一步治疗，且手足抽搐停止时，才可谨慎地再次给药。对于低钙血症，可能需静脉给予钙补充剂，但需特别慎用于手足抽搐的患者，特别是洋地黄化患者，由于洋地黄的作用可能被逆转。

1. Morgan BW, *et al.* Adverse effects in 5 patients receiving EDTA at an outpatient chelation clinic. *Vet Hum Toxicol* 2002; **44:** 274–6.
2. Prabha A, *et al.* Chelation therapy for coronary heart disease. *Am Heart J* 2002; **144:** E10.

不合理用法 由于错误地用依地酸钠替代依地酸钙钠（作为螯合剂用于治疗铅中毒，见第1403页）用于治疗，已有儿童和成年患者死亡病例[1,2]。1971 年至 2007 年间，FDA 已收到 11 例由于替代性使用依地酸钠治疗引起死亡的病例[3]，其中 5 例使用依地酸钠替代依地酸钙钠，2 例为依地酸钠替代依托咪酯（见第1704页）。在某些病例中，由于使用 EDTA 作为处方药名称而出现混淆[2]。FDA 建议，应考虑使用完整的药品名称，且处方中应包含适应证内容。随后，依地酸钠在美国被撤市。

1. CDC. Deaths associated with hypocalcemia from chelation therapy—Texas, Pennsylvania, and Oregon, 2003-2005. *MMWR* 2006; **55:** 204–7. Also available at: http://www.cdc.gov/mmwr/PDF/wk/mm5508.pdf (accessed 12/08/10)
2. FDA Public Health Advisory. Edetate disodium (marketed as Endrate and generic products) (issued 16th January 2008). Available at: http://www.fda.gov/Drugs/DrugSafety/PostmarketDrugSafetyInformationforPatientsandProviders/ucm051138.htm (accessed 12/08/10)
3. FDA. Questions and answers on edetate disodium (marketed as Endrate and generic products) (issued 16th January 2008). Available at: http://www.fda.gov/Drugs/DrugSafety/PostmarketDrugSafetyInformationforPatientsandProviders/ucm113738.htm (accessed 12/08/10)

注意事项

依地酸钠禁用于肾损伤患者，慎用于低钾血症、肺结核、心功能异常、糖尿病或有癫痫发作史的患者。应常规监测血浆电解质浓度，特别是离子钙浓度，并应定期监测肾功能；还建议每天进行尿常规分析。依地酸钠对组织有刺激性，须在输注前稀释；不应超过推荐的输注速度。

用途和用法

依地酸钠是螯合剂，对钙具有高亲和力，可与其形成稳定、易于通过肾排泄的可溶性复合物。用于高钙血症（见第1590页）的急救时，本药可以二钠及三钠盐形式静脉给药；还可用于控制洋地黄诱发的心律失常，但通常首选毒性更小的药物（见第1215页）。本药还可局部用于治疗眼钙沉着。

依地酸钠还可螯合其他多价金属，但不像依地酸钙钠已饱和钙离子，因此本药不适用于重金属中毒，由于很快会发生低钙血症。

用于治疗高钙血症时，可应用含有不同量的依地酸二钠和依地酸三钠的注射剂。三钠盐成人剂量为每日最大 70mg/kg，应慢速输注 2～3h，1g 依地酸三钠应用 100ml 5%葡萄糖或 0.9%氯化钠稀释。或者，依地酸二钠可 24h 给药 50mg/kg，慢速静脉输注；最大日剂量为 3g。对于成人，注射剂用 500ml 0.9%氯化钠或 5%葡萄糖稀释。

依地酸钠可用于氧化钙或氢氧化钙烧伤引起的眼钙沉着及角膜钙化浑浊，或通过移除角膜上皮的合适区域局部给药或应用离子电渗疗法给药。已将 0.4%三钠盐溶液用于眼的局部治疗。

依地酸钠还用于隐形眼镜的清洗液中，还用作化妆品及药物制剂中抗氧化剂的协同剂。

动脉粥样硬化 目前认为钙在动脉粥样化形成的步骤中是必须的，因此已试验将像依地酸二钠这样的螯合剂用于清除动脉粥样硬化（见第1120页）患者动脉粥样硬化斑块中的钙。然而，有益的治疗效果的报道大多无对照或从小规模、短期或非对照性研究得出；一项有对照的荟萃分析[1]结果表明，有关应用本药的利弊的证据不足，进一步以冠心病患者为研究对象的随机试验[2]发现，依地酸钠无治疗效果。此外，螯合治疗不良反应常见，有致死报道[3]；对非对照性及对照性研究均进行了考察的文献综述[4,5]的结论是：基于这种治疗方法的潜在毒性，应考虑放弃其应用。

1. Dans AL, *et al.* Chelation therapy for atherosclerotic cardiovascular disease. Available in The Cochrane Database of Systematic Reviews; Issue 4. Chichester: John Wiley; 2002 (accessed 04/10/05).
2. Knudtson ML, *et al.* Chelation therapy for ischemic heart disease: a randomized controlled trial. *JAMA* 2002; **287:** 481–6.
3. Magee R. Chelation treatment of atherosclerosis. *Med J Aust* 1985; **142:** 514–15.
4. Ernst E. Chelation therapy for peripheral arterial occlusive disease: a systematic review. *Circulation* 1997; **96:** 1031–3.
5. Ernst E. Chelation therapy for coronary heart disease: an overview of all clinical investigations. *Am Heart J* 2000; **140:** 139–41.

制剂

BP 2010: Trisodium Edetate Intravenous Infusion;
USP 33: Edetate Disodium Injection.

专利制剂

Fr.: Chelatran; ***Irl.:*** Limclair†; ***UK:*** Limclair†; ***USA:*** Endrate†; ***Venez.:*** Edetil.

多组分制剂 ***Canad.:*** Largal Ultra; ***Mex.:*** Adapettes; ***UK:*** Uriflex G; Uriflex R.

Sodium Fytate (*rINNM*) **植酸钠**

Fitato de sodio; Fitato sódico; Fytate de Sodium; Natrii Fytas; Phytate Sodium (*USAN*); Sodium Phytate; SQ-9343. The nonasodium salt of *myo*-inositol hexakis(dihydrogen phosphate); Sodium cyclohexanehexyl(hexaphosphate).

Натрий Фэитат

$C_6H_9Na_9O_{24}P_6$ = 857.9.

CAS — 83-86-3 (fytic acid); 7205-52-9 (sodium fytate).

UNII — 88496G1ERL.

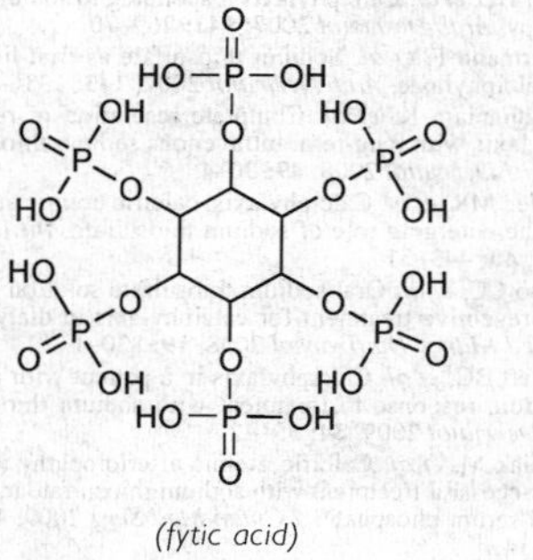

(fytic acid)

简介

植酸钠在胃肠道中与钙作用形成非吸收性的植酸钙，通过粪便排泄。植酸钠作用方式与磷酸纤维素钠（见第1404页）相似，降低钙从消化道的吸收，治疗高钙血症。本药还可与其他金属结合；植酸用作抗氧化剂及治疗色素沉着的局部制剂的辅助药。

静脉给予^{99m}锝（见第1991页）标记的植酸钠可用于肝造影。

制剂

专利制剂

Fr.: Phytat; ***Hung.:*** Fyton; ***Singapore:*** Nu-Derm Exfoderm.

多组分制剂 ***Ital.:*** Lightening; Phytic Acid.

Sodium Nitrite 亚硝酸钠

Dusitan sodný; E250; Natrii nitris; Natrio nitritas; Natrium Nitrosum; Natriumnitriitti; Natriumnitrit; Nátrium-nitrit; Nitrito sódico; Sodium, nitrite de; Sodu azotyn; Sodyum Nitrit.

Азотистокислый Натрий; Нитрит Натрия

$NaNO_2$ = 69.00.

CAS — 7632-00-0.

ATC — V03AB08.

ATC Vet — QV03AB08.

UNII — M0KG633D4F.

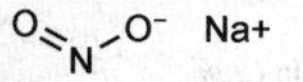

Pharmacopoeias. In *Chin., Eur.* (see p.vii), *Int.*, and *US.*

Ph. Eur. 6. 8 (Sodium Nitrite) 吸湿性、无色结晶或块状物，或淡黄色沙状物。易溶于水；可溶于乙醇。贮藏于密闭容器中。

USP 33 (Sodium Nitrite) 白色至淡黄色颗粒性粉末，或白色或几乎白色，不透明、熔凝的团块或棒状物。空气中易潮解。溶于水（1∶1.5），略溶于乙醇。石蕊试纸显示其溶液为碱性。25℃密闭贮藏，允许偏差为15～30℃。

不良反应

亚硝酸钠可引起恶心和呕吐、腹痛、头晕、头痛、面部潮红、发绀、气促及呼吸困难；还可能因血管舒张而引起晕厥、低血压及心动过速。药物过量可引起心血管性虚脱、水肿、惊厥及死亡。离子化的亚硝酸盐可迅速将血红蛋白氧化为高铁血红蛋白，引起高铁血红蛋白血症。

亚硝酸钠是亚硝胺类物质的前体，动物试验表明，许多亚硝胺类物质可致癌，但这类物质与人类癌症的关系还不明确。

高铁血红蛋白血症 有因食用亚硝酸盐污染的肉及不慎摄食亚硝酸钠[3,4]发生严重高铁血红蛋白血症的报道[1,2]。

1. Walley T, Flanagan M. Nitrite-induced methaemoglobinaemia. *Postgrad Med J* 1987; **63:** 643–44.
2. Kennedy N, *et al.* Faulty sausage production causing methaemoglobinaemia. *Arch Dis Child* 1997; **76:** 367–8.
3. Finan A, *et al.* Methaemoglobinaemia associated with sodium nitrite in three siblings. *BMJ* 1998; **317:** 1138–9.
4. Anonymous. Methemoglobinemia following unintentional ingestion of sodium nitrite—New York, 2002. *MMWR* 2002; **51:** 639–42.

不良反应的处置

当因摄食亚硝酸盐引起毒性时，应进行对症及支持治疗；对于高铁血红蛋白血症，可能需给予吸氧及亚甲蓝，但对于疑似氰化物中毒，禁用亚甲蓝，由于可能置换出氰化物。对于严重高铁血红蛋白血症，可考虑交换输血法。

用途和用法

亚硝酸钠与硫代硫酸钠合用于治疗氰化物中毒（见第1928页）。亚硝酸钠可引起高铁血红蛋白血症，目前认为氰离子可与高铁血红蛋白结合生成氰化高铁血红蛋白，保护细胞色素氧化酶不受氰离子影响；然而，还可能存在其他重要机制。由于氰化高铁血红蛋白分解缓慢，可转化为相对无毒的硫氰酸盐，通过尿排泄。硫代硫酸钠从另一途径为这一反应提供硫原子，使反应加速。

通常给药方案为300mg亚硝酸钠（10ml 3%溶液），静脉给药历时5～20min，然后给予12.5g硫代硫酸钠（50ml 25%溶液或25ml 50%溶液），静脉给药历时约10min。高铁血红蛋白浓度不可超出30%～40%。若氰化物中毒症状复发，建议可在30min后重复给予亚硝酸盐及硫代硫酸盐，剂量为初始剂量的一半。然而，*UK National Poisons Information Service* 考虑到再次给予亚硝酸钠可能有引起高铁血红蛋白血症的风险，所以建议，如有必要，只可重复使用硫代硫酸钠。

儿童剂量，见下文。

还建议亚硝酸钠用于硫化氢中毒（见第1611页）。

亚硝酸钠可用作防锈剂，如用于器械消毒剂中。还可用作食品，如腌腊肉制品的防腐剂，亚硝酸钾也可用作食品防腐剂。

儿童用法 亚硝酸钠与硫代硫酸钠可用于治疗儿童氰化物中毒。1个月至18岁的儿童，通常的给药方案为亚硝酸钠4～10mg/kg，静脉注射5～20min，最大剂量300mg（以3%的溶液，0.13～0.33ml/kg，最大10ml），然后给予硫代硫酸钠400mg/kg（以25%或50%的溶液），静脉注射10min以上，最大剂量为12.5g。

制剂

USP 33: Sodium Nitrite Injection.

专利制剂

Austral.: O A R†.

多组分制剂 ***Ital.:*** Citrosil Alcolico Azzurro; ***S.Afr.:*** Tripac-Cyano; ***USA:*** Cyanide Antidote Package.

Sodium Polystyrene Sulfonate 聚苯乙烯磺酸钠

Natrii polystyrenesulfonas; Natrii Polystyrensulfonas; Natrio polistirensulfonatas; Natriumpolystyreenisulfonaatti; Natriumpolystyrensulfonat; Natrium-polystyrensulfonát; Poliestirenosulfonato sódico; Polystyrène sulfonate sodique; Sodium Polystyrene Sulphonate; Sulfonato sódico de poliestireno.

Полистирен Сульфонат Натрия

CAS — 9003-59-2; 9080-79-9; 25704-18-1.

ATC — V03AE01.

ATC Vet — QV03AE01.

UNII — 1699G8679Z.

Pharmacopoeias. In *Eur.* (see p.vii), *Jpn*, and *US.*

Ph. Eur. 6. 8 (Sodium Polystyrene Sulphonate) 类白色至淡棕色粉末。钠含量9.4%～11.0%，参照干燥物计算。每克可交换2.8～3.4mmol钾，参照干燥物计算。几乎不溶于水、乙醇及二氯甲烷。贮藏于密闭容器中。

USP 33 (Sodium Polystyrene Sulfonate) 金棕色，精细的含水量≤10%的无臭粉末。钠含量为9.4%～11.5%，以无水物计算。每克可交换110～135mg钾，以无水物计算。不溶于水。

不良反应

聚苯乙烯磺酸钠治疗期间可发生食欲减退、恶心、呕吐、便秘，并偶尔发生腹泻。便秘可能严重；大剂量应用于老年患者及儿童，可引起粪便嵌塞，新生儿口服后可发生胃肠道结石。若有必要，可应用作用温和的缓泻药，以预防或治疗便秘（见下文**注意事项**，列出了应避免应用的缓泻药）。

聚苯乙烯磺酸钠可引起严重钾缺乏，并可出现严重低钾血症，症状包括兴奋、意识错乱、ECG异常、心律失常及严重肌无力。和其他阳离子交换树脂一样，聚苯乙烯磺酸钠并不具有完全选择性，因此其可引起其他电解质紊乱，如低钙血症。还可能引发明显钠潴留，特别是对肾损伤患者，可能导致心力衰竭。

对胃肠道的影响 有报道[1～3]应用含有聚苯乙烯磺酸钠的山梨醇灌肠剂后发生结肠坏死，其中一些具有致死性。动物试验[1]表明，山梨醇是主要原因，但未按生产商建议的充分冲洗结肠也可能是起因[4,5]。还有报道口服或鼻管给予聚苯乙烯磺酸钠和山梨醇后，发生结肠[6,7]及上胃肠道坏死[8]，还有口服[9]或直肠[10]应用聚苯乙烯磺酸钠引起结肠坏死的报道。

1. Lillemoe KD, *et al.* Intestinal necrosis due to sodium polystyrene (Kayexalate) in sorbitol enemas: clinical and experimental support for the hypothesis. *Surgery* 1987; **101:** 267–72.
2. Wootton FT, *et al.* Colonic necrosis with Kayexalate-sorbitol enemas after renal transplantation. *Ann Intern Med* 1989; **111:** 947–9.
3. Rogers FB, Li SC. Acute colonic necrosis associated with sodium polystyrene sulfonate (Kayexalate) enemas in a critically ill patient: case report and review of the literature. *J Trauma* 2001; **51:** 395–7.
4. Burnett RJ. Sodium polystyrene-sorbitol enemas. *Ann Intern Med* 1990; **112:** 311–12.
5. Shepard KV. Cleansing enemas after sodium polystyrene sulfonate enemas. *Ann Intern Med* 1990; **112:** 711.
6. Rashid A, Hamilton SR. Necrosis of the gastrointestinal tract in uremic patients as a result of sodium polystyrene sulfonate (Kayexalate) in sorbitol: an underrecognized condition. *Am J Surg Pathol* 1997; **21:** 60–9.
7. McGowan CE, *et al.* Intestinal necrosis due to sodium polystyrene sulfonate (Kayexalate) in sorbitol. *South Med J* 2009; **102:** 493–7.
8. Abraham SC, *et al.* Upper gastrointestinal tract injury in patients receiving kayexalate (sodium polystyrene sulfonate) in sorbitol: clinical, endoscopic, and histopathologic findings. *Am J Surg Pathol* 2001; **25:** 637–44.
9. Cheng ES, *et al.* Colonic necrosis and perforation following oral sodium polystyrene sulfonate (Resonium A®/Kayexelate®) in a burn patient. *Burns* 2002; **28:** 189–90.
10. Rugolotto S, *et al.* Necrotizing enterocolitis in a 850 gram infant receiving sorbitol-free sodium polystyrene sulfonate (Kayexalate): clinical and histopathologic findings. *J Perinatol* 2007; **27:** 247–9.

对肺的影响 对口服树脂的3名患者进行尸检，在其肺中发现聚苯乙烯磺酸钠颗粒，这与其中2名患者的急性支气管炎和支气管肺炎相关，与第3名患者的早期支气管炎相关[1]。建议在有条件的情况下，首选聚苯乙烯磺酸钠直肠给药，但若一定要口服给药，需小心放置以避免抽吸。

1. Haupt HM, Hutchins GM. Sodium polystyrene sulfonate pneumonitis. *Arch Intern Med* 1982; **142:** 379–81.

注意事项

聚苯乙烯磺酸钠不可给新生儿口服，禁止以任何途径用于肠动力降低的新生儿或具有梗阻性肠病的患者。对于新生儿及儿童，应小心直肠给药，以避免树脂嵌入。若发生具有临床意义的便秘，应停止治疗。尽管推荐应用山梨醇预防和治疗便秘，但有患者合并应用这两种药物发生结肠坏死的报道（见上文**对胃肠道的影响**），注册药品信息指出不应将山梨醇与聚磺苯乙烯合用。也禁止与含镁的缓泻药合用（见下文**药物相互作用**）。

对于应用聚苯乙烯磺酸钠的患者，应监测电解质以避免紊乱，特别是低钾血症。由于血清浓度不一定总能反映细胞内钾缺乏，因此应对低钾血症的症状加以注意，且应根据个体反应做出是否需要停止治疗的决定。

聚苯乙烯磺酸钠可导致钠超负荷，应慎用于肾衰竭或需限制钠摄取的患者，如心力衰竭患者及严重高血压患者；对于这些患者，可首先聚苯乙烯磺酸钙（见第1381页）。

当解释诊断时，应考虑到聚苯乙烯磺酸钠可能对血清电解质的影响。

应用聚苯乙烯磺酸钠保留灌肠剂后，应充分冲洗以确保完全清除树脂。

药物相互作用

聚苯乙烯磺酸钠并非选择性作用于钾，因此还可与其他阳离子结合。当与阳离子供体抗酸药及氢氧化镁、氢氧化铝或碳酸钙这类缓泻药同时口服时，发生对结合位点的竞争可能减小树脂对钾的降低作用。此外，特别是对于肾损伤患者，可能发生代谢性碱中毒，由于树脂结合了阳离子；这阻止了碳酸氢盐在小肠的中和作用。据报道1名患者同时应用氢氧化镁和聚苯乙烯磺酸钠发生代谢性碱中毒并出现癫痫发作，因此应避免与含镁缓泻药合用。

离子交换树脂还可结合其他药物，降低其他药物的吸收。据报道受到影响的药物包括左甲状腺素（见第2093页）和锂盐。

低钾血症可加重地高辛的不良反应，因此应用强心苷的患者应避免应用聚苯乙烯磺酸钠。

用途和用法

磺酸化苯乙烯与二乙烯基苯的聚合物聚苯乙烯磺酸钠，是阳离子交换树脂，口服或直肠给药后，用钠离子交换胃肠道中的钾离子及其他阳离子。交换树脂通过粪便排泄。在体外，每克树脂约交换 3mmol 钾，在体内约交换 1mmol。

对于高钾血症，聚苯乙烯磺酸钠用于增加钾排泄量，包括由无尿或严重少尿引起的高钾血症（由于含有钠，应慎用）。确切疗效需几个小时或更长时间后发生，因此对于须快速起效的严重高钾血症，还需考虑其他措施（见第1592页）。

整个治疗期间，需监测血清电解质浓度，并根据疗效确定给药剂量。

通常口服剂量为 15g，每日最多给药 4 次，以水混悬液或糖浆或甜味糊剂给药。本药不可混入果汁服用，由于果汁含钾量过高。

若口服给药有困难，聚磺苯乙烯钠可以作为灌肠剂直肠给药。通常日剂量为 30g，以 100ml 2%甲基纤维素'450'及 100ml 水混悬液给药，并予保留，若有可能，至少保留 9h；还可应用更大剂量，更短保留时间及用替代载体。灌肠剂保留后，应充分冲洗结肠以清除树脂。初始治疗可包括口服和直肠给药两种途径。

儿童剂量，见下文。

其他聚磺苯乙烯树脂包括聚苯乙烯磺酸钙（见第1381页），其用法与钠盐树脂及聚磺苯乙烯钾相似，后者用于治疗高钙尿症。有时也应用聚磺苯乙烯铝、聚磺苯乙烯铵及聚磺苯乙烯镁。

儿童用法 聚苯乙烯磺酸钠可用于新生儿和儿童增加钾的排泄，以治疗无尿或严重少尿引起的高钾血症，还可用于血液透析患者。可以混悬剂或贴剂口服（见上文），或直肠给药；1g 聚苯乙烯磺酸钠用 5～10ml 2%甲基纤维素溶液混合后直肠给药。直肠给药后应尽可能长的保留，然后冲洗结肠以去除树脂。儿童直肠给药时应给予特殊护理，因为儿童剂量过大或稀释不足都可能导致树脂阻塞；同时，不建议对新生儿口服给药。

英国注册药品信息推荐剂量为 1g/kg，每日分次服用，然后减少至维持剂量 500g/kg，每日分次服用。另外，*BNFC 2010/11* 建议以 125～250mg/kg 的剂量，每日 3 次或 4 次口服给药，单次最大剂量为 15g。在美国，注册药品信息指出 1g 聚苯乙烯磺酸钠交换 1mEq 的钾。

制剂

USP 33: Sodium Polystyrene Sulfonate Suspension.

专利制剂

Austral.: Resonium A; ***Austria:*** Resonium A; ***Belg.:*** Kayexalate; ***Canad.:*** K-Exit; Kayexalate; ***Denm.:*** Resonium; ***Fin.:*** Resonium; ***Fr.:*** Kayexalate; ***Ger.:*** Anti-Kalium Na; Elutit-Natrium; Resonium A; ***Gr.:*** Kayexalate; ***Hong Kong:*** Resonium A; ***Hung.:*** Resonium A; ***Irl.:*** Resonium A†; ***Israel:*** Kayexalate; ***Ital.:*** Kayexalate; ***Malaysia:*** Resonium A†; ***Neth.:*** Resonium A; ***NZ:*** Resonium A; ***Pol.:*** Resonium A; ***Port.:*** Resonium; ***S.Afr.:*** Kexelate; ***Singapore:*** Resinsodio; ***Spain:*** Resinsodio; ***Swed.:*** Resonium; ***Switz.:*** Resonium A; ***Thai.:*** Kayexalate; Resinsodio; Resonium A; ***UK:*** Resonium A; ***USA:*** Kayexalate; Kionex; SPS; ***Venez.:*** Kayexalate.

Sodium Thiosulfate 硫代硫酸钠

Disodium Thiosulfate Pentahydrate; Hiposulfito sódico; Natrii thiosulfas; Natrii Thiosulfas Pentahydricus; Natrio tiosulfatas; Natrium Thiosulfuricum; Natriumtiosulfaatti; Natriumtiosulfat; Nátrium-tioszulfát; Sodium Hyposulphite; Sodium, thiosulfate de; Sodium Thiosulphate; Sodu tiosiarczan; Sodyum Tiyosülfat; Thiosíran sodný pentahydrát; Tiosulfato sódico.

Тиосульфат Натрия

$Na_2S_2O_3,5H_2O$ = 248.2.

CAS — 7772-98-7 (anhydrous sodium thiosulfate); 10102-17-7 (sodium thiosulfate pentahydrate).

ATC — V03AB06.

ATC Vet — QV03AB06.

UNII — HX1032V43M (sodium thiosulfate); L0IYT1O31N (anhydrous sodium thiosulfate).

Pharmacopoeias. In *Chin., Eur.* (see p.vii), *Int., Jpn, US,* and *Viet.*

Ph. Eur. 6. 8（Sodium Thiosulphate） 无色透明晶体；干燥空气中发生风化。约 49℃可溶解于其自身结晶水中。极易溶于水；几乎不溶于乙醇。10%水溶液的 pH 为 6.0～8.4。贮藏于密闭容器中。

USP 33（Sodium Thiosulfate） 大的、无色晶体，或粗的结晶性粉末。潮湿空气中易潮解，33℃以上于燥空气中发生风化。可溶于水（1：0.5），不溶于乙醇。石蕊试纸显示溶液呈中性或弱碱性。贮藏于密闭容器中。

配伍禁忌 硫代硫酸钠可降低一些防腐剂的活性，包括溴硝丙二醇（见第1557页）、苯汞基盐（见第1580页**硝酸苯汞**）和硫柳汞（见第1586页）。

稳定性 50%硫代硫酸钠溶液在空气中贮藏会出现浑浊，高压灭菌后会出现沉淀[1]。加入 0.5%或 1.2%磷酸钠可改善稳定性，但溶液在 25℃分别在 12 周及 6 周后发生浑浊或沉淀。含有 0.5%碳酸氢钠的溶液在 25℃ 12 周后出现浑浊或沉淀。硫代硫酸钠浓度降至 30%或 15%，或将注射剂置于氮气条件下密封贮藏，稳定性无明显改善。

1. Anonymous. Sodium thiosulphate injection–effect of additives on stability. *PSGB Lab Rep* P/75/3 1975.

不良反应

除引发渗透压紊乱，硫代硫酸钠相对无毒。口服大剂量具有导泻作用。

药动学

硫代硫酸钠从胃肠道吸收差。静脉给药后，其分布遍及细胞外液，且快速通过尿排泄。

给腹膜内应用抗肿瘤药的 8 名患者静脉 6h 输注 $12g/m^2$ 硫代硫酸钠[1]。硫代硫酸盐迅速排泄，停止输注后 4h 总排泄量为 95%；平均只有 28.5%以原形药物形式通过尿排泄。平均血浆消除半衰期为 80min。

1. Shea M, *et al.* Kinetics of sodium thiosulfate, a cisplatin neutralizer. *Clin Pharmacol Ther* 1984; **35:** 419–25.

用途和用法

硫代硫酸钠可用于治疗氰化物中毒（见第1928页）。对于不太严重的氰化物中毒，单独应用硫代硫酸钠可能就有效，但本药通常与亚硝酸钠（见第1405页）合用。

硫氰酸生成酶催化氰化物转化为相对无毒的硫氰酸盐，硫代硫酸钠可作为硫氰酸生成酶的硫原子供体底物，因此加速氰化物解毒。

通常给药方案为：300mg 亚硝酸钠（10ml 3%溶液），静脉给药历时 5～20min，然后给予 12.5g 硫代硫酸钠（50ml 25% 溶液或 25ml 50%溶液），静脉给药历时约 10min。高铁血红蛋白浓度不应超过 30%～40%。若氰化物中毒症状复发，建议可在 30min 后重复给予亚硝酸盐和硫代硫酸盐，给药剂量为初始剂量的一半。然而，*UK National Poisons Information Service* 仅建议必要时考虑再次给予硫代硫酸钠，因为再次给予亚硝酸钠可有引起高铁血红蛋白血症的风险。儿童剂量见下文。

硫代硫酸钠以 4%等渗溶液应用，用于治疗氮芥外渗，且已试验用于治疗一些其他抗肿瘤药的外渗（见下文）。

可应用硫代硫酸钠的抗真菌特性。含有硫代硫酸钠及硫代硫酸镁的混合制剂用于治疗许多疾病。

儿童用法 硫代硫酸钠与亚硝酸钠可用于治疗氰化物中毒。1 个月至 18 岁的儿童，通常的给药方案为亚硝酸钠 4～10mg/kg，静脉注射 5～20min，最大剂量为 300mg（以 3%的溶液，0.13～0.33ml/kg，最多 10ml），然后给予硫代硫酸钠 400mg/kg（以 25%或 50%的溶液），静脉注射 10min 以上，最大剂量为 12.5g。

抗肿瘤药中毒 硫代硫酸钠可用于治疗氮芥及一些其他抗肿瘤药外渗（但对于本药的这方面应用具有争议，见第610页）。本药还可用来使一些抗肿瘤药在废弃之前失活的处理。

还试验静脉输注硫代硫酸钠用于降低一些抗肿瘤药的全身毒性。据报道，本药可降低与腹膜内注射顺铂相关的肾毒性的发生率（见第667页**对肾脏的影响**项下**预防**）及与卡铂相关的听觉丧失的发生率（见第661页**对耳的影响**）。

溴酸盐中毒 硫代硫酸钠可用于治疗溴酸盐中毒[1,2]，但其临床作用不明确[3]；目前认为本药的作用机制为将溴酸盐还原为毒性较低的溴离子，但证据不足[3,4]。尽管本药可口服，但不再建议这一给药途径，由于可能形成有毒的硫化物[4]。然而，静脉给予硫代硫酸钠可能对某些临床情况具有一定作用[4,5]。

1. Lue JN, *et al.* Bromate poisoning from ingestion of professional hair-care neutralizer. *Clin Pharm* 1988; **7:** 66–70.
2. Lichtenberg R, *et al.* Bromate poisoning. *J Pediatr* 1989; **114:** 891–4.
3. McElwee NE, Kearney TE. Sodium thiosulfate unproven as bromate antidote. *Clin Pharm* 1988; **7:** 570, 572.
4. De Vriese A, *et al.* Severe acute renal failure due to bromate intoxication: report of a case and discussion of management guidelines based on a review of the literature. *Nephrol Dial Transplant* 1997; **12:** 204–9.
5. Johnson CE. Sodium thiosulfate unproven as bromate antidote. *Clin Pharm* 1988; **7:** 572.

钙过敏 硫代硫酸钠已成功用于治疗患者皮肤、软组织和动脉钙化（钙性尿毒症性小动脉病）。然而，仍缺乏对照研究。

1. Hayden MR, *et al.* Vascular ossification-calcification in metabolic syndrome, type 2 diabetes mellitus, chronic kidney disease, and calciphylaxis-calcific uremic arteriolopathy: the emerging role of sodium thiosulfate. *Cardiovasc Diabetol* 2005; **4:** 4. Available at: http://www.cardiab.com/content/pdf/1475-2840-4-4.pdf (accessed 22/12/09)
2. Brucculeri M, *et al.* Long-term intravenous sodium thiosulfate in the treatment of a patient with calciphylaxis. *Semin Dial* 2005; **18:** 431–4.
3. Araya CE, *et al.* Sodium thiosulfate treatment for calcific uremic arteriolopathy in children and young adults. *Clin J Am Soc Nephrol* 2006; **1:** 1161–6.
4. Baker BL, *et al.* Calciphylaxis responding to sodium thiosulfate therapy. *Arch Dermatol* 2007; **143:** 269–70.
5. Ackermann F, *et al.* Sodium thiosulfate as first-line treatment for calciphylaxis. *Arch Dermatol* 2007; **143:** 1336–7.
6. Subramaniam K, *et al.* Complete resolution of recurrent calciphylaxis with long-term intravenous sodium thiosulfate. *Australas J Dermatol* 2008; **49:** 30–4.
7. Hayden MR, *et al.* Calciphylaxis: calcific uremic arteriolopathy and the emerging role of sodium thiosulfate. *Int Urol Nephrol* 2008; **40:** 443–51.
8. Musso CG, *et al.* Oral sodium thiosulfate solution as a secondary preventive treatment for calciphylaxis in dialysis patients. *Saudi J Kidney Dis Transpl* 2008; **19:** 820–1.
9. Hackett BC, *et al.* Calciphylaxis in a patient with normal renal function: response to treatment with sodium thiosulfate. *Clin Exp Dermatol* 2009; **34:** 39–42.
10. Kalisiak M, *et al.* Calcific uremic arteriolopathy (calciphylaxis): successful treatment with sodium thiosulfate in spite of elevated serum phosphate. *J Cutan Med Surg* 2009; **13** (suppl 1): S29–34.
11. Schlieper G, *et al.* Sodium thiosulfate in the treatment of calcific uremic arteriolopathy. *Nat Rev Nephrol* 2009; **5:** 539–43.
12. Musso CG, *et al.* Use of sodium thiosulfate in the treatment of calciphylaxis. *Saudi J Kidney Dis Transpl* 2009; **20:** 1065–8.

制剂

BP 2010: Sodium Thiosulphate Injection;
USP 33: Sodium Thiosulfate Injection.

多组分制剂 ***Arg.:*** Azufracid; ***Austria:*** Schwefelbad Dr Klopfer; ***Braz.:*** Alergitrat†; Dessensibilizante Chauvin†; ***Canad.:*** Adasept; ***Cz.:*** Carbotox; ***Fr.:*** Desintex; Desintex Infantile; Desintex-Choline; Rhino-Sulfuryl; Vagostabyl; ***Ger.:*** Lento Nit K; Schwefelbad Dr Klopfer; ***Gr.:*** Efalan; ***Hung.:*** Schwefelbad Dr Klopfer†; ***India:*** Histaglobulin; ***Ital.:*** Antimicotica Solforata; ***S.Afr.:*** Tripac-Cyano; ***USA:*** Cyanide Antidote Package; Tinver; Versiclear.

Succimer（*BAN*，*USAN*，*rINN*）二巯丁二酸

Ácido dimercaptosuccínico; DIM-SA; DMSA; Succimère; Succímero; Succimero; Succimerum; Suksimeeri. meso-2,3-Dimercaptosuccinic acid; (R^*,S^*)-2,3-Dimercapto-butanedioic acid.

Сукцимер

$C_4H_6O_4S_2$ = 182.2.

CAS — 304-55-2.

UNII — DX1U2629QE.

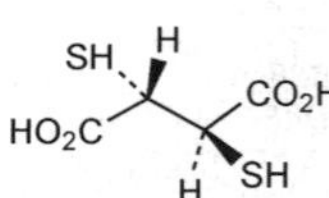

Pharmacopoeias. In *Chin.*

不良反应和注意事项

二巯丁二酸可引起胃肠病、皮疹、血清转氨酶升高、流感样症状、困倦及头晕。据报道，一些患者发生轻中度的中性粒细胞减少，因此建议在治疗过程中常规进行全血细胞计数。二巯丁二酸慎用于肾损伤患者或有肝病史的患者。

药动学

口服后，二巯丁二酸快速吸收，但吸收不完全。本药快速并广泛代谢，主要通过尿排泄，少量通过胆汁和肺排泄。

1. Dart RC, *et al.* Pharmacokinetics of meso-2,3-dimercaptosuccinic acid in patients with lead poisoning and in healthy adults. *J Pediatr* 1994; **125:** 309–16.

用途和用法

二巯丁二酸是螯合剂，结构上与二巯丙醇（见第1386页）相似。本药可与重金属形成水溶性螯合物，用于治疗铅中毒（见下文）。本药还可用于治疗砷或汞中毒。

放射性标记的二巯丁二酸可用于核医学。

用于治疗铅中毒时，二巯丁二酸口服给药，给药剂量为 10mg/kg 或 $350mg/m^2$，每 8h 给药 1 次，疗程 5d，然后每 12h 给药 1 次，疗程 14 天。若有必要，可重复 1 个疗程，通常间隔时间不少于 2 周，除非血铅浓度提示需接受及时治疗。儿童使用信息详见下文。

儿童用法 二巯丁二酸可用于治疗儿童铅中毒，见下

文。口服剂量与成人相同，见上文。对于年幼的儿童，可打开二巯丁二酸胶囊将二巯丁二酸颗粒倒在勺子内与少量软性食品一起吞食。

铅中毒 二巯丁二酸是有效的铅螯合剂[1,2]，用于治疗铅中毒（见第2266页）。二巯丁二酸还可用于慢性铅中毒的儿童，已考察了多种给药方案[3]。本药通常仅以血铅浓度>45μg/100ml为指征[4]；但以较低铅浓度的儿童为研究对象的短期研究[5]表明，本药可有效降低血铅水平，随访研究[6,7]发现，对神经发育无影响，但对这类儿童的治疗方法仍存在争议。

1. Mann KV, Travers JD. Succimer, an oral lead chelator. *Clin Pharm* 1991; **10:** 914–22.
2. Bradberry S, Vale A. Dimercaptosuccinic acid (succimer; DMSA) in inorganic lead poisoning. *Clin Toxicol* 2009; **47:** 617–31.
3. Farrar HC, *et al.* A comparison of two dosing regimens of succimer in children with chronic lead poisoning. *J Clin Pharmacol* 1999; **39:** 180–3.
4. American Academy of Pediatrics Committee on Environmental Health. Lead exposure in children: prevention, detection, and management. *Pediatrics* 2005; **116:** 1036–46. Also available at: http://pediatrics.aappublications.org/cgi/reprint/116/4/1036.pdf (accessed 11/10/05)
5. Besunder JB, *et al.* Short-term efficacy of oral dimercaptosuccinic acid in children with low to moderate lead intoxication. *Pediatrics* 1995; **96:** 683–7.
6. Rogan WJ, *et al.* The effect of chelation therapy with succimer on neuropsychological development in children exposed to lead. *N Engl J Med* 2001; **344:** 1421–6.
7. Dietrich KN, *et al.* Effect of chelation therapy on the neuropsychological and behavioral development of lead-exposed children after school entry. *Pediatrics* 2004; **114:** 19–26.

汞中毒 口服二巯丁二酸可增加汞的肾排泄，可用于汞中毒（见第2278页）。对于肾损伤患者，二巯丁二酸-汞螯合物可能蓄积，已试验替代性方法。在血透期间体外通过动脉导管输注二巯丁二酸，被命名为体外局部复合血液透析的步骤，可清除无尿的无机汞中毒患者的汞[1]。肌内给予二巯丙醇后，清除量约比血透大10倍。

1. Kostyniak PJ, *et al.* Extracorporeal regional complexing haemodialysis treatment of acute inorganic mercury intoxication. *Hum Toxicol* 1990; **9:** 137–41.

制剂

专利制剂

Fr.: Succicaptal; ***Gr.:*** Succicaptal; ***USA:*** Chemet.

Sugammadex Sodium（*USAN*，*rINNM*）舒伽马糖酐钠

Natrii Sugammadexum; Org-25969; Sugammadex sódico; Sugammadex Sodique.

Натрий Сугаммадекс

$C_{72}H_{104}Na_8O_{48}S_8$ = 2178.0.

CAS — 343306-79-6.

ATC — V03AB35.

ATC Vet — QV03AB35.

UNII — ERJ6X2MXV7.

(sugammadex)

不良反应和注意事项

使用舒伽马糖酐后最常见的不良反应是味觉障碍，特别是大剂量使用后。有报道会发生过敏反应，如脸红和红斑疹。

也有报道会出现神经肌肉阻滞，这通常由于使用了不合理的剂量；应监控呼吸功能直到自主呼吸恢复。如果持续麻醉期间神经肌肉阻滞得到了逆转，就可能需要增加麻醉药或者阿片类药物的剂量，否则就可能发生麻醉不足。

由于清除率降低，舒伽马糖酐不推荐用于严重肾损伤患者（肌酐清除率小于30ml/min）。也不推荐用于持续血液透析患者，由于其肌酐清除率不稳定。舒伽马糖酐尚未在严重肝损伤患者人群中研究，所以这类患者应谨慎使用。

舒伽马糖酐不用于非甾体类神经肌肉阻断药（如反向琥珀胆碱氯化物或苯磺酸类化合物）所引起的肌肉阻断。

药物相互作用

虽然没有进行相互作用研究，但是理论上罗库溴铵或维库溴铵可以使复合物中的舒伽马糖酐游离，从而再次导致神经肌肉阻滞发生。手术当天使用托瑞米芬可延迟复苏。由于氟氯西林和夫西地酸也可能延迟复苏，所以应避免在术后6h使用。如必须使用，建议密切监测这段时间神经肌肉阻滞的迹象。组织逆转后，至少24h不应再给予罗库溴铵或维库溴铵；如果这段时间内需要再次神经肌肉阻滞，应使用非甾体类阻滞药。

舒伽马糖酐可能会干扰血清孕酮测定和一些凝血试验，如部分活化凝血活酶时间、凝血酶原时间和国际标准化比值。

激素避孕药 舒伽马糖酐与激素避孕药之间潜在的相互作用信息，见第2003页**激素避孕药**项下 **Sugammadex**。

药动学

无论舒伽马糖酐还是其与罗库溴铵的复合物都不与血浆蛋白或者红细胞结合。舒伽马糖酐主要通过肾脏排泄，96%的剂量以原形药物存在于尿液中。成人体内消除半衰期为1.8h。

用途和用法

舒伽马糖酐钠是一种修饰过的伽马环糊精，作为选择性肌松药用于逆转罗库溴铵或维库溴铵引起的神经肌肉阻滞。尽管舒伽马糖酐以钠盐形式静脉注射给药，剂量仍以舒伽马糖酐标示。100mg舒伽马糖酐相当于约108.78mg舒伽马糖酐钠。

当用于逆转罗库溴铵或维库溴铵诱导的阻滞时，根据神经肌肉阻滞的深度，推荐舒伽马糖酐的使用剂量为2～4mg/kg。如果术后再次发生阻滞，可给予重复剂量4mg/kg。如果要立即逆转罗库溴铵诱导的阻滞，建议舒伽马糖酐的剂量为16mg/kg。儿童使用剂量，见下文。

1. Nicholson WT, *et al.* Sugammadex: a novel agent for the reversal of neuromuscular blockade. *Pharmacotherapy* 2007; **27:** 1181–8.
2. Welliver M, *et al.* Discovery, development, and clinical application of sugammadex sodium, a selective relaxant binding agent. *Drug Des Devel Ther* 2008; **2:** 49–59.
3. Yang LPH, Keam SJ. Sugammadex: a review of its use in anaesthetic practice. *Drugs* 2009; **69:** 919–42.
4. Plaud B. Le sugammadex: une nouveauté qui s'inscrit dans le cadre de l'amélioration de la sécurité des patients ou un simple gadget? *Ann Fr Anesth Reanim* 2009; **28** (suppl 2): S64–S69.
5. Kovac AL. Sugammadex: the first selective binding reversal agent for neuromuscular block. *J Clin Anesth* 2009; **21:** 444–53.
6. Abrishami A, *et al.* Sugammadex, a selective reversal medication for preventing postoperative residual neuromuscular blockade. Available in The Cochrane Database of Systematic Reviews; Issue 4. Chichester: John Wiley; 2009 (accessed 14/12/09).

儿童用法 舒伽马糖酐钠可用于逆转罗库溴铵引起的2～17岁儿童和青少年的神经肌肉阻滞。建议静脉注射2mg/kg，至恢复至正常。儿科使用时，可用0.9%的氯化钠稀释至浓度10mg/ml。

制剂

专利制剂

Austral.: Bridion; ***Cz.:*** Bridion; ***Gr.:*** Bridion; ***Hung.:*** Bridion; ***Irl.:*** Bridion; ***NZ:*** Bridion; ***Port.:*** Bridion; ***UK:*** Bridion.

Tiopronin（*rINN*）硫普罗宁

Thiopronine; Thiopronium; Tiopronini; Tiopronina; Tiopronine; Tioproninum. *N*-(2-Mercaptopropionyl)glycine.

Тиопронин

$C_5H_9NO_3S$ = 163.2.

CAS — 1953-02-2.

ATC — R05CB12.

ATC Vet — QG04BC90; QR05CB12.

UNII — C5W04GO61S.

and enantiomer

不良反应和注意事项

硫普罗宁的不良反应和注意事项与青霉胺（见第1398页）相似。

不良反应发生率 一项研究[1]以140名类长期应用硫普罗宁治疗的风湿关节炎患者为研究对象，其中56名患者（40%）因不良反应而不得不停药。大多数不良反应发生在治疗初期6个月。最常见的不良反应为皮肤和黏膜相关反应（46名患者），包括口炎、瘙痒、红斑及1例天疱疮。5名患者出现蛋白尿，3名患者发生肾病综合征。13名患者发生血液病。还有胃肠病和味觉丧失的报道。

另一研究[2]以74名类风湿关节炎患者为研究对象，报道有32名患者（43%）发生不良反应，24%的患者不得不停药。最常见的不良反应是味觉丧失（21%）、黏膜皮肤损伤（16%）和胃肠病（14%）。5名患者发生血液病，3名患者出现蛋白尿。

一项以200名患者为研究对象的对照性试验[3]发现，27%应用硫普罗宁及21%应用金疗法的患者因毒性作用而停药。

1. Sany J, *et al.* Etude de la tolérance à long terme de la thiopronine (Acadione) dans le traitement de la polyarthrite rhumatoïde: a propos de 140 cas personnels. *Rev Rhum* 1990; **57:** 105–11.
2. Ehrhart A, *et al.* Effets secondaires dus au traitement par la tiopronine de 74 polyarthrites rhumatoïdes. *Rev Rhum* 1991; **58:** 193–7.
3. Ferraccioli GF, *et al.* Long-term outcome with gold thiosulphate and tiopronin in 200 rheumatoid patients. *Clin Exp Rheumatol* 1989; **7:** 577–81.

对血液的影响 有长期应用硫普罗宁引发血液病的报道，包括白细胞减少症或血小板减少症。还有个案报道可引发粒细胞缺乏症[1]和骨髓再生障碍[2]。

也可见上文**不良反应发生率**。

1. Corda C, *et al.* Thiopronin-induced agranulocytosis. *Therapie* 1990; **45:** 161.
2. Taillan B, *et al.* Aplasie médullaire au cours d'une polyarthrite rhumatoïde traitée par tiopronine. *Rev Rhum* 1990; **57:** 443–4.

对肾脏的影响 应用硫普罗宁治疗胱氨酸尿症4～14个月后，3名患者出现蛋白尿[1]。无患者发生有临床意义的肾炎综合征。对2名患者进行肾活检发现膜性肾小球肾炎。停用硫普罗宁后4～5个月，3名患者蛋白尿消失。然而，组织学检查结果表明，1名患者发生累积性肾小管损伤且不可逆。

1. Lindell A, *et al.* Membranous glomerulonephritis induced by 2-mercaptopropionylglycine (2-MPG). *Clin Nephrol* 1990; **34:** 108–15.

对皮肤的影响 黏膜损伤是硫普罗宁最常见的不良反应之一（见上文**不良反应发生率**）。据报道1名患者应用硫普罗宁2年后，发生可逆性苔藓样疹，可能与对巯基的免疫反应有关。还有报道少数患者发生类似天疱疮的损伤[2,3]，可能需皮质激素或其他免疫抑制药治疗。

1. Kurumaji Y, Miyazaki K. Tiopronin-induced lichenoid eruption in a patient with liver disease and positive patch test reaction to drugs with sulfhydryl group. *J Dermatol* 1990; **17:** 176–81.
2. Trotta F, *et al.* Thiopronine-induced pemphigus vulgaris in rheumatoid arthritis. *Scand J Rheumatol* 1984; **13:** 93–5.
3. Verdier-Sevrain S, *et al.* Thiopronine-induced herpetiform pemphigus: report of a case studied by immunoelectron microscopy and immunoblot analysis. *Br J Dermatol* 1994; **130:** 238–40.

药动学

硫普罗宁可从胃肠道吸收。据报道给药后4h内48%的剂量通过尿排泄，72h内排泄的剂量达78%。

1. Carlsson SM, *et al.* Pharmacokinetics of intravenous 2-mercaptopropionylglycine in man. *Eur J Clin Pharmacol* 1990; **38:** 499–503.
2. Carlsson MS, *et al.* Pharmacokinetics of oral tiopronin. *Eur J Clin Pharmacol* 1993; **45:** 79–84.

用途和用法

硫普罗宁是巯基化合物和螯合剂，具有与青霉胺（见第1400页）相似的特性。本药口服用于治疗胱氨酸尿症，辅助补充足量水分及碱化尿液，通常给药剂量为每日0.8～1g，分次给药。应根据尿胱氨酸浓度调整给药剂量，每日最大给药剂量2g。硫普罗宁应空腹服用。硫普罗宁用于治疗类风湿关节炎的剂量与用于治疗胱氨酸尿症的剂量相似。本药可用于肝病及重金属中毒的治疗，对于呼吸系统疾病，还可吸入作为黏膜溶解药。本药还可静脉或肌内注射。

也可应用钠盐。

胱氨酸尿症 硫普罗宁可用作治疗胱氨酸尿症的青霉胺的替代药物（见第1400页）。一项以66名胱氨酸肾结石患者为研究对象的多中心研究[1]发现，在标准碱化尿液及补充液体疗法的同时每日加用硫普罗宁最大剂量2g（平均1.193g），可显著降低尿胱氨酸浓度及新结石生成的速度。不良反应与报道的青霉胺的不良反应相

似。前期应用青霉胺的 49 名患者中，41 名发生不良反应，34 名患者须停药，而应用硫普罗宁后，只有 37 名患者发生硫普罗宁相关不良反应，15 名患者须停药。余下的 17 名患者中，11 名发生硫普罗宁不良反应，1 名患者因出现蛋白尿而停药。然而，34 名不能耐受青霉胺的患者中，22 名可继续应用硫普罗宁治疗。

1. Pak CYC, *et al.* Management of cystine nephrolithiasis with alpha-mercaptopropionylglycine. *J Urol (Baltimore)* 1986; **136:** 1003–8.

黏液溶解活性 硫普罗宁黏液溶解活性相关的研究如下。

1. Costantini D, *et al.* Evaluation of the therapeutic effectiveness of thiopronine in children with cystic fibrosis. *Curr Ther Res* 1982; **31:** 714–17.
2. Carratù L, *et al.* Clinico-functional and rheological research on mucolytic activity of thioprònine in chronic broncho-pneumopathies. *Curr Ther Res* 1982; **32:** 529–43.

类风湿关节炎 据报道，硫普罗宁对于类风湿病患者具有与金盐[1]和青霉胺[2]相似的活性，因此可用于类风湿关节炎（见第12页）的治疗，特别是对于不能耐受青霉胺的患者。

1. Ferraccioli GF, *et al.* Long-term outcome with gold thiosulphate and tiopronin in 200 rheumatoid patients. *Clin Exp Rheumatol* 1989; **7:** 577–81.
2. Sany J, *et al.* Etude de la tolérance à long terme de la thiopronine (Acadione) dans le traitement de la polyarthrite rhumatoïde: a propos de 140 cas personnels. *Rev Rhum* 1990; **57:** 105–11.

制剂

专利制剂

Fr.: Acadione; **Ger.:** Captimer; **Ital.:** Thiola; Thiosol; **USA:** Thiola.

Trientine Dihydrochloride（*BAN*, *rINNM*）二盐酸曲恩汀

Cuprid; Dihidrocloruro de trientina; MK-0681; TECZA (base or dihydrochloride); TETA (base or dihydrochloride); TJA-250; Trien Hydrochloride; Trientin Dihidroklorür; Trientine, Dichlorhydrate de; Trientine Hydrochloride *(USAN)*; Trientini Dihydrochloridum; Triethylenetetramine Dihydrochloride. 2,2′-Ethylenediiminobis(ethylamine) dihydrochloride; *N,N′*-bis(2-Aminoethyl)-1,2-ethanediamine dihydrochloride.

Триентина Дигидрохлорид

$C_6H_{18}N_4$,2HCl = 219.2.

CAS — 112-24-3 (trientine); 38260-01-4 (trientine dihydrochloride).

UNII — HC3NX54582.

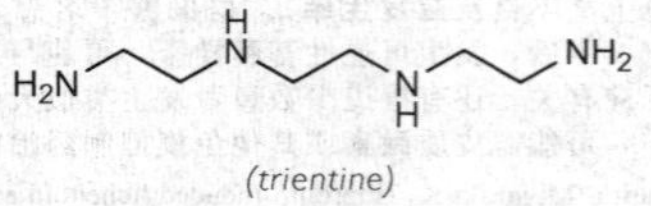

(trientine)

Pharmacopoeias. In *US.*

USP 33 (Trientine Hydrochloride) 白色至淡黄色结晶性粉末。易溶于水；微溶于乙醇；不溶于氯仿或乙醚，可溶于甲醇。1%水溶液的 pH 值为 7.0～8.5。2～8℃密闭于惰性气体中贮藏。避光。

不良反应和注意事项

曲恩汀可引起恶心和皮疹，还有引发十二指肠炎和结肠炎报道。可引起铁缺乏；若须给予铁补充剂，建议铁剂与曲恩汀的给药时间至少间隔 2h。1 名前期曾发生青霉胺不良反应的患者系统性红斑狼疮复发。

药物相互作用

曲恩汀与饮食或矿物补充剂中的金属离子的螯合作用可降低二者的吸收。曲恩汀不应与矿物补充剂同服，且应与食物、其他药物或牛奶间隔至少 1h，以降低影响吸收的可能性。铁补充剂应在曲恩汀给药前或后至少 2h 给予。

药动学

参考文献如下。

1. Cho H-Y, *et al.* Pharmacokinetic and pharmacodynamic modeling of a copper-selective chelator (TETA) in healthy adults. *J Clin Pharmacol* 2009; **49:** 916–28.

用途和用法

曲恩汀是铜离子螯合剂，治疗 Wilson 病（见第1400页）的机制与青霉胺相似。本药一般用于不能耐受青霉胺的患者。

二盐酸曲恩汀最好空腹口服。在美国，通常初始给药剂量为每日 0.75～1.25g，分 2～4 次给药；若有必要，可增至每日最大 2g。在英国，推荐的给药剂量为每日 1.2～2.4g，分 2～4 次给药。儿童剂量，见下文。

儿童用法 二盐酸曲恩汀可用于治疗患有 Wilson 病的儿童，特别是那些对青霉胺不耐受的患者。在美国，初始口服剂量为 500mg 或 750mg，每日分次服用，如有必要，增至每日最大 1.5g。在英国服用剂量类似；2～12 岁的儿童，*BNFC 2010/11* 建议每日口服曲恩汀 600mg～1.5g，根据反应调整剂量，分 2～4 次给药。若出现恶心，可减少剂量并增加用药频率。

制剂

USP 33: Trientine Hydrochloride Capsules.

专利制剂

Singapore: Syprine; ***USA:*** Syprine.

Trimedoxime Bromide（*rINN*）溴双解磷

Bromuro de trimedoxima; Dipyroxime; TMB-4; Trimédoxime, Bromure de; Trimedoximi Bromidum. 1,1′- Trimethylenebis[4-formylpyridinium bromide]dioxime.

Тримедоксима Бромид

$C_{15}H_{18}Br_2N_4O_2$ = 446.1.

CAS — 56-97-3.

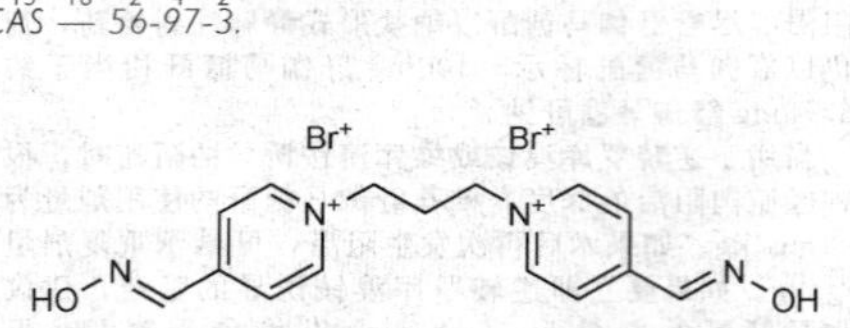

注：不要与一种兽用抗菌药 Trimedoxine 相混淆。

简介

溴双解磷是胆碱酯酶复活剂，与阿托品合用于治疗有机磷中毒。

1. Kozer E, *et al.* Pediatric poisoning from trimedoxime (TMB4) and atropine automatic injectors. *J Pediatr* 2005; **146:** 41–4.
2. Bentur Y, *et al.* Civilian adult self injections of atropine-trimedoxime (TMB4) auto-injectors. *Clin Toxicol* 2006; **44:** 301–6.

Unithiol 二巯丙磺钠

DMPS; Unithiolum; Unitiol; Unitioli. Sodium 2,3-dimercaptopropanesulfonate.

Унитиол

$C_3H_7NaO_3S_3$ = 210.3.

CAS — 4076-02-2.

UNII — 690VN2L7TK.

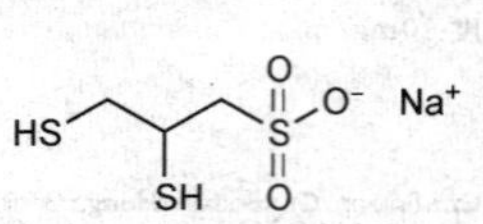

简介

二巯丙磺钠是螯合剂，结构与二巯丙醇相似（见第1386页）。可溶于水，据报道比二巯丙醇毒性小。二巯丙磺钠可用于治疗重金属中毒，包括砷、铅及无机和有机汞化合物；还可用于铬或镉中毒，但疗效不明确。

用于治疗慢性中毒时，二巯丙磺钠口服剂量为 100mg，每日 3～4 次。用于治疗急性中毒时，建议口服剂量为 1.2～2.4g，24h 内分次给药。对于严重中毒患者，本药还可肠外给药；推荐的静脉给药剂量为 3～5mg/kg，每 4h 给药 1 次，1～2 天后降低给药频率或改为口服给药。

1. Hruby K, Donner A. 2,3-Dimercapto-1-propanesulphonate in heavy metal poisoning. *Med Toxicol* 1987; **2:** 317–23.
2. Aposhian HV, *et al.* Mobilization of heavy metals by newer, therapeutically useful chelating agents. *Toxicology* 1995; **97:** 23–38.

砷中毒 据报道[1,2]发生潜在致死性砷中毒的患者应用二巯丙磺钠后完全康复，且未发生肾或神经后遗症，其中 1 名患者还接受了血透[2]。还有报道[3,4]应用二巯丙磺钠治疗慢性砷中毒，尿砷排泄增加，症状有一定改善。

1. Moore DF, *et al.* Acute arsenic poisoning: absence of polyneuropathy after treatment with 2,3-dimercaptopropanesulphonate (DMPS). *J Neurol Neurosurg Psychiatry* 1994; **57:** 1133–5.
2. Kruszewska S, *et al.* The use of haemodialysis and 2,3 propanesulphonate (DMPS) to manage acute oral poisoning by lethal dose of arsenic trioxide. *Int J Occup Med Environ Health* 1996; **9:** 111–115.
3. Wax PM, Thornton CA. Recovery from severe arsenic-induced peripheral neuropathy with 2,3-dimercapto-1-propanesulphonic acid. *J Toxicol Clin Toxicol* 2000; **38:** 777–80.
4. Guha Mazumder DN, *et al.* Randomized placebo-controlled trial of 2,3-dimercapto-1-propanesulfonate (DMPS) in therapy of chronic arsenicosis due to drinking arsenic-contaminated water. *J Toxicol Clin Toxicol* 2001; **39:** 665–74.

铅中毒 二巯丙磺钠可用于铅中毒[1]，尽管通常首选其他螯合剂（见第2266页）。一项以 12 名儿童为研究对象的研究[2]发现，本药可降低血铅浓度，但不影响血浆中铜或锌浓度，尽管治疗期间尿铅、铜及锌排泄增加。

1. Aaseth J, *et al.* Treatment of mercury and lead poisonings with dimercaptosuccinic acid and sodium dimercaptopropanesulfonate: a review. *Analyst* 1995; **120:** 853–4.
2. Chisolm JJ, Thomas DJ. Use of 2,3-dimercaptopropane-1-sulfonate in treatment of lead poisoning in children. *J Pharmacol Exp Ther* 1985; **235:** 665–9.

汞中毒 二巯丙磺钠用于汞及汞盐中毒（见第2278页），且可采用多种给药途径。7 名汞蒸气或氯化汞中毒的患者口服二巯丙磺钠 100mg，每日 2 次，连续应用 15 天后，尿汞清除增加[1]；多数患者的尿铜和锌清除也增加，2 名患者发生皮疹。肌内注射 5mg/kg，每日 3 次，治疗的第 3 天降至每日 1 次，可有效降低二甲基汞中毒患者血汞的半衰期[2]。1 名严重氯化汞中毒的患者经二巯丙磺钠静脉给药 4 周，然后口服给药 3 周成功治疗[3]。二巯丙磺钠还可与血液滤过同时用于无机汞中毒合并肾衰患者的治疗[4,5]。它对于因接触汞蒸气而引起的神经系统症状也有改善作用[6]。

1. Mant TGK. Clinical studies with dimercaptopropane sulphonate in mercury poisoning. *Hum Toxicol* 1985; **4:** 346.
2. Clarkson TW, *et al.* Tests of efficacy of antidotes for removal of methylmercury in human poisoning during the Iraq outbreak. *J Pharmacol Exp Ther* 1981; **218:** 74–83.
3. Toet AE, *et al.* Mercury kinetics in a case of severe mercuric chloride poisoning treated with dimercapto-1-propane sulphonate (DMPS). *Hum Exp Toxicol* 1994; **13:** 11–16.
4. Pai P, *et al.* Treatment of a case of severe mercuric salt overdose with DMPS (dimercapo-1-propane sulphonate [sic]) and continuous haemofiltration. *Nephrol Dial Transplant* 2000; **15:** 1889–90.
5. Dargan PI, *et al.* Case report: severe mercuric sulphate poisoning treated with 2,3-dimercaptopropane-1-sulphonate and haemodiafiltration. *Crit Care* 2003; **7:** R1–R6.
6. Bradberry SM, *et al.* DMPS can reverse the features of severe mercury vapor-induced neurological damage. *Clin Toxicol* 2009; **47:** 894–8.

Wilson 病 1 名患有 Wilson 病（见第1400页）的 13 岁男孩应用青霉胺及二盐酸曲恩汀后发生系统性红斑狼疮，给予二巯丙磺钠 200mg，每日 2 次[1]成功用于维持铜尿排泄。二巯丙磺钠同时应用于 2 名病情相似的患者[1]，但二者均停药，1 名患者因试验剂量时出现发热及白细胞计数降低，另 1 名患者因出现强烈恶心及味觉障碍。

1. Walshe JM. Unithiol in Wilson's disease. *BMJ* 1985; **290:** 673–4.

制剂

专利制剂

Cz.: Dimaval; **Ger.:** Dimaval; Mercuval†.

造影剂

造影剂被广泛用作 X 线检查、磁共振成像及超声成像等诊断性成像技术的辅助剂。虽然成像技术不同，但成像原理均是基于体内不同组织具有不同的物理特性，例如吸收射线的能力或者密度。这些差异被探测，形成影像。造影剂通过不同途径使这些组织间的差异更加明显，从而优化获得的图像。造影剂有多种不同类型，根据所使用的成像技术及每种造影剂的特点做出选择。下文主要讲述以下几类造影剂：磁共振造影剂、X 线造影剂以及超声造影剂。

磁共振造影剂

磁共振成像采用射频脉冲能量和磁场的联合应用来产生人体的断层图像。这种技术基于氢原子核（质子）在磁场中排列时吸收能量这一特性，当质子发生弛豫时释放能量，产生信号。组织的质子组成和特性差异影响弛豫过程，因而产生不同的信号，探测和分析这些信号产生的影像。

造影剂可以用来增强磁共振图像。造影剂为*顺磁性*或*超顺磁性*药剂，置于磁场中可以提高磁化特性。这些特点在磁共振成像中可以影响相邻质子的弛豫过程，从而改变产生的信号。顺磁性化合物含有钆或锰，可以促进弛豫过程，使信号增强。它们被制备成络合物或者螯合物以降低毒性，钆喷酸是典型的钆螯合物，锰福地吡是目前唯一可以应用的锰螯合物。超顺磁性造影剂，如铁羧葡胺和菲立磁，含有被包裹的铁化合物颗粒，可以起到干扰磁场的作用，从而降低质子弛豫产生的信号强度。

1. Sands MJ, Levitin A. Basics of magnetic resonance imaging. *Semin Vasc Surg* 2004; **17:** 66–82.
2. Gibby WA. Basic principles of magnetic resonance imaging. *Neurosurg Clin N Am* 2005; **16:** 1–64.
3. McGowan JC. Basic principles of magnetic resonance imaging. *Neuroimaging Clin N Am* 2008; **18:** 623–36.

X 线造影剂

X 线检查（包括 X 线成像、计算机体层摄影以及荧光透视检查）是利用组织对 X 线吸收程度的差异成像的。这在很大程度上依赖于组织的密度，增加两种特定组织间的差异或者对比可以优化产生的图像。*阳性对比成像*通过把造影剂引入感兴趣区来提高密度，提高对 X 线的吸收，从而实现增强目的。相反，*阴性对比成像*，使用气体（空气、氧气或二氧化碳）使 X 线更容易穿过。*双重对比*同时使用气体和造影剂。

X 线造影剂采用能够吸收 X 线的大原子数的元素。*含碘有机化合物*使用最为广泛，特别是三碘苯化合物，它们的不透光程度或者 X 线密度与它们的碘含量直接相关。*钡*是另外一种能够吸收 X 线的元素，硫酸钡被长期应用于 X 线检查。其他研究的重原子因绝大多数具有急性或慢性毒性而不适合使用。

含碘造影剂可以分为离子型或非离子型、单体或二聚体，它们之间重要的差别影响它们的应用。对于造影剂而言，最重要的条件是它能够有效地吸收 X 线，可以被引入到体内需要显示的区域，并且具有安全性。对于含碘造影剂，X 线密度仅依赖于碘浓度，但是不良反应很大程度上取决于渗透压（特定质量的溶液中的粒子数目），低渗溶液更易被耐受。造影剂在体内的分布情况由药动学和物理特性决定。

离子型单体造影剂（如泛影酸）当浓度适合于 X 线显影时通常具有很高的渗透压，因此易发生相关不良反应事件。使用*离子型二聚体*造影剂可以降低渗透压，如胆影酸，它的每个分子的碘原子数加倍，或者使用*非离子型单体*，例如碘海醇，不会分解为阳离子和阴离子。*非离子型二聚体*造影剂，例如碘克沙醇，也非常适用，具有最好的 X 线密度与渗透压比例，但是它们的黏性更大，可能引起使用困难和影响体内分布方面的问题。

1. Christiansen C. X-ray contrast media—an overview. *Toxicology* 2005; **209:** 185–7.
2. Barrs TJ. X-rays and radiopaque drugs. *Am J Health-Syst Pharm* 2005; **62:** 2026–30.

超声造影剂

超声成像利用不同组织的声学特性产生图像。具有不同声学特性的组织间可以产生声波的反射（回声），差别越大这种现象越明显，探测并分析这些回声从而生成图像。造影剂通常用于提高血液的回声，以测量体内不同部位的血流情况。

超声造影剂通过提供声波反射界面来提高回声。虽然通常被称为超声造影剂或者*回声造影剂*，但是它们在提高回声的同时降低了组织间的对比，因此*回声增强剂*的命名可能更为适合。大多数超声造影剂由微气泡组成，提供能够比血液更有效的反射声波的气-液界面，使血流更易于被探测。微气泡可以是空气或者其他的惰性气体，例如全氟丙烷或者全氟碳，可以是预先制备好的，也可以注射时临时制备。搅拌过的盐水曾经被作为普通的超声造影剂应用，但由于气泡缺乏稳定性只适用于心脏成像。半乳糖分解时产生的微气泡也被采用，加入棕榈酸后可以更加稳定。还可以使用其他一些稳定剂或者封装微气泡的方法来提高有效持续时间。用于封装的物质包括白蛋白（第1019页）和磷脂，聚氰基丙烯酸酯也有应用。

1. Blomley MJK, *et al.* Microbubble contrast agents: a new era in ultrasound. *BMJ* 2001; **322:** 1222–5.
2. Liang H-D, Blomley MJK. The role of ultrasound in molecular imaging. *Br J Radiol* 2003; **76** (special issue): S140–S150.
3. Dijkmans PA, *et al.* Microbubbles and ultrasound: from diagnosis to therapy. *Eur J Echocardiogr* 2004; **5:** 245–56.
4. Dayton PA, Rychak JJ. Molecular ultrasound imaging using microbubble contrast agents. *Front Biosci* 2007; **12:** 5124–42.
5. Klibanov AL. Ultrasound molecular imaging with targeted microbubble contrast agents. *J Nucl Cardiol* 2007; **14:** 876–84.
6. Hauff P, *et al.* Ultrasound contrast agents for molecular imaging. In: Semmler W, Schwaiger M, eds. *Handb Exp Pharmacol: Molecular Imaging I.* Berlin: Springer-Verlag, 2008: **185** (1): 223–45.

造影剂的选择

无论是否使用造影剂，X 线检查都是应用最广泛的诊断技术之一，具有高度的重要性。但是，由于 X 线的不良反应以及成像的局限性，使得类似于超声和磁共振成像这些其他成像方法的应用逐渐增加。对检查技术和所使用造影剂的选择取决于要显示区域、可使用设备以及影响不良反应发生可能性的患者情况，如年龄和发病率。下文将对影响成像技术和造影剂的选择的成像方法和包括不良反应在内的其他因素进行讨论。

造影剂的应用 虽然超声是最常用的检查技术，但对于**尿路造影**（显示肾和尿路），X 线检查仍然有重要作用。分泌到尿液中的造影剂可以使图像得到强化。适用的造影剂含有小的、高水溶性的分子，不易与蛋白结合，能够快速从肾小球滤过，并排泄到尿路中。为保证足以显影的尿液浓度，需要保持很高的血浆浓度，给药方式通常采用静脉注射。大多数离子型含碘造影剂均适用，泛影酸经常被使用，但是低渗造影剂由于其更低的不良反应发生率而被更多采用。

对于**血管造影**（显示循环系统），虽然磁共振血管造影可以作为一种选择，但是 X 线检查经常被使用，特别是在侵入性检查过程中获得动态影像（透视）。血管造影使用的含碘造影剂同泌尿系造影中使用的相似，最重要的条件是水溶性分子，并可以迅速分布于血管内。另外，溶液需要有较低的黏稠度以保证快速注射以及较高的 X 线密度以抵消血液的稀释作用。低的心脏毒性对于心血管造影或数字减影血管造影这些需要使用高浓度造影剂的检查特别重要，目前所有的血管造影检查都要求使用低渗造影剂。另一种广泛应用的显示心脏的方法是超声心动描记术，它使用超声成像，半乳糖或封装气体（全氟碳或者六氟化硫）这些微气泡造影剂可以提高图像质量。

内镜检查是**胃肠道影像学检查**最常使用的技术，但是 X 线检查仍然发挥作用。检查采用阳性、阴性以及双重对比技术。对于阳性对比技术，造影剂不会被吸收，并可以在胃肠道黏膜表面形成一层平坦而均一的覆盖层，不会受消化液的影响或产生影响观察的 X 线伪影。硫酸钡混悬液是常用作此种用途的造影剂，产品组成不断完善，使其黏附性提高，同时降低气泡、龟裂以及其他的 X 线伪影的形成。含碘造影剂也被使用，但是成像效果稍差。

对于**胆囊造影**和**胆管造影**（显示胆囊和胆管），X 线检查常被超声技术取代。使用 X 线检查时，造影剂的选择取决于预先制订好的检查过程及途径。对于腔内手术或者内镜操作，通常采用水溶性造影剂，但是对于无创影像学检查，选用的造影剂必须能够被分泌到胆管内。胆道的主动转运机制是一个阴离子转运过程，因而要求分子含有自由羧基或者其他酸性基团，为了防止被肾快速排泄，还要求为大分子物质或者与蛋白高度结合。适合的静脉用造影剂包括胆影酸和碘曲西酸。对于口服应用，必须能够被胃肠道吸收，适合的造影剂应该分子很小，在体内分泌到胆道前与葡糖苷酸结合，例如碘番酸。对于显示肝本身的病灶，常采用磁共振成像，常用增强影像的造影剂包括铁羧葡胺和菲立磁之类以及钆或者锰的螯合物。

对于**脊髓造影**（显示脊髓结构）和其他的 CNS 成像，通常采用磁共振成像，造影剂常使用钆的螯合物，如钆喷酸。应用 X 线成像时，低毒是对造影剂的最重要要求，非离子型造影剂大多适用。

对于**关节造影**（显示关节囊），多种 X 线造影剂均适用，使用前应充分稀释。采用钆螯合物作为造影剂的磁共振成像也发挥一定作用。

支气管造影（对气管树的检查）常采用油性或者水样造影剂，例如碘吡酮或者碘吡酮，通过导管或支气管镜缓慢注入，使其被覆于气道表面。其他显影技术也有采用。

对于**子宫输卵管造影**（显示子宫和输卵管），常采用超声和内镜技术，微气泡造影剂例如半乳糖可用于改善超声成像。如果采用 X 线成像，可以使用水溶性含碘造影剂。

对于**淋巴造影**或者**淋巴管造影**（显示淋巴系统），要求具有很高的 X 线密度，并且可以在淋巴系统中保持足够长的时间用于成像，要求为微粒、水溶性造影剂或者非常大的分子。碘化油应用最广泛，但是它的应用受到不良反应以及在淋巴系统内分布受限的影响。

造影剂的不良反应 虽然造影剂通常被认为十分安全，大多数不良反应非常轻微且为一过性，但也有可能发生严重的甚至是致命的反应，对于特殊患者而言，不良反应的风险性影响到造影剂以及成像技术的选择。

含碘 **X 线造影剂**都有可能产生类似不良反应（见下文**泛影酸**，第1410页），但发生率和严重程度各异。多数不良反应与制剂的渗透压有关，渗透压越低不良反应发生率越低。渗透压由溶液中的粒子数决定，对于特定的碘浓度，离子单体型渗透压最高，非离子二聚体型最低，这反映出不良反应的发生率。虽然超敏反应与渗透压没有直接关系，但是非离子型造影剂发生急性超敏反应的频率更低（见**泛影酸**，第1411页）。然而，低渗造影剂价格昂贵，在非离子型和二聚体型造影剂被选用的同时，离子单体型造影剂也被应用于不良反应低风险患者中。离子型造影剂也可以降低血栓栓塞的概率（见**对血液的影响**，第1410页）。

虽然也可能发生类似不良反应，但**磁共振造影剂**与含碘造影剂相比更为安全。离子型和非离子型造影剂均被使用，但是对于不良反应发生率的影响微乎其微。所有钆的螯合物都有类似不良反应（见下文**钆喷酸**，第1414页），在理论上，由于螯合物的不稳定而存在钆毒性的风险，大多数制剂中含有自由螯合剂以降低这种风险。超顺磁性铁化合物的不良反应将在菲立磁（第1412页）和结合胶体颗粒的硅聚合物（第1413页）讲述。

超声造影剂通常安全，曾经被报道有极轻微且一过性的不良反应，但多数由操作过程本身导致而非使用造影剂引起。更严重的心肺反应与一些微泡超声造影剂相关，如全氟丙烷（第1423页）和六氟化硫（第1424页）。

1. Thomsen HS, Bush WH. Adverse effects of contrast media: incidence, prevention and management. *Drug Safety* 1998; **19:** 313–24.
2. Runge VM. Safety of approved MR contrast media for intravenous injection. *J Magn Reson Imaging* 2000; **12:** 205–13.
3. Maddox TG. Adverse reactions to contrast material: recognition, prevention, and treatment. *Am Fam Physician* 2002; **66:** 1229–34.
4. Kirchin MA, Runge VM. Contrast agents for magnetic resonance imaging: safety update. *Top Magn Reson Imaging* 2003; **14:** 426–35.
5. Christiansen C. X-ray contrast media—an overview. *Toxicology* 2005; **209:** 185–7.
6. Jakobsen JÅ, *et al.* Safety of ultrasound contrast agents. *Eur Radiol* 2005; **15:** 941–5.
7. Morcos SK. Acute serious and fatal reactions to contrast media: our current understanding. *Br J Radiol* 2005; **78:** 686–93.
8. Meth MJ, Maibach HI. Current understanding of contrast media reactions and implications for clinical management. *Drug Safety* 2006; **29:** 133–41.
9. European Society of Urogenital Radiology. ESUR guidelines on contrast media, version 7.0 (issued August 2008). Available at: http://www.esur.org/Guidelines_gallery.46.0.html (accessed 01/06/09)

Adipiodone（*BAN*，*rINN*）胆影酸

Adipiodon; Adipiodona; Adipiodoni; Adipiodonum; Iodipamide. 3,3′-Adipoyldiaminobis(2,4,6-tri-iodobenzoic acid).

Адипиодон

$C_{20}H_{14}I_6N_2O_6$ = 1139.8.

CAS — 606-17-7.

ATC — V08AC04.

ATC Vet — QV08AC04.

UNII — TKQ858A3VW.

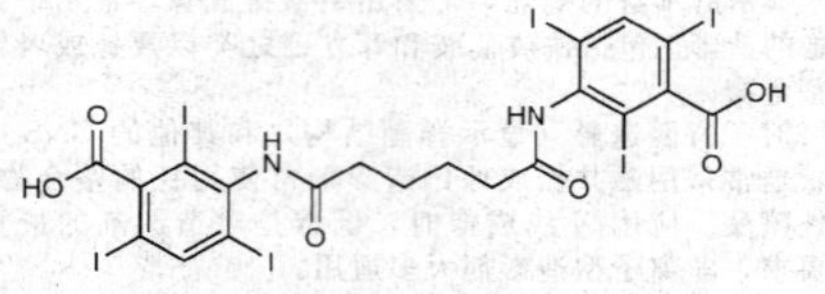

性状 胆影酸含碘约66.8%。

Pharmacopoeias. In *Chin.* and *US.*

USP 33（Iodipamide） 白色、几乎无臭的结晶性粉末。极微溶于水、氯仿和乙醚；微溶于乙醇。25℃贮藏，允许范围15～30℃。

Meglumine Adipiodone（*rINNM*）胆影葡胺

Adipiodona de meglumina; Adipiodone Méglumine; Adipiodone Meglumine *(BANM)*; Dimeglumine Iodipamide; Iodipamide Meglumine; Meglumine Iodipamide; Meglumini Adipiodonum. The di(*N*-methylglucamine) salt of adipiodone.

Меглумина Адипиодон

$C_{20}H_{14}I_6N_2O_6,(C_7H_{17}NO_5)_2$ = 1530.2.

CAS — 3521-84-4.

ATC — V08AC04.

ATC Vet — QV08AC04.

UNII — X064O0YIA4.

性状 胆影葡胺含碘约49.8%。

Pharmacopoeias. *US* includes only as an injection.

配伍禁忌 据报道，胆影葡胺与某些抗组胺药不能配伍。

不良反应、处置和注意事项

见泛影酸，第1410页。快速注射可以导致不良反应的发生率提高。

胆影酸可有促尿酸排出剂作用。

对肝脏的影响 149名按推荐剂量用药的患者中，13名血清天冬氨酸转氨酶（SGOT）测量值升高；126名双倍剂量用药患者中，23名该值升高[1]。个别情况下患者使用胆影葡胺后有肝毒性报道[2～4]。

1. Scholz FJ, *et al.* Hepatotoxicity in cholangiography. *JAMA* 1974; **229:** 1724.
2. Stillman AE. Hepatotoxic reaction to iodipamide meglumine injection. *JAMA* 1974; **228:** 1420–1.
3. Sutherland LR, *et al.* Meglumine iodipamide (Cholografin) hepatotoxicity. *Ann Intern Med* 1977; **86:** 437–9.
4. Imoto S. Meglumine hepatotoxicity. *Ann Intern Med* 1978; **88:** 129.

药动学

静脉注射后胆影葡胺迅速分布于细胞外液，并与血浆蛋白广泛结合。注射后10～15min出现在胆管内，20～30min显影最强，约1h后到达胆囊，约2h后显影最强。有80%～95%以原形由粪便排出，少量以原形由尿液排出。据报道，其终末半衰期约为2h。

用途和用法

胆影酸是离子型二聚体含碘X线造影剂（第1409页），通过肝吸收并由胆管排泄，用于胆管造影和胆囊造影。

胆影酸以浓度52%葡胺甲盐溶液的形式静脉给药。常用剂量为10g胆影葡胺，10min以上时间缓慢静脉注射。

胆影葡胺和泛影葡胺的溶液可通过宫腔内滴注进行子宫输卵管造影术。

制剂

BP 2010: Meglumine Iodipamide Injection;
USP 33: Iodipamide Meglumine Injection.

专利制剂

Canad.: Cholografin; ***USA:*** Cholografin.

多组分制剂 ***Canad.:*** Sinografin; ***USA:*** Sinografin.

Amidotrizoic Acid（*BAN*，*rINNM*）泛影酸

Acide amidotrizoïque; Ácido amidotrizoico; Acidum amidotrizoicum; Acidum Diatrizoicum; Amidotritsoiinihappo; Amidotrizoesav; Amidotrizoinė rūgštis; Amidotrizoinsyra; Diatritsoiinihappo; Diatrizoic Acid *(USAN)*; Diatrizoinsyra; Kyselina amidotrizoová; NSC-262168. 3,5-Diacetamido-2,4,6-tri-iodobenzoic acid.

Амидотризоевая Кислота

$C_{11}H_9I_3N_2O_4,2H_2O$ = 649.9.

CAS — 117-96-4 (anhydrous amidotrizoic acid); 50978-11-5 (amidotrizoic acid dihydrate).

ATC — V08AA01.

ATC Vet — QV08AA01.

UNII — 5UVC90J1LK.

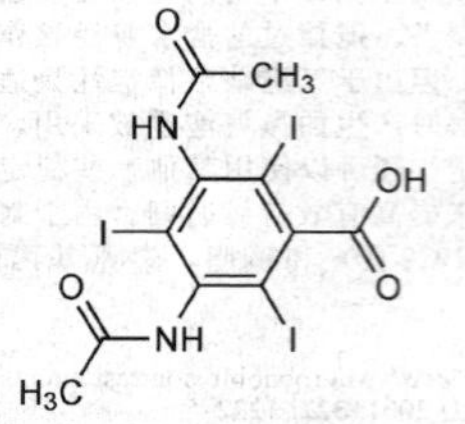

性状 泛影酸按干燥品计算约含碘62%。

Pharmacopoeias. In *Chin.*, *Eur.* (see p.vii), *Int.*, *Jpn*, and *US.*

Ph. Eur. 6.8（Amidotrizoic Acid Dihydrate） 白色或几乎白色结晶性粉末。极微溶于水和乙醇；溶于稀碱性液。避光保存。

USP 33（Diatrizoic Acid） 无水或含有二分子水的水化物。白色无臭粉末。极微溶于水和乙醇；溶于二甲基甲酰胺和碱性溶液。

Meglumine Amidotrizoate（*BANM*，*rINNM*）泛影葡胺

Amidotrizoate de Méglumine; Amidotrizoato de meglumina; Diatrizoate Meglumine; Meglumine Diatrizoate; Meglumini Amidotrizoas; Methylglucamine Diatrizoate. *N*-Methylglucamine 3,5-diacetamido-2,4,6-tri-iodobenzoate.

Меглумина Амидотризоат

$C_{11}H_9I_3N_2O_4,C_7H_{17}NO_5$ = 809.1.

CAS — 131-49-7.

ATC — V08AA01.

ATC Vet — QV08AA01.

UNII — 3X9MR4N98U.

性状 泛影葡胺约含碘47.1%。

Pharmacopoeias. In *US.*

USP 33（Diatrizoate Meglumine） 白色无臭粉末。易溶于水。25℃贮藏，允许范围15～30℃。

Sodium Amidotrizoate（*BANM*，*rINN*）泛影酸钠

Amidotrizoate de Sodium; Amidotrizoato de sodio; Diatrizoate Sodium; Natrii amidotrizoas; Natrio amidotrizoatas; Natriumamidotritsoaatti; Natriumamidotrizoat; Nátrium-amidotrizoát; Natrium-amidotrizoát; NSC-61815; Sodium, amidotrizoate de; Sodium Diatrizoate; Sodu amidotrizoat. Sodium 3,5-diacetamido-2,4,6-tri-iodobenzoate.

Натрия Амидотризоат

$C_{11}H_8I_3N_2NaO_4$ = 635.9.

CAS — 737-31-5.

ATC — V08AA01.

ATC Vet — QV08AA01.

UNII — V5403H8VG7.

性状 泛影酸钠按干燥品计算约含碘59.9%。

Pharmacopoeias. In *Eur.* (see p.vii), *Int.*, and *US.*
Chin. includes the injection.

Ph. Eur. 6.8（Sodium Amidotrizoate） 白色或几乎白色粉末。易溶于水；微溶于乙醇；几乎不溶于丙酮。50%水溶液的pH值为7.5～9.5。避光保存。

USP 33（Diatrizoate Sodium） 白色无臭粉末。溶于水；微溶于乙醇；几乎不溶于丙酮和乙醚。

配伍禁忌 据报道，泛影酸钠与某些抗组胺药不能配伍。

不良反应和处置

泛影酸和其他碘造影剂通过直接毒性可能导致与剂量相关并可预测的不良反应，但使用频繁会导致不可预测的过敏反应。大多数反应发生在5～10min内并且是轻微一过性的，然而，也可能发生严重的危及生命的反应，迟发反应也有报道。

碘造影剂的直接毒性作用与使用溶液的渗透压相关，最常见于渗透压高的泛影酸和其他离子单体复合物。给药途径、速度、溶液的量、浓度和黏度也影响不良反应的发生率。对于离子型造影剂，阳离子也很重要：葡甲胺盐较易耐受，但钠盐黏度较低较少产生心律失常，因此常用含这两种盐的混合物制剂。过敏反应也更常见于高渗透压、离子型造影剂。

最常见的碘造影剂的直接不良反应是脸发红或发热，是由对溶液渗透压的反应导致的血管舒张引起的。注射部位的疼痛也常见，造影剂外漏可导致组织损伤或血栓性静脉炎。

常见症状（如恶心、呕吐、头痛和头晕）可能与患者焦虑或其他类似因素有关，也可能是轻度过敏反应所致。也可能出现风疹、瘙痒、苍白、出汗、金属样味觉、虚弱、咳嗽、鼻炎、喷嚏、流泪和视觉障碍。心血管反应也可能是直接毒性所致，特别是进行冠脉内注射时，也可能是过敏反应，包括低血压、心动过速、心动过缓、一过性ECG异常以及血流动力学紊乱。更严重的过敏反应可能导致呼吸困难、支气管痉挛、血管性水肿、严重风疹，最终可能出现严重的低血压、肺水肿、呼吸暂停、心室颤动、循环衰竭和心搏骤停，可能出现生命危险。

CNS反应可能由直接毒性作用所致，特别是鞘内注射离子型造影剂或血脑屏障损伤的患者使用之后，可以导致严重的神经毒性。惊厥常发生在癫痫或脑瘤的患者身上，但这也可能是由类过敏反应引起的，感觉异常、瘫痪和昏迷等也有报道。

十分明确的是，急性肾衰竭是造影剂的不良反应，特别是有易感因素（如脱水）的患者更容易发生（见下文注意事项中对肾脏的影响）。它可能与溶液的渗透压有关，常常是可逆的，但也有可能导致死亡。

碘造影剂对血液也有直接的作用，它能抑制血液凝固和血小板聚集。但是也有可能发生血栓栓塞（见下文）。弥散性血管内凝血（DIC）和血小板减少也有报道。

有报道称，碘造影剂会引起甲状腺功能亢进症（甲亢），特别是甲状腺肿的患者，对甲状腺毒症的患者还可能引发甲状腺危象。这可能与小剂量的碘在机体中被认为是杂质或由中间物分解释放有关。有关碘对甲状腺的影响，见第2090页。

胃肠道检查中口服或经直肠使用泛影酸可能会引起轻度腹泻。经口吸入肺内口服溶液会导致致命的肺水肿。

不良反应根据不同症状进行相应治疗，进行常规X线等检查的同时应具备足够的复苏设施，而且在检查之后应密切观察患者一段时间。

对血液的影响 碘造影剂对血液凝固有不同程度的影响[1,2]。泛影酸和其他离子型造影剂对血液凝固和血小板聚集有抑制作用，而非离子型造影剂则没有这些作用。在检查过程中（如血管造影术），有导致血栓栓塞的危险，这似乎适合使用离子型造影剂。但是，非离子型造影剂有更好的整体耐受性，这意味着对血管造影术它们通常比离子型造影剂更优越，特别是在有非血栓栓塞的不良反应的高危人群中。

据报道，泛影酸和其他离子型造影剂对血液的影响还有DIC[3,4]、溶血作用[5]、血小板减少[6,7]以及微血管血栓[8]。

1. Husted SE, Kanstrup H. Thrombotic complications in coronary angioplasty—ionic versus non-ionic low-osmolar contrast media. *Acta Radiol* 1998; **39:** 340–3.
2. Esplugas E, *et al.* Comparative tolerability of contrast media used for coronary interventions. *Drug Safety* 2002; **25:** 1079–98.
3. Lucas LM, *et al.* Case report: multisystem failure following intravenous iopamidol. *Clin Radiol* 1992; **45:** 276–7.
4. Shigyo M, *et al.* A rare case of disseminated intravascular coagulation caused by the nonionic contrast medium iohexol. *J Urol (Baltimore)* 1995; **153:** 1901–3.
5. Catterall JR, *et al.* Intravascular haemolysis with acute renal failure after angiocardiography. *BMJ* 1981; **282:** 779–80.
6. Shojania AM. Immune-mediated thrombocytopenia due to an iodinated contrast medium (diatrizoate). *Can Med Assoc J* 1985; **133:** 123.
7. Ural AU, *et al.* Thrombocytopenia following intravenous iopamidol. *Eur J Clin Pharmacol* 1998; **54:** 575–6.
8. Fairley S, Ihle BU. Thrombotic microangiopathy and acute renal failure associated with arteriography. *BMJ* 1986; **293:** 922–3.

对肾脏的影响 造影剂肾病或造影诱发肾毒性是公认的碘造影剂导致的不良反应[1～10]。其发生率因使用的造影剂类型和数量、肾病的定义以及研究人群数量的不同而不同，但总体处在1%～6%。在因造影剂诱发肾损伤的患者中，大多数24h内都是无症状的，而且10天之内都能完全恢复。但偶尔也有非常严重的病例，发展到少尿和需透析的肾衰竭的阶段，也会引起死亡。一项回顾性的研究[11]发现造影剂肾病的进展与30天死亡率的增加有关，而且比起动脉注射，静脉注射这些指定造影剂的风险更高。

肾毒性的机制不是很清楚，但认为与肾血流减少导

致的髓质缺氧和直接毒性作用有关。造影剂溶液的渗透压可能是很重要的因素，而且很多研究表明，高渗透压的造影剂比低渗透压增加风险更大。也有事实证明，使用与血浆等渗透压的造影剂能大大减少这种风险。造影剂溶液的容积也很重要，高容积能增加危险。离子型造影剂和非离子型造影剂似乎没有区别，除了非离子型造影剂普遍渗透压都低，也许会有优势。

能增加肾毒性风险的患者自身的特点中，最重要的是已有肾损伤，特别是有糖尿病的患者。其他**危险因素**有肾血流减少，如心衰和脱水。老年、反复受辐射（在短期内）、多发性骨髓瘤以及使用其他肾毒性药物都能提高危险系数。

很多方法用于**预防**造影剂诱发肾病[1,3~10,12~14]。应评估所有患者的危险因素，如果可能对高危人群给予小容量、低渗透压或等渗透压的非离子造影剂。使用过程前后的水化确定有益，建议应用于所有患者，虽然还不能确定适用的途径和流量。口服水化更适合于低危险率的患者，但大多数患者选择静脉滴注 0.45%或 0.9%氯化钠，碳酸氢钠也可作为候选，但事实却是相矛盾的。很多研究显示使用碳酸氢钠在预防造影剂肾病方面优于氯化钠[15~18]，并且对这些研究进行的荟萃分析[19]进一步证实了这种优势。然而值得注意的是这里面存在发表偏倚和研究方法的不同[19]，并且其他一些研究却发现不存在这种优势[20,21]，比起无预防作用，一项回顾研究[23]甚至发现风险会增加。因此，虽然有的检查方案建议使用基于碳酸氢水化可预防造影剂肾病[23]，但需要进一步研究证实其作用。

抗氧化剂已成为减少造影剂直接毒性作用的一种方式。乙酰半胱氨酸已广泛应用[24]，但同样地，关于其效果却有争议。有些研究得出有意义的结果，但其他的研究则不是十分肯定，虽然综述和荟萃分析都表明有益[25,26]或是有益的趋势[27~29]，但这可能存在发表偏倚[30]，并且大多数人认为[24,26~29,31]这些研究之间存在的巨大变化意味着乙酰半胱氨酸的功效仍不够清楚。之后的随机研究也报道了有争议的结果。[32,33]。一项观察研究[34]发现，使用乙酰半胱氨酸预防前后造影剂肾病的发生率并没有不同，而一项随访研究[35]则显示，乙酰半胱氨酸在 9 个月的使用中对整体结果没有影响。但是有的学者[4,7,24]提议给危险因素很高的患者使用乙酰半胱氨酸。有一项研究[36]也试用过维生素 C，而且显示有正面效果，使用三甲氧苄嗪和抗氧化剂制剂的抗心绞痛药的效果也很有希望[37]，但需要进一步的证实。

其他方法的结果大都令人失望[1,3~7,10,12]。利尿药可能会增加患肾病的风险，因此不建议使用。血管扩张药也试验过，包括心房利钠肽、钙通道阻滞药、小剂量多巴胺和前列地尔，但因疗效不肯定而不常使用。虽然有报道[38]称，对肾血流有优先作用的非诺多泮产生了阳性结果，但是大量的随机试验[39]却没能证实之。对茶碱的研究产生的结果有争议，尽管荟萃分析[40]表明其可能有用。也有人建议使用透析将血液循环中的造影剂排出体外，还有人发现在造影程序之前使用血液过滤有益处[41]，但之后立即使用血液透析就没有效果了[42]。

1. Esplugas E, *et al.* Comparative tolerability of contrast media used for coronary interventions. *Drug Safety* 2002; **25:** 1079–98.
2. Rudnick MR, Goldfarb S. Pathogenesis of contrast-induced nephropathy: experimental and clinical observations with an emphasis on the role of osmolality. *Rev Cardiovasc Med* 2003; **4** (suppl 5): S28–S33.
3. Cox CD, Tsikouris JP. Preventing contrast nephropathy: what is the best strategy? A review of the literature. *J Clin Pharmacol* 2004; **44:** 327–37.
4. Maeder M, *et al.* Contrast nephropathy: review focusing on prevention. *J Am Coll Cardiol* 2004; **44:** 1763–71.
5. Thomsen HS. How to avoid CIN: guidelines from the European Society of Urogenital Radiology. *Nephrol Dial Transplant* 2005; **20** (suppl 1): i18–i22. Also available at: http://ndt.oxfordjournals.org/cgi/reprint/20/suppl_1/i18.pdf (accessed 27/03/06)
6. Itoh Y, *et al.* Clinical and experimental evidence for prevention of acute renal failure induced by radiographic contrast media. *J Pharmacol Sci* 2005; **97:** 473–88.
7. Goldenberg I, Matetzky S. Nephropathy induced by contrast media: pathogenesis, risk factors and preventive strategies. *Can Med Assoc J* 2005; **172:** 1461–71. Correction. *ibid.*; **173:** 1210.
8. Tepel M, *et al.* Contrast-induced nephropathy: a clinical and evidence-based approach. *Circulation* 2006; **113:** 1799–1806.
9. Pannu N, *et al.* Prophylaxis strategies for contrast-induced nephropathy. *JAMA* 2006; **295:** 2765–79.
10. Massicotte A. Contrast medium-induced nephropathy: strategies for prevention. *Pharmacotherapy* 2008; **28:** 1140–50.
11. From AM, *et al.* Mortality associated with nephropathy after radiographic contrast exposure. *Mayo Clin Proc* 2008; **83:** 1095–1100.
12. Lepor NE. A review of pharmacologic interventions to prevent contrast-induced nephropathy. *Rev Cardiovasc Med* 2003; **4** (suppl 5): S34–S42.
13. Barrett BJ, Parfrey PS. Preventing nephropathy induced by contrast medium. *N Engl J Med* 2006; **354:** 379–86.
14. Kelly AM, *et al.* Meta-analysis: effectiveness of drugs for preventing contrast-induced nephropathy. *Ann Intern Med* 2008; **148:** 284–94. Correction *ibid.*; **149:** 219.
15. Merten GJ, *et al.* Prevention of contrast-induced nephropathy with sodium bicarbonate: a randomized controlled trial. *JAMA* 2004; **291:** 2328–34.
16. Masuda M, *et al.* Comparison of usefulness of sodium bicarbonate versus sodium chloride to prevent contrast-induced nephropathy in patients undergoing an emergent coronary procedure. *Am J Cardiol* 2007; **100:** 781–6.
17. Briguori C, *et al.* Renal Insufficiency Following Contrast Media Administration Trial (REMEDIAL): a randomized comparison of 3 preventive strategies. *Circulation* 2007; **115:** 1211–17.
18. Ozcan EE, *et al.* Sodium bicarbonate, N-acetylcysteine, and saline for prevention of radiocontrast-induced nephropathy: a comparison of 3 regimens for protecting contrast-induced nephropathy in patients undergoing coronary procedures. A single-center prospective controlled trial. *Am Heart J* 2007; **154:** 539–44.
19. Hogan SE, *et al.* Current role of sodium bicarbonate-based preprocedural hydration for the prevention of contrast-induced acute kidney injury: a meta-analysis. *Am Heart J* 2008; **156:** 414–21.
20. Brar SS, *et al.* Sodium bicarbonate vs sodium chloride for the prevention of contrast medium-induced nephropathy in patients undergoing coronary angiography: a randomized trial. *JAMA* 2008; **300:** 1038–46.
21. Zoungas S, *et al.* Systematic review: sodium bicarbonate treatment regimens for the prevention of contrast-induced nephropathy. *Ann Intern Med* 2009; **151:** 631–8.
22. From AM, *et al.* Sodium bicarbonate is associated with an increased incidence of contrast nephropathy: a retrospective cohort study of 7977 patients at Mayo Clinic. *Clin J Am Soc Nephrol* 2008; **3:** 10–18.
23. Goldfarb S, *et al.* Contrast-induced acute kidney injury: specialty-specific protocols for interventional radiology, diagnostic computed tomography radiology, and interventional cardiology. *Mayo Clin Proc* 2009; **84:** 170–9.
24. Fishbane S, *et al.* N-acetylcysteine in the prevention of radiocontrast-induced nephropathy. *J Am Soc Nephrol* 2004; **15:** 251–60.
25. Birck R, *et al.* Acetylcysteine for prevention of contrast nephropathy: meta-analysis. *Lancet* 2003; **362:** 598–603.
26. Bagshaw SM, Ghali WA. Acetylcysteine for prevention of contrast-induced nephropathy after intravascular angiography: a systematic review and meta-analysis. *BMC Med* 2004; **2:** 38.
27. Pannu N, *et al.* Systematic review of the impact of N-acetylcysteine on contrast nephropathy. *Kidney Int* 2004; **65:** 1366–74.
28. Nallamothu BK, *et al.* Is acetylcysteine effective in preventing contrast-related nephropathy? A meta-analysis. *Am J Med* 2004; **117:** 938–47.
29. Zagler A, *et al.* N-acetylcysteine and contrast-induced nephropathy: a meta-analysis of 13 randomized trials. *Am Heart J* 2006; **151:** 140–5.
30. Vaitkus PT, Brar C. N-acetylcysteine in the prevention of contrast-induced nephropathy: publication bias perpetuated by meta-analyses. *Am Heart J* 2007; **153:** 275–80.
31. Kshirsagar AV, *et al.* N-acetylcysteine for the prevention of radiocontrast induced nephropathy: a meta-analysis of prospective controlled trials. *J Am Soc Nephrol* 2004; **15:** 761–9.
32. Coyle LC, *et al.* Acetylcysteine In Diabetes (AID): a randomized study of acetylcysteine for the prevention of contrast nephropathy in diabetics. *Am Heart J* 2006; **151:** 1032.e9–1032.e12.
33. Marenzi G, *et al.* N-acetylcysteine and contrast-induced nephropathy in primary angioplasty. *N Engl J Med* 2006; **354:** 2773–82.
34. Shah SJ, Hsu C-Y. Has acetylcysteine use changed the incidence of contrast nephropathy in hospitalized patients? A before-after study. *Am J Med* 2004; **117:** 948–52.
35. Miner SES, *et al.* N-acetylcysteine reduces contrast-associated nephropathy but not clinical events during long-term follow-up. *Am Heart J* 2004; **148:** 690–5.
36. Spargias K, *et al.* Ascorbic acid prevents contrast-mediated nephropathy in patients with renal dysfunction undergoing coronary angiography or intervention. *Circulation* 2004; **110:** 2837–42.
37. Onbasili AO, *et al.* Trimetazidine in the prevention of contrast-induced nephropathy after coronary procedures. *Heart* 2007; **93:** 698–702.
38. Chu VL, Cheng JWM. Fenoldopam in the prevention of contrast media-induced acute renal failure. *Ann Pharmacother* 2001; **35:** 1278–82. Correction. *ibid.*; 1677.
39. Stone GW, *et al.* Fenoldopam mesylate for the prevention of contrast-induced nephropathy: a randomized controlled trial. *JAMA* 2003; **290:** 2284–91.
40. Bagshaw SM, Ghali WA. Theophylline for prevention of contrast-induced nephropathy: a systematic review and meta-analysis. *Arch Intern Med* 2005; **165:** 1087–93.
41. Marenzi G, *et al.* The prevention of radiocontrast-agent-induced nephropathy by hemofiltration. *N Engl J Med* 2003; **349:** 1333–40.
42. Vogt B, *et al.* Prophylactic hemodialysis after radiocontrast media in patients with renal insufficiency is potentially harmful. *Am J Med* 2001; **111:** 692–8.

超敏反应 比起低渗透压的非离子型造影剂，碘造影剂因含碘剂常出现过敏反应。患者有长期哮喘或过敏病史、对药物过敏、肾上腺抑制、心脏病、对造影剂有前期反应以及接受过 β 受体阻滞药或白介素-2 的治疗等都会增加风险。对这样的患者首选非离子型造影剂。有其他危险因素的患者应考虑停止 β 受体阻滞药的治疗。

对高危人群使用皮质激素预处理也许能阻止过敏反应，也可以给予抗组胺药。但是过敏反应也许仍会发生，术前用药的价值仍有争议。

也有患者发生Ⅳ型迟发超敏反应，常表现为轻、中度斑丘疹、荨麻疹和血管性水肿。与速发型反应不同，迟发型反应可能更常见于非离子型二聚体造影剂，其原因尚未知。

1. Canter LM. Anaphylactoid reactions to radiocontrast media. *Allergy Asthma Proc* 2005; **26:** 199–203.
2. Idée J-M, *et al.* Allergy-like reactions to iodinated contrast agents: a critical analysis. *Fundam Clin Pharmacol* 2005; **19:** 263–81.
3. Morcos SK. Acute serious and fatal reactions to contrast media: our current understanding. *Br J Radiol* 2005; **78:** 686–93.
4. Tramèr MR, *et al.* Pharmacological prevention of serious anaphylactic reactions due to iodinated contrast media: systematic review. Abridged version: *BMJ* 2006; **333:** 675–8. Full version: http://www.bmj.com/cgi/reprint/333/7570/675 (accessed 05/09/08)
5. Meth MJ, Maibach HI. Current understanding of contrast media reactions and implications for clinical management. *Drug Safety* 2006; **29:** 133–41.

注意事项

有哮喘或过敏病史的患者使用泛影酸或其他碘造影剂会增加发生过敏反应的危险，因此应慎重给药，以前对造影剂或碘有过敏反应的患者不应给予碘造影剂。允许给予试验剂量但常常不予建议，因为他们不能准确地预知超敏反应，而且可能导致严重或致命的反应。对危险系数高的患者也许可以用皮质激素预处理，但是其价值并不确定（见上文**超敏反应**）。也可在皮质激素中加抗组胺药。

有严重肝或肾损伤的患者、有肾损伤的糖尿病患者以及有肾衰竭高危因素的患者应慎用碘造影剂。应避免脱水，而且在给予造影剂之前应纠正水电解质失衡。对多发性骨髓瘤的患者应特别留心，因为使用造影剂导致的脱水可能会引起肾小管蛋白质沉淀，引发无尿和致命的肾衰竭。

对有严重高血压、心脏疾病晚期、嗜铬细胞瘤、镰状细胞疾病或甲状腺功能亢进症、癫痫以及身体衰弱、病情严重、老年或年幼的患者也有必要提高警惕。

泛影酸和其他高渗性的造影剂有神经毒性作用，不应鞘内给药，任何血管内给药对蛛网膜下腔出血的患者都有危险。对任何有闭塞性血管病的患者使用血管内给药的造影剂也都应注意。有盆腔感染或炎症、月经期或妊娠（尽管妊娠时应避免任何的腹部放射线检查因为对胎儿有辐射的危险）的患者不应使用碘造影剂进行子宫输卵管造影术。

含碘造影剂可能会影响甲状腺功能试验。也有可能影响血凝试验和尿定量测定。

哺乳 母亲接受泛影酸造影在母乳喂养的婴儿身上还没发现不良反应，American Academy of Pediatrics 因此认为[1]它们与母乳喂养相容。

1. American Academy of Pediatrics. The transfer of drugs and other chemicals into human milk. *Pediatrics* 2001; **108:** 776–89. [Retired May 2010] Correction. *ibid.*; 1029. Also available at: http://aappolicy.aappublications.org/cgi/content/full/pediatrics%3b108/3/776 (accessed 27/03/06)

新生儿 虽然泛影酸可用来处理某些类型的肠梗阻（见下文），但是在对 2 名胎儿因胎粪性肠梗阻使用泛影葡胺后，继发肠坏死、穿孔和腹膜炎，而泛影葡胺被认为[1]是其中的诱因之一。

1. Leonidas JC, *et al.* Possible adverse effects of methylglucamine diatrizoate compounds on the bowel of newborn infants with meconium ileus. *Radiology* 1976; **121:** 693–6.

药动学

泛影酸在胃肠道吸收得很少，在血液循环中与血浆蛋白结合不显著。如果肾功能没有受损，泛影酸就会很快以原形通过肾小球过滤排出，有报道称，血管内给药剂量的 95%以上在 24h 以内随尿排出，有 1%～2%随粪便排出。其他体液（如眼泪和唾液）中也能检测到微量药物。有严重的肾损伤时粪便里的排出量会增加至 10%～50%。有报道称泛影酸的半衰期是 30～60min，而在严重肾损伤患者中会增至 20～140h。它们通过血液透析和腹膜透析排出。

泛影酸可通过胎盘并分布进入乳汁中。

用途和用法

泛影酸是离子单体型含碘造影剂（第1409页）。泛影酸钠和葡甲胺盐都广泛运用于放射诊断中，但是这两种盐如混合使用不良反应可能会减轻，这种方法常常作为优先选择。可利用包括一系列浓度的制剂。混合物常常是 10%（质量浓度）的泛影酸钠和 66%（质量浓度）的泛影葡胺或 4%的泛影酸钠和 26%的泛影葡胺。就用途来说，含 25%～50%（质量浓度）泛影酸钠或 60%（质量浓度）的泛影葡胺的制剂可能更合适。

虽然现在很多情况下低渗的造影剂比较受欢迎，但是泛影酸还是应用于大量的检查中。使用剂量和方式取决于检查和需要对比的程度和范围。尿路造影术、静脉造影术和计算机体层摄影术（CT）时是经静脉给药，尿路造影时也有肌内注射或皮下注射给药，但这些途径一般不推荐。血管造影时可能经动脉给药，关节造影经关节内注射或经骨内注射得到骨骼的脉管系统图像。其他方法包括向体腔内缓慢灌注用药，或胆囊、胆管或脾注射用药。泛影酸在胃肠道成像中也可经口或经直肠用药。

在单纯性胎粪性肠梗阻的治疗中已将泛影酸溶液作为灌肠剂。

也可使用泛影酸钙和泛影赖氨酸作为造影剂。

胃肠道梗阻 在胎粪性肠梗阻的胃肠道梗阻的治疗中[1]，泛影酸和其他水溶性造影剂是作为渗透剂经直肠给药，但是在新生儿中有不良反应的报道（见上文）。在肠套叠的治疗中它们也和灌肠剂硫酸钡一起列为选项之一（见下文**硫酸钡**）。口服泛影酸可用于处理小肠粘连性肠梗阻[2]，它们可判断出需要手术的患者。而且，虽然泛影酸未表明可缓解肠梗阻，但有可能降低保守治疗患者的住院时间。

1. Murshed R, *et al.* Meconium ileus: a ten-year review of thirty-six patients. *Eur J Pediatr Surg* 1997; **7:** 275–7.
2. Abbas S, *et al.* Oral water soluble contrast for the management of adhesive small bowel obstruction. Available in The Cochrane Database of Systematic Reviews; Issue 3. Chichester: John Wiley; 2007 (accessed 14/07/08).

制剂

BP 2010: Meglumine Amidotrizoate Injection; Sodium Amidotrizoate Injection;
USP 33: Diatrizoate Meglumine and Diatrizoate Sodium Injection; Diatrizoate Meglumine and Diatrizoate Sodium Solution; Diatrizoate Meglumine Injection; Diatrizoate Sodium Injection; Diatrizoate Sodium Solution.

专利制剂

Arg.: Angiografina; Densopax; Gastropaque Iodo; MD-76†; MD-Gastroview†; Plenigraf; Temistac; Tomoray 76C; Triyosom; Urografina; Urovisona; ***Austral.:*** Angiografin†; Gastrografin; MD-60†; MD-76; MD-Gastroview; Urografin; ***Austria:*** Gastrografin; Peritrast; ***Belg.:*** Gastrografin; Urografine†; ***Braz.:*** Hypaque; Hypaque-M; Urografina; ***Canad.:*** Gastrografin; Hypaque; MD-76; Reno; Reno-Dip; Renocal; ***Chile:*** Angiovist; Reliev; Reliev 76%; ***Cz.:*** Urografin†; ***Denm.:*** Urografin; Urografin Meglumin†; ***Fin.:*** Gastrografin; ***Fr.:*** Gastrografine; Radioselectan; ***Ger.:*** Ethibloc; Gastrografin; Gastrolux; Peritrast; Peritrast comp; Peritrast-Infusio 160/32%†; Peritrast-Infusio 180/31%; Peritrast-Oral CT; Peritrast-Oral-GI; Peritrast-RE; Urolux Retro; Urolux†; ***Gr.:*** Gastrografin; Urografin; ***Hung.:*** Gastrografin; Peritrast; ***India:*** Urografin; ***Irl.:*** Urografin; ***Israel:*** Urografin†; ***Ital.:*** Gastrografin; ***Neth.:*** Gastrografin; Urografin; ***Norw.:*** Gastrografin; ***NZ:*** Gastrografin; Urografin; ***Port.:*** Gastrografina; Urografina; ***Rus.:*** Hypaque (Гипак)†; Trazograph (Тразограф); Urografin (Урографин); ***S.Afr.:*** Gastrografin†; Urografin†; ***Spain:*** Gastrografin; Pielograf; Plenigraf; Radialar 280; Trazograf; Uro Angiografin; Urografin; ***Swed.:*** Gastrografin; Urografin; ***Switz.:*** Gastrografin; Urografin†; ***Turk.:*** Urografin; Urovideo; Urovist-Angiografin; ***UK:*** Gastrografin; Hypaque; Urografin 150 and 370; ***Ukr.:*** Trazograph (Тразограф); ***USA:*** Cystografin; Gastrografin; Hypaque-M, Hypaque-76†; Hypaque†; MD-76; MD-Gastroview; Reno-M; Renografin; ***Venez.:*** Hypaque-M†.

多组分制剂 ***Canad.:*** Sinografin; ***Irl.:*** Gastrografin; ***USA:*** Sinografin.

Barium Sulfate 硫酸钡

Barii sulfas; Barii Sulphas; Bario sulfatas; Barium Sulfuricum; Barium Sulphate; Bariumsulfaatti; Bariumsulfat; Bárium-szulfát; Baru siarczan; Baryum (Sulfate de); Baryum, sulfate de; Síran barnatý; Sulfato de bario.

Сульфат Бария

$BaSO_4$ = 233.4.
CAS — 7727-43-7.
ATC Vet — QV08BA02.
UNII — 25BB7EKE2E.

Pharmacopoeias. In *Chin., Eur.* (see p.vii), *Int., Jpn, US,* and *Viet.*

Ph. Eur. 6. 8（Barium Sulphate） 白色细粉末状，无砂质粒子。几乎不溶于水和有机溶剂；极微溶于酸和氢氧化物的碱溶液中。

USP 33（Barium Sulfate） 白色，无臭细粉末状，无砂质。几乎不溶于水、有机溶剂和酸碱溶剂。10%（质量分数）水悬浮液的 pH 值为 3.5～10.0。

不良反应

因为硫酸钡几乎不溶解，所以它没有钡离子剧烈的毒性，错把硫化钡当硫酸钡给患者使用可能引起死亡。

口服或经直肠给予硫酸钡可能引起便秘，嵌塞、梗阻和阑尾炎也有发生。有时需要外科手术清除阻塞物。腹痛或腹泻也有报道。静脉内注射会导致栓子形成，引起死亡。肠穿孔导致腹膜炎、肠粘连、肉芽肿和高死亡率。

在使用硫酸钡灌肠剂的过程中可能会有 ECG 异常。

误吸入肺会导致肺炎或肉芽肿形成。

超敏反应 一项关于钡剂的超敏反应的调查发现，虽然钡剂是惰性的，但其中的许多附加物却能导致超敏反应[1]。文献记载的 106 例反应发现，61%发生在皮肤，只有 8%发生在呼吸道，病例的 8%无意识。考虑到钡剂的使用频率，这样的不良反应是十分少的，但放射学家应警惕它们可能比评估的稍普遍些。许多严重反应与钡灌肠剂和膨胀型乳胶套囊联合使用有关，因为乳胶中的成分被滤去[2]。

1. Janower ML. Hypersensitivity reactions after barium studies of the upper and lower gastrointestinal tract. *Radiology* 1986; **161:** 139–40.
2. Nightingale SL. Severe adverse reactions to barium enema procedures. *JAMA* 1990; **264:** 2863.

注意事项

肠梗阻的患者不应使用硫酸钡，有幽门狭窄或易引起梗阻的幽门损伤的患者应慎用。使用后应给予适当水化以防止严重便秘发生。

胃肠穿孔为禁忌证，应避免使用，特别是对那些有穿孔危险的患者经直肠给药时更应注意，如急性溃疡性结肠炎或憩室炎、直肠或结肠活组织检查后、乙状结肠镜检查以及放射线治疗的患者。

用途和用法

硫酸钡作为 X 线造影剂（第1409页）用于胃肠道的 X 线检查，包括单对比或双对比技术或者 CT。

硫酸钡的剂量取决于检查类型和所用的技术。在英国，检查常用剂量和浓度如下。

- 食管：口服给予 50%～200%（质量浓度）悬浮液最多 150ml。
- 胃和十二指肠：口服给予 30%～200%（质量浓度）悬浮液最多 300ml。
- 小肠：口服给予 30%～150%（质量浓度）悬浮液 100～300ml。
- 结肠：灌肠给予 20%～130%（质量浓度）悬浮液 200ml～2L。

1.6%～2.2%的悬浮液可用于胃肠 CT 中。

在美国，可使用含浓度高达 230%（质量浓度）硫酸钡的悬浮液，低浓度也可用在 CT 中，浓度常常为 1%～2%（质量浓度）。

双造影检查中通过使用含二氧化碳的硫酸钡悬浮液可将气体引入胃肠道内，基于碳酸氢钠的单独产气制剂也可以。通过管道输送气体和二氧化碳一样可作为选择之一。

1. Nolan DJ, Traill ZC. The current role of the barium examination of the small intestine. *Clin Radiol* 1997; **52:** 809–20.
2. Mendelson RM. The role of the barium enema in the diagnosis of colorectal neoplasia. *Australas Radiol* 1998; **42:** 191–6.
3. de Zwart IM, *et al.* Barium enema and endoscopy for the detection of colorectal neoplasia: sensitivity, specificity, complications and its determinants. *Clin Radiol* 2001; **56:** 401–9.
4. Rubesin SE, Maglinte DD. Double-contrast barium enema technique. *Radiol Clin North Am* 2003; **41:** 365–76.
5. O'Connor SD, Summers RM. Revisiting oral barium sulfate contrast agents. *Acad Radiol* 2007; **14:** 72–80.
6. Canon CL. Is there still a role for double-contrast barium enema examination? *Clin Gastroenterol Hepatol* 2008; **6:** 389–92.

肠套叠 灌肠造影和超声都可用于诊断婴儿肠套叠，即部分肠段脱垂进入相邻肠腔内导致肠梗阻[1～3]。然而，有人认为，超声在诊断上更优越，而灌肠剂则可用于复位肠套叠的治疗上。因灌肠剂的静水压推动肠管回到原来的位置即可完成复位。虽然钡剂灌肠复位已有过很多经验，但多数医疗中心更喜欢用水溶性造影剂，因为如果发生肠穿孔就可以缩小发生化学性腹膜炎的危险。能取代钡类灌肠剂用于复位的其他试剂有气体灌肠和超声引导下的盐类灌肠，两者都可避免或减少放射线辐射。当灌肠治疗失败或不适合时则需要外科手术。

1. del-Pozo G, *et al.* Intussusception in children: current concepts in diagnosis and enema reduction. *Radiographics* 1999; **19:** 299–319.
2. Sorantin E, Lindbichler F. Management of intussusception. *Eur Radiol* 2004; **14** (suppl 4): L146–L154.
3. Waseem M, Rosenberg HK. Intussusception. *Pediatr Emerg Care* 2008; **24:** 793–800.

制剂

BP 2010: Barium Sulphate for Suspension; Barium Sulphate Oral Suspension;
USP 33: Barium Sulfate for Suspension; Barium Sulfate Paste; Barium Sulfate Suspension; Barium Sulfate Tablets.

专利制剂

Arg.: Barigraf; Bario; Bariofarma; Barosperse†; E-Z-Cat; Entero VU; Gastropaque; Novopac; Scheribar; Tixobar; Top-Cat; ***Austral.:*** Medebar†; Medescan†; Tixobar†; ***Austria:*** Barilux†; Micropaque; Prontobario; Scannotrast; ***Belg.:*** E-Z-Paque; Micropaque; Microtrast; Polibar; ***Braz.:*** Bariogel; ***Canad.:*** Anatrast†; Baricon†; Barobag†; Barocat†; Barosperse†; Cheetah†; Enhancer†; Enterovu; Entrobar†; Entroease†; Esobar; Esopho-Cat; Flo-Coat†; Intropaste†; Liqui-Coat HD†; Medebar Plus†; Polibar Liquid; Polibar Plus; Polibar Rapid; Prepcat†; Readi-Cat; Ultra-R; Unibar; ***Chile:*** Barigraf†; ***Cz.:*** E-Z-Cat; E-Z-HD; E-Z-Paque†; Micropaque; Microtrast; Polibar; Prontobario†; ***Denm.:*** Micropaque; Microtrast†; Mixobar; ***Fin.:*** Mixobar; ***Fr.:*** Micropaque; Microtrast; ***Ger.:*** Barilux; Micropaque; Microtrast; ***Gr.:*** Barilux; Micropaque; Polibar ACB; Unibaryt-R; ***Hung.:*** E-Z-Cat; E-Z-HD; Micropaque; Microtrast; Polibar ACB; Polibar Rapid†; ***Irl.:*** Baricat; Maxibar; Polibar; ***Israel:*** E-Z-Cat; E-Z-HD; E-Z-Paque; Entero VU; Polibar ACB; Polibar Plus; ***Ital.:*** Prontobario; TAC Esofago; ***Neth.:*** Baricol; E-Z-Cat; E-Z-HD; Micropaque; Polibar; ***Norw.:*** Mixobar; ***NZ:*** Medebar†; ***Port.:*** E-Z-Cat; E-Z-HD; Gastrobario; Micropaque; Microtrast; Polibar; ***Spain:*** Barigraf; Bario Dif; Disperbarium; Micropaque†; ***Swed.:*** Mixobar; ***Switz.:*** CAT-Barium (E-Z-CAT); Microbar-HD (E-Z-HD); Micropaque; Polibar ACB; ***Thai.:*** Solotop; ***Turk.:*** Bar-X-Ray; Opti-Up; Polibar; R-X; Radyobarit; Ultrabarit; ***UK:*** Baritop; E-Z-Cat; E-Z-HD; E-Z-Paque; Polibar; Polibar Rapid; ***USA:*** Anatrast†; Baricon†; Baro-cat; Barobag†; Barosperse†; Bear-E-Yum; CheeTah†; E-Z-HD; E-Z-Paque; E-Z-Paste; Enecat; Enemark; Enhancer†; Entero VU; Entrobar†; Epi-C; Flo-Coat†; HD 200 Plus†; HD 85†; Intropaste†; Liqui-Coat HD†; Liquipake; Medebar†; Medescan; Polibar Plus; Prepcat†; Readi-Cat; Scan C†; Tomocat†; Tonojug†; Tonopaque†; Varibar; ***Venez.:*** Barin; Bariogel†; Bariotin†; Sulfobarina†.

Ferristene（*BAN, USAN*）氧化铁和氧化亚铁复合物

Ferristeno.

Ферристен

$C_8H_{11}NO_3S,(Fe_2O_3)_{0.725}$.
CAS — 155773-56-1.
ATC — V08CB02.
ATC Vet — QV08CB02.

性状 氧化铁和氧化亚铁复合物含铁约 23.4%。

简介

氧化铁和氧化亚铁复合物是由单体交联聚合物（苯乙烯磺酸胺）球体携带的铁酸盐晶体组成的。它具有超顺磁性的特征，可以用作腹部成像的磁共振口服造影剂（第1409页）。

制剂

专利制剂

Gr.: Abdoscan.

Ferucarbotran（*BAN, USAN*）铁羧葡胺

Ferrixan; Ferucarbotrano; SHU-555A; ZK-132281.

简介

铁羧葡胺是一种羧基右旋糖酐包被的三氧化二铁（磁铁矿或磁赤铁矿）颗粒混悬液胶体。具有超顺磁性，与菲立磁（见下文）类似作为磁共振造影剂（第1409页）用于肝成像，颗粒被肝和脾的网状内皮系统吸收而形成对比增强。以浓度为 28mg/ml 的铁溶液静脉给药。常用剂量为体重 60kg 以下患者 0.9ml，60kg 及以上患者 1.4ml。

1. Reimer P, Balzer T. Ferucarbotran (Resovist): a new clinically approved RES-specific contrast agent for contrast-enhanced MRI of the liver: properties, clinical development, and applications. *Eur Radiol* 2003; **13:** 1266–76.

制剂

专利制剂

Austral.: Resovist†; ***Austria:*** Resovist; ***Belg.:*** Resovist; ***Cz.:*** Resovist; ***Denm.:*** Resovist; ***Fin.:*** Resovist†; ***Fr.:*** Cliavist; ***Ger.:*** Resovist; ***Gr.:*** Resovist; ***Ital.:*** Resovist; ***Neth.:*** Resovist; ***Norw.:*** Resovist; ***Port.:*** Resovist; ***Spain:*** Resograf†; Resovist; ***Swed.:*** Resovist; ***Switz.:*** Resovist.

Ferumoxides（*BAN, USAN*）菲立磁

AMI-25; Ferumóxidos.

$(Fe_2O_3)_m(FeO)_n$.
CAS — 119683-68-0.
UNII — G6N3J05W84.

不良反应和注意事项

菲立磁最常见的不良反应有疼痛、血管舒张和低血压，也可能有感觉异常。超敏反应也有发生。注射部位的药物外渗会导致皮肤变色。已知对铁敏感的患者不应使用菲立磁，铁超负荷障碍的患者应慎用。

用途和用法

菲立磁是由胶状磁性颗粒（三氧化二铁）组成的。它具有超顺磁性的特征，可用作肝成像时磁共振造影剂（第1409页），被肝和脾的网状内皮系统吸收，使其对比显影提高。也可用含 11.2mg/ml 铁的悬浮液，但用前必须用 100ml 5%的葡萄糖溶液稀释，静脉给药时至少 30min 以上。剂量以铁表达。在欧洲，常规剂量是 840μg/kg；美国则是用 560μg/kg 的剂量。

有关于钆类造影剂之后应用菲立磁的参考文献[1]。

1. Qayyum A, *et al.* Detection of hepatocellular carcinoma by ferumoxides-enhanced MR imaging in cirrhosis: incremental value of dynamic gadolinium-enhancement. *J Magn Reson Imaging* 2006; **23:** 17–22.

制剂

USP 33: Ferumoxides Injection.

专利制剂

Austria: Endorem; ***Belg.:*** Endorem; ***Denm.:*** Endorem; ***Fin.:*** Endorem†; ***Fr.:*** Endorem; ***Ger.:*** Endorem; ***Gr.:*** Endorem; ***Irl.:*** Endorem; ***Israel:*** Feridex†; ***Ital.:*** Endorem; ***Jpn:*** Feridex†; ***Neth.:*** Endorem; ***Norw.:*** Endorem;

Port.: Endorem; **Spain:** Endorem; **Swed.:** Endorem; **Switz.:** Endorem; **Turk.:** Endorem; **USA:** Feridex.

Ferumoxsil (*BAN*, *USAN*) 结合胶体颗粒的硅聚合物

AMI-121; Ferumoksiili; Ferumoxil; Férumoxsil; Ferumoxsilum.

Ферумоксил

CAS — 171544-35-7.
ATC — V08CB01.
ATC Vet — QV08CB01.

不良反应和注意事项

结合胶体颗粒的硅聚合物最常见的不良反应是腹泻、恶心、呕吐和腹痛，口腔感觉异常也有报道。对铁超负荷障碍的患者使用结合胶体颗粒的硅聚合物需要谨慎。

用途和用法

结合胶体颗粒的硅聚合物是由硅酮聚合物与磁铁矿（三氧化二铁）的胶状颗粒组合而成的。具有超顺磁性，可用作胃肠道造影时的磁共振造影剂（第1409页），当口服或经直肠给药时颗粒会停留在胃肠道内增强对比。其制剂为含 175μg/ml 铁的悬浮液。常用剂量是口服 600～900ml 或经直肠给予 300～600ml。

制剂

USP 33: Ferumoxsil Oral Suspension.

专利制剂

Austria: Lumirem; **Braz.:** Lumirem†; **Denm.:** Lumirem; **Fin.:** Lumirem; **Fr.:** Lumirem; **Ger.:** Lumirem; **Ital.:** Lumirem; **Neth.:** Lumirem; **Port.:** Lumirem; **Swed.:** Lumirem; **USA:** Gastromark.

Ferumoxtran-10 (*USAN*) 铁葡聚糖-10

AMI-227; BMS-180549; Code 7227.

CAS — 189047-99-2.

简介

铁葡聚糖-10 由表面包绕着低分子量葡聚糖的磁铁矿（三氧化二铁）胶状颗粒组成。它具有超顺磁性，已被研究作为淋巴系统成像时的磁共振造影剂。

Gadobenic Acid (*BAN*, *rINN*) 钆贝酸

Acide Gadobénique; Ácido gadobénico; Acidum Gadobenicum; B-19036; Gd-BOPTA. Dihydrogen [(±)-4-carboxy-5,8,11-tris(carboxymethyl)-1-phenyl-2-oxa-5,8,11-triazatridecan-13-oato(5−)]gadolinate(2−).

Гадобеновая Кислота

$C_{22}H_{28}GdN_3O_{11}$ = 667.7.
CAS — 113662-23-0.
ATC — V08CA08.
ATC Vet — QV08CA08.

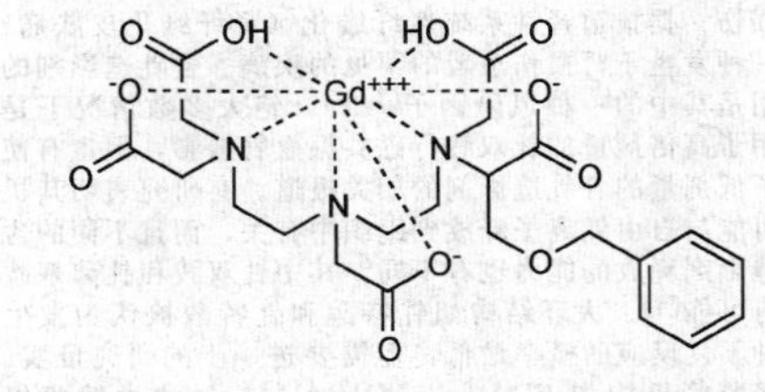

Meglumine Gadobenate (*BANM*, *rINNM*) 钆贝酸葡胺

B-19036/7; Gadobenaattidimeglumiini; Gadobenatdimeglumin; Gadobénate de Méglumine; Gadobenate Dimeglumine (*USAN*); Gadobenato de meglumina; Gadobenatum Dimegluminum; Meglumini Gadobenas.

Меглумина Гадобенат

$C_{22}H_{28}GdN_3O_{11},2C_7H_{17}NO_5$ = 1058.1.
CAS — 127000-20-8.
ATC — V08CA08.
ATC Vet — QV08CA08.
UNII — 3Q6PPC19PO.

不良反应和注意事项

参见钆喷酸，第 1414 页。

1. Kirchin MA, *et al.* Safety assessment of gadobenate dimeglumine (MultiHance): extended clinical experience from phase I studies to post-marketing surveillance. *J Magn Reson Imaging* 2001; **14:** 281–94.
2. Shellock FG, *et al.* Safety of gadobenate dimeglumine (MultiHance): summary of findings from clinical studies and postmarketing surveillance. *Invest Radiol* 2006; **41:** 500–9.

药动学

静脉注射后钆贝酸盐很快分散于细胞外间隙。据报道，它的消除半衰期是 1.2～1.7h。它不被代谢，在 24h 内剂量的 78%～94%从尿排出，2%～4%从粪便排出。

用途和用法

钆贝酸是离子型钆类螯合物，其作用和用途与钆喷酸（第1415页）类似。它具有顺磁性的特征，可用作磁共振造影剂（第1409页）。它主要分散于细胞外液中，但不通过血脑屏障，可用于肝和 CNS 成像，以及磁共振血管成像中发现腹部以及外周血管的狭窄或闭塞。

钆贝酸以葡甲胺盐静脉给药。它以 529mg/ml（0.5mmol/ml）的钆贝酸葡胺溶液使用。成像时按体重的常用剂量如下：

- 肝：0.1ml/kg（0.05mmol/kg）；
- 脑或脊髓：0.2ml/kg（0.1mmol/kg）；
- 血管造影：0.2ml/kg（0.1mmol/kg）。

制剂

专利制剂

Austral.: MultiHance; **Austria:** MultiHance; **Belg.:** MultiHance; **Canad.:** MultiHance; **Cz.:** MultiHance; **Denm.:** MultiHance; **Fin.:** MultiHance; **Fr.:** MultiHance; **Ger.:** MultiHance; **Gr.:** MultiHance; **Hung.:** MultiHance; **Irl.:** MultiHance; **Israel:** MultiHance; **Ital.:** MultiHance; **Neth.:** MultiHance; **Norw.:** MultiHance; **NZ:** MultiHance; **Port.:** MultiHance; **Spain:** MultiHance; **Swed.:** MultiHance; **Switz.:** MultiHance; **Turk.:** MultiHance; **UK:** MultiHance; **USA:** MultiHance.

Gadobutrol (*USAN*, *rINN*) 钆布醇

Gadobutrolum; ZK-135079. {10-[(1*RS*,2*SR*)-2,3-Dihydroxy-1-(hydroxymethyl)propyl]-1,4,7,10-tetraazacyclododecane-1,4,7-triacetato(3−)}gadolinium.

Гадобутрол

$C_{18}H_{31}GdN_4O_9$ = 604.7.
CAS — 138071-82-6; 770691-21-9.
ATC — V08CA09.
ATC Vet — QV08CA09.
UNII — 1BJ477IO2L.

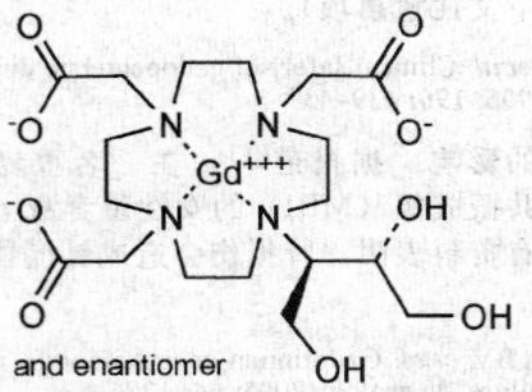

and enantiomer

注：Protovist 已用作钆布醇的商品名。

不良反应和注意事项

参见钆喷酸（第1414页）。钆布醇可能会延长心脏复极化，因此不适用于未纠正低血钾的患者。对有严重心血管疾病、先天性长 QT 综合征或有药物诱发心律失常病史的患者用药应谨慎。

药动学

钆布醇注射之后很快分散于细胞外间隙。它和血浆蛋白结合不显著。据报道其消除半衰期约为 1.8h。它不被代谢，90%以上在 12h 内从尿中排出，少于 0.1%从粪便排出。

1. Hahn G, *et al.* Pharmacokinetics and safety of gadobutrol-enhanced magnetic resonance imaging in pediatric patients. *Invest Radiol* 2009; **44:** 776–83.

用途和用法

钆布醇是非离子型钆类螯合物，其作用和用途与钆喷酸（第1415页）相似。具有顺磁性的特征，可作为磁共振造影剂（第1409页）。它主要分布在细胞外液，但不通过血脑屏障，可用于 CNS、肾脏和肝脏成像以及磁共振血管造影。

钆布醇溶液浓度为 605mg/ml（1mmol/ml）。静脉给药。按体重成人的常用剂量如下：

- 颅脑以及脊髓成像：0.1ml/kg（0.1mmol/kg）。如有必要在 30min 内可额外加药至 0.2ml/kg（0.2mmol/kg）；
- 肝、肾：0.1ml/kg（0.1mmol/kg）；
- 血管造影：0.1～0.3ml/kg（0.1～0.3mmol/kg）；

7 岁及以上儿童和青少年在上述所用情况下均可给药 0.1ml/kg（0.1mmol/kg）；

浓度为 302.5mg/ml（0.5mmol/ml）的溶液也已使用。

1. Huppertz A, Rohrer M. Gadobutrol, a highly concentrated MR-imaging contrast agent: its physicochemical characteristics and the basis for its use in contrast-enhanced MR angiography and perfusion imaging. *Eur Radiol* 2004; **14** (suppl 5): M12–M18.

儿童用法 在英国，钆布醇允许用于 7 岁及以上儿童进行肝、肾或颅脑和脊髓成像，以及磁共振血管造影。其剂量参见上文**用途和用法**。

制剂

专利制剂

Austral.: Gadovist; **Austria:** Gadovist; **Belg.:** Gadovist; **Canad.:** Gadovist; **Cz.:** Gadovist; **Denm.:** Gadovist; **Fin.:** Gadovist; **Fr.:** Gadovist; **Ger.:** Gadovist; **Gr.:** Gadovist; **Hung.:** Gadovist; **Irl.:** Gadovist; **Ital.:** Gadovist; **Neth.:** Gadovist; **Norw.:** Gadovist; **NZ:** Gadovist; **Port.:** Gadovist; **Rus.:** Gadovist (Гадовист); **S.Afr.:** Gadovist†; **Spain:** Gadograf†; Gadovist; **Swed.:** Gadovist; **Switz.:** Gadovist; **Turk.:** Gadovist; **UK:** Gadovist.

Gadodiamide (*BAN*, *USAN*, *rINN*) 钆双胺

Gadodiamid; Gadodiamida; Gadodiamidi; Gadodiamidum; Gd-DTPA-BMA; S-041. [*N*,*N*-Bis(2-{(carboxymethyl)[(methylcarbamoyl)methyl]amino}ethyl)glycinato(3−)]gadolinium; a complex of gadolinium with diethylenetriamine penta-acetic acid bis-methylamide.

Гадодиамид

$C_{16}H_{26}GdN_5O_8$ = 573.7.
CAS — 131410-48-5 (anhydrous gadodiamide); 122795-43-1 (gadodiamide hydrate).
ATC — V08CA03.
ATC Vet — QV08CA03.
UNII — 84F6U3J2R6.

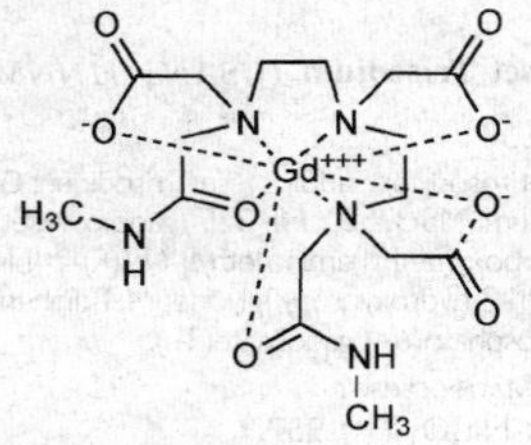

Pharmacopoeias. In *US.*

USP 33 (Gadodiamide) 白色无臭粉末。易溶于水和甲醇；溶于乙醇；微溶于丙酮和氯仿。贮藏于密闭容器中。

不良反应和注意事项

参见下文钆喷酸。不慎鞘内注射钆双胺会导致抽搐、昏迷，以及感觉和运动神经功能障碍。

对胰腺的影响 有一名做肝显影的患者在注射完钆双胺后立即发生了急性胰腺炎[1]。另有一名做血管造影的患者[2]在使用钆双胺后出现急性胰腺炎和急性肾衰竭。

1. Terzi C, Sökmen S. Acute pancreatitis induced by magnetic-resonance-imaging contrast agent. *Lancet* 1999; **354:** 1789–90. Correction. *ibid.* 2000; **355:** 660.
2. Schenker MP, *et al.* Gadolinium arteriography complicated by acute pancreatitis and acute renal failure. *J Vasc Interv Radiol* 2001; **12:** 393.

对诊断试验的干扰 钆双胺可能会影响用比色方法测量血清钙浓度，导致假性低测量值。有过使用钆双胺后引起严重的假性低血钙的报道[1~3]，特别是有肾损伤的患者[2]，也有体外的实验证据显示发生与钆弗塞胺相似的干扰[2]。

1. Doorenbos CJ, *et al.* Severe pseudohypocalcemia after gadolinium-enhanced magnetic resonance angiography. *N Engl J Med* 2003; **349:** 817–18.
2. Prince MR, *et al.* Gadodiamide administration causes spurious hypocalcemia. *Radiology* 2003; **227** 639–46.
3. Williams SF, *et al.* Spurious hypocalcemia after gadodiamide administration. *Mayo Clin Proc* 2005; **80:** 1655–7.

肾损伤 有认为钆双胺可能是导致肾功能不全的患者发生肾性系统性纤维化的特别风险因子。详见第1414页。

药动学

钆双胺迅速分散于细胞外液中。约 96%在 24h 内以原形从尿中排出。据报道其消除半衰期约为 70min。钆双胺不与血浆蛋白结合。它能通过血液透析移除。

用途和用法

钆双胺是非离子型钆类螯合物，其作用和用途与钆

喷酸（第1415页）相似。它具有顺磁性的特征并被用作磁共振造影剂（第1409页）。它主要分散于细胞外液，但不通过血脑屏障，可用于颅内和脊髓结构成像、全身成像、血管造影、评价心脏灌注（负荷/静息实验以及延迟强化）以及乳房造影。

钆双胺可以浓度为 287mg/ml（0.5mmol/ml）的溶液使用。按体重静脉给药常用剂量如下：

- 颅内和脊髓成像：成人和儿童，0.2ml/kg（0.1mmol/kg）。如有需要，成人可于 20min 内给予第二次剂量 0.4ml/kg（0.2mmol/kg）。
- 全身成像：成人和儿童，0.2ml/kg（0.1mmol/kg）。
- 肾：成人和儿童 0.1ml/kg（0.05mmol/kg）可能足够。
- 血管造影：成人，0.2ml/kg（0.1mmol/kg）。
- 冠脉疾病行心脏灌注：成人用量，0. 3ml/kg（0.15mmol/kg）。负荷/静息实验中剂量可平分为二，迅速给药，间隔 10min 或更久，第一次可通过不同的静脉导管与药理应力剂同时给药。
- 乳房造影：0.2～0.4ml/kg（0.1～0.2mmol/kg）。

脂质体的钆双胺正在研究用于脑质瘤的辅助治疗中，它可以帮助显示抗肿瘤药托泊替康的分布情况。

儿童用法 在欧洲和美国，钆双胺允许用于 2 岁以上儿童；它可用于颅脑、脊髓成像和全身成像。剂量详见上文**用途和用法**。

制剂

USP 33: Gadodiamide Injection.

专利制剂

Austral.: Omniscan; ***Austria:*** Omniscan; ***Belg.:*** Omniscan; ***Braz.:*** Omniscan†; ***Canad.:*** Omniscan; ***Chile:*** Omniscan; ***Cz.:*** Omniscan; ***Denm.:*** Omniscan; ***Fin.:*** Omniscan; ***Fr.:*** Omniscan; ***Ger.:*** Omniscan; ***Gr.:*** Omniscan; ***Hung.:*** Omniscan; ***Irl.:*** Omniscan; ***Israel:*** Omniscan; ***Ital.:*** Omniscan; ***Jpn:*** Omniscan; ***Neth.:*** Omniscan; ***Norw.:*** Omniscan; ***NZ:*** Omniscan; ***Port.:*** Omniscan; ***Rus.:*** Omniscan (Омнискан); ***Spain:*** Omniscan; ***Swed.:*** Omniscan; ***Switz.:*** Omniscan; ***UK:*** Omniscan; ***Ukr.:*** Omniscan (Омнискан); ***USA:*** Omniscan; ***Venez.:*** Omniscan†.

Gadofosveset Trisodium (*USAN, rINNM*) 钆膦维司三钠

Gadofosveset trisódico; Gadofosvéset Trisodique; Gadofosvesetum Trinatricum; MS-32520; MS-325 (gadofosveset). Trisodium (*N*-{2-[bis(carboxymethyl)amino]ethyl}-*N*-{(*R*)-2-[bis(carboxymethyl)amino]-3-hydroxypropyl}glycine 4,4-diphenylcyclohexyl hydrogen phosphato(6−))gadolinate(3−).

Тринатрий Гадофосвезет

$C_{33}H_{38}GdN_3Na_3O_{14}P$ = 957.9.

CAS — 201688-00-8 (gadofosveset); 193901-90-5 (gadofosveset trisodium).

ATC — V08CA11.

ATC Vet — QV08CA11.

UNII — XM33Q67UVH (gadofosveset trisodium); 9430ZR8ZAN (anhydrous gadofosveset trisodium).

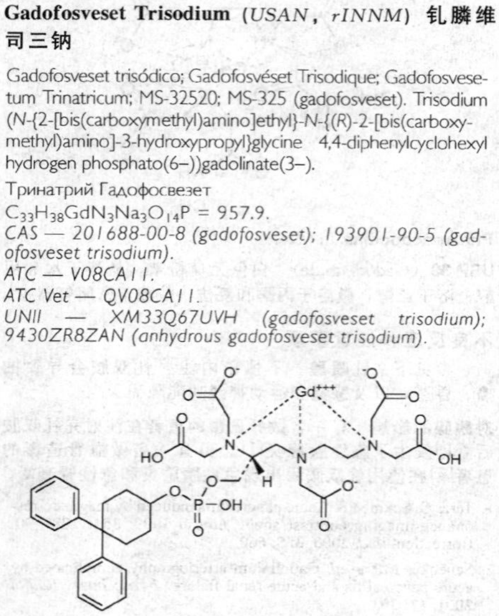

(gadofosveset)

简介

钆膦维司是钆类螯合物，用作磁共振血管造影中的顺磁性造影剂（第1409页）。它与血浆蛋白结合，特别是白蛋白，因此它可作为血液显影剂，使脉管系统显影可见。

钆膦维司以三钠盐经静脉注射给药。它可以含钆膦维司三钠 244mg/ml（0.25mmol/ml）的溶液使用。常规剂量是 0.12ml/kg（0.03mmol/kg）。

1. Henness S, Keating GM. Gadofosveset. *Drugs* 2006; **66:** 851–7.
2. Goyen M. Gadofosveset-enhanced magnetic resonance angiography. *Vasc Health Risk Manag* 2008; **4:** 1–9.

制剂

专利制剂

Austria: Vasovist; ***Belg.:*** Vasovist; ***Canad.:*** Vasovist; ***Cz.:*** Vasovist; ***Denm.:*** Vasovist; ***Fr.:*** Vasovist; ***Ger.:*** Vasovist; ***Gr.:*** Vasovist; ***Hung.:*** Vasovist; ***Ital.:*** Vasovist; ***Neth.:*** Vasovist; ***Norw.:*** Vasovist; ***Port.:*** Vasovist; ***Spain:*** Vasovist; ***Swed.:*** Vasovist; ***Switz.:*** Vasovist; ***Turk.:*** Vasovist; ***UK:*** Vasovist; ***USA:*** Ablavar.

Gadopentetic Acid (*BAN, rINN*) 钆喷酸

Acide Gadopentétique; Ácido gadopentético; Acidum Gadopenteticum; Gadolinium-DTPA. Dihydrogen (*N,N*-bis{2-[bis(carboxymethyl)amino]ethyl}glycinato(5−))gadolinate(2−); a complex of gadolinium with diethylenetriamine penta-acetic acid.

Гадопентетовая Кислота

$C_{14}H_{20}GdN_3O_{10}$ = 547.6.

CAS — 80529-93-7.

ATC — V08CA01.

ATC Vet — QV08CA01.

UNII — K2I13DR72L.

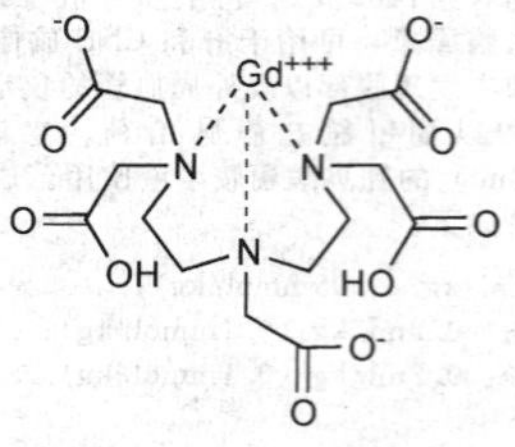

Meglumine Gadopentetate (*BANM, rINNM*) 钆喷酸葡胺

Dimeglumine Gadopentetate; Gadopentétate de Méglumine; Gadopentetate Dimeglumine (*USAN*); Gadopentetate Meglumine; Gadopentétate méglumine; Gadopentetato de meglumina; Meglumini gadopentetas; SH-L-451-A.

Меглумина Гадопентетат

$C_{14}H_{20}GdN_3O_{10}.(C_7H_{17}NO_5)_2$ = 938.0.

CAS — 86050-77-3.

ATC — V08CA01.

ATC Vet — QV08CA01.

UNII — RH248G8V27.

Pharmacopoeias. *Chin.* and *US* include only as an injection.

不良反应

注射钆喷酸和其他钆类螯合物可能会引起头痛、恶心、呕吐、眩晕和短暂性热感或冷感或味觉障碍。极少有惊厥、低血压、过敏或类过敏反应以及休克发生。感觉异常和局部疼痛也有报道。还有一过性血清铁和胆红素升高。肾性系统性纤维化可能会在极少数肾损伤患者中发生（见下文**注意事项**）。

1. Nelson KL, *et al.* Clinical safety of gadopentetate dimeglumine. *Radiology* 1995; **196:** 439–43.

对神经系统的影响 据报道[1]，在一名重复给予钆类螯合物做磁共振成像（MRI）的女性患者身上发生了亚急性脑病。有资料表明，肾损伤会造成钆潴留，随后扩散到 CSF 中。

1. Maramattom BV, *et al.* Gadolinium encephalopathy in a patient with renal failure. *Neurology* 2005; **64:** 1276–8.

超敏反应 虽然很少有钆类螯合物的过敏反应，但多用仍会发生[1]。对钆喷酸[2]、钆特酸[3,4]和钆特醇[5]严重的过敏反应也有相关报道，包括 1 例钆喷酸[6]的致命过敏反应。还有 1 例既往对钆喷酸耐受却发生了严重钆特醇过敏反应的报道[7]。尽管麻醉前使用抗组胺药和皮质激素，过敏反应仍有可能发生[8]。由于这种反应是不可预测的，因此英国注册药品信息建议使用钆螯合剂时复苏设备应准备齐全。

1. Runge VM. Safety of approved MR contrast media for intravenous injection. *J Magn Reson Imaging* 2000; **12:** 205–13.
2. Tardy B, *et al.* Anaphylactic shock induced by intravenous gadopentetate dimeglumine. *Lancet* 1992; **339:** 494.
3. Meuli RA, Maeder P. Life-threatening anaphylactoid reaction after IV injection of gadoterate meglumine. *Am J Roentg* 1996; **166:** 729.
4. Beaudouin E, *et al.* Anaphylactic shock induced by gadoterate meglumine (DOTAREM®). *Allerg Immunol (Paris)* 2003; **35:** 382–5.
5. Shellock FG, *et al.* Adverse reaction to intravenous gadoteridol. *Radiology* 1993; **189:** 151–2.
6. Jordan RM, Mintz RD. Fatal reaction to gadopentetate dimeglumine. *Am J Roentg* 1995; **164:** 743–4.
7. Witte RJ, Anzai LL. Life-threatening anaphylactoid reaction after intravenous gadoteridol administration in a patient who had previously received gadopentetate dimeglumine. *Am J Neuroradiol* 1994; **15:** 523–4.
8. Dillman JR, *et al.* Allergic-like breakthrough reactions to gadolinium contrast agents after corticosteroid and antihistamine premedication. *Am J Roentg* 2008; **190:** 187–90.

注意事项

钆喷酸和其他钆螯合剂不应该用于严重肾损伤[GFR＜30ml/(min・1.73m²)]或急性肾损伤伴有肝肾综合征或肝移植的患者（见下文**肾损伤**）。中度肾损伤、癫痫、低血压或超敏反应、哮喘或其他有呼吸系统过敏性疾病的患者应慎重给药。虽然在英国除了新生儿，钆喷酸允许用于 1 岁以下的婴儿，但由于他们肾功能不够成熟，需慎重给药（也见下文**儿童**）。英国注册药品信息认为其安全性和效能并未在 2 岁以下的儿童身上得到证实。一些其他钆螯合剂可能会不允许用于儿童（见各论）。体外实验提出一个假设的风险，即镰状细胞病患者使用钆螯合剂其磁矩加强可能会诱发血管闭塞，但缺乏临床依据。给药时应小心避免药液外溢。钆喷酸可能会影响血清铁和胆红素浓度的测试。

哺乳 有研究[1~3]表明，钆喷酸有极少量进入乳汁中，所有的病例中 24h 内分泌进入乳汁的总量少于静脉给药剂量的 0.04%。母亲用过钆喷酸其母乳喂养的婴儿还没发现有不良反应，因此 American Academy of Pediatrics 认为[4]其不影响哺乳。然而，为了将母乳喂养的婴儿因钆螯合剂发生肾性系统性纤维化的风险降至最低，EMEA 的 Committee for Medical Products for Humanuse[5]（CHMP）建议母亲在使用有高风险的造影剂（钆双胺、钆喷酸和钆弗塞胺）后 24h 内停止母乳喂养。使用具有中度（钆贝酸盐、钆膦维司、钆塞酸）或低度（钆布醇、钆特酸、钆特醇）风险的造影剂后 24h 内是否继续或暂停母乳喂养需要和母亲协商。

1. Schmiedl U, *et al.* Excretion of gadopentetate dimeglumine in human breast milk. *Am J Roentg* 1990; **154:** 1305–6.
2. Rofsky NM, *et al.* Quantitative analysis of gadopentetate dimeglumine excreted in breast milk. *J Magn Reson Imaging* 1993; **3:** 131–2.
3. Kubik-Huch RA, *et al.* Gadopentetate dimeglumine excretion into human breast milk during lactation. *Radiology* 2000; **216:** 555–8.
4. American Academy of Pediatrics. The transfer of drugs and other chemicals into human milk. *Pediatrics* 2001; **108:** 776–89. [Retired May 2010] Correction. *ibid.*; 1029. Also available at: http://aappolicy.aappublications.org/cgi/content/full/pediatrics%3b108/3/776 (accessed 27/03/06)
5. MHRA/CHM. Gadolinium-containing contrast agents: new advice to minimise the risk of nephrogenic systemic fibrosis. *Drug Safety Update* 2010; **3** (6): 3–5. Available at: http://www.mhra.gov.uk/Publications/Safetyguidance/DrugSafetyUpdate/CON068297 (accessed 22/03/10)

儿童 在回顾了钆螯合剂导致肾性系统性纤维化的风险后，EMEA 的 CHMP[1]禁忌新生儿使用高风险的造影剂（钆双胺、钆喷酸和钆弗塞胺）。另外，当新生儿使用中度（钆贝酸盐、钆膦维司、钆塞酸）或低度（钆布醇、钆特酸、钆特醇）风险的造影剂，或婴儿使用任何一种钆螯合剂，应使用单倍最低剂量并且 7 日内不得重复给药。

1. MHRA/CHM. Gadolinium-containing contrast agents: new advice to minimise the risk of nephrogenic systemic fibrosis. *Drug Safety Update* 2010; **3** (6): 3–5. Available at: http://www.mhra.gov.uk/Publications/Safetyguidance/DrugSafetyUpdate/CON068297 (accessed 27/04/10)

重症肌无力 据报道[1]，有一名重症肌无力的患者在使用钆喷酸做脑成像时病情急剧恶化。

1. Nordenbo AM, Somnier FE. Acute deterioration of myasthenia gravis after intravenous administration of gadolinium-DTPA. *Lancet* 1992; **340:** 1168.

肾损伤 据报道肾性系统性纤维化（肾纤维化皮肤病）是一种发生于肾损伤患者的罕见的疾病。含钆造影剂的使用是其中的一种风险因子[1~3]，绝大多数情况下是使用了高倍剂量的钆双胺行磁共振血管造影，但也有使用了低剂量的含钆造影剂的相关报道。有研究表明其机制可能与自由钆离子释放到组织中有关，而且不同的含钆造影剂释放的能力也有不同，其中钆双胺和钆弗塞胺最有可能[4]。大环结构如钆特醇和钆特酸被认为发生这种不良反应的概率最低，但需要进一步的研究证实。许多监管机构如 FDA[5]、MHRA[6]、加拿大健康组织[7]以及澳大利亚药品管理局（TGA）[8]建议严重肾损伤[GFR＜30ml/(min・1.73m²)]患者限制使用含钆造影剂。TGA 禁止给这类患者使用钆双胺，钆喷酸以及钆弗塞胺，而 FDA 以及加拿大健康组织建议避免使用所有含钆造影剂，除非诊断信息非常需要并且不能通过其他检查获得。FDA 对急性肾损伤伴肝肾综合征或肝移植手术期间的患者也给了类似的警告。最近，MHRA[9]报道，在进一步综合分析后，EMEA 的 CHMP 禁止给严重肾损伤患者使用高风险造影剂（钆双胺、钆喷酸以及钆弗塞胺）；此外，如果必须使用中度（钆贝酸盐、钆膦维司、钆塞酸）或低度（钆布醇、钆特酸、钆特醇）风险的造影剂，应使用单倍最低剂量并且 7 日内不得重复给药（肝移植手术期间的患者也是类似的建议）。对于中度肾损伤的患者[GFR 在 30～60ml/(min・1.73m²)]，CHMP 建议如果必须使用高风险造影剂，应该使用单倍最低剂量并且 7 日内不得重复给药。血液透析是否有利于消除含钆造影剂尚未知。

CHMP 也建议所有接受高风险造影剂的患者都接受肾功能的检查，对 65 岁及以上接受中、低度风险造影剂的患者也是如此建议。

1. Perazella MA, Rodby RA. Gadolinium-induced nephrogenic systemic fibrosis in patients with kidney disease. *Am J Med* 2007; **120:** 561–2.
2. Health Canada. Gadolinium-containing contrast agents and nephrogenic systemic fibrosis: update. *Can Adverse React News* 2007; **17** (4): 1–2. Also available at: http://www.hc-sc.gc.ca/dhp-mps/alt_formats/hpfb-dgpsa/pdf/medeff/carn-bcei_v17n4-eng.pdf (accessed 25/08/10)
3. Moreno-Romero JA, *et al.* Nephrogenic systemic fibrosis: a case series suggesting gadolinium as a possible aetiological factor. *Br J Dermatol* 2007; **157:** 783–7.
4. Penfield JG, Reilly RF. Nephrogenic systemic fibrosis risk: is there a difference between gadolinium-based contrast agents? *Semin Dial* 2008; **21:** 129–34.
5. FDA. Gadolinium-containing contrast agents for magnetic resonance imaging (MRI): Omniscan, OptiMARK, Magnevist, ProHance, and MultiHance (issued 8th June 2006, updated 22nd December, 2006 and 23rd May, 2007). Available at: http://www.fda.gov/Drugs/DrugSafety/PostmarketDrugSafetyInformationforPatientsandProviders/ucm142884.htm (accessed 24/08/10)
6. MHRA/CHM. Gadolinium-containing MRI contrast agents: nephrogenic systemic fibrosis. *Drug Safety Update* 2007; **1** (1): 2–3. Available at: http://www.mhra.gov.uk/home/idcplg?IdcService=GET_FILE&dDocName=CON2031801&RevisionSelectionMethod=LatestReleased (accessed 14/07/08)
7. Health Canada. Association of nephrogenic systemic fibrosis/nephrogenic fibrosing dermopathy (NSF/NFD) with the use of gadolinium-containing contrast agents (issued 9th March, 2007). Available at: http://www.hc-sc.gc.ca/dhp-mps/alt_formats/hpfb-dgpsa/pdf/medeff/gadolinium_nth-aah-eng.pdf (accessed 18/03/09)
8. Adverse Drug Reactions Advisory Committee (ADRAC). MRI scans with gadolinium-containing contrast agents and the risk of nephrogenic systemic fibrosis—caution in patients with renal impairment. *Aust Adverse Drug React Bull* 2008; **27:** 2. Also available at: http://www.tga.health.gov.au/adr/aadrb/aadr0802.pdf (accessed 18/03/09)
9. MHRA/CHM. Gadolinium-containing contrast agents: new advice to minimise the risk of nephrogenic systemic fibrosis. *Drug Safety Update* 2010; **3** (6): 3–5. Available at: http://www.mhra.gov.uk/Publications/Safetyguidance/DrugSafetyUpdate/CON068297 (accessed 22/03/10)

药动学

钆喷酸静脉注射后很快进入细胞外间隙。据报道其消除半衰期是 1.6h。它不被代谢，24h 内约 90% 从尿液排出。不与血浆蛋白结合。有小部分分布进入乳汁中。钆喷酸通过血液透析移出体外。

用途和用法

钆喷酸是一种离子型钆类螯合物，作为造影剂应用于磁共振成像（第1409页）。钆具有顺磁性的特征，能影响氢离子的活动度，提高信号强度从而增强组织之间的对比。钆类螯合物能减少其毒性而保留其顺磁性，它也能影响在体内的分布。大部分钆类螯合物能自由分散在细胞外液但不通过血脑屏障，而且它们对于脑及相关结构成像特别有用。

在颅内和脊髓结构以及全身 MRI 成像中，钆喷酸以钆喷酸葡胺经静脉给药增强造影，同时也用于评价肾功能。关节造影中通过关节内注射给药，在胃肠道成像中也可口服或经直肠给药。

颅脑、脊髓以及全身成像使用浓度为 469.01mg/ml（0.5mmol/ml）的钆喷酸葡胺溶液。按体重常规剂量如下：

- 颅脑和脊髓造影：成人及 1 个月以上儿童用量为 0.2ml/kg（0.1mmol/kg）；如有需要，成人及 1 个月以上儿童在 30min 内可以再次给药 0.2ml/kg（0.1mmol/kg）；成人的二次剂量可以为 0.4ml/kg（0.2mmol/kg）。在特殊情况下成人还可能需要 0.6ml/kg（0.3mmol/kg）的剂量。
- 全身成像：成人及 1 个月以上儿童用量，0.2ml/kg（0.1mmol/kg）；有时为使对比足够，成人及 1 岁以上儿童用量可为 0.4ml/kg（0.2mmol/kg），在特殊情况下成人可用剂量 0.6ml/kg（0.3mmol/kg）。

关节造影时成人经关节内注射浓度为 1.876mg/ml（0.002mmol/ml）的钆喷酸葡胺。其剂量取决于需成像的关节部位，常规剂量范围是 1～20ml，但有时膝关节造影用药剂量可达 50ml。

胃肠道造影使用浓度为 9.38mg/ml 的钆喷酸葡胺，使用之前再进一步将其稀释。

儿童用法 钆喷酸在英国允许用于儿童颅脑和脊髓以及全身成像（也见上文**注意事项**）。剂量详见上文**用途和用法**。

制剂

USP 33: Gadopentetate Dimeglumine Injection.

专利制剂

Arg.: Magnevist; Opacite; Viewgam; ***Austral.:*** Magnevist; ***Austria:*** Magnevist; ***Belg.:*** Magnevist; ***Braz.:*** Magnevistan; ***Canad.:*** Magnevist; ***Chile:*** Magnevistan; ***Cz.:*** Magnegita; Magnevist; ***Denm.:*** Magnevist; ***Fin.:*** Magnevist; ***Fr.:*** Magnevist; ***Ger.:*** Magnevist; ***Gr.:*** Magnevist; ***Hung.:*** Magnevist; ***Irl.:*** Magnegita; Magnevist; ***Ital.:*** Magnevist; ***Mex.:*** Viewgam†; ***Neth.:*** Magnevist; Magnograf; ***Norw.:*** Magnevist; ***NZ:*** Magnevist; ***Port.:*** Ceacont; Magnegita; Magnevist; ***Rus.:*** Magnevist (Магневист); ***S.Afr.:*** Magnevist†; ***Spain:*** Magnevist; Magnograf; ***Swed.:*** Magnevist; ***Switz.:*** Magnevist; Magnograf; MR-Lux; ***Turk.:*** Magnevist; ***UK:*** Magnevist; ***USA:*** Magnevist; ***Venez.:*** Magnevistan.

Gadoteric Acid（*BAN*，*rINN*）钆特酸

Acide Gadotérique; Ácido gadotérico; Acidum Gadotericum; Gadoteerihappo; Gadotersyra; Gd-DOTA; ZK-112004. Hydrogen [1,4,7,10-tetraazacyclododecane-1,4,7,10-tetraaceto(4−)]-gadolinate(1−); Hydrogen [1,4,7,10-tetrakis(carboxylatomethyl)-1,4,7,10-tetra-azacyclododecane-κ^{4}N]gadolinate(1−).

Гадотеровая Кислота

$C_{16}H_{25}GdN_4O_8$ = 558.6.

CAS — 72573-82-1.

ATC — V08CA02.

ATC Vet — QV08CA02.

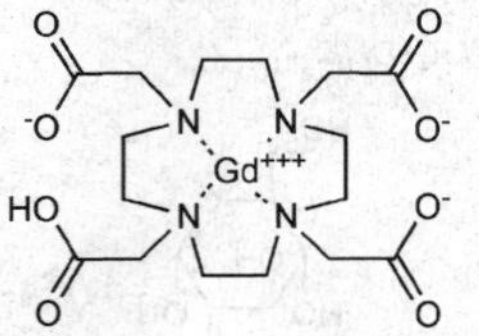

Meglumine Gadoterate（*BANM*，*rINNM*）钆特酸葡胺

Gadotérate de Méglumine; Gadoterate Meglumine; Gadoterato de meglumina; Meglumini Gadoteras.

Меглумина Гадотерат

$C_{16}H_{25}N_4O_8,C_7H_{17}NO_5,Gd$ = 753.9.

CAS — 92943-93-6.

ATC — V08CA02.

ATC Vet — QV08CA02.

不良反应和注意事项

参见**钆喷酸**，第1414页。

超敏反应 关于钆特酸过敏反应的报道见**钆喷酸**的**不良反应**项下，第1414页。

药动学

静脉注射后钆特酸分布到细胞外间隙。它不与血浆蛋白结合。据报道血浆半衰期约为 1.5h。不被代谢，约 90% 在 24h 内从尿液排出。

用途和用法

钆特酸是一种离子型钆类螯合物，其作用和用途与钆喷酸相似（见上文）。它有顺磁性，用作磁共振造影剂（第1409页）。主要分布于细胞外液，但不通过血脑屏障，可用于颅脑和脊髓结构成像、全身成像以及磁共振血管造影。

钆特酸以葡甲胺盐经静脉注射给药。可用溶液浓度为 376.9mg/ml（0.5mmol/ml）的钆特酸葡胺。成人和儿童静脉注射的常用剂量为 0.2ml/kg（0.1mmol/kg），如有需要在 30min 内第二次剂量可达 0.4ml/kg（0.2mmol/kg）。血管造影的剂量可能为 0.1～0.2ml/kg（0.05～0.1mmol/kg），如有需要可重复此剂量。

儿童用法 钆特酸在儿童的用药剂量见上文的**用途和用法**。

制剂

专利制剂

Arg.: Dotarem; ***Austral.:*** Dotarem; ***Austria:*** Artirem; Dotarem; ***Belg.:*** Artirem; Dotarem; ***Braz.:*** Dotarem†; ***Chile:*** Dotarem; ***Cz.:*** Dotarem; ***Denm.:*** Dotarem; ***Fin.:*** Dotarem; ***Fr.:*** Artirem; Dotarem; ***Ger.:*** Artirem; Dotarem; ***Gr.:*** Dotarem; ***Hung.:*** Dotarem; ***Irl.:*** Dotarem; ***Israel:*** Dotarem; ***Ital.:*** Dotarem; ***Neth.:*** Artirem; Dotarem; ***Norw.:*** Dotarem; ***Port.:*** Dotarem; ***Spain:*** Dotarem; ***Swed.:*** Dotarem; ***Switz.:*** Artirem; Dotarem; ***Turk.:*** Dotarem; ***Venez.:*** Dotarem.

Gadoteridol（*BAN*，*USAN*，*rINN*）钆特醇

Gadotéridol; Gadoteridoli; Gadoteridolum; Gd-HP-DO3A; SQ-32692. (±)-[10-(2-Hydroxypropyl)-1,4,7,10-tetraazacyclododecane-1,4,7-triacetato(3−)]gadolinium.

Гадотеридол

$C_{17}H_{29}GdN_4O_7$ = 558.7.

CAS — 120066-54-8.

ATC — V08CA04.

ATC Vet — QV08CA04.

UNII — 0199MV609F.

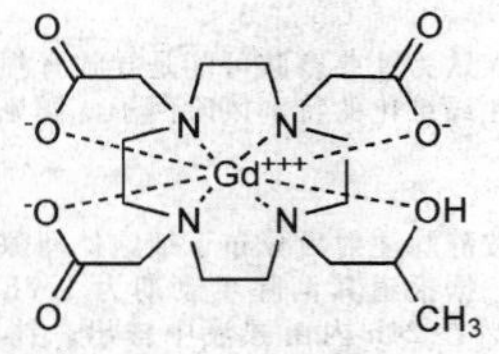

Pharmacopoeias. In *US.*

USP 33（Gadoteridol） 白色至米色、无臭、结晶性粉末。易溶于水和甲醇；溶于异丙醇。贮藏于密闭容器中。避光。

不良反应和注意事项

参见**钆喷酸**，第 1414 页。

1. Runge VM, Parker JR. Worldwide clinical safety assessment of gadoteridol injection: an update. *Eur Radiol* 1997; **7** (suppl 5): 243–5.

超敏反应 关于钆特醇的过敏反应的报道见**钆喷酸**的**不良反应**项下，第1414页。

药动学

钆特醇静脉注射后分布于细胞外液。约 94% 以原形由尿液排出。据报道其消除半衰期约为 1.57h。

用途和用法

钆特醇是非离子型钆类螯合物，其作用和用途与钆喷酸（第 1415 页）相似。它具有顺磁性，因此可用作磁共振造影剂（第1409页）。主要分布于细胞外液，但不通过血脑屏障，可应用于颅脑和脊髓结构成像以及全身成像。

钆特醇溶液浓度为 279.3mg/ml（0.5mmol/ml）。成人静脉给药常用剂量为 0.2ml/kg（0.1mmol/kg），CNS 成像时如有需要可以在第一次给药后 30min 内追加给药至 0.4ml/kg（0.2mmol/kg）。6 个月及以上的儿童用药为单剂量 0.2ml/kg（0.1mmol/kg），见下文。

儿童用法 有些国家允许钆特醇用于 6 个月以上儿童；英国的注册药品信息指出钆特醇用于 6 个月到 2 岁之间的儿童经验很少，如用于此年龄组需慎重用药。美国的注册药品信息认为在这个年龄组药物的安全性和效能都未得到证实，只指出该药物可用于 2 岁及以上儿童的颅脑和脊髓结构成像。剂量详见上文的**用途和用法**。

制剂

USP 33: Gadoteridol Injection.

专利制剂

Austral.: Prohance; ***Austria:*** Prohance; ***Belg.:*** Prohance; ***Canad.:*** Prohance; ***Cz.:*** Prohance; ***Denm.:*** Prohance; ***Fin.:*** Prohance; ***Fr.:*** Prohance; ***Ger.:*** Prohance; ***Irl.:*** Prohance; ***Ital.:*** Prohance; ***Jpn:*** Prohance; ***Neth.:*** Prohance; ***Norw.:*** Prohance; ***Spain:*** Prohance; ***Swed.:*** Prohance; ***Switz.:*** Prohance; ***UK:*** Prohance; ***USA:*** Prohance.

Gadoversetamide（*BAN*，*USAN*，*rINN*）钆弗塞胺

Gadoversetamida; Gadoversétamide; Gadoversetamidum; MP-1177. {N,N-Bis[2-({(carboxymethyl)[(2-methoxyethyl)carbamoyl]methyl}amino)ethyl]glycinato(3−)}gadolinium.

Гадоверсетамид

$C_{20}H_{34}GdN_5O_{10}$ = 661.8.

CAS — 131069-91-5.

ATC — V08CA06.

ATC Vet — QV08CA06.

UNII — RLM74T3Z9D.

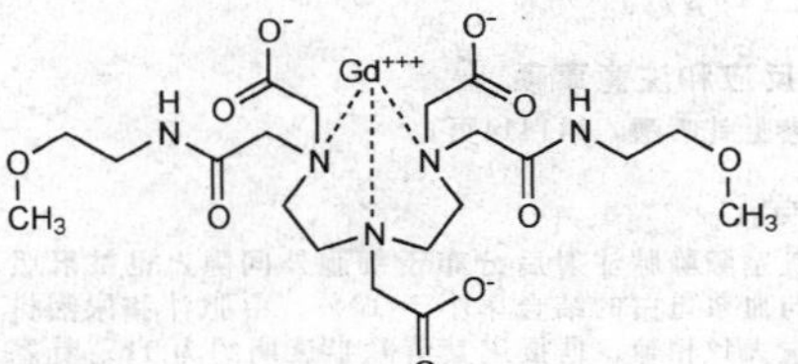

Pharmacopoeias. In *US.*

USP 33（Gadoversetamide） 白色无臭粉末。易溶于水。贮藏于密闭容器中。避光。

不良反应和注意事项

参见钆喷酸，第1414页。

对诊断试验的干扰 像钆双胺（第1413页）一样，钆弗塞胺可能会干扰比色法对血清钙浓度的测试。

钆弗塞胺也可能会干扰血清铜、铁和锌浓度的测试。

肾损伤 有人认为钆弗塞胺可能是导致肾损伤的患者发生肾性系统性纤维化的特别风险因子，详见第1414页。

药动学

钆弗塞胺静脉注射后分布于细胞外间隙。它不与血浆蛋白结合。据报道其消除半衰期为1.7h。它不被代谢，约95.5%在24h内由尿液中排出。钆弗塞胺可以通过血液透析移出体外。

用途和用法

钆弗塞胺是非离子型钆类螯合物，其作用和用途与钆喷酸（第1415页）相似。它具有顺磁性，可用作磁共振造影剂（第1409页）。主要分布于细胞外液但不通过血脑屏障，可用于颅脑和脊髓结构成像以及全身成像（尤其是肝脏成像）。

钆弗塞胺溶液浓度为330.9mg/ml（0.5mmol/ml）。静脉给药的常用剂量为0.2ml/kg（0.1mmol/kg）。

制剂

USP 33: Gadoversetamide Injection.

专利制剂

Arg.: Optimark; ***Austral.:*** Optimark; ***Canad.:*** Optimark; ***Cz.:*** Optimark; ***Denm.:*** Optimark; ***Gr.:*** Optimark; ***Hung.:*** Optimark; ***Irl.:*** Optimark; ***Port.:*** Optimark; ***Swed.:*** Optimark; ***USA:*** Optimark.

Gadoxetic Acid (*rINN*) 钆塞酸

Acide Gadoxétique; Ácido gadoxético; Acidum Gadoxeticum; Gd-EOB-DTPA. Dihydrogen [*N*-{(2*S*)-2-[bis(carboxymethyl)amino]-3-(*p*-ethoxyphenyl)propyl}-*N*-{2-[bis(carboxymethyl)amino]ethyl}glycinato(5−)]gadolinate(2−).

Гадоксетовая Кислота

$C_{23}H_{30}GdN_3O_{11}$ = 681.7.

CAS — 135326-11-3 (gadoxetic acid).

ATC — V08CA10.

ATC Vet — QV08CA10.

UNII — 3QJA87N40S.

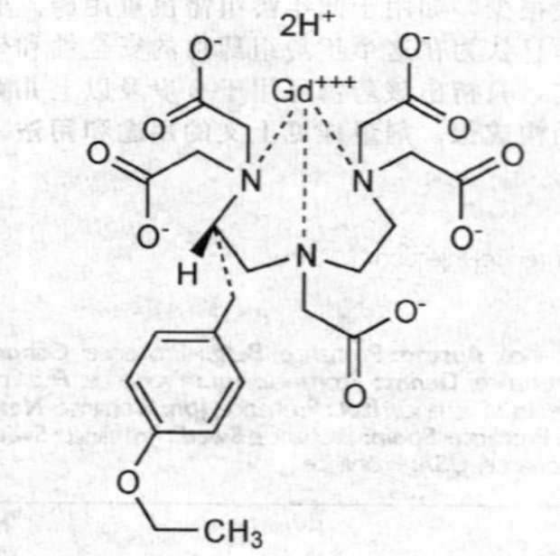

Sodium Gadoxetate (*rINNM*) 钆塞酸钠

Gadoxétate de Sodium; Gadoxetate Disodium (*USAN*); Gadoxetate Sodium; Gadoxetato de sodio; Natrii Gadoxetas; ZK-139834.

Натрий Гадоксетат

$C_{23}H_{28}GdN_3Na_2O_{11}$ = 725.7.

CAS — 135326-22-6.

ATC — V08CA10.

ATC Vet — QV08CA10.

UNII — HOY74VZE0M.

不良反应和注意事项

参见钆喷酸，第1414页。

药动学

钆塞酸静脉注射后分布于细胞外间隙，也被肝吸收，与血浆蛋白的结合率小于10%。由胆汁和尿液排出的量大致相等。据报道其消除半衰期约为1h。钆塞酸通过血液透析移出体外。

用途和用法

钆塞酸是一种离子型钆类螯合物，作用类似于钆喷酸（第1415页）。它具有顺磁性，可用作磁共振造影剂（第1409页）。它被肝吸收，从胆汁排出，因此可用于肝成像。

钆塞酸以钠盐静脉注射给药。钆塞酸钠溶液浓度为181.4mg/ml（0.25mmol/ml）。其常用剂量为0.1ml/kg（0.025mmol/kg）。

制剂

专利制剂

Austral.: Primovist; ***Austria:*** Primovist; ***Cz.:*** Primovist; ***Fin.:*** Primovist; ***Ger.:*** Primovist; ***Gr.:*** Primovist; ***Hung.:*** Primovist; ***Irl.:*** Primovist; ***Ital.:*** Primovist; ***Neth.:*** Primovist; ***Norw.:*** Primovist; ***Port.:*** Primovist; ***Rus.:*** Primovist (Примовист); ***Spain:*** Primovist; ***Swed.:*** Primovist; ***Switz.:*** Primovist; ***Turk.:*** Primovist; ***UK:*** Primovist; ***USA:*** Eovist.

Galactose (*USAN*) 半乳糖

D-Galactopyranose; α-D-Galactopyranose; Galactosa; D-Galactose; Galactosum; Galaktoosi; Galaktos; Galaktosa; Galaktóz; Galaktoza; Galaktozė.

Галактоза

$C_6H_{12}O_6$ = 180.2.

CAS — 59-23-4 (D-galactose); 3646-73-9 (α-D-galactose).

ATC — V04CE01; V08DA02 (microparticles of galactose).

ATC Vet — QV04CE01; QV08DA02 (microparticles of galactose).

UNII — X2RN3Q8DNE.

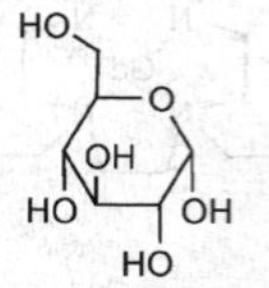

Pharmacopoeias. In *Eur.* (see p.vii). Also in *USNF.*

Ph. Eur. 6.8 (Galactose) 白色或类白色结晶状或细碎粒状粉末。易溶于或溶于水；极微溶于乙醇。

USNF 28 (Galactose) 白色结晶状或细碎粒状粉末。溶于水；极微溶于乙醇。贮藏于密闭容器中。

简介

半乳糖是天然形成的单糖，用作超声造影剂（第1409页），半乳糖微粒溶解产生微气泡使回声增强。

将3g半乳糖微粒悬浮于13.5ml浓度为200mg/ml的半乳糖溶液得到微气泡-微颗粒的悬浮液，配制之后应立即给药。当经宫颈给药增强女性生殖道超声成像时，常规剂量是2～5ml，如有需要可另加1～2ml，最多不能超过30ml。当经静脉给药行超声心动图显像时，常规剂量为4～10ml；婴儿和儿童根据年龄不同使用剂量如下：新生儿到4周，0.5ml；4周到12个月，1～2ml；1～5岁，2ml。成人和儿童包括婴儿，最多不超过5次静注。

加用棕榈酸稳定微气泡的相似的半乳糖悬浮液将半乳糖微颗粒悬浮于水中以便注射，浓度可为200mg/ml、300mg/ml和400mg/ml，在使用前快速制备。当用于增强血管超声图像和超声心动图显像时，其剂量和强度因操作不同而不同。当用于儿童膀胱灌注诊断膀胱输尿管反流时，建议剂量为300mg/ml悬浮液；在婴儿中的使用量为5ml，而在年龄稍大点的儿童中使用量为膀胱容积的10%。

经静脉给药的半乳糖的清除率已作为衡量肝功能的一种方式。用C-13标记的半乳糖（第2203页）也已使用。

儿童用法 半乳糖允许用于婴儿和儿童的超声心动显像以及诊断膀胱输尿管反流中。其剂量见上文的用途和用法。

注意事项 含半乳糖或经代谢成半乳糖的制剂可能会干扰葡萄糖试验的结果（第2246页）。高估葡萄糖结果可能会掩盖低血糖导致胰岛素的不当使用[1,2]。注册药品信息警示半乳糖不应用于半乳糖血症患者成像。

1. MHRA Medical device alert: ref MDA/2007/058 issued 19th July, 2007. Available at: http://www.mhra.gov.uk/PrintPreview/PublicationSP/CON2031807 (accessed 01/07/08)
2. FDA. Important safety information on interference with blood glucose measurement following use of parenteral maltose/parenteral galactose/oral xylose-containing products (issued November 2005). Available at: http://www.fda.gov/BiologicsBloodVaccines/SafetyAvailability/ucm154213.htm (accessed 24/08/10)

制剂

专利制剂

Arg.: Levovist†; ***Austral.:*** Levovist; ***Austria:*** Echovist; ***Cz.:*** Levovist†; ***Fin.:*** Echovist†; Levovist†; ***Fr.:*** Echovist; Levovist; ***Ger.:*** Echovist; Levovist; ***Gr.:*** L-Vist; ***Hung.:*** Echovist†; ***Israel:*** Echovist; ***Ital.:*** Levovist; ***Neth.:*** Levovist†; ***NZ:*** Levovist†; ***Port.:*** Levovist†; ***Spain:*** Levograf†; Levovist; ***Swed.:*** Echovist; ***Switz.:*** Levovist; ***UK:*** Echovist†.

多组分制剂 ***Ital.:*** Reumilase.

Iobitridol (*BAN*, *rINN*) 碘比醇

Iobitridolum; Jobitridol; Jobitridoli. *N,N'*-Bis(2,3-dihydroxypropyl)-5-[2-(hydroxymethyl)hydracrylamido]-2,4,6-triiodo-*N,N'*-dimethylisophthalamide; .

Йобитридол

$C_{20}H_{28}I_3N_3O_9$ = 835.2.

CAS — 136949-58-1.

ATC — V08AB11.

ATC Vet — QV08AB11.

UNII — 182ECH14UH.

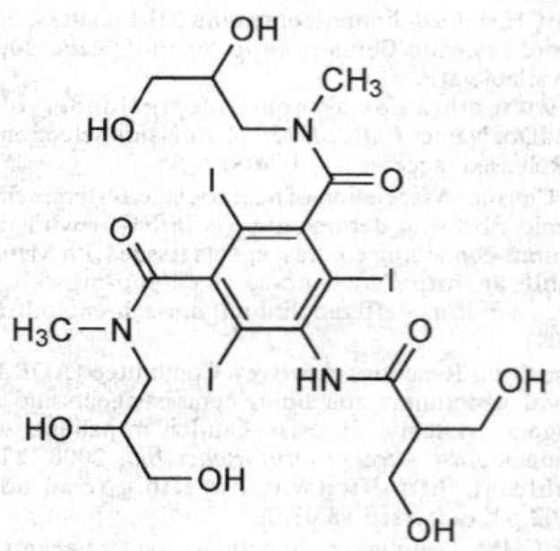

简介

碘比醇是非离子型单聚体含碘X线造影剂（第1409页）。可以经静脉、经动脉或者滴注入体腔给药，用于多种检查包括血管造影、关节造影、胰胆管造影以及子宫输卵管造影。也用于CT增强造影检查。

其常规用法是配制成54.84%～76.78%的碘比醇溶液（相当于含碘250～350mg/ml），使用剂量和浓度依检查方法和途径而定。

1. Petersein J, *et al.* Results of the safety and efficacy of iobitridol in more than 61,000 patients. *Eur Radiol* 2003; **13:** 2006–11.

制剂

专利制剂

Arg.: Xenetic†; Xenetix; ***Austria:*** Xenetix; ***Belg.:*** Xenetix; ***Braz.:*** Henetix†; ***Chile:*** Xenetix; ***Cz.:*** Xenetix; ***Denm.:*** Xenetix; ***Fin.:*** Xenetix; ***Fr.:*** Xenetix; ***Ger.:*** Xenetix; ***Gr.:*** Xenetix; ***Hung.:*** Xenetix; ***Irl.:*** Xenetix; ***Israel:*** Xenetix; ***Ital.:*** Xenetix; ***Neth.:*** Xenetix; ***Norw.:*** Xenetix; ***Port.:*** Xenetix; ***Spain:*** Xenetix; ***Swed.:*** Xenetix; ***Switz.:*** Xenetix; ***Turk.:*** Xenetix; ***Venez.:*** Xenetix.

Iocetamic Acid (*BAN*, *USAN*, *pINN*) 碘西他酸

Acide Iocétamique; Ácido iocetámico; Acidum Iocetamicum; DRC 1201; Jocetamsyra; Josetaamihappo; MP 620. *N*-Acetyl-*N*-(3-amino-2,4,6-tri-iodophenyl)-2-methyl-β-alanine; 2-[*N*-(3-Amino-2,4,6-tri-iodophenyl)acetamidomethyl]-propionic acid.

Йоцетамовая Кислота

$C_{12}H_{13}I_3N_2O_3$ = 614.0.

CAS — 16034-77-8.

ATC — V08AC07.

ATC Vet — QV08AC07.

UNII — FA675Q0E3E.

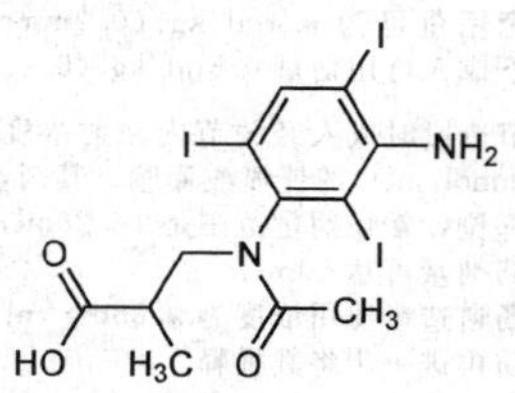

性状 碘西他酸含碘约62%。

简介

碘西他酸是一种离子型单体含碘X线造影剂，它的性质与碘番酸（第1419页）类似，经胃肠道吸收通过

胆汁排泄，胆囊造影时口服给药。

Iodamide (*BAN*, *USAN*, *rINN*) **碘酰胺**

Ametriodinic Acid; B-4130; Iodamida; Iodamidum; Jodamid; Jodiamidi; SH-926. α,5-Diacetamido-2,4,6-tri-iodo-*m*-toluic acid; 3-Acetamido-5-acetamidomethyl-2,4,6-tri-iodobenzoic acid.

Йодамид

$C_{12}H_{11}I_3N_2O_4$ = 627.9.

CAS — 440 58 4.

ATC — V08AA03.

ATC Vet — QV08AA03.

UNII — 4RII332O0R.

性状 碘酰胺含碘约 60.6%。

Pharmacopoeias. In *Jpn.*

Meglumine Iodamide (*BANM*, *rINNM*) **碘酰胺葡胺**

Iodamida de meglumina; Iodamide Meglumine *(USAN)*; Iodamide Méglumine; Meglumini Iodamidum. The *N*-methylglucamine salt of iodamide.

Меглумина Йодамид

$C_{12}H_{11}I_3N_2O_4,C_7H_{17}NO_5$ = 823.2.

CAS — 18656-21-8.

ATC — V08AA03.

ATC Vet — QV08AA03.

UNII — 6X283535A3.

性状 碘酰胺葡胺含碘约 46.3%。

Sodium Iodamide (*BANM*, *rINNM*) **碘酰胺钠**

Iodamida sódica; Iodamide Sodique; Iodamide Sodium; Natrii Iodamidum.

Натрий Йодамид

$C_{12}H_{10}I_3N_2NaO_4$ = 649.9.

CAS — 10098-82-5.

ATC — V08AA03.

ATC Vet — QV08AA03.

性状 碘酰胺钠含碘约 58.6%。

简介

碘酰胺是一种离子型单体含碘 X 线造影剂（第1409页），可用于多种检查，可经静脉给药或其他途径，如滴注入膀胱或子宫，也可以用于 CT。

通常以 24%～65% 的葡甲胺盐溶液给药，或者以钠盐与葡甲胺盐混合应用，也可单独用钠盐溶液，应用剂量依检查方法和途径不同而异。

制剂

专利制剂

Austria: Uromiro†; ***Gr.:*** Uromiro; ***Ital.:*** Isteropac ER†; Opacist ER†; ***Venez.:*** Angiomiron†; Uromiron.

Iodised Oil 碘化油

Aceite yodado; Ethiodized Oil.

Этиловые Эфиры Йодированных Жирных Кислот

CAS — 8001-40-9 (iodised oil); 8008-53-5 (ethiodized oil injection).

ATC — V08AD01.

ATC Vet — QV08AD01.

UNII — KZW0R0686Q.

性状 碘化油是一种从罂粟籽油中提取脂肪酸的乙酯的碘加成产物，含 35%～39% 的结合碘。

配伍禁忌 碘化油对聚苯乙烯有溶解作用，所以在注射碘化油时不能用聚苯乙烯材料的注射器。

不良反应和注意事项

碘化油所引起的超敏反应及碘中毒的危险性要高于水溶性碘造影剂（如泛影酸）。据报道，在淋巴造影术之后发生肺部油栓塞的频率相对较高但通常不严重。但是，较少见的不良反应（如低血压、心动过速、肺水肿和肺梗死）也会发生，也曾出现因肺部疾病导致死亡的患者。化学性肺炎、水肿、肉芽肿形成以及甲状腺肿也曾发生。

由于存在油栓塞的危险，所以用碘化油时一定小心避开血管结构，因此不应用于出血和局部创伤部位。对于有甲状腺功能不全或过敏史的患者一定要小心应用。碘化油的应用还会导致几个月内甲状腺功能试验受干扰。

子宫输卵管造影 在子宫输卵管造影中应用油性造影剂（如碘化油）常伴随着严重的不良影响，包括输卵管阻塞[1]以及脑和肺部油栓塞[2,3]，所以要首选水溶性造影剂。然而，应用碘化油的诊断性子宫输卵管造影可以提高生育力[4]，应用碘化油治疗不明原因不孕的随机化试验[5,6]发现了类似的影响。

1. Wright FW, Stallworthy J. Female sterility produced by investigation. *BMJ* 1973; **3:** 632.
2. Dan U, *et al.* Cerebral embolization and coma after hysterosalpingography with oil-soluble contrast medium. *Fertil Steril* 1990; **53:** 939–40.
3. Uzun O, *et al.* Pulmonary and cerebral oil embolism after hysterosalpingography with oil soluble contrast medium. *Respirology* 2004; **9:** 134–6.
4. Johnson NP. A review of the use of lipiodol flushing for unexplained infertility. *Treat Endocrinol* 2005; **4:** 233–43.
5. Nugent D, *et al.* A randomized controlled trial of tubal flushing with lipiodol for unexplained infertility. *Fertil Steril* 2002; **77:** 173–5.
6. Johnson NP, *et al.* The FLUSH trial—flushing with lipiodol for unexplained (and endometriosis-related) subfertility by hysterosalpingography: a randomized trial. *Hum Reprod* 2004; **19:** 2043–51.

药动学

碘化油可以在体内持续存在几周或几个月，虽然曾有人提出，通过腹膜腔吸收相对较快，但是在身体其他大多数部位吸收都比较慢。据报道，碘化油在体内代谢为脂肪酸和碘的速度比较慢。

用途和用法

碘化油是一种含碘 X 线造影剂（第1409页），主要应用于淋巴造影，也曾应用于子宫输卵管造影中，但是该项检查首选水溶性造影剂。虽然某些碘化油制剂曾用于支气管造影，但是注射用碘化油不适合用于该项检查。使用剂量依检查方法而定。

碘化油在体内可以缓慢代谢释放碘，所以可用于碘缺乏病（第2091页）的治疗。

不孕症 关于碘化油在不孕症中的应用，见上文**不良反应和注意事项**项下**子宫输卵管造影**。

恶性肿瘤 动脉内注射碘化油已经被应用于肝恶性肿瘤的诊断和治疗（第635页）。在肝动脉注射碘化油之后，它选择性地停留在肝肿瘤部位，有助于 CT 对肝肿瘤的诊断和监控[1~3]。同时碘化油也用于肝肿瘤的治疗[2,4]，它或者可延长抗肿瘤药（化疗栓塞）[5]的滞留时间，或者可以实现放射性碘的定向释放[6]。

1. Dalla Palma L. Diagnostic imaging and interventional therapy of hepatocellular carcinoma. *Br J Radiol* 1998; **71:** 808–18.
2. Ryder SD. Guidelines for the diagnosis and treatment of hepatocellular carcinoma (HCC) in adults. *Gut* 2003; **52** (suppl): iii1–iii8. Also available at: http://www.bsg.org.uk/pdf_word_docs/hcc.pdf (accessed 27/03/06)
3. Zheng X-H, *et al.* Detection of hypervascular hepatocellular carcinoma: comparison of multi-detector CT with digital subtraction angiography and Lipiodol CT. *World J Gastroenterol* 2005; **11:** 200–203.
4. Trinchet JC, *et al.* Review article: intra-arterial treatments in patients with hepatocellular carcinoma *Aliment Pharmacol Ther* 2003; **17** (suppl 2): 111–118.
5. Group d'Etude et de Traitement du Carcinome Hépatocellulaire. A comparison of Lipiodol chemoembolization and conservative treatment for unresectable hepatocellular carcinoma. *N Engl J Med* 1995; **332:** 1256–61.
6. Lau WY, *et al.* Adjuvant intra-arterial iodine-131-labelled lipiodol for resectable hepatocellular carcinoma: a prospective randomised trial. *Lancet* 1999; **353:** 797–801.

制剂

BP 2010: Iodised Oil Fluid Injection;
USP 33: Ethiodized Oil Injection.

专利制剂

Arg.: Lipiodol; ***Austral.:*** Lipiodol; ***Austria:*** Lipiodol; ***Belg.:*** Lipiodol; ***Braz.:*** Lipiodol†; ***Canad.:*** Lipiodol; ***Chile:*** Lipiodol; ***Cz.:*** Lipiodol; ***Denm.:*** Lipiodol; ***Fr.:*** Lipiodol; ***Ger.:*** Lipiodol; ***Gr.:*** Lipiodol; ***Hung.:*** Lipiodol; ***Irl.:*** Lipiodol; ***Israel:*** Lipiodol; ***Ital.:*** Lipiodol; ***Neth.:*** Lipiodol; ***Norw.:*** Lipiodol†; ***NZ:*** Lipiodol; ***Port.:*** Lipiodol; ***Switz.:*** Lipiodol; ***Turk.:*** Lipiodol; ***UK:*** Lipiodol; ***USA:*** Ethiodol; ***Venez.:*** Lipiodol.

Iodixanol (*BAN*, *USAN*, *rINN*) **碘克沙醇**

2-5410-3A; Iodixanolum; Jodiksanoli; Jodixanol. 5,5′-[(2-Hydroxytrimethylene)bis(acetylimino)]bis[*N*,*N*′-bis(2,3-dihydroxypropyl)-2,4,6-triiodoisophthalamide].

Йодиксанол

$C_{35}H_{44}I_6N_6O_{15}$ = 1550.2.

CAS — 92339-11-2.

ATC — V08AB09.

ATC Vet — QV08AB09.

UNII — HW8W27HTXX.

性状 碘克沙醇含碘约 49.1%。

Pharmacopoeias. In *Eur.* (see p.vii) and *US.*

Ph. Eur. 6.8（Iodixanol） 白色或类白色、易潮粉末。易溶于水；难溶于甲醇；几乎不溶于二氯甲烷。贮藏于密闭容器中。避光。

USP 33（Iodixanol） 白色至米色、无定形、无臭、吸湿性粉末。易溶于水。25℃贮藏，允许温度范围为15～30℃。避光。

不良反应、处置和注意事项

参见泛影酸（第1410页）。关于应用非离子型造影剂（如碘克沙醇）进行脊髓造影所引起不良反应，见**碘海醇**项下（第1418页）。

1. McCullough PA. Renal safety of iodixanol. *Expert Rev Cardiovasc Ther* 2006; **4:** 655–61.
2. Heinrich MC, *et al.* Nephrotoxicity of iso-osmolar iodixanol compared with nonionic low-osmolar contrast media: meta-analysis of randomized controlled trials. *Radiology* 2009; **250:** 68–86.

药动学

碘克沙醇静脉注射后迅速分布到细胞外液，不与血浆蛋白结合，在体内不被代谢，注射剂量的约 97% 在 24h 之内通过尿液排泄。曾报道它的终末消除半衰期约 2h，透析可以清除碘克沙醇。

用途和用法

碘克沙醇是一种非离子型二聚体含碘 X 线造影剂（第1409页），它与血液渗透压相同，可经静脉、经动脉、鞘内、口服以及向体腔滴注给药，用于血管造影、关节造影、胰胆管造影、子宫输卵管造影、脊髓造影、尿路造影以及上消化道成像和 CT 增强对比。

碘克沙醇常规应以 30.5%～65.2% 碘克沙醇溶液（相当于 150～320mg/ml 的碘）应用，使用剂量和浓度依检查方法和途径不同而异。

1. Spencer CM, Goa KL. Iodixanol: a review of its pharmacodynamic and pharmacokinetic properties and diagnostic use as an x-ray contrast medium. *Drugs* 1996; **52:** 899–927.

制剂

USP 33: Iodixanol Injection

专利制剂

Austral.: Visipaque; ***Austria:*** Visipaque; ***Belg.:*** Visipaque; ***Braz.:*** Visipaque†; ***Canad.:*** Visipaque; ***Chile:*** Visipaque; ***Cz.:*** Visipaque; ***Denm.:*** Visipaque; ***Fin.:*** Visipaque; ***Fr.:*** Visipaque; ***Ger.:*** Visipaque; ***Gr.:*** Visipaque; ***Hung.:*** Visipaque; ***Irl.:*** Visipaque; ***Israel:*** Visipaque; ***Ital.:*** Visipaque; ***Neth.:*** Visipaque; ***Norw.:*** Visipaque; ***NZ:*** Visipaque; ***Port.:*** Visipaque; ***Rus.:*** Visipaque (Визипак); ***Spain:*** Visipaque; ***Swed.:*** Visipaque; ***Switz.:*** Visipaque; ***Turk.:*** Visipaque; ***UK:*** Visipaque; ***Ukr.:*** Visipaque (Визипак); ***USA:*** Visipaque.

Iodoxamic Acid (*BAN*, *USAN*, *rINN*) **碘沙酸**

Acide Iodoxamique; Ácido iodoxámico; Acidum Iodoxamicum; B-10610; Jodoksaamihappo; Jodoxamsyra; SQ-21982. 3,3′-(4,7,10,13-Tetraoxahexadecanedioyldiamino)bis(2,4,6-tri-iodobenzoic acid).

Йодоксамовая Кислота

$C_{26}H_{26}I_6N_2O_{10}$ = 1287.9.

CAS — 31127-82-9.

ATC — V08AC01.

ATC Vet — QV08AC01.

UNII — NS1Y283HW4.

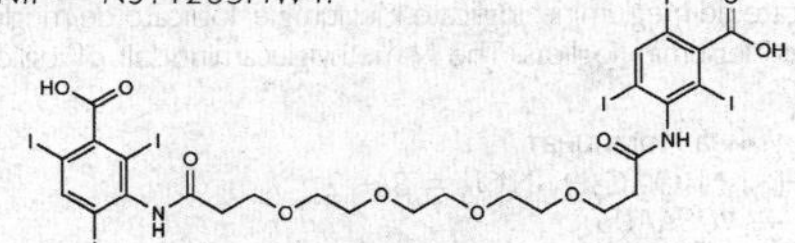

性状 碘沙酸含碘约 59.1%。

Meglumine Iodoxamate (*BANM*, *rINNM*) 碘沙酸葡胺

Dimeglumine Iodoxamate; Iodoxamate de Méglumine; Iodoxamate Meglumine *(USAN)*; Iodoxamato de meglumina; Meglumini Iodoxamas. The di(*N*-methylglucamine) salt of iodoxamic acid.

Меглумина Йодоксамат

$C_{26}H_{26}I_6N_2O_{10}$,$(C_7H_{17}NO_5)_2$ = 1678.3.

CAS — 51764-33-1.

ATC — V08AC01.

ATC Vet — QV08AC01.

UNII — CIX5G6J9R1.

性状 碘沙酸葡胺含碘约 45.4%。

简介

碘沙酸是一种离子型二聚体含碘 X 线造影剂（第1409页），以葡甲胺盐的形式经静脉注射用于胆囊造影和胆管造影。

Iofendylate (*BAN*, *rINN*) 碘苯酯

Ethyl Iodophenylundecylate; Iodophendylate; Iofendilato; Iofendylatum; Iophendylate; Jofendylaatti; Jofendylat. A mixture of stereoisomers of ethyl 10-(4-iodophenyl)undecanoate.

Йофендилат

$C_{19}H_{29}IO_2$ = 416.3.

CAS — 99-79-6; 1320-11-2.

ATC — V08AD04.

ATC Vet — QV08AD04.

UNII — 2990I809YH (iophendylate); 6V3I57K9UL (ethyl 10-(4-iodophenyl)undecanoate).

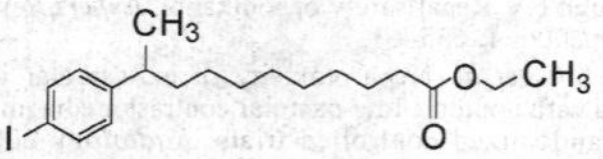

性状 碘苯酯含碘约 30.5%。

Pharmacopoeias. In *Chin.* and *US.*

USP 33 (Iophendylate) 无色至浅黄色黏稠液体，长时间暴露于空气中颜色会变黑。无臭或有轻微类似乙醚臭。极微溶于水；易溶于乙醇、氯仿、乙醚和苯酚。贮藏于 25℃密闭容器中，允许范围 15～30℃。避光。

简介

碘苯酯是一种离子型单体含碘 X 线造影剂（第1409页），曾用于脊髓造影，但有严重的不良反应，包括过敏、蛛网膜炎、无菌性脑膜炎，现非离子型造影剂已经将其取代，脊髓造影后碘苯酯残留会停留数年，这与该药引起不良反应有关。其他以前碘苯酯的用途还包括脑室造影以及羊膜囊内的胎儿成像。

制剂

BP 2010: Iofendylate Injection;
USP 33: Iophendylate Injection.

Ioglicic Acid (*BAN*, *USAN*, *rINN*) 碘格利酸

Acide Ioglicique; Ácido ioglícico; Acidum Ioglicicum; Joglicinsyra; Joglisiinihappo; SH-H-200-AB. 5-Acetamido-2,4,6-tri-iodo-*N*-(methylcarbamoylmethyl)isophthalamic acid.

Йоглициевая Кислота

$C_{13}H_{12}I_3N_3O_5$ = 671.0.

CAS — 49755-67-1.

ATC — V08AA06.

ATC Vet — QV08AA06.

UNII — 3LGR5S8101.

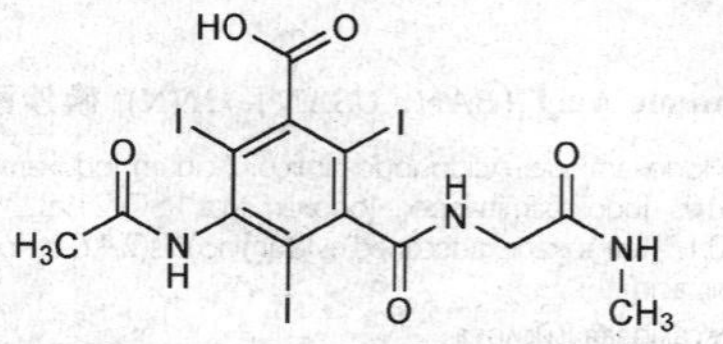

性状 碘格利酸含碘约 56.7%。

Meglumine Ioglicate (*BANM*, *rINNM*) 碘格利酸葡胺

Ioglicate de Méglumine; Ioglicate Meglumine; Ioglicato de meglumina; Meglumini Ioglicas. The *N*-methylglucamine salt of ioglicic acid.

Меглумина Йоглициат

$C_{13}H_{12}I_3N_3O_5$,$C_7H_{17}NO_5$ = 866.2.

ATC — V08AA06.

ATC Vet — QV08AA06.

性状 碘格利酸葡胺含碘约 44.0%。

Sodium Ioglicate (*BANM*, *rINNM*) 碘格利酸钠

Ioglicate de Sodium; Ioglicate Sodium; Ioglicato sódico; Natrii Ioglicas.

Натрий Йоглициат

$C_{13}H_{11}I_3N_3NaO_5$ = 692.9.

ATC — V08AA06.

ATC Vet — QV08AA06.

性状 碘格利酸钠含碘约 54.9%。

简介

碘格利酸是曾应用的一种离子型单体含碘 X 线造影剂（第1409页），以葡甲胺盐和钠盐的形式应用于诊断过程。

Iohexol (*BAN*, *USAN*, *rINN*) 碘海醇

Iohexolum; Joheksoli; Joheksolis; Johexol; Win-39424. *N,N'*-Bis(2,3-dihydroxypropyl)-5-[*N*-(2,3-dihydroxypropyl)acetamido]-2,4,6-tri-iodoisophthalamide.

Йогексол

$C_{19}H_{26}I_3N_3O_9$ = 821.1.

CAS — 66108-95-0.

ATC — V08AB02.

ATC Vet — QV08AB02.

UNII — 4419T9MX03.

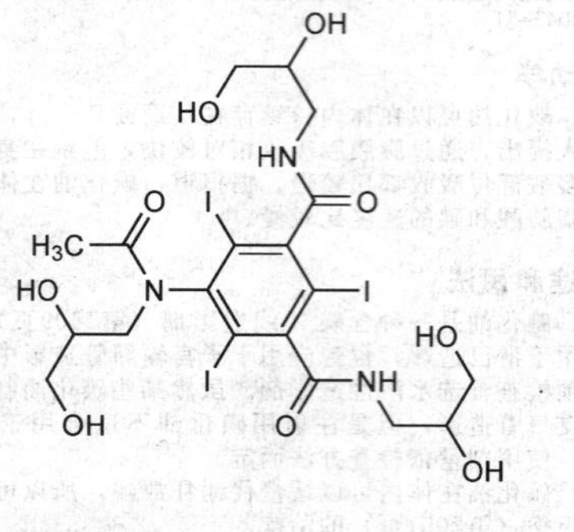

性状 碘海醇含碘约 46.4%。

Pharmacopoeias. In *Eur.* (see p.vii), *Int.*, and *US.*

Ph. Eur. 6.8 (Iohexol) 白色或灰白色吸湿性粉末。极易溶于水；几乎不溶于二氯甲烷；易溶于甲醇。贮藏于密闭容器中。避光。

USP 33 (Iohexol) 白色至米色吸湿性无臭粉末。极易溶于水和甲醇；几乎不溶或不溶于氯仿和乙醚。25℃贮藏，允许范围 15～30℃，避光。

不良反应、处置和注意事项

碘海醇和其他非离子型含碘造影剂相对于离子型造影剂来说，有相似的不良反应和注意事项，但是不良反应相对较轻而且发生率一般较低，详见泛影酸项下（第1410页）。

另外非离子型造影剂（如碘海醇）应用于脊髓造影时，会发生神经系统的不良反应，包括严重的头痛、背痛、颈强直、眩晕、腿痛或坐骨神经疼痛。其他如惊厥、无菌性脑膜炎、轻微短暂的知觉偏差（如视觉和语言障碍）以及意识错乱偶有发生。很少但更严重的精神障碍也有发生。也有报道发生尿潴留。

哺乳 碘海醇有极少量[1]进入母乳，但据观察母亲应用碘海醇之后，其母乳喂养的婴儿没有出现不良反应，因此，American Academy of Pediatrics[2]认为在哺乳期可以应用碘海醇。

1. Nielsen ST, *et al.* Excretion of iohexol and metrizoate in human breast milk. *Acta Radiol* 1987; **28:** 523–6.
2. American Academy of Pediatrics. The transfer of drugs and other chemicals into human milk. *Pediatrics* 2001; **108:** 776–89. Correction. *ibid.*; 1029. Also available at: http://aappolicy.aappublications.org/cgi/content/full/pediatrics%3b108/3/776 (accessed 27/03/06)

对神经系统的影响 一名 48 岁患有坐骨神经痛的男性患者在应用碘海醇进行腰脊髓造影后 9h 内发生了脑病，但是在造影 48h 后基本上脑病消失，痊愈则需要 4 天[1]的时间。然而，在此过程中如果患者出现截瘫和腿部反射消失，则恢复较慢，5 个月之后患者仍诉腿部麻痹以及不能独立行走[2]。也有碘海醇行冠脉造影后发生脑病的报道[3]。

1. Donaghy M, *et al.* Encephalopathy after iohexol myelography. *Lancet* 1985; **ii:** 887.
2. Noda K, *et al.* Prolonged paraplegia after iohexol myelography. *Lancet* 1991; **337:** 681.
3. Sawaya RA, *et al.* Contrast-induced encephalopathy following coronary angioplasty with iohexol. *South Med J* 2007; **100:** 1054–5.

药物相互作用

抗心律失常药 一项小样本回顾性研究[1]发现比起单独使用碘海醇，同时使用碘海醇及胺碘酮会引起 QT 间期明显延长。对于正在使用延长 QT 间期这类抗心律失常药的患者应慎重给药。

1. Goernig M, *et al.* Iohexol contrast medium induces QT prolongation in amiodarone patients. *Br J Clin Pharmacol* 2004; **58:** 96–8.

药动学

经血管用碘海醇后，24h 内 90%以上以原形随尿排出，据报道，其在肾功能正常的患者体内半衰期约 2h，血浆蛋白结合率非常低。

妊娠 应用该药进行血管造影的孕妇，分娩 17h 的双胞胎新生儿肠道内检测到造影剂[1]，表明该药可以通过胎盘。

1. Moon AJ, *et al.* Transplacental passage of iohexol. *J Pediatr* 2000; **136:** 548–9.

用途和用法

碘海醇是一种非离子型单体含碘 X 线造影剂（第1409页），可以经静脉、经动脉、鞘内、口服、经直肠或向体腔滴注给药。用于诊断性检查包括脊髓造影、血管造影、尿路造影、关节造影以及胃肠道和体腔的成像检查，碘海醇也用于 CT 增强对比。

常规应用的是 30.2%～75.5%的碘海醇溶液（相当于 140～350mg/ml 的碘），应用剂量和浓度依检查方法和途径不同而异。

制剂

USP 33: Iohexol Injection.

专利制剂

Austral.: Omnipaque; ***Austria:*** Accupaque; Omnipaque; ***Belg.:*** Omnipaque; ***Braz.:*** Omnipaque†; ***Canad.:*** Omnipaque; ***Chile:*** Omnipaque; ***Cz.:*** Omnipaque; ***Denm.:*** Omnipaque; ***Fin.:*** Omnipaque; ***Fr.:*** Omnipaque; ***Ger.:*** Accupaque; Omnipaque; ***Gr.:*** Accupaque; Omnipaque; ***Hung.:*** Omnipaque; ***India:*** Radiopaque; ***Irl.:*** Omnipaque; ***Israel:*** Omnipaque; ***Ital.:*** Omnipaque; ***Neth.:*** Omnipaque; ***Norw.:*** Omnipaque; ***NZ:*** Omnipaque; ***Port.:*** Omnipaque; ***Rus.:*** Omnipaque (Омнипак); Unihexol (Юнигексол); ***Spain:*** Omnigraf†; Omnipaque; Omnitrast; ***Swed.:*** Omnipaque; ***Switz.:*** Accupaque; Omnipaque; ***Thai.:*** Iobrix; ***Turk.:*** Kopaq; Omnipaque; ***UK:*** Omnipaque; ***Ukr.:*** Omnipaque (Омнипак); Unipak (Юнипак); ***USA:*** Omnipaque; ***Venez.:*** Omnipaque†.

Iomeprol (*BAN*, *USAN*, *rINN*) 碘美普尔

Ioméprol; Iomeprolum; Jomeprol; Jomeproli. *N,N'*-Bis(2,3-dihydroxypropyl)-2,4,6-triiodo-5-(*N*-methylglycolamido)-isophthalamide.

Йомепрол

$C_{17}H_{22}I_3N_3O_8$ = 777.1.

CAS — 78649-41-9.

ATC — V08AB10.

ATC Vet — QV08AB10.

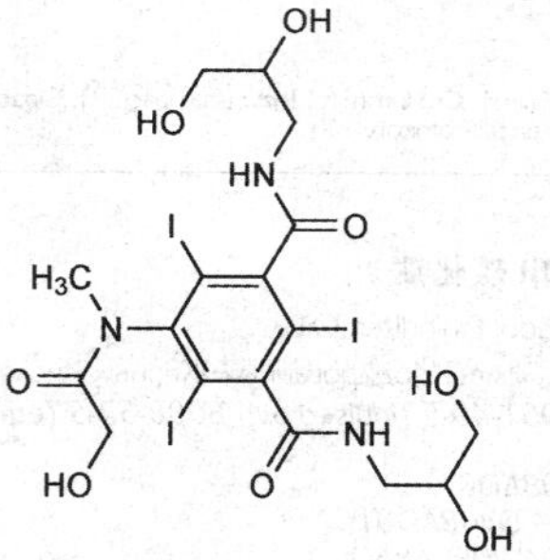

性状 碘美普尔含碘约 49%。

不良反应、处置和注意事项

参见泛影酸，第1410页。关于使用非离子型造影剂（如碘美普尔）进行脊髓造影所引起的不良反应见碘海醇项下（第1418页）。

药动学

经血管用药之后，碘美普尔迅速以原形随尿液排出，终末消除半衰期约为 1.9h，与血浆蛋白无明显结合。

用途和用法

碘美普尔是非离子型单体含碘 X 线造影剂（第1409页），可经静脉、经动脉、鞘内或者向体腔滴注给药，用于 X 线检查包括脊髓造影、血管造影、尿路造影和关节造影。也用于 CT 增强对比。

常规应用的是 30.62%～81.65%的碘美普尔溶液（相当于 150～400mg/ml 的碘），应用剂量和浓度依检查方法和途径不同而异。

1. Dooley M, Jarvis B. Iomeprol: a review of its use as a contrast medium. *Drugs* 2000; **59:** 1169–86.

制剂

专利制剂

Austral.: Iomeron; ***Austria:*** Iomeron; ***Belg.:*** Iomeron; ***Cz.:*** Iomeron; ***Denm.:*** Iomeron; ***Fin.:*** Iomeron; ***Fr.:*** Iomeron; ***Ger.:*** Imeron; ***Gr.:*** Iomeron; ***Hong Kong:*** Iomeron; ***Hung.:*** Iomeron; ***Irl.:*** Iomeron; ***Israel:*** Iomeron; ***Ital.:*** Iomeron; ***Jpn:*** Iomeron; ***Neth.:*** Iomeron; ***Norw.:*** Iomeron; ***NZ:*** Iomeron; ***Port.:*** Iomeron; ***Spain:*** Iomeron; ***Swed.:*** Iomeron; ***Switz.:*** Iomeron; ***Turk.:*** Iomeron; ***UK:*** Iomeron.

Iopamidol (*BAN*, *USAN*, *rINN*) 碘帕醇

B-15000; Iopamidolum; Jopamidol; Jopamidoli; Jopamidolis; SQ-13396. (*S*)-*N*,*N'*-Bis[2-hydroxy-1-(hydroxymethyl)ethyl]-2,4,6-tri-iodo-5-lactamidoisophthalamide.

Йопамидол

$C_{17}H_{22}I_3N_3O_8$ = 777.1.

CAS — 60166-93-0; 62883-00-5.

ATC — V08AB04.

ATC Vet — QV08AB04.

UNII — JR13W81H44.

性状 碘帕醇含碘约 49%。

Pharmacopoeias. In *Eur.* (see p.vii), *Jpn*, and *US*.

Ph. Eur. 6.8（Iopamidol） 白色或几乎白色粉末。易溶于水；几乎不溶于乙醇和二氯甲烷；极微溶于甲醇。避光。

USP 33（Iopamidol） 白色至米色几乎无臭粉末。极易溶于水；几乎不溶于乙醇和氯仿；略溶于甲醇。25℃贮藏，允许范围 15～30℃，避光。

不良反应、处置和注意事项

参见泛影酸，第1410页。关于使用非离子型造影剂（如碘帕醇）进行脊髓造影所引起的不良反应见碘海醇项下（第1418页），特殊参考文献见下文。

对神经系统的影响 据报道[1~6]，用碘帕醇进行腰脊髓造影曾出现严重的神经学上的后遗症。

1. Wallers K, *et al.* Severe meningeal irritation after intrathecal injection of iopamidol. *BMJ* 1985; **291:** 1688.
2. Robinson C, Fon G. Adverse reaction to iopamidol. *Med J Aust* 1986; **144:** 553.
3. Bell JA, McIlwaine GG. Postmyelographic lateral rectus palsy associated with iopamidol. *BMJ* 1990; **300:** 1343–4.
4. Mallat Z, *et al.* Aseptic meningoencephalitis after iopamidol myelography. *Lancet* 1991; **338:** 252.
5. Bain PG, *et al.* Paraplegia after iopamidol myelography. *Lancet* 1991; **338:** 252–3.
6. Klein KM, *et al.* Status epilepticus and seizures induced by iopamidol myelography. *Seizure* 2004; **13:** 196–9.

药动学

经血管内给药后，碘帕醇在体内迅速清除，在 2h 内可达 50%剂量的药物以原形出现在尿液中。消除半衰期约为 2h，与血浆蛋白结合不明显。

用途和用法

碘帕醇是非离子型单体含碘 X 线造影剂（第1409页）。可经静脉、经动脉、鞘内、关节内、口服或直肠给药，用于 X 线检查包括血管造影、关节造影、脊髓造影、尿路造影和胃肠道造影。碘帕醇也用于 CT 增强对比。

常规应用的是 30.62%～75.5%的碘帕醇溶液（相当于 150～370mg/ml 的碘），应用剂量和浓度依检查方法和途径不同而异。

胃肠道梗阻 极低出生体重婴儿使用碘帕醇灌肠处理胎粪性肠梗阻认为是安全有效的[1]。

1. Nakaoka T, *et al.* Iopamidol enema treatment for meconium obstruction of prematurity in extremely low-birth weight infants: a safe and effective method. *Pediatr Surg Int* 2009; **25:** 273–6.

制剂

USP 33: Iopamidol Injection.

专利制剂

Arg.: Hemoray; Iopamiron; Opacrile; ***Austral.:*** Isovue†; ***Austria:*** Gastromiro; Jopamiro; Scanlux; ***Braz.:*** Iopamiron; ***Canad.:*** Isovue; ***Chile:*** Radiomiron; ***Cz.:*** Gastromiro†; Iopamiro†; Scanlux; ***Denm.:*** Iopamiro†; ***Fr.:*** Iopamiron; ***Ger.:*** Iopathek; Solutrast; Unilux; ***Gr.:*** Iopamiro; Radoso; Scanlux; ***Hong Kong:*** Iopamiro; ***Hung.:*** Gastromiro†; Iopamiro; Scanlux; ***Irl.:*** Gastromiro; Niopam; ***Israel:*** Iopamiro; ***Ital.:*** Gastromiro; Iopamiro; Iopasen; ***Mex.:*** Pamiray†; ***Neth.:*** Gastromiro; Iopamiro; Scanlux; ***Norw.:*** Iopamiro†; ***NZ:*** Iopamiro; Isovue; ***Port.:*** Gastromiro; Iopamiro; Scanlux; ***Spain:*** Iopamiro; ***Swed.:*** Iopamiro†; ***Switz.:*** Iopamiro; Scanlux; ***Turk.:*** Iopamiro; Minotriyod; Pamiray; ***UK:*** Gastromiro; Niopam; Scanlux; ***USA:*** Isovue; ***Venez.:*** Iopamiron.

Iopanoic Acid (*BAN*, *rINN*) 碘番酸

Acide iopanoïque; Ácido iopanoico; Acidum iopanoicum; Iodopanoic Acid; Jopaanihappo; Jopano rūgštis; Jopánsav; Jopansyra; Kyselina jopanoová. 2-(3-Amino-2,4,6-tri-iodobenzyl)butyric acid.

Йопаноевая Кислота

$C_{11}H_{12}I_3NO_2$ = 570.9.

CAS — 96-83-3.

ATC — V08AC06.

ATC Vet — QV08AC06.

UNII — FE9794P71J.

性状 碘番酸含碘约 66.7%。

Pharmacopoeias. In *Chin.*, *Eur.* (see p.vii), *Int.*, and *US*.

Ph. Eur. 6.8（Iopanoic Acid） 白色或微黄白色粉末。几乎不溶于水；溶于无水乙醇和甲醇；可溶于稀碱溶液。避光。

USP 33（Iopanoic Acid） 有轻微特殊臭的乳白色粉末。不溶于水；溶于乙醇、氯仿、乙醚以及碱溶液和碳酸盐溶液。贮藏于密闭容器中。避光。

简介

碘番酸是一种离子型单体造影剂，用于 X 线影剂（第1409页）。经口服行胆囊和胆管造影术，常用剂量为 3g，在检查前 10～14h 内需大量喝水。

碘番酸还用于甲状腺功能亢进症的处理（见下文）。

哺乳 哺乳期母亲应用碘番酸，还没有发现其母乳喂养的婴儿出现不良反应，American Academy of Pediatrics 因此认为[1]哺乳期可以应用该药。

1. American Academy of Pediatrics. The transfer of drugs and other chemicals into human milk. *Pediatrics* 2001; **108:** 776–89. Correction. *ibid.*; 1029. Also available at: http://aappolicy.aappublications.org/cgi/content/full/pediatrics%3b108/3/776 (accessed 27/03/06)

甲状腺功能亢进症 碘番酸和其他含碘口服胆囊造影剂能减少甲状腺素向碘甲腺氨酸的转化，也阻止甲状腺释放甲状腺激素[1]，已经用于甲状腺功能亢进症（第2086页）的治疗。碘番酸已成功地用于严重甲状腺功能亢进症的术前准备[2~4]，也用于放射性碘治疗甲状腺功能亢进症前控制甲状腺功能亢进症[5]。起效较快，但是可能会发生甲状腺功能亢进症的复发，所以碘番酸一般不适合长期应用[1]。

1. Braga M, Cooper DS. Oral cholecystographic agents and the thyroid. *J Clin Endocrinol Metab* 2001; **86:** 1853–60.
2. Pandey CK, *et al.* Rapid preparation of severe uncontrolled thyrotoxicosis due to Graves' disease with Iopanoic acid—a case report. *Can J Anesth* 2004; **51:** 38–40.
3. Dhillon KS, *et al.* Treatment of hyperthyroidism associated with thyrotropin-secreting pituitary adenomas with iopanoic acid. *J Clin Endocrinol Metab* 2004; **89:** 708–11.
4. Panzer C, *et al.* Rapid preoperative preparation for severe hyperthyroid Graves' disease. *J Clin Endocrinol Metab* 2004; **89:** 2142–4.
5. Bal CS, *et al.* Effect of iopanoic acid on radioiodine therapy of hyperthyroidism: long-term outcome of a randomized controlled trial. *J Clin Endocrinol Metab* 2005; **90:** 6536–40.

制剂

BP 2010: Iopanoic Acid Tablets;
USP 33: Iopanoic Acid Tablets.

专利制剂

Ital.: Cistobil†; ***Spain:*** Colegraf; ***Venez.:*** Colepak†.

Iopentol (*BAN*, *USAN*, *rINN*) 碘喷托

Compound 5411; Iopentolum; Jopentol; Jopentoli. *N*,*N'*-Bis(2,3-dihydroxypropyl)-5-[*N*-(2-hydroxy-3-methoxypropyl)acetamido]-2,4,6-tri-iodoisophthalamide.

Йопентол

$C_{20}H_{28}I_3N_3O_9$ = 835.2.

CAS — 89797-00-2.

ATC — V08AB08.

ATC Vet — QV08AB08.

性状 碘喷托含碘约 45.6%。

简介

碘喷托是非离子型单体含碘 X 线造影剂（第1409页）。可经静脉、经动脉、口服或者向体腔滴注给药，用于血管造影、关节造影、内镜逆行性胰胆管造影、子宫输卵管造影、尿路造影和胃肠道造影。也用于 CT 增强对比。

常规应用的是 32.9%～76.8%的碘喷托溶液（相当于 150～350mg/ml 碘），应用剂量和浓度依检查方法和途径不同而异。

制剂

专利制剂

Austria: Imagopaque†; ***Fr.:*** Ivepaque; ***Ger.:*** Imagopaque†; ***Gr.:*** Imagopaque; ***Ital.:*** Imagopaque†; ***Spain:*** Imagopaque†; ***Switz.:*** Imagopaque†.

Iopodic Acid (*BANM*, *rINNM*) 碘泊酸

Acide Iopodique; Ácido iopodico; Acidum Iopodicum; Ipodic Acid. 3-(3-Dimethylaminomethyleneamino-2,4,6-tri-iodophenyl)propionic acid.

Йоподовая Кислота

$C_{12}H_{13}I_3N_2O_2$ = 598.0.

CAS — 5587-89-3.

ATC — V08AC08; V08AC10.

ATC Vet — QV08AC08; QV08AC10.

UNII — F604ZKI910.

Calcium Iopodate (*BANM*, *rINNM*) 碘泊酸钙

Calcii Iopodas; Calcium Ipodate; Iopodate Calcique; Iopodato cálcico; Ipodate Calcium; Kalciumjopodat; Kalsiumjopodaatti.

Кальций Йоподат

$(C_{12}H_{12}I_3N_2O_2)_2Ca$ = 1234.0.

CAS — 1151-11-7.

ATC — V08AC10.

ATC Vet — QV08AC10.

UNII — 50S7W5M9ZZ.

性状 碘泊酸钙含碘约 61.7%。

Sodium Iopodate (*BAN*, *rINN*) 碘泊酸钠

Iopodate de Sodium; Iopodato de sodio; Ipodate Sodium (*USAN*); Natrii Iopodas; Natriumjopodaatti; Natriumjopodat; NSC-106962; Sodium Ipodate.

Натрий Йоподат

$C_{12}H_{12}I_3N_2NaO_2$ = 619.9.

CAS — 1221-56-3.

ATC — V08AC08.

ATC Vet — QV08AC08.

UNII — F316LLW9WW.

性状 碘泊酸钠含碘约 61.4%。

Pharmacopoeias. In *US*.

USP 33 (Ipodate Sodium) 白色或米色无臭结晶性细微粉末。溶于水（<1∶1），溶于乙醇（1∶2）；溶于二甲基乙酰胺（1∶2），溶于二甲基甲酰胺和二甲亚砜（1∶3.5）；极微溶于氯仿；易溶于甲醇。贮藏于密闭容器中。

简介

碘泊酸是离子型单体含碘 X 线造影剂（第1409页），与碘番酸（第1419页）性质相似，以钙盐或钠盐的形式口服进行胆囊造影和胆管造影，也曾试用于甲状腺功能亢进症的治疗。

制剂

USP 33: Ipodate Sodium Capsules.

专利制剂

Gr.: Biloptin.

Iopromide（*BAN*, *USAN*, *rINN*）碘普胺

Iopromida; Iopromidum; Jopromid; Jopromidi; ZK-35760. *N,N'*-Bis(2,3-dihydroxypropyl)-2,4,6-tri-iodo-5-(2-methoxyacetamido)-*N*-methylisophthalamide.

Йопромид

$C_{18}H_{24}I_3N_3O_8$ = 791.1.
CAS — 73334-07-3.
ATC — V08AB05.
ATC Vet — QV08AB05.
UNII — 712BAC33MZ.

性状 碘普胺含碘约 48.1%。

Pharmacopoeias. In *Eur.* (see p.vii) and *US*.

Ph. Eur. 6.8 (Iopromide) 碘普胺是一种非对映异构体和体阻异构体的混合物。白色或淡黄色粉末。易溶于水和二甲亚砜；几乎不溶于酒精、丙酮和乙醚。避光。

USP 33 (Iopromide) 白色至浅黄色粉末。易溶于水和二甲亚砜；几乎不溶于乙醇、丙酮和乙醚。避光。

不良反应、处置和注意事项

参见泛影酸，第1410页。浓缩的溶剂会发生结晶和凝结；如有发生不能使用。

1. Kopp AF, *et al.* Prevalence of acute reactions to iopromide: postmarketing surveillance study of 74,717 patients. *Acta Radiol* 2008; **49:** 902–11.

药动学

经血管内给药后，碘普胺迅速分布到细胞外液，在体内不进行代谢以原形从尿液排出，约 2% 从粪便排出，据报道消除半衰期约 2h。3h 内约 60% 的剂量经尿液排出，24h 内排出约 92%，与血浆蛋白结合率较低。

用途和用法

碘普胺是非离子型单体含碘 X 线造影剂（第1409页）。可经静脉、经动脉或者向体腔滴注给药，用于血管造影、关节造影、子宫输卵管造影、尿路造影和透析旁路开放的检测。也用于 CT 增强对比。

常规应用的是 31.2%～76.9% 的碘普胺溶液（相当于 150～370mg/ml 的碘），应用剂量和浓度依检查方法和途径不同而异。

制剂

USP 33: Iopromide Injection.

专利制剂

Arg.: Clarograf; ***Austral.:*** Ultravist; ***Austria:*** Ultravist; ***Belg.:*** Ultravist; ***Canad.:*** Ultravist; ***Cz.:*** Ultravist; ***Denm.:*** Ultravist; ***Fin.:*** Ultravist; ***Fr.:*** Ultravist; ***Ger.:*** Ultravist; ***Gr.:*** Ultravist; ***Hung.:*** Ultravist; ***Irl.:*** Ultravist; ***Israel:*** Ultravist; ***Ital.:*** Ultravist; ***Jpn:*** Proscope; ***Neth.:*** Ultravist; ***Norw.:*** Ultravist; ***NZ:*** Ultravist; ***Port.:*** Ultravist; ***Rus.:*** Ultravist (Ультравист); ***S.Afr.:*** Ultravist†; ***Spain:*** Clarograf; Ultravist; ***Swed.:*** Ultravist; ***Switz.:*** Ultravist; ***Turk.:*** Ultravist; ***UK:*** Ultravist; ***USA:*** Ultravist.

Iopydol（*BAN*, *USAN*, *pINN*）碘吡多

Iopidol; Iopydolum; Jopydol; Jopydoli. 1-(2,3-Dihydroxypropyl)-3,5-di-iodo-4-pyridone.

Йопидол

$C_8H_9I_2NO_3$ = 421.0.
CAS — 5579-92-0.
ATC — V08AD02.
ATC Vet — QV08AD02.
UNII — T4661K682A.

性状 碘吡多含碘约 60.3%。

简介

碘吡多是一种含碘 X 线造影剂（第1409页），与碘吡酮联合用于支气管造影。

Iopydone（*BAN*, *USAN*, *rINN*）碘吡酮

Iopidona; Iopydonum. 3,5-Di-iodo-4-pyridone.

Йопидон

$C_5H_3I_2NO$ = 346.9.
CAS — 5579-93-1.
UNII — J6B56XB19T.

性状 碘吡酮含碘约 73.2%。

简介

碘吡酮是一种含碘 X 线造影剂（第1409页），与碘吡多联合用于支气管造影。

Iosarcol（*pINN*）碘沙考

Iosarcolum. 3,5-Diacetamido-2,4,6-triiodo-*N*-methyl-*N*-{[methyl(D-*gluco*-2,3,4,5,6-pentahydroxyhexyl)carbamoyl]methyl}-benzamide.

Йозаркол

$C_{21}H_{29}I_3N_4O_9$ = 862.2.
CAS — 97702-82-4.
UNII — 4DSD895OGC.

性状 碘沙考含碘约 44.2%

简介

碘沙考是一种非离子型单体造影剂（第1409页），广泛用于 X 线成像中。

制剂

专利制剂

Austria: Melitrast; ***Ger.:*** Melitrast.

Iotalamic Acid（*BAN*, *rINN*）碘他拉酸

Acide iotalamique; Ácido iotalámico; Acidum iotalamicum; Iothalamic Acid (*USAN*); Jotalaamihappo; Jotalaminsav; Jotalamo rūgštis; Jotalamsyra; Kyselina jotalamová; Methalamic Acid; MI-216. 5-Acetamido-2,4,6-tri-iodo-*N*-methylisophthalamic acid.

Йоталамовая Кислота

$C_{11}H_9I_3N_2O_4$ = 613.9.
CAS — 2276-90-6.
ATC — V08AA04.
ATC Vet — QV08AA04.
UNII — 16CHD79MIX.

性状 碘他拉酸含碘约 62%。

Pharmacopoeias. In *Chin.*, *Eur.* (see p.vii), *Jpn*, and *US*.

Ph. Eur. 6.8 (Iotalamic Acid) 白色或几乎白色粉末。微溶于水和乙醇；溶于稀碱性液。避光。

USP 33 (Iothalamic Acid) 白色无臭粉末。微溶于水和乙醇；溶于碱性溶液。25℃贮藏，允许范围 15～30℃。

Meglumine Iotalamate（*BANM*, *rINNM*）碘他拉葡胺

Iotalamate de Méglumine; Iotalamato de meglumina; Iothalamate Meglumine; Meglumine Iothalamate; Meglumini Iotalamas. The *N*-methylglucamine salt of iotalamic acid.

Меглумина Йоталамат

$C_{11}H_9I_3N_2O_4,C_7H_{17}NO_5$ = 809.1.
CAS — 13087-53-1.
ATC — V08AA04.
ATC Vet — QV08AA04.
UNII — XUW12GOP1W.

性状 碘他拉葡胺含碘约 47.1%。

Pharmacopoeias. *US* includes only as various injections.

Sodium Iotalamate（*BANM*, *rINNM*）碘他拉酸钠

Iotalamate de Sodium; Iotalamato de sodico; Iotalamato de sodio; Iothalamate Sodium; Natrii Iotalamas; Sodium Iothalamate.

Натрий Йоталамат

$C_{11}H_8I_3N_2NaO_4$ = 635.9.
CAS — 17692-74-9; 1225-20-3.
ATC — V08AA04.
ATC Vet — QV08AA04.
UNII — KDN276D83N.

性状 碘他拉酸钠含碘约 59.9%。

Pharmacopoeias. *US* includes only as various injections.

不良反应、处置和注意事项

参见泛影酸，第1410页。

不良反应发生率 在应用 60% 浓度碘他拉葡胺进行静脉造影的 40 例患者中，检查之后采用盐水冲洗和肌收缩的方法清除静脉内造影剂，轻微的不良反应仍较常见[1]。最常见的反应是注射部位、小腿和足部疼痛，在出现小腿痛和足痛的患者中，有 15 名发现静脉血栓。静脉造影的主要并发症发生较少，但有较高的死亡率。调查 200 例病例记录和 3060 例患者的回顾性研究，其中有 4 例足部皮肤坏死，其中的 2 例足部坏疽。

1. Thomas ML, MacDonald LM. Complications of ascending phlebography of the leg. *BMJ* 1978; **ii:** 317–18.

药动学

经血管内给药后，碘他拉酸盐在体内迅速分布，进行尿路造影时经静脉快速注射，3～8min 内在尿道中达到合适的浓度。据报道蛋白结合率较低。碘他拉酸盐经肾清除。肾功能正常的患者在 24h 内 90% 的注射剂量通过尿液排出。据报道消除半衰期约 90min。少量经胆汁通过粪便排泄。碘他拉酸盐能通过腹膜透析和血液透析排出体内。

用途和用法

碘他拉酸是一种离子型单体含碘 X 线造影剂（第1409页），作用与泛影酸（第1411页）相似。可经静脉、经动脉或者膀胱或子宫滴注给药，用于血管造影、关节造影、胆管造影、尿路造影和子宫输卵管造影。也用于 CT 增强对比。碘他拉酸盐也可经口服或经直肠进行胃肠道造影。

碘他拉酸常规以高达 54% 的碘他拉酸钠溶液或 60% 的碘他拉葡胺溶液给药，应用剂量和浓度依检查方法和途径不同而异。两种盐联合使用可减少不良反应。

制剂

USP 33: Iothalamate Meglumine and Iothalamate Sodium Injection; Iothalamate Meglumine Injection; Iothalamate Sodium Injection.

专利制剂

Arg.: Conray; Cysto-Conray; ***Austral.:*** Conray; ***Canad.:*** Conray; Cysto-Conray; Vascoray; ***Irl.:*** Conray; ***Ital.:*** Conray†; ***UK:*** Conray; ***USA:*** Conray; Cysto-Conray.

Iotrolan (*BAN*, *USAN*, *rINN*) 碘曲仑

Iotrol; Iotrolán; Iotrolane; Iotrolanum; Iotrolum; Jotrolaani; Jotrolan; ZK-39482. *N,N′,N″,N‴*-Tetrakis(2,3-dihydroxy-1-hydroxymethylpropyl)-2,2′,4,4′,6,6′-hexaiodo-5,5′-(*N,N′*-dimethylmalonyldi-imino)di-isophthalamide.

Йотролан

$C_{37}H_{48}I_6N_6O_{18}$ = 1626.2.

CAS — 79770-24-4.

ATC — V08AB06.

ATC Vet — QV08AB06.

UNII — 16FL47B687.

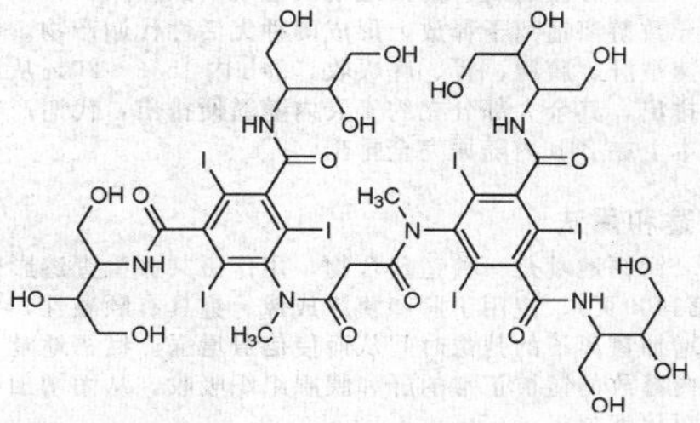

性状 碘曲仑含碘约 46.8%。

Pharmacopoeias. In *Eur.* (see p.vii).

Ph. Eur. 6.8 (Iotrolan) 白色或微黄白色吸湿性粉末。极易溶于水；几乎不溶于乙醇；易溶于二甲亚砜。贮藏于密闭容器中。闭光。

不良反应、处置和注意事项

参见泛影酸，第1410页。关于使用非离子造影剂如碘曲仑进行脊髓造影引起的不良反应见碘海醇，第1418页。

药动学

碘曲仑以原形经尿液排出，鞘内注射后，在 24h 内约 80%药物经尿液排出。

用途和用法

碘曲仑是一种非离子型二聚体含碘 X 线造影剂（第1409页），可经鞘内给药进行脊髓造影，也用于 CT 增强对比。通过滴注药物入体内管道或体腔进行淋巴造影、关节造影、子宫输卵管造影、胰胆管造影和输卵管造影，也可口服进行胃肠道造影。

碘曲仑常规以 51.3%或 64.1%的碘曲仑溶液应用（分别相当于 240mg/ml 或 300mg/ml 碘）。使用剂量和浓度依检查项目和途径的不同而异。

制剂

专利制剂

Austral.: Isovist†; ***Austria:*** Isovist†; ***Canad.:*** Osmovist; ***Cz.:*** Isovist†; ***Denm.:*** Isovist†; ***Fin.:*** Isovist†; ***Ger.:*** Isovist; ***Gr.:*** Isovist; ***Hung.:*** Isovist†; ***Neth.:*** Isovist; ***NZ:*** Isovist†; ***S.Afr.:*** Isovist†; ***Switz.:*** Isovist; ***UK:*** Isovist†.

Iotroxic Acid (*BAN*, *USAN*, *rINN*) 碘曲西酸

Acide Iotroxique; Ácido iotróxico; Acidum Iotroxicum; Jotroksihappo; Jotroxsyra; SH-213AB. 3,3′-(3,6,9-Trioxaundecanedioyldi-imino)bis(2,4,6-tri-iodobenzoic acid).

Йотроксовая Кислота

$C_{22}H_{18}I_6N_2O_9$ = 1215.8.

CAS — 51022-74-3.

ATC — V08AC02.

ATC Vet — QV08AC02.

UNII — 84C5PTP9X6.

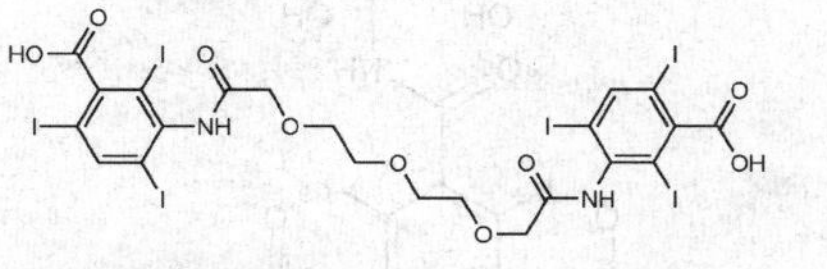

性状 碘曲西酸含碘约 62.6%。

Pharmacopoeias. In *Int.* and *Jpn.*

Meglumine Iotroxate (*BANM*, *rINNM*) 碘曲西酸葡胺

Dimeglumine Iotroxate; Iotroxate de Méglumine; Iotroxate Meglumine; Iotroxato de meglumina; Meglumine Iotroxinate; Meglumini Iotroxas. The di(*N*-methylglucamine)salt of iotroxic acid.

Меглумина Йотроксат

$C_{22}H_{18}I_6N_2O_9,2C_7H_{17}NO_5$ = 1606.2.

CAS — 68890-05-1.

ATC — V08AC02.

ATC Vet — QV08AC02.

性状 碘曲西酸葡胺含碘约 47.4%。

不良反应、处置和注意事项

参见泛影酸，第1410页。

药动学

碘曲西酸经静脉注射后与血浆蛋白结合并被肝吸收，血浆蛋白结合率为 60%～90%，主要以原形经胆汁排泄，少量在体内代谢经尿液排出。

用途和用法

碘曲西酸是一种离子型二聚体含碘 X 线造影剂（第1409页），被肝吸收并通过胆汁排泄，应用于胆囊造影和胆管造影。

该药经静脉以含 10.5%的葡甲胺盐溶液形式给药，常用剂量是 10.5g 的碘曲西酸葡胺（相当于约 5g 碘），至少 30min 输注入体内。另外，含 22.8%的碘曲西酸葡胺也可应用。

制剂

专利制剂

Austral.: Biliscopin; ***Austria:*** Biliscopin; ***Ger.:*** Biliscopin; ***Gr.:*** Biliscopin; ***NZ:*** Biliscopin†; ***Switz.:*** Biliscopin; ***UK:*** Biliscopin.

Ioversol (*BAN*, *USAN*, *rINN*) 碘佛醇

Ioversolum; Joversol; Joversoli; MP-328. *N,N′*-Bis(2,3-dihydroxypropyl)-5-[*N*-(2-hydroxyethyl)glycolamido]-2,4,6-tri-iodoisophthalamide.

Йоверсол

$C_{18}H_{24}I_3N_3O_9$ = 807.1.

CAS — 87771-40-2.

ATC — V08AB07.

ATC Vet — QV08AB07.

UNII — N3RIB7X24K.

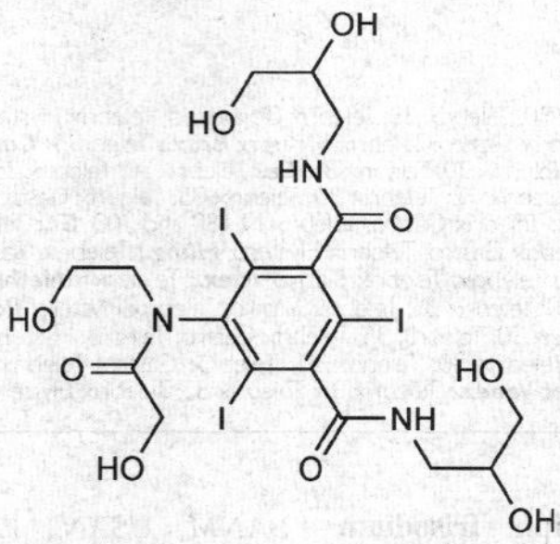

性状 碘佛醇含碘约 47.2%。

Pharmacopoeias. In *US.*

USP 33 (Ioversol) 25℃贮藏，允许范围 15～30℃。

不良反应、处置和注意事项

见泛影酸，第1410页项下。

超敏反应 有报道[1]称碘佛醇曾引起过致死性过敏反应。

1. Jansman FGA, *et al.* Fatal anaphylactoid reaction following ioversol administration. *Pharm World Sci* 2007; **29:** 584–6.

药动学

经血管内给药后，碘佛醇迅速以原形从尿液排出，半衰期约为 1.5h，24h 内清除剂量的 95%以上。与血浆蛋白或血清蛋白的结合率较低。

用途和用法

碘佛醇是一种非离子型单体含碘 X 线造影剂（第1409页），可经动脉或经静脉用于血管造影和尿路造影，也用于 CT 增强对比。碘佛醇常规以 34%～74%的碘佛醇溶液应用（相当于 160～350mg/ml 碘）。使用剂量和浓度依检查项目和途径的不同而异。

1. Floriani I, *et al.* Clinical profile of ioversol: a metaanalysis of 57 randomized, double-blind clinical trials. *Invest Radiol* 1996; **31:** 479–91.

制剂

USP 33: Ioversol Injection.

专利制剂

Arg.: Optiray; ***Austral.:*** Optiray; ***Austria:*** Optiray; ***Belg.:*** Optiject; Optiray; ***Canad.:*** Optiray; ***Cz.:*** Optiray; ***Denm.:*** Optiray; ***Fin.:*** Optiray; ***Fr.:*** Optiject; Optiray; ***Gr.:*** Optiray; ***Hung.:*** Optiray; ***Irl.:*** Optiray; ***Israel:*** Optiray†; ***Ital.:*** Optiray; ***Neth.:*** Optiray; ***Norw.:*** Optiray; ***Port.:*** Optiray; ***Spain:*** Optiray; ***Swed.:*** Optiray; ***Switz.:*** Optiray; ***UK:*** Optiray; ***USA:*** Optiray.

Ioxaglic Acid (*BAN*, *USAN*, *rINN*) 碘克沙酸

Acide ioxaglique; Ácido ioxáglico; Acidum ioxaglicum; Joksagliinihappo; Joksagliko rūgštis; Joxaglinsav; Joxaglinsyra; Kyselina joxaglová; P-286. *N*-(2-Hydroxyethyl)-2,4,6-tri-iodo-5-[2′,4′,6′-tri-iodo-3′-(*N*-methylacetamido)-5′-methylcarbamoylhippuramido]isophthalamic acid.

Йоксагловая Кислота

$C_{24}H_{21}I_6N_5O_8$ = 1268.9.

CAS — 59017-64-0.

ATC — V08AB03.

ATC Vet — QV08AB03.

UNII — Z40X7EI2AF.

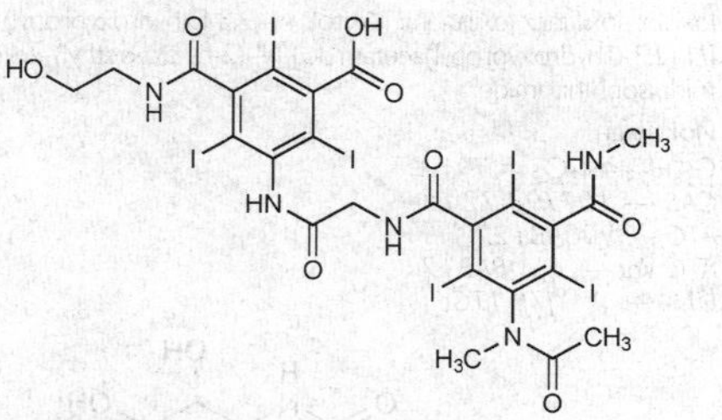

性状 碘克沙酸含碘约 60%。

Pharmacopoeias. In *Eur.* (see p.vii) and *US.*

Ph. Eur. 6.8 (Ioxaglic Acid) 白色或几乎白色吸湿性粉末。极微溶于水和二氯甲烷；微溶于乙醇；可溶于稀碱溶液。贮藏于密闭容器中。避光。

USP 33 (Ioxaglic Acid) 25℃贮藏，允许范围 15～30℃。

Meglumine Ioxaglate (*BANM*, *rINNM*) 碘克沙酸葡胺

Ioxaglate de Méglumine; Ioxaglate Meglumine (*USAN*); Ioxaglato de meglumina; Meglumini Ioxaglas; MP-302 (meglumine ioxaglate with sodium ioxaglate). The *N*-methylglucamine salt of ioxaglic acid.

Меглумина Йоксаглат

$C_{24}H_{21}I_6N_5O_8,C_7H_{17}NO_5$ = 1464.1.

CAS — 59018-13-2.

ATC — V08AB03.

ATC Vet — QV08AB03.

UNII — 75JR975T11.

性状 碘克沙酸葡胺含碘约 52%。

Sodium Ioxaglate (*BANM*, *rINNM*) 碘克酸钠

Ioxaglate de Sodium; Ioxaglate Sodium (*USAN*); Ioxaglato sódico; MP-302 (sodium ioxaglate with meglumine ioxaglate); Natrii Ioxaglas; Natriumjoksaglaatti; Natriumjoxaglat.

Натрий Йоксаглат

$C_{24}H_{20}I_6N_5NaO_8$ = 1290.9.

CAS — 67992-58-9.

ATC — V08AB03.

ATC Vet — QV08AB03.

UNII — HQ43CN02U9.

性状 碘克酸钠含碘约 59%。

不良反应、处置和注意事项

参见泛影酸项下，第1410页。

药动学

经血管内给药后，碘克酸迅速分布到细胞外液。据报道蛋白结合率较低。主要以原形经尿液排泄，当肾损伤时经胆汁排泄会成为主要排泄途径。肾功能正常时，给药后 24h 内从尿中排泄剂量的 90%。据报道消除半衰期约 90min，该药可以通过胎盘，也可分布到乳汁。血液透析和腹膜透析可以清除该药。

用途和用法

碘克沙酸是一种离子型二聚体含碘 X 线造影剂（第1409页），可经静脉、经动脉或滴注入体内管道或体腔给药，用于诊断性检查，包括血管造影、关节造影、子宫输卵管造影和尿路造影。也用于 CT 增强对比。

碘克沙酸常以葡甲胺盐和钠盐的混合溶液应用，通常以 39.3%的碘克酸葡胺溶液和 19.6%的碘克酸钠溶液联合使用（相当于 320mg/ml 的碘）或 24.6%的碘克酸葡胺溶液和 12.3%的碘克酸钠溶液联合使用（相当于 200mg/ml 的碘）。应用剂量和浓度依检查方法和途径不同而异。

制剂

USP 33: Ioxaglate Meglumine and Ioxaglate Sodium Injection.

专利制剂

Arg.: Hexabrix; **Austral.:** Hexabrix; **Austria:** Hexabrix; **Belg.:** Hexabrix; **Braz.:** Hexabrix†; **Canad.:** Hexabrix; **Chile:** Hexabrix; **Cz.:** Hexabrix; **Denm.:** Hexabrix; **Fin.:** Hexabrix; **Fr.:** Hexabrix; **Ger.:** Hexabrix; **Gr.:** Hexabrix; **Hung.:** Hexabrix; **Irl.:** Hexabrix; **Israel:** Hexabrix; **Ital.:** Hexabrix; **Neth.:** Hexabrix; **Norw.:** Hexabrix; **NZ:** Hexabrix; **Port.:** Hexabrix; **Spain:** Hexabrix; **Swed.:** Hexabrix; **Switz.:** Hexabrix; **Turk.:** Hexabrix; **UK:** Hexabrix; **USA:** Hexabrix; **Venez.:** Hexabrix.

Ioxilan (*USAN*, *rINN*) 碘昔兰

Ioxilán; Ioxilane; Ioxilanum; Ioxitol. *N*-(2,3-Dihydroxypropyl)-5-[*N*-(2,3-dihydroxypropyl)acetamido]-*N'*-(2-hydroxyethyl)-2,4,6-triidoisophthalamide.

Йоксилан

$C_{18}H_{24}I_3N_3O_8$ = 791.1.
CAS — 107793-72-6.
ATC — V08AB12.
ATC Vet — QV08AB12.
UNII — A4YJ7J11TG.

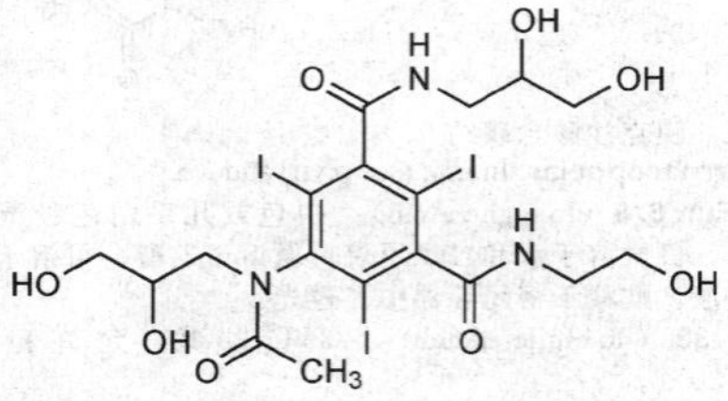

性状 碘昔兰含碘约 48.1%。

Pharmacopoeias. In *US.*

USP 33 (Ioxilan) 白色至米色几乎无臭粉末。溶于水和甲醇。10%碘昔兰水溶液的 pH 值为 5.0～7.5。25℃贮藏，允许范围 15～30℃。避光。

不良反应、处置和注意事项

参见泛影酸，第1410页。

药动学

经血管内给药后，碘昔兰迅速经尿液以原形排泄，给药后 24h 内从尿中排泄剂量的 94%，据报道蛋白结合率非常低，可以通过透析清除。

用途和用法

碘昔兰是一种非离子型单体含碘 X 线造影剂（第1409页），可经静脉或动脉给药进行血管造影和尿路造影，也用于 CT 增强对比。

碘昔兰常规使用 62.3%～72.7%的溶液（相当于 300～350mg/ml 的碘），使用剂量和浓度依检查方法和途径的不同而异。

制剂

USP 33: Ioxilan Injection.

专利制剂

Jpn: Imagenil; **Turk.:** Oxilan; **USA:** Oxilan.

Ioxitalamic Acid (*rINN*) 碘羟拉酸

Acide Ioxitalamique; Ácido ioxitalámico; Acidum Ioxitalamicum; AG-58107; Ioxithalamic Acid; Joksitalaamihappo; Joxitalamsyra. 5-Acetamido-*N*-(2-hydroxyethyl)-2,4,6-tri-iodoisophthalamic acid.

Йокситаламовая Кислота

$C_{12}H_{11}I_3N_2O_5$ = 643.9.
CAS — 28179-44-4.
ATC — V08AA05.
ATC Vet — QV08AA05.
UNII — 967RDI7Z6K.

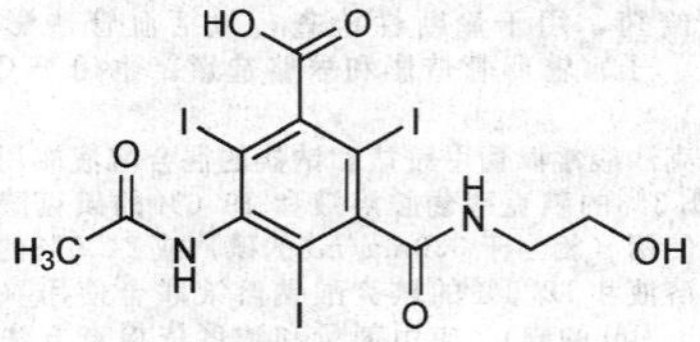

性状 碘羟拉酸含碘约 59.1%。

Pharmacopoeias. In *Fr.*

Meglumine Ioxitalamate (*rINNM*) 碘羟拉酸葡胺

Ioxitalamate de Méglumine; Ioxitalamate Meglumine; Ioxitalamato de meglumina; Meglumini Ioxitalamas. The *N*-methylglucamine salt of ioxitalamic acid.

Меглумина Йокситаламат

$C_{12}H_{11}I_3N_2O_5,C_7H_{17}NO_5$ = 839.2.
CAS — 29288-99-1.
ATC — V08AA05.
ATC Vet — QV08AA05.

性状 碘羟拉酸葡胺含碘约 45.4%。

Sodium Ioxitalamate (*rINNM*) 碘羟拉酸钠

Ioxitalamate de Sodium; Ioxitalamate Sodium; Ioxitalamato sódico; Natrii Ioxitalamas.

Натрий Йокситаламат

$C_{12}H_{10}I_3N_2NaO_5$ = 665.9.
CAS — 33954-26-6.
ATC — V08AA05.
ATC Vet — QV08AA05.

性状 碘羟拉酸钠含碘约 57.2%。

简介

碘羟拉酸是离子型单体含碘 X 线造影剂（第1409页），与泛影酸（第1410页）有相似的作用，可经静脉给药或向体腔滴注给药，用于血管造影、胆管造影、膀胱造影、子宫输卵管造影和尿路造影，可口服或经直肠给药用于胃肠道造影，也用于 CT 增强对比。

碘羟拉酸常以 21%的钠盐溶液（相当于 120mg/ml 的碘）或 55.1%～66%的葡甲胺盐溶液（相当于250～300mg/ml 的碘）应用，或者两种盐联合使用，应用剂量和浓度依检查方法和途径不同而异。

单乙醇胺碘羟拉酸也曾被应用。

制剂

专利制剂

Arg.: Telebrix 30; Telebrix 38; Telebrix Coronario; Telebrix Hystero; **Belg.:** Telebrix; Telebrix Gastro; Telebrix Hystero; **Braz.:** Telebrix†; **Canad.:** Telebrix; **Chile:** Telebrix 30; Telebrix 35; **Cz.:** Telebrix 30; Telebrix 35; Telebrix Gastro; **Fr.:** Telebrix 12; Telebrix 30; Telebrix 35; Telebrix Gastro; Telebrix Hystero; **Ger.:** Telebrix Gastro; Telebrix N 180 and 300; **Gr.:** Telebrix; Telebrix 30; Telebrix Gastro; Telebrix Hystero; **Hung.:** Telebrix Gastro†; Telebrix†; **Israel:** Telebrix; Telebrix Gastro; **Mex.:** Telebrix†; **Neth.:** Telebrix 12; Telebrix 30; Telebrix 35; Telebrix Gastro; Telebrix Hystero; **Port.:** Telebrix 12; Telebrix 30; Telebrix 35; Telebrix Gastro; Telebrix Hystero; **Switz.:** Telebrix 12; Telebrix 30; Telebrix 35; Telebrix Gastro; Telebrix Hystero; **Turk.:** Telebrix; **Venez.:** Telebrix 30; Telebrix 35; Telebrix Hystero.

Mangafodipir Trisodium (*BANM*, *USAN*, *rINNM*) 锰福地吡三钠

Mangafodipir trisódico; Mangafodipir Trisodique; Mangafodipirum Trinatricum; MnDPDP (mangafodipir); S-095 (mangafodipir); Win-59010; Win-59010-2 (mangafodipir). Trisodium trihydrogen (*OC*-6-13)-{[*N,N'*-ethylenebis(*N*-{[3-hydroxy-5-(hydroxymethyl)-2-methyl-4-pyridyl]methyl}glycine) 5,5'-bis(phosphato)](8-)} manganate(6-); Trisodium trihydrogen (*OC*-6-13)-*N,N'*-ethane-1,2-diylbis{*N*-[2-methyl-3-oxido-κO-5-(phosphonatooxymethyl)-4-pyridylmethyl]glycinato(*O,N*)}manganate(II).

Тринатрий Мангафодипир

$C_{22}H_{27}MnN_4Na_3O_{14}P_2$ = 757.3.
CAS — 155319-91-8 (mangafodipir); 140678-14-4 (mangafodipir trisodium).
ATC — V08CA05.
ATC Vet — QV08CA05.
UNII — 129FW80TG4.

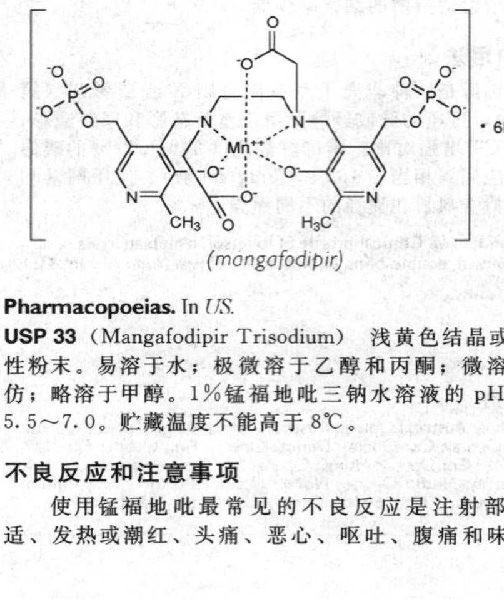

(*mangafodipir*)

Pharmacopoeias. In *US.*

USP 33 (Mangafodipir Trisodium) 浅黄色结晶或结晶性粉末。易溶于水；极微溶于乙醇和丙酮；微溶于氯仿；略溶于甲醇。1%锰福地吡三钠水溶液的 pH 值为 5.5～7.0。贮藏温度不能高于 8℃。

不良反应和注意事项

使用锰福地吡最常见的不良反应是注射部位不适、发热或潮红、头痛、恶心、呕吐、腹痛和味觉异常。也可能发生超敏反应，包括过敏样反应，有报道发生一过性血胆红素和肝转氨酶增高和血锌浓度降低。

对有肝肾损伤的患者应谨慎应用锰福地吡，如果损伤较严重应避免使用。嗜铬细胞瘤患者禁用。

1. Federle MP, *et al.* Safety and efficacy of mangafodipir trisodium (MnDPDP) injection for hepatic MRI in adults: results of the U.S. multicenter phase III clinical trials (safety). *J Magn Reson Imaging* 2000; **12:** 186–97.

药动学

经静脉注射后，锰福地吡发生脱磷酸作用，锌取代锰导致游离锰离子释放，形成两种无活性代谢产物。锰迅速被肝、胰腺、肾、脾吸收，24h 内 15%～20%从尿液排出，其余大部分在约 4 天内随粪便排出，代谢产物基本上在 24h 内随尿完全排出。

用途和用法

锰福地吡是一种锰螯合物，用作磁共振检查造影剂（第1409页），应用于肝和胰腺成像。锰具有顺磁性，可以增加氢离子的弛豫时间从而使信号增强。锰福地吡在体内释放的锰被正常的肝和胰腺组织吸收，从而增加组织对比度。

锰福地吡以锰福地吡三钠形式经静脉使用。

在英国，应用 7.57mg/ml（10μmol/ml）的锰福地吡三钠溶液。成像时常规应用剂量如下：

- 肝脏：0.5ml/kg（5μmol/kg），经静脉以 2～3ml/min 注入。
- 胰腺：0.5ml/kg（5μmol/kg），经静脉以 4～6ml/min 注入。

在美国，使用浓度比上述要高，含锰福地吡三钠 37.9mg/ml（50μmol/ml）。常规剂量如下：

- 肝脏：0.1ml/kg（5μmol/kg），经静脉缓慢注射，最大使用剂量为 15ml。

制剂

USP 33: Mangafodipir Trisodium Injection.

专利制剂

Austria: Teslascan; **Belg.:** Teslascan; **Canad.:** Teslascan; **Cz.:** Teslascan; **Fr.:** Teslascan; **Ger.:** Teslascan; **Gr.:** Teslascan; **Hung.:** Teslascan; **Irl.:** Teslascan; **Ital.:** Teslascan; **Neth.:** Teslascan; **Norw.:** Teslascan; **NZ:** Teslascan; **Port.:** Teslascan; **Spain:** Teslascan; **Swed.:** Teslascan; **Switz.:** Teslascan; **Turk.:** Teslascan; **UK:** Teslascan; **USA:** Teslascan†.

Metrizamide (*BAN*, *USAN*, *rINN*) 甲泛葡胺

Metritsamidi; Metrizamid; Metrizamida; Métrizamide; Metrizamidum; Win-39103. 2-[3-Acetamido-2,4,6-tri-iodo-5-(*N*-methylacetamido)benzamido]-2-deoxy-D-glucose.

Метризамид

$C_{18}H_{22}I_3N_3O_8$ = 789.1.
CAS — 31112-62-6 (metrizamide); 55134-11-7 (metrizamide, glucopyranose form).
ATC — V08AB01.
ATC Vet — QV08AB01.
UNII — RHH3W8F1CO.

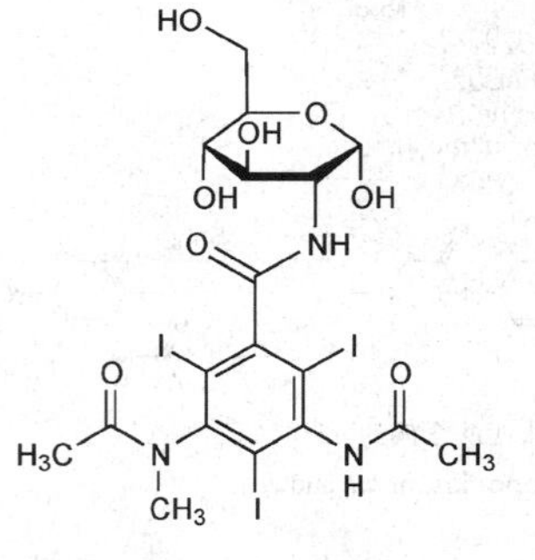

性状 甲泛葡胺含碘约 48.2%。

简介

甲泛葡胺是非离子型单体含碘 X 线造影剂（第1409页），用于脊髓造影、血管造影、静脉尿路造影和关节造影，也用于 CT 增强对比。

哺乳 哺乳期母亲应用甲泛葡胺，其母乳喂养的婴儿还没有出现不良反应，American Academy of Pediatrics 因此认为[1]哺乳期可以应用该药。

1. American Academy of Pediatrics. The transfer of drugs and other chemicals into human milk. *Pediatrics* 2001; **108:** 776–89. Correction. *ibid.*; 1029. Also available at: http://aappolicy.aappublications.org/cgi/content/full/pediatrics%3b108/3/776 (accessed 27/03/06)

Metrizoic Acid (*BANM*, *rINNM*) **甲泛影酸**

Acide Métrizoïque; Ácido metrizoico; Acidum Metrizoicum; Metritsoiinihappo; Metrizoinsyra. 3-Acetamido-2,4,6-tri-iodo-5-(*N*-methylacetamido)benzoic acid.

Метризоевая Кислота

$C_{12}H_{11}I_3N_2O_4$ = 627.9.
CAS — 1949-45-7.
ATC — V08AA02.
ATC Vet — QV08AA02.
UNII — CM1N99QR1M.

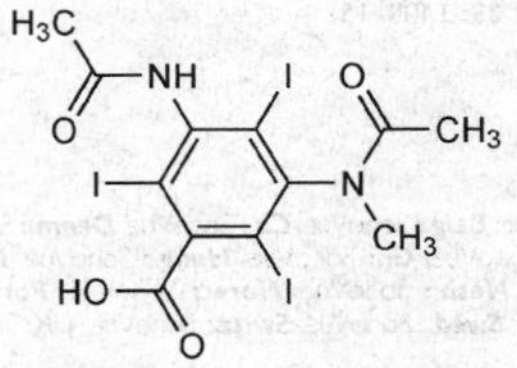

性状 甲泛影酸含碘约 60.6%。

Meglumine Metrizoate (*BANM*, *rINNM*) **甲泛影葡胺**

Meglumini Metrizoas; Métrizoate de Méglumine; Metrizoate Meglumine; Metrizoato de meglumina. The *N*-methylglucamine salt of metrizoic acid.

Меглумина Метризоат

$C_{12}H_{11}I_3N_2O_4,C_7H_{17}NO_5$ = 823.2.
CAS — 7241-11-4.
ATC — V08AA02.
ATC Vet — QV08AA02.
UNII — RJY6JR42WQ.

性状 甲泛影葡胺含碘约 46.3%。

Sodium Metrizoate (*BAN*, *rINN*) **甲泛影钠**

Métrizoate de Sodium; Metrizoate Sodium *(USAN)*; Metrizoato de sodio; Natrii Metrizoas; NSC-107431.

Натрия Метризоат

$C_{12}H_{10}I_3N_2NaO_4$ = 649.9.
CAS — 7225-61-8.
ATC — V08AA02.
ATC Vet — QV08AA02.
UNII — O65Q227UIC.

性状 甲泛影钠含碘约 58.6%。

简介

甲泛影酸是离子型单体含碘 X 线造影剂（第1409页），与泛影酸（第1410页）有相似的作用。甲泛影酸以葡甲胺盐和钠盐应用，常与甲泛影钙和甲泛影镁联合使用，应用于多种诊断性检查包括血管造影、胆管造影和子宫输卵管造影。

哺乳 哺乳期母亲应用甲泛影酸，其母乳喂养的婴儿还没有出现不良反应，American Academy of Pediatrics 因此认为[1]哺乳期可以应用该药。

1. American Academy of Pediatrics. The transfer of drugs and other chemicals into human milk. *Pediatrics* 2001; **108:** 776–89. Correction. *ibid.*; 1029. Also available at: http://aappolicy.aappublications.org/cgi/content/full/pediatrics%3b108/3/776 (accessed 27/03/06)

Perflenapent (*USAN*, *rINN*) ⊗**全氟戊烷**

Dodecafluoropentanum; Dodekafluoropentaani; Dodekafluoropentan; Perflénapent; Perflenapentum. Dodecafluoropentane.

Перфленапент

C_5F_{12} = 288.0.
CAS — 678-26-2.
ATC — V08DA03.
ATC Vet — QV08DA03.
UNII — 483AU1Y5CZ.

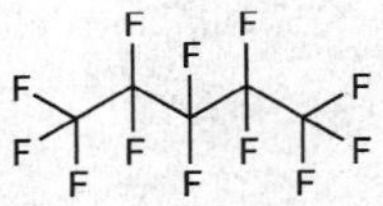

简介

全氟戊烷是一种液态全氟碳，用作超声造影剂（第1409页）。经静脉注射含有全氟戊烷微滴的乳剂，加温至人体体温使微滴形成含有全氟戊烷气体的微泡，利用微泡使回声增强进行超声造影检查。该组成中也包含少量的全氟异戊烷（见下文）。

1. Robbin ML, Eisenfeld AJ. Perflenapent emulsion: a US contrast agent for diagnostic radiology—multicenter, double-blind comparison with a placebo. *Radiology* 1998; **207:** 717–22.
2. Kitzman DW, Wesley DJ. Safety assessment of perflenapent emulsion for echocardiographic contrast enhancement in patients with congestive heart failure or chronic obstructive pulmonary disease. *Am Heart J* 2000; **139:** 1077–80.

Perflexane (*USAN*, *rINN*) ⊗**全氟己烷**

Perflexano; Perflexanum. Tetradecafluorohexane.

Перфлексан

C_6F_{14} = 338.0.
CAS — 355-42-0.
UNII — FX3WJ41CMX.

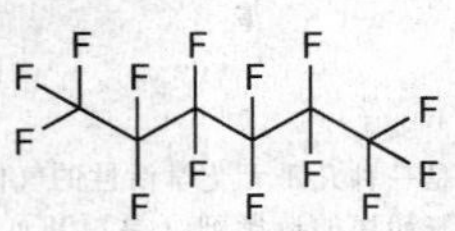

简介

全氟己烷是一种全氟碳气体，用作超声造影剂（第1409页）。用于超声心动图检查，检查前要新配制含气体的干燥球状药物，形成全氟己烷微泡，利用微泡使回声增强进行超声检查。在微球体内含有脂质，维持微泡在形成时的稳定性。

制剂

专利制剂

USA: Imagent.

Perflisopent (*USAN*, *rINN*) ⊗**全氟异戊烷**

Perflisopentum. Nonafluoro-2-(trifluoromethyl)butane.

Перфлизопент

C_5F_{12} = 288.0.
CAS — 594-91-2.

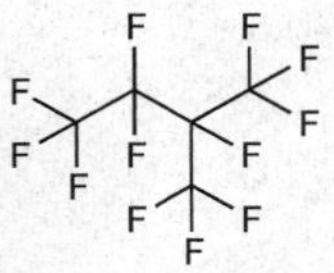

简介

全氟异戊烷是一种全氟碳，与全氟戊烷（见上文）联合用于超声心动图检查，用作超声造影剂（第1409页）。

Perflutren (*USAN*, *rINN*) ⊗**全氟丙烷**

DMP-115; FS-069; MRX-115; Octafluoropropanum; Oktafluoropropaani; Oktafluoropropan; Perfluoropropane; Perflutrène; Perflutreno; Perflutrenum. Octafluoropropane.

Перфлутрен

C_3F_8 = 188.0.
CAS — 76-19-7.
UNII — CK0N3WH0SR.

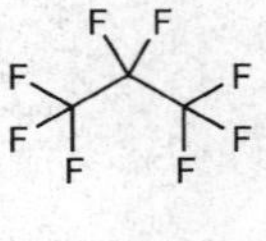

简介

全氟丙烷是一种由白蛋白或脂质包裹的全氟碳气体微球状药物，用作超声造影剂（第1409页），用于超声心动图检查。

- 白蛋白包裹微球使药物与 1% 的白蛋白溶液混合形成混悬液，检查前即刻配制该混悬液，经静脉注射，剂量为 0.5～3ml，如有需要可重复注射，用药总剂量最多可达 8.7ml。
- 脂质包裹微球混悬液是通过向脂质内搅拌气体形成的，应在检查前即刻配制，经静脉注射 10μl/kg，如有需要可在 30min 后重复用药一次或是按需要重复静脉注射 100～400μl，总量不超过 1.6ml。另外一种使用方法为，1.3ml 的混悬液通过 0.9% 的氯化钠溶液或 5% 葡萄糖溶液 50ml 进行稀释，然后经静脉输注，起始速度为 4ml/min，之后根据需要进行调整，最高输注速度是 10ml/min。

有报道全氟丙烷能引起严重的心肺不良反应，包括死亡，因此有肺动脉高压或心肺功能不稳定的患者使用时需十分谨慎并加以适当的监护。全氟丙烷的安全性在从右到左分流的患者身上没得到证实；由于全氟丙烷可通过分流直接进入动脉循环，因此对这样的患者用药也需十分慎重或尽可能避免用药。

全氟丙烷可经眼内注射给药，从而在视网膜剥离治疗中提供压塞作用。

不良反应 在使用微泡造影剂后 30min 内发生严重的心肺不良反应包括十几例死亡病例报道后，2007 年 10 月，FDA 要求美国全氟丙烷的注册药品信息必须加入警告和禁忌证。禁忌证包括恶化或不稳定心衰、急性心肌梗死或冠脉综合征、严重的室性心律失常和肺动脉高压。虽然在 2008 年 7 月又有 5 例因全氟丙烷致死的病例和 60 例非致死性严重不良反应的报道，但 FDA 认为鉴于随后发生的事件可以将大部分的禁忌证去掉[1]。造影剂仍是从右到左或双向分流患者的禁忌证，对于有肺动脉高压或心肺功能不稳定的患者使用全氟丙烷 30min 内需要严密监护。英国的注册药品信息提示由于从右到左分流以及机械通风的患者没有安全性相关的数据报道，这类患者用药需慎重。

对进行超声心动患者资料的回顾性分析[2～4]发现，没有明确的证据表明使用了全氟丙烷的患者发生不良反应或死亡的概率会增加。

1. FDA. Information for healthcare professionals: micro-bubble contrast agents (marketed as Definity (perflutren lipid microsphere) injectable suspension and Optison (perflutren protein-type A microspheres for injection)) (issued 17th July, 2008). Available at: http://www.fda.gov/Safety/MedWatch/SafetyInformation/SafetyAlertsforHumanMedicalProducts/ucm092270.htm (accessed 24/08/10)
2. Herzog CA. Incidence of adverse events associated with use of perflutren contrast agents for echocardiography. *JAMA* 2008; **299:** 2023–5.
3. Kusnetzky LL, *et al.* Acute mortality in hospitalized patients undergoing echocardiography with and without an ultrasound contrast agent: results in 18,671 consecutive studies. *J Am Coll Cardiol* 2008; **51:** 1704–6.
4. Dolan MS, *et al.* Safety and efficacy of commercially available ultrasound contrast agents for rest and stress echocardiography: a multicenter experience. *J Am Coll Cardiol* 2009; **53:** 32–8.

制剂

USP 33: Perflutren Protein-Type A Microspheres Injectable Suspension.

专利制剂

Austria: Optison; ***Canad.:*** Definity; ***Chile:*** Definity; ***Cz.:*** Luminity; Optison; ***Denm.:*** Optison†; ***Fr.:*** Luminity; ***Ger.:*** Optison; ***Gr.:*** Optison; ***Hung.:*** Optison; ***Irl.:*** Luminity; Optison; ***Israel:*** Definity; ***Ital.:*** Luminity; Optison; ***Neth.:*** Optison; ***NZ:*** Definity; ***Port.:*** Luminity; Optison; ***Spain:*** Luminity; Optison; ***Swed.:*** Luminity; Optison†; ***Switz.:*** Optison†; ***UK:*** Luminity; Optison; ***USA:*** Definity; Optison.

Propyliodone (*rINN*) **丙碘酮**

Propiliodona; Propyliodonum; Propyljodon; Propyylijodoni. Propyl 1,4-dihydro-3,5-di-iodo-4-oxo-1-pyridylacetate.

Пропилиодон

$C_{10}H_{11}I_2NO_3$ = 447.0.
CAS — 587-61-1.
ATC — V08AD03.
ATC Vet — QV08AD03.
UNII — 5NPJ6BPX36.

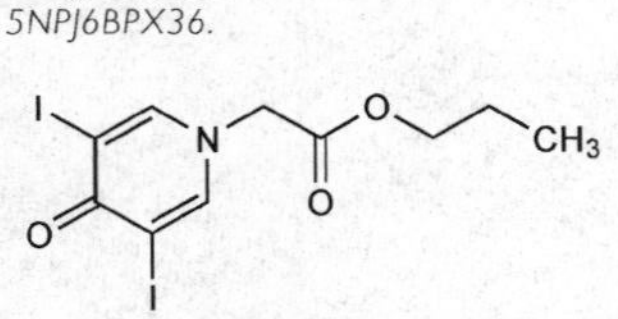

性状 丙碘酮含碘约 56.8%。

Pharmacopoeias. In *Int.* and *US.*

USP 33 (Propyliodone) 白色或几乎白色结晶性粉末，无臭或有微臭。几乎不溶于水；溶于乙醇、丙酮和乙醚。贮藏于 25℃的密闭容器中，允许范围 15～30℃。避光。

简介

丙碘酮是含碘 X 线造影剂（第1409页）。支气管造影时既可用水悬浮液也可用油悬浮液。

制剂

USP 33: Propyliodone Injectable Oil Suspension.

Sodium Tyropanoate (*BAN*, *rINN*) 酪泮酸钠

Natrii Tyropanoas; NSC-107434; Tiropanoato de sodio; Tyropanoate de Sodium; Tyropanoate Sodium *(USAN)*; Win-8851-2. Sodium 2-(3-butyramido-2,4,6-tri-iodobenzyl)butyrate.

Натрия Тиропаноат

$C_{15}H_{17}I_3NNaO_3$ = 663.0.

CAS — 27293-82-9 (tyropanoic acid); 7246-21-1 (sodium tyropanoate).

ATC — V08AC09.

ATC Vet — QV08AC09.

UNII — XRJ0P5FAY0.

性状 酪泮酸钠含碘约 57.4%。

简介

酪泮酸钠是离子型单体含碘 X 线造影剂（第1409页），作用与碘番酸（第1419页）类似，用于胆囊造影和胆管造影。

Sulfur Hexafluoride (*USAN*) 六氟化硫

BRI; Hexafluouro de azufre; Sulphur Fluoride; Sulphur Hexafluoride.

Серы Гексафторид

F_6S = 146.1.

CAS — 2551-62-4.

ATC — V08DA05.

ATC Vet — QV08DA05.

UNII — WS7LR3I1D6.

简介

六氟化硫是一种几乎无化学活性的气体，用作血管超声成像和心脏超声的造影剂（第1409页）。制剂复溶过程中形成了六氟化硫微气泡，从而提供回声增强作用，制剂包含磷脂和表面活化剂以稳定微气泡。静脉给药悬浮液浓度为 45μg/ml，心脏超声常规剂量为 2ml，血管成像是 2.4ml，如有必要可以重复使用上述剂量一次。

六氟化硫与超敏反应有关，患者使用之后至少要观察 30min，并且应准备好抢救设备。心脏缺血可能会发生严重或偶尔致命心脏病的患者建议特别慎用，有近期急性冠心病或临床不稳定型心肌缺血的患者禁用六氟化硫。有严重肺动脉高压、难以控制的高血压、急性呼吸衰竭或右向左分流的患者不宜使用。有肺功能紊乱的患者建议谨慎使用。

六氟化硫还可作为辅助药物用于视网膜脱离的外科手术中。

1. Kim SS, *et al.* Outcomes of sulfur hexafluoride (SF6) versus perfluoropropane (C3F8) gas tamponade for macular hole surgery. *Retina* 2008; **28:** 1408–15.

制剂

专利制剂

Austria: SonoVue; ***Belg.:*** SonoVue; ***Cz.:*** SonoVue; ***Denm.:*** SonoVue; ***Fin.:*** SonoVue; ***Fr.:*** SonoVue; ***Gr.:*** SonoVue; ***Hung.:*** SonoVue; ***Irl.:*** SonoVue; ***Ital.:*** SonoVue; ***Neth.:*** SonoVue; ***Norw.:*** SonoVue; ***Port.:*** SonoVue; ***Spain:*** SonoVue; ***Swed.:*** SonoVue; ***Switz.:*** SonoVue; ***UK:*** SonoVue.

皮质激素

肾上腺皮质既合成含 21 个碳核的皮质激素，也合成一些含 19 个碳核的性激素，主要是雄激素。皮质激素传统上分为糖皮质激素和盐皮质激素：糖皮质激素最重要的内源性激素是可的松（氢化可的松），盐皮质激素则是醛固酮。

下丘脑和垂体通过促肾上腺皮质激素释放激素可的瑞林（第1453页）和促肾上腺皮质激素或 ACTH（第1453页）等释放激素调节内源性糖皮质激素。反过来，糖皮质激素通过负反馈机制抑制这些释放激素的产生和释放。这个系统称为下丘脑-垂体-肾上腺（HPA）轴。而醛固酮的分泌则受到肾素-血管紧张素系统的调控。

盐皮质激素主要作用于体液和电解质平衡。它能促进肾对钠的重吸收，继而增加细胞外液量，同时还能促进肾对钾和氢的排泌。

糖皮质激素的作用非常广泛。它们有强大的抗炎和免疫抑制作用，部分是通过抑制多种细胞因子的释放。正因如此，糖皮质激素被应用于临床（见第1430页）。同时它们对代谢还有重要的影响：通过降低外周葡萄糖的利用并增强糖异生作用来维持或升高血糖浓度；增加糖原沉积、蛋白分解和脂解作用；影响钙的吸收和排泄，减少人体钙储备。糖皮质激素也能促进多种其他活性内源性物质的作用，从而影响心血管、肾、骨骼肌肉和中枢神经等系统的功能。

已有许多皮质激素的同源化合物和衍生物。全身性应用的皮质激素主要是羟基化合物（乙醇）。因为它们相对不溶于水，所以通常以磷酸钠盐或琥珀酸酯的形式制成水溶性剂型，用于注射或溶解。这样的酯盐在体内很容易水解。

人们已对皮质激素的多种构效关系有所了解，并将其应用到新化合物的研制中。第 11 位点上出现的羟基似乎可以决定糖皮质激素的活性，而第 21 位点上的羟基对盐皮质激素的活性是必需的。第 9 位点上的氟化作用可同时增强盐皮质激素和糖皮质激素的活性。替换第 16 位的碳（如在倍他米松、地塞米松或曲安西龙中）会消除盐皮质激素的活性。采用脂肪酸酯化皮质激素的第 17 位或第 21 位点一般能增加局部活性。第 16 位和第 17 位点生成环形缩酮基可以增加局部的抗炎活性，但一般不会增加全身糖皮质激素的活性。

在医学和药理学文献中，未酯化的皮质激素这一名称常常既用于没有酯化也用于已经酯化的剂型，并不总是与制定的参考剂型一致。有的时候，会标上“无乙醇”来甄别未酯化的剂型。

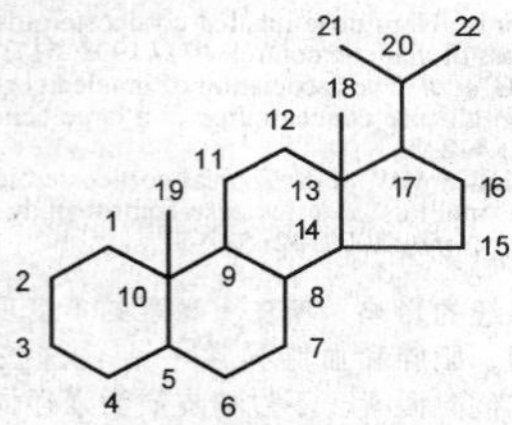

steroidal skeleton

皮质激素的不良反应和处置

盐皮质激素或糖皮质激素的非必要作用，或对下丘脑-垂体-肾上腺轴的抑制，都可能会引起皮质激素的不良反应。

盐皮质激素的不良反应表现为水钠潴留，发生水肿、高血压、钾排泌增加，可能出现低钾血症性碱中毒。敏感的患者还可能引发心衰。应用天然存在的皮质激素，如可的松和氢化可的松，常会出现电解质平衡紊乱，但是采用许多合成的糖皮质激素时却不多见，因为后者少有或没有盐皮质激素活性。

糖皮质激素的不良反应导致钙磷动员，导致骨质疏松和自发性骨折；肌肉萎缩和氮质丢失；以及使糖尿病病情加重或出现急剧变化而引起高血糖，这些都会增加糖尿病患者胰岛素的用量。还常有报道发现食欲增加。

组织修复和免疫功能受损会引起伤口愈合延迟，增大感染的可能性。有报道称，采用皮质激素治疗的患者各种感染的易感性均增大，包括败血症、结核、真菌感染和病毒感染。糖皮质激素的抗炎、止痛和退热等作用也可能掩盖感染。对那些无免疫功能的接受皮质激素全身性治疗的患者，水痘和麻疹病情加重都可能危及生命。

其他不良反应包括月经不规律、闭经、多汗、皮肤变薄、眼改变（包括青光眼和白内障）、精神和神经疾病、良性颅内高压、急性胰腺炎和无血管性骨坏死。血液凝固性增加可导致血栓栓塞性并发症。有报道称可引起消化性溃疡，但是文献综述并不都认同是皮质激素引起的发病率升高。

在一些最短治疗期 7 天的病例中发现，糖皮质激素对下丘脑-垂体-肾上腺（HPA）轴的负反馈作用可以引起肾上腺萎缩，引起继发性肾上腺皮质功能减退。在治疗后撤药过快或受到感染或创伤等应激的激发时，这会表现得非常明显。使用一段时间皮质激素后，肾上腺被抑制程度和时间各不相同，但肾上腺萎缩可能会持续数月甚至数年，因此无论用药时间有多长，撤药都应该逐渐减量（参见下文的**撤药**）。妇女怀孕期间服用大剂量的皮质激素可以引起胎儿或新生儿肾上腺抑制。尽管具体机制不明，但儿童使用即使是相对低剂量的皮质激素也可能出现发育迟缓。

大剂量皮质激素或促肾上腺皮质激素能引起库欣样症状，即肾上腺皮质功能亢进特点，表现为满月脸，有时有多毛症、水牛背、面部潮红、青肿增加、瘀斑、紫纹和痤疮（参见**库欣综合征**，第2282页）。经静脉大量过快输入皮质激素可能会引起心血管性虚脱。

皮质激素能诱发超敏反应，主要发生在局部用药的时候。

普遍而言，所有全身性用药的皮质激素制剂产生的不良反应基本上是相当的，并且当剂量增加大大超过生理值时（一般认为是泼尼松龙每日 7.5mg 或相当剂量），不良反应的发生率会陡增（其他皮质激素的相当剂量参见下文**用途和用法**）。紧急状态下大剂量短时间给药似乎比低剂量长时间给药引起的不良反应更少。

在某种情况下，人体可以充分吸收大部分局部使用（包括吸入）的皮质激素，进而产生全身性作用。眼局部用皮质激素制剂可引起角膜溃疡、眼内压升高和视觉功能降低。皮肤应用皮质激素可引起皮肤胶原丢失和皮下萎缩；有报道称，皮内注射和局部应用强效皮质激素后，深部皮肤色素层会发生局部色素沉着不足。鼻内用药后可出现干燥、刺激、鼻衄，甚至鼻中隔溃疡或穿孔；同时还可发生嗅觉和味觉异常。吸入皮质激素的患者可以出现声嘶和念珠菌感染。

已经发现，鞘内给药（包括尝试硬膜外注射时意外发生的鞘内给药）与蛛网膜炎相关。

不良反应应该进行对症治疗，必要时降低皮质激素用量或缓慢撤药。

1. Fardet L, *et al.* Corticosteroid-induced adverse events in adults: frequency, screening and prevention. *Drug Safety* 2007; **30:** 861–81.

肾上腺抑制 治疗结束后，伴发于皮质激素用药的下丘脑-垂体-肾上腺皮质功能抑制可能会持续 1 年甚至更长时间，可引起急性肾上腺皮质功能减退和应激时循环衰竭。抑制的程度与多种因素有关，包括用药时间、每天给药时刻、采用皮质激素制剂的类型、给药途径、药物剂量和给药间隔。一般而言，皮质激素的给药剂量超过生理需要量（参见下文的**用途和用法**）或治疗周期延长（治疗超过 3 周的患者容易出现明显的抑制）时，肾上腺皮质激素的分泌抑制和肾上腺萎缩会明显加重。早晨单次给予皮质激素可降低抑制，而隔日晨间给药或以更低的频率给药时，抑制会更低。一些患者服用了大量可充分抑制肾上腺的皮质激素，当出现任何形式的应激（如患病或手术）时，药物都应加量；类似地，过去 2～3 个月内采用同样剂量治疗的患者应该重新开始治疗。治疗中断超过 3 个月时，临床应重新评估肾上腺皮质功能减退的情况，并重新开始治疗。

为避免诱发急性肾上腺皮质功能减退，皮质激素治疗时应逐渐撤药，并根据治疗的疾病和治疗周期采用不同的制剂。已应用的撤药方案的例子见下文的**撤药**。

短时间大剂量治疗后可能出现肾上腺抑制，但因为接受治疗的许多患者停药后应激状态还会持续，所以皮质激素最好是在 5～7 天内逐渐减量。

还应该记住，皮质激素引起的肾上腺抑制不仅与全身性治疗有关，同时也与局部应用皮质激素制剂有关，特别是与应用强效皮质激素制剂有关。一定程度的肾上腺抑制也同时与吸入大剂量药物、经鼻给药和局部应用滴眼液和眼膏有关。

对骨骼和关节的影响 皮质激素诱发的**缺血性坏死**并不常见，但是一种致残性并发症[1～3]。病情不同的患者发病率各不相同：酗酒和结缔组织病（特别是系统性红斑狼疮）患者，本病的易感性增加[3,4]。也可能与皮质激素的剂量有关：短时间但大剂量皮质激素治疗可能与本病的发病相关[1～3]。同时，缺血性坏死与局部应用皮质激素也有相关性[5]。

皮质激素还可引起**骨质疏松**。一篇包括 1970～1990 年研究数据的综述[6]发现骨质疏松的确是长期皮质激素治疗的一种常见并发症，大约 50% 的患者会发生骨质疏松。治疗的早期骨质丢失的速度更快，丢失最快的是含有大量骨小梁的区域，如脊柱、髋部、桡骨远端、骨盆和肋骨。

一些有关预防和处理皮质激素诱发的骨质疏松的综述和指南建议[7～11]，给药剂量应降到最低，因为口服超过每日 7.5mg 泼尼松龙或泼尼松（或相当剂量）的患者，骨质丢失明显增加，骨折风险显著增大[12]。隔日给药，虽然可以很好地降低对下丘脑-垂体-肾上腺轴的影响，却不能降低骨质丢失的危险。应当牢记，长期吸入皮质激素也会降低骨矿密度。患者应该坚持服用足量的钙剂和维生素 D（建议所有患者开始皮质激素治疗时就同时开始预防性治疗[13]）、规律运动、避免吸烟或摄入大量酒精。建议绝经后妇女开始 HRT 治疗，但是近来重新评估 HRT 的风险和收益后发现，这种方法也不是很令人满意。高危患者可以采用二膦酸盐，它对预防和治疗皮质激素引发的骨质丢失有效[14]，可以降低骨折率[8～10]。有一些证据显示，降钙素对增加骨量有益，可以作为无法应用二膦酸盐时的替代药物。有关氟化物对皮质激素引发骨质疏松作用的研究显示虽然它能增加骨密度，但是对骨结构形成有影响，可能会增加骨折率。有报道称促进合成代谢的治疗是有益的，但证据有限。噻嗪类利尿药能有效地控制未使用骨化三醇的高钙血症[8]。尚不清楚其他皮质激素是否对骨骼具有较弱的作用[9]。

应用皮质激素时还有发生**肌腱疾病**的危险，特别是跟腱和髌韧带，有报道发生过韧带撕裂[15]。大部分报道的是口服或关节内给药后发病的，但是偶有报道经吸入或局部应用皮质激素后发病的。

1. Nixon JE. Early diagnosis and treatment of steroid induced avascular necrosis of bone. *BMJ* 1984; **288:** 741–4.
2. Anonymous. Transplant osteonecrosis. *Lancet* 1985; **i:** 965–6.
3. Capell H. Selected side-effects: 5. steroid therapy and osteonecrosis. *Prescribers' J* 1992; **32:** 32–4.
4. Knight A. Images in clinical medicine: corticosteroid osteonecrosis. *N Engl J Med* 1995; **333:** 130.
5. McLean CJ, *et al.* Cataracts, glaucoma, and femoral avascular necrosis caused by topical corticosteroid ointment. *Lancet* 1995; **345:** 330.
6. Lukert BP, Raisz LG. Glucocorticoid-induced osteoporosis: pathogenesis and management. *Ann Intern Med* 1990; **112:** 352–64.
7. American College of Rheumatology Ad Hoc Committee on Glucocorticoid-Induced Osteoporosis. Recommendations for the prevention and treatment of glucocorticoid-induced osteoporosis. *Arthritis Rheum* 2001; **44:** 1496–1503.
8. Adachi JD, Papaioannou A. Corticosteroid-induced osteoporosis: detection and management. *Drug Safety* 2001; **24:** 607–24.
9. Bone and Tooth Society, National Osteoporosis Society, and Royal College of Physicians. Glucocorticoid-induced osteoporosis: guidelines for prevention and treatment (December 2002). Available at: http://www.rcplondon.ac.uk/pubs/books/glucocorticoid/index.asp (accessed 27/04/04)
10. Cohen D, Adachi JD. The treatment of glucocorticoid-induced osteoporosis. *J Steroid Biochem Mol Biol* 2004; **88:** 337–49.
11. Saag KG. Prevention of glucocorticoid-induced osteoporosis. *South Med J* 2004; **97:** 555–8.
12. van Staa TP, *et al.* Oral corticosteroids and fracture risk: relationship to daily and cumulative doses. *Rheumatology (Oxford)* 2000; **39:** 1383–9.
13. Homik J, *et al.* Calcium and vitamin D for corticosteroid-induced osteoporosis. Available in The Cochrane Database of Systematic Reviews; Issue 2. Chichester: John Wiley; 1998 (accessed 12/05/05).
14. Homik J, *et al.* Bisphosphonates for steroid induced osteoporosis. Available in The Cochrane Database of Systematic Reviews; Issue 1. Chichester: John Wiley; 1999 (accessed 12/05/05).
15. Blanco I, *et al.* Corticosteroid-associated tendinopathies: an analysis of the published literature and spontaneous pharmacovigilance data. *Drug Safety* 2005; **28:** 633–43.

对糖类和蛋白质代谢的影响 皮质激素会引起糖耐量低减[1～4]和蛋白质分解[5,6]。一项人群研究发现在社区医疗中口服皮质激素引起糖尿病的比例至少可达到 2%[7]。尽管主要是与全身性用药有关，不过也有报道称糖尿病控制恶化与大剂量吸入皮质激素有关[8]。一项有关糖尿病的研究还发现吸入皮质激素与升高的血糖水平呈剂量依赖性的关系[9]。长期大量皮肤外用皮质激素也增加了新发糖尿病的风险[10]。

1. Landy HJ, *et al.* The effect of chronic steroid therapy on glucose tolerance in pregnancy. *Am J Obstet Gynecol* 1988; **159:** 612–15.
2. O'Byrne S, Feely J. Effects of drugs on glucose tolerance in non-insulin-dependent diabetics (part I). *Drugs* 1990; **40:** 6–18.
3. Bruno A, *et al.* Serum glucose, insulin and C-peptide response to oral glucose after intravenous administration of hydrocortisone and methylprednisolone in man. *Eur J Clin Pharmacol* 1994; **46:** 411–5.
4. Hurel SJ, Taylor R. Drugs and glucose tolerance. *Adverse Drug React Bull* 1995; (Oct.): 659–62.
5. Brownlee KG, *et al.* Catabolic effect of dexamethasone in the preterm baby. *Arch Dis Child* 1992; **67:** 1–4.
6. Van Goudoever JB, *et al.* Effect of dexamethasone on protein metabolism in infants with bronchopulmonary dysplasia. *J Pediatr* 1994; **124:** 112–18.
7. Gulliford MC, *et al.* Risk of diabetes associated with prescribed glucocorticoids in a large population. *Diabetes Care* 2006; **29:** 2728–9.
8. Faul JL, *et al.* High dose inhaled corticosteroids and dose dependent loss of diabetic control. *BMJ* 1998; **317:** 1491.
9. Slatore CG, *et al.* The association of inhaled corticosteroid use with serum glucose concentration in a large cohort. *Am J Med* 2009; **122:** 472–8.
10. van der Linden MW, *et al.* Topical corticosteroids and the risk of diabetes mellitus: a nested case-control study in the Netherlands. *Drug Safety* 2009; **32:** 527–37.

对心血管系统的影响 糖皮质激素的不良反应包括高血压、高血糖、肥胖和血脂异常[1～3]，这些都是心血管疾病的独立危险因素。不过糖皮质激素还同时有抗炎作用[1,2]，因此也具有抗动脉粥样硬化的效果。队列研究发现[2,3]，口服糖皮质激素与心衰发病率的增加有关，大剂量治疗会加增加心血管疾病的发病风险，包括心肌梗死。

1. Ng MKC, Celermajer DS. Glucocorticoid treatment and cardiovascular disease. *Heart* 2004; **90:** 829–30.
2. Souverein PC, *et al.* Use of oral glucocorticoids and risk of cardiovascular and cerebrovascular disease in a population based case-control study. *Heart* 2004; **90:** 859–65.
3. Wei L, *et al.* Taking glucocorticoids by prescription is associated with subsequent cardiovascular disease. *Ann Intern Med* 2004; **141:** 764–70.

对脑血管系统的影响 除了大剂量用药治疗良性颅内高压，皮质激素偶尔也可导致本病。该病主要发生在长期用药的儿童，通常是因为加大剂量引起的。一般降低剂量后症状消退[1]。

1. Gibberd B. Drug-induced benign intracranial hypertension. *Prescribers' J* 1991; **31:** 118–21.

对眼的影响 眼部使用糖皮质激素，约 1/3 的患者发生**眼内压升高**，常常出现在强效皮质激素治疗数周内，或者是效力较弱的药物治疗数月内发生[1]。药物对儿童的影响各有差异，但因为儿童对眼用皮质激素的反应更大、更快，他们的危险可能更大[1]。面部局部使用皮质激素也能引起眼内压升高和青光眼，特别是长期用药时[2]。还有证据表明长期吸入大剂量皮质激素会加大发病危险[3]。眼内压升高和全身性使用皮质激素的关系似乎不大[4]，但一项对老年患者的研究显示，当口服药物的剂量增大、周期延长时，眼内压升高或开角型青光眼的发病风险增大[5]。

细菌、真菌或病毒性**眼感染**的患者局部外用皮质激素可以减轻症状，但会加重感染[1,6]。眼单纯疱疹感染的患者，有发生角膜溃疡和瘢痕的危险，进而导致失明。

白内障的形成与全身使用皮质激素有关。有报道称眼[1,4]和局部用药[2,7]也会引发该病。有证据显示白内障的形成与大剂量长期吸入皮质激素也有关[8～10]。然而，鼻内应用皮质激素似乎不会增加发病的风险[11]。有研究提示儿童的晶状体比成人更敏感，这可能是因为在这些病例中相对于体型，儿童口服皮质激素用药量更大。儿童吸入皮质激素而增加发病危险的证据不多，而药物控制哮喘带来的益处可能更大[12]。

全身应用皮质激素同样与视网膜色素上皮细胞屏障破坏有关，导致患者发生严重的**视网膜脱落**[13]。

1. McGhee CNJ, *et al.* Locally administered ocular corticosteroids: benefits and risks. *Drug Safety* 2002; **25:** 33–55.
2. McLean CJ, *et al.* Cataracts, glaucoma, and femoral avascular necrosis caused by topical corticosteroid ointment. *Lancet* 1995; **345:** 330.
3. Garbe E, *et al.* Inhaled and nasal glucocorticoids and the risks of ocular hypertension or open-angle glaucoma. *JAMA* 1997; **277:** 722–7.
4. Butcher JM, *et al.* Bilateral cataracts and glaucoma induced by long term use of steroid eye drops. *BMJ* 1994; **309:** 43.
5. Garbe E, *et al.* Risk of ocular hypertension or open-angle glaucoma in elderly patients on oral glucocorticoids. *Lancet* 1997; **350:** 979–82.
6. Baratz KH, Hattenhauer MG. Indiscriminate use of corticosteroid-containing eyedrops. *Mayo Clin Proc* 1999; **74:** 362–6.
7. Costagliola C, *et al.* Cataracts associated with long-term topical steroids. *Br J Dermatol* 1989; **120:** 472–3.
8. Cumming RG, *et al.* Use of inhaled corticosteroids and the risk of cataracts. *N Engl J Med* 1997; **337:** 8–14.
9. Garbe E, *et al.* Association of inhaled corticosteroid use with cataract extraction in elderly patients. *JAMA* 1998; **280:** 539–43. Correction. *ibid.*; 1830.
10. Smeeth L, *et al.* A population based case-control study of cataract and inhaled corticosteroids. *Br J Ophthalmol* 2003; **87:** 1247–51.
11. Derby L, Maier WC. Risk of cataract among users of intranasal corticosteroids. *J Allergy Clin Immunol* 2000; **105:** 912–16.
12. Cumming RG, Mitchell P. Inhaled corticosteroids and cataract: prevalence, prevention and management. *Drug Safety* 1999; **20:** 77–84.
13. Polak BCP, *et al.* Diffuse retinal pigment epitheliopathy complicating systemic corticosteroid treatment. *Br J Ophthalmol* 1995; **79:** 922–5.

对胃肠道的影响 长久以来一直认为皮质激素治疗可能会引起消化性溃疡。许多年前的一项数据研究发现，没有接受皮质激素的对照组患者有 1% 发生溃疡，而接受皮质激素患者的发病率是 2%，提示没有必要对所有的患者都预防性地给予抗溃疡药物[1]。很少有证据支持单独应用皮质激素会增加消化性溃疡的发病风险，然而与 NSAIDs 药物合用时，溃疡的发病风险会增加[2]。随后的队列研究发现[3]，近期应用皮质激素会中度升高胃肠道出血的风险，而与 NSAIDs 合用时发病风险也升高。提示应谨慎用药，尽可能避免这些药物合用[4]。

因此，有人质疑皮质激素治疗时联合预防性应用抗溃疡药物的价值[1,5]。如果确实出现了溃疡，同时仍需要继续治疗，则可在继续皮质激素治疗的同时采取一些形式的溃疡治疗[1]。

有一些报道称皮质激素与消化道穿孔有关[6～9]。皮质激素的抗炎特性可能会掩盖穿孔的体征，并延误对潜在危及生命的结果的诊断。

1. Spiro HM. Is the steroid ulcer a myth? *N Engl J Med* 1983; **309:** 45–7.
2. Piper JM, *et al.* Corticosteroid use and peptic ulcer disease: role of nonsteroidal anti-inflammatory drugs. *Ann Intern Med* 1991; **114:** 735–40.
3. Nielsen GL, *et al.* Risk of hospitalization resulting from upper gastrointestinal bleeding among patients taking corticosteroids: a register-based cohort study. *Am J Med* 2001; **111:** 541–5.
4. Guslandi M, Tittobello A. Steroid ulcers: a myth revisited. *BMJ* 1992; **304:** 655–6.
5. Marcus P, McCauley DL. Steroid therapy and H_2-receptor antagonists: pharmacoeconomic implications. *Clin Pharmacol Ther* 1997; **61:** 503–8.
6. Arsura EL. Corticosteroid-associated perforation of colonic diverticula. *Arch Intern Med* 1990; **150:** 1337–8.
7. Ng PC, *et al.* Gastroduodenal perforation in preterm babies treated with dexamethasone for bronchopulmonary dysplasia. *Arch Dis Child* 1991; **66:** 1164–6.

8. O'Neil EA, *et al.* Dexamethasone treatment during ventilator dependency: possible life threatening gastrointestinal complications. *Arch Dis Child* 1992; **67:** 10–11.
9. Epstein A, *et al.* Perforation of colon diverticula during corticosteroid therapy for pemphigus vulgaris. *Ann Pharmacother* 1993; **27:** 979–80.

对生长的影响 皮质激素全身给药会损害儿童的正常生长[1～3]，而隔日给药只能降低但不能消除药物对生长的影响。有一些研究关注吸入性皮质激素对生长的可能影响[1,4]。一些研究发现，如果采用中等剂量，即使治疗时间延长，吸入性皮质激素对生长也没有影响[1,5,6]。其他研究发现，吸入性皮质激素，特别是大剂量激素，确实对生长参数有一些影响[5,7～10]，但是还不清楚这是否对儿童的最终身高有远期的影响，同时需要这么大剂量治疗的儿童更可能采用口服皮质激素替代，进而伴发相关药物影响。一些对轻度到中度哮喘儿童的研究提示[11,12]，治疗的第 1 年可能出现生长速度轻度减缓，但随后便恢复正常，且对成年后的身高并未产生不利的影响。尽管如此，鉴于越来越多的研究显示吸入性或鼻内皮质激素对生长有一定的影响，FDA 要求在美国国内的产品上注明，警告患者这类产品可能会减缓生长速度。早晨吸入单剂布地奈德对生长的影响小于每日 2 次给药，参见**用法**（第1451页）。

1. Allen DB, *et al.* A meta-analysis of the effect of oral and inhaled corticosteroids on growth. *J Allergy Clin Immunol* 1994; **93:** 967–76.
2. Lai H-C, *et al.* Risk of persistent growth impairment after alternate-day prednisone treatment in children with cystic fibrosis. *N Engl J Med* 2000; **342:** 851–9.
3. Mushtaq T, Ahmed SF. The impact of corticosteroids on growth and bone health. *Arch Dis Child* 2002; **87:** 93–6.
4. Hanania NA, *et al.* Adverse effects of inhaled corticosteroids. *Am J Med* 1995; **98:** 196–208.
5. Wolthers OD, Pedersen S. Controlled study of linear growth in asthmatic children during treatment with inhaled glucocorticosteroids. *Pediatrics* 1992; **89:** 839–42.
6. Volovitz B, *et al.* Growth and pituitary-adrenal function in children with severe asthma treated with inhaled budesonide. *N Engl J Med* 1993; **329:** 1703–8.
7. Wolthers OD, Pedersen S. Short term growth during treatment with inhaled fluticasone propionate and beclomethasone dipropionate. *Arch Dis Child* 1993; **68:** 673–6.
8. Todd G, *et al.* Growth and adrenal suppression in asthmatic children treated with high-dose fluticasone propionate. *Lancet* 1996; **348:** 27–9.
9. McCowan C, *et al.* Effect of asthma and its treatment on growth: four year follow up of cohort of children from general practices in Tayside, Scotland. *BMJ* 1998; **316:** 668–72.
10. Sharek PJ, Bergman DA. The effect of inhaled steroids on the linear growth of children with asthma: a meta-analysis. Abstract: *Pediatrics* 2000; **106:** 129. Full version: http://pediatrics.aappublications.org/cgi/content/full/106/1/e8 (accessed 27/04/04)
11. The Childhood Asthma Management Program Research Group. Long-term effects of budesonide or nedocromil in children with asthma. *N Engl J Med* 2000; **343:** 1054–63.
12. Agertoft L, Pedersen S. Effect of long-term treatment with inhaled budesonide on adult height in children with asthma. *N Engl J Med* 2000; **343:** 1064–9.

对免疫反应的影响 由于免疫抑制作用，应用超过生理替代治疗剂量的皮质激素会增加感染易感性、加重现有感染和诱发潜伏性感染。另外一个问题是，皮质激素的抗炎作用会掩盖症状直至感染发展为晚期；身体的反应被改变后会允许各种少见的感染播散，且常常表现为罕见的形式，如播散性寄生虫感染。大剂量用药、与其他免疫抑制药（如细胞毒类药物）合用或身体虚弱的患者发病的风险更大。接受大剂量皮质激素的儿童还有发生儿童期疾病的特殊风险，如水痘，但是因为可以诱发感染，这些儿童禁止接种活疫苗（可以给予灭活疫苗或类毒素但可能会降低反应）。

局部或局限性使用皮质激素也会增加感染的易感性并掩盖症状。因此，皮肤局部用药可导致少见的皮肤改变，如非典型癣菌感染。真菌感染（特别是念珠菌病）往往局限在口腔和咽部，与吸入皮质激素有关。眼应用皮质激素治疗疱疹病毒感染，造成严重眼损伤。对有疱疹感染的口腔用药可导致感染全身扩散。

相反地，皮质激素对一些感染症状与病程的作用也可以是救命的（参见**用途和用法**中的**感染**项下）。开始长期皮质激素治疗之前，应进行全身检查以降低感染的风险，包括严格检查活动或潜伏的感染，如果允许，开始治疗前应预防或清除感染，或在皮质激素治疗期间采用化学药物预防。

对脂类代谢的影响 糖皮质激素对脂类代谢有潜在的影响，可促进生长激素的效应，同时也是脂肪分解的内源性兴奋剂。结果，它们同时增加了血液中高密度和低密度脂蛋白胆固醇的浓度。

长期应用糖皮质激素对人体的脂肪分布有很大的影响，产生特征性的库欣样外观，即满月脸、颈后和锁骨上区域脂肪堆积。

对精神状态的影响 皮质激素引发的精神障碍包括抑郁、躁狂、欣快和谵妄[1,2]。还报道了儿童和青少年吸入[3,4]、口服和静脉注射皮质激素出现精神病症状、失眠和多动行为[3]。不良反应的风险与剂量相关，但也有报道称某些病例仅与非常低的剂量相关。可逆性记忆损伤与静脉输注甲泼尼龙有关[5～7]。

1. Patten SB, Neutel CI. Corticosteroid-induced adverse psychiatric effects: incidence, diagnosis and management. *Drug Safety* 2000; **22:** 111–22.
2. Warrington TP, Bostwick JM. Psychiatric adverse effects of corticosteroids. *Mayo Clin Proc* 2006; **81:** 1361–7.
3. Stuart FA, *et al.* Adverse psychological effects of corticosteroids in children and adolescents. *Arch Dis Child* 2005; **90:** 500–506.
4. de Vries TW, *et al.* Reported adverse drug reactions during the use of inhaled steroids in children with asthma in the Netherlands. *Eur J Clin Pharmacol* 2006; **62:** 343–6.
5. Oliveri RL, *et al.* Pulsed methylprednisolone induces a reversible impairment of memory in patients with relapsing-remitting multiple sclerosis. *Acta Neurol Scand* 1998; **97:** 366–9.
6. Brunner R, *et al.* Effect of corticosteroids on short-term and long-term memory. *Neurology* 2005; **64:** 335–7.
7. Uttner I, *et al.* Reversible impaired memory induced by pulsed methylprednisolone in patients with MS. *Neurology* 2005; **64:** 1971–3.

对新生儿的影响 有报道称接受皮质激素的早产新生儿会发生多种不良反应，参见**地塞米松**项下，第1456页。

对神经系统的影响 感觉异常通常局限在会阴区，与使用静脉输注地塞米松磷酸钠[1～4]和氢化可的松磷酸钠[5]有关，但使用氢化可的松琥珀酸钠时不会发生[5]。有关该感觉异常的描述包括瘙痒、烧灼、麻刺感和重度疼痛。症状可在注射后几秒内发作，注射停止后几分钟内消失。可能是皮质激素磷酸酯本身引起了这些反应，药物水解后症状消失。提示可通过给予药物的稀释溶液并持续至少 5～15min 的方法来消除或避免这一反应[2～4]。

全身应用皮质激素的一种罕见并发症是硬膜外脂肪过多症[6]（脂肪在脊髓周围沉积）。该病同时与每日大剂量用药（泼尼松超过每日 30mg）或数年持续低剂量给药有关。通常症状逐渐发生，从开始皮质激素治疗后 6 个月至 20 年不等。压迫脊髓导致背痛并向下肢放射，也可出现严重的神经系统并发症。皮质激素撤药或减量后，脂肪过多症可以减轻，但出现脊髓病变或急进性神经系统损害的患者可能需要急诊手术。

1. Czerwinski AW, *et al.* Effects of a single, large, intravenous injection of dexamethasone. *Clin Pharmacol Ther* 1972; **13:** 638–42.
2. Allan SG, Leonard RCF. Dexamethasone antiemesis and side-effects. *Lancet* 1986; **i:** 1035.
3. Neff SPW, *et al.* Excruciating perineal pain after intravenous dexamethasone. *Anaesth Intensive Care* 2002; **30:** 370–1.
4. Perron G, *et al.* Perineal pruritus after iv dexamethasone administration. *Can J Anesth* 2003; **50:** 749–50.
5. Novak E, *et al.* Anorectal pruritus after intravenous hydrocortisone sodium succinate and sodium phosphate. *Clin Pharmacol Ther* 1976; **20:** 109–12.
6. Hierholzer J, *et al.* Epidural lipomatosis: case report and literature review. *Neuroradiology* 1996; **38:** 343–8.

对胰腺的影响 急性胰腺炎与应用皮质激素有关[1～3]，尽管支持这种相关性的证据受到许多方面的挑战，包括临床的和实验性的[2]。

1. Nakashima Y, Howard JM. Drug-induced acute pancreatitis. *Surg Gynecol Obstet* 1977; **145:** 105–9.
2. Banerjee AK, *et al.* Drug-induced acute pancreatitis: a critical review. *Med Toxicol Adverse Drug Exp* 1989; **4:** 186–98.
3. Felig DM, Topazian M. Corticosteroid-induced pancreatitis. *Ann Intern Med* 1996; **124:** 1016.

对皮肤和毛发的影响 外用皮质激素与许多皮肤局限性不良反应有关，主要因为药物对角化细胞和成纤维细胞的抗增殖作用（导致皮肤变薄和萎缩）引起，同时可能与干扰皮肤菌群有关（导致超感染或机会性感染）[1]。当局部封闭使用皮质激素时，更可能出现皮肤变薄（特别是使用卤代皮质激素时，这种药物对表皮中酶的灭活作用更加抵抗）。紫纹（striae）是最容易发现的皮肤萎缩症状，往往发生于摩擦区域如腋窝和腹股沟，因为这些地方的皮肤薄、潮湿且相对封闭。与其他轻度萎缩症状不同的是，紫纹是不可逆的。其他局部不良反应还有毛细血管扩张和紫癜[1]。用药部位可出现痤疮样脓疱。

局部应用皮质激素，好处与可能出现的局部或全身不良反应之间的平衡取决于药物的化学结构（即它的亲油性和抗酶降解的能力）、载体的成分、给药方式和治疗部位的皮肤特性[1]。

有报道称吸入皮质激素的患者也可出现皮肤变薄、瘀斑和紫癜[2～4]。有少数病例报道，患者接受吸入或鼻内用药后，面部和身体出现了湿疹性和红斑的损伤[5]。

全身应用皮质激素引起的皮肤不良反应同样也包括紫纹、皮肤变薄和痤疮样脓疱。然而与直觉有些相反，一项病例对照研究提示，接受皮质激素的患者发生 Stevens-Johnson 综合征或中毒性表皮坏死松解症的危险增加，特别是在开始治疗的短时期内[6]。

多毛症可出现于接受吸入皮质激素治疗的患者，包括儿童[7]。皮质激素剂量过大以及经过其他途径如经鼻吸入和皮肤外用皮质激素会增加该风险。停用皮质激素后症状通常会缓解，但个别病例多毛持续存在。

1. Mori M, *et al.* Topical corticosteroids and unwanted local effects: improving the benefit/risk ratio. *Drug Safety* 1994; **10:** 406–12.
2. Shuttleworth D, *et al.* Inhaled corticosteroids and skin thinning. *Br J Dermatol* 1990; **122:** 268.
3. Capewell S, *et al.* Purpura and dermal thinning associated with high dose inhaled corticosteroids. *BMJ* 1990; **300:** 1548–51.
4. Tashkin DP, *et al.* Skin manifestations of inhaled corticosteroids in COPD patients: results from Lung Health Study II. *Chest* 2004; **126:** 1123–33.
5. Isaksson M. Skin reactions to inhaled corticosteroids: incidence, avoidance and management. *Drug Safety* 2001; **24:** 369–73.
6. Roujeau J-C, *et al.* Medication use and the risk of Stevens-Johnson syndrome or toxic epidermal necrolysis. *N Engl J Med* 1995; **333:** 1600–7.
7. de Vries TW, *et al.* Hypertrichosis as a side effect of inhaled steroids in children. *Pediatr Pulmonol* 2007; **42:** 370–3.

对嗓音的影响 吸入皮质激素会引起发声困难[1]。尽管口咽念珠菌病和发声困难可同时发生，许多发声困难的患者并没有念珠菌感染，故这两种情况看起来并不是直接相关的。引起发声困难的原因尚不完全明了，但是临床研究发现了一些异常，包括双侧内收肌肌病引起的声带弓形变、黏膜改变和声门上功能亢进等。

1. Lavy JA, *et al.* Dysphonia associated with inhaled steroids. *J Voice* 2000; **14:** 581–8.

超敏反应和过敏反应 偶有报道应用皮质激素引起超敏反应，有时是过敏反应[1,2]。尽管最主要的方法是局部用药，但各种给药方法都能引起反应。已经发现，超敏反应的发病率正在增加[3]，认为慢性湿疹中出现的反应缺失可能是因为皮质激素的治疗反应所致[3]。氟化皮质激素诱发接触性超敏反应的可能性小于非氟化皮质激素[4]。

1. Kamm GL, Hagmeyer KO. Allergic-type reactions to corticosteroids. *Ann Pharmacother* 1999; **33:** 451–60.
2. Torres MJ, Canto G. Hypersensitivity reactions to corticosteroids. *Curr Opin Allergy Clin Immunol* 2010; **10:** 273–9.
3. Dooms-Goossens A. Sensitivity to corticosteroids: consequences for anti-inflammatory therapy. *Drug Safety* 1995; **13:** 123–9.
4. Thomson KF, *et al.* The prevalence of corticosteroid allergy in two U.K. centres: prescribing implications. *Br J Dermatol* 1999; **141:** 863–6.

肿瘤溶解综合征 有报道皮质激素能诱发肿瘤溶解综合征[1～4]。

1. Sparano J, *et al.* Increasing recognition of corticosteroid-induced tumour lysis syndrome in non-Hodgkin's lymphoma. *Cancer* 1990; **65:** 1072–3.
2. Smith RE, Stoiber TR. Acute tumor lysis syndrome in prolymphocytic leukemia. *Am J Med* 1990; **88:** 547–8.
3. Haller C, Dhadly M. The tumor lysis syndrome. *Ann Intern Med* 1991; **114:** 808–9.
4. Tsao Y-T, *et al.* Steroids for acute spinal cord injury: revealing silent pathology. *Lancet* 2009; **374:** 500.

皮质激素的撤药

药理学剂量的皮质激素会抑制垂体前叶内源性分泌促肾上腺皮质激素，导致肾上腺皮质萎缩。突然撤药或减量，或因为感染、意外或手术创伤等应激因素而增加皮质激素的用量，都可能引起急性肾上腺皮质功能减退；突然撤掉皮质激素还可能引起患者死亡。如果为有效降低全身皮质激素的浓度而过快地从口服皮质激素转换成吸入性皮质激素，也可引起肾上腺皮质功能减退。紧急治疗皮质激素突然撤药引起的急性肾上腺皮质功能减退，请参见**肾上腺皮质功能减退症**（第1432页）。

某些情况下，撤药症状可以包括或类似于患者正在治疗的疾病的临床复发。撤药或变更皮质激素治疗方案出现的其他反应包括发热、肌痛、关节痛、体重减轻、良性颅内高压伴头痛和呕吐以及脑水肿引起的视盘水肿。也可导致潜在的鼻炎或湿疹发作。

治疗的周期和剂量是决定皮质激素停药时垂体-肾上腺反应被抑制程度的重要因素，同时个体对抑制的易感性也是重要因素。

短期中等剂量用药后，可以直接撤掉皮质激素，不需要逐渐减量（见下文）。然而，大剂量或长期治疗后，药物应逐渐减量，减量速度因患者的个人反应、药物剂量、治疗的疾病和治疗的周期而定。初始减量的建议是，以泼尼松龙计算，从每月减 1mg 至每 2～7 天减 2.5～5mg。假如疾病不大可能复发，可迅速地降低全身皮质激素的用量至生理剂量；接下来应该放慢减量速度，以便让垂体-肾上腺功能得以恢复。由于过快撤药引起的症状，应通过恢复较大剂量给药来对抗，然后持续缓慢减量。给予促肾上腺皮质激素对重建肾上腺的反应性没有帮助。

皮质激素治疗采用这种方法逐渐撤药，可使肾上腺功能恢复至每日所需的水平，但是有时候需要数年的时间才能使肾上腺功能恢复到足以面对如感染、手术或创伤等应激的水平。这种情况下，应采用补充性皮质激素治疗的方法来保护近期皮质激素撤药的患者，请参见下文的**注意事项**。

英国 CSM 推荐，中等剂量皮质激素治疗（泼尼松龙每日不超过 40mg，或相等剂量）不超过 3 周的患者，在认定原发病不大可能复发的情况下，可以直接停药无需逐渐减量，也可在治疗完成 1 周内为预防应激而预防性给药[1]。然而，应当牢记不同的个体对皮质激素的反应和撤药的耐受性各不相同。如果给予了较大剂量的药物（即使给药周期较短），或患者有其他肾上腺皮质功能减退的危险因素（包括重复全身应用皮质激素的患者、长期皮质激素治疗结束后不到 1 年的患者、或者规律晚间服药且药物对其抑制作用较大的患者），都应考虑逐渐减量。接受超过 3 周全身皮质激素治疗的患者，立即撤药是不允许的[1]。

主要根据原发病复发的可能性来决定药物如何减量。如果不大可能复发，可迅速地降低全身皮质激素的用量至生理剂量（通常认为是泼尼松龙每日 7.5mg 或相当剂量）。接下来应该放慢减量速度，让下丘脑-垂体-肾上腺轴得以恢复[1]。即使初始减量非常谨慎，疾病是否会复发也只是一种可能性。长期治疗后需要好几个月的时间撤药（如泼尼松龙每 3～4 周减量 1mg/d）。

在对有关应用皮质激素从而抑制下丘脑-垂体-肾上腺皮质功能研究的综述中，这些研究中进一步描述了皮质激素的撤药方法[2～4]。例如，经过数周或数月治疗的患者，泼尼松龙减量可以是每次减 2.5～5mg、每2～3 天减 1 次，对于长期治疗的患者，减量应更缓慢，每 1～3 周减 2.5mg 或更低。当剂量减到 10mg/d 时，可通过使用 1mg 片剂来减量。另一种方法是，将每日给药逐渐转变成隔日给药，同时逐渐降低隔日皮质激素的用量。一旦完成了隔日给药，可以继续降低给药剂量，直到达到如隔日给药每次 1mg、给药 1 周。

1. CSM/MCA. Withdrawal of systemic corticosteroids. *Current Problems* 1998; **24:** 5–7.
2. Anonymous. Corticosteroids and hypothalamic-pituitary-adrenocortical function. *BMJ* 1980; **280:** 813–14.
3. Helfer EL, Rose LI. Corticosteroids and adrenal suppression: characterising and avoiding the problem. *Drugs* 1989; **38:** 838–45.
4. Page RC. How to wean a patient off corticosteroids. *Prescribers' J* 1997; **37:** 11–16.

皮质激素的注意事项

全身使用皮质激素应十分谨慎，特别是患者有心衰、近期心肌梗死或高血压、糖尿病、癫痫（婴儿癫痫发作中的应用请参见下文）、青光眼、甲状腺功能减退症、肝衰竭、骨质疏松、消化性溃疡、精神病或严重的情感障碍、肾损伤等的时候。儿童发生某些不良反应的风险更大；另外，皮质激素可以造成生长迟缓，并且长期用药也是不合理的。老年人发生不良反应的风险也会增大。

皮质激素的禁忌证包括恰当的抗微生物治疗难以控制的急性感染。类似地，已经接受皮质激素的患者更容易被感染。除此之外，症状还可能被掩盖而发展成晚期感染。禁止向活动性或可疑静止期结核的患者给予皮质激素，只在极少情况下，可作为辅助药物与抗结核药物合用。应严密观察静止期结核患者，如果延长皮质激素的治疗时间，应同时给予化学药物预防。

接受治疗剂量全身性皮质激素的非免疫患者，发生水痘和可能的重度带状疱疹的风险增加，患者应避免与这些感染密切接触。对那些已经接触水痘的非免疫患者，建议行被动免疫。这些注意事项对麻疹也一样。活疫苗不可用于接受全身大剂量皮质激素治疗的患者，停药后 3 个月内也不能使用；可以给予灭活疫苗或类毒素，但反应可能会降低。

皮质激素长期治疗过程中，需要规律检查患者。应减少钠的摄入，并补充钙和钾。监测液体出入量、记录每日体重可以早期提示水潴留。背痛可提示骨质疏松。儿童特别需注意有发生颅内压升高的危险。患者应携带有关本人皮质激素治疗详细信息的卡片（最好同时还戴手镯）；患者本人及亲属应非常熟悉治疗的意义与用药的注意事项。

替代肾上腺对应激无反应的方法（参见上文的**撤药**）包括在出现轻度间发性疾病或创伤（如手术）时加大药物剂量（呕吐时肌注给药）。有关给药剂量的细节，请参见下文的**用途和用法**。

经静脉快速注射大剂量皮质激素有时可以引起心血管性虚脱，因此应缓慢给药或静脉输注。

研究认为许多药物都可以干扰体液中皮质激素的某些检验步骤，同时皮质激素本身可以干扰或改变一些内源性物质或药物检验的结果。

局部使用皮质激素时，自始至终应考虑全身吸收的危险。不应该人体大面积使用封闭敷料给药。最好避免长期局部用药，特别是儿童。另外，皮质激素不能用于治疗溃疡状态或酒渣鼻，也不能不加区别地用以治疗瘙痒。偶尔可作为皮肤感染抗菌治疗时的辅助用药，但有发生过敏反应的危险。

长期使用吸入或鼻内皮质激素治疗的儿童应监测身高。大剂量吸入性皮质激素最好用大容量的间隔给药装置给药，从而减少口咽部药物沉积进而减少念珠菌病的发病率；吸入后用水漱口也是有帮助的。另外，间隔给药装置可以降低药物的全身吸收（参见下文的**用途和用法**中的**吸入治疗**项下）。吸入皮质激素可以引起矛盾性的（paradoxical）支气管痉挛，并可因此中断治疗，症状较轻时可吸入 β_2 肾上腺受体拮抗药，或将剂型从气雾剂改为干粉剂。

局部使用皮质激素治疗眼疾病的警告参见下文。

避孕 一些散发病例发现，有使用宫内节育器并接受皮质激素治疗的妇女出现了避孕失败[1～3]。

1. Zerner J, *et al.* Failure of an intrauterine device concurrent with administration of corticosteroids. *Fertil Steril* 1976; **27:** 1467–8.
2. Inkeles DM, Hansen RI. Unexpected pregnancy in a woman using an intrauterine device and receiving steroid therapy. *Ann Ophthalmol* 1982; **14:** 975.
3. Buhler M, Papiernik E. Successive pregnancies in women fitted with intrauterine devices who take anti-inflammatory drugs. *Lancet* 1983; **i:** 483.

眼疾病 外用皮质激素改变了眼前半段炎症反应的处理，应当注意，正确用药可以矫正视力，而不恰当的用药则有致盲的危险[1]。危险包括树突状单纯疱疹上皮损伤转化成广泛角膜瘢痕和失明，受到潜在细菌和真菌感染。其他危险包括引起开角型青光眼和白内障。眼科医师采用外用皮质激素治疗单纯疱疹性角膜炎，但需要与适当的抗病毒药物合用，也要求医生有一定的用药经验。未诊断的红眼禁止如此用药，同时许多会诊的眼外科医师认为，在没有眼科意见的情况下全科医生不应开始治疗。

下面的参考文献列出了不恰当地使用皮质激素治疗眼疾病的详细研究和讨论[2～10]。

1. St Clair Roberts D. Steroids, the eye, and general practitioners. *BMJ* 1986; **292:** 1414–15.
2. Lavin MJ, Rose GE. Use of steroid eye drops in general practice. *BMJ* 1986; **292:** 1448–50.
3. Claoué CMP, Stevenson KE. Incidence of inappropriate treatment of herpes simplex keratitis with topical steroids. *BMJ* 1986; **292:** 1450–1.
4. Livingstone A. Steroids, the eye, and general practitioners. *BMJ* 1986; **292:** 1737.
5. Lawrence M. Steroids, the eye, and general practitioners. *BMJ* 1986; **292:** 1737–8.
6. Trevor-Roper P. Steroids, the eye, and general practitioners. *BMJ* 1986; **292:** 1738.
7. Jay B. Steroids, the eye, and general practitioners. *BMJ* 1986; **293:** 205.
8. Rose GE, Lavin MJ. Steroids, the eye, and general practitioners. *BMJ* 1986; **293:** 205.
9. O'Day DM. Corticosteroids: an unresolved debate. *Ophthalmology* 1991; **98:** 845–6.
10. Stern GA, Buttross M. Use of corticosteroids in combination with antimicrobial drugs in the treatment of infectious corneal disease. *Ophthalmology* 1991; **98:** 847–53.

鼻内给药 经鼻吸入皮质激素的局部不良反应包括刺激症状、鼻衄和嗅觉异常（见上文）。还出现过溃疡、鼻中隔穿孔和超敏反应[1]。

有病例报道称，库欣综合征与不适当地延长儿童皮质激素滴鼻剂的给药时间有关[2,3]。不应反复地开这样的处方；当治疗时间超过 6 周，建议对治疗进行恰当的监测。同时参见上文**不良反应**中的**肾上腺抑制**。

1. Salib RJ, Howarth PH. Safety and tolerability profiles of intranasal antihistamines and intranasal corticosteroids in the treatment of allergic rhinitis. *Drug Safety* 2003; **26:** 863–93.
2. Findlay CA, *et al.* Childhood Cushing's syndrome induced by betamethasone nose drops, and repeat prescriptions. *BMJ* 1998; **317:** 739–40.
3. Perry RJ, *et al.* Cushing's syndrome, growth impairment, and occult adrenal suppression associated with intranasal steroids. *Arch Dis Child* 2002; **87:** 45–8.

卟啉病 卟啉病患者使用皮质激素基本上是安全的，尽管卟啉病病因学的证据与之相反。在一篇药物诱发卟啉病的综述[1]中提到有一篇报道提示皮质激素可能对治疗急性发作有用，其他报道也证实了皮质激素的安全性，这与其一直作为这种事件诱发物的观念相悖。有人认为皮质激素是可以挽救生命的，如确有用药指征，应当使用。

1. Moore MR, Disler PB. Drug-induction of the acute porphyrias. *Adverse Drug React Acute Poisoning Rev* 1983; **2:** 149–89.

妊娠 研究显示孕妇使用皮质激素不会对胎儿产生不良反应[1]，无论是心理发育还是生长和总体健康状况[2]。然而，有一篇报道认为[3]，一名孕妇局部外用曲安西龙治疗湿疹造成了胎儿生长迟缓。另一项对 11 名前置胎盘的孕妇的研究发现[4]，肌注倍他米松 12mg，间隔 24h 后再给药一次，此后有 2 例出现动脉导管缩窄，但没有严重的病例。

早期动物实验研究发现，对母体注射大剂量皮质激素后，胎儿发生腭裂的情况增加，同时作为一种工具，皮质激素已经广泛用于唇裂和腭裂机制的研究中。然而，依照临床的用药剂量，风险似乎较小。分析了文献中报道的几百例病例[5]，总结发现，接触了药物的儿童腭裂的发病率略高于随机的样本，不过选择的研究样本很小，这一发病率较高的结论可能是不可靠的。患有哮喘的母亲怀孕期间接受泼尼松龙每日 2.5～30mg，注意到她们的孩子出现畸形的发病率有所上升[6]，但其他结果提示哮喘母亲如果未经治疗则结局可能更差[7]。除此之外，在对接受泼尼松龙每日 2.5～20mg 的哮喘母亲的研究中[8]，胎儿或母亲发生并发症的风险并未升高。随后一项研究考察了 764 名有 CNS 出生异常的儿童和 764 名对照的儿童[9]，比较他们母亲的用药史，没有发现皮质激素有致畸作用。另一项研究[10]比较了怀孕期间接受全身应用皮质激素治疗妊娠性类天疱疮的孕妇和没有用药的孕妇，发现两组产儿的出生体重和分娩小于胎龄儿的频率均没有显著差异。

对怀孕晚期使用皮质激素的担心与其对胎儿的直接不良反应有关。其中包括皮质激素的已知不良反应，如增加感染和肾上腺功能减退的风险。70 例暴露患者中没有发现这些不良反应[8]，只有一些个案报道[11,12]。一项对糖尿病妇女代谢变化的研究发现，沙丁胺醇（用于预防早产）具有诱发母体出现致糖尿病效应的潜在危险，期间如果使用地塞米松（促胎肺成熟）则可加重这一反应，并危及胎儿[13]。

英国 CSM 的一篇综述总结认为[14]，没有有力的证据证明皮质激素会增大先天性畸形的发病率。妊娠期内长期或重复用药的确会增加宫内生长迟缓的风险，但若是短期治疗似乎不会出现这一问题。需要注意不同的皮质激素穿过胎盘的能力大有不同。

1. Schmand B, *et al.* Psychological development of children who were treated antenatally with corticosteroids to prevent respiratory distress syndrome. *Pediatrics* 1990; **86:** 58–64.
2. Doyle LW, *et al.* Antenatal steroid therapy and 5-year outcome of extremely low birth weight infants. *Obstet Gynecol* 1989; **73:** 743–6.
3. Katz VL, *et al.* Severe symmetric intrauterine growth retardation associated with the topical use of triamcinolone. *Am J Obstet Gynecol* 1990; **162:** 396–7.
4. Wasserstrum N, *et al.* Betamethasone and the human fetal ductus arteriosus. *Obstet Gynecol* 1989; **74:** 897–900.
5. Popert AJ. Pregnancy and adrenocortical hormones: some aspects of their interaction in rheumatic diseases. *BMJ* 1962; **1:** 967–72.
6. Warrell DW, Taylor R. Outcome for the foetus of mothers receiving prednisolone during pregnancy. *Lancet* 1968; **i:** 117–18.
7. Scott JK. Foetal risk with maternal prednisolone. *Lancet* 1968; **i:** 208.
8. Schatz M, *et al.* Corticosteroid therapy for the pregnant asthmatic patient. *JAMA* 1975; **233:** 804–7.
9. Winship KA, *et al.* Maternal drug histories and central nervous system anomalies. *Arch Dis Child* 1984; **59:** 1052–60.
10. Holmes RC, Black MM. The fetal prognosis in pemphigoid gestationis (herpes gestationis). *Br J Dermatol* 1984; **110:** 67–72.
11. Grajwer LA, *et al.* Neonatal subclinical adrenal insufficiency: result of maternal steroid therapy. *JAMA* 1977; **238:** 1279–80.
12. Evans TJ, *et al.* Congenital cytomegalovirus infection after maternal renal transplantation. *Lancet* 1975; **i:** 1359–60.
13. Gündoğdu AS, *et al.* Comparison of hormonal and metabolic effects of salbutamol infusion in normal subjects and insulin-requiring diabetics. *Lancet* 1979; **ii:** 1317–21.
14. CSM/MCA. Systemic corticosteroids in pregnancy and lactation. *Current Problems* 1998; **24:** 9.

感染性休克 一些生产商不推荐感染性休克的患者使用皮质激素。有关使用大剂量皮质激素的争议见下文**用途和用法**中的**感染性休克**项下的参考文献。

镰状细胞病 有报道，2 名镰状细胞病患者应用皮质激素治疗期间突发了镰状细胞危象[1]。危象以骨髓缺血性坏死开始，继而出现脂肪栓塞、脑缺氧和昏迷。

有关镰状细胞危象时皮质激素的使用见下文的**用途和用法**中的**镰状细胞病**。

1. Huang JC, *et al.* Sickling crisis, fat embolism, and coma after steroids. *Lancet* 1994; **344:** 951–2.

牙腐蚀 哮喘患者牙腐蚀发生率增加可能与吸入性粉剂（而非气雾剂）的 pH 值有关[1]。二丙酸倍氯米松和氟替卡松粉剂的 pH 为 4.76，而气雾剂的 pH 则远大于 5.5，后一条件下牙本质开始溶解。布地奈德粉剂的酸性较低（pH 6.47）。

1. O'Sullivan EA, Curzon MEJ. Drug treatments for asthma may cause erosive tooth damage. *BMJ* 1998; **317:** 820.

水痘 有报道，有许多接受皮质激素的患者均出现了致命性或几乎致命的水痘[1～3]。大部分病例与全身用药有关，但有报道称，一名婴儿局部使用了一次强效皮质激素乳膏后，发生了重度播散性水痘和葡萄球菌性心包炎[4]。UK CSM 的指南指出，全身应用皮质激素进行非替代性治疗的患者和既往没有得过水痘的患者，无论药物剂量的大小和治疗周期的长短，都有发生重度水痘的危险[2,5]。正在接受皮质激素治疗和用药 3 个月内的未经免疫的患者，如果有接触水痘史，应给予水痘-带状疱疹免疫球蛋白进行被动免疫。最好在接触后 3 天或最晚不超过10天的时间内接受被动免疫[2]。CSM认为，尚无有力证据证明局部应用、吸入或经直肠的皮质激素与重度水痘发病风险的升高有关。

1. Rice P, *et al.* Near fatal chickenpox during prednisolone treatment. *BMJ* 1994; **309:** 1069–70.
2. CSM/MCA. Severe chickenpox associated with systemic corticosteroids. *Current Problems* 1994; **20:** 1–2.
3. Dowell SF, Breese JS. Severe varicella associated with steroid use. *Pediatrics* 1993; **92:** 223–8.
4. Brumund MR, *et al.* Disseminated varicella and staphylococcal pericarditis after topical steroids. *J Pediatr* 1997; **131:** 162–3.
5. Ellender D, *et al.* Severe chickenpox during treatment with corticosteroids. *BMJ* 1995; **310:** 327.

皮质激素的药物相互作用

近期使用巴比妥酸盐、卡马西平、苯妥英、扑米酮或利福平等药物可能会增强代谢并降低全身性皮质激素的作用。相反地，口服避孕药或利托那韦可以升高皮质激素的血药浓度。皮质激素与排钾利尿药（如噻嗪类或呋塞米）合用，可以造成过度失钾。近期合用两性霉素B，或治疗支气管扩张的黄嘌呤或β_2受体激动药的患者，容易出现低钾血症。皮质激素和NSAIDs合用时，消化道出血和溃疡的发生率升高。皮质激素可以降低对抗凝血药的反应，抗糖尿病药物和抗高血压药的用量也需增大。皮质激素可以降低水杨酸盐的血药浓度，还可以降低重症肌无力患者服用胆碱酯酶抑制药的效果。

镇痛药 皮质激素对水杨酸盐的作用，参见**阿司匹林**中的**药物相互作用**（第23页）。

抗菌药 利福平会加快皮质激素的代谢从而降低药物活性[1~8]，其他利福霉素也有相似的作用。有限的证据表明，大环内酯类抗生素醋竹桃霉素[9~11]和红霉素[12]可能会抑制甲泼尼龙的代谢，但不会抑制泼尼松龙[10]。醋竹桃霉素与甲泼尼龙合用时，应适当减量。没有证据显示，这些大环内酯类药物和其他皮质激素之间在临床上有明显的相互作用。

皮质激素降低异烟肼的血药浓度并增强其肾清除率，有关的参考文献见第275页。

1. Edwards OM, *et al.* Changes in cortisol metabolism following rifampicin therapy. *Lancet* 1974; **ii:** 549–51.
2. Maisey DN, *et al.* Rifampicin and cortisone replacement therapy. *Lancet* 1974; **ii:** 896–7.
3. Steenbergen GJ, Pfaltzgraff RE. Treatment of neuritis in borderline leprosy with rifampicin and corticosteroids—a pilot trial. *Lepr Rev* 1975; **46:** 115–18.
4. Buffington GA, *et al.* Interaction of rifampin and glucocorticoids: adverse effect on renal allograft function. *JAMA* 1976; **236:** 1958–60.
5. Hendrickse W, *et al.* Rifampicin-induced non-responsiveness to corticosteroid treatment in nephrotic syndrome. *BMJ* 1979; **1:** 306.
6. van Marle W, *et al.* Concurrent steroid and rifampicin therapy. *BMJ* 1979; **1:** 1020.
7. Jopline WH, Pettit JHS. Interaction between rifampicin, steroids and oral contraceptives. *Lepr Rev* 1979; **50:** 331–2.
8. McAllister WAC, *et al.* Rifampicin reduces effectiveness and bioavailability of prednisolone. *BMJ* 1983; **286:** 923–5.
9. Szefler SJ, *et al.* The effect of troleandomycin on methylprednisolone elimination. *J Allergy Clin Immunol* 1980; **66:** 447–51.
10. Szefler SJ, *et al.* Steroid-specific and anticonvulsant interaction aspects of troleandomycin-steroid therapy. *J Allergy Clin Immunol* 1982; **69:** 455–60.
11. Kamada AK, *et al.* Glucocorticoid reduction with troleandomycin in chronic severe asthmatic children: implication for future trials and clinical application. *J Allergy Clin Immunol* 1992; **89:** 285.
12. LaForce CF, *et al.* Inhibition of methylprednisolone elimination in the presence of erythromycin therapy. *J Allergy Clin Immunol* 1983; **72:** 34–9.

抗凝血药 有关皮质激素对抗凝血药的多种作用，请参见下文的**华法林钠**（第1373页）。

抗癫痫药 有研究注意到在哮喘、关节炎、肾移植或其他服用苯妥英和苯巴比妥的患者体内[1~3]，皮质激素的效用降低，同时有报道称，卡马西平可以显著地增强皮质激素的清除率[3]。对一例规律替代治疗的先天性肾上腺皮质增生症患者应用托吡酯引起了肾上腺功能亢进的症状[4]。认为潜在的机制是抗癫痫药诱导肝微粒体酶，增强对皮质激素的代谢作用。不同的皮质激素会受到不同程度的影响，但同时还受到其他因素的影响，如疾病状态、药物剂量和其他因素（如饮食、性别和服用的其他药物）。为了达到预期的治疗反应，必须加大皮质激素的剂量[1]。

1. Brooks SM, *et al.* Adverse effects of phenobarbital on corticosteroid metabolism in patients with bronchial asthma. *N Engl J Med* 1972; **286:** 1125–8.
2. Nation RL, *et al.* Pharmacokinetic drug interactions with phenytoin (part II). *Clin Pharmacokinet* 1990; **18:** 131–50.
3. Bartoszek M, *et al.* Prednisolone and methylprednisolone kinetics in children receiving anticonvulsant therapy. *Clin Pharmacol Ther* 1987; **42:** 424–32.
4. Jacob K, Trainer PJ. Topiramate can induce hypoadrenalism in patients taking oral corticosteroid replacement. *BMJ* 2009; **338:** 1076.

抗真菌药 酮康唑[1,2]和伊曲康唑[3,4]会升高甲泼尼龙的血药浓度并加强甲泼尼龙的肾上腺抑制作用。建议酮康唑治疗期间，静脉甲泼尼龙的剂量减半[2]。没有证据显示口服泼尼松有类似的效应[4,5]，但有人发现酮康唑会降低静脉泼尼松龙和口服泼尼松的总体清除率[6]。同时伊曲康唑可以降低地塞米松的清除率；一项在8名健康受试者中进行的研究发现[7]，静脉或口服地塞米松的受试者，药物的浓度-时间曲线下面积（AUC）升高了约3.5倍，可的松的晨间血药浓度被抑制了超过至少2天。一项对健康受试者的研究发现[8]，酮康唑和口服布地奈德合用时，后者的AUC至少升高了6倍，但间隔12h分开给药时，布地奈德的AUC只升高了4倍。伊曲康唑可以增加人体对吸入性布地奈德的吸收，这可能会降低布地奈德的代谢[9]。在25名接受这种联合药物治疗的囊性纤维化患者中，有11名发生了肾上腺抑制；有1名患者还出现了库欣综合征[10]。接受伊曲康唑和吸入性丙酸氟替卡松治疗囊性纤维化的患者，可能就是因为类似的相互作用而引起了肾上腺抑制[11]。

1. Glynn AM, *et al.* Effects of ketoconazole on methylprednisolone pharmacokinetics and cortisol secretion. *Clin Pharmacol Ther* 1986; **39:** 654–9.
2. Kandrotas RJ, *et al.* Ketoconazole effects on methylprednisolone disposition and their joint suppression of endogenous cortisol. *Clin Pharmacol Ther* 1987; **42:** 465–70.
3. Varis T, *et al.* Plasma concentrations and effects of oral methylprednisolone are considerably increased by itraconazole. *Clin Pharmacol Ther* 1998; **64:** 363–8.
4. Lebrun-Vignes B, *et al.* Effect of itraconazole on the pharmacokinetics of prednisolone and methylprednisolone and cortisol secretion in healthy subjects. *Br J Clin Pharmacol* 2001; **51:** 443–50.
5. Ludwig EA, *et al.* Steroid-specific effects of ketoconazole on corticosteroid disposition: unaltered prednisolone elimination. *DICP Ann Pharmacother* 1989; **23:** 858–61.
6. Zürcher RM, *et al.* Impact of ketoconazole on the metabolism of prednisolone. *Clin Pharmacol Ther* 1989; **45:** 366–72.
7. Varis T, *et al.* The cytochrome P450 3A4 inhibitor itraconazole markedly increases the plasma concentrations of dexamethasone and enhances its adrenal-suppressant effect. *Clin Pharmacol Ther* 2000; **68:** 487–94.
8. Seidegård J. Reduction of the inhibitory effect of ketoconazole on budesonide pharmacokinetics by separation of their time of administration. *Clin Pharmacol Ther* 2000; **68:** 13–17.
9. Raaska K, *et al.* Plasma concentrations of inhaled budesonide and its effects on plasma cortisol are increased by the cytochrome P4503A4 inhibitor itraconazole. *Clin Pharmacol Ther* 2002; **72:** 362–9.
10. Skov M, *et al.* Iatrogenic adrenal insufficiency as a side-effect of combined treatment of itraconazole and budesonide. *Eur Respir J* 2002; **20:** 127–33.
11. Parmar JS, *et al.* Profound adrenal suppression secondary to treatment with low dose inhaled steroids and itraconazole in allergic bronchopulmonary aspergillosis in cystic fibrosis. *Thorax* 2002; **57:** 749–50.

抗肿瘤药 单剂泼尼松可以抑制环磷酰胺的活性（但长期治疗可以增强其活性），相关文献请参考**环磷酰胺**项下，第671页。

抗病毒药 有关皮质激素对HIV-蛋白酶抑制药代谢的可能影响，参见第850页。

利托那韦可以抑制细胞色素P450同工酶CYP3A4，从而显著地提高氟替卡松的血药浓度，引起全身性皮质激素反应，如库欣综合征和肾上腺抑制[1~3]。有报道称这种药物间的相互作用引起库欣综合征，致骨质疏松，其中一例伴骨折[2]。皮质激素和其他HIV-蛋白酶抑制药也会发生类似的相互作用。

1. GlaxoSmithKline, Canada. Important safety information regarding a drug interaction between fluticasone propionate (Flonase®/Flovent®/Advair®) and ritonavir (Norvir®/Kaletra®), issued 22 January, 2004. Available at: http://www.hc-sc.gc.ca/dhp-mps/alt_formats/hpfb-dgpsa/pdf/medeff/fluticasone_ritonavir_hpc-cps-eng.pdf (accessed 22/08/08)
2. Samaras K, *et al.* Iatrogenic Cushing's syndrome with osteoporosis and secondary adrenal failure in human immunodeficiency virus-infected patients receiving inhaled corticosteroids and ritonavir-boosted protease inhibitors: six cases. *J Clin Endocrinol Metab* 2005; **90:** 4394–8.
3. Johnson SR, *et al.* Cushing syndrome with secondary adrenal insufficiency from concomitant therapy with ritonavir and fluticasone. *J Pediatr* 2006; **148:** 386–8.

钙通道阻滞药 对健康受试者的研究发现，地尔硫䓬可以降低甲泼尼龙的清除率[1,2]。

1. Varis T, *et al.* Diltiazem and mibefradil increase the plasma concentrations and greatly enhance the adrenal-suppressant effect of oral methylprednisolone. *Clin Pharmacol Ther* 2000; **67:** 215–21.
2. Booker BM, *et al.* Pharmacokinetic and pharmacodynamic interactions between diltiazem and methylprednisolone in healthy volunteers. *Clin Pharmacol Ther* 2002; **72:** 370–82.

胃肠药 一项药动学研究发现，阿瑞吡坦会升高地塞米松和甲泼尼龙的血药浓度[1]。阿瑞吡坦的注册药品信息推荐口服地塞米松的常规剂量减半，静脉甲泼尼龙的剂量降低25%，口服甲泼尼龙的剂量减半。这些药物合用于治疗恶心和呕吐时的合理用药，请参考**阿瑞匹坦**的**用法**（第1630页）。

1. McCrea JB, *et al.* Effects of the neurokinin$_1$ receptor antagonist aprepitant on the pharmacokinetics of dexamethasone and methylprednisolone. *Clin Pharmacol Ther* 2003; **74:** 17–24.

组胺 关于全身应用皮质激素对外源性组胺的影响参见第2252页。

免疫抑制药 环孢素和皮质激素之间会相互抑制代谢，引起这两种药物的血药浓度升高[1,2]。一篇综述[3]引用了支持这一结论的研究，但同时也提到一些研究显示环孢素不会显著地降低泼尼松龙的清除率[4]，皮质激素也不改变或降低环孢素的浓度[5,6]。产生这种矛盾的原因可能是因为测量环孢素浓度时采用了不同的方法。

1. Ost L. Effects of cyclosporin on prednisolone metabolism. *Lancet* 1984; **i:** 451.
2. Klintmalm G, Säwe J. High dose methylprednisolone increases plasma cyclosporin levels in renal transplant recipients. *Lancet* 1984; **i:** 731.
3. Yee GC, McGuire TR. Pharmacokinetic drug interactions with cyclosporin (part II). *Clin Pharmacokinet* 1990; **19:** 400–15.
4. Frey FJ, *et al.* Evidence that cyclosporine does not affect the metabolism of prednisolone after renal transplantation. *Transplantation* 1987; **43:** 494–8.
5. Ptachcinski RJ, *et al.* Cyclosporine - high-dose steroid interaction in renal transplant recipients: assessment by HPLC. *Transplant Proc* 1987; **19:** 1728–9.
6. Hricik DE, *et al.* Association of the absence of steroid therapy with increased cyclosporine blood levels in renal transplant recipients. *Transplantation* 1990; **49:** 221–3.

白三烯拮抗药 一名哮喘患者在接受孟鲁司特和泼尼松治疗时，发生了重度周围性水肿，但单独用药时却没有发生这种情况[1]。可能因为孟鲁司特加重了皮质激素引起的水钠潴留。

1. Geller M. Marked peripheral edema associated with montelukast and prednisone. *Ann Intern Med* 2000; **132:** 924.

调血脂药 一名垂体功能减退症患者在口服氢化可的松维持治疗期间服用了考来替泊，之后出现了头痛、共济失调和嗜睡[1]。1h内静脉注射氢化可的松100mg后患者的精神状态恢复正常，随后在没有新事件发生的情况下顺利地撤掉了考来替泊。

1. Nekl KE, Aron DC. Hydrocortisone-colestipol interaction. *Ann Pharmacother* 1993; **27:** 980–1.

神经肌肉阻滞药 皮质激素可以拮抗竞争性神经肌肉阻滞药的作用，有关文献请参考**阿曲库铵**（第1814页）。

性激素类 在接受雌激素或口服避孕药的妇女体内皮质激素的作用增强，有综述讨论了一些这样的报道，认为某些情况下需要降低皮质激素的剂量[1,2]。有证据表明，口服避孕药对布地奈德的影响小于泼尼松龙[3]。

1. Shenfield GM. Drug interactions with oral contraceptive preparations. *Med J Aust* 1986; **144:** 205–10.
2. Back DJ, Orme ML'E. Pharmacokinetic drug interactions with oral contraceptives. *Clin Pharmacokinet* 1990; **18:** 472–84.
3. Seidegård J, *et al.* Effect of an oral contraceptive on the plasma levels of budesonide and prednisolone and the influence on plasma cortisol. *Clin Pharmacol Ther* 2000; **67:** 373–81.

吸烟 有报道显示，吸烟后血浆皮质激素的浓度会明显且持续地升高[1]。然而，一篇有关吸烟与皮质激素药物相互作用的综述[2]总结认为，在包括皮质激素的大部分情况下，药物相互作用引起明显危害的证据非常之少。

1. Kershbaum A, *et al.* Effect of smoking and nicotine on adrenocortical secretion. *JAMA* 1968; **203:** 275–8.
2. D'Arcy PF. Tobacco smoking and drugs: a clinically important interaction? *Drug Intell Clin Pharm* 1984; **18:** 302–7.

拟交感神经药 一项在21名哮喘患者中进行的研究显示，麻黄碱会降低地塞米松的血浆半衰期[1]。β_2受体激动药和大量皮质激素合用可以加重低钾血症[2]。

1. Brooks SM, *et al.* The effects of ephedrine and theophylline on dexamethasone metabolism in bronchial asthma. *J Clin Pharmacol* 1977; **17:** 308–18.
2. CSM. β_2 agonists, xanthines and hypokalaemia. *Current Problems 28* 1990.

沙利度胺 一项有关沙利度胺治疗慢性重度麻风结节性红斑的双盲交叉研究中[1]，联合使用了必要的泼尼松龙以控制症状，发现10名接受沙利度胺的患者中有9名使用泼尼松龙的剂量均有明确降低；有人建议沙利度胺给药时不要同时给泼尼松龙[2]。

有关沙利度胺与地塞米松之间可能的相互作用的参考文献，参见**沙利度胺**的**不良反应**下**对皮肤的影响**（第2342页）。

1. Waters MFR. An internally-controlled double blind trial of thalidomide in severe erythema nodosum leprosum. *Lepr Rev* 1971; **42:** 26–42.
2. WHO, Regional Office for the Western Pacific. Final report on the first regional working group on leprosy, Manila, Philippines, 7–12 December, 1978. *Lepr Rev* 1979; **50:** 326–9.

黄嘌呤类 皮质激素对氨茶碱和茶碱的影响，参见第1106页。

皮质激素的药动学

通常皮质激素能很容易从消化道吸收。局部应用的皮质激素也能被吸收。局部用药后，特别是发生药物封闭敷裹、皮肤破损或药物作为灌肠剂经直肠给入后，人体可能会吸收足量的皮质激素，从而产生全身效应；采用其他途径局部给药（如吸入）也可能引起全身反应。为快速起效，可以静脉注射水溶性皮质激素；为达到更长期的作用，可以肌注脂溶性皮质激素。

皮质激素可以迅速地分布至人体所有组织中。它们可以不同程度地透过胎盘，乳汁中也有少量分布。循环中的皮质激素大部分都与血浆蛋白紧密结合，主要是与球蛋白结合，少量与白蛋白结合。皮质激素结合球蛋白具有高亲和力和低结合容量，而结合白蛋白具有低亲和力和高结合容量。合成皮质激素与蛋白结合的紧密程度不如氢化可的松（可的松）。不过前者的半衰期更长。

皮质激素主要在肝代谢，同时也会在其他组织代谢，并经尿液排出。合成皮质激素的蛋白结合力较低，所以代谢也慢；因此它们的效应强于天然的皮质激素。

1. Begg EJ, *et al.* The pharmacokinetics of corticosteroid agents. *Med J Aust* 1987; **146:** 37–41.
2. McGhee CNJ. Pharmacokinetics of ophthalmic corticosteroids. *Br J Ophthalmol* 1992; **76:** 681–4.
3. Jusko WJ. Pharmacokinetics and receptor-mediated pharmacodynamics of corticosteroids. *Toxicology* 1995; **102:** 189–96.
4. Derendorf H, *et al.* Pharmacokinetics and pharmacodynamics of inhaled corticosteroids. *J Allergy Clin Immunol* 1998; **101** (suppl 2): S440–6.
5. Czock D, *et al.* Pharmacokinetics and pharmacodynamics of systemically administered glucocorticoids. *Clin Pharmacokinet* 2005; **44:** 61–98.

皮质激素的用途和用法

生理剂量的皮质激素用来作为肾上腺功能不全的替代治疗。药理学剂量被用来进行姑息抗炎治疗或免疫抑制治疗。开始治疗前，应考虑皮质激素的利与弊；只要合理，应先采用局部而非全身用药。应在尽可能短的时间内应用最低有效剂量；只有在危及生命的情况下才可应用大剂量激素。

不同的皮质激素因其质和量不同，效果也各不相同，药物之间几乎不可能达到既相互替代又采用同样的治疗剂量且不引起不良反应。因此，可的松和氢化可的松的盐皮质激素（或钠潴留）作用强于其糖皮质激素（或抗炎）作用，泼尼松龙和泼尼松的作用均较弱。而其他药物，如倍他米松和地塞米松，就没有或几乎没有这样的作用。相反地，氟氢可的松的盐皮质激素作用非常之强，以至于其糖皮质激素作用就没有临床显著性了。

粗略地说，主要皮质激素的糖皮质激素（或抗炎）作用的大致**等效剂量**为：

- 倍他米松 750μg；
- 醋酸可的松 25mg；
- 地塞米松 750μg；
- 氢化可的松 20mg；
- 甲泼尼龙 4mg；
- 泼尼松龙 5mg；
- 泼尼松 5mg；
- 曲安西龙 4mg。

但酯化可改变药物效果，给予同等糖皮质激素剂量的复合物，其临床效果却并不相同。

皮质激素的盐皮质激素特性（参见第1425页）很少被用到。但在治疗原发性肾上腺皮质功能减退症时，需要同时进行盐皮质激素和糖皮质激素的替代治疗，一般用氟氢可的松和氢化可的松联合治疗（详情参见第1432页）。同时也利用氟氢可的松的盐皮质激素作用来维持体位性低血压患者的血压（参见第1460页）。

皮质激素的糖皮质激素作用具有抗炎和免疫抑制的功效（参见第1425页），在产生炎症或免疫反应的许多疾病中，利用药物的这种特性来控制疾病的临床症状。因此，优先选择人工合成的类似物，因为它们的盐皮质激素作用更弱而糖皮质激素作用更强。尽管人工合成的皮质激素具有强大的糖皮质激素作用和微乎其微的盐皮质激素活性，进行不恰当的大剂量糖皮质激素治疗也会因此带来伤害。所以，大部分情况下，倾向于选择作用稍弱一点的糖皮质激素，即泼尼松龙和泼尼松，它们的安全范围更大。泼尼松龙和泼尼松之间没有太大差异，UK更推荐使用泼尼松龙，因为它本身就具备代谢活性，而泼尼松没有这种活性，必须在肝内转化成其活性形式。因此，特别是在一些肝病中，泼尼松生物利用度的可靠性更小（参见泼尼松龙的**注意事项**中**肝损伤**，第1471页）。

由于皮质激素的疗效持续时间长于其代谢作用，故皮质激素可以间歇给药，在维持治疗效果的同时重建人体的代谢节律。间歇治疗一般是由短期治疗组成，或是隔日给药1次。然而，这种隔日给药的疗法只适用于作用周期相对较短、盐皮质激素作用较小的皮质激素，并只能应用于特定的疾病状态。每日给予1次皮质激素可以与肾上腺皮质最大或最小分泌相一致，从而达到对肾上腺理想的用药效果（参见下文的**用法**中的**昼夜效应**项下）。

超过生理替代需要量的皮质激素会逐渐引起某种程度的肾上腺抑制，其程度取决于给药的剂量、给药途径、频率、时间和治疗周期。传统上认为，肾上腺每日能够分泌相当于氢化可的松（可的松）10mg或20mg的皮质激素，不过个体可的松血药浓度各不相同，且应激时能升高10倍甚至更高。因此，在应激或创伤期内，例如术中和术后、发生感染时，必须加大患者的皮质激素用量。对于长期接受皮质激素治疗的患者，手术期内一般通过肠道外给予皮质激素；既往采用大剂量标准给药法给药，5天后逐渐减量；现在这种方法受到了置疑，更好的方法是根据手术（参见第1466页）的严重程度而逐渐加药（参见下文**用法**中的**手术**项下）。

尽管在危及生命的情况下经验性地采用皮质激素是可以的，但一般建议在没有做出明确诊断之前不要开始皮质激素治疗，否则药物可能会掩盖症状，使得做出正确的诊断变得非常困难，同时使疾病发展到晚期之前都难以被发现。

全身性治疗的适用范围很广。只要允许，首选口服给药，但如果病情很严重或发生紧急情况，也可以采用胃肠外给药。尽管肌注给药剂型一般为长效制剂，也能提供相应治疗，但静脉给药因药物起效相对较快一般用于急诊重症治疗；采用全身性皮质激素治疗的情况包括：

- 在致命性的过敏反应（如血管性水肿或过敏症）中作为肾上腺素的辅助用药（参见第1162页）；
- 应用于血液病中，如自身免疫性溶血性贫血（第1012页）和特发性血小板减少性紫癜（第1437页）；
- 部分结缔组织和肌肉疾病，如Behcet综合征（第1433页）、风湿性多肌痛（第1442页）、多发性肌炎（第1442页）、系统性红斑狼疮（第1444页）和血管炎综合征（第1446页）；
- 某些炎性眼病，特别是累及眼后房的疾病如眼葡萄膜炎（见第1446页）；
- 炎性肠病，如克罗恩病和溃疡性结肠炎，另外，某些情况下首选经直肠给药（参见第1620页）；
- 伴有严重的炎性反应的感染，已经给予恰当的抗感染药物，并明确应用皮质激素的益处大于可能发生的感染扩散的危险；可以考虑采用皮质激素的情况包括：蠕虫感染、Jarisch-Herxheimer反应和结核性脑膜炎（第1445页）；
- 部分肾病，包括狼疮肾炎（参见**系统性红斑狼疮**项下，第1444页）和多种肾小球疾病（第1436页）；
- 部分肝疾病，包括自身免疫性慢性活动性肝炎（第1434页）；
- 一些神经系统疾病，如婴儿癫痫发作（参见**癫痫**项下，第1435页）和亚急性脱髓鞘性多发性神经病（第1442页），以及脑水肿（第1434页），包括与恶性疾病相关的脑水肿；
- 一些呼吸系统疾病，如哮喘（参见第1432页，尽管预防性治疗时吸入性皮质激素优于口服给药）、间质性肺病（第1438页）、肺结节病（第1443页）和新生儿呼吸窘迫综合征（第1440页）；
- 某些情况下的类风湿关节炎，近期的证据提示可能有助于活动性疾病的早期治疗（第1443页）；
- 严重的皮肤疾病，如天疱疮和类天疱疮（第1509页）。

同时皮质激素还能和抗肿瘤药合用，控制恶性疾病。皮质激素还用于器官移植后降低免疫反应，常与其他免疫抑制药合用（参见第1728页）。

现在认为，皮质激素对吸入综合征、卒中的患者无效。

关节内注射，在没有感染并完全无菌的情况下，可以使用，例如，治疗类风湿关节炎（第12页）、骨关节炎（第11页）和强直性脊柱炎（参见**脊椎关节病**，第13页）。可以采用醋酸氢化可的松或任何一种合成皮质激素的酯盐。应当注意的是，有许多报道已经发现承重关节进行皮质激素关节内注射以后会发生关节损伤。

局部用药常对炎性反应明显的皮肤病有显著地抑制作用，如湿疹（第1506页）、脂溢性皮炎（第1511页）和某些类型的银屑病（第1510页）。然而，皮质激素停药后病情反而可能加重，尤其是在某些类型的牛皮癣中这确是个问题。偶尔，皮质激素可以和合适的抗生素合用，例如和新霉素合用，治疗皮肤感染。有关含有皮质激素和新霉素的外用药物的制剂情况，参见**新霉素**中的**不良反应**项下，第289页。

损伤区注射有时会促进慢性皮肤损伤的消退，如扁平苔藓（第1507页）、脱发（第1505页）和瘢痕疙瘩。

眼局部用药在炎症和创伤性疾病中可以达到显著效果，但是可能造成角膜的疱疹和真菌感染以及其他一些严重的并发症，这些都是眼部局部用药的主要问题。应该在严格的眼科监护下使用含有皮质激素的滴眼液，并同时规律检测眼内压。皮质激素**结膜下注射**治疗炎性眼病时，也应十分谨慎。

含有皮质激素的**滴耳剂**可用于治疗外耳炎（参见第173页）。

吸入治疗广泛用于哮喘（参见第1432页）的预防。

鼻内用药用于过敏性和非过敏性鼻炎的预防治疗（参见第537页）和鼻息肉（参见第1440页）。

直肠给药，栓剂或灌肠剂都可用于皮质激素给药，主要是在炎性肠病（第1620页）的治疗中应用。

用法

昼夜效应 由于肾上腺皮质的昼夜节律，每日激素约70%是在午夜到上午9时之间分泌[1]。为了治疗肾上腺皮质增生，夜间给予1次氢化可的松产生的抑制几乎是白天给予相同剂量药物的2倍。然而，治疗过敏或胶原病时，因为最好要避免抑制肾上腺皮质，氢化可的松要在上午8时给药。治疗后皮质激素减量时，上午8时单剂给药产生的益处最大，且不会抑制促肾上腺皮质激素的分泌。因为同样的原因[2]，采用皮质激素替代治疗时，一天中的给药剂量也不相同（早晨给药2/3，夜间给药1/3）。

1. Demos CH, *et al.* A modified (once a day) corticosteroid dosage regimen. *Clin Pharmacol Ther* 1964; **5:** 721–7.
2. Aronson JK. Chronopharmacology: reflections on time and a new text. *Lancet* 1990; **335:** 1515–16.

硬膜外给药 尽管硬膜外注射皮质激素广泛用于坐骨神经痛和慢性腰背痛的治疗（第8页），但缺乏其有效性的证据或结果不一致。指南并不推荐常规使用[1,2]。有些研究也对硬膜外使用皮质激素进行了回顾[3~6]。

需要注意的是皮质激素意外的鞘内注射会导致严重的神经系统并发症。

1. Armon C, *et al.* Assessment: use of epidural steroid injections to treat radicular lumbosacral pain: report of the Therapeutics and Technology Assessment Subcommittee of the American Academy of Neurology. *Neurology* 2007; **68:** 723–9. Also available at: http://www.neurology.org/cgi/reprint/68/10/723.pdf (accessed 24/03/10)
2. Airaksinen O, *et al.* COST B13 Working Group on Guidelines for Chronic Low Back Pain. Chapter 4. European guidelines for the management of chronic nonspecific low back pain. *Eur Spine J* 2006; **15** (suppl 2): S192–S300. Also available at: http://www.backpaineurope.org/web/files/WG2_Guidelines.pdf (accessed 24/03/10)
3. Abdi S, *et al.* Epidural steroids in the management of chronic spinal pain: a systematic review. *Pain Physician* 2007; **10:** 185–212.
4. Young IA, *et al.* The use of lumbar epidural/transforaminal steroids for managing spinal disease. *J Am Acad Orthop Surg* 2007; **15:** 228–38.
5. Stafford MA, *et al.* Sciatica: a review of history, epidemiology, pathogenesis, and the role of epidural steroid injection in management. *Br J Anaesth* 2007; **99:** 461–73.
6. Valat JP, Rozenberg S. Local corticosteroid injections for low back pain and sciatica. *Joint Bone Spine* 2008; **75:** 403–7.

吸入治疗 吸入皮质激素，特别是在哮喘的维持治疗中，主要是为了让药物直接进入肺，药量小于口服药量，全身性的不良反应也最小。不同的吸入性皮质激素的效应也不同，但有关推荐剂量有效性差异的证据尚不足[1]。在广泛使用的吸入皮质激素中，倍氯米松和布地奈德具有相同的效力，氟尼缩松稍弱，而环索奈德、氟替卡松和莫米松糠酸酯作用更强。制剂类型会影响药物的利用度。用氢氟烷烃替代含氯氟烃作为抛射剂会提高某些产品的利用度，使得必须使用低剂量的药物[2,3]（参见**倍氯米松**项下**重组方**，第1447页）。

很重要的一点是，药物能否有效地运输到支气管树。现在可以采用许多装置，包括加压气雾剂吸入器、自然呼吸气雾剂吸入器和干粉吸入器。对于传送皮质激素，这些装置的效果似乎都差不多[4]。然而，许多患者，特别是儿童，发现如果在吸入器中装入间隔装置后，药物更容易吸入[5]。建议在吸入大剂量药物的时候采用这种装置，以避免药物在口咽沉积并继发全身性吸收。然而，使用的间隔装置和采用的方法不同，吸入药物的剂量可以相差很大。药物应该快速装入间隔装置，每装一次药就吸入一次，吸入动作和从间隔装置吸药的动作间的延迟要最小。一些间隔装置中静电累计和充电时静电累积都降低了药物的运输：可以通过每月清洗一次间隔装置并通过空气干燥来控制这种情况的发生。还可能因为喷雾器的型号不同或喷雾器和间隔装置之间的不同，使进入气道的药物剂量出现明显的差异[6]。

应当牢记不同国家的吸入装置给药剂量有明显差

异，这种情况是人为造成的，是因为药物剂量的测量或给药方式不同引起的。例如在英国，采用定量吸入器给药，其标注的药物剂量是从阀门释放进入喷嘴的剂量。然而在美国，标注的药物剂量是从喷嘴喷出的剂量，因为药物沉积，这可能比从阀门释放出的药物剂量略少一点。

1. Kelly HW. Comparison of inhaled corticosteroids: an update. *Ann Pharmacother* 2009; **43:** 519–27.
2. Newman SP. Deposition and effects of inhaled corticosteroids. *Clin Pharmacokinet* 2003; **42:** 529–44.
3. MHRA/CHM. Inhaled products that contain corticosteroids. *Drug Safety Update* 2008; **1** (12): 6–7. Available at: http://www.mhra.gov.uk/home/idcplg?IdcService=GET_FILE&dDocName=CON020567&RevisionSelectionMethod=LatestReleased (accessed 12/08/08)
4. Brocklebank D, *et al.* Systematic review of clinical effectiveness of pressurised metered dose inhalers versus other hand held inhaler devices for delivering corticosteroids in asthma. *BMJ* 2001; **323:** 896–900.
5. O'Callaghan C, Barry PW. How to choose delivery devices for asthma. *Arch Dis Child* 2000; **82:** 185–7.
6. O'Callaghan C, Barry P. Delivering inhaled corticosteroids to patients. *BMJ* 1999; **318:** 410–11.

关节内给药 已经确立关节内注射和关节周围注射皮质激素是一种治疗多种关节和软组织损伤的方法[1～4]。适宜地注射一剂皮质激素能够缓解类风湿关节炎、幼年特发性关节炎、结晶性关节病（如痛风）和骨关节炎引起的疼痛和炎症，有时治疗带来的益处可维持很长时间。首选醋酸甲泼尼龙、曲安奈德和曲安西龙的长效酯制剂。有时，这些药物还和局部麻醉剂和短效可溶性皮质激素合用，能迅速缓解症状、降低注射后突然复发的风险。

回顾了与这项技术相关的风险[5]，重要的是具备准确的注射技术，同时要求具备彻底的皮肤清洁和无菌技术，以避免感染进入关节；已有关节感染是应用皮质激素注射的禁忌证。如果需要，可以重复进行关节内注射，但是建议单个关节每年注射的次数最好不要超过3～4次。

同样地，关节周围注射也用于多种软组织疾病，如滑囊炎、囊炎（痛肩综合征）、上髁炎、腱鞘炎和腕管综合征。要特别注意避免药物直接注射进肌腱里，这可引起肌腱破裂。关节外损伤更适合采用短效皮质激素，如氢化可的松。

1. Anonymous. Articular and periarticular corticosteroid injections. *Drug Ther Bull* 1995; **33:** 67–70.
2. Caldwell JR. Intra-articular corticosteroids: guide to selection and indications for use. *Drugs* 1996; **52:** 507–14.
3. Pullar T. Routes of drug administration: intra-articular route. *Prescribers' J* 1998; **38:** 123–6.
4. Schumacher HR, Chen LX. Injectable corticosteroids in treatment of arthritis of the knee. *Am J Med* 2005; **118:** 1208–14.
5. Hunter JA, Blyth TH. A risk-benefit assessment of intra-articular corticosteroids in rheumatic disorders. *Drug Safety* 1999; **21:** 353–65.

鼻内给药 在治疗过敏性鼻炎时，鼻内应用皮质激素不仅可使药物直接达到病灶，还可使用药剂量低于口服给药的剂量，降低全身不良反应的风险。通常应用定量泵式喷雾器给药。局部作用和全身作用的程度取决于药物的分子量、亲脂性、鼻腔组织的代谢和给药装置的类型[1]。实际上，很少有证据提示使用推荐剂量的鼻内皮质激素喷雾有明显的全身作用，而它们的局部不良反应类似[2,3]。不恰当地长期使用皮质激素鼻喷剂对全身影响的详细情况参见**注意事项**下的**鼻内给药**项下，第1431页。

1. Lipworth BJ, Jackson CM. Safety of inhaled and intranasal corticosteroids: lessons for the new millennium. *Drug Safety* 2000; **23:**11–33.
2. Waddell AN, *et al.* Intranasal steroid sprays in the treatment of rhinitis: is one better than another? *J Laryngol Otol* 2003; **117:** 843–5.
3. Meltzer EO. Intranasal steroids: managing allergic rhinitis and tailoring treatment to patient preference. *Allergy Asthma Proc* 2005; **26:** 445–51.

手术 根据1994年获得的肾上腺对手术的应激反应的知识，一项有关接受皮质激素患者手术期合理补充糖皮质激素的讨论总结认为，有些建议是过度的[1]。（UK的推荐用药相当于100mg氢化可的松，一般是琥珀酸钠盐的形式，术前经静脉或肌内注射，每8h重复一次，5天后逐渐减量至每日20或30mg。）建议对小手术，术前25mg氢化可的松或等效剂量就足够了；如果是中度的手术应激，建议每日50～75mg氢化可的松或等效剂量，分次给药，给药时间1～2天。对重大手术应激，目标是每日给予100～150mg氢化可的松或等效剂量，分次给药，给药时间2～3天。如果患者术前的糖皮质激素剂量较低，可以降低药量。同时认为，只要不是长期大剂量应用糖皮质激素的患者，术后多日逐渐减量的做法是没有依据的。

有关这一问题的另一篇综述总结认为[2]，对于小手术，术前25mg氢化可的松或患者日常的皮质激素服用量就足够了。然而作者认为对可造成更大应激的手术，最好是避免因间断快速给药而引起的可的松血药浓度升高。建议对于中等手术，静脉注射氢化可的松25mg诱导，随后是100mg输注24h；对重大手术，术后48～72h应继续输注药物。直至液体输完、没有术后并发症且胃肠道功能恢复后，才能重新开始既往的口服皮质激素给药。

之后一篇系统性综述[3]提示关于这项常见临床情况的对照研究并不多。在有限数据的基础上，总结出当进行外科操作时，如果患者正在接受治疗剂量的皮质激素，不需要常规加用额外的应激剂量，只需每天给予常规剂量的皮质激素即可。但需要在围手术期仔细监测，在出现扩容仍难纠正的低血压时应用应激剂量的氢化可的松；开始治疗前建议进行血清皮质醇测定。接受生理替代治疗的原发性下丘脑-垂体-肾上腺轴疾病的患者需要在围手术期将皮质激素加量。

有关近几年推荐的给药方法，请参见**氢化可的松**中的**用途和用法**（第1466页）。

1. Salem M, *et al.* Perioperative glucocorticoid coverage: a reassessment 42 years after emergence of a problem. *Ann Surg* 1994; **219:** 416–25.
2. Nicholson G, *et al.* Peri-operative steroid supplementation. *Anaesthesia* 1998; **53:** 1091–1104.
3. Marik PE, Varon J. Requirement of perioperative stress doses of corticosteroids: a systematic review of the literature. *Arch Surg* 2008; **143:** 1222–6.

局部用药 近期的皮质激素局部应用指南推荐[1,2]，应该使用适宜的强效制剂以控制皮肤疾病。有一些建议采用能控制疾病的效用最弱的药物，而另一些人支持开始就采用较强的制剂治疗，病情控制后，再采用效用较弱的制剂和较低的用药频率继续治疗。最强的局部皮质激素一般能扭转顽固性皮肤病的病情。皮肤痊愈后，应减少治疗。应特别关注接受局部皮质激素治疗的儿童，强效制剂禁用于1岁以下的婴儿，而更大的儿童可能短时间内需要应用强效制剂。建议儿童至少每2周有一个"类固醇假期"，在每日使用局部皮质激素治疗2～3周后，用以恢复变薄的表皮并维持其屏障功能[3]。

需要特别注意特定解剖部位（如面部和曲面）的皮质激素应用：有人提倡面部仅用0.5%或1%氢化可的松。建议于皮肤较薄处局部使用少量的皮质激素，最好是沐浴后轻轻揉进皮肤里，每日使用超过2次或用力揉搓都不会有更大的益处。

在一项测定局部皮质激素用量的研究中[4]，采用不同的局部药物制剂治疗16名患湿疹的成年患者，直到确实地清除了湿疹为止（最多10天）。结果提示，药物制剂的平均用量，不考虑效用或载体，为$6.82g/m^2$。采用这一数值，局部皮质激素累积用量以最接近的5g计，其中每日2次、用1周的全身用药量、仅含手臂和腿以及仅含躯干的用药量分别是：

- 6个月龄，35g、20g和15g；
- 1岁，45g、25g和15g；
- 4岁，60g、35g和20g；
- 8岁，90g、50g和35g；
- 12岁，120g、65g和45g；
- 16岁，155g、85g和55g；
- 成人（70kg男性），170g、90g和60g。

在同样的成人（70kg男性）用药方案中计算得到的人体各个部位的用药量为：

- 面部和颈部，10g；
- 单只手臂，15g；
- 单只腿，30g；
- 手和足，10g。

表1（第1432页）是局部皮质激素的效用指南。这些组之间可能有某种程度的重叠，不过这种分类的变化很小。例如，一些权威认为0.2%氟轻松是属于强效而不是非常强效，0.1%哈西奈德是强效而不是非常强效。

然而，有人认为非氟化双酯（如氢化可的松和醋丙甲泼尼龙）或泼尼卡酯的局部抗炎效果与其潜在的致皮肤萎缩效用并不是密切相关的，因而最好是有一种分类方法将两者都考虑进去[5,6]。

1. Miller JA, Munro DD. Topical corticosteroids: clinical pharmacology and therapeutic use. *Drugs* 1980; **19:** 119–34.
2. Savin JA. Some guidelines to the use of topical corticosteroids. *BMJ* 1985; **290:** 1607–8.
3. Hepburn D, *et al.* Topical steroid holiday. *Pediatrics* 1995; **95:** 455.
4. Maurice PDL, Saihan EM. Topical steroid requirement in inflammatory skin conditions. *Br J Clin Pract* 1985; **39:** 441–2.
5. Mori M, *et al.* Topical corticosteroids and unwanted local effects: improving the benefit/risk ratio. *Drug Safety* 1994; **10:** 406–12.
6. Schäfer-Korting M, *et al.* Topical glucocorticoids with improved risk-benefit ratio: rationale of a new concept. *Drug Safety* 1996; **14:** 375–85.

急性呼吸窘迫综合征

急性呼吸窘迫综合征（ARDS）指因为肺部损伤而造成肺顺应性降低、肺水肿伴毛细血管与肺泡通透性增加，及难治性低氧血症。影像学上可以出现弥漫性肺部浸润，患者表现为呼吸困难或呼吸急促或两者皆有。主要靠临床诊断，目前对该综合征所包含的症状尚有争议[1]；在一系列症状中，最严重的结局是由于肺部炎症和肺部通透性增加引起的，即所谓的急性肺损伤[1～3]。ARDS有时指"成人呼吸窘迫综合征"，但该病不仅限于成年患者[1,2]。

多种肺部或全身性损伤可以引起ARDS，但常常发生于脓毒血症的患者中[4]。因为ARDS与其他多个器官衰竭关系密切[5]，有人认为该病是多器官衰竭综合征在肺部的表现。发病机制与多种炎性介质有关，但有证据显示，白介素引起的中性粒细胞聚集在其中发挥了重大的作用[1]。

治疗 ARDS最重要的是支持治疗。大部分患者需要机械通气，另外循环支持还需要补液、心肌收缩药和血管舒张剂。最佳的治疗包括利尿药和限制液量，从而维持心输出量和供氧[6]。因为ARDS与脓毒血症有关，抗生素治疗也很重要，但有关抗内毒素抗体的研究发现的结果却令人失望[3]。改进支持治疗和机械通气能够降低死亡率[1,7]。还尝试过应用全氟碳进行部分液体通气，但尚无有力证据支持这一措施[8]。

已经使用了许多药物治疗ARDS，通常病例报道的结果是很鼓舞人心的，但目前尚无对照试验[9]或系统综述[10]证明药物能降低死亡率。皮质激素似乎不能降低急性期死亡率[3,5]，在起病14天以上的持续性ARDS状态下，用药会增加死亡率[11]。有报道称吸入依前列醇会带来好的效果[12,13]，但这些结果尚需更大宗对照试验的证实。

有证据显示，酮康唑可能可以预防有发病危险的患者发生ARDS[14,15]，但这并不能有效地治疗ARDS或急性肺损伤[16]。已经证明的使用之后效果不好的药物包括乙酰半胱氨酸[17,18]、前列地尔[19,20]和一氧化氮[21]（然而，该药确可从某种程度上改善氧合）。ARDS患者应用肺表面活性物质的试验显示该药不能改善生存率[22,23]；然而，calfactant（牛肺表面活性物质）却能显著地降低婴儿、儿童和青少年的死亡率[24]。

推荐ARDS患者接受高脂、低糖饮食。有报道，补充二十碳五烯酸和全顺十八碳-6,9,12-三烯酸能改善氧合，但对死亡率没有明确地改善[7,25]。

1. Ware LB, Matthay MA. The acute respiratory distress syndrome. *N Engl J Med* 2000; **342:** 1334–49. Correction. *ibid.*; **343:** 520.
2. Bernard GR, *et al.* The American-European Consensus Conference on ARDS: definitions, mechanisms, relevant outcomes, and clinical trial coordination. *Am J Respir Crit Care Med* 1994; **149:** 818–24.
3. Bigatello LM, Zapol WM. New approaches to acute lung injury. *Br J Anaesth* 1996; **77:** 99–109.
4. Piantadosi CA, Schwartz DA. The acute respiratory distress syndrome. *Ann Intern Med* 2004; **141:** 460–70.
5. Weinberger SE. Recent advances in pulmonary medicine (part 2). *N Engl J Med* 1993; **328:** 1462–70.
6. Elsasser S, *et al.* Adjunctive drug treatment in severe hypoxic respiratory failure. *Drugs* 1999; **58:** 429–46.
7. Hite RD, Morris PE. Acute respiratory distress syndrome: pharmacological treatment options in development. *Drugs* 2001; **61:** 897–907.
8. Davies MW, Fraser JF. Partial liquid ventilation for preventing death and morbidity in adults with acute lung injury and acute respiratory distress syndrome. Available in The Cochrane Database of Systematic Reviews; Issue 4. Chichester: John Wiley; 2004 (accessed 05/05/05).
9. Jain R, DalNogare A. Pharmacological therapy for acute respiratory distress syndrome. *Mayo Clin Proc* 2006; **81:** 205–12.
10. Adhikari N, *et al.* Pharmacologic therapies for adults with acute lung injury and acute respiratory distress syndrome. Available in The Cochrane Database of Systematic Reviews; Issue 4. Chichester: John Wiley; 2004 (accessed 05/05/05).
11. Steinberg KP, *et al.* National Heart, Lung, and Blood Institute Acute Respiratory Distress Syndrome (ARDS) Clinical Trials Network. Efficacy and safety of corticosteroids for persistent acute respiratory distress syndrome. *N Engl J Med* 2006; **354:** 1671–84.
12. Walmrath D, *et al.* Aerosolised prostacyclin in adult respiratory distress syndrome. *Lancet* 1993; **342:** 961–2.
13. Walmrath D, *et al.* Direct comparison of inhaled nitric oxide and aerosolized prostacyclin in acute respiratory distress syndrome. *Am J Respir Crit Care Med* 1996; **153:** 991–6.
14. Yu M, Tomasa G. A double-blind, prospective, randomized trial of ketoconazole, a thromboxane synthetase inhibitor, in the prophylaxis of the adult respiratory distress syndrome. *Crit Care Med* 1993; **21:** 1635–42.
15. Sinuff T, *et al.* Development, implementation, and evaluation of a ketoconazole practice guideline for ARDS prophylaxis. *J Crit Care* 1999; **14:** 1–6.
16. The ARDS Network Authors. Ketoconazole for early treatment of acute lung injury and acute respiratory distress syndrome: a randomized controlled trial. *JAMA* 2000; **283:** 1995–2002.

表1 局部应用皮质激素的效用指南

非常强效	强 效	中度有效	弱 效
丙酸氯倍他索 0.05%	安西奈德 0.1%	双丙酸阿氯米松 0.05%	氟轻松 0.0025%
戊酸二氟可龙 0.3%	倍氯米松 0.025%	戊酸倍他米松 0.025%	氢化可的松 0.5%和1%
氟轻松 0.2%	苯甲酸倍他米松 0.025%	氯倍他松 0.05%	醋酸氢化可的松 1%
哈西奈德 0.1%	二丙酸倍他米松 0.05%	地奈德 0.05%	醋酸甲泼尼龙 0.25%
丙酸乌倍他索 0.05%	戊酸倍他米松 0.1%	去羟米松 0.05%	
	布地奈德 0.025%	氟氢缩松 0.0125%	
	去羟米松 0.25%	特戊酸二氟美松 0.02%	
	双醋二氟拉松 0.05%	氟轻松 0.00625%和 0.01%	
	戊酸二氟米松 0.1%	氟考丁酯 0.75%	
	氟氯奈德 0.025%	氟可龙制剂(己酸氟考龙和特戊酸氟考龙，各 0.1%；以及己酸氟可龙和其他游离乙醇或特戊酸氟可龙，各 0.25%)	
	氟轻松 0.025%	醋丙氢可的松 0.1%	
	氟轻松 0.05%	氢化可的松丁丙酸酯 0.1%	
	醋酸氟甲叉龙 0.1%	泼尼卡酯 0.25%	
	丙酸氟替卡松 0.005%和 0.05%		
	氢化可的松丁酸酯 0.1%		
	醋丙甲泼尼龙 0.1%		
	糠酸莫米松 0.1%		
	曲安奈德 0.1%		

17. Jepsen S, *et al.* Antioxidant treatment with N-acetylcysteine during adult respiratory distress syndrome: a prospective, randomized, placebo-controlled study. *Crit Care Med* 1992; **20:** 918–23.
18. Domenighetti G, *et al.* Treatment with N-acetylcysteine during acute respiratory distress syndrome: a randomized, double-blind, placebo-controlled clinical study. *J Crit Care* 1997; **12:** 177–82.
19. Bone RC, *et al.* Randomized double-blind, multicenter study of prostaglandin E_1 in patients with the adult respiratory distress syndrome. *Chest* 1989; **96:** 114–19.
20. Abraham E, *et al.* Liposomal prostaglandin E_1, in acute respiratory distress syndrome: a placebo-controlled, randomized, double-blind, multicenter clinical trial. *Crit Care Med* 1996; **24:** 10–15.
21. Sokol J, *et al.* Inhaled nitric oxide for acute hypoxemic respiratory failure in children and adults. Available in The Cochrane Database of Systematic Reviews; Issue 1. Chichester: John Wiley; 2003 (accessed 05/05/05).
22. Anzueto A, *et al.* Aerosolized surfactant in adults with sepsis-induced acute respiratory distress syndrome. *N Engl J Med* 1996; **334:** 1417–21.
23. Spragg RG, *et al.* Effect of recombinant surfactant protein C-based surfactant on the acute respiratory distress syndrome. *N Engl J Med* 2004; **351:** 884–92.
24. Willson DF, *et al.* Effect of exogenous surfactant (calfactant) in pediatric acute lung injury: a randomized controlled trial. *JAMA* 2005; **293:** 470–6. Correction. *ibid.*; **294:** 900.
25. Cranshaw J, *et al.* The pulmonary physician in critical care 9: non-ventilatory strategies in ARDS. *Thorax* 2002; **57:** 823–9.

肾上腺增生（先天性）

请参见下文的**先天性肾上腺增生**。

肾上腺皮质功能减退症

肾上腺皮质的主要功能是产生糖皮质激素和盐皮质激素，其中最重要的激素分别是可的松（氢化可的松）和醛固酮。下丘脑-垂体-肾上腺轴调节糖皮质激素的生成，受垂体分泌的 ACTH（促肾上腺皮质激素）的刺激；而肾素-血管紧张素系统主要调节盐皮质激素的生成。

肾上腺皮质功能减退症定义为内源性皮质激素分泌不足。可以是因肾上腺皮质损伤引起的原发性（Addison 病）、因下丘脑或垂体疾病引起的继发性，或因为接受皮质激素治疗从而抑制 ACTH 的释放引起[1,2]。可以借助激素试验（如替可克肽刺激试验）等辅助诊断，但诊断往往比较困难[3]。

肾上腺皮质功能减退症的临床表现一般只有在肾上腺皮质损坏达到 90%时才表现出来。体重下降、食欲缺乏、虚弱和疲劳，还可以合并胃肠道症状，如腹痛、恶心、呕吐和腹泻，及电解质紊乱（低血钠、高血钾）、嗜盐和直立性低血压。急性期病例中，还可发生腹痛和僵直、发热、血容量不足、低血压和休克。原发性减退常出现色素沉着，特别是皮肤皱折处、暴露部位和瘢痕部位，但继发性功能减退时不会发生。继发性减退的患者更容易发生低血糖，因为缺乏生长激素；继发性肾上腺皮质功能减退一般还伴发其他垂体激素分泌障碍。

急性功能不全的治疗采用静脉氢化可的松，一般是以琥珀酸钠、磷酸钠或其他易溶酯类的形式；通常剂量为等效剂量 100mg，24h 内每 6～8h 给药一次。同时通过静脉盐水和葡萄糖纠正容量衰竭、脱水、低血压和低血糖；并恰当地处理诱因，如感染。如果没有发生并发症，治疗 4～5 天后皮质激素可以开始逐渐减量，给予口服药物维持治疗。

慢性功能不全通常**维持或替代治疗**的剂量为氢化可的松 20～30mg 口服，最好是不等量分服，例如服 30mg 时，可早晨服 20mg、夜间服 10mg，从而模拟自然分泌的形式。应用的其他皮质激素包括，醋酸可的松、泼尼松龙、泼尼松和地塞米松，但是它们都不如氢化可的松。原发性功能不全的患者还需要补充盐皮质激素，可采用氟氢可的松，剂量一般是每日 100μg。继发性功能不全的患者一般不需要盐皮质激素替代治疗。有研究证实，原发性或继发性肾上腺皮质功能减退症的患者合并服用普拉睾酮（肾上腺分泌的另一种类固醇化合物）后会得到一些益处。

皮质激素的保护 应激状态下需要加大替代治疗的剂量。轻度感染时，口服氢化可的松的维持剂量加倍就可以了；但发生重大感染或强烈应激（如手术）时，需要胃肠外治疗。一般认为高估治疗比低估治疗更安全。患者因为皮质激素治疗造成继发性功能不全，其保护性治疗的给药方法，参见**氢化可的松**中的**用途和用法**，第1466页。

1. Arlt W, Allolio B. Adrenal insufficiency. *Lancet* 2003; **361:** 1881–93.
2. Chakera AJ, Vaidya B. Addison disease in adults: diagnosis and management. *Am J Med* 2010; **123:** 409–13.
3. Dorin RI, *et al.* Diagnosis of adrenal insufficiency. *Ann Intern Med* 2003; **139:** 194–204.

AIDS

AIDS 合并肺孢子菌性肺炎患者的皮质激素用药，参见第1441页。

脱发

治疗脱发（第1505页）通常很难。脱发部位采用簇状病损内应用皮质激素，最常用的是曲安西龙，可诱导毛发生长，但不适合头皮脱发超过 50%的情况[1]。注射部位会有毛发生长，首先是斑片状，之后随着毛发的自然生长，会很快覆盖未注射部位。可能出现部分头皮的萎缩，这不可避免地。大部分报道认为，局部外用皮质激素是无效的，但有人认为还是有效的；考虑到不良反应和缺乏改善远期预后的证据，是否全身性地使用皮质激素还有争议。

1. Meidan VM, Touitou E. Treatments for androgenetic alopecia and alopecia areata: current options and future prospects. *Drugs* 2001; **61:** 53–69.

贫血

采用皮质激素治疗溶血性贫血，包括冷血凝素疾病的有关用药，参见第1012页。

过敏症

过敏症（第1162页）是一种医疗急症，需要尽快应用肾上腺素治疗。在过敏症的紧急治疗中，皮质激素的作用很小，因为它们显效较慢，常需数小时。但是，在重症患者，尽管对于皮质激素是否能够预防双相发作还存在疑问，早期应用肌内注射或缓慢静脉注射氢化可的松可减少晚期后遗症并预防或缩短延迟反应。皮质激素对哮喘患者特别有效。

吸入综合征

有关治疗吸入综合征的综述，以及有关讨论皮质激素治疗可能缺乏价值的参考文献，参见第1616页。

哮喘

现代哮喘治疗的基础就是 β_2 肾上腺素受体激动药和皮质激素，具体讨论参见第1072页。**慢性哮喘**的药物治疗是循序渐进的。症状偶尔发作的患者只需要吸入短效 β_2 受体激动药就可以了。如果每周症状发作超过 3 次，就需要加吸皮质激素，如二丙酸倍氯米松、布地奈德或氟替卡松；因为皮质激素发挥作用需要几个小时，所以规律用药是非常重要的。如果还不能控制，再加入长效 β_2 受体激动药。如果还需要进一步的控制，可以加大皮质激素的吸入剂量。其他治疗包括抗白三烯或茶碱。重度哮喘需要规律支气管扩张药治疗和大剂量皮质激素吸入，在大部分最严重的病例中，可能还需要规律口服皮质激素。任何级别发生急性加重时，都可以采用口服皮质激素"救援"。儿童应慎用皮质激素，因为药物可能对生长有不良影响。

不同的指南对于吸入皮质激素的低、中和高剂量的定义略有差异。在英国指南中[1]，吸入皮质激素的参考药物为倍氯米松（参见第1447页），通过含氯氟烃（chorofluorocarbon，CFC）的定量吸入器（metered-dose inhaler，MDI）给药，这种用于治疗哮喘的配方为目前大多数循证医学证据所支持。然而应用其他配方和其他种类的皮质激素，含 CFC 的 MDI 正在被逐步淘汰和需要调整剂量。在英国，还有不含 CFC 的倍氯米松配方，差别在于剂量不同（参见**倍氯米松**下的**重组方**项下，第1447页）。

- 对于**成人**，每日 200～800μg 的倍氯米松或等效剂量药物为低起始剂量，对大多数患者合适的起始剂量为每日 400μg；
- 每日 800μg 为中剂量；
- 每日 800～2000μg 为高剂量；
- 对于 5～12 岁的**儿童**，低起始剂量为每日 200～400μg 的倍氯米松或等效剂量药物，对大多数患儿合适的起始剂量为每日 200μg；
- 每日 400μg 为中剂量；
- 每日 400～800μg 为高剂量。

全球指南中的定义稍有差异[2]：

- 对于**成人**，通过含 CFC 的 MDI 给药的倍氯米松或等效剂量药物每日 200～500μg 为低起始剂量；
- 每日 500～1000μg 为中剂量；
- 每日 1000～2000μg 为高剂量；
- 对于 5 岁以上的**儿童**，低起始剂量为每日 100～200μg；
- 每日 200～400μg 为中剂量；
- 每日超过 400μg 为高剂量。

在美国，含 CFC 的 MDI 被逐步淘汰，替代以含氢氟烷烃（hydrofluoroalkane，HFA）的 MDI。因为这两种产品给药特点的不同，倍氯米松 HFA MDI 在美国的推荐剂量低于含 CFC 的配方；但是明确的换算比例并不清楚。此外，在美国给药剂量为从吸入器送出而不是进入吸入器的剂量，如一个产品——Qvar（*Teva*，*USA*）进入吸入器的倍氯米松每 100μg 相当于从吸入器中送出的 80μg 药物。尽管事实上存在着定义的差异，美国指南[3]中的剂量看上去更低。

- 对于**成人**，美国指南建议为通过含 HFA 的 MDI 给药的倍氯米松每日 80～240μg 为低起始剂量；
- 每日 240～480μg 为中剂量；
- 每日超过 480μg 为高剂量；
- 对于 5～12 岁的**儿童**，每日 80～160μg 为低起始剂量；
- 每日 160～320μg 为中剂量；
- 每日超过 320μg 为高剂量。

急性重度哮喘（哮喘持续状态）可危及生命，治疗需要吸氧、应用 β_2受体激动药和全身性皮质激素；还可能需要吸入异丙托溴铵和静脉输注硫酸镁、黄嘌呤或 β_2受体激动药。待肺功能稳定后，出院时可改成口服和吸入性皮质激素以及支气管扩张药。

1. Scottish Intercollegiate Guidelines Network/The British Thoracic Society. British guideline on the management of asthma: a national clinical guideline. May 2008, revised June 2009. Available at: http://www.sign.ac.uk/pdf/sign101.pdf (accessed 06/08/09)
2. Global Initiative for Asthma®. Global strategy for asthma management and prevention. Updated 2009. Available at: http://www.ginasthma.com/download.asp?intId=411 (accessed 12/04/10)
3. National Asthma Education and Prevention Program. *Expert Panel Report 3: guidelines for the diagnosis and management of asthma.* Bethesda: National Heart, Lung, and Blood Institute, 2007. Available at: http://www.nhlbi.nih.gov/guidelines/asthma/asthgdln.pdf (accessed 16/11/07)

Behcet 综合征

Behcet 综合征（或 Behcet 病）是一种复发性多灶性疾病，主要流行于远东、地中海和中东国家。

临床特征包括口腔和生殖器溃疡，皮损，关节炎，血管炎（造成血栓栓塞性疾病和动脉瘤），眼部损伤（包括葡萄膜炎、前房积脓和虹膜睫状体炎等并可逐渐致盲）和中枢神经系统受累（脊膜脊髓炎、痴呆、锥体外系症状和麻痹，有时可以是致死性的）。还报道了胃肠道紊乱和人体其他系统受累。然而，一名患者不大可能出现全部这些症状，因而按照主要症状，将疾病归类为黏膜与皮肤型、关节炎型、神经型和眼型。诊断比较困难，主要的诊断标准包括口腔溃疡、复发性生殖器溃疡、眼部受累和皮损或针刺试验阳性[1,2]。

Behcet 综合征的治疗主要是对症和经验性治疗。对照研究还很缺乏，荟萃分析更无从谈起[3]。有可能的情况下，全身性治疗之前应先尝试局部治疗**黏膜与皮肤**损伤。治疗口腔溃疡可局部应用强效皮质激素（如曲安西龙），或采用四环素溶液治疗[1,2]。倍他米松软膏可用于治疗生殖器溃疡[2]。有报道，局部外用硫糖铝悬浊液对口腔和生殖器溃疡也有效[4]，另外还尝试过局部外用美沙拉秦[5]。全身用药方面，有报道秋水仙碱对治疗黏膜与皮肤损伤有帮助[1,2]，不过有一篇综述没有发现任何有关秋水仙碱治疗收益的证据[3]。重度黏膜与皮肤损伤建议采用全身性皮质激素[4]；口服泼尼松龙可用于治疗结节性红斑[1,2]。沙利度胺对黏膜与皮肤症状也同样有效[2,4]，但治疗停止后病情会复发。报道中对黏膜皮肤症状有效的其他药物包括硫唑嘌呤[4]、苄星青霉素[4]（有时与秋水仙碱合用）、氨苯砜[1,2,4,6]、干扰素 α[4,6]、左旋咪唑[4]、己酮可可碱[1]和瑞巴派特[4,6]。

有关 NSAIDs 是否能够用于 Behcet 病患者**关节炎**的治疗，目前尚有争议[4]；不过已有用过吲哚美辛[2]，也有用过秋水仙碱[2,4]。柳氮磺胺吡啶可能对 NSAIDs 类药物没有反应的患者有效[1]。皮质激素与硫唑嘌呤合用是有效的[2,4]，与干扰素 α[1,2,4]以及苄星青霉素[3]合用也同样有效。

急性**神经系统**受累的患者可以使用短期静脉甲泼尼龙或大剂量口服泼尼松龙，并逐渐减量，之后可应用苯丁酸氮芥、环磷酰胺或甲氨蝶呤[2]。慢性中枢神经系统疾病的治疗基本上无效[2]。

大约 1/4 Behcet 病**眼部**受累的患者会失明[1,2]。治疗急性发作的前葡萄膜炎，采用外用扩瞳剂（如托吡卡胺）或皮质激素滴眼液就足够了。治疗急性发作的后葡萄膜炎可以采用局部皮质激素注射[2]，也可以全身用药。口服皮质激素治疗不能改善预后的视力，却可能造成继发性视网膜血栓形成或白内障[2]；目前尚缺乏治疗收益的有利证据[3]。秋水仙碱可同时用于预防前葡萄膜炎和后葡萄膜炎[2]。对控制急性发作的眼部疾病，认为环孢素更有效[1]，但这种有效性会逐渐减弱[2,4]。其他预防眼部炎症的有效药物包括硫唑嘌呤[1~4]、苯丁酸氮芥[2,4]和环磷酰胺[2,4]。有报道称，苄星青霉素、干扰素 α、左旋咪唑、甲氨蝶呤、己酮可可碱、柳氮磺吡啶和沙利度胺对治疗也有帮助[4]。他克莫司对难治性葡萄膜炎的治疗也有帮助[1,4]。同时也可应用上述药物复合制剂，如皮质激素合并免疫抑制药，或皮质激素合并细胞毒药物[4]。

对**血管炎**患者，可采用全身性皮质激素联合环磷酰胺治疗动脉炎，口服或每月注射一次[1,2]。采用抗凝血药物治疗深静脉血栓形成，如华法林或肝素；但在合并肺动脉炎的患者应谨慎用药，因为可能会引起致命性咯血[2]，所以一般不推荐如此用药[1,4]。阿司匹林可以和免疫抑制药合用，尤其是硫唑嘌呤[4]。司坦唑醇也可用于治疗 Behcet 病的血管症状。

皮质激素和柳氮磺吡啶是治疗**胃肠道**损伤的主要药物[2]，沙利度胺对治疗也有帮助[1]。

有研究发现英夫利昔单抗能缓解眼部的急性炎症反应[7]，并能促进胃肠道溃疡愈合[8]，还证明该药对控制疾病的神经系统症状也有效果[9]。

1. Kaklamani VG, *et al.* Behçet's disease. *Semin Arthritis Rheum* 1998; **27:** 197–217.
2. Sakane T, *et al.* Behçet's disease. *N Engl J Med* 1999; **341:** 1284–91.
3. Saenz A, *et al.* Pharmacotherapy for Behçet's syndrome. Available in The Cochrane Database of Systematic Reviews; Issue 2. Chichester: John Wiley; 1998 (accessed 22/08/08).
4. Kaklamani VG, Kaklamanis PG. Treatment of Behçet's disease—an update. *Semin Arthritis Rheum* 2001; **30:** 299–312. Correction. *ibid.*; **31:** 69.
5. Ranzi T, *et al.* Successful treatment of genital and oral ulceration in Behcet's disease with topical 5-aminosalicylic acid (5-ASA). *Br J Dermatol* 1989; **120:** 471–2.
6. Yurdakul S, *et al.* Behçet syndrome. *Curr Opin Rheumatol* 2004; **16:** 38–42.
7. Sfikakis PP, *et al.* Effect of infliximab on sight-threatening panuveitis in Behçet's disease. *Lancet* 2001; **358:** 295–6.
8. Travis SPL, *et al.* Treatment of intestinal Behçet's syndrome with chimeric tumour necrosis factor α antibody. *Gut* 2001; **49:** 725–8.
9. Ribi C, *et al.* Efficacy of TNF α blockade in cyclophosphamide resistant neuro-Behçet disease. *J Neurol Neurosurg Psychiatry* 2005; **76:** 1733–5.

Bell 麻痹

Bell 麻痹（面神经麻痹）可以由单纯疱疹病毒Ⅰ引起[1,2]。该病影响面神经引起面部肌肉无力和麻痹。该病常常伴发疼痛和流泪。80%未经治疗的患者可以痊愈或基本痊愈，有一小部分患者会有持续的面肌无力；运动神经完全不能恢复的情况很少见。

皮质激素能显著地缓解与面神经麻痹相关的疼痛[3]，因而在治疗中得以广泛的应用[4]。一项荟萃分析证实早期应用皮质激素可提高面部运动功能完全恢复的概率[5]，通常在症状出现 72h 内进行短期口服药物治疗，如强的松龙 25mg，每日 2 次，持续 10 天[6]。

阿昔洛韦和伐昔洛韦对治疗 Bell 麻痹可能有益。但系统性综述和荟萃分析发现单独给药时并没有益处[7,8]。对在皮质激素治疗的基础上加用这些抗病毒药的综述发现没有更多的益处[9]或对降低不完全恢复的风险意义不明确[7]。

1. Murakami S, *et al.* Bell palsy and herpes simplex virus: identification of viral DNA in endoneurial fluid and muscle. *Ann Intern Med* 1996; **124:** 27–30.
2. Gilden DH. Bell's palsy. *N Engl J Med* 2004; **351:** 1323–31.
3. Adour KK. Current concepts in neurology: diagnosis and management of facial paralysis. *N Engl J Med* 1982; **307:** 348–51.
4. Knox GW. Treatment controversies in Bell palsy. *Arch Otolaryngol Head Neck Surg* 1998; **124:** 821–3.
5. Salinas RA, *et al.* Corticosteroids for Bell's palsy (idiopathic facial paralysis). Available in The Cochrane Database of Systematic Reviews; Issue 3. Chichester: John Wiley; 2010 (accessed 15/04/10).
6. Madhok V, *et al.* Prescribe prednisolone alone for Bell's palsy diagnosed within 72 hours of symptom onset. *BMJ* 2009; **338:** 410–11.
7. de Almeida JR, *et al.* Combined corticosteroid and antiviral treatment for Bell palsy: a systematic review and meta-analysis. *JAMA* 2009; **302:** 985–93.
8. Lockhart P, *et al.* Antiviral treatment for Bell's palsy (idiopathic facial paralysis). Available in The Cochrane Database of Systematic Reviews; Issue 4. Chichester: John Wiley; 2009 (accessed 15/04/10).
9. Quant EC, *et al.* The benefits of steroids versus steroids plus antivirals for treatment of Bell's palsy: a meta-analysis. *BMJ* 2009; **339:** b3354.

咬伤和螫伤

棕隐士蜘蛛（*Laxosceles reclusa*）叮咬会造成全身性螫刺毒作用，皮质激素（泼尼松每日 100mg）有稳定红细胞膜的作用，推荐用于治疗[1]。一些蝎类螫伤后也可用皮质激素治疗，尽管使用该药的价值尚不明确[1]。不过皮质激素对蛇咬中毒没有用处[2]。局部应用皮质激素对缓解海蜇螫伤后皮肤愈合期的轻度瘙痒有帮助，而全身性应用皮质激素则可用于迟发过敏反应[3]。

1. Binder LS. Acute arthropod envenomation: incidence, clinical features and management. *Med Toxicol Adverse Drug Exp* 1989; **4:** 163–73.
2. Nelson BK. Snake envenomation: incidence, clinical presentation and management. *Med Toxicol* 1989; **4:** 17–31.
3. Fenner PJ, Williamson JA. Worldwide deaths and severe envenomation from jelly fish stings. *Med J Aust* 1996; **165:** 658–61.

骨囊肿

采用非手术或其他方法治疗骨囊肿时，可采用皮质激素病变处内注射（一般采用甲泼尼龙）作为替代治疗[1~6]。一篇早期的报道提示，短暂全身性麻醉条件下，向单房性骨囊肿内注射醋酸甲泼尼龙 40～200mg 可以刺激骨形成，进而封闭囊肿或促进充分愈合，防止以后骨折[1]。单剂注射足够促进 10%～25%的囊肿愈合，只有很少的情况下需要注射超过 4 针。有报道使用甲泼尼龙和降钙素治疗动脉瘤样骨性囊肿[7]（一般而言，全身性的皮质激素引起的骨丢失大于骨形成，参见**对骨骼和关节的影响**，第1426页）。

1. Weinert CR. Administering steroids in unicameral bone cysts. *West J Med* 1989; **150:** 684–5.
2. Rud B, *et al.* Simple bone cysts in children treated with methylprednisolone acetate. *Orthopedics* 1991; **14:** 185–7.
3. Goel AR, *et al.* Unicameral bone cysts: treatment with methylprednisone acetate injections. *J Foot Ankle Surg* 1994; **33:** 6–15.
4. Parsch K, *et al.* Die juvenile Knochenzyste: Stellenwert und Therapieergebnisse der Kortisoninjektion. *Orthopade* 1995; **24:** 65–72.
5. Hashemi-Nejad A, Cole WG. Incomplete healing of simple bone cysts after steroid injections. *J Bone Joint Surg Br* 1997; **79:** 727–30.
6. Journeau P, Ciotlos D. Place de l'embrochage centro-médullaire et de l'injection de corticoïdes dans le traitement des kystes osseux essentiels de l'enfant. *Rev Chir Orthop Reparatrice Appar Mot* 2003; **89:** 333–7.
7. Gladden ML, *et al.* Aneurysmal bone cyst of the first cervical vertebrae in a child treated with percutaneous intralesional injection of calcitonin and methylprednisolone: a case report. *Spine* 2000; **25:** 527–30.

脑损伤

参见**脊髓和头部损伤**，第1444页。

细支气管炎

RSV 感染（第829页）经常引起婴儿和低龄儿童发生急性细支气管炎，继而造成哮喘。支持性治疗包括吸氧和支气管扩张药（也可参见第1097页）。许多研究发现采用皮质激素治疗没有什么作用，一般认为皮质激素对改善病情没有帮助[1]。然而一项研究确实发现口服泼尼松龙可以带来益处[2]，研究提示这样的结果可能是因为研究群体中包括了哮喘儿童造成的[3]。一篇系统性综述发现[4]，从住院时间或入院率等方面看，几乎没有益处；同时与安慰剂组比较，患者在临床评分、呼吸频率或氧饱和度方面也没有改善。然而，有一项对 6～35 个月龄发生呼吸性窘迫的儿童的研究发现[5]，口服泼尼松龙 3 天能降低疾病的严重性、住院时间和症状持续时间。吸入性皮质激素似乎没有价值[6]。但一篇系统性综述总结出在最初的细支气管炎急性期给药并不能预防细支气管炎继发的喘息[7]

1. Fitzgerald DA, Kilham HA. Bronchiolitis: assessment and evidence-based management. *Med J Aust* 2004; **180:** 399–404.
2. van Woensel JBM, *et al.* Randomised double blind placebo controlled trial of prednisolone in children admitted to hospital with respiratory syncytial virus bronchiolitis. *Thorax* 1997; **52:** 634–7.
3. Milner AD. The role of corticosteroids in bronchiolitis and croup. *Thorax* 1997; **52:** 595–7.
4. Patel H, *et al.* Glucocorticoids for acute viral bronchiolitis in infants and young children [withdrawn and awaiting update]. Available in The Cochrane Database of Systematic Reviews; Issue 1. Chichester: John Wiley; 2008 (accessed 22/08/08).
5. Csonka P, *et al.* Oral prednisolone in the acute management of children age 6 to 35 months with viral respiratory infection-induced lower airway disease: a randomized, placebo-controlled trial. *J Pediatr* 2003; **143:** 725–30.
6. Richter H, Seddon P. Early nebulized budesonide in the treatment of bronchiolitis and the prevention of postbronchiolitic wheezing. *J Pediatr* 1998; **132:** 849–53.
7. Blom D, *et al.* Inhaled corticosteroids during acute bronchiolitis in the prevention of post-bronchiolitic wheezing. Available in The Cochrane Database of Systematic Reviews; Issue 1. Chichester: John Wiley; 2007 (accessed 26/02/08).

支气管肺发育不良

支气管肺发育不良是造成新生儿慢性肺病（定义为出生后需要氧补充治疗超过 28 天）的主要原因。它同时也定义为纠正胎龄超过 36 周的婴儿发生氧气依赖[1]。影像学上，疾病分不同的 4 期，1 期与新生儿呼吸窘迫综合征（参见第1440页）不能明显区分，常常两者并发。影像上，晚期疾病肺部出现"泡沫"症。支气管肺发育不良与长期机械通气密切相关，但尚不明确两者是否有因果关系，还是说发生本病的婴儿都有严重的呼吸衰竭从而需要长期的机械通气[2]。其他危险因素包括早产、出生体重过低、肺水肿、感染或其他原因引起的炎症反应，以及肾上腺功能减退[1]。

治疗 皮质激素，通常是全身性使用地塞米松被广泛用于治疗早产合并支气管肺发育不良的婴儿[1]或认为有发生该病危险的婴儿（在对这些机械通气婴儿的研究中，治疗和预防的界线并不明确[3]）。有报道称地塞米松能改善肺部症状，有助于尽早结束机械通气，一些研究称该药也能改善神经系统情况[4]。然而，一些研究者认为该药的远期效益还不能肯定[3,5,6]。

但地塞米松治疗可能发生的不良反应需要被重视，特别是长期不良反应[1,7,8]。一项荟萃分析显示，药物与脑性麻痹和神经发育损伤的高发病率有关，因而应该禁止使用该药[9]。一项试验中，对需要机械通气的婴儿分别给予静脉地塞米松或安慰剂，8年后进行随访。地塞米松组的儿童更矮、头围更小、运动和协调技能更差、IQ评分更低，以及临床显著残疾的发生率更高[10]。一些早产儿出生第2周时接受了地塞米松，15年的随访发现，那些用药达42天的儿童神经系统的结局明显好于用药18天或接受盐水安慰剂的儿童[11]。

许多研究喜欢采用每日静脉输注地塞米松500μg/kg为起始剂量，数日至数周内逐渐减量，但不是很清楚使用的是药物的碱盐还是酯的形式[12]，以及在不同的研究中给药方法是否有变化。尽管建议出生后尽快开始治疗可能可以减少肺损伤，但有研究显示早期治疗并没有优势[6,13]，甚至可能更冒险[6,8,14～16]。荟萃分析建议，一方面从出生到14日龄之间任何时间开始地塞米松治疗都能降低发生慢性肺疾病的风险，另一方面只有在7～14日龄开始治疗，死亡率才会降低[17]。然而，之后的一篇系统综述总结认为，7～14日龄内开始治疗的益处可能不及治疗带来的不良反应[14]。

为了制订指南，一篇对现有证据的综述总结认为，出生4天内使用皮质激素是无效的，因此应该限制在特殊的临床情况下应用，如出生2周的婴儿发生呼吸机依赖。用药时，推荐采用最低有效剂量和可能的最短用药周期；建议每日（分2次）地塞米松200μg/kg，共3天；然后每日100μg/kg，共3天；然后每日50μg/kg，共3天[1]。

同时还研究了吸入性皮质激素，一篇系统性综述显示，药物对降低慢性肺病的发病率没有作用，但是吸入性治疗能够降低全身性皮质激素的用量[18]。另一篇对对照研究的系统回顾发现，吸入性皮质激素可以增加婴儿的拔管率[19]。

辅助治疗也是很有帮助的，包括限制液体、补充营养、支气管扩张药和利尿药。不建议常规使用支气管扩张药预防支气管肺发育不良[2]。英国的指南（1998年发行但尚未更新过）认为利尿药适用于与心衰相关的偶发事件，但其长期价值尚不明确；如果使用了利尿药，应考虑低钙治疗方案[20]。有报道，确诊的发育不良患者采用呋塞米后，肺功能状态得以改善[21,22]，不过目前不建议采用常规或持续用药。使用氢氯噻嗪和螺内酯的结果更不确定[23,24]。促红细胞生成素能够改善支气管肺发育不良婴儿的贫血[25]。尽管维生素A缺乏与支气管肺发育不良的发病机制有关，补充维生素A的试验却得到了矛盾的结果。然而，患者人群、出生后治疗和维生素A剂量等方面的差异能解释这些结果[26]，有些人建议补充维生素A以降低慢性肺病的发病率[2,26]。尽管初步的研究结果很有希望[27]，但采用α_1蛋白酶抑制药治疗不能降低慢性肺病的发病率[2]。类似地，尽管有证据显示早期应用超氧歧化酶可以降低慢性肺病的发生（但不能降低支气管肺发育不良的发生）[28]，仍不建议常规给药[2]。

1. Grier DG, Halliday HL. Management of bronchopulmonary dysplasia in infants: guidelines for corticosteroid use. *Drugs* 2005; **65:** 15–29.
2. Shah PS. Current perspectives on the prevention and management of chronic lung disease in preterm infants. *Pediatr Drugs* 2003; **5:** 463–80.
3. Kari MA, *et al.* Dexamethasone treatment in preterm infants at risk for bronchopulmonary dysplasia. *Arch Dis Child* 1993; **68:** 566–9.
4. Cummings JJ, *et al.* A controlled trial of dexamethasone therapy in preterm infants with bronchopulmonary dysplasia. *N Engl J Med* 1989; **320:** 1505–10.
5. Jones R, *et al.* Controlled trial of dexamethasone in neonatal chronic lung disease: a 3-year follow-up. *Pediatrics* 1995; **96:** 897–906.
6. Papile L-A, *et al.* A multicenter trial of two dexamethasone regimens in ventilator-dependent premature infants. *N Engl J Med* 1998; **338:** 1112–18.
7. Greenough A. Gains and losses from dexamethasone for neonatal chronic lung disease. *Lancet* 1998; **352:** 835–6.
8. American Academy of Pediatrics Committee on Fetus and Newborn, Canadian Paediatric Society Fetus and Newborn Committee. Postnatal corticosteroids to treat or prevent chronic lung disease in preterm infants. *Pediatrics* 2002; **109:** 330–8. Also available at: http://aappolicy.aappublications.org/cgi/content/full/pediatrics;109/2/330 (accessed 27/04/04)
9. Barrington KJ. The adverse neuro-developmental effects of postnatal steroids in the preterm infant: a systematic review of RCTs. Available at: http://www.biomedcentral.com/1471-2431/1/1 (accessed 27/04/04)
10. Yeh TF, *et al.* Outcomes at school age after postnatal dexamethasone therapy for lung disease of prematurity. *N Engl J Med* 2004; **350:** 1304–13.
11. Gross SJ, *et al.* Follow-up at 15 years of preterm infants from a controlled trial of moderately early dexamethasone for the prevention of chronic lung disease. *Pediatrics* 2005; **115:** 681–7.
12. Jones RAK, Grant AM. The "dose" question. *Pediatrics* 1992; **90:** 781.
13. Tapia JL, *et al.* The effect of early dexamethasone administration on bronchopulmonary dysplasia in preterm infants with respiratory distress syndrome. *J Pediatr* 1998; **132:** 48–52.
14. Halliday HL, *et al.* Moderately early (7-14 days) postnatal corticosteroids for preventing chronic lung disease in preterm infants. Available in The Cochrane Database of Systematic Reviews; Issue 1. Chichester: John Wiley; 2003 (accessed 12/05/05).
15. The Vermont Oxford Network Steroid Study Group. Early postnatal dexamethasone therapy for the prevention of chronic lung disease. *Pediatrics* 2001; **108:** 741–8.
16. Halliday HL, *et al.* Early (< 8 days) postnatal corticosteroids for preventing chronic lung disease in preterm infants. Available in The Cochrane Database of Systematic Reviews; Issue 1. Chichester: John Wiley; 2010 (accessed 26/04/10).
17. Bhuta T, Ohlsson A. Systematic review and meta-analysis of early postnatal dexamethasone for prevention of chronic lung disease. *Arch Dis Child Fetal Neonatal Ed* 1998; **79:** F26–F33.
18. Shah V, *et al.* Early administration of inhaled corticosteroids for preventing chronic lung disease in ventilated very low birth weight preterm neonates. Available in The Cochrane Database of Systematic Reviews; Issue 4. Chichester: John Wiley; 2007 (accessed 25/04/08).
19. Lister P, *et al.* Inhaled steroids for neonatal chronic lung disease. Available in The Cochrane Database of Systematic Reviews; Issue 4. Chichester: John Wiley; 1999 (accessed 12/05/05).
20. Report of the second working group of the British Association of Perinatal Medicine. Guidelines for good practice in the management of neonatal respiratory distress syndrome. Guideline produced in November 1998, not valid beyond 2002. Available at: http://www.bapm.org/media/documents/publications/rds.pdf (accessed 15/08/05)
21. Brion LP, *et al.* Aerosolized diuretics for preterm infants with (or developing) chronic lung disease. Available in The Cochrane Database of Systematic Reviews; Issue 3. Chichester: John Wiley; 2006 (accessed 22/08/08).
22. Brion LP, Primhak RA. Intravenous or enteral loop diuretics for preterm infants with (or developing) chronic lung disease. Available in The Cochrane Database of Systematic Reviews; Issue 4. Chichester: John Wiley; 2000 (accessed 12/05/05).
23. Engelhardt B, *et al.* Effect of spironolactone-hydrochlorothiazide on lung function in infants with chronic bronchopulmonary dysplasia. *J Pediatr* 1989; **114:** 619–24.
24. Albersheim SG, *et al.* Randomized, double-blind, controlled trial of long-term diuretic therapy for bronchopulmonary dysplasia. *J Pediatr* 1989; **115:** 615–20.
25. Ohls RK, *et al.* A randomized double-blind, placebo-controlled trial of recombinant erythropoietin in treatment of the anemia of bronchopulmonary dysplasia. *J Pediatr* 1993; **123:** 996–1000.
26. Shenai JP. Vitamin A supplementation in very low birth weight neonates: rationale and evidence. *Pediatrics* 1999; **104:** 1369–74.
27. Stiskal JA, *et al.* α_1-Proteinase inhibitor therapy for the prevention of chronic lung disease of prematurity: a randomized, controlled trial. *Pediatrics* 1998; **101:** 89–94.
28. Davis JM, *et al.* Pulmonary outcome at 1 year corrected age in premature infants treated at birth with recombinant human CuZn superoxide dismutase. *Pediatrics* 2003; **111:** 469–76.

恶病质

皮质激素可应用于癌症相关恶病质的治疗，有关论述参见**甲地孕酮的用途和用法**，第2046页。

心律失常

心房纤颤（参见**心律失常**项下，第1121页）在心胸外科术后较常见，尽管通常是自限性的，但可能增加患病率和死亡率。在术中应用的心肺旁路诱发的炎症反应可能促进了心房纤颤的发生，对预防性使用皮质激素进行了一些研究。地塞米松、氢化可的松、甲基强的松龙和泼尼松龙都被使用过，用法为单次给药或短期给药，但通常研究较小且结果多样[1～3]。9项研究的系统性综述[3]发现皮质激素可降低心房纤颤的发生率，缩短住院时间，但效果取决于用药剂量，并需要大型研究证实。

1. Yared J-P, *et al.* Effect of dexamethasone on atrial fibrillation after cardiac surgery: prospective, randomized, double-blind, placebo-controlled trial. *J Cardiothorac Vasc Anesth* 2007; **21:** 68–75.
2. Halonen J, *et al.* Corticosteroids for the prevention of atrial fibrillation after cardiac surgery: a randomized controlled trial. *JAMA* 2007; **297:** 1562–7.
3. Baker WL, *et al.* Effect of perioperative corticosteroid use on the incidence of postcardiothoracic surgery atrial fibrillation and length of stay. *Heart Rhythm* 2007; **4:** 461–8.

脑水肿

皮质激素（一般是地塞米松）对治疗恶性肿瘤导致的脑水肿有很大作用，还建议地塞米松用于治疗高原病引起的脑水肿（参见第1129页）。有关颅内压升高的治疗与常用治疗药物的讨论，参见第1140页。

皮质激素还用于颅脑损伤或卒中患者颅内高压的治疗，早期小范围研究显示药物对一些患者有好处，然而近期的观点认为皮质激素对治疗颅脑损伤（参见**脊髓和头部损伤**，第1444页）或卒中不大有用，它们的不良反应可能大于益处。

慢性活动性肝炎

慢性肝炎的特征是肝细胞坏死和持续超过6～12个月的炎症反应。慢性活动性肝炎最严重的形式可能是在门脉区及周围发现炎性浸润（单核和浆细胞），合并邻近肝细胞的碎屑样坏死，严重情况下，肝门束之间或中心静脉（桥接坏死）附近出现坏死组织条带。症状基本上是无特异性的，包括疲劳、不适、发热、食欲缺乏、黄疸和血清转氨酶升高；准确的诊断需要活检证据。慢性活动性肝炎的病因多种多样，包括肝炎病毒感染、药物不良反应（如异烟肼、甲基多巴或呋喃妥因）。另外，特别是在妇女中，还有一种特发性形式，即自身免疫性肝炎引起。

皮质激素治疗广泛用于自身免疫性肝炎的治疗[1,2]。可以采用中等起始剂量，即泼尼松龙或泼尼松每日20～30mg口服，或更大剂量每日60mg[3～5]，之后的几个月内缓慢减量直到维持的最小剂量。每日维持治疗比隔日给药显得更有效。有反应的患者（表现为血清转氨酶水平正常或接近正常、活检中炎性反应过程减弱）一般需要长期治疗；尽管有的患者停药后会有数月到数年的缓解期，但病情一般都会复发，因此需要在病情活动之前恢复治疗[1]。

包含硫唑嘌呤的联合治疗经常被采用，对一些患者，这可能是首选的初始治疗方案[4,5]，这种治疗至少和单用皮质激素治疗的效果一样[2]，能够达到[6,7]并维持[8,9]缓解，并能降低长期用药治疗组患者的皮质激素用量[1]。虽然对单用硫唑嘌呤的价值尚有争论，但通常发现联合治疗的效果更好[6]。然而，单独大剂量的硫唑嘌呤也用于维持症状缓解[5,9]。

与硫唑嘌呤的大量经验相反，这种情况下很少采用环孢素；一旦开始用药，似乎就要无限期用下去[4]。病情严重单用皮质激素或与硫唑嘌呤联合用药尚不能满足治疗时，可以选择环孢素治疗。吗乙霉酚酸可以作为硫唑嘌呤的替代药物[5]。还有一些研究成功地将环磷酰胺用于治疗[3]；有报道称他克莫司对治疗也是有利的[10]。

曾尝试过将青霉胺作为长期皮质激素维持治疗的替代药物，数月中青霉胺逐渐加量至适宜的维持剂量，同时逐渐减少皮质激素的剂量。

一般认为，免疫抑制药不适用于病毒引起的慢性活动性肝炎患者[11]。然而有报道认为，联合治疗有益于HBsAg阳性的患者[6]；还有报道称不明原因的慢性活动性肝炎患者[12]（其中至少有一部分患有丙型肝炎[11]）对皮质激素或联合治疗的反应和自身免疫性疾病患者的反应一样好。病情顽固、对免疫抑制治疗不耐受，或已经是晚期肝病的患者必须进行肝移植[1]（第1732页）。

1. Krawitt EL. Autoimmune hepatitis. *N Engl J Med* 2006; **354:** 54–66.
2. Stavinoha MW, Soloway RD. Current therapy of chronic liver disease. *Drugs* 1990; **39:** 814–40.
3. Meyer zum Büschenfelde K-H, Lohse AW. Autoimmune hepatitis. *N Engl J Med* 1995; **333:** 1004–5.
4. Czaja AJ. Drug therapy in the management of type 1 autoimmune hepatitis. *Drugs* 1999; **57:** 49–68.
5. Al-Khalidi JA, Czaja AJ. Current concepts in the diagnosis, pathogenesis, and treatment of autoimmune hepatitis. *Mayo Clin Proc* 2001; **76:** 1237–52.
6. Giusti G, *et al.* Immunosuppressive therapy in chronic active hepatitis (CAH): a multicentric retrospective study on 867 patients. *Hepatogastroenterology* 1984; **31:** 24–9.
7. Vegnente A, *et al.* Duration of chronic active hepatitis and the development of cirrhosis. *Arch Dis Child* 1984; **59:** 330–5.
8. Stellon AJ, *et al.* Randomised controlled trial of azathioprine withdrawal in autoimmune chronic active hepatitis. *Lancet* 1985; **i:** 668–70.
9. Johnson PJ, *et al.* Azathioprine for long-term maintenance of remission in autoimmune hepatitis. *N Engl J Med* 1995; **333:** 958–63.
10. Van Thiel DH, *et al.* Tacrolimus: a potential new treatment for autoimmune chronic active hepatitis: results of an open-label preliminary trial. *Am J Gastroenterol* 1995; **90:** 771–6.
11. Gitnick G. Cryptogenic versus autoimmune chronic hepatitis: to split or to lump? *Mayo Clin Proc* 1990; **65:** 119–21.
12. Czaja AJ, *et al.* Clinical features and prognostic implications of severe corticosteroid-treated cryptogenic chronic active hepatitis. *Mayo Clin Proc* 1990; **65:** 23–30.

慢性阻塞性肺疾病

皮质激素能在慢性阻塞性肺疾病（COPD，第1075页）的对症治疗和姑息治疗中起到一定的作用。尽管对长期预后的影响不太清楚，但吸入性皮质激素可减少加重的速度。也有研究提示应用吸入性皮质激素的患者肺炎发病率增加。关于COPD治疗的指南通常推荐对有症状的中度或者重症患者，或反复急性加重患者规律地应用吸入性皮质激素治疗并联合长效β_2受体激动药。在COPD的急性加重期可全身使用皮质激素。

Churg-Strauss 综合征

Churg-Strauss综合征有时候被归类为结节性多动脉炎（参见第1441页），然而与后者不同的是，Churg-Strauss综合征的肺部症状相对更常见。患者通常有过敏性疾病史（鼻炎、鼻窦炎和哮喘）、难治性哮喘和嗜酸细胞增多症；该综合征的特征是肉芽肿性血管炎。

治疗和结节性多动脉炎类似，采用全身性皮质激素，必要时加用环磷酰胺[1～4]。使用环磷酰胺时，通常首选静脉内推注而非口服给药[2,4]，因为前者能减少不良反应且给药总量更小[3,4]。治疗 4～6 个月后，用硫唑嘌呤或霉酚酸酯替代环磷酰胺，也能减少环磷酰胺的总给药量[3,4]，尽管初步治疗时硫唑嘌呤的疗效不如环磷酰胺[3]。有一些建议认为，对出血性膀胱炎的患者，霉酚酸酯比硫唑嘌呤的效果更好。干扰素-α 可能也有益处[4,5]。在对皮质激素和环磷酰胺抗拒的患者中，有一些使用抗淋巴细胞免疫球蛋白或静脉给予免疫球蛋白治疗有益的报道[3]。

1. Guillevin L, *et al.* Treatment of polyarteritis nodosa and Churg-Strauss syndrome: a meta-analysis of 3 prospective controlled trials including 182 patients over 12 years. *Ann Med Interne (Paris)* 1992; **143:** 405–16.
2. Guillevin L, Lhote F. Classification and management of necrotising vasculitides. *Drugs* 1997; **53:** 805–16.
3. Conron M, Beynon HLC. Churg-Strauss syndrome. *Thorax* 2000; **55:** 870–7.
4. Noth I, *et al.* Churg-Strauss syndrome. *Lancet* 2003; **361:** 587–94.
5. Tatsis E, *et al.* Interferon-α treatment of four patients with the Churg-Strauss syndrome. *Ann Intern Med* 1998; **129:** 370–4.

Cogan 综合征

皮质激素对 Cogan 综合征的治疗很有帮助。Cogan 综合征的特点是非梅毒性间质性角膜炎伴听觉前庭症状，包括耳聋[1～3]。耳聋常是不可逆的，但对症状发作 2 周内应用全身性皮质激素治疗还是有效的[3]（泼尼松龙或泼尼松，建议至少每日 1.5mg/kg、连续 2 周。）；局部应用皮质激素有助于治疗眼部受累（例如，1%泼尼松龙，每小时 1 滴、共 1～2 周）。色甘酸钠滴眼液也能改善眼部症状[4]。重度 Cogan 综合征还包括大血管血管炎，这样的患者可采用皮质激素和其他免疫抑制药合用，如硫唑嘌呤、环孢素和环磷酰胺[5]。也有尝试应用甲氨蝶呤[6]。

1. Anonymous. Cogan's syndrome. *Lancet* 1991; **337:** 1011–12.
2. Vollertsen RS, *et al.* Cogan's syndrome: 18 cases and a review of the literature. *Mayo Clin Proc* 1986; **61:** 344–61.
3. St Clair EW, McCallum RM. Cogan's syndrome. *Curr Opin Rheumatol* 1999; **11:** 47–52.
4. Carter F, Nabarro J. Cromoglycate for Cogan's syndrome. *Lancet* 1987; **i:** 858.
5. Allen NB, *et al.* Use of immunosuppressive agents in the treatment of severe ocular and vascular manifestations of Cogan's syndrome. *Am J Med* 1990; **88:** 296–301.
6. Riente L, *et al.* Efficacy of methotrexate in Cogan's syndrome. *J Rheumatol* 1996; **23:** 1830–1.

先天性肾上腺皮质增生症

先天性肾上腺皮质增生症包括一组异质性疾病，是由肾上腺类固醇合成的遗传缺陷引起，最常见的缺陷包括 21-羟化酶或 11-β-羟化酶缺乏。酶缺乏导致皮质醇和醛固酮生成受阻；垂体代偿性产生过量的 ACTH，从而造成肾上腺雄激素合成过多。症状多样，包括从出生时的男性化和异常外生殖器，到出生后一段时间才被发现的轻度隐性型。失盐型（因为缺乏醛固酮或具有拮抗活性的前体增多）可以引起高钾血症、酸中毒和脱水。11-β-羟化酶缺乏的患者容易发生高血压。

失盐型先天性肾上腺皮质增生症的新生儿需要急诊治疗。治疗通常包括盐皮质激素、氟氢可的松和糖皮质激素（一般用氢化可的松），给药方法与肾上腺皮质功能减退症的给药方法类似[1～5]（参见第1432页）。开始治疗时需要补充盐水或喂养时加盐。

有报道认为，即使失盐症状不显著，治疗中加入盐皮质激素比单用氢化可的松能更好地控制症状[4]；推荐失盐型先天性肾上腺皮质增生症应该接受联合治疗，至少应持续至成年[1]。谨慎的滴定剂量非常重要，这样才能避免生长迟缓和毒性；这种情况下，强效的合成糖皮质激素如倍他米松和地塞米松对婴儿和儿童不适用，即使是非失盐型也不适用。一种替代的办法就是使用氟他胺和睾内酯阻碍拮抗作用，同时氢化可的松减量[4,6]。然而，研究认为皮质激素规律治疗时儿童仍然可以正常生长[7,8]。

非失盐型先天性肾上腺皮质增生症的患者单用糖皮质激素治疗就足够了，对轻度迟发型的患者，每日夜间（此时对 ACTH 分泌的抑制作用最强）单剂给药就足够了。不需要盐皮质激素治疗的成人，倍他米松或地塞米松可能有效，因为它们缺乏盐皮质激素的作用。

外生殖器男性化的女性患者需要外科矫治。为避免男性化的发生，有人尝试对后代有患病风险的孕妇应用糖皮质激素[3]；地塞米松优于氢化可的松，因为前者不被胎盘分解[4]。

1. Griffiths KD, *et al.* Plasma renin activity in the management of congenital adrenal hyperplasia. *Arch Dis Child* 1984; **59:** 360–5.
2. Young MC, Hughes IA. Response to treatment of congenital adrenal hyperplasia in infancy. *Arch Dis Child* 1990; **65:** 441–4.
3. American Academy of Pediatrics. Technical report: congenital adrenal hyperplasia. *Pediatrics* 2000; **106:** 1511–18. Correction. *ibid.* 2001; **107:** 1450. [Re-affirmed May 2005] Also available at: http://aappolicy.aappublications.org/cgi/reprint/pediatrics;106/6/1511.pdf (accessed 26/08/08)
4. Speiser PW, White PC. Congenital adrenal hyperplasia. *N Engl J Med* 2003; **349:** 776–88.
5. Merke DP, Bornstein SR. Congenital adrenal hyperplasia. *Lancet* 2005; **365:** 2125–36.
6. Merke DP, Cutler GB. New approaches to the treatment of congenital adrenal hyperplasia. *JAMA* 1997; **277:** 1073–6.
7. Rivkees SA, Crawford JD. Dexamethasone treatment of virilizing congenital adrenal hyperplasia: the ability to achieve normal growth. *Pediatrics* 2000; **106:** 767–73.
8. Eugster EA, *et al.* Height outcome in congenital adrenal hyperplasia caused by 21-hydroxylase deficiency: a meta-analysis. *J Pediatr* 2001; **138:** 26–32.

角膜移植片排斥

皮质激素是术后预防和治疗角膜移植片排斥的主要药物[1]。通常局部和结膜下使用皮质激素，但是排斥反应急性发作内皮受累时，一般还需要全身性用药。严重的内皮排斥反应可以采用甲泼尼龙单剂 500mg 静脉推注或口服泼尼松龙每日 60～80mg，不超过 2 周，两者疗效相当[2]。然而，另一项研究发现在局部皮质激素（倍他米松和地塞米松）治疗的基础上加用单剂静脉推注 500mg 甲泼尼龙并不比局部治疗获益更多[3]。

对高危患者，单用皮质激素产生的免疫抑制作用还不够，已经试验采用全身性皮质激素，但是证据有限[1]，证据主要与环孢素的应用有关，但结果不一致。有人还应用霉酚酸酯[1,4]，有报道称，在预防高危角膜移植后急性排斥反应方面，霉酚酸酯和环孢素的效果一样[4]。但是，因为大部分患者都很健康，而移植也不是用于挽救生命，所以全身性免疫抑制的风险很难评价[1]。同时还有人研究局部使用环孢素的效果[5]。

利用组织工程技术，采用自体口腔黏膜上皮进行角膜重建后，皮质激素还可用于减轻炎症反应[6]。

有关皮质激素在其他类型的器官和组织移植中的作用，请参见**器官和组织移植**（第1728页）。

1. Coster DJ, Williams KA. The impact of corneal allograft rejection on the long-term outcome of corneal transplantation. *Am J Ophthalmol* 2005; **140:** 1112–22.
2. Hill JC, *et al.* Corticosteroids in corneal graft rejection: oral versus single pulse therapy. *Ophthalmology* 1991; **98:** 329–33.
3. Hudde T, *et al.* Randomised controlled trial of corticosteroid regimens in endothelial corneal allograft rejection. *Br J Ophthalmol* 1999; **83:** 1348–52.
4. Reis A, *et al.* Mycophenolate mofetil versus cyclosporin A in high risk keratoplasty patients: a prospectively randomised clinical trial. *Br J Ophthalmol* 1999; **83:** 1268–71.
5. Zhao J-C, Jin X-Y. Local therapy of corneal allograft rejection with cyclosporine. *Am J Ophthalmol* 1995; **19:** 189–94.
6. Nishida K, *et al.* Corneal reconstruction with tissue-engineered cell sheets composed of autologous oral mucosal epithelium. *N Engl J Med* 2004; **351:** 1187–96.

哮吼

哮吼是一种急性儿童期综合征，通常是由副流感病毒引起的上呼吸道炎症（喉气管支气管炎），其他某些病毒也能引起该综合征。特征表现为粗糙的爆裂样咳嗽、喘鸣和声嘶，大部分在夜间发生[1～3]。

尽管缺乏相关有效性的证据，传统的家庭治疗主要为雾化吸入，症状足以警示患者是否需要就医。

对于重度哮吼，有明确的证据显示应用全身性皮质激素治疗可以缓解症状和降低插管的需要[4～6]。口服地塞米松和肌注的效果一样[7]，常规使用地塞米松 600μg/kg，较低剂量（如 300μg/kg 和 150μg/kg）也一样有效[2]。有报道称[8～10]，布地奈德喷雾剂也一样有效[11]，与吸入肾上腺素喷雾剂的效果类似。这种方法尽管理论上很吸引人，但还没有研究发现布地奈德喷雾剂 2mg、口服地塞米松 600μg/kg[12]以及两药合用的治疗有效性之间有显著差异[13]，但是另一项研究发现，600μg/kg 地塞米松肌注比 4mg 布地奈德喷雾剂更有效[14]。相反地，其他人发现在口服地塞米松上加用布地奈德喷雾剂比单用地塞米松能更快地起效[15]。研究还显示，发生轻度到中度哮吼的儿童可以明显得益于皮质激素治疗[12,16～18]，尽管有人质疑对这些症状较轻、病情大部分能自愈的儿童还采用这么强效的药物[19]，一篇分析风险和收益的综述总结认为，口服地塞米松 150μg/kg 或布地奈德喷雾剂 2mg 是治疗轻度到中度哮吼的选择，需要插管的哮吼患者还应接受泼尼松龙 1mg/kg[1]。然而，初始治疗更可能选用肾上腺素喷雾剂，因为它能迅速缓解阻塞症状[2,3]。上呼吸道梗阻和有明显氧饱和差的儿童需要吸氧[3]。氦氧是氦和氧的混合，可以作为皮质激素之外的辅助治疗，用于顽固性哮吼的短期治疗[2]。

1. Yates RW, Doull IJM. A risk-benefit assessment of corticosteroids in the management of croup. *Drug Safety* 1997; **16:** 48–55.
2. Brown JC. The management of croup. *Br Med Bull* 2002; **61:** 189–202.
3. Fitzgerald DA, Kilham HA. Croup: assessment and evidence-based management. *Med J Aust* 2003; **179:** 372–7.
4. Kairys SW, *et al.* Steroid treatment of laryngotracheitis: a meta-analysis of the evidence from randomized trials. *Pediatrics* 1989; **83:** 683–93.
5. Freezer NJ, *et al.* Steroids in croup: do they increase the incidence of successful extubation? *Anaesth Intensive Care* 1990; **18:** 224–8.
6. Geelhoed GC. Sixteen years of croup in a Western Australian teaching hospital: effects of routine steroid treatment. *Ann Emerg Med* 1996; **28:** 621–6.
7. Rittichier KK, Ledwith CA. Outpatient treatment of moderate croup with dexamethasone: intramuscular versus oral dosing. *Pediatrics* 2000; **106:** 1344–8.
8. Klassen TP, *et al.* Nebulized budesonide for children with mild-to-moderate croup. *N Engl J Med* 1994; **331:** 285–9.
9. Husby S, *et al.* Treatment of croup with nebulised steroid (budesonide): a double blind, placebo controlled study. *Arch Dis Child* 1993; **68:** 352–5.
10. Godden CW, *et al.* Double blind placebo controlled trial of nebulised budesonide for croup. *Arch Dis Child* 1997; **76:** 155–8.
11. Fitzgerald D, *et al.* Nebulized budesonide is as effective as nebulized adrenaline in moderately severe croup. *Pediatrics* 1996; **97:** 722–5.
12. Geelhoed GC, MacDonald WBG. Oral and inhaled steroids in croup: a randomized placebo-controlled trial. *Pediatr Pulmonol* 1995; **20:** 355–61.
13. Klassen TP, *et al.* Nebulized budesonide and oral dexamethasone for treatment of croup: a randomized controlled trial. *JAMA* 1998; **279:** 1629–32.
14. Johnson DW, *et al.* A comparison of nebulised budesonide, intramuscular dexamethasone, and placebo for moderately severe croup. *N Engl J Med* 1998; **339:** 498–503.
15. Klassen TP, *et al.* The efficacy of nebulized budesonide in dexamethasone-treated outpatients with croup. *Pediatrics* 1996; **97:** 463–6.
16. Geelhoed GC, *et al.* Efficacy of a small single dose of oral dexamethasone for outpatient croup: a double blind placebo controlled clinical trial. *BMJ* 1996; **313:** 140–2.
17. Russell K, *et al.* Glucocorticoids for croup. Available in The Cochrane Database of Systematic Reviews; Issue 1. Chichester: John Wiley; 2004 (accessed 12/05/05).
18. Bjornson CL, *et al.* A randomized trial of a single dose of oral dexamethasone for mild croup. *N Engl J Med* 2004; **351:** 1306–13.
19. Macfarlane PI, Suri S. Steroids in the management of croup. *BMJ* 1996; **312:** 510.

囊性纤维化

口服或吸入皮质激素可用于治疗肺部囊性纤维化（参见第157页）引起的炎症反应，但并不是标准治疗的一部分。

耳聋

有关使用皮质激素治疗 Cogan 综合征相关耳聋的参考文献参见上文。

皮肌炎

有关皮质激素治疗皮肌炎的参考文献参见**多肌炎和皮肌炎**，第1442页。

Eaton-Lambert 肌无力综合征

已经尝试使用皮质激素治疗 Eaton-Lambert 肌无力综合征（第599页）。

湿疹

局部应用皮质激素是治疗异位性湿疹的一种重要方法（第1506页）。应该采用有效制剂中效用最弱的一种，合并规律使用润滑药；轻度到中度疾病，只需局部应用皮质激素，每周 1～2 次。大部分轻度到中度湿疹患者对作用温和的制剂治疗有反应，如 1%氢化可的松软膏。病情顽固的大龄儿童和成人，应考虑长期使用效用更强的外用皮质激素以控制病情，之后随着情况的改善而改用效用较弱的制剂。

对难治性重度湿疹，最后可采用全身皮质激素治疗，一般短期用药控制病情，很少用于维持治疗。

嗜酸细胞性食管炎

关于皮质激素在嗜酸细胞性食管炎中的应用参见第1618页。

大疱性表皮松解症

可尝试使用大剂量口服皮质激素控制大疱性表皮松解症严重型的起疱过程（第1507页）。

癫痫

常常使用皮质激素和促肾上腺皮质激素治疗**婴儿痉挛**，该病一般对常规抗癫痫药无反应。然而，口服皮质激素的有效性证据还有限[1]。促肾上腺皮质激素对短期治疗有效，但有一项研究显示大剂量促肾上腺皮质激素优于泼尼松[2]，不过尚未确定最适宜的剂量和治疗周期[1,3]。另外，促肾上腺皮质激素和皮质激素常会引发重度不良反应。正如第446页中讨论的，有人喜欢采用更新的抗癫痫药，如氨己烯酸。一项对婴儿非结节硬化性痉挛的短期研究发现，替可克肽或泼尼松龙比氨己烯酸更好[4]。而氨己烯酸对结节硬化型痉挛的疗效更好[3,4]，目前还没有足够的数据表明用什么样的药物能更好地改善患有婴儿痉挛的儿童的远期预后[1,3]。

1. Mackay MT, *et al.* Practice parameter: medical treatment of infantile spasms: report of the American Academy of Neurology and the Child Neurology Society. *Neurology* 2004; **62:** 1668–81.
2. Baram TZ, *et al.* High-dose corticotropin (ACTH) versus prednisone for infantile spasms: a prospective, randomized, blinded study. *Pediatrics* 1996; **97:** 375–9.
3. Gupta R, Appleton R. Corticosteroids in the management of the paediatric epilepsies. *Arch Dis Child* 2005; **90:** 379–84.
4. Lux AL, *et al.* The United Kingdom Infantile Spasms Study comparing vigabatrin with prednisolone or tetracosactide at 14 days: a multicentre, randomised controlled trial. *Lancet* 2004; **364:** 1773–8.

多形红斑

多形红斑的治疗中（第1507页），发生严重反应的患者可考虑全身性应用皮质激素，但是对药物的价值尚有争议。

巨细胞动脉炎

巨细胞动脉炎（颞动脉炎、颅动脉炎）是一种血管性疾病，常常合并风湿性多肌痛（第1442页）。易发于大于50岁的欧洲人，特别是斯堪的纳维亚人，女性多于男性。该病特征是炎症、肉芽肿病变，合并巨单核细胞浸润，侵犯大中动脉，特别是头部和上臂为颈部和颅外结构供血的动脉。症状多样，可以包括头痛、头皮压痛、咀嚼暂停、水肿和颞动脉搏动消失、发热、体重降低、不适、贫血、视觉障碍和不可逆眼盲。大约有1/3的患者还同时伴发风湿性多肌痛。

含有皮质激素的治疗[1~8]，早期诊断和治疗是降低发生突盲的危险所需要的。大部分治疗方案都包括大剂量皮质激素的初始治疗，用以控制病情，之后减量至维持剂量，但初始的剂量和维持的剂量都有很大差异。无眼部症状的非复杂病例，初始采用泼尼松或泼尼松龙每日40～60mg口服就足够[1,4~6]；随后根据患者的反应逐渐减量。然而，有人建议采用较低的初始剂量，每日20mg[2]。

建议出现视觉症状的患者接受泼尼松或泼尼松龙每日80mg或每日1mg/kg[2,7,8]，一些眼科医生推荐所有的巨细胞动脉炎患者都要采用这一治疗[9]，因为视力丧失可能是急性且严重的。初始治疗还可以采用静脉推注甲泼尼龙1g[3,5,8,9]。

维持治疗通常是需要的，还有一小部分患者需要长期治疗，大部分患者可以在5年内停药；然而，复发很常见[8]。

由于需要长期皮质激素治疗，常出现不良反应[8]，其治疗也较难。皮质激素治疗中加用硫唑嘌呤，它有中度的"减少类固醇激素"作用[10]，而甲氨蝶呤的结果与之相矛盾[4,6,11]。也尝试应用其他免疫抑制药[4,6]，但不作为常规应用。有报道称氨苯砜有益于治疗，但因其血液学毒性而应用受限[4]。英夫利昔单抗也被试用[7]。

经充分治疗的患者预后很好，巨细胞动脉炎患者的预期寿命同普通人群[12]。

1. Swannell AJ. Polymyalgia rheumatica and temporal arteritis: diagnosis and management. *BMJ* 1997; **314:** 1329–32.
2. Wilke WS. What is the appropriate initial dose of corticosteroids to treat giant cell arteritis? *Cleve Clin J Med* 2000; **67:** 546–8.
3. Gurwood AS, Malloy KA. Giant cell arteritis. *Clin Exp Optom* 2002; **85:** 19–26.
4. Barilla-LaBarca M-L, *et al.* Polymyalgia rheumatica/temporal arteritis: recent advances. *Curr Rheumatol Rep* 2002; **4:** 39–46.
5. Salvarani C, *et al.* Polymyalgia rheumatica and giant-cell arteritis. *N Engl J Med* 2002; **347:** 261–71.
6. Weyand CM, Goronzy JJ. Giant-cell arteritis and polymyalgia rheumatica. *Ann Intern Med* 2003; **139:** 505–15.
7. Rahman W, Rahman FZ. Giant cell (temporal) arteritis: an overview and update. *Surv Ophthalmol* 2005; **50:** 415–28.
8. Matteson EL, Bird HA. Polymyalgia rheumatica and giant cell arteritis. In: Adebajo A, ed. *ABC of rheumatology.* 4th ed. Chichester: Wiley-Blackwell, 2010: 107–13.
9. Ferris J, Lamb R. Polymyalgia rheumatica and giant cell arteritis. *BMJ* 1995; **311:** 455.
10. De Silva M, Hazleman BL. Azathioprine in giant cell arteritis/polymyalgia rheumatica: a double blind study. *Ann Rheum Dis* 1986; **45:** 136–8.
11. Hernández-García C, *et al.* Methotrexate treatment in the management of giant cell arteritis. *Scand J Rheumatol* 1994; **23:** 295–8.
12. Matteson EL, *et al.* Long-term survival of patients with giant cell arteritis in the American College of Rheumatology giant cell arteritis classification criteria cohort. *Am J Med* 1996; **100:** 193–6.

肾小球疾病

肾小球疾病是所有肾病中不可忽视的一部分。有多种原发性肾小球疾病（肾小球病变），讨论请参阅下文；另外，许多系统性疾病（结缔组织病如系统性红斑狼疮、恶性肿瘤和糖尿病）可以造成继发性肾小球疾病。尽管潜在病因有很多，一般认为这类疾病中有许多都是因为共同的免疫机制导致了肾小球破坏，通过抗原抗体复合物沉积（免疫复合物肾炎）或罕见的肾小球基底膜上抗体形成（抗GBM肾炎）引起[1]。

肾对肾小球损害只能作出有限的几种反应，无论病因学如何，只能观察到某些共同症状，包括**急性肾小球肾炎**（急性肾炎综合征），表现为突发的血尿和蛋白尿，常伴肾损害（肾小球滤过率降低）、水钠潴留和高血压；还有**肾病综合征**，有严重的蛋白尿、低白蛋白血症和水肿。肾小球疾病其他不太明显的表现包括无症状性蛋白尿或显微镜下血尿；另一方面，肾小球疾病可能是慢性肾衰的多种潜在致病因素之一。恰当的治疗很大程度上依赖于对潜在疾病的治疗。

■ 原发性肾小球疾病的治疗

微小病变肾病（MCN） 这种疾病常见于儿童，2～4岁时发病率最高，是儿童期肾病综合征的主要原因。成人肾病综合征中有20%也是由该病引起[2]。应用皮质激素治疗。给药方法各异，但是有一种推荐的成人给药方案是每日口服60mg泼尼松龙，持续4天，然后减量至每日40mg直至病情缓解（大约90%的患者3周内能缓解），接下来逐渐减药停用[2]。儿童的初始剂量为每日泼尼松龙或泼尼松60mg/m²[3]，给药4周后减为隔日一次40mg/m²，再用药4周，之后逐渐减药停用[4]。有报道称，每日泼尼松60mg/m²治疗6周，之后隔日一次40mg/m²再治疗6周后，疾病的复发率更低；这种12周疗程可能优于标准的8周疗程[3]。对儿童治疗的调整方案为，每日泼尼松龙60mg/m²直至治疗有反应，然后减量至隔日一次40mg/m²再治疗4周。如果泼尼松龙60mg/m²治疗4周没有反应，应该停药，此时认为该儿童对皮质激素抗药[5]。一篇对治疗方案的系统性综述发现，肾病起病的儿童应该接受至少3个月的泼尼松治疗，最长可能为7个月，以降低复发的危险[6]。

疾病常会复发，约占病例的60%；进一步的皮质激素治疗往往对复发有效，但如果是第3次复发，在皮质激素治疗的基础上还要加用环磷酰胺每日2～3mg/kg连续8～12周[2,3]；地夫可特对那些泼尼松无反应的皮质激素敏感患者可能有效[6]。频繁复发或皮质激素依赖性的患者不用细胞毒性药物和免疫抑制药，因为这类药物有引发严重毒性包括致癌作用的可能；环磷酰胺优于苯丁酸氮芥，因为前者被认为风险更低，不过两种药物都有效[3,7]。尽管建议做肾活检以筛查肾毒性，环孢素仍被长期应用以达到并维持症状缓解[3,7]。有报道称左旋咪唑也有益于治疗[3,7]。

局灶性肾小球硬化症 局灶性肾小球硬化症是一种侵犯部分肾小球的硬化性损伤，发生于一些具有微小病变肾病特征症状的患者，一些专家认为这并不单独是一个病。常见于海洛因成瘾的患者，并与AIDS伴发的肾病有关。治疗与微小病变肾病的治疗类似，但仅有约20%的病例对皮质激素有反应；加用细胞毒性免疫抑制药（如环磷酰胺）可以改善症状。皮质激素耐药的成人和儿童对环孢素都有反应[3,8]。必要时延长治疗，环孢素停药后疾病常复发[7]。有报道称，他克莫司对环孢素治疗失败的患者有效[3,8]，但霉酚酸酯的试验却得到矛盾的结果[8]。有报道称，大剂量推注甲泼尼龙并在随后6年内逐渐减量，局灶性肾小球硬化症的患者对此治疗反应率很高[3]。没有反应的患者，若干年后可以逐渐进展为肾衰，但是肾移植可能没有效果，因为该病可以在移植肾中复发。

膜性肾病（膜性肾小球肾炎） 该病成人常见，是肾病综合征最重要的单独病因，大约有50%的患者是由此病进展为肾病综合征。本病特征为上皮下免疫复合物沉积，继而肾小球基底膜弥漫性增厚。病因多种，多为慢性病程，有些可自发缓解，不过这也使得治疗效果很难体现，也很难评价有潜在毒性的药物。环磷酰胺或苯丁酸氮芥合并皮质激素可以改善一些临床症状，稳定病情进展，但是单用皮质激素似乎没有效果[9~11]。可以首选环磷酰胺，因为它更易被患者耐受[11]。可以用环孢素替代，但是症状缓解前治疗需要持续6个月或更久[9,10]，一篇系统性综述发现环孢素不比安慰剂更有效[11]。尚在研究的治疗本病的免疫抑制药，包括霉酚酸酯和利妥昔单抗[10]。同时近期研究还强调应使用ACEI和血管紧张素Ⅱ受体拮抗剂控制血压和蛋白尿[10]。

系膜毛细血管性肾小球肾炎（MCGN，MPGN） 系膜毛细血管性肾小球肾炎包括2种不同的疾病，Ⅰ型和Ⅱ型，两病都发病于儿童和年轻人，通常导致肾病综合征，有20%的病例表现为急性肾小球肾炎。两种类型都表现为肾小球膜细胞增生、肾小球壁增厚，伴毛细管管壁和基底膜沉积物形成（本病Ⅰ型则是因为免疫复合物沉积）。没有确定的治疗方案：皮质激素和细胞毒性免疫抑制药治疗可以一定程度改善病情或稳定肾功能，但是大约一半的患者都在15～20年（Ⅰ型）或6～10年（Ⅱ型）内发展为终末期肾衰。抗血小板药物和抗凝血药被尝试应用，但是和其他治疗一样，能改善病情的证据非常之少，同时有一些中心不推荐采用任何特殊治疗，但对迅速进展期的患者，可以使用泼尼松龙和环磷酰胺[12]。

IgA肾病（Berger病） 是原发性肾小球疾病中最常见的病因，最常见于年轻男性。本病导致局灶节段性肾小球硬化，伴系膜中沉积含有大量IgA的免疫复合物。常表现为急性肾小球肾炎伴肉眼血尿，通常在病毒性上呼吸道感染期间或感染后立即发病。一些患者的病情进展迅速，类似于特发性急进型肾小球肾炎，6个月内发生肾衰；不过其他许多症状都是良性的，仅需临床观察。目前尚无有明确价值的治疗方法，但是相关高血压的控制也十分重要，一般用ACEI。病情严重、进展迅速的患者可以尝试皮质激素和细胞毒性免疫抑制药[13~17]。使用鱼油中提炼的n-3脂肪酸有明显疗效，也有报道称采用正常免疫球蛋白和霉酚酸酯也有疗效[16]。

特发性急进性肾小球肾炎（RPGN） 尽管急进性肾小球肾炎（新月体性肾小球肾炎）可能是其他形式肾小球疾病的表现，如IgA肾病（参见前文）或Goodpasture综合征（参见下文），但也可以是特发性的。本病的特点是肾小球新月体形成，合并纤维蛋白从损伤毛细血管中漏出、肾功能迅速恶化，有时在数周内即发展为肾衰。单用口服皮质激素效果不大，口服泼尼松或泼尼松龙加环磷酰胺后，再静脉推注甲泼尼龙，数月内可以产生明显的疗效[18,19]；一种替代方案是强化血浆置换合并皮质激素和细胞毒性免疫抑制药[20]。这些治疗大部分缺乏对照实验，尽管一项小型前瞻性研究发现[21]：作为泼尼松龙和环磷酰胺的辅助治疗，淋巴细胞提取法比静脉推注甲泼尼龙更能减缓肾小球损伤。

Goodpasture综合征 Goodpasture综合征是抗GBM肾炎的一种类型，表现为急进性肾小球肾炎合并肺部出血（因为引起肾脏症状的抗体也能与肺泡膜反应）。本病好发于年轻男性。大剂量口服泼尼松龙或泼尼松，或静脉推注甲泼尼龙可以控制肺部出血，但是皮质激素对控制肾损伤的作用有限，后者需要强化的血浆置换治疗，同时合用皮质激素和环磷酰胺，每日或隔日、持续数周，直至无法查出抗体且病情不再进展。重要的是要在肾损伤变为不可逆之前开始治疗[22]。

■ 继发性肾小球疾病的治疗

感染后肾小球肾炎 传统类型的感染后肾小球肾炎是链球菌感染后肾小球肾炎，是产生的免疫复合物介导的急性肾小球肾炎，但是肾小球疾病也可继发于其他细菌感染、原虫性感染（如疟疾，疟疾相关肾病综合征在流行病区更常见）和病毒感染（如AIDS，参见上文的**局灶性肾小球硬化症**）。大部分病例中，除了应用适当的抗感染治疗和全身支持治疗以外不再需要其他附加的治疗，不常使用皮质激素和细胞毒性免疫抑制药，甚至对某些病例还有害无益[23]。即使如此，一小部分患者可能发生迟发进展性肾小球疾病，促使治疗[22]。

其他继发性肾小球肾炎 尽管肾小球疾病继发于其他疾病（结缔组织疾病如系统性红斑狼疮、血管炎、过敏性紫癜、血栓形成性血小板减少性紫癜，或其他如类风湿关节炎、淀粉样变、肿瘤形成、镰刀状细胞病、痛风或糖尿病），大部分治疗直接针对潜在疾病。另外，应适当地对症治疗，如肾病综合征伴水肿患者限钠；慎用利尿药否则有低血容量症风险[24]。ACEI或NSAIDs可能对多种原因的蛋白尿都有改善，应该对肾动脉狭窄或肾衰的患者分别护理[2,24]。应该治疗相关的高血压和高胆固醇血症，应采用肝素等抗凝药治疗相关的凝血疾病[24]。多种药物治疗可以加重肾毒性，应给予对症治疗。

1. Chadban SJ, Atkins RC. Glomerulonephritis. *Lancet* 2005; **365:** 1797–1806.
2. Boulton-Jones M. Management of nephrotic syndrome. *Prescribers' J* 1993; **33:** 96–102. Correction. *ibid.*; 176.
3. Eddy AA, Symons JM. Nephrotic syndrome in childhood. *Lancet* 2003; **362:** 629–39.
4. Hogg RJ, *et al.* Evaluation and management of proteinuria and nephrotic syndrome in children: recommendations from a pediatric nephrology panel established at the National Kidney Foundation conference on proteinuria, albuminuria, risk, assessment, detection, and elimination (PARADE). *Pediatrics* 2000; **105:** 1242–9.
5. Report of a Workshop by the British Association for Paediatric Nephrology and Research Unit, Royal College of Physicians. Consensus statement on management and audit potential for steroid responsive nephrotic syndrome. *Arch Dis Child* 1994; **70:** 151–7.

6. Hodson EM, *et al.* Corticosteroid therapy for nephrotic syndrome in children. Available in The Cochrane Database of Systematic Reviews; Issue 4. Chichester: John Wiley; 2007 (accessed 22/08/08).
7. Abeyagunawardena A, *et al.* Immunosuppressive therapy of childhood idiopathic nephrotic syndrome. *Expert Opin Pharmacother* 2002; **3:** 513–19.
8. Ponticelli C, Passerini P. Alternative treatments for focal and segmental glomerular sclerosis. *Clin Nephrol* 2001; **55:** 345–8.
9. Ponticelli C, Passerini P. Treatment of membranous nephropathy. *Nephrol Dial Transplant* 2001; **16** (suppl 5): 8–10.
10. Kincaid-Smith P. Pharmacological management of membranous nephropathy. *Curr Opin Nephrol Hypertens* 2002; **11:** 149–54.
11. Schieppati A, *et al.* Immunosuppressive treatment for idiopathic membranous nephropathy in adults with nephrotic syndrome. Available in The Cochrane Database of Systematic Reviews; Issue 4. Chichester: John Wiley; 2004 (accessed 12/05/05).
12. Mason PD, Pusey CD. Glomerulonephritis: diagnosis and treatment. *BMJ* 1994; **309:** 1557–63. Correction. *ibid.* 1995; **310:** 116.
13. Goumenos D, *et al.* Can immunosuppressive drugs slow the progression of IgA nephropathy? *Nephrol Dial Transplant* 1995; **10:** 1173–81.
14. Faedda R, *et al.* Immunosuppressive treatment of Berger's disease. *Clin Pharmacol Ther* 1996; **60:** 561–7.
15. Kobayashi Y, *et al.* Steroid therapy during the early stage of progressive IgA nephropathy: a 10-year follow-up study. *Nephron* 1996; **72:** 237–42.
16. Donadio JV, Grande JP. IgA nephropathy. *N Engl J Med* 2002; **347:** 738–48.
17. Pozzi C, *et al.* Corticosteroids in IgA nephropathy: a randomised controlled trial. *Lancet* 1999; **353:** 883–7.
18. Bolton WK, Sturgill BC. Methylprednisolone therapy for acute crescentic rapidly progressive glomerulonephritis. *Am J Nephrol* 1989; **9:** 368–75.
19. Bruns FJ, *et al.* Long-term follow-up of aggressively treated idiopathic rapidly progressive glomerulonephritis. *Am J Med* 1989; **86:** 400–6.
20. Gianviti A, *et al.* Retrospective study of plasma exchange in patients with idiopathic rapidly progressive glomerulonephritis and vasculitis. *Arch Dis Child* 1996; **75:** 186–90.
21. Furuta T, *et al.* Lymphocytapheresis to treat rapidly progressive glomerulonephritis: a randomised comparison with steroid-pulse treatment. *Lancet* 1998; **352:** 203–4.
22. Couser WG. Glomerulonephritis. *Lancet* 1999; **353:** 1509–15.
23. Adeniyi A, *et al.* A controlled trial of cyclophosphamide and azathioprine in Nigerian children with the nephrotic syndrome and poorly selective proteinuria. *Arch Dis Child* 1979; **54:** 204–7.
24. Robinson RF, *et al.* Management of nephrotic syndrome in children. *Pharmacotherapy* 2003; **23:** 1021–36.

痛风

在痛风急性发作（第525页）的治疗中，全身应用皮质激素被作为 NASIDs 和秋水仙碱以外的二线药物。包括肌内注射和口服皮质激素的 3 项小型研究的系统性综述总结出尽管这种短期治疗不良反应很少，但也无有益处的证据[1]。之后，同一个小组进行的对确诊痛风患者口服泼尼松龙和萘普生 5 天的小型对照双盲研究，结果为两种药物同样有效，提示皮质激素可被考虑作为一线治疗药物[2]。

1. Janssens HJ, *et al.* Systemic corticosteroids for acute gout. Available in The Cochrane Database of Systematic Reviews; Issue 2. Chichester: John Wiley; 2008 (accessed 06/01/09).
2. Janssens HJEM, *et al.* Use of oral prednisolone or naproxen for the treatment of gout arthritis: a double-blind, randomised equivalence trial. *Lancet* 2008; **371:** 1854–60.

Graves 眼病

可使用皮质激素或眶部放疗治疗甲状腺功能亢进症（第2086页）引起的中度到重度眼病。有证据表明如果这几种治疗联合使用可以产生协同作用。如果有眶部放疗的禁忌证，治疗可采用皮质激素联合环孢素。有建议认为，静脉推注比口服糖皮质激素更有效[1]。皮质激素和放射性碘治疗同时进行可以预防 Graves 眼病短期恶化[2]。

1. Hart RH, Perros P. Glucocorticoids in the medical management of Graves' ophthalmopathy. *Minerva Endocrinol* 2003; **28:** 223–31.
2. Bartalena L, *et al.* Relation between therapy for hyperthyroidism and the course of Graves' ophthalmopathy. *N Engl J Med* 1998; **338:** 73–8.

血管瘤

血管瘤是一种良性皮肤血管肿瘤，它可以急剧增大，然后自行消退。尽管常规不需要治疗，但如果偶发累及眼部或内脏的并发症，或因为血小板捕集导致血小板减少时（Kasabach-Merritt 综合征），就需要治疗，一般采用皮质激素。通常给予口服泼尼松或泼尼松龙；发生致命性血管瘤时使用静脉大剂量甲泼尼龙治疗[1]。患者的反应各有不同[1~3]。另一种常用的技术是损伤区注射曲安西龙和倍他米松混合液[4]。有报道称，有 2 名皮质激素治疗失败的婴儿对长春新碱有反应[5]。干扰素 α 可用于皮质激素耐药的病变[1]。有报道称对婴儿应用普萘洛尔治疗出现血管瘤的改善[6,7]。有报道称光疗合并脉冲式染色激光治疗也是有效的[8]；一项使用该方法的随机实验发现与仅仅观察相比，没有更大的益处[9]，但仍然推荐对有问题的损伤采用这种治疗[10]。

1. Drolet BA, *et al.* Hemangiomas in children. *N Engl J Med* 1999; **341:** 173–81.
2. Enjolras O, *et al.* Management of alarming hemangiomas in infancy: a review of 25 cases. *Pediatrics* 1990; **85:** 491–8.
3. Sadan N, Wolach B. Treatment of hemangiomas of infants with high doses of prednisone. *J Pediatr* 1996; **128:** 141–6.
4. Yap E-Y, *et al.* Periocular capillary hemangioma: a review for pediatricians and family physicians. *Mayo Clin Proc* 1998; **73:** 753–9.
5. Payarols JP, *et al.* Treatment of life-threatening infantile hemangiomas with vincristine. *N Engl J Med* 1995; **333:** 69.
6. Léauté-Labrèze C, *et al.* Propranolol for severe hemangiomas of infancy. *N Engl J Med* 2008; **358:** 2649–51.
7. Sans V, *et al.* Propranolol for severe infantile hemangiomas: follow-up report. *Pediatrics* 2009; **124:** 983. Full version: http://pediatrics.aappublications.org/cgi/reprint/124/3/e423 (accessed 09/04/10)
8. Barlow RJ, *et al.* Treatment of proliferative haemangiomas with the 585 nm pulsed dye laser. *Br J Dermatol* 1996; **34:** 700–4.
9. Batta K, *et al.* Randomised controlled study of early pulsed dye laser treatment of uncomplicated childhood haemangiomas: results of a 1-year analysis. *Lancet* 2002; **360:** 521–7.
10. Hohenleutner U, Landthaler M. Laser treatment of childhood haemangioma: progress or not? *Lancet* 2002; **360:** 502–3.

头痛

皮质激素对一些类型头痛的治疗效果有限。虽然一般认为药物治疗的长期预后并不理想，短期应用皮质激素对预防丛集性头痛丛集期的发作有效（第587页）。口服泼尼松龙的起始剂量为 60～100mg，每日 1 次，持续 2～5 天，每隔 2～3 天减量 10mg，直至 2～3 周后停药[1]。泼尼松龙也被用在药物过度使用性头痛中治疗与停用镇痛药相关的症状加重（第587页）。使用口服方案为每日 60mg，共 2 天，继以每日 40mg，共 2 天，之后继以每日 20mg，共 2 天[1]。皮质激素还用于急诊治疗长期重度耐药性偏头痛（偏头痛状态）的发作（第587页）。

1. British Association for the Study of Headache. Guidelines for all healthcare professionals in the diagnosis and management of migraine, tension-type, cluster and medication-overuse headache. 3rd edn. (issued 18th January, 2007). Available at: http://216.25.88.43/upload/NS_BASH/BASH_guidelines_2007.pdf (accessed 09/04/10)

疱疹感染

尽管大部分类型的单纯疱疹病毒眼部感染（第824页）都禁忌单独使用皮质激素，而采用局部抗病毒治疗；但皮质激素和抗病毒药联合用药可用于治疗单纯疱疹病毒间质性角膜炎。有关皮质激素治疗可能合并单纯疱疹病毒感染的 Bell 麻痹患者，参见第1433页，有关这些药物对疱疹后神经痛的治疗，参见第10页。

高钙血症

有关高钙血症治疗的描述，包括皮质激素的特殊作用，参见第1590页和第1049页。

过敏性脉管炎

过敏性脉管炎一般与抗原刺激有关，可以是外源性的（如某种药物[1]或某种微生物）或内源性的（如与结缔组织病相关的免疫复合物）。这一名称包含了一组异质性疾病，其中不少与一些潜在的疾病进展（包括感染、恶性肿瘤、类风湿关节炎或系统性红斑狼疮）和病因不明的血管炎（如过敏性紫癜，该病主要见于青春期前男性）有关。有建议认为这么广泛的分组是不合适的，也不应该使用"过敏性脉管炎"这一术语[2]。不过，文献中仍然还是能发现这样的描述。

过敏性脉管炎的特征是小血管受累（小动脉和小静脉），特别是皮肤的小血管；而皮肤表现主要有紫癜、皮疹和荨麻疹。典型的是血管周围发现中性粒细胞碎片（**破白细胞性血管炎**）。然而，也可以累及其他器官系统。**过敏性紫癜**除皮肤损伤，还有关节痛、腹痛和其他胃肠道症状，以及肾小球肾炎[3]。症状并不总是立即显现，可有迟发性肾功能不全，并最终进展到终末期肾衰[4]。

过敏性脉管炎的预后比其他主要血管炎综合征的预后要好得多，大部分患者自发缓解。识别抗原刺激，如果可能则去除刺激，如停药[1]或正确地治疗感染。过敏性脉管炎一般对常规药物的反应不如其他血管炎综合征。然而，如果病情持续或引起器官功能障碍，应该给予皮质激素，典型的是采用每日口服泼尼松或泼尼松龙 60mg 或 1mg/kg，之后快速逐渐减量直到停药。还可应用血浆置换，但是尚不能很好确定细胞毒性免疫抑制药的用处。但硫唑嘌呤[4]和环磷酰胺[5]已经成功地与皮质激素合用。有无对照的报道称，过敏性紫癜患者对氨苯砜的治疗反应很好[6]。其他试验用过的药物包括：达那唑[7]、己酮可可碱[8]，后者有时与氨苯砜[8]和正常免疫球蛋白[9]合用。

1. ten Holder SM, *et al.* Cutaneous and systemic manifestations of drug-induced vasculitis. *Ann Pharmacother* 2002; **36:** 130–47.
2. Jennette JC, *et al.* Nomenclature of systemic vasculitides: proposal of an international consensus conference. *Arthritis Rheum* 1994; **37:** 187–92.
3. Tizard EJ. Henoch-Schönlein purpura. *Arch Dis Child* 1999; **80:** 380–3.
4. Foster BJ, *et al.* Effective therapy for severe Henoch-Schonlein purpura nephritis with prednisone and azathioprine: a clinical and histopathologic study. *J Pediatr* 2000; **136:** 370–5.
5. Worm M, *et al.* Hypocomplementaemic urticarial vasculitis: successful treatment with cyclophosphamide-dexamethasone pulse therapy. *Br J Dermatol* 1998; **139:** 704–7.
6. Hoffbrand BI. Dapsone in Henoch-Schönlein purpura—worth a trial. *Postgrad Med J* 1991; **67:** 961–2.
7. Lee YJ, *et al.* Danazol for Henoch-Schönlein purpura. *Ann Intern Med* 1993; **118:** 827.
8. Nürnberg W, *et al.* Synergistic effects of pentoxifylline and dapsone in leucocytoclastic vasculitis. *Lancet* 1994; **343:** 491.
9. Rostoker G, *et al.* High-dose immunoglobulin therapy for severe IgA nephropathy and Henoch-Schönlein purpura. *Ann Intern Med* 1994; **120:** 476–84.

特发性血小板减少性紫癜

特发性血小板减少性紫癜[1]（**ITP**，有时又指自身免疫性血小板减少性紫癜）是一种自身免疫性出血性疾病，特点是产生人体自身血小板抗体，继而出现血小板隔离和破坏。有急性和慢性两种类型：急性型通常为自限性的，继发于病毒或其他感染，常见于儿童，慢性和更严重的疾病则更多见于成人，特别是青中年女性。患者会出现瘀点、瘀斑和鼻衄，女性可以出现月经过多；有患者可因为出血而死亡。

治疗 对于轻度血小板减少（计数为 20000～30000 个/mm³ 或更多）且没有严重擦伤或出血的儿童或成人患者，不需要任何治疗[2~8]。美国的指南建议[7]，血小板计数小于 10000 个/mm³ 并出现轻度擦伤的儿童需要治疗；英国的指南[6]建议治疗前还要考虑临床严重性，所以即使一块明显的擦伤也不一定就会引起严重的出血。许多病例中，即使没有治疗，血小板计数也能恢复正常或维持在一个安全的范围内；即使经过数年，疾病也可以自发缓解[9]。

慢性紫癜的患者需要治疗，成人主要采用皮质激素治疗[8,10,11]。使用每日泼尼松或泼尼松龙 1mg/kg，一般用 2～4 周[6,7]，之后逐渐减量[6,8]。大部分患者 3 周内发生反应，但是对适宜的治疗周期的长度尚无一致意见[5,11]。反应率大不相同，但是大部分患者撤药后会复发[6]。有报道称，使用大剂量口服或静脉甲泼尼龙 3～7 天后能产生良好的治疗反应[12~15]。这种方法在急性发病的儿童中也试用过[16]，但儿童[17]和成人[18]的对照研究发现静脉用正常免疫球蛋白的效果更好。每日输注大剂量地塞米松 40mg 共 4 天的治疗效果很好[3,19,20]，不过尚不清楚这对儿童的益处[21~23]。

无论是急性还是慢性 ITP，儿童患者使用皮质激素都是很有争议的。有人认为每日低剂量泼尼松龙（每日 250μg/kg，共 21 日）治疗是有效的，而另有人采用大剂量治疗[6,7]（每日泼尼松 4mg/kg，共 7 日，之后逐渐减量）。一般而言，儿童 ITP 患者，应用低剂量泼尼松或泼尼松龙每日 1～2mg/kg 不应超过 2～3 周，大剂量每日 4mg/kg 最多可用 4～7 天，之后必须逐渐减量[6,7]。一些研究中心认为，儿童应用皮质激素能获得最大的临时性收益[24]。

对于慢性病程、有出血症状，且对一线治疗没有反应的患者，应考虑切脾[2,3,5~8,10,24]。大约 70% 的患者对手术治疗有反应，但是一定要考虑手术和术后风险（尤其是脓毒血症），特别是对儿童。

静脉应用正常免疫球蛋白治疗产生疗效，实践中常常优于皮质激素而作为治疗儿童急性 ITP 的初始药物[4,25]，在升高血小板计数方面似乎更加有效[26]。尽管效果可能只是暂时的，可以采用每日 400mg/kg 共 5 天给药[6,7]、单剂 800mg/kg 或 1g/kg 等实现升高血小板的目的，这三种方案都是等效的。即使对其他治疗耐药的患者[2,3]，对这种治疗也有反应，但是必须周期性地重复治疗。因为具有快速的活性，也许治疗并发的急性症状最有效，推荐用于严重的急性出血、严重血小板减少症患者术前预防用药、或对皮质激素耐药伴发出血的患者[2,3,6~8]。有报道称，对正常免疫球蛋白治疗有反应是切脾治疗有益的一个指标[27,28]。Rh 阳性患者除采用正常免疫球蛋白治疗外，一种替代的方法是采用抗 D 免疫球蛋白[4,5,8,29]；不过对其有效性还有不同观点[10,29~33]，而本药也与血红蛋白尿和血红蛋白血症有关[34]。

其他二线药物只在少数顽固性慢性病程的患者中进行过研究，但几乎没有认真评价过这些研究。一般来说[35~39]，但不是普遍地[8,40]，达那唑的结果较好，特别是对老年患者。因为反应可能为延迟性，治疗应该持续至少6个月，如果没有发生不良反应，最好使用1年[8]。长期维持治疗可能更好，至少对某些患者[37,38]，是一种潜在的替代脾切除的治疗方法。达那唑可作为减少皮质激素的疗法，降低皮质激素的维持剂量[5,37]。慢性ITP患者也可对氨苯砜治疗有反应[41]，但该药对重度疾病疗效较差[6]。

病情顽固的患者也试用过抗瘤药和免疫抑制药，但药物的潜在毒性限制了其在老年患者中的应用，只能作为最后一种治疗方法。成人采用每日口服环磷酰胺1～2mg/kg或硫唑嘌呤1～4mg/kg[5,8]；一般8周内会对环磷酰胺发生反应，但对硫唑嘌呤一般需要好几个月才会出现反应[3,6]。病情顽固、危及生命的患者也用过大剂量环磷酰胺[3]。尽管一些患者对静脉注射长春新碱有反应，但这种反应是部分且不充分的；某种程度上，输注含有长春碱或长春新碱的血小板能在某种轻度上产生更好的效果，这种方法能促进药物结合，并可选择性地将药物运输到破坏血小板的巨噬细胞中[42～44]。这项技术的开发者称，38%的患者病情得以长期的缓解[44]，但其他人尚无如此积极的结果[5,45]。联合化疗（环磷酰胺和泼尼松加长春新碱，长春新碱和丙卡巴肼，或依托泊苷）能使一小部分患者的病情得以长期的缓解[3,8,46,47]，但是这种强效的治疗对大部分病例可能并不合适。对难治性ITP，环孢素也许是一种合理的补救治疗[8,48]；也有报道称霉酚酸酯对一小部分患者有效[6]。利妥昔单抗也是常用的替代药物[49,50]，而阿仑单抗能被患者很好耐受[6]。

报道的其他有效治疗有秋水仙碱[51～53]、肝素[54]和抗坏血酸[55]，后者至少有一个优点就是其相对几乎没有毒性，但是这类治疗仍在实验阶段。

将来，血小板生成素也许能成为一种新的治疗方法[5,8,56]。立米司亭（rimiplostim），一种血小板生成因子受体激动剂的Fc-肽融合蛋白，被用于治疗ITP患者[57]。其他刺激血小板生成的复合物如eltrombopag[58]也被使用。

全身性使用氨甲环酸有助于控制月经过多，但有时子宫切除是必需的。

妊娠期间 ITP孕妇的治疗有一些特殊的问题，因为抗血小板抗体可以越过胎盘，引起胎儿发生血小板减少症。妊娠前患病比妊娠期间患病的危险更大。如果有必要治疗，可以给予孕妇皮质激素或正常免疫球蛋白[6,7]，病情更严重、治疗无反应的情况下需输注血小板。如果伴并发症或血小板计数低于30000个/mm³，还要治疗新生儿[5]。剖宫产不能降低颅内出血的危险[5]，应该根据产科指征来确定分娩的方式[6]。

1. Karpatkin S. Autoimmune (idiopathic) thrombocytopenic purpura. *Lancet* 1997; **349:** 1531–6.
2. Gillis S. The thrombocytopenic purpuras: recognition and management. *Drugs* 1996; **51:** 942–53.
3. McMillan R. Therapy for adults with refractory chronic immune thrombocytopenic purpura. *Ann Intern Med* 1997; **126:** 307–14.
4. Bolton-Maggs PHB. Idiopathic thrombocytopenic purpura. *Arch Dis Child* 2000; **83:** 220–2.
5. Cines DB, Blanchette VS. Immune thrombocytopenic purpura. *N Engl J Med* 2002; **346:** 995–1008. Correction. *ibid.*; 1923.
6. British Committee for Standards in Haematology General Haematology Task Force. Guidelines for the investigation and management of idiopathic thrombocytopenic purpura in adults, children and in pregnancy. *Br J Haematol* 2003; **120:** 574–96. Also available at: http://www.bcshguidelines.com/pdf/BJH574.pdf (accessed 27/04/04)
7. George JN, *et al.* Idiopathic thrombocytopenic purpura: a practice guideline developed by explicit methods for the American Society of Hematology. *Blood* 1996; **88:** 3–40. Also available at: http://bloodjournal.hematologylibrary.org/cgi/reprint/88/1/3.pdf (accessed 22/04/10)
8. Stasi R, Provan D. Management of immune thrombocytopenic purpura in adults. *Mayo Clin Proc* 2004; **79:** 504–22.
9. Tait RC, Evans DIK. Late spontaneous recovery of chronic thrombocytopenia. *Arch Dis Child* 1993; **68:** 680–1.
10. Stasi R, *et al.* Long-term observation of 208 adults with chronic idiopathic thrombocytopenic purpura. *Am J Med* 1995; **98:** 436–42.
11. George JN, Vesely SK. Immune thrombocytopenic purpura—let the treatment fit the patient. *N Engl J Med* 2003; **349:** 903–5.
12. Özsoylu Ş, *et al.* Megadose methylprednisolone for chronic idiopathic thrombocytopenic purpura. *Lancet* 1990; **336**: 1078–9.
13. Akoğlu T, *et al.* Megadose methylprednisolone pulse therapy in adult idiopathic thrombocytopenic purpura. *Lancet* 1991; **337:** 56.
14. Özsoylu S. Mega-dose methylprednisolone for chronic idiopathic thrombocytopenic purpura. *Lancet* 1991; **337:** 1611–12.
15. Alpdoğan Ö, *et al.* Efficacy of high-dose methylprednisolone as a first-line therapy in adult patients with idiopathic thrombocytopenic purpura. *Br J Haematol* 1998; **103:** 1061–3.
16. Albayrak D, *et al.* Acute immune thrombocytopenic purpura: a comparative study of very high oral doses of methylprednisolone and intravenously administered immune globulin. *J Pediatr* 1994; **125:** 1004–7.
17. Rosthøj S, *et al.* Randomized trial comparing intravenous immunoglobulin with methylprednisolone pulse therapy in acute idiopathic thrombocytopenic purpura. *Acta Paediatr* 1996; **85:** 910–15.
18. Godeau B, *et al.* Intravenous immunoglobulin or high-dose methylprednisolone, with or without oral prednisone, for adults with untreated severe autoimmune thrombocytopenic purpura: a randomised, multicentre trial. *Lancet* 2002; **359:** 23–9.
19. Andersen JC. Response of resistant idiopathic thrombocytopenic purpura to pulsed high-dose dexamethasone therapy. *N Engl J Med* 1994; **330:** 1560–4.
20. Cheng Y, *et al.* Initial treatment of immune thrombocytopenic purpura with high-dose dexamethasone. *N Engl J Med* 2003; **349:** 831–6.
21. Adams DM, *et al.* High-dose oral dexamethasone therapy for chronic childhood idiopathic thrombocytopenic purpura. *J Pediatr* 1996; **128:** 281–3.
22. Borgna-Pignatti C, *et al.* A trial of high-dose dexamethasone therapy for chronic idiopathic thrombocytopenic purpura in childhood. *J Pediatr* 1997; **130:** 13–16.
23. Kühne T, *et al.* Platelet and immune responses to oral cyclic dexamethasone therapy in childhood chronic immune thrombocytopenic purpura. *J Pediatr* 1997; **130:** 17–24.
24. Reid MM. Chronic idiopathic thrombocytopenic purpura: incidence, treatment, and outcome. *Arch Dis Child* 1995; **72:** 125–8.
25. Bolton-Maggs PHB, Moon I. Assessment of UK practice for management of acute childhood idiopathic thrombocytopenic purpura against published guidelines. *Lancet* 1997; **350:** 620–3.
26. Beck CE, *et al.* Corticosteroids versus intravenous immune globulin for the treatment of acute immune thrombocytopenic purpura in children: a systematic review and meta-analysis of randomized controlled trials. *J Pediatr* 2005; **147:** 521–7.
27. Law C, *et al.* High-dose intravenous immune globulin and the response to splenectomy in patients with idiopathic thrombocytopenic purpura. *N Engl J Med* 1997; **336:** 1494–8.
28. Holt D, *et al.* Response to intravenous immunoglobulin predicts splenectomy response in children with immune thrombocytopenic purpura. *Pediatrics* 2003; **111:** 87–90. Correction. *ibid.* 2004; **113:** 184.
29. Anonymous. Rho(D) immune globulin iv for prevention of Rh isoimmunization and for treatment of ITP. *Med Lett Drugs Ther* 1996; **38:** 6–8.
30. Blanchette V, *et al.* Randomised trial of intravenous immunoglobulin G, intravenous anti-D, and oral prednisone in childhood acute immune thrombocytopenic purpura. *Lancet* 1994; **344:** 703–7.
31. Andrew M, *et al.* A multicenter study of the treatment of childhood chronic idiopathic thrombocytopenic purpura with anti-D. *J Pediatr* 1992; **120:** 522–7.
32. Zunich KM, *et al.* Intravenous anti-D immunoglobulin for childhood acute immune thrombocytopenic purpura. *Lancet* 1995; **346:** 1363–4.
33. Blanchette V, Wang E. Intravenous anti-D immunoglobulin for childhood acute immune thrombocytopenic purpura. *Lancet* 1995; **346:** 1364–5.
34. Gaines AR. Acute onset hemoglobinemia and/or hemoglobinuria and sequelae following Rh_o(D) immune globulin intravenous administration in immune thrombocytopenic purpura patients. *Blood* 2000; **95:** 2523–9.
35. Buelli M, *et al.* Danazol for the treatment of idiopathic thrombocytopenic purpura. *Acta Haematol (Basel)* 1985; **74:** 97–8.
36. Mylvaganam R, *et al.* Very low dose danazol in idiopathic thrombocytopenic purpura and its role as an immune modulator. *Am J Med Sci* 1989; **298:** 215–20.
37. Ahn YS, *et al.* Long-term danazol therapy in autoimmune thrombocytopenia: unmaintained remission and age-dependent response in women. *Ann Intern Med* 1989; **111:** 723–9.
38. Edelmann DZ, *et al.* Danazol in non-splenectomized patients with refractory idiopathic thrombocytopenic purpura. *Postgrad Med J* 1990; **66:** 827–30.
39. Maloisel F, *et al.* Danazol therapy in patients with chronic idiopathic thrombocytopenic purpura: long-term results. *Am J Med* 2004; **116:** 590–4.
40. McVerry BA, *et al.* The use of danazol in the management of chronic immune thrombocytopenic purpura. *Br J Haematol* 1985; **61:** 145–8.
41. Damodar S, *et al.* Dapsone for chronic idiopathic thrombocytopenic purpura in children and adults—a report on 90 patients. *Eur J Haematol* 2005; **75:** 328–31.
42. Ahn YS, *et al.* The treatment of idiopathic thrombocytopenia with vinblastine-loaded platelets. *N Engl J Med* 1978; **298:** 1101–7.
43. Agnelli G, *et al.* Vinca-loaded platelets. *N Engl J Med* 1984; **311:** 599.
44. Ahn YS, *et al.* Vinca-loaded platelets. *N Engl J Med* 1984; **311:** 599–600.
45. Rosse WF. Whatever happened to vinca-loaded platelets? *N Engl J Med* 1984; **310:** 1051–2.
46. Figueroa M, *et al.* Combination chemotherapy in refractory immune thrombocytopenic purpura. *N Engl J Med* 1993; **328:** 1226–9.
47. McMillan R. Long-term outcomes after treatment for refractory immune thrombocytopenic purpura. *N Engl J Med* 2001; **344:** 1402–3.
48. Emilia G, *et al.* Long-term salvage therapy with cyclosporin A in refractory idiopathic thrombocytopenic purpura. *Blood* 2002; **99:** 1482–5.
49. Stasi R, *et al.* Rituximab chimeric anti-CD20 monoclonal antibody treatment for adults with chronic idiopathic thrombocytopenic purpura. *Blood* 2001; **98:** 952–7.
50. Wang J, *et al.* Chronic immune thrombocytopenic purpura in children: assessment of rituximab treatment. *J Pediatr* 2005; **146:** 217–21.
51. Strother SV, *et al.* Colchicine therapy for refractory idiopathic thrombocytopenic purpura. *Arch Intern Med* 1984; **144:** 2198–2200.
52. Jim RTS. Therapeutic use of colchicine in thrombocytopenia. *Hawaii Med J* 1986; **45:** 221–6.
53. Baker RI, Manoharan A. Colchicine therapy for idiopathic thrombocytopenic purpura—an inexpensive alternative. *Aust N Z J Med* 1989; **19:** 412–13.
54. Shen ZX, *et al.* Thrombocytopoietic effect of heparin given in chronic immune thrombocytopenic purpura. *Lancet* 1995; **346:** 220–1.
55. Cohen HA, *et al.* Treatment of chronic idiopathic thrombocytopenic purpura with ascorbate. *Clin Pediatr (Phila)* 1993; **32:** 300–2.
56. Schick BP. Hope for treatment of thrombocytopenia. *N Engl J Med* 1994; **331:** 875–6.
57. Kuter DJ, *et al.* Efficacy of romiplostim in patients with chronic immune thrombocytopenic purpura: a double-blind randomised controlled trial. *Lancet* 2008; **371:** 395–403.
58. Bussel JB, *et al.* Eltrombopag for the treatment of chronic idiopathic thrombocytopenic purpura. *N Engl J Med* 2007; **357:** 2237–47.

感染

长期皮质激素治疗的一个不良反应就是影响人体对感染的反应（参见**不良反应**中**对免疫反应的影响**，第1427页），不过在谨慎使用皮质激素、短期应用、加用适当的抗感染药物的情况下，可有助于改善特定急性感染的症状，有时还能救命。

有关如何在眼部疱疹感染、传染性单核细胞增多症、利什曼病、麻风病、脑膜炎、AIDS患者伴发肺孢子菌性肺炎、败血症性休克和结核等疾病中使用皮质激素的进一步措施，参见本节相关标题。

传染性单核细胞增多症

有关应用皮质激素治疗传染性单核细胞增多症（腺热，参见**Epstein-Barr病毒感染**，第823页）的讨论通常认为，尽管所有的病例都能及时地对治疗发生反应，只有感染时间非常久和咽喉痛十分严重甚至影响到呼吸功能的患者才可以用皮质激素治疗[1,2]。有人考虑将皮质激素用于治疗与Epstein-Barr病毒感染有关的再生障碍性贫血、血小板减少症、溶血性贫血、脑炎、心包炎或心肌炎。皮质激素的剂量、用法和治疗周期都各不相同。为治疗传染性单核细胞增多症，地塞米松、甲泼尼龙和泼尼松龙均试过。认为皮质激素治疗传染性单核细胞增多症是相对安全的方法，理论上，免疫力受损会增加患者晚年Epstein-Barr病毒相关肿瘤的发病风险。

1. Tynell E, *et al.* Acyclovir and prednisolone treatment of acute infectious mononucleosis: a multicenter, double-blind, placebo-controlled study. *J Infect Dis* 1996; **174:** 324–31.
2. Thompson SK, *et al.* Infectious mononucleosis and corticosteroids: management practices and outcomes. *Arch Otolaryngol Head Neck Surg* 2005; **131:** 900–4.

炎性肠病

皮质激素和氨基水杨酸盐是活动性溃疡性结肠炎和克罗恩病的主要治疗药物（参见**炎性肠病**，第1620页）。中度至重度急性发病的患者，初始治疗可采用口服皮质激素，病情十分严重时静脉给药。初始采用大剂量，随着症状的缓解逐渐减量。病变明确在远端结肠或直肠的患者，适宜采用局部外用皮质激素栓剂、直肠泡沫或灌肠剂治疗。已经采用口服或直肠给予难以吸收或迅速代谢的皮质激素剂型，如倍氯米松、布地奈德或替可的松等，希望能够在不出现全身反应得情况下改善局部症状。

间质性肺病

间质性肺病（弥漫性肺实质病变）指一大组异质性炎症疾病，它们的共同点是肺泡壁之间的间质增厚。某些病例，特别是在疾病早期，病变是因炎症细胞沉积在肺间质引起，控制炎症可以逆转病变；然而，如果发生了肺泡壁纤维化，病情一般难以逆转。慢性间质性肺病的病因很多，包括吸入无机粉尘（如石棉沉着病和硅沉着病）；外源性变应性肺泡炎，一般是因为吸入有机抗原引起（如农民肺、爱鸟人肺和许多类似的职业病）；特发性肺纤维化（隐源性纤维化肺泡炎）；药物不良反应（如博来霉素）；结节病；胶原血管病如类风湿关节炎、系统性红斑狼疮或血管炎相关肺病；组织细胞综合征；以及肺嗜酸细胞综合征。特发性肺纤维化（见下文）和结节病（第1443页）可能是慢性间质性肺病最常见的病因[1]。

间质性肺病的症状一般是隐匿和非特异性的，通常首先在劳累后被注意到，包括各种程度的呼吸困难、咳嗽和乏力；有时出现呼吸时细湿啰音（啰音）和杵状指。随着疾病进展，呼吸衰竭愈加严重，最终可以致命。

一旦确定了致病因素，初步治疗为避免接触；但在持续性炎症或病因不明的情况下，治疗的主要手段是皮质激素（尽管尚无治疗有效性的对照试验）[2]，用于控制炎症反应和尽可能多地保存正常组织。下文详细讨论了特发性肺纤维化的治疗。

特发性肺纤维化是特发性间质性肺炎的一种，间质性肺病的一种亚类。特发性间质性肺炎这一名词可能让人混淆，但它改进了诊断方法并促使了国际认可的分类系统的形成[2]。特发性肺纤维化和隐源性纤维化肺泡炎的概念现在是相同的，特指原因不明的慢性间质性肺炎。它与具有特异性组织学改变的普通间质性肺炎相关，包括间质炎症、纤维化和蜂窝状改变。病情通常是逐渐恶化，偶尔出现快速进展，确诊后的中位生存期为2.5～3.5年。因为预后和对激素的反应不同，特发性肺纤维化应该与其他类型的原发性间质性肺炎相鉴别；包括非特异性间质性肺炎、隐源性机化性肺炎（闭塞性细支气管机化性肺炎）、急性间质性肺炎、呼吸性细支气管间质炎、脱屑性间质性肺炎和淋巴样间质性肺炎。

特发性肺纤维化的治疗争议很大，采用皮质激素、免疫抑制药和细胞毒性药物等的常规治疗无明确益处[1,3,4]。基于一项观察性报道，提示约50%的患者应用皮质激素后症状改善，有25%患者的肺功能得以改善，故传统上使用皮质激素。然而，这些早期的报道可能混合了多种其他类型的特发性间质性肺炎患者[1,5]。尽管尚未有随机安慰剂对照研究，多项回顾性研究发现大剂量皮质激素并无益处，对明确的特发性肺纤维化患者，不推荐单药治疗[1]。由于改善生存的证据有限，American Thoracic Society 推荐[3]，若考虑给予恰当治疗，可以泼尼松龙（或其他相当剂量的皮质激素）加硫唑嘌呤为起始治疗，环磷酰胺作为硫唑嘌呤的替代药物[3]，但并无证据支持这种药物对生存或生活质量有益，且不良反应较明显[1]。后续随机试验中提示在泼尼松龙联合硫唑嘌呤的基础上加用乙酰半胱氨酸可使肺功能恶化速度下降[6]。British Thoracic Society 推荐三联治疗，而不是皮质激素联合硫唑嘌呤，口服方案包括泼尼松龙（每日 500μg/kg，3 个月后逐渐减量为每日 125μg/kg），硫唑嘌呤（每日2～3mg/kg，最大剂量为每日 150mg）和乙酰半胱氨酸（600mg，每日 3 次）[1]。然而，需要进一步研究来证实这种联合治疗的益处。

许多药物也可用于治疗特发性肺纤维化[1,3,4,7]。环孢素可作为辅助治疗，也可用于皮质激素减量治疗中[7]，但支持用药的数据很有限[3,4,7]。秋水仙碱被认为和皮质激素一样有效，可作为一线治疗药物或用于皮质激素效果不佳的患者，可单用也可和免疫抑制药合用[3]。然而，研究普遍显示该药不能改善生存率，因此有些学者不推荐使用[4]。有报道称青霉胺治疗有效，但缺乏对照研究，同时考虑到该药的不良反应，一般不推荐使用[3,4,7]。基于酮氮芥和甲氨蝶呤的毒性限制了它们的应用[3]，同时也没有证据支持长春新碱或巯嘌呤的使用[7]。尽管γ干扰素预实验的结果非常令人鼓舞，但一项对照试验发现药物组和安慰剂组的死亡率没有明显差异[8]。吡非尼酮的早期试验显示能够改善肺功能[4]；进一步的研究尚在进行中。实验设计方案包括应用松弛素、苏拉明、内皮素受体拮抗药、血管紧张素Ⅱ受体拮抗药和基因治疗[3,4,7]。

如果其他治疗方案都失败了，应考虑肺移植（第1733页）[1,3,7]。

1. Wells AU, *et al.* Interstitial lung disease guideline: the British Thoracic Society in collaboration with the Thoracic Society of Australia and New Zealand and the Irish Thoracic Society. *Thorax* 2008; **63** (suppl V): v1–v58. Also available at: http://www.brit-thoracic.org.uk/Portals/0/Clinical%20Information/DPLD/Guidelines/Thorax%20Sept%2008.pdf (accessed 21/04/10)
2. American Thoracic Society. European Respiratory Society. American Thoracic Society/European Respiratory Society international multidisciplinary consensus classification of the idiopathic interstitial pneumonias. *Am J Respir Crit Care Med* 2002; **165:** 277–304. Also available at: http://ajrccm.atsjournals.org/cgi/reprint/165/2/277.pdf (accessed 21/06/10)
3. American Thoracic Society. Idiopathic pulmonary fibrosis: diagnosis and treatment: international consensus statement. *Am J Respir Crit Care Med* 2000; **161:** 646–64. Also available at: http://www.thoracic.org/statements/resources/respiratory-disease-adults/idiopathic1-19.pdf (accessed 21/04/10)
4. Selman M, *et al.* Idiopathic pulmonary fibrosis: pathogenesis and therapeutic approaches. *Drugs* 2004; **64:** 405–30.
5. Richeldi L, *et al.* Corticosteroids for idiopathic pulmonary fibrosis. Available in The Cochrane Database of Systematic Reviews; Issue 3. Chichester: John Wiley; 2003 (accessed 18/07/05).
6. Demedts M, *et al.* High-dose acetylcysteine in idiopathic pulmonary fibrosis. *N Engl J Med* 2005; **353:** 2229–42.
7. Davies HR, *et al.* Immunomodulatory agents for idiopathic pulmonary fibrosis. Available in The Cochrane Database of Systematic Reviews; Issue 2. Chichester: John Wiley; 2003 (accessed 18/07/05).
8. King TE, *et al.* Effect of interferon gamma-1b on survival in patients with idiopathic pulmonary fibrosis (INSPIRE): a multicentre, randomised, placebo-controlled trial. *Lancet* 2009; **374:** 222–8.

利什曼病

可以采用皮质激素控制黏膜皮肤利什曼病患者的严重炎症（第794页），不过初始治疗常采用五价的二巯基丁二酸锑钾。

麻风

出现Ⅰ型麻风（可逆性）反应的麻风患者（第168页）常常对大剂量皮质激素（如每日 40～60mg 泼尼松龙）治疗有反应，治疗时及时给药，连续数日[1]。数周或数月后开始减量。皮质激素也可应用于Ⅱ型麻风反应。

有人认为，应该在起病 6 个月内开始应用皮质激素治疗神经功能损害，治疗开始得越早，功能恢复得越好。标准的治疗方案是，通常的成人剂量为每日泼尼松龙 40mg、治疗 4 周，之后的 12 周内逐渐减量，有报道称这种方案能成功地治疗急性神经功能损伤[2]，另一种方案是泼尼松每日 30mg、给药 2 周，之后不小于 10 周的时间内逐渐减量[3]。然而，一项后续研究表明[4]，对轻度神经受损，且病程小于 6 个月的患者[5]，皮质激素逐渐减量的给药方法对治疗没有帮助，另一项对确诊感觉损伤的患者的研究也得到了同样的结果。有证据表明，感觉损伤在某种程度上是可以自愈的，因此有人怀疑之前有关皮质激素在非对照研究的治疗疗效。也有研究应用小剂量预防性治疗，方案为起始应用泼尼松龙每日 20mg，给药 3 个月，之后在第 4 个月逐渐减量[6]。尽管在皮质激素治疗期间新的麻风反应和相关神经功能损伤的发病率下降，但停药后可能出现反弹，且在 1 年时最初的获益也不再持续。有趣的是，亚组分析提示诊断时就已存在神经功能损伤会影响最终结果；4 个月的预防治疗后，仅在最初不存在病变的患者中急性反应和新的神经功能损伤明显减少，但获益并不持久。

1. WHO. WHO expert committee on leprosy. *WHO Tech Rep Ser 874* 1998. Available at: http://libdoc.who.int/trs/WHO_TRS_874.pdf (accessed 26/08/08)
2. Croft RP, *et al.* Field treatment of acute nerve function impairment in leprosy using a standardized corticosteroid regimen—first year's experience with 100 patients. *Lepr Rev* 1997; **68:** 316–25.
3. Bernink EHM, Voskens JEJ. Study on the detection of leprosy reactions and the effect of prednisone on various nerves, Indonesia. *Lepr Rev* 1997; **68:** 225–32.
4. van Brakel WH, *et al.* The prognostic importance of detecting mild sensory impairment in leprosy: a randomized controlled trial (TRIPOD 2). *Lepr Rev* 2003; **74:** 300–10.
5. Richardus JH, *et al.* Treatment with corticosteroids of long-standing nerve function impairment in leprosy: a randomized controlled trial (TRIPOD 3). *Lepr Rev* 2003; **74:** 311–18.
6. Smith WCS, *et al.* Steroid prophylaxis for prevention of nerve function impairment in leprosy: randomised placebo controlled trial (TRIPOD 1). Abridged version: *BMJ* 2004; **328:** 1459–62. Full version: http://www.bmj.com/cgi/reprint/328/7454/1459 (accessed 09/11/07)

苔藓

局部外用皮质激素一般可以控制扁平苔藓（第1507页），偶尔需要损伤区注射给药；重度侵蚀性扁平苔藓可采用全身性皮质激素（一般是泼尼松或泼尼松龙）治疗[1,2]。一般口服泼尼松每日 30～60mg，连续 4～6 周[1]。更短的疗程也有疗效：有报道称，泼尼松龙（每日 30mg、共 10 天）对治疗轻度或中度扁平苔藓也是有效且安全的[3]。

已经讨论了局部外用皮质激素治疗硬化性苔藓（第1508页）的问题[4,5]。大部分患者使用强效皮质激素制剂可以缓解外阴瘙痒，这类激素包括丙酸氯倍米松，每日 2 次，不超过 3 个月，之后逐渐减量[4]。

1. Cribier B, *et al.* Treatment of lichen planus: an evidence-based medicine analysis of efficacy. *Arch Dermatol* 1998; **134:** 1521–30.
2. Agarwal R, Saraswat A. Oral lichen planus: an update. *Drugs Today* 2002; **38:** 533–47.
3. Kellett JK, Ead RD. Treatment of lichen planus with a short course of oral prednisolone. *Br J Dermatol* 1990; **123:** 550–1.
4. Powell JJ, Wojnarowska F. Lichen sclerosus. *Lancet* 1999; **353:** 1777–83.
5. Neill SM, *et al.* British Association of Dermatologists. Guidelines for the management of lichen sclerosus. *Br J Dermatol* 2002; **147:** 640–9.
Also available at: http://www.bad.org.uk/Portals/_Bad/Guidelines/Clinical%20Guidelines/Lichen%20Sclerosus.pdf (accessed 09/04/10)

肝病

皮质激素有助于治疗慢性活动性肝炎[1～4]（第1434页）。不过有人认为皮质激素对治疗酒精性肝病伴肝性脑病没有益处[5]，而且似乎对急性肝衰竭的患者也没有帮助。不过皮质激素对治疗硬化性胆管炎还是有益的[6]。

目前没有任何方法可以明确且成功地治疗原发性胆汁性肝硬变（第2354页）。皮质激素是报道的有益于治疗的许多药物之一，但是因为该药会加重骨病，应用受到限制。

1. Imperiale TF, McCullough AJ. Do corticosteroids reduce mortality from alcoholic hepatitis? A meta-analysis of the randomized trials. *Ann Intern Med* 1990; **113:** 299–307.
2. Ramond M-J, *et al.* A randomized trial of prednisolone in patients with severe alcoholic hepatitis. *N Engl J Med* 1992; **326:** 507–12.
3. Wrona SA, Tankanow RM. Corticosteroids in the management of alcoholic hepatitis. *Am J Hosp Pharm* 1994; **51:** 347–53.
4. Christensen E, Gluud C. Glucocorticoids are ineffective in alcoholic hepatitis: a meta-analysis adjusting for confounding variables. *Gut* 1995; **37:** 113–18.
5. Caraceni P, Van Thiel DH. Acute liver failure. *Lancet* 1995; **345:** 163–9.
6. Lindor KD, *et al.* Advances in primary sclerosing cholangitis. *Am J Med* 1990; **89:** 73–80.

男性不育症

已采用免疫抑制药和皮质激素治疗患有低度自身免疫性睾丸炎的男性不育症患者[1]（第2013页）。皮质激素还用于治疗产生精子自身抗体的男性患者。其他多种治疗方案也被试用，例如在伴侣月经周期时给予男性患者一组若干天的皮质激素治疗，或连续低剂量给药数月[2]。然而，还缺乏严格对照实验的证据，一般也不推荐使用皮质激素。然而，有人认为皮质激素可应用于治疗辅助生殖技术失败的带有自身抗体的男性[1]。

1. Haidl G. Management strategies for male factor infertility. *Drugs* 2002; **62:** 1741–53.
2. Lombardo F, *et al.* Antisperm immunity in natural and assisted reproduction. *Hum Reprod Update* 2001; **7:** 450–6.

恶性肿瘤

皮质激素广泛用于缓解恶性疾病的疼痛、神经压迫或颅内压升高；缓解呼吸困难、渗出或高钙血症；抵抗其他治疗的不良反应，如抗瘤药物诱导的恶心和呕吐或放射诱发的炎症反应；控制恶病质并改善情绪和健康感[1]。另外，它们也是多药抗癌治疗方案中非常重要的一部分，用于治疗多种血液学恶性肿瘤，如急性淋巴细胞白血病（第620页）和霍奇金病（第623页）。相反地，有原理认为皮质激素治疗实体性非血液性肿瘤可能导致肿瘤细胞对细胞毒性治疗耐药，因而增加治疗失败的风险，不过这一说法尚缺乏临床证据[2]。

1. Twycross R. The risks and benefits of corticosteroids in advanced cancer. *Drug Safety* 1994; **11:** 163–78.
2. Rutz HP. Effects of corticosteroid use on treatment of solid tumours. *Lancet* 2002; **360:** 1969–70.

脑膜炎

皮质激素可作为抗生素治疗外的辅助药物治疗细菌性脑膜炎（第169页），用于缓解各种神经系统后遗症；有一些证据显示采用地塞米松，特别是早期给药，可以降低儿童耳聋的风险并降低成人死亡率。

口腔溃疡

通常采用外用皮质激素进行口腔溃疡（第1622页）的局部治疗，从而缓解症状。偶尔当潜在疾病很严重时，也采用全身性皮质激素。

多发性硬化

常用皮质激素治疗多发性硬化（第858页）。皮质激素治疗能缩短复发期并加速恢复，但是不知道该药是否能改变慢性病程[1,2]。甲泼尼龙已经取代了促肾上腺皮质激素和泼尼松龙作为药物的选择。通常静脉给予大剂量甲泼尼龙（典型的是每日 1g）连续 3～5 天，之后有时通过口服泼尼松龙而进行逐渐减量。甲泼尼龙最大剂量每日 2g 也曾被试用[3]。急性视神经炎（常常是多发性硬化的首发症状）的患者，甲泼尼龙可以延迟多发性硬化其他症状的出现[4]，尽管药物的作用无法持续超过 2 年[5]。有报道称患者对这两种方法的治疗有反应：口服甲泼尼龙 500mg 每日 1 次，共 5 天，之后在不少于 10 天中逐渐减量[6]；或者 48mg 每日 1 次，共 7 天[7]，之后不少于 14 天中逐渐减量。

原发性进行性病程的患者，短期甲泼尼龙治疗的益处不超过 3 个月[8]。不过对于继发性进行性病程的患者，一项初步研究提示间断使用大剂量甲泼尼龙治疗可以延缓疾病的进展[9]。

1. Rudick RA, *et al.* Management of multiple sclerosis. *N Engl Med J* 1997; **337:** 1604–11.
2. Filippini G, *et al.* Corticosteroids or ACTH for acute exacerbations in multiple sclerosis. Available in The Cochrane Database of Systematic Reviews; Issue 4. Chichester: John Wiley; 2000 (accessed 12/05/05).
3. Oliveri RL, *et al.* Randomized trial comparing two different high doses of methylprednisolone in MS: a clinical and MRI study. *Neurology* 1998; **50:** 1833–6.
4. Beck RW, *et al.* The effect of corticosteroids for acute optic neuritis on the subsequent development of multiple sclerosis. *N Engl J Med* 1993; **329:** 1764–9.
5. Beck RW, *et al.* The optic neuritis treatment trial: three-year follow-up results. *Arch Ophthalmol* 1995; **113:** 136–7.
6. Sellebjerg F, *et al.* Double-blind, randomized, placebo-controlled study of oral, high-dose methylprednisolone in attacks of MS. *Neurology* 1998; **51:** 529–34.
7. Barnes D, *et al.* Randomised trial of oral and intravenous methylprednisolone in acute relapses of multiple sclerosis. *Lancet* 1997; **349:** 902–6.
8. Cazzato G, *et al.* Double-blind, placebo-controlled, randomized, crossover trial of high-dose methylprednisolone in patients with chronic progressive form of multiple sclerosis. *Eur Neurol* 1995; **35:** 193–8.
9. Goodkin DE, *et al.* A phase II study of IV methylprednisolone in secondary-progressive multiple sclerosis. *Neurology* 1998; **51:** 239–45.

肌营养不良

肌营养不良是一组遗传性肌病，肌纤维逐渐退化伴肌无力。可以根据遗传类型分类。最常见的类型是致死性 X 连锁 **Duchenne 肌营养不良（DMD）**，是结构肌蛋白——抗肌萎缩蛋白（dystropin）缺陷引起。尚无有效的治疗能够影响多种肌营养不良的最终结局。控制主要通过物理治疗、支持和手术。尝试过使用药物治疗进行症状控制，但是研究的患者数目很小。然而，显示皮质激素能够增加 6 个月至 2 周岁儿童的肌力和功能[1]；认为最有效的剂量为泼尼松或泼尼松龙每日 750μg/kg[1~3]，之后逐渐减量至每日 300μg/kg[2]。隔日给药的治疗方法不能将症状的改善维持在同一水平[4]；有报道称，间断泼尼松[5]（每日 750μg/kg，每月给药 10 天）治疗可以有利于保存一些运动功能。同时发现地夫可特每日 900μg/kg 也有助于治疗[1~3,6]。有建议称，单用硫唑嘌呤或合并使用泼尼松治疗失败的病例提示，泼尼松不是通过免疫抑制作用来发挥药效的[7]。还有报道称，环孢素或氧雄龙治疗能对一小部分患者产生疗效；不过支持应用大部分其他药物（如别嘌醇）的证据还与之矛盾或缺乏说服力。一项小型试验发现，相对于安慰剂组，加用一水肌酸（每日 100mg/kg）能明显地增加优势手的握力；这一结果与采用皮质激素无关[8]。未来治疗的展望包括基因治疗、造血干细胞治疗或上调 utrophin 蛋白（与肌营养不良蛋白有关），以改善营养障碍[9,10]。

1. Manzur AY, *et al.* Glucocorticoid corticosteroids for Duchenne muscular dystrophy. Available in The Cochrane Database of Systematic Reviews; Issue 1. Chichester: John Wiley; 2008 (accessed 22/08/08).
2. Moxley RT, *et al.* Practice parameter: corticosteroid treatment of Duchenne dystrophy. Report of the Quality Standards Subcommittee of the American Academy of Neurology and the Practice Committee of the Child Neurology Society. *Neurology* 2005; **64:** 13–20. Also available at: http://www.aan.com/professionals/practice/guidelines/pda/Duchenne_Muscular_Dystrophy.pdf (accessed 26/08/08)
3. Bushby K, *et al.* Report on the 124th ENMC International Workshop. Treatment of Duchenne muscular dystrophy; defining the gold standards of management in the use of corticosteroids: 2-4 April 2004, Naarden, The Netherlands. *Neuromuscul Disord* 2004; **14:** 526–34.
4. Fenichel GM, *et al.* A comparison of daily and alternate-day prednisone therapy in the treatment of Duchenne muscular dystrophy. *Arch Neurol* 1991; **48:** 575–9.
5. Beenakker EA, *et al.* Intermittent prednisone therapy in Duchenne muscular dystrophy: a randomized controlled trial. *Arch Neurol* 2005; **62:** 128–32.
6. Bigger WD, *et al.* Deflazacort treatment of Duchenne muscular dystrophy. *J Pediatr* 2001; **138:** 45–50.
7. Griggs RC, *et al.* Duchenne dystrophy: randomized, controlled trial of prednisone (18 months) and azathioprine (12 months). *Neurology* 1993; **43:** 520–7.
8. Tarnopolsky MA, *et al.* Creatine monohydrate enhances strength and body composition in Duchenne muscular dystrophy. *Neurology* 2004; **62:** 1771–7.
9. Emery AEH. The muscular dystrophies. *Lancet* 2002; **359:** 687–95.
10. Bogdanovich S, *et al.* Therapeutics for Duchenne muscular dystrophy: current approaches and future directions. *J Mol Med* 2004; **82:** 102–15.

重症肌无力

皮质激素是治疗重症肌无力（第599页）的主要免疫抑制药。

鼻息肉

鼻息肉[1~3]是因为鼻黏膜向外生长引起，典型为苍白、光滑、半透明和圆形或梨形。通常与鼻炎或哮喘等病史有关；可以出现鼻息肉、哮喘和阿司匹林超敏反应三联征。患者的典型表现为梗阻、嗅觉丧失和经常性鼻液溢与鼻后滴涕。

皮质激素对缩小息肉大小特别有效，既可以鼻内给药[4,5]也可以全身给药[5,6]。以前的病例提示，首先使用倍他米松磷酸酯钠滴鼻剂，然后采用鼻内喷雾剂（如倍氯米松、布地奈德或氟替卡松等）减量维持治疗[1]。也可口服泼尼松、泼尼松龙或地塞米松等替代治疗：推荐的给药方案包括泼尼松每日 60mg，10～14 天后减量，之后采用鼻内皮质激素给药[2]；或者地塞米松每日 12mg、8mg 和 4mg，每一剂量用 3 天[1]。有明显梗阻的病例可以手术[1]，大部分患者在某种程度上都需要手术治疗，不过鼻息肉经常复发。术前全身性应用皮质激素能够降低复发[2]。连续局部外用皮质激素可以降低复发频率[4]。重叠细菌感染的病例还要使用抗生素治疗。尽管没有仔细研究过，但有报道称，抗组胺药对鼻内梗阻有疗效。白三烯拮抗药的治疗效果令人鼓舞，不过还缺乏大规模的研究；它们可以用于阿司匹林超敏反应的患者[5]。

1. Lund VJ. Diagnosis and treatment of nasal polyps. *BMJ* 1995; **311:** 1411–14.
2. Slavin RG. Nasal polyps and sinusitis. *JAMA* 1997; **278:** 1849–54.
3. Drake-Lee AB. Nasal polyps. *Hosp Med* 2004; **65:** 264–7.
4. Badia L, Lund V. Topical corticosteroids in nasal polyposis. *Drugs* 2001; **61:** 573–8.
5. Bachert C, *et al.* Pharmacological management of nasal polyposis. *Drugs* 2005; **65:** 1537–52.
6. Hissaria P, *et al.* Short course of systemic corticosteroids in sinonasal polyposis: a double-blind, randomized, placebo-controlled trial with evaluation of outcome measures. *J Allergy Clin Immunol* 2006; **118:** 128–33.

恶心和呕吐

皮质激素，一般是地塞米松，在止吐治疗中发挥了很大的作用（参见第1622页），用于对抗肿瘤化疗引起的中度至重度呕吐；还显示皮质激素能强化甲氧氯普胺和 5-HT_3 拮抗药的作用。地塞米松可明确用于治疗迟发性呕吐。同时还用于姑息性治疗以及术后恶心和呕吐的预防。一项研究表明，应用皮质激素治疗顽固性妊娠剧吐可以改善患者食欲、增加体重和改善健康状况，提示皮质激素可以改善恶心和呕吐，但是这项研究规模太小，还无法作为总结性的证据[1]。

1. Nelson-Piercy C, *et al.* Randomised, double-blind, placebo-controlled trial of corticosteroids for the treatment of hyperemesis gravidarum. *Br J Obstet Gynaecol* 2001; **108:** 9–15.

新生儿室内出血

有建议认为，婴儿出生前给予皮质激素可以降低新生儿室内出血的发生率，参见第1017页。

新生儿呼吸窘迫综合征

新生儿呼吸窘迫综合征是出生时或出生后短时间内发生的进行性呼吸窘迫症状。特点是发绀、气促、呼气呼噜音和胸骨回缩。症状随着进行性肺塌陷（肺膨胀不全）、血浆渗漏至肺泡腔以及透明膜形成等情况的严重性加重而加重，直至婴儿死亡或第 2～4 天开始缓慢恢复。该综合征主要发生于早产婴儿，发病率随早产程度的增加而随之升高；严重的症状大部分发生于孕 30 周内分娩的婴儿。认为症状至少有部分与未成熟肺中肺表面活性物质不足导致的内部表面张力升高和肺泡塌陷发病率上升有关，但是在极度未成熟的婴儿中，其他可能的因素（如肺部水钠吸收障碍等）也会起到一定的作用[1]。

治疗 最好的治疗是预防，之前[2]和近期[3]英国的指南建议可能在孕 34 周内分娩的孕妇采用倍他米松 12mg 每日肌注、共 2 天。其他国家也采用了相同的建议。例如在美国，推荐 24～34 周孕龄的有早产迹象的孕妇接受分娩前皮质激素治疗[4]（采用倍他米松或地塞米松）。一项大规模试验的结果提示，出生前倍他米松治疗也有益于 37 周后分娩的择期剖宫产的婴儿[5]。倍他米松和地塞米松之间首选前者，因为后者似乎会对神经发育产生有害作用[6]。对这些出生前接受倍他米松的婴儿的长期随访发现，对心理学功能[7]或心血管危险因素[8]没有危害；然而，接触糖皮质激素的婴儿有少数出现胰岛素抵抗，不过临床症状不显著。一项对出生前皮质激素治疗的综述建议，药物能够降低呼吸窘迫综合征总体约 50%的发病率[9]；同时也会降低死亡、脑室周围出血和坏死性小肠结肠炎的风险。不清楚是否需要重复用药，不过实际中已经广泛应用了；一项系统性综述[10]提示，重复给药确实能降低新生儿肺病的发病率和严重程度以及出生数周内出现严重健康问题的风险。然而这些获益与出生时体重和头围数值降低相关，且尚没有足够的证据证实其长期的益处和风险。某些学者推荐重复给药应限于临床研究中的患者[6,11]。可以考虑采用抑制分娩药推迟分娩时间（参见**早产**，第1903页），从而增加出生前皮质激素的治疗时间[2,3]。有 2 项大规模的多中心研究正在试验在出生前皮质激素中加用普罗瑞林，尚无有利结果报道[12~14]。早期的一些研究确实发现，同时使用普罗瑞林的新生儿和母体死亡率更高[12,13]，但是已经有人质疑这一结论[15,16]。

发现新生儿患有本综合征后，应迅速开始支持治疗，包括纠正代谢性酸中毒、循环支持、补充氧气和辅助通气，不过目前还没有就最适宜的方法达成一致意见[2]。采用氦氧混合气的机械通气比氮氧混合气的结果好[17]。另一种替代方法是采用含有碳氟化合物全氟溴烷的部分液体通气[18]。荟萃分析提示，吸入一氧化氮能够改善发生低氧血症的足月或接近足月出生婴儿的结局[19]，但还没有关于早产儿的证据[20]。仔细控制急性发作，大部分婴儿都能存活下来，不过以后可能会出现相关的并发症，包括支气管肺发育不良（第1433页）、早产儿视网膜病变（第1894页）和脑性麻痹。有证据表明，补充肌醇能够明显地降低早产儿不良结局的发生率[21]。

由于新生儿呼吸窘迫综合征中一个最重要的原因是肺表面活性物质缺乏，仔细研究了肺表面活性物质替代治疗的情况，现在认为，这种治疗能降低本病导致的死亡、降低气胸和其他肺部并发症的发生[2,22,23]。有天然或人工合成两种表面活性物质，尽管两种药物都有效，不过结果更倾向于认为天然制剂的效果更好[24~26]。不同来源的天然表面活性物质的特性也各不相同：有报道称，使用猪肺表面活性物质（poractant）[27]或小牛肺表面活性物质[28]（calfactant）的反应比贝拉康坦（beractant）好。通过气管内导管将肺表面活性物质悬浊液直接注入婴儿肺内，不过也研究过采用其他设备，如喷雾器。大部分肺表面活性物质的推荐剂量为 100～200mg/kg 磷脂。如果需要还可以重复给药，一项荟萃分析[29]搜集了 2 项随机对照试验，采用天然表面活性物质提取物制剂治疗确诊本病的新生儿，发现临床效果更好，包括气胸风险降低，且多次给药优于单次给药。然而，临床实践中，给药的次数和剂量多有变化。一项大规模的研究发现，100mg/kg 剂量重复 2 次，和先给 200mg/kg 随后 100mg/kg 共 4 次，前者和后者的效果是一样的[30]。另一项研究发现，给 3 次药，中间间隔 12h，第 1 次在出生后立即给药，这种给药方法对改善低体重新生儿的生理学情况和死亡率方面比只单独给予第 1 次药物的效果更好[31]。一项大规模多中心随机对照试验研究[32]，对比了按照厂商的推荐在低呼吸支持阈值下和在较高阈值下，重复给予小牛肺表面活性物质后的差异。结论认为，对于治疗无并发症的呼吸窘迫综合征直至达到较高水平的呼吸支持，推迟婴儿肺表面活性剂的再次治疗时间不会影响药物的有效性，但是合并并发症的婴儿应该继续近期推荐的低阈值策略。

有争议认为，早期“预防性”治疗（即对认为会发生本病的所有婴儿在出生当时就立即给予表面活性剂，或对插管的儿童在超过 2h 后给予延迟的治疗）才更适合[33]，但是大规模 OSIRIS 研究[34]和之后的系统分析[35~37]发现，最好选择早期干预，现在英国指南已经推荐了这一策略[2,3]。

1. Barker PM, *et al.* Decreased sodium ion absorption across nasal epithelium of very premature infants with respiratory distress syndrome. *J Pediatr* 1997; **130:** 373–7.
2. Report of the second working group of the British Association of Perinatal Medicine. Guidelines for good practice in the management of neonatal respiratory distress syndrome. Guideline produced in November 1998, not valid beyond 2002. Available at: http://www.bapm.org/documents/publications/rds.pdf (accessed 13/09/04)
3. Royal College of Obstetricians and Gynaecologists. Antenatal corticosteroids to prevent respiratory distress syndrome (revised February 2004). Available at: http://www.rcog.org.uk/files/rcog-corp/GT7AntenatalCorticosteroidsamended.pdf (accessed 23/04/10)
4. NIH Consensus Development Panel on the Effect of Corticosteroids for Fetal Maturation on Perinatal Outcomes. Effect of corticosteroids for fetal maturation on perinatal outcomes. *JAMA* 1995; **273:** 413–18.
5. Stutchfield P, *et al.* Antenatal betamethasone and incidence of neonatal respiratory distress after elective caesarean section: pragmatic randomised trial. *BMJ* 2005; **331:** 662–4.
6. Lawson EE. Antenatal corticosteroids—too much of a good thing? *JAMA* 2001; **286:** 1628–30.
7. Dalziel SR, *et al.* Antenatal exposure to betamethasone: psychological functioning and health related quality of life 31 years after inclusion in randomised controlled trial. *BMJ* 2005; **331:** 665–8.
8. Dalziel SR, *et al.* Cardiovascular risk factors after antenatal exposure to betamethasone: 30-year follow-up of a randomised controlled trial. *Lancet* 2005; **365:** 1856–62.
9. Crowley PA. Antenatal corticosteroid therapy: a meta-analysis of the randomized trials, 1972 to 1994. *Am J Obstet Gynecol* 1995; **173:** 322–35.
10. Crowther CA, Harding JE. Repeat doses of prenatal corticosteroids for women at risk of preterm birth for preventing neonatal respiratory disease. Available in The Cochrane Database of Systematic Reviews; Issue 3. Chichester: John Wiley; 2007 (accessed 22/08/08).
11. National Institutes of Health. Consensus development conference statement, August 17-18, 2000—antenatal corticosteroids revisited: repeat courses. *NIH Consens Statement* 2000; **17:** 1–18. Available at: http://consensus.nih.gov/2000/2000AntenatalCorticosteroidsRevisted112html.htm (accessed 06/07/06)
12. ACTOBAT Study Group. Australian collaborative trial of antenatal thyrotropin-releasing hormone (ACTOBAT) for prevention of neonatal respiratory disease. *Lancet* 1995; **345:** 877–82.
13. Crowther CA, *et al.* Australian Collaborative Trial of antenatal thyrotropin-releasing hormone: adverse effects at 12-month follow-up. *Pediatrics* 1997; **99:** 311–17.
14. Ballard RA, *et al.* Antenatal thyrotropin-releasing hormone to prevent lung disease in preterm infants. *N Engl J Med* 1998; **338:** 493–8.
15. Moya FR, Maturana A. Thyrotropin-releasing hormone for prevention of neonatal respiration disease. *Lancet* 1995; **345:** 1572–3.
16. McCormick MC. The credibility of the ACTOBAT follow-up study. *Pediatrics* 1997; **99:** 476–8.
17. Elleau C, *et al.* Helium-oxygen mixture in respiratory distress syndrome: a double-blind study. *J Pediatr* 1993; **122:** 132–6.
18. Leach CL, *et al.* Partial liquid ventilation with perflubron in premature infants with severe respiratory distress syndrome. *N Engl J Med* 1996; **335:** 761–7.
19. Finer NN, Barrington KJ. Nitric oxide for respiratory failure in infants born at or near term. Available in The Cochrane Data-

base of Systematic Reviews; Issue 4. Chichester: John Wiley; 2006 (accessed 22/08/08).
20. Barrington KJ, Finer NN. Inhaled nitric oxide for respiratory failure in preterm infants. Available in The Cochrane Database of Systematic Reviews; Issue 3. Chichester: John Wiley; 2007 (accessed 22/08/08).
21. Howlett A, Ohlsson A. Inositol for respiratory distress syndrome in preterm infants. Available in The Cochrane Database of Systematic Reviews; Issue 4. Chichester: John Wiley; 2003 (accessed 12/05/05).
22. Schwartz RM, *et al.* Effect of surfactant on morbidity, mortality, and resource use in newborn infants weighing 500 to 1500 g. *N Engl J Med* 1994; **330:** 1476–80.
23. Walti H, Monset-Couchard M. A risk-benefit assessment of natural and synthetic exogenous surfactants in the management of neonatal respiratory distress syndrome. *Drug Safety* 1998; **18:** 321–37.
24. Halliday HL. Natural vs synthetic surfactants in neonatal respiratory distress syndrome. *Drugs* 1996; **51:** 226–37.
25. Hudak ML, *et al.* A multicenter randomized, masked comparison trial of natural versus synthetic surfactant for the treatment of respiratory distress syndrome. *J Pediatr* 1996; **128:** 396–406.
26. Soll RF, Blanco F. Natural surfactant extract versus synthetic surfactant for neonatal respiratory distress syndrome. Available in The Cochrane Database of Systematic Reviews; Issue 2. Chichester: John Wiley; 2001 (accessed 12/05/05).
27. Speer CP, *et al.* Randomised clinical trial of two treatment regimens of natural surfactant preparations in neonatal respiratory distress syndrome. *Arch Dis Child* 1995; **72:** F8–F13.
28. Bloom BT, *et al.* Randomized double-blind multicenter trial of Survanta (SURV) and Infasurf (IS). *Pediatr Res* 1994; **35:** 326.
29. Soll R, Özek E. Multiple versus single doses of exogenous surfactant for the prevention or treatment of neonatal respiratory distress syndrome. Available in The Cochrane Database of Systematic Reviews; Issue 1. Chichester: John Wiley; 2009 (accessed 23/04/10).
30. Halliday HL, *et al.* Multicentre randomised trial comparing high and low dose surfactant regimens for the treatment of respiratory distress syndrome (the Curosurf 4 trial). *Arch Dis Child* 1993; **69:** 276–80.
31. Corbet A, *et al.* Double-blind, randomized trial of one versus three prophylactic doses of synthetic surfactant in 826 neonates weighing 700 to 1100 grams: effects on mortality rate. *J Pediatr* 1995; **126:** 969–78.
32. Kattwinkel J, *et al.* High- versus low-threshold surfactant retreatment for neonatal respiratory distress syndrome. *Pediatrics* 2000; **106:** 282–8.
33. Dunn MS. Surfactant replacement therapy: prophylaxis or treatment? *Pediatrics* 1993; **92:** 148–50.
34. The OSIRIS Collaborative Group (Open Study of Infants at high risk of or with Respiratory Insufficiency—the role of surfactant). Early versus delayed neonatal administration of a synthetic surfactant—the judgement of OSIRIS. *Lancet* 1992; **340:** 1363–9.
35. Morley CJ. Systematic review of prophylactic vs rescue surfactant. *Arch Dis Child* 1997; **77:** F70–4.
36. Yost CC, Soll RF. Early versus delayed selective surfactant treatment for neonatal respiratory distress syndrome. Available in The Cochrane Database of Systematic Reviews; Issue 4. Chichester: John Wiley; 1999 (accessed 12/05/05).
37. Stevens TP, *et al.* Early surfactant administration with brief ventilation vs. selective surfactant and continued mechanical ventilation for preterm infants with or at risk for respiratory distress syndrome. Available in The Cochrane Database of Systematic Reviews; Issue 4. Chichester: John Wiley; 2007 (accessed 22/08/08).

视神经病

视神经病的病因多种，可以按照病因学分类[1,2]。缺血性视神经病最常见的是急性前角型，可以由血管炎综合征（第1446页）引发，如巨细胞动脉炎[3]（第1436页）。炎性视神经病（视神经炎）可以由感染性疾病、免疫介导疾病，如 Behcet 病（第1433页）、结节病（第1443页），或多发性硬化引起的视神经脱髓鞘（第858页）引起[4,5]。其他病因包括遗传疾病、外伤或压迫。维生素或营养缺乏（通常因为酗酒）或毒性（因为药物引起，如胺碘酮、地高辛或异烟肼）也可以引发视神经病[1,2]。视野缺损的类型和疼痛等临床特征可以辅助诊断[2]。

治疗依赖于病变的类型和是否有潜在疾病。个别研究报道了皮质激素治疗的益处。有报道称，自身免疫性视神经病患者接受5～7天大剂量静脉甲泼尼龙治疗（每日1～2g）或口服泼尼松（每日80～400mg）后，视觉得到改善[6]。一些患者的复发性视觉丧失需要重复大剂量静脉甲泼尼龙、口服泼尼松龙加量、或加入免疫抑制药等方法治疗，不过许多患者在撤药后依然能够维持视觉。有报道称，病因学不明的视神经炎患者，静脉应用甲泼尼龙250～500mg，每6h给药1次，共3～7天[7]，治疗后视觉得以恢复。另一项研究发现，只口服泼尼松（每日1mg/kg，共14天）没有疗效，而静脉注射甲泼尼龙（每日1g，共3天）之后继以口服泼尼松（每日1mg/kg，共11天）治疗急性视神经炎有效[8]。意外的是，患者单用口服泼尼松治疗会增加再次发作的风险[8]，应避免这种治疗方案[9]。一篇有关皮质激素应用于视神经炎的综述认为，大剂量口服或胃肠外应用甲泼尼龙或促肾上腺皮质激素，都有助于治疗急性疾病。然而，它们的长期收益尚无法明确[10]。相反，一项对5个研究的系统性综述未发现目前使用剂量的静脉或口服皮质激素治疗有益处[11]。

1. Van Stavern GP, Newman NJ. Optic neuropathies: an overview. *Ophthalmol Clin North Am* 2001; **14:** 61–71.
2. Purvin VA. Optic neuropathies for the neurologist. *Semin Neurol* 2000; **20:** 97–110.
3. Arnold AC. Ischemic optic neuropathies. *Ophthalmol Clin North Am* 2001; **14:** 83–98.
4. Eggenberger ER. Inflammatory optic neuropathies. *Ophthalmol Clin North Am* 2001; **14:** 73–82.
5. Hickman SJ, *et al.* Management of acute optic neuritis. *Lancet* 2002; **360:** 1953–62.
6. Kupersmith MJ, *et al.* Autoimmune optic neuropathy: evaluation and treatment. *J Neurol Neurosurg Psychiatry* 1988; **51:** 1381–6.
7. Spoor TC, Rockwell DL. Treatment of optic neuritis with intravenous megadose corticosteroids: a consecutive series. *Ophthalmology* 1988; **95:** 131–4.
8. Beck RW, *et al.* A randomized, controlled trial of corticosteroids in the treatment of acute optic neuritis. *N Engl J Med* 1992; **326:** 581–8.
9. Balcer LJ. Optic neuritis. *N Engl J Med* 2006; **354:** 1273–80.
10. Kaufman DI, *et al.* Practice parameter: the role of corticosteroids in the management of acute monosymptomatic optic neuritis: report of the quality standards subcommittee of the American Academy of Neurology. *Neurology* 2000; **54:** 2039–44.
11. Vedula SS, *et al.* Corticosteroids for treating optic neuritis. Available in The Cochrane Database of Systematic Reviews; Issue 1. Chichester: John Wiley; 2007 (accessed 20/03/07).

器官和组织移植

有关器官和组织移植的讨论，包括皮质激素的作用，参见第1728页。

骨关节炎

治疗骨关节炎并不使用全身性皮质激素（第11页）；然而，关节内注射可缓解关节疼痛和炎症的急性加重。不可频繁进行这种注射，只能作为辅助治疗。

骨硬化症

骨硬化症是一组罕见的异质性疾病，特点是骨密度升高，一般是因为破骨细胞不能吸收矿化骨引起。在重度婴儿恶性型中，骨髓腔缩小，导致贫血、肝脾大和神经压迫，因而导致失明和耳聋；婴儿常常夭折。成人型是良性的；患者典型的表现为骨折、背痛和骨痛，但是没有血液学障碍，通常寿命与期望值没有变化[1]。

如果能找到适合的捐献者，骨髓移植可以治愈婴儿恶性骨硬化症[1,2]。皮质激素用于姑息治疗。有报道称，4名儿童口服泼尼松，每日1mg/kg，伴补充磷酸盐低钙饮食治疗后，其中3名症状有所改善[3]。大剂量骨化三醇同时也合并低钙饮食治疗，对一些患者也有效果[4]。

另一项研究在14名患者中进行，发现采用干扰素γ-1b治疗能够增加骨吸收[5]。11名治疗18个月的患者，他们的临床状况都得到了稳定或改善，重度感染的发生率也降低了。

1. Kocher MS, Kasser JR. Osteopetrosis. *Am J Orthop* 2003; **32:** 222–8.
2. Gerritsen EJ, *et al.* Bone marrow transplantation for autosomal recessive osteopetrosis: a report from the Working Party on Inborn Errors of the European Bone Marrow Transplantation Group. *J Pediatr* 1994; **125:** 896–902.
3. Dorantes LM, *et al.* Juvenile osteopetrosis: effects on blood and bone of prednisone and a low calcium, high phosphate diet. *Arch Dis Child* 1986; **61:** 666–70.
4. Key LL, Ries WL. Osteopetrosis: the pharmaco-physiologic basis of therapy. *Clin Orthop* 1993; **294:** 85–9.
5. Key LL, *et al.* Long-term treatment of osteopetrosis with recombinant human interferon gamma. *N Engl J Med* 1995; **332:** 1594–9.

疼痛

皮质激素通常能够根本性地改善神经性疼痛，包括因为神经损伤和交感性持续性疼痛，广泛用于癌性疼痛等病理情况。常用地塞米松、甲泼尼龙和泼尼松龙治疗疼痛，有时采用长效局部制剂注射。不清楚皮质激素对止痛具体的作用机制，但是可能包括减轻炎症和水肿，继而缓解神经组织的压迫。

有关疼痛及其控制的讨论，参见第4页。

胰腺炎

尽管皮质激素通常对胰腺炎无效（第2301页），但其中的一种自身免疫性胰腺炎却对皮质激素治疗反应很好。可使用口服泼尼松龙（或泼尼松）每日30～40mg控制最初的炎症期[1,2]。尽管理想的疗程和小剂量维持治疗的意义并不明确[2]，但是剂量也应逐渐减少。有报道称皮质激素也可缓解由结节病引起的胰腺炎的急性发作期病情[3,4]（第1443页）。

1. Finkelberg DL, *et al.* Autoimmune pancreatitis. *N Engl J Med* 2006; **355:** 2670–6.
2. Pannala R, Chari ST. Corticosteroid treatment for autoimmune pancreatitis. *Gut* 2009; **58:** 1438–9.
3. McCormick PA, *et al.* Pancreatitis in sarcoidosis. *BMJ* 1985; **290:** 1472–3.
4. Limaye AP, *et al.* Sarcoidosis associated with recurrent pancreatitis. *South Med J* 1997; **90:** 431–3.

天疱疮和类天疱疮

全身性应用皮质激素是治疗天疱疮和类天疱疮（第1510页）的主要手段。初始治疗时，用大剂量控制发疱，可能会需要数周。尚未确定最合适的剂量，各种建议存在很大的不同；过去曾使用非常大剂量的口服泼尼松龙。广泛应用的起始剂量为泼尼松龙每日1mg/kg，持续用药直至新的大疱停止形成，然后逐渐减量。然而剂量超过每日750μg/kg可能对大疱类天疱疮并没有特别的益处，对某些局限性病变或轻症患者建议采用低的起始剂量，每日300μg/kg；中度病变，每日600μg/kg；严重病变，每日0.75～1mg/kg[1]。对寻常型类天疱疮推荐轻症病例剂量为每日40～60mg，严重病例每日60～100mg[2]。静脉注射皮质激素的冲击疗法如甲泼尼龙（0.25～1g，最多连续5天）可被考虑治疗严重或难治性病例，尤其是对口服大剂量皮质激素无效的患者[2]。当病情缓解和病情稳定后，可加用其他免疫机制药，以使皮质激素逐渐减量至最终停用。维持治疗必须个体化；皮质激素减量的一个提议为每2周减少泼尼松龙剂量的50%；另外一种方法为每周剂量减少5～10mg，每日20mg以下时减量更慢[2]。

一个非常强效的外用皮质激素如氯倍他索足以控制某些患者的局部或者轻中度病变，尤其是大疱性类天疱疮，可以作为天疱疮或类天疱疮全身治疗的辅助治疗[1,2]。大型随机研究[3]发现每日全身外用0.05%氯倍他索霜对于中度大疱性天疱疮效果与口服泼尼松每日500μg/kg相同，对于重度病例效果好于泼尼松每日1mg/kg。口腔黏膜的发疱和溃疡可用局部皮质激素制剂如口腔漱口液、贴膜、糖锭或喷雾剂来治疗[2,4]。病变内注射也可治疗口腔黏膜的孤立性病变[4]。单用局部外用皮质激素不能控制眼部病变，但可在初始的全身治疗基础上加用来控制急性眼部炎症；它们不能作为长期治疗[5]。

1. Wojnarowska F, *et al.* British Association of Dermatologists. Guidelines for the management of bullous pemphigoid. *Br J Dermatol* 2002; **147:** 214–21.
Also available at: http://www.bad.org.uk/Portals/_Bad/Guidelines/Clinical%20Guidelines/Bullous%20Pemphigoid.pdf (accessed 12/04/10)
2. Harman KE, *et al.* British Association of Dermatologists. Guidelines for the management of pemphigus vulgaris. *Br J Dermatol* 2003; **149:** 926–37.
Also available at: http://www.bad.org.uk/Portals/_Bad/Guidelines/Clinical%20Guidelines/Pemphigus%20Vulgaris.pdf (accessed 12/04/10)
3. Joly P, *et al.* A comparison of oral and topical corticosteroids in patients with bullous pemphigoid. *N Engl J Med* 2002; **346:** 321–7.
4. Sacher C, Hunzelmann N. Cicatricial pemphigoid (mucous membrane pemphigoid): current and emerging therapeutic approaches. *Am J Clin Dermatol* 2005; **6:** 93–103.
5. Laforest C, *et al.* Autoimmune bullous diseases: ocular manifestations and management. *Drugs* 2005; **65:** 1767–79.

肺孢子菌肺炎

肺孢子菌肺炎（第496页）的治疗主要采用磺胺甲基异噁唑。对于重度感染低氧的患者，大剂量口服或静脉注射皮质激素辅助治疗可以降低呼吸衰竭和死亡的风险[1,2]。对HIV感染的患者[3]，在这种辅助治疗的基础上是否还进一步应用免疫抑制治疗，目前还没有得出结论；一项比较研究发现死亡率或发生其他机会感染的风险均未上升[4]。

1. Miller RF, *et al.* Pneumocystis carinii infection: current treatment and prevention. *J Antimicrob Chemother* 1996; **37** (suppl B): 33–53.
2. Bye MR, *et al.* Markedly reduced mortality associated with corticosteroid therapy of Pneumocystis carinii pneumonia in children with acquired immunodeficiency syndrome. *Arch Pediatr Adolesc Med* 1994; **148:** 638–41.
3. Nelson MR, *et al.* Treatment with corticosteroids—a risk factor for the development of clinical cytomegalovirus disease in AIDS. *AIDS* 1993; **7:** 375–8.
4. Gallant JE, *et al.* The effect of adjunctive corticosteroids for the treatment of Pneumocystis carinii pneumonia on mortality and subsequent complications. *Chest* 1998; **114:** 1258–63.

结节性多动脉炎和显微镜下多脉管炎

认为结节性多动脉炎是系统性坏死性血管炎的原型。本病可发生于任何年龄，不过更常见于白种人和男性。本病的特点是动脉壁全层炎症合并动脉中层纤维素样坏死，特别是中等血管，内膜增生（可能引起血栓形成和梗阻）、纤维化和动脉瘤形成造成血管部分梗阻。显微镜下多脉管炎主要侵及小血管，常见肾和肺受累，认为本病是结节性多动脉炎中的一种，但现在又认为该病本身是一种独立的疾病，尽管它同时具有两病的特点。显微镜下多血管炎的患者常有具有抗中性粒细胞胞浆抗体（ANCA），这和Wegener肉芽肿病（第1446页）有很多相似之处，却和经典的结节性多动脉炎不符合。

症状与受侵犯的血管有关，但大部分患者有发热、体重降低、肌痛和关节痛。胃肠道受累的症状包括口腔溃疡、腹泻、内脏痛、出血，有时还有肠梗阻；肝受累可以引起肝大或肝坏死；胰腺受累症状类似胰腺炎。肾受累可以表现为急性肾小球肾炎和肾衰，或表现为肾病综合征；和肺部受累一样，这些特点都是显微镜下多脉管炎引起的，预后很差。其他潜在的症状包括皮肤损伤、周围神经病、精神功能改变、惊厥、巩膜外层炎或巩膜炎，以及视网膜血管炎、缺血性心脏病、心衰、雷诺现象和高血压。如果不治疗，患者通常会因为肾或心脏受累而死，5年死亡率90%。

经典的结节性多动脉炎对单用皮质激素的治疗有反应，特别是泼尼松或泼尼松龙每日40～60mg；虽然有人质疑合用细胞毒性药物对治疗的帮助[1,2]，但通常还是会首先选择合并环磷酰胺的联合治疗[1,3,5]。对有证据表明病情更严重的患者，有人保留使用联合治疗[6]。显微镜下多脉管炎推荐使用联合治疗[6,7]。有人建议治疗方案为泼尼松或泼尼松龙1mg/kg合并环磷酰胺2mg/kg，均为每日口服给药，用于初始治疗缓解症状[8]。还采用静脉推注甲泼尼龙，随后皮质激素逐渐减量。现在有人倾向缩短环磷酰胺的用药时间，并且选用静脉推注环磷酰胺而非口服给药，从而降低不良反应[5,8,9]。皮质激素和环磷酰胺的治疗不能超过1年[9]。环磷酰胺之后可以用硫唑嘌呤维持症状缓解，同时还在一小部分患者中尝试在初始诱导治疗之后用霉酚酸酯替代环磷酰胺进行联合治疗[6,10]。

结节性多动脉炎与乙型肝炎病毒感染有关；多数病例的血管炎对抗病毒药和血浆置换反应良好[3,9]。因为存在病毒复制的风险，对这些患者应避免长期使用皮质激素和环磷酰胺治疗。但皮质激素可用于迅速控制严重威胁生命的血管炎。皮质激素可在2周后骤停，同时开始血浆置换和抗病毒治疗，以提高感染乙肝病毒的肝细胞的免疫清除并有助于血清转化[5]。

用环磷酰胺的血浆置换治疗显微镜下多血管炎有效，尤其是那些急性肾功能衰竭或严重肺出血的患者[7]。这组患者还尝试过大剂量静脉应用正常免疫球蛋白，但是结果并不明确[8]。

血管扩张药（如钙通道阻滞药）、血小板活性抑制药或改善血流的药物对改善局部缺血都有帮助[11]。有报道称，口服己酮可可碱对治疗皮肤结节性多动脉炎患者的皮肤损伤有效[12]。

1. Taylor HG, Samanta A. Treatment of vasculitis. *Br J Clin Pharmacol* 1993; **35:** 93–104.
2. Conn DL. Role of cyclophosphamide in treatment of polyarteritis nodosa? *J Rheumatol* 1991; **18:** 489–90.
3. Guillevin L, *et al.* Treatment of polyarteritis nodosa and Churg-Strauss syndrome: a meta-analysis of 3 prospective controlled trials including 182 patients over 12 years. *Ann Med Interne (Paris)* 1992; **143:** 405–16.
4. Guillevin L, *et al.* Longterm follow up after treatment of polyarteritis nodosa and Churg-Strauss angiitis with comparison of steroids, plasma exchange and cyclophosphamide to steroids and plasma exchange: a prospective randomized trial of 71 patients. *J Rheumatol* 1991; **18:** 567–74.
5. Colmegna I, Maldonado-Cocco JA. Polyarteritis nodosa revisited. *Curr Rheumatol Rep* 2005; **7:** 288–96.
6. Guillevin L, Pagnoux C. When should immunosuppressants be prescribed to treat systemic vasculitides? *Intern Med* 2003; **42:** 313–17.
7. Semple D, *et al.* Clinical review: vasculitis on the intensive care unit - part 2: treatment and prognosis. *Crit Care* 2005; **9:** 193–7.
8. Savage COS, *et al.* Primary systemic vasculitis. *Lancet* 1997; **349:** 553–8.
9. Guillevin L, Lhote F. Treatment of systemic vasculitides. *Adv Nephrol Necker Hosp* 1999; **29:** 35–52.
10. Nowack R, *et al.* Mycophenolate mofetil for systemic vasculitis and IgA nephropathy. *Lancet* 1997; **349:** 774.
11. Conn DL. Update on systemic necrotizing vasculitis. *Mayo Clin Proc* 1989; **64:** 535–43.
12. Calderón MJ, *et al.* Successful treatment of cutaneous PAN with pentoxifylline. *Br J Dermatol* 1993; **128:** 706–7.

多软骨炎

复发性多软骨炎是一种罕见的全身性疾病，引起人体多处的软骨炎症和破坏，最严重的是呼吸系统受累（如鼻、喉和气管）。由于失去软骨支持而导致气道狭窄和阻塞，同时可以合并肺炎；最终导致死亡。可以出现心血管受累、眼部症状、皮肤病变和肾病变；也可以合并其他疾病，如血管炎综合征。轻度炎症一般用氨苯砜、秋水仙碱或NSAIDs治疗。相对大剂量的皮质激素可改善病情活动时的症状，但是似乎不能阻止病情进展。急性呼吸道阻塞可采用静脉推注大剂量皮质激素治疗[1,2]。甲氨蝶呤[3]、硫唑嘌呤[1]或环孢素[2]有助于降低皮质激素的用量。对顽固性疾病还尝试用过CD4抗体，但在临床实践中发现不是特别有用[2]。有报道称，更新的生物治疗（如英夫利昔单抗或依那西普）可以改善一小部分患者的情况，但是它们在疾病治疗中的作用依然不明确[2]。

1. Letko E, *et al.* Relapsing polychondritis: a clinical review. *Semin Arthritis Rheum* 2002; **31:** 384–95.
2. Gergely P, Poór G. Relapsing polychondritis. *Best Pract Res Clin Rheumatol* 2004; **18:** 723–38.
3. Trentham DE, Le CH. Relapsing polychondritis. *Ann Intern Med* 1998; **129:** 114–22.

风湿性多肌痛

风湿性多肌痛是一种病因不明的风湿性疾病。本病好发于大于50岁的欧洲人，特别是斯堪的纳维亚人和支系，一般女性多于男性。本病的特点是颈部、肩胛带、髋部和骨盆带的肌肉疼痛和严重的晨僵，病情更严重的时候还会扩散到大腿部、胸部和手臂的肌肉。一段时间不活动后，晨僵和疼痛会加重。可以有一些关节受累；其他症状包括无力、体重降低和发热，还有贫血和血沉加快。一些患者的风湿性多肌痛与巨细胞动脉炎有关（第1436页）。

治疗 尽管NSAIDs药物可以改善风湿性多肌痛的症状，但是不能阻止疾病进展，因此首选皮质激素[1~5]；特别地，当出现巨细胞动脉炎时，皮质激素治疗特别重要。

通常的初始剂量是泼尼松龙或泼尼松10～20mg每日口服，根据症状的严重性而定；合并巨细胞动脉炎时需要更大的剂量，特别是发生眼部症状的时候[4,6]。一般1～2个月后，如果症状控制良好，需要减少药物剂量。需要逐渐减量[4~6]；1年的平均维持剂量大约是每日5mg或6mg[1,5,6]。

一般需要长期的维持治疗。尽管大约1/3到1/2的患者在大约2年的时间中皮质激素可以逐渐减停[2]，需要的维持时间也可能更长[5]。同时还发现肌注甲泼尼龙对风湿性多肌痛也有疗效；由于这种方法的长期累积剂量较低，有人建议这种给药方法比口服皮质激素更有优势[7]。同时还采用静脉推注甲泼尼龙[5]。复发并非罕见，多发生于皮质激素撤药后的1年之内[2,3,5]。复发可能和动脉炎症状有关，对于以单纯多肌痛起病的患者，动脉炎的复发很罕见[2]。对于撤药很困难的患者，甲氨蝶呤和硫唑嘌呤可用作皮质激素的减量替代[2~4]。

1. Kyle V. Polymyalgia rheumatica. *Prescribers' J* 1997; **37:** 138–44.
2. Swannell AJ. Polymyalgia rheumatica and temporal arteritis: diagnosis and management. *BMJ* 1997; **314:** 1329–32.
3. Zilko PJ. Polymyalgia rheumatica and giant cell arteritis. *Med J Aust* 1996; **165:** 438–42.
4. Salvarani C, *et al.* Polymyalgia rheumatica. *Lancet* 1997; **350:** 43–7.
5. Gran JT. Current therapy of polymyalgia rheumatica. *Scand J Rheumatol* 1999; **28:** 269–72.
6. Matteson EL, Bird HA. Polymyalgia rheumatica and giant cell arteritis. In: Adebajo A, ed. *ABC of rheumatology.* 4th ed. Chichester: Wiley-Blackwell, 2010: 107–13.
7. Dasgupta B, *et al.* An initially double-blind controlled 96 week trial of depot methylprednisolone against oral prednisolone in the treatment of polymyalgia rheumatica. *Br J Rheumatol* 1998; **37:** 189–95.

多肌炎和皮肌炎

多肌炎用于描述多种罕见特发性炎症性肌肉疾病（肌病）。

多肌炎的主要症状是对称性进行性肌无力，一般从肩胛带、颈部和骨盆带开始。一般是在几个月内逐渐起病，合并轻度疼痛和触痛，不过也有进展较快合并严重肌肉疼痛的病例。随着疾病的进展，肌无力导致患者无法抬举上肢，从而发生肌肉萎缩和挛缩。可以发生吞咽困难、肺吸气和通气不足，有些患者还出现纤维化肺泡炎；肺部受累可以致死，特别是吸入性肺炎。ECG异常常见，一般无症状，有些患者会出现雷诺综合征。原发病可能合并皮疹，这一类称为皮肌炎。膝、肘和指节出现紫色鳞状皮疹，眼睑可以出现特征性的淡紫色色素沉着和水肿。儿童型称为青少年型皮肌炎，症状还包括血管炎和皮下钙沉着（皮内钙质沉着），也可以发生胃肠道出血和穿孔。

治疗 病情活动时需要卧床，有误吸危险的患者需要将头部抬高。物理治疗可以维持肌肉紧张度并避免发生挛缩。

初始药物治疗采用皮质激素[1~5]。一般选择口服泼尼松或泼尼松龙每日40～60mg或更大量，或1～2mg/kg。通常在1～2个月内病情得到改善。随后可以逐渐减量至最低维持剂量以控制病情[1~3]；一些病情控制得很好的患者可以通过隔日给药方案获得满意的维持效果[2,3]。病情严重或伴肌肉外症状（如肺部受累）的患者，初始治疗首选静脉推注甲泼尼龙，迅速控制病情[1,2,4]。这种患者需要延长维持治疗，理想的状态是将皮质激素减量至最小维持剂量，但是过早或过快的减量会引起复发。

有30%的患者对皮质激素无反应[2]，或出现不可接受的不良反应。这种情况下，二线药物采用细胞毒性免疫抑制药[1~3]。应用甲氨蝶呤的经验很多，口服、皮下、肌内或静脉给药都可以，一般每周给药；与皮质激素合用可以减少药物的剂量。硫唑嘌呤可以和皮质激素合用，也可以减少皮质激素的用量，同时发现联合用药比单用皮质激素对病情长期维持的效果更好（不过这种效果只有在治疗超过1年后才较明显）[6]。有一些证据表明，对单用强的松治疗无反应的患者，采用甲氨蝶呤优于硫唑嘌呤[7]。同时也有人建议合并使用甲氨蝶呤和硫唑嘌呤[2,4]。

有人认为，治疗一开始皮质激素就需要和一种细胞毒性免疫抑制药合用，如硫唑嘌呤或甲氨蝶呤。

其他药物的作用还不明确。环磷酰胺可用于肺部受累的患者[1,3,5]，苯丁酸氮芥和他克莫司对某些个例有效但是尚未经过正式的评价[4]。有报道称环孢素有助于治疗顽固性疾病[2,4]。正常免疫球蛋白也有作用；一般只用于治疗病情顽固的病例，或者作为用于皮质激素和免疫抑制药控制不佳的患者的辅助治疗，或者用于有免疫抑制药应用禁忌证的患者[2,3]。应用氟达拉滨和霉酚酸酯后可以获得令人鼓舞的结果[1]；有一些成功应用依那西普的初步报道[2,3]，同时还研究了英夫利昔单抗和干扰素β[2]。

皮质激素并不能总是能够满意地控制皮肌炎患者的皮肤症状，但是据称羟氯喹对皮疹患者有效[8]，多半是因为药物的光保护作用[9]。钙质沉着病的发病率相当可观，却很难治疗，但是有一些报道称采用氢氧化铝、阿仑膦酸盐、地尔硫䓬或硫酸镁[4]治疗会有一定效果。还采用了华法林治疗[10,11]，但对于钙质沉着病的价值尚有争议[12]。

1. Oddis CV. Current approach to the treatment of polymyositis and dermatomyositis. *Curr Opin Rheumatol* 2000; **12:** 492–7.
2. Mastaglia FL, *et al.* Inflammatory myopathies: clinical, diagnostic and therapeutic aspects. *Muscle Nerve* 2003; **27:** 407–25.
3. Dalakas MC. Therapeutic approaches in patients with inflammatory myopathies. *Semin Neurol* 2003; **23:** 199–206.
4. Reed AM, Lopez M. Juvenile dermatomyositis: recognition and treatment. *Pediatr Drugs* 2002; **4:** 315–21.
5. Pilkington CA, Wedderburn LR. Paediatric idiopathic inflammatory muscle disease: recognition and management. *Drugs* 2005; **65:** 1355–65.
6. Bunch TW. Prednisone and azathioprine for polymyositis: long-term followup. *Arthritis Rheum* 1981; **24:** 45–8.
7. Joffe MM, *et al.* Drug therapy of the idiopathic inflammatory myopathies: predictors of response to prednisone, azathioprine, and methotrexate and a comparison of their efficacy. *Am J Med* 1993; **94:** 379–87.
8. Woo TY, *et al.* Cutaneous lesions of dermatomyositis are improved by hydroxychloroquine. *J Am Acad Dermatol* 1984; **10:** 592–600.
9. Cox NH. Amyopathic dermatomyositis, photosensitivity and hydroxychloroquine. *Br J Dermatol* 1995; **132:** 1016–17.
10. Berger RG, Hadler NM. Treatment of calcinosis universalis secondary to dermatomyositis or scleroderma with low dose warfarin. *Arthritis Rheum* 1983; **26** (suppl): S11.
11. Martinez-Cordero E, *et al.* Calcinosis in childhood dermatomyositis. *Clin Exp Rheumatol* 1990; **8:** 198–200.
12. Ansell B. Is there a treatment for the calcinosis of juvenile dermatomyositis? *Br J Rheumatol* 1990; **29:** 263.

多发性神经病

10名亚急性脱髓鞘性多神经病患者接受了皮质激素治疗，出现了有益的反应[1]。有一名患者对治疗的反应开始很轻，但是加用了硫唑嘌呤后出现了明显改善。初始治疗时每日给予单剂泼尼松40～150mg，直到临床症状出现明确的改善，之后采用单剂隔日给药。吉兰-巴雷综合征（参见**肌肉骨骼与神经疾病**，第2148页）一般由急性炎症性多发性神经根性神经病引起，一般认为皮质激素对该病疗效甚微。对于慢性炎症性脱髓鞘性多发性神经根性神经病（CIDP），有报道称皮质激素有效[1,2]，尽管有一篇综述[2]发现支持这一结论的证据不充分。亚急性脱髓鞘性多神经病是一种独立的临床可确诊的疾病，具备应用皮质激素的指征[1]。

1. Oh SJ. Subacute demyelinating polyneuropathy responding to corticosteroid treatment. *Arch Neurol* 1978; **35:** 509–16.
2. Mehndiratta MM, Hughes RAC. Corticosteroids for chronic inflammatory demyelinating polyradiculoneuropathy. Available in The Cochrane Database of Systematic Reviews; Issue 1. Chichester: John Wiley; 2002 (accessed 12/05/05).

术后眼炎

采用皮质激素滴眼液控制白内障手术后常见的炎症反应；一般使用泼尼松龙，但是如果炎症反应严重可以使用地塞米松。

应当谨慎并短期应用皮质激素，用于局部控制术后炎性眼病，参见第95页的讨论。

妊娠

尽管有一些不良反应，也需要采取一定的预防措施，妊娠期间使用皮质激素（参见**注意事项**，第1428

页）还是有益于促进胎儿成熟，避免早产的风险（参见前文的**新生儿呼吸窘迫综合征**）。另外，对于那些状况很差需要全身皮质激素治疗的母亲，终止治疗对母体和胎儿的危险往往大于妊娠期间使用皮质激素带来的危险。

银屑病

有关银屑病及其治疗的综述将局部外用皮质激素作为一线治疗之一，参见第1510页。采用皮质激素和其他局部治疗（如卡泊三醇或他扎罗汀）联合治疗可以用于减轻不良反应和改善两种药物的有效性[1]。

银屑病中较小的局限性顽固性斑片可以采用皮质激素损伤区注射，但是需要警惕皮肤萎缩和色素减退[2]。一般不推荐采用全身应用皮质激素，但是曾被短期用于重度或罕见病例；停止治疗后可能会发生全身性不良反应和银屑病复发。

治疗头皮银屑病的主要方法仍是局部外用皮质激素，不过不推荐用于长期治疗；成人需应用效用更强的皮质激素[3]。

1. Trozak DJ. Topical corticosteroid therapy in psoriasis vulgaris: update and new strategies. *Cutis* 1999; **64:** 315–18.
2. Menter A, Barker JNWN. Psoriasis in practice. *Lancet* 1991; **338:** 231–4.
3. van der Vleuten CJM, van de Kerkhof PCM. Management of scalp psoriasis: guidelines for corticosteroid use in combination treatment. *Drugs* 2001; **61:** 1593–8.

坏疽性脓皮病

坏疽性脓皮病（第1510页）的一种治疗方法就是全身应用皮质激素。初期需要大剂量口服或静脉推注治疗以诱发缓解[1,2]。起效通常迅速，但维持治疗剂量有很大的差异。损伤区注射曲安西龙[3,4]、口服泼尼松龙[3,4]和长期局部外用皮质激素[4]后，浅表性坏疽性脓皮病都可以愈合。

1. Reichrath J, *et al.* Treatment recommendations for pyoderma gangrenosum: an evidence-based review of the literature based on more than 350 patients. *J Am Acad Dermatol* 2005; **53:** 273–83.
2. Brooklyn T, *et al.* Diagnosis and treatment of pyoderma gangrenosum. *BMJ* 2006; **333:** 181–4.
3. Quimby SR, *et al.* Superficial granulomatous pyoderma: clinicopathologic spectrum. *Mayo Clin Proc* 1989; **64:** 37–43.
4. Hardwick N, Cerio R. Superficial granulomatous pyoderma: a report of two cases. *Br J Dermatol* 1993; **129:** 718–22.

呼吸系统疾病

尽管皮质激素已经用于治疗多种类型的呼吸系统病症，这些用药常常只是经验性和非对照的，某种程度上也混淆了有关治疗收益的证据。因此，当皮质激素的治疗哮喘（第1432页）作用明确后，预防新生儿呼吸窘迫综合征（第1440页）和哮吼（第1435页）的产前预防措施将不再用于吸入综合征（第1616页），而这种措施在间质性肺病（参见第1644页及下文**结节病**）和急性呼吸窘迫综合征（第1431页）中的作用还不确定。进行过试验并取得某种程度成果的其他疾病还包括细支气管炎（第1433页）、慢性阻塞性肺疾病（参见第1434页）、脂肪栓塞综合征[1]、急性嗜酸细胞性肺炎[2]和肺嗜酸细胞增多症[3]、弥漫性肺泡出血[4]和"冰球肺"（由二氧化氮引起）[5]。

1. Van Besouw J-P, Hinds CJ. Fat embolism syndrome. *Br J Hosp Med* 1989; **42:** 304–11.
2. Anonymous. Acute eosinophilic pneumonia. *Lancet* 1990; **335:** 947.
3. Anonymous. Pulmonary eosinophilia. *Lancet* 1990; **335:** 512.
4. Metcalf JP, *et al.* Corticosteroids as adjunctive therapy for diffuse alveolar hemorrhage associated with bone marrow transplantation. *Am J Med* 1994; **96:** 327–34.
5. Anonymous. Ice hockey lung: NO_2 poisoning. *Lancet* 1990; **335:** 1191.

视网膜血管炎

视网膜血管的炎症（retinal vasculitis，视网膜血管炎）发生于以眼病变为特征的疾病如 Eales 病；全身炎症疾病如 Bechet 病（第1433页）、结节病（第1443页）和多发性硬化（第1439页）；或感染如疱疹（第824页）、结核（第187页），梅毒（第182页）和弓形体病（第795页）。视网膜血管炎可表现为血管增厚、闭塞、黄斑水肿和视网膜出血，还包括无痛性视力丧失、视物模糊、眼前漂浮物和暗点等症状[1,2]。

在治疗非感染性视网膜血管炎时，皮质激素用于控制炎症和预防长期的视力下降。球旁局部治疗用于单侧病变或者中度炎症患者；通常 2～3 周症状改善，并持续直到 3 个月。伴明显视力下降的中到重度双侧病变需要口服皮质激素治疗[1]。对皮质激素反应不好或控制不佳的血管炎可加用免疫抑制药，或需要长期治疗时皮质激素减量过程中也可使用。最常使用硫唑嘌呤和环孢素，也有试用环磷酰胺、甲氨蝶呤和霉酚酸酯[1,2]。正确的抗感染治疗可去除视网膜血管炎伴发的感染，但需要皮质激素治疗残留的血管炎[1]。

1. Walton RC, Ashmore ED. Retinal vasculitis. *Curr Opin Ophthalmol* 2003; **14:** 413–19.
2. Levy-Clarke GA, Nussenblatt R. Retinal vasculitis. *Int Ophthalmol Clin* 2005; **45** (2): 99–113.

类风湿关节炎

在青少年特发性关节炎的治疗中全身应用皮质激素起重要作用（第11页）；也可在少关节炎病变中进行关节腔内注射以控制疾病复发，或在更广泛和严重的疾病中全身使用。

同样，在成人类风湿关节炎中（第12页），因为皮质激素能快速控制症状，可在 DMARD 治疗的基础上加用，作为辅助治疗来控制滑膜炎和提供改变方案时的治疗。它们能减少关节侵蚀的进展，短期治疗益处超过了对骨骼的不良反应。短期至中期的全身应用皮质激素治疗（剂量不超过泼尼松龙每日 15mg 或相当剂量的其他皮质激素）考虑为有益。然而，它们的不良反应提示并不适用于长期使用。对于急性复发患者，推荐关节腔内注射，尤其是与 DMARD 治疗联合使用时。

1. Gøtzsche PC, Johansen HK. Short-term low-dose corticosteroids vs placebo and nonsteroidal antiinflammatory drugs in rheumatoid arthritis. Available in The Cochrane Database of Systematic Reviews; Issue 1. Chichester: John Wiley; 2005 (accessed 05/07/05).
2. Criswell LA, *et al.* Moderate-term, low-dose corticosteroids for rheumatoid arthritis. Available in The Cochrane Database of Systematic Reviews; Issue 3. Chichester: John Wiley; 1998 (accessed 12/05/05).
3. Cleary AG, *et al.* Intra-articular corticosteroid injections in juvenile idiopathic arthritis. *Arch Dis Child* 2003; **88:** 192–6.
4. Luqmani R, *et al.* British Society for Rheumatology and British Health Professionals in Rheumatology guideline for the management of rheumatoid arthritis (the first two years). *Rheumatology (Oxford)* 2006; **45:** 1167–9. Full guideline available at: http://rheumatology.oxfordjournals.org/cgi/data/kel215a/DC1/1 (accessed 15/02/08)
5. Kirwan JR, *et al.* Effects of glucocorticoids on radiological progression in rheumatoid arthritis. Available in The Cochrane Database of Systematic Reviews; Issue 1. Chichester: John Wiley; 2007 (accessed 15/02/08).

鼻炎

有关鼻炎的简述及有关包括皮质激素在内的治疗讨论，参见第 537 页的综述[1,2]，包括一篇系统性综述[1]。该综述发现鼻内应用皮质激素比口服抗组胺药物能够更好地缓解过敏性鼻炎的鼻部症状，对于缓解眼部症状，两种治疗方法没有差异。常用的鼻喷雾剂显示相同的效果和不良反应[3]，而选择何种治疗受多种因素（如费用[3]和患者的选择[4]）影响。

1. Weiner JM, *et al.* Intranasal corticosteroids versus oral H_1 receptor antagonists in allergic rhinitis: systematic review of randomised controlled trials. *BMJ* 1998; **317:** 1624–9.
2. Nielsen LP, *et al.* Intranasal corticosteroids for allergic rhinitis: superior relief? *Drugs* 2001; **61:** 1563–79.
3. Waddell AN, *et al.* Intranasal steroid sprays in the treatment of rhinitis: is one better than another? *J Laryngol Otol* 2003; **117:** 843–5.
4. Meltzer EO. Intranasal steroids: managing allergic rhinitis and tailoring treatment to patient preference. *Allergy Asthma Proc* 2005; **26:** 445–51.

结节病

结节病是一种多器官内多肉芽肿形成性疾病，肉芽肿随后可以消退或进展成为慢性纤维化[1]。本病常无症状，由于常常自发缓解，故难以确定发病率，但似乎不同国家发病率各有不同。本病最常发生于青年人，女性比男性的发病率略高，患者中黑人比白人发病率略高。

几乎所有的器官都可受累，但最常见的症状来自淋巴结、肺部、皮肤、关节和眼。淋巴结病、肺功能某种程度上的降低、呼吸困难和咳嗽是肺和淋巴结受累的标志。皮肤症状包括结节性红斑、皮肤肉芽肿形成导致的斑疹或丘疹性损伤以及手指、鼻、耳和面颊的青紫色斑，称为冻疮样狼疮。关节病表现为关节疼痛肿胀，可能与急性期的结节性红斑和发热有关；骨质损伤最常见于手指和脚趾。神经系统受累很难诊断，因为症状容易变化。眼部受累一般表现为眼葡萄膜炎，其他症状包括干燥性角结膜炎。症状罕有累及胃肠道、肝、胰腺、心脏或肾，不过可以发生无症状性受累。

除了疾病直接造成的症状，结节病通常还伴发高钙血症（第1590页）和对维生素 D 的作用有超敏反应。其他生化异常包括血管紧张素转换酶（ACE）的血清浓度升高，同时免疫功能的某些方面也会出现异常。

结节病的诊断较难，因为该病症状繁多，而更多的时候是没有临床症状。常常是因为其他原因进行放射照相时偶然发现，一般需要活检确诊。Kveim 试验［即将来自结节病患者（参见第2264页）的抗原经皮内注射后诱导患者发生迟发型反应］现在很少进行，因为缺乏准确性；不过也有人还认为它有用[2]。

治疗 无症状疾病不需要治疗，由于可以出现自发缓解，皮质激素治疗（一般性治疗）通常只用于重大器官功能受损或有高钙血症的患者[1,3]。单用 NSAIDs 完全可以控制急性期的发热和关节病。皮质激素的典型用药方法是泼尼松龙或泼尼松 30～40mg，每日口服，患者情况改善后，在几周后降低剂量[3~6]。在试图停药前，应连续治疗 6～24 个月（以最低有效维持剂量）[3]。有人建议隔日给药，初始采用隔日 40mg[7]，维持用隔日 5～10mg[8]。有一些证据显示[9]，皮质激素撤药后的患者比从未接受皮质激素治疗的患者更易复发，但这可能只是简单地反映了这组疾病的自然病程。心脏结节病初始治疗一般采用大剂量泼尼松每日 60～80mg，不过对于临床有效性、最适剂量和皮质激素给药周期等问题都还有争议。治疗可以阻止疾病进展并改善生存率，但是不能降低室性心律失常的发生率[10]。对于肺结节病，口服皮质激素在短期内（最多约 2 年）对改善症状、胸部 X 线和肺活量测定结果有很好的效果，可用于疾病进展或症状显著的患者。然而，它对改善肺功能的证据不多，对疾病进展的长期影响也不明确[3,11]。也有研究关于在肺结节病的最初和维持治疗中应用吸入皮质激素；尽管在亚组患者中能缓解咳嗽的症状，但它们并没有显著益处[3]。眼结节病患者采用皮质激素滴眼液和软膏治疗前葡萄膜炎；耐药患者，或后葡萄膜炎患者需要全身应用皮质激素[1]。皮肤损伤一般对皮质激素治疗有反应，但是用于抑制冻疮样狼疮的大剂量皮质激素可以引起外观改变，产生和疾病效果一样的毁损面容[4]。

其他药物也偶尔用于结节病，但是都是非常二线的药物。用于皮质激素无效或不能耐受细胞毒性免疫抑制药的患者，治疗的效果各不相同[1,3,4,6,8]。可能最有效的是甲氨蝶呤，发现口服低剂量（最大每周 15mg）时治疗顽固性疾病效果最好[1,3,12]；6 个月后可有明显的皮质激素替代作用[8]。硫唑嘌呤用于治疗重度顽固性疾病[6]。环孢素的治疗效果各异[8]，不过有报道称，顽固性皮肤损伤和视神经病对治疗有反应[1]。苯丁酸氮芥和环磷酰胺的毒性和致癌作用限制了它们的应用[1,6]。同时也尝试采用抗疟药作为皮质激素的附加或替代治疗[6]，对治疗皮肤受累和高钙血症有效[8]。考虑到潜在的眼毒性，虽然羟氯喹比氯喹的眼毒性更小[8]，仍然推荐患者进行规律的眼科检查[6]。其他有关皮肤结节病治疗有效的报道包括别嘌醇[13]、沙利度胺[14]和曲尼司特[15]。有报道称，2 名顽固性结节病的患者对褪黑激素有反应[16]。英夫利昔单抗和己酮可可碱也显示了令人鼓舞的结果[8]。

1. Newman LS, *et al.* Sarcoidosis. *N Engl J Med* 1997; **336:** 1224–34. Correction. *ibid.*; **337:** 139.
2. Zajicek JP, *et al.* Central nervous system sarcoidosis—diagnosis and management. *Q J Med* 1999; **92:** 103–17.
3. Wells AU, *et al.* Interstitial lung disease guideline: the British Thoracic Society in collaboration with the Thoracic Society of Australia and New Zealand and the Irish Thoracic Society. *Thorax* 2008; **63** (suppl V): v1–v58. Also available at: http://www.brit-thoracic.org.uk/Portals/0/Clinical%20Information/DPLD/Guidelines/Thorax%20Sept%2008.pdf (accessed 21/04/10)
4. Muthiah MM, Macfarlane JT. Current concepts in the management of sarcoidosis. *Drugs* 1990; **40:** 231–7.
5. Judson MA. An approach to the treatment of pulmonary sarcoidosis with corticosteroids: the six phases of treatment. *Chest* 1999; **115:** 1158–65.
6. Gibson GJ. Sarcoidosis: old and new treatments. *Thorax* 2001; **56:** 336–9.
7. DeRemee RA. Sarcoidosis. *Mayo Clin Proc* 1995; **70:** 177–81.
8. Baughman RP, *et al.* Sarcoidosis. *Lancet* 2003; **361:** 1111–18.
9. Gottlieb JE, *et al.* Outcome in sarcoidosis: the relationship of relapse to corticosteroid therapy. *Chest* 1997; **111:** 623–31.
10. Doughan AR, Williams BR. Cardiac sarcoidosis. *Heart* 2006; **92:** 282–8.
11. Paramothayan NS, *et al.* Corticosteroids for pulmonary sarcoidosis. Available in The Cochrane Database of Systematic Reviews; Issue 2. Chichester: John Wiley; 2005 (accessed 12/07/05).
12. Baughman RP, Lower EE. A clinical approach to the use of methotrexate for sarcoidosis. *Thorax* 1999; **54:** 742–6.
13. Brechtel B, *et al.* Allopurinol: a therapeutic alternative for disseminated cutaneous sarcoidosis. *Br J Dermatol* 1996; **135:** 307–9.
14. Baughman RP, *et al.* Thalidomide for chronic sarcoidosis. *Chest* 2002; **122:** 227–32.
15. Yamada H, *et al.* Treatment of cutaneous sarcoidosis with tranilast. *J Dermatol* 1995; **22:** 149–52.
16. Cagnoni ML, *et al.* Melatonin for treatment of chronic refractory sarcoidosis. *Lancet* 1995; **346:** 1229–30.

坐骨神经痛

有关硬膜外注射皮质激素治疗坐骨神经痛，及对其治疗程度的质疑，参见**用法**下的**硬膜外给药**，第1430页。

巩膜炎

巩膜炎和巩膜外层炎是巩膜的炎性疾病，常伴发多种全身性疾病。巩膜外层炎多是一种良性浅表性疾病，但治疗较难，有复发倾向。局部外用皮质激素和局部应用NSAIDs有时能带来暂时的效果。巩膜炎是一种罕见的更加深在的炎症。非坏死性巩膜炎的初始治疗采用NSAIDs；大剂量全身性皮质激素（一般是每日口服泼尼松或泼尼松龙60～80mg）也成功地应用于许多NSAIDs治疗无效的患者[1,2]。如果要减少一些相关不良反应，可以采用眼眶底注射皮质激素（醋酸甲泼尼龙40mg）[1]或全身皮质激素减量并加用免疫抑制药，如环孢素、甲氨蝶呤、环磷酰胺或硫唑嘌呤[3]。对重度或无反应的疾病，单用免疫抑制药也有作用[4]。有人建议，坏死性巩膜炎的初始治疗应选用免疫抑制药，因为作用不太强的给药方案常常导致治疗失败[4]。

1. Hakin KN, *et al.* Use of orbital floor steroids in the management of patients with uniocular non-necrotising scleritis. *Br J Ophthalmol* 1991; **75:** 337–9.
2. Hakin KN, *et al.* Use of cyclosporin in the management of steroid-dependent non-necrotising scleritis. *Br J Ophthalmol* 1991; **75:** 340–1.
3. Jabs DA, *et al.* Guidelines for the use of immunosuppressive drugs in patients with ocular inflammatory disorders: recommendations of an expert panel. *Am J Ophthalmol* 2000; **130:** 492–513.
4. Sainz de la Maza M, *et al.* An analysis of therapeutic decision for scleritis. *Ophthalmology* 1993; **100:** 1372–6.

硬皮病

皮质激素可用于治疗硬皮病（第1734页），但有加重肾脏和其他问题的风险，必须谨慎使用。

脂溢性皮炎

局部外用皮质激素合并咪唑类抗真菌药治疗脂溢性皮炎（第1511页）。

感染性休克

皮质激素在感染休克（参见**败血症**，第180页）中的作用很有争议。早期的研究既报道了益处[1]也报道了害处[2]，不过还是认为皮质激素无效[2,3]且可能恶化继发性感染[4~6]。最近，有人建议对确诊在感染休克并出现肾上腺机能不全的患者补充皮质激素[7]。然而，不推荐感染休克患者常规使用[8]，一篇系统性综述总结认为[9]，短期大剂量皮质激素不能改变重度败血症和感染性休克患者的死亡率，而且近期的证据也不支持这种用法。然而，荟萃分析和综述[9~11]建议，长期（5～11天）小剂量皮质激素可以降低死亡率，特别是对血管加压药依赖的感染性休克患者。

1. Sprung CL, *et al.* The effects of high-dose corticosteroids in patients with septic shock: a prospective, controlled study. *N Engl J Med* 1984; **311:** 1137–43.
2. Bone RC, *et al.* A controlled clinical trial of high-dose methylprednisolone in the treatment of severe sepsis and septic shock. *N Engl J Med* 1987; **317:** 653–8.
3. The Veterans Administration Systemic Sepsis Cooperative Study Group. Effect of high-dose glucocorticoid therapy on mortality in patients with clinical signs of systemic sepsis. *N Engl J Med* 1987; **317:** 659–65.
4. Anonymous. No evidence that corticosteroids help in septic shock. *Drug Ther Bull* 1990; **28:** 74–5.
5. Rackow EC, Astiz ME. Pathophysiology and treatment of septic shock. *JAMA* 1991; **266:** 548–54.
6. Cohen J, Glauser MP. Septic shock: treatment. *Lancet* 1991; **338:** 736–9.
7. Cooper MS, Stewart PM. Corticosteroid insufficiency in acutely ill patients. *N Engl J Med* 2003; **348:** 727–34.
8. Bernard G. The International Sepsis Forum's controversies in sepsis: corticosteroids should not be routinely used to treat septic shock. *Crit Care* 2002; **6:** 384–6.
9. Annane D, *et al.* Corticosteroids in the treatment of severe sepsis and septic shock in adults: a systematic review. *JAMA* 2009; **301:** 2362–75.
10. Minneci PC, *et al.* Meta-analysis: the effect of steroids on survival and shock during sepsis depends on the dose. *Ann Intern Med* 2004; **141:** 47–56.
11. Burry LD, Wax RS. Role of corticosteroids in septic shock. *Ann Pharmacother* 2004; **38:** 464–72.

镰状细胞病

一项研究[1]认为短期大剂量甲泼尼龙辅助治疗可能是控制镰状细胞危象（第10页）疼痛的有效措施。然而，皮质激素在镰状细胞病中的应用有很多问题；与一般的不良反应不同，它有加剧潜在感染的危险，有报告称皮质激素治疗可以引起镰状细胞病患者发生镰状细胞危象，参见**注意事项**，第1428页。

1. Griffin TC, *et al.* High-dose intravenous methylprednisolone therapy for pain in children and adolescents with sickle cell disease. *N Engl J Med* 1994; **330:** 733–7.

皮肤病

有关局部应用皮质激素治疗皮肤病的一些指南，参见**用法**（第1431页）。有关使用皮质激素治疗个体皮肤病的讨论，参见本节中相关标题。

软组织风湿病

软组织风湿病（第13页）包括许多病症，累及肌腱、韧带、肌肉、筋膜和关节囊；一些损伤局部注射皮质激素有效，常和局部麻醉剂合用。治疗肩部疼痛，有人认为关节内注射曲安缩松优于物理治疗，更能在短期内缓解疼痛[1]。锁骨与肩胛骨的结合点下方注射皮质激素（肩胛下注射）治疗回旋肌套病的效果是优于安慰剂治疗的，还可行关节内注射治疗粘连性关节囊炎[2]。一项荟萃分析[3]发现肩胛下注射对肩痛和关节囊炎症具有可持续9个月的剂量依赖性的益处，使需要治疗的病变数降低为1.4～2.2；某些证据提示更高的剂量（相当于泼尼松50mg或更多）效果更好。然而，对注射位置的准确性尚存质疑，并缺乏支持治疗的指南[2,4]。支持皮质激素改善疼痛和活动能力的证据不多，有限的证据提示对粘连性关节囊炎（冷冻肩）患者有效，但效果持续最多6周[5]。尽管长期改善以物理治疗更好，局部注射曲安西龙和局部麻醉药用于治疗（肱骨）外上髁炎（网球肘）可短期改善疼痛和活动困难[6]。另一项研究发现皮质激素注射治疗（肱骨）外上髁炎的短期益处反常性地出现在6周后，提示需要注意观察[7]。有证据显示采用皮质激素（如倍他米松和甲泼尼龙）合并局部麻醉药治疗扳机状指的效果较好[4]。相反地，发现这种方法对治疗跟骨跟腱病无效[4]。对于腕管综合征，皮质激素可产生短期益处，但相比于其他治疗（如夹板固定），没有显示更好的长期效果[8]。有人顾虑缺乏支持皮质激素应用的优质试验[2,4]，也有人建议在治疗肌腱病时，只能用于慢性损伤，且只能应用短效或中效可溶性制剂[4]。局部皮质激素注射之后可能会发生肌腱断裂[4]。

同时参见**用法**中的**关节内给药**，第1431页。

1. van der Windt DAWM, *et al.* Effectiveness of corticosteroid injections versus physiotherapy for treatment of painful stiff shoulder in primary care: randomised trial. *BMJ* 1998; **317:** 1292–6.
2. Buchbinder R, *et al.* Corticosteroid injections for shoulder pain. Available in The Cochrane Database of Systematic Reviews; Issue 1. Chichester: John Wiley; 2003 (accessed 12/05/05).
3. Arroll B, Goodyear-Smith F. Corticosteroid injections for painful shoulder: a meta-analysis. *Br J Gen Pract* 2005; **55:** 224–8.
4. Speed CA. Corticosteroid injections in tendon lesions. *BMJ* 2001; **323:** 382–6.
5. Buchbinder R, *et al.* Oral steroids for adhesive capsulitis. Available in The Cochrane Database of Systematic Reviews; Issue 4. Chichester: John Wiley; 2006 (accessed 20/02/08).
6. Smidt N, *et al.* Corticosteroid injections, physiotherapy, or a wait-and-see policy for lateral epicondylitis: a randomised controlled trial. *Lancet* 2002; **359:** 657–62.
7. Bisset L, *et al.* Mobilisation with movement and exercise, corticosteroid injection, or wait and see for tennis elbow: randomised trial. Abridged version: *BMJ* 2006; **333:** 939–41. Full version: http://www.bmj.com/cgi/reprint/333/7575/939.pdf (accessed 08/04/08)
8. Marshall S, *et al.* Local corticosteroid injection for carpal tunnel syndrome. Available in The Cochrane Database of Systematic Reviews; Issue 2. Chichester: John Wiley; 2007 (accessed 20/02/08).

脊髓和头部损伤

脊髓损伤一般引起部分或全身麻痹，造成明显的残疾。损伤的脊髓节段水平决定了残疾和器官功能障碍的程度，无论脊髓是完全或部分切断。第4颈椎及以上水平受损的患者几乎是一定会出现呼吸系统问题或膈肌麻痹的，因而需要机械通气支持。几乎都会发生脊髓休克，导致低血压和脊灌注降低，进而发生脊衰。同时患者也会发生急性呼吸窘迫综合征（第1431页）和血栓栓塞疾病（第1146页）。第5胸椎以上损伤可引起自主反射障碍，进而发生致命性高血压；因而需要使用抗高血压药[1]。

脊髓中的神经组织不会再生，因而损坏是永久性的；不过损失患者通过康复治疗可以缓解一些症状。治疗脊髓损伤的一个主要目的就是将继发于缺氧、血流灌注不足和炎症反应的损伤降到最低。美国[2]的一项多中心安慰剂对照研究的结果指出，如果在脊髓损伤8h内给予大剂量静脉皮质激素，可以改善神经系统功能。初始治疗采用甲泼尼龙30mg/kg，之后使用每小时5.4mg/kg、共23h。之后的一项研究发现，只要在损伤后3h内开始治疗，这种治疗方案就已经足够了；不过对于损伤后3～8h才开始治疗的患者，持续给予甲泼尼龙48h的效果更好[3,4]。本研究中，给予拉扎洛依替拉扎特48h后会产生一些效果，不过不如甲泼尼龙治疗48h有效。相反地，一篇系统性综述发现大剂量甲泼尼龙不能改善患者的神经系统功能，并可能有潜在的有害作用[5]。另一篇综述没有发现使用神经节苷脂能有什么收益[6]。

已有脊髓损伤长期治疗的相关综述[7]。

创伤性头部损伤的治疗和脊髓创伤的治疗遇到了类似的问题和风险。还不清楚皮质激素对急性创伤性头部损伤患者死亡率的影响，不过一项国际性随机试验发现，在10008名成人患者中，显著头部损伤发生后2周[8]到6个月[9]内发生各种原因死亡的危险，甲泼尼龙组高于安慰剂组。目前还没有足够证据说替拉扎特对治疗急性创伤性脑损伤是否有价值[10,11]，同时该病其他干预措施的价值也不明确，包括巴比妥酸盐[12]、钙通道阻滞药（如尼莫地平）（除了对一组蛛网膜下腔出血的亚组，参见第1304页）[13]、中枢兴奋药（如哌甲酯或苯丙胺）[14]、谷氨酸神经递质抑制药[15]或通气过度或高压氧疗[16,17]。孕酮治疗正在研究中[18,19]。甘露醇被广泛用于严重头颅损伤，可降低颅内压（第1140页），但随机试验的结果有限，对于甘露醇治疗是否能改善死亡和功能丧失尚不明确[20]。

1. Nichols K, *et al.* Spinal cord injury—the condition and its acute management. *Hosp Pharm* 2005; **12:** 91–4.
2. Bracken MB, *et al.* A randomized, controlled trial of methylprednisolone or naloxone in the treatment of acute spinal-cord injury: results of the Second National Acute Spinal Cord Injury Study. *N Engl J Med* 1990; **322:** 1405–11.
3. Bracken MB, *et al.* Administration of methylprednisolone for 24 or 48 hours or tirilazad mesylate for 48 hours in the treatment of acute spinal cord injury: results of the third National Acute Spinal Cord Injury Randomized Controlled Trial. *JAMA* 1997; **277:** 1597–1604.
4. Bracken MB, *et al.* Methylprednisolone or tirilazad mesylate administration after acute spinal cord injury: 1-year follow up. Results of the third National Acute Spinal Cord Injury randomized controlled trial. *J Neurosurg* 1998; **89:** 699–706.
5. Short DJ, *et al.* High dose methylprednisolone in the management of acute spinal cord injury—a systematic review from a clinical perspective. *Spinal Cord* 2000; **38:** 273–86.
6. Chinnock P, Roberts I. Gangliosides for acute spinal cord injury. Available in The Cochrane Database of Systematic Reviews; Issue 2. Chichester: John Wiley; 2005 (accessed 05/07/05).
7. Nichols K, *et al.* Spinal cord injury—medium- and long-term management. *Hosp Pharm* 2005; **12:** 95–100.
8. CRASH trial collaborators. Effect of intravenous corticosteroids on death within 14 days in 10 008 adults with clinically significant head injury (MRC CRASH trial): randomised placebo-controlled trial. *Lancet* 2004; **364:** 1321–8.
9. CRASH trial collaborators. Final results of MRC CRASH, a randomised placebo-controlled trial of intravenous corticosteroid in adults with head injury—outcomes at 6 months. *Lancet* 2005; **365:** 1957–9.
10. Newell DW, *et al.* Corticosteroids in acute traumatic brain injury. *BMJ* 1998; **316:** 396.
11. Roberts I. Aminosteroids for acute traumatic brain injury. Available in The Cochrane Database of Systematic Reviews; Issue 3. Chichester: John Wiley; 1999 (accessed 12/05/05).
12. Roberts I. Barbiturates for acute traumatic brain injury. Available in The Cochrane Database of Systematic Reviews; Issue 3. Chichester: John Wiley; 1999 (accessed 12/05/05).
13. Langham J, *et al.* Calcium channel blockers for acute traumatic brain injury. Available in The Cochrane Database of Systematic Reviews; Issue 4. Chichester: John Wiley; 2003 (accessed 12/05/05).
14. Forsyth RJ, *et al.* Monoaminergic agonists for acute traumatic brain injury. Available in The Cochrane Database of Systematic Reviews; Issue 4. Chichester: John Wiley; 2006 (accessed 22/08/08).
15. Willis C, *et al.* Excitatory amino acid inhibitors for traumatic brain injury. Available in The Cochrane Database of Systematic Reviews; Issue 1. Chichester: John Wiley; 2003 (accessed 12/05/05).
16. Roberts I, Schierhout G. Hyperventilation therapy for acute traumatic brain injury. Available in The Cochrane Database of Systematic Reviews; Issue 4. Chichester: John Wiley; 1997 (accessed 12/05/05).
17. Bennett MH, *et al.* Hyperbaric oxygen therapy for the adjunctive treatment of traumatic brain injury. Available in The Cochrane Database of Systematic Reviews; Issue 4. Chichester: John Wiley; 2004 (accessed 12/05/05).
18. Wright DW, *et al.* ProTECT: a randomized clinical trial of progesterone for acute traumatic brain injury. *Ann Emerg Med* 2007; **49:** 391–402.
19. Xiao G, *et al.* Improved outcomes from the administration of progesterone for patients with acute severe traumatic brain injury: a randomized controlled trial. *Crit Care* 2008; **12:** R61. Available at: http://ccforum.com/content/12/2/R61 (accessed 18/06/10)
20. Wakai A, *et al.* Mannitol for acute traumatic brain injury. Available in The Cochrane Database of Systematic Reviews; Issue 1. Chichester: John Wiley; 2007 (accessed 29/04/08).

脊椎关节病

关节内注射皮质激素已经用于治疗强直性脊柱炎（参见**脊椎关节病**，第13页）。

系统性红斑狼疮

系统性红斑狼疮（SLE）是一种多种病因学引起的自身免疫性疾病，特点是自身抗体形成并介导组织破坏，包括关节、皮肤、肾、CNS和其他器官。女性患者远多于男性，有证据表明男性激素有保护作用；发病高峰一般为女性20～30岁。

SLE患者最常见的症状是关节痛或关节炎；疲劳、发热、体重降低、皮疹（特征性的所谓"蝶形皮疹"，发生于面颊和鼻梁）、中枢神经系统受累包括人格改变、贫血、肾炎，肺部症状（明显的胸膜炎）也很常见，其他症状包括肌痛、脱发、雷诺综合征、惊厥、昏迷、卒中、肺炎、心包炎、心肌炎伴心动过速、白细胞减少、血小板减少、凝血障碍（血栓形成和出血）、肝大、脾大以及淋巴结病。血栓形成症状和习惯性流产提示可能有“抗磷脂抗体综合征”，该病因为磷脂抗体引起，SLE患者中约1/3合并，也可独立发生[1,39]。

治疗 SLE的特点是加重和缓解，需要非常个体化处理、仔细的检测、适当且及时地对症治疗。大部分治疗都是经验性的，只有很少的一些对照研究。

除了特殊治疗以外，患者还需要情绪支持、充分休息，以及避免可能引起病情加重的刺激，包括紫外线、富含补骨脂素的药物和食物、感染和心理压力。

轻度疾病可以不需要治疗，或者只用NSAIDs治疗肌肉和关节症状[2]。病情更严重但无生命危险时，氯喹或用得更多的羟氯喹治疗都有效，特别是针对皮肤和关节症状[3～5]，不过撤药时病情可能复发[6]。还发现维生素A类（如阿维A）对一些患者也有效[7]。

许多患者都需要一定程度的皮质激素治疗，不过在这些患者中，皮质激素也可以成为发病主要原因[5,8]。一般在NSAIDs或抗疟疾药物治疗失败后，或在危及生命及重要脏器时，才使用皮质激素[2]。一般都采用大剂量（泼尼松或泼尼松龙每日1mg/kg或更高剂量，有时静脉使用甲泼尼龙）[2]控制危及生命的症状，如高热、重度血小板减少、昏迷、癫痫发作或肾等主要器官受累（参见下文的**狼疮肾炎**）。其他治疗无反应的非致命性症状一般对小剂量皮质激素（不超过每日500μg/kg的泼尼松或泼尼松龙）有反应[2]。一旦治疗有反应，药物应逐渐减量至控制症状的最低剂量，有时还采用隔日给药的方法，不过病情可能复发[2]。最好的情况是完全停药，但是有些患者需要大约每日5mg的皮质激素长期维持[2]。一项研究发现，临时性加大皮质激素维持剂量以抑制抗双链DNA抗体浓度的增加，可以降低复发的数量，但是这项研究的设计和结论却都还颇有争议[9]。

长期皮质激素治疗，特别是大剂量皮质激素，会伴发不良反应（如无菌性骨坏死和感染易感性增加），现在皮质激素治疗中已经加入了其他药物以降低皮质激素剂量的同时控制疾病。特别地，已经使用免疫抑制药硫唑嘌呤以替代皮质激素的作用[2]。口服或静脉环磷酰胺冲击已经在某些情况下成功地用于治疗重度器官受累，不过仍然要考虑药物本身的毒性[2,5]。同时低剂量每周甲氨蝶呤也有益于皮肤或关节受累的患者[10]。对其他免疫抑制药不难受或耐药的患者也可使用来氟米特和他克莫司[5]。抗疟药可以和皮质激素联合用药，抗疟药有降低皮质激素的作用，有人认为羟氯喹可以对抗皮质激素对血脂谱的影响[2,11]。正在研究普拉睾酮对严重疾病的治疗[12]。研究了沙利度胺对SLE皮肤症状的治疗[13]。有报道称，一小部分病情顽固的患者使用利妥昔单抗治疗后，病情得到缓解[4]。

治疗抗磷脂抗体引起的血栓形成症状需要长期足量的抗凝治疗，采用华法林或低剂量阿司匹林；同时需要牢记皮质激素对卒中和相关中枢神经系统症状无效。皮质激素治疗无反应的其他重度中枢神经系统症状，采用静脉环磷酰胺可能有效[14,15]，但治疗效果不确定。CNS狼疮可以采用静脉免疫球蛋白作为附加治疗[4]，不过它的作用还不明确；免疫球蛋白还可以用于治疗血小板减少[16]。

发生重度且潜在致命性症状的患者，血浆置换去除了循环抗体，可以暂时缓解病情。

狼疮肾炎 SLE中研究得最多的症状可能就是肾病了。几乎所有的患者都有某种程度的肾受累[17]，临床肾炎可达50%[18,19]。肾病的症状一般包括高血压、水肿、蛋白尿或即肾病综合征，以及少尿；病情更严重的时候，肾活检还常伴局灶性或弥漫增殖性肾小球肾炎[18,19]。

病情活动的患者（肾功能恶化、蛋白尿和尿沉淀）需要积极治疗以预防肾出现不可逆损害。一般认为，在控制肾炎和终末期肾衰风险方面，细胞毒性免疫抑制药合并皮质激素比单用皮质激素更有效[17,18]，不过病情较轻的患者可以单用皮质激素治疗[16]。

一份治疗指南指出，治疗重度活动性狼疮时，最开始采用静脉甲泼尼龙冲击，每日3次，共1g，或应用口服泼尼松或泼尼松龙（初始剂量每日0.5～1mg/kg，逐渐减量），如果需要再合并使用环磷酰胺或硫唑嘌呤[19]。一种替代方法是初始间断给予静脉环磷酰胺[20]，这比甲泼尼龙冲击更有效[21,22]，接下来采用低剂量口服泼尼松和脉冲式静脉环磷酰胺维持。对于不能耐受环磷酰胺的患者[18,19]，硫唑嘌呤治疗是一种有效的替代治疗；可用于环磷酰胺诱导后的维持，以减轻药物毒性[17,19]。同时还研究了环孢素，初步的结果提示药物有益于治疗[23,24]，但因为环孢素的肾毒性，必须审慎地检查这些结果[18,19]。霉酚酸酯的治疗也充满希望[25,26]；有人认为它可以成为环磷酰胺的替代药物[4]。还在研究阿贝莫司的作用[18]。报道的其他有效药物包括静脉免疫球蛋白[18]、克拉屈滨和氟达拉滨[17]。SLE患者可以实行自身造血干细胞移植（第1729页）[18,27]。

妊娠 尽管SLE的症状在大多数患者妊娠期间并不会加重[28,29]，但有人建议在病情缓解或控制后再开始妊娠，因为病情活动时会发生更多的并发症[13,28]。妊娠妇女禁用环磷酰胺或甲氨蝶呤，因为药物有致畸作用，但如果需要，可以使用皮质激素、硫唑嘌呤和羟氯喹[2,3,5,30]；认为连续治疗会引发流产、死胎、生长障碍或早产等危险，并且对母体的危害大于对胎儿的危害。推荐肾受累、先兆子痫或胎儿生长障碍的女性服用低剂量阿司匹林（每日75mg）[30]，伴有抗磷脂抗体的女性，低剂量阿司匹林和皮下肝素或低分子量肝素可以显著地改善活产率[1,13,31,39]。大剂量泼尼松，伴或不伴阿司匹林，可用于抑制抗磷脂抗体，有报道称，对一些产科不良病史的女性也有效[32,33]；但另一些人发现这种效果并不存在[34]，并可伴发难以接受的母体发病率[35]。华法林预防对其他抗磷脂抗体综合征患者有效[36]，但是不适用于妊娠妇女，因为华法林有致畸作用[37]。

人们充分认识到产后病情可以加重[28,30]，有人喜欢在产褥期预防性使用皮质激素来避免病情加重。一小部分母亲是狼疮患者的新生儿也发生了新生儿狼疮综合征，最严重的症状是心脏传导阻滞[38]，这些患儿可能需要植入永久性起搏器。

1. Levine JS, *et al.* The antiphospholipid syndrome. *N Engl J Med* 2002; **346:** 752–63.
2. Anonymous. Systemic lupus erythematosus. *Drug Ther Bull* 1996; **34:** 20–3.
3. Borden MB, Parke AL. Antimalarial drugs in systemic lupus erythematosus: use in pregnancy. *Drug Safety* 2001; **24:** 1055–63.
4. D'Cruz DP. Systemic lupus erythematosus. *BMJ* 2006; **332:** 890–4.
5. Gordon C, Ramsey-Goldman R. Systemic lupus erythematosus and lupus-like syndromes. In: Adebajo A, ed. *ABC of rheumatology.* 4th ed. Chichester: Wiley-Blackwell, 2010: 114–22.
6. The Canadian Hydroxychloroquine Study Group. A randomized study of the effect of withdrawing hydroxychloroquine sulfate in systemic lupus erythematosus. *N Engl J Med* 1991; **324:** 150–4.
7. Ruzicka T, *et al.* Treatment of cutaneous lupus erythematosus with acitretin and hydroxychloroquine. *Br J Dermatol* 1992; **127:** 513–18.
8. Mills JA. Systemic lupus erythematosus. *N Engl J Med* 1994; **330:** 1871–9.
9. Bootsma H, *et al.* Prevention of relapses in systemic lupus erythematosus. *Lancet* 1995; **345:** 1595–9. Correction. *ibid.*; **346:** 516.
10. Sato EI. Methotrexate therapy in systemic lupus erythematosus. *Lupus* 2001; **10:** 162–4.
11. Hodis HN, *et al.* The lipid, lipoprotein, and apolipoprotein effects of hydroxychloroquine in patients with systemic lupus erythematosus. *J Rheumatol* 1993; **20:** 661–5.
12. van Vollenhoven RF. Dehydroepiandrosterone in systemic lupus erythematosus. *Rheum Dis Clin North Am* 2000; **26:** 349–62.
13. Ruiz-Irastorza G, *et al.* Systemic lupus erythematosus. *Lancet* 2001; **357:** 1027–32.
14. Fricchione GL, *et al.* Electroconvulsive therapy and cyclophosphamide in combination for severe neuropsychiatric lupus with catatonia. *Am J Med* 1990; **88:** 442–3.
15. Neuwelt CM, *et al.* Role of intravenous cyclophosphamide in the treatment of severe neuropsychiatric systemic lupus erythematosus. *Am J Med* 1995; **98:** 32–41.
16. Boumpas DT, *et al.* Systemic lupus erythematosus: emerging concepts. Part 1. *Ann Intern Med* 1995; **122:** 940–50.
17. Hejaili FF, *et al.* Treatment of lupus nephritis. *Drugs* 2003; **63:** 257–74.
18. Kuiper-Geertsma DG, Derksen RHWM. Newer drugs for the treatment of lupus nephritis. *Drugs* 2003; **63:** 167–80.
19. Anonymous. Treat lupus nephritis according to disease presentation. *Drugs Ther Perspect* 1999; **14:** 6–9.
20. Austin HA, *et al.* Therapy of lupus nephritis: controlled trial of prednisone and cytotoxic drugs. *N Engl J Med* 1986; **314:** 614–19.
21. Boumpas DT, *et al.* Controlled trial of pulse methylprednisolone versus two regimens of pulse cyclophosphamide in severe lupus nephritis. *Lancet* 1992; **340:** 741–5.
22. Gourley MF, *et al.* Methylprednisolone and cyclophosphamide, alone or in combination, in patients with lupus nephritis: a randomized, controlled trial. *Ann Intern Med* 1996; **125:** 549–57.
23. Fu LW, *et al.* Clinical efficacy of cyclosporin A Neoral in the treatment of paediatric lupus nephritis with heavy proteinuria. *Br J Rheumatol* 1998; **37:** 217–21.
24. Tam LS, *et al.* Long-term treatment of lupus nephritis with cyclosporin A. *Q J Med* 1998; **91:** 573–80.
25. Chan TM, *et al.* Efficacy of mycophenolate mofetil in patients with diffuse proliferative lupus nephritis. *N Engl J Med* 2000; **343:** 1156–62.
26. Ginzler EM, *et al.* Mycophenolate mofetil or intravenous cyclophosphamide for lupus nephritis. *N Engl J Med* 2005; **353:** 2219–28.
27. Traynor AE, *et al.* Treatment of severe systemic lupus erythematosus with high-dose chemotherapy and haemopoietic stem-cell transplantation: a phase I study. *Lancet* 2000; **356:** 701–7.
28. Anonymous. Systemic lupus erythematosus in pregnancy. *Lancet* 1991; **338:** 87–8.
29. Yell JA, Burge SM. The effect of hormonal changes on cutaneous disease in lupus erythematosus. *Br J Dermatol* 1993; **129:** 18–22.
30. Hunt BJ, Lakasing L. Management of pre-existing disorders in pregnancy: connective-tissue disorders. *Prescribers' J* 1997; **37:** 54–60.
31. Rai R, *et al.* Randomised controlled trial of aspirin and aspirin plus heparin in pregnant women with recurrent miscarriage associated with phospholipid antibodies (or antiphospholipid antibodies). *BMJ* 1997; **314:** 253–7.
32. Lubbe WF, *et al.* Fetal survival after prednisone suppression of maternal lupus-anticoagulant. *Lancet* 1983; **i:** 1361–3.
33. Branch DW, *et al.* Obstetric complications associated with the lupus anticoagulant. *N Engl J Med* 1985; **313:** 1322–6.
34. Laskin CA, *et al.* Prednisone and aspirin in women with autoantibodies and unexplained recurrent fetal loss. *N Engl J Med* 1997; **337:** 148–53.
35. Greaves M. Antiphospholipid antibodies and thrombosis. *Lancet* 1999; **353:** 1348–53.
36. Khamashta MA, *et al.* The management of thrombosis in the antiphospholipid-antibody syndrome. *N Engl J Med* 1995; **332:** 993–7.
37. Lockshin MD. Answers to the antiphospholipid-antibody syndrome? *N Engl J Med* 1995; **332:** 1025–7.
38. Anonymous. Neonatal lupus syndrome. *Lancet* 1987; **ii:** 489–90.
39. Cohen D, *et al.* Diagnosis and management of the antiphospholipid syndrome. *BMJ* 2010; **340:** 1125–32.

Takayasu大动脉炎

大动脉炎是大动脉及其分支发生的血管炎，好发于年轻女性和东方人群。本病的特征是血管炎，并继发纤维化，导致血管狭窄或闭塞。症状因解剖部位不同而不同，但包括全身症状，如发热、不适和关节痛、晕厥、呼吸困难、心悸、无脉、间歇性跛行和视觉障碍。

皮质激素治疗对急性炎症有效：建议采用泼尼松或泼尼松龙每日1mg/kg，治疗有反应的患者1个月后开始逐渐减量[1,2]。对治疗没有反应的患者，可以加用硫唑嘌呤、环磷酰胺或甲氨蝶呤，不过意见尚不统一，如对这些患者是否需要使用细胞毒性药物还有争议[1～3]。同时还可以应用环孢素[4]和霉酚酸酯[5]。一份早先的报道认为[6]，治疗没有反应的患者采用依那西普或英夫利昔单抗也许可以抑制肿瘤坏死因子的活动。对大动脉炎死亡率和侵袭性的评估有多种结果，不过在缺乏大规模对照研究的情况下，要评价药物治疗的意义还很困难。病程可以很长，将药物维持剂量降到最小对避免不良反应很重要（如皮质激素隔日给药）[7]。

有发生缺血性损伤的患者可以进行手术重建受累血管[8]。还尝试过血管成形术。

1. Shelhamer JH, *et al.* Takayasu's arteritis and its therapy. *Ann Intern Med* 1985; **103:** 121–6.
2. Sabbadini MG, *et al.* Takayasu's arteritis: therapeutic strategies. *J Nephrol* 2001; **14:** 525–31.
3. Hall S, Hunder GG. Treatment of Takayasu's arteritis. *Ann Intern Med* 1986; **104:** 288.
4. Horigome H, *et al.* Treatment of glucocorticoid-dependent Takayasu's arteritis with cyclosporin. *Med J Aust* 1999; **170:** 566.
5. Daina E, *et al.* Mycophenolate mofetil for the treatment of Takayasu arteritis: report of three cases. *Ann Intern Med* 1999; **130:** 422–6.
6. Hoffman GS, *et al.* Anti-tumor necrosis factor therapy in patients with difficult to treat Takayasu arteritis. *Arthritis Rheum* 2004; **50:** 2296–2304.
7. Taylor HG, Samanta A. Treatment of vasculitis. *Br J Clin Pharmacol* 1993; **35:** 93–104.
8. Kerr GS, *et al.* Takayasu arteritis. *Ann Intern Med* 1994; **120:** 919–29.

结核

治疗结核（第187页）是否采用皮质激素是很有争议的。急性病程且没有保护性化疗的患者一定不能使用皮质激素；结核休眠的患者也必须谨慎使用皮质激素，因为可能引起结核复发。肺结核患者避免使用皮质激素，除非病情危及生命。WHO建议皮质激素在特定情况下可以成为抗结核治疗的有效的附加治疗，例如结核性脑膜炎、心包炎、胸膜腔积液或喉炎时，或泌尿道结核、肾上腺结核引起肾上腺皮质功能减退、大量淋巴结肿大，或为控制药物超敏反应时。HIV感染的患者出现以上情况时，皮质激素治疗仿佛也有疗效[1]。NICE也做了类似的推荐，包括用于结核性脑膜炎和心包炎[2]。然而，对结核性胸膜炎[3]和心包炎[4]的系统综述总结认为，这些情况下支持使用皮质激素的证据尚不足。

1. WHO. *TB/HIV. A clinical manual.* 2nd ed. Geneva: WHO, 2004. Available at: http://whqlibdoc.who.int/publications/2004/9241546344.pdf (accessed 06/07/06)
2. National Collaborating Centre for Chronic Conditions/NICE. Tuberculosis: clinical diagnosis and management of tuberculosis, and measures for its prevention and control (issued March 2006). Available at: http://www.nice.org.uk/nicemedia/pdf/CG033FullGuideline.pdf (accessed 29/04/08)
3. Engel ME, *et al.* Corticosteroids for tuberculous pleurisy. Available in The Cochrane Database of Systematic Reviews; Issue 4. Chichester: John Wiley; 2007 (accessed 22/08/08).
4. Mayosi BM, *et al.* Interventions for treating tuberculous pericarditis. Available in The Cochrane Database of Systematic Reviews; Issue 4. Chichester: John Wiley; 2002 (accessed 12/05/05).

荨麻疹和血管性水肿

治疗荨麻疹（第1511页）的主要方法是口服抗组胺药。病情严重且标准治疗无效时需要短期口服皮质激素治疗。

认为血管性水肿侵犯喉部（喉头水肿）是一种过敏

性急诊，应采用肾上腺素治疗（参见**过敏反应和过敏性休克**，第1162页）。

眼葡萄膜炎

眼葡萄膜炎是包括脉络膜、睫状体和虹膜的眼葡萄膜炎症。它通常是原发性的，也可以继发于感染、过敏或带有自身免疫成分的炎症。

前葡萄膜炎也称为虹膜睫状体炎，包括虹膜炎症（虹膜炎）和睫状体炎症（睫状体炎）。它具有急性起病和自限性的特点，通常与感染伴发。虹膜变得疏松、充血，渗出物可能引起虹膜和晶状体之间粘连（后粘连）。慢性前葡萄膜炎与白内障和青光眼的形成相关。后葡萄膜炎可以是急性或慢性的，可以仅影响脉络膜（脉络膜炎）或同时累及视网膜（脉络膜视网膜炎）。它可能是一种自身免疫疾病。

已有葡萄膜炎治疗的相关综述[1~4]。

皮质激素局部使用和必要时全身使用是治疗急性前葡萄膜炎的主要方法[5]。睫状肌麻痹剂和散瞳药（如阿托品、环喷托酯和后马托品）被作为松弛睫状体和虹膜、减少充血和预防后粘连的辅助治疗。抗菌药应该用来治疗感染。对于患慢性前葡萄膜炎伴青少年原发性关节炎的儿童，如果皮质激素治疗 90 天后炎症仍存在或试图撤掉皮质激素，长期口服 NASID 被用做补充治疗[6]。30%这样的病例对皮质激素和 NASID 没有反应，提倡使用小剂量甲氨蝶呤每周 1 次（每日补充叶酸），当甲氨蝶呤失效或不被耐受时也可以用其他免疫抑制药代替或作为辅助治疗。

针对后葡萄膜炎的疗效不如前葡萄膜炎令人满意，因为在病情控制前已有广泛的视网膜损伤。皮质激素通常以球旁注射或全身使用的方式应用[5]。为控制活动性病变一个推荐的治疗方案为全身使用大剂量皮质激素[2]；小剂量环孢素被用来作为长期维持治疗，皮质激素逐渐减至小剂量直至停用。特殊的病例需要额外的免疫抑制药治疗，常用硫唑嘌呤，但也可以使用甲氨蝶呤、环磷酰胺、环孢素和苯丁酸氮芥。其他免疫抑制药（如他克莫司）正在研究中，也有报道霉酚酸酯有一定疗效[4,5]。

慢性葡萄膜炎的视力受损通常是黄斑水肿的后果，并不必要用免疫抑制药来预防。短期乙酰唑胺治疗在缓解慢性葡萄膜炎的黄斑水肿被认为产生了令人鼓舞的结果，但长期有效性和小剂量皮质激素的有效性尚难确定[7]。尽管全身和局部使用 NSAIDs 可以缓解白内障摘除术后的囊性黄斑水肿（参见**眼病的术后炎性眼病**，第95页），它们在葡萄膜炎相关的黄斑水肿的疗效尚不明确。

1. Anglade E, Whitcup SM. The diagnosis and management of uveitis. *Drugs* 1995; **49:** 213–23.
2. Dick AD, *et al.* Immunosuppressive therapy for chronic uveitis: optimising therapy with steroids and cyclosporin A. *Br J Ophthalmol* 1997; **81:** 1107–12.
3. McCluskey PJ, *et al.* Management of chronic uveitis. *BMJ* 2000; **320:** 555–8.
4. Becker MD, *et al.* Management of sight-threatening uveitis: new therapeutic options. *Drugs* 2005; **65:** 497–519.
5. Jabs DA, *et al.* Guidelines for the use of immunosuppressive drugs in patients with ocular inflammatory disorders: recommendations of an expert panel. *Am J Ophthalmol* 2000; **130:** 492–513.
6. Nguyen QD, Foster S. Saving the vision of children with juvenile rheumatoid arthritis-associated uveitis. *JAMA* 1998; **280:** 1133–4.
7. Dick AD. The treatment of chronic uveitic macular oedema: is immunosuppression enough? *Br J Ophthalmol* 1994; **78:** 1–2.

血管炎综合征

血管炎被定义为血管壁的炎症，这一名称被用来描述包括不同大小和类型的血管的一大类疾病。血管炎可以是系统性疾病如类风湿关节炎或 SLE 的一部分，或者它们自己也可以是原发性疾病，症状多样，可以从浅表的皮下病变，伴随紫癜和荨麻疹到致命性的系统性血管炎病（如 Wegener 肉芽肿病）。在某些类型的血管炎中（如巨细胞动脉炎），可以看见单核巨细胞；而在肉芽肿性血管炎中，单核细胞构成的肉芽肿附着在损伤的血管壁上。坏死性血管炎用于描述与动脉中层（血管壁中间的部分）坏死有关的炎症反应；多动脉炎的炎症累及动脉壁全层。

由于本组疾病的异质性，同时由于本病谱内部、本病和其他疾病之间不同程度的重叠，分类很困难。分类通常根据受累血管的大小分类，同时还根据受否出现肉芽肿和抗中性白细胞胞浆抗体（ANCA），以及是原发还是继发的血管炎。在大部分原发性血管炎综合征中，大血管受累包括巨细胞动脉炎（第1436页）和 Takayasu 大动脉炎（第1445页）；中等血管受累为结节性多动脉炎（第1441页）；小血管或中等血管病变的是 Churg-Strauss 综合征（第1434页）、显微镜下多脉管炎（第1441页）和 Wegener 肉芽肿（见下文）；所谓的“过敏性脉管炎（第1437页）”，包括过敏性紫癜，也是小血管病变，不过一般病变程度有限。

治疗根据血管炎的类型、严重性和预后而定。系统性血管炎的治疗包括皮质激素和环磷酰胺；其他细胞毒性免疫抑制药、正常免疫球蛋白、NSAIDs、抗凝血药、氨苯砜和秋水仙碱等也被试用治疗本病的不同类型。

白癜风

局部外用皮质激素有时候可以有效地诱导白癜风患者色素再次沉着（参见**色素性皮肤病**，第1509页）。

Wegener 肉芽肿病

Wegener 肉芽肿病是一种肉芽肿性血管炎，好发于男性和白人。本病的特征是小动脉和小静脉坏死性血管炎，合并肉芽肿形成；尤其是本病可以侵犯呼吸道和肾。本病常与抗中性粒细胞胞浆抗体（ANCA）有关。症状包括鼻液溢出、鼻窦炎、咳嗽和呼吸困难（发病时大部分患者都有肺部浸润的征象）；肾症状包括血尿、蛋白尿、尿毒症和下肢水肿，这都是局灶性肾小球肾炎引起的，局灶性肾小球肾炎可以进展成新月体性肾小球肾炎和急进性肾衰。也可累及其他器官系统，与显微镜下多脉管炎的作用相似（参见第1441页）。如果不治疗，本病可以危及生命。

治疗采用环磷酰胺和皮质激素联合用药。标准给药方案为初始低剂量（每日 1～2mg/kg）口服环磷酰胺合并泼尼松龙或泼尼松每日 1mg/kg 口服，之后逐渐减量至隔日给药并最终逐渐减停[1~3]。考虑逐渐撤药之前，环磷酰胺一般持续使用至少 1 年，不过目前在欧洲有仅短期使用环磷酰胺的趋势[4]。标准治疗方案能改善或缓解 90%患者的病情[1,5]。其中大约一半的患者会复发，需要再次治疗；血清 ANCA 浓度开始上升时，采用暂时性强化治疗可以防止复发[6]。一项对照研究提供的证据显示，维持治疗方案中加用磺胺甲基异噁唑可以降低复发率[7]，但是另一项研究认为其实这可能会增加复发的风险[8]。

虽然成功地采用了小剂量口服环磷酰胺治疗本病，还是应该考虑到药物的毒性，特别是需要长期用药时。有人认为，间断大剂量静脉注射（“冲击”）环磷酰胺可以替代口服给药方案，且不良反应更少[9]，但是实践的结果还不一致[10,11]。给药方案与标准给药方案类似，不过在病情缓解后（一般是 3～6 个月后）使用硫唑嘌呤替代环磷酰胺，并继续伴随使用小剂量皮质激素[12]。还尝试过其他药物（如甲氨蝶呤），每周在皮质激素治疗基础上加用小剂量甲氨蝶呤，可以作为一种治疗的选择[8,13~15]。有报道称，环孢素逆转了 2 名 Wegener 肉芽肿患者的急性肾衰，并控制了其中 1 名患者环磷酰胺和皮质激素治疗无效的暴发症状[16]，而其他人发现环孢素加皮质激素对抑制疾病活动无效[17]。还成功地将依托泊苷[18]和英夫利昔单抗[19]应用于环磷酰胺耐药患者的诱导缓解，不过已经证明依那西普对维持缓解无效[20]。研究过的其他药物包括大剂量静脉免疫球蛋白[21]、霉酚酸酯[22]和利妥昔单抗[23]；显微镜下多脉管炎与 Wegener 肉芽肿病相似，抗 CD4 单克隆抗体对前者有一定疗效，不过这种研究性治疗的作用尚待确定。

1. Fauci AS, *et al.* Wegener's granulomatosis: prospective clinical and therapeutic experience with 85 patients for 21 years. *Ann Intern Med* 1983; **98:** 76–85.
2. Hoffman GS, *et al.* Wegener granulomatosis: an analysis of 158 patients. *Ann Intern Med* 1992; **116:** 488–98.
3. Langford CA, Hoffman GS. Wegener's granulomatosis. *Thorax* 1999; **54:** 629–37.
4. Savage COS, *et al.* Primary systemic vasculitis. *Lancet* 1997; **349:** 553–8.
5. Rottem M, *et al.* Wegener granulomatosis in children and adolescents: clinical presentation and outcome. *J Pediatr* 1993 **122:** 26–31.
6. Tervaert JWC, *et al.* Prevention of relapses in Wegener's granulomatosis by treatment based on antineutrophil cytoplasmic antibody titre. *Lancet* 1990; **336:** 709–11.
7. Stegeman CA, *et al.* Trimethoprim-sulfamethoxazole (co-trimoxazole) for the prevention of relapses of Wegener's granulomatosis. *N Engl J Med* 1996; **335:** 16–20.
8. de Groot K, *et al.* Therapy for the maintenance of remission in sixty-five patients with generalized Wegener's granulomatosis: methotrexate versus trimethoprim/sulfamethoxazole. *Arthritis Rheum* 1996; **39:** 2052–61.
9. Cupps TR. Cyclophosphamide: to pulse or not to pulse? *Am J Med* 1990; **89:** 399–402.
10. Hoffman GS, *et al.* Treatment of Wegener's granulomatosis with intermittent high-dose intravenous cyclophosphamide. *Am J Med* 1990; **89:** 403–10.
11. Reinhold-Keller E, *et al.* Influence of disease manifestation and antineutrophil cytoplasmic antibody titre on the response to pulse cyclophosphamide therapy in patients with Wegener's granulomatosis. *Arthritis Rheum* 1994; **37:** 919–24.
12. Jayne D, *et al.* A randomized trial of maintenance therapy for vasculitis associated with antineutrophil cytoplasmic autoantibodies. *N Engl J Med* 2003; **349:** 36–44.
13. Sneller MC. Wegener's granulomatosis. *JAMA* 1995; **273:** 1288–91.
14. Gottlieb BS, *et al.* Methotrexate treatment of Wegener granulomatosis in children. *J Pediatr* 1996; **129:** 604–7.
15. Langford CA, *et al.* Use of a cyclophosphamide-induction methotrexate-maintenance regimen for the treatment of Wegener's granulomatosis: extended follow-up and rate of relapse. *Am J Med* 2003; **114:** 463–9.
16. Gremmel F, *et al.* Cyclosporin in Wegener granulomatosis. *Ann Intern Med* 1988; **108:** 491.
17. Inoue K-I, *et al.* Successful treatment with combination therapy of cyclophosphamide and cyclosporin for late recurrence of Wegener granulomatosis. *Arch Intern Med* 2000; **160:** 393–4.
18. D'Cruz D, *et al.* Response of cyclophosphamide-resistant Wegener's granulomatosis to etoposide. *Lancet* 1992; **340:** 425–6.
19. Lamprecht P, *et al.* Effectiveness of TNF-α blockade with infliximab in refractory Wegener's granulomatosis. *Rheumatology (Oxford)* 2002; **41:** 1303–7.
20. Wegener's Granulomatosis Etanercept Trial (WGET) Research Group. Etanercept plus standard therapy for Wegener's granulomatosis. *N Engl J Med* 2005; **352:** 351–61.
21. Jayne DRW, *et al.* Treatment of systemic vasculitis with pooled intravenous immunoglobulin. *Lancet* 1991; **337:** 1137–9.
22. Nowack R, *et al.* Mycophenolate mofetil for systemic vasculitis and IgA nephropathy. *Lancet* 1997; **349:** 774.
23. Keogh KA, *et al.* Rituximab for refractory Wegener's granulomatosis: report of a prospective, open-label pilot trial. *Am J Respir Crit Care Med* 2006; **173:** 180–7.

Alclometasone Dipropionate (*BANM, USAN, rINNM*) ⊗阿氯米松

Alclométasone, Dipropionate d'; Alclométasone, dipropionate d'; Alclometasoni Dipropionas; Alklometasondipropionat; Alklometasonidipropionaatti; Dipropionato de alclometasona; Sch-22219. 7α-Chloro-11β,17α,21-trihydroxy-16α-methylpregna-1,4-diene-3,20-dione 17,21-dipropionate.

Алклометазона Дипропионат

$C_{28}H_{37}ClO_7$ = 521.0.

CAS — 67452-97-5 (alclometasone); 66734-13-2 (alclometasone dipropionate).

ATC — D07AB10; S01BA10.

ATC Vet — QD07AB10; QS01BA10.

UNII — S56PQL4N1V.

(alclometasone)

Pharmacopoeias. In *US.*

USP 33 (Alclometasone Dipropionate) 贮藏于密闭容器中。

简介

阿氯米松因其糖皮质激素作用（第1425页）可作为治疗多种皮肤疾病局部应用的皮质激素。使用时通常为含量 0.05%的乳剂或软膏。

若局部使用，尤其是大面积，当皮肤破损或在敷料下，皮质激素可以充分吸收导致全身作用（第1425页）。局部用于皮肤的皮质激素的作用在第1427页描述。有关在皮肤上正确使用皮质激素的建议和局部皮质激素可能带来的临床作用的初步指南，见第1431页。

制剂

USP 33: Alclometasone Dipropionate Cream; Alclometasone Dipropionate Ointment.

专利制剂

Cz.: Afloderm; ***Ger.:*** Delonal; ***Gr.:*** Lomesone; ***Hong Kong:*** Perderm; ***Hung.:*** Perderm†; ***Indon.:*** Cloderm; Perderm; ***Irl.:*** Modrasone; ***Ital.:*** Legederm; ***Malaysia:*** Perderm†; ***Mex.:*** Logoderm†; ***Neth.:*** Aclosone†; ***Port.:*** Miloderme; ***Rus.:*** Afloderm (Афлодерм); ***Singapore:*** Perderm†; ***Switz.:*** Delonal†; ***UK:*** Modrasone; ***USA:*** Aclovate; ***Venez.:*** Demiderm.

Aldosterone (*BAN, rINN*) 醛固酮

Aldosteron; Aldosterona; Aldostérone; Aldosteroni; Aldosteronum; Electrocortin. 11β,18-Epoxy-18,21-dihydroxypregn-4-ene-3,20-dione.

Альдостерон

$C_{21}H_{28}O_5$ = 360.4.

CAS — 52-39-1.

ATC — H02AA01.

ATC Vet — QH02AA01.

UNII — 4964P6T9RB.

不良反应

醛固酮具有非常强的盐皮质激素样作用和弱的影响糖类代谢的作用。因此它有在皮质激素总论中（第1425页）所描述的盐皮质激素样不良反应。

用途和用法

醛固酮是由肾上腺皮质分泌的主要的盐皮质激素（第1425页）。它不具有显著的糖皮质激素（抗炎）性质。

在治疗原发性肾上腺皮质功能减退症时，醛固酮可以与糖皮质激素一起肌内注射或者静脉注射（第1432页）。但是通常推荐使用可以口服的合成盐皮质激素，如氟氢可的松（第1459页），使用时也可为琥珀酸钠的形式。

Amcinonide (*BAN*, *USAN*, *rINN*) ⊗安西奈德

Amcinónida; Amcinonidum; Amcinopol; CL-34699. 16α,17α-Cyclopentylidenedioxy-9α-fluoro-11β,21-dihydroxypregna-1,4-diene-3,20-dione 21-acetate.

Амцинонид

$C_{28}H_{35}FO_7$ = 502.6.

CAS — 51022-69-6.

ATC — D07AC11.

ATC Vet — QD07AC11.

UNII — 423W026MA9.

Pharmacopoeias. In *US.*

简介

安西奈德因其糖皮质激素作用可作为治疗多种皮肤疾病局部使用的皮质激素（第1425页），使用时通常为含量0.1%的乳剂、洗剂或软膏。

若局部使用，尤其是大面积，当皮肤破损或在敷料下，皮质激素可以充分吸收导致全身作用（第1425页）。局部用于皮肤的皮质激素的作用在第1427页有描述。有关在皮肤上正确使用皮质激素的建议和局部皮质激素可能带来的临床作用的初步指南，见第1431页。

制剂

USP 33: Amcinonide Cream; Amcinonide Ointment.

专利制剂

Belg.: Amicla; ***Canad.:*** Amcort†; Cyclocort; ***Fr.:*** Penticort; ***Ger.:*** Amciderm; ***Mex.:*** Visderm H; ***Thai.:*** Amciderm†; ***USA:*** Cyclocort†.

Beclometasone Dipropionate (*BANM*, *rINNM*) ⊗二丙酸倍氯米松

Béclométasone, dipropionate de; Beclometasoni dipropionas; Beclometasoni Diproprionas; Beclomethasone Dipropionate (*USAN*); Beklometasondipropionat; Beklometason-dipropionát; Beklometasonidipropionaatti; Beklometazon Dipropiyonat; Beklometazon-diproprionát; Beklometazono dipropionatas; Beklometazonu dipropionian; 9α-Chloro-16β-methylprednisolone Dipropionate; Dipropionato de beclometasona; Sch-18020W. 9α-Chloro-11β,17α,21-trihydroxy-16β-methylpregna-1,4-diene-3,20-dione 17,21-dipropionate.

Беклометазона Дипропионат

$C_{28}H_{37}ClO_7$ = 521.0.

CAS — 4419-39-0 (beclometasone); 5534-09-8 (beclometasone dipropionate).

ATC — A07EA07; D07AC15; R01AD01; R03BA01.

ATC Vet — QA07EA07; QD07AC15; QR01AD01; QR03BA01.

UNII — 5B307S63B2 (beclomethasone dipropionate); 4H7L9AI22I (beclomethasone dipropionate monohydrate).

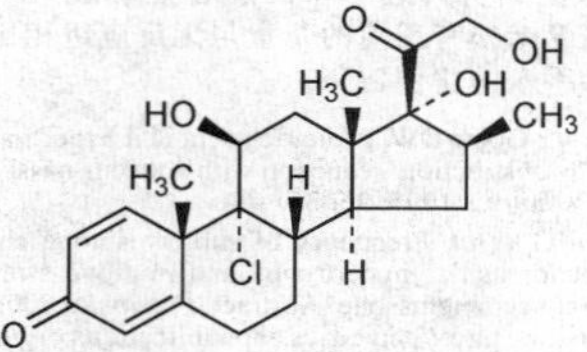

(beclometasone)

Pharmacopoeias. In *Chin., Eur.* (see p.vii), *Int.*, and *Jpn.* *US* allows either the anhydrous or monohydrate form. *Eur.* also includes a separate monograph for the monohydrate.

Ph. Eur. 6. 8 (Beclometasone Dipropionate, Anhydrous) 白色或类白色的结晶性粉末。不溶于水；略溶于乙醇；易溶于丙酮。避光。

Ph. Eur. 6. 8 (Beclometasone Dipropionate Monohydrate) 白色或类白色的结晶性粉末。不溶于水；略溶于乙醇；易溶于丙酮。避光。

USP 33 (Beclometasone Dipropionate) 无水的或者包含水合的一分子水。白色或乳白色无味粉末。稍溶于水；易溶于乙醇和丙酮；完全溶于氯仿。

不良反应、处置、撤药和注意事项

参见第1425页皮质激素的总体情况。

哮喘患者大剂量长期吸入治疗可能会发生肾上腺皮质功能抑制。当每日使用剂量小于1.5mg时，大部分患者并未出现显著的肾上腺皮质功能抑制（参见下文的**肾上腺抑制**项下内容）。

若局部使用，尤其是大面积，当皮肤破损或在敷料下，皮质激素可以充分吸收导致全身作用。经鼻吸入后也会导致全身吸收，特别是大剂量或长期治疗的患者。

肾上腺抑制 应用皮质激素引起肾上腺抑制的问题已在第1426页进行了讨论。下面所列的是一些由于吸入倍氯米松导致肾上腺抑制的相关参考文献[1~8]。一些每日用量少于1.5mg的患者也可发生上述情况[6]。然而一项研究发现每日倍氯米松用量小于3mg的大部分患者其下丘脑-垂体-肾上腺轴的功能正常[9]。

1. Grant IWB, Crompton GK. Becloforte inhaler. *BMJ* 1983; **286:** 644–5.
2. Slessor IM. Becloforte inhaler. *BMJ* 1983; **286:** 645.
3. Ebden P, Davies BH. High-dose corticosteroid inhalers for asthma. *Lancet* 1984; **ii:** 576.
4. Law CM, *et al.* Nocturnal adrenal suppression in asthmatic children taking inhaled beclomethasone dipropionate. *Lancet* 1986; **i:** 942–4.
5. Brown HM. Nocturnal adrenal suppression in children inhaling beclomethasone dipropionate. *Lancet* 1986; **i:** 1269.
6. Maxwell DL, Webb J. Adverse effects of inhaled corticosteroids. *BMJ* 1989; **298:** 827–8.
7. Priftis K, *et al.* Adrenal function in asthma. *Arch Dis Child* 1990; **65:** 838–40.
8. Tabachnik E, Zadik Z. Diurnal cortisol secretion during therapy with inhaled beclomethasone dipropionate in children with asthma. *J Pediatr* 1991; **118:** 294–7.
9. Brown PH, *et al.* Large volume spacer devices and the influence of high dose beclomethasone dipropionate on hypothalamo-pituitary-adrenal axis function. *Thorax* 1993; **48:** 233–8.

念珠菌病 包括229名哮喘患儿的研究结果显示咽痛和声音嘶哑与念珠菌的存在或吸入倍氯米松治疗无关[1]。仅有一个临床研究显示在129名接受倍氯米松的患儿出现口腔念珠菌病，从而证实了以前的观察即发病在儿童并不常见，而成人其发病率为4.5%～13%。念珠菌群的发病率在接受皮质激素治疗的儿童要高于没有用药的儿童，但与剂量和吸入剂的类型无关。

1. Shaw NJ, Edmunds AT. Inhaled beclomethasone and oral candidiasis. *Arch Dis Child* 1986; **61:** 788–90.

对骨骼的影响 皮质激素对骨骼影响的总体上的情况参见第1426页。

有关健康人的研究显示吸入二丙酸倍氯米松可抑制骨代谢[1~3]。这些研究测定了一些生化标志物，如血清骨钙素浓度、血清碱性磷酸酶活性和短时间内的尿羟脯氨酸-肌酐比值。另一项研究发现轻度哮喘患儿每日应用800μg以上的倍氯米松或布地奈德后胶原转换的标志物水平下降，但骨钙素除外[4]。这个结果很难解释因为无论是否接受治疗哮喘患者的骨钙素浓度都是下降的[5]，实际上是否确实存在显著的骨质丢失并不确定。一项有关成年哮喘患者的为期12个月的研究发现吸入倍氯米松后检测生化标志物提示骨形成受抑制，而且存在髋部的骨矿盐丢失[6]。这项研究还发现吸入性氟替卡松在相等的治疗剂量下对骨的不良反应相对较少。还有一项小型研究显示倍氯米松或氟替卡松对骨质量或代谢没有不良反应[7]。一项有关哮喘患儿的研究中将吸入布地奈德治疗与未用皮质激素治疗比较，平均每日剂量500微克的布地奈德治疗3～6年对骨密度和矿盐测定没有不良影响[8]。

1. Pouw EM, *et al.* Beclomethasone inhalation decreases serum osteocalcin concentrations. *BMJ* 1991; **302:** 627–8.
2. Ali N, *et al.* Beclomethasone and osteocalcin. *BMJ* 1991; **302:** 1080.
3. Teelucksingh S, *et al.* Inhaled corticosteroids, bone formation and osteocalcin. *Lancet* 1991; **338:** 60–1.
4. Birkebæk NH, *et al.* Bone and collagen turnover during treatment with inhaled dry powder budesonide and beclomethasone dipropionate. *Arch Dis Child* 1995; **73:** 524–7.
5. König P, *et al.* Bone metabolism in children with asthma treated with inhaled beclomethasone dipropionate. *J Pediatr* 1993; **122:** 219–26.
6. Pauwels RA, *et al.* Safety and efficacy of fluticasone and beclomethasone in moderate to severe asthma. *Am J Respir Crit Care Med* 1998; **157:** 827–32.
7. Medici TC, *et al.* Effect of one year treatment with inhaled fluticasone propionate or beclomethasone dipropionate on bone density and bone metabolism: a randomised parallel group study in adult asthmatic subjects. *Thorax* 2000; **55:** 375–82.
8. Agertoft L, Pedersen S. Bone mineral density in children with asthma receiving long-term treatment with inhaled budesonide. *Am J Respir Crit Care Med* 1998; **157:** 178–83.

对生长的影响 3项研究（92名受试者）的荟萃分析总结出对于轻中度哮喘患儿每日吸入倍氯米松400μg可引起生长减慢1.54cm/年[1]。长期治疗的影响尚不清楚，因此也不清楚停止治疗后是否会出现快速生长。治疗哮喘时应该使用最小的可能剂量，且应监测生长[1]。还有证据表明长期鼻内应用倍氯米松治疗过敏性鼻炎可减慢儿童的生长[2]；对最终身高的影响并不清楚。关于皮质激素对生长影响的具体描述参见第1427页。

1. Sharek PJ, *et al.* Beclomethasone for asthma in children: effects on linear growth. Available in The Cochrane Database of Systematic Reviews; Issue 3. Chichester: John Wiley; 1999 (accessed 12/05/05).
2. Skoner DP, *et al.* Detection of growth suppression in children during treatment with intranasal beclomethasone dipropionate. Abstract: *Pediatrics* 2000; **105:** 415–16. Full version: http://pediatrics.aappublications.org/cgi/content/full/105/2/e23 (accessed 27/04/04)

对肺的影响 吸入倍氯米松治疗的患者会出现肺嗜酸细胞增多症[1~4]。

1. Paterson IC, *et al.* Pulmonary eosinophilia after substitution of aerosol for oral corticosteroid therapy. *Br J Dis Chest* 1975; **69:** 217–22.
2. Hudgel DW, Spector SL. Pulmonary infiltration with eosinophilia: recurrence in an asthmatic patient treated with beclomethasone dipropionate. *Chest* 1977; **72:** 359–60.
3. Klotz LR, *et al.* The use of beclomethasone dipropionate inhaler complicated by the development of an eosinophilic pneumonia reaction. *Ann Allergy* 1977; **39:** 133–6.
4. Mollura JL, *et al.* Pulmonary eosinophilia in a patient receiving beclomethasone dipropionate aerosol. *Ann Allergy* 1979; **42:** 326–9.

超敏反应 有报道称对吸入二丙酸倍氯米松的哮喘反应，可能与其成分或容器中的某种物质有关[1~4]。

1. Maddern PJ, *et al.* Adverse reaction after aerosol inhalation. *Med J Aust* 1978; **1:** 274.
2. Godin J, Malo JL. Acute bronchoconstriction caused by Beclovent and not Vanceril. *Clin Allergy* 1979; **9:** 585–9.
3. Clark RJ. Exacerbation of asthma after nebulised beclomethasone dipropionate. *Lancet* 1986; **ii:** 574–5.
4. Beasley R, *et al.* Benzalkonium chloride and bronchoconstriction. *Lancet* 1986; **ii:** 1227.

重组方 一些应用无含氯氟烃（chlorofluorocarbon，CFC）喷雾剂的定量吸入器的重组方现象可以导致有效性的改变。有报道称一个无CFC的产品（*Qvar*，*UK*）有效剂量是含CFC产品需要量的一半（见下文的**用途和用法**）[1]，同时英国CSM发布了一个提醒当由传统的组分转变为这种产品时，需要减少剂量[2]。一项在健康人进行的开放、交叉的研究发现在使用另一种无CFC品牌的产品（*Beclozone*，*Eire*）后，血浆倍氯米松浓度更高[3]。但是，并非所有无CFC的倍氯米松制剂均须降低剂量，英国MHRA建议这类产品以商品名来开处方[5]。一篇综述总结出在倍氯米松制剂和更新的无CFC组分之间尚没有好的研究提供有关生物等效性的参考[6]。

1. Davies RJ, *et al.* Hydrofluoroalkane-134a beclomethasone dipropionate extrafine aerosol provides equivalent asthma control to chlorofluorocarbon beclomethasone dipropionate at approximately half the total daily dose. *Respir Med* 1998; **92** (suppl): 23–31.
2. CSM/MCA. Dose of CFC-free inhaled beclomethasone (Qvar). *Current Problems* 1999; **25:** 5–6.
3. Lipworth BJ, Jackson CM. Pharmacokinetics of chlorofluorocarbon and hydrofluoroalkane metered-dose inhaler formulations of beclomethasone dipropionate. *Br J Clin Pharmacol* 1999; **48:** 866–8.
4. Anonymous. Switching to CFC-free beclomethasone for asthma. *Drug Ther Bull* 2008; **46:** 46–8.
5. MHRA. Beclometasone dipropionate pressurised metered dose inhaler (issued 8th August 2006). Available at:

http://www.mhra.gov.uk/home/idcplg?IdcService=GET_FILE&dDocName=CON2024433&RevisionSelectionMethod=LatestReleased (accessed 15/03/10)

6. Derom E, Pauwels RA. Pharmacokinetic and pharmacodynamic properties of inhaled beclomethasone dipropionate delivered via hydrofluoroalkane-containing devices. *Clin Pharmacokinet* 2005; **44:** 815–36.

药物相互作用

皮质激素药物相互作用的一般情况参见第1429页。

药动学

皮质激素药动学的简短概述，参见第1430页。倍氯米松被认为易于从局部应用的部位吸收，并迅速分布于全身组织中。它主要在肝代谢，也在包括胃肠道和肺等其他组织中代谢；经酶水解后迅速产生单丙酸盐（具有部分糖皮质激素活性），并缓慢地产生没有活性的游离乙醇。吸收量中仅有少部分从尿中排泄，剩余部分以代谢物的形式从粪便中排泄。

用途和用法

二丙酸倍氯米松是一种主要具有糖皮质激素活性的皮质激素（第1425页）。

推荐剂量下对肺产生局部作用而不伴随显著的全身作用（但要参见上文**不良反应**项下的**肾上腺抑制**），它通过吸入用于**哮喘**的预防（见下文）。现有多种组分，各自具有不同的剂量方案，在开始治疗前或转换为另一种组分时应该先咨询再选择合适的产品。此外在英国，用于治疗哮喘的二丙酸倍氯米松的剂量是用每揿进入喷嘴的剂量来表示；在美国，剂量单位是用从喷嘴中释出的剂量表示；尽管实际应用中并没有差别，美国的推荐剂量要低于以下给出的英国剂量。

在英国，对于轻度哮喘患者，大多数气溶胶及干粉气雾剂的初始剂量常为每日 200～400μg，对于中重度患者为每日 600～1600μg。应根据治疗反应调整剂量，并减至最小有效剂量作为维持量。一般维持剂量约为每日 400～800μg。必要时，对于重度哮喘患者每日最大剂量可至 2mg。通常每日分 2 次用药，但于大剂量治疗时可分 4 次给药。因肺相对生物利用度的差异，一些粉剂吸入缓释系统被批准可采用更大初始剂量，但其最大剂量和上述药物相近。相反，一些氢化氟代烷（无 CFC）气雾剂必须使用低剂量：比如一种产品（*Qvar*；*Ivax*，*UK*）的典型英国剂量为轻度哮喘患者每日 100～200μg，重度患者每日 400～800μg，分 2 次使用。可同时参考上文的**重组方**。

二丙酸倍氯米松也可以鼻喷剂的形式使用。与治疗哮喘的气雾剂相似（见上文），由于剂量表示方式的差异（即表示为每揿进入喷嘴的剂量或从喷嘴释出的剂量），不同国家剂量不同。当用于预防和治疗过敏性或非过敏性**鼻炎**（第537页）时，常规剂量为每侧鼻孔 100μg，每日 2 次；或每侧鼻孔 50μg，每日 3～4 次。总量不应超过每日 400μg。每侧鼻孔 50μg，每日 2 次，足以用于预防鼻炎。这种鼻喷剂也被用于预防**鼻息肉**切除术后复发（第1440页）。

二丙酸倍氯米松的局部制剂可用于治疗**炎性肠病**（见下文）。轻中度溃疡性结肠炎患者可每日早晨口服 5mg 控释片，早餐前后均可。而远端结肠或直肠受累的溃疡性结肠炎患者，可局部应用保留灌肠剂，通常为 3mg 睡前用；或者 1mg，每日 1～2 次，疗程常为 3～4 周。

二丙酸倍氯米松也被局部应用治疗多种**皮肤疾病**。通常为含量为 0.025%的乳剂或软膏。倍氯米松水杨酸盐也被局部使用。关于在皮肤上正确使用皮质激素的建议和局部皮质激素可能带来的临床作用的初步指南，见第1431页。

儿童使用剂量详见下文。

儿童用法 二丙酸倍氯米松气雾剂适用于儿童**哮喘**的预防。由于不同产品剂量表示方式的差异，在开始治疗前或转换为另一种组分时应该先咨询再选择合适的产品（见上文的**用途**项下）。在英国，对于 6 岁及以上儿童，大多数气溶胶和干粉气雾剂的剂量为每日 100μg，分 2～4 次使用。应根据治疗反应调整剂量，并减至最小有效剂量作为维持量。而在美国，一种氢化氟代烷（无 CFC）气雾剂（*Qvar*；*Ivax*，*UK*）获批准用于 5 岁及以上儿童。如按从喷嘴释出的剂量表示，初始剂量为 40μg，每日 2 次，此后根据反应调整剂量，推荐的最大剂量为 80μg，每日 2 次。

在用于治疗和预防**鼻炎**时，6 岁以上儿童可以按成人剂量用药（见上文）。

腺样体肥大 尽管腺样体肥大通常通过手术处理（或仅通过症状缓解而不太严重），有报道称在一项长达 8 周的交叉试验中，每日应用水性鼻喷倍氯米松 336μg 对儿童的腺样体肥大有效[1]。在随后的 16 周每日应用 168μg 的随访研究中，腺样体阻塞和症状评分都得到改善。另一项类似的研究，初始有 4 周的交叉期之后进行 24 周开放的研究，近一半的患者症状缓解[2]，到 100 周时对倍氯米松有反应的儿童与无反应组相比，需要腺样体切除手术的比例下降。

1. Demain JG, Goetz DW. Pediatric adenoidal hypertrophy and nasal airway obstruction: reduction with aqueous nasal beclomethasone. *Pediatrics* 1995; **95:** 355–64.
2. Criscuoli G, *et al.* Frequency of surgery among children who have adenotonsillar hypertrophy and improve after treatment with nasal beclomethasone. Abstract: *Pediatrics* 2003; **111:** 663. Full version: http://pediatrics.aappublications.org/cgi/content/full/111/3/e236 (accessed 27/04/04)

哮喘 皮质激素和 β_2 肾上腺素能受体激动剂是治疗哮喘的基础（第1432页）。

大剂量的治疗，如每日必须吸入倍氯米松数次可能会出现顺应性的问题。一项研究提示短期控制中度哮喘时每日 1 次的吸入治疗和相同剂量分为每日 2 次吸入同样有效[1]。有学者对提高吸入倍氯米松剂量能带来更多的益处存在质疑[2]，但指南和临床实践都推荐提高剂量会得到更好的控制。一项系统性综述[3]注意到很少有关于轻中度哮喘每日使用超过 400μg 剂量的影响的报道，关于患有更严重哮喘的患者（更可能给予大剂量治疗）也缺乏相应的证据，需要进行相关研究来解决这个问题。

吸入雾化的二丙酸倍氯米松溶液对于既往对其他药物无反应的小于 2 岁的儿童是有效的[4]。雾化的二丙酸倍氯米松对小于 2 岁的儿童由支气管炎引起的复发性支气管肺梗阻的发作期也有效[5]。然而有些报道称尽管在学龄前儿童中应用雾化的二丙酸倍氯米松较盐水更有效，其作用却弱于通常所看到的吸入倍氯米松气雾剂或胶囊剂型[6]，或者根本没有作用[7]。这可能是因为未知的原因倍氯米松不能到达肺[8]。学龄前儿童可以使用带定量气雾剂的调整装置，一旦症状出现即间断应用大剂量二丙酸倍氯米松会减少急性哮喘发作的严重程度[9]。

1. Gagnon M, *et al.* Comparative safety and efficacy of single or twice daily administration of inhaled beclomethasone in moderate asthma. *Chest* 1994; **105:** 1732–7.
2. Boe J, *et al.* High-dose inhaled steroids in asthmatics: moderate efficacy gain and suppression of the hypothalamic-pituitary-adrenal axis. *Eur Respir J* 1994; **7:** 2179–84.
3. Adams NP, *et al.* Beclomethasone versus placebo for chronic asthma. Available in The Cochrane Database of Systematic Reviews; Issue 1. Chichester: John Wiley; 2005 (accessed 22/08/08).
4. Pedersen W, Prahl P. Jet-nebulized beclomethasone dipropionate in the management of bronchial asthma: topical steroids for asthmatic children younger than 4 years. *Allergy* 1987; **42:** 272–5.
5. Carlsen KH, *et al.* Nebulised beclomethasone dipropionate in recurrent obstructive episodes after acute bronchiolitis. *Arch Dis Child* 1988; **63:** 1428–33.
6. Storr J, *et al.* Nebulised beclomethasone dipropionate in preschool asthma. *Arch Dis Child* 1986; **61:** 270–3.
7. Webb MSC, *et al.* Nebulised beclomethasone dipropionate suspension. *Arch Dis Child* 1986; **61:** 1108–10.
8. Clarke SW. Nebulised beclomethasone dipropionate suspension: commentary. *Arch Dis Child* 1986; **61:** 1110.
9. Wilson NM, Silverman M. Treatment of acute, episodic asthma in preschool children using intermittent high dose inhaled steroids at home. *Arch Dis Child* 1990; **65:** 407–10.

慢性阻塞性肺疾病 吸入皮质激素可用于慢性阻塞性肺疾病（第1434页）。

咳嗽 对于反复咳嗽的儿童，吸入倍氯米松的传统气雾剂 200μg 每日 2 次或沙丁胺醇 200μg 每日 2 次对咳嗽的频率和严重程度没有作用[1]。但在另一项包括 200 名成人的研究中，与安慰剂对比，在麻醉前 15min 应用倍氯米松、沙丁胺醇或色甘酸钠（均为气雾剂成分）能显著地减少由芬太尼引起的咳嗽。其中 50 名应用倍氯米松的患者无一例出现咳嗽[2]。

1. Chang AB, *et al.* A randomised, placebo controlled trial of inhaled salbutamol and beclomethasone for recurrent cough. *Arch Dis Child* 1998; **79:** 6–11.
2. Agarwal A, *et al.* Salbutamol, beclomethasone or sodium chromoglycate suppress coughing induced by iv fentanyl. *Can J Anesth* 2003; **50:** 297–300.

移植物抗宿主病 目前正在进行一项关于倍氯米松局部用于肠道治疗造血干细胞移植后（第1729页）肠道移植物抗宿主病（GVHD）疗效的研究。一些小型研究提示，为达到全身效应，口服泼尼松的诱导期联合使用倍氯米松可增加热量摄取，改善消化道症状，并能全面提高急性 GVHD 患者的生存率[1]。另一项关于慢性肠道 GVHD 的研究也获得了好的结果[2]。为了达到或维持疗效，对于某些患者需要重复使用，而长期治疗较易进行[3]。

1. Doan PL, Chao NJ. The role of oral beclometasone dipropionate in the treatment of gastrointestinal graft-versus-host disease. *Drugs* 2009; **69:** 1339–50.
2. Villanueva FN, *et al.* Oral beclomethasone dipropionate for the treatment of gastrointestinal chronic graft-versus-host disease. *Biol Blood Marrow Transplant* 2009; **15:** 1331–6.
3. Iyer RV, *et al.* Long-term use of oral beclomethasone dipropionate for the treatment of gastrointestinal graft-versus-host disease. *Biol Blood Marrow Transplant* 2005; **11:** 587–92.

炎性肠病 每晚应用二丙酸倍氯米松 500μg 灌肠与磷酸倍他米松 5mg 灌肠治疗远端溃疡性结肠炎的急性发作同样有效[1]。尽管倍他米松会产生稍好的组织学改善和更快的便血消失，全身的不良反应出现在倍他米松治疗后而没有出现在应用倍氯米松治疗的患者。

比较二丙酸倍氯米松灌肠剂（3mg）和泼尼松龙磷酸钠灌肠剂（30mg）[2]或美沙拉秦灌肠剂（1g）[3]，发现它们同样有效，治疗可被很好耐受。二丙酸倍氯米松还被研究用于口服治疗溃疡性结肠炎[4,5]。

关于炎性肠病的治疗，包括皮质激素作用的综述参见第1620页。

1. Halpern Z, *et al.* A controlled trial of beclomethasone versus betamethasone enemas in distal ulcerative colitis. *J Clin Gastroenterol* 1991; **13:** 38–41.
2. Campieri M, *et al.* Beclomethasone dipropionate enemas versus prednisolone sodium phosphate enemas in the treatment of distal ulcerative colitis. *Aliment Pharmacol Ther* 1998; **121:** 361–6.
3. Gionchetti P, *et al.* Italian BDP Study Group. Topical treatment of distal active ulcerative colitis with beclomethasone dipropionate or mesalamine: a single-blind randomized controlled trial. *J Clin Gastroenterol* 2005; **39:** 291–7.
4. Rizzello F, *et al.* Oral beclometasone dipropionate in the treatment of active ulcerative colitis: a double-blind placebo-controlled study. *Aliment Pharmacol Ther* 2002; **16:** 1109–16.
5. Campieri M, *et al.* Oral beclometasone dipropionate in the treatment of extensive and left-sided active ulcerative colitis: a multicentre randomised study. *Aliment Pharmacol Ther* 2003; **17:** 1471–80.

制剂

BP 2010: Beclometasone Cream; Beclometasone Nasal Spray; Beclometasone Ointment; Beclometasone Powder for Inhalation; Beclometasone Pressurised Inhalation.

专利制剂

Arg.: Airbeclosona†; Egosona†; Menaderm Simple; Propavent; Rectomenaderm; Rinosol; ***Austral.:*** Beconase Allergy & Hayfever 12 Hour; Beconase†; Becotide†; Qvar; ***Austria:*** Aerocortin; Beclomet; Beconase†; Becotide; Clenil†; ***Belg.:*** Beclometatop; Beclophar; Beconase; Clipper; Qvar; ***Braz.:*** Alerfin; Beclort; Beclosol; Clenil; Miflasona; ***Canad.:*** Gen-Beclo; Propaderm; Qvar; Rivanase; ***Chile:*** Beclosema†; Beclovent†; Beconase†; Destap; Filair†; Flumates†; Xiten†; ***Cz.:*** Aldecin†; Beclazone†; Becloforte; Beclomet; Becodisks; Beconase; Becotide; Clenil; Ecobec; Miflason†; Nasobec; ***Denm.:*** AeroBec; Beclomet; Beconase; ***Fin.:*** AeroBec; Beclomet; Beclonasal; Beconase; Becotide†; ***Fr.:*** Asmabec; Beclo-Rhino; Beclojet; Beclone; Beclospin; Beclospray; Beconase; Becotide; Bemedrex; Ecobec; Humex Rhume des Foins; Miflasone; Prolair†; Qvar; Qvarspray; Spir†; ***Ger.:*** AeroBec; Beclo; Beclo Siozwo†; Beclobreathe†; Beclohexal; Beclomet; Beclorhinol; Becloturmant†; Beconase Aquosum; Bronchocort; Junik; ratioAllerg; Rhinivict; Sanasthmax; Sanasthmyl; Ventolair; ***Gr.:*** Beclomet; Becloneb; Becolex; Becotide; Bidiclin; Breathline; Clenil; Clenil Forte Jet; Clenil Rino†; Dermolate; Iriniozol; Qvar; Respocort; Rinosol; ***Hong Kong:*** Beclate; Beclazone; Becodisks†; Beconase; Becotide†; Cycloson†; Nasobec; Qvar†; ***Hung.:*** Aldecin†; Beclomet†; Beclonasal; Ecobec†; ***India:*** Beclate; ***Indon.:*** Beclomet†; Beconase†; Becotide†; Cleniderm; ***Irl.:*** Asmabec; Beclazone; Beclo-Rhino; Becloneb; Beclospin; Becodisks†; Beconase; Beconase Hayfever; Becotide; Clenil; Nasobec; Qvar; ***Israel:*** Becloforte†; Becotide†; Qvar; Rhinocort†; Viarex†; ***Ital.:*** Becotide; Becotide A†; Bronco-Turbinal†; Clenil; Clenilexx; Clipper; Klostenal; Menaderm Simplex; Prontinal; Rino Clenil; Topster; Turbinal; ***Jpn:*** Propaderm; Rhinocort; Salcoat; ***Malaysia:*** Atomase†; Beclate; Beclazone; Beclomet; Beconase; Clenil; Qvar; ***Mex.:*** Beclazone†; Beconase; Becotide†; Dobipro; Riferina; ***Neth.:*** AeroBec†; Aldecin†; Beclodin; Becloforte; Beconase†; Becotide†; Clenil†; Qvar; Viarin†; ***Norw.:*** AeroBec; Beclomet; Becotide; ***NZ:*** Alanase; Atomase; Atomide†; Beclazone; Beconase Hayfever; Qvar; Respocort; ***Philipp.:*** Qvar†; ***Pol.:*** Beclonasal; Becodisk; Cortare; Nasobec†; ***Port.:*** Aldecina†; Beclotaide; Beconase; Clenil†; Ecobec; Qvar; ***Rus.:*** Aldecin (Альдецин); Beclazone (Беклазон); Becloforte (Беклофорте)†; Beclojet (Беклоджет); Becodisk (Бекодиск)†; Beconase (Беконазе); Becotide (Бекотид); Clenil (Кленил); Nasobec (Насобек); Rhinoclenil (Риноклениλ); ***S.Afr.:*** Beclate; Beclofortet†; Becodisks†; Beconase; Becotide†; Clenil; Cycloson†; Qvar; Ventnaze; ***Singapore:*** Atomase†; Beclazone†; Beclo Asma; Beclomet; Decomit; Qvar†; ***Spain:*** Beclo Asma; Beclo Rino; Becloenema; Becloforte; Beclomet†; Beclosona; Beconase; Becotide; Betsuril†; Clipper; Decasona†; Dereme; Menaderm Simple; Qvar†; Recto Menaderm NF; ***Swed.:*** AeroBec; Beclomet; Becotide; ***Switz.:*** BECeco; Becloforte†; Beclonarin; Becodisk; Beconase; Beconasol; Becotide†; Qvar; ***Thai.:*** Atomase; Becloforte†; Beclomet; Beconase; Becotide†; Bemase; Clenil; Qvar; Rino Clenil; ***Turk.:*** Becloforte; Becodisks; Becotide†; Beklamet; Beklazon; Clenil; Filair; Rinoclenil; ***UAE:*** Beclohale; ***UK:*** AeroBec†; Asmabec; Beceze; Beclazone†; Beclofortet†; Beclogen; Becodisks; Beconase; Becotide†; Clenil; Clipper; Filair; Hayfever Relief; Nasobec; Pollenase Nasal; Propaderm†; Pulvinal Beclometasone Dipropionate; Qvar; Vivabec; ***Ukr.:*** Beclazone (Беклазон); ***USA:*** Beclovent; Beconase; Qvar; ***Venez.:*** Aldecina†; Beclofortil; Beclomet†; Beclorino; Beclosil; Beconase; Biobeclasona; Biobeclod; Genbeclo; Nasair; Rinoclenil†.

多组分制剂 ***Arg.:*** Beclasma; Biotaer Gamma†; Biotaer Nebulizable; Butocort; Butosol†; Menaderm N; Salbutol Beclo; Ventide; ***Austria:*** Foster; Ventide†; ***Belg.:*** Inuvair; ***Braz.:*** Aerocort S; Aerotide; Clenil Compositum; ***Chile:*** Aero-Plus; Aerosoma†; Asmavent-B; Belomet; Butocort; Butotal B; Herolan Aerosol; Ventide; ***Cz.:*** Clenigen†; Combair; Formodual; ***Fr.:*** Innovair; ***Ger.:*** Foster; Inuvair; ***Gr.:*** Beclomycin; Foster; Inuvair; ***Hong Kong:*** Ventide†; ***Hung.:*** Foster; ***India:*** Aerocort; Beclate-C; Beclate-N; Candibiotic; Candid B; Candiderma; Candiderma +; Cloben-G; Clocip B; Clocip NB; Cutinorm†; Ecodax-G; NC Derm; Otek-AC Plus; Pilovate; Sigmaderm; Stecort-NM†; Translipo-Triple; ***Indon.:*** Ventide†; ***Ital.:*** Clenil Compositum; Formodual; Foster; Inuver; Menaderm; ***Malaysia:*** Aerocort; ***Mex.:*** Ventide; ***Neth.:*** Formodual; Foster; ***Philipp.:*** Candibec; Combiderm; ***Pol.:*** Fostex; ***Port.:*** Formodual; Foster; ***Rus.:*** Candibiotic (Кандибиотик); Candid B (Кандид Б); Candiderm (Кандидерм); Foster (Фостер); ***Spain:*** Butosol; Formodual; Foster; Menaderm Clio; Menaderm Neomicina; Menaderm Otologico; ***Thai.:*** Beclosal; Clenil Compositum†; ***Turk.:*** Belogent; Clenil Kompoze; Foster; Innovair; Ventide; ***UK:*** Fostair; ***Ukr.:*** Candibiotic

(Кандибиотик); Candid B (Кандид-Б); Candiderm (Кандидерм); **Venez.:** Aerocort; Beclomet Compositum†; Beclosal; Butosol; Salbutide†; Venticort; Ventide.

Betamethasone (*BAN*, *USAN*, *rINN*) ⊗ 倍他米松

Beetametasoni; Betadexamethasone; Betametason; Betametasona; Betametazon; Betametazonas; Betamethason; Bétaméthasone; Betamethasonum; Flubenisolone; Flubenisolonum; 9α-Fluoro-16β-methylprednisolone; β-Methasone; NSC-39470; Sch-4831. 9α-Fluoro-11β,17α,21-trihydroxy-16β-methylpregna-1,4-diene-3,20-dione.

Бетаметазон

$C_{22}H_{29}FO_5$ = 392.5.
CAS — 378-44-9.
ATC — A07EA04; C05AA05; D07AC01; H02AB01; R01AD06; R03BA04; S01BA06; S02BA07; S03BA03.
ATC Vet — QA07EA04; QC05AA05; QD07AC01; QD07XC01; QH02AB01; QR01AD06; QR03BA04; QS01BA06; QS01CB04; QS02BA07; QS03BA03.
UNII — 9842X06Q6M.

Pharmacopoeias. In *Chin., Eur.* (see p.vii), *Int., Jpn*, and *US.*

Ph. Eur. 6. 8 (Betamethasone) 白色或类白色的结晶性粉末。几乎不溶于水；微溶于无水乙醇；极微溶于二氯甲烷。避光。

USP 33 (Betamethasone) 白色或类白色，无味的结晶性粉末。溶于水（1∶5300）；乙醇（1∶65）；加热乙醇（1∶15）；氯仿（1∶325）；甲醇 1∶3；微溶于丙酮和二氯甲烷；极微溶于乙醚。贮藏于密闭容器中，允许温度范围为 2～30℃。

Betamethasone Acetate (*BANM*, *rINNM*) ⊗ 醋酸倍他米松

Acetato de betametasona; Beetametasoniasetaatti; Betametasonacetat; Betametazon Asetat; Betametazon-acetát; Betametazono acetatas; Betamethason-acetát; Bétaméthasone, acétate de; Betamethasoni acetas. Betamethasone 21-acetate.

Бетаметазона Ацетат

$C_{24}H_{31}FO_6$ = 434.5.
CAS — 987-24-6.
ATC — A07EA04; C05AA05; D07AC01; H02AB01; R01AD06; R03BA04; S01BA06; S02BA07; S03BA03.
ATC Vet — QA07EA04; QC05AA05; QD07AC01; QH02AB01; QR01AD06; QR03BA04; QS01BA06; QS02BA07; QS03BA03.
UNII — TI05AO53L7.

Pharmacopoeias. In *Eur.* (see p.vii) and *US.*

Ph. Eur. 6. 8 (Betamethasone Acetate) 白色或类白色的结晶性粉末。不溶于水；溶于乙醇和二氯甲烷；易溶于丙酮。它具有多晶型现象。避光。

USP 33 (Betamethasone Acetate) 白色到乳白色的无味粉末。可溶于水（1∶2000）；乙醇（1∶9）；氯仿（1∶16）；易溶于丙酮。贮藏于密闭容器中，允许温度范围为 2～30℃。

Betamethasone Benzoate (*BANM*, *USAN*, *rINNM*) ⊗ 苯甲酸倍他米松

Benzoato de betametasona; Bétaméthasone, Benzoate de; Betamethasoni Benzoas; W-5975. Betamethasone 17α-benzoate.

Бетаметазона Бензоат

$C_{29}H_{33}FO_6$ = 496.6.
CAS — 22298-29-9.
ATC — A07EA04; C05AA05; D07AC01; H02AB01; R01AD06; R03BA04; S01BA06; S02BA07; S03BA03.
ATC Vet — QA07EA04; QC05AA05; QD07AC01; QH02AB01; QR01AD06; QR03BA04; QS01BA06; QS02BA07; QS03BA03.
UNII — 877K0XW47A.

Pharmacopoeias. In *US.*

USP 33 (Betamethasone Benzoate) 白色至接近白色的几乎无味的粉末。几乎不溶于水；可溶于乙醇、氯仿和甲醇。贮藏于密闭容器中，允许温度范围为 2～30℃。

Betamethasone Dipropionate (*BANM*, *USAN*, *rINNM*) ⊗ 二丙酸倍他米松

Beetametasonidipropionaatti; Betametasondipropionat; Betametazon Dipropiyonat; Betametazon-dipropionát; Betametazono dipropionatas; Betametazonu dipropionian; Betamethason-dipropionát; Bétaméthasone, dipropionate de; Betamethasoni dipropionas; Dipropionato de betametasona; Sch-11460. Betamethasone 17α,21-dipropionate.

Бетаметазона Дипропионат

$C_{28}H_{37}FO_7$ = 504.6.
CAS — 5593-20-4.
ATC — A07EA04; C05AA05; D07AC01; H02AB01; R01AD06; R03BA04; S01BA06; S02BA07; S03BA03.
ATC Vet — QA07EA04; QC05AA05; QD07AC01; QH02AB01; QR01AD06; QR03BA04; QS01BA06; QS02BA07; QS03BA03.
UNII — 826Y60901U.

注：二丙酸倍他米松的复合制剂可以下列名称来代表：Co-climasone(*PEN*)-克霉唑和二丙酸倍氯米松。

Pharmacopoeias. In *Eur.* (see p.vii), *Jpn*, and *US.*

Ph. Eur. 6. 8 (Betamethasone Dipropionate) 白色或类白色的结晶性粉末。几乎不溶于水；微溶于乙醇；易溶于丙酮和二氯甲烷。避光。

USP 33 (Betamethasone Dipropionate) 白色至乳白色的无味粉末。不溶于水；微溶于乙醇；易溶于丙酮和氯仿。贮藏于密闭容器中；保持温度 25℃，允许温度范围为 15～30℃。

Betamethasone Sodium Phosphate (*BANM*, *rINNM*) ⊗ 倍他米松磷酸钠

Beetametasoninatriumfosfaatti; Betametasonnatrifosfatum; Betametazon Disodyum Fosfat; Betametazon-nátrium-foszfát; Betametazono natrio fosfatas; Betamethasone Disodium Phosphate; Bétaméthasone, phosphate sodique de; Betamethason-fosfát sodná sůl; Betamethasoni natrii phosphas; Fosfato sódico de betametasona; Natrii Betamethasoni Phosphas. Betamethasone 21-(disodium phosphate).

Натрия Бетаметазона Фосфат

$C_{22}H_{28}FNa_2O_8P$ = 516.4.
CAS — 360-63-4 (betamethasone phosphate); 151-73-5 (betamethasone sodium phosphate).
ATC — A07EA04; C05AA05; D07AC01; H02AB01; R01AD06; R03BA04; S01BA06; S02BA07; S03BA03.
ATC Vet — QA07EA04; QC05AA05; QD07AC01; QH02AB01; QR01AD06; QR03BA04; QS01BA06; QS02BA07; QS03BA03.
UNII — 7BK02SCL3W.

注：BET 是由 BP 2010 所通过的代号，当容器太小而不能附带全部合适的标签信息时，代表只含倍他米松磷酸钠成分的滴眼液的代码。

Pharmacopoeias. In *Eur.* (see p.vii), *Jpn*, and *US.*

Ph. Eur. 6. 8 (Betamethasone Sodium Phosphate) 白色或类白色的非常吸湿的粉末。易溶于水；微溶于乙醇；几乎不溶于二氯甲烷。1%水溶液的 pH 值为 7.5～9.0。贮藏于密闭容器中。避光。

USP 33 (Betamethasone Sodium Phosphate) 白色至类白色的无味吸湿性粉末。可溶于水（1∶2）；乙醇（1∶470）；易溶于甲醇；几乎不溶于丙酮和氯仿。贮藏于密闭容器中。

Betamethasone Valerate (*BANM*, *USAN*, *rINNM*) ⊗ 戊酸倍他米松

Beetametasonivaleraatti; Betametasonvalerat; Betametazon Valerat; Betametazono valeratas; Betametazonu walerianian; Betametazon-valerát; Bétaméthasone, valérate de; Betamethasoni valeras; Betamethason-valerát; Valerato de betametasona. Betamethasone 17α-valerate.

Бетаметазона Валерат

$C_{27}H_{37}FO_6$ = 476.6.
CAS — 2152-44-5.
ATC — A07EA04; C05AA05; D07AC01; H02AB01; R01AD06; R03BA04; S01BA06; S02BA07; S03BA03.
ATC Vet — QA07EA04; QC05AA05; QD07AC01; QH02AB01; QR01AD06; QR03BA04; QS01BA06; QS02BA07; QS03BA03.
UNII — 9IFA5XM7R2.

Pharmacopoeias. In *Eur.* (see p.vii), *Int., Jpn, US*, and *Viet.*

Ph. Eur. 6. 8 (Betamethasone Valerate) 白色或类白色的结晶性粉末。几乎不溶于水；溶于乙醇；易溶于丙酮和二氯甲烷。避光。

USP 33 (Betamethasone Valerate) 白色至类白色的无味粉末。几乎不溶于水；可溶于乙醇（1∶16）；氯仿（1∶10）；乙醚（1∶400）；易溶于丙酮；微溶于苯酚。贮藏于密闭容器中。

不良反应、处置、撤药和注意事项

参见第1425页皮质激素的总体情况。

倍他米松对水钠潴留有轻微作用或无作用。

局部应用，尤其是大面积使用时，如果皮肤破损或在敷料下，或者当鼻内给药，皮质激素可被吸收足够量而引起全身反应。长期使用含皮质激素的眼药会引起眼内压升高和视功能下降。

嗅觉丧失 应用含倍他米松和硫酸新霉素滴鼻剂的 2 例患者出现了完全的嗅觉丧失[1]。其中 1 例患者在 1 年后仍没有症状缓解的迹象。虽然新霉素可以产生对嗅黏膜的毒性作用，但同时也有数篇报道提示嗅觉丧失与单用倍他米松有关，这一反应也可能由于药液中的含硫柳汞的防腐剂所引起。

1. Whittet HB, *et al.* Anosmia due to nasal administration of corticosteroid. *BMJ* 1991; **303:** 651.

药物相互作用

皮质激素药物相互作用的一般情况，见第1429页。

药动学

皮质激素药动学的简短概述，参见第1430页。倍他米松能通过胎盘。

用途和用法

倍他米松是主要具有糖皮质激素活性的皮质激素（第1425页）；750μg 倍他米松的抗炎作用相当于 5mg 的泼尼松。它使用时既可为无乙醇的形式也可为酯化的形式，除了肾上腺功能不全时应该选择氢化可的松辅以氟氢可的松以外，它可用于治疗有皮质激素应用指征的情况（第1430页）。缺乏盐皮质激素的特性使倍他米松特别适用于治疗当水潴留是不利条件时的情况。剂量通常用盐基的形式来表达，下面是每一种药物相当于 1mg 倍他米松的量：

- 醋酸倍他米松 1.1mg；
- 苯甲酸倍他米松 1.3mg；
- 二丙酸倍他米松 1.3mg；
- 倍他米松磷酸钠 1.3mg；
- 戊酸倍他米松 1.2mg。

然而，酯化通常改变了效力，与倍他米松含量相当的复合物可能没有相同的临床作用。

经口应用倍他米松或倍他米松磷酸钠时；通常用量用倍他米松的方式表达，范围为每日 0.5～5mg。

胃肠外应用磷酸钠酯可以通过静脉注射、静脉输注或肌内注射，注射剂量相当于 4～20mg 倍他米松。如果需要，在 24h 内可以重复剂量 3～4 次，取决于治疗的病情和临床反应。亦可以相当于 4～8mg 倍他米松剂量用于软组织局部注射。此剂量可以根据患者的反应重复 2 次或 3 次。有时磷酸钠酯可与具有更慢和更长作用的醋酸或二丙酸酯合用。这些混悬液可以通过肌内注射发挥全身作用，或者于关节内、软组织内或病变内注射作为局部治疗。

儿童使用剂量参见下文。

倍他米松磷酸钠也可**局部**使用治疗眼、耳、鼻的过敏性或炎症状态，使用时通常为含量为 0.1%的滴剂或软膏。

倍他米松的二丙酸或戊酸酯以乳剂、软膏、洗剂和头皮剂型被广泛地局部使用治疗多种皮肤疾病；二丙酸形式的常用浓度为相当于 0.05%的倍他米松，戊酸形式为 0.025%或 1%。含戊酸倍他米松的药膏亦使用。有关在皮肤上正确使用皮质激素的建议和局部皮质激素可能带来的临床作用的初步指南，见第1431页。

戊酸倍他米松可被**吸入**用于哮喘的预防。

其他较少使用的倍他米松酯类包括苯甲酸、丁酸丙酸、磷酸、水杨酸和缬草-醋酸酯。

兽医实践中可使用金刚酸倍他米松。

儿童用法 胃肠外应用倍他米松磷酸钠可通过静脉注射或静脉输注用药。给药时相当于如下剂量的地塞米松：

- 小于 1 岁的婴儿：1mg；
- 1～5 岁：2mg；
- 6～12 岁：4mg；
- 大于 12 岁：按成人剂量（见上文）。

如果需要可在 24h 内重复剂量 3～4 次，取决于所治疗的疾病和临床反应。

血管瘤 关于血管瘤病变内注射倍他米松和曲安西龙的混合剂的建议，参见第1437页。

炎性肠病 比较灌肠应用倍他米松和倍氯米松治疗溃疡性结肠炎，参见**倍氯米松**项下内容，第1448页。皮质激素是治疗炎性肠病的主要药物之一，有关该病总体上的治疗，参见第1620页。

新生儿呼吸窘迫综合征 关于产前应用倍他米松预防新生儿呼吸窘迫综合征的讨论参见第1440页。

制剂

BP 2010: Betamethasone and Clioquinol Cream; Betamethasone and Clioquinol Ointment; Betamethasone Eye Drops; Betamethasone Injection; Betamethasone Sodium Phosphate Tablets; Betamethasone Tablets; Betamethasone Valerate Cream; Betamethasone Valerate Lotion; Betamethasone Valerate Ointment; Betamethasone Valerate Scalp Application;
USP 33: Betamethasone Benzoate Gel; Betamethasone Cream; Betamethasone Dipropionate Cream; Betamethasone Dipropionate Lotion; Betamethasone Dipropionate Ointment; Betamethasone Dipropionate Topical Aerosol; Betamethasone Oral Solution; Betamethasone Sodium Phosphate and Betamethasone Acetate Injectable Suspension; Betamethasone Sodium Phosphate Injection; Betamethasone Syrup; Betamethasone Tablets; Betamethasone Valerate Cream; Betamethasone Valerate Lotion; Betamethasone Valerate Ointment; Clotrimazole and Betamethasone Dipropionate Cream.

专利制剂

Arg.: Bactisona; Betacort; Betasone-G; Betasone-G 12 Horas; Betatopic; Betnovate; Betnovate Capilar; Blacor; Butasona; Butasona RL; Celestone; Celestone Cronodose; Cevicort; Cevicort NC; Coid; Corteroid; Corteroid Retard; Cortiderma; Cortimar†; Cronocorteroid; Cronolevel; Deltalaf; Dermizol; Difenac Forte; Diprosone; Lazar-Cort; Maxisona†; Metamar; Micosep B; Quiacort; Transderma B; Valederm; Vitacortil B; ***Austral.:*** Antroquoril; Betnovate; Celestone Chronodose; Celestone M; Cortival; Diprosone; Eleuphrat; ***Austria:*** Betnesol; Betnovate; Celestan; Diproderm; Diproforte; Diprophos; Solu-Celestan; ***Belg.:*** Betnelan-V; Celestone; Celestone Chronodose; Diprolene; Diprosone; ***Braz.:*** Alersan†; Beclonato; Benevat; Beta Long; Betaderm; Betametagen; Betaprospan; Betaspan; Betatrinta; Betnelan; Betnolon; Betnovate; Betrat B; Betrospam; Betsona; Celestan†; Celestone; Celestone Soluspan; Dermatisan; Dermobet†; Dermonil†; Dermovat†; Dibetam†; Diprobeta; Diprocort; Diprosen; Diprosone; Diprospan; Duoflam; Koide; Sensitex; Valbet; ***Canad.:*** Betaderm; Betaject; Betnesol; Celestone Soluspan; Diprolene Glycol; Diprosone; Prevex B; ratio-Ectosone; ratio-Topilene; ratio-Topisone; Rivasone; Rolene; Rosone; Taro-Sone; Valisone; ***Chile:*** Betnovate†; Cidoten; Cidoten Rapilento; Cidoten V; Coritex; Cremirit; Cronolevel; Dacam; Dacam RL; Diprolene†; Diprospan; Disoprani†; Esancort; Konicortil; Labosona; Oftasona P; Spel; ***Cz.:*** Beloderm; Beta†; Betesil; Betnovate; Celestoderm-V†; Diprophos; Diprosone; Kuterid; ***Denm.:*** Betnovat; Bettamousse; Celeston; Diproderm; Diprolen; Diprospan; ***Fin.:*** Bemetson; Betapred; Betnovat; Bettamousse; Celestoderm; Celeston Chronodose; Diproderm; Diprolen; ***Fr.:*** Betesil; Betnesol; Betneval; Buccobet; Celestene; Celestene Chronodose; Diprolene; Diprosone; ***Ger.:*** Bemon; Beta-Stulln†; Beta-Wolff†; Beta-Creme; Betagalen; Betam-Ophtal†; BetaSalbe; Betnesalic mono; Betnesol; Betnesol-V; Celestamine N; Celestan Depot; Celestan solubile; Celestan-V; Cordes Beta; Deflatop; Diprosis; Diprosone; Diprosone Depot; Linolacort Beta; Soderm; ***Gr.:*** Alo-Haar; Bagoco; Betamatic; Betatape; Betnesol; Betnovate; Celestene; Celestoderm-V; Celestone; Celestone Chronodose; Flogozyme; Galinocort; Helpoderm; Iracliton; Locason; Locason-N†; Movithiol; Osmoran; Propiochrone; Propioform; Sanorvil; ***Hong Kong:*** Beprogel; Beprosone; Betaderma†; Betasone; Betazone†; Betnovate; Betowel; CP-Betasone; Derzid; Diprocel; Diprosone; Diprospan; Synmethasone†; Uniflex; ***Hung.:*** Betesil; Celestone†; Diprophos; ***India:*** Betafoam; Betnecip; Betnecort; Betnederm; Betnelan; Betnesol; Betnovate; Topicasone; Valbet; Walacort; ***Indon.:*** Benoson; Betam-Ophtal; Betason; Betnovate†; Betodermin; Betopic; Celestoderm-V; Celestone; Corsaderm; Diprosone-OV; Exabet; Mesonta†; Metonate; Molason; Oviskin; Proson; Protocort; Scanderma; Skizon†; Vason†; ***Irl.:*** Betacap; Betnelan; Betnesol; Betnovate; Bettamousse; Diprosone; ***Israel:*** Betacorten; Betnesol; Betnovate; Bettamousse; Celestone Chronodose; Diprolene; Diprosone; Diprospan; ***Ital.:*** Beben; Bentelan; Beta 21; Betamesol; Betesil; Bettamousse; Celestoderm-V†; Celestone; Celestone Cronodose; Diprosone; Ecoval; ***Malaysia:*** Beavate; Beprogel; Beprosone; Besone; Beta; Betasone; Betnosone; Betnovate; Bufencon; Celestoderm-V†; Celestone†; Daivobet; Dibetasol†; Diprocel; Diprosone; Diprospan; Uniflex; ***Mex.:*** Betnovate; Celestone; Celestone Soluspan; Cronolevel; Dermoval; Diprofast; Dipronova†; Diprosone†; Diprospan; Disons Dex; Erispan; Reubaxona; ***Neth.:*** Betnelan; Betnesol; Celestoderm; Celestone; Celestone Chronodose; Diprolene; Diprosone; ***Norw.:*** Betnovat; Bettamousse; Celeston; Diproderm; ***NZ:*** Beta; Betnesol; Betnovate; Bivate; Celestone Chronodose; Diprolene†; Diprosone; ***Philipp.:*** Beprosone; Beta; Betaderm; Betnelan; Betnovate; Celestone; Diprolene; Diprosone; Diprospan; Innodesone; Steroderm; ***Pol.:*** Celestone; Diprolene; Diprophos; Diprosone†; Kuterid; ***Port.:*** Betnasol†; Betnovate; Celesdepot; Celestone; Cilestoderme; Diprofos; Diprosone; Soluderme; Vabeta†; ***Rus.:*** Akriderm (Акридерм); Beloderm (Белодерм); Betasone (Бетазон); Celestoderm-V (Целестодерм-В); Diprospan (Дипроспан); Flosteron (Флостерон); ***S.Afr.:*** Betanoid; Betnesol; Betnovate; Celestoderm-V†; Celestone; Celestone Soluspan; Diprolene†; Diprosone; Lenasone; Lenovate; Persivate; Repivate; Steromien; Topivate†; ***Singapore:*** Beprogel; Beprosone; Besone; Betacorten; Betasone; Betnovate; Camnovate; Celestoderm-V†; Celestone†; Dermasone; Derzid; Dibetasol; Diprocel; Diprosone; Diprospan; Uniflex; ***Spain:*** Betnovate; Bettamousse; Celestoderm-V; Celestoderm†; Celestone Cronodose; Celestone†; Diproderm; ***Swed.:*** Betapred; Betnoderm; Betnovat; Bettamousse; Celeston bifas; Celeston valerat; Celeston†; Diproderm; Diprolen; ***Switz.:*** Betnesol; Betnovate; Celestoderm-V; Celestone; Celestone Chronodose; Diprolene; Diprosone; ***Thai.:*** Bennasone†; Beprogel; Bepronate; Beprosone; Besone; Bessasone†; Beta; Betacort; Betama; Betameth; Bethasone; Betnovate; Betosone; Bipro†; Clinivate; Derzid; Diprobet; Diprosone; Diprospan; Diprotop; Polynovate; Prevex B†; Sebo; TM Bet; Valbet; Valerbet; ***Turk.:*** Betnovate; Celestoderm-V; Celestone Chronodose; Dermabel; Dermakord; Diprolene; Diprospan; Novovate; Seroderm; ***UAE:*** Betasone; ***UK:*** Betacap; Betesil; Betnelan; Betnesol; Betnovate; Betnovate RD (Ready Diluted); Bettamousse; Diprosone; Vista-Methasone; ***Ukr.:*** Flosteron (Флостерон); Mesoderm (Мезодерм); ***USA:*** Beta-Val; Cel-U-Jec; Celestone; Celestone Soluspan; Diprolene; Diprosone†; Luxiq; Maxivate; Teladar†; Valisone; ***Venez.:*** Beprospen; Betacort; Betaderm; Betagen; Betagen Solspen; Betnovate; Celestoderm; Celestone; Celestone Soluspan; Detamon†; Diprocel; Diprosone; Diprospan; Itisona.

多组分制剂 ***Arg.:*** Adenil; Algio Nervomax Fuerte; Antiflogol; Antihemorroidal; Bacticort; Bacticort Complex; Becortin; Betacort Plus; Betametasona B12; Betasalic; Betasone-G Compuesto; Betnovate-C; Betnovate-N; Blamy; Blokium B12; Calmurid; Celestamine; Celestamine-L; Cevaderm; Ciprocort L; Clarityne Cort; Corteroid Gesic; Cortispec; Cortistamin L; Cuta Crema; Denvercrem; Dermizol G; Dermizol Trio; Dermosona; Diclogesic Plus B12; Dioxaflex B12; Diprogenta; Diprosalic; Doxtran B12; Drum B; Factor Dermico; Frenaler Cort; Fucicort; Fusimed B; Gelbiotic Plus; Genamic; Gentasol; Hifamonil Crema; Histamino Corteroid L; Ingemet†; Lazar-Cort Complex; Lisaler Beta; Lotricomb; Macril; Maxisalic; Mencogrin; Micomazol B; Miklogen; Monizol Cort Crema; Neo-Mudepanil†; Nularef Cort; Oxa B12; Panclo B12; Procto-Metadyne; Quadriderm; Quiacort G; Quiacort G Plus; Rodinac B12†; Salicort; Sinaler B; Sirotamicin BG; Sorsis Beta; Taclonex; Toflam Plus; Tribiocort; Triliver; Triplex; Vesalion B12; Virobron B12 NF; Vitacortil; Vixidone LB; Xedenol B12; ***Austral.:*** Daivobet; ***Austria:*** Betnesol-N; Betnovate-C; Betnovate-N; Celestamin; Diprogenta; Diprosalic; Fucicort†; Psorcutan Beta; ***Belg.:*** Betnelan-VC†; Diprophos; Diprosalic; Dovobet; Fucicort; Garasone†; Lotriderm; ***Braz.:*** Betaderm N; Betazol Cort; Betnovate-N; Betnovate-Q; Candicort; Celerg; Celergin; Celestamil†; Celestamine; Celestrat; Celetil; Celocort; Cetobeta; Cetocort; Cetocorten; Cimecort; Cremederme; Daivobet; Dermosalic; Dextamine; Dipro AS; Diprogenta; Diprosalic; Emscort; Garasone; Gentacort; Histamed; Koide D; Lestamil; Microbiogen†; Naderm; Novacort; Oto-Betnovate; Permut; Poliderms; Postec; Quadriderm; Quadrihexal; Quadrikin; Quadrilon; Quadriplus; Qualiderm; Reumix†; Tetraderm; Trok; Trok-N; Verutex B; ***Canad.:*** Diprogen; Diprosalic; Dovobet; Garasone; Lotriderm; Pentasone; ratio-Topisalic; Valisone-G; Xamiol; ***Chile:*** B-Laboterol; Betnovate-N†; Cam; Celestamine; Cestop B†; Clofexan; Clotrimin-B; Cobefen; Contralmor; Creminem-B; Deucoaler; Diproquin; Diprosalic; Diprospan G; Donomix; Fucicort; Gentasone; Gotalgic; Labosalic; Labosona G; Locrim; Lotriderm; Mixgen; Novadrel; Novarnela; Oftagen Compuesto; Oftasona N; Otandrol; Otazol†; Oticum; Otolisan; Plexus; Prodel B; Vilterm†; ***Cz.:*** Belogent; Belosalic; Betabioptal†; Daivobet; Diprosalic; Fucicort; Garasone; Lotriderm†; Xamiol; ***Denm.:*** Betnovat med Chinoform; Celeston med Chinoform†; Clotrason; Daivobet; Diprosalic; Fucicort; ***Fin.:*** Bemetson-K; Betnovat Comp†; Betnovat-C; Celestoderm cum Chinoform†; Celestoderm cum Garamycin; Daivobet; Diprosalic; Fucicort; Xamiol; ***Fr.:*** Betnesalic; Celestamine; Daivobet; Diprosalic; Diprosept†; Diprosone Neomycine†; Diprostene; Xamiol; ***Ger.:*** Betadermic; Betagentam†; Betamethason comp; Daivobet; Dermobeta†; Diprogenta; Diprosalic; Fucicort; Lotricomb; Psorcutan Beta; Soderm Plus; Sulmycin mit Celestan-V; Terracortril N†; ***Gr.:*** Alpider; Befucil; Betacort; Betafusin; Betasid; Betfu; Betnovate-C; Betnovate-N; Celestoderm-V with Garamycin; Dermobeta; Dovobet; Fubecot; Fucicort; Fucicream; Fusibet; Garamat; Helpogen; Lotriderm; Propiogenta; Propiosalic; Roseti; Sensibio; Staficort; Upanil; ***Hong Kong:*** Allersan; Aristobet-N; Bechlomin†; Becogem†; Beprosalic; Beta-Genta; Betadex; Betasone D; Betnovate-N; Bonjedex; Celestamine; Celestoderm-V with Garamycin†; Clobeta-G; Clotrim-B; Cobetsol; Conazole; Daivobet; Dapriton-B; Dermaclof; Dermafacte; Dermal G; Derzid-C; Derzid-N†; Dextrosone; Diprogenta; Diprosalic; Fobancort; Fucicort; Garasone; Lozopin†; Lycobeta-G; Quadriderm; Synbetamine†; Triderm; Tridewel; Uni-Betamine; Uniflex-N; Vistamethasone; ***Hung.:*** Daivobet; Diprosalic; Fucicort; Garasone; Gentason†; Vipsogal†; ***India:*** Anovate; Betamil-GM; Betamil-M; Betasalic; Betnederm C; Betnederm GM; Betnederm N; Betnesol-N; Betnesol-N Nasal†; Betnor†; Betnovate-C; Betnovate-GM; Betnovate-M; Betnovate-N; Betnovate-S; Fourderm; Fourderm AF; Genticyn B; Quiss; Supirocin-B; Surfaz-SN; Topicasone with Neomycin; Valbet; ***Indon.:*** Benoson G; Benoson M; Benoson N†; Benoson V†; Berloson-N; Betagentam; Betasin; Betason-N; Betnovate-N; Bevalex; Biocort†; Celestamine; Celestoderm-V with Garamycin; Colergis; Cortamine; Daivobet; Digenta; Diprogenta; Diprosalic; Diprosta†; Exabetin; Fucicort; Garasone; Heltiskin†; Isotic Betaracin; Krimbeson; Lotriderm; Mastroson†; Metaskin-N; Mytaderm; Nilacelin; Nisagon; Ocuson; Polacel†; Proson N†; Salgen Plus; Scanderma Plus; Skilone; Skinal†; Skizon-N; Sonigen; Tuderm-N; Zensoderm; Zestam; ***Irl.:*** Betnesol-N; Betnovate-C; Betnovate-N; Diprosalic; Dovobet; Fucibet; Lotriderm; Xamiol; ***Israel:*** Betacorten-G; Betnesol-N; Betnovate-C; Betnovate-N; Clotrisone; Daivobet; Diprogenta; Diprosalic; Fucicort; Triderm; ***Ital.:*** Alfaflor; Batasalgin†; Beben Clorossina; Betabioptal; Betacream; Betafloroto; Biorinil; Brumeton Colloidale S; Deltavagin; Dermabiolene; Dermatar; Diproform; Diprosalic; Dovobet; Ecoval con Neomicina; Egerian; Eubetal Antibiotico; Fidagenbeta; Fluororinil; Fucicort; Gentalyn Beta; Kamelyn; Micutrin Beta†; Psorinase†; Sterozinil; Stranoval; Token; Visublefarite; Visumetazone Antibiotico; ***Malaysia:*** Axcel Fusi-Corte; B-Mycin; Beavate N; Beprogent; Beprosalic; Besone-N; Betacin; Betagen; Betamethasone Clo; Betamethasone G; Betamethasone N; Betamethasone SA; Betnosone N; Betnovate-N; Candid B; Celestoderm-V with Garamycin†; Diprogenta; Diprosalic; Fobancort; Fucicort; Fusidic B; Garasone; Joysun; Triderm-C; Uniflex-N; ***Mex.:*** Artridol; Barmicil Compuesto; Beclogen; Beclotrin; Betrigen; Celestamine NS; Celestamine†; Clio-Betnovate; Clotricina; Daivobet; Diprosone G; Diprosone Y; Farmalor; Fucicort; Garamicina-V†; Garasone; Gelmicin; Miclobet; Prubagen; Quadriderm NF; Tamex; Triderm; ***Neth.:*** Diprosalic; Dovobet; ***Norw.:*** Betnovat med Chinoform; Daivobet; Diprosalic; ***NZ:*** Betnesol Aqueous; Betnovate-C; Daivobet; Fucicort; ***Philipp.:*** Beprosalic; Betneton; Betnovate-C; Betnovate-N; Celestamine; Claricort; Clotrasone; Co-Aleva; Daivobet; Diproform; Diprogenta; Diprosalic; Foskina-B; Fucicort; Garasone; Hoebedic; Ophtasone; Quadriderm; Quadrotopic; Triderm; ***Pol.:*** Bedicort G; Betnovate-C; Betnovate-N; Daivobet; Diprogenta; Diprosalic; Lotriderm; Triderm; ***Port.:*** Beta-Micoter; Betnovate-C; Betnovate-N; Daivobet; Diprogenta; Diprosalic; Epione; Flotiran; Fucicort; Psodermil; Quadriderme; Xamiol; ***Rus.:*** Akriderm CK (Акридерм ЦК); Akriderm Genta (Акридерм Гента); Akriderm GK (Акридерм ГК); Belogent (Белогент); Belosalic (Белосалик); Betagenot (Бетагенот); Celestoderm-V with Garamycin (Целестодерм-В с Гарамицином); Daivobet (Дайвобет); Diprosalic (Дипросалик); Fucicort (Фуцикорт); Garasone (Гаразон); Triderm (Тридерм); ***S.Afr.:*** Betanoid N†; Betnesol-N; Betnovate-C†; Betnovate-N†; Celestamine; Celestoderm-V with Garamycin†; Diprogenta; Diprosalic; Dovobet; Lotriderm; Quadriderm; ***Singapore:*** B-Tasone-G; Beprogent; Beprosalic; Besone-N; Bufencon; Celestoderm-V with Garamycin†; Celestoderm-V with Neomycin†; Clotrasone†; Combiderm; Conazole; Daivobet; Dermanol-C; Diprogenta; Diprosalic; Fobancort; Fucicort; Garasone; Gentriderm; Gentrisone; Modaderm; Neoderm; Quadriderm†; Saerogenta-A; Tri-Micon; Triderm; Uniflex-N; ***Spain:*** Alergical; Beta Micoter; Bronsal; Celesemine; Celestoderm Gentamicina; Celestone S; Clotrasone; Cuatroderm; Daivobet; Diprogenta; Diprosalic; Fucibet; ***Swed.:*** Betnovat med Chinoform; Betnovat med Neomycin; Celeston valerat med chinoform†; Celeston valerat med gentamicin; Daivobet; Diprosalic; ***Switz.:*** Betnesalic†; Betnovate-C; Betnovate-N; Celestamine†; Daivobet; Diprogenta; Diprophos; Diprosalic; Fucicort; Ophtasone; Quadriderm†; Triderm; ***Thai.:*** Actnovate; Bacda-B; Beprogent; Beprogenta; Beprolic; Besone-N; Beta-C; Beta-Dipo; Beta-N; Beta-S; Betacort-N; Betagen; Betagram; Betama-EN; Betameth-N; Bethasone-N; Betnesalic†; Betnovate-C; Betnovate-N; Betosalic; Betosone-CE; Betosone-EN; Canasone CB; Canazol-BE; Candex Plus; Clinivate-N; Clotrasone†; Daivobet; Dermaheu; Dertec; Derzid-C; Derzid-N; Diprogenta†; Diprosalic; Epiklin; Fada-b; Fango-B; Fobancort; Fucicort; Fungiderm-B; Gynesten-B†; Mycosone-B; Mycozole-B; Myda-B; Myrazole-B; Neobet; Patarvate-C; Patarvate-N; Quadriderm; Spectroderm; Tenovate-N; Topaben-N; Twina; Valbet-N; Zema B; ***Turk.:*** Betnovate-C; Brumeton; Fucicort; ***UAE:*** Futasone; Supraproct-S; ***UK:*** Betnesol-N; Betnovate-C; Betnovate-N; Diprosalic; Dovobet; Fucibet; Vipsogal; Vista-Methasone N; Xamiol; ***Ukr.:*** Betaderm (Бетадерм); Fusiderm B (Фузидерм Б); Triacutan (Триакутан); ***USA:*** Lotrisone; Taclonex; ***Venez.:*** Betaderm con Gentamicina; Celestamincort; Celestamine; Celestoderm con Gentalyn; Claricort; Diproformo; Diprogenta; Diprosalic; Garabet; Garasone; Lotricomb; Lotrisone; Propioformo†; Propiogenta†; Propiosalic†; Quadriderm; Triderm; Tridetarmon; Urisalic†; Vio Celestoderm†.

Budesonide (*BAN*, *USAN*, *rINN*) ⊗布地奈德

Budesonid; Budesónida; Budésonide; Budesonidi; Budesonidum; Budezonid; Budezonidas; S-1320. An epimeric mixture of the α- and β-propyl forms of 16α,17α-butylidenedioxy-11β,21-dihydroxypregna-1,4-diene-3,20-dione.

Будезонид

$C_{25}H_{34}O_6$ = 430.5.

CAS — 51333-22-3 (11β,16α); 51372-29-3 (11β,16α(R)); 51372-28-2 (11β,16α(S)).

ATC — A07EA06; D07AC09; H02AB16; R01AD05; R03BA02.

ATC Vet — QA07EA06; QD07AC09; QR01AD05; QR03BA02.

UNII — Q3OKS62Q6X (11β,16α(RS)); 168L5HT37P (11β,16α(S)).

and epimer at C*

Pharmacopoeias. In *Eur.* (see p.vii) and *US.*

Ph. Eur. 6. 8 (Budesonide) 白色或类白色的结晶性粉末。几乎不溶于水；微溶于乙醇；易溶于二氯甲烷。

USP 33 (Budesonide) 白色至灰白色结晶性粉末。几乎不溶于水或庚烷；微溶于乙醇；易溶于氯仿。贮藏于密闭容器中，贮藏温度 20～25℃，允许波动于 15～35℃。避光。

不良反应、处置、撤药和注意事项

参见第1425页皮质激素的总体情况。

吸入大剂量的布地奈德与肾上腺抑制有关。经鼻使用，尤其是大剂量或长期治疗后可导致全身吸收。口服布地奈德的剂量在肝损伤中需要减量。

若局部使用，尤其是大面积，当皮肤破损或在敷料下，或经鼻给药皮质激素可以充分吸收导致全身作用。

1. Christensson C, *et al.* Safety of inhaled budesonide: clinical manifestations of systemic corticosteroid-related adverse effects. *Drug Safety* 2008; **31:** 965–88.

对骨骼的影响 关于哮喘儿童吸入布地奈德对胶原转换标志物和骨密度影响的描述，参见第1447页**倍氯米松的不良反应**项下内容。每日早晨吸入 1 次与每日 2 次吸入相比对生长和胶原转换的显著影响要小，参见下文的用法。

对神经系统的影响 有报道发现使用吸入布地奈德后出现精神病行为[1~3]。

1. Lewis LD, Cochrane GM. Psychosis in a child inhaling budesonide. *Lancet* 1983; **ii:** 634.
2. Meyboom RHB, de Graff-Breederveld N. Budesonide and psychic side effects. *Ann Intern Med* 1988; **109:** 683.
3. Connett G, Lenney W. Inhaled budesonide and behavioural disturbances. *Lancet* 1991; **338:** 634–5.

肝损伤 在一项有关原发性胆汁性肝硬化患者的研究中[1]，口服布地奈德的清除率在肝硬化（Ⅳ期）患者明显低于病变程度更轻的患者（Ⅰ/Ⅱ期）。升高的布地奈德浓度足以抑制皮质醇的产生，并认为与 2 名肝硬化患者出现门静脉血栓有关。

1. Hempfling W, *et al.* Pharmacokinetics and pharmacodynamic action of budesonide in early- and late-stage primary biliary cirrhosis. *Hepatology* 2003; **38:** 196–202.

超敏反应 有报道局部或鼻内使用布地奈德后出现接触性鼻炎[1]。一名患者在第一次口服布地奈德 5min 后即发生过敏样反应，他以前对美沙拉秦也出现过同样的反应[2]。

1. Quintiliani R. Hypersensitivity and adverse reactions associated with the use of newer intranasal corticosteroids for allergic rhinitis. *Curr Ther Res* 1996; **57:** 478–88.
2. Heeringa M, *et al.* Anaphylactic-like reaction associated with oral budesonide. *BMJ* 2000; **321:** 927.

药物相互作用

皮质激素药物相互作用的一般情况，见第1429页。

药动学

皮质激素药动学的简短概述，参见第1430页。布地奈德在口服后迅速地且几乎完全被吸收，因为主要通过细胞色素 P450 同工酶 CYP3A4 而导致广泛的肝首关代谢，它的全身利用度很差（约 10%）。主要代谢产物，6-β-羟基布地奈德和 16-α-羟基泼尼松龙仅有不到 1% 布地奈德原形的糖皮质激素活性。布地奈德的最终半衰期为 2～4h。

1. Donnelly R, Seale JP. Clinical pharmacokinetics of inhaled budesonide. *Clin Pharmacokinet* 2001; **40:** 427–40.
2. Edsbäcker S, Andersson T. Pharmacokinetics of budesonide (Entocort™ EC) capsules for Crohn's disease. *Clin Pharmacokinet* 2004; **43:** 803–21.
3. Kraft WK, *et al.* The pharmacokinetics of nebulized nanocrystal budesonide suspension in healthy volunteers. *J Clin Pharmacol* 2004; **44:** 67–72.
4. Lähelmä S, *et al.* Equivalent lung deposition of budesonide in vivo: a comparison of dry powder inhalers using a pharmacokinetic method. *Br J Clin Pharmacol* 2005; **59:** 167–73.

用途和用法

布地奈德是主要具有糖皮质激素活性的皮质激素（第1425页）。它可被吸入用于治疗**哮喘**（见下文）。从定量吸入器使用的常规剂量为每日 400μg，分 2 次使用；严重哮喘时剂量可被增加至每日 1.6mg，有关哮喘治疗的指南允许高达每日 2mg（参见第　　页）。维持量应少于每日 400μg，但不要低于每日 200μg。布地奈德也可以干粉吸入器的形式用于治疗哮喘；剂量为每日 200～800μg，每日 2 次或 1 次；如果必要，可高达 800μg，每日 2 次。对那些使用喷雾吸入器或干粉制剂不满意的患者可以使用雾化溶液。当哮喘严重或减量或停用口服糖皮质激素时，常规起始剂量为每日 1～2mg，分 2 次吸入。如果哮喘非常严重，这一剂量也可以增加。维持量为每日 0.5～1mg，分 2 次吸入。

布地奈德可鼻内使用预防和治疗**鼻炎**（第537页）。在英国，有 2 种鼻喷剂，一种每喷含量为 100μg，另一种每喷含量为 64μg。起始剂量为每日早晨每侧鼻孔 2 喷，或者每日 2 次、每侧鼻孔 1 喷。此后可以减量为每日 1 次、每侧鼻孔 1 喷，治疗可持续至 3 个月。在美国，有一种每喷含量为 32μg 的鼻喷剂。初始推荐剂量为每日 1 次、每侧鼻孔 1 喷。必要时可加量至最大剂量，即每日 1 次、每侧鼻孔 4 喷，随后减量至可以控制症状的最小有效剂量作为维持。

布地奈德鼻喷剂还也用于治疗**鼻息肉**（第1440页）。在英国，剂量为每日 2 次、每侧鼻孔 1 喷（每喷含量为 64μg 或 100μg，见上文），疗程为 3 个月。如为每喷含量 64μg 的鼻喷剂，还可按每日 1 次、每侧鼻孔 2 喷给药。

布地奈德的局部作用制剂可用于治疗**炎性肠病**（参见下文）。对于轻到中度克罗恩病若累及回肠和升结肠，可因为它在胃肠道的局部作用给予口服缓释胶囊治疗。推荐剂量为活动性病变每日 9mg，可根据制剂种类早餐前单次服用或三餐前 30min 服用。治疗可长达 8 周，在停止治疗前 2～4 周需要减量。活动期治疗 8 周后，推荐布地奈德 6mg，每日 1 次，用于临床缓解的维持治疗直至 3 个月；之后逐渐减量至停药，持续治疗并没有显示显著的临床益处。布地奈德从胃肠道有部分吸收，对于肝功能不全尤其是肝硬化的患者剂量应减少（参见上文**肝损伤**）。对于累及直肠及乙状结肠的溃疡性结肠炎，布地奈德可局部使用。可于睡前使用含量为 2mg/100ml 的保留灌肠剂，初始疗程 4 周。若症状未缓解，可延长至 8 周。还可以使用一种直肠用泡沫，可于早晨或晚上使用，每日 1 次，每次 2mg，疗程常为 6～8 周。肠道排空后使用效果更佳。

布地奈德的局部制剂可用于治疗**胶原性结肠炎**（参见下文**显微镜下肠炎**）。它可以缓释胶囊的形式口服，剂量为 3mg，每日 3 次，直至 8 周。在治疗的最后 2 周剂量应逐渐减少。

一种用于局部治疗**嗜酸性食管炎**的布地奈德口服贴剂正处于开发阶段（第1618页）。

布地奈德以含量 0.025% 的乳剂、洗剂或软膏的形式局部应用治疗**多种皮肤疾病**。有关在皮肤上正确使用皮质激素的建议和局部皮质激素可能带来的临床作用的初步指南，参见第1431页。

儿童用法，包括布地奈德在儿童**哮吼**中的用法，参见下文。

1. Brogden RN, McTavish D. Budesonide: an updated review of its pharmacological properties, and therapeutic efficacy in asthma and rhinitis. *Drugs* 1992; **44:** 375–407 and 1012.
2. Hvizdos KM, Jarvis B. Budesonide inhalation suspension: a review of its use in infants, children and adults with inflammatory respiratory disorders. *Drugs* 2000; **60:** 1141–78.
3. Stanaland BE. Once-daily budesonide aqueous nasal spray for allergic rhinitis: a review. *Clin Ther* 2004; **26:** 473–92.

用法　吸入途径　一项包括最大年龄为 30 个月的 6 名儿童的研究发现雾化的布地奈德 75% 的标称剂量沉积在雾化的系统中[1]，而一项包括年龄更大的 126 名儿童的研究显示当使用干粉吸入器替代雾化器时布地奈德的维持剂量可减半，同时不会失去对哮喘的控制[2]。口咽部的沉积被认为在吸入皮质激素的全身效应中起主要作用，另一项研究显示使用干粉吸入器后 20% 全身可利用的药物来自于口咽部沉积[3]。

有证据显示定时吸入治疗可能产生部分全身效应。一项关于患轻度哮喘儿童的研究发现早晨吸入布地奈德 800μg 与吸入 400μg，每日 2 次相比短期内对生长和胶原转换影响更小[4]。

1. Carlsen KCL, *et al.* How much nebulised budesonide reaches infants and toddlers? *Arch Dis Child* 1992; **67:** 1077–9.
2. Agertoft L, Pedersen S. Importance of the inhalation device on the effect of budesonide. *Arch Dis Child* 1993; **69:** 130–3.
3. Pedersen S, *et al.* The influence of orally deposited budesonide on the systemic availability of budesonide after inhalation from a Turbuhaler. *Br J Clin Pharmacol* 1993; **36:** 211–14.
4. Heuck C, *et al.* Adverse effects of inhaled budesonide (800 micrograms) on growth and collagen turnover in children with asthma: a double-blind comparison of once-daily versus twice-daily administration. *J Pediatr* 1998; **133:** 608–12.

儿童用法　布地奈德可吸入给药治疗儿童哮喘。当使用定量吸入器时，2～12 岁儿童的剂量为每日 200～800μg，分次吸入。呼吸驱动的干粉吸入器可用于 5 岁及以上儿童，每日 200～800μg，分 2 次使用，单次最大剂量为 400μg。如对如上给药方式不满意，可使用雾化溶液，对于 3 个月～12 岁的儿童，初始剂量可为每日 0.5～1mg，分 2 次吸入，维持量常为每日 250～500μg，分 2 次吸入，而每日 250μg 单次给药即可足够。

布地奈德也可以雾化溶液的形式吸入治疗儿童**哮吼**（第1435页）。常规剂量为单次 2mg 或 1mg 使用 2 次，间隔 30min。

布地奈德可鼻内给药预防和治疗儿童过敏性**鼻炎**，适用于 6 岁及以上儿童。在英国，可使用每喷含量为 64μg 的鼻喷剂，剂量与成人类似（参见上文**用途和用法**）。在美国，每喷含量 32μg 的鼻喷剂的初始推荐剂量为每日每侧鼻孔 1 喷，必要时，可增至最大剂量，每日每侧鼻孔 2 喷。此后减量至可以控制症状的最小有效剂量作为维持。

在英国，每喷含量 64μg 的鼻喷剂可用于治疗 12 岁及以上儿童的**鼻息肉**，剂量与成人类似（参见上文**用途和用法**）。

哮喘　皮质激素和 β_2 肾上腺素能受体激动药是治疗哮喘的基础（第1432页）。

以下为布地奈德用于哮喘的参考文献[1～7]。它的固定剂量与福莫特罗联合使用也综述如下[8～10]。

1. Baker JW, *et al.* A multiple-dosing, placebo-controlled study of budesonide inhalation suspension given once or twice daily for treatment of persistent asthma in young children and infants. *Pediatrics* 1999; **103:** 414–21.
2. The Childhood Asthma Management Program Research Group. Long-term effects of budesonide or nedocromil in children with asthma. *N Engl J Med* 2000; **343:** 1054–63.
3. Leflein JG, *et al.* Nebulized budesonide inhalation suspension compared with cromolyn sodium nebulizer solution for asthma in young children: results of a randomized outcomes trial. *Pediatrics* 2002; **109:** 866–72.
4. Pauwels RA, *et al.* Early intervention with budesonide in mild persistent asthma: a randomised, double-blind trial. *Lancet* 2003; **361:** 1071–6.
5. FitzGerald JM, *et al.* Doubling the dose of budesonide versus maintenance treatment in asthma exacerbations. *Thorax* 2004; **59:** 550–6.
6. Berger WE, *et al.* Safety of budesonide inhalation suspension in infants aged six to twelve months with mild to moderate persistent asthma or recurrent wheeze. *J Pediatr* 2005; **146:** 91–5.
7. Berger WE. Budesonide inhalation suspension for the treatment of asthma in infants and children. *Drugs* 2005; **65:** 1973–89.
8. Goldsmith DR, Keating GM. Budesonide/formoterol: a review of its use in asthma. *Drugs* 2004; **64:** 1597–1618.
9. McCormack PL, Lyseng-Williamson KA. Budesonide/formoterol: a review of its use as maintenance and reliever inhalation therapy in asthma. *Drugs* 2007; **67:** 2407–31.
10. Lyseng-Williamson KA, Simpson D. Budesonide/formoterol pressurized metered-dose inhaler. *Drugs* 2008; **68:** 1855–64.

慢性阻塞性肺疾病　吸入皮质激素可用在慢性阻塞性肺疾病中（参见第1434页）。固定剂量的布地奈德与福莫特罗联合使用综述如下[1,2]。

1. Reynolds NA, *et al.* Budesonide/formoterol: in chronic obstructive pulmonary disease. *Drugs* 2004; **64:** 431–41.
2. Lyseng-Williamson KA. Budesonide/formoterol pressurized metered-dose inhaler: in chronic obstructive pulmonary disease. *Drugs* 2009; **69:** 1459–70.

囊性纤维化　囊性纤维化（第157页）与支气管高反应有关；一项小型研究提示每日吸入布地奈德 1.6mg，持续 6 周，可轻度改善支气管高反应并缓解咳嗽和呼吸困难[1]。一项有关布地奈德的大型研究发现给予 2 次 3 个月的疗程后，高反应性改善同时肺功能下降有减慢的趋势[2]。

1. Van Haren EHJ, *et al.* The effects of the inhaled corticosteroid budesonide on lung function and bronchial hyperresponsiveness in adult patients with cystic fibrosis. *Respir Med* 1995; **89:** 209–14.
2. Bisgaard H, *et al.* Controlled trial of inhaled budesonide in patients with cystic fibrosis and chronic bronchopulmonary Pseudomonas aeruginosa infection. *Am J Respir Crit Care Med* 1997; **156:** 1190–6.

炎性肠病　布地奈德可作为灌肠剂治疗远端溃疡性结肠炎，在这种情况下它的作用和全身利用度较低是具有优势的[1]。一种直肠用泡沫剂也已被开发出，与灌肠剂相比，使用更方便，更易保留于肠管中[2]。布地奈德可以缓释口服剂的形式用于治疗活动性克罗恩病[1,3]。布地奈德回肠缓释剂已被作为累及回肠右半结肠的轻中度克罗恩病的一线用药[4]。系统性综述提示它的有效性稍弱于传统皮质激素治疗，但是其不良反应更少[5]。布地奈德对延缓静止期病变复发也有效[6～8]。但是仅有短期（3 个月）获益[4]，布地奈德缓释口服剂对维持长期（12 个月）缓解无效[4,9]。同样，口服布地奈德对于预防克罗恩病切除术后的复发无效[10]。

关于炎性肠病的讨论，参见第1620页。

1. Spencer CM, McTavish D. Budesonide: a review of its pharmacological properties and therapeutic efficacy in inflammatory bowel disease. *Drugs* 1995; **50:** 854–72.
2. Gross V, *et al.* Budesonide foam versus budesonide enema in active ulcerative proctitis and proctosigmoiditis. *Aliment Pharmacol Ther* 2006; **23:** 303–12.
3. McKeage K, Goa KL. Budesonide (Entocort® EC capsules): a review of its therapeutic use in the management of active Crohn's disease in adults. *Drugs* 2002; **62:** 2263–82.
4. Lichtenstein GR, *et al.* American Gastroenterological Association Institute medical position statement on corticosteroids, immunomodulators, and infliximab in inflammatory bowel disease. *Gastroenterology* 2006; **130:** 935–9. Also available at: http://download.journals.elsevierhealth.com/pdfs/journals/0016-5085/PIIS0016508506000734.pdf (accessed 22/09/06)
5. Seow CH, *et al.* Budesonide for induction of remission in Crohn's disease. Available in The Cochrane Database of Systematic Reviews; Issue 3. Chichester: John Wiley; 2008 (accessed 22/08/08).
6. Greenberg GR, *et al.* Oral budesonide as maintenance treatment for Crohn's disease: a placebo-controlled dose-ranging study. *Gastroenterology* 1996; **110:** 45–51.
7. Löfberg R, *et al.* Budesonide prolongs time to relapse in ileal and ileocaecal Crohn's disease: a placebo controlled one year study. *Gut* 1996; **39:** 82–6.
8. Gross V, *et al.* Low dose oral pH modified release budesonide for maintenance of steroid induced remission in Crohn's disease. *Gut* 1998; **42:** 493–6.
9. Benchimol EI, *et al.* Budesonide for maintenance of remission in Crohn's disease. Available in The Cochrane Database of Systematic Reviews; Issue 1. Chichester: John Wiley; 2009 (accessed 12/03/10).
10. Hellers G, *et al.* Oral budesonide for prevention of postsurgical recurrence in Crohn's disease. *Gastroenterology* 1999; **116:** 294–300.

显微镜下结肠炎　布地奈德被研究用于治疗显微镜下结肠炎（第1622页）。几项小型对照研究将布地奈德用于胶原性结肠炎的治疗[1～5]。6～8 周的口服治疗药可以改善临床症状和组织病变。尽管有报道称停药后复发率高[3,5]，其短期获益已由荟萃分析证实[6]。而另一报道提示 6 个月长期治疗可以维持缓解[7,8]，但也存在停药后高比例复发[8]。

口服布地奈德治疗少数淋巴细胞性结肠炎患者的研究也有所成效[9]。

1. Baert F, *et al.* Budesonide in collagenous colitis: a double-blind placebo-controlled trial with histologic follow-up. *Gastroenterology* 2002; **122:** 20–5.
2. Miehlke S, *et al.* Budesonide treatment for collagenous colitis: a randomized, double-blind, placebo-controlled, multicenter trial. *Gastroenterology* 2002; **123:** 978–84.
3. Bonderup OK, *et al.* Budesonide treatment of collagenous colitis: a randomised, double blind, placebo controlled trial with morphometric analysis. *Gut* 2003; **52:** 248–51.
4. Madisch A, *et al.* Oral budesonide therapy improves quality of life in patients with collagenous colitis. *Int J Colorectal Dis* 2005; **20:** 312–16.
5. Miehlke S, *et al.* Long-term follow-up of collagenous colitis after induction of clinical remission with budesonide. *Aliment Pharmacol Ther* 2005; **22:** 1115–19.
6. Feyen B, *et al.* Meta-analysis: budesonide treatment for collagenous colitis. *Aliment Pharmacol Ther* 2004; **20:** 745–9.
7. Miehlke S, *et al.* Oral budesonide for maintenance treatment of collagenous colitis: a randomized, double-blind, placebo-controlled trial. *Gastroenterology* 2008; **135:** 1510–16.
8. Bonderup OK, *et al.* Long-term budesonide treatment of collagenous colitis: a randomised, double-blind, placebo-controlled trial. *Gut* 2009; **58:** 68–72.
9. Miehlke S, *et al.* Budesonide is effective in treating lymphocytic colitis: a randomized double-blind placebo-controlled study. *Gastroenterology* 2009; **136:** 2092–2100.

制剂

BP 2010: Budesonide Aqueous Nasal Spray; Budesonide Nebuliser Suspension; Budesonide Powder for Inhalation; Budesonide Pressurised Inhalation.

专利制剂

Arg.: Aerovent; Airbude†; Budeson; Budezonil; Cuteral; Entocort; Hypersol B; Inflammide; Infliplus†; Kerpet†; Nastizol Hidrospray; Neumocort; Neumotex; Proetzonide; Pulmo Lisoflam; Rino-B; Spirocort; ***Austral.:*** Budamax; Entocort; Pulmicort; Rhinocort; ***Austria:*** Budiair; Budo-san; Entocort; Giona; Miflonide; Pulmicort; Rhinocort; ***Belg.:*** Budenofalk; Docbudeso; Entocort; Merckrhinobudesonide†; Miflonide; Pulmicort; Rhinobudesonide; Rhinocort; ***Braz.:*** Budecort; Budiair; Busonid; Entocort; Miflonide; Noex; Novopulmon†; Pulmicort; ***Canad.:*** Entocort; Pulmicort; Rhinocort; ***Chile:*** Aero-Bud; Aerovial; Aerovial Aqua; Budasmal; Budenofalk; Clebudan; Inflammide; Neumocort; Pulmicort; Rhinocort; Rino-B; ***Cz.:*** Apulein†; Budenofalk; Budiair; Easi-Cort†; Entocort; Giona; Inflammide†; Miflonid; Pulmax†; Pulmicort; Rhinocort; Ribuspir; Tafen; Tinkair; ***Denm.:*** Budenofalk; Entocort; Giona; Miflonide; Pulairmax; Rhinocort; Rhinosol; Spirocort; ***Fin.:*** Budenofalk; Cortivent†; Entocort; Novopulmon; Pulmicort; Rhinocort; ***Fr.:*** Entocort; Miflonil; Novopulmon; Pulmicort; Rafton; Rhinocort; ***Ger.:*** Aquacort†; Benosid†; Budapp; Budecort; Budenofalk; Budes; Budiair; Entocort; Miflonide; Novopulmon; Pulmax; Pulmicort; Respicort†; ***Gr.:*** Abelitan; Aldesonit; Arsicort; Astrocast; Aurid; Axelovert; Beysonit; Biosonide; Budecol; Budemar; Budenite; Budenofalk; Budeprol; Buderen; Budesan; Budesoderm; Budesonal; Budiair; Busonal; Butekont; Buyamin; Dedostryl; Dexalocal; Eolan; Esonide; Etrafonil; Farlidone; Ixor†; Labetasol; Lisobron; Lydenal; Miflonide; Minalerg; Nalator; Obecirol; Obusonid; Olfo; Olfosonide; Olyspal; Pimoftal; Pulmicort; Pulmiver; Pulmovance; Resata; Rhinobros; Rhinoside; Ribuspir; Rinoster; Serbo; Sonidal; Talgan; Therasonid; Udesogel; Udesospray; Velorium; Vericort; Vemoral; Vinecort; Zefecort; Zymacter; Zyolaif; Zytual; ***Hong Kong:*** Budenase; Budenofalk; Butacort; Cycortide; Entocort; Pulmicort; Rhinocort; ***Hung.:*** Aerox; Apulein†; Budenofalk; Budesogen; Entocort; Miflonide; Neplit†; Pulmax†; Pulmicort; Rhinocort; ***India:*** Budecort; Budenase; Pulmicort; Rhinocort; ***Indon.:*** Budenofalk; Inflammide; Obucort; Pulmicort; Rhinocort; ***Irl.:*** Budenofalk; Budesitan; Entocort; Pulmicort; Rhinocort; ***Israel:*** Budeson; Budicort; Entocort; Miflonide; Nasocort; Pulmotide†; ***Ital.:*** Aircort; Bidien; Budiair; Desonax; Eltair; Entocir; Kesol; Marxide; Miflo; Miflonide; Preferid†; Pulmaxan; Rafton; Rhinocort; Spirocort; Xavin; ***Malaysia:*** Budecort; Budenase; Budiair; Butacort; Eltair; Giona; Inflammide†; Pulmicort; Rhinocort; ***Mex.:*** Aerosial†; Budosan†; Entocort; Miflonide; Numark; Pulmicort; Rhinocort; ***Neth.:*** Budenofalk; Entocort; Pulmicort; Rhinocort; Ribuspir; ***Norw.:*** Entocort; Giona; Pulmicort; Rhinocort; ***NZ:*** Budenocort; Butacort; Eltair; Entocort; Pulmicort; ***Philipp.:*** Asmavent; Bronex; Budecort; Budenofalk; Obucort; Primavent; ***Pol.:*** Budenofalk; Buderhin; Entocort; Horacort†; Miflonide; Neplit; Pulmicort; Rhinocort; Tafen; ***Port.:*** Aeromax; Budiair; Budo-san; Entocort; Miflonide; Neo Rinactive; Pulmax†; Pulmicort; ***Rus.:*** Benacort (Бенакорт); Benarin (Бенарин); Pulmicort (Пульмикорт); Tafen (Тафен); ***S.Afr.:*** Budeflam; Entocord; Inflacor†; Inflammide; Inflanaze; Pulmicort; Rhinocort; ***Singapore:*** Budenofalk; Eltair; Entocort†; Esonide; Giona; Inflammide; Pulmicort; Rhinocort; ***Spain:*** Budenofalk†; Demotest; Entocord; Intestifalk; Miflonide; Neo Rinactive; Novopulm; Olfex; Pulmicort; Pulmictan; Rhinocort; Ribujet; ***Swed.:*** Budenofalk; Entocort; Giona; Pulmicort; Rhinocort; ***Switz.:*** Budenofalk; Cortinasal; Entocort; Miflonide; Pulmicort; Rhinocort; ***Thai.:*** Aeronide; Besonin; Budecort; Budiair; Bunase; Eltair; Giona; Inflammide†; Obucort; Pulmicort; Rhinocort; ***Turk.:*** Budenofalk; Budiair; Entocort; Giona; Inflacort; Miflonide; Neo Rinactive; Pulmicort; Rhinocort; ***UAE:*** Sonidar; ***UK:*** Budelin; Budenofalk; Entocort; Pulmicort; Rhinocort; ***Ukr.:*** Budenofalk (Буденофальк); Pulmax (Пульмакс)†; Pulmicort (Пульмикорт); Tafen (Тафен); ***USA:*** Entocort; Pulmicort; Rhinocort; ***Venez.:*** Biosonida; Bronklast; Budecort; Budenas; Miflonide; Pulmicort; Pulmolet; Rhinocort; Rinaqua†; Rinolet.

多组分制剂 ***Arg.:*** Neumoterol; Symbicort; ***Austral.:*** Symbicort; ***Austria:*** Symbicort; ***Belg.:*** Symbicort; ***Braz.:*** Alenia; Foraseq; Symbicort; ***Canad.:*** Symbicort; ***Chile:*** Symbicort; ***Cz.:*** Symbicort; ***Denm.:*** Symbicort; ***Fin.:*** Symbicort; ***Fr.:*** Symbicort; ***Ger.:*** Symbicort; ***Gr.:*** Symbicort; ***Hong Kong:*** Symbicort; ***Hung.:*** Symbicort; ***India:*** Budesal; Foracort; ***Indon.:*** Symbicort; ***Irl.:*** Symbicort; ***Israel:*** Symbicort; ***Ital.:*** Assieme; Assiememite; Sinestic; Symbicort; ***Malaysia:*** Foracort; Symbicort; ***Mex.:*** Symbicort; ***Neth.:*** Assieme; Sinestic; Symbicort; ***Norw.:*** Symbicort; ***NZ:*** Symbicort; Vannair; ***Philipp.:*** Symbicort; ***Pol.:*** Symbicort; ***Port.:*** Assieme; Symbicort; ***Rus.:*** Biasten (Биастен); Simbicort (Симбикорт)†; Symbicort (Симбикорт); ***S.Afr.:*** Symbicord; ***Singapore:*** Symbicort; ***Spain:*** Rilast; Symbicort; ***Swed.:*** Symbicort; ***Switz.:*** Symbicort; ***Thai.:*** Symbicort; ***Turk.:*** Symbicort; Ventofor-Combi; ***UK:*** Symbicort; ***Ukr.:*** Simbicort (Симбикорт); ***USA:*** Symbicort; ***Venez.:*** Foraseq; Symbicort.

Ciclesonide (*USAN*, *rINN*) ⊗环索奈德

BY-9010; Ciclesonida; Ciclésonide; Ciclesonidum; RPR-251526. (*R*)-11β,16α,17,21-Tetrahydroxypregna-1,4-diene-3,20-dione cyclic 16,17-acetal with cyclohexanecarboxaldehyde, 21-isobutyrate.

Циклезонид

$C_{32}H_{44}O_7$ = 540.7.

CAS — 126544-47-6; 141845-82-1.

ATC — R03BA08.

ATC Vet — QR03BA08.

UNII — S59502J185.

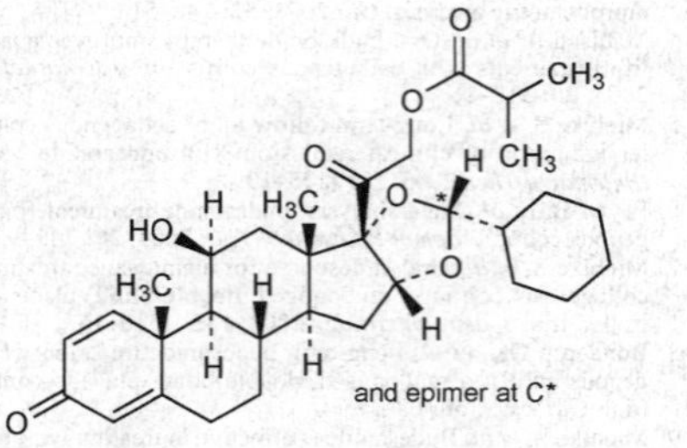

and epimer at C*

不良反应、处置、撤药和注意事项

参见第1425页皮质激素的总体情况。

吸入环索奈德，尤其是大剂量长期治疗可引起全身吸收。

药物相互作用

皮质激素药物相互作用的一般情况，见第1429页。

药动学

皮质激素药动学的简短概述，参见第1430页。环索奈德通过存在于肺和鼻黏膜中的酯酶羟化形成它的活性代谢产物去环索奈德（desciclesonide），据报道通过定量吸入器给药，去环索奈德的全身生物利用度约超过50%。在经鼻给药患者血清中也发现去环索奈德。而口服生物利用度小于1%。环索奈德和去环索奈德与血浆蛋白广泛结合，随后主要通过细胞色素P450同工酶CYP3A4代谢成无活性代谢产物，少部分通过CYP2D6代谢。去环索奈德平均清除半衰期为吸入环索奈德后6～7h。口服或静脉给药时，环索奈德主要通过粪便排泄。

1. Derendorf H. Pharmacokinetic and pharmacodynamic properties of inhaled ciclesonide. *J Clin Pharmacol* 2007; **47:** 782–9.
2. Nave R. Clinical pharmacokinetic and pharmacodynamic profile of inhaled ciclesonide. *Clin Pharmacokinet* 2009; **48:** 243–52.

用途和用法

环索奈德是具有糖皮质激素活性的皮质激素（第1425页）。它可经吸入给药治疗**哮喘**（见下文）。定量气雾剂的常规剂量为每日160μg，分1～2次给药。对于重度哮喘，每日320μg，分2次给药。维持剂量为80μg，每日1次。环索奈德可经鼻内给药用于治疗成人和12岁及以上青少年的季节性和常年性过敏性**鼻炎**（第537页），也可用于治疗6岁及以上儿童季节性过敏性鼻炎。剂量为每日1次，每侧鼻孔2喷，每喷50μg，共200μg。

儿童用法 环索奈德可经鼻内给药用于治疗6岁及以上儿童季节性过敏性鼻炎。剂量与成人相同（见上文）。

哮喘 皮质激素和β肾上腺素能受体激动药是治疗哮喘的基础（第1432页）。

关于环索奈德的综述如下。

1. Deeks ED, Perry CM. Ciclesonide: a review of its use in the management of asthma. *Drugs* 2008; **68:** 1741–70.
2. Manning P, *et al.* Ciclesonide versus placebo for chronic asthma in adults and children. Available in The Cochrane Database of Systematic Reviews; Issue 2. Chichester: John Wiley; 2008 (accessed 10/03/10).
3. Manning P, *et al.* Ciclesonide versus other inhaled steroids for chronic asthma in children and adults. Available in The Cochrane Database of Systematic Reviews; Issue 2. Chichester: John Wiley; 2008 (accessed 10/03/10).

鼻炎 有关鼻炎治疗的讨论，包括皮质激素的应用，参见第537页。

关于环索奈德的综述如下。

1. Dhillon S, Wagstaff AJ. Ciclesonide nasal spray: in allergic rhinitis. *Drugs* 2008; **68:** 875–83.

制剂

专利制剂

Arg.: Alvesco; Cicletex; ***Austral.:*** Alvesco; ***Braz.:*** Alvesco; ***Canad.:*** Omnaris; ***Chile:*** Alvesco†; ***Cz.:*** Alvesco; ***Fin.:*** Alvesco; ***Ger.:*** Alvesco; ***Gr.:*** Alvesco; Amavio; Freathe; ***Hong Kong:*** Alvesco; ***Hung.:*** Alvesco; ***India:*** Osonide†; ***Irl.:*** Alvesco; ***Jpn:*** Alvesco; ***Malaysia:*** Alvesco; ***Mex.:*** Alvesco; ***Neth.:*** Alvesco; ***Pol.:*** Alvesco; ***Port.:*** Alvesco; ***S.Afr.:*** Alvesco; ***Switz.:*** Alvesco; ***Turk.:*** Alvesco; ***UK:*** Alvesco; ***USA:*** Alvesco; Omnaris; ***Venez.:*** Alvesco.

Clobetasol Propionate (*BANM*, *USAN*, *rINNM*) ⊗丙酸氯倍他索

CCI-4725; Clobétasol, propionate de; Clobetasoli propionas; GR-2/925; Klobetasol-propionát; Klobetazol Propiyonat; Klobetazolu propionian; Propionato de clobetasol. 21-Chloro-9α-fluoro-11β,17α-dihydroxy-16β-methylpregna-1,4-diene-3,20-dione 17-propionate.

Клобетазола Пропионат

$C_{25}H_{32}ClFO_5$ = 467.0.

CAS — 25122-41-2 (clobetasol); 25122-46-7 (clobetasol propionate).

ATC — D07AD01.

ATC Vet — QD07AD01.

UNII — 779619577M.

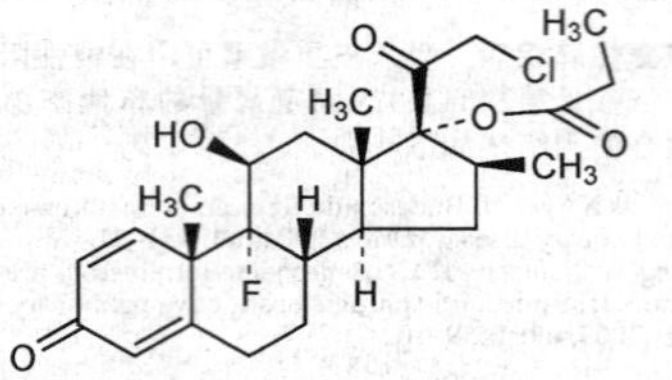

Pharmacopoeias. In *Chin.*, *Eur.* (see p.vii), *Jpn*, and *US.*

Ph. Eur. 6. 8（Clobetasol Propionate） 白色或类白色的结晶性粉末。几乎不溶于水；微溶于乙醇；易溶于丙酮。避光。

USP 33（Clobetasol Propionate） 白色至乳白色的粉末。几乎不溶于水；微溶于无水乙醇；溶于丙酮、氯仿、二甲亚砜、二噁烷和甲醇；轻微溶于苯和乙醚。贮藏于密闭容器中。避光。

简介

丙酸氯倍他索是一种因糖皮质激素活性可局部应用治疗多种皮肤疾病的皮质激素（第1425页）。使用时通常为含量0.05%的乳剂、软膏、凝胶、头皮用品、洗发水或泡沫。

若局部使用，尤其是大面积，当皮肤破损或在敷料下，皮质激素可以充分吸收导致全身作用（第1425页）。局部用于皮肤的皮质激素的作用在第1427页有描述。有关在皮肤上正确使用皮质激素的建议和局部皮质激素可能带来的临床作用的初步指南，见第1431页。

1. Campisi G, *et al.* A new delivery system of clobetasol-17-propionate (lipid-loaded microspheres 0.025%) compared with a conventional formulation (lipophilic ointment in a hydrophilic phase 0.025%) in topical treatment of atrophic/erosive oral lichen planus: a phase IV, randomized, observer-blinded, parallel group clinical trial. *Br J Dermatol* 2004; **150:** 984–90.
2. Jarratt M, *et al.* Clobetasol propionate shampoo 0.05%: a new option to treat patients with moderate to severe scalp psoriasis. *J Drugs Dermatol* 2004; **3:** 367–73.
3. Reygagne P, *et al.* Clobetasol propionate shampoo 0.05% and calcipotriol solution 0.005%: a randomized comparison of efficacy and safety in subjects with scalp psoriasis. *J Dermatol Treat* 2005; **16:** 31–6.
4. Breneman D, *et al.* Clobetasol propionate 0.05% lotion in the treatment of moderate to severe atopic dermatitis: a randomized evaluation versus clobetasol propionate emollient cream. *J Drugs Dermatol* 2005; **4:** 330–6.
5. Lowe N, *et al.* Clobetasol propionate lotion, an efficient and safe alternative to clobetasol propionate emollient cream in subjects with moderate to severe plaque-type psoriasis. *J Dermatol Treat* 2005; **16:** 158–64.
6. Reid DC, Kimball AB. Clobetasol propionate foam in the treatment of psoriasis. *Expert Opin Pharmacother* 2005; **6:** 1735–40.
7. Sanchez Regana M, *et al.* Treatment of nail psoriasis with 8% clobetasol nail lacquer: positive experience in 10 patients. *J Eur Acad Dermatol Venereol* 2005; **19:** 573–7.
8. Conrotto D, *et al.* Ciclosporin vs. clobetasol in the topical management of atrophic and erosive oral lichen planus: a double-blind, randomized controlled trial. *Br J Dermatol* 2006; **154:** 139–45.
9. Vena GA, *et al.* Clobetasol propionate 0.05% in a novel foam formulation is safe and effective in the short-term treatment of patients with delayed pressure urticaria: a randomized, double-blind, placebo-controlled trial. *Br J Dermatol* 2006; **154:** 353–6.

制剂

BP 2010: Clobetasol Cream; Clobetasol Ointment;
USP 33: Clobetasol Propionate Cream; Clobetasol Propionate Ointment; Clobetasol Propionate Topical Solution.

专利制剂

Arg.: Cantril†; Clob-X; Clobesol; Dermaclob; Dermadex; Dermexane; Perfracort; Ribatra; Salac; ***Austria:*** Clarelux; Dermovate; ***Belg.:*** Clarelux; Clobex; Dermovate; ***Braz.:*** Clob-X; Clobesol; Cortalen C; Dermacare; Propiosol; Psorex; Psorin; Therapsor; ***Canad.:*** Clobex; Dermovate; ***Chile:*** Alticort; Clob-X; Clodavan; Cortopic; Dermovate; Koniderm; Lobevat†; Xinder; ***Cz.:*** Clobex; Dermovate; Hoziac; ***Denm.:*** Clobex; Dermovat; ***Fin.:*** Clarelux; Clobex; Dermovat; ***Fr.:*** Clobex; Dermoval; ***Ger.:*** Clarelux; Clobegalen; Clobex; Dermoxin; Dermoxinale; Karison; ***Gr.:*** Butavate; Clarelux; Clobex; Rubocord; Yugofin; ***Hong Kong:*** Clobasol†; Clobesol; Clobetaderm; Clobex; Cloderm; Dermasone†; Dermo†; Dermovate; Dermowel; Dhabesol; Eurobetsol; Medodermone; Uni-Dermo; Uniderm; Univate; ***Hung.:*** Closanasol; Dermovate; ***India:*** Cloderm; Eumosone; Lobate; Tenovate; Topifort; ***Indon.:*** Bersol; Cloflam; Clonaderm; Closol; Dermovate; Elopro; Forderm; Hercum; Ikaderm; Kloderma; Klonat†; Lamodex; Lotasbat; Primaderm†; Psoriderm; Tempovate; ***Irl.:*** Clarelux; Dermovate; Etrivex; ***Israel:*** Dermovate; ***Ital.:*** Clobesol; Olux; ***Malaysia:*** Clobet; Cloderm; Dermosol; Dermovate; Dhabesol; Lobesol†; Uniderm; Univate; ***Mex.:*** Clobesol; Clobexpro; Clobixfoam; Dermatovate; Lobevat; ***Neth.:*** Clarelux; Clobex; Dermovate; Olux†; ***Norw.:*** Clobex; Dermovat; ***NZ:*** Clobex; Dermol; ***Philipp.:*** Clobex; Clobison; Clonate; Closderm; Dermosol; Dermovate; Eurobel; Glevate; ***Pol.:*** Clobederm; Clobex; Dermklobal; Dermovate; Novate; ***Port.:*** Clarelux; Dermovate; Etrivex; ***Rus.:*** Dermovate (Дермовейт); Powercort (Пауэркорт); ***S.Afr.:*** Clobex; Dermovate; Dovate; Xenovate; ***Singapore:*** Clobex; Cloderm; Dermosol; Dermovate; Dhabesol; Medodermone; Powercort; Uniderm; Univate; ***Spain:*** Clobex; Clovate; Decloban; ***Swed.:*** Clobex; Dermovat; ***Switz.:*** Clobex; Dermovate; ***Thai.:*** Betasol; Chinovate; Clinoderm; Clobasone; Clobet; Clobetate; Cloderm; Clodermis; Clonovate; Clotasol; Cobesol; Cotaso; Delacor; Dergemate; Dermaman; Dermasil†; Dermovate; Kaltazone; Klobecort; P-Vate; Stivate; Uniderm; ***Turk.:*** Dermovate; Psoderm; Psovate; ***UAE:*** Gamavate; ***UK:*** Clarelux; Dermovate; Etrivex; ***Ukr.:*** Clovate (Кловейт); Dermovate (Дермовейт); ***USA:*** Clobex; Cormax; Embeline†; Olux; Temovate; ***Venez.:*** Dermovate.

多组分制剂 ***Arg.:*** Clobeplus; Clobesol LA; Dermadex NN; Dermexane; ***Hong Kong:*** Clobert-G; Clonetin; Neoclobet; Uni-Quaderm; ***India:*** Cloderm-GM; Lobate-G; Lobate-GM; Lobate-M; Tenovate G; Tenovate M; ***Philipp.:*** Dermovate-NN; ***Port.:*** Dermovate-NN†; ***Switz.:*** Dermovate-NN†; ***UK:*** Dermovate-NN.

Clobetasone Butyrate (*BANM*, *USAN*, *rINNM*) ⊗丁氯倍他松

Butirato de clobetasona; CCI-5537; Clobétasone, butyrate de; Clobetasoni Butiras; Clobetasoni butyras; GR-2/1214; Klobetasonbutyrat; Klobetason-butyrát; Klobetasonibutyraatti; Klobetazon Bütirat; Klobetazon-butirát; Klobetazono butiratas. 21-Chloro-9α-fluoro-17α-hydroxy-16β-methylpregna-1,4-diene-3,11,20-trione 17-butyrate.

Клобетазона Бутират

$C_{26}H_{32}ClFO_5$ = 479.0.

CAS — 54063-32-0 (clobetasone); 25122-57-0 (clobetasone butyrate).

ATC — D07AB01; S01BA09.

ATC Vet — QD07AB01; QS01BA09.

UNII — 8U0H6XI6EO.

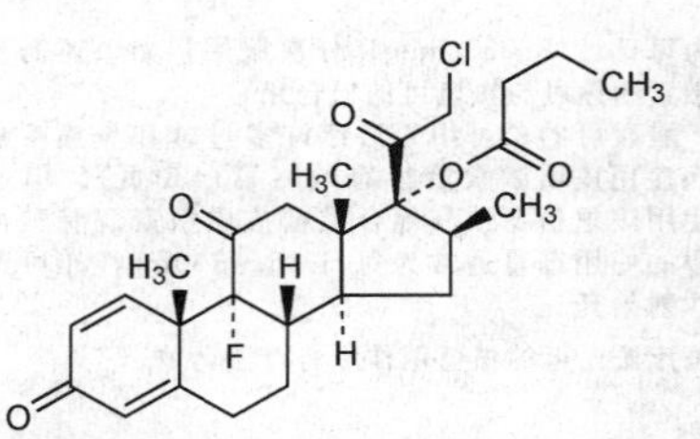

Pharmacopoeias. In *Eur.* (see p.vii).

Ph. Eur. 6. 8（Clobetasone Butyrate）　白色或类白色的粉末。几乎不溶于水；微溶于乙醇；易溶于丙酮和二氯甲烷。避光。

简介

丁氯倍他松是一种因其糖皮质激素作用可局部应用治疗多种皮肤疾病的皮质激素（第1425页）。使用时通常为含量 0.05%的乳剂或软膏。若局部使用，尤其是大面积，当皮肤破损或在敷料下，皮质激素可以充分吸收导致全身作用（第1425页）。局部用于皮肤的皮质激素的作用在第1427页有描述。有关在皮肤上正确使用皮质激素的建议和局部皮质激素可能带来的临床作用的初步指南，见第1431页。

丁氯倍他松也可以 0.1%滴眼液的形式被用于治疗炎症性眼病。长期使用含皮质激素的眼药可引起眼内压升高和视功能下降。

制剂

BP 2010: Clobetasone Cream; Clobetasone Ointment.

专利制剂

Arg.: Eumovate; ***Austral.:*** Becoderm-C; ***Austria:*** Emovate; ***Belg.:*** Eumovate; ***Braz.:*** Eumovate; ***Canad.:*** Eumovate†; Spectro Eczemacare; ***Chile:*** Eumovate†; ***Denm.:*** Emovat; ***Fin.:*** Emovat; ***Ger.:*** Emovate; ***Gr.:*** Rettavate; ***Hong Kong:*** Eumovate; ***Irl.:*** Eumovate; ***Israel:*** Eumovate; ***Ital.:*** Clobet; Eumovate; Visucloben; ***Malaysia:*** Cortoftal†; Eumovate; U-Closone; ***Neth.:*** Emovate; ***NZ:*** Becoderm-C; Eumovate; ***Port.:*** Emovate; ***S.Afr.:*** Eumovate; ***Singapore:*** Amisol; Eumovate; ***Spain:*** Cortoftal†; Emovate; ***Swed.:*** Emovat; ***Switz.:*** Emovate; ***Thai.:*** U-Closone; ***Turk.:*** Eumovate; ***UK:*** Eumovate; ***Venez.:*** Eumovate.

多组分制剂　***India:*** Eumosone-G; Eumosone-M; ***Israel:*** Cicloderm-C; ***Ital.:*** Visucloben Antibiotico; Visucloben Decongestionante; ***UK:*** Trimovate.

Clocortolone Pivalate（*USAN*，*rINNM*）⊗氯可托龙戊酸酯

CL-68; Clocortolone, Pivalate de; Clocortoloni Pivalas; Pivalato de clocortolona; SH-863. 9α-Chloro-6α-fluoro-11β,21-dihydroxy-16α-methylpregna-1,4-diene-3,20-dione 21-pivalate.

Клокортолона Пивалат

$C_{27}H_{36}ClFO_5$ = 495.0.

CAS — 4828-27-7 (clocortolone); 34097-16-0 (clocortolone pivalate).

ATC — D07AB21.

ATC Vet — QD07AB21.

UNII — QBL8IZH14X.

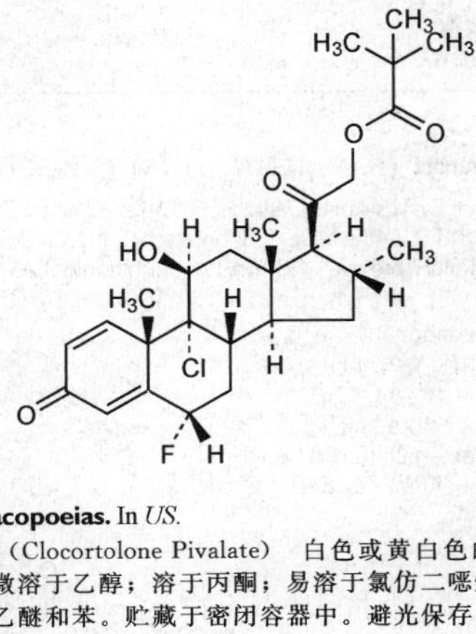

Pharmacopoeias. In *US.*

USP 33（Clocortolone Pivalate）　白色或黄白色的无味粉末。微溶于乙醇；溶于丙酮；易溶于氯仿二噁烷；轻微溶于乙醚和苯。贮藏于密闭容器中。避光保存。

简介

氯可托龙戊酸酯是一种因其糖皮质激素作用可局部应用治疗多种皮肤疾病的皮质激素（第1425页）。使用时通常为含量 0.1%的乳剂或软膏。氯可托龙己酸酯可与本品合用。

若局部使用，尤其是大面积，当皮肤破损或在敷料下，皮质激素可以充分吸收导致全身作用（第1425页）。局部用于皮肤的皮质激素的作用在第1427页有描述。有关在皮肤上正确使用皮质激素的建议和局部皮质激素可能带来的临床作用的初步指南，见第1431页。

制剂

USP 33: Clocortolone Pivalate Cream.

专利制剂

Austria: Glimbal†; ***Ger.:*** Kaban; Kabanimat; ***USA:*** Cloderm.

Cloprednol（*BAN*，*USAN*，*rINN*）⊗氯泼尼醇

Cloprednolum; RS-4691. 6-Chloro-11β,17α,21-trihydroxypregna-1,4,6-triene-3,20-dione.

Клопреднол

$C_{21}H_{25}ClO_5$ = 392.9.

CAS — 5251-34-3.

ATC — H02AB14.

ATC Vet — QH02AB14.

UNII — SYP56O3GJG.

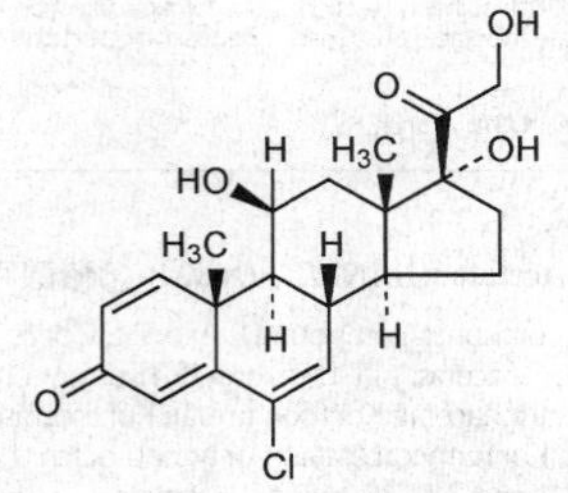

简介

氯泼尼醇是一种主要具有糖皮质激素活性的皮质激素（第1425页）。氯泼尼醇 2.5mg的抗炎活性相当于泼尼松龙 5mg。氯泼尼醇可口服给药用于多种皮质激素有益的疾病（第1430页），通常剂量为每日1.25～12.5mg。

制剂

专利制剂

Ger.: Syntestan.

Corticorelin（*rINN*）⊗可的瑞林

Corticoliberin; Corticorelina; Corticoréline; Corticorelinum; Corticotrophin-releasing Hormone HLC; Corticotropin-releasing Factor; CRF; CRH; Hormona liberadora de corticotropina.

Кортикорелин

$C_{208}H_{344}N_{60}O_{63}S_2$ = 4757.5 (human); $C_{205}H_{339}N_{59}O_{63}S$ = 4670.3 (ovine).

CAS — 86784-80-7 (corticorelin (human)); 79804-71-0 (corticorelin (ovine)).

ATC — V04CD04.

ATC Vet — QV04CD04.

UNII — Y124TZ0513 (corticorelin ovine); 305OE8862Y (corticorelin human).

Corticorelin Triflutate（*rINNM*）⊗三氟醋酸可的瑞林

Corticorelin Trifluoroacetate; Corticoréline, Triflutate de; Corticorelini Triflutas; Triflutato de corticorelina.

Кортикорелина Трифлутат

$C_{205}H_{339}N_{59}O_{63}S,xC_2HF_3O_2$ (ovine).

CAS — 121249-14-7 (corticorelin ovine triflutate).

ATC — V04CD04.

ATC Vet — QV04CD04.

UNII — 56X54T817Q (corticorelin ovine triflutate).

注：美国药品名为三氟醋酸绵羊可的瑞林。

不良反应

静脉注射可的瑞林后可能出现面部、颈部和上胸部发红，持续 3～5min。已有大剂量应用后出现持续皮肤发红、心悸、低血压及胸部紧迫感的报道。

对心血管系统的影响　3 例患者在静脉注射 200μg 可的瑞林后出现意识丧失，持续 10s 至 5min 不等。其中 2 例为库欣病，1 例为继发性肾上腺功能减退症[1]。2 例库欣病患者同时伴血压轻度下降。而第 4 例行皮质激素及甲状腺激素替代治疗的患者，在静脉注射可的瑞林后出现收缩压急剧下降、心脏骤停。由于上述严重不良反应未在其他患者中发现[2,3]，被归结为多种原因：杂质[2]、剂量过大[2]、血管迷走神经性晕厥[3]，抑或是上述不良事件中所用可的瑞林为羊源性而非人源性[3]。该研究[1]作者因而指出[4]将静脉注射剂量由 200μg/10s 减至 100μg/60s 后终止了严重不良反应的发生。而羊源性可的瑞林却因作用时间长、低血压不良反应发生率低，仍然受到青睐。但是，近期又出现 1 例使用100μg 可的瑞林后出现胸痛、低血压的报道[5]。

1. Hermus A, *et al.* Serious reactions to corticotropin-releasing factor. *Lancet* 1983; **i:** 776.
2. Schulte HM, *et al.* Safety of corticotropin-releasing factor. *Lancet* 1983; **i:** 1222.
3. Oppermann D. Safety of human and ovine corticotropin-releasing hormone. *Lancet* 1986; **ii:** 1031–2.
4. Hermus ARMM, *et al.* Safety of human and ovine corticotropin-releasing hormone. *Lancet* 1986; **ii:** 1032–3.
5. Paloma VC, *et al.* Chest pain after intravenous corticotropin-releasing hormone. *Lancet* 1989; **i:** 222.

用途和用法

可的瑞林是一种多肽类下丘脑释放激素，能促进垂体前叶分泌促肾上腺皮质激素（第1453页）。它用于库欣综合征和其他肾上腺疾病的鉴别诊断（参见下文**诊断和检测**）。可的瑞林常以三氟醋酸盐的形式给药，但剂量用可的瑞林（绵羊或人）的方式表达。剂量为100μg 或 1μg/kg，以单次剂量静脉注射 30s。大剂量或快速注射可能会增加不良反应发生风险（见上文）。

醋酸可的瑞林正在被研究用于治疗脑肿瘤相关性脑水肿。

用法　可的瑞林皮下注射吸收好，生物利用度为60%～70%；大剂量应用时吸收减慢，这提示其为饱和过程。由于其能保留药物生物活性，作为静脉给药的替代方式，皮下给药颇具吸引力[1]。

1. Angst MS, *et al.* Pharmacokinetics, cortisol release, and hemodynamics after intravenous and subcutaneous injection of human corticotropin-releasing factor in humans. *Clin Pharmacol Ther* 1998; **64:** 499–510.

诊断和检测　可的瑞林可用于库欣综合征（第2282页）等肾上腺疾病的诊断。初步诊断库欣综合征时，地塞米松-可的瑞林试验可鉴别假性库欣综合征，比如抑郁症、酒精中毒引起的轻度皮质醇增多症，也可用于其他诊断性试验结果模棱两可的时候[1]。但是在门诊这个试验很难实施[2]。

如已诊断为 ACTH 依赖性库欣综合征，可的瑞林可用于分型诊断。在可的瑞林刺激下，库欣病患者的血浆促肾上腺皮质激素水平及血浆皮质醇水平将大幅升高，而肾上腺或异位库欣综合征患者通常无反应[3,4]。可的瑞林兴奋试验的诊断效能与地塞米松抑制试验相似[5,6]，两个试验均可能得到假性结果[2,5,7]。但是地塞米松-可的瑞林试验与独立试验相比准确性更高[6]。鉴别垂体性与非垂体性库欣综合征的最可靠方法是在可的瑞林兴奋下比较测量中枢及外周 ACTH 浓度差异[2]。然而，这需要通过专业介入操作以取得中枢（岩下窦）静脉血标本。

1. Yanovski JA, *et al.* Corticotropin-releasing hormone stimulation following low-dose dexamethasone administration: a new test to distinguish Cushing's syndrome from pseudo-Cushing's states. *JAMA* 1993; **269:** 2232–8.
2. Raff H, Findling JW. A physiologic approach to diagnosis of the Cushing syndrome. *Ann Intern Med* 2003; **138:** 980–91.
3. Chrousos GP, *et al.* The corticotropin-releasing factor stimulation test: an aid in the evaluation of patients with Cushing's syndrome. *N Engl J Med* 1984; **310:** 622–6.
4. Newell-Price J, *et al.* Optimal response criteria for the human CRH test in the differential diagnosis of ACTH-dependent Cushing's syndrome. *J Clin Endocrinol Metab* 2002; **87:** 1640–5.
5. Hermus AR, *et al.* The corticotropin-releasing-hormone test versus the high-dose dexamethasone test in the differential diagnosis of Cushing's syndrome. *Lancet* 1986; **ii:** 540–4.
6. Nieman LK, *et al.* The ovine corticotropin-releasing hormone stimulation test and the dexamethasone suppression test in the differential diagnosis of Cushing's syndrome. *Ann Intern Med* 1986; **105:** 862–7.
7. Arnaldi G, *et al.* Diagnosis and complications of Cushing's syndrome: a consensus statement. *J Clin Endocrinol Metab* 2003; **88:** 5593–5602.

制剂

专利制剂

Austria: CRH; ***Fr.:*** Stimu-ACTH; ***Ger.:*** Cortirel; CRH; ***Neth.:*** CRH; ***USA:*** Acthrel.

Corticotropin（*BAN*，*rINN*）⊗促肾上腺皮质激素

ACTH; Adrenocorticotrofina; Adrenocorticotrophic Hormone; Adrenocorticotrophin; Corticotrofina; Corticotrophin; Corticotropina; Corticotropine; Corticotropinum; Hormona adrenocorticotropa; Kortikotropiini; Kortikotropin.

Кортикотропин

CAS — 9002-60-2 (corticotropin); 9050-75-3 (corticotropin zinc hydroxide); 8049-55-6 (corticotropin zinc hydroxide).

ATC — H01AA01.

ATC Vet — QH01AA01.

UNII — K0U68Q2TXA (corticotropin); 0480S42OTR (corticotropin bovine/ovine); FP33F50XKB (corticotropin porcine).

Pharmacopoeias. In *US* as preparations for injection.

单位

经过生物分析，在第三版国际标准中的一个安瓿，约 50μg（包括 5mg 乳糖）含有 5 个单位的猪促肾上腺皮质激素。

不良反应

促肾上腺皮质激素促进肾上腺分泌皮质醇（氢化可的松）和盐皮质激素，其不良反应与皮质激素相似，即糖皮质激素、盐皮质激素相关不良反应（第1425页）。尤其是其盐皮质激素特性会引发严重水钠储留，也可引起体内钾大量丢失。

促肾上腺皮质激素能诱导致敏，并出现严重的超敏反应，包括过敏反应。这被认为由肽类的猪来源组分所致。

皮质激素替代内源性皮质醇（氢化可的松）可引起肾上腺萎缩，与之相对应，促肾上腺皮质激素的刺激作用可引起肾上腺肥大。但是也降低下丘脑-垂体-肾上腺轴的应激反应力，促肾上腺皮质激素突然撤药可能会出现肾上腺功能减退的症状（参见下文**撤药**）。

关于促肾上腺皮质激素治疗婴儿痉挛症的不良反应的报道如下。

1. Riikonen R, Donner M. ACTH therapy in infantile spasms: side effects. *Arch Dis Child* 1980; **55:** 664–72.
2. Hanefeld F, *et al.* Renal and pancreatic calcification during treatment of infantile spasms with ACTH. *Lancet* 1984; **i:** 901.
3. Riikonen R, *et al.* Disturbed calcium and phosphate homeostasis during treatment with ACTH of infantile spasms. *Arch Dis Child* 1986; **61:** 671–6.
4. Perheentupa J, *et al.* Adrenocortical hyporesponsiveness after treatment with ACTH of infantile spasms. *Arch Dis Child* 1986; **61:** 750–3.

撤药

使用促肾上腺皮质激素会抑制下丘脑-垂体-肾上腺轴。促肾上腺皮质激素突然撤退将引起肾上腺皮质、垂体无应答，故需要逐渐停药。当处于感染、外伤或手术等应激时，皮质激素需求量增加，这也可引发急性肾上腺皮质功能减退。也可参考**皮质激素**项下的**撤药**，第1427页。

注意事项

参见**皮质激素**，第1428页。

嗜铬细胞瘤 1 例患者在接受静脉替可克肽治疗后出现高血压危象，因而得以发现分泌肾上腺素的嗜铬细胞瘤[1]。因此建议对体位性低血压患者，当不能除外嗜铬细胞瘤时，应用促皮质激素时需警惕。

1. Jan T, *et al.* Epinephrine-producing pheochromocytoma with hypertensive crisis after corticotropin injection. *Am J Med* 1990; **89:** 824–5.

药物相互作用

促肾上腺皮质激素的药物相互作用与皮质激素的药物相互作用类似（第1429页）。

用途和用法

促肾上腺皮质激素是由垂体前叶分泌的天然存在的激素。它刺激肾上腺分泌肾上腺皮质激素，尤其是皮质醇（氢化可的松），也可刺激分泌皮质酮等盐皮质激素以及少量性激素。它对醛固酮的刺激作用很小，醛固酮的分泌几乎不依赖促肾上腺皮质激素。

垂体分泌促肾上腺皮质激素的过程受下丘脑促释放激素控制，同时受循环糖皮质激素浓度负反馈调节。应激状态下也可刺激促肾上腺皮质激素释放。

促肾上腺皮质激素可用于肾上腺皮质功能减退症的诊断。它也可用于治疗大多数对全身皮质激素治疗有效的疾病（除外肾上腺皮质功能不全和肾上腺皮质功能过度）（第1430页），但目前这方面使用已经受到限制。但是，促肾上腺皮质激素可用于治疗特定神经系统疾病，比如婴儿痉挛症和多发性硬化。也可使用替可克肽作为替代，替可克肽是一种人工合成的 24 个氨基酸组成的多肽（第1473页），其结构和人促肾上腺皮质激素的前 24 个氨基酸相同。二十八肽促皮质素是促肾上腺皮质激素的另一个类似物，和促肾上腺皮质激素前 28 个氨基酸相同。

促肾上腺皮质激素可经两种方式注射给药。第一种为普通制剂，可通过皮下、肌内、静脉途经用药。另一种为长效制剂，因加入明胶而具有更强的黏滞性，不能静脉注射，而通过皮下或肌内注射给药。个体间对促肾上腺皮质激素反应具有很大差异，必须根据个体反应调整用药。

当作为*诊断用药*时，促肾上腺皮质激素试验基于测定注射药物前后血浆皮质醇浓度的变化。采用普通制剂，将 10～25U 溶于 5%葡萄糖溶液 500ml 中静脉滴注超过 8h。

当作为*治疗用药*时，长效制剂的经典剂量为每24～72h 皮下或肌内注射 40～80U，症状控制后尽快开始减量，逐渐至最小有效剂量。

过去曾使用过含氢氧化锌的长效制剂，用于肌内注射。

癫痫 有关促肾上腺皮质激素用于治疗婴儿痉挛症，参见**皮质激素**项下的**癫痫**，第1435页。

多发性硬化 短程促肾上腺皮质激素可有助于多发性硬化急性加重的缓解（第858页），但是目前更常采用皮质激素，多为甲泼尼龙。

硬脊膜穿刺术后头痛 一些无对照的研究发现促肾上腺皮质激素或替可克肽能减轻硬脊膜穿刺术后头痛。但是一项替可克肽的对照试验发现并不能获益（参见第1473页）。

制剂

USP 33: Corticotropin for Injection; Corticotropin Injection; Corticotropin Zinc Hydroxide Injectable Suspension; Repository Corticotropin Injection.

专利制剂

Arg.: Acthelea; **USA:** Acthar.

Cortisone Acetate (*BANM, rINNM*) ⊗醋酸可的松

Acetato de cortisona; Compound E Acetate; Cortisone, acétate de; Cortisoni acetas; 11-Dehydro-17-hydroxycorticosterone Acetate; Kortisonacetat; Kortison-acetát; Kortisoniasetaatti; Kortizon-acetát; Kortizono acetatas; Kortyzonu octan. 17α,21-Dihydroxypregn-4-ene-3,11,20-trione 21-acetate.

Кортизона Ацетат

$C_{23}H_{30}O_6$ = 402.5.

CAS — 53-06-5 (cortisone); 50-04-4 (cortisone acetate).

ATC — H02AB10; S01BA03.

ATC Vet — QH02AB10; QS01BA03.

UNII — 883WKN7W8X.

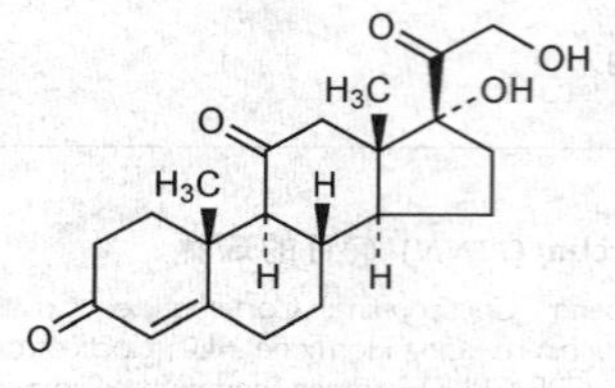

(cortisone)

Pharmacopoeias. In *Chin., Eur.* (see p.vii), *Jpn, US,* and *Viet.*

Ph. Eur. 6. 8（Cortisone Acetate） 白色或类白色的结晶性粉末。呈现多形性。几乎不溶于水；轻微溶于乙醇和甲醇；微溶于丙酮；易溶于二氯甲烷；溶于二恶烷。避光。

USP 33（Cortisone Acetate） 白色或几乎白色的无味结晶性粉末。不溶于水；溶于乙醇（1∶350）；丙酮（1∶75）；氯仿（1∶4）和二噁烷（1∶30）。贮藏于 25℃，允许温度范围为 15～30℃。

不良反应、处置、撤药和注意事项

参见第1425页皮质激素的总体情况。

药物相互作用

皮质激素药物相互作用的一般情况，见第1429页。

药动学

皮质激素药动学的简短概述，参见第1430页。

醋酸可的松易从胃肠道吸收并迅速在肝中转换为它的活性代谢产物——氢化可的松（皮质醇）。可的松自身的生物半衰期仅有约 30min。醋酸可的松从肌内注射部位的吸收要明显慢于口服制剂。

用途和用法

可的松是从肾上腺皮质分泌的皮质激素。它具有糖皮质激素活性（第1425页）和一些盐皮质激素活性；醋酸可的松 25mg 的抗炎活性相当于泼尼松龙 5mg。

醋酸可的松口服后迅速起效，而肌内注射则慢一些。

醋酸可的松主要用于肾上腺皮质功能减退症（第1432页）的替代治疗，但因为可的松本身无活性，必须通过肝转换为它的活性代谢产物氢化可的松，故通常推荐使用氢化可的松（第1465页）；因此在一些肝病患者可的松的活性不太可靠。醋酸可的松替代治疗的口服剂量为每日 12.5～37.5mg，分次服用，如果还需要盐皮质激素活性可与氟氢可的松合用。

醋酸可的松可用于治疗许多过敏和炎症疾病，这些病症用皮质激素治疗有效（第1430页），但通常推荐使用泼尼松龙或其他合成糖皮质激素。醋酸可的松口服的使用剂量通常为每日 25～300mg，亦可通过肌内注射给药。

顺势疗法 可的松已用作顺势疗法药物。

制剂

BP 2010: Cortisone Tablets;

USP 33: Cortisone Acetate Injectable Suspension; Cortisone Acetate Tablets.

专利制剂

Austral.: Cortate; **Ital.:** Cortone; **Neth.:** Adreson†; **S.Afr.:** Cortogen†; **UK:** Cortisyl; **USA:** Cortone†.

多组分制剂 **Braz.:** Corciclen; **Spain:** Blefarida; Gingilone.

顺势疗法制剂 **Ger.:** Cortirell; **Ukr.:** Echinacea Comositum S (Эхинацея Композитум С)†.

Cortivazol (*USAN, pINN*) ⊗ 可的伐唑

Cortivazolum; H-3625; MK-650; NSC-80998. 11β,17α,21-Trihydroxy-6,16α-dimethyl-2′-phenyl-2′H-pregna-2,4,6-trieno[3,2-c]pyrazol-20-one 21-acetate.

Кортивазол

$C_{32}H_{38}N_2O_5$ = 530.7.

CAS — 1110-40-3.

ATC — H02AB17.

ATC Vet — QH02AB17.

UNII — YM183K0H63.

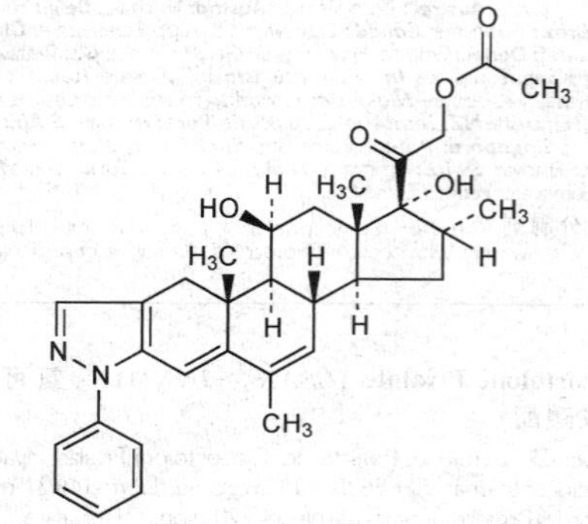

简介

可的伐唑是一种主要具有糖皮质激素活性的皮质激素（第1425页）；可的伐唑 300μg 的抗炎活性相当于泼尼松龙 5mg。它可通过关节内、关节旁或硬膜外注射治疗肌肉骨骼和关节疾病，根据关节大小剂量为 1.25～3.75mg，通常间隔 1～3 周。它也可口服给药。

制剂

专利制剂

Fr.: Altim; **Gr.:** Altim.

Deflazacort (*BAN, USAN, rINN*) ⊗ 地夫可特

Azacort; Deflatsakorti; Déflazacort; Deflazacortum; Deflazakort; DL-458-IT; L-5458; MDL-458; Oxazacort. 11β,21-Dihydroxy-2′-methyl-5′βH-pregna-1,4-dieno[17,16-d]oxazole-3,20-dione 21-acetate.

Дефлазакорт

$C_{25}H_{31}NO_6$ = 441.5.

CAS — 14484-47-0.

ATC — H02AB13.

ATC Vet — QH02AB13.

UNII — KR5YZ6AE4B.

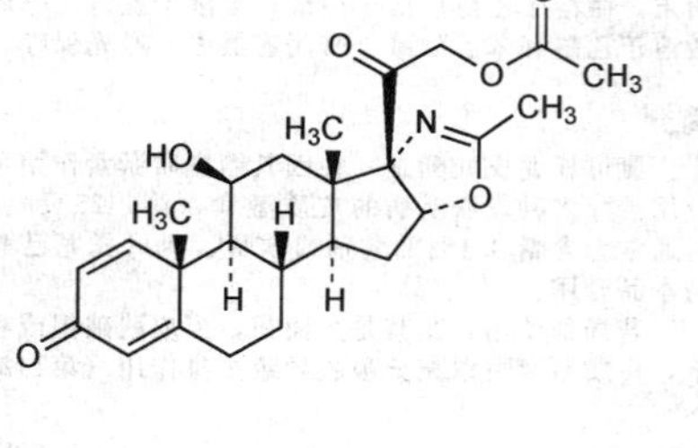

简介

地夫可特是一种主要具有糖皮质激素活性的皮质激素（第1425页）；有报道地夫可特 6mg 的抗炎活性相当于泼尼松龙 5mg（亦参见下文的**作用**项下内容）。

地夫可特因其抗炎和免疫抑制的特性用于对皮质激素治疗有反应的情况（第1430页）。它的口服起始量可达每日 120mg；通常维持量为每日 3～18mg。儿童用量，参见下文。

1. Markham A, Bryson HM. Deflazacort: a review of its pharmacological properties and therapeutic efficacy. *Drugs* 1995; **50:** 317–33.
2. Mignogna MD, *et al.* Oral pemphigus: long term behaviour and clinical response to treatment with deflazacort in sixteen cases. *J Oral Pathol Med* 2000; **29:** 145–52.
3. Campbell C, Jacob P. Deflazacort for the treatment of Duchenne dystrophy: a systematic review. *BMC Neurol* 2003; **3:** 7. Available at: http://www.biomedcentral.com/1471-2377/3/7 (accessed 20/06/06)
4. Biggar WD, *et al.* Long-term benefits of deflazacort treatment for boys with Duchenne muscular dystrophy in their second decade. *Neuromuscul Disord* 2006; **16:** 249–55.

作用 尽管与传统皮质激素（如泼尼松龙）相比地夫可特可引起更少的不良反应，一项在健康个体的研究发现与泼尼松龙对比，地夫可特有效性的比例要高于以前认为的 1.2：1[1]，提示在这些对比中可使用更低有效剂量的地夫可特。一项应用地夫可特患者临床研究的综述总结出它稍弱于泼尼松龙，许多关于不良反应的数据不一致[2]。所有全身应用的皮质激素主要根据剂量和使用时间会产生临床上显著的不良反应(见第1425页)。

1. Babadjanova G, *et al.* Comparison of the pharmacodynamic effects of deflazacort and prednisolone in healthy subjects. *Eur J Clin Pharmacol* 1996; **51:** 53–7.
2. Anonymous. Deflazacort – an alternative to prednisolone? *Drug Ther Bull* 1999; **37:** 57–8.

儿童用法 地夫可特因其抗炎和免疫抑制的特性用于对皮质激素治疗有效的疾病。口服剂量可为每日0.25～1.5mg/kg。*BNFC 2009* 建议对于 1 个月～12 岁的儿童可每日 1 次或隔日 1 次给药，危重时最大可用至每日 2.4mg/kg（最大剂量为 120mg）。12 岁以上儿童可按成人剂量给药（见上文）。

肾结石 地夫可特与硝苯地平合用可减少自发性肾结石和石头碎片（参见**硝苯地平**，第1303页）。

制剂

专利制剂

Arg.: Azacortid; Defas; Flamirex; ***Braz.:*** Calcort; Cortax; Deflaimmun; Deflanil; Denacen; Flaz-Cort†; Flazal; ***Chile:*** Azacortid; Dezartal; ***Ger.:*** Calcort; ***Irl.:*** Calcort†; ***Ital.:*** Deflan; Flantadin; ***Mex.:*** Calcort; Setatrep; ***Port.:*** Desay; Rosilan; ***Spain:*** Dezacor; Tobolacer†; Zamene; ***Switz.:*** Calcort; ***Turk.:*** Flantadin; ***UK:*** Calcort; ***Venez.:*** Calcort.

Deprodone (*BAN, rINN*) ⊗地泼罗酮

Deprodona; Déprodone; Deprodonum; Desolone; RD-20000 (deprodone propionate). 11β,17α-Dihydroxypregna-1,4-diene-3,20-dione.

Депродон

$C_{21}H_{28}O_4$ = 344.4.
CAS — 20423-99-8 (deprodone); 20424-00-4 (deprodone propionate).
UNII — Z380L7N00P.

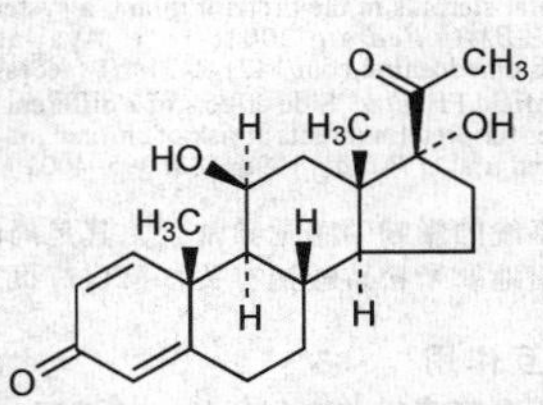

注：Allomidon 和 Eclar 用于地泼罗酮制剂的商品名。

简介

地泼罗酮是一种以丙酸盐的形式局部应用的皮质激素。

Desonide (*BAN, USAN, rINN*) ⊗地奈德

D-2083; Desfluorotriamcinolone Acetonide; Desonid; Desonida; Désonide; Desonidi; Desonidum; 16-Hydroxyprednisolone 16,17-Acetonide; Prednacinolone Acetonide. 11β,21-Dihydroxy-16α,17α-isopropylidenedioxypregna-1,4-diene-3,20-dione.

Дезонид

$C_{24}H_{32}O_6$ = 416.5.
CAS — 638-94-8.
ATC — D07AB08; S01BA11.
ATC Vet — QD07AB08; QS01BA11.
UNII — J280872D1O.

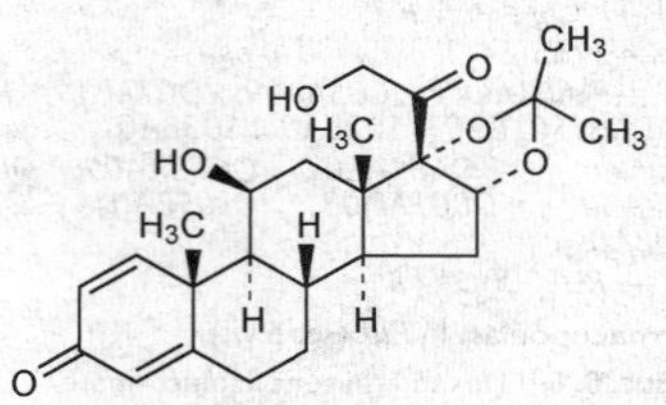

简介

地奈德是一种因其糖皮质激素活性（第1425页）而被局部应用治疗多种皮肤疾病的皮质激素。通常为含量0.05%的乳剂、软膏、洗剂、凝胶或泡沫。也可使用特戊酸酯。

若局部使用，尤其是大面积，当皮肤破损或在敷料下，皮质激素可以充分吸收导致全身作用（第1425页）。局部用于皮肤的皮质激素的作用在第1427页有描述。有关在皮肤上正确使用皮质激素的建议和局部皮质激素可能带来的临床作用的初步指南，见第1431页。

地奈德磷酸钠已用于眼用制剂中。

制剂

专利制剂

Arg.: Desoplus; DesOwen; Locatop; ***Austral.:*** DesOwen; ***Belg.:*** Sterax†; ***Braz.:*** Desonol; DesOwen†; Steronide†; ***Canad.:*** Desocort; Tridesilon; ***Chile:*** DesOwen; ***Cz.:*** Locatop; ***Fin.:*** Apolar; ***Fr.:*** Locapred; Locatop; Tridesonit; ***Hong Kong:*** DesOwen; ***India:*** DesOwen; ***Indon.:*** Apolar; Dermades; Dermanide; Desolex; Nufapolar; ***Israel:*** Locatop; ***Ital.:*** Prenacid; Reticus; Sterades; ***Mex.:*** Dersupril; DesOwen; ***Norw.:*** Apolar; ***Philipp.:*** DesOwen; ***Pol.:*** Locatop; ***Port.:*** Locapred; Zotinar; ***Rus.:*** Prenacid (Пренацид); ***Singapore:*** DesOwen; ***Switz.:*** Locapred; Locatop; ***Turk.:*** Prenacid; ***USA:*** Desonate; DesOwen; LoKara; Tridesilon†; Verdeso; ***Venez.:*** Dermosupril; DesOwen; Erilon.

多组分制剂 ***Fr.:*** Cirkan a la Prednacinolone; ***Indon.:*** Apolar-N; Desolex-N; ***Norw.:*** Apolar med dekvalin; ***Port.:*** Zotinar-N; ***USA:*** Tridesilon†; ***Venez.:*** Dermosupril C.

Desoximetasone (*BAN, USAN, rINN*) ⊗去羟米松

A-41-304; Desoksimetasoni; Desoximetason; Desoximetasona; Désoximétasone; Desoximetasonum; Desoxymethasone; Hoe-304; R-2113. 9α-Fluoro-11β,21-dihydroxy-16α-methylpregna-1,4-diene-3,20-dione.

Дезоксиметазон

$C_{22}H_{29}FO_4$ = 376.5.
CAS — 382-67-2.
ATC — D07AC03.
ATC Vet — QD07AC03; QD07XC02.
UNII — 4E07GXB7AU.

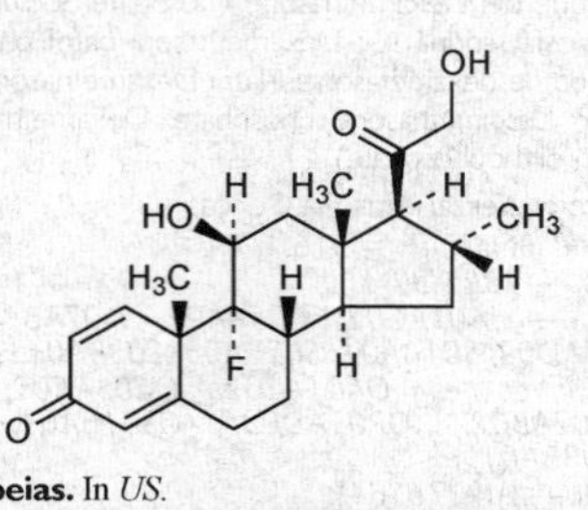

Pharmacopoeias. In *US.*

USP 33 (Desoximetasone) 白色或类白色的无味结晶性粉末。不溶于水；易溶于乙醇、丙酮和氯仿。

简介

去羟米松是一种因其糖皮质激素活性（第1425页）而局部应用治疗多种皮肤疾病的皮质激素。通常为乳剂、凝胶、洗剂或软膏；使用浓度范围为0.05%～0.25%。

若局部使用，尤其是大面积，当皮肤破损或在敷料下，皮质激素可以充分吸收导致全身作用（第1425页）。局部用于皮肤的皮质激素的作用在第1427页有描述。有关在皮肤上正确使用皮质激素的建议和局部皮质激素可能带来的临床作用的初步指南，见第1431页。

不良反应 局部使用去羟米松治疗银屑病的 1 名患者出现了一种光敏感反应；再次使用复发[1]。该患者也同时使用盐酸普萘洛尔。

1. Stierstorfer MB, Baughman RD. Photosensitivity to desoximetasone emollient cream. *Arch Dermatol* 1988; **124:** 1870–1.

制剂

USP 33: Desoximetasone Cream; Desoximetasone Gel; Desoximetasone Ointment.

专利制剂

Austria: Topisolon†; ***Braz.:*** Esperson; ***Canad.:*** Desoxi; Topicort; ***Denm.:*** Ibaril; ***Fin.:*** Ibaril; ***Ger.:*** Topisolon; ***Indon.:*** Dercason; Desomex†; Dexigen; Dexocort; Esperson; Inerson; Lerskin; Pyderma†; Soderma†; Topcort; ***Irl.:*** Topisolon†; ***Israel:*** Desicort†; ***Ital.:*** Flubason; ***Neth.:*** Ibaril; Topicorte; ***Norw.:*** Ibaril; ***Spain:*** Flubason; ***Swed.:*** Ibaril†; ***Switz.:*** Topisolon; ***Thai.:*** Cendexsone†; Esperson; TO Corte; Topicorte; ***USA:*** Topicort.

多组分制剂 ***Austria:*** Topisolon mit Salicylsaure†; ***Braz.:*** Esperson N; ***Denm.:*** Ibaril med salicylsyre†; ***Ger.:*** Topisolon†; ***Indon.:*** Denomix; ***Norw.:*** Ibaril med salicylsyre†; ***Swed.:*** Ibaril med salicylsyra†; ***Thai.:*** Topifram.

Desoxycortone (*BAN, rINN*) 去氧皮质酮

Decortone; Deoxycortone; Desoksikortoni; Desoxicortona; Desoxikorton; Desoxycorticosterone; Désoxycortone; Desoxycortonum. 21-Hydroxypregn-4-ene-3,20-dione.

Дезоксикортон

$C_{21}H_{30}O_2$ = 314.5.
CAS — 64-85-7.
ATC — H02AA03.
ATC Vet — QH02AA03.
UNII — 40GP35YQ49.

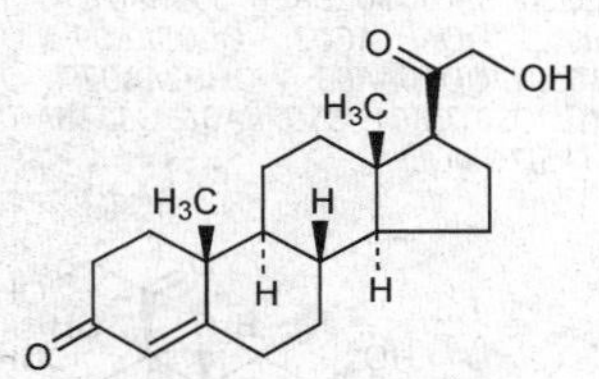

Desoxycortone Acetate (*BANM, rINNM*) 醋酸去氧皮质酮

Acetato de desoxicortona; Cortin; Decortone Acetate; 11-Deoxycorticosterone Acetate; Deoxycortone Acetate; Desoksikortoniasetaatti; Desoxikortonacetat; Desoxycorticosterone Acetate; Désoxycortone, acétate de; Desoxycortoni acetas; Desoxykorton-acetát; Dezoksikortono acetatas; Dezoksykortonu octan; Dezoxikorton-acetát. Desoxycortone 21-acetate.

Дезоксикортона Ацетат

$C_{23}H_{32}O_4$ = 372.5.
CAS — 56-47-3.
ATC — H02AA03.
ATC Vet — QH02AA03.
UNII — 6E0A168OB8.

Pharmacopoeias. In *Eur.* (see p.vii) and *US.*

Ph. Eur. 6. 8 (Desoxycortone Acetate) 白色或类白色的结晶性粉末或无味的结晶。几乎不溶于水；微溶于乙醇；溶于丙酮；易溶于二氯甲烷；轻微溶于丙二醇和脂肪油。避光。

USP 33 (Desoxycorticosterone Acetate) 白色或乳白色无味的结晶性粉末。几乎不溶于水；微溶于乙醇、丙酮和二噁烷；轻微溶于植物油。贮藏于 25℃，允许温度范围为15～30℃。避光。

Desoxycortone Pivalate (*BANM, rINNM*) 特戊酸去氧皮质酮

Deoxycorticosterone Pivalate; Deoxycorticosterone Trimethylacetate; Deoxycortone Pivalate; Deoxycortone Trimethylacetate; Desoxycorticosterone Pivalate; Desoxycorticosterone Trimethylacetate; Désoxycortone, Pivalate de; Desoxycortoni Pivalas; Pivalato de desoxicortona. Desoxycortone 21-pivalate.

Дезоксикортона Пивалат

$C_{26}H_{38}O_4$ = 414.6.
CAS — 808-48-0.
ATC — H02AA03.
ATC Vet — QH02AA03.
UNII — 16665T4A2X.

Pharmacopoeias. In *US* for veterinary use only.

USP 33 (Desoxycorticosterone Pivalate) 贮藏于 25℃，允许温度范围为 15～30℃。避光。

简介

去氧皮质酮是一种由肾上腺皮质分泌并主要具有盐皮质激素活性的皮质激素（第1425页）。它不具有明显的糖皮质激素作用。

醋酸去氧皮质酮被作为可的松或氢化可的松的辅助用药治疗肾上腺皮质功能减退症（第1432页）。然而为了达到这一效果，目前通常推荐使用口服氟氢可的松。

醋酸去氧皮质酮可以油溶液的形式肌内注射，每日剂量最大可达10mg，单次或分2次使用。

去氧皮质酮可以庚酸酯、苯丙酸酯和半琥珀酸酯的形式应用。特戊酸去氧皮质酮可用于兽医。

制剂

USP 33: Desoxycorticosterone Acetate Injection; Desoxycorticosterone Acetate Pellets.

专利制剂

Fr.: Syncortyl; **Ital.:** Cortiron; **Switz.:** Cortisteron†.

多组分制剂 **Gr.:** Docabolin.

Dexamethasone (*BAN*, *rINN*) ⊗ 地塞米松

Deksametasoni; Deksametazon; Deksametazonas; Desamethasone; Dexametason; Dexametasona; Dexametasone; Dexametazon; Dexamethason; Dexaméthasone; Dexamethasonum; 9α-Fluoro-16α-methylprednisolone; Hexadecadrol. 9α-Fluoro-11β,17α,21-trihydroxy-16α-methylpregna-1,4-diene-3,20-dione.

Дексаметазон

$C_{22}H_{29}FO_5$ = 392.5.

CAS — 50-02-2.

ATC — A01AC02; C05AA09; D07AB19; H02AB02; R01AD03; S01BA01; S02BA06; S03BA01.

ATC Vet — QA01AC02; QC05AA09; QD07AB19; QD07XB05; QD10AA03; QH02AB02; QR01AD03; QS01BA01; QS01CB01; QS02BA06; QS03BA01.

UNII — 7S5I7G3JQL.

Pharmacopoeias. In *Chin., Eur.* (see p.vii), *Int., Jpn, US,* and *Viet.*

Ph. Eur. 6. 8（Dexamethasone） 白色或类白色的结晶性粉末。几乎不溶于水；微溶于无水乙醇；轻微溶于二氯甲烷。避光。

USP 33（Dexamethasone） 白色或类白色的无味结晶性粉末。几乎不溶于水；微溶于乙醇、丙酮、二噁烷和甲醇；轻微溶于氯仿；极微溶于乙醚。

Dexamethasone Acetate (*BANM*, *USAN*, *rINNM*) ⊗ 醋酸地塞米松

Acetato de dexametasona; Deksametasoniasetaatti; Deksametazono acetatas; Dexametasonacetat; Dexametazon-acetát; Dexamethason-acetát; Dexaméthasone, acétate de; Dexamethasoni acetas. Dexamethasone 21-acetate.

Дексаметазона Ацетат

$C_{24}H_{31}FO_6$ = 434.5.

CAS — 1177-87-3 (anhydrous dexamethasone acetate); 55812-90-3 (dexamethasone acetate monohydrate).

ATC — A01AC02; C05AA09; D07AB19; H02AB02; R01AD03; S01BA01; S02BA06; S03BA01.

ATC Vet — QA01AC02; QC05AA09; QD07AB19; QH02AB02; QR01AD03; QS01BA01; QS02BA06; QS03BA01.

UNII — E2287TKU04 (dexamethasone acetate); K7V8P532WP (anhydrous dexamethasone acetate); DWN2WN457X (dexamethasone acetate monohydrate).

Pharmacopoeias. In *Chin., Eur.* (see p.vii), and *Viet.*

Int. and *US* allow the anhydrous form or the monohydrate.

Ph. Eur. 6. 8（Dexamethasone Acetate） 白色或类白色的结晶性粉末。呈现多形性。几乎不溶于水；易溶于乙醇；轻微溶于二氯甲烷。避光。

USP 33（Dexamethasone Acetate） 本品包含一分子水或无水。透明、白色或乳白色的无味粉末。几乎不溶于水；易溶于丙酮、二噁烷和甲醇。贮藏于25℃，允许温度范围为15～30℃。

Dexamethasone Isonicotinate (*BANM*, *rINNM*) ⊗ 异烟酸地塞米松

Deksametasoniisonikotinaatti; Deksametazonu izonikotynian; Dexametasonisonikotinat; Dexaméthasone, isonicotinate de; Dexamethasoni isonicotinas; Dexamethason-isonikotinát; Isonicotinato de dexametasona. Dexamethasone 21-isonicotinate.

Дексаметазона Изоникотинат

$C_{28}H_{32}FNO_6$ = 497.6.

CAS — 2265-64-7.

ATC — A01AC02; C05AA09; D07AB19; H02AB02; R01AD03; S01BA01; S02BA06; S03BA01.

ATC Vet — QA01AC02; QC05AA09; QD07AB19; QH02AB02; QR01AD03; QS01BA01; QS02BA06; QS03BA01.

UNII — 8LGC0BOA71.

Pharmacopoeias. In *Eur.* (see p.vii).

Ph. Eur. 6. 8（Dexamethasone Isonicotinate） 白色或类白色的结晶粉末。几乎不溶于水；轻微溶于无水乙醇和丙酮。

Dexamethasone Phosphate (*BANM*, *rINNM*) ⊗ 磷酸地塞米松

Dexaméthasone, Phosphate de; Dexamethasoni Phosphas; Fosfato de dexametasona. Dexamethasone 21-(dihydrogen phosphate).

Дексаметазона Фосфат

$C_{22}H_{30}FO_8P$ = 472.4.

CAS — 312-93-6.

ATC — A01AC02; C05AA09; D07AB19; H02AB02; R01AD03; S01BA01; S02BA06; S03BA01.

ATC Vet — QA01AC02; QC05AA09; QD07AB19; QH02AB02; QR01AD03; QS01BA01; QS02BA06; QS03BA01.

UNII — 2BP70L44PR.

Dexamethasone Sodium Metasulfobenzoate (*rINNM*) ⊗ 地塞米松间磺苯酸钠

Dexaméthasone Métasulfobenzoate Sodique; Dexamethasone Sodium Metasulphobenzoate *(BANM)*; Metasulfobenzoato sódico de dexametasona; Natrii Dexamethasoni Metasulfobenzoas. Dexamethasone 21-(sodium *m*-sulphobenzoate).

Натрий Метасульфобензоат Дексаметазон

$C_{29}H_{32}FNaO_9S$ = 598.6.

CAS — 3936-02-5.

ATC — A01AC02; C05AA09; D07AB19; H02AB02; R01AD03; S01BA01; S02BA06; S03BA01.

ATC Vet — QA01AC02; QC05AA09; QD07AB19; QH02AB02; QR01AD03; QS01BA01; QS02BA06; QS03BA01.

Dexamethasone Sodium Phosphate (*BANM*, *rINNM*) ⊗ 地塞米松磷酸钠

Deksametasoninatriumfosfaatti; Deksametazon Sodyum Fosfat; Deksametazono natrio fosfatas; Dexametasonnatriumfosfat; Dexametazon-nátrium-foszfát; Dexaméthasone, phosphate sodique de; Dexamethasone Phosphate Sodium; Dexamethason-fosfát sodná sůl; Dexamethasoni natrii phosphas; Fosfato sódico de dexametasona; Natrii Dexamethasoni Phosphas; Sodium Dexamethasone Phosphate. Dexamethasone 21-(disodium orthophosphate).

Натрия Дексаметазона Фосфат

$C_{22}H_{28}FNa_2O_8P$ = 516.4.

CAS — 2392-39-4.

ATC — A01AC02; C05AA09; D07AB19; H02AB02; R01AD03; S01BA01; S02BA06; S03BA01.

ATC Vet — QA01AC02; QC05AA09; QD07AB19; QH02AB02; QR01AD03; QS01BA01; QS02BA06; QS03BA01.

UNII — AI9376Y64P.

注：DSP 是由 BP 2010 所通过的代码，当容器太小而不能附带合适的标签信息时代表仅含地塞米松磷酸钠的单一成分的滴眼液。

Pharmacopoeias. In *Chin., Eur.* (see p.vii), *Int., US,* and *Viet.*

Ph. Eur. 6. 8（Dexamethasone Sodium Phosphate） 白色或类白色的吸湿性粉末。呈现多形性。易溶于水；轻微溶于乙醇；几乎不溶于二氯甲烷。1%水溶液的pH值为7.5～9.5。贮藏于密闭容器中。避光。

UPS 33（Dexamethasone Sodium Phosphate） 白色或微黄色的结晶性粉末。无味或有轻微的乙醇气味，特别吸湿。可溶于水（1∶2）；轻微溶于乙醇；不溶于氯仿和乙醚；非常轻微地溶于二噁烷。1%水溶液的pH值为7.5～10.5。贮藏于密闭容器中。

不良反应、处置、撤药和注意事项

参见第1425页皮质激素的总体情况。

地塞米松对水钠潴留很少或没有作用。

若局部使用，尤其是大面积，当皮肤破损或在敷料下，或经鼻给药，皮质激素可以充分吸收导致全身作用。长期使用含皮质激素的眼药会导致眼内压升高和视功能下降。

对新生儿的影响 皮质激素对胎儿的不良反应见第1428页妊娠项下。

患有支气管肺发育不良（第1433页）的早产新生儿接受地塞米松治疗可在脱离辅助通气时被注意到有不良反应，包括经常伴有心动过缓[1,2]的高血压[1~4]、胃十二指肠穿孔[4~6]、胃壁变薄和溃疡[5]、分解代谢状态的进展[4,7]、肾钙化[8,9]和一过性的心肌肥厚[10~13]。有证据表明对运动能力和自主运动有抑制作用[14]。有人推测新生儿应用地塞米松可以同时增加[15]和减少[16]早产儿的视网膜病变；确切作用尚不明确[17]。

也有担心长期的儿童发育会受不良影响[18,19]。尽管数据很少，一项荟萃分析[20]总结出生后应用皮质激素治疗或预防支气管肺发育不良与脑瘫、神经发育不良发病率的显著增加有关，并建议应该停止这种治疗。

冲击给药可以减少不良反应但同时可能降低作用[21]。

1. Ohlsson A, Heyman E. Dexamethasone-induced bradycardia. *Lancet* 1988; **ii:** 1074.
2. Puntis JWL, *et al.* Dexamethasone-induced bradycardia. *Lancet* 1988; **ii:** 1372.
3. Marinelli KA, *et al.* Effects of dexamethasone on blood pressure in premature infants with bronchopulmonary dysplasia. *J Pediatr* 1997; **130:** 594–602.
4. Stark AR, *et al.* Adverse effects of early dexamethasone treatment in extremely-low-birth-weight infants. *N Engl J Med* 2001; **344:** 95–101.
5. Ng PC, *et al.* Gastroduodenal perforation in preterm babies treated with dexamethasone for bronchopulmonary dysplasia. *Arch Dis Child* 1991; **66:** 1164–6.
6. Smith H, Sinha S. Gastrointestinal complications associated with dexamethasone treatment. *Arch Dis Child* 1992; **67:** 667.
7. Macdonald PD, *et al.* A catabolic state in dexamethasone treatment of bronchopulmonary dysplasia. *Arch Dis Child* 1990; **65:** 560–1.
8. Kamitsuka MD, Peloquin D. Renal calcification after dexamethasone in infants with bronchopulmonary dysplasia. *Lancet* 1991; **337:** 626.
9. Narendra A, *et al.* Nephrocalcinosis in preterm babies. *Arch Dis Child Fetal Neonatal Ed* 2001; **85:** F207–F213.
10. Werner JC, *et al.* Hypertrophic cardiomyopathy associated with dexamethasone therapy for bronchopulmonary dysplasia. *J Pediatr* 1992; **120:** 286–91.
11. Bensky AS, *et al.* Cardiac effects of dexamethasone in very low birth weight infants. *Pediatrics* 1996; **97:** 818–21.
12. Skelton R, *et al.* Cardiac effects of short course dexamethasone in preterm infants. *Arch Dis Child* 1998; **78:** F133–F137.
13. Zecca E, *et al.* Cardiac adverse effects of early dexamethasone treatment in preterm infants: a randomized clinical trial. *J Clin Pharmacol* 2001; **41:** 1075–81.
14. Bos AF, *et al.* Qualitative assessment of general movements in high-risk preterm infants with chronic lung-disease requiring dexamethasone therapy. *J Pediatr* 1998; **132:** 300–6.
15. Batton DG, *et al.* Severe retinopathy of prematurity and steroid exposure. *Pediatrics* 1992; **90:** 534–6.
16. Sobel DB, Philip AGS. Prolonged dexamethasone therapy reduces the incidence of cryotherapy for retinopathy of prematurity in infants of less than 1 kilogram birth weight with bronchopulmonary dysplasia. *Pediatrics* 1992; **90:** 529–33.
17. Ehrenkranz RA. Steroids, chronic lung disease, and retinopathy of prematurity. *Pediatrics* 1992; **90:** 646–7.
18. Greenough A. Gains and losses from dexamethasone for neonatal chronic lung disease. *Lancet* 1998; **352:** 835–6.
19. Shinwell ES, *et al.* Early postnatal dexamethasone treatment and increased incidence of cerebral palsy. *Arch Dis Child Fetal Neonatal Ed* 2000; **83:** F177–F181.
20. Barrington KJ. The adverse neuro-developmental effects of postnatal steroids in the preterm infant: a systematic review of RCTs. *BMC Pediatr* 2001; **1:** 1. Available at: http://www.biomedcentral.com/1471-2431/1/1 (accessed 27/04/04)
21. Bloomfield FH, *et al.* Side effects of 2 different dexamethasone courses for preterm infants at risk of chronic lung disease: a randomized trial. *J Pediatr* 1998; **133:** 395–400.

对神经系统的影响 感觉异常，尤其是局限于会阴部与静脉应用地塞米松磷酸钠有关（第1427页）。

药物相互作用

皮质激素药物相互作用的一般情况，见第1429页。多种药物会干扰地塞米松抑制试验。

抗癫痫药 正如第477页所描述的，地塞米松可能增加或降低苯妥英的血浆浓度。与其他酶诱导剂一样，苯妥英也有增加地塞米松代谢的能力。有报道称应用卡马西平的患者出现地塞米松抑制试验假阳性[1]（见下文诊断和检测）。

1. Ma RCW, *et al.* Carbamazepine and false positive dexamethasone suppression tests for Cushing's syndrome. *BMJ* 2005; **330:** 299–300.

药动学

皮质激素药动学的简短概述，参见第1430页。

地塞米松易从胃肠道吸收。血浆中的生物半衰期为190min。地塞米松与血浆蛋白的结合率约77%，少于其他大多数的皮质激素。剂量的65%在24h内从尿排泄。早产新生儿的清除率报道为与妊娠年龄成比例，大多数早产儿的清除率都降低。它易于通过胎盘，伴有极微量灭活。

用途和用法

地塞米松是一种主要具有糖皮质激素活性的皮质激素（第1425页）；地塞米松750μg的抗炎活性相当于泼尼松龙5mg。

它以乙醇或酯化的形式用于治疗皮质激素有指征的情况（第1430页），除了肾上腺皮质功能减退时推荐使用氢化可的松辅以氟氢可的松。它的缺乏盐皮质激素的特性使地塞米松特别适合治疗水潴留是不利条件的情况。

剂量用盐基的形式表达，下面是相当于1mg地塞米松的各种药物：

- 醋酸地塞米松1.1mg；
- 异烟酸地塞米松1.3mg；
- 磷酸地塞米松1.2mg；
- 地塞米松间磺苯甲酸钠1.5mg；
- 地塞米松磷酸钠1.3mg。

然而，酯化通常改变效力，与地塞米松含量相当的复合物可能没有相同的临床作用。

地塞米松磷酸钠1.1mg相当于约1mg磷酸地塞米松。

口服地塞米松通常剂量为每日0.5～10mg。为诊断库欣综合征，口服地塞米松也被用于地塞米松抑制试验来证断库欣综合征（更多细节参见下文的**诊断和检测**项下内容）。

在*重症或急诊治疗*中**肠外应用**，磷酸钠酯可被静脉注射或输注或肌内注射；剂量有时也用无乙醇的形式表达，因为这些差异，造成磷酸和磷酸钠的混淆有时出现在文献中。用磷酸地塞米松的方式表达，起始剂量为每日0.5～24mg（0.4～20mg地塞米松）。静脉应用2～6mg/kg的磷酸地塞米松建议至少要数分钟以上地缓慢给药治疗严重休克。这个大剂量可在2～6h内重复，这种治疗应持续直到患者情况稳定，通常不超过48～72h。也可选用初始静脉注射后每24h持续静脉输注3mg/kg。

地塞米松磷酸钠用于治疗由恶性疾病引起的*脑水肿*。初始静脉用量通常相当于10mg的磷酸地塞米松，随后每6h肌内注射4mg直至脑水肿症状缓解；通常起效为12～24h后，2～4天后开始减量并逐渐在5～7天后停用。一个剂量高得多的方案被建议用于急性威胁生命的脑水肿。静脉应用初始剂量相当于50mg磷酸地塞米松，随后每2h静脉应用8mg，连续3天。第4天减量至每2h 4mg，第5～8天为每4h 4mg，逐渐至每日4mg。对于复发性或无法手术的脑肿瘤患者可给予维持量静脉或肌内注射，每日2～3次，每次2mg。

地塞米松可以静脉使用或口服用于预防由癌症化疗所引起的*恶心和呕吐*（参见下文）。

磷酸钠酯可以通过**关节内**、**病变内**或**软组织**注射给药。根据关节大小关节内注射的剂量相当于磷酸地塞米松0.8～4mg。软组织注射应用2～6mg的剂量。每隔3～5天至2～3周重复注射。醋酸地塞米松也可用于肌内、关节内、软组织内和病变内注射。

对于**局部**使用治疗多种*皮肤疾病*时，无论地塞米松还是它的酯都可被使用；浓度可用地塞米松的方式表达，通常乳剂、软膏和洗液制剂的浓度为0.02%～0.1%。有关在皮肤上正确使用皮质激素的建议和局部皮质激素可能带来的临床作用的初步指南，参见第1431页。

地塞米松也可局部用于多种*眼病及耳病*，可以为地塞米松或其酯类的形式。浓度通常用地塞米松或磷酸地塞米松的方式表达。通常，滴眼液、滴耳液和眼膏的浓度为0.05%～0.1%。

对于过敏性鼻炎（第537页）等其他过敏性或*炎性鼻病*，有含异烟酸地塞米松的鼻喷剂；也可使用醋酸、磷酸、磷酸钠和间磺苯甲酸酯。

一种生物降解型地塞米松**玻璃体植入剂**可用于治疗视网膜分支或中央静脉阻塞后的黄斑水肿。

其他偶尔被使用的地塞米松的酯包括半琥珀酸、亚油酸、棕榈酸、特戊酸、丙酸、琥珀酸钠、叔丁基乙酸和戊酸。

苯丙酸酯和曲生酸酯用于兽医学。

释放地塞米松的支架用于冠状动脉支架置入后减少再狭窄。

戒酒综合征 有报道地塞米松对于苯二氮䓬类抵抗的震颤性谵妄患者有效[1]并能缓解其他110名患者对所接受的治疗抵抗的戒酒综合征症状[2]。然而随后的一项小型研究未发现地塞米松有效的证据[3]。

1. Fischer DK, *et al.* Efficacy of dexamethasone in benzodiazepine-resistant delirium tremens. *Lancet* 1988; **i:** 1340–1.
2. Pol S, *et al.* Dexamethasone for alcohol withdrawal. *Ann Intern Med* 1991; **114:** 705–6.
3. Adinoff B, Pols B. Dexamethasone in the treatment of the alcohol withdrawal syndrome. *Am J Drug Alcohol Abuse* 1997; **23:** 615–22.

淀粉样变性 关于地塞米松在淀粉样变性患者的用法，参见第711页。

血液疾病 尽管在儿童存在不同的结果，大剂量地塞米松冲击治疗一些特发性血小板减少性紫癜患者被发现有效（第1437页）。

脑水肿 皮质激素（通常为地塞米松）在由恶性疾病引起的脑水肿的治疗中起主要治疗作用（参见**颅内压升高**项下内容，第1140页），地塞米松还被提倡用于治疗由高山病引起的脑水肿（参见下文）。

先天性肾上腺皮质增生症 因其具有缺乏盐皮质激素的特性，地塞米松对于必须给予盐皮质激素治疗的失盐型先天性肾上腺皮质增生症的益处不大（第1435页），它的效应提示对婴儿和儿童（即使是非失盐型制定），可避免毒性的剂量十分困难。然而它可用于成人不需要盐皮质激素替代治疗的综合征类型。它也可在产前给予母亲应用以预防女性胎儿的男性化。

诊断和检测 *库欣综合征* 地塞米松被用来区分库欣病（由垂体来源的病变引起的肾上腺增生）和其他类型的库欣综合征（由非垂体肿瘤异位分泌ACTH或由肾上腺肿瘤分泌皮质醇）。地塞米松抑制试验如前所述包括小剂量为口服地塞米松500μg，每日4次共8次，之后大剂量为口服地塞米松2mg，每日4次共8次[1]。在小剂量试验中，健康个体的皮质醇和17-羟皮质类固醇经尿的排泄被抑制，患者则不被抑制；大剂量试验中除库欣病以外的其他类型库欣综合征患者的排泄仍不被抑制，而库欣病患者则部分被抑制。因为这个试验需要患者住院数天收集尿样并且假阴性反应的报告相对常见，已开始寻找更迅速和更可靠的试验。小剂量试验加上测定血清皮质醇浓度和24h尿游离皮质醇被推荐为筛查库欣综合征的可靠试验[2]。在英国，单次夜间给予地塞米松1mg常被应用并被认为足以抑制大多数个体促肾上腺皮质素的分泌超过24h。另一项改变为单次夜间给予地塞米松8mg，次日测定血浆皮质醇浓度[3]；这个试验（即过夜大剂量地塞米松抑制试验）再次被认为是库欣综合征鉴别诊断的实用和可靠的选择。

地塞米松抑制试验进一步的改变包括按照1mg/h的速度持续静脉输注地塞米松7h，每小时测定血皮质醇浓度[4]。最初的结果提示与口服地塞米松试验相比这种改变产生数目更少的假阳性诊断。其他选择为将小剂量地塞米松抑制试验与促肾上腺皮质素释放激素（可的瑞林）试验联合[5]，或将地塞米松抑制试验与美替拉酮试验联合[6]。

库欣综合征诊断试验的综述列出了应用地塞米松的优点和缺点[7,8]。这提示当怀疑库欣综合征时，过夜小剂量地塞米松抑制试验可作为多种检测的一部分。当最初的筛查结果模棱两可时，地塞米松-可的瑞林试验可能有效。在一项评估小剂量地塞米松有效性的研究中，发现部分患者的血浆或尿类固醇浓度抑制到以前认为可排除库欣综合征诊断的水平。作者总结这些小剂量地塞米松抑制试验不应作为诊断的唯一标准，更低数值的血清皮质醇应被使用达到更充分的敏感性[9]。在ACTH依赖性和ACTH非依赖性库欣综合征的鉴别诊断中，一个综述提示，因为特异性较差，不应推荐使用大剂量地塞米松抑制试验[7]。

关于诊断库欣综合征的不同方法的讨论和它的处理的详述参见第2282页。不同的药物可能会干扰地塞米松抑制试验。

1. Liddle GW. Tests of pituitary-adrenal suppressibility in the diagnosis of Cushing's syndrome. *J Clin Endocrinol Metab* 1960; **20:** 1539–60.
2. Kennedy L, *et al.* Serum cortisol concentrations during low dose dexamethasone suppression test to screen for Cushing's syndrome. *BMJ* 1984; **289:** 1188–91.
3. Tyrrell JB, *et al.* An overnight high-dose dexamethasone suppression test for rapid differential diagnosis of Cushing's syndrome. *Ann Intern Med* 1986; **104:** 180–6.
4. Biemond P, *et al.* Continuous dexamethasone infusion for seven hours in patients with the Cushing syndrome: a superior differential diagnostic test. *Ann Intern Med* 1990; **112:** 738–42.
5. Yanovski JA, *et al.* Corticotropin-releasing hormone stimulation following low-dose dexamethasone administration: a new test to distinguish Cushing's syndrome from pseudo-Cushing's states. *JAMA* 1993; **269:** 2232–8.
6. Avgerinos PC, *et al.* The metyrapone and dexamethasone suppression tests for the differential diagnosis of the adrenocorticotropin-dependent Cushing syndrome: a comparison. *Ann Intern Med* 1994; **121:** 318–27.
7. Raff H, Findling JW. A physiologic approach to diagnosis of the Cushing syndrome. *Ann Intern Med* 2003; **138:** 980–91.
8. Arnaldi G, *et al.* Diagnosis and complications of Cushing's syndrome: a consensus statement. *J Clin Endocrinol Metab* 2003; **88:** 5593–5602.
9. Findling JW, *et al.* The low-dose dexamethasone suppression test: a reevaluation in patients with Cushing's syndrome. *J Clin Endocrinol Metab* 2004; **89:** 1222–6.

抑郁症 Health and Public Policy Committee of the American College of Physicians注意到建立在内源性抑郁症患者存在垂体肾上腺轴异常的前提上的用于抑郁症（第352页）的地塞米松抑制试验被发现检测抑郁症时具有低敏感性。因为未证实的价值它不被推荐作为筛查试验[1]。虽然如此，对地塞米松的兴趣仍存在；许多研究显示相矛盾的结果[2～6]。

1. Young M, Schwartz JS. The dexamethasone suppression test for the detection, diagnosis, and management of depression. *Ann Intern Med* 1984; **100:** 307–8.
2. Coryell W. DST abnormality as a predictor of course in major depression. *J Affect Disord* 1990; **19:** 163–9.
3. Płocka-Lewandowska M, *et al.* Dexamethasone suppression test and suicide attempts in schizophrenic patients. *Eur Psychiatry* 2001; **16:** 428–31.
4. Coryell W, Schlesser M. The dexamethasone suppression test and suicide prediction. *Am J Psychiatry* 2001; **158:** 748–53.
5. Black DW, *et al.* The relationship between DST results and suicidal behavior. *Ann Clin Psychiatry* 2002; **14:** 83–8.
6. Yerevanian BI, *et al.* The dexamethasone suppression test as a predictor of suicidal behavior in unipolar depression. *J Affect Disord* 2004; **83:** 103–8.

高原病 地塞米松用于预防的主要原因可能为对轻度脑水肿的急性高原病（第1129页）的症状有效，但因为对不良反应的关注它并不被公认为适合常规预防。在治疗可能会引起肺和脑水肿的急性重度高原病时，强制性的治疗是立即下山，药物治疗主要为辅助，使下山更容易或稳定患者直至可以下山。在这种情况下地塞米松和氧气是主要治疗措施。

1. Ferrazzini G, *et al.* Successful treatment of acute mountain sickness with dexamethasone. *BMJ* 1987; **294:** 1380–2.
2. Ellsworth AJ, *et al.* A randomized trial of dexamethasone and acetazolamide for acute mountain sickness prophylaxis. *Am J Med* 1987; **83:** 1024–30.
3. Montgomery AB, *et al.* Effects of dexamethasone on the incidence of acute mountain sickness at two intermediate altitudes. *JAMA* 1989; **261:** 734–6.
4. Levine BD, *et al.* Dexamethasone in the treatment of acute mountain sickness. *N Engl J Med* 1989; **321:** 1707–13.
5. Keller H-R, *et al.* Simulated descent v dexamethasone in treatment of acute mountain sickness: a randomised trial. *BMJ* 1995; **310:** 1232–5.
6. Dumont L, *et al.* Efficacy and harm of pharmacological prevention of acute mountain sickness: quantitative systematic review. *BMJ* 2000; **321:** 267–72.

多毛症 32名多毛症妇女游离睾酮浓度一致升高；当夜间给予地塞米松0.5～1mg时，其浓度可抑制到正常，经过8～10月治疗后多毛症也被全面改善或停止进展[1]。其他研究提示应用地塞米松治疗后多毛症仅有轻度的改善[2]或根本无改善[3]。在随后的研究中显示在抗雄激素的治疗上加用地塞米松可延长缓解期的时间[4]。

多毛症的主要治疗依据为抗雄激素（如环丙孕酮或螺内酯，第2022页）治疗。尽管低剂量皮质激素可抑制肾上腺雄激素的合成，仍然建议仔细考虑治疗的风险和益处，特别是要对多毛症进行长期治疗时。

1. Paulson JD, *et al.* Free testosterone concentration in serum: elevation is the hallmark of hirsutism. *Am J Obstet Gynecol* 1977; **128:** 851–7.
2. Carmina E, Lobo RA. Peripheral androgen blockade versus glandular androgen suppression in the treatment of hirsutism. *Obstet Gynecol* 1991; **78:** 845.
3. Rittmaster RS, Thompson DL. Effect of leuprolide and dexamethasone on hair growth and hormone levels in hirsute women: the relative importance of the ovary and the adrenal in the pathogenesis of hirsutism. *J Clin Endocrinol Metab* 1990; **70:** 1096–1102.
4. Carmina E, Lobo RA. The addition of dexamethasone to antiandrogen therapy for hirsutism prolongs the duration of remission. *Fertil Steril* 1998; **69:** 1075–9.

疟疾 皮质激素（尤其是地塞米松）因其抗炎作用可以减轻脑水肿而用于治疗脑型疟（第566页）。然而，研究表明脑水肿在脑型疟的病理生理机制中并不占主要地位，事实上静脉应用中等剂量（2mg/kg）和大剂量（11mg/kg）地塞米松超过48h的双盲研究并未发现死亡率下降。因此目前认为皮质激素在脑型疟治疗中没有作用[1]。

1. Prasad K, Garner P. Steroids for treating cerebral malaria. Available in The Cochrane Database of Systematic Reviews; Issue 3. Chichester: John Wiley; 1999 (accessed 12/05/05).

恶性肿瘤 地塞米松在一些方案中被用于治疗恶性疾病，如急性淋巴细胞性白血病（第620页）和多发性骨髓瘤（第626页）。

脑膜炎 皮质激素在细菌性脑膜炎（第169页）辅助治疗中的作用还有很大争议。各研究也显示矛盾的结果[1~3]。然而一项系统性综述总结出存在益处的证据，尤其是减少高收入国家儿童的耳聋和降低成人的死亡率。推荐对成人和高收入国家儿童地塞米松给药4天的方案，尤其是在首次抗生素应用之前或同时[4]。

1. Molyneux EM, *et al.* Dexamethasone treatment in childhood bacterial meningitis in Malawi: a randomised controlled trial. *Lancet* 2002; **360:** 211–18.
2. de Gans J, van de Beek D. Dexamethasone in adults with bacterial meningitis. *N Engl J Med* 2002; **347:** 1549–56.
3. Thwaites GE, *et al.* Dexamethasone for the treatment of tuberculous meningitis in adolescents and adults. *N Engl J Med* 2004; **351:** 1741–51.
4. van de Beek D, *et al.* Corticosteroids for acute bacterial meningitis. Available in The Cochrane Database of Systematic Reviews; Issue 1. Chichester: John Wiley; 2007 (accessed 22/08/08).

恶心和呕吐 地塞米松具有止吐的特性，尤其是治疗由癌症化疗引起的急性或延迟性呕吐[1]（第1622页）。它可单独用于预防与中度致吐治疗有关的症状和与5-HT₃拮抗剂联合用于高度致吐治疗相关的症状。经典的剂量方案为在中度致吐化疗前立即口服地塞米松4～8mg和更严重的致吐化疗时给予静脉注射20mg。地塞米松是用于预防延迟症状的选择，单独或伴随其他止吐剂使用。经典口服剂量为8mg，每日2次持续2～4天。地塞米松对于预防术后恶性和呕吐也有效[2]，可被用于处理姑息治疗中的恶心和呕吐。

1. Ioannidis JPA, *et al.* Contribution of dexamethasone to control of chemotherapy-induced nausea and vomiting: a meta-analysis of randomized evidence. *J Clin Oncol* 2000; **18:** 3409–22.
2. Henzi I, *et al.* Dexamethasone for the prevention of postoperative nausea and vomiting: a quantitative systematic review. *Anesth Analg* 2000; **90:** 186–94.

机会性分枝杆菌感染 每日1～4mg的地塞米松用于5名HIV合并弥漫性鸟型分枝杆菌（*Mycobacterium avium*）复合感染的患者与体重增加、发热减轻和健康感改善有关[1]。联合抗分枝杆菌治疗也被用于非结核分枝杆菌感染（第172页）。其他学者也注意到相同的结果[2]。

1. Wormser GP, *et al.* Low-dose dexamethasone as adjunctive therapy for disseminated Mycobacterium avium complex infections in AIDS patients. *Antimicrob Agents Chemother* 1994; **38:** 2215–17.
2. Dorman SE, *et al.* Adjunctive corticosteroid therapy for patients whose treatment for disseminated Mycobacterium avium complex infection has failed. *Clin Infect Dis* 1998; **26:** 682–6.

呼吸系统疾病 为加速胎肺成熟和帮助预防新生儿呼吸窘迫综合征（第1440页）和支气管肺发育不良（第1433页），皮质激素（如地塞米松）可在产前用于有早产危险的母亲。新生儿期的地塞米松被报道可以改善肺的预后和帮助患严重支气管肺发育不良的婴儿脱离机械性通气。

地塞米松也是一种治疗严重哮吼（第1435页）的药物。然而，与其他皮质激素一样，它对支气管炎（第1433页）的益处不多[1~3]。

1. Roosevelt G, *et al.* Dexamethasone in bronchiolitis: a randomised controlled trial. *Lancet* 1996; **348:** 292–5.
2. Klassen TP, *et al.* Dexamethasone in salbutamol-treated inpatients with acute bronchiolitis: a randomized controlled trial. *J Pediatr* 1997; **130:** 191–6.
3. Corneli HM, *et al.* A multicenter, randomized, controlled trial of dexamethasone for bronchiolitis. *N Engl J Med* 2007; **357:** 331–9.

早产儿视网膜病变 有建议称产前地塞米松可能有益于预防早产儿视网膜病变，参见第1894页。关于新生儿应用地塞米松治疗早产儿视网膜病变的不确定效果，参见上文的不良反应项下对新生儿的影响。

制剂

BP 2010: Dexamethasone and Neomycin Ear Spray; Dexamethasone Eye Drops, Suspension; Dexamethasone Sodium Phosphate Eye Drops, Solution; Dexamethasone Sodium Phosphate Injection; Dexamethasone Tablets;

USP 33: Ciprofloxacin and Dexamethasone Otic Suspension; Dexamethasone Acetate Injectable Suspension; Dexamethasone Elixir; Dexamethasone Gel; Dexamethasone Ophthalmic Suspension; Dexamethasone Oral Solution; Dexamethasone Sodium Phosphate Cream; Dexamethasone Sodium Phosphate Inhalation Aerosol; Dexamethasone Sodium Phosphate Injection; Dexamethasone Sodium Phosphate Ophthalmic Ointment; Dexamethasone Sodium Phosphate Ophthalmic Solution; Dexamethasone Tablets; Dexamethasone Topical Aerosol; Neomycin and Polymyxin B Sulfates and Dexamethasone Ophthalmic Ointment; Neomycin and Polymyxin B Sulfates and Dexamethasone Ophthalmic Suspension; Neomycin Sulfate and Dexamethasone Sodium Phosphate Cream; Neomycin Sulfate and Dexamethasone Sodium Phosphate Ophthalmic Ointment; Neomycin Sulfate and Dexamethasone Sodium Phosphate Ophthalmic Solution; Tobramycin and Dexamethasone Ophthalmic Ointment; Tobramycin and Dexamethasone Ophthalmic Suspension.

专利制剂

Arg.: Decadron; Degabina; Dexalaf; Dexalergin; Dexameral; Dexatotal; Duo Decadron; Fadametasona; Gotabiotic D; Ingedex†; Isopto Maxidex; Lormine; Nexadron; Rupedex; Sedesterol; Trofinan; ***Austral.:*** Dexmethsone; Maxidex; ***Austria:*** Dexabene; Fortecortin; ***Belg.:*** Aacidexam; Dexa-Sine; Maxidex; Oradexon†; ***Braz.:*** Cortidex†; Cortitop; Decadron; Decadronal; Deflaren; Dexacilin; Dexaden; Dexadermil; Dexaflan†; Dexagreen; Dexameson†; Dexametax; Dexametonal†; Dexametrat†; Dexamex†; Dexaminor; Dexanil; Dexason; Dexazen†; Dexazona; Dexmene†; Maxidex; Metadex; Metaxon; Minidex; Neodex; Netazon†; Topidexa; Uni Dexa; ***Canad.:*** Ak-Dex; Dexasone; Diodex; Maxidex; ***Chile:*** Cortyk; Maxidex; Oradexon; ***Cz.:*** Baycuten; Dexa†; Dexaltin†; Dexamed; Dexapos†; Dexason†; Dexona†; Fortecortin; ***Denm.:*** Decadron†; Maxidex; ***Fin.:*** Kaarmepakkaus; Oftan Dexa; Oradexon; ***Fr.:*** Dectancyl; Desocort†; Dexafree; Maxidex; ***Ger.:*** afpred-DEXA; Cortidexason†; Dexa; Dexa Loscon mono; Dexa-Allvoran†; dexa-clinit; Dexa-Effekton; Dexa-ratiopharm; Dexa-Rhinospray Mono; Dexa-sine; Dexabene; Dexabeta; DexaEDO; Dexaflam; Dexagalen; Dexagel; Dexahexal; Dexamonozon†; Dexapos; Fortecortin; Isopto Dex; Lipotalon; Monodex; Solupen N; Solutio Cordes Dexa N; Spersadex; Totocortin; Tuttozem N; ***Gr.:*** Decadron; Dexa-Sine; Dexacollyre; Dexafar; Dexamed; Dexaton; Dexatopic; Maxidex; Oradexon; Soldesanil; Thilodexine; ***Hong Kong:*** CP-Dexa; Dexaltin; Dexamed; Dexasone; Dexmetha†; Dexmethsone; Limethason; Maxidex; ***Hung.:*** Dexa; Maxidex; Oradexon; ***India:*** Decdan; Dexacip; Dexasone; Dexona; Millicortenol; Wymesone; ***Indon.:*** Camidexon; Cetadexon†; Corsona; Cortidex; Danasone†; Decilone†; Dellamethasone†; Dexa-M; Etason; Fortecortin†; Indexon; Inthesa-5; Kalmethasone; Lanadexon; Licodexon; Molacort; Nufadex; Oradexon; Prodexon; Pycameth†; Pyradexon†; Scandexon; ***Irl.:*** Decadron†; Dexsol; Maxidex; ***Israel:*** Dexacort; Maxidex; Sterodex; ***Ital.:*** Capital; Decadron; Dermadex; Dexamono; Etacortilen; Luxazone; Megacort; Soldesam; Visumetazone; ***Jpn:*** Limethason; Methaderm; ***Malaysia:*** Decan; Dexalone; Dexaltin; Dexasone; Limethason†; Maxidex; ***Mex.:*** Adrecort; Alin; Azona; Beminex; Bexine; Cortidex; Cryometasona; Decadron; Decadronal; Decorex; Dexafrin; Dexagrin; Dexal; Dexamilan; Dexicar; Dexilal; Dexona; Dibasona; Etacortilen; Examsa; Indarzona-N; Lergosin; Maxidex; Metax; Migradexan†; Pardex; Reusan; Taprodex; Taxyl; Wiserdex; ***Neth.:*** Dexa-POS; Oradexon; ***Norw.:*** Decadron†; Isopto Maxidex; Spersadex†; ***NZ:*** Maxidex; ***Philipp.:*** Adrecort; Cordex; Dabrin; Decan†; Decilone; Dexticort; Drenex; Isodexam; Maxidex; Midexone†; Oradexon; Penodex; Santeson; Scancortin; Vexamet; ***Pol.:*** Dexafree; Dexapolcort; Dexaven; ***Port.:*** Decadron; Dexafree; Dexaval; Oradexon; Ronic; ***Rus.:*** Detametazon (Детаметажон); Dexacort (Дексакорт); Dexamed (Дексамед); Dexapos (Дексапос); Dexaven (Дексавен); Dexona (Дексона Д); Maxidex (Максидекс); Oftan Dexamethason (Офтан Дексаметазон); ***S.Afr.:*** Decadron†; Decasone; Dexagel; Maxidex; Spersadex; ***Singapore:*** Decan; Decordex; Dexaltin; Dexamed; Dexasone; Dextrasone; Erladexone†; Maxidex; ***Spain:*** Dalamon Inyectable†; Dexafree; Fortecortin; Maxidex; ***Swed.:*** Decadron†; Dexacortal; Isopto Maxidex; Opnol; ***Switz.:*** Decadron†; Dexacortin; Dexacortin-K†; Dexafree; Dexalocal; Fortecortin; Maxidex; Mephamesone; Spersadex; ***Thai.:*** B Dexol; Decadron†; Dexa; Dexa ANB; Dexa-O; Dexa-P; Dexa-Y; Dexagel; Dexaltin; Dexano; Dexasone; Dexion; Dexon; Dexone; Dexthasol; Dexthasone; Dexton; Oradexon; Phenodex; ***Turk.:*** Cebedex; Dekort; Deksalon; Deksamet; Dexa-Sine; Maxidex; Onadron; Spersadex; ***UK:*** Dexsol; Maxidex; Ozurdex; ***Ukr.:*** Dexagel (Дексагель); Farmadex (Фармадекс); Maxidex (Максидекс); ***USA:*** Aeroseb-Dex; Baycadron; Dalalone; Decadron; Decaspray†; Dexasone; Dexone†; DexPak; Hexadrol†; Maxidex; Ozurdex; Solurex†; Zema; ***Venez.:*** Decadron†; Decalona; Decobel; Dexacort; Dexamin; Maradex; Metalexina†.

多组分制剂 ***Arg.:*** Alergi; Belbar†; Bicrinol†; Bideon Biotic Plus; Biocort; Bioptic DX; Ciloxadex; Ciprocort; Cirflox Oftal; Decadron con Ciprofloxina; Decadron con Neomicina; Decadron con Tobramicina; Dexa Aminofilin; Dexa Teosona; Dexa-Rhinospray N; Dexabion; Dexafurazon†; Dexalergin; Dexamytrex; Dexaprof D; Dexatopic†; Empecid Cort; Exudrol con Dexametasona; Factioneye; Flexicamin B12; Flogiatrin B12; Fluoropoen; Fotadex; Fotamicin; Gotabiotic F; Hongal; Isoptomax; Klonamicin Compuesto; Larsen; Linfol; Melasmax; Naxo TV; Neodexa Plus†; Neoftalm Dexa; Neolag; Neosona; Nexadron Compuesto; Nexadron Plus; Otosporin Dexa; Paraflex Plus; Polioftal; Polyplex; Proetztotal; Provisual Compuesto; Purpumicina; Quidex; Radina Dex; Sincerum Biotic; Sincerum Biotic L; Solocalm Plus; Tacines; Tobrabiotic D; Tobracort; Tobradex; Tobragan D; Tobraler DX; Toflam; Toflamixina Plus†; Tratomax; Trimepol D†; Vagilen; Vistadex; Vixalerg; Vixidone; Xibradex; ***Austral.:*** Otodex; Sofradex; ***Austria:*** Ambene†; Dexagenta; Multodrin; Rheumesser; Tobradex; Uromont; ***Belg.:*** De Icin†; De Icol; Dexa-Polyspectran New; Dexa-Rhinospray; Dexagenta-POS; Frakidex; Maxitrol; Percutalgine; Polydexa; Tobradex; ***Braz.:*** Baycuten; Biamotil-D; Cianotrat-Dexa; Cilodex; Cylocort; Decadron Colirio; Decadron Nasal; Dexa-Citoneurin; Dexa-Cronobe; Dexa-Neuriberit†; Dexacilin; Dexaclor†; Dexacobal; Dexacort†; Dexador; Dexadoze; Dexafenicol; Dexagil; Dexalgen; Dexamytrex†; Dexaneurin; Dexanevral†; Dexanil; Dexavison; Dexazona; Duo-Decadron; Emistin; Fenidex; Gynax-N; Hidrocin; Maxiflox D; Maxitrol; Metcort; Neocortin; Neodex; Nepodex; Otofenicol-D†; Rinosbon†; Tobracin D; Tobracort; Tobradex; Trivagel N; Vagitrin-N; Vitatonus Dexa; ***Canad.:*** Ciprodex; Cresophene; Dioptrol; Endomethasone; Maxitrol; Opticort; Sofracort; Tobradex; ***Chile:*** Baycuten; Cilodex; Ciprodex; Dexagin; Grifoftal-D†; Maxitrol; Oflono-D; Poentobral Plus; Spersadex Comp†; Telugren Plus; Tobradex; Tobragan D; Tobrin-D; Todexona; Trazidex; Tribesona; Xolof D; ***Cz.:*** Dexa-Gentamicin; Doxiproct Plus; Maxitrol; Otobacid N; Pulpomixine†; Sofradex†; Spersadex Compositum; Tobradex; ***Denm.:*** Decadron med Neomycin†; Sofradex; Spersadex Comp; Tobradex; ***Fin.:*** Maxitrol; Oftan Dexa-Chlora; Sofradex†; Tobrasone; ***Fr.:*** Aldyzine; Auricularum; Cebedexacol†; Chibro-Cadron; Corticetine; Cresophene; Dexagrane; Eucaryl; Frakidex; Framyxone; Maxidrol; Mepacyl; Percutalgine; Polydexa; Pulpomyxine; Rockles; Ster-Dex; Tobradex; ***Ger.:*** Corti Biciron N; Cortidexason comp; Dexa Biciron; Dexa Polyspectran; Dexa-Gentamicin; Dexa-Siozwo; Dexagent-Ophtal; Dexamytrex; Dispadex comp; Ell-Cranell dexa†; Isopto Max; Lokalison-antimikrobiell Creme N; Nystalocal; Otobacid N; Spersadex Comp†; Spersadexolin†; Supertendin; Terracortril Dexagenta; Tobradex; Uro-Stilloson†; ***Gr.:*** Afacort; Antilerg-F; Auricularum; Chlorapred; Decadron Phosphate with Neomycin; Dexa-Rhinaspray; Dexa-Rhinaspray-N; Dexachlor; Dexamycin; Dexamytrex; Dispersadron-C; Ekzegamma; Endomethasone; Eyebrex-Dexa; Fluoskin; Genefacort; Gentadex; Isopto Maxitrol; Lidocor; Lofoto; Nezefib; O-Biotic; Otocort; Otomize; Rinocortin; Saocin-D; Septozyl; Sofradex; Spersadexoline; Thilodexine-N; Thilomicine Dex; Tobradex; Urecortin; Usniderm; ***Hong Kong:*** Arthrodex; Artrolin-F; Chloram-D†; Dexa N; Dexa-B; Dexahist; Dexanicol; Dexasone N; Dexoph; Dextracin; Eurodron; Frakidex; Maxitrol; Neo-Dex (Improved)†; Parasone†; Polydex-N; Polydexa; Sofradex; Sonexa-C; Spersadex Comp; Tobradex; ***Hung.:*** Dexapolcort N; Doxiproct Plus; Spersadex Comp†; Tobradex; ***India:*** Ciplox D; Decdan-N†; Dexona Eye/Ear; Dexosyn Plus†; Dexosyn-C†; Dexosyn-N†; Gentacip D; Millicorten-Vioform; Mycidex†; Obrasone; Ocupol-D; Ocutob-D; Oflox D; Pyrimon; Sofracort; Sofradex; Sofradex-F; Tobazon DM†; ***Indon.:*** Alegi; Alerdex; Baycuten-N; Blecidex; Bralifex Plus; Dexatopic; Dextaco; Dextafen; Dextamine; Inmatrol; Isotic Neolyson; Isotic Tobrizon; Kloramixin D; Lorson; Lotharson; Maxitrol; Neocortic; Oregan; Osatrol†; Polidemisin; Pritacort; Sofradex; Soldextam†; Spersadex Comp; Tobradex; Trodex†; Ximex Optixitrol; ***Irl.:*** Dexa-Rhinaspray Duo†; Maxitrol; Otomize†; Sofradex; ***Israel:*** Adexone; Auricularum†; Cilodex; Desoren; Dethamycin; Dethaphrine; Dex-Otic; Dexamycin; Dexefrin; Maxitrol; Polycutan; Tarocidin D; Tevacutan; ***Ital.:*** Cloradex; Corti-Arscolloid; Desalfa; Desamix Effe; Desamix-Neomicina; Dexoline†; Doxiproct; Eta Biocortilen; Eta Biocortilen VC; Luxazone Eparina; Neo Cortofen†; Netildex; Tobradex; Visumetazone Antistaminico; Visumetazone Decongestionante; ***Jpn:*** Una A; Una A Gel†; ***Malaysia:*** Baycuten N; De Icol; Dexa-Gentamicin†; Dextracin; Gentadexa; Maxitrol; Neo-Deca; Sofradex; Spersadex Comp†; Spersadexoline†; Tobradex; ***Mex.:*** Alin Nasal; Alin Oftalmico; Baycuten; Baycuten N; Bexine; Biodexan; Butisel; Cilodex; Ciriax D; Cloxona-O; Decadron con Neomicina†; Decadron con Nistatina; Dexabion; Dexadutil; Dexamicin; Deximet; Dexne; Dexsul; Dextone; Dibutasona; Dinill-D; Doxiproct Plus; Exafenil; Gotadex†; Indarzona; Innobion; Isenia-Dex; Lergosin A; Levodexan; Levofenil; Maxitrol; Mildex; Neobacigrin; Neomodex; Neuralin; Nispil; Obrydex; Odexan; Ofodex; Poentobral D; Poentobral F; Polideltaxin NF; Rinadex Compuesto; Rinidyl DN†; Soldrin; Sondex-Of; Sophixin DX; Tiamidexal; Timpacil†; Tobracort; Tobradex; Trazidex; Trineurovita Compuesto; UV IX†; Vengesic†; Zolidime†; ***Neth.:*** Dexagenta-POS; Dexamytrex; Dexatopic†; Maxitrol; Sofradex; Tobradex; ***Norw.:*** Maxitrol; Sofradex; Spersadex med kloramfenikol; Tobrasone; ***NZ:*** Maxitrol; Sofradex; Tobradex; ***Philipp.:*** Baycuten; Dexamytrex; Dexanicol; Duocom; Iclodex; Ipecor; Ipodex; Isore; Maxirap; Maxitrol; Maxoptic; Mydexin; Mytodex; Neodex-V; Postop; Postotic; Ramtrex; Rapidax; Rapidex; Spersadex Compound; Syntemax; Tobradex; Vistacom; Xetam-Opta; ***Pol.:*** Dexadent; Dexamytrex; Dexapolcort N; Maxitrol; Tobradex; ***Port.:*** Baycuten; Decadron com Neomicina; Dexamytrex; Dexaval A; Dexaval N; Dexaval O; Dexaval V; Doxiproct Plus; Frakidex; Gentadexa; Otomize†; Polydexa; ***Rus.:*** Ambene (Амбене); Dexa-Gentamicin (Декса-Гентамицин); Dexona (Дексона); Maxitrol (Макситрол); Percutalgine (Перкуталжин)†; Polydexa (Полидекса); Polydexa with Phenylephrine (Полидекса С Фенилефрином); Sofradex (Софрадекс); Tobradex (Тобрадекс); Tobrasone (Тобразон); ***S.Afr.:*** Cilodex; Covomycin-D; Maxitrol; Sofradex; Spersadex Comp; Spersadexoline†; Tobradex; ***Singapore:*** Cilodex; Dexamytrex; Dextracin; Frakidex†; Maxitrol; Polydexa; Sofradex; Spersadex Comp; Spersadexoline; Tobradex; ***Spain:*** Amplidermis†; Broncoformo Muco Dexa; Cloram Hemidex; Cresophene; Dexa Tavegil; Gentadexa; Hemidexa Antihistaminico; Hongosan; Icol; Inzitan; Liquipom Dexa Antib; Maxitrol; Neodexa; Neurodavur Plus; Otix; Phonal; Resorborina; Rino Dexa; Sabanotropico†; Sedofarin; Tobradex; Vasodexa; ***Swed.:*** Decadron cum neomycin†; Tobrasone; ***Switz.:*** Antikeloides Creme†; Chronocorte; Cresophene†; Dexalocal-F; Dexasalyl; Dexolan; Doxiproct Plus; Frakidex; Maxitrol; Nystalocal; Pigmanorm; Polydexa; Sebo-Psor; Sofradex; Spersadex Comp; Spersadexoline†; Tobradex; ***Thai.:*** Archidex; Cadexcin-N; CD-Oph; Dexacin; Dexamytrex; Dexasil†; Dexoph; Dexylin; Eyedex; Maxitrol; Neo-Optal; Neodex; Sofradex; Spersadexoline; Tobradex; Trabit†; Vesoph; ***Turk.:*** Combidex; Netildex; Tobradex; ***UK:*** Dexa-Rhinaspray Duo†; Maxitrol; Otomize; Sofradex; Tobradex; ***Ukr.:*** Maxitrol (Макситрол); Micogynax (Микожинакс); Percutalgine (Перкуталжин); Polydexa (Полидекса); Polydexa with Phenylephrine (Полидекса С Фенилэфрином); Sofradex (Софрадекс); Tobradex (Тобрадекс); ***USA:*** Ak-Neo-Dex; Ciprodex; Dexasporin; Maxitrol; Neo-Dexameth†; NeoDecadron†; Neodexasone; Neopolydex; Ocu-Trol; Poly-Dex; Tobradex; ***Venez.:*** Baycuten N; Cipromet†; Cyprodex; Decadron†; Decaven; Deicol†; Dexaneol†; Dexapostafen; Gentidexa; Kanasone†; Maxicort; Maxitrol; Otocort; Poentobral Plus; Poli-Otico; Quinocort; Tobracort; Tobradex; Tobragan D; Todex; Trazidex.

Dichlorisone Acetate (*rINNM*) ⊗醋酸二氯松

Acetato de diclorisona; Dichlorisone, Acétate de; Dichlorisoni Acetas; Diclorisone Acetate. 9α,11β-Dichloro-17α,21-dihydroxypregna-1,4-diene-3,20-dione 21-acetate.

Дихлоризона Ацетат

$C_{23}H_{28}Cl_2O_5$ = 455.4.

CAS — 7008-26-6 (dichlorisone); 79-61-8 (dichlorisone acetate).

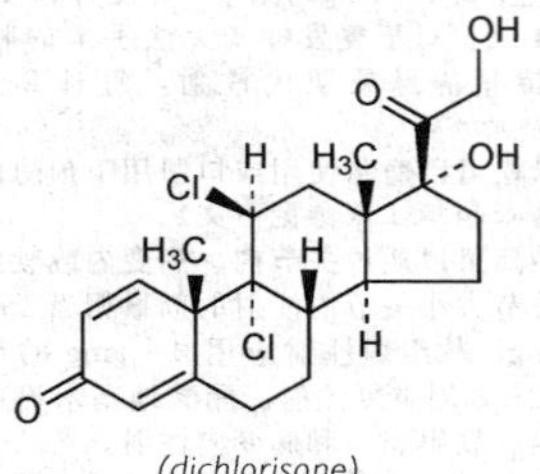

(dichlorisone)

简介

醋酸二氯松是一种因其糖皮质激素活性而被局部应用治疗多种皮肤疾病的皮质激素（第1425页）。使用时通常为含量0.25%或1%的乳剂。

若局部使用，尤其是大面积，当皮肤破损或在敷料下，皮质激素可以充分吸收导致全身作用（第1425页）。局部用于皮肤的皮质激素的作用在第1427页有描述。有关在皮肤上正确使用皮质激素的建议和局部皮质激素可能带来的临床作用的初步指南，参见第1431页。

制剂

专利制剂

Spain: Dermaren; Dicloderm Forte.

Diflorasone Diacetate (*BANM, USAN, rINNM*) ⊗双醋二氟拉松

Diacetato de diflorasona; Diflorasone, Diacetate de; Diflorasoni Diacetas; U-34865. 6α,9α-Difluoro-11β,17α,21-trihydroxy-16βmethylpregna-1,4-diene-3,20-dione 17,21-diacetate.

Дифлоразона Диацетат

$C_{26}H_{32}F_2O_7$ = 494.5.

CAS — 2557-49-5 (diflorasone); 33564-31-7 (diflorasone diacetate).

ATC — D07AC10.

ATC Vet — QD07AC10.

UNII — 7W2J09SCWX.

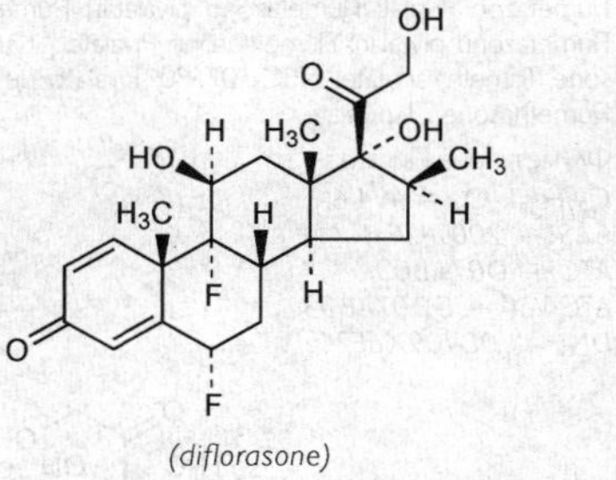

(diflorasone)

Pharmacopoeias. In *US.*

USP 33 (Diflorasone Diacetate) 白色至灰黄色的结晶性粉末。不溶于水；溶于丙酮和甲醇；非常轻微地溶于乙醚；微溶于乙酸乙酯；轻微溶于甲苯。贮藏于密闭容器中。

简介

双醋二氟拉松是一种因其糖皮质激素活性而被局部应用治疗多种皮肤疾病的皮质激素（第1425页）。使用时通常为含量 0.05%的乳膏或软膏。

若局部使用，尤其是大面积，当皮肤破损或在敷料下，皮质激素可以充分吸收导致全身作用（第1425页）。局部用于皮肤的皮质激素的作用在第1427页有描述。有关在皮肤上正确使用皮质激素的建议和局部皮质激素可能带来的临床作用的初步指南，参见第1431页。

制剂

USP 33: Diflorasone Diacetate Cream; Diflorasone Diacetate Ointment.

专利制剂

Ger.: Florone; ***Gr.:*** Florone; ***Ital.:*** Dermaflor†; ***Mex.:*** Diasorane; ***Spain:*** Murode; ***USA:*** ApexiCon; Florone; Maxiflor; Psorcon.

多组分制剂 ***Arg.:*** Filoderma; Filoderma Plus; Griseocrem.

Diflucortolone (*BAN, USAN, rINN*) ⊗二氟可龙

Diflucortolona; Diflucortolonum; Diflukortolon; Diflukortoloni. 6α,9α-Difluoro-11β,21-dihydroxy-16α-methylpregna-1,4-diene-3,20-dione.

Дифлукортолон

$C_{22}H_{28}F_2O_4$ = 394.5.

CAS — 2607-06-9.

ATC — D07AC06.

ATC Vet — QD07AC06; QD07XC04.

UNII — K253365DXI.

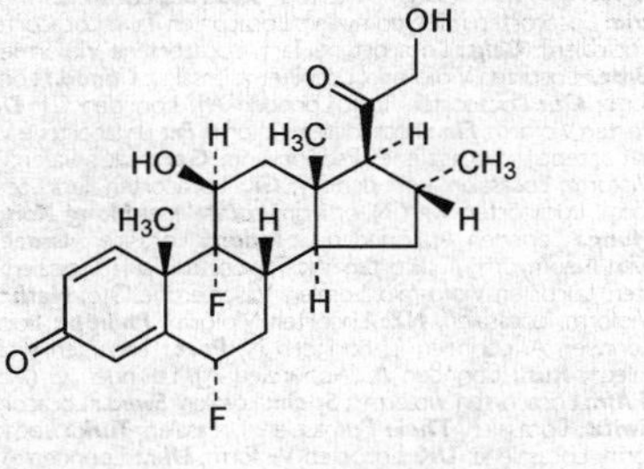

Diflucortolone Pivalate (*BANM, USAN, rINNM*) ⊗特戊酸二氟可龙

Diflucortolone, Pivalate de; Diflucortoloni Pivalas; Pivalato de diflucortolona; SH-968. Diflucortolone 21-pivalate.

Дифлукортолона Пивалат

$C_{27}H_{36}F_2O_5$ = 478.6.

CAS — 15845-96-2.

ATC — D07AC06.

ATC Vet — QD07AC06.

UNII — ZR05N78276.

Diflucortolone Valerate (*BANM, rINNM*) ⊗戊酸二氟可龙

Diflucortolone, Valérate de; Diflucortoloni Valeras; Diflukortolon Valerat; Valerato de diflucortolona. Diflucortolone 21-valerate.

Дифлукортолона Валерат

$C_{27}H_{36}F_2O_5$ = 478.6.

CAS — 59198-70-8.

ATC — D07AC06.

ATC Vet — QD07AC06.

Pharmacopoeias. In *Br.*

BP 2010 (Diflucortolone Valerate) 白色至乳白色的结晶性粉末。几乎不溶于水；易溶于二氯甲烷和二噁烷；微溶于乙醚；轻微溶于甲醇。避光。

简介

二氟可龙是一种因其糖皮质激素活性而被局部应用治疗多种皮肤疾病的皮质激素（第1425页）。使用时通常为戊酸盐含量为 0.1%或 0.3%的乳剂或软膏。

若局部使用，尤其是大面积，当皮肤破损或在敷料下，皮质激素可以充分吸收导致全身作用（第1425页）。局部用于皮肤的皮质激素的作用在第1427页有描述。有关在皮肤上正确使用皮质激素的建议和局部皮质激素可能带来的临床作用的初步指南，参见第1431页。

制剂

BP 2010: Diflucortolone Cream; Diflucortolone Oily Cream; Diflucortolone Ointment.

专利制剂

Arg.: Nerisona; ***Austria:*** Neriforte; Nerisona; ***Belg.:*** Nerisona; ***Braz.:*** Nerisona; ***Canad.:*** Nerisone; ***Denm.:*** Nerisona†; ***Fr.:*** Nerisone; ***Ger.:*** Nerisona; ***Gr.:*** Nerisona; ***Hong Kong:*** Nerisone; ***Indon.:*** Nerilon; Nerisona; Valeron†; ***Israel:*** Neriderm; ***Ital.:*** Cortical; Dermaval; Dervin; Dicortal†; Flu-Cortanest; Nerisona; Temetex; ***Malaysia:*** Nerisone†; ***Mex.:*** Nerisona; ***Neth.:*** Nerisona; ***NZ:*** Nerisone; ***Philipp.:*** Nerisona; ***Port.:*** Nerisona; ***S.Afr.:*** Nerisone; ***Spain:*** Claral; ***Switz.:*** Nerisona†; ***Turk.:*** Temetex; ***UK:*** Nerisone.

多组分制剂 ***Arg.:*** Diflunazol†; Nerisona C; Scheriderm; ***Austria:*** Travocort; ***Belg.:*** Travocort; ***Braz.:*** Bi-Nerisona; ***Canad.:*** Nerisalic; ***Chile:*** Bi-Nerisona†; ***Fr.:*** Nerisalic; Nerisone C; ***Ger.:*** Travocort; ***Gr.:*** Nerisona C; Travocort; ***Hong Kong:*** Nerisone C; Travocort; ***Indon.:*** Nerisona Combi; Travocort; ***Irl.:*** Travocort; ***Israel:*** Isocort; Multiderm; Tevaderm; ***Ital.:*** Corti-Fluoral; Dermaflogil; Impetex; Nerisalic; Nerisona C; Travocort; ***Malaysia:*** Isoradin; Travocort; ***Mex.:*** Bi-Nerisona; Scheriderm; ***NZ:*** Nerisone C; ***Philipp.:*** Nerisona Combi; Travocort; ***Pol.:*** Travocort; ***Port.:*** Nerisona C; Travocort; ***Rus.:*** Travocort (Травокорт); ***S.Afr.:*** Maxaderm; Travocort; ***Singapore:*** Travocort; ***Spain:*** Claral Plus; ***Switz.:*** Travocort; ***Thai.:*** Travocort; ***Turk.:*** Impetex; Nerisona C; Travazol; Travocort; ***Ukr.:*** Travocort (Травокорт); ***Venez.:*** Binerisona.

Difluprednate (*USAN, rINN*) ⊗二氟泼尼酯

CM-9155; Difluprednato; Difluprednatum; W-6309. 6α,9α-Difluoro-11β,17α,21-trihydroxypregna-1,4-diene-3,20-dione 21-acetate 17-butyrate.

Дифлупреднат

$C_{27}H_{34}F_2O_7$ = 508.6.

CAS — 23674-86-4.

ATC — D07AC19.

ATC Vet — QD07AC19.

UNII — S8A06QG2QE.

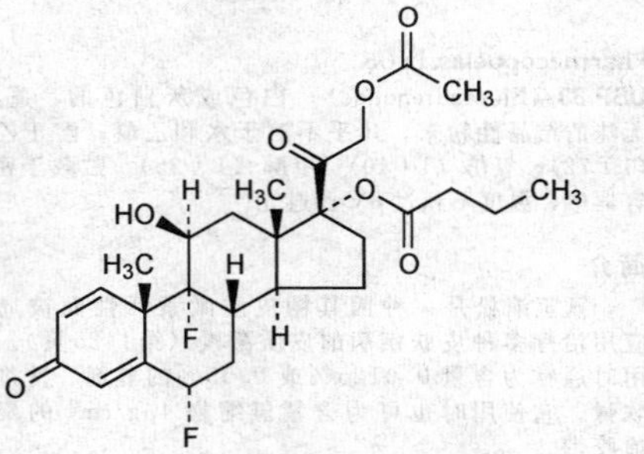

简介

二氟泼尼酯是一种因其糖皮质激素活性而被局部应用治疗多种皮肤疾病的皮质激素（第1425页）。使用时通常为乳剂或凝胶；含量为 0.02%或 0.05%。

若局部使用，尤其是大面积，当皮肤破损或在敷料下，皮质激素可以充分吸收导致全身作用（第1425页）。局部用于皮肤的皮质激素的作用在第1427页有描述。有关在皮肤上正确使用皮质激素的建议，参见第1431页。

二氟泼尼酯可以 0.05%眼用乳剂的形式局部使用，治疗眼科手术后眼部炎症及疼痛。

制剂

专利制剂

Fr.: Epitopic; ***Jpn:*** Myser; ***USA:*** Durezol.

Fluclorolone Acetonide (*BAN, rINN*) ⊗氟氯奈德

Acetónido de fluclorolona; Fluclorolone, Acétonide de; Flucloroloni Acetonidum; Flucloronide (*USAN*); Fluklorolonacetonid; Fluklorolоniasetonidi; RS-2252. 9α,11β-Dichloro-6α-fluoro-21-hydroxy-16α,17α-isopropylidenedioxypregna-1,4-diene-3,20-dione.

Флуклоролона Ацетонид

$C_{24}H_{29}Cl_2FO_5$ = 487.4.

CAS — 3693-39-8.

ATC — D07AC02.

ATC Vet — QD07AC02.

UNII — MG258KTA37.

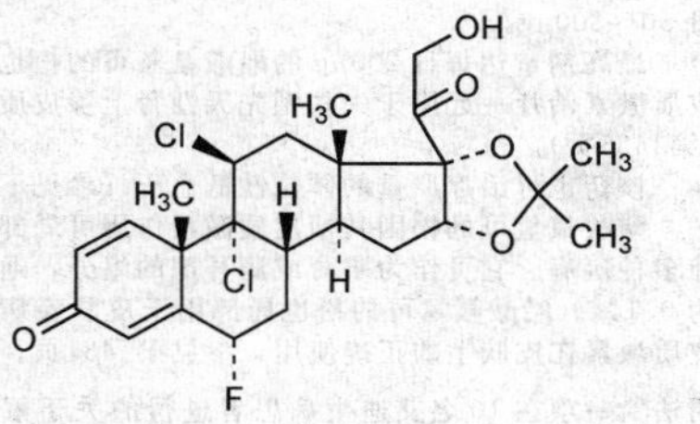

简介

氟氯奈德是一种因其糖皮质激素活性而被局部应用治疗多种皮肤疾病的皮质激素（第1425页）。使用时通常含量为 0.2%的乳剂。

若局部使用，尤其是大面积，当皮肤破损或在敷料下，皮质激素可以充分吸收导致全身作用（第1425页）。局部用于皮肤的皮质激素的作用在第1427页有描述。有关在皮肤上正确使用皮质激素的建议和局部皮质激素可能带来的临床作用的初步指南，参见第1431页。

制剂

专利制剂

Spain: Cutanit.

Fludrocortisone Acetate (*BANM, rINNM*) ⊗醋酸氟氢可的松

Acetato de fludrocortisona; Fludrocortisone, acétate de; Fludrocortisoni acetas; Fludrokortison acetát; Fludrokortisonacetat; Fludrokortisoniasetaatti; Fludrokortizon-acetát; Fludrokortizono acetatas; Fludrokortyzonu octan; 9α-Fluorohydrocortisone 21-Acetate. 9α-Fluoro-11β,17α,21-trihydroxypregn-4-ene-3,20-dione 21-acetate.

Флудрокортизона Ацетат

$C_{23}H_{31}FO_6$ = 422.5.

CAS — 127-31-1 (fludrocortisone); 514-36-3 (fludrocortisone acetate).

ATC — H02AA02.

ATC Vet — QH02AA02.

UNII — V47IF0PVH4.

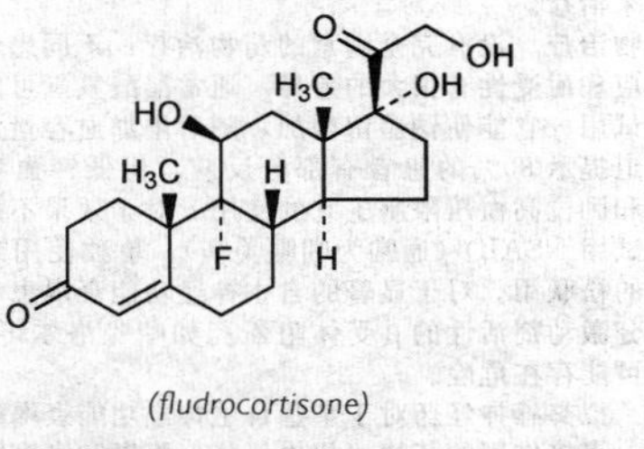

(fludrocortisone)

Pharmacopoeias. In *Chin., Eur.* (see p.vii), *Int.*, and *US.*

Ph. Eur. 6.8 (Fludrocortisone Acetate) 白色或类白色的结晶性粉末。几乎不溶于水；微溶于无水乙醇。

USP 33 (Fludrocortisone Acetate) 白色或灰黄色，无味或几乎无味，吸湿性晶体或结晶性粉末。不溶于水；微溶于乙醇和氯仿；轻微溶于乙醚。避光。

不良反应、处置、撤药和注意事项

醋酸氟氢可的松具有 10 倍于氢化可的松的糖皮质

激素作用，盐皮质激素作用为100倍。不良反应主要来自于盐皮质激素活性，如第1425页所描述。

若局部使用，尤其是大面积，当皮肤破损或在敷料下，皮质激素可以充分吸收导致全身作用。长期使用含皮质激素的眼药会引起眼内压升高和视功能下降。

药物相互作用

皮质激素药物相互作用的一般情况，见第1429页。

药动学

有关皮质激素药动学的简短概述，参见第1430页。

氟氢可的松易于从胃肠道吸收。血浆半衰期约3.5h或更多，但氟氢可的松具有更长的生物半衰期，为18～36h。

用途和用法

氟氢可的松是一种具有糖皮质激素和强大的盐皮质激素活性的皮质激素（第1425页）。口服醋酸氟氢可的松与糖皮质激素一起用于原发性肾上腺皮质功能减退症的盐皮质激素替代（第1432页）。使用的剂量范围为每日50～300μg。

最高剂量达每日200μg的醋酸氟氢可的松也可与糖皮质激素治疗一起用于失盐型先天性肾上腺皮质增生症（第1435页）。

该药也可治疗严重的体位性低血压（参见下文）。

醋酸氟氢可的松因其糖皮质激素作用可局部应用治疗多种疾病。它可作为眼膏或滴耳剂的组分，通常浓度为0.1%。醋酸氟氢可的松也局部用于皮肤疾病。关于皮质激素在皮肤上的正确使用，参见第1431页。

用法 一项在10名艾迪生病患者进行的关于氟氢可的松需要量的研究提示剂量通常是不足的[1]。9名患者最初除可的松或氢化可的松以外加用氟氢可的松每日50～100μg；5名还因伴随的自身免疫性甲状腺疾病同时应用左甲状腺素钠；一名醛固酮水平可被测出的患者最初没有应用氟氢可的松。所有患者均有水钠不足的证据，开始给予氟氢可的松每日300μg，逐渐向下调整。大多数患者需要每日200μg；2名患者持续每日300μg，但对大多数患者这一剂量会引起明显的水钠潴留。醛固酮水平可被测出的那名患者需要每日50μg。10名患者中的8名对于更高剂量的氟氢可的松感觉好转而2名患者感觉无变化。

1. Smith SJ, *et al.* Evidence that patients with Addison's disease are undertreated with fludrocortisone. *Lancet* 1984; **i:** 11–14.

神经介导的低血压 氟氢可的松可用于需要药物治疗的神经介导的低血压患者（第1134页），但支持它使用的证据有限。

体位性低血压 体位性（姿势性）低血压是一种发生于当迅速起立变为直立位时的血压下降，但它也可能发生在长时间站立后[1～8]。特征性症状包括头晕、晕眩、视物模糊、肢体无力和晕厥。

体位性低血压的原因很多，包括自主神经功能不全（如Shy-Drager综合征）、糖尿病和帕金森病，循环容量不足，嗜铬细胞瘤和艾迪生病。体位性低血压也可发生在长期卧床休息后或餐后。

体位性低血压可由于多种药物，如降压药、利尿药、三环类抗抑郁药、酚噻嗪类和单胺氧化酶抑制药的不良反应引起。

对于轻度病例仅用**非药物疗法**就足够。包括若没有禁忌证增加盐的摄入，维持充分的水化，使用弹力袜以改善静脉回流和增加心排出量，床头抬高以减少清晨的症状。药物诱发的体位性低血压应该通过停药或减少剂量来治疗。

药物治疗 没有完全满意的药物治疗：不同患者之间的反应和耐受性有很大的差异。通常醋酸氟氢可的松首先被试用；它能使钠潴留增加，随后增加血容量。大多数报道提示80%的患者有部分反应，但低钾血症、水潴留和卧位高血压限制了它的使用。对于效果不好的患者可试用NSAID（通常为吲哚美辛），单独使用或与氟氢可的松联用。对于显著的自主神经功能衰竭患者，带有部分激动剂活性的β受体阻断药如吲哚洛尔可被试用，但可能存在危险。

拟交感神经药对于某些自主神经功能衰竭的患者有益；直接作用的药物（如去氧肾上腺素和米多君）比间接作用的药物（如麻黄碱）通常更持续有效，但即使如此，效果也根据去神经支配的程度而不同。门诊应用静脉输注去甲肾上腺素治疗严重的难治性体位性低血压正在研究中。中枢神经疾病患者可能对去氨加压素有反应，而麦角胺或双氢麦角胺等药物对无反应的病例可能有效。

其他可被试用的药物包括甲氧氯普胺（可能对糖尿病患者的植物神经症状有用）、氟西汀、奥曲肽、育亨宾、可乐定、伴有贫血患者所使用的促红细胞生成素。咖啡因已被试用于餐后低血压，但对于轻度病例以外患者的价值尚不确定[5]。单胺氧化酶抑制药（单独使用引起体位性低血压）与拟交感神经药合用可引起升压反应的作用尚存在争论。上述大多数药物可能存在严重的不良反应，很少得到好评。

1. Ahmad RAS, Watson RDS. Treatment of postural hypotension: a review. *Drugs* 1990; **39:** 74–85.
2. Tonkin AL, Wing LMH. Hypotension: assessment and management. *Med J Aust* 1990; **153:** 474–85.
3. Schoenberger JA. Drug-induced orthostatic hypotension. *Drug Safety* 1991; **6:** 402–7.
4. Stumpf JL, Mitrzyk B. Management of orthostatic hypotension. *Am J Hosp Pharm* 1994; **51:** 648–60.
5. Mathias CJ. Orthostatic hypotension. *Prescribers' J* 1995; **35:** 124–32.
6. Frishman WH, *et al.* Drug treatment of orthostatic hypotension and vasovagal syncope. *Heart Dis* 2003; **5:** 49–64.
7. Freeman R. Treatment of orthostatic hypotension. *Semin Neurol* 2003; **23:** 435–42.
8. Gupta V, Lipsitz LA. Orthostatic hypotension in the elderly: diagnosis and treatment. *Am J Med* 2007; **120:** 841–7.

制剂

BP 2010: Fludrocortisone Tablets;
USP 33: Fludrocortisone Acetate Tablets.

专利制剂

Arg.: Lonikan; **Austral.:** Florinef; **Austria:** Astonin H; **Braz.:** Florinefe; **Canad.:** Florinef; **Chile:** Florinef; **Denm.:** Florinef; **Fin.:** Florinef; **Fr.:** Adixone; **Ger.:** Astonin H; **Gr.:** Florinef; **Hong Kong:** Florinef; **Hung.:** Astonin H; **Irl.:** Florinef; **Israel:** Florinef†; **Malaysia:** Florinef; **Mex.:** Florinef; **Neth.:** Florinef; **Norw.:** Florinef; **NZ:** Florinef; **Pol.:** Cortineff; **Rus.:** Cortineff (Кортинефф); **S.Afr.:** Florinef; **Singapore:** Florinef; **Spain:** Astonin; **Swed.:** Florinef; **Switz.:** Florinef; **Thai.:** Florinef; **UK:** Florinef; **Ukr.:** Cortineff (Кортинефф); **USA:** Florinef; **Venez.:** Florinefet.

多组分制剂 **Belg.:** Panotile; **Braz.:** Otodol†; Panotil; **Fr.:** Panotile; **Gr.:** Paroticin; **Indon.:** Nelicort; Otilon; Otopain; Otopraf; Otozambon; **Neth.:** Panotile; **Pol.:** Dicortineff; **Spain:** Fludronef; Panotile; **Switz.:** Panotile; **Thai.:** Otosamthong†.

Fludroxycortide (*BAN*, *rINN*) ⊗氟氢缩松

33379; Fludroksikortidi; Fludroxicortida; Fludroxikortid; Fludroxycortidum; Fluorandrenolone; 6α-Fluoro-16α-hydroxyhydrocortisone 16,17-Acetonide; Flurandrenolide (*USAN*); Flurandrenolone. 6α-Fluoro-11β,21-dihydroxy-16α,17α-isopropylidenedioxypregn-4-ene-3,20-dione.

Флудроксикортид

$C_{24}H_{33}FO_6$ = 436.5.
CAS — 1524-88-5.
ATC — D07AC07.
ATC Vet — QD07AC07.
UNII — 8EUL29XUQT.

Pharmacopoeias. In *US.*

USP 33 (Flurandrenolide) 白色或灰白色的、蓬松、无味的结晶性粉末。几乎不溶于水和乙醚；溶于乙醇（1∶72）；氯仿（1∶10）；甲醇（1∶25）。贮藏于密闭容器中，温度不超过8℃。避光。

简介

氟氢缩松是一种因其糖皮质激素活性而被局部应用治疗多种皮肤疾病的皮质激素（第1425页）。使用时通常为含量0.0125%或0.05%的乳剂、洗剂或软膏。它使用时也可为含氟氢缩松4μg/cm² 的聚乙烯胶带。

若局部使用，尤其是大面积，当皮肤破损或在敷料下，皮质激素可以充分吸收导致全身作用（第1425页）。局部用于皮肤的皮质激素的作用在第1427页有描述。有关在皮肤上正确使用皮质激素的建议和局部皮质激素可能带来的临床作用的初步指南，参见第1431页。

制剂

USP 33: Flurandrenolide Cream; Flurandrenolide Lotion; Flurandrenolide Ointment; Flurandrenolide Tape; Neomycin Sulfate and Flurandrenolide Cream; Neomycin Sulfate and Flurandrenolide Lotion; Neomycin Sulfate and Flurandrenolide Ointment.

专利制剂

Braz.: Drenison; **UK:** Haelan; **USA:** Cordran.

多组分制剂 **Braz.:** Dreniformio; Drenison N.

Flumetasone Pivalate (*BANM*, *rINNM*) ⊗特戊酸氟米松

Flumetason pivalát; Flumétasone, pivalate de; Flumetasoni pivalas; Flumetasonipivalaatti; Flumetasonpivalat; Flumetasonum Pivalas; Flumetazon Pivalat; Flumetazono pivalatas; Flumetazon-pivalát; Flumetazonu piwalan; Flumethasone Pivalate (*USAN*); Flumethasone Trimethylacetate; NSC-107680; Pivalato de flumetasona. Flumethasone 21-pivalate.

Флуметазона Пивалат

$C_{27}H_{36}F_2O_6$ = 494.6.
CAS — 2002-29-1.
ATC — D07AB03.
ATC Vet — QD07AB03.
UNII — 0DV09X6F21.

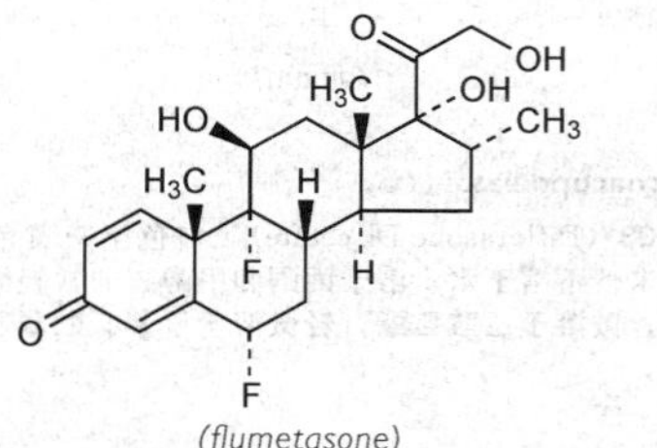

(*flumetasone*)

Pharmacopoeias. In *Eur.* (see p.vii) and *US.*

Ph. Eur. 6.8 (Flumetasone Pivalate) 白色或类白色的结晶性粉末，呈现多形性。几乎不溶于水，轻微溶于乙醇和二氯甲烷；微溶于丙酮。避光。

USP 33 (Flumetasone Pivalate) 白色或灰白色结晶性粉末。不溶于水；溶于乙醇（1∶89），溶于氯仿（1∶350）；溶于乙醚（1∶2800）；轻微溶于甲醇；非常轻微溶于二氯甲烷。贮藏于密闭容器中。避光。

简介

特戊酸氟米松是一种因其糖皮质激素活性而被局部应用治疗多种皮肤疾病的皮质激素（第1425页）。使用时通常为含量0.02%的乳剂、软膏或洗剂。

若局部使用，尤其是大面积，当皮肤破损或在敷料下，皮质激素可以充分吸收导致全身作用（第1425页）。局部用于皮肤的皮质激素的作用在第1427页有描述。有关在皮肤上正确使用皮质激素的建议和局部皮质激素可能带来的临床作用的初步指南，参见第1431页。

特戊酸氟米松也可在滴耳剂中被使用，含量为0.02%，并与1%氯碘羟喹合用。

制剂

USP 33: Flumethasone Pivalate Cream.

专利制剂

Belg.: Locacortene; **Ger.:** Cerson; Locacorten; **Gr.:** Locacorten; **Neth.:** Locacorten; **Pol.:** Lorinden†; **Switz.:** Locacorten; **Venez.:** Lexifal†; Locorten†.

多组分制剂 **Arg.:** Tresite F; **Austral.:** Locacorten Vioform; **Austria:** Locacorten mit Neomycin†; Locacorten Tar†; Locacorten Vioform†; Locasalen†; **Belg.:** Locacortene Tar†; Locacortene Vioforme†; Locasalen; **Braz.:** Locorten Vioformio; Locorten†; Losalen; **Canad.:** Locacorten Vioform; **Cz.:** Locacorten Tar†; Lorinden A†; Lorinden C†; **Denm.:** Locacorten Vioform; **Fin.:** Locacorten Vioform; **Fr.:** Locacortene Vioforme; Locacortene†; Locasalene; Psocortene; **Ger.:** DuoGalen; Locacorten Vioform; Locasalen; Lorinden T†; **Gr.:** Locacorten Tar; Locacorten Vioform; Locacorten with Neomycin; Locasalene; **Hong Kong:** Locasalen; **Hung.:** Lorinden A; Lorinden C; **Indon.:** Locasalen; **Israel:** Locacorten with Neomycin†; Topicorten V†; Topicorten-Tar†; Topisalen; **Ital.:** Locorten; Locorten Vioformio; Losalen; Vasosterone Oto; **Neth.:** Locacorten Vioform; Locasalen; **NZ:** Locorten Vioform; **Philipp.:** Locasalen; **Pol.:** Lorinden A; Lorinden C; Lorinden N; **Port.:** Locorten Vioformio†; Losalen†; **Rus.:** Lorinden A (Лоринден А); Lorinden C (Лоринден С); **S.Afr.:** Locacorten Vioform†; **Spain:** Losalen; **Swed.:** Locacorten Vioform; **Switz.:** Locasalen; **Thai.:** Flumasalen; Locasalen; **Turk.:** Locacortene Vioform; Locasalene; **UK:** Locorten Vioform; **Ukr.:** Lorinden A (Лоринден А); Lorinden C (Лоринден С); **Venez.:** Flutalon†; Locasalen; Locorten Vioformo.

Flunisolide (*BAN*, *USAN*, *rINN*) ⊗氟尼缩松

Flunisolid; Flunisolida; Flunisolidi; Flunisolidum; RS-3999; RS-1320 (flunisolide acetate). 6α-Fluoro-11β,21-dihydroxy-16α,17α-isopropylidenedioxypregna-1,4-diene-3,20-dione.

Флунизолид

$C_{24}H_{31}FO_6$ = 434.5.

CAS — 3385-03-3 (flunisolide); 77326-96-6 (flunisolide hemihydrate); 4533-89-5 (flunisolide acetate).
ATC — R01AD04; R03BA03.
ATC Vet — QR01AD04; QR03BA03.
UNII — QK4DYS664X.

Pharmacopoeias. In *US* which specifies the hemihydrate.

USP 33 (Flunisolide) 白色或乳白色的结晶性粉末。几乎不溶于水；溶于丙酮；微溶于氯仿；轻微溶于甲醇。

不良反应、处置、撤药和注意事项

参见第1425页皮质激素的总体情况。

药物相互作用

皮质激素药物相互作用的一般情况，见第1429页。

药动学

皮质激素药动学的简短概述，参见第1430页。有报道氟尼缩松有广泛的首关代谢，如果口服仅有20%的药物进入全身。主要的代谢产物，6β-羟氟尼缩松具有部分糖皮质激素活性；它的半衰期约4h。经鼻使用后仅有少部分的氟尼缩松被吸收。

1. Chaplin MD, *et al.* Flunisolide metabolism and dynamics of a metabolite. *Clin Pharmacol Ther* 1980; **27:** 402–13.
2. Möllmann H, *et al.* Pharmacokinetic/pharmacodynamic evaluation of systemic effects of flunisolide after inhalation. *J Clin Pharmacol* 1997; **37:** 893–903.

用途和用法

氟尼缩松是一种因其糖皮质激素活性（第1425页）而应用在鼻喷剂中预防和治疗过敏性**鼻炎**（第537页）的皮质激素。在英国有一种每喷含25μg的制剂，但在美国一些制剂每喷含29μg氟尼缩松半水化合物。成人的推荐剂量为起始每侧鼻孔2喷，每日2次，如果必要可增加至每日3次，之后逐渐减为维持量。在美国确定了最大剂量为每日每侧鼻孔8喷。

正如其他糖皮质激素，氟尼缩松也被用于从定量气雾剂中吸入治疗**哮喘**（第1432页）。如使用以含氯氟烃（CFC）为推进器的气雾剂，氟尼缩松的剂量为500μg，每日2次。重度哮喘者可加大剂量，但每日总量应小于2mg。一些国家还提供氢化氟代烷（无CFC）气雾剂，由于推进方式的差异所需剂量较小。按半水化合物方式表达，常规剂量为160μg，每日2次，3～4周后可加量，最大剂量为320μg，每日2次。

儿童剂量，见下文。

儿童用法 氟尼缩松可以鼻喷剂的形式用于儿童过敏性**鼻炎**的预防和治疗。英国采用每喷25μg的定量鼻喷剂；而美国提供每喷含29μg氟尼缩松半水化合物的定量鼻喷剂。在英国，对于5～14岁儿童，初始剂量为每侧鼻孔1喷，每日至多3次。而在美国，上述剂量用于6～14岁儿童，或者也可为每侧鼻孔2喷，每日2次（推荐的最大剂量为每日每侧鼻孔4喷）。

氟尼缩松也可通过定量气雾剂吸入治疗儿童**哮喘**。如使用含CFC的气雾剂，对于6～15岁儿童剂量为500μg，每日2次，不可超过此剂量。一些国家还提供氢化氟代烷（无CFC）气雾剂，由于推进方式的差异所需剂量较小。对于6～11岁儿童，可应用氟尼缩松半水化合物80μg，每日2次，必要时可在3～4周后可增至最大剂量160μg，每日2次。

对于上述适应证，需减量至为最小有效剂量作为维持剂量。年长儿童可按成人剂量给药（见上文）。

制剂

USP 33: Flunisolide Nasal Solution.

专利制剂

Austria: Pulmilide†; ***Belg.:*** Syntaris; ***Cz.:*** Bronilide†; Syntaris†; ***Fr.:*** Nasalide; ***Ger.:*** Syntaris; ***Gr.:*** Bronalide; ***Ital.:*** Aerflu; Aerolid; Asmaflu; Assolid; Careflu; Charlyn; Citiflux; Desaflu; Doricoflu; Eliosid; Euroflu; Fluminex; Flunitop; Forbest; Gibiflu†; Givair; Inalcort; Kaimil; Levonis; Lunibron; Lunis; Nambrol; Nebulcort; Nebulgen; Nereflun; Nisolid; Nisoran; Pantasol†; Plaudit; Pulmist; saflineb; Syntaris; Turm; Ventoflu; ***Neth.:*** Syntaris; ***Norw.:*** Lokilan; ***UK:*** Syntaris; ***USA:*** AeroBid; AeroSpan; Nasarel.

多组分制剂 ***Ital.:*** Plenaer.

Fluocinolone Acetonide (*BANM*, *USAN*, *rINN*) ⊗氟轻松丙酮酯

Acetónido de fluocinolona; 6α,9α-Difluoro-16α-hydroxyprednisolone Acetonide; Fluocinolon acetonid; Fluocinolonacetonid; Fluocinolon-acetonid; Fluocinolone, acétonide de; Fluocinoloni acetonidum; Fluocinolono acetonidas; Fluocynolonu acetonid; Fluosinoloniasetonidi; NSC-92339. 6α,9α-Difluoro-11β,21-dihydroxy-16α,17α-isopropylidenedioxypregna-1,4-diene-3,20-dione.

Флуоцинолона Ацетонид

$C_{24}H_{30}F_2O_6$ = 452.5.
CAS — 67-73-2.
ATC — C05AA10; D07AC04; S01BA15; S02BA08.
ATC Vet — QC05AA10; QD07AC04; QS01BA15; QS02BA08.

Pharmacopoeias. In *Eur.* (see p.vii), *Jpn*, and *Viet. Br.* and *Viet.* have a separate monograph for the dihydrate; *US* allows either the anhydrous form or the dihydrate.

Ph. Eur. 6.8 (Fluocinolone Acetonide) 白色或类白色的结晶性粉末。呈现多形性。几乎不溶于水；溶于无水乙醇和丙酮。避光。

BP 2010 (Fluocinolone Acetonide Dihydrate) 白色或类白色的结晶性粉末。几乎不溶于水和己烷；溶于无水乙醇；易溶于丙酮；微溶于二氯甲烷和甲醇。避光。

USP 33 (Fluocinolone Acetonide) 它是无水的或包含两分子水。白色或类白色、无味结晶性粉末。不溶于水；溶于乙醇（1∶45）；氯仿（1∶25）；乙醚（1∶350）；溶于甲醇。

简介

氟轻松丙酮酯是一种因其糖皮质激素活性而被局部应用治疗多种皮肤疾病的皮质激素（第1425页）。使用时通常为乳剂、凝胶、洗剂、软膏或头皮用药，尽管有更高浓度的制剂，但通常浓度范围为0.0025%～0.025%。

若局部使用，尤其是大面积，当皮肤破损或在敷料下，皮质激素可以充分吸收导致全身作用（第1425页）。局部用于皮肤的皮质激素的作用在第1427页有描述。有关在皮肤上正确使用皮质激素的建议和局部皮质激素可能带来的临床作用的初步指南，参见第1431页。

氟轻松丙酮酯也可与抗菌药同时局部使用治疗眼、耳和鼻的感染性炎症疾病。含0.01%氟轻松丙酮酯的滴耳液可用于湿疹性外耳道炎的治疗。消毒后应用氟轻松玻璃体内注射可用于治疗慢性非感染性后葡萄膜炎。长期使用含皮质激素的眼药会引起眼内压升高和视功能下降。

组分 在一项包括不同的 *Synalar*（氟轻松的商品名）局部制剂（如凝胶、软膏和乳剂）的研究中，氟轻松的效力根据组分的不同而有差异[1]。乳剂是作用最强的，其次为凝胶，之后为软膏。一项关于局部血管收缩作用（作为效力的指数）的对比意外地发现经过商业稀释的乳剂（含量为0.00625%和0.0025%）与稀释前浓度（0.025%）的乳剂作用相比没有差别。

1. Gao HY, Li Wan Po A. Topical formulations of fluocinolone acetonide: are creams, gels and ointments bioequivalent and does dilution affect activity? *Eur J Clin Pharmacol* 1994; **46:** 71–5.

制剂

BP 2010: Fluocinolone Cream; Fluocinolone Ointment;
USP 33: Fluocinolone Acetonide Cream; Fluocinolone Acetonide Ointment; Fluocinolone Acetonide Topical Solution; Neomycin Sulfate and Fluocinolone Acetonide Cream.

专利制剂

Arg.: Duoflu; Flulone; ***Austria:*** Synalar†; ***Belg.:*** Synalar; ***Canad.:*** Capex; Derma-Smoothe/FS; Fluoderm; Synalar; ***Chile:*** Adermina; ***Cz.:*** Flucinar; Gelargin; Synalar†; ***Denm.:*** Synalar; ***Fr.:*** Synalar; ***Ger.:*** Flucinar; Jellin; Jellisoft†; ***Gr.:*** Synalar Simple; ***Hong Kong:*** Aplosyn; Cinotec†; Synaderm; Synalar; Synalone; Synfulin; Uni-Fluocin; ***Hung.:*** Flucinar; Synalar†; ***India:*** Flucort; Flucort-H; Luci; ***Indon.:*** Cinolon; Dermasolon; Esinol; Inoderm; Licosolon; ***Israel:*** Dermalar; ***Ital.:*** Atoactive†; Dermobeta†; Dermolin; Fluocit; Fluomix Same; Fluovitef; Fluvean†; Localyn; Localyn SV; Omniderm; Sterolone; Ultraderm; ***Malaysia:*** Fluciderm; ***Mex.:*** Cortifung-S; Cortilona; Cremisona; Farmacorti; Flumicin; Fluomex; Fusalar; Lonason; Naflucen; Synalar; ***Norw.:*** Synalar; ***NZ:*** Synalar; ***Philipp.:*** Aplosyn; Cynozet; Flucin; Synalar; Syntopic; ***Pol.:*** Flucinar; ***Port.:*** Oto-Synalar N; Synalar; ***Rus.:*** Flucinar (Флуцинар); Sinaflan (Синафлан); ***S.Afr.:*** Cortoderm; Fluoderm†; Synalar; ***Singapore:*** Flunolone-V; ***Spain:*** Co Fluocin Fuerte; Cortiespec; Fluocid Forte; Fluodermo Fuerte; Flusolgen; Gelidina; Intradermo Corticosteroi†; Synalar; Synalar Rectal Simple; ***Swed.:*** Synalar; ***Switz.:*** Synalar; ***Thai.:*** Cervicum†; Fluciderm†; Flunolone-V; Fulone†; Supralan†; Synalar; ***UK:*** Synalar; ***Ukr.:*** Flucar (Флуцар)†; Flucinar (Флуцинар); ***USA:*** Capex; Derma-Smoothe/FS; DermOtic; Fluonid; Flurosyn†; Retisert; Synalar; Synemol; ***Venez.:*** Bratofil; Fluquinol Simple†; Neo-Synalar; Neoflu†.

多组分制剂 ***Arg.:*** Tri-Luma; Trimegtante; ***Austria:*** Myco-Synalar†; Procto-Synalar†; Synalar N†; ***Belg.:*** Procto-Synalar; Synalar Bi-Otic; ***Braz.:*** Dermobel†; Dermoxin; Elotin; Fluo-Vaso; Neocinolon; Otauril†; Otocort†; Otomixyn; Otosynalar; Tri-Luma; Vitacid Plus; ***Chile:*** Otoseptil; Tri-Luma; ***Denm.:*** Synalar med Chinoform; ***Fr.:*** Antibio-Synalar; ***Ger.:*** Jellin polyvalent†; Jellin-Neomycin; ***Gr.:*** Myco-Synalar; Procto-Synalar N; Synalar; ***Hong Kong:*** Aplosyn-C; Aplosyn-N; Aplosyn-Otic; Flunolone; Fluonid-N; Fusodic; Synaderm-N; Synalar N; Synalone-N; Synco-CFN†; Syneolona†; Tri-Luma; ***Hung.:*** Eczil†; Flucinar N; Synalar N†; ***India:*** Eczo-Wokadine; Flucort-C; Flucort-MZ; Flucort-N; Flucreme-NM; Luci-N; Micogel F; Neocip FC; Zole-F; ***Indon.:*** Bravoderm-N; Cinogenta; Cinolon-N; Fasolon; Fluocort-N; Genolon; Gentasolon; Kalcinol-N; Neosinol; Ociderm-N†; Refaquin; Sinobiotik†; Synalten; Zumaderm-N†; ***Ital.:*** Cortanest Plus; Doricum; Lauromicina; Localyn; Localyn-Neomicina; Mecloderm F; Meclutin†; Nefluan; Proctolyn; ***Malaysia:*** Flumicin†; Fluonid-N†; Tri-Luma; ***Mex.:*** Acenil; Bentix; Cetoquina Y; Cortifung-N; Cortifung-Y; Cortilona Compuesta; Dermatofin; Farmacorti YC; Fluccinol C†; Fluccinol N; Flunal†; Fluo Grin; Gynoclin-V; Lasalar-Y; Luzolona Y; Neoderm-F; Nysmosons-V; Promibasol-Plus†; Synalar C; Synalar N; Synalar Neo; Synalar O; Synalar Oftalmico†; Tri-Luma; Vagitrol-V; Yderm; ***Neth.:*** Synalar; Synalar Bi-Otic†; ***Norw.:*** Synalar med Chinoform; ***Philipp.:*** Aceflo; Aplosyn C; Aplosyn N; Aplosyn-Otic; Neo-Synalar; Synalar Otic; Tri-Luma; ***Pol.:*** Flucinar N; ***Port.:*** Synalar N; Synalar Rectal; ***Rus.:*** Flucinar N (Флуцинар Н); Nefluan (Нефлуан); Simetrid (Симетрид); ***S.Afr.:*** Cortoderm-C†; Synalar C; Synalar N; ***Singapore:*** Flunolone; Tri-Luma; ***Spain:*** Abrasone; Abrasone Rectal; Aceoto Plus; Alergical; Artrodesmol Extra; Bazalin†; Cetraxal Plus; Creanolona; Flodermol; Fluo Fenic†; Intradermo Cort Ant Fung†; Midacina; Neo Analsona†; Otomidrin; Synalar Nasal; Synalar Neomicina†; Synalar Otico; Synalar Rectal; Synalotic; Vinciseptil Otico; ***Switz.:*** Myco-Synalar†; Procto-Synalar N; Synalar N; ***Thai.:*** Fluciderm-N†; Flunobate-N; Flunolone; Fluo-Neo; Fluonid-N†; Gental-F; Supralan-N; Synalar N; Tri-Luma; ***UK:*** Synalar C; Synalar N; ***Ukr.:*** Flucinar N (Флуцинар N); ***USA:*** Tri-Luma; ***Venez.:*** Bratofil c Neomicina; Fluquinol†; Neo-Synalar con Neomicina; Neo-Synalar con Yodoclorohidroxiquina†; Neo-Synalar†; Neoflu con Neomicina†; Tri-Luma.

Fluocinonide (*BAN*, *USAN*, *rINN*) ⊗氟轻松

Fluocinolide; Fluocinolone Acetonide 21-Acetate; Fluocinonid; Fluocinónida; Fluocinonidum; Fluosinonidi; NSC-101791. 6α,9α-Difluoro-11β,21-dihydroxy-16α,17α-isopropylidenedioxypregna-1,4-diene-3,20-dione 21-acetate.

Флуоцинонид

$C_{26}H_{32}F_2O_7$ = 494.5.
CAS — 356-12-7.
ATC — C05AA11; D07AC08.
ATC Vet — QC05AA11; QD07AC08.
UNII — 2W4A77YPAN.

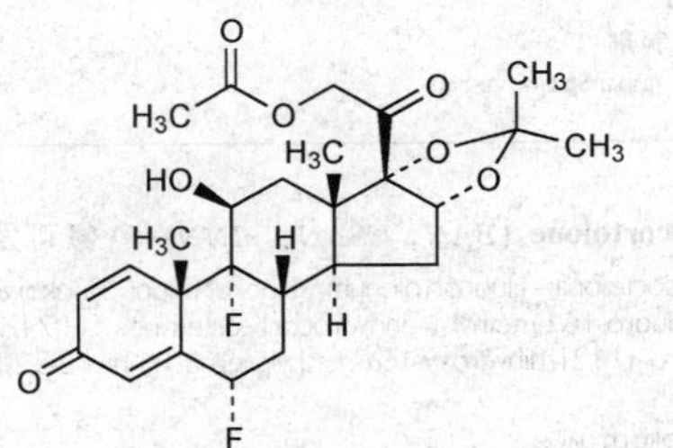

Pharmacopoeias. In *Br.*, *Chin.*, *Jpn*, and *US.*

BP 2010 (Fluocinonide) 白色或类白色的结晶性粉末。几乎不溶于水；轻微溶于无水乙醇和氯仿；避光。

USP 33 (Fluocinonide) 白色或乳白色的结晶性粉末，轻微有味。几乎不溶于水；轻微溶于乙醇、甲醇和二噁烷；微溶于丙酮和氯仿；极微溶于乙醚。

简介

氟轻松是一种因其糖皮质激素活性而被局部应用治疗多种皮肤疾病的皮质激素（第1425页）。使用时通常为含量0.05%的乳剂、凝胶、洗液、软膏或头皮用药。含量0.1%的乳剂亦可使用。

若局部使用，尤其是大面积，当皮肤破损或在敷料下，皮质激素可以充分吸收导致全身作用（第1425页）。局部用于皮肤的皮质激素的作用在第1427页有描述。有关在皮肤上正确使用皮质激素的建议和局部皮质激素可能带来的临床作用的初步指南，参见第1431页。

制剂

BP 2010: Fluocinonide Cream; Fluocinonide Ointment;
USP 33: Fluocinonide Cream; Fluocinonide Gel; Fluocinonide Ointment; Fluocinonide Topical Solution.

专利制剂

Austria: Topsym†; Topsymin F†; ***Canad.:*** Lidemol; Lidex; Lyderm; Tiamol; Topactin; Topsyn; ***Denm.:*** Metosyn; ***Ger.:*** Topsym; ***Gr.:*** Lamagramm; Lidex; ***Ital.:*** Flu-21†; Topsyn; ***Mex.:*** Topsyn; ***Norw.:*** Metosyn; ***Philipp.:*** Lidemol; Lidex; ***Spain:*** Klariderm†; Novoter; ***Switz.:*** Topsym; Topsymin†; ***UK:*** Metosyn; ***USA:*** Lidex; Vanos.

多组分制剂 ***Austria:*** Topsym polyvalent†; ***Ger.:*** Jelliproct; Topsym polyvalent†; ***Hung.:*** Vipsogal†; ***Israel:*** Comagis; ***Mex.:*** Topsyn-Y; ***Philipp.:*** Lidex NGN; ***Spain:*** Novoter Gentamicina; ***Switz.:*** Mycolog N; Topsym polyvalent; ***UK:*** Vipsogal; ***Ukr.:*** Cremgen (Кремген).

Fluocortin Butyl (*BAN*, *USAN*, *rINNM*) ⊗氟考丁酯

Butil éster de la fluocortina; Butylis Fluocortinas; Fluocortine Butyle; SH-K-203. Butyl 6α-fluoro-11β-hydroxy-16α-methyl-3,20-dioxopregna-1,4-dien-21-oate.

Флуокортин Бутил

$C_{26}H_{35}FO_5$ = 446.6.

CAS — 33124-50-4 (fluocortin); 41767-29-7 (fluocortin butyl).

ATC — D07AB04.

ATC Vet — QD07AB04.

UNII — 6N7OA9MO7O.

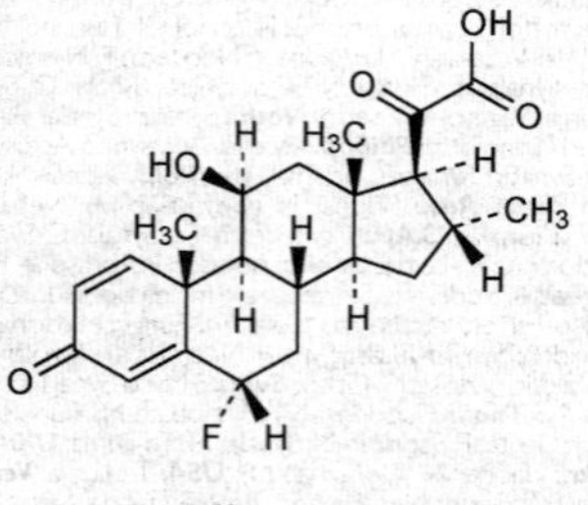

(fluocortin)

简介

氟考丁酯是一种因其糖皮质激素活性而被局部应用治疗多种皮肤疾病的皮质激素（第1425页）。使用时通常为含量0.75%的乳剂或软膏。若局部使用，尤其是大面积，当皮肤破损或在敷料下，皮质激素可以充分吸收导致全身作用（第1425页）。局部用于皮肤的皮质激素的作用在第1427页有描述。有关在皮肤上正确使用皮质激素的建议和局部皮质激素可能带来的临床作用的初步指南，参见第1431页。

氟考丁酯也被以干粉鼻吸入剂的形式用于过敏性鼻炎的治疗。

制剂

专利制剂

Ital.: Vaspit; ***Spain:*** Vaspit.

Fluocortolone (*BAN*, *USAN*, *rINN*) ⊗氟可龙

Fluocortolona; Fluocortolonum; Fluokortolon; Fluokortoloni; 6α-Fluoro-16α-methyl-1-dehydrocorticosterone; SH-742. 6α-Fluoro-11β,21-dihydroxy-16α-methylpregna-1,4-diene-3,20-dione.

Флуокортолон

$C_{22}H_{29}FO_4$ = 376.5.

CAS — 152-97-6.

ATC — C05AA08; D07AC05; H02AB03.

ATC Vet — QC05AA08; QD07AC05; QH02AB03.

UNII — 65VXC1MH0J.

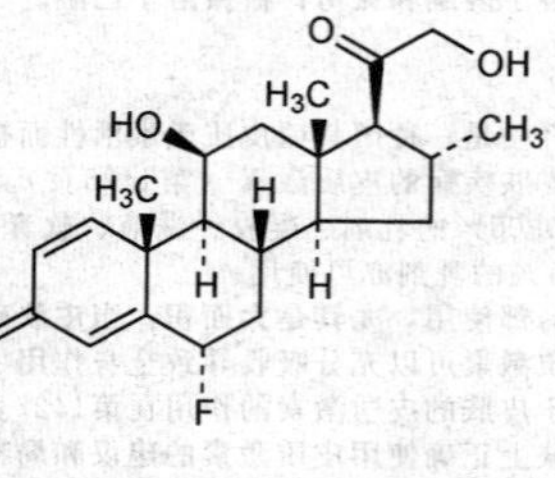

Fluocortolone Caproate (*USAN*, *rINNM*) ⊗己酸氟可龙

Caproato de fluocortolona; Fluocortolone, Caproate de; Fluocortolone Hexanoate *(BANM)*; Fluocortoloni Caproas; Fluokortolon Kaproat; Fluokortolon Kapronat; SH-770. Fluocortolone 21-hexanoate.

Флуокортолона Капроат

$C_{28}H_{39}FO_5$ = 474.6.

CAS — 303-40-2.

ATC — C05AA08; D07AC05; H02AB03.

ATC Vet — QC05AA08; QD07AC05; QH02AB03.

Pharmacopoeias. In *Br.*

BP 2010 (Fluocortolone Hexanoate) 白色或乳白色，无味或几乎无味的结晶性粉末。呈现多形性。几乎不溶于水和乙醚；非常轻微地溶于乙醇和甲醇；轻微溶于丙酮和二噁烷；微溶于氯仿。避光。

Fluocortolone Pivalate (*BANM*, *rINNM*) ⊗特戊酸氟可龙

Fluocortolone, pivalate de; Fluocortolone Trimethylacetate; Fluocortoloni pivalas; Fluokortolon Pivalat; Fluokortolonipivalaatti; Fluokortolono pivalatas; Fluokortolonpivalat; Fluokortolon-pivalát; Pivalato de fluocortolona. Fluocortolone 21-pivalate.

Флуокортолона Пивалат

$C_{27}H_{37}FO_5$ = 460.6.

CAS — 29205-06-9.

ATC — C05AA08; D07AC05; H02AB03.

ATC Vet — QC05AA08; QD07AC05; QH02AB03.

Pharmacopoeias. In *Eur.* (see p.vii).

Ph. Eur. 6.8 (Fluocortolone Pivalate) 白色或接近白色的结晶性粉末。几乎不溶于水；微溶于乙醇；易溶于二氯甲烷和二噁烷。避光。

简介

氟可龙和它的酯盐是因其糖皮质激素活性而被局部应用治疗多种皮肤疾病的皮质激素（第1425页）。使用时通常为乳剂或软膏；通常为0.25%的己酸酯与0.25%的乙醇或特戊酸酯合用。特戊酸酯和己酸酯可以软膏或栓剂的形式共同用于治疗肛门直肠疾病。

若局部使用，尤其是大面积使用，当皮肤破损或在敷料下，皮质激素可以充分吸收导致全身作用（第1425页）。局部用于皮肤的皮质激素的作用在第1427页有描述。有关在皮肤上正确使用皮质激素的建议和局部皮质激素可能带来的临床作用的初步指南，参见第1431页。

无乙醇氟可龙因其全身作用某些时候可口服用于皮质激素有指征的情况（第1430页），通常剂量为每日5～100mg。

制剂

BP 2010: Fluocortolone Cream.

专利制剂

Arg.: Ultracur S; ***Austria:*** Ultralan; ***Ger.:*** Ultralan; ***Gr.:*** Imiprom; Ultralanum; ***Hong Kong:*** Ultralan; ***Israel:*** Ultralan; ***Ital.:*** Ultralan; ***Mex.:*** Ultralan†; ***Philipp.:*** Ultralan†; ***Spain:*** Ultralan M; ***Turk.:*** Ultralan; ***UK:*** Ultralanum Plain.

多组分制剂 ***Arg.:*** Ultraproct; ***Austral.:*** Ultraproct†; ***Austria:*** Pilison; Ultraproct†; ***Belg.:*** Ultraproct; ***Braz.:*** Ultraproct; ***Chile:*** Ultraproct; ***Denm.:*** Doloproct; ***Fin.:*** Neoproct; ***Fr.:*** Ultralan; Ultraproct; ***Ger.:*** Doloproct; Ultralan†; ***Gr.:*** Doloproct; ***Hong Kong:*** Ultraproct N; Ultraproct†; ***Hung.:*** Doloproct; ***Indon.:*** Ultraproct N; Ultraproct†; ***Irl.:*** Ultraproct; ***Ital.:*** Doloproct; Ultraproct; ***Mex.:*** Ultraproct; ***NZ:*** Doloproct; Ultraproct; ***Philipp.:*** Ultraproct; ***Port.:*** Ultraproct; ***Rus.:*** Ultraproct (Ультрапрокт); ***Thai.:*** Scheriproct N; ***Turk.:*** Doloproct; Ultralan Crinale; Ultraproct; ***UK:*** Ultraproct; ***Ukr.:*** Ultraproct (Ультрапрокт).

Fluorometholone (*BAN*, *rINN*) ⊗氟米龙

Fluorométholone; Fluorometholonum; Fluorometolon; Fluorometolona; Fluorometoloni. 9α-Fluoro-11β,17α-dihydroxy-6α-methylpregna-1,4-diene-3,20-dione.

Флуорометолон

$C_{22}H_{29}FO_4$ = 376.5.

CAS — 426-13-1.

ATC — C05AA06; D07AB06; S01BA07.

ATC Vet — QC05AA06; QD07AB06; QD07XB04; QD10AA01; QS01BA07; QS01CB05.

UNII — SV0CSG527L.

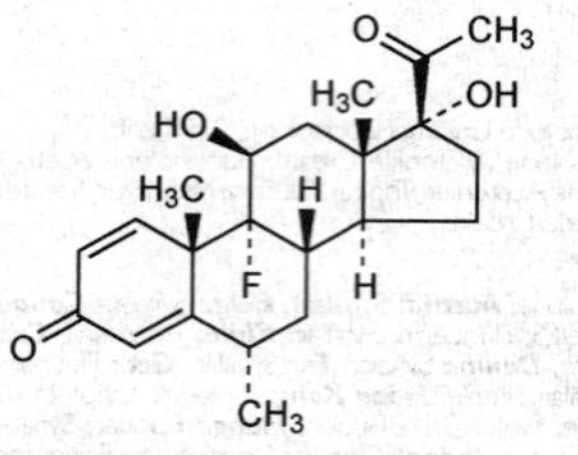

Pharmacopoeias. In *Br.*, *Jpn*, and *US.*

BP 2010 (Fluorometholone) 白色至黄白色的结晶性粉末。几乎不溶于水；轻微溶于无水乙醇和乙醚。

USP 33 (Fluorometholone) 白色至黄白色，无味的结晶性粉末。几乎不溶于水；溶于乙醇（1∶200）；氯仿（1∶2200）；非常轻微溶于乙醚。贮藏于密闭容器中。避光。

Fluorometholone Acetate (*BANM*, *USAN*, *rINNM*) ⊗氟甲孕松醋酸酯

Acetato de fluorometolona; Fluorométholone, Acétate de; Fluorometholoni Acetas; Fluorometolon Asetat; U-17323. Fluorometholone 17-acetate.

Флуорометолона Ацетат

$C_{24}H_{31}FO_5$ = 418.5.

CAS — 3801-06-7.

ATC — C05AA06; D07AB06; S01BA07.

ATC Vet — QC05AA06; QD07AB06; QS01BA07.

UNII — 9I50C3I3OK.

Pharmacopoeias. In *US.*

USP 33 (Fluorometholone Acetate)

简介

氟米龙是具有糖皮质激素活性的皮质激素（第1425页），通常为含量0.1%的滴眼液，治疗过敏性或炎症性眼病。

氟甲孕松醋酸酯也被同样使用。

氟米龙也被局部使用治疗多种皮肤疾病。

长期使用含皮质激素的眼药会引起眼内压升高和视功能下降。若局部使用，尤其是大面积，当皮肤破损或在敷料下，皮质激素可以充分吸收导致全身作用（第1425页）。局部用于皮肤的皮质激素的作用在第1427页有描述。有关在皮肤上正确使用皮质激素的建议，参见第1431页。

制剂

BP 2010: Fluorometholone Eye Drops;
USP 33: Fluorometholone Cream; Fluorometholone Ophthalmic Suspension; Neomycin Sulfate and Fluorometholone Ointment; Tobramycin and Fluorometholone Acetate Ophthalmic Suspension.

专利制剂

Arg.: Flarex; FML; ***Austral.:*** Flarex; Flucon; FML; ***Belg.:*** Fluacort; Flucon; FML; ***Braz.:*** Florate; Flumex; Flutinol; ***Canad.:*** Flarex; FML; ***Chile:*** Aflarex; Fluforte; Flumetol N; ***Cz.:*** Efflumidex; Flarex; Flucon; Flumetol S†; Fluoropos; ***Denm.:*** Flurolon; ***Fin.:*** FML; ***Fr.:*** Flucon; ***Ger.:*** Efflumidex; Fluoro-Ophtal; Fluoropos; Isopto Flucon†; ***Gr.:*** Facocinerin; Florate; Flucon; Fluxinam; FML; Talirax; Toscacort; ***Hong Kong:*** Flarex; Flucon†; Flumetholon; FML; ***Hung.:*** Efflumidex; Flarex†; Flucon; ***India:*** Flomex; Flosef; ***Indon.:*** Flumetholon; Ocuflam; ***Irl.:*** FML; ***Israel:*** Flarex; FML; ***Ital.:*** Flarex; Fluaton; Flumetol; Flumetol Semplice†; ***Malaysia:*** Flarex; FML†; ***Mex.:*** Flarex; Fluforte; Flumetol NF; ***Neth.:*** Flarex†; FML; ***NZ:*** Flarex†; Flucon; FML; ***Philipp.:*** Flarex; Flulon; FML; ***Pol.:*** Flarex; Flucon; ***Port.:*** Flurop; FML; ***Rus.:*** Flarex (Фларекс); ***S.Afr.:*** Flucon; FML; ***Singapore:*** FML; ***Spain:*** FML; Isopto Flucon; ***Switz.:*** FML; ***Thai.:*** Flarex; Flu Oph; Flucon; FML; ***Turk.:*** Flarex; Fluoropos; FML; ***UK:*** FML; ***USA:*** Eflone; Flarex; Fluor-Op†; FML; ***Venez.:*** Aflarex; Flumetol.

多组分制剂 ***Arg.:*** Delisan; Efemolina; FML Neo; Larsimal; Nesbiler†; ***Belg.:*** Infectoflam; ***Braz.:*** Flumex N; ***Canad.:*** FML Neo; ***Cz.:*** Infectoflam†; ***Ger.:*** Cibaflam; Efemolin; ***Gr.:*** Efemoline; Fluorocort; FML Neo; Helpometil; Indo-Cort; Luzin; ***Hong Kong:*** Efemoline; ***India:*** Flomex N; ***Irl.:*** FML Neo; ***Ital.:*** Efemoline; Flumeciclina; Flumetol Antibiotico†; Flumezina; Gentacort; ***Malaysia:*** Efemoline†; Infectoflam†; ***Mex.:*** Fluforte N; Fluorometil; ***Philipp.:*** Efemoline; Infectoflam; ***Port.:*** FML Neo; Neo-Preocil†; ***S.Afr.:*** Efemoline; FML Neo; ***Singapore:*** Efemoline; Infectoflam; ***Spain:*** Bexicortil; Cortisdin Urea; Flugen; Fluorvas; ***Switz.:*** Efemoline; FML Neo; Infectoflam; ***Thai.:*** Efemoline; Infectoflam†; ***Turk.:*** Efemoline; Flumetol†; ***USA:*** FML-S†.

Fluprednidene Acetate (*BANM*, *rINNM*) ⊗醋酸氟甲叉龙

Acetato de fluprednideno; Fluprednidène, Acétate de; Fluprednideni Acetas; Fluprednylidene 21-Acetate. 9α-Fluoro-11β,17α,21-trihydroxy-16-methylenepregna-1,4-diene-3,20-dione 21-acetate.

Флупреднидена Ацетат

$C_{24}H_{29}FO_6$ = 432.5.

CAS — 2193-87-5 (fluprednidene); 1255-35-2 (fluprednidene acetate).

ATC — D07AB07.

ATC Vet — QD07AB07.

UNII — GE65DV564S.

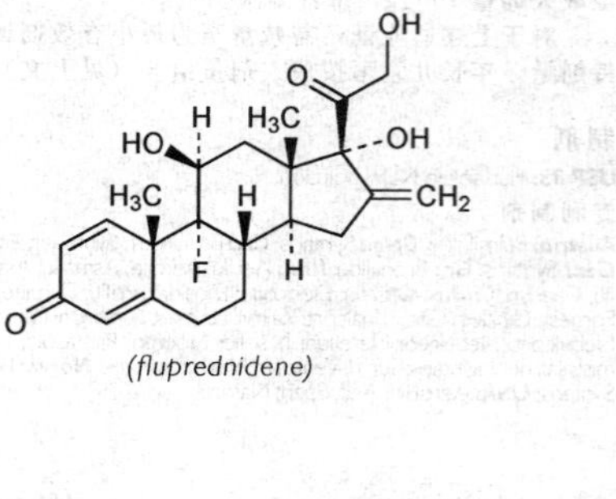

(fluprednidene)

简介

醋酸氟甲叉龙是一种因其糖皮质激素活性而被局部应用治疗多种皮肤疾病的皮质激素（第1425页）。使用时通常为0.1%的乳剂或0.05%或0.1%的软膏。

若局部使用，尤其是大面积使用，当皮肤破损或在敷料下，皮质激素可以充分吸收导致全身作用（第1425页）。局部用于皮肤的皮质激素的作用在第1427页有描述。有关在皮肤上正确使用皮质激素的建议和局部皮质激素可能带来的临床作用的初步指南，参见第1431页。

制剂

专利制剂

Austria: Decoderm; **Belg.:** Decoderm†; **Ger.:** Decoderm; **Indon.:** Decoderm; **Port.:** Crinohermal†; **Switz.:** Decoderm†.

多组分制剂 **Austria:** Decoderm Compositum; Decoderm trivalent; Vobaderm; **Belg.:** Decoderm Compositum; **Ger.:** Candio-Hermal Plus; Crinohermal fem; Decoderm Comp; Decoderm tri; Sali-Decoderm; Vobaderm; **Gr.:** Antimycotic; Catrigel; Combi; Conazol; Decoderm Trivalente-N; Domycotin; Edmudo; Expectein; Feminella; Finicort; Flenazole; Flumicomplex; Fluniprol; Flunovon; Fosemyk; Fumicon; Iflerit; Micoflup; Micogen; Miflen†; Milfer; Oxigon; Panderm; Panmyk; Sarmel; Verdal; **Indon.:** Decoderm 3; Gentacortin; **Switz.:** Decoderm bivalent; **UK:** Acorvio Plus.

Fluticasone (*BAN*, *rINN*) ⊗氟替卡松

Fluticasona; Fluticasonum. S-(Fluoromethyl) 6α,9-difluoro-11β,17-dihydroxy-16α-methyl-3-oxoandrosta-1,4-diene-17β-carbothioate.

Флутиказон

$C_{22}H_{27}F_3O_4S$ = 444.5.

CAS — 90566-53-3.

ATC — D07AC17; R01AD08; R03BA05.

ATC Vet — QD07AC17; QR01AD08; QR03BA05.

UNII — CUT2W21N7U.

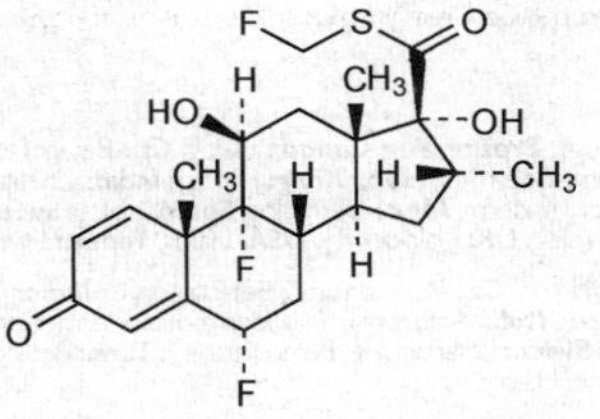

Fluticasone Furoate (*BANM*, *USAN*, *rINN*) ⊗糠酸氟替卡松

Fluticasonum Furoas; Furoate de Fluticasone; Furoato de fluticasona; GW-685698X. 6α,9-Difluoro-17-{[(fluoromethyl)sulfanyl]carbonyl}-11β-hydroxy-16α-methyl-3-oxoandrosta-1,4-dien-17α-yl furan-2-carboxylate.

Флутиказон Фуроат

$C_{27}H_{29}F_3O_6S$ = 538.6.

CAS — 397864-44-7.

ATC — D07AC17; R01AD08; R01AD12; R03BA05.

ATC Vet — QD07AC17; QR01AD08; QR01AD12; QR03BA05.

UNII — JS86977WNV.

Fluticasone Propionate (*BANM*, *USAN*, *rINNM*) ⊗丙酸氟替卡松

CCI-18781; Fluticasone, propionate de; Fluticasoni propionas; Flutikasonipropionaatti; Flutikasonpropionat; Flutikason-propionát; Flutikazon Propiyonat; Flutikazono propionatas; Propionato de fluticasona. S-Fluoromethyl 6α,9α-difluoro-11β,17α-dihydroxy-16α-methyl-3-oxoandrosta-1,4-diene-17β-carbothioate 17-propionate.

Флутиказона Пропионат

$C_{25}H_{31}F_3O_5S$ = 500.6.

CAS — 80474-14-2.

ATC — D07AC17; R01AD08; R03BA05.

ATC Vet — QD07AC17; QR01AD08; QR03BA05.

UNII — O2GMZ0LF5W.

Pharmacopoeias. In *Eur.* (see p.vii) and *US.*

Ph. Eur. 6.8（Fluticasone Propionate） 白色或类白色的粉末。几乎不溶于水；轻微溶于乙醇；微溶于二氯甲烷。避光。

USP 33（Fluticasone Propionate） 微粒化的丙酸氟替卡松是细白粉末。贮藏于密闭容器中，温度不超过30℃。避光。

不良反应、处置、撤药和注意事项

参见第1425页皮质激素的总体情况。氟替卡松会发生超敏反应。嗜酸细胞增多的病变，如Churg-Strauss综合征罕有报道，大多数病例发生于皮质激素口服治疗转变后。

若局部使用，尤其是大面积，当皮肤破损或在敷料下，皮质激素可以充分吸收导致全身作用。吸入或经鼻使用大剂量的氟替卡松可能也会引起全身反应（参见下文）。

肾上腺抑制 尽管在治疗剂量下氟替卡松通常被认为缺乏全身作用，一项有关25名健康个体的研究显示丙酸氟替卡松单次吸入剂量为250μg、500μg和1000μg确实导致了血浆皮质醇的下降，提示下丘脑-垂体-肾上腺轴部分程度的抑制[1]。其他学者也发现了应用氟替卡松后肾上腺抑制的证据[2~5]，尤其在大剂量下和儿童中[6]，这种反应在反复使用后比单次使用会更加显著[4,6~8]。一些肾上腺危象病例与大剂量吸入氟替卡松有关[9,10]，包括一例死亡病例[6]。推荐对每日吸入氟替卡松大于400μg的儿童，需监测肾上腺功能，并有紧急皮质激素替代治疗的书面方案[6]。

1. Grahnén A, *et al.* An assessment of the systemic activity of single doses of inhaled fluticasone propionate in healthy volunteers. *Br J Clin Pharmacol* 1994; **38:** 521–5.
2. Clark DJ, *et al.* Comparative systemic bioactivity of inhaled budesonide and fluticasone propionate in asthmatic children. *Br J Clin Pharmacol* 1996; **42:** 264P.
3. Rohatagi S, *et al.* Dynamic modeling of cortisol reduction after inhaled administration of fluticasone propionate. *J Clin Pharmacol* 1996; **36:** 938–41.
4. Clark DJ, Lipworth BJ. Adrenal suppression with chronic dosing of fluticasone propionate compared with budesonide in adult asthmatic patients. *Thorax* 1997; **52:** 55–8.
5. Eid N, *et al.* Decreased morning serum cortisol levels in children with asthma treated with inhaled fluticasone propionate. *Pediatrics* 2002; **109:** 217–21.
6. Paton J, *et al.* Adrenal responses to low dose synthetic ACTH (Synacthen) in children receiving high dose inhaled fluticasone. *Arch Dis Child* 2006; **91:** 808–13.
7. Lönnebo A, *et al.* An assessment of the systemic effects of single and repeated doses of inhaled fluticasone propionate and inhaled budesonide in healthy volunteers. *Eur J Clin Pharmacol* 1996; **49:** 459–63.
8. Wilson AM, *et al.* Adrenal suppression with high doses of inhaled fluticasone propionate and triamcinolone acetonide in healthy voluteers. *Eur J Clin Pharmacol* 1997; **53:** 33–7.
9. Todd GRG, *et al.* Survey of adrenal crisis associated with inhaled corticosteroids in the United Kingdom. *Arch Dis Child* 2002; **87:** 457–61.
10. Adverse Drug Reactions Advisory Committee (ADRAC). Fluticasone and adrenal crisis. *Aust Adverse Drug React Bull* 2003; **22:** 6. Also available at: http://www.tga.health.gov.au/adr/aadrb/aadr0304.htm (accessed 06/05/04)

曲霉菌病 患者接受吸入[1,2]或鼻内[3]使用氟替卡松后有真菌感染曲霉菌病的报道。

1. Fairfax AJ, *et al.* Laryngeal aspergillosis following high dose inhaled fluticasone therapy for asthma. *Thorax* 1999; **54:** 860–1.
2. Leav BA, *et al.* Invasive pulmonary aspergillosis associated with high-dose inhaled fluticasone. *N Engl J Med* 2000; **343:** 586.
3. Bratton RL, *et al.* Aspergillosis related to long-term nasal corticosteroid use. *Mayo Clin Proc* 2002; **77:** 1353–7.

对骨骼的影响 关于吸入氟替卡松对骨骼影响的研究，与倍氯米松相比，参见第1426页。

对肌肉的影响 儿童接受大剂量吸入氟替卡松后有近端肌病的报道[1]；在应用其他皮质激素替代氟替卡松治疗后患者好转。

1. De Swert LF, *et al.* Myopathy in children receiving high-dose inhaled fluticasone. *N Engl J Med* 2004; **350:** 1157–9.

药物相互作用

皮质激素药物相互作用的一般情况，见第1429页。

药动学

关于皮质激素药动学的简短概述，参见第1430页。

丙酸氟替卡松从胃肠道吸收很少并具有广泛的首过代谢；口服生物利用度报道为仅有1%。

1. Mackie AE, *et al.* Pharmacokinetics of intravenous fluticasone propionate in healthy subjects. *Br J Clin Pharmacol* 1996; **41:** 539–42.
2. van Boxtel CJ, Sheffer AL, eds. The pharmacokinetics of fluticasone propionate. *Clin Pharmacokinet* 2000; **39** (suppl): 1–54.
3. Daley-Yates PT, Baker RC. Systemic bioavailability of fluticasone propionate administered as nasal drops and aqueous nasal spray formulations. *Br J Clin Pharmacol* 2001; **51:** 103–5.
4. Allen A, *et al.* Absolute bioavailability of intranasal fluticasone furoate in healthy subjects. *Clin Ther* 2007; **29:** 1415–20.

用途和用法

氟替卡松是一种主要具有糖皮质激素活性的皮质激素（第1425页）。

丙酸氟替卡松在常规剂量下被确定对肺产生局部作用而不具有显著的全身作用，是因为它的系统生物利用度较低（参见上文的**肾上腺抑制**项下内容）。它可以干粉或气雾剂的形式吸入用于预防**哮喘**（见下文）。在英国，经典的起始剂量范围为：对于轻度哮喘，1000μg，每日2次，严重哮喘最大剂量为500μg，每日2次，根据反应来调整。在专科医师指导下，对一些患者可加重至1mg，每日2次。对于严重慢性哮喘也可通过雾化器给药。通常剂量为0.5~2mg，每日2次。在美国，应用干粉吸入器的剂量与英国相同。气雾剂的吸入组分每喷含50μg、125μg或250μg的丙酸氟替卡松，即喷嘴中提供44μg、110μg或220μg的丙酸氟替卡松。因此剂量用以下的单位表达；根据之前的治疗，剂量范围为88μg每日2次至880μg每日2次。

在某些国家也提供丙酸氟替卡松的干粉或气雾剂吸入用于治疗**慢性阻塞性肺疾病**（见下文），给药为500μg，每日2次。

氟替卡松也可鼻喷使用用于预防和治疗**过敏性鼻炎**（见下文）。通常丙酸氟替卡松剂量为每侧鼻孔100μg，每日1次，如果需要可增加至每侧鼻孔100μg，每日2次。有效维持剂量为每日1次，每侧鼻孔50μg。丙酸氟替卡松亦用于治疗过敏性鼻炎。这种盐类对糖皮质激素受体有高亲和力，初始剂量为每日1次，每侧鼻孔55μg。当达最大疗效，症状控制后应减量至最小有效剂量。维持量为每日1次，每侧鼻孔27.5μg，可有效控制症状。

丙酸氟替卡松滴剂可用于治疗**鼻息肉**，每侧鼻孔滴入200μg，每日1次或2次持续至少4~6周。

丙酸氟替卡松被外用治疗多种**皮肤疾病**。有含量分别为0.05%和0.005%的乳剂和软膏。关于皮质激素在皮肤上正确使用的讨论，参见第1431页。

儿童剂量，见下文。

儿童用法 丙酸氟替卡松以粉剂或气雾剂的形式用于儿童哮喘的预防。在英国，对4~16岁的儿童，经典的初始剂量为50~100μg，每日2次；必要时可以增至200μg，每日2次。也可通过雾化器给药用于哮喘急性发作。在美国，粉剂吸入剂量与英国相似，对于4~11岁儿童为50~100μg，每日2次。注册用于儿童的气雾剂中每喷含量含50μg丙酸氟替卡松，由喷嘴中喷出44μg，所以剂量表达方式多样，也可为4~11岁儿童给予88μg，每日2次。

氟替卡松也可鼻喷用于**过敏性鼻炎**的预防和治疗。4~11岁儿童，常予丙酸氟替卡松每侧鼻孔50μg，每日1次，必要时可加量至每侧鼻孔50μg，每日2次。糠酸氟替卡松也可用于过敏性鼻炎的治疗。2~11岁儿童可予每侧鼻孔27.5μg，每日1次起用，病情需要时可加量至每侧鼻孔55μg，每日1次。随后剂量需减至每侧鼻孔27.5μg，每日1次，用于维持控制。

治疗哮喘及鼻炎时，年长儿及青少年可按成人剂量用药（见上文）。

丙酸氟替卡松用于治疗**鼻息肉**时，16岁及以上儿童可按成人剂量用药（见上文）。

哮喘 皮质激素和β_2受体激动药是哮喘（第1432页）的主要治疗方法。

一些对于丙酸氟替卡松用于哮喘的参考文献如下[1~14]，包括一项显示增加吸入氟替卡松剂量不能产生更多益处的研究[1]。

1. Boe J, *et al.* High-dose inhaled steroids in asthmatics: moderate efficacy gain and suppression of the hypothalamic-pituitary-adrenal (HPA) axis. *Eur Respir J* 1994; **7:** 2179–84.
2. Jarvis B, Faulds D. Inhaled fluticasone propionate: a review of its therapeutic efficacy at dosages ≤ 500 micrograms/day in adults and adolescents with mild to moderate asthma. *Drugs* 1999; **57:** 769–803.
3. Bisgaard H, *et al.* The effect of inhaled fluticasone propionate in the treatment of young asthmatic children: a dose comparison study. *Am J Respir Crit Care Med* 1999; **160:** 126–31.
4. ZuWallack R, *et al.* Long-term efficacy and safety of fluticasone propionate powder administered once or twice daily via inhaler to patients with moderate asthma. *Chest* 2000; **118:** 303–312.
5. Holt S, *et al.* Dose-response relation of inhaled fluticasone propionate in adolescents and adults with asthma: meta-analysis. *BMJ* 2001; **323:** 253–6.
6. Purucker ME, *et al.* Inhaled fluticasone propionate by diskus in the treatment of asthma: a comparison of the efficacy of the same nominal dose given either once or twice a day. *Chest* 2003; **124:** 1584–93.
7. Masoli M, *et al.* Clinical dose-response relationship of fluticasone propionate in adults with asthma. *Thorax* 2004; **59:** 16–20.
8. Masoli M, *et al.* Systematic review of the dose-response relation of inhaled fluticasone propionate. *Arch Dis Child* 2004; **89:** 902–7.
9. Lasserson TJ, *et al.* Fluticasone versus 'extrafine' HFA-beclomethasone dipropionate for chronic asthma in adults and children.

Available in The Cochrane Database of Systematic Reviews; Issue 2. Chichester: John Wiley; 2006 (accessed 11/03/10).
10. Guilbert TW, *et al.* Long-term inhaled corticosteroids in preschool children at high risk for asthma. *N Engl J Med* 2006; **354:** 1985–97.
11. Adams N, *et al.* Fluticasone versus beclomethasone or budesonide for chronic asthma in adults and children. Available in The Cochrane Database of Systematic Reviews; Issue 4. Chichester: John Wiley; 2007 (accessed 22/08/08).
12. Adams NP, *et al.* Fluticasone versus placebo for chronic asthma in adults and children. Available in The Cochrane Database of Systematic Reviews; Issue 4. Chichester: John Wiley; 2008 (accessed 11/03/10).
13. Adams NP, *et al.* Fluticasone at different doses for chronic asthma in adults and children. Available in The Cochrane Database of Systematic Reviews; Issue 4. Chichester: John Wiley; 2008 (accessed 11/03/10).
14. McKeage K, Keam SJ. Salmeterol/fluticasone propionate: a review of its use in asthma. *Drugs* 2009; **69:** 1799–1828.

慢性阻塞性肺疾病 吸入皮质激素可用在慢性阻塞性肺疾病中（参见第1434页）。

1. Fenton C, Keating GM. Inhaled salmeterol/fluticasone propionate: a review of its use in chronic obstructive pulmonary disease. *Drugs* 2004; **64:** 1975–96.
2. Keating GM, McCormack PL. Salmeterol/fluticasone propionate: a review of its use in the treatment of chronic obstructive pulmonary disease. *Drugs* 2007; **67:** 2383–2405.

咳嗽 一项关于患持续性夜间咳嗽儿童的小型研究进行了应用定量吸入器给予丙酸氟替卡松 1mg，每日 2 次持续 3 晚，随后 500μg，每日 2 次持续 11 晚和安慰剂的对比。在第 15 晚和第 16 晚吸入皮质激素的儿童咳嗽明显缓解。然而，与基线对比两组均明显缓解，作者得出的结论为不应在有持续性夜间咳嗽表现的时候给予吸入皮质激素。如果给药，持续 2 周的大剂量皮质激素对某些患儿可能有益处[1]。在一项交叉对照的关于慢性咳嗽的成人患者的研究中，吸入氟替卡松 500μg，每日 2 次持续 14 天显著改善了有关咳嗽的特定指标，尽管总体上咳嗽严重程度的缓解是不大的[2]。对于咳嗽超过 2 周的成人，氟替卡松 500μg，每日 2 次持续 2 周从 5 天以后减少了非吸烟者的咳嗽指数[3]。

1. Davies MJ, *et al.* Persistent nocturnal cough: randomised controlled trial of high dose inhaled corticosteroid. *Arch Dis Child* 1999; **81:** 38–44.
2. Chaudhuri R, *et al.* Effect of inhaled corticosteroids on symptom severity and sputum mediator levels in chronic persistent cough. *J Allergy Clin Immunol* 2004; **113:** 1063–70.
3. Ponsioen BP, *et al.* Efficacy of fluticasone on cough: a randomised controlled trial. *Eur Respir J* 2005; **25:** 147–52.

湿疹 一项研究包括中度至严重湿疹（第1506页）的患者，应用含丙酸氟替卡松 0.05％的乳剂和 0.005％软膏，每日 1 次或 2 次至 4 周；如果湿疹无缓解，无论是乳剂还是软膏或润滑安慰剂则继续使用，每周 2 天，直至 16 周。氟替卡松乳剂与安慰剂组对比，减少约 1/6 复发的危险，而软膏制剂减少约一半；两种氟替卡松的制剂出现复发的中位时间相同。这些制剂原本被期望有相同的效力[1]。其他学者同意既然大多数湿疹患者可能为轻度并且复发不常见，在将这些结果通用于初级医疗机构时须慎用[2]。

1. Berth-Jones J, *et al.* Twice weekly fluticasone propionate added to emollient maintenance treatment to reduce risk of relapse in atopic dermatitis: randomised, double blind, parallel group study. *BMJ* 2003; **326:** 1367.
2. Williams HC. Twice-weekly topical corticosteroid therapy may reduce atopic dermatitis relapses. *Arch Dermatol* 2004; **140:** 1151–2.

炎性肠病 口服丙酸氟替卡松在治疗克罗恩病[1]和溃疡性结肠炎[2,3]时出现了不同的结果，也有对腹部疾病有益的报道[4]。剂量为 5mg，每日 4 次，但某些学者认为需要更高的剂量[2]。

关于炎性肠病治疗的综述，包括皮质激素的作用，参见第1620页。

1. Carpani de Kaski M, *et al.* Fluticasone propionate in Crohn's disease. *Gut* 1991; **32:** 657–61.
2. Hawthorne AB, *et al.* Double blind trial of oral fluticasone propionate v prednisolone in the treatment of active ulcerative colitis. *Gut* 1993; **34:** 125–8.
3. Angus P, *et al.* Oral fluticasone propionate in active distal ulcerative colitis. *Gut* 1992; **33:** 711–14.
4. Mitchison HC, *et al.* A pilot study of fluticasone propionate in untreated coeliac disease. *Gut* 1991; **32:** 260–5.

鼻息肉 关于皮质激素在治疗鼻息肉中的价值的讨论，包括使用氟替卡松的参考文献，参见第1440页。

鼻炎 关于鼻炎的治疗，包括皮质激素的使用，参见第537页。一些关于氟替卡松用于鼻炎治疗的参考文献见下。

1. Wiseman LR, Benfield P. Intranasal fluticasone propionate: a reappraisal of its pharmacology and clinical efficacy in the treatment of rhinitis. *Drugs* 1997; **53:** 885–907.
2. McCormack PL, Scott LJ. Fluticasone furoate: intranasal use in allergic rhinitis. *Drugs* 2007; **67:** 1905–15.

制剂

BP 2010: Fluticasone Cream; Fluticasone Nasal Drops; Fluticasone Nasal Spray; Fluticasone Ointment;
USP 33: Fluticasone Propionate Cream; Fluticasone Propionate Nasal Spray; Fluticasone Propionate Ointment.

专利制剂

Arg.: Alenys; Cutivate; Flixonase; Flixotide; Fluti-K; Fluticort; Inhalan; Lidil Cort; Lirtodac; Proair; Rinisona; ***Austral.:*** Avamys; Beconase Allergy & Hayfever 24 Hour; Flixonase; Flixotide; ***Austria:*** Cutivate; Flixonase; Flixotide; ***Belg.:*** Avamys; Cutivate; Flixonase; Flixotide; ***Braz.:*** Flixonase; Flixotide; Flutican; Fluticaps; Flutivate; Plurair; ***Canad.:*** Avamys; Cutivate; Flonase; Flovent; ***Chile:*** Albeoler; Avamys; Brexonase; Brexovent; Flixonase; Flixotide; Flucomix; Flusona; Fluticort; Flutivate; Nebulex; Raffonin; ***Cz.:*** Alergonase; Alisade; Avamys; Cutivate; Flixonase; Flixotide; Nasofan; ***Denm.:*** Avamys; Cutivat; Flixonase; Flixotide; ***Fin.:*** Flixonase; Flixotide; Flutide; Nasofan; ***Fr.:*** Flixonase; Flixotide; Flixovate; ***Ger.:*** Atemur; Flutica; Flutide; Flutivate; ***Gr.:*** Alerxem; Avamys; Cortixide; Dermocort; Flicazen; Flihaler; Flixocort; Flixoderm; Flixonase; Flixotide; Flucortis; Flutarzole; Fluticapen; Flutikrem; Flutinasal; Flutizal; Ybecor; ***Hong Kong:*** Avamys; Cutivate; Dalman; Flixonase; Flixotide; Nasofan; ***Hung.:*** Avamys; Cutivate; Flixonase; Flixotide; Flutirin; ***India:*** Flohale; Flomist; Zoflut; ***Indon.:*** Cutivate†; Flixonase; Flixotide; Medicort; ***Irl.:*** Avamys; Flixonase; Flixotide; Nasofan; ***Israel:*** Allegro; Flixonase; Flixotide; ***Ital.:*** Flixoderm; Flixonase; Flixotide; Fluspiral; Ticavent; ***Jpn:*** Flonase†; ***Malaysia:*** Avamys; Cutivate; Flixonase; Flixotide; Flomist; ***Mex.:*** Caneti; Cutivate; Flixonase; Flixotide; ***Neth.:*** Cutivate; Flixonase; Flixotide; Flutide; ***Norw.:*** Avamys; Flutide; Flutivate; ***NZ:*** Flixonase; Flixotide; Nasaclear; ***Philipp.:*** Cutivate; Flixotide; Nasoflo; ***Pol.:*** Avamys; Cutivate; Fanipos; Flixonase; Flixotide; ***Port.:*** Asmatil; Asmo-Lavi; Avamys; Brisovent; Cutivate; Eustidil; Flixotaide; Flutaide; Rontilona; Ubizol; ***Rus.:*** Cutivate (Кутивейт); Flixonase (Фликсоназе); Flixotide (Фликсотид); Nazarel (Назарел); ***S.Afr.:*** Avamys; Cutivate; Flixonase; Flixotide; Flohale DP†; Flomist; ***Singapore:*** Cutivate; Flixonase; Flixotide; ***Spain:*** Flixonase; Flixotide; Fluinol; Flusonal; Inalacor; Nasofan; Rinosone; Rontilona†; Trialona; ***Swed.:*** Flutide; Flutivate; ***Switz.:*** Avamys; Axotide; Cutivate; Flutinase; ***Thai.:*** Flixonase; Flixotide; Seroflo; ***Turk.:*** Avamys; Brethal; Cutivate; Dalman; Flixonase; Flixotide; ***UAE:*** Potencort; ***UK:*** Avamys; Cutivate; Flixonase; Flixotide; Nasofan; ***Ukr.:*** Cutivate (Кутивейт); Flixonase (Фликсоназе); Flixotide (Фликсотид); ***USA:*** Cutivate; Flonase; Flovent; Veramyst; ***Venez.:*** Cutivate; Flixonase; Flixotide; Fluticort.

多组分制剂 ***Arg.:*** Flutivent; Lirtodac Plus; Neumotide; Seretide; ***Austral.:*** Seretide; ***Austria:*** Seretide; Viani†; ***Belg.:*** Seretide; ***Braz.:*** Seretide; ***Canad.:*** Advair; ***Chile:*** Aerometrol Plus; Aurituss; Brexotide; Flunacross-S; Fluxamol; Seretide; ***Cz.:*** Duaspir; Seretide; ***Denm.:*** Seretide; ***Fin.:*** Seretide; Viani; ***Fr.:*** Seretide; ***Ger.:*** Atmadisc; Viani; ***Gr.:*** Byany; Seretide; Viani; ***Hong Kong:*** Seretide; ***Hung.:*** Seretide; Thoreus; ***India:*** Duonase; Forair; Seretide; Seroflo; ***Indon.:*** Seretide; ***Irl.:*** Seretide; Viani; ***Israel:*** Seretide; ***Ital.:*** Aliflus; Seretide; ***Malaysia:*** Seretide; ***Mex.:*** Flixovent; Seretide; ***Neth.:*** Seretide; Viani†; ***Norw.:*** Seretide; ***NZ:*** Seretide; ***Philipp.:*** Salmeflo; Seretide; ***Pol.:*** Seretide; ***Port.:*** Brisomax; Maizar; Seretaide; Veraspir; ***Rus.:*** Seretide (Серетид); ***S.Afr.:*** Seretide; ***Singapore:*** Seretide; ***Spain:*** Anasma; Brisair; Inaladuo; Plusvent; Seretide; ***Swed.:*** Seretide; ***Switz.:*** Seretide; ***Thai.:*** Seretide; ***Turk.:*** Seretide; ***UK:*** Seretide; ***Ukr.:*** Seretide (Серетид); ***USA:*** Advair; ***Venez.:*** Seretide.

Formocortal (*BAN*, *USAN*, *rINN*) ⊗福莫可他

Fl-6341; Fluoroformylon; Formocortalum. 3-(2-Chloroethoxy)-9α-fluoro-11β,21-dihydroxy-16α,17α-isopropylidenedioxy-20-oxopregna-3,5-diene-6-carbaldehyde 21-acetate.

Формокортал

$C_{29}H_{38}ClFO_8$ = 569.1.
CAS — 2825-60-7.
ATC — S01BA12.
ATC Vet — QS01BA12.
UNII — 8E21R0Z4M5.

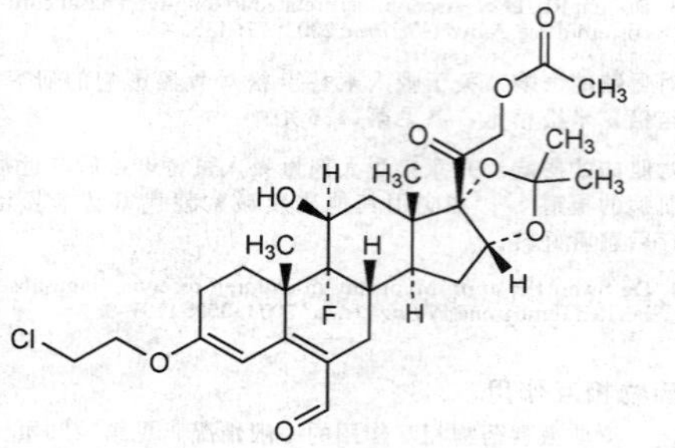

简介

福莫可他是一种因其糖皮质激素活性（第1425页）而已被使用的皮质激素，以滴眼液或眼药膏治疗炎症性眼病。

长期使用含皮质激素的眼药会引起眼内压升高和视功能下降。

制剂

专利制剂

Ital.: Formoftil†.

多组分制剂 ***Ital.:*** Formomicin†.

Halcinonide (*BAN*, *USAN*, *rINN*) ⊗哈西奈德

Alcinonide; Halcinonid; Halcinónida; Halcinonidum; Halsinonid; Halsinonidi; SQ-18566. 21-Chloro-9α-fluoro-11β-hydroxy-16α,17α-isopropylidenedioxypregn-4-ene-3,20-dione.

Гальцинонид

$C_{24}H_{32}ClFO_5$ = 455.0.
CAS — 3093-35-4.
ATC — D07AD02.
ATC Vet — QD07AD02.
UNII — SI86V6QNEG.

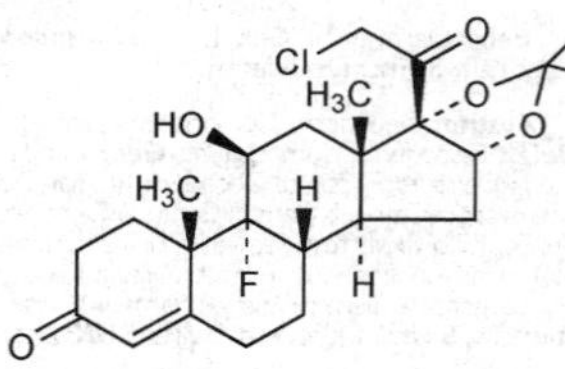

Pharmacopoeias. In *Chin.* and *US.*

USP 33 (Halcinonide) 白色至灰白色，无味的结晶性粉末。不溶于水和己烷；轻微溶于乙醇和乙醚；溶于丙酮和氯仿。

简介

哈西奈德是一种因其糖皮质激素活性而被局部应用治疗多种皮肤疾病的皮质激素（第1425页）。使用时通常为含量 0.1％的乳剂、洗剂或软膏。

若局部使用，尤其是大面积，当皮肤破损或在敷料下，皮质激素可以充分吸收导致全身作用（第1425页）。局部用于皮肤的皮质激素的作用在第1427页有描述。有关在皮肤上正确使用皮质激素的建议和局部皮质激素可能带来的临床作用的初步指南，参见第1431页。

制剂

USP 33: Halcinonide Cream; Halcinonide Ointment; Halcinonide Topical Solution.

专利制剂

Austria: Halog†; ***Braz.:*** Halog; ***Canad.:*** Halog; ***Cz.:*** Betacorton; ***Gr.:*** Ascochrom; Hamiltoderm-D; ***Hong Kong:*** Halog†; ***India:*** Cortilate; ***Indon.:*** Halog†; ***Ital.:*** Halciderm; ***Mex.:*** Dermalog; ***Spain:*** Halog; ***Switz.:*** Betacortone; ***Turk.:*** Volog; ***UK:*** Halciderm†; ***USA:*** Halog; ***Venez.:*** Halog.

多组分制剂 ***Cz.:*** Betacorton S; Betacorton U; ***India:*** Cobederm-H†; Cortilate-S; ***Ital.:*** Anfocort†; Halciderm; Halciderm Combi; ***Mex.:*** Dermalog-C; ***Switz.:*** Betacortone; Betacortone S; ***Turk.:*** Betacorton; ***Venez.:*** Halcicomb; Halog.

Halometasone (*rINN*) ⊗卤米松

C-48401-Ba; Halometason; Halometasona; Halométasone; Halometasoni; Halometasonum; Halometazon; Halomethasone. 2-Chloro-6α,9-difluoro-11β,17,21-trihydroxy-16α-methylpregna-1,4-diene-3,20-dione.

Галометазон

$C_{22}H_{27}ClF_2O_5$ = 444.9.
CAS — 50629-82-8.
ATC — D07AC12.
ATC Vet — QD07AC12.
UNII — J69Z9UU41Z.

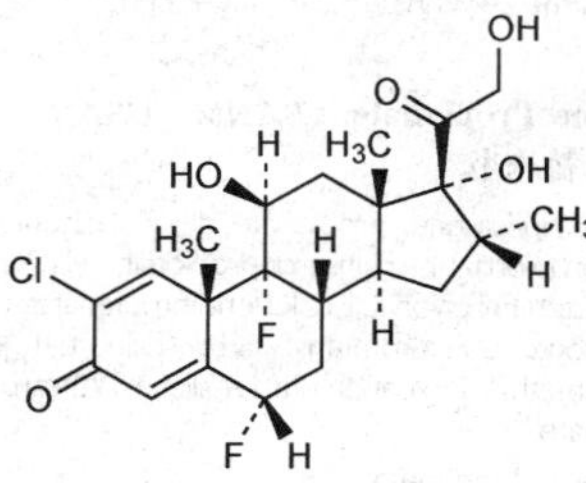

简介

卤米松是一种因其糖皮质激素活性而被局部应用治疗多种皮肤疾病的皮质激素（第1425页）。使用时通常为含单水卤米松 0.05％的乳剂。

若局部使用，尤其是大面积，当皮肤破损或在敷料下，皮质激素可以充分吸收导致全身作用（第1425页）。局部用于皮肤的皮质激素的作用在第1427页有描述。有

关在皮肤上正确使用皮质激素的建议，参见第1431页。

制剂

专利制剂

Austria: Sicorten†; ***Belg.:*** Sicorten†; ***Ger.:*** Sicorten†; ***Hong Kong:*** Sicorten; ***Neth.:*** Sicorten†; ***Port.:*** Sicorten†; ***Spain:*** Sicorten; ***Switz.:*** Sicorten; ***Turk.:*** Sicorten.

多组分制剂 ***Ger.:*** Sicorten Plus; ***Israel:*** Sicorten Plus†; ***Port.:*** Sicorten Plus†; ***Spain:*** Sicorten Plus; ***Switz.:*** Sicorten Plus; ***Venez.:*** Sicorten Plus†.

Hydrocortisone (*BAN*, *rINN*) ⊗ 氢化可的松

Anti-inflammatory Hormone; Compound F; Cortisol; Hidrocortisona; Hidrokortizon; Hidrokortizonas; Hydrocortisonum; Hydrokortison; Hydrokortisoni; Hydrokortyzon; 17-Hydroxycorticosterone; NSC-10483. 11β,17α,21-Trihydroxypregn-4-ene-3,20-dione.

Гидрокортизон

$C_{21}H_{30}O_5$ = 362.5.

CAS — 50-23-7.

ATC — A01AC03; A07EA02; C05AA01; D07AA02; H02AB09; S01BA02; S02BA01.

ATC Vet — QA01AC03; QA07EA02; QC05AA01; QD07AA02; QD07XA01; QH02AB09; QS01BA02; QS01CB03; QS02BA01.

UNII — WI4X0X7BPJ.

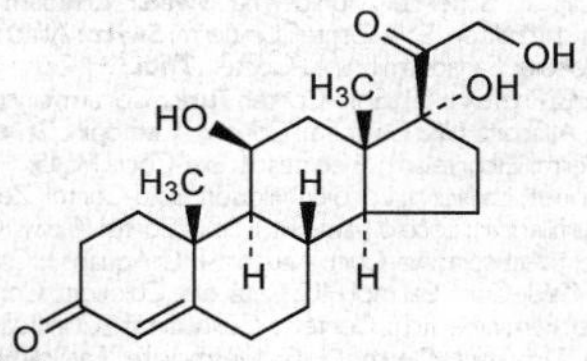

Pharmacopoeias. In *Chin.*, *Eur.* (see p.vii), *Int.*, *Jpn*, and *US*.

Ph. Eur. 6.8（Hydrocortisone） 白色或类白色结晶性粉末，呈现多形性。几乎不溶于水；略溶于乙醇和丙酮；微溶于二氯甲烷。避光。

USP 33（Hydrocortisone） 白色或类白色的结晶性粉末，呈现多形性。几乎不溶于水；极微溶于乙醇（1∶40）；丙酮（1∶80）；微溶于氯仿。贮藏温度为25℃，波动范围为15～30℃。

Hydrocortisone Acetate (*BANM*, *rINNM*) ⊗醋酸氢化可的松

Acetato de hidrocortisona; Cortisol Acetate; Hidrokortizon Asetat; Hidrokortizon-acetát; Hidrokortizono acetatas; Hydrocortisone, acétate d'; Hydrocortisoni acetas; Hydrokortisonacetat; Hydrokortison-acetát; Hydrokortisoniasetaatti; Hydrokortyzonu octan. Hydrocortisone 21-acetate.

Гидрокортизона Ацетат

$C_{23}H_{32}O_6$ = 404.5.

CAS — 50-03-3.

ATC — A01AC03; A07EA02; C05AA01; D07AA02; H02AB09; S01BA02; S02BA01.

ATC Vet — QA01AC03; QA07EA02; QC05AA01; QD07AA02; QH02AB09; QS01BA02; QS02BA01.

UNII — 3X7931PO74.

注：HCOR是一个由BP 2010所通过的代码，当个别容器太小而不能附带合适的标签信息时，用于代表仅含醋酸氢化可的松单一成分的滴眼剂。

Pharmacopoeias. In *Chin.*, *Eur.* (see p.vii), *Int.*, *Jpn*, *US*, and *Viet*.

Ph. Eur. 6.8（Hydrocortisone Acetate） 白色或类白色的结晶性粉末。几乎不溶于水；轻微溶于无水乙醇和二氯甲烷。避光。

USP 33（Hydrocortisone Acetate） 白色或类白色，无味的结晶性粉末。不溶于水；溶于乙醇（1∶230）和氯仿（1∶200）。

Hydrocortisone Buteprate (*BANM*, *rINNM*) ⊗丁丙酸氢化可的松

Buteprato de hidrocortisona; Hydrocortisone, Butéprate d'; Hydrocortisone Butyrate Propionate; Hydrocortisone Probutate (*USAN*); Hydrocortisoni Butepras; TS-408. Hydrocortisone 17-butyrate 21-propionate.

Гидрокортизона Бутепрат

$C_{28}H_{40}O_7$ = 488.6.

CAS — 72590-77-3.

ATC — D07AB11.

ATC Vet — QD07AB11.

UNII — O6550D6K3A.

Hydrocortisone Butyrate (*BANM*, *USAN*, *rINNM*) ⊗ 丁酸氢化可的松

Butirato de hidrocortisona; Cortisol Butyrate; Hidrokortizon Bütirat; Hydrocortisone, Butyrate d'; Hydrocortisoni Butiras. Hydrocortisone 17α-butyrate.

Гидрокортизона Бутират

$C_{25}H_{36}O_6$ = 432.5.

CAS — 13609-67-1.

ATC — D07AB02.

ATC Vet — QD07AB02.

UNII — 05RMF7YPWN.

Pharmacopoeias. In *Chin.*, *Jpn*, and *US*.

USP 33（Hydrocortisone Butyrate） 白色至几乎白色，几乎无味的结晶性粉末。几乎不溶于水；溶于乙醇、丙酮和甲醇；易溶于氯仿；微溶于乙醚。

Hydrocortisone Cipionate (*BANM*, *rINNM*) ⊗ 环戊丙酸氢化可的松

Cipionato de hidrocortisona; Cortisol Cypionate; Hydrocortisone, Cipionate d'; Hydrocortisone Cyclopentylpropionate; Hydrocortisone Cypionate; Hydrocortisoni Cipionas. Hydrocortisone 21-(3-cyclopentylpropionate).

Гидрокортизона Ципионат

$C_{29}H_{42}O_6$ = 486.6.

CAS — 508-99-6.

ATC — A01AC03; A07EA02; C05AA01; D07AA02; H02AB09; S01BA02; S02BA01.

ATC Vet — QA01AC03; QA07EA02; QC05AA01; QD07AA02; QH02AB09; QS01BA02; QS02BA01.

UNII — 4XDY25L70B.

Hydrocortisone Hydrogen Succinate (*BANM*, *rINNM*) ⊗ 氢化可的松氢琥珀酸酯

Cortisol Hemisuccinate; Hidrogenosuccinato de hidrocortisona; Hidrokortizon-hidrogén-szukcinát; Hidrokortizono hemisukcinatas; Hydrocortisone Hemisuccinate; Hydrocortisone, Hémisuccinate d'; Hydrocortisone, hydrogénosuccinate d'; Hydrocortisone Succinate; Hydrocortisoni Hemisuccinas; Hydrocortisoni hydrogenosuccinas; Hydrokortison-hydrogen-sukcinát; Hydrokortisonivetysuksinaatti; Hydrokortisonvätesuccinat. Hydrocortisone 21-(hydrogen succinate).

Гидрокортизона Гемисукцинат

$C_{25}H_{34}O_8$ = 462.5.

CAS — 2203-97-6 (anhydrous hydrocortisone hydrogen succinate); 83784-20-7 (hydrocortisone hydrogen succinate monohydrate).

ATC — A01AC03; A07EA02; C05AA01; D07AA02; H02AB09; S01BA02; S02BA01.

ATC Vet — QA01AC03; QA07EA02; QC05AA01; QD07AA02; QH02AB09; QS01BA02; QS02BA01.

UNII — LIU00Z1Z84.

Pharmacopoeias. In *Eur.* (see p.vii) and *Jpn*. *US* allows the anhydrous form or the monohydrate.

Ph. Eur. 6.8（Hydrocortisone Hydrogen Succinate） 白色或类白色的吸湿性粉末。几乎不溶于水；易溶于无水乙醇和丙酮；溶于碳酸碱类和氢氧化碱类的稀释溶液。贮藏于密闭容器中。避光。

USP 33（Hydrocortisone Hemisuccinate） 它包含一分子水的水化或无水。贮藏于密闭容器中。

Hydrocortisone Sodium Phosphate (*BANM*, *rINNM*) ⊗ 氢化可的松磷酸钠

Cortisol Sodium Phosphate; Fosfato sódico de hidrocortisona; Hydrocortisone, Phosphate Sodique d'; Natrii Hydrocortisoni Phosphas. Hydrocortisone 21-(disodium orthophosphate).

Натрия Гидрокортизона Фосфат

$C_{21}H_{29}Na_2O_8P$ = 486.4.

CAS — 6000-74-4.

ATC — A01AC03; A07EA02; C05AA01; D07AA02; H02AB09; S01BA02; S02BA01.

ATC Vet — QA01AC03; QA07EA02; QC05AA01; QD07AA2; QH02AB09; QS01BA02; QS02BA01.

UNII — 0388G963HY.

Pharmacopoeias. In *Br.*, *Jpn*, and *US*.

BP 2010（Hydrocortisone Sodium Phosphate） 白色或类白色的吸湿性粉末。易溶于水；几乎不溶于无水乙醇或氯仿。0.5%水溶液的pH值为7.5～9.0。避光。

USP 33（Hydrocortisone Sodium Phosphate） 白色至淡黄色，无味或几乎无味，特别吸湿的粉末。溶于水（1∶1.5）；微溶于乙醇；几乎不溶于氯仿、二噁烷和乙醚。贮藏于密闭容器中。

Hydrocortisone Sodium Succinate (*BANM*, *rINNM*) ⊗ 氢化可的松琥珀酸钠

Cortisol Sodium Succinate; Hydrocortisone, Succinate Sodique d'; Hydrocortisoni Natrii Succinas; Hydrokortyzonu bursztynianu sól sodowa; Succinato sódico de hidrocortisona. Hydrocortisone 21-(sodium succinate).

Гидрокортизона Натрия Сукцинат

$C_{25}H_{33}NaO_8$ = 484.5.

CAS — 125-04-2.

ATC — A01AC03; A07EA02; C05AA01; D07AA02; H02AB09; S01BA02; S02BA01.

ATC Vet — QA01AC03; QA07EA02; QC05AA01; QD07AA02; QH02AB09; QS01BA02; QS02BA01.

UNII — 50LQB69S1Z.

Pharmacopoeias. In *Chin.*, *Int.*, *It.*, *Jpn.*, *Pol.*, and *US*.

USP 33（Hydrocortisone Sodium Succinate） 白色或几乎白色，无味，吸湿性和无定形的固体。极易溶于水和乙醇；极微溶于丙酮；不溶于氯仿。贮藏于密闭容器中。避光。

Hydrocortisone Valerate (*BANM*, *USAN*, *rINNM*) ⊗ 戊酸氢化可的松

Cortisol Valerate; Hydrocortisone, Valérate d'; Hydrocortisoni Valeras; Valerato de hidrocortisona. Hydrocortisone 17-valerate.

Гидрокортизона Валерат

$C_{26}H_{38}O_6$ = 446.6.

CAS — 57524-89-7.

ATC — A01AC03; A07EA02; C05AA01; D07AA02; H02AB09; S01BA02; S02BA01.

ATC Vet — QA01AC03; QA07EA02; QC05AA01; QD07AA02; QH02AB09; QS01BA02; QS02BA01.

UNII — 68717P8FUZ.

Pharmacopoeias. In *US*.

不良反应、处置、撤药和注意事项

参见第1425页皮质激素的总体情况。

若局部使用，尤其是大面积，当皮肤破损或在敷料下，皮质激素可以充分吸收导致全身作用。长期使用含皮质激素的眼药会引起眼内压升高和视功能下降。

对体液和电解质平衡的影响 有报道1例怀疑患血小板减少症的酗酒患者出现显著的低钾血症和低镁血症与大剂量静脉应用氢化可的松治疗有关[1]。逐渐出现了心律不齐，为恢复正常的血浆浓度需要长期输注镁和钾。

1. Ramsahoye BH, *et al.* The mineralocorticoid effects of high dose hydrocortisone. *BMJ* 1995; **310:** 656–7.

对神经系统的影响 有关与静脉应用氢化可的松磷酸钠有关的感觉异常和会阴部刺激的报道和评论，参见第1427页。

超敏反应和过敏反应 参考文献中报道了与静脉应用氢化可的松有关的超敏反应和过敏反应[1～7]。局部使用也会导致超敏反应[8]。

1. Chan CS, *et al.* Hydrocortisone-induced anaphylaxis. *Med J Aust* 1984; **141:** 444–6.
2. Seale JP. Anaphylactoid reaction to hydrocortisone. *Med J Aust* 1984; **141:** 446.
3. Corallo CE, Sosnin M. Bronchospasm, tachycardia following intravenous hydrocortisone. *Aust J Hosp Pharm* 1985; **15:** 103–4.
4. Al Mahdy H, Hall M. Anaphylaxis and hydrocortisone. *Ann Intern Med* 1988; **108:** 487–8.
5. Fulcher DA, Katelaris CH. Anaphylactoid reaction to intravenous hydrocortisone sodium succinate: a case report and literature review. *Med J Aust* 1991; **154:** 210–14.
6. Kawane H. Anaphylactoid reaction to intravenous hydrocortisone sodium succinate. *Med J Aust* 1991; **154**: 782.
7. Currie GP, *et al.* An unexpected response to intravenous hydrocortisone succinate in an asthmatic patient. *Br J Clin Pharmacol* 2005; **60:** 342.
8. Wilkinson SM, *et al.* Hydrocortisone: an important cutaneous allergen. *Lancet* 1991; **337:** 761–2.

药物相互作用

皮质激素药物相互作用的一般情况，见第1429页。

药动学

皮质激素药动学的简短概述，参见第1430页。

氢化可的松易于从胃肠道吸收，血药浓度峰值在1h左右达到。血浆半衰期约100min。超过90%与血浆蛋白结合。肌内注射后，水溶性的磷酸钠和琥珀酸钠酯的吸收迅速，而无乙醇或脂溶性的氢化可的松吸收缓慢。关节内或软组织注射的醋酸氢化可的松吸收也很慢。氢化可的松可通过皮肤吸收，尤其是裸露部位。

氢化可的松在肝和大多数体内组织中代谢成氢化或降解形式，如四氢可的松和四氢皮质醇。这些物质从尿中排泄，主要为葡萄糖醛酸式的结合物，伴随极少部分未改变的氢化可的松。氢化可的松易于通过胎盘。

用途和用法

氢化可的松是一种具有糖皮质激素和程度稍弱的盐皮质激素活性的皮质激素（第1425页）。20mg氢化可的松的抗炎活性相当于5mg泼尼松龙。与皮质醇一样它是由肾上腺皮质分泌的最重要的占优势的糖皮质类固醇。氢化可的松通常与效果更强的盐皮质激素合用，用于肾上腺皮质功能减退症（第1432页）的替代治疗。因为它的糖皮质激素特性它也用于皮质激素治疗有指征的情况（第1430页），但对于自身免疫和炎性疾病的长期全身治疗倾向于使用盐皮质激素活性更少的药物。

剂量可以用盐基的形式表达，下列为相当于100mg氢化可的松的各种药物：

- 醋酸氢化可的松 112mg；
- 丁丙酸氢化可的松 135mg；
- 丁酸氢化可的松 119mg
- 环戊丙酸氢化可的松 134mg；
- 氢化可的松半琥酯 128mg；
- 氢化可的松磷酸钠 134mg；
- 氢化可的松琥珀酸钠 134mg；
- 戊酸氢化可的松 123mg。

然而酯化通常改变了效力，因而与氢化可的松含量相当的复合物可能没有相同的临床作用。

当**口服**时通常使用无乙醇的氢化可的松；环戊丙酸酯通常用于一些组分中。对于急性或慢性肾上腺皮质功能减退的替代治疗正常需要每日20～30mg（为了模仿机体的昼夜节律通常分2次，清晨时量大，傍晚时量小）。如果存在醛固酮分泌缺乏需要加用氟化钠，但盐皮质激素活性通常用口服氟氢可的松来补充。相同的治疗也用于纠正失盐型先天性肾上腺皮质增生症的糖皮质激素缺乏（第1435页）。

当急诊需要快速作用时氢化可的松可以**静脉应用**，以水溶性衍生物的形式（如氢化可的松琥珀酸钠或氢化可的松磷酸钠）通过缓慢静脉注射或输注：这些急诊情况为急性肾上腺皮质功能减退，包括艾迪生病或肾上腺切除术后的危象，对于皮质激素治疗的患者突然意外停止治疗，肾上腺不能与增加的应激相匹配所引起的急性肾上腺皮质功能减退；特定的过敏急症如过敏反应；急性重度哮喘（哮喘持续状态，参见第1072页）；休克。通常剂量为相当于氢化可的松100～500mg，根据情况的严重程度和患者反应24h内可重复3～4次。如果需要应该给予液体和电解质以纠正伴随的代谢疾病。与上述特定剂量的相同剂量可通过**肌内注射**给药，但反应可能不如静脉注射后观察到的那样迅速。因为其作用起效相对慢，皮质激素被认为在过敏性休克中的价值占第二位，但对于重度患者为预防进一步的恶化，静脉氢化可的松可作为肾上腺素的辅助用药。

儿童剂量，见下文。

对于肾上腺功能不全患者，已明确皮质激素治疗在一些外科手术中是必需的，氢化可的松琥珀酸钠可以在术前肌肉注射或静脉应用。有多种方案被提议（参见手术项下内容，第1431页），对于每日口服超过泼尼松龙10mg或相当量药物的患者，*BNF 59* 推荐以下方案：

- 全麻下的小手术，手术当日早晨口服通常的皮质激素药量或诱导期静脉应用氢化可的松25～50 mg（通常为琥珀酸钠酯）；术后恢复通常的皮质激素剂量。
- 中到大手术，手术当日早晨口服通常的皮质激素药量，诱导期加用静脉氢化可的松25～50mg，随后中等手术后24h和大手术后48～72h应用相同剂量的氢化可的松，每日3次；一旦停用氢化可的松注射，即恢复通常的皮质激素剂量。

对于**局部注射**于软组织的氢化可的松，通常应用形式为磷酸钠酯或琥珀酸钠酯；剂量若应用氢化可的松的形式通常为100～200mg。对于关节内注射，根据关节的大小，醋酸氢化可的松通常剂量为5～50mg。

若**局部使用**治疗多种皮肤疾病，醋酸、丁丙酸、丁酸和戊酸酯通常被用于乳剂、软膏或洗剂。使用的含量通常为0.1%～0.25%。尽管氢化可的松被认为对皮肤的不良反应少见和与效力更强的局部皮质激素相比不易引起肾上腺抑制（参见第1431页关于局部皮质激素临床作用的初步指南），应该牢记这个特性可能被组分的类型或使用的装置和酯化剂的类型所改变；其他可影响吸收程度的因素包括使用的部位、敷料的使用、皮肤损伤的程度和药物应用范围的大小。

氢化可的松或它的酯盐的多种其他制剂类型包括眼用、耳用、牙用和直肠应用，可用于过敏性和炎症性疾病。

偶尔被使用的其他氢化可的松酯盐包括醋丙酸、己酸酯、甘草酸硬脂和丙酸。酯盐（如醋丙酸）显示不强的局部活性。

儿童用法 当口服用于肾上腺皮质功能减退症的替代治疗时，*BNFC 2009* 建议，对于新生儿至18岁以下的儿童，氢化可的松的常用剂量为4～5mg/m²，每8h 1次，尽管可能需要更大剂量。清晨用量较大，晚上用量较少。当用于治疗先天性肾上腺皮质增生症时，新生儿初始口服剂量为6～7mg/m²，每8h 1次，18岁以下儿童用量为5～6.5mg/m²，每8h1次；可能需要更大剂量，同时根据反应调整剂量。

当治疗急性肾上腺皮质功能减退症急症，**静脉用药**时，按如下剂量：

- 新生儿：缓慢静脉注射10mg作为初始量，此后按每日100mg/m²用药，可为持续输注或每6～8h分次静脉输注。根据治疗反应调整用量，待病情稳定后，经4～5天由静脉用药逐渐过渡至口服。
- 1个月～12岁：缓慢静脉注射或输注2～4mg/kg作为初始量，此后每6h按2～4mg/kg用药。根据治疗反应调整用量。病情稳定后，经4～5天由静脉用药逐渐过渡至口服。
- 12～18岁：每6～8h 100mg，缓慢静脉注射或输注用药。

制剂

BP 2010: Gentamicin and Hydrocortisone Acetate Ear Drops; Hydrocortisone Acetate and Neomycin Ear Drops; Hydrocortisone Acetate and Neomycin Eye Drops; Hydrocortisone Acetate and Neomycin Eye Ointment; Hydrocortisone Acetate Cream; Hydrocortisone Acetate Injection; Hydrocortisone Acetate Ointment; Hydrocortisone and Clioquinol Cream; Hydrocortisone and Clioquinol Ointment; Hydrocortisone and Neomycin Cream; Hydrocortisone Cream; Hydrocortisone Ointment; Hydrocortisone Oromucosal Tablets; Hydrocortisone Sodium Phosphate Injection; Hydrocortisone Sodium Phosphate Oral Solution; Hydrocortisone Sodium Succinate Injection; Miconazole and Hydrocortisone Acetate Cream; Miconazole and Hydrocortisone Cream; Miconazole and Hydrocortisone Ointment;

USP 33: Chloramphenicol and Hydrocortisone Acetate for Ophthalmic Suspension; Chloramphenicol, Polymyxin B Sulfate, and Hydrocortisone Acetate Ophthalmic Ointment; Clioquinol and Hydrocortisone Cream; Clioquinol and Hydrocortisone Ointment; Colistin and Neomycin Sulfates and Hydrocortisone Acetate Otic Suspension; Hydrocortisone Acetate Cream; Hydrocortisone Acetate Injectable Suspension; Hydrocortisone Acetate Lotion; Hydrocortisone Acetate Ointment; Hydrocortisone Acetate Ophthalmic Ointment; Hydrocortisone Acetate Ophthalmic Suspension; Hydrocortisone and Acetic Acid Otic Solution; Hydrocortisone Butyrate Cream; Hydrocortisone Cream; Hydrocortisone Gel; Hydrocortisone Injectable Suspension; Hydrocortisone Lotion; Hydrocortisone Ointment; Hydrocortisone Rectal Suspension; Hydrocortisone Sodium Phosphate Injection; Hydrocortisone Sodium Succinate for Injection; Hydrocortisone Tablets; Hydrocortisone Valerate Cream; Hydrocortisone Valerate Ointment; Neomycin and Polymyxin B Sulfates and Hydrocortisone Acetate Cream; Neomycin and Polymyxin B Sulfates and Hydrocortisone Acetate Ophthalmic Suspension; Neomycin and Polymyxin B Sulfates and Hydrocortisone Ophthalmic Suspension; Neomycin and Polymyxin B Sulfates and Hydrocortisone Otic Solution; Neomycin and Polymyxin B Sulfates and Hydrocortisone Otic Suspension; Neomycin and Polymyxin B Sulfates, Bacitracin Zinc, and Hydrocortisone Acetate Ophthalmic Ointment; Neomycin and Polymyxin B Sulfates, Bacitracin Zinc, and Hydrocortisone Ointment; Neomycin and Polymyxin B Sulfates, Bacitracin Zinc, and Hydrocortisone Ophthalmic Ointment; Neomycin and Polymyxin B Sulfates, Bacitracin, and Hydrocortisone Acetate Ointment; Neomycin and Polymyxin B Sulfates, Bacitracin, and Hydrocortisone Acetate Ophthalmic Ointment; Neomycin and Polymyxin B Sulfates, Gramicidin, and Hydrocortisone Acetate Cream; Neomycin Sulfate and Hydrocortisone Acetate Cream; Neomycin Sulfate and Hydrocortisone Acetate Lotion; Neomycin Sulfate and Hydrocortisone Acetate Ointment; Neomycin Sulfate and Hydrocortisone Acetate Ophthalmic Ointment; Neomycin Sulfate and Hydrocortisone Acetate Ophthalmic Suspension; Neomycin Sulfate and Hydrocortisone Cream; Neomycin Sulfate and Hydrocortisone Ointment; Neomycin Sulfate and Hydrocortisone Otic Suspension; Oxytetracycline Hydrochloride and Hydrocortisone Acetate Ophthalmic Suspension; Oxytetracycline Hydrochloride and Hydrocortisone Ointment; Polymyxin B Sulfate and Hydrocortisone Otic Solution.

专利制剂

Arg.: Alfacort; Anusol-HC; Azuthidrona; Demacort; Efficort†; Fridalit; Hidrotisona; Idenona†; Lactid HC; Locoid; Medrocil; Microsona; Oralsone; Schericur†; Sirotamicin HC; Stiefcortil; Transderma H; ***Austral.:*** Colifoam; Cortef; Cortic; Derm-Aid; Egocort; Hycor; Hysone; Sigmacort; Siguent Hycor; Solu-Cortef; ***Austria:*** Colifoam; Ekzemsalbe F; Hydoftal sine neomycino; Hydrocortone; Hydroderm; Locoidon; Retef†; ***Belg.:*** Azacortine; Buccalsone†; Cortril†; Cremicort-H; Locoid; Nozema†; Pannocort; Solu-Cortef; ***Braz.:*** Berlison; Cortisonal; Cortiston; Cortizol; Cortizon; Hicortin; Hidrocortex; Hidyn H; Locoid; Nutracort; Solu-Cortef†; Stiefcortil; Therasona; Westcort; ***Canad.:*** Barriere-HC; Claritin Skin Itch Relief; Cortamed; Cortate; Cortef; Cortenema; Cortifoam; Cortoderm; Dermaflex HC; Dermarest Dricort Anti-Itch†; Emo-Cort; Hycort; Hyderm; Hydrosone†; HydroVal; Neo-HC; Novo-Hydrocort; Prevex HC; Sarna HC; Solu-Cortef; Soothing Cream; Westcort; ***Chile:*** Aquanil HC; Calmurid; Cortisol; Efficort; Hipoge; Locoid; Nutracort; Nutralona†; Pandel; Solu-Cortef; Vitulpas†; ***Cz.:*** Laticort†; Locoid; Solu-Cortef†; ***Denm.:*** Colifoam; Locoid; Mildison; Solu-Cortef; Uniderm†; ***Fin.:*** Ampikyy; Apocort; Bucort; Colifoam; Kyypakkaus; Locoid; Nutracort†; Solu-Cortef; ***Fr.:*** Aphilan; Calmicort; Colofoam; Cortapaisyl; Cortisedermyl; Dermaspraid Demangeaison; Dermofenac; Efficort; Hydracort; Locoid; Mitocortyl; ***Ger.:*** Alfason; Colifoam; Dermallerg†; Dermo Posterisan†; Ebenol; Fenistil Hydrocort; Ficortril; Hydro-Wolff†; Hydrocort†; Hydrocutan; Hydrocutan mild; Hydroderm HC†; Hydrogalen; Laticort; Linolacort Hydro; Munitren; Pandel; Posterisan cort; Remederm HC†; Retef; Sanatison Mono; Soventol HC†; Soventol HydroCort; Systral Hydrocort; velopural†; ***Gr.:*** Colifoam; Filocot; Lyo-Cortin; Nutracort; Rolak; Solu-Cortef; ***Hong Kong:*** BF-Hycort; Cortef; Cortosone; Derm-Aid; Dhacort; Egocort; Hycortin†; Hydrosone; Hytisone; Sigmacort; Solu-Cortef; Uni-Cort; ***Hung.:*** Cortef; Laticort; Locoid; Solu-Cortef; ***India:*** Cipcorlin; Cutisoft; Entofoam; Wycort; ***Indon.:*** Berlicort; Calacort†; Enkacort; Lexacorton; Locoid†; Steroderm†; ***Irl.:*** Colifoam; Corlan; Cortopin; Dioderm; Emucream HC; Hc45; Hydrocortisyl; Hydrocortone; Locoid; Mildison†; Solu-Cortef; ***Israel:*** Cortifoam; Cortizone; Efficort; Lanacort; Solu-Cortef; ***Ital.:*** Colifoam; Cortidro; Cortop; Dermirit; Dermocortal; Flebocortid; Foille Insetti; Idracemi; Lanacort; Lenirit; Locoidon; Sintotrat; Solu-Cortef; ***Jpn:*** Pandel; Saxizon; ***Malaysia:*** Derm-Aid; Efficort; Egocort; H-Cort; Hydrocort; Solu-Cortef; ***Mex.:*** Aquanil HC; Collicort; Efficort; Fadol; Flebocortid; Flemex; Icorsan; Lacticare-HC; Locoid; Microsona; Nositrol; Nutracort; Solhidrol; Westcort; ***Neth.:*** Buccalsone; Cremicort; Locoid; Mildison; Solu-Cortef; ***Norw.:*** Colifoam; Locoid; Mildison; Solu-Cortef; ***NZ:*** BK HC; Colifoam; Derm-Aid; DP Hydrocortisone; Egocort; Lemnis Fatty Cream HC; Lipocort; Locoid; Mildison; Skincalm; Solu-Cortef; ***Philipp.:*** Clovisone; Cortin; Cortizan; Costeron-H; Droxiderm; Efficort; Hovicor; Hycortil; Hydrotopic; Lacticare-HC; Ocecor; Pharmacort; Primacort; Solu-Cortef; Sorvilor; Stericort; Syntesor; ***Pol.:*** Corhydron; Hydrocort; Laticort; Locoid; Procortin; ***Port.:*** Colifoam; Dermimade Hidrocortisona†; Hidalone; Hydrocortone; Lactisona; Locoid; Pandel; Pandermil; Rapicort; Solu-Cortef; ***Rus.:*** Cortef (Кортеф); Laticort (Латикорт); Locoid (Локоид); Solu-Cortef (Солу-кортеф)†; Sopolcort N (Сопольkopт H)†; ***S.Afr.:*** Biocort; Covocort; Cutaderm†; Dilucort; Locoid; Mylocort; Procutan; Solu-Cortef; Stopitch; ***Singapore:*** Derm-Aid; Dhacort; Efficort; Egocort; Hydrocort; Hydroderm†; Nu-Derm Tolereen; Solu-Cortef; ***Spain:*** Actocortina; Aftasone; Ceneo; Dermosa Hidrocortisona; Hemodren; Hemorrane; Hidroaltesona; Hidrocisdin; Isdinium; Lactisona; Oralsone; Scalpicin Capilar; Schericur; Suniderma; ***Swed.:*** Colifoam; Ficortril; Hyderm; Locoid; Mildison; Solu-Cortef; Uniderm; ***Switz.:*** Alfacortone; Hydrocortone; Locoid; Sanadermil; Solu-Cortef; ***Thai.:*** H-Cort; HC; Hytisone; Lacticare-HC; Prevex HC†; Solu-Cortef; ***Turk.:*** Cortimycine; Hipokort; Locoid; ***UAE:*** Alfacort; ***UK:*** Colifoam; Corlan†; Cortopin; Cortropin; Dermacort; Dioderm; Efcortelan†; Efcortesol; Exe-Cort; Hc45; Hydrocortistab; Hydrocortone†; Lanacort; Locoid; Mildison; Solu-Cortef; Zenoxone; ***Ukr.:*** Laticort (Латикорт); Locoid (Локоид); Solu-Cortef (Солу-Кортеф); ***USA:*** A-Hydrocort; Acticort; Ala-Cort; Anucort-HC; Aquanil HC; Bactine; Balneol for Her; CaldeCort; Carmol HC; Cetacort; Colocort; Cort-Dome; Cortaid; Cortef Feminine Itch; Cortef†; Corticaine†; Cortifoam; Cortizone; Dermarest Dri-Cort; Dermol HC; Dermolate; EarSol-HC; Gynecort; Hemril-HC; Hi-Cor; Hydrocortone; HydroSkin; Hytone; Itch-X; Lacticare-HC; Lanacort; Locoid; Massengill Medicated; Neutrogena T/Scalp; NuCort; Nutracort; Orabase HCA; Pandel; Penecort; Procort; Proctocort; Proctocream HC 2.5%; Recort Plus; Scalacort DK; Solu-Cortef; Synacort; Tegrin-HC; Texacort; U-Cort; Westcort; ***Venez.:*** Corticina; Efficort; Hidrocort; Hidrozona; Histasona†; Lacticare-HC†; Liocort; Nutracort; Pantocort†; Solu-Cortef; Stricort.

多组分制剂 ***Arg.:*** Altus; Anusol Duo; Anusol Duo S; Atomoderma Plus; Bactisona†; Bexon; Butimerin Complex; Cipro HC; Ciprocort; Ciproflox-Otic; Ciriax Otic; Ciriax Otic L; Colirio Antibiotico CNH; Cristalomicina; Delos Otic; Dercotex; Derivoco†; Dermoperative; Disel Hidrocortisona; Epiprocto†; Fucidin H; Gentacler; Griseoplus; Hidrocortin†; Hipoglos con Hidrocortisona; Irigal; Lidocort Proct; Linfol Dermico; Magicrem; Masivol Urea; Micozol Compuesto†; Microsona C; Microsona Otica; Monizol Cort; Otex HC; Oto Biotaer†; Otobiotic; Otocipro; Otolef HC; Otoseptil; Otosporin; Otosporin C; Otosporin L; Procto-Ikatral; Proctocrem; Prootocipro; Quemicetina con Hidrocortisona; Reacur†; Start NP†; Terra-Cortril; Tocorectal; Tricur; Tridermal; Triefect†; Vagicural; Xilocler; Xyloprocto; ***Austral.:*** Ciproxin HC; Hydroform; Hydrozole; Proctosedyl; Rectinol HC†; Resolve Plus; Xyloproct; ***Austria:*** C-Bildz†; Calmurid HC†; Cortison Kemicetin; Hydoftal; Hydrocortimycin†; Ichtho-Cortin†; Otosporin; Tropoderm†; ***Belg.:*** Daktacort; Fucidin Hydrocortisone; Onctose a l'Hydrocortisone; Otosporin†; Terra-Cortril; Terra-Cortril + Polymyxine B; ***Braz.:*** Anusol-HC; Cipro HC; Gingilone; Hemodotti; Hidrocorte; Hidroneo†; Nitrolerg†; Otociriax; Otosporin; Terra-Cortril; Vioformio-Hidrocortisona; Xyloproct; ***Canad.:*** Anodan-HC; Anugesic-HC; Anusol-HC; Anuzinc HC; Anuzinc HC Plus; Cipro HC†; Cortimyxin; Cortisporin; Egozinc-HC; Endomethasone; Fucidin H; Pentamycetin-HC; Pramox HC; Proctodan-HC; Proctofoam-HC; Proctol; Proctomyxin HC; Proctosedyl; ratio-Hemcort-HC; ratio-Proctosone; Rectogel HC; Rivasol HC; Spor-HC; Sterex Plus; Uremol-HC; Vioform-Hydrocortisone; ***Chile:*** Fucidin H; Otex HC; ***Cz.:*** Ciprobay HC Otic†; Dobexil Plus†; Fucidin H; Ophthalmo-Framykoin Compositum; Otosporin; Pimafucort; Proctosedyl†; Septomixine; ***Denm.:*** Brentacort; Ciflox; Fucidin-Hydrocortison; Hydrocortison med Terramycin; Hydrocortison med Terramycin og Polymyxin-B; Locoidol; Proctosedyl; ***Fin.:*** Ciproxin-Hydrocortison; Daktacort; Duocort; Fucidin-Hydrocortison; Oftan C-C; Pantyson; Pimafucort; Proctosedyl; Sibicort; Terra-Cortril; Terra-Cortril P; Trosycort; Xyloproct†; ***Fr.:*** Arthrisone; Bacicoline; Cortexan Framycetine; Madecassol Neomycine Hydrocortisone†; Onctose Hydrocortisone; Septomixine; ***Ger.:*** Baycuten HC; Farco-Tril†; Fucidine plus†; Hydrodexan; Ichthocortin; Nystaderm comp; Pigmanorm; Polyspectran HC; ***Gr.:*** Ciprobay; Cortiphenol H; Daktodor; Endomethasone; Eyecort; Fucidin H; Fusindac-H; Hemorroidal-H; Hydrofusin; Ichthocortex; Neo-Otil; Proctosedyl-N; Terra-Cortril; Xyloproct; ***Hong Kong:*** Anusol-HC†; Axcel Fungicort; Candacort; Canesten HC; Cipro HC; Cliocort; Corticin†; Cortiphenol H; Daktacort; Fucidin H; Hemcort HC†; Hydro-Funga†; Hydrocin-N; Hydrocort & Neomycin Biorex; Micosone; Neosone; Otosporin; Posterisan Forte; Proctosone†; Uni-Cort-N; Uni-Mizole-HC; Uni-Rax-HC; Xyloproct; Zaricort; ***Hung.:*** Chlorocid-H†; Ciprobay†; Fucidin H; Otosporin; Oxycort; Pimafucort; Posterisan Forte; Tetran-Hydrocortison; ***India:*** Bell Diono Resolvent†; Bell Resolvent†; Belmycetin-C†; Cortison Kemicetine†; Cortola-M; Cortoquinol; Crotorax-HC; Daktacort; Efcorlin; Furacin-S†; Genticyn HC; Keralin; Medithane; Multifungin H; Neosporin-H; Pino-Cort†; Proctosedyl; Shield; Wycort with Neomycin; ***Indon.:*** Anusol-HC†; Brentan; Chloramphecort; Dermacort; Enpicortyn; Haemocaine†; Indoson; Kemiderm; Nufacort; Particol†; Ramicort; Sancortmycin; Terra-Cortril; Thecort; Viohydrocort; Visancort; Zolacort; ***Irl.:*** Alphaderm; Alphosyl HC†; Anugesic-HC; Anusol-HC; Calmurid HC; Canesten HC; Daktacort; Eurax-Hydrocortisone; Fucidin H; Gentisone HC; Locoid C; Nystaform-HC; Otosporin; Perinal; Proctofoam-HC; Proctosedyl; Timodine; Vioform-Hydrocortisone†; Xyloproct†; ***Israel:*** Benzantine H; Ciproxin HC; Daktacort; Epifoam; Fucidin H†; Hycocin; Hycomycin; Hydroagisten; Panthisone; Perinal; Procto-Glyvenol†; Proctofoam-HC; Proctozorin-N; ***Ital.:*** Argisone; Cort-Inal; Cortison Chemicetina; Emorril; Fucidin H; Idracemi; Idracemi Eparina; Idrocet†; Idroneomicil†; Kinogen; Mediflox; Mictasone; Mixotone; Mobilat†; Nasomixin†; Nevacort; Prepacort H; Proctidol†; Proctofoam-HC; Proctosedyl; Proctosoll; Reumacort; Scalpicin; Vasosterone Antibiotico†; Vasosterone Collirio†; Vasosterone†; ***Malaysia:*** Candacort; Cipro HC†; Crotamiton H; Daktacort; Decocort; Foban-Hydro; Fucidin H; Miconazole H†; Pocin H; Proctosedyl; Proctosone†; Ucort; Xyloproct; Zaricort; ***Mex.:*** Angenovag; Biotarson N†; Ciproxina HC; Clioderm-H†; Cortisporin; Daktacort; Dermanol; Dermucor-H; Hidrofenil; Hidropolicin; Litiset; Ofodex; Orecil NF; Otifar; Oto Eni; Poral; Sodrimax; Soldrin; Sulfa Hidro; Ultracortin; Vioformo-Cort; Xyloderm; Xyloproct Plus; ***Neth.:*** Bacicoline-B; Calmurid HC; Daktacort; Fucidin + Hydrocortisone; Otosporin; Pimafucort; Proctosedyl; Terra-Cortril met polymyxine-B; ***Norw.:*** Cortimyk; Daktacort; Fucidin-Hydrocortison; Locoidol; Proctosedyl; Terra-Cortril; Terra-Cortril Polymyxin B; Xyloproct; ***NZ:*** Ciproxin HC; Daktacort; DP Lotion - HC; Locoid C; Micreme H; Pimafucort; Proctosedyl; Xyloproct; ***Philipp.:*** Candacort; Cortisporin; Daktacort; Fucidin H; Hydrospor; Ircos; Isonep H; Proctosedyl; Trimycin-H; ***Pol.:*** Atecortin; Chlorchinaldin H; Daktacort†; Hemcort HC; Laticort-CH; Oxycort; Pimafucort; Posterisan H; Proctosone; ***Port.:*** Anucet; Clorcorticil†; Corticil T†; Daktacort; Fucidine H; Leuco Hubber†; Locoid C†; Otosporin; Pimafucort; Proctonostrum†; ***Rus.:*** Cortomycetin (Кортомицетин); Fucidin H (Фуцидин Г); Gioxyson (Гиоксизон); Oxycort (Оксикорт); Pimafucort (Пимафукорт); Posterisan Forte (Постеризан Форте)†; Proctosedyl (Проктоседил); Proctosedyl M (Проктоседил M); Relief Ultra (Релиф Ультра); ***S.Afr.:*** Ciprobay HC; Daktacort; Fucidin H; Nasomixin†; Neoderm; Otosporin; Proctosedyl; Terra-Cortril†; Viocort; ***Singapore:*** Candacort; Canesten HC; Ciprobay HC; Daktacort; Decocort; Fucidin H; Hydroderm-C; Micon-H; Neo-Hydro; Otosporin; Proctosedyl; Ucort; Zaricort; ***Spain:*** Aftajuventus; Aftasone B C; Anginovag; Antihemorroidal; Bacisporin; Brentan; Cilinafosal Hidrocortisona; Ciproxina; Cohortan; Cortenema†; Cortison Chemicet Topica; Dermo Hubber; Detraine; Edifaringen; Fucidine H; Halibut Hidrocortisona†; Hepro; Leuco Hubber; Milrosina Nistatina†; Neo Hubber; Otosporin†; Roberfarin; Terra-Cortril; Tisuderma; ***Swed.:*** Cortimyk; Daktacort; Fenuril-Hydrokortison; Fucidin-Hydrocortison; Proctosedyl†; Terracortril; Terracortril med polymyxin B; Xyloproct; ***Switz.:*** Ciproxin HC; Cortifluid N; Cortimycine†; Daktacort; Dermacalm-d; Fucidin H; Haemocortin; Hydrocortisone compositum; Neo-Hydro; Otosporin; Septomixine; Terracortril†; ***Thai.:*** Antergan; Candacort; Daktacort; Decocort; Dermasol; Doproct; Fucidin H; Ladocort; Otosporin†; Proctosedyl; ***Turk.:*** Cormisin†; Fucidin H; Hipokort Arti; Kortos; Ma-Ka-Ta; Ureacort; ***UK:*** Actinac†; Alphaderm; Alphosyl HC; Anugesic-HC; Anusol-HC, Plus HC; Calmurid HC; Canesten HC; Daktacort; Daktacort HC; Econacort†; Eurax-Hydrocortisone; Fucidin H; Gentisone HC; Germoloids HC; Locoid C†; Nystaform-HC; Otosporin; Perinal; Proctofoam-HC; Proctosedyl; Timodine; Uniroid-HC; Vioform-Hydrocortisone†; Xyloproct; ***Ukr.:*** Oxycort (Оксикорт); Pimafucort (Пимафукорт); Proctosedyl (Проктоседил); Relief Ultra (Релиф Ультра); ***USA:*** 1 + 1-F; Acetasol HC; Alcortin; Analpram E; Analpram-HC; AnaMantle HC; Anumed HC; Bencort; Cipro HC; Coly-Mycin S Otic; Corque; Cortamox; Cortane-B; Cortatrigen; Cortic ND; Corticaine†; Cortimycin; Cortisporin; Cortisporin-TC; Cortisporin†; Cyotic; Dermtex HC with Aloe; Ear-Eze; Emergent-Ez; EndaRoid; Enzone; Epifoam; Fungoid HC; HC Derma-Pax; HC Pram; HC Pramoxine; Hysone; Keratol HC; LazerSporin-C; LidaMantle HC; LidoCort; Mediotic-HC; Neotricin HC; Novacort; Octicair†; Oti-Med†; Otic-Care; Oticin HC; OtiTricin; Oto-End; Otobiotic; Otocort; Otomar-HC; Otomycin-HPN; Otosporin; Pediotic†; Pramosone; Proctofoam-HC; Terra-Cortril; Tri-Otic†; TriOxin; UAD-Otic; Vanoxide-HC; VoSoL HC; Vytone; Xolegel CorePak; Xyralid; Zone-A; Zoto-HC; ZyPram; ***Venez.:*** Hipoglos con Hidrocortisona†; Otalex; Quinotic HC; Terra-Cortril†.

Isoflupredone Acetate (*BANM*, *USAN*, *rINNM*) ⊗醋异氟龙

Acetato de isoflupredona; 9α-Fluoroprednisolone Acetate; Isoflupredone, Acétate d'; Isoflupredoni Acetas; U-6013. 9α-Fluoro-11β,17α,21-trihydroxypregna-1,4-diene-3,20-dione 21-acetate.

Изофлупредона Ацетат

$C_{23}H_{29}FO_6$ = 420.5.

CAS — 338-95-4 (isoflupredone); 338-98-7 (isoflupredone acetate).

UNII — 55P9TUL75S.

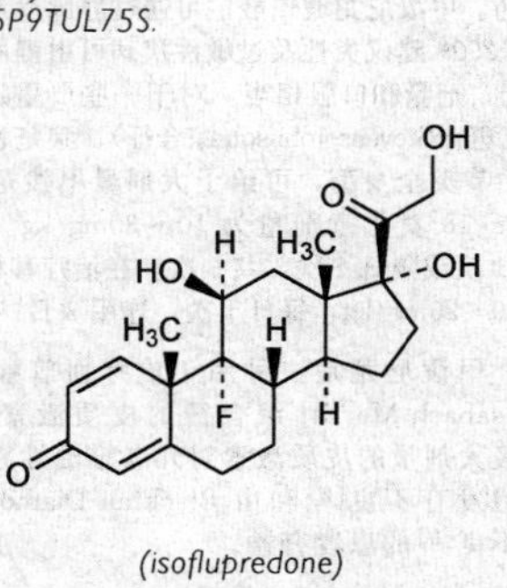

(isoflupredone)

Pharmacopoeias. In *US* for veterinary use only.

USP 33 (Isoflupredone Acetate) 避光。

简介

醋异氟龙是一种因局部糖皮质激素活性（第1425页）用于过敏性鼻炎的皮质激素。

醋异氟龙也用于兽医学。

制剂

多组分制剂 ***Israel:*** Proaf.

Loteprednol Etabonate (*BANM*, *USAN*, *rINNM*) ⊗氯替泼诺碳酸乙酯

CDDD-5604; Etabonato de loteprednol; HGP-1; Lotéprednol, Etabonate de; Loteprednol Ethyl Carbonate; Loteprednoli Etabonas; P-5604. (11β,17α)-17-[(Ethoxycarbonyl)oxy]-11-hydroxy-3-oxoandrosta-1,4-diene-17-carboxylic acid chloromethyl ester.

Лотепреднола Этабонат

$C_{24}H_{31}ClO_7$ = 467.0.

CAS — 129260-79-3 (loteprednol); 82034-46-6 (loteprednol etabonate).

ATC — S01BA14.

ATC Vet — QS01BA14.

UNII — YEH1EZ96K6.

简介

氯替泼诺碳酸乙酯是一种具有糖皮质激素活性而被使用的皮质激素（第1425页），用于炎症性或过敏性眼病的治疗。使用时通常为含量0.2%或0.5%的滴眼液。

长期使用含皮质激素的眼药会引起眼内压升高和视功能下降。

1. Noble S, Goa KL. Loteprednol etabonate: clinical potential in the management of ocular inflammation. *BioDrugs* 1998; **10:** 329–39.
2. Pavesio CE, DeCory HH. Treatment of ocular inflammatory conditions with loteprednol etabonate. *Br J Ophthalmol* 2008; **92:** 455–9.

制剂

专利制剂

Arg.: Alrex; Lopred; Lotemax; Lotesoft; ***Braz.:*** Alrex†; ***Chile:*** Oftol; ***Ger.:*** Lotemax†; ***Gr.:*** Lotemax; ***Hong Kong:*** Alrex; Lotemax; ***India:*** Loteflam; ***Irl.:*** Lotemax; ***Ital.:*** Lotemax; ***Mex.:*** Loterex; Lotesoft; ***Pol.:*** Lotemax; ***Singapore:*** Lotemax; ***Turk.:*** Lotemax; ***UK:*** Lotemax; ***USA:*** Alrex; Lotemax; ***Venez.:*** Lotesoft.

多组分制剂 ***Arg.:*** Lotemicin; ***Mex.:*** Zyleth; ***USA:*** Zylet.

Mazipredone (*rINN*) ⊗马泼尼酮

Mazipredona; Maziprédone; Mazipredonum. 11β,17-Dihydroxy-21-(4-methyl-1-piperazinyl)pregna-1,4-diene-3,20-dione.

Мазипредон

$C_{26}H_{38}N_2O_4$ = 442.6.

CAS — 13085-08-0.

UNII — QN0W2YSW63.

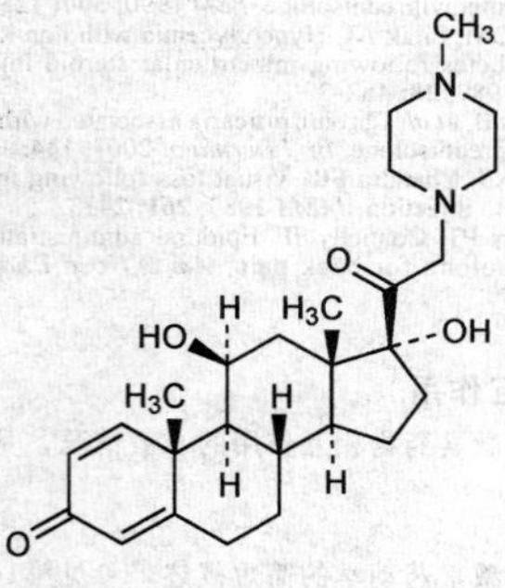

简介

马泼尼酮是一种因其糖皮质激素活性而被局部使用的皮质激素（第1425页）。它以盐酸盐的形式与咪康唑一起治疗皮肤真菌感染。

若局部使用，尤其是大面积，当皮肤破损或在敷料下，皮质激素可以充分吸收导致全身作用（第1425页）。局部用于皮肤的皮质激素的作用在第1427页有描述。有关在皮肤上正确使用皮质激素的建议，参见第1431页。

制剂

专利制剂

Cz.: Depersolon†; ***Hung.:*** Depersolon†.

多组分制剂 ***Cz.:*** Mycosolon†; ***Hung.:*** Mycosolon; ***Pol.:*** Mycosolon; ***Rus.:*** Mycosolon (Микозолон); ***Ukr.:*** Mycosolon (Микозолон).

Medrysone (*USAN*, *pINN*) ⊗甲羟松

11β-Hydroxy-6α-methylprogesterone; Medrisona; Médrysone; Medrysonum; NSC-63278; U-8471. 11β-Hydroxy-6α-methylpregn-4-ene-3,20-dione.

Медризон

$C_{22}H_{32}O_3$ = 344.5.

CAS — 2668-66-8.

ATC — S01BA08.

ATC Vet — QS01BA08.

UNII — D2UFC189XF.

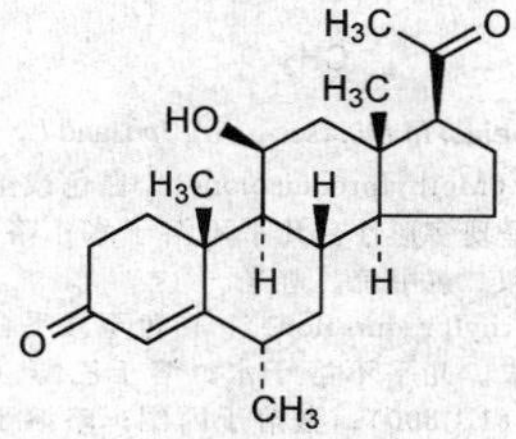

简介

甲羟松是一种因其糖皮质激素活性而已被局部用于过敏性和炎症性眼病的皮质激素（第1425页）。

长期使用含皮质激素的眼药会引起眼内压升高和视功能下降。

制剂

专利制剂

Austral.: HMS†; ***Port.:*** Medrisocil†; ***USA:*** HMS†.

Meprednisone (*USAN*, *rINN*) ⊗ 甲泼尼松

Meprednisona; Méprednisone; Meprednisonum; 16β-Methylprednisone; NSC-527579; Sch-4358. 17α,21-Dihydroxy-16β-methylpregna-1,4-diene-3,11,20-trione.

Мепреднизон

$C_{22}H_{28}O_5$ = 372.5.

CAS — 1247-42-3.

ATC — H02AB15.

ATC Vet — QH02AB15.

UNII — 67U96J8P35.

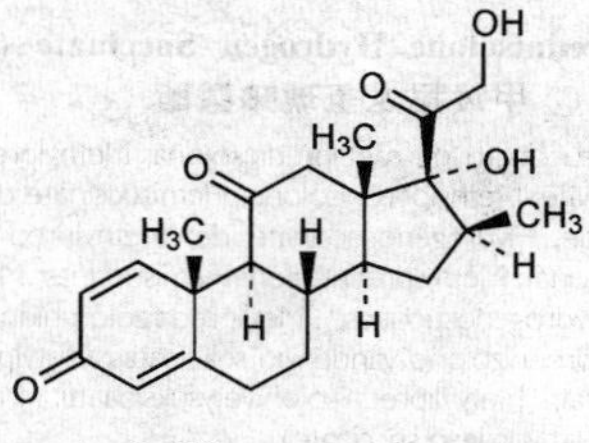

Pharmacopoeias. In *US*.

USP 33 (Meprednisone) 贮藏于密闭容器中，温度不超过40℃。避光。

简介

甲泼尼松是一种主要具有糖皮质激素活性的皮质激素（第1425页）。它可以无乙醇或醋酸盐的形式通过口服应用，或以半琥珀酸钠的形式注射。

制剂

专利制剂

Arg.: Cortipyren B; Deltisona B; Latisona B†; Prednisonal; Prenolone; Rupesona B; ***Mex.:*** Lectan.

Methylprednisolone (*BAN*, *rINN*) ⊗ 甲泼尼龙

Meilprednizolon; Methylprednisolon; Méthylprednisolone; 6α-Methylprednisolone; Methylprednisolonum; Metilprednisolona; Metilprednizolon; Metilprednizolonas; Metylprednisolon; Metyyliprednisoloni; NSC-19987. 11β,17α,21-Trihydroxy-6α-methylpregna-1,4-diene-3,20-dione.

Метилпреднизолон

$C_{22}H_{30}O_5$ = 374.5.

CAS — 83-43-2.

ATC — D07AA01; H02AB04.

ATC Vet — QD07AA01; QD10AA02; QH02AB04.

UNII — X4W7ZR7023.

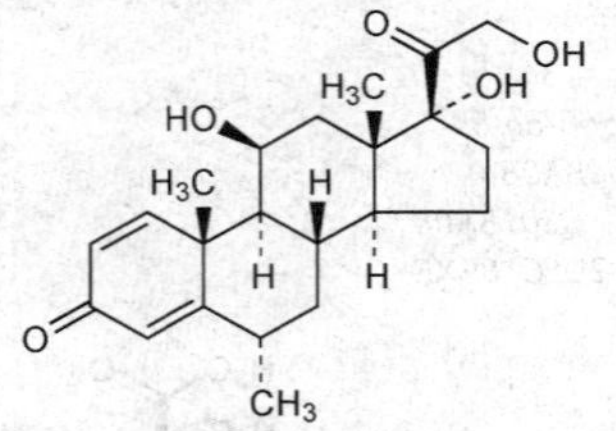

Pharmacopoeias. In *Eur.* (see p.vii), *Jpn*, and *US*.

Ph. Eur. 6.8 (Methylprednisolone) 白色或类白色的结晶性粉末。呈现多形性。几乎不溶于水；略溶于乙醇，微溶于丙酮和二氯甲烷。避光。

USP 33 (Methylprednisolone) 白色至几乎白色，无味的结晶性粉末。几乎不溶于水；溶于乙醇（1∶100）；氯仿和乙醚（1∶800）；微溶于丙酮；略溶于二噁烷和甲醇。贮藏于密闭容器中。避光。

Methylprednisolone Acetate (*BANM, rINNM*) ⊗ 醋酸甲泼尼龙

Acetato de metilprednisolona; Methylprednisolon-acetát; Méthylprednisolone, acétate de; Methylprednisoloni acetas; Metilprednizolon Asetat; Metilprednizolon-acetát; Metilprednizolono acetatas; Metylprednisolonacetat; Metyyliprednisoloniasetaatti. Methylprednisolone 21-acetate.

Метилпреднизолона Ацетат

$C_{24}H_{32}O_6$ = 416.5.

CAS — 53-36-1.

ATC — D07AA01; H02AB04.

ATC Vet — QD07AA01; QH02AB04.

UNII — 43502P7F0P.

Pharmacopoeias. In *Eur.* (see p.vii) and *US*.

Ph. Eur. 6.8 (Methylprednisolone Acetate) 白色或类白色的结晶性粉末。几乎不溶于水；略溶于乙醇和丙酮。避光。

USP 33 (Methylprednisolone Acetate) 白色或几乎白色，无臭粉末。溶于水（1∶1500）；乙醇（1∶400）；氯仿（1∶250）；乙醚（1∶1500）；略溶于丙酮和甲醇；溶于二噁烷。贮藏于密闭容器中，温度25℃，允许温度范围为15～30℃。避光。

Methylprednisolone Hydrogen Succinate (*BANM, rINNM*) ⊗ 甲泼尼龙氢琥珀酸酯

Hidrogenosuccinato de metilprednisolona; Methylprednisolone Hemisuccinate; Méthylprednisolone, Hémisuccinate de; Méthylprednisolone, Hydrogénosuccinate de; Methylprednisolon-hydrogen-sukcinát; Methylprednisoloni Hemisuccinas; Methylprednisoloni hydrogenosuccinas; Metilprednizolon-hidrogén-szukcinát; Metilprednizolono-vandenilio sukcinatas; Metylprednisolonvätesuccinat; Metyyliprednisolonivetysuksinaatti. Methylprednisolone 21-(hydrogen succinate).

Метилпреднизолона Гемисукцинат

$C_{26}H_{34}O_8$ = 474.5.

CAS — 2921-57-5.

ATC — D07AA01; H02AB04.

ATC Vet — QD07AA01; QH02AB04.

UNII — 5GMR90S4KN.

Pharmacopoeias. In *Eur.* (see p.vii), *Jpn*, and *US*.

Ph. Eur. 6.8 (Methylprednisolone Hydrogen Succinate) 白色或类白色的吸湿性粉末。几乎不溶于水；微溶于无水乙醇和丙酮；溶于氢氧化碱的稀释溶液。贮藏于密闭容器中。避光。

USP 33 (Methylprednisolone Hemisuccinate) 白色或几乎白色，无味或几乎无味的吸湿性固体。极微地溶于水；易溶于乙醇；溶于丙酮。贮藏于密闭容器中。

Methylprednisolone Sodium Succinate (*BANM, rINNM*) ⊗ 甲泼尼龙琥珀酸钠

Methylprednisolone Sodium Hemisuccinate; Méthylprednisolone, Succinate Sodique de; Methylprednisoloni Natrii Succinas; Metilprednizolon Sodyum Süksinat; Succinato sódico de metilprednisolona. Methylprednisolone 21-(sodium succinate).

Метилпреднизолона Натрия Сукцинат

$C_{26}H_{33}NaO_8$ = 496.5.

CAS — 2375-03-3.

ATC — D07AA01; H02AB04.

ATC Vet — QD07AA01; QH02AB04.

UNII — LEC9GKY20K.

Pharmacopoeias. In *US*.

USP 33 (Methylprednisolone Sodium Succinate) 白色或类白色，无味，吸湿性的多形性固体。溶于水（1∶1.5）；乙醇（1∶12）；极微地溶于丙酮；不溶于氯仿和乙醚；贮藏于密闭容器中。避光。

稳定性 甲泼尼龙琥珀酸钠注射剂（*Solu-Medrol*, *USA*）被认为用水稀释准备注射后贮藏在玻璃小瓶内，在4℃条件下7天内都稳定。当贮藏在相同条件下，温度为22℃时被认为24h内都稳定[1]。制造商规定准备好的溶液应该贮藏在22～25℃，在混合后48h内使用。

1. Nahata MC, *et al.* Stability of diluted methylprednisolone sodium succinate injection at two temperatures. *Am J Hosp Pharm* 1994; **51:** 2157–9.

不良反应、处置、撤药和注意事项

参见第1425页皮质激素的总体情况。大剂量快速静脉注射与心血管急症有关。

甲泼尼龙与泼尼松龙相比导致水钠潴留的可能性更小。

若局部使用，尤其是大面积，当皮肤破损或在敷料下，皮质激素可以充分吸收导致全身作用。

多种与大剂量静脉应用甲泼尼龙冲击治疗有关的不良反应的参考文献如下[1～11]；关节内注射后[12,13]和鼻内注射后[14]的不良反应的参考文献如下；尽管严重的程度不确定，硬膜外剂量（或尝试硬膜外置管时意外鞘内注射的剂量）可能与严重的不良反应包括蛛网膜炎和非败血症性脑膜炎有关[15]。

1. Newmark KJ, *et al.* Acute arthralgia following high-dose intravenous methylprednisolone therapy. *Lancet* 1974; **ii:** 229.
2. Bailey RR, Armour P. Acute arthralgia after high-dose intravenous methylprednisolone. *Lancet* 1974; **ii:** 1014.
3. Bennett WM, Strong D. Arthralgia after high-dose steroids. *Lancet* 1975; **i:** 332.
4. Moses RE, *et al.* Fatal arrhythmia after pulse methylprednisolone therapy. *Ann Intern Med* 1981; **95:** 781–2.
5. Oto A, *et al.* Methylprednisolone pulse therapy and peritonitis. *Ann Intern Med* 1983; **99:** 282.
6. Suchman AL, *et al.* Seizure after pulse therapy with methyl prednisolone. *Arthritis Rheum* 1983; **26:** 117.
7. Ayoub WT, *et al.* Central nervous system manifestations after pulse therapy for systemic lupus erythematosus. *Arthritis Rheum* 1983; **26:** 809–10.
8. Williams AJ, *et al.* Disseminated aspergillosis in high dose steroid therapy. *Lancet* 1983; **i:** 1222.
9. Barrett DF. Pulse methylprednisolone therapy. *Lancet* 1983; **ii:** 800.
10. Baethge BA, Lidsky MD. Intractable hiccups associated with high-dose intravenous methylprednisolone therapy. *Ann Intern Med* 1986; **104:** 58–9.
11. Gardiner PVG, Griffiths ID. Sudden death after treatment with pulsed methylprednisolone. *BMJ* 1990; **300:** 125.
12. Black DM, Filak AT. Hyperglycemia with non-insulin-dependent diabetes following intraarticular steroid injection. *J Fam Pract* 1989; **28:** 462–3.
13. Pollock B, *et al.* Chronic urticaria associated with intra-articular methylprednisolone. *Br J Dermatol* 2001; **144:** 1228–30.
14. Johns KJ, Chandra SR. Visual loss following intranasal corticosteroid injection. *JAMA* 1989; **261:** 2413.
15. Rodgers PT, Connelly JF. Epidural administration of methylprednisolone for back pain. *Am J Hosp Pharm* 1994; **51:** 2789–90.

药物相互作用

皮质激素药物相互作用的一般情况，见第1429页。

药动学

皮质激素药动学的简短概述，参见第1430页。

甲泼尼龙口服后相当快地分布，血浆半衰期约3.5h或更长。组织半衰期报道范围为18～36h。

醋酸甲泼尼龙从关节的吸收超过1周，但深部肌内注射后吸收更慢。肌内注射琥珀酸钠酯后迅速吸收，血浆峰值浓度在2h达到。

甲泼尼龙可以通过胎盘。

1. Tornatore KM, *et al.* Repeated assessment of methylprednisolone pharmacokinetics during chronic immunosuppression in renal transplant recipients. *Ann Pharmacother* 1995; **29:** 120–4.
2. Rohatagi S, *et al.* Pharmacokinetics of methylprednisolone and prednisolone after single and multiple oral administration. *J Clin Pharmacol* 1997; **37:** 916–25.
3. Tornatore KM, *et al.* Pharmacokinetics and pharmacodynamic response of methylprednisolone in premenopausal renal transplant recipients. *J Clin Pharmacol* 2004; **44:** 1003–11.

用途和用法

甲泼尼龙是一种主要具有糖皮质激素活性的皮质激素（第1425页）；甲泼尼龙4mg的抗炎活性相当于泼尼松龙5mg。

它即可以无乙醇的形式也可以酯化的形式用于除推荐氟氢可的松来补充治疗的肾上腺皮质功能缺乏以外的皮质激素治疗有指征的情况（参见第1430页）。

剂量通常以基团的方式来表达，下列各种药物相当于甲泼尼龙40mg：

- 醋酸甲泼尼龙44mg；
- 甲泼尼龙琥珀酸酯51mg；
- 甲泼尼龙琥珀酸钠53mg。

然而酶化通常改变了效力，与甲泼尼龙含量相当的复合物可能没有相同的临床作用。

当**口服**给药，甲泼尼龙通常的起始剂量每日4～48mg，但对于急性严重的疾病每日高达100mg的大剂量或更高的起始剂量可被使用。

对于重症或急诊治疗，**胃肠外应用**甲泼尼龙琥珀酸钠可以肌内注射、静脉注射或静脉输注。对于急诊治疗倾向于使用起效更快的静脉途径。通常肌内或静脉应用的剂量范围为每日相当于甲泼尼龙10～500mg。大剂量静脉给药（超过250mg）常规应缓慢给药至少30min以上；剂量达到250mg应给药至少5min以上。大剂量通常不应长期使用；急诊治疗仅限于用至患者病情稳定为止。在短期内间断给予大剂量某些时候被称作"冲击疗法"（参见下文的**用法**项下内容），对于移植排异（参见**器官和组织移植**项下内容，第1728页）每日高达1g的剂量可被使用直至3天。对于急性脊髓损伤的重症治疗（第1444页），起始剂量相当于甲泼尼龙30mg/kg，可静脉推注超过15min，随后间歇45min后静脉输注每小时5.4mg/kg超过24h或更长。缓慢静脉输注的甲泼尼龙琥珀酸钠溶解在合适体积的5%葡萄糖、0.9%氯化钠或0.9%氯化钠和5%葡萄糖中。

儿童用量，见下文。

醋酸甲泼尼龙可通过混悬液肌内注射给药以达到长期的全身作用，剂量从每2周40mg至每周120mg。

关节内注射或**软组织内注射**醋酸甲泼尼龙，使用混悬液。根据受累关节大小关节内注射的剂量范围为4～80mg。醋酸酯也可以20～60mg的剂量进行病变内注射。

醋酸甲泼尼龙用于治疗多种皮肤疾病时可**局部**使用，通常含量为0.25%。醋丙酸酯显示不强的局部作用，也以0.1%的乳剂、洗液或软膏的形式被使用。有关在皮肤上正确使用皮质激素的建议和局部皮质激素可能带来的临床作用的初步指南，详见第1431页。

其他偶尔被使用的甲泼尼龙的酯类包括环戊丙酸酯和磺庚酯。

1. Cronstein BN. Clinical use of methylprednisolone sodium succinate: a review. *Curr Ther Res* 1995; **56:** 1–15.

用法 短期强化皮质激素治疗或在特定的急诊情况下使用"冲击治疗"的方法。甲泼尼龙使用时通常为这种方式。经典用法为静脉应用约1g的大剂量，每日、隔日或每周使用，但给药的次数有限；最常用的方案为每日1g持续3天。

儿童用法 根据病情不同，甲泼尼龙的儿童用量存在很大差异。

BNFC 2009 建议对于1个月～18岁的儿童，用于炎性或过敏性疾病时，**口服**剂量为每日0.5～1.7mg/m²，分2～4次用药。甲泼尼龙琥珀酸钠可通过静脉途经**胃肠外应用**。*BNFC 2009* 建议炎性及过敏性疾病可由静脉注射或静脉输注给药，剂量和口服相当。对于一些严重疾病，如严重多形性红斑（Stevens-Johnson综合征）、狼疮性肾炎和幼年特发性关节炎全身型，可给予大剂量甲泼尼龙冲击治疗，1个月～18岁儿童剂量为10～30mg/kg（最大量为1g），每日1次或隔日1次，共3次。在治疗移植排异反应时，给予10～20mg/kg，每日1次，连用3日。

血液疾病 甲泼尼龙是一种用于治疗血管瘤（第1437页）和Kasabach-Merritt综合征的皮质激素[1]。也有报道应用极大剂量的皮质激素对几名难治性原发性获得性纯红细胞发育不良[2]和由Blackfan-Diamond贫血导致的发育不良[3]的患者有益。

1. Özsoylu Ş, *et al.* Megadose methylprednisolone therapy for Kasabach-Merritt syndrome. *J Pediatr* 1996; **129:** 947.
2. Kadikoylu G, *et al.* High-dose methylprednisolone therapy in pure red cell aplasia. *Ann Pharmacother* 2002; **36:** 55–8.
3. Bernini JC, *et al.* High-dose intravenous methylprednisolone therapy for patients with Diamond-Blackfan anemia refractory to conventional doses of prednisone. *J Pediatr* 1995; **127:** 654–9.

原发性血小板减少性紫癜 如并发了急性大出血或颅内出血，静脉应用大剂量甲泼尼龙可作为急性特发性血小板减少性紫癜急诊治疗的一部分（第1437页）。有证据表明甲泼尼龙不如普通免疫球蛋白有效。尽管泼尼松龙或泼尼松更常用于口服治疗并且控制较好的试验不多，甲泼尼龙也可通过口服或静脉给药治疗慢性类型。

1. von dem Borne AEGKR, *et al.* High dose intravenous methylprednisolone or high dose intravenous gammaglobulin for autoimmune thrombocytopenia. *BMJ* 1988; **296:** 249–50.
2. Özsoylu S, *et al.* Megadose methylprednisolone for chronic idiopathic thrombocytopenic purpura. *Lancet* 1990; **336:** 1078–9.
3. Akoğlu T, *et al.* Megadose methylprednisolone pulse therapy in adult idiopathic thrombocytopenic purpura. *Lancet* 1991; **337:** 56.
4. Özsoylu S. Mega-dose methylprednisolone for chronic idiopathic thrombocytopenic purpura. *Lancet* 1991; **337:** 1611–12.
5. Rosthøj S, *et al.* Randomized trial comparing intravenous immunoglobulin with methylprednisolone pulse therapy in acute idiopathic thrombocytopenic purpura. *Acta Paediatr* 1996; **85:** 910–15.
6. Alpdoğan Ö, *et al.* Efficacy of high-dose methylprednisolone as a first-line therapy in adult patients with idiopathic thrombocytopenic purpura. *Br J Haematol* 1998; **103:** 1061–3.
7. Godeau B, *et al.* Intravenous immunoglobulin or high-dose methylprednisolone, with or without oral prednisone, for adults with untreated severe autoimmune thrombocytopenic purpura: a randomised, multicentre trial. *Lancet* 2002; **359:** 23–9.

类风湿关节炎 甲泼尼龙静脉冲击给药已被报道[1~7]治疗包括青少年原发性关节炎的类风湿关节炎有效（第12页）。一些研究显示当应用缓解病情抗风湿药(DMARD)[1,2,4]时这种治疗有很大的益处，但其他研究显示在已有治疗上加用甲泼尼龙没有额外的益处[6]。一项研究发现相对低剂量的 100mg 与 1g 效果相同[3]。甲泼尼龙每月深部肌内注射对于金治疗也是有效的辅助治疗[8]。

一项关于儿童的初步研究发现甲泼尼龙 30mg/kg 静脉冲击治疗对于青少年原发性关节炎的系统性快速复发是有效的治疗[7]。

1. Walters HT, Cawley MID. Combined suppressive drug treatment in severe refractory rheumatoid disease: an analysis of the relative effects of parenteral methylprednisolone, cyclophosphamide and sodium aurothiomalate. *Ann Rheum Dis* 1988; **47:** 924–9.
2. Smith MD, *et al.* The clinical and immunological effects of pulse methylprednisolone therapy in rheumatoid arthritis I: clinical effects. *J Rheumatol* 1988; **15:** 229–32.
3. Igelhart IW, *et al.* Intravenous pulsed steroids in rheumatoid arthritis: a comparative dose study. *J Rheumatol* 1990; **17:** 159–62.
4. Smith MD, *et al.* Pulse methylprednisolone therapy in rheumatoid arthritis: unproved therapy, unjustified therapy, or effective adjunctive treatment? *Ann Rheum Dis* 1990; **49:** 265–7.
5. Kapisinszky N, Keszthelyi B. High dose intravenous methylprednisolone pulse therapy in patients with rheumatoid arthritis. *Ann Rheum Dis* 1990; **49:** 567–8.
6. Hansen TM, *et al.* Double blind placebo controlled trial of pulse treatment with methylprednisolone combined with disease modifying drugs in rheumatoid arthritis. *BMJ* 1990; **301:** 268–70.
7. Adebajo AO, Hall MA. The use of intravenous pulsed methylprednisolone in the treatment of systemic-onset juvenile chronic arthritis. *Br J Rheumatol* 1998; **37:** 1240–2.
8. Corkill MM, *et al.* Intramuscular depot methylprednisolone induction of chrysotherapy in rheumatoid arthritis: a 24-week randomized controlled trial. *Br J Rheumatol* 1990; **29:** 274–9.

系统性红斑狼疮 甲泼尼龙被广泛地用于治疗系统性红斑狼疮的疾病复发或严重的临床表现（第1444页）。

1. Badsha H, Edwards CJ. Intravenous pulses of methylprednisolone for systemic lupus erythematosus. *Semin Arthritis Rheum* 2003; **32:** 370–7.
2. Danowski A, *et al.* Flares in lupus: Outcome Assessment Trial (FLOAT), a comparison between oral methylprednisolone and intramuscular triamcinolone. *J Rheumatol* 2006; **33:** 57–60.
3. Trevisani VF, *et al.* Cyclophosphamide versus methylprednisolone for treating neuropsychiatric involvement in systemic lupus erythematosus. Available in The Cochrane Database of Systematic Reviews; Issue 2. Chichester: John Wiley; 2006 (accessed 20/06/06).

制剂

BP 2010: Methylprednisolone Acetate Injection; Methylprednisolone Tablets;
USP 33: Methylprednisolone Acetate Cream; Methylprednisolone Acetate Injectable Suspension; Methylprednisolone Sodium Succinate for Injection; Methylprednisolone Tablets; Neomycin Sulfate and Methylprednisolone Acetate Cream.

专利制剂

Arg.: Advantan; Cipridanol; Cortisolona†; Solu-Medrol; Totalsolona; ***Austral.:*** Advantan; Depo-Medrol; Depo-Nisolone; Medrol†; Solu-Medrol; ***Austria:*** Advantan; Depo-Medrol†; Solu-Medrol; Urbason; ***Belg.:*** Advantan; Depo-Medrol; Medrol; Solu-Medrol; ***Braz.:*** Advantan; Alergolon; Depo-Medrol; Predmetil; Solu-Medrol; Solu-Pred†; Solupren; Unimedrol; ***Canad.:*** Depo-Medrol; Medrol; Solu-Medrol; ***Chile:*** Depo-Medrol; Medrol; Solu-Medrol; ***Cz.:*** Advantan; Depo-Medrol; Medrol; Metypred†; Solu-Medrol; Urbason†; ***Denm.:*** Depo-Medrol; Medrol; Solu-Medrol; ***Fin.:*** Advantan; Depo-Medrol; Medrol; Solomet; Solu-Medrol; ***Fr.:*** Depo-Medrol; Medrol; Solu-Medrol; ***Ger.:*** Advantan; Depo-Medrate†; M-PredniHexal; Medrate†; Metypred; Metysolon; Predni M; Urbason; ***Gr.:*** Advantan; Depo-Medrol; Depo-Medrone; Lyo-drol; Medrol; Solu-Medrol; Veriderm Medrol; ***Hong Kong:*** Advantan; Depo-Medrol; Medrol; Solu-Medrol; ***Hung.:*** Advantan; Depo-Medrol; Medrol; Metypred; Solu-Medrol; ***India:*** Depo-Medrol; Solu-Medrol; ***Indon.:*** Advantan; Comedrol; Depo-Medrol; Flason; Glomeson; Hexilon; Intidrol; Lameson; Lexcomet; Medixon; Medrol; Meprilon; Meproson; Mesol; Metcor; Methylon; Metidrol†; Metisol; Metrison; Nichomedson; Phadilon; Prednicort; Prednox; Pretilon; Rhemafar; Sanexon; Solu-Medrol; Somerol; Sonicor; Stenirol; Thimelon; Tisolon; Tison; Toras; Tropidrol†; Urbason; Xilon; Yalone; ***Irl.:*** Advantan; Depo-Medrone; Solu-Medrone; ***Israel:*** A-Methapred†; Depo-Medrol; Medrol; Solu-Medrol; Vanderm†; ***Ital.:*** Advantan; Asmacortone; Avancort; Depo-Medrol; Medrol; Metilbetasone Solubile; Solu-Medrol; Supresol; Urbason; ***Malaysia:*** Depo-Medrol; Solu-Medrol; ***Mex.:*** Advantan; Cryosolona; Depo-Medrol; Metisona; Prednilem; Radilem; Solipred; Solu-Medrol; ***Neth.:*** Depo-Medrol; Metypresol†; Solu-Medrol; ***Norw.:*** Depo-Medrol; Medrol; Solu-Medrol; ***NZ:*** Advantan; Depo-Medrol; Medrol; Solu-Medrol; ***Philipp.:*** Adrena; Advantan; Depo-Medrol; Medixon; Medrol; Mepresone; Solu-Medrol; Solu-Ped; Solucin; ***Pol.:*** Advantan; Depo-Medrol; Medrol; Metypred; Solu-Medrol; ***Port.:*** Advantan; Depo-Medrol; Medrol; Metilpren†; Solu-Medrol; ***Rus.:*** Advantan (Адвантан); Depo-Medrol (Депо-медрол)†; Lemod (Лемод); Medrol (Медрол); Metypred (Метипред); Solu-Medrol (Солу-медрол); ***S.Afr.:*** Advantan; AP Methylpred; Depo-Medrol; Medrol; Metypresol†; Solu-Medrol; ***Singapore:*** Solu-Medrol; ***Spain:*** Adventan; Depo Moderin†; Lexxema; Solu-Moderin; Urbason; ***Swed.:*** Depo-Medrol; Medrol; Solu-Medrol; ***Switz.:*** Advantan; Depo-Medrol; Medrol; Solu-Medrol; ***Thai.:*** Depo-Medrol; Solu-Medrol; ***Turk.:*** Advantan; Depo-Medrol; Prednol; Urbason; ***UK:*** Depo-Medrone; Medrone; Solu-Medrone; ***Ukr.:*** Advantan (Адвантан); Depo-Medrol (Депо-Медрол); Medrol (Медрол); Metypred (Метипред); Solu-Medrol (Солу-Медрол); ***USA:*** A-Methapred; depMedalone; Depo-Medrol; Depopred†; Medrol; Solu-Medrol; ***Venez.:*** Advantan; Depo-Medrol; Medrol; Prednicort; Solu-Medrol.

多组分制剂 ***Austral.:*** Neo-Medrol†; ***Austria:*** Depo-Medrol mit Lidocain†; ***Belg.:*** Depo-Medrol + Lidocaine; ***Canad.:*** Depo-Medrol with Lidocaine; Medrol Acne Lotion; Neo-Medrol Acne; ***Fin.:*** Depo-Medrol cum Lidocain; Neo-Medrol comp†; Solomet c bupivacain hydrochlorid; ***Gr.:*** Medrol Acne Lotion; Neo-Medrol; Veriderm-Neo Medrol; ***Hong Kong:*** Depo-Medrol with Lidocaine; Neo-Medrol Acne; ***Irl.:*** Depo-Medrone with Lidocaine; ***Israel:*** Depo-Medrol with Lidocaine; Neo-Medrol; ***Ital.:*** Depo-Medrol + Lidocaina; Medrol Lozione Antiacne†; Neo-Medrol Veriderm†; ***Malaysia:*** Neo-Medrol; ***Neth.:*** Depo-Medrol + Lidocaine; ***Norw.:*** Depo-Medrol cum Lidocain; ***NZ:*** Depo-Medrol with Lidocaine; ***Pol.:*** Depo-Medrol z Lidokaina; ***Port.:*** Depo-Medrol com Lidocaina; ***S.Afr.:*** Depo-Medrol with Lidocaine; Neo-Medrol†; ***Singapore:*** Neo-Medrol; ***Swed.:*** Depo-Medrol cum Lidocain; ***Switz.:*** Depo-Medrol Lidocaine; ***Thai.:*** Depo-Medrol with Lidocaine†; Neo-Medrol; ***UK:*** Depo-Medrone with Lidocaine.

Mometasone Furoate (*BANM*, *USAN*, *rINNM*)
⊗莫米松糠酸酯

Furoato de mometasona; Mométasone, furoate de; Mometasonfuroat; Mometason-furoát; Mometasoni furoas; Mometasonifuroaatti; Mometazon Furoat; Mometazon-furoát; Mometazono furoatas; Mometazonu furoinian; Sch-32088. 9α,21-Dichloro-11β,17-dihydroxy-16α-methylpregna-1,4-diene-3,20-dione 17-(2-furoate).

Мометазона Фуроат

$C_{27}H_{30}Cl_2O_6$ = 521.4.

CAS — 105102-22-5 (mometasone); 83919-23-7 (mometasone furoate).

ATC — D07AC13; R01AD09; R03BA07.

ATC Vet — QD07AC13; QR01AD09; QR03BA07.

UNII — 04201GDN4R.

(mometasone)

Pharmacopoeias. In *Eur.* (see p.vii) and *US.*

Ph. Eur. 6.8（Mometasone Furoate） 白色或类白色的粉末。几乎不溶于水；微溶于乙醇；溶于丙酮和二氯甲烷。

USP 33（Mometasone Furoate） 白色至灰白色的粉末。溶于丙酮和二氯甲烷。

不良反应、处置、撤药和注意事项

参见第1425页皮质激素的总体情况。

大剂量长期吸入莫米松糠酸酯的哮喘患者可能会出现肾上腺抑制。鼻内使用也引起全身吸收，尤其是大剂量长期治疗。

如局部使用，尤其是大面积，当皮肤破损或在敷料下，皮质激素可以充分吸收导致全身作用。

药物相互作用

皮质激素药物相互作用的一般情况，见第1429页。

药动学

有关皮质激素药动学的简短概述，参见第1430页。莫米松糠酸酯经吸入、鼻内及局部使用吸收均较差。它在肝脏代谢，主要由细胞色素 P450 同工酶 CYP3A4 代谢。它的终末清除半衰期约 5h；代谢产物主要经粪便排出，少量经尿液排出体外。

用途和用法

莫米松糠酸酯是具有糖皮质激素活性的皮质激素（第1425页）。

莫米松糠酸酯以干粉吸入剂的形式用于**哮喘**的预防（见下文）。各国剂量可能不同，剂量单位表达方式也不同（每揿剂量或从喷嘴释出的剂量）。英国注册药品信息推荐：对于轻中度哮喘，成人和 12 岁及以上青少年初始剂量 400μg，每晚 1 次，可调整剂量至维持量 200μg，每日 1～2 次；对于重度哮喘，初始剂量为 400μg，每日 2 次，症状控制后则滴定至最小有效剂量。在美国，按每次推动剂量表达（每揿释放 110μg，由喷嘴释出 100μg）。对于仅受到吸入治疗（支气管舒张药和皮质激素）的成人和 12 岁及以上青少年，初始剂量为 220μg，每晚 1 次。每日最大剂量为 440μg，可分 1～2 次用药。对于口服皮质激素患者，可从 440μg 每日 2 次起用药。

0.05%莫米松糠酸酯的鼻用混悬剂以一水化合物的形式可用于**过敏性鼻炎**的预防和治疗（见下文）。剂量通常为每侧鼻孔相当于 100μg 莫米松糠酸酯，每日 1 次，如果需要可增加剂量至每日每侧鼻孔 200μg。一旦症状控制，每侧鼻孔 50μg 每日 1 次，对于维持是有效的。

鼻用混悬液也可用于治疗 18 岁及以上的**鼻息肉**患者（见下文）；英国的推荐起始剂量为每侧鼻孔 100μg，每日 1 次。如果需要，5～6 周后增加至每日 2 次。美国的推荐起始剂量为每侧鼻孔 100μg，每日 2 次，虽然每日 1 次的治疗对于部分患者已足够。

莫米松糠酸酯局部使用治疗多种**皮肤病**。使用时通常为含量 0.1%的乳剂、软膏、洗剂或头皮应用。有关在皮肤上正确使用皮质激素的建议和局部皮质激素可能带来的临床作用的初步指南，参见第1431页。

儿童剂量，见下文。

儿童用法 莫米松糠酸酯可用于儿童**哮喘**的治疗。在美国，干粉吸入器批准用于 4～11 岁儿童，无论先前治疗方案如何，莫米松糠酸酯剂量为 110μg，每晚 1 次，这也是每日最大剂量。

0.05%莫米松糠酸酯的鼻用混悬剂以一水化合物的形式可用于**过敏性鼻炎**的预防和治疗（见下文）。在英国，6～11 岁儿童给予每侧鼻孔 50μg，每日 1 次。在美国，2 岁以上儿童均可使用与上述相似的剂量。

治疗这些适应证时，年长儿可按成人剂量用药（见上文）。

哮喘 皮质激素和 β 肾上腺素能受体激动药是治疗哮喘的基础（第1432页）。关于莫米松糠酸酯的综述如下。

1. Sharpe M, Jarvis B. Inhaled mometasone furoate: a review of its use in adults and adolescents with persistent asthma. *Drugs* 2001; **61:** 1325–50.
2. McCormack PL, Plosker GL. Inhaled mometasone furoate: a review of its use in persistent asthma in adults and adolescents. *Drugs* 2006; **66:** 1151–68.

鼻息肉 有关皮质激素在鼻息肉治疗中价值的讨论，参见第1440页。莫米松糠酸酯的使用参考文献如下。

1. Stjärne P, *et al.* A randomized controlled trial of mometasone furoate nasal spray for the treatment of nasal polyposis. *Arch Otolaryngol Head Neck Surg* 2006; **132:** 179–85.
2. Stjärne P, *et al.* The efficacy and safety of once-daily mometasone furoate nasal spray in nasal polyposis: a randomized, double-blind, placebo-controlled study. *Acta Otolaryngol* 2006; **126:** 606–12.
3. Small CB, *et al.* Onset of symptomatic effect of mometasone furoate nasal spray in the treatment of nasal polyposis. *J Allergy Clin Immunol* 2008; **121:** 928–32.
4. Stjärne P, *et al.* Use of mometasone furoate to prevent polyp relapse after endoscopic sinus surgery. *Arch Otolaryngol Head Neck Surg* 2009; **135:** 296–302.

鼻炎 有关鼻炎治疗的讨论，包括皮质激素的应用，参见第537页。关于莫米松糠酸酯用于鼻炎的更多参考文献如下。

1. Onrust SV, Lamb HM. Mometasone furoate: a review of its intranasal use in allergic rhinitis. *Drugs* 1998; **56:** 725–45.
2. Lundblad L, *et al.* Mometasone furoate nasal spray in the treatment of perennial non-allergic rhinitis: a Nordic, multicenter, randomized, double-blind, placebo-controlled study. *Acta Otolaryngol* 2001; **121:** 505–9.
3. Schenkel E. Features of mometasone furoate nasal spray and its utility in the management of allergic rhinitis. *Expert Opin Pharmacother* 2003; **4:** 1579–91.
4. van Drunen C, *et al.* Nasal allergies and beyond: a clinical review of the pharmacology, efficacy, and safety of mometasone furoate. *Allergy* 2005; **60** (suppl 80): 5–19. Correction. *ibid.*; 1335.
5. Zitt M, *et al.* Mometasone furoate nasal spray: a review of safety and systemic effects. *Drug Safety* 2007; **30:** 317–26.
6. Baldwin CM, Scott LJ. Mometasone furoate: a review of its intranasal use in allergic rhinitis. *Drugs* 2008; **68:** 1723–39.

皮肤病 参考文献如下。

1. Prakash A, Benfield P. Topical mometasone: a review of its pharmacological properties and therapeutic use in the treatment of dermatological disorders. *Drugs* 1998; **55:** 145–63.

制剂

BP 2010: Mometasone Aqueous Nasal Spray; Mometasone Cream; Mometasone Ointment; Mometasone Scalp Application;
USP 33: Mometasone Furoate Cream; Mometasone Furoate Ointment; Mometasone Furoate Topical Solution.

专利制剂

Arg.: Elocon; Fenisona; Hexaler Nasal; Metason; Momeplus; Nasonex; Novasone; Uniclar; ***Austral.:*** Elocon; Nasonex; Novasone; ***Austria:*** Asmanex†; Elocon; Elovent†; Nasonex; ***Belg.:*** Elocom; Nasonex; ***Braz.:*** Asmanex†; Dermotil; Elocom; Nasonex; Topison; ***Canad.:*** Elocom; Nasonex; ***Chile:*** Dermosona; Elocom; Flogocort; Lisoder; Metacross; Momelab; Nasonex; Rinoval; Uniclar; ***Cz.:*** Asmanex; Elocom; Eztom; Nasonex; ***Denm.:*** Asmanex; Elocon; Nasonex; ***Fin.:*** Asmanex†; Elocon; Elovent†; Nasonex; ***Fr.:*** Nasonex; ***Ger.:*** Asmanex; Ecural; Nasonex; ***Gr.:*** Asmanex; Bioelementa; Ecelecort; Elocon; Elovent; Esine; F-Din; Fremomet; Makiren; Metason; Mofur; Molken; Momecort; Movesan; Mozeton; Nasamet; Nasonex; Pharmecort; Prospiril; Yperod; ***Hong Kong:*** Elomet; Nasonex; Topcort; ***Hung.:*** Elocom; Nasonex; ***India:*** Elocon; Metaspray; Momate; Topcort; ***Indon.:*** Dermovel; Elocon; Eloskin; Elox; Iflacort; Intercon; Mefurosan; Mesone; Metaflam; Mofacort; Mofulex; Momet; Motaderm; Moteson†; Nasonex; ***Irl.:*** Asmanex; Elocon; Nasonex; ***Israel:*** Elocom; Nasonex; ***Ital.:*** Altosone; Elocon; Nasonex; Rinelon; Uniclar†; ***Malaysia:*** Elomet; Elosone; Melomet; Momate; Nasonex; Vizomet; ***Mex.:*** Elica; Elomet; Elovent; Rinelon; Uniclar; ***Neth.:*** Asmanex; Elocon; Elovent; Nasonex; ***Norw.:*** Elocon; Nasonex; ***NZ:*** Asmanex†; Bronconex; Elocon; ***Philipp.:*** Elica; Elocon; Momate; Nasonex; Rinelon; ***Pol.:*** Elocom; Elosone; Momederm; Nasonex; ***Port.:*** Asmanex; Elocom; Elomet; Elovent; Nasomet; Prospiril; ***Rus.:*** Elocom (Элоком); Momat (Момат); Nasonex (Назонекс); Uniderm (Унидерм); ***S.Afr.:*** Elocon; Nasonex; ***Singapore:*** Elomet; Nasonex; ***Spain:*** Asmanex†; Elica; Elocom; Nasonex; Pinarsina; Rinelon; ***Swed.:*** Asmanex; Elocon; Nasonex; ***Switz.:*** Asmanex; Elocom; Nasonex; ***Thai.:*** Elomet; Nasonex; ***Turk.:*** Asmanex; Codermo; Elocon; M-Furo; Momecon; Mometix; Nasonex; Nazoster; ***UK:*** Asmanex; Elocon; Nasonex; ***Ukr.:*** Elocom (Элоком); Nasonex (Назонекс); ***USA:*** Asmanex; Elocon; Momexin; Nasonex; ***Venez.:*** Asmanex; Cortynase; Dergentil; Elocon; Eloconex†; Elomet; Nasonex; Uniclar†.

多组分制剂 ***Austria:*** Elosalic†; ***Chile:*** Velosalic†; ***Cz.:*** Momesalic; Monsalic†; ***Fin.:*** Elosalic†; ***Ger.:*** Elosalic; ***Gr.:*** Momesalic; ***Hong Kong:*** Elosalic; ***Hung.:*** Elosalic; ***India:*** Momate-S; ***Indon.:*** Elosalic; ***Pol.:*** Elosalic; ***Port.:*** Monsalic; ***Rus.:*** Elocom-S (Элоком-С); Momat-S (Момат-С); ***S.Afr.:*** Elosalic; ***Swed.:*** Elosalic; ***Turk.:*** Elosalic; Momesalic; ***USA:*** Dulera; ***Venez.:*** Elosalic.

Paramethasone Acetate (*BANM, USAN, rINNM*) ⊗ 醋酸对氟米松

Acetato de parametasona; 6α-Fluoro-16α-methylprednisolone 21-Acetate; Parametazon Asetat; Paraméthasone, Acétate de; Paramethasoni Acetas. 6α-Fluoro-11β,17α,21-trihydroxy-16α-methylpregna-1,4-diene-3,20-dione 21-acetate.

Параметазона Ацетат

$C_{24}H_{31}FO_6$ = 434.5.

CAS — 53-33-8 (paramethasone); 1597-82-6 (paramethasone acetate).

ATC — H02AB05.

ATC Vet — QH02AB05.

UNII — 8X50N88ZDP.

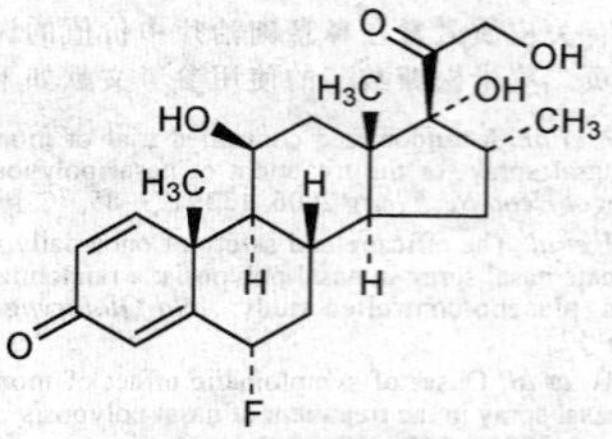

(paramethasone)

Pharmacopoeias. In *Fr.* and *US.*

USP 33 (Paramethasone Acetate) 白色至乳白色的松散的无味结晶性粉末。不溶于水；溶于氯仿（1∶40）；甲醇（1∶40）；溶于乙醚。贮藏于密闭容器中。

简介

醋酸对氟米松是一种因其主要具有糖皮质激素活性而被全身应用的皮质激素（第1425页）。对氟米松 2mg 的抗炎活性相当于泼尼松龙 5mg。磷酸二钠酯也被使用。

制剂

USP 33: Paramethasone Acetate Tablets.

专利制剂

Gr.: Dilar; ***Mex.:*** Dilar; ***Spain:*** Cortidene†; ***Turk.:*** Depo-Dilar.

多组分制剂 ***Mex.:*** Dilarmine.

Prednicarbate (*BAN, USAN, rINN*) ⊗泼尼卡酯

Hoe-777; Prednicarbato; Prednicarbatum; Prednikarbaatti; Prednikarbát; Prednikarbat; Prednikarbatas; S-77-0777. 11β,17,21-Trihydroxypregna-1,4-diene-3,20-dione 17-(ethyl carbonate) 21-propionate.

Предникарбат

$C_{27}H_{36}O_8$ = 488.6.

CAS — 73771-04-7.

ATC — D07AC18.

ATC Vet — QD07AC18.

UNII — V901LVIK7D.

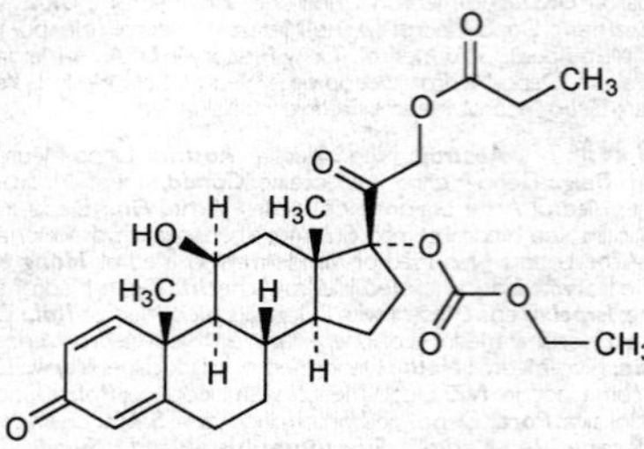

Pharmacopoeias. In *Eur.* (see p.vii) and *US.*

Ph. Eur. 6.8 (Prednicarbate) 白色或类白色的结晶性粉末。呈现多形性。几乎不溶于水；易溶于乙醇和丙酮；微溶于丙二醇。避光。

USP 33 (Prednicarbate) 白色至类白色的结晶性粉末。几乎不溶于水；易溶于乙醇和丙酮；微溶于丙二醇。避光。

简介

泼尼卡酯是一种因其糖皮质激素作用（第1425页）而被局部应用治疗多种皮肤疾病的皮质激素。使用时通常为含量 0.1%～0.25%的乳剂、软膏或洗剂。

若局部使用，尤其是大面积，当皮肤破损或在敷料下，皮质激素可以充分吸收导致全身作用（第1425页）。局部用于皮肤的皮质激素的作用在第1427页有描述。有关在皮肤上正确使用皮质激素的建议和局部皮质激素可能带来的临床作用的初步指南，参见第1431页。

1. Schäfer-Korting M, *et al.* Prednicarbate activity and benefit/risk ratio in relation to other topical glucocorticoids. *Clin Pharmacol Ther* 1993; **54:** 448–56.

制剂

USP 33: Prednicarbate Cream; Prednicarbate Ointment.

专利制剂

Austria: Prednitop; ***Braz.:*** Dermatop; Invex; ***Canad.:*** Dermatop; ***Chile:*** Dermatop; ***Cz.:*** Dermatop; ***Ger.:*** Dermatop; Prednitop; ***Indon.:*** Dermatop; ***Ital.:*** Dermatop; ***Mex.:*** Alisyd; ***Spain:*** Batmen; Peitel; ***Switz.:*** Prednitop; ***Thai.:*** Dermatop; ***Turk.:*** Dermatop; ***USA:*** Dermatop.

Prednisolone (*BAN, rINN*) ⊗ 泼尼松龙

1,2-Dehydrohydrocortisone; Deltahydrocortisone; Δ^1-Hydrocortisone; Metacortandralone; NSC-9120; Prednisolon; Prednisolona; Prednisoloni; Prednisolonum; Prednizolon; Prednizolonas. 11β,17α,21-Trihydroxypregna-1,4-diene-3,20-dione.

Преднизолон

$C_{21}H_{28}O_5$ = 360.4.

CAS — 50-24-8 (anhydrous prednisolone); 52438-85-4 (prednisolone sesquihydrate).

ATC — A07EA01; C05AA04; D07AA03; H02AB06; R01AD02; S01BA04; S02BA03; S03BA02.

ATC Vet — QA07EA01; QC05AA04; QD07AA03; QD07XA02; QH02AB06; QR01AD02; QS01BA04; QS01CB02; QS02BA03; QS03BA02.

UNII — 9PHQ9Y1OLM.

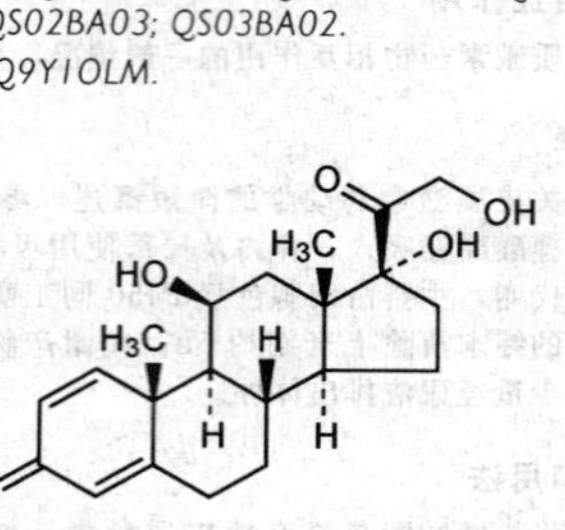

Pharmacopoeias. In *Chin., Eur.* (see p.vii), *Int., Jpn,* and *Viet. US* allows the anhydrous form or the sesquihydrate.

Ph. Eur. 6.8 (Prednisolone) 白色或类白色，吸湿性的结晶性粉末。呈现多形性。极微地溶于水；溶于乙醇和甲醇；略溶于丙酮；微溶于二氯甲烷。贮藏于密闭容器中。避光。

USP 33 (Prednisolone) 它是无水的或含一个半水分子的水化物。白色至几乎白色，无味的结晶性粉末。非常轻微地溶于水；溶于乙醇（1∶30）；丙酮（1∶50）；氯仿（1∶180）；溶于二噁烷和甲醇。

Prednisolone Acetate (*BANM, rINNM*) ⊗ 醋酸泼尼松龙

Acetato de prednisolona; Prednisolonacetat; Prednisolon-acetát; Prednisolone, acétate de; Prednisoloni acetas; Prednisolonia-setaatti; Prednizolon Asetat; Prednizolon-acetát; Prednizolono acetatas; Prednizolonu octan. Prednisolone 21-acetate.

Преднизолона Ацетат

$C_{23}H_{30}O_6$ = 402.5.

CAS — 52-21-1.

ATC — A07EA01; C05AA04; D07AA03; H02AB06; R01AD02; S01BA04; S02BA03; S03BA02.

ATC Vet — QA07EA01; QC05AA04; QD07AA03; QH02AB06; QR01AD02; QS01BA04; QS02BA03; QS03BA02.

UNII — 8B2807733D.

Pharmacopoeias. In *Chin., Eur.* (see p.vii), *Int., Jpn,* and *US.*

Ph. Eur. 6.8 (Prednisolone Acetate) 白色或类白色的结晶性粉末。几乎不溶于水；微溶于乙醇和二氯甲烷。避光。

USP 33 (Prednisolone Acetate) 白色至几乎白色、无味的结晶性粉末。几乎不溶于水；溶于乙醇（1∶120）；微溶于丙酮和氯仿。贮藏温度 25℃，允许温度范围为 15～30℃。

Prednisolone Caproate (*rINNM*) ⊗ 泼尼松龙己酸酯

Caproato de prednisolona; Prednisolone, Caproate de; Prednisolone Hexanoate *(BANM)*; Prednisoloni Caproas. Prednisolone 21-hexanoate.

Преднизолона Капроат

$C_{27}H_{38}O_6$ = 458.6.

ATC — A07EA01; C05AA04; D07AA03; H02AB06; R01AD02; S01BA04; S02BA03; S03BA02.

ATC Vet — QA07EA01; QC05AA04; QD07AA03; QH02AB06; QR01AD02; QS01BA04; QS02BA03; QS03BA02.

Prednisolone Hydrogen Succinate (*BANM, rINNM*) ⊗ 泼尼松龙氢琥珀酸酯

Hidrogenosuccinato de prednisolona; Prednisolone Hemisuccinate; Prednisolone, Hémisuccinate de; Prednisoloni Hemisuccinas. Prednisolone 21-(hydrogen succinate).

Преднизолона Гемисукцинат

$C_{25}H_{32}O_8$ = 460.5.

CAS — 2920-86-7.

ATC — A07EA01; C05AA04; D07AA03; H02AB06; R01AD02; S01BA04; S02BA03; S03BA02.

ATC Vet — QA07EA01; QC05AA04; QD07AA03; QH02AB06; QR01AD02; QS01BA04; QS02BA03; QS03BA02.

Pharmacopoeias. In *Jpn* and *US.*

USP 33 (Prednisolone Hemisuccinate) 细微的乳白色粉末，几乎无味，极易结块。可溶于水（1∶4170）；乙醇（1∶6.3）；氯仿（1∶1064）；乙醚（1∶248）；也可溶于丙酮中。贮藏于密闭容器中。

Prednisolone Metasulfobenzoate Sodium (*rINNM*) ⊗ 泼尼松龙间磺苯甲酸钠

ATL-2502; Metasulfobenzoato sódico de prednisolona; Natrii Prednisoloni Metasulfobenzoas; Prednisolone Métasulfobenzoate Sodique; Prednisolone Metasulphobenzoate Sodium *(BANM)*; Prednisolone Sodium Metasulphobenzoate; Prednisolone Sodium Metazoate *(USAN)*; R-812. Prednisolone 21-(sodium *m*-sulphobenzoate).

Натрий Метасульфобензоат Преднизолон

$C_{28}H_{31}NaO_9S$ = 566.6.

CAS — 630-67-1.

ATC — A07EA01; C05AA04; D07AA03; H02AB06; R01AD02; S01BA04; S02BA03; S03BA02.

ATC Vet — QA07EA01; QC05AA04; QD07AA03; QH02AB06; QR01AD02; QS01BA04; QS02BA03; QS03BA02.

UNII — D345THM53T.

Prednisolone Pivalate (*BANM*, *rINNM*) ⊗ **泼尼松龙特戊酸酯**

Pivalato de prednisolona; Prednisolone, pivalate de; Prednisolone Trimethylacetate; Prednisoloni pivalas; Prednisolonipivalaatti; Prednisolonpivalat; Prednisolon-pivalát; Prednizolono pivalatas; Prednizolon-pivalát; Prednizolonu piwalan. Prednisolone 21-pivalate.

Преднизолона Пивалат

$C_{26}H_{36}O_6$ = 444.6.

CAS — 1107-99-9.

ATC — A07EA01; C05AA04; D07AA03; H02AB06; R01AD02; S01BA04; S02BA03; S03BA02.

ATC Vet — QA07EA01; QC05AA04; QD07AA03; QH02AB06; QR01AD02; QS01BA04; QS02BA03; QS03BA02.

Pharmacopoeias. In *Eur.* (see p.vii).

Ph. Eur. 6. 8 (Prednisolone Pivalate) 白色或类白色的结晶性粉末。几乎不溶于水；微溶于乙醇；可溶于二氯甲烷。避光。

Prednisolone Sodium Phosphate (*BANM*, *rINNM*) ⊗ **泼尼松龙磷酸钠**

Fosfato sódico de prednisolona; Natrii Prednisoloni Phosphas; Prednisolone, phosphate sodique de; Prednisolonfosfát sodná sůl; Prednisoloni natrii phosphas; Prednisoloninatriumfosfaatti; Prednisolonnatriumfosfat; Prednizolon Sodyum Fosfat; Prednizolon-nárium-foszfát; Prednizolono natrio fosfatas. Prednisolone 21-(disodium orthophosphate).

Натрия Преднизолона Фосфат

$C_{21}H_{27}Na_2O_8P$ = 484.4.

CAS — 125-02-0.

ATC — A07EA01; C05AA04; D07AA03; H02AB06; R01AD02; S01BA04; S02BA03; S03BA02.

ATC Vet — QA07EA01; QC05AA04; QD07AA03; QH02AB06; QR01AD02; QS01BA04; QS02BA03; QS03BA02.

UNII — IV021NXA9J.

注：PRED 是由 BP 2010 所通过的代码，当个别容器太小而不能附带所有合适的标签信息时用于代表仅含泼尼松龙磷酸钠单一成分的滴眼液。

Pharmacopoeias. In *Eur.* (see p.vii), *Int.*, and *US.*

Ph. Eur. 6. 8 (Prednisolone Sodium Phosphate) 白色或类白色的结晶性粉末，吸湿性强。易溶于水；极微溶于乙醇。5%水溶液的 pH 值为 7.5～9.0。避光。

USP 33 (Prednisolone Sodium Phosphate) 白色或微黄色的易碎颗粒或粉末。无味，或有微臭。有轻微的吸湿性。可溶于水（1：4）和甲醇（1：13）；微溶于氯仿和乙醇；极微溶于丙酮和二噁烷。1%水溶液的 pH 值为 7.5～10.5。贮藏于密闭容器中。

Prednisolone Sodium Succinate (*BANM*, *rINNM*) ⊗ **氢化泼尼松琥珀酸钠**

Prednisolone Sodium Hemisuccinate; Prednisolone, Succinate Sodique de; Prednisoloni Natrii Succinas; Succinato sódico de prednisolona. 11β,17α,21-Trihydroxypregna-1,4-diene-3,20-dione 21-(sodium succinate).

Преднизолона Натрия Сукцинат

$C_{25}H_{31}NaO_8$ = 482.5.

CAS — 1715-33-9.

ATC — A07EA01; C05AA04; D07AA03; H02AB06; R01AD02; S01BA04; S02BA03; S03BA02.

ATC Vet — QA07EA01; QC05AA04; QD07AA03; QH02AB06; QR01AD02; QS01BA04; QS02BA03; QS03BA02.

UNII — 8223RR9DWF.

Pharmacopoeias. *Jpn* and *US* include Prednisolone Sodium Succinate for Injection.

USP 33 (Prednisolone Sodium Succinate for Injection) 乳白色粉末，易碎。有轻微的气味。

Prednisolone Steaglate (*BAN*, *rINN*) ⊗ **司替泼尼松龙**

Esteaglato de prednisolona; Prednisolone, Stéaglate de; Prednisoloni Steaglas. Prednisolone 21-stearoylglycolate.

Преднизолона Стеаглат

$C_{41}H_{64}O_8$ = 684.9.

CAS — 5060-55-9.

ATC — A07EA01; C05AA04; D07AA03; H02AB06; R01AD02; S01BA04; S02BA03; S03BA02.

ATC Vet — QA07EA01; QC05AA04; QD07AA03; QH02AB06; QR01AD02; QS01BA04; QS02BA03; QS03BA02.

UNII — OZQ2XN817F.

Prednisolone Tebutate (*BANM*, *rINNM*) ⊗ **泼尼松龙叔丁乙酯**

Prednisolone Butylacetate; Prednisolone 21-*tert*-Butylacetate; Prednisolone, Tébutate de; Prednisolone Tertiary-butylacetate; Prednisoloni Tebutas; Tebutato de prednisolona. Prednisolone 21-(3,3-dimethylbutyrate).

Преднизолона Тебутат

$C_{27}H_{38}O_6,H_2O$ = 476.6.

CAS — 7681-14-3 (anhydrous prednisolone tebutate).

ATC — A07EA01; C05AA04; D07AA03; H02AB06; R01AD02; S01BA04; S02BA03; S03BA02.

ATC Vet — QA07EA01; QC05AA04; QD07AA03; QH02AB06; QR01AD02; QS01BA04; QS02BA03; QS03BA02.

UNII — 1V7A1U282K.

Pharmacopoeias. In *US.*

USP 33 (Prednisolone Tebutate) 白色或微黄色粉末，极易吸湿，可自由流动的粉末。无味，或有中度以下的特征性臭。极微溶于水；微溶于乙醇和甲醇；溶于丙酮；易溶于氯仿和二噁烷。贮藏于充以氮气的密闭容器中，贮存温度不超过 8℃。

不良反应、处置、撤药和注意事项

参见第1425页皮质激素的总体情况。

由于泼尼松龙的盐皮质激素样作用不太显著，因此它不太可能像可的松和氢化可的松一样会引起水钠潴留、电解质失衡和水肿。长期使用含皮质激素的眼药会引起眼压升高和视觉功能下降。

哺乳 有报道表明一位哺乳期妇女口服 10mg 泼尼松 120min 后，乳汁中的泼尼松和泼尼松龙的浓度分别为 26.7ng/ml 和 1.6ng/ml[1]。对另外 7 位妇女给予口服 5mg 氚标记的泼尼松龙，服药后 48～61h 时平均每升乳汁中有 0.14%的放射活性[2]。一项有关 3 名哺乳期妇女的研究还观察到，单次静脉注射 50mg 泼尼松龙磷酸钠 6h 后，乳汁中仅发现 0.025%泼尼松龙磷酸钠排出[3]。在 6 名妇女中，使用泼尼松龙每日 10～80mg 维持治疗，观察到使用泼尼松龙大于每日 30mg 时，乳汁/血中的泼尼松龙浓度高于 0.2，若小于每日 30mg 剂量时，乳汁/血中浓度比为 0.1[4]。作者估计当哺乳期妇女服用泼尼松龙时，婴儿将接受少于 0.1%母亲剂量的泼尼松龙。这对儿童内源性皮质醇产生的影响可忽略不计。他们还总结出若在服用泼尼松龙 4h 后哺乳，对婴儿的影响可降低。

英国 CSM 的综述[5]也指出少量泼尼松龙可通过乳汁排出，若母亲每日服用泼尼松龙超过 40mg 时应该注意监测儿童肾上腺抑制的征象。American Academy of Pediatrics[6]认为哺乳时可使用泼尼松和泼尼松龙。

1. Katz FH, Duncan BE. Entry of prednisone into human milk. *N Engl J Med* 1975; **293:** 1154.
2. McKenzie SA, *et al.* Secretion of prednisolone into breast milk. *Arch Dis Child* 1975; **50:** 894–6.
3. Greenberger PA, *et al.* Pharmacokinetics of prednisolone transfer to breast milk. *Clin Pharmacol Ther* 1993; **53:** 324–8.
4. Öst L, *et al.* Prednisolone excretion in human milk. *J Pediatr* 1985; **106:** 1008–11.
5. CSM/MCA. Systemic corticosteroids in pregnancy and lactation. *Current Problems* 1998; **24:** 9.
6. American Academy of Pediatrics. The transfer of drugs and other chemicals into human milk. *Pediatrics* 2001; **108:** 776–89. [Retired May 2010] Correction. *ibid.*; 1029. Also available at: http://aappolicy.aappublications.org/cgi/content/full/pediatrics%3b108/3/776 (accessed 27/04/04)

肝损伤 有报道称泼尼松向泼尼松龙的转换在慢性活动性肝炎时受损[1,2]。虽然一组健康个体的研究发现服用泼尼松龙后血浆泼尼松龙水平较泼尼松更有预测性[3]，但在慢性活动性肝炎患者中却没有明显差异，可能由于肝清除泼尼松龙作用受损补偿了减弱的泼尼松转换。一篇有关泼尼松和泼尼松龙的综述[4]总结出对泼尼松不能充分转换为泼尼松龙的忧虑并不合理。

1. Powell LW, Axelsen E. Corticosteroids in liver disease: studies on the biological conversion of prednisone to prednisolone and plasma protein binding. *Gut* 1972; **13:** 690–6.
2. Madsbad S, *et al.* Impaired conversion of prednisone to prednisolone in patients with liver cirrhosis. *Gut* 1980; **21:** 52–6.
3. Davis M, *et al.* Prednisone or prednisolone for the treatment of chronic active hepatitis? A comparison of plasma availability. *Br J Clin Pharmacol* 1978; **5:** 501–5.
4. Frey BM, Frey FJ. Clinical pharmacokinetics of prednisone and prednisolone. *Clin Pharmacokinet* 1990; **19:** 126–46.

炎性肠病 当泼尼松龙由常规片剂改成肠溶片剂后，克罗恩病患者的症状会复发[1]。在作者的单位这种复发已非一例，所以应提倡对于克罗恩病患者使用非肠溶片的泼尼松龙。对任何伴有腹泻或短暂的肠道通过时间的状态下使用肠溶片时都应该谨慎。

1. Beattie RM, Walker-Smith JA. Use of enteric coated prednisolone in Crohn's disease. *Arch Dis Child* 1994; **71:** 282.

药物相互作用

皮质激素药物相互作用的一般情况，见第1429页。

药动学

皮质激素药动学的简短概述，参见第1430页。

泼尼松龙和泼尼松都易于从胃肠道吸收，但泼尼松龙已经为具有代谢活性的形式，而泼尼松需在肝中转变为它的活性形式——泼尼松龙。这种转换极其迅速，因此若按照泼尼松龙药动学之间的差异来看两种药物差别不大；泼尼松龙的生物利用度取决于片剂的溶解速度。如上文肝损伤项下内容所述，实践中对肝病患者给予泼尼松时降低皮质激素的浓度没什么问题。肌内注射后的泼尼松龙磷酸钠酯可迅速吸收而其醋酸酯，以混悬液的形式，仅能缓慢吸收。

口服泼尼松龙的血药浓度达峰时间为 1～2h。其血浆半衰期为 2～4h。它最初的吸收，而不是它总体的生物利用度，受食物影响。

泼尼松龙可与血浆蛋白广泛结合，但弱于氢化可的松（可的松）。当剂量从小量增加至中等量时，分布容积和清除率也相应增加；但当剂量非常大时，清除率显示饱和状态。

泼尼松龙可以游离或结合的代谢物形式从尿中排出，伴随有相当一部分的泼尼松龙原形。泼尼松龙通过胎盘时大部分被灭活；少量可通过乳汁排出。

泼尼松龙的生物半衰期持续数小时，介于氢化可的松（可的松）和更长效的糖皮质激素（如地塞米松）之间。由于中等程度的作用时间，它适于隔日给药方案既能减少肾上腺皮质功能减退的风险，又能对某些疾病提供足够的皮质激素作用。

泼尼松龙药动学的综合性综述[1,2]和在健康个体[3]和多种疾病状态下[4~8]药动学的参考文献如下。

1. Begg EJ, *et al.* The pharmacokinetics of corticosteroid agents. *Med J Aust* 1987; **146:** 37–41.
2. Frey BM, Frey FJ. Clinical pharmacokinetics of prednisone and prednisolone. *Clin Pharmacokinet* 1990; **19:** 126–46.
3. Rohatagi S, *et al.* Pharmacokinetics of methylprednisolone and prednisolone after single and multiple oral administration. *J Clin Pharmacol* 1997; **37:** 916–25.
4. Berghouse LM, *et al.* Plasma prednisolone levels during intravenous therapy in acute colitis. *Gut* 1982; **23:** 980–3.
5. Shaffer JA, *et al.* Absorption of prednisolone in patients with Crohn's disease. *Gut* 1983; **24:** 182–6.
6. Reece PA, *et al.* Prednisolone protein binding in renal transplant patients. *Br J Clin Pharmacol* 1985; **20:** 159–62.
7. Frey FJ, *et al.* Altered metabolism and decreased efficacy of prednisolone and prednisone in patients with hyperthyroidism. *Clin Pharmacol Ther* 1988; **44:** 510–21.
8. Miller PFW, *et al.* Pharmacokinetics of prednisolone in children with nephrosis. *Arch Dis Child* 1990; **65:** 196–200.

用途和用法

泼尼松龙是一种主要具有糖皮质激素活性的皮质激素（第1425页）；5mg 泼尼松龙的抗炎活性相当于 25mg 的醋酸可的松。通常，泼尼松龙无论是无乙醇或某种酯的制剂形式，在英国对于需要常规全身使用皮质激素治疗的情况都可作为用药的选择（参见第1430页），但肾上腺皮质功能缺乏状态则推荐使用氢化可的松和氟氢可的松替代。具有更强的抑制垂体特性的糖皮质激素如地塞米松可用于诊断和治疗与肾上腺增生相关的疾病。

剂量可以盐基的形式来表达，以下为相当于 100mg 泼尼松龙的各种药物：

- 醋酸泼尼松龙 110mg；
- 泼尼松龙己酸酯 127mg；
- 泼尼松龙氢琥珀酸酯 128mg；
- 泼尼松龙间磺苯甲酸钠 157mg；
- 泼尼松龙特戊酸酯 123mg；
- 泼尼松龙磷酸钠 135mg；
- 氢化泼尼松琥珀酸钠 134mg；
- 司替泼尼松龙 190mg；
- 泼尼松龙叔丁乙酯 132mg。

然而酯化通常改变了效力，与泼尼松龙含量相当的复合物可能没有相同的临床作用。

当口服给药时通常使用泼尼松龙，但是醋酸泼尼松龙、泼尼松龙磷酸钠和司替泼尼松龙也可被使用；以泼尼松龙的形式表达，常规剂量是每日 2.5～60mg，分次给药或每日早餐后单剂或者双倍剂量隔日顿服。隔日顿服对垂体-肾上腺轴的影响比较小，但是治疗效果可能不佳。也有泼尼松龙肠溶片（但最好不要用于炎性肠病的患者，参见上文）。

胃肠外给药通常给予磷酸钠酯，可静脉注射或输注，或肌内注射。醋酸泼尼松龙的水性混悬液也用于肌内注射以达到更持久的作用，剂量为25～100mg，每周1次或2次。琥珀酸钠酯也可胃肠外给药。

关节内注射的推荐剂量是醋酸泼尼松龙5～25mg。磷酸钠酯和叔丁乙酯也可用于关节内注射、病变内注射或软组织内注射。

醋酸泼尼松龙和泼尼松龙磷酸钠可用于眼、耳的炎症或过敏状态的**局部治疗**，使用时通常为含量0.5%～1%的滴剂。泼尼松龙以无乙醇和半琥酯、特戊酸酯和间磺苯甲酸钠酯的形式用于局部治疗。

泼尼松龙间磺苯甲酸钠或泼尼松龙磷酸钠常用于直肠局部使用。每100ml灌肠剂中含有相当20mg泼尼松龙的药物。每剂直肠用泡沫含有相当于20mg泼尼松龙的药物，而栓剂则含有相当于5mg泼尼松龙的药物。直肠使用的泼尼松龙可以为无乙醇和醋酸酯、己酸酯的形式。

偶尔被使用的泼尼松龙的其他酯盐还包括吉法酯、棕榈酸酯、四氢酞酸酯和 valeroacetate。

制剂

BP 2010: Gastro-resistant Prednisolone Tablets; Prednisolone Enema; Prednisolone Sodium Phosphate Ear Drops; Prednisolone Sodium Phosphate Eye Drops; Prednisolone Tablets;
USP 33: Chloramphenicol and Prednisolone Ophthalmic Ointment; Gentamicin and Prednisolone Acetate Ophthalmic Ointment; Neomycin and Polymyxin B Sulfates and Prednisolone Acetate Ophthalmic Suspension; Neomycin Sulfate and Prednisolone Acetate Ointment; Neomycin Sulfate and Prednisolone Acetate Ophthalmic Ointment; Neomycin Sulfate and Prednisolone Acetate Ophthalmic Suspension; Neomycin Sulfate and Prednisolone Sodium Phosphate Ophthalmic Ointment; Neomycin Sulfate, Sulfacetamide Sodium, and Prednisolone Acetate Ophthalmic Ointment; Prednisolone Acetate Injectable Suspension; Prednisolone Acetate Ophthalmic Suspension; Prednisolone Cream; Prednisolone Sodium Phosphate Injection; Prednisolone Sodium Phosphate Ophthalmic Solution; Prednisolone Sodium Succinate for Injection; Prednisolone Syrup; Prednisolone Tablets; Prednisolone Tebutate Injectable Suspension; Sulfacetamide Sodium and Prednisolone Acetate Ophthalmic Ointment; Sulfacetamide Sodium and Prednisolone Acetate Ophthalmic Suspension.

专利制剂

Arg.: Cortizul†; Ultracortenol; ***Austral.:*** Panafcortelone; Predmix; Predsol; Predsolone; Redipred; Solone; Sterofrin†; ***Austria:*** Aprednislon; Kuhlprednon; Prednihexal†; Rectopred; Solu-Dacortin; Ultracortenol; ***Belg.:*** Pred Forte; Solu-Dacortine†; Ultracortenol; ***Braz.:*** Oftpred; Oralpred; Pred Fort; Pred Mild; Predsim; Prelone; ***Canad.:*** Ak-Tate†; Diopred; Inflamase†; Pediapred; Pred Forte; Pred Mild; SAB-Prednase†; ***Chile:*** Pred Forte; Predsolets; Sophipren; ***Cz.:*** Inflanefran†; Linola-H N†; Linola-H-Fett N†; Predni-POS; Solu-Decortin H†; Ultracortenol; ***Denm.:*** Pred-Clysma; Ultracortenol; ***Fin.:*** Di-Adreson-F; Pred Forte; Ultracortenol; ***Fr.:*** Hydrocortancyl; Solupred; ***Ger.:*** Decortin H; Dermosolon; Dontisolon D; duraprednisolon†; hefasolon; Infectocortikrupp; Inflanefran; Klismacort; Linola-H N; Linola-H-Fett N; Lygal Kopftinktur N; Prectal†; Prednabene†; Predni; Predni H; Predni-Ophtal; Predni-POS; Prednigalen; Prednihexal; Prednisolut; Solu-Decortin H; Ultracortenol; ***Gr.:*** Adelcort; Adelone; Deltacortril; Prezolon; ***Hong Kong:*** Delcorlon; Desolon; Dhasolone; Di-Adreson-F; Panafcortelone; Pred Forte; Pred Mild; Predenema†; Predfoam; Redipred; Ultracortenol†; Xepasone; ***Hung.:*** Di-Adreson-F†; Klismacort†; Linola-H N†; Linola-H-Fett N†; Ultracortenol†; ***India:*** Predone; Wysolone; ***Irl.:*** Deltacortril; Pred Forte; Pred Mild; Predenema†; Predfoam; Prednesol; Predsol; ***Israel:*** Danalone; Pred Forte; Prelone†; Ultracortenol; ***Ital.:*** Deltacortenesol; Meticortelone†; ***Jpn:*** Farnerate†; Farnezone; Lidomex; Livimex; ***Malaysia:*** Dhasolone; Pred Forte†; Pred Mild†; Predon; Zoralone; ***Mex.:*** Cetapred; Delta Corti; Delta-Diona; Desnisol; Fisopred; Meticortelone; Pred; Pred-NF; Prednefrin SF; Sophipren; ***Neth.:*** Di-Adreson-F; Pred Forte; Ultracortenol; ***Norw.:*** Pred-Clysma; Ultracortenol; ***NZ:*** Pred Forte; Pred Mild; Redipred; ***Philipp.:*** Histacort; Ilocet; Inflastat; Ipredniz; Isolone; Liquipred; Medsone; Optipred; Pred Forte; Predisyr; Prednecort; Romamed; Syrupred†; Vistapred; ***Pol.:*** Encortolon; Fenicort; Mecortolon; ***Port.:*** Frisolona; Lepicortinolo; Predniocil; Sintisone†; Solu-Dacortina; ***Rus.:*** Medopred (Медопред); ***S.Afr.:*** Capsoid; Lenisolone; Meticortelone†; Pred Mild; Preflam; Prelone; ***Singapore:*** Dhasolone; Econopred; Pred; Walesolone; Xepasone; ***Spain:*** Estilsona; Pred Forte; ***Swed.:*** Precortalon aquosum; Pred-Clysma; Ultracortenol; ***Switz.:*** Hexacortone; Pred Forte; Pred Mild†; Premandol; Spiricort; Ultracortene H†; Ultracortenol; ***Thai.:*** Clinipred; Di-Adreson-F; Fortisone; Inf-Oph; Neosolone; Opredsone; Polypred; Pred Forte; Pred Mild; Predcap; Predi; Predisole; Predman; Prednersone; Prednisil; Predsomed; Presoga; ***Turk.:*** Codelsol; Codelton; Deltacortril; Hexacorton; Neocorten; Norsol; Pred Forte; Predni-POS; Prednol; Prozolon; ***UAE:*** Gupisone; ***UK:*** Deltacortril; Deltastab; Precortisyl; Pred Forte; Predenema; Predfoam; Predsol; ***USA:*** Ak-Pred†; Econopred†; Flo-Pred; Inflamase†; Key-Pred-SP; Key-Pred†; Millipred; Omnipred; Orapred; Pediapred; Pred; Pred Forte; Pred Mild; Pred-Phosphate; Predcor; Prednisol†; Prelone; Veripred; ***Venez.:*** Meticortelone; Ocupred; Prednefrin†; Sintisone; Sophipren.

多组分制剂 ***Arg.:*** Afluhist Plus; Bactio Rhin Prednisolona; Blefamide; Cortizul†; Delta Tomanil B12; Deltar; Efecoryl Forte; Esodar; Fenipred; Itro†; Neocortizul†; Otidrops; Prednefrin; Prednifarma; Procto Venart; Relefrina†; Rucaten Prednisolona; Scheriproct; Solupred†; ***Austral.:*** Prednefrin; Scheriproct; ***Austria:*** Alpicort†; Delta-Hadensa; Phoscortil†; Scheriproct; ***Belg.:*** Hemosedan; Predmycin P; Scheriproct; Sofrasolone; ***Braz.:*** Colutoide; Fonergin; Isopto Cetapred; Polipred; Predmicin; Reumazine†; Rifocort; Rinisone; ***Canad.:*** Ak-Cide; Blephamide; Dioptimyd; ***Chile:*** Banedif Oftalmico con Prednisolona†; Blefamide; Deltamid; Gemitin con Prednisolona; Scheriproct; Sintoftona; ***Cz.:*** Alpicort; Alpicort F; Imacort; Isopto Cetapred†; Linola-H-compositum N†; Linoladiol-H N†; Prednisolon J†; ***Fin.:*** Scheriproct; Septison†; ***Fr.:*** Cortisal; Deliproct; Derinox; Deturgylone; ***Ger.:*** Alferm†; Alpicort; Alpicort F; Aquapred; Berlicetin†; Bismolan H Corti; Blephamide; FegaCoren N†; Imazol comp; Inflanegent; Leioderm P; Linoladiol-H N; NeyNormin (Revitorgan-Lingual Nr 65)†; NeyNormin N (Revitorgan-Dilutionen N Nr 65)†; ***Gr.:*** Blephamide; Blikosan; Dermol; Hemorrocort; Isopto Cetapred; Precortivit; Scheriproct Neo; ***Hong Kong:*** Blephamide†; Pilelife†; ***Hung.:*** Alpicort; Alpicort F; Aurobin; Linoladiol-H N†; Prednisolon J†; Rheosolon; ***India:*** Atrisolon; Perfocyn†; ***Indon.:*** Borraginol-S; Chloramphecort-H; Klorfeson; ***Irl.:*** Predmycin-P; Scheriproct; ***Israel:*** Aflumycin; Blephamide; Threolone; ***Ital.:*** Bio-Delta Cortilen; Deltamidrina; Solprene; ***Malaysia:*** Blephamide†; ***Mex.:*** Artrilan; Blefamide; Blefamide-F; Dartrizon; Deltamid; Deltron; Isopto Cetapred; Obrypre; Otalgan; Premid; Scheriproct; ***Norw.:*** Scheriproct; ***NZ:*** Blephamide†; ***Philipp.:*** Cetapred†; Exopred; Histacort; Isopto Cetapred†; Lonace; Predmycin-P; Sterilid-V; ***Pol.:*** Alpicort; Alpicort E; Mecortolon N; ***Port.:*** Anacal; Ciclobiotico†; Conjunctilone-S; Meocil; Neo-Davisolona; Predniderma†; Predniftalmina; Scheriproct; ***Rus.:*** Aurobin (Ауробин); Dermosolon (Дермозолон); Gyterna (Гитерна); Hepatrombin H (Гепатромбин Г); Tergynan (Тержинан); ***S.Afr.:*** Scheriproct; ***Singapore:*** Blephamide; Predmycin-P; ***Spain:*** Alergical; Antigrietun; Kanapomada; Nasopomada; Otonina†; Poly Pred; Predni Azuleno†; Proctium†; Rinobanedif; Rinovel; Ruscus; Scheriproct†; Teolixir Compositum; ***Swed.:*** Scheriproct N; ***Switz.:*** Alpicort F; Blephamide; Calpred†; Imacort; Locaseptil-Neo; Mycinopred; Nystacortone†; Prednitracin†; Scheriproct; ***Thai.:*** Denson†; Farakil; Levoptin; Mysolone-N; Neozolone; Pred Oph; Prednisil-N; Prednisil†; Prednisolone-N; Scheriproct†; Unipred; ***Turk.:*** Blephamid; Otimisin; Prednol-A; Suprenil; ***UK:*** Predsol-N; Scheriproct; ***Ukr.:*** Aurobin (Ауробин); Dermosolon (Дермозолон); Hepathrombin H (Гепатромбин Г); Meratin Combi (Мератин Комби)†; Prednicarb (Предникарб); Tergynan (Тержинан); ***USA:*** Blephamide; Metimyd; Poly-Pred; Pred G; Sulfamide; Vasocidin; Vasocine; ***Venez.:*** Clorasona; Permucal; Scheriproct; Sulfacort.

顺势疗法制剂 ***Ger.:*** NeyArthros-Liposome (Revitorgan Lp Nr 83); NeyArthrosome (Revitorgan-Dilution); NeyChondrin (Revitorgan-Lingual Nr. 68)†; NeyChondrin N (Revitorgan-Dilutionen N Nr 68)†; NeyDil 66N (Revitorgan-Dilutionen Nr. 66 N)†; NeyLing (Revitorgan-Lingual Nr.66)†.

Prednisone (*BAN*, *rINN*) ⊗ 泼尼松

Δ^1-Cortisone; 1,2-Dehydrocortisone; Deltacortisone; Deltadehydrocortisone; Metacortandracin; NSC-10023; Prednison; Prednisona; Prednisoni; Prednisonum; Prednizon; Prednizonas. 17α,21-Dihydroxypregna-1,4-diene-3,11,20-trione.

Преднизон

$C_{21}H_{26}O_5$ = 358.4.

CAS — 53-03-2.

ATC — A07EA03; H02AB07.

ATC Vet — QA07EA03; QH02AB07.

UNII — VB0R961HZT.

Pharmacopoeias. In *Eur.* (see p.vii). *US* allows the anhydrous form or the monohydrate.

Ph. Eur. 6. 8（Prednisone） 白色或类白色的结晶性粉末。呈现多形性。几乎不溶于水；微溶于乙醇和二氯甲烷。避光。

USP 33（Prednisone） 含有一分子水或无水。白色或几乎白色，无味的结晶性粉末。极微溶于水；溶于乙醇（1∶150），溶于氯仿（1∶200）；微溶于甲醇和二噁烷。

Prednisone Acetate (*BANM*, *rINNM*) ⊗ 醋酸泼尼松

Acetato de prednisona; Prednisone, Acétate de; Prednisoni Acetas; Prednizonu octan. Prednisone 21-acetate.

Преднизона Ацетат

$C_{23}H_{28}O_6$ = 400.5.

CAS — 125-10-0.

ATC — A07EA03; H02AB07.

ATC Vet — QA07EA03; QH02AB07.

Pharmacopoeias. In *Chin.* and *Pol.*

简介

泼尼松是一种生物学上无活性的皮质激素，需要在肝中转变为主要具有糖皮质激素活性的皮质激素泼尼松龙。它与泼尼松龙在化学上的关系类似可的松和氢化可的松。泼尼松的应用指征和口服使用的剂量完全与泼尼松龙相同（参见第1471页；以及简介章节，第1431页）。

在英国，传统上认为，因为泼尼松龙不需要转换为活性物质的事实，所以泼尼松龙比泼尼松更常被推荐使用。但在实践中这一现象并不显著（参见**泼尼松龙**项下的**肝损伤**，第1471页）。某些国家如美国，在一些有常规全身应用皮质激素指征的情况下泼尼松可作为用药的选择。

制剂

USP 33: Prednisone Oral Solution; Prednisone Tablets.

专利制剂

Arg.: Meticorten; Metilpres; Prednipirine; ***Austral.:*** Panafcort; Predsone; Sone; ***Braz.:*** Artinizona; Becortem; Corticorten; Flamacorten; Meticorten; Metilen†; Precortil†; Predicorten†; Predison†; Prednax; Prednis; Predson; Predval; ***Canad.:*** Winpred; ***Chile:*** Bersen; Cortiprex; Meticorten; Procion; ***Cz.:*** Rectodelt; ***Fr.:*** Cortancyl; ***Ger.:*** Decortin; Predni Tablinen; Rectodelt; ***Gr.:*** Chrocort; ***Hung.:*** Rectodelt; ***Indon.:*** Inflason; Pehacort; ***Ital.:*** Deltacortene; ***Mex.:*** Artrinol-On; Ednapron; Losinon; Meprosona-F; Meticorten; Norapred; Nosipren†; Prednidib; ***Philipp.:*** Biosone; Bioster†; Oracort†; Orasone; Pred; Predoral; Prolix; Qualisone; Steerometz†; ***Pol.:*** Encorton; ***Port.:*** Lodotra; Meticorten; Nocasio; ***S.Afr.:*** Meticorten; Panafcort; Predeltin†; Pulmison; ***Spain:*** Dacortin; ***Swed.:*** Deltison; ***UK:*** Lodotra; ***USA:*** Deltasone; Liquid Pred; Meticorten; Panasol-S; Sterapred†; ***Venez.:*** Corticorp†; Meticorten; Vitazon†.

多组分制剂 ***Arg.:*** Peganix; ***Austria:*** Fluorex Plus; Oleomycetin-Prednison; ***Chile:*** Alerzona†; ***Ger.:*** Oleomycetin-Prednison†; ***Mex.:*** Barigesic†; Pre Clor; ***Spain:*** Coliriocilina Prednisona; Fiacin; Kanafosal Predni; Prednisona Neomicina.

Resocortol Butyrate (*USAN*, *rINNM*) ⊗丁酸瑞索可托

ALO-2184; Butirato de resocortol; Org-7417; Résocortol, Butyrate de; Resocortoli Butiras; Resocortoli Butyras; Resokortolbutyrat; Resokortolibutyraatti. 11β,17α-Dihydroxy-17-propionylandrost-4-en-3-one 17-butyrate.

Резокортола Бутират

$C_{26}H_{38}O_5$ = 430.6.

CAS — 76675-97-3 (resocortol); 76738-96-0 (resocortol butyrate).

ATC Vet — QD07AC90.

(resocortol)

简介

丁酸瑞索可托是一种可局部使用的兽医用皮质激素。

Rimexolone (*BAN*, *USAN*, *rINN*) ⊗利美索龙

Org-6216; Rimeksolon; Rimeksoloni; Rimexolon; Rimexolona; Rimexolonum; Trimexolone. 11β-Hydroxy-16α,17α-dimethyl-17β-propionylandrosta-1,4-dien-3-one.

Римексолон

$C_{24}H_{34}O_3$ = 370.5.

CAS — 49697-38-3.

ATC — H02AB12; S01BA13.

ATC Vet — QH02AB12; QS01BA13.

UNII — O7M2E4264D.

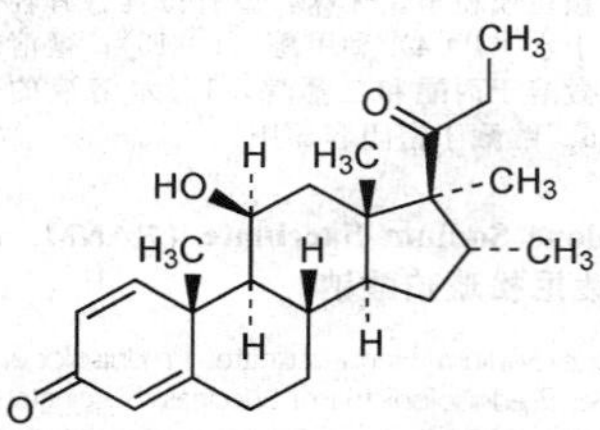

Pharmacopoeias. In *US.*

USP 33（Rimexolone） 白色至灰白色的粉末。易溶于氯仿；微溶于甲醇。

简介

利美索龙是因其糖皮质激素活性可局部用于眼的皮质激素（参见第1425页），用于治疗眼部炎症包括眼葡萄膜炎（参见第1446页）和术后炎症。使用时通常为含量1%的混悬液。

长期使用含皮质激素的眼药会引起眼压升高和视功能下降。

制剂

USP 33: Rimexolone Ophthalmic Suspension.

专利制剂

Austria: Vexol; ***Belg.:*** Vexolon; ***Braz.:*** Vexol; ***Canad.:*** Vexol; ***Cz.:*** Vexol†; ***Denm.:*** Vexol; ***Fin.:*** Vexol; ***Fr.:*** Vexol; ***Ger.:*** Rimexel†; Vexol; ***Gr.:*** Vexol; ***Hong Kong:*** Vexol; ***Hung.:*** Vexol†; ***Irl.:*** Vexol; ***Ital.:*** Vexol; ***Mex.:*** Vexol; ***Neth.:*** Vexol; ***Norw.:*** Vexol; ***Port.:*** Vexol; ***Spain:*** Vexol; ***Swed.:*** Vexol; ***Switz.:*** Vexol; ***Turk.:*** Vexol; ***UK:*** Vexol; ***USA:*** Vexol.

Suprarenal Cortex⊗肾上腺皮质

Corteza suprarrenal.

简介

肾上腺皮质可以分泌许多的类固醇激素的复合物，活

性最强的为皮质类固醇、脱氢皮质醇、氢化可的松、可的松和醛固酮。它可从牛肾上腺来制备。肾上腺皮质以前曾被用于肌内注射治疗肾上腺皮质功能减退症，但已被氢化可的松和其他皮质激素所代替（参见第1432页）。

肾上腺皮质是一种含有许多制剂的混合物，且常混有其他有机提取物和维生素，治疗范围包括无力至肝脏疾病。

制剂

多组分制剂 **Austria:** Mobilat; **Belg.:** Mobilat; **Braz.:** Mobilat; **Canad.:** ratio-Heraclinet†; **Chile:** Mobilat†; **Cz.:** Mobilat; **Fin.:** Mobilat; **Philipp.:** Mobilat; **Pol.:** Mobilat; **Singapore:** Mobilat†; **Spain:** Pleocortex B6†; **Thai.:** Mobilat.

Tetracosactide (*BAN*, *rINN*) ⊗替可克肽

α^{1-24}-Corticotrophin; β^{1-24}-Corticotrophin; Cosintropina; Cosyntropin (*USAN*); Tetracosactida; Tétracosactide; Tetracosactido; Tetracosactidum; Tetracosactrin; Tetracosactrina; Tetrakosaktid; Tetrakosaktidi; Tetrakosaktrin; Tetrakozaktidas. Corticotrophin-(1–24)-tetracosapeptide; Ser-Tyr-Ser-Met-Glu-His-Phe-Arg-Trp-Gly-Lys-Pro-Val-Gly-Lys-Lys-Arg-Arg-Pro-Val-Lys-Val-Tyr-Pro.

Тетракозактид

$C_{136}H_{210}N_{40}O_{31}S$ = 2933.4.

CAS — 16960-16-0 (tetracosactide); 22633-88-1 (tetracosactide hexa-acetate); 60189-34-6 (tetracosactide x acetate).

ATC — H01AA02.

ATC Vet — QH01AA02.

UNII — 72YY86EA29.

Pharmacopoeias. In *Eur.* (see p.vii).

Ph. Eur. 6.8（Tetracosactide） 为人工合成的24个氨基酸组成的多肽，其结构与促肾上腺皮质激素的前24个氨基酸相同。它以醋酸盐的形式存在。替可克肽增加肾上腺分泌皮质激素速度。按惯例1μg替可克肽和1U替可克肽相当。白色或黄色非结晶粉末。微溶于水。贮藏温度为2～8℃，避光。

不良反应、撤药和注意事项

关于**促肾上腺皮质激素**，参见第1454页。尽管使用替可克肽时可能出现过敏反应等超敏反应，但是报道称其免疫原性弱于促肾上腺皮质激素。美国注册药品信息中提示，有促肾上腺皮质激素过敏史的患者可能可以耐受替可克肽。然而在英国，促肾上腺皮质激素或替可克肽过敏史是替可克肽使用的禁忌证。此外，合并哮喘等过敏性疾病也是替可克肽使用的禁忌证。

超敏反应可于注射替可克肽后1h发生，因而在医院或术中使用替可克肽后必须预留充足的恢复时间。不推荐自己给药。

药物相互作用

参见**皮质激素**，第1429页。

药动学

静脉注射替可克肽后药动学呈三相。可迅速从血浆中清除，主要分布于肾上腺和肾。它经血清内肽酶代谢为无活性寡肽段，再经氨肽酶代谢为游离氨基酸。大多于24h内由尿液排出，替可克肽的最终半衰期约3h。

用途和用法

替可克肽是一种人工合成的多肽，其主要性质与促肾上腺皮质激素相似（第1451页）。替可克肽用于肾上腺皮质功能减退症的诊断（第1432页）。

和促肾上腺皮质激素一样，替可克肽也可用于治疗大多数对全身皮质激素治疗有效的疾病，但是目前很少用于此。

替可克肽常以醋酸盐的形式存在，但是剂量往往按替可克肽的方式表达。

当做*诊断用药*时，首先可肌内或静脉注射普通替可克肽，结果不明确时可肌内注射长效制剂。于肌内或静脉内注射250μg普通替可克肽，在注射前即刻和注射后30min分别测量血浆皮质醇浓度。如果血浆皮质醇浓度升高至少200nmol/L（70μg/L），则认为肾上腺皮质功能正常。在某些情况下可通过6h内静脉输注给药，从而对肾上腺皮质产生更大刺激。1μg的小剂量试验也用于临床（见下文的**诊断用药**）。

当结果模棱两可时，又或者需要了解肾上腺皮质的储备功能时，可采用长效制剂，肌内注射1mg醋酸替可克肽。如果血浆皮质醇水平持续平稳升高，5h后达1000～1800nmol/L，则认为肾上腺皮质功能正常。另一种3天法试验也可用于鉴别原发性或继发性肾上腺皮质功能减退症；每日早晨注射1mg长效制剂，首日注射前和第4天进行检测，这种方法优于普通制剂。第二次检测出现显著的改善提示继发性肾上腺皮质功能不全。

当做为*治疗用药*时，醋酸替可克肽以长效制剂的形式经肌内注射给药。通常初始剂量为每日1mg（急症时每12h 1mg），急性症状控制后减量至每2～3天0.5～1mg或每周1mg。

儿童剂量，见下文。

儿童用法 作为诊断用药时，可静脉或肌内注射普通替可克肽，剂量为145μg/m² 最大不超过250μg。*BNFC 2009* 也包括了300nmol/m²的小剂量试验。

长效醋酸替可克肽制剂也用于对全身皮质激素治疗有效的疾病。对于3～5岁儿童，初始剂量为每日250～500μg，维持量为每2～8天250～500μg。对于5～12岁儿童，剂量为0.25～1mg，用法同上。

替可克肽也用于治疗婴儿痉挛症（参见**癫痫**，第446页）。1个月及以上儿童适用，*BNFC 2009* 建议隔日肌内注射500μg长效制剂，根据反应调整用量。

诊断用药 替可克肽广泛用于肾上腺皮质功能减退症的诊断中（第1432页）。通常经肌内或静脉注射250μg，在注射前即刻和注射30min后分别测量血浆皮质醇浓度。试验的敏感性遭到质疑，对于肾上腺皮质部分萎缩的患者，也可能对大剂量刺激产生应答，部分继发性肾上腺皮质功能减退症患者将因此漏诊。而1μg的小剂量试验可能具有更高敏感性。

一项荟萃分析[1]指出，在继发性肾上腺皮质功能减退症的诊断方面，大剂量与小剂量试验作用相似。然而由于小剂量制剂的缺乏，目前多采用大剂量试验。而另一项综述[2]建议小剂量试验用于继发性肾上腺皮质功能减退症的诊断，而对于怀疑原发性肾上腺皮质功能减退症的患者采用大剂量试验。两篇文章均指出，关于诊断性试验在危急患者中的应用还需要更多的研究[1,2]。

1. Dorin RI, *et al.* Diagnosis of adrenal insufficiency. *Ann Intern Med* 2003; **139:** 194–204.
2. Magnotti M, Shimshi M. Diagnosing adrenal insufficiency: which test is best—the 1-μg or the 250-μg cosyntropin stimulation test? *Endocr Pract* 2008; **14:** 233–8.

硬膜穿刺后头痛 一些无对照的研究发现促肾上腺皮质激素能减轻硬膜穿刺后头痛，近期发现替可克肽也具有类似功效[1~5]，可由肌内注射或静脉注用药。然而，一项18名妇女的对照试验[6]并未发现肌内注射单剂替可克肽与0.9%氯化钠相比获益更大。参见第1766页，保守治疗对多数患者有效。

1. Collier BB. Treatment for post dural puncture headache. *Br J Anaesth* 1994; **72:** 366–7.
2. Foster P. ACTH treatment for post-lumbar puncture headache. *Br J Anaesth* 1994; **73:** 429.
3. Kshatri AM, Foster PA. Adrenocorticotropic hormone infusion as a novel treatment for postdural puncture headache. *Reg Anesth* 1997; **22:** 432–4.
4. Carter BL, Pasupuleti R. Use of intravenous cosyntropin in the treatment of postdural puncture headache. *Anesthesiology* 2000; **92:** 272–4.
5. Cánovas L, *et al.* Use of intravenous tetracosactin in the treatment of postdural puncture headache: our experience in forty cases. *Anesth Analg* 2002; **94:** 1369.
6. Rucklidge MWM, *et al.* Synacthen Depot® for the treatment of postdural puncture headache. *Anaesthesia* 2004; **59:** 138–41.

制剂

BP 2010: Tetracosactide Injection; Tetracosactide Zinc Injection.

专利制剂

Austral.: Synacthen; **Austria:** Synacthen; **Belg.:** Synacthen; **Canad.:** Cortrosyn; Synacthen Depot; **Chile:** Synacthen; **Cz.:** Synacthen†; **Denm.:** Synacthen; **Fr.:** Synacthene; **Ger.:** Synacthen Depot†; Synacthen†; **Gr.:** Cortrosyn; Nuvacthen; Synacthene; **Hong Kong:** Cortrosyn†; **Irl.:** Synacthen; **Israel:** Synacthen; **Ital.:** Cortrosyn†; Synacthen; **Neth.:** Cortrosyn†; Synacthen; **NZ:** Synacthen; **Port.:** Synacthen; **Rus.:** Synacthen (Синактен)†; Synacthen Depot (Синактен Депо); **S.Afr.:** Synacthen Depot; **Spain:** Nuvacthen Depot; **Swed.:** Synacthen; **Switz.:** Synacthen; Synacthen Depot; **Thai.:** Cortrosyn; **Turk.:** Synacthen Depot; **UK:** Synacthen; Synacthen Depot; **USA:** Cortrosyn; **Venez.:** Synacthen.

Tixocortol Pivalate (*BANM*, *USAN*, *rINNM*) ⊗替可的松匹伐酯

JO-1016; Pivalato de tixocortol; Tixocortol, Pivalate de; Tixocortoli Pivalas. 11β,17α-Dihydroxy-21-mercaptopregn-4-ene-3,20-dione 21-pivalate.

Тиксокортола Пивалат

$C_{26}H_{38}O_5S$ = 462.6.

CAS — 61951-99-3 (tixocortol); 55560-96-8 (tixocortol pivalate).

ATC — A07EA05; R01AD07.

ATC Vet — QA07EA05; QR01AD07.

UNII — 6K28E35M3B.

(tixocortol)

简介

替可的松匹伐酯是一种主要有糖皮质激素活性的皮质激素（见第1425页）。它可用做口腔含服、鼻、喉和直肠制剂。有报道认为它能迅速经过肝的首过代谢，且有最小的全身作用。

制剂

专利制剂

Fr.: Pivalone; **Singapore:** Pivalone; **Spain:** Tiovalone†; **Switz.:** Pivalone.

多组分制剂 **Fr.:** Thiovalone; **Switz.:** Oro-Pivalone†; Pivalone compositum.

Triamcinolone (*BAN*, *rINN*) ⊗ 曲安西龙

9α-Fluoro-16α-hydroxyprednisolone; Fluoxiprednisolonum; Triamcinolon; Triamcinolona; Triamcinolonas; Triamcinolonum; Triamcynolon; Triamsinoloni. 9α-Fluoro-11β,16α,17α,21-tetrahydroxypregna-1,4-diene-3,20-dione.

Триамцинолон

$C_{21}H_{27}FO_6$ = 394.4.

CAS — 124-94-7.

ATC — A01AC01; C05AA12; D07AB09; H02AB08; R01AD11; R03BA06; S01BA05.

ATC Vet — QA01AC01; QD07AB09; QD07XB02; QH02AB08; QR01AD11; QR03BA06; QS01BA05.

UNII — 1ZK20VI6TY.

Pharmacopoeias. In *Chin.*, *Eur.* (see p.vii), *Jpn*, and *US*.

Ph. Eur. 6.8（Triamcinolone） 白色或类白色的结晶性粉末。呈现多形性。几乎不溶于水和二氯甲烷；微溶于甲醇。避光。

USP 33（Triamcinolone） 白色或几乎白色，无味的结晶性粉末。极微溶于水、氯仿和乙醚；微溶于乙醇和甲醇。

Triamcinolone Acetonide (*BANM*, *rINNM*)⊗ 曲安奈德

Acetónido de triamcinolona; Triamcinolon acetonid; Triamcinolonacetonid; Triamcinolone, acétonide de; Triamcinoloni acetonidum; Triamcinolono acetonidas; Triamcynolonu acetonid; Triamsinolon Asetonid; Triamsinoloniasetonidi. 9α-Fluoro-11β,21-dihydroxy-16α,17α-isopropylidenedioxypregna-1,4-diene-3,20-dione.

Триамцинолона Ацетонид

$C_{24}H_{31}FO_6$ = 434.5.

CAS — 76-25-5.

ATC — A01AC01; C05AA12; D07AB09; H02AB08; R01AD11; R03BA06; S01BA05.

ATC Vet — QA01AC01; QD07AB09; QH02AB08; QR01AD11; QR03BA06; QS01BA05.

UNII — F446C597KA.

Pharmacopoeias. In *Chin.*, *Eur.* (see p.vii), *Jpn*, and *US*. *Chin.* also includes Triamcinolone Acetonide Acetate.

Ph. Eur. 6.8（Triamcinolone Acetonide） 白色或类白色的结晶性粉末。呈现多形性。几乎不溶于水；微溶于乙醇。避光。

USP 33（Triamcinolone Acetonide） 白色至乳白色的结晶性粉末，轻微有味。几乎不溶于水；微溶于无水乙醇、氯仿和甲醇。贮藏温度为25℃，允许波动于15～30℃。

Triamcinolone Acetonide Sodium Phosphate (*BANM, USAN, rINNM*) ⊗ **丙炎松磷钠**

CL-61965; CL-106359; Fosfato de sodio del acetónido de triamcinolona; Triamcinolone Acétonide, Phosphate Sodique de; Triamcinoloni Acetonidi Natrici Phosphas. Triamcinolone acetonide 21-disodium phosphate.

Триамцинолона Ацетонида Натрия Фосфат

$C_{24}H_{30}FNa_2O_9P$ = 558.4.

CAS — 1997-15-5.

ATC — A01AC01; C05AA12; D07AB09; H02AB08; R01AD11; R03BA06; S01BA05.

ATC Vet — QA01AC01; QD07AB09; QH02AB08; QR01AD11; QR03BA06; QS01BA05.

Triamcinolone Diacetate (*BANM, rINNM*) ⊗ **氟羟氢泼尼松**

Diacetato de triamcinolona; Triamcinolone, Diacetate de; Triamcinoloni Diacetas. Triamcinolone 16α,21-diacetate.

Триамцинолона Диацетат

$C_{25}H_{31}FO_8$ = 478.5.

CAS — 67-78-7.

ATC — A01AC01; C05AA12; D07AB09; H02AB08; R01AD11; R03BA06; S01BA05.

ATC Vet — QA01AC01; QD07AB09; QH02AB08; QR01AD11; QR03BA06; QS01BA05.

UNII — A73MM2Q32P.

Pharmacopoeias. In *US.*

USP 33 (Triamcinolone Diacetate) 细微的，白色或灰白色的结晶性粉末，微有气味。几乎不溶于水；溶于乙醇（1∶13），溶于氯仿（1∶80）；微溶于乙醚。

Triamcinolone Hexacetonide (*BAN, USAN, rINN*) ⊗ **己酸丙炎松**

CL-34433; Hexacetónido de triamcinolona; TATBA; Triamcinolone Acetonide 21-(3,3-Dimethylbutyrate); Triamcinolone, hexacétonide de; Triamcinolonhexacetonid; Triamcinolon-hexacetonid; Triamcinoloni hexacetonidum; Triamcinoloni heksacetonidas; Triamsinoloniheksasetonidi. 9α-Fluoro-11β,21-dihydroxy-16α,17α-isopropylidenedioxypregna-1,4-diene-3,20-dione 21-(3,3-dimethylbutyrate).

Триамцинолона Гексасетонид

$C_{30}H_{41}FO_7$ = 532.6.

CAS — 5611-51-8.

ATC — A01AC01; C05AA12; D07AB09; H02AB08; R01AD11; R03BA06; S01BA05.

ATC Vet — QA01AC01; QD07AB09; QH02AB08; QR01AD11; QR03BA06; QS01BA05.

UNII — I7GT1U99Y9.

Pharmacopoeias. In *Eur.* (see p.vii) and *US.*

Ph. Eur. 6. 8 (Triamcinolone Hexacetonide) 白色或几乎白色的结晶性粉末。几乎不溶于水，微溶于无水乙醇和甲醇。避光。

USP 33 (Triamcinolone Hexacetonide) 白色至乳白色粉末。几乎不溶于水；溶于氯仿；微溶于甲醇。

不良反应、处置、撤药和注意事项

参见第1425页皮质激素的总体情况。大剂量的曲安西龙有极大的趋势导致近端肌病。它对水钠潴留的作用弱于泼尼松龙。

若局部使用，尤其是大面积，当皮肤破损或在敷料下，或经鼻使用，皮质激素可以充分吸收导致全身作用。

对眼的影响 关于曲安西龙玻璃体内应用的并发症及预防措施，参见眼病项下，见下文。

超敏反应 局部使用曲安西龙制剂所引起的局限性反应可能与其中含有氨茶碱有关[1,2]。然而也有报道关节内或肌内注射曲安奈德后出现过敏性休克[3,4]。

1. Wright S, Harman RRM. Ethylenediamine and piperazine sensitivity. *BMJ* 1983; **287:** 463–4.
2. Freeman S. Allergy to Kenacomb cream. *Med J Aust* 1986; **145:** 361.
3. Larsson L. Anaphylactic shock after ia administration of triamcinolone acetonide in a 35-year-old female. *Scand J Rheumatol* 1989; **18:** 441–2.
4. Gonzalo FE, *et al.* Anaphylactic shock caused by triamcinolone acetonide. *Ann Pharmacother* 1994; **28:** 1310.

药物相互作用

皮质激素药物相互作用的一般情况，见第1429页。

药动学

皮质激素药动学的简短概述，见第1430页。

曲安西龙的血浆半衰期是2h至超过5h。它与血浆白蛋白的结合明显弱于氢化可的松。

曲安西龙的缩酮酯，二乙酸酯和己酸缩酮酯从注射部位的吸收都非常缓慢。曲安西龙可通过胎盘。

曲安西龙和其酯盐的药动学的参考文献如下。

1. Möllmann H, *et al.* Pharmacokinetics of triamcinolone acetonide and its phosphate ester. *Eur J Clin Pharmacol* 1985; **29:** 85–9.
2. Derendorf H, *et al.*. Pharmacokinetics and pharmacodynamics of glucocorticoid suspensions after intra-articular administration. *Clin Pharmacol Ther* 1986; **39:** 313–17.
3. Derendorf H, *et al.* Pharmacokinetics of triamcinolone acetonide after intravenous, oral, and inhaled administration. *J Clin Pharmacol* 1995; **35:** 302–5.
4. Argenti D, *et al.* A mass balance study to evaluate the biotransformation and excretion of [^{14}C]-triamcinolone acetonide following oral administration. *J Clin Pharmacol* 2000; **40:** 770–80.

用途与用法

曲安西龙是主要具有糖皮质激素活性的皮质激素（第1425页）；4mg曲安西龙的抗炎活性相当于5mg的泼尼松龙。它可以无乙醇或任一种酯盐的形式用于治疗有皮质激素治疗指征的情况（第1430页），除非肾上腺功能不全时推荐氢化可的松合用氟氢可的松进行治疗。

剂量通常用盐基的形式来表达，以下为相当于10mg曲安西龙的各种药物：

- 曲安奈德 11mg；
- 丙炎松磷钠 14mg；
- 氟羟氢泼尼松 12mg；
- 己酸丙炎松 14mg。

然而，酯化通常改变了效力，与曲安西龙含量相当的复合物可能没有相同的临床作用。

曲安西龙的口服剂量为每日4～48mg。

胃肠外使用时，缩酮酯肌内注射的剂量约每日40～80mg。通常使用混悬液以达到长期的全身作用。单剂40～100mg的曲安奈德能在花粉季节中控制干草热患者的症状（参见下文**鼻炎**项下内容）。二乙酸酯也可经肌内注射。

曲安奈德、氟羟氢泼尼松和己酸丙炎松均可用于**关节内注射**。每种酯的常用剂量分别为2.5～40mg，取决于所注射的关节大小。

曲安奈德用于多种皮肤疾病的**局部治疗**。使用时通常为含量为0.1%的乳剂、洗剂或软膏，但含量为0.025%～0.5%的药物也在使用。多种局部制剂还含有抗菌药。有关在皮肤上正确使用皮质激素的建议和局部皮质激素可能带来的临床作用的初步指南，参见第1431页。

曲安西龙酯通常还可用于**病变内或皮内注射**治疗某些炎症性皮肤疾病如瘢痕疙瘩。

曲安西龙各种酯的推荐剂量如下：

- 曲安奈德：每一部位1～3mg，局部注射任一部位不超过5mg或需要多部位注射时总量不超过30mg；
- 氟羟氢泼尼松：总量为5～25mg，注射时表皮面积浓度不超过100μg/cm²。
- 己酸丙炎松：病变皮肤不超过每平方英寸500μg（约80μg/cm²）。

吸入曲安奈德已用于治疗哮喘（见下文），其常规剂量是150μg，通过定量吸入器吸入，每日3～4次；或300μg，每日2次；每日剂量不超过1200μg。

预防和治疗过敏性鼻炎（见下文）可用**鼻喷**曲松奈德，常规起始剂量为每侧鼻孔2喷（110μg），每日1次，当症状控制后，可减量为每侧鼻孔1喷（55μg），每日1次。

不含防腐剂的曲安奈德混悬液可用于**玻璃体内注射**（见下文的**眼病**）。4mg的注射液可用于治疗交感性眼炎、颞动脉炎、葡萄膜炎和其他对局部用皮质激素不敏感的眼部炎性疾病。必要时疗程中可应用更大剂量。玻璃体切除术中，1～4mg曲安奈德可用于辅助玻璃体后皮质可视化。

儿童用量，见下文。

偶尔被使用的曲安西龙的其他酯盐还有曲安奈德磷酸二钾、曲安奈德半琥酯、苯酰胺异丁酸氨苄曲安西龙和苯曲安奈德。氟萘甲松（曲安奈德美萘酸酯）也被使用。

儿童用法 曲安奈德和己酸丙炎松已用于儿童**关节内注射**。在英国，*BNFC 2009* 包括了1～18岁儿童关节内注射曲安奈德的剂量。500μg/kg的剂量用于小关节，最大量为20mg。而指/趾关节的用量为10mg。当用于大关节时，剂量为1mg/kg，最大量为40mg。

曲安奈德也可通过定量吸入器**吸入**治疗哮喘。6～12岁儿童给予75～150μg，每日3～4次，或者150～300μg，每日2次。每日总剂量不得超过900μg。

曲安奈德通过**鼻喷**用于治疗鼻息肉。对于6～12岁儿童给予每日每侧鼻孔1喷（55μg）。症状严重者可加量至每日每侧鼻孔2喷（110μg）。症状控制后需减量至最小有效剂量。对于2～5岁儿童，推荐最大剂量为每日每侧鼻孔55μg。

哮喘 皮质激素和$β_2$肾上腺受体激动药是治疗哮喘的基础（第1432页）。

与口服小剂量的泼尼松相比，肌内注射的曲安奈德对控制严重、慢性和危及生命的哮喘恶化的效果更好[1]。但这个结论还存在争议[2～7]。

1. Ogirala RG, *et al.* High-dose intramuscular triamcinolone in severe, chronic, life-threatening asthma. *N Engl J Med* 1991; **324:** 589–9. Correction. *ibid.*; 1380.
2. Salmeron S, *et al.* Intramuscular triamcinolone in severe asthma. *N Engl J Med* 1991; **325:** 429–30.
3. Nicholas SS. Intramuscular triamcinolone in severe asthma. *N Engl J Med* 1991; **325:** 430.
4. Kidney JC, *et al.* Intramuscular triamcinolone in severe asthma. *N Engl J Med* 1991; **325:** 430.
5. Capewell S, McLeod DT. Intramuscular triamcinolone in severe asthma. *N Engl J Med* 1991; **325:** 430.
6. Ogirala RG, *et al.* Intramuscular triamcinolone in severe asthma. *N Engl J Med* 1991; **325:** 431.
7. Capewell S, McLeod D. Injected corticosteroids in refractory asthma. *Lancet* 1991; **338:** 1075–6.

慢性阻塞性肺疾病 吸入性皮质激素可用于治疗慢性阻塞性肺疾病（参见第1434页）。

眼病 玻璃体内注射曲安奈德被尝试用于治疗以眼内细胞水肿和异常增殖为特征的眼病。有报道对糖尿病黄斑水肿[1,2]、囊样黄斑水肿和视网膜静脉闭塞引起的水肿[2～5]也取得了很好的结果。它也被用于年龄相关性黄斑变性（第756页；当与光凝治疗联合使用效果更好）、增殖性糖尿病视网膜病变、某些类型的白内障和非感染性色素膜炎[2,3]。治疗的并发症包括眼压升高（IOP）[6]和感染性或非感染性眼内炎[2]。对于IOP大于16mmHg或同时接受其他注射治疗的患者，IOP升高的风险更大，需密切监测6个月以上[6]

溶解性药物不能够长期存留在眼睛内，早期研究和非适应证治疗发现曲安西龙混悬液能维持持久的玻璃体内浓度[7]。但是，这种商品仅用于肌内及关节内使用，尚未获批准用于玻璃体注射，而其防腐剂苯甲醇可能存在眼毒性[2,7]。可临时通过沉淀法、离心法、过滤法等多种技术手段减少商品中苯甲醇的含量，而曲安西龙的最终含量需根据所用技术不同而进行调整[8]。而近期，不含防腐剂的产品已于美国批准用于玻璃体内注射（*Triesence*；*Alcon, USA and Trivaris*；*USA* ——参见上文的**用途和用法**）。

1. Ip MS. Intravitreal injection of triamcinolone: an emerging treatment for diabetic macular edema. *Diabetes Care* 2004; **27:** 1794–7.
2. Jonas JB. Intravitreal triamcinolone acetonide for treatment of intraocular oedematous and neovascular diseases. *Acta Ophthalmol Scand* 2005; **83:** 645–63.
3. van Kooij B, *et al.* The pros and cons of intravitreal triamcinolone injections for uveitis and inflammatory cystoid macular edema. *Ocul Immunol Inflamm* 2006; **14:** 73–85.
4. Jonas JB. Intravitreal triamcinolone acetonide: a change in a paradigm. *Ophthalmic Res* 2006; **38:** 218–45.
5. Sivaprasad S, *et al.* Intravitreal steroids in the management of macular oedema. *Acta Ophthalmol Scand* 2006; **84:** 722–33.
6. Rhee DJ, *et al.* Intraocular pressure alterations following intravitreal triamcinolone acetonide. *Br J Ophthalmol* 2006; **90:** 999–1003.
7. Jonas JB. Effects of triamcinolone acetonide injections with and without preservative. *Br J Ophthalmol* 2007; **91:** 1099–1101.
8. García-Arumí J, *et al.* Comparison of different techniques for purification of triamcinolone acetonide suspension for intravitreal use. *Br J Ophthalmol* 2005; **89:** 1112–14.

血管瘤 关于曲安西龙和倍它米松混合物用于血管瘤病变内注射的参考文献，参见第1437页。

鼻炎 曲安西龙可用于治疗过敏性鼻炎[1,2]（第537页）。但部分患者却难以接受使用长期注射曲安西龙来治疗季节性过敏性鼻炎[3]。

1. Jeal W, Faulds D. Triamcinolone acetonide: a review of its pharmacological properties and therapeutic efficacy in the management of allergic rhinitis. *Drugs* 1997; **53:** 257–80.
2. Gawchik SM, Saccar CL. A risk-benefit assessment of intranasal triamcinolone acetonide in allergic rhinitis. *Drug Safety* 2000; **23:** 309–22.
3. Anonymous. Any place for depot triamcinolone in hay fever? *Drug Ther Bull* 1999; **37:** 17–18.

制剂

BP 2010: Triamcinolone Acetonide Injection; Triamcinolone Cream; Triamcinolone Hexacetonide Injection; Triamcinolone Ointment; Triamcinolone Oromucosal Paste; Triamcinolone Tablets;

USP 33: Neomycin Sulfate and Triamcinolone Acetonide Cream; Neomycin Sulfate and Triamcinolone Acetonide Ophthalmic Ointment; Nystatin and Triamcinolone Acetonide Cream; Nystatin and Triamcinolone Acetonide Ointment; Nystatin, Neomycin Sulfate, Gramicidin, and Triamcinolone Acetonide Cream; Nystatin, Neomycin Sulfate, Gramicidin, and Triamcinolone Acetonide Ointment; Triamcinolone Acetonide Cream; Triamcinolone Acetonide Dental Paste; Triamcinolone Acetonide Injectable Suspension; Triamcinolone Acetonide Lotion; Triamcinolone Acetonide Ointment; Triamcinolone Acetonide Topical Aerosol; Triamcinolone Diacetate Injectable Suspension; Triamcinolone Diacetate Syrup; Triamcinolone Hexacetonide Injectable Suspension; Triamcinolone Tablets.

专利制剂

Arg.: Fortcinolona; Glytop; Kenacort; Kenacort-A; Ledercort; Nasacort; Triamciterap; Triampoen; ***Austral.:*** Aristocort; Kenacort-A; Kenalog in Orabase; Telnase; Tricortone; ***Austria:*** Delphicort†; Nasacort; Solu-Volon A; Triamhexal†; Volon; Volon A; ***Belg.:*** Albicort; Delphi; Kenacort-A; Kenacort†; ***Braz.:*** Airclin; Azmacort; Nasacort; Omcilon-A Orabase; Theracort; Triancil; ***Canad.:*** Aristocort; Aristospan; Kenalog; Kenalog in Orabase†; Nasacort; Oracort; Triaderm; ***Chile:*** Kenacort-A; Nasacort; ***Cz.:*** Azmacort†; Kenalog†; Nasacort; Triamcinolon-Ivax; ***Denm.:*** Kenalog; Lederspan; Nasacort; ***Fin.:*** Aftab; Kenacort-T†; Lederspan; Nasacort; ***Fr.:*** Hexatrione; Kenacort; Nasacort; ***Ger.:*** Aftab; Berlicort†; Delphicort; Delphimix†; Kortikoid-ratiopharm; Lederlon; Linolacort Triam; Nasacort; Polcortolon N; Rhinisan; Triam; TriamCreme; Triamgalen; Triamhexal; TriamSalbe; Volon; Volon A; Volonimat; Volonimat N; ***Gr.:*** Elastine; Forlion; Kenacort; Kenacort-A; Nasacort; Nasatrim; Senciderm; Triamcinal; ***Hong Kong:*** Aftach; Aristo; Dermacort; Kemzid†; Kenacort-A†; Kenalog in Orabase; Nasacort; Oramedy; Shincort; Syncort; Triam†; ***Hung.:*** Ftorocort; Kenalog; Polcortolone; ***India:*** Kenacort; Ledercort; Tess; Tricort; ***Indon.:*** Amtocort; Flamicort; Kenacort; Kenacort-A; Kenalog in Orabase; Ketricin; Nasacort; Triamcort; Tridez†; Trilac; Trinolon; ***Irl.:*** Adcortyl; Adcortyl in Orabase†; Kenalog; Nasacort; ***Israel:*** Adcortyl†; Kenalog in Orabase†; Kenalog†; Oracort; Sterocort; Steronase Aq; ***Ital.:*** Aftab; Ipercortis†; Kenacort; Ledercort†; Nasacort; Triacort†; Triamvirgi; ***Jpn:*** Aftach; ***Malaysia:*** Dermacort; Kanolone; Kenacort-A†; Kenalog in Orabase; Metoral; Nasacort AQ; Orrepaste; Shincort; Tramsone; ***Mex.:*** Azucort; Intralon; Kenacort; Kenalog Dental; Nasacort; Triamsicort; Zamacort†; ***Neth.:*** Kenacort-A; Nasacort; ***Norw.:*** Kenacort-T; Lederspan; Nasacort; ***NZ:*** Aristocort; Kenacort-A; Kenalog in Orabase; Oracort; Telnase; ***Philipp.:*** Actonaze; Kanosole; Kenacort; Kenacort-A†; Shincort; Tricin; Tricort; ***Pol.:*** Polcortolon; ***Port.:*** Aftach; Nasacort; ***Rus.:*** Berlicort (Берликорт); Ftorocort (Фторокорт); Kenalog (Кеналог); Polcortolon (Полькортолон); Polcortolon TC (Полькортолон TC); Triacort (Триакорт); ***S.Afr.:*** Kenalog in Orabase; Nasacor; ***Singapore:*** Dermacort; Kenacort-A†; Kenalog in Orabase; Nasacort; Oramedy; Orrepaste; Shincort; Trinolone; ***Spain:*** Flutenal; Kenalog in Orabase†; Nasacort; Proctosteroid; Trigon Depot; ***Swed.:*** Kenacort-T; Lederspan; Nasacort; ***Switz.:*** Kenacort; Kenacort-A; Kenacort-A Solubile; Nasacort; Triamcort; ***Thai.:*** Actyl; Aristocort; Beji-Cort; Centocort; Dynacort; Facort; Ftorocort†; Generlog; Kanolone; Kela; Kelamild; Kemzid; Kena-Lite; Kenacort-A; Kenalog in Orabase; Keno; Laver; Lenicort; Lonna; M-Divate; Manolone; Metoral; Milanolone†; Musaral; Nasacort; Oracortia; Oral-T; Oralog†; Oralpac; Orapaste; Orcilone; Paloc; Risto; Shincort; Simacort; T-I†; T-Ora; TA Osoth; Tacinol; Thainocort; Topilone; Tram; Tramsilone; Triama; Trilosil†; Trim; Trinoman; TV Lone; Unif†; V Nolone; V-Nolone; Vacinolone; Zyno; ***Turk.:*** Kenacort-A; Nasacort; Sinakort-A; Triaver; ***UK:*** Adcortyl; Adcortyl in Orabase†; Kenalog; Nasacort; ***Ukr.:*** Ftorocort (Фторокорт); Kenalog (Кеналог); Polcortolon (Полькортолон); ***USA:*** AllerNaze; Amcort†; Aristocort†; Aristospan; Atolone; Azmacort†; Delta-Tritex†; Flutex†; Kenalog; Kenalog in Orabase; Kenonel; Nasacort; Oralone Dental†; Tac; Tri-Kort; Triacet; Triam-A; Triam†; Triamonide; Triderm; Triesence; Trilog; Trilone†; Trivaris; ***Venez.:*** Kenacort; Nasacort.

多组分制剂 ***Arg.:*** Bagovit A Plus; Biotaer Nasal†; Domtisona†; Kenacomb; Ledercort con Neomicina†; Mantus; Sorsis; ***Austral.:*** Kenacomb; Otocomb Otic; ***Austria:*** Aureocort; Ledermix†; Mycostatin V†; Neo-Delphicort†; Pevisone; Steros-Anal†; Volon A antibiotikahaltig; Volon A Tinktur; Volon A-Zinklotion†; ***Belg.:*** Mycolog; Pevisone; Trianal; ***Braz.:*** Londerm-N; Mud; Neolon D; Omcilon-A M; Oncileg; Onciplus; ***Canad.:*** Kenacomb†; ratio-Triacomb; Viaderm-KC; ***Cz.:*** Triaderm†; Triamcinolon Compositum†; Triamcinolon E; Triamcinolon S; Triamcinolon-Galena†; Triamcinolon-Ivax; ***Denm.:*** Kenacutan†; Kenalog Comp med Mycostatin; Kenalog med Salicylsyre†; Pevisone; ***Fin.:*** Pevisone; ***Fr.:*** Cidermex; Corticotulle Lumiere†; Kenalcol†; Localone; Mycolog†; Pevisone; ***Ger.:*** Epipevisone; Ledermix; Moronal V; Mykoproct sine; Polcortolon TC†; Volon A Tinktur N; Volon A-Schuttelmix; Volonimat Plus N; ***Gr.:*** Bioderm; Biofiloderm; Dermochrom; Kenacomb; Olamyc; Pevison; ***Hong Kong:*** Anso; Antiderm; Clotrinolon†; Dermawell; Ecocort; Kenacomb; Ledermix; Oragesic†; Pevisone; Tri-Gel†; Triacomb†; Triconazole; Triditol-G; ***Hung.:*** Alkcema; Polcortolon TC†; ***India:*** Kenacomb; Kenalog-S; Ledercort-N; ***Indon.:*** Kenantist; New Kenacomb; ***Irl.:*** Audicort†; Kenacomb†; Ledermix; ***Israel:*** Dermacombin; Kenacomb†; Ledermix; Oracort E; Pevisone; ***Ital.:*** Assocort; Aureocort; Dermomycin Cort; Dirahist; Kataval; Pevisone; ***Malaysia:*** Ecocort; Econazine; Kenacomb; Kifugan; Oral-Aid; Pevisone†; ***Mex.:*** Bidrozil; Biotriamin†; Kenacomb; ***Neth.:*** Albicort Compositum†; Mycolog; Trianal; Will-Anal; ***Norw.:*** Kenacort-T comp†; Kenacutan†; Pevisone; ***NZ:*** Kenacomb; Viaderm-KC; ***Philipp.:*** Kenacomb; Nizolex; Pevisone; ***Pol.:*** Pevisone; Polcortolon TC; Triacomb; ***Port.:*** Kenacomb†; Localone; Pevisone; ***S.Afr.:*** Kenacomb†; Pevisone; Trialone†; ***Singapore:*** Ecocort; Econazine; Kenacomb†; Oracort E; Oral Aid; Pevisone; ***Spain:*** Aldo Otico†; Aldoderma; Anasilpiel; Anso; Cemalyt; Cremsol; Flutenal Gentamicina; Flutenal Sali; Interderm; Nesfare; Positon; Trigon Rectal; Trigon Topico†; ***Swed.:*** Kenacombin Novum; Kenacort-T comp; Kenacutan†; Pevisone; ***Switz.:*** Kenacort-A; Ledermix; Mycolog†; Pevisone; ***Thai.:*** Dermacombin; Ecocort; Ecoderm; Fungisil-T; KA-Cilone†; Kelaplus; Kenacomb; Lymarin; Pevisone†; Tara-Plus; Timi; Tricozole; Trimicon; ***Turk.:*** Aftogel; Ekze-Mant; ***UAE:*** Panderm; ***UK:*** Aureocort; Ledermix; Tri-Adcortyl†; ***Ukr.:*** Trimistin (Тримистин); ***USA:*** Myco-Biotic II; Myco-Triacet II; Mycogen II; Mycolog-II; Myconel; NGT; Tri-Statin II; ***Venez.:*** Kenacomb; Kenalog.

Used as on adjunct in: ***Rus.:*** Prodetoxon (Продетоксон).

Ulobetasol Propionate (*rINNM*) ⊗丙酸乌倍他索

BMY-30056; CGP-14458; 6-α-Fluoroclobetasol Propionate; Halobetasol Propionate *(USAN)*; Propionato de ulobetasol; Ulobétasol, propionate d'; Ulobetasoli Propionas. 21-Chloro-6α,9-difluoro-11β,17-dihydroxy-16β-methylpregna-1,4-diene-3,20-dione 17-propionate.

Улобетазола Пропионат

$C_{25}H_{31}ClF_2O_5$ = 485.0.

CAS — 98651-66-2 (ulobetasol); 66852-54-8 (ulobetasol propionate).

ATC — D07AC21.

ATC Vet — QD07AC21.

UNII — 91A0K1TY3Z.

(ulobetasol)

简介

丙酸乌倍他索因其糖皮质激素作用（第1425页）可作为治疗多种皮肤疾病的局部应用的皮质激素。使用时通常为含量 0.05%的乳剂或软膏。

若局部使用，尤其是大面积，当皮肤破损或在敷料下，皮质激素可以充分吸收导致全身作用（第1425页）。局部用于皮肤的皮质激素的作用在第1427页有描述。有关在皮肤上正确使用皮质激素的建议和局部皮质激素可能带来的临床作用的初步指南，参见第1431页。

制剂

专利制剂

Canad.: Ultravate; ***USA:*** Ultravate.

镇咳药、祛痰药、黏液溶解药和减鼻充血药

本章介绍了主要用作镇咳、祛痰、使黏液溶解的药物以及用来减轻鼻充血的拟交感神经药。其他用于治疗咳嗽的药物包括抗组胺药（第534页）、支气管舒张药（第1072页）和局部麻醉药（第1765页）。具有润滑作用的化合物，如甘油（第2246页）和蔗糖（第1846页）作为不同种类的吸水性吸入剂也被应用。

镇咳药

镇咳药可单独或者同时对中枢和外周咳嗽反射起作用。中枢性镇咳药能够提高大脑咳嗽中枢对外来刺激的反射阈值，而外周性镇咳药能降低呼吸道感受器的敏感性。某些药物可间接发挥外周镇咳作用并且可能改变黏液纤毛因子，对感受器产生局部镇痛或麻醉作用，使感受器免受刺激物的刺激伤害，或者起到支气管舒张药的作用。

本章包括在结构上与吗啡相似的中枢性镇咳药，如右美沙芬，它们只有很微弱的镇痛作用或几乎没有镇痛作用。那些具有显著镇痛作用的药物（如可待因和二醋吗啡）在**镇痛药**章节详细介绍（第3页）。

本章描述的药物有：

醋氢可待因	第1479页	螺杀菌素	第1491页
苯丙哌林	第1480页	异米尼尔	第1492页
苯佐那酯	第1480页	吗氯酮	第1493页
比苯溴铵	第1481页	奈哌那隆	第1494页
布他米酯	第1481页	尼可待因	第1494页
布替他酯	第1482页	去甲美沙酮	第1494页
氯丁替诺	第1483页	那可丁	第1494页
氯苯达诺	第1483页	奥昔拉定	第1495页
氯哌斯汀	第1483页	奥索拉明	第1495页
右美沙芬	第1484页	喷托维林	第1496页
二甲吗喃	第1485页	福尔可定	第1498页
地美索酯	第1485页	匹哌氮酯	第1498页
羟丙哌嗪	第1486页	罂粟壳	第1499页
土木香	第1486页	普诺地嗪	第1499页
原甲酸乙酯	第1489页	普罗吗酯	第1499页
非屈酯	第1489页	地布酸钠	第1500页
福米诺苯	第1489页	醋氢可酮	第1502页
四甲阿卜啡	第1489页	替培啶	第1502页
		齐培丙醇	第1503页

祛痰药

祛痰药可以增加呼吸道黏液分泌量，继而通过纤毛运动和咳嗽以利于黏液的排出。许多传统的祛痰药如小剂量的吐根、海葱、铵盐、某些挥发油及多种碘化物可看作是通过对胃黏膜的刺激-反射作用而达到利于黏液排出的目的。

本章描述的药物有：

胺盐	第1480页	胍依托林	第1490页
碘化钙	第1482页	愈创甘油醚	第1490页
南美祛痰栋皮	第1483页	胍美柳	第1490页
款冬	第1483页	碘化甘油	第1491页
杂酚油	第1483页	吐根	第1491页
土木香	第1486页	夏至草	第1492页
依普拉酮	第1488页	美远志根	第1500页
依普罗醇	第1488页	海葱	第1501页
圣草	第1488页	愈创木酚磺酸钾	第1501页
弗多司坦	第1489页	水合萜品	第1501页
胍西替柳	第1490页	妥鲁香胶	第1502页
愈创木酚	第1490页		

黏液溶解药

黏液溶解药通过改变黏液的结构降低它的黏度从而有利于纤毛运动或咳嗽将其排出。

乙酰半胱氨酸、羧甲司坦和美司坦都具有巯基的结构；如果巯基能够被取代，如乙酰半胱氨酸，则该巯基就能被黏液中的二硫键取代，则能够破坏黏液链。但是像羧甲司坦这种巯基被保护的药物就不能通过这种机制起作用，其确切的作用模式尚不清楚。巯基也与这些药物中的一些用于治疗中毒时的作用机制有关。

去氧核糖核酸酶类药物（如阿法链道酶）是通过水解衰老的中性白细胞胞外积聚的DNA起到黏液溶解的作用。囊性纤维化呼吸道的黏稠分泌物与这种积聚的DNA有关。

也已研发了具有黏液调节的药物，其代表性的作用为通过呼吸道的离子通道，影响黏蛋白和氯化物的分泌。例如正在研究中的地纽福索和他尼氟酯等。

本章描述的药物有：

乙酰半胱氨酸	第1477页	厄多司坦	第1488页
氨溴索	第1479页	盐酸乙基半胱氨酸	第1489页
溴己新	第1481页	美司坦	第1492页
溴凡克新	第1481页	甲基达西司坦	第1493页
羧甲司坦	第1482页	奈替克新	第1494页
登溴克新	第1484页	索布瑞醇	第1500页
地纽福索	第1484页	他尼氟酯	第1501页
阿法链道酶	第1486页	替美司坦	第1501页
依普拉酮	第1488页		
依普罗醇	第1488页		

拟交感神经药

本章介绍的拟交感神经药可以全身使用（如去氧肾上腺素）或局部使用（如萘甲唑啉），因为它们的α受体激动作用能使鼻黏膜血管收缩，从而减轻充血症状。其他（如麻黄碱）则同时具有α受体和β受体激动作用。β受体激动作用使之具有支气管扩张作用，但是它们被选择性更好的β_2受体激动药如沙丁胺醇所代替。支气管舒张药治疗非哮喘性咳嗽的作用尚未确定。

本章描述的药物有：

阿米福林	第1480页	羟甲唑啉	第1495页
氯萘唑啉	第1483页	去氧肾上腺素	第1496页
麻黄	第1486页	苯丙醇胺	第1497页
麻黄碱	第1487页	伪麻黄碱	第1499页
乙非君	第1489页	四氢唑林	第1501页
非诺唑啉	第1489页	曲马唑啉	第1502页
茚唑啉	第1491页	异庚胺	第1503页
左去氧麻黄碱	第1492页	泰马唑啉	第1503页
甲氧那明	第1493页	赛洛唑啉	第1503页
甲基麻黄碱	第1493页		
萘甲唑啉	第1493页		

咳嗽

咳嗽是一种重要的生理保护性机制，但也可作为某种潜在疾病（如哮喘、胃食管反流病和后鼻滴注）的征兆而发生。针对这些疾病的治疗常常能减轻咳嗽症状，但对症治疗有时并不合适。治疗的选择取决于咳嗽是排痰性咳嗽还是无痰干咳[1~11]。

常见于普通感冒的**无痰干咳**对患者无益，可用镇咳药缓解，特别是在夜晚服用较显著。

- 常用镇咳药中，通常认为福尔可定和右美沙芬的不良反应少于可待因。但很少证据表明这些药对剧烈咳嗽有效。
- 具有镇静作用的抗组胺药如苯海拉明通常在复方制剂中用作镇咳药。可能的作用机制为减少胆碱能神经传导或由于镇静作用造成咳嗽抑制。抗组胺药能减少鼻分泌物，对治疗后鼻滴注导致的咳嗽可能有效，尤其是在伴有过敏性鼻炎（见第537页）时。但这类药不能用于治疗排痰性咳嗽，因为可能导致形成黏性的黏液栓。它们的镇静作用不适于白天服用，但对夜间咳嗽有短期好处。
- 湿润剂通过在咽部感觉感受器上提供防护层起到间接的外周镇咳作用。湿润剂包括甘油、蜂蜜、甘草和蔗糖糖浆剂。

缓解晚期病症的**难治性咳嗽**需要有效的镇咳药（如吗啡）。在其他情况下不推荐使用如此强效的阿片类物质治疗咳嗽。

- 对于严重难治性咳嗽包括恶性肿瘤引发的咳嗽，可吸入局部麻醉药如利多卡因或布比卡因进行治疗。咳嗽抑制是由对感觉感受器间接的外周作用引起的，但是可能会丧失所有的保护性肺反射，也可能诱导支气管痉挛，因此采用这些治疗方法需谨慎。也可能导致短暂的舌咽反射丧失。

排痰性咳嗽的特征为存在痰，可能伴随有慢性支气管炎、支气管舒张或囊性纤维化。由于咳嗽具有清理气道的作用，此时不宜使用镇咳药，但可用祛痰药，因为它能增加呼吸道分泌物容量，使其容易通过纤毛作用和咳嗽除去。然而，这缺少临床有效性证据，且许多权威人士认为祛痰药除作为安慰剂外没有其他价值。

- 常用祛痰药包括铵盐、愈创甘油醚、吐根和枸橼酸钠。碘化物也有应用，但长期应用于呼吸系统病症存在安全性忧虑，且能引起甲状腺抑制，应特别注意它们禁用于儿童、青少年、孕妇或甲状腺肿患者。
- 黏液溶解药能影响痰的黏性和构成，患者显示症状减轻，但肺功能没有显示出一致的改善。常用的黏液溶解药包括乙酰半胱氨酸、溴己新、羧甲司坦和美司坦。阿法链道酶也有效，尤其是用于囊性纤维化患者。理论上黏液溶解药可以破坏胃黏膜屏障，有消化性溃疡病史的患者需谨慎使用。
- 吸水剂能够溶解黏液，也具有湿润作用。水合作用仅通过吸入温暖湿润空气就可完成。那些添加物质如薄荷醇、安息香或精油不太可能具有其他治疗效果，但能使患者更乐于使用这些吸入剂。水的吸入性气溶胶、碳酸氢钠、氯化钠、表面活性剂（如泰洛沙泊）、渗透剂（如甘露醇）、蛋白水解酶（如糜蛋白酶和胰岛素），也由于报道有吸水或对呼吸道分泌物黏液溶解作用而有所应用。

哮喘患者咳嗽往往与**支气管痉挛**有关。

- 支气管舒张药如沙丁胺醇（一种β_2受体激动药）或异丙托铵（一种抗毒蕈碱药）能缓和与支气管痉挛有关的咳嗽。但它们对其他形式咳嗽并无益处，因此仅推荐用于哮喘或慢性阻塞性肺疾病患者。

咳嗽和感冒制剂包含各种镇咳药和（或）祛痰药，合用拟交感神经药、抗组胺药或镇痛药。但镇咳药和祛痰药联用是不合理的，且没有支持其有效性的证据。对于许多复方，单个药物剂量可能不足或不适当，某成分剂量过大又可能使患者承受不良反应的风险。包括抗组胺药、镇咳药、祛痰药和拟交感神经减充血药等咳嗽和感冒制剂，不论是单用还是合用，其安全性问题，尤其是针对儿童患者令人担忧。一项系统性综述发现，没有证据表明非处方制剂在急性咳嗽期有无疗效[12]。British Thoracic Society认为，非处方药对于急性咳嗽伴有头痛的儿童感冒患者的作用与安慰剂无异[13]。在2008年初，FDA[14]和MHRA[15]均建议非处方咳嗽和感冒制剂不应用于2岁以下儿童。他们警告，这些制剂充其量只能缓解症状，同时可能会产生严重的、甚至威胁生命的不良反应。他们也建议，如果这些药物用于2岁以上儿童，推荐剂量应严格遵循指南并精确测量。而且只能使用一种制剂，从而避免同一药物或类似药物导致的药物过量。FDA针对这类制剂用于儿童（2～11岁）的回顾性分析正在开展中。然而，2008年10月，美国大多数厂商自愿修改非处方咳嗽和感冒制剂的标签，标注不适用于4岁以下儿童[16]。2009年初，经进一步综述后，MHRA建议非处方咳嗽和感冒制剂不应用于6岁以下儿童[17]。理由有两个：一是没有明显的证据来证明其疗效；二是这些药可能会产生诸如过敏反应、睡眠障碍和幻觉等不良反应。

为缓解6岁以下儿童的咳嗽和感冒症状，MHRA推荐利用单一成分的对乙酰氨基酚或布洛芬；或者单用咳嗽制剂（如含有甘油或蜂蜜和柠檬的制剂）；或apour rubs（含4.8%樟脑、2.6%薄荷脑和1.2%桉叶油的石蜡乳膏，外擦用——译者注）和吸入减充血药（可用于衣物）；以及特别针对婴儿的氯化钠滴鼻剂。

1. Irwin RS, Madison JM. The diagnosis and treatment of cough. *N Engl J Med* 2000; **343:** 1715–21.
2. Morice AH, Kastelik JA. Chronic cough in adults. *Thorax* 2003; **58:** 901–7.
3. de Jongste JC, Shields MD. Chronic cough in children. *Thorax* 2003; **58:** 998–1003.
4. Fontana GA, Pistolesi M. Chronic cough and gastro-oesophageal reflux. *Thorax* 2003; **58:** 1092–5.
5. Dicpinigaitis PV. Cough in asthma and eosinophilic bronchitis. *Thorax* 2004; **59:** 71–2.
6. Belvisi MG, Geppetti P. Cough 7: current and future drugs for the treatment of cough. *Thorax* 2004; **59:** 438–40.
7. Morice AH, *et al.* The diagnosis and management of chronic cough. *Eur Respir J* 2004; **24:** 481–92.
8. Irwin RS, *et al.* American College of Chest Physicians. Diagnosis and management of cough executive summary: ACCP evidence-based clinical practice guidelines. *Chest* 2006; **129** (suppl): 1S–23S. Also available at: http://www.chestjournal.org/cgi/reprint/129/1_suppl/1S.pdf (accessed 11/05/07)
9. Bolser DC. American College of Chest Physicians. Cough suppressant and pharmacologic protussive therapy: ACCP evidence-based clinical practice guidelines. *Chest* 2006; **129** (suppl): 238S–249S. Also available at: http://www.chestjournal.org/cgi/reprint/129/1_suppl/238S.pdf (accessed 11/05/07)
10. Morice AH, *et al.* British Thoracic Society Cough Guideline Group. BTS Guidelines: Recommendations for the management of cough in adults. *Thorax* 2006; **61** (suppl): i1–i24. Also available at: http://www.brit-thoracic.org.uk/Portals/0/Clinical%20Information/Cough/Guidelines/coughguidelinesaugust06.pdf (accessed 15/07/08)
11. Pavord ID, Chung KF. Management of chronic cough. *Lancet* 2008; **371:** 1375–84.
12. Smith SM, *et al.* Over-the-counter medications for acute cough in children and adults in ambulatory settings. Available in The Cochrane Database of Systematic Reviews; Issue 1. Chichester: John Wiley; 2008 (accessed 16/04/08).
13. Shields MD, *et al.* British Thoracic Society Cough Guideline Group. BTS guidelines: Recommendations for the assessment and management of cough in children. *Thorax* 2008; **63** (suppl

III): iii1–iii15.
Also available at: http://www.brit-thoracic.org.uk/Portals/0/Clinical%20Information/Cough/Guidelines/cough_in_children.pdf (accessed 15/07/08)

14. FDA. FDA releases recommendations regarding use of over-the-counter cough and cold products (issued 17th January, 2008). Available at: http://www.fda.gov/NewsEvents/Newsroom/PressAnnouncements/2008/ucm116839.htm (accessed 17/08/10)
15. MHRA/CHM. Updated advice—over-the-counter cough and cold medicines for children. *Drug Safety Update* 2008; **1** (9): 9. Available at: http://www.mhra.gov.uk/home/idcplg?IdcService=GET_FILE&dDocName=CON014506&RevisionSelectionMethod=Latest (accessed 15/04/08)
16. FDA. FDA statement following CHPA's announcement on non-prescription over-the-counter cough and cold medicines in children (issued 8th October, 2008). Available at: http://www.fda.gov/NewsEvents/Newsroom/PressAnnouncements/2008/ucm116964.htm (accessed 17/08/10)
17. MHRA. Press release: better medicines for children's coughs and colds (issued 28th February, 2009). Available at: http://www.mhra.gov.uk/NewsCentre/Pressreleases/CON038902 (accessed 06/04/09) See also: MHRA/CHM. Over-the-counter cough and cold medicines for children. *Drug Safety Update* 2009; **2** (9): 8–9. Available at: http://www.mhra.gov.uk/home/idcplg?IdcService=GET_FILE&dDocName=CON043810&RevisionSelectionMethod=LatestReleased (accessed 17/08/10)

鼻充血

鼻充血是某些条件下如鼻炎（第537页）的常见症状，可用抗组胺药、拟交感神经药、皮质激素、抗毒蕈碱药、色甘酸盐、奈多罗米进行治疗。

拟交感神经药还被广泛地用作缓解普通感冒症状的减鼻充血药（第820页）。它们通过α肾上腺素能效应起到收缩血管的作用，使局部血流重新分配减轻鼻黏膜的水肿从而改善鼻通气、排液及鼻阻塞的症状。麻黄碱、去氧肾上腺素、萘甲唑啉、羟甲唑啉和赛洛唑啉等拟交感神经药能局部以滴鼻剂或喷雾剂形式给药。伪麻黄碱等口服给药。包含拟交感神经减充血药在内的非处方咳嗽和感冒制剂应谨慎用于儿童，通常避免用于幼童，具体细节见上文。

局部用药可能会有充血症状反弹的情况，特别是长时间应用后，主要由于血管收缩作用消退后血管舒张成为突出的作用所致。因此连续应用限制在7日以内。口服给药没有这种反弹的情况出现，但更有可能出现全身性的不良反应且在药物相互作用方面有更高的危险。对可获得的有限证据的一篇系统性综述发现，口服和局部减充血药在效能上并无差异[1]。

抗组胺药应用于除过敏性鼻炎外的鼻充血症状的益处还有争议，特别是在局部用药的时候。

吸入温暖潮湿的空气对治疗普通感冒相关的鼻充血也有一定效果。在咳嗽发生时（见上文）提倡在这些吸入剂中加入薄荷脑、安息香或者挥发油等物质。氯化钠滴鼻剂同样有效，特别是对婴儿和幼童。

1. Taverner D, Latte GJ. Nasal decongestants for the common cold. Available in The Cochrane Database of Systematic Reviews; Issue 2. Chichester: John Wiley; 2009 [Withdrawn] (accessed 14/08/10).

Acetylcysteine（*BAN*, *USAN*, *rINN*）乙酰半胱氨酸

5052; Acetilcisteína; Acetilcisteinas; Acetilcisztein; Acetylcystein; Acétylcystéine; Acetylcysteinum; Asetilsistein; Asetyylikysteiini; NSC-111180. *N*-Acetyl-L-cysteine.

Ацетилцистеин

$C_5H_9NO_3S$ = 163.2.

CAS — 616-91-1.

ATC — R05CB01; S01XA08; V03AB23.

ATC Vet — QR05CB01; QS01XA08; QV03AB23.

UNII — WYQ7N0BPYC.

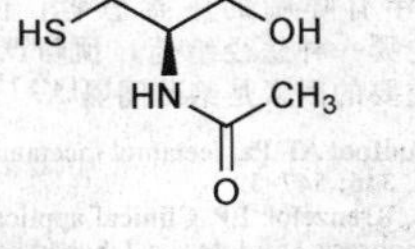

Pharmacopoeias. In *Chin.*, *Eur.* (see p.vii), and *US.*

Ph. Eur. 6.8（Acetylcysteine） 白色或类白色结晶性粉末或无色结晶。易溶于水和乙醇；几乎不溶于二氯甲烷。1%水溶液的 pH 值为2～2.8。避光。

USP 33（Acetylcysteine） 白色结晶性粉末，有轻微醋酸臭。溶于水（1∶5）；溶于乙醇（1∶4）；几乎不溶于氯仿和乙醚。1%水溶液的 pH 值为 2.0～2.8。贮藏于密闭容器中。

配伍禁忌 乙酰半胱氨酸与一些金属（如铁和铜）、橡胶、氧气、氧化性物质不能配伍。一些抗菌药包括两性霉素B、氨苄西林钠、乳糖红霉素和一些四环素与乙酰半胱氨酸或者有物理配伍禁忌，或者混合后会被灭活。

稳定性 乙酰半胱氨酸溶液的颜色变为淡紫色并不意味着安全性和疗效有明显损害。

Acetylcysteine Sodium（*BANM*, *rINNM*）乙酰半胱氨酸钠

Acetilcisteína sódica; Acétylcystéine Sodique; Natrii Acetylcysteinum.

Натрий Ацетилцистеин

$C_5H_8NNaO_3S$ = 185.2.

CAS — 19542-74-6.

ATC — R05CB01; S01XA08; V03AB23.

ATC Vet — QR05CB01; QS01XA08; QV03AB23.

UNII — NRD80R06FB.

不良反应

已有报道患者使用乙酰半胱氨酸会发生超敏反应，包括支气管痉挛、血管性水肿、疹和瘙痒症，低血压或者偶尔的高血压也有可能发生。报道过的其他不良反应有面部潮红、恶心和呕吐、发热、晕厥、出汗、关节痛、视物模糊、肝功能障碍、酸中毒、惊厥和心搏或呼吸停止。咯血、鼻溢和口炎都与吸入乙酰半胱氨酸有关。

1. Sandilands EA, Bateman DN. Adverse reactions associated with acetylcysteine. *Clin Toxicol* 2009; **47:** 81–8.

超敏反应 对乙酰氨基酚中毒的患者静脉注射乙酰半胱氨酸后最常见的**过敏样**反应是疹和瘙痒症，其他症状还包括面部潮红、恶心和呕吐、血管性水肿、心动过速、支气管痉挛、低血压和高血压[1～3]，有报道1名过敏样反应患者发生了ECG异常[4]。静脉注射乙酰半胱氨酸引起的过敏样反应与剂量有关[5]。一组评估显示，正确地使用乙酰半胱氨酸发生过敏样反应的**频率**为0.3%～3%，而过量服用，15名患者中11名会发生过敏样反应[6]。经皮试验和血浆乙酰半胱氨酸研究发现，患者对半胱氨酸的反应属于伪过敏反应，而非免疫反应[7,8]。尽管1名患者接触乙酰半胱氨酸后出现的症状与血清病样病相符[9]，但对乙酰半胱氨酸过敏的患者做皮试和对血浆中乙酰半胱氨酸浓度的研究显示，这种症状是过敏样反应而不是免疫反应[7,8]。对乙酰半胱氨酸发生过敏反应的患者可以采用静脉注射抗组胺药来**治疗**[5,10]，同时应停止乙酰半胱氨酸的摄入，但当无进一步的过敏反应发生时，可重新以较慢速度给药[3]。出现威胁生命的呼吸系统或心血管系统症状，应首先使用肾上腺素进行治疗。

过量使用乙酰半胱氨酸的症状是非常严重的。低血压是最主要的症状[6]。其他的症状包括呼吸抑制、溶血、播散性血管内凝血和肾衰竭，但是有些症状是由于对乙酰氨基酚中毒引起的[1]。用大剂量的乙酰半胱氨酸治疗对乙酰氨基酚中毒的患者时有3名死亡[1,11]，但是乙酰半胱氨酸的作用对他们中的两人的死因是不确定的。

1. Mant TGK, *et al.* Adverse reactions to acetylcysteine and effects of overdose. *BMJ* 1984; **289:** 217–19.
2. Dawson AH, *et al.* Adverse reactions to N-acetylcysteine during treatment for paracetamol poisoning. *Med J Aust* 1989; **150:** 329–31.
3. Pizon AF, LoVecchio F. Adverse reaction from use of intravenous N-acetylcysteine. *J Emerg Med* 2006; **31:** 434–5.
4. Bonfiglio MF, *et al.* Anaphylactoid reaction to intravenous acetylcysteine associated with electrocardiographic abnormalities. *Ann Pharmacother* 1992; **26:** 22–5.
5. Bailey B, McGuigan MA. Management of anaphylactoid reactions to intravenous N-acetylcysteine. *Ann Emerg Med* 1998; **31:** 710–15.
6. Sunman W, *et al.* Anaphylactoid response to intravenous acetylcysteine. *Lancet* 1992; **339:** 1231–2.
7. Bateman DN, *et al.* Adverse reactions to N-acetylcysteine. *Hum Toxicol* 1984; **3:** 393–8.
8. Donovan JW, *et al.* Adverse reactions of N-acetylcysteine and their relation to plasma levels. *Vet Hum Toxicol* 1987; **29:** 470.
9. Mohammed S, *et al.* Serum sickness-like illness associated with N-acetylcysteine therapy. *Ann Pharmacother* 1994; **28:** 285.
10. Bateman DN. Adverse reactions to antidotes. *Adverse Drug React Bull* 1988; (Dec.): 496–9.
11. Anonymous. Death after N-acetylcysteine. *Lancet* 1984; **i:** 1421.

注意事项

乙酰半胱氨酸应慎用于哮喘患者。具有消化性溃疡病史患者使用时也应该谨慎。两者都是由于药物引起的恶心和呕吐会增加患者的胃肠出血，还因为在理论上黏液的溶解会破坏胃黏膜。乙酰半胱氨酸用于治疗对乙酰氨基酚过量时所需的静脉注射量，可能会增加液体超负荷的风险。这可能会使某些特定患者，如需要注射量控制或体重低于40kg的儿童，产生低钠血症、癫痫发作或死亡。

哮喘 据报道，静脉注射乙酰半胱氨酸后，有两名哮喘患者发生支气管痉挛[1]，另一名还出现严重的哮喘和呼吸停止[2]。另有报道显示，一例具有类似反应的脆性哮喘患者在接受乙酰半胱氨酸治疗后死亡[3]。对乙酰氨基酚中毒的哮喘患者使用乙酰半胱氨酸的风险增加不能说明需要延迟或阻滞其在这些患者中的应用，但应该考虑初始静滴给药时间在30～60min以上而不是常规的15min[4]。然而，一项多中心研究发现，延长的持续滴注没有益处，见下文**中毒和毒性**项下**对乙酰氨基酚**。

1. Ho SW-C, Beilin LJ. Asthma associated with N-acetylcysteine infusion and paracetamol poisoning: report of two cases. *BMJ* 1983; **287:** 876–7.
2. Reynard K, *et al.* Respiratory arrest after N-acetylcysteine for paracetamol overdose. *Lancet* 1992; **340:** 675.
3. Appelboam AV, *et al.* Fatal anaphylactoid reaction to N-acetylcysteine: caution in patients with asthma. *Emerg Med J* 2002; **19:** 594–5.
4. Schmidt LE, Dalhoff K. Risk factors in the development of adverse reactions to N-acetylcysteine in patients with paracetamol poisoning. *Br J Clin Pharmacol* 2001; **51:** 87–91.

肝损伤 肝硬化患者乙酰半胱氨酸总体清除率明显降低，半衰期是健康对照组的两倍[1]。当血浆浓度高的时候乙酰半胱氨酸的一些很严重的不良反应就会发生，研究者认为，对已接受了乙酰半胱氨酸的患者，有必要高度警惕其可能发生难对付的过敏样反应和其他不良反应，还需要做更多的研究来确定肝硬化患者的最佳给药方案。

1. Jones AL, *et al.* Pharmacokinetics of N-acetylcysteine are altered in patients with chronic liver disease. *Aliment Pharmacol Ther* 1997; **11:** 787–91.

药动学

乙酰半胱氨酸经胃肠道迅速吸收，口服200～600mg后0.5～1h达血浆峰浓度[1]。一些研究表明，剂量依赖性的药动学的峰浓度、达峰时间和生物利用度3个参数与剂量呈正相关[2]。在血浆中，乙酰半胱氨酸可能以原形或者各种氧化代谢物的形式出现，例如*N*-乙酰半胱氨酸、*N*,*N*-二乙酰半胱氨酸和游离半胱氨酸或者通过二硫键与血浆蛋白结合或作为一个片段嵌入到蛋白多肽链中的结合半胱氨酸[3]。在一项研究中发现，给予乙酰半胱氨酸4h后50%是以蛋白结合物的形式存在的[4]。口服生物利用度低，平均值范围在4%～10%，这取决于检测到的是总乙酰半胱氨酸还是其还原形式[4,5]。乙酰半胱氨酸的口服生物利用度低与在肠壁代谢和肝中首关代谢有关[4,5]。其肾清除率占总清除率[5]的30%。静脉注射乙酰半胱氨酸的平均终末半衰期还原型和总乙酰半胱氨酸分别为1.95h和5.58h。口服乙酰半胱氨酸的终末半衰期是6.25h[4]。

关于肝损伤患者药动学的改变，见上文。

1. Holdiness MR. Clinical pharmacokinetics of N-acetylcysteine. *Clin Pharmacokinet* 1991; **20:** 123–34.
2. Borgström L, Kågedal B. Dose dependent pharmacokinetics of N-acetylcysteine after oral dosing to man. *Biopharm Drug Dispos* 1990; **11:** 131–6.
3. De Caro L, *et al.* Pharmacokinetics and bioavailability of oral acetylcysteine in healthy volunteers. *Arzneimittelforschung* 1989; **39:** 383–6.
4. Olsson B, *et al.* Pharmacokinetics and bioavailability of reduced and oxidized N-acetylcysteine. *Eur J Clin Pharmacol* 1988; **34:** 77–82.
5. Borgström L, *et al.* Pharmacokinetics of N-acetylcysteine in man. *Eur J Clin Pharmacol* 1986; **31:** 217–22.

用途和用法

乙酰半胱氨酸是一种黏液溶解药，可能通过裂解黏蛋白中的二硫键而降低分泌液的黏性。因在pH值为7～9时这种作用最大，在市售制剂中pH可能用NaOH来调节。有时就直接使用乙酰半胱氨酸钠，尽管剂量是以乙酰半胱氨酸来表达的。

乙酰半胱氨酸还可以促进对乙酰氨基酚中间代谢物的解毒作用，并且是处理对乙酰氨基酚过量的主要药物。

乙酰半胱氨酸利用它的**黏液溶解**性质，用于治疗具有急性咳嗽的呼吸道疾病（见下文）。它可以通过喷雾经面罩或口器（mouthpiece）给予，20%溶液每次3～5ml，10%溶液每次6～10ml，每日3～4次。如果必要，可以每2～6h给予20%溶液1～10ml或10%溶液2～20ml。它也可以每隔1h直接经气管内滴入1～2ml的10%～20%的溶液。机械吸出液化的分泌物可能是必需的，并且不能使用含有铁、铜或者橡胶成分的雾化器。

乙酰半胱氨酸作为黏液溶解药用于口服，将其锭剂或颗粒剂或泡腾片溶解于水中，每日1次服用600mg，或分3次服用。

在**干眼症**（第1959页）伴随产生异常黏液的治疗中，常常是给予含羟丙甲纤维素的5%乙酰半胱氨酸溶

液，每日 3～4 次滴眼。在一些情况下也要用浓度更高的溶液。

静脉输注或者口服乙酰半胱氨酸用于治疗**对乙酰氨基酚中毒**（见下文）。

- 如果静脉给药：初始 15min（英国）或 60min（美国）按 150mg/kg（最大 16.5g）给药，溶解于 200ml 5%的葡萄糖注射液中静滴，随后以 50mg/kg（最大 5.5g）溶解在 500ml 5%的葡萄糖注射液中输注 4h，最后在接下来的 16h，以 100mg/kg（最大 11g）溶解在 1L 葡萄糖注射液中输注。当 5%的葡萄糖注射液不适合应用时可以使用 0.9%氯化钠注射液。
- 如果口服：初始剂量为 140mg/kg 溶解成 5%的溶液，随后以剂量 70mg/kg，每 4h 一次，给予 17 个剂量。

据报道，在服用对乙酰氨基酚过量 8h 内，使用乙酰半胱氨酸最有效，以后机体保护效应逐渐减弱。尽管如此，开始使用乙酰半胱氨酸较迟时（24h 或更长）仍然有益。

乙酰半胱氨酸可能用于特发性肺纤维化的治疗（见下文的**间质性肺病**）。

儿童剂量，见下文。

1. Atkinson MC. The use of N-acetylcysteine in intensive care. *Crit Care Resusc* 2002; **4:** 21–7.
2. Dekhuijzen PNR. Antioxidant properties of *N*-acetylcysteine: their relevance in relation to chronic obstructive pulmonary disease. *Eur Respir J* 2004; **23:** 629–36.
3. Guerin J-C, *et al.* Le stress oxydatif en pathologie broncho-pulmonaire: apport de la N-acétyl-cystéine (NAC). *Rev Pneumol Clin* 2005; **61:** 16–21.
4. Aitio M-L. N-acetylcysteine—passe-partout or much ado about nothing? *Br J Clin Pharmacol* 2006; **61:** 5–15.
5. Dekhuijzen PN. Acetylcysteine in de behandeling van ernstige COPD. *Ned Tijdschr Geneeskd* 2006; **150:** 1222–6.

儿童用法 乙酰半胱氨酸利用其黏液溶解作用来治疗具有急性咳嗽的呼吸综合征。用于儿童的剂量与成人的类似。它可以通过喷雾经面罩或口器给予，20%溶液每次 3～5ml，10%溶液每次 6～10ml，每日 3～4 次。如果必要，可以每 2～6h 给予 20%溶液每次 1～10ml 或 10%溶液 2～20ml。它也可以每隔 1h 直接经气管内滴入 1～2ml 的 10%～20%的溶液。

乙酰半胱氨酸也可以多种剂量形式进行口服使用。准许剂量和年龄范围可因各国甚至各种制剂的不同而异。例如，在法国，儿童可以使用以下剂量：

- 1 个月～2 岁：每次 100mg，每日 2 次；
- 2～7 岁：每次 200mg，每日 2 次；
- 7 岁及以上儿童：每次 200mg，每日 3 次（成人剂量）。

而在德国和瑞士，2 岁以下儿童更常用的剂量是每次 50mg，每日 2 次或 3 次。

BNFC 2010/11 声明，乙酰半胱氨酸用于治疗具有**囊性纤维化**的患儿胎粪性肠梗阻和远端阻塞综合征的证据是不足的。该用法虽然在英国未被许可，但如果要应用，*BNFC 2010/11* 建议口服 200～400mg 的乙酰半胱氨酸来治疗新生儿胎粪性肠梗阻，每日 3 次。治疗患囊性纤维化儿童的远端肠梗阻综合征，推荐口服单次剂量如下：

- 1 个月～2 岁：0.4～3g；
- 2～7 岁：2～3g；
- 7～18 岁：4～6g。

预防远端肠梗阻综合征，推荐使用的口服剂量如下：

- 1 个月～2 岁：100～200mg，每日 3 次；
- 2～12 岁：200mg，每日 3 次；
- 12～18 岁：200～400mg，每日 3 次。

也可将注射剂浓度稀释到 50mg/ml，用于口服。可用橙汁、黑加仑汁或可乐稀释以掩盖苦味。

在**干眼症**伴随产生异常黏液的治疗中，常常是给予含羟丙甲纤维素的 5%乙酰半胱氨酸溶液，与成人剂量相同，每日 3～4 次滴眼。

乙酰半胱氨酸经静脉注射或口服可以治疗**对乙酰氨基酚中毒**。尽管静脉注射的量有所修改，儿童的剂量与成人的剂量仍然类似（见上文**用途和用法**及第102页**过量**）。*BNFC 2010/11* 推荐的静脉注射用量如下：

- 新生儿～5 岁（或体重低于 20kg）：初始 15min 按 150mg/kg 给药，溶于 5%的葡萄糖溶液 3ml/kg，随后以 50mg/kg 溶解于 7ml/kg 5%的葡萄糖溶液输注 4h，最后以 100mg/kg 溶解于 14ml/kg 5%的葡萄糖溶液输注 16h；
- 5～12 岁（或体重超过 20kg）：初始 15min 按 150mg/kg 给药，溶于 100ml 5%的葡萄糖溶液，随后以 50mg/kg 溶解于 250ml 5%的葡萄糖溶液输注 4h，最后以 100mg/kg 溶解于 500ml 5%的葡萄糖溶液输注 16h；
- 12～18 岁：成人剂量。

美国批准的儿童口服剂量：初始 140mg/kg，随后以 70mg/kg 每 4h 1 次，给予 17 个剂量。

焦虑症 一项小型的双盲研究[1]发现，口服乙酰半胱氨酸（每日 1.2～2.4g）相比安慰剂，对伴有拔头发患者的拔头发症状有显著改善。

1. Grant JE, *et al.* N-acetylcysteine, a glutamate modulator, in the treatment of trichotillomania: a double-blind, placebo-controlled study. *Arch Gen Psychiatry* 2009; **66:** 756–63.

曲菌病 尽管它不是讨论过的标准治疗法之一（第493页），但在有曲霉肿的腔中局部滴入乙酰半胱氨酸已用于治疗曲霉肿[1]。在体外试验的一些证据显示，乙酰半胱氨酸对曲霉和镰孢菌有抑制作用[2]。

1. Kauffman CA. Quandary about treatment of aspergillomas persists. *Lancet* 1996; **347:** 1640.
2. De Lucca AJ, *et al.* N-Acetylcysteine inhibits germination of conidia and growth of Aspergillus spp. and Fusarium spp. *Antimicrob Agents Chemother* 1996; **40:** 1274–6.

烧伤 烟雾吸入性损伤的儿童（见**烧伤**，第1505页）用 5000U 的肝素钠和浓度为 20%的乙酰半胱氨酸 3ml 联合治疗，在损伤后的最初 7 天每隔 2h 交替吸入一次，与过去方法比较可明显降低死亡率和重插管率[1]。

1. Desai MH, *et al.* Reduction in mortality in pediatric patients with inhalation injury with aerosolized heparin/N-acetylcystine [sic] therapy. *J Burn Care Rehabil* 1998; **19:** 210–12. Correction. *ibid.* 1999; **20:** 49.

囊性纤维化 黏液溶解药如乙酰半胱氨酸一般不考虑[1]用于治疗囊性纤维化的肺部表现（第157页）。

患有囊性纤维化患者的胎粪性肠梗阻（由于回肠末端和右结肠异常黏性内容物引起的肠梗阻[2]）随着胰酶应用症状大都消失，但当剂量不足时又会复发[3]，轻症病例可以用乙酰半胱氨酸治疗。口服，20%的乙酰半胱氨酸溶液 10ml，每日 4 次，与 10%的乙酰半胱氨酸溶液 100ml 灌肠，每日最多 4 次[2]，依据阻塞的程度而定。

针对胎粪性肠梗阻和远端梗阻综合征的患儿的推荐剂量，见上文**儿童用法**。

1. Duijvestijn YC, Brand PL. Systematic review of N-acetylcysteine in cystic fibrosis. *Acta Paediatr* 1999; **88:** 38–41.
2. Hanly JG, Fitzgerald MX. Meconium ileus equivalent in older patients with cystic fibrosis. *BMJ* 1983; **286:** 1411–13.
3. David TJ. Cystic fibrosis. *Arch Dis Child* 1990; **65:** 152–7.

间质性肺病 乙酰半胱氨酸、**泼尼松龙**与**硫唑嘌呤**合用于特发性肺纤维化的治疗（见**间质性肺病**，第1438页）。在随机对照试验中，乙酰半胱氨酸辅助治疗**间质性肺病**，每次口服 600mg，每日 3 次，与硫唑嘌呤和泼尼松龙标准疗法比较延缓了致命的肺容量损失[1]。

1. Demedts M, *et al.* High-dose acetylcysteine in idiopathic pulmonary fibrosis. *N Engl J Med* 2005; **353:** 2229–42.

肾病 据报道，乙酰半胱氨酸能改善有肝肾综合征患者的肾功能，并可以为等待肝移植[1]的这样的患者提供可能的过渡治疗。在慢性肾损伤的患者中可以用乙酰半胱氨酸来预防由于造影剂诱导引起的肾毒性，但是证明其有益的证据是不一致的，而且它的作用仍然有待研究，详见**泛影酸**的**不良反应**项下**对肾脏的影响**（第1410页）。

1. Holt S, *et al.* Improvement in renal function in hepatorenal syndrome with N-acetylcysteine. *Lancet* 1999; **353:** 294–5.

肝病 尽管报道过乙酰半胱氨酸对急性肝衰竭[1]的治疗有益，也有报道其对防护急性肝衰竭患者使用血管升压药[2]所导致的组织缺氧有效，但这些主要是小规模试验，临床上还有待研究[1]。它对原位肝移植患者没有治疗作用[3,4]。

关于在肝肾综合征方面的使用，见上文**肾病**项下。关于由对乙酰氨基酚过量引起的肝损伤见**对乙酰氨基酚**项下**过量**（第102页）。

1. Sklar GE, Subramaniam M. Acetylcysteine treatment for non-acetaminophen-induced acute liver failure. *Ann Pharmacother* 2004; **38:** 498–501.
2. Caraceni P, Van Thiel DH. Acute liver failure. *Lancet* 1995; **345:** 163–9.
3. Bromley PN, *et al.* Effects of intraoperative N-acetylcysteine in orthotopic liver transplantation. *Br J Anaesth* 1995; **75:** 352–4.
4. Steib A, *et al.* Does N-acetylcysteine improve hemodynamics and graft function in liver transplantation? *Liver Transpl Surg* 1998; **4:** 152–7.

胎粪性肠梗阻 关于乙酰半胱氨酸用于治疗婴儿胎粪性肠梗阻见上文**囊性纤维化**。

心肌梗死 一些研究建议，溶栓法治疗急性心肌梗死（第1135页）患者中添加静脉注射乙酰半胱氨酸可能有益[1,2]。越来越多的综述显示乙酰半胱氨酸作为一种调节剂治疗心肌梗死或有心肌梗死风险的患者的价值[3,4]。

1. Arstall MA, *et al.* N-Acetylcysteine in combination with nitroglycerin and streptokinase for the treatment of evolving acute myocardial infarction: safety and biochemical effects. *Circulation* 1995; **92:** 2855–62.
2. Šochman J, *et al.* Infarct size limitation: acute N-acetylcysteine defense (ISLAND trial): preliminary analysis and report after the first 30 patients. *Clin Cardiol* 1996; **19:** 94–100.
3. Marchetti G, *et al.* Use of N-acetylcysteine in the management of coronary artery diseases. *Cardiologia* 1999; **44:** 633–7.
4. Sochman J. N-acetylcysteine in acute cardiology: 10 years later: what do we know and what would we like to know?! *J Am Coll Cardiol* 2002; **39:** 1422–8.

硝酸盐耐受 乙酰半胱氨酸能加强硝酸甘油[1]在外周和冠状动脉产生的作用。一些研究[2～5]也显示，乙酰半胱氨酸能逆转冠心病和心衰的患者对硝酸盐的耐受作用，其他研究未显示有任何益处[6]，即使可能有一个特殊的亚组有效[5]。克服硝酸盐耐受的各种方法已经在第1249页讨论过了。

1. Horowitz JD, *et al.* Combined use of nitroglycerin and N-acetylcysteine in the management of unstable angina pectoris. *Circulation* 1988; **77:** 787–94.
2. Packer M, *et al.* Prevention and reversal of nitrate tolerance in patients with congestive heart failure. *N Engl J Med* 1987; **317:** 799–804.
3. May DC, *et al.* In vivo induction and reversal of nitroglycerin tolerance in human coronary arteries. *N Engl J Med* 1987; **317:** 805–9.
4. Boesgaard S, *et al.* Preventive administration of intravenous N-acetylcysteine and development of tolerance to isosorbide dinitrate in patients with angina pectoris. *Circulation* 1992; **85:** 143–9.
5. Pizzulli L, *et al.* N-acetylcysteine attenuates nitroglycerin tolerance in patients with angina pectoris and normal left ventricular function. *Am J Cardiol* 1997; **79:** 28–33.
6. Hogan JC, *et al.* Chronic administration of N-acetylcysteine fails to prevent nitrate tolerance in patients with stable angina pectoris. *Br J Clin Pharmacol* 1990; **30:** 573–7.

中毒和毒性 研究显示，乙酰半胱氨酸具有潜在的治疗各种中毒的作用[1]，但是只有治疗对乙酰氨基酚急性中毒是被普遍接受的。

1. Chyka PA, *et al.* Utility of acetylcysteine in treating poisonings and adverse drug reactions. *Drug Safety* 2000; **22:** 123–48.

四氯化碳 用来治疗四氯化碳中毒在第1945页讨论。报道显示，迅速静脉注射乙酰半胱氨酸可以减少由于四氯化碳急性中毒所致的肝损伤[1,2]。乙酰半胱氨酸用于支持治疗时，初始剂量与用于治疗对乙酰氨基酚中毒时相同，但四氯化碳半衰期比对乙酰氨基酚长，用乙酰半胱氨酸治疗持续时间需延长[3]。

1. Ruprah M, *et al.* Acute carbon tetrachloride poisoning in 19 patients: implications for diagnosis and treatment. *Lancet* 1985; **i:** 1027–9.
2. Mathieson PW, *et al.* Survival after massive ingestion of carbon tetrachloride treated by intravenous infusion of acetylcysteine. *Hum Toxicol* 1985; **4:** 627–31.
3. Meredith TJ, *et al.* Diagnosis and treatment of acute poisoning with volatile substances. *Hum Toxicol* 1989; **8:** 277–86.

对乙酰氨基酚 乙酰半胱氨酸可作为对乙酰氨基酚过量（第102页）的解毒剂。尽管可能会发生过敏性反应，但考虑到吸附作用和活性炭对口服吸收的影响，英国常常静脉应用乙酰半胱氨酸[1]。在美国，口服已经作为常规给药途径，尽管乙酰半胱氨酸溶液有令人不快的气味和味道，没有证据表明活性炭减弱其活性[2,3]。现在在美国，静脉注射也已经获得许可。口服和静脉注射似乎具有相同的疗效[4]。口服给药的缺点是对有恶心和呕吐的患者无效，这发生在大多数重度中毒的患者中，吸收延迟可能也备受关注，尤其在临近危急的 8h 间隔末时。然而，口服剂量吸收后全部通过肝在中毒部位产生高局部浓度[5]。一些学者认为，静脉途径更可靠，只需很少剂量和很短的治疗持续时间[6]。静脉注射的主要缺点是过敏性反应。尽管在对乙酰氨基酚中毒的患者中这些反应不常见，也有过罕见的死亡的报道。哮喘的患者发生过敏的风险特别高（也可见上文**注意事项**项下）[5]。为了降低严重不良反应采用静脉滴注初始剂量的乙酰半胱氨酸 60min 以上而不采用常规的 15min。而且，一个多中心随机试验发现，60min 输注法与常规的 15min 输注法比较不良反应没有减少[7]。对那些发现晚或恶心和呕吐或有吸收问题的重度中毒患者，建议优先使用乙酰半胱氨酸静脉注射。对于那些发现早且没有并发症的轻度至中度中毒患者或伴有哮喘的中毒患者，优先考虑口服给药[5,8]。无论哪一种途径给药，预防严重肝损伤需要单独考虑的最重要的因素是给药间隔[4,5]。

1. Vale JA, Proudfoot AT. Paracetamol (acetaminophen) poisoning. *Lancet* 1995; **346:** 547–52.
2. Bowden CA, Krenzelok EP. Clinical applications of commonly used contemporary antidotes: a US perspective. *Drug Safety* 1997; **16:** 9–47.
3. Heard KJ. Acetylcysteine for acetaminophen poisoning. *N Engl J Med* 2008; **359:** 285–92.
4. Brok J, *et al.* Interventions for paracetamol (acetaminophen) overdose. Available in The Cochrane Database of Systematic Reviews; Issue 2. Chichester: John Wiley; 2006 (accessed 13/10/06).
5. Prescott L. Oral or intravenous *N*-acetylcysteine for acetaminophen poisoning? *Ann Emerg Med* 2005; **45:** 409–13.
6. Anonymous. Acetylcysteine (Acetadote) for acetaminophen overdosage. *Med Lett Drugs Ther* 2005; **47:** 70–1.
7. Kerr F, *et al.* The Australasian Clinical Toxicology Investigators

Collaboration randomized trial of different loading infusion rates of N-acetylcysteine. *Ann Emerg Med* 2005; **45:** 402–8.
8. Kanter MZ. Comparison of oral and i.v. acetylcysteine in the treatment of acetaminophen poisoning. *Am J Health-Syst Pharm* 2006; **63:** 1821–7.

呼吸系统病症 乙酰半胱氨酸作为一种黏液溶解药（第1476页），用于伴随咳嗽的各种呼吸系统病症，尽管黏液溶解药在治疗慢性支气管炎或慢性阻塞性肺疾病中的益处有争议，但有些证据显示它们有减少病情恶化的作用（第1075页）。然而，采用双盲多中心试验研究，对于慢性阻塞性肺疾病的患者并没有找到相关证据证明每日口服乙酰半胱氨酸 600mg 能减少病情的恶化[1]，像在这种情况中的大多其他干涉一样，它也不显示具有抑制肺功能的衰退率的作用。

关于肝素和乙酰半胱氨酸雾化给药治疗吸入性损伤，见上文**烧伤**。有建议静脉注射乙酰半胱氨酸也可用于治疗急性呼吸窘迫综合征（ARDS，第1431页）[2,3]，很可能是由于它的自由基清除效应[2,3]，但是在已经确定的 ARDS 患者中对照研究未显示有益[4,5]。

乙酰半胱氨酸可用于治疗特发性肺纤维化（见上文**间质性肺病**）。也可见上文关于乙酰半胱氨酸在**囊性纤维化**治疗中的应用。

1. Decramer M, *et al.* Effects of N-acetylcysteine on outcomes in chronic obstructive pulmonary disease (Bronchitis Randomized on NAC Cost-Utility Study, BRONCUS): a randomised placebo-controlled trial. *Lancet* 2005; **365:** 1552–60.
2. Bernard GR. Potential of N-acetylcysteine as treatment for the adult respiratory distress syndrome. *Eur Respir J* 1990; **3** (suppl 11): 496S–498S.
3. Skolnick A. Inflammation-mediator blockers may be weapons against sepsis syndrome. *JAMA* 1990; **263:** 930–1.
4. Jepsen S, *et al.* Antioxidant treatment with N-acetylcysteine during adult respiratory distress syndrome: a prospective, randomized, placebo-controlled study. *Crit Care Med* 1992; **20:** 918–23.
5. Domenighetti G, *et al.* Treatment with N-acetylcysteine during acute respiratory distress syndrome: a randomized, double-blind, placebo-controlled clinical study. *J Crit Care* 1997; **12:** 177–82.

硬皮病 有报道乙酰半胱氨酸对硬皮病造成的雷诺综合征有益处（见第1734页）。

制剂

BP 2010: Acetylcysteine Injection;
USP 33: Acetylcysteine and Isoproterenol Hydrochloride Inhalation Solution; Acetylcysteine Solution.

专利制剂

Arg.: AC Lan; Acemuk; ***Austral.:*** Mucomyst; Parvolex†; ***Austria:*** ACC; Aeromuc; Aerosolv†; Bronchohexal†; Bronchoplus†; Cimelin†; Cimexyl†; Fluimucil; Husten ACC; Hustenloser; Mucobene; Mucomyst†; NAC†; Siccoral†; ***Belg.:*** Docacetyl; Lysodrop†; Lysomucil; Lysox; Mucomyst†; Pectomucil; ***Braz.:*** Bromuc; Flucistein; Fluimucil; Fluimucil Solucao Nasal; Fluiteina; NAC; ***Canad.:*** Mucomyst; Parvolex; ***Chile:*** Fluimucil; Mucolitico; ***Cz.:*** ACC; Broncholysin†; Fluimucil; Mucobene; NAC; Solmucol; ***Denm.:*** Granon; Kuril; Mucolysin; Mucomyst; ***Fin.:*** Mucomyst; Mucoporetta; ***Fr.:*** Broncoclar; Codotussyl Expectorant; Exomuc; Fluimucil; Genac; Humex Expectorant; Mucolator; Mucomyst; Mucomystendo; Mucospire; Tixair†; ***Ger.:*** ACC; Acemuc; Acetabs; Acetyst; Bromuc†; Fluimucil; Muciteran†; Mucret†; Myxofat; NAC; Siran†; ***Gr.:*** Bioscal; Chricetyl; Cross; Elicor; Fluimucil; Flumil Antidoto; Flustaren; Hevox; Kantrenol; Mucomyst; Neocof; Ovocti; Panfaco; Parvolex; Saloril; Spacyl; Trebon-N; Vaden; Vedilan-T; Vlenolys; ***Hong Kong:*** Exomuc; Fluimucil; Hidonac; Madame Pearl's Mucolytic; Mutamso; Parvolex†; Solmucol; ***Hung.:*** Ac-Pulmin†; ACC; Fluimucil; NAC†; Solmucol; Solv-Ac T†; Sputopur; ***India:*** Mucomix; ***Indon.:*** Fluimucil; Hidonac; Pectocil; Simucil; ***Irl.:*** Parvolex; ***Israel:*** Mucomyst†; Reolin; RheuNAC; Siran; ***Ital.:*** Altersol; Brunac; Fluimucil; Hidonac; Mucisol; Mucofial; Mucofrin; Mucoxan; Solmucol; Tirocular; Ultraflu†; ***Malaysia:*** Acetin; Fluimucil; Hidonac; Mucolator; Parvolex†; ***Mex.:*** ACC; ***Mon.:*** Euronac; ***Neth.:*** Bisolbruis; Fluimucil; Mucomyst†; Solmucol; ***Norw.:*** Bronkyl; Mucomyst; ***NZ:*** Parvolex; ***Philipp.:*** Broncoflem; Fluimucil; Hidonac; Pharcetil; Solmucol†; ***Pol.:*** ACC; Fluimucil; Syntemucol; Tussicom; ***Port.:*** Bluval; Cetussin; Fluimucil; Flumil; Mucolator; Pulmosal; Tirocular; ***Rus.:*** ACC (АЦЦ); Exomuc (Экзомюк)†; Fluimucil (Флуимуцил); Muconex (Муконекс); NAC (Н-АЦ); ***S.Afr.:*** ACC; Mucolator; Parvolex; Solmucol; ***Singapore:*** Fluimucil†; L-Cimexyl; Parvolex; Solmucol; Spatam; ***Spain:*** Fluimucil; Flumil; Flumil Antidoto; Frenacil; Mucofeval; Mucolibex; Ratiomucol; Solmucol†; ***Swed.:*** Mucomyst†; Viskoferm; ***Switz.:*** ACC; Acemucol; DemoLibral; Dynamucil; Ecomucyl; Fluimucil; Fluimucil toux grasse; L-Cimexyl†; Muco-Mepha; Muco-X; Mucofluid; Mucostop; NeoCitran Expectorant; Robitussin Expectorant†; Secresol; Solmucol; ***Thai.:*** Acetin; Alistine; Flemex-AC; Flucil; Fluimucil; Hidonac; Mucil; Mucocil; Mucolise; Mucotic; Mucoza†; Mysoven; NAC; Simucin; Stenac; ***Turk.:*** Asist; Brunac; Extal; Mentopin; Muconex; Mukosetil; NAC; Oxxa; ***UK:*** Parvolex; ***Ukr.:*** ACC (АЦЦ); Acestad (Ацестад); Acetal C (Ацетал С); ***USA:*** Acetadote; Mucomyst.

多组分制剂 ***Arg.:*** Acemuk Biotic; Acemuk L; ***Braz.:*** Accuvit; Rinofluimucil; ***Fr.:*** Rhinofluimucil; ***Hong Kong:*** Rinofluimucil†; ***Hung.:*** Rinofluimucil; ***Indon.:*** Dorbigot; nutrivision; Proview; Sistenol; ***Irl.:*** Ilube; ***Ital.:*** Broncosulfur; Migel; Rinofluimucil; ***Philipp.:*** Lungcaire Plus; ***Port.:*** Rinofluimucil; ***Rus.:*** Rinofluimucil (Ринофлуимуцил); ***Singapore:*** Hidonac; ***Spain:*** Flumil Antibiotico; Rinoflumil; ***Switz.:*** Fluimucil Grippe Day & Night; Rinofluimucil; Solmucaine; Solmucalm; ***Thai.:*** Fluimucil Antibiotic†; Rinofluimucil†; ***UK:*** Ilube; ***USA:*** Cerefolin NAC; Diabetiks; PowerMate.

Acetyldihydrocodeine Hydrochloride 盐酸醋氢可待因

Acetildihidrocodeína, hidrocloruro de. 4,5-Epoxy-3-methoxy-9a-methylmorphinan-6-yl acetate hydrochloride.

Ацетилдигидрокодеина Гидрохлорид

$C_{20}H_{25}NO_4,HCl = 379.9.$
CAS — 3861-72-1 (acetyldihydrocodeine).
ATC — R05DA12.
ATC Vet — QR05DA12.

(acetyldihydrocodeine)

简介

盐酸醋氢可待因是阿片类衍生物，与双氢可待因（第46页）相似。作为中枢性镇咳药已用于无痰干咳（第1476页），口服给药常用剂量为每日 20～50mg，单次剂量不超过 20mg。

制剂

专利制剂

Belg.: Acetylcodone†.

Ambroxol Hydrochloride（*BANM, rINNM*）盐酸氨溴索

Ambroksolihydrokloridi; Ambroksolio hidrochloridas; Ambroxol, chlorhydrate d'; Ambroxol hydrochlorid; Ambroxol-hidroklorid; Ambroxolhydroklorid; Ambroxoli hydrochloridum; Hidrocloruro de ambroxol; NA-872 (ambroxol). *trans*-4-(2-Amino-3,5-dibromobenzylamino)cyclohexanol hydrochloride.

Амброксола Гидрохлорид

$C_{13}H_{18}Br_2N_2O,HCl = 414.6.$
CAS — 18683-91-5 (ambroxol); 15942-05-9 (ambroxol hydrochloride); 23828-92-4 (ambroxol hydrochloride).
ATC — R05CB06.
ATC Vet — QR05CB06.
UNII — CC995ZMV90.

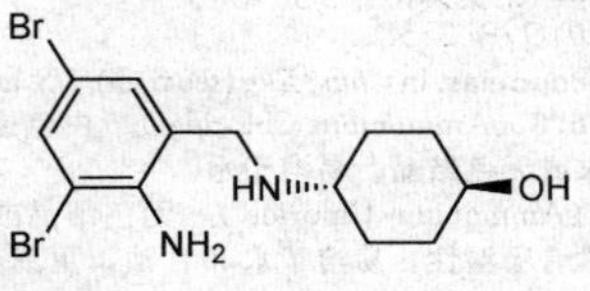

(ambroxol)

Pharmacopoeias. In *Chin.* and *Eur.* (see p.vii).

Ph. Eur. 6. 8（Ambroxol Hydrochloride） 白色或淡黄色结晶性粉末。略溶于水；几乎不溶于二氯甲烷；溶于甲醇。1%水溶液的 pH 值为 4.5～6.0。避光。

简介

氨溴索是溴己新（第1481页）的代谢产物，类似地作为一种黏液溶解药使用。它也具有局部麻醉特性，每日常用剂量为口服其盐酸盐 60～120mg，分 2 次服用。氨溴索也可采用吸入、注射或直肠给药。它也可作为含片以缓解喉痛。

1. Schutz A, *et al.* Local anaesthetic properties of ambroxol hydrochloride lozenges in view of sore throat: clinical proof of concept. *Arzneimittelforschung* 2002; **52:** 194–9.
2. Beeh KM, *et al.* Antiinflammatory properties of ambroxol. *Eur J Med Res* 2008; **13:** 557–62.
3. Malerba M, Ragnoli B. Ambroxol in the 21st century: pharmacological and clinical update. *Expert Opin Drug Metab Toxicol* 2008; **4:** 1119–29.
4. de Mey C, *et al.* Efficacy and safety of ambroxol lozenges in the treatment of acute uncomplicated sore throat: EBM-based clinical documentation. *Arzneimittelforschung* 2008; **58:** 557–68.

不良反应 *超敏反应* 曾有氨溴索诱导接触性皮炎的报道[1,2]，在某例检测患者中未发现对溴己新发生交叉过敏。

1. Mancuso G, Berdondini RM. Contact allergy to ambroxol. *Contact Dermatitis* 1989; **20:** 154.
2. Monzón S, *et al.* Ambroxol-induced systemic contact dermatitis confirmed by positive patch test. *Allergol Immunopathol (Madr)* 2009; **37:** 167–8.

药动学 氨溴索药动学研究的参考文献如下。

1. Hammer R, *et al.* Speziesvergleich in Pharmakokinetik und Metabolismus von NA 872 Cl Ambroxol bei Ratte, Kaninchen, Hund und Mensch. *Arzneimittelforschung* 1978; **28:** 899–903.
2. Jauch R, *et al.* Ambroxol, Untersuchungen zum Stoffwechsel beim Menschen und zum quantitativen Nachweis in biologischen Proben. *Arzneimittelforschung* 1978; **28:** 904–11.
3. Vergin H, *et al.* Untersuchungen zur Pharmakokinetik und Bioäquivalenz unterscheidlicher Darreichungsformen von Ambroxol. *Arzneimittelforschung* 1985; **35:** 1591–5.

呼吸系统病症 氨溴索应用于慢性支气管炎（第1075页）或慢性阻塞性肺疾病（COPD，第1075页）患者时得到的结果很混杂[1~3]，在一项随机试验中，它在治疗慢性阻塞性肺疾病急剧恶化时与安慰剂相比并无更好效果，然而，在一个患有更严重疾病的亚组中使用氨溴索时，患者病情出现恶化的人数减少[4]。母亲服用氨溴索来预防新生儿呼吸窘迫综合征（第1440页）时往往无效[5]，虽然它在婴儿的疾病确诊后早期治疗有适当疗效[6,7]。

患有肺泡蛋白沉积症但拒绝肺部灌洗的患者吸入氨溴索气雾剂能产生很好疗效[8]。

作为黏液溶解药在排痰性咳嗽中的使用见第1476页。

1. Olivieri D, *et al.* Ambroxol for the prevention of chronic exacerbations: long-term multicenter trial: protective effect of ambroxol against winter semester exacerbations: a double-blind study versus placebo. *Respiration* 1987; **51** (suppl 1): 42–51.
2. Guyatt GH, *et al.* A controlled trial of ambroxol in chronic bronchitis. *Chest* 1987; **92:** 618–20.
3. Alcozer G, *et al.* Prevention of chronic bronchitis exacerbations with ambroxol (Mucosolvan Retard): an open, long-term, multicenter study in 5,635 patients. *Respiration* 1989; **55** (suppl 1): 84–96.
4. Malerba M, *et al.* Effect of twelve-months therapy with oral ambroxol in preventing exacerbations in patients with COPD: double-blind, randomized, multicenter, placebo-controlled study (the AMETHIST Trial). *Pulm Pharmacol Ther* 2004; **17:** 27–34.
5. Dani C, *et al.* Antenatal ambroxol treatment does not prevent the respiratory distress syndrome in premature infants. *Eur J Pediatr* 1997; **156:** 392–3.
6. Wauer RR, *et al.* Randomized double blind trial of Ambroxol for the treatment of respiratory distress syndrome. *Eur J Pediatr* 1992; **151:** 357–63.
7. Schmalisch G, *et al.* Changes in pulmonary function in preterm infants recovering from RDS following early treatment with ambroxol: results of a randomized trial. *Pediatr Pulmonol* 1999; **27:** 104–12.
8. Diaz JP, *et al.* Response to surfactant activator (ambroxol) in alveolar proteinosis. *Lancet* 1984; **i:** 1023.

促尿酸排除作用 48 名健康男性受试者参加了研究氨溴索排尿酸效应的研究[1]。降低血浆尿酸浓度的最小有效剂量为每日 250～500mg，分 2 次服用。尽管这些剂量比治疗支气管肺病所用的剂量高，但每日高达 1g 剂量仍有良好的耐受性。

1. Oosterhuis B, *et al.* Dose-dependent uricosuric effect of ambroxol. *Eur J Clin Pharmacol* 1993; **44:** 237–41.

制剂

专利制剂

Arg.: Ambril; Apracur Expectorante; Bronquisedan Ninos; Cortos; Expectosan Novo Te Caliente; Mucosolvon; Tavinex Expectorante; Tavinex Expectabs; Teosona Expectorante; Tosambrex; Tosedrin Jarabe; ***Austria:*** Ambrobene; Ambrohexal; Ambrolan†; Ambronorm†; Bisolaryn†; Broxol†; Mucoangin; Mucosolvan; Sekretovit†; ***Belg.:*** Mucoangin; Surbronc; ***Braz.:*** Ambrizol†; Ambroflux; Ambrol†; Ambroten; Ambrox†; Anabron; Broncoflux; Bronxol; Expectuss; Fluibron; Fluidin; Fluxol†; Mucibron; Mucoclean†; Mucolin; Mucosolvan; Mucoxolan; Neossolvan; Pulmosolvan†; Spectoflux; Surfactil†; ***Chile:*** Broncot; Esanflu; Fluibron; Fluomit; Mintamox; Mucosolvan; Muxol; Tocalm; ***Cz.:*** Ambex; Ambrobene; Ambrosan; Ambrospray; Bronchopront†; Dignobroxol†; Dr Rentschler Hustenloser; Fervex†; Flavamed; Halixol; Mucosin; Mucosolvan; Neo-Bronchol; Solvolan; ***Denm.:*** Mucoangin; ***Fin.:*** Flavamed; ***Fr.:*** Lysopadol; Muxol; Surbronc; ***Ger.:*** Ambril†; Ambro-Puren†; Ambro†; Ambrobeta; Ambrodoc†; Ambrohexal; Ambroinfant†; Ambrolos†; Bronchopront†; Bronchowern†; duramucal†; Expit; frenopect; Frubizin akut†; Larylin Husten-Loser Pastillen; Lindoxyl; Mucoangin; Mucosolvan; Padiamuc; Pulmotin Hustenloser†; Sigabroxol†; stas-Hustenloser†; tuss†; ***Gr.:*** Abrobion; Abrolen; Afrodor; Amboral; Ambri-Xil; Ambromyc; Anavix; Apochralen; Aprinol; Auroxidol; Auroxol; Broxol; Bunafon; Celibron; Dolcevin; Ebertuss; Effercet; Erosil; Famucosolv; Fluibrox; Grenovix; Hivotex; Kriolen; Lextarol; Lisopulm; Mavixan; Mucolin; Mucosolvan; Mucovix; Nabelon; Nibren; Olbenorm; Pharmaprol; Provixen-N; Puntol; Respirol; Saribal; Stefolant; Strubelin; Tevoril; Tosse; Tussefar; Zyrantol; ***Hong Kong:*** Amxol; Bronchopront†; Lambroxol; Marbroxol; Max; Mucobrox; Mucosolvan; Qualisolvon; ***Hung.:*** Ambrobene; Ambrohexal†; Bronchopront†; Halixol; Mucoangin; Solvolan†; ***India:*** Acocontin†; Acolyt†; Ambrodil; Inhalex; ***Indon.:*** Ambril; Berea; Brommer; Bronchopront; Broncozol; Broxal; Cystelis; Epexol; Extropect; Gunapect†; Interpec; Lapimuc; Limoxin; Molapect; Mucera; Mucolica; Mucopect; Mucos; Mucoxol; Nufanibrox; Roverton; Silopect; Sohopec; Transbroncho; Transmuco; ***Ital.:*** Ambrotus; Amobronc; Atus; Broxol; Brufix; Fluibron; Fluixol; Lintos; Muciclar; Mucoaricodil; Mucobron; Mucosolvan; Secretil; Surfactal; Tauxolo; Viscomucil; ***Jpn:*** Mucosal; Mucosolvan; ***Malaysia:*** Amtuss; Amxol; Axol; Mucosolvan; Shinoxol; Strepsils Chesty Cough; ***Mex.:*** Ambrofur; Amocol; Axol; Balsibron; Bionoxol; Boxolam†; Brogal; Bronolban; Brosolan; Broxaquim; Broxofar; Broxoffler; Broxol; Broxolim; Cloxan; Ebromin; Euroxol; Exabrol†; Expeflen; Ital-Ultra; Loexom; Loxibrin†; Mucibron; Mucoangin; Mucosolvan; Mucovibrol; Mucovibrol T†; Mucoxol; Musalten; Musvan; Oxolvan; Prospec; Protitus; Randex; Sekretovit; Septacin; Seraxol-S; Solpat; Tobrin; Trimexine; Tunitol-BX; Tusibron; Ulax-F; Viaxol; Weiscal; ***Neth.:*** Mucoangin; ***Philipp.:*** AMB; Ambroday; Ambrolex; Ambromax; Atrivex; Brocof; Bromace; Bromacef; Broxan; Broxifil; Broxil-M; Broxitrol; Broxolvan†; Exolpen; Expel; Genox; Medibron; Mepebrox†; Mucosolin; Mucosolvan; Mucovis; Mucusurf; Phlemasol; Pontef†; Pulmobrol; Relicof; Resbron; Sinecod Exp; Sobromer; Strepsils Chesty Cough; Sybron; Venteze; Voxoll; Zircam; Zobrixol; ***Pol.:*** Aflegan; Ambro; Ambrohexal; Ambroksol; Ambrosan; Ambrosol; Deflegmin; Entus; Flavamed; Mucoangin; Mucosolvan; Mukobron†; Tussal Expectorans; ***Port.:*** Benflux; Bromax; Broncoliber; Bronxol; Drenoxol; Fluidox; Fluidrenol; Hipotosse; Lactucol; Mucodrenol; Mucosolvan; Mucotosse; ***Rus.:*** Ambrobene (Амбробене); Ambrohexal (Амброгексал); Ambrosan (Амбросан); Ambrosol (Амбросол)†; Bronchorus (Бронхорус); Bronchowern (Бронховерн); Halixol (Халиксол); Lasolvan (Лазолван); Medovent (Медовент)†; Suprima-Kof (Суприма-Коф); ***Singapore:*** Amxol; Axol; Max; Mucosolvan; Shinoxol; ***Spain:*** Ambrolitic; Dinobroxol; Motosol; Mucibron; Mucosan; Naxpa; ***Swed.:*** Mucoangin; ***Switz.:*** Lysopaine dol Ambroxol; Mucabrox; Mucoangin; Mucosolvon; ***Thai.:*** Ambixol; Ambrocin; Ambrol†; Ambrolex; Ambrolytic; Ambrox; Ambroxan; Ampromed; Amtuss; Amxol; Bro-Am; Broncol†; Broxol; Max†; Medovent; Misovan; Movent;

Mubroxol; Muco; Mucobrox; Mucodic; Mucolan†; Mucolax; Mucolid; Mucolyse; Mucomed; Mucopect†; Mucosal; Mucosolvan; Mucovon; Mucoxine; Mucozan†; Musocan; Nucobrox; Polibroxol; Secretin; Simusol; Strepsils Chesty Cough; Streptuss-AX; ***Turk.:*** Ambreks; Ambrol; Cofitus; Fluibron; Mukoral; Pulmor; Sekrol; Tusilin; Tusol; Tusulin; ***UAE:*** Mucum; ***Ukr.:*** Ambrobene (Амбробене); Ambrohexal (Амброгексал); Ambrotard (Амбротард); Flavamed (Флавамед); Lasolvan (Лазолван); Medox (Медокс); ***Venez.:*** Ambril; Ambromuco; Ambrox; Benflux; Brocantol; Bronchopront; Litusix; Misulvan; Mucoangin; Mucorama; Mucosolvan; Muxen; Xolvax.

多组分制剂 ***Arg.:*** Amoxidal Respiratorio; Amoxidal Respiratorio Duo; Amoxigrand Bronquial; Amoxipenil Bronquial; Aseptobron Respiratorio; Bronquisedan; Bronquisedan Mucolitico; Cefacilina Bronquial; Ideobron; Letondal; Lorabrox; Muco Dosodos; Muco Dosodos Biotic; Mucoprednibron; Mucosolvon Compositum; No-Tos Biotic; Nobactam Bronquial; Oxibron NF; Oximar Respiratorio†; Pulmonix Plus; Toraxan; Trifamox Bronquial Duo; ***Austria:*** Mucospas; ***Chile:*** Ambrotos; ***Cz.:*** Doxycyclin Al Comp; ***Ger.:*** Ambrodoxy; Ambroxol AL comp; Ambroxol comp; Amdox-Puren†; Broncho-Euphyllin; Doxam†; Doximucol†; Doxy Comp; Doxy Lindoxyl†; Doxy Plus; Doxy-Wolff Mucolyt†; Sigamuc†; Spasmo-Mucosolvan; Terelit†; ***India:*** Ambrodil Plus; Ambrodil-S; Amcof; Amcold; Asthalin AX; Axalin; Axalin-AX†; Coscopin-BR; Kofarest; Mucaryl-AX; Novamox AX; Roxeptin-ME; Suprivent-A; ***Mex.:*** Acimox-Ex; Aeroflux; Alerfin Ex; Alexing; Ambodil-C; Aminoefedrison; Apomuxol; Balsibron-C; Biovicam Ex; Bisincof; Bolbamox†; Brogal Compositum; Brogal-T; Brogamax; Bromixol-C†; Bronar; Bronolban-M; Broquixol; Brosolan C; Broxofar Compuesto; Broxol Air; Broxol Plus; Broxolim-AM†; Broxolim-C; Brumax; Cefabroxil; Cibronal; Cobadex; Connex; Coricidin Expec; Dexbrolex; Dexol; Dexoltryn; Dinolan; Dizolvin-Flux; Dofaxil; Doralan-Ax; Ebromin P; Faribrox; Ferlex; Flamebin; Fludexol-CL; Fluvicil; Fluxibit; Fluxol; Fultac; Gimabrol; Histiacil NF; Laritol Ex; Linfarden; Loexom FC; Loexom FS; Loxorol; Mucoflux; Mucosolvan Compositum; Mucovibrol Amoxi; Mucovibrol C; Musaldox; Neumyn-AS; Pentibroxil; Plexus; Ravotaf; Removil; Rezplen; Rombox; Salamflux; Sekretovit Amoxi; Sekretovit Ex; Sensibit XP; Septacin Amoxi; Septacin Ex; Seraxol; Serbol; Sermoxol; Sibilex; Solbotex; Solcibrol; Tadinar-C; Tavexyl; TheraFlu Tenalif; Torva; Toxol; Ulax-C; Vanmoxol†; ***Port.:*** Clembroxol; Mucospas; Ventoliber; ***Rus.:*** Coldact Broncho (Колдакт Бронхо); Rinicold-Broncho (Риниколд Бронхо); ***Ukr.:*** Coldact Broncho (Колдакт Бронхо); Milistan Cough (Мілістан Сироп Від Кашлю)†; Milistan Cough Hot tea (Мілістан Гарячий Чай Від Кашлю)†; ***Venez.:*** Aeroflux; Ambroclar; Ambromuco Compositum; Arbixil; Clenbuxol; Litusix Compositum; Mucolin; Mucosolvan Compositum.

Amidefrine Mesilate (*BANM*, *rINN*) ⊗甲磺阿米福林

5190; Amidéfrine, Mésilate d'; Amidefrini Mesilas; Amidephrine Mesylate (*USAN*); Mesilato de amidefrina; MJ-5190. 3-(1-Hydroxy-2-methylaminoethyl)methanesulphonanilide methanesulphonate.

Амидефрина Мезилат

$C_{10}H_{16}N_2O_3S,CH_4O_3S = 340.4.$

CAS — 3354-67-4 (amidefrine); 1421-68-7 (amidefrine mesilate).

UNII — S3IG39T94B.

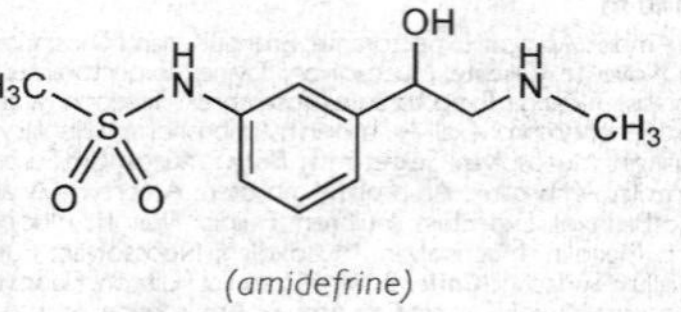

(amidefrine)

简介

甲磺阿米福林是拟交感神经药，有与去氧肾上腺素（第1496页）相似的α-肾上腺素能作用。利用它的血管收缩性局部应用可治疗鼻充血。

制剂

专利制剂

Austria: Fentrinol.

Ammonium Acetate 醋酸铵

Amonio, acetato de; Amonowy octan.

Ацетат Аммония; Уксуснокислый Аммоний

$CH_3CO_2NH_4 = 77.08.$

CAS — 631-61-8 (ammonium acetate); 8013-61-4 (ammonium acetate solution).

UNII — RRE756S6Q2.

Pharmacopoeias. *Br.* includes Strong Ammonium Acetate Solution.

Ammonium Bicarbonate (*BAN*) 碳酸氢铵

Ammonii hydrogenocarbonas; Ammonium, bicarbonate d'; Ammónium-hidrogén-karbonát; Ammoniumvätekarbonat; Ammoniumvetykarbonaatti; Amonio, bicarbonato de; Amonio-vandenilio karbonatas; E503; Hydrogenuhličitan amonný. Ammonium hydrogen carbonate.

Бикарбонат Аммония; Гидрокарбонат Аммония; Двууглекислый Аммоний

$NH_4HCO_3 = 79.06.$

CAS — 1066-33-7.

UNII — 45JP4345C9.

Pharmacopoeias. In *Eur.* (see p.vii).

Ph. Eur. 6. 8（Ammonium Hydrogen Carbonate; Ammonium Bicarbonate BP 2010） 白色或类白色、具有微弱吸湿性的微细结晶性粉末或白色或类白色结晶。在60℃迅速挥发，如果环境稍微潮湿时，在室温也会缓慢地挥发。它与氨基甲酸铵形成平衡态共存。易溶于水；几乎不溶于乙醇。贮藏于密闭容器中。

BP 2010 规定，当有处方或需要碳酸铵时，应调配或提供碳酸氢铵。

Ammonium Carbonate 碳酸铵

Amonio, carbonato de; Amonowy węglan; Carbonato de Amonio; E503.

Карбонат Аммония; Углекислый Аммоний

CAS — 8000-73-5.

UNII — NJ5VT0FKLJ.

Pharmacopoeias. In *Fr.* Also in *USNF.*

USNF 28（Ammonium Carbonate） 具有强烈氨臭的白色粉末或白色固体或者半透明块状，无烧焦臭。它由碳酸氢铵和氨基甲酸铵以不同比例组成。能产生30%～34%的氨气。暴露在空气中它会丢失氨气和二氧化碳，变成不透明，最后变成碳酸氢铵易碎多孔的块状物或者白色粉末。可溶于水（1：4）。在热水中分解。它的溶液能使石蕊变红。在30℃以下密闭容器中贮藏。避光。

注：BP2010 指出，当处方或要求使用碳酸铵时，可以用碳酸氢铵进行调剂提供。

Ammonium Chloride 氯化铵

510; Ammonii chloridum; Ammonium Chloratum; Ammonium, chlorure d'; Ammoniumklorid; Ammónium-klorid; Ammoniumkloridi; Amonio chloridas; Amonio, cloruro de; Amonowy chlorek; Chlorid amonný; Cloruro de Amonio; Muriate of Ammonia; Sal Ammoniac.

Хлорид Аммония; Хлористый Аммоний

$NH_4Cl = 53.49.$

CAS — 12125-02-9.

ATC — B05XA04; G04BA01.

ATC Vet — QB05XA04; QG04BA01.

UNII — 01Q9PC255D.

Pharmacopoeias. In *Chin., Eur.* (see p.vii), *US,* and *Viet.*

Ph. Eur. 6. 8（Ammonium Chloride） 白色或类白色结晶性粉末或无色结晶。易溶于水。

USP 33（Ammonium Chloride） 无色结晶或白色细微粉末。具有吸湿性。易溶于水和甘油，更易溶于沸水；略溶于乙醇。5%水溶液的 pH 值为 4.6～6.0。贮藏于密闭容器中。

不良反应和处置

铵盐对胃黏膜有刺激性，尤其在大剂量会引起恶心和呕吐。大剂量使用氯化铵会引起严重酸中毒和低钾血症，应该给予对症治疗。静脉注射给药会引起注射部位疼痛和刺激，这可以通过减慢给药速度来缓解。

过量的铵盐（尤其在注射速度过快时）会由于肝不能把体内增加的大量铵离子转化为尿素而引起肝性脑病。

注意事项

肝损伤或肾损伤的患者禁用铵盐。

药动学

氯化铵可经胃肠道吸收。铵离子在肝中转化为尿素，阴离子进入血液和细胞外液，引起代谢性酸中毒和降低尿液的pH，随后引起短暂利尿。

用途和用法

氯化铵作为一种祛痰药用于治疗排痰性咳嗽（第1476页）。同样也使用其他的铵盐包括醋酸盐、碳酸氢盐、樟脑酸盐、碳酸盐、枸橼酸盐（第2179页）和甘草衍生物（第2248页）。

使用氯化铵会发生短暂利尿和酸中毒。它可以用于治疗重度碱中毒（第1590页）。每克氯化铵含氯18.69mmol。常常采用静脉缓慢输注1%～2%的溶液，治疗剂量取决于碱中毒的严重程度。浓氯化铵溶液可用氯化钠注射液稀释。

氯化铵也用于调节一些尿道疾病的尿液pH值维持在酸性。常以肠溶片口服，每隔4～6h 1次，剂量为1～2g。有时使用较高剂量达到酸化尿液利尿来促进过量使用的碱性药物的排泄，如苯丙胺药物（第2071页）。

氯化铵已作为一种可自行服用的利尿药，如用于经前水潴留，建议每日3次，每次650mg，连续使用6天，但是一般认为这种用法不合适。

制剂

BP 2010: Ammonium Chloride Mixture; Aromatic Ammonia Solution; Aromatic Ammonia Spirit; Strong Ammonium Acetate Solution; White Liniment;

USP 33: Ammonium Chloride Delayed-release Tablets; Ammonium Chloride Injection; Aromatic Ammonia Spirit; Potassium Gluconate, Potassium Citrate, and Ammonium Chloride Oral Solution.

专利制剂

Austral.: Nyal Bronchitis; ***Fr.:*** Chlorammonic†; ***Ger.:*** Extin N; ***Switz.:*** Chloramon†.

顺势疗法制剂 ***Austria:*** Cranagil; Tonsan chronisch; ***Canad.:*** Nareel; ***Fr.:*** Vinicard; ***Ger.:*** Kollaps-Gastreu N R67†; Muco-cyl Ho-Len-Complex; ***Switz.:*** Regenaplex Nr. 79.

Benproperine (*rINN*) 苯丙哌林

ASA-158/5 (benproperine phosphate); Benproperiini; Benproperin; Benproperina; Benpropérine; Benproperinum. 1-[2-(2-Benzylphenoxy)-1-methylethyl]piperidine.

Бенпроперин

$C_{21}H_{27}NO = 309.4.$

CAS — 2156-27-6.

ATC — R05DB02.

ATC Vet — QR05DB02.

UNII — 3AA6IZ48YK.

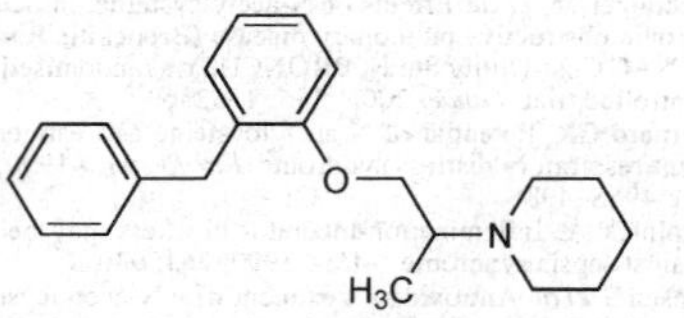

Pharmacopoeias. *Chin.* includes the phosphate.

简介

苯丙哌林作为一种镇咳药用于无痰干咳（第1476页）。据报道其具有外周和中枢效应，使用其磷酸盐，每次25～50mg，每日2～4次。其恩波酸盐也具有类似应用。

制剂

专利制剂

Ger.: Tussafug; ***Hong Kong:*** Cofrel; ***Jpn:*** Flaveric.

Benzonatate (*BAN*, *rINN*) 苯佐那酯

Bensonatat; Bentsonataatti; Benzonatato; Benzonatatum; Benzononatine; KM-65. 3,6,9,12,15,18,21,24,27-Nonaoxaoctacosyl 4-butylaminobenzoate.

Бензонатат

$C_{13}H_{18}NO_2(OCH_2CH_2)_nOCH_3$, where n has an average value of 8.

CAS — 104-31-4 (where n = 8).

ATC — R05DB01.

ATC Vet — QR05DB01.

UNII — 5P4DHS6ENR.

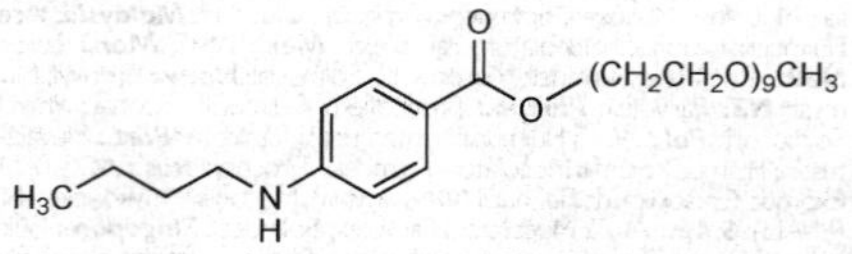

Pharmacopoeias. In *US.*

USP 33（Benzonatate） 淡黄色澄明黏稠液体，具有轻微的特殊臭。溶于水、乙醇、氯仿和乙醚（>1：1），易溶于苯。贮藏于密闭容器中。避光。

不良反应

已有报道头痛、头晕、胃肠道紊乱、鼻充血、超敏反应、瘙痒和皮疹。也可能有困倦。苯佐那酯有局麻效应，口腔、舌和咽喉可有麻木感。过量会产生CNS兴奋和诱发癫痫，继而产生CNS抑制。

1. Winter ML, *et al.* Benzonatate ingestion reported to the National Poison Center Database System (NPDS). *J Med Toxicol* 2010; .

用途和用法

苯佐那酯作为镇咳药用于无痰干咳（第1476页），据说它有外周作用。它与丁卡因（第1783页）相似，对皮肤黏膜有局麻作用。成人和10岁以上的儿童口服剂量为100mg，每日3次，必要时可每日600mg，分次给予。苯佐那酯在20min内起效，持续3～8h。

儿童用法 苯佐那酯的儿童用药剂量，见上文用途和用法。

制剂

USP 33: Benzonatate Capsules.

专利制剂

Mex.: Beknol; Benzonal; Bronpax†; Capsicof; D-Tato; Lemtosid; Nafatosin; Novapsyl; Parven†; Pebegal; Pharben; Supracof; Tesalon; Tesopen; Texoven; Tusical†; Tusitato; Tuzzil; Velpro; ***USA:*** Tessalon; Zonatuss.

Bibenzonium Bromide (*BAN*, *rINN*) 比苯溴铵

Bibenzonii Bromidum; Bibenzonium, Bromure de; Bromuro de bibenzonio; Diphenetholine Bromide; ES-132. [2-(1,2-Diphenylethoxy)ethyl]trimethylammonium bromide.

Бибензония Бромид

$C_{19}H_{26}BrNO$ = 364.3.

CAS — 59866-76-1 (bibenzonium); 15585-70-3 (bibenzonium bromide).

ATC — R05DB12.

ATC Vet — QR05DB12.

UNII — 4455J9277Q.

简介

比苯溴铵是一种镇咳药，用于无痰干咳（第1476页），据说有中枢作用。口服给药，常用剂量为 30～60mg，每日 2～3 次。

制剂

专利制剂

Austria: Lysbex†.

Bromhexine (*BAN*, *rINN*) 溴己新

Bromexina; Bromhexin; Bromhexina; Bromhexinum; Bromiheksiini; Butamirat. 2-Amino-3,5-dibromobenzyl(cyclohexyl)methylamine.

Бромгексин

$C_{14}H_{20}Br_2N_2$ = 376.1.

CAS — 3572-43-8.

ATC — R05CB02.

ATC Vet — QR05CB02.

Bromhexine Hydrochloride (*BANM*, *USAN*, *rINNM*) 盐酸溴己新

Bromheksino hidrochloridas; Bromhexine, chlorhydrate de; Brómhexin-hidroklorid; Bromhexin-hydrochlorid; Bromhexinhydroklorid; Bromhexini hydrochloridum; Bromiheksiinihydrokloridi; Bromoheksyny chlorowodorek; Cloridrato de Bromexina; Hidrocloruro de bromhexina; NA-274.

Бромгексина Гидрохлорид

$C_{14}H_{20}Br_2N_2,HCl$ = 412.6.

CAS — 611-75-6.

ATC — R05CB02.

ATC Vet — QR05CB02.

UNII — YC2ZOM3Z8V.

Pharmacopoeias. In *Chin.*, *Eur.* (see p.vii), and *Jpn.*

Ph. Eur. 6. 8（Bromhexine Hydrochloride） 白色或类白色结晶性粉末。具多晶型。极微溶于水；微溶于乙醇和二氯甲烷。避光。

不良反应

偶尔会发生胃肠道不良反应和一过性的血清转氨酶升高。其他报道的不良反应包括头痛、头晕、出汗和皮疹。对于易感患者溴己新吸入给药偶尔会发生咳嗽或支气管痉挛。

注意事项

有胃溃疡病史者应慎用溴己新，因为黏液溶解药会破坏胃黏膜屏障。哮喘患者使用时也需要谨慎。严重肝损伤或肾损伤的患者使用时，溴己新和代谢产物的清除率会降低。

药动学

盐酸溴己新迅速从胃肠道吸收，血浆浓度在 1h 后达到峰值。肝首关代谢明显，口服生物利用度仅为 20%。广泛分布于机体各组织。有 85%～90% 的药物主要以代谢物的形式经尿排泄。氨溴索（第1479页）是溴己新的代谢物。溴己新与血浆蛋白的结合力强。它的终末消除半衰期长达 13～40h。能通过血脑屏障，也有少量通过胎盘。

用途和用法

溴己新是一种黏液溶解药，用于治疗伴有排痰性咳嗽（第1476页）的呼吸系统病症。通常口服给药，盐酸溴己新剂量为 8～16mg，每日 3 次。也采用深部肌内注射或者缓慢静脉注射或者作为气雾剂吸入。

溴己新也口服和局部给药用于治疗黏液异常产生的干眼病（见下文）。

干眼症 溴己新口服治疗 Sjögren 综合征的干眼症（第1959页），且对健康受试者泪液分泌无效[1]。同时还尝试过局部给药。

1. Avisar R, *et al.* Oral bromhexine has no effect on tear secretion in healthy subjects. *Ann Pharmacother* 1996; **30:** 1498.

呼吸道感染 与抗菌药联合使用 溴己新能够提高乙酰红霉素穿透支气管分泌物的能力[1]。尽管溴己新用于辅助治疗呼吸系统感染，但是几乎没有对照研究表明使用溴己新获得了任何额外的益处。但是，一些研究结果显示，它能够提高头孢氨苄[2]和阿莫西林[3]的疗效。

1. Bergogne-Berezin E, *et al.* Etude de l'influence d'un agent mucolytique (bromhexine) sur le passage de l'érythromycine dans les sécrétions bronchiques. *Therapie* 1979; **34:** 705–11.
2. Boraldi F, Palmieri B. Antibiotic and mucolytic therapy in elderly patients with different cases of bronchopulmonary diseases. *Curr Ther Res* 1983; **33:** 686–91.
3. Roa CC, Dantes RB. Clinical effectiveness of a combination of bromhexine and amoxicillin in lower respiratory tract infection: a randomized controlled trial. *Arzneimittelforschung* 1995; **45:** 267–72.

制剂

专利制剂

Arg.: Amiorel; Aseptobron Expectorante; Balsasulf; Bisolvon; Bromexidryl; Bromhetos; Broncocalmine; Brondilax; Bronquisedan Max; Bronquisedan Paediatrico; Catarrosine; Expectosan Extra Forte; Funciobron B; Jarabe Medex; Lisi-Tos; Lorbi; Lorbi-Bis; Namir; Nastizol Expectorante; No-Tos Mucolitico; Pectoral Pagliano†; Pulmonix; Pulmosan; Qura Plus; Sandival†; Toscalmin; Tostop; ***Austral.:*** Bisolvon Chesty; Duro-Tuss Chesty Cough; Duro-Tuss Chesty Cough Forte; Duro-Tuss Mucolytic Cough Liquid†; ***Austria:*** Bisolvon; ***Belg.:*** Bisolvon; Bromex; Bronchi-Mereprine; ***Braz.:*** Bisolvon; Bispect; Clarus†; ***Chile:*** Bisolvon; Flumed; ***Cz.:*** Bisolvon†; Flegamina†; Mucohex; Paxirasol; ***Denm.:*** Bisolvon; ***Fin.:*** Bisolvon; Medipekt; Mucovin; ***Fr.:*** Bisolvon; ***Ger.:*** Aparsonin N†; Bisolvon; Hustentabs†; Omniapharm†; ***Gr.:*** Bisolvon; Bolisegna; Bromiramin; Bron-Hal; Bronchotussine; Butilen; Diamelitus; Neo-Pulmolysine; Seltak; ***Hong Kong:*** Asthmaxine†; Bisofan; Bisolvon†; Bromoson; Bromxine; Duro-Tuss Mucolytic; Ekxine; Exolit†; Extovon; Hosolvon; Uni-Hexine; Vasican; ***Hung.:*** Paxirasol; ***India:*** Bromex; ***Indon.:*** Bisolvon; Bromika; Dexolut; Ethisolvan; Exovon†; Farmavon; Hexon; Hustab P; Lexavon; Mucobron; Mucohexin; Mucosolvan; Poncosolvon; Solvinex; Thephidron; Yavon; ***Irl.:*** Bisolvon; ***Israel:*** Movex; Mucoless; Solvex; ***Ital.:*** Bisolvon; Broncokin†; ***Jpn:*** Bisolvon; ***Malaysia:*** Beacolytic; Bislan; Bisolvon†; Bromxine; Disol†; Mucolix; Vasican; ***Mex.:*** Bisolvon; Bromicof; Dizolvin†; Fluexin; Meroxan†; Nastizol Ex; Normoflex; Tesacof; Toridran-N; ***Neth.:*** Bisolvon; Darolan Slijmoplossende; Kruidvat Hoestelixer; Kruidvat Hoesttabletten; Streptuss vastzittende hoest†; Trekpleister Hoesttabletten†; ***Norw.:*** Bisolvon; ***NZ:*** Bisolvon; Duro-Tuss Chesty Cough; ***Philipp.:*** Bidocsol; Bisolvex; Bisolvon; Broxol; Dur-Elix†; Easepex; Extruss; Fleminate; Mucolyptus; Muconix; Mucosform; Xinebrom; ***Pol.:*** Flegamina; ***Port.:*** Basiflux; Bisolvon; Bromocal; Broncoral; Lisomucin; Tosseque; ***Rus.:*** Flegamin (Флегамин)†; Solvin (Солвин); ***S.Afr.:*** Bisolvon; Bronkese†; ***Singapore:*** Bislan; Bisolvon; Bromxine; Duro-Tuss Mucolytic; Mucolix; Vasican; ***Spain:*** Bisolvon; ***Swed.:*** Bisolvon; ***Switz.:*** Bisolvon; Solvolin†; ***Thai.:*** Asovon; Axistal; Behexine†; Bioxine; Bisoltab†; Bisolvon; Bomexin†; Bromex; Bromhex; Bromoson; Bromso; Bromtussin; Bromxin†; Bromxine; Bronclear; Bronkase; Bronmucon; Brovol; Buzetin; Cohexine; Disol; Dutross; Exolit†; Extovon; Ida; Jimax; Manovon; Mihexine†; Mucine†; Mucocin; Mucola; Mucopac; Mucoxin†; Ohexine; Romulin; Tromadil; Usovan; ***Turk.:*** Bromek; Bromeksin; Viscol; ***UAE:*** Mucolyte; ***Venez.:*** Bedena; Bexilon; Bisectron; Bisolvon; Bromedrina; Brometix†; Bromexol; Bromox; Bronacim†; Drometox†; Inquixol; Kecnitril; Lisomucin; Mucobrol; Reosil; Teraflem; Tolmix†.

多组分制剂 ***Arg.:*** Agrip; Amiorel Compuesto; Amox-G Bronquial; Amoxidal Respiratorio; Amplibenzatin Bronquial; Aseptobron Bromexina; Bio Grip Classic; Bisolvon Compositum; Cofron; Cor-Tagrip; Coris Grip; Dosulfin Bronquial; Duflegrip; Eritrobron; Espectocural; Factor Antigripal; Farintos; Finagrip Forte; Frenotos Muc; Grinsil Respiratorio; Gripaben; Matrix Grip; Nastizol Compositum; Neo-Tosel†; Neumobacticel; Nexogrip; Notozen†; Panotos; Panotos NF; Pantomucol†; Paracetamol Grip NF; Pectoral Hebert; Piritos; Pulmocler; Pulmonix Grip; Qura; Refrianex; Refrianex Compuesto; Rupediol; Selectus; Selectus FN; Termogrip; Toxam; Toxambay; ***Austral.:*** Benadryl Chesty Forte; Bisolvon Sinus; Chemists Own Chesty Cough; Chemists Own Chesty Mucus Cough; Dimetapp Chesty Cough; Duro-Tuss Chesty Cough Plus Nasal Decongestant; Duro-Tuss Expectorant†; Duro-Tuss Sinus†; Logicin Expectorant†; Ordov Chesty Cough†; Robitussin Chesty Cough Forte; Tussinol Expectorant†; ***Braz.:*** Broncatar†; Bronco-Polimoxil; ***Chile:*** Bauxol; Brontal; Diadicon; Esantuss; Mucobrol; ***Cz.:*** Bronchosan†; ***Hong Kong:*** America; Barlodin; Bromcolin; Bromhexine Compound†; Bronco-DM; Broncodin; Cofetal; Coltalin-GP Extra; Coughlin; Decaugh II; DF Multi-Symptom†; Duro-Tuss Expectorant; Fastolin; Fusta; Futalin; Futara; Mecostop; Methor-Co; Metoplex†; Nosbrom; Robitussin ME; Vida Cough†; Vidatapp Forte†; ***Hung.:*** Nasopax; ***India:*** Albutamol; Alpha-Zedex; Ascoril; Ascoril Expectorant; Asmotone Plus; Bro-Zedex; Bromolin; Bronchosolvin; Cheston; Cheston DT; Cof Q; Cof QX; Cofdex; Cofdex Forte; Cofdex-P; Cofvyn; Deletus P; Gocold; Grilinctus-BM; Mucolinc; Mucosol; Okaril; Okaril Plus; Pulmo-Rest; Pulmo-Rest Expectorant†; Respimox; Sedosolvin; Siokof-P; Solvin; Suprivent; Terpect; Terphylate; Toscof; Tuspel Plus; Zedex; Zedex-P; Zeecof; Zeet; ***Indon.:*** Bisolvon Extra; Bisolvon Flu; Bodrex Flu & Batuk; Bodrex Flu & Batuk Berdahak; Brolexan†; Fortusin; Halmezin; Hustab; Mucotussan†; Nufadipect; Woods' Peppermint Expectorant; ***Irl.:*** Alupent Expectorant†; ***Ital.:*** Tauglicolo; ***Malaysia:*** Duro-Tuss Expectorant; Duro-Tuss Sinus; Hosolvan DM; ***Mex.:*** Acroxil-C; Ambrexin; Amoxibron; Arlexen B; Berosolvon; Bisolpent Ex; Bisolvon A; Bisolvon E; Bremoxiral; Bromel; Bromixen; Bromoxil; Brupen Compuesto; Ceclordox; Cepobrom; Duracef Expec; Eriwest; Fluxedan; Hidramox-M; Isobutil†; Kodel; Lumoxbron S; Mucocef; Mucoxina; Pantobron; Penamox M; Penbritin Ex; Pentibrom; Pentrexyl Expec; Quimobrom; ***NZ:*** Benadryl Chesty Forte; Bisolvon Sinus†; Duro-Tuss Expectorant; Robitussin ME; ***Philipp.:*** Bisolpent; Mucosform; Pecof; ***Pol.:*** Flegatussin†; ***Rus.:*** Ascoril Expectorant (Аскорил Экспекторант); Bronchosan (Бронхосан); Jocet (Джосет); Zedex (Зедекс)†; ***S.Afr.:*** Adco-Linctopent; Benylin Chesty; Bisolvon Linctus DA; Bronkese Compound; Duro-Tuss; Flemeze; ***Singapore:*** Duro-Tuss Expectorant; ***Spain:*** Amoxi Gobens Mucolitico†; Ardine Bronquial†; Bactopumon; Balsoprim; Bisolvon Compositum; Bronco Aseptilex Fuerte; Bronco Tonic; Bronquidiazina CR; Clamoxyl Mucolitico; Espectrosira†; Pulmo Borbalan; Pulmosterin Duo†; Remisan Mucolitico; Salvapen Mucolitico; ***Swed.:*** Mollipect; ***Switz.:*** Bisolvon Linctus†; ***Thai.:*** Bisolvon EX; Bromso-Ex; Bromsuno; Bronchoprex Expectorant; Dexbroxine; Dutross-P; Ida-D; Kupa; Mucolate; Nasorest Expectorant; Presco; Robitussin ME; Tauglicolo; Tusno; ***Ukr.:*** Ascoril Expectorant (Аскорил Экспекторант); Bro-Zedex (Бро-Зедекс); Bronchosan (Бронхосан); Zedex (Зедекс); ***Venez.:*** Berosolvon†; Bisolpent†; Broxamel†; Broxodin; Opilina Compuesta; Oxolavin Compuesto; Salbomex†; Tolmex.

Brovanexine Hydrochloride (*rINNM*) 溴凡克新盐酸盐

Brovanexine, Chlorhydrate de; Brovanexini Hydrochloridum; Hidrocloruro de brovanexina. 4-(Acetyloxy)-*N*-[2,4-dibromo-6-[(cyclohexylmethylamino)methyl]phenyl]-3-methoxybenzamide monohydrochloride.

Брованексина Гидрохлорид

$C_{24}H_{29}Br_2ClN_2O_4$ = 604.8.

CAS — 54340-61-3 (brovanexine); 54340-60-2 (brovanexine hydrochloride).

UNII — 5114IS0SMG.

(brovanexine)

简介

溴凡克新是溴己新（见上文）的衍生物，常以盐酸盐形式口服给药，常作为抗菌药制剂中的辅助剂治疗呼吸道感染。

制剂

专利制剂

Braz.: Bronquimucil; ***Port.:*** Bronquimucil†; ***Spain:*** Broncimucil.

多组分制剂 ***Arg.:*** Trifamox Bronquial; ***Spain:*** Eupen Bronquial†.

Butamirate Citrate (*BANM*, *USAN*, *rINNM*) 枸橼酸布他米酯

Abbott-36581; Butamirát-citrát; Butamirate, Citrate de; Butamirati Citras; Butamyrate Citrate; Citrato de butamirato; HH-197. 2-(2-Diethylaminoethoxy)ethyl 2-phenylbutyrate dihydrogen citrate.

Бутамирата Цитрат

$C_{18}H_{29}NO_3,C_6H_8O_7$ = 499.6.

CAS — 18109-80-3 (butamirate); 18109-81-4 (butamirate citrate).

ATC — R05DB13.

ATC Vet — QR05DB13.

UNII — 67HP51L98R.

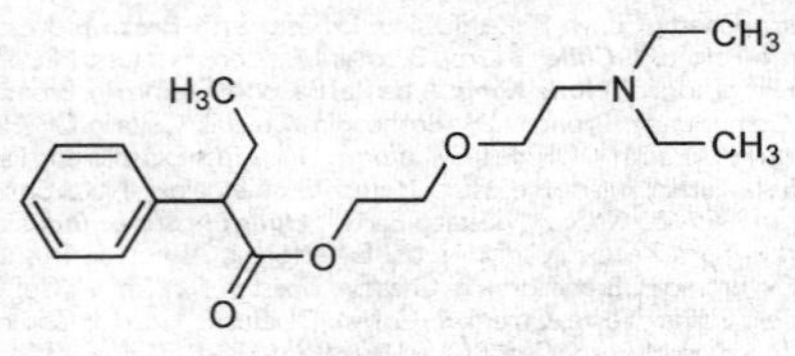

(butamirate)

简介

枸橼酸布米他酯是一种镇咳药，用于无痰干咳（第1476页），据说有中枢作用。口服，常规剂量为每日30mg，分成3次或4次给药，一些国家允许每日剂量可达90mg，分次服用。缓释片剂含有50mg药物，每日给予2次或3次。

制剂

专利制剂

Arg.: Dosodos; Talasa NF; Tossec; ***Belg.:*** Quintex†; Sinecod; ***Braz.:*** Besedan†; ***Cz.:*** Sinecod; Tussin; ***Gr.:*** Antis; Antitoss; Bartil; Betavix; Boutavixal; Bronchofyl; Butacodin; Butagan; Butamir; Butrin; Buvastin; Chemisolv; Chributan; Codexine-R; Codimin; Devix; Doctamine; Drosten; Ellisek-S; Gertotus; Leogumil; Lotrecin; Mebronol; Minatuss; Nontoss; Novamir; Oaxen; Pandigal; Pintal; Roctylan; Rondover; Safarol; Sinecod; Siroflex; Stilex; Velkacet; Verocod; Vilvom; Zeleven; Zetapron; ***Hung.:*** NeoCitran Antitussive; Sinecod; ***Ital.:*** Butiran; Lenistar; Lexosedin; Sinecod Tosse Sedativo; ***Neth.:*** Sinecod; ***Philipp.:*** Sinecod; ***Pol.:*** Sinecod; Supremin; ***Port.:*** Sinecod; ***Rus.:*** Panatus (Панатус); Sinecod (Синекод); ***Switz.:*** DemoTussol; NeoCitran Antitussif; Sinecod; ***Thai.:*** Sinecod; ***Turk.:*** Butirol; Kreval; Sinecod.

多组分制剂 ***Arg.:*** Muco Dosodos; ***Braz.:*** Novotussan†; ***Cz.:*** Stoptussin; ***Rus.:*** Stoptussin (Стоптуссин); ***Switz.:*** Hicoseen; ***Ukr.:*** Stoptussin (Стоптуссин).

Butetamate Citrate (*BANM*, *rINNM*) 枸橼酸布替他酯

Butétamate, Citrate de; Butetamati Citras; Butethamate Citrate; Butethamate Dihydrogen Citrate; Citrato de butetamato. 2-Diethylaminoethyl 2-phenylbutyrate citrate.

Бутетамата Цитрат

$C_{16}H_{25}NO_2,C_6H_8O_7$ = 455.5.

CAS — 14007-64-8 (butetamate); 13900-12-4 (butetamate citrate).

UNII — 70430R0X79.

(butetamate)

简介

据报道枸橼酸布地他酯是一种解痉药，也是支气管扩张药，单用或者联合应用可用于咳嗽和其他相关的呼吸道疾病的对症治疗。

制剂

专利制剂

Arg.: Heliphenicol.

多组分制剂 ***Arg.:*** Apracur Antigripal; Bio Grip 4; Bronquisedan; Febrigrip; Fugafebril; Kiper; Mejoral Grip; Mucoprednibron; Piritos; Pulmocler; Refenax Jarabe; Tavinex Antigripal; ***Austria:*** Coldadolin†; Influbene; ***Switz.:*** Bronchotussine.

Calcium Iodide 碘化钙

Calcii Iodidum; Calciumjodid; Ioduro de calcio; Kalcio jodidas; Kalsiumjodidi.

Йодид Кальция

CaI_2 = 293.9.

CAS — 10102-68-8.

UNII — 8EKI9QEE2H (calcium iodide); 4B9QO6S58D (calcium iodide hexahydrate).

Pharmacopoeias. *Eur.* (see p.vii) includes the tetrahydrate for homoeopathic preparations.

Ph. Eur. 6.8 (Calcium Iodide Tetrahydrate for Homoeopathic Preparations; Calcii Iodidum Tetrahydricum ad Praeparationes Homoeopathicas) 白色或类白色粉末，极易吸湿。极易溶至易溶于水和乙醇。贮藏于密闭容器中。

简介

碘化钙作为一种祛痰合剂口服给药。碘化物作为祛痰药的局限性在咳嗽项下（第1476页）讨论。碘化物的作用在碘（第2089页）项下讨论。

顺势疗法 碘化钙已经以下列名称用于顺势疗法药物中：Calcium iodatum；Cacium jodatum；Calcarea iodata；Cal. iod；Caliod。

制剂

多组分制剂 ***USA:*** Calcidrine; Norisodrine with Calcium Iodide.

顺势疗法制剂 ***Austria:*** Exangina; ***Canad.:*** Barijodeel; Rexorubia; ***Fr.:*** Rexorubia; Scrofularia Compose; ***Ger.:*** Angina-Gastreu S R1; Exangina N†; Lymphaden Lymphdrusentabletten; Mandelo-katt†; Mullersche Tabletten; Otimed; ***Venez.:*** Strumeel.

Carbocisteine (*BAN*, *rINN*) 羧甲司坦

AHR-3053; Carbocisteína; Carbocistéine; Carbocisteinum; Carbocysteine *(USAN)*; Karbocistein; Karbocisteinas; Karbociszteín; Karbocystein; Karbocysteina; Karbosisteiini; Karbosistein; LJ-206. S-Carboxymethyl-L-cysteine.

Карбоцистеин

$C_5H_9NO_4S$ = 179.2.

CAS — 2387-59-9; 638-23-3 (carbocisteine, L-form).

ATC — R05CB03.

ATC Vet — QR05CB03.

UNII — 740J2QX53R.

Pharmacopoeias. In *Chin.*, *Eur.* (see p.vii), and *Jpn.*

Ph. Eur. 6.8 (Carbocisteine) 白色或类白色结晶性粉末。几乎不溶于水和乙醇；溶于无机酸和稀碱溶液。1%水混悬液的pH值为2.8～3.0。避光。

配伍禁忌 英国注册药品信息指出，羧甲司坦与福尔可定糖浆剂配伍会产生羧甲司坦沉淀，但是没有其他信息显示羧甲司坦是否与福尔可定或处方中其他成分存在配伍禁忌。

Carbocisteine Lysine (*BANM*, *rINNM*) 羧甲司坦赖氨酸

Carbocisteína lisina; Carbocistéine Lysine; Carbocisteinum Lysinum; Carbocysteine Lysine.

Карбоцистеина Лизин

CAS — 49673-81-6.

ATC — R05CB03.

ATC Vet — QR05CB03.

UNII — 1D1Y95PXXA.

Carbocisteine Sodium (*BANM*, *rINNM*) 羧甲司坦钠

Carbocisteína sódica; Carbocistéine Sodique; Carbocysteine Sodium; Natrii Carbocisteinum.

Натрий Карбоцистеин

CAS — 49673-84-9 (carbocisteine sodium, L-form).

ATC — R05CB03.

ATC Vet — QR05CB03.

UNII — 2UZV9PEJ2N.

不良反应和注意事项

使用羧甲司坦偶见恶心、胃部不适和胃肠出血。皮疹发生也有报道。

有消化性溃疡病史的患者应慎用，因为理论上黏液溶解药有破坏胃黏膜屏障的危险。

对内分泌功能的影响 甲状腺功能低下患者使用羧甲司坦会引起暂时性的甲状腺功能减退[1]。

1. Wiersinga WM. Antithyroid action of carbocisteine. *BMJ* 1986; **293:** 106.

药动学

口服羧甲司坦经胃肠道吸收迅速、完全，口服后2h达到血浆峰浓度。它能够渗透肺组织和呼吸道黏膜。羧甲司坦以原形和代谢物的形式经尿排泄。已知主要的代谢途径包括乙酰化、脱羧和硫化。硫化可能是由于遗传多态性引起的。

1. Karim EFIA, *et al.* An investigation of the metabolism of S-carboxymethyl-L-cysteine in man using a novel HPLC-ECD method. *Eur J Drug Metab Pharmacokinet* 1988; **13:** 253–6.
2. Brockmoller J, *et al.* Evaluation of proposed sulphoxidation pathways of carbocysteine in man by HPLC quantification. *Eur J Clin Pharmacol* 1991; **40:** 387–92.
3. Steventon GB. Diurnal variation in the metabolism of S-carboxymethyl-L-cysteine in humans. *Drug Metab Dispos* 1999; **27:** 1092–7.
4. Jovanovic D, *et al.* A comparative bioavailability study of a generic capsule formulation containing carbocysteine. *Pharmazie* 2006; **61:** 446–9.

用途和用法

羧甲司坦具有黏液溶解活性，用于与排痰性咳有关的呼吸疾病（第1476页）。口服，每次750mg，每日3次，起效后减量1/3。羧甲司坦也以钠盐或者赖氨酸盐形式口服给药。

儿童剂量，见下文。

1. Macciò A, *et al.* Carbocysteine: clinical experience and new perspectives in the treatment of chronic inflammatory diseases. *Expert Opin Pharmacother* 2009; **10:** 693–703.

儿童用法 2～5岁儿童，口服羧甲司坦，62.5～125mg，每日4次。5～12岁儿童，250mg，每日3次。

慢性阻塞性肺疾病 黏液溶解药治疗慢性阻塞性肺疾病（COPD，第1075页）的疗效还存在争议。有两项研究显示，有慢性支气管炎的患者使用羧甲司坦6个月能改善肺功能[1,2]，但对病情急剧加重的患者无效[1]。然而，后来的研究显示对急剧加重的患者有效[3~5]；在其中一项研究中，羧甲司坦组的感冒人数减少[4]。羧甲司坦也可能有祛痰功效[2,6]。

1. Grillage M, Barnard-Jones K. Long-term oral carbocisteine therapy in patients with chronic bronchitis: a double blind trial with placebo control. *Br J Clin Pract* 1985; **39:** 395–8.
2. Aylward M, *et al.* Clinical evaluation of carbocisteine (Mucolex) in the treatment of patients with chronic bronchitis: a double-blind trial with placebo control. *Clin Trials J* 1985; **22:** 36–44.
3. Allegra L, *et al.* Prevention of acute exacerbations of chronic obstructive bronchitis with carbocysteine lysine salt monohydrate: a multicenter, double-blind, placebo-controlled trial. *Respiration* 1996; **63:** 174–80.
4. Yasuda H, *et al.* Carbocisteine reduces frequency of common colds and exacerbations in patients with chronic obstructive pulmonary disease. *J Am Geriatr Soc* 2006; **54:** 378–80.
5. Zheng J-P, *et al.* Effect of carbocisteine on acute exacerbation of chronic obstructive pulmonary disease (PEACE Study): a randomised placebo-controlled study. *Lancet* 2008; **371:** 2013–18.
6. Braga PC, *et al.* Identification of subpopulations of bronchitic patients for suitable therapy by a dynamic rheological test. *Int J Clin Pharmacol Res* 1989; **IX:** 175–82.

制剂

专利制剂

Arg.: Mucolitic; Pectox; Salvitos; ***Belg.:*** Broncho-pectoralis Carbocisteine; Muco Rhinathiol; Mucosteine†; Romilar Mucolyticum; Siroxyl; Soludril Expectorans; ***Braz.:*** Carbocin; Carbofan; Carbotoss; Carboxil†; Certuss; Fluitoss; Fluizan†; Mucocis; Mucocistein; Mucofan; Mucoflux; Mucolab; Mucolisil; Mucolitic; Mucolix; Mucotoss; ***Chile:*** Broncotusilan; Carbotos; Coldin; ***Cz.:*** Fenorin; Mucopront†; Pectodrill; Rhinathiol†; Sinecosin; ***Fin.:*** Reodyn; ***Fr.:*** Bronchathiol; Bronchokod; Broncoclar; Broncorinol Expectorant†; Bronkirex; Clarix Expectorant; Codotussyl Expectorant†; Dimotapp Expectorant†; Drill Expectorant; Ergix; Exotoux; Fluditec; Fluvic; Humex Expectorant; Medibronc; Muciclar†; Pharmakod expectorant; Rhinathiol; Solutricine Expectorant†; Tussilene; ***Ger.:*** Mucopront†; Sedotussin muco†; Transbronchin; ***Gr.:*** Allstam; Bronchiole; Ceflavit; Chilvax; Convenil; Divalio; Duxil; Dynax; Ectofus; Estival; Grossenel; Methovix; Mucopront; Mucorem; Mucothiol; Neo-Adinal; Nystetrin; Pneumol; Pulmoclase; Santamex-Expectorant; Siroxyl; Trusil; ***Hong Kong:*** Fluifort; Mucosin; Mucospect; Purasol†; Rhinathiol; Solmux; ***Hung.:*** Drill; Drill Expectorant; Fenorin; Mucopront; NeoCitran Expectorant†; Rhinathiol; Solucis†; ***Indon.:*** Broncholit; Mucocil†; Solmux†; ***Irl.:*** Benylin Mucus Relief; Exputex; Mucodyne; Mucogen†; Mucolex†; PectoDrill; Pulmoclase; Viscolex; ***Israel:*** Mical; Mucolit; Mucomed; ***Ital.:*** Broncomucil; Carbocit†; Fluifort; Lisomucil; Mucocis; Mucojet†; Mucolase; Mucostar; Mucotreis; Polifluidil†; Polimucil; Recofluid; Reomucil†; Sinecod Tosse Fluidificante; Solucis; Tossefluid†; ***Jpn:*** Mucodyne; ***Malaysia:*** Fluifort; Kastipron; Pabron Cough; Rhinathiol; SCMC; ***Mex.:*** Arbistin; Expelin; Mucolin; ***Neth.:*** Dampo Solvopect; Mucodyne; Pectocold†; Rami Slijmoplossende; Rhinathiol; ***Philipp.:*** Abluent†; Aflem; Ameustyn; Bromycil; Broncocent; Broxytone; Bysbalon; Carboflem; Carbosol; Ceascol; CRB; Cysdexpel; Emuxel; Esboxyl; Fayerex; Flemsol; Fluralex; Genecar; Lofenin; Loviscol; Mediphlegm; Nivicof; Pediaplex; Pertussin; Phlegmol; Pulmin-CMC; S-Muxine; Solmux; Solplem†; Trimulex; Viscodec; Westcarbox; Zylotin; Zymelytic; ***Pol.:*** Mukolina; PectoDrill; ***Port.:*** Drill Mucolitico; Finatux; Griflux; Mucolex; Mucorespiral; Mucorhinathiol Infantil; Mucorhinathiol Mucoral; Pulmiben; Pulmoclase†; ***Rus.:*** Bronchobos (Бронхобос); Fluditec (Флюдитек); Fluifort (Флуифорт); Libexin Muco (Либексин Муко); Mucodin (Мукодин); Mucosol (Мукосол); ***S.Afr.:*** Acuphlem†; Betaphlem; Bronchette; Co-Flem†; Flemex; Flemgo; Flemlite; Lessmusec†; Medphlem†; Mucoflem†; Mucoless†; Mucolinct; Mucospect; ***Singapore:*** Rhinathiol; SCMC; ***Spain:*** Actithiol; Anatac; Fluidin Mucolitico; Iniston Mucolitico; Mucovital; Pectodrill; Pectox; Viscoteina; ***Switz.:*** MAKU Mucolytique; Mephathiol; Mucogeran†; Mucoseptal; Pectorex Mucolytique; Pectox; Rhinathiol; Rotpunkt Apotheke Mucolytique Sirop; Tussantiol; ***Thai.:*** Amicof; Bocytin; Carbocter; Carbomed; Carbopect; Cisteine; Copharmex; Exflem; Flemex; Fluifort; I-Cof; Mucolex; Mucomex; Muflex; Murhinal; Rhinamex; Rhinathiol; Rhinatol; Rhinex; Siflex; Solmux; Throatsil-CBS; ***Turk.:*** Mucobron; Mucosis; Mukoliz; Mukotik; ***UK:*** Mucodyne; ***Venez.:*** Broxolflem; Cisteinol†; Gulaper; Loganil; Loviscol; Mucofar; Mucopront.

多组分制剂 ***Arg.:*** Mucolitic Antitusivo; ***Fr.:*** Rhinathiol Promethazine; ***Gr.:*** Carbozor; Flemagon; Grupozil; Gutman; Mucostein; Pneumol Plus; Polimucil; Respinorm; Sevlenyl; Sobrein; Sorbexyl; Vanesin; ***Hong Kong:*** Rhinathiol Promethazine; ***India:*** Caceff; Carbomox; Moxycarb; ***Ital.:*** Broncofluid†; Keraflex; Libexin Mucolitico; ***Malaysia:*** Mucoease Plus; Mucoprom; Rhinathiol Promethazine; SCMC Promethazine†; ***Mex.:*** Mucolin A;

Philipp.: Solmux-Broncho (Reformulated); **Port.:** Bronquial; Niflux; **Singapore:** Rhinathiol Promethazine; **Spain:** Actithiol Antihist; Bronquicisteina; Eduprim Mucolitico; **Switz.:** Rhinathiol Promethazine; Triofan Rhume; **Ukr.:** Milistan Cough (Мілістан Сироп Від Кашлю)†.

Clobutinol Hydrochloride (*rINNM*) 盐酸氯丁替诺

Clobutinol, Chlorhydrate de; Clobutinoli Hydrochloridum; Hidrocloruro de clobutinol; KAT-256. 2-(4-Chlorobenzyl)-3-(dimethylaminomethyl)butan-2-ol hydrochloride.

Клобутинола Гидрохлорид

$C_{14}H_{22}ClNO,HCl = 292.2.$

CAS — 14860-49-2 (clobutinol); 1215-83-4 (clobutinol hydrochloride).

ATC — R05DB03.

ATC Vet — QR05DB03.

UNII — N2U6799DZQ.

(clobutinol)

简介

盐酸氯丁替诺是一种中枢镇咳药，用于治疗无痰干咳（第1476页），口服剂量为40～80mg，每日3次，也可以通过皮下、肌内或静脉注射给药。但EMEA推荐停药，由于其可引起QT间期延长。

制剂

专利制剂

Arg.: Proking†; Silomat†; **Austria:** Silomat†; **Belg.:** Silomat†; **Braz.:** Silomat†; **Chile:** Broncodual; Calfetos; Clobatos†; Clobotil; Cloval; Pulbronc Simple; Silomat†; **Cz.:** Silomat†; **Fin.:** Mixtus†; Silomat†; **Fr.:** Silomat†; **Ger.:** Hustenstiller†; Nullatuss†; Rofatuss†; Silomat†; stas-Hustenstiller N†; Tussed†; **Gr.:** Silomat; **Ital.:** Silomat-Fher†; **Malaysia:** Silomat†; **Port.:** Silomat†; **Singapore:** Silomat†; **Thai.:** Silomat†; **Venez.:** Silomat†.

多组分制剂 **Arg.:** Bronquisedan Mucolitico; **Braz.:** Hytos Plus; Silomat Plus†; **Chile:** Broncodual Compuesto; Cloval Compuesto; Pulbronc Solvanol; Tusabron†; Vapoflu; **Fr.:** Silomat†; **Gr.:** Silomat Compositum; **Indon.:** Silomat Compositum†; **S.Afr.:** Silomat DA†; **UAE:** Orcinol; **Venez.:** Silomat Compositum†.

Clofedanol Hydrochloride (*BANM*, *rINNM*) 盐酸氯苯达诺

Chlophedianol Hydrochloride *(USAN)*; Clofédanol, Chlorhydrate de; Clofedanoli Hydrochloridum; Hidrocloruro de clofedanol; SL-501. 2-Chloro-α-(2-dimethylaminoethyl)benzyl alcohol hydrochloride.

Клофеданола Гидрохлорид

$C_{17}H_{20}ClNO,HCl = 326.3.$

CAS — 791-35-5 (clofedanol); 511-13-7 (clofedanol hydrochloride).

ATC — R05DB10.

ATC Vet — QR05DB10.

UNII — 69QQ58998Y.

(clofedanol)

Pharmacopoeias. In *Jpn.*

简介

盐酸氯苯达诺是一种中枢镇咳药，用于治疗无痰干咳（第1476页），成人口服剂量为25mg，每日3～4次。儿童剂量，见下文。

儿童用法 推荐儿童盐酸氯苯达诺使用剂量如下：

- 2～6岁：口服12.5mg，每日3～4次；
- 6～12岁：口服12.5～25mg，每日3～4次。

制剂

专利制剂

Canad.: Ulone.

多组分制剂 **Arg.:** Causalon Bronquial; Cofron; Neo-Tosel†; Notozen†; Pectoral Hebert; Selectus FN; Torfan H†; Toxam; Toxambay; **Chile:** Bauxol; Brontal; Diadicon; Esantuss; Kolibel; Mucobrol; **USA:** Clofera; Vanacof DX.

Clonazoline Hydrochloride (*rINNM*) ⊗盐酸氯萘唑啉

Clonazoline, Chlorhydrate de; Clonazolini Hydrochloridum; Hidrocloruro de clonazolina. 2-[(4-Chloro-1-naphthyl)methyl]-2-imidazoline hydrochloride.

Клоназолина Гидрохлорид

$C_{14}H_{13}ClN_2,HCl = 281.2.$

CAS — 17692-28-3 (clonazoline); 23593-08-0 (clonazoline hydrochloride).

(clonazoline)

简介

盐酸氯萘唑啉是拟交感神经药，作用与萘甲唑啉（第1493页）相似，利用其收缩血管活性局部给药用于治疗鼻充血。

制剂

多组分制剂 **Ital.:** Localyn.

Cloperastine (*rINN*) 氯哌斯汀

Cloperastina; Clopérastine; Cloperastinum; HT-11. 1-{2-[(p-Chloro-α-phenylbenzyl)oxy]ethyl}piperidine.

Клоперастин

$C_{20}H_{24}ClNO = 329.9.$

CAS — 3703-76-2 (cloperastine); 132301-89-4 (levocloperastine).

ATC — R05DB21.

ATC Vet — QR05DB21.

UNII — 69M5L7BXEK.

Cloperastine Fendizoate (*rINNM*) 联苯酰苯酸氯哌斯汀

Clopérastine, Fendizoate de; Cloperastine Hydroxyphenylbenzoyl Benzoic Acid; Cloperastine Phendizoate; Cloperastini Fendizoas; Fendizoato de cloperastina.

Клоперастина Фендизоат

$C_{20}H_{24}ClNO,C_{20}H_{14}O_4 = 648.2.$

CAS — 85187-37-7 (cloperastine fendizoate); 220329-19-1 (levocloperastine fendizoate).

ATC — R05DB21.

ATC Vet — QR05DB21.

UNII — 2M105305SU.

Cloperastine Hydrochloride (*rINNM*) 盐酸氯哌斯汀

Clopérastine, Chlorhydrate de; Cloperastini Hydrochloridum; Hidrocloruro de cloperastina.

Клоперастина Гидрохлорид

$C_{20}H_{24}ClNO,HCl = 366.3.$

CAS — 14984-68-0.

ATC — R05DB21.

ATC Vet — QR05DB21.

UNII — PI4N7C63ND.

Pharmacopoeias. In *Jpn.*

简介

氯哌斯汀主要是中枢镇咳药，用于治疗无痰干咳（第1476页）。它也有一定的抗组胺活性。它的盐酸盐作为口服片剂常用剂量为10～20mg，每日3次。联苯酰苯酸氯哌斯汀为口服液体制剂，以相当剂量口服。17.7mg联苯酰苯酸氯哌斯汀相当于10mg盐酸氯哌斯汀。左联苯、酰苯酸氯哌斯汀用法相似。

制剂

专利制剂

Belg.: Lysotossil; Sekin; **Braz.:** Seki; **Hong Kong:** Uncough; **Ital.:** Cloel; Clofend; Mitituss; Nitossil; Politosse; Privituss; Quik; Seki; **Jpn:** Hustazol; **Malaysia:** Copastin; **Mex.:** Privituss; **Port.:** Tecnofox; **Spain:** Flutox; Sekisan.

Cocillana 南美祛痰楝皮

Grape Bark; Guapi Bark; Huapi Bark.

Коккилана

CAS — 1398-77-2.

ATC Herb — HR05WA5017 (Guarea guidonia: bark).

简介

南美祛痰楝皮是南美楝树科（*G. rusbyi*，*Sycocarpus rusbyi*，*G. trichilioides*）的干树皮。与吐根（第1491页）相似，用于祛痰。大剂量使用作为催吐药。

制剂

专利制剂

Fin.: Codetabs†.

多组分制剂 **Braz.:** Elixir de Marinheiro†; **Canad.:** Alsidrine†; Sirop Cocillana Codeine; Sirop Cocillana Compose†; **Fin.:** Codesan Comp; **Hong Kong:** Co-Ephenine; Coci-Fedra; Coci-Fedra-C; Cocillana Christo; Cocillana Co; Cocillana Co w/o Codeine; Cocillana Compound; Cocillana Compound (Non-Narcotic); Cocillana Compound with Codeine; Cocillana Compound†; Codeinllana; Compound Cocillana; Coolding; Dextrocilla; Eurocilana; Mefedra-N†; **Ital.:** Broncosedina; **S.Afr.:** Adco-Cocillana Co; Corbar; **Swed.:** Cocillana-Etyfin; **Venez.:** Cerylana.

Coltsfoot 款冬

Coughwort; Fárfara; Huflattich; Tusílago; Tussilage.

Камчужная Трава

ATC Herb — HR05WA5060 (Tussilago farfara: flower); HR05WA5061 (Tussilago farfara: leaf); HR05WA5062 (Tussilago farfara: whole plant).

UNII — F02X1126ZN.

Pharmacopoeias. *Chin.* and *Fr.* include Coltsfoot Flower.

简介

款冬（*Tussilago farfara*）叶和花具有缓和药和祛痰药特性，用于治疗咳嗽和其他轻度呼吸疾病。然而，由于含有吡咯双烷类生物碱可能有潜在的肝毒性和致癌性。

一篇关于款冬的作用和用途的综述指出，长期使用或者孕妇使用款冬和其他能够得到的具有缓和作用的草药时有潜在的危险，因此不再考虑使用款冬制剂治疗咽喉刺激[1]。

1. Berry M. Coltsfoot. *Pharm J* 1996; **256:** 234–5.

制剂

多组分制剂 **Arg.:** Arceligasol; Negacne; **Canad.:** Herbal Cough Syrup; **Cz.:** Perospir†; Species Pectorales Planta; **Fr.:** Mediflor Pectorale d'Alsace no 8; **Ital.:** Lozione Same Urto; **Pol.:** Mucosit; Pyrosal; **Rus.:** Fitantis (Фитантис); Pectorales Species No 1 (Грудной Сбор 1); Pectorales Species No 2 (Грудной Сбор 2); **Spain:** Llantusil†; **UK:** Antibron; Chesty Cough Relief.

顺势疗法制剂 **Fr.:** Hamamelis Compose; Poconeol no 24; Poconeol no 55; **Ger.:** Jsostoma S; Roth's RKT Tropfen†; Roth's Ropulmin†.

Creosote 杂酚油

Creasote; Creosota; Creosotal (creosote carbonate); Wood Creosote.

Древесный Креозот

CAS — 8021-39-4 (creosote); 8001-59-0 (creosote carbonate).

ATC — R05CA08.

ATC Vet — QR05CA08.

Pharmacopoeias. In *Jpn.*

简介

杂酚油是从木焦油中获得的含有愈创木酚、甲酚和其他酚类的混合液体。它具有杀菌和祛痰功效。它也以碳酸盐和 lactocreosote 形式使用。

不良反应与苯酚相似（第1578页）。

商业上从煤焦油中获得的杂酚油用于木材防腐。

制剂

多组分制剂 ***Austral.:*** Cold & Flu Respatona Decongestant Cough Relief†; Cold & Flu Respatona Dry Cough Relief†; Compound Inhalation of Menthol†; Cough Relief†; ***Austria:*** Famel cum Codein; Famel cum Ephedrin; ***Braz.:*** Rhum Creosotado; ***Fr.:*** Pulperyl; Sedapulpe; Yranol Eugenole; ***Hong Kong:*** Nisshin Seirogan; ***Hung.:*** Fagifor†; ***India:*** Pulm-Cod (C & G); ***Ital.:*** Creosoto Composto; ***Switz.:*** Famel†; ***UK:*** Famel Original.

顺势疗法制剂 ***Austral.:*** Bed Wetting Relief†; Teething Relief; ***Austria:*** Bronchalis-Heel; ***Canad.:*** Bronkeel; Hylands Vaginitis; ***Cz.:*** Bronchalis-Heel; Lamioflur†; ***Fr.:*** Boripharm No 11; Conium Complexe No 36; Diabene; Hedera Complexe No 120; Homeodose 8; Kreosotum Complexe No 62; ***Ger.:*** Aletris Oligoplex; Arteria-cyl Ho-Len-Complex; Bronchikatt†; Diabetan S†; Hewelymphon N; Mucosa compositum; Nieren-Elixier ST†; Septi-Bosan†; Sinupas; Ulco-cyl L Ho-Len-Complex; Virobin†; ***Neth.:*** Mucosa comp H; ***Switz.:*** Regenaplex Nr. 59b.

Dembrexine (*BAN*, *rINN*) 登溴克新

Dembreksiini; Dembrexin; Dembrexina; Dembrexinum; Dembroxol. *trans*-4-[(3,5-Dibromosalicyl)amino]cyclohexanol.

Дембрексин

$C_{13}H_{17}Br_2NO_2$ = 379.1.

CAS — 83200-09-3 (dembrexine); 52702-51-9 (dembrexine hydrochloride).

UNII — 4F61F502T5.

Pharmacopoeias. In *Eur.* (see p.vii) for veterinary use only.

Ph. Eur. 6. 8 ［Dembrexine Hydrochloride Monohydrate for Veterinary Vse；Dembrexine Hydrochdoride Monohydrate BP（Vet）2010］ 白色或类白色的结晶粉末。微溶于水和无水乙醇；易溶于甲醇。

简介

登溴克新是一种黏液溶解药，以其盐酸盐形式用于兽医学。

Denufosol Tetrasodium（*USAN*，*rINNM*）地纽福索四钠

Denufosol tetrasódico; Dénufosol tétrasodique; Denufosolum tetranatricum; INS-37217. 2′-Deoxycytidine(5′)tetraphospho(5′)uridine tetrasodium.

Денуфозол Тетранатрий

$C_{18}H_{23}N_5Na_4O_{21}P_4$ = 861.3.

CAS — 211448-85-0 (denufosol); 318250-11-2 (denufosol tetrasodium).

UNII — 82M942WZ4A.

(denufosol)

简介

地纽福索四钠是一种选择性 $P2Y_2$ 受体激动剂，可刺激呼吸道内皮细胞释放氯化物和水，因而可以增加黏液水化和黏液清除率。治疗囊性纤维化的吸入性制剂正在研究中。

1. Cole P, *et al.* Denufosol tetrasodium. *Drugs Of The Future* 2008; **33:** 668–72.

Dextromethorphan (*BAN*, *pINN*) 右美沙芬

Dekstrometorfaani; Dextrométhorphane; Dextromethorphanum; Dextrometorfan; Dextrometorfano. (+)-3-Methoxy-9a-methylmorphinan; (9S,13S,14S)-6,18-Dideoxy-7,8-dihydro-3-O-methylmorphine.

Декстрометорфан

$C_{18}H_{25}NO$ = 271.4.

CAS — 125-71-3.

ATC — R05DA09.

ATC Vet — QR05DA09.

UNII — 7355X3ROTS.

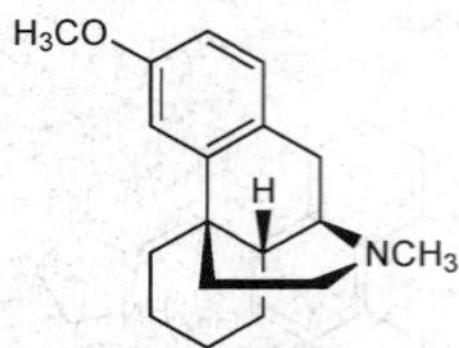

俗名 以下词语已用于各种形式右美沙芬的“俗名”（见第vii页）或俚语：Bromage；Brome；Candy；CCC；C-C-C；Dex；Dextro；DM；Dmx；Drex；DXM；Red-Devils；Robo；Rojo；Rowbowing；Skittles；Skittling；Snurf；Triplel C；Triplel C′s；Tussin；Velvet；Vitamin D。

Pharmacopoeias. In *US.*

USP 33（Dextromethorphan） 几乎白色至淡黄色无臭的结晶性粉末。几乎不溶于水；易溶于氯仿。贮藏于密闭容器中。

Dextromethorphan Hydrobromide (*BANM*, *pINNM*) 氢溴酸右美沙芬

Dekstrometorfaanihydrobromidi; Dekstrometorfan Hidrobromür; Dekstrometorfano hidrobromidas; Dekstrometorfanu bromowodorek; Dextromethorfan-hydrobromid monohydrát; Dextrométhorphane, bromhydrate de; Dextromethorphani hydrobromidum; Dextromethorphani Hydrobromidum Monohydricum; Dextrometorfán-hidrobromid; Dextrometorfanhydrobromid; Hidrobromuro de dextrometorfano. Dextromethorphan hydrobromide monohydrate.

Декстрометорфана Гидробромид

$C_{18}H_{25}NO,HBr,H_2O$ = 370.3.

CAS — 125-69-9 (anhydrous dextromethorphan hydrobromide); 6700-34-1 (dextromethorphan hydrobromide monohydrate).

ATC — R05DA09.

ATC Vet — QR05DA09.

UNII — 9D2RTI9KYH (dextromethorphan hydrobromide); Z0CG3115FG (anhydrous dextromethorphan hydrobromide).

Pharmacopoeias. In *Eur.* (see p.vii), *Int.*, *Jpn*, *US*, and *Viet.*

Ph. Eur. 6. 8（Dextromethorphan Hydrobromide） 几乎白色结晶性粉末。略溶于水；易溶于乙醇。避光。

USP 33（Dextromethorphan Hydrobromide） 几乎白色结晶或结晶性粉末，有微臭。溶于水（1：65）；易溶于乙醇和氯仿；不溶于乙醚。1%水溶液的 pH 值为 5.2～6.5。贮藏于密闭容器中。

不良反应和处置

不良反应罕见，可能发生头晕和胃肠紊乱。过量应用可能发生兴奋、精神错乱和呼吸抑制。右美沙芬可能会有滥用，但是几乎没有吗啡样成瘾性的证据。

1. Bem JL, Peck R. Dextromethorphan: an overview of safety issues. *Drug Safety* 1992; **7:** 190–9.

超敏反应 服用右美沙芬 30mg 的一名患者发生固有的药物反应[1]。口服右美沙芬的诱导试验呈阳性但是局部应用结果呈阴性。有报道另一名患者出现荨麻疹、血管性水肿和呼吸急促[2]；再次口服给药后症状又出现。第 3 名患者也报道出现类似症状[3]；皮肤试验导致阳性反应。再次口服给药后，该患者开始出现荨麻疹，随后出现全身红斑和瘙痒，给第二剂后血压下降。

1. Stubb S, Reitamo S. Fixed-drug eruption due to dextromethorphan. *Arch Dermatol* 1990; **126:** 970–1.
2. Knowles SR, Weber E. Dextromethorphan anaphylaxis. *J Allergy Clin Immunol* 1998; **102:** 316–17.
3. Robledo T, *et al.* Adverse reaction to dextromethorphan. *Allergy* 2004; **59:** 890.

过量 有使用右美沙芬过量中毒的报道[1～7]（常见于儿童），也有个别因过量中毒致死的报道。盐酸纳洛酮是有效的解毒药。儿童摄入右美沙芬可能发生锥体外系反应[6]。过量用药也与滥用有关（见下文）。

1. Shaul WL, *et al.* Dextromethorphan toxicity: reversal by naloxone. *Pediatrics* 1977; **59:** 117–19.
2. Katona B, Wason S. Dextromethorphan danger. *N Engl J Med* 1986; **314:** 993.
3. Rammer L, *et al.* Fatal intoxication by dextromethorphan: a report on two cases. *Forensic Sci Int* 1988; **37:** 233–6.
4. Schneider SM, *et al.* Dextromethorphan poisoning reversed by naloxone. *Am J Emerg Med* 1991; **9:** 237–8.
5. Pender ES, Parks BR. Toxicity with dextromethorphan-containing preparations: a literature review and report of two additional cases. *Pediatr Emerg Care* 1991; **7:** 163–5.
6. Warden CR, *et al.* Dystonic reaction associated with dextromethorphan ingestion in a toddler. *Pediatr Emerg Care* 1997; **13:** 214–15.
7. Roberge RJ, *et al.* Dextromethorphan- and pseudoephedrine-induced agitated psychosis and ataxia: case report. *J Emerg Med* 1999; **17:** 285–8.

注意事项

右美沙芬禁用于可能有呼吸衰竭风险的患者。有哮喘病史患者使用时需谨慎，哮喘急性发作时禁用。支气管炎、肺气肿以及其他情况下发生慢性或持续性咳嗽的患者也建议禁用。

滥用 右美沙芬[1～11]已被滥用，包括单独应用或者在非处方药中与其他药物合用或以 DXM 的名字以散剂形式出售。已有几份药物依赖的报道[1,2,10]，但缺乏经典阿片类药物依赖的证据。

1. Fleming PM. Dependence on dextromethorphan hydrobromide. *BMJ* 1986; **293:** 597.
2. Orrell MW, Campbell PG. Dependence on dextromethorphan hydrobromide. *BMJ* 1986; **293:** 1242–3.
3. Walker J, Yatham LN. Benylin (dextromethorphan) abuse and mania. *BMJ* 1993; **306:** 896.
4. Wolfe TR, Caravati EM. Massive dextromethorphan ingestion and abuse. *Am J Emerg Med* 1995; **13:** 174–6.
5. Nordt SP. DXM: a new drug of abuse? *Ann Emerg Med* 1998; **31:** 794–5.
6. Cranston JW, Yoast R. Abuse of dextromethorphan. *Arch Fam Med* 1999; **8:** 99–100.
7. Price LH, Lebel J. Dextromethorphan-induced psychosis. *Am J Psychiatry* 2000; **157:** 304.
8. Noonan WC, *et al.* Dextromethorphan abuse among youth. *Arch Fam Med* 2000; **9:** 791–2.
9. Banerji S, Anderson IB. Abuse of Coricidin HBP cough and cold tablets: episodes recorded by a poison center. *Am J Health-Syst Pharm* 2001; **58:** 1811–14.
10. Desai S, *et al.* Chronic addiction to dextromethorphan cough syrup: a case report. *J Am Board Fam Med* 2006; **19:** 320–3.
11. Bryner JK, *et al.* Dextromethorphan abuse in adolescence: an increasing trend: 1999-2004. *Arch Pediatr Adolesc Med* 2006; **160:** 1217–22.

儿童 右美沙芬作为一种镇咳药用于儿童是有异议的，见下文用途和用法项下咳嗽。

药物相互作用

正在使用 MAOIs 的患者使用右美沙芬后会发生严重甚至致命的不良反应。右美沙芬主要经细胞色素 P450 同工酶 CYP2D6 代谢，与有该酶抑制作用的药物合用可能发生相互作用，包括胺碘酮、氟哌啶醇、普罗帕酮、奎尼丁 SSRIs 和硫利达嗪，使用时需谨慎。

抗心律失常药 奎尼丁能明显升高右美沙芬的血浆浓度，一些患者在两药合用时出现右美沙芬中毒[1,2]。基于这种相互作用，已经研究了两者联合在肌萎缩侧索硬化中的疗效（见下文神经障碍）。胺碘酮也能升高其血浆浓度[3]。

1. Zhang Y, *et al.* Dextromethorphan: enhancing its systemic availability by way of low-dose quinidine-mediated inhibition of cytochrome P4502D6. *Clin Pharmacol Ther* 1992; **51:** 647–55.
2. Pope LE, *et al.* Pharmacokinetics of dextromethorphan after single or multiple dosing in combination with quinidine in extensive and poor metabolizers. *J Clin Pharmacol* 2004; **44:** 1132–42.
3. Funck-Brentano C, *et al.* Influence of amiodarone on genetically determined drug metabolism in humans. *Clin Pharmacol Ther* 1991; **50:** 259–66.

抗菌药 右美沙芬与利奈唑胺联用时发生 5-羟色胺综合征样症状。

抗抑郁药 有例正在服用氟西汀的患者使用右美沙芬后产生幻视[1]，与她 12 年前服用麦角酰二胺所产生的幻觉相似。如在之前单独服用右美沙芬没有发生任何不良反应。另有一例报道患者服用含有右美沙芬的感冒药时加服帕罗西汀[2]发生 5-羟色胺综合征（第392页）。

1. Achamallah NS. Visual hallucinations after combining fluoxetine and dextromethorphan. *Am J Psychiatry* 1992; **149:** 1406.
2. Skop BP, *et al.* The serotonin syndrome associated with paroxetine, an over-the-counter cold remedy, and vascular disease. *Am J Emerg Med* 1994; **12:** 642–4.

药动学

右美沙芬经胃肠道迅速吸收。经肝代谢，以原形和去甲基代谢物形式经尿排泄，代谢物包括具有镇咳活性的右啡烷（第2223页）。

遗传多态性 右美沙芬的 *O*-脱甲基和异喹胍的羟化通过共同的多态性控制，包括细胞色素 P450 同工酶

CYP2D6，右美沙芬作为异喹胍（第1211页）的替代品用于氧化代谢[1,2]的表型。能通过尿样或者唾液[3,4]作无创性（non-invasive）的测定。建议将右美沙芬作为一种工具药研究 *N*-脱甲基作用，它是右美沙芬的另外一种代谢途径[5]。

1. Belec L, *et al.* Extensive oxidative metabolism of dextromethorphan in patients with almitrine neuropathy. *Br J Clin Pharmacol* 1989; **27:** 387–90.
2. Streetman DS, *et al.* Dose dependency of dextromethorphan for cytochrome P450 2D6 (CYP2D6) phenotyping. *Clin Pharmacol Ther* 1999; **66:** 535–41.
3. Hildebrand M, *et al.* Determination of dextromethorphan metabolizer phenotype in healthy volunteers. *Eur J Clin Pharmacol* 1989; **36:** 315–18.
4. Hou Z-Y, *et al.* Salivary analysis for determination of dextromethorphan metabolic phenotype. *Clin Pharmacol Ther* 1991; **49:** 410–19.
5. Jones DR, *et al.* Determination of cytochrome P450 3A4/5 activity in vivo with dextromethorphan N-demethylation. *Clin Pharmacol Ther* 1996; **60:** 374–84.

用途和用法

氢溴酸右美沙芬是一种镇咳药，用于缓解无痰干咳（见下文），具有中枢作用，作用于延髓咳嗽中枢。它也是 *N*-甲基-D-天冬氨酸（NMDA）受体拮抗剂。尽管结构与吗啡相似，但没有明显的镇痛作用（见下文**疼痛**），略有镇静作用。

氢溴酸右美沙芬口服 0.5h 起效，药效持续 6h。口服剂量 10～20mg，每隔 4h 给药或者 30mg，每隔 6～8h 给药，通常 24h 内不得超过 120mg。6～12 岁的儿童给药剂量为 5～10mg，每隔 4h 给药或者 15mg 每 6～8h 给药，24h 内不得超过 60mg。

Dextromethorphan polistirex（一种右美沙芬和磺化二乙烯苯-乙烯苯共聚物）为口服缓释制剂。Dextromethorphan polistirex 的剂量以氢溴酸右美沙芬计相当于每 12h 给药 60mg。

右啡烷（第2223页）是右美沙芬的 *O*-去甲基代谢物。它也具有镇咳功效。

儿童剂量，见下文。

儿童用法 虽然氢溴酸右美沙芬批准用于儿童，但含有镇咳药（包括右美沙芬）的非处方类咳嗽和感冒制剂应谨慎用于儿童，通常避免用于幼儿。细节详见第1476页，也可见下文**咳嗽**。

在美国，根据年龄给予以下口服剂量：

- 4～6 岁：2.5～5mg，每隔 4h 给药；或 7.5mg，每 6～8h 给药；24h 内不得超过 30mg；
- 6～12 岁：5～10mg，每隔 4h 给药；或 15mg，每 6～8h 给药；24h 内不得超过 60mg。

右美沙芬粉剂作为缓释口服制剂应用。以下是代表氢溴酸右美沙芬的右美沙芬粉剂用于儿童的剂量：

- 2～6 岁：每 12h 给药 15mg；
- 6～12 岁：每 12h 给药 30mg。

咳嗽 在成人双盲交叉试验中，同等剂量的氢溴酸右美沙芬和可待因在降低慢性咳嗽（第1476页）频率方面疗效相近，但是右美沙芬镇咳强度较可待因强[1]。然而，这些药物与安慰剂相比对于儿童夜间咳嗽疗效不明显[2～4]。American Academy of Pediatrics 指出[5]，没有证据显示右美沙芬对儿童有镇咳效应，给药方案是由成人有效剂量外推而来的（可能不合理），同时也有不良反应的报道。而且，在 2008 年，FDA 和 MHRA 都建议，含有镇咳药（包括右美沙芬）的非处方类咳嗽和感冒制剂应谨慎用于儿童，并禁用于 2 岁以下幼儿。经过进一步综述，2009 年 MHRA 再次建议，上述制剂应禁用于 6 岁以下儿童。具体情况介绍，见第1476页。

也有一些证据显示由于在细胞色素 P450 同工酶 CYP2D6 中存在遗传多态现象，因此在代谢上有差异，这可能对右美沙芬的镇咳效应有显著影响[6]。

1. Matthys H, *et al.* Dextromethorphan and codeine: objective assessment of antitussive activity in patients with chronic cough. *J Int Med Res* 1983; **11:** 92–100.
2. Gadomski A, Horton L. The need for rational therapeutics in the use of cough and cold medicine in infants. *Pediatrics* 1992; **89:** 774–6.
3. Taylor JA, *et al.* Efficacy of cough suppressants in children. *J Pediatr* 1993; **122:** 799–802.
4. Paul IM, *et al.* Effect of dextromethorphan, diphenhydramine, and placebo on nocturnal cough and sleep quality for coughing children and their parents. *Pediatrics* 2004; **114:** e85–e90.
5. American Academy of Pediatrics Committee on Drugs. Use of codeine- and dextromethorphan-containing cough remedies in children. *Pediatrics* 1997; **99:** 918–20. [Re-affirmed October 2006] Also available at: http://pediatrics.aappublications.org/cgi/reprint/99/6/918.pdf (accessed 11/05/07)
6. Wright CE, *et al.* CYP2D6 polymorphism and the anti-tussive effect of dextromethorphan in man. *Thorax* 1997; **52** (suppl 6): A73.

神经障碍 右美沙芬有抗惊厥活性，对脑缺血可能有神经保护作用[1]。这些效应可能与它作为 NMDA 受体的拮抗剂有关或者与 σ-受体相互作用有关。它已被研究用于帕金森病的治疗[2]或者用于左旋多巴引起的运动障碍的控制[3]，而且它对卒中和急性脑损伤有潜在的保护效应。右美沙芬也研究用于肌萎缩性侧索硬化的治疗（见**运动神经元病**，第2321页），但未发现其有效[4～6]。用奎尼丁抑制右美沙芬代谢的研究[7]显示，两药联用确实比单独用任一种药控制假延髓病（情绪不稳定）疗效增加，但带来更多的不良反应。多发性硬化患者治疗假性延髓病影响中，右美沙芬和奎尼丁的合用比用比安慰剂有更好的耐受性及疗效[8]。也有利用右美沙芬的 NMDA 受体拮抗剂性质来研究对非酮症高甘氨酸血症[9,10]（第2337页）的治疗。

1. Tortella FC, *et al.* Dextromethorphan and neuromodulation: old drug coughs up new activities. *Trends Pharmacol Sci* 1989; **10:** 501–7.
2. Bonuccelli U, *et al.* Dextromethorphan and parkinsonism. *Lancet* 1992; **340:** 53.
3. Verhagen Metman L, *et al.* Dextromethorphan improves levodopa-induced dyskinesias in Parkinson's disease. *Neurology* 1998; **51:** 203–6.
4. Askmark H, *et al.* A pilot trial of dextromethorphan in amyotrophic lateral sclerosis. *J Neurol Neurosurg Psychiatry* 1993; **56:** 197–200.
5. Blin O, *et al.* A controlled one-year trial of dextromethorphan in amyotrophic lateral sclerosis. *Clin Neuropharmacol* 1996; **19:** 189–92.
6. Gredal O, *et al.* A clinical trial of dextromethorphan in amyotrophic lateral sclerosis. *Acta Neurol Scand* 1997; **96:** 8–13.
7. Brooks BR, *et al.* Treatment of pseudobulbar affect in ALS with dextromethorphan/quinidine: a randomized trial. *Neurology* 2004; **63:** 1364–70.
8. Panitch HS, *et al.* Randomized, controlled trial of dextromethorphan/quinidine for pseudobulbar affect in multiple sclerosis. *Ann Neurol* 2006; **59:** 780–7.
9. Alemzadeh R, *et al.* Efficacy of low-dose dextromethorphan in the treatment of nonketotic hyperglycinemia. *Pediatrics* 1996; **97:** 924–6.
10. Hamosh A, *et al.* Long-term use of high-dose benzoate and dextromethorphan for the treatment of nonketotic hyperglycinemia. *J Pediatr* 1998; **132:** 709–13.

疼痛 右美沙芬对疼痛有潜在的阻断作用。在神经痛研究中[1～3]发现它对糖尿病性神经痛有效（第7页），但对带状疱疹后神经痛（第10页）无效。达到疗效或与奎尼丁（抑制右美沙芬代谢）的联合作用可能需要高剂量的右美沙芬[4]。然而，右美沙芬应用于糖尿病性神经病的效果还在研究中[5]。

右美沙芬作为术后痛的辅助治疗的 28 项研究的系统性综述[6]发现，与安慰剂对照，尽管患者有疼痛减轻的倾向，也能减少患者手术后使用阿片类镇痛药，但这些差异是相矛盾的，临床意义也值得怀疑。一些建议认为，使用胃肠外右美沙芬比口服有效。

1. Nelson KA, *et al.* High-dose oral dextromethorphan versus placebo in painful diabetic neuropathy and postherpetic neuralgia. *Neurology* 1997; **48:** 1212–18.
2. Sang CN, *et al.* Dextromethorphan and memantine in painful diabetic neuropathy and postherpetic neuralgia: efficacy and dose-response trials. *Anesthesiology* 2002; **96:** 1053–61.
3. Carlsson KC, *et al.* Analgesic effect of dextromethorphan in neuropathic pain. *Acta Anaesthesiol Scand* 2004; **48:** 328–36.
4. Thisted RA, *et al.* Dextromethorphan and quinidine in adult patients with uncontrolled painful diabetic peripheral neuropathy: a 29-day, multicenter, open-label, dose-escalation study. *Clin Ther* 2006; **28:** 1607–18.
5. Criner TM, Perdun CS. Dextromethorphan and diabetic neuropathy. *Ann Pharmacother* 1999; **33:** 1221–3.
6. Duedahl TH, *et al.* A qualitative systematic review of peri-operative dextromethorphan in post-operative pain. *Acta Anaesthesiol Scand* 2006; **50:** 1–13.

制剂

USP 33: Acetaminophen, Chlorpheniramine Maleate, and Dextromethorphan Hydrobromide Tablets; Acetaminophen, Dextromethorphan Hydrobromide, Doxylamine Succinate, and Pseudoephedrine Hydrochloride Oral Solution; Dextromethorphan Hydrobromide Syrup; Guaifenesin, Pseudoephedrine Hydrochloride, and Dextromethorphan Hydrobromide Capsules; Pseudoephedrine Hydrochloride, Carbinoxamine Maleate, and Dextromethorphan Hydrobromide Oral Solution.

专利制剂

Arg.: Dextrotos; Romilar; ***Austral.:*** Benadryl Dry Forte; Bisolvon Dry; Robitussin Dry Cough Forte; Robitussin Honey Cough Syrup†; Strepsils Cough Relief; Strepsils Dry Cough†; Vicks Formula 44 Dry Cough; ***Austria:*** Prontodex†; Wick Formel 44 plus Husten-Pastillen; Wick Formel 44 Plus Hustenstiller; Wick Formel 44†; ***Belg.:*** Actifed New; Bronchosedal; Dexir; Humex; Nortussine Mono; Notuxal†; Romilar Antitussivum; Soludril Antiussivum; Toux-San; Touxium Antitussivum; Tussipect; Tusso Rhinathiol; Vicks Vaposyrup Antitussif; ***Canad.:*** Balminil DM; Benylin DM; Benylin DM-D-E-A Cold and Sinus; Bronchophan DM; Buckley's DM; Cold and Flu-in-One; Cough Syrup DM; Delsym; DM Children's Cough Syrup; DM Cough Syrup; DM Sans Sucre; Dry Cough Syrup; Jack & Jill Thin Strips Cough; Koffex DM; Neo Citran Cough; Pharminil DM†; Robitussin Childrens Cough DM; Robitussin DM CoughGels; Sedatuss DM; Sucrets Cough Control; Sucrets DM; Syrup DM†; Triaminic Cough; Triaminic DM; Triaminic Long Acting Cough; Tussin Antitussive†; Vicks Custom Care Dry Cough; Vicks Formula 44; Vicks Pediatric Formula 44; ***Chile:*** Pectobronc; Tusminal; ***Cz.:*** Dr Rentschler Hustenstiller; Humex Pro Deti; Robitussin Antitussicum; Robitussin Junior; Tussidrill; ***Denm.:*** Dexofan; ***Fin.:*** Lagun†; Resilar; Rometor; ***Fr.:*** Atuxane; Capsyl; Codotussyl Toux Seche†; Dexir; Dextrocidine; Drill toux seche; Ergix Toux Seche; Ergix†; Fluditec toux seche; Humex Toux Seche Dextromethorphane; Nodex; Pulmodexane; Tussidane; Tuxium; Vicks Toux Seche; ***Ger.:*** Em-medical forte†; Hustenstiller; NeoTussan; Silomat DMP; Tuss Hustenstiller†; Wick Formel 44 Husten-Stiller†; Wick Formel 44 plus Husten-Pastillen S†; Wick Husten-Pastillen gegen Reizhusten mit Honig; Wick Husten-Sirup gegen Reizhusten mit Honig; ***Gr.:*** Vaposyrup; ***Hong Kong:*** Depan-F; Dexcophan; Dextrome; Dextrophen; Eifcof-G; Pusiran; Robitussin Maximum Strength Cough; Robitussin Paediatric Cough; Tussils†; Uni-DM; ***Hung.:*** Drill; Methor†; Rhinathiol; Robitussin Antitussicum; Robitussin Junior; Wick Formula 44 kohogescillapito†; ***India:*** Alex; Lastuss; Lexcof; ***Indon.:*** Bisoltussin; Romilar; ***Irl.:*** Benylin Non-Drowsy Dry Cough; Delsym; Robitussin Dry Cough; Robitussin Junior†; ***Israel:*** Tarodex; ***Ital.:*** Aricodiltosse; Bechilar; Bronchenolo; Broncofama; Formitrol; Honeytuss†; Lisomucil Tosse Sedativo; Metorfan; Neo Borocillina Tosse Sciroppo†; Tossoral; Tussycalm; Vicks Tosse Pastiglie; Vicks Tosse Sedativo; ***Malaysia:*** Dexcophan†; Nospan; Pusiran; Tussidex Forte; Tussils; Upha Dextrophan; ***Mex.:*** Atassol; Athos; Balbek; Balsedrina; Bekesina-S; Bekidiba Dex†; Bioquidan; Brocolan; Bromelip; Debequin; Dontuxin; Flex Metak; Jarabe Garde; Neo-Ulcoid; Numonyl D†; Protan; Quimofan; Romilar; Tosifan; ***Neth.:*** Bisoltussin; Dampo bij droge hoest; Darolan Hoestprikkeldempende; Daromefan; Pectofree; Rami-Dextromethorfan; Romilar†; Tussipect; Vicks Hoestsiroop; Vicks Hoesttabletten; Vicks Vaposiroop†; Vicks Vapotab†; ***NZ:*** Benadryl Dry Forte; Robitussin DX; Strepsils Cough; Strepsils Dry Cough; ***Philipp.:*** Cofles; Decormin; Dexof; Extendryl DM; Flemonex-DXM; Mytusan DM; Pulmodex; Strepsils Dry Cough; Streptuss; Suprekof DM†; ***Pol.:*** Acodin; Dexatussin; Robitussin Antitussicum; Robitussin Junior; Tussal Antitussicum; Tussidex; TussiDrill; ***Port.:*** Bisoltussin; Diacol; Drill Tosse Seca; Rhinathiol; Setustop; Tussilene; Vicks Pastihas; Vicks Xarope Antitussico; ***S.Afr.:*** Benylin Dry Cough; Dilinct Dry Cough; ***Singapore:*** Beathorphan; Dexcophan; Metophan; Nospan; Pusiran; Tussidex; Tussils; ***Spain:*** Aquitos; Bexatus; Bicasan; Bisolvon Antitusivo; Cinfatos; Couldetos; Formulatus; Frenatus; Ilvitus†; Iniston Antitusivo; Novag Tuss; Parlatos; Pastillas Dr Andreu; Robitussin DM Antitusivo†; Romilar; Serratos; Streptuss; Tusorama; Tussidrill; ***Switz.:*** Astho-Med†; Bexine; Calmerphan-L; Calmesine; Dextro-Med; Emedrin N; Pharmacard Family Toux seche†; Pulmofor; Tossa-X; Tussalpront; Vicks Formule 44 Calmine; Vicks Toux Seche; ***Thai.:*** A-Tussin; Antus; Cetussin; Cortuss; Dec; Depan-F; Dex; Dextramet; Dextro-5; Dextrocough; Dextrodon; Dextromed; Dextropac; Dextroral; Dextrosia; Eicof; Icolid; Icolid Plus; KB Dextro; Manodextro; Methorphan; MLM-Dex; Polydex; Potussan; Pusiran; Romilar; Strepsils Dry Cough; Throatsil-Dex; Tusacdon; Tusco; Tussanyl; Tussils; ***UAE:*** Exedexe; Sedofan P; ***UK:*** Adult Dry Cough; Benylin Dry Coughs Non-Drowsy; Dry Cough Syrup; Robitussin for Dry Coughs; Vicks Cough Lozenges with Honey; Vicks Cough Syrup with Honey for Dry Coughs; Vicks Vaposyrup for Dry Coughs; ***Ukr.:*** Daleron Cold 3 (Далерон Колд 3); ***USA:*** AeroTuss 12; Benylin Adult†; Benylin Pediatric†; Buckleys Cough; Creo-Terpin; Creomulsion; Delsym; DexAlone; Diabe-Tuss DM; ElixSure Childrens Cough; Hold DM; Little Colds Cough Formula; PediaCare Childrens Long-Acting Cough; PediaCare Infants Long-Acting Cough; Robitussin Pediatric; Scot-Tussin DM Cough Chasers; Silphen DM; Simply Cough; Sucrets DM; Theraflu Cough; Triaminic Long Acting Cough; Trocal; Vicks 44 Cough Relief; ***Venez.:*** Bromodel†; Detofan†; Hidrofan†; Libolar; Metordex†; Mexobron†; Promedin; Tilodrin.

Dimemorfan Phosphate（*rINNM*）磷酸二甲吗喃

AT-17; Dimémorfane, Phosphate de; Dimemorfani Phosphas; Fosfato de dimemorfano. (+)-3,9a-Dimethylmorphinan phosphate.

Димеморфана Фосфат

$C_{18}H_{25}N,H_3PO_4$ = 353.4.

CAS — 36309-01-0 (dimemorfan); 36304-84-4 (dimemorfan phosphate).

ATC — R05DA11.

ATC Vet — QR05DA11.

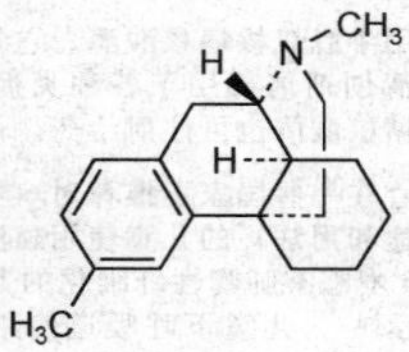

(dimemorfan)

Pharmacopoeias. In *Jpn*.

简介

磷酸二甲吗喃是一种中枢镇咳药，用于无痰干咳（第1476页）。口服剂量为 20mg，每日 3～4 次。

制剂

专利制剂

Ital.: Tusben†; ***Spain:*** Dastosin.

Dimethoxanate Hydrochloride（*BANM*, *rINNM*）盐酸地美索酯

Diméthoxanate, Chlorhydrate de; Dimethoxanati Hydrochloridum; Hidrocloruro de dimetoxanato. 2-(2-Dimethylaminoethoxy)ethyl phenothiazine-10-carboxylate hydrochloride.

Диметоксаната Гидрохлорид

$C_{19}H_{22}N_2O_3S,HCl$ = 394.9.

CAS — 477-93-0 (dimethoxanate); 518-63-8 (dimethoxanate hydrochloride).

ATC — R05DB28.

ATC Vet — QR05DB28.

UNII — N5I6SR31GJ.

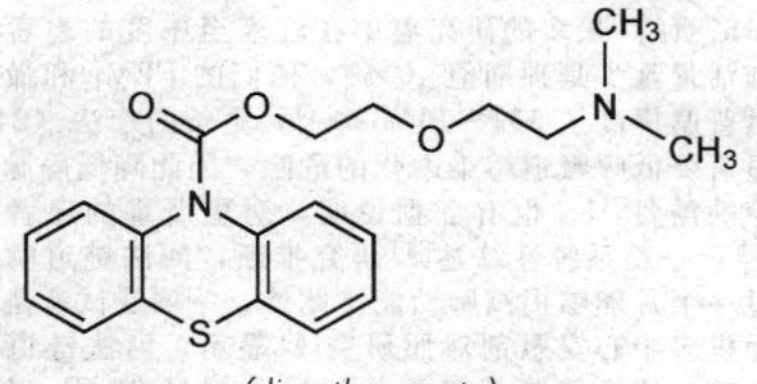

(dimethoxanate)

简介

盐酸地美索酯是一种中枢镇咳药，用于无痰干咳(第1476页)。口服常用剂量为37.5mg，每日3～4次。

制剂

专利制剂

Belg.: Cotrane†.

Dornase Alfa (*BAN, USAN, rINN*) 阿法链道酶

Deoxyribonuclease; Desoxyribonuclease; DNase I; Dornasa alfa; Dornasum Alfa; Dornaz Alfa; rhDNase. Deoxyribonuclease I (human recombinant).

Дорназа Альфа

$C_{1321}H_{1995}N_{339}O_{396}S_9$ = 29249.6.

CAS — 143831-71-4; 132053-08-8.

ATC — B06AA10; R05CB13.

ATC Vet — QB06AA10; QR05CB13.

UNII — 953A26OA1Y.

性状 阿法链道酶是一种重组酶，具有与人类去氧核糖核酸酶相同的氨基酸序列和糖基。

不良反应

阿法链道酶气雾剂的常见不良反应包括咽炎、声音嘶哑和胸痛。偶见喉炎、结膜炎、皮疹和荨麻疹的报道。用阿法链道酶治疗初始可有短暂的肺功能下降。

用途和用法

阿法链道酶作为黏液溶解药，水解由衰退的中性粒细胞堆积成的痰液的DNA分子。患有囊性纤维化（见下文）的患者使用雾化溶液，在英国仅限用于最大肺活量（FVC）为预期值40%以上和5岁以上的患者。但是在美国也应用于更严重的疾病（FVC低于40%）和幼儿。阿法链道酶采用喷射法给药，常规剂量为2500U(2.5mg)，每日1次。年龄超过21岁的患者可以每日给药2次。

同样也使用牛脱氧核糖核酸酶。它常常和纤维蛋白溶酶一起作为清创剂局部用于各种炎症和被感染的伤口。牛脱氧核糖核酸酶也可注射给药。

儿童用法 尽管在一些国家不推荐对5岁以下（具体剂量，见上文**用途和用法**）的儿童使用阿法链道酶，一项关于3个月～5岁患有肺囊性纤维化的儿童使用阿法链道酶的研究显示[1]，儿童下呼吸道使用剂量与那些年龄稍大的儿童相当。在2周的研究中显示其对于这些小患者也是安全的。

1. Wagener JS, *et al.* Aerosol delivery and safety of recombinant human deoxyribonuclease in young children with cystic fibrosis: a bronchoscopic study. *J Pediatr* 1998; **133:** 486–91.

哮喘 据报道可使用阿法链道酶溶解儿童黏液栓及缓解儿童急性严重哮喘（第1072页）[1~3]。然而，一项随机对照试验[4]发现，加入单剂量的阿法链道酶雾化剂对于急诊中中度或重度哮喘急性发作的儿童没有益处。

1. Greally P. Human recombinant DNase for mucus plugging in status asthmaticus. *Lancet* 1995; **346:** 1423–4.
2. Patel A, *et al.* Intratracheal recombinant human deoxyribonuclease in acute life-threatening asthma refractory to conventional treatment. *Br J Anaesth* 2000; **84:** 505–7.
3. Durward A, *et al.* Resolution of mucus plugging and atelectasis after intratracheal rhDNase therapy in a mechanically ventilated child with refractory status asthmaticus. *Crit Care Med* 2000; **28:** 560–2.
4. Boogaard R, *et al.* Recombinant human deoxyribonuclease for the treatment of acute asthma in children. *Thorax* 2008; **63:** 141–6.

慢性阻塞性肺疾病 因为患者使用阿法链道酶后可能有增加死亡率的趋势，因此对慢性支气管炎（第1075页）急性加重的住院患者的Ⅲ期临床试验被提前停止了[1]。

1. Hudson TJ. Dornase in treatment of chronic bronchitis. *Ann Pharmacother* 1996; **30:** 674–5.

囊性纤维化 有很好的证据说明阿法链道酶吸入治疗法对一些囊性纤维化患者的肺功能有适度的且有效的改善(第157页)。最多的研究集中在轻度至中度的患者（最大肺活量至少是预期值40%），他们的FEV_1和最大肺活量普遍提高了5%～10%[1~3]，更长的疗法（24周）能显著降低呼吸道感染恶化的危险，因此降低静脉抗菌治疗的需要[3]。也有证据说明，对更严重的患者也有效[4]。一篇系统性综述[5]研究推断，阿法链道酶疗程超过一个月能够提高肺功能。此外，一项受试者是儿童的随机多中心安慰剂对照研究[6]显示，阿法链道酶能维护肺功能且能降低其恶化的风险超过96周。然而，只有对少数患者（约1/3）[7]有益，至今除了治疗性试验还没有确定具体应用方法[8,9]。

由于在急救中花去了高昂的费用却几乎没有完全恢复，因此已经有一些关于阿法链道酶的合理使用的争议[10~13]，大致上它可以作为囊性纤维化临床备用的专科药，但是在其他适宜情况下患者不应该拒绝试验使用该药。大多轻度至中度肺功能损伤的受试者在2周内病情得到改善，更严重的患者提倡6周疗法[8]。一篇应用阿法链道酶治疗囊性纤维化的综述，总结出隔日给药与每日服药同样有效，且能减少花费和治疗时间[14]。

1. Ramsey BW, *et al.* Efficacy and safety of short-term administration of aerosolized recombinant human deoxyribonuclease in patients with cystic fibrosis. *Am Rev Respir Dis* 1993; **148:** 145–51.
2. Ranasinha C, *et al.* Efficacy and safety of short-term administration of aerosolised recombinant human DNase I in adults with stable stage cystic fibrosis. *Lancet* 1993; **342:** 199–202.
3. Fuchs H, *et al.* Effect of aerosolized recombinant human DNase on exacerbations of respiratory symptoms and on pulmonary function in patients with cystic fibrosis. *N Engl J Med* 1994; **331:** 637–42.
4. McCoy K, *et al.* Effects of 12-week administration of dornase alfa in patients with advanced cystic fibrosis lung disease. *Chest* 1996; **110:** 889–95.
5. Jones AP, Wallis C. Dornase alpha for cystic fibrosis. Available in The Cochrane Database of Systematic Reviews; Issue 3. Chichester: John Wiley; 2010 (accessed 17/05/10).
6. Quan JM, *et al.* A two-year randomized, placebo-controlled trial of dornase alfa in young patients with cystic fibrosis with mild lung function abnormalities. *J Pediatr* 2001; **139:** 813–20.
7. Davis PB. Evolution of therapy for cystic fibrosis. *N Engl J Med* 1994; **331:** 672–3.
8. Conway SP, Littlewood JM. rhDNase in cystic fibrosis. *Br J Hosp Med* 1997; **57:** 371–2.
9. Ledson MJ, *et al.* Targeting of dornase alpha therapy in adult cystic fibrosis. *J R Soc Med* 1998; **91:** 360–4.
10. Anonymous. Dornase alfa for cystic fibrosis. *Drug Ther Bull* 1995; **33:** 15–16.
11. Spencer D, Weller P. Dornase-alfa for cystic fibrosis. *Lancet* 1995; **345:** 1307.
12. Bush A, *et al.* Dornase alfa for cystic fibrosis. *BMJ* 1995; **310:** 1533.
13. Robert G, *et al.* Dornase alfa for cystic fibrosis. *BMJ* 1995; **311:** 813.
14. Suri R. The use of human deoxyribonuclease (rhDNase) in the management of cystic fibrosis. *BioDrugs* 2005; **19:** 135–44.

制剂

专利制剂

Arg.: Pulmozyme; **Austral.:** Pulmozyme; **Austria:** Pulmozyme; **Belg.:** Pulmozyme; **Braz.:** Pulmozyme; **Canad.:** Pulmozyme; **Chile:** Viscozyme; **Cz.:** Pulmozyme; **Denm.:** Pulmozyme; **Fin.:** Pulmozyme; **Fr.:** Pulmozyme; **Ger.:** Pulmozyme; **Gr.:** Pulmozyme; **Hung.:** Pulmozyme; **Irl.:** Pulmozyme; **Israel:** Pulmozyme; **Ital.:** Pulmozyme; **Mex.:** DNSM; Pulmozyme; **Neth.:** Pulmozyme; **Norw.:** Pulmozyme; **NZ:** Pulmozyme; **Pol.:** Pulmozyme; **Port.:** Pulmozyme; **Rus.:** Pulmozyme (Пульмозим); **S.Afr.:** Pulmozyme; **Spain:** Pulmozyme; **Swed.:** Pulmozyme; **Switz.:** Pulmozyme; **Turk.:** Pulmozyme; **UK:** Pulmozyme; **USA:** Pulmozyme.

多组分制剂 **Arg.:** Clorfibrase; **Austria:** Fibrolan; **Braz.:** Cauterex; Dermofibrin C†; Fibrabene; Fibrase; Fibrinase c/Cloranfenicol; Gino Cauterex; Gino Fibrase; **Chile:** Elase; **Cz.:** Fibrolan†; **Fr.:** Elase; **Hung.:** Fibrolan; **Malaysia:** Elase; **Mex.:** Fibrase; Fibrase SA; Ridasa; **Pol.:** Fibrolan; **Switz.:** Fibrolan.

Dropropizine (*BAN, rINN*) 羟丙哌嗪

Dropropitsiini; Dropropizin; Dropropizina; Dropropizinum; UCB-1967. 3-(4-Phenylpiperazin-1-yl)propane-1,2-diol.

Дропропизин

$C_{13}H_{20}N_2O_2$ = 236.3.

CAS — 17692-31-8.

ATC — R05DB19.

ATC Vet — QR05DB19.

UNII — U0K8WHL37U.

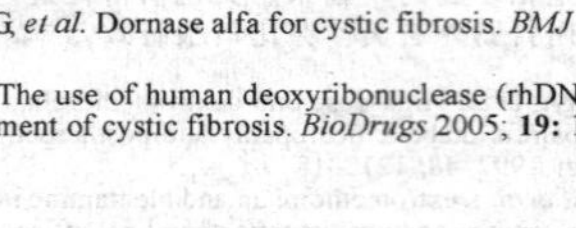

Levodropropizine (*BAN, rINN*) 左羟丙哌嗪

DF-526; Levdropropizine; Levodropropitsiini; Levodropropizin; Levodropropizina; Levodropropizinas; Lévodropropizine; Levodropropizinum. The (−)-(*S*)-isomer of dropropizine.

Леводропропизин

$C_{13}H_{20}N_2O_2$ = 236.3.

CAS — 99291-25-5.

ATC — R05DB27.

ATC Vet — QR05DB27.

UNII — 3O31P6T4G3.

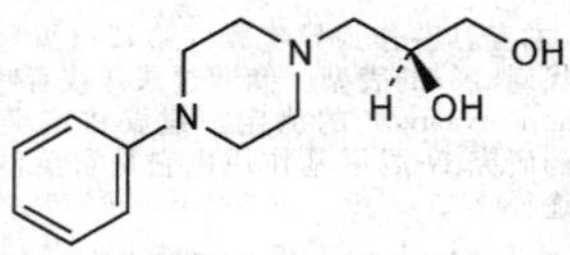

Pharmacopoeias. In *Eur.* (see p.vii).

Ph. Eur. 6.8 (Levodropropizine) 白色或几乎白色粉末。微溶于水和乙醇；易溶于稀醋酸和甲醇。2.5%水溶液的pH值为9.2～10.2。避光。

简介

羟丙哌嗪是一种外周镇咳药，用于治疗无痰干咳(第1476页)。口服剂量为30mg，每日3～4次。左羟丙哌嗪是羟丙哌嗪的（−）-(*S*)-异构体，CNS作用较少。类似地采用口服给药，剂量为60mg，每日最多3次。

1. Catena E, Daffonchio L. Efficacy and tolerability of levodropropizine in adult patients with non-productive cough: comparison with dextromethorphan. *Pulm Pharmacol Ther* 1997; **10:** 89–96.

制剂

专利制剂

Arg.: Perlatos†; **Belg.:** Catabex†; Levotuss; **Braz.:** Antux; Atossion; Ecos; Eritos; Flextoss; Neotoss; Percof; Tussiflex D; Vibral; Zyplo; **Chile:** Broncard; **Cz.:** Ditustat; Levopront; **Ger.:** Larylin Husten-Stiller; Quimbo; **Gr.:** Dropavix; Levotuss; **Hung.:** Levopront; **Indon.:** Levopront; **Ital.:** Actiribex; Danka; Domutussina; Levotuss; Ribex Tosse†; Salvituss; Tau-Tux; **Mex.:** Kastovin; Levocof; Troferit; Velatuss; Zyplo; **Neth.:** Levotuss; **Philipp.:** Levopront; **Pol.:** Levopront; **Port.:** Catabina; Levotuss; **Rus.:** Levopront (Левопронт); **Spain:** Levotuss; Tautoss; **Thai.:** Bronal; Levopront; **Turk.:** Levopront; **Venez.:** Antux; Levopront.

多组分制剂 **Braz.:** Notuss; **Ital.:** Actinbexen; Elisir Terpina; Guaiacalcium Complex; Ribexen con Espettorante†; Tiocalmina; Tussamag Complex; **Mex.:** Dizolvin-Flux; **Port.:** Catabina Expectorante†.

Elecampane 土木香

Ala; Alant; Aunée; Énula; Énula campana; Helenio; Ínula; Inula.

Девясил Высокий

CAS — 97676-35-2 (elecampane oil).

UNII — E55SMD6DA8.

Pharmacopoeias. In *Chin.* (which also includes various other species of *Inula*) and *Fr.*

简介

土木香是 *Inula helenium*（菊科）的根。认为它有祛痰和镇咳活性，用它的草药制剂治疗咳嗽。它也作为食物和酒精饮料的调味剂。

土木香含有倍半萜内酯包括土木香内酯（alantcamphor；elecampanecamphor；inulacamphor；helenin），以前用于寄生虫感染，也已经作为一些镇咳药的组分。

土木香油已用于芳香疗法。

制剂

多组分制剂 **Austria:** Brust- und Hustentee St Severin; Klosterfrau Melissengeist; **Canad.:** Herbal Cough Syrup; Honey Blend Herbal Cough Syrup; **Cz.:** Klosterfrau Melisana; Species Cholagogae Planta; **Fr.:** Mediflor Digestive No 3; **Ger.:** Klosterfrau Melissengeist; **Hung.:** Antipoll; Bittner; Klosterfrau Melisana; **Pol.:** Pectosol; **Rus.:** Original Grosser Bittner Balsam (Оригинальный Большой Бальзам Биттнера); Sodecor (Содекор); **S.Afr.:** Wonderkroonessens; **Spain:** Bronpul†; Natusor Asmaten†; Natusor Broncopul†; **Switz.:** Hederix; Padmed Laxan; **UK:** Catarrh-eeze; Cough-eeze; Horehound and Aniseed Cough Mixture; Vegetable Cough Remover; **Ukr.:** Pectosol (Пектосол)†.

顺势疗法制剂 **Ger.:** Drosera-Weliplex.

Ephedra ⊗ 麻黄

Efedra; Ma-huang.

Хвойник; Эфедра хвощевая (*Ephedra equisetina*)

UNII — 2E31ONF9M5 (Ephedra intermedia stem); 55L3XLO37E (Ephedra sinica stem).

Pharmacopoeias. In *Chin.*, *Eur.*, (see p.vii) *Ger.*, and *Jpn.* *Chin.* also includes the roots of *Ephedra sinica* or *E. intermedia.*

Ph. Eur. 6.8 (Ephedra Herb)：草麻黄、中麻黄或木贼麻黄的干燥草木枝干，它包含了至少1%的麻黄碱。

简介

麻黄包括草麻黄、木贼麻黄和山岭麻黄（包括*E. nebrodensis*）（麻黄科）的干燥草质茎，以麻黄碱计含有的生物碱不得低于1.25%。

麻黄的作用是由于麻黄碱（见下文）和伪麻黄碱(第1499页)的存在。它主要用作这些生物碱的来源。在美国，FDA认为麻黄添加剂是不安全的，应禁止含有麻黄添加剂的食品销售。并且在有些国家也已经

禁止。

关于含有麻黄的草药的不良反应见下文**麻黄碱**的滥用项下。

制剂

专利制剂

Canad.: Formula S/E; Sinueaze.

多组分制剂 ***Canad.:*** Herbal Cold Relief†; ***Ger.:*** Cefadrin; ***Hong Kong:*** Sessoforte†; ***Jpn:*** Bofutsushosan; Colgen Maoto; Gokoto; Goshakusan; Kakkon-to; Kakkontokasenkyushin'i; Sho-seiryu-to.

顺势疗法制剂 ***Fr.:*** Santaherba; ***Ger.:*** Lomabronchin N†.

Ephedrine (*BAN*) ⊗ 麻黄碱

Efedriini; Efedrin; Efedrina; Efedrinas; Ephedrina; Ephédrine; (−)-Ephedrine; Ephedrinum. (1R,2S)-2-Methylamino-1-phenylpropan-1-ol.

Эфедрин

$C_{10}H_{15}NO$ = 165.2.

CAS — 299-42-3 (anhydrous ephedrine); 50906-05-3 (ephedrine hemihydrate).

ATC — C01CA26; R01AA03; R01AB05; S01FB02.

ATC Vet — QG04BX90; QR01AA03; QR01AB05; QR03CA02; QS01FB02.

UNII — GN83C131XS.

性状 麻黄碱是一种从麻黄素中提取的生物碱或者人工合成品。它以半水化物或者无水物形式存在。

俗名 以下"俗名"(见第ⅶ页)或俚语被用于各种形式的麻黄碱:Trucker's Speed。

Pharmacopoeias. In *Eur.* (see p.vii), *Int.*, and *US*, which have specifications, in either the same monograph or in separate monographs, for the anhydrous form and for the hemihydrate.

Ph. Eur. 6.8 (Ephedrine, Anhydrous) 白色或类白色结晶性粉末或者无色结晶。溶于水;极易溶于乙醇。在36℃时熔化。避光。

Ph. Eur. 6.8 (Ephedrine Hemihydrate; Ephedrine BP 2005) 白色或类白色结晶性粉末或无色晶体。溶于水;易溶于乙醇。若之前未对其进行干燥,则熔点为42℃。避光。

USP 33 (Ephedrine) 无水或者含有不超过半分子的结晶水。它是一种油状、几乎无色固体或白色结晶或颗粒。遇光逐渐分解。熔点在33~40℃,其差异是由于含水量不同,无水麻黄碱的熔点比半水化物的低。溶于水(1:20),溶于乙醇(1:0.2);溶于氯仿和乙醚;缓慢溶于液状石蜡,如果麻黄碱的含水量超过1%溶液变浑浊。它的溶液能使石蕊变红,显碱性。贮藏于低于8℃密闭容器中。避光。

Ephedrine Hydrochloride (*BANM*) ⊗ 盐酸麻黄碱

Efedriinihydrokloridi; Efedrin Hidroklorür; Efedrin hydrochlorid; Efedrina, hidrocloruro de; Efedrin-hidroklorid; Efedrinhydroklorid; Efedrino hidrochloridas; Efedryny chlorowodorek; Ephedrinae Hydrochloridum; Éphédrine, chlorhydrate d'; Ephedrine Chloride; Ephedrini hydrochloridum; Ephedrinium Chloratum; l-Ephedrinum Hydrochloricum.

Эфедрина Гидрохлорид

$C_{10}H_{15}NO,HCl$ = 201.7.

CAS — 50-98-6.

ATC — C01CA26; R01AA03; R01AB05; S01FB02.

ATC Vet — QR01AA03; QR01AB05; QR03CA02; QS01FB02.

UNII — NLJ6390P1Z.

Pharmacopoeias. In *Chin., Eur.* (see p.vii), *Int., Jpn, US,* and *Viet.*

Ph. Eur. 6.8 (Ephedrine Hydrochloride) 白色或类白色结晶性粉末或者无色结晶。易溶于水;溶于乙醇。熔点约219℃。避光。

USP 33 (Ephedrine Hydrochloride) 白色细微结晶或粉末,无臭。溶于水(1:3),溶于乙醇(1:14);不溶于乙醚。避光。

Ephedrine Sulfate ⊗ 硫酸麻黄碱

Efedrina, sulfato de; Ephedrine Sulphate *(BANM)*.

Эфедрина Сульфат

$(C_{10}H_{15}NO)_2,H_2SO_4$ = 428.5.

CAS — 134-72-5.

ATC — C01CA26; R01AA03; R01AB05; S01FB02.

ATC Vet — QR01AA03; QR01AB05; QR03CA02; QS01FB02.

UNII — U6X61U5ZEG.

Pharmacopoeias. In *Int.* and *US.*

USP 33 (Ephedrine Sulfate) 白色细微结晶或粉末,无臭。见光颜色变深。溶于水(1:3),溶于乙醇(1:90)。避光。

Racephedrine Hydrochloride (*BANM, USAN, rINNM*) ⊗ 盐酸消旋麻黄碱

Efedriinihydrokloridi, raseeminen; Efedrinhydroklorid, racemisk; Efedrino (raceminio) hidrochloridas; Éphédrine (chlorhydrate d') racémique; *dl*-Ephedrine Hydrochloride; Ephedrini racemici hydrochloridum; *dl*-Ephedrinium Chloride; Hidrocloruro de racefedrina; Racém efedrin-hidroklorid; Racemic Ephedrine Hydrochloride; Racéphédrine, Chlorhydrate de; Racephedrini Hydrochloridum. (±)-2-Methylamino-1-phenylpropan-1-ol hydrochloride.

Рацефедрина Гидрохлорид

$C_{10}H_{15}NO,HCl$ = 201.7.

CAS — 90-81-3 (racephedrine); 134-71-4 (racephedrine hydrochloride).

UNII — 43SK4LAO7D.

(racephedrine)

Pharmacopoeias. In *Eur.*

Ph. Eur. 6.8 (Ephedrine Hydrochloride, Racemic; Racephedrine Hydrochloride BP 2010) 白色或类白色结晶性粉末,或无色结晶。易溶于水;溶于乙醇;几乎不溶于醚类。熔点约为188°。避光。

不良反应

参见**拟交感神经药**(第1351页)。麻黄碱有α受体和β受体激动效应,最常见的不良反应是心动过速、焦虑、不安和失眠。也可能发生震颤、口干、四肢血液循环受损、高血压和心律失常。

麻黄碱可以用于分娩以维持在脊髓麻醉期间的血压,但是能引起胎儿心动过速。

过量使用麻黄碱也可能发生偏执型精神病、妄想和幻觉。长期应用不会在体内蓄积,但是有成瘾的报道。

关于自我药疗(self-administration)用含有麻黄碱食品添加剂或其他草药兴奋剂导致毒性作用的讨论,见下文滥用项下。

注意事项

参见**拟交感神经药**(第1352页)。甲状腺功能亢进、糖尿病、缺血性心脏病、高血压、肾衰竭或者闭角型青光眼的患者应慎用麻黄碱。前列腺增生的患者使用麻黄碱会加重排尿困难。

有报道乳母应用麻黄碱使乳儿出现兴奋和妨碍睡眠现象。

滥用 尽管麻黄碱的违法应用主要是街头非法出售的中枢兴奋药[如去氧麻黄碱(第2079页)],但在一些国家滥用麻黄碱制剂呈现上升的趋势[1],它的滥用引发的公共卫生和社会问题越来越显著,特别是在非洲国家。麻黄碱也用作街头兴奋药"摇头丸"(Ecstasy)的替代药销售(**甲烯二氧甲苯丙胺**,第2079页)。

麻黄碱的不法使用的不良反应有心血管毒性[2,3]和胸痛[4]。

关于非处方(OTC)中枢兴奋药如麻黄碱的滥用倾向有争议[5]:一些研究显示总体来说麻黄碱是一种相对弱的促兴奋剂,但同时有研究显示其滥用潜力很高。对5名服用高剂量的含有麻黄碱的OTC 8个月~2年的患者,检查他们的特征时着重强调麻黄碱的成瘾性并因此产生麻黄碱上瘾倾向;对2名长期服用苯丙醇胺的患者也做了相似的研究,其中一名患者还同时使用了伪麻黄碱。因此作者建议对大多数人而言,在使用含有弱的拟交感神经药物的OTC时,按推荐剂量使用不会增强兴奋。然而,这些病例支持以下的研究发现:OTC兴奋药的大剂量使用能够提高它的效能,它的作用变得更像苯丙胺(第2071页)。

自我药疗含有麻黄碱的食品或者草药兴奋药也有中毒的报道[6~8],常为麻黄和市售用于各种目的包括减肥的药物以及作为违法滥用的药物。不是所有的麻黄碱中毒都是滥用的结果,也有是因为一些未注册药品不适当的内容标签和剂量说明书造成的。一项小规模研究发现,在推荐的剂量下联合应用草药咖啡因和麻黄属生物碱,血浆麻黄碱浓度超过了常规治疗浓度范围。血压和心率明显升高,并且注意到对体内葡萄糖和钾的不利影响[9]。现在在美国和其他一些国家已经禁用添加含有麻黄的食品。

使用含有麻黄碱的OTC包括草药制品(常常高剂量或者长期使用)产生的不良反应包括冠状动脉血栓形成[10]、心肌梗死、癫痫[11]、精神病发作[12]、肾结石[13~15]和心肌炎[16],也有大量死亡报道。有报道女性举重运动员大剂量长期使用有明显成瘾性[17]。

据报道一例患者使用愈创木酚甘油醚和麻黄碱后产生尿结石,见**愈创甘油醚**项下**滥用**,第1490页。

1. WHO. Recommendations from the Expert Committee on Drug Dependence. *WHO Drug Inf* 1998; **12:** 227–9.
2. Cockings JGL, Brown MA. Ephedrine abuse causing acute myocardial infarction. *Med J Aust* 1997; **167:** 199–200.
3. Zahn KA, *et al.* Cardiovascular toxicity after ingestion of "herbal ecstacy" [sic]. *J Emerg Med* 1999; **17:** 289–91.
4. James LP, *et al.* Sympathomimetic drug use in adolescents presenting to a pediatric emergency department with chest pain. *J Toxicol Clin Toxicol* 1998; **36:** 321–8.
5. Tinsley JA, Watkins DD. Over-the-counter stimulants: abuse and addiction. *Mayo Clin Proc* 1998; **73:** 977–82.
6. Haller CA, Benowitz NL. Adverse cardiovascular and central nervous system events associated with dietary supplements containing ephedra alkaloids. *N Engl J Med* 2000; **343:** 1833–8.
7. Dennehy CE, *et al.* Dietary supplement-related adverse events reported to the California Poison Control System. *Am J Health-Syst Pharm* 2005; **62:** 1476–82.
8. Samenuk D, *et al.* Adverse cardiovascular events temporally associated with ma huang, an herbal source of ephedrine. *Mayo Clin Proc* 2002; **77:** 12–16.
9. Haller CA, *et al.* Short-term metabolic and hemodynamic effects of ephedra and guarana combinations. *Clin Pharmacol Ther* 2005; **77:** 560–71.
10. Sola S, *et al.* Coronary dissection and thrombosis after ingestion of ephedra. *Am J Med* 2004; **116:** 645–6.
11. Anonymous. Adverse events associated with ephedrine-containing products—Texas, December 1993-September 1995. *JAMA* 1996; **276:** 1711–12.
12. Doyle H, Kargin M. Herbal stimulant containing ephedrine has also caused psychosis. *BMJ* 1996; **313:** 756.
13. Powell T, *et al.* Ma-huang strikes again: ephedrine nephrolithiasis. *Am J Kidney Dis* 1998; **32:** 153–9.
14. Blau JJ. Ephedrine nephrolithiasis associated with chronic ephedrine abuse. *J Urol (Baltimore)* 1998; **160:** 825.
15. Hoffman N, *et al.* Resolution of ephedrine stones with dissolution therapy. *Urology* 2003; **61:** 1035.
16. Zaacks SM, *et al.* Hypersensitivity myocarditis associated with ephedra use. *J Toxicol Clin Toxicol* 1999; **37:** 485–9.
17. Gruber AJ, Pope HG. Ephedrine abuse among 36 female weightlifters. *Am J Addict* 1998; **7:** 256–61.

药物相互作用

参见**拟交感神经药**(第1352页)。麻黄碱有直接和间接作用,在服用MAOI(包括RIMA)的患者中可能引起高血压危象,鼻吸入麻黄碱后也有发生这种相互作用的可能性。也可见**苯乙肼**项下(第393页)以及**吗氯贝胺**项下(第387页)。因为麻黄碱有α受体和β受体激动剂特性,对于用环丙烷、氟烷或者其他吸入法麻醉的患者应该避免或者谨慎使用。如果正在服用强心苷、奎尼丁或者三环类抗抑郁药的患者给予麻黄碱可能会增加发生心律失常的危险。而对于正接受麦角生物碱或者缩宫素的患者有增加收缩血管和升高血压的风险。麻黄碱能增加其他一些药物的代谢率。而且麻黄碱可以增加咖啡因的潜在兴奋作用,见**咖啡因**项下**拟交感神经药**(第1081页)。麻黄碱对于外源性组胺的影响,见第2252页。

药动学

麻黄碱在胃肠道完全吸收。很大一部分以原形经尿排泄,少量在肝中代谢。麻黄碱的血浆半衰期有不同的报道,它随尿液的pH值变化范围为3~6h,酸性尿清除加快,半衰期相应缩短。

1. Welling PG, *et al.* Urinary excretion of ephedrine in man without pH control following oral administration of three commercial ephedrine sulfate preparations. *J Pharm Sci* 1971; **60:** 1629–34.
2. Sever PS, *et al.* The metabolism of (−)-ephedrine in man. *Eur J Clin Pharmacol* 1975; **9:** 193–8.
3. Pickup ME, *et al.* The pharmacokinetics of ephedrine after oral dosage in asthmatics receiving acute and chronic treatment. *Br J Clin Pharmacol* 1976; **3:** 123–34.

用途和用法

麻黄碱是一种拟交感神经药(第1352页),对肾上腺素受体有直接和间接作用。它有α-和β-肾上腺素能活性,对CNS有显著的兴奋作用,虽然效能不及肾上腺素,但效时延长。治疗剂量通过增加心输出量和诱导外周血管收缩升高血压。可能发生心动过速但发生的概率比肾上腺素低。麻黄碱也能引起支气管舒张,降低胃肠蠕动频率,当括约肌收缩且松弛膀胱逼尿肌时能松弛膀胱壁,常常降低子宫活性。对呼吸中枢有刺激作用。它能扩张瞳孔但不影响光反射。麻黄碱使用不久后可能发

生快速耐受。

麻黄碱盐单独或者联合应用能缓解鼻充血症状（第1477页）。它们可以口服或者滴鼻或者喷鼻给药。麻黄碱盐有时联合东莨菪碱或者抗组胺药治疗运动病，也试用于术后恶心和呕吐（第1622页）。

注射麻黄碱盐来对抗脊柱或者硬膜外麻醉（见下文）患者的低血压。麻黄碱对于由休克、循环衰竭或者出血导致的低血压危象疗效甚微。已不主张其用于治疗体位性低血压。

麻黄碱盐可作为支气管舒张药，但是现在优先使用 β_2 受体选择性的拟交感神经药如沙丁胺醇。

麻黄碱盐的其他作用包括可以明显减轻糖尿病神经性水肿。它们也用于治疗排尿紊乱。

含有 0.5%或者 1%的麻黄碱的滴鼻剂或者喷雾剂常常用于治疗**鼻充血**。麻黄碱盐也可以吸入法给予。

用于逆转由于腰麻或者硬膜外麻引起的**低血压**，缓慢静脉注射 3mg/ml 的盐酸麻黄碱，每次 3～6mg（或者最多 9mg），按照需要每隔 3～4min 重复一次，总的给药最大剂量是 30mg。麻黄碱盐也可以肌内或者皮下注射给予。

BNF 59 建议盐酸麻黄碱的口服剂量为 30～60mg，每日 3 次治疗**糖尿病性神经性水肿**。

也使用麻黄碱的其他几种盐包括樟脑磺酸盐、乙酰丙酸盐、鞣酸盐和硫氰酸盐。也使用盐酸消旋麻黄碱。

儿童剂量，见下文。

儿童用法 含交感神经减充血药的非处方类咳嗽和感冒制剂（如麻黄碱），儿童应该慎用，通常幼儿禁用。具体见第1476页。*BNFC 2011* 建议，在对氯化钠滴鼻剂或吸入温暖潮湿的空气无效的情况下，麻黄碱滴鼻剂可用于 6 岁及以上严重**鼻塞**儿童的短期治疗。含有 0.5%盐酸麻黄碱的滴鼻剂可以滴入鼻孔，每侧鼻孔每日滴入 3～4 次。6～12 岁儿童，最多使用 5 天；12 岁以上儿童，最多使用 7 天。

由腰麻或硬膜外麻醉引起的**低血压**逆转的儿童尽管很少需要麻黄碱，但 *BNFC 2011* 建议，可以使用以下解决方案和剂量，即经中央导管静脉缓慢注射含 3mg/ml 盐酸麻黄碱的溶液：

- 1～12 岁：使用 500～750μg/kg 或 17～25mg/m²，按照需要每隔 3～4min 重复一次，总的最大给药剂量为 30mg。
- 12～18 岁：使用 3～7.5mg（最多 9mg），按照需要每隔 3～4min 重复一次，总的最大给药剂量是 30mg。

排尿紊乱 可用麻黄碱盐治疗夜间遗尿，尽管其他疗法常常是优选。也用于治疗具有压迫性尿失禁的患者，但是这种疗效不确切。

脊柱麻醉 常提倡胃肠外给予拟交感神经药如麻黄碱和苯肾上腺素纠正局部麻醉所致的低血压。脊柱或者硬膜外麻醉阻滞所致患低血压的风险高于其他任何形式的神经阻滞（见**中枢阻滞**的**不良反应**，第1765页）。尽管用麻黄碱纠正这种低血压不一定成功[3]，但也有使用[1,2]。它也常常用于预防[4,5]，尽管预防用药用于孕妇分娩伴有胎心过速[5]，用药前药物预先适度水合很重要，可以使患者患低血压风险降到最低。

1. Hall PA, *et al.* Spinal anaesthesia for Caesarean section: comparison of infusions of phenylephrine and ephedrine. *Br J Anaesth* 1994; **73:** 471–4.
2. Thomas DG, *et al.* Randomized trial of bolus phenylephrine or ephedrine for maintenance of arterial pressure during spinal anaesthesia for Caesarean section. *Br J Anaesth* 1996; **76:** 61–5.
3. Critchley LAH, *et al.* Hypotension during subarachnoid anaesthesia: haemodynamic effects of ephedrine. *Br J Anaesth* 1995; **74:** 373–8.
4. Sternlo J-E, *et al.* Prophylactic im ephedrine in bupivacaine spinal anaesthesia. *Br J Anaesth* 1995; **74:** 517–20.
5. Cleary-Goldman J, *et al.* Prophylactic ephedrine and combined spinal epidural: maternal blood pressure and fetal heart rate patterns. *Obstet Gynecol* 2005; **106:** 466–72.

制剂

BP 2010: Ephedrine Elixir; Ephedrine Hydrochloride Tablets; Ephedrine Injection; Ephedrine Nasal Drops;
USP 33: Ephedrine Sulfate Capsules; Ephedrine Sulfate Injection; Ephedrine Sulfate Nasal Solution; Ephedrine Sulfate Syrup; Theophylline, Ephedrine Hydrochloride, and Phenobarbital Tablets.

专利制剂

Arg.: Muchan; ***Belg.:*** Ephedronguent; ***Braz.:*** Unifedrine; ***Chile:*** Efedrosan†; ***Gr.:*** Neo Rhinovit; Rhinolex; ***Hong Kong:*** Efmol; ***Hung.:*** Epherit; ***Mex.:*** Tendrin; ***Mon.:*** Stopasthme†; ***Pol.:*** Efinol; ***Port.:*** Spinefe; ***Turk.:*** Rinitalmit†; ***UK:*** CAM; ***USA:*** Kondon's Nasal; ***Venez.:*** Boref†; Colino Iris.

顺势疗法制剂 ***Chile:*** Ikoplex No 3.

Eprazinone Hydrochloride (*rINNM*) 盐酸依普拉酮

CE-746; Éprazinone, Chlorhydrate d'; Eprazinoni Hydrochloridum; Hidrocloruro de eprazinona. 3-[4-(β-Ethoxyphenethyl)piperazin-1-yl]-2-methylpropiophenone dihydrochloride.

Эпразинона Гидрохлорид

$C_{24}H_{32}N_2O_2,2HCl = 453.4.$

CAS — 10402-90-1 (eprazinone); 10402-53-6 (eprazinone hydrochloride).

ATC — R05CB04.

ATC Vet — QR05CB04.

UNII — 394X1L8I9Y.

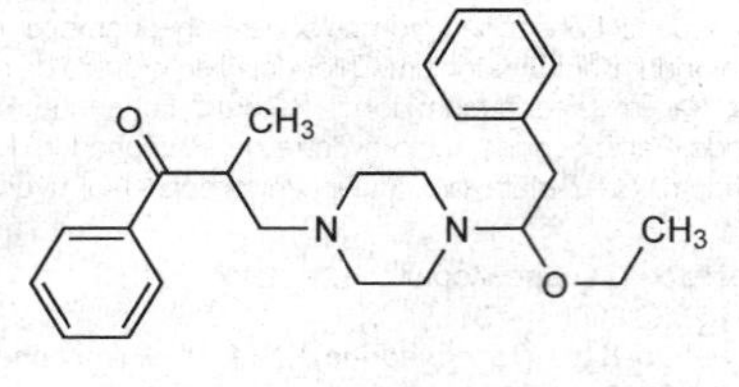

(eprazinone)

简介

盐酸依普拉酮有各种各样的描述，有黏液溶解性或者祛痰性也有直接的支气管平滑肌松弛性质。用于咳嗽时（第1476页），口服剂量为 50～100mg，每日 3 次。它也采用直肠给药。

对皮肤的影响 口服依拉普酮产生皮疹[1,2]。

1. Faber M, *et al.* Eprazinonexanthem mit subkornealer Pustelbildung. *Hautarzt* 1984; **35:** 200–3.
2. Tanabe K, *et al.* Non-pigmented fixed drug eruption induced by eprazinone hydrochloride. *Dermatol Online J* 2005; **11:** 25.

过量 2 名 22 个月大的儿童使用过量的 800mg 的依普拉酮，产生的症状包括瞌睡、共济失调和癫痫发作[1]。

1. Merigot P, *et al.* Les convulsions avec trois antitussifs dérivés substitués de la pipérazine: (zipéprol, éprazinone, éprozinol). *Ann Pediatr (Paris)* 1985; **32:** 504–11.

制剂

专利制剂

Austria: Eftapan†; ***Belg.:*** Isilung; ***Fr.:*** Mucitux; ***Ger.:*** Eftapan†.

多组分制剂 ***Austria:*** Eftapan Tetra†.

Eprozinol Hydrochloride (*rINNM*) 盐酸依普罗醇

Éprozinol, Chlorhydrate d'; Eprozinoli Hydrochloridum; Hidrocloruro de eprozinol. 3-[4-(β-Methoxyphenethyl)piperazin-1-yl]-1-phenylpropan-1-ol dihydrochloride.

Эпрозинола Гидрохлорид

$C_{22}H_{30}N_2O_2,2HCl = 427.4.$

CAS — 32665-36-4 (eprozinol).

ATC — R03DX02.

ATC Vet — QR03DX02.

UNII — X9AMI360PI.

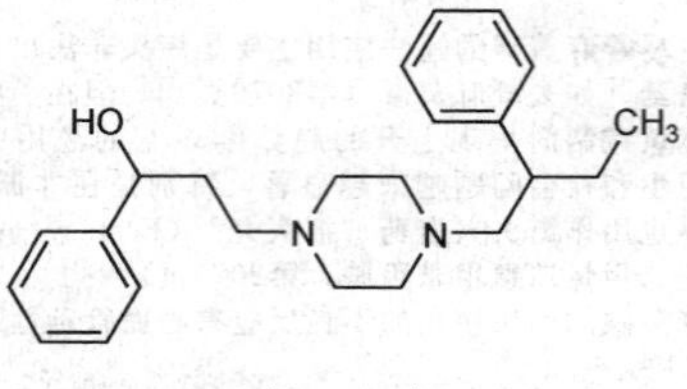

(eprozinol)

简介

由于其具有黏液溶解性或者祛痰性，盐酸依普罗醇可口服给予。

不良反应 据报道一名 19 岁的患者服用依普罗醇后产生惊厥和昏迷[1]。

1. Merigot P, *et al.* Les convulsions avec trois antitussifs dérivés substitués de la pipérazine: (zipéprol, éprazinone, éprozinol). *Ann Pediatr (Paris)* 1985; **32:** 504–11.

制剂

专利制剂

Fr.: Eupneron.

Erdosteine (*rINN*) 厄多司坦

Erdosteiini; Erdostein; Erdosteína; Erdostéine; Erdosteinum. (±)-({[(Tetrahydro-2-oxo-3-thienyl)carbamoyl]methyl}thio)acetic acid.

Эрдостеин

$C_8H_{11}NO_4S_2 = 249.3.$

CAS — 84611-23-4.

ATC — R05CB15.

ATC Vet — QR05CB15.

UNII — 76J0853EKA.

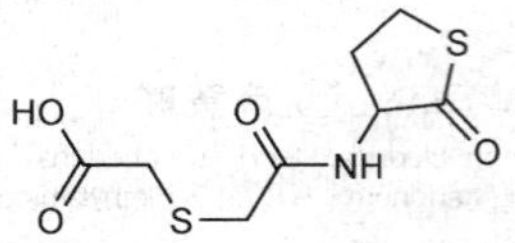

不良反应和注意事项

厄多司坦可能会引起胃肠道紊乱。头痛、呼吸困难、味觉改变、荨麻疹、红斑及皮炎也鲜有报道。有活动性消化溃疡病的患者不宜使用厄多司坦。肝肾功能损害的患者使用时的预防措施，见下文的**用途和用法**。

药动学

口服后，厄多司坦被迅速吸收，血药浓度在 1h 后达到峰值。厄多司坦吸收不受食物影响。厄多司坦经首关代谢产生活性代谢物 *N*-硫二甘基-同型半胱氨酸。血浆蛋白结合率达 64.5%。厄多司坦及其代谢产物的半衰期分别为 1.46h 和 1.62h。厄多司坦主要通过尿液排泄，粪便排泄可以忽略不计。

用途和用法

厄多司坦是一种黏液溶解剂，用于治疗以呼吸道紊乱为特征的痰性咳嗽（第1476页）。通常口服 300mg，每日 2 次，最多 10 日。

肝功能不全者应减量（见下文）。

在肝损伤和肾损伤中的用法 肝功能不全患者接触厄多司坦的风险在增加。尽管英国注册药品信息声明，轻度肝功能不全患者使用后未见不良反应增加，但仍限制口服剂量为每日最大 300mg。由于没有使用经验，厄多司坦对严重肝功能不全患者仍是禁忌。

尽管中度肾功能不全患者在药物吸收或消除上没有差异，但代谢物累积的风险不能被排除。鉴于上述原因，肌酐清除率小于 25ml/min 的患者禁用。

慢性阻塞性肺疾病 厄多司坦用于治疗[1～3]慢性阻塞性肺疾病（第1075页），但是黏液溶解药在这种疾病中的价值是有争议的。最近一篇综述认为，目前发表关于厄多司坦的许多研究都是过时的，甚至是不严谨的[4]。

1. Dechant KL, Noble S. Erdosteine. *Drugs* 1996; **52:** 875–81.
2. Marchioni CF, *et al.* Evaluation of efficacy and safety of erdosteine in patients affected by chronic bronchitis during an infective exacerbation phase and receiving amoxycillin as basic treatment (ECOBES, European Chronic Obstructive Bronchitis Erdosteine Study). *Int J Clin Pharmacol Ther* 1995; **33:** 612–18.
3. Moretti M, *et al.* The effect of long-term treatment with erdosteine on chronic obstructive pulmonary disease: the EQUALIFE Study. *Drugs Exp Clin Res* 2004; **30:** 143–52.
4. Anonymous. Erdosteine for COPD exacerbations. *Drug Ther Bull* 2008; **46:** 79–80.

制剂

专利制剂

Arg.: Fluidasa; ***Austria:*** Erdomed; ***Braz.:*** Flusten; ***Chile:*** Biopulmin; ***Cz.:*** Erdomed; ***Denm.:*** Erdotin; ***Fin.:*** Erdopect; ***Fr.:*** Vectrine; ***Gr.:*** Theovix; Tusselin; ***Hung.:*** Erdomed; ***Indon.:*** Mucotein; Recustein; Vectrine; ***Irl.:*** Erdotin; ***Ital.:*** Erdotin; ***Mex.:*** Dostein; Esteclin; ***Philipp.:*** Ectrin; Zertin; ***Pol.:*** Erdomed; ***Port.:*** Erdotin; ***Switz.:*** Mucofor; ***Turk.:*** Erdostin; ***UK:*** Erdotin.

多组分制剂 ***Mex.:*** Esteclin Bac.

Eriodictyon 圣草

Hierba santa; Mountain Balm; Yerba Santa.

Эриодиктион калифорнийский

CAS — 8013-08-9.

UNII — 2Y7TIQ135H.

注：名称 Hierba Santa（Yerba Santa）已被用于诸如 *Artemesia bsintyium*（第2165页）等许多植物。

简介

圣草由 *Eriodictyon californicum*（Hydrophyllaceae）的干燥叶组成。可作为一种祛痰药。它也用于治疗口干和掩蔽药物的苦味。

制剂

专利制剂

Canad.: Mouth Kote.

多组分制剂 **Ger.:** Saliva natura; **Ital.:** Broncosedina; **Switz.:** Hydro Santa; **UK:** Saliva Natura; **USA:** Feminease; **Venez.:** Yerba Santa.

顺势疗法制剂 **Canad.:** Breathe More; Santaherba†; **Fr.:** Boripharm No 11; Santaherba; **Ger.:** A-Bomin; Asthma H†; Asthma-Bomin H†; Broncho-Injektopas; Bronchopas; Lomabronchin N†; Myogeloticum N†; Pulmo Bronchialcomplex; Rufebran broncho; Santa Flora S.

Etafedrine Hydrochloride ⊗ (*BANM*, *USAN*, *rINNM*) 盐酸乙非君

Étafédrine, Chlorhydrate d'; Etafedrini Hydrochloridum; Ethylephedrine Hydrochloride; Hidrocloruro de etafedrina. (−)-2-(Ethylmethylamino)-1-phenylpropan-1-ol hydrochloride.

Этафедрина Гидрохлорид

$C_{12}H_{19}NO,HCl = 229.7.$

CAS — 7681-79-0 (etafedrine); 48141-64-6 ((−)-etafedrine); 5591-29-7 (etafedrine hydrochloride).

UNII — Y134VQ304Y.

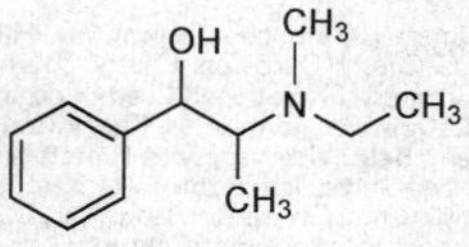

(etafedrine)

简介

盐酸乙非君是麻黄碱类拟交感神经药（第1487页）。由于具有支气管扩张效应而被用于制成复方制剂来缓解咳嗽和相关的呼吸道疾病。

制剂

多组分制剂 **Braz.:** Broncolex†; EMS Expectorante; Revenil; Revenil Dospan; Revenil Expectorante; **Canad.:** Dalmacol; ratio-Calmydone; **Indon.:** Decolsin; **S.Afr.:** Nethaprin Dospan; Nethaprin Expectorant†; **Thai.:** Brondil†.

Ethyl Cysteine Hydrochloride 盐酸乙基半胱氨酸

Etilcisteína, hidrocloruro de. Ethyl L-2-amino-3-mercaptopropionate hydrochloride.

Этиловый Эфир Цистеина Гидрохлорида

$C_5H_{11}NO_2S,HCl = 185.7.$

CAS — 3411-58-3 (ethyl cysteine); 868-59-7 (ethyl cysteine hydrochloride).

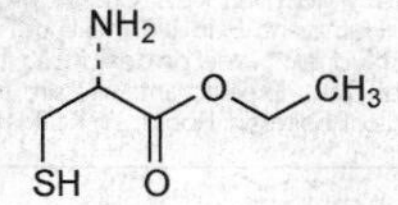

(ethyl cysteine)

Pharmacopoeias. In *Jpn.*

简介

盐酸乙基半胱氨酸是黏液溶解药，用来治疗伴有排痰性咳嗽的呼吸道疾病。

制剂

专利制剂

Jpn: Cystanin.

Ethyl Orthoformate 原甲酸乙酯

Ether de Kay; Ortoformiato de etilo; Ortoformiato de trietilo; Triethoxymethane; Trietoximetano. Triethyl orthoformate.

Этиловый Эфир Ортомуравьиной Кислоты

$C_7H_{16}O_3 = 148.2.$

CAS — 122-51-0.

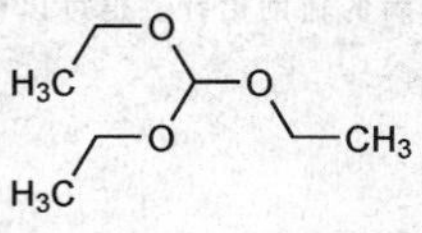

Pharmacopoeias. In *Fr.*

简介

原甲酸乙酯是一种镇咳药。据报道它是一种呼吸道解痉药，可经口腔或直肠给药。

Fedrilate (*rINN*) 非屈酯

Fédrilate; Fedrilato; Fedrilatum; UCB-3928. 1-Methyl-3-morpholinopropyl perhydro-4-phenylpyran-4-carboxylate.

Федрилат

$C_{20}H_{29}NO_4 = 347.4.$

CAS — 23271-74-1.

ATC — R05DB14.

ATC Vet — QR05DB14.

UNII — NT86R8M7J5.

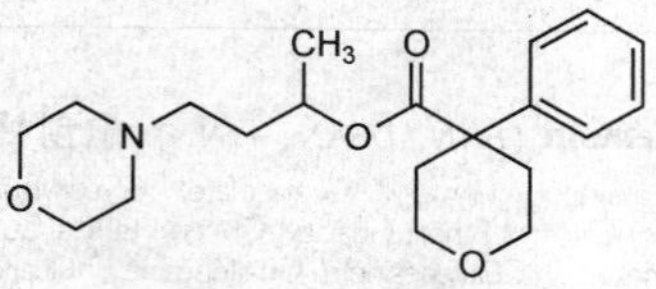

简介

非屈酯是一种镇咳药，通过口服用于治疗无痰干咳。

制剂

专利制剂

Braz.: Gotas Binelli.

Fenoxazoline Hydrochloride (*rINNM*) ⊗盐酸非诺唑啉

Fénoxazoline, Chlorhydrate de; Fenoxazolini Hydrochloridum; Hidrocloruro de fenoxazolina. 2-(2-Isopropylphenoxymethyl)-2-imidazoline hydrochloride.

Феноксазолина Гидрохлорид

$C_{13}H_{18}N_2O,HCl = 254.8.$

CAS — 4846-91-7 (fenoxazoline); 21370-21-8 (fenoxazoline hydrochloride).

ATC — R01AA12.

ATC Vet — QR01AA12.

UNII — 6K28Y098S7.

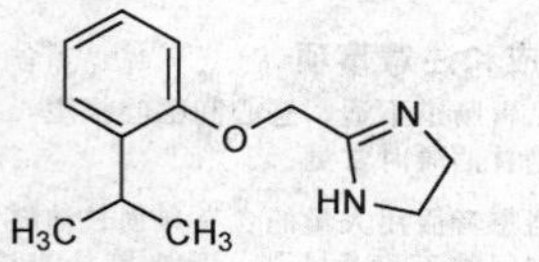

(fenoxazoline)

简介

盐酸非诺唑啉是一种具有与萘甲唑啉（第1493页）相似效应的拟交感神经药，因它的血管收缩性质常局部给药治疗鼻充血症状。

制剂

专利制剂

Arg.: Nebulicina; **Braz.:** Nasofelin; Rinigran.

Fominoben Hydrochloride (*rINNM*) 盐酸福米诺苯

Fominobène, Chlorhydrate de; Fominobeni Hydrochloridum; Hidrocloruro de fominobén; PB-89. 3′-Chloro-2′-[*N*-methyl-*N*-(morpholinocarbonylmethyl)aminomethyl]benzanilide hydrochloride.

Фоминобена Гидрохлорид

$C_{21}H_{24}ClN_3O_3,HCl = 438.3.$

CAS — 18053-31-1 (fominoben); 24600-36-0 (fominoben hydrochloride).

UNII — XCT2R4OS1G.

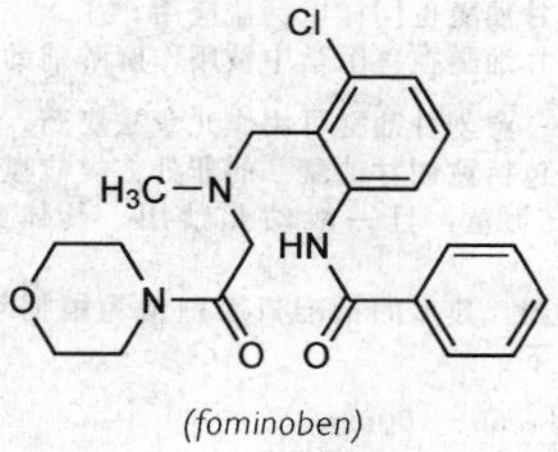

(fominoben)

简介

盐酸福米诺苯是一种具有中枢作用的镇咳药。据报道其还具有呼吸兴奋作用。其用于镇咳（第1476页）的口服剂量为每次剂量160mg，每日最多3次，也可缓慢静脉注射给药。

制剂

专利制剂

Jpn: Noleptan†; **Mex.:** Noleptan; **Spain:** Tosifar.

Fudosteine (*rINN*) 弗多司坦

Fudosteína; Fudostéine; Fudosteinum; SS-320A. (−)-3-[(3-Hydroxypropyl)thio]-L-alanine.

Фудостеин

$C_6H_{13}NO_3S = 179.2.$

CAS — 13189-98-5.

UNII — UR9VPI71PT.

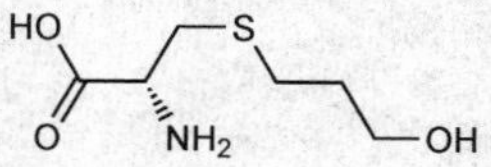

简介

弗多司坦是一种祛痰药，口服给药，剂量为400mg，每日3次。

制剂

专利制剂

Jpn: Cleanal; Spelear.

Glaucine 四甲阿卜啡

Boldine Dimethyl Ether; DL-832 (*dl*-glaucine phosphate); Glaucina; *dl*-Glaucine; MDL-832 (*dl*-glaucine phosphate). DL-1,2,9,10-Tetramethoxyaporphine.

Глауцин

$C_{21}H_{25}NO_4 = 355.4.$

CAS — 5630-11-5 (dl-glaucine); 73239-87-9 (dl-glaucine phosphate); 475-81-0 (d-glaucine); 5996-06-5 (d-glaucine hydrobromide).

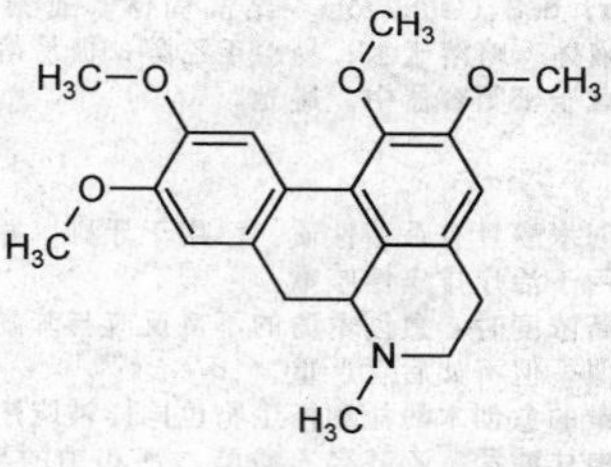

(dl-glaucine)

简介

四甲阿卜啡是一种具有中枢作用的镇咳药，用于无痰干咳，它以磷酸盐形式给药。

右旋四甲阿卜啡也以氢溴酸盐和盐酸盐形式应用。其主要是从 *Glaucium flavum*（罂粟科）中得到的。

滥用 一名23岁妇女在30min内摄入2片称作“head candy”或BZP-free的“hebal ligh”的药片后，产生恶心和呕吐症状[1]。随后出现游离型症状，后来由于情绪激动，出现心动过速和呼吸急促。经血清学和尿液检测显示有海罂粟碱的存在。

1. Dargan PI, *et al.* Detection of the pharmaceutical agent glaucine as a recreational drug. *Eur J Clin Pharmacol* 2008; **64:** 553–4.

制剂

专利制剂

Rus.: Glauvent (Глаувент).

多组分制剂 **Rus.:** Bronchitussin (Бронхитусен); Bronchocin (Бронхоцин); Broncholytin (Бронхолитин); **Ukr.:** Broncholytin (Бронхолитин).

Guacetisal (*rINN*) 胍西替柳

Acetylsalicylic Acid Guaiacol Ester; Guacétisal; Guacetisalum. *o*-Methoxyphenyl salicylate acetate.

Гуацетисал

$C_{16}H_{14}O_5$ = 286.3.
CAS — 55482-89-8.
ATC — N02BA14.
ATC Vet — QN02BA14.
UNII — T6EKB9V2O2.

简介

胍西替柳作为一种祛痰药应用于呼吸系统病症。它还可作为一种退热药用于解热。其可经口服和直肠给药。

制剂

专利制剂

Ital.: Prontomucil†.

Guaiacol 愈创木酚

Gaïacol; Guaiacolum; Guajacol; Guayacol; Gwajakol; Methyl Catechol. 2-Methoxyphenol.

Гваякол

$C_7H_8O_2$ = 124.1.
CAS — 90-05-1 (guaiacol); 553-17-3 (guaiacol carbonate); 60296-02-8 (calcium guaiacolglycolate); 4112-89-4 (guaiacol phenylacetate).
UNII — 6JKA7MAH9C.

Pharmacopoeias. In *Eur.* (see p.vii). *Fr.* also includes guaiacol carbonate.

Ph. Eur. 6.8 (Guaiacol) 结晶固体，或无色或黄色吸湿性液体。略溶于水；易溶于乙醇；极易溶于二氯甲烷。贮藏于密闭容器中。避光。

简介

愈创木酚具有杀菌性质。已用于牙科，并作为一种祛痰药用于治疗排痰性咳嗽。

在高浓度时，愈创木酚的不良反应与苯酚（第1578页）相似。但不如后者严重。

大量的愈创木酚盐和衍生物也同样被应用，包括碳酸盐、肉桂酸盐、乙基羟乙酸酯、钙和钠的羟乙酸盐、苯乙酸酯和苯丁酸酯。也可见**愈创甘油醚**（第1490页）和**愈创木酚磺酸钾**（第1501页）。

制剂

专利制剂

Mex.: Eucaliptine.

多组分制剂 ***Arg.:*** Aseptobron; Atomo Desinflamante; Atomo Desinflamante Familiar; ***Belg.:*** Eucalyptine Pholcodine; Inopectol; ***Braz.:*** Canfomenol†; Egotussano†; Ozonyl; Transpulmin; Transpulmin Balsamo; ***Canad.:*** Creo-Rectal; Demo-Cineol; Valda†; ***Cz.:*** Biocalyptol S†; ***Fr.:*** Aldyzine; Bi-Qui-Nol; Bronchorectine au Citral; Essence Algerienne; Osomol; Pastiserol; Pulmo Bailly; Pulmoserum; Rockles; Valda; ***Ital.:*** Eugenol-Guaiacolo Composto; Fosfoguaiacol; Lactocol†; Lipobalsamo; ***Mex.:*** Guayalin; ***Mon.:*** Bronchodermine; ***Port.:*** Algina; Analgil; Valda†; ***Spain:*** Bronco Aseptilex Fuerte; Tos Mai; ***UK:*** Dragon Balm; Pulmo Bailly; ***USA:*** Methagual; ***Venez.:*** Derpinol†.

顺势疗法制剂 ***Canad.:*** Hylagesic APF.

Guaietolin (*rINN*) 胍依托林

Glycerylguethol; Glyguetol; Guaietolina; Guaïétoline; Guaietolinum; Guayetolina. 3-(2-Ethoxyphenoxy)propane-1,2-diol.

Гвайэтолин

$C_{11}H_{16}O_4$ = 212.2.
CAS — 63834-83-3.
UNII — G9J54386JH.

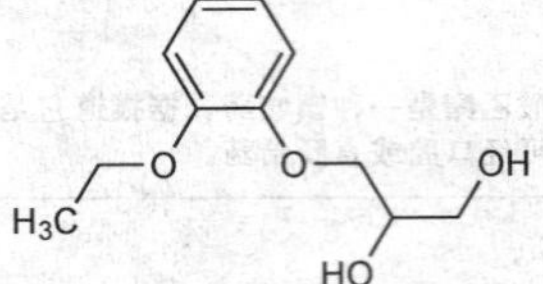

简介

胍依托林是愈创甘油醚（第1490页）的类似物，用作祛痰药。它用于镇咳（第1476页），口服给药，剂量为300～600mg，每日2～3次。

制剂

专利制剂

Fr.: Guethural.

Guaifenesin (*BAN, USAN, rINN*) 愈创甘油醚

Glicerilguayacol; Glyceryl Guaiacolate; Glycerylguayacolum; Guaiacol Glycerol Ether; Guaiacyl Glyceryl Ether; Guaifenesiini; Guaifenesina; Guaïfénésine; Guaifénésine; Guaifenesinum; Guaiphenesin; Guajacolum Glycerolatum; Gvajfenezin; Gvajfenezinas. (*RS*)-3-(2-Methoxyphenoxy)propane-1,2-diol.

Гвайфенезин

$C_{10}H_{14}O_4$ = 198.2.
CAS — 93-14-1.
ATC — R05CA03.
ATC Vet — QM03BX90; QR05CA03.
UNII — 495W7451VQ.

Pharmacopoeias. In *Eur.* (see p.vii), *Jpn*, and *US*.

Ph. Eur. 6.8（Guaifenesin） 白色或类白色结晶性粉末。略溶于水；溶于乙醇。

USP 33（Guaifenesin） 白色至浅灰色结晶性粉末。可能微具特殊臭。溶于水（1：60）～（1：70）；溶于乙醇、氯仿和丙二醇；略溶于甘油。贮藏于密闭容器中。

不良反应和注意事项

偶见胃肠道不适、恶心和呕吐报道，特别是大剂量给予愈创甘油醚时常见。

滥用 当患者服用大量的含有愈创甘油醚的非处方制剂时报道有尿结石发生[1,2]。分光镜检查法[1]揭示这些结石由β-(2-甲氧苯氧基）乳酸钙盐组成，它是愈创甘油醚的一种代谢产物。这些患者中的一名由于服用一种包括愈创甘油醚和麻黄碱的复方制剂，在结石中还出现了少量的麻黄碱[2]。

1. Pickens CL, *et al.* Abuse of guaifenesin-containing medications generates an excess of a carboxylate salt of beta-(2-methoxyphenoxy)-lactic acid, a guaifenesin metabolite, and results in urolithiasis. *Urology* 1999; **54:** 23–7.
2. Assimos DG, *et al.* Guaifenesin- and ephedrine-induced stones. *J Endourol* 1999; **13:** 665–7.

卟啉病 因为愈创甘油醚在动物实验中显示具有生卟啉作用，因此认为愈创甘油醚对卟啉病患者是危险的。

药动学

愈创甘油醚可经胃肠道吸收。经代谢后由尿排出。

用途和用法

愈创甘油醚作为祛痰药用于排痰性咳嗽（见下文的**呼吸系统病症**），有稀释和降低黏痰黏度的作用。剂量为口服，每次200～400mg，每4h给药1次。在美国，每日可以最多口服6次；而英国一般每日给药4次。缓释制剂每12h给药1次。儿童剂量，见下文。

愈创甘油醚也同样以钙盐应用。

愈创甘油醚在兽医学中被用作麻醉辅助药。

儿童用法 愈创甘油醚可用作儿童祛痰药。然而，含有祛痰药（包括愈创甘油醚）的非处方类咳嗽和感冒制剂应慎用于儿童，且一般幼儿禁用。具体见咳嗽，第1476页。

在美国，典型的批准口服剂量为根据年龄，每4h给药，如下：

- 4～6岁：50～100mg；
- 6～12岁：100～200mg。

缓释制剂，也可以每12h给药。

在英国，注册药品信息建议，每日给药最多4次。

呼吸系统病症 一篇FDA关于市售OTC药剂的综述肯定愈创甘油醚是一种有效的祛痰药[1]。用于排痰性咳嗽的祛痰药的用法已在第1476页讨论。一项小规模研究[2]发现，虽然愈创甘油醚对于健康受试者的咳嗽反射没有影响，但愈创甘油醚也能降低上呼吸道感染患者的咳嗽反射敏感性，上呼吸道感染时能引起短暂的敏感性增强。这种作用的机制不明。

1. Thomas J. Guaiphenesin—an old drug now found to be effective. *Aust J Pharm* 1990; **71:** 101–3.
2. Dicpinigaitis PV, Gayle YE. Effect of guaifenesin on cough reflex sensitivity. *Chest* 2003; **124:** 2178–81.

制剂

USP 33: Dyphylline and Guaifenesin Elixir; Dyphylline and Guaifenesin Tablets; Guaifenesin and Codeine Phosphate Syrup; Guaifenesin and Pseudoephedrine Hydrochloride Capsules; Guaifenesin Capsules; Guaifenesin Syrup; Guaifenesin Tablets; Guaifenesin, Pseudoephedrine Hydrochloride, and Dextromethorphan Hydrobromide Capsules; Theophylline and Guaifenesin Capsules; Theophylline and Guaifenesin Oral Solution.

专利制剂

Arg.: Guaifen; Omega 100 Bronquial; Plenum; Vick 44 Exp; Vickmiel; ***Austral.:*** Actifed CC Chesty; Duro-Tuss Chesty Cough Forte; Robitussin Chesty Cough; Robitussin EX†; Strepsils Chesty Cough†; Vicks Cough Syrup for Chesty Cough; Vicks formula 44 Chesty Cough; ***Austria:*** Resyl; Waldheim Husten†; ***Belg.:*** Vicks Vaposyrup Expectorant; ***Braz.:*** Broncofenil; Dimetapp Expectorante; Transpulmin; Vick Xarope; ***Canad.:*** Balminil Expectorant; Benylin Chest Congestion; Benylin DM-D-E-A Cold and Sinus; Benylin E†; Bronchophan Expectorant; Cold and Flu-in-One; Cough Syrup Expectorant; Expectorant; Expectorant Cough Formula; Expectorant Cough Syrup†; Expectorant Syrup; Extra Strength Cough Syrup Expectorant†; Koffex Expectorant†; Robitussin; Sirop Expectorant†; Tussin Expectorant†; Vicks Chest Congestion Relief; ***Cz.:*** Coldrex Broncho; Guajacuran; Robitussin Expectorans; ***Fin.:*** Tintus; ***Fr.:*** Vicks Expectorant; ***Ger.:*** Fagusan; Wick Husten-Loser; ***Gr.:*** VP-Syrup; ***Hong Kong:*** Breacol; G.G. Tab; Gufensin; Mucolex; Neotussin; Robitussin Chest Congestion; Robitussin Expectorant†; Uni-Colex; ***Hung.:*** Coldrex Broncho†; Relaxil-G; Robitussin Expectorans; Wick Formula 44 koptetο†; ***Indon.:*** Probat; ***Irl.:*** Benylin Childrens Chesty Cough; Lemsip Chesty Cough; Meltus Honey and Lemon; Robitussin Chesty Cough; Tixylix Chesty Cough; ***Israel:*** Resyl; Robitussin; Vitussin; ***Ital.:*** Broncovanil; Resyl; Vicks Tosse Fluidificante; ***Malaysia:*** Robitussin Expectorant†; ***Mex.:*** Robitussin; Tukol; Vick 44 Exp; ***Norw.:*** Tussin; ***NZ:*** Robitussin EX; ***Philipp.:*** Bena; Benadryl Expectorant; Flemonex; Guais†; Pharmachem; Robitussin Expectorant; Suprekof; Transpulmin G; ***Pol.:*** Guajavis; Guajazyl; Robitussin Expectorans; ***Port.:*** Vicks Xarope Expectorante; ***Rus.:*** Coldrex Broncho (Колдрекс Бронхо); Novo-Passit (Ново-Пассит); Theraflu KV (Терафлю КВ); Tussin (Туссин); ***S.Afr.:*** Actospect; Benylin Wet Cough; Borstol Linctus†; Chamberlains Cough Remedy Honey and Liquorice†; Chamberlains Cough Remedy Peppermint†; Dilinct Junior; Expelinct†; Flemmi-Ped†; Med-Lemon Cough Syrup†; Vicks Acta Plus Expectorant†; ***Singapore:*** Breacol; Cofen; Robitussin EX; Wood's Peppermint Cough Syrup; ***Spain:*** Formulaexpec; Frispec; Robitussin†; Serraspec†; ***Swed.:*** Resyl; ***Switz.:*** Bronchol†; Nicobrevin N†; Resyl; Vicks Formule 44 Expectine†; Vicks Sirop Expectorant; ***Thai.:*** Fenesin; Genesin; Glycolate; Glyryl; Kidkof; Mulade; Robitussin; Tussa; ***Turk.:*** Vicks Vapo Expectorant; Vicks VapoSyrup; ***UK:*** Adult Chesty Cough Non Drowsy; Benylin Childrens Chesty Coughs; Boots Chesty Cough Syrup 6 Years Plus; CalCough Six Plus; Expectorant Cough Syrup; Hill's Balsam Chesty Cough; Jackson's All Fours; Jackson's Bronchial Balsam; Lemsip Cough & Cold Chesty Cough; Robitussin for Chesty Coughs; Tixylix Chesty Cough; Venos for Kids; Vicks Cough Syrup for Chesty Coughs; Vicks Vaposyrup for Chesty Coughs; ***USA:*** Allfen†; Buckleys Chest Congestion; Ganidin NR; Glycotuss; Guiatuss; Humavent; Humibid Maximum Strength; Hytuss†; J-Max DHC; Liquibid; Mucinex; Naldecon Senior EX; Organidin NR; Refenesen; Robitussin; Scot-Tussin Expectorant; Siltussin; Tusibron; Xpect; ***Venez.:*** Alivetos Pediatrico; Robitessin; Robitessin Kit Tos†.

Guaimesal (*rINN*) 胍美柳

Guaïmésal; Guaimesalum. (±)-2-(*o*-Methoxyphenoxy)-2-methyl-1,3-benzodioxan-4-one.

Гваймесал

$C_{16}H_{14}O_5$ = 286.3.
CAS — 81674-79-5.
UNII — K43273G1CW.

简介

据报道胍美柳具有祛痰和解热的作用，口服给药可作为呼吸道疾病的辅助治疗。也可以栓剂通过直肠给药。

制剂

专利制剂

Pak.: Brontemil.

Helicidine 螺杀菌素

Helicidina; Helixinum.

Гелицидин

简介

螺杀菌素是一种镇咳药，是来自一种叫 *Helix pomatia* 的蜗牛的黏糖蛋白。

1. Pons F, *et al.* L'effect bronchorelaxant de l'helicidine, un extrait d'Helix pomatia, fait intervenir une liberation de prostaglandine E2. *Pathol Biol (Paris)* 1999; **47:** 73–80.

Indanazoline Hydrochloride (*rINNM*) ⊗盐酸茚唑啉

Hidrocloruro de indanazolina; Indanazolin Hidroklorür; Indanazoline, Chlorhydrate d'; Indanazolini Hydrochloridum.

Инданазолина Гидрохлорид

$C_{12}H_{15}N_3$,HCl = 237.7.

CAS — 56601-85-5.

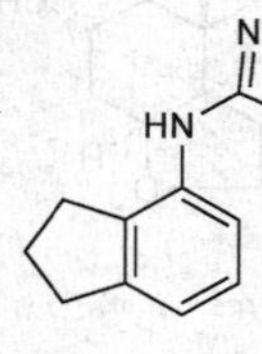

(indanazoline)

简介

茚唑啉是一种作用类似于萘甲唑啉（第1493页）的拟交感神经药。具有血管收缩作用，以盐酸盐形式用作鼻充血（第1477页）的治疗。它以相当于 0.1% 的茚唑啉的浓度以滴鼻剂、鼻凝胶剂或者鼻喷雾剂给药。

制剂

专利制剂

Ger.: Farial†; ***Turk.:*** Farial.

Iodinated Glycerol (*BAN*, *USAN*) 碘化甘油

Glicerol yodado; Iodopropylidene Glycerol.

Глицерин Йодированный

$C_6H_{11}IO_3$ = 258.1.

CAS — 5634-39-9.

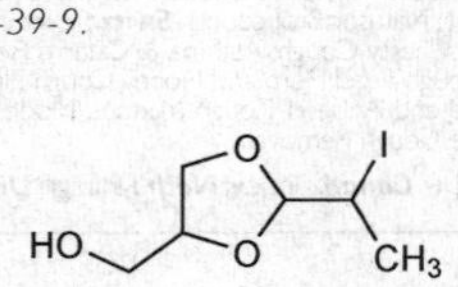

简介

碘化甘油是多米奥醇的甲基衍生物，是一种甘油的碘化二聚物的同分异构混合物。用作祛痰药。用碘化物作为祛痰药的局限性在第1476页**咳嗽**项下讨论。碘化物和碘化合物的作用在碘（第2089页）项下讨论。甲状腺功能减退症（见下文**对甲状腺的影响**）和严重的斑疹被认为与长期使用碘化甘油有关，也发生过胃肠道紊乱和过敏性反应。在动物身上使用碘化甘油产生恶性肿瘤。

慢性阻塞性肺疾病 碘化甘油用在慢性支气管炎患者身上的研究[1~3]，产生了不一致的结果。在患有慢性阻塞性肺疾病（第1075页）的患者身上使用黏液溶解药或者祛痰药还存在争议。

1. Petty TL. The National Mucolytic Study: results of a randomized, double-blind, placebo-controlled study of iodinated glycerol in chronic obstructive bronchitis. *Chest* 1990; **97:** 75–83.
2. Repsher LH. Treatment of stable chronic bronchitis with iodinated glycerol: a double-blind, placebo-controlled trial. *J Clin Pharmacol* 1993; **33:** 856–60.
3. Rubin BK, *et al.* Iodinated glycerol has no effect on pulmonary function, symptom score, or sputum properties in patients with stable chronic bronchitis. *Chest* 1996; **109:** 348–52.

对甲状腺的影响 在甲状腺正常的患者身上使用碘化甘油发生了甲状腺功能不全（甲状腺功能亢进和甲状腺功能减退两种情况）。推荐在开始碘化甘油治疗之前进行甲状腺功能基线测试[1]，在使用期间出现异常结果必须停止治疗。

1. Gittoes NJL, Franklyn JA. Drug-induced thyroid disorders. *Drug Safety* 1995; **13:** 46–55.

制剂

专利制剂

USA: Iophen; Par Glycerol; R-Gen.

Ipecacuanha 吐根

Hlavěnkový kořen; Ipecac; Ipecacuana; Ipécacuanha, racine d'; Ipecacuanha Root; Ipecacuanhae radix; Ipekakuána-gyökér; Ipekakuananjuuri (ipecacuanha root); Ipekakuanarot (ipecacuanha root); Ipekakuanų šaknys; Korzeń ipekakuany; Raíz de ipecacuana.

Ипекакуана

CAS — 8012-96-2.

ATC — R05CA04; V03AB01.

ATC Vet — QR05CA04; QV03AB01.

ATC Herb — HV03AB5002 (Psychotria ipecacuanha: root); HP01AW5001 (Cephaelis acuminata: root); HR05WA5048 (Psychotria ipecacuanha: root); HR05WA5002 (Cephaelis acuminata: root); HP01AW5002 (Psychotria ipecacuanha: root); HV03AB5001 (Cephaelis acuminata: root).

Pharmacopoeias. In *Eur.* (see p.vii), *Int.*, *Jpn*, and *US*.

Eur., *Jpn*, and *US* also include a monograph for Prepared Ipecacuanha or a similar standardised form.

Ph. Eur. 6.8（Ipecacuanha Root；Ipecacuanha BP 2010）本品由 Matto Grosso 吐根的 *Cephaelis ipecacuanha* 的地下部分的干燥碎片，或者是 Costa Rica 吐根的 *C.* acuminata 组成，或为两者的混合物。按吐根碱计，包含的总生物碱不低于 2.0%。有淡淡的臭。贮藏于密闭的容器中。避光。

BP 2010 指出，当处方吐根、吐根根或吐根粉末时以及其被需求时，应该给予调配和提供吐根。

Ph. Eur. 6.8（Ipecacuanha, Prepared; Ipecacuanhae Pulvis Normatus） 按吐根碱计，吐根粉末含 1.9%～2.1% 的总生物碱。贮藏于密闭容器中。避光。

USP 33（Ipecac） *Cephaelis acuminata* 或 *C. ipecacuanha*（Rubiaceae）的干燥根茎和根，产生不少于 2% 的可溶于醚的生物碱，其中至少有 90% 是吐根碱和吐根酚碱；吐根酚碱的含量是吐根碱的 1～2.5 倍。

USP 33（Powdered Ipecac） 它包含 1.9%～2.5% 的醚溶的生物碱类，包括吐根中含有的吐根碱和吐根酚碱。它为淡棕色、微黄或者是浅橄榄灰粉末，必须贮藏在密闭容器中。

不良反应

大剂量的吐根对胃肠道有刺激作用，并且可能引起持续的呕血或便血。全胃肠道黏膜糜烂也曾有报道。吐根碱吸收后可能引起心脏的不良反应，比如传导异常或心肌梗死，大多出现在用了一剂量吐根催吐药而并没有发生呕吐情况下。这些结合由于呕吐引起的脱水可能引起血管舒缩虚脱从而导致死亡。

有几个进食障碍疾病的患者长期滥用吐根催吐的报道，心脏毒性和肌病的发生可能是吐根碱蓄积的结果。

还有几个吐根中毒的报道，缘于无意中用吐根流浸膏（一种以前美国药典的制品）替代了吐根糖浆（美国药典），吐根流浸膏药性强度大约是吐根糖浆的 14 倍。

1. Manno BR, Manno JE. Toxicology of ipecac: a review. *Clin Toxicol* 1977; **10:** 221–42.

超敏反应 过敏症（特征表现为鼻炎、结膜炎和胸闷）常发生于吐根片剂包装工人在吸入吐根粉尘后[1]。

1. Luczynska CM, *et al.* Occupational allergy due to inhalation of ipecacuanha dust. *Clin Allergy* 1984; **14:** 169–75.

呕吐 据报道，有 17% 的患者在中毒后用吐根治疗会出现长时间呕吐而且有可能导致胃破裂、食管胃接合处的 Mallory-Weiss 综合征、脑血管事件、纵隔积气和腹气胀[1]。

1. Bateman DN. Adverse reactions to antidotes. *Adverse Drug React Bull* 1988; **133:** (Dec.) 496–9.

不良反应的处置

吐根急性过量后给予活性炭可推迟其吸收，如果需要可随后进行洗胃。长时间的呕吐可通过注射止吐药来控制。液体和电解质紊乱应该及时纠正，应及时用设备纠正强心效应和继发的休克。

当吐根经长期滥用停药后，因吐根碱的消除缓慢可能会导致恢复延迟。

注意事项

现在，一般不赞成使用催吐药，尤其是吐根作为催吐药不应该用于昏迷不醒的患者或患者处于会增加抽吸的危险情况时，也不能用于服用了腐蚀剂或石油产品的患者，如果抽吸那将会更加危险。吐根也不应该给予休克或由于身体状况和化合物（如摄入士的宁）引起癫痫发作危险的患者。吐根吸收后对心血管病患者有很大危险。

滥用 吐根糖浆被滥用于有进食障碍的患者的催吐[1]。多次呕吐导致的不良反应，如代谢并发症、吸入性肺炎、腮腺肿大、牙齿异常、食管炎或由于黏膜撕裂所致的呕血（Mallory-Weiss 综合征）。据报道有患者发生心脏毒性并有死亡报道，包括 1 例在 3 个月中每天摄入 90～120ml 的吐根糖浆患者[2]。心脏效应和肌病可能由于长期滥用吐根糖浆引起的吐根蓄积[3,4]，但是还是有人表示怀疑[5]。

同时，在儿童服用吐根后还报道有心肌病及虚拟病（Factitious Illness）发生，（取代物引起的 Munchausen 综合征）[6~8]，另外死亡也有发生。

1. Harris RT. Bulimarexia and related serious eating disorders with medical complications. *Ann Intern Med* 1983; **99:** 800–7.
2. Adler AG, *et al.* Death resulting from ipecac syrup poisoning. *JAMA* 1980; **243:** 1927–8.
3. Palmer EP, Guay AT. Reversible myopathy secondary to abuse of ipecac in patients with major eating disorders. *N Engl J Med* 1985; **313:** 1457–9.
4. Pope HG, *et al.* The epidemiology of ipecac abuse. *N Engl J Med* 1986; **314:** 245–6.
5. Isner JM. Effects of ipecac on the heart. *N Engl J Med* 1986; **314:** 1253.
6. Goebel J, *et al.* Cardiomyopathy from ipecac administration in Munchausen syndrome by proxy. *Pediatrics* 1993; **92:** 601–3.
7. Schneider DJ, *et al.* Clinical and pathologic aspects of cardiomyopathy from ipecac administration in Munchausen's syndrome by proxy. *Pediatrics* 1996; **97:** 902–6.
8. Carter KE, *et al.* Munchausen syndrome by proxy caused by ipecac poisoning. *Pediatr Emerg Care* 2006; **22:** 655–6.

药物相互作用

如果与活性炭同服或服用活性炭之后服用，吐根的作用可能被推迟或减弱，止吐药也会减弱吐根的效应。

食物 牛奶被认为会减弱吐根的催吐效应，但是对照研究 250 名同服吐根糖浆和牛奶的儿童以及 250 名同服吐根糖浆和清水的儿童，他们在呕吐开始的时间、呕吐持续时间或偶发事件的数量上并无大的区别[1]。

1. Klein-Schwartz W, *et al.* The effect of milk on ipecac-induced emesis. *J Toxicol Clin Toxicol* 1991; **29:** 505–11.

用途和用法

吐根是一种**祛痰药**，用于治疗排痰性咳嗽（第1476页），剂量达到 1.4mg 总生物碱。

吐根大剂量应用也用作**催吐药**，但是价值很有限（见下文**急性中毒的呕吐诱导**）。口服催吐药量 30min 后通常会发生呕吐，是由于对胃肠道产生刺激性和作用于中枢化学感受器触发区所致。一般用大量水或果汁送服，成人剂量一般为 42mg 总生物碱；每 5ml 吐根糖浆（USP 33）含有 7mg 总生物碱。如果未呕吐，20～30min 后可以再重复给药一次。儿童给药剂量，见下文。

顺势疗法 吐根用于顺势疗法药物的名称有下列几种：Ipeca；Cephaelis ipecacuanha；Ipecac。

儿童用法 含有祛痰药（包括吐根）的非处方类咳嗽和感冒制剂，应慎用于儿童，并且幼儿禁用。具体见咳嗽（第1476页）。

在英国，由于没有证据显示吐根诱导的呕吐会影响吸收以及增加吸入风险（也见下文**急性中毒的呕吐诱导**），因此被推荐。

在美国，6 个月至 1 岁的幼童给予 7～14mg 总生物碱，年长的儿童给予 21mg。每 5ml 吐根糖浆（USP 33）含有 7mg 总生物碱。通常用大量的水或果汁来伴服，幼儿则可以在给药前给予。若未发生呕吐，可以在 20～30min 后再次服用。

急性中毒的呕吐诱导 急性中毒处理的标准操作（第1378页）各种各样，不同时代和不同国家有不同的规程。然而，减少毒物吸收的方法（如胃排空法）经常提倡使用。

有两种胃排空法被非常广泛地使用：洗胃法和呕吐诱导法，吐根是一种可选择使用的催吐药。没有一种操作会毫无伤害，试图使胃排空的危险必须与摄入毒物的毒性相平衡。如果患者发作较晚或毒性的危害很小，那么促胃排空是不必要的。

- **洗胃法**—般不推荐为中毒患者[1]的常规治疗方法，因为没有实验研究证明洗胃法能改善临床结果，而且其还有可能导致死亡率显著提高。它应仅考虑用于处于服毒早期的可能服用了会危及生命的毒物的患者。在操作过程中吸入胃内容物是非常危险的，而且洗胃法只能尝试用于具有优良气道防御反射的完全清醒的患者，除非采取其他的手段来保护气道。洗胃法也禁用于摄入腐蚀剂或石油产品的患者。关于洗胃法的其他的风险是其可能会推动胃内容物通过幽门而

增加药物的吸收[2]，但是这个结论备受质疑[3]且证据不是很充分。

- 对于儿童，洗胃法具有极大的伤害，因此常提倡用吐根来进行**呕吐诱导**，它也常用于成人。然而，像洗胃法一样，一般不推荐为中毒患者的常规治疗方法[4]，因为没有临床试验研究证明其能改善临床结果，即使在服毒 1h 内也不能防止毒物在患者体内的吸收。甚至它还有可能会推迟或减弱活性炭或者口服解毒剂的疗效。对于气道反射性差的患者不应该给予吐根，也不应给予已摄入过腐蚀剂或石油产品的患者。另外，它也禁用于虚弱和老年患者，或者催吐可能使治疗状况更差的患者。*如果洗胃法或活性炭都不适合，吐根可以考虑用于紧急的、意识清醒的、处于服毒早期且可能服用了会危及生命剂量的毒物的患者。*

因为胃排空法的局限性，几项研究正在探索是否有一种方法是可行的。这些研究指出单独应用活性炭而不用胃排空法来阻止吸收与两种方法合用的效果一样[5~7]。

1. American Academy of Clinical Toxicology, European Association of Poisons Centres and Clinical Toxicologists. Position paper: gastric lavage. *J Toxicol Clin Toxicol* 2004; **42:** 933–43. Also available at: http://www.clintox.org/documents/positionpapers/GastricLavage.pdf (accessed 01/07/09)
2. Saetta JP, *et al.* Gastric emptying procedures in the self-poisoned patient: are we forcing gastric content beyond the pylorus? *J R Soc Med* 1991; **84:** 274–6.
3. Eddleston M, *et al.* Does gastric lavage really push poisons beyond the pylorus? A systematic review of the evidence. *Ann Emerg Med* 2003; **42:** 359–64.
4. American Academy of Clinical Toxicology, European Association of Poisons Centres and Clinical Toxicologists. Position paper: ipecac syrup. *J Toxicol Clin Toxicol* 2004; **42:** 133–43. Also available at: http://www.clintox.org/documents/positionpapers/IpecacSyrup.pdf (accessed 01/07/09)
5. Albertson TE, *et al.* Superiority of activated charcoal alone compared with ipecac and activated charcoal in the treatment of acute toxic ingestions. *Ann Emerg Med* 1989; **18:** 56–9.
6. Merigian KS, *et al.* Prospective evaluation of gastric emptying in the self-poisoned patient. *Am J Emerg Med* 1990; **8:** 479–83.
7. Pond SM, *et al.* Gastric emptying in acute overdose: a prospective randomised controlled trial. *Med J Aust* 1995; **163:** 345–9.

制剂

BP 2010: Paediatric Ipecacuanha Emetic Mixture;
Ph. Eur.: Ipecacuanha Liquid Extract, Standardised; Ipecacuanha Tincture, Standardised;
USP 33: Ipecac Syrup.

专利制剂

Gr.: Ipecavom; ***UK:*** Fennings Little Healers.

多组分制剂 ***Arg.:*** No-Tos Infantil; ***Braz.:*** Agrimel†; Expec; Expectomel†; Fenergan Expectorante; Iodesin; Iodopulmin†; Ipecol†; KI-Expectorante; Melagriao; Pilulas Ross; Tussol†; Tussucalman†; ***Fr.:*** Humex†; ***Gr.:*** Neo-Bronchoton-R; Torylet; ***Hong Kong:*** Fritussin; Uni-Cophedene; ***Hung.:*** Artin†; ***Indon.:*** Andonex; Koffex for Children; Prome; Promedex; Promethazine Ikapharmindo; ***Irl.:*** Venos Honey & Lemon; ***Israel:*** Doveri; Laxative Comp; Promethazine Expectorants; Prothiazine Expectorant; ***Neth.:*** Buckleys Kinderhoestsiroop†; ***Port.:*** Stodal; ***Rus.:*** Prothiazine Expectorant (Протиазин Экспекторант); ***S.Afr.:*** Chamberlains Cough Remedy Regular†; Cough Elixir†; Linctus Tussi Infans; SB Cirogin Cough Mixture†; ***Singapore:*** Beacons Cough; ***Spain:*** Alofedina; Buco Regis; Fenergan Expectorante; ***Switz.:*** Bromocod N; Demo Elixir pectoral N; DemoPectol; Elixir contre la toux; Gouttes contre la toux "S"†; Neo-Codion N; Pastilles pectorales Demo N†; Pastilles pectorales du Dr. Welti; ***UK:*** Allens Dry Tickly Cough; Allens Pine & Honey; Asthma & Catarrh Relief; Beehive Balsam; Buttercup Infant Cough Syrup; Buttercup Syrup (Blackcurrant flavour); Buttercup Syrup (Honey and Lemon flavour); Cough-eeze; Galloway's Cough Syrup; Hill's Balsam Chesty Cough for Children; Hill's Balsam Chesty Cough Pastilles; Hill's Balsam Extra Strong; Honey & Molasses; Jackson's Troublesome Coughs; Kilkof; Lockets Medicated Linctus; Modern Herbals Cough Mixture; Potters Children's Cough Pastilles; Vegetable Cough Remover; ***USA:*** Poison Antidote Kit; Quelidrine; ***Venez.:*** Tabonuco; Tessamag con Codeina.

顺势疗法制剂 ***Austral.:*** Cold & Flu Respatona Cough Relief†; Nausea Relief†; Respatona Chesty Cough & Nasal Congestion; Stodal†; ***Austria:*** Nausyn; Nisylen; Pertudoron; Pulsatilla Med Complex†; Tonsan chronisch; Tonsan-K†; ***Canad.:*** Baudry†; Breathe More; Brocosin; Bronkeel; China Diarrhea L107†; Cough & Cold; Cough L64†; Cough Syrup with Honey; Diarrhea Relief; Drosera Compose; Drosera Plex; Homeo-Form G; Homeo-Form R; Hyalgesic HP; Hylands Formula CS; Hylands Headache; Jet Lag Relief; Mandarine†; Pertudoron 1; Phytotux H; Santaherba†; Stodal; ***Chile:*** Pertussin; Similibus; ***Cz.:*** Bronchalis-Heel; Drosetux; Stodal; ***Fr.:*** Baudry; Boripharm No 15; Cetraria Complexe No 61; Drosera Complexe No 64; Drosera Compose; Formule de l'Abbe Chaupitre no 1; Formule de l'Abbe Chaupitre no 67; Formule de l'Abbe Chaupitre no 91; Granules Boripharm no 45†; Granules Boripharm no 4†; Hepatocynesine; Hivernum; Homeogene 14; Homeogrippe; Ipeca Complexe No 65; Ipeca Compose; L 107; Nux Vomica Complexe No 49; Pates Pectorales; Pertudoron; Poconeol no 48; Pulmo-Drainol; Santaherba; Stodal; Tabacum Compose; ***Ger.:*** Archegripal†; Bronchiselect; Broncho-Injektopas; Bronchopas; Gastro Magentabletten; Lomabronchin N†; Monapax; Mucosa compositum; Nisylen; Pertudoron 1; Procordal vertigo; Pulmo-Bosan†; Respiroguttt†; toxi-loges; Tussiflorin Hom; Tussisana N; Tussistin; Tussistin N; Viropect; ***Hung.:*** Stodal; ***Neth.:*** Homeocare siroop; Mucosa comp H; Nisykind†; Nisyleen; Stodal; Travelin; Tussikind†; Tussistin; ***Rus.:*** Influcid (Инфлюцид); Stodal (Стодаль); ***S.Afr.:*** Pertudoron Drops†; ***Switz.:*** Drosetux; ***UK:*** Cough Elixir; Nausyn; ***Ukr.:*** Influcid (Инфлюцид).

Isoaminile (*BAN*, *rINN*) 异米尼尔

Isoaminiili; Isoaminil; Isoaminilo; Isoaminilum. 4-Dimethylamino-2-isopropyl-2-phenylpentanonitrile.

Изоаминил

$C_{16}H_{24}N_2$ = 244.4.
CAS — 77-51-0.
ATC — R05DB04.
ATC Vet — QR05DB04.
UNII — R4823W2PQL.

Isoaminile Citrate (*BANM*, *rINNM*) 枸橼酸异米尼尔

Citrato de isoaminilo; Isoaminile, Citrate d'; Isoaminili Citras. 4-Dimethylamino-2-isopropyl-2-phenylvaleronitrile dihydrogen citrate.

Изоаминила Цитрат

$C_{16}H_{24}N_2,C_6H_8O_7$ = 436.5.
CAS — 126-10-3; 28416-66-2.
ATC — R05DB04.
ATC Vet — QR05DB04.

Isoaminile Cyclamate (*rINNM*) 环己氨磺酸异米尼尔

Ciclamato de isoaminilo; Isoaminile, Cyclamate d'; Isoaminili Cyclamas. 4-Dimethylamino-2-isopropyl-2-phenylvaleronitrile cyclohexanesulfamate.

Изоаминила Цикламат

$C_{16}H_{24}N_2,C_6H_{13}NO_3S$ = 423.6.
CAS — 10075-36-2.
ATC — R05DB04.
ATC Vet — QR05DB04.

简介

异米尼尔是一种具有中枢作用的镇咳药，口服给药；也经常以枸橼酸盐形式给药。

制剂

专利制剂

Gr.: Peracon; ***Indon.:*** Peracon; ***S.Afr.:*** Peracon†; ***Turk.:*** Peracon.

多组分制剂 ***S.Afr.:*** Peracon Expectorant†.

Levmetamfetamine (*USAN*, *rINN*) ⊗左去氧麻黄碱

l-Deoxyephedrine; L-Desoxiefedrina; L-Desoxyephedrine; Levoxyephedrine; Levmétamfétamine; Levmetamfetaminum; Levmetanfetamina; Levometanfetamina; *l*-Methamphetamine; *l*-Methylamphetamine. (*R*)-*N*,α-Dimethylbenzeneethanamine; (−)-(*R*)-*N*,α-Dimethylphenethylamine.

Левметамфетамин

$C_{10}H_{15}N$ = 149.2.
CAS — 33817-09-3.
UNII — Y24T9BT2Q2.

Pharmacopoeias. In *US.*

USP 33（Levmetamfetamine） 几乎无色的澄明液体，贮藏于密闭容器中。避光。

简介

左去氧麻黄碱是去氧麻黄碱（第2079页）的左旋异构体，局部给药用于治疗鼻充血。

1. Mendelson JE, *et al.* The clinical pharmacology of intranasal l-methamphetamine. *BMC Clin Pharmacol* 2008; **8:** 4. Available at: http://www.biomedcentral.com/content/pdf/1472-6904-8-4.pdf (accessed 02/07/09)

滥用 左去氧麻黄碱是比去氧麻黄碱弱的一种中枢兴奋剂，但它偶尔也被滥用[1,2]。另外，它作为兴奋剂，也禁止在体育竞技中使用[3]。

1. Halle AB, *et al.* Drug abuse with Vicks nasal inhaler. *South Med J* 1985; **78:** 761–2.
2. Ferrando RL, *et al.* Bizarre behavior following the ingestion of levo-desoxyephedrine. *Drug Intell Clin Pharm* 1988; **22:** 214–17.
3. World Anti-Doping Agency. The world anti-doping code: the 2010 prohibited list international standard. Available at: http://www.wada-ama.org/Documents/World_Anti-Doping_Program/WADP-Prohibited-list/WADA_Prohibited_List_2010_EN.pdf (accessed 01/12/09)

制剂

专利制剂

USA: Vicks Vapor Inhaler.

Marrubium 夏至草

Andornkraut; Herba Marrubii; Hurtanminttu; Jablečníková nať; Juanrubio; Kransborre; Malva de sapo; Malvarrubia; Marrube blanc, parties aériennes fleuries de; Marrubii herba; Marrubio; Šantrų žolė; White Horehound.

Шандра Обыкновенная

ATC Herb — HA09WA5016 (Marrubium vulgare: herb); HR05WA5028 (Marrubium vulgare: herb); HA05AW5012 (Marrubium vulgare: herb).
UNII — 7A72MUN24Z (Marrubium vulgare).

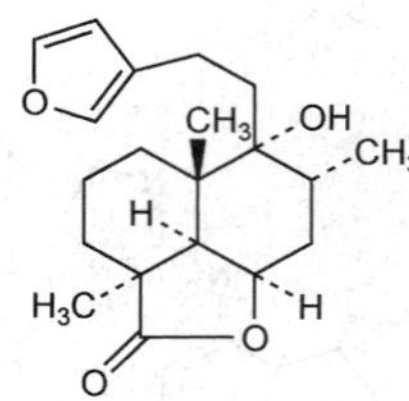

(marrubiin)

Pharmacopoeias. In *Eur.* (see p.vii).

Ph. Eur. 6. 8（White Horehound） 夏至草开花的地上部分干燥的花叶或碎片。以干燥药物计算，它含有最少为0.7%的夏至草苦素（$C_{20}H_{28}O_4$=332.4）。

简介

夏至草是*夏至草属*（*Marrubium vulgare*）（唇形科）的花或叶。因其假定的祛痰性质而以草药制剂治疗咳嗽。它还可被用作调味料。

制剂

专利制剂

Ger.: Angocin Bronchialtropfen.

多组分制剂 ***Austral.:*** Broncafect; Verbascum Complex†; ***Austria:*** Asthmatee EF-EM-ES; Gallen- und Lebertee St Severin; ***Canad.:*** Echinamide Cold and Cough; Honey Blend Herbal Cough Syrup; Honey Herb Cough Drops; Original Herb Cough Drops; Swiss Herb Cough Drops; Wild Cherry-Slippery Elm Formula†; ***Cz.:*** Original Schwedenbitter; Species Cholagogae Planta; The Salvat; Zlucnikova Cajova Smes; ***Hung.:*** Antipoll; ***Ital.:*** Altuss; Broncosedina; ***Pol.:*** Amarosal; ***S.Afr.:*** Cough Elixir†; ***Spain:*** Natusor Asmaten†; Natusor Broncopul†; ***Switz.:*** Elixir contre la toux; Hederix; ***UK:*** Allens Chesty Cough; Asthma & Catarrh Relief; Catarrh-eeze; Chest Mixture; Cough-eeze; Herb and Honey Cough Elixir; Honey & Molasses; Horehound and Aniseed Cough Mixture; Modern Herbals Cough Mixture; Vegetable Cough Remover.

顺势疗法制剂 ***Canad.:*** Inflex; ***Neth.:*** Infragil; ***UK:*** Cough Elixir.

Mecysteine Hydrochloride (*BANM*, *rINNM*) 盐酸美司坦

Hidrocloruro de mecisteína; Mécystéine, Chlorhydrate de; Mecysteini Hydrochloridum; Methyl Cysteine Hydrochloride; Methylcysteine Hydrochloride. Methyl L-2-amino-3-mercaptopropionate hydrochloride.

Мецистеина Гидрохлорид

$C_4H_9NO_2S,HCl$ = 171.6.
CAS — 2485-62-3 (mecysteine); 18598-63-5 (mecysteine hydrochloride); 5714-80-7 (mecysteine hydrochloride).

(mecysteine)

不良反应和注意事项

偶见恶心和胃灼热。因为黏液溶解药会损害胃黏膜屏障，因此有消化性溃疡病史的患者需慎用盐酸美司坦。

用途和用法

盐酸美司坦是一种黏液溶解药，用于伴有排痰性咳嗽（第1476页）的呼吸系统病症。饭前口服，一般剂量为 200mg，每日 3 次，6 周后减为 200mg，每日 2 次。最初 2 天，给药 200mg，每日 4 次，可以很快发挥临床疗效。儿童给药剂量，见下文。

儿童用法 5～12岁的儿童，盐酸美司坦的口服剂量为100mg，每日3次。

呼吸系统病症 盐酸美司坦口服给药可以减轻患有慢性支气管炎或其他呼吸系统病症患者的咳嗽症状，但是同时它对黏痰产生及肺功能有不确定的作用[1,2]。黏液溶解药用于慢性阻塞性肺疾病（第1075页）存在争议。

1. Aylward M, *et al.* Clinical therapeutic evaluation of methylcysteine hydrochloride in patients with chronic obstructive bronchitis: a balanced double-blind trial with placebo control. *Curr Med Res Opin* 1978; **5:** 461–71.
2. Sahay JN, *et al.* The effect of methyl cysteine (Visclair) in respiratory diseases: a pilot study. *Clin Trials J* 1982; **19:** 137–43.

制剂

专利制剂

Irl.: Visclair†; ***UK:*** Visclair.

多组分制剂 ***Ital.:*** Donatiol†.

Menglytate (*rINN*) 孟格立酯

Menglitato; Menglytatum; Menthol Ethylglycolate. *p*-Menth-3-yl ethoxyacetate.

Менглитат

$C_{14}H_{26}O_3$ = 242.4.

CAS — 579-94-2.

UNII — C3B9R0E116.

简介

孟格立酯是各种治疗咳嗽的制剂中的一种成分。

制剂

多组分制剂 ***Ital.:*** Coryfin C; Neo Borocillina Balsamica.

Methoxyphenamine Hydrochloride (*BANM*, *rINNM*) ⊗盐酸甲氧那明

Hidrocloruro de metoxifenamina; Methoxiphenadrin Hydrochloride; Méthoxyphénamine, Chlorhydrate de; Methoxyphenamini Hydrochloridum; Mexyphamine Hydrochloride. 2-Methoxy-*N*α-dimethylphenethylamine hydrochloride.

Метоксифенамина Гидрохлорид

$C_{11}H_{17}NO,HCl$ = 215.7.

CAS — 93-30-1 (methoxyphenamine); 5588-10-3 (methoxyphenamine hydrochloride).

ATC — R03CB02.

ATC Vet — QR03CB02.

UNII — 52V8BVV7FX.

(methoxyphenamine)

简介

甲氧那明是一种拟交感神经药，具有与麻黄碱（第1487页）相似的作用，以盐酸盐形式口服给药。它具有支气管扩张作用，主要制成复方制剂用于缓解咳嗽和鼻充血。

制剂

多组分制剂 ***Chile:*** Cheracol; ***Hong Kong:*** Asmeton; ***Irl.:*** Casacol; ***Thai.:*** Asmeton†; ***Venez.:*** Metoxifilin.

Methyl Dacisteine (*rINNM*) 甲基达西司坦

Dacisteína de metilo; Dacistéine Méthyle; Dacisteinum Methylis; EL-1035 (dacisteine); Methyl Diacetylcysteinate. Methyl *N,S*-diacetyl-L-cysteinate.

Дацистеин Метил

$C_8H_{13}NO_4S$ = 219.3.

CAS — 18725-37-6 (dacisteine); 19547-88-7 (methyl dacisteine).

(dacisteine)

简介

像乙酰半胱氨酸（第1477页）一样，甲基达西司坦作为黏液溶解药用于伴有排痰性咳嗽（第1476页）的呼吸系统病症。口服给药，常用剂量为每日600mg，分3次或4次给药。

制剂

专利制剂

Fr.: Mucothiol; ***Hung.:*** Mucothiol†; ***Ital.:*** Mucothiol†.

Methylephedrine Hydrochloride (*BANM*) ⊗盐酸甲基麻黄碱

dl-Methylephedrine Hydrochloride; *dl-N*-Methylephedrine Hydrochloride; Metilefedrina, hidrocloruro de. (1*RS*,2*RS*)-2-Dimethylamino-1-phenylpropan-1-ol hydrochloride.

Метилэфедрина Гидрохлорид

$C_{11}H_{17}NO,HCl$ = 215.7.

CAS — 552-79-4 ((−)-methylephedrine); 1201-56-5 ((±)-methylephedrine); 38455-90-2 ((−)-methylephedrine hydrochloride); 942-46-1 ((±)-methylephedrine hydrochloride); 18760-80-0 ((±)-methylephedrine hydrochloride).

UNII — 99214P83XM.

(methylephedrine)

Pharmacopoeias. In *Jpn.*

简介

盐酸甲基麻黄碱是一种拟交感神经药，作用类似于麻黄碱（第1487页）。它具有支气管扩张作用，口服给药，复方制剂用于缓解咳嗽和鼻充血。

制剂

多组分制剂 ***Austria:*** Tussoretardin†; ***Hong Kong:*** Codaewon; ***Jpn:*** Colgen Kowa IB Toumei; Lightgen; Sin Colgen Kowa Kaze†; ***S.Afr.:*** Ilvico†; ***Switz.:*** Tossamine plus; ***Thai.:*** Methorcon; ***Venez.:*** Ilvico.

Morclofone (*rINN*) 吗氯酮

Dimeclofenone; Morclofona; Morclofonum; Morclophon. 4′-Chloro-3,5-dimethoxy-4-(2-morpholinoethoxy)benzophenone.

Морклофон

$C_{21}H_{24}ClNO_5$ = 405.9.

CAS — 31848-01-8 (morclofone); 31848-02-9 (morclofone hydrochloride).

ATC — R05DB25.

ATC Vet — QR05DB25.

UNII — VY62TIB872.

简介

吗氯酮是一种具有中枢作用的镇咳药，用于无痰干咳（第1476页）。口服给药，常用剂量为150mg，每日4次或5次。其也以盐酸盐形式给药。

制剂

专利制剂

Ital.: Plausitin†; ***Switz.:*** Nitux.

Naphazoline (*BAN*, *rINN*) ⊗萘甲唑啉

Nafatsoliini; Nafazolin; Nafazolina; Naphazolinum. 2-(1-Naphthylmethyl)-2-imidazoline.

Нафазолин

$C_{14}H_{14}N_2$ = 210.3.

CAS — 835-31-4.

ATC — R01AA08; R01AB02; S01GA01.

ATC Vet — QR01AA08; QR01AB02; QS01GA01.

UNII — H231GF11BV.

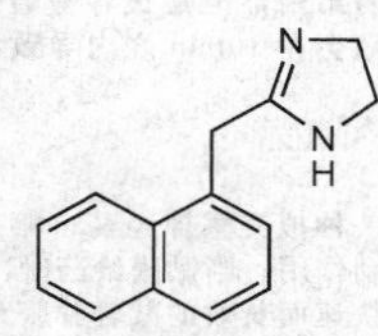

Naphazoline Hydrochloride (*BANM*, *rINNM*) ⊗盐酸萘甲唑啉

Hidrocloruro de nafazolina; Nafatsoliinihydrokloridi; Nafazolin Hidroklorür; Nafazolin-hidroklorid; Nafazolin-hydrochlorid; Nafazolinhydroklorid; Nafazolino hidrochloridas; Naphazoline, chlorhydrate de; Naphazolini hydrochloridum.

Нафазолина Гидрохлорид

$C_{14}H_{14}N_2,HCl$ = 246.7.

CAS — 550-99-2.

ATC — R01AA08; R01AB02; S01GA01.

ATC Vet — QR01AA08; QR01AB02; QS01GA01.

UNII — MZ1131787D.

Pharmacopoeias. In *Chin., Eur.* (see p.vii), *Jpn,* and *US.*

Ph. Eur. 6.8 (Naphazoline Hydrochloride) 白色或几乎白色的结晶性粉末。易溶于水；溶于乙醇。避光。

USP 33 (Naphazoline Hydrochloride) 白色无臭结晶性粉末。易溶于水和乙醇；极微溶于氯仿；几乎不溶于乙醚。1%水溶液的pH值为5.0～6.6。贮藏于密闭容器中。避光。

Naphazoline Nitrate (*BANM*, *rINNM*) ⊗硝酸萘甲唑啉

Nafatsoliininitraatti; Nafazolin Nitrat; Nafazolinnitrat; Nafazolinnitrát; Nafazolino nitratas; Nafazoliny azotan; Naphazoline, nitrate de; Naphazolini nitras; Naphazolinium Nitricum; Naphthizinum; Nitrato de nafazolina.

Нафазолина Нитрат

$C_{14}H_{14}N_2,HNO_3$ = 273.3.

CAS — 5144-52-5.

ATC — R01AA08; R01AB02; S01GA01.

ATC Vet — QR01AA08; QR01AB02; QS01GA01.

Pharmacopoeias. In *Eur.* (see p.vii), *Jpn,* and *Viet.*

Ph. Eur. 6.8 (Naphazoline Nitrate) 白色或类白色的结晶性粉末。略溶于水；溶于乙醇。1%水溶液的pH值为5.0～6.5。避光。

不良反应、处置和注意事项

参见拟交感神经药（第1351页），萘甲唑啉主要具有α受体激动效应。局部用药后，会发生暂时刺激。长期或频繁用药将会引起充血反跳现象。局部用药后也会引起全身效应，包括恶心、头痛和头晕。

过量给药或意外口服萘甲唑啉会引起CNS抑制，包括显著的体温降低和心动过缓、出汗、困倦和昏迷，儿童尤易发生，无论如何，婴幼儿使用需极为谨慎。萘甲唑啉用于眼内，可能会引起虹膜释放色素颗粒，尤其是大剂量给予老年患者时。反跳性低血压可能会继发于高血压。不良反应处置针对症状进行。

滥用 一名46岁男性发生缺血性脑卒中，被认为是滥用外用型萘甲唑啉造成的[1]。该患者过去每日使用超过20次萘甲唑啉已经数年之久。

1. Costantino G, *et al.* Ischemic stroke in a man with naphazoline abuse history. *Am J Emerg Med* 2007; **25:** 983.e1–983.e2.

对眼的影响 关于眼结膜充血药包括萘甲唑啉引起结膜炎的叙述，见去氧肾上腺素（第1497页）。

手术中使用 有2例在腺样体切除术后应用萘甲唑啉浸湿的海绵来控制过量流血发生中毒的事件，2名患者都

有高血压和反射性心搏徐缓，其中一名转变成明显的低血压。也有证据证明会出现 CNS 抑制作用伴随呼吸速率降低和麻醉后恢复作用延缓。

1. Wenzel S, *et al.* Course and therapy of intoxication with imidazoline derivate naphazoline. *Int J Pediatr Otorhinolaryngol* 2004; **68:** 979–83.

药物相互作用

因为萘甲唑啉通过鼻黏膜吸收，局部给药也可能发生药物相互作用。*BNF 59* 认为，治疗过程中与 MAOI 合用时，所有拟交感神经药鼻减充血药都可能会引起高血压危象。关于拟交感神经药发生的一般药物相互作用，见第1352页。

药动学

据报道，萘甲唑啉溶液在局部用药后会引起全身吸收。其不通过全身给药，但是很容易通过胃肠道吸收。萘甲唑啉滴入眼睛会在 10min 之内导致结膜血管收缩，并持续达 6h 之久。

用途和用法

萘甲唑啉是一种拟交感神经药（第1352页），具有显著的 α 受体激动作用。当黏膜给药时，它具有血管收缩作用，可起到快速而长效的减轻肿胀和充血的作用。

萘甲唑啉及其盐用于缓解鼻充血（第1477页）症状。含有 0.05%～0.1% 的盐酸盐或硝酸盐的溶液可局部用作滴鼻剂或鼻喷剂，通常最多可 6h 给药一次。儿童给药剂量，见下文。

1% 盐酸萘甲唑啉的溶液可用作滴眼剂，用于结膜解充血（见**结膜炎**，第536页）。

局部麻醉时萘甲唑啉也被用作血管收缩药。

醋酸萘甲唑啉也应用于鼻用制剂。

儿童用法 含 0.05% 硝酸萘甲唑啉溶液的外用滴鼻剂或喷雾剂，已用于 7 岁儿童来缓解鼻塞症状，用法为每日 2～3 次。

制剂

USP 33: Naphazoline Hydrochloride and Pheniramine Maleate Ophthalmic Solution; Naphazoline Hydrochloride Nasal Solution; Naphazoline Hydrochloride Ophthalmic Solution.

专利制剂

Arg.: Actifedrin Nasal; Afluhist; Bactio Rhin; Bano Ocular Agrand; Dazolin; Disel; Fabozolina; Gentisyl NF; Gotabiotic D; Gotinal; Let-Nasal; Mirasan; Mirus-S; Nafazolex; Nasalex; Panoptic NF; Privina; Rhinal; ***Austral.:*** Albalon; Murine Clear Eyes; Naphcon; Optazine†; ***Austria:*** Aconex; Coldan; Isoftal†; Mertan†; Privin†; Rhinon; Rhinoperd; ***Belg.:*** Deltarhinol-Mono; Naphcon; Neusinol; Priciasol; Vasocedine; ***Braz.:*** Clarivit†; Claroft; Multisoro; Narial†; Narix; Nazicol; Neosoro; Privina; Rino Resfenol†; Rinos-A; ***Canad.:*** Ak-Con; Albalon; Allergy Drops; Clear Eyes; Diopticon; Naphcon Forte; Original Eye Drops; Vasocon†; ***Chile:*** Clarimir; Red Off; ***Cz.:*** Proculin†; Sanorin; ***Ger.:*** Idril N sine†; Privin; Proculin; Rhinex mit Naphazolin†; Tele-Stulln; ***Gr.:*** Coldan; Naphcon; ***Hong Kong:*** Albalon; All Clear; ***Hung.:*** Iridina; Naphcon†; Proculin†; ***India:*** Clearine; Ocustress; ***Indon.:*** Optrine†; ***Irl.:*** Albalon; Murine Irritation and Redness Relief; ***Israel:*** Naphasal†; Naphcon Forte; ***Ital.:*** Collirio Alfa; Desamin Same†; Imidazyl; Iridina Due; Naftazolina; Pupilla; Rinazina; Rino Naftazolina†; Video-Mill†; Virginiana Gocce Verdi†; ***Malaysia:*** Albalon†; ***Mex.:*** Afazol; Alfazina; Alphadinal†; Celunaf; Fazolin; Gamatropin; Gotinal; Nazil; Oftaseptik; ***Neth.:*** Albalon; ***NZ:*** Clear Eyes; Naphcon; ***Philipp.:*** Cosooth; Vasoclear; ***Pol.:*** Rhinazin; ***Rus.:*** Nafazol (Нафазол); Naphthyzin (Нафтизина)†; Sanorin (Санорин); ***S.Afr.:*** Murine Clear Eyes; Safyr Bleu; ***Spain:*** Alfa; Euboral†; Miraclar; Vasoconstrictor Pensa; ***Swed.:*** Rimidol†; ***Switz.:*** Albalon†; ***Thai.:*** Albalon; Naphcon; ***Turk.:*** Deltarhinol; Enflucide; ***UK:*** Murine; ***Ukr.:*** Nasolin (Назолин)†; ***USA:*** Advanced Eye Relief Redness; Ak-Con; Albalon†; All Clear†; Allerest†; Allergy Drops†; Clear Eyes; Clear Eyes Plus Redness Relief; Comfort Eye Drops†; Degest†; Nafazair†; Napha Forte; Naphcon; Privine; Vasocon†; ***Venez.:*** Clarasol; Clearize; Fanasal†; Fazolan; Fazonil†; Gotinal; Nafin†; Naphcon; Nas; Niazol; Ninazo.

多组分制剂 ***Arg.:*** Afluhist Plus; Alvo Nasal; Bactio Rhin Prednisolona; Bideon; Biotaer Nasal†; Dexafurazon†; Dexalergin; Disel Hidrocortisona; Drynisan; Factioneye; Fadanasal; Hyalcrom; Mira Klonal; Mirus; Nasojol; Nasomicina; Neo-Currino; Neodexa Plus†; Neoefodil†; Neosona; Nexadron Compuesto; Nexadron Plus; Panoptic; Provacsin Nasal; Refenax Colirio; Refenax Gotas Nasales; Rinofilax AG M; Rinogel; Suavithiol†; Vistacloran†; Vistadex; ***Austral.:*** Albalon-A; Antistine-Privine; In A Wink†; Naphcon-A; Optrex Medicated†; Visine Allergy with Antihistamine; ***Austria:*** Coldistan; Coldophthal; Histophtal†; Luuf-Nasenspray; Ophtaguttal; Rhinodrin†; Rhinon; Rhinoperd comp; ***Belg.:*** Diphenhydramine Constrictor†; Minhavez; Naphcon-A; Neofenox†; Sofraline; Sofrasolone; Zincfrin Antihistaminicum†; ***Braz.:*** Alergotox Nasal†; Claril; Colirio Legrand; Colirio Moura Brasil; Colirio Teuto; Conidrin; Fluo-Vaso; Hemodotti; Hidrocin; Inhadrina†; Lerin; Maxibell; Mentodrin†; Naridrin; Nariflux; Naso-Josp†; Nazobel†; Nazobio†; Neo Quimica Colirio; Nitrileno; Novo Rino; Rhinosept; Rinisone; Rinosite†; Sinustrat Vasoconstritor; Sorine Adulto; Stilux; Visazul; Visiplex; Visolon; Visual†; Zincolok; ***Canad.:*** Albalon-A; Blue Collyrium; Clear Eyes Allergy; Clear Eyes for Dry Eyes Plus Redness Relief; Collyre Bleu Laiter; Diopticon A; Naphcon-A; Onrectal; Opcon-A; Visine Advance Allergy; Zincfrin-A; ***Chile:*** Clarimir F; Dessolets; Miral; Mirus†; Naphcon-A; Naphtears; Nico Drops; Novo-Tears; Oculosan; Oftalirio; Red Off Aqua; Red Off Plus; ***Cz.:*** Sanorin-Analergin; ***Denm.:*** Ansal; Antistina-Privin; Sesal†; ***Fin.:*** Antistin-Privin†; ***Fr.:*** Collyre Bleu; Derinox; ***Ger.:*** Antistin-Privin; duraultra; Konjunktival Thilo†; Oculosan N; Siozwo; ***Gr.:*** Neo-Priphen; Oculosan; Septobore; Zabysept; Zincfrin-A; ***Hong Kong:*** Clear Blue; Frazoline†; Konjunktival; Naphcon-A; Nazin; Oculosan; Opcon-A; Vista-Tone; ***Hung.:*** Coldistan†; ***India:*** Andre; Andre-I-Kul†; Betnesol-N Nasal†; Efcorlin; Fenox†; Ocurest; Ocurest-AH; Ocurest-Z; Proto-Boric†; ***Indon.:*** Flamergi; Indofrin-A†; Isotic Azora; Naphcon-A; Oculosan; Zincopto; ***Irl.:*** Optrex Clear Eyes; ***Israel:*** Alnase; Antistin-Privin†; Nodryl†; Optryl; Phenyphrine-Azol; Proaf; ***Ital.:*** Alfaflor; Antisettico Astringente Sedativo; Antistin-Privina; Collirio Alfa Antistaminico; Corizzina†; Deltarinolo; Fotofil; Genalfa; Idroneomicil†; Imidazyl Antistaminico; Indaco; Iristamina; Nafcon A†; Oftalmil; Pupilla Antistaminico; Rinocidina; Zinc-Imizol; ***Malaysia:*** Alergoftal†; Napha A; Naphcon-A; Oculosan†; ***Mex.:*** Afazol Z; Biofrin; Biotarson O†; Eyrasil; Istasol; Midazol Ofteno; Mirus; Naphacel; Naphtears; Opcon-A; Poentobral D; Soltrictor con Lagrifilm; Solutina; Sulvi; Zincfrin-A; ***NZ:*** Betnesol Aqueous; Clear Eyes ACR; Naphcon-A; Optrex Red-Eye Relief; Visine Allergy; ***Philipp.:*** Decocon A; Irazol; Moisturizing All Clear; Naphcon-A; Oculosan; Optaphen; Vistallerg; ***Pol.:*** Betadrin; Cincol; Dermophenazol; Mibalin†; Oculosan; Oftophenazol; Rhinophenazol; Sulfarinol; ***Port.:*** Alergiftalmina; Colircusi Anestesico†; Naso-Prieulina†; ***Rus.:*** Betadrin (Бетадрин); Polynadim (Полинадим); Sanorin (Санорин); Sanorin-Analergin (Санорин-аналергин); ***S.Afr.:*** Adco-Nasdro; Albalon-A†; Antistin-Privin; Covomycin; Covosan†; ENT; Oculosan; Universal Nasal Drops†; Zincfrin-A†; ***Singapore:*** Antistin-Privin; Naphcon-A; ***Spain:*** Alergoftal; Centilux; Cloram Zinc; Coliriocilina Adren Astr; Epistaxol; Kanafosal; Kanafosal Predni; Oftalmol Ocular; Ojosbel; Rinovel; Zolina; ***Swed.:*** Antasten-Privin; ***Switz.:*** Antistin-Privin; Collyre Alpha†; Collyre Bleu Laiter; Oculosan; Spray nasal comp pour adultes; ***Thai.:*** Levoptin; Naphcon-A; Oculosan; ***Turk.:*** Alergoftal; Sulfarhin; ***UK:*** Eye Dew; Optrex Red Eyes; ***Ukr.:*** Sanorin-Analergin (Санорин-Аналергин); ***USA:*** 4-Way Fast Acting; Antazoline-V; Clear Eyes Seasonal Relief; Maximum Strength Allergy Drops; Nafazair A†; Naphazoline Plus†; Naphcon-A; Naphoptic-A; Ocuhist; Opcon-A; VasoClear A; VasoClear†; Vasocon-A; Visine-A; ***Venez.:*** Camolyn Plus; Fesanol†; Pinazo; Soltin; Soluclear.

Used as an adjunct in: ***Fr.:*** Xylocaine; ***Spain:*** Anestesico.

Neltenexine (*rINN*) 奈替克新

Neltenexina; Neltenexine; Neltenexinum. 4′,6′-Dibromo-α-[(*trans*-4-hydroxycyclohexyl)amino]-2-thiophene-carboxy-o-toluidide.

Нелтенексин

$C_{18}H_{20}Br_2N_2O_2S = 488.2.$

CAS — 99453-84-6.

ATC — R05CB14.

ATC Vet — QR05CB14.

UNII — U942DGM90X.

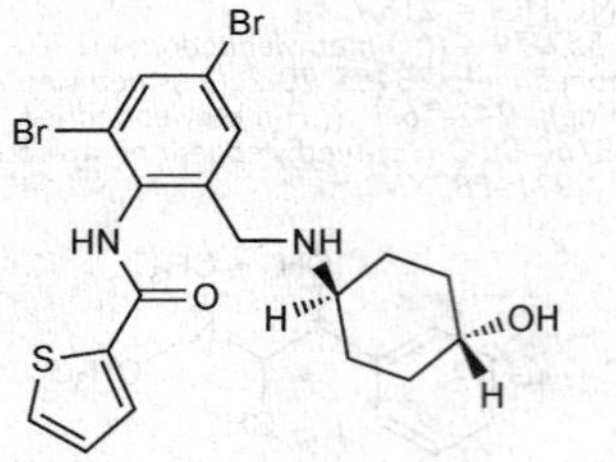

简介

奈替克新是一种黏液溶解药，用于伴有排痰性咳嗽（第1476页）的呼吸系统病症的患者。以一水合物形式口服给药，常用剂量为 37.4mg，每日 3 次。奈替克新也以盐酸盐形式经直肠给药。

制剂

专利制剂

Ital.: Alveoten; Muco4†; Tenoxol.

Nepinalone (*rINN*) 奈哌那隆

Nepinalona; Népinalone; Nepinalonum. (±)-3,4-Dihydro-1-methyl-1-(2-piperidinoethyl)-2(1*H*)-napthalenone.

Непиналон

$C_{18}H_{25}NO = 271.4.$

CAS — 22443-11-4.

ATC — R05DB26.

ATC Vet — QR05DB26.

UNII — L9806LPR7G.

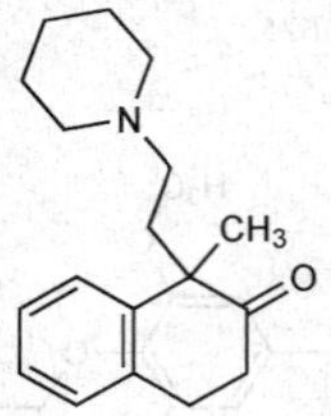

简介

奈哌那隆以盐酸盐给药，作为镇咳药用于无痰干咳（第1476页）。口服给药，盐酸萘哌那隆常用剂量为 10mg，每日 3 次。

制剂

专利制剂

Ital.: Nepituss; Placatus; Tussolvina.

Nicocodine (*BAN*, *rINN*) 尼可待因

Nicocodina; Nicocodinum. 6-Nicotinoylcodeine; 3-*O*-Methyl-6-*O*-nicotinoylmorphine.

Никокодин

$C_{24}H_{24}N_2O_4 = 404.5.$

CAS — 3688-66-2.

UNII — DYX391P13E.

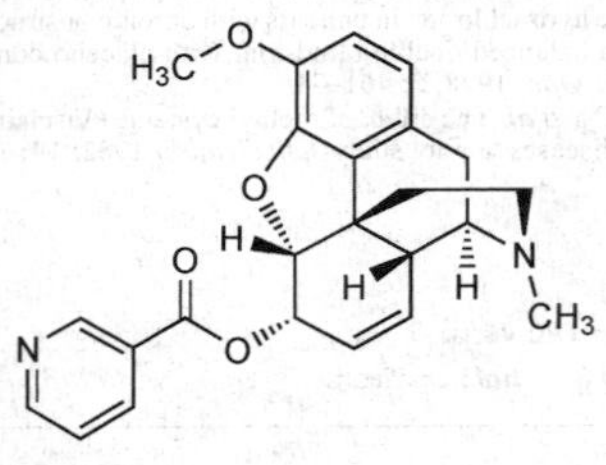

简介

尼可待因是一种与可待因（第36页）相关的阿片类药物。它以盐酸盐形式利用其中枢镇咳作用用于无痰干咳。

制剂

专利制剂

Austria: Tusscodin†.

Normethadone Hydrochloride (*BANM*, *rINNM*) 盐酸去甲美沙酮

Desmethylmethadone Hydrochloride; Hidrocloruro de normetadona; Hoechst-10582 (normethadone); Norméthadone, Chlorhydrate de; Normethadoni Hydrochloridum; Phenyldimazone Hydrochloride. 6-Dimethylamino-4,4-diphenylhexan-3-one hydrochloride.

Норметадона Гидрохлорид

$C_{20}H_{25}NO,HCl = 331.9.$

CAS — 467-85-6 (normethadone); 847-84-7 (normethadone hydrochloride).

ATC — R05DA06.

ATC Vet — QR05DA06.

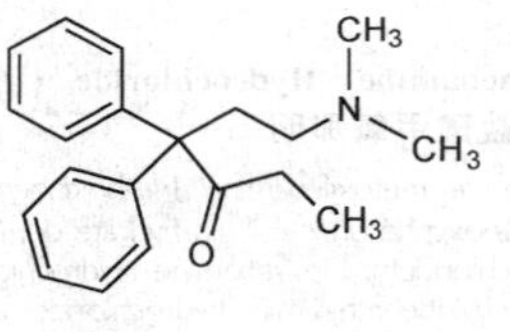

(normethadone)

简介

去甲美沙酮与美沙酮（第79页）密切相关。以盐酸盐口服给药，是用于治疗无痰干咳的镇咳药。

制剂

多组分制剂 ***Canad.:*** Cophylac.

Noscapine (*BAN*, *rINN*) 那可丁

Narcotine; L-α-Narcotine; Noscapina; Noscapinum; Noskapiini; Noskapin; Noskapinas; Noszkapin; NSC-5366. (3*S*)-6,7-Dimethoxy-3-[(5*R*)-5,6,7,8-tetrahydro-4-methoxy-6-methyl-1,3-dioxolo[4,5-*g*]isoquinolin-5-yl]phthalide.

Носкапин

$C_{22}H_{23}NO_7 = 413.4.$

CAS — 128-62-1.

ATC — R05DA07.

ATC Vet — QR05DA07.

UNII — 8V32U4AOQU.

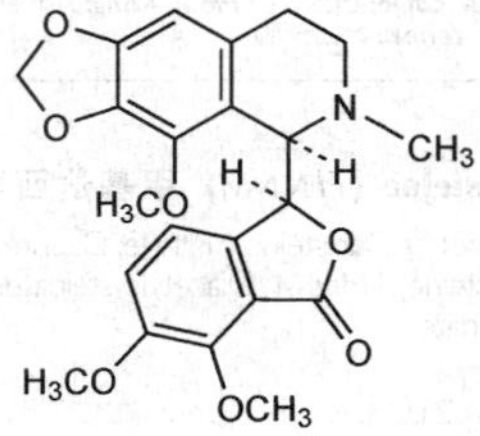

性状 那可丁是来源于阿片的一种生物碱。

Pharmacopoeias. In *Chin., Eur.* (see p.vii), *Int., Jpn,* and *US.*

Ph. Eur. 6. 8（Noscapine） 一种白色或类白色结晶性粉末或无色结晶。在20℃时几乎不溶于水，在100℃极微溶于水；微溶于乙醇；能溶于丙酮；在强酸中溶解，而用水稀释时碱基会析出沉淀。避光。

USP 33（Noscapine） 白色或类白色的结晶性细微粉末。几乎不溶于水，微溶于乙醇和乙醚；溶于丙酮；易溶于氯仿。

Noscapine Camsilate 樟脑磺酸那可丁

Camphoscapine; Camsilato de noscapina; Noscapine, Camsilate de; Noscapine Camsylate; Noscapini Camsilas. Noscapine camphor-10-sulphonate.

Носкапина Камзилат

$C_{22}H_{23}NO_7, C_{10}H_{16}O_4S = 645.7.$

CAS — 25333-79-3.

ATC — R05DA07.

ATC Vet — QR05DA07.

Noscapine Hydrochloride（*BANM, rINNM*）盐酸那可丁

Hidrocloruro de noscapina; Narcotine Hydrochloride; Noscapine, chlorhydrate de; Noscapini hydrochloridum; Noscapini Hydrochloridum Monohydricum; Noscapinium Chloride; Noskapiinihydrokloridi; Noskapin hydrochlorid monohydrát; Noskapinhydroklorid; Noskapino hidrochloridas; Noskapiny chlorowodorek; Noszkapin-hidroklorid.

Носкапина Гидрохлорид

$C_{22}H_{23}NO_7,HCl,H_2O = 467.9.$

CAS — 912-60-7 (anhydrous noscapine hydrochloride).

ATC — R05DA07.

ATC Vet — QR05DA07.

UNII — TTN62ITH9I.

Pharmacopoeias. In *Eur.* (see p.vii) and *Int.* (both with H_2O); in *Jpn* (with xH_2O).

Ph. Eur. 6. 8（Noscapine Hydrochloride） 一种白色或类白色结晶性粉末或无色结晶，具有吸湿性。易溶于水和乙醇。水溶液显弱酸性；溶液放置可能有那可丁沉淀析出。2%水溶液的 pH 值不低于 3.0。避光。

不良反应和注意事项

参见右美沙芬（第1484页）。有超敏反应的报道。

哺乳 给予 8 名哺乳妇女 100mg 或者 150mg 那可丁，母乳中那可丁的最大浓度范围[1]在 11～83ng/ml。据估计，哺乳妇女每次服用那可丁 50mg，每日 3 次，婴儿通过乳汁最多摄取那可丁 300ng/kg，该剂量几乎对婴儿不会造成危害。在母亲服用那可丁的哺乳婴儿中未观察到不良反应发生，因此，American Academy of Pediatrics[2]认为哺乳期的妇女可以服用该药。

1. Olsson B, *et al.* Excretion of noscapine in human breast milk. *Eur J Clin Pharmacol* 1986; **30:** 213–15.
2. American Academy of Pediatrics. The transfer of drugs and other chemicals into human milk. *Pediatrics* 2001; **108:** 776–89. [Retired May 2010] Correction. *ibid.*; 1029. Also available at: http://aappolicy.aappublications.org/cgi/content/full/pediatrics%3b108/3/776 (accessed 13/12/06)

妊娠 英国 CSM 在受到结果仅建立在体外试验基础上的批评后[3]，仍坚持推荐[1]，含有那可丁的药物禁用于可能哺乳的妇女（因那可丁可能具有致突变效应[2]）。

1. Asscher AW, Fowler LK. Papaveretum in women of childbearing potential. *BMJ* 1991; **303:** 648.
2. CSM. Genotoxicity of papaveretum and noscapine. *Current Problems 31* 1991.
3. Allen S, *et al.* Papaveretum in women of child bearing potential. *BMJ* 1991; **303:** 647.

药物相互作用

那可丁不应与乙醇或者其他 CNS 抑制剂合用。

抗凝血药 那可丁和华法林之间可能存在相互作用，见镇咳药（第1373页）。

药动学

参考文献如下。

1. Karlsson MO, *et al.* Pharmacokinetics of oral noscapine. *Eur J Clin Pharmacol* 1990; **39:** 275–9.
2. Karlsson MO, Dahlstrom B. Serum protein binding of noscapine: influence of a reversible hydrolysis. *J Pharm Pharmacol* 1990; **42:** 140–3.

用途和用法

那可丁是一种中枢镇咳药，它的作用和用途与右美沙芬（第1485页）相似。口服剂量最多 50mg，每日 3 次。那可丁也可通过直肠给药。它也以抗坏血酸盐、樟脑磺酸盐、双氢萘酸盐和盐酸盐等多种形式给药。

制剂

专利制剂

Belg.: Nosca-Mereprine; Noscaflex; ***Ger.:*** Capval; ***Hong Kong:*** Excopin; Recoma; ***Indon.:*** Longatin; Mercotin; ***Neth.:*** Roter Noscapect; Streptuss kriebelhoest†; ***S.Afr.:*** Nitepax; ***Spain:*** Tuscalman; ***Swed.:*** Nipaxon; ***Switz.:*** Tussanil N.

多组分制剂 ***Arg.:*** Funciobron; Graneodin N; Jarabe Bago†; No-Tos Pocket; Saltos Infantil†; Saltos†; Tosedrin Compuesto; Vi-Balsabron†; ***Austria:*** Pneumopect†; Tuscalman; ***Belg.:*** Noscaflex; Rosils†; ***Braz.:*** Expectussin†; Ipecol†; ***Chile:*** AB Antitusivo; Bucogerm Tos; Captus†; Congestex; Cotibin Flu Dia y Noche; Freshmel Tos; Geniol-P Compuesto; Geniol-P Compuesto con Clorfenamino; Graneodin-Tos; Gripexin Limonada Caliente†; Kitadol Flu Noche†; Kitadol Flu†; No-Flu; Tapsin Compuesto; Tapsin Compuesto con Clorfenamina; Tapsin Compuesto Dia/Noche Plus; Tapsin Compuesto DN; Tapsin Limonada D.N.†; Tapsin Limonada Dia†; Tapsin Limonada Noche†; ***Fr.:*** Tussisedal; ***Hong Kong:*** Asmeton; Coldcap-A; Coldtab-2; Coltalin-GP Extra; Coughlin; Decaugh II; Dr Jacobson Cough Syrup; Mefedra-N†; Nosazine; Nosbrom; Noscaphylline; Panadol Cold & Flu Extra; Wel-Coplex; ***India:*** Coscopin; Coscopin Plus; ***Indon.:*** Dextrosin Anak; Flucodin; Flunadin†; Noscapax; Paratusin; Tilomix; ***Swed.:*** Spasmofen; ***Switz.:*** DemoTussil; Hederix; Noscorex†; Spasmosol; Tossamine; Tossamine plus; Tuscalman; ***Thai.:*** Asmeton†; ***Turk.:*** Coldeks; Tusifon.

Oxeladin Citrate（*BANM, rINNM*）枸橼酸奥昔拉定

Citrato de oxeladina; Okseladiinivetysitraatti; Okseladino-vandenilio citratas; Oxeladin-citrát; Oxéladine, Citrate d'; Oxéladine, hydrogénocitrate d'; Oxeladini Citras; Oxeladini hydrogenocitras; Oxeladinvätecitrat. 2-(2-Diethylaminoethoxy)ethyl 2-ethyl-2-phenylbutyrate dihydrogen citrate.

Окселадина Цитрат

$C_{20}H_{33}NO_3,C_6H_8O_7 = 527.6.$

CAS — 468-61-1 (oxeladin); 52432-72-1 (oxeladin citrate).

ATC — R05DB09.

ATC Vet — QR05DB09.

UNII — 5AEV5C340C.

(oxeladin)

Pharmacopoeias. In *Eur.* (see p.vii).

Ph. Eur. 6. 8（Oxeladin Hydrogen Citrate） 白色或类白色结晶性粉末。具多晶型。易溶于水；微溶到极微溶于乙酸乙酯。

简介

口服枸橼酸奥昔拉定作为中枢镇咳药用于无痰干咳（第1476页）。每日口服剂量最多 50mg，分次给药。缓释制剂每日最高剂量可达 120mg。

制剂

专利制剂

Arg.: Elitos; Frenotos; Nadetos; Plardox; ***Fr.:*** Paxeladine; ***Gr.:*** Antivix; ***Ukr.:*** Paxeladin (Пакселадин).

多组分制剂 ***Arg.:*** Aseptobron Bromexina; Aseptobron C; Frenotos Muc; Pectoral Lafedar; ***Braz.:*** Novotussan†; Tossivitan†; ***Mex.:*** Conex; Fluxedan; TheraFlu Tenalif.

Oxolamine（*rINN*）奥索拉明

683-M; Oksolamiini; Oksolamin; Oxolamin; Oxolamina; Oxolaminum. 5-[2-(Diethylamino)ethyl]-3-phenyl-1,2,4-oxadiazole.

Оксоламин

$C_{14}H_{19}N_3O = 245.3.$

CAS — 959-14-8.

ATC — R05DB07.

ATC Vet — QR05DB07.

UNII — 90BEA145GY.

Oxolamine Citrate（*rINNM*）枸橼酸奥索拉明

AF-438; Citrato de oxolamina; Oxolamine, Citrate d'; Oxolamini Citras; SKF-9976.

Оксоламина Цитрат

$C_{14}H_{19}N_3O,C_6H_8O_7 = 437.4.$

CAS — 1949-20-8.

ATC — R05DB07.

ATC Vet — QR05DB07.

Oxolamine Phosphate（*rINNM*）磷酸奥索拉明

Fosfato de oxolamina; Oxolamine, Phosphate d'; Oxolamini Phosphas.

Оксоламина Фосфат

CAS — 1949-19-5.

ATC — R05DB07.

ATC Vet — QR05DB07.

简介

奥索拉明是一种主要作用于外周的镇咳药，用于治疗无痰干咳（第1476页）。其枸橼酸盐常规口服剂量为 100～200mg，每日 3 次。磷酸盐给药剂量与枸橼酸盐类似。它也以单宁酸盐的形式给药。

有儿童用后产生幻觉的报道。

1. McEwen J, *et al.* Hallucinations in children caused by oxolamine citrate. *Med J Aust* 1989; **150:** 449–52.

药物相互作用 **抗凝血药** 奥索拉明和华法林之间可能存在相互作用，见镇咳药（第1373页）。

制剂

专利制剂

Chile: Numosol; Perebron; Respibron; Teratos; Tulox; ***Gr.:*** Goltuss; Perebron; ***Israel:*** Symphocal; ***Ital.:*** Gantrimex†; Perebron†; Tussibron; ***Mex.:*** Aledron; Bredon; Contuxin†; Eumol; Expecmin; Fartoxol†; Kentosanil†; Oxathos; Oxobron†; Oxomar; Oxomifer; Oxotus†; Oxotusin; Tukson†; ***Turk.:*** Kalamin; Oksabron; Oksalamin; Oxotuss; Perbrons; Perebron; Sekodin; Subitol; Tusebron; ***Venez.:*** Broxol; Cafox; Calcimonio; Citralamina; Exeton†; Lexo; Opilina; Oxalcor; Oxolam†; Oxotil; Perebron; Toxolent†.

多组分制剂 ***Ital.:*** Uniplus; ***Mex.:*** Caltusine; Caobe; Guaxoquim; Otofen; ***Turk.:*** Contex; Forza; Katarin; Katarin Forte; Oledro; ***Venez.:*** Broxamel†; Opilina Compuesta; Oxolavin Compuesto; Perebron con Miel†.

Oxymetazoline Hydrochloride（*BANM, USAN, rINNM*）⊗盐酸羟甲唑啉

H-990; Hidrocloruro de oximetazolina; Oksimetatsoliinihydrokloridi; Oksimetazolin Hidroklorür; Oksimetazolino hidrochloridas; Oximetazolin-hidroklorid; Oximetazolinhydroklorid; Oxymetazolin hydrochlorid; Oxymétazoline, chlorhydrate d'; Oxymetazolini hydrochloridum; Sch-9384.

Оксиметазолина Гидрохлорид

$C_{16}H_{24}N_2O,HCl = 296.8.$

CAS — 2315-02-8.

ATC — R01AA05; R01AB07; S01GA04.

ATC Vet — QR01AA05; QR01AB07; QS01GA04.

UNII — K89MJ0S5VY.

(oxymetazoline)

Pharmacopoeias. In *Eur.* (see p.vii) and *US.*

Ph. Eur. 6. 8（Oxymetazoline Hydrochloride） 白色或类白色结晶性粉末。易溶于水和乙醇。

USP 33（Oxymetazoline Hydrochloride） 白色至几乎白色的细微结晶性粉末，具有吸收湿性。溶于水（1∶6.7），溶于乙醇（1∶3.6），溶于氯仿（1∶862）；几乎不溶于乙醚和苯。5%水溶液的 pH 为 4.0～6.5。贮藏于密闭容器中。

不良反应、处置和注意事项

参见萘甲唑啉第1493页。

卟啉病 羟甲唑啉与卟啉病的急性发作有关，应用于卟啉病患者不安全。

药物相互作用

因为羟甲唑啉是通过黏膜吸收的，药物相互作用可

能发生于局部应用后。*BNF 59* 认为，所有的拟交感神经药减鼻充血药在同时应用 MAOI 时，均可能引起高血压危象。关于拟交感神经药的一般药物相互作用见第1352页。

用途和用法

羟甲唑啉是一种直接的拟交感神经药（第1352页），具有显著的 α-肾上腺能活性。作为一种血管收缩剂，当作用于黏膜时能减少肿胀和充血。它能在数分钟内起效，疗效能持续 12h。缓解鼻充血（第1477页）症状使用它的盐酸盐。成人和 6 岁以上的儿童使用 0.05%盐酸羟甲唑啉溶液，以滴鼻剂或喷雾剂使用，根据需要通常每日每个鼻孔 2～3 次。含拟交感神经减充血药（包括奥索拉明）的非处方类咳嗽和感冒制剂应慎用于儿童，并且幼儿禁用，具体见咳嗽（第1476页）。

其作为一种结膜减充血药应用于成人和 6 岁以上的儿童时，必要时以 0.025%的盐酸羟甲唑啉溶液每 6h 滴眼一次（见结膜炎，第536页）。

儿童用法 盐酸羟甲唑啉的儿童用法，具体见上文用途和用法。

制剂

USP 33: Oxymetazoline Hydrochloride Nasal Solution; Oxymetazoline Hydrochloride Ophthalmic Solution.

专利制剂

Arg.: Apracur Nasal; Lidil; Newclar; Rinox VX; Visine D; Yusin; ***Austral.:*** Dimetapp 12 Hour Nasal; Drixine Nasal; Logicin Rapid Relief; Ordov Sinudec†; Vicks Sinex; ***Austria:*** Nasivin; ***Belg.:*** Nesivine; Rhino Humex; Vicks Sinex; ***Braz.:*** Afrin; Aturgyl; Desfrin; Freenal; Nasivin; Oxifrin; ***Canad.:*** Afrin; Claritin Allergic Congestion Relief; Claritin Eye Allergy Relief; Decongestant Nasal Mist; Dristan; Drixoral; Long Lasting Nasal Mist; Vicks Sinex; Visine Workplace; Zicam Congestion Relief; Zicam Sinus Relief; ***Chile:*** Facimin; Iliadin; Oxilin; ***Cz.:*** Iversal†; Nasivin; Oxamet; ***Denm.:*** Drixin†; Iliadin; ***Fin.:*** Vicks Sinex; ***Fr.:*** Aturgyl; Pernazene; ***Ger.:*** Em-medical Mono†; Nasivin; Nasivin Sanft; Vistoxyn; Wick Sinex; ***Gr.:*** Ezixin; Iliadin; Narol; Ronal; Vicks Vapospray; ***Hong Kong:*** Afrin; Duration†; Iliadin; Logicin Rapid Relief; Long Lasting Decongestant Nasal Mist; Nezeril†; ***Hung.:*** Afrin; Nasivin; ***India:*** Naselin; Nasivion; Sinarest; Sinarest-PD; ***Indon.:*** Afrin; Iliadin; Visine LR; ***Irl.:*** Iliadin; Oxylin; Vicks Sinex; ***Israel:*** Af-Tipa; Alrin; Rhinoclir; Sinulen; ***Ital.:*** Actifed Nasale; Coricidin†; Oxilin; Rino Calyptol; ***Jpn:*** Nasivin†; ***Malaysia:*** Afrin; Iliadin; Oxynase; ***Mex.:*** Afrin†; Iliadin; Naztril; Oxylin; Sinex; Visine AD; ***Neth.:*** Nasivin; Oxylin; Vicks Sinex; ***Norw.:*** Iliadin; Rhinox; ***NZ:*** At-Eze; Dimetapp 12 Hour Nasal; ***Philipp.:*** Drixine; Nasivin; ***Pol.:*** Acatar; Afrin; Nasivin; Nosox; Oxalin; Resoxym; ***Port.:*** Alerjon; Bisolspray; Nasarox; Nasex; Nasorhinathiol; Oxylin; Rinerge; Sinexsensi; Vicks Vapospray; ***Rus.:*** Nasivin (Називин); Nazol (Назол); Noksprey (Нокспрей); Sanorinchik (Саноринчик); ***S.Afr.:*** Allergex; DriNasal; Dristan; Drixine; Iliadin; Merck-P Nasal†; Oxylin; Sparkling White Eye Drops†; Vicks Decongestant†; ***Singapore:*** Afrin; Iliadin; Nazolin; Oxy-Nase; Utabon; ***Spain:*** Alerfrin; Antirrinum; Corilisina; Couldespir; Ilvinax†; Nasolina; Nebulicina; Oftinal; Respibien; Respir; Serranasal; Utabon; ***Swed.:*** Iliadin; Nasin; Nezeril; ***Switz.:*** Nasivine; ***Thai.:*** Iliadin; Oxymet; Pernazene Oxy; ***Turk.:*** Burazin; Iliadin; Oksinazal; Rinidin; ***UAE:*** Nasivin; ***UK:*** Afrazine; Nasivin; Vicks Sinex; ***Ukr.:*** Nasivin (Називин); Nazol (Назол); Noxprey (Нокспрей); Rinazoline (Риназолин); ***USA:*** 4-Way Long Lasting; Afrin; Afrin Extra Moisturizing; Afrin Sinus; Allerest 12 Hour Nasal; Chlorphed-LA; Dristan 12-hr Nasal Decongestant Spray; Dristan Long Lasting; Duramist Plus; Duration; Genasal; Nasal Relief; Nasal Spray; Neo-Synephrine 12 Hour; Nostrilla; Nostrilla Complete Congestion Relief; NTZ Long Acting Nasal; Ocuclear†; Twice-A-Day; Vicks Sinex 12-Hour; Visine LR; ***Venez.:*** Afrin; Airfen; Clarix; Drixine; Nasin; Solarsal†.

多组分制剂 ***Arg.:*** Alosol; Panoxi; ***Austral.:*** Nasex; Vasylox†; ***Austria:*** Wick Sinex†; Wick SinexAloe; ***Fr.:*** Deturgylone; ***Ger.:*** Nasivin Zink; ***Hong Kong:*** Bonjedex; ***Hung.:*** Nasopax; ***Israel:*** Sinaf; ***Ital.:*** Triaminic†; Vicks Sinex; ***Mex.:*** Grimal; Hyalox; ***NZ:*** Vicks Sinex; ***Rus.:*** Nazol Advance (Назол Адванс); ***S.Afr.:*** Nazene Z; ***Spain:*** Egarone†; Seniospray; Vicks Spray; ***Switz.:*** Vicks Sinex; ***Ukr.:*** Nazol Advans (Назол Адванс).

Pentoxyverine (*BAN*, *rINN*) 喷托维林

Carbetapentane; Pentoksiveriini; Pentoxiverin; Pentoxiverina; Pentoxyvérine; Pentoxyverinum. 2-[2-(Diethylamino)ethoxy]-ethyl 1-phenylcyclopentanecarboxylate.

Пентоксиверин

$C_{20}H_{31}NO_3$ = 333.5.

CAS — 77-23-6.

ATC — R05DB05.

ATC Vet — QR05DB05.

UNII — 32C726X12W.

Pentoxyverine Citrate (*BAN*, *rINNM*) 枸橼酸喷托维林

Carbetapentane Citrate; Citrato de pentoxiverina; Pentoksiveriinivetysitraatti; Pentoksiverino-vandenilio citratas; Pentoxiverin-hidrogén-citrát; Pentoxiverinvätecitrat; Pentoxyverin-citrát; Pentoxyvérine, Citrate de; Pentoxyverine Hydrogen Citrate; Pentoxyvérine, hydrogénocitrate de; Pentoxyverini Citras; Pentoxyverini hydrogenocitras; UCB-2543.

Пентоксиверина Цитрат

$C_{20}H_{31}NO_3,C_6H_8O_7$ = 525.6.

CAS — 23142-01-0.

ATC — R05DB05.

ATC Vet — QR05DB05.

UNII — 4SH0MFJ5HJ.

Pharmacopoeias. In *Chin., Eur.* (see p.vii), and *Jpn.*

Ph. Eur. 6.8（Pentoxyverine Hydrogen Citrate; Pentoxyverine Citrate BP 2010） 白色或类白色的结晶性粉末。熔点约 93℃。易溶于水和甲醇；溶于乙醇和二氯甲烷；极易溶于冰醋酸。10%水溶液的 pH 值为 3.3～3.7。避光。

Pentoxyverine Hydrochloride (*BANM*) 盐酸喷托维林

Pentoksiverin Hidroklorür; Pentoxiverina, hidrocloruro de.

Пентоксиверина Гидрохлорид

$C_{20}H_{31}NO_3,HCl$ = 369.9.

CAS — 1045-21-2.

ATC — R05DB05.

ATC Vet — QR05DB05.

简介

喷托维林是一种中枢镇咳药，用于无痰干咳（第1476页）。每日使用其枸橼酸盐和盐酸盐的剂量可达最多 180mg，分次口服。也口服其单宁酸盐。碱基通过直肠给药。

制剂

专利制剂

Austral.: Nyal Dry Cough; ***Austria:*** Atenos†; Sedotussin; ***Belg.:*** Balsoclase Antitussivum; Tuclase†; ***Cz.:*** Sedotussin†; ***Denm.:*** Toclase†; ***Fin.:*** Toclase; ***Fr.:*** Clarix Toux Seche; Toclase Toux Seche; Vicks Pectoral; ***Ger.:*** Pertix-Solo-N, Pertix-T, Pertix-Z, and Pertix-L†; Sedotussin; ***Gr.:*** Tuclase; ***Hong Kong:*** Toclase†; ***Hung.:*** Sedotussin†; ***Ital.:*** Tuclase; ***Neth.:*** Balsoclase; Tuclase; ***Norw.:*** Toclase†; ***Philipp.:*** Toclase; ***Swed.:*** Toclase†; ***Thai.:*** Toclase; ***Turk.:*** Toclase; ***USA:*** Solotuss†; ***Venez.:*** Carbin†.

多组分制剂 ***Arg.:*** Bio Grip Plus; Wilpan Antigripal; ***Austral.:*** Vicks Cough Syrup†; ***Austria:*** Tussoretardin†; ***Belg.:*** Balsoclase Expectorans†; ***Braz.:*** Alergo Glucalbet†; Coldrin; Gegrip†; Resprin; ***Fin.:*** Toclase Expectorant†; ***Ger.:*** Sedotussin plus†; ***Hong Kong:*** Active Cough Syrup; Against Cough; Broncholax; Coci-Fedra; Cofetal; Marflu-X; Marsedyl II; Vida Cough†; ***Neth.:*** Balsoclase Compositum; Balsoclase-E; ***S.Afr.:*** Vicks Acta Plus†; ***Switz.:*** Sedotussin†; ***Turk.:*** Gayaben; Seskadeks; ***USA:*** Albatussin; Allres Pd†; AMBI 1000/5; Aquatab C†; Aridex; BetaVent; C-Tanna 12D; Carb Pseudo-Tan; Carbatab; Carbatuss; Corzall; Corzall Plus; Corzall-PE; D-Tann CD; Diphen Tann/ PE Tann/ CT Tann; Duratuss CS; Dynex VR; Dytan-AT; Dytan-CD†; Dytan-CS; Exall; Exall-D; Exratuss; Extendryl GCP; Gentex; Levall; Levall 12; Oratuss; Pyrlex CB; Re-Tann; Rentamine Pediatric; Respi-Tann G†; Respi-Tann Pd; Ry-Tuss†; Rynatuss; Tannic-12; Tri-Tannate Plus Pediatric; Tuss-Tan; Tussi-12; Tussi-12 D; Tussi-12D S; Tussizone; Tusso-ZMR; Tusso-ZR; Tustan 12S; Vazotan; XiraTuss; Xpect-AT; Zotex-D; ***Venez.:*** Resprin; Tolmex; Yerba Santa.

Phenylephrine (*BAN*, *rINN*) 去氧肾上腺素

Fenilefrin; Fenilefrina; Fenilefrinas; Fenylefrin; Fenyyliefriini; Phényléphrine; Phenylephrinum; *m*-Synephrine. (1*R*)-1-(3-Hydroxyphenyl)-2-methylaminoethanol.

Фенилэфрин

$C_9H_{13}NO_2$ = 167.2.

CAS — 59-42-7.

ATC — C01CA06; R01AA04; R01AB01; R01BA03; S01FB01; S01GA05.

ATC Vet — QC01CA06; QR01AA04; QR01AB01; QR01BA03; QS01FB01; QS01GA05.

UNII — 1WS297W6MV.

注：交感酚（Synephrine）已用作对羟福林（第1310页）的别名。应小心避免与去氧肾上腺素混淆（*m*-交感酚）。

Pharmacopoeias. In *Eur.* (see p.vii).

Ph. Eur. 6.8（Phenylephrine） 白色或类白色结晶性粉末。微溶于水和乙醇；略溶于甲醇。溶解在稀无机酸和氢氧化物碱性溶液中。贮藏于密闭容器中。避光。

Phenylephrine Acid Tartrate 酸性酒石酸去氧肾上腺素

Phenylephrine Bitartrate (*rINNM*); Bitartrato de fenilefrina; Phényléphrine, Bitartrate de; Phenylephrine Tartrate (*BANM*); Phenylephrini Bitartras; Tartrato ácido de fenilefrina.

Фенилэфрина Битартрат

$C_9H_{13}NO_2,C_4H_6O_6$ = 317.3.

CAS — 13998-27-1.

ATC — C01CA06; R01AA04; R01AB01; R01BA03; S01FB01; S01GA05.

ATC Vet — QC01CA06; QR01AA04; QR01AB01; QR01BA03; QS01FB01; QS01GA05.

UNII — 27O3Q5ML57.

Pharmacopoeias. In *US.*

USP 33（Phenylephrine Bitartrate） 白色或类白色粉末或无色结晶。易溶于水。10%水溶液的 pH 值为 3.0～4.0。贮藏于密闭容器中。避光。

Phenylephrine Hydrochloride (*BANM*, *rINNM*) 盐酸去氧肾上腺素

Fenilefrin Hidroklorür; Fenilefrin-hidroklorid; Fenilefrino hidrochloridas; Fenylefrin hydrochlorid; Fenylefrinhydroklorid; Fenylefryny chlorowodorek; Fenyyliefriinihydrokloridi; Hidrocloruro de fenilefrina; Mesatonum; Metaoxedrini Chloridum; Phényléphrine, chlorhydrate de; Phenylephrini hydrochloridum.

Фенилэфрина Гидрохлорид

$C_9H_{13}NO_2,HCl$ = 203.7.

CAS — 61-76-7.

ATC — C01CA06; R01AA04; R01AB01; R01BA03; S01FB01; S01GA05.

ATC Vet — QC01CA06; QR01AA04; QR01AB01; QR01BA03; QS01FB01; QS01GA05.

UNII — 04JA59TNSJ.

注：PHNL 是由 BP 2010 批准的含有盐酸去氧肾上腺素的单剂量滴眼剂的代码，是由于单个容器太小不能标注所有适当的信息而设的代码。PHNCY 是另一种类似的代码，为包含盐酸去氧肾上腺素和盐酸环喷托酯的滴眼剂。

Pharmacopoeias. In *Chin., Eur.* (see p.vii), *Jpn,* and *US.*

Ph. Eur. 6.8（Phenylephrine Hydrochloride） 白色或类白色结晶性粉末。易溶于水和乙醇。

USP 33（Phenylephrine Hydrochloride） 白色或几乎白色无臭结晶。易溶于水和乙醇。25℃时密闭贮藏，允许温度范围 15～30℃。避光。

不良反应和注意事项

参见拟交感神经药（第1351页），去氧肾上腺素主要为 α 受体激动效应。效应持续时间比去甲肾上腺素长，它过度的收缩血管可能引起血压的持续上升。它会诱发心动过速或者反射性心动过缓，因此应该避免在严重甲状腺功能亢进患者中使用，严重缺血性心脏病患者使用时也要小心。糖尿病或前列腺肥大患者也应禁用去氧肾上腺素。

因为去氧肾上腺素能够通过黏膜吸收，眼部或者鼻黏膜应用后也可能产生全身效应。因此，避免或应极其小心地使用 10%去氧肾上腺素滴眼液，因其可引起有效的全身效应。它们应尽量避免或特别谨慎用于婴儿、老人以及患有重度高血压、重度动脉粥样硬化的心脏病患者。心血管疾病高危患者已有死亡病例的报道。

去氧肾上腺素在眼部的使用可能会使虹膜释放色素颗粒，特别是给予老年患者高剂量时。去氧肾上腺素的眼用溶液禁用于闭角型青光眼的患者。如果角膜上皮已经裸露或者损伤可能会发生角膜浑浊。

去氧肾上腺素滴鼻剂的过度或者延长使用会导致反跳性充血。

盐酸去氧肾上腺素具有刺激性，可能引起局部不适，注射液的外渗甚至可能引起局部组织的坏死。

对心血管系统的影响 去氧肾上腺素作为滴眼剂（特别是浓度为 10%时）或者滴鼻剂使用时可能会发生全身不良反应。

有婴儿和儿童使用 10%的去氧肾上腺素滴眼剂后发生高血压[1]和高血压伴肺部水肿[2]的报道。一名 8 岁的儿童[3]和一名成人[4]使用浓度为 10%的去氧肾上腺素滴眼剂后发生高血压伴随心律失常。关于 32 例患者在眼部使用浓度为 10%的去氧肾上腺素后发生全身的心血管反应包括致死性心肌梗死有一系列详细的报道[5]。局部使用去氧肾上腺素 10%的眼[6]液或者 0.25%的鼻部[7]抹剂后，有发生严重的心血管不良反应的报道。

尽管这些不良反应的发生率看起来非常低[8]，但是，在敏感患者（如那些心血管病患者或者老年人[5]）中鼓励使用较低浓度[1,5]并仍需谨慎。已经发现滴眼剂的容积减少可引起瞳孔放大，并可能减少全身吸收和发生心血管不良反应的风险[9,10]。

1. Borromeo-McGrail V, *et al.* Systemic hypertension following ocular administration of 10% phenylephrine in the neonate. *Pediatrics* 1973; **51:** 1032–6.
2. Baldwin FJ, Morley AP. Intraoperative pulmonary oedema in a child following systemic absorption of phenylephrine eyedrops. *Br J Anaesth* 2002; **88:** 440–2.
3. Vaughan RW. Ventricular arrhythmias after topical vasoconstrictors. *Anesth Analg* 1973; **52:** 161–5.

4. Lai Y-K. Adverse effect of intraoperative phenylephrine 10%: case report. *Br J Ophthalmol* 1989; **73:** 468–9.
5. Fraunfelder FT, Scafidi AF. Possible adverse effects from topical ocular 10% phenylephrine. *Am J Ophthalmol* 1978; **85:** 447–53.
6. Fraunfelder FW, *et al.* Adverse systemic effects from pledgets of topical ocular phenylephrine 10%. *Am J Ophthalmol* 2002; **134:** 624–5.
7. Hecker RB, *et al.* Myocardial ischemia and stunning induced by topical intranasal phenylephrine pledgets. *Mil Med* 1997; **162:** 832–5.
8. Brown MM, *et al.* Lack of side effects from topically administered 10% phenylephrine eyedrops: a controlled study. *Arch Ophthalmol* 1980; **98:** 487–9.
9. Craig EW, Griffiths PG. Effect on mydriasis of modifying the volume of phenylephrine drops. *Br J Ophthalmol* 1991; **75:** 222–3.
10. Wheatcroft S, *et al.* Reduction in mydriatic drop size in premature infants. *Br J Ophthalmol* 1993; **77:** 364–5.

对眼的影响 已有关于在使用减眼充血的非处方药如去氧肾上腺素、萘甲唑啉或四氢唑啉后发生急性和慢性结膜炎的报道[1]。一些病例结膜炎的消退需要几周。也有关于使用去氧肾上腺素的滴眼剂后发生结膜皮肤炎[2]的报道。

1. Soparkar CN, *et al.* Acute and chronic conjunctivitis due to over-the-counter ophthalmic decongestants. *Arch Ophthalmol* 1997; **115:** 34–8.
2. Moreno-Ancillo A, *et al.* Allergic contact reactions due to phenylephrine hydrochloride in eyedrops. *Ann Allergy Asthma Immunol* 1997; **78:** 569–72.

对心理功能的影响 有报道[1]，一名患者在过量使用浓度为0.5%的去氧肾上腺素鼻喷剂后产生幻觉和妄想狂症状。大剂量口服也会产生狂躁症[2]。

1. Snow SS, *et al.* Nasal spray 'addiction' and psychosis: a case report. *Br J Psychiatry* 1980; **136:** 297–9.
2. Waters BGH, Lapierre YD. Secondary mania associated with sympathomimetic drug use. *Am J Psychiatry* 1981; **138:** 837–40.

超敏反应 有报道对伪麻黄碱过敏的患者对去氧肾上腺素发生交叉过敏[1]。见上文**对眼的影响**项下。

1. Buzo-Sanchez G, *et al.* Stereoisomeric cutaneous hypersensitivity. *Ann Pharmacother* 1997; **31:** 1091.

药物相互作用

参见**拟交感神经药**（第1352页）。去氧肾上腺素主要有直接的α受体激动剂活性，如果在使用吸入性麻醉药（如环丙烷和氟烷）麻醉时，用去氧肾上腺素作为一种升压药，其诱发室性纤颤倾向弱于肾上腺素和去甲肾上腺素，但仍需谨慎使用。因为去氧肾上腺素可通过黏膜吸收，局部应用也可能发生药物相互作用，特别是在使用MAOI（包括RIMA）的患者中。也可见**苯乙肼**（第393页）和**吗氯贝胺**（第387页）项下。

心血管药 有报道对乙喹胍稳定的患者当口服去氧肾上腺素时发生高血压[1]，服用利舍平或胍乙啶的患者在使用去氧肾上腺素滴眼液时也有报道发生高血压[2]，一名患者在使用普萘洛尔和氢氯噻嗪的同时，使用了去氧肾上腺素滴眼剂后也发生致命反应[3]。

1. Aminu J, *et al.* Interaction between debrisoquine and phenylephrine. *Lancet* 1970; **ii:** 935–6.
2. Kim JM, *et al.* Hypertensive reactions to phenylephrine eyedrops in patients with sympathetic denervation. *Am J Ophthalmol* 1978; **85:** 862–8.
3. Cass E, *et al.* Hazards of phenylephrine topical medication in persons taking propranolol. *Can Med Assoc J* 1979; **120:** 1261–2.

药动学

由于不规则吸收和在肠道和肝中单胺氧化酶的首关代谢，去氧肾上腺素的口服生物利用度很低。皮下注射或肌内注射后10～15min起效，皮下注射和肌内注射持续有效时间分别为1h和2h，静脉注射有效时间大约为20min。

局部应用后也会全身吸收。

用途和用法

盐酸去氧肾上腺素是一种拟交感神经药（第1352页），主要直接作用于肾上腺素受体。它主要有α-肾上腺素受体激动剂的效应，在常规剂量下对CNS没有明显的兴奋效应。它的升压活性低于去甲肾上腺素（第1306页），但是疗效持久。静脉注射后可引起外周血管收缩和升高动脉血压，也可引起反射性心动过缓。可减少流向皮肤和肾的血流量。

通常局部应用或者口服去氧肾上腺素及其盐，用于缓解**鼻充血**（见下文）的症状。它们常常制成各种制剂缓解咳嗽和感冒症状。用于鼻充血，可以使用0.25%～1%的溶液作为滴鼻剂滴鼻或者喷雾剂喷鼻，根据需要每个鼻孔每4h给药1次。或口服盐酸去甲肾上腺素，每4h口服1次，一次通常剂量为10mg（每日最大口服剂量为60mg）；或每次口服12mg，每日4次。

在眼科中，盐酸去氧肾上腺素作为**散瞳药**（第1786页）使用，浓度最大10%，通常使用2.5%或10%的溶液但是会产生全身作用（见上文**对心血管系统的影响**），并且尤其应谨慎使用浓度为10%的溶液。散瞳效应会持续数小时。浓度为2.5%或者更高的溶液可能产生强烈的刺激，因此应提前几分钟预先滴入除布他卡因外的局部麻醉药。

低浓度的眼溶液（通常为0.12%的盐酸去氧肾上腺素）常作为**结膜减充血药**（见**结膜炎**，第536页）。

经注射途径给予去氧肾上腺素缓解由循环衰竭或者脊柱麻醉导致的低血压状态。去氧肾上腺素也用于治疗体位性低血压（见**氟氢可的松**，第1459页）。对于**低血压**，皮下或肌内给予浓度为1%的盐酸去氧肾上腺素，初始剂量为2～5mg，如必要可根据反应追加剂量1～10mg。也可缓慢静脉输注浓度为0.1%的溶液，一次剂量为100～500μg，必要时可重复用药，间隔至少15min。在严重低血压时，静脉输注10mg溶于500ml 5%的葡萄糖溶液或者0.9%的氯化钠溶液。初始输入速率最高达180μg/min，根据反应相应地减少到30～60μg/min。

儿童用药剂量，见下文。

静脉注射盐酸去氧肾上腺素阻滞**阵发性室上性心动过速**，但是不作为首选（见**心律失常**，第1121页）。初始剂量以浓度为0.1%溶液给予不得超过500μg，随后剂量逐渐以100～200μg的量增加，必要时最多可增加到1mg。

盐酸去氧肾上腺素由于其血管收缩作用可作为局部麻醉药的辅助药。

吸入法给予酸性酒石酸去氧肾上腺素能够延长异丙肾上腺素的支气管扩张作用时间，然而，现在异丙肾上腺素几乎不使用这种给药途径。

也使用去氧肾上腺素的鞣酸盐。

儿童用法 盐酸去氧肾上腺素用于缓解**鼻塞**症状，但是，含有拟交感神经减充血药（包括苯丙醇胺）的非处方类咳嗽和感冒制剂应慎用于儿童，并且禁用于幼儿。具体见**咳嗽**，第1476页。在美国，盐酸去氧肾上腺素的儿童剂量为：6～12岁儿童，2～3滴；或1～2喷0.25%溶液吸入单个鼻孔，每4h 1次。在英国，12岁以下患有鼻塞并伴有感冒和花粉症的患儿禁止口服制剂。

盐酸去氧肾上腺素用于诊断和治疗**瞳孔散大**。由于10%的量易产生全身作用而被禁止，因此用于儿童的剂量为2.5%的溶液。

盐酸去氧肾上腺素可以通过皮下或肌内注射来治疗急性**低血压**。按*BNFC 2010/11*建议，不同年龄的剂量如下：

- 1～12岁：100μg/kg，每1～2h给药一次（直至最大剂量为5mg）；
- 12～18岁：2～5mg，如有必要可进一步给药1～10mg（最大初始剂量为5mg）。

尽管在英国静脉注射未被批准，但静脉注射比其他肠外途径更有效。*2010/11*推荐0.1%溶液的给药剂量如下：

- 1～12岁：5～20μg/kg（最大为500μg），至少15min后再重复使用；
- 12～18岁：100～500μg，至少15min后再重复使用。

对于静脉注射，溶液使用5%葡萄糖或0.9%氯化钠稀释至20μg/ml，并通过中央静脉导管持续灌注。*BNFC 2010/11*推荐的剂量如下：

- 1～16岁：每分钟灌注100～500ng/kg，根据反应调整；
- 16～18岁：初始灌注至180μg/min，再根据反应将降到30～60μg/min。

大便失禁 局部应用去氧肾上腺素凝胶显示，能够提高静息时肛门张力[1]，并已在大便失禁的患者中展开研究[2]。尽管在36名由于内括约肌功能障碍导致的大便失禁患者中进行的双盲交叉试验研究显示，浓度为10%的凝胶剂的使用并未显示出临床疗效[3]，但另一小型针对回肠贮袋患者的研究[4]发现，其节制能力得到改善。

1. Cheetham MJ, *et al.* Topical phenylephrine increases anal canal resting pressure in patients with faecal incontinence. *Gut* 2001; **48:** 356–9.
2. Cheetham MJ, *et al.* Drug treatment for faecal incontinence in adults. Available in The Cochrane Database of Systematic Reviews; Issue 3. Chichester: John Wiley; 2002 (accessed 04/01/07).
3. Carapeti EA, *et al.* Randomized controlled trial of topical phenylephrine in the treatment of faecal incontinence. *Br J Surg* 2000; **87:** 38–42.
4. Carapeti EA, *et al.* Randomized, controlled trial of topical phenylephrine for fecal incontinence in patients after ileoanal pouch construction. *Dis Colon Rectum* 2000; **43:** 1059–63.

鼻塞 一项荟萃分析表明，没有充分的证据显示10mg去氧肾上腺素可以作为有效的口服减充血药（第1477页）[1]。

1. Hatton RC, *et al.* Efficacy and safety of oral phenylephrine: systematic review and meta-analysis. *Ann Pharmacother* 2007; **41:** 381–90.

阴茎异常勃起 α受体激动剂包括去氧肾上腺素可以用于阴茎异常勃起的治疗（见**间羟胺**项下，第1282页）。关于通过海绵窦内注射低剂量去氧肾上腺素稀释液逆转阴茎异常勃起的相关内容，见**前列地尔**（第2102页）。

制剂

BP 2010: Phenylephrine Eye Drops; Phenylephrine Injection;
USP 33: Antipyrine, Benzocaine, and Phenylephrine Hydrochloride Otic Solution; Isoproterenol Hydrochloride and Phenylephrine Bitartrate Inhalation Aerosol; Phenylephrine Hydrochloride Injection; Phenylephrine Hydrochloride Nasal Jelly; Phenylephrine Hydrochloride Nasal Solution; Phenylephrine Hydrochloride Ophthalmic Solution.

专利制剂

Arg.: Fadalefrina; Poen Efrina; Prefrin; Qura Nasal; ***Austral.:*** Actifed PE†; Albalon Relief; Isopto Frin†; Neo-Synephrine; Nyal Cold & Flu; Nyal Decongestant; Nyal Sinus Relief PE; Prefrin; Sudafed PE; Visopt†; ***Austria:*** Visadron; ***Belg.:*** Spraydil; Visadron; ***Braz.:*** Denason; ***Canad.:*** Ak-Dilate; Dionephrine; Hemorrhoidal Relief; Little Noses Decongestant; Mydfrin; Neo-Synephrine; Prefrin; Sudafed PE; Triaminic Thin Strips Nasal Congestion; Triaminic Toddler Congestion†; ***Chile:*** Mydfrin; ***Cz.:*** Humex Nosni; Neo-Synephrine; Visadron†; ***Fin.:*** Oftan Metaoksedrin; ***Fr.:*** Auristan†; Humoxal; ***Ger.:*** Neo-Mydrial†; Neosynephrin-POS; Otriven Baby; Visadron; ***Gr.:*** Ibition; Prefrin; ***Hong Kong:*** Mydfrin; Prefrin†; Visopt; ***India:*** Drosyn; ***Israel:*** Af-Taf†; Efrin; Neo-Synephrine; ***Ital.:*** Isonefrine; Nasomixin CM; Neo-Synephrine; ***Malaysia:*** Analux†; Isopto Frin†; Mydfrin; Prefrin†; ***Mex.:*** Actifed Advance; Dilufrin†; Lefrine; Nefrin; Rinolan; ***Mon.:*** Neosynephrine; ***Neth.:*** Boradrine; Visadron; ***NZ:*** Albalon Relief; Isopto Frin†; Neosynephrine; Prefrin; Sudafed PE Nasal Decongestant; ***Philipp.:*** Decolgen; Mydfrin; Neo-Synephrine; ***Port.:*** Davinefrina; Neo-Sinefrina; VibrocilFen; Visadron; ***Rus.:*** Irifrin (Ирифрин); Nazol Baby (Назол Бэби); Nazol Kids (Назол Кидс); ***S.Afr.:*** I-Glo; Naphensyl; Prefrin; ***Singapore:*** Isopto Frin†; Mydfrin; Prefrin; ***Spain:*** ADA; Boraline; Disneumon Mentol; Disneumon Pernasal; Mirazul; Visadron; Vistafrin; ***Switz.:*** Rexophtal N; Spray nasal pour enfants; ***Turk.:*** Mydfrin; ***UK:*** Boots Decongestant Capsules; Fenox; Non-Drowsy Sudafed Congestion Relief; ***Ukr.:*** Glycodin (Глікодин)†; Nasol Baby (Назол Беби); ***USA:*** AH-chew D; Ak-Dilate; Anu-Med; Children's Nostril; Lusonal; Mydfrin; Nasop†; Neo-Synephrine; Neofrin; Nostril; Ocu-Phrin; Pedia Care Childrens Decongestant; Phenoptic†; Phenyl-T†; Prefrin†; Pretz-D†; Rectacaine; Relief; Rhinall; Sinex; Sudafed PE; Triaminic Infant Thin Strips Decongestant†; Triaminic Thin Strips Cold; Tronolane.

Used as an adjunct in: ***Braz.:*** Anestesico.

Phenylpropanolamine（*BAN*，*rINN*）苯丙醇胺

Fenilpropanolamina; Fennylpropanolamin; Fenyylipropanoliamiini; (±)-Norephedrine; Phénylpropanolamine; Phenylpropanolaminum. (1*RS*,2*SR*)-2-Amino-1-phenylpropan-1-ol.

Фенилпропаноламин

$C_9H_{13}NO$ = 151.2.

CAS — 14838-15-4.

ATC — R01BA01.

ATC Vet — QG04BX91; QR01BA01.

UNII — 33RU150WUN.

(+)-Form

俗名 以下词语已用作各种形式苯丙醇胺的“俗名”（见第Ⅶ页）或俚语：Pseudocaine。

Phenylpropanolamine Hydrochloride（*BANM*，*rINNM*）盐酸苯丙醇胺

Fenilpropanolamin-hidroklorid; Fenilpropanolamino hidrochloridas; Fenylpropanolamin hydrochlorid; Fenylpropanolaminhydroklorid; Fenyylipropanoliamiinihydrokloridi; Hidrocloruro de fenilpropanolamina; Mydriatin; Phénylpropanolamine, chlorhydrate de; Phenylpropanolamini Hydrochloridum; Phenylpropanolamini hydrochloridum.

Фенилпропаноламина Гидрохлорид

$C_9H_{13}NO,HCl$ = 187.7.

CAS — 154-41-6.

ATC — R01BA01.

ATC Vet — QG04BX91; QR01BA01.

UNII — 8D5I63UE1Q.

Pharmacopoeias. In *Eur.* (see p.vii) and *US*.

US also includes phenylpropanolamine bitartrate.

Ph. Eur. 6.8（Phenylpropanolamine Hydrochloride） 白色或类白色的结晶性粉末。易溶于水和乙醇；几乎不溶于二氯甲烷。

USP 33（Phenylpropanolamine Hydrochloride） 白色结晶性粉末，有轻微的芳香臭。溶于水（1∶1.1），溶于乙醇（1∶7.4），溶于氯仿（1∶4100）；不溶于乙醚。3%水溶液的pH值为4.2～5.5。贮藏于密闭容器中。避光。

不良反应和注意事项

参见**麻黄碱**，第1487页。

服用苯丙醇胺会发生严重高血压发作（见下文）。与其他间接的拟交感神经活性剂一样长期使用后有疗效耐受性的报道。

1990 年一篇关于苯丙醇胺不良反应的广泛详细的综述[1]注意到，在欧洲报告的许多不良反应描述了精神状态的变化，而在北美更多的是伴随高血压。作者认为这可能是由于苯丙醇胺制剂存在同分异构体的差异，其根据是早期报道的 *d*-去甲伪麻黄碱为几种同分异构形式中最有效的 CNS 兴奋剂，在欧洲是苯丙醇胺制剂的成分。然而，后来的研究显示当前的外消旋混合物（±）-去甲麻黄碱（*d*，*l*-去甲麻黄碱）是欧洲和美国市售制剂的同分异构形式[2]。

最初的综述集中在北美的病例[1]。市售制剂的大多数是解充血药、咳嗽或感冒药，少数作为减肥药。

数据显示，非处方药发生不良反应的可能性比处方药的大，这可能是因为非处方药很可能被过量使用，且患者认为其不会造成有害影响。涉及的很多药物不良反应也很可能是药物相互作用而不是真的过量使用，特别是许多非处方药包含有其他成分。（见**麻黄碱的滥用**项下，第1487页，有关于含有拟交感神经药，包括苯丙醇胺的非处方药使用后果的进一步讨论）。

不良反应表现多样，头痛、血压升高、心肺功能停止、颅内出血和死亡均有发生。轻度反应包括视力模糊、眩晕、焦虑、精神激动、震颤、错乱和超敏反应。严重反应包括伴有高血压脑病的高血压危象、癫痫发作、心律失常、精神失常和急性肾小管坏死。重症患者的相同症状是高血压或暗示有此症状，许多患者也发生急性、持续、剧烈的头痛。

可以指出大体上苯丙醇胺是相对安全的。尽管每年消费掉数十亿剂量，但仅有少数几例药物不良反应的报道。

已确证某些特定的人群对苯丙醇胺具有不良反应的特殊风险：高血压患者、超重患者（很可能患有高血压和使用减肥药）、进食障碍的患者（有滥用食物包括减肥药的趋向）和老年患者（使用多种药物、很可能患高血压和已经有患脑卒中的危险）。

随后，美国一项大规模病例对照研究发现，痔疮发作风险的升高与含有苯丙醇胺制剂的使用有关（特别是有些妇女使用苯丙醇胺作为食欲抑制剂）[3]，在美国，FDA 已经采取措施从所有药品中去除苯丙醇胺，并且不再允许市场销售。在其他一些国家含有苯丙醇胺的药品也已退出市场。然而，该研究和 FDA 的决定受到广泛批评[4~6]，因为没有证据显示在减充血剂制剂中正常剂量的苯丙醇胺会导致风险增加，并且该研究还易混杂。英国 CSM[7]认为，英国含有苯丙醇胺的药物与出血性脑卒中有相关性的证据不足（在英国不允许使用苯丙醇胺作为食欲抑制剂，并且推荐最大日剂量 100mg，低于美国推荐最大日剂量 150mg）。因此，英国舆论界认为，按照规定剂量谨慎使用，不会发生其他风险[2]。但是，随后英国含有苯丙醇胺的制剂或者改变成分（主要用伪麻黄碱），或者生产厂家主动将其从市场上撤出。

1. Lake CR, *et al.* Adverse drug effects attributed to phenylpropanolamine: a review of 142 case reports. *Am J Med* 1990; **89:** 195–208.
2. Moffatt T, *et al.* Phenylpropanolamine: putting the record straight. *Pharm J* 2000; **265:** 817.
3. Kernan WN, *et al.* Phenylpropanolamine and the risk of hemorrhagic stroke. *N Engl J Med* 2000; **343:** 1826–32.
4. Ernst ME, Hartz A. Phenylpropanolamine and hemorrhagic stroke. *N Engl J Med* 2001; **344:** 1094.
5. Wolowich WR, *et al.* Phenylpropanolamine and hemorrhagic stroke. *N Engl J Med* 2001; **344:** 1094–5.
6. Stier BG, Hennekens CH. Phenylpropanolamine and hemorrhagic stroke in the Hemorrhagic Stroke Project: a reappraisal in the context of science, the Food and Drug Administration, and the law. *Ann Epidemiol* 2006; **16:** 49–52.
7. CSM/MCA. Phenylpropanolamine and haemorrhagic stroke. *Current Problems* 2001; **27:** 5–6.

药物相互作用

参见**拟交感神经药**，第1352页。关于药物相互作用很可能与苯丙醇胺不良反应事件有关的评论，见上文**不良反应和注意事项**项下。由于它的间接效应，使用 MAOIs 的患者具有高血压危象的风险。苯丙醇胺具有提高血浆内咖啡因浓度的潜在作用，见**咖啡因**项下**拟交感神经药**，第1081页。

金刚烷胺 有报道一名妇女同时使用金刚烷胺和苯丙醇胺后发生严重精神失常[1]。另有文献报道，一名 39 岁男性在服用金刚烷胺和苯丙醇胺来治疗病毒性感冒后，出现剧烈和经常性的“似曾相识”（*déjà vu*）感受[2]。当停用这两种药时该作用也停止。作者认为，该症状是由于两种药物联合应用增强了多巴胺的活性而导致。

1. Stroe AE, *et al.* Psychotic episode related to phenylpropanolamine and amantadine in a healthy female. *Gen Hosp Psychiatry* 1995; **17:** 457–8.
2. Taiminen T, Jääskeläinen SK. Intense and recurrent déjà vu experiences related to amantadine and phenylpropanolamine in a healthy male. *J Clin Neurosci* 2001; **8:** 460–2.

抗精神病药 一名患有精神分裂症和心脏 T 波异常的 27 岁妇女服用 100mg 的*甲硫达嗪*每日 1 次，2.5mg 丙环定每日 2 次有效，据报道在单次使用含有 4mg 马来酸氯苯那敏和 50mg 盐酸苯丙醇胺的制剂（*Contac C*）同时使用硫利达嗪后，在 2h 内死于心室颤动[1]。

1. Chouinard G, *et al.* Death attributed to ventricular arrhythmia induced by thioridazine in combination with a single Contac C capsule. *Can Med Assoc J* 1978; **119:** 729–31.

抗病毒药 一名患者同时使用含有苯丙醇胺和氯马斯汀的减鼻充血药的非处方药与 HIV 三联预防药，在用*齐多夫定*代替*司他夫定*后 3 天发生高血压危象[1]，三联用药方案中另两种抗病毒药是*茚地那韦*和*拉米夫定*。

1. Khurana V, *et al.* Hypertensive crisis secondary to phenylpropanolamine interacting with triple-drug therapy for HIV prophylaxis. *Am J Med* 1999; **106:** 118–19.

溴隐亭 有报道在使用苯丙醇胺与溴隐亭后产生高血压和威胁生命的并发症，见**拟交感神经药**（第771页）。

NSAIDs 一名 27 岁的妇女每日服用 D-苯丙醇胺［sic］85mg 数月，当她又加服 25mg *吲哚美辛*后产生严重高血压。认为吲哚美辛抑制前列腺素的合成可能会升高苯丙醇胺的拟交感活性[1]。

1. Lee KY, *et al.* Severe hypertension after ingestion of an appetite suppressant (phenylpropanolamine) with indomethacin. *Lancet* 1979; **i:** 1110–11.

药动学

苯丙醇胺容易从胃肠道完全吸收，口服后 1～2h 达到血浆峰浓度。在肝中部分代谢成有活性的羟基化物，但是 80%～90% 的药物在 24h 内以原形经尿排泄。据报道半衰期为 3～5h。

1. Simons FER, *et al.* Pharmacokinetics of the orally administered decongestants pseudoephedrine and phenylpropanolamine in children. *J Pediatr* 1996; **129:** 729–34.
2. Chester N, *et al.* Elimination of ephedrines in urine following multiple dosing: the consequences for athletes, in relation to doping control. *Br J Clin Pharmacol* 2004; **57:** 62–7.

用途和用法

苯丙醇胺主要为间接拟交感神经活性剂（第1352页），作用机制与麻黄碱（第1487页）相似，但 CNS 兴奋活性较弱。

口服苯丙醇胺治疗**鼻充血**（第1477页）症状。常为缓解咳嗽和感冒症状药物的组成成分之一。

治疗鼻充血时，给予缓释盐酸苯丙醇胺的剂量最多 50mg，口服每日 2 次。

苯丙醇胺的**其他应用**包括控制一些患者的尿失禁，也使用它处理一些阴茎异常勃起的情况。在治疗肥胖症时使用苯丙醇胺抑制食欲，但是不再推荐作为兴奋药使用。

如酒石酸氢苯丙醇胺、马来酸苯丙醇胺和硫酸苯丙醇胺一样，也使用 phenylpropanolamine polistirex（一种苯丙醇胺和磺化二乙烯苯-乙烯苯共聚物的复合物）。

制剂

USP 33: Chlorpheniramine Maleate and Phenylpropanolamine Hydrochloride Extended-release Capsules; Chlorpheniramine Maleate and Phenylpropanolamine Hydrochloride Extended-release Tablets; Phenylpropanolamine Hydrochloride Capsules; Phenylpropanolamine Hydrochloride Extended-release Capsules; Phenylpropanolamine Hydrochloride Extended-release Tablets; Phenylpropanolamine Hydrochloride Oral Solution; Phenylpropanolamine Hydrochloride Tablets.

专利制剂

Fin.: Rinexin; ***Ger.:*** Boxogetten S; Recatol mono; ***Norw.:*** Rinexin; ***Philipp.:*** Desotap†; Disudrin; Naldec; Nasadec; Nasaphen†; Nasathera P; Neo-Coldan; ***Swed.:*** Rinexin; ***Switz.:*** Kontexin†; Slim Caps†.

Pholcodine (*BAN*, *rINN*) 福尔可定

Folcodina; Folkodiini; Folkodin; Folkodin monohydrát; Folkodinas; Pholcodinum; Pholcodinum Monohydricum. 3-*O*-(2-Morpholinoethyl)morphine monohydrate.

Фолкодин

$C_{23}H_{30}N_2O_4,H_2O = 416.5.$

CAS — 509-67-1 (anhydrous pholcodine).

ATC — R05DA08.

ATC Vet — QR05DA08.

UNII — LPP64AWZ7L.

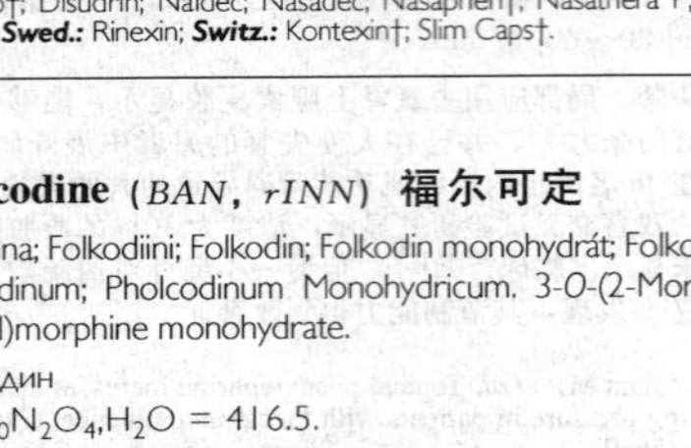

Pharmacopoeias. In *Chin.* and *Eur.* (see p.vii).

Ph. Eur. 6.8（Pholcodine） 白色或类白色结晶性粉末或无色结晶。略溶于水；易溶于乙醇和丙酮；溶解在稀无机酸中。

不良反应和注意事项

参见**右美沙芬**，第1484页。偶尔有便秘、困倦和皮疹的报道。

有人认为使用福尔可定会导致有神经肌阻滞过敏史的患者产生超敏反应，对这一假说的支持导致某种福尔可定制剂 2007 年 3 月从挪威市场撤出[1]。随后瑞士的一项回顾性分析显示，来自 IgE 介导的过敏患者的血清样本也支持了上述假说，而在瑞士福尔可定直到 1989 年中期之后才批准上市销售[2]。

1. Florvaag E, Johansson SGO. The pholcodine story. *Immunol Allergy Clin North Am* 2009; **29:** 419–27.
2. Johansson SGO, *et al.* Pholcodine caused anaphylaxis in Sweden 30 years ago. *Allergy* 2009; **64:** 820–1.

药物相互作用

福尔可定与乙醇或者其他 CNS 抑制剂合用可能增加对 CNS 的影响。

用途和用法

福尔可定是一种中枢镇咳药，作用和用途与右美沙芬（第1485页）相似。口服给予成人和 12 岁以上儿童的常规剂量为 5～10mg，每日 3～4 次。儿童用药，见下文。也使用其枸橼酸盐。Pholcodine polistirex（一种福尔可定和磺化二乙烯苯-乙烯苯共聚物的复合物）也作为缓释制剂使用。

儿童用法 尽管福尔可定被许可用于儿童患者，但含有镇咳药（包括福尔可定）在内的非处方类咳嗽和感冒制剂应慎用于儿童，并且禁用于幼儿，具体见咳嗽，第1476页。*BNFC 2010/11* 建议，6～12 岁患儿的给药剂量为 2～5mg，每日 3～4 次。

制剂

BP 2010: Pholcodine Linctus; Strong Pholcodine Linctus.

专利制剂

Austral.: Actifed CC Dry; Duro-Tuss Dry Cough; Logicin Cough Suppressant†; Ordov Dry Tickly Cough†; Pholtrate†; Tussinol; ***Belg.:*** Cotrane Pholcodine; ***Cz.:*** Neocodin†; ***Fin.:*** Tuxi; ***Fr.:*** Atouxx Toux Seche; Biocalyptol; Broncorinol toux seche†; Codotussyl Toux Seche†; Dimetane; Humex Toux Seche Pholcodine; Pharmakod toux seche; Respilene; Rhinathiol Toux Seche Pholcodine; Valda Toux Seche; ***Hong Kong:*** Duro-Tuss; Uni-Pholco; ***Irl.:*** Expulin Dry Cough†; Pholcodex; Pholcolin†; ***Malaysia:*** Dhacodine; Ducodin; Duro-Tuss; ***Norw.:*** Tuxi†; ***NZ:*** Duro-Tuss Dry Cough; ***S.Afr.:*** Pholcolinct†; Pholtex; ***Singapore:*** Duro-Tuss; ***UK:*** Benylin Childrens Dry Coughs; Boots Dry Cough Syrup 1 Year Plus; Galenphol; Hill's Balsam Dry Cough; Pavacol-D; Tixylix Daytime.

多组分制剂 ***Austral.:*** Chemists Own Kiddicol; Demazin Cough & Cold; Difflam Anti-inflammatory Lozenges with Cough Suppressant; Duro-Tuss Decongestant; Duro-Tuss Dry Cough; Duro-Tuss Dry Cough Plus Nasal Decongestant; Duro-Tuss Expectorant†; Phensedyl†; Tixylix Night; ***Belg.:*** Broncho-pectoralis Pholcodine; Eucalyptine Pholcodine; Eucalyptine Pholcodine Le Brun†; Folex†; Norhitis†; Pectorhinyl†; Pholco-Mereprine; ***Cz.:*** Biocalyptol S†; ***Fr.:*** Atouxx; Broncalene; Clarix Toux Seche; Hexapneumine; Pholcodyl; Polery; Pulmosodyl; Trophires†; ***Hong Kong:*** Double 'p' Syrup; Duro-Tuss Decongestant; Duro-Tuss Expectorant; Hexapneumine; Pholix; Tripe P; ***India:*** Tixylix; ***Irl.:*** Day Nurse; Expulin Childrens Cough†; Expulin†; Nirolex Day Cold & Flu; Solpadeine Cold & Flu; ***Malaysia:*** Difflam Anti-Inflammatory Lozenges (with cough suppressant); Duro-Tuss Expectorant; Phensedyl Dry Cough; Promedyl Plus; Rhynacol†; Russedyl Plus; ***NZ:*** Difflam Cough; Duro-Tuss Cough†; Duro-Tuss Expectorant; Duro-Tuss Lozenges; Phensedyl Dry Family Cough†; Tixylix; ***S.Afr.:*** Contra-Coff†; Docsed; Folcofen; Pholtex Linctus; Procof; Respinol Compound†; Tixylix; ***Singapore:*** Duro-Tuss Cough Lozenges; Duro-Tuss Decongestant; Duro-Tuss Expectorant; ***Spain:*** Caltoson Balsamico; ***Switz.:*** Pecto-Baby; Phol-Tussil; Phol-Tux; Tussiplex†; ***UK:*** Boots Nightime Cough Syrup 1 Year Plus; Cough Nurse; Day & Night Nurse; Day Nurse; Nirolex Day Cold & Flu; Nirolex Night Cold & Flu; Tixylix Cough & Cold†; Tixylix Night-Time†; ***Ukr.:*** Hexapneumine for Children (Гексапневмин Для Детей).

Pipazetate (*BAN*, *rINN*) 匹哌氮酯

D-254; Pipazétate; Pipazetato; Pipazetatum; Pipazethate *(USAN)*; SKF-70230-A; SQ-15874. 2-(2-Piperidinoethoxy)ethyl pyrido[3,2-*b*][1,4]benzothiazine-10-carboxylate.

Пипазетат

$C_{21}H_{25}N_3O_3S = 399.5.$

CAS — 2167-85-3.

ATC — R05DB11.

ATC Vet — QR05DB11.

UNII — M5EK1T5V2L.

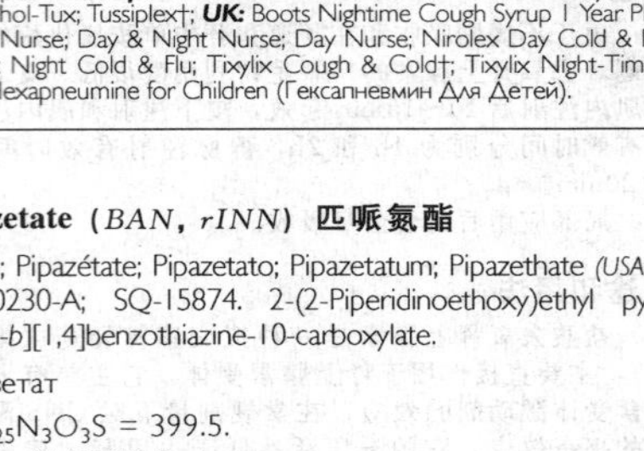

Pipazetate Hydrochloride (*BANM*, *rINNM*) 盐酸匹哌氮酯

Hidrocloruro de pipazetato; Pipazétate, Chlorhydrate de; Pipazetati Hydrochloridum; Pipazethate Hydrochloride; Piperestazine Hydrochloride.

Пипазетата Гидрохлорид

$C_{21}H_{25}N_3O_3S,HCl = 436.0.$

CAS — 6056-11-7.

ATC — R05DB11.

ATC Vet — QR05DB11.

UNII — 757GN3W2CZ.

简介

盐酸匹哌氮酯是一种中枢作用的镇咳药，也有一定的外周作用，用于无痰干咳。经口服和直肠给药。

过量 一名4岁健康儿童服用未知数量含匹哌氮酯的片剂后，出现嗜睡、激动、惊厥然后昏迷，心律失常也有发生[1]。也有儿童发生致命毒性的报道[2,3]。

1. da Silva OA, Lopez M. Pipazethate—acute childhood poisoning. *Clin Toxicol* 1977; **11:** 455–8.
2. Bonavita V, *et al.* Accidental lethal pipazethate poisoning in a child. *Z Rechtsmed* 1982; **89:** 145–8.
3. Soto E, *et al.* Pipazethate lethality in a baby. *Vet Hum Toxicol* 1993; **35:** 41.

制剂

专利制剂

Braz.: Selvigon; ***Gr.:*** Selvigon; ***Indon.:*** Selvigon; ***Ital.:*** Selvigon; ***Mex.:*** Selvigon; ***Thai.:*** Transpulmin†.

多组分制剂 ***Indon.:*** Transpulmin.

Poppy Capsule 罂粟壳

Dormideiras; Fruit du Pavot; Fruto de adormidera; Mohnfrucht; Papaveris Capsula; Poppy Heads.

Маковая Коробочка

Pharmacopoeias. In *Chin.*

简介

罂粟壳成分为在裂开前收集的罂粟干果（罂粟科），含有少量吗啡和痕量其他阿片生物碱。它是一种中效镇静药，制成流浸膏或糖浆用于镇咳合剂中。

制剂

多组分制剂 ***Belg.:*** Sedemol; Sulfa-Sedemol; ***Braz.:*** Malvodon; ***Fr.:*** Mediflor Pectorale d'Alsace no 8.

Prenoxdiazine Hydrochloride (*rINNM*) 盐酸普诺地嗪

Hidrocloruro de prenoxdiazina; HK-256; Prenoxdiazin Hydrochloride; Prénoxdiazine, Chlorhydrate de; Prenoxdiazini Hydrochloridum. 3-(2,2-Diphenylethyl)-5-(2-piperidinoethyl)-1,2,4-oxadiazole hydrochloride.

Пренокcдиазина Гидрохлорид

$C_{23}H_{27}N_3O,HCl = 397.9.$

CAS — 47543-65-7 (prenoxdiazine); 37671-82-2 (prenoxdiazine hibenzate); 982-43-4 (prenoxdiazine hydrochloride).

ATC — R05DB18.

ATC Vet — QR05DB18.

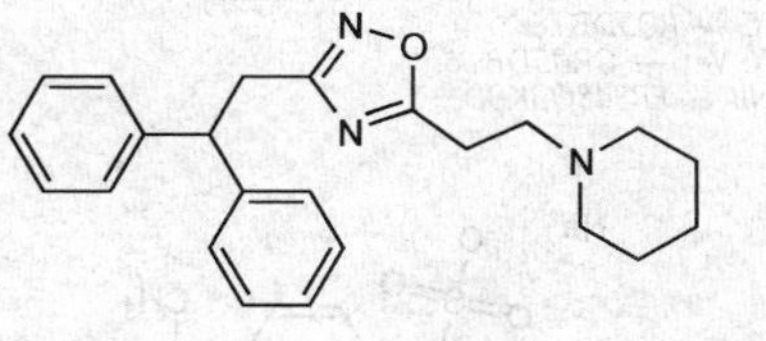

(prenoxdiazine)

简介

盐酸普诺地嗪是一种具有外周作用的镇咳药，用于无痰干咳，口服给药。羟苯酰苯酸普诺地嗪也有应用。

制剂

专利制剂

Cz.: Libexin†; ***Hung.:*** Libexin; Rhinathiol Tusso; ***India:*** Libexin; ***Rus.:*** Libexin (Либексин); ***Ukr.:*** Libexin (Либексин).

多组分制剂 ***Ital.:*** Broncofluid†; Libexin Mucolitico.

Promolate (*rINN*) 普罗吗酯

Morphethylbutyne; Promolato; Promolatum. 2-Morpholinoethyl 2-methyl-2-phenoxypropionate.

Промолат

$C_{16}H_{23}NO_4 = 293.4.$

CAS — 3615-74-5.

UNII — 5WGM277OKR.

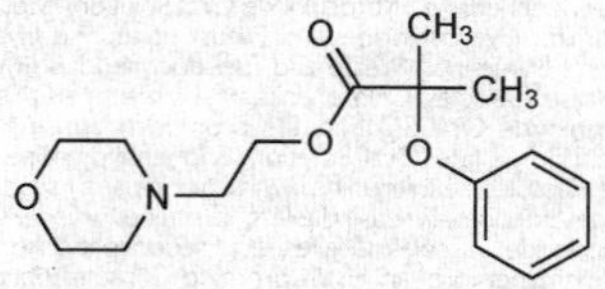

简介

普罗吗酯是一种经直肠给予婴儿的镇咳药。

制剂

专利制剂

Chile: Atusil.

Pseudoephedrine (*BAN*, *rINN*) ⊗ 伪麻黄碱

d-Ψ-Ephedrine; *d*-Isoephedrine; Pseudoefedriini; Pseudoefedrin; Pseudoefedrina; Pseudoéphédrine; Pseudoephedrinum. (+)-(1*S*,2*S*)-2-Methylamino-1-phenylpropan-1-ol.

Псевдоэфедрин

$C_{10}H_{15}NO = 165.2.$

CAS — 90-82-4.

ATC — R01BA02.

ATC Vet — QR01BA02.

UNII — 7CUC9DDI9F.

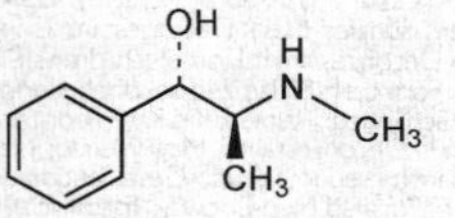

性状 伪麻黄碱是从麻黄属植物中获得的一种生物碱。

Pseudoephedrine Hydrochloride (*BANM*, *USAN*, *rINNM*) ⊗ 盐酸伪麻黄碱

Hidrocloruro de pseudoefedrina; Pseudoefedriinihydrokloridi; Pseudoefedrin-hydrochlorid; Pseudoefedrinhydroklorid; Pseudoefedrino hidrochloridas; Pseudoéphédrine, chlorhydrate de; Pseudoephedrini hydrochloridum; Psödoefedrin Hidroklorür; Pszeudoefedrin-hidroklorid.

Псевдоэфедрина Гидрохлорид

$C_{10}H_{15}NO,HCl = 201.7.$

CAS — 345-78-8.

ATC — R01BA02.

ATC Vet — QR01BA02.

UNII — 6V9V2RYJ8N.

Pharmacopoeias. In *Chin.*, *Eur.* (see p.vii), and *US.*

Ph. Eur. 6.8 (Pseudoephedrine Hydrochloride) 白色或类白色的结晶性粉末或无色结晶。易溶于水和乙醇；略溶于二氯甲烷。避光。

USP 33 (Pseudoephedrine Hydrochloride) 白色至灰白色结晶性细微粉末，有微弱的特殊臭。溶于水（1：0.5），溶于乙醇（1：3.6），溶于氯仿（1：91），溶于乙醚（1：7000）。5%水溶液的pH值为4.6～6.0。贮藏于密闭容器中。避光。

Pseudoephedrine Sulfate (*USAN*, *rINNM*) ⊗ 硫酸伪麻黄碱

Pseudoéphédrine, Sulfate de; Pseudoephedrine Sulphate (*BANM*); Pseudoephedrini Sulfas; Sch-4855; Sulfato de pseudoefedrina.

Псевдоэфедрина Сульфат

$(C_{10}H_{15}NO)_2,H_2SO_4 = 428.5.$

CAS — 7460-12-0.

ATC — R01BA02.

ATC Vet — QR01BA02.

UNII — Y9DL7QPE6B.

USP 33 (Pseudoephedrine Sulfate) 无臭的白色结晶或结晶性粉末。易溶于乙醇。5%水溶液的pH值为5.0～6.5。贮藏于密闭容器中。避光。

不良反应和注意事项

参见**麻黄碱**，第1487页。伪麻黄碱最常见的不良反应包括心动过速、焦虑、坐立不安和失眠，皮疹和尿潴留偶有发生。罕有出现幻觉的报道，尤其对儿童。

滥用 有报道[1]一名18岁男子误用静脉注射盐酸伪麻黄碱后发生急性精神病和视触幻觉。硫酸伪麻黄碱也被用于街头兴奋剂，如去氧麻黄碱（第2079页）的非法制造。

关于长期使用含伪麻黄碱在内的拟交感神经药OTC制剂后的毒性效应，见**麻黄碱**项下（第1487页）。

1. Sullivan G. Acute psychosis following intravenous abuse of pseudoephedrine: a case report. *J Psychopharmacol* 1996; **10:** 324–5.

哺乳 American Academy Pediatrics[1]指出，虽然服药时可以母乳喂养，但哺乳母亲使用一些包含伪麻黄碱和马来酸右溴苯那敏的制剂能导致婴儿哭泣、兴奋和较差睡眠状态。

有研究表明，3名乳母摄取包含60 mg盐酸伪麻黄碱和2.5 mg盐酸曲普利啶的药剂后，伪麻黄碱和曲普利啶在血浆和母乳中的浓度可持续48h[2]。母乳中伪麻黄碱浓度始终高于血浆中的浓度，这两者的半衰期均为4.2～7.0h。假设12h常规泌乳500 ml，计算其分泌量相当于250～330μg伪麻黄碱，或母亲摄入量的0.5%～0.7%。曲普利啶不在母乳中浓集。伪麻黄碱和曲普利啶分布在母乳中的量很可能不会高到应该停止母乳喂养。

一项小型随机、交叉研究得出结论：单剂量60mg作用24h，可以降低24%的母乳产量。该研究的作者认为，伪麻黄碱可能有利于抑制过剩的母乳[3]。

1. American Academy of Pediatrics. The transfer of drugs and other chemicals into human milk. *Pediatrics* 2001; **108:** 776–89. [Retired May 2010] Correction. *ibid.*; 1029. Also available at: http://aappolicy.aappublications.org/cgi/content/full/pediatrics%3b108/3/776 (accessed 05/01/07)
2. Findlay JWA, *et al.* Pseudoephedrine and triprolidine in plasma and breast milk of nursing mothers. *Br J Clin Pharmacol* 1984; **18:** 901–6.
3. Aljazaf K, *et al.* Pseudoephedrine: effects on milk production in women and estimation of infant exposure via breastmilk. *Br J Clin Pharmacol* 2003; **56:** 18–24.

惊厥 一名儿童摄取大量的盐酸伪麻黄碱片剂后癫痫全身性发作，这是第一例惊厥与服用过量仅含伪麻黄碱的药剂相关的报道[1]。

1. Clark RF, Curry SC. Pseudoephedrine dangers. *Pediatrics* 1990; **85:** 389–90.

对胃肠道的影响 有报道[1～3]急性或长期服用含伪麻黄碱的感冒和抗变态反应药物制剂后发生缺血结肠炎。在一个病例报道中[3]，作者提议与曲马多合用可能通过抑制去甲肾上腺素重吸收从而促进肾上腺素能的血管收缩。

1. Dowd J, *et al.* Ischemic colitis associated with pseudoephedrine: four cases. *Am J Gastroenterol* 1999; **94:** 2430–4.
2. Lichtenstein GR, Yee NS. Ischemic colitis associated with decongestant use. *Ann Intern Med* 2000; **132:** 682.
3. Traino AA, *et al.* Probable ischemic colitis caused by pseudoephedrine with tramadol as a possible contributing factor. *Ann Pharmacother* 2004; **38:** 2068–70.

对心理功能的影响 心理不良反应（尤其对儿童）与含伪麻黄碱的复方制剂有关[1～5]。也可见上文**滥用**项下。

1. Leighton KM. Paranoid psychosis after abuse of Actifed. *BMJ* 1982; **284:** 789–90.
2. Sankey RJ, *et al.* Visual hallucinations in children receiving decongestants. *BMJ* 1984; **288:** 1369.
3. Stokes MA. Visual hallucinations in children receiving decongestants. *BMJ* 1984; **288:** 1540.
4. Roberge RJ, *et al.* Dextromethorphan and pseudoephedrine-induced agitated psychosis and ataxia: case report. *J Emerg Med* 1999; **17:** 285–8.
5. Soutullo CA, *et al.* Psychosis associated with pseudoephedrine and dextromethorphan. *J Am Acad Child Adolesc Psychiatry* 1999; **38:** 1471–2.

对皮肤的影响 据报道一名女性患者再发假猩红热，其至少在某些时期摄取伪麻黄碱[1]。还有更多的固定性药疹与伪麻黄碱相关的报道[2～4]。另外一名女性口服60 mg攻击剂量伪麻黄碱后5.5h出现红斑疹，其他与中毒性休克综合征效应相似的症状包括恶心、呕吐、发热、体位性低血压、头晕、疲劳和手掌足底皮肤脱皮[3]。然而，考虑到非处方用药使用伪麻黄碱的频繁，其相关药疹一般来说还是较少见的[2]。

1. Taylor BJ, Duffill MB. *Br J Dermatol* 1988; **118:** 827–9.
2. Camisa C. Fixed drug reactions to pseudoephedrine hydrochloride. *Br J Dermatol* 1989; **120:** 857–8.
3. Cavanah DK, Ballas ZK. Pseudoephedrine reaction presenting as recurrent toxic shock syndrome. *Ann Intern Med* 1993; **119:** 302–3.
4. Hauken M. Fixed drug eruption and pseudoephedrine. *Ann Intern Med* 1994; **120:** 442.

小儿死亡率 美国CDC和国家医学检验学会在应对全国咳嗽和感冒药过度使用报道中，调查了使用该药的12个月以下的婴儿，发现有3例死亡病例。所有这3

例死亡婴儿的血样中检测出了高浓度的伪麻黄碱。其中有2例血样中有可检出的右美沙芬和对乙酰氨基酚，有1例检出多西拉敏。无一例死亡被鉴定是故意的。尸检发现2例具有呼吸道感染的证据，无一例发现心脏异常[1]。

1. CDC. Infant deaths associated with cough and cold medications—two States, 2005. *MMWR* 2007; **56:** 1–4. Also available at: http://www.cdc.gov/mmwr/preview/mmwrhtml/mm5601a1.htm (accessed 19/04/07)

妊娠 在妊娠中服用伪麻黄碱和对乙酰氨基酚能增加新生儿腹裂（腹壁有缺陷的闭合）的危险率[1]。虽然证据薄弱，但避免在妊娠中服用伪麻黄碱是明智的，因为新生儿畸形的后果极为严重，并且也可以获得伪麻黄碱的替代药。

1. Werler MM, *et al.* Maternal medication use and risks of gastroschisis and small intestinal atresia. *Am J Epidemiol* 2002; **155:** 26–31.

耐受性 34名健康男性给予120mg或150 mg伪麻黄碱缓释剂，每日2次，共7天，平均血浆浓度分别为450ng/ml或510ng/ml。不良反应（口干、食欲减退、失眠、焦虑、紧张、坐立不安、心动过速、心悸）普遍，有快速耐受性证据[1]。

1. Dickerson J, *et al.* Dose tolerance and pharmacokinetic studies of L(+) pseudoephedrine capsules in man. *Eur J Clin Pharmacol* 1978; **14:** 253–9.

药物相互作用

参见**麻黄碱**（第1487页）。接受MAOI（包括RIMA）的患者使用伪麻黄碱可能引起高血压危象。其他注意事项参见**苯乙肼**（第393页）和**吗氯贝胺**（第387页）项下。关于可能存在的伪麻黄碱和曲马多间的药物相互作用的叙述，见上文**对胃肠道的影响**项下。

抗酸药 盐酸伪麻黄碱的吸收率遇氢氧化铝合剂时增加，遇白陶土则减少，后者有吸附与吸收的竞争[1]。

1. Lucarotti RL, *et al.* Enhanced pseudoephedrine absorption by concurrent administration of aluminium hydroxide gel in humans. *J Pharm Sci* 1972; **61:** 903–5.

疫苗 一名21岁轻度肥胖男性在注射流行性乙型脑炎疫苗和伤寒疫苗后不久，为迅速减轻体重服用非处方伪麻黄碱，运动时死亡，其深部体温为42.2℃[1]。伪麻黄碱活性和疫苗致热性的结合效果促成温度调节系统衰竭。

1. Franklin QJ. Sudden death after typhoid and Japanese encephalitis vaccination in a young male taking pseudoephedrine. *Mil Med* 1999; **164:** 157–9.

药动学

伪麻黄碱易从胃肠道迅速地吸收。大部分以原形随尿排泄，少量在肝中代谢。半衰期为5～8h，在酸性尿中消除增强，半衰期相应缩短。少量分布在母乳中。

1. Simons FER, *et al.* Pharmacokinetics of the orally administered decongestants pseudoephedrine and phenylpropanolamine in children. *J Pediatr* 1996; **129:** 729–34.
2. Chester N, *et al.* Elimination of ephedrines in urine following multiple dosing: the consequences for athletes, in relation to doping control. *Br J Clin Pharmacol* 2004; **57:** 62–7.

用途和用法

伪麻黄碱是一种直接和间接作用的拟交感神经药（第1352页）。它是麻黄碱（第1487页）的立体异构体，具有相似的作用，但增压活性和CNS作用更少。

伪麻黄碱和其盐均为口服给药，用于缓解鼻充血（第1477页）症状。它们通常和其他成分复方制剂用来减轻咳嗽和感冒症状。

盐酸伪麻黄碱或硫酸伪麻黄碱通常经口服给药，剂量为60 mg，每4～6h 1次，每日最多4次。儿童剂量，见下文。也有缓释制剂，通常成人剂量为每12h 120mg或每24h 240mg。

伪麻黄碱的其他用途包括控制一些患者的尿失禁，也用于治疗若干形式的阴茎异常勃起。

Pseudoephedrine polistirex（一种伪麻黄碱和磺化二乙烯苯-乙烯苯共聚物的复合物）也有应用，如鞣酸伪麻黄碱一样。

儿童用法 *BNFC 2010/11* 声明，鲜有证据支持全身减充血药可用于儿童。然而，盐酸伪麻黄碱治疗6～12岁患儿呼吸道黏膜充血的推荐口服剂量为30mg，每日3～4次。

含有拟交感神经减充血药（包括伪麻黄碱）的非处方类咳嗽和感冒制剂应慎用于儿童，并且禁用于幼儿。具体见咳嗽，第1476页。

气压性损伤 一个对照试验结果表明，成人至少在飞行前30min给予伪麻黄碱能减少压力变化产生耳痛的发生率[1]。然而，儿童相似危险率的减少并不显著[2]。

1. Jones JS, *et al.* A double-blind comparison between oral pseudoephedrine and topical oxymetazoline in the prevention of barotrauma during air travel. *Am J Emerg Med* 1998; **16:** 262–4.
2. Buchanan BJ, *et al.* Pseudoephedrine and air travel-associated ear pain in children. *Arch Pediatr Adolesc Med* 1999; **153:** 466–8.

制剂

BP 2010: Pseudoephedrine Oral Solution; Pseudoephedrine Tablets;
USP 33: Acetaminophen and Pseudoephedrine Hydrochloride Tablets; Acetaminophen, Dextromethorphan Hydrobromide, Doxylamine Succinate, and Pseudoephedrine Hydrochloride Oral Solution; Acetaminophen, Diphenhydramine Hydrochloride, and Pseudoephedrine Hydrochloride Tablets; Chlorpheniramine Maleate and Pseudoephedrine Hydrochloride Extended-release Capsules; Chlorpheniramine Maleate and Pseudoephedrine Hydrochloride Oral Solution; Dexbrompheniramine Maleate and Pseudoephedrine Sulfate Oral Solution; Diphenhydramine and Pseudoephedrine Capsules; Fexofenadine Hydrochloride and Pseudoephedrine Hydrochloride Extended-Release Tablets; Guaifenesin and Pseudoephedrine Hydrochloride Capsules; Guaifenesin, Pseudoephedrine Hydrochloride, and Dextromethorphan Hydrobromide Capsules; Ibuprofen and Pseudoephedrine Hydrochloride Tablets; Pseudoephedrine Hydrochloride Extended-Release Capsules; Pseudoephedrine Hydrochloride Extended-release Tablets; Pseudoephedrine Hydrochloride Syrup; Pseudoephedrine Hydrochloride Tablets; Pseudoephedrine Hydrochloride, Carbinoxamine Maleate, and Dextromethorphan Hydrobromide Oral Solution; Triprolidine and Pseudoephedrine Hydrochlorides Syrup; Triprolidine and Pseudoephedrine Hydrochlorides Tablets.

专利制剂

Arg.: Aseptobron Descongestivo; Mex; Qura Plus; ***Austral.:*** Chemists Own Sinus Relief; Dimetapp Sinus†; Logicin Sinus; Sudafed Sinus & Nasal Decongestant; Sudafed†; ***Belg.:*** Otrivine Nasa-Tab; Rinomar; Vasocedine Pseudoephedrine; ***Canad.:*** Benylin D†; Benylin DM-D-E-A Cold and Sinus; Cold and Flu-in-One; Congest Aid; Contac Cold Nasal Congestion Non-drowsy†; Decon; Decongestant Tablets†; Drixoral ND; Eltor; Non Drowsy Contac Cold 12 Hour; Non Drowsy Regular Strength Contac Cold 12 Hour; Pseudofrin; Sudafed Decongestant; Tantafed; Triaminic Allergy Congestion†; Triaminic Pediatric Drops†; ***Chile:*** Dexan; ***Cz.:*** Nurofen Stopgrip; ***Fr.:*** Sudafed; ***Hong Kong:*** Logicin Sinus; Syncodrin; Uni-Sufed; Vicodrine; Vidadrine†; ***India:*** Sudafed; ***Indon.:*** Alco; Disudrin; Neo Triaminic; Rhinos Neo; Sudafed†; ***Irl.:*** Decongestant; Meltus Decongestant; Sudafed Non-Drowsy Decongestant; Zirtek Plus; ***Israel:*** Afalpi; Otrinol†; Sinufed; Tarophed; ***Ital.:*** Narixan†; ***Mex.:*** Dofedrin†; Sudafed†; ***NZ:*** Dimetapp Sinus†; Sudafed 12 Hour Relief; Sudafed for Children†; Sudafed Sinus & Nasal Decongestant; Sudomyl; ***Pol.:*** Sudafed; ***Port.:*** Contact; Sudafed; ***S.Afr.:*** Acunaso†; Adco-Sufedrin; Demazin Decongestant†; Drilix; Drinasal S†; Flutex Decon-S†; Monofed†; Sinumed; Sudafed Sinus†; Symptofed†; ***Singapore:*** Sudafed; ***Spain:*** Neo Durasina; Reactine Plus; ***Switz.:*** Otrinol; ***Turk.:*** Dekoferin; Eksofed; Rinogest; Sudafed; ***UAE:*** Sedofan II; ***UK:*** Contac Non Drowsy; Galsud; Meltus Decongestant; Non-Drowsy Sudafed Decongestant; Sudafed; ***Ukr.:*** Daleron Cold 3 (Далерон Колд 3); ***USA:*** Afrin; Allermed; Cenafed†; Childrens Sudafed Nasal Decongestant; Congestaid; Decofed†; DeFed; Dimetapp Decongestant†; Dorcol Children's Decongestant; Drixoral Non-Drowsy Formula†; Efidac 24 Pseudoephedrine†; ElixSure Childrens Congestion; Genaphed; Halofed; Kid Kare Pediatric Nasal Decongestant; Medi-First Sinus Decongestant†; Mini Pseudo; Nasofed†; PediaCare Infant's Decongestant†; Pseudo; Pseudo-Gest; Seudotabs; Silfedrine; Simply Stuffy; Sinustop Pro; Sudafed Non-Drowsy; Triaminic Allergy Congestion†; Unifed.

Senega Root 美远志根

Észak-amerikai-szenegagyökér; Polígala Raíz; Polygala, racine de; Polygalae radix; Putokšlių šaknys; Raíz de polígala; Rattlesnake Root; Seneca Snakeroot; Senega; Seneganjuuri; Senegarot; Vítodový kořen.

Истод Сенега

ATC — R05CA06.
ATC Vet — QR05CA06.
ATC Herb — HR05WA5042 (Polygala senega: root).
UNII — M7T6H7D4IF.

Pharmacopoeias. In *Eur.* (see p.vii) and *Jpn.*
Jpn also describes the powdered root.

Ph. Eur. 6.8（Senega Root） 本品为远志属美远志或远志属相关物种或它们的混合物的干燥、通常成碎片的根和根冠。有微弱的甜味，轻微的油脂酸败臭或水杨酸甲酯臭。避光防潮保存。

简介

美远志根用作祛痰药，口服给药用于治疗呼吸道疾病。

苦远志是有类似应用的一种远志。

制剂

专利制剂

Fr.: Broncorinol toux sechet†.

多组分制剂

Arg.: Antitos†; Hebert Caramelos; Ixana; No-Tos Adultos; No-Tos Infantil; Pectobron; ***Austral.:*** Asa Tones†; Nyal Night-Time Cough; Senagar†; Senega and Ammonia; ***Austria:*** Eicebaer; Tussimont; ***Belg.:*** Saintbois; Tux†; ***Braz.:*** Expectomel†; Limao Bravo†; Melagriao; Pectal†; ***Canad.:*** Bronchial Cough; Bronchial†; Sirop Cocillana Codeine; Sirop Cocillana Composé†; Wampole Bronchial Cough Syrup†; ***Fr.:*** Neo-Codion; ***Hong Kong:*** Coci-Fedra; Coci-Fedra-C; Cocillana Christo; Cocillana Co; Cocillana Co w/o Codeine; Cocillana Compound; Cocillana Compound (Non-Narcotic); Cocillana Compound with Codeine; Cocillana Compound†; Codeinllana; Coolding; Dextrocilla; Eurocilana; Mefedra-N†; Mist Expect Stim; ***Ital.:*** Altuss; ***Port.:*** Stodal; ***Rus.:*** Neo-Codion Babies (Нео-Кодион Для Младенцев)†; ***S.Afr.:*** Borstol Cough Remedy†; ***Spain:*** Broncovital†; Pastillas Pectorales Kely; Pulmofasa; ***Swed.:*** Cocillana-Etyfin; ***Switz.:*** Bronchofluid N†; Expectoran Codein†; Expectoran†; Foral†; Hederix; Liberol Pastilles contre la toux; Liberol Sirop contre la toux; Makaphyt Gouttes antitussives; Makaphyt Sirop; Pastilles pectorales du Dr. Welti; Pectocalmine; Pectoral N; Phol-Tux; Siropectan; ***Thai.:*** Mist Scill Ammon; ***UK:*** Antibron; Chest Mixture; Chesty Cough Relief; Tickly Cough & Sore Throat Relief; ***Ukr.:*** Pectoral (Пекторал); ***Venez.:*** Acetoben; Corsaben†; Dromil Sauco; Isacol†; Novacodin; Yerba Santa.

顺势疗法制剂 ***Austral.:*** Respatona Chesty Cough & Nasal Congestion; ***Austria:*** Drosera Komplex†; Globuli gegen Husten Nr 2; ***Canad.:*** L52 Cough & Cold; ***Cz.:*** Lehnigrip; Stodal; ***Fr.:*** Boripharm No 11; Ipeca Complexe No 65; L 52; Stodal; ***Ger.:*** Infigripp.

Sobrerol 索布瑞醇

Ciclidrol; Cyclidrol; Sobreroli; Sobrerolo; Sobrerolum. *p*-Menth-6-ene-2,8-diol.

Собрерол

$C_{10}H_{18}O_2$ = 170.2.
CAS — 498-71-5.
ATC — R05CB07.
ATC Vet — QR05CB07.
UNII — AI0NX02O35.

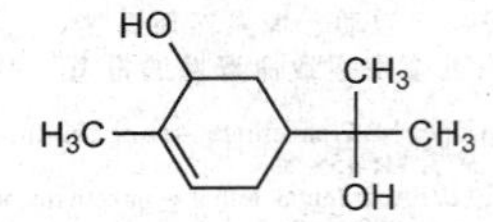

Pharmacopoeias. In *It.*

简介

索布瑞醇是一种黏液溶解药，用于伴有排痰性咳嗽（第1476页）的呼吸系统病症。口服日最高剂量600mg，分次服用。索布瑞醇也可经注射、吸入或直肠给药。

药动学 慢性支气管炎急性加重的患者经口服或静脉给予索布瑞醇的药动学已被研究[1]。索布瑞醇经胃肠道迅速吸收和分布。静脉注射和口服后，两种给药途径分别有13%和23%以原形、葡糖苷酸结合索布瑞醇和水合蒿萜形式随尿排泄。索布瑞醇在支气管黏液内蓄积。

1. Braga PC, *et al.* Pharmacokinetics of sobrerol in chronic bronchitis: comparison of serum and bronchial mucus levels. *Eur J Clin Pharmacol* 1983; **24:** 209–15.

呼吸系统病症 参考文献如下。

1. Bellussi L, *et al.* Evaluation of the efficacy and safety of sobrerol granules in patients suffering from chronic rhinosinusitis. *J Int Med Res* 1990; **18:** 454–9.
2. Azzollini E, *et al.* Sobrerol (Sobrepim®) administered dropwise to children with acute hypersecretory bronchopulmonary disease: a controlled trial v bromhexine. *Clin Trials J* 1990; **27:** 241–9.

制剂

专利制剂

Braz.: Sobrepin; ***Hong Kong:*** Mucoflux; ***Ital.:*** Sobrepin; Sopulmin; ***Malaysia:*** Mucoflux; ***Philipp.:*** Mucoflux; ***Port.:*** Broncopulmo†; Mucodox; Mucolavi†; Pulmus; ***Singapore:*** Mucoflux; ***Spain:*** Sobrepin; ***Thai.:*** Mucoflux.

多组分制剂 ***Gr.:*** Carbozor; Flemagon; Grupozil; Gutman; Mucostein; Pneumol Plus; Polimucil; Respinorm; Sevlenyl; Sobrein; Sorbexyl; Vanesin; ***Ital.:*** Fluental; ***Port.:*** Bronquial; Niflux.

Sodium Dibunate（*BAN*, *rINN*） 地布酸钠

Dibunate de Sodium; Dibunato de sodio; L-1633; Natrii Dibunas. Sodium 2,6-di-*tert*-butylnaphthalene-1-sulphonate.

Натрий Дибунат

$C_{18}H_{23}NaO_3S$ = 342.4.
CAS — 14992-59-7 (sodium dibunate).
ATC — R05DB16.
ATC Vet — QR05DB16.
UNII — FRS4SO3K8D.

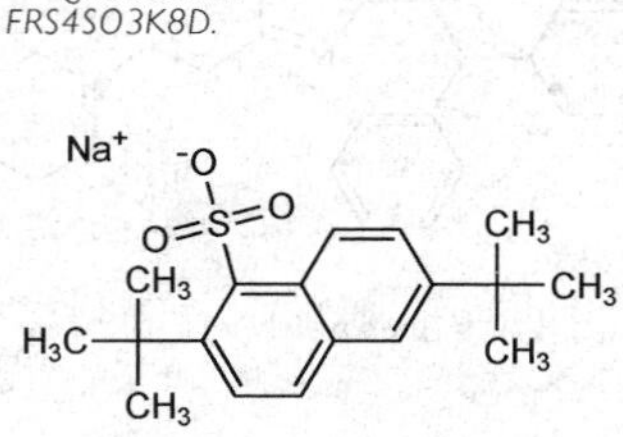

简介

地布酸钠是一种经口服给予的镇咳药，用于无痰干咳。具有中枢和外周作用。双叔丁萘磺酸氯环力嗪经口服和直肠给药。

制剂

专利制剂

Chile: Dibunafon; ***Port.:*** Becantex.

多组分制剂 ***Belg.:*** Nobroncit†; ***Braz.:*** Becantosse†; Beclase; Cessatosse†; Coquevit†; Gotas Nican†; Naquinto†; Pectal†; Pulmoverina†; Tussodina†; ***Canad.:*** Balminil Suppositories†; ***Ger.:*** Cito-Guakalin†; Ephepect-Blocker-Pastillen N; ***Hong Kong:*** Ephepect Blocker; ***Mex.:*** Broend; Neo-Brontyl; ***Ukr.:*** Bronchobru (Бронхобрю).

Squill 海葱

Bulbo de Escila; Cebolla Albarrana; Cila; Escila; Meerzwiebel; Scilla; Scillae bulbus; Scille; Scille, bulbe de; White Squill.

Морской Лук

Pharmacopoeias. In *Br.* and *Ger.*

BP 2010（Squill） *Drimia maritima* 的去除表面膜状鳞屑的干燥球茎薄片，用乙醇（60%）溶解萃取，含量至少达 68%。贮藏于干燥处，温度不超过 25℃。

Indian Squill 印度海葱

Escila india; Urginea.

Морской Лук Индийский

ATC Herb — HR05WA5006 (Drimia maritima: bulb); HG04BW5009 (Drimia maritima: bulb); HC01AB5001 (Drimia maritima: bulb).

Pharmacopoeias. In *Br.*

BP 2010（Indian Squill） *Drimia maritima* 的球茎去除表面膜状鳞屑，通常为其干燥球茎切片薄片。贮藏于干燥处，温度不超过 25℃。

不良反应、处置和注意事项

大剂量海葱和印度海葱的不良反应包括恶心、呕吐和腹泻。海葱和印度海葱含有强心苷，能发生与地高辛（第1215页）相似的不良反应。

滥用 有报道称发生强心苷毒性和肌病与滥用含阿片和海葱的咳嗽糖浆有关[1~5]。

1. Kennedy M. Cardiac glycoside toxicity: an unusual manifestation of drug addiction. *Med J Aust* 1981; **2:** 686–9.
2. Kilpatrick C, *et al.* Myopathy with myasthenic features possibly induced by codeine linctus. *Med J Aust* 1982; **2:** 410.
3. Seow SSW. Abuse of APF linctus codeine and cardiac glycoside toxicity. *Med J Aust* 1984; **140:** 54.
4. Thurston D, Taylor K. Gee's Linctus. *Pharm J* 1984; **233:** 63.
5. Smith W, *et al.* Wenckebach's phenomenon induced by cough linctus. *BMJ* 1986; **292:** 868.

用途和用法

海葱和印度海葱用作排痰性咳嗽的祛痰药，以醋蜜剂、酏剂、酊剂或醋剂给药。在一些国家含海葱制剂用于治疗心血管疾病。

红海葱用作灭鼠剂（第1933页）。

使用海葱的历史已被综述[1]。

1. Aliotta G, *et al.* The diuretic use of Scilla from Dioscorides to the end of the 18th century. *J Nephrol* 2004; **17:** 342–7.

制剂

BP 2010: Squill Liquid Extract; Squill Oxymel.

专利制剂

Ger.: Digitalysat Scilla-Digitaloid†.

多组分制剂 ***Austral.:*** Nyal Night-Time Cough; ***Canad.:*** Bronco Asmol; Herbal Cough Syrup; Sirop Cocillana Codeine; Sirop Cocillana Compose†; ***Ger.:*** Miroton; ***Hong Kong:*** Coci-Fedra; Coci-Fedra-C; Cocillana Christo; Cocillana Co; Cocillana Co w/o Codeine; Cocillana Compound; Cocillana Compound (Non-Narcotic); Cocillana Compound with Codeine; Cocillana Compound†; Codeinllana; Compound Cocillana; Coolding; Dextrocilla; Ephecol; Eurocilana; Fritussin; Mefedra-N†; Mist Expect Stim; ***S.Afr.:*** Adco-Cocillana Co; Contra-Coff†; Linctus Tussi Infans; ***Thai.:*** Mist Scill Ammon; ***UK:*** Allens Chesty Cough; Balm of Gilead†; Buttercup Syrup; Chest Mixture; Covonia Mentholated; Galloway's Cough Syrup; Honey & Molasses; Modern Herbals Cough Mixture; Potters Children's Cough Pastilles; Potters Gees Linctus; Sanderson's Throat Specific.

顺势疗法制剂 ***Canad.:*** Husteel; Valerianaheel Comp; ***Cz.:*** Husteel; ***Ger.:*** Confludin N; Cor-loges; Corodoc S†; Cystibosin B 48†; Herztropfen N Cosmochema†; Lowe-Komplex Nr 13†; Municor†; Truw Gold; Uroselect; ***Neth.:*** Asthmakhell; Husteel.

Sulfogaiacol (*rINN*) 愈创木酚磺酸钾

Kalii Sulfoguajacolas; Kalium Guajacolsulfonicum; Kaliumsulfoguajakolaatti; Kaliumsulfoguajakolat; Potassium Guaiacolsulfonate; Potassium Guaiacolsulphonate; Sulfogaïacol; Sulfogaiacolum; Sulfoguayacol; Sulfogwajakol; Thiocol; Tiocol. Potassium hydroxymethoxybenzenesulphonate hemihydrate.

Сульфогайякол

$C_7H_7KO_5S,{}^1\!/\!_2H_2O = 251.3.$

CAS — 1321-14-8 (anhydrous sulfogaiacol); 78247-49-1 (sulfogaiacol hemihydrate).

ATC — R05CA09.

ATC Vet — QR05CA09.

UNII — 713AJ00NPG (sulfogaiacol); TTK33Z47F1 (sulfogaiacol hemihydrate).

Pharmacopoeias. In *Pol.* and *US.* Also in *Fr.* and *Jpn*, both of which do not specify the hemihydrate.

USP 33（Potassium Guaiacolsulfonate） 避光保存。

简介

愈创木酚磺酸钾为祛痰药，用于排痰性咳嗽。愈创木酚磺酸钙也有类似应用。

制剂

专利制剂

Arg.: Pectoral Lafedar Ninos; ***Austria:*** Pectosorin; ***Israel:*** Guaiacol; ***Ital.:*** Tioguaialina; ***Mex.:*** Broncoserum; ***Pol.:*** Apitussic; Diabetussic.

多组分制剂 ***Arg.:*** Antitos†; Medex Rub; No-Tos Infantil; Pastillas De Ambay†; Pectobron; Pectoral Lafedar; ***Austria:*** Asthma-Hilfe†; Pneumopan; ***Belg.:*** Broncho-pectoralis Pholcodine; Eucalyptine Pholcodine Le Brun†; Eucalytux; Nobroncit†; Pholco-Mereprine; Saintbois; ***Braz.:*** Benzomel†; Broncatar†; Broncofisin†; Cessatosse†; Expectil; Fenergan Expectorante; Frenotossil†; Iodetal; Iodeto de Potassio†; Ipecol†; Pulmonix†; Pulmoverina†; Trifedrin; Tussodina†; Tussucalman†; Xpe SPC†; ***Fr.:*** Camphodionyl†; Ephydion†; Eucalyptine Le Brun†; Neo-Codion; Passedyl; Pneumaseptic; ***Hong Kong:*** Bendracol†; Chrisracol; Ephecol; ***Hung.:*** Erigon; ***India:*** Pulm-Cod (C & G); ***Indon.:*** Benacol DTM; Benacol Expectorant; Febrinex; Phenacold; Phenadex; Prome; Promethazine Ikapharmindo; Sanadryl; ***Israel:*** Cod-Guaiacol; Oxacatin; Pertussol; Promethazine Expectorants; Shiulon†; To-Care; Tucare; Tussophedrine New Formula; ***Ital.:*** Balsamina Kroner†; Bronchenolo; Bronchiase; Donalg; Guaiacalcium Complex; Polised; Pulmann†; Sciroppo Berta; Stenobronchial; Tauglicolo; Tiocalmina; Tiocosol; Tussanyl†; ***Mex.:*** Eucaliptine; Exofil; Oxin; Pulmovital; ***Pol.:*** Apipulmol; Gwajatussin; Herbapect; Pastylki Wykrztusne; Thiocodin; ***Port.:*** Codol; Lesil†; ***Rus.:*** Neo-Codion (Нео-Кодион)†; ***Spain:*** Bronco Medical; Broncovir; Broncovital†; Brota Rectal Balsamico; Fenergan Expectorante; Pastillas Pectorales Kely; Pazbronquial; Pulmofasa; ***Switz.:*** Neo-Codion N; Phol-Tux; Saintbois†; ***Thai.:*** Bisolvon EX; Bromso-Ex; Dutross-P; ***Turk.:*** Antibeksin; Artu; Fenokodin†; Gayabeksin; Gayaben; Latusin†; Pektodin†; Seskadeks; ***Ukr.:*** Tos-Mai (Тос-Май); ***USA:*** Cypex; De-Chlor NX; Entuss Expectorant; Humibid; Humibid DM; Hy-KXP; Hydron EX; Hydron KGS; KGS-PE; Lemotussin-DM; Marcof; Prolex DM; Prolex DMX.

Talniflumate (*USAN*, *rINN*) 他尼氟酯

BA-7602-06; Talniflumato; Talniflumatum. Phthalidyl 2-(α,α,α-trifluoro-*m*-toluidino)nicotinate.

Тальнифлумат

$C_{21}H_{13}F_3N_2O_4 = 414.3.$

CAS — 66898-62-2.

UNII — JFK78S0U9S.

注：Lomucin 已被用作他尼氟酯的商品名。

简介

他尼氟酯可以抑制人钙-氯离子通道蛋白 hCLCA1，后者过表达于伴有过量或异常黏液产生的某些肺病患者体内。他尼氟酯用于治疗囊性纤维化、慢性阻塞性肺气肿和哮喘。他尼氟酯也可用于治疗炎症。

制剂

专利制剂

Arg.: Somalgen.

Telmesteine (*rINN*) 替美司坦

Telmesteína; Telmestéine; Telmesteinum. (−)-3-Ethyl hydrogen (*R*)-3,4-thiazolidinedicarboxylate.

Тельместеин

$C_7H_{11}NO_4S = 205.2.$

CAS — 122946-43-4.

UNII — 1241 3FE35T.

简介

替美司坦是一种黏液溶解药（第1476页），用于治疗呼吸道疾病，剂量为 300mg，每日 2～3 次。

制剂

专利制剂

Ital.: Muconorm†; Reolase.

多组分制剂 ***Austral.:*** Atopiclair; ***Indon.:*** Atopiclair; ***Israel:*** Atopiclair; Xclair; ***UK:*** Atopiclair; Xclair; ***USA:*** Atopiclair.

Terpin Hydrate (*BANM*) 水合萜品

Terpene Hydrate; Terpiinihydraatti; Terpina, hidrato de; Terpinhydrat; Terpini Hydras; Terpinol. *p*-Menthane-1,8-diol monohydrate; 4-Hydroxy-α,α,4-trimethylcyclohexanemethanol monohydrate.

Терпингидрат

$C_{10}H_{20}O_2,H_2O = 190.3.$

CAS — 80-53-5 (anhydrous terpin); 2451-01-6 (terpin monohydrate).

Pharmacopoeias. In *Fr.*, *Swiss*, *US*, and *Viet.*

USP 33（Terpin Hydrate） 无色有光泽结晶或白色粉末，有微臭。在干燥空气中风化，溶于水（1∶200），溶于沸水（1∶35），溶于乙醇（1∶13），溶于沸乙醇（1∶3），溶于氯仿和乙醚（1∶140）。1%热溶液遇石蕊显中性。贮藏于密闭容器中。

稳定性 如果水合萜品酏剂中形成结晶，将装有溶液的密闭容器在温水中加热，然后轻轻摇晃能使其再溶解。

简介

水合萜品能直接增加支气管分泌，作为祛痰药口服用于排痰性咳嗽。

空腹服用水合萜二醇后可能发生恶心、呕吐或腹痛。

盐酸萜品也有应用。

制剂

USP 33: Terpin Hydrate and Codeine Elixir; Terpin Hydrate Elixir.

专利制剂

Fr.: Alma.

多组分制剂 ***Arg.:*** Aseptobron; ***Braz.:*** Ozonyl; Tetrapulmo; ***Canad.:*** Valda†; ***Chile:*** Broncodeina; ***Cz.:*** Coldrex; ***Fin.:*** Toclase Expectorant†; ***Fr.:*** Bronchorectine au Citral; Pates Pectorales†; Pulmofluide Simple; Pulmoll; Terpine Gonnon; Terpone; Thiopectol; ***Hong Kong:*** Bendracol†; Chrisracol; Codoplex†; Coldcap-A; Coldtab-2; Panadol Cold & Flu; Panadol Cold & Flu Day; Panadol Cold & Flu Extra; ***Hung.:*** Coldrex; ***Ital.:*** Elisir Terpina; Neo Borocillina Balsamica; ***Neth.:*** Balsoclase Compositum; ***Pol.:*** Coldrex MaxGrip C; ***Rus.:*** Alex Plus (Алекс Плюс); Coldrex (Колдрекс); Flucoldex Forte (Флюколдекс Форте); Glycodin (Гликодин); Terpincod (Терпинкод); ***Spain:*** Pastillas Pectorales Kely; Terponil; ***Switz.:*** Bromocod N; Rectoseptal-Neo bismuthe; Rectoseptal-Neo simple; Sedotussin†; ***Thai.:*** Antust; Codee-C; Cophartussin; D-Coate; Decofsin; Dexpin; Dextro; Dextro Compound; Dextussin; Fartussin; Icolid DX; Methopine; Milatercon†; Muco-DX†; Rocal; Seco; Sinfussi; Stocof; Stocol; Terco-C; Terco-D; Terracol-A; Tusspac; ***Turk.:*** Tusifon; ***UK:*** Original Cabdrivers Expectorant; ***Ukr.:*** Alex Plus (Алекс Плюс); Coldrex (Колдрекс); Glycodin (Глікодин); ***Venez.:*** Codoformo†; Derpinol†.

Tetryzoline Hydrochloride (*BANM*, *rINNM*) ⊗盐酸四氢唑啉

Hidrocloruro de tetrahidrozolina; Hidrocloruro de tetrizolina; Tetrahydrozoline Hydrochloride; Tetrazolin Hidroklorür; Tetrizolino hidrochloridas; Tetrytsoliinihydrokloridi; Tétryzoline, chlorhydrate de; Tetryzolin-hydrochlorid; Tetryzolinhydroklorid; Tetryzolini hydrochloridum. 2-(1,2,3,4-Tetrahydro-1-naphthyl)-2-imidazoline hydrochloride.

Тетризолина Гидрохлорид

$C_{13}H_{16}N_2,HCl = 236.7.$

CAS — 84-22-0 (tetryzoline); 522-48-5 (tetryzoline hydrochloride).

ATC — R01AA06; R01AB03; S01GA02.

ATC Vet — QR01AA06; QR01AB03; QS01GA02.

UNII — 0YZT43HS7D.

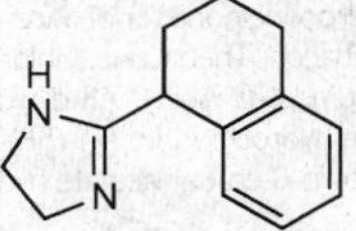

(*tetryzoline*)

Pharmacopoeias. In *Eur.* (see p.vii) and *US.*

Ph. Eur. 6.8（Tetryzoline Hydrochloride） 白色或类白色结晶性粉末。易溶于水、乙醇和无水乙醇；几乎不溶于丙酮。

USP 33（Tetrahydrozoline Hydrochloride） 白色无臭固体。溶于水（1∶3.5），溶于乙醇（1∶7.5）；极微溶于氯仿；几乎不溶于乙醚。贮藏于密闭容器中。

简介

四氢唑啉是一种拟交感神经药，作用类似于萘甲唑啉（第1493页）。有血管收缩作用，以盐酸盐形式用于缓解鼻充血（第1477页）症状。0.1%浓度溶液滴鼻剂或喷雾剂需要时可滴入每个鼻孔，最多3h 1次。2～6岁儿童需要时可每个鼻孔给予0.05%浓度溶液滴鼻2～3滴，最多3h 1次。0.05%较低浓度溶液也可用。

0.05%浓度盐酸四氢唑啉溶液可用作结膜解充血药（见**结膜炎**，第536页）。

四氢唑啉的其他盐（包括硝酸盐、磷酸盐和硫酸盐）也有类似应用。

滥用 口服0.5%四氯唑啉眼科溶液会使患者产生迟缓无力的反应，导致无法抵抗，从而易使受害者受到性侵犯[1]。

1. Spiller HA, *et al.* Drug facilitated sexual assault using an over-the-counter ocular solution containing tetrahydrozoline (Visine®). *Leg Med (Tokyo)* 2007; **9:** 192–5.

对眼的影响 关于眼科解充血药包括四氢唑啉诱导的结膜炎，见第1497页**去氧肾上腺素**项下。

毒性 一名17岁女孩误摄入10～15ml 0.05%四氯唑啉溶液，产生了嗜睡、语言减缓和共济失调的症状[1]。她的主诉还包括头晕、头痛和鼻窦阻塞症状。摄入36h后会出现明显的睡意、心动过缓和体位性低血压。

1. Spiller H, Griffith J. Prolonged cardiovascular effects after unintentional ingestion of tetrahydrozoline. *Clin Toxicol* 2008; **46:** 171–2.

制剂

USP 33: Tetrahydrozoline Hydrochloride Nasal Solution; Tetrahydrozoline Hydrochloride Ophthalmic Solution.

专利制剂

Arg.: Bano Ocular; Chiosan; Piam; Visubril; ***Austral.:*** Murine Sore Eyes; Visine Original; ***Belg.:*** Visine; ***Canad.:*** Eye Drops; Original Eye Drops; Visine Original; ***Chile:*** Visine; Visional Gotas; ***Cz.:*** Rhinal; Tyzine†; Vasopos N; Visine; ***Denm.:*** Tyzine†; Visine Visiclear; ***Fin.:*** Oftan Starine; Visclear; Visine†; ***Fr.:*** Constrilia†; ***Ger.:*** Caltheon†; Ophtalmin N; Rhinex mit Tetryzolin†; Tetrilin; Vasopos N; Visine Yxin; Yxin†; ***Gr.:*** Octilia; Ursa-Fin; Visine; ***Hong Kong:*** Murine Plus; Optizoline; Visine Original†; ***Hung.:*** Tyzine†; Visine; ***India:*** Visine†; ***Indon.:*** Braito†; Insto; Isotic Clearin; Santo; Visine; Visolin†; Visto; ***Israel:*** Azoline; Eye Relief; Stilla; V-Zoline; Visine; ***Ital.:*** Demetil; Eyedec; Octilia; Stilla Decongestionante; Vasorinil; Visine†; ***Malaysia:*** Visine†; ***Mex.:*** Eye-Mo; Tetrazol; ***NZ:*** Visine; ***Philipp.:*** Eye-Mo; Sinutab NS; Visine; Visine Advanced Relief†; Visine Cool†; Visol; ***Pol.:*** Berberil; Starazolin; Tetryvil; Visine; ***Port.:*** Visine; ***Rus.:*** Montevizin (Монтевизин); Octilia (Октилия); Tyzine (Тизин); Visine (Визин); Vizoptik (Визоптик); ***S.Afr.:*** Visine†; ***Singapore:*** Octilia†; Optizoline; Visine†; ***Spain:*** Azulina; Vispring; ***Switz.:*** Rhinopront Top; Visine; ***Thai.:*** Visine†; ***Turk.:*** Burnil; Eye-Visol; Visine; Zenkain†; ***Ukr.:*** Tyzine (Тизин); Vial (Виаль); Visine (Визин); ***USA:*** Eye Drops; Eye-Zine; Geneye†; Mallazine†; Optigene 3; Tetrasine†; Tyzine; Visine Original; ***Venez.:*** Cusibel†.

多组分制剂 ***Arg.:*** Antiflogol; Efemolina; Larsimal; Provisual Compuesto; Toflam Plus; Visine Plus; ***Austral.:*** In A Wink Allergy†; Visine Advanced Relief; Visine Allergy†; Visine Revive†; ***Braz.:*** Fenidex; Mirabel; Vislin; Visodin; Visolux†; ***Canad.:*** Allergy Eye Drops; Clear Eyes Triple; Visine Advance Triple Action; Visine Allergy; Visine Cool; ***Chile:*** Spersallerg; ***Cz.:*** Spersallerg; ***Ger.:*** Allergopos N; Berberil N; Efemolin; Spersadexolin†; Spersallerg; ***Gr.:*** Efemoline; Spersadexoline; Spersallerg; ***Hong Kong:*** Efemoline; Murine Plus Natural; Spersallerg; Visine AC†; Visine Moisturizing†; ***Hung.:*** Spersallerg; ***Indon.:*** Visine Extra; ***Israel:*** Visine AC; ***Ital.:*** Biorinil; Cromozil; Dexoline†; Efemoline; Eta Biocortilen VC; Flumezina; Ischemol A; Stillergy; Tetramil; Vasosterone Antibiotico†; Vasosterone Collirio†; Vasosterone†; Visublefarite; Visucloben Decongestionante; Visumetazone Antibiotico; Visumetazone Decongestionante; Visustrin; ***Malaysia:*** Efemoline†; Gentadexa; Spersadexoline†; Spersallerg; ***Mex.:*** Fluorometil; Visine Extra; ***Norw.:*** Spersallerg; ***NZ:*** Visine Advanced Relief; ***Philipp.:*** Efemoline; Spersallerg; ***Pol.:*** Spersallerg; ***Port.:*** Gentadexa; Medrivas Antibiotico†; ***Rus.:*** Spersallerg (Сперсаллерг); ***S.Afr.:*** Efemoline; Gemini; Oculerge; Spersadexoline†; Spersallerg; ***Singapore:*** Efemoline; Murine Plus; Spersadexoline; Spersallerg; ***Spain:*** Fluorvas; Gentadexa; Medrivas; Medrivas Antib; Tivitis; Vasodexa; ***Switz.:*** Collypan; Efemoline; Spersadexoline†; Spersallerg; ***Thai.:*** Allergis; Antazallerge; CD-Oph; Efemoline; Histaoph; Mano; Opsil-A; Spersadexoline; Spersallerg; ***Turk.:*** Efemoline; Flumetol†; ***USA:*** Advanced Relief Visine; Collyrium Fresh†; Geneye AC Allergy†; Murine Plus; Tetrasine Extra†; Visine Allergy Relief†; Visine Moisturizing†; ***Venez.:*** Gentidexa; Gentisor†.

Thebacon Hydrochloride（*BANM*，*rINNM*）盐酸醋氢可酮

Acethydrocodone Hydrochloride; Acetyldihydrocodeinone Hydrochloride; Dihydrocodeinone Enol Acetate Hydrochloride; Hidrocloruro de tebacón; Thébacone, Chlorhydrate de; Thebaconi Hydrochloridum. 6-*O*-Acetyl-7,8-dihydro-3-*O*-methyl-6,7-didehydromorphine hydrochloride; (−)-(5*R*)-4,5-Epoxy-3-methoxy-9a-methylmorphin-6-en-6-yl acetate hydrochloride.

Тебакона Гидрохлорид

$C_{20}H_{23}NO_4,HCl$ = 377.9.

CAS — 466-90-0 (thebacon); 20236-82-2 (thebacon hydrochloride).

ATC — R05DA10.

ATC Vet — QR05DA10.

(thebacon)

简介

盐酸醋氢可酮是一种中枢镇咳药，用于无痰干咳（第1476页）。作用类似于可待因（第36页），但有效性却是其4倍多。常用日剂量10 mg，分次口服，最大日剂量不能超过20 mg。

制剂

专利制剂

Belg.: Acedicone.

Tipepidine Hibenzate（*rINNM*）羟苯酰苯酸替培啶

AT-327 (tipepidine); CR-662 (tipepidine); Hibenzato de tipepidina; Tipépidine, Hibenzate de; Tipepidine Hybenzate; Tipepidini Hibenzas. 3-[Di(2-thienyl)methylene]-1-methylpiperidine 2-(4-hydroxybenzoyl)benzoate.

Типепидина Гибензат

$C_{15}H_{17}NS_2,C_{14}H_{10}O_4$ = 517.7.

CAS — 5169-78-8 (tipepidine); 31139-87-4 (tipepidine hibenzate).

ATC — R05DB24.

ATC Vet — QR05DB24.

(tipepidine)

Pharmacopoeias. In *Jpn.*

简介

羟苯酰苯酸替培啶是一种镇咳药，用于无痰干咳（第1476页），也具有祛痰作用。以羟苯酰苯酸盐形式经口服给药，但剂量以枸橼酸盐形式表达，22.2mg 羟苯酰苯酸替培啶相当于约20mg枸橼酸替培啶。常用剂量相当于20～40 mg枸橼酸盐，每日3次。

致癫痫作用 有些口服治疗剂量羟苯酰苯酸替培啶的患者发生过全身性癫痫[1]。

1. Cuomo RM. On the possible convulsive activity of an antitussive piperidinic derivative ('tipepidina ibenzato') in man. *Acta Neurol (Napoli)* 1982; **37:** 110–16.

制剂

专利制剂

Hong Kong: Asverin; ***Indon.:*** Asvex; ***Jpn:*** Asverin.

多组分制剂 ***Arg.:*** Di-Neumobron; ***Indon.:*** Neo Novapon; Neo Novapon Plus; ***Jpn:*** Sin Colgen Kowa Kazet.

Tolu Balsam 妥鲁香胶

Bálsamo de tolú; Balsamum tolutanum; Baume de tolu; Tolu balzamas; Toluánský balzám; Tolubalsam; Tolubalzsam; Tolupalsami.

Толуанский Бальзам

CAS — 9000-64-0; 8017-09-2.

ATC Herb — HC05AW5004 (Myroxylon balsamum var. pereirae: balsam); HR05WA5031 (Myroxylon balsamum var. balsamum: balsam); HD03WX5012 (Myroxylon balsamum var. pereirae: balsam).

UNII — TD2LE91MBE.

Pharmacopoeias. In *Eur.* (see p.vii) and *US.*

Ph. Eur. 6.8（Tolu Balsam） 从豆科植物秘鲁香脂树（*Myroxylon balsamum* var. *balsamum*）树干获得的油性树脂。含有25%～50%游离或结合酸类物质，干燥药物以肉桂酸计算。呈坚硬的易碎的褐色至赤褐色块状，薄碎片对光呈黄褐色。具有香草醛的香味。几乎不溶水和石油醚；极易溶或易溶于乙醇。不要以粉状形式贮藏。

USP 33（Tolu Balsam） 从 *Myroxylon balsamum*（豆科）获得的一种树脂。它是一种棕色或黄褐色的塑胶固体，薄片呈透明状，老化、干燥或受冷时易碎。具有像香草一样的好闻的芳香臭。几乎不溶水和石油醚；溶于乙醇、氯仿和乙醚，有时有轻度的残余或浑浊。贮藏于40℃以下的密闭容器中。

简介

妥鲁香胶被认为具有温和的抗菌性质和允许祛痰作用，但它主要以糖浆的形式应用来增添镇咳合剂香味。然而，妥鲁糖浆（BP 2010）不再含有妥鲁香胶而是含肉桂酸（第1564页）。

制剂

BPC 1954: Compound Iodoform Paint;
USNF 28: Tolu Balsam Syrup; Tolu Balsam Tincture;
USP 33: Compound Benzoin Tincture.

专利制剂

多组分制剂 ***Arg.:*** No-Tos Adultos; No-Tos Infantil; Pastillas Medex; Pectobron; Refenax Caramelos Expectorantes; ***Austral.:*** Camphor Linctus Compound; ***Belg.:*** Saintbois; Tux†; ***Braz.:*** Agrimel†; Broncofisin†; Calmatoss†; Expectomel†; Frenotosse; Frenotossil†; Glycon; Inhalante Yatropan; Iodetal; Ipecol†; Melagriao; Peitoral Angico Pelotense†; Pulmonix†; Tossanil†; Vick Pastilhas; ***Canad.:*** Bronco Asmol; Rophelin†; ***Chile:*** Elitos ET; Fitotos; Flemex Jat; Jarabe Palto Compuesto con Miel Adulto; Notosil†; Pulmosina; Sedotus†; ***Cz.:*** Solutan†; ***Fr.:*** Broncalene Nourisson; Dinacode avec codeine; Dinacode†; Hexapneumine; Pastilles Medicinales Vicks; Pastilles Monleon; Pates Pectorales†; Phytotux; Pulmosodyl; Terpine Gonnon; Thiopectol; Tussipax; ***Hong Kong:*** Baby Cough with Antihistamine; Hexapneumine†; ***Ital.:*** Stenobronchial; ***Mex.:*** Citos; Fen-y-Tos; ***Port.:*** Broncodiazina†; Lesil†; Stodal; ***Rus.:*** Solutan (Солутан)†; ***S.Afr.:*** Choats Extract of Lettuce Cough Mixture†; Linctus Tussi Infans; Puma Cough Balsam†; Turlington Tincture†; ***Spain:*** Bactopumon; Bronquidiazina CR; Pastillas Antisep Garg M†; Pulmofasa; Tosdiazina†; ***Switz.:*** Baume; DemoPectol; Euphon N†; Ipeca†; Neo-Codion N; Neo-DP†; Pastilles pectorales Demo N†; Pectocalmine Junior N; Pectosan N†; Phol-Tussil; Pommade au Baume; Saintbois†; Sano Tuss; Siropectan; ***Thai.:*** Baby Cough Syrup Atlantic; Baby Cough with Antihistamine; ***UK:*** Allens Chesty Cough; Chesty Cough Relief; Modern Herbals Cold & Congestion; Sanderson's Throat Specific; ***USA:*** Tonsiline; Vicks Menthol Cough Drops; ***Venez.:*** Yerba Santa.

顺势疗法制剂 ***Cz.:*** Stodal; ***Fr.:*** Stodal.

Tramazoline Hydrochloride（*BANM*，*USAN*，*rINNM*）⊗ 盐酸曲马唑啉

Hidrocloruro de tramazolina; Tramazoline, chlorhydrate de; Tramazolin-hidroklorid; Tramazolin-hydrochlorid; Tramazolini hydrochloridum; Tramazolino hidrochloridas; Tramazoliny chlorowodorek. 2-(5,6,7,8-Tetrahydro-1-naphthylamino)-2-imidazoline hydrochloride monohydrate.

Трамазолина Гидрохлорид

$C_{13}H_{17}N_3,HCl,H_2O$ = 269.8.

CAS — 1082-57-1 (tramazoline); 3715-90-0 (tramazoline hydrochloride).

ATC — R01AA09.

ATC Vet — QR01AA09.

UNII — 4DG710Q678.

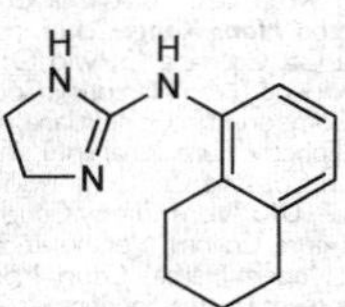

(tramazoline)

Pharmacopoeias. In *Eur.* (see p.vii).

Ph. Eur. 6.8（Tramazoline Hydrochloride Monohydrate） 白色或类白色结晶性粉末。溶于水和乙醇。5%水溶液的pH值为4.9～6.3。

简介

盐酸曲马唑啉是一种拟交感神经药，作用类似于萘甲唑啉（第1493页）。用于缓解鼻充血（第1477页）症状。盐酸曲马唑啉以溶液给药，浓度约0.12%。以滴鼻剂或喷雾剂形式滴入鼻孔，每日3～4次。

0.06%盐酸曲马唑啉溶液可作为结膜解充血药用作滴眼剂（见**结膜炎**，第536页）。

制剂

专利制剂

Austral.: Spray-Tish; ***Austria:*** Rinorix†; ***Belg.:*** Rhinospray; ***Cz.:*** Muconasal Plus; ***Ger.:*** Biciron; Ellatun; Rhinospray; ***Ital.:*** Rinogutt; ***Neth.:*** Bisolnasal;

Port.: Rhinospray; ***Rus.:*** Rhinosprey (Риноспрей); ***Spain:*** Rhinospray; Rhinospray Eucaliptus.

多组分制剂 ***Arg.:*** Dexa-Rhinospray N; ***Austral.:*** Spray-Tish Menthol; ***Austria:*** Rhinospray Plus; ***Belg.:*** Dexa-Rhinospray; ***Ger.:*** Dexa Biciron; Oxy Biciron†; Rhinospray Plus; Rhinospray sensitive†; ***Gr.:*** Dexa-Rhinaspray; Dexa-Rhinaspray-N; ***Hung.:*** Rhinospray Plus; ***Irl.:*** Dexa-Rhinaspray Duo†; ***Ital.:*** Rinogutt; Rinogutt Antiallergico Spray; ***Neth.:*** Rhinospray met menthol; ***Rus.:*** Adrianol (Адрианол); ***Spain:*** Rhinospray Antialergico; ***UK:*** Dexa-Rhinaspray Duo†.

Tuaminoheptane Sulfate (*rINNM*) ⊗硫酸异庚胺

Sulfato de tuaminoheptano; Tuaminoheptane, Sulfate de; Tuaminoheptane Sulphate (*BANM*); Tuaminoheptani Sulfas.

Туаминогептана Сульфат

$(C_7H_{17}N)_2,H_2SO_4 = 328.5.$

CAS — 6411-75-2.

ATC — R01AA11; R01AB08.

ATC Vet — QR01AA11; QR01AB08.

UNII — WZK5LN5CNW.

(tuaminoheptane)

简介

异庚胺是一种易挥发的拟交感神经药（第1351页），以硫酸盐形式用于缓解鼻充血症状。异庚胺也有碳酸盐形式的应用。

制剂

多组分制剂 ***Braz.:*** Rinofluimucil; ***Fr.:*** Rhinofluimucil; ***Hong Kong:*** Rinofluimucil†; ***Hung.:*** Rinofluimucil; ***Ital.:*** Rinofluimucil; ***Port.:*** Rinofluimucil; ***Rus.:*** Rinofluimucil (Ринофлуимуцил); ***Spain:*** Rinoflumil; ***Switz.:*** Rinofluimucil; ***Thai.:*** Rinofluimucil†.

Tymazoline Hydrochloride (*BANM*) ⊗ 盐酸泰马唑啉

2-Thymyloxymethyl-2-imidazoline Hydrochloride; Timazolina, hidrocloruro de; Tymazolini Hydrochloridum; Tymazoliny chlorowodorek. 2-(2-Isopropyl-5-methylphenoxymethyl)-2-imidazoline hydrochloride.

Тимазолина Гидрохлорид

$C_{14}H_{20}N_2O,HCl = 268.8.$

CAS — 24243-97-8 (tymazoline); 28120-03-8 (tymazoline hydrochloride).

ATC — R01AA13.

ATC Vet — QR01AA13.

(tymazoline)

Pharmacopoeias. In *Pol.*

简介

泰马唑啉是一种拟交感神经药，以盐酸盐形式应用，其局部血管收缩作用类似于萘甲唑啉（第1493页），用于缓解鼻充血症状。

制剂

专利制剂

Pol.: Thymazen†; ***Thai.:*** Pernazene†.

Xylometazoline Hydrochloride (*BANM, rINNM*) ⊗ 盐酸赛洛唑啉

Hidrocloruro de xilometazolina; Ksilometazolin Hidroklorür; Ksilometazolino hidrochloridas; Ksylometatsoliinihydrokloridi; Ksylometazoliny chlorowodorek; Xilometazolinhidroklorid; Xylométazoline, chlorhydrate de; Xylometazolinhydro; Xylometazolin-hydrochlorid; Xylometazolini hydrochloridum. 2-(4-*tert*-Butyl-2,6-dimethylbenzyl)-2-imidazoline hydrochloride.

Ксилометазолина Гидрохлорид

$C_{16}H_{24}N_2,HCl = 280.8.$

CAS — 526-36-3 (xylometazoline); 1218-35-5 (xylometazoline hydrochloride).

ATC — R01AA07; R01AB06; S01GA03.

ATC Vet — QR01AA07; QR01AB06; QS01GA03.

UNII — X5S84033NZ.

(xylometazoline)

Pharmacopoeias. In *Eur.* (see p.vii) and *US.*

Ph. Eur. 6. 8（Xylometazoline Hydrochloride） 白色或类白色的结晶性粉末。易溶于水、乙醇和甲醇。避光。

USP 33（Xylometazoline Hydrochloride） 白色或灰白色无臭的结晶性粉末。溶于水（1：35）；易溶于乙醇；略溶于氯仿；几乎不溶于乙醚和苯。5%水溶液的 pH 值为 5.0～6.0。贮藏于密闭容器中。避光。

不良反应处置、和注意事项

参见萘甲唑啉（第1493页）。

药物相互作用

由于赛洛唑啉通过黏膜吸收，局部应用时可能发生药物相互作用。*BNF 59* 认为，在治疗中所有拟交感神经药鼻减充血药和 MAOI 合用都可能导致高血压危象。拟交感神经药的一般药物相互作用见第1352页。

用途和用法

赛洛唑啉是一种具有显著 α-肾上腺素的直接激动作用的拟交感神经药（第1352页）。它是一种血管收缩药，用于黏膜能减少其肿胀和充血。应用 5～10min 后起效，持续 10h。

赛洛唑啉以盐酸盐形式用于缓解鼻充血短期症状（第1477页）。0.1%盐酸赛洛唑啉溶液用作滴鼻剂或喷雾剂局部用于各鼻孔，每日 2～3 次。儿童剂量，见下文。

盐酸赛洛唑啉可以作为结膜减充血药滴入眼（见结膜炎，第536页）。含 0.5%硫酸安他唑啉和 0.05%盐酸赛洛唑啉的混合制剂是常用制剂；0.01%盐酸赛洛唑啉也可以使用。

儿童用法 含拟交感神经减充血药（包括赛洛唑啉）的非处方类咳嗽和感冒制剂，应慎用于儿童，并禁用于幼儿。具体见咳嗽，第1476页。*BNFC 2010/11* 建议，对氯化钠滴鼻剂或吸入温湿空气无效的严重鼻塞患儿（6～12 岁），可以使用赛洛唑啉滴鼻剂进行短期治疗。0.05%盐酸赛洛唑啉溶液准予使用的方法：每鼻孔滴入 1～2 滴，每日 1～2 次，最多使用 5 天。

制剂

BP 2010: Xylometazoline Nasal Drops;
USP 33: Xylometazoline Hydrochloride Nasal Solution.

专利制剂

Arg.: Nastizol; Otrivina; ***Austral.:*** Otrivin; ***Austria:*** Olynth†; Otrivin; Rati-oSoft; Xylo-COMOD; ***Belg.:*** Nasa Rhinathiol; Nasasinutab; Nuso-San; Otrivine Anti-Rhinitis; Rhinidine†; ***Braz.:*** Otrivina; ***Canad.:*** Balminil Decongest; Balminil Nasal Decongestant; Certified Decongestant; Cold and Allergy Decongestant; Decongestant Nasal Spray; Decongestant Nose Drops; Nasal Decongestant; Otrivin; Vaporisateur Nasal Decongestionnant; ***Cz.:*** Dr Rentschler Snupfenspray†; Dr Rentschler Snupfentropfen†; Mar Rhino; Nasenspray AL; Nasentropfen AL; Olynth; Otrivin; Rhino-Stas; Rinoxyl; Snup; Xylo-COMOD; ***Denm.:*** Klarigen; Otrivin; Passagen; Zymelin; ***Fin.:*** Naso-Ratiopharm; Nasolin; Otrivin; Zymelin†; ***Ger.:*** Balkis; Gelonasal; Imidin N†; Mentopin Nasenspray†; Nasaltropfen axcount; Nasan†; Nasengel; Nasengel AL; Nasenspray; Nasenspray AL; Nasenspray axcount; Nasenspray E; Nasenspray K; Nasentropfen AL; Nasentropfen E†; Nasentropfen K; Nasentropfen Stada; Olynth; Otriven; Otriven gegen Schnupfen; Rapako xylo; Rhinex mit Xylometazolin†; schnupfen endrine; Siozwo Akut†; Snup; stas Nasentropfen, Nasenspray†; Tussamag Nasenspray; Xylo Siozwo†; Xylo-COMOD; Xylo-POS; Xylo†; ***Gr.:*** Otrivin; Otrivin-Menthol; Silphin; ***Hong Kong:*** Decongestant Nasal Spray; Otrivin; Xyloma†; ***Hung.:*** Nasan; Novorin; Otrivin; Rhinathiol; Rhino-Stas†; ***India:*** Decon; Nazalin†; Otrivin; ***Indon.:*** Otrivin; ***Irl.:*** Otrivine; Sudafed Non-Drowsy Decongestant; ***Israel:*** Af-Care; Nazalet; Otrivin; Xylovit; ***Ital.:*** Neo Rinoleina; Otrivin; Respiro†; ***Malaysia:*** Otrivin; ***Neth.:*** Kruidvat Neusdruppels; Kruidvat Neusspray; Mucorhinyl; Otrivin; Xylo-COMOD; ***Norw.:*** Naso; Nazaren; Otrivin; Xolin; Zymelin; ***NZ:*** Otrivine; ***Philipp.:*** Otrivin; ***Pol.:*** Otrivin; Xylogel; Xylorin; ***Port.:*** Otrivina; Rinorex; ***Rus.:*** Dlianos (Длянос); Grippostad Rhino (Гриппостад Рино); Halazolin (Галазолин); Olynth (Олинт)†; Otrivin (Отривин); Rhinonorm (Ринонорм); Rhinorus (Ринорус); Rhinostop (Риностоп); Snup (Снуп); Suprima-Nos (Суприма-Ноз); Tyzine Xylo (Тизин Ксило); Xymelin (Ксимелин); ***S.Afr.:*** Otrivin; Sinutab; ***Singapore:*** Otrivin; ***Spain:*** Amidrin; Idasal; Otrivin; Rinoblanco; ***Swed.:*** Nasoferm; Otrivin; Zymelin†; ***Switz.:*** Nasben; Nasobol Xylo; Olynth; Otrivin; Rhinostop; Rinosedin; Xylo-Mepha; ***Thai.:*** Otrivin; ***Turk.:*** Naze; Otrivine; Rinizol; Xylo-COMOD; ***UAE:*** Xylolin; ***UK:*** Non-Drowsy Sudafed Decongestant Nasal Spray; Otradrops; Otraspray; Otrivine; Tixycolds Cold and Allergy†; ***Ukr.:*** Dr Theiss Nasal Spray (Спрей Назальный Др Тайсс); Eucazolin (Эвказолин); Galazolin (Галазолин); Otrivin (Отривин); Rinazal (Ріназал)†; Xylohexal (Ксилогексал); ***USA:*** 4-Way Moisturizing Relief; Otrivin.

多组分制剂 ***Belg.:*** Otrivine Duo; ***Chile:*** Bacitopic Compuesto†; Nasomin; Rinobanedif; ***Cz.:*** Nasic; ***Denm.:*** Otrivin Menthol; Zymelin Plus; ***Fin.:*** Otrivin Menthol; ***Ger.:*** Nasic; ***Irl.:*** Otrivine-Antistin; ***Israel:*** Afonino†; ***Ital.:*** Inalar; ***Mex.:*** Rinadex Compuesto; ***Neth.:*** Otrivin Menthol; ***Norw.:*** Zycomb; ***NZ:*** Otrivine Menthol; Otrivine-Antistin†; ***Port.:*** Otrifar; ***Swed.:*** Otrivin Menthol; ZyComb; ***Switz.:*** Lomusol-X†; Muco-Trin†; Nasic; Triofan Rhume; ***Turk.:*** Otrivine Mentol; Rynacrom Compound; ***UK:*** Otrivine-Antistin; ***Ukr.:*** Zycomb (Зикомб).

Zipeprol Hydrochloride (*rINNM*) 盐酸齐培丙醇

CERM-3024; Hidrocloruro de zipeprol; Zipéprol, Chlorhydrate de; Zipeproli Hydrochloridum. α-(α-Methoxybenzyl)-4-(β-methoxyphenethyl)-1-piperazineethanol dihydrochloride.

Зипепрола Гидрохлорид

$C_{23}H_{32}N_2O_3,2HCl = 457.4.$

CAS — 34758-83-3 (zipeprol); 34758-84-4 (zipeprol hydrochloride).

ATC — R05DB15.

ATC Vet — QR05DB15.

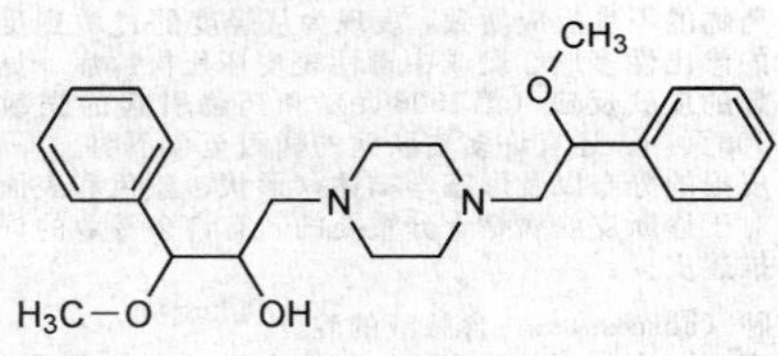

(zipeprol)

简介

齐培丙醇是一种中枢镇咳药，也可能是对支气管痉挛的外周作用。以盐酸盐形式给药，可以治疗咳嗽（第1476页）。常用剂量为每日 150～300mg，分次给予。有滥用和过量服用引起神经系统症状的报道。

滥用和过量 有青年人惯常滥用齐培丙醇以获取欣快感后产生严重的神经系统症状的报道。患者呈现全身性癫痫发作，随后昏迷[1]。一名患者摄入 750mg 齐培丙醇（超过最大日剂量 2 倍）后发生角弓反张样危象，发展为脑水肿[2]。儿童摄入过量的症状包括坐立不安、嗜睡、共济失调、舞蹈症样运动、头部和眼球强迫偏斜、全身性癫痫发作、呼吸抑制和昏迷[1,3]。有致死的报道。

有报道其依赖性和戒断症状与阿片类物质引起的类似[4]。WHO 评定齐培丙醇有中等的依赖性和滥用易感性可能[5]。虽然齐培丙醇是一种弱阿片类激动剂，但高剂量时其毒性和致幻觉作用及其他促精神作用是构成其滥用的重要因素，如此滥用伴随的公共卫生和社会问题是重大的。

1. Moroni C, *et al.* Overdosage of zipeprol, a non-opioid antitussive agent. *Lancet* 1984; **i:** 45.
2. Perraro F, Beorchia A. Convulsions and cerebral oedema associated with zipeprol abuse. *Lancet* 1984; **i:** 45–6.
3. Merigot P, *et al.* Les convulsions avec trois antitussifs dérivés substitués de la pipérazine (zipéprol, éprazinone, éprozinol). *Ann Pediatr (Paris)* 1985; **32:** 504–11.
4. Mallaret MP, *et al.* Zipeprol: primary dependence in an unaddicted patient. *Ann Pharmacother* 1995; **29:** 540.
5. WHO. WHO expert committee on drug dependence: twenty-ninth report. *WHO Tech Rep Ser 856* 1995. Also available at: http://whqlibdoc.who.int/trs/WHO_TRS_856.pdf (accessed 11/05/07)

制剂

专利制剂

Chile: Frenotos; ***Gr.:*** Delaviral; Demetovix; Devixil; Dovavixin; Duo-Extolen; Jactuss; Sousibim; ***Mex.:*** Respilene†; Tusigen; ***Venez.:*** Coloplex†.

多组分制剂 ***Gr.:*** Extolen.

皮肤病用药和遮光剂

皮肤损害多种多样。有些是系统性疾病的皮肤表现，会随着疾病的好转而逐渐消退。有些是局部感染所致，最好用相应的抗生素予以治疗（见第184页**抗菌药**中的**皮肤感染**及第497页**抗真菌药中的皮肤感染**）。环境危害同样也会使皮肤受损。过度或长时间地暴露在日光照射下，会导致皮肤特性的改变（皮肤早衰或光老化，第1508页）、日光性角化症（这是皮肤的癌前期病变）以及皮肤恶性肿瘤（第639页）。还有些皮损是由于治疗或者药物的不良反应所致，表现为从轻度的过敏到足以致命的渗出性多形红斑或中毒性表皮坏死松解症［见**药物引起的皮肤反应**（第1506页）和**药物引起的光敏感**（第1508页）］。还有许多皮肤病的病因至今不明。

皮损的分布以及形态学描述（形状、颜色和表面特性）对于诊断皮肤病是十分重要的。有许多专业的词汇用来描述皮损：

- 脓肿（abscess）——含脓液的腔。
- 大疱（bulla or blister）——直径大于0.5cm局限性、内含液体的损伤。
- 粉刺（comedo）——毛囊皮脂腺内由角质素及皮脂所成的栓。
- 瘀斑（ecchymosis or bruise）——皮肤内的血管外出血。
- 红斑（erythema）——由血管扩张导致的皮肤发红。
- 皲裂（fissure）——贯穿皮肤全层的裂隙。
- 皮角（horn）——高度大于宽度的皮肤增厚角化。
- 角化（keratosis）——皮肤表面的角质层增厚。
- 苔藓样变（lichenification）——表面变硬，皮肤增厚，纹理加深。
- 斑疹（macule）——为局限性颜色或质地的改变，不高出周围皮肤表面。
- 结节（nodule）——球形或半球形的实质性损伤，通常直径和深度均大于0.5cm。
- 乳头状瘤（papilloma）——乳头样的团块。
- 丘疹（papule）——隆起的实质性损伤，通常直径小于0.5cm。
- 瘀点（petechia）——皮肤内因出血形成针头大小的斑。
- 斑块（plaque）——表面扁平、隆起，高出皮面的局限性损伤，通常直径大于2cm，无深在损伤。
- 紫癜（purpura）——皮肤内的血液渗出，大于瘀点。
- 脓疱（pustule）——脓液在皮肤中积聚。
- 鳞屑（scale）——角质层剥脱形成的片状脱屑。
- 纹（stria）——条纹或线状的萎缩性损伤，粉红色、紫色或白色。
- 毛细血管扩张（telangiectasia）——可见的皮肤小表皮血管永久性扩张。
- 溃疡（ulcer）——由于坏死组织脱落引起的真皮和表皮的全层缺损；愈后留下瘢痕。
- 水疱（vesicle）——充满液体的局限性损伤，直径小于0.5cm。
- 风团（wheal）——高出皮肤表面、白色、可压缩的水肿性损伤，周围通常绕以红晕。

皮肤科药物归类

皮肤科疾病的治疗方法，包括局部的和（或）系统的药物治疗，其中有不少药物的治疗机制并不清楚。物理治疗包括冷冻、紫外线照射、放射治疗等，有时也会使用外科手术。以下将介绍一些主要的皮肤科药物归类。

抗头皮屑药

抗头皮屑药具有抗细菌和抗真菌的特性，尤其是在洗发剂中添加此类药物，可以用于治疗头屑和头皮部位的脂溢性皮炎。

本章将要介绍的有：

双吡啶硫酮	第1521页	二硫化硒	第1538页
吡罗克酮乙醇胺	第1535页	焦油	第1541页
吡啶硫酮锌	第1537页		

皮质激素类

由于皮质激素类具有抗炎（糖皮质激素）和免疫抑制的特性，因此被广泛应用于治疗各种皮肤疾病。通常使用的是外用制剂，但是对于严重疾病或是为了控制急性加重期的疾病，有可能需要进行系统性治疗。在第1425页的开始部分，对于皮质激素类的功效和应用进行了更加详尽的探讨。也见下文皮肤科其他免疫抑制药的应用。

免疫调节药

一些免疫抑制药会被应用，特别是用于治疗银屑病或是湿疹，将在本章中有所介绍。还有一些免疫抑制药和伴有免疫抑制特性的抗肿瘤药也被用于皮肤病的治疗，这些药物在其他章节中介绍，包括硫唑嘌呤（第1735页）、环孢素（第1739页）、甲氨蝶呤（第713页）和他克莫司（第1759页）。由于皮质激素类具有抗炎和免疫抑制的作用，也被广泛使用治疗皮肤病（见上文）。阿达木单抗（第15页）、依那西普（第49页）和英夫利昔单抗（第67页）是免疫调节药，也被用于银屑病的治疗。

本章将要介绍的有：

阿来法塞	第1514页	吡美莫司	第1534页
依法利珠	第1522页	乌司奴单抗	第1546页

角质松解剂

角质松解剂有助于软化和促进表皮角质层的剥脱，并且可以用于治疗诸如痤疮、脂溢性皮炎和头皮屑，以及过度角化性疾病。

本章将要介绍的有：

铝克洛沙	第1513页	雷琐辛	第1537页
尿囊素铝	第1514页	水杨酸	第1538页
尿囊素	第1514页	沙那西定	第1538页
过氧化苯酰	第1517页	硫黄	第1539页
羟乙酸	第1524页	噻克索酮	第1543页
凯鲁米特	第1529页	尿素	第1545页

光敏剂

光敏剂补骨脂素显著增加皮肤对于UVA光的敏感性，并且被用于光化学治疗（PUVA）方法治疗相关疾病，如银屑病、白癜风、皮肤T细胞淋巴瘤和多形性日光疹。关于光动力学（即用于治疗恶性肿瘤的一种光活化治疗的方法）的叙述参见**卟吩姆钠**，第733页。

本章将要介绍的有：

5-甲氧补骨脂素	第1533页	三甲沙淋	第1545页
甲氧沙林	第1530页		

色素调节剂

药物如氢醌可减轻色素沉着，被用于治疗色素沉着过度的疾病诸如黄褐斑，使皮肤颜色变浅。二羟丙酮用于治疗白癜风，使皮肤颜色变深，而莫诺苯宗用于治疗泛发性白癜风，使正常皮肤永久脱色。赤藓酮糖使皮肤颜色变深，可单独或联合二羟丙酮，用于需要人工晒黑的患者。光敏剂（见上文）也可以用于治疗白癜风。

本章将要介绍的有：

熊果苷	第1516页	对苯二酚	第1524页
壬二酸	第1516页	曲酸	第1529页
二羟丙酮	第1520页	对甲氧酚	第1530页
赤鲜酮糖	第1523页	莫诺苯宗	第1533页
羟乙酸	第1524页		

维A酸类

维A酸和维A酸类似物阿达帕林，它们都是维生素A的衍生物，可用于治疗各种皮肤疾病，包括痤疮、银屑病和角化性疾病。利阿唑（第1529页）可以增加体内维A酸的浓度，而对于此药物治疗各种皮肤病的功效尚在调查研究中。

本章将要介绍的有：

阿维A	第1512页	莫维A胺	第1533页
阿达帕林	第1513页	视黄醛	第1537页
阿维A酯	第1523页	他扎罗汀	第1542页
异维A酸	第1525页	维A酸	第1543页

遮光剂

遮光剂用于防晒，保护皮肤。包括两种类型：物理制剂（反射剂或是无机物）是不透光的并且可以对UVA和UVB的辐射光线进行反射；化学制剂（吸收剂或是有机物）是因为其载色基团能够吸收UV光谱内特定的波长范围（定义参见**光线引起的皮肤反应**，第1508页）。物理遮光剂包括二氧化钛和氧化锌。化学遮光剂的分类包含在本章节表1中。许多制品结合了含有不同载色基团的遮光剂，进而增强所提供的保护层。

水杨酸三乙醇胺（第125页）和水杨酸苯酯（第115页）是水杨酸的衍生物，它们具有镇痛的特性，但是也常作为遮光剂使用。

本章将要介绍的有：

阿米沙酯	第1515页	异丙基二苯酰甲烷	第1525页
氨苯甲酸	第1515页	利沙地酯	第1529页
阿伏苯宗	第1516页	黑素	第1530页
双乙基己氧基苯酚甲氧基苯三嗪	第1516页	美拉地酯	第1530页
比索三唑	第1517页	邻氨基苯甲酸甲酯	第1533页
美克西酮	第1533页	西诺沙酯	第1519页
辛基三嗪酮	第1534页	二苯酰甲烷	第1520页
奥西诺酯	第1534页	二乙醇胺甲氧基肉桂酸酯	第1520页
二羟苯宗	第1520页	辛水杨酸酯	第1534页
奥克立林	第1534页	羟苯甲酮	第1534页
屈美三唑	第1522页	帕地马酯	第1534页
依茨舒	第1522页	帕地马酯O	第1534页
恩索利唑	第1523页	舒利苯酮	第1540页
恩扎樟烯	第1523页	二氧化钛	第1543页
胡莫柳酯	第1524页	氧化锌	第1546页
依可三嗪诺	第1525页		

维生素D衍生物

某些维生素D的衍生物用于银屑病的治疗，因为它们似乎有诱导分化和抑制角质细胞增殖的作用。在银屑病研究中提到的其他维生素D衍生物可在**维生素D物质**下找到，第1886页。

本章将要介绍的有：

卡泊三醇	第1518页	他卡西醇	第1540页

伤口处理剂

许多药物和敷料被用于伤口和溃疡的治疗。尽管本章中包含部分内容，其他的也可在本书中找到，包括白凡士林和黄凡士林（第1979页）、海藻酸盐如藻酸钙（第1024页）、蛋白水解酶如胶原酶（第2215页）、纤溶酶（第1241页）以及纤维蛋白胶（第1036页）。

本章将要介绍的有：

贝卡普勒明	第1516页	聚乌拉坦泡沫胶	第1536页
积雪草	第1519页	醋肽酮	第1536页
硝酸铈	第1519页	火棉	第1537页
克立诺姆	第1519页	皮肤替代品	第1539页
聚糖酐	第1520页	曲弗明	第1543页
蛆	第1530页	聚磷酸均苯三酚	第1536页

表 1 化学遮光剂

可吸收 UVA	可吸收 UVB
邻氨基苯甲酸酯类	氨基苯甲酸酯类
美拉地酯	氨苯甲酸
樟脑磺酸衍生物	利沙地酯
依莰舒	帕地马酯
二苯酰甲烷类	帕地马酯 O
阿伏苯宗	樟脑衍生物
二苯酰甲烷	恩扎樟烯
异丙基二苯甲酰甲烷	肉桂酸盐类
	阿米沙酯
可吸收 UVA 和 UVB	西诺沙酯
二苯甲酮类	二乙醇胺甲氧基肉桂酸
二羟苯宗	奥西诺酯
美克西酮	奥克立林
羟苯甲酮	水杨酸酯类
舒利苯酮	胡莫柳酯
	辛水杨酸酯

外用药物的用法

对于外用药物来说，赋形剂和配方与药物的活性成分同样重要。事实上，有些乳膏和软膏基质单独使用时，起保护和润泽的作用，而外用制剂的一些不良反应也可能是由赋形剂中的组成成分如稳定剂和防腐剂引起的。剂型的选择取决于治疗区域的皮肤情况和部位。洗剂和凝胶通常用于多毛的区域。乳膏（水包油型）有冷却和润肤的效果，易被皮肤吸收，通常用于急性和有渗出的皮损。油膏（油包水型）的封闭性比乳膏强，尤其适用于干燥的皮损。糊膏（在油膏基质中混合药粉）也有封闭性，具有保护作用，常用于局限性的皮肤损伤。还有一些不常用的剂型如搽剂、火棉胶和扑粉。表 2 所示为成年人某一特定部位，每日用药 2 次，每周所需的标准用量。

表 2 成年人每日用药 2 次，每周所需要的制剂标准用量

部位	乳膏和软膏/g	洗剂/ml
面部	15～30	100
双手	25～50	200
头皮	50～100	200
双臂或双腿	100～200	200
躯干	400	500
腹股沟和外阴部	15～25	100

注：以上用量不适用于皮质激素类制剂。

皮肤科疾病的治疗

某些常见皮肤疾病的治疗将会在下面讨论。

痤疮

痤疮是一种毛囊皮脂腺的皮肤病，通常的特征包括皮脂分泌增加、毛囊角化、痤疮丙酸杆菌定殖以及局部炎症。轻度痤疮表现为开放或闭合的粉刺（黑头粉刺和白头粉刺），后者有时会进一步发展成为炎症损伤如丘疹和脓疱。中度痤疮的丘疹和脓疱更多，可有轻度瘢痕形成。重度痤疮除广泛的丘疹和脓疱外，还有结节脓肿或囊肿，可导致更多的瘢痕。

寻常痤疮是最常见的。通常发生在十来岁的青少年，到二十多岁时大多会自愈，只有少数人在三四十岁时还有，且需要接受治疗。痤疮好发于面部、肩、前胸和后背。痤疮也可能发生在中年、老年人（迟发性痤疮）和婴儿（婴儿痤疮）。一些药物，如雄激素、皮质激素、促肾上腺皮质激素、含激素的避孕药（如左炔诺孕酮）、异烟肼、锂剂、甲氧沙林、有些抗癫痫药，都可引起痤疮，还有焦油、油、甚至油性化妆品。

治疗目的是减少毛囊内的细菌数量、减少皮脂分泌、消除炎症及清除阻塞毛囊口的角质物。治疗药物包括角质分离剂、维 A 酸类和抗菌药。如果外用制剂无效，则需要内服药物，但治疗反应通常较慢，且需要长期治疗。

轻度痤疮一般采用局部治疗，常使用过氧苯甲酰、维 A 酸类和抗菌药。研磨剂曾一度使用，但疗效可疑，有人认为含有硫黄或水杨酸的制剂应当淘汰；应避免使用含刺激性成分的收敛水、磨砂清洁剂和抗菌肥皂。在一些复方制剂中加入了皮质激素，但皮质激素不应用于痤疮的外用制剂中。

过氧苯甲酰有抗菌和中度的角质剥离作用，对粉刺和炎症都有很好的疗效。因为它的预备利用率，很可能是应用最广泛的轻度痤疮治疗药物。壬二酸也是一种可以选择的药物，其局部刺激性较过氧苯甲酰轻一些，但疗效也差些。这两种药物常与其他局部制剂合用。不论粉刺还是炎症性痤疮，外用维 A 酸均有效。维 A 酸被广泛应用，但是，人们认为异维 A 酸和他扎罗汀具有相同的疗效。阿达帕林是一种萘酸衍生物，具有维 A 酸活性，而且有相似的疗效，但是具有更好的耐受性。对于炎症性痤疮，可局部外用。可用四环素、克林霉素和红霉素的溶液剂，它们的疗效都差不多。然而，皮肤上细菌耐药性的增加是一个日益突出的问题。外用烟酰胺也可治疗轻、中度的炎性痤疮。总之，过氧苯甲酰作为一线治疗药物可单独用于轻度炎症性痤疮，当粉刺明显时外用维 A 酸[1,2]。外用抗菌药可用于炎症性痤疮，但是不能单独使用；加用维 A 酸或过氧苯甲酰能增加疗效，减少耐药的风险。然而，许多患者同时有粉刺和某种程度的炎性痤疮，治疗方案有维 A 酸联合过氧苯甲酰或维 A 酸联合过氧苯甲酰及外用抗菌药[3]。一旦临床改善和炎性皮损得到控制，这可能需要 8～12 周[4]，此时需停用抗菌药，维 A 酸继续维持治疗[3]。如果 6～8 周内抗菌药治疗无改善，要停止治疗[5]。炎症控制可能需要进一步外用抗菌药[3]。

中度痤疮的治疗最好采用口服抗菌药而不是局部外用。首选口服四环素类。可以使用四环素、多西环素、赖甲环素或土霉素。米诺环素也有效，然而，它能引起皮肤的色素沉着，偶尔会产生与免疫相关的不良反应。除四环素类药物以外，还可以使用红霉素、复方磺胺甲噁唑（复方新诺明）和甲氧苄啶。耐药是个重要的问题，尤其是红霉素，因此常常使用过氧苯甲酰[3,6]。为进一步限制耐药性的产生，抗菌药只有在必需时才使用。复发的患者需在连续的疗程中使用相同的抗菌药[3,6]，且口服和外用不能同时使用[6]。口服抗菌药至少使用 3 个月[3,6]。如果需要，总疗程可以达 6 个月。除了个别患者，更长的疗程应当避免[6]。6～8 周后如果没有反应，应更换抗菌药[3]。可外用维 A 酸，因其有溶解粉刺的活性。抗菌药疗程结束后，维 A 酸单独外用或与过氧苯甲酰合用，以维持治疗[3,6]。需要同时口服避孕药的中度痤疮女性患者，应服用不含雄激素的孕激素类避孕药[2,4]。

重度痤疮通常采用口服异维 A 酸[3]。有报道外用异维 A 酸适用于对治疗抵抗或导致物理性瘢痕或心理疾病的不太严重的痤疮[1]。若不能使用，则应当考虑大剂量的口服抗菌药并结合外用维 A 酸类或过氧苯甲酰来治疗[6]。女性出现雄激素增多症时[2～4]，可考虑辅助使用抗雄激素的环丙孕酮和炔雌醇（这是可行的，因为该方案还具有避孕作用）。联合制剂（非雄激素性）避孕药是另一种选择。当雌激素禁忌时，螺内酯因其具有抗雄激素特性而用于女性。

有证据显示，光动力学疗法治疗痤疮是有效的，如使用光敏剂 5-氨基酮戊酸[7～9]。

1. Goulden V. Guidelines for the management of acne vulgaris in adolescents. *Pediatr Drugs* 2003; **5:** 301–13.
2. James WD. Acne. *N Engl J Med* 2005; **352:** 1463–72.
3. Zaenglein AL, Thiboutot DM. Expert committee recommendations for acne management. *Pediatrics* 2006; **118:** 1188–99. Also available at: http://pediatrics.aappublications.org/cgi/reprint/118/3/1188.pdf (accessed 25/09/07)
4. Haider A, Shaw JC. Treatment of acne vulgaris. *JAMA* 2004; **292:** 726–35.
5. Dreno B. Topical antibacterial therapy for acne vulgaris. *Drugs* 2004; **64:** 2389–97.
6. Dréno B, *et al.* European recommendations on the use of oral antibiotics for acne. *Eur J Dermatol* 2004; **14:** 391–9.
7. Morton CA, *et al.* British Association of Dermatologists Therapy Guidelines and Audit Subcommittee and the British Photodermatology Group. Guidelines for topical photodynamic therapy: update. *Br J Dermatol* 2008; **159:** 1245–66. Also available at: http://www.bad.org.uk/Portals/_Bad/Guidelines/Clinical%20Guidelines/PDTguideline%20BJD%20Dec%202008.pdf (accessed 25/05/10)
8. Taylor MN, Gonzalez ML. The practicalities of photodynamic therapy in acne vulgaris. *Br J Dermatol* 2009; **160:** 1140–8.
9. Hamilton FL, *et al.* Laser and other light therapies for the treatment of acne vulgaris: systematic review. *Br J Dermatol* 2009; **160:** 1273–85.

脱发

许多因素可以导致脱发，但是雄激素性脱发是最常见的类型。脱发也可能是先天性的，与系统疾病相关，与严重的情绪波动、生理应激、皮肤疾病或营养缺乏有关。一些药物也可能引起脱发，如抗肿瘤药（见第609页）、β 受体阻滞药、二氮嗪、肝素、维拉帕米和华法林。有些病例是由于毛囊破坏（瘢痕形成）而导致永久性的脱发。药物也可试用于治疗斑秃和雄激素型秃发，但成功率不高或仅有微效。治疗其他潜在的导致脱发的状态或去除可疑的药物可能促进头发再生。某些治疗试图阻止瘢痕形成及永久性脱发而被用于瘢痕性脱发。非药物治疗包括使用假发、美容美发产品或毛发移植术。

斑秃是一种自身免疫疾病，好发于头部，为界限清楚的脱发区。受累面积可以从 $1cm^2$ 到整个头皮（全秃），甚至是全身毛发（普秃）。

对于小片斑秃通常不需要治疗，大多在几个月内毛发就可再生长。如果脱发影响到美容，可以采取治疗措施，但疗效有时并不理想。可以选用以下治疗措施[1～3]，皮损内注射皮质激素可以刺激局部毛发再生，可用于小片脱发。采用冲击或连续的口服皮质激素可用于严重进展期的脱发患者。也可外用强效的皮质激素、地蒽酚及米诺地尔洗剂，对于疗效则还有争议。对于大片状斑秃、全秃和普秃患者，使用二苯环丙酮的接触免疫疗法有一定疗效。光化学疗法（PUVA）口服或者外用补骨脂素（如甲氧沙林），再结合照射长波紫外线，也用于斑秃的治疗，但由于潜在的严重不良反应及有限的疗效而限制了它的使用。

雄激素性脱发是具有遗传性的由雄激素导致的头发稀疏，发生于具有遗传易感性的男性或女性[1]。随着年龄增大，头发的生长周期变短，毛囊变小，产生的头发更短更细，几乎不能覆盖头皮。男性型雄激素性脱发（男性型秃发）[1,3,4]表现为额区发际线后退或顶部头发的脱落，通常与年龄增加相关。外用米诺地尔用于治疗男性型脱发比治疗斑秃效果好，但充其量也只是中等有效。因为雄激素在本病中的作用，治疗也可用抗雄激素和 5α-还原酶抑制剂。非那雄胺作为 5α-还原酶抑制剂已经显示对治疗男性型脱发是有效的。阿法雌二醇是另外一种 5α-还原酶抑制剂，在某些国家也用于外用。为了维持治疗效果，米诺地尔或非那雄胺必须持续使用，因为若停止用药，数月内头发又将脱落。雄激素性脱发也可发生于女性（女性型脱发）[5]，女性型脱发与男性脱发模式类似，但较男性更为弥漫，程度更轻。大多数患有雄激素性脱发的女性雄激素水平并不升高，治疗上外用米诺地尔即可。然而，醋酸环丙孕酮或螺内酯也可作为抗雄激素药物用于治疗高雄激素血症的伴随症状比如多毛（第2022页）。非那雄胺和度他雄胺用于治疗女性脱发也正在调查中[6]。

瘢痕性秃发包含了炎症反应以及毛囊被纤维组织替换，治疗的目的是在出现永久性毛发缺失前中止这一过程。除毛发缺失外，还可出现脓疱、结痂、鳞屑和瘙痒。瘢痕性秃发包含多种类型，人们尝试了多种治疗方法，但仍缺乏标准治疗[7～9]。对于头皮活检显示为以淋巴细胞为主的浸润的类型，外用和（或）局部皮损内单独应用皮质激素治疗局限的病变，也可加用全身治疗。全身应用皮质激素以及口服其他药物也被尝试应用于更广泛或进行性加重的疾病，包括羟氯喹、异维 A 酸、麦考酚酸莫酯和他扎罗汀。也有其他外用药物治疗有效的相关报道，如吡美莫司、他克莫司和他扎罗汀。对于嗜中性瘢痕性秃发，口服抗菌药可以控制毛囊感染和化脓。口服异维 A 酸也可应用于嗜中性分隔性蜂窝织炎。

1. Price VH. Treatment of hair loss. *N Engl J Med* 1999; **341:** 964–73.
2. MacDonald Hull SP, *et al.* British Association of Dermatologists. Guidelines for the management of alopecia areata. *Br J Dermatol* 2003; **149:** 692–9. Also available at: http://www.bad.org.uk/Portals/_Bad/Guidelines/Clinical%20Guidelines/Alopecia%20Areata.pdf (accessed 08/07/10)
3. Hordinsky MK. Medical treatment of noncicatricial alopecia. *Semin Cutan Med Surg* 2006; **25:** 51–5.
4. Stough D, *et al.* Psychological effect, pathophysiology, and management of androgenetic alopecia in men. *Mayo Clin Proc* 2005; **80:** 1316–22.
5. Shapiro J. Hair loss in women. *N Engl J Med* 2007; **357:** 1620–30.
6. Camacho-Martínez FM. Hair loss in women. *Semin Cutan Med Surg* 2009; **28:** 19–32.
7. Ross EK, *et al.* Update on primary cicatricial alopecias. *J Am Acad Dermatol* 2005; **53:** 1–37.
8. Price VH. The medical treatment of cicatricial alopecia. *Semin Cutan Med Surg* 2006; **25:** 56–9.
9. Harries MJ, *et al.* Management of primary cicatricial alopecias: options for treatment. *Br J Dermatol* 2008; **159:** 1–22.

烧伤

化学药品或热可引起烧伤。初始治疗是用冷水或温水冲洗至少 20min，但应避免温度过低。这一措施可以限制皮肤的热损伤，清除可以导致化学烧伤的物质。碳酸氢钠用于酸烧伤，醋酸溶液用于碱烧伤。烧伤程度用面积和深度来描述。烧伤面积用体表面积来计算，烧伤按照深度可分为以下几类：Ⅰ度烧伤为表浅烧伤，Ⅱ度烧伤可进一步分为浅Ⅱ度烧伤和深Ⅱ度烧伤，Ⅲ度烧伤为全层烧伤。烧伤引起的主要合并症有低血容量性休克、吸入性损伤、新陈代谢紊乱以及感染。眼部灼伤见第1596页。

- 如果烧伤面积占体表面积的 15%～20% 以上，由于微循环的通透性增加，循环中液体由烧伤区域丢失，体液不断地丧失可导致低血容量性休克（第1143页）。
- 吸入性损伤主要是由于吸入有毒气体而导致的气道水肿。在水肿消退前需要气管内插管。氧疗法、$β_2$ 受体激动剂用于治疗支气管痉挛。吸入肝素和乙酰半胱氨酸能减少呼吸衰竭的发生。

- 重度烧伤能够导致代谢亢进和显著的分解代谢。蛋白质分解和丢失引起肌肉萎缩、无力，伤口和皮肤愈合不良，免疫力降低。新陈代谢紊乱还可造成肝脏肿大、骨质减少、心动过速和心肌耗氧量增加。肠道营养（第1824页）对于新陈代谢所需的营养是必需的。用于补偿由于分解代谢过快的措施还包括使用精氨酸和谷氨酰胺，促进合成代谢的药物如胰岛素、氧雄龙和生长激素（后者的用途见第1719页），儿茶酚胺拮抗剂则采用β受体阻滞药（如普萘洛尔）。
- 预防感染对于烧伤创面的处理很重要。在烧伤创面微生物能够快速生长，足以破坏免疫功能，败血症是烧伤的主要致命并发症。烧伤创面应该使用生理盐水清洁（见第1511页**创伤和溃疡**），对于轻度的烧伤创面来说这样就够了，必要时还可使用不粘连的包扎（如石蜡纱布）。还可使用局部抗菌药，如氯己定、磺胺嘧啶银、硝酸银和醋酸磺胺米隆。虽然对次氯酸钠（Dakin's液）的疗效有不同见解，但有时也会用到。清除坏死组织也是处理烧伤的重要措施。对于感染则需要系统用药来治疗（见第184页**皮肤感染**）。

全层烧伤的患者需要植皮。当患者情况稳定后，应当尽快做植皮手术。对深Ⅱ度烧伤的创面，也应考虑做植皮手术。如果需要植皮的区域很广泛，为了保证有足够供移植的自体皮肤，植皮操作将分阶段进行（间隔1周左右）。为了使伤口闭合也可使用暂时性的皮肤替代品来代替自体皮肤。培养的表皮也可用于移植补充自体皮肤或者必要时单独使用。

1. Clarke J. Burns. *Br Med Bull* 1999; **55:** 885–94.
2. Ramzy PI, *et al.* Thermal injury. *Crit Care Clin* 1999; **15:** 333–52.
3. Demling RH, Seigne P. Metabolic management of patients with severe burns. *World J Surg* 2000; **24:** 673–80.
4. Murphy KD, *et al.* Current pharmacotherapy for the treatment of severe burns. *Expert Opin Pharmacother* 2003; **4:** 369–84.
5. Herndon DN, Tompkins RG. Support of the metabolic response to burn injury. *Lancet* 2004; **363:** 1895–1902.
6. Hudspith J, Rayatt S. First aid and treatment of minor burns. *BMJ* 2004; **328:** 1487–9.
7. Hettiaratchy S, Papini R. Initial management of a major burn: I—overview. *BMJ* 2004; **328:** 1555–7.
8. Hettiaratchy S, Papini R. Initial management of a major burn: II—assessment and resuscitation. *BMJ* 2004; **329:** 101–3.
9. Holland AJA. Pediatric burns: the forgotten trauma of childhood. *Can J Surg* 2006; **49:** 272–7.
10. Benson A, *et al.* Burns. *BMJ* 2006; **332:** 649–52. Correction. *ibid.*; 755.
11. Enoch S, *et al.* Emergency and early management of burns and scalds. Abridged version: *BMJ* 2009; **338:** 937–41. Full version: http://www.bmj.com/cgi/content/full/338/apr08_1/b1037 (accessed 11/12/09)
12. Orgill DP. Excision and skin grafting of thermal burns. *N Engl J Med* 2009; **360:** 893–901.

Darier 病

Darier 病是一种罕见的遗传性角化不良性皮肤病（见下文），特征表现为体表群集的角化性丘疹。可产生炎症和（或）感染、渗出以及结痂。指甲的卷曲也是特征。本病的严重度个体差异很大。对控制皮损刺激是很重要的。用润肤剂、肥皂替代品和穿凉爽的衣服，对于轻症患者，这些措施就足以了。对于较重度的患者，就需要外用角质分离剂（如水杨酸）或者外用维A酸类药物（如异维A酸、维A酸或他扎罗汀）。对有些患者，外用皮质激素可以减轻维A酸类药物所产生的刺激症状。对于皮损比较广泛的患者，除了外用维A酸类药物外，还需同时口服维A酸类药物（如阿维A、阿维A酯或异维A酸）。此外，可试用环孢素和外用氟尿嘧啶。有报道在饮食中补充必要的脂肪酸而使皮损得以改善。仅有不确定的证据称对于一些顽固病例，也可使用手术或激光治疗。

1. Burge S. Management of Darier's disease. *Clin Exp Dermatol* 1999; **24:** 53–6.
2. Cooper SM, Burge SM. Darier's disease: epidemiology, pathophysiology, and management. *Am J Clin Dermatol* 2003; **4:** 97–105.
3. Sehgal VN, Srivastava G. Darier's (Darier-White) disease/keratosis follicularis. *Int J Dermatol* 2005; **44:** 184–92.

疱疹样皮炎

疱疹样皮炎是一种少见的表皮下大疱性皮肤病，水疱和丘疹伴有剧烈的刺激和瘙痒。皮损好发于膝、肘、臀部、肩和头皮。病程慢性，多发生于中青年，病程中可能有持续数月的缓解期。大多数患者伴有轻度的谷胶敏感性肠吸收疾病（谷胶肠病或腹部疾病，第1822页）。使用氨苯砜可控制皮损，还可使用磺胺类药物（如磺胺甲氧嗪或磺胺吡啶[1~6]）。无谷胶饮食能够同时改善肠胃和皮肤的症状[2,4~7]。

1. Fine J-D. Management of acquired bullous skin diseases. *N Engl J Med* 1995; **333:** 1475–84.
2. Fry L. Dermatitis herpetiformis. *Baillieres Clin Gastroenterol* 1995; **9:** 371–93.
3. Garioch JJ. Dermatitis herpetiformis and its management. *Prescribers' J* 1996; **36:** 141–5.
4. Fry L. Dermatitis herpetiformis: problems, progress and prospects. *Eur J Dermatol* 2002; **12:** 523–31.
5. Zone JJ. Skin manifestations of celiac disease. *Gastroenterology* 2005; **128** (suppl): S87–S91.
6. Caproni M, *et al.* Italian Group for Cutaneous Immunopathology. Guidelines for the diagnosis and treatment of dermatitis herpetiformis. *J Eur Acad Dermatol Venereol* 2009; **23:** 633–8. Also available at: http://www3.interscience.wiley.com/cgi-bin/fulltext/122254386/PDFSTART (accessed 24/05/10)
7. Garioch JJ, *et al.* 25 years' experience of a gluten-free diet in the treatment of dermatitis herpetiformis. *Br J Dermatol* 1994; **131:** 541–5.

药物引起的皮肤反应

由药物引起的皮肤不良反应经常发生。由于引起的皮肤反应可能模仿自然发生的皮肤病，因此在大多数皮肤疾病的鉴别诊断中都应考虑到药物因素。当然，药物也可能产生一些相当特异的皮肤改变。药物反应可能在首次用药或一段潜伏期（致敏期）后发生。发生在头发上的色素改变可能要在数个月后才能显现出来。药物引起的甲改变也有报道。

药物可引起从轻微的皮疹到严重威胁生命的反应，包括血管性水肿、Stevens-Johnson 综合征和中毒性表皮坏死松解症。其他严重的皮肤反应包括超敏综合征、血清病和血管炎。

Stevens-Johnson 综合征（参见下文**多形红斑**）是一种严重的大疱性皮肤反应，还可侵犯口咽、眼和外生殖器的黏膜，有时伴有发热、疼痛和不适。**中毒性表皮坏死松解症**（Lyell 综合征或皮肤烫伤综合征）是一种更加严重的皮肤过敏反应，大量表皮坏死松解并脱落（第1510页）。许多药物能产生以上两种反应，如磺胺类药物、卡马西平及别嘌醇等。

超敏综合征是一种严重的有特异质反应的疾病，表现为皮疹和发热，常伴有肝炎、关节痛、淋巴结肿大和血液学的异常。潜伏期较长，发病相对较迟缓。一些抗癫痫药和磺胺类药物及别嘌醇、氨苯砜、金盐都能引起本病。**血清病**是由血清制品或疫苗引起的，典型的潜伏期是8～14天，表现为皮疹、发热、关节痛和关节炎。由药物（如别嘌醇、青霉素类、磺胺类）引起的**血管炎反应**通常发生在用药7～21天之后（见**过敏性脉管炎**，第1437页）。血管炎通常发生在下肢的小血管，产生紫癜，本病还可能累及肾脏、肝脏和胃肠道的血管，在这些情况下是可能致命的。

斑丘疹性发疹可能是最常见的由药物引起的皮肤反应。常引起这类皮疹的药物包括卡马西平、氯丙嗪、呋喃妥因、青霉素类、磺胺类等。药物还能引起**荨麻疹**（见第1511页）。**光敏性**皮疹的皮损限于日光暴露部位，可以是光毒性反应，也可以是光变态反应性反应（见**药物引起的光敏感**，第1508页）。光毒反应可见于许多患者，反应与药物剂量相关，而光变态反应只发生在个别患者。许多患者使用胺碘酮后会发生光毒反应。一些药物能够导致**色素改变**（见**色素性皮肤病**，第1509页）。氯丙嗪既可引起光敏反应，又可导致色素改变。许多药物可引起**痤疮样皮疹**（见上文**痤疮**）。一些药物引起的皮肤反应类似于**天疱疮**和**类天疱疮**（第1509页），大多数致敏药物的化学结构中都含有巯基或者代谢产物中有巯基，如卡托普利、青霉胺、青霉素类、吡罗昔康、利福平等。**固定性药疹**是在每次用药后都在相同部位出现炎症性斑疹，包括氨苯砜、磺胺类药物和四环素等在内的许多药物都会引起固定性药疹。

药物引起的**指甲改变**包括无甲、脆甲、甲分离、甲沟炎、色素沉着和血管的改变。影响通常是短暂的，会随着停药而消失。此类药物包括抗肿瘤药、补骨脂素、维A酸、四环素类和齐多夫定。

由药物引起的皮肤不良反应大都是轻微的。然而，在反应严重时应及时停用可疑药物。在一些情况下，需要停用好几种药物。在大多数情况下，对症治疗就可以了。再次用药可以证明皮肤反应是否确实由该药引起，但引起的反应可能更为严重，因此，在反应严重时不可采用此方法。

1. Smith AG. Important cutaneous adverse drug reactions. *Adverse Drug React Bull* 1994; **167:** 631–4.
2. Roujeau JC, Stern RS. Severe adverse cutaneous reactions to drugs. *N Engl J Med* 1994; **331:** 1272–85.
3. Wolkenstein P, Revuz J. Drug-induced severe skin reactions: incidence, management and prevention. *Drug Safety* 1995; **13:** 56–68.
4. Lee A, Thomson J. Drug-induced skin reactions. *Pharm J* 1999; **262:** 357–62.
5. Piraccini BM, Tosti A. Drug-induced nail disorders: incidence, management and prognosis. *Drug Safety* 1999; **21:** 187–201.
6. ten Holder SM, *et al.* Cutaneous and systemic manifestations of drug-induced vasculitis. *Ann Pharmacother* 2002; **36:** 130–47.
7. Wolf R, *et al.* Life-threatening acute adverse cutaneous drug reactions. *Clin Dermatol* 2005; **23:** 171–81.

湿疹

湿疹（常与皮炎这一术语是同义词）是指一种以表皮炎症和瘙痒为特点的皮肤反应。不同类型的湿疹发生在皮肤不同的区域，但都有一些共同特征。急性湿疹的皮肤潮红，有炎性丘疹、水疱、大疱。慢性湿疹也可能有这些皮损，但更干燥，有鳞屑、色素沉着，且皮肤增厚。湿疹可分成外源性的（包括过敏、刺激、光敏性湿疹）或内源性的（如特应性皮炎、钱币状湿疹、重力性湿疹和脂溢性湿疹），有些湿疹可能由多种因素引起，无论内源性的还是外源性的。最常见的两种湿疹是特应性皮炎（见下文）和脂溢性皮炎（第1511页）。

特应性皮炎主要发生在婴幼儿和儿童中，有时也可见于成年人。皮损主要发生在面部、颈部和肘窝、膝窝，自觉瘙痒、病程慢性、反复发作，造成表皮脱蚀，呈苔藓化。

特应性皮炎的治疗原则也适用于其他皮炎湿疹类皮肤病。特应性皮炎无法根治，但是经过适当治疗后能够得到很好的控制。治疗目的是减少症状和体征，防止或减少复发，提供长期治疗方案以防止病情加重。Primary care Dermatology Society with the British Association of Dermatologists[1]、American Academy of Pediatrics[2]、特应性皮炎国际会议（ICCAD Ⅱ）[3]及英国的National Collaborating Centre for Women's and Children's Health[4]都已经公布了特应性皮炎的治疗指导方针。也经常有关于湿疹的治疗的综述[5~8]。

一线治疗

- 使用肥皂替代品定期清洗是很重要的，目的是清洁皮肤并保持皮肤的水分，患者不应使用肥皂和清洁剂，以保护皮肤表面的天然脂质不被洗去。为保持皮肤的水合（水化，hydration），洗澡时应选用适合的沐浴油。全身使用润肤剂每日至少2次，尤其是在洗澡后，手和面部的使用次数要更多。尽管得到广泛的推荐，但沐浴润肤剂的使用并未获得有力证据的支持，这一治疗方法的有效性有待进一步评估[9]。
- 应教育患者知道如何避免发病，致病因素包括刺激物、微生物、心理因素或过敏。

瘙痒和炎症的急性处理

- 间歇性局部外用皮质激素是治疗特应性皮炎的主要方法。急性发作期应使用1周，慢性湿疹通常要经过6周的治疗才能控制住。为了避免可能发生的不良反应，应使用强度较弱的皮质激素，在选择合适药物时，还应考虑患者的年龄、湿疹的部位和范围。如需要在儿童身上使用强效激素，应在专家的指导下进行。
- 当皮质激素的使用受到限制或使用皮质激素无明显效果时，局部钙调神经蛋白抑制剂（吡美莫司或他克莫司）可作为替代治疗药物或二线药物。吡美莫司用于轻、中度湿疹，他克莫司用于中、重度湿疹。主要不良反应是在用药部位的灼烧感。一旦情况稳定后，患者应回复到使用润肤剂治疗。

维持治疗

- 急性加重时可间歇性地外用皮质激素。一旦病情缓解，应继续使用润肤剂。
- 对于顽固的或经常复发的湿疹，可以使用局部钙调神经蛋白抑制剂，而且在复发症状一出现时就使用。这类药物可以防止疾病的进展，而又没有皮质激素的不良反应，可以在延展期用于全身的各个部位，包括敏感的部位如面部、眼睑和颈部。到目前为止，研究显示这类新药在短期使用时是安全的。然而，虽然这类药物的系统吸收很少，但由于能够抑制T细胞，可能具有免疫抑制作用、引起皮肤癌和细菌感染的可能性。局部钙调神经蛋白抑制剂诱发癌症的风险已经经过相当多的讨论（见第1759页，**他克莫司**中**致癌性**项下）。因此，在2006年，欧洲和美国的主管当局提醒医生这类药物只能作为二线药物间歇性地使用，且不能用于2岁以下儿童[10~12]。
- 煤焦油制剂偶尔可用于治疗慢性特应性皮炎，鱼石脂软膏或糊剂绷带可用于治疗慢性的苔藓化湿疹。

辅助治疗

- 对于明显的细菌、真菌或病毒感染，应选择合适的系统药物予以治疗［见**抗菌药中皮肤感染**（第184页）及**抗真菌药中皮肤感染**（第497页）］。由于受作用区域的限制以及湿疹患者的皮损区域常有广泛感染，通常不局部外用抗菌药。
- 如果患者有剧烈瘙痒或者由于瘙痒而影响睡眠时，可短期使用有镇静作用的抗组胺药。无镇静作用的抗组胺药对湿疹通常是无效的，但是对特应性皮炎和伴发的荨麻疹是有效的。外用多虑平可短暂止痒，但可能引起瞌睡和接触性皮炎。

对于使用上述一线治疗药物无效的湿疹患者，应在专家指导下采取进一步的措施。

严重、顽固性疾病

- 对于重度、泛发的患者可使用光疗：单独或联合使用UVA、UVB，或者使用光化学疗法（PUVA）[用补骨脂素（通常是甲氧补骨脂素）结合照射紫外线UVA]。然而，需要考虑到其潜在的长期影响如皮肤早老和皮肤癌。
- 可考虑短期外用强效皮质激素或口服皮质激素。但在面部和屈曲褶皱部位通常只能使用弱效激素，如1%的氢化可的松，因为在这些部位的吸收会增加。
- 有时可以间歇性使用湿包裹敷料，尤其对于儿童，这样可以起到水化和抗炎的作用[4,8,13,14]。有如下几种技术可供使用：湿绷带和辅料可以使用在覆盖着润肤剂或者稀释的皮质激素乳膏的皮肤上，或者在使用前将敷料浸在温热稀释的激素乳膏中；也可以再加一层干燥的外层敷料。敷料可以只在皮损部位使用，也可以在泛发性湿疹患者的全身使用，并静置24h。治疗可以持续数周，但是在使用皮质激素时应控制在1周左右，因为存在系统性吸收造成的不良反应[4,8,13]。对于湿疹出现感染的患者不宜使用湿包装敷料。
- 此外，对于顽固的湿疹患者还尝试过使用其他药物，如硫唑嘌呤、环孢素、甲氨蝶呤等。

虽然缺乏治疗效果的证据支持，但已有人尝试使用月见草油和琉璃苣油。其他还在实验阶段的药物包括干扰素、麦考酚酸酯和胸腺肽。对补充治疗和替代疗法，有很多人感兴趣。也有人使用植物药，偶尔会产生严重的不良反应。有一些鼓舞人心的报道，但其疗效还有待进一步确认[4,15,16]。

1. Primary Care Dermatology Society & British Association of Dermatologists. Guidelines for the management of atopic eczema, 2006 (reviewed Jan 2010). Available at: http://www.bad.org.uk/Portals/_Bad/Guidelines/Clinical%20Guidelines/PCDS-BAD%20Eczema%20reviewed%202010.pdf (accessed 25/05/10)
2. Hanifin JM, *et al.* American Academy of Dermatology. Guidelines of care for atopic dermatitis. *J Am Acad Dermatol* 2004; **50:** 391–404.
   Also available at: http://www.aad.org/research/doc/ClinicalResearch_Atopic%20Dermatitis%20Part%20I.pdf (accessed 25/05/10) Correction. *ibid.* 2005; **52:** 156.
   Also available at: http://www.aad.org/research/doc/ClinicalResearch_Atopic%20Dermatitis%20Part%20II.pdf (accessed 25/05/10)
3. Ellis C, *et al.* International consensus conference on atopic dermatitis II (ICCAD II): clinical update and current treatment strategies. *Br J Dermatol* 2003; **148** (suppl 63): 3–10.
4. National Collaborating Centre for Women's and Children's Health/NICE. Atopic eczema in children: management of atopic eczema in children from birth up to the age of 12 years (issued December 2007). Available at: http://www.nice.org.uk/nicemedia/pdf/CG057FullGuideline.pdf (accessed 17/12/09)
5. Leung DYM, Bieber T. Atopic dermatitis. *Lancet* 2003; **361:** 151–60.
6. Williams HC. Atopic dermatitis. *N Engl J Med* 2005; **352:** 2314–24.
7. Brown S, Reynolds NJ. Atopic and non-atopic eczema. *BMJ* 2006; **332:** 584–8.
8. Krakowski AC, *et al.* Management of atopic dermatitis in the pediatric population. *Pediatrics* 2008; **122:** 812–24.
9. Anonymous. Bath emollients for atopic eczema: why use them? *Drug Ther Bull* 2007; **45:** 73–5.
10. European Medicines Agency. Questions and answers on Protopic/Protopy and Elidel (issued 23 March 2006). Available at: http://www.emea.europa.eu/pdfs/general/direct/pr/8027006en.pdf (accessed 28/07/08)
11. FDA. Alert for healthcare professionals: pimecrolimus (marketed as Elidel) (issued June 2006).
   Available at: http://www.fda.gov/Drugs/DrugSafety/PostmarketDrugSafetyInformationforPatientsandProviders/ucm153525.htm (accessed 08/07/10)
12. FDA. Information for healthcare professionals: tacrolimus (marketed as Protopic) (issued June 2006).
   Available at: http://www.fda.gov/Drugs/DrugSafety/PostmarketDrugSafetyInformationforPatientsandProviders/ucm126497.htm (accessed 08/07/10)
13. Devillers ACA, Oranje AP. Efficacy and safety of 'wet-wrap' dressings as an intervention treatment in children with severe and/or refractory atopic dermatitis: a critical review of the literature. *Br J Dermatol* 2006; **154:** 579–85.
14. Oranje AP, *et al.* Treatment of patients with atopic dermatitis using wet-wrap dressings with diluted steroids and/or emollients. An expert panel's opinion and review of the literature. *J Eur Acad Dermatol Venereol* 2006; **20:** 1277–86.
15. Armstrong NC, Ernst E. The treatment of eczema with Chinese herbs: a systematic review of randomized clinical trials. *Br J Clin Pharmacol* 1999; **48:** 262–4.
16. Zuckerman GB, Bielory L. Complementary and alternative medicine herbal therapies for atopic disorders. *Am J Med* 2002; **113** (suppl 9A): 47S–51S.

大疱性表皮松解症

大疱性表皮松解症是一组遗传性疾病[1,2]，特征是皮肤起大疱，有时也影响到黏膜，尤其是口腔和食管。根据不同结构上与代谢上的缺陷以及大疱发生的部位，大疱性表皮松解症可分为单纯型、交界型以及营养不良型。本病可自发或由轻微外伤引起。在有些患者中，大疱及瘢痕可造成病变部位明显的组织缺失。患病严重的婴儿，可能由于大疱感染而致命。对于轻微的病例只需对症处理，如避免创伤、保持大疱的清洁和干燥等。对于严重的病例，则无有效的治疗方法，可服用大剂量皮质激素。曾经用苯妥英钠，但对照试验并不能证明其有效，沙利度胺也曾尝试应用过，另外口服四环素也在一些病例中证明有效，可以减轻病情。

还有一种获得性的称为获得性大疱性表皮松解症，同样很难治疗[3]，可用皮质激素和其他免疫抑制药治疗。个别病例还试用过大剂量静脉内免疫球蛋白（IVIG）和体外的光化学疗法（口服甲氧补骨脂素后抽出血液，在体外照射紫外线后再重新输回体内）[4,5]。有个别几例使用单克隆抗体治疗成功的案例，比如巴利昔单抗（白细胞介素-2受体的单克隆抗体）[6]和利妥昔单抗（抗CD20抗体）[7]。

1. Trent JT, Kirsner RS. Epidermolysis bullosa: identification and treatment. *Adv Skin Wound Care* 2003; **16:** 284–90.
2. Bello YM, *et al.* Management of epidermolysis bullosa in infants and children. *Clin Dermatol* 2003; **21:** 278–82.
3. Fine J-D. Management of acquired bullous skin diseases. *N Engl J Med* 1995; **333:** 1475–84.
4. Miller JL, *et al.* Remission of severe epidermolysis bullosa acquisita induced by extracorporeal photochemotherapy. *Br J Dermatol* 1995; **133:** 467–71.
5. Gordon KB, *et al.* Treatment of refractory epidermolysis bullosa acquisita with extracorporeal photochemotherapy. *Br J Dermatol* 1997; **136:** 415–20.
6. Haufs MG, Haneke E. Epidermolysis bullosa acquisita treated with basiliximab, an interleukin-2 receptor antibody. *Acta Derm Venereol (Stockh)* 2001; **81:** 72.
7. Sadler E, *et al.* Treatment-resistant classical epidermolysis bullosa acquisita responding to rituximab. *Br J Dermatol* 2007; **157:** 417–19.

多形红斑

多形红斑是一种皮肤炎症反应，特征为斑丘疹，以后可发展成环状和水疱。典型的好发部位为手、前臂、肘、膝和足。本病与感染特别是单纯疱疹病毒有关，还可能与药物、肿瘤、胶原或炎性疾病等有关。严重时黏膜（特别是口腔黏膜）会起大疱。关于多形红斑的描述有些重叠，如Stevens-Johnson综合征、中毒性表皮坏死松解症，已试图将它们独立命名[1~4]。多形红斑大多发生在感染后，但Stevens-Johnson综合征主要是由药物引起的，属于药物引起的皮肤病谱，而中毒性表皮坏死松解症是一种更加严重的反应类型，可以威及生命（见上文**药物引起的皮肤反应**）。

多形红斑通常是急性的，病程较短，处理时就像对于烧伤一样（见上文），只需对症治疗就可以了。对于病情严重的患者，需要口服皮质激素，虽然其价值还有争论。一些患者的多形红斑可能复发，已经尝试着使用不同药物来治疗和预防[5]。如果多形红斑是由单纯疱疹病毒引发的，可以短期或者连续服用阿昔洛韦。其他可用于治疗复发性多形红斑的药物包括氨苯砜、羟氯喹、米帕林、硫唑嘌呤、麦考酚酯和沙利度胺。

1. Assier H, *et al.* Erythema multiforme with mucous membrane involvement and Stevens-Johnson syndrome are clinically different disorders with distinct causes. *Arch Dermatol* 1995; **131:** 539–43.
2. Forman R, *et al.* Erythema multiforme, Stevens-Johnson syndrome and toxic epidermal necrolysis in children: a review of 10 years' experience. *Drug Safety* 2002; **25:** 965–72.
3. Letko E, *et al.* Stevens-Johnson syndrome and toxic epidermal necrolysis: a review of the literature. *Ann Allergy Asthma Immunol* 2005; **94:** 419–36.
4. Parrillo SJ. Stevens-Johnson syndrome and toxic epidermal necrolysis. *Curr Allergy Asthma Rep* 2007; **7:** 243–7.
5. Schofield JK, *et al.* Recurrent erythema multiforme: clinical features and treatment in a large series of patients. *Br J Dermatol* 1993; **128:** 542–5.

多汗症

多汗症（皮肤出汗过多）可以是全身性的或局限性的，多见于手掌、足跖、腋下，少数发生在面部。本病可能与内分泌、神经系统和肿瘤有关[1,2]，在某些病例中可能是由药物引起的[3]。

首先可试用药物治疗，但对严重病例通常是无效的。对症状轻微的局限性多汗症患者，使用铝盐，如氯化铝或水合氯化铝的乙醇溶液可能有效[1,2,4,5]。外用抗胆碱药如二苯马尼甲硫酸盐、格隆溴铵、氢溴酸东莨菪碱等，可以缓解症状，尤其是面部多汗者[2]。对于少数脊髓损伤患者的过度出汗，口服溴丙胺太林可取得好的疗效，但由于口服抗毒蕈碱药的不良反应，通常不会这样应用。对全身性多汗症患者，静脉输注酚妥拉明有效[6]。治疗手掌、足跖多汗症，离子电渗疗法也是首先可考虑采用的[1,2,4]。对局限性多汗症，当局部治疗无效者，可采用A型肉毒毒素皮内注射。注射时很痛，必要时需用局部麻醉，尤其是治疗手足多汗症时[1,2,4,5]。外用福尔马林和戊二醛溶液治疗足多汗症的疗效有限，现已不再推荐使用。

当药物治疗失败时，可尝试手术治疗[1,2,4,5]。曾经使用过皮下刮除或切除小汗腺，但现在可用微创外科技术，尤其是胸腔镜下胸交感神经干切断术（endoscopic thoracic sympathectomy）为严重的上肢多汗症提供了一种简单有效的治疗方法。

1. Hornberger J, *et al.* Recognition, diagnosis, and treatment of primary focal hyperhidrosis. *J Am Acad Dermatol* 2004; **51:** 274–86.
2. Eisenach JH, *et al.* Hyperhidrosis: evolving therapies for a well-established phenomenon. *Mayo Clin Proc* 2005; **80:** 657–66.
3. Cheshire WP, Fealey RD. Drug-induced hyperhidrosis and hypohidrosis: incidence, prevention and management. *Drug Safety* 2008; **31:** 109–26.
4. Lowe N, *et al.* The place of botulinum toxin type A in the treatment of focal hyperhidrosis. *Br J Dermatol* 2004; **151:** 1115–22.
5. Solish N, *et al.* A comprehensive approach to the recognition, diagnosis, and severity-based treatment of focal hyperhidrosis: recommendations of the Canadian Hyperhidrosis Advisory Committee. *Dermatol Surg* 2007; **33:** 908–23.
6. McCleane G. The use of intravenous phentolamine mesilate in the treatment of hyperhidrosis. *Br J Dermatol* 2002; **146:** 533–4.

鱼鳞病

鱼鳞病是一种全身性非炎症性皮肤干燥脱屑或角化异常的疾病（见下文）。鱼鳞病有不同的类型，其严重度和发病率各不相同。本病是遗传性疾病。使用含尿素等成分的润肤剂能够在皮肤表面形成一层油膜，由于防止了皮肤水分的蒸发，从而能够缓解干燥症状。如果鳞屑较严重，就需要外用角质分离剂，如水杨酸和尿素。还可外用维A酸类药物（如他扎罗汀）。对于非常严重的鱼鳞病，就需要口服维A酸类药物，如阿维A、阿维A酯和异维A酸。有些患者外用钙泊三醇或他克莫司有效，但可能存在系统吸收的问题。一种维A酸代谢阻滞药利阿唑已经开发。

1. Shwayder T. Ichthyosis in a nutshell. *Pediatr Rev* 1999; **20:** 5–12.
2. Rubeiz N, Kibbi AG. Management of ichthyosis in infants and children. *Clin Dermatol* 2003; **21:** 325–8.

角化性皮肤病

角化是指从表皮基底细胞开始，不断分化，向上移行，最终成为角质层细胞死亡脱落的过程。此过程大约需要14天，由于角质层的形成与脱落处在动态平衡中，所以角质层的厚度不会改变。角化性皮肤病的特征是角质层脱落减少，在皮肤表面形成鳞屑。角质细胞未能均匀地脱落就聚集成为鳞屑，而角质细胞在垂直方向上的过度堆积则成为角化过度。角化性皮肤病包括Darier病和鱼鳞病（见上文）。一些炎症性皮肤病也会出现表皮过度增生，如银屑病（第1510页）。

扁平苔藓

扁平苔藓是一种炎症性皮肤病，典型损伤为伴瘙痒的丘疹，好发于四肢。也可发生在指甲和口腔或颊黏膜，少数病例可有生殖器黏膜病变。病因不明，但自身免疫性疾病的发病率比正常人高。一些药物也能产生扁平苔藓，如米帕林、甲基多巴、青霉素和金硫丁二钠。

对扁平苔藓目前仍然没有足够的证据证明哪种治疗方法更加有效[1~3]。大多数患者可自行缓解，对轻症和局限性的病例，一般无需治疗。需要治疗时，外用强效激素可用于局限性皮损，封包治疗可以增强疗效[1,4]。而对于面部、腋下、腹股沟或阴部皮损，一般用弱效激素。局部注射皮质激素如曲安奈德，适合用于过度角化或顽固的局部斑块。有症状的黏膜损害也可以外用皮质激素治疗[1,3~5]；有多种剂型可供使用，包括软膏、黏着剂、糊膏、锭剂以及漱口水。其他局部用药也可以得到不同的效果，包括环孢素、异维A酸和维A酸。对于顽固的或糜烂的黏膜病变，可以局部注射皮质激素治疗[1,5]。

全身性应用皮质激素适用于泛发性皮肤扁平苔藓以及黏膜病灶的急性加重期[1,3~5]。如果患者对皮质激素治疗不敏感，可以尝试口服维A酸类药物，如阿维A、阿维A酯或异维A酸。其他有报道对少数患者有效的治疗包括环孢素、灰黄霉素、氯喹和羟氯喹，以及应用补骨脂素照射UVA的光化学疗法（PUVA）[1,5]，也有人尝试外用他克莫司和吡美莫司[3]。

1. Cribier B, *et al.* Treatment of lichen planus: an evidence-based medicine analysis of efficacy. *Arch Dermatol* 1998; **134:** 1521–30.
2. Zakrzewska JM, *et al.* A systematic review of placebo-controlled randomized clinical trials of treatments used in oral lichen planus. *Br J Dermatol* 2005; **153:** 336–41.
3. Farhi D, Dupin N. Pathophysiology, etiologic factors, and clinical management of oral lichen planus, part I: facts and controversies. *Clin Dermatol* 2010; **28:** 100–108.
4. Katta R. Lichen planus. *Am Fam Physician* 2000; **61:** 3319–24,

3327–8. Correction. *ibid.*; **62:** 1786.
5. Agarwal R, Saraswat A. Oral lichen planus: an update. *Drugs Today* 2002; **38:** 533–47.

硬化性苔藓

硬化性苔藓是一种炎症性的慢性皮肤病，常见于女性，有时也见于男性和儿童[1~6]。本病发生在肛周和生殖器区域，可引起瘙痒、疼痛以及泌尿生殖系统疾病。本病也可发生在生殖器以外部位，通常无痒感，甚至没有任何症状[1,2,5]。硬化性苔藓病程中加重和缓解交替，并发症包括继发感染，最常见的是念珠菌感染、瘢痕形成和外阴疼痛。对男性患者最常见的并发症是包茎。硬化性苔藓的确切病因还不清楚，但似乎与自身免疫疾病和遗传因素有密切关系。也与鳞状细胞和疣状癌有关[2,3,5,6]。

硬化性苔藓的治疗包括控制症状、预防和治疗并发症、早期发现恶性病变[3,5,6]。对发生在生殖器和生殖器以外的病变，外用强效皮质激素（如丙酸氯倍他索或0.05%丙酸倍他米松）是安全有效的。在一个小范围的研究中，局部注射曲安西龙是有效的。其他外用药物如吡美莫司、他克莫司、维 A 酸、睾酮、孕酮等，它们的安全性和有效性还不清楚。然而，最近有综述[7]认为吡美莫司和他克莫司可以作为对外用皮质激素不敏感患者的二线用药。全身的维 A 酸治疗有助于那些局部皮质激素治疗无效的复杂性疾病。还有关于使用 PUVA、司坦唑醇或光动力、激光治疗成功的报道。外科手术只用于瘢痕和恶变时[2,3,5,6]。

1. Powell JJ, Wojnarowska F. Lichen sclerosus. *Lancet* 1999; **353:** 1777–83.
2. Neill SM, *et al.* British Association of Dermatologists. Guidelines for the management of lichen sclerosus. *Br J Dermatol* 2002; **147:** 640–9. Also available at: http://www.bad.org.uk/Portals/Bad/Guidelines/Clinical%20Guidelines/Lichen% 20Sclerosus.pdf (accessed 20/07/10)
3. Tasker GL, Wojnarowska F. Lichen sclerosus. *Clin Exp Dermatol* 2003; **28:** 128–33.
4. McLelland J. Lichen sclerosus in children. *J Obstet Gynaecol* 2004; **24:** 733–5.
5. Yesudian PD, *et al.* Lichen sclerosus. *Int J STD AIDS* 2005; **16:** 465–73.
6. Dalziel K, Shaw S. Lichen sclerosus. *BMJ* 2010; **340:** 759–61.
7. Goldstein AT, *et al.* Topical calcineurin inhibitors for the treatment of vulvar dermatoses. *Eur J Obstet Gynecol Reprod Biol* 2009; **146:** 22–9.

光线引起的皮肤反应

光线对许多生物功能是必需的，但也可引起多种疾病，特别是太阳光谱中的紫外线部分。

依照波长的不同，**紫外线（UV）**可有不同的特性。

- **UVA**（波长 320～400nm），能够直接将皮肤晒黑而很少产生红斑，但它会造成皮肤持久的损伤，如光老化和癌症。UVA 还被分为 UVA-Ⅰ（340～400nm）和 UVA-Ⅱ（320～340nm）。UVAⅡ的效果更像 UVB。
- **UVB**（波长 290～320nm），比 UVA 产生红斑的效应要强约 1000 倍，是太阳光谱中能够产生日晒伤的一个波段，同样对皮肤有持久的损伤。UVB 可同接通过色素沉着使皮肤晒黑。
- **UVC**（波长 200～290nm），能够产生红斑而不会将皮肤晒黑。地球表面的臭氧层通常能将 UVC 过滤掉。但人造光源（如灭菌灯和工业焊接弧）也能产生 UVC。

正常的健康个体**暴露在日光下**（包括来自雪、白沙或水的反射光）能增加皮肤的色素沉着（晒黑）。这是一种保护皮肤免于紫外线照射的适应机制。皮肤立即晒黑是由于皮肤最外层黑素前体的氧化所致。还可有迟发和间接的，这是由于新的黑色素形成所致。遗传因素决定了一个人被晒黑的类型。黑素能够对暴露的皮肤提供一些保护，但主要的保护是由增厚角质层提供的。然而，过度暴露于强烈的日光下，能够引起红斑和晒伤，这是皮肤对紫外线照射所引起损伤的炎症反应。

长时间过度暴露在强烈的日光下，可能导致皮肤的变性改变（见下文皮肤早衰或光老化）、光化性（日光性）角化（皮肤癌的危险因素或前兆）、免疫抑制和一些皮肤癌如基底细胞或者鳞状细胞癌、恶性黑素瘤（见**皮肤恶性肿瘤**，第639页）。日光暴露的不良反应对有些患者具有更高的风险。即使是短暂地暴露在日光下也能产生光线引起的皮肤反应（见下文），具有诸如白癜风和白化病（见**色素性皮肤病**，第1509页）等色素减退疾病的患者，其对日晒更加敏感，接受过全身性免疫抑制治疗的移植患者患皮肤癌的概率更高（见**器官和组织移植**，第1728页）。许多药物可能造成光毒性或光过敏性反应（见下文，**药物引起的光敏感**）。

防晒很重要，不管是健康人为了避免皮肤受损，还是上面提到的光敏感患者。对于更容易受日晒的不良反应影响的患者更是如此。暴露在紫外线灭菌灯下的医务人员和科研人员需要注意防止紫外线的照射。穿着适当的服装和涂抹**遮光剂**能够起到防紫外线的作用。遮光剂有化学性的和物理性的（见第1504页），为了能够达到最大保护效果，许多产品都含有多种不同的遮光成分。广谱遮光剂应该可以有效抵抗 UVA 和 UVB，但 UVA 的范围通常是不确定的。单纯由物理性成分组成的遮光剂，从美观的角度很难让人接受。

遮光产品通常用**防晒系数（SPF 值）**来描述其遮光的功效。SPF 值是表示皮肤在使用标准为 2mg/cm^2 的遮光剂后，产生最小可见红斑（最小红斑量，MED）所需要的时间，并与不涂遮光产品皮肤 MED 间的比例。因此 SPF 值主要是用来表示遮光剂对 UVB 的防护效果。至于遮光剂对防护 UVA 的效果，已有多个分类系统，但到目前为止，还没有一个被普遍接受。防晒效果主要取决于遮光剂的正确使用，有研究显示，总体而言遮光剂的使用非常随意，并且使用量不足以提供最佳的保护。

在许多国家，政府机关和皮肤科医生都向公众发布了防晒的指南，包括遮光剂的使用。一般方法包括避免在紫外线辐射最强（通常在上午 10 点到下午 3 点之间）时暴露在阳光之下，在户外遇到强光时寻找阴凉处，使用符合一定标准的环绕式太阳镜以及佩戴宽沿帽子和身着防晒的衣物。遮光剂应该在接受光照之前 15～30min，均匀地涂抹在身体所有暴露的区域，并且每隔 2h 以及游泳和出汗后都要进行补涂。最好使用广谱遮光剂。在诸如英国及美国这样的国家，皮肤科医生通常建议使用 SPF15（SPF 15＋）的遮光剂；而在澳大利亚，医生通常推荐 SPF30＋的产品。

关于急性日晒伤，人们尝试了许多治疗的方法，但是这方面的研究十分欠缺，结论也各异。一旦出现日晒伤的症状和体征就应立刻采取措施，这样可以减少表皮的损伤，也减少修复的时间，但是这方面还缺乏有力的证据。润肤剂、冷湿敷、对乙酰氨基酚和非甾体抗炎药可以用于缓解红斑、疼痛和皮肤瘙痒，口服抗组胺药、局部外用氢化可的松、局部麻醉药也可以在考虑之列。

1. Gasparro FP. Sunscreens, skin photobiology, and skin cancer: the need for UVA protection and evaluation of efficacy. *Environ Health Perspect* 2000; **108** (suppl): 71–8.
2. Moloney FJ, *et al.* Sunscreens: safety, efficacy and appropriate use. *Am J Clin Dermatol* 2002; **3:** 185–91.
3. Anonymous. Prevention and treatment of sunburn. *Med Lett Drugs Ther* 2004; **46:** 45–6.
4. Han A, Maibach HI. Management of acute sunburn. *Am J Clin Dermatol* 2004; **5:** 39–47.
5. Maier T, Korting HC. Sunscreens–which and what for? *Skin Pharmacol Physiol* 2005; **18:** 253–62.
6. Nash JF. Human safety and efficacy of ultraviolet filters and sunscreen products. *Dermatol Clin* 2006; **24:** 35–51.
7. Osterwalder U, Herzog B. Sun protection factors: world wide confusion. *Br J Dermatol* 2009; **161** (suppl 3): 13–24.

药物引起的光敏感 光敏感可能由药物引起，出现全身性或局部性症状，表现为光中毒或光过敏[1]。在光中毒的情形下，药物通过吸收辐射发挥作用造成组织中毒。反应出现迅速（通常在 24h 内），并发生在暴露的皮肤上。中毒看起来像重度的日晒伤，会呈现红斑、水肿以及色素沉着，并因此导致比晒伤更深的红色、瘙痒以及荨麻疹。反应的程度取决于光照的时间和强度。光过敏有其免疫学的基础，反应一般是由于此前应用光敏感药物，进而产生超敏反应。皮疹通常出现在光照后几天，表现为丘疱疹、瘙痒和湿疹样皮炎。光过敏反应比光中毒少见。

造成光敏感的全身用药包括：

- 抗菌药（氟喹诺酮类，磺胺类和四环素）；
- 抗抑郁药（三环类抗抑郁药和圣约翰草）；
- 抗癫痫药（卡马西平、拉莫三嗪、苯巴比妥和苯妥英）；
- 抗组胺药（包括赛庚啶、苯海拉明和氯雷他定）；
- 抗疟药（氯喹、奎宁、乙胺嘧啶和甲氟喹）；
- 抗肿瘤药（包括氟尿嘧啶、甲氨蝶呤和长春碱）；
- 心血管病药（包括 ACEI、胺碘酮、奎尼丁、噻嗪类利尿药和辛伐他汀）；
- 皮质激素；
- 非甾体抗炎药；
- 吩噻嗪类抗精神病药；
- 性激素（雌激素和孕激素）；
- 磺脲类降糖药；
- 维 A 酸（异维 A 酸）。

光接触性皮炎的发生通常由于阳光及局部物质之间的相互作用，并且既可能是光中毒也可能是光过敏。可能造成这类问题的药物包括防腐剂、抗真菌药、煤焦油、皮质激素、局部麻醉药以及维 A 酸[1]。光敏感反应还可能由本用来避免其出现的外用遮光剂导致[1,2]。有报道称光过敏反应由化学遮光剂造成，尤其是对氨基苯甲酸和苯甲酮（二苯甲酮、美克西酮、氧苯酮以及磺异苯酮）。由肉桂酸造成的情况不太常见。

光过敏反应通常按晒伤处理（见上文**光线引起的皮肤反应**），也许会用到抗组胺药和皮质激素。如果不良反应药物无法被剔除或替代，应采取合适的着装以及外涂遮光剂来最大程度上减少日晒[1]。

1. Moore DE. Drug-induced cutaneous photosensitivity: incidence, mechanism, prevention and management. *Drug Safety* 2002; **25:** 345–72.
2. Scheuer E, Warshaw E. Sunscreen allergy: a review of epidemiology, clinical characteristics, and responsible allergens. *Dermatitis* 2006; **17:** 3–11. Correction. *ibid.*; 162.

光老化 暴露于阳光下会导致皮肤在正常老化过程中的额外变化。这种光老化或光损伤会表现为皱纹、皮肤粗糙和干燥、不规则色素沉着、毛细血管扩张、皮肤灰黄以及色斑（雀斑或老年斑）。光老化也会造成患日光角化病和皮肤癌的风险增加（见第639页，**皮肤恶性肿瘤**）。

应对光老化的美容方法被广泛推广，但大部分都缺乏严格的科学评估和严谨的数据[1]。包括使用遮光剂在内的减少日晒的方法可以减缓光老化的进程[2,3]。外用维 A 酸类药物，如异维 A 酸、他扎罗汀、维 A 酸等，可以改善皱纹、不规则色素沉着、皮肤粗糙以及雀斑的情况。然而，这些药物的疗效与剂量相关，并且其本身可能造成刺激和光敏感反应[1~4]。羟基酸角质剥脱剂如羟乙酸也在缓解光老化方面广泛使用。低浓度的药物用于非处方美容，高浓度的药物则用于化学换肤。然而，总体而言，它们的效果都很有限[1,2]。局部注射 A 型肉毒毒素导致肌肉麻痹，可作为美容方法用来减少细纹和皱纹[2,3]。诸如骨胶原和透明质酸的皮肤填充也用来减少细纹和深皱纹[2]。其他手段包括局部磨削以减少皱纹，冷冻治疗或电凝手术打散色素性病变；激光或其他光疗法也用于应对皱纹、色素性病变及良性血管增生（如毛细血管扩张和血管瘤[2]）。外用光动力疗法可以起到嫩肤作用[5]。口服或者局部外用抗氧化剂也可阻止光老化，但是目前还缺乏支持这样观点的数据[2,3]。

1. Samuel M, *et al.* Interventions for photodamaged skin. Available in The Cochrane Database of Systematic Reviews; Issue 1. Chichester: John Wiley; 2005 (accessed 25/09/07).
2. Stern RS. Treatment of photoaging. *N Engl J Med* 2004; **350:** 1526–34.
3. McCullough JL, Kelly KM. Prevention and treatment of skin aging. *Ann N Y Acad Sci* 2006; **1067:** 323–31.
4. Stratigos AJ, Katsambas AD. The role of topical retinoids in the treatment of photoaging. *Drugs* 2005; **65:** 1061–72.
5. Morton CA, *et al.* British Association of Dermatologists Therapy Guidelines and Audit Subcommittee and the British Photodermatology Group. Guidelines for topical photodynamic therapy: update. *Br J Dermatol* 2008; **159:** 1245–66. Also available at: http://www.bad.org.uk/Portals/_Bad/Guidelines/Clinical%20Guidelines/PDTguideline%20BJD%20Dec%202008.pdf (accessed 01/06/10)

光敏性皮肤病 即使是短暂的日光暴露也可以引起某些人群发生光介导的皮肤病。

多形性日光疹是一种常见过敏性疾病，光暴露数小时后出现瘙痒性的红斑、丘疹、水疱是其特征性的皮损，通常出现在成人，女性多于男性。对于大多数患者来说，这种光暴露后的过敏反应通常在早春开始出现，随着皮肤对光的耐受性的逐渐提高，症状可在夏末缓解，但是较严重的患者可以在冬季也出现。轻型患者通过避免日晒及使用防晒霜，可以使皮损消退后不留瘢痕。较强效的外用皮质激素或短期的口服泼尼松龙可以控制急性期皮疹。在轻型病例中，可以通过逐渐增加日光暴露进行脱敏治疗，而较严重的病例则需要通过人工 UVB 光疗或 PUVA 光化学疗法。但是这些治疗的效果只是暂时的，患者通常在每年春季都需要重复进行这些治疗[1~4]。对光非常敏感的患者如果不能耐受光疗或者防晒剂无效时，还可以考虑用硫唑嘌呤治疗[2]。

慢性光化性皮炎是一种在光暴露部位持续的苔藓样皮炎，少数患者可累及较大范围。老年男性常见，并且大部分患者并没有意识到本病是由长期日晒所引起。全身用药或使用遮光剂也可产生过敏反应[3,5,6]。治疗方法有避免接触过敏原，使用防晒剂、润肤剂，外用或口服皮质激素等。光疗或光化学疗法对部分患者也有疗效。全身用免疫抑制药如硫唑嘌呤、环孢素、麦考酚酯可用于治疗对上述疗法抵抗的患者[1,4~6]。亦有用干扰素及外用他克莫司成功治疗的病例[1,4]。

光线性痒疹与多形性日光疹类似，但临床上较少见，表现为光暴露部位持续瘙痒性的丘疹，经常还可蔓延到未受光照的部位。其他特征包括瘢痕、唇炎及眼部不适。常用防晒剂、外用或口服皮质激素、光疗或光化学疗法治疗。也有用沙利度胺进行治疗的，但是停药后容易复发[1,4]。

日光性荨麻疹是一种不常见的光敏性皮肤病，通常单独用遮光剂治疗即可，亦可用非镇定类的抗组胺药（如氯雷他定）、光疗或光化学疗法进行治疗[1,4]。

着色性干皮病是一种少见的常染色体隐性遗传病，

患者DNA修复系统存在缺陷，无法对紫外线介导的DNA损伤进行修复[7]。患者皮肤对日光高度敏感，小剂量的日光暴露即可引起严重的日晒伤。患者幼年即可发生雀斑（晒斑或黑褐斑）、肤色不均、毛细血管扩张、皮肤粗糙增厚、萎缩、结痂、瘢痕。多发日光下角化、癌前病变，儿童时期即可发生皮肤恶性肿瘤（第639页），多数患者在成年之前死亡。该病还可引起运动系统损伤、精神发育迟缓、眼损害、白血病以及龋齿。治疗包括严格的防晒，使用高强度的防晒剂。有研究表明系统用维A酸（包括阿维A及异维A酸）可能对阻止皮肤肿瘤发生有一定的疗效，但长期使用可有其他不良反应。外用氟尿嘧啶可能有效。外用DNA修复酶T4核酸内切酶V脂质体的制剂可能减少日光性角化和皮肤肿瘤的发生。

其他在光照后恶化的疾病包括皮肤卟啉病（第1390页）、红斑狼疮（第1444页）、唇疱疹（第824页）等。

1. Ferguson J. Diagnosis and treatment of the common idiopathic photodermatoses. *Australas J Dermatol* 2003; **44:** 90–6.
2. Ling TC, *et al.* Treatment of polymorphic light eruption. *Photodermatol Photoimmunol Photomed* 2003; **19:** 217–27.
3. Morison WL. Photosensitivity. *N Engl J Med* 2004; **350:** 1111–17.
4. Bylaite M, *et al.* Photodermatoses: classification, evaluation and management. *Br J Dermatol* 2009; **161** (suppl 3): 61–8.
5. Hawk JLM. Chronic actinic dermatitis. *Photodermatol Photoimmunol Photomed* 2004; **20:** 312–14.
6. Dawe RS. Chronic actinic dermatitis in the elderly: recognition and treatment. *Drugs Aging* 2005; **22:** 201–7.
7. Norgauer J, *et al.* Xeroderma pigmentosum. *Eur J Dermatol* 2003; **13:** 4–9.

传染性软疣

传染性软疣是痘病毒感染引起的珍珠白色或肉色的光滑隆起的小丘疹（1～2mm），中央有脐凹。皮损常见于皮肤上，也可出现在黏膜表面（主要是生殖器黏膜及结膜）。该病传染性很强，可通过接触传播，或其他方式如共用洗浴用品传播，常见于儿童。单个皮损通常持续几周，但在大多数患儿感染后自然消退需要2～4年。免疫受损者可发生广泛的皮损[1]。

对大多数患者来说，本病无特异性的治疗，且本病可逐渐消退。但如果皮损出现明显瘙痒、红斑或炎症，可使用针对症状的方法进行治疗，包括外用皮质激素及抗组胺药。对于免疫受损者以及皮损泛发可能留下瘢痕的患者可以用冷冻、刮除等方法对局部皮损进行破坏[1]。成人感染生殖器传染性软疣，可直接刺破刮除皮损（可配合使用碘酊或苯酚），男性患者还可选择外用鬼臼毒素进行治疗[2]。免疫调节药如甲腈咪胺及外用咪喹莫特等也可治疗[1]。HIV感染的患者可尝试用HAART、外用西多福韦进行治疗[1]。但目前尚无证据证明哪种治疗效果更佳[3]。

1. Brown J, *et al.* Childhood molluscum contagiosum. *Int J Dermatol* 2006; **45:** 93–9.
2. Clinical Effectiveness Group (British Association of Sexual Health and HIV). United Kingdom national guideline on the management of molluscum contagiosum (2007). Available at: http://www.bashh.org/documents/26/26.pdf (accessed 01/06/10)
3. van der Wouden JC, *et al.* Interventions for cutaneous molluscum contagiosum. Available in The Cochrane Database of Systematic Reviews; Issue 4. Chichester: John Wiley; 2009 (accessed 01/06/10).

天疱疮和类天疱疮

天疱疮和类天疱疮非常少见、可致残，是严重且可能致命的大疱性皮肤病。虽然都是自身免疫疾病，但两者是不同的。某些药物也可引起天疱疮或类天疱疮发作，可能引起发作的药物有青霉胺、ACEI。

- 天疱疮分为几种类型。寻常性天疱疮是最常见的一种表皮内大疱性皮肤病，能发生在皮肤或黏膜的任何部位或在黏膜部位出现溃疡。本病慢性，需要长期治疗。
- 大疱性类天疱疮好发于老年人。为表皮下大疱，侵犯皮肤；半数以上的患者有黏膜受累，但通常症状较轻不易被患者发现。类天疱疮通常是一种自限性疾病，发病几年后就可以停止治疗。
- 黏膜类天疱疮（瘢痕性类天疱疮）罕见，主要侵犯口腔黏膜和眼结膜，也可能侵犯其他黏膜，引起瘢痕。

治疗天疱疮和类天疱疮的方法相似。局部通常使用湿敷和处理烧伤（见第1505页）的方法。皮质激素用来减轻发作。维持治疗时，在激素减量过程中还可用辅助治疗来控制疾病发展，最终达到病情完全消退。

大剂量的全身用皮质激素可在使用数周后控制水疱的发生[1～3]。目前对于最佳剂量众说纷纭（更多内容见第1441页**皮质激素**下的**天疱疮及类天疱疮**项下），过去通常口服超高剂量的强的松龙来治疗[2]。静脉用皮质激素如甲泼尼龙可用于治疗严重的或免疫抵抗的病例，尤其是对于高口服剂量无效的患者[2,3]。超强效的外用皮质激素如丙酸氯倍他索可用于控制部分局限性的、轻中度的大疱性类天疱疮患者[1,3～5]。口腔黏膜的水疱及溃疡可以用外用皮质激素制剂[2,3,6]。独立的皮肤[3]及口腔黏膜皮损还可考虑进行病损注射治疗[3,6]。急性眼部炎症除了系统治疗外还需加上外用皮质激素[7]。

有多种辅助治疗，有时还作为皮质激素的替代治疗。然而，由于这组疾病少见，几乎没有对照研究。免疫抑制药治疗，通常用硫唑嘌呤，可加强疾病的控制并较少激素的用量[1,2,4,6]。环磷酰胺及甲氨蝶呤也有使用，但相关文献较少[1,2,4,8]。口服或静脉使用环磷酰胺配合激素治疗可用于病情严重的患者及迅速进展的黏膜性类天疱疮[6]。其他免疫抑制药无法使用时，可用苯丁酸氮芥，但相关文献十分有限[1,2]。麦考酚酯及环孢素在一些患者身上有明确疗效[1,2,4,6]。氨苯砜对一些大疱性类天疱疮的患者有较好疗效[1,4]，而且它还可作为轻中度黏膜性类天疱疮炎症反应的一线治疗[6,7]。四环素类单独使用或联合烟酰胺可能能够控制多种类型的天疱疮及类天疱疮，轻中度患者可尝试性治疗[1,2,4]。当其他辅助治疗寻常型天疱疮无效时，还可尝试肌内注射金制剂治疗[2]。大剂量静脉内免疫球蛋白（IVIG）可以减少天疱疮和类天疱疮皮质激素的用量，在一些患者可获得长期缓解[9]。静脉用免疫球蛋白通常用于那些对其他治疗无反应的病情严重的患者[2,4]。利妥昔单抗也有被用来治疗其他药物无效的天疱疮患者[3,10～12]。对于重症或药物治疗无效[1,2]的天疱疮患者可考虑使用血浆交换疗法，但是现在证明其（血浆置换）有效的文献不多，且由于它价格昂贵、不良反应较多所以使用受限[4]。

1. Wojnarowska F, *et al.* British Association of Dermatologists. Guidelines for the management of bullous pemphigoid. *Br J Dermatol* 2002; **147:** 214–21. Also available at: http://www.bad.org.uk/Portals/_Bad/Guidelines/Clinical%20Guidelines/Bullous%20Pemphigoid.pdf (accessed 20/07/10)
2. Harman KE, *et al.* British Association of Dermatologists. Guidelines for the management of pemphigus vulgaris. *Br J Dermatol* 2003; **149:** 926–37. Also available at: http://www.bad.org.uk/Portals/_Bad/Guidelines/Clinical%20Guidelines/Pemphigus%20Vulgaris.pdf (accessed 20/07/10)
3. Brystryn J-C, Rudolph JL. Pemphigus. *Lancet* 2005; **366:** 61–73.
4. Walsh SRA, *et al.* Bullous pemphigoid: from bench to bedside. *Drugs* 2005; **65:** 905–26.
5. Khumalo N, *et al.* Interventions for bullous pemphigoid. Available in the Cochrane Database of Systematic Reviews; Issue 3. Chichester: John Wiley; 2005 (accessed 25/09/07).
6. Sacher C, Hunzelmann N. Cicatricial pemphigoid (mucous membrane pemphigoid): current and emerging therapeutic approaches. *Am J Clin Dermatol* 2005; **6:** 93–103.
7. Laforest C, *et al.* Autoimmune bullous diseases: ocular manifestations and management. *Drugs* 2005; **65:** 1767–79.
8. Gürcan HM, Ahmed AR. Analysis of current data on the use of methotrexate in the treatment of pemphigus and pemphigoid. *Br J Dermatol* 2009; **161:** 723–31.
9. Ahmed AR. Use of intravenous immunoglobulin therapy in autoimmune blistering diseases. *Int Immunopharmacol* 2006; **6:** 557–78.
10. Cianchini G, *et al.* Severe persistent pemphigoid gestationis: long-term remission with rituximab. *Br J Dermatol* 2007; **157:** 388–9.
11. Fernando SL, O'Connor KS. Treatment of severe pemphigus foliaceus with rituximab. *Med J Aust* 2008; **189:** 289–90.
12. Jensen AØ, *et al.* Treatment of treatment-resistant autoimmune blistering skin disorders with rituximab. *Br J Dermatol* 2009; **160:** 1359–61.

色素性皮肤病

黑色素由表皮基底层的黑素细胞产生。它是由氨基酸和左旋多巴合成的复杂多聚合体。黑色素是在垂体控制下产生的，但也受到其他内分泌物质的影响。

色素减少和色素增加可在局部发生或全身泛发。

白化病是一种罕见的遗传性疾病，能够造成全身**泛发的色素减少**。患者对阳光极其敏感，必须经常使用遮光剂。

白癜风是一种常见的局限性色素减少疾病。皮损为界限清楚的色素脱失斑，可一直保持在原部位，也可逐渐扩展，最终全身色素脱失。色素脱失区域通常对日晒较为敏感，所有暴露区域（包括正常皮肤和色素脱失部位）都应该通过衣物或涂抹防晒霜进行防晒。通过化妆掩盖色素脱失斑的方法最为常用，此法通常用于那些仅在明显部位小范围皮肤受累的患者[1]。二羟丙酮能将皮肤染成棕色，达到化妆效果。尽管有多种治疗方法都有一定疗效，目前尚无完全有效恢复色素的方法。外用皮质激素有时可用来恢复色素[2,3]，但通常建议不要连续使用超过2个月[1]。外用吡美莫司是除了激素外的另一选择。窄波UVB光疗或PUVA可用于泛发的或虽然局限但严重影响生活的或保守治疗无效的白癜风患者[1]。光疗通常对深色皮肤类型的患者有效[1]。有学者认为UVB光疗优于UVA[2,3]，可用于治疗中重度患者[4]或皮损连续的患者[1]。能引起色素生成的实验性药物包括呋喃并色酮或苯丙氨酸，需配合UVA照射。有报道单独口服左旋咪唑或结合外用皮质激素也是有效的。一些小型的研究结果和病例报道显示，外用他克莫司有效[4,5]，外用钙泊三醇配合紫外线光疗或皮质激素外用有效[4]。适宜手术的患者现有多种移植技术可供选择[1]。自体移植培养的黑素细胞、超薄表皮层或者基底细胞层的悬浮液可用于治疗某些类型的白癜风。最好的移植方法是在激光磨削后的皮损上涂抹自体表皮悬浮液，然后再进行窄波UVB或PUVA的治疗[1]。移植术不宜用于进行期的或大面积的白癜风[3,6]。如果白癜风面积超过体表面积50%，而且经PUVA治疗无效，可以考虑剩余的正常皮肤脱色，从而达到全身颜色与发病区域颜色差不多的目的。莫诺苯宗可导致皮肤的永久脱色，脱色后，为了避免由日晒所引起的皮肤损伤，患者外出一定要用遮光剂。

色素沉着过度是由于黑色素数量增加或者由皮肤中的其他物质（如铁）所引起。全身性色素沉着过度疾病见于艾迪生病、黑棘皮病和原发性血色病。其他可引起色素沉着过度的有肝硬化、慢性肾衰竭和糖原贮积病。患者在服用了某些药物（如胺碘酮、米诺环素和酚噻嗪）后，由于在皮肤中形成了药物-黑色素复合物的沉淀，造成皮肤变暗。面部的黄褐斑是局限性色素沉着过度，常见于孕妇；黄褐斑还通常与使用激素类避孕药物有关。一些化合物用作脱色剂来治疗皮肤色素沉着过度，最常用的是氢醌[7,8]；莫诺苯宗并不推荐使用。外用维A酸和壬二酸对治疗黄褐斑病有效。一些国家还可使用氢醌、维A酸及皮质激素的复合制剂治疗黄褐斑。激光治疗和化学脱皮[7,8]也可使用。

1. Gawkrodger DJ, *et al.* Therapy Guidelines and Audit Subcommittee, British Association of Dermatologists. Clinical Standards Department, Royal College of Physicians of London. Cochrane Skin Group. Vitiligo Society. Guideline for the diagnosis and management of vitiligo. *Br J Dermatol* 2008; **159:** 1051–76. Also available at: http://www.bad.org.uk/Portals/_Bad/Guidelines/Clinical%20Guidelines/Vitiligo%202008.pdf (accessed 25/05/10)
2. Njoo MD, *et al.* Nonsurgical repigmentation therapies in vitiligo: meta-analysis of the literature. *Arch Dermatol* 1998; **134:** 1532–40.
3. Hartmann A, *et al.* Hypopigmentary skin disorders: current treatment options and future directions. *Drugs* 2004; **64:** 89–107.
4. Grimes PE. New insights and new therapies in vitiligo. *JAMA* 2005; **293:** 730–5.
5. Kostovic K, Pasic A. New treatment modalities for vitiligo: focus on topical immunomodulators. *Drugs* 2005; **65:** 447–59.
6. Olsson MJ, Juhlin L. Long-term follow-up of leucoderma patients treated with transplants of autologous cultured melanocytes, ultrathin epidermal sheets and basal cell layer suspension. *Br J Dermatol* 2002; **147:** 893–904.
7. Grimes PE. Melasma: etiologic and therapeutic considerations. *Arch Dermatol* 1995; **131:** 1453–7.
8. Rendon M, *et al.* Treatment of melasma. *J Am Acad Dermatol* 2006; **54** (suppl): S272–S281.

皮肤瘙痒

瘙痒是许多皮肤疾病共有的症状，令人烦恼，瘙痒有时也可由系统疾病所引起，如阻塞性黄疸、慢性肾病、内分泌疾病、某些恶性肿瘤或者是对药物的过敏反应。瘙痒精确的病理生理机制还不很清楚，不同的炎症介质可能与不同疾病的瘙痒有关，CNS也与瘙痒有关。

瘙痒是疾病的一个症状，治疗时应集中于除去病因。然而，瘙痒的对症治疗也是必需的。

若由于皮肤干燥引起瘙痒，则应使用润肤剂，可能需要对瘙痒**局部**进行治疗。炉甘石和克罗米通常用作外用，尽管有人怀疑它们的疗效。在制剂中还常含石炭酸或薄荷脑，它们能使毛细血管扩张，产生凉感及镇痛作用。辣椒素也可外用，局部皮质激素可用来减轻伴有炎症的瘙痒。局麻药或抗组胺药止痒效果轻微，而且偶尔能引起过敏。然而，外用聚桂醇400则已证明有效。多塞平是一个有很强抗组胺活性的三环类抗抑郁药，已外用于缓解皮炎的瘙痒，但有人对其疗效有一些疑问。但全身吸收后的不良反应限制了它的使用。

口服有镇静作用的抗组胺药常用于全身性瘙痒以及伴严重瘙痒的皮肤病如特应性湿疹（见第1506页）。米氮平，一种去甲肾上腺素能抗抑郁药和5-羟色胺能抗抑郁药，具有强大的抗组胺效果，多个研究报道该药可用来尝试治疗多种类型的痒疹。部分胆道梗阻、原发性胆汁性肝硬变或者妊娠肝内胆汁淤积症的患者，由于胆汁酸在皮肤组织中过量堆积引起皮肤瘙痒，可以使用胆汁酸树脂复合物，如考来烯胺来缓解症状。有报道指出，使用昂丹司琼治疗因胆汁淤积引起的瘙痒有效，但对照试验的结果并不一致。利福平也有使用。由于产科的阻塞性胆汁淤积所引起的瘙痒可使用熊脱氧胆酸治疗，后者还可以纠正伴随的生化异常。中枢阿片受体调节瘙痒的感受，使用阿片受体拮抗剂（如纳美芬和纳曲酮）能够减轻瘙痒。其他药物如西咪替丁、加巴喷丁和异丙酚也对部分患者有效。帕罗西汀对于一些与癌症有关的瘙痒有效，但数周后疗效会逐渐减退。PUVA（见第1530页**甲氧沙林**）可能对水源性瘙痒等皮肤瘙痒有帮助。

1. Jenkins JK, Boothby LA. Treatment of itching associated with intrahepatic cholestasis of pregnancy. *Ann Pharmacother* 2002; **36:** 1462–5.
2. Yosipovitch G, *et al.* Itch. *Lancet* 2003; **361:** 690–4.
3. Twycross R, *et al.* Itch: scratching more than the surface. *Q J Med* 2003; **96:** 7–26.
4. Summey BT, Yosipovitch G. Pharmacologic advances in the systemic treatment of itch. *Dermatol Ther* 2005; **18:** 328–32.
5. Hercogová J. Topical anti-itch therapy. *Dermatol Ther* 2005; **18:** 341–3.
6. Bergasa NV. Medical palliation of the jaundiced patient with pruritus. *Gastroenterol Clin North Am* 2006; **35:** 113–23.
7. Cies JJ, Giamalis JN. Treatment of cholestatic pruritus in children. *Am J Health-Syst Pharm* 2007; **64:** 1157–62.
8. Kremer AE, *et al.* Pathogenesis and treatment of pruritus in cholestasis. *Drugs* 2008; **68:** 2163–82.
9. Manenti L, *et al.* Uraemic pruritus: clinical characteristics, pathophysiology and treatment. *Drugs* 2009; **69:** 251–63.
10. Vila T, *et al.* Role of gabapentin in the treatment of uremic pruritus. *Ann Pharmacother* 2008; **42:** 1080–4.

银屑病

银屑病是一种慢性炎症性皮肤病，因过度表皮增生临床表现为红斑、鳞屑和皮肤增厚。本病可能是由T细胞介导的自身免疫病。银屑病有不同的类型，包括寻常型银屑病，关节病型银屑病，脓疱型银屑病和红皮病型银屑病，以慢性斑块型银屑病（寻常型银屑病）最常见，该型皮损好发于膝、肘和手的伸侧面、头皮和骶尾部。本病尚无法根治，治疗目的是设法将疾病减轻或控制到一个可容忍的水平。有一些综述专门论述银屑病的治疗[1~9]。

治疗慢性斑块型银屑病首选**局部用药**。病情较轻时可仅使用润肤剂，对于轻中度的患者可使用地蒽酚、煤焦油、他扎罗汀或钙泊三醇。患者用一种外用药治疗无效时，可以换用另一种外用药，而不是贸然使用更强的治疗方法。外用药物经常联合使用。

- 使用地蒽酚的疗效确切，但可使皮肤和衣服染色，而且由于有刺激性，需要在治疗过程中调整用药浓度和时间。地蒽酚软膏或糊剂通常在夜间使用。现在新推出的短暂涂药法和乳膏剂型更适合于家庭治疗。
- 煤焦油包括粗制的提取物或精炼的产品，后者在美学方面更能够被接受，但疗效不如粗提取物。
- 水杨酸能够促进表皮脱屑，常与地蒽酚或煤焦油一起组成复合制剂。
- 钙泊三醇和他卡西醇都是维生素D类衍生物，具有无味和不染色的优点。马沙骨化醇是另一种正在研究中的维生素D类衍生物。
- 他扎罗汀，一种维A酸类药物，对于银屑病也有疗效，但是由于强烈的刺激性限制了它的使用，并且应该避免用于瘙痒性银屑病。
- 外用皮质激素也有效，但可导致皮肤萎缩、快速耐受和系统毒性，而且可促使病情不稳定，引起脓疱型银屑病。皮质激素外用在美国是最普遍使用的治疗方法[2]。

点滴状银屑病与链球菌感染密切相关，患者需要使用抗生素治疗，但此方法的疗效[10]（或确实能干预疾病[11]）还缺乏确凿证据。

对慢性斑块型银屑病或点滴状银屑病，单独使用UVB（波长290～320nm）**光疗**有效，也可通过外用钙泊三醇、煤焦油或地蒽酚来提高疗效。研究证明治疗的波长为311～313nm。因此已经开发了发射光谱峰值在311nm的窄波紫外灯[12]。

光化学疗法（PUVA）是口服或外用甲氧沙林之类的补骨脂素，再照射UVA的治疗方法，对于外用药无效的银屑病，此方法通常是治疗的首选。PUVA的指导原则已经公布[13,14]。补骨脂素有时也可配合UVB照射。并不推荐使用商业上出现的UVA日光床，因为疗效差，且可引起皮肤老化变脆。

对局部治疗和PUVA都不敏感的银屑病，需要使用**系统药物**治疗。系统治疗适用于年老或体弱者的泛发性慢性斑块型银屑病、泛发脓疱型和红皮病型银屑病及重症的银屑病关节病（第13页**脊椎关节病**）。

- 免疫抑制剂（如甲氨蝶呤）对严重顽固性银屑病是有用的，治疗目的在于控制病情，使其可采用其他的治疗方法，而并非减轻病情。环孢素也可用于严重顽固性银屑病的治疗，可以减轻症状，能使用低剂量的维持治疗以避免复发。口服或者外用他克莫司、西罗莫司和霉酚酸酯治疗银屑病正在研究中，硫唑嘌呤也曾使用。
- 全身用维A酸类药物如阿维A也是有效的，与PUVA联合治疗时，可以减少剂量和毒性。泛发性脓疱型和掌跖脓疱型银屑病对阿维A尤其敏感。UVB光疗时也可并用阿维A。
- 鉴于认为银屑病是一种自身免疫疾病，已开发出几种针对T细胞或细胞因子的免疫调节药，目的是为免疫治疗提供选择。阿来法赛和依法珠单抗能阻断T细胞的活化，治疗银屑病有相似的疗效。细胞因子调节治疗药物如阿达木单抗、依那西普或英夫利昔单抗能够阻断肿瘤坏死因子的活性，对银屑病的皮损和银屑病关节炎都是有效的。英国[15]和美国[16]的指南认可将生物治疗应用于合适的患者。

  British Association of Dermatologists 建议[15]生物疗法治疗慢性斑块状银屑病应限于重症患者，且对标准治疗方法如阿维A、环孢素、甲氨蝶呤、UVB和PUVA不敏感或者无法使用时，生物疗法的药物有阿达木单抗、依那西普和英夫利昔单抗。病情稳定时首选阿达木单抗或依那西普；需要迅速控制病情时，可采用阿达木单抗或英夫利昔单抗；部分证据表明，对于不稳定的红皮病型或脓疱型银屑病，可首选英夫利昔单抗。只有在TNF治疗无效或为禁忌时，才能选用乌司奴单抗。而且在试用乌司奴单抗之前，最好优先考虑有无不同的TNF拮抗剂可使用。在某些情况下，例如合并关节病或者为了提高疗效，可将甲氨蝶呤与阿达木单抗、依那西普或英夫利昔单抗之一联合使用。美国的指南指出阿达木单抗、阿来法赛和依那西普可用于中到重度银屑病，而英夫利昔单抗限用于重度银屑病[16]。同时建议三种细胞因子调节剂用于中到重度银屑病型关节炎。与英国指南相同，美国指南也支持生物治疗联合甲氨蝶呤用于银屑病型关节炎。
- 试用过的药物还包括羟基脲、富马酸盐、硫鸟嘌呤和水杨酸偶氮磺胺吡啶。有的报道中提到当患者使用治疗合并疾病的药物时，银屑病的症状也会有所改善。由于银屑病能够自然地缓解或复发，因此很难确定这些药物的实际价值。

鉴于银屑病的慢性本质，为了达到最大化疗效以及最小化不良反应，多个不同的治疗策略正在试验中[5,6]。较低剂量的既有药物联合应用包括甲氨蝶呤与环孢素、甲氨蝶呤与阿维A、阿维A与UV治疗。序贯疗法使用一种起效快但可能毒性大的药物来首先控制病情，后续使用低毒性的药物维持治疗。例如先用甲氨蝶呤或环孢素，续以阿维A。交替疗法指每种治疗使用1～2年，从而使长期毒性达到最小化；甲氨蝶呤、阿维A和UV治疗即可以此方式使用[6]。然而环孢素不应以此方式续以PUVA治疗，因为将增加皮肤鳞状细胞癌的风险[5]。新型免疫调节药在这些疗法中应用的经验有限[6]。

1. Griffiths CEM, *et al.* A systematic review of treatments for severe psoriasis. *Health Technol Assess* 2000; **4:** 1–125. Also available at: http://www.hta.ac.uk/fullmono/mon440.pdf (accessed 20/07/10)
2. Lebwohl M. Psoriasis. *Lancet* 2003; **361:** 1197–1204.
3. Naldi L, Griffiths CEM. Traditional therapies in the management of moderate to severe chronic plaque psoriasis: an assessment of the benefits and risks. *Br J Dermatol* 2005; **152:** 597–615.
4. van de Kerkhof PCM, Kragballe K. Recommendations for the topical treatment of psoriasis. *J Eur Acad Dermatol Venereol* 2005; **19:** 495–9.
5. Fairhurst DA, *et al.* Optimal management of severe plaque form of psoriasis. *Am J Clin Dermatol* 2005; **6:** 283–94.
6. Cather JC, Menter A. Combining traditional agents and biologics for the treatment of psoriasis. *Semin Cutan Med Surg* 2005; **24:** 37–45.
7. British Association of Dermatologists. Psoriasis – general management. Available at: http://www.bad.org.uk/site/769/Default.aspx (accessed 25/05/10)
8. Griffiths CEM, Barker JNWN. Pathogenesis and clinical features of psoriasis. *Lancet* 2007; **370:** 263–71.
9. Menter A, Griffiths CEM. Current and future management of psoriasis. *Lancet* 2007; **370:** 272–84.
10. Owen CM, *et al.* Antistreptococcal interventions for guttate and chronic plaque psoriasis. Available in The Cochrane Database of Systematic Reviews; Issue 2. Chichester: John Wiley; 2000 (accessed 25/09/07).
11. Chalmers RJG, *et al.* Interventions for guttate psoriasis. Available in The Cochrane Database of Systematic Reviews; Issue 2. Chichester: John Wiley; 2000 (accessed 25/09/07).
12. Ibbotson SH, *et al.* British Association of Dermatologists. An update and guidance on narrowband ultraviolet B phototherapy: a British Photodermatology Group Workshop Report. *Br J Dermatol* 2004; **151:** 283–97. Also available at: http://www.bpg.org.uk/publications/reports/1.pdf (accessed 25/05/10)
13. British Photodermatology Group. British Photodermatology Group guidelines for PUVA. *Br J Dermatol* 1994; **130:** 246–55.
14. Halpern SM, *et al.* Guidelines for topical PUVA: a report of a workshop of the British Photodermatology Group. *Br J Dermatol* 2000; **142:** 22–31. Also available at: http://www.bad.org.uk/Portals/_Bad/Guidelines/Clinical%20Guidelines/Topical%20PUVA%20Therapy.pdf (accessed 25/05/10)
15. Smith CH, *et al.* British Association of Dermatologists' guidelines for biologic interventions for psoriasis 2009. *Br J Dermatol* 2009; **161:** 987–1019. Also available at: http://www.bad.org.uk/Portals/_Bad/Guidelines/Clinical%20Guidelines/Biologics%20guidelines%202009.pdf (accessed 25/05/10)
16. Menter A, *et al.* American Academy of Dermatology. Guidelines of care for the management of psoriasis and psoriatic arthritis: section 1: overview of psoriasis and guidelines of care for the treatment of psoriasis with biologics. *J Am Acad Dermatol* 2008; **58:** 826–50. Also available at: http://www.aad.org/research/_doc/Psosection1.pdf (accessed 25/05/10)

坏疽性脓皮病

坏疽性脓皮病是一种罕见的严重溃疡性皮肤病，常与炎性肠病、类风湿关节炎或骨髓增生性疾病等系统性疾病并发。初起时表现为急性炎性丘疹，迅速发展成大的痛性溃疡。病变可发生于身体的任何部位，以面部、下肢和臀部最为好发。

治疗主要是针对溃疡面的清洁和外敷，并治疗原发性疾病。必要时可系统给予高剂量皮质激素，也可用环孢素。有报道以下药物对部分患者有效，包括水杨酸偶氮磺胺吡啶、氨苯砜、硫唑嘌呤、他克莫司、沙利度胺、英夫利昔单抗、秋水仙素和尼古丁口香糖。

浅表肉芽肿性脓皮病是一种相关、但不太严重的疾病类型，可使用皮损内注射或口服皮质激素治疗。

1. Callen JP. Pyoderma gangrenosum. *Lancet* 1998; **351:** 581–5.
2. Reichrath J, *et al.* Treatment recommendations for pyoderma gangrenosum: an evidence-based review of the literature based on more than 350 patients. *J Am Acad Dermatol* 2005; **53:** 273–83.
3. Campbell S, *et al.* Therapy insight: pyoderma gangrenosum—old disease, new management. *Nat Clin Pract Gastroenterol Hepatol* 2005; **2:** 587–94.
4. Brooklyn T, *et al.* Diagnosis and treatment of pyoderma gangrenosum. *BMJ* 2006; **333:** 181–4.
5. Ruocco E, *et al.* Pyoderma gangrenosum: an updated review. *J Eur Acad Dermatol Venereol* 2009; **23:** 1008–17.
6. Miller J, *et al.* Pyoderma gangrenosum: a review and update on new therapies. *J Am Acad Dermatol* 2010; **62:** 646–54.

酒渣鼻

酒渣鼻是一种慢性皮肤病，主要侵犯颜面部，偶见于躯干和四肢。本病分为三期：先是面部潮红，有持续的红斑和毛细血管扩张，然后为炎症性丘疹脓疱期，严重时可发展至鼻赘期（鼻子肥大和变形）。本病经常影响到眼，可引起结膜炎、角膜炎、麦粒肿和睑板腺囊肿[1~4]。酒渣鼻的发病原因还不清楚。有研究显示在胃肠道中的幽门螺杆菌可诱发产生内生性血管扩张因子，导致面部潮红，此外，毛囊中发现的毛囊虫可能与丘疹脓疱期酒渣鼻有关[3]。

酒渣鼻的炎症损害为丘疹、肿胀和脓疱，通过治疗是会消退的，但是红斑和毛细血管扩张通常持续存在。

- 控制面部潮红需要避免饮酒、热饮以及辛辣的食物等诱发因素[1,4,5]。患者需要使用不含肥皂成分的洁肤品以及高指数的遮光剂[1,3]。病情严重时需要使用可乐定或者β受体阻滞药（如阿替洛尔）[3]。
- 消灭幽门螺杆菌（第1624页，**消化性溃疡**）可以改善持久的红斑，但此治疗的有效性没有被确定[3]。
- 口服抗生素可以有效地控制丘疹脓疱期酒渣鼻[1,3~6]。四环素类药物（强力霉素、美满霉素、土霉素、四环素）已被广泛地使用，也可以选择克拉霉素、红霉素和甲硝唑作为替代。症状的改善通常发生在服药几个星期以后，所以需长期治疗。系统使用异维A酸也是有效的，但通常仅用于严重或顽固的酒渣鼻。

  局部治疗，特别是甲硝唑和壬二酸[3~5,7,8]也可取得良好的疗效，可替代口服药物。其他有效的局部治疗用药包括四环素类、克林霉素、红霉素、维A酸类或磺胺醋酰钠联合硫黄。如果怀疑毛囊虫感染使病情加重，可外用苯甲酸苄酯、克罗米通或扑灭司林。还有口服伊维菌素治疗螨虫取得成功的。外用皮质激素可引起酒渣鼻加重，所以不应该使用。
- 眼部症状可通过注意眼睑卫生和使用人工泪液得到控制。甲硝唑凝胶可应用于眼睑，但更严重的情况可能需要口服抗菌药[4,5]。
- 鼻赘期酒渣鼻需要外科手术或激光手术[1,3~5]，术前可用几个月的异维A酸来使鼻赘缩小[1]。

可采用非药物治疗包括面部按摩[1]，但缺乏对照研究的结果[7]。激光治疗可用于清除毛细血管扩张[1,3,5]。

1. Jansen T, Plewig G. Rosacea: classification and treatment. *J R Soc Med* 1997; **90:** 144–50.
2. Wilkin J, *et al.* Standard classification of rosacea: report of the National Rosacea Society Expert Committee on the Classification and Staging of Rosacea. *J Am Acad Dermatol* 2002; **46:** 584–7. Also available at: http://www.rosacea.org/class/classysystem.php (accessed 26/09/07)
3. Rebora A. The management of rosacea. *Am J Clin Dermatol* 2002; **3:** 489–96.
4. Powell FC. Rosacea. *N Engl J Med* 2005; **352:** 793–803.
5. Gupta AK, Chaudhry MM. Rosacea and its management: an overview. *J Eur Acad Dermatol Venereol* 2005; **19:** 273–85.
6. Baldwin HE. Oral therapy for rosacea. *J Drugs Dermatol* 2006; **5:** 16–21.
7. van Zuuren EJ, *et al.* Interventions for rosacea. Available in The Cochrane Database of Systematic Reviews; Issue 3. Chichester: John Wiley; 2005 (accessed 26/09/07).
8. Nally JB, Berson DS. Topical therapies for rosacea. *J Drugs Dermatol* 2006; **5:** 23–6.

脂溢性皮炎

脂溢性皮炎是一种常见的湿疹性皮肤病（见**湿疹**，第1506页），患处皮肤有红斑瘙痒，进而发展成鳞屑、渗出或结痂。脱屑是最常见的。在一些病例，脂溢性毛囊炎可见毛囊性丘疹或脓疱。本病常发生在皮脂腺丰富的部位（如头皮、面部和胸部），但皮炎的发生与皮脂分泌增加无关。脂溢性皮炎的病因尚不清楚，可能与一种正常共生酵母菌——*卵圆形马拉色菌*（*卵圆形糠秕孢子菌*）的过度繁殖有关。

本病可以控制而无法根治。外用制剂通常包含有皮质激素和抗真菌药，如环吡酮胺、特比萘芬或咪唑类的联苯苄唑、酮康唑、咪康唑。如果无效，可以使用角质分离剂（如水杨酸或煤焦油）。外用大环内酯类免疫抑制剂（如吡美莫司和他克莫司）作为替代治疗正在研究中。含有酮康唑、吡啶硫酮锌或二硫化硒的洗发素可用于头皮的治疗。也可以外用琥珀酸锂。

由于头皮的正常脱落（干性糠疹）所产生的头皮屑，可用与头皮脂溢性皮炎相同的方法进行治疗。

1. Gupta AK, Bluhm R. Seborrheic dermatitis. *J Eur Acad Dermatol Venereol* 2004; **18:** 13–26.
2. Naldi L, Rebora A. Seborrheic dermatitis. *N Engl J Med* 2009; **360:** 387–96.

中毒性表皮坏死松解症

中毒性表皮坏死松解症（Lyell综合征或皮肤烫伤综合征）通常是药源性皮肤反应。本病归类为重症型Stevens-Johnson综合征或最严重的多形红斑（第1507页），虽然对这样的归类还有争论。损伤通常开始于口咽部、眼和外生殖器的黏膜，伴发热和疼痛。随之发展成斑疹、水疱或弥漫性红斑，受累皮肤不规则地松解，有时大片分离。中毒性表皮坏死松解症尚无特殊的治疗方法，处理措施与烧伤（第1505页）相似。因为可能引起感染，所以全身使用皮质激素还有争论。有报道使用血浆置换、静脉输注免疫球蛋白（IVIG）、环磷酰胺、环孢素和英夫利昔单抗，并取得疗效。

1. Becker DS. Toxic epidermal necrolysis. *Lancet* 1998; **351:** 1417–20.
2. Spies M, *et al.* Treatment of extensive toxic epidermal necrolysis in children. *Pediatrics* 2001; **108:** 1162–8.
3. Fischer M, *et al.* Antitumour necrosis factor-α antibodies (infliximab) in the treatment of a patient with toxic epidermal necrolysis. *Br J Dermatol* 2002; **146:** 707–8.
4. Majumdar S, *et al.* Interventions for toxic epidermal necrolysis. Available in The Cochrane Database of Systematic Reviews; Issue 4. Chichester: John Wiley; 2002 (accessed 26/09/07).
5. Faye O, Roujeau J-C. Treatment of epidermal necrolysis with high-dose intravenous immunoglobulins (IVIg): clinical experience to date. *Drugs* 2005; **65:** 2085–90.
6. Chave TA, *et al.* Toxic epidermal necrolysis: current evidence, practical management and future directions. *Br J Dermatol* 2005; **153:** 241–53.
7. Hunger RE, *et al.* Rapid resolution of toxic epidermal necrolysis with anti-TNF-α treatment. *J Allergy Clin Immunol* 2005; **116:** 923–4.
8. Abood GJ, *et al.* Treatment strategies in toxic epidermal necrolysis syndrome: where are we at? *J Burn Care Res* 2008; **29:** 269–76.

荨麻疹和血管性水肿

荨麻疹和血管性水肿是由肥大细胞和嗜碱性粒细胞释放炎症介质所引起的。**荨麻疹**俗称“风疹块”，特征为界限清晰、高出皮面、红斑、真皮浅层水肿（风团），伴瘙痒。个别的损伤会在几分钟之内突然出现，可能持续长达24h。在严重的急性荨麻疹中，风团可以泛发全身。持续性的或反复发作超过6周的称为慢性荨麻疹，每天可能只有少许风团。当水肿波及皮下和黏膜下层组织时，可引起眼睑、唇、舌、喉头或外生殖器的肿胀，称作**血管性水肿**。由补体C1酯酶抑制因子缺陷导致的遗传性血管水肿见第2216页。

荨麻疹可能是由变态反应所引起的，但通常是非变应反应性的。许多药物（如阿司匹林和许多抗菌药）的不良反应表现为荨麻疹。其他类型荨麻疹包括皮肤划痕症（皮肤被抓或划后出现线状风团）和胆碱能性荨麻疹（能被运动、受热和情绪所激发，特点为小的丘疹样风团，周围绕以红晕）。**特发性超敏性反应**的患者会出现荨麻疹或血管性水肿，有时伴以支气管痉挛、低血压或晕厥。

对荨麻疹和血管性水肿的**治疗**已有综述[1~5]。最重要的是避免接触已知的过敏原或诱发因素，虽然许多慢性患者的诱发因素不能被发现。严重的急性荨麻疹或血管性水肿需要紧急治疗，措施同过敏反应（第1162页）。

- 除了轻症病例外，局部治疗对荨麻疹基本无效。炉甘石、薄荷脑和克罗米通有冷却或止痒的效果，外用皮质激素没有什么效果，外用抗组胺药也不是很有效，而且个别可产生过敏反应。
- 大多数的荨麻疹患者可口服抗组胺药（H_1受体拮抗药）治疗，尤其可减轻瘙痒。非镇静作用的抗组胺药是治疗的首选。如有必要，可于数周后增加剂量或使用另一种不同的非镇静作用的抗组胺药。也可以试用联合白三烯拮抗药（见下文）的治疗[4,5]。
- 白三烯拮抗药，如孟鲁司特、扎鲁司特以及白三烯抑制药齐留通已单独或与抗组胺药联合用于荨麻疹的治疗。对于阿司匹林或食物添加剂过敏相关的慢性荨麻疹以及携带可释放组胺的自身抗体的患者，孟鲁司特可在抗组胺药的基础上增加疗效，但对于慢性特发性荨麻疹的患者无效。有不确定的证据提示抗白三烯药物可能有助于治疗原发性寒冷性荨麻疹、迟发型压力性荨麻疹和皮肤划痕征[6]。
- 短期的口服皮质激素可用于控制对其他治疗方法都无效的急性荨麻疹。
- 非镇静作用的抗组胺药难以起效的重度荨麻疹可联合环孢素治疗[4,5]，在某些患者也可选用奥马佐单抗或氨苯砜[5]。有时也使用非镇静作用的抗组胺药联合H_2受体拮抗药，如雷尼替丁。但是有人认为这种方案缺乏有力的证据支持[5]。同样，同时具有H_1受体和H_2受体拮抗药性质的药物（如多塞平），以及钙通道阻滞药（如硝苯地平）的使用也缺乏有力的证据[5]。虽然镇静作用的抗组胺药在夜间有助于控制症状，但由于相关的不良反应，这类药物的使用受到限制。
- 对于单独使用抗H_1受体拮抗药治疗效果不好的患者，可增加拟交感神经药如特布他林，但疗效并不一致。

有研究显示慢性荨麻疹可能与甲状腺的自身免疫有关，左甲状腺素可用于有抗甲状腺抗体患者的治疗。其他一些药物［如达那唑、司坦唑醇、水杨酸偶氮磺胺吡啶和静脉内免疫球蛋白（IVIG）］有报道在部分患者中是有效的，但此类治疗大多是经验性的。

对于频繁发作、特发性超敏反应的患者，可使用皮质激素和抗组胺药预防发病，一旦病情控制可逐渐减少用量，先减皮质激素用量，然后是抗组胺药，直至停用。对于皮质激素依赖的患者，可以通过辅助给予酮替芬、色甘酸钠、沙丁胺醇或孟鲁司特，将皮质激素的用量逐步减少。对急性发作的患者可使用肾上腺素[7]。

1. Kaplan AP. Chronic urticaria and angioedema. *N Engl J Med* 2002; **346:** 175–9.
2. Kozel MMA, Sabroe RA. Chronic urticaria: aetiology, management and current and future treatment options. *Drugs* 2004; **64:** 2515–36.
3. Grattan CEH, Humphreys F. British Association of Dermatologists Therapy Guidelines and Audit Subcommittee. Guidelines for evaluation and management of urticaria in adults and children. *Br J Dermatol* 2007; **157:** 1116–23. Also available at: http://www.bad.org.uk/Portals/_Bad/Guidelines/Clinical%20Guidelines/Urticaria%20and%20Angiodema%20(2007).pdf (accessed 25/05/10)
4. Komarow HD, Metcalfe DD. Office-based management of urticaria. *Am J Med* 2008; **121:** 379–84.
5. Zuberbier T, *et al.* EAACI/GA²LEN/EDF/WAO guideline: management of urticaria. *Allergy* 2009; **64:** 1427–43. Also available at: http://www.euroderm.org/download/guideline_update-eaaci_ga_2_len_edf_wao_guideline_management_of_urticaria.pdf (accessed 13/11/09)
6. Di Lorenzo G, *et al.* Is there a role for antileukotrienes in urticaria? *Clin Exp Dermatol* 2006; **31:** 327–34.
7. Lenchner K, Grammer LC. A current review of idiopathic anaphylaxis. *Curr Opin Allergy Clin Immunol* 2003; **3:** 305–11.

疣

疣由人乳头状瘤病毒引起。本病皮损有多种表现形式，可以侵犯任何部位的皮肤，主要是手、足和肛门生殖器。在足底部的疣称为跖疣。在肛门生殖器的疣则为尖锐湿疣。疣能够自然消失，但也可数月乃至数年仍不消退，患者时常寻求治疗。

对于人乳头状瘤病毒尚没有特殊的抗病毒治疗[1~6]，尽管曾经试用过西多福韦（见下文）。治疗通常是将局部组织破坏。

- 非药物治疗包括外科切除术、电烧灼术或激光治疗。使用5-氨基酮戊酸的光动力学治疗也是一种可能的选择[7]。低温冷冻法（组织凝固）是使用液氮或固体二氧化碳进行治疗。
- 化学腐蚀治疗是使用酸类，如醋酸、乳酸、硝酸、水杨酸或三氯醋酸，还可以用硝酸银、福尔马林、戊二醛、鬼臼树脂和其衍生物（鬼臼毒素）。鬼臼树脂和鬼臼毒素常用于尖锐湿疣的治疗。
- 病损内注射细胞毒性药物如博来霉素或氟尿嘧啶也能够破坏疣体，可用于重症和顽固的病例。氟尿嘧啶也可作为外用药物。

其他破坏性较小的治疗方法也可使用。

- 外用维A酸可抑制表皮生长。
- 咪喹莫特是一种免疫应答调节药，通常外用治疗尖锐湿疣。也有一些证据表明它对其他的皮肤疣同样有效。其他具有免疫调节作用的药物（如西咪替丁）也曾在少数患者中试用。还有使用二苯环丙酮（一种接触性致敏药）治疗的小型研究。
- 干扰素有抗病毒、抗增生及免疫调节作用，已用于疣的治疗，有些结果表明有效，特别是使用皮损内局部注射给药时。其他的给药途径正在研究中：如外用干扰素-α治疗尖锐湿疣，口服制剂用于治疗HIV感染者口腔中的疣体。
- 西多福韦是具有抗人乳头瘤状病毒活性的抗病毒药。在小样本的皮肤疣或尖锐湿疣患者中，静脉输注或外用该药已经取得了成功。
- 赛儿茶素是一种从绿茶中提取的复合多酚的混合物，它被用于治疗外生殖器和肛周的疣体，但作用机制还不清楚。

最近开发出一种四价的重组人乳头瘤状病毒疫苗用于预防尖锐湿疣、宫颈癌和其他由人乳头瘤状病毒6、11、16、18型导致的癌前病变。

1. Sterling JC, *et al.* British Association of Dermatologists. Guidelines for the management of cutaneous warts. *Br J Dermatol* 2001; **144:** 4–11. Also available at: http://www.bad.org.uk/Portals/_Bad/Guidelines/Clinical%20Guidelines/Cutaneous%20Warts.pdf (accessed 25/05/10)
2. von Krogh G, *et al.* European Course on HPV Associated Pathology (ECHPV). European guideline for the management of anogenital warts. *Int J STD AIDS* 2001; **12** (suppl 3): 40–7. Also available at: http://www.iusti.org/sti-information/pdf/guidelines.pdf (accessed 26/09/07)
3. Micali G, *et al.* Management of cutaneous warts: an evidence-based approach. *Am J Clin Dermatol* 2004; **5:** 311–17.
4. Bellew SG, *et al.* Childhood warts: an update. *Cutis* 2004; **73:** 379–84.
5. Gibbs S, Harvey I. Topical treatments for cutaneous warts. Available in The Cochrane Database of Systematic Reviews; Issue 3. Chichester: John Wiley; 2006 (accessed 26/09/07).
6. CDC. Sexually transmitted diseases treatment guidelines, 2006. *MMWR* 2006; **55** (RR-11): 1–94. Correction. *ibid.*; 997. Also available at: http://www.cdc.gov/mmwr/PDF/rr/rr5511.pdf (accessed 26/09/07)
7. Morton CA, *et al.* British Association of Dermatologists Therapy Guidelines and Audit Subcommittee and the British Photodermatology Group. Guidelines for topical photodynamic therapy: update. *Br J Dermatol* 2008; **159:** 1245–66. Also available at: http://www.bad.org.uk/Portals/_Bad/Guidelines/Clinical%20Guidelines/PDTguideline%20BJD%20Dec%202008.pdf (accessed 25/05/10)

创伤和溃疡

创伤（皮肤和其下组织的物理性损伤）可能是机械性外伤、烧伤或化学烧伤的结果。溃疡常由不同的内部疾病所致。在最常见的类型中，*褥疮溃疡*发生在长期卧床者，由于骨头突起长期压迫其上的皮肤，使局部缺血而致。*小腿溃疡*由静脉功能不全（静脉性溃疡）或源头的缺血（动脉性溃疡），对于那些有周围神经疾病如糖尿病或麻风病的患者，由于反复无意识的外伤而产生*神经性溃疡*。创伤或溃疡可分为浅表的、部分深度的或者完全深度的。浅层创伤仅限于上皮组织，由于上皮细胞的再生可迅速痊愈。部分深度的创伤包括真皮和部分血管的损伤，修复时间较长。完全深度的创伤至少达到皮下脂肪，愈合则需要合成新的结缔组织。

不管损伤的原因是什么，创伤和溃疡的愈合机制是基本相同的。

- 即刻止血的过程包括血小板栓和纤维蛋白凝块的形成，详见第1014页**止血和纤维蛋白溶解**。
- 依据伤口的大小和位置，早期的肉芽和上皮再形成阶段大约发生在损伤后的21天。血小板衍生生长因子刺激纤维母细胞产生肉芽组织，它是由富含毛细血管供应的胶原基质所组成的，表皮细胞再生成，使创伤表面上皮再生。
- 在最后的真皮修复和重建阶段，胶原基质变得坚固，血管逐渐减少。这一阶段可在损伤后持续达2年。

一些因素对创伤修复的快慢很重要。营养物质的适当补给，尤其是维生素C、锌（常需额外补充）和氧，因此，好的血液供应很重要。因环境中微生物引起的感染，不管是系统的还是局部的，都能够造成组织损伤从而延迟痊愈时间。创伤修复的过程需要许多细胞性和非细胞性的因素，如血小板和生长因子，缺乏这些因子也可延迟痊愈时间。因此，患者的年龄、身体状况、伴随用药、营养状态和先天缺陷都可能影响到痊愈的速度。

局部**创伤的处理**包括清洁、除去渗出物以及预防微生物的感染。依据伤口的大小、部位、类型、形成原因、感染状况和恢复阶段来选择创伤的治疗药物。

清洁伤口要除去任何污物、异物、**渗出物**和腐物（脓液和坏死组织）。这有助于预防感染，促进伤口愈合。常用的清洗液有0.9%氯化钠溶液、次氯酸盐、双氧水、聚维酮碘和氯己定。然而，有些防腐剂和次氯酸盐的长期使用会使伤口的愈合延缓，这是因为它们能延缓胶原的产生，并造成炎症。许多防腐剂能被有机物质灭活。氯化钠溶液可用于所有非感染性创伤的清洁。

许多清洁液有助于清除腐肉。一些可更加有效清除腐肉的制剂有聚糖酐、水凝胶、水状胶体和酶制剂（如链激酶和链球菌 DNA 酶）的混合物。聚糖酐、水凝胶和水状胶体均具有封包、再水化的特性，起到清创作用。外科清创术是除去坏死组织快速而有效的方法。昆虫幼体疗法（使用活的无菌的绿蝇蛆）也对清除感染或坏死性创伤有效，包括糖尿病患者的足溃疡。

因炎症反应伤口可产生大量的渗出物，尤其在前几天。水状胶体、藻酸盐制剂和泡沫敷料能够有效地吸收水分。

所有创伤都会有某种程度的细菌繁殖，但没有证据表明这种浅表的**感染**会影响伤口的愈合。然而，铜绿假单胞菌的感染可延迟愈合时间，可考虑外用抗菌药，但以短期使用较为恰当。尤其是烧伤治疗，可使用磺胺嘧啶银。也可用醋酸。如果有临床感染的迹象，如突发疼痛、蜂窝组织炎和渗出增加，则需采用系统抗感染治疗。皮肤细菌感染的处理见第184页。

敷料和包扎能够帮助保护创伤面，为创伤愈合提供合适的环境。有些也可帮助吸收渗出物。浅表创伤通常只需非粘连的包扎。对于部分深度的或完全深度的腔洞伤口，不宜使用传统的干敷料（如脱脂棉、纱布和医用软麻布），因为它们可使纤维脱落，黏附在伤口上，并引起伤口脱水。含有水凝胶、水状胶体、多糖、卡地姆碘、藻酸盐和泡沫敷料的制剂，均可用于腔洞伤口，效果较好。透明质酸结合到一些敷料中可促进创伤的愈合。

活性炭糖糊剂对减少来自**伤口的恶臭气味**非常有效。蔗糖可通过细菌脱水来发挥抗菌作用。甲硝唑有抗厌氧细菌的活性，后者可产生刺鼻的臭味，通常外用于去除肿瘤所产生的臭味。由于甲硝唑有诱导抗药性的危险，所以通常不用于伤口，但有时用于小腿静脉溃疡和褥疮的除臭。

除了使用创伤制品外，还有其他一些有助于特定创伤或溃疡愈合的治疗措施。一些创伤可能需要皮肤移植。皮肤替代品和生长因子（如贝卡普勒明、莫拉司亭、曲弗明和尿抑胃素），正在开发或已用于非愈合性溃疡和创伤。自体血来源的血小板凝胶含有生长因子，可用于帮助和加速伤口愈合。外用苯妥英治疗不同类型的溃疡已经显示出一定的疗效。采取促进腿部液体回流的措施，如使踝关节屈曲、提高患肢和使用强力绷带，有助于治疗**静脉性溃疡**。没有充分的证据证明一种敷料优于另外一种，包括用水状胶体替代低粘连的敷料。口服生物类黄酮能够改善静脉的功能不全，因此也有助于伤口愈合。系统用药如己酮可可碱可改善组织中氧的补给，对缺血性和静脉性溃疡有帮助。局部和系统使用酮色林已在少数患者中试用，对于血流供应受损患者创伤和溃疡的愈合有一定帮助。高压氧治疗已经在一系列的慢性创伤的治疗中进行试用，有助于降低慢性糖尿病足部溃疡患者的截肢率。对于因缺血引起的溃疡或慢性静脉功能不全，应采用血管外科手术治疗。对于**褥疮溃疡**，减轻压力是最重要的处理措施。表面支撑和使用各种含硅胶的产品有助于保护脆弱的组织。对于**烧伤和化学烧伤**的处理已经在第1505页讨论过。

1. Douglas WS, Simpson NB. Guidelines for the management of chronic venous leg ulceration: report of a multidisciplinary workshop. *Br J Dermatol* 1995; **132:** 446–52.
2. Smith DM. Pressure ulcers in the nursing home. *Ann Intern Med* 1995; **123:** 433–42.
3. Grey JE, Harding KG. The chronic non-healing wound: how to make it better. *Hosp Med* 1998; **59:** 557–63.
4. Orlando PL. Pressure ulcer management in the geriatric patient. *Ann Pharmacother* 1998; **32:** 1221–7.
5. Singer AJ, Clark RAF. Cutaneous wound healing. *N Engl J Med* 1999; **341:** 738–46.
6. Morgan DA. Wound management products in the drug tariff. *Pharm J* 1999; **263:** 820–5.
7. London NJM, Donnelly R. ABC of arterial and venous disease: ulcerated lower limb. *BMJ* 2000; **320:** 1589–91.
8. Harding KG, *et al.* Healing chronic wounds. *BMJ* 2002; **324:** 160–3.
9. de Araujo T, *et al.* Managing the patient with venous ulcers. *Ann Intern Med* 2003; **138:** 326–34.
10. Anonymous. Leg ulcers. In: Buxton PK, ed. *ABC of Dermatology.* 4th ed. London: BMJ Publishing Group, 2003: 43–6.
11. European Pressure Ulcer Advisory Panel. Nutritional guidelines for pressure ulcer prevention and treatment (issued 16th November, 2003). Available at: http://www.epuap.org/guidelines/english_nutritional_guidelines.pdf (accessed 27/09/07)
12. Cannon BC, Cannon JP. Management of pressure ulcers. *Am J Health-Syst Pharm* 2004; **61:** 1895–1905.
13. Simon DA, *et al.* Management of venous leg ulcers. *BMJ* 2004; **328:** 1358–62.
14. Enoch S, *et al.* ABC of wound healing: non-surgical and drug treatments. *BMJ* 2006; **332:** 900–903.
15. Reddy M, *et al.* Preventing pressure ulcers: a systematic review. *JAMA* 2006; **296:** 974–84.
16. Vowden KR, Vowden P. Preventing venous ulcer recurrence: a review. *Int Wound J* 2006; **3:** 11–21.
17. Palfreyman S, *et al.* Dressings for venous leg ulcers: systematic review and meta-analysis. *BMJ* 2007; **335:** 244–8.
18. Reddy M, *et al.* Treatment of pressure ulcers: a systematic review. *JAMA* 2008; **300:** 2647–62.
19. European Pressure Ulcer Advisory Panel and National Pressure Ulcer Advisory Panel. Pressure ulcer treatment: quick reference guide (issued 2009). Available at: http://www.epuap.org/guidelines/Final_Quick_Treatment.pdf (accessed 17/12/09)

Abrasive Agents 研磨剂

Abrasivos.

Абразивные Вещества; Шлифовальные Средства

Aluminium Oxide 氧化铝

Aliuminio oksidas; Alumiinioksidi; Aluminii Oxidum; Aluminio, óxido de; Aluminiumoxid; Alumínium-oxid; Aluminum Oxide; Glinu tlenek.

Алюминия Оксид

Al_2O_3 = 102.0.

CAS — 1344-28-1.

ATC — D10AX04.

ATC Vet — QD10AX04.

UNII — LMI26O6933.

Pharmacopoeias. *Eur.* (see p.vii) includes the hydrated form (see Aluminium Hydroxide).

Pumice 浮石

Lapis Pumicis; Piedra pómez; Pierre Ponce Granulée; Pumex; Pumex Granulatus; Pumice Stone.

Пемза

CAS — 1332-09-8.

Pharmacopoeias. In *US.*

USP 33 (Pumice) 浮石来源于火山喷发，是一种主要含有铝、钾、钠的硅酸盐的混合物。无味、质轻、坚硬、粗糙，为多孔的灰色团块、砂砾或灰色的粉末。在空气中稳定。几乎不溶于水，不会被酸腐蚀。粉状浮石分为 3 个等级：

- 极细粉（＝浮石粉）——通过 200 号筛［US］的量不少于 97%；
- 细粉——通过 150 号筛［US］的量不少于 95%，且通过 200 号筛［US］的量不超过 75%；
- 粗粉——通过 60 号筛［US］的量不少于 95%，且通过 200 号筛［US］的量不超过 5%。

简介

含有混合氧化铝或浮石粉的研磨剂可作为痤疮治疗的辅助手段（尽管其治疗价值还有所怀疑，见第 1505 页）或用于清除硬皮。浮石粉还可作为牙齿的研磨剂以及过滤时的介质。聚乙烯颗粒也可用于痤疮治疗磨粉。

制剂

专利制剂

Arg.: Abralux; Ionax Scrub; Puraclin Exfoliante; ***Austral.:*** Brasivol†; Ionax Scrub†; ***Braz.:*** Ionax Scrub; ***Chile:*** Ionax Scrub; Podexine Exfoliante; Scrub-Atlas; ***Fr.:*** Brasivol; Ionax Scrub†; ***Irl.:*** Brasivol†; ***Malaysia:*** Ionax Scrub; ***Mex.:*** Betagranulos; Ionax Scrub; ***Philipp.:*** Ionax Scrub; ***S.Afr.:*** Brasivol†; ***Singapore:*** Ionax Scrub; ***UK:*** Brasivol; ***USA:*** Ionax Scrub; ***Venez.:*** Betagranulos; Ionax Scrub.

多组分制剂 ***Arg.:*** Scrub-Atlas; ***Canad.:*** Pernox†; ***Chile:*** Podexine Durezas y Callosidades; ***Hung.:*** Gastracid; ***Indon.:*** Aludonna; ***Ital.:*** Clarifex Scrub; Gastroduet†; ***Malaysia:*** Belcid†; ***Mex.:*** Dermobras; ***S.Afr.:*** Pedimed†; ***Switz.:*** Cliniderm; ***Ukr.:*** Altacid (Алтацид); ***USA:*** Pernox; Zanfel; ***Venez.:*** Exfoliderm.

顺势疗法制剂 ***Canad.:*** Comp-Drops 3 Bowel Support; Constipation L106†; Eczema Relief; Headache & Migraine Relief; Homeo-Form CO; Homeo-Form MI; Reneel; ***Ger.:*** Curare comp†; Gastriselect N; Infifer†; Lowe-Komplex Nr 6†; ***Neth.:*** Colintest-Gastreu R37; Enulite; Gynaelite; ***Switz.:*** Gastronol.

Acitretin (*BAN, USAN, rINN*) 阿维 A

Acitretina; Acitretinas; Acitrétine; Acitretinum; Asitretiini; Asitretin; Etretin; Etretina; Ro-10-1670; Ro-10-1670/000. (*all-trans*)-9-(4-Methoxy-2,3,6-trimethylphenyl)-3,7-dimethyl-2,4,6,8-nonatetraenoic acid; (2*E*,4*E*,6*E*,8*E*)-9-(4-Methoxy-2,3,6-trimethylphenyl)-3,7-dimethylnona-2,4,6,8-tetraenoic acid.

Ацитретин

$C_{21}H_{26}O_3$ = 326.4.

CAS — 55079-83-9.

ATC — D05BB02.

ATC Vet — QD05BB02.

UNII — LCH760E9T7.

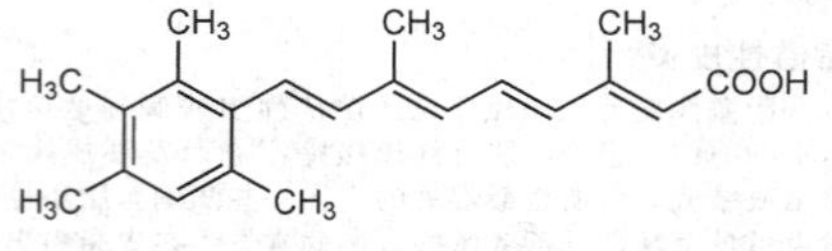

Pharmacopoeias. In *Eur.* (see p.vii) and *US.*

Ph. Eur. 6. 8 (Acitretin) 本品为黄色或黄绿色的结晶性粉末。呈多形态。几乎不溶于水；微溶于乙醇和丙酮；极微溶于环己烷；略溶于四氢呋喃。暴露于空气、热和光照下不稳定，在溶解状态下尤甚。贮藏于 2～8℃的密闭容器中。避光。建议开启包装后尽快使用，未使用的部分应充入惰性气体加以保护。

USP 33 (Acitretin) 一种黄色或绿色的结晶性粉末。几乎不溶于水；微溶于丙酮和乙醇；极微溶解于环己烷；略溶于四氢呋喃。贮藏于 20～25℃的密闭容器中，允许温度范围为 15～30℃。避光。

不良反应和注意事项

参见**异维 A 酸**，详见第1525页。

阿维 A 的半衰期相对较短，而阿维 A 酯要更长一些，患者使用阿维 A 后能够在血浆中检测出阿维 A 酯。对使用本品的忠告在不同国家略有不同，总的来说，患者至少在停药 1～3 年内不得献血，女性患者应至少在停药 2～3 年内避免妊娠（见下文**妊娠**项下）。女性患者在治疗期间及停药后的 2 个月内避免饮酒（详见下文**药物相互作用**项下）。

哺乳 女性患者口服了用于治疗银屑病的阿维 A 后，药物能够分布到乳汁中。虽然估计只有母亲用药量的 1.5%的阿维 A 会通过母乳进入婴儿的体内，但考虑到药物对婴儿的潜在毒性，哺乳期妇女还是要避免使用本品。在文献所提到的研究中，婴儿没有在治疗期间接受母乳喂养[1]。在注册药品信息中也同样劝告哺乳期妇女不要使用阿维 A 治疗。然而，American Academy of Pediatrics 并没有关于婴儿用药后的临床效果，而通常只是考虑到母亲在使用阿维 A 治疗时伴随的哺乳问题[2]。

1. Rollman O, Pihl-Lundin I. Acitretin excretion into human breast milk. *Acta Derm Venereol (Stockh)* 1990; **70:** 487–90.
2. American Academy of Pediatrics. The transfer of drugs and other chemicals into human milk. *Pediatrics* 2001; **108:** 776–89. [Retired May 2010] Correction. *ibid.*; 1029. Also available at: http://aappolicy.aappublications.org/cgi/content/full/pediatrics%3b108/3/776 (accessed 27/09/07)

毛细血管渗漏综合征 有个别报道是关于阿维 A 引起毛细血管渗漏综合征的。其中一例出现全身水肿及体重增加，伴出血，有横纹肌溶解的迹象[1]。另一例表现为水肿和体重增加、呼吸困难、肺部浸润、胸腔积液、低血压及少尿[2]。这些反应均与因维 A 酸引起的维 A 酸综合征有关（第1544页）。也有报道关于阿维 A 酯引起全身水肿（第1523页）。

1. Estival JL, *et al.* Capillary leak syndrome induced by acitretin. *Br J Dermatol* 2004; **150:** 150–2.
2. Vos LE, *et al.* Acitretin induces capillary leak syndrome in a patient with pustular psoriasis. *J Am Acad Dermatol* 2007; **56:** 339–42.

对血液的影响 有报道关于口服维 A 酸类药物引起血液方面的不良反应，如阿维 A 引起粒细胞缺乏症，见第1525页**异维 A 酸**项下。

对眼的影响 使用阿维 A 治疗期间可能会出现黄斑病变，使用维 A 酸类药物可能出现与良性颅内高血压有关的眼部异常，见第1526页**异维 A 酸**项下。

对肌肉骨骼系统的影响 涉及阿维 A 在治疗期间发生严重肌病以及关于口服维 A 酸类药物治疗可能引起骨肥厚和钙质沉着的讨论见第1526页**异维 A 酸**项下。

对皮肤的影响 关于阿维 A 加重红皮病的叙述，见第 1527 页**异维 A 酸**项下。

妊娠 引起自然流产及畸形的风险与异维 A 酸有关（第1527页），尤其是在怀孕期间（特别是怀孕的头 3 个月）使用了阿维 A 或阿维 A 酯[1,2]。虽然停药后这种风险可能会降低，但仍有文献指在停用阿维 A 2 年[1,3]及停用阿维 A 酯[1]45 个月，还是会出现出生婴儿或流产胎儿的畸形。在英国，阿维 A 酯注册药品信息中，劝告患者在停药 2 年内应避免怀孕（在美国建议的时间为 3 年）。血浆中阿维 A 酯的量只占全身总量的很少一部分。一项研究指出，女性患者使用阿维 A 后，阿维 A 酯主要蓄积在脂肪组织中[4]。

关于女性在口服维 A 酸类药物时，选择避孕药的相关内容参见异维 A 酸（第 1527 页）。

1. Geiger J-M, *et al.* Teratogenic risk with etretinate and acitretin treatment. *Dermatology* 1994; **189:** 109–16.
2. Barbero P, *et al.* Acitretin embryopathy: a case report. *Birth Defects Res A Clin Mol Teratol* 2004; **70:** 831–3.

3. Maradit H, Geiger J-M. Potential risk of birth defects after acitretin discontinuation. *Dermatology* 1999; **198:** 3–4.
4. Sturkenboom MCJM, *et al.* Inability to detect plasma etretinate and acitretin is a poor predictor of the absence of these teratogens in tissue after stopping acitretin treatment. *Br J Clin Pharmacol* 1994; **38:** 229–35.

药物相互作用

参见**异维 A 酸**，详见第1528页。

患者使用阿维 A 后能够在血浆中检测出阿维 A 酯，阿维 A 也是阿维 A 酯的活性代谢产物，因此与阿维 A 酯有关的药物相互作用（见第1523页）可能同样适用于阿维 A。阿维 A 酯的形成与使用阿维 A 期间饮酒有关。

由于维 A 酸类药物和激素类避孕药可能有潜在药物相互作用，因此在使用阿维 A 治疗期间要注意避孕措施的选择，见第2003页。

酒精 使用阿维 A 的住院患者检测出阿维 A 酯可能与其饮酒有关[1,2]。一项研究发现，饮酒越多，与阿维 A 酯有关的风险就越大[2]。然而，也不能排除患者在无酒精作用下，阿维 A 仍可能会转化为阿维 A 酯[3]。所以，注册药品信息中警示，女性患者在使用阿维 A 治疗期间及停药后 2 个月内不得饮酒，以免产生的阿维 A 酯而导致致畸性（见上文**妊娠**）。

1. Larsen FG, *et al.* Conversion of acitretin to etretinate in psoriatic patients is influenced by ethanol. *J Invest Dermatol* 1993; **100:** 623–7.
2. Larsen FG, *et al.* Acitretin is converted to etretinate only during concomitant alcohol intake. *Br J Dermatol* 2000; **143:** 1164–9.
3. Maier H, Hönigsmann H. Concentration of etretinate in plasma and subcutaneous fat after long-term acitretin. *Lancet* 1996; **348:** 1107.

药动学

阿维 A 通过胃肠道吸收，口服后药物在血浆中的达峰时间为 1～5h。单次剂量的生物利用度为 60%～70%，但变动较大。与食物同服能增加口服本品时的生物利用度。阿维 A 可与血浆蛋白紧密结合。本品能够转变为 13-*顺式*异构体。患者使用阿维 A 后在血浆中也可检测出阿维 A 酯（第1523页）。阿维 A 的消除半衰期大约为 2 天，而阿维 A 酯要长得多，大概需要 120 天。阿维 A 作为代谢产物通过胆汁和尿液从体内排出，也会进入到乳汁。

1. Larsen FG, *et al.* Pharmacokinetics and therapeutic efficacy of retinoids in skin diseases. *Clin Pharmacokinet* 1992; **23:** 42–61.
2. Larsen FG. Pharmacokinetics of etretinate and acitretin with special reference to treatment of psoriasis. *Acta Derm Venereol (Stockh)* 1994; **190** (suppl): 1–33.
3. Wiegand UW, Chou RC. Pharmacokinetics of acitretin and etretinate. *J Am Acad Dermatol* 1998; **39** (suppl): S25–S33.

肾损伤 有报道指慢性肾衰竭患者服用阿维 A 后的药动学结果有所改变，但其实不论是阿维 A 还是其代谢产物 13-*顺式*异构体都不是通过血液透析来清除的[1]。

1. Stuck AE, *et al.* Pharmacokinetics of acitretin and its 13-cis metabolite in patients on haemodialysis. *Br J Clin Pharmacol* 1989; **27:** 301–4.

用途和用法

阿维 A 属于维 A 酸类药物，是阿维 A 酯（第1523页）的代谢产物。通常口服阿维 A 来治疗对其他治疗方法无效的掌跖脓疱型银屑病、严重的先天性鱼鳞病和 Darier 病（毛囊角化病），以及重度扁平苔藓。

在英国，给予的初始剂量为每日 25～30mg，与食物同服，疗程 2～4 周。在美国（只允许用于银屑病），这一初始剂量最高允许达到每日 50mg。其后，根据治疗效果和不良反应情况，对服用剂量做出相应的调整。通常每日服用 25～50mg，6～8 周时可出现最佳疗效，但部分患者需要将剂量加大至每日 75mg。治疗 Darier 病时，给予的初始剂量为每日 10mg，再根据治疗效果做出剂量调整。对 Darier 病和先天性鱼鳞病的治疗通常需要超过 3 个月，但每日的最高用药量不得超过 50mg。在英国，由于临床数据较少，制药商建议对任何的适应证，阿维 A 的用药持续时间都不要超过 6 个月。在英国，对扁平苔藓的用药量与上述的相同。

儿童用药量见下文。

儿童用法 通常不建议阿维 A 用于儿童。但在一项研究中[1,2]，患有严重的先天性角化障碍的儿童接受阿维 A 治疗，重点观察了不良反应，结果显示在最小有效剂量下使用阿维 A 是安全有效的。在英国注册药品信息中，考虑到维 A 酸类药物可能与骺早熟闭合或其他的骨骼发育状况有关，因此除非用药的获益远大于其不良反应的风险，否则不建议阿维 A 用于儿童。如果认为必须要口服用药，建议其剂量应为 500μg/kg，每日 1 次（有时在个别的周期内，剂量可升至 1mg/kg，每日 1 次），但单日最大用药量不得超过 35mg。*BNFC 2009* 建议，对于从 1 个月～12 周岁的儿童，治疗其所患的重度泛发型银屑病（对其他治疗手段无效）、掌跖脓疱型银屑病、重度先天性鱼鳞病和 Darier 病，用药应在专家的严格指导下进行。12 周岁以上的儿童，其用药剂量可视同于成人（见上文）。*BNFC 2009* 还建议治疗新生儿的丑角样鱼鳞病时的剂量应为 500μg/kg，每日 1 次（有时剂量可升至 1mg/kg，每日 1 次）。

1. Lacour M, *et al.* An appraisal of acitretin therapy in children with inherited disorders of keratinization. *Br J Dermatol* 1996; **134:** 1023–9.
2. Zhang X-B, *et al.* Clinical investigation of acitretin in children with severe inherited keratinization disorders in China. *J Dermatolog Treat* 2008; **19:** 221–8.

眼病 一篇病例报道显示[1]，患者口服用于治疗银屑病的阿维 A，初始剂量为每日 30mg，持续 1 个月，然后减至每日 20mg，结果其因慢性结核性角膜实质炎导致的角膜浑浊得到了改善。

1. Labetoulle M, *et al.* Rapid improvement of chronic interstitial keratitis with acitretin. *Br J Ophthalmol* 2002; **86:** 1445–6.

恶性肿瘤 阿维 A 能够用于控制高危患者（如器官移植者）皮肤肿瘤的发展[1,2]。但为了维持疗效需要长期用药，其不良反应限制了这种使用[2]（也见**异维 A 酸**的**恶性肿瘤**项下，第 1528 页）。逐渐增加剂量的方案有助于将皮肤黏膜反应减到最少。口服阿维 A 建议按照如下程序进行治疗，头 2 周为 10mg，隔日 1 次，其后的 2 周为每日 10mg，再往后的 1 个月为每日 20mg；最后调整至应当的治疗剂量。也有的用法为维持每日 25mg 或是每日 10mg 与 20mg 交替使用[3]。

1. Chen K, *et al.* Oral retinoids for the prevention of skin cancers in solid organ transplant recipients: a systematic review of randomized controlled trials. *Br J Dermatol* 2005; **152:** 518–23.
2. Kovach BT, *et al.* Systemic strategies for chemoprevention of skin cancers in transplant recipients. *Clin Transplant* 2005; **19:** 726–34.
3. Otley CC, *et al.* Chemoprevention of nonmelanoma skin cancer with systemic retinoids: practical dosing and management of adverse effects. *Dermatol Surg* 2006; **32:** 562–8.

皮肤疾病 阿维 A 可单独使用或与 PUVA 联合使用（补骨脂素联合 UVA 照射治疗，见第1529页）或 UVB 联合使用来治疗银屑病[1～5]（第 1510 页）。研究显示，阿维 A 与 PUVA 或 UVB 联合使用时，可在增加疗效的同时减少光照剂量。本品还可用于角化障碍疾病，如重度鱼鳞病[1,5～8]（第1507页）和 Darier 病[1,5,9]（第1506页）。在其他的一些皮肤疾病，如扁平苔藓（第1508页）、硬化性苔藓（第1508 页）和皮肤红斑狼疮（第1444页）的治疗中也取得了疗效[1,5]。

1. Berbis P. Acitretin. *Ann Dermatol Venereol* 2001; **128:** 737–45.
2. Lebwohl M, *et al.* Consensus conference: acitretin in combination with UVB or PUVA in the treatment of psoriasis. *J Am Acad Dermatol* 2001; **45:** 544–53.
3. Lee CS, Koo J. A review of acitretin, a systemic retinoid for the treatment of psoriasis. *Expert Opin Pharmacother* 2005; **6:** 1725–34.
4. British Association of Dermatologists. Psoriasis – general management. Available at: http://www.bad.org.uk/site/769/Default.aspx (accessed 25/05/10)
5. Ormerod AD, *et al.* BAD Clinical Standards Unit. British Association of Dermatologists guidelines on the efficacy and use of acitretin in dermatology. *Br J Dermatol* 2010; **162:** 952–63. Also available at: http://www.bad.org.uk/Portals/_Bad/Guidelines/Clinical%20Guidelines/Acitretin%20Guidelines%202010.pdf (accessed 25/05/10)
6. Bruckner-Tuderman L, *et al.* Acitretin in the symptomatic therapy for severe recessive X-linked ichthyosis. *Arch Dermatol* 1988; **124:** 529–32.
7. Steijlen PM, *et al.* Acitretin in the treatment of lamellar ichthyosis. *Br J Dermatol* 1994; **130:** 211–14.
8. Katugampola RP, Finlay AY. Oral retinoid therapy for disorders of keratinization: single-centre retrospective 25 years' experience on 23 patients. *Br J Dermatol* 2006; **154:** 267–76.
9. van Dooren-Greebe RJ, *et al.* Acitretin monotherapy in Darier's disease. *Br J Dermatol* 1989; **121:** 375–9.

制剂

USP 33: Acitretin Capsules.

专利制剂

Arg.: Neotigason; ***Austral.:*** Neotigason; ***Austria:*** Neotigason; ***Belg.:*** Neotigason; ***Braz.:*** Neotigason; ***Canad.:*** Soriatane; ***Chile:*** Neotigason; ***Cz.:*** Neotigason; ***Denm.:*** Neotigason; ***Fin.:*** Neotigason; ***Fr.:*** Soriatane; ***Ger.:*** Neotigason; ***Gr.:*** Neotigason; ***Hung.:*** Neotigason; ***Irl.:*** Neotigason; ***Israel:*** Neotigason; ***Ital.:*** Neotigason; ***Malaysia:*** Neotigason; ***Mex.:*** Neotigason; ***Neth.:*** Neotigason; ***Norw.:*** Neotigason; ***NZ:*** Neotigason; ***Philipp.:*** Neotigason†; ***Pol.:*** Neotigason†; ***Port.:*** Neotigason; ***Rus.:*** Neotigason (Неотигазон); ***S.Afr.:*** Neotigason†; ***Singapore:*** Neotigason; ***Spain:*** Neotigason; ***Swed.:*** Neotigason; ***Switz.:*** Neotigason; ***Thai.:*** Neotigason†; ***Turk.:*** Neotigason; ***UK:*** Neotigason; ***USA:*** Soriatane; ***Venez.:*** Neotigason.

Adapalene (*BAN*, *USAN*, *rINN*) 阿达帕林

Adapaleeni; Adapalen; Adapalène; Adapaleno; Adapalenum; CD-271. 6-[3-(1-Adamantyl)-4-methoxyphenyl]-2-naphthoic acid.

Адапален

$C_{28}H_{28}O_3$ = 412.5.

CAS — 106685-40-9.

ATC — D10AD03.

ATC Vet — QD10AD03.

UNII — 1L4806J2QF.

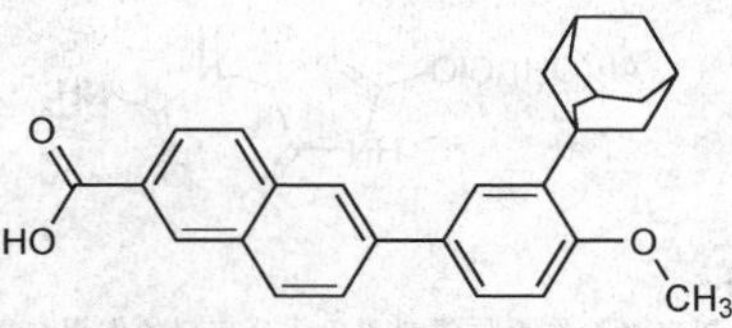

Pharmacopoeias. In *Eur.* (see p.vii).

Ph. Eur. 6. 8（Adapalene） 白色或类白色粉末。不溶于水或乙醇；略溶于四氢呋喃。

不良反应和注意事项

参见**维 A 酸**，见第1543页。

妊娠 一名妇女在怀孕前的那个月到妊娠 13 周时，一直局部外用 0.1% 的阿达帕林，结果在妊娠中止后发现胎儿无眼和视交叉发育不全[1]。

1. Autret E, *et al.* Anophthalmia and agenesis of optic chiasma associated with adapalene gel in early pregnancy. *Lancet* 1997; **350:** 339.

用途和用法

阿达帕林是一种萘甲酸衍生物，类似于维 A 酸类药物，作用与维 A 酸（第1544页）相似。外用阿达帕林治疗轻、中度的痤疮（第1505页），可控制黑头粉刺、丘疹和脓疱。

经常外用 0.1% 的阿达帕林溶液、软膏或凝胶（还有一种 0.3% 的凝胶），每日 1 次，夜间使用，用药前需清洁皮肤并擦干。一些患者可能需要减少使用次数。用药时不应同时使用其他可能会引起刺激的外用制剂。如果在治疗时还需要外用抗菌药物或过氧化苯酰，这些药物应该在早上使用，而阿达帕林在夜间使用。然而，也有些国家允许阿达帕林与过氧化苯酰同时联合使用。

在痤疮治疗的早期可能会出现病情恶化，通常在至少 8 周前不会有明显的疗效。但如果 12 周后仍没有疗效则应重新评估这种疗法。

关于**儿童用法**，见下文。

1. Brogden RN, Goa KL. Adapalene: a review of its pharmacological properties and clinical potential in the management of mild to moderate acne. *Drugs* 1997; **53:** 511–19.
2. Waugh J, *et al.* Adapalene: a review of its use in the treatment of acne vulgaris. *Drugs* 2004; **64:** 1465–78.
3. Pariser DM, *et al.* Adapalene Study Group. The efficacy and safety of adapalene gel 0.3% in the treatment of acne vulgaris: a randomized, multicenter, investigator-blinded, controlled comparison study versus adapalene gel 0.1% and vehicle. *Cutis* 2005; **76:** 145–51.
4. Thiboutot D, *et al.* Adapalene Study Group. Adapalene gel 0.3% for the treatment of acne vulgaris: a multicenter, randomized, double-blind, controlled, phase III trial. *J Am Acad Dermatol* 2006; **54:** 242–50.
5. Thiboutot DM, *et al.* Adapalene gel, 0.1%, as maintenance therapy for acne vulgaris: a randomized, controlled, investigator-blind follow-up of a recent combination study. *Arch Dermatol* 2006; **142:** 597–602.
6. Gollnick HP, *et al.* Adapalene–BPO Study Group. Adapalene–benzoyl peroxide, a unique fixed-dose combination topical gel for the treatment of acne vulgaris: a transatlantic, randomized, double-blind, controlled study in 1670 patients. *Br J Dermatol* 2009; **161:** 1180–9.

儿童用法 虽然在英国没有关于儿童用药的指南，但在 *BNFC 2009* 中提到，使用 0.1% 的阿达帕林乳膏或凝胶治疗新生儿及婴儿的痤疮，每晚用 1 次。

制剂

专利制剂

Arg.: Adapne; Differin; KM Gel; Panalene; Sinac; ***Austral.:*** Differin; ***Austria:*** Differin; ***Belg.:*** Differin; ***Braz.:*** Adacne; Dalap; Differin; ***Canad.:*** Differin; ***Chile:*** Adamed; Adiamil; Daplen; Differin; Flamir; Nyskin; Zudenina; ***Cz.:*** Differine; ***Denm.:*** Redap; ***Fin.:*** Differin; ***Fr.:*** Differine; ***Ger.:*** Differin; ***Gr.:*** Adaferin; ***Hong Kong:*** Differin; ***Hung.:*** Differin; ***India:*** Aclene; Adaferin; Adiff; Deriva; ***Indon.:*** Evalen; ***Irl.:*** Differin; ***Israel:*** Adaferin; ***Ital.:*** Differin; ***Malaysia:*** Deriva; Differin; ***Mex.:*** Adaferin; Trablene; ***Neth.:*** Differin; ***Norw.:*** Differin; ***NZ:*** Differin; ***Philipp.:*** Differin; Klenzit; ***Pol.:*** Differin; ***Port.:*** Differin; ***Rus.:*** Clenzit (Клензит); Differin (Дифферин); ***S.Afr.:*** Differin; ***Singapore:*** Differin; ***Spain:*** Differine; ***Swed.:*** Differin; ***Switz.:*** Differin; ***Thai.:*** Differin; ***Turk.:*** Differin; Palexil; ***UK:*** Differin; ***USA:*** Differin; ***Venez.:*** Differin.

多组分制剂 ***Arg.:*** Epiduo; ***Austral.:*** Epiduo; ***Belg.:*** Epiduo; ***Fin.:*** Epiduo; ***Fr.:*** Epiduo; ***India:*** Deriva-C; ***Pol.:*** Epiduo; ***Port.:*** Epiduo; ***Rus.:*** Clenzit-C (Клензит-С); ***UK:*** Epiduo; ***USA:*** Epiduo.

Alcloxa (*USAN*, *rINN*) 铝克洛沙

ALCA; Alcloxum; Aluminium Chlorhydroxyallantoinate; Aluminum Chlorhydroxy Allantoinate; Clorohidroxialantoinato de aluminio; RC-173. Chlorotetrahydroxy[(2-hydroxy-5-oxo-2-imidazolin-4-yl)ureato]dialuminium.

Альклокса

$C_4H_9Al_2ClN_4O_7$ = 314.6.

CAS — 1317-25-5.

UNII — 18B809DQA2.

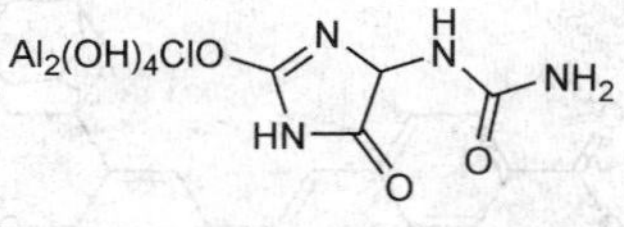

简介

铝克洛沙作为收敛剂和角质分离剂的作用与尿囊素（见下文）有关。常出现在多组分制剂中，用于各种不同的皮肤疾病和胃肠道疾病。

制剂

专利制剂

Arg.: Babysan Powder.

多组分制剂 ***Hong Kong:*** Pilelife†; ***Malaysia:*** Neo-Medrol; ***Singapore:*** Neo-Medrol; ***Thai.:*** Neo-Medrol; ***UK:*** Dermidex.

Aldioxa (*USAN*, *rINN*) 尿囊素铝

ALDA; Aldioxum; Aluminium Dihydroxyallantoinate; Aluminum Dihydroxy Allantoinate; Dihidroxialantoinato de aluminio; Dihydroxyaluminum Allantoinate; RC-172. Dihydroxy[(2-hydroxy-5-oxo-2-imidazolin-4-yl)ureato]aluminium.

Альдиокса

$C_4H_7AlN_4O_5$ = 218.1.

CAS — 5579-81-7.

UNII — 8T66I31YNK.

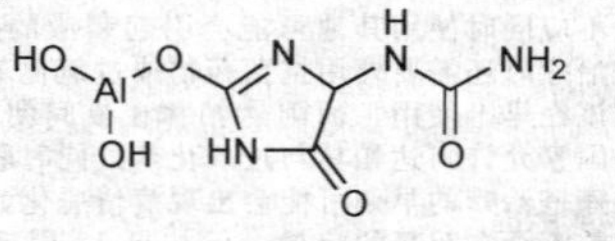

Pharmacopoeias. In *Jpn.*

简介

尿囊素铝作为收敛剂和角质分离剂的作用与尿囊素（见下文）有关。常出现在多组分制剂中，用于各种不同的皮肤疾病和胃肠道疾病。

制剂

多组分制剂 ***Arg.:*** ZeaSorb; ***Austral.:*** ZeaSorb†; ***Canad.:*** ZeaSorb; ***Chile:*** ZeaSorb†; ***Fr.:*** ZeaSorb; ***Gr.:*** Rikospray Silicone; ***Indon.:*** ZeaSorb; ***Irl.:*** ZeaSorb; ***Israel:*** Aronal Forte; ***Ital.:*** Rikospray; ***Malaysia:*** ZeaSorb†; ***Mex.:*** Dentsiblen†; ***Philipp.:*** ZeaSorb; ***S.Afr.:*** ZeaSorb†; ***Singapore:*** ZeaSorb; ***Thai.:*** ZeaSorb; ***UK:*** Cetanorm; ZeaSorb.

Alefacept (*BAN*, *USAN*, *rINN*) 阿来法塞

Aléfacept; Alefaceptum; BG-9273; BG-9712; LFA3TIP; Recombinant Human LFA-3/IgG_1 Fusion Protein. A dimer of 1-92 antigen LFA-3 (human) fusion protein with human immunoglobulin G1 (hinge-C_H2-C_H3 γ1-chain).

Алефацепт

CAS — 222535-22-0.

ATC — L04AA15.

ATC Vet — QL04AA15.

UNII — ELK3V90G6C.

不良反应和注意事项

静脉给药时经常出现寒战。其他不良反应还包括咳嗽、头晕、头痛、注射部位疼痛和瘙痒、肌痛、恶心、咽炎以及瘙痒。一些严重的不良反应有心血管疾病（包括冠状动脉疾病和心肌梗死）、超敏反应、淋巴细胞减少症以及需要接受住院治疗的严重感染。肝毒性作用包括无症状的转氨酶升高、肝脂肪浸润、肝炎以及急性肝衰竭。与其他免疫抑制药一样，阿来法塞可能会增加恶性肿瘤的风险，尤其是对皮肤的基底细胞癌或鳞状细胞癌。有恶性肿瘤病史的患者不得使用本品。

本品不得用于已有严重感染的患者，当感染出现扩大时也要停用。对于有慢性感染或有感染复发病史的患者需使用本品时也要慎重考虑。

阿来法塞能够呈剂量依赖型地引起循环中 CD4＋和 CD8＋T-淋巴细胞的计数减少。因此，如果 HIV 感染者误用了本品，会减少 CD4＋ T-淋巴细胞的数量，可加速疾病的进展或者增加 HIV 感染的并发症。应该在开始使用阿来法塞治疗之前以及在 12 周疗程中每隔两周检测一次 CD4＋T-淋巴细胞计数。如果患者在用药前 CD4＋T-淋巴细胞计数低于正常范围，则不应启动治疗。当治疗中的细胞计数低于 250 个/μl 时，则需要控制用药量并开始每周监测，而且如果细胞计数持续一个月都低于这一水平，就应停止治疗。

当患者给药后有过敏反应或严重的高敏感性，需要立即停药，并给予相应的治疗措施。而且不得再使用本品。

1. Goffe B, *et al.* An integrated analysis of thirteen trials summarizing the long-term safety of alefacept in psoriasis patients who have received up to nine courses of therapy. *Clin Ther* 2005; **27:** 1912–21.

药动学

肌内注射阿来法塞的生物利用度大约为 63%。静脉给药的清除半衰期为 11～12 天。

1. Vaishnaw AK, TenHoor CN. Pharmacokinetics, biologic activity, and tolerability of alefacept by intravenous and intramuscular administration. *J Pharmacokinet Pharmacodyn* 2002; **29:** 415–26.

用途和用法

阿来法塞是一种重组的人融合蛋白，通过与 T 细胞上的 CD2 结合而抑制 T 细胞共刺激信号并减少记忆性效应 T 细胞。本品可用于治疗中、重度的慢性斑块状银屑病（第1510页），用法为肌内注射，每周 1 次，每次 15mg，疗程均为 12 周。必要时可给予第二个 12 周疗程的治疗，但距第一个疗程结束的时间不得少于 12 周。

1. Ellis CN, Krueger GG. Treatment of chronic plaque psoriasis by selective targeting of memory effector T lymphocytes. *N Engl J Med* 2001; **345:** 248–55.
2. Krueger GG, *et al.* A randomized, double-blind, placebo-controlled phase III study evaluating efficacy and tolerability of 2 courses of alefacept in patients with chronic plaque psoriasis. *J Am Acad Dermatol* 2002; **47:** 821–33.
3. Krueger GG, Ellis CN. Alefacept therapy produces remission for patients with chronic plaque psoriasis. *Br J Dermatol* 2003; **148:** 784–8.
4. Lebwohl M, *et al.* An international, randomized, double-blind, placebo-controlled phase 3 trial of intramuscular alefacept in patients with chronic plaque psoriasis. *Arch Dermatol* 2003; **139:** 719–27.
5. Korman NJ, Moul DK. Alefacept for the treatment of psoriasis: a review of the current literature and practical suggestions for everyday clinical use. *Semin Cutan Med Surg* 2005; **24:** 10–18.
6. Ortonne JP, *et al.* An open-label study of alefacept plus ultraviolet B light as combination therapy for chronic plaque psoriasis. *J Eur Acad Dermatol Venereol* 2005; **19:** 556–63.
7. Mease PJ, *et al.* Alefacept in Psoriatic Arthritis Study Group. Alefacept in combination with methotrexate for the treatment of psoriatic arthritis: results of a randomized, double-blind, placebo-controlled study. *Arthritis Rheum* 2006; **54:** 1638–45.
8. Strober BE, Menon K. Alefacept for the treatment of psoriasis and other dermatologic diseases. *Dermatol Ther* 2007; **20:** 270–6.
9. Landells I, *et al.* Efficacy outcomes in patients using alefacept in the AWARE study. *J Cutan Med Surg* 2009; **13** (suppl 3): S122–S130.
10. Dunn LK, Feldman SR. Alefacept treatment for chronic plaque psoriasis. *Skin Therapy Lett* 2010; **15:** 1–3.

制剂

专利制剂

Arg.: Amevive†; ***Canad.:*** Amevive; ***Israel:*** Amevive; ***Switz.:*** Amevive; ***USA:*** Amevive.

Allantoin (*BAN*, *USAN*) 尿囊素

Alantoin; Alantoína; Alantoinas; Allantoiini; Allantoïne; Allantoinum; Glioxildiureído; Glyoxyldiureide; 5-Ureidohidantoína. 5-Ureidohydantoin; 5-Ureidoimidazolidine-2,4-dione; 2,5-Dioxoimidazolidin-4-ylurea.

Аллантоин; Кордианин

$C_4H_6N_4O_3$ = 158.1.

CAS — 97-59-6.

UNII — 344S277G0Z.

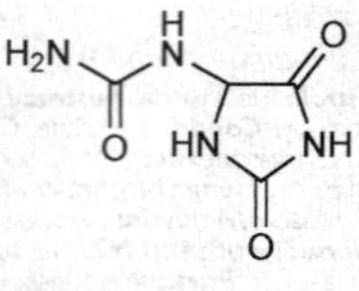

Pharmacopoeias. In *Eur.* (see p.vii) and *US.*

Ph. Eur. 6. 8（Allantonin） 本品为白色或类白色的结晶性粉末。微溶于水，极微溶于乙醇。

USP 33（Allantoin） 本品为白色的结晶性粉末。微溶于水，极微溶于乙醇。

简介

尿囊素可作为收敛剂和角质分离剂。常出现在多组分制剂中用于各种不同的皮肤疾病。本品作为收敛剂还可用于治疗痔和其他肛门肠道疾病。

银屑病 美国 FDA 认为，在使用尿囊素洗剂治疗银屑病时，药物会从中分离出来，因此是无效的[1]。

1. Anonymous. Nonprescription drug review gains momentum. *WHO Drug Inf* 1991; **5:** 62.

制剂

专利制剂

India: Masse; ***Pol.:*** Alantan.

多组分制剂 ***Arg.:*** Abanta; Afonisan; Atomoderma A-E; Bushi; Contractubex; Crema Para Paspaduras†; Cremsor N; Cutidermin Emulsion Humectante; Dermaloe†; Esmedent con Fluor†; Euroderm-A; Factor Vit AE; Glossderm†; Lactocrem Bebe; Lociherp Liposomas Vitaminado; Medic†; Mencogrin; Mencogrin AP; Pastillas Lorbi; Pastillas Medex; Sebosoap; ***Austral.:*** Alphosyl†; Blistex Medicated Lip Ointment†; Hemocane; Macro Natural Vitamin E Cream; Medi Creme; Medi Pulv; Paxyl; SoloSite; Solyptol†; ***Austria:*** Alphosyl†; Contractubex; Rheumex; Ulcurilen†; ***Braz.:*** Contractubex; Lactrex; Senol†; Vitaderme; ***Canad.:*** Blistex Medicated Lip Ointment; Moisture Extreme; Phenoris†; Polysporin Lip Treatment; Tanac†; ***Chile:*** Dermaglos; Dermaglos Plus†; Negloss†; Pancrit; Queratopil; Sanoderm; Ureadin 30; Ureadin Rx DB; Ureadin Rx PS; Ureadin Rx RD; ***Cz.:*** Brand- und Wundgel†; Contractubex; Jox; Panlid; ***Fr.:*** Alpha 5 DS†; Calmobrul; Cicatryl; Erygine; Hydracuivre; Provictol†; Purif-Ac Emulsion†; Purif-Ac Gel†; Seborheane; Spirial; Topialyse Fluide†; Topialyse Plus†; ***Ger.:*** Brand- und Wund-Gel Eu Rho†; Contractubex; Ellsurex†; Haemo-Exhirud†; Hydro Cordes; Leukona-Wundsalbe†; Lipo Cordes; Ulcurilen N†; ***Gr.:*** Contractubex; Pisaveril; ***Hong Kong:*** Alox; Alphate; Aselan; Burn Cream†; Contractubex; Egoderm; Egopsoryl TA; Pyodontyl†; ***Hung.:*** Contractubex; Jox†; ***India:*** Contractubex; New Eye Lotion†; Shield; ***Indon.:*** Atopiclair; Mederma; Verile; ***Irl.:*** Pedamed; ***Israel:*** Atopiclair; Comfrey Plus; Pitrisan; Proctozorin-N; Rekasitin; Xclair; ***Ital.:*** Alphosyle†; Angstrom Viso; Balta-Crin Tar†; Biolastic T5; Centella Complex; Cerosterit†; Cue Soluzione Otologica; Ginoxil Ecoschiuma; Keraflex; Sensigel; Sensiquell; Tial-Z; Xerial; ***Malaysia:*** Dermaheal DeAkni; Dermaheal Post Laser Cream; Egoderm; Egopsoryl TA; ***Mex.:*** Antaderm; Contractubex; Dealan; Glossderm; Hipoglos; Hipoglos Cremoso; Lactrex; Mederma; Sebryl; Sebryl Plus; Sebstopp; Unguento de la Madre; ***NZ:*** Egoderm; Egopsoryl TA; Medipulv; ***Philipp.:*** Contractubex; Dermablend Colloidal Oatmeal Lotion; Hiruscar; ***Pol.:*** Alantan-Plus; Alantavit; Baikaderm; Cepan; Contractubex; Dermilan; Mucosit; Pupilekt; Septalan†; Tointex; ***Port.:*** Hidratoderme†; ***Rus.:*** Contractubex (Контрактубекс); Hepatrombin (Гепатромбин); Jox (Йокс); ***S.Afr.:*** Alphosyl†; Arola Rosebalm†; Blistex; Clearasil Medicated Facial Cleanser†; ***Singapore:*** Egoderm; Egopsoryl TA; Erase; ***Spain:*** Alphosyl; Amplidermis†; Antigrietun; Cortenema†; Egarone†; Hepro; Polaramine Topico; ***Switz.:*** Alphastria; Alumagall†; Carmol Plus†; Contractubex; Gorgonium; Hepathrombine†; Keli-med; Leniderm†; Lyman; Optrex compresses; PC 30 V; Sportium; Unatol†; Wulnasin†; ***Thai.:*** Opplin; ***Turk.:*** Contractubex; ***UK:*** Actinac†; Alphosyl HC; Anodesyn; Atopiclair; Vesagex Heelbalm; ***Ukr.:*** Contractubex (Контрактубекс); Hepathrombin (Гепатромбин); Jox (Йокс); ***USA:*** Alasulf; Anbesol Cold Sore Therapy; Atopiclair; Blistex; Blistex Lip Balm; Deltavac; DIT1-2; Dr Dermi-Heal; Ionax Astringent; Orabase Lip; Tanac; Tanac Dual Core; ***Venez.:*** Alantamida; Lactrex.

Aloe Vera 库拉索芦荟

Aloe.

Алоэ Вера; Алоэ Древовидное

ATC Herb — HA06AB5002 (Aloe vera: dry leaf juice); HD02WA5001 (Aloe vera: leaf mucilage).

UNII — ZY81Z83H0X (Aloe vera leaf); 575DY8C1ER (Aloe vera flower).

简介

库拉索芦荟凝胶是从植物库拉索芦荟 *Aloe vera*（＝*A. barbadensis*）的叶子中提取的黏液质的制剂。这不包括库拉索芦荟的树浆（sap），因为其中含有蒽醌，也不要与普通的芦荟（第1626页）相混淆。

库拉索芦荟凝胶广泛用于美容化妆品中，据报道其具有保湿和恢复活力的功效。库拉索芦荟油是用大豆油或杏仁油浸泡过的库拉索芦荟制成的，有报道同样用于美容化妆品中。

1. WHO. Aloe Vera Gel. *WHO Monographs on Selected Medicinal Plants*, volume 1. Geneva: WHO; 1999. Also available at: http://apps.who.int/medicinedocs/en/d/Js2200e/6.html (accessed 27/05/10)

库拉索芦荟广泛用于库拉索芦荟中，据报道其具有保湿和恢复活力的功效。有些人使用库拉索芦荟凝胶来治疗诸如痤疮、银屑病、烧伤、创伤、关节炎、糖尿病、高脂血症、消化性溃疡以及生殖器疱疹等，认为对疾病能够有所帮助甚至使其痊愈[1,2]。但这些观点还缺乏相关证据的支持。同样没有强有力的证据证明使用库拉索芦荟凝胶可预防或治疗癌症患者因辐射而诱发的皮肤反应[3]

1. Marshall JM. Aloe vera gel: what is the evidence? *Pharm J* 1990; **244:** 360–2.
2. Vogler BK, Ernst E. Aloe vera: a systematic review of its clinical effectiveness. *Br J Gen Pract* 1999; **49:** 823–8.
3. Richardson J, *et al.* Aloe vera for preventing radiation-induced skin reactions: a systematic literature review. *Clin Oncol (R Coll Radiol)* 2005; **17:** 478–84.

制剂

专利制剂

Arg.: Aloedent; Biorevit Gel†; Capson; Puraloe Post Solar; Solenil Post Solar Cool Gel; ***Braz.:*** Probeks†; Soapelle; ***Fr.:*** Veraskin; ***Ital.:*** Epitaloe; ***Singapore:*** Curacao.

多组分制剂 ***Arg.:*** Abanta; Acuaderm; Aloebel; Aristaloe; Atomo Ordenador; Brunavera; Control Acne; Crema De Ordene; Cutidermin Crema Regeneradora; Cutidermin Spray Humectante; Dermaloe†; Dermvien†; Eurocolor Post Solar; Europrotec Post Solar†; Galenic Restaurador Capilar; KW; Mucobase; Negacne; Ocusun; Odontobiotic†; Olamine; Pervicol; Post Solar Nort; Puraloe; Puraloe Nutritivo; Refrane P; Refrane Plus; Sadeltan F†; Snella Vag; Solenil Post Solar; Talowin; ***Austral.:*** Aloe Vera Plus; Lipz Lip Ointment; Percutane; Psor-Asist; Rapaid Rash-Relief; Vicks Baby Balsam; ***Austria:*** Wick SinexAloe; ***Braz.:*** Actine; Derm'attive Solaire†; Malvatricin Natural Soft; ***Canad.:*** Pure Gardens; ***Chile:*** Ac-Sal; Cellenergy; Fray Romano; Glicoisdin; Neneglos†; Solarcaine Aloe Vera Gel; Ureadin Rx DB; Ureadin Rx RD; ***Cz.:*** After Burn†; ***Fr.:*** Alkagin†; Cicatridine; Postopyl†; Rhinodoron; ***Ger.:*** Rhinodoron; ***Hong Kong:*** Apaisac†; Pregnacare;

Hung.: After Burn; ***India:*** Elovera; Elovera-SPF; Sofderm; ***Indon.:*** Jointfit; Velostin; ***Israel:*** Agisten with Aloe Vera; Aphta-X; Aphtagone; ***Ital.:*** Capso; Ektrofil; Ginoxil Ecoschiuma; Ninfagin; Proctocella Complex; Sclerovis H Plus; Vicks Baby Balsam†; Vulnopur; ***Malaysia:*** A-Bruzzy; Elovera; Lorasil Feminine Hygiene†; Neo-Healar†; T3 Acne; TDF AHA Facial Wash for Oily/Acne Prone Skin; ***Mex.:*** Aloemagnolia; Gelconordin; Hipoglos Cremoso; ***NZ:*** Chap Stick; Lamisil Odor Eze; Solarcaine Aloe; Vicks Baby Balsam; ***Philipp.:*** Elovera; Enfacare; Hiruscar; Intima†; Nap; ***Port.:*** Alkagin; Antiacneicos Ac-Sal†; Multi-Mam Compressas†; ***Singapore:*** Desitin Creamy; ***UK:*** Antiac; Don't Bug Me; Sinose; ***USA:*** Aloe Grande; Biotene with Calcium; Bodi Kleen; Bodi Oil; Dermtex HC with Aloe; Duraflex Comfort; Entertainer's Secret; Geri-Lav Free; Gold Bond Medicated Triple Action Relief; Hawaiian Tropic Cool Aloe with I.C.E.; Hemorid For Women; Maximum Strength Flexall 454; Nasal-Ease; OraMagicRx; RadiaPlex Rx; Rx Support Heartburn & Acid Reflux Plus Aloe; Solarcaine Aloe Extra Burn Relief; ***Venez.:*** Andantol Jalea; Flucirac; Gameral; Gelsem; Jengimiel; Jengimiel Sabila.

顺势疗法制剂 ***Canad.:*** Circulation†; Digest-X Yucca L110†; Hae 2 Complex; Maxi Force Energy Cocktail†.

Aluminium Chloride 氯化铝

Aliuminio chloridas heksahidratas; Alumiinikloridiheksahydraatti; Aluminii chloridum hexahydricum; Aluminio, cloruro de; Aluminium Chloratum; Aluminium (chlorure d') hexahydraté; Alumínium-klorid-hexahidrát; Aluminiumkloridhexahydrat; Aluminum Chloride; Chlorid hlinitý hexahydrát; Cloreto de Alumínio; Cloruro de aluminio; Glinu chlorek. Aluminium chloride hexahydrate.

Алюминия Хлорид

$AlCl_3,6H_2O = 241.4.$

CAS — 7446-70-0 (anhydrous aluminium chloride); 7784-13-6 (aluminium chloride hexahydrate).

ATC — D10AX01.

ATC Vet — QD10AX01.

UNII — LIF1N9568Y (aluminium chloride); 3CYT62D3GA (aluminium chloride hexahydrate).

Pharmacopoeias. In *Eur.* (see p.vii) and *US.*

Ph. Eur. 6. 8（Aluminium Chloride Herahydrate） 本品易潮解，为白色或微黄色的结晶性粉末或无色的结晶体。极易溶于水；易溶于乙醇；可溶于丙三醇。贮藏于密闭容器中。

USP 33（Aluminium Chloride） 本品可潮解，为白色或黄白色的无臭结晶性粉末。其水溶液用石蕊试纸检测呈酸性。可溶于水（1：0.9），溶于乙醇（1：4）；可溶于丙三醇。贮藏于密闭容器中。

不良反应

氯化铝可引起刺激，尤其用于潮湿的皮肤时，可能的原因是形成了盐酸。

用途和用法

氯化铝有收敛的特性，使用 20% 的乙醇溶液可作为止汗剂来治疗多汗症（第1507页）。本品通常在夜间就寝时用于干燥的皮肤，早上在汗腺开始活跃前应及时清洗干净。起始时，每晚使用本品直至出汗有所改善，然后减少使用次数以维持疗效。

顺势疗法 氯化铝可作为顺势疗法药物，常用名有：Aluminium muriaticum；Alumin mur。

1. Scholes KT, *et al.* Axillary hyperhidrosis treated with alcoholic solution of aluminium chloride hexahydrate. *BMJ* 1978; **2:** 84–5.
2. Ellis H, Scurr JH. Axillary hyperhidrosis - topical treatment with aluminium chloride hexahydrate. *Postgrad Med J* 1979; **55:** 868–9.

制剂

BP 2010: Aluminium Chloride Solution.

专利制剂

Arg.: Alumpak; Drysol; ***Austral.:*** Driclor; Odaban†; ***Canad.:*** Hemodent; ***Chile:*** Drysol; Xerac AC; ***Fr.:*** Driclor; Etiaxil; ***Ger.:*** Gargarisma zum Gurgeln; Mallebrin Konzentrat; ***Hong Kong:*** Driclor; ***Irl.:*** Anhydrol Forte; Driclor; ***Israel:*** Anhydrol Forte; ***Malaysia:*** Driclor†; ***Mex.:*** Drysol; ***NZ:*** Hidrosol; ***Philipp.:*** Driclor; ***Pol.:*** Antidral; ***S.Afr.:*** Driclor†; ***Singapore:*** Driclor; ***Switz.:*** Etiaxil; Racestyptine; ***UK:*** Anhydrol Forte; Driclor; Odaban; ***USA:*** Drysol; Xerac AC.

多组分制剂 ***Arg.:*** Carnot Topico; ***Canad.:*** Racestyptine; ***Chile:*** Hidrofugal Forte†; Hidrofugal†; ***Mex.:*** Prespir; ***Switz.:*** Sansilla†; ***USA:*** Stypto-Caine.

Aluminium Chlorohydrate 水合氯化铝

Aluminio, clorohidróxido de; Aluminium Chlorhydrate; Aluminium Chloride Hydroxide Hydrate; Aluminum Chlorhydroxide; Aluminum Chloride Hydroxide Hydrate; Aluminum Chlorohydrate *(USAN)*; Aluminum Hydroxychloride; Alüminyum Hidroksiklorür; Basic Aluminium Chloride; Clorohidrato de aluminio.

Алюминия Хлоргидрат

$Al_2(OH)_5Cl,xH_2O.$

CAS — 1327-41-9 (anhydrous aluminium chlorohydrate).

ATC — D09AA08; M05BX02.

ATC Vet — QD09AA08; QM05BX02.

UNII — HPN8MZW13M.

Pharmacopoeias. In *US.*

US 也包含基于水合氯化铝的多种化合物。如：

- 二氯化羟铝和三氯化二铝；
- 氯乙醇铝、二氯化铝、三氯化二铝与聚乙二醇或丙二醇形成的复合物；
- 三氯铝锆、四氯铝锆、五氯铝锆、八氯铝锆及它们各自的氨基乙酸衍生物。

USP 33（Aluminum Chlorohydrate） 15%（质量分数）的水溶液 pH 值为 3.0～5.0。

简介

水合氯化铝与氯化铝一样，都可用于治疗多汗症（第1507页）。治疗多汗症所用的单方制剂通常浓度是 10%～25%。

水合氯化铝有收敛和止汗的特性，可用在许多皮肤制剂中。

铝毒性 1 名肾功能正常的妇女在使用了含 20% 水合氯化铝的乳膏后出现了骨痛、极度疲劳以及铝离子浓度升高，都可能与使用这种止汗剂有关。该名女子每天都在双腋下涂抹约 1g 的乳膏，持续了 4 年。在停止使用这种止汗剂 8 个月后其血浆铝离子浓度恢复正常，相关症状消失[1]。

1. Guillard O, *et al.* Hyperaluminemia in a woman using an aluminum-containing antiperspirant for 4 years. *Am J Med* 2004; **117:** 956–9.

制剂

USP 33: Aluminum Chlorohydrate Solution; Aluminum Dichlorohydrate Solution; Aluminum Sesquichlorohydrate Solution; Aluminum Zirconium Octachlorohydrex Gly Solution; Aluminum Zirconium Pentachlorohydrate Solution; Aluminum Zirconium Pentachlorohydrex Gly Solution; Aluminum Zirconium Tetrachlorohydrate Solution; Aluminum Zirconium Tetrachlorohydrex Gly Solution; Aluminum Zirconium Trichlorohydrate Solution; Aluminum Zirconium Trichlorohydrex Gly Solution.

专利制剂

Arg.: Bromhistop; Normoskin†; Sodorant; ***Canad.:*** Avon Antiperspirant Deodorant; Avon On Duty; Creme Deodorant Multi-Soin Anti-Perspirant; ***Chile:*** Hansaplast Footcare†; Hidrofugal†; ***Fr.:*** pM; Spirial; ***Ger.:*** Phosphonorm; ***Israel:*** Aloxan Derma; ***Ital.:*** Spirial; ***Mex.:*** Skin Dry; ***Mon.:*** Dermagor†; ***NZ:*** Neat Effect; Neat Feat; Neat One; Neat Touch; ***Port.:*** Dermagor-Antitranspirante; Lambda; ***Switz.:*** Alopon†; Gelsica; Phosphonorm; Sansudor†; ***Turk.:*** Kursept; Terkur; ***UK:*** Chiron Barrier Cream; ***USA:*** Bromi-Lotion.

多组分制剂 ***Arg.:*** Neobitiol; Sodorant; ***Austral.:*** Nappy-Mate†; Neo-Medrol†; ***Austria:*** Sulgan 99; ***Canad.:*** Feet Athletes Foot and Antifungal; Medrol Acne Lotion; Neo-Medrol Acne; ***Chile:*** Hidrofugal Forte†; Hidrofugal†; Normaderm Stick Secante Camufu Imperfecciones; Uriage Desodorante Tri-Actif; ***Fin.:*** Neo-Medrol comp†; ***Fr.:*** Spirial; ***Gr.:*** Medrol Acne Lotion; Neo-Medrol; ***Hong Kong:*** Neo-Medrol Acne; ***Indon.:*** Betiga†; ***Israel:*** Fungimon; Neo-Medrol; Pedisol; ***Ital.:*** Medrol Lozione Antiacne†; ***S.Afr.:*** Neo-Medrol†; ***Spain:*** Hongosan; ***Turk.:*** Pers-Mant; ***USA:*** Breezee Mist Foot Powder; Ostiderm.

Amiloxate (*USAN*, *rINN*) 阿米沙酯

Amiloxato; Amiloxatum; E-1000; Isoamyl *p*-Methoxycinnamate. Isopentyl *p*-methoxycinnamate; 3-(4-Methoxyphenyl)-2-propenoic acid 3-methylbutyl ester.

Амилоксат

$C_{15}H_{20}O_3 = 248.3.$

CAS — 71617-10-2.

UNII — 376KTP06K8.

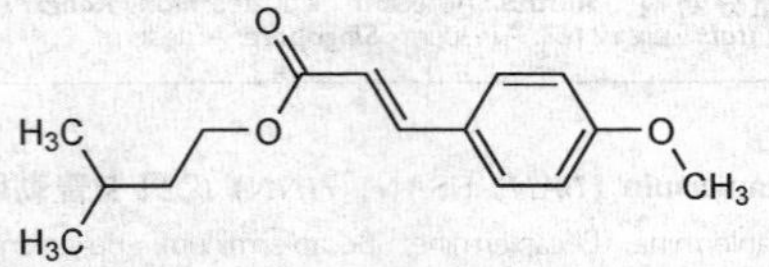

注：Neo-Heliopan E 1000 是阿米沙酯的商品名。

Pharmacopoeias. In *US.*

USP 33（Amiloxate） 贮藏于密闭容器中。

简介

阿米沙酯是肉桂酸酯的替代物，可作为遮光剂（第1504页），作用与奥西诺酯（第1534页）相似。本品可阻挡 UVB（定义参见第1508页）。

Aminobenzoic Acid 氨基苯甲酸

Acide 4-Aminobenzoïque; Acidum 4-aminobenzoicum; Amben; 4-Aminobensoesyra; 4-Aminobentsoehappo; 4-aminobenzoesav; Aminobenzoico, ácido; 4-Aminobenzoinė rūgštis; Kwas 4-aminobenzoesowy; Kyselina 4-aminobenzoová; PAB; PABA; Pabacidum; Para-aminobenzoic Acid; Vitamin Bx; Vitamin H'. 4-Aminobenzoic acid.

Аминобензойная Кислота

$C_7H_7NO_2 = 137.1.$

CAS — 150-13-0.

ATC — D02BA01.

ATC Vet — QD02BA01.

UNII — TL2TJE8QTX.

Pharmacopoeias. In *Eur.* (see p.vii) and *US.*

Ph. Eur. 6. 8（4-Aminobenzoic Acid；Aminobenzoic Acid BP 2010） 本品为白色或微黄色的结晶性粉末。微溶于水；易溶于乙醇；可溶于稀释的强碱溶液中。避光。

USP 33（Aminobenzoic Acid） 本品为白色或微黄色的无味结晶性粉末或结晶体。暴露在空气和光线中会变色。微溶于水和氯仿；易溶于乙醇和强碱、碳酸盐溶液中；略溶于乙醚。贮藏于密闭容器中。避光。

不良反应和注意事项

外用含氨基苯甲酸的遮光剂后可能出现皮肤不良反应，如局部刺激和接触性皮炎。含氨基苯甲酸的遮光剂不得用于那些有光敏史的患者，也不得用于对结构类似药物（如磺胺类药物、苯噻嗪类利尿药、酯类局麻药等）有超敏反应的患者。

氨基苯甲酸可使衣物着色。

有报道在外用氨基苯甲酸或其酯后出现变应性和光敏性的接触性皮炎[1]。早先的关于不良反应的报道导致了遮光剂产品中除去了此类成分［许多产品中声称"不含 PABA（对氨基苯甲酸）"］，但其实帕地马酯 O 仍在被广泛的应用[2]。患者如有氨基苯甲酸过敏史，则其对结构类似药物如对氨基苯甲酸酯类麻醉药、磺胺类药物、含对苯二胺的染发剂会同样产生反应[1,2]。

有报道关于口服氨基苯甲酸后出现了皮肤反应（白癜风）[3]，在有些情况下，大剂量口服氨基苯甲酸会出现与上述有关的不良反应，因此要格外注意[4]。

1. Scheuer E, Warshaw E. Sunscreen allergy: A review of epidemiology, clinical characteristics, and responsible allergens. *Dermatitis* 2006; **17:** 3–11. Correction. *ibid.*; 162.
2. Mackie BS, Mackie LE. The PABA story. *Australas J Dermatol* 1999; **40:** 51–3.
3. Hughes CG. Oral PABA and vitiligo. *J Am Acad Dermatol* 1983; **9:** 770.
4. Worobec S, LaChine A. Dangers of orally administered para-aminobenzoic acid. *JAMA* 1984; **251:** 2348.

药动学

口服给药后，氨基苯甲酸通过胃肠道吸收。在肝内代谢，以原形或代谢产物从尿中排出。

用途和用法

外用氨基苯甲酸可作为遮光剂（第1504页）。本品及其衍生物能够有效地吸收全部波长的 UVB，但对 UVA（相关定义见第1508页）基本不吸收。含氨基苯甲酸酯的遮光剂可用于防止晒伤，但不太可能防止因药物引起的光敏反应或是其他与 UVA 有关的光敏反应，与二苯甲酮合用可起到更好的防晒保护作用。

有些复方的 B 族维生素制剂中也含有氨基苯甲酸，但至今尚未发现成人或动物体内会缺乏氨基苯甲酸。

本品与苯替酪胺（第2188页）联合可用于胰腺功能中 PABA 或 BTPABA 的检测。

制剂

USP 33: Aminobenzoic Acid Gel; Aminobenzoic Acid Topical Solution.

Ammonium Lactate (*USAN*) 乳酸铵

Amonio, lactato de; BMS-186091.

Аммония Лактат

$C_3H_9NO_3 = 107.1.$

CAS — 52003-58-4.

ATC Vet — QA16QA04.

UNII — 67M901L9NQ.

简介

乳酸铵是一种保湿剂，含 12% 乳酸铵的软膏或洗

剂。本品用于治疗干燥的有鳞屑的皮肤病，如鱼鳞病。外用含乳酸铵制剂的不良反应包括短暂红斑、灼烧感及刺痛。用药部位可能会对光照更加敏感，因此要尽量减少暴露在外。

制剂

专利制剂

Arg.: Lacto-Cev; Lactrex; Nutrafilm; ***Braz.:*** Lac-Hydrin; ***Canad.:*** Lac-Hydrin†; ***Fr.:*** Kerapil†; ***Malaysia:*** Lanate; ***Mex.:*** Lac-Hydrin; ***NZ:*** Lac-Hydrin; Lanate†; ***Singapore:*** Lac-Hydrin†; Lanate; ***USA:*** al12; Amlactin; Geri-Hydrolac; Kerasal AL; Lac-Hydrin; LAC-Lotion.

多组分制剂 ***Arg.:*** Clobeplus; Clobesol LA; Dermexane; Lactiderm; Lacto-Cev Zn; ***Braz.:*** Lactrex; ***Chile:*** Queratopil; ***Fr.:*** I-Soft†; Zeniac LP Fort†; Zeniac LP†; Zeniac†; ***Indon.:*** Exfoliac†; ***Ital.:*** Alfa Acid; Ipso Urea; ***Mex.:*** Lactrex; ***Port.:*** Lactonico†; ***USA:*** Kerasal Ultra; Ultralytic 2; ***Venez.:*** Lactrex.

Arbutin 熊果苷

Arbutoside; Arbutyna; Beta-arbutin; Ursin. 4-Hydroxyphenyl-βD-glucopyranoside.

Арбутин

$C_{12}H_{16}O_7$ = 272.3.

CAS — 497-76-7 (beta-arbutin); 84380-01-8 (alpha-arbutin).

UNII — C5INA23HXF.

简介

熊果苷是对苯二酚（第1524页）的糖基化衍生物，是从熊果（第2187页）或类似植物中提取而来。本品可制成浓度为1%～5%的外用制剂，作为脱色剂用来因治疗皮肤色素沉着过度导致的疾病。浓度更高会导致皮肤反常的色素沉着过度。

α-熊果苷的用途相同。

制剂

多组分制剂 ***Arg.:*** Cellskinlab Phyto Spot; Melasoft†; ***Chile:*** Phyto Corrective Gel†; Phyto Spot; Recover Ol; ***Port.:*** Despigmentante.

Avobenzone (*USAN*, *rINN*) 阿伏苯宗

Avobenzona; Avobenzonum; Butylmethoxydibenzoylmethane; 4-*tert*-Butyl-4′-methoxydibenzoylmethane. 1-(*p*-*tert*-Butylphenyl)-3-(*p*-methoxyphenyl)-1,3-propanedione; 1-[4-(1,1-dimethylethyl)phenyl]-3-(4-methoxyphenyl)-1,3-propanedione.

Авобензон

$C_{20}H_{22}O_3$ = 310.4.

CAS — 70356-09-1.

UNII — G63QQF2NOX.

注：Escalol 517、Eusolex 9020、Neo-Heliopan 357 和 Parsol 1789 为阿伏苯宗的商品名。

Pharmacopoeias. In *US.*

USP 33（Avobenzone） 熔点 81～86℃。贮藏于密闭容器中。避光。

简介

阿伏苯宗是二苯酰甲烷的替代物，局部外用可作为遮光剂（见第1504页）。二苯酰甲烷可吸收 UVA（相关定义见第1508页），与其他可吸收 UVB 的遮光剂联合可用于防止晒伤，对于因药物引起的光敏反应或是其他与 UVA 有关的光敏反应也能起到保护作用。

局部外用含二苯酰甲烷的遮光剂后，有时会出现接触性或光接触性的变应性皮炎。

Azelaic Acid (*USAN*, *rINN*) 壬二酸

Acide azélaïque; Ácido anchoico; Ácido azelaico; Ácido lepargílico; Acidum azelaicum; Anchoic acid; Atselaiinihappo; Azelaik Asit; Azelainsyra; Lepargylic acid; ZK-62498. Nonanedioic acid; Heptane-1,7-dicarboxylic acid.

Азелаиновая Кислота

$C_9H_{16}O_4$ = 188.2.

CAS — 123-99-9.

ATC — D10AX03.

ATC Vet — QD10AX03.

UNII — F2VW3D43YT.

不良反应和注意事项

局部外用壬二酸可引起短暂的皮肤刺激如烧灼感、刺痛、瘙痒、干燥和鳞屑，通常较轻微，继续给药后会消失。但是有些患者可出现持续的刺激，这时就需要减少用药次数或暂时停药。有个别报道关于患者会出现色素减退、出疹和光敏的情况。壬二酸不可用于眼、口或其他黏膜部位。

用途和用法

壬二酸能够抑制痤疮丙酸杆菌的生长，并能降低角化作用。可局部外用治疗轻、中度的炎症性痤疮（第1505页）以及轻、中度酒渣鼻（第1510页）的炎性丘疹和脓疱。还可试用于色素增多性皮肤病，如黑斑病和恶性黑素瘤。

治疗**痤疮**时，使用 20%的壬二酸软膏，或 15%的凝胶，每日 2 次，疗程 6 个月。通常 4 周内就会有所改善。

用于治疗轻、中度的**酒渣鼻**，于患处用 15%的壬二酸凝胶，每日 2 次。通常 4～8 周时会出现改善，治疗数个月后才会达到最佳疗效。

1. Fitton A, Goa KL. Azelaic acid: a review of its pharmacological properties and therapeutic efficacy in acne and hyperpigmentary skin disorders. *Drugs* 1991; **41:** 780–98.
2. Breathnach AS. Melanin hyperpigmentation of skin: melasma, topical treatment with azelaic acid, and other therapies. *Cutis* 1996; **57** (suppl): 36–45.
3. Elewski B, Thiboutot D. A clinical overview of azelaic acid. *Cutis* 2006; **77** (suppl): 12–16.
4. Del Rosso JQ. The use of topical azelaic acid for common skin disorders other than inflammatory rosacea. *Cutis* 2006; **77** (suppl): 22–4.
5. Liu RH, *et al.* Azelaic acid in the treatment of papulopustular rosacea: a systematic review of randomized controlled trials. *Arch Dermatol* 2006; **142:** 1047–52.

制剂

专利制剂

Arg.: Cutacelan; ***Austral.:*** Finacea; Skinoren†; ***Austria:*** Skinoren; ***Belg.:*** Skinoren; ***Braz.:*** Azelan; Dermizan; ***Cz.:*** Aknoren; Skinoren; ***Denm.:*** Finacea; Skinoren; ***Fin.:*** Skinoren; ***Fr.:*** Finacea; Skinoren; ***Ger.:*** Skinoren; ***Gr.:*** Alenzantyl; Azedose; Azelac; Azelaxine; Azelderm; Cevigen; Chemilaic; Exazen; Forcilen; Kenedril; Noreskin; Opilet; Prevolac; Skinoren; Sonalent; Zelicrema; Zorkenil; Zumilin; ***Hong Kong:*** Qualicren; Qualilaic; Skinoren; ***Hung.:*** Finacea; Skinoren; ***Indon.:*** Aza 20; Skinoren†; Zelface; Zeliris; ***Irl.:*** Skinoren; ***Israel:*** Skinoderm; ***Ital.:*** Acnezaic†; Finacea; Neocutis; Skinoren; ***Malaysia:*** Acnederm Lotion; Skinoren; ***Mex.:*** Cutacelan†; Finacea; ***Norw.:*** Finacea; Skinoren; ***NZ:*** Skinoren; ***Philipp.:*** Skinoren†; ***Pol.:*** Acne-Derm; Hascoderm; Skinoren; ***Port.:*** Dermazil; Finacea; Skinoren; ***Rus.:*** Skinoren (Скинорен); ***S.Afr.:*** Skinoren; ***Singapore:*** Skinoren; ***Spain:*** Finacea; Skinoren; Zelaika; Zeliderm; ***Swed.:*** Finacea; Skinoren; ***Switz.:*** Skinoren; ***Thai.:*** Skinoren; ***Turk.:*** Azelderm; Finacea; Skinoren; ***UK:*** Finacea; Skinoren; ***Ukr.:*** Skinoren (Скинорен); ***USA:*** Azelex; Finacea; Finevin; ***Venez.:*** Cutacelan.

多组分制剂 ***Austral.:*** Acnederm Medicated; ***Hong Kong:*** Acnederm; ***Ital.:*** Zeroac; ***NZ:*** Acnederm; ***Singapore:*** Acnederm.

Becaplermin (*BAN*, *USAN*, *rINN*) ⊗贝卡普勒明

Becaplermina; Bécaplermine; Becaplerminum; Bekaplermiini; Bekaplermin; RWJ-60235. Recombinant human platelet-derived growth factor B.

Бекаплермин

CAS — 165101-51-9.

ATC — A01AD08; D03AX06.

ATC Vet — QA01AD08; QD03AX06.

UNII — 1B56C968OA.

简介

贝卡普勒明是一种重组人血小板源性生长因子（rhPDGF-BB），可提高肉芽组织的形成并促进伤口愈合（第1511页）。外用 0.01%的贝卡普勒明凝胶治疗神经性糖尿病性病患者的全层皮肤溃疡（见第410页**糖尿病并发症**项下），每日 1 次，用浸有生理盐水的纱布湿敷，疗程 20 周。如果用药 10 周后患处还没有明显的康复（溃疡面积减少 30%），则这一治疗方法需要重新评估。

贝卡普勒明不得用于有临床感染的溃疡。如果在治疗期间溃疡发生感染，应停用本品直至感染被清除。注册药品信息指出，贝卡普勒明的使用部位或其周边不得有肿瘤。有使用过贝卡普勒明的患者在用药部位附近出现了恶变。然而，一项观察研究指出，无论使用本品与否，患者的癌症风险并不会有显著的区别。同样是这项研究中显示，使用过贝卡普勒明（3 管或更多）治疗的癌症患者，其死亡率要大大增加。基于这些发现，EMEA 建议贝卡普勒明不得用于患有任何类型癌症的患者。

贝卡普勒明与磷酸钙混合成型后使用，可促进骨骼和组织的生长，用以治疗牙周疾病。本品的一些其他用途还在研究中，如治疗颌骨坏死、骨折、骨质疏松，以及对软骨、韧带、腱损伤的修复。

1. Wieman TJ, *et al.* Efficacy and safety of a topical gel formulation of recombinant human platelet-derived growth factor-BB (becaplermin) in patients with chronic neuropathic diabetic ulcers: a phase III randomized placebo-controlled double-blind study. *Diabetes Care* 1998; **21:** 822–7.
2. Smiell JM, *et al.* Efficacy and safety of becaplermin (recombinant human platelet-derived growth factor-BB) in patients with nonhealing, lower extremity diabetic ulcers: a combined analysis of four randomized studies. *Wound Repair Regen* 1999; **7:** 335–46.
3. Guzman-Gardearzabal E, *et al.* Treatment of chronic ulcers in the lower extremities with topical becaplermin gel .01%: a multicenter open-label study. *Adv Therapy* 2000; **17:** 184–9.
4. Mandracchia VJ, *et al.* The use of becaplermin (rhPDGF-BB) gel for chronic nonhealing ulcers: a retrospective analysis. *Clin Podiatr Med Surg* 2001; **18:** 189–209.
5. Nagai MK, Embil JM. Becaplermin: recombinant platelet derived growth factor, a new treatment for healing diabetic foot ulcers. *Expert Opin Biol Ther* 2002; **2:** 211–18.
6. Nevins M, *et al.* Platelet-derived growth factor stimulates bone fill and rate of attachment level gain: results of a large multicenter randomized controlled trial. *J Periodontol* 2005; **76:** 2205–15.
7. McGuire MK, *et al.* rhPDGF-BB promotes healing of periodontal defects: 24-month clinical and radiographic observations. *Int J Periodontics Restorative Dent* 2006; **26:** 223–31. Correction. *ibid.* 2007; **27:** 88.

制剂

专利制剂

Austria: Regranex; ***Canad.:*** Regranex; ***Cz.:*** Regranex; ***Fr.:*** Regranex; ***Ger.:*** Regranex; ***Gr.:*** Regranex; ***Irl.:*** Regranex; ***Israel:*** Regranex; ***Mex.:*** Regranex; ***Neth.:*** Regranex; ***Port.:*** Regranex; ***Spain:*** Regranex; ***Switz.:*** Regranex; ***UK:*** Regranex; ***USA:*** Regranex.

多组分制剂 ***USA:*** GEM 21S.

Bemotrizinol (*USAN*, *rINN*) 双乙基己氧基苯酚甲氧基苯三嗪

Bémotrizinol; Bemotrizinolum; BEMT; Bis-ethylhexyloxyphenol Methoxyphenol Triazine; FAT-70884. 2,2′-[6-(4-Methoxyphenyl)-1,3,5-triazine-2,4-diyl]bis{5-[(2-ethylhexyl)oxy]phenol}.

Бемотрицинол

$C_{38}H_{49}N_3O_5$ = 627.8.

CAS — 187393-00-6.

UNII — PWZ1720CBH.

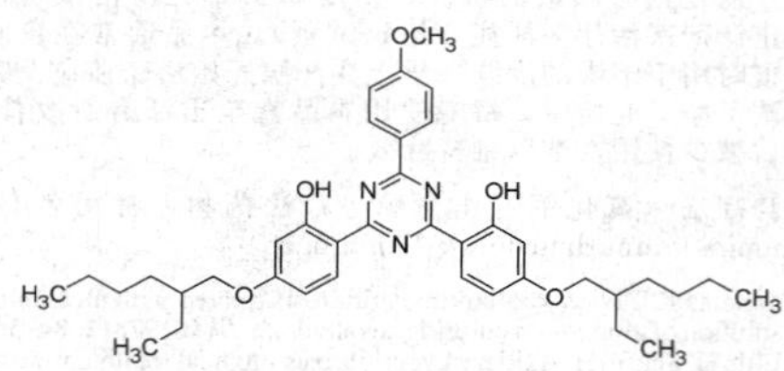

注：Tinosorb S 是本品的商品名。

简介

本品可作为遮光剂（第1504页），可有效阻挡 UVA（定义见第1508页）。

Bentoquatam (*USAN*) 膨土夸他

Quaternium-18 bentonita; Quaternium 18-bentonite. Bis(hydrogenated tallow alkyl)dimethylammonium complex with sodium bentonite.

Бентокватам

CAS — 1340-69-8.

简介

本品是一种有机复合黏土，其 5%的洗剂可作为保护屏障制剂局部外用，来防止因接触野葛、毒葛或有毒的漆树等引起的特应性接触性皮炎。在可能接触到这些植物之前的 15min 用药，应充分涂抹形成明显的保护膜。如果需要连续工作，则每 4h 重复用一次药，如果发现药物保护膜脱落，则需立刻重新用药。

制剂

专利制剂

USA: Ivy Block.

Benzoyl Peroxide（*USAN*）过氧化苯酰

Bensoylperoxid; Bentsoyyliperoksidi; Benzoilo peroksidas; Benzoil-peroxid; Benzoyil Peroksit; Benzoylis peroxidum; Benzoylperoxid; NSC-675; Peróxido de benzoílo; Peroxyde de benzoyle. Dibenzoyl peroxide.

Бензоил Пероксид; Пероксид Бензоила

$C_{14}H_{10}O_4$ = 242.2.

CAS — 94-36-0 (anhydrous benzoyl peroxide).

ATC — D10AE01.

ATC Vet — QD10AE01; QD11AX90.

UNII — W9WZN9A0GM.

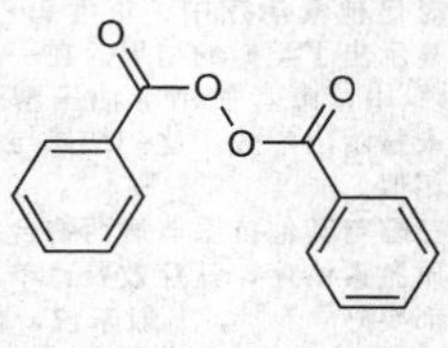

(anhydrous benzoyl peroxide)

Pharmacopoeias. In *Chin., Eur.* (see p.vii), *Int.,* and *US.*

Ph. Eur. 6. 8（Benzoyl Peroxide，Hydrous） 本品含70%～77%的无水过氧化苯酰，至少含有20%的水。暴露于空气中能快速脱水，当含水量过低时会发生爆炸。本品为白色或类白色的无定形物或颗粒状粉末。基本不溶于水，微溶于乙醇，可溶于丙酮，可溶于二氯甲烷，可用于水中萃取。贮藏于2～8℃环境下，要求容器经过处理，能够降低静电，且在压力过大时有释放的装置。未用完的原料药不得放回其原先的容器，需放入10%的氢氧化钠溶液中予以销毁。如果加入稀盐酸后，再加入碘化钾结晶而没有自由碘释放出来，则说明药品已被完全销毁。本品需避光保存。

USP 33（Hydrous Benzoyl Peroxide） 本品含有65%～82%的无水过氧化苯酰，大约含有26%的水。水合物形态下为白色的有特殊臭的颗粒状粉末。略溶于水和乙醇，可溶于丙酮、氯仿和乙醚。贮藏于原封容器中，容器需经过处理，能够降低静电。未用完的原料药不得放回其原先的容器，需放入10%的氢氧化钠溶液中予以销毁。如果加入碘化钾结晶后没有自由碘释放出来，则说明药品已被完全销毁。

不良反应和注意事项

外用过氧化苯酰可引起皮肤刺激，尤其在治疗的初始阶段。对有些患者的刺激需要相应减少用药次数或暂时停药。本品还可引发皮肤干燥、脱屑、丘疹和短暂的水肿。一些使用了含有过氧化苯酰制剂的患者会出现接触敏感。当用药部位接近眼、口或其他的黏膜部位以及皮肤较敏感的地方（如颈部）时，使用需谨慎。患者应对过氧化苯酰的脱色特性有所警惕。

身体气味 患者在外用过氧化苯酰后身体出现了难闻的气味[1]。

1. Molberg P. Body odor from topical benzoyl peroxide. *N Engl J Med* 1981; **304:** 1366.

致癌性 有些动物实验显示，过氧化苯酰能够增加肿瘤的活性[1]。然而，在加拿大进行的一项追溯调查认为，没有证据显示在正常使用情况下过氧化苯酰治疗痤疮会增加面部患癌症的风险[2]。一项包含了体外试验、动物试验和人体试验的综述[3]中，同样指出了缺乏足够证据证实外用过氧化苯酰会导致患者产生皮肤癌。International Agency for Research on Cancer[4]认为，由于人体数据还不充分，其总体评价的结果是过氧化苯酰对人类的致癌性还不能被归类。

1. Jones GRN. Skin cancer: risk to individuals using the tumour promoter benzoyl peroxide for acne treatment. *Hum Toxicol* 1985; **4:** 75–8.
2. Hogan DJ, *et al.* A study of acne treatments as risk factors for skin cancer of the head and neck. *Br J Dermatol* 1991; **125:** 343–8.
3. Kraus AL, *et al.* Benzoyl peroxide: an integrated human safety assessment for carcinogenicity. *Regul Toxicol Pharmacol* 1995; **21:** 87–107.
4. IARC/WHO. Benzoyl peroxide. *IARC monographs on the evaluation of carcinogenic risks to humans volume 71* 1999. Available at: http://monographs.iarc.fr/ENG/Monographs/vol71/volume71.pdf (accessed 27/09/07)

处理 过氧化苯酰粉末在受到碰撞、敲打或受热时会发生爆炸。水合过氧化苯酰含有水分，能够降低爆炸的风险，但当温度高于60℃时或因着火而导致脱水时，仍会发生爆炸。

超敏反应 当使用过氧化苯酰治疗腿部溃疡时，经常会引起接触过敏[1]，但还不清楚用于痤疮治疗时这一概率有多大[2]。一些斑贴试验显示，有76%的患者在使用过氧化苯酰后会出现接触过敏[3,4]，但因为在用药期间也会产生类似的临床刺激症状，继续用药即可消失，所以不清楚文献中所报道的发病率是否确实是因超敏反应所致[2,4]。在一项研究中，有25%的患者在斑贴试验中出现超敏反应，但实际上44例患者中只有2例患者为真正临床意义上的超敏反应[4]。另一项关于204例痤疮患者超敏反应的研究发现，使用过氧化苯酰后会出现皮肤刺激反应的假阳性发生率为15%，而只有1%的患者在随后的检测中被证实为真正的因药物所引起的变态反应[5]。但是也应考虑到，有些因使用过氧化苯酰引起的超敏反应同样会被误诊为是痤疮的刺激或病情的恶化[3]。

1. Vena GA, *et al.* Contact dermatitis to benzoyl peroxide. *Contact Dermatitis* 1982; **8:** 338.
2. Cunliffe WJ, Burke B. Benzoyl peroxide: lack of sensitization. *Acta Derm Venereol (Stockh)* 1982; **62:** 458–9.
3. Leyden JJ, Kligman AM. Contact sensitization to benzoyl peroxide. *Contact Dermatitis* 1977; **3:** 273–5.
4. Rietschel RL, Duncan SH. Benzoyl peroxide reactions in an acne study group. *Contact Dermatitis* 1982; **8:** 323–6.
5. Balato N, *et al.* Acne and allergic contact dermatitis. *Contact Dermatitis* 1996; **34:** 68–9.

药动学

体外实验和动物实验[1]显示，虽然外用过氧化苯酰会有所吸收，但吸收的药物在皮肤中会代谢为苯甲酸并经尿快速排出。

1. Yeung D, *et al.* Benzoyl peroxide: percutaneous penetration and metabolic disposition II: effect of concentration. *J Am Acad Dermatol* 1983; **9:** 920–4.

用途和用法

过氧化苯酰有轻度的角质分离作用。其抗微生物的作用可能与过氧基有关，据报道对表皮葡萄球菌和痤疮丙酸杆菌有效。本品主要用于治疗痤疮（见下文），每日1～2次，通常用浓度为2.5%～10%的外用制剂，有时还加入一些其他的抗生素。儿童用法见下文。本品同样可用于治疗皮肤真菌感染（第497页），如足癣，但常选其他药物作为首选药物。使用20%的过氧化苯酰洗剂，每8～12h用药一次，可治疗褥疮或淤滞性溃疡。无水的过氧化苯酰作用更快，但有爆炸的风险，不如水合型的安全（见上文的 **pharmacopoeias** 项下）。

过氧化苯酰还可作为漂白剂用于食品工业，作为催化剂用于塑料工业。

痤疮 外用过氧化苯酰也许是应用最广泛的治疗轻度痤疮（第1505页）的一线药物，最高浓度可达10%。早期的动物实验发现过氧化苯酰能够抑制皮脂腺分泌[1]，但随后的研究证明在治疗的前几个月会发生皮脂分泌增加[2,3]的情况，这可能与过氧化苯酰的溶解剥离活性有关，然后即可保持在一个稳定的水平。过氧化苯酰对皮肤微生物显示出很强的抑制作用，在用药48h内就能够减少皮肤表面和囊泡内的微生物，但要达到临床上的改善还需再多几天[4]。当细菌已经对抗生素产生了耐药性时，可将过氧化苯酰与克林霉素或红霉素联合外用，以抑制细菌耐药性的发展，并可改善临床疗效[5]。

1. Gloor M, *et al.* Cytokinetic studies on the sebo-suppressive effect of drugs using the example of benzoyl peroxide. *Arch Dermatol Res* 1980; **267:** 97–9.
2. Cunliffe WJ, *et al.* Topical benzoyl peroxide increases the sebum excretion rate in patients with acne. *Br J Dermatol* 1983; **109:** 577–9.
3. Pierard-Franchimont C, *et al.* Topical benzoyl peroxide increases the sebum excretion rate. *Br J Dermatol* 1984; **110:** 506.
4. Bojar RA, *et al.* The short-term treatment of acne vulgaris with benzoyl peroxide: effects on the surface and follicular cutaneous microflora. *Br J Dermatol* 1995; **132:** 204–8.
5. Taylor GA, Shalita AR. Benzoyl peroxide-based combination therapies for acne vulgaris: a comparative review. *Am J Clin Dermatol* 2004; **5:** 261–5.

儿童用法 本品除了可用于青春期的痤疮外，还可局部外用来治疗新生儿或婴儿的痤疮，每日1～2次，从浓度较低的2.5%的制剂开始用起。

制剂

BP 2010: Benzoyl Peroxide Cream; Benzoyl Peroxide Gel; Benzoyl Peroxide Lotion; Potassium Hydroxyquinoline Sulphate and Benzoyl Peroxide Cream;

USP 33: Benzoyl Peroxide Gel; Benzoyl Peroxide Lotion; Erythromycin and Benzoyl Peroxide Topical Gel.

专利制剂

Arg.: Acnepas; Acnesan; Benzihex; Eclaran; Ecnagel PB; Paracne; PB Gel; Solugel; Tiltis; Vixiderm E; Xicanil; ***Austral.:*** Benzac; Brevoxyl; Clearasil Ultra Acne Treatment Cream; Neutrogena Acne Mask†; Oxy; PanOxyl; ***Austria:*** Akneroxid; Benzaknen; Brevoxyl†; PanOxyl†; Scherogel†; ***Belg.:*** Akneroxid; Benzac; Brevoxyl; Pangel; ***Braz.:*** Acnase; Benzac AC; PanOxyl; Solugel; ***Canad.:*** Acetoxyl; Acne Solutions; Adasept BP; Benoxyl; Benzac; Benzagel; Cetaphil Acne; Clean & Clear Continuous Control; Clean & Clear Persa Gel; Clear Acne; Clear Pore On-The-Spot; Clear Skin Treatment Repairing; Clear Zone; Clearasil B.P. Plus†; Clearasil Stayclear BP Plus; Clenziderm; Dermacne; Dermalogica Special Clearing Booster; Dermance†; Desquam-X; Life Acne; Medicated Acne Gel; Nature's Cure Acne; Neo Strata Astringent Acne Treatment†; Neo Strata Blemish Spot†; Neutrogena Acne Mask†; Neutrogena On The Spot Acne Treatment†; Overnight Acne Control; Oxy†; Oxyderm; PanOxyl; Rodan & Fields Proactiv Renewing Cleanser; Rodan & Fields Proactiv Repairing; Solugel; Spectro Acnecare; ***Chile:*** Benzac; Pansulfox; Peroxiben Plus; Pirobac; Solugel; ***Cz.:*** Aknecide†; Aknefug-oxid†; Akneroxid; Antopar†; Basiron AC†; Eclaran; Inoxitan†; Oxy†; ***Denm.:*** Basiron; ***Fin.:*** Basiron; Brevoxyl; ***Fr.:*** Brevoxyl; Cutacnyl; Eclaran; Effacne; Pannogel; PanOxyl; ***Ger.:*** Aknederm Oxid†; Aknefug-oxid; Akneroxid; Benzaknen; Benzoyt; Benzperox; Brevoxyl; Cordes BPO; Dercome†; Klinoxid; Marduk; PanOxyl; Sanoxit; ***Gr.:*** Benzac-W; Bioacne; Brevoxyl; ***Hong Kong:*** Acneclear†; Benzac AC; Brevoxyl; Oxy†; Oxyderm; PanOxyl; ***Hung.:*** Acne-Med†; Aknefug-oxid; Akneroxid; Lubexyl; ***India:*** Benzac AC; Persol; ***Indon.:*** Benzolac; Pimplex†; ***Irl.:*** Acnecide; Brevoxyl; PanOxyl; ***Israel:*** Acne Derm; Benzac AC; Clearex Cover Up; Oxy; Oxy Sensitive†; PanOxyl; ***Ital.:*** Benoxid†; Benzac; Benzolait; PanOxyl; Reloxyl; ***Malaysia:*** Akneroxid†; Benzac AC; Brevoxyl; PanOxyl; ***Mex.:*** Akeprul; Benoxyl; Benzac AC; Benzaderm; Solugel; ***Neth.:*** Akneroxid; Benzac; Clearamed†; Oxy; Tendox; ***Norw.:*** Basiron; Brevoxyl; PanOxyl; ***NZ:*** Benzac; Brevoxyl; Clearasil Ultra; PanOxyl; ***Philipp.:*** Benoxyl; Benzac AC; Brevoxyl; PanOxyl; Ultra Clearasil†; ***Pol.:*** Akneroxid; Benzacne; Benzapur†; Brevoxyl; Clearasil Ultra†; Lubexyl; ***Port.:*** Benacne†; Benoxygel; Benzac; Eclaran; Lutsimed†; PanOxyl; Peroxiben; ***Rus.:*** Basiron (Базирон); ***S.Afr.:*** Benoxyl†; Benzac AC; Brevoxyl; Clearasil Benzoyl P†; Dry & Clear†; PanOxyl; ***Singapore:*** Acnacyl†; Akneroxid; Benzac; Brevoxyl; PanOxyl; ***Spain:*** Benoxygel; Oxiderma; PanOxyl; Peroxacne; Peroxiben; Solucel; Stop Espinilla Normaderm; ***Swed.:*** Basiron; Bexid†; Brevoxyl; Stioxyl; ***Switz.:*** Acnefuge; Akneroxid; Aknex; Basiron†; Benzac; Effacne†; Lubexyl; PanOxyl†; ***Thai.:*** Acnexyl; Aczee; Benzac; Brevoxyl; Enzoxid; PanOxyl; ***Turk.:*** Aknefug BP; Aksil; Benzac AC; Neutrogena Acne Mask; ***UK:*** Acnecide; Brevoxyl; Oxy; PanOxyl; ***USA:*** Acne Clear; Ambi 10†; Benzac; BenzEFoam; Benziq; BP Wash; Brevoxyl; Clearasil; Clinac BPO; Del Aqua; Desquam; Fostex; NeoBenz; Oxy; PanOxyl; SE BPO; Soluclenz; Triaz; Zaclir; ***Venez.:*** Acnex; Benoxyl†; Benzac AC; Ecuaderm; PanOxyl†; Solugel†.

多组分制剂 ***Arg.:*** Acnepas E; Benzamycin†; Clidan B; Clindacur; Clindoxyl; CP-Acne Duo; Dermaclean; Duo Clindacin; Epiduo; Erimicin; Kitacne PB†; Pentoclave Combi; Perclin; Peroxiclin Duo; Peroximicina; ***Austral.:*** ClindaBenz; Duac; Epiduo; ***Austria:*** Acne Plus; Clindoxyl†; ***Belg.:*** Acneplus; Benzamycin; Epiduo; ***Braz.:*** Acnase; Akirol†; Benzac Eritromicina†; Clindoxyl; ***Canad.:*** Benzaclin; Benzamycin; Clindoxyl; ***Chile:*** Benzac Plus; Erimicin; Indoxyl; Klina; ***Cz.:*** Duac; ***Denm.:*** Clindoxyl; ***Fin.:*** Clindoxyl; Epiduo; ***Fr.:*** Epiduo; ***Ger.:*** Acne Plus; Duac; ***Gr.:*** Benzamycin; Erybenz; Indoxyl; Zarcad; ***Hong Kong:*** Acnesol; Benzamycin†; Duac; ***India:*** Persol Forte; ***Indon.:*** Benzolac Cl; Feldixid†; ***Irl.:*** Benzamycin†; Duac; Quinoderm; ***Israel:*** Benzaclin; Benzamycin; ***Ital.:*** Acnidazil; Delta 80 Plus†; Delta 80†; Duac; Katoxyn; ***Malaysia:*** Duac; ***Mex.:*** Benzac Plus†; Benzaclin†; Benzamycin†; Clindapack; Indoxyl; ***Neth.:*** Acnecare; Duac; ***NZ:*** Duac; ***Philipp.:*** Acne Plus; Duac; ***Pol.:*** Duac; Epiduo; ***Port.:*** Duac; Epiduo; Zacne; ***S.Afr.:*** Acneclear; Acnidazil; Benzamycine†; Quinoderm; ***Singapore:*** Benzamycin; ***Spain:*** Duac; ***Swed.:*** Duac; ***Switz.:*** Acne Creme Plus; ***Thai.:*** Duac; ***Turk.:*** Benzaclin; Benzamycin; Clindoxyl; ***UK:*** Benzamycin†; Duac Once Daily; Epiduo; Quinoderm; ***USA:*** Acanya; Bencort; Benzaclin; Benzamycin; Duac; Epiduo; Inova; Inova Acne Control; Sulfoxyl; Vanoxide-HC; Zacare Kit; Zoderm.

Bisoctrizole（*USAN*，*rINN*）比索三唑

Bisoctrizol; Bisoctrizolum; FAT-75634; MBBT; Methylene Bis-Benzotriazolyl Tetramethylbutylphenol. 2,2′-Methylenebis[6-(2*H*-benzotriazol-2-yl)-4-(1,1,3,3-tetramethylbutyl)phenol].

Бизоктризол

$C_{41}H_{50}N_6O_2$ = 658.9.

CAS — 103597-45-1.

UNII — 8NT850T0YS.

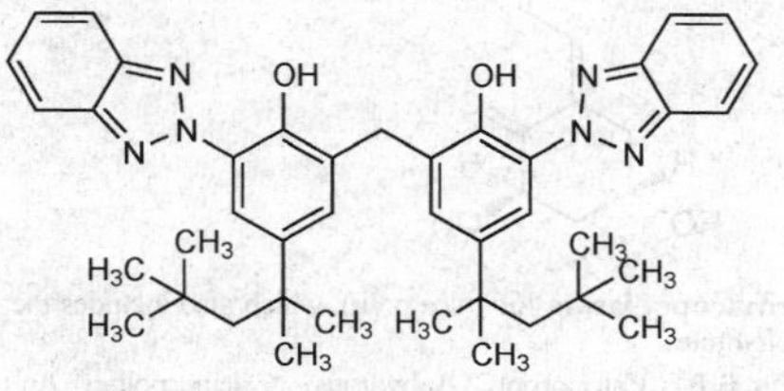

注：Tinosorb M 是比索三唑的商品名。

Pharmacopoeias. In *US.*

USP 33（Bisoctrizole） 贮藏温度为20～25℃，允许温度范围为15～30℃。

简介

本品作为遮光剂（第1504页）可有效阻挡UVB和UVA（定义见第1508页）。

Calamine 炉甘石

Calamina; Kalamin; Prepared Calamine.

Каламин

Pharmacopoeias. In *Br., Chin., Int.,* and *US.*

BP 2010（Calamine） 炉甘石的主要成分为碳酸锌，颜色来自于其中含有的氧化铁。本品为无定形态的不可触知的粉红或暗红褐色粉末，颜色因含氧化铁量的多少及其合成的过程而有所不同。几乎不溶于水；溶于盐酸时可产生气泡。

USP 33（Calamine） 炉甘石主要为氧化锌，含有少量的氧化铁。本品为粉红色的无臭细粉。不溶于水；几乎能完全溶于无机酸。

简介

炉甘石具有轻度的收敛和止痒作用，可制成扑粉、软膏、洗液或油膏用于多种的皮肤病的治疗，但其治疗价值还不确定。

制剂

BP 2010: Aqueous Calamine Cream; Calamine and Coal Tar Ointment; Calamine Lotion; Calamine Ointment;
USP 33: Calamine Topical Suspension; Phenolated Calamine Topical Suspension.

专利制剂

Braz.: Calaphyl†; Ducilamina; ***Spain:*** Talquistina.

多组分制剂 ***Arg.:*** Acuaderm; Caladryl; Calcusan; Dermithan; Irricutan; Northicalm; Pinklot; Piracalamina; Prurisedan; Prurisedan Rosa; Urtikalma; ***Austral.:*** Animine; Calaband†; Calamine Lotion; Dermalife Plus†; Quinaband†; ***Belg.:*** Caladryl; ***Braz.:*** Caladerm†; Caladryl; Calamed; Calamina†; Calamyn; Dermamina; Dermdryl†; Solardril Composto; ***Canad.:*** Aveeno Anti-Itch; Caladryl; Calamine Antihistamine; Calmoseptine; Lotion Calamine avec Antihistaminique; ***Chile:*** Ivarest; Pruriced; ***Fr.:*** Gel de Calamine; Pruriced; ***Hong Kong:*** Aicadryl; Bacamine; Cadramine-V; Caladryl†; Calamine-D†; DPH with Calamine; Improved Versal; Uni-Calmin; Vasogen; ***India:*** Caladryl; Siloderm; ***Indon.:*** Caladine†; Caladryl†; Calamec†; Calarex†; Confortin; Minos†; Regata†; ***Irl.:*** RBC†; Vasogen; ***Israel:*** Baby Paste + Chamomile; Calamine Lotion; ***Ital.:*** Mavipiu†; ***Malaysia:*** Dermoplex Calamine; Norash; Twinkle Calamine; ***Mex.:*** Caladryl; Dermocare; Procicar; ***NZ:*** Am-O-Lin†; Lacto Calamine†; ***Philipp.:*** Caladryl; Calmoseptine; ***Port.:*** Benaderma com Calamina; Benaderma Pruridermase†; Caladryl; Solpic†; ***S.Afr.:*** Adco-Biohist; Caladryl; Calasthetic; Histamed†; ***Singapore:*** Acne Clear; ***Thai.:*** Allerdryl; Ancamin; Antipru; Cadinyl; Cadramine; Caladerm†; Caladiph; Caladryl†; Calahyst Frx; Calakin; Calamine Lotion; Calanol; Calapro; Calarin; Caloryne; Canerin; Clara; Fadril; Hista; Kadryl; KB Calo; Lanol; M-D; Patar lotion; ***Turk.:*** Caladryl†; Diyenil; Kalmosan; Tanol; ***UK:*** Calaband; Lacto Calamine; RBC; Swarm; Vasogen; ***USA:*** Aveeno Anti-Itch; Caladryl; Calamycin; Dome-Paste; Ivarest; RA Lotion; ***Venez.:*** Borocanfor; Caladryl†; Calaminol; Calaminol Simple†; Calasyl Original; Micofeet.

Calcipotriol (*BAN*, *rINN*) 卡泊三醇

Calcipotriene *(USAN)*; Calcipotriolum; Kalcipotriol; Kalcypotriol; Kalsipotriol; Kalsipotrioli; MC-903. (5Z,7E,22E,24S)-24-Cyclopropyl-9,10-secochola-5,7,10(19),22-tetraene-1α,3β,24-triol.

Кальципотриол

$C_{27}H_{40}O_3$ = 412.6.

CAS — 112828-00-9; 112965-21-6.

ATC — D05AX02.

ATC Vet — QD05AX02.

UNII — 143NQ3779B.

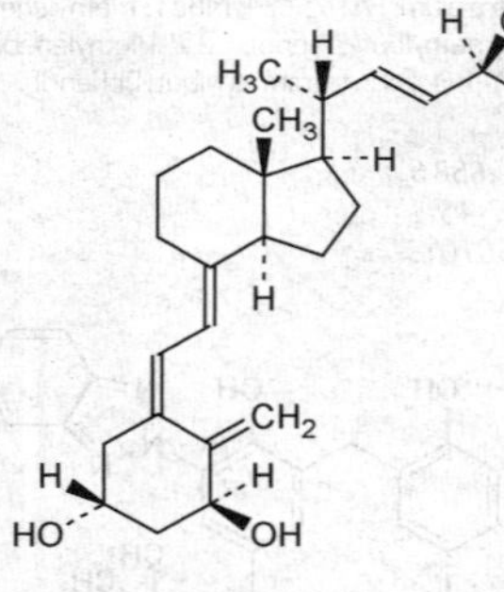

Pharmacopoeias. In *Eur.* (see p.vii), which also includes the monohydrate.

Ph. Eur. 6. 8 (Calcipotriol, Anhydrous; Calcipotriolum Anhydricum) 本品为白色或类白色的结晶性粉末。对热和光敏感。根据温度和放置时间不同，卡泊三醇在溶液中能够可逆地与其异构体互相转换。其活性归功于两者的化合物。本品几乎不溶于水；易溶于乙醇；微溶于二氯甲烷。贮藏于−20℃或更低温度的密闭容器中。避光。

Ph. Eur. 6. 8 (Calcipotriol Monohydrate; Calcipotriolum Monohydricum) 本品为白色或类白色的结晶性粉末。对光敏感。根据温度和放置时间不同，卡泊三醇在溶液中能够可逆地与其异构体互相转换。其活性归功于两者的化合物。本品几乎不溶于水；可溶于乙醇；微溶于二氯甲烷。贮藏于密闭容器中。避光。

不良反应和注意事项

使用卡泊三醇最常见的不良反应是皮肤刺激，因此不得用于面部。其症状包括灼热、瘙痒、红斑和皮肤干燥，但一般无需停药。本品可能会使银屑病的症状更趋恶化。在卡泊三醇治疗期间可能会发生高钙血症，虽然在停药后能快速消失，但也不应该用于有钙代谢紊乱的患者。其他不太常见的不良反应还包括皮肤萎缩、色素沉着过度以及光敏。动物实验显示，局部外用卡泊三醇会增强紫外线的辐射作用，从而诱发皮肤肿瘤，因此患者用药后应减少甚至避免过度暴露于自然光或人造光源下。

对钙稳态的影响 卡泊三醇是维生素 D 的衍生物，因此有引起高钙血症和高钙尿症的潜在可能。到 1993 年 12 月，在英国大约有 150000 名患者接受了卡泊三醇治疗，英国 CSM 共接到发生了高钙血症的不良反应报告 6 例，高钙尿症的 2 例[1]。发生高钙血症的 3 名患者中，有 1 位是因为用药量超过了最大推荐使用剂量（见下文中**用途和用法**项下），有 2 位是脓疱型银屑病患者或红皮病型银屑病患者。高钙血症和高钙尿症在停药后均可消失。一项关于卡泊三醇对尿钙排泄效果的研究发现，在最大推荐剂量下连续使用 4 周后，可增加尿钙的排泄，因此文中建议那些需要接受卡泊三醇最大剂量治疗的患者，需要在用药前和用药期间检测尿钙指标[2]。一项维生素 D 类似物对钙稳态效应的综述认为，不稳定型银屑病患者使用卡泊三醇会处于特殊的中毒风险中，对其毒性作用的观察发现，尿钙排泄检测的指示作用要比血钙变化更加敏感[3]。

1. CSM/MCA. Dovonex ointment (calcipotriol). *Current Problems* 1994; **20:** 3.
2. Berth-Jones J, *et al.* Urine calcium excretion during treatment of psoriasis with topical calcipotriol. *Br J Dermatol* 1993; **129:** 411–14.
3. Bourke JF, *et al.* Vitamin D analogues in psoriasis: effects on systemic calcium homeostasis. *Br J Dermatol* 1996; **135:** 347–54.

色素沉着过度 2 名银屑病患者外用卡泊三醇并伴随 PUVA 光浴（外用补骨脂素并接受 UVA 光照）治疗后，在用药部位发生了色素沉着过度[1]并持续了至少 4 个月。1 名患者外用卡泊三醇并结合 UVB 光照后患处也出现了色素沉着过度[2]。1 名银屑病患者外用卡泊三醇治疗后患处出现了异常的斑点状色素沉着，并在针对黑色素瘤的化疗期间变得更加严重，其后在停止了化疗和卡泊三醇治疗后仍旧持续了 2 年[3]。

文中该作者同时提示，黑色素瘤也可能引起色素改变而导致上述情况的发生。

有趣的是，卡泊三醇这种可能导致色素沉着的效应可被用于治疗白癜风（参见下文的**皮肤疾病**项下）。

1. Gläser R, *et al.* Hyperpigmentation due to topical calcipotriol and photochemotherapy in two psoriatic patients. *Br J Dermatol* 1998; **139:** 148–51.
2. Rütter A, Schwarz T. Ausgeprägte Hyperpigmentierung in psoriatischen Plaques als Folge einer Kombinationsbehandlung mit UVB-311 nm und Calcipotriol. *Hautarzt* 2000; **51:** 431–3.
3. Oláh J, *et al.* Pigment anomaly caused by calcipotriol in a subject with melanoma. *J Eur Acad Dermatol Venereol* 2004; **18:** 113–15.

用途和用法

卡泊三醇是维生素 D 的衍生物。体外实验显示其能够诱导分化并抑制角质细胞的增生。

可使用卡泊三醇的乳膏/软膏剂治疗斑块型银屑病，用其溶液剂治疗头皮上的银屑病。常用的药物浓度为 0.005%。每日用药 1～2 次。1 周内使用乳膏/软膏的总量不超过 100g，使用头皮洗剂的总量不超过 60ml。如果需要同时使用两种剂型，则 1 周内的最大用药量为乳膏/软膏 60g 加 30ml 头皮洗剂，或乳膏/软膏 30g 加 60ml 头皮洗剂。

关于儿童使用卡泊三醇的方法，见下文。

儿童用法 在英国，0.005%的卡泊三醇乳膏或软膏可外用于治疗儿童的斑块型银屑病，每日 2 次。6～12 岁的儿童每周制剂的最大用量不得超过 50g，12 岁以上不得超过 75g。*BNFC 2009* 中建议 6 岁以上儿童治疗头皮处的斑块型银屑病时，应在专家的指导下进行，使用 0.005%的头皮洗剂，每日 2 次，6～12 岁的儿童每周制剂的最大用量不得超过 30ml，12 岁以上不得超过 45ml。*BNFC 2009* 还建议，如需同时使用多种剂型的卡泊三醇，则 6～12 岁的儿童每周卡泊三醇的最大用药量不得超过 2.5mg（如 20ml 的头皮洗剂加 30g 的乳膏或软膏），12 岁以上不得超过 3.75mg（如 30ml 的头皮洗剂加 45g 的乳膏或软膏）。在英国，卡泊三醇头皮洗剂不得用于儿童，其乳膏或软膏不得用于 6 岁以下儿童。但在一项小规模的 8 周的研究中，患者包括有儿童甚至是 2 岁的儿童，其结果显示用药是安全有效的[1～3]。还有一些病例报道关于外用卡泊三醇治疗 3 个月[4]或 6 个月[5]大的婴儿的银屑病。

1. Darley CR, *et al.* Safety and efficacy of calcipotriol ointment (Dovonex®) in treating children with psoriasis vulgaris. *Br J Dermatol* 1996; **135:** 390–3.
2. Oranje AP, *et al.* Topical calcipotriol in childhood psoriasis. *J Am Acad Dermatol* 1997; **36:** 203–8.
3. Patrizi A, *et al.* Topical calcipotriol in childhood psoriasis. *Acta Derm Venereol* 1999; **79:** 477.
4. Travis LB, Silverberg NB. Psoriasis in infancy: therapy with calcipotriene ointment. *Cutis* 2001; **68:** 341–4.
5. Choi YJ, *et al.* Infantile psoriasis: successful treatment with topical calcipotriol. *Pediatr Dermatol* 2000; **17:** 242–4.

皮肤疾病 局部外用卡泊三醇可作为治疗慢性斑块型银屑病（第1510页）的首选药物。一般使用卡泊三醇、地蒽酚和煤焦油来治疗轻、中度的疾病。卡泊三醇通过与维生素 D 受体结合，可抑制细胞增殖并加快细胞分化，以此来抑制表皮的生长，使皮肤结构回复常态。卡泊三醇还有可能影响皮肤的免疫和炎症的进程[1]。对于轻、中度的慢性斑块型银屑病，外用卡泊三醇治疗有效，其疗效不弱于地蒽酚、煤焦油和皮质激素，一些研究甚至认为卡泊三醇的疗效更强[1,2]。由于地蒽酚有染色效应，煤焦油有难闻的气味，因此卡泊三醇也更容易被患者所接受。长期使用本品可维持疗效，且复发后使用本品治疗也仍旧有效。虽然关于儿童用药方面的信息较少，但一些研究[1]（包含有 2～15 岁的儿童）显示，卡泊三醇治疗是安全有效的（见上文的**儿童用法**）。卡泊三醇外用溶液对治疗头皮部银屑病也是有效的[3]。使用卡泊三醇洗剂对比倍他米松治疗轻、中度的头皮部银屑病[4]，卡泊三醇取得了满意的疗效，但倍他米松的疗效更佳且对头皮、面部的刺激较少。一项使用卡泊三醇对比丙酸氯倍他索治疗中、重度头皮部银屑病[5]的研究中，也显示出了类似的结果。在一项治疗银屑病甲损害的研究[6]中，患者使用卡泊三醇软膏 3～5 个月，有半数的人显示出疗效。这一结果与使用倍他米松和水杨酸软膏相似。

可将卡泊三醇与其他抗银屑病药物合用；联合卡泊三醇与外用皮质激素治疗，其疗效要比单独使用其中的任何一种成分都要好[1,7,8]。一般来说，最多联合用药 4 周后会见效，其后可单独使用卡泊三醇以维持疗效[9]。有时也会将卡泊三醇与其他的系统治疗联合应用。有证据显示，外用卡泊三醇可提高口服环孢素或阿维 A 的疗效[1]，对于联合光疗（UVB）或光化学疗法（PUVA）也有效[1,10]。这种联合治疗的方法在达到显著疗效的同时，还可以减少阿维 A 的累积量以及 UVB 或 PUVA 的剂量，进而降低因长期治疗所带来的不良反应的风险[1,10,11]。考虑到涂抹外用制剂可能会阻挡紫外线的照射，因此应在照光前至少 2 小时使用卡泊三醇[12]。尽管关于外用卡泊三醇联合系统治疗、光疗或光化学疗法的报道非常乐观，但是一项系统性综述[13]认为，这些方法虽然会产生适度的疗效叠加，但患者的自我评价却并没有出现显著性的差异。

一项研究针对需住院治疗的泛发型银屑病患者，先使用大剂量卡泊三醇（0.005%的软膏，每周用药量为 360g）2 周，再使用正常推荐剂量（每周用药量为 100g）继续治疗[14]。有些患者使用卡泊三醇后会发生无症状的高钙血症和高钙尿症，因此作者建议用药后必须要接受对钙稳态的检测（详见上文的**对钙稳态的影响**项下）。大多数患者会在治疗后 1 年内复发。

据文献报道[15]，使用卡泊三醇治疗并取得良好效果的其他皮肤疾病还包括持续性肢端皮炎、融合性网状乳头状瘤、先天性鱼鳞病、炎性线形疣状表皮痣、苔藓样淀粉样变性、局限性硬皮病或线形硬皮病、毛发红糠疹、结节性痒疹以及脂溢性皮炎。一项小型的开放试验[16]显示，外用卡泊三醇可有效治疗口腔白斑（详见**博来霉素**项下，第656页）。还有些研究[17～21]是单独用卡泊三醇或结合 UVA、UVB 照光，或与局部外用皮质激素联合来治疗白癜风（详见**色素性皮肤病**项下，第 1509 页），但是报道的结果各异。

1. Scott LJ, *et al.* Calcipotriol ointment: a review of its use in the management of psoriasis. *Am J Clin Dermatol* 2001; **2:** 95–120.
2. Ashcroft DM, *et al.* Systematic review of comparative efficacy and tolerability of calcipotriol in treating chronic plaque psoriasis. *BMJ* 2000; **320:** 963–7.
3. Thaçi D, *et al.* Calcipotriol solution for the treatment of scalp psoriasis: evaluation of efficacy, safety and acceptance in 3,396 patients. *Dermatology* 2001; **203:** 153–6.
4. Klaber MR, *et al.* Comparative effects of calcipotriol solution (50 micrograms/mL) and betamethasone 17-valerate solution (1 mg/mL) in the treatment of scalp psoriasis. *Br J Dermatol* 1994; **131:** 678–83.
5. Reygagne P, *et al.* Clobetasol propionate shampoo 0.05% and calcipotriol solution 0.005%: a randomized comparison of efficacy and safety in subjects with scalp psoriasis. *J Dermatol Treat* 2005; **16:** 31–6.
6. Tosti A, *et al.* Calcipotriol ointment in nail psoriasis: a controlled double-blind comparison with betamethasone dipropionate and salicylic acid. *Br J Dermatol* 1998; **139:** 655–9.
7. Fenton C, Plosker GL. Calcipotriol/betamethasone dipropionate: a review of its use in the treatment of psoriasis vulgaris. *Am J Clin Dermatol* 2004; **5:** 463–78.
8. Kragballe K, van de Kerkhof PCM. Consistency of data in six phase III clinical studies of a two-compound product containing calcipotriol and betamethasone dipropionate ointment for the treatment of psoriasis. *J Eur Acad Dermatol Venereol* 2006; **20:** 39–44.
9. White S, *et al.* Use of calcipotriene cream (Dovonex® cream) following acute treatment of psoriasis vulgaris with the calcipotriene/betamethasone dipropionate two-compound product (Taclonex®): a randomized, parallel-group clinical trial. *Am J Clin Dermatol* 2006; **7:** 177–84.
10. Torras H, *et al.* A combination therapy of calcipotriol cream and PUVA reduces the UVA dose and improves the response of psoriasis vulgaris. *J Dermatol Treat* 2004; **15:** 98–103.
11. Woo WK, McKenna KE. Combination TL01 ultraviolet B phototherapy and topical calcipotriol for psoriasis: a prospective randomized placebo-controlled clinical trial. *Br J Dermatol* 2003; **149:** 146–50.
12. De Rie MA, *et al.* Calcipotriol ointment and cream or their vehicles applied immediately before irradiation inhibit ultraviolet B-induced erythema. *Br J Dermatol* 2000; **142:** 1160–5.
13. Ashcroft DM, *et al.* Combination regimens of topical calcipotriene in chronic plaque psoriasis: systematic review of efficacy and tolerability. *Arch Dermatol* 2000; **136:** 1536–43.
14. Bleiker TO, *et al.* Long-term outcome of severe chronic plaque psoriasis following treatment with high-dose topical calcipotriol. *Br J Dermatol* 1998; **139:** 285–6.

15. Holm EA, Jemec GBE. The therapeutic potential of calcipotriol in diseases other than psoriasis. *Int J Dermatol* 2002; **41:** 38–43.
16. Femiano F, *et al.* Oral leukoplakia: open trial of topical therapy with calcipotriol compared with tretinoin. *Int J Oral Maxillofac Surg* 2001; **30:** 402–6.
17. Ameen M, *et al.* Topical calcipotriol as monotherapy and in combination with psoralen plus ultraviolet A in the treatment of vitiligo. *Br J Dermatol* 2001; **145:** 476–9.
18. Chiaverini C, *et al.* Treatment of vitiligo by topical calcipotriol. *J Eur Acad Dermatol Venereol* 2002; **16:** 137–8.
19. Kumaran MS, *et al.* Effect of topical calcipotriol, betamethasone dipropionate and their combination in the treatment of localized vitiligo. *J Eur Acad Dermatol Venereol* 2006; **20:** 269–73.
20. Goktas E, *et al.* Combination of narrow band UVB and topical calcipotriol for the treatment of vitiligo. *J Eur Acad Dermatol Venereol* 2006; **20:** 553–7.
21. Arca E, *et al.* Narrow-band ultraviolet B as monotherapy and in combination with topical calcipotriol in the treatment of vitiligo. *J Dermatol* 2006; **33:** 338–43.

制剂

专利制剂

Arg.: Daivonex; ***Austral.:*** Daivonex; ***Austria:*** Psorcutan; ***Belg.:*** Daivonex; ***Braz.:*** Daivonex; ***Canad.:*** Dovonex; ***Chile:*** Daivonex; ***Cz.:*** Daivonex; Psorcutan†; ***Denm.:*** Daivonex; ***Fin.:*** Daivonex; ***Fr.:*** Daivonex; ***Ger.:*** Daivonex; Psorcutan; ***Gr.:*** Cipocal; Dopotril; Dovonex; F-Psorin; Psoraffect; ***Hong Kong:*** Daivonex; ***Hung.:*** Daivonex; ***India:*** Daivonex; ***Indon.:*** Daivonex; ***Irl.:*** Calcil; Dovonex; ***Israel:*** Daivonex; ***Ital.:*** Daivonex; Psorcutan; ***Jpn:*** Dovonex; ***Malaysia:*** Daivobet; Daivonex; ***Mex.:*** Daivonex; Eukadar; ***Neth.:*** Daivonex; Fenipsorian; ***Norw.:*** Daivonex; ***NZ:*** Daivonex; ***Philipp.:*** Daivonex; ***Pol.:*** Daivonex; ***Port.:*** Daivonex; ***Rus.:*** Daivonex (Дайвонекс); ***S.Afr.:*** Dovonex; ***Singapore:*** Daivonex; ***Spain:*** Daivonex; ***Swed.:*** Daivonex; ***Switz.:*** Daivonex; ***Thai.:*** Daivonex; ***Turk.:*** Psorcutan; ***UK:*** Dovonex; ***USA:*** Dovonex; ***Venez.:*** Daivonex†.

多组分制剂 ***Arg.:*** Taclonex; ***Austral.:*** Daivobet; ***Austria:*** Psorcutan Beta; ***Belg.:*** Dovobet; ***Braz.:*** Daivobet; ***Canad.:*** Dovobet; Xamiol; ***Cz.:*** Daivobet; Xamiol; ***Denm.:*** Daivobet; ***Fin.:*** Daivobet; Xamiol; ***Fr.:*** Daivobet; Xamiol; ***Ger.:*** Daivobet; Psorcutan Beta; ***Gr.:*** Dovobet; ***Hong Kong:*** Daivobet; ***Hung.:*** Daivobet; ***Indon.:*** Daivobet; ***Irl.:*** Dovobet; Xamiol; ***Israel:*** Daivobet; ***Ital.:*** Dovobet; Token; ***Mex.:*** Daivobet; ***Neth.:*** Dovobet; ***Norw.:*** Daivobet; ***NZ:*** Daivobet; ***Philipp.:*** Daivobet; ***Pol.:*** Daivobet; ***Port.:*** Daivobet; Xamiol; ***Rus.:*** Daivobet (Дайвобет); ***S.Afr.:*** Dovobet; ***Singapore:*** Daivobet; ***Spain:*** Daivobet; ***Swed.:*** Daivobet; ***Switz.:*** Daivobet; ***Thai.:*** Daivobet; ***UK:*** Dovobet; Xamiol; ***USA:*** Taclonex.

Centella 积雪草

Azijinės centelės žolė; Ázsiai gázlófű; Centellae asiaticae herba; Herba Centellae; Hidrocótilo; Hydrocotyle; Indian Pennywort; Nat' centely asijské; Rohtosammakonputki; Sallatsspikblad.

Центелла Азиатская (*Centella asiatica*)

CAS — 18449-41-7 (madecassic acid); 464-92-6 (asiatic acid); 16830-15-2 (asiaticoside).

ATC Herb — HM01AW5005 (Centella asiatica: herb); HD03WB5001 (Centella asiatica: herb).

UNII — 7M867G6T1U (Centella asiatica); 6810070TYD (Centella asiatica extract).

Pharmacopoeias. In *Chin.* and *Eur.* (see p.vii).

Ph. Eur. 6.8 (Centella) 本品为亚洲积雪草的干燥地面部分。包含不少于6%（指干草部分）的三萜系化合物（如积雪草皂苷）。避光。

简介

积雪草含羟基积雪草酸、积雪草酸以及积雪草皂苷。可通过局部外用或口服来治疗创伤、溃疡以及瘢痕疙瘩。

积雪草可作为顺势疗法的药物，常用名有：gotu kola、gotu cola 和 gota kola。

顺势疗法 积雪草已用作顺势疗法药物。

1. WHO. Herba Centallae. *WHO Monographs on Selected Medicinal Plants*, volume 1. Geneva: WHO; 1999. Also available at: http://apps.who.int/medicinedocs/en/d/Js2200e/10.html (accessed 27/05/10)

不良反应 外用积雪草可能引起接触性皮炎[1]。还有报道[2]关于 3 例患者服用积雪草后产生了肝毒性，表现为黄疸、肝脏疼痛以及肉芽肿性肝炎。

1. Gonzalo Garijo MA, *et al.* Allergic contact dermatitis due to Centella asiatica: a new case. *Allergol Immunopathol (Madr)* 1996; **24:** 132–4.
2. Jorge OA, Jorge AD. Hepatotoxicity associated with the ingestion of Centella asiatica. *Rev Esp Enferm Dig* 2005; **97:** 115–24.

制剂

专利制剂

Arg.: Pertusan; ***Austria:*** Madecassol†; ***Belg.:*** Madecassol; ***Braz.:*** Centelax; Centella-Vit; ***Chile:*** Celulase; Celulase Plus; Centabel; Escar T; Madecassol; ***Fr.:*** Madecassol; ***Gr.:*** Madecassol; ***Hong Kong:*** Madecassol; ***Indon.:*** Fitocassol; Lanakeloid; Madecassol; Tekasol; ***Ital.:*** Centellase; ***Malaysia:*** Lanakeloid; ***Mex.:*** Madecassol; ***Port.:*** Madecassol; ***Singapore:*** Centellase; Centica; Lanakeloid; ***Spain:*** Blastoestimulina; ***Turk.:*** Madecassol; ***Venez.:*** Litonate; Madecassol; Triffadiane†.

多组分制剂 ***Arg.:*** Cellasene Gold; Cellasene†; Celu-Atlas; Centella Asiatica Compuesta; Centella Asiatica Diates†; Centella Asiatica Vital; Centella Incaico; Centella Queen Complex; Centella Queen Reductora; Centellacrom; Centellase de Centella Queen; Centellase Gel; Clevosan; CVP Cellulite; Durgel; Energizante Vital con ginseng; Estri-Atlas; Garcinol Max; Ginal Cent; Ginkan; Herbaccion Celfin; Lidersoft†; Linfol Cicatrizante; Lociherp Liposomas Antiage; Lociherp Liposomas Vitaminado; Mailen; Moragen; Natural Diet; Neo Pelvicillin; Nio Marine; No-Gras; Ovufem; Ovumix; Pentol; Redudiet; Septigyn; Vagicural Plus; Venoful; VNS 45; ***Austral.:*** Extralife Leg-Care†; For Women Active Woman Formula†; Mindac; ***Braz.:*** Composto Anticeluliltico†; Composto Emagrecedor†; Derm'attive 10†; Emagrevit†; ***Chile:*** Cellenergy; Celulase Con Neomicina; Cicapost; Dermaglos Plus†; Escar T-Neomicina; Madecassol Neomicina†; Perfect Body; Ureadin Rx DB; ***Fr.:*** Calmiphase†; Cicatridine; Fadiamone; Madecassol Neomycine Hydrocortisone†; ***Indon.:*** Lanakeloid-E; Venos; ***Ital.:*** Angiorex Complex; Angioton; Angiovein; Capill; Capill Venogel; Centella Complex; Centeril H; Criotonal; Dermilia Flebozin; Dimagrasicell†; Emmenoiasi; Flavion; Flebo-Si; Flebofort; Flebolider; Flebovis; Flebozin; Gelovis; Levital Plus; Neomyrt Plus; Osmogel; Pik Gel; Proctocella Complex; Slimmer; Tractoven; Vaginol; Varicofit†; Vasotonal; Venactive; Venoplant; ***Malaysia:*** Lanakeloid-E; Primolin Total Woman†; Total Man†; ***Mex.:*** Madecassol C; Madecassol N; Varicyl; ***Mon.:*** Akildia; Cicaleine; ***Philipp.:*** Memory DD†; Memory Plus; Premium Memori Plus; Ruflex; ***Port.:*** Antiestrias; ***Singapore:*** Lanakeloid-E; Ruflex; ***Spain:*** Blastoestimulina; Cemalyt; Nesfare; ***Ukr.:*** Intellan (Интеллан)†; ***Venez.:*** Celyth's.

顺势疗法制剂 ***Fr.:*** Boripharm No 1; Boripharm No 22; Saponaria Compose; ***Ger.:*** Allergo-Loges; Cefabene Cistus Komplex; Cistus canadensis Oligoplex; Ekzevowen; Kattwiderm†.

Cerous Nitrate 硝酸铈

Cerio, nitrato de; Cerium Nitrate; Ceru(III) azotan.

Церия Нитрат

$Ce(NO_3)_3$ = 326.1.

CAS — 10108-73-3.

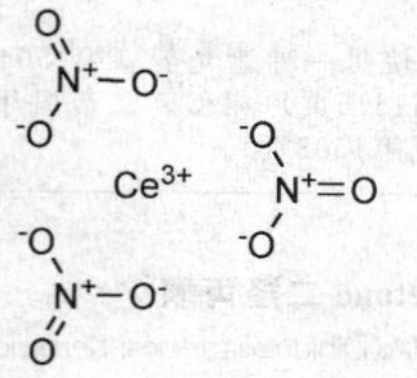

简介

硝酸铈主要与磺胺嘧啶银联合外用于治疗烧伤。

1. Garner JP, Heppell PS. Cerium nitrate in the management of burns. *Burns* 2005; **31:** 539–47.

制剂

多组分制剂 ***Belg.:*** Flammacerium; ***Braz.:*** Dermacerium; ***Cz.:*** Flammacerium†; ***Fr.:*** Flammacerium; ***Gr.:*** Flammacerium; ***Hong Kong:*** Flammacerium; ***Neth.:*** Flammacerium; ***Philipp.:*** Flammacerium; ***Pol.:*** Flammacerium†; ***UK:*** Flammacerium.

Cinoxate (*USAN*, *rINN*) 西诺沙酯

Cinoxato; Cinoxatum. 2-Ethoxyethyl *p*-methoxycinnamate; 3-(4-Methoxyphenyl)-2-propenoic acid 2-ethoxyethyl ester.

Циноксат

$C_{14}H_{18}O_4$ = 250.3.

CAS — 104-28-9.

UNII — 543707N5BH.

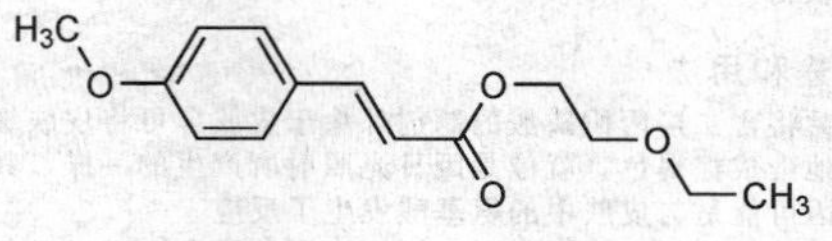

简介

西诺沙酯是苯乙烯取代物，是一种遮光剂（见第1504页）。其作用与奥西诺酯（第1534页）相似。西诺沙酯可有效阻挡 UVB（定义见第1508页）。

Crilanomer (*rINN*) 克立诺姆

Acrylonitrile-starch Copolymer; Crilanomère; Crilanómero; Crilanomerum; ZK-94006. A starch polymer with acrylonitrile.

Криланомер

CAS — 37291-07-9.

ATC — D03AX09.

ATC Vet — QD03AX09.

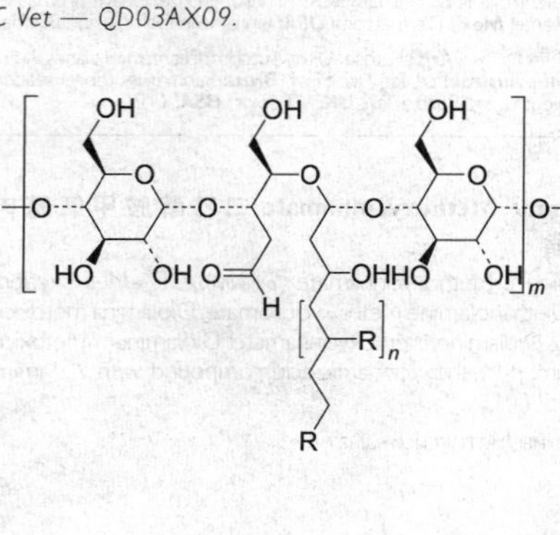

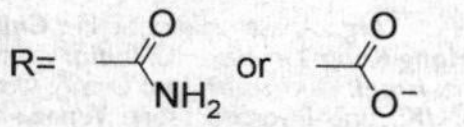

简介

本品为淀粉分子聚合物，可在创伤治疗中作为伤口包扎水凝胶。

制剂

专利制剂

Austral.: Intrasite.

Crotamiton (*BAN*, *rINN*) 克罗米通

Crotam; Crotamitón; Crotamitonum; Krotamiton; Krotamitonas; Krotamitoni. *N*-Ethyl-*N*-*o*-tolylcrotonamide; *N*-Ethylcrotono-*o*-toluidide; *N*-Ethyl-*N*-(2-methylphenyl)-2-butenamide.

Кротамитон

$C_{13}H_{17}NO$ = 203.3.

CAS — 483-63-6.

ATC Vet — QP53AX04.

UNII — D6S404XD0H.

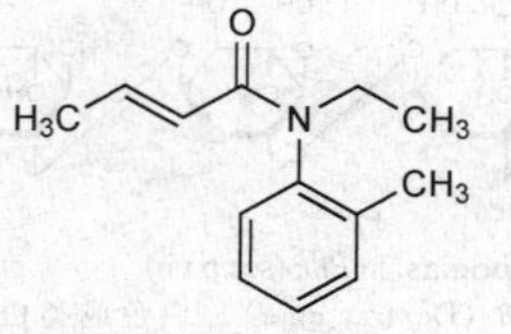

Pharmacopoeias. In *Chin.*, *Eur.* (see p.vii), and *US.*

Ph. Eur. 6.8 (Crotamiton) 本品为无色或黄灰色的油状液体。低温时可部分固化或完全固化。其主要为反式异构体，顺式异构体的含量不超过 15%。微溶于水；易溶于乙醇。避光。

USP 33 (Crotamiton) 本品为无色至微黄色的油状液体，有轻微的类似于氨水臭。本品为顺式异构体和反式异构体的混合物。可溶于乙醇和甲醇。贮藏于密闭容器中。避光。

不良反应和注意事项

局部外用克罗米通有时会引起刺激。引起超敏反应还比较少见。克罗米通不得用于急性渗出性皮炎。也不得用于靠近眼、口、黏膜等部位或有表皮破损的部位。

摄入克罗米通可能会引起口腔、食管的灼伤和刺激，胃内恶心、呕吐以及腹痛。

过量 一名 23 岁的妇女在摄入克罗米通乳剂后，发生了强直阵挛性癫痫发作，需要给予地西泮治疗[1]。其他的医院治疗包括洗胃、给予活性炭和甲氧氯普胺。克罗米通在血清中检测出的浓度为 34μg/ml，在尿中也检测出了一些代谢产物。还有文献报道了一名 2.5 个月大的儿童，在外用过量的克罗米通乳膏后，皮肤出现了苍白和发绀。

1. Meredith TJ, *et al.* Crotamiton overdose. *Hum Exp Toxicol* 1990; **9:** 57.

用途和用法

克罗米通可用作止痒剂（第1509页），但其治疗价值还不太确定（见下文）。用 10% 的克罗米通乳膏或洗剂，每日 2～3 次，3 岁以下儿童可每日用药 1 次。

克罗米通还可作为杀螨剂用于治疗疥疮，但其他的一些更有效的药物常作为首选（第1919页）。患者可在洗浴并擦干后，用 10% 的克罗米通乳膏或洗剂涂抹颈部以下的全身体表，尤其注意身体的褶皱部位。24h 后再接受下一次治疗，每日 1 次，连续用药 5 天后才会显示出疗效。

瘙痒 一项对 31 例患者的双盲试验[1]显示，使用 10% 克罗米通洗剂的止痒效果并不比安慰剂强。

1. Smith EB, *et al.* Crotamiton lotion in pruritus. *Int J Dermatol* 1984; **23:** 684–5.

制剂

BP 2010: Crotamiton Cream; Crotamiton Lotion;
USP 33: Crotamiton Cream.

专利制剂

Austral.: Eurax; ***Austria:*** Eurax; ***Belg.:*** Eurax; ***Canad.:*** Eurax; ***Chile:*** Eurax; ***Fr.:*** Eurax; ***Ger.:*** Crotamitex; Eraxil; ***Gr.:*** Eurax; ***Hong Kong:*** Dermorax; Eurax; Eurosin†; Marax; ***India:*** Crotorax; ***Irl.:*** Eurax; ***Israel:*** Eurax; Scabicin; ***Ital.:*** Eurax; ***Malaysia:*** Crotorax†; Eurax; Moz-Bite; ***Mex.:*** Acomexol; Eurax; ***Norw.:*** Eurax; ***NZ:*** Eurax; ***Philipp.:*** Congen; Eurax; Scabirax; ***Port.:*** Eurax; Scabicin; ***S.Afr.:*** Eurax; ***Singapore:*** Eurax; Moz-Bite; ***Spain:*** Euraxil†; ***Switz.:*** Eurax; ***UK:*** Eurax; ***USA:*** Eurax; ***Venez.:*** Crotanol.

多组分制剂 ***Arg.:*** Anastim; Empecid Pie; ***Chile:*** Kertyol; ***Fr.:*** Kelual DS; Triazol†; ***Hong Kong:*** Uni-Rax-HC; ***India:*** Crotorax-HC; ***Irl.:*** Eurax-Hydrocortisone; ***Israel:*** Duo-Scabil; ***Jpn:*** Una A; Una A Gel†; ***Malaysia:*** Crotamiton H; ***UK:*** Eurax-Hydrocortisone; ***Venez.:*** Kertyol.

Dextranomer (*BAN*, *rINN*) **聚糖酐**

Dekstranomeeri; Dextranomère; Dextranómero; Dextranomerum. Dextran cross-linked with epichlorohydrin (1-chloro-2,3-epoxypropane); Dextran 2,3-dihydroxypropyl 2-hydroxy-1,3-propanediyl ether.

Декстраномер

CAS — 56087-11-7.
ATC — D03AX02.
ATC Vet — QD03AX02.

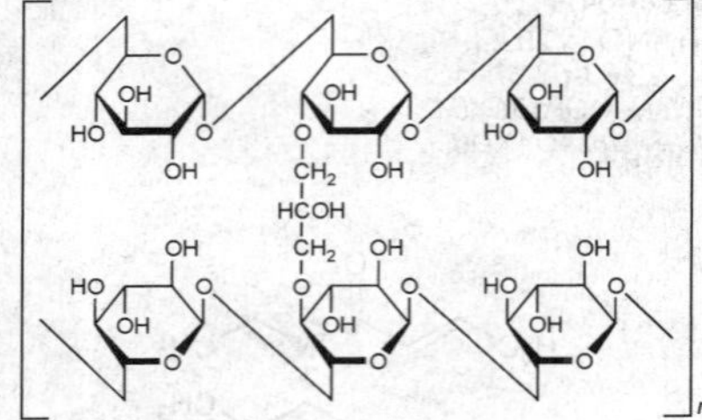

Pharmacopoeias. In *Eur.* (see p.vii).

Ph. Eur. 6. 8 (Dextranomer) 白色或类白色球珠。几乎不溶于水。在水中或电解质溶液中会膨大。

不良反应和注意事项

有些患者在更换敷料时，聚糖酐会引起疼痛，偶尔会有出血、起泡和红斑。本品不得用于深部伤口或切除术形成的腔洞，也不得用于干燥伤口。当聚糖酐糊剂使用在眼周围部位时，要注意防护。

要清除溢出的药物，保持表面光滑。

将含聚糖酐的黏性凝胶植入物注入尿道周围的黏膜下层会引起暂时的尿潴留。

注射部位反应包括肿块、脓肿和假性囊肿。

用途和用法

本品的作用依赖于其 4 倍于自身质量的液体吸收能力，可溶解和混悬相对分子质量在 5000 以内的物质。

聚糖酐用于清除渗出性和感染性烧伤（第 1505 页）、创伤和溃疡（第1511页），还可用于植皮术中。

伤口需先用无菌水或生理盐水清洁，保持湿润。聚糖酐以球珠的形式放置于至少 3～6mm 的深处，并覆盖无菌包扎。不建议使用闭合包扎，因为药物可能会在伤口周围被浸软。聚糖酐用药层被渗出液饱和后需要更换；在更换以前，需使用流动的灭菌水或生理盐水洗去原有的一层。更换的频率需视伤口的情况而定，可以是每日 1～2 次直至每日数次。在植皮术前，所有的聚糖酐必须被清除。聚糖酐还可作为糊剂（直接用制成品或将聚糖酐颗粒兑丙三醇混合制备）使用。

含聚糖酐微球体的透明质酸凝胶（NASHA/Dx）可作为埋植剂注射进尿道的黏膜下层，用以治疗女性的压力性尿失禁（第2100页）。结缔组织逐渐被微球体所环绕，进而增强了组织以恢复排尿节制。对于儿童膀胱输尿管反流，可将含聚糖酐（最多 50mg）的埋植剂注射进输尿管的黏膜下层，形成的膨胀可封闭输尿管口。必要时 3 个月后可重复该操作。

1. Stenberg ÅM, *et al.* Urethral injection for stress urinary incontinence: long-term results with dextranomer/hyaluronic acid copolymer. *Int Urogynecol J* 2003; **14:** 335–8.
2. van Kerrebroeck P, *et al.* Efficacy and safety of a novel system (NASHA/Dx copolymer using the Implacer device) for treatment of stress urinary incontinence. *Urology* 2004; **64:** 276–81.
3. Chapple CR, *et al.* An open, multicentre study of NASHA/Dx Gel (Zuidex™) for the treatment of stress urinary incontinence. *Eur Urol* 2005; **48:** 488–94.
4. Dean GE, Doumanian LR. The extended use of Deflux (dextranomer/hyaluronic acid) in pediatric urology. *Curr Urol Rep* 2006; **7:** 143–8.
5. Routh JC, *et al.* Single center experience with endoscopic management of vesicoureteral reflux in children. *J Urol (Baltimore)* 2006; **175:** 1889–93.
6. Yu RN, Roth DR. Treatment of vesicoureteral reflux using endoscopic injection of nonanimal stabilized hyaluronic acid/dextranomer gel: initial experience in pediatric patients by a single surgeon. *Pediatrics* 2006; **118:** 698–703.
7. Molitierno JA, *et al.* Endoscopic treatment of vesicoureteral reflux using dextranomer hyaluronic acid copolymer. *J Pediatr Urol* 2008; **4:** 221–8.

制剂

专利制剂

Gr.: Debrisan; ***Hung.:*** Crupodex†; ***Irl.:*** Debrisan†; ***Ital.:*** Debrisan†; ***Mex.:*** Debrisan; ***Pol.:*** Acudex†; ***S.Afr.:*** Debrisan†; ***USA:*** Debrisan†.

Multi-ingredient: ***UK:*** Zuidex; ***USA:*** Deflux.

Dibenzoylmethane 二苯酰甲烷

Dibenzoilmetano. 1,3-Diphenyl-1,3-propanedione.

Дибензоилметан

$C_{15}H_{12}O_2$ = 224.3.
CAS — 120-46-7.

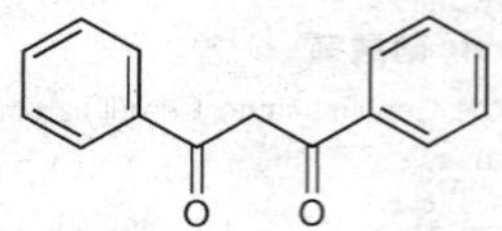

简介

二苯酰甲烷是一种遮光剂（第1504页），其作用与阿伏苯宗（第1516页）相似。二苯酰甲烷可有效阻挡 UVA（定义见第1508页）。

Dihydroxyacetone 二羟丙酮

Cetotriosa; DHA; Dihidroxiacetona; Ketotriose. 1,3-Dihydroxypropan-2-one.

Дигидроксиацетон

$C_3H_6O_3$ = 90.08.
CAS — 96-26-4.
UNII — O10DDW6JOO.

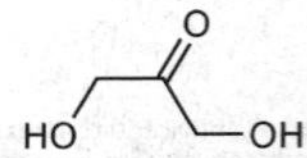

注：DHA 也是二十二碳六烯酸（第 1308 页）的简称。

Pharmacopoeias. In *US.*

USP 33 (Dihydroxyacetone) 本品为白色至类白色的结晶性粉末。单体形态下易溶于水、乙醇和乙醚；二聚物易溶于水；可溶于乙醇；略溶于乙醚。5% 的水溶液 pH 值为 4.0～6.0。贮藏于 8～15℃的密闭容器中。

不良反应和注意事项

二羟丙酮磷酸偶可引起皮肤刺激，文献报道还可能引起皮疹及过敏性皮炎。应注意避免接触眼、皮肤伤口及衣物。

用途和用法

将含二羟丙酮磷酸的制剂外涂于皮肤，可将皮肤缓慢地染成棕褐色，就像是因日光照射所产生的一样，其原因可能是与皮肤中的氨基酸发生了反应。

单独使用二羟丙酮磷酸可用来调节肤色，通过反复用药使肤色逐渐变深，直至达到预期的颜色目标。停药后，随着表皮的自然磨损脱失，约 2 天后颜色开始减退，8～14 天内会完全褪去。

二羟丙酮磷酸的制剂浓度一般为 5%，可治疗白癜风（见第1509页**色素性皮肤病**项下）或用于人造晒黑产品（artificial suntan）。由于此类染色产品并不能防御晒伤，因此在一些制剂中还加入了遮光剂。

制剂

专利制剂

Arg.: Eurocolor Sin Sol; Ikx Autobronceante†; Lelco sin Sol; Maprosol Autobronceante; ***Austral.:*** Le Tan Fast Extra Dark†; Le Tan Fast Self Tan†; Vitadye†; ***Braz.:*** Autohelios; ***Chile:*** Fotoprotectores; Leche Autobronceante; Neutrogena Build a Tan; ROC Minesol Bronze; Uriage Bruma Autobronceante; ***Mex.:*** Dermacrom; ***USA:*** Chromelin Complexion Blender.

多组分制剂 ***Arg.:*** Fotosol Ultra Autobronceante; Polysianes Autobronceante; ***Austral.:*** Le Tan Fast Plus†; ***Braz.:*** Sunmax Autobronzeador; ***Chile:*** Neutrogena Build a Tan; ***UK:*** ViTicolor; ***USA:*** QT.

Diolamine Methoxycinnamate 二乙醇胺甲氧基肉桂酸酯

Diolamine *p*-Methoxycinnamate (*pINNM*); DEA-Methoxycinnamate; Diethanolamine Methoxycinnamate; Diolamina metoxicinnamato; Diolamine Méthoxycinnamate; Diolaminum Metoxicinnamatum. *p*-Methoxycinnamic acid compound with 2,2′-iminodiethanol (1:1).

Диоламин Метоксисинамат

$C_{10}H_{10}O_3,C_4H_{11}NO_2$ = 283.3.
CAS — 56265-46-4.

简介

本品为肉桂酸盐取代物的混合物，是一种遮光剂（第1504页），作用与奥西诺酯（第1534页）类似。可有效阻挡 UVB（定义见第1508页）。

Dioxybenzone (*USAN*, *rINN*) **二羟苯宗**

Benzofenon-8; Benzophenone-8; Dioxibenzona; Dioxybenzonum; NSC-56769. 2,2′-Dihydroxy-4-methoxybenzophenone.

Диоксибензон

$C_{14}H_{12}O_4$ = 244.2.
CAS — 131-53-3.
UNII — B762XZ551X.

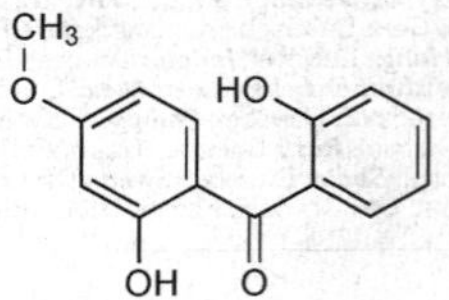

Pharmacopoeias. In *US.*

USP 33 (Dioxybenzone) 本品为黄色粉末。基本不溶于水；易溶于乙醇和甲苯。贮藏于密闭容器中。避光。

简介

二羟苯宗是二苯甲酮的取代物，可作为遮光剂（第1504页）。其作用与羟苯甲酮（第1534页）相似。二羟苯宗可有效阻挡 UVB 和部分的 UVA（相关定义见第1508页）。

制剂

USP 33: Dioxybenzone and Oxybenzone Cream.

Diphencyprone 二苯莎莫酮

Difenciprona. 2,3-Diphenylcyclopropenone-1.

Дифенципрон

$C_{15}H_{10}O$ = 206.2.
CAS — 886-38-4.

简介

本品可作为接触性变态反应药物用于治疗脱发。还可试用于疣的治疗。

不良反应 二苯莎莫酮缺乏严重不良反应的报道，但是一些患者可能会无法忍受其产生的过敏反应，有报道关于使用本品出现了泛发的荨麻疹和皮肤划痕现象，有时是很严重的[1～5]。另有 1 例在接受了初始致敏剂量后发生了严重的荨麻疹和皮肤划痕现象，并持续了数月[6]。在一些报道中，医护人员使用了二苯莎莫酮后引起变态反应，尽管这些人在治疗时都采取了防护措施[7]。1 名患者使用二苯莎莫酮治疗疣，引起了广泛性的痒疹，同时伴有心悸，ECG 记录显示是由室性期前收缩所致[1]。还有关于患者使用二苯莎莫酮后发生白癜风的报道[8～10]，但文中暗示这可能与患者原有的亚临床状态白癜风有关[8,9]。产生了多形红斑样疹的患者可能与外用二苯莎莫酮有关[11,12]。

1. Lane PR, Hogan DJ. Diphencyprone. *J Am Acad Dermatol* 1988; **19:** 364–5.
2. Tosti A, *et al.* Contact urticaria during topical immunotherapy. *Contact Dermatitis* 1989; **21:** 196–7.
3. Skrebova N, *et al.* Severe dermographism after topical therapy with diphenylcyclopropenone for alopecia universalis. *Contact Dermatitis* 2000; **42:** 212–15.
4. Francomano M, Seidenari S. Urticaria after topical immunotherapy with diphenylcyclopropenone. *Contact Dermatitis* 2002; **47:** 310–11.
5. Short KA, Higgins EM. Urticaria as a side-effect of diphencyprone therapy for resistant viral warts. *Br J Dermatol* 2005; **152:** 583–5.
6. Alam M, *et al.* Severe urticarial reaction to diphenylcyclopropenone therapy for alopecia areata. *J Am Acad Dermatol* 1999; **40:** 110–12.
7. Shah M, *et al.* Hazards in the use of diphencyprone. *Br J Dermatol* 1996; **134:** 1153.
8. Hatzis J, *et al.* Vitiligo as a reaction to topical treatment with diphencyprone. *Dermatologica* 1988; **177:** 146–8.
9. Duhra P, Foulds IS. Persistent vitiligo induced by diphencyprone. *Br J Dermatol* 1990; **123:** 415–16.
10. Henderson CA, Ilchyshyn A. Vitiligo complicating diphencyprone sensitization therapy for alopecia universalis. *Br J Dermatol* 1995; **133:** 496–7.
11. Perret CM, *et al.* Erythema multiforme-like eruptions: a rare side effect of topical immunotherapy with diphenylcyclopropenone. *Dermatologica* 1990; **180:** 5–7.
12. Oh C-W, *et al.* Bullous erythema multiforme following topical diphenylcyclopropenone application. *Contact Dermatitis* 1998; **38:** 220–1.

脱发 二苯莎莫酮可作为接触性致敏剂治疗各种类型的脱发（见第1505页），如局部的、大面积的脱发和普秃。报道中本品通常用于成人的治疗，但一些治疗组中也包含有青少年，也有单独用于儿童治疗的相关报道[1,2]。

通常在一小块头皮上使用2%的二苯莎莫酮丙酮溶液产生初始致敏作用，必要时可重复，但如果致敏作用产生的还不够，可以使用塑料封包。此后，先用较低的浓度，每周1次，逐渐增大浓度至每次用药后36～48h可产生红斑和瘙痒。在不同的报道中，用药浓度有所差异，有些初始治疗剂量竟低至0.00001%，长期应用，浓度可逐渐增加至2%。为了探索出最适合的治疗浓度以及防止发生较大的不良反应，一般只先在一侧的头皮上用药。一旦用药部位的毛发开始生长，则可扩大至整个头皮用药[1～8]。除了红斑和瘙痒，患者通常还会出现暂时的湿疹和局部淋巴结隆起[2,5,7,8]。

有时可能用药数月毛发也没有出现再生[4,6,8]，需要治疗的持续时间有可能大不相同；最少需要治疗至少8个月[3,6]，多至12个月[1,2]，甚至更长[4,6]也有所报道。并非所有的患者都对治疗有效，并且文献报道的应答率也有所不同，这有可能与对于疗效的定义不同有关，如完全有效、部分有效和无效。总的来说，高达70%的患者会出现毛发再生，其中约一半左右会完全再生[1,4,6～8]。有些报道试图确定到底是哪些因素与二苯莎莫酮的临床应答有关。不同的研究结果也不相同，可能导致治疗不利的一些因素包括面积过大[4,6,8]、发病年龄较小[8]、患病时间较长[5,7]以及有特应性皮炎病史[4,7]。需要使用高浓度的二苯莎莫酮以及长期的治疗，也与伴随着疗效欠佳有关[8]。

尽管有着如此的应答率，仍有相当部分的患者在停药后或是治疗期间出现病情复发，则需要考虑重新治疗[4,6,7]。复发的时间是不同的。一组对治疗完全应答的患者，在停药后1个月～2年内，陆续有人复发[4]。另一组患者在接受了平均15个月的二苯莎莫酮治疗后，头发基本能够重新生长，并且在停止治疗后没有再次复发[9]。还有一组患者在治愈后接受了平均19.8个月的随访，其间头发的生长情况仍旧令人满意[5]。

1. MacDonald Hull S, *et al.* Alopecia areata in children: response to treatment with diphencyprone. *Br J Dermatol* 1991; **125:** 164–8.
2. Schuttelaar M-L, *et al.* Alopecia areata in children: treatment with diphencyprone. *Br J Dermatol* 1996; **135:** 581–5.
3. MacDonald Hull S, Cunliffe WJ. Successful treatment of alopecia areata using the contact allergen diphencyprone. *Br J Dermatol* 1991; **124:** 212–13.
4. Hoting E, Boehm A. Therapy of alopecia areata with diphencyprone. *Br J Dermatol* 1992; **127:** 625–9.
5. Gordon PM, *et al.* Topical diphencyprone for alopecia areata: evaluation of 48 cases after 30 months' follow-up. *Br J Dermatol* 1996; **134:** 869–71.
6. Pericin M, Trüeb RM. Topical immunotherapy of severe alopecia areata with diphenylcyclopropenone: evaluation of 68 cases. *Dermatology* 1998; **196:** 418–21.
7. Cotellessa C, *et al.* The use of topical diphenylcyclopropenone for the treatment of extensive alopecia areata. *J Am Acad Dermatol* 2001; **44:** 73–6.
8. Wiseman MC, *et al.* Predictive model for immunotherapy of alopecia areata with diphencyprone. *Arch Dermatol* 2001; **137:** 1063–8.
9. van der Steen PHM, *et al.* Topical immunotherapy for alopecia areata: re-evaluation of 139 cases after an additional follow-up period of 19 months. *Dermatology* 1992; **184:** 198–201.

疣 本品可试用于顽固疣的治疗。文献报道了60例指疣或跖疣患者接受二苯莎莫酮治疗，其中有42例获得了成功[1]。患者的初始致敏是外用2%的二苯莎莫酮丙酮溶液，然后再用浓度范围在0.01%～6%的溶液继续外涂于疣体，每1～4周于疣体处用药一次。还有一组共154名患者[2]，分别患有掌疣、跖疣、甲周疣，使用二苯莎莫酮石蜡软膏治疗，其中有135人患处得到清除。使用的初始致敏浓度是2%，然后再用浓度为0.5%～4%的二苯莎莫酮持续治疗，每3周1次。有报道关于50名掌跖疣的患者[3]，使用的初始致敏是2%的二苯莎莫酮丙酮溶液，然后用含二苯莎莫酮（0.01%～0.2%）与水杨酸（15%）的白凡士林制剂进行治疗，每晚用药，其中44人获得成功。

1. Buckley DA, *et al.* Recalcitrant viral warts treated by diphencyprone immunotherapy. *Br J Dermatol* 1999; **141:** 292–6.
2. Upitis JA, Krol A. The use of diphenylcyclopropenone in the treatment of recalcitrant warts. *J Cutan Med Surg* 2002; **6:** 214–17.
3. Armour K, Orchard D. Treatment of palmoplantar warts with a diphencyprone and salicylic acid ointment. *Australas J Dermatol* 2006; **47:** 182–5.

Dipyrithione (*USAN*, *rINN*) 双吡啶硫酮

Bispiriyon; Bispyrithione; Dipiritiona; Dipyrithionum; OMDS; Piriyon Disülfit; Pyrithione Disulfide. 2,2′-Dithiodipyridine 1,1′-dioxide.

Дипиритион

$C_{10}H_8N_2O_2S_2$ = 252.3.

CAS — 3696-28-4.

UNII — 9L87N86R9A.

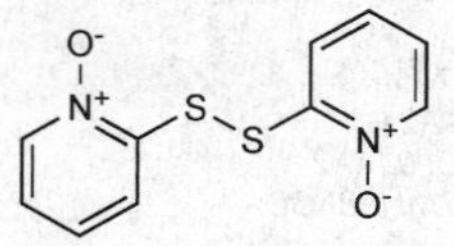

简介

双吡啶硫酮有抗细菌和抗真菌的作用，常用在治疗头皮屑的制剂中。

制剂

专利制剂

Turk.: Perkapil.

多组分制剂 ***Canad.:*** Dan-Tar Plus; Polytar AF; ***Switz.:*** Crimanex.

Dithiosalicylic Acid 二硫代水杨酸

Ditiosalicílico, ácido. 2-Hydroxybenzenecarbodithioic acid.

Дитиосалициловая Кислота

$C_7H_6OS_2$ = 170.3.

CAS — 527-89-9.

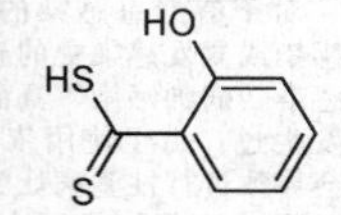

简介

二硫代水杨酸常用在多组分外用制剂中，可用于痤疮和脂溢性皮炎的治疗。

制剂

多组分制剂 ***Ital.:*** Sacnel.

Dithranol (*BAN*, *rINN*) 地蒽酚

Anthralin; Antralin; Antralina; Dioxiantranol; Dioxyanthranol; Dithranolum; Ditranol; Ditranoli; Ditranolis; Lignolina. 1,8-Dihydroxyanthrone; 1,8-Dihydroxy-9(10*H*)-anthracenone.

Дитранол

$C_{14}H_{10}O_3$ = 226.2.

CAS — 1143-38-0 (dithranol); 16203-97-7 (dithranol triacetate).

ATC — D05AC01.

ATC Vet — QD05AC01.

UNII — U8CJK0JH5M.

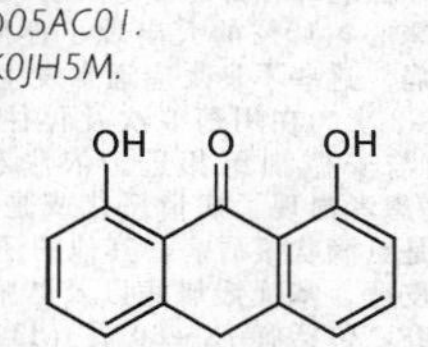

Pharmacopoeias. In *Chin.*, *Eur.* (see p.vii), *Int.*, and *US.*

Ph. Eur. 6.8（Dithranol） 本品为黄色或棕黄色的结晶性粉末。几乎不溶于水；微溶于乙醇；略溶于丙酮；溶于二氯甲烷；可溶于稀强碱液。避光。

USP 33（Anthralin） 本品为黄色或棕黄色的无臭结晶性粉末。不溶于水；微溶于乙醇、乙醚和冰醋酸；可溶于丙酮、氯仿和苯；可溶于强碱溶液。水混悬液的滤液石蕊检测呈中性。贮藏于8～15℃的密闭容器中。避光。

稳定性 有很多关于地蒽酚在不同基质和载体中稳定性的研究[1～4]。低浓度的地蒽酚制剂可能不太稳定[1,3,4]。常加入水杨酸作为地蒽酚制剂中的抗氧化剂，在含有氧化锌的地蒽酚糊剂中，为了防止变色，需加入水杨酸，因为氧化锌能够使地蒽酚失活[5]。然而，在地蒽酚糊剂中往往会因忽视了氧化锌或淀粉的作用，没有提供相应的防护措施而导致疗效降低[5]。在默克软膏（*Unguentum Merck*）中加入维生素C或草酸以改善地蒽酚的稳定性，而水杨酸似乎无效[1]。由于水杨酸对改善地蒽酚稳定性的贡献还不太确定[1,2]，且存在着刺激性和经皮吸收的问题，因此在地蒽酚的黄凡士林制剂中加入水杨酸的做法还有待商榷[1]。地蒽酚在白凡士林中相对稳定[1]。

在生产地蒽酚糊剂的过程中，需避免任何形式的受热或接触金属工具[6]，如果缺乏相应的研磨设备，可先将地蒽酚溶于氯仿，再加入到Lassar糊剂中[5]。

1. Green PG, *et al.* The stability of dithranol in various bases. *Br J Dermatol* 1985; **113** (suppl 29): 26.
2. Lee RLH. Stability of dithranol (anthralin) in various vehicles. *Aust J Hosp Pharm* 1987; **17:** 254–8.
3. Hiller C, *et al.* How stable is dithranol? An investigation into the degradation of different dithranol formulations. *Pharm Pract* 1995; **5:** 428–31.
4. Thoma K, Holzmann C. Stabilization of dithranol in topical formulations. *Acta Pharm Hung* 1998; **68:** 313–21.
5. Comaish S, *et al.* Factors affecting the clearance of psoriasis with dithranol (anthralin). *Br J Dermatol* 1971; **84:** 282–9.
6. *PSGB Lab Report P/79/1* 1979.

不良反应和注意事项

地蒽酚可引起烧灼感，尤其是在皮损的周围。肤色较浅的人可能会比肤色较黑的人更加敏感。本品还可引起眼和黏膜部位的刺激。不得用于面部、皮肤屈侧以及外生殖器。用药后需洗手。

地蒽酚不得用于急性或脓疱型银屑病，也不得用于有炎症的皮肤。本品能够将皮肤、毛发、纺织品、塑料以及釉质染色。对于浴室物品，乳膏剂的染色问题可能要比软膏剂好一些。停药后皮肤和毛发上的染色会逐渐消失。

处理 本品有强刺激性，用药时需远离眼和娇嫩部位的皮肤。

用途和用法

地蒽酚用于治疗亚急性和慢性的银屑病，通常采用以下两种治疗方法中的一种。

*传统治疗*一般是先用0.1%（对白人可用0.05%）的地蒽酚软膏或糊剂治疗，持续几个小时。以后用药时再加大强度，必要时可用至0.5%，偶尔也有用至1%的，皮肤与药物的接触需保持整晚或更长时间。药物只能少量、准确地用于患处。在起始治疗时，如果有皮损扩大或产生剧烈的刺激，需减少药物的浓度或用药次数，必要时可停止治疗。每次治疗过程结束后，患者需完全清洗掉残留的药物。

*短暂涂药治疗*通常是每天在皮损处使用地蒽酚治疗60min，然后洗去药物。与传统方法相比，治疗浓度从0.1%逐渐增强到2%，有时也会用到5%。用药部位周围的正常皮肤需涂抹白凡士林予以保护。

本品对银屑病的治疗应持续用药直至皮损痊愈。间歇性的治疗则需要保持患处对药物的敏感性。在通常的治疗方案中，使用地蒽酚治疗之前可先用煤焦油和紫外线光疗（UVB较好）（见下文）。许多外用的地蒽酚制剂中都含有水杨酸。

含三醋酸地蒽酚乳膏与地蒽酚一样，用于银屑病的传统治疗。

脱发 在头皮上用0.5%～1%的地蒽酚乳膏，20～60min后将药物洗去，可用于斑秃（第1505页）的治疗。但疗程至少需要6个月[1]。然而，由于此方面的相关报道很少，这种治疗方法的确切疗效还难以评估。虽然地蒽酚已被广泛用于局限性斑秃的治疗，但在一些指导方针中还是认为其功效缺乏令人信服的证据[2]。

1. Meidan VM, Touitou E. Treatments for androgenetic alopecia and alopecia areata: current options and future prospects. *Drugs* 2001; **61:** 53–69.
2. MacDonald Hull SP, *et al.* British Association of Dermatologists. Guidelines for the management of alopecia areata. *Br J Dermatol* 2003; **149:** 692–9. Also available at: http://www.bad.org.uk/Portals/_Bad/Guidelines/Clinical%20Guidelines/Alopecia%20Areata.pdf (accessed 20/07/10)

银屑病 地蒽酚单独使用或与煤焦油一起（再结合或不结合紫外线光疗），可作为银屑病（第1510页）治疗的首选方法之一。本品特别适用于稳定的慢性斑块型银屑病的治疗，但与煤焦油不同，本品可刺激健康皮肤，使用时需格外注意，确保药物只涂抹于患处。当皮损的斑块较大或数量较少时，更加适合于使用地蒽酚。使用煤焦油有助于减少刺激性而同时又不会降低地蒽酚的疗效。地蒽酚的常规治疗方法比较耗时，更适合于住院患者的治疗。使用含地蒽酚的硬制剂（如 Lassar 糊剂）时，为了防止药物扩散到正常的皮肤，可在夜间穿着适当的衣物，第二天再清洗干净。一般在开始治疗时使用浓度为 0.1%（对白人可用 0.05%）的地蒽酚，再根据皮肤反应和产生的刺激情况逐渐增大浓度。乳膏剂可能效果较弱，但是更适合于家庭使用。用于短暂涂药疗法的地蒽酚浓度可增大至 5%，每天用药 1h，适合于门诊治疗，虽然其效果略有下降，但是可以减少刺激性和染色。

地蒽酚还可与 UVB 光疗合用，现已在原始的 Ingram 疗法（在使用地蒽酚前，患者先用煤焦油洗浴并结合紫外线光疗）的基础上作出了很多的改进。住院患者至少需要接受 3 周的治疗，但可以取得长期的疗效。

1. Mahrle G. Dithranol. *Clin Dermatol* 1997; **15:** 723–37.

制剂

BP 2010: Dithranol Cream; Dithranol Ointment; Dithranol Paste;
USP 33: Anthralin Cream; Anthralin Ointment.

专利制剂

Austral.: Micanol†; ***Austria:*** Micanol; ***Canad.:*** Anthraforte; Anthranol; Anthrascalp; ***Fin.:*** Micanol†; ***Ger.:*** Micanol; ***India:*** Psorinol†; ***Indon.:*** Anthramed; ***Irl.:*** Dithrocream; ***Israel:*** Dithrocream; Micanol; ***Ital.:*** Psoriderm; ***Neth.:*** Psoricreme†; Psoristick†; ***Norw.:*** Micanol†; ***NZ:*** Micanol; ***Port.:*** Micanol; ***S.Afr.:*** Anthranol†; ***Spain:*** Micanol†; ***Swed.:*** Micanol†; ***UK:*** Dithrocream; Micanol; ***USA:*** Anthra-Derm†; Dritho-Scalp; Drithocreme†; Psoriatec; Zithranol-RR.

多组分制剂 ***Austral.:*** Dithrasal; ***Fr.:*** Anaxeryl; ***Ger.:*** Psoradexan; Psoralon MT; ***Gr.:*** Filorose; ***Hong Kong:*** Dithrasal†; ***India:*** Derobin; ***Singapore:*** Dithrasal; ***Spain:*** Lapices Epiderm Metadier; ***Turk.:*** Psoraks; ***UK:*** Psorin.

Drometrizole (*USAN*, *rINN*) 屈美三唑

Drométrizol; Drometrizol; Drometrizolum. 2-(2*H*-Benzotriazol-2-yl)-*p*-cresol.
Дрометризол
$C_{13}H_{11}N_3O$ = 225.2.
CAS — 2440-22-4.
UNII — 5X93W9OFZL.

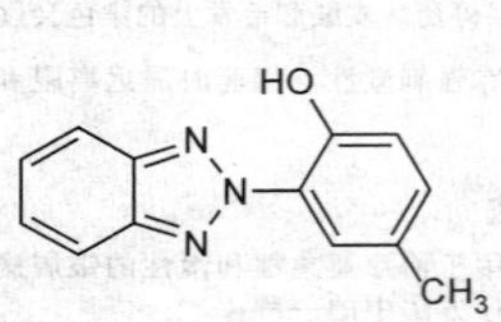

Drometrizole Trisiloxane 屈美三唑三硅烷

2-(2*H*-Benzotriazol-2-yl)-4-methyl-6-(2-methyl-3-{1,3,3,3-tetramethyl-1-[(trimethylsilyl)oxy]-1-disiloxanyl}propyl)phenol.
Дрометризола Трисилоксан
$C_{24}H_{39}N_3O_3Si_3$ = 501.8.
CAS — 155633-54-8.

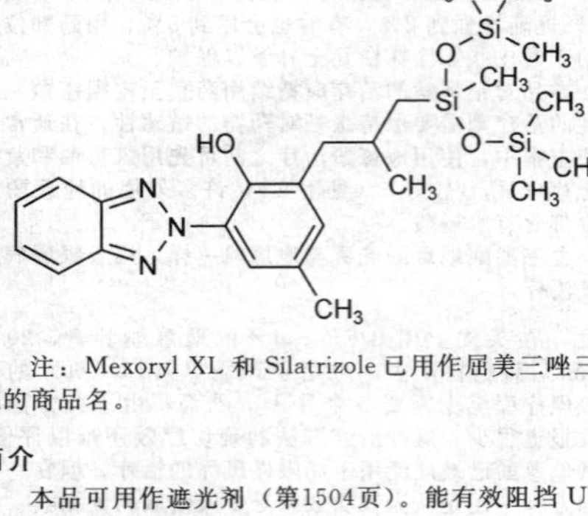

注：Mexoryl XL 和 Silatrizole 已用作屈美三唑三硅烷的商品名。

简介

本品可用作遮光剂（第1504页）。能有效阻挡 UVA（定义见第1508页）。

Ecamsule (*USAN*, *rINN*) 依莰舒

Ecamsul; Écamsule; Ecamsulum. (±)-(3*E*,3′*E*)-3,3′-(*p*-Phenylenedimethylidyne)bis[2-oxo-10-bornanesulfonic acid]; Terephthalylidene-3,3′-dicamphor-10,10′-disulfonic acid.
Экамсул
$C_{28}H_{34}O_8S_2$ = 562.7.
CAS — 92761-26-7.
UNII — M94R1PM439.

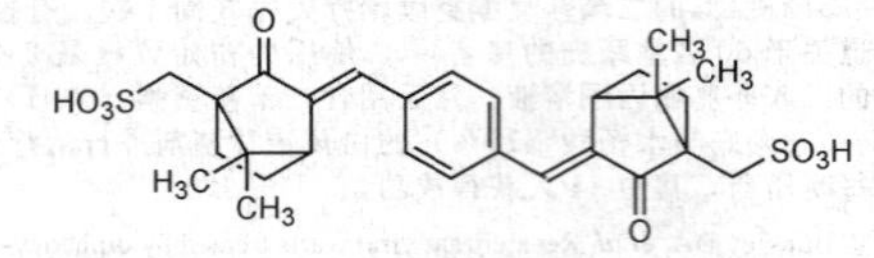

注：Mexoryl SX 已用作依莰舒的商品名。

Pharmacopoeias. *US* includes a solution.

USP 33（Ecamsule Solution） 一种含 30%～34%（质量分数）依莰舒的水溶液。贮藏于密闭容器中。避光。

简介

依莰舒是樟脑磺酸的衍生物，可作为遮光剂（第 1504 页）。能有效阻挡 UVA（定义见第1508页）。

Efalizumab (*USAN*, *rINN*) 依法利珠

Anti-CD11a; Éfalizumab; Efalizumabum; Hu-1124. Immunoglobulin G1, anti-(human antigen CD11a)(human-mouse monoclonal hu1124 γ1-chain), disulfide with human-mouse monoclonal hu1124 light chain, dimer.
Эфализумаб
CAS — 214745-43-4.
ATC — L04AA21.
ATC Vet — QL04AA21.
UNII — XX2MN88N5D.

不良反应和注意事项

依法利珠最常见的不良反应为流感样症状，包括寒战、发热、头痛、肌痛和恶心。这些反应的发生率和严重程度与用药剂量有关，而且通常发生在最初的两次注射后的 2 天之内。其他不良反应有痤疮、背痛以及碱性磷酸酶浓度和肝酶值升高。更加严重的不良反应包括关节炎、间质性肺炎、超敏反应、炎症性多发性神经根炎、血小板减少。患者发生上述不良反应需停止治疗。其他的神经学上的不良反应还包括面瘫和横贯性脊髓炎。还有文献报道，在开始使用依法利珠治疗后的 4～6 个月，患者诊断出了严重的溶血性贫血。一旦出现了溶血性贫血必须马上停止治疗。治疗期间通常会出现无症状的白细胞增多或淋巴细胞增多。有报道使用依法利珠治疗期间或停药后有时会出现银屑病病情恶化或发展成为其他的类型（脓疱型、红皮病型或点滴状银屑病）。

由于免疫抑制作用，患者在使用了依法利珠以后会增加感染的风险。对于有严重感染的患者不得使用本品，对于有慢性感染或复发感染史的患者要注意加强护理。严重的细菌感染、病毒感染、真菌感染以及机会致病菌感染都曾经发生过。由于使用依法利珠引起的 JC 病毒感染，进而会导致进行性多病灶脑白质病，因此依法利珠已经从多地退出市场（见下文**对神经系统的影响**）。由于存在感染的风险，在本品治疗期间不得使用活的或减毒活疫苗；其他的所有疫苗也都要减少使用。在接种牛痘疫苗前的 8 周直至接种后 2 周内，不要使用本品。依法利珠引起的免疫抑制作用还可能会增加恶性肿瘤的发展风险，因此有恶性肿瘤史或存在高危风险的患者，用药时需格外注意或是避免使用本品。基于小鼠试验的研究结果，反复使用依法利珠存在着持续抑制体液免疫的潜在风险，因此不推荐用于儿童。

在开始治疗之前建议先进行血小板计数的检查，在其后的早期治疗中也需要每个月检查。检查频率可随着治疗的持续进行而减少。

不良反应发生率 有 13 项关于使用依法利珠治疗银屑病的对照、开放性临床试验，综合分析了它们的安全性数据[1]。在用药的前 12 周，使用依法利珠治疗的患者大多会出现头痛、发热、恶寒、恶心、呕吐或肌痛，经常是在用药后的 48h 发生。有 4 项对照试验，包括了 1620 例使用依法利珠治疗的患者，以及 715 例使用安慰剂的患者，依法利珠治疗组中有三分之一的人出现了头痛、恶寒和恶心，10%的人出现了疼痛，8%的人出现了发热和肌痛。这些不良反应通常发生在使用依法利珠治疗的前 1～2 次，在用药 3 次及再往后，不良反应发生率用药组与安慰剂组相近。依法利珠治疗组有 3.2%的银屑病患者出现了病情恶化或是有了不同形式的发展，主要是点滴状银屑病，其他的还包括银屑病红皮病、皮褶牛皮癣、掌趾银屑病以及脓疱型银屑病。5 项延长治疗研究，包括有 13～60 周（1115 例患者了接受了 13～24 周的治疗，228 例接受了 60 周治疗），结果显示不良反应发生率依然较低，没有出现新的严重不良反应，也没有累积毒性的证据。一项关于感染风险的分析显示，依法利珠治疗组或安慰剂组，其发生轻、中、重度感染的比例是相近的。尽管如此，本品不得用于已经存在有严重感染的患者。1063 例患者中，有 67 例发现产生了抗依法利珠抗体，但这对其疗效、安全性或是药效学没有明显的影响。

患者使用依法利珠治疗后，还有一些不太常见的不良反应，如新发或复发的重度关节炎，包括银屑病关节炎。通过对混合研究数据的独立分析[1,2]，显示出关节病的发生率较低（小于 4%），在用药组或安慰剂组的比例相近。然而，有一些建议[2]也表示，有关节病史或是对依法利珠治疗效果不佳的患者，其发生关节病的风险较高。

1. Papp KA, *et al.* Safety of efalizumab in patients with moderate to severe chronic plaque psoriasis: review of clinical data. *J Cutan Med Surg* 2005; **9:** 313–23.
2. Pincelli C, *et al.* The incidence of arthropathy adverse events in efalizumab-treated patients is low and similar to placebo and does not increase with long-term treatment: pooled analysis of data from phase III clinical trials of efalizumab. *Arch Dermatol Res* 2006; **298:** 329–38.

致癌性 本品作为一种免疫抑制药，可能会有增加患恶性肿瘤的风险。一项对多个临床研究的混合数据的分析[1]显示，2980 例接受了依法利珠治疗的患者，有 51 人（1.7%）发生了 67 例次的恶性肿瘤。大多数为非黑色素瘤的皮肤癌（35 人，51 例次），说明存在患皮肤癌的危险因素。其他的恶性肿瘤还包括有 3 例淋巴瘤，12 例不同位置的实体瘤，以及 1 例恶性黑色素瘤。然而，通过对安慰剂组与由 2 个银屑病患者外队列（external cohorts）研究（考虑到银屑病患者比普通人患皮肤癌的风险增大）所得到的数据相比较，没有证据显示使用依法利珠会增加患恶性肿瘤的风险。不过，使用依法利珠是否会对恶性肿瘤的发展有长远影响，还需要更多的数据。

1. Leonardi CL, *et al.* A review of malignancies observed during efalizumab (Raptiva®) clinical trials for plaque psoriasis. *Dermatology* 2006; **213:** 204–14.

对血液的影响 有 6 例使用依法利珠的患者发生了血小板减少症[1]，其中有 5 例是发生在开始每周用药阶段的第 8～12 周。所有患者在停药后血小板计数均快速回升；其中有 5 例同时加用了皮质激素。有报道[2]关于一名妇女在用药 4 周时出现了全血细胞减少症，其后停用依法利珠，给予粒细胞集落刺激因子、人血丙种球蛋白、口服泼尼松、血小板输入以及达依泊汀 α 治疗，4 周内细胞计数恢复到正常范围。另有报道[3]是一名使用依法利珠治疗的女性银屑病患者，在用药 6 周后诊断出了无症状的血栓性血小板减少性紫癜，采用血浆置换后得以控制[3]。

1. Warkentin TE, Kwon P. Immune thrombocytopenia associated with efalizumab therapy for psoriasis. *Ann Intern Med* 2005; **143:** 761–3.
2. Tom WL, *et al.* Efalizumab-induced autoimmune pancytopenia. *Br J Dermatol* 2006; **155:** 1045–7.
3. Thachil J, Martlew V. Thrombotic thrombocytopenic purpura with the use of efalizumab for psoriasis. *Br J Dermatol* 2008; **158:** 1138–9.

对神经系统的影响 在 2009 年早期，随着关于使用依法利珠后发生进行性多病灶脑白质病的报道（部分患者死亡），其从美国[1]和欧洲[2]市场退出。这是一种由 JC 病毒感染引起的罕见的神经学疾病，其患者是少量使用了依法利珠治疗超过 3 年的中重度斑块型银屑病患者（从那以后，依法利珠还从其他地区如澳大利亚和加拿大退市）。

还有使用依法利珠发生无菌性脑膜炎的报道。2 例患者[3,4]在使用首剂量 12～24h 后出现颈强直，48h 后出现剧烈头痛，其中 1 人[3]还出现了畏光和声音恐惧症。

1. FDA. FDA statement on the voluntary withdrawal of Raptiva from the U.S. market (issued 8th April, 2009). Available at: http://www.fda.gov/Drugs/DrugSafety/PostmarketDrugSafetyInformationforPatientsandProviders/ucm 143347.htm (accessed 22/07/10)
2. EMEA. Public statement on Raptiva (efalizumab): withdrawal of the marketing authorisation in the European Union (issued 3rd August, 2009). Available at: http://www.ema.europa.eu/ema/index.jsp?curl=pages/news_and_events/news/2009/11/news_detail_000060.jsp&mid=WC0b01ac058004d5c1&murl=menus/news_and_events/news_and_events.jsp&jsenabled=true (accessed 22/07/10)
3. Kluger N, *et al.* Efalizumab-induced aseptic meningitis. *Br J Dermatol* 2007; **156:** 189–91.
4. Rivas-Rodríguez R, *et al.* Efalizumab-induced aseptic meningitis. *Farm Hosp* 2007; **31:** 70–1.

药物相互作用

关于患者接受本品治疗期间使用活疫苗的警示见上文**不良反应和注意事项**。

药动学

皮下注射依法利珠后 1～2 天血药浓度可达到峰值，

生物利用度约为 50%。可在第 4 周时达到稳态。依法利珠通过细胞内降解而代谢。呈非线性的消除过程，消除时间约在末次用药后的 25 天。

1. Mortensen DL, *et al.* Pharmacokinetics and pharmacodynamics of multiple weekly subcutaneous efalizumab doses in patients with plaque psoriasis. *J Clin Pharmacol* 2005; **45:** 286–98.
2. Sun Y-N, *et al.* Population pharmacokinetics of efalizumab (humanized monoclonal anti-CD11a antibody) following long-term subcutaneous weekly dosing in psoriasis subjects. *J Clin Pharmacol* 2005; **45:** 468–76.
3. Joshi A, *et al.* An overview of the pharmacokinetics and pharmacodynamics of efalizumab: a monoclonal antibody approved for use in psoriasis. *J Clin Pharmacol* 2006; **46:** 10–20.

用途和用法

依法利珠为人源化 CD11a 单克隆抗体，可抑制 T 细胞的活化。本品可用于治疗 18 岁以上成人的中、重度的慢性斑块型银屑病（第1510页），由于为抑制疗法，所以需要持续用药以维持疗效。依法利珠通过皮下注射给药。首剂量为 700μg/kg，随后每周的用药量为 1mg/kg。单次给药剂量不得超过 200mg。连续治疗 12 周后，如果显效则继续用药。然而，早在 2009 年，FDA 和 EMEA 对依法利珠的安全性进行了回顾性评价，认为其可能会引起进行性多病灶脑白质病。其后在许多国家和地区退出市场，如澳大利亚、加拿大、美国和欧洲。

1. Lebwohl M, *et al.* A novel targeted T-cell modulator, efalizumab, for plaque psoriasis. *N Engl J Med* 2003; **349:** 2004–13.
2. Gordon KB, *et al.* Efalizumab for patients with moderate to severe plaque psoriasis: a randomized controlled trial. *JAMA* 2003; **290:** 3073–80. Correction. *ibid.* 2004; **291:** 1070.
3. Menter A, *et al.* Efficacy and safety observed during 24 weeks of efalizumab therapy in patients with moderate to severe plaque psoriasis. *Arch Dermatol* 2005; **141:** 31–8.
4. Leonardi CL, *et al.* Extended efalizumab therapy improves chronic plaque psoriasis: results from a randomized phase III trial. *J Am Acad Dermatol* 2005; **52:** 425–33.
5. Wellington K, Perry CM. Efalizumab. *Am J Clin Dermatol* 2005; **6:** 113–20.
6. Jordan JK. Efalizumab for the treatment of moderate to severe plaque psoriasis. *Ann Pharmacother* 2005; **39:** 1476–82.
7. Menter A, *et al.* Long-term management of plaque psoriasis with continuous efalizumab therapy. *J Am Acad Dermatol* 2006; **54** (suppl 1): S182–S188.
8. Dubertret L, *et al.* Clinical experience acquired with the efalizumab (Raptiva®) (CLEAR) trial in patients with moderate-to-severe plaque psoriasis: results from a phase III international randomized, placebo-controlled trial. *Br J Dermatol* 2006; **155:** 170–81.
9. Leonardi C, *et al.* Efalizumab: results of a 3-year continuous dosing study for the long-term control of psoriasis. *Br J Dermatol* 2008; **158:** 1107–16.

制剂

专利制剂

Arg.: Raptiva; ***Austral.:*** Raptiva†; ***Austria:*** Raptiva†; ***Braz.:*** Raptiva; ***Canad.:*** Raptiva; ***Cz.:*** Raptiva†; ***Denm.:*** Raptiva†; ***Fin.:*** Raptiva†; ***Fr.:*** Raptiva†; ***Ger.:*** Raptiva†; ***Gr.:*** Raptiva†; ***Hong Kong:*** Raptiva; ***Irl.:*** Raptiva†; ***Israel:*** Raptiva; ***Ital.:*** Raptiva†; ***Malaysia:*** Raptiva†; ***Mex.:*** Raptiva; ***Neth.:*** Raptiva†; ***Norw.:*** Raptiva†; ***NZ:*** Raptiva; ***Port.:*** Raptiva†; ***Rus.:*** Raptiva (Раптива); ***Singapore:*** Raptiva; ***Spain:*** Raptiva†; ***Swed.:*** Raptiva†; ***Switz.:*** Raptiva; ***Turk.:*** Raptiva; ***UK:*** Raptiva†; ***USA:*** Raptiva†.

Ensulizole (*USAN*, *rINN*) 恩索利唑

Ensulizol; Ensulizolum; Phenylbenzimidazole Sulphonic Acid. 2-Phenyl-1*H*-benzimidazole-5-sulphonic acid.

Энсулизол

$C_{13}H_{10}N_2O_3S$ = 274.3.

CAS — *27503-81-7.*

UNII — *9YQ9DI1W42.*

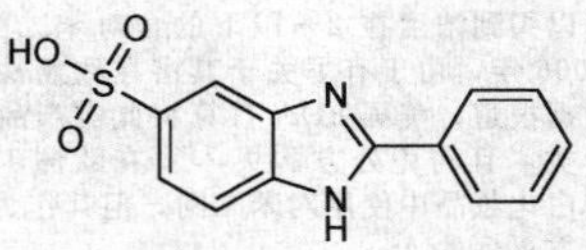

注：Eusolex 232 和 Neo-Heliopan Hydro 已作为恩索利唑的商品名。

Pharmacopoeias. In *US.*

USP 33（Ensulizole） 本品为白色至象牙色的无臭粉末。几乎不溶于水和油性溶剂；可溶于乙醇；其盐可溶于水。贮藏于 8～15℃的密闭容器中。

简介

恩索利唑外用可作为遮光剂（第1504页）。能有效阻挡 UVB（定义见1508页）。

Enzacamene (*USAN*, *rINN*) 恩扎樟烯

Enzacamène; Enzacameno; Enzacamenum; Methyl Benzylidene Camphor; 3-(4-Methylbenzylidene)bornan-2-one; 3-(4-Methylbenzylidene)camphor. 1,7,7-Trimethyl-3-[(4-methylphenyl)-methylene]bicyclo[2.2.1]heptan-2-one.

Энзакамен

$C_{18}H_{22}O$ = 254.4.

CAS — *36861-47-9 (*DL*-form); 38102-62-4 (form unspecified).*

UNII — *8I3XWY40L9.*

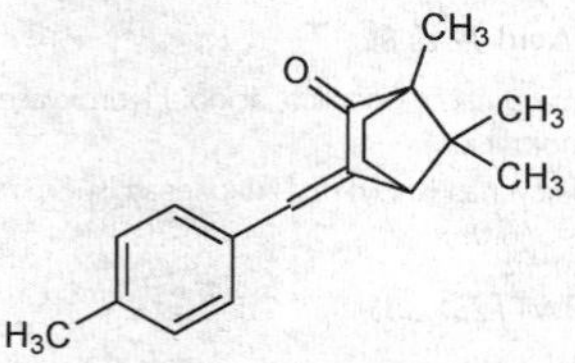

注：Eusolex 6300，Neo-Heliopan MBC 和 Parsol 5000 已作为恩扎樟烯的商品名。

Pharmacopoeias. In *US.*

USP 33（Enzacamene） 本品为白色精细的结晶性粉末。熔点在 66～68℃。几乎不溶于水；可溶于乙醇；易溶于氯仿。贮藏于密闭容器中。

简介

恩扎樟烯是樟脑的衍生物，可作为遮光剂（第 1504 页）。能有效阻挡 UVB（定义见第 1508 页）。

Erythrulose 赤藓酮糖

DL-Glycero-tetrulose. 1,3,4-Trihydroxy-2-butanone.

Эритрулаза

$C_4H_8O_4$ = 120.1.

CAS — *40031-31-0 (*DL*-erythrulose); 496-55-9 (*D*-erythrulose); 533-50-6 (*L*-erythrulose).*

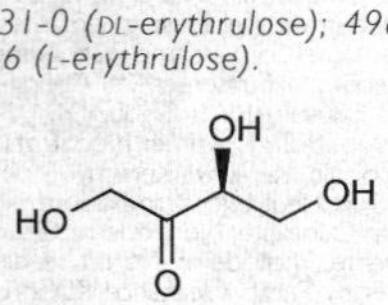

简介

将含左赤藓酮糖的制剂用在皮肤上，可慢慢地产生一种棕褐色的效果，就像是被阳光晒过以后的颜色，这也许与皮肤中的氨基酸反应有关。赤藓酮糖通常与二羟丙酮（第 1520 页）合用，制成人工晒黑产品。当与二羟丙酮合用时，本品的推荐浓度为 1%～3%；单独使用本品时浓度可增加至 5%。

制剂

多组分制剂 ***Braz.:*** Sunmax Autobronzeador; ***UK:*** ViTicolor.

Etretinate (*BAN*, *USAN*, *rINN*) 阿维 A 酯

Etretinaatti; Etretinat; Étrétinate; Etretinato; Etretinatum; Ro-10-9359. Ethyl 3-methoxy-15-apo-ϕ-caroten-15-oate; Ethyl (*all-trans*)-9-(4-methoxy-2,3,6-trimethylphenyl)-3,7-dimethylnona-2,4,6,8-tetra-enoate.

Этретинат

$C_{23}H_{30}O_3$ = 354.5.

CAS — *54350-48-0.*

ATC — *D05BB01.*

ATC Vet — *QD05BB01.*

UNII — *65M2UDR9AG.*

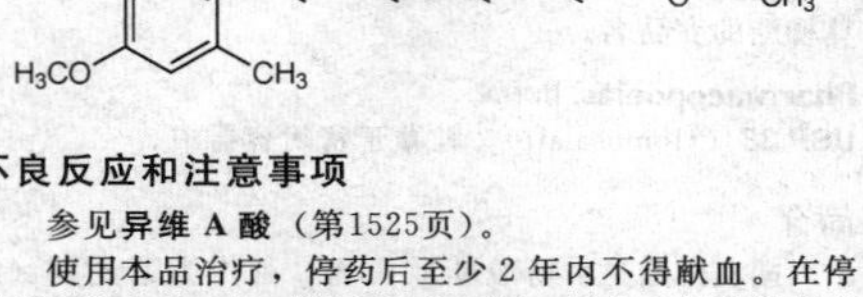

不良反应和注意事项

参见异维 A 酸（第1525页）。

使用本品治疗，停药后至少 2 年内不得献血。在停药后相当长的一段时期内避免妊娠，因为有报道说停药 3 年后仍能在血浆中检测出阿维 A 酯。

除了以下所引用的相关文献外，关于阿维 A 酯更多的不良反应可见**异维 A 酸**（第 1525 页），见其**对血液、心血管系统、眼、肝、肌肉骨骼系统、血清血脂、皮肤的影响及血管炎综合征**项下的内容。

致癌性 一篇报道提到了 2 名患者接受阿维 A 酯治疗后发生了淋巴瘤[1]，还有关于 3 例发生了其他恶性癌变的报道[2]。

1. Woll PJ, *et al.* Lymphoma in patients taking etretinate. *Lancet* 1987; **ii:** 563–4.
2. Harrison PV. Retinoids and malignancy. *Lancet* 1987; **ii:** 801.

对肾脏的影响 一篇文献报道了个别患者接受阿维 A 酯治疗后发生了肾功能损伤[1,2]。值得注意的是，在一项由制造商发起的研究中，患者使用阿维 A 酯后发生了血肌酐浓度升高[1]。

1. Horber FF, *et al.* Impaired renal function and hypercalcaemia associated with etretinate. *Lancet* 1984; **ii:** 1093.
2. Cribier B, *et al.* Renal impairment probably induced by etretinate. *Dermatology* 1992; **185:** 266–8.

水肿 一篇文献报道了患者接受阿维 A 酯治疗后发生了全身水肿[1]。文献中还报道了其他 5 个案例，其中有 4 名患者在接受重复试验后有复发情况。还有报道关于使用阿维 A 后因毛细血管渗漏综合征引起的泛发水肿（第1528页）。

1. Allan S, Christmas T. Severe edema associated with etretinate. *J Am Acad Dermatol* 1988; **19:** 140.

妊娠 关于本品致畸性的更多信息，见**阿维 A**（第1527页）。

药物相互作用

参见**异维 A 酸**，第1528页。

抗凝血药 有报道阿维 A 酯可能会降低华法林（详见**皮肤用药**，第1373页）的疗效。

抗癫痫药 一名癫痫患者在已经使用了卡马西平和丙戊酸盐后再用阿维 A 酯治疗其毛发红糠疹，则未出现疗效，而不用卡马西平时通常会出现的独特的皮肤黏膜不良反应（这是使用阿维 A 酯后会出现的临床效应）也没有发生。提示抗癫痫药可能会降低阿维 A 酯的生物利用度或是增加其代谢[1]。

1. Mohammed KN. Unresponsiveness to etretinate during anticonvulsant therapy. *Dermatology* 1992; **185:** 79.

抗肿瘤药 阿维 A 酯与甲氨蝶呤合用会增加发生肝毒性的风险（详见**维 A 酸类**，第716页）。

激素避孕药 由于维 A 酸类药物和口服激素避孕药可能有潜在药物相互作用，因此在用药期间要注意避孕措施的选择，详见第2003页。

药动学

口服给药后阿维 A 酯的平均生物利用度约为 40%，但个体差异很大。与乳类或油脂食品同服可增加吸收。阿维 A 酯经首关代谢后，血浆中主要为其具有活性的羧酸代谢产物阿维 A（第 1512 页），能在母药之前被检测出来。阿维 A 也可自行转变为阿维 A 酯（第 1513 页）。阿维 A 酯与阿维 A 均能与血浆蛋白紧密结合。重复给药后阿维 A 酯可蓄积于脂肪组织中，消除半衰期延长至 120 天左右，停药 3 年后仍可在血清中检测出来。75%的阿维 A 酯经粪便排泄，主要为其原形。也可以代谢产物的形式经尿排出。阿维 A 酯可透过胎盘，虽然不清楚阿维 A 酯是否会分布进入母乳中，但由于其亲脂性，这种情况是可能存在的，阿维 A 作为阿维 A 酯的代谢产物，已经在 1 名用过药的哺乳妇女的母乳中发现了（见**哺乳**，第1512页）。

1. Lucek RW, Colburn WA. Clinical pharmacokinetics of the retinoids. *Clin Pharmacokinet* 1985; **10:** 38–62.
2. DiGiovanna JJ, *et al.* Etretinate: persistent serum levels after long-term therapy. *Arch Dermatol* 1989; **125:** 246–51.
3. Larsen FG. Pharmacokinetics of etretinate and acitretin with special reference to treatment of psoriasis. *Acta Derm Venereol (Stockh)* 1994; **190** (suppl): 1–33.
4. Wiegand UW, Chou RC. Pharmacokinetics of acitretin and etretinate. *J Am Acad Dermatol* 1998; **39** (suppl): S25–S33.

用途和用法

阿维 A 酯属于维 A 酸类药物，是维 A 酸（第 1543 页）的衍生物。通过口服给药来治疗重度的、大面积的、对其他治疗方法无效的银屑病，特别是泛发和掌跖脓疱型银屑病。本品还可用于治疗重度的先天性鱼鳞病、重度的 Darier 病（毛囊角化病）以及其他角化疾病、口腔扁平苔藓等。现在，需使用阿维 A（第 1512 页）时首选阿维 A 酯。

通常使用的起始治疗剂量为每日 0.75～1mg/kg，分次口服给药。每日的最大用药量不得超过 1.5mg/kg（有些注册药品信息建议每日的最大用药量不要超过 75mg）。对于红皮病型银屑病的治疗，起始治疗剂量不得低于每日 250μg/kg，再按照每周递增 250μg/(kg·d) 的速度加大用药量，直至出现最佳疗效。药物开始起效后，通常在治疗 8～16 周之后，给予维持剂量每日

0.5～0.75mg/kg。一旦皮损痊愈即可停止治疗。

1. Magis NLJ, *et al.* The treatment of psoriasis with etretinate and acitretin: a follow up of actual use. *Eur J Dermatol* 2000; **10:** 517–21.
2. Katugampola RP, Finlay AY. Oral retinoid therapy for disorders of keratinization: single-centre retrospective 25 years' experience on 23 patients. *Br J Dermatol* 2006; **154:** 267–76.

制剂

专利制剂

Jpn: Tigason.

Fumaric Acid 富马酸

Ácido alomaleico; Ácido boleico; Acidum Fumaricum; Allomalenic Acid; Boletic Acid; E297; Fumárico, ácido; Kwas fumarowy. *trans*-Butenedioic acid.

Фумаровая Кислота

$C_2H_2(CO_2H)_2$ = 116.1.

CAS — 110-17-8 (fumaric acid); 624-49-7 (dimethyl fumarate).

ATC — D05AX01.

ATC Vet — QD05AX01.

UNII — 88XHZ13131.

Pharmacopoeias. In *Pol.* Also in *USNF.*

USNF 28（Fumaric Acid） 本品为白色无臭的颗粒或结晶性粉末。微溶于水和乙醚；可溶于乙醇；极微溶于氯仿。

简介

富马酸及其衍生物可用于治疗银屑病和其他皮肤疾病。口服二甲基富马酸治疗复发-缓解多发性硬化症的研究还在进行中。

富马酸还可在食品中用作酸味剂和调味料。

皮肤疾病 富马酸及其钠盐以及衍生物如二甲基富马酸、单乙基富马酸、辛基富马酸等，可通过局部给药或全身给药，用于治疗银屑病（第1510页）和其他皮肤疾病。在这些化合物中，二甲基富马酸口服似乎能显示出最佳的活性，但是据称其与单乙基富马酸的多种盐类合用可以提高功效[1～6]。然而，有些关于用药后出现了急性肾功能衰竭的报道，German Federal Office of Health发表意见认为，已有的证据并不能证明使用富马酸衍生物治疗银屑病和其他皮肤疾病有效[7]。在一项回顾性分析中，41例患者接受了口服富马酸酯1～14年的治疗，结果显示有效[8]，另一个稍晚些的分析认为治疗顽固性银屑病也是有效的[9]。在早期分析中[8]，所报道的不良反应通常是轻微的，只有1例患者发生了血肌酐升高。然而注意到有76%的患者发生了淋巴细胞减少，并有4例患者因此而停止治疗。其他关于口服给药的不良反应还包括肝功能紊乱[3,10]、胃肠道反应[2～4,10,11]、面色潮红[2～4,10,11]。还有一篇关于1名患者使用二甲基富马酸治疗扁平苔藓后出现皮疹的报道[12]。

1. van Loenen AC, *et al.* Fumaarzuurtherapie: van fictie tot werkelijkheid? *Pharm Weekbl* 1989; **124:** 894–900.
2. Kolbach DN, Nieboer C. Fumaric acid therapy in psoriasis: a long-term retrospective study on the effect of fumaric acid combination (FAC-EC) therapy and dimethyl-fumaric acid ester (DMFAE) monotherapy. *Br J Dermatol* 1990; **123:** 534–5.
3. Nugteren-Huying WM, *et al.* Fumaric acid therapy for psoriasis: a randomized, double-blind, placebo-controlled study. *J Am Acad Dermatol* 1990; **22:** 311–12.
4. Altmeyer PJ, *et al.* Antipsoriatic effect of fumaric acid derivatives: results of a multicenter double-blind study in 100 patients. *J Am Acad Dermatol* 1994; **30:** 977–81.
5. Mrowietz U, *et al.* Treatment of severe psoriasis with fumaric acid esters: scientific background and guidelines for therapeutic use. *Br J Dermatol* 1999; **141:** 424–9.
6. Ständer H, *et al.* Efficacy of fumaric acid ester monotherapy in psoriasis pustulosa palmoplantaris. *Br J Dermatol* 2003; **149:** 220–2.
7. Anonymous. Fumaric acid derivatives and nephrotoxicity. *WHO Drug Inf* 1990; **4:** 28.
8. Hoefnagel JJ, *et al.* Long-term safety aspects of systemic therapy with fumaric acid esters in severe psoriasis. *Br J Dermatol* 2003; **149:** 363–9.
9. Harries MJ, *et al.* Fumaric acid esters for severe psoriasis: a retrospective review of 58 cases. *Br J Dermatol* 2005; **153:** 549–51.
10. Nieboer C, *et al.* Systemic therapy with fumaric acid derivates: new possibilities in the treatment of psoriasis. *J Am Acad Dermatol* 1989; **20:** 601–8.
11. Mrowietz U, *et al.* Treatment of psoriasis with fumaric acid esters: results of a prospective multicentre study. *Br J Dermatol* 1998; **138:** 456–60.
12. Guenther CH, *et al.* Macular exanthema due to fumaric acid esters. *Ann Pharmacother* 2003; **37:** 234–6.

制剂

专利制剂

Arg.: Ingepsor†.

多组分制剂 ***Austral.:*** Pro-PS†; ***Ger.:*** Fumaderm; ***Venez.:*** Diamel.

顺势疗法制剂 ***Ger.:*** Hautfunktionstropfen S†; Hepar comp; Zitronensaurezyklus-Heel; ***Ukr.:*** Hepar Compositum (Гепар Композитум)†.

Glycolic Acid 羟乙酸

Ácido hidroxiacético; Glicólico, ácido; Hydroxyacetic Acid. Hydroxyethanoic acid.

Гидроксиуксусная Кислота; Гликолевая Кислота

$C_2H_4O_3$ = 76.05.

CAS — 79-14-1.

UNII — 0WT12SX38S.

简介

羟乙酸是一种α-羟基有机酸，用在外用制剂里可治疗色素沉着过度（见第1509页**色素性皮肤病**）和光损伤皮肤病（见第1508页**光老化**）。

制剂

专利制剂

Arg.: Alfabase 8; Geloforte†; Glicoisdin; Gligel; Lactrime; Lipomax†; Loxidil; Vansame G; ***Canad.:*** Reversa; ***Chile:*** Neosolets; Scrub-Atlas; Unitone 4; ***Hong Kong:*** Glyderm†; ***Indon.:*** Exfoliac†; Glycare†; Glycore; ***Ital.:*** Neostrata; ***Malaysia:*** Glyderm†; ***Mex.:*** Glicoderm; Glicolic; Nova Derm; ***Philipp.:*** Teranex; ***Singapore:*** Glyderm; Sunsense Anti-Ageing; ***Venez.:*** Glyco-A†; Teen Derm†.

多组分制剂 ***Arg.:*** Cellskinlab C + AHA; Control Acne; Diacneal; Hidroskin; Hydragenic†; Keracnyl; Melacler†; Negacne; Neoquin; Neoquin Forte; NeoStrata; NeoStrata Gel Despigmentante; Percutalfa; Purasoft; Revi-Atlas; Revital; Vansame GS; Vansame Plus; ***Austral.:*** Elucent Skin Refining Day Cream; NeoStrata; Sunsense Anti Ageing Face; ***Braz.:*** Glyquin; ***Canad.:*** Biobase-G†; Dilusol AHA†; Glyquin XM; NeoStrata; NeoStrata Blemish Spot Gel; NeoStrata Daytime; NeoStrata HQ†; Reversa UV; ***Chile:*** Diacneal; Glicoisdin; Keracnyl; Keracnyl Stop Bouton; NeoStrata; Neutrogena Healthy Skin; Neutrogena Limpiadora†; Normaderm Barra de Limpieza; Normaderm Exfoliante; Normaderm Gel de Limpieza; Normaderm Tonico Astringente; Photoderm AKN; Ureadin Forte; ***Fr.:*** Alpha 5 DS†; Aniospray 29; Body Peel†; Cleanance K; Correcteur Anti-Taches†; Cosmodex Uniwhite†; Day Peel; Hyfac soin keratolytique†; Item Alphakeptol†; Kelual DS; Keracnyl; Keracnyl eau nettoyante; Keracnyl stop bouton; Kertyol-S; Night Peel; Node K; Photakne†; Seborheane; ***Hong Kong:*** Glyquin†; ***Indon.:*** Exfoliac†; Interquin Plus; ***Ital.:*** Acnesan†; Biophase Shampoo; Lightening; Neoceuticals Spot Treatment; Phytic Acid; Same-Seb Beta; ***Malaysia:*** SunSense Anti-Ageing Face; TDF AHA Facial Wash for Oily/Acne Prone Skin; TDF AHA Oily & Acne Solution; ***Mex.:*** Nova Derm; ***Port.:*** Bioclin Sebo Care; Ureadin; Ureadin Forte; ***Singapore:*** Glyquin; Glyquin XM; Nu-Derm Exfoderm Forte; Percutalfa; ***Turk.:*** NeoStrata; NeoStrata Akne; NeoStrata Hiperpigmentasyon; ***USA:*** Glyquin XM; ***Venez.:*** Diacneal; Photoderm AKN.

Homosalate（*USAN*，*rINN*）胡莫柳酯

Homomenthyl Salicylate; Homosalato; Homosalatum. 3,3,5-Trimethylcyclohexyl salicylate.

Гомосалат

$C_{16}H_{22}O_3$ = 262.3.

CAS — 118-56-9.

UNII — V06SV4M95S.

注：Eusolex HMS和Neo-Heliopan HMS已作为胡莫柳酯的商品名。

Pharmacopoeias. In *US.*

USP 33（Homosalate） 贮藏于密闭容器中。

简介

胡莫柳酯是水杨酸酯取代物，可作为遮光剂（第1504页）。其作用与对辛水杨酸酯（第1534页）相似。胡莫柳酯可有效阻挡UVB（定义见第1508页）。

Hydroquinone 对苯二酚

Hidrokinon; Hidroquinol; Hidroquinona; Hydrochinon; Hydrochinonum; Quinol; Teequinol. 1,4-Benzenediol.

Гидрохинон

$C_6H_6O_2$ = 110.1.

CAS — 123-31-9.

ATC — D11AX11.

ATC Vet — QD11AX11.

UNII — XV74C1N1AE.

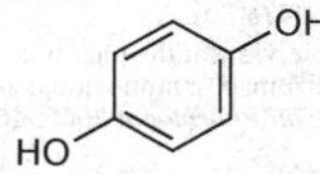

注：不要与二氢奎宁（第2255页）混淆。

Pharmacopoeias. In *US.*

USP 33（Hydroquinone） 本品为白色精细的针状结晶体，暴露在光照下和空气中可变暗。可溶于水（1∶17），溶于乙醇（1∶4），溶于氯仿（1∶51），溶于乙醚（1∶16.5）。贮藏于密闭容器中。避光。

不良反应、处置和注意事项

外用对苯二酚可引起短暂的红斑和轻微的烧灼感。本品偶可引起过敏，因此英国注册药品信息建议在用药前先进行皮试。对苯二酚不得用于擦伤部位或是有日晒伤的皮肤。由于本品可引起染色和角膜浑浊，因此不得用于漂白睫毛或眉毛，以免药物接触到眼睛。高浓度或长期用药可产生蓝黑色的色素沉着过度（褐黄病）或着色性胶样粟丘疹。使用对苯二酚治疗，其全身不良反应与苯酚（第1578页）相似，除此之外还可能发生震颤和惊厥。

致癌性 动物试验显示本品可能是一种致癌物（见下文对皮肤的影响）。

对肝脏的影响 放射线技师患上的肝中毒可能与其职业有关，因为需要在暗室中工作，而其所使用的显影材料中含有对苯二酚[1]。然而也有人指出[2]，在正常使用条件下对苯二酚并不具有挥发性，从1942年至1990年跟踪了879名从事生产或使用对苯二酚的人，结果发现用药与肝中毒并没有什么关联。

1. Nowak AK, *et al.* Darkroom hepatitis after exposure to hydroquinone. *Lancet* 1995; **345:** 1187.
2. O'Donaghue JL, *et al.* Hydroquinone and hepatitis. *Lancet* 1995; **346:** 1427–8.

对皮肤的影响 在南非进行的一项关于外源性褐黄病（深蓝色色素沉着过度）的调查显示，男性的发病率为15%，女性为42%，而其中有69%的人曾经使用过含有对苯二酚的制剂[1]。结果倾向于认为这是与药物治疗有关联的毒性作用，而非什么特殊的反应。数据显示，含有2%或更低浓度对苯二酚的遮光剂可引起褐黄病。在用药6个月后，褐黄病通常会变得更加明显且无法恢复。患者最初可能是因为美容的原因而用对苯二酚使皮肤变得有光泽，可一旦发生了褐黄病，他们可能就掉入了"皮肤美容陷阱"，因为这时就需要再使用其他对苯二酚产品来修复被损伤的外表[1]。治疗外源性褐黄病需停止使用对苯二酚，但数年后才能出现改善。有些报道称外用维A酸、皮肤磨削术和激光治疗有效，但这些都远离了已经明确的治疗[2]。也有报道关于使用了含对苯二酚的皮肤美白产品后，甲发生了可逆的棕色改变[3～5]。

基于动物试验，除了提示对苯二酚有发生褐黄病的风险外，长期使用还可能有致癌性[6]。在美国，没有处方也可以买到浓度在2%以下的含对苯二酚的产品，但到了2006年，由于有了关于其潜在致癌性和引起褐黄病的数据报道，美国FDA打算将此类产品作为药物而重新分类，且需凭处方购买[7]。在欧洲，早已禁止在皮肤美白化妆品中使用对苯二酚，但其作为药物还是可以凭处方买到的[6]。

1. Hardwick N, *et al.* Exogenous ochronosis: an epidemiological study. *Br J Dermatol* 1989; **120:** 229–38.
2. Levin CY, Maibach H. Exogenous ochronosis: an update on clinical features, causative agents and treatment options. *Am J Clin Dermatol* 2001; **2:** 213–17.
3. Mann RJ, Harman RRM. Nail staining due to hydroquinone skin-lightening creams. *Br J Dermatol* 1983; **108:** 363–5.
4. Ozluer SM, Muir J. Nail staining from hydroquinone cream. *Australas J Dermatol* 2000; **41:** 255–6.
5. Parlak AH, *et al.* Discolouration of the fingernails from using hydroquinone skin-lightening cream. *J Cosmet Dermatol* 2003; **2:** 199–201.
6. Kooyers TJ, Westerhof W. Toxicology and health risks of hydroquinone in skin lightening formulations. *J Eur Acad Dermatol Venereol* 2006; **20:** 777–80.
7. FDA. Skin bleaching drug products for over-the-counter human use: proposed rule. *Fed Regist* 2006; **71:** 51146–55. Available at: http://edocket.access.gpo.gov/2006/E6-14263.htm (accessed 23/07/10)

用途和用法

对苯二酚在促进黑素从黑素细胞中排泄的同时抑制其生成。本品可外用作为脱色剂治疗皮肤色素沉着过度疾病（第1509页），如黑斑病、雀斑、痣（类似于雀斑的小斑疹）。通常的用药浓度为 2%～4%，高浓度制剂的刺激性较大，且可增加患褐黄病的风险。通常在用药几周后才能出现明显疗效，但其脱色作用可在停药后仍持续 2～6 个月。如果在用药 2 个月后还不见效则可停止接受治疗。对苯二酚每日两次外用，涂抹于完好的皮肤上，且应注意防晒以免色素沉着增加。一种含 4%对苯二酚、0.05%维 A 酸和 0.01%氟轻松的制剂，每晚 1 次来治疗黄褐斑（黑斑病）。在对苯二酚的制剂中经常加入遮光剂或防晒基质。

对苯二酚还可作为外用制剂的抗氧化剂和照相显影剂。

制剂

USP 33: Hydroquinone Cream; Hydroquinone Topical Solution.

专利制剂

Arg.: Claripel; ***Braz.:*** Claripel; Solaquin; ***Canad.:*** Active 4; Banishing Cream†; Creme Blanchissante; Eldopaque; Eldoquin; Esoterica Regular; Esoterica Unscented; Lustra; NeoStrata Canada HQ Plus†; Nuderm; Palmer's Skin Success; Rodan & Fields Proactiv Skin Lightening; Ultraquin Plain†; Vantex; ***Chile:*** Etnoderm; Unitone 4; ***Gr.:*** Eldopaque; ***Hong Kong:*** Derma-Rx Lightener†; Eldopaque; Eldoquin; Solaquin†; ***Indon.:*** Bioquin; Eqinon; Mediquin; Melanox; Melaskin†; Pigmet†; Pylaquin†; Qutifar†; Skinox; Vitaquin; ***Israel:*** Esomed; ***Malaysia:*** Eldopaque; Eldoquin†; Melashine; ***Mex.:*** Crema Blanca; Eldopaque; Eldoquin; Hidroquin; Melanex; Quinoret Forte; ***NZ:*** Eldoquin†; ***Singapore:*** Eldopaque; Eldoquin; Nu-Derm Blender; Nu-Derm Clear; Polyquin; Solaquin; ***Spain:*** Despigmental; Hidroquilaude; Licoforte; Licostrata; Melanasa; Nadona; Pigmentasa; ***Thai.:*** Clariderm; Delanin; Delet; Persatina; ***Turk.:*** Expigment; ***UK:*** Eldopaque; Eldoquin; Solaquin; ***USA:*** Aclaro; Claripel; Eldopaque; Eldoquin; EpiQuin; Esoterica Regular; Lustra; Solaquin; ***Venez.:*** Pharquinon†.

多组分制剂 ***Arg.:*** Melaclер†; Melasmax; Neoceuticals Crema Despigmentante de Dia†; Neoquin; Neoquin Forte; NeoStrata Gel Despigmentante; Solaquin Forte; Tri-Luma; Trimegtante; ***Austral.:*** Superfade Original; ***Braz.:*** Glyquin; Tri-Luma; Vitacid Plus; ***Canad.:*** Continuum Unifying; Drula Fade; Esoterica; Glyquin XM; Lustra-AF; NeoStrata Canada HQ Plus; NeoStrata HQ†; Nuderm Sunfader; Solaquin Forte; Sunbalance; Ultraquin†; ***Chile:*** Clasifel; NeoStrata; Tri-Luma; ***Ger.:*** Pigmanorm; ***Hong Kong:*** Glyquin†; Superfade; Tri-Luma; ***India:*** Melalite; ***Indon.:*** Hidrogel†; Interquin; Interquin Plus; Nu-Derm Sunblock†; Refaquin; ***Malaysia:*** Solaquin Forte†; Tri-Luma; ***Mex.:*** Clasifel; Nova Derm; Quinoret; Solaquin; Tri-Luma; ***Philipp.:*** Tri-Luma; ***Singapore:*** Glyquin; Glyquin XM; Nu-Derm Sunfader; Tri-Luma; ***Switz.:*** Pigmanorm; ***Thai.:*** Tri-Luma; ***Turk.:*** Metamorfoz; NeoStrata Hiperpigmentasyon; ***USA:*** Esoterica Facial and Sunscreen; Glyquin XM; Solaquin Forte; Tri-Luma; ***Venez.:*** Tri-Luma.

Ichthammol（*BAN*）鱼石脂

Ammonii Bituminosulfonas; Ammonii Sulfogyrodalas; Ammonio Sulfoittiolato; Ammonium Bithiolicum; Ammonium Bitumenosulfonicum; Ammonium Bituminosulphonate; Ammonium Ichthosulphonate; Ammonium Sulfobituminosum; Ammonium Sulpho-Ichthyolate; Amonowy sulfobituminian; Bithiolate Ammonique; Bithyol; Bitiol; Bitiolato amónico; Bitomol; Bituminol; Ichtammol; Ichtamolis; Ichthammolum; Ichtammol; Ichthosulphol; Ichthyol; Ichthyolammonium; Ictamol; Ictiolsulfonato amónico; Ihtamol; Iktammol; Iktammoli; Sulfobituminato amónico; Sulfoictiolato amónico.

Ихтаммол; Ихтиол

CAS — 8029-68-3.

UNII — NQ14646378.

Pharmacopoeias. In *Chin.*, *Eur.* (see p.vii), *Jpn*, and *US.*

Ph. Eur. 6.8（Ichthammol） 本品为棕黑色的黏稠性液体。来源为从沥青岩精馏，经磺化后以氨水中和而成。本品中含总氨为 4.5%～7.0%。按干燥品计算，含有机硫不少于 10.5%，以硫酸盐存在的硫量不超过总硫量的 20%。

可与水和丙三醇混溶；微溶于乙醇、脂肪油和液状石蜡；在羊毛脂和凡士林中可均匀混合。

USP 33（Ichthammol） 本品为红棕色至棕黑色的黏稠性液体，有强烈的特殊焦臭。来源为从沥青岩分馏裂化，经磺化后以氨水中和而成。本品中含总硫不少于 10.0%，含总氨不少于 2.5%。可溶于水、丙三醇、不挥发油和油脂；部分溶于乙醇和乙醚。

配伍禁忌 鱼石脂与羊毛醇不相容。

简介

鱼石脂有轻微的细菌抑制特性，广泛用在各种外用制剂中，可治疗多种皮肤疾病，还可用在栓剂中治疗肛门直肠疾病。鱼石脂常与氧化锌一起用在药物绷带中治疗慢性苔藓化湿疹（第1506页）。鱼石脂对皮肤有轻微的刺激性，偶可引起超敏反应。

轻鱼石脂（Ammoniumbituminosulfonat Hell）来源于页岩油的轻质馏出物。

还有一种含硫量较低的鱼石脂，在商业上常称为鱼石脂铵（Tumenol Ammonium）。

制剂

BP 2010: Zinc and Ichthammol Cream;
USP 33: Ichthammol Ointment.

专利制剂

Austral.: Egoderm; ***Austria:*** Ichtho-Bad; Ichtholan; Ichtopur†; ***Belg.:*** Bithiol; Poudre Velours; ***Cz.:*** Ichtoxyl; ***Fr.:*** Gelictar†; ***Ger.:*** Ichtho-Bad; Ichtholan; Ichtholan spezial; Ichthyol; Thiobitum; ***Indon.:*** Ichtiyol-Zalf; ***Ital.:*** Ittiolo; ***Neth.:*** Daroderm Trekzalf; Trekzalf; ***Switz.:*** Ichtho-Bad; Ichtholan; ***Turk.:*** Ihtiyol; Pomat Ichthyole†; Pommade Ichthyole†; ***Ukr.:*** Fitoval Antidandruff (Фитовал Против Перхоти).

多组分制剂 ***Arg.:*** Cicatrina; ***Austral.:*** Egoderm; Icthaband†; ***Austria:*** Aknemycin compositum; Delta-Hadensa; Hadensa; Ichth-Oestren†; Inotyol; ***Belg.:*** Antipiol; Inotyol; ***Chile:*** Kertyol; Selegel; ***Cz.:*** Pityol; Saloxyl; ***Denm.:*** Inotyol; ***Fin.:*** Hadensa; ***Fr.:*** Anaxeryl; Gelictar Fort; Inotyol; Node DS; Novophane S†; Oxythyol; Phytheol Force; Provictol†; Selegel; Squaphane; ***Ger.:*** Aknemycin; ***Gr.:*** Ichthocortex; ***Hong Kong:*** Acnederm†; Egoderm; ***Israel:*** Aknemycin; Inotyol; ***Ital.:*** Antiemorroidali; Dermatar; Ichthopaste; Ityolate CE; Tricoderm F; ***Malaysia:*** Egoderm; ***Norw.:*** Inotyol; ***NZ:*** Egoderm; ***Pol.:*** Neo-Tormentil; Tormentile Forte; Tormentiol; ***Port.:*** Efluvium Anti-caspa; Efluvium Anti-seborreico; Oleoban Composto†; Pansebase Composto; Secpel Composto; ***Rus.:*** Bethiol (Бетиол); ***S.Afr.:*** Antipeol; ***Singapore:*** Egoderm; ***Spain:*** Hadensa; Ictiomen; ***Swed.:*** Inotyol; ***Switz.:*** Akne-Mycin; Bain extra-doux dermatologique; Epithelial†; Furodermal; Leucen†; Radix; Riccovitan†; ***Turk.:*** Hedensa; ***UK:*** Antipeol; Ichthopaste; Icthaband; St James Balm; ***Ukr.:*** Prostalin (Простали‌н); ***USA:*** Boil Ease; Boyol Salve; ***Venez.:*** Node DS.

顺势疗法制剂 ***Canad.:*** Cutisitum; ***Ger.:*** Hewelymphon N.

Ictasol（*USAN*）鱼石脂磺酸钠

Ichtasol; Ichthyol-Natrium Hell; Light Sodium Bituminosulphonate; Natrium Sulfobituminosum Decoloratum; Sulfobituminato sódico; Sulfobituminato sódico decolorado.

$C_{28}H_{36}Na_2O_6S_3$ = 610.8.

CAS — 12542-33-5; 1340-06-3.

ATC — D10BX01.

ATC Vet — QD10BX01.

简介

鱼石脂磺酸钠是鱼石脂磺酸的钠盐，产自页岩油的轻质馏出部分。本品为从沥青岩分馏裂化，经磺化后以氢氧化钠中和而成。

本品与鱼石脂（见上文）的性质相同，广泛用在多种制剂中，可治疗多种皮肤疾病。

制剂

专利制剂

Austria: Crino Cordes; Ichthraletten†; Lavichthol; Solutio Cordes; ***Ger.:*** Aknichthol Creme; Crino Cordes N†; Dermichthol†; Ichthoderm; Ichtholan T; Ichthosin; Ichthraletten; Leukichtan; Solutio Cordes.

多组分制剂 ***Arg.:*** Selegel; ***Austria:*** Aknichthol; Ichthalgan forte; Ichtho-Bellol†; Ichtho-Cortin†; Leukichtan; ***Fr.:*** I-Soft†; Sebosquam; ***Ger.:*** Aknederm Neu; Aknichthol N; Ichtho-Bellol†; Ichthocortin; Ichthoseptal; Pelvichthol N; ***Switz.:*** Aknichthol N.

Iscotrizinol（*USAN*）依可三嗪诺

Diethylhexyl Butamido Triazone; Diethylhexylbutamido Triazone; Dioctylbutamidotriazone. Bis(2-ethylhexyl) 4,4′-[(6-{[4-(*tert*-butylcarbamoyl)phenyl]amino}-1,3,5-triazine-2,4-diyl)diimino]dibenzoate.

$C_{44}H_{59}N_7O_5$ = 766.0.

CAS — 154702-15-5.

UNII — 2UTZ0QC864.

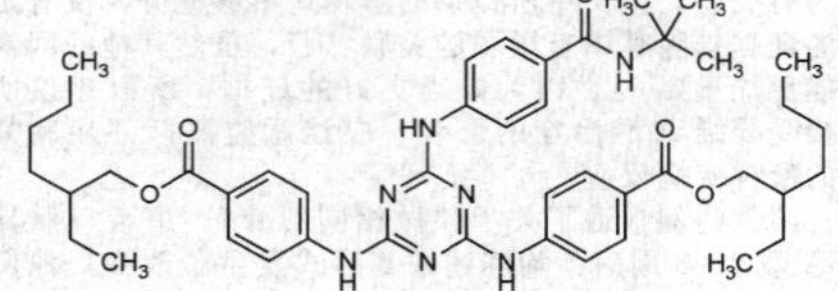

注：Uvasorb HEB 已作为依可三嗪诺的商品名。

简介

本品可作为遮光剂（详见第1504页）。能有效阻挡 UVB（定义见第1508页）。

Isopropyldibenzoylmethane 异丙基二苯酰甲烷

Isopropildibenzoilmetano. 1-[4-(1-Methylethyl)phenyl]-3-phenyl-1,3-propanedione.

Изопропилдибензоилметан

$C_{18}H_{18}O_2$ = 266.3.

CAS — 63250-25-9.

简介

异丙基二苯酰甲烷是二苯酰甲烷取代物，可作为遮光剂（第1504页）。其作用与阿伏苯宗（第1516页）相似。异丙基二苯酰甲烷能有效阻挡 UVA（定义见第1508页）。

Isotretinoin（*BAN*，*USAN*，*rINN*）异维 A 酸

Isotretinoiini; Isotretinoína; Isotrétinoïne; Isotretinoinum; Izotretinoin; Izotretinoinas; Izotretynoina; 13-*cis*-Retinoic Acid; Ro-4-3780. (13*Z*)-15-Apo-β-caroten-15-oic acid; (2*Z*,4*E*,6*E*,8*E*)-3,7-Dimethyl-9-(2,6,6-trimethylcyclohex-1-enyl)nona-2,4,6,8-tetraenoic acid.

Изотретиноин

$C_{20}H_{28}O_2$ = 300.4.

CAS — 4759-48-2.

ATC — D10AD04; D10BA01.

ATC Vet — QD10AD04; QD10BA01.

UNII — EH28UP18IF.

Pharmacopoeias. In *Chin.*, *Eur.* (see p.vii), and *US.*

Ph. Eur. 6.8（Isotretinoin） 本品为黄色至橙黄色的结晶性粉末。几乎不溶于水；微溶于乙醇；可溶于二氯甲烷。暴露于空气、热和光照下不稳定，在溶解状态下尤甚。贮藏于 25℃以下的密闭容器中。避光。建议开启包装后尽快使用，未使用的部分应充入惰性气体加以保护。

USP 33（Isotretinoin） 本品为黄色结晶体。几乎不溶于水；略溶于乙醇、异丙醇、聚乙二醇 400；可溶于氯仿。贮藏于充有惰性气体的密闭容器中。避光。

不良反应

异维 A 酸的不良反应与其他口服维 A 酸类药物相似，如维生素 A（第1872页），不良反应通常是可以恢复的且与用药剂量有关。最常见的有皮肤及黏膜部位干燥，经常会进一步发展成为唇炎、鼻衄、结膜炎、限局性表皮剥脱（包括掌跖处）、瘙痒、红疹以及皮肤变脆。不太常见的不良反应包括头发稀疏（有时是不可逆的）、多毛症、光敏感、皮肤颜色改变、甲沟炎、甲营养不良、脓性肉芽肿、出汗增加。使用异维 A 酸治疗痤疮的开始阶段，病情可能会恶化，有个别关于暴发性痤疮的报道。不太常见的眼不良反应包括角膜混浊、视觉障碍（诸如视物模糊和色觉障碍）、持续的夜间视觉减弱、畏光、角膜炎。视盘水肿、视觉障碍、头痛、恶心和呕吐，这些都被认为是良性颅内高压的症状和体征。有时还有关节痛、肌痛和背痛的报道，少量关于关节炎、骨质疏松症、肌腱炎的报道。特别对于大剂量、超长期使用异维 A 酸治疗角化异常的患者，还会发生骨肥大和钙质沉着。儿童使用异维 A 酸可能会发生骨骺早熟性闭合。常见血清甘油三酯升高，使用高浓度异维 A 酸的患者会发生胰腺炎，胆固醇浓度也会升高。还会发生肝酶、红细胞沉降率、血糖的升高。血液学的病变也常见，有报道贫血、血小板减少以及嗜中性白细胞减少，偶尔会有粒细胞缺乏之症。其他较少见的不良反应包括胃肠道反应、肝炎、听力损害、嗜睡、抽搐、脉管炎、超敏反应（包括过敏反应）。口服异维 A 酸治疗的患者会发生情绪改变、精神症状、抑郁以及自杀行为。这些也可能与皮肤感染和炎性肠病综合征有关。

异维 A 酸和其他维 A 酸类药物有致畸作用。

外用异维 A 酸的不良反应与维 A 酸（第1543页）相似。

1. Mills CM, Marks R. Adverse reactions to oral retinoids: an update. *Drug Safety* 1993; **9:** 280–90.
2. Keefe M. Adverse reactions profile: retinoids. *Prescribers' J* 1995; **35:** 71–6.
3. McLane J. Analysis of common side effects of isotretinoin. *J Am Acad Dermatol* 2001; **45:** S188–S194.
4. Goodfield MJD, *et al.* British Association of Dermatologists. Advice on the safe introduction and continued use of isotretinoin in acne in the UK 2010. *Br J Dermatol* 2010; **162:** 1172–9. Also available at: http://www.bad.org.uk/Portals/_Bad/Guidelines/Clinical%20Guidelines/Isotretinoin%20Guidelines%202010.pdf (accessed 10/08/10)
5. Charakida A, *et al.* Safety and side effects of the acne drug, oral isotretinoin. *Expert Opin Drug Safety* 2004; **3:** 119–29.
6. Goldsmith LA, *et al.* American Academy of Dermatology consensus conference on the safe and optimal use of isotretinoin: summary and recommendations. *J Am Acad Dermatol* 2004; **50:** 900–906. Correction. *ibid.*; **51:** 348. [dose]

对血液的影响 罕见关于口服异维 A 酸对血液的严重

不良反应，其被认为是自然的特异性反应。有些报道关于患者使用异维A酸[1]和阿维A酯[2,3]后发生血小板减少症。有些是使用异维A酸[4]和阿维A[5]后发生粒细胞缺乏症。与之相反，也有报道关于与异维A酸[6]和维A酸[7,8]有关的暂时性无症状血小板增多。白细胞增多通常与维A酸（第1544页）引起的维A酸综合征有关。

1. Moeller KE, Touma SC. Prolonged thrombocytopenia associated with isotretinoin. *Ann Pharmacother* 2003; **37:** 1622–4.
2. Naldi L, *et al.* Etretinate therapy and thrombocytopenia. *Br J Dermatol* 1991; **124:** 395.
3. Seishima M, *et al.* Thrombocytopenia possibly induced by etretinate in a psoriatic patient. *J Dermatol* 2005; **32:** 917–20.
4. Waisman M. Agranulocytosis from isotretinoin. *J Am Acad Dermatol* 1988; **18:** 395–6.
5. Chave TA, *et al.* Agranulocytosis and total scalp alopecia following acitretin. *Br J Dermatol* 2003; **148:** 1063–4.
6. Jansen T, Altmeyer P. Thrombocytosis induced by low-dose isotretinoin. *Int J Dermatol* 2000; **39:** 956–7.
7. Losada R, *et al.* Thrombocytosis in patients with acute promyelocytic leukaemia during all-trans retinoic acid treatment. *Br J Haematol* 1996; **95:** 704–5.
8. Kentos A, *et al.* All-trans retinoic acid induced thrombocytosis in a patient with acute promyelocytic leukaemia. *Br J Haematol* 1997; **97:** 685.

对心血管系统的影响 从1983年到2005年底，Health Canada接到了29宗关于患者使用异维A酸后引起心血管相关不良反应的报道，包括心肌梗死、卒中、肺栓塞[1]。一名使用阿维A治疗银屑病的女性患者出现了血栓性脑卒中[2]，还有少量关于使用阿维A酯发生心肌缺血和梗死的病例报道[3]。有关于使用维A酸诱导分化治疗急性早幼粒细胞白血病产生血栓性栓塞疾病的报道（第1543页）。

少量报道异维A酸引起心律失常，如右束支传导阻滞引起的窦性心动过速[4]和前房心动过速[5]。

1. Springuel P, Roy G. Health Canada. Isotretinoin (Accutane): myocardial infarction, cerebrovascular and thromboembolic disorders. *Can Adverse React News* 2006; **16:** 3.
Available at: http://www.hc-sc.gc.ca/dhp-mps/medeff/bulletin/carn-bcei_v16n2-eng.php (accessed 28/07/08)
2. Royer B, *et al.* Acitretin-associated thrombotic stroke. *Ann Pharmacother* 2002; **36:** 1879–82.
3. Anonymous. Reports from regulatory agencies: etretinate. *WHO Drug Inf* 1987; **1:** 29.
4. Charalabopoulos K, *et al.* Two new adverse effects of isotretinoin. *Br J Dermatol* 2003; **148:** 593.
5. Hasdemir C, *et al.* Isotretinoin (13-cis-retinoic acid) associated atrial tachycardia. *Pacing Clin Electrophysiol* 2005; **28:** 348–9.

对眼的影响 有关于口服异维A酸引起眼不良反应的综述[1,2]。使用WHO Causality Assessment Guide of Suspected Adverse Reactions，一项包含了2449个病例的分析[3]发现，暗适应降低、干眼症、因颅内高压引起的眼部症状体征，这些大部分都与异维A酸有关。当然，有些出现颅内高压的患者也使用了其他药物，如四环素类，这也可能有关系。与异维A酸存在某种相关性的还包括睑板腺分泌异常和腺体萎缩、睑缘结膜炎、角膜混浊、视力降低、泪液渗透压升高、角膜炎、近视、眼部不适、对隐形眼镜耐受性降低、畏光。可能相关的眼不良反应有可逆性色觉降低和永久性暗适应缺失。与异维A酸相关性不大的其他不良反应报道有角膜溃疡、复视、眼睑水肿、视神经炎、持续干燥、结膜下出血。

有一些关于口服其他维A酸类药物引起眼不良反应的病例报道[4~6]，如使用阿维A、阿维A酯、维A酸引起与颅内高压有关的视盘水肿、视物模糊以及头痛。然而，在一项对4名接受长期治疗的患者随访了1年的研究中，并未发现任何关于患者接受阿维A酯治疗后会产生眼毒性的证据，而其中有1名得了中毒性视神经病的患者，可能与在治疗过程中使用了甲氨蝶呤有关[7]，其使用阿维A酯进行维持治疗。一名患者出现了眼睑外翻也可能与使用阿维A酯有关[8]。一名银屑病患者使用阿维A治疗1年后出现了黄斑病变[9]。

1. Fraunfelder FT, *et al.* Adverse ocular reactions possibly associated with isotretinoin. *Am J Ophthalmol* 1985; **100:** 534–7.
2. Fraunfelder FT, *et al.* Ocular side effects possibly associated with isotretinoin usage. *Am J Ophthalmol* 2001; **132:** 299–305.
3. Fraunfelder FW. Ocular side effects associated with isotretinoin. *Drugs Today* 2004; **40:** 23–7.
4. Colucciello M. Pseudotumor cerebri induced by all-trans retinoic acid treatment of acute promyelocytic leukemia. *Arch Ophthalmol* 2003; **121:** 1064–5.
5. Guirgis MF, Lueder GT. Intracranial hypertension secondary to all-trans retinoic acid treatment for leukemia: diagnosis and management. *J AAPOS* 2003; **7:** 432–4.
6. Fraunfelder FW, Fraunfelder FT. Evidence for a probable causal relationship between tretinoin, acitretin, and etretinate and intracranial hypertension. *J Neuroophthalmol* 2004; **24:** 214–16.
7. Pitts JF, *et al.* Etretinate and visual function: a 1-year follow-up study. *Br J Dermatol* 1991; **125:** 53–5.
8. Brenner S, *et al.* Ectropion: an adverse effect of etretinate therapy for psoriasis. *DICP Ann Pharmacother* 1990; **24:** 1007.
9. Lois N, White M. Acitretin-associated maculopathy. *Arch Ophthalmol* 2004; **122:** 928–30.

对胃肠道的影响 口服异维A酸的患者与发生炎性肠病间有一定因果关系[1,2]。1997～2002年，FDA收到的85例克罗恩病、溃疡性结肠炎、大肠炎或出血性结肠炎报道与异维A酸有关[3]，判断62例几乎可确定有关联，23例可能有关联。有35例除撤药外，还需特殊治疗，11例住院，7例手术。再次给药有3例复发。该综述作者建议，对有炎性肠病病史或有该病症状者以及有家族史的高危者应谨慎使用异维A酸。虽然有炎性肠病者使用异维A酸并未发生不良反应，但也有因使用异维A酸而使病情恶化的情况[1,4]。

1. Reniers DE, Howard JM. Isotretinoin-induced inflammatory bowel disease in an adolescent. *Ann Pharmacother* 2001; **35:** 1214–16.
2. Passier JLM, *et al.* Isotretinoin-induced inflammatory bowel disease. *Neth J Med* 2006; **64:** 52–4.
3. Reddy D, *et al.* Possible association between isotretinoin and inflammatory bowel disease. *Am J Gastroenterol* 2006; **101:** 1569–73.
4. Godfrey KM, James MP. Treatment of severe acne with isotretinoin in patients with inflammatory bowel disease. *Br J Dermatol* 1990; **123:** 653–5.

对肝脏的影响 使用阿维A酯后经常会出现短暂的血清肝酶浓度轻度升高，但也有个别关于引起急性肝炎[1,2]或胆汁淤积性黄疸[3]的报道。一名患者在停止了阿维A酯治疗后，其急性肝炎还是发展成了慢性活动性肝炎[4]，但在一些长期接受阿维A酯治疗的研究中，患者连续进行肝活检，并未发现任何有临床意义的慢性肝损伤[5~7]。注册药品信息还报道了如下病例：肝纤维化、肝坏死和（或）肝硬化。

一篇综述认为，患者接受阿维A酯治疗后发生某些类型的肝毒性作用可能高达20%，而1%为有临床意义的肝疾病[8]。

异维A酸也可引起血清肝酶轻度升高，注册药品信息称偶见肝炎发生。还有引起脂肪肝的报道[9]。

1. Foged EK, Jacobsen FK. Side effects due to RO 10-9359 (Tigason). *Dermatologica* 1982; **164:** 395–403.
2. Weiss VC, *et al.* Hepatotoxic reactions in a patient treated with etretinate. *Arch Dermatol* 1984; **120:** 104–6.
3. Gavish D, *et al.* Cholestatic jaundice, an unusual side effect of etretinate. *J Am Acad Dermatol* 1985; **13:** 669–70.
4. Weiss VC, *et al.* Chronic active hepatitis associated with etretinate therapy. *Br J Dermatol* 1985; **112:** 591–7.
5. Glazer SD, *et al.* Ultrastructural survey and tissue analysis of human livers after a 6-month course of etretinate. *J Am Acad Dermatol* 1984; **10:** 632–8.
6. Foged E, *et al.* Histologic changes in the liver during etretinate treatment. *J Am Acad Dermatol* 1984; **11:** 580–3.
7. Roenigk HH, *et al.* Serial liver biopsies in psoriatic patients receiving long-term etretinate. *Br J Dermatol* 1985; **112:** 77–81.
8. Boyd AS. An overview of the retinoids. *Am J Med* 1989; **86:** 568–74.
9. Taylor AEM, Mitchison H. Fatty liver following isotretinoin therapy. *Br J Dermatol* 1991; **124:** 505–6.

对心理功能的影响 一些病例报道提供了关于异维A酸导致特殊不良反应的证据，如抑郁症、精神病症状、自杀或企图自杀。然而，在痤疮患者和青少年中流行精神疾病这一事实，可能会与因药物引起的不良反应相混淆。在已有的回顾性研究中都没有显示出存在着明确的因果关系机制，虽然一项大型的病例交差研究发现异维A酸与抑郁症有关联[1]，但其发现存有争论[2]，且这种前瞻性调查也因样本量而受到限制。一项系统评价[1]，认为无证据表明使用异维A酸与抑郁症或自杀行为有关联，但文中所提供的解释还不够充分，没有足够的证据排除其中有微弱的关联[3,4]，虽然其他的因素可能更加重要[3]。因为缺乏更好的证据，所以建议所有接受异维A酸治疗的患者，应注意监测抑郁症和其他的精神疾病反应[1,5~8]。

两例病例报道了关于"做相同的梦"。患者口服异维A酸2～3周后，均陈述做梦形式发生了改变，他们感觉到似乎整晚都在做梦。同样梦境持续了4～5周后才逐渐淡去，期间患者并未停药[9]。

1. Azoulay L, *et al.* Isotretinoin and the risk of depression in patients with acne vulgaris: a case-crossover study. *J Clin Psychiatry* 2008; **69:** 526–32.
2. Thakrar BT, Robinson NJ. Isotretinoin and the risk of depression. *J Clin Psychiatry* 2009; **70:** 1475.
3. Marqueling AL, Zane LT. Depression and suicidal behavior in acne patients treated with isotretinoin: a systematic review. *Semin Cutan Med Surg* 2005; **24:** 92–102.
4. Strahan JE, Raimer S. Isotretinoin and the controversy of psychiatric adverse effects. *Int J Dermatol* 2006; **45:** 789–99.
5. Ng CH, Schweitzer I. The association between depression and isotretinoin use in acne. *Aust N Z J Psychiatry* 2003; **37:** 78–84.
6. Adverse Drug Reactions Advisory Committee (ADRAC). Acne, isotretinoin and suicidality. *Aust Adverse Drug React Bull* 2005; **24:** 10. Also available at: http://www.tga.health.gov.au/adr/aadrb/aadr0506.htm (accessed 27/09/07)
7. CHM/MHRA. Isotretinoin (Roaccutane): psychiatric adverse reactions. *Current Problems* 2006; **31:** 8–9.
8. Goodfield MJD, *et al.* British Association of Dermatologists. Advice on the safe introduction and continued use of isotretinoin in acne in the UK 2010. *Br J Dermatol* 2010; **162:** 1172–9. Also available at: http://www.bad.org.uk/Portals/_Bad/Guidelines/Clinical%20Guidelines/Isotretinoin%20Guidelines%202010.pdf (accessed 27/05/10)
9. Gupta MA, Gupta AK. Isotretinoin use and reports of sustained dreaming. *Br J Dermatol* 2001; **144:** 919–20.

对肌肉骨骼系统的影响 全身应用维A酸类药物可能引起骨肥厚改变（骨刺）或腱和韧带钙化，类似于弥漫性特发性骨骼骨肥厚（DISH）[1,2]。DISH样骨肥厚改变一般在普通人都会发生，这与年龄有关，长期使用维A酸类药物疗法可能会增加发生这种改变的风险。这些报道特别提到，角化异常的患者需长期大剂量使用维A酸类药物，其中许多人在长期治疗后发现了影像学上的改变。然而，有些患者使用常规剂量范围的异维A酸治疗痤疮，也发现了影像学上的轻微骨变化。一项关于皮肤癌预防的调查研究发现，患者使用极低剂量的异维A酸治疗超过3年，也发生了骨变化。有少数几例关于小剂量长期使用阿维A酯和阿维A引起与骨骼有关的不良反应的报道[2]，但其结果到目前为止还是可疑的，需要进行更多的研究来加以证实。儿童使用维A酸类药物治疗，有过引起骨骺早熟性闭合的案例[1]。反复、大剂量或持续的治疗会经常被用到。能证明儿童用药后长骨薄弱风险会增加的证据很有限。还有少量关于使用维A酸类药物治疗后发生骨密度改变和骨质疏松的报道，但其相关性的证据还比较有限[1]。对于长期使用维A酸类药物治疗的患者，建议经常进行临床体检和定期的影像学骨骼检查。骨刺症状可通过外科手术治疗[1]。

有个别关于使用维A酸类药物治疗后发生高钙尿症[3]或高钙血症[4~6]的报道。

患者口服异维A酸引起肌肉症状（如肌痛）并不少见。有些关于患者使用异维A酸[7]、阿维A酯[8]和阿维A[9]后出现了可逆的肌肉症状（如肌肉疼痛、虚弱、肌酸激酶浓度升高）的病例报道。在一项研究中[10]，其患者使用阿维A酯至少有1年，发现了无症状的肌肉损伤。一名痤疮患者使用异维A酸治疗[11]，出现了横纹肌溶解症和肌红蛋白尿症。一些使用维A酸治疗急性早幼粒细胞白血病的患者[12~15]，出现了肌炎，通常是下肢感染。还有一个病例出现了心肌炎[14]。症状通常出现在用药后2～4周，患者停用维A酸后接受了皮质激素治疗。有少许几个案例，后再次使用维A酸治疗，并没有重现上述症状[14,15]。一篇综述[15]认为，肌炎可能与维A酸综合征（参见**维A酸**，第1544页）或Sweet综合征（参见**维A酸**下的**对皮肤的影响**，第1544页）有关。

1. DiGiovanna JJ. Isotretinoin effects on bone. *J Am Acad Dermatol* 2001; **45:** S176–S182.
2. Halverstam CP, *et al.* Lack of significant skeletal changes after long-term, low-dose retinoid therapy: case report and review of the literature. *J Cutan Med Surg* 2006; **10:** 291–9.
3. Wilson DJ, *et al.* Skeletal hyperostosis and extraosseous calcification in patients receiving long-term etretinate (Tigason). *Br J Dermatol* 1988; **119:** 597–607.
4. Valentic JP, *et al.* Hypercalcemia associated with oral isotretinoin in the treatment of severe acne. *JAMA* 1983; **250:** 1899–1900.
5. Horber FF, *et al.* Impaired renal function and hypercalcaemia associated with etretinate. *Lancet* 1984; **ii:** 1093.
6. Akiyama H, *et al.* Hypercalcaemia due to all-trans retinoic acid. *Lancet* 1992; **339:** 308–9.
7. Hodak E, *et al.* Muscle damage induced by isotretinoin. *BMJ* 1986; **293:** 425–6.
8. Hodak E, *et al.* Etretinate-induced skeletal muscle damage. *Br J Dermatol* 1987; **116:** 623–6.
9. Lister RK, *et al.* Acitretin-induced myopathy. *Br J Dermatol* 1996; **134:** 989–90.
10. David M, *et al.* Electromyographic abnormalities in patients undergoing long-term therapy with etretinate. *J Am Acad Dermatol* 1988; **19:** 273–5.
11. Guttman-Yassky E, *et al.* Acute rhabdomyolysis and myoglobinuria associated with isotretinoin treatment. *Int J Dermatol* 2003; **42:** 499–500.
12. Miranda N, *et al.* Myositis with tretinoin. *Lancet* 1994; **334:** 1096.
13. Martínez-Chamorro C, *et al.* ATRA-induced myositis in induction therapy of acute promyelocytic leukemia. *Haematologica* 2002; **87:** ECR08.
14. Fabbiano F, *et al.* All-trans retinoic acid induced cardiac and skeletal myositis in induction therapy of acute promyelocytic leukaemia. *Br J Haematol* 2005; **129:** 444–5.
15. Chan KH, *et al.* A case of all-trans retinoic acid-induced myositis in the treatment of acute promyelocytic leukaemia. *Clin Lab Haematol* 2005; **27:** 399–401.

对神经系统的影响 有报道2名口服异维A酸的患者发生了吉兰-巴雷综合征[1]，两者均需辅助呼吸，在静脉内使用免疫球蛋白后得以缓慢恢复。先前英国CSM也报道了1例类似的情况。使用维A酸类药物（包括异维A酸）会出现因颅内高压引起的头痛和视盘水肿（见上文**对眼的影响**）。

1. Pritchard J, *et al.* Guillain-Barré syndrome seen in users of isotretinoin. *BMJ* 2004; **328:** 1537.

对呼吸系统的影响 有报道关于使用异维A酸治疗后引起运动性哮喘[1]、嗜酸性胸腔积液[2]和哮喘恶化[3,4]。美国的制造商记录了以下几种肺部的不良反应，包括哮喘恶化、复发性气胸、间质纤维化以及肺部肉芽肿[5]。在一项以健康为主题的研究中证实使用异维A酸可使肺功能恶化[5]。

1. Fisher DA. Exercise-induced bronchoconstriction related to isotretinoin therapy. *J Am Acad Dermatol* 1985; **13:** 524.
2. Bunker CB, *et al.* Isotretinoin and eosinophilic pleural effusion. *Lancet* 1989; **i:** 435–6.
3. Sabroe RA, *et al.* Bronchospasm induced by isotretinoin. *BMJ* 1996; **312:** 886.
4. Kapur N, *et al.* Exacerbation of asthma by isotretinoin. *Br J Dermatol* 2000; **142:** 388–9.
5. Bunker CB, *et al.* Isotretinoin and the lung. *Br J Dermatol* 1991; **125** (suppl 38): 29.

对血清血脂的影响 口服维A酸类药物可导致剂量依赖型的血脂改变。药物可增高极低密度脂蛋白胆固醇，少量增高低密度脂蛋白胆固醇，降低高密度脂蛋白胆固醇[1,2]。这些变化似乎与年龄和性别无关。反应一般发生在治疗的早期，通常停药后数周内可恢复。总的来说，异维A酸引起的反应要大于阿维A酯。虽然患者口服维A酸类药物后总胆固醇和甘油三酯的浓度仍在正常范围内，但Ⅱb型和Ⅳ型高脂血症还是经常会出现。一项关于使用异维A酸治疗痤疮的大型回顾性研究[3]发现，在使用标准浓度治疗以前，44%的患者出现了甘油三酯升高，31%的患者出现了总胆固醇升高。使用异维A酸治疗的患者还可能出现因高甘油三酯血症引起的胰腺炎[4~7]。

对于有预成高甘油三酯血症的患者或存在有发展成此病风险的患者，使用维A酸类药物时应给予警示[1]。有报道关于使用含二十碳五烯酸的鱼油后，降低了因维A酸类诱导的血胆固醇升高和血甘油三酯升高[2,8]。

1. Henkin Y, *et al.* Secondary dyslipidemia: inadvertent effects of drugs in clinical practice. *JAMA* 1992; **267:** 961–8.
2. Mantel-Teeuwisse AK, *et al.* Drug-induced lipid changes: a review of the unintended effects of some commonly used drugs on serum lipid levels. *Drug Safety* 2001; **24:** 443–56.
3. Zane LT, *et al.* A population-based analysis of laboratory abnormalities during isotretinoin therapy for acne vulgaris. *Arch Dermatol* 2006; **142:** 1016–22.
4. Flynn WJ, *et al.* Pancreatitis associated with isotretinoin-induced hypertriglyceridemia. *Ann Intern Med* 1987; **107:** 63.
5. McCarter TL, Chen YK. Marked hyperlipidemia and pancreatitis associated with isotretinoin therapy. *Am J Gastroenterol* 1992; **87:** 1855–8.
6. Jamshidi M, *et al.* Acute pancreatitis secondary to isotretinoin-induced hyperlipidemia. *J Okla State Med Assoc* 2002; **95:** 79–80.
7. Greene JP. An adolescent with abdominal pain taking isotretinoin for severe acne. *South Med J* 2006; **99:** 992–4.
8. Marsden JR. Effect of dietary fish oil on hyperlipidaemia due to isotretinoin and etretinate. *Hum Toxicol* 1987; **6:** 219–22.

对性功能的影响 文献报道了3名男性的不射精症与使用异维A酸治疗有关[1]。其可能的机制是药物影响了精囊中的杯状细胞，反应类似于普通的导致黏膜干燥的分泌体减少。

1. Coleman R, MacDonald D. Effects of isotretinoin on male reproductive system. *Lancet* 1994; **344:** 198.

对皮肤、毛发和甲的影响 口服维A酸类药物对皮肤和毛发的常见不良反应已经在上文的**不良反应**中介绍了，除此之外还有一些零星的报道。有人使用阿维A酯后出现了皮肤发黏[1,2]（尤其是掌跖部位）。一名外用维A酸的患者也发生了类似情况[3]，但其以前口服异维A酸时却没有出现。还有人使用阿维A酯后在掌跖部位出现了丘疹及脓疱[4]。5名接受阿维A酯治疗的银屑病患者，上述症状出现在启动治疗后的5～9天，其后尽管继续接受治疗，但在数周内其皮损随着脱屑而自愈。

有使用异维A酸[5,6]、阿维A酯[7,8]、外用维A酸[9,10]、外用他扎罗汀[11]后出现肉芽肿结节或脓性肉芽肿的病例报道。有人使用异维A酸后发生了坏疽性脓皮病[12~14]。有人使用阿维A酯后出现了痒疹样皮疹[15]。有些报道使用异维A酸[16]、阿维A酯[17]、阿维A[18]后使得红皮病加速或是加剧。

有人使用异维A酸后出现了可逆的黄褐斑（黑斑病）[19]。

暴发性痤疮是一种少见的痤疮，表现为突然发病，可见痤疮样脓疱，伴发热、体重减轻和肌肉骨骼痛。虽然异维A酸可用来治疗这种疾病[20]，但也有报道[21,22]显示其可能也会引起暴发性痤疮。有些患者出现了结节性红斑[23,24]，但其更可能是暴发性痤疮的表现，而非异维A酸的不良反应[24]。一些口服维A酸治疗急性早幼粒细胞白血病的患者出现了结节性红斑。4例患者口服了5天皮质激素后情况得以控制，并继续使用维A酸直至疗程结束[25]。

有一个与阿维A酯有关的致死的中毒性表皮坏死松解症的病例报道[26]。在异维A酸的注册药品信息中也提示了关于多形红斑、Stevens-Johnson综合征以及中毒性表皮坏死松解症的内容。

关于引起与血管炎综合征相关的皮疹反应见下文。还有另一些口服维A酸（第1544页）引起疼痛的阴囊溃疡以及Sweet综合征（急性发热性嗜中性皮肤病）的报道。有些使用维A酸类药物的患者，在蜡法脱毛后会发生皮肤糜烂（见下文**注意事项**中**皮肤脆性**项下）。

有些接受了移植手术的患者，使用异维A酸和硫唑嘌呤后出现了毛发卷曲[27]。口服维A酸类药物还可能引起指甲发脆、甲剥离[28]、甲沟炎以及其他形式的甲营养不良[29,30]。

1. Penneys NS, Hernandez D. A sticky problem with etretinate. *N Engl J Med* 1991; **325:** 521.
2. Higgins EM, Pembroke AC. Sticky palms—an unusual side-effect of etretinate therapy. *Clin Exp Dermatol* 1993; **18:** 389–90.
3. Lockridge J, *et al.* Tretinoin-induced sticky skin: a case report and review of the literature. *Cutis* 1999; **63:** 142–4.
4. David M, *et al.* Palmoplantar eruption associated with etretinate therapy. *Acta Derm Venereol (Stockh)* 1986; **66:** 87–9.
5. Lane PR, Hogan DJ. Granulomatous lesions appearing during isotretinoin therapy. *Can Med Assoc J* 1984; **130:** 550.
6. Türel A, *et al.* A rare side-effect of systemic isotretinoin treatment: pyogenic granuloma. *J Eur Acad Dermatol Venereol* 2003; **17:** 609–11.
7. Williamson DM, Greenwood R. Multiple pyogenic granulomata occurring during etretinate therapy. *Br J Dermatol* 1983; **109:** 615–17.
8. Kanoh H, *et al.* Granulomatous nodule on vocal cord possibly induced by etretinate therapy. *Br J Dermatol* 2000; **142:** 1258–60.
9. MacKenzie-Wood AR, Wood G. Pyogenic granuloma-like lesions in a patient using topical tretinoin. *Australas J Dermatol* 1998; **39:** 248–50.
10. Teknetzis A, *et al.* Pyogenic granulomas following topical application of tretinoin. *J Eur Acad Dermatol Venereol* 2004; **18:** 337–9.
11. Dawkins MA, *et al.* Pyogenic granuloma-like lesion associated with topical tazarotene therapy. *J Am Acad Dermatol* 2000; **43:** 154–5.
12. Hughes BR, Cunliffe WJ. Development of folliculitis and pyoderma gangrenosum in association with abdominal pain in a patient following treatment with isotretinoin. *Br J Dermatol* 1990; **122:** 683–7.
13. Gangaram HB, *et al.* Pyoderma gangrenosum following treatment with isotretinoin. *Br J Dermatol* 1997; **136:** 636–7.
14. Freiman A, Brassard A. Pyoderma gangrenosum associated with isotretinoin therapy. *J Am Acad Dermatol* 2006; **55** (suppl): S107–S108.
15. Boer J, Smeenk G. Nodular prurigo-like eruptions induced by etretinate. *Br J Dermatol* 1987; **116:** 271–4.
16. Wantzin GL, Thomsen K. A new cutaneous side effect of isotretinoin. *J Am Acad Dermatol* 1985; **13:** 665.
17. Levin J, Almeyda J. Erythroderma due to etretinate. *Br J Dermatol* 1985; **112:** 373.
18. Mahé E, *et al.* Acitretin-induced erythroderma in a psoriatic patient. *J Eur Acad Dermatol Venereol* 2006; **20:** 1133–4.
19. Burke H, Carmichael AJ. Reversible melasma associated with isotretinoin. *Br J Dermatol* 1996; **135:** 862.
20. Seukeran DC, Cunliffe WJ. The treatment of acne fulminans: a review of 25 cases. *Br J Dermatol* 1999; **141:** 307–9.
21. Huston NR, Mules R. Acne fulminans with severe myalgia precipitated by isotretinoin therapy. *N Z Med J* 1985; **36:** 821.
22. Choi EH, Bang D. Acne fulminans and 13-cis-retinoic acid. *J Dermatol* 1992; **19:** 378–83.
23. Kellett JK, *et al.* Erythema nodosum and circulating immune complexes in acne fulminans after treatment with isotretinoin. *BMJ* 1985; **290:** 820.
24. Tan BB, *et al.* Acne fulminans and erythema nodosum during isotretinoin therapy responding to dapsone. *Clin Exp Dermatol* 1997; **22:** 26–7.
25. Kuo MC, *et al.* All-trans-retinoic acid-induced erythema nodosum in patients with acute promyelocytic leukemia. *Ann Hematol* 2004; **83:** 376–80.
26. McIvor A. Fatal toxic epidermal necrolysis associated with etretinate. *BMJ* 1992; **304:** 548.
27. van der Pijl JW, *et al.* Isotretinoin and azathioprine: a synergy that makes hair curl? *Lancet* 1996; **348:** 622–3.
28. Önder M, *et al.* Isotretinoin-induced nail fragility and onycholysis. *J Dermatol Treat* 2001; **12:** 115–16.
29. Dharmagunawardena B, Charles-Holmes R. Median canaliform dystrophy following isotretinoin therapy. *Br J Dermatol* 1997; **137:** 658–9.
30. Yung A, *et al.* Isotretinoin-induced elkonyxis. *Br J Dermatol* 2005; **153:** 671–2.

对味觉的影响 1名患者按每日600μg/kg的剂量标准口服异维A酸20周，结果几乎完全失去了味觉[1]。停药后约6个月患者的嗅觉才得以恢复。截止到1994年9月，英国CSM共接到了5例发生味觉改变的报告，其中有4例发生了味觉丧失。

1. Halpern SM, *et al.* Loss of taste associated with isotretinoin. *Br J Dermatol* 1996; **134:** 378.

过量 1名15岁的患者在摄入350mg异维A酸后1.5h给予洗胃治疗，除隐约的腹部不适外，未发现有其他的症状或有意义的反常[1]。作者注意到，同时期报道的其他2例过量服用异维A酸的患者也有着相似的结果。在其后的一篇报道中[2]，1名29岁患者摄入了900mg异维A酸，出现了轻微头痛、皮肤发干及脱屑、唇炎。

1. Hepburn NC. Deliberate self-poisoning with isotretinoin. *Br J Dermatol* 1990; **122:** 840–1.
2. Aubin S, *et al.* Massive isotretinoin intoxication. *Clin Exp Dermatol* 1995; **20:** 348–50.

血管炎综合征 异维A酸和阿维A酯的制造商收到了关于口服维A酸类药物后发生血管炎的零星报告。也有报道使用了异维A酸后出现Wegener肉芽肿病[1,2]。关于引起这些反应的确切机制还不清楚。有些患者在开始治疗后的很短时间内就可出现中毒症状，但对于另一些患者却在推迟了很长时间后才发生，而有些患者是因为偶然间服用了抗生素才引发了类似的中毒症状。一些口服维A酸治疗急性早幼粒细胞白血病的患者出现了脉管炎、发热症状以及皮损[3]。

1. Dwyer JM, *et al.* Vasculitis and retinoids. *Lancet* 1989; **ii:** 494–6.
2. Anonymous. Retinoids and necrotizing vasculitis. *WHO Drug Inf* 1989; **3:** 187.
3. Paydas S, *et al.* Vasculitis associated with all trans retinoic acid (ATRA) in a case with acute promyelocytic leukemia. *Leuk Lymphoma* 2003; **44:** 547–8.

注意事项

异维A酸和其他口服维A酸类药物均可致畸，因此孕妇禁用。对于女性患者，在使用异维A酸治疗前的1个月就应当开始采取适当的避孕措施。患者在用药前、用药期间及停药后1个月内应避免怀孕。由于存在因孕妇接受输血而使胎儿致畸的风险，因此患者在使用异维A酸期间及停药后1个月内不得献血。对于使用阿维A或阿维A酯的患者，禁止怀孕和献血的时间要长许多。异维A酸禁用于有肝损伤的患者、高血脂患者和维生素A过多症患者。肾损伤不足以影响到异维A酸的药动学，但仍建议对于肾损伤较严重的患者，需使用较低的起始治疗剂量。异维A酸是否会分布进入乳汁还不清楚，但其亲脂性的特征使得存在这一可能，因此哺乳期妇女禁用本品，以避免可能会使婴儿发生不良反应。对于有抑郁史的患者使用本品时应加强护理，在用药期间应注意观察相关的精神症状。

应在用药前和用药开始后的第1个月（对使用阿维A的患者在用药开始后前两个月中的每隔1～2周）进行肝功能和空腹血脂的检查，以后也可进行适当的检查。对糖尿病患者或有糖尿病倾向的患者，在治疗期间应全程监测血糖。接受长期治疗的患者建议应进行常规的放射学检查（见上文**对肌肉骨骼系统的影响**项下）。患者可能会发生隐形镜片的耐受性降低。

用药后应注意避免过度的日晒和紫外线照射。

偶可发生头晕、嗜睡以及视觉障碍，可能会影响到需要熟练操作的活动，如驾驶。

关于局部用药时的注意事项可参照维A酸（第1544页）项下内容。

妊娠 对有生育可能的妇女，如何把握关于维A酸类口服药物的处方是个值得讨论的问题[1,2]。异维A酸在子宫内可引起自然流产，可引起胎儿的各种形式畸形，如颅面、心脏、胸腺以及中枢神经系统[3,4]。有些婴儿会出现智力低下和神经心理功能障碍[5]。在任何剂量下，哪怕仅是短暂用药，异维A酸都显示出有很高的致畸风险[6]。对于维A酸类药物的使用有着严格的指导原则，如警示禁用于妊娠期妇女，告诫有生育可能的妇女在用药期间应采取适当的避孕措施以及其他相关的说明，但尽管如此，维A酸类药物进入子宫内的情况还仍有发生[7~10]。

虽然异维A酸的半衰期相对较短，但还是建议在停药后至少1个月内避免怀孕[11]。一项关于妇女使用异维A酸后怀孕情况的调查（有64%的人在停药后1个月内怀孕）结果却显示发生自然流产或先天畸形的概率并不比普通人群高出多少[12]。

关于避孕的警告与口服维A酸（见1544页）相同。由于口服维A酸类药物的半衰期较长，因此患者应在停药后很长的一段时间内避免怀孕。使用阿维A的患者建议应至少停药2年（在美国建议是3年），但关于使用阿维A酯后的停药时间还没有确定（也见**阿维A**下的**妊娠**，第1512页）。

女性患者在接受维A酸类药物治疗时，除非有禁忌证，避孕方法建议选择口服避孕药物[13]，且至少在1个月前就开始使用。推荐同时再辅助于其他形式的避孕方法（如屏障避孕[2,7,11]）。关于使用激素类避孕药的更多内容见（第2003页）。

1. Mitchell AA. Oral retinoids: what should the prescriber know about their teratogenic hazards among women of child-bearing potential? *Drug Safety* 1992; **7:** 79–85.
2. Chan A, *et al.* Oral retinoids and pregnancy. *Med J Aust* 1996; **165:** 164–7.
3. Lammer EJ, *et al.* Retinoic acid embryopathy. *N Engl J Med* 1985; **313:** 837–41.
4. Rosa F. Isotretinoin dose and teratogenicity. *Lancet* 1987; **ii:** 1154.
5. Adams J. High incidence of intellectual deficits in 5-year-old children exposed to isotretinoin 'in utero'. *Teratology* 1990; **41:** 614.
6. Dai WS, *et al.* Epidemiology of isotretinoin exposure during pregnancy. *J Am Acad Dermatol* 1992; **26:** 599–606.
7. Atanackovic G, Koren G. Fetal exposure to oral isotretinoin: failure to comply with the Pregnancy Prevention Program. *Can Med Assoc J* 1999; **160:** 1719–20.
8. CDC. Accutane®-exposed pregnancies—California, 1999. *MMWR* 2000; **49:** 28–31.
9. Adverse Drug Reactions Advisory Committee (ADRAC). Avoiding fetal abnormalities with isotretinoin. *Aust Adverse Drug React Bull* 2005; **24:** 3. Also available at: http://www.tga.gov.au/adr/aadrb/aadr0502.htm (accessed 27/09/07)
10. Abroms L, *et al.* What is the best approach to reducing birth defects associated with isotretinoin? *PLoS Med* 2006; **3:** e483. Available at: http://www.plosmedicine.org/article/info%3Adoi%2F10.1371%2Fjournal.pmed.0030483 (accessed 23/07/10)

11. Goodfield MJD, *et al.* British Association of Dermatologists. Advice on the safe introduction and continued use of isotretinoin in acne in the UK 2010. *Br J Dermatol* 2010; **162:** 1172–9. Also available at: http://www.bad.org.uk/Portals/_Bad/Guidelines/Clinical%20Guidelines/Isotretinoin%20Guidelines%202010.pdf (accessed 27/05/10)
12. Dai WS, *et al.* Safety of pregnancy after discontinuation of isotretinoin. *Arch Dermatol* 1989; **125:** 362–5.
13. Lehucher Ceyrac D, *et al.* Retinoids and contraception. *Dermatology* 1992; **184:** 161–70.

皮肤脆性 患者在接受维A酸类药物治疗时应避免使用蜡法脱毛，因为药物可使皮肤的脆性增加，在面部和腿上可能会发生糜烂[1～3]。英国注册药品信息也建议，由于可能会引起表皮的剥脱，使用异维A酸的患者应至少在停药后的至少6个月内避免使用蜡法脱毛。同时，化学换肤和皮肤激光治疗也应在停药后的5～6个月内避免使用，因为在个别部位可能有引起肥厚性瘢痕的风险，也有个别情况下会发生炎症后的色素沉着不足或是沉着过度。

1. Egido Romo M. Isotretinoin and wax epilation. *Br J Dermatol* 1991; **124:** 393.
2. Holmes SC, Thomson J. Isotretinoin and skin fragility. *Br J Dermatol* 1995; **132:** 165.
3. Woollons A, Price ML. Roaccutane and wax epilation: a cautionary tale. *Br J Dermatol* 1997; **137:** 839–40.

药物相互作用

由于可增加毒性反应，使用异维A酸时应避免与维生素A（包括食物中的维生素A）合用。四环素类药物也应避免与异维A酸同时使用，因为可能引起良性颅内高压。异维A酸与外用角质剥脱剂或表皮剥脱的痤疮治疗方法合用，会导致皮肤刺激性增强，需避免。

抗癫痫药 关于异维A酸对卡马西平的影响参见**皮肤科用药**，第455页。

激素避孕药 由于维A酸类药物和激素避孕药可能有潜在药物相互作用，因此在用药期间要注意避孕措施的选择，详见第2003页。

药动学

异维A酸经胃肠道吸收，与食物同服可增加本品的吸收。局部用药时的系统吸收非常微量。口服后药物在血浆中的达峰时间在1～4h。本品口服的生物利用度较低，可能是因为肠壁代谢和肝的首关代谢。异维A酸可与血浆蛋白紧密结合。在肝内主要的代谢产物是4-*O*-异维A酸，也有部分异维A酸可转化为维A酸。一些细胞色素P450同工酶与异维A酸的代谢有关，包括CYP2C8、CYP2C9、CYP3A4以及CYP2B6。异维A酸、维A酸及它们的代谢产物会经过肝肠再循环。本品的消除半衰期为10～20h，但4-*O*-异维A酸可能会延迟到50h，可在停药后约2周后恢复至维A酸的生理水平。异维A酸以原形从粪便排泄，以代谢产物经尿排出，两种的数量都差不多。

异维A酸可透过胎盘。异维A酸是否会分布进入乳汁还不清楚，但其亲脂性的特征使得存在这一可能。

1. Colburn WA, *et al.* Food increases the bioavailability of isotretinoin. *J Clin Pharmacol* 1983; **23:** 534–9.
2. Lucek RW, Colburn WA. Clinical pharmacokinetics of the retinoids. *Clin Pharmacokinet* 1985; **10:** 38–62.
3. Kraft JC, *et al.* Embryonic retinoid concentrations after maternal intake of isotretinoin. *N Engl J Med* 1989; **321:** 262.
4. Larsen FG, *et al.* Pharmacokinetics and therapeutic efficacy of retinoids in skin diseases. *Clin Pharmacokinet* 1992; **23:** 42–61.
5. Chen C, *et al.* Negligible systemic absorption of topical isotretinoin cream: implications for teratogenicity. *J Clin Pharmacol* 1997; **37:** 279–84.
6. Nulman I, *et al.* Steady-state pharmacokinetics of isotretinoin and its 4-oxo metabolite: implications for fetal safety. *J Clin Pharmacol* 1998; **38:** 926–30.

用途和用法

异维A酸属于维A酸类，是维A酸（第1543页）的顺式异构体，是维生素A（第1872页）的酸式形态。本品可通过口服给药来治疗对其他方法无效的严重痤疮（见下文），也可通过外用来治疗轻度的痤疮。本品似乎对单纯的青春期痤疮无效。不得用于青春期前的痤疮（但也可参考下文中的**儿童用法**，用于治疗婴儿痤疮）。异维A酸还可试用于治疗其他许多皮肤疾病以及部分肿瘤（见下文）。

在英国和许多其他国家，使用异维A酸治疗痤疮，口服给药的初始剂量为每日500μg/kg，而在美国允许的剂量可达每日1mg/kg。药物与食物同服，每日1次或分作2次，必要时可根据治疗效果和不良反应情况将药量调整至最高每日1mg/kg。如果患者对首剂量耐受不良，可减少药量继续治疗，但有很大的症状复发风险。对于病情严重或损伤主要在躯体（而不是面部）的患者，和一些其他国家允许的用药剂量最高可达每日2mg/kg。对有严重肾损伤的患者推荐较低的药物初始剂量（见下文）。

在治疗的开始阶段，有时会发生痤疮的急性加重，但通常在继续治疗7～10天后消失。治疗需坚持15～24周或直至囊肿的总数减少超过70%。药效的维持时间和复发率与总用药量有关，但当累积药量超过120～150mg/kg时效果就不会再增加了。停止治疗后药效通常可持续数月，有时会更长。

虽然不推荐重复治疗，但有时还是需要的。使用异维A酸治疗痤疮，即使治疗结束症状也可得到持续的改善，因此在启动下一轮的重复治疗前需至少停药2个月。

外用0.05%的异维A酸凝胶治疗痤疮，每日用药1～2次。治疗反应一般出现在6～8周后。

1. DiGiovanna JJ. Systemic retinoid therapy. *Dermatol Clin* 2001; **19:** 161–7.
2. Ellis CN, Krach KJ. Uses and complications of isotretinoin therapy. *J Am Acad Dermatol* 2001; **45** (suppl): S150–S157.
3. Vivat-Hannah V, Zusi FC. Retinoids as therapeutic agents: today and tomorrow. *Mini Rev Med Chem* 2005; **5:** 755–60.
4. Njar VC, *et al.* Retinoids in clinical use. *Med Chem* 2006; **2:** 431–8.

痤疮 维A酸类药物在痤疮（第1505页）的治疗中非常重要。异维A酸可抑制皮脂腺分泌，进而降低*痤疮丙酸杆菌*的水平；还可调节角质形成细胞分化使之正常化，产生粉刺溶解的效果，还有直接的抗炎作用[1～3]。口服异维A酸主要适应证是重度的且对其他治疗方法（如系统应用抗生素）无效的聚合性痤疮、结节囊肿性痤疮或有产生永久瘢痕风险的痤疮。有些评论[4,5]认为，在某些情况下，例如少数可能会引起瘢痕的重度痤疮或可能引发严重心理痛苦的痤疮，口服异维A酸治疗是首选的方法。大多数患者在使用一个疗程的异维A酸治疗后，或者是再适度地使用其他治疗方法（哪怕是先前曾经无效的），其疗效都能够得以延续。少数患者可能会有复发，风险较高的人群包括躯干部有严重痤疮的16岁以下患者，以及成年女性患者[2]。对于达到治疗效果的因素来说，用药的累计剂量要比每日的用药量更重要[4]。为避免复发，一个疗程的用药量应累计达到120～150mg/kg[2]。这通常相当于一个5～6个月的疗程，每日的用药量0.5～1mg/kg。有团体建议[4]，一些患者，例如在累计剂量已达到150mg/kg后疗效仍有提高迹象，在其痤疮清除后，为避免复发，应再继续治疗2个月，这就可能需要更高的累计剂量（高达200mg/kg）。对于复发患者，需重复进行疗程治疗[2,3]。在决定是否需要接受更多的治疗以前，停用异维A酸后改善可持续数月，且至少2个月后才会消失。有证据显示，对于在停用标准异维A酸治疗后仍反复发作的患者，使用以下方法也许有效[6]：持续使用低剂量的异维A酸（如每日用药250μg/kg或500μg/kg），每隔3周再用药1周，反复持续6个月；或是100μg/kg，每日用药；或是单剂量服用20mg，每周1次或2次。对于持续的中重度痤疮，上述低剂量疗法可考虑用以替代异维A酸的标准疗法。对于中度痤疮，每日20mg，持续用药6个月，可产生显著的改善或痊愈[7]。然而，为降低复发率，持续使用低剂量疗法，累计剂量也需达到120mg/kg[8]。对于接受移植手术的患者，因免疫抑制疗法产生的痤疮，也可使用异维A酸治疗[9,10]。

异维A酸也可外用于治疗痤疮。虽然这种用药途径并无皮脂抑制作用和仅有微弱的直接抗炎效果[1]，但其可溶解粉刺，除去囊泡，达到降低厌氧菌（如*痤疮丙酸杆菌*）而消炎的作用[11]。外用异维A酸的疗效与维A酸相似，但耐受性更好[3]。

由于异维A酸有引起包括骨骺早期闭合在内的不良反应的风险，因此不允许用于青春期前痤疮的治疗，见下文的**儿童用法**。

1. Gollnick H. Current concepts of the pathogenesis of acne: implications for drug treatment. *Drugs* 2003; **63:** 1579–96.
2. James WD. Acne. *N Engl J Med* 2005; **352:** 1463–72.
3. Chivot M. Retinoid therapy for acne: a comparative review. *Am J Clin Dermatol* 2005; **6:** 13–19.
4. Cooper AJ. The Australian Roaccutane Advisory Board. Treatment of acne with isotretinoin: recommendations based on Australian experience. *Australas J Dermatol* 2003; **44:** 97–105.
5. Dréno B, *et al.* An expert view on the treatment of acne with systemic antibiotics and/or oral isotretinoin in the light of the new European recommendations. *Eur J Dermatol* 2006; **16:** 565–71.
6. Palmer RA, *et al.* 'Microdose' isotretinoin. *Br J Dermatol* 2000; **143:** 205–6.
7. Amichai B, *et al.* Low-dose isotretinoin in the treatment of acne vulgaris. *J Am Acad Dermatol* 2006; **54:** 644–6.
8. Mandekou-Lefaki I, *et al.* Low-dose schema of isotretinoin in acne vulgaris. *Int J Clin Pharmacol Res* 2003; **23:** 41–6.
9. Tam M, Cooper A. The use of isotretinoin in a renal transplant patient with acne. *Br J Dermatol* 1987; **116:** 463.
10. Bunker CB, *et al.* Isotretinoin treatment of severe acne in post-transplant patients taking cyclosporine. *J Am Acad Dermatol* 1990; **22:** 693–4.
11. Goulden V. Guidelines for the management of acne vulgaris in adolescents. *Pediatr Drugs* 2003; **5:** 301–13.

儿童用法 在大多数国家，口服异维A酸允许适用于12岁以上人群，但由于异维A酸有引起包括骨骺早期闭合在内的不良反应的风险，因此不允许用于青春期前痤疮的治疗。然而，对有些结节囊肿的婴儿痤疮，当局部外用制剂和抗菌治疗无效时，口服异维A酸治疗可以获取成功[1～4]。用药剂量的范围有时受剂型选择的影响，但一般而言与老年患者的用量相似。例如，在*BNFC* 2009，对1个月～2岁的重度婴儿痤疮的治疗，给予200μg/kg，每日1次，必要时可增加至1mg/kg（限1次或2次单独的剂量），每日1次，用药16～24周；每疗程的最大累计剂量为150mg/kg。由于没有专门适用于儿童的异维A酸市售产品，因此在用药前需临时制备，配制时将异维A酸软胶囊打开，将其内容物混合进饮品[1,2]或软食[3]中。一篇文献[3]讲述了将软胶囊冷冻，以便于更容易切割成所需的剂量，然后将其藏入食物中服用。

虽然*BNFC* 2009提到了用0.05%的异维A酸凝胶治疗寻常痤疮，但在英国，还没有可用于儿童的异维A酸外用产品获准注册。

关于异维A酸治疗儿童神经细胞瘤的探讨，参见下文**恶性肿瘤**。

1. Mengesha YM, Hansen RC. Toddler-age nodulocystic acne. *J Pediatr* 1999; **134:** 644–8.
2. Sarazin F, *et al.* Treatment of an infantile acne with oral isotretinoin. *Eur J Dermatol* 2004; **14:** 71–2.
3. Barnes CJ, *et al.* A practical approach for the use of oral isotretinoin for infantile acne. *Pediatr Dermatol* 2005; **22:** 166–9.
4. Torrelo A, *et al.* Severe acne infantum successfully treated with isotretinoin. *Pediatr Dermatol* 2005; **22:** 357–9.

在肾损伤中的用法 虽然肾损伤并不会影响到异维A酸的药动学结果，但在英国，注册药品信息中建议，有严重肾损伤的患者在口服异维A酸治疗痤疮时，应使用较低的初始剂量，例如每日10mg。允许的情况下剂量可逐渐增加至每日1mg/kg。

恶性肿瘤 已有使用维A酸类药物（如异维A酸）治疗各种肿瘤或癌前病变的研究。虽然已有口服维A酸来诱导分化治疗急性早幼粒细胞白血病（第1544页），但其他的维A酸类药物还无明确的肿瘤治疗作用。然而，还是有些维A酸类药物被用来作为某些恶性肿瘤的化学预防。

对于应用维A酸类药物来预防高危个体发展成为*皮肤癌*（第639页），人们有着特别的兴趣。实体器官移植的接受者由于需要长期的免疫抑制，其皮损发生癌前病变和癌变的概率会增加；与一般人群相比较，大量的损伤会形成并更具攻击性[1]。关于此的研究和病例报道，大多为肾移植患者，也有一些接受心脏移植的患者。有报道[1～4]关于口服阿维A降低了上述患者患光化性角化病的数量，进而减少其发展成为新的基底细胞癌和鳞状细胞癌。其他一些处于皮肤癌高危风险的患者，如患有着色性干皮病和家族性基底细胞癌综合征，也可能从维A酸类药物预防疗法中获益；此类患者是通过口服异维A酸而非阿维A[5]。对于诸如需要维持免疫抑制的患者，维A酸类药物还可用于治疗其已经形成的非黑素瘤的皮肤癌，如慢性淋巴细胞性白血病、非霍奇金淋巴瘤、严重的皮肤光损伤、有高危转移风险的鳞状细胞癌或是已经转移的鳞状细胞癌[5]。

由于维A酸类药物是抑制而非治疗皮肤癌，因此停药后病情会发生反弹，需长期治疗。有一些因长期治疗而导致的风险，特别是血脂和骨骼，建议进行监测[1,4,5]。在长期用药过程中经常发生的黏膜不良反应会影响到患者对此的接受程度；相对而言，异维A酸的黏膜反应更严重，而阿维A的脱发较厉害[4,5]。用药剂量逐步上升至有效剂量可将这种黏膜反应减至最小。有一个例子，异维A酸的起始剂量为250μg/kg，隔日1次，维持1个月，再增加至250μg/kg，每日1次，维持1个月，到第3个月时，使用500μg/kg，每日1次；此时的剂量调整到位[5]。由于维A酸类药物有着致畸的风险，因此对于生育期妇女，首选异维A酸，因其半衰期较短[4,5]。关于阿维A的用法参见第1513页。

局部涂抹维A酸类药物也被试用于皮肤癌的化学预防。外涂维A酸被用于器官移植接受者的光化性角化病，但结果不明且似乎与剂量有关。然而，对于已有的鳞状细胞癌，可考虑系统应用维A酸类药物[3]。

维A酸类药物还可用于*头颈部鳞状细胞癌*（第635页）治疗后第二原发肿瘤的化学预防，但结果及疗效和安全性不详[6]。一项大型的安慰剂对照研究[7]显示，对早期头颈部鳞状细胞癌治疗后的患者，给予低剂量的口服异维A酸（每日30mg，持续用药3年，其后再随访4年），其第二原发肿瘤的发生率或死亡率并没有减少。也有人用维A酸类药物治疗*口腔白斑*（可能是一种癌前病变，详见**博来霉素**项下内容，第656页），如口服异维A酸、外用异维A酸或维A酸。然而，尽管报道说有效，但其停药后仍会反复发作[6,8]。

还有研究关于通过持续口服异维A酸，来对处于*神经细胞瘤*高危风险的儿童进行化学预防。一项研究[9]发现，通过6个循环的治疗（每28天1个循环，其中14天给予异维A酸），患者的存活率有所改善。长期（5年）的随访结果[10]更加证实了这些患者的总生存数有改善。然而，在另一项研究[11]中，患者每日给予低剂量的异维A酸，持续4年或直到旧病复发，却并未得出上述的结论。

1. Kovach BT, *et al.* Systemic strategies for chemoprevention of skin cancers in transplant recipients. *Clin Transplant* 2005; **19:** 726–34.
2. Chen K, *et al.* Oral retinoids for the prevention of skin cancers in solid organ transplant recipients: a systematic review of randomized controlled trials. *Br J Dermatol* 2005; **152:** 518–23.
3. Neuhaus IM, Tope WD. Practical retinoid chemoprophylaxis in solid organ transplant recipients. *Dermatol Ther* 2005; **18:** 28–33.
4. Campbell RM, DiGiovanna JJ. Skin cancer chemoprevention with systemic retinoids: an adjunct in the management of selected high-risk patients. *Dermatol Ther* 2006; **19:** 306–14.
5. Otley CC, *et al.* Chemoprevention of nonmelanoma skin cancer with systemic retinoids: practical dosing and management of adverse effects. *Dermatol Surg* 2006; **32:** 562–8.
6. Smith W, Saba N. Retinoids as chemoprevention for head and neck cancer: where do we go from here? *Crit Rev Oncol Hematol* 2005; **55:** 143–52.
7. Khuri FR, *et al.* Randomized phase III trial of low-dose isotretinoin for prevention of second primary tumors in stage I and II head and neck cancer patients. *J Natl Cancer Inst* 2006; **98:** 441–50.
8. Gorsky M, Epstein JB. The effect of retinoids on premalignant oral lesions: focus on topical therapy. *Cancer* 2002; **95:** 1258–64.
9. Matthay KK, *et al.* Treatment of high-risk neuroblastoma with intensive chemotherapy, radiotherapy, autologous bone marrow transplantation, and 13-cis-retinoic acid. *N Engl J Med* 1999; **341:** 1165–73.
10. Matthay KK, *et al.* Long-term results for children with high-risk neuroblastoma treated on a randomized trial of myeloablative therapy followed by 13-cis-retinoic acid: a children's oncology group study. *J Clin Oncol* 2009; **27:** 1007–13.
11. Kohler JA, *et al.* A randomized trial of 13-cis retinoic acid in children with advanced neuroblastoma after high-dose therapy. *Br J Cancer* 2000; **83:** 1124–7.

皮肤疾病　除可以用于治疗痤疮（见上文）外，异维A酸还可治疗一些对常规治疗无效的其他皮肤疾病[1,2]。有报道[1]关于少数患者口服异维A酸治疗肛门生殖器疣（第1511页）、酒渣鼻（第1510页）、扁平苔藓（第1507页）有效。还有关于治疗角化异常性皮肤病临床见效的报道，如Darier病[2]（第1506页）、鱼鳞病[1,2]（第1507页）和毛发红糠疹[1,2]。对于银屑病[1]（第1510页）的治疗，异维A酸的疗效要较其他的维A酸类药物低。口服异维A酸可用作皮肤癌的化学预防（见上文**恶性肿瘤**）。

外用异维A酸可用于减少一些光老化（第1508页）的表现[3]。

1. Akyol M, Özçelik S. Non-acne dermatologic indications for systemic isotretinoin. *Am J Clin Dermatol* 2005; **6:** 175–84.
2. Sehgal VN, *et al.* Isotretinoin – unapproved indications/uses and dosage: a physician's reference. *Int J Dermatol* 2006; **45:** 772–7.
3. Stratigos AJ, Katsambas AD. The role of topical retinoids in the treatment of photoaging. *Drugs* 2005; **65:** 1061–72.

制剂

BP 2010: Isotretinoin Capsules; Isotretinoin Gel;
USP 33: Isotretinoin Capsules.

专利制剂

Arg.: Atlacne; Curacne; Isotrex; Retinide; Roaccutan; Scheritonin†; Zonatian; ***Austral.:*** Accure†; Isohexal†; Isotrex; Oratane; Roaccutane; ***Austria:*** Ciscutan; Isosol†; Lurantal; Roaccutan; ***Belg.:*** Isocural; Isosupra Lidose; Roaccutane; ***Braz.:*** Acnil; Cecnoin; Isoacne†; Isoface; Isotrex; Lurantal; Roacutan; ***Canad.:*** Accutane; Clarus; ***Chile:*** Acneral; Acnotin; Isdiben; Isocross; Isotrex; Lisacne†; Piplex; Roacnetan; ***Cz.:*** Aknenormin; Curacne; Isotretin†; Isotrex†; Roaccutane; Stiefel Acne Gel; ***Denm.:*** Accutin; Dermaoral†; Isotrex; Roaccutan†; ***Fin.:*** Roaccutan; ***Fr.:*** Contracne; Curacne; Procuta; ***Ger.:*** Aknefug Iso; Aknenormin; Isoderm; Isotret; Isotrex; Roaccutan†; ***Gr.:*** A-Cnotren; Accuran; Acnogen; Acnotan; Aknesil; Curacne; Derminoin; Flitrion; Inotrin; Isodermal; Isogeril; Isoskin; Isotroin; Lyotret; Noitron; Noroseptan; Novacne; Opridan; Policano; Reducar; Roaccutan; Stiefotrex; Trecifan; Tretin; ***Hong Kong:*** Acnotin; Isotrex; Reducar; Roaccutane; ***Hung.:*** Aknenormin; Isotrex; Roaccutan; Sotret; Tretinak; ***India:*** Acutret; Isotroin; ***Irl.:*** Isotrex; Roaccutane; ***Israel:*** Curatane; Isotrex; Roaccutane; ***Ital.:*** Aisoskin; Isoriac; Isotrex; Roaccutan; ***Malaysia:*** Acnotin; Isotrex; Nimegen; Oratane; Roaccutane; ***Mex.:*** Isoface; Isotrex; Neotrex; Oratane; Roaccutan; Sotrexe; ***Mon.:*** Roaccutane; ***Neth.:*** Curacne; Roaccutane; ***Norw.:*** Roaccutan; ***NZ:*** Isotane; Isotrex; Oratane; Roaccutane†; ***Philipp.:*** Acnetrex; Acutrex; Isotrex; Roaccutane; ***Pol.:*** Aknenormin; Curacne; Isotrex; Izotek; Izotziaja; Roaccutan†; Tretinex; ***Port.:*** Isdiben; Isoprotil; Isotrex; Orotrex; Roaccutan†; ***Rus.:*** Retasol (Ретасол); Retinoic Ointment (Ретиноевая Мазь); Roaccutane (Роаккутан); ***S.Afr.:*** Acnetane; Isotrex; Oratane; Roaccutane; ***Singapore:*** Acnotin; Isotrex; Nimegen; Oratane; Roaccutane; ***Spain:*** Acnemin; Dercutane; Farmacne; Flexresan; Isdiben; Iso Estedi†; Isoacne; Isotrex; Roacutan; ***Switz.:*** Curakne; Liderma; Roaccutane; Tretinac; ***Thai.:*** A-Cnotren; Acnotin; Isotane; Isotrex; Proacne; Roaccutane; Sotret; ***Turk.:*** Actretin; Aknetrent; Roaccutane; Zoretanin; ***UK:*** Isotrex; Roaccutane; ***Ukr.:*** Roaccutane (Роаккутан); ***USA:*** Accutane†; Amnesteem; Claravis; Sotret; ***Venez.:*** Cuticlin; Isoface; Isotrex†; Roaccutan.

多组分制剂　***Austria:*** Isotrex; Isotrexin†; ***Braz.:*** Isotrexin; Isotrexol; ***Cz.:*** Isotrexin; ***Fr.:*** Antibiotrex; ***Ger.:*** Isotrexin; ***Hung.:*** Isotrexin; ***Irl.:*** Isotrexin; ***Ital.:*** Isotrexin; ***Pol.:*** Isotrexin; ***Port.:*** Isotrexin; ***Rus.:*** Isotrexin (Изотрексин); ***Singapore:*** Isotrexin; ***Spain:*** Isotrex Eritromicina; ***Thai.:*** Isotrexin; ***Turk.:*** Isotrexin; ***UK:*** Isotrexin; ***Ukr.:*** Isotrexin (Изотрексин).

Keluamid 凯鲁米特

Keluamida.

Келуамид

简介

本品为角质剥脱剂，可包含在外用制剂中用于治疗脂溢性皮炎和其他的鳞屑性皮肤疾病。

制剂

专利制剂

Arg.: Kelual; ***Fr.:*** Kelual.

多组分制剂　***Arg.:*** Kelual Zinc; ***Fr.:*** Kelual DS; Kelual Zinc; Kertyol-S.

Kinetin 凯耐庭

N^6-Furfuryladenine; 6-Furfurylaminopurine.

Кинетин

$C_{10}H_9N_5O$ = 215.2.

CAS — 525-79-1.

UNII — P39Y9652YJ.

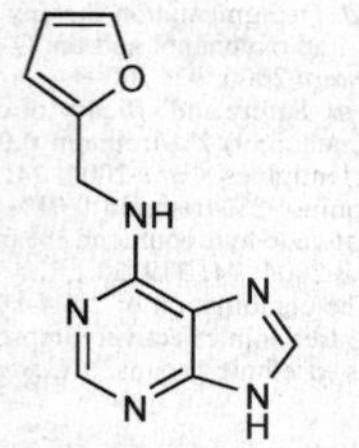

注：名称"凯耐庭（kinetin）"也用作玻璃酸酶（第2254页）的专利名称。

简介

凯耐庭是一种植物生长激素，制成产品后用于光损伤皮肤和色素沉着过度，但是缺乏相关的有效性证据。

制剂

专利制剂

Braz.: Kinerase; ***Hong Kong:*** Kinerase; ***Malaysia:*** Kinerase†; ***Mex.:*** Kinerase; ***Singapore:*** Kinerase; ***USA:*** Kinerase.

多组分制剂　***Philipp.:*** Kinerase.

Kojic Acid 曲酸

Kójico, ácido. 5-Hydroxy-2-hydroxymethyl-4-pyrone.

Койевая Кислота

$C_6H_6O_4$ = 142.1.

CAS — 501-30-4.

UNII — 6K23F1TT52.

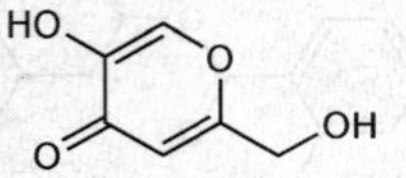

简介

据报道曲酸能抑制黑素的生成，可外用用于治疗皮肤色素过度沉着（第1509页）。本品还可用作食品添加剂。

1. Lim JT. Treatment of melasma using kojic acid in a gel containing hydroquinone and glycolic acid. *Dermatol Surg* 1999; **25:** 282–4.
2. Bentley R. From miso, saké and shoyu to cosmetics: a century of science for kojic acid. *Nat Prod Rep* 2006; **23:** 1046–62.
3. García-Gavín J, *et al.* Pigmented contact dermatitis due to kojic acid: a paradoxical side effect of a skin lightener. *Contact Dermatitis* 2010; **62:** 63–4.

制剂

专利制剂

Chile: Unitone 4.

多组分制剂　***Arg.:*** Cellskinlab Phyto Spot; Melasoft†; Neoquin; ***Braz.:*** Melani-D Maos; ***Chile:*** Melani-D; NeoStrata; Phyto Spot; Recover Ol; ***Indon.:*** Hidrogel†; ***Mex.:*** Nova Derm; ***Port.:*** Despigmentante; Fade Cream†.

Liarozole (*BAN*, *rINN*) 利阿唑

Liarozol; Liarozolum. (±)-5-(*m*-Chloro-α-imidazol-1-ylbenzyl)-benzimidazole.

Лиарозол

$C_{17}H_{13}ClN_4$ = 308.8.

CAS — 115575-11-6; 145858-51-1.

UNII — K0Q29TGV9Y.

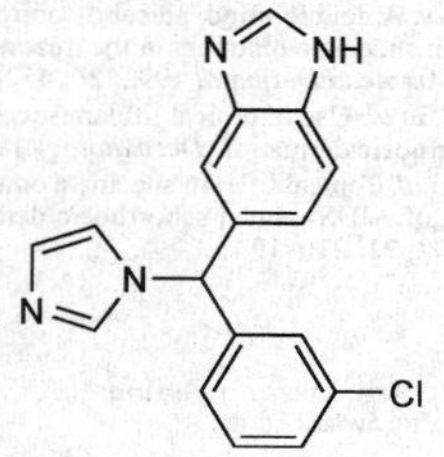

Liarozole Fumarate (*BANM*, *USAN*, *rINNM*) 富马酸利阿唑

Fumarato de liarozol; Liarozole, Fumarate de; Liarozoli Fumaras; R-85246.

Лиарозола Фумарат

$2C_{17}H_{13}ClN_4,3C_4H_4O_4$ = 965.7.

CAS — 145858-52-2.

UNII — 91W7VLK7J3.

Liarozole Hydrochloride (*BANM*, *USAN*, *rINNM*) 盐酸利阿唑

Hidrocloruro de liarozol; Liarozole, Chlorhydrate de; Liarozoli Hydrochloridum; R-75251.

Лиарозола Гидрохлорид

$C_{17}H_{13}ClN_4$, HCl = 345.2.

CAS — 145858-50-0.

UNII — 29T7S2IB97.

简介

利阿唑是咪唑类似物，通过抑制可对维A酸造成破坏的相关细胞色素P450同工酶系来提高血浆和皮肤内维A酸的水平。其对鱼鳞病和银屑病的治疗作用还在研究中。

1. Bhushan M, *et al.* Oral liarozole in the treatment of palmoplantar pustular psoriasis: a randomized, double-blind, placebo-controlled study. *Br J Dermatol* 2001; **145:** 546–53.
2. Lucker GPH, *et al.* Topical liarozole in ichthyosis: a double-blind, left-right comparative study followed by a long-term open maintenance study. *Br J Dermatol* 2005; **152:** 566–9.
3. Verfaille CJ, *et al.* Oral liarozole vs. acitretin in the treatment of ichthyosis: a phase II/III multicentre, double-blind, randomized, active-controlled study. *Br J Dermatol* 2007; **156:** 965–73.

Lisadimate (*USAN*, *rINN*) 利沙地酯

Glyceryl Aminobenzoate; Glyceryl PABA; Lisadimato; Lisadimatum. Glyceryl 1-(4-aminobenzoate).

Лизадимат

$C_{10}H_{13}NO_4$ = 211.2.

CAS — 136-44-7.

UNII — A886B5N5IM.

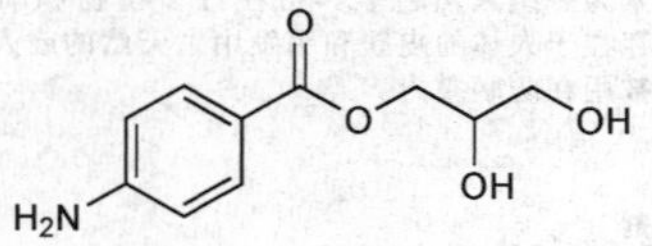

简介

利沙地酯是氨基苯甲酸酯的取代物，可作为遮光剂（第1504页）。其作用与氨基苯甲酸（第1515页）相似。利沙地酯可有效阻挡UVB（定义见第1508页）。

Lithium Succinate 琥珀酸锂

Litio, succinato de.

Лития Сукцинат

$C_4H_6O_4$.xLi.

CAS — 16090-09-8.

ATC — D11AX04.

ATC Vet — QD11AX04.

简介

据报道琥珀酸锂有抗炎症的特性，通常与硫酸锌一起制成8%的乳膏或软膏。每日外用2次，用来治疗脂溢性皮炎（第1511页）。对于有银屑病的患者，应注意本品可能使病情恶化。

1. Gould DJ, *et al.* A double-blind, placebo-controlled, multicenter trial of lithium succinate ointment in the treatment of seborrheic dermatitis. *J Am Acad Dermatol* 1992; **26:** 452–7.
2. Cuelenaere C, *et al.* Use of topical lithium succinate in the treatment of seborrhoeic dermatitis. *Dermatology* 1992; **184:** 194–7.
3. Langtry JA, *et al.* Topical lithium succinate ointment (Efalith) in the treatment of AIDS-related seborrhoeic dermatitis. *Clin Exp Dermatol* 1997; **22:** 216–19.

制剂

多组分制剂 *Arg.:* Litiofarm†; *Austria:* Efalith†; *Belg.:* Efalith; *Ger.:* Efadermin; *Irl.:* Efalith; *Switz.:* Efalith.

Maggots 蛆

Larvas; Sterile Larvae.

Личинки

简介

用于处理伤口的蛆是丝光绿蝇［*Lucilia sericata*，俗称绿蝇（greenbottle fly)］的无菌的活幼体。蛆虫疗法（有时称为生物外科 biosurgery）可用于感染性或坏死性伤口（第1511页）的清创，如糖尿病足溃疡。蛆生成的一种蛋白水解酶混合物能够降解坏死的组织且不损害健康的组织，杀死或抑制微生物的生长，尤其是革兰阳性菌。蛆的移动也显示出对肉芽组织的生长有刺激作用。

蛆用于伤口的表面，通过敷料包扎将其保留 3 天。然后将蛆和敷料一同移开，用氯化钠溶液冲洗伤口，依然残存的蛆要用镊子挑出。

蛆不得用于有出血倾向的伤口，也不得用于能通往体腔或其他内脏器官的部位。据报道蛆虫疗法会引起疼痛，且有患者因此而需要使用镇痛药。

1. Courtenay M, *et al.* Larva therapy in wound management. *J R Soc Med* 2000; **93:** 72–4.
2. Jukema GN, *et al.* Amputation-sparing treatment by nature: "surgical" maggots revisited. *Clin Infect Dis* 2002; **35:** 1566–71.
3. Sherman RA, Shimoda KJ. Presurgical maggot debridement of soft tissue wounds is associated with decreased rates of postoperative infection. *Clin Infect Dis* 2004; **39:** 1067–70.
4. Armstrong DG, *et al.* Maggot therapy in "lower-extremity hospice" wound care: fewer amputations and more antibiotic-free days. *J Am Podiatr Med Assoc* 2005; **95:** 254–7.
5. Steenvoorde P, *et al.* Maggot debridement therapy: free-range or contained? An in-vivo study. *Adv Skin Wound Care* 2005; **18:** 430–5.
6. Dumville JC, *et al.* Larval therapy for leg ulcers (VenUS II): randomised controlled trial. Abridged version: *BMJ* 2009; **338:** 1047–50. Full version: http://www.bmj.com/cgi/reprint/338/mar19_2/b773 (accessed 16/03/10)

制剂

专利制剂

UK: LarvE.

Melanin 黑素

Меланин

简介

黑素为一组天然色素，可在许多植物和动物中发现；也存在于人体的皮肤和头发中。天然的或人工合成的色素被用在防晒霜内。

制剂

专利制剂

Arg.: Fotobloc.

多组分制剂 *Arg.:* Fotocrem Ultra; *Chile:* ProZone Face; ProZone Gel; *Mex.:* ProZone Baby; ProZone Body; ProZone Face; ProZone Gel; ProZone Ultra; ProZone Ultra Fluido.

Mequinol (*USAN*, *rINN*) 对甲氧酚

BMS-181158; Éter metílico de la hidroxiquinona; *p*-Guaiacol; 4-HA; 4-Hidroxianisol; HQMME; Hydroquinone Monomethyl Ether; *p*-Hydroxyanisole; Hydroxyquinone Methyl Ether; Méquinol; Mequinolum; Metoxifenol; *p*-Metoxifenol. 4-Methoxyphenol.

Меквинол

$C_7H_8O_2$ = 124.1.
CAS — 150-76-5.
ATC — D11AX06.
ATC Vet — QD11AX06.
UNII — 6HT8U7K3AM.

简介

对甲氧酚的用法与对苯二酚（第1524页）相似，制剂浓度最高可达 20%，用于治疗色素沉着过度（见色素性皮肤病，第 1509 页）。一种含 2% 对甲氧酚和 0.01%维 A 酸的制剂，被用来治疗日光斑（褐斑）。

不良反应 有文献报道，1 名西印度妇女为了使肤色光亮，使用含对甲氧酚的脱色蜡 2～3 个月，其后在手掌、双臂、颈部和腿上发生了严重的、可逆的不规则色素沉着不足[1]。

1. Boyle J, Kennedy CTC. British cosmetic regulations inadequate. *BMJ* 1984; **288:** 1998–9.

色素沉着病 参考文献如下。

1. Fleischer AB, *et al.* The combination of 2% 4-hydroxyanisole (mequinol) and 0.01% tretinoin is effective in improving the appearance of solar lentigines and related hyperpigmented lesions in two double-blind multicenter clinical studies. *J Am Acad Dermatol* 2000; **42:** 459–67.
2. Njoo MD, *et al.* Depigmentation therapy in vitiligo universalis with topical 4-methoxyphenol and the Q-switched ruby laser. *J Am Acad Dermatol* 2000; **42:** 760–9.
3. Ortonne JP, *et al.* Safety and efficacy of combined use of 4-hydroxyanisole (mequinol) 2%/tretinoin 0.01% solution and sunscreen in solar lentigines. *Cutis* 2004; **74:** 261–4.
4. Jarratt M. Mequinol 2%/tretinoin 0.01% solution: an effective and safe alternative to hydroquinone 3% in the treatment of solar lentigines. *Cutis* 2004; **74:** 319–22.
5. Draelos ZD. The combination of 2% 4-hydroxyanisole (mequinol) and 0.01% tretinoin effectively improves the appearance of solar lentigines in ethnic groups. *J Cosmet Dermatol* 2006; **5:** 239–44.

制剂

专利制剂

Austria: Leucobasal†; *Braz.:* Leucodin; *Fr.:* Any; Clairodermyl; Creme des 3 Fleurs d'Orient; Leucodinine B; *Gr.:* Leucodinine-M; *Spain:* Novo Dermoquinona.

多组分制剂 *Canad.:* Solage; *USA:* Solage.

Meradimate (*USAN*, *rINN*) 美拉地酯

Menthyl *O*-Aminobenzoate; Menthyl Anthranilate; Méradimate; Meradimato; Meradimatum. 5-Methyl-2-(1-methylethyl)-cyclohexyl 2-aminobenzoate.

Мерадимат

$C_{17}H_{25}NO_2$ = 275.4.
CAS — 134-09-8.
UNII — J9QGD60OUZ.

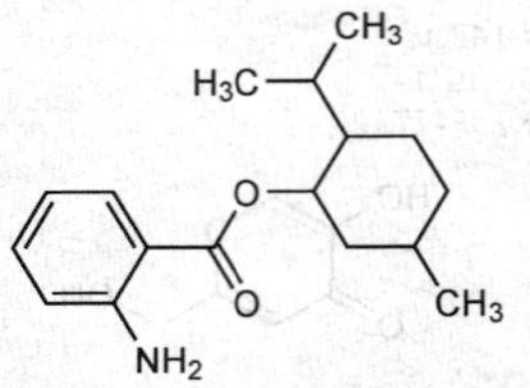

注：不要与邻氨基苯甲酸甲酯（第1533页）混淆。Neo-Heliopan MA 被用作美拉地酯的商品名。

Pharmacopoeias. In *US.*

USP 33（Meradimate） 贮藏于密闭容器中。

简介

美拉地酯可作为遮光剂（第 1504 页）。可有效阻挡 UVA（定义见第 1508 页）。

Ammoniated Mercury 氯化氨基汞

Aminomercuric Chloride; Hydrargyri Aminochloridum; Hydrargyrum Amidochloratum; Hydrargyrum Ammoniatum; Hydrargyrum Praecipitatum Album; Mercuric Amidochloride; Mercuric Ammonium Chloride; Mercurio amoniacal; Mercury Amide Chloride; Mercury Aminochloride; Precipitado blanco (de mercurio); White Precipitate.

Хористый Меркураммоний

NH_2HgCl = 252.1.
CAS — 10124-48-8.
ATC — D08AK01.
ATC Vet — QD08AK01.
UNII — JD546Z56F0.

注：沉淀的氯化氨基汞也被称为"白降汞"。

Pharmacopoeias. In *US.*

USP 33（Ammoniated Mercury） 本品为白色无定形粉末或粉片，无臭。在空气中稳定，但在光照下会变暗。不溶于水和乙醇；易溶于热的盐酸、硝酸和醋酸。避光。

简介

氯化氨基汞从前被外用于治疗皮肤感染和银屑病，但同其他汞制剂一样，逐渐受到抨击。频繁或长期地大面积使用或用于破损皮肤或黏膜部位，可引起汞中毒（第2278页），用于婴儿时可产生肢端痛（pink disease，红肿病）。氯化氨基汞还有很强的致光敏性，能引起变态反应。

顺势疗法 本品可作为顺势疗法药物；常用名有：Mercurius praecipitatus albus；Merc praecip alb。

对肾脏的影响 60 例被发现得了肾病综合征的患者中有 32 人曾用过含 5%～10%氯化氨基汞的皮肤美白霜[1]。这些患者尿中的汞浓度高达 250ng/ml，而正常值的上限为 80ng/ml。另有 26 名肾病综合征患者接受了 2 年的跟踪随访，有 13 人没有得到缓解或需要接受治疗，而其中有 6 人曾用过皮肤美白产品。

1. Barr RD, *et al.* Nephrotic syndrome in adult Africans in Nairobi. *BMJ* 1972; **2:** 131–4.

制剂

多组分制剂 *Hung.:* Dermaforine†.

顺势疗法制剂 *Cz.:* Homeogene 9; Homeovox.

Mesulphen (*BAN*) 甲硫芬

Mesulfen (*pINN*); Dimethyldiphenylene Disulphide; Dimethylthianthrene; Mesulfeeni; Mésulfène; Mesulfeno; Mesulfenum. It consists mainly of 2,7-dimethylthianthrene.

Месульфен

$C_{14}H_{12}S_2$ = 244.4.
CAS — 135-58-0.
ATC — D10AB05; P03AA03.
ATC Vet — QD10AB05; QP53AA01.
UNII — EG6V6W7WDD.

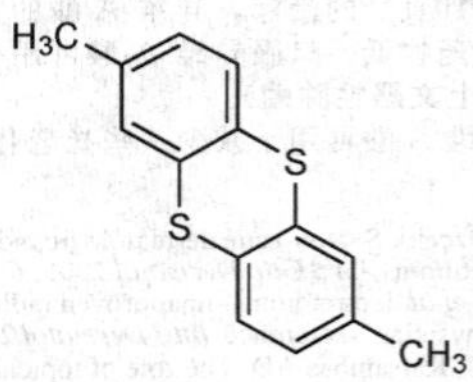

Pharmacopoeias. *Jpn* includes thianthol, a mixture of 2,7-dimethylthianthrene and ditolyl disulfide.

简介

本品作为驱虫剂和止痒剂，可用于多种皮肤疾病的治疗，如痤疮、疥疮和皮脂溢漏（seborrhoea）。偶有关于引起感光的报道。

制剂

专利制剂

Switz.: Soufrol.

Methoxsalen (*BAN*) 甲氧沙林

Ammoidin; Amoidina; Methoxalenum; 8-Methoxypsoralen; Metoksaleeni; Metoksalen; Metoxalen; Metoxaleno; Metoxipsoraleno; 8-MOP; Xanthotoxin; Xantotoxina. 9-Methoxyfuro[3,2-g]chromen-7-one; 9-Methoxy-7*H*-furo[3,2-g][1]benzopyran-7-one.

Метоксален

$C_{12}H_8O_4$ = 216.2.
CAS — 298-81-7.
ATC — D05AD02; D05BA02.
ATC Vet — QD05AD02; QD05BA02.
UNII — U4VJ29L7BQ.

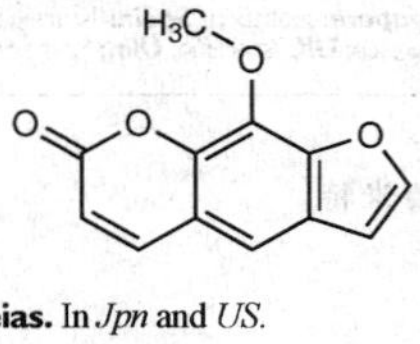

Pharmacopoeias. In *Jpn* and *US.*

USP 33（Methoxsalen） 本品为白色至淡黄色的无臭、蓬松的针状结晶体。几乎不溶于水；略溶于沸水和乙醚；溶于沸乙醇、丙酮、醋酸、丙二醇和苯；易溶于氯仿。避光。

不良反应

口服甲氧沙林常引起恶心，有时会有精神症状（如失眠、神经过敏和抑郁症）。

光化学疗法或 PUVA 疗法（详见下文**用途和用法**项下）可引起瘙痒和轻度的短暂红斑。其他反应还包括水肿、头晕、头痛、起水疱、大疱、痤疮样皮疹以及剧烈的皮肤疼痛。患者使用补骨脂素治疗时，过度暴露在日光或紫外线 UVA 中会引起严重的烧伤。也有报道多毛症、皮肤或甲的色素改变、甲剥离。PUVA 疗法能导致皮肤早衰。PUVA 疗法可能会增加患恶性皮肤癌的风险。

致癌性 见下文**对皮肤的影响**。

使用本品的 PUVA 疗法，可能会使非皮肤的恶性肿瘤的发生率增加。然而，在一项随访了 20 年、包含有 1380 例病例的长期研究[1]中，并没有发现患者得恶性实体瘤、淋巴瘤或白血病的情况显著增加[1]。

1. Stern RS, Väkevä LH. PUVA Follow-up Study. Noncutaneous malignant tumors in the PUVA follow-up study: 1975–1996. *J Invest Dermatol* 1997; **108:** 897–900.

对眼的影响 在口服给药后 12h，仍可在眼的晶状体内检测到游离的甲氧沙林[1]。摄入甲氧沙林后 12～24h 内，如果患者没有进行适当的眼睛保护，当暴露于紫外线时，药物能聚集于晶状体结构中，可促进白内障的形成[2]。但是假如患者使用了眼保护措施，则其患白内障的风险就与治疗剂量无明显关系了[3]，但应当注意的是，接受治疗超过 100 次的患者，其患核硬化和晶状体后囊下皮质浑浊（posterior subcapsular opacities）的风险会大大增加[4]。对眼的其他影响还包括与剂量相关的短暂视野缺失，据报道有 3 例患者使用 PUVA 疗法后发生了此种情况[5]。补骨脂素还可增加视网膜对可见光的感光性[6]。

1. Lerman S, *et al.* Potential ocular complications from PUVA therapy and their prevention. *J Invest Dermatol* 1980; **74:** 197–9.
2. Woo TY, *et al.* Lenticular psoralen photoproducts and cataracts of a PUVA-treated psoriatic patient. *Arch Dermatol* 1985; **121:** 1307–8.
3. See J-A, Weller P. Ocular complications of PUVA therapy. *Australas J Dermatol* 1993; **34:** 1–4.
4. Stern RS, *et al.* Ocular findings in patients treated with PUVA. *J Invest Dermatol* 1985; **85:** 269–73.
5. Fenton DA, Wilkinson JD. Dose-related visual-field defects in patients receiving PUVA therapy. *Lancet* 1983; **i:** 1106.
6. Souêtre E, *et al.* 5-Methoxypsoralen increases the sensitivity of the retina to light in humans. *Eur J Clin Pharmacol* 1989; **36:** 59–61.

对毛发的影响 23 名接受 PUVA 疗法的女性中有 15 人出现了多毛，而与之相比的是 14 名只接受 UVA 光照治疗的患者中只有 2 名出现多毛[1]。

1. Rampen FHJ. Hypertrichosis in PUVA-treated patients. *Br J Dermatol* 1983; **109:** 657–60.

对免疫系统的影响 PUVA 疗法具有抑制免疫力的作用，可抑制淋巴细胞、中性粒细胞和朗格汉斯细胞[1～3]。可诱导抗核抗体的形成，在治疗过程中会出现类似于系统性红斑狼疮的综合征[4,5]。1 名接受 PUVA 疗法的患者出现了肾病综合征，被怀疑与其免疫学基础有关[6]。

也见下文**超敏反应**。

1. Farber EM, *et al.* Long-term risks of psoralen and UV-A therapy for psoriasis. *Arch Dermatol* 1983; **119:** 426–31.
2. Morison WL, *et al.* Abnormal lymphocyte function following long-term PUVA therapy for psoriasis. *Br J Dermatol* 1983; **108:** 445–50.
3. Chang A, *et al.* PUVA and UVB inhibit the intra-epidermal accumulation of polymorphonuclear leukocytes. *Br J Dermatol* 1988; **119:** 281–7.
4. Bruze M, *et al.* Fatal connective tissue disease with antinuclear antibodies following PUVA therapy. *Acta Derm Venereol (Stockh)* 1984; **64:** 157–60.
5. Bruze M, Ljunggren B. Antinuclear antibodies appearing during PUVA therapy. *Acta Derm Venereol (Stockh)* 1985; **65:** 31–6.
6. Lam Thuon Mine LTK, *et al.* Nephrotic syndrome after treatment with psoralens and ultraviolet A. *BMJ* 1983; **287:** 94–5.

对皮肤的影响 *恶性肿瘤* 文献报道在 PUVA 治疗期间或治疗结束后发生了恶性肿瘤，包括鳞状细胞癌、基底细胞癌、角化棘皮瘤、光化性角化病、Bowen 病和恶性黑素瘤[1～3]。有一些大样本的长期随访研究评估了患者接受 PUVA 疗法后患**非黑色素瘤性**皮肤癌的风险。较早时在欧洲进行的研究认为，没有明显的证据证明单独使用 PUVA 会致癌，但是发现在早期使用过砷剂、甲氨蝶呤或电离辐射治疗，会增加皮肤癌的发病率[4]。在美国进行的研究发现，基底细胞癌和鳞状细胞癌发病率的升高与其他治疗并无关系[5]，在某些研究中显示出与治疗剂量相关[6]。男性生殖器显得特别易感[7]。欧美之间的研究结论存在如此之大的差异，可能归咎于这样一个事实，在欧洲采用高剂量并减少给药次数的方案，平均用药量仅为美国的 29%[8]。然而最近在北欧进行的一些研究发现，患鳞状细胞癌的风险与治疗剂量呈正相关[9～11]。一个小样本的研究发现，患者接受大剂量的 PUVA 治疗后，约有一半人得了鳞状细胞癌或癌前病变[12]。虽然一些欧洲的研究人员发现 PUVA 会增加男性生殖器的易感性[13]，但其他人却没有发现类似的证据[14,15]。由于美国的数据[16,17]显示，长期使用 PUVA 疗法的患者，即使停止后，也有患皮肤癌和生殖器肿瘤的风险，因此建议患者经常体检。少数患者还会发生进一步的病变转移[18,19]。

有一些关于患者接受 PUVA 疗法后上患**恶性黑素瘤**的报道。一项包括 1380 例患者的前瞻性研究[20]中，银屑病患者于 1975～1976 年接受了首次 PUVA 治疗，经过 15 年，发现他们患黑色素瘤的风险增大，尤其是那些用药剂量在 250mg 以上的患者。文章的作者认为，长期使用 PUVA 疗法需谨慎，尤其是对年轻的患者。对这群人的进一步随访发现[21]，随着时间的过去，黑素瘤的发病率也有增长。但在另一个随后进行的类似研究[11]中，有 4799 例患者接受了 PUVA 治疗，并没有发现会增加患恶性黑素瘤的风险。与早期的那项研究相比，作者认为结果的不同可能是由于患者中有五分之一接受的是 PUVA 的沐浴疗法，且用 UVA 的剂量也较小。有评论[22]认为，患者接受 PUVA 长期治疗后需格外小心，且此类治疗不得用于有患黑素瘤风险的患者。

一项研究[23]的数据显示，患者接受沐浴三甲沙林的 PUVA 疗法，未发现其后会增加患鳞状细胞癌或恶性黑素瘤的风险，但作者暗示还需进行进一步的研究，以确定三甲沙林 PUVA 疗法的致癌性。

1. Reshad H, *et al.* Cutaneous carcinoma in psoriatic patients treated with PUVA. *Br J Dermatol* 1984; **110:** 299–305.
2. Kemmett D, *et al.* Nodular malignant melanoma and multiple squamous cell carcinomas in a patient treated by photochemotherapy for psoriasis. *BMJ* 1984; **289:** 1498.
3. Suurmond D, *et al.* Skin cancer and PUVA maintenance therapy for psoriasis. *Br J Dermatol* 1985; **113:** 485–6.
4. Henseler T, *et al.* Skin tumors in the European PUVA study. *J Am Acad Dermatol* 1987; **16:** 108–16.
5. Forman AB, *et al.* Long-term follow-up of skin cancer in the PUVA-48 cooperative study. *Arch Dermatol* 1989; **125:** 515–19.
6. Stern RS, *et al.* Non-melanoma skin cancer occurring in patients treated with PUVA five to ten years after first treatment. *J Invest Dermatol* 1988; **91:** 120–4.
7. Stern RS, *et al.* Genital tumors among men with psoriasis exposed to psoralens and ultraviolet A radiation (PUVA) and ultraviolet B radiation. *N Engl J Med* 1990; **322:** 1093–7.
8. Moseley H, Ferguson J. Photochemotherapy: a reappraisal of its use in dermatology. *Drugs* 1989; **38:** 822–37.
9. Bruynzeel I, *et al.* 'High single-dose' European PUVA regimen also causes an excess of non-melanoma skin cancer. *Br J Dermatol* 1991; **124:** 49–55.
10. Lindelöf B, *et al.* PUVA and cancer: a large-scale epidemiological study. *Lancet* 1991; **338:** 91–3.
11. Lindelöf B, *et al.* PUVA and cancer risk: the Swedish follow-up study. *Br J Dermatol* 1999; **141:** 108–12.
12. Lever LR, Farr PM. Skin cancers or premalignant lesions occur in half of high-dose PUVA patients. *Br J Dermatol* 1994; **131:** 215–19.
13. Perkins W, *et al.* Cutaneous malignancy in males treated with photochemotherapy. *Lancet* 1990; **336:** 1248.
14. Wolff K, Hönigsmann H. Genital carcinomas in psoriasis patients treated with photochemotherapy. *Lancet* 1991; **337:** 439.
15. Aubin F, *et al.* Genital squamous cell carcinoma in men treated by photochemotherapy: a cancer registry-based study from 1978 to 1998. *Br J Dermatol* 2001; **144:** 1204–6.
16. Stern RS, *et al.* The persistent risk of genital tumors among men treated with psoralen plus ultraviolet A (PUVA) for psoriasis. *J Am Acad Dermatol* 2002; **47:** 33–9.
17. Nijsten TEC, Stern RS. The increased risk of skin cancer is persistent after discontinuation of psoralen+ultraviolet A: a cohort study. *J Invest Dermatol* 2003; **121:** 252–8.
18. Lewis FM, *et al.* Metastatic squamous-cell carcinoma in patient receiving PUVA. *Lancet* 1994; **344:** 1157.
19. Stern RS. Metastatic squamous cell cancer after psoralen photochemotherapy. *Lancet* 1994; **344:** 1644–5.
20. Stern RS, *et al.* Malignant melanoma in patients treated for psoriasis with methoxsalen (psoralen) and ultraviolet A radiation (PUVA). *N Engl J Med* 1997; **336:** 1041–5.
21. Stern RS. The PUVA Follow Up Study. The risk of melanoma in association with long-term exposure to PUVA. *J Am Acad Dermatol* 2001; **44:** 755–61.
22. Wolff K. Should PUVA be abandoned? *N Engl J Med* 1997; **336:** 1090–1.
23. Hannuksela-Svahn A, *et al.* Trioxsalen bath PUVA did not increase the risk of squamous cell skin carcinoma and cutaneous malignant melanoma in a joint analysis of 944 Swedish and Finnish patients with psoriasis. *Br J Dermatol* 1999; **141:** 497–501.

非恶性皮肤疾病 一名蕈样肉芽肿病患者给予 PUVA 治疗后，出现了中毒性脓疱病，有明显的红斑和浅表脓疱损害[1]。患者（通常是银屑病患者）在使用 PUVA 疗法后，引起了大疱性类天疱疮，或是使该病复发[2]。一名使用局部 PUVA 疗法的女性就出现了天疱疮样扁平苔藓[3]。严重的皮肤疼痛有时也与 PUVA 疗法有关[4,5]。这种疼痛可对辣椒碱治疗有反应[5]。长期使用 PUVA 治疗可加速皮肤的衰老[6]。

1. Yip J, *et al.* Toxic pustuloderma due to PUVA treatment. *Br J Dermatol* 1991; **125:** 401–2.
2. Barnadas MA, *et al.* Bullous pemphigoid in a patient with psoriasis during the course of PUVA therapy: study by ELISA test. *Int J Dermatol* 2006; **45:** 1089–92.
3. Kuramoto N, *et al.* PUVA-induced lichen planus pemphigoides. *Br J Dermatol* 2000; **142:** 509–12.
4. Burrows NP, *et al.* PUVA-induced skin pain. *Br J Dermatol* 1993; **129:** 504.
5. Burrows NP, Norris PG. Treatment of PUVA-induced skin pain with capsaicin. *Br J Dermatol* 1994; **131:** 584–5.
6. Sator P-G, *et al.* Objective assessment of photoageing effects using high-frequency ultrasound in PUVA-treated psoriasis patients. *Br J Dermatol* 2002; **147:** 291–8.

超敏反应 甲氧沙林和 PUVA 疗法偶可引起超敏反应，文献中报道的有药物热[1]、支气管收缩[2]和接触性皮炎[3]。有些病例报道了关于甲氧沙林[4]和 5-甲氧补骨脂素[5]引起超敏反应。

1. Tóth Kása I, Dobozy A. Drug fever caused by PUVA treatment. *Acta Derm Venereol (Stockh)* 1985; **65:** 557–8.
2. Ramsay B, Marks JM. Bronchoconstriction due to 8-methoxypsoralen. *Br J Dermatol* 1988; **119:** 83–6.
3. Takashima A, *et al.* Allergic contact and photocontact dermatitis due to psoralens in patients with psoriasis treated with topical PUVA. *Br J Dermatol* 1991; **124:** 37–42.
4. Park JY, *et al.* Anaphylaxis to 8-methoxypsoralen during photochemotherapy. *Photodermatol Photoimmunol Photomed* 2003; **19:** 37–8.
5. Legat FJ, *et al.* Anaphylaxis to 5-methoxypsoralen during photochemotherapy. *Br J Dermatol* 2001; **145:** 821–2.

注意事项

甲氧沙林不得用于有与光敏相关疾病（如卟啉病）的患者，虽然可用于某些光敏性疾病来减少对日光的敏感性。其他禁忌证包括无晶状体眼、黑色素瘤或有黑色素瘤病史、侵入性鳞状细胞癌。一般来说不建议 PUVA 疗法用于儿童。肝损伤患者慎用本品。

患者在治疗前 24h 及治疗后 48h 内不得进行日光浴。摄入甲氧沙林后，患者应至少在 8h 内避免直射阳光（哪怕是穿透玻璃和云层的阳光），且应在 24h 内佩戴环绕式 UVA 吸收墨镜。局部用药后感光性会更加延长，因此在用药后至少 12～48h 内应注意保护皮肤防止日晒，可能的话延长至 1 周。除非治疗的特殊需要，男性患者在 PUVA 进行时应注意遮挡外生殖器。建议患者（尤其是那些白内障的高危人群）在治疗前及疗程启动后的每间隔一段时间进行眼部检查。患者应定期接受关于癌前病变或恶性皮肤病损的检查。患者（特别是有结缔组织病迹象的患者）在治疗前还应测定抗核抗体滴度；对于普通银屑病患者，如无结缔组织病迹象，且初始的抗核抗体检测结果为阴性，则其在治疗期间无需再进行频繁的检测。

卟啉病 甲氧沙林不得用于卟啉病患者。

药物相互作用

使用甲氧沙林时应注意慎与已知可引起光敏的药物合用。本品能抑制细胞色素 P450 酶系中 CYP2A6 的活性，使通过这种酶代谢的药物在血浆中的浓度升高。

抗癫痫药 1 名癫痫患者的 PUVA 治疗失败，其原因在于使用的抗癫痫药苯妥英有诱导肝酶的作用，所以导致甲氧沙林的血药浓度过低[1]。

1. Staberg B, Hueg B. Interaction between 8-methoxypsoralen and phenytoin. *Acta Derm Venereol (Stockh)* 1985; **65:** 553–5.

润肤剂 有些润肤产品可能有光防护的作用，如果在 UVA 照光前使用，可能会影响到 PUVA 疗法的治疗效果[1,2]。

1. Hudson-Peacock MJ, *et al.* Photoprotective action of emollients in ultraviolet therapy of psoriasis. *Br J Dermatol* 1994; **130:** 361–5.
2. Otman SGH, *et al.* Modulation of ultraviolet (UV) transmission by emollients: relevance to narrowband UVB phototherapy and psoralen plus UVA photochemotherapy. *Br J Dermatol* 2006; **154:** 963–8.

食物 一些食物如芹菜、荷兰防风草、荷兰芹，都含有补骨脂素，大量食用后会增加甲氧沙林光毒性的风险。1 名治疗特应性皮炎的患者[1]在接受 PUVA 疗法的前夜及治疗前 2h 食用了大量的芹菜汤，结果在治疗结束后发生了严重的光毒性，这要归咎于甲氧沙林与芹菜中所含的补骨脂素产生了加性效应（additive effects）。

1. Boffa MJ, *et al.* Celery soup causing severe phototoxicity during PUVA therapy. *Br J Dermatol* 1996; **135:** 334.

褪黑素 甲氧沙林对褪黑素的作用参见第2276页。

黄嘌呤类 关于全身使用甲氧沙林对茶碱代谢影响的论述，见**茶碱**（第1107页）的**药物相互作用**项下**甲氧沙林**。

药动学

甲氧沙林可通过口服给药，但在胃肠道中的吸收却不规则，因此在血浆峰浓度上有很大的个体差异。口服给药后1h会表现出感光性增加，1～4h可达到峰值，约8h后消失。甲氧沙林有很强的蛋白结合性。它似乎会被表皮细胞优先吸收。本品还可扩散至眼晶状体中。甲氧沙林几乎可被完全代谢。在24h内约有95%的药物会经尿排泄。局部用药后甲氧沙林引起的光敏反应可持续数天。无论是口服给药还是局部给药，PUVA治疗时所产生的红斑通常会延续下去，2～3天时可达到最强。

1. de Wolff FA, Thomas TV. Clinical pharmacokinetics of methoxsalen and other psoralens. *Clin Pharmacokinet* 1986; **11:** 62–75.

用途和用法

甲氧沙林是一种补骨脂素，存在于白芷（*Ammi majus*）的种子中和白亮独活（*Heracleum candicans*）的根中。本品有致光敏性，可显著增加皮肤对长波紫外线（波长320～400nm）的吸收，用于光化学疗法即PUVA疗法中（P是指补骨脂素，UVA是指照射高强度长波紫外线UVA）。在照射UVA时，甲氧沙林可与DNA结合，抑制DNA的合成和细胞分裂，导致细胞损伤。随着对细胞损伤的修复，可增加表皮中的黑素并在角质层中浓缩。甲氧沙林还可通过影响黑素细胞的活性增加色素沉着。

PUVA可用于治疗特发性白癜风和对传统的局部治疗无效的顽固性重症银屑病。还可选择性地用于特应性皮炎、多形性光疹、T细胞淋巴瘤（如蕈样肉芽肿病）。

在PUVA疗法中，甲氧沙林可通过口服或外用给药。使用不同的口服剂型，生物利用度和出现光敏作用的时间会存在很大的个体差异。虽然可通过对皮肤类型的区分大致估算出UVA的照射剂量，但主要还是依据前期所进行的对最小光毒量的测定。

- 用于**白癜风**的色素修复，甲氧沙林的用药量可以是20mg或最多600μg/kg，视制剂的不同，在照射UVA前的2～4h口服给药。通常每周治疗2次或隔日1次，治疗间隔至少在48h。
- 对界限清晰的小块白癜风的色素修复，也可外用甲氧沙林。浓度可一直用到1%，但为了避免出现皮肤不良反应，可先使用浓度较低的制剂，如0.1%或0.01%。治疗区域周围的皮肤需用不透明的防晒品加以保护。有些人认为在用药后应立即进行UVA光照治疗，但另一些人却认为需要在2h后再照光。照光结束后治疗部位应予以清洗并采取避光措施。避光措施是必需的，至少保持48h以上。治疗需每周一次，重复进行。治疗6～9个月后才可出现明显的疗效。
- 用于**银屑病**的治疗，甲氧沙林的用药量最多可达600μg/kg，视制剂的不同，在照射UVA前的1.5～3h口服给药制剂的。每周2次，也可增加治疗次数，但2次治疗的间隔应至少在48h。如果使用PUVA疗法治疗15次后仍无效或微效，建议可增大剂量，在剩余的疗程中每次用药10mg。
- 治疗银屑病也可外用甲氧沙林再结合UVA照光。可直接将药物外涂于治疗部位，制剂浓度约为0.15%（为了避免出现皮肤不良反应，可先使用浓度较低的制剂，如0.015%），在UVA照光前15min用药。患者也可选择先在甲氧沙林溶液中全身沐浴15min，然后立刻进行UVA照光。英国的指南（详见下文**皮肤疾病**项下内容）建议，甲氧沙林溶液的标准浓度为2.6mg/L，其实更高的浓度（高达3.7mg/L）也曾经有人用过。需治疗的部位在掌或足上时，可直接将其浸泡于甲氧沙林溶液中，药液的浓度为3mg/L，浸泡15min，再等待30min后进行UVA照光。这两种治疗方法（沐浴或浸泡）通常每周进行两次。

有时也可单独使用补骨脂素。

用法 通常是根据体重计算出甲氧沙林的用量。这种计算方法对于体重差别很大的患者，用药量也有明显的差别。在一项有41例银屑病患者的PUVA疗法研究[1]中，按照体表面积给患者使用甲氧沙林25mg/m²，可使他们的血药浓度更加趋向一致，相对减少了因患者身体胖瘦差异而造成的用药过量或用药不足的潜在可能。

1. Sakuntabhai A, *et al.* Calculation of 8-methoxypsoralen dose according to body surface area in PUVA treatment. *Br J Dermatol* 1995; **133:** 919–23.

PUVA PUVA是补骨脂素结合照射长波紫外线UVA的治疗方法。补骨脂素可通过口服或者外用給药，然后患者再接受UVA照光。体外PUVA疗法（体外光化学疗法，光分离置换法）是指患者口服补骨脂素后，分离出白细胞，给予UVA照光，然后再输回体内。另一种体外光化学疗法是将甲氧沙林直接加入患者的离体白细胞中，然后再将混合物给予UVA照光后输回体内。使用这种治疗方法的甲氧沙林用药量要低于口服给药。PUVA疗法适用于多种疾病，包括皮肤疾病、蕈样肉芽肿病以及器官与组织移植排异等（见下文）。

蕈样肉芽肿病 PUVA疗法可用于治疗有临床表现的皮肤蕈样肉芽肿病和Sézary综合征，这是皮肤T细胞淋巴瘤（第625页）的两种表现形式。用体外PUVA疗法（光分离置换法）进行治疗[1～6]尤其适用于有红皮病特征的疾病。Photopheresis Expert Group[7]（来自于英国和斯堪迪纳维亚半岛）建议，一个常规的治疗循环包括连续的2天治疗，每2～4周重复一次。对于已有临床表现的患者需增加治疗频率。每3个月评价一次疗效，当产生完全反应或最大效应后，在停药前，治疗可延长至每6～12周重复一次。如病情复发，还可使用同样的方法。对病情稳定的患者（没有反应），在初始3个月的治疗后，通常需紧接着进行第二段为期3个月的治疗。如果病情出现恶化，则需考虑停止治疗或采用联合治疗［体外光化学疗法结合干扰素α和（或）贝沙罗汀］。对于病情稳定或进行期的患者，治疗超过6个月后，应停用本疗法或考虑使用联合治疗，但如果已经接受了联合治疗，则应停止体外光化学疗法。

1. Duvic M, *et al.* Photopheresis therapy for cutaneous T-cell lymphoma. *J Am Acad Dermatol* 1996; **35:** 573–9.
2. Zic JA, *et al.* Long-term follow-up of patients with cutaneous T-cell lymphoma treated with extracorporeal photochemotherapy. *J Am Acad Dermatol* 1996; **35:** 935–45.
3. Zic JA, *et al.* The North American experience with photopheresis. *Ther Apher* 1999; **3:** 50–62.
4. Rubegni P, *et al.* Extracorporeal photochemotherapy in long-term treatment of early stage cutaneous T-cell lymphoma. *Br J Dermatol* 2000; **143:** 894–6.
5. Zic JA. The treatment of cutaneous T-cell lymphoma with photopheresis. *Dermatol Ther* 2003; **16:** 337–46.
6. McKenna KE, *et al.* Evidence-based practice of photopheresis 1987-2001: a report of a workshop of the British Photodermatology Group and the U.K. Skin Lymphoma Group. *Br J Dermatol* 2006; **154:** 7–20.
7. Scarisbrick JJ, *et al.* Photopheresis Expert Group. U.K. consensus statement on the use of extracorporeal photopheresis for treatment of cutaneous T-cell lymphoma and chronic graft-versus-host disease. *Br J Dermatol* 2008; **158:** 659–78.

器官与组织移植 对于使用其他治疗方法无效的急性或慢性移植物抗宿主病（graft-versus-host disease）患者（见第1729页**造血干细胞移植**），可使用PUVA疗法[1,2]和体外PUVA疗法[3～6]（**体外光化学疗法**，见上文）治疗。除可改善病情（尤其是皮肤表现）外，PUVA疗法还可减少皮质激素及其他免疫抑制药的用量。Photopheresis Expert Group[7]（来自于英国和斯堪迪纳维亚半岛）建议，对于慢性移植物抗宿主病，一个常规的治疗循环包括连续的2天治疗，每2周重复一次。3个月后评估疗效，当产生完全或部分反应后，治疗频率可减少至每4周重复一次。然后再每3个月评价一次疗效，当产生完全反应或最大效应后，治疗周期可进一步延长，或是停止治疗。如治疗无效或是病情恶化，需停止使用该方法。

体外光化学疗法还被试用于治疗实体器官移植后的排斥反应[3,6,8]，尤其是心脏移植（第1730页）后。在一项研究[9]中，展现了该方法对预防心脏移植后排斥反应的良好前景。

1. Bonanomi S, *et al.* Bath PUVA therapy in pediatric patients with drug-resistant cutaneous graft-versus-host disease. *Bone Marrow Transplant* 2001; **28:** 631–2.
2. Furlong T, *et al.* Psoralen and ultraviolet A irradiation (PUVA) as therapy for steroid-resistant cutaneous acute graft-versus-host disease. *Biol Blood Marrow Transplant* 2002; **8:** 206–12.
3. Zic JA, *et al.* The North American experience with photopheresis. *Ther Apher* 1999; **3:** 50–62.
4. Foss FM, *et al.* Extracorporeal photopheresis in chronic graft-versus-host disease. *Bone Marrow Transplant* 2002; **29:** 719–25.
5. Kanold J, *et al.* Extracorporeal photochemotherapy for graft versus host disease in pediatric patients. *Transfus Apheresis Sci* 2003; **28:** 71–80.
6. McKenna KE, *et al.* Evidence-based practice of photopheresis 1987-2001: a report of a workshop of the British Photodermatology Group and the U.K. Skin Lymphoma Group. *Br J Dermatol* 2006; **154:** 7–20.
7. Scarisbrick JJ, *et al.* Photopheresis Expert Group. U.K. consensus statement on the use of extracorporeal photopheresis for treatment of cutaneous T-cell lymphoma and chronic graft-versus-host disease. *Br J Dermatol* 2008; **158:** 659–78.
8. Dall'Amico R, Murer L. Extracorporeal photochemotherapy: a new therapeutic approach for allograft rejection. *Transfus Apheresis Sci* 2002; **26:** 197–204.
9. Barr ML, *et al.* Photopheresis for the prevention of rejection in cardiac transplantation. *N Engl J Med* 1998; **339:** 1744–51.

皮肤疾病 PUVA疗法可用于多种皮肤疾病的治疗，在British Photodermatology Group公布的PUVA疗法指南中[1,2]作了说明，摘要如下：

- PUVA疗法对慢性斑块型**银屑病**的适应证包括对传统的局部治疗无效的顽固性、大面积重症银屑病、局部治疗取得成功后在3～6个月内复发的银屑病或患者因UVB光疗失败后拒绝使用局部治疗的情况（详见第1510页，对银屑病各种治疗方法的讨论）。UVA的初始照射剂量最好是依据前期所进行的对最小光毒量的测定，而不是通过对皮肤类型的区分大致估算出来。随后UVA的照射剂量按照早先计划的比例增加。

普遍接受的用药标准为在照射UVA前的2h口服给予甲氧沙林，用药量可至600μg/kg。如果选用5-甲氧补骨脂素，则用药量为1.2mg/kg，同样是在照射UVA前的2h给药。无恶心、瘙痒和红斑等甲氧沙林可引发的不良反应。然而在大多数的情况下还是选择甲氧沙林，除非5-甲氧补骨脂素能显示出明确的疗效。

PUVA疗法除口服给药外，还可通过沐浴或浸泡甲氧沙林/三甲沙林给药。具代表性的是患者先在甲氧沙林溶液（浓度为2.6mg/L）中全身沐浴15min，然后立刻进行UVA照光。需治疗的部位在掌或足上时，可直接将其浸泡于甲氧沙林溶液（浓度为3mg/L）中，浸泡15min，再等待30min后进行UVA照光。如果使用三甲沙林，则不论是沐浴或是浸泡，药液的浓度均为330μg/L，其他的治疗过程与甲氧沙林一致。这两种治疗方法（沐浴或浸泡）通常每周进行两次。

甲氧沙林还可直接外涂于治疗部位。使用乳剂的药物浓度约为0.15%（如果出现红斑，可先使用0.015%），使用水凝胶的药物浓度约为0.005%，在UVA照光前15min用药。

皮损痊愈后可停止PUVA治疗，也无需再接受PUVA来维持疗效，除非病情快速复发。对于已经接受了50次PUVA治疗或PUVA治疗后6个月内复发的患者，可考虑治疗时再结合口服阿维A（剂量为300～700μg/kg）或阿维A酯（剂量为0.5～1mg/kg口服）。PUVA与甲氧蝶呤合用可治疗重症银屑病，但考虑到可能会增加患皮肤癌的风险，因此不建议使用。
- 治疗**白癜风**（**见色素性皮肤病**，第1509页）可口服给予甲氧沙林600μg/kg或5-甲氧补骨脂素1.2mg/kg，每周两次接受PUVA治疗。如果患处的界限清晰，可局部外涂0.15%的甲氧沙林制剂。
- 对于**蕈样肉芽肿病**的治疗，PUVA在疾病早期是有效的，在疾病晚期时可作为辅助治疗，但关于本病的最佳治疗方案还没有确定（见上文）。
- PUVA治疗**特应性皮炎**（第1506页）有效，但疗效不如银屑病那么明确，至少需要后者治疗次数的两倍，而且经常会复发。因此其仅用于重度的、使用传统治疗无效的患者。最佳治疗方案还没有确定。
- 对**多形性光疹**（**见光线引起的皮肤反应**，第1508页），PUVA的有效率高达90%，但这一数据来自那些尽管规律使用了高防护的广谱遮光剂后仍可频繁发病或病情严重的患者。本病的治疗有好几种用药方法。
- 关于治疗许多其他疾病的各种结果也有报道，但由于数据不足，无法确定精确的指导方针。此类疾病包括光化性痒疹、斑秃、水因性瘙痒症、慢性光化性皮炎、环状肉芽肿、扁平苔藓、结节性痒疹、苔藓样糠疹、局限性硬皮病、日光性荨麻疹和色素性荨麻疹。多数情况下由于缺乏维持治疗而使疾病复发，而且PUVA疗法通常只是作为最后的尝试性选择。

体外PUVA疗法被试用于治疗重症的获得性大疱性表皮松解症[3,4]、扁平苔藓[5]和硬皮病[6,7]。

1. British Photodermatology Group. British Photodermatology Group guidelines for PUVA. *Br J Dermatol* 1994; **130:** 246–55.
2. Halpern SM, *et al.* Guidelines for topical PUVA: a report of a workshop of the British Photodermatology Group. *Br J Dermatol* 2000; **142:** 22–31. Also available at: http://www.bad.org.uk/Portals/_Bad/Guidelines/Clinical%20Guidelines/Topical%20PUVA%20Therapy.pdf (accessed 23/07/10)
3. Miller JL, *et al.* Remission of severe epidermolysis bullosa acquisita induced by extracorporeal photochemotherapy. *Br J Dermatol* 1995; **133:** 467–71.
4. Gordon KB, *et al.* Treatment of refractory epidermolysis bullosa acquisita with extracorporeal photochemotherapy. *Br J Dermatol* 1997; **136:** 415–20.
5. Guyot AD, *et al.* Treatment of refractory erosive oral lichen planus with extracorporeal photochemotherapy: 12 cases. *Br J Dermatol* 2007; **156:** 553–6.
6. Zic JA, *et al.* The North American experience with photopheresis. *Ther Apher* 1999; **3:** 50–62.
7. Knobler RM, *et al.* A randomized, double-blind, placebo-controlled trial of photopheresis in systemic sclerosis. *J Am Acad Dermatol* 2006; **54:** 793–9.

制剂

USP 33: Methoxsalen Capsules; Methoxsalen Topical Solution.

专利制剂

Arg.: Oxsoralen Ultra; ***Austral.:*** Oxsoralen; ***Austria:*** Oxsoralen; ***Belg.:*** Mopsoralen; ***Braz.:*** Oxsoralen; ***Canad.:*** Oxsoralen; Ultramop; ***Chile:*** Oxsoralen; ***Cz.:*** Oxsoralen; Uvadex; ***Denm.:*** Geroxalen†; ***Fr.:*** Meladinine; Uvadex; ***Ger.:*** Meladinine; Uvadex; ***Gr.:*** Melaoline; ***Hong Kong:*** Oxsoralen; ***Hung.:*** Geroxalen†; Oxsoralen; ***India:*** Macsoralen†; Manaderm†; Melanocyl; ***Indon.:*** Delsoralen; Oxsoralen; ***Irl.:*** Deltasoralen†; ***Jpn:*** Oxsoralen; ***Malaysia:*** Oxsoralen†; ***Mex.:*** Dermox; Meladinina; Oxsoralen; ***Neth.:*** Geroxalen; Meladinine†; Oxsoralen†; ***Norw.:*** Geroxalen†; ***NZ:*** Oxsoralen†; ***Pol.:*** Geralen†; Oxsoralen; ***Port.:*** Uvadex; ***Rus.:*** Oxsoralen (Оксорален); ***S.Afr.:*** Oxsoralen; ***Singapore:*** Meladinine; Oxsoralen; ***Spain:*** Oxsoralen; ***Switz.:*** Meladinine; Uvadex; ***Thai.:*** Meladinine; ***Turk.:*** Geroxalen; Vitpso; ***UK:*** Puvasoralen; ***USA:*** Oxsoralen; Uvadex.

多组分制剂 ***India:*** Melanocyl.

5-Methoxypsoralen 5-甲氧补骨脂素

Bergapteeni; Bergapten; Bergapteno; Bergaptenum; 5-Metoxipsoraleno; 5-MOP. 4-Methoxy-7*H*-furo[3,2-g]chromen-7-one.

5-Метоксипсорален

$C_{12}H_8O_4$ = 216.2.
CAS — 484-20-8.
ATC — D05BA03.
ATC Vet — QD05BA03.

简介

5-甲氧补骨脂素是一种光敏剂，活性类似于甲氧沙林（见上文）。本品可通过口服给药用于 PUVA 疗法（见上文**甲氧沙林**项下）中治疗银屑病和白癜风。

5-甲氧补骨脂素还含在一些晒黑化妆品里用来加深肤色，但由于有引起光毒性的可能，因此欧美的权威人士认为这一做法并不明智。5-甲氧补骨脂素引起的光敏反应有时就是通常所说的香料皮炎（Berloque dermatitis）。

本品是香柠檬油（第2189页）中的一种成分。

1. McNeely W, Goa KL. 5-Methoxypsoralen: a review of its effects in psoriasis and vitiligo. *Drugs* 1998; **56**: 667–90.

超敏反应 关于使用本品所引起的相关过敏反应，见**甲氧沙林**的**不良反应**项下**超敏反应**，第1531页。

制剂

专利制剂

Austria: Geralen; ***Fr.:*** Psoraderm 5†; ***UK:*** Pentaderm.

Methyl Anthranilate 邻氨基苯甲酸甲酯

Metilo, antranilato de; Metylu antranilan. Methyl 2-aminobenzoate.

Метилантранилат

$C_8H_9NO_2$ = 151.2.
CAS — 134-20-3.
UNII — 981I0C1E5W.

注：不要与氨基苯甲酸胺混淆（见**美拉地酯**，第1530页）。

简介

本品用于遮光剂中，是一些香精油中的成分。

Mexenone (*BAN, pINN*) **美克西酮**

Benzofenon-10; Benzophenone-10; Mexenona; Mexénone; Mexenonum. 2-Hydroxy-4-methoxy-4′-methylbenzophenone.

Мексенон

$C_{15}H_{14}O_3$ = 242.3.
CAS — 1641-17-4.
UNII — ET1UGF4A0B.

Pharmacopoeias. In *Br.*

BP 2010（Mexenone） 本品为灰黄色、无臭或几乎无臭的结晶性粉末。几乎不溶于水；略溶于乙醇；易溶于丙酮。

简介

美克西酮是二苯甲酮的取代物，可作为遮光剂（第1504页）。其作用与羟苯甲酮（第1534页）相似。可有效阻挡UVB和部分的UVA（定义见第1508页）。

制剂

BP 2010: Mexenone Cream.

Monobenzone (*rINN*) **莫诺苯宗**

Benoquina; Éter monobencílico de la hidroquinona; Hydroquinone Monobenzyl Ether; Monobenzona; Monobenzonum. 4-Benzyloxyphenol.

Монобензон

$C_{13}H_{12}O_2$ = 200.2.
CAS — 103-16-2.
ATC — D11AX13.
ATC Vet — QD11AX13.
UNII — 9L2KA76MG5.

Pharmacopoeias. In *US.*

USP 33（Monobenzone） 贮藏于密闭容器中，温度不超过 30℃。避光。

不良反应和注意事项

莫诺苯宗可引起皮肤刺激和致敏。对于有些患者这一反应是短暂的，无需停药。部分患者可能会出现湿疹样过敏反应。本品还可导致过度脱色，有时甚至超出了用药区域，造成非常难看的斑。

莫诺苯宗经常可导致永久性脱色，不得作为对苯二酚的替代品使用。

药物相互作用

半乳糖苷酶 建议莫诺苯宗不要与 α-半乳糖苷或 β-半乳糖苷酶合用，见第2175页。

用途和用法

本品的作用与对苯二酚（第1525页）相似，但对于有些患者，莫诺苯宗可造成黑素细胞大面积的选择性破坏。局部外用莫诺苯宗可作为终极方法，通过对正常皮肤的永久脱色来治疗大面积的白癜风（见**色素性皮肤病**，第1509页）。不建议使用本品治疗小斑、黄褐斑、皮肤炎症后色素沉着过度以及使用某些香水后因光敏作用所产生的色素沉着过度。本品对黑色素瘤或色素痣无效。

对于白癜风的治疗，可在治疗部位使用含 20%莫诺苯宗的乳膏，每日 2～3 次，直到取得满意疗效，其后还必须继续治疗，通常是每周 2 次。治疗结果不太确定。只有当已经预成的黑色素随着角质层的正常脱落而一起丧失后，脱色作用才能变得明显，而这可能要经过好几个月的时间。如果用药 4 个月后还没有发生明显的改善，可放弃治疗。治疗期间需避免过度日晒，脱色后的皮肤在使用者的余生中会变得敏感，因此在日光照射下必须涂抹防晒霜。

制剂

USP 33: Monobenzone Cream.

专利制剂

Canad.: Benoquin; ***India:*** Benoquin; ***USA:*** Benoquin†.

Monochloroacetic Acid 一氯醋酸

Chloroacetic Acid; Kwas chlorooctowy; Monocloroacético, ácido.

Монохлоруксусная Кислота

$C_2H_3O_2Cl$ = 94.5.
CAS — 79-11-8.
UNII — 5GD84Y125G.

简介

含 50%一氯醋酸的制剂可作为腐蚀剂用于清除跖疣（第1511页）。

制剂

专利制剂

Austria: Warzenmittel; ***Ger.:*** Acetocaustin†; ***Switz.:*** Acetocaustine; ***USA:*** Monocete.

多组分制剂 ***Turk.:*** IL-33.

Motretinide (*USAN, rINN*) **莫维 A 胺**

Motretinid; Motretinida; Motrétinide; Motretinidi; Motretinidum; Ro-11-1430. (*all-trans*)-*N*-Ethyl-9-(4-methoxy-2,3,6-trimethylphenyl)-3,7-dimethyl-2,4,6,8-nonatetraenamide.

Мотретинид

$C_{23}H_{31}NO_2$ = 353.5.
CAS — 56281-36-8.
ATC — D10AD05.
ATC Vet — QD10AD05.
UNII — W786807KL1.

简介

本品属于维 A 酸类，在结构上类似于阿维 A（第1512页）。莫维 A 胺外用于治疗痤疮（第1505页）。其制剂浓度一般为 0.1%。

制剂

专利制剂

Switz.: Tasmaderm.

Nalfurafine Hydrochloride (*USAN, rINNM*) **盐酸纳呋拉啡**

AC-820; Hidrocloruro de nalfurafina; Nalfurafine, Chlorhydrate de; Nalfurafini Hydrochloridum; TRK-820. (*E*)-*N*-[17-(Cyclopropylmethyl)-4,5α-epoxy-3,14-dihydroxymorphinan-6β-yl]-3-(furan-3-yl)-*N*-methylprop-2-enamide hydrochloride.

Нальфурафина Гидрохлорид

$C_{28}H_{32}N_2O_5$,HCl = 513.0.
CAS — 152657-84-6 (nalfurafine); 152658-17-8 (nalfurafine hydrochloride).
ATC — V03AX01; V03AX02.
ATC Vet — QV03AX02.
UNII — 25CC4N0P8J.

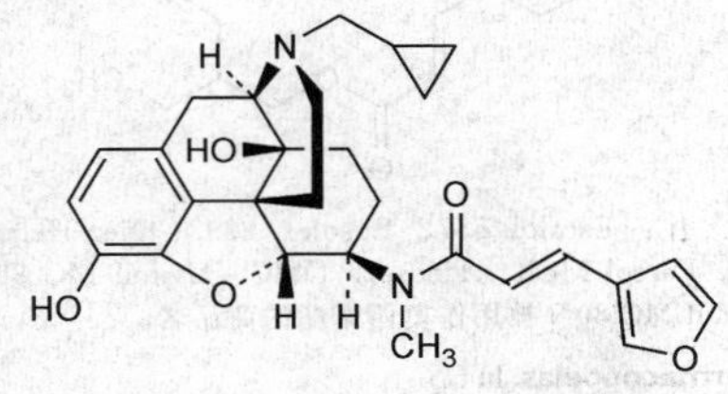

(nalfurafine)

简介

本品为选择性 κ-阿片受体激动药，用于治疗血液透析患者的难治性瘙痒（第1509页）。通过口服给药，2.5μg，每日 1 次，夜间用药。必要时剂量可增加至 5μg。

1. Wikström B, *et al.* κ-Opioid system in uremic pruritus: multicenter, randomized, double-blind, placebo-controlled clinical studies. *J Am Soc Nephrol* 2005; **16**: 3742–7.
2. Nakao K, Mochizuki H. Nalfurafine hydrochloride: a new drug for the treatment of uremic pruritus in hemodialysis patients. *Drugs Today* 2009; **45**: 323–9.

制剂

专利制剂 ***Jpn:*** Remitch.

Naphthalan Liquid 萘烃液

Naftalan; Naphthalanic Oil; Naphthalanum Liquidum.

Нафталановое Масло

CAS — 37229-16-6.

简介

本品是一种复杂的油状混合物，包含有环烃类以及焦油（产自阿塞拜疆和克罗地亚的油田）。有镇痛、抗炎、润肤的作用，在某些情况下可用于治疗银屑病及一些骨骼肌肉疾病。本品一般制成油剂或软膏，通过局部外用，患者也可使用油剂洗澡。

1. Vržogić P, *et al.* Naphthalan – a natural medicinal product. *Acta Dermatovenerol Croat* 2003; **11:** 178–84.

Octil Triazone 辛基三嗪酮

Ethylhexyl Triazone; Octiltriazona; Octyl Triazone. 2,4,6-Trianilino-*p*-(carbo-2′-ethylhexyl-1′-oxy)-1,3,5-triazine.

Октилтриазон

$C_{48}H_{66}N_6O_6$ = 823.1.

CAS — 88122-99-0.

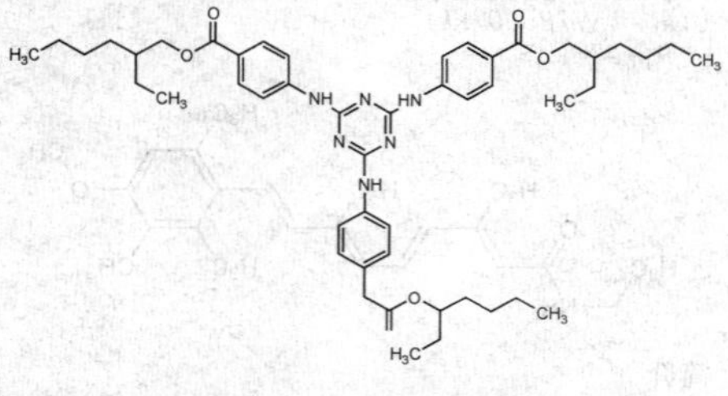

注：Uvinul T150 被用作辛基三嗪酮的商品名。

简介

本品可作为遮光剂（第1504页），能有效阻挡 UVB（定义见第1508页）。

Octinoxate (*USAN*, *rINN*) 奥西诺酯

Ocinoxate; Octinoxato; Octinoxatum; Octyl methoxycinnamate. 2-Ethylhexyl-*p*-methoxycinnamate; 3-(4-Methoxylphenyl)-2-propenoic acid 2-ethylhexyl ester.

Оциноксат

$C_{18}H_{26}O_3$ = 290.4.

CAS — 5466-77-3.

ATC — D02BA02.

ATC Vet — QD02BA02.

UNII — 4Y5P7MUD51.

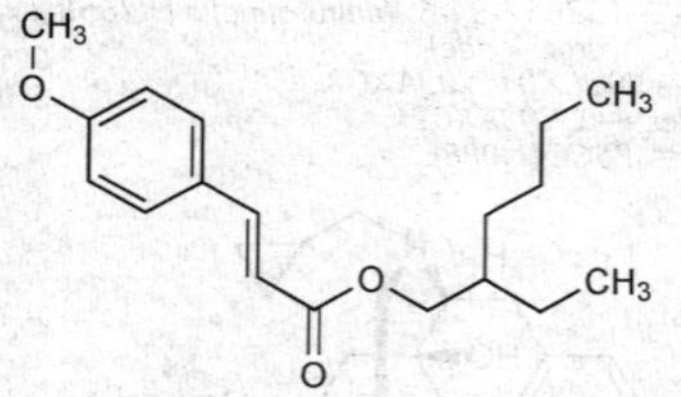

注：Escalol 557、Eusolex 2292、Neo-Heliopan AV、Parsol MCX、Tinosorb OMC、Uvinul MC 80 和 Uvinul MC 80N 被用作奥西诺酯的商品名。

Pharmacopoeias. In *US.*

USP 33 (Octinoxate) 本品为灰黄色的油。不溶于水。贮藏于 8～15℃的密闭容器中。

简介

奥西诺酯为肉桂酸酯取代物，可局部涂药作为遮光剂（第1504页）。肉桂酸类遮光剂可有效吸收全部波长的 UVB，但对 UVA（定义见第1508页）的吸收很少或完全不吸收。因此肉桂酸类遮光剂可用于防止日晒伤，但不太可能防止药物反应或其他因 UVA 引起的过敏反应。与二苯甲酮合用能提供更大的保护范围，可防止发生诸如光过敏等的反应。肉桂酸类有时也可引起光敏反应。

Octisalate (*USAN*, *rINN*) 辛水杨酸酯

Octisalato; Octisalatum; Octyl Salicylate. 2-Ethylhexyl salicylate; 2-Hydroxybenzoic acid 2-ethylhexyl ester.

Октисалат

$C_{15}H_{22}O_3$ = 250.3.

CAS — 118-60-5.

UNII — 4X49Y0596W.

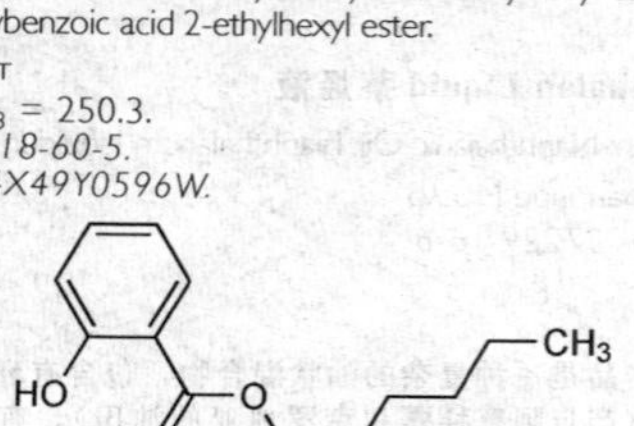

注：Escalol 587、Eusolex Os 和 Neo-Heliopan OS 被用作辛水杨酸酯的商品名。

Pharmacopoeias. In *US.*

USP 33 (Octisalate) 贮藏于密闭容器中。

简介

本品是水杨酸盐的取代物，局部涂药可作为遮光剂（第1504页）。水杨酸盐类可有效吸收全部波长的 UVB，但对 UVA 的吸收很少或完全不吸收（定义见第1508页）。因此水杨酸盐类遮光剂可用于防止日晒伤，但不太可能防止药物反应或其他因 UVA 引起的光敏反应。与二苯甲酮合用能提供更大的保护范围。

水杨酸盐类有时也可引起过敏反应或接触性皮炎。

Octocrilene (*rINN*) 奥克立林

2-Ethylhexyl α-cyano-β-phenylcinnamate; Octocrilène; Octocrileno; Octocrilenum; Octocrylene *(USAN)*. 2-Ethylhexyl 2-cyano-3,3-diphenylacrylate.

Октокрилен

$C_{24}H_{27}NO_2$ = 361.5.

CAS — 6197-30-4.

UNII — 5A68WGF6WM.

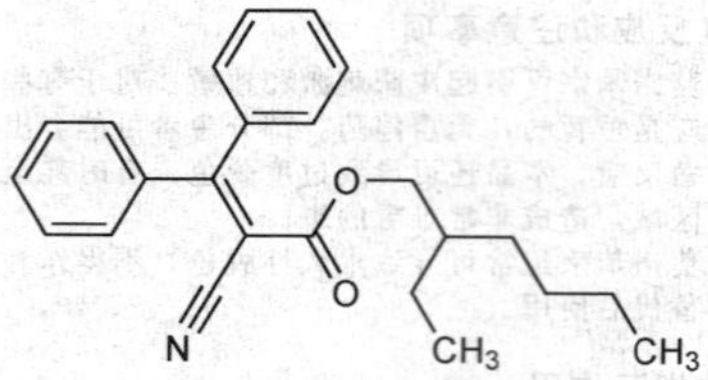

注：Escalol 597、Eusolex OCR、Neo-Heliopan 303、Parsol340 和 Uvinul N 539 T 被用作奥克立林的商品名。

Pharmacopoeias. In *US.*

USP 33 (Octocrylene) 贮藏于密闭容器中。

简介

奥克立林是肉桂酸酯取代物，可作为遮光剂（第1504页）。其作用与奥西诺酯（第1534页）相似。奥克立林可有效阻挡 UVB（定义见第1508页）。

Oxybenzone (*USAN*, *rINN*) 羟苯甲酮

Benzofenon-3; Benzophenone-3; Oxibenzona; Oxybenzonum. 2-Hydroxy-4-methoxybenzophenone.

Оксибензон

$C_{14}H_{12}O_3$ = 228.2.

CAS — 131-57-7.

UNII — 95OOS7VE0Y.

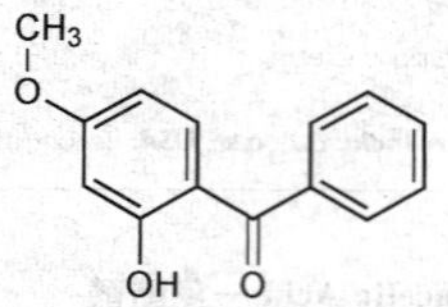

注：Escalol 567、Eusolex 4360、Neo-Heliopan BB、Tinosorb B_3 和 Uvinul M 40 被用作羟苯甲酮的商品名。

Pharmacopoeias. In *US.*

USP 33 (Oxybenzone) 本品为灰黄色粉末。几乎不溶于水；易溶于乙醇和甲苯。贮藏于密闭容器中。避光。

简介

本品是二苯甲酮的取代物，局部涂药可作为遮光剂（第1504页）。二苯甲酮类可有效吸收全部波长（290～320nm）的 UVB，也可吸收部分波长的 UVA（320～360nm）和部分波长的 UVC（250～290nm）（定义见第1508页）。因此二苯甲酮类可用于防止日晒伤，也可防止药物反应或其他因 UVA 引起的光敏反应，实际上常与其他类型的遮光剂合用。

局部外用二苯甲酮遮光剂后，可引起光接触性过敏性皮炎。羟苯甲酮用途广泛，在出现上述反应的患者中，经常发现羟苯甲酮是光敏原。其引起的接触性变态反应较少见。

超敏反应 已知化学遮光剂会引起光敏性和接触性变态反应。羟苯甲酮用途广泛，据报道[1,2]在遮光剂的光斑试验中，经常检测到羟苯甲酮是光敏原。一组 5800 例怀疑是过敏性接触性皮炎的患者，检测其接触过敏原[3]，其中对羟苯甲酮起阳性反应的占 0.6%。还有少量报道关于羟苯甲酮引起严重的变态反应（包括过敏反应），是通过斑贴试验证实的[4,5]。有过敏史的患者容易发生上述反应。

1. Berne B, Ros A-M. 7 years experience of photopatch testing with sunscreen allergens in Sweden. *Contact Dermatitis* 1998; **38:** 61–4.
2. Bryden AM, *et al.* Photopatch testing of 1155 patients: results of the U.K. multicentre photopatch study group. *Br J Dermatol* 2006; **155:** 737–47.
3. Marks JG, *et al.* North American Contact Dermatitis Group patch-test results, 1998 to 2000. *Am J Contact Dermat* 2003; **14:** 59–62.
4. Emonet S, *et al.* Anaphylaxis to oxybenzone, a frequent constituent of sunscreens. *J Allergy Clin Immunol* 2001; **107:** 556–7.
5. Yesudian PD, King CM. Severe contact urticaria and anaphylaxis from benzophenone-3 (2-hydroxy 4-methoxy benzophenone). *Contact Dermatitis* 2002; **46:** 55–6.

制剂

USP 33: Dioxybenzone and Oxybenzone Cream.

Padimate (*BAN*, *rINN*) 帕地马酯

Amyl Dimethylaminobenzoate; Isoamyl Dimethylaminobenzoate; Padimate A *(USAN)*; Padimato; Padimatum. A mixture of pentyl, isopentyl, and 2-methylbutyl 4-dimethylaminobenzoates.

Падимат

$C_{14}H_{21}NO_2$ = 235.3.

CAS — 14779-78-3 (pentyl 4-dimethylaminobenzoate); 21245-01-2 (isopentyl 4-dimethylaminobenzoate).

UNII — 77FU10423X.

简介

帕地马酯是氨基苯甲酸酯的取代物，可作为遮光剂（第1504页）。其作用与氨基苯甲酸（第1515页）相似。帕地马酯可有效阻挡 UVB（定义见第1508页）。

Padimate O (*BANM*, *USAN*) 帕地马酯 O

Ethylhexyl Dimethyl PABA; Octyl Dimethyl PABA; Padimato O. 2-Ethylhexyl 4-(dimethylamino)benzoate.

Падимат O

$C_{17}H_{27}NO_2$ = 277.4.

CAS — 21245-02-3.

UNII — Z11006CMUZ.

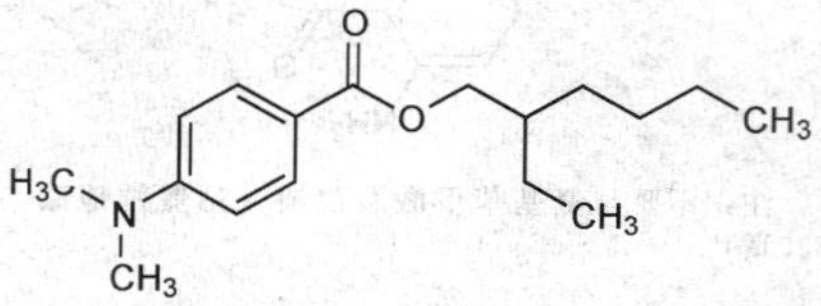

注：Escalol 507 和 Eusolex 6007 被用作帕地马酯 O 的商品名。

Pharmacopoeias. In *US.*

USP 33 (Padimate O) 本品为亮黄色、有轻微芳香臭的可流动液体。几乎不溶于水、丙三醇和丙二醇；可溶于乙醇、异丙醇和液状石蜡。贮藏于密闭容器中。避光。

简介

帕地马酯 O 是氨基苯甲酸酯的取代物，可作为遮光剂（第1504页）。其作用与氨基苯甲酸（第1515页）相似。帕地马酯可有效阻挡 UVB（定义见第1508页）。

制剂

USP 33: Padimate O Lotion.

Pimecrolimus (*BAN*, *USAN*, *rINN*) 吡美莫司

ASM-981; Pimécrolimus; Pimecrolimús; Pimecrolimusum; Pimekrolimus; Pimekrolimuusi; SDZ-ASM-981. (3*S*,4*R*,5*S*,8*R*,9*E*,12*S*,14*S*,15*R*,16*S*,18*R*,19*R*,26a*S*)-3-{(*E*)-2-[(1*R*,3*R*,4*S*)-4-Chloro-3-methoxycyclohexyl]-1-methylvinyl}-8-ethyl-5,6,8,11,12,13,14,15,16,17,18,19,24,25,26,26a-hexadecahydro-5,19-dihydroxy-14,16-dimethoxy-4,10,12,18-tetramethyl-15,19-epoxy-3*H*-pyrido[2,1-*c*][1,4]oxaazacyclotricosine-1,7,20,21(4*H*,23*H*)-tetrone.

Пимекролимус

$C_{43}H_{68}ClNO_{11}$ = 810.5.

CAS — 137071-32-0.
ATC — D11AH02.
ATC Vet — QD11AH02.
UNII — 7KYV510875.

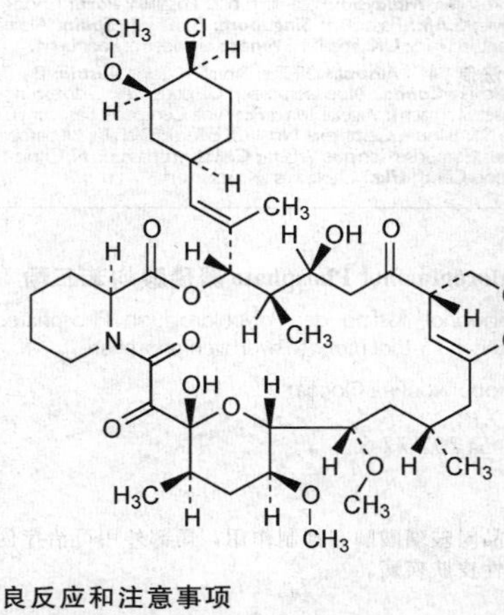

不良反应和注意事项

参见外用的他克莫司（第1579页）。

外用吡美莫司最常见的不良反应是在用药部位出现烧灼感、刺激、瘙痒、红斑和毛囊炎。不太常见的不良反应包括皮肤乳头状瘤和各种细菌、病毒的皮肤感染。发生过敏反应较少见，但据报道有时会很严重。

有病例报道关于患者使用吡美莫司软膏后发生淋巴结病。对于此类患者，在缺乏明确的病因前或正处于急性传染性单核细胞增多症的阶段时，须停止接收吡美莫司的治疗。

致癌性 *动物*的致癌性研究显示，外用钙调磷酸酶抑制药后可增加恶性肿瘤的发病率，因此美国 FDA 发布了关于有潜在致癌风险的警告，同时还发布了关于合理外用吡美莫司和他克莫司（第1759页）的用药指南。

药物相互作用

乙醇不耐受，据说外用吡美莫司的患者饮酒后偶可引起面色潮红、皮疹、烧灼感、瘙痒或肿胀。

药动学

外用吡美莫司的全身吸收量极低且不会产生累积。*动物*试验及体外试验未发现本品可在皮肤中代谢。

口服吡美莫司可通过胃肠道吸收，74%～87%与血浆蛋白结合。会被肝脏中的细胞色素 P450 同工酶 CYP3A 亚型代谢。单次给药，约 78%是以代谢物的形式通过粪便排泄，保持吡美莫司原形的不到 1%。只有约 2.5%是以代谢物的形式通过尿液排泄。

1. Van Leent EJM, *et al.* Low systemic exposure after repeated topical application of pimecrolimus (Elidel®, SD Z ASM 981) in patients with atopic dermatitis. *Dermatology* 2002; **204:** 63–8.
2. Scott G, *et al.* Pharmacokinetics of pimecrolimus, a novel nonsteroid anti-inflammatory drug, after single and multiple oral administration. *Clin Pharmacokinet* 2003; **42:** 1305–14.
3. Zollinger M, *et al.* Pimecrolimus: absorption, distribution, metabolism, and excretion in healthy volunteers after a single oral dose and supplementary investigations in vitro. *Drug Metab Dispos* 2006; **34:** 765–74.

用途和用法

吡美莫司是由子囊霉素巨内酰胺衍生而来，同他克莫司（第1762页）均为钙调磷酸酶抑制药，具有相同的抗炎活性和免疫抑制作用。本品可通过短期外用药或长期间歇性用药来治疗轻、中度的且对传统治疗方法无效或不适用的特应性皮炎（第1506页），同时要求患者没有免疫缺陷且年龄超过 2 岁。外用 1%的吡美莫司乳膏，每日 2 次，直到症状和体征消失。经过 6 周的用药后，如果无效或病情恶化，可停止治疗。

关于口服吡美莫司治疗银屑病或特应性皮炎的探索也在进行中。

婴幼儿用法 有一篇文献[1]，其数据来源于 10 项研究的综合，包含了 1133 名年龄在 3～23 个月的婴儿，接受了 2 年的 1%吡美莫司乳膏外用治疗，结果显示，系统暴露于吡美莫司中的水平非常低，与大一点的儿童或成年人相比差不多。文中同时也报道了治疗有效，且未见免疫抑制或感染发生概率提高。然而在注册药品信息中，由于考虑到吡美莫司乳膏对婴儿免疫系统发育的影响还未知（相关的致癌可能性见上文），因此不建议用于 2 岁以下儿童。

1. Paul C, *et al.* Safety and tolerability of 1% pimecrolimus cream among infants: experience with 1133 patients treated for up to 2 years. Abstract: *Pediatrics* 2006; **117:** 202–3. Full version: http://pediatrics.aappublications.org/cgi/reprint/117/1/e118 (accessed 27/09/07)

湿疹 关于外用吡美莫司治疗湿疹的综述和荟萃分析普遍认为[1～3]，其疗效要弱于中效或强效的皮质激素以及他克莫司[2,3]，但缺乏与弱效皮质激素的对比研究[2,3]。关于吡美莫司在婴幼儿中的用法，见上文。

有一项研究[4]是关于口服吡美莫司治疗的，但还需要进行更多的研究。

1. Wellington K, Jarvis B. Topical pimecrolimus: a review of its clinical potential in the management of atopic dermatitis. *Drugs* 2002; **62:** 817–40.
2. Ashcroft DM, *et al.* Efficacy and tolerability of topical pimecrolimus and tacrolimus in the treatment of atopic dermatitis: meta-analysis of randomised controlled trials. *BMJ* 2005; **330:** 516–22.
3. Ashcroft DM, *et al.* Topical pimecrolimus for eczema. Available in The Cochrane Database of Systematic Reviews; Issue 4. Chichester: John Wiley; 2007 (accessed 12/04/10).
4. Wolff K, *et al.* Efficacy and tolerability of three different doses of oral pimecrolimus in the treatment of moderate to severe atopic dermatitis: a randomized controlled trial. *Br J Dermatol* 2005; **152:** 1296–1303.

苔藓 有些报道[1,2]关于外用 1%的吡美莫司乳膏治疗*口腔扁平苔藓*（第1507页）有效。报道中用的最多的方法为每日 2 次，也有使用黏附凝胶或糊剂的。有 3 例经过了 2～4 周的治疗后口腔皮损得以改善[1]。在三项小规模的随机、安慰剂对照研究[1,3～5]中，糜烂型扁平苔藓患者外用 1%的吡美莫司乳膏治疗，每日 2 次，疗程 4 周，却有着不同的结果。其中的一项研究[3]，虽然吡美莫司组的疼痛评分有所下降，但对红斑却没有什么作用。吡美莫司组也有改善溃疡的趋势，但变化差异没有统计学意义。另外 2 项的研究结果却显示，疼痛和糜烂程度有着显著改善，其中一篇[5]认为在治疗停止后情况可能还会持续改善，但另外一篇[4]却不这么认为。部分患者在接受治疗的头一个月没有反应，在下一个月中显示见效[5]。还有报道关于外用吡美莫司治疗生殖器扁平苔藓有效。在一项有 11 名妇女的系列研究中[6]，9 人经过 4～6 周的治疗后获益；随后继续至 10 个月，其中有 6 人完全见效，另外 3 人部分见效。

7 名年龄在 4～48 岁的女性患者，外用 1%的吡美莫司乳膏治疗*硬化萎缩性苔藓*（第1508页），每日 2 次，疗程 3～4 周，其症状和体征得以缓解[7,8]。1 名 62 岁的妇女，由于用药后有烧灼感和刺痛，因而减少了使用吡美莫司乳膏的频率，结果导致治疗无效[7]。

1. Esquivel-Pedraza L, *et al.* Treatment of oral lichen planus with topical pimecrolimus 1% cream. *Br J Dermatol* 2004; **150:** 771–3.
2. Dissemond J, *et al.* Pimecrolimus in an adhesive ointment as a new treatment option for oral lichen planus. *Br J Dermatol* 2004; **150:** 782–4.
3. Swift JC, *et al.* The effectiveness of 1% pimecrolimus cream in the treatment of oral erosive lichen planus. *J Periodontol* 2005; **76:** 627–35.
4. Passeron T, *et al.* Treatment of oral erosive lichen planus with 1% pimecrolimus cream: a double-blind, randomized, prospective trial with measurement of pimecrolimus levels in the blood. *Arch Dermatol* 2007; **143:** 472–6.
5. Volz T, *et al.* Pimecrolimus cream 1% in erosive oral lichen planus—a prospective randomized double-blind vehicle-controlled study. *Br J Dermatol* 2008; **159:** 936–41.
6. Lonsdale-Eccles AA, Velangi S. Topical pimecrolimus in the treatment of genital lichen planus: a prospective case series. *Br J Dermatol* 2005; **153:** 390–4.
7. Goldstein AT, *et al.* Pimecrolimus for the treatment of vulvar lichen sclerosus: a report of 4 cases. *J Reprod Med* 2004; **49:** 778–80.
8. Boms S, *et al.* Pimecrolimus 1% cream for anogenital lichen sclerosus in childhood. *BMC Dermatol* 2004; **4:** 14. Available at: http://www.biomedcentral.com/1471-5945/4/14 (accessed 27/09/07)

银屑病 吡美莫司外用治疗银屑病（第1510页）有一些疗效。虽然大多数研究普遍认为，其疗效要弱于外用的皮质激素和卡泊三醇[1,2～4]，但在一项研究中[2]，慢性斑块型银屑病患者使用 1%吡美莫司软膏治疗并进行封包，其疗效与 0.05%的丙酸氯倍他索软膏相似。

口服吡美莫司的研究也还在进行中，是关于慢性斑块型银屑病患者病情改善的剂量评价研究[5,6]。

1. Gribetz C, *et al.* Pimecrolimus cream 1% in the treatment of intertriginous psoriasis: a double-blind, randomized study. *J Am Acad Dermatol* 2004; **51:** 731–8.
2. Mrowietz U, *et al.* The novel ascomycin derivative SDZ ASM 981 is effective for psoriasis when used topically under occlusion. *Br J Dermatol* 1998; **139:** 992–6.
3. Mrowietz U, *et al.* An experimental ointment formulation of pimecrolimus is effective in psoriasis without occlusion. *Acta Derm Venereol* 2003; **83:** 351–3.
4. Kreuter A, *et al.* 1% Pimecrolimus, 0.005% calcipotriol, and 0.1% betamethasone in the treatment of intertriginous psoriasis: a double-blind, randomized controlled study. *Arch Dermatol* 2006; **142:** 1138–43.
5. Rappersberger K, *et al.* Pimecrolimus identifies a common genomic anti-inflammatory profile, is clinically highly effective in psoriasis and is well tolerated. *J Invest Dermatol* 2002; **119:** 876–87.
6. Gottlieb AB, *et al.* Oral pimecrolimus in the treatment of moderate to severe chronic plaque-type psoriasis: a double-blind, multicentre, randomized, dose-finding trial. *Br J Dermatol* 2005; **152:** 1219–27.

脂溢性皮炎 小规模研究显示[1,2]，外用吡美莫司治疗脂溢性皮炎（第1511页）的疗效与外用皮质激素相似。一些对皮质激素外用治疗无效的病例，使用吡美莫司后见效[3]。

1. Rigopoulos D, *et al.* Pimecrolimus cream 1% vs. betamethasone 17-valerate 0.1% cream in the treatment of seborrhoeic dermatitis: a randomized open-label clinical trial. *Br J Dermatol* 2004; **151:** 1071–5.
2. Firooz A, *et al.* Pimecrolimus cream, 1%, vs hydrocortisone acetate cream, 1%, in the treatment of facial seborrheic dermatitis: a randomized, investigator-blind, clinical trial. *Arch Dermatol* 2006; **142:** 1066–7.
3. Cunha PR. Pimecrolimus cream 1% is effective in seborrhoeic dermatitis refractory to treatment with topical corticosteroids. *Acta Derm Venereol* 2006; **86:** 69–70.

制剂

专利制剂

Arg.: Elidel; ***Austral.:*** Elidel; ***Austria:*** Elidel; ***Belg.:*** Elidel; ***Braz.:*** Elidel; ***Canad.:*** Elidel; ***Chile:*** Elidel; ***Cz.:*** Elidel; ***Denm.:*** Elidel; ***Fin.:*** Elidel; ***Fr.:*** Elidel†; ***Ger.:*** Douglan†; Elidel; ***Gr.:*** Aregen; Elidel; ***Hong Kong:*** Elidel; ***Hung.:*** Elidel; ***Indon.:*** Elidel; ***Israel:*** Elidel; ***Ital.:*** Elidel; ***Malaysia:*** Elidel; ***Mex.:*** Elidel; ***Neth.:*** Elidel; ***Norw.:*** Elidel; ***NZ:*** Elidel; ***Philipp.:*** Elidel; ***Pol.:*** Elidel; ***Port.:*** Aregen; Elidel; ***Rus.:*** Elidel (Элидел); ***S.Afr.:*** Elidel; ***Singapore:*** Elidel; ***Spain:*** Elidel; Isaplic†; Rizan; ***Swed.:*** Elidel; ***Switz.:*** Elidel; ***Thai.:*** Elidel; ***Turk.:*** Elidel; ***UK:*** Elidel; ***Ukr.:*** Elidel (Элидел); ***USA:*** Elidel; ***Venez.:*** Elidel.

Piroctone Olamine (*USAN*, *rINNM*) 吡罗克酮乙醇胺

Piroctona olamina; Piroctoni Olaminum. 1-Hydroxy-4-methyl-6-(2,4,4-trimethylpentyl)-2(1*H*)-pyridone compound with 2-aminoethanol (1:1).

Пироктон Оламин

$C_{14}H_{23}NO_2,C_2H_7NO = 298.4.$

CAS — 50650-76-5 (piroctone); 68890-66-4 (piroctone olamine).

UNII — A4V5C6R9FB.

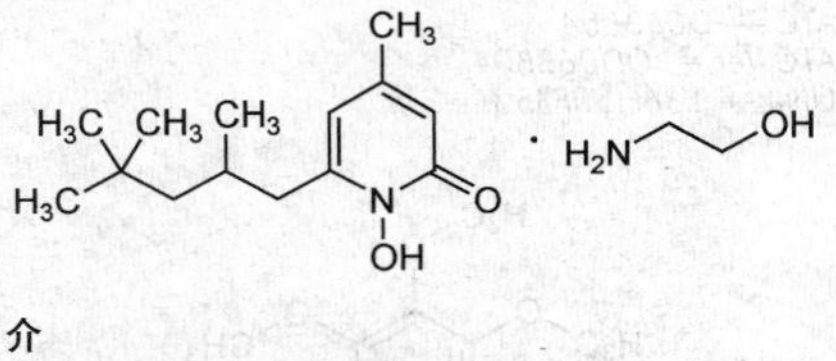

简介

本品被用在洗发香波中治疗头皮屑。

制剂

专利制剂

Arg.: Octopil†; Plusgel†; ***Austral.:*** Neoceuticals Therapeutic Shampoo†; ***Braz.:*** Soapex; ***Fr.:*** Charlieu Antipelliculaire; Evolith DS; Topicrem Traitement PV; ***Irl.:*** Saliker†; ***Ital.:*** Olamin P; ***Mex.:*** Betapirox; ***Venez.:*** Betapirox; Hair Stabil†; Sante Vite†.

多组分制剂 ***Arg.:*** Micocert; Micodual; Pitiriax; ***Braz.:*** Ortosol P; Pityval; Saliker; ***Chile:*** Anastim; Eucerin Shampoo Anticaspa†; Eucerin Shampoo para el Tratamiento de la Caspa; Foltene Research Anticaspa†; Kerium Anticaspa -Caspa Grasa; Kerium Anticaspa -Caspa Seca; Kerium Anticaspa Intensivo; NeoStrata; Node DS; Pityval; Shampoo Anticaspa†; ***Fr.:*** Alpha 5 DS†; Hyfac soin keratolytique†; Ionax P; Item Alphakeptol†; Kelual DS; Kerium Intensive; Kertyol Shampooing; Liperol†; Mela'aura†; Node DS; Node P; Phytheol Force; Phytosquame; Pityker†; Pityval; PSO; Saliker†; Seborheane; T/Gel†; ***Irl.:*** Effaclar AI; ***Israel:*** Atopiclair; Xclair; ***Ital.:*** Biophase Shampoo; Biothymus DS; Genisol; Nonak; Prurex; Tricoderm F; ***Port.:*** Alpha Septol; Alphakeptol†; Bioclin Sebo Care; Ionil P†; ***Spain:*** Ionax P†; ***Turk.:*** Numis; ***UK:*** Atopiclair; ***USA:*** Atopiclair; ***Venez.:*** Kertyol; Node DS; Sensibio DS.

Podophyllum 鬼臼

American Mandrake; May Apple Root; Podófilo; Podofilum; Podoph.; Podophyllum Rhizome; Rizoma de podófilo.

Подофилл щитовидный (*Podophyllum peltatum*)

ATC Herb — HA06AB5012 (Podophyllum peltatum: rhizome).

UNII — 2S713A4VP3.

Pharmacopoeias. In *US.*

USP 33 (Podophyllum) 本品为盾叶鬼臼（小檗科）的干燥根茎。树脂的提取率不少于 5%。本品有轻微臭。

Indian Podophyllum 印度鬼臼

Ind. Podoph.; Indian Podophyllum Rhizome; Podófilo indio.

Подофилл гималайский (*Podophyllum emodi*)

性状 是盾叶鬼臼（西藏鬼臼，*P. emodi*）（小檗科）的干燥果实或根茎。

Podophyllum Resin 鬼臼树脂

Podofilino; Podoph. Resin; Podophylli Resina; Podophyllin; Resina de podófilo.

Подофиллин

CAS — 8050-60-0.

ATC Herb — HD06BB5001 (Podophyllum peltatum: resin); HA06AB5011 (Podophyllum peltatum: resin).

Pharmacopoeias. In *Int.* and *US* (both from podophyllum only). In *Br.* from Indian podophyllum.

BP 2010（Podophyllum Resin） 本品为盾叶鬼臼（西藏鬼臼，*P. emodi*）的干燥根茎中提取的树脂。总木脂素的含量不少于50%，以鬼臼毒素计算。

本品为无定形粉末，在光照下颜色会发生改变，呈亮棕色至黄绿色或灰褐色不等的团块，有特殊臭；有腐蚀性。置于光照下或温度超过25℃时颜色可变暗。

可部分溶于热水，但冷却后会发生沉淀；可部分溶于氯仿、乙醚和稀氨水。避光。

USP 33（Podophyllum Resin） 本品为鬼臼（盾叶鬼臼的干燥根茎）中提取的树脂的粉末状混合物，是通过乙醇渗漉并于水中酸化沉淀而得的。本品含40%～50%的己烷不溶物。

本品为无定形的有腐蚀性的粉末，颜色可发生从亮棕色到黄绿色的改变。置于光照下或温度超过25℃时颜色可变暗。

可溶于乙醇，有轻微的乳白光；可部分溶于氯仿和乙醚。其乙醇溶液用石蕊检测呈酸性。贮藏于密闭容器中。避光。

Podophyllotoxin（*BAN*）鬼臼毒素

Podofilotoxina; Podofilox *(USAN)*; Podofyllotoksiini; Podofyllotoxin; Podophyllotoxinum. (5R,5aR,8aR,9R)-5,5a,6,8,8a,9-Hexahydro-9-hydroxy-5-(3,4,5-trimethoxyphenyl)furo[3′4′:6,7]naphtho[2,3-*d*]-1,3-dioxol-6-one.

Подофиллотоксин

$C_{22}H_{22}O_8$ = 414.4.

CAS — 518-28-5.

ATC — D06BB04.

ATC Vet — QD06BB04.

UNII — L36H50F353.

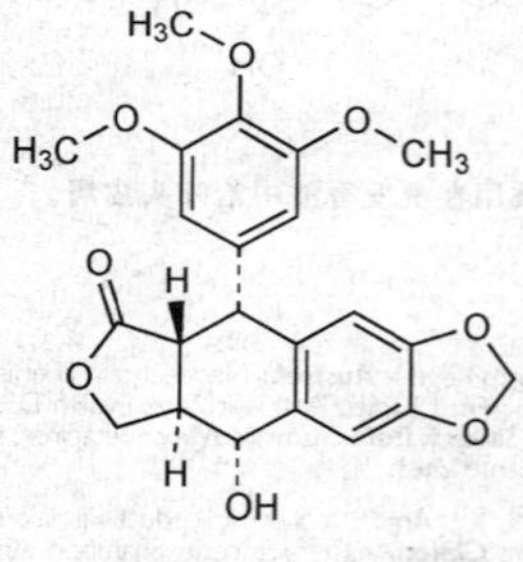

不良反应

鬼臼有很强的刺激性，尤其是对眼睛和黏膜部位。摄入本品或局部外用可能会引起严重的系统毒性，通常是可逆的，但有时也能致人死亡。中毒症状包括恶心、呕吐、腹痛和腹泻，还可能有血小板减少、白细胞减少、肾衰和肝毒性。中枢反应的发生会较迟，并可持续整个治疗期间，包括急性精神病反应、幻觉、混淆、眩晕、无知觉、共济失调、张力减退、癫痫发作和昏迷。EEG改变可能会持续数天。迟些时候会发生外周神经和自律神经的障碍，可导致感觉异常、反射降低、肌肉无力、心悸亢进、呼吸暂停、体位性低血压、麻痹性肠梗阻和尿潴留。神经障碍可持续数月。

中毒 有一些关于鬼臼中毒的文献[1～7]。有些患者的中毒是因为使用了含鬼臼或类似植物八角莲（*Dysosma pleianthum*）的草药制剂。摄入10g的鬼臼后会发生死亡。

1. Cassidy DE, *et al.* Podophyllum toxicity: a report of a fatal case and a review of the literature. *J Toxicol Clin Toxicol* 1982; **19:** 35–44.
2. Dobb GJ, Edis RH. Coma and neuropathy after ingestion of herbal laxative containing podophyllin. *Med J Aust* 1984; **140:** 495–6.
3. Holdright DR, Jahangiri M. Accidental poisoning with podophyllin. *Hum Exp Toxicol* 1990; **9:** 55–6.
4. Tomczak RL, Hake DH. Near fatal systemic toxicity from local injection of podophyllin for pedal verrucae treatment. *J Foot Surg* 1992; **31:** 36–42.
5. Kao W-F, *et al.* Podophyllotoxin intoxication: toxic effect of bajiaolian in herbal therapeutics. *Hum Exp Toxicol* 1992; **11:** 480–7.
6. Chan TYK, Critchley JAJH. Usage and adverse effects of Chinese herbal medicines. *Hum Exp Toxicol* 1996; **15:** 5–12.
7. Chu CC, *et al.* Sensory neuropathy due to bajiaolian (podophyllotoxin) intoxication. *Eur Neurol* 2000; **44:** 121–3.

注意事项

局部外用本品时，如果大面积长期过量用药，或治疗部位脆弱、有出血，或最近接受过疣体活检，或不慎接触到正常皮肤或黏膜组织，都会使产生系统毒性的风险增加。

本品不得用于妊娠期或哺乳期妇女。有些报道关于妊娠期间使用鬼臼，不排除其有致畸的风险。使用本品所带来的全身不良反应，对于孕妇来说也是很难受的，所以可考虑使用其他非药物的方法来治疗其肛门生殖器疣。尚不清楚本品是否会分布进入乳汁中。

处置 鬼臼树脂对皮肤、眼和黏膜都有很强的刺激性，需要谨慎处理。

用途和用法

鬼臼树脂和鬼臼毒素具有抑制有丝分裂的活性，主要通过外用来治疗肛门生殖器疣（尖锐湿疣）。鬼臼树脂和鬼臼毒素都可用于外生殖器和肛周的疣，鬼臼树脂还可用于尿道口的疣。但这些化合物都不得用于黏膜处（包括阴道、宫颈、尿道内、肛门内、直肠内）的疣的治疗。

鬼臼树脂通常被制成安息香酊的混合物，其制剂浓度为15%（印度鬼臼）或10%～25%（美国鬼臼）。低浓度的美国鬼臼也可制成乙醇溶液。治疗时，外涂药液于疣体后保留1～6h，然后洗去。疣体的面积小或数量少时，可一次治愈。用药时需谨慎，避免接触到正常组织。每周用药1次，持续3～6周。至于0.5%的鬼臼毒素乙醇溶液或乙醇凝胶，以及0.15%的鬼臼毒素乳膏，它们的用法也是一样的。这些药物每日用药2次，连用3天，且用药后无需清洗。此治疗方法可每周重复，最多可持续4～5周。鬼臼树脂还可与其他角质分离剂合用于清除跖疣。

鬼臼树脂和鬼臼毒素通常不用于儿童，见下文。

口服鬼臼树脂对肠黏膜有很强的刺激性，可通过使肠剧烈蠕动达到净化的作用。本品可用毒性较小的泻药代替。

顺势疗法 鬼臼可作为顺势疗法药物，常用名有：Podoph pelt；Podophyllum peltatum。

鬼臼树脂可作为顺势疗法药物，常用名有：Podophyllinum。

儿童用法 由于可能产生严重的局部刺激和全身毒性，通常鬼臼树脂和鬼臼毒素避免用于儿童。然而，有一些含鬼臼树脂的制剂被允许用于治疗儿童的跖疣。而且，鬼臼毒素也被用来治疗症状明显且持续性的儿童肛门生殖器疣[1]。*BNFC 2009* 建议，尽管含鬼臼毒素的制剂不被允许用于儿童，但对于2岁及以上的儿童，可使用联合治疗，其用法（见上文）与成人一样。

1. Bellew SG, *et al.* Childhood warts: an update. *Cutis* 2004; **73:** 379–84.

尖锐湿疣 鬼臼制剂可作为选择之一，用于治疗因人乳头瘤病毒感染引起的肛门生殖器疣（尖锐湿疣）（第1511页）。由于不恰当或过量使用鬼臼树脂制剂可能会导致局部或全身毒性，因此其通常是由医疗服务提供者来使用[1]。与鬼臼树脂相比较，使用鬼臼毒素似乎更有效[2,3]，且毒性更小[2]，更适合于患者的自我治疗[1,4]。

1. CDC. Sexually transmitted diseases treatment guidelines, 2006. *MMWR* 2006; **55** (RR-11): 1–94. Correction. *ibid.*; 997. Also available at: http://www.cdc.gov/mmwr/PDF/rr/rr5511.pdf (accessed 23/07/10)
2. von Krogh G, Longstaff E. Podophyllin office therapy against condyloma should be abandoned. *Sex Transm Infect* 2001; **77:** 409–12.
3. Lacey CJN, *et al.* Randomised controlled trial and economic evaluation of podophyllotoxin solution, podophyllotoxin cream, and podophyllin in the treatment of genital warts. *Sex Transm Infect* 2003; **79:** 270–5.
4. von Krogh G, *et al.* European Course on HPV Associated Pathology (ECHPV). European guideline for the management of anogenital warts. *Int J STD AIDS* 2001; **12** (suppl 3): 40–7. Also available at: http://www.iusti.org/sti-information/pdf/guidelines.pdf (accessed 27/09/07)

制剂

BP 2010: Compound Podophyllin Paint;
USP 33: Podophyllum Resin Topical Solution.

专利制剂

Arg.: Podoxin; ***Austral.:*** Condyline; Wartec; ***Austria:*** Condylox; ***Belg.:*** Wartec; ***Braz.:*** Wartec; ***Canad.:*** Condyline; Podofilm; Wartec; ***Cz.:*** Wartec; ***Denm.:*** Condyline; Wartec; ***Fin.:*** Condyline; Wartec; ***Fr.:*** Condyline; ***Ger.:*** Condylox; Wartec; ***Gr.:*** Podofilox; Wartec; ***Hong Kong:*** Podofilm; Wartec; ***Hung.:*** Condyline; Wartec; ***Irl.:*** Condyline; Warticon; ***Israel:*** Condylox; ***Ital.:*** Condyline; Wartec; ***Mex.:*** Podofilia; Vipodo; Wartec; ***Neth.:*** Condyline; Wartec; ***Norw.:*** Condyline; Wartec; ***NZ:*** Condyline; Wartec; ***Pol.:*** Condyline; Wartec; ***Port.:*** Condyline; ***Rus.:*** Condyline (Кондилин); Wartec (Вартек); ***S.Afr.:*** Wartec; ***Singapore:*** Wartec; ***Spain:*** Wartec; ***Swed.:*** Condyline; Wartec; ***Switz.:*** Condyline; Warix; ***Turk.:*** Podofilm; ***UK:*** Condyline; Warticon; ***Ukr.:*** Wartec (Вартек); ***USA:*** Condylox; Pod-Ben-25; Podocon; Podofin.

多组分制剂 ***Austral.:*** Posalfilin; ***Canad.:*** Canthacur-PS; Cantharone Plus; ***Ger.:*** Unguentum lymphaticum; ***Hong Kong:*** F-Podofim; Posalfilin†; ***Irl.:*** Posalfilin; ***Malaysia:*** Posalfilin†; ***NZ:*** Posalfilin; ***Port.:*** Cholagutt†; Doce Alivio; ***S.Afr.:*** Posalfilin†; ***Singapore:*** Posalfilin†; ***Spain:*** Alofedina; ***Turk.:*** Canthacur-PS; ***UK:*** Posalfilin; ***Venez.:*** Linfoderm; Podoben†.

顺势疗法制剂 ***Austral.:*** IBS Eze; Stomach Calm; ***Austria:*** Daram†; Zahnkugelchen; ***Canad.:*** Aloe Complex†; Carduus Plex; Diarrex; Indigestion†; Upset Stomach†; Vegetal Tonic; ***Fr.:*** Aloe Compose; Basilicum Complexe No 96; Bilinum Complexe No 113; Billerol; Diaralia; Hepatopan; L 114; Ricinus Compose; Tonique Vegetal; ***Ger.:*** Cefaspasmon N; Chola-Plantin N; phono Chol†; ***Ukr.:*** Choledius (Холедиус)†.

Polyphloroglucinol Phosphate 聚磷酸均苯三酚

Polifloroglucinol, fosfato de; Polyphloroglucin Phosphate. Poly[benzene-1,3,5-triol mono(dihydrogen phosphate)].

Полифлороглюцина Фосфат

$(C_6H_7O_6P)_n$.

CAS — 51202-77-8.

简介

本品对玻璃酸酶有抑制作用，局部外用可治疗创伤和瘙痒性皮肤疾病。

制剂

专利制剂

Austria: Dealyd.

Polyurethane Foam（*USAN*）聚乌拉坦泡沫胶

Пенополиуретан; Полиуретановая Пена

CAS — 9009-54-5.

简介

本品为乌拉坦聚合物，用作伤口敷料。

制剂

专利制剂

Austral.: Allevyn; Opsite; ***Belg.:*** Allevyn; Askina Transorbent; Biatain; Combiderm; Duoderm E; Mepilex; Permafoam; Tegaderm Foam; Tielle; ***Canad.:*** Tegaderm Foam; ***Chile:*** Epi Foam; ***Fr.:*** Allevyn; Clip Blessures; Clip Derm; Clip Strip; Opsite; Optiskin; Permafoam; Suprasorb; Tielle; ***Ger.:*** Allevyn; Biatain; Biatain Ag; Biatain-Ibu; DracoFoam; Opsite; ***Ital.:*** Allevyn; Bioclusive; Cutinova Hydro; Opsite Flexigrid; Suprasorb F, M, P; ***S.Afr.:*** Opsite; ***UK:*** Allevyn; Cutinova; Lyofoam; Opsite.

多组分制剂 ***Ital.:*** Biopatch; Silverdres.

Prezatide Copper Acetate（*USAN*，*rINN*）醋肽铜

Acetato de prezatida cúprica; Acetato de prezatida de cobre; PC-1020 (prezatide copper); Prézatide Cuprique, Acétate de; Prezatidi Cuprici Acetas. Hydrogen [N^2-(*N*-glycyl-L-histidyl)-L-lysinato][N^2-(*N*-glycyl-L-histidyl)-L-lysinato(2–)]cuprate(1–) diacetate.

Презатида Меди Ацетат

$C_{28}H_{46}CuN_{12}O_8,2C_2H_4O_2$ = 862.4.

CAS — 130120-57-9.

UNII — A3LEI4P1NB.

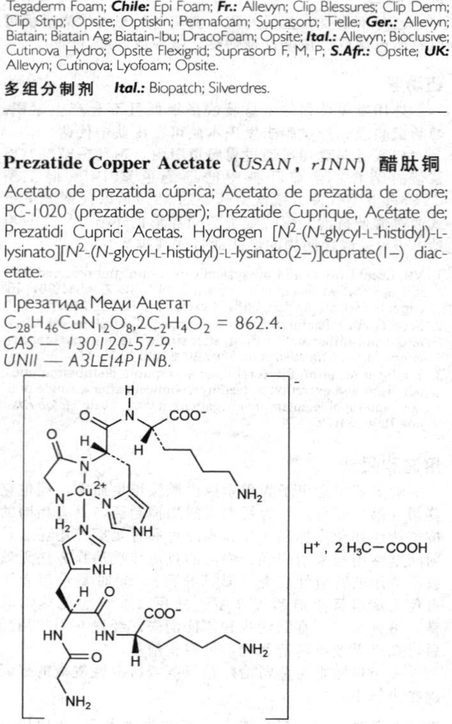

简介

本品为含铜的三肽，外用于治疗创伤。

制剂

专利制剂

Mex.: lamin†; ***USA:*** lamin Hydrating Gel.

Pyrithione Zinc (*BAN*, *USAN*, *rINN*) **吡啶硫酮锌**

Çinko Pirition; Piritiona cíncica; Piritiona de zinc; Pyrithione Zincique; Pyrithionum Zincicum; Zinc 2-Pyridinethiol 1-Oxide; Zinc Pyridinethione. Bis[1-hydroxypyridine-2(1*H*)-thionato]zinc.

Пиритион Цинк

$C_{10}H_8N_2O_2S_2Zn$ = 317.7.
CAS — 13463-41-7.
ATC — D11AX12.
ATC Vet — QD11AX12.
UNII — R953O2RHZ5.

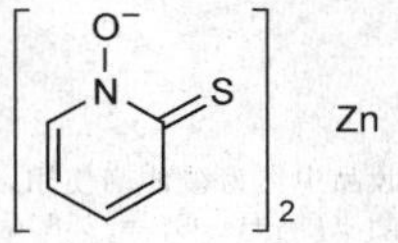

简介

吡啶硫酮锌有抑制细菌和真菌的特性。用法与二硫化硒（第1538页）相似，一般使用浓度 1%～2% 的制剂治疗脂溢性皮炎或头皮屑（第1511页）。本品还是一些专利香波中所含的成分。还可用于治疗花斑癣。

也有使用吡啶硫酮镁的。

对神经系统的影响 1 名患者长期使用含 2% 吡啶硫酮锌的香波后，发生了周围神经炎，表现为感觉异常和肌肉无力[1]。停药 3 个月后肌肉无力的症状消失，2 年后感觉异常改善了约 75%。

动物实验发现，口服吡啶硫酮锌后会有产生神经毒性的体征，但是局部涂药后吡啶硫酮钠的吸收率为 13%，比吡啶硫酮锌少 1%[2]。

1. Beck JE. Zinc pyrithione and peripheral neuritis. *Lancet* 1978; **i:** 444.
2. Parekh CK. Zinc pyrithione and peripheral neuritis. *Lancet* 1978, **i:** 940.

制剂

专利制剂

Arg.: Aeroseb; Amenite Cap†; Antiminth; Dermazinc; Hairplus; Min Huil; Molnia; Skin-Cap; ***Austral.:*** Dan-Gard†; Dandruff Control Pert 2 in 1; ***Austria:*** Desquaman; ***Braz.:*** ZN Shampoo; ***Canad.:*** Active Control; Actrol; Advance†; American Crew Classic; Brylcreem Anti-Dandruff; Dan-Gard; Dandruff Control; Dandruff Shampoo; Denorex Everyday; Dermazinc; Essaim; Head & Shoulders; Herbal Essences No Flakin Way Antidandruff; Herbal Shampoo and Scalp Treatment; KMS; Lander Dandruff Control†; Life Dandruff; Normal Dandruff Treatment; Out of Africa; Pantene Anti-Dandruff; Pert Plus; Power Clear; Purete; Retaliate; Rodan & Fields Proactiv Antidandruff; Satinique Dandruff Control; Scalp Relief; Shaklee Dandruff Control†; Shampoo Control; Shampooing Anti-Pelliculaire; Solve Dandruff†; Sprayzinc; T/Gel Daily Control; Vive Men; ZNP; ZP 11†; ***Chile:*** Biolane; DHS Zinc; Skin Cap; ZNP†; ***Denm.:*** Skaelud†; ***Fr.:*** Ducray Antipelliculaire†; Provegol†; ZNP; ***Gr.:*** Daohair-S; Desquaman; ***Hung.:*** Freederm pH Balance Shampoo; Freederm Zinc Shampoo; ***Israel:*** Desquaman; ***Ital.:*** Rivescal ZPT; ZNP; ***Mex.:*** Pirimed; ZNP; ***Port.:*** ZP Dermil; ***Rus.:*** Freederm Zinc (Фридерм Цинк); Skin-Cap (Скин-Кап); ***Spain:*** Zincation; ***Turk.:*** Zetion; Zintion; ***Ukr.:*** Psoricap (Псорикап); ***USA:*** DermaZinc; DHS Zinc; Head & Shoulders; Skin Cure; Zincon; ZNP†; ***Venez.:*** Albepir; Blue Caps; Caduzinc†; Denorex Original†; Pirimed.

多组分制剂 ***Arg.:*** Aeroseb; ***Austral.:*** Fongitar†; ***Braz.:*** Fisohex II; ***Canad.:*** Herbal Multi-Tar Plus; Mild Multi-Tar Plus; Multi-Tar Plus; Regular Multi-Tar Plus; X-Seb Plus; Z-Plus; ***Chile:*** Node DS; ***Cz.:*** Polytar AF; ***Fr.:*** Item Alphakeptol†; Kelual DS; Klorane Shampooing Antipelliculaire†; Node DS; Node P; ***Hong Kong:*** Fongitar; Multi-Tar†; ***Hung.:*** Polytar AF; Squa-med; ***India:*** Hyphoral; Scalpe; ***Ital.:*** Biothymus DS; Derman-Shampoo AF†; Keto Z; Ketomousse; Kevis; ***Malaysia:*** Ketoplus; ***Philipp.:*** Fongitar; Scalpex; ***Pol.:*** Polytar AF; ***Port.:*** All Pecium†; Alpha Septol; Alphakeptol†; Fongitar; ***Rus.:*** Keto Plus (Кето Плюс); ***S.Afr.:*** Fongitar†; ***Singapore:*** Fongitar; pHisoHex Reformulated†; ***Spain:*** Zincation Plus; ***Switz.:*** Sebo Shampooing†; Sebo-Soufrol; Squa-med; ***Thai.:*** Fongitar†; ***Turk.:*** Pirdolin; Seboreks; Sedolin†; ***UK:*** Polytar AF; ***Ukr.:*** Keto Plus (Кето Плюс); ***USA:*** X-Seb Plus; Xolegel Duo; ***Venez.:*** Node DS; Pelset Plus.

Pyrogallol 连苯三酚

1,2,3-Bencenotriol; Pirogálico, ácido; Pirogalol; Pyrogallic Acid; Pyrogallolum. Benzene-1,2,3-triol.

Пирогаллол

$C_6H_6O_3$ = 126.1.
CAS — 87-66-1.
UNII — 01Y4A2QXY0.

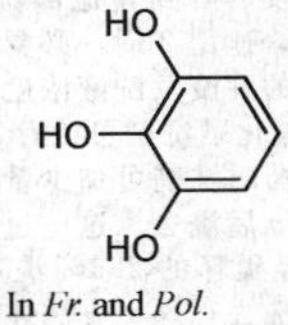

Pharmacopoeias. In *Fr.* and *Pol.*

简介

本品从前被外用于治疗银屑病和寄生虫性皮肤疾病，但大面积使用或在表皮破损部位使用时有危险，可产生类似于苯酚中毒（第 1578 页）的全身效应，常可出现正铁血红蛋白血症、溶血和肾损伤。

本品可将皮肤和毛发染成黑色。

制剂

专利制剂

USA: Pyrogallic.

Pyroxylin (*rINN*) **火棉**

Algodão-Polvora; Algodón pólvora; Cellulose Nitrate; Celulosa decanítrica; Colloxylinum; Fulmicoton; Gossypium Collodium; Kollodiumwolle; Nitrato de celulosa; Piroxilina; Pyroxyline; Pyroxylinum; Soluble Guncotton.

Пироксилин

CAS — 9004-70-0.
UNII — KYR8BR2X6O.

Pharmacopoeias. In *Br.*, *Jpn*, *Pol.*, and *US.*

BP 2010（Pyroxylin） 本品为硝化纤维素，是由硝酸和硫酸的混合物加入木质纸浆或棉短绒中脱脂而得的。火棉中需加入不少于 25% 的钝化液，如异丙醇或工业用甲基化酒精。本品为白色或类白色的立方形颗粒，或类似于脱脂棉的纤维性物质，但与脱脂棉相比触感较粗糙且更呈粉末状。火棉有很高的易燃性。可溶于丙酮和冰醋酸。应松散地放置于密闭性良好的容器中，避光保存，贮藏温度不得高于 15℃，远离火源。容器需进行适当的防破裂设计，保持其内压大于等于 1400kPa。钝化液的含量不得低于 25%（质量分数），不足时应补充至标准量，或立即将火棉做成火棉胶（Collodion）。

USP 33（Pyroxylin） 本品为硝酸和硫酸的混合物加入棉中而得，主要成分为四硝酸纤维素（$C_{12}H_{16}N_4O_{18}$）$_n$。本品为亮黄色的缠绕丝状物质，类似于粗棉但触感更加粗糙。火棉有很高的易燃性。松散放置，避光贮藏。将火棉置于密闭性良好的容器中，如果暴露于光照下可分解转化为亚硝酸蒸气，只剩下碳的残渣。

简介

火棉制成火棉胶，可用在皮肤上保护小的伤口和磨损。当需要延长局部作用时，火棉胶还可作为局部用药的载体。

处理 干燥的火棉是一种炸药，对因碰撞或摩擦产生的火花敏感，因此搬运时需谨慎。

制剂

BP 2010: Collodion; Flexible Collodion;
USP 33: Collodion; Flexible Collodion.

多组分制剂 ***Arg.:*** Callicida; ***Austral.:*** Duofilm; ***Neth.:*** Duofilm; ***UK:*** Dispello; ***Venez.:*** Kayivis.

Resorcinol 雷琐辛

m-Dihidroxibenceno; *m*-Dihydroxybenzene; Dioxybenzolum; Resorcin; Resorcina; Résorcinol; Resorcinolum; Resorsinoli; Rezorcin; Rezorcinolis; Rezorcynol. Benzene-1,3-diol.

Резорцинол

$C_6H_6O_2$ = 110.1.
CAS — 108-46-3.
ATC — D10AX02; S01AX06.
ATC Vet — QD10AX02; QS01AX06.
UNII — YUL4LO94HK.

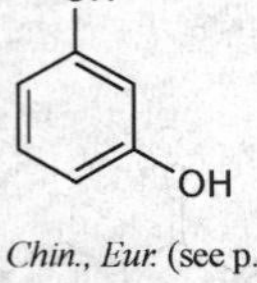

Pharmacopoeias. In *Chin.*, *Eur.* (see p.vii), and *US.*

Ph. Eur. 6. 8（Resorcinol） 本品为无色或淡粉灰色的结晶体或结晶性粉末。熔点 109～112℃。本品暴露于空气中或在光照下可变成红色。易溶于水和乙醇。避光。

USP 33（Resorcinol） 本品为白色或类白色的针状结晶体或粉末，有轻微的特殊臭。熔点 109～111℃。本品暴露于空气中或在光照下可变成粉红色。溶于水和乙醇，均为 1∶1；微溶于氯仿；易溶于乙醚和丙三醇。5% 的雷琐辛水溶液用石蕊检测呈中性或酸性。避光。

配伍禁忌 本品与三价铁盐不能配伍。

Resorcinol Monoacetate 醋酸雷琐辛

Acetato de resorcina; Resorcin Acetate; Resorcinol, monoacetato de. 3-Acetoxyphenol.

Резорцинола Моноацетат

$C_8H_8O_3$ = 152.1.
CAS — 102-29-4.
ATC — D10AX02; S01AX06.
ATC Vet — QD10AX02; QS01AX06.
UNII — YL6O37RD1S.

Pharmacopoeias. In *US.*

USP 33（Resorcinol Monoacetate） 本品为灰黄色或琥珀色的黏性液体，有轻微的特殊臭。略溶于水；可溶于乙醇和大多数有机溶剂。其水饱和溶液用石蕊检测呈酸性。贮藏于密闭容器中。避光。

不良反应、处置和注意事项

本品有轻微的刺激性，可使皮肤致敏。不得长期或高浓度地大面积用于躯体表面，尤其是对于儿童，因为本品可穿透正常皮肤或破损皮肤而被吸收，进而影响到甲状腺功能或导致正铁血红蛋白血症。雷琐辛可导致深色皮肤的患者色素沉着过度，也可使浅色毛发变暗。本品导致的系统毒性及处置与苯酚（第1578页）相同，但使用本品后发生惊厥的概率更高。

异常染色 雷琐辛可使尿液变成绿色[1]。

1. Karlstrand J. The pharmacist and the ostomate. *J Am Pharm Assoc* 1977; **NS17:** 735–8.

用途和用法

雷琐辛有角质分离的特性，经常与硫黄一起用作局部制剂治疗痤疮（第1505页）和脂溢性皮炎（第1511页），但其他的一些治疗方法通常为首选。

雷琐辛制剂还通常与复合铋化合物一起，用于治疗肛门直肠疾病（见**痔疮**，第1619页）。

乙酸雷琐辛也有相同的用法，但活性较弱，需长期治疗。

口腔医学 雷琐辛粉逐渐加入少量的 40% 的甲醛溶液中，饱和后再加入 1～2 滴 10% 氢氧化钠溶液使聚合，即产生出被称为"俄国红"的硬的红色物质。这种树脂在东欧、俄罗斯和中国用于口腔医学。在发生聚合作用之前，常将氧化锌或硫酸钡加入混合物中，可使其不透 X 射线[1]。

1. Schwandt NW, Gound TG. Resorcinol-formaldehyde resin "Russian Red" endodontic therapy. *J Endod* 2003; **29:** 435–7.

制剂

BPC 1973: Magenta Paint;
USP 33: Carbol-Fuchsin Topical Solution; Compound Resorcinol Ointment; Resorcinol and Sulfur Topical Suspension.

专利制剂

Chile: Dermobarrina; ***USA:*** Castel.

多组分制剂 ***Arg.:*** Acnoxin; Bifena; Callicida; Coltix†; Control Acne; Cutidermin Bebe Polvo; Dermacne; Dermo Vagisil Crema; Ecnagel; Ecnagel E; Farmigras; Merbenloc; Nemegel†; Pinklot; Suffisance; Xicanil Control; ***Austral.:*** Eskamel†; Seborrol†; ***Belg.:*** Synthol†; ***Braz.:*** Pantevit; ***Canad.:*** Acnomel; ClearAc Cleanser; Clearasil Acne Control†; Clearasil Acne Cream†; Clearasil Stayclear; Hemo-Pic; Lanacane Medicated Cream; Mazon Medicated Cream; Sebo Concept D/A; Vagisil; ***Chile:*** Antiacne†; Dermac Crema; ***Fr.:*** Anaxeryl; Bain de Bouche Lipha; Gelictar Fort; Nestosyl; Osmotol; Paracamf; Paradentose; Squaphane S; Synthol; ***Gr.:*** Creme Phyllis de Jeunesse; Neo Akmine; Rysolone; ***Hong Kong:*** Acne-Aid; ***Hung.:*** Glycosept; ***Indon.:*** Bioacne; Rosal†; Verile; ***Irl.:*** Anusol-HC; ***Israel:*** Pitrisan; ***Ital.:*** Anusol†; Blefarolin; Fucsina Fenica; Labocaina; ***Malaysia:*** Acne-Aid; ***Mex.:*** Acnomel; Axel; Dermac; Dermocare; Dermoscalp; Jabon del Tio Nacho; Shampoo del Tio Nacho†; ***NZ:*** Lanacane; Seborrol†; ***Pol.:*** Afronis; Hemorectal; Pigmentum Castellani; ***Port.:*** Edoltar†; Resodermil; ***Rus.:*** Neo-Anusol (Нео-анузол); ***S.Afr.:*** Anugesic†; Eskamel†; ***Singapore:*** Acne Clear; Acne-Aid; ***Spain:*** Acnisdin†; Dermomycose Liquido; Milrosina; Resorborina; ***Switz.:*** Clabin; Euproctol†; Lotio decapans; ***Thai.:*** Anusol†; Zema; ***Turk.:*** Buco Bleu; Pilo Cura; ***UK:*** Eskamel†; ***USA:*** Acnomel; Bensulfoid; Bicozene; Castaderm; Dermarest; Fungi-Nail; Heal Aid Plus; RA Lotion; Rezamid; Sulforcin; Unguentine Maximum Strength; Vagisil; ***Venez.:*** Alderil†; Klenyl.

Retinaldehyde 视黄醛

Retinal; Retinene; Vitamin A Aldehyde.

Ретинальдегид

$C_{20}H_{28}O$ = 284.4.
CAS — 116-31-4.
UNII — RR725D715M.

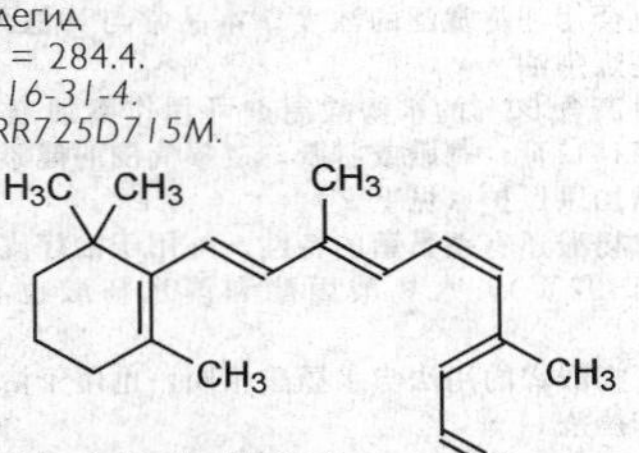

11-*cis* Retinaldehyde

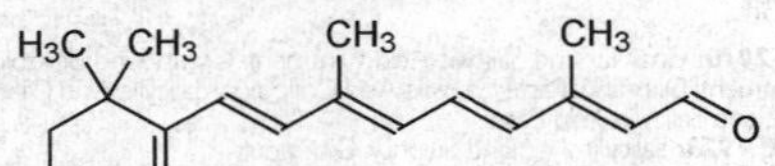

all-*trans* Retinaldehyde

简介

本品为维生素 A（第1872页）的衍生物，用于治疗皮肤病。

制剂

专利制剂

Arg.: Ystheal; ***Chile:*** Ystheal.

多组分制剂 ***Arg.:*** Diacneal; Diroseal; Eluage; ***Chile:*** Diacneal; Diroseal; ***Fr.:*** Diroseal; ***Venez.:*** Diacneal.

Salicylic Acid 水杨酸

Acide salicylique; Acido Ortóxibenzoico; Acidum salicylicum; Kwas salicylowy; Kyselina salicylová; Salicílico, ácido; Salicilo rūgštis; Salicylsyra; Salisilik Asit; Salisyylihappo; Salizylsäure; Szalicilsav. 2-Hydroxybenzoic acid.

Салициловая Кислота

$C_7H_6O_3$ = 138.1.

CAS — 69-72-7.

ATC — D01AE12; S01BC08.

ATC Vet — QD01AE12; QS01BC08.

UNII — O414PZ4LPZ.

Pharmacopoeias. In *Chin., Eur.* (see p.vii), *Int., Jpn, US,* and *Viet.*

Ph. Eur. 6.8（Salicylic Acid） 本品为白色或无色的针状结晶体或白色或类白色的结晶性粉末。微溶于水；可溶于乙醇；略溶于二氯甲烷。避光。

USP 33（Salicylic Acid） 本品为白色精细的针状结晶体或白色蓬松的结晶性粉末。人工合成的水杨酸为白色的且无臭，但如果是由自然界的冬绿油（水杨酸甲酯）精制而来的水杨酸，则带些淡黄色或淡粉色，且有轻微的薄荷样臭。可溶于水（1∶460），溶于沸水（1∶15），溶于乙醇（1∶3），溶于氯仿（1∶45），溶于乙醚（1∶3），溶于苯（1∶135）。

不良反应和注意事项

水杨酸有轻度的刺激性，其制剂用在皮肤上可引起皮炎。高浓度的水杨酸制剂可引起皮肤溃疡或糜烂，因此使用此类制剂治疗疣、鸡眼或胼胝时，需将患处周围的正常皮肤用凡士林或特制的硬膏加以保护。对于有外周循环损伤或是糖尿病的患者，即使在四肢部位用药，也应慎用；在有显著性周围神经病的患者中，也应慎用具腐蚀性的制剂。本品能穿透皮肤快速吸收，过量用药后可引起急性全身性水杨酸中毒的症状（见**阿司匹林**项下，第20页）；有时可致人死亡，主要发生于儿童。局部外用水杨酸时，为了将吸收量减至最低，不得长期用药，不得使用高浓度制剂，不得大面积用于躯体或有炎症、破损的皮肤。避免将药物接触到口、眼和其他黏膜部位。在英国，MHRA 认为，含水杨酸的局部口腔止痛制剂不得用于 16 岁以下儿童（详见**雷诺综合征**，第35页）

用途和用法

水杨酸有**角质分离**的特性，外用于治疗过度角化性和鳞屑性的皮肤病，如头皮屑和脂溢性皮炎（第1511页）、鱼鳞病（第1507页）、银屑病（第1510页）和痤疮（第1505页）。水杨酸制剂的浓度通常为 2%～6%，但有时也会用到更宽泛的浓度。本品常与其他药物合用，特别是煤焦油。

最高含 60%的水杨酸制剂可用作**腐蚀剂**来清除跖疣（第1511页）鸡眼或胼胝。皮肤周围的正常皮肤在用药时需加以保护（见上文）。

水杨酸还有**杀真菌**的特性，外用于治疗皮肤真菌感染（第497页），水杨酸丙酯和溴水杨酸也有相似的用法。

水杨酸锌的用法与水杨酸相同，也用于治疗脂溢性皮炎和痤疮。

制剂

BP 2010: Coal Tar and Salicylic Acid Ointment; Compound Benzoic Acid Ointment; Dithranol Paste; Salicylic Acid Collodion; Salicylic Acid Ointment; Zinc and Salicylic Acid Paste;
BPC 1973: Salicylic Acid and Sulphur Ointment;
USP 33: Benzoic and Salicylic Acids Ointment; Salicylic Acid Collodion; Salicylic Acid Gel; Salicylic Acid Plaster; Salicylic Acid Topical Foam; Zinc Oxide and Salicylic Acid Paste.

专利制剂

Arg.: Callicida; Desconphar†; Duofilm; Duoforte; Koal; Neo A-V; Renovate†; Salpad; Verrutopic AS; Verrutrix; Verruxane†; ***Austral.:*** Clearasil Medicated Wipes†; Duofilm; Egozite Cradle Cap; Ionil; John Plunketts Sunspot Cream; ***Austria:*** Squamasol; ***Belg.:*** Anticors Diable Vert; Compeedmed†; Duofilm; Sicombyl; ***Braz.:*** A Curitybina; Clean & Clear Gel Secativo; Clean & Clear Hidratante; Clean & Clear Locao Adstringente; Clean & Clear Sabonete Liquido Refrecante†; Duoforte†; Ionil; Neutrogena Antiacne; Salipads†; ***Canad.:*** Acne Solutions†; Acnex†; Acnopur; Almay Clear Complexion; Artistry Blemish Control; Aveda Balancing; Avon Clearskin Invisible Blemish Corrector; Avon Clearskin Purifying Gel Cleanser; Blemish Control; Carnation; Clean & Clear Blackhead Clearing Astringent†; Clean & Clear Continuous Control Acne Wash†; Clean & Clear Deep Cleaning Astringent†; Clean & Clear Invsible Blemish Treatment†; Clearasil Cleanser†; Clearasil Clearstick†; Clearasil Pads†; Clearasil Stayclear†; Clearskin Cleansing†; Clearskin Medicated Wash†; Clearskin Overnight Acne Treatment†; Clearskin Targeted Blemish Remover†; Compound W Plus†; Compound W†; Dermarest; Duofilm; Duoforte; Formula P6; Freezone†; Herbal Essences Anti-Dandruff†; Johnsons Clean & Clear Pore Prep†; Medicated Callus Removers; Medicated Corn Removers; NeoStrata Astringent Acne Treatment†; Neutrogena Acne Wash; Neutrogena Clear Pore†; Neutrogena Healthy Scalp Anti-Dandruff†; Neutrogena Skin Cleaning†; Neutrogena Soothing Gel Astringent†; Neutrogena T/Gel Conditioner; Noxzema Triple Clean; Occlusal; Off-Ezy†; Oxy Daily Cleaning Pads†; Oxy Daily Facial Cleanser Deep Pore†; pHisoDerm Acne Mask; Scholl 2-Drop Corn Remedy; Scholl Callus Remover; Scholl Clear Away†; Scholl Corn Remover; Scholl One Step†; Scholl Zino†; Sebcur; Sensitive Skin Facial Astringent; Shiseido Pureness Anti-Shine; Soluver; Soluver Plus; Trans-Plantar; Trans-Ver-Sal; X-Seb; Zap-It; ***Chile:*** DHS Sal; Duoplant Gel; Eucerin Piel Grasa†; Eucerin Reductor de Sebo/Grasa; Mediklin; Neutrogena Deep Clean Limpiador Facial; Neutrogena Gel Control Brillo†; Neutrogena Linea Acne†; Neutrogena T/Gel Acondicionador; Quitacallos; Trans-Plantar†; Trans-Ver-Sal†; ***Cz.:*** Bukosan†; Callous†; Seal & Heal†; Sophtal-POS N; Spofaplast; Urgocor; Verruca Removal; ***Denm.:*** Psorimed†; Salicyl†; ***Fin.:*** Cornina Hansaplast; ***Fr.:*** A-Derma Pain Salicylique†; Antalyre; Ciella†; Coricide le Diable; Disques Coricides†; Feuille de Saule; Optrex; Pansements Coricides†; Pommade Mo Cochon; Sanitos; Septisol†; Sophtal; Transvercid; Tricosteril Coripel; Urgocor; ***Ger.:*** Aknefug-liquid; Gehwol Huhneraugen-Pflaster extra stark; Gehwol Schalpaste; Gothaplast Hornhautpflaster; Gothaplast Huhneraugenpflaster; Guttaplast†; Hansaplast Hornhaut-Pflaster†; Hansaplast Huhneraugen-Pflaster†; Lygal Kopfsalbe N; Psorimed; Schrundensalbe Dermi-cyl; Sophtal-POS N; Squamasol; Urgo Activ Huhneraugenpflaster†; Urgocor; Verrucid; ***Gr.:*** Abadasol; Adaptoplast; Apsoderm; Asalid; Astemil; Callifugo; Fungiheal; Hansaplast Callous; Opsor; Opsorad; Psorimed; Salicyd; Salipsor; Solimed; Zino; ***Hong Kong:*** Duofilm; Egozite Cradle Cap; ***Hung.:*** Hansaplast†; Seal & Heal; ***Indon.:*** Topix†; Yodsaben†; ***Irl.:*** Acnisal; Callous Removal Pads; Carnation; Compound W; Corn Removal Pads; Corn Removers; Occlusal; Pickles; Psorimed†; Saliker†; Soft-Corn; Thwart; Vericaps†; Wartex; ***Israel:*** Clearex; Clearex for Sensitive Skin; Salikaren; Scholl Corn/Callous Removers†; Trans-Ver-Sal; ***Ital.:*** Keranon; Salicil; Trans-Ver-Sal; ***Malaysia:*** Clearasil 3 in 1 Deep Cleansing Wash†; Clearasil Ice Wash†; Clearasil Ultra Deep Pore†; Egozite Cradle Cap; Palmer's Skin Success Acne Medication; ***Mex.:*** Duoplant; Excelsior; Ionil Plus†; Trans-Ver-Sal; ***Neth.:*** Formule W; Psorimed; ***NZ:*** Duofilm; Egozite Cradle Cap; ***Philipp.:*** Ionil†; Wart-Off†; ***Pol.:*** Callous; Corn; Corn and Callous; Keratolysin†; Masc przeciw Odciskom i Zgrubieniom Skory; Saliderm; Seal & Heal; Soft Corn; Urgo Cor†; ***Port.:*** Calicida Moreno; Psorimed†; Transvercid; Urgocor; Verrufilm; Verucid†; ***S.Afr.:*** Compound W†; Cross Brand Corn Plasters†; Emzaclear†; Freezone†; Jiffy Medi+ Plus†; Piccadilly Foot Ointment†; SB Unola Corn Remover†; Trans-Ver-Sal; Yalta Corn Salve†; ***Singapore:*** Clearasil 3 in 1; Clearasil Ice Wash; Clearasil Ultra Deep; Duofilm; ***Spain:*** Callicida Gras; Callicida Salve; Callofin; Unguento Morry; Urgocall; Verrupatch; Verruplan; ***Swed.:*** Salsyvase; ***Switz.:*** Scholl Warzenfilm; Verrufilm†; Wurzeltod; ***Turk.:*** Nasiral; Salsil; Scholl Callous†; ***UK:*** Acnisal; Carnation; Clearasil Double Action Pads; Compound W; Occlusal; Pickles Foot Ointment; Scholl Callus Removal; Scholl Corn Removal; Scholl Verucca Removal; SCR; Snufflebabe Cradle Cap; Verrugon; Wartex; ***USA:*** Clearasil Clearstick; Compound W; Dr Scholl's Callus Removers; Dr Scholl's Clear Away; Dr Scholl's Corn Removers; Dr Scholl's Corn/Callus Remover; Dr Scholl's Wart Remover; Duofilm; Duoplant; Fostex Acne Medication Cleansing; Freezone; Gordofilm; Hydrisalic; Ionil; Ionil Plus; Keralyt; Mediplast; MG217 Sal-Acid; Mosco; Occlusal; Off-Ezy; Oxy Night Watch; P & S; Panscol; PropapH; Psor-a-set; Sal-Acid†; Sal-Plant; Salac; Salactic Film; Salacyn; Salex; Salkera; Salvax; Stri-Dex Clear; Trans-Ver-Sal AdultPatch; Trans-Ver-Sal PediaPatch; Trans-Ver-Sal PlantarPatch; Wart Remover; Wart-Off; X-Seb; ***Venez.:*** Acnil; Ven Hex†.

顺势疗法制剂 ***Fr.:*** Billerol.

Salnacedin（*USAN*，*rINN*）沙那西定

G-201; Salnacedina; Salnacédine; Salnacedinum; SCY. *N*-Acetyl-L-cysteine salicylate.

Сальнацедин

$C_{12}H_{13}NO_5S$ = 283.3.

CAS — 87573-01-1.

简介

本品有消炎和角质分离的特性，可外用于治疗脂溢性皮炎和痤疮。

制剂

专利制剂

Port.: Encaskin Creme†; Encaskin Detergente†; ***Switz.:*** Encaskin Cream†; Encaskin Liquid Detergent†.

Sebacic Acid 癸二酸

Ácido decanodioico; Sebácico, ácido. Decanedioic acid; Octane-1,8-dicarboxylic acid.

Себациновая Кислота

$C_{10}H_{18}O_4$ = 202.2.

CAS — 111-20-6.

UNII — 97AN39ICTC.

简介

本品在化妆品中作为缓冲剂使用。它的一些脂类，如癸二酸二乙酯（$C_{14}H_{26}O_4$ = 258.4）和癸二酸二异丙酯（$C_{16}H_{30}O_4$ = 286.4）可作为润滑剂使用。

制剂

多组分制剂 ***Port.:*** Pirrolfungin†.

Selenium Sulfide 二硫化硒

Seleenidisulfidi; Selendisulfid; Seleni Disulfidum; Selenii disulfidum; Selenio, sulfuro de; Sélénium, disulfure de; Selenium Disulphide; Selenium Sulphide; Seleno disulfidas; Sulfid seleničitý; Szelén-diszulfid.

Сульфид Селения

SeS_2 = 143.1.

CAS — 7488-56-4.

ATC — D01AE13.

ATC Vet — QD01AE13.

UNII — Z69D9E381Q.

Pharmacopoeias. In *Chin., Eur.* (see p.vii), *Int.,* and *US.*

Ph. Eur. 6.8（Selenium Disulphide；Selenium Sulphide BP 2010） 本品为亮橙色至微红棕色的粉末。几乎不溶于水。

USP 33（Selenium Sulfide） 本品为亮橙色至微红棕色的粉末，有轻微臭。几乎不溶于水和有机溶剂；可溶于氯仿（1∶161），溶于乙醚（1∶1667）。

不良反应、处置和注意事项

本品局部外用可引起头皮和皮肤的刺激，尤其是在生殖器部位和皮褶部位。治疗部位的彻底清洗可减轻炎症。避免接触到眼。也有报道发生头皮或毛发的变油或变干、毛发褪色以及脱发。在染发或烫发的 48h 内不得使用二硫化硒香波。本品可使金属退色。

正常皮肤对二硫化硒的吸收很少，但如果于破损的皮肤上长期用药则可引起全身毒性。为了使二硫化硒的吸收量降至最低，本品不得用于黏膜部位或有炎症、破损的皮肤。使用含二硫化硒的香波，预计因吸收而引起的毒性会很小。使用本品可能出现恶心、呕吐及腹泻，通常认为无需清洗胃肠道，但如果大量存在于肠道中，则会引起全身吸收及毒性，尤其是神经学上的不良反应。

全身毒性 1 名头皮有脱屑皮疹的妇女[1]外用含二硫化硒的香波治疗，每周 2～3 次，用了 8 个月，结果随后发生了如下症状：无力、食欲缺乏、腹痛、呕吐、震颤、多汗、口腔金属味觉以及呼吸中有大蒜气味。停用二硫化硒 10 天后所有的症状消失。

1. Ransone JW, *et al.* Selenium sulfide intoxication. *N Engl J Med* 1961; **264:** 384–5.

用途和用法

二硫化硒有杀真菌和抗脂溢的特性。可含在香波中外用治疗头皮屑（干性糠疹）和头皮的脂溢性皮炎（第1511页）。5～10ml 2.5%二硫化硒洗液或香波可用于治疗头皮湿屑。每次治疗前需清洗头发，于患处反复涂药，药物与头皮的接触时间在 2～3min。治疗结束后需将头发、手、甲以及沾染到其他部位的药物彻底洗净。通常每周用药两次，连用 2 周，必要时再连用 2 周，每周用药一次。常用的香波及洗液浓度为 1%。

用 2.5%的二硫化硒洗剂可治疗花斑癣（见**皮肤感染**，第497页）。用药时洗剂可加少量水稀释后涂抹于治疗部位，保持 10min 后洗去。这一过程每日 1 次，连用 7 天。也可选择不经稀释的 2.5%洗剂，在每晚就寝前使用，第二天早上洗去，这一方法连用 3 次，每次需间隔 3 天。

本品还可作为系统治疗头癣（见**皮肤感染**项下**皮肤真菌病**，第497页）的辅助手段。

制剂

BP 2010: Selenium Sulphide Scalp Application;
USP 33: Selenium Sulfide Topical Suspension.

专利制剂

Austral.: Selsun; ***Austria:*** Selsun; Selukos; STOI-X†; ***Belg.:*** Selsun; ***Braz.:*** Caspacil†; Selsun; ***Canad.:*** Head & Shoulders Intensive Treatment†; Selsun†; Versel; ***Chile:*** Selsun; Shampoo Anti-Caspa; ***Denm.:*** Selenol†; Selsun; ***Fin.:*** Selsun; Selukos; ***Fr.:*** Selsun; ***Ger.:*** Selsun; Selukos; ***Gr.:*** Selsun; ***Hong Kong:*** Sellon; Selsun†; ***Indon.:*** Selsun; Topisel†; ***Irl.:*** Selsun; ***Israel:*** Sebosel; Selsun†; ***Ital.:*** Selsun Blu; ***Malaysia:*** Sellon; ***Neth.:*** Selsun; ***Norw.:*** Selsun†; Selukos; ***NZ:*** Selsun; ***Philipp.:*** Selsun Blue†; ***Pol.:*** Selsun; ***Port.:*** Finitor; Selenix; ***Singapore:*** Seldron; Selsun; ***Spain:*** Abbottselsun†; Bioselenium; Caspiselenio; ***Swed.:*** Selsun; Selukos; ***Switz.:*** Selsun; ***Thai.:*** Sebosel; Selfide; Sellon; Selsun†; ***Turk.:*** Selsun; ***UK:*** Selsun; ***USA:*** Head & Shoulders Intensive Treatment; Selenos; Selsun; ***Venez.:*** Selegel; Seltrex†.

多组分制剂

Arg.: Selegel; ***Chile:*** Selegel; Shampoo Anti Caspa Fortificante; ***Fr.:*** Selegel; Vichy Dercos Shampooing Antipelliculaire; ***Ger.:*** Ellsurex†; ***India:*** Candid-TV; ***Spain:*** Sebumselen; ***Switz.:*** Ektoselene; ***Venez.:*** Selenil.

Sinecatechins（*USAN*）茶多酚

Kunecatechins. A mixture whose major constituents are (−)-epicatechin, (−)-epigallocatechin, the corresponding 3-gallate esters, and their corresponding epimers.

CAS — 811420-59-4 (sinecatechins); 490-46-0 ((−)-epicatechin); 1257-08-5 ((−)-epicatechin 3-O-gallate); 970-74-1 ((−)-epigallocatechin); 989-51-5 ((−)-epigallocatechin 3-O-gallate).
UNII — W2ZU1RY8B0.

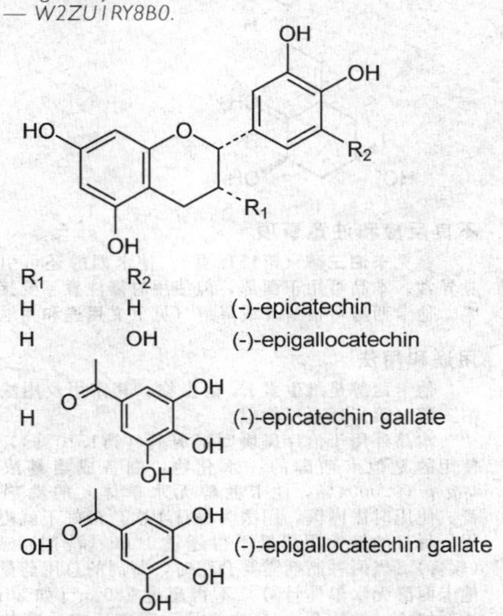

R_1	R_2	
H	H	(-)-epicatechin
H	OH	(-)-epigallocatechin
(galloyl)	H	(-)-epicatechin gallate
(galloyl)	OH	(-)-epigallocatechin gallate

注：Polyphenon E 被用作茶多酚的商品名。

简介

本品是一种复杂的多酚类混合物，是从绿茶的叶子中提取出来的。虽然其作用机制还不清楚，但可用于治疗外生殖器和肛周的疣（第1511页）。一种含量为 15% 的软膏，每日使用 3 次，直到所有疣体完全清除，但最长不得超过 16 周。局部用药常见的不良反应包括红斑、瘙痒、烧灼感、疼痛/不适、糜烂/溃疡、水肿、硬结、水泡疹。较少见的不良反应包括尿道炎、着色改变、知觉过敏。

1. Gross G, *et al.* A randomized, double-blind, four-arm parallel-group, placebo-controlled phase II/III study to investigate the clinical efficacy of two galenic formulations of Polyphenon® E in the treatment of external genital warts. *J Eur Acad Dermatol Venereol* 2007; **21:** 1404–12.
2. Anonymous. Veregen: a botanical for treatment of genital warts. *Med Lett Drugs Ther* 2008; **50:** 15–16.
3. Gross G. Polyphenon® E: Eine neue topische Therapie für Condylomata acuminata. *Hautarzt* 2008; **59:** 31–5.
4. Stockfleth E, *et al.* Topical Polyphenon® E in the treatment of external genital and perianal warts: a randomized controlled trial. *Br J Dermatol* 2008; **158:** 1329–38.
5. Tatti S, *et al.* Sinecatechins, a defined green tea extract, in the treatment of external anogenital warts: a randomized controlled trial. *Obstet Gynecol* 2008; **111:** 1371–9.
6. Tatti S, *et al.* Polyphenon E®: a new treatment for external anogenital warts. *Br J Dermatol* 2010; **162:** 176–184.

制剂

专利制剂

Ital.: Epinerve; ***USA:*** Veregen.

多组分制剂

Indon.: Vipro-G; ***Ital.:*** LegalonPlus; ***USA:*** Dexatrim Max Daytime Appetite Control.

Skin Substitutes 皮肤替代品

Sustitutos de la piel.

简介

已研制出生物和半合成的材料作为临时敷裹，用于烧伤、溃疡和其他一些与皮肤缺失有关的损伤。其作用原理为防止体液和热量散失、降低炎症、保护暴露的组织、减少疼痛以及用于移植的术前准备［见**烧伤**（第1505页）及**创伤及溃疡**（第1511 页）］。

也有使用经转变的猪和牛的皮肤，包括真皮层和（或）表皮层。近来通过生物工程技术已经制造出了一些等同于人类皮肤的材料，能更接近地模仿人类的皮肤甚至可以乱真，可以作为活体皮肤的替代品。

1. Supp DM, Boyce ST. Engineered skin substitutes: practices and potentials. *Clin Dermatol* 2005; **23:** 403–12.
2. Braye F, *et al.* Les substituts cutanés reconstruits en laboratoire: application au traitement des brûlés. *Pathol Biol (Paris)* 2005; **53:** 613–17.
3. Bar-Meir E, *et al.* Skin substitutes. *Isr Med Assoc J* 2006; **8:** 188–91.
4. Hrabchak C, *et al.* Biological skin substitutes for wound cover and closure. *Expert Rev Med Devices* 2006; **3:** 373–85.
5. Blozik E, Scherer M. Skin replacement therapies for diabetic foot ulcers: systematic review and meta-analysis. *Diabetes Care* 2008; **31:** 693–4.

制剂

专利制剂

Arg.: Kytinon Lamina†; Kytinon Membrana†; ***S.Afr.:*** Dermagraft†; ***UK:*** Dermagraft; Myskin; TransCyte; ***USA:*** Apligraf; Dermagraft; Orcel; TransCyte.

多组分制剂

Arg.: Kytinon ABC†; Kytinon ARH†; Kytinon ATM†.

Sodium Pidolate（*pINNM*）焦谷氨酸钠

NaPCA; Natrii Pidolas; Pidolate de Sodium; Pidolato sódico; Piroglutamato sódico; Pirrolidona carboxilato de sodio; Sodium Pyroglutamate; Sodium Pyrrolidone Carboxylate. Sodium 5-oxopyrrolidine-2-carboxylate.

Натрий Пидолат

$C_5H_7NNaO_3$ = 152.1.
CAS — 28874-51-3 (DL-sodium pidolate); 54571-67-4 (L-sodium pidolate).
UNII — 1V74VH163T (L-sodium pidolate); 469OTG57A2 (DL-sodium pidolate).

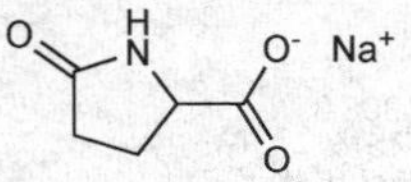

简介

本品为保湿剂，可制成外用的乳膏或洗剂，也经常用在一些多组分制剂中，治疗干燥性皮肤病。

铜盐和锌盐的用法相似。还可作为营养补剂。

制剂

专利制剂

Hong Kong: DermaVeen†.

多组分制剂

Arg.: Lacticare; ***Austral.:*** Dermadrate; DermaVeen Moisturising; DermaVeen Shower & Bath; Papulex; ***Braz.:*** Effaclar; Lacticare; ***Chile:*** Effaclar Agua Desmaquillante Purificante; Effaclar Hidratante Matificante Activa; Effaclar K; Kerium Anticaspa -Caspa Grasa; Normaderm Barra de Limpieza; Uriage Cu-Zn; ***Fr.:*** BiaZinc†; Bio-Cuivre†; Bio-Zinc; Cu-Zn; DS Emulsion†; Effaclar K; Forcapil; Hydracuivre; Hyseke; Lacticare; Mycogel; ***Hong Kong:*** Dermadrate; DS Emulsion†; Mycogel†; ***Hung.:*** Forcapil; ***India:*** Efaderm; ***Indon.:*** Lacticare†; ***Irl.:*** Effaclar; Effaclar K; Hydromol; Lacticare†; ***Ital.:*** Angstrom Viso; ***Malaysia:*** Lacticare; ***Mex.:*** Lacticare; ***NZ:*** Dermadrate†; ***Philipp.:*** Lacticare; ***S.Afr.:*** Lacticare†; ***Singapore:*** Dermadrate; DermaVeen Shower & Bath; Effaclar K; Lacticare; Papulex Isocorrexion; Stop-Itch Plus; ***Thai.:*** Lacticare; ***UK:*** Hydromol; Lacticare†.

Squaric Acid Dibutylester 斯夸酸二丁酯

Éster dibutílico del ácido escuárico; Quadratic Acid Dibutylester; SADBE. The dibutyl ester of 3,4-dihydroxy-3-cyclobutene-1,2-dione; 3,4-Dibutoxy-3-cyclobutene-1,2-dione; .

Дибутиловый Эфир Скварикoвой Кислоты

$C_{12}H_{18}O_4$ = 226.3.
CAS — 2892-62-8 (squaric acid dibutylester); 2892-51-5 (squaric acid).

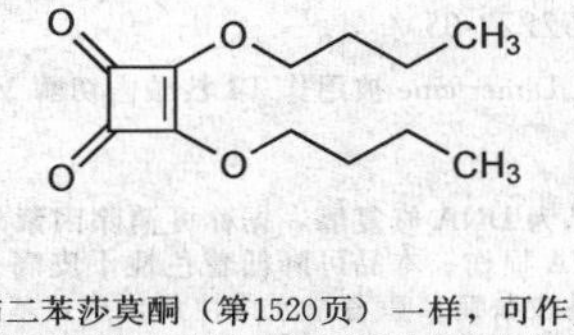

简介

本品与二苯莎莫酮（第1520页）一样，可作为接触性变态反应药物用于治疗脱发。还可试用于疣的治疗。

1. Tosti A, *et al.* Long-term results of topical immunotherapy in children with alopecia totalis or alopecia universalis. *J Am Acad Dermatol* 1996; **35:** 199–201.
2. Micali G, *et al.* Treatment of alopecia areata with squaric acid dibutylester. *Int J Dermatol* 1996; **35:** 52–6.
3. Lee AN, Mallory SB. Contact immunotherapy with squaric acid dibutylester for the treatment of recalcitrant warts. *J Am Acad Dermatol* 1999; **41:** 595–9.
4. Silverberg NB, *et al.* Squaric acid immunotherapy for warts in children. *J Am Acad Dermatol* 2000; **42:** 803–8.
5. Micali G, *et al.* Use of squaric acid dibutylester (SADBE) for cutaneous warts in children. *Pediatr Dermatol* 2000; **17:** 315–18.
6. Dall'Oglio F, *et al.* Adult and paediatric contact immunotherapy with squaric acid dibutylester (SADBE) for recurrent, multiple, resistant, mucocutaneous anogenital warts. *Sex Transm Infect* 2002; **78:** 309–10.
7. Dall'Oglio F, *et al.* Topical immunomodulator therapy with squaric acid dibutylester (SADBE) is effective treatment for severe alopecia areata (AA): results of an open-label, paired-comparison, clinical trial. *J Dermatol Treat* 2005; **16:** 10–14.
8. Ajith C, *et al.* Efficacy and safety of the topical sensitizer squaric acid dibutyl ester in alopecia areata and factors influencing the outcome. *J Drugs Dermatol* 2006; **5:** 262–6.
9. Hama N, *et al.* Usefulness of topical immunotherapy with squaric acid dibutylester for refractory common warts on the face and neck. *J Dermatol* 2009; **36:** 660–2.

Sulfur 硫黄

Azufre; Enxôfre; Kén; Kükürt; Rikki; Schwefel; Siarka; Síra; Soufre; Sulphur; Sulphurium; Svavel.

Сера

S = 32.065.
CAS — 7704-34-9.
ATC — D10AB02.
ATC Vet — QD10AB02.
UNII — 70FD1KFU70.

Pharmacopoeias. In *Chin.*, *Eur.* (see p.vii), *Jpn*, and *US.* Some have monographs for Precipitated Sulfur (Milk of Sulfur), Sublimed Sulfur (Flowers of Sulfur), or both. Some specify it is only for external use.

Ph. Eur. 6. 8（Sulfur for External Use） 本品为黄色粉末。大多数颗粒的直径不超过 20μm，几乎所有颗粒的直径都不超过 40μm。几乎不溶于水；可溶于二硫化碳；微溶于植物油。避光。

USP 33（Precipitated Sulfur） 本品为非常精细的灰黄色无臭不定形物或微晶粉末。几乎不溶于水；极微溶于乙醇；缓慢且通常是不完全地溶于二硫化碳（1∶2）；可溶于橄榄油（1∶100）。

USP 33（Sublimed Sulfur） 本品有轻微臭，为精细的黄色结晶性粉末。几乎不溶于水和乙醇；略溶于橄榄油。

不良反应和注意事项

有报道重复地局部外用硫黄后可引起皮肤刺激和皮炎。应避免接触到眼、口和其他黏膜部位。某些金属（如银）与硫黄接触后可变色，硫黄与汞制剂联合外用时可产生硫化氢，有恶心的气味并可将皮肤染成黑色。

处置 硫黄可用在炸药或烟火等违禁物品中，提供时需注意。

用途和用法

本品有角质分离作用，有轻度的抗细菌和抗真菌作用，有驱虫作用。

胶体硫黄的颗粒比沉淀硫或升华硫都小，是将硫黄加入一种含胶体（如白蛋白或明胶）的水样介质中而得到的。

硫黄被广泛地用在洗剂、乳膏或软膏中，浓度最高可达 10%，经常与其他制剂一起用于治疗痤疮、头皮屑、脂溢性皮炎、疥疮和浅表真菌感染，虽然还有其他许多更方便和有效的制剂。

沉淀硫的洗剂和醋酸铅一起可用于使灰发变暗。

本品以前被用于轻度的刺激性泻药。

顺势疗法 硫黄可作为顺势疗法药物，常用名有：Sulphur。

1. Lin AN, *et al.* Sulfur revisited. *J Am Acad Dermatol* 1988; **18:** 553–8.
2. Gupta AK, Nicol K. The use of sulfur in dermatology. *J Drugs Dermatol* 2004; **3:** 427–31.

制剂

BPC 1973: Salicylic Acid and Sulphur Ointment;
USP 33: Resorcinol and Sulfur Topical Suspension; Sulfur Ointment.

专利制剂

Arg.: Macbirs Sulphur; Molnia; Suldiamin†; ***Braz.:*** Sabonete Sulfuroso†; ***Canad.:*** Aloepure; Postacne†; Rodan & Fields Proactiv Refining Mask; ***Cz.:*** Aknepur†; ***Indon.:*** Acne Feldin†; JF Sulfur†; ***Ital.:*** Acqua di Sirmione; Misurid; Sapol†; ***Malaysia:*** JF Sulfur; ***Philipp.:*** Erasul; Sulderm; ***Port.:*** Acnederma; ***Turk.:*** Capila Savon; ***USA:*** Acne Lotion 10; Liquimat; Sulfoam; Sulmasque.

多组分制剂 ***Arg.:*** Azufracid; Bentophyto; Bifena; Farmigras; Medicatex; Merbenloc; Nemegel†; Onelacne†; Pinklot; Sastid; Suffisance; Tersoderm Cabellos Grasos†; Xicanil Control; ***Austral.:*** Acne Oral Spray†; Clearasil Pimple Treatment Cream; Egopsoryl TA; Eskamel†; Neo-Medrol†; Psor-Asist; ***Austria:*** Aknichthol; Alpicort†; Eucarbon; Herposicc; Sabatif†; Salvyl†; Schwefelbad Dr Klopfer; Sulfo-Schwefelbad†; ***Braz.:*** Acnase; Actine; Akirol†; Circanetten†; Dermax; Dermic; Polvilho Antisseptico†; Salder S; Salisoap; Sastid; Talco Alivio†; Varicell†; ***Canad.:*** Acnomel; Clearasil Acne Control†; Clearasil Acne Cream†; Clearasil Stayclear; Mazon Medicated Shampoo; Medrol Acne Lotion; Meted; Neo-Medrol Acne; Pernox†; Sebo Concept D/A; Sebulex; Sebutone†; Sterex; Sterex Plus; Sulfacet-R; ***Chile:*** Antiacne†; Dermac Crema; Sastid Jabon; ***Cz.:*** Acne Cream†; Eucarbon; ***Fin.:*** Neo-Medrol comp†; Wicne†; Wicnecarb†; ***Fr.:*** Dermo-Sulfuryl; Notrino; Paps; Selso; Solacy; Sulfuryl; Zeniac†; ***Ger.:*** Ellsurex†; Fango-Rubriment†; Schwefelbad Dr Klopfer; ***Gr.:*** Creme Phyllis de Jeunesse; Medrol Acne Lotion; Neo Akmine; Neo-Medrol; Rysolone; ***Hong Kong:*** Acne-Aid; Acnederm†; BF-2-4-2; Egopsoryl TA; Neo-Medrol Acne; Sastid; ***Hung.:*** Bolus Laxans; Eucarbon; Schwefelbad Dr Klopfer†; ***India:*** Persol Forte; ***Indon.:*** Bioacne; Feldixid†; Salicyl-Zwavelzalf; Sastid†; ***Irl.:*** Cocois; Meted; Pragmatar†; Skin Clear; ***Israel:*** Duo-Scabil; Eucarbon; Neo-Medrol; Sulfo-Salicyl†; ***Ital.:*** Acnesan†; Anti-Acne; Eucarbon; Lenirose†; Medrol Lozione Antiacne†; Sacnel; Same-Seb; Saugella Solido Zolfo; Troca Flu Spray Nasale; ***Malaysia:*** Acne-Aid; Clearasil Pimple Treatment†; Egopsoryl TA; Eucarbon; Neo-Medrol; Nixoderm; Sastid; ***Mex.:*** Acnomel; Axel; Dermac; Jabon del Tio Nacho; Sastid; ***NZ:*** Clearasil; Coco-Scalp; Egopsoryl TA; ***Philipp.:*** Dermalin; Sastid; ***Pol.:*** Acne Sulf†; Bals-Sulphur; Cocois; Dermaknel; Zdroj; ***Port.:*** All Pecium†; Resodermil; Sucadermil†; ***Rus.:*** Olimetin (Олиметин)†; ***S.Afr.:*** Balsem Sulphuris; Clearasil T†; Eskamel†; Haarlemensis; Neo-Medrol†; Sastid; Zeel; ***Singapore:*** Acne Clear; Acne-Aid; Clearasil Pimple Treatment; Egopsoryl TA; Neo-Medrol; Sastid; ***Spain:*** Acnisdin†; Crislaxo; Laxante Sanatorium; ***Swed.:*** Sevorex; ***Switz.:*** Acne Creme; Acne Gel; Ektoselene; Sebo-Soufrol; Soufrol TP†; ***Thai.:*** Circanetten; Neo-Medrol; Sastid; ***Turk.:*** Eucarbon; Karboseptin; Wilkinson†; ***UK:*** Actinac†; Balto Foot Balm; Clearasil Active Treatment Cream; Cocois; Eskamel†; Herbheal Ointment; Meted; Pragmatar†; Psorasolv; Sebco; Simpsons; Skin Clear; TCP; ***USA:*** Acno; Acnomel; Acnotex; Ala seb T; Avar; Aveeno Cleansing Bar; Bensulfoid; Boil Ease; BP Cleansing Wash; Cerisa; Chigg Away; Claris; Clenia; Exoderm; Finac; Fostex Medicated; Meted; MG217 Medicated Tar-Free; MG400; Nicosyn; Novacet†; Pernox; Plexion; Rezamid; Rosac; Rosaderm; Rosanil; Rosula; Sastid; Seale's Lotion; Sebasorb; Sebex; Sebex-T; Sebulex; Sulfacet-R; Sulforcin; Sulfoxyl; Sulpho-Lac; SulZee†; Sumaxin; Suphera; Zetacet; ***Venez.:*** Acnil†; Alderil†; Bori-Zinc†; Klenyl; Niosilin; Sastid†; Selenil.

顺势疗法制剂 ***Austral.:*** Dermatitis Relief†; Echine†; Homoderma; PMT Oral Spray†; ***Austria:*** Acidum picrinicum Med Complex; Engystol; Erysidoron Nr 2; Lenisan†; Mandragora Med Complex†; Sulfur Med Complex†; Zeel Plus†; ***Canad.:*** Adrisin; Art Complex; Arth-A Oligocan†; Backache with Arnica; Berberis-Homaccord; Calendula +; Calms Forte 4 Kids; Calsom; Cholest-X L112†; Cutisitum; Earache; Echinacea Compositum; Echinacea L40†; Eczema L87; Endoteel; Engystol; Erysidoron 2; Euphorbium Compositum; Execalm; Formula DE 226; Formula PC 223; Hae I Complex; Hepar Compositum; Homeo-Form G; Hyalgesic LBP; Hylands Low Back Pain†; Ikoplex 12; Indigestion†; Luffeel Nasal Spray; Nettle Rash L88†; Paragip†; Psoriasis-Sulfur L12†; SK Complex; Sorinoheel; Ubicoenzyme; Upset Stomach†; Urarthone†; Zeel Comp; ***Chile:*** Grippakit; Ikoplex No 12; ***Cz.:*** Engystol; Luffeel; Paragrippe; Zeel Compositum; Zeel Salbe; ***Fr.:*** Aesculus Complexe No 103; Basilicum Complexe No 96; Cholesterolum Complexe No 112; Echinacea Complexe No 40; Euphorbium Complexe No 88; Formule de l'Abbe Chaupitre no 1; Formule de l'Abbe Chaupitre no 19; Formule de l'Abbe Chaupitre no 22; Formule de l'Abbe Chaupitre no 35; Formule de l'Abbe Chaupitre no 79; Formule de l'Abbe Chaupitre no 82; Formule de l'Abbe Chaupitre no 83; Formule de l'Abbe Chaupitre no 88; Formule de l'Abbe Chaupitre no 91; Geranium Complexe No 108; Granules Boripharm no 24†; Granules Boripharm no 39†; grippe; Hypophysis Complexe No 31; Jenoverine; Millefolium Complexe No 7; Nux Vomica Complexe No 49; Pulsatilla Complexe No 60; Rhododendron Complexe No 42; Scabiosa Complexe No 87; Sclerocalcine; Staphysagria Complexe No 92; Sulfur Complexe No 12; Symphytum Complexe No 48; Urarthone; ***Ger.:*** Alymphon†; Asthmakhell N; BN dolo; Cefalymphat; Chamoca M; Colchicum Complex; Cysto-cyl L Ho-Len-Complex; Derma-Plantin; Dermi-cyl L Ho-Len-Complex; Engystol; Erysidoron 2; Gastro-Plantin N; Genucyl L Ho-Len-Complex; Hautfunktionstropfen S†; Hepar comp; Hewerheum N; Hexacyl; Kattwiderm†; Luffeel Comp; Lymphaden Complex; Lymphaden PE; Lymphtropfen S†; metabiarex; Mucosa compositum; Nieren-Elixier ST†; Occodem†; Pankreas S Comp†; Rauwolsan H†; Regena-Haut G; Rhino-Gastreu N R49†; Rufebran rheumo; Salicort-R†; Sulfurell; Toxiselect; Zeel comp; ***Neth.:*** Asthmakhell; Auriculite; Bronchilite; Dermafleur; Dermalite; Engystol; Hemorrolite; Homeocare weerstand; Jenoverine; Luffeel H; Lymfelite; Paragrippe; Prurilite; Thuyalite; Urtizon complex; Zeel comp N; ***Port.:*** Paragrippe; ***Rus.:*** Urtica-Plus (Уртика-Плюс); ***S.Afr.:*** Engystol N; Erysidoron 2†; ***Switz.:*** Regenaplex Nr. 25a; Regenaplex Nr. 31b; Regenaplex Nr. 49a; Regenaplex Nr. 71b; ***UK:*** Erysidoron 2; ***Ukr.:*** Cerebrum Compositum H (Церебрум Композитум Н)†; Echinacea Compositum S (Эхинацея Композитум С)†; Engystol (Энгистол); Hepar Compositum (Гепар Композитум)†; Iov-Venum (Іов-Венум)†; ***USA:*** Eczemol.

Sulfurated Lime 硫化石灰

Cal sulfurada; Calcium Sulphide; Calx Sulphurata; Sulfuro cálcico; Sulphurated Lime.

Сернистый Кальций (calcium sulfide); Сульфид Кальция (calcium sulfide)

CAS — 8028-82-8 (sulfurated lime solution).

简介

本品是一种混合物，含硫酸钙和不少于 50% 的硫化钙（CaS），通过使用含碳的物质来加热硫酸钙而得。硫化石灰溶液（Vleminckx 溶液）是一种含多硫化钙和硫代硫酸钙的水溶液，由沸腾的升华硫和氢氧化钙在水中制备而得。

本品被制成硫化石灰溶液外用于治疗痤疮、疥疮、脂溢性皮炎以及脓疱性感染（如疖和痈）。园艺中也有一种相似的被称为“石灰硫黄合剂”的溶液，用来杀真菌。

顺势疗法 一种未精制级的硫化钙可作为顺势疗法药物，常用名有：Hepar sulfuris；Hepar sulfuris calcareum；Hepar Sulphuris；Hepar Sulph.；Hepar sulphuris calcareum；Hepar sulph calc。

注：名词 Hepar Sulphuris 和 Hepar Sulph 也可用于硫肝（见下文）。

制剂

顺势疗法制剂 ***Cz.:*** Angin-Heel S; Euphorbium Compositum; Homeovox; Traumeel.

Sulfurated Potash 硫肝

Foie de Soufre; Hepar Sulfuris; Hígado de azufre; Kalii Sulfidum; Liver of Sulphur; Potasa sulfurada; Potassa Sulphurata; Schwefelleber; Sulphurated Potash.

Серная Печень

CAS — 39365-88-3.

注：名词 Hepar Sulphuris 用于不纯等级的硫化钙顺势疗法中（见上文的**硫化石灰**）。

Pharmacopoeias. In *US.*

USP 33（Sulfurated Potash） 本品是一种混合物，主要成分为多硫化钾和硫代硫酸钾，按硫计算含量不少于 12.8%。新制成的硫肝为不规则的块状，呈肝褐色，随后转变成黄绿色。本品有硫化氢的气味。可溶于水（1∶2），通常会剩下一些细微的残渣。乙醇只能溶解其中的硫化物。10% 的硫肝溶液显淡褐色，用石蕊检测呈碱性。贮藏于小的密闭容器中。

配伍禁忌 本品与酸类不能配伍。

简介

硫肝通常与硫酸锌一起制成洗剂，用于治疗痤疮和其他皮肤疾病。

制剂

USP 33: Zinc Sulfide Topical Suspension.

多组分制剂 ***Cz.:*** Lamioflur†.

Sulisobenzone (*USAN*, *rINN*) 舒利苯酮

Benzofenon-4; Benzophenone-4; NSC-60584; Sulisobenzona; Sulisobenzonum. 5-Benzoyl-4-hydroxy-2-methoxybenzenesulphonic acid.

Сулизобензон

$C_{14}H_{12}O_6S = 308.3.$

CAS — 4065-45-6.

UNII — 1W6L629B4K.

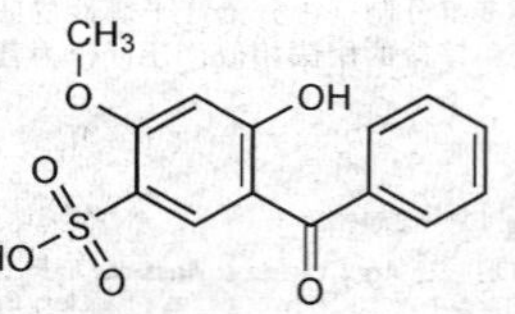

注：Escalol 577 和 Uvinul MS 40 被用作舒利苯酮的商品名。

Pharmacopoeias. In *US.*

USP 33（Sulisobenzone） 本品为质轻的棕褐色粉末。熔点约 145℃。可溶于水、乙醇和甲醇；略溶于乙酸乙酯。贮藏于密闭容器中。避光。

简介

舒利苯酮是二苯甲酮的取代物，可作为遮光剂（第 1504 页）。其作用与羟苯甲酮（第 1534 页）相似。舒利苯酮可有效阻挡 UVB 和部分的 UVA（定义见第 1508 页）。

T4 Endonuclease V T4 核酸内切酶 V

Bacteriophage T4 Endodeoxyribonuclease V; T4N5. Coliphage T4 endodeoxyribonuclease V.

T4 Эндонуклеаза V

CAS — 52227-85-7.

注：Dimericine 被用作 T4 核酸内切酶 V 的商品名。

简介

本品为 DNA 修复酶，据称可消除因紫外线照射引起的 DNA 损伤。本品可降低着色性干皮病（见第 1508 页**光敏性皮肤病**）患者患光线性角化病及基底细胞癌的发病率，其研究尚在进行中。

1. Wolf P, *et al.* Topical treatment with liposomes containing T4 endonuclease V protects human skin in vivo from ultraviolet-induced upregulation of interleukin-10 and tumor necrosis factor-α. *J Invest Dermatol* 2000; **114:** 149–56.
2. Yarosh D, *et al.* Effect of topically applied T4 endonuclease V in liposomes on skin cancer in xeroderma pigmentosum: a randomised study. *Lancet* 2001; **357:** 926–9.
3. Cafardi JA, Elmets CA. T4 endonuclease V: review and application to dermatology. *Expert Opin Biol Ther* 2008; **8:** 829–38.

Tacalcitol (*BAN*, *rINN*) 他卡西醇

1α,24-Dihydroxycholecalciferol; 1α,24-Dihydroxyvitamin D_3; Tacalcitolum; Takalsitol. (+)-(5Z,7E,24R)-9,10-Secocholesta-5,7,-10(19)-triene-1α,3β,24-triol monohydrate.

Такальцитол

$C_{27}H_{44}O_3,H_2O = 434.7.$

CAS — 57333-96-7 (anhydrous tacalcitol); 93129-94-3 (tacalcitol monohydrate).

ATC — D05AX04.

ATC Vet — QD05AX04.

UNII — C2W72OJ5ZU.

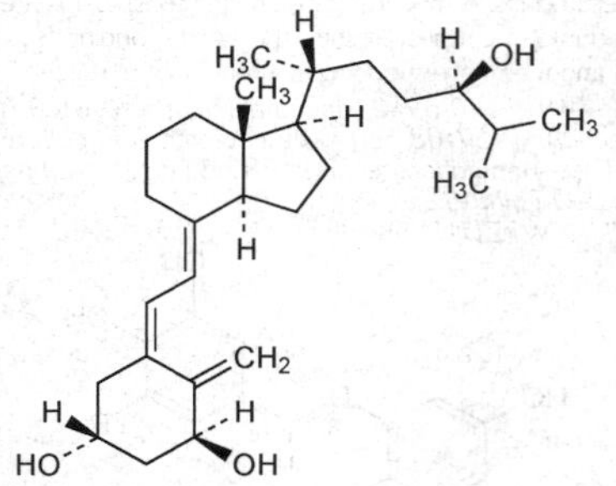

不良反应和注意事项

参见**卡泊三醇**（第1518页）。他卡西醇还可引起感觉异常。本品可用于面部，但使用时需注意不要接触到眼。他卡西醇可被紫外线降解（见下文**用途和用法**）。

用途和用法

他卡西醇是维生素 D_3 衍生物。其作用及用法与卡泊三醇（第1518页）相似。

本品外用于治疗斑块型银屑病（第1510页）。通常使用的是他卡西醇的一水化物，制备成当量浓度为 4μg/g（0.0004%，他卡西醇无水单体）的洗剂或软膏。使用时需谨慎，用法为每日 1 次，最好于就寝前使用。每日的最大用药量不得超过 10ml（洗剂）或 10g（软膏）。当两种制剂需要合用时，每周的总用药量（按他卡西醇无水单体计算）不得超过 280μg（如 30ml 的洗剂加 40g 的软膏）。依皮损严重程度决定治疗的持续时间；使用连续疗法或间歇疗法，有人洗剂最多用到 8 周，软膏最多用到 18 个月。

他卡西醇可被紫外线降解，因此如果在治疗期间需要合并使用紫外线光疗，则应在早上进行光疗，在夜间睡前使用他卡西醇。

1. Peters DC, Balfour JA. Tacalcitol. *Drugs* 1997; **54:** 265–71.
2. Gollnick H, Menke T. Current experience with tacalcitol ointment in the treatment of psoriasis. *Curr Med Res Opin* 1998; **14:** 213–18.
3. Harrison PV. Topical tacalcitol treatment for psoriasis. *Hosp Med* 2000; **61:** 402–5.
4. Van de Kerkhof PCM, *et al.* Long-term efficacy and safety of tacalcitol ointment in patients with chronic plaque psoriasis. *Br J Dermatol* 2002; **146:** 414–22.
5. Lecha M, *et al.* Tacalcitol in the treatment of psoriasis vulgaris: the Spanish experience. *J Eur Acad Dermatol Venereol* 2005; **19:** 414–17.

制剂

专利制剂

Austria: Curatoderm; ***Belg.:*** Curatoderm; ***Chile:*** Bonalfa†; ***Cz.:*** Curatoderm; ***Fr.:*** Apsor; ***Ger.:*** Curatoderm; ***Hung.:*** Curatoderm; ***Israel:*** Curatoderm; ***Ital.:*** Ticlapsor; Vellutan; ***Jpn:*** Bonalfa; ***Mex.:*** Bonalfa†; ***Pol.:*** Curatoderm; ***Port.:*** Bonalfa; ***Spain:*** Bonalfa; ***Switz.:*** Curatoderm; ***UK:*** Curatoderm; ***Venez.:*** Bonalfa†.

Purified Talc 滑石粉

E553(b); Mastek; Powdered Talc; Purified French Chalk; Talc; Talco (esteatita); Talco purificado; Talcum; Talcum Purificatum; Talk; Talkas; Talkki; Talkum.

Очищенный Тальк

CAS — 14807-96-6.

UNII — 7SEV7J4R1U.

Pharmacopoeias. In *Chin., Eur.* (see p.vii), *Int., Jpn, US,* and *Viet.*

Ph. Eur. 6. 8（Talc；Purified Talc BP 2010） 本品为粉状、经过挑选的天然水合硅酸镁。纯滑石的分子式为 $Mg_3Si_4O_{10}(OH)_2$，本品在相关矿物中的含量各不相同。质轻、均质、白色或类白色的粉末，触感油滑（不经研磨）。可从石棉中获得本品。几乎不溶于水、乙醇和酸或强碱的稀释液。

USP 33（Talc） 本品为粉状、经过挑选的天然水合的硅酸镁。本品在相关矿物中的含量各不相同，这些矿物主要包括绿泥石（水合的硅酸铝或硅酸镁）、菱镁矿（碳酸镁）、方解石（碳酸钙）和白云石（碳酸镁和碳酸钙）。本品为极细的、白色或灰白色的、似油的结晶性粉末，可迅速粘到皮肤上，由粗品精制而得。

不良反应和注意事项

滑石沾染到伤口或体腔后易引起肉芽肿，因此不得用于手术用手套的扑粉。

本品吸入后可引起呼吸刺激，长期暴露于其中可产生尘肺。

滑石胸膜固定术最常见的不良反应是胸痛和发热。可能发生的更严重的并发症包括脓胸、肺炎、呼吸障碍、低氧血症、肺水肿、肺栓塞、急性呼吸窘迫综合征、呼吸衰竭。滑石胸膜固定术可引起患者发生的心血管并发症包括心动过速、心肌梗死、低血压、低血容量症、心搏停止。然而，这些严重的并发症不一定都是由滑石所引起的，对于恶性胸腔积液的患者来说，病情的自身发展也可能是上述这些并发症的促成因素。

滑石易被细菌严重污染，包括破伤风杆菌、魏氏梭菌和炭疽杆菌。当本品用于扑粉或处理气胸和胸腔积液时，必须先经过消毒。

滥用 肺部和眼的不良反应与被滥用药物中存在的滑石有关。其可能存在于口服药物的赋形剂中，被破碎后溶解并注射，也可能是作为填充剂而被故意加入滥用物质中的。当静脉注射时，不溶解的滑石颗粒可栓塞住小的肺血管，引起阻塞和肺性高血压。这些小颗粒还可移行进入肺间质，引起异物反应和纤维症。在肺里可发展成凝块，融合成团[1]。滑石视网膜病变是由于静脉注射后形成的滑石晶状沉着物栓塞住了视网膜微脉管系统[2~4]。肺部肉芽肿[5]和滑石视网膜病变[6]也与使用含滑石的滥用物质制成的鼻吸入剂有关。

1. Gotway MB, *et al.* Thoracic complications of illicit drug use: an organ system approach. *Radiographics* 2002; **22** (suppl): S119–S135.
2. Martidis A, *et al.* Talc embolism: a static retinopathy. *Am J Ophthalmol* 1997; **124:** 841–3.
3. Fraser-Bell S, Capon M. Talc retinopathy. *Clin Experiment Ophthalmol* 2002; **30:** 432–3.
4. El-Jabali F, Cohen S. Talc retinopathy. *N Engl J Med* 2006; **354:** e11. Available at: http://content.nejm.org/cgi/reprint/354/12/e11.pdf (accessed 27/09/07)
5. Johnson DC, *et al.* Foreign body pulmonary granulomas in an abuser of nasally inhaled drugs. *Pediatrics* 1991; **88:** 159–61.
6. Kumar RL, *et al.* Crystalline retinopathy from nasal ingestion of methamphetamine. *Retina* 2006; **26:** 823–4.

致癌性 一个隶属于国际癌症研究中心（IRAC）的小组得出结论认为，虽然还没有充分的证据能够证明滑石对人类是否有致癌性，但有一点可以肯定的是，滑石所含有的石棉纤维的确有致癌性[1]。有迹象显示使用滑石与卵巢癌有关[2]，但在一项对照研究中，虽然发现妇女在会阴部使用滑石后的风险会加倍，但是工作组指出，考虑到滑石中所含的石棉，这些信息并不是很有用[1]。更多的病例对照研究认为，在会阴部使用滑石与患卵巢癌有关，当然，也有人认为不存在这种关联。一项包含有 78630 名女性的大型前瞻性队列研究[3]发现，虽然从组织学亚型的分析来看，患浸润癌的风险会有适度增加，但能支持上述这种关联性的证据很少。一项包含了 15 个病例对照研究的荟萃分析[4]发现，会阴部使用滑石与患卵巢癌的风险呈正相关（相对危险程度 1.33；95%置信区间为 1.16～1.45）。然而，作者也提示说，可能的选择偏倚和混杂因素也可能导致这种相关性会呈现出假阳性结果。由于缺少明确的剂量效应关系，基于医院就诊人群的研究与基于普通人群的研究所得出的结果不同，且接触滑石的时间长短与诊断出癌症的关系也不一定清楚。

一项在从事矿物原料（不含石棉样纤维）制粉的工人中进行的流行病学研究分析认为，没有证据表明会增加患肺癌的风险。但对于从事滑石生产的矿工和与滑石相关产业的工人，有一些致癌风险增高的证据，但这些人同时也暴露在其他一些潜在致癌物中[5]。

1. IARC/WHO. Silica and some silicates. *IARC monographs on the evaluation of the carcinogenic risk of chemicals to humans volume 42* 1987. Available at: http://monographs.iarc.fr/ENG/Monographs/vol42/volume42.pdf (accessed 27/09/07)
2. Longo DL, Young RC. Cosmetic talc and ovarian cancer. *Lancet* 1979; **ii:** 349–51.
3. Gertig DM, *et al.* Prospective study of talc use and ovarian cancer. *J Natl Cancer Inst* 2000; **92:** 249–52.
4. Huncharek M, *et al.* Perineal application of cosmetic talc and risk of invasive epithelial ovarian cancer: a meta-analysis of 11,933 subjects from sixteen observational studies. *Anticancer Res* 2003; **23:** 1955–60.
5. Wild P. Lung cancer risk and talc not containing asbestiform fibres: a review of the epidemiological evidence. *Occup Environ Med* 2006; **63:** 4–9.

对肺的影响 接受滑石胸膜固定术的患者可能出现急性呼吸衰竭，不管其使用的是滑石混悬液还是使用吹入喷洒的方法。一项研究系列含 338 例患者，使用了吹入喷洒滑石粉的方法，有 4 例出现了急性呼吸衰竭，其中 3 例死亡[1]。在另一项[2]有 78 例患者的研究系列里，总共接受了 89 次治疗，使用滑石混悬液或吹入喷洒的方法都有，其中 24 次治疗后出现呼吸系统的并发症，包括 7 例患者 8 次治疗后出现急性呼吸窘迫综合征，其中 1 例死亡。基于上述文章和其他的相关报道（其中也包括一些未发现呼吸系统并发症），在一个讨论中[3]认为，尽管出现急性呼吸窘迫的概率很小，但进行胸膜固定术时，也还是应该放弃使用滑石，而是以其他药物来替代，如四环素类、博来霉素，或是使用机械性磨损胸膜的方法。相反的观点却认为[4]，对这些病例来说，有多种因素都可能引起急性呼吸窘迫，使用滑石仍旧是胸膜固定术最好的选择。在一个前瞻性随机对照研究[5]中发现，与使用混悬液相比较，使用吹入喷洒方法的恶性胸腔积液患者发生呼吸系统并发症的情况要更普遍。作者同时也提示说，胸膜固定术引起急性呼吸系统并发症，滑石在其中所起到的作用尚不清楚，还需要进行更多的研究。

有观点认为，滑石胸膜固定术后出现急性呼吸窘迫综合征，可能与滑石颗粒的大小有关。在一项研究中[6]，558 例患者使用的是吹入大颗粒滑石（平均大小为 24.5μm），就没有出现这种反应，因此作者认为，报告有出现这种反应的病例所在的国家，其滑石产品中含大量的小颗粒（小于 5μm）。

其他的对肺的影响，详见上文**滥用**和下文**婴幼儿皮肤护理**项下。

1. Campos JRM, *et al.* Respiratory failure due to insufflated talc. *Lancet* 1997; **349:** 251–2.
2. Rehse DH, *et al.* Respiratory failure following talc pleurodesis. *Am J Surg* 1999; **177:** 437–40.
3. Light RW. Talc should not be used for pleurodesis. *Am J Respir Crit Care Med* 2000; **162:** 2024–6.
4. Sahn SA. Talc should be used for pleurodesis. *Am J Respir Crit Care Med* 2000; **162:** 2023–4.
5. Dresler CM, *et al.* Phase III intergroup study of talc poudrage vs talc slurry sclerosis for malignant pleural effusion. *Chest* 2005; **127:** 909–15.
6. Janssen JP, *et al.* Safety of pleurodesis with talc poudrage in malignant pleural effusion: a prospective cohort study. *Lancet* 2007; **369:** 1535–9.

婴幼儿皮肤护理 日常使用非药用的滑石粉来进行婴幼儿的皮肤护理是非常危险的，必须阻止这种做法[1,2]。滑石可引起肺部的刺激，有报道关于婴幼儿吸入了这种搽粉后引起严重的呼吸困难和死亡。对怀疑吸入了滑石粉的儿童应进行细致的呼吸监测，因为一旦出现症状时就可能已经延误了好几个小时[1]。还有一些报道关于做皮肤护理时，脐带末端沾染了滑石粉，结果导致脐带肉芽肿[2]。

1. Pairaudeau PW, *et al.* Inhalation of baby powder: an unappreciated hazard. *BMJ* 1991; **302:** 1200–1.
2. Sparrow SA, Hallam LA. Talc granulomas. *BMJ* 1991; **303:** 58.

用途和用法

滑石粉用在按摩中，作为扑粉来减轻刺激并预防皮肤发炎。本品通常与淀粉和氧化锌混合，其中淀粉可增加对水分的吸收。本品用于扑粉时需经预先消毒。在制作片剂和胶囊时，滑石粉可当作润滑剂和稀释剂，本品还可使液体澄清。

消过毒的精致滑石还可作为组织硬化剂，用在恶性胸腔积液引流后以及复发性自发性气胸。以混悬液或气雾剂（喷洒）的形式进入胸膜腔。用药剂量约为胸腔积液 5g，气胸 2g。

胸腔积液 在处理良性和恶性肿瘤性胸腔积液（第627页）以及复发的自发性气胸时，滑石可作为组织硬化剂用于胸膜固定术[1~4]。本品通常制成混悬液，在胸腔镜检时经肋间管进入或吹入（滑石粉）胸膜间隙。许多报道中使用的剂量为 2g～5g，但可用范围为 1g～10g。一项关于恶性胸腔积液患者接受滑石胸膜固定术的研究[5]发现，使用混悬液或是使用吹入喷洒的方法，其效果是一样的。这种滑石的用法最常见的不良反应是疼痛和发热。其他报道的相关不良反应还包括局部感染和积脓、心血管并发症和呼吸衰竭（还可见上文**对肺的影响**）。

1. Kennedy L, Sahn SA. Talc pleurodesis for the treatment of pneumothorax and pleural effusion. *Chest* 1994; **106:** 1215–22.
2. de Campos JRM, *et al.* Thoracoscopy talc poudrage: a 15 year experience. *Chest* 2001; **119:** 801–6.
3. Antunes G, *et al.* British Thoracic Society. BTS guidelines for the management of malignant pleural effusions. *Thorax* 2003; **58** (suppl 2): ii29–ii38. Also available at: http://www.brit-thoracic.org.uk/Portals/0/Clinical%20Information/Pleural%20Disease/Guidelines/PleuralDiseaseMalignantPE.pdf (accessed 28/07/08)
4. Henry M, *et al.* British Thoracic Society. BTS guidelines for the management of spontaneous pneumothorax. *Thorax* 2003; **58** (suppl 2): ii39–ii52. Also available at: http://www.brit-thoracic.org.uk/Portals/0/Clinical%20Information/Pleural%20Disease/Guidelines/PleuralDiseaseSpontaneous.pdf (accessed 28/07/08)
5. Dresler CM, *et al.* Phase III intergroup study of talc poudrage vs talc slurry sclerosis for malignant pleural effusion. *Chest* 2005; **127:** 909–15.

制剂

BP 2010: Talc Dusting Powder;
USP 33: Nystatin Topical Powder.

专利制剂

USA: Sclerosol.

多组分制剂 ***Arg.:*** Dr Selby; Talquisedan; ***Austral.:*** ZSC; ***Austria:*** Cutimix; Herposicc; Prurimix; Rombay; ***Belg.:*** Aloplastine; ***Braz.:*** Pasta d'Agua†; Pomaderme; Talco Alivio†; ***Chile:*** Hansaplast Footcare†; Talquisedan; ***Cz.:*** Cutimix†; Prurimix†; ***Fr.:*** Aloplastine; Eryange†; Poudre du Marcheur; ***Indon.:*** Minos†; Yanthi Baby & Bath Powder†; ***Israel:*** Pedisol; ***Jpn:*** Bofutsushosan; Chorei-to; Gorin-san; ***Malaysia:*** Rowarolan; ***Mex.:*** Hipoglos; ***NZ:*** Grans Remedy; Lamisil Odor Eze; ***Philipp.:*** Johnson's Baby Double Protection Powder; ***Pol.:*** Pedipur; ***Port.:*** Cuidaderma; ***Rus.:*** Teimurov (Теймурова); ***Spain:*** Amniolina; Ictiomen; ***Switz.:*** Tanno-Hermal; ***Turk.:*** Cinkos; ***USA:*** Caldesene; Columbia Antiseptic Powder; ***Venez.:*** Adel†; Hipoglos con Hidrocortisona†; Hipoglos†.

Tars and Tar Oils 焦油

Breas y aceites de brea.

Birch Tar Oil 桦焦油

Aceite de abedul; Aceite de brea de abedul; Birkenteer; Goudron de Bouleau; Oleum Betulae Albae; Oleum Betulae Empyreumaticum; Oleum Betulae Pyroligneum; Oleum Rusci; Pix Betulae; Pyroleum Betulae.

Масло Берестового Дёгтя

性状 桦焦油从白桦树（疣皮桦，*Betula verrucosa*；垂枝桦 *B. pendula*、*B. alba*）和桦树（柔毛桦，*B. pubescens*，桦木科）的木质和树皮分解蒸馏而得。将馏出物静置后分层，上为油层，下为焦油残渣。

Cade Oil 杜松焦油

Alquitrán de Enebro; Ardıç Katranı; Brea de enebro; Goudron de Cade; Juniper Tar; Juniper Tar Oil; Kad Yağı; Kadeöl; Oleum Cadinum; Oleum Juniperi Empyreumaticum; Pix Cadi; Pix Juniperi; Pix Oxycedri; Pyroleum Juniperi; Pyroleum Oxycedri; Wacholderteer.

Можжевеловый Дёготь

ATC Herb — HD05AA5001 (Juniperus oxycedrus: tar).
UNII — 1Q84T0P2G3.

性状 杜松焦油内含愈创木酚、乙基愈创木酚、木焦油醇和杜松油烯。

Pharmacopoeias. In *US.*

USP 33（Juniper Tar） 是从大果刺柏（*Juniperus oxycedrus*）（松科）的木质部分获得的有焦臭臭的挥发油。本品为暗棕色、清亮的浓稠液体，有焦油臭。极微溶于水；可溶于乙醇（1∶9）；可溶于乙醚（1∶3），但有轻微的柔毛状残渣；略溶于石油醚；可与戊醇、氯仿和冰醋酸混溶。贮藏于不超过 40℃ 的密闭容器中。避光。

Coal Tar 煤焦油

Alcatrão Mineral; Alquitrán de hulla; Brea de hulla; Crude Coal Tar; Goudron de Houille; Kamenouhelný dehet; Katran; Oleum Lithanthracis; Pix Carbon.; Pix Carbonis; Pix Lithanthracis; Pix Mineralis; Pyroleum Lithanthracis; Steinkohlenteer.

Каменноугольная Смола

UNII — R533ESO2EC.

性状 精制煤焦油是将市售的煤焦油于 50℃ 下加热 1h 而得。

煤焦油的乙醇溶液或经聚山梨酯助溶的精制煤焦油乙醇溶液，也就是一般我们所说的煤焦油溶液（Liquor Picis Carbonis，Liquor Carbonis Detergens）。

Pharmacopoeias. In *Br., Fr., Int.,* and *US.*

BP 2010（Coal Tar） 煤焦油是将烟煤于 1000℃ 左右分解蒸馏而得的产物。本品近乎黑色，为有强烈特殊臭的黏稠液体。放置于空气中可逐渐变得更加黏稠。在空气中燃烧时有带烟的明亮火焰。微溶于水；略溶于无水乙醇、氯仿、乙醚和挥发油。饱和溶液用石蕊检测呈碱性。

USP 33（Coal Tar） 煤焦油是将烟煤于 900～1100℃ 的范围内分解蒸馏而得的产物。可进一步进行精制，例如用乙醇提取并加以适当的分散剂和浸泡时间，或通过加入适当的有机溶剂进行分馏（有时也可不用有机溶剂）。

本品近乎黑色，为有强烈特殊臭的黏稠液体。微溶于水，溶液呈碱性；略溶于无水乙醇、丙酮、二硫化碳、氯仿、乙醚、甲醇和石油醚；部分溶于苯；几乎可完全溶于硝基苯。贮藏于密闭容器中。

Tar 焦油

Alquitrán vegetal; Brea; Brea de pino; Brea vegetal; Goudron Végétal; Nadelholzteer; Pine Tar; Pix Abietinarum; Pix Liquida; Pix Pini; Pyroleum Pini; Wood Tar.

Древесная Смола; Древесный Дёготь

ATC Herb — HD08AW5002 (Pinus spp.: tar).

UNII — YFH4WC535J.

Pharmacopoeias. In *Br.*

BP 2010（Tar） 是从各种松科的木质中分解蒸馏而得的沥青样液体。在商业贸易中被称为“斯德哥尔摩焦油（Stockholm Tar）”。本品为暗棕色或近乎黑色的半流体，有特殊的焦臭；密度大于水。可溶于乙醇（90%）、氯仿、乙醚和固态油或挥发油。将 1g 焦油置于 20ml 水中，震荡 5min 后用石蕊试纸检测呈酸性。

贮藏 焦油经过一段时间的贮藏后可能会出现分层，上层为糖浆样的黏稠液体，下层为经微小结晶化形成的颗粒状物质，主要是邻苯二酚和树脂酸类。

不良反应和注意事项

本品可引起皮肤的刺激和痤疮样皮疹，因此不得用于有炎症或有破损的皮肤，黏膜，或肛门生殖器部位。用于面部、皮肤屈侧时需谨慎。超敏反应较少见，用木焦油的发生率可能要高于煤焦油。但木焦油不像煤焦油那样可能会引起光敏反应。精炼焦油制剂与天然焦油相比对皮肤、毛发和衣物的染色更少。

由于组成成分中含有酚类物质，因此焦油引起的全身效应类似于苯酚（第1578页）。

致癌性 煤焦油和煤焦油蒸馏物含若干已知的或潜在的致癌物，包括苯、萘和其他的多环芳香烃[1]。一些关于职业暴露（如在生产古柯碱时、煤气化时、生产铝时）的研究发现，全身吸收了大量的多环芳香烃类[2]，进而提高了致癌的风险[1,2]。在使用煤焦油制剂治疗皮肤病后，也发现了全身吸收了多环芳香烃[2]。虽然有文献[3]显示 59 名银屑病患者接受了非常高剂量的焦油和（或）紫外线光疗后发生皮肤癌的风险大增，但其他的队列研究[4~6]却未发现上述情况，即使是在长期的用药条件下。

1. National Toxicology Program. Coal tars and coal tar pitches. *Rep Carcinog* 2002; **10:** 68–70.
2. van Schooten F-J, Godschalk R. Coal tar therapy: is it carcinogenic? *Drug Safety* 1996; **15:** 374–7.
3. Stern RS, *et al.* Skin carcinoma in patients with psoriasis treated with topical tar and artificial ultraviolet radiation. *Lancet* 1980; **i:** 732–5.
4. Pittelkow MR, *et al.* Skin cancer in patients with psoriasis treated with coal tar. *Arch Dermatol* 1981; **117:** 465–8.
5. Jones SK, *et al.* Further evidence of the safety of tar in the management of psoriasis. *Br J Dermatol* 1985; **113:** 97–101.
6. Stern RS, Laird N. The carcinogenic risk of treatments for severe psoriasis. *Cancer* 1994; **73:** 2759–64.

临时制剂 考虑到煤焦油有致癌的潜在可能（见上文），HSE 建议，在制备含煤焦油的临时制剂时应使用防化学品手套，而不是普通的一次性手套[1]。

1. Anonymous. Chemical protection gloves recommended for coal tar ointments. *Pharm J* 1997; **259:** 757.

用途和用法

焦油可还原增厚的表皮，有止痒作用和轻度的杀菌作用。可外用于治疗湿疹（第1506页）、银屑病（见下文）、头皮屑、脂溢性皮炎（第1511页）和其他的皮肤疾病。制剂中使用的煤焦油已经大量取代木焦油。治疗银屑病时，辅助以紫外线（UVB）光疗可增加煤焦油的疗效。

包括杂酚油（第1483页）在内的一些木焦油也被用于祛痰制剂。

非处方使用 美国 FDA 综合考虑了产品的安全性和有效性，规定杜松焦油或焦油不得用于非处方的香波中[1]，且非处方的祛痰药中也不得再含有焦油[2]。

1. Anonymous. Nonprescription drug review gains momentum. *WHO Drug Inf* 1991; **5:** 62.
2. Anonymous. FDA announces standards for nonprescription sleep-aid products and expectorants. *Clin Pharm* 1989; **8:** 388.

银屑病 煤焦油长期用于银屑病（第1510页）的治疗，虽然这种治疗方法的使用已经在衰退中，但单独使用煤焦油或与地蒽酚合用和（或）紫外线光疗，仍是治疗银屑病的一线选择。煤焦油特别适合治疗稳定期的慢性斑块型银屑病。其具体作用机制还不清楚，但有抗增生和抗炎症的活性，可促使表皮恢复正常的厚度。粗制焦油制剂又脏又恶心，在美观上讲精炼产品更容易被接受，且对皮肤、毛发和衣物的染色更少，但也有人认为其疗效可能也会差一点。

治疗中一般采用的起始浓度为相当于 0.5%～1% 的粗制煤焦油，必要时每隔几天可以增加一次浓度，但最高浓度不允许超过 10%。高浓度制剂用于治疗斑块很厚的银屑病，但 British Association of Dermatologists 认为，含 1%～5% 煤焦油的白（黄）凡士林制剂的疗效与更高浓度制剂的疗效一样，且对于使用高浓度制剂的传统用法，也并不能提供相关的证据基础，因此最好避免使用浓度太高的煤焦油制剂，尤其是用于门诊患者时。

虽然煤焦油无法像其他药物一样能快速清除银屑病，但其疗效可维持较长时间。Goeckerman 摄生法是利用在紫外线（UVB）光疗前使用煤焦油的方法来提高疗效。这种方法的作用机制还不清楚，但似乎与煤焦油的致光敏活性无关。大多数摄生法是在 UVB 光疗前的 2h 使用煤焦油。在 Ingram 摄生法及其改良方法中，先局部外用地蒽酚，然后再使用煤焦油和 UVB 光疗。据说这样使用煤焦油可以降低地蒽酚的刺激性，而同时又不会降低其疗效。

1. Rotstein H, Baker C. The treatment of psoriasis. *Med J Aust* 1990; **152:** 153–64.
2. Arnold WP. Tar. *Clin Dermatol* 1997; **15:** 739–44.
3. Thami GP, Sarkar R. Coal tar: past, present and future. *Clin Exp Dermatol* 2002; **27:** 99–103.
4. British Association of Dermatologists. Psoriasis – general management. Available at: http://www.bad.org.uk/site/769/Default.aspx (accessed 25/05/10)

制剂

BP 2010: Calamine and Coal Tar Ointment; Coal Tar and Salicylic Acid Ointment; Coal Tar and Zinc Ointment; Coal Tar Paste; Coal Tar Solution; Strong Coal Tar Solution; Zinc and Coal Tar Paste;
USP 33: Coal Tar Ointment; Coal Tar Topical Solution; Compound Resorcinol Ointment.

专利制剂

Arg.: Alcoderm; Fijacid; Ingeshamp†; Sorial; Sutrico Tar; Targel; ***Austral.:*** Alphosyl†; Ionil-T Plus†; Linotar†; Neutrogena T/Gel; Pinetarsol; Polytar Plus; Psorigel†; ***Austria:*** Exorex†; ***Braz.:*** Ionil-T Plus†; Tarflex; Theratar; ***Canad.:*** Balnetar; Doak-Oil; Exorex; Mazon Medicated Soap; Neutrogena T/Gel; Neutrogena T/Gel Therapeutic; Pentrax; Psoriasin; T/Gel Therapeutic; Targel; Tersa-Tar; ***Chile:*** DHS Tar Gel; Neutrogena Shampoo Neutar†; Tarmed; Tigel IRM; ***Cz.:*** Delatar; Teer-Linola-Fett N†; ***Denm.:*** Basotar†; ***Fr.:*** Caditar; ***Ger.:*** Berniter†; Lorinden Teersalbe; Tarmed; Teer-Linola-Fett; ***Gr.:*** Exorex; Ionil; Neutrogena T/Gel; Tarmed; ***Hong Kong:*** Pinetarsol; Zetar†; ***Hung.:*** Freederm Tar Shampoo; ***Irl.:*** Alphosyl†; Exorex; Neutrogena T/Gel; Pentrax; Pinetarsol; Psoriderm; ***Israel:*** Alphosyl 2 in 1; T/Gel; ***Ital.:*** Konor; ***Malaysia:*** Baby Shield Medicated Cleanser; Pin-Xol; Pinetarsol; ***Mex.:*** Ionil-T Plus†; Tarmed; ***Neth.:*** Exorex; ***NZ:*** Pinetarsol; Psorigel†; ***Pol.:*** Delatar; Freederm Tar†; Polytar; ***Port.:*** Neutar; Tarmed; ***Rus.:*** Freederm Tar (Фридерм Деготь); ***S.Afr.:*** Alphosyl†; Denorex†; Exarex†; Linotar; ***Singapore:*** Pinetarsol; ***Spain:*** Alfitar; Alphosyl; Piroxgel; Psoriasdin†; Tar Isdin Champu; Tarmed; Tejel†; ***UK:*** Alphosyl 2 in 1; Carbo-Dome; Clinitar†; Exorex; Pentrax; Pinetarsol; Psoriderm; T/Gel; ***USA:*** Balnetar; Creamy Tar†; DHS Tar; Fototar; Grandpas Wonder Pine Tar Conditioner; Ionil-T Plus; MG217 Medicated; Neutrogena T/Gel; Oxipor VHC; PC-Tar; Pentrax; Polytar; Psorent; Psorigel†; Taraphilic; Tegrin; Tera-Gel; Zetar; ***Venez.:*** Alma-Tar†.

多组分制剂 ***Arg.:*** Acnetrol; Aeroseb; Champuacid; Cicatrol; Cidermex; Cremsor N; Domtisona†; Eurocoal; Farm-X; Hyaluron; Ingemet†; Ionil-T; Laurinol Plus; Medic†; Mencogrin; Mencogrin AP; Novofarma Champu; Oilalfo; Salpad T; Sequals G; Sorsis; Sorsis Beta; ***Austral.:*** Alphosyl†; Eczema Cream; Egopsoryl TA; Fongitar†; Hamilton Pine Tar with Menthol; Ionil-T; Neutrogena T/Sal†; Pinetarsol; Polytar; Psor-Asist; Sebitar; Tarband†; ***Austria:*** Alphosyl†; Alpicort†; Locacorten Tar†; ***Belg.:*** Locacortene Tar†; ***Braz.:*** Hebrin; Ionil-T; Polytar; ***Canad.:*** Dan-Tar Plus; Denorex Medicated; Herbal Multi-Tar Plus; Mazon Medicated Cream; Mazon Medicated Shampoo; Medi-Dan; Mild Multi-Tar Plus; Multi-Tar Plus; Oxipor; P & S Plus; Polytar; Polytar AF; Regular Multi-Tar Plus; Sebcur/T; Sebutone†; SJ Liniment; Sterex; Sterex Plus; Tardan; Targel SA; X-Seb T; X-Seb T Plus; X-Tar; ***Chile:*** Ionil-T; Tarytar†; ***Cz.:*** Locacorten Tar†; Polytar; Polytar AF; Suspensio Visnevski cum Pice Liquida Herbacos; ***Fr.:*** Item Alphacade†; Laccoderme a l'huile de cade†; Node DS; Node K; Node P; Novophane S†; Novophane†; Psocortene; Sebosquam; Squaphane; Squaphane E; Squaphane P; Squaphane S; ***Ger.:*** Lorinden T†; ***Gr.:*** Locacorten Tar; Pisaveril; ***Hong Kong:*** BF-2-4-2; Egopsoryl TA; Fongitar; Ionil-T; Multi-Tar†; Polytar; Polytar Emollient; Sebitar; ***Hung.:*** Aknefug-liquid N†; Polytar; Polytar AF; ***India:*** Derobin; Ionax T; ***Indon.:*** Polytar†; ***Irl.:*** Alphosyl HC†; Capasal; Cocois; Denorex†; Polytar; Polytar Emollient; Pragmatar†; ***Israel:*** Capasal; Polytar; Topicorten-Tar†; ***Ital.:*** Alphosyle†; Balta-Crin Tar†; Rivescal Tar; ***Malaysia:*** Egopsoryl TA; Mentar; Polytar; Sebitar; ***Mex.:*** Antaderm; Dariseb; Dealan; Dermoscalp; Ionil-T†; Jabon del Tio Nacho; Polytar; Sebryl; Sebryl Plus; Sebstopp; Shampoo del Tio Nacho†; ***Mon.:*** Betacade†; ***Neth.:*** Denorex; ***NZ:*** Coco-Scalp; Egopsoryl TA; Ionil-T; Polytar; Polytar Emollient; Polytar Plus; Sebitar; ***Philipp.:*** Fongitar; Ionil-T†; Polytar; ***Pol.:*** Cocois; Polytar AF; Psorisan†; ***Port.:*** Alpha Cade; Banholeum Composto; Betacade†; Edoltar†; Fongitar; Polytar; Sucadermil†; ***S.Afr.:*** Alphosyl†; Fongitar†; Haarlemensis; Oxipor VHC†; Polytar; SB Universal Ointment†; ***Singapore:*** Egopsoryl TA; Fongitar; Ionil-T; Polytar; Sebitar; ***Spain:*** Alphosyl; Bazalin†; Emolytar; Ionil Champu; Ionil†; Polytar; Tar Isdin Plus; Zincation Plus; ***Thai.:*** Fongitar†; Polytar; ***Turk.:*** Kadolin; Wilkinson†; ***UK:*** Alphosyl HC; Capasal; Cocois; Polytar AF; Polytar Emollient; Polytar Liquid; Polytar Plus; Pragmatar†; Psorin; Sebco; Snowfire; Varicose Ointment; ***Ukr.:*** Olesan (Олесан); ***USA:*** Ala seb T; Boil Ease; Ionil-T; Medotar; Neutrogena T/Sal; Sal-Oil-T; Sebex-T; Tarlene; Tarsum; X-Seb T; X-Seb T Plus; ***Venez.:*** Vitar†.

顺势疗法制剂 ***Canad.:*** Adrisin; ***Ger.:*** Hautfunktionstropfen S†.

Tazarotene（*BAN*, *USAN*, *rINN*）他扎罗汀

AGN-190168; Tatsaroteeni; Tazaroten; Tazarotène; Tazaroteno; Tazarotenum. Ethyl 6-[(4,4-dimethylthiochroman-6-yl)ethynyl]-nicotinate.

Тазаротен

$C_{21}H_{21}NO_2S$ = 351.5.

CAS — 118292-40-3.

ATC — D05AX05.

ATC Vet — QD05AX05.

UNII — 81BDR9Y8PS.

不良反应和注意事项

参见维 A 酸，第1543页。

外用本品时系统吸收很少，最常见的不良反应主要发生在皮肤上，且不良反应的发生率似乎与用药浓度有关。

动物实验显示，他扎罗汀有胎儿毒性和致畸作用，因此注册药品信息说明，本品不得用于妊娠期或计划妊娠的妇女，同时忠告生育期的妇女，若准备在正常月经期间启动治疗，则应在 2 周内妊娠试验确认为阴性。对于哺乳期妇女，由于动物实验显示他扎罗汀可分布至乳汁中，因此建议不用或慎重使用本品。

对皮肤的影响 1 名 57 岁的男性患有糖尿病和躯干四肢部位的顽固性银屑病，局部外用 0.1% 的他扎罗汀治疗，用药 2 周后在生殖器部位发生了急性皮炎[1]。数天后患处出现溃疡。怀疑此事件与用药时意外接触到躯干部位的他扎罗汀有关。外用他扎罗汀或口服/外用其他的维 A 酸类药物可能会引起脓性肉芽肿（见第1527页异维 A 酸下对皮肤、毛发、甲的影响）。

1. Wollina U. Genital ulcers in a psoriasis patient using topical tazarotene. *Br J Dermatol* 1998; **138:** 713–14.

用途和用法

本品属于维 A 酸类，局部外用于治疗轻、中度的痤疮和斑块型银屑病以及光老化体征。他扎罗汀作为一种前体药物，在皮肤中经过去酯作用形成具有活性的他扎罗汀酸。他扎罗汀酸的作用机制还不太清楚，但本品似乎有调节细胞增殖和分化的作用。

治疗**银屑病**时，首先使用 0.05% 的他扎罗汀乳膏或凝胶，必要时浓度可增至 0.1%。每日 1 次，夜间使用。在英国，银屑病皮损面积不超过体表面积 10% 的情况下允许使用他扎罗汀进行治疗，而在美国皮损面积允许达到体表面积的 20%。

治疗**痤疮**时，使用 0.1% 的他扎罗汀乳膏或凝胶，每日 1 次，夜间使用。

在痤疮治疗的早期病情可能会发生恶化，而在银屑病治疗期间的任何时间段内都有可能发生恶化。疗程通常都是 12 周，但也个别的银屑病患者治疗长达 12 个月。

外用 0.1% 的他扎罗汀乳膏可治疗具有某些症状的**光损伤**（如面部细纹、色素沉着不足或过度、面部良性痣）。每日 1 次，就寝前使用，用时将药物轻轻涂抹于整个面部。

1. Foster RH, *et al.* Tazarotene. *Drugs* 1998; **55:** 705–11.
2. Tang-Liu DD-S, *et al.* Clinical pharmacokinetics and drug metabolism of tazarotene: a novel topical treatment for acne and psoriasis. *Clin Pharmacokinet* 1999; **37:** 273–87.
3. Guenther LC. Optimizing treatment with topical tazarotene. *Am J Clin Dermatol* 2003; **4:** 197–202.

恶性肿瘤 外用他扎罗汀可治疗皮肤上的肿瘤。初步研究显示，本品可使基底细胞癌[1]、鳞状细胞癌[2]（第639页）以及蕈样肉芽肿病[3]（第625页）的损害得以消退或清除。

1. Bianchi L, *et al.* Topical treatment of basal cell carcinoma with tazarotene: a clinicopathological study on a large series of cases. *Br J Dermatol* 2004; **151:** 148–56.
2. Bardazzi F, *et al.* A pilot study on the use of topical tazarotene to treat squamous cell carcinoma in situ. *J Am Acad Dermatol* 2005; **52:** 1102–4.
3. Apisarnthanarax N, *et al.* Tazarotene 0.1% gel for refractory mycosis fungoides lesions: an open-label pilot study. *J Am Acad Dermatol* 2004; **50:** 600–607.

皮肤疾病 本品可局部外用于治疗轻、中度的痤疮[1,2]（第1505页）和斑块型银屑病[3,4]（第1510页），对银屑病甲损也有报道可能有效[5,6]。还有报道改善了角化异常的疾病如 Darier 病[7,8]（第1506页）和先天性鱼鳞病[9~11]（第1507页）。外用他扎罗汀还可改善一些光

老化的体征（第1508页），包括细纹、色斑、雀斑样痣（老年斑）[12~14]。

1. Leyden JJ. Meta-analysis of topical tazarotene in the treatment of mild to moderate acne. *Cutis* 2004; **74** (4 suppl): 9–15.
2. Shalita AR, *et al.* Effects of tazarotene 0.1% cream in the treatment of facial acne vulgaris: pooled results from two multicenter, double-blind, randomized, vehicle-controlled, parallel-group trials. *Clin Ther* 2004; **26:** 1865–73.
3. Weinstein GD, *et al.* Tazarotene cream in the treatment of psoriasis: two multicenter, double-blind, randomized, vehicle-controlled studies of the safety and efficacy of tazarotene creams 0.05% and 0.1% applied once daily for 12 weeks. *J Am Acad Dermatol* 2003; **48:** 760–7.
4. Dando TM, Wellington K. Topical tazarotene: a review of its use in the treatment of plaque psoriasis. *Am J Clin Dermatol* 2005; **6:** 255–72.
5. Scher RK, *et al.* Tazarotene 0.1% gel in the treatment of fingernail psoriasis: a double-blind, randomized, vehicle-controlled study. *Cutis* 2001; **68:** 355–8.
6. Bianchi L, *et al.* Tazarotene 0.1% gel for psoriasis of the fingernails and toenails: an open, prospective study. *Br J Dermatol* 2003; **149:** 207–9.
7. Oster-Schmidt C. The treatment of Darier's disease with topical tazarotene. *Br J Dermatol* 1999; **141:** 603–4.
8. Brazzelli V, *et al.* Linear Darier's disease successfully treated with 0.1% tazarotene gel "short-contact" therapy. *Eur J Dermatol* 2006; **16:** 59–61.
9. Hofmann B, *et al.* Effect of topical tazarotene in the treatment of congenital ichthyosis. *Br J Dermatol* 1999; **141:** 642–6.
10. Marulli GC, *et al.* Type I lamellar ichthyosis improved by tazarotene 0.1% gel. *Clin Exp Dermatol* 2003; **28:** 391–3.
11. Kundu RV, *et al.* Lamellar ichthyosis treated with tazarotene 0.1% gel. *J Am Acad Dermatol* 2006; **55** (suppl 5): S94–S95.
12. Phillips TJ, *et al.* Efficacy of 0.1% tazarotene cream for the treatment of photodamage: a 12-month multicenter, randomized trial. *Arch Dermatol* 2002; **138:** 1486–93.
13. Machtinger LA, *et al.* Histological effects of tazarotene 0.1% cream vs. vehicle on photodamaged skin: a 6-month, multicentre, double-blind, randomized, vehicle-controlled study in patients with photodamaged facial skin. *Br J Dermatol* 2004; **151:** 1245–52.
14. Kang S, *et al.* A multicenter, randomized, double-blind trial of tazarotene 0.1% cream in the treatment of photodamage. *J Am Acad Dermatol* 2005; **52:** 268–74.

制剂

专利制剂

Austral.: Zorac; ***Austria:*** Zorac; ***Belg.:*** Zorac; ***Braz.:*** Zorac†; ***Canad.:*** Tazorac; ***Chile:*** Aguder; ***Cz.:*** Tazorac; ***Fr.:*** Zorac; ***Ger.:*** Zorac†; ***Gr.:*** Zorac; ***India:*** La Tez; Tazret; ***Irl.:*** Zorac; ***Israel:*** Zorac; ***Ital.:*** Zorac; ***Mex.:*** Suretin; Tazmeral; ***Pol.:*** Zorac; ***S.Afr.:*** Zorac; ***Spain:*** Zorac; ***Swed.:*** Zorac†; ***Switz.:*** Zorac; ***UK:*** Zorac; ***USA:*** Avage; Tazorac.

Thioglycollic Acid 巯乙酸

Kwas tioglikolowy; Tioglicólico, ácido. Mercaptoacetic acid.

Тиогликолевая Кислота

$C_2H_4O_2S$ = 92.12.

CAS — 68-11-1.

UNII — 7857H94KHM.

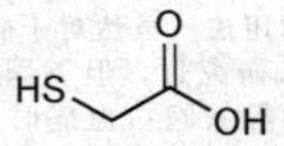

Calcium Thioglycollate 巯基乙酸钙

Calcium Mercaptoacetate; Tioglicolato cálcico. Calcium mercaptoacetate trihydrate.

Тиогликолят Кальция

$C_2H_2CaO_2S,3H_2O$ = 184.2.

CAS — 814-71-1.

UNII — J96129652N (calcium thioglycollate); F376WF95N7 (calcium thioglycollate trihydrate).

简介

巯乙酸（常用其钙盐）可用于脱毛制剂。硫胺质也可用于使头发卷曲或拉直，用溴酸钾使其中和。也有一些关于使用后引起皮肤反应的报道。

Tioxolone (*BAN*, *rINN*) 噻克索酮

OL-110; Thioxolone; Tioksolon; Tioksoloni; Tioxolon; Tioxolona; Tioxolonum. 6-Hydroxy-1,3-benzoxathiol-2-one; .

Тиоксолон

$C_7H_4O_3S$ = 168.2.

CAS — 4991-65-5.

ATC — D10AB03.

ATC Vet — QD10AB03.

UNII — S0FAJ1R9CD.

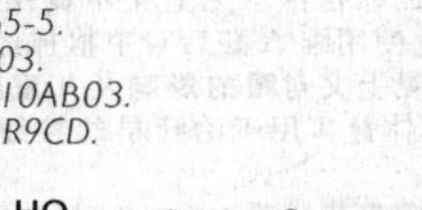

Pharmacopoeias. In *Pol.*

简介

本品有收敛和角质溶解的作用，可外用于治疗多种皮肤和头皮疾病。

Titanium Dioxide 二氧化钛

CI Pigment White 6; Colour Index No. 77891; E171; Oxid titaničitý; Titaanidioksidi; Titandioxid; Titán-dioxid; Titane, dioxyde de; Titanii dioxidum; Titanio, dióxido de; Titanium Oxide; Titano dioksidas; Titanyum Dioksit; Tytanu(IV) tlenek.

Двуокись Титана; Диоксид Титана

TiO_2 = 79.87.

CAS — 13463-67-7.

UNII — 15FIX9V2JP.

Pharmacopoeias. In *Chin.*, *Eur.* (see p.vii), *Jpn*, and *US.*

Ph. Eur. 6. 8（Titanium Dioxide） 本品为白色或类白色的粉末。几乎不溶于水；不溶于稀的无机酸，但可缓慢溶解于热的浓硫酸。

USP 33（Titanium Dioxide） 本品为白色无臭的粉末。不溶于水、盐酸、硝酸和2mol/L硫酸；溶于热的硫酸和氢氟酸；可通过与硫酸氢钾、碱性氢氧化物、碳酸盐混溶后溶解。10%的水混悬液用石蕊检测呈中性。

简介

二氧化钛对皮肤的活性和用法类似于氧化锌（第1546页）。钛的过氧化物和水杨酸盐与二氧化钛一起，可用于治疗尿布疹。二氧化钛能反射紫外线，因此可作为物理遮光剂（第1504页）。本品也含在部分美容产品中。还可用于制作颜料、不透明的硬胶囊、片剂包衣以及作为再生纤维或其他人造纤维的去光剂。高洁净级别的产品可用于食物染色。

制剂

BP 2010: Titanium Ointment.

专利制剂

Arg.: Europrotec P†; ***Austral.:*** Sunsense Sensitive; ***Canad.:*** Aquasmooth; Baby Block†; Creme de Soins; Dermalogica Ultra Sensitive Face Block; Luxiva Lasting; Neutrogena Sensitive Skin; Photogenic Concealer; Presun Sensitive†; Revlon Complexion One Step; Shiseido Skincare Day Protective†; Stila; Super City Block†; ***Chile:*** Fotocrem P; Neutrogena Bloqueador Solar Piel Sensible†; Unitone 4; ***Ger.:*** Haemo-Exhirud Bufexamac; ***Hong Kong:*** Sunsense Low Irritant†; Sunsense Sun Sensitive; ***India:*** UV Derm†; ***Malaysia:*** Sunsense Low Irritant†; Sunsense Sunsensitive; ***Mex.:*** Blancaler; Uveil PS; ***NZ:*** Hamilton Sunscreen†; Safehold Active Duty Sunscreen; ***Philipp.:*** Innobloc; ***Port.:*** Dermagor Ecran Solar; ***Singapore:*** Sunsense Low Irritant†; Sunsense Sunsensitive; ***USA:*** Hawaiian Tropic Protective Tanning; Neutrogena Chemical-Free; TI Baby Natural; TI Screen Natural; Vanicream; ***Venez.:*** Uveil PS.

Trafermin (*USAN*, *rINN*)⊗ 曲弗明

CAB-2001; Trafermina; Trafermine; Traferminum. 2-155-Basic fibroblast growth factor (human clone λKB7/λHFL1 precursor reduced).

Траферmин

CAS — 131094-16-1.

简介

曲弗明是一种重组人碱性成纤维细胞生长因子（b-FGF），可促进组织的肉芽生长及新的血管生成。本品主要作为局部外用喷雾剂治疗烧伤及顽固性皮肤溃疡。

1. Robson MC, *et al.* Sequential cytokine therapy for pressure ulcers: clinical and mechanistic response. *Ann Surg* 2000; **231:** 600–11.
2. Payne WG, *et al.* Long-term outcome study of growth factor-treated pressure ulcers. *Am J Surg* 2001; **181:** 81–6.
3. Ichioka S, *et al.* The positive experience of using a growth factor product on deep wounds with exposed bone. *J Wound Care* 2005; **14:** 105–9.
4. Motomura H, *et al.* Aggressive conservative therapy for refractory ulcer with diabetes and/or arteriosclerosis. *J Dermatol* 2006; **33:** 353–9.
5. Hashimoto N, *et al.* Management of skull base defect with bFGF after extensive skull base surgery — two case reports. *Minim Invasive Neurosurg* 2008; **51:** 136–9.

制剂

专利制剂

Jpn: Fiblast.

Tretinoin (*BAN*, *USAN*, *rINN*) 维A酸

Ácido retinoico; NSC-122758; Retinoic Acid; Tretinoiini; Tretinoína; Tretinoinas; Trétinoïne; Tretinoinum; Tretynoina; Vitamin A Acid; Vitamina A ácida. *all-trans*-Retinoic acid; 15-Apo-β-caroten-15-oic acid; 3,7-Dimethyl-9-(2,6,6-trimethylcyclohex-1-enyl)nona-2,4,6,8-*all-trans*-tetraenoic acid.

Третиноин

$C_{20}H_{28}O_2$ = 300.4.

CAS — 302-79-4 (tretinoin); 40516-48-1 (tretinoin tocoferil).

ATC — D10AD01; L01XX14.

ATC Vet — QD10AD01; QL01XX14.

UNII — 5688UTC01R.

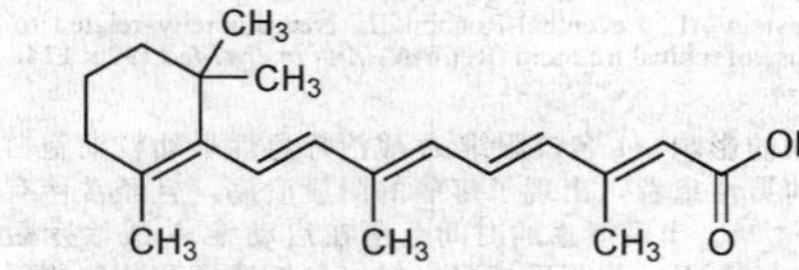

Pharmacopoeias. In *Chin.*, *Eur.* (see p.vii), and *US.*

Ph. Eur. 6. 8（Tretinoin） 本品为黄色或亮橙色的结晶性粉末。几乎不溶于水；微溶于乙醇；可溶于二氯甲烷。暴露于空气、热和光照下不稳定，在溶解状态下尤甚。贮藏于密闭容器中，温度不超过25℃。避光。建议开启包装后尽快使用，未使用的部分应充入惰性气体加以保护。

USP 33（Tretinoin） 本品为黄色或亮橙色的结晶性粉末。不溶于水；微溶于乙醇和氯仿。贮藏于充有惰性气体的密闭容器中。避光。

不良反应

维A酸有皮肤刺激性。局部涂药可引起短暂的刺痛和热感，在正常使用情况下本品可引起红斑、干燥、瘙痒和脱皮，类似于轻度的日晒伤。单纯的过敏反应可使皮肤经受一次从水肿、起疱到结痂的过程。过度用药可引起严重的红斑、脱皮和不适，而疗效并不会增加。本品可引起光敏反应。也有报道关于引起暂时性的色素沉着不足或色素沉着过度。

口服维A酸引起的不良反应类似于异维A酸（第1525页）。也有报道关于发生了不良的心血管反应，最常见的有心律失常、脸色潮红、低血压、高血压和心力衰竭。不太常见的有心脏停搏、心肌梗死、心脏扩大、心脏杂音、缺血、脑卒中、心肌炎、心包炎、肺动脉高压和继发性心肌病。口服给药还能引起一种有致死可能的"维A酸综合征"（见下文）。

1. Geng A, *et al.* Tolerability of high-dose topical tretinoin: the Veterans Affairs Topical Tretinoin Chemoprevention Trial. *Br J Dermatol* 2009; **161:** 918–24.

致癌性 对小鼠的研究显示，维A酸能够提高光致癌性[1]。然而，其他的一些研究[2]反驳了这种说法，并提供证据证明外用维A酸不会引起人类致癌。

1. Epstein JH. Chemicals and photocarcinogenesis. *Australas J Dermatol* 1977; **18:** 57–61.
2. Epstein JH. All-trans-retinoic acid and cutaneous cancers. *J Am Acad Dermatol* 1986; **15:** 772–8.

对血液的影响 有报道称口服维A酸后出现了短暂的无症状的血小板增多，见**异维A酸**，第1525页。

对心血管系统的影响 维A酸可通过诱导缓解治疗，快速改善因急性早幼粒细胞白血病引起的凝血功能障碍，但也有动脉和静脉血栓的相关报道。有些病例有合并用药情况，将维A酸与抗纤维蛋白溶解药物（如氨甲环酸）合用，这会增加血栓形成的风险[1~3]。另外有一些病例[2,4]，即使未使用氨甲环酸也发生了血栓，这与维A酸综合征（见下文）有关。有一项包括124名患者（其中有11人发生了血栓）的评估，发现了白血病细胞特殊表型的表达以及遗传性特征，提示使用维A酸的患者血栓形成的风险可能会增加[5]。

关于与其他维A酸类有关的报道，见**异维A酸**，第1526页。

1. Brown JE, *et al.* All-trans retinoic acid (ATRA) and tranexamic acid: a potentially fatal combination in acute promyelocytic leukaemia. *Br J Haematol* 2000; **110:** 1010–12.
2. Goldschmidt N, *et al.* Extensive splenic infarction, deep vein thrombosis and pulmonary emboli complicating induction therapy with all-trans-retinoic acid (ATRA) for acute promyelocytic leukemia. *Leuk Lymphoma* 2003; **44:** 1433–7.
3. Levin M-D, *et al.* Acute renal cortex necrosis caused by arterial thrombosis during treatment for acute promyelocytic leukemia. *Haematologica* 2003; **88:** ECR21. Available at: http://www.haematologica.org/cgi/reprint/88/6/ECR21.pdf (accessed 28/07/08)
4. Torromeo C, *et al.* Intraventricular thrombosis during all-trans retinoic acid treatment in acute promyelocytic leukemia. *Leukemia* 2001; **15:** 1311–13.
5. Breccia M, *et al.* Occurrence of thrombotic events in acute promyelocytic leukemia correlates with consistent immunophenotypic and molecular features. *Leukemia* 2007; **21:** 79–83.

对眼的影响 良性颅内高压与口服维A酸有关，其结果是视盘水肿、视网膜出血、视力改变[1]。儿童似乎特别敏感。关于口服维A酸类药物（包括维A酸）引起良性颅内高压的更多信息，参见**异维A酸**下**对眼的影响**，第1526页。

1. Mahmoud HH, *et al.* Tretinoin toxicity in children with acute promyelocytic leukaemia. *Lancet* 1993; **342:** 1394–5.

对肌肉骨骼系统的影响 有报道关于患者口服维A酸后出现肌炎，见**异维A酸**（第1526页）。

对神经系统的影响 1名有肝损伤的妇女外用0.025%的维A酸制剂治疗痤疮，其后发生了神经毒性（共济失调、构音障碍以及头痛）[1]。

1. Bernstein AL, Leventhal-Rochon JL. Neurotoxicity related to the use of topical tretinoin (Retin-A). *Ann Intern Med* 1996; **124:** 227–8.

对皮肤的影响 1名口服维A酸治疗急性早幼粒细胞白血病的男性患者，出现了疼痛的阴囊溃疡，且经常伴有发热[1~5]。出现溃疡的时间范围在启动维A酸治疗后的第9~30天，停药后情况好转（包括溃疡和其他的不良反应）。处理溃疡的措施通常包括静脉注射或局部外用皮质激素，某些情况下还用一些抗生素软膏。还有报道称2名妇女出现了生殖器溃疡[3]；1名8岁的女孩在结束维A酸疗程后的第5天出现了溃疡[6]。

有报告关于至少12名患者在接受了口服维A酸治疗急性早幼粒细胞白血病后，引起了Sweet综合征（急性发热性嗜中性皮肤病）[7]。在某些情况下，还可累及全身，如肌肉、肾和肺，有少许病例还发生了维A酸综合征（见下文）。全身皮质激素治疗对大部分患者有效，因此在某些情况下维A酸疗程可以继续维持。还有一篇关于1名口服维A酸治疗急性髓性白血病儿童的文献[8]，该儿童出现了Sweet综合征，伴肌痛和关节痛。

关于口服和外用维A酸类药物的其他皮肤反应的内容，在**异维A酸**（第1527页）中有描述。

1. Mori A, *et al.* Scrotal ulcer occurring in patients with acute promyelocytic leukemia during treatment with all-trans retinoic acid. *Oncol Rep* 1999; **6:** 55–8.
2. Charles KS, *et al.* Scrotal ulceration during all-trans retinoic (ATRA) therapy for acute promyelocytic leukaemia. *Clin Lab Haematol* 2000; **22:** 171–4.
3. Fukuno K, *et al.* Genital ulcers during treatment with ALL-trans retinoic acid for acute promyelocytic leukemia. *Leuk Lymphoma* 2003; **44:** 2009–13.
4. Gettinger S, *et al.* Scrotal ulceration during all-trans-retinoic acid therapy for acute promyelocytic leukemia. *J Clin Oncol* 2004; **22:** 4648–9.
5. Shimizu D, *et al.* Scrotal ulcers arising during treatment with all-trans retinoic acid for acute promyelocytic leukemia. *Intern Med* 2005; **44:** 480–3.
6. Ünal S, *et al.* Genital ulcers after treatment with all-trans-retinoic acid in a child with acute promyelocytic leukemia. *Pediatr Hematol Oncol* 2005; **22:** 357–9.
7. Astudillo L, *et al.* Sweet's syndrome associated with retinoic acid syndrome in a patient with promyelocytic leukemia. *Ann Hematol* 2002; **81:** 111–14.
8. Al-Saad K, *et al.* Sweet syndrome developing during treatment with all-trans retinoic acid in a child with acute myelogenous leukemia. *J Pediatr Hematol Oncol* 2004; **26:** 197–9.

维A酸综合征 35名被怀疑得了急性早幼粒细胞白血病的患者口服维A酸予以治疗，在用药开始后的2~21天内，有9人出现了一种主要症状表现为发热和呼吸窘迫的综合征[1]。其他的症状还包括体重增加、下肢水肿、胸膜或心包积液以及间断性低血压。有5人的症状威胁到生命，随后其中有3人因多系统衰竭而导致死亡。使用维A酸类药物后会出现白细胞增多，虽然不太常见，但也可能与此综合征有关。经验证明，对此类患者应在早期就使用大剂量的皮质激素予以治疗，而不管其白细胞计数的多少。一项包含739例患者的分析报道也有着类似的发现[2]，并建议，尽管存在争议，但使用皮质激素的预防疗法可以降低此综合征更加严重类型的发生概率。此类患者经常出现肾衰竭和肺部浸润，这与严重的并发症和凝血异常有关，且出血还可导致死亡。还有一些关于与维A酸综合征有关的血栓形成的报道（见上文**对心血管系统的影响**）。

关于此综合征［也就是“维A酸综合征”或“分化综合征（differentiation syndrome”）］的综述[3,4]和分析[2]认为，口服维A酸治疗早幼粒细胞白血病，约有25%的患者会在用药后平均10~12天出现维A酸综合征，患者的严重程度各不相同。在开始进行维A酸治疗后，出现高的白细胞计数或是白细胞计数快速增加，则发生此综合征的可能性增加。建议对白细胞计数和临床体征进行密切监测。如果患者出现了相关的症状或是白细胞计数快速增加，则需静脉内大剂量使用皮质激素，也可考虑使用抗肿瘤药物治疗。

在使用三氧化二砷（第2184页）治疗早幼粒细胞白血病的患者时，据报道也会出现类似的综合征。使用阿维A（第1512页）后，还会出现与维A酸综合征类似的毛细血管渗漏综合征。

1. Frankel SR, *et al.* The "retinoic acid syndrome" in acute promyelocytic leukemia. *Ann Intern Med* 1992; **117:** 292–6.
2. Montesinos P, *et al.* Differentiation syndrome in patients with acute promyelocytic leukemia treated with all-trans retinoic acid and anthracycline chemotherapy: characteristics, outcome, and prognostic factors. *Blood* 2009; **113:** 775–83.
3. Fenaux P, De Botton S. Retinoic acid syndrome: recognition, prevention and management. *Drug Safety* 1998; **18:** 273–9.
4. Larson RS, Tallman MS. Retinoic acid syndrome: manifestations, pathogenesis, and treatment. *Best Pract Res Clin Haematol* 2003; **16:** 453–61.

血管炎综合征 有报道口服维A酸后引起脉管炎，参见**异维A酸**，第1527页。

注意事项

使用维A酸时避免接触到眼、口或其他黏膜部位。本品不得用于湿疹、晒伤或是有擦伤的皮肤，使用其他外用制剂特别是角质分离剂的疗效可能会因同时外用了维A酸而降低。用药后避免过度的日晒和照射紫外线。

局部外用时吸收量似乎并不太多。然而，由于在动物实验中发现有致畸性，以及一些先天性畸形的零星报道（见下文），因此在注册药品信息中建议，妊娠期间避免外用维A酸。尚不清楚维A酸是否会分布进入乳汁，所以对于哺乳期妇女，外用维A酸时也需慎重。

当口服给予维A酸治疗时，应采纳在异维A酸（第1527页）中所描述的注意事项。孕妇和哺乳期妇女禁止口服本品。

妊娠 虽然有一些零星报道[1~4]母亲在妊娠前或妊娠期间外用了维A酸，其后生下了先天性畸形的婴儿，但有一些研究[5~7]，共包含了415名女性，她们在妊娠的头三个月接触过维A酸，但婴儿中患一些主要的先天性疾病的风险并没有增加。

口服维A酸类药物会导致胎儿畸变，尤其是异维A酸（第1527页），因此在注册药品信息中警告，妊娠期间禁止口服维A酸，且在药物治疗结束后的至少一个月内避免妊娠。然而，有综述包括了多达20例的病例[8,9]，在妊娠的4~6个月或最后的三个月期间，使用了维A酸以治疗早幼粒细胞白血病；一些妇女还接受了化疗。其报道称有些婴儿会出现短暂的肺及心脏并发症，但并未发现先天畸形。有一个病例[10]，为了避免使用化疗药，患者在妊娠的头三个月内就开始使用维A酸，并贯穿整个孕期。在32周时经剖宫产生下了早产儿，出现有黄疸及呼吸窘迫综合征，但在11天内均得以解决。在婴儿15个月大时，生长和发育正常。

1. Camera G, Pregliasco P. Ear malformation in baby born to mother using tretinoin cream. *Lancet* 1992; **339:** 687.
2. Lipson AH, *et al.* Multiple congenital defects associated with maternal use of topical tretinoin. *Lancet* 1993; **341:** 1352–3.
3. Navarre-Belhassen C, *et al.* Multiple congenital malformations associated with topical tretinoin. *Ann Pharmacother* 1998; **32:** 505–6.
4. Colley SMJ, *et al.* Topical tretinoin and fetal malformations. *Med J Aust* 1998; **168:** 467.
5. Jick SS, *et al.* First trimester topical tretinoin and congenital disorders. *Lancet* 1993; **341:** 1181–2.
6. Shapiro L, *et al.* Safety of first-trimester exposure to topical tretinoin: prospective cohort study. *Lancet* 1997; **350:** 1143–4.
7. Loureiro KD, *et al.* Minor malformations characteristic of the retinoic acid embryopathy and other birth outcomes in children of women exposed to topical tretinoin during early pregnancy. *Am J Med Genet* 2005; **136A:** 117–21.
8. Giagounidis AAN, *et al.* Acute promyelocytic leukemia and pregnancy. *Eur J Haematol* 2000; **64:** 267–71.
9. Consoli U, *et al.* Acute promyelocytic leukemia during pregnancy: report of 3 cases. *Int J Hematol* 2004; **79:** 31–6.
10. Simone MD, *et al.* All-trans retinoic acid (ATRA) administration during pregnancy in relapsed acute promyelocytic leukemia. *Leukemia* 1995; **9:** 1412–13.

皮肤脆性 与其他的维A酸类药物（见**异维A酸**，第1528页）一样，接受维A酸治疗的患者应避免使用脱毛产品。2名面部外涂维A酸治疗的患者，在使用蜡法脱毛后发生了皮肤糜烂[1]。

1. Goldberg NS, Zalka AD. Retin-A and wax epilation. *Arch Dermatol* 1989; **125:** 1717.

药物相互作用

参见**异维A酸**，第1528页。

维A酸主要通过肝内细胞色素P450酶系代谢，因此在与肝酶诱导剂或肝酶抑制剂同服时，存在药物相互作用的可能性。

抗纤维蛋白溶解药 患者使用维A酸和氨甲环酸后引起了血栓（见上文**对心血管系统的影响**）。在注册药品信息中劝告，在治疗早幼粒细胞白血病时，如已使用有诸如氨基己酸、抑肽酶、氨甲环酸之类的药物，使用本品时应谨慎，尤其是在治疗的头一个月。

米诺地尔 关于维A酸对经皮吸收的米诺地尔的影响，见第1289页。

药动学

维A酸口服后能很好地被胃肠道吸收，药物在血浆中的达峰时间为1~2h。口服给药的生物利用度约50%。局部外用药的全身吸收很少。本品可与血浆蛋白紧密结合。维A酸主要是通过肝内的细胞色素P450酶系代谢。代谢产物包括异维A酸、4-*O*-反式维A酸和4-*O*-顺式维A酸。本品的消除半衰期为0.5~2h。维A酸通过胆汁和尿排泄。有些证据表明维A酸可诱导对其自身的代谢。

1. Regazzi MB, *et al.* Clinical pharmacokinetics of tretinoin. *Clin Pharmacokinet* 1997; **32:** 382–402.

用途和用法

维A酸属于维A酸类，是维生素A（第1872页）的酸式形态。

本品主要通过局部给药的方式来治疗以黑头粉刺、丘疹和脓疱为主的**寻常痤疮**。维A酸能促进滤泡上皮细胞的有丝分裂和更新，同时降低它们的黏着性，从而促使已有的黑头粉刺挤出，并防止其重新生成。本品还显示出有变薄角质层的作用。维A酸的外用剂型包括乳膏剂、凝胶或乙醇溶液，一般的含量为0.01%~0.1%。用药前应清洁皮肤除去过多的油脂，在干燥后于患处轻轻涂抹药物，根据治疗反应和刺激情况每日用药1~2次。有些患者可能需要减少用药频率。维A酸治疗期间不得再使用其他的外用制剂（包括皮肤保湿液），且如果患处已经存在其他局部刺激，则使用本品时需慎重。在痤疮治疗早期，症状可能会发生明显的恶化，治疗反应一般会在用药后的6~8周出现。在病情解决后维持治疗期间的用药次数需减少。

含0.02%或0.05%维A酸的外用制剂对治疗**光损伤皮肤**的色斑、粗糙和细纹有效。每日1次，夜间用药。治疗启动6个月后可显示出疗效。

维A酸还可用于缓解急性早幼粒细胞**白血病**。每日分2次口服给药，总剂量为45mg/m²，与食物同服。持续用药直到病情完全缓解，或是最多用药90天。有肝、肾损伤的患者建议减少用药量（详见下文）。

关于儿童使用维A酸，见下文。

一种可供静脉注射的维A酸脂质体，使用其治疗T细胞非霍奇金淋巴瘤以及急、慢性白血球过多症，还在研究过程中。

有时也会用到托可维A酸。

儿童用法 在英国，允许外用维A酸治疗寻常痤疮，但药品说明书中未给出年龄限制或标明特定使用人群。尽管*BNFC 2009*建议，在专家指导下可以使用维A酸治疗婴儿痤疮，但实际上在英国是不被允许的。

关于儿童口服维A酸用于诱导缓解治疗急性早幼粒细胞白血病（见下文**恶性肿瘤**）的研究[1~3]还在进行中。虽然与成人相比，还缺乏儿童的用药经验，但对于1~16岁的儿童，也使用相似的给药方案，为每日45mg/m²（见上文）。如果出现严重的毒性，特别是发生难治的头痛，应考虑减少用药剂量。虽然有一种低剂量的用法（每日25mg/m²）可减少神经毒性[2,3]，但这两种治疗方案还没有直接对比过。

1. de Botton S, *et al.* Outcome of childhood acute promyelocytic leukemia with all-trans-retinoic acid and chemotherapy. *J Clin Oncol* 2004; **22:** 1404–12.
2. Testi AM, *et al.* GIMEMA-AIEOP AIDA protocol for the treatment of newly diagnosed acute promyelocytic leukemia (APL) in children. *Blood* 2005; **106:** 447–53.
3. Ortega JJ, *et al.* Treatment with all-trans retinoic acid and anthracycline monochemotherapy for children with acute promyelocytic leukemia: a multicenter study by the PETHEMA Group. *J Clin Oncol* 2005; **23:** 7632–40.

在肝、肾损伤中的用法 虽然对于肝、肾损伤患者是否需要调整剂量还未研究过，但英国注册药品信息中建议，治疗急性早幼粒细胞白血病时，口服维A酸的剂量需减少到每日25mg/m²。

有篇报道[1]关于2名需要接受透析治疗的患者，使用维A酸治疗其急性早幼粒细胞白血病，其中一人为每日20mg/m²，分2次服用，另一人为每日35mg/m²，分3次服用，他们的病情均得到缓解。

1. Takitani K, *et al.* Pharmacokinetics of all-trans retinoic acid in acute promyelocytic leukemia patients on dialysis. *Am J Hematol* 2003; **74:** 147–8.

恶性肿瘤 维A酸分化治疗已经成为急性早幼粒细胞白血病（APL）的标准疗法，此病是急性髓性白血病（第620页）的一种。维A酸对治疗急性早幼粒细胞白血病有效，因为特征性的染色体异常。可导致异常的维A酸受体产生。口服给药后，有超过90%的患者病情得以完全缓解[1~4]。但如果在维A酸治疗期间或是随后不再合并使用抗肿瘤药（通常是蒽环类或阿糖胞苷类），则疗效的持续时间会较短。与单独使用化疗药相比，合并使用维A酸和化疗药可提高患者的存活率[1,5,6]。使用维A酸的延长维持治疗（包括间歇性治疗）显示出可降低复发率[6]。虽然连续使用维A酸可维持疗效[7]，但一般认为这样可能会导致耐受[8]。有些患有早幼粒细胞白血病的患者口服维A酸治疗引起了一种可致命的综合征（见上文**不良反应**项下**维A酸综合征**）。儿童使用维A酸后对中枢神经系统的影响似乎特别敏感（见上文对**眼的影响**及**儿童用法**）。一项关于维A酸脂质体静脉用于治疗早幼粒细胞白血病的研究还在进行中。

对于皮肤癌患病风险上升的患者以及口腔白斑的患者，可尝试外用维A酸进行化学预防（见**异维A酸**中**恶性肿瘤**项下，第1528页）。

1. Avvisati G, Tallman MS. All-trans retinoic acid in acute promyelocytic leukaemia. *Best Pract Res Clin Haematol* 2003; **16:** 419–32.

2. de Botton S, *et al.* Outcome of childhood acute promyelocytic leukemia with all-trans-retinoic acid and chemotherapy. *J Clin Oncol* 2004; **22:** 1404–12.
3. Ortega JJ, *et al.* Treatment with all-trans retinoic acid and anthracycline monochemotherapy for children with acute promyelocytic leukemia: a multicenter study by the PETHEMA Group. *J Clin Oncol* 2005; **23:** 7632–40.
4. Testi AM, *et al.* GIMEMA-AIEOP AIDA protocol for the treatment of newly diagnosed acute promyelocytic leukemia (APL) in children. *Blood* 2005; **106:** 447–53.
5. Tallman MS, *et al.* Acute promyelocytic leukemia: evolving therapeutic strategies. *Blood* 2002; **99:** 759–67.
6. Tallman MS, Nabhan C. Management of acute promyelocytic leukemia. *Curr Oncol Rep* 2002; **4:** 381–9.
7. Tallman MS, *et al.* All-trans retinoic acid in acute promyelocytic leukemia: long-term outcome and prognostic factor analysis from the North American Intergroup protocol. *Blood* 2002; **100:** 4298–4302.
8. Fenaux P, *et al.* A randomized comparison of all transretinoic acid (ATRA) followed by chemotherapy and ATRA plus chemotherapy and the role of maintenance therapy in newly diagnosed acute promyelocytic leukemia. *Blood* 1999; **94:** 1192–1200.

皮肤疾病 维A酸通过局部外用可成功治疗多种皮肤疾病。本品用于治疗痤疮（第1505页）的方案已经建立。其他一些取得成功的例子还包括酒渣鼻[1]（第1510页）、角化性皮肤病如Darier病（第1506页）、色素性皮肤病（第1509页）如黄褐斑[2]。一项小型的安慰剂对照研究[3]是关于外用维A酸治疗糖尿病足溃疡（见**糖尿病并发症**，第410页），结果显示病情得到改善。其用药方法为0.05%维A酸溶液，每日局部外用10min，疗程4周。

外用维A酸能够改善一些与光老化（第1508页）有关的皮肤改变。研究发现，维A酸能够改善面部细纹并部分减少粗纹，改善粗糙程度、皮肤灰暗、色斑以及晒斑[4~6]。维A酸可以阻止并修复胶原损伤，减少表皮黑素含量；还可加强表皮增殖和紧密，压实角质层，使黏蛋白物质沉积[5]。以前有观点认为，对于光损伤皮肤，皮肤刺激也许是维A酸起效后的一种机制，但并无临床研究支持这一观点[4,5]。治疗后4个月才可见效，最大效应出现在8~12个月时。需持续使用维A酸以维持其疗效，但可减少用药频率[5,6]。

1. Ertl GA, *et al.* A comparison of the efficacy of topical tretinoin and low-dose oral isotretinoin in rosacea. *Arch Dermatol* 1994; **130:** 319–24.
2. Griffiths CEM, *et al.* Topical tretinoin (retinoic acid) improves melasma: a vehicle-controlled, clinical trial. *Br J Dermatol* 1993; **129:** 415–21.
3. Tom WL, *et al.* The effect of short-contact topical tretinoin therapy for foot ulcers in patients with diabetes. *Arch Dermatol* 2005; **141:** 1373–7.
4. Griffiths CEM. The role of retinoids in the prevention and repair of aged and photoaged skin. *Clin Exp Dermatol* 2001; **26:** 613–18.
5. Stratigos AJ, Katsambas AD. The role of topical retinoids in the treatment of photoaging. *Drugs* 2005; **65:** 1061–72.
6. Singh M, Griffiths CEM. The use of retinoids in the treatment of photoaging. *Dermatol Ther* 2006; **19:** 297–305.

制剂

BP 2010: Tretinoin Gel; Tretinoin Solution;
USP 33: Tretinoin Cream; Tretinoin Gel; Tretinoin Topical Solution.

专利制剂

Arg.: A Acido; Dorpiel; Eurotretin; Locacid; Lotioblanc; Neotretin; Niterey; Retacnyl; Reticne; Retin-A; Tretinoderm; Vesanoid; ***Austral.:*** Retin-A; ReTrieve; Stieva-A; Vesanoid; ***Austria:*** Eudyna; Retin-A; Vesanoid; ***Belg.:*** Retinova†; Vesanoid; ***Braz.:*** Retacnyl†; Retin-A; Retinova; Vesanoid; Vitacid; Vitanol-A; ***Canad.:*** Rejuva-A; Renova; Retin-A; Retisol-A; Stieva-A; Vesanoid; ***Chile:*** Dermodan; Retacnyl; Retin-A; Stieva-A; Vesanoid; ***Cz.:*** Airol; Locacid; Retin-A; Vesanoid; ***Denm.:*** Retinova†; ***Fin.:*** Avitcid; Vesanoid; ***Fr.:*** Effederm; Ketrel; Locacid; Retacnyl; Retin-A; Retinova†; Vesanoid; ***Ger.:*** Airol; Cordes VAS; Vesanoid; ***Gr.:*** Airol; Alfamatic; Retin-A; Vesanoid; ***Hong Kong:*** Acta†; Quali-A; Retin-A; ReTrieve; Stieva-A; Vesanoid; Vitamin A Acid†; ***Hung.:*** Vesanoid†; ***India:*** Eudyna; ***Indon.:*** Eudyna; Jeraklin†; Melavita†; Nuface; Reticor; Retin-A; ReviDerm; Skinovit†; Tracne; Trentin; Vitacid; ***Irl.:*** Retin-A; Vesanoid; ***Israel:*** Airol; Locacid; Retavit; Retin-A; Vesanoid; ***Ital.:*** Airol; Retin-A; Vesanoid; ***Jpn:*** Olcenon; ***Malaysia:*** Alten†; Renova†; Retacnyl; Retin-A; Stieva-A; T3 Actin; Tretinon; Vesanoid; ***Mex.:*** Acnil; Arretin; Biovitol-C; Epitrel; Queratal; Reacel-A; Ret-A-Pres; Retacnyl; Retin-A; Stieva-A; Tocoderm; Vesanoid; ***Neth.:*** Acid A Vit; Vesanoid; ***Norw.:*** Aberela; ***NZ:*** Retin-A; Retinova; Vesanoid; ***Philipp.:*** Airol; Derm A; Retacnyl; Retin-A; Stieva-A; T3 Actin; Vesanoid; ***Pol.:*** Arretin; Atrederm; Locacid; Retin-A; Vesanoid; ***Port.:*** Ketrel; Locacid; Retin-A; Vesanoid; Vitacid†; ***Rus.:*** Locacid (Локацид); Retin-A (Ретин-А); Vesanoid (Весаноид); ***S.Afr.:*** Ilotycin-A; Renova†; Retacnyl; Retin-A; Vesanoid; ***Singapore:*** Alten; Retacnyl; Retin-A; Retinova; ReTrieve; Stieva-A; Vesanoid; ***Spain:*** Dermojuventus; Retinova†; Retirides; Vesanoid; Vitanol; ***Swed.:*** Aberela; Retinova†; ***Switz.:*** Airol; Retin-A; Vesanoid; ***Thai.:*** A-Tinic†; Renova†; Retacnyl; Retin-A; Stieva-A; Tina-A; Vesanoid; ***Turk.:*** Acnelyse; Retino; Tretin; Vesanoid; ***UK:*** Retin-A; Retinova†; Vesanoid; ***Ukr.:*** Vesanoid (Весаноид); ***USA:*** Atralin; Avita; Renova; Retin-A; Tretin-X; Vesanoid†; ***Venez.:*** Betarretin; Retacnyl; Retinei†; Tretinax; Vesanoid.

多组分制剂 ***Arg.:*** Acneout†; Hidrosam T; Kitacne AR†; Melasmax; Puraloe; Stievamycin; Tratacne; Tri-Luma; Trimegtante; Verrugard; ***Austria:*** Keratosis forte; ***Braz.:*** Tri-Luma; Vitacid Plus; ***Canad.:*** Solage; Stievamycin; ***Chile:*** Dermodan Plus; Erylik; Stievamycin; Tri-Luma; ***Cz.:*** Aknemycin Plus; ***Fin.:*** Wicaran; ***Fr.:*** Erylik; ***Ger.:*** Aknemycin Plus; Balisa VAS; Carbamid + VAS; Pigmanorm; Ureotop + VAS; ***Hong Kong:*** Erylik; Tri-Luma; ***Hung.:*** Verra-med; ***Indon.:*** Erymed Plus; Medi-Klin TR; Refaquin; ***Israel:*** Aknemycin Plus; ***Ital.:*** Psorinase†; ***Malaysia:*** Aknemycin Plus†; Efasol; Tri-Luma; ***Mex.:*** Stievamycin; Tri-Luma; ***Philipp.:*** Tri-Luma; ***Pol.:*** Aknemycin Plus; ***Singapore:*** Aknemycin Plus; Tri-Luma; ***Spain:*** Acnisdin Retinoico†; Loderm Retinoico; ***Switz.:*** Carbamide + VAS; Pigmanorm; Sebo-Psor; Verra-med; ***Thai.:*** Tri-Luma; ***Turk.:*** Eritretin; ***UK:*** Aknemycin Plus; ***USA:*** Solage; Tri-Luma; Ziana; ***Venez.:*** Tri-Luma.

Trichloroacetic Acid 三氯乙酸

Acide Trichloracétique; Acidum trichloraceticum; Acidum Trichloroaceticum; Kwas trichlorooctowy; Kyselina trichloroctová; Trichloracetic Acid; Trichloracto rūgštis; Trichloressigsäure; Tricloroacético, ácido; Trikloorietikkahappo; Triklorättiksyra; Triklórecetsav.

Трихлоруксусная Кислота

$C_2HCl_3O_2$ = 163.4.
CAS — 76-03-9.
UNII — 5V2JDO056X.

Pharmacopoeias. In *Eur.* (see p.vii).

Ph. Eur. 6.8 (Trichloroacetic acid) 本品为极易溶解的白色或类白色结晶状团块或无色结晶体。极易溶于水、乙醇和二氯甲烷。贮藏于密闭容器中。

不良反应和处置

参见**盐酸**，第2255页。

用途和用法

三氯乙酸具有腐蚀性和收敛性。当其作为腐蚀剂用于疣的治疗时，可使用强溶液，浓度范围在50%~80%。治疗时用药部位周围的皮肤需要给予相应的保护。本品还可用于去除文身，以及整形外科中的化学换肤。

去除文身 文献报道可使用本品去除文身。

1. Hall-Smith P, Bennett J. Tattoos: a lasting regret. *BMJ* 1991; **303:** 397.

疣 文献报道可使用本品治疗生殖器疣（第1511页）。

1. Godley MJ, *et al.* Cryotherapy compared with trichloroacetic acid in treating genital warts. *Genitourin Med* 1987; **63:** 390–2.
2. Davis AJ, Emans SJ. Human papilloma virus infection in the pediatric and adolescent patient. *J Pediatr* 1989; **115:** 1–9.
3. Boothby RA, *et al.* Single application treatment of human papillomavirus infection of the cervix and vagina with trichloroacetic acid: a randomized trial. *Obstet Gynecol* 1990; **76:** 278–80.
4. Abdullah AN, *et al.* Treatment of external genital warts comparing cryotherapy (liquid nitrogen) and trichloroacetic acid. *Sex Transm Dis* 1993; **20:** 344–5.

制剂

专利制剂

Ital.: CL tre; Verrupor; ***USA:*** Tri-Chlor.

多组分制剂 ***Spain:*** Callicida Brum†; ***Turk.:*** IL-33.

Trioxysalen (*rINN*) 三甲沙林

NSC-71047; 4,5′,8-Trimethylpsoralen; Trioksisaleeni; Trioxisalen; Trioxisaleno; Trioxsalen (*USAN*); Trioxysalène; Trioxysalenum. 2,5,9-Trimethyl-7*H*-furo[3,2-g][1]benzopyran-7-one.

Триоксизален

$C_{14}H_{12}O_3$ = 228.2.
CAS — 3902-71-4.
ATC — D05AD01; D05BA01.
ATC Vet — QD05AD01; QD05BA01.
UNII — Y6UY8OV51T.

Pharmacopoeias. In *US.*

USP 33 (Trioxsalen) 本品为白色至暗白色或灰色的无臭结晶体。几乎不溶于水；溶于乙醇（1∶1150），溶于氯仿（1∶84），溶于二氯甲烷（1∶43），溶于甲基异丁基酮（1∶100）。避光。

简介

三甲沙林是一种补骨脂素，与甲氧沙林一样可作为光化学疗法或PUVA疗法（第1532页）中的光敏剂。三甲沙林还可外用于治疗银屑病患者的PUVA疗法。三甲沙林还可口服用于治疗特发性白癜风，可增加色素沉着或提高部分患者的日光耐受性。

1. Snellman E, Rantanen T. Concentration-dependent phototoxicity in trimethylpsoralen bath psoralen ultraviolet A. *Br J Dermatol* 2001; **144:** 490–4.

制剂

USP 33: Trioxsalen Tablets.

专利制剂

Fin.: Tripsor; ***Gr.:*** Trisoralen; ***India:*** Neosoralen†; ***Malaysia:*** Puvadin†.

Urea ⊗尿素

Carbamida; Carbamide; E927b; Karbamid; Karbamidi; Močovina; Mocznik; Üre; Urée; Ureia; Urėja; Ureum. Carbonic acid diamide.

Карбамид; Мочевина

$NH_2.CO.NH_2$ = 60.06.
CAS — 57-13-6.
ATC — B05BC02; D02AE01.
ATC Vet — QB05BC02; QD02AE01.
UNII — 8W8T17847W.

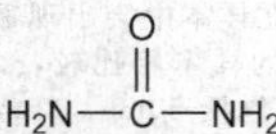

Pharmacopoeias. In *Chin.*, *Eur.* (see p.vii), *Jpn*, and *US.*

Ph. Eur. 6.8 (Urea) 本品为透明、略吸湿的结晶体或白色、类白色的结晶性粉末。极易溶于水；可溶于乙醇；几乎不溶于二氯甲烷。贮藏于密闭容器中。

USP 33 (Urea) 本品为无色或白色、几乎无臭的棱状结晶体或白色结晶性粉末或粉片。长时间放置可逐渐散发出类似于氨水的轻微臭。可溶于水（1∶1.5），溶于乙醇（1∶10），溶于沸乙醇（1∶1）；几乎不溶于氯仿和乙醚。其溶液用石蕊检测呈中性。贮藏于25℃，允许波动范围为15~30℃。

配伍禁忌 尿素与血液混合时可引起溶血，决不能加入全血中用于输血或类似的血液输注用途。

不良反应和注意事项

参见**甘露醇**，第1280页。对于肝损伤患者使用尿素时也需谨慎，其可增加血氨浓度，应避免用于肝功能衰竭的患者。

尿素的刺激性比甘露醇大，静脉内使用可引起静脉血栓形成或注射部位静脉炎，药液外渗可引起腐烂或坏死。输液时只可用于大静脉，且不得用于老年患者的下肢静脉注射。尿素输注时要格外留心，防止药液意外渗出。

静脉内快速注射尿素溶液可导致溶血，使用葡萄糖或转化糖溶液稀释，其风险会降低。本品不得用于全血中。

局部涂药时可对过敏性皮肤产生刺激作用。

婴幼儿和新生儿 新生儿外用含尿素的润肤霜后血浆中尿素浓度升高[1,2]。由于患者并没有脱水的证据[2,3]，所以可能是因尿素的透皮吸收所引起的。同样是血浆中尿素浓度的升高，一名有红斑性皮肤病的婴儿却是因为皮损处的无感失水增加导致脱水所引起[4]，因为其并没有使用过尿素霜。

1. Beverley DW, Wheeler D. High plasma urea concentrations in collodion babies. *Arch Dis Child* 1986; **61:** 696–8.
2. Oudesluys-Murphy AM, van Leeuwen M. High plasma urea concentrations in collodion babies. *Arch Dis Child* 1987; **62:** 212.
3. Beverley DW, Wheeler D. High plasma urea concentration in babies with lamellar ichthyosis. *Arch Dis Child* 1986; **61:** 1245–6.
4. Garty BZ. High plasma urea concentration in babies with lamellar ichthyosis. *Arch Dis Child* 1986; **61:** 1245.

妊娠 有几篇报道关于女性为终止妊娠而使用了尿素治疗，其后出现了凝血病[1,2]。

1. Grundy MFB, Craven ER. Consumption coagulopathy after intra-amniotic urea. *BMJ* 1976; **2:** 677–8.
2. Burkman RT, *et al.* Coagulopathy with midtrimester induced abortion: association with hyperosmolar urea administration. *Am J Obstet Gynecol* 1977; **127:** 533–6.

药动学

本品可快速从胃肠道吸收，但也能造成胃肠刺激。可分布于细胞外液和细胞内液，包括淋巴液、胆汁、脑脊液和血液。也可穿过胎盘和渗透至眼部。以原形从尿中排泄。

用途和用法

尿素可促进水合作用，主要外用于治疗鱼鳞病和过度角化性皮肤病（第1507页）。静脉内使用尿素可作为渗透压性利尿药，类似于甘露醇（第1280页），用于治疗因大脑水肿引起的急性颅内压升高（第1140页）或是用来降低急性青光眼（第1785页）的眼内压，但现在主要还是用甘露醇而不是尿素。尿素还可用于羊膜内来终止妊娠（第1904页）。

尿素局部外用有水合作用和角质层分离作用。治疗鱼鳞病和其他干燥性皮肤疾病时可使用含5%～25%尿素的乳膏或洗剂。重症时也可使用更高的浓度，如30%、40%。有一种40%的制剂被用来治疗甲损坏。

可静脉内使用尿素用于恢复颅内压或眼内压的升高，浓度为30%，使用5%～10%的葡萄糖溶液或10%的转化糖溶液稀释，速度不超过4ml/min，用药量为0.5～1.5g/kg，每日最大用药量不得超过120g。儿童用药量基于同样的原则，下文中也会有提到。用药后约12h，被降低的颅内压或眼内压会发生反跳。

40%～50%的尿素溶液被用于羊膜内注射以终止妊娠。

经^{13}C（第2203页）标记的尿素，可用于幽门螺杆菌感染（见消化性溃疡，第1624页）的体内诊断。此项检查包括在口服摄入单剂量^{13}C-尿素的前后收集呼吸标本。幽门螺杆菌所产生的尿素酶可将尿素水解成二氧化碳和氨水，因此，在样本中会出现额外的^{13}C标记的二氧化碳，与基线时的样本相比较，即可得知是否有感染。^{13}C-尿素的剂量包括50mg、75mg或100mg，使用时因人而异。经放射性核素^{14}C（第1988页）标记的尿素也可用于幽门螺杆菌感染的尿素呼吸检查。

儿童用法 用于恢复儿童的颅内压或眼内压的升高，可通过静脉给予尿素治疗，给药方案与成人用法相似（见上文）。然而，对于2岁以下的儿童，剂量为100mg/kg就足够了。

经^{13}C标记的尿素用于幽门螺杆菌感染的呼气诊断试验，同样也可适用于儿童。然而，*BNFC 2009* 认为，此方法用于儿童是否妥当尚未确定，且内镜活检要比体内呼气试验更加准确，因为儿童的呼气试验通常不太可靠。

抗利尿激素分泌失调综合征 关于口服尿素治疗抗利尿激素分泌失调综合征，见第2101页。

制剂

BP 2010: Urea Cream;
USP 33: Urea for Injection.

专利制剂

Arg.: Hidroplus; Keratopic; Lociherp; Nutralcon; Optiwhite†; Ureadin; Urecrem Hidro; Uremol; Xerobase; ***Austral.:*** Aquacare; Hamilton Skin Therapy; Nutraplus; Urecare; Urederm; ***Austria:*** Nubral†; ***Braz.:*** Emoderm; Hidrapel Plus; Nutraplus; Ureadin; ***Canad.:*** Dermaflex; Simply Botanical Sensations Healing Hands; Ultra Mide†; Urederm; Uree; Uremol; Urisec; ***Chile:*** Ayr con urea; Ayr-5; Eucerin; Hyderm; Iso-Urea; Uramol; Ureadin 10 and 20; ***Cz.:*** Elacutan; Excipial U; Linola Urea; ***Fin.:*** Fenuril; ***Fr.:*** Anti-Dessechement; Charlieu Topic†; Ictyoderm†; Nutraplus; Sedagel; ***Ger.:*** Balisa; Basodexan; Elacutan; Eucerin Salbe†; Hyanit N; Linola Urea; Nubral; Onychomal; Sebexol cum urea†; Ureotop; ***Hong Kong:*** Balneum Intensiv†; Carmol; Caruderma; Euderm; Urecare; Urederm†; Ureson; ***Hung.:*** Linola Urea; ***Indon.:*** Calmuderm†; Carmed; Moisderm; Soft U Derm†; Uredderm†; ***Irl.:*** Aquadrate; Nutraplus; ***Ital.:*** Dermal Care; ***Jpn:*** Keratinamin; ***Malaysia:*** Balneum Intensiv†; Euderm; Nutraplus; UO; ***Mex.:*** Derma-Keri; Dermoplast; Karmosan; Nutraplus; Uramol; ***Norw.:*** Canoderm; ***NZ:*** Aquacare; Nutraplus; ***Philipp.:*** Nutraplus; ***Port.:*** Eucerin Pele Seca†; Rebladerm†; Ureadin 10, 20, and 30; ***Singapore:*** Aqurea; Balneum Intensiv; Excipial U; Nutraplus; UO; Urecare; ***Spain:*** Nutraplus†; ***Swed.:*** Calmuril; Canoderm; Caress; Fenuril; Karbasal; Monilen; ***Switz.:*** Carbamide Creme Nouvelle Formule; Carbamide Emulsion; Eucerin peau seche; Excipial U; Linola Uree; Nutraplus; ***Thai.:*** DiabeDerm; Nutraplus; U10; U20; UO; ***Turk.:*** Excipial; Nutraplus; Urederm; ***UK:*** Aquadrate; Hydromol Intensive; Nutraplus; ***Ukr.:*** Carboderm (Карбодерм); ***USA:*** Aquacare; BP; Carmol; Gormel; Hydro; Kerafoam; Keralac; Kerol; Lanaphilic; Nutraplus; RE-U40; Rinnovi; Ultra Mide; Umecta; Uramaxin; Ureacin; Urealac†; Ureaphil†; Vanamide; ***Venez.:*** Aquaphar; Dermisol; Uricrim.

多组分制剂 ***Arg.:*** Acilac; Akerat; Aloebel; Cremsor N; Hairplus; Hidrolac; Lactiderm; Lactocrem; Lactoplus; Masivol Urea; Oxidermos; Sadeltan F†; Turgent Colageno; Turgent Emulsion; Ureadin Facial; Urecrem; Vansame; ***Austral.:*** Aussie Tan Skin Moisturiser†; Calmurid; Dermadrate; Psor-Asist; ***Austria:*** Aleot†; Calmurid; Calmurid HC†; Canesten Bifonazol comp; Ichth-Oestren†; Keratosis; Keratosis forte; Mirfulan; Optiderm; ***Belg.:*** Calmurid†; ***Braz.:*** Donnagel; Oticerim; Oto-Biotic†; Tricolpex; Tricomax; Vagi Biotic; Vagi-Sulfa; ***Canad.:*** Amino-Cerv†; Flexitol Heel Balm; Hydrophil; Kerasal; Uremol-HC; ***Chile:*** Akerat; Ureadin 30; Ureadin Facial; Ureadin Facial Antiarrugas; Ureadin Forte; Ureadin Pediatrics; Ureadin Rx DB; Ureadin Rx PS; Ureadin Rx RD; ***Cz.:*** Betacorton U; Kerasal; Mycospor Sada na Nehty; ***Fin.:*** Calmuril; Wicaran; Wicarba; Wicnecarb†; Wicnevit†; ***Fr.:*** Akerat; Amycor Onychoset; Body Peel†; Day Peel; Liperol†; Night Peel; Pedi-Relax Anti-callosites†; Provictol†; PSO; Topic 10†; Topicrem; Totephan; ***Ger.:*** Balisa VAS; Brand- u. Wundgel-Medice N; Calmurid†; Canesten Extra Nagelset; Carbamid + VAS; Fungidexan; Hydrodexan; Mirfulan; Mycospor Nagelset†; Nubral 4†; Optiderm; Psoradexan; Remederm; Ureotop + VAS; ***Gr.:*** Lyoderm; Urecortin; ***Hong Kong:*** Balneum Intensiv Plus†; Dermadrate; ***Hung.:*** Canespro; Reseptyl-Urea; Squa-med; ***India:*** Cotaryl; ***Indon.:*** Foothy; ***Irl.:*** Alphaderm; Calmurid; Calmurid HC; Cymex; Itch Relief; ***Israel:*** Agispor Onychoset; Calmurid; Derma-Care; Keratospor; U-Lactin Foot Cream; U-Lactin Forte; ***Ital.:*** Eudermico†; Ipso Urea; Keraflex; Optiderm; Perfluxi Cremagel; Synchrobase Duo; Verunec; Xerial; ***Malaysia:*** Balneum Intensiv Plus†; Ucort; ***Mex.:*** Hidribet 5†; Hidribet†; Lowila; Mycospor Onicoset; Suavene; Urader Lactato; Ureaderm Lactato; ***Neth.:*** Calmurid; Calmurid HC; Symbial†; ***NZ:*** Dermadrate†; ***Philipp.:*** Remederm†; ***Pol.:*** Hasceral; Keratolit; Mycospor Onychoset; Optiderm; SolcoKerasal; Sterovag; ***Port.:*** Calmurid; Carmitol†; Creme Laser Hidrante; Hidratoderme†; U Lactin; Ureadin; Ureadin 10 Plus; Ureadin Facial; Ureadin Forte; Ureadin Maos; ***Rus.:*** Mycospor (Микоспор); ***S.Afr.:*** Covancaine; Mycospor Onycho-set†; ***Singapore:*** Balneum Intensiv Plus; Dermadrate; Topicrem; U-Lactin; Ucort; ***Spain:*** Cortisdin Urea; Kanapomada; Mycospor Onicoset; Nasopomada; ***Swed.:*** Fenuril-Hydrokortison; ***Switz.:*** Acne Gel; Antikeloides Creme†; Betacortone; Calmurid; Carbamide + VAS; Kerasal; Klyx Magnum; Optiderm; Pruri-med Lipolotion; Sebo Creme†; Sebo-Psor; Turexan Capilla; Turexan Lotion†; Undex; ***Thai.:*** Gynestin; ***Turk.:*** Betacorton; Kerasal; Mycospor; Ureacort; ***UK:*** Alphaderm; Antipeol; Balneum; Balneum Plus; Calmurid; Calmurid HC; Cymex; E45 Itch Relief; St James Balm; Vesagex Heelbalm; ***Ukr.:*** Mycospor Kit (Микоспор Набор); Prednicarb (Предникарб); ***USA:*** Accuzyme; AllanEnzyme; AllanfillEnzyme; Amino-Cerv; Duraflex Comfort; Ethezyme†; Gladase; Gladase-C; Gold Bond Foot Pain Relieving; Hydrocerin Plus; Kerasal Ultra; Keratol HC; Kovia; Latrix XM; Panafil; Panafil-White; Pap-Urea†; Rosula; Rosula NS; Salvax Duo; Ultralytic 2; Ziox; Zoderm; ***Venez.:*** Akerat; Caduril; Hidribet; Hidribet 5/5; Mycospor Onicoset; Pantonic; Pelset Plus; Ureaderm Lactato; Urimet†; Urisalic†.

顺势疗法制剂 ***Ger.:*** Antihypertonicum-Weliplex†; Girheulit HM.

Ustekinumab（*USAN*，*rINN*）乌司奴单抗

CNTO-1275; Ustékinumab; Ustekinumabum. Immunoglobulin G1, anti-(human interleukin-12 subunit beta (IL-12B, CLMF p40, NKSF2))(human monoclonal CNTO 1275 γ1-chain), disulfide with human monoclonal CNTO 1275 κ-chain, dimer.

Устекинумаб

CAS — 815610-63-0.
ATC — L04AC05.
ATC Vet — QL04AC05.
UNII — FU77B4U5Z0.

不良反应和注意事项

本品常见的不良反应为上呼吸道感染和鼻咽炎。其他较常见的不良反应包括咽喉痛、鼻充血、蜂窝织炎、腹泻、背痛、肌痛、瘙痒、晕眩、头痛、疲劳、抑郁。有时也会发生注射部位反应，超敏反应如皮疹和荨麻疹也有报道。患者对本品产生抗体后疗效会降低。

由于免疫抑制反应，给予乌司奴单抗的患者感染概率会增加。因此不得用于有严重感染的患者，对于有慢性感染或复发感染病史的患者，用药需谨慎。会发生严重的细菌、病毒和真菌的感染。使用乌司奴单抗治疗期间不得再使用活体或减毒活疫苗，因为存在着感染的风险。在接种疫苗前的至少15周直到接种后的2周，在这期间不得使用本品。由乌司奴单抗引起的免疫抑制还可能增加患恶性肿瘤的风险，因此对于有恶性肿瘤病史或在治疗期间患恶性肿瘤的患者用药需谨慎。

药物相互作用

关于患者在接受乌司奴单抗治疗期间使用活疫苗的警示，见上文**不良反应和注意事项**。

药动学

乌司奴单抗皮下给药后，血浆峰浓度出现在第8.5天，生物利用度约为57%。消除半衰期约为3周，范围是从第15～32天。对于体重较大的患者（如超过100kg），乌司奴单抗的清除速度更快。根据药动学分析认为，乌司奴单抗抗体检测呈阳性的患者有着较高的清除率。

1. Zhu Y, *et al.* Population pharmacokinetic modeling of ustekinumab, a human monoclonal antibody targeting IL-12/23p40, in patients with moderate to severe plaque psoriasis. *J Clin Pharmacol* 2009; **49:** 162–75.

用途和用法

乌司奴单抗是一种人单克隆抗体，能与人白介素IL-12及IL-23结合，用于中重度斑块型银屑病（第1517页）的治疗。本品用于18岁及以上的对其他全身性治疗无效或无法使用的患者。皮下注射给药，但不得直接注射于皮损处。首剂量为45mg，4周后再次给药，其后可每12周给药一次。对于体重超过100kg的患者，用药剂量可为90mg。如果用药28周后还未见效，需停止治疗。

关于本品治疗银屑病关节炎、克罗恩病、多发性硬化的研究还在进行中。

1. Krueger GG, *et al.* A human interleukin-12/23 monoclonal antibody for the treatment of psoriasis. *N Engl J Med* 2007; **356:** 580–92.
2. Leonardi CL, *et al.* Efficacy and safety of ustekinumab, a human interleukin-12/23 monoclonal antibody, in patients with psoriasis: 76-week results from a randomised, double-blind, placebo-controlled trial (PHOENIX 1). *Lancet* 2008; **371:** 1665–74. Correction. *ibid.*; 1838.
3. Papp KA, *et al.* Efficacy and safety of ustekinumab, a human interleukin-12/23 monoclonal antibody, in patients with psoriasis: 52-week results from a randomised, double-blind, placebo-controlled trial (PHOENIX 2). *Lancet* 2008; **371:** 1675–84.
4. Gottlieb A, *et al.* Ustekinumab, a human interleukin 12/23 monoclonal antibody, for psoriatic arthritis: randomised, double-blind, placebo-controlled, crossover trial. *Lancet* 2009; **373:** 633–40.
5. Chien AL, *et al.* Ustekinumab: a new option in psoriasis therapy. *Drugs* 2009; **69:** 1141–52.
6. Griffiths CE, *et al.* ACCEPT Study Group. Comparison of ustekinumab and etanercept for moderate-to-severe psoriasis. *N Engl J Med* 2010; **362:** 118–28.

制剂

专利制剂

Austral.: Stelara; ***Cz.:*** Stelara; ***Fr.:*** Stelara; ***Irl.:*** Stelara; ***Pol.:*** Stelara; ***Port.:*** Stelara; ***Rus.:*** Stelara (Стелара); ***UK:*** Stelara; ***USA:*** Stelara.

Zinc Carbonate（*USAN*）碳酸锌

Zinc, carbonato de.

Карбонат Цинка; Углекислый Цинк

$ZnCO_3$ = 125.4.
CAS — 3486-35-9.
UNII — EQR32Y7H0M.

Basic Zinc Carbonate 碱式碳酸锌

Zinc, carbonato básico de.

Основный Карбонат Цинка; Основный Углекислый Цинк

注：名称"碳酸锌"、"水合碳酸锌"、"碱式碳酸锌"和"碳酸锌氢氧化物"均被用于各种天然或人造的碱式碳酸锌成分，是由可溶性锌盐与碳酸钠通过化学反应生成的。

Pharmacopoeias. In *US.*

USP 33（Zinc Carbonate） 本品相当于$3Zn(OH)_2 \cdot 2ZnCO_3$，按ZnO计算含量不少于70%。贮藏于密闭容器中。

简介

本品外用于皮肤，有柔和的收敛作用和保护作用，主要以炉甘石（第1517页）的形式用于多种皮肤疾病。在美国，"炉甘石"这个名称也可用于含有少量氧化铁的氧化锌（而不是碳酸锌）。

Zinc Oxide 氧化锌

Blanc de Zinc; Blanco de zinc; Cinko oksidas; Çinko Oksit; Cinkoxid; Cynku tlenek; Flores de zinc; Flowers of Zinc; Oxid zinečnatý; Sinkkioksidi; Zinc, óxido de; Zinc, oxyde de; Zinci oxidum; Zinci Oxydum; Zincum Oxydatum; Zinkoxid.

Окись Цинка; Цинк Оксид

ZnO = 81.38.
CAS — 1314-13-2.
UNII — SOI2LOH54Z.

注："锌白"是氧化锌的商品形式，作为一种颜料使用。

Pharmacopoeias. In *Chin.*, *Eur.* (see p.vii), *Int.*, *Jpn*, *US*, and *Viet.*

US also includes a neutral zinc oxide.

Ph. Eur. 6.8（Zinc Oxide） 本品为白色或淡黄白色、柔软的无定形粉末，由粗粉精制而成。几乎不溶于水和乙醇；可溶于稀的无机酸。

USP 33（Zinc Oxide） 本品为白色或淡黄白色、无臭、无定形的细粉，由粗粉精制而成。可从空气中逐渐吸收二氧化碳。不溶于水和乙醇；可溶于稀酸。

USP 33（Zinc Oxide，Neutral） 本品仅用于遮光剂。

配伍禁忌 有报道指，氧化锌和甘油混合在一起，见光后会变黑。

简介

氧化锌是一种柔和的收敛剂，外用于湿疹和轻度的脱屑、伤口以及痔，有缓解和保护作用。本品还可与煤焦油（第1541页）或鱼石脂（第1525页）合用来治疗湿疹。氧化锌可反射紫外线，因此可用作物理遮光剂（第1504页）。

在美国，"炉甘石"这个名称也可用于含有少量氧化铁的氧化锌。

氧化锌还可作为基质用于许多牙科黏固粉产品中。本品与磷酸混合可形成一种硬的物质，主要由磷酸锌组成。本品与丁香油或丁香酚混合，可作为临时的牙齿填充物。

关于锌及其盐的更多介绍见第1898页。

牙科用途时的并发症 30名使用氧化锌填充牙齿的患者中，有29名在上颌窦部位出现了曲霉病[1]。处理措施包括清除长有真菌菌落的氧化锌，无需进行抗真菌的药物治疗。氧化锌还显示出可加速烟曲霉的生长。更多的病例被报道，全身的抗真菌药治疗也被用到[2]。

1. Beck-Mannagetta J, *et al.* Solitary aspergillosis of maxillary sinus, a complication of dental treatment. *Lancet* 1983; **ii:** 1260.
2. Martins WD, Ribeiro Rosa EA. Aspergillosis of the maxillary sinus: review and case report. *Scand J Infect Dis* 2004; **36:** 758–61.

制剂

BP 2010: Aqueous Calamine Cream; Calamine and Coal Tar Ointment; Calamine Lotion; Coal Tar and Zinc Ointment; Coal Tar Paste; Compound Aluminium Paste; Compound Zinc Paste; Dithranol Paste; Hexachlorophene Dusting Powder; Zinc and Castor Oil Ointment; Zinc and Coal Tar Paste; Zinc and Ichthammol Cream; Zinc and Salicylic Acid Paste; Zinc Cream; Zinc Ointment;
USP 33: Calamine Topical Suspension; Coal Tar Ointment; Compound Resorcinol Ointment; Zinc Oxide and Salicylic Acid Paste; Zinc Oxide Ointment; Zinc Oxide Paste.

专利制剂

Arg.: Cutidermin Bebe Crema Protectora; Dermic; Pasta Dermic†; Zincoxid; ***Austral.:*** Clear Zinke; Curash Anti-Rash; Prickly Heat Powder; Rectogesic; Sudocrem; Ungvita†; Zincaband; Zink'N'Swim†; Zinke; ***Braz.:*** Dermodex Prevent; ***Canad.:*** Aveeno Diaper Rash; Babys Own Ointment†; Diaper-Care; Infazinc†; Johnson's Diaper Rash; Johnson's Medicated†; Sunblock; Triple Care Cream†; Woodward's Diaper Rash; Zincoderm; Zincofax; ***Chile:*** Desitin Creamy; Nenegloss Z; Unitone 4; ***Denm.:*** Zipzoc; ***Fin.:*** Zipzoc; ***Fr.:*** Babygella pate; Filorga Soin Ecran Solaire†; Mylange Creme†; Oxyplastine; Veinopress A3 and A4; ***Ger.:*** Cutaninfant†; Labiosan†; Pantederm N; Pinal S†; Retterspitz Heilsalbe ST; St. Jakobs-Balsam†; Zinkpaste†; Zinksalbe Dialon†; Zinksalbe Lichtenstein; ***Hong Kong:*** Zinoxid; ***India:*** Belle Cream†; ***Irl.:*** Steripaste; Viscopaste; Zipzoc; ***Israel:*** Dyprotex; Lotio Zinc†; Lotio Zinci; Zinc Lotion; ***Ital.:*** Ceroxmed Tex; Cincream; Delicate Skin Pasta†; Gelocast; Gelostretch; Milsana; Oz; Scherilan Crema; Sicura3 Fisionorm; Tayderm; Tendigrip; Triderm Crema; Triderm Zeta; Varicex; Viscopaste PB7; Zincoderm†; ***Mex.:*** Pasta de Lassar; Saniderm; ***Neth.:*** Daroderm Zinkzalf; Zinkolie; Zinkzalf; Zipzoc; ***Philipp.:*** Curash; Desitin; Spectraban 19; ***Port.:*** Lassadermil; Zincoderma; Zipzoc; ***Rus.:*** Desitin (Деситин); ***S.Afr.:*** Clocktower†; Johnson's Baby Nappy Rash Ointment†; Vernleigh Baby Cream; Viscopaste PB7†; ***Singapore:*** Desitin; Nu-Derm Physical UV Block; ***Spain:*** Anticongestiva; ***Swed.:*** Zipzoc Salvstrumpa; ***Switz.:*** Oxyplastine; Pelsano†; Pommade Congo†; ZinCream; ***Thai.:*** Nappy-Hippo; Spectraban; ***UAE:*** Proskin; ***UK:*** Steripaste; Viscopaste PB7; Zincaband; Zipzoc; ***Ukr.:*** Desitin (Деситин); ***USA:*** Borofax; Delazinc; Diaparene Diaper Rash; Dr Smiths; Nupercainal†; Triple Paste; ***Venez.:*** Cicalfate; Lanol-Zinc; Oxyphar.

顺势疗法制剂 ***Canad.:*** Homeo-S-Asp; ***Fr.:*** Sportenine; ***Neth.:*** Sportenine.

Zinc Phenolsulfonate 酚磺酸锌

4-Hidroxibencenosulfonato de zinc; Phenozin; Zinc, fenosulfonato de; Zinc 4-Hydroxybenzenesulphonate; Zinc Phenolsulphonate. Zinc *p*-hydroxybenzenesulphonate.

Сульфофенолят Цинка; Фенолсульфонат Цинка

$C_{12}H_{10}O_8S_2Zn = 411.7.$

CAS — 127-82-2.

UNII — 4O71YT5YB5.

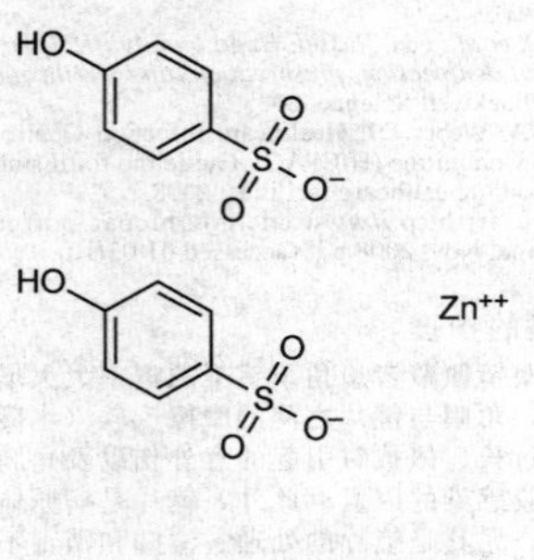

简介

酚磺酸锌具有收敛剂的特性，可用在多组分制剂中，通过外用治疗多种疾病。

制剂

多组分制剂 ***Arg.:*** Gineseptina†; ***Braz.:*** Lerin; Neo Quimica Colirio; Visazul; ***Canad.:*** Sil Trax Plus; ***Ital.:*** Antisettico Astringente Sedativo; Oftalmil; ***USA:*** BFI.

消毒剂和保存剂❶

本章阐述使用化学方法消毒、防腐、保存和灭菌的抗微生物剂。过去杀虫剂也用这些术语描述。在章节编排顺序上有一定程度的交叉，有些制剂既称为消毒剂，又称为保存剂。例如本章没有提及的碘（第2089页），也用作消毒剂。

术语的定义 在消毒剂和抗菌剂的术语界定上常常很容易混淆。

- **消毒剂**定义为杀灭或抑制病原微生物生长的化学试剂，这些微生物没有芽孢，也可以是植物；消毒剂并不一定能杀灭所有的微生物，但是能够使它们的数量降低到不足以危害健康，或者不引起物品变质的水平。消毒剂是指能应用于处理无机物、皮肤和其他体表及体腔内微生物的化学试剂。
- **抗菌剂**是应用于皮肤和其他活体组织上，从而起到制止或预防感染作用的消毒剂。
- **灭菌**是杀灭物体上所有微生物的方法；有少数的消毒剂（例如环氧乙烷）在适宜的条件下使用可以达到无菌，但在一般情况下，无菌必须通过且只有通过加热、辐射或用不耐热的的材料过滤才能达到，通过杀菌剂加热的方法来灭菌已不再主张应用。
- **保存剂**❶是一大类化学物质，包括抗氧化变性的物质（抗氧化剂），杀灭或抑制在生产和应用过程中的微生物生长的物质（抗菌性保存剂）。

消毒剂的用途 在医院、工业设施、公共场所、农场以及家庭中，用于控制和预防传染。

根据使用目的和可能引起污染的微生物来选择消毒剂。除了繁殖体细菌外，许多普通的消毒剂就能杀灭一些真菌和脂质包膜的病毒。消毒剂对革兰阳性菌、分枝杆菌和细菌芽孢的作用较差，对非脂质包膜的病毒属，如肠道病毒属的脊髓灰质炎病毒和柯萨奇病毒，则作用更小。一般而言，许多消毒剂对朊病毒无效（见下文**Creutzfeldt-Jakob病的消毒**）。影响消毒功效的其他因素还包括消毒剂的接触时间和浓度、系统pH值、污染微生物的数量和可接触性，以及脂质、有机质、橡胶和塑料等干扰物存在。污染的微生物有机体对一些消毒液，特别是季铵类化合物（例如苯扎氯铵和西曲溴铵）、氯己定和苯酚很敏感。为了减少污染的发生，临床使用的许多制剂都经过灭菌处理。

保存剂的用途 抗菌性保存剂用于无菌性制剂，如滴眼剂和多剂量注射剂，确保在使用时无菌。除非单次注射的剂量超过15ml，注射液中也可添加保存剂，因为盛放这些溶液的容器必须无菌而又无法消毒。为了预防细菌的污染，化妆品、食品、含菌的制剂（如口服液和乳膏）中也添加保存剂。保存剂不宜滥用，进入CSF、眼和心脏的注射液不能含有保存剂，食品、动物饲料的原料和化妆品中的保存剂必须适量。

用作抗氧化作用的保存剂可分为三类。

- 纯粹的抗氧化剂，（或anti-oxygents）通过阻断氧自由基引发的链式反应，发挥抗氧化作用。例如烷基棓酸酯（alkyl gallates）、丁羟茴醚、丁羟甲苯、去甲二氢愈创木（脂）酸、生育酚（见**维生素E类物质**，第1892页）
- 还原剂，此类物质的氧化还原电位比药物和佐剂低，因而具有抗氧化保护作用。还原剂也能与自由基反应，例如维生素C（第1884页）、亚硫酸的钾盐和钠盐（见**亚硫酸盐和二氧化硫**）。
- 抗氧化增效剂，这类物质本身的抗氧化作用很弱，但是能够增强抗氧化剂在氧化反应第一阶段的作用，该反应阶段需要重金属离子催化。这些增效剂，如枸橼酸（第2212页）、依地酸和依地酸盐（第1387页）、卵磷脂（第2267页）、酒石酸（第2339页）。

1. DoH. Standard principles for preventing hospital-acquired infections. *J Hosp Infect* 2001; **47** (suppl): S21–S37. Also available at: http://www.dh.gov.uk/en/Publicationsandstatistics/Publications/PublicationsPolicyAndGuidance/DH_4005481?IdcService=GET_FILE&dID=14080&Rendition=Web (accessed 27/08/08)
2. Block SS, ed. *Disinfection, sterilization, and preservation.* 5th ed. Philadelphia: Lippincott Williams and Wilkins, 2001.
3. Ayliffe GAJ, English MP. *Hospital infection: from Miasmas to MRSA.* Cambridge: Cambridge University Press, 2003.
4. Fraise AP, *et al.*, eds. *Russel, Hugo and Ayliffe's principles and practice of disinfection, preservation, and sterilization.* 4th ed. Oxford: Blackwell Science, 2005.
5. Rutala WA, Weber DJ. Healthcare Infection Control Practices Advisory Committee (HICPAC). Guideline for disinfection and sterilization in healthcare facilities, 2008. Available at: http://www.cdc.gov/hicpac/pdf/guidelines/Disinfection_Nov_2008.pdf (accessed 01/03/10)

隐形眼镜的护理

隐形眼镜佩戴者患角膜感染的概率大大增加。在正常情况下，角膜与镜片之间的摩擦、软（水凝胶）镜片佩戴时间过长、佩戴时引起的意外伤以及角膜缺氧等都是引起角膜感染的因素。此外，镜片是病原体感染眼的重要媒介，尤其是镜片的处理、清洗和消毒不及时。最常见的病原体是细菌，包括铜绿假单胞菌、黏质沙雷杆菌、金黄色葡萄球菌、表皮葡萄球菌和肺炎链球菌。虽然有软镜污染的报道，但是由于镜片而导致的角膜炎却很少是由真菌引起。棘阿米巴属能引起罕见但严重的角膜感染（参见**棘阿米巴属角膜炎**，第791页），这种感染主要是由于佩戴软透镜引起，一般的消毒措施对此类原虫的效果较差，而且它们能够寄居在镜片保养液中。

硬镜片（硬质的或透气的）的护理时，也有必要对其进行清洗和消毒。

- 含有表面活性剂的日常清洗液，有时是一些较温和的腐蚀剂，能有效地减少微生物污染和去除有机物质，这些有机物会抵消消毒的效果。清洗液大多含有对眼有刺激性的物质，故必须充分漂洗和浸泡镜片，以去除这些物质。
- 浸泡液能够使镜片在储存过程中保持湿润、无菌和避免污染。虽然浸泡液不进入眼，但也应该无刺激性。
- 常用的消毒剂有苯扎氯铵和氯己定，还有硫柳汞但其容易发生超敏反应。
- 润湿或重复润湿的液体用于提高镜片的舒适性，由于它们接触眼，因而必须没有刺激性。润湿液为0.9%氯化钠溶液，含羟丙甲纤维素、羟乙纤维素、聚乙烯醇或聚维酮。

最早的**软**隐形眼镜的化学消毒需要4个步骤：清洁、漂洗、消毒液浸泡和再漂洗。采用含少量表面活性清洁剂和消毒液的多用途溶液后，消毒步骤得以简化。

- 软隐形眼镜含有大量水分，容易吸收溶液中的其他成分。基于这种特性，有些消毒剂，特别是苯扎氯铵，不适宜作为软镜的浸泡液。可以通过加热适量的等渗盐水来消毒软镜，但是这种消毒方法容易使软镜的多聚体材料变性，或者使溶于盐水中的变性蛋白、矿物质或保存剂沉积在镜片，缩短软镜的使用寿命。稳定性的过氧化氢溶液用作软镜的冷消毒，特别适宜预防棘阿米巴属的感染。但是，过氧化氢对角膜有刺激性，因而在软镜置入眼前必须将其去除。其他的软镜消毒剂还有氯己定和聚己缩胍。
- 软镜的清洁剂包括表面活性剂和酶，例如木瓜蛋白酶和胰酶，它们能够清除蛋白沉积物。
- 润湿液也用于硬质镜片。

1. Rakow PL. Current contact lens care systems. *Ophthalmol Clin North Am* 2003; **16**: 415–32.

Creutzfeldt-Jakob病的消毒

Creutzfeldt-Jakob病是由朊病毒感染神经系统而引起的传染性海绵状脑病。引起Creutzfeldt-Jakob病（CJD）的朊病毒对许多消毒方法均有抵抗力，例如干热、紫外线照射、乙醇、环氧乙烷、含氯石灰硼酸溶液、甲醛、戊二醛、过氧化氢、碘或碘化物、过氧乙酸、酚类化合物以及丙内酯。而且，醛类消毒剂有固定作用，容易把朊病毒蛋白和其他蛋白锚定在各种物体上，使得它们更难以用其他方法去除[1]。没有哪种消毒措施能确保在任何环境下对朊病毒完全杀灭[1]。对于一次性的医用器具和材料，最安全的消毒法就是彻底焚烧[2]。如果神经外科和眼科的患者确诊或者怀疑患有Creutzfeldt-Jakob病，则所使用的器械必须烧灼灭菌。WHO[2]发布了控制传染性海绵状脑病的指南，包括重复使用的医用器具和材料的清洗及消毒。指南推荐污染的医用器具和材料在使用和消毒期间必须保持湿润，对于耐热的器具，推荐以下的消毒方法（按严重程度排列）。

- 1mol/L的氢氧化钠液浸泡，并置于高压锅，在压力下及121℃条件下加热30min，然后用水清洗，再按照常规的消毒步骤处理。
- 1mol/L的氢氧化钠或次氯酸钠（有效氯20000mg/kg）浸泡1h，然后取出器具放入水中，置于高压锅，在压力下及121℃条件下加热1h，再按照常规的消毒步骤处理。
- 1mol/L的氢氧化钠或次氯酸钠（有效氯20000mg/kg）浸泡1h，然后以水漂洗干净，在压力下及121℃或134℃条件下加热1h，再清洗并按照常规的消毒步骤处理。
- 1mol/L的氢氧化钠浸泡并在常压下煮沸10min，然后以水漂洗，再按照常规的消毒步骤处理。
- 室温下，1mol/L的次氯酸钠（有效氯20000mg/kg）（首选）或者1mol/L的氢氧化钠（次选）浸泡1h，然后以水漂洗，再按照常规的消毒步骤处理。
- 高压锅134℃加热18min。

对热敏感的器具及其表面浸泡在2mol/L的氢氧化钠或未稀释的次氯酸钠溶液中，然后移去溶液，保持1h就能够消毒，最后做些扫尾工作，并用水冲洗。如果器具不能耐受这些试剂，建议用稀溶液或其他有部分效果的试剂进行彻底清洗[2]。在英国，如果打算再次使用被疑似或有患CJD风险的患者（例如血友病患者）[1]使用过的内镜，推荐这些内镜必须用非醛类一次性消毒，而且必须与其他内镜分开放置，并确保仅用于同一患者或确诊的CJD患者。如果患者确诊为CJD，该内镜应确保用于同一患者。

CJD消毒和灭菌的推荐指南在英国[3]和美国[4,5]都有出版。

1. British Society of Gastroenterology. BSG Working Party Report 2008. BSG guidelines for decontamination of equipment for gastrointestinal endoscopy. Available at: http://www.bsg.org.uk/images/stories/docs/clinical/guidelines/endoscopy/decontamination_2008.pdf (accessed 01/03/10)
2. WHO. *WHO infection control guidelines for transmissible spongiform encephalopathies: report of a WHO consultation.* Geneva: WHO, 1999. Available at: http://whqlibdoc.who.int/hq/2000/WHO_CDS_CSR_APH_2000.3.pdf (accessed 15/03/06)
3. Advisory Committee on Dangerous Pathogens, Spongiform Encephalopathy Advisory Committee. *Transmissible spongiform encephalopathy agents: safe working and the prevention of infection.* London: DoH, 2003. Also available at: http://www.dh.gov.uk/ab/ACDP/TSEguidance/index.htm (accessed 01/04/10)
4. Rutala WA, Weber DJ. Creutzfeldt-Jakob disease: recommendations for disinfection and sterilization. *Clin Infect Dis* 2001; **32**: 1348–56.
5. Rutala WA, Weber DJ. Society for Healthcare Epidemiology of America. Guideline for disinfection and sterilization of prion-contaminated medical instruments. *Infect Control Hosp Epidemiol* 2010; **31**: 107–17. Also available at: http://www.journals.uchicago.edu/doi/pdf/10.1086/650197 (accessed 22/06/10)

牙科操作的消毒

牙科患者和医务人员容易受血液、寄居在口腔或呼吸道里的病毒和细菌感染，例如巨细胞病毒、乙型肝炎病毒、丙型肝炎病毒、单纯疱疹病毒1型和2型、艾滋病病毒、结核分枝杆菌、葡萄球菌、链球菌。心内膜炎的抗菌药预防，具体见第159页。上述有机体通过直接或间接的血液、口腔唾液或其他身体接触，或者通过污染物品（如器械、设备或周围环境）的间接接触，或者通过吸入空气中的微生物（能够悬浮在空气中很长时间），沾染牙科设施。

美国制定了用于控制和预防感染性疾病指南，旨在加强公共卫生管理和与牙科设施感染控制有关的安全管理。[1]**手卫生**（见下文）能够显著地减少手上潜在的病原体，被认为是降低病原体向患者和医务人员传播风险的关键措施。对常规的牙科检查和非手术操作，使用日常的或抗菌肥皂洗手，就可以达到手的消毒。如果没有明显的污染，也可用酒精擦手。手术操作中，则必须使用抗菌肥皂或乙醇（酒精）持续擦手。这种大范围的消毒可以预防带进微生物，它们能够寄居在戴手套的手上，

❶ 原文为Preservative，通常译作防腐剂，文内除有防腐剂外，还包括了抗氧化剂、还原剂等，因此译作“保存剂”。——译者注

一旦手套有孔或者裂开，则会进入伤口。

需细心处理的物品，如牙科器械、设备和设施在消毒和灭菌之前，应该**清洗**去除残屑，以及有机和无机的污染物。如果立即进行人工清洗，必须把器械放在防戳的容器中，依次用洗涤剂浸泡，消毒剂或洗涤剂混合浸泡，再加酶清洁剂。不提倡使用化学杀菌液或者高浓度的消毒剂（例如戊二醛）作为贮藏液。

耐热的牙科器械通常用高压锅、干热或者不饱和化学蒸发法**灭菌**。无须灭菌但应细心处理设施的**消毒剂**有三种浓度：

- 高浓度（如戊二醛、过氧化氢、过氧化氢过氧乙酸混合物、邻酞二醛、过氧乙酸、含戊二醛的苯酚）。
- 中浓度（如含氯的产品、载碘化合物、酚类化合物、含乙醇的季铵类化合物）。
- 低浓度（如季铵类化合物、有些酚类化合物和载碘化合物）。

应细心处理的物品分为关键性的、次关键性的及非关键性的，这取决于与使用目的有关的潜在感染的风险。热力灭菌用于关键性的物品（用于穿透软组织和骨髓）消毒，也用于接触黏膜或受损皮肤的次关键性的物品消毒。对热敏感的次关键性物品必须使用高浓度消毒剂。仅与未受损皮肤接触非关键性的物品，也需要清洗，如果有明显的污染，则应该用消毒剂清洗。当物品明显地被血液或者其他潜在的传染物污染，必须使用有效的防结核杆菌（中浓度消毒剂）的消毒剂。

临床上，物品的表面可通过患者直接的喷溅或者飞沫污染，也可通过牙科医务人员戴手套的手接触污染。中低两种浓度的消毒剂用于周围环境的表面消毒。在没有使用保护屏障的情况下，如果患者的体表有明显的血液污染或其他潜在的污染物，必须使用抗艾滋病病毒和乙型肝炎病毒消毒剂（低浓度消毒剂），或使用杀结核菌的消毒剂（中浓度消毒剂），用以表层的清洁和消毒。建议临床上的接触面、牙科器械的表面，在日常工作结束后以及上一次清洁的物品表面被污染，都应进行常规的清洁和消毒。流出的血和其他体液必须用吸收剂（如一次性的纸巾）清除。无孔的物品表面必须清洗干净，用抗乙型肝炎病毒和 HIV 的消毒剂（低浓度消毒剂），或者杀结核菌的消毒剂（中浓度消毒剂）去污。

1. Kohn WG, *et al.* CDC guidelines for infection control in dental health-care settings—2003. *MMWR* 2003; **52** (RR-17): 1–61. Also available at: http://www.cdc.gov/mmwr/PDF/rr/rr5217.pdf (accessed 17/03/06)

内镜的消毒

在可能的情况下，医疗器械在接触患者身体之前应该加热消毒，但是有些器械，特别是内镜，不能耐受高温。低温蒸气、甲醛和环氧乙烷都能起到消毒作用，但是不适合临床。内镜和其他对热敏感器械的理想化学消毒，前提是对器械的彻底清洗，然后选择合适的高浓度消毒剂，这些消毒剂能够对大多数病原体，例如细菌繁殖体、细菌芽孢、分枝杆菌和病毒等迅速起效。消毒剂不能损害器械，也不能使（器械）光学组件褪色，或留下毒性残留物。器械消毒（例如异丙醇）后必须用水浸泡[1]、通风吹干[1~4]。

2%的戊二醛最常用[1,4]。对多数内镜而言，为了达到消毒效果，必须在 2%的戊二醛中浸泡 3h，如果浓度高，浸泡 20min 就够了[1,3,5,6]。杀灭结核杆菌必须至少浸泡 20min，但是用于免疫受损的患者，对胃镜而言，浸泡 4min 就够了。肝炎病毒和 HIV 病毒的具体消毒法，见下文。

戊二醛的缺点是有刺激性，会引起过敏。此外，长时间的接触还必须清除非典型分枝杆菌和耐戊二醛的龟分枝杆菌株，这些菌株可以从消毒的内镜里分离得到[4,7]。实际上，通常认为分枝杆菌对戊二醛抵抗力很强。应该提醒的是，在英国，不主张使用醛类消毒，因为醛类的固定作用会把朊病毒和其他蛋白锚定在内镜[3]。一份感染 CJD 风险，例如来自血友病中心（参见上文 **Creutzfeldt-Jakob 病的消毒**）的调查表明，初期时就不宜使用醛类消毒剂。备选的消毒剂有过氧乙酸、二氧化氯、邻酞二醛和超氧水（次氯酸）[3,4,6]。其他可选用的消毒剂还有过氧类化合物、季铵类化合物，葡醛鱼精蛋白（glucoprotamine）、电解酸水、丁二醛以及 70%乙醇[1,4,6]。但是，过氧乙酸和二氧化氯有刺激性气味，过氧类化合物和季铵类化合物对分枝杆菌和病毒的作用还不十分确切，乙醇则受到很多现实的制[4,6]。

1. Ayliffe GAJ, *et al. Chemical disinfection in hospitals.* 2nd ed. London: PHLS, 1993.
2. Rutala WA, Weber DJ. Disinfection and sterilization in health care facilities: what clinicians need to know. *Clin Infect Dis* 2004; **39:** 702–9.
3. British Society of Gastroenterology. BSG Working Party Report 2008. BSG guidelines for decontamination of equipment for gastrointestinal endoscopy. Available at: http://www.bsg.org.uk/images/stories/docs/clinical/guidelines/endoscopy/decontamination_2008.pdf (accessed 26/02/10)
4. Beilenhoff U, *et al.* ESGE Guidelines Committee. European Society of Gastrointestinal Endoscopy. European Society of Gastroenterology and Endoscopy Nurses and Associates. ESGE-ESGENA guideline: cleaning and disinfection in gastrointestinal endoscopy. *Endoscopy* 2008; **40:** 939–57. Also available at: http://www.esge.com/assets/downloads/pdfs/guidelines/2008_cleaning_and_disifnection.pdf (accessed 07/07/10)
5. American Society for Gastrointestinal Endoscopy. Multi-society guideline for reprocessing flexible gastrointestinal endoscopes. *Gastrointest Endosc* 2003; **58:** 1–8. Also available at: http://www.asge.org/WorkArea/showcontent.aspx?id=3376 (accessed 27/08/08) Also published in: Nelson DB *et al.* Society for Healthcare Epidemiology of America. *Infect Control Hosp Epidemiol* 2003; **24:** 532–7.
6. Alvarado CJ, *et al.* Association for Professionals in Infection Control. APIC guideline for infection prevention and control in flexible endoscopy. *Am J Infect Control* 2000; **28:** 138–55.
7. Griffiths PA, *et al.* Glutaraldehyde-resistant Mycobacterium chelonae from endoscope washer disinfectors. *J Appl Microbiol* 1997; **82:** 519–26.

肝炎和 HIV 感染的消毒

肝炎病毒和 HIV 不耐热，在英国[1]，推荐用常规的湿热和干热灭菌法对此类污染的器具进行消毒。对于不耐热的物品及其表面，只是在没有其他选择的情况下，才使用化学消毒。尽管有报道指出很多消毒剂和去污剂对 HIV 有效，但是所提供的证据不明确。

推荐用新配制的次氯酸钠和二氯异氰尿酸钠进行一般的表面消毒。如果有血液污染，有效氯的浓度必须达到 1%。对精致的器件，如光导纤维内镜不腐蚀的消毒，使用 2%新配制的碱性戊二醛后必须清洗（也见上文**内镜的消毒**）。如果内镜要进入无菌的体腔，至少须浸泡 3h；若要进入身体其他的部位，则浸泡 30min 就够了；怀疑有结核分枝杆菌时，则须浸泡 1h。

1. DoH. *UK Health Departments guidance for clinical health care workers: protection against infection with blood-borne viruses: recommendations of the expert advisory group on AIDS and the advisory group on hepatitis* (April 1998). Available at: http://www.dh.gov.uk/prod_consum_dh/groups/dh_digitalassets/@dh/@en/documents/digitalasset/dh_4014474.pdf (accessed 27/08/08)

水的消毒

在世界的许多地方没有净化的水源，建议旅行者用煮沸的或化学消毒的水刷牙、洗水果和蔬菜[1]。一般推荐用氯和能分解出氯的消毒剂净化**饮用水**，它们包括氯胺 T 钠、哈拉宗、二氯异氰尿酸钠和次氯酸钠。能释放碘的消毒剂，如高碘甘氨酸，或者碘可用于短期或者紧急情况下的少量饮用水消毒[2]。悬浮在水中的有机物会降低卤素的浓度，浑浊的水须过滤，或者沉淀后移入其他容器再消毒。在胃肠炎传染流行期间，为了急救建议饮用含柠檬汁的水[3]。

氯和能分解出氯的消毒剂也用于休闲和治疗用的**浴池**，它们常常和臭氧一起使用[4,5]。也可以使用溴类消毒剂和紫外线照射。

军团菌病（第167页）一般通过**空调**或**热水**供水系统中的冷却水传播。曾经尝试用高氯消灭污染水源中的有机体，但收效甚微[6,7]，因而不主张使用。在此种温度和浓度下，氯类消毒剂还有其他缺点，它们会腐蚀管道[7]，产生潜在的致癌物[8]。把水加热到 50℃以上，紫外线以及铜-银的电离作用，均能达到消毒效果。

血液透析患者需要大量的公共饮用水，用来生产**透析液**和清洗重复使用的透析器。水中的许多化学物质，如钙、钠、铝、氯胺、氟化物、铜、锌、硫和硝酸盐类对透析患者都有潜在的危险，会导致急慢性中毒。在给水处理和配水管网，增加了微生物生长繁殖的风险。通过水的净化系统，可以清除污染物。用药用炭（活性炭）滤池对水进行预处理，除去氯及其衍生物和其他悬浮颗粒，用钠交换阳离子树脂除去钙和镁，降低水的硬度。最后，通过反渗透除去溶解盐类、细菌、内毒素，得到纯化水。反渗透膜必须用化学试剂（如次氯酸盐和过氧乙酸）、加热和臭氧依次进行消毒[9]。

1. Backer H. Water disinfections for international and wilderness travelers. *Clin Infect Dis* 2002; **34:** 355–64.
2. WHO. Guidelines for drinking-water quality, third edition, incorporating first addendum: volume 1— recommendations. Geneva: WHO, 2006. Available at: http://www.who.int/water_sanitation_health/dwq/gdwq3/en/print.html (accessed 27/08/08)
3. D'Aquino M, Teves SA. Lemon juice as a natural biocide for disinfecting drinking water. *Bull Pan Am Health Organ* 1994; **28:** 324–30.
4. Dadswell JV. Managing swimming, spa, and other pools to prevent infection. *Commun Dis Rep* 1996; **6** (review 2): R37–R40.
5. WHO. Guidelines for safe recreational water environments: volume 2— swimming pools and similar recreational environments. Geneva: WHO, 2006.
6. Kurtz JB, *et al.* Legionella pneumophila in cooling water systems: report of a survey of cooling towers in London and a pilot trial of selected biocides. *J Hyg (Camb)* 1982; **88:** 369–81.
7. Helms CM, *et al.* Legionnaires' disease associated with a hospital water system: a five-year progress report on continuous hyperchlorination. *JAMA* 1988; **259:** 2423–7.
8. Morris RD, *et al.* Chlorination, chlorination by-products, and cancer: a meta-analysis. *Am J Public Health* 1992; **82:** 955–63.
9. Pontoriero G, *et al.* The quality of dialysis water. *Nephrol Dial Transplant* 2003;**18** (suppl 7): vii21–vii5.

手卫生

医院内获得性感染，包括多重耐药病原体，例如耐甲氧西林的金黄色葡萄球菌、耐万古霉素的金黄色葡萄球菌和耐万古霉素的肠球菌，是医疗卫生机构的一个大问题[1]。在预防此类感染中，手的卫生至关重要，因为能够防止病原体通过接触和粪-口途径传播。然而，医务工作者不随时洗手的概率至少超过 40%[2]。一项随机的有关用酒精擦手与仅用药皂洗手比较的调查[3]发现，在日常患者护理中，酒精比药皂能够显著减少来自手的细菌污染（前者减少 83%，后者减少 58%）。作者认为这其中的差别与手的清洗时间相关，试验参加者擦手或洗手只有大约 30s，但推荐的时间是 30s 至 1min，减少了 35%以上。

专家建议[1,2]，在手没有明显污染的情况下，可用酒精擦手代替洗手保证手的卫生。擦手花费的时间少，对微生物更有效，而且较传统的肥皂洗手对皮肤的刺激性小。英国[4]和美国[5]指南建议在这种情况下用乙醇代替肥皂和水，但需注意的是，如果手上有可见的污物则必须用肥皂和水。此外，美国指南[5]建议，当手被蛋白类物质、血液或其他体液污染，以及暴露在可疑或确定的炭疽杆菌环境中，则需用非抗菌或抗菌肥皂和水洗手。不主张用乙醇、氯己定、载碘化合物以及其他保存剂来对付炭疽杆菌，因为它们对芽孢的作用很弱。接触患者前，在插入导管或其他无须手术操作的创伤性装置戴上无菌手套之前，应该用保存剂擦手或洗手去污。接触患者未受损或受损的皮肤、体液、黏膜、伤口敷料后，如果手上有明显的污物，也必须清洗去污。在护理患者时，如果搬动体位从污染的一侧至干净的一侧，接触了紧挨着患者的一些无生命物质（包括医疗器械），以及脱下手套后，都应该洗手去污。当进行外科手术时，在戴上无菌手套之前，建议以抗菌肥皂洗手或乙醇反复擦手，确保手的卫生。

美国指南[5]认为，酒精（乙醇）、异丙醇和丙醇能够获得最佳的抗菌效果，因为它们的作用范围广，起效快。高浓度的乙醇对无包膜病毒效果最好，而丙醇似乎对常驻的菌落更有效。醇类还有协同效应。氯己定（2%～4%）和三氯生（1%～2%）的抗菌效能低而且起效慢。与三氯生比较，细菌对氯己定的耐药更容易发生。即使洗手，它们的效果比醇类的也差。在所有试剂中，普通肥皂和水洗手的效果最差。

1. Trampuz A, Widmer AF. Hand hygiene: a frequently missed lifesaving opportunity during patient care. *Mayo Clin Proc* 2004; **79:** 109–16.
2. Widmer AF. Replace hand washing with use of a waterless alcohol hand rub? *Clin Infect Dis* 2000; **31:** 136–43.
3. Girou E, *et al.* Efficacy of handrubbing with alcohol based solution versus standard handwashing with antiseptic soap: randomised clinical trial. *BMJ* 2002; **325:** 362–6.
4. Coia JE, *et al.* Joint Working Party of the British Society of Antimicrobial Chemotherapy, the Hospital Infection Society, and the Infection Control Nurses Association. Guidelines for the control and prevention of meticillin-resistant Staphylococcus aureus (MRSA) in healthcare facilities. *J Hosp Infect* 2006; **63** (suppl 1): S1–S44. Available at: http://www.his.org.uk/_db/_documents/MRSA_Guidelines_PDF.pdf (accessed 14/05/10)
5. CDC. Guideline for hand hygiene in health-care settings: recommendations of the Healthcare Infection Control Practices Advisory Committee and the HICPAC/SHEA/APIC/IDSA Hand Hygiene Task Force. *MMWR* 2002; **51** (RR-16): 1–45. Also available at: http://www.cdc.gov/mmwr/PDF/rr/rr5116.pdf (accessed 15/03/06)

注射部位和导管的消毒

注射前皮肤要不要消毒一直存在争议[1]。有报道认为，注射前在皮肤上擦涂杀菌液的常规准备工作没有必要[2,3]。然而，中心静脉和动脉导管以及插入的部位则应严格地杀菌消毒，降低发生感染的机会[4]。虽然颇有争议[6]，但有报道称，导管插入点用 2%氯己定较 10%聚维酮碘溶液或 70%异丙醇消毒[5]，局部和全身性感染的发生率要低得多。其后的研究表明，与 10%的聚维酮碘相比，用 0.25%氯己定醇溶液和 0.025%苯扎氯铵消毒，导管的菌落繁殖以及与导管相关的感染发生率更低[7]。一份早产儿的研究表明，相比使用杀菌剂而言，注射部位菌落的不同计数手段对结果影响很大。溶于异丙醇的浓度为 0.5%氯己定与 10%聚维酮碘溶液的效果相当，但是用氯己定醇溶液清洁 30s 或 10s/次（共 2 次），效果要比清洁 5s 或 10s 为佳[8]。

已开展了保存剂和抗菌药物浸渗导管的研究。导管的外腔面以氯己定和磺胺嘧啶银浸渗，在使用的 14 天内，可以减少高危患者的导管菌落繁殖以及与血流有关的感染[9]。有报道称，用米诺环素和利福平浸渗的中心静脉导管[10]，比用氯己定和磺胺嘧啶银浸渗的标准硅酮导管感染发生率低[11]。指南列出了预防外周血管和中央静脉导（液）管插入（法）感染的措施[12~14]。

1. Ayliffe GAJ, *et al. Chemical disinfection in hospitals.* 2nd ed. London: PHLS, 1993.
2. Dann TC. Routine skin preparation before injection: an unnecessary procedure. *Lancet* 1969; **ii:** 96–8.
3. Liauw J, Archer GJ. Swabaholics? *Lancet* 1995; **345:** 1648.
4. Shepherd A, Williams N. Care of long-term central venous catheters. *Br J Hosp Med* 1994; **51:** 598–602.
5. Maki DG, *et al.* Prospective randomised trial of povidone-iodine, alcohol, and chlorhexidine for prevention of infection associated with central venous and arterial catheters. *Lancet* 1991; **338:** 339–43.
6. Segura M, Sitges-Serra A. Intravenous catheter sites and sepsis. *Lancet* 1991; **338:** 1218.
7. Mimoz O, *et al.* Prospective, randomized trial of two antiseptic solutions for prevention of central venous or arterial catheter colonization and infection in intensive care unit patients. *Crit Care Med* 1996; **24:** 1818–23.
8. Malathi I, *et al.* Skin disinfection in preterm infants. *Arch Dis Child* 1993; **69:** 312–16.
9. Veenstra DL, *et al.* Efficacy of antiseptic-impregnated central venous catheters in preventing catheter-related bloodstream infection: a meta-analysis. *JAMA* 1999; **281:** 261–7.
10. Hanna H, *et al.* Long-term silicone central venous catheters impregnated with minocycline and rifampin decrease rates of catheter-related bloodstream infection in cancer patients: a prospective randomized clinical trial. *J Clin Oncol* 2004; **22:** 3163–71.
11. Darouiche RO, *et al.* A comparison of two antimicrobial-impregnated central venous catheters. *N Engl J Med* 1999; **340:** 1–8.
12. DoH. Guidelines for preventing infections associated with the insertion and maintenance of central venous catheters. *J Hosp Infect* 2001; **47**(suppl): S47–S67. Also available at: http://www.dh.gov.uk/en/Publicationsandstatistics/Publications/PublicationsPolicyAndGuidance/DH_4005481?IdcService=GET_FILE&dID=14080&Rendition=Web (accessed 27/08/08)
13. O'Grady NP, *et al.* Guidelines for the prevention of intravascular catheter-related infections. *MMWR* 2002; **51** (RR-10): 1–29. Also available at: http://www.cdc.gov/mmwr/PDF/rr/rr5110.pdf (accessed 15/03/06)
14. NICE. Infection control: prevention of healthcare-associated infections in primary and community care (June 2003). Section 5: central venous catheterisation. Available at: http://www.nice.org.uk/nicemedia/pdf/Infection_control_fullguideline.pdf (accessed 27/08/08)

手术前的皮肤消毒

手术前的皮肤消毒目的是减少外科感染（见第185页），但是实践证明往往事与愿违。CDC推荐[1]，术前用载碘化合物（如聚维酮碘）、含乙醇的溶液，或者葡糖酸氯己定清洁切口部位的皮肤。虽然乙醇被认为是效果最佳、起效最快的皮肤消毒液，但是缺乏相应的对比研究来评价其效能。而且，一项比较术前皮肤不用消毒剂和用不同的消毒剂消毒对比的随机调查分析[2]，没有足够的证据能表明术前的皮肤消毒在预防术后切口感染方面更有效。

1. Mangram AJ, *et al.* CDC Hospital Infection Control Practices Advisory Committee. Guideline for prevention of surgical site infection, 1999. *Am J Infect Control* 1999; **27:** 97–132. Also available at: http://www.cdc.gov/ncidod/dhqp/pdf/guidelines/SSI.pdf (accessed 15/03/06)
2. Edwards PS, *et al.* Preoperative skin antiseptics for preventing surgical wound infections after clean surgery. Available in The Cochrane Database of Systematic Reviews; Issue 3. Chichester: John Wiley; 2004 (accessed 06/04/10).

伤口的消毒

抗菌保存剂广泛用于治疗或预防痈疽和伤口，但它们对破损皮肤和伤口的疗效还有疑虑[1]。关于伤口护理的更详细内容，参见第1511页。通常认为，释放氯的消毒溶液有刺激性，虽然鲜有直接的证据说明这类消毒剂会延缓伤口的愈合。有报道称，在*离体试验及动物模型*中，西曲溴铵[2]、氯胺T钠[3]、3%的过氧化氢[4]和次氯酸钠溶液[2]均能产生细胞毒作用。因此，应该避免长期或者反复使用这些消毒剂来清洗伤口。相对而言，氯己定则没有细胞毒作用[2,3]。

1. Brown CD, Zitelli JA. A review of topical agents for wounds and methods of wounding: guidelines for wound management. *J Dermatol Surg Oncol* 1993; **19:** 732–7.
2. Thomas S, Hay NP. Wound cleansing. *Pharm J* 1985; **2:** 206.
3. Brennan SS, *et al.* Antiseptic toxicity in wounds healing by secondary intention. *J Hosp Infect* 1986; **8:** 263–7.
4. Lineweaver W, *et al.* Topical antimicrobial toxicity. *Arch Surg* 1985; **120:** 267–70.

Acridine Derivatives 吖啶衍生物

Acridina, derivados.

性状 吖啶衍生物是一类含喹啉的抗微生物染料，化学结构归属于吖啶类。

Acriflavinium Chloride (*rINN*) 吖啶黄

Acriflavine; Acriflavine Hydrochloride; Acriflavinii Chloridum; Acriflavinii Dichloridum; Acriflavinium, Chlorure d'; Akriflaviniumchlorid; Cloruro de acriflavinio. A mixture of 3,6-diamino-10-methylacridinium chloride hydrochloride and 3,6-diaminoacridine dihydrochloride.

Акрифлавиния Хлорид

CAS — 8063-24-9; 65589-70-0.
ATC — R02AA13.
ATC Vet — QG01AC90; QR02AA13.
UNII — 1S73VW819C.

注：命名容易混淆，吖啶黄是*rINN*，同时也是一氯吖啶*BP*名称（见下文）。

Acriflavinium Monochloride 一氯吖啶

Acriflavinii monochloridum; Acriflavinio, monocloruro de; Acriflavinium, monochlorure d'; Akriflavinio monochloridas; Akriflaviniummonoklorid; Akriflaviniummonokloridi; Euflaviini; Euflavin; Euflavine; Euflavinum; Neutral Acriflavine; Neutroflavin. A mixture of 3,6-diamino-10-methylacridinium chloride and 3,6-diaminoacridine monohydrochloride. The latter is usually present to the extent of between 30 and 40%.

CAS — 68518-47-8.
ATC — D08AA03.
ATC Vet — QD08AA03.

注：命名容易混淆。虽然*BP*的命名为吖啶黄，但在*rINN*命名中它也是相关的化合物（见上文）。

Aminoacridine Hydrochloride (*BANM*, *rINNM*) 盐酸氨吖啶

Aminacrine Hydrochloride (*USAN*); Aminoacridine, Chlorhydrate d'; Aminoacridini Hydrochloridum; Hidrocloruro de aminoacridina; NSC-7571. 9-Aminoacridine hydrochloride monohydrate.

Аминоакридина Гидрохлорид

$C_{13}H_{10}N_2,HCl,H_2O$ = 248.7.
CAS — 90-45-9 (aminoacridine); 134-50-9 (anhydrous aminoacridine hydrochloride).
ATC — D08AA02.
ATC Vet — QD08AA02.
UNII — OR5RM3Q5QL.

(aminoacridine)

Ethacridine Lactate (*BANM*, *rINNM*) 乳酸依沙吖啶

Acrinol; Aethacridinium Lacticum; Etakridiinilaktaatti; Etakridinlaktat; Etakridin-laktát; Etakridino laktatas; Etakrydyny mleczan; Éthacridine, lactate d'; Ethacridini lactas; Ethakridin-laktát; Lactato de etacridina; Lactoacridine. 6,9-Diamino-2-ethoxyacridine lactate.

Этакридина Лактат

$C_{15}H_{15}N_3O,C_3H_6O_3$ = 343.4.
CAS — 442-16-0 (ethacridine); 1837-57-6 (ethacridine lactate); 6402-23-9 (ethacridine lactate monohydrate).
ATC — B05CA08; D08AA01.
ATC Vet — QB05CA08; QD08AA01.
UNII — V5IL571C1T.

(ethacridine)

Pharmacopoeias. *Chin.*, *Eur.* (see p.vii), and *Jpn* describe the monohydrate.

Ph. Eur. 6.8 (Ethacridine Lactate Monohydrate) 黄色结晶粉末。略溶于水；极微溶于乙醇；几乎不溶于二氯甲烷。2%水溶液的pH值为5.5～7.0。避光贮藏。

Proflavine Hemisulfate 原黄素半硫酸盐

Proflavine Hemisulphate (*pINNM*); Hemisulfato de proflavina; Neutral Proflavine Sulphate; Proflavine, Hémisulfate de; Proflavini Hemisulfas. 3,6-Diaminoacridine sulphate dihydrate.

Профлавина Гемисульфат

$(C_{13}H_{11}N_3)_2,H_2SO_4,2H_2O$ = 552.6.
CAS — 92-62-6 (proflavine).
UNII — 27V8M747VB (proflavine hemisulfate); 2961Y60ATP (proflavine sulfate).

(proflavine)

简介

吖啶衍生物是一类起效慢的消毒剂，对革兰阳性菌有效，对革兰阴性菌作用微弱，对芽孢则无效。吖啶衍生物在碱性环境中作用增强，且不受组织液的影响。

吖啶衍生物用于治疗感染伤口、烧伤和皮肤感染，虽然对付这些感染不乏用其他的消毒剂和抗菌药物。拖延治疗将会延迟伤口的愈合，吖啶衍生物也用于耳、口咽和泌尿生殖道感染的局部治疗。

有报道称，氨吖啶不会染色，其盐酸盐用于滴眼剂，治疗和预防眼的浅表感染。

有些治疗腹泻的制剂含有依沙吖啶。依沙吖啶羊膜外注射用于终止妊娠（第1904页），但推荐其为首选方法。

本书中包括的其他吖啶衍生物有治疗贾第鞭毛虫病的米帕林（第806页）、治疗疟疾的咯萘啶（第583页）。安吖啶（第648页）是9-苯胺吖啶（9-anilinoa-cridine）类药物，用于治疗成人白细胞过多症。由于吖啶的生色团能够与DNA相互作用，抑制拓扑异构酶的活性，因此有人着手其他吖啶衍生物的抗癌研究。

有报道称，吖啶衍生物会引起超敏反应。

1. Wainwright M. Acridine—a neglected antibacterial chromophore. *J Antimicrob Chemother.* 2001; **47:** 1–13.
2. Denny WA. Acridine derivatives as chemotherapeutic agents. *Curr Med Chem* 2002; **9:** 1655–65.

制剂

BPC 1973: Proflavine Cream.

专利制剂

Austral.: Aminopt†; ***Ger.:*** Metifex; Neochinosol; Rivanol; ***India:*** Emcredil†; Vecredil; ***Pol.:*** Rivanol; Rivanolum; Rivel; Rywanol; ***Turk.:*** Rivanol.

多组分制剂 ***Arg.:*** Carnot Topico; Nene Dent; Otocuril; ***Austral.:*** Medijel; ***Austria:*** Dermowund; ***Braz.:*** Acridin; Cystex; Senol†; ***Chile:*** Molca; ***Cz.:*** Tannacomp†; ***Fr.:*** Chromargon; Pyorex; ***Ger.:*** Anaesthesin-Rivanol†; Tannacomp; ***Hong Kong:*** Burn Cream†; Medijel; ***Hung.:*** Glycosept; ***India:*** Emscab†; ***Irl.:*** Aidex; Medijel; ***Israel:*** Medijel; ***Malaysia:*** Burnol Plus; Medijel; ***NZ:*** Medijel; ***Pol.:*** Septalan†; ***S.Afr.:*** Achromide; Daromide†; Vagarsol; ***Singapore:*** Burnol Plus; Medijel; ***Spain:*** Antigrietun; Hepro; ***Switz.:*** Euproctol N†; Flavangin†; Haemocortin†; Haemolan; Tyrothricin; ***Thai.:*** Burnol Plus; Flavinol; ***Turk.:*** Dervanol; ***UK:*** Iglu; Medijel; ***USA:*** Alasulf; Deltavac; DIT1-2.

Alcohol⊗乙醇

Aethanolum; Alcohol etílico; Alcool; Alkol; Etanol; Etanol (96%); Etanol bezwodny; Etanoli; Etanolis; Éthanol; Ethanol; Ethanolum; Ethyl Alcohol.

Алкоголь; Этанол

C_2H_5OH = 46.07.
CAS — 64-17-5.
ATC — D08AX08; V03AB16; V03AZ01.
ATC Vet — QD08AX08; QV03AB16; QV03AZ01.
UNII — 3K9958V90M.

俗名 下列术语见于"俗名"（见第vii页）或俚语，是乙醇的不同表述形式：

Booze; Drinks; Grog; Juice; Jungle juice; Liq; Liquor; Lunch head; Moonshine; Piss; Sauce; Schwillins.

Pharmacopoeias. Various strengths are included in *Br.*, *Chin.*, *Eur.* (see p.vii), *Int.*, *Jpn*, *US*, and *Viet.* Also in *USNF.*

In *Martindale* the term alcohol is used for alcohol 95 or 96% v/v.

Ph. Eur. 6.8（Ethanol, Anhydrous; Ethanolum Anhydricum; Ethanol BP 2010） 在 20℃时，C_2H_5OH 的含量不少于 99.5%（体积分数）或 99.2%（质量分数），无色、澄清、易挥发、易燃的吸湿液体，燃烧为蓝色、无烟的火焰；沸点为 78℃左右，与水和二氯甲烷能混溶。避光保存。

BP 2010 把**无水酒精**和**无水乙醇**列为同义词。

Ph. Eur. 6.8 [Ethanol (96 per cent)] 在 20℃ 时，C_2H_5OH 的含量不少于 95.1%（体积分数）或 92.6%（质量分数）以及不超过 96.9%（体积分数）或 95.2%（质量分数），其他成分为水。无色、澄清、易挥发、易燃的吸湿的液体，燃烧为蓝色、无烟的火焰；沸点为 78℃左右；与水和二氯甲烷能混溶。避光保存。

BP 2010 把**酒精**（含量 96%）列为同义词。

BP 2010（Dilute Ethanols） 专著叙述了几种稀释浓度[C_2H_5OH 的含量为 20%～90%（O）] 的酒精，其中，90%的乙醇也称为精馏酒精。

USP 33（Alcohol） 在 15.56℃时，C_2H_5OH 的含量不少于 92.3%（体积分数）或 94.9%（质量分数）以及不超过 93.8%（体积分数）或 96.0%（质量分数），其他成分为水。无色、澄清、流动易挥发、有特殊臭和烈味、易燃的液体；沸点为 78℃左右；与水和几乎所有的有机溶剂能混溶。贮藏于密闭容器中。避光。

USP 33（Dehydrated Alcohol） 在 15.56℃时，C_2H_5OH 的含量不少于 99.5%（体积分数）或 99.2%（质量分数）（相对密度不超过 0.7962）。贮藏于密闭容器中。避光。

USNF 28（Diluted Alcohol） 指 C_2H_5OH 的含量为 48.4%～49.5%（体积分数）或 41%～42%（质量分数）。贮藏于密闭容器中。远离火源。

酒精的浓度 可以表示为酒精的体积百分含量。曾经称之为标准酒精，标准酒精含有 57.1%（体积分数）或 49.2%（质量分数）的 C_2H_5OH，定义为"在华氏温度 51°F 时，称量相当于 12/13 同体积蒸馏水的重量"。在 160 容量标准乙醇中，含有 100 容量的乙醇的浓度称为"60 OP"（over proof）。100 容量的酒精蒸馏量中含 40 容量标准酒精蒸馏得到的乙醇量的则称之为"60 UP"（under proof）。

在英国，把酒精饮料在标签上用"度"来表示浓度，标准酒精是 100°，在美国，把酒精浓度表示为度，度的值相当于体积百分含量的两倍。因此，70° proof（英国制）相当于 40%（体积分数），等于 80° proof（美国制）。

不良反应

酒精的不良反应主要来源于摄入含酒精的饮料，血液中引起醉酒的酒精浓度中毒因人而异。

- 低浓度的酒精（最大至 180mg/100ml）会导致视觉损伤、反应时间延长、动作协调性差以及情绪的不稳定。
- 低至中浓度的酒精（180～350mg/100ml）时，酒精就成为明显的刺激剂；抑制大脑皮质的功能，例如引起判断失误、言语不清、复视、视物模糊、共济失调、身体失衡、暂时的意识丧失、出汗、心动过速、恶心呕吐、不能自制等。酒精还抑制抗利尿激素的释放，导致多尿，并可引起酸中毒（尤其是小孩）、低血糖和低血钾。
- 高浓度的酒精（350～450mg/100ml）导致皮肤湿冷、体温过低、低血压、麻痹、昏迷、瞳孔散大、腱反射延迟或缺失。严重的产生低血糖、抽搐、呼吸抑制、代谢性酸中毒，而且可以出现心律失常，如心房颤动和房室传导阻滞。

致死的血液酒精浓度中数估计为 400～500mg/100ml，低于此浓度引起的死亡则是由于昏迷时吸入呕吐物导致的。

慢性过量消耗酒精会导致多器官的损害，特别是大脑和肝脏。酒精对大脑的直接毒害，同维生素 B_1 缺乏，导致 Wernike-Korsakoff 综合征。脂肪沉积在肝脏，各种血细胞数目减少。由于不合理的膳食，会导致各种营养病。尽管有人认为适度的酒精有助预防缺血性心脏病，但是摄入大量的酒精与胰腺炎发病相关，而且会增加患心血管疾病的风险。

多种癌症的发病率增加也与酒精的消耗量呈相关性。

"酒精中毒"是指对酒精的依赖性，属于巴比妥酸盐-酒精类型（见**异戊巴比妥**，第934页），通常对镇静药和麻醉药耐受。长期消耗过量的酒精后，血液中酒精浓度的降低会促使戒断综合征的发生，表现为震颤、激动、恐惧、恶心、呕吐、出汗以及幻觉、癫痫发作和震颤性谵妄。

胎儿酒精综合征已经被证实来源于酗酒的母亲，此类婴儿有特征性的面容异常，生长迟缓，以及显著的学习和（或）行为问题。有研究报道称，妊娠期间母亲的中度饮酒会导致该综合征以及对胎儿的其他一些有害作用。因此，通常建议妊娠期间母亲不要饮酒，或者至少限制酒的摄入（见**妊娠**项下）。

皮肤上频繁地接触酒精也会导致敏感和皮肤干燥。

对皮肤的影响 乙醇 70%的溶液（含有聚维酮碘）导致了 3 名少年止血带下局部的皮肤化学灼伤[1]。皮肤局部应用乙醇引起的其他不良反应，还有早产儿用甲基化酒精（Methylated spirit）[2,3]消毒导致皮肤坏死，早产儿脐动脉导管插入时用含氯己定的乙醇消毒引起皮肤的出血性坏死[4]。

也可见**异丙醇**项下**对儿童的不良反应**（第1574页）。

1. Dickinson JC, Bailey BN. Chemical burns beneath tourniquets. *BMJ* 1988; **297:** 1513.
2. Harpin V, Rutter N. Percutaneous alcohol absorption and skin necrosis in a preterm infant. *Arch Dis Child* 1982; **57:** 477–9.
3. Murch S, Costelloe K. Hyperosmolality related to propylene glycol in an infant. *BMJ* 1990; **301:** 389.
4. Al-Jawad ST. Percutaneous alcohol absorption and skin necrosis in a preterm infant. *Arch Dis Child* 1983; **58:** 395–6.

不良反应的处置

酒精急性中毒的处置措施有静脉补液，抑制恶心和呕吐，纠正电解质（如低血镁）的紊乱。为了预防呼吸抑制，必须确保呼吸道通畅和良好的通气。低血糖患者补充葡萄糖，长期酗酒者需补充维生素 B_1。纠正患者体温过低和低血压，用静脉推注地西泮或苯妥英来控制抽搐。严重中毒者有必要进行血液透析。由于酒精迅速通过肠黏膜吸收，因此试图通过净化肠道和使用药用炭的措施收效甚微，也不主张用静脉输注果糖的办法对付严重的酒精中毒。

下面讨论戒酒综合征和长期戒瘾的处理办法。

戒酒和戒瘾 戒酒综合征的早期表现为震颤、心动过速、出汗和血压升高等典型的肾上腺素能神经亢进的症状，有时还同时伴有轻微的定向力障碍、焦虑、注意力不集中、抑郁、激动和胃肠道症状以及失眠、梦魇和短暂的幻觉。这些状况有的不需要治疗干预就能够自行控制，有的则会发展为严重的震颤性谵妄，表现为发狂、定向力障碍和幻觉，有潜在的致命性。有的人在戒酒 24h 内表现为强直阵挛性癫痫发作，随后发展为震颤性谵妄。

许多综述和讨论的主题都涉及**戒酒**综合征，以及如何巩固戒瘾的一般处理措施[1~17]。（戒酒综合征）大多数症状都无须处理，几天后会自行消失，但是一些严重的症状则需要处理，避免出现并发症。

*苯二氮䓬类*通常是首选药物，因为它们有良好的镇静、抗焦虑和抗惊厥作用。只要及时给药，苯二氮䓬类就能控制癫痫和震颤性谵妄的恶化。长效类（如氯氮䓬或地西泮），对戒酒性痉挛效果更好，而且可以控制症状使其平稳过渡；而一些短效类（如劳拉西泮或奥沙西泮），导致过度镇静的风险较轻，因此它们可能更适合于年纪大的患者；此外，此药的代谢不依赖肝药酶，它们也适合于肝功能异常的患者。苯二氮䓬类有成瘾的危险，因此必须短期使用。有人提出，应该根据患者症状的严重程度调整苯二氮䓬类的用量，这类接受特殊护理的患者有过撤药痉挛史、共病状态（comorbid conditions）或者接受过镇静催眠的药物治疗。这些患者的维持药量和维持时间减少，但必须在受过训练的护理人员的监督下进行规律治疗。对于轻度至中度症状的患者，标准的抗焦虑和肌松性苯二氮䓬类药物，口服就能见效。对于严重病例，或者震颤性谵妄的治疗，则必须大剂量静脉给药。*氯美噻唑*似为苯二氮䓬类的有效替代药（见**氯美噻唑的药物相互作用**，第945页）；尽管在欧洲广泛使用氯美噻唑，但在美国少用。虽然有些中心用*苯巴比妥*，但一般不主张用*巴比妥类*治疗戒酒综合征。

*抗精神病药*不主张用来控制戒酒综合征，因为它们不但不能缓解震颤性谵妄，有些反而会降低癫痫发作的阈值。但是，抗精神病药可用于控制一些患者明显的激动和幻觉症状。

与戒酒综合征相关的全身性强直阵挛发作通常能够自我控制，发作一两次的无须特殊处理，除非患者停用地西泮或氯美噻唑治疗。对反复发作或者癫痫持续状态（第450页）者，应静脉给予苯二氮䓬类。其他一些与头部创伤或先前有癫痫的发作（第446页）者则应给予相应的处理。另有一些*抗癫痫药*（如卡马西平），被试用于治疗戒酒性痉挛，也用于控制戒酒综合征的其他症状的辅助治疗。由于苯二氮䓬类能够预防撤药性痉挛，因此不需要再用其他的预防性药物。

*β受体阻滞药*能够缓解自主神经活性亢进，如心动过速、高血压、震颤和激动的症状，但同时也掩盖了这些戒断症状，而且不能阻止严重并发症的发展，故不宜单独应用。有些β受体阻滞药（如普萘洛尔），能够进入中枢神经系统产生中枢效应，使治疗复杂化。*α受体激动药*（可乐定）作为辅助用药，也产生类似效应。

文献报道，对戒酒综合征有效的*其他药物*还有氧化亚氮和γ-羟基丁酸。

在所有的戒酒综合征中，纠正低血糖、脱水、电解质紊乱（特别是镁）和维生素缺乏非常关键。但补充水分应谨慎，因为酗酒者很容易发展为脑水肿，具体在第1140页**颅内压升高**项下讨论。建议所有的患者给予维生素 B_1，因为它的缺乏会大大增加患者发展为 Wernicke-Korsakoff 综合征（第1878页）的风险。需要提醒的是，维生素 B_1 缺乏的患者，如果在给予维生素 B_1 前静脉补充葡萄糖，容易导致 Wernicke-Korsakoff 脑病（第页）。

戒瘾 一旦开始戒酒，则需要采取措施以确保维持长期的戒瘾。应该以心理和支持疗法为主，药物治疗为辅。用于调节寻求酒精行为的药物，可以使患者对酒精过敏（逆行药物），或者减轻患者对酒的渴望。逆行疗法使用的药物主要有*双硫仑*和*氰胺钙*。饮酒前服下这类药物的患者，会出现剧烈和极不舒服的反应（见第2226页**双硫仑的不良反应**）。但是，此类逆行药物的用量和潜在的毒性，一直以来是个争议的话题。逆行治疗可能用得不多，除非患者在进行心理治疗并且愿意合作，而且也没有证据表明其对酒精中毒的长期治疗有效。

在减少酒精*嗜欲*的所有药物中，*阿坎酸*（acamprosate）和*纳由酮*最有希望成为酒精依赖性辅助治疗的药物，它们能够提高戒瘾和减少复发率。目前还不清楚当疗法停止后，效果是否能长时间维持。*其他试用有效的药物*，还包括阿立哌唑、硫必利、γ-羟基丁酸、溴隐亭、纳美芬和托吡酯。实验证据表明，5-羟色胺在冲动行为和嗜欲中扮演了重要的角色，也与酒精依赖性部分相关。然而，关于选择性 5-羟色胺再吸收抑制药（SSRIs）与酒精依赖性的研究却令人失望，结果表明其对酒在的抑郁效果良好，而对饮酒的行为没有影响。其他作用于 5-羟色胺受体的药物，如丁螺环酮、利坦色林、奈法唑酮，也表现出相似的效果。但是，昂丹司琼的研究则表明其能干扰饮酒频率和饮酒量。

1. Mayo-Smith MF. American Society of Addiction Medicine Working Group on Pharmacological Management of Alcohol Withdrawal. Pharmacological management of alcohol withdrawal: a meta-analysis and evidence-based practice guideline. *JAMA* 1997; **278:** 144–51.
2. O'Connor PG, Schottenfeld RS. Patients with alcohol problems. *N Engl J Med* 1998; **338:** 592–602.
3. Tinsley JA, *et al.* Developments in the treatment of alcoholism. *Mayo Clin Proc* 1998; **73:** 857–63.
4. Schaffer A, Naraiyo CA. Recommended drug treatment strategies for the alcoholic patient. *Drugs* 1998; **56:** 571–85.
5. Naik PC, Brownell LW. Treatment of psychiatric aspects of alcohol misuse. *Hosp Med* 1999; **60:** 173–7.
6. Garbutt JC, *et al.* Pharmacological treatment of alcohol dependence: a review of the evidence. *JAMA* 1999; **281:** 1318–25.
7. Swift RM. Drug therapy for alcohol dependence. *N Engl J Med* 1999; **340:** 1482–90.
8. Kraemer KL, *et al.* Managing alcohol withdrawal in the elderly. *Drugs Aging* 1999; **14:** 409–25.
9. Myrick H, *et al.* New developments in the pharmacotherapy of alcohol dependence. *Am J Addict* 2001; **10** (suppl): 3–15.
10. Kosten TR, O'Connor PG. Management of drug and alcohol withdrawal. *N Engl J Med* 2003; **348:** 1786–95.
11. Mayo-Smith MF, *et al.* Management of alcohol withdrawal delirium: an evidence-based practice guideline. *Arch Intern Med* 2004; **164:** 1405–12.
12. Mann K. Pharmacotherapy of alcohol dependence: a review of the clinical data. *CNS Drugs* 2004; **18:** 485–504.
13. Kenna GA, *et al.* Pharmacotherapy, pharmacogenomics, and the future of alcohol dependence treatment, part 1. *Am J Health-Syst Pharm* 2004; **61:** 2272–9.
14. Kenna GA, *et al.* Pharmacotherapy, pharmacogenomics, and the future of alcohol dependence treatment, part 2. *Am J Health-Syst Pharm* 2004; **61:** 2380–8.
15. Kiefer F, Mann K. New achievements and pharmacotherapeutic approaches in the treatment of alcohol dependence. *Eur J Pharmacol* 2005; **526:** 163–71.
16. Ait-Daoud N, *et al.* An overview of medications for the treatment of alcohol withdrawal and alcohol dependence with an emphasis on the use of older and newer anticonvulsants. *Addict Behav* 2006; **31:** 1628–49.
17. Leggio L, *et al.* New developments for the pharmacological treatment of alcohol withdrawal syndrome: a focus on non-benzodiazepine GABAergic medications. *Prog Neuropsychopharmacol Biol Psychiatry* 2008; **32:** 1106–17.

注意事项

应该避免饮酒过量。在英国，DoH（卫生部）建议无论是每天喝酒，或者每周 1～2 次，或者偶尔喝酒，男性每天的饮酒量不能超过 3～4 个酒精单位，而女性每天不能超过 2～3 个酒精单位。1 个酒精单位等于 10ml 纯乙醇。酒店里通常的酒含有 1 个酒精单位。一品脱普通浓度的淡啤酒或苹果酒、一品脱苦酒或葡萄酒 175ml 一酒杯含有 2 个酒精单位，一品脱烈性啤酒含有 3 个酒精单位。女性和年长者对饮酒带来的副作用更敏感。酒精能够加剧消化性溃疡、肝损伤，削弱对糖尿病和癫痫的控制。妊娠和母乳喂养期间不宜饮酒。慢性酒精中毒的人，会对 CNS 抑制剂（包括常用的麻醉药）耐受。

酒精会影响所有需要判断和协调的动作，包括驾驶任何交通工具和操作机械。

在许多国家，规定驾驶机动车的人血液乙醇超过一定的浓度为犯法；而有的国家则规定，只要血液中能测出乙醇就属于违法。判断血液乙醇浓度的方法是测定尿液和呼气的乙醇浓度。

需要提醒的是，药物制剂，如酏剂和漱口剂类含有乙醇，而且儿童对于乙醇引起的低血糖特别敏感。

哺乳 American Academy of Pediatrics[1]称，如果母亲在哺乳期大量喝酒，该母乳喂养的婴儿就会表现出困倦、发汗、深睡眠、虚弱、生长缓慢以及体重异常；母亲每天酒精摄入量达到或者超过 1g/kg 时，排乳反射就会减弱。

1. American Academy of Pediatrics. The transfer of drugs and other chemicals into human milk. *Pediatrics* 2001; **108:** 776–89. [Retired May 2010] Correction. *ibid.*; 1029. Also available at: http://aappolicy.aappublications.org/cgi/content/full/pediatrics%3b108/3/776 (accessed 15/03/06)

驾驶 在英国，法律除了规定机动车驾驶员的最高血液乙醇浓度外，还禁止那些长期滥用酒精者、酒精依赖者以及患有与酒精有关的癫痫和其他疾病者持有驾驶执照[1]。

1. Driver and Vehicle Licensing Agency. For medical practitioners: at a glance guide to the current medical standards of fitness to drive (issued February 2010). Available at: http://www.dft.gov.uk/dvla/~/media/pdf/medical/at_a_glance.ashx (accessed 15/04/10)

卟啉病 酒精与急性卟啉病发作相关，被认为是卟啉病患者的危险因素。

妊娠 酒精可透过人类胎盘，导致畸形和胎儿毒性[1,2]。婴儿出生低体重、后期的行为和智力障碍、以及胎儿酒精综合征（见上文**不良反应**）与狂饮酒或过量酒精摄入相关。饮酒还导致流产的风险增加。因此，尽管与专业团体的指南有些细微的不一致，但普遍认为妊娠妇女应避免或限制酒精的摄入[3]。英国 NICE[2] 和 Royal College of Obstetricians and Gynaecologists[1]指南认为，最安全的办法是避免在妊娠期尤其是妊娠头三个月摄入酒精，尚无很少饮酒或少量饮酒（每次不超过 1 或 2 个单位，或者每周不超过 2 次）损害的证据。但是，在美国，Surgeon General's Office[4] 和 American Academy of Pediatrics[5]建议妊娠妇女或准备妊娠的妇女应完全避免酒精摄入。

1. Royal College of Obstetricians and Gynaecologists. RCOG Statement no. 5: alcohol consumption and the outcomes of pregnancy (issued March 2006). Available at: http://www.rcog.org.uk/files/rcog-corp/uploaded-files/RCOGStatement5AlcoholPregnancy2006.pdf (accessed 19/09/06)
2. National Collaborating Centre for Women's and Children's Health/NICE. Antenatal care: routine care for the healthy pregnant woman (issued March 2008). Available at: http://www.nice.org.uk/nicemedia/pdf/CG62FullGuidelineCorrectedJune2008July2009.pdf (accessed 19/03/10)
3. O'Leary CM, *et al.* A review of policies on alcohol use during pregnancy in Australia and other English-speaking countries, 2006. *Med J Aust* 2007; **186:** 466–71.
4. United States Department of Health and Human Services. News release: U.S. Surgeon General releases advisory on alcohol use in pregnancy (issued 21st February 2005). Available at: http://surgeongeneral.gov/pressreleases/sg02222005.html (accessed 19/09/06)
5. American Academy of Pediatrics: Committee on Substance Abuse and Committee on Children With Disabilities. Fetal alcohol syndrome and alcohol-related neurodevelopmental disorders. *Pediatrics* 2000; **106:** 358–61. Also available at: http://www.pediatrics.org/cgi/content/full/106/2/358 (accessed 19/09/06)

药物相互作用

酒精与其他药物相互作用的报道不一致，可能是因为急性酒精摄入抑制药物的代谢，而慢性酒精的摄入则诱导肝中药物代谢酶。

酒精能增强中枢神经系统抑制药，如催眠药、抗组胺药、阿片类镇痛药、抗癫痫药、抗抑郁药、抗精神病药和镇静药的急性作用。除了发生"突释"（"dose dumping"）外，阿片类制剂和酒精同服时，会使调释制剂发生迅速而潜在的致命性高剂量药物释放。

服用氯磺丙脲、灰黄霉素、米帕林、甲硝唑和硝基咪唑类、硝基呋喃衍生物（呋喃唑酮和硝呋太尔）、丙卡巴肼以及一些头孢菌素类的患者饮酒，会出现类似于双硫仑的不舒服反应（第2227页）。服用单胺氧化酶抑制药的患者饮用含有酪胺的酒精饮料时，也会出现类似反应。

酒精会使服用磺脲类降糖药和胰岛素的糖尿病患者出现低血糖反应，服用血管扩张药的患者出现体位性低血压，增强抗高血压药的低血压反应，以及增加吲哚拉明的镇静作用。酒精会增加服用解热镇痛药的患者出现胃出血的风险，影响口服抗凝药，削弱血管紧张素胺（加压素）的抗利尿药效应。

1. McInnes GT. Interactions that matter: alcohol. *Prescribers' J* 1985; **25:** 87–90.
2. Lieber CS. Interaction of alcohol with other drugs and nutrients: implications for the therapy of alcoholic liver disease. *Drugs* 1990; **40** (suppl 3): 23–44.
3. Fraser AG. Pharmacokinetic interactions between alcohol and other drugs. *Clin Pharmacokinet* 1997; **33:** 79–90.
4. Weathermon R, Crabb DW. Alcohol and medication interactions. *Alcohol Res Health* 1999; **23:** 40–54.

环丝氨酸 有报道称，服用环丝氨酸的患者，其血液酒精浓度会上升[1]。

1. Glass F, *et al.* Beobachtungen und untersuchungen über die gemeinsame wirkung von alkohol und D-cycloserin. *Arzneimittelforschung* 1965; **15:** 684–8.

H_2 受体拮抗药 H_2 受体拮抗药与酒精是否存在相互作用是个有争议的话题，目前仍不能确定。尽管有研究表明西咪替丁[1~3]和尼扎替丁[3]能够增加血液中酒精的峰浓度，但雷尼替丁[2,4]的作用仍不确定，而法莫替丁似乎没有明显的影响[2]。其后的研究认为，H_2 受体拮抗药与酒精之间的相互影响很小，基本没有临床意义[5~8]。

1. Caballeria J, *et al.* Effects of cimetidine on gastric alcohol dehydrogenase activity and blood ethanol levels. *Gastroenterology* 1989; **96:** 388–92.
2. DiPadova C, *et al.* Effects of ranitidine on blood alcohol levels after ethanol ingestion: comparison with other H_2-receptor antagonists. *JAMA* 1992; **267:** 83–6.
3. Holt S, *et al.* Evidence for an interaction between alcohol and certain H_2 receptor antagonists. *Gut* 1991; **32:** A1220.
4. Toon S, *et al.* Lack of effect of high dose ranitidine on the postprandial pharmacokinetics of alcohol. *Gut* 1992; **33** (suppl): S10.
5. Raufman J-P, *et al.* Histamine-2 receptor antagonists do not alter serum ethanol levels in fed, nonalcoholic men. *Ann Intern Med* 1993; **118:** 488–94.
6. Levitt MD. Do histamine-2 receptor antagonists influence the metabolism of ethanol? *Ann Intern Med* 1993; **118:** 564–5.
7. Kleine M-W, Ertl D. Comparative trial in volunteers to investigate possible ethanol-ranitidine interaction. *Ann Pharmacother* 1993; **27:** 841–5.
8. Gugler R. H_2-antagonists and alcohol: do they interact? *Drug Safety* 1994; **10:** 271–80.

对乙酰氨基酚 长期饮酒会加剧对乙酰氨基酚的毒性作用（详见第102页）。

维拉帕米 有报道饮酒者服用维拉帕米，会使酒精峰浓度增加约 17%[1]。此类相互作用延长了酒精的毒性作用，使得驾驶员的血浆乙醇浓度超出法定的范围[2]。

1. Schumock G, *et al.* Verapamil inhibits ethanol elimination. *Pharmacotherapy* 1989; **9:** 184–5.
2. Anonymous. Does verapamil increase the effects of alcohol? *Pharm J* 1990; **244:** 14.

药动学

乙醇在胃肠道里迅速吸收，广泛分布于体液中，很容易通过胎盘，而气态的乙醇能通过肺吸收，通过未损伤的皮肤吸收则可以忽略不计。

食物、酒精的浓度、碳酸化的酒精饮料以及摄入酒精的时间等会改变乙醇在胃肠道的吸收速度。

酒精主要在肝代谢，在乙醇脱氢酶的作用下，乙醇被转化为乙醛，而乙醛再被氧化为乙酸。代谢主要与肝微粒体氧化酶系统有关，90%～98%的乙醇被氧化，余下的以原形的形式通过肾和肺分泌，也会出现在母乳、汗液和其他分泌物中。

多次过量地摄入酒精以及有些物质（如胰岛素），都会加速乙醇的代谢速度。

1. Holford NHG. Clinical pharmacokinetics of ethanol. *Clin Pharmacokinet* 1987; **13:** 273–92.
2. Lotsof J. A revised pharmacokinetic model for alcohol. *Clin Pharmacokinet* 2003; **42:** 585–7.
3. Paton A. Alcohol in the body. *BMJ* 2005; **330:** 85–7.

用途和用法

酒精作用于 CNS，以酒精饮料的形式已经被使用和滥用了几千年。但是，它也作为药用。

酒精低浓度时为抑菌剂，高浓度时有杀菌作用，但不能破坏细菌芽孢。酒精的作用机制是使蛋白变性。在无水的情况下，酒精不能使蛋白质像在有水的情况下迅速变性。当酒精的稀释浓度低于 50%，它的杀菌活性迅速下降，按体积比其最佳的杀菌浓度为 60%～90%。酒精也有抑制真菌和杀病毒的作用。酒精用于注射、静脉穿刺和手术操作前皮肤消毒，也用于手的消毒和清洁表面。用于消毒通常是 70%的浓度，一般为甲基化酒精（第1575页）。由于酒精对细菌芽孢的效力甚微，也不能穿透富含蛋白的物质，因此不用于外科和牙科器械的消毒。酒精还有止汗、发赤、收敛和止血的功效，有时也作为冷却剂和硬化皮肤使用，也是治疗皮肤病的一些局部应用制剂中的成分之一。

在药物制剂中，酒精为溶剂和贮藏剂。

治疗严重的慢性疼痛时，用酒精破坏神经。

治疗乙二醇（第2231页）和甲醇（第1964页）急性中毒时，静脉给予酒精。

硬化疗法中也使用酒精。

疼痛 用酒精破坏神经而产生神经传导阻滞（见**疼痛**，第 1767 页）会产生不可预测的后果，有人认为其发生并发症的风险大于治疗益处。但是，脑垂体注射 1ml[1] 的纯酒精就能缓解头颈部严重的疼痛[1,2]。酒精也可用于阻断腹腔神经丛。多重硬化症的患者肌鞘注射酒精可缓解肌肉的痉挛性疼痛[1]。疾病晚期对药物治疗效果差的患者，浓度为 50%～100%的酒精对外周或中枢神经有阻断作用[3,4]。酒精产生的阻断作用偶尔可以持续 2 年之久，甚至比苯酚的维持时间还长。但是，酒精的用量要大于苯酚，表明酒精注射由于漏至附近的部位，因而封闭的精确度较差[4]；此外，由于对组织的刺激作用，酒精会加剧注射部位的疼痛；注射前预先局部麻醉，或者把酒精和局麻药混在一起注射，则可以避免疼痛[4,5]。

酒精鞘内注射用于治疗痉挛状态的顽固性疼痛（第1798页），提倡早期即痉挛开始疼痛和病发时就使用[6]。

1. Lloyd JW. Use of anaesthesia: the anaesthetist and the pain clinic. *BMJ* 1980; **281:** 432–4.
2. Lipton S. Pain relief in active patients with cancer: the early use of nerve blocks improves the quality of life. *BMJ* 1989; **298:** 37–8.
3. Hardy, PAJ. The role of the pain clinic in the management of the terminally ill. *Br J Hosp Med* 1990; **43:** 142–6.
4. Gordin V, *et al.* Acute and chronic pain management in palliative care. *Best Pract Res Clin Obstet Gynaecol* 2001; **15:** 203–34.
5. Kongsgaard UE, *et al.* Nevrolytisk blokade hos kreftpasienter–fortsatt en nyttig behandling. *Tidsskr Nor Laegeforen* 2004; **124:** 481–3.
6. Viel E, *et al.* Spasticité: intérêt du testing par anesthésie locorégionale et blocs thérapeutiques. *Ann Fr Anesth Reanim* 2005; **24:** 667–72.

硬化疗法 在许多疾病中，酒精作为组织硬化剂使用，这些疾病有醛固酮腺瘤[1]、甲状旁腺腺瘤[2]、甲状腺结节[3,4]、直肠癌[5]、肝癌[6,7]、食管癌引起的吞咽困难[8,9]、肝囊肿[10]或肾[11]囊肿以及胆囊阻塞[12]。食管静脉曲张的硬化疗法也使用酒精[13,14]，尽管这种疗法的安全性受到质疑，文献报道在 17 例病例中有 13 例发生并发症，其中 2 例死亡[15]。酒精治疗用于硬化疗法的并发症还有肝癌破裂[16]和消化性溃疡引起的出血[17]、血管畸形[18]以及对通常治疗无效的阻塞性心肌病[19]。

治疗食管静脉曲张的其他硬化剂在第 2286 页中讨论。

1. Hokotate H, *et al.* Aldosteronomas: experience with superselective adrenal arterial embolization in 33 cases. *Radiology* 2003; **227:** 401–6.
2. Vergès B, *et al.* Traitement des adénomes parathyroïdiens par alcoolisation sous contrôle échographique. *Ann Chir* 2000; **125:** 457–60.
3. Monzani F, *et al.* Autonomous thyroid nodule and percutaneous ethanol injection. *Lancet* 1991; **337:** 743.
4. Bennedbaek FN, Hegedüs L. Alcohol sclerotherapy for benign solitary solid cold thyroid nodules. *Lancet* 1995; **346:** 1227.
5. Payne-James J, *et al.* Advanced rectal cancer. *BMJ* 1990; **300:** 746.
6. Lencioni R, *et al.* Alcoolizzazione percutanea dell'epatocarcinoma: risultati a lungo termine. *Radiol Med (Torino)* 1997; **94:** 8–13.
7. Ebara M, *et al.* Percutaneous ethanol injection for small hepatocellular carcinoma: therapeutic efficacy based on 20-year observation. *J Hepatol* 2005; **43:** 458–64.
8. Payne-James JJ, *et al.* Use of ethanol-induced tumor necrosis to palliate dysphagia in patients with esophagogastric cancer. *Gastrointest Endosc* 1990; **36:** 43–6.
9. Stanners AJ, *et al.* Alcohol injection for palliation of malignant oesophageal disease. *Lancet* 1993; **341:** 767.
10. Larsen TB, *et al.* Single-session alcohol sclerotherapy in symptomatic benign hepatic cysts: long-term results. *Acta Radiol* 1999; **40:** 636–8.
11. Mohsen T, Gomha MA. Treatment of symptomatic simple renal cysts by percutaneous aspiration and ethanol sclerotherapy. *BJU Int* 2005; **96:** 1369–72.
12. Asfar S, *et al.* Percutaneous sclerosis of gallbladder. *Lancet* 1989; **ii:** 387.
13. Meirelles-Santos JO, *et al.* Absolute ethanol and 5% ethanolamine oleate are comparable for sclerotherapy of esophageal varices. *Gastrointest Endosc* 2000; **51:** 573 6.
14. Ferrari AP, *et al.* Efficacy of absolute alcohol injection compared with band ligation in the eradication of esophageal varices. *Arq Gastroenterol* 2005; **42:** 72–6.
15. Bhargava DK, *et al.* Endoscopic sclerotherapy using absolute alcohol. *Gut* 1986; **27:** 1518.
16. Chung SCS, *et al.* Injection of alcohol to control bleeding from ruptured hepatomas. *BMJ* 1990; **301:** 421.
17. Lin HJ, *et al.* Heat probe thermocoagulation and pure alcohol injection in massive peptic ulcer haemorrhage: a prospective, randomised controlled trial. *Gut* 1990; **31:** 753–7.
18. Deveikis JP. Percutaneous ethanol sclerotherapy for vascular malformations in the head and neck. *Arch Facial Plast Surg* 2005; **7:** 322–5.
19. Knight CJ. Alcohol septal ablation for obstructive hypertrophic cardiomyopathy. *Heart* 2006; **92:** 1339–44.

制剂

USP 33: Alcohol in Dextrose Injection; Cascara Sagrada Fluidextract; Dehydrated Alcohol Injection; Rubbing Alcohol.

专利制剂

Arg.: Sanitizante; **Austral.:** Microshield Antimicrobial Hand Gel†; **Canad.:** Alcare; Alcoscrub; Avagard D†; Bactisan; Biobase; Digisan; Duonalc-E Mild; Hand Sanitizer; Instant Hand Sanitizer†; Kimcare Instant Hand Sanitizer; Lever San; One Step Hand Sanitizer; President's Choice Hand Sanitizer; Purell; Septe FX Skin Formula; Soft Care Instant Hand Sanitizer; Sterigel; Stoko Hand Sanitizer; Surgicept; **Fr.:** Curethyl; Optrex; Pharmadose alcool; **Ger.:** AHD 2000; Amphisept E†; Fugaten; Manusept basic; Sterillium Virugard; **Hung.:** Saletanol D†; **Indon.:** Handy Clean; **Ital.:** Esoform Mani; Sicura3 Gel; **Malaysia:** QuickClean; **Philipp.:** AHD 2000†; **Thai.:** Cohol UD; **USA:** Alcare; Bodi Line Action; Gel-Stat; Kleen-Handz†.

Alkyl Gallates 烷基棓酸

Galatos de alquilo.

Алкилгаллаты

Dodecyl Gallate 棓酸十二酯

Dodecilo galatas; Dodécyle, gallate de; Dodecylgallat; Dodecylgallát; Dodecylis gallas; Dodekyyligallaatti; E312; Galato de dodecilo; Lauryl Gallate; Laurylum Gallicum. Dodecyl 3,4,5-trihydroxybenzoate.

Додецилгаллат

$C_{19}H_{30}O_5$ = 338.4.

CAS — 1166-52-5.

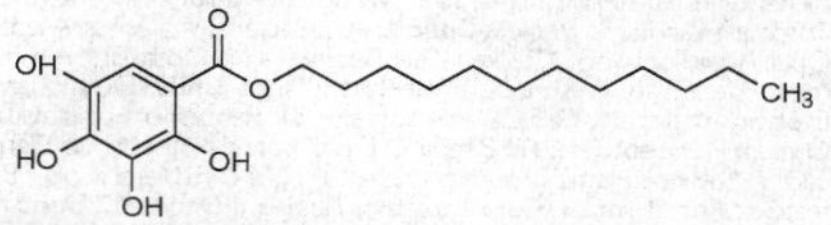

Pharmacopoeias. In *Eur.* (see p.vii).

Ph. Eur. 6.8 (Dodecyl Gallate) 白色或几乎白色的结晶性粉末。熔点约96℃。极微溶于或几乎于不溶水；易溶于乙醇；微溶于二氯甲烷。贮藏于非金属容器。避光。

Ethyl Gallate 棓酸乙酯

Galato de etilo. Ethyl 3,4,5-trihydroxybenzoate.

Этилгаллат

$C_9H_{10}O_5$ = 198.2.

CAS — 831-61-8.

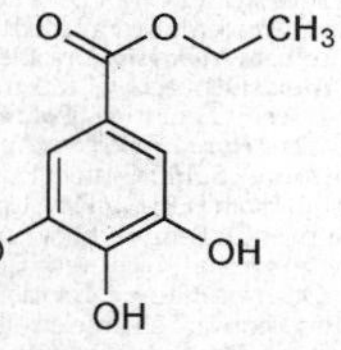

Pharmacopoeias. In *Br.*

BP 2010 (Ethyl Gallate) 白色至奶油白色，无臭或几乎无臭的结晶性粉末。微溶于水；易溶于乙醇和乙醚；几乎不溶于花生油。避光，避免接触金属。

Octil Gallate 辛基棓酸

E311; Galato de octilo; Octyl Gallate; Octyle, gallate d'; Octylis gallas; Oktilo galatas; Oktylgallat; Oktyl-gallát; Oktyyligallaatti. Octyl 3,4,5-trihydroxybenzoate.

Октилгаллат

$C_{15}H_{22}O_5$ = 282.3.

CAS — 1034-01-1.

Pharmacopoeias. In *Eur.* (see p.vii).

Ph. Eur. 6.8 (Octyl Gallate) 白色或几乎白色的结晶性粉末。几乎不溶于水和二氯甲烷；易溶于乙醇。贮藏于非金属容器。避光。

Propyl Gallate 棓酸丙酯

E310; Galato de propilo; Propil-gallát; Propilo galatas; Propyle, gallate de; Propylgallat; Propyl-gallát; Propylis gallas; Propylu galusan; Propylum Gallicum; Propyyligallaatti. Propyl 3,4,5-trihydroxybenzoate.

Пропилгаллат

$C_{10}H_{12}O_5$ = 212.2.

CAS — 121-79-9.

UNII — 8D4SNN7V92.

Pharmacopoeias. In *Eur.* (see p.vii). Also in *USNF.*

Ph. Eur. 6.8 (Propyl Gallate) 白色或几乎白色的结晶性粉末。极微溶于水；易溶于乙醇；可溶于强碱氢氧化物的稀释液。避光。

USNF 28 (Propyl Gallate) 白色的结晶性粉末，稍有臭。微溶于水；易溶于乙醇。贮藏于密闭容器中。避免接触金属。避光。

不良反应和注意事项

烷基棓酸会引起接触性过敏和皮肤反应。

对血液的影响 有报道，婴儿大豆食品中添加的抗氧化剂（如丁羟茴醚、丁羟甲苯和棓酸丙酯）会引起正铁血红蛋白血症[1]。最值得怀疑的是棓酸丙酯，因为它的化学结构类似于连苯三酚（第1537页），后者是正铁血红蛋白诱导剂。

1. Nitzan M, *et al.* Infantile methemoglobinemia caused by food additives. *Clin Toxicol* 1979; **15:** 273–80.

用途

棓酸（3,4,5-三羟基苯酸）的烷基酯类是抗氧化剂，用于药物制剂和化妆品的保存剂。食品中也用烷基棓酸，预防变质以及脂肪和油脂的酸败，其浓度一般为0.001%～0.1%。

为了提高兼容性和功效，烷基棓酸通常和其他抗氧化剂（如丁羟茴醚或丁羟甲苯）以及多价螯合剂和增效剂（如枸橼酸和锌盐），同时使用。

也有报道，烷基棓酸有抗菌和抗真菌的活性。

Ambazone (*BAN, rINN*) 安巴腙

Ambatsoni; Ambazon; Ambazona; Ambazonum. 4-Amidinohydrazonocyclohexa-1,4-dien-3-one thiosemicarbazone monohydrate.

Амбазон

$C_8H_{11}N_7S,H_2O$ = 255.3.

CAS — 539-21-9 (anhydrous ambazone); 6011-12-7 (ambazone monohydrate).

ATC — R02AA01.

ATC Vet — QR02AA01.

UNII — BYK4592A3Q.

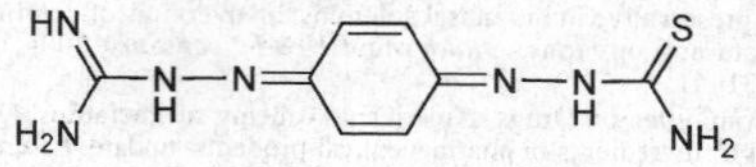

简介

安巴腙是杀菌剂，以锭剂的形式用于口腔和咽部的轻微感染。

制剂

专利制剂

Cz.: Faringosept†; **Hung.:** Faringosept†; **Pol.:** Faringosept; **Rus.:** Faringosept (Фарингосепт); **Ukr.:** Faringosept (Фарингосепт).

Aminoquinuride Hydrochloride (*rINNM*) 盐酸氨喹脲

Aminoquinuride, Chlorhydrate d'; Aminoquinuridi Hydrochloridum; Hidrocloruro de aminoquinurida. 1,3-Bis(4-amino-2-methyl-6-quinolyl)urea dihydrochloride.

Аминохинурида Гидрохлорид

$C_{21}H_{20}N_6O,2HCl$ = 445.3.

CAS — 3811-56-1 (aminoquinuride); 5424-37-3 (aminoquinuride hydrochloride).

UNII — P2YT71SUIU.

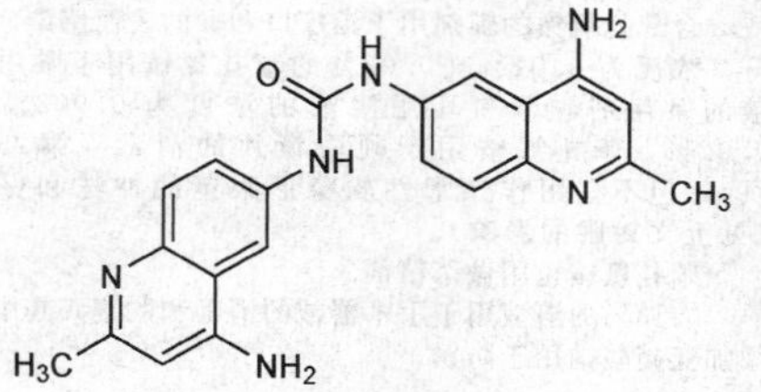

(aminoquinuride)

简介

盐酸氨喹脲是杀菌剂，用于治疗口腔和皮肤疾病的局部制剂中。

制剂

多组分制剂 **Austria:** Herviros.

Amylmetacresol (*BAN, rINN*) 戊间甲酚

Amilmetacresol; Amilmetakrezol; Amylmétacrésol; Amylmetacresolum; Amylmetakresol; Amyylimetakresoli. 6-Pentyl-*m*-cresol; 5-Methyl-2-pentylphenol.

Амилметакрезол

$C_{12}H_{18}O$ = 178.3.

CAS — 1300-94-3.

UNII — 05W904P57F.

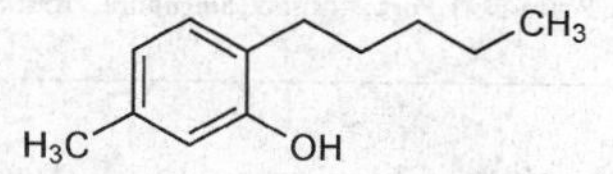

Pharmacopoeias. In *Br.*

BP 2010 (Amylmetacresol) 澄清或几乎澄清的液体，或略带香臭的结晶固体，无色，新鲜配制的略带黄色；贮藏后变黑。22℃时为粉剂。几乎不溶于水；溶于乙醇、乙醚和混合的挥发油。避光。

简介

戊间甲酚为酚类杀菌剂，主要作为锭剂的成分，用于治疗口腔和咽喉的轻微感染。

制剂

专利制剂

Irl.: Antiseptic Throat Drops; Antiseptic Throat Lozenges; **UK:** Antiseptic Throat Lozenges; Throaties Anti-Bacterial Pastilles.

多组分制剂 **Austral.:** Sore Throat Chewing Gum†; Strepsils; Strepsils Plus; **Austria:** Coldangin; Neo-Angin; **Belg.:** Strepsils; Strepsils + Lidocaine; Strepsils Menthol; Strepsils Vit C; **Canad.:** Strepsils; Strepsils Cherry; Strepsils Sore Throat Blocked Nose; **Cz.:** Neo-Angin; Strepsils; Strepsils Cooling Mint; Strepsils Menthol a Eucalyptus; Strepsils Plus; Strepsils Vitamin C; **Denm.:** Strepsils; **Fin.:** Med-Angin; Strepsils; Strepsils Menthol; **Fr.:** Strepsils; Strepsils Lidocaine; Strepsils Miel-Citron; Strepsils Vitamine C; Strepsilspray Lidocaine; **Ger.:** Dobendan Synergie; Neo-Angin; **Gr.:** Strepsils; Strepsils Plus; **Hong Kong:** Strepsils Dual Action†; Strepsils†; **Hung.:** Neo-Angin; Strepsils; Strepsils Menthol and Eucalyptus; Strepsils Plus; Strepsils Vitamin C; **India:** Cof Q; Cofsils; **Irl.:** Strepsils; Strepsils +Plus Anaesthetic; Strepsils Cool; Strepsils Dual Action†; Strepsils Sore Throat and Blocked Nose; Strepsils Throat; Strepsils Vitamin C; **Israel:** Strepsils; Strepsils Plus; Strepsils with Menthol and Eucalyptus; Strepsils with Vitamin C; **Ital.:** Benagol; Benagol Mentolo-Eucaliptolo; Benagol Vitamina C; **Malaysia:** Chericof; Strepsils; Strepsils Dual Action; **Neth.:** Strepsils; Strepsils Menthol & Eucalyptus; Strepsils Sinaasappel & Vitamine C; **NZ:** Strepsils; Strepsils Plus Anaesthetic; Strepsils with Vitamin C; **Philipp.:** Strepsils; Therasil; **Pol.:** Neo-Angin; Strepsils; **Port.:** Benagol; **Rus.:** Astrasept (Астрасепт); Coldact Lorpils (Колдакт Лорпилс); Rinza Lorsept (Ринза Лорсепт); Strepsils (Стрепсилс); Strepsils Plus (Стрепсилс Плюс); Strepsils with Vitamin C (Стрепсилс с Витамином С); Suprima-Lor (Суприма-Лор); Therasil (Терасил); **S.Afr.:** Strepsils; Strepsils Eucalyptus Menthol; Strepsils Orange-C; Strepsils Plus; Strepsils Soothing Honey & Lemon; **Singapore:** Cofsils; Strepsils; Strepsils Dual Action; **Spain:** Strepsils; Strepsils con Vitamina C; Strepsils Licocaina; **Swed.:** Strepsils; **Switz.:** Neo-Angin au miel et citron†; Neo-Angin avec vitamin C sans sucre†; Neo-Angin sans sucre†; **Thai.:** Strepsils Butter Menthol Capsicum; Strepsils Plus Anaesthetic; Strepsils Plus Vit C; Strepsils Sugar Free; Throatsil; **Turk.:** Strepsils; Strepsils C; Strepsils Mentol; **UK:** Strepsils; Strepsils with Vitamin C; **Ukr.:** Coldact Lor Pils (Колдакт Лор Пилс); Neo-Angin (Нео-Ангин); Rinza Lorsept (Ринза Лорсепт); Strepsils Plus (Стрепсилс).

Ascorbyl Palmitate 维生素C棕榈酸酯

Ascorbilo, palmitato de; Ascorbyle, palmitate d'; Ascorbylis palmitas; Askorbilo palmitatas; Askorbylpalmitat; Askorbyl-palmitát; Askorbylu palmitynian; Askorbyylipalmitaatti; Aszkorbil-palmitát; Vitamin C Palmitate. L-Ascorbic acid 6-hexadecanoate; L-Ascorbic acid 6-palmitate; 3-Oxo-L-gulofuranolactone 6-palmitate.

Аскорбилпальмитат

$C_{22}H_{38}O_7$ = 414.5.

CAS — 137-66-6.

UNII — QN83US2B0N.

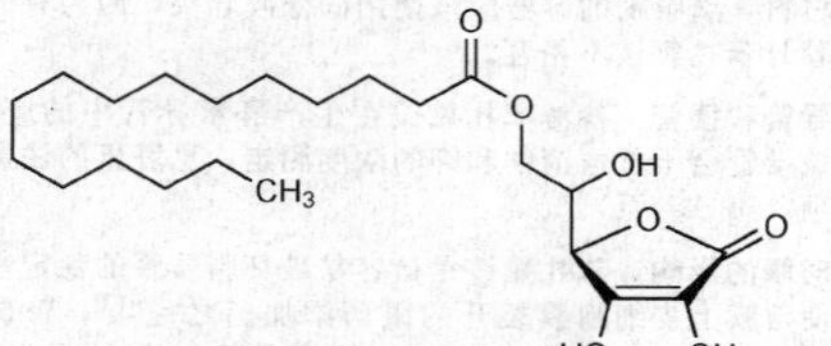

注：代码E304指的是维生素C的脂肪酸酯，包括维生素C棕榈酸酯。

Pharmacopoeias. In *Eur.* (see p.vii). Also in *USNF.*

Ph. Eur. 6.8 (Ascorbyl Palmitate) 白色或淡黄白色的粉末。几乎不溶于水；易溶于乙醇和甲醇；几乎不溶于二氯甲烷和脂肪油。贮藏于密闭容器中，避光。

USNF 28 (Ascorbyl Palmitate) 白色或淡黄白色的粉末，有特殊臭。极微溶于水、氯仿、乙醚和植物油；溶于乙醇（1：125）。贮藏于8～15℃的密闭容器中。

简介

维生素C棕榈酸酯是抗氧化剂，用作药剂和食品的保存剂。它常与维生素E（第1892页）一起使用，这种联合应用有显著的增效作用。由于是维生素C的脂溶性衍生物（抗坏血酸，第1884页），有时也用它作为营养补充剂。

制剂

专利制剂

Chile: Neolucid-C†.

多组分制剂 ***Arg.:*** Aminoterapia Capilar; ***Hong Kong:*** Proflavanol; ***Malaysia:*** Proflavanol†; ***Port.:*** Thiospot; ***Singapore:*** Proflavanol; Scar Esthetique.

Benzalkonium Chloride（*BAN*, *rINN*）苯扎氯铵

Bensalkoniumklorid; Bentsalkoniumkloridi; Benzalconio Cloruro; Benzalkonii chloridum; Benzalkonio chloridas; Benzalkoniowy chlorek; Benzalkonium Chloratum; Benzalkonium, chlorure de; Benzalkonium-chlorid; Benzalkónium-klorid; Benzalkonyum Klorür; Cloreto de Benzalconio; Cloruro de benzalconio.

Бензалкония Хлорид

CAS — 8001-54-5.

ATC — D08AJ01; D09AA11; R02AA16.

ATC Vet — QD08AJ01; QD09AA11; QR02AA16.

UNII — F5UM2KM3W7.

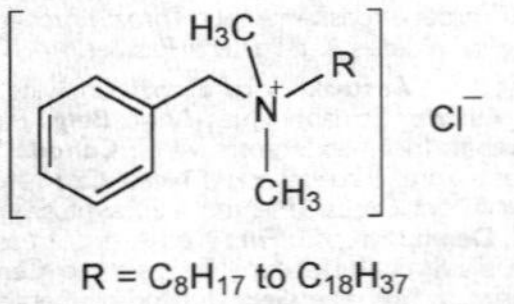

$R = C_8H_{17}$ to $C_{18}H_{37}$

Pharmacopoeias. In *Chin., Eur.* (see p.vii), *Int.,* and *Jpn.* Also in *USNF.* Some pharmacopoeias also have a monograph for a solution.

Chin. also includes benzalkonium bromide.

Ph. Eur. 6.8（Benzalkonium Chloride） 为二甲基苄基氯化铵的混合物，主要含 C_{12}、C_{14} 和 C_{16} 的长链烷基。含有 95%～104% 的二甲基苄基氯化铵，无水物为 $C_{22}H_{40}ClN$。白色或淡黄白色的粉末，或者淡黄白色的易潮碎片，易吸湿，触摸似肥皂。加热后为澄清的熔化块状物。水的含量不多于 10%。极易溶于水和乙醇。水溶液摇动时富有泡沫。

USNF 28（Benzalkonium Chloride） 通式为 $[C_6H_5 \cdot CH_2 \cdot N(CH_3)_2 \cdot R]Cl$ 的二甲基苄基氯化铵混合物，R 代表含 8～16 个碳的长链烷基。含有不少于 40% 的化合物 $C_{12}H_{25}$，为无水物；含有不少于 20% 化合物 $C_{14}H_{29}$；以及总共含有不少于 70% 的两种化合物。

白色或淡黄白色的粉末，带有淡淡芳香臭的胶状碎片，含有不多于 15% 的水。极易溶于水和乙醇。无水苯扎氯铵溶于乙醚（1∶100），溶于苯（1∶6）。水溶液微碱性，摇动时富有泡沫。贮藏于密闭容器中。

配伍禁忌 苯扎氯铵与肥皂、阴离子表面活性剂、枸橼酸盐、碘化物、硝酸盐、过锰酸盐、银盐、酒石酸盐、氧化锌和硫酸盐不相容。与商用橡胶和塑料混合也不相容，有报道称铝、棉制衣着、荧光素钠、过氧化氢、羟丙甲纤维素、白陶土、含水羊毛脂和一些磺胺类药等也不能配伍使用。

不良反应、处置和注意事项

参见**西曲溴铵**（第1558页）。除非已确定有合适的材料，滴眼剂的容器应该使用硅橡胶乳头，因为有的橡胶与苯扎氯铵不相容。

导管和插管 参考苯扎氯铵在生产肝素导管中的应用，该导管会干扰血清钠和钾的浓度测定，见**肝素**的**注意事项**（第1254页）。

对眼的影响 苯扎氯铵是最容易破坏脂质膜的稳定性和使角膜上皮细胞膜裂开的眼药添加剂之一[1]；曾试图研究相对高浓度的苯扎氯铵的毒性[2]，但结果发现，滴眼剂即使只添加通常浓度的苯扎氯铵为保存剂，青光眼患者用该滴眼剂进行规律的长期治疗的话，泪液膜和角膜结膜表面都有损伤，并且出现多种形式的结膜炎[3～6]。

有报道称，在白内障外科手术中，患者不经意地接触黏弹性材料的保存剂苯扎氯铵，对角膜都会产生毒性[7]（需长期才能恢复[8]）。因此，滴眼剂应避免使用此类保存剂，此类制剂采用一次性包装为宜[1,2]。亲水性的软隐形眼镜的储存和清洗液不宜添加苯扎氯铵，因为它会沾附在镜片上，戴上镜片后就会对眼产生毒性[9]。类似地，麻醉滴眼剂中也不能用苯扎氯铵，因为麻醉药会减少瞬目反射，增加与滴眼剂的接触时间，从而导致保存剂的毒性增加。干眼综合征患者的毒性风险增加，因为角膜上皮暴露在高浓度的滴眼剂中，而且这类患者不能生成足够的泪液来稀释滴眼剂中的保存剂。

1. Burstein NL. The effects of topical drugs and preservatives on the tears and corneal epithelium in dry eye. *Trans Ophthalmol Soc U K* 1985; **104:** 402–9.
2. Burstein NL. Corneal cytotoxicity of topically applied drugs, vehicles and preservatives. *Surv Ophthalmol* 1980; **25:** 15–30.
3. Herreras JM, *et al.* Ocular surface alteration after long-term treatment with an antiglaucomatous drug. *Ophthalmology* 1992; **99:** 1082–8.
4. Kuppens EVMJ, *et al.* Effect of timolol with and without preservative on the basal tear turnover in glaucoma. *Br J Ophthalmol* 1995; **79:** 339–42.
5. Gibran SK. Unilateral drug-induced ocular pseudopemphigoid. *Eye* 2004; **18:** 1270.
6. Kahana A, *et al.* Drug-induced cicatrising granulomatous conjunctivitis. *Br J Ophthalmol* 2007; **91:** 691–2.
7. Eleftheriadis H, *et al.* Corneal toxicity secondary to inadvertent use of benzalkonium chloride preserved viscoelastic material in cataract surgery. *Br J Ophthalmol* 2002; **86:** 299–305.
8. Hughes EH, *et al.* Long-term recovery of the human corneal endothelium after toxic injury by benzalkonium chloride. *Br J Ophthalmol* 2007; **91:** 1460–3.
9. Gasset AR. Benzalkonium chloride toxicity to the human cornea. *Am J Ophthalmol* 1977; **84:** 169–71.

对呼吸道的影响 已经证实，滴鼻剂中的保存剂苯扎氯铵，会使患者出现超敏反应，激发鼻充血以及对眼和咽喉的刺激，持续 48h[1]。观察了 18 例（14 例在体，4 例离体）对多剂量滴鼻药中的保存剂苯扎氯铵的反应的评论[2]，发现 8 例（全部是在体）没有毒性，而 10 例鼻黏膜上皮细胞发生退化性变化，或者药物性鼻炎加重。然而，这 10 例苯扎氯铵组中仅有 2 例与对照组有显著性差异，而且这 2 例都用了羟甲唑啉，该药会引起药物性鼻炎。

有报道称，平喘药喷雾剂中的保存剂苯扎氯铵，会引起剂量相关性的支气管收缩，特别是哮喘患者[3]，而且支气管收缩程度与呼吸道中的雾滴沉着相关[4]。

1. Hillerdal G. Adverse reaction to locally applied preservatives in nose drops. *ORL J Otorhinolaryngol Relat Spec* 1985; **47:** 278–9.
2. Marple B, *et al.* Safety review of benzalkonium chloride used as a preservative in intranasal solutions: an overview of conflicting data and opinions. *Otolaryngol Head Neck Surg* 2004; **130:** 131–41.
3. Committee on Drugs, American Academy of Pediatrics. "Inactive" ingredients in pharmaceutical products: update. *Pediatrics* 1997; **99:** 268–78.
4. Boucher M, *et al.* Possible association of benzalkonium chloride in nebulizer solutions with respiratory arrest. *Ann Pharmacother* 1992; **26:** 772–4.

药物相互作用

含有局麻醉药的滴眼液中不宜使用苯扎氯铵（见上文**对眼的影响**）。

用途和用法

苯扎氯铵为季铵类保存剂和消毒剂，其作用和用途类似于其他的阳离子型表面活性剂（见**西曲溴铵**，第1559页），也是药剂生产中的抗菌性保存剂。苯扎溴铵和苯扎铵的糖精盐（saccharinate）也有应用。

浓度为 0.01%～0.1% 的苯扎氯铵溶液用于清洗皮肤、黏膜和伤口。更稀浓度 0.005% 的溶液适合深部伤口的冲洗。0.02%～0.05% 的溶液适合阴道冲洗。0.005%～0.02% 的水溶液适合膀胱和尿道的冲洗，而 0.0025%～0.005% 的溶液适合膀胱的保留灌洗。

含苯扎氯铵的乳剂用于清洗餐巾和治疗皮肤病。

浓度为 0.2%～0.5% 的苯扎氯铵溶液用于洗发香波，治疗脂溢性皮炎。

含苯扎氯铵的锭剂用于治疗口和喉的表面感染。

浓度为 0.01%～0.02% 的苯扎氯铵用于眼用溶液的保存剂，鼻和耳用溶液的浓度为 0.002%～0.02%。苯扎氯铵用于硬质镜片的消毒（第1548页），但不宜用作亲水性软隐形眼镜的冲洗和保存（见上文**对眼的影响**）。

苯扎氯铵也用做杀精剂。

0.13% 的溶液用于手术器械的消毒和贮藏，其中常添加亚硝酸钠用于防锈。

作用 0.175% 的苯甲醇、苯丙醇或苯乙醇能增强 0.003% 的苯扎氯铵的抗菌效应[1]。苯乙醇和苯扎氯铵混合液用作眼用溶液的保存剂，见**苯乙醇**项下**抗菌作用**，第1578页。

1. Richards RME, McBride RJ. Enhancement of benzalkonium chloride and chlorhexidine acetate activity against Pseudomonas aeruginosa by aromatic alcohols. *J Pharm Sci* 1973; **62:** 2035–7.

与导管有关的脓毒症 已进行了苯扎氯铵减少与导管有关的脓毒症（第1549页）的研究[1,2]。

1. Tebbs SE, Elliott TSJ. A novel, antimicrobial central venous catheter impregnated with benzalkonium chloride. *J Antimicrob Chemother* 1993; **31:** 261–71.
2. Moss HA, *et al.* A central venous catheter coated with benzalkonium chloride for the prevention of catheter-related microbial colonization. *Eur J Anaesthesiol* 2000; **17:** 680–7.

制剂

USNF 28: Benzalkonium Chloride Solution.

专利制剂

Arg.: Hidratant; Pharmatex; ***Austral.:*** Dettol Fresh; ***Belg.:*** Cedium; ***Braz.:*** Bacterian†; Fluimucil Solucao Nasal; ***Canad.:*** Anti-Microbe; Antiseptic Swabs; Ato Quat; Bac Liq; Bac-Killer; Bactol; Dermaguard; Digisan E; Eco-Clean Elite; Ecocare 360; Germiphene; Handclens; Hands On Antiseptic; Hands2Go; Kid's Hand Gel; Micro Clear; One Step Foaming Hand Sanitizer; Ready Bath; Rinse-Free; Soapopular; Soft T Cleanse; Sting Stop; Swabplus Antiseptic; Thuroclens; ***Chile:*** Germosept; ***Cz.:*** Pharmatex; ***Fr.:*** Humex Fournier; Pharmatex; Sparaplaie†; ***Ger.:*** Killavon; Laudamonium; Lysoform Killavon†; Mikrobac basic; ***Hong Kong:*** Pharmatex; ***Hung.:*** Pharmatex; ***Irl.:*** Dettol Fresh†; Pharmatex; Preventex; ***Israel:*** Pharmatex†; ***Ital.:*** Alfa C; Amuclean†; Benalcon; Bergagyn; Bluesteril; Citrosil; Citrosteril Ambiente; Citrosteril Deterferri; Detergil†; Dimanin R†; DiMill; Diseptil; Disigien; Disintyl; Display; Distasil; Disteril; Eso Deterferri; Eso Ferri; Esosan Casa; Esosan Soap; Germicidin; Germozero Clean; Helis; Hygienist Pavimenti e Piastrelle†; Iridina Light; Lacribase; Lozione Vittoria; Maxisteril; Neo-Desogen†; Polisan; Sanaform; Sangen†; SaniSteril Deterferri; Saquat; Sguardi; Sirigen†; Steramin†; Steramina G†; Stilla Delicato; Streptosil L PMC†; Ten-Quat; Video-Light; ***Mex.:*** Derman Talco; ***NZ:*** Dettol; Dettol Fresh†; Virasolve; ***Port.:*** Pharmatex†; ***Rus.:*** Benatex (Бенатекс); Gynecotex (Гинекотекс); Kontratex (Контратекс); Pharmatex (Фарматекс); Spermatex (Сперматекс); ***Spain:*** Crema Contracepti Lanzas; Mini Ovulo Lanzas; ***Switz.:*** Benzaltex†; ***Thai.:*** Pose-Bac†; ***Turk.:*** Zefan; Zefiran; Zefirolum; Zefol; Zefort†; Zefsolin; Zenfektol†; Zentan†; ***UK:*** Bradosol; Dermax Therapeutic Shampoo; Dettol Antiseptic Wash; Dettol Fresh; ***Ukr.:*** Erotex (Эротекс); ***USA:*** Bacti-Cleanse; Benza; Mycocide NS; Remedy; Zephiran; ***Venez.:*** Decomed.

多组分制剂 ***Arg.:*** Antisepthic Plus†; Collubiazol N; Crema de Ordene; Eurocoal; Hexil Antiseptico; Merthiolate NF; Muelita; Neo Coltirot; Oilalfo; Polviderm NF; Soquette†; ***Austral.:*** Animine; Clean Skin Face Wash†; Gum-Ese†; Mycil Healthy Feet†; Oilatum Plus; Paxyl; Solyptol†; TAGG†; Virasolve; ***Austria:*** Aleot†; Dequonal; Dermaspray†; Dorithricin; Limexx; Tyrothricin comp; ***Belg.:*** Akinspray; Dermaspray†; ***Braz.:*** Belagin; Colpatrin; Colpist; Colpistar; Colpistatin; Dermol†; Dinill; Donnagel; Drapolene; Ginestatin; Higicler; Nasolin; Oxizinco; Pomada Minancora; Rinotil†; Tricomax; Vagi Biotic; Visolon; ***Canad.:*** Anti-Bacterial Waterless; Aseptone Quat; Avon Footworks Cracked Heel; Bactine; Family Medic First Aid Treatment; Medi-Dan; Prevent X; Protectaid†; Tanac; ***Chile:*** Dermobarrina; Dexagin; Medisept†; ***Cz.:*** Coldrex Laryplus; Dr Rentschler Halstabletten†; Oilatum Plus; Septolete; ***Fr.:*** Biseptine; Dermaspraid Antiseptique; Dermobacter; Euvanol; Humex Fournier; Kenalcol†; Mercryl; Mercrylsoins; Pharmatex†; Rhinofluimucil; ***Ger.:*** Baccalin†; Cutasept; Dequonal; Dorithricin; Dorithricin Original†; Dynexan Mundgel; Freka-Derm; Freka-Sept 80; Gingicain D; Hexaquart L†; Hexaquart S; Incidin; Incidin extra N; Incidin perfekt; Kohrsolin FF; Korsolex Extra; Korsolex FF; Lysetol Med†; Mikrobac; Quatohex†; Sekusept Extra N; Skinman Soft; Ultrasol-F; ***Gr.:*** Beta Opthiole; Cutasept; Olamyc; ***Hong Kong:*** Dermobacter; Dermojela†; Mycil†; Oilatum Plus; Oris-gel; Protectaid; ***Hung.:*** Coldrex Laryplus†; Dorithricin; Septolete; ***India:*** Rashfree; ***Indon.:*** Mexochrome†; Oilatum Plus†; ***Irl.:*** Conotrane†; Drapolene; Emulsiderm; Mycil; Oilatum Junior Flare-Up; Oilatum Plus; Torbetol†; ***Israel:*** Aphta-X; Aphtagone; Emulsiderm; Garonsept†; Protectaid; ***Ital.:*** AZ 15; Barrycidal; Bemonalcool; Cerosteril†; Citromed 80 and 85; Citromed Chirurgico; Citromedics Pronto; Citrosil Alcolico Azzuro; Citrosil Alcolico Bruno; Citrosil Alcolico Incolore; Citrosil Nubesan†; Citrosteril Impronte; Citrosteril Pronto; Citrosteril Strumenti; Eso Ferri Alcolico; Eso Ferri Alcolico Plus†; Eso S 80; Esoalcolico Incolore; Esoform 92; Esoform Alcolico; Esosan Pronto; Germozero Dermo; Germozero Plus†; Incidin Spezial; Incidur Spray; Indulfan; Ipragocce†; Linea F; Lycia Luminique†; Mediplus†; Neo Emocicatrol; Neomedil; Norica; Odongi; Pupilla Light; Rexichlor; Sangen Casa; SaniSteril Strumenti Alcolico†; Sicura3 Medical; Simp; Simpottantacinque; Sterosan; Tirs; Zincometil; ***Malaysia:*** Drapolene; Oilatum Plus Antibacterial; QV Flare Up; ***Mex.:*** Dermacid; Glossderm; Novageon; ***NZ:*** Oilatum Plus; ***Philipp.:*** Drapolene; Oilatum Plus; ***Pol.:*** Cholisept Intensive; Coldrex†; Oilatum Plus; Septolete; ***Rus.:*** Drapolene (Драполен); Septogal (Септогал); Septolete (Септолете); ***S.Afr.:*** Oilatum Plus; ***Singapore:*** Dorithricin; Drapolene; Napitol; Oilatum Plus; QV Flare Up; ***Spain:*** Aftajuventus; Alcohol Benzalconio; Alcohol CL Benz; Alcohol Potenciado; Avril; Curine†; Dermo Halibut; Desinvag; Egarone†; Ginejuvent; Gradin Del D Andreu†; Lindemil; Mercryl Plus†; Odamida; Otogen Calmante; Pental Forte†; Phonal; Pomada Heridas†; Resorborina; Sebumselen; Tulgrasum Cicatrizante; Vaselatum; ***Switz.:*** Cutasept; Dequonal; Frekaderm†; Leucen†; No Pic; Parapic; ***Thai.:*** Drapolene; Gynecon; Gynecon-T; Gynoco; Gynova†; Gyonep; Gyracon†; Napilene; Nystin; Oilatum Plus†; VG Med; ***Turk.:*** Drapolene†; Kortos; ***UK:*** Beechams Max Strength Sore Throat Relief; Beechams Throat-Plus; Cetanorm; Conotrane; Dermol; Dettol; Drapolene; Emulsiderm; Mycil; Neo Baby Cream; Oilatum Plus; Protectaid; ***Ukr.:*** Septolete (Септолете); ***USA:*** Bactine Antiseptic; Bactine Pain Relieving Cleansing; Cetylcide II; Cortic ND; Medi-Quik; Mediotic-HC; Orajel Mouth Aid; Oxyzal; Pedi-Pro; Tanac; Tanac Dual Core; Vagi-Gard Medicated Cream; Vi Rid-Ready; Zonite; ***Venez.:*** Gynovit; Pedi-Lotion.

Benzethonium Chloride（*BAN*, *rINN*）苄索氯铵

Bensetoniumklorid; Bentsetoniumkloridi; Benzethonii chloridum; Benzéthonium, chlorure de; Benzethonium-chlorid; Benzetonio chloridas; Benzetoniowy chlorek; Benzetónium-klorid; Cloruro de bencetonio; Diisobutylphenoxyethoxyethyldimethylbenzylammonium chloride. Benzyldimethyl(2-{2-[4-(1,1,3,3-tetramethylbutyl)phenoxy]ethoxy}ethyl)ammonium chloride.

Бензетония Хлорид

$C_{27}H_{42}ClNO_2 = 448.1.$

CAS — 121-54-0.

ATC — D08AJ08; R02AA09.

ATC Vet — QD08AJ08; QR02AA09.

UNII — PH41D05744.

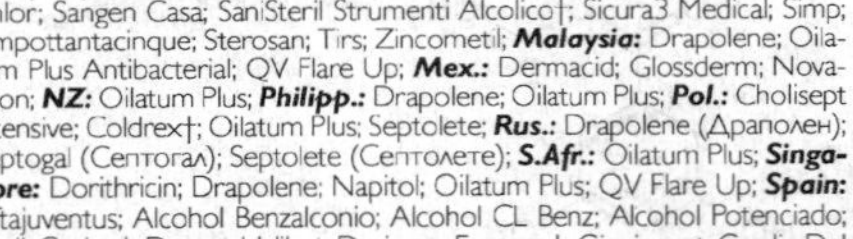

Pharmacopoeias. In *Eur.* (see p.vii), *Jpn,* and *US.*

Ph. Eur. 6.8（Benzethonium Chloride） 白色或淡黄白色的粉末。极易溶于水和乙醇；易溶于二氯甲烷。水溶

液摇动时富有泡沫。避光。

USP 33（Benzethonium Chloride） 白色晶体，略有臭。溶于水、乙醇、氯仿（<1：1），溶于乙醚（1：6000）。1%水溶液的石蕊试纸呈微碱性。贮藏于密闭容器中。避光。

配伍禁忌 苄索氯铵与肥皂和其他阴离子表面活性剂不相容。

简介

苄索氯铵是季铵类保存剂，其作用和用途类似于其他的阳离子型表面活性剂（见**西曲溴铵**，第1558页）。苄索氯铵用作药剂和化妆品生产中的保存剂，也是阴道用杀精子药。

浓度为5%的苄索氯铵对皮肤有轻微的刺激性，但更低浓度时则用作敏化剂，0.5%的浓度用于皮肤的化妆品中是安全的，而用于眼部化妆品的最高浓度为0.02%[1]。

1. The Expert Panel of the American College of Toxicology. Final report on the safety assessment of benzethonium chloride and methylbenzethonium chloride. *J Am Coll Toxicol* 1985; **4:** 65–106.

制剂

USP 33: Benzethonium Chloride Concentrate; Benzethonium Chloride Tincture; Benzethonium Chloride Topical Solution.

专利制剂

Canad.: Avon Clearskin Invigorating Cleansing; Clearskin Antibacterial†; Gentle Fresh Sanitizer; Instant Hand Sanitizer; Neutrogena Antiseptic Cleanser†; Peri-Wash II; Sproam; Winning Hands Hand Sanitizer; ***Gr.:*** Pan-Vasin; ***Hong Kong:*** Peri-Wash II; ***S.Afr.:*** Johnson's Antiseptic Powder†; ***USA:*** Antiseptic Wound & Skin Cleanser.

多组分制剂 ***Arg.:*** Butimerin; Solumerin; Vagicural; ***Belg.:*** Neo-Golaseptine; ***Braz.:*** Andolba; Antiseptico Hertz; Hipodex; Solemil†; Spray Anti-Septico; ***Canad.:*** Lanacane Anti-Bacterial First Aid; Lipsorex Plus; Marcorodex; MRX†; ***Chile:*** Aucusik; Dermaglos Plus†; Lerfimin; Molca; ***Ger.:*** Brand- u. Wundgel-Medice N; ***Ital.:*** Barrycidal; Sangen Casa; ***NZ:*** VoSoL; ***S.Afr.:*** Dry & Clear Medicated Skin Cleanser†; ***Spain:*** Alcohol Poten; Eupnol; Halibut; Halibut Hidrocortisona†; Isdinex†; ***Switz.:*** Angidine; Cemaquin; Rhinocure; Rhinocure simplex; Tyrocombine†; Tyrothricine + Gramicidine; Undex; ***Thai.:*** Iwazin; Jawkepta; Sigatricin; Tonsilon; ***USA:*** Acetasol; Acetasol HC; Aerocaine†; Americaine First Aid†; Calagel; Dermoplast Antibacterial; Gold Bond Antiseptic First Aid Quick Spray; Skin Shield; StaphAseptic; Vagisil; VoSoL HC.

Benzoates 苯甲酸盐

Benzoatos.

Бензоаты

Benzoic Acid 苯甲酸

Acide benzoïque; Acidum benzoicum; Bensoesyra; Bentsoehappo; Benzoesäure; Benzoesav; Benzoico, ácido; Benzoinė rūgštis; Dracylic Acid; E210; Kwas benzoesowy; Kyselina benzoová.

Бензойная Кислота

$C_6H_5.CO_2H$ = 122.1.

CAS — 65-85-0.

UNII — 8SKN0B0MIM.

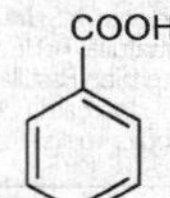

Pharmacopoeias. In *Chin., Eur.* (see p.vii), *Int., Jpn, US,* and *Viet.*

Ph. Eur. 6.8（Benzoic Acid） 白色或接近白色的晶状粉末或无色的晶体，无臭或者略微臭。微溶于水；溶于沸水；易溶于乙醇和脂肪油。熔点为121～124℃。

USP 33（Benzoic Acid） 白色晶体，鳞屑或针状物，略微臭。溶于水（1：300），溶于乙醇（1：3），溶于氯仿（1：5），溶于乙醚（1：3）；蒸气易挥发。熔点为121～123℃。

配伍禁忌 苯甲酸的配伍禁忌在下文**苯甲酸钠**项下叙述。

Sodium Benzoate 苯甲酸钠

Benzoan sodný; Benzoato sódico; E211; Natrii benzoas; Natrio benzoatas; Natrium Benzoicum; Natriumbensoat; Natriumbentsoaatti; Nátrium-benzoát; Sodii Benzoas; Sodium, benzoate de; Sodu benzoesan; Sodyum Benzoat.

Бензоат Натрия

$C_6H_5.CO_2Na$ = 144.1.

CAS — 532-32-1.

UNII — OJ245FE5EU.

Pharmacopoeias. In *Chin., Eur.* (see p.vii), *Jpn,* and *Viet.* Also in *USNF.*

Ph. Eur. 6.8（Sodium Benzoate） 白色、轻微吸湿、晶状或颗粒状的粉末或鳞片。易溶于水；略溶于乙醇（90%，体积分数）。

USNF 28（Sodium Benzoate） 白色、无臭、颗粒状或晶状的粉末。溶于水（1：2），溶于乙醇（1：75），溶于90%的乙醇（1：50）。

配伍禁忌 苯甲酸及其盐与四元化合物、钙盐、三价的铁盐以及重金属盐不相容。非离子型表面活性剂，或者由于白陶土吸收，会减弱苯甲酸及其盐的活性；pH>5时也没有活性。

不良反应和注意事项

苯甲酸盐会引起超敏反应，但也有报道是属于非免疫的接触性荨麻疹。苯甲酸对皮肤、眼和黏膜有刺激性。

婴儿给予大剂量的苯甲酸钠会导致呕吐。已报道过量用药出现的症状包括呕吐、过敏，严重的会导致肾小管功能障碍、低钾血症、低钙血症和代谢性酸中毒。

超敏反应 苯甲酸盐会引起呼吸道反应，特别是阿司匹林哮喘的易感患者[1,2]。荨麻疹反应也与这类化合物有关[3,4]，尽管它的发生率低[5]而且是非免疫性的[6]。但是，在给予患者苯甲酸和乳糖安慰剂的对照研究中[7]，发现两组患者的荨麻疹或者特异性症状的发生率并无显著的区别，以上报道难以解释这个研究结果。在一项47名患者中有8名摄入含苯甲酸钠的食物发生过敏性反应的回顾性研究[8]发现，激发试验所引起的急性荨麻疹和血管性水肿的发生率非常低（2%）。

报道有2名患者发生类过敏反应[9,10]。

几名患者被观察到有多形红斑[11]。

1. Rosenhall L. Evaluation of intolerance to analgesics, preservatives and food colorants with challenge tests. *Eur J Respir Dis* 1982; **63:** 410–19.
2. Settipane GA. Aspirin and allergic diseases: a review. *Am J Med* 1983; **74** (suppl): 102–9.
3. Michaëlsson G, Juhlin L. Urticaria induced by preservatives and dye additives in food and drugs. *Br J Dermatol* 1973; **88:** 525–32.
4. Warin RP, Smith RJ. Challenge test battery in chronic urticaria. *Br J Dermatol* 1976; **94:** 401–6.
5. Wüthrich B, Fabro L. Acetysalicylsäure-und lebensmitteladditiva-intoleranz bei urtikaria, asthma bronchiale und chronischer rhinopathie. *Schweiz Med Wochenschr* 1981; **111:** 1445–50.
6. Nethercott JR, *et al.* Airborne contact urticaria due to sodium benzoate in a pharmaceutical manufacturing plant. *J Occup Med* 1984; **26:** 734–6.
7. Lahti A, Hannuksela M. Is Benzoic acid really harmful in cases of atopy and urticaria? *Lancet* 1981; **ii:** 1055.
8. Nettis E, *et al.* Sodium benzoate-induced repeated episodes of acute urticaria/angio-oedema: randomized controlled trial. *Br J Dermatol* 2004; **151:** 898–902.
9. Moneret-Vautrin DA, *et al.* Anaphylactoid reaction to general anaesthesia: a case of intolerance to sodium benzoate. *Anaesth Intensive Care* 1982; **10:** 156–7.
10. Michils A, *et al.* Anaphylaxis with sodium benzoate. *Lancet* 1991; **337:** 1424–5.
11. Lewis MAO, *et al.* Recurrent erythema multiforme: a possible role of foodstuffs. *Br Dent J* 1989; **166:** 371–3.

新生儿 早产新生儿如果给予含有保存剂苯甲醇的静脉输液，由于苯甲醇（第1556页）的代谢产物苯甲酸的体内蓄积，会引起严重的代谢紊乱。这种危险提示，呼吸兴奋剂苯甲酸钠咖啡因注射剂（USP），不能用于新生儿[1]。

苯甲酸钠曾试用于新生儿代谢性疾病（见下文**用途和用法**）。但是，苯甲酸盐能够置换出白蛋白上的结合胆红素，导致胆红素脑病（Kernicterus）的风险增加[2]。有报道称，3名儿童由于高氨血症，意外地给予了高剂量含苯甲酸钠和苯乙酸钠静脉输液后，发生中毒[3]。这3名儿童最初表现为激动和烦躁、Kussmaul呼吸（快而深的呼吸），部分的代谢性酸中毒伴随增高的阴离子间隙。其中2名患者随后发展为脑水肿和低血压，最后死亡；另外1名患者经过血液透析后存活。

1. Edwards RC, Voegeli CJ. Inadvisability of using caffeine and sodium benzoate in neonates. *Am J Hosp Pharm* 1984; **41:** 658.
2. Schiff D, *et al.* Fixed drug combinations and the displacement of bilirubin from albumin. *Pediatrics* 1971: **48:** 139–41.
3. Praphanphoj V, *et al.* Three cases of intravenous sodium benzoate and sodium phenylacetate toxicity occurring in the treatment of acute hyperammonaemia. *J Inherit Metab Dis* 2000; **23:** 129–36.

药动学

苯甲酸盐在胃肠道吸收，在肝脏与甘氨酸结合形成马尿酸，迅速从尿中排泄。

新生儿 参考文献如下。

1. Green TP, *et al.* Disposition of sodium benzoate in newborn infants with hyperammonemia. *J Pediatr* 1983; **102:** 785–90.

用途和用法

苯甲酸盐有抗细菌和抗真菌作用。其中，未解离的苯甲酸有抗微生物活性，而且与pH相关；在pH>5时没有活性。

制剂配方包括口服制剂，苯甲酸盐作为保存剂。常用的苯甲酸和苯甲酸钠的浓度最高分别为0.2%和0.5%。食品和化妆品中也用它们作为保存剂，（有些食品中天然存在），所用的浓度相近。

复方苯甲酸软膏（BP 2010）（Whitfield's软膏）的成分是浓度为6%的苯甲酸与浓度为3%的水杨酸，长期以来用作抗真菌药（见**皮肤感染**，第497页）。苯甲酸也用于剔除腐肉和用作尿道消毒剂。

苯甲酸钠咖啡因注射剂是CNS兴奋剂，但是参考上文**不良反应和注意事项**项下的**新生儿**，应该慎用于新生儿。

苯甲酸钠是治疗先天性尿素循环缺陷引起的高氨血症药物之一。有报道称，虽然不能预防智力发育迟缓，但苯甲酸钠能减少非酮症高甘氨酸血症患者的血浆甘氨酸浓度（第2337页）。

治疗咳嗽的药物中通常含有苯甲酸钠。

高氨血症 苯甲酸钠用于治疗高氨血症（第1829页）[1～4]，须同时应用苯乙酸钠（剂量见第2333页），有的国家有二者的组合制剂。

1. Maestri NE, *et al.* Long-term survival of patients with argininosuccinate synthetase deficiency. *J Pediatr* 1995; **127:** 929–35.
2. Maestri NE, *et al.* Long-term treatment of girls with ornithine transcarbamylase deficiency. *N Engl J Med* 1996; **335:** 855–9.
3. Zammarchi E, *et al.* Neonatal onset of hyperornithinemia-hyperammonemia-homocitrullinuria syndrome with favorable outcome. *J Pediatr* 1997; **131:** 440–3.
4. Enns GM, *et al.* Survival after treatment with phenylacetate and benzoate for urea-cycle disorders. *N Engl J Med* 2007; **356:** 2282–92.

制剂

BP 2010: Benzoic Acid Solution; Compound Benzoic Acid Ointment; Tolu-flavour Solution;

USP 33: Benzoic and Salicylic Acids Ointment; Caffeine and Sodium Benzoate Injection.

专利制剂

Fr.: Broncorinol toux seche†; ***Gr.:*** Amzoate; ***Indon.:*** Topix†; Yodsaben†; ***Mex.:*** Colufase†; ***Spain:*** Pastillas Dr Andreu.

多组分制剂 ***Arg.:*** Expectosan Hierbas y Miel; Fungicida†; Ixana; No-Tos Adultos; No-Tos Infantil; Pectobron; Refenax Jarabe; Torfan H†; ***Austral.:*** Whitfields (Benzoic Acid Compound) Ointment; ***Austria:*** Acerbine; Mycopol; ***Belg.:*** Colimax†; Kamfeine†; Pholco-Mereprine; Toplexil; Tux†; ***Braz.:*** ABC Solucao†; Antimicon†; Benzomel†; Bronquidex; Bronquiogen; Cessatosse†; Dermicon; Dermycose†; Eaca Balsamico; Egotussano†; Expec; Expectobron†; Frenotosse; Fungolab; Gotas Nican†; Iodesin; Iodeto de Potassio†; Iodopulmin†; Iol†; Ipecol†; KI-Expectorante; Limao Bravo†; Micotiazol†; Micotox†; Micoz†; Peitoral Angico Pelotense†; Penetro; Po Antisseptico; Pulmoforte†; Pulmoverina†; Tiratosse†; Toplexil; Tossanil†; Tussodina†; Tussol†; Tussucalman†; Xpe SPC†; ***Canad.:*** Bronco Asmol; Larynsol; MRX†; Plax; ***Chile:*** Broncodeina; Caristop; Gotas Nican†; Gruben; Listerine; Pectoral Pasteur; Pulmagol; Summer's Eve Hierbas†; Summer's Eve Vinagre y Agua†; ***Denm.:*** Pectyl; ***Fr.:*** Broncalene; Broncalene Nourisson; Dermacide†; Dimetane Expectorant Enfant†; Dinacode avec codeine; Dinacode†; Ephydion†; Listerine†; Neo-Codion; Ozothine†; Paregorique; Passedyl; Pastiserol; Pate Suisse; Pneumaseptic; Pulmofluide Simple; Pulmosodyl; Rhinamide; Silomat†; ***Ger.:*** Gero H3 Aslan; ***Hong Kong:*** Fungifax†; Gly Thymol; Listerine; Listerine Tartar Control; Listerine Teeth and Gum Defence; ***Hung.:*** Aknesol; Glycosept; Shilajit; ***India:*** Keralin; Mycoderm; Pragmatar; Zoderm; ***Indon.:*** Kalpanax; Kopamex†; Listerine Coolmint†; Mikorex†; Sapona†; ***Irl.:*** Hemocane; Whitfield's Antifungal; ***Israel:*** Oxacatin; Pertussol; Phytoderm Compositum; Pitrisan; Pitrisol; Shiulon†; Spirit Whitfield; To-Care; Toplexil†; Tucare; Tussophedrine New Formula; ***Ital.:*** Borocaina†; Dentinale; Neo Borocillina; Paracodina; Sedocalcio; Tiocosol; ***Malaysia:*** Nixoderm; ***Mex.:*** Pulmovital; ***Mon.:*** Glyco-Thymoline; ***NZ:*** Listerine; Listerine Citrus Fresh; Listerine Tartar Control; Listerine Teeth Defence; ***Philipp.:*** Dermalin; Listerine Coolmint; Listerine Freshburst; Listerine Original; Listerine Teeth & Gum Defense; United Home Whitfield's Ointment; ***Pol.:*** Gargarin; ***Port.:*** Broncodiazina†; Codol; Drenoflux; Micaveen; ***Rus.:*** Mixture Conta Tussis for Adults (Микстура От Кашля Для Взрослых); Mosoile (Мозойл); Neo-Codion Babies (Нео-Кодион Для Младенцев)†; ***S.Afr.:*** Aserbine; Dry & Clear Medicated Skin Cleanser†; ***Singapore:*** Appelin-B12; Listerine; Listerine Cool Mint; Listerine Fresh Burst; Listerine Tartar Control; Listerine Teeth & Gum Defense; ***Spain:*** Acerbiol; Broncoformo Muco Dexa; Broncovital†; Bronquidiazina CR; Etermol Antitusivo; Neumopectolina†; Pastillas Pectorales Kely; Pazbronquial; Pulmofasa; Tos Mai; ***Switz.:*** Foral†; Gem†; Neo-DP†; Nican; Onguent aux herbes Keller; Pastilles pectorales du Dr. Welti; Phol-Tussil; Phol-Tux; Saintbois†; Toplexil†; ***Turk.:*** Artu; Fenastma; Gayabeksin; Latusin†; Nesgarin; ***UK:*** Aserbine†; Eczema Ointment; Hemocane; Potters Gees Linctus; Sanderson's Throat Specific; Toepedo; ***Ukr.:*** Tos-Mai (Тос-Май); ***USA:*** Ammonul; Atrosept; Bensal HP; Cystex; Dolsed†; MHP-A; Prosed/DS; Trac Tabs 2X†; UAA; Ucephan; Uridon Modified†; Urised†; Uriseptic; Uritact; ***Venez.:*** Acetoben; Amodion; Boramint†; Corsaben†; Dromil Sauco; Fedratal†; Isacol†; Kantol†; Metilfedrin†; Niosilin; Photoderm AKN; Pi-Fedrin; Tabonuco; Yerba Santa; Yodalmina†.

顺势疗法制法 ***Austral.:*** Elimitona; Elimitona Slim & Detox; ***Austria:*** Globuli gegen Gelenkschmerzen; ***Canad.:*** Arnica-Heel Comp; Arthritic Pain; Backache Ledum†; Backache with Arnica; Bladder Irritation; Comp-Drops 8 Uri-Tract; Homeo-Form AR; Homeodent†; Hyalgesic LBP; Hylands Low Back Pain†; Male +; Prost-X L8†; Renelix; Uri-Plus Rubia L3†; ***Chile:*** Arnica Compuesta; Artroplex; ***Fr.:*** Arthro-Drainol; Boripharm No 23; Granules Boripharm no 24†; Hepatocynesine; L 8; Ledum Complexe No 81; Natrum Carbonicum Complexe No 10; Rhus Toxicodendron Compose; Rubia Complexe No 3; Urtica Complexe No 82; ***Ger.:*** Arthrorell; Cystibosin B 48†; Girha "Schuh"†; Girheulit HM; Girheulit HOM; Hevertnier Complex N; Hevertnier Complex†; Hewerheum N; Rheucostan R; ***Switz.:*** Regenaplex Nr. 21e; Regenaplex Nr. 31b.

Benzododecinium Bromide 苯度溴铵

Benzododecinio, bromuro de. Benzyldodecyldimethylammonium bromide.

Бензододециния Бромид
$C_{21}H_{38}BrN = 384.4.$
CAS — 10328-35-5 (benzododecinium); 7281-04-1 (benzododecinium bromide).
ATC — D09AA05.
ATC Vet — QD09AA05.
UNII — IRY12B2TQ6.

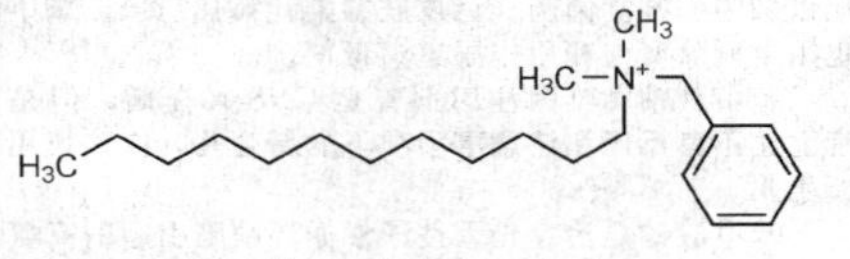

(benzododecinium)

Pharmacopoeias. In *Fr.*

Benzododecinium Chloride (*rINN*) 苯度氯铵

Benzododecinii Chloridum; Benzododécinium, Chlorure de; Cloruro de benzododecinio; Lauralkonium Chloride. Benzyldodecyldimethylammonium chloride.
Бензододециния Хлорид
$C_{21}H_{38}ClN = 340.0.$
CAS — 139-07-1.
ATC — D09AA05.
ATC Vet — QD09AA05.
UNII — Y5A751G47H.

注：劳拉氯铵（Lauralkonium Chloride）的名称也是*rINN*，是另一种季铵类化合物（$C_{29}H_{44}ClNO_2$；CAS—19486-61-4）。

简介

苯度溴铵是季铵类消毒剂，其特性类似于阳离子型表面活性剂（见**西曲溴铵**，第1558页）。漱口剂类、眼药、鼻腔喷雾和溶液中含有苯度溴铵，用于治疗轻微感染。苯度溴铵和苯度氯铵还有杀精子作用。

制剂

专利制剂

Cz.: Ajatin; **Fr.:** Rhinedrine.

多组分制剂 **Cz.:** Ophtal; **Fr.:** Prorhinel; Sedacollyre†; **Switz.:** Kemerhinose; Prorhinel.

Benzoxiquine (*USAN*, *rINN*) 苯甲酰喹

Benzoxiquina; Benzoxiquinum; NSC-3951. 8-Quinolinol benzoate (ester).
Бензоксихин
$C_{16}H_{11}NO_2 = 249.3.$
CAS — 86-75-9.
UNII — GRE0P19C3Z.

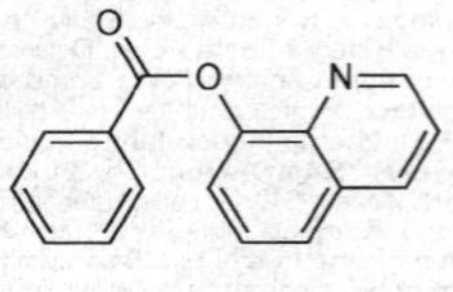

简介

苯甲酰喹是化妆品中的防腐剂，在有些多组分制剂中苯甲酰喹用于治疗真菌感染。水杨酸盐也有上述作用。

Benzoxonium Chloride (*rINN*) 苯佐氯铵

Benzoxonii Chloridum; Benzoxonium, Chlorure de; Cloruro de benzoxonio. Benzyldodecylbis(2-hydroxyethyl)ammonium chloride.
Бензоксония Хлорид
$C_{23}H_{42}ClNO_2 = 400.0.$
CAS — 19379-90-9.
ATC — A01AB14; D08AJ05.
ATC Vet — QA01AB14; QD08AJ05.
UNII — I2IMO9R11X.

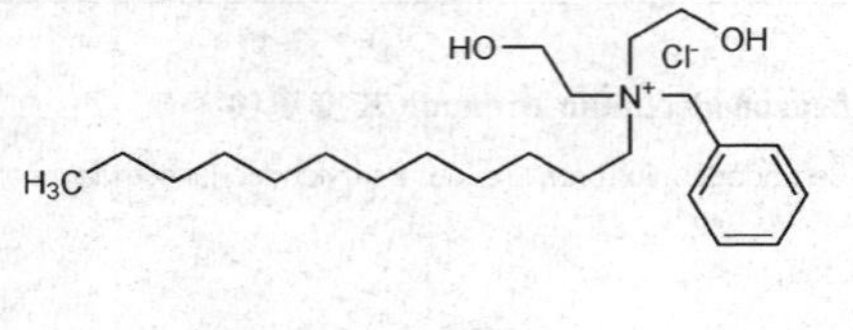

简介

苯佐氯铵是季铵类消毒剂，用于皮肤和黏膜的消毒，也用于器械的消毒。有报道，苯佐氯铵会发生过敏性接触性皮炎。

制剂

专利制剂

Belg.: Orofar; **Chile:** Bialcol; **Gr.:** Orocil; **Ital.:** Bactofen; Bialcol.

多组分制剂 **Belg.:** Orofar Lidocaine; **Chile:** Alcolex; **Cz.:** Orofar; **Gr.:** Orocil Lido; **Hung.:** Mebucain; Pedimed; Vita-Merfen†; **Israel:** Merfen; Vita-Merfen NF; **Philipp.:** Orofar-L; **Pol.:** Orofar; **Rus.:** Theraflu Lar (Терафлю Лар); **Switz.:** Mebucalets f; Mebucaliquid; Mebucaspray; Merfen; Orofar; Vita-Merfen; **Turk.:** Merfen; Vita-Merfen.

Benzyl Alcohol (*rINN*) 苯甲醇

Alcohol bencílico; Alcohol benzylicus; Alcoholum Benzylicum; Alcool Benzylique; Alkohol benzylowy; Bensylalkohol; Bentsyylialkoholi; Benzenemethanol; Benzil-alkohol; Benzilo alkoholis; Benzylalkohol; Benzylique, alcool; Fenilmetanol; Phenylcarbinol; Phenylmethanol.
Бензиловый Спирт
$C_6H_5.CH_2OH = 108.1.$
CAS — 100-51-6.
UNII — LKG8494WBH.

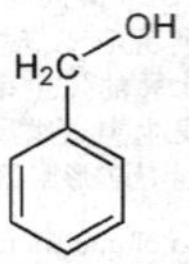

Pharmacopoeias. In *Chin., Eur.* (see p.vii), *Int.*, and *Jpn.* Also in *USNF.*

Ph. Eur. 6.8（Benzyl Alcohol） 澄清无色，油状液体。溶于水；可与乙醇、脂肪和精油混溶。在2～8℃下贮藏于充氮气的密闭容器。避光。

USNF 28（Benzyl Alcohol） 澄清无色，油状液体。略溶于水；易溶于50%的乙醇；可与乙醇、氯仿和乙醚混溶。石蕊试纸呈中性。贮藏于密闭容器中。避光。

配伍禁忌 苯甲醇与氧化剂和强酸不相容。非离子型表面活性剂会降低苯甲醇抗菌活性，而用聚乙烯容器贮藏则会使其抗菌活性彻底丧失。

稳定性 苯甲醇氧化产生苯甲醛和苯甲酸，暴露在空气中会缓慢发生氧化反应。苯甲醇高压灭菌也会产生苯甲醛。

不良反应和注意事项

苯甲醇可引起超敏反应，包括局部刺激和皮肤反应。

纯乙醇有刺激性，应小心处理；摄入或者吸入纯乙醇会引起恶心、呕吐、腹泻、头痛和眩晕，过度接触会导致呼吸衰竭和CNS抑制。但是，通常使用的苯甲醇浓度不会产生这些后果。

患者鞘内注射含有苯甲醇的药物有神经毒性作用。

用含有苯甲醇作为保存剂的溶液冲洗静脉导管时，会使早产儿出现致命的中毒综合征。因此，限制了苯甲醇在新生儿和幼儿中的应用（见下文）。

对肺的影响 有报道称，阻塞性肺疾病患者吸入含有抑菌剂苯甲醇的氯化钠溶液稀释的沙丁胺醇喷雾剂，时间超过2年的，会出现严重的支气管炎和咯血[1]。

1. Reynolds RD. Nebulizer bronchitis induced by bacteriostatic saline. *JAMA* 1990; **264:** 35.

对神经系统的影响 1名64岁的男性老年患者鞘内注射含有1.5%苯甲醇的阿糖胞苷后，很快出现迟缓性无反射性截瘫、腹股沟麻木以及下腹部疼痛[1]。用0.9%氯化钠和40mg甲泼尼龙取代100ml的CSF后，患者才完全复原。截瘫前后鞘内注射无菌蒸馏水配制的阿糖胞苷不会引起神经系统症状。在接受甲氨蝶呤或阿糖胞苷鞘内注射的20名轻截瘫病例中，有7名患者的注射液含有保存剂苯甲醇。这其中，有4名立即产生神经毒性，其他3名在6～48h内没有发生毒性。4名患者的神经毒性持续时间因人而异；1名患者症状未见好转，1名患者部分恢复，第3位患者6周后恢复，而第4位患者5天后恢复。而且，在6～48h内未见毒性的3名患者中，2位患者发生毒性后1.5～2.5h就恢复，而第3位患者只经历了很短暂的毒性作用。

1. Hahn AF, *et al.* Paraparesis following intrathecal chemotherapy. *Neurology* 1983; **33:** 1032–8.

超敏反应 苯甲醇的超敏反应已有报道[1～3]。

1. Grant JA, *et al.* Unsuspected benzyl alcohol hypersensitivity. *N Engl J Med* 1982; **306:** 108.
2. Shmunes E. Allergic dermatitis to benzyl alcohol in an injectable solution. *Arch Dermatol* 1984; **120:** 1200–1.
3. Wilson JP, *et al.* Parenteral benzyl alcohol-induced hypersensitivity reaction. *Drug Intell Clin Pharm* 1986; **20:** 689–91.

新生儿 美国的2个医疗中心[1～3]公布了在1981～1982年，20名低出生体重新生儿由于使用含有保存剂苯甲醇的溶液冲洗脐带导管，或者使用此类溶液稀释药物而死亡的情况。这些新生儿表现出中毒综合征，如代谢性酸中毒、进行性脑病、颅内出血、间歇性呼吸抑制。

FDA根据这些死亡病例[4]，建议冲洗液中不能含有苯甲醇，应该使用不含保存剂的0.9%氯化钠注射液。FDA还建议，新生儿所用的药物不能使用含苯甲醇或其他保存剂的溶液稀释，或者改变药物的成分。

那些死亡病例的报道认为[2,3]，由苯甲醇的代谢产物苯甲酸蓄积，而发育未全的肝脏又不能有效清除，因而引起中毒症状。新生儿出生体重低，却接受了相对高剂量的苯甲醇。American Academy of Pediatrics对此问题的评论[5]，认为FDA的警告是有根据的，但同时也指出，对照试验研究没有证据能够说明苯甲醇是其原因。

1. Gershanik JJ, *et al.* The gasping syndrome: benzyl alcohol (BA) poisoning? *Clin Res* 1981; **29:** 895A.
2. Brown WJ, *et al.* Fatal benzyl alcohol poisoning in a neonatal intensive care unit. *Lancet* 1982; **i:** 1250.
3. Gershanik J, *et al.* The gasping syndrome and benzyl alcohol poisoning. *N Engl J Med* 1982; **307:** 1384–8.
4. Anonymous. Benzyl alcohol may be toxic to newborns. *FDA Drug Bull* 1982; **12:** 10–11.
5. American Academy of Pediatrics. Benzyl alcohol: toxic agent in neonatal use. *Pediatrics* 1983; **72:** 356–7.

药动学

苯甲醇代谢为苯甲酸。在肝脏，苯甲酸与甘氨酸结合生成马尿酸，从尿中排泄。苯甲醛和苯甲酸是其体内的代谢副产物。

用途

苯甲醇用作抗菌性保存剂，主要对革兰阳性菌和真菌有抑菌作用。许多药物制剂应用苯甲醇，最高浓度为2%。5%或者更高浓度的苯甲醇用作增溶剂。在食品和化妆品中苯甲醇用作保存剂。10%的苯甲醇用于消毒。

除了抗菌作用外，10%的苯甲醇有微弱的局部麻醉和止痒作用。

含5%的苯甲醇制剂可用于成年人、6个月及以上的儿童的头虱病的局部治疗（第1917页）。它可灭活虱卵，7天后用第二次。

制剂

专利制剂

Canad.: Zilactin Cold Sore Gel†; **S.Afr.:** Cepacol; **USA:** Ulesfia; Zilactin; Zilactin-L.

多组分制剂 **Arg.:** Standard XXI; **Austral.:** Coso†; Soothe'n Heal; **Austria:** Dermaspray†; **Belg.:** Dermaspray†; Purigel Crisp; Purigel NF; **Chile:** Aucusik; Medikem†; Medisept†; **Denm.:** Doloproct; **Fr.:** Biseptine; Dermaspraid Antiseptique; Pastilles Medicinales Vicks; **Ger.:** Autoderm Extra; Gelipur†; Spitacid; **India:** Dicloran-MS; **Irl.:** Sudocrem; **Israel:** Otomycin; **Ital.:** Borocaina†; Foille Scottature; Foille Sole; Pitiren; Prurex; Skab 2; **S.Afr.:** Medi-Keel A; **Spain:** Acerbiol; Pastillas Antisep Garg M†; **Switz.:** Skinsept; **UK:** Sudocrem; **Ukr.:** Sudocream (Судокрем); **USA:** MouthKote O/R; Oragesic; Super Ivy Dry; Topic; Tucks.

Biclotymol (*rINN*) 双氯麝酚

Biclotimol; Biclotymolum. 2,2′-Methylenebis(6-chlorothymole).
Биклотимол
$C_{21}H_{26}Cl_2O_2 = 381.3.$
CAS — 15686-33-6.
UNII — W4K0AE8XW9.

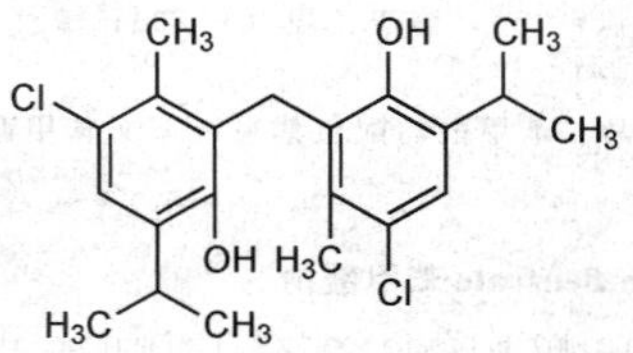

简介

双氯麝酚是酚类消毒剂，用锭剂和喷雾剂治疗口腔和咽喉感染，它也是镇咳药的成分。

制剂

专利制剂

Cz.: Hexaspray†; **Fr.:** Hexaspray; Humex Mal de Gorge; Humex†; Rhinathiol maux de gorge†; Sagaspray; Solutricine Maux de Gorge; **Hong Kong:** Hexaspray; **Port.:** Hexaspray; **Rus.:** Hexaspray (Гексаспрей); **Ukr.:** Hexaspray (Гексаспрей).

多组分制剂 ***Fr.:*** Hexalyse; Hexapneumine; Hexarhume; ***Hong Kong:*** Hexalyse; Hexapneumine; ***Rus.:*** Hexalyse (Гексализ); ***Ukr.:*** Hexalyse (Гексализ); Hexapneumine for Children (Гексапневмин Для Детей).

Brilliant Green 亮绿

CI Basic Green 1; Colour Index No. 42040; Diamond Green G; Emerald Green; Ethyl Green; Malachite Green G; Solid Green; Verde brillante; Viride Nitens. 4-(4-Diethylaminobenzhydrylidene)cyclohexa-2,5-dien-1-ylidenediethylammonium hydrogen sulphate.

Бриллиантовый Зелёный

$C_{27}H_{34}N_2O_4S$ = 482.6.

CAS — 633-03-4.

UNII — G0L543D370.

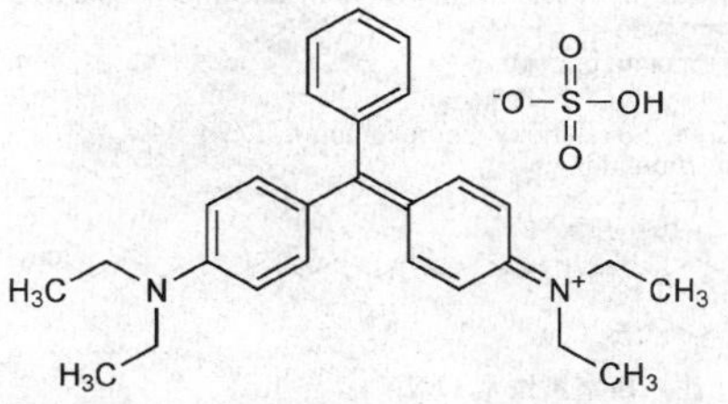

注：翡翠绿也用来表示乙酰亚砷酸铜。

简介

亮绿是三苯甲烷防腐染料，其作用机制类似于甲紫(第1576页)。血清会显著降低亮绿的活性。

以前，含0.5%亮绿和乳酸的凝胶用于治疗皮肤溃疡。

以前，含0.5%亮绿和0.5%甲紫（Bonney蓝）的醇溶液用于皮肤消毒，但是动物试验发现甲紫有致癌性，因而现在很少应用。这两种消毒液还用于手术前标记切口。

偶有报道亮绿的过敏性。

不良反应 有报道，1%亮绿用于剥脱皮肤会导致皮肤坏死，见**甲紫**的**不良反应**项下内容，第1576页。

Bromchlorophen 溴氯酚

Bromchlorophene; Bromochlorophane; Bromoclorofeno. 2,2′-Methylenebis[6-bromo-4-chlorophenol].

$C_{13}H_8Br_2Cl_2O_2$ = 426.9.

CAS — 15435-29-7.

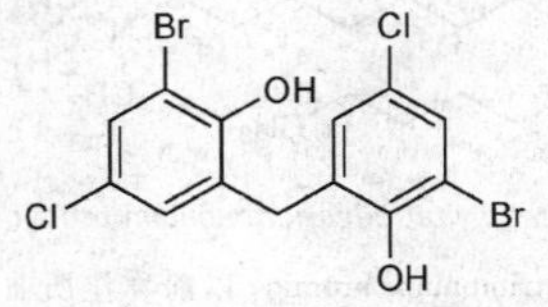

简介

溴氯酚是卤代双酚消毒剂，对革兰阳性菌的作用强于革兰阴性菌，用于手和皮肤的消毒。除臭药和牙膏中也含有溴氯酚。

制剂

多组分制剂 ***Ger.:*** Dibromol.

Bromsalans 溴柳苯胺

Bromosalicilanilidas.

CAS — 55830-61-0.

性状 溴柳苯胺是具有抗菌活性的溴化水杨苯胺中的一个系列。

Dibromsalan (*USAN*, *pINN*) 二溴沙仑

Dibromsalán; Dibromsalanum; NSC-20527. 4′,5-Dibromosalicylanilide; 5-Bromo-*N*-(4-bromophenyl)-2-hydroxybenzamide.

Дибромсалан

$C_{13}H_9Br_2NO_2$ = 371.0.

CAS — 87-12-7.

UNII — N9900K7RBT.

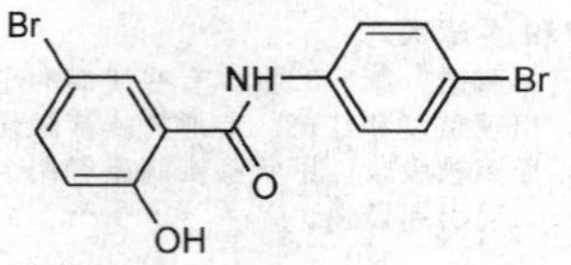

Metabromsalan (*USAN*, *pINN*) 美溴沙仑

Métabromsalan; Metabromsalán; Metabromsalanum; NSC-526280. 3,5-Dibromosalicylanilide; 3,5-Dibromo-2-hydroxy-*N*-phenylbenzamide.

Метабромсалан

$C_{13}H_9Br_2NO_2$ = 371.0.

CAS — 2577-72-2.

UNII — 8Q21Y09R21.

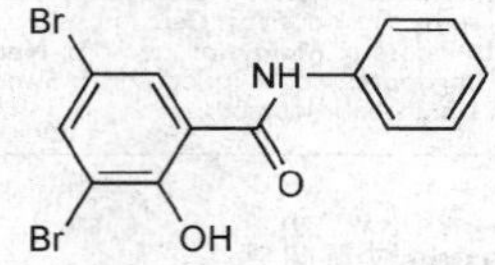

Tribromsalan (*BAN*, *USAN*, *rINN*) 三溴沙仑

ET-394; NSC-20526; TBS; Tribromsalán; Tribromsalanum. 3,4′,5-Tribromosalicylanilide; 3,5-Dibromo-*N*-(4-bromophenyl)-2-hydroxybenzamide.

Трибромсалан

$C_{13}H_8Br_3NO_2$ = 449.9.

CAS — 87-10-5.

UNII — 6MCE3VTF0O.

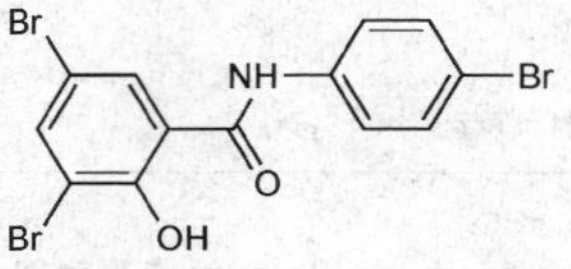

简介

溴柳苯胺类具有抗细菌和抗真菌活性，用在药皂中，但是有许多关于溴柳苯胺类引起光过敏的报道。

制剂

专利制剂

Ital.: Bergamon Sapone†.

Bronopol (*BAN*, *rINN*) 溴硝丙二醇

Bronopolum. 2-Bromo-2-nitropropane-1,3-diol.

Бронопол

$C_3H_6BrNO_4$ = 200.0.

CAS — 52-51-7.

ATC Vet — QD01AE91.

UNII — 6PU1E16C9W.

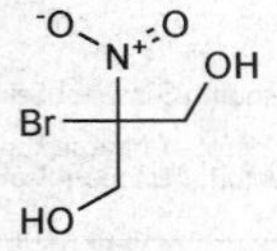

Pharmacopoeias. In *Br.* and *Pol.*

BP 2010 (Bronopol) 白色或几乎白色的结晶或晶状体粉末，无臭或几乎无臭。易溶于水和乙醇；微溶于甘油和液状石蜡。1%水溶液的pH值为5.0～7.0。避光。

配伍禁忌 亚硫酸钠、硫代硫酸钠、盐酸半胱氨酸和巯基化合物会降低溴硝丙二醇的活性。与无防护铝不相容，会影响此种包装。

稳定性 温度升高和pH>8会影响溴硝丙二醇的稳定性。

0.01%溴硝丙二醇为保存剂的乳膏和洗发香波含有游离亚硝酸盐，这是因为制剂中胺（亚硝胺）的缘故[1]。一般认为，含胺和溴硝丙二醇的制剂，如果溴硝丙二醇的浓度控制在0.01%，再加入0.2%的维生素E或0.05%的丁羟甲苯，就能减少亚硝胺的含量。

1. Dunnett PC, Telling GM. Study of the fate of bronopol and the effects of antioxidants on N-nitrosamine formation in shampoos and skin creams. *Int J Cosmet Sci* 1984; **6:** 241–7.

不良反应

溴硝丙二醇局部应用时有刺激性，有接触性皮炎的病例报道。

药动学

溴硝丙二醇局部应用时能吸收。

用途

溴硝丙二醇对许多细菌（包括铜绿假单胞菌）都有抗菌活性，但是对真菌和酵母菌的作用微弱。在洗发香波、化妆品、局部和口服制剂中溴硝丙二醇用作保存剂。药物制剂中溴硝丙二醇的浓度范围为0.01%～0.1%，常用的浓度为0.02%。在不同的工业应用（包括空调系统）中，溴硝丙二醇用作抗菌药。

制剂

多组分制剂 ***Canad.:*** Antiseptic Hand Soap.

Butylated Hydroxyanisole (*BAN*) 丁羟茴醚

BHA; Butilhidroksianizolas; Butilhidroxianisol; Butil-hidroxianizol; Butilidrossianisolo; Butylhydroxianisol; Butylhydroxyanisol; Butylhydroxyanisole; Butylhydroxyanisolum; Butylohydroksyanizol; Butyylihydroksianisoli; E320. 2-*tert*-Butyl-4-methoxyphenol; 2-(1,1-dimethylethyl)-4-methoxyphenol.

Бутилгидроксианизол

$C_{11}H_{16}O_2$ = 180.2.

CAS — 25013-16-5.

UNII — REK4960K2U.

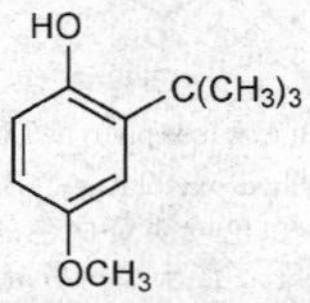

Pharmacopoeias. In *Eur.* (see p.vii) and *Int.* Also in *USNF.*

Ph. Eur. 6.8 (Butylhydroxyanisole; Butylated Hydroxyanisole BP 2010) 白色、淡黄色或者略粉红色的结晶性粉末。含有不超过10%的3-(1,1-二甲基乙基)-4-对甲氧酚。几乎不溶于水；易溶于乙醇和脂肪油；极易溶于二氯甲烷；溶于稀释的碱氢氧化物。避光。

USNF 28 (Butylated Hydroxyanisole) 白色、淡黄色，略有气味的蜡状固体。不溶于水；溶于乙醇（1∶4），溶于氯仿（1∶2），溶于乙醚（1∶1.2）；易溶于丙二醇。

配伍禁忌 丁羟茴醚与氧化剂和三价铁盐不相容。痕量金属会降低丁羟茴醚的活性。

不良反应

丁羟茴醚对眼、皮肤和黏膜有刺激，能够去除色素。也有接触性荨麻疹的报道。

致癌性 至于丁羟茴醚是否是致癌物，已经受到关注[1,2]。这些关注来源于一项研究，给啮齿类动物喂食含有浓度1%～2%丁羟茴醚的食物后，出现了贲门窦的鳞状细胞癌。而对无贲门窦的动物则未发现类似的恶性肿瘤。IARC推断[2]，丁羟茴醚对动物的致癌性证据不够充分，而且也没有资料显示对人有致癌性。

1. FAO/WHO. Evaluation of certain food additives and contaminants: thirty-third report of the joint FAO/WHO expert committee on food additives. *WHO Tech Rep Ser 776* 1989. Available at: http://libdoc.who.int/trs/WHO_TRS_776.pdf (accessed 27/08/08)
2. IARC/WHO. Some naturally occurring and synthetic food components, furocoumarins and ultraviolet radiation. *IARC monographs on the evaluation of the carcinogenic risk of chemicals to humans volume 40* 1986. Available at: http://monographs.iarc.fr/ENG/Monographs/vol40/volume40.pdf (accessed 23/05/06)

对血液的影响 有一篇与抗氧化剂（丁羟茴醚、丁羟甲苯和棓酸丙酯）相关的正铁血红蛋白血症的报道，这些抗氧化剂用于保存喂食婴儿的大豆油，见**烷基棓酸**的**不良反应**项下内容（第1553页）。

药动学

丁羟茴醚在胃肠道吸收、代谢和结合，然后通过尿排泄；丁羟茴醚进入人体24h内，只有不到1%的原形从尿中排泄。

用途

丁羟茴醚是具有抗菌活性的抗氧化剂。丁羟茴醚在化妆品、食品和药物中用作保存剂，0.02%的浓度可以部分地延缓或者预防脂肪和油脂的氧化性酸败；较高的浓度则用在精油中。丁羟茴醚也用于脂溶性维生素，防

止其活性的丧失。丁羟茴醚常常与抗氧化剂，如丁羟甲苯或棓酸，多价螯合剂或增效剂（枸橼酸）联合应用，以提高其功效。

商业供应的丁羟茴醚，用于含 2-叔和 3-叔同分异构体混合物的食品工艺中。

在食品中的应用 英国 CSM 建议，婴儿配方中不应该再用丁羟茴醚和丁羟甲苯为添加剂，因为二者不再是为经济目的而生产维生素 A 和维生素 A 酯类所必需的[1]。

1. MAFF. Food Advisory Committee: report on the review of the use of additives in foods specially prepared for infants and young children. *FdAC/REP/12*. London: HMSO, 1992.

Butylated Hydroxytoluene (*BAN*) 丁羟甲苯

BHT; Butilhidroksitoluenas; Butilhidroxitolueno; Butil-hidroxitoluol; Butylhydroxitoluen; Butylhydroxitoluenum; Butylhydroxytoluen; Butylhydroxytoluène; Butylhydroxytoluene; Butylhydroxytoluenum; Butylohydroksytoluen; Butyylihydroksitolueeni; E321. 2,6-Di-*tert*-butyl-*p*-cresol.

Бутилгидрокситолуол; Бутилированный Гидрокситолуол

$C_{15}H_{24}O$ = 220.4.

CAS — 128-37-0.

UNII — 1P9D0Z171K.

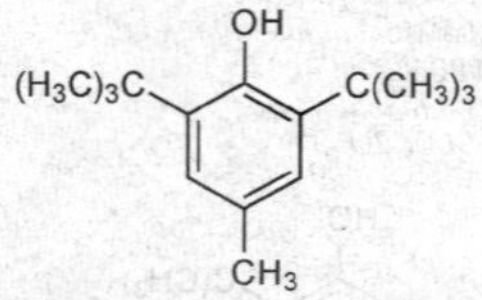

Pharmacopoeias. In *Eur.* (see p.vii) and Int. Also in *USNF.*

Ph. Eur. 6.8 （Butylhydroxytoluene; Butylated Hydroxytoluene BP 2010） 白色或淡黄白色的结晶性粉末，熔点为 69～70℃。几乎不溶于水；易溶于乙醇和植物油；极易溶于丙酮。

USNF 28 （Butylated Hydroxytoluene） 白色，稍带臭的结晶性固体。不溶于水和丙二醇；溶于乙醇（1∶4），溶于氯仿（1∶1）和乙醚（1∶1.1）。

配伍禁忌 丁羟甲苯与氧化剂和三价铁盐不相容。痕量金属也能使其丧失活性。

不良反应

参见**丁羟茴醚**，第1557页。

对血液的影响 有一篇与抗氧化剂（丁羟茴醚、丁羟甲苯和棓酸丙酯）相关的正铁血红蛋白血症的报道，这些抗氧化剂用于保存喂食婴儿的大豆油，见文**烷基棓酸**的**不良反应**项下内容（第1553页）。

毒性 1 名 22 岁的年轻妇女服下 4g 丁羟甲苯后，出现上腹部绞痛、恶心呕吐以及伴随头晕、意识错乱和短暂的意识丧失等全身虚弱症状。经过 2 天的保守治疗后，患者恢复。抗氧化剂是单纯生殖器疱疹未经批准的治疗药物[1]。

1. Shlian DM, Goldstone J. Toxicity of butylated hydroxytoluene. *N Engl J Med* 1986; **314:** 648–9.

药动学

丁羟甲苯很容易通过胃肠道吸收。主要通过尿以氧化产物葡萄糖醛酸苷的形式排泄。

用途

丁羟甲苯类似于**丁羟茴醚**（第1557页），作为抗氧化剂使用。

制剂

专利制剂

Belg.: Proseptine-Plus.

Cadexomer-Iodine (*BAN*) 卡地姆碘

Cadexomer Iodine (*USAN*); Cadexomerjod; Cadexómero yodado; Cadexomerum Iodum; Kadeksomeerijodi. 2-Hydroxymethylene cross-linked (1→4)-α-D-glucan carboxymethyl ether containing iodine.

Кадексомера-йодин

CAS — 94820-09-4.

ATC — D03AX01.

ATC Vet — QD03AX01.

不良反应和注意事项

参见**聚维酮碘**，第1582页。有些溃疡的患者使用卡地姆碘后，出现螫刺和红斑。卡地姆碘接触伤口后释放出游离碘，而碘被吸收。甲状腺疾病患者用卡地姆碘治疗需要延长，应引起警惕。

用途和用法

卡地姆碘，类似聚维酮碘（第1582页），是释放碘的载碘化合物。利用其能吸收和抗菌的特性，卡地姆碘用于治疗静脉小腿溃疡和褥疮。其制剂有粉剂、软膏剂和含 0.9%碘的糊剂；粉剂或软膏剂必须用足量，形成大概 3mm 厚的药层。治疗周期通常不超过 3 个月。

制剂

专利制剂

Austral.: Iodosorb; ***Austria:*** Iodosorb†; ***Canad.:*** Iodosorb; ***Denm.:*** Iodosorb†; ***Fin.:*** Iodosorb†; ***Fr.:*** Iodosorb†; ***Ger.:*** Iodosorb†; ***Gr.:*** Iodosorb; ***Irl.:*** Iodoflex; ***Ital.:*** Iodosorb; ***Malaysia:*** Iodosorb; ***Neth.:*** Iodosorb; ***S.Afr.:*** Iodosorb; ***Singapore:*** Iodoflex†; Iodosorb†; ***Swed.:*** Iodosorb†; ***Switz.:*** Iodosorb†; ***UK:*** Iodoflex; Iodosorb.

Calcium Peroxide 过氧化钙

Calcium Dioxide; E930.

Пероксид Кальция

CaO_2 = 72.08.

CAS — 1305-79-9;.

UNII — 7FRO2ENO91.

简介

过氧化钙的作用类似过氧化氢（第1571页）。过氧化钙用于美白牙齿的牙科产品中，也用作面粉漂白剂或改良剂。

制剂

多组分制剂 ***Arg.:*** Hexiben.

Carbaethopendecinium Bromide 卡贝溴铵

Carbethopendecinii Bromidum; Carbethoxypentadecyltrimethylammonium Bromide; Karbethopendecinium bromid. 1-Ethoxy-*N,N,N*-trimethyl-1-oxo-2-hexadecanaminium bromide.

$C_{21}H_{44}NO_2Br$ = 422.5.

CAS — 10567-02-9.

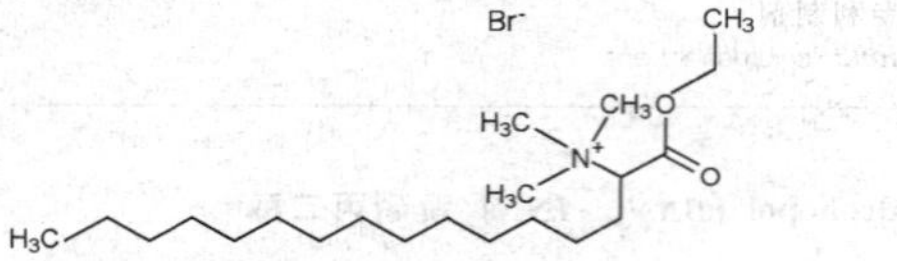

简介

卡贝溴铵是一种季铵其防腐剂，其作用和用途类似于阳离子表面活性剂（见**西曲铵**，第1558页）。它用于局部用制剂中来对皮肤和黏膜进行消毒。

制剂

专利制剂

Cz.: Mukoseptonex; Ophthalmo-Septonex; Septonex.

多组分制剂 ***Cz.:*** Mesocain; Mukoseptonex E; N-Septonex†; Ophthalmo-Septonex; Paradentol†; Septonex; Septonex Plus; Triamcinolon-Ivax.

Cetalkonium Chloride (*BAN, USAN, rINN*) 西他氯铵

Cetalkonii Chloridum; Cétalkonium, Chlorure de; Cloruro de cetalconio; NSC-32942. Benzylhexadecyldimethylammonium chloride.

Цеталкония Хлорид

$C_{25}H_{46}ClN$ = 396.1.

CAS — 122-18-9.

UNII — 85474O1N9D.

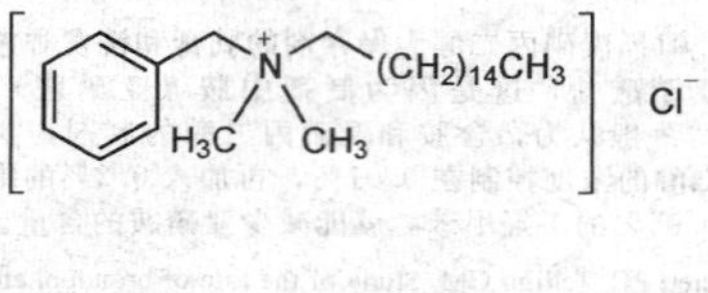

简介

西他氯铵是季铵类防腐剂，其作用和用途类似于阳离子型表面活性剂（见**西曲铵**，见1558页）。它用于多种局部用制剂，治疗口腔和咽喉部较轻微感染，也用于治疗眼感染。也用西他溴铵。

制剂

多组分制剂 ***Arg.:*** Pansoral; ***Austral.:*** Bonjela; Seda-Gel; ***Austria:*** Mundisal; ***Belg.:*** Teejel; ***Braz.:*** Pondicilina; ***Canad.:*** Bionet; ***Cz.:*** Mundisal; ***Fr.:*** Pansoral; ***Ger.:*** Mundisal†; ***Gr.:*** Mundisal; ***Hong Kong:*** Bonjela†; ***Hung.:*** Mundisal; ***Irl.:*** Bonjela; Teejel; ***Israel:*** Baby Gum; Bonjela; Teejel; ***Malaysia:*** Bonjela; ***NZ:*** Bonjela; ***Pol.:*** Sachol zel Stomatologiczny; ***Rus.:*** Cholisal (Холисал); Pansoral (Пансорал); ***S.Afr.:*** AAA†; Bonjela; ***Singapore:*** Bonjela; ***Switz.:*** Mundisal; Pansoral; Tenderdol; ***Thai.:*** Bonjela; ***UK:*** Bonjela; Bonjela Teething Gel; ***Ukr.:*** Cholisal (Холисал); ***USA:*** Babee.

Cethexonium Bromide (*rINNM*) 西塞溴铵

Bromuro de cetexonio; Cethexonii Bromidum; Céthexonium, Bromure de. Hexadecyl(2-hydroxycyclohexyl)dimethylammonium bromide.

Цетексония Бромид

$C_{24}H_{50}BrNO$ = 448.6.

CAS — 6810-42-0 (cethexonium); 1794-74-7 (cethexonium bromide).

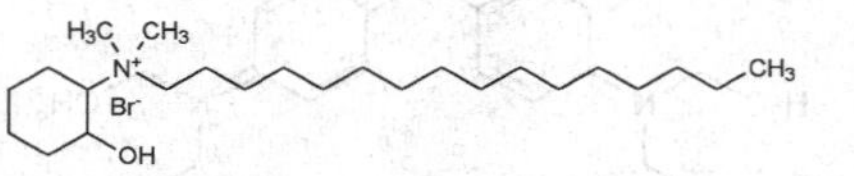

注：西塞氯铵是 *rINN*。

简介

西塞溴铵是季铵类防腐剂，其作用和用途类似于阳离子型表面活性剂（见**西曲铵**，见1558页）。西塞溴铵用于眼、鼻和咽喉部较轻微感染的局部治疗制剂中。

制剂

专利制剂

Fr.: Biocidan; Monosept; Sedacollyre.

多组分制剂 ***Fr.:*** Biocidan.

Cetrimide (*BAN, rINN*) 西曲铵

Cetrimid; Cetrimida; Cetrimidas; Cétrimide; Cetrimidum; Cetrymid; Setrimid; Setrimidi.

Цетримид

CAS — 1119-97-7 (trimethyltetradecylammonium bromide); 1119-94-4 (dodecyltrimethylammonium bromide); 8044-71-1 (cetrimide).

ATC — D08AJ04; D11AC01.

ATC Vet — QD08AJ04; QD11AC01.

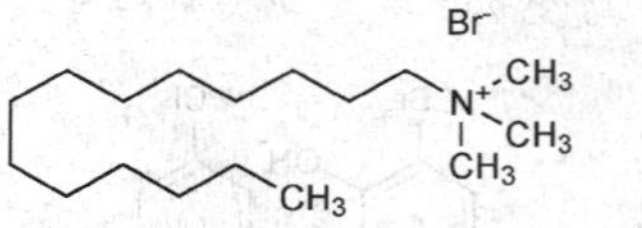

(trimethyltetradecylammonium bromide)

注：Cetrimonium bromide 以前称作西曲溴铵。西曲溴铵是溴化十六烷基三甲基铵。

Pharmacopoeias. In *Eur.* (see p.vii) and *Int.*

Br. also includes strong cetrimide solution.

Ph. Eur. 6.8 （Cetrimide） 含三甲基十四烷基铵溴化物［=溴化三甲基十四烷基铵（*rINN*）］，可能含有少量的十二烷基三甲铵溴化物和十六烷基三甲基铵溴化物（=西曲溴铵，第1558页）。白色的或几乎白色，质轻的，流动性粉末。易溶于水和乙醇。2.0%的水溶液摇动时富有泡沫。

BP 2010 （Strong Cetrimide Solution） 它是溴化十六烷基三甲铵的水溶液。含有 20%～40%（质量浓度）的溴化十六烷基三甲铵（$C_{17}H_{38}BrN$），以及 10%的乙醇或异丙醇，或两者兼有。乙醇可用工业用甲醇化酒精替代。带香味，含有色素。15℃以上贮藏。

配伍禁忌 溴化十六烷基三甲铵与肥皂和其他阴离子表面活性剂、皂土、碘、硝酸苯汞以及碱性氢氧化物不相容。水溶液会与金属发生反应。

不良反应和处置

西曲铵和其他的季铵类化合物溶液，一般不引起皮肤刺激性，但是多次使用后，有些患者对西曲铵过敏。有报道称，西曲铵粉末有刺激性。也偶有西曲铵浓溶液引起烧伤的报道。

摄入西曲铵和季铵类化合物，会引起恶心和呕吐；浓溶液还会引起食管损害和坏死。具有去极化肌松药的特点和中毒症状，表现为呼吸肌麻痹引起的呼吸困难和

发绀，甚至窒息。也会出现 CNS 抑制（有时表现为兴奋和抽搐）、低血压、昏迷，甚至死亡。偶尔的子宫内和静脉给药会导致溶血和肺栓塞。

中毒的处置措施是对症治疗。必要时给予润滑剂和稀释剂，但是应避免在催吐和灌洗的情况下给予，特别是患者摄入了浓溶液。在摄入 1h 内可考虑用活性炭。有报道称，尽管有人使用拟交感神经药，但是 CNS 兴奋剂和胆碱酯酶抑制药不能逆转西曲铵的毒性，如肌肉麻痹。皮质激素类能够减轻口咽水肿。

胞囊冲洗后的效应 西曲铵冲洗棘球囊后的不良反应有化学性腹膜炎[1]、正铁血红蛋白血症发绀[2]、代谢性酸中毒[3]。

1. Gilchrist DS. Chemical peritonitis after cetrimide washout in hydatid-cyst surgery. *Lancet* 1979; **ii:** 1374.
2. Baraka A, *et al.* Cetrimide-induced methaemoglobinaemia after surgical excision of hydatid cyst. *Lancet* 1980; **ii:** 88–9.
3. Momblano P, *et al.* Metabolic acidosis induced by cetrimonium bromide. *Lancet* 1984; **ii:** 1045.

毒性 季铵类化合物致死量估计为 1～3g[1]。

1. Arena JM. Poisonings and other health hazards associated with use of detergents. *JAMA* 1964; **190:** 56–8.

注意事项

不主张西曲铵长期和反复用于皮肤，因为可能发生过敏反应。也应该避免与眼、脑、脑脊膜和中耳接触。西曲铵仅限于外用，不能用于体腔，也不能用作灌肠剂。

季铵类化合物对手术器械和不耐热物品的消毒效果不肯定。季铵类化合物被吸收、与有机物结合或 pH 降低，其抗菌活性都会减弱。

季铵类化合物溶液不能用于软隐形眼镜消毒。

西曲铵水溶液和其他的季铵类消毒剂容易被微生物污染。为减少这种风险，配制的溶液必须消毒；或必要的话，按规定的浓度和适当的方法来新鲜配制。

管理 西曲铵粉末有刺激性；因此，建议在与粉末接触时[1]，口鼻应该戴上面罩，眼应该戴护目镜防护。

1. Jacobs JY. Work hazards from drug handling. *Pharm J* 1984; **233:** 195–6.

用途和用法

西曲铵是季铵类抗菌剂和典型的阳离子型表面活性剂。这类表面活性剂的水溶液解离为相对大的络合阳离子和较小的阴离子，其中的阳离子具有表面活性。除了乳化和去垢的特性外，季铵类化合物在较高的浓度对革兰阳性菌和革兰阴性菌有杀菌活性。有些假单胞菌有特殊耐药性，还有结核分枝杆菌株也是。西曲铵对细菌芽孢无效，抗真菌作用不确定，对有些病毒有效。

季铵类化合物在中性和微碱性的溶液中效果最好，在酸性介质中杀菌活性略微降低；乙醇能够增加其杀菌活性。

西曲铵类似于其他季铵类化合物特别是苯扎氯铵（第1556页），用于清洗皮肤、伤口（见**伤口的消毒**，第1550页）以及烧伤。上述用途的溶液浓度为 0.1%～1.0%，通常先配成浓溶液再稀释，或者制成含 0.5%西曲铵的乳膏或喷雾剂。而且，应优先考虑用西曲铵和氯己定（第1559页）的混合液，而不是前者单独的溶液。二者的混合液也用于清洗痤疮（第1505页）。

含 10%西曲铵的溶液用于去除脂溢性皮炎的鳞屑（第1511页）。

含 0.5%或 1%西曲铵的溶液用于外科手术的杀棘球剂冲洗棘球囊（见**棘球蚴病**，第128页），但有报道会出现全身的不良反应（见上文）。

西曲铵和苯扎氯铵也用于化妆品和药物制剂，如滴眼剂的保存剂以及硬质镜片的消毒剂。二者都不能用于软隐形镜片的消毒剂。

西曲铵也可制成乳化制剂，如乳化膏（BP 2010）。

制剂

BP 2010: Cetrimide Cream; Cetrimide Emulsifying Ointment; Cetrimide Solution.

专利制剂

Arg.: Boucren; Sorbicet; ***Fr.:*** Cetavlon; Sterilene; ***Gr.:*** Cetavlon; ***Hong Kong:*** Cetrol; ***Irl.:*** Vesagex; ***Malaysia:*** Dermoplex Antiseptic; ***Port.:*** Cetavlex; ***Singapore:*** Acnederm Wash; ***Turk.:*** Cetyl; ***UK:*** Cetavlex; Medi-Prep; Medicaid; Richmond Antiseptic Cream; Vesagex.

多组分制剂 ***Arg.:*** Cerosporin; Cerosporin GS†; Jabonacid; Otidrops; Otocalmia Biotic; Sincerum; ***Austral.:*** Acnederm Foaming Wash; Dimethicream; Hamilton Pine Tar with Menthol; Hamilton Skin Repair†; Medi Creme; Microshield Antiseptic†; Pro-PS†; Savlon Antiseptic; Soov Bite; Soov Burn; Soov Cream; ***Austria:*** Lemocin; Xylonor; ***Belg.:*** Lemocin; ***Canad.:*** Savlodil; Xylonor; ***Cz.:*** Hibicet Hospital Concentrate†; ***Fr.:*** Biodicaine; Dicagel; Lysocalmspray; Rectoquotane; Xogel; Xylonor; Ziacaine; Ziagel; ***Gr.:*** Hibicet; ***Hong Kong:*** Acnederm Wash; B-Gel†; Borraginol-N; DPH with Calamine; Hamilton Skin Repair†; Medicreme†; Phytocine; Soov Bite; Soov Cream; Tri-Gel†; Zinsomine; ***India:*** Iteol-3; Scabine; Scarab; Siloderm; ***Indon.:*** Benzomid; Bioacne; Borraginol-N; Borraginol-S; Neo Resiguard; Pravlon†; ***Irl.:*** Cymex; Drapolene; Hibicet; Lypsyl Cold Sore Gel; RBC†; Savlon; Sterets Tisept; Torbetol†; Xylonor; ***Israel:*** Cetrin; Savior; Septacare†; Tisept; Travasept; ***Ital.:*** Baxidin; Cetrexidin; Cetrifarm; Cetrisan; Clotramid†; Cuprosodio; Farvicett; Hibizene†; Lidocaina Spray; Panseptil; Steridol†; ***Malaysia:*** Acnederm Foaming Wash; Burnol Plus; Drapolene; Hibicet†; Norash; Soov Bite; ***Neth.:*** Hibicet concentraat; Hibicet verdunning; ***NZ:*** Acnederm Foaming Wash; Hairscience Conditioner†; Karicare Barrier Cream†; Medicreme†; Savlon; Soov Bite; Soov Burn; Soov Cream; Soov Gel; ***Philipp.:*** Drapolene; ***Rus.:*** Drapolene (Драполен); ***S.Afr.:*** Benzett; Germolene†; Hibicet†; Meditus†; Savlon; Siopel; Trochain†; Virobis†; ***Singapore:*** Burnol Plus; Drapolene; Napitol; Savlon†; Soov Bite; Soov Cream; Tisept; ***Switz.:*** Gem†; ***Thai.:*** Bacard†; Bactricide; Burnol Plus; Chlorhex-C; Clocimide; Dekka; Drapolene; Frebac†; Hibicet; Inhibac; Killa; Napilene; Septol-C; Septone†; Septrex; ***Turk.:*** Deriseptol; Drapolene†; Savlex; Savlosol; Savonol; Savrolin; Setilin; ***UK:*** Ceanel; Cetanorm; Cymex; Dermidex; Drapolene; Hibicet†; Lypsyl Cold Sore Gel; Neo Baby Cream; Quinoderm Antibacterial Face Wash; Savlon Antiseptic Cream; Savlon Antiseptic Liquid; Siopel; Tisept; Torbetol; Travasept†; ***USA:*** Scadan.

Cetrimonium Bromide (*BAN*, *rINN*) 西曲溴铵

Bromuro de cetrimonio; Cetrimonii Bromidum; Cétrimonium, Bromure de; Cetylotrimetyloamoniowy bromek; Cetyltrimethylammonium Bromide; CTAB. Hexadecyltrimethylammonium bromide.

Цетримония Бромид

$C_{19}H_{42}BrN = 364.4.$

CAS — 6899-10-1 (cetrimonium); 57-09-0 (cetrimonium bromide).

ATC — D08AJ02; R02AA17.

ATC Vet — QD08AJ02; QR02AA17.

UNII — L64N7M9BWR.

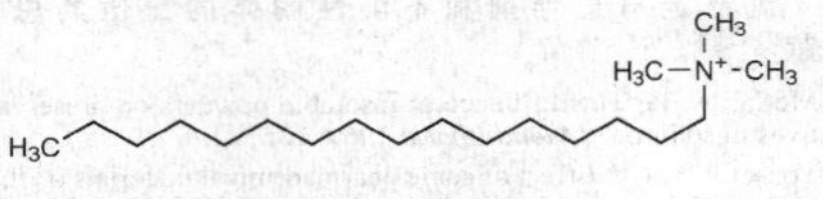

(cetrimonium)

注：西曲溴铵以前称作溴化十六烷基三甲铵（见上文）。

Pharmacopoeias. In *USNF.*

USNF 28（Cetrimonium Bromide） 白色或奶白色的、质轻的、流动性粉末，略带特征性的臭。易溶于水和乙醇；几乎不溶于乙醚。

Cetrimonium Chloride (*BAN*, *rINNM*) 西曲氯铵

Cetrimonii Chloridum; Cétrimonium, Chlorure de; Cloruro de cetrimonio. Hexadecyltrimethylammonium chloride.

Цетримония Хлорид

$C_{19}H_{42}ClN = 320.0.$

CAS — 112-02-7.

ATC — D08AJ02; R02AA17.

ATC Vet — QD08AJ02; QR02AA17.

UNII — UC9PE95IBP.

简介

西曲溴铵是季铵类防腐剂，其作用和用途类似于阳离子型表面活性剂（见**西曲铵**，第1558页）。西曲氯铵和甲苯磺酸西曲氯铵用途同西曲溴铵。

制剂

专利制剂

Braz.: Tiracaspa†; ***Ital.:*** Golaval†; Senol; Sterilene; ***Switz.:*** Aknex Cleaning Turisan.

多组分制剂 ***Arg.:*** Bagocieltas sin Anestesia†; Bagoderm; Eryteal; Klorane Bebe Eryteal; ***Austria:*** Xylestesin†; ***Belg.:*** Cetavlex; HAC; Hacdil-S; ***Braz.:*** Amigdalol; Cetrilan; Drapolene; Leucocida†; ***Canad.:*** Largal Ultra; Salvesept; ***Fr.:*** Nostril†; ***Ger.:*** Lemocin; ***Gr.:*** Buccasept; ***Indon.:*** Lemocin; ***Israel:*** Lemocin; ***Ital.:*** Golamixin; Xylonor; ***Mex.:*** Dermatolona; ***Pol.:*** Cetriscabin; ***Spain:*** Diformiltricina; Hongosan; Xylonor; ***Switz.:*** Desitur†; Lemocin; Septivon; Turexan Capilla; Xylonor; ***Venez.:*** Kertyol.

Cetylpyridinium Chloride (*BAN*, *rINN*) 西吡氯铵

Cetilpiridinio chloridas; Cetilpiridinium-klorid; Cetylpyridinii chloridum; Cetylpyridinii Chloridum Monohydricum; Cétylpyridinium, chlorure de; Cetylpyridinium-chlorid monohydrát; Cetylpyridiniumklorid; Cloruro de cetilpiridinio; Setilpiridinyum Klorür; Setyylipyridiniumkloridi. 1-Hexadecylpyridinium chloride monohydrate.

Цетилпиридиния Хлорид

$C_{21}H_{38}ClN,H_2O = 358.0.$

CAS — 7773-52-6 (cetylpyridinium); 123-03-5 (anhydrous cetylpyridinium chloride); 6004-24-6 (cetylpyridinium chloride, monohydrate).

ATC — B05CA01; D08AJ03; D09AA07; R02AA06.

ATC Vet — QB05CA01; QD08AJ03; QD09AA07; QR02AA06.

UNII — D9OM4SK49P (cetylpyridinium chloride) 6BR7T22E2S (anhydrous cetylpyridinium chloride).

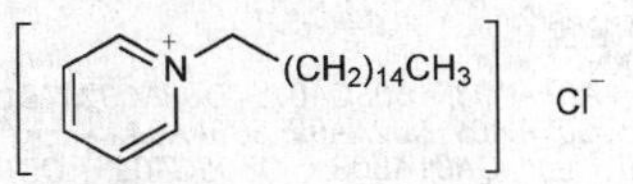

Pharmacopoeias. In *Eur.* (see p.vii) and *US.*

Ph. Eur. 6. 8（Cetylpyridinium Chloride） 白色粉末，手感类似肥皂。可溶于水，摇动时富有泡沫；可溶于乙醇。

USP 33（Cetylpyridinium Chloride） 白色粉末，略带特征性的臭。溶于水和氯仿（1∶4.5），溶于乙醇（1∶2.5）；微溶于乙醚和苯。

配伍禁忌 西吡氯铵与皂类和其他阴离子表面活性剂不相容。

简介

西吡氯铵是季铵吡啶类防腐剂，其作用和用途类似于其他的阳离子表面活性剂（见**西曲铵**，第1558页）。西吡氯铵主要用作锭剂，其溶液用于治疗口咽的轻微感染，也用于皮肤和眼感染的局部治疗。

同样地，西曲溴铵也用于轻微的口咽部疾病。

制剂

USP 33: Cetylpyridinium Chloride Lozenges; Cetylpyridinium Chloride Topical Solution.

专利制剂

Austral.: Cepacol; Lemsip Lozenges†; ***Austria:*** Dobendan; Halset; ***Braz.:*** Cepacol; Gargocetil; Laringex†; ***Canad.:*** Antiseptic Oral Rinse; Cepacol; Rince Bouche Antiseptique; Throat Lozenges; ***Chile:*** Freesept; ***Cz.:*** Halset; ***Fr.:*** Novoptine; ***Ger.:*** Dobendan; Halstabletten akute; ***Hong Kong:*** Cepacol; Cetocomp; ***Hung.:*** Halset; ***Irl.:*** Merocets; ***Ital.:*** Bat; Borocaina Gola; Cetilsan; Citromed Soap; Exil; Farin Gola; Golacetin; Golafair; Honeygola†; Neo Cepacol Pastigle; Neo Coricidin Gola†; Neo Formitrol; Periogard Plus; Physioattivo; Ragaden; Stomygen; ***Mex.:*** Trociletas; ***Norw.:*** Pyrisept; ***NZ:*** Cepacol; Lemsip Throat Lozenges; ***Pol.:*** Halset; Menthosept; Septolete Apple; Septolete Cherry; Septolete Lemon; ***Port.:*** Septus; ***Rus.:*** Septolete Neo (Септолете Нео); ***S.Afr.:*** Cepacol; Goldex Throat Lollies; Universal Throat Lollies†; ***Singapore:*** Cepacol; ***Switz.:*** Halset; ***Thai.:*** Cepacol; Hops; Orasept; ***Turk.:*** Aseptol†; Penipastil; ***UK:*** Listermint; Merocets; ***USA:*** Cepacol Mouthwash; Cepacol Throat; Choice DM Gentle Care; Scope; ***Venez.:*** Cepacol; Tablibut†.

多组分制剂 ***Arg.:*** Ernex Duo; Periodil; Solumerin; ***Austral.:*** Cepacaine; Cepacol Cough; Cepacol Plus; Difflam Anti-inflammatory Lozenges with Cough Suppressant; Difflam Lozenges; Difflam Mouth Gel; Duro-Tuss Dry Cough; Gentlees; Seda-Gel†; ***Austria:*** Coldistan; Dentinox; Gurfix; Paididont†; Tetesept†; ***Braz.:*** Cepacaina; Cepacol Menta; Cetildrops†; Dentalivio†; Fenotricin†; Lima C†; Limao Bravo†; Malvona†; Neopindin; Pondicilina; Proplax†; Psiu; Sanilin; Silencium; ***Canad.:*** Cepacol Extra Strength; Cepacol with Fluoride; Green Antiseptic Mouthwash & Gargle; Kank-A; Oral-B Anti-Bacterial with Fluoride; Throat Lozenges; ***Chile:*** Halita; Kank-Eze; Oralfresh; Pancrit; Perio-Aid c Cloruro de Cetilpiridinio; Vitis Encias Colutorio; Vitis Encias Pasta; ***Cz.:*** Brand- und Wundgel†; Calgel; Neoseptolete; Panlid; Stas†; Tetesept Angidin†; ***Fin.:*** Bafucin; ***Fr.:*** Alodont; Codotussyl Maux de Gorge†; Lysopaine; Parogencyl prevention gencives; ***Ger.:*** Brand- und Wund-Gel Eu Rho†; Dolo-Dobendan; Em-medical†; Frubienzym; Tyrosolvetten-C†; Tyrosolvetten†; Tyrosur; Wick Sulagil; ***Gr.:*** Bisoral; Rikospray Silicone; ***Hong Kong:*** Dentinox Teething Gel; Dettol; Difflam Anti-inflammatory Antibacterial Lozenges; Difflam Mouth Gel; Pharynx; ***Hung.:*** Mebucain; Tyrosur; ***Indon.:*** Sentril†; ***Irl.:*** Anbesol; Merocaine; Merocets Plus; Rinstead; Vicks Original Cough Syrup Chesty; ***Israel:*** Cepadont; Kank-A; ***Ital.:*** Delta 80 Plus†; Delta 80†; Farmagola†; Ginvapast; Gola Action; Neo-Stomygen; Oral-B Collutorio per la Protezione di Denti e Gengive; Ridiodent; Rikospray; Stomygen; Tantum Orosan; ***Jpn:*** Colgen Gargle; ***Malaysia:*** Cetylpyridinium B; Dentinox Teething Gel; Difflam Anti-inflammatory Lozenges (with Antibacterial); Difflam Anti-Inflammatory Lozenges (with cough suppressant); Difflam Mouth Gel; Orregel; Pharynx; ***Mex.:*** Cepacaina; Mentalgina; Trociletas B; ***Neth.:*** Agre-Gola; ***Norw.:*** Asell; ***NZ:*** Cepacaine; Cepacol Anaesthetic†; Cepacol Cough Discs; Cepacol Sore Throat; Difflam Anti-inflammatory Antibacterial Lozenges; Difflam Cough; Difflam Mouth Gel; Duro-Tuss Lozenges; ***Philipp.:*** Kene; Xylorinse; ***Pol.:*** Calgel; Lidodent; Orofar Max; Septolete Plus; Tetesept†; Undofen; ***Port.:*** Anbegele†; Biofluor Ortodoncia†; Biofluor Sensitive†; Dropcina; Mebocaina; ***Rus.:*** Calgel (Калгель); Grammidin with Anesthetic Neo (Граммидин с АнестетиКОм Нео); Novosept (Новосепт Форте); Septolete Plus (Септолете Плюс); ***S.Afr.:*** Anbesol†; Andolex-C; Cepacaine; Cepacol; Cepacol Cough Discs; Cetoxol†; Colphen†; Endcol Lozenges†; Medi-Kain†; Medi-Keel A; Prodol†; Vagarsol; Vicks Acta Plus†; Vicks Cough Syrup†; ***Singapore:*** Dentinox Teething Gel; Difflam Anti-inflammatory Anti-Bacterial Lozenges; Difflam Mouth Gel; Duro-Tuss Cough Lozenges; Pharynx; Soragel; ***Spain:*** Alcohocel; Babysiton; Farmalcohol; Pastillas Antisep Garg L†; Pastillas Antisep Garg M†; Silidermil†; ***Swed.:*** Bafucin; ***Switz.:*** Alodont†; Angina MCC; Anginazol; Citropain nouvelle formule; Desaquick forte†; Flavangin†; Gem nouvelle formule contre le mal de gorge; Hextriletten; Hextrimint; Impuls; Lidazon; Mebucaine; Nasex†; Neo-Angin; Neo-Angin Lido†; Otothricinol; Pastilles contre le mal de gorge; Pharmacard Family Maux de gorge†; Rotpunkt Apotheke nouvelle formule pastilles contre le mal de gorge; Swidro nouvelle formule pastilles contre le mal de gorge; Wulnasin†; Zurcher Bahnhof Apotheke pastilles contre le mal de gorge nouvelle formule; ***Thai.:*** Sentril; Sore Mouth Gel†; ***Turk.:*** Calgel; Garol; Nesgarin; Sorbeks; ***UAE:*** B-Cool; New B-Cool; ***UK:*** Adult Meltus for Chesty Coughs & Catarrh; Allens Dry Tickly Cough; Anbesol; Calgel; Dentinox Teething Gel; Kilkof; Listermint with Fluoride; Macleans Mouthguard; Meltus Expectorant; Meltus Junior Expectorant; Merocaine; Merocets Plus; Rinstead; Woodwards Teething Gel; ***Ukr.:*** Grammidin with Anaesthetic Neo (Граммидин С Анестетиком Нео); Septolete Plus (Септолете Плюс); ***USA:*** Cepacol Anesthetic†; Cepacol Maximum Strength Sore Throat; Cylex; MouthKote O/R; Orajel Mouth Aid; ***Venez.:*** Borogin; Calgel†; Cepacol-BE; Isospray; Lafarcaina; Solunovar Compuesto.

Chlorhexidine (*BAN*, *rINN*) 氯己定

Chlorhexidinum; Clorhexidina; Klooriheksidiini; Klorheksidin; Klorhexidin.

Хлоргексидин
CAS — 55-56-1.
ATC — A01AB03; B05CA02; D08AC02; D09AA12; R02AA05; S01AX09; S02AA09; S03AA04.
ATC Vet — QA01AB03; QB05CA02; QD08AC02; QD09AA12; QR02AA05; QS01AX09; QS02AA09; QS03AA04.
UNII — R4K00DY52L.

Chlorhexidine Acetate (*BANM*, *rINNM*) **醋酸氯己定**

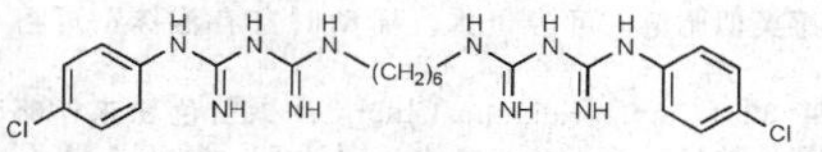

Acetato de clorhexidina; Chlorheksidino diacetatas; Chlorhexidin-diacetát; Chlorhexidine, Acétate de; Chlorhexidine Diacetate; Chlorhexidine, diacétate de; Chlorhexidini Acetas; Chlorhexidini diacetas; Chloroheksydyny octan; Klooriheksidiinidiasetaatti; Klorhexidindiacetat; Klórhexidin-diacetát. 1,1′-Hexamethylenebis[5-(4-chlorophenyl)biguanide] diacetate.
Хлоргексидина Ацетат
$C_{22}H_{30}Cl_2N_{10},2C_2H_4O_2$ = 625.6.
CAS — 56-95-1.
ATC — A01AB03; B05CA02; D08AC02; D09AA12; R02AA05; S01AX09; S02AA09; S03AA04.
ATC Vet — QA01AB03; QB05CA02; QD08AC02; QD09AA12; QR02AA05; QS01AX09; QS02AA09; QS03AA04.
UNII — 5908ZUF22Y.

Pharmacopoeias. In *Chin.*, *Eur.* (see p.vii), *Int.*, and *US*.

Ph. Eur. 6. 8 (Chlorhexidine Diacetate) 白色或几乎白色的微晶性粉末。略溶于水；溶于乙醇；微溶于甘油和丙二醇。

USP 33 (Chlorhexidine Acetate) 白色或几乎白色的微晶粉末。略溶于水；溶于乙醇；微溶于丙三醇和丙二醇。

配伍禁忌 氯己定盐的配伍禁忌在下文**盐酸氯己定**项下讨论。

稳定性 氯己定盐的稳定性在下文**盐酸氯己定**项下讨论。

Chlorhexidine Gluconate (*BANM*, *USAN*, *rINNM*) **葡糖酸氯己定**

Chlorheksidino digliukonato tirpalas; Chlorhexidin-diglukonát; Chlorhexidine Digluconate; Chlorhexidine, digluconate de; Chlorhexidine, Gluconate de; Chlorhexidini digluconas; Chlorhexidini Digluconatis Solutio; Chlorhexidini Gluconas; Chloroheksydyny diglukonianu roztwór; Gluconato de clorhexidina; Klooriheksidiinidiglukonaattiliuos; Klorheksidin Glukonat; Klorhexidindiglukonatlösning; Klórhexidin-diglükonát-oldat. 1,1′-Hexamethylenebis[5-(4-chlorophenyl)biguanide] digluconate.
Хлоргексидина Глюконат
$C_{22}H_{30}Cl_2N_{10},2C_6H_{12}O_7$ = 897.8.
CAS — 18472-51-0.
ATC — A01AB03; B05CA02; D08AC02; D09AA12; R02AA05; S01AX09; S02AA09; S03AA04.
ATC Vet — QA01AB03; QB05CA02; QD08AC02; QD09AA12; QR02AA05; QS01AX09; QS02AA09; QS03AA04.
UNII — MOR84MUD8E.

Pharmacopoeias. *Chin.*, *Eur.* (see p.vii), *Jpn*, and *US* include a solution which contains 19 to 21% of chlorhexidine gluconate.

Ph. Eur. 6. 8 (Chlorhexidine Digluconate Solution; Chlorhexidini Digluconatis Solution; Chlorhexidine Gluconate Solution BP 2010) 水溶液葡糖酸氯己定的含量在190～210g/L。几乎无色或略带黄色的液体。可与水混溶，溶于乙醇（≤1∶5），溶于丙酮（≤1∶3）。稀释的5%（体积分数）水溶液的pH值为5.5～7.0。避光。

USP 33 (Chlorhexidine Gluconate Solution) 水溶液含有19%～21%的葡糖酸氯己定。几乎无色或略带黄色的清澈液体。可与水和醋酸混溶，溶于无水乙醇（1∶5），溶于丙酮（1∶3）；无水乙醇或丙酮再增加会出现浑浊。5%（体积分数）水溶液的pH值为5.5～7.0。贮藏于密闭容器中。避光。

配伍禁忌 氯己定盐的配伍禁忌在下文**盐酸氯己定**项下讨论。

稳定性 氯己定盐的稳定性在下文**盐酸氯己定**项下讨论。

灭菌 商用的浓溶液稀释后必须高压灭菌。

Chlorhexidine Hydrochloride (*BANM*, *USAN*, *rINNM*) **盐酸氯己定**

AY-5312; Chlorheksidino dihidrochloridas; Chlorhexidin-dihydrochlorid; Chlorhexidine, Chlorhydrate de; Chlorhexidine, dichlorhydrate de; Chlorhexidine Dihydrochloride; Chlorhexidini dihydrochloridum; Chlorhexidini Hydrochloridum; Hidrocloruro de clorhexidina; Klooriheksidiinidihydrokloridi; Klorheksidin Hidroklorür; Klórhexidin dihidroklorid; Klorhexidindihydroklorid. 1,1′-Hexamethylenebis[5-(4-chlorophenyl)biguanide] dihydrochloride.
Хлоргексидина Гидрохлорид
$C_{22}H_{30}Cl_2N_{10},2HCl$ = 578.4.
CAS — 3697-42-5.
ATC — A01AB03; B05CA02; D08AC02; D09AA12; R02AA05; S01AX09; S02AA09; S03AA04.
ATC Vet — QA01AB03; QB05CA02; QD08AC02; QD09AA12; QR02AA05; QS01AX09; QS02AA09; QS03AA04.
UNII — E64XL9U38K.

Pharmacopoeias. In *Eur.* (see p.vii), *Int.*, *Jpn*, and *US*.

Ph. Eur. 6. 8 (Chlorhexidine Dihydrochloride; Chlorhexidine Hydrochloride BP 2010) 白色或几乎白色的结晶性粉末。略溶于水和丙二醇；极微溶于乙醇。

USP 33 (Chlorhexidine Hydrochloride) 白色或几乎白色的晶状粉末。略溶于水和丙二醇；极微溶于乙醇。避光。

配伍禁忌 氯己定盐与皂类和其他的阴离子材料不相容。悬浮剂［如藻（朊）酸盐和西黄芪树胶］、不溶性粉末（如白陶土）、不溶性化合物（如钙、镁和锌）会降低氯己定的活性。氯己定与碘化钾不相容。0.05%的氯己定盐溶液与硼酸盐、碳酸氢盐、碳酸盐、氯化物、枸橼酸盐、硝酸盐、磷酸盐和硫酸盐不相容，会生成溶解度低的盐类在溶液中析出。0.01%或者更稀的溶液，能溶于这些盐类。在硬水中会形成不溶性的盐类。软木塞会使氯己定盐灭活。

氯己定与悬浮剂和不溶性固体的配伍禁忌见文献[1～3]。

1. McCarthy TJ. The influence of insoluble powders on preservatives in solution. *J Mond Pharm* 1969; **12:** 321–8.
2. Yousef RT, *et al.* Effect of some pharmaceutical materials on the bactericidal activities of preservatives. *Can J Pharm Sci* 1973; **8:** 54–6.
3. McCarthy TJ, Myburgh JA. The effect of tragacanth gel on preservative activity. *Pharm Weekbl* 1974; **109:** 265–8.

稳定性 氯己定和氯己定盐在常温下贮藏稳定，但是加热会分解出痕量的4-氯苯胺。盐酸氯己定较氯己定不易分解，150℃温度下加热1h都不会生成4-氯苯胺。

氯己定盐的水溶液分解生成大量的4-氯苯胺，加热和pH值升高会加速其分解。

不良反应和处置

偶有报道皮肤对氯己定过敏。局部应用氯己定的严重超敏反应，包括过敏性休克，罕有报道。氯己定浓溶液对结膜和黏膜有刺激性。含氯己定的牙科凝胶剂和漱口剂会引起舌头、牙齿和硅酸盐或者合成的牙科复原材料可逆性地脱色。开始用氯己定时，会有短暂的味觉紊乱和舌头灼热感。有报道，漱口剂会引起口腔脱屑和偶尔的腮腺肿胀。如果发生口腔脱屑，应将漱口剂稀释1倍，反应就会减轻。

摄入氯己定的主要反应是黏膜刺激，由于胃肠道的吸收很少（见下文**中毒**），全身的毒性罕见。有报道，氯己定意外地进入静脉引起溶血。急性误服时，建议用湿润剂洗胃；但是，另一些专家建议不洗胃，因为会增加黏膜刺激的风险。可以饮用少量的牛奶或水。

对眼的影响 据报道，4位患者术前颜面皮肤用葡糖酸氯己定消毒后，角膜受损[1]。另有报道，3位患者[2]不经意地用氯己定灌注眼内时，导致角膜内皮严重受损，其中的2位不得不进行角膜移植。氯己定的其他副作用还包括明显的虹膜萎缩、前房变扁、角膜后膜变扁；1位患者出现眼内压升高。还有报道[3]，患者用0.02%葡糖酸氯己定和0.1%普罗帕脒滴眼剂治疗棘阿米巴角膜炎8周后，出现进行性的溃疡性角膜炎，角膜上皮几乎完全脱落。2位[4]患者用上述药物治疗4～6周后，出现角膜深度边缘性溃疡，而且均需进行全层角膜移植；摘除角膜后，均表现为成熟的白内障和萎缩的虹膜。由于上述病例的相似性，因而认为其并发症的发生是由氯己定引起，而不是阿米巴诱导的炎症所致。

1. Tabor E, *et al.* Corneal damage due to eye contact with chlorhexidine gluconate. *JAMA* 1989; **261:** 557–8.
2. Anders N, Wollensak J. Inadvertent use of chlorhexidine instead of balanced salt solution for intraocular irrigation. *J Cataract Refract Surg* 1997; **23:** 959–62.
3. Murthy S, *et al.* Progressive ulcerative keratitis related to the use of topical chlorhexidine gluconate (0.02%). *Cornea* 2002; **21:** 237–9.
4. Ehlers N, Hjortdal J. Are cataract and iris atrophy toxic complications of medical treatment of acanthamoeba keratitis? *Acta Ophthalmol Scand* 2004; **82:** 228–31.

对鼻的影响 垂体腺瘤患者，经蝶骨的手术术前用葡糖酸氯己定溶液消毒鼻腔，引起了短暂的嗅觉减退（嗅觉敏感性降低）[1]。

1. Yamagishi M, *et al.* Impairment of olfactory epithelium treated with chlorhexidine digluconate (Hibitane). *Pract Otol* 1985; **78:** 399–409.

超敏反应 局部使用氯己定[1]，以及应用含氯己定的尿道润滑剂引起的速发型和迟发型超敏反应都有报道[2]。但是，即使频繁地应用氯己定，超敏反应的发生率也很低。迟发型超敏反应，如接触性皮炎，固定的药疹和光敏反应比速发型超敏反应（急性荨麻疹、血管性水肿、会发展为过敏性休克的支气管痉挛）普遍[1,3]。

手术消毒时也会发生速发型超敏反应。超敏反应在手术开始后15～45min内发生，症状包括低血压、荨麻疹、心动过速、支气管痉挛、有时还会发生过敏性休克、心血管性虚脱或者心搏骤停[3,4]。基于发生在美国和其他国家的不良反应事件报道，1998年FDA发布了大众公告[5]，警告用氯己定浸透的静脉内导管、局部抗菌的皮肤敷料和植入的抗菌心脏修补网状织物，可能会导致发生潜在的超敏反应。

职业性哮喘也与含醇的氯己定喷雾剂有关[6]。

1. Krautheim AB, *et al.* Chlorhexidine anaphylaxis: case report and review of the literature. *Contact Dermatitis* 2004; **50:** 113–16.
2. Jayathillake A, *et al.* Allergy to chlorhexidine gluconate in urethral gel: report of four cases and review of the literature. *Urology* 2003; **61:** 837iv–837vi.
3. Beaudouin E, *et al.* Immediate hypersensitivity to chlorhexidine: literature review. *Allerg Immunol (Paris)* 2004; **36:** 123–6.
4. Chisholm DG, *et al.* Intranasal chlorhexidine resulting in an anaphylactic circulatory arrest. *BMJ* 1997; **315:** 785.
5. FDA. FDA Public Health notice potential hypersensitivity reactions to chlorhexidine-impregnated medical devices (issued 11th March, 1998). Available at: http://www.fda.gov/MedicalDevices/Safety/AlertsandNotices/PublicHealthNotifications/UCM062306 (accessed 11/05/10)
6. Waclawski ER, *et al.* Occupational asthma in nurses caused by chlorhexidine and alcohol aerosols. *BMJ* 1989; **298:** 929–30.

中毒 婴儿摄入氯己定盐的不良反应，包括发绀和心动过缓等一系列复杂症候群[1]。该婴儿的母亲曾经在乳房上喷雾氯己定预防乳腺炎。与之不同的是，1名89岁的老年妇女误喝30ml含4%葡糖酸氯己定和4%异丙醇的溶液后，只表现为轻度的眩晕、罕见的大笑以及胃口大开[2]。一项观察[3]试验，7名成年人故意喝下含3%西曲溴铵和0.3%葡糖酸氯己定的商业性混合溶液，结果出现的症状包括恶心、呕吐、咽痛和腹痛等普遍较轻[3]。也有报道，有位患者在术前用含4%葡糖酸氯己定的皮肤消毒剂漱口时误服，结果导致胃炎[4]。

另1位患者喝下150ml的葡糖酸氯己定溶液，相当于30g的纯品，出现了严重的反应[5]。摄入5天后，除了咽部水肿和坏死性食管损伤外，患者的转氨酶升高至正常的30倍，1周后仍然为正常的8倍，1个月后，患者血清天冬氨酸转氨酶恢复正常，但血清丙氨酸转氨酶水平还是正常的3倍。6个月后，转氨酶水平才完全恢复正常。在转氨酶水平最高时进行了肝脏活组织检查，呈现出弥散性脂肪变性和小叶性肝炎，表明从胃肠道吸收的高浓度氯己定足以使肝坏死。1位80岁的老年妇女误食200ml的5%葡糖酸氯己定溶液，在5h内出现自发性的呕吐以及伴随急性呼吸窘迫综合征[6]。尽管进行了支持治疗，患者的情况仍然恶化，出现休克和代谢性酸中毒，12h后死于心脏停搏。

1位行结肠切除术的67岁男性患者，在意外地静脉注射4ml 20%葡糖酸氯己定的溶液后，出现急性呼吸窘迫综合征[7]。尽管连续3天都进行了血浆置换，但是患者仍然出现了呼吸衰竭。第3天开始用静-动脉体外膜式人工氧合法，72h后患者好转，最后完全恢复。

1. Quinn MW, Bini RM. Bradycardia associated with chlorhexidine spray. *Arch Dis Child* 1989; **64:** 892–3.
2. Emerson D, Pierce C. A case of a single ingestion of 4% Hibiclens. *Vet Hum Toxicol* 1988; **30:** 583.
3. Chan TYK. Poisoning due to Savlon (cetrimide) liquid. *Hum Exp Toxicol* 1994; **13:** 681–2.
4. Roche S, *et al.* Chlorhexidine-induced gastritis. *Postgrad Med J* 1991; **67:** 210–11.
5. Massano G, *et al.* Striking aminotransferase rise after chlorhexidine self-poisoning. *Lancet* 1982; **i:** 289.
6. Hirata K, Kurokawa A. Chlorhexidine gluconate ingestion resulting in fatal respiratory distress syndrome. *Vet Hum Toxicol* 2002; **44:** 89–91.
7. Ishigami S, *et al.* Intravenous chlorhexidine gluconate causing acute respiratory distress syndrome. *J Toxicol Clin Toxicol* 2001; **39:** 77–80.

注意事项

由于有刺激性，建议在脑、脑脊膜、中耳和其他敏感组织不用氯己定。也不能与眼接触，除非专用于眼的稀溶液。虽然氯己定可以和其他消毒液合并使用（见**隐形眼镜的护理**，第1548页），但它能通过软隐形镜片吸收，引起眼刺激症状。浸泡在氯己定溶液中的注射器和针头在使用前，必须用无菌注射水或生理盐水彻底冲洗。

氯己定盐的水溶液有可能被微生物污染。为了减少这种风险，应该用灭菌制剂，如果必要的话，特定浓度的氯己定盐溶液必须新鲜配制，在贮藏或稀释时必须采取适当的措施预防污染。

用于器械贮存的氯己定水溶液必须含0.1%的亚硝酸钠以防生锈，而且7天必须换液。商用5%的浓度含有非离子型表面活性剂，用以防硬水稀释时产生沉淀，此类氯己定不能用于体腔或含有黏合玻璃成分的器械消毒，可用浓度为20%的氯己定稀释使用。

污染 6位患者应用污染的重蒸馏水配制0.05%氯己定溶液后，出现 *Ralstonia pickettii*（*Burkholderia pickettii*；*Pseudomonas pickettii*）败血症，该溶液用于静脉穿刺前的皮肤消毒，而0.05%的氯己定溶液未经过灭菌是不能用于皮肤消毒的[1]。2位患者应用同样的氯己定洗手液后，血 *Burkholderia cepacia*（*Pseudomonas cepacia*）菌培养结果呈阳性[2]。进一步的研究表明，该洗手液仅在稀释后才适合假单胞菌的生长[3]。

1. Kahan A, *et al.* Is chlorhexidine an essential drug? *Lancet* 1984; **ii:** 759–60.
2. Gosden PE, Norman P. Pseudobacteraemia associated with contaminated skin cleansing agent. *Lancet* 1985; **ii** 671–2.
3. Norman P, *et al.* Pseudobacteraemia associated with contaminated skin cleansing agent. *Lancet* 1986; **i:** 209.

新生儿 与早产儿脐动脉导管插入（术）相关的皮肤出血坏死，是由于乙醇的损害。患儿使用了含0.5%的氯己定的70%酒精为消毒剂[1]。

参考氯己定在新生儿和婴儿的局部应用中的经皮吸收，见下文**药动学**。

1. Harpin V, Rutter N. Percutaneous alcohol absorption and skin necrosis in a preterm infant. *Arch Dis Child* 1982; **57:** 477–9.

口腔卫生 由于牙膏含有阴离子表面活性剂，如十二烷基硫酸盐，因此与氯己定不相容。为了不降低氯己定的祛斑效果，建议在刷牙至少30min后再用氯己定口腔制剂清洗[1]。

1. Barkvoll P, *et al.* Interaction between chlorhexidine digluconate and sodium lauryl sulfate in vivo. *J Clin Periodontol* 1989; **16:** 593–5.

洗涤注意事项 与氯己定溶液接触的织物如果用次氯酸盐漂白，会退色。应该用过氧化物类漂白剂。

药动学

氯己定经胃肠道和皮肤吸收很少。

新生儿 偶有氯己定在新生儿和婴儿经皮吸收的研究报道，在使用了4%葡糖酸氯己定（*Hibiscrub*）洗涤液的24名婴儿中，有5名婴儿静脉血中检测到低浓度的氯己定，但未观察到不良反应[1]。局部应用含1%氯己定粉末的新生儿在静脉血中检测到低浓度的氯己定[2]。用1%的氯己定乙醇溶液护理早产儿（但不是足月儿）脐带时，也观察到了氯己定的经皮吸收现象；而使用含1%的氯己定和3%氧化锌的撒粉，则没有经皮吸收[3]。

1. Cowen J, *et al.* Absorption of chlorhexidine from the intact skin of newborn infants. *Arch Dis Child* 1979; **54:** 379–83.
2. Alder VG, *et al.* Comparison of hexachlorophane and chlorhexidine powders in prevention of neonatal infection. *Arch Dis Child* 1980; **55:** 277–80.
3. Aggett PJ, *et al.* Percutaneous absorption of chlorhexidine in neonatal cord care. *Arch Dis Child* 1981; **56:** 878–91.

用途和用法

氯己定是二双胍防腐剂和消毒剂，能够杀灭或抑制广谱的革兰阳性和革兰阴性菌。其对革兰阳性菌的作用强于革兰阴性菌，对某些假单胞菌（属）和变形杆菌的作用较弱，对分枝杆菌无效。氯己定能够抑制有些病毒，对真菌也有效。在室温下对细菌芽孢无效。氯己定在中性和略微偏酸的环境中活性最强。氯己定与西曲溴铵（第1558页）联合应用，以及醇溶液都能增强其作用。

氯己定制成洗剂、洗刷剂和乳膏，用于消毒和清洗皮肤以及伤口（第1511页）；也制成口腔凝胶剂、喷雾剂和漱口剂，用于口腔感染包括念珠菌病，以及减少牙菌斑蓄积。氯己定也和新霉素一起使用，以清除葡萄球菌向鼻腔的迁徙（第185页），氯己定还用于隐形镜片的消毒（见上文的**注意事项**）。有人建议氯己定和普罗帕脒依西酸盐联合应用，治疗棘阿米巴角膜炎，以及用作杀精子药来预防HIV感染者的传播（见 **HIV感染的预防**，第827页）。

0.5%的醋酸氯己定乙醇（70%）溶液，或者2%～4%葡糖酸氯己定洗涤液用于术前皮肤消毒和洗手。0.05%的醋酸氯己定或葡糖酸氯己定溶液用作伤口、烧伤或者其他的皮肤损伤及疾病的消毒，或者用0.5%的醋酸氯己定溶液浸泡纱布敷料，或者用含1%的醋酸氯己定或葡糖酸氯己定的乳膏或粉末。也用含0.015%的醋酸氯己定或葡糖酸氯己定和0.15%西曲溴铵制剂，用于皮肤和伤口的清洗和消毒。产科学用0.05%葡糖酸氯己定水溶液或1%的氯己定乳膏，此乳膏也用作防止手部细菌感染的屏障。

1%的牙科凝胶、0.2%口腔喷雾剂用于预防菌斑，预防和治疗龈炎，以及治疗口腔念珠菌病的0.1%～0.2%的漱口剂中都含有葡糖酸氯己定。含2.5mg葡糖酸氯己定的缓释制剂，用于插入牙周袋，已经上市。

0.02%的氯己定溶液用于尿路感染的膀胱冲洗。含0.25%葡糖酸氯己定和盐酸利多卡因的凝胶用于导管插入（术）和膀胱镜检查。

醋酸氯己定溶液或0.5%葡糖酸氯己定乙醇（70%）溶液浸泡2min，用于清洁器械的紧急消毒。0.05%氯己定水溶液（含0.1%亚硝酸钠以防生锈）浸泡30min，用于清洁器械的贮藏和消毒。

0.01%醋酸氯己定或葡糖酸氯己定溶液，用作滴眼剂中的抗菌性保存剂。含0.002%～0.006%葡糖酸氯己定溶液也用于亲水的隐形镜片消毒。

棘阿米巴属感染 正如第791页讨论的，棘阿米巴角膜炎已有最适合的抗阿米巴治疗药。最常用的是普罗帕脒依西酸盐，通常与双胍类联合应用。一项对12位佩戴隐形眼镜的棘阿米巴角膜炎患者的多中心研究[1]，评价了0.02%氯己定和0.1%普罗帕脒联合局部应用效果。这些患者治疗了2～6个月，消退迹象在5～28周（平均11周）内出现。症状在1～7周内消退（平均3周）；治疗3周后，患者的疼痛、畏光和眼睑肿胀显著减轻。所有患者未出现药物毒性。但是，此浓度的氯己定对角膜的可能毒性还是备受关注（见上文的**不良反应和处置**）。

氯己定也是抗棘阿米巴属的有效消毒剂，而且对隐形眼镜贮藏期间所污染的绝大多数细菌都有效[2]。

氯己定还用于棘阿米巴感染[3]播散所引起的皮肤病变系统治疗的辅助剂（第792页）。

1. Seal D, *et al.* Successful medical therapy of Acanthamoeba keratitis with topical chlorhexidine and propamidine. *Eye* 1996; **10:** 413–21.
2. Seal DV. Acanthamoeba keratitis. *BMJ* 1994; **308:** 1116–17.
3. Slater CA, *et al.* Brief report: successful treatment of disseminated Acanthamoeba infection in an immunocompromised patient. *N Engl J Med* 1994; **331:** 85–7.

避孕 有报道，氯己定型的二双胍类在低至1mg/ml的浓度都能弥散至宫颈黏液，阻止精子穿过宫颈[1]。较高浓度的氯己定能改变黏液的结构，产生屏障阻止精子和氯己定的通过。氯己定离体抑制精子活性的效能相当于壬苯醇醚9，但是与含有壬苯醇醚9杀精子药不同的是，它倾向于细流，缓慢地清除阴道氯己定[2]。由于氯己定不会破坏阴道上皮组织，以及在体外低浓度就能对抗HIV病毒，因此有减少HIV传播的潜能[2]。对避孕的研究包括对杀精子药的研究，表明氯己定不是特别有效的手段，除非与其他避孕措施合并应用，见第2004页。

1. Pearson RM. Update on vaginal spermicides. *Pharm J* 1985; **234:** 686–7.
2. Anonymous. Multipurpose spermicides. *Lancet* 1992; **340:** 211–13.

消毒 使用0.5%葡糖酸氯己定乙醇（95%）溶液后，手上的活菌计数平均减少97.9%[1]。而使用0.5%葡糖酸氯己定水溶液后活菌计数（减少65.1%）或4%洗涤剂溶液（减少86.7%）的效果则没有这么显著。在一项加强监护病房中进行的预防医院感染的研究中，发现手的消毒用4%葡糖酸氯己定似乎比用60%异丙醇和肥皂效果更好，但是这个结果部分是由于氯己定的洗手顺序较为合理[2]。在另一项研究中[3]，与仅用洗涤剂清洗相比，手术前合并使用4%洗涤剂清洗全身也不能减少患者伤口感染的机会。

1%氯己定鼻乳膏不能控制神经外科病房的耐甲氧西林的金黄色葡萄球菌流行[4]，氯己定洗手肥皂也不能控制新生儿重症监护室的耐甲氧西林和耐庆大霉素的金黄色葡萄球菌的暴发[5]。在分别使用了莫匹罗星鼻剂和六氯酚洗手液后，微生物仍然紧随其后定植。

1. Lowbury EJL, *et al.* Preoperative disinfection of surgeons' hands: use of alcoholic solutions and effects of gloves on skin flora. *BMJ* 1974; **4:** 369–72.
2. Doebbeling BN, *et al.* Comparative efficacy of alternative hand-washing agents in reducing nosocomial infections in intensive care units. *N Engl J Med* 1992; **327:** 88–93.
3. The European Working Party on Control of Hospital Infections. A comparison of the effects of preoperative whole-body bathing with detergent alone and with detergent containing chlorhexidine gluconate on the frequency of wound infections after clean surgery. *J Hosp Infect* 1988; **11:** 310–20.
4. Duckworth G. New method for typing Staphylococcus aureus resistant to methicillin. *BMJ* 1986; **293:** 885.
5. Reboli AC, *et al.* Epidemic methicillin-gentamicin-resistant Staphylococcus aureus in a neonatal intensive care unit. *Am J Dis Child* 1989; **143:** 34–9.

注射部位和导管的消毒 见第1549页。

心内膜炎 有些指南[1]推荐口腔含0.2%的氯己定漱口水1min，作为辅助抗菌措施，预防牙科手术时感染心内膜炎。但是，后来的指南[2,3]认为这种局部抗菌冲洗无效，不推荐使用。此类患者需要戴防护面罩，具体的在第159页讨论。

1. Gould FK, *et al.* Guidelines for the prevention of endocarditis: report of the Working Party of the British Society for Antimicrobial Chemotherapy. *J Antimicrob Chemother* 2006; **57:** 1035–42. Also available at: http://jac.oxfordjournals.org/cgi/reprint/dkl121v1.pdf (accessed 23/06/10)
2. Wilson W, *et al.* Prevention of infective endocarditis: guidelines from the American Heart Association: a guideline from the American Heart Association Rheumatic Fever, Endocarditis, and Kawasaki Disease Committee, Council on Cardiovascular Disease in the Young, and the Council on Clinical Cardiology, Council on Cardiovascular Surgery and Anesthesia, and the Quality of Care and Outcomes Research Interdisciplinary Working Group. *Circulation* 2007; **116:** 1736–54. Also available at: http://circ.ahajournals.org/cgi/reprint/116/15/1736.pdf (accessed 23/06/10)
3. NICE. Prophylaxis against infective endocarditis: antimicrobial prophylaxis against infective endocarditis in adults and children undergoing interventional procedures (issued March 2008). Available at: http://www.nice.org.uk/nicemedia/pdf/CG64NICEguidance.pdf (accessed 23/06/10)

口腔疾病 氯己定漱口剂、喷雾剂和凝胶剂用于预防牙菌斑蓄积（见**口腔感染**，第171页）。早期的研究[1～4]表明，每天用0.1%～0.2%氯己定漱口剂2～3次，能够有效地减少牙菌斑蓄积和牙龈炎，但在预防儿童和青少年的恒牙龋齿方面，提供的证据有限。一项对22位使用氯己定预防龋齿的跟踪回顾研究[5]发现，学龄儿童和有活动性龋齿的青少年与有规律进行氟化物暴露之间的相关性没有发现确凿的证据；也缺乏有力证据说明氯己定能够阻止口干燥患者和虚弱老年患者的根龋（即老年龋）发展。但是，与低氟化物暴露而未接受其他治疗相比，用含氯己定的牙科用腔洞衬料对儿童的裂隙龋却有预防作用。其他的研究表明氯己定能够减少60%～90%的龈炎发生率，但是令人厌恶的味道和易染色的特性限制了它的应用。在特殊情况包括急性龈炎、免疫受损患者牙周病的控制，以及促进牙周病治疗后的愈合方面，氯己定能有促进作用[6]。

葡糖酸氯己定能够控制不严重的口疮性溃疡的细菌感染（见**口腔溃疡**，第1622页）。氯己定的局部应用能够降低复发性溃疡的发生率[7]、持续时间和严重程度[8]，尽管有研究表明氯己定与安慰剂组比较未表现出优势[9]。然而，应用氯己定的6例试验者的回顾研究[10]，与安慰剂组或未使用氯己定组比较，尚缺乏有力证据说明氯己定能够预防接受治疗的癌症患者的口腔黏膜炎。

氯己定可用于口腔念珠菌病的抗真菌辅助治疗[11]（第494页）。

当氯己定与其他的口腔卫生制剂一起使用时，必须分开并间隔应用，见上文**注意事项**项下内容。

1. Flötra L, *et al.* A 4-month study on the effect of chlorhexidine mouth washes on 50 soldiers. *Scand J Dent Res* 1972; **80:** 10–17.
2. O'Neil TCA, Figures KH. The effects of chlorhexidine and mechanical methods of plaque control on the recurrence of gingival hyperplasia in young patients taking phenytoin. *Br Dent J* 1982; **152:** 130–3.
3. de la Rosa M, *et al.* The use of chlorhexidine in the management of gingivitis in children. *J Periodontol* 1988; **59:** 387–9.
4. O'Neil TCA. The use of chlorhexidine mouthwash in the control of gingival inflammation. *Br Dent J* 1976; **141:** 276–80.
5. Twetman S. Antimicrobials in future caries control: a review with special reference to chlorhexidine treatment. *Caries Res* 2004; **38:** 223–9.
6. Greene JC, *et al.* Preventive dentistry II: periodontal diseases, malocclusion, trauma, and oral cancer. *JAMA* 1990; **263:** 421–5.
7. Hunter L, Addy M. Chlorhexidine gluconate mouthwash in the management of minor aphthous ulceration. *Br Dent J* 1987; **162:** 106–10.
8. Addy M, *et al.* Management of recurrent aphthous ulceration: a trial of chlorhexidine gluconate gel. *Br Dent J* 1976; **141:** 118–20.
9. Matthews RW, *et al.* Clinical evaluation of benzydamine, chlorhexidine, and placebo mouthwashes in the management of recurrent aphthous stomatitis. *Oral Surg Oral Med Oral Pathol* 1987; **63:** 189–91.
10. Worthington HV, *et al.* Interventions for preventing oral mucositis for patients with cancer receiving treatment. Available in The Cochrane Database of Systematic Reviews; Issue 4. Chichester: John Wiley; 2007 (accessed 27/08/08).
11. WHO. *WHO model prescribing information: drugs used in skin diseases.* Geneva: WHO, 1997.

产科的应用 曾进行了一项调查，即分娩时用0.05%～0.4%葡糖酸氯己定消毒产道，以减少感染包括早期的β型链球菌感染和HIV在母-婴传播[1～6]。研究表明，这种消毒措施不能减少围生期的HIV传播，除非在产前羊膜已破损超过4h[1]，或者羊膜破损前应用，并且是高浓度的葡糖酸氯己定[4]。一项来自5个研究小组的系统回顾[5]，测定了用氯己定阴道消毒，预防早期的β型链球菌感染的效能，结论是氯己定能够有效地减少细菌的定植，但是它不能降低早期的感染、发病率和死亡率。分娩检查时用1%葡糖酸氯己定产科乳剂消毒的效果，也报道上面类似的结论[3]。类似地，一项大规模随机对照研究评估了产时和新生儿使用0.5%氯己定的效果，结果表明其对新生儿败血病无效[7]，但对是否应停止这种简单的干预存在争议[8]，一项来自另3个研究小组的系统回顾[6]，测定了用氯己定阴道消毒，预防围生期非β型链球菌和HIV感染的传播，结论是没有证据说明氯己定能够预防产道感染。但是，马拉威一个研究小组开展的研究，却报道了氯己定能够减少新生儿期由于感染而导致的发病率和死亡率[2]。

1. Biggar RJ, *et al.* Perinatal intervention trial in Africa: effect of a birth canal cleansing intervention to prevent HIV transmission. *Lancet* 1996; **347:** 1647–50.
2. Taha TE, *et al.* Effect of cleansing the birth canal with antiseptic solution on maternal and newborn morbidity and mortality in Malawi: clinical trial. *BMJ* 1997; **315:** 216–20.

3. Lindemann R, *et al.* Vaginal chlorhexidine disinfection during labour. *Lancet* 1992; **340:** 792.
4. Gaillard P, *et al.* Vaginal lavage with chlorhexidine during labour to reduce mother-to-child HIV transmission: clinical trial in Mombasa, Kenya. *AIDS* 2001; **15:** 389–96.
5. Stade B, *et al.* Vaginal chlorhexidine during labour to prevent early-onset neonatal group B streptococcal infection. Available in The Cochrane Database of Systematic Reviews; Issue 3. Chichester: John Wiley; 2004 (accessed 06/04/10).
6. Lumbiganon P, *et al.* Vaginal chlorhexidine during labour for preventing maternal and neonatal infections (excluding group B streptococcal and HIV). Available in The Cochrane Database of Systematic Reviews; Issue 4. Chichester: John Wiley; 2004 (accessed 06/04/10).
7. Cutland CL, *et al.* PoPS Trial Team. Chlorhexidine maternal-vaginal and neonate body wipes in sepsis and vertical transmission of pathogenic bacteria in South Africa: a randomised, controlled trial. *Lancet* 2009; **374:** 1909–16.
8. Mullany LC, Biggar RJ. Vaginal and neonatal skin cleansing with chlorhexidine. *Lancet* 2009; **374:** 1873–5.

尿道插管相关的感染 氯己定溶液用于处理插管相关的膀胱感染，以及导尿管的维护。每天 2 次，用 0.02％醋酸氯己定冲洗膀胱并不能减少留置导管的老年患者尿液细菌计数，反而使尿液中变形杆菌有增加的趋势[1]。经历前列腺切除术的患者，术前用 0.05％葡糖酸氯己定间断冲洗膀胱，尽管在接受治疗的 13 位患者中只有 3 位无尿道感染，但是它却能降低菌血症和严重伤口感染的发生率[2]。

引流袋的尿液管添加氯己定不能减少尿道感染的发生率[3]，但是如果合并应用含氯己定的插管润滑剂消毒尿道口，以及护理过程中无菌操作，则会降低感染率[4]。含氯己定的润滑胶不能减少短期导管插入（术）的尿路感染[5]，一般而言，仅对尿道周边的外部消毒，似乎不能减少与导管有关的菌尿[6,7]。

泌尿道感染的治疗在第189页讨论。

1. Davies AJ, *et al.* Does instillation of chlorhexidine into the bladder of catheterized geriatric patients help reduce bacteriuria? *J Hosp Infect* 1987; **9:** 72–5.
2. Adesanya AA, *et al.* The use of intermittent chlorhexidine bladder irrigation in the prevention of post-prostatectomy infective complications. *Int Urol Nephrol* 1993; **25:** 359–67.
3. Gillespie WA, *et al.* Does the addition of disinfectant to urine drainage bags prevent infection in catheterised patients? *Lancet* 1983; **i:** 1037–9.
4. Southampton Infection Control Team. Evaluation of aseptic techniques and chlorhexidine on the rate of catheter-associated urinary-tract infection. *Lancet* 1982; **i:** 89–91.
5. Schiøtz HA. Antiseptic catheter gel and urinary tract infection after short-term postoperative catheterization in women. *Arch Gynecol Obstet* 1996; **258:** 97–100.
6. Webster J, *et al.* Water or antiseptic for periurethral cleaning before urinary catheterization: a randomized controlled trial. *Am J Infect Control* 2001; **29:** 389–94.
7. Koskeroglu N, *et al.* The role of meatal disinfection in preventing catheter-related bacteriuria in an intensive care unit: a pilot study in Turkey. *J Hosp Infect* 2004; **56:** 236–8.

制剂

BP 2010: Chlorhexidine Gluconate Gel; Chlorhexidine Irrigation Solution; Chlorhexidine Mouthwash; Lidocaine and Chlorhexidine Gel;
USP 33: Chlorhexidine Gluconate Oral Rinse.

专利制剂

Arg.: Antiminth; Biguanex; Bucogel; Elugel; Finaplac†; Hexidin†; Hexil; Hexil-P; Hibiscrub; Hiboquad†; Laclorhex; Periodil; Pervinox Clorhexidina; Pervinox Incoloro; Plac Out; ***Austral.:*** Anti-Plaque Chewing Gum†; Bactigras; Bush Formula†; Catheter Preparation†; Microshield 5; Periogard Chlorohex; Plaqacide; Savacol Mouth and Throat Rinse; ***Austria:*** Chlorhexamed; Plak Out†; ***Belg.:*** Astrexine; Baxil; Cedium Chlorhexidine; Cedixidin; Corsodyl; Golaseptine; Hansamedic; Hibidil; Hibiguard; Hibiscrub; Hibitane; Medisepta; Medixidin; Mefren; Nolargin†; Pixidin; Sterilon; Uro-Tainer†; ***Braz.:*** Asseptic; Glucohex†; Hibitane; Marclorhex; Merthiolate†; Noplak; ***Canad.:*** Antiseptic Cleanser; Antiseptic First Aid; Bactigras; Baxedin; Chlorhexseptic; Endure Cida; Endure Scrub; First Aid Antiseptic Skin Cleanser; Germi Stat; Hibidil; Hibitane; Oro-Clense; Oronine H; Perichlor; Peridex; Periogard; Prevora 1; Provon Antiseptic; Soft Care CHG Antimicrobial; Solu-IV CHG; Solunet C; Solunet Mousse; Soluprep; Spectro Gram; Stanhexidine; Tegaderm CHG; ***Chile:*** AB; Bucoseptil; Elugel; Freshmel; Garonsept†; Graneodin; Oralgene; Ortoxine; Perident†; Perio-Aid; Periokin†; Perioxidin†; ***Cz.:*** Corsodyl; Hibiscrub†; Septofort; ***Denm.:*** Hibitane; Periochip; ***Fin.:*** Corsodyl; Klorhexol; Periochip; Travahex; ***Fr.:*** Biorgasept; Cetavlex; Collunovar; Corsodyl; Dermachrome; Diaseptyl; Dosiseptine; Elgydium; Elugel; Euraxsepti; Exoseptoplix; Hibidil; Hibiscrub; Hibisprint†; Hibitane; Paroex; Plurexid; Prexidine; Septeal; Septiapaisyl†; Septivon; ***Ger.:*** Bactigras†; Cathejell S; Chlorhexamed; CHX Dental Gel†; Cidegol C; Dentosmin P†; Dynexan Proaktiv; Frubilurgyl†; Hansamed Spray†; Lemocin CX; Meridol paro CHX; Nur 1 Tropfen Chlorhexidin†; ***Gr.:*** Hibitane; Periochip; Plak Out; Spitaderm; ***Hong Kong:*** Bacidin; Corsodyl; Hexidine; Hexisol; Hexol†; Hydrex; Qualikin; Scanlin; Vick-Hexidine; ***Hung.:*** Septofort; ***India:*** Orinse; ***Indon.:*** Mediscrub†; ***Irl.:*** Corsodyl; Hibiscrub; Hibitane; Hydrex; Periochip; Prevora Stage 1; Savlon Antiseptic Wound Wash; Sterets Unisept; ***Israel:*** Alcoxidine; Bactoscrub; Bactosept; Cleardent; Corsodyl; GynaHex; Hexatate; KxG; Medident; Periochip; Pharma-Dentix; Septadine Scrub; Septal; Septalone; Septol; Tarodent; Xylodent; ***Ital.:*** Benodent CLX; Benodent†; Broxodin; Clarifex; Clomirex; Clorexifarm; Clorosan; Corsodyl; Dempol; Dentosan Clorexidina†; Dentosan Parodontale; Eburos; Ekuba; Esoform Mani; Golasan; Iodosan Clorexidina; Lenil; Master-Aid; Neo-Destomygen; Neomercurocromo; Neoxene; Neoxinal; Parodontax; Periogard Chlorohex; Plak; Plak Out; Sicura3; Triseptil; ***Malaysia:*** Baby Shield Plus; Bactigras; Hibiscrub†; Hibisol†; Hibitane†; Sepsol†; ***Mex.:*** Perioxidin†; ***Neth.:*** Chlorhexamed†; Corsodyl; Hibiscrub; Hibitane; Hydrex; Irrisol; Lifo-Scrub; Periochip; Sterilon; Urogliss-S; ***Norw.:*** Corsodyl; Hibiscrub; Hibitane; Periochip; ***NZ:*** DP Hand Rub†; Hibitane; Riotane†; ***Philipp.:*** Bactigras; GynePro; Orahex; Para-Tulle; ***Pol.:*** Corsodyl; Septofervex†; ***Port.:*** Alospray; Bexident; Cloraldin; Corsodyl; Dialens; Handscrub; Hibitane; Lifo-Scrub; Periochip; ***Rus.:*** Elgydium (Эльгидиум); Elugel (Элюгель); Hexicon (Гексикон); Intim (Интим)†; ***S.Afr.:*** Bactigras; Corsodyl†; D-Germ†; Hexidin†; Hibiscrub†; Hibitane; Orosept†; ***Singapore:*** Acnederm Wash; Baby Shield Plus; Chlorohex; Elgydium; EluDental; Elugel†; Hexodane Mouthwash†; Hexoscrub; Periochip; Pfizer Obstetric Lotion; ***Spain:*** Clorxil†; Cristalcrom†; Cristalmina; Curafil; Cuvefilm; Deratin; Hibimax; Hibiscrub; Menalmina; Septisan; ***Swed.:*** Cervitec†; Corsodyl; Descutan; Hexident; Hibiscrub; Hibitane; Periochip; ***Switz.:*** Chlorhexamed; Chlorohex†; Corsodyl; Dentohexine; DermaPlast Desinfect; Elgydium; Hibidil; Hibiscrub; Hibitane; Lifo-Scrub; Meridol Perio; Periochip†; Plak Out; ***Thai.:*** B-Mouthwash; Bacard Antiseptic; Bactigras; C-20; Chlorhex; Hexene; Hexide; Hexidine; Hibiscrub; Hibitane; Hydrex; Q-Bac†; ***Turk.:*** Cloder; Disinfecting†; Gargarex; Hibitanol; Klorheksol; Klorhex; Mediscrub; Oroheks; Superheks; ***UAE:*** Zordyl; ***UK:*** Acriflex; Bactigras; Cepton; Chlorohex; Corsodyl; Curasept; CX Powder; Eczmol; Elgydium; Hibiscrub; Hibitane; Hydrex; Periogard; Savlon Antiseptic Wound Wash; Serotulle; Spotoway; Steripod Chlorhexidine Gluconate; Unisept; Uriflex C; ***Ukr.:*** Hexicon (Гексикон); ***USA:*** Betasept; Dyna-Hex; Exidine; Hibiclens†; Hibistat; Peridex; Periochip; Periogard; Surgilube; ***Venez.:*** Peridont.

多组分制剂 ***Arg.:*** Antisepthic Plus†; Buclorhex; Consil†; Dexatopic†; Drill; Elgydium Dientes Sensibles; Elgyfluor†; Eludril; Fluorexidina†; Hexil Antiseptico; Instillagel†; Merthiolate NF; Odontobiotic†; Parodium; Periobacter; Periobacter Prof Avio; Periodent; Periodil; Pervinox Jabon; ***Austral.:*** Acnederm Foaming Wash; Difflam-C; Hamilton Body Lotion†; Hamilton Cleansing Lotion†; Hemocane; Medi Creme; Medi Pulv; Microshield Antiseptic†; Microshield Handrub†; Microshield Tincture†; Mycil Healthy Feet; Nasalate; Oralife Peppermint; Paraderm Plus; Pro-PS†; Savlon Antiseptic; Seda-Gel†; Silvazine; Soov Cream; Xylocaine Jelly with Chlorhexidine†; ***Austria:*** Bepanthen Plus; Cathejell; Cathejell mit Lidocain; Dermaspray†; Endosgel; Instillagel; Skinsept mucosa; Uromont; Vitawund; ***Belg.:*** Angiocine; Cathejell; Cetavlex; Dermaspray†; Eludril; HAC; Hacdil-S; Hibitane; Instillagel; Medica; Neo-Cutigenol; Neo-Golaseptine; Nestosyl; Sabenyl; Vita-Mefren†; ***Canad.:*** Avagard CHG; Baxedin 2% - 70%; Burn O Sol; Dexidin; Germi Stat Prep; Hibistat; Instillagel; Salvesept; Savlodil; Solu-IV CHD Alcool; Solu-IV CHG Alcohol; Soluprep CHD-Alcohol; ***Chile:*** AB Antitusivo; Bucogerm Tos; Cariax†; Effaclar AI; Eludril; Endogel Esteril; Freshmel Tos; Graneodin-Tos; Halita; Medisept†; Oralgene; Orthokin†; Parodium; Perio-Aid c Cloruro de Cetilpiridinio; ***Cz.:*** Bepanthen Plus; Cyteal; Drill; Hexoral; Hexoraletten N†; Hibicet Hospital Concentrate†; Instillagel; N-Septonex†; Skinsept mucosa†; ***Denm.:*** Hexokain; Instillagel; ***Fin.:*** Duocort; Sibicort; Toncils; ***Fr.:*** Alco-Aloe; Aphtoral; Biseptine; Cantalene; Collu-Blache; Cyteal; Dacryne†; Dermaspraid Antiseptique; Dermobacter; Desomedine; Drill; Elgydium Dents Sensibiles; Elgyfluor†; Eludril; Instillagel; Isodril; Mercryl; Mercrylsoins; Nostril†; Parodium; Parogencyl sensibilite gencives; Paroplak; Posine†; Thiovalone; Visiodose; ***Ger.:*** Bepanthen Antiseptische; Cathejell mit Lidocain; Endosgel; Hexoraletten N; Instillagel; Nystalocal; Skinsept F; Skinsept mucosa; Uro-Stilloson†; ***Gr.:*** Collu-Blache; Heludril; Hibicet; Instillagel; Octrene; Trachisan; ***Hong Kong:*** Acnederm Wash; Dermobacter; Difflam-C; Instillagel; Kloroben; Medicreme†; Mycil†; Oragesic†; Pilelife†; Savoy Burn Relief; Soov Cream; ***Hung.:*** Alkcema; Alksebor; Bepanthen Plus; Drill; Instillagel; Vita-Merfen†; ***India:*** Argisept; Burnheal; Iteol-3; Silverex; ***Indon.:*** Dexatopic; Neo Resiguard; Pravlon†; Spitaderm†; ***Irl.:*** Alltracel S†; Eludril†; Germolene First Aid; Hibicet; Hibisol; Instillagel; Mycil; Naseptin; Nystaform; Nystaform-HC; Pedamed; Savlon; Sterets Tisept; ***Israel:*** Alcosept; Bepanthen Plus; Cathejell; Cathejell with Lidocaine; Cetrin; Merfen; Neocutan Silver; Savior; Septacare†; Septadine; Sterets H; Tisept; Travasept; V-Tabur; Vita-Merfen NF; ***Ital.:*** Bactigras; Baxidin; Benodent; Biopatch; Cetrexidin; Cetrifarm; Cetrisan; Citroclorex; Citromed; Citromed 80 and 85; Citromed Chirurgico; Citromedics Pronto; Citrosteril Pronto; Clarifex Scrub; Clorexan; Clorexan Ferri; Clotramid†; Cuprosodio Plus; Decon Lavanda; Dentaton; Dentosan Azione Intensiva; Dentosan Mese; Dentosan Ortodontico; Dentosan Placca & Carie†; Disinfene; Eso Ferri Plus; Eso S 80; Esosan Pronto; Farvicett; Handexin; Hibizene†; Neo-Stomygen; Neogyn; Ninfagin; Panseptil; Parogencyl Gengive Delicate†; Rexichlor; Sicura3 Medical; Simp; Simpottantacinque; Spitaderm; Steridol†; ***Malaysia:*** Acnederm Foaming Wash; Cathejell with Lidocaine; Difflam-C; Elan-Forte; Hibicet†; Horf; Oral-Aid; TDF AHA Facial Wash for Oily/Acne Prone Skin; TDF AHA Oily & Acne Solution; Trachisan†; ***Mex.:*** Perioxidin†; ***Neth.:*** Dexatopic†; Endosgel†; Hibicet concentraat; Hibicet verdunning; Hibisol; Instillagel; Spitaderm; Urogliss; ***Norw.:*** Bacimycin; ***NZ:*** Acnederm Foaming Wash; Difflam-C; Medicreme†; Medipulv; Oralife Peppermint; Paraderm Plus; Savlon; Silvazine; Soov Cream; ***Philipp.:*** Cathejell; Cyteal; ***Pol.:*** Bepanthen Plus; Sebidin; ***Port.:*** Alkagin; Alphacedre; Bepanthene; Bepanthene Plus; Biofluor Plus†; Biofluor Prevencao†; Cathejell; Cyteal; Drill; Eludril; Instillagel; Lactigriet; ***Rus.:*** Bepanthen Plus (Бепантен Плюс); Cathejell with Lidocaine (Катеджель С Лидокаином); Cyteal (Цитеал); Depanthol (Депантол); Drill (Дрилл)†; Elgyfluor (Эльгифлуор); Eludril (Элюдрил); Hexoral (Гексорал); Lysoplac (Лизоплак)†; Metrogyl Denta (Метрогил Дента); Metrohex (Метрогекс); Parodium (Пародиум); Sebidin (Себидин); ***S.Afr.:*** Andolex-C; Andosept-Co; Cathejell with Lidocaine; Germolene†; Hibicet†; Naseptin; Orochlor; Savlon; ***Singapore:*** Cyteal; Difflam-C; Elgyfluor; Eludril; Hexodane Handrub; Hibisol; Oral Aid; Savlon†; Silvazine; Silvin; Soov Cream; Tisept; Trachisan; ***Spain:*** Angileptol; Bucodrin; Bucometasana; Bucospray; Drill; Eludril; Faringesic; Gargaril; Garydol; Hibitane; Mastiol; Menalcol; Mercryl Plus†; ***Swed.:*** Instillagel; ***Switz.:*** Antebor N; Bepanthene Plus; Collu-Blache; Collunosol-N; Eludril; Eubucal†; Galamila†; Hibital; Hibitane Teinture; Merfen; Nystacortone†; Nystalocal; Trachisan†; Vita-Hexin; Vita-Merfen; ***Thai.:*** Bacard†; Bactricide; Cathejell with Lidocaine; Chlorhex-C; Clocimide; Dekka; Frebac†; Hibicet; Inhibac; Killa; Septol-C; Septone†; Septrex; ***Turk.:*** Bepanthene Plus; Cathejell; Cloder Plus; Farhex; Gleitgelen; Hemoralgine; Klodamin; Kloroben; Merfen; NeoStrata Akne; Oroheks Plus; Pantenol Plus; Savlex; Savlosol; Savonol; Savrolin; Setilin; Vita-Merfen; ***UK:*** Cathejell with Lidocaine; ChloraPrep; Clearasil Pore Cleansing Lotion; Covonia Throat Spray; Cyteal; Dermol; Eludril; Germolene; Hibi; Hibicet†; Hibisol†; Instillagel; Medi-Swab H; Medi-Wipe; Mycil; Naseptin; Nystaform; Nystaform-HC; Quinoderm Antibacterial Face Wash; Savlon Antiseptic Cream; Savlon Antiseptic Liquid; Sterets H; Tisept; Torbetol; Travasept†; ***Ukr.:*** Cathejell Lidocaine (Катеджель с Лидокаином); Metrogyl Denta (Метрогил Дента); Rjativnik (Рятивнык); Sebidin (Себидин); Trachisan (Трахисан); ***USA:*** BactoShield; Fresh-N-Free.

Chlorinated Lime 含氯石灰

Bleaching Powder; Cal clorada; Calcaria Chlorata; Calcii Hypochloris; Calcium Hypochlorite; Calcium Hypochlorosum; Calx Chlorata; Calx Chlorinata; Chloride of Lime; Chlorkalk; Chlorure de Chaux; Cloruro de cal; Desmanche.

Хлорная Известь

CAS — 7778-54-3.

Pharmacopoeias. In *Br.* and *Jpn.*

BP 2010（Chlorinated Lime） 暗白色的粉末，略带特征性臭，含有不超过 30.0％（质量分数）的“有效氯”。暴露于空气中时会变潮湿并逐渐分解，吸收二氧化碳，释放出氯气。部分可溶于水和乙醇。

不良反应、处置和注意事项

参见次氯酸钠，见第1584页。

用途和用法

含氯石灰是具有氯特点的消毒剂和防腐剂（见1563页）。

含氯石灰作用迅速但短暂，“有效氯”与有机体结合后很快耗竭。主要用于粪便、尿液和其他有机材料的消毒，以及清洁盥洗室、排水沟和流出液。

含氯石灰是制备外科消毒伤口的次氯酸钠（BPC 1973）（Dakin 溶液）中的成分，含氯石灰和硼酸洗液（BP 1993）、（含氯石灰溶液）用作外用消毒洗液和湿敷料，有时也等份配比成液状石蜡。但是，此类溶液如果不稀释使用会有刺激性，不推荐用它的浓溶液。此外，有证据表明这些类释放氯的溶液会延迟伤口的愈合（见**次氯酸钠的用途和用法项下消毒伤口**，第1584页）。

顺势疗法 含氯石灰已经以下列名称用于顺势疗法药物：Calcarea hypochlorate；Calc hypochlor。

制剂

BPC 1973: Surgical Chlorinated Soda Solution.

Chlorine 氯

925; Chlor; Chlore; Chlorium; Cloro; Klor.

Хлор

Cl_2 = 70.906.

CAS — 7782-50-5.

UNII — 4R7X1O2820 (chlorine); Q32ZN48698 (chloride ion).

性状 氯是黄绿色的气体，有令人窒息的臭，通常使用压缩液体。

不良反应和处置

氯气有刺激性和腐蚀性，会导致炎症、烧伤和坏死。吸入氯气会咳嗽、气哽、头痛、呼吸困难、头晕、咳出起泡的白痰（也可能会带血丝）、胸部烧灼痛以及恶心。还会引起支气管痉挛、喉水肿及伴有发绀的急性肺水肿和缺氧。也可能有呕吐和进行性酸中毒。缺氧会导致死亡。

氯的某些毒性是由于其在组织的水溶液中分解为盐酸和次氯酸盐所致。暴露氯中的结膜炎需要局麻，以及水或盐水的频繁清洗。呼吸性窘迫的患者需要吸入增湿的氧气，以及使用支气管扩张药，还须用机械通气。给予糖皮质激素的目的是最大限度地减少肺的损伤，但是其效果未肯定。酸中毒必须静脉给予碳酸氢钠和其他适当的碱化剂。

对眼的影响 50 名志愿者在进入含氯的泳池（氯的浓度为 1.0～1.5mg/kg）前以及游泳后，分别对其进行眼检查，结果游泳之后 68％有角膜水肿的症状，94％有角膜上皮细胞腐蚀。所有志愿者的视觉分辨能力都未见下降[1]。

1. Haag JR, Gieser RG. Effects of swimming pool water on the cornea. *JAMA* 1983; **249:** 2507–8.

对呼吸道的影响 对 847 例在室内或室外以氯处理的游泳池的成人观察证实此种接触可引起哮喘、干草热和过敏性皮炎[1]。

1. Bernard A, *et al.* Impact of chlorinated swimming pool attendance on the respiratory health of adolescents. *Pediatrics* 2009; **124:** 1110–18.

中毒 186 例急性接触氯的患者的经验表明，即使反复接触氯，也只需要做短暂的医疗处理[1]；即使是有异常呼吸功能或者入院时已有血液中毒的患者，也未观察到后遗症。13 名儿童在公共游泳池偶然接触了含氯物质和氯气，称有眼和咽喉刺激症状、胸痛和紧缩感、呼吸急促、喘鸣和焦虑，其中的 5 名儿童表现为缺氧，须入院治疗。这些儿童给予增湿的氧气和沙丁胺醇治疗，其中的 4 名患者还给予甲泼尼龙，1～2 天后，所有儿童康复出院[2]。另外一则报道，76 名氯中毒的儿童用氧气和糖皮质激素处理 12h 后，显示仍需长期的住院治疗[3]。1 位 14 岁有哮喘史的男孩接触氯气后，进展为急性呼吸窘迫综合征，需要气管插管、辅助呼吸、沙丁胺醇和糖皮质激素的治疗。19 天后插管拔除，恢复良好[4]。也有故意呼吸入氯气的报道[5,6]，其中 1 例有欣快感[5]，结果都导致了严重的不良反应。有些个体对氯诱发的刺激性感觉非常迟钝，有警告说，生产工人能够短期忍受而无不适感觉的氯浓度仍然会引起严重的损伤，但这些损伤不会立即表现出来[6]。

已经发布了接触氯的处理指南[7,8]。

1. Barret L, Faure J. Chlorine poisoning. *Lancet* 1984; **i:** 561–2.
2. Sexton JD, Pronchik DJ. Chlorine inhalation: the big picture. *Clin Toxicol* 1998; **36:** 87–93.
3. Fleta J, *et al.* Intoxication of 76 children by chlorine gas. *Hum Toxicol* 1986; **5:** 99–100.

4. Traub SJ, *et al.* Case report and literature review of chlorine gas toxicity. *Vet Hum Toxicol* 2002; **44:** 235–9.
5. Rafferty P. Voluntary chlorine inhalation: a new form of self-abuse? *BMJ* 1980; **281:** 1178–9.
6. Dewhurst F. Voluntary chlorine inhalation. *BMJ* 1981; **282:** 565–6.
7. DoH. Chlorine: guidelines for action in the event of a deliberate release (issued February 2004). Available at: http://www.hpa.org.uk/web/HPAwebFile/HPAweb_C/1194947362398 (accessed 27/08/08)
8. Agency for Toxic Substances and Disease Registry. Medical management guidelines (MMGs) for chlorine (Cl_2). Available at: http://www.atsdr.cdc.gov/MHMI/mmg172.html (accessed 15/03/06)

注意事项

有机材料和 pH 值升高会降低氯消毒剂的抗菌活性。次氯酸盐溶液会延缓伤口的愈合（见**次氯酸钠的用途和用法**项下的**消毒伤口**，第1584页）。

用途和用法

氯是具有速效短暂的杀菌性消毒剂。它能杀灭大多数细菌、某些真菌、酵母菌、藻类、病毒和原虫。对芽孢的作用很缓慢。

氯用于水的消毒（第1549页），但大多数情况下用次氯酸盐、有机和无机氯胺、含氯的乙内酰脲、含氯的异氰尿酸盐以及能释放出氯的类似氧化物。在水中，这些化合物能生成次氯酸（HOCl）和次氯酸盐的离子（OCl^-）；一般认为，尽管次氯酸盐的离子也起作用，但主要是由于二者产生的非电离次氯酸对细胞蛋白或酶系统的氯化而杀灭微生物。

随着 pH 值升高，大多数的化合物活性降低，pH 值为 4～7 的溶液较之 pH 值为 7 以上的溶液活性大。但是，碱性溶液更稳定。

含氯消毒剂的效能以**有效氯**表示。这主要是基于以氯气（Cl_2）为参考物的概念。2 个氯原子（2 ×Cl）在水中仅生成 1 分子的次氯酸（以此活性的标准），尽管次氯酸盐和氯胺生成 1 分子次氯酸，但 1 分子次氯酸只能提供 1 个氯原子，如下面的方程式所示：

$$Cl_2 + H_2O \longleftrightarrow HOCl + H^+ + Cl^-$$
$$NaOCl + H_2O \longleftrightarrow HOCl + NaOH$$

因此，此类化合物中氯的测定必须乘以 2，才能得到“有效氯”。“活性氯”的概念常常与“有效氯”（Cl_2）或者“结合氯”（Cl）混淆。

由于残留毒性相对低，氯化合物用于相对洁净和不渗透的表面消毒，例如婴儿的奶瓶、洗浴用剂、罐装食品和牛奶的设备。一般用浓度为 100～300mg/kg 的“有效氯”；可以添加洗涤剂确保表面潮湿。含 1000mg/kg“有效氯”的溶液推荐用于轻微的表面污染，以及一般的卫生消毒。含 10000mg/kg“有效氯”的溶液也用于因溢出的血液或体液而污染的表面消毒。该浓度对病毒包括 HIV 病毒和乙型肝炎病毒（第1549页）有效。含 20000mg/kg“有效氯”的溶液用于 Creutzfeldt-Jakob 病（第1548页）患者使用的物料消毒。

氯气用于大规模的公共供水的消毒。小规模使用时，氯化合物更方便，常用次氯酸钠、氯胺 T 钠、含氯石灰、二氧化氯或者哈拉宗。给予饱和需氯量（应与有机物质和其他物质反应的氯量）后，必须保持的残留游离氯浓度应该为 0.2～0.4mg/kg“有效氯”，当溶液 pH 值为 9 或更高时，则需保持残留游离氯浓度更高。消毒潜在污染的水，建议用 1mg/kg 的浓度。可以加入少量的枸橼酸或者硫代硫酸钠，以清除过多的残留氯。

小的游泳池，可以每天添加次氯酸钠或钙，保证残留游离“有效氯”浓度达到 1～3mg/kg。也用氯胺 T 钠、含氯石灰和异氰尿酸盐（见**曲氯新**，第 1588 页）。为了最大限度地减少对眼的刺激，保证消毒效果，防止盐类的沉积，以及防止生锈，必须使 pH 值维持在 7.2～7.8。

释放氯的化合物的溶液也用于伤口的除渣和消毒（见**消毒：伤口在次氯酸钠项下**，第1584页）。

制剂

顺势疗法制剂 ***Austral.:*** Cold & Flu Respatona Head Cold Relief†.

Chlorine Dioxide 二氧化氯

926; Cloro, dióxido de.

Диоксид Хлора

ClO_2 = 67.45.

CAS — 10049-04-4.

UNII — 8061YMS4RM.

简介

二氧化氯是具有氯（见第1562页）特性的强氧化剂。对滋养型细菌包括分枝杆菌和病毒作用迅速，也能杀灭孢子。二氧化氯用于医疗器械的消毒，可用气体，也可用液体，液体使用前必须激活，产生 700～1100mg/kg“有效氯”（见第1563页）。二氧化氯对皮肤、眼和呼吸道都有刺激性，必须贮藏在密闭容器中。二氧化氯对许多材料有腐蚀性，溶液中必须添加缓蚀剂。

二氧化氯也用于供水的处理和消毒。

1. WHO. Chlorine dioxide (gas). *Concise International Chemical Assessment Document 37* Geneva: WHO, 2002. Available at: http://www.who.int/ipcs/publications/cicad/en/cicad37.pdf (accessed 14/03/06)

内镜的消毒 二氧化氯溶液可以作为戊二醛消毒内镜的替代品（第1549页）。

口臭 漱口剂类含有二氧化氯，用于治疗口臭[1]。

1. Frascella J, *et al.* Odor reduction potential of a chlorine dioxide mouthrinse. *J Clin Dent* 1998; **9:** 39–42.

制剂

专利制剂

Belg.: Retardex; ***Philipp.:*** Oracare; ***UK:*** Retardex.

Chloroacetamide 氯乙酰胺

Chloracetamide; Cloroacetamida. 2-Chloroacetamide.

Хлорацетамид

C_2H_4ClNO = 93.51.

CAS — 79-07-2.

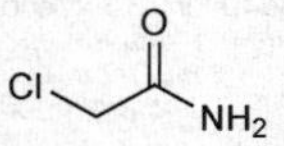

简介

氯乙酰胺是局部应用药物制剂和化妆品中的保存剂。

N-(3-Chloroallyl) hexaminium Chloride *N*-(3-氯烯丙基)乌洛托品氯化物

N-(3-Cloroalil)hexaminio, cloruro de; Quaternium-15. 1-(3-Chloroallyl)-3,5,7-triaza-1-azoniaadamantane chloride.

Кватерниум-15

$C_9H_{16}Cl_2N_4$ = 251.2.

CAS — 4080-31-3.

UNII — E40U03LEM0; 2W5B4VJ152 (trans-form).

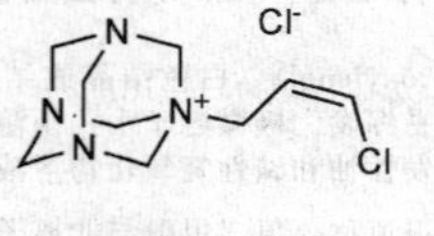

简介

N-(3-氯烯丙基)乌洛托品氯化物是药物制剂和化妆品中的抗菌性保存剂。有报道称其会引起皮肤反应。

Chlorobutanol (*BAN*, *rINN*) 三氯叔丁醇

Acetone-Chloroforme; Alcohol Trichlorisobutylicus; Chlorbutanol; Chlorbutanolum; Chlorbutol; Chloretone; Chlorobutanolis; Chlorobutanolum; Clorobutanol; Klooributanoli; Klorbutanol; Klorobutanol; Trichlorbutanolum. 1,1,1-Trichloro-2-methylpropan-2-ol.

Хлоробутанол

$C_4H_7Cl_3O$ = 177.5.

CAS — 57-15-8 (anhydrous chlorobutanol); 6001-64-5 (chlorobutanol hemihydrate).

ATC — A04AD04.

ATC Vet — QA04AD04.

UNII — HM4YQM8WRC (chlorobutanol); 3X4P6271OX (chlorobutanol hemihydrate).

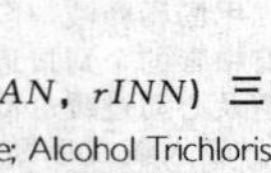

Pharmacopoeias. *Eur.* (see p.vii), *Int.*, and *USNF* allow either the anhydrous form or the hemihydrate; *Eur.* includes them as separate monographs. *Chin.* specifies the hemihydrate. *Jpn* permits up to 6% of water.

Ph. Eur. 6.8（Chlorobutanol Hemihydrate；Chlorobutanol BP 2010） 白色或几乎白色的结晶性粉末或无色的晶体。易升华。熔点为 78℃。微溶于水；极易溶于乙醇；溶于甘油（85%）。贮藏于密闭容器中。

Ph. Eur. 6.8（Chlorobutanol，Anhydrous） 白色或几乎白色的结晶性粉末或无色的晶体。易升华。熔点为 95℃。微溶于水；极易溶于乙醇；溶于甘油（85%）。贮藏于密闭容器中。

USNF 28（Chlorobutanol） 无水化合物或含水量不超过一半水分子的水合物。无色或白色的结晶，有点类似樟脑的特征性的臭。半水化物的熔点为 76℃，无水化合物的熔点为 95℃ 。溶于水（1∶125），溶于乙醇（1∶1），溶于甘油（1∶10）；易溶于氯仿、乙醚和挥发油。贮藏于密闭容器中。

配伍禁忌和稳定性 其他的化合物和包装材料对三氯叔丁醇的活性有不利的影响。三硅酸镁、膨润土、羧甲纤维素[1]、聚乙烯[2,3]以及用于软隐形眼镜的多羟基-甲基丙烯酸乙酯[4]都能吸收三氯叔丁醇。加热[2,3]或 pH 值[5,6]升高时，三氯叔丁醇的稳定性和活性降低。

1. Yousef RT, *et al.* Effect of some pharmaceutical materials on the bactericidal activities of preservatives. *Can J Pharm Sci* 1973; **8:** 54–6.
2. Friesen WT, Plein EM. The antibacterial stability of chlorobutanol stored in polyethylene bottles. *Am J Hosp Pharm* 1971; **28:** 507–12.
3. Holdsworth DG, *et al.* Fate of chlorbutol during storage in polyethylene dropper containers and simulated patient use. *J Clin Hosp Pharm* 1984; **9:** 29–39.
4. Richardson NE, *et al.* The interaction of preservatives with polyhydroxy-ethylmethacrylate (polyHEMA). *J Pharm Pharmacol* 1978; **30:** 469–75.
5. Nair AD, Lach JL. The kinetics of degradation of chlorobutanol. *J Am Pharm Assoc (Sci)* 1959; **48:** 390–5.
6. Patwa NV, Huyck CL. Stability of chlorobutanol. *J Am Pharm Assoc* 1966; **NS6:** 372–3.

不良反应

三氯叔丁醇急性中毒会抑制 CNS，表现为衰弱、意识丧失以及呼吸抑制。迟发型（Ⅳ型）超敏反应的报道罕见。

1. Nordt SP. Chlorobutanol toxicity. *Ann Pharmacother* 1996; **30:** 1179–80.

对心血管系统的影响 进行冠状动脉旁路手术的患者注射含三氯叔丁醇的肝素后，动脉血压迅速下降[1]。而患者注射不含保存剂的肝素时，未观察到血压的下降。

1. Bowler GMR, *et al.* Sharp fall in blood pressure after injection of heparin containing chlorbutol. *Lancet* 1986; **i:** 848–9.

对心理功能的影响 据报道对依靠大剂量的患者（每日 0.9～1.5g 三氯叔丁醇和 1.8～3.0g 水杨酰胺）[1]和另 1 名患者使用了用三氯叔丁醇保存的含高剂量吗啡浸剂，出现三氯叔丁醇镇静作用的问题[2]。

1. Borody T, *et al.* Chlorbutol toxicity and dependence. *Med J Aust* 1979; **i:** 288.
2. DeChristoforo R, *et al.* High-dose morphine infusion complicated by chlorobutanol-induced somnolence. *Ann Intern Med* 1983; **98:** 335–6.

超敏反应 有报道，应用含保存剂三氯叔丁醇的肝素皮下注射后，出现迟发的细胞毒型超敏反应[1]。鼻内给予含保存剂三氯叔丁醇的去氨加压素后，出现瘙痒症[2]。

1. Dux S, *et al.* Hypersensitivity reaction to chlorbutanol-preserved heparin. *Lancet* 1981; **i:** 149.
2. Itabashi A, *et al.* Hypersensitivity to chlorobutanol in DDAVP solution. *Lancet* 1982; **i:** 108.

用途和用法

三氯叔丁醇有抗细菌和抗真菌的作用，添加到注射液、滴眼剂和化妆品中的浓度为 0.5%，用作保存剂。

三氯叔丁醇用于轻度镇静和局部麻醉，但不作为首选药。三氯叔丁醇是抗炎制剂中的成分，也用于耳和口咽部位的疼痛。

制剂

专利制剂

Fr.: Optrex; ***Port.:*** Vizoptal†.

多组分制剂 ***Arg.:*** Cerax; Eludril; Otocalmia; ***Austral.:*** Cerumol; ***Austria:*** Aleot†; ***Belg.:*** Eludril; Givalex; Prurisedine; ***Braz.:*** Auritricin; Lavolho†; ***Canad.:*** Cerumol; Larynsol; Neutralite; ***Chile:*** Eludril; ***Fr.:*** Alodont; Angispray; Balsamorhinol; Eludril; Givalex; ***Gr.:*** Evex; Heludril; ***Hong Kong:*** Fungifax†; ***India:*** Andre; Clearwax; Desol; Waxolve†; ***Irl.:*** Cerumol; Eludril†; Karvol; ***Israel:*** Cepadont; Cerumol; Dentin; Karvol; Pitrisan; ***Ital.:*** Fialetta Odontalgica Dr Knapp; Grip Stop; ***Malaysia:*** Cerumol; ***NZ:*** Frador; ***Port.:*** Eludril; Otoceril; ***Rus.:*** Eludril (Элюдрил); ***S.Afr.:*** Aurone Forte; Cerumol; Chamberlains Traditional Colic Remedy†; Karvol†; ***Singapore:*** Cerumol; Eludril; Karvol; ***Spain:*** Eludril; Otocerum; ***Switz.:*** Alodont†; Cerumenol; Eludril; ***Thai.:*** Opplin; Optal; Optic; ***Turk.:*** Disinol; ***UK:*** Cerumol; Cetanorm; DDD; Dermidex; Eludril; Frador; Karvol; Monphytol†; ***Ukr.:*** Givalex (Гивалекс); ***USA:*** Outgro.

Chlorocarvacrol 氯香芹酚

5-Chlorocarvacrol; Clorcarvacrol; Clorcarvacrolum; Kloorikarvakroli; Klorkarvakrol; Monochloroisothymol. 4-Chloro-5-isopropyl-2-methylphenol.

$C_{10}H_{13}ClO$ = 184.7.

CAS — 5665-94-1.

简介

氯香芹酚是酚类防腐剂，治疗肛门直肠疾病的制剂含有该成分。

制剂

多组分制剂 ***Austria:*** Delta-Hadensa; Hadensa; Haemanal; ***Chile:*** Vatanal; ***Fin.:*** Hadensa; ***Neth.:*** Epianal; ***Norw.:*** Alcos-Anal; ***Spain:*** Hadensa; ***Turk.:*** Hedensa.

Chlorocresol (*USAN*, *rINN*) 氯甲酚

Chlorkresol; Chlorkresolum; Chlorocrésol; Chlorocresolum; Chlorokrezolis; Clorocresol; Kloorikresoli; Klorkresol; Klorokrezol; Parachlorometacresol; PCMC. *p*-Chloro-*m*-cresol; 4-Chloro-3-methylphenol.

Хлорокрезол

C_7H_7ClO = 142.6.

CAS — 59-50-7.

UNII — 36W53O7109.

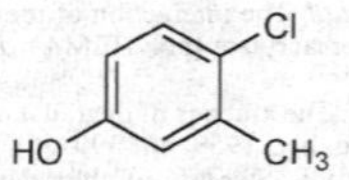

Pharmacopoeias. In *Eur.* (see p.vii) and *Int.* Also in *USNF.*

Ph. Eur. 6.8 (Chlorocresol) 白色和几乎白色，结晶性粉末或紧密的块状晶体，使用片状、无色或白色的晶体。熔点为64～67℃。微溶于水；极易溶于乙醇；易溶于挥发油。可溶于氢氧化物碱性溶液。避光。

USNF 28 (Chlorocresol) 无色或几乎无色的晶体或结晶性粉末，有特异的非焦油臭，蒸气易挥发。熔点为63～66℃。溶于水（1∶260），热水溶解度更大；溶于乙醇（1∶0.4）；可溶于乙醚、萜、不挥发油和氢氧化物碱性溶液。贮藏于密闭容器中。避光。

配伍禁忌 长期以来，认为氯甲酚与许多化合物不相容，包括氯化钙、磷酸可待因、盐酸二醋吗啡、阿片全碱、盐酸奎宁[1]、甲基纤维素[2]、非离子表面活性剂[3,4]（如聚乙二醇1000单鲸蜡基醚和聚山梨酯80）。

1. McEwan JS, Macmorran GH. The compatibility of some bactericides. *Pharm J* 1947; **158:** 260–2.
2. Harris WA. The inactivation of cationic antiseptics by bentonite suspensions. *Australas J Pharm* 1961; **42:** 583–8.
3. *PSGB Lab Report P/70/15* 1970.
4. Yousef RT, *et al.* Effect of some pharmaceutical materials on the bactericidal activities of preservatives. *Can J Pharm Sci* 1973; **8:** 54–6.

不良反应、处置和注意事项

参见苯酚，第1579页。配伍禁忌（见上文）、吸收、pH值升高或者是有机物（包括油脂和脂肪）和非离子型表面活性剂，都会降低氯甲酚的抗菌活性。

氯甲酚比苯酚的毒性低。用于皮肤时会发生致敏反应，全身应用含保存剂氯甲酚的注射剂会诱发超敏反应。

用途和用法

氯甲酚是强效含氯的酚类消毒剂和防腐剂。氯甲酚对革兰阳性菌和革兰阴性菌都有抗菌活性，对真菌也有效；但对细菌芽孢的作用很弱，除非在高温的情况下。在酸性溶液的活性大于碱性溶液。

消毒皮肤和伤口的制剂中含氯甲酚。氯甲酚也是化妆品、乳膏以及其他含水外用制剂中的保存剂。

氯甲酚用于注射剂的保存，灌装在多剂量容器中。在终容器中不能灭菌的溶液制剂添加氯甲酚，必须用无菌的氯甲酚。氯甲酚通常用0.1%的浓度。含氯甲酚的注射剂不能用于CSF、眼和心脏的注射。而且此类注射剂的用量一般不能超过15ml。添加氯甲酚加热灭菌的方法不再提倡。

制剂

BPC 1973: Proflavine Cream.

多组分制剂 ***Austria:*** Ulcunlen†; ***Chile:*** Perfungol; ***Cz.:*** Cyteal; ***Fr.:*** Cicatryl; Cyteal; ***Ger.:*** Bomix; Helipur; Ulcunlen N†; ***Gr.:*** Lyoderm; Octrene; ***Hong Kong:*** Acnesol; ***Irl.:*** Anbesol; Cymex; ***Ital.:*** Helipur; Hygienist†; ***Philipp.:*** Cyteal; ***Port.:*** Anbegele†; Cyteal; ***Rus.:*** Cyteal (Цитеал); ***S.Afr.:*** Anbesol†; ***Singapore:*** Cyteal; ***UK:*** Anbesol; Cymex; Cyteal; Valderma.

Chlorothymol 氯麝酚

Clorotimol; Monochlorothymol. 6-Chlorothymol; 4-Chloro-2-isopropyl-5-methylphenol.

Хлоротимол

$C_{10}H_{13}ClO$ = 184.7.

CAS — 89-68-9.

UNII — LJ25TI0CVT.

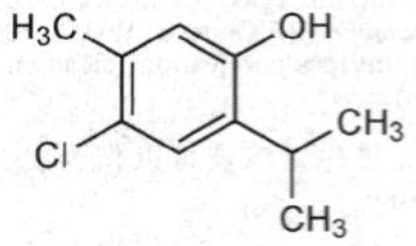

简介

氯麝酚是含氯的酚类抗菌剂，是手和皮肤消毒剂、真菌感染的局部治疗药的组分。氯麝酚还用于肛门直肠疾病、受寒的病症和口腔疾病。

制剂

专利制剂

Ital.: Pioral Pasta.

多组分制剂 ***India:*** Easi Breathe; Karvol Plus; Sinarest Vapocaps; ***Ital.:*** Labocaina; Vagisil; ***Philipp.:*** Calmoseptine.

Chloroxylenol (*BAN*, *USAN*, *rINN*) 氯二甲酚

Chloroxylénol; Chloroxylenolum; Cloroxilenol; Parachlorometaxylenol; PCMX. 4-Chloro-3,5-xylenol; 4-Chloro-3,5-dimethylphenol.

Хлороксиленол

C_8H_9ClO = 156.6.

CAS — 88-04-0.

ATC — D08AE05.

ATC Vet — QD08AE05.

UNII — 0F32U78V2Q.

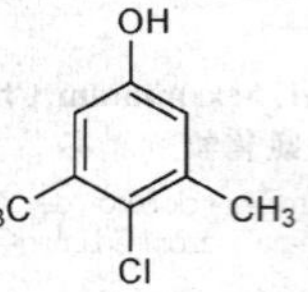

Pharmacopoeias. In *Br.* and *US.*

BP 2010 (Chloroxylenol) 白色或乳膏状结晶或结晶状粉末，有特异臭；蒸气易挥发。极微溶于水；易溶于乙醇；溶于乙醚、萜、不挥发性油和碱性氢氧化物溶液。

USP 33 (Chloroxylenol) 白色结晶或结晶状粉末，有特异臭；蒸气易挥发。极微溶于水；易溶解于乙醇、乙醚、萜、不挥发性油和碱性氢氧化物溶液。

配伍禁忌 有报道称，氯二甲酚与非离子型表面活性剂和甲基纤维素不相容。

不良反应和注意事项

推荐使用的氯二甲酚稀释液一般无刺激性，但曾发生皮肤过敏反应。有中毒的个别报道。症状包括腐蚀口腔黏膜、喉和胃肠道及心动过缓、低血压和肾衰竭。大量应用会抑制CNS。吸入氯二甲酚消毒剂，会导致肺炎、急性呼吸窘迫综合征和心脏呼吸停止。

与有机体结合，会降低氯二甲酚的抗菌活性。氯二甲酚的水溶液对微生物污染敏感。为减少这种风险，推荐浓度的氯二甲酚必须新鲜配制，并采取适当的措施预防贮藏或稀释时被污染。

毒性 有使用氯二甲酚致死或自杀导致严重的中毒报道[1～5]。

1. Meek D, *et al.* Fatal self-poisoning with Dettol. *Postgrad Med J* 1977; **53:** 229–31.
2. Joubert P, *et al.* Severe Dettol (chloroxylenol and terpineol) poisoning. *BMJ* 1978; **1:** 890.
3. Chan TYK, *et al.* Chemical gastro-oesophagitis, upper gastrointestinal haemorrhage and gastroscopic findings following Dettol poisoning. *Hum Exp Toxicol* 1995; **14:** 18–19.
4. Chan TY, Critchley JA. Pulmonary aspiration following Dettol poisoning: the scope for prevention. *Hum Exp Toxicol* 1996; **15:** 843–6.
5. Joynt GM, *et al.* Delayed upper airway obstruction: a life-threatening complication of Dettol poisoning. *Anaesthesia* 1997; **52:** 261–3.

用途和用法

氯二甲酚是含氯的酚类防腐剂，对大多数革兰阳性菌有杀菌作用，但对葡萄球菌和革兰阴性菌弱，对假单胞菌（属）没有作用。加入依地酸后，氯二甲酚对铜绿假单胞菌（*Ps. Aeruginosa*）的作用增强。氯二甲酚对细菌芽孢无效。

氯二甲酚溶液（BP 2010）用于皮肤和伤口的消毒，氯二甲酚也是许多局部用制剂中的保存剂。

制剂

BP 2010: Chloroxylenol Solution.

专利制剂

Arg.: Previnfec†; Talowin; ***Austral.:*** Dettol; ***Belg.:*** Dettol; ***Canad.:*** Colourless Antiseptic; Contact; Dermex I; Dettol; Digiclean E Foam Hand Soap; Epi Wash; Epicare; Germicidal Hand Soap; Grasp; Health Care Antiseptic Soap; Health Care E-2 Antis Lot Soap; Kimcare Antibacterial E-2; Medi-Scrub; Micrell; Phenrex; Prime Source with Chloroxylenol; Provon Antimicrobial; Provon Medicated with Chloroxylenol; Septiline; Signatry; Soft Care Antiseptic; Soft Care Sanitizing; Softcide Handwash; Surgical Scrub and Handwash; Virobex-P; ***Gr.:*** Dettol; Dettolsept; ***Hong Kong:*** Dettol; New Dettol; ***Irl.:*** Dettol; ***Ital.:*** Neomercurocromo; ***Malaysia:*** Dettol; ***Neth.:*** Dettol; ***NZ:*** Dettol; ***Singapore:*** Dettol; ***Thai.:*** Dettol; ***UK:*** Dettol.

多组分制剂 ***Arg.:*** Jabonacid; Kytinon ATM†; ZeaSorb; ***Austral.:*** Dettol Cream; Solyptol†; ZeaSorb†; ***Canad.:*** Antiseptic Lotion; Ensuite; Inhibit; Sani-Dex; Soothing Foot Spray; Uphold Plus; ZeaSorb; ***Chile:*** Dermac Crema; ZeaSorb†; ***Hong Kong:*** Acne-Aid; Dettol; ***India:*** Dettol Obstetric; Dettolin; ***Indon.:*** ZeaSorb; ***Irl.:*** Dettol†; Rinstead; TCP; ZeaSorb; ***Israel:*** Gargol; Hemo; Rexitol; ***Ital.:*** Foille Scottature; Foille Sole; ***Malaysia:*** Acne-Aid; Dettol; ZeaSorb†; ***NZ:*** Dettol; ***Philipp.:*** Strepsils; ZeaSorb; ***Pol.:*** Sterovag; ***S.Afr.:*** Respisniffers†; Woodwards Inhalant; ZeaSorb†; ***Singapore:*** Acne-Aid; Dettol; ZeaSorb; ***Thai.:*** Dettol; ZeaSorb; ***UK:*** Dettol; Eradicil; Rinstead; Skintex; TCP; ZeaSorb; ***USA:*** Calamycin; Cortamox; Cortane-B; Cortic ND; Cyotic; Dermacoat; Foille; Fungi-Nail; Geri-Lav Free; Gordochom; Lobana Peri-Garde; Mediotic-HC; Oticin; Oticin HC; Oto-End; Otomar-HC; PramOtic; Tri-Otic†; TriOxin; Unguentine Plus; Zinotic; Zoto-HC.

Cicliomenol (*rINN*) 环已碘二甲酚

Cicliomenol; Cicliomenolum. 2-Cyclohexyl-4-iodo-3,5-xylenol.

Циклиоменол

$C_{14}H_{19}IO$ = 330.2.

CAS — 10572-34-6.

UNII — GYU56H6EBV.

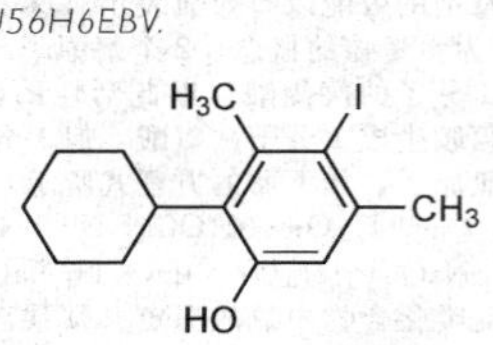

简介

环已碘二甲酚是防腐剂，添加在口腔和咽喉感染的局部治疗药中。

制剂

专利制剂

Ital.: Golamed†.

多组分制剂 ***Ital.:*** Golamed Due†; Pastiglie Valda†.

Cinnamic Acid 肉桂酸

Cinámico, ácido; Cinnamylic Acid. *trans*-3-Phenylpropenoic acid.

Коричная Кислота

$C_6H_5.CH{:}CH.CO_2H$ = 148.2.

CAS — 621-82-9.

UNII — U14A832J8D.

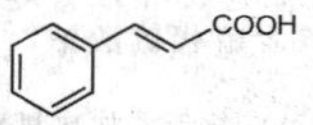

Pharmacopoeias. In *Br.*

BP 2010 (Cinnamic Acid) 无色结晶，略带香脂臭。极微溶于水；易溶于乙醇；溶于氯仿和乙醚。

简介

肉桂酸有防腐作用。肉桂酸与苯甲酸和其他物质混合使用，产生妥路香脂臭。

制剂

BP 2010: Tolu-flavour Solution.

多组分制剂 ***Irl.:*** Hemocane; ***UK:*** Hemocane; Potters Gees Linctus; Sanderson's Throat Specific.

Clorophene (*USAN*) 氯苄酚

Clorofene (*pINN*); Clorfene; Clorofène; Clorofeno; Clorofenum; NSC-59989; Septiphene. 2-Benzyl-4-chlorophenol.

Клорофен

$C_{13}H_{11}ClO$ = 218.7.

CAS — 120-32-1.

UNII — 7560BB0BO3.

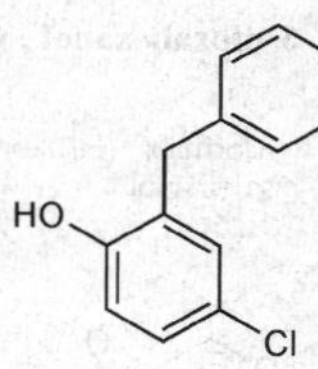

HO Cl

简介

氯苄酚是含氯的酚类防腐剂，对大多数细菌、真菌、原生动物和病毒有作用。氯苄酚用于皮肤消毒、表面消毒和器械消毒。也用氯苄酚钠。

制剂

多组分制剂 ***Belg.:*** Neo-Sabenyl; ***Canad.:*** Aseptone 1; Aseptone 2; Aseptone 5; ***Ger.:*** Bomix; Freka-Derm; Freka-Sept 80; Helipur; ***Ital.:*** Helipur; Hygienist†; ***Switz.:*** Frekaderm†; ***UAE:*** Radol; ***USA:*** BTK-Plus.

Cresol 甲酚

Crésol brut (cresol, crude); Cresolum; Cresolum crudum (cresol, crude); Cresylic Acid; Kresol; Kresol, rå (cresol, crude); Kresoli, raaka (cresol, crude); Kresolum Venale; Krezol; Krezolis, negrynintas (cresol, crude); Metacresol (BAN); Metilfenol; Tricresol; Trikresolum. Methylphenol.

Крезол

C_7H_8O = 108.1.

CAS — 1319-77-3; 95-48-7 (o-cresol); 108-39-4 (m-cresol); 106-44-5 (p-cresol).

UNII — GF3CGH8D7Z (cresol); GGO4Y809LO (m-cresol); YW84DH5I7U (o-cresol); 1MXY2UM8NV (p-cresol).

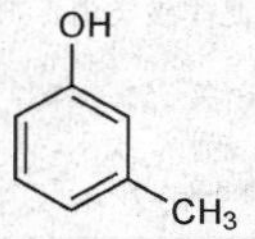

OH CH_3

注：一些等级的混合甲酚相当于焦油酸（Tar Acid）（第1586页）。

Pharmacopoeias. In *Chin., Eur.* (see p.vii), and *Jpn.* Also in *USNF.*

Eur. also includes metacresol.

Ph. Eur. 6.8（Cresol，Crude；Cresolum Crudum） 邻甲酚、间甲酚和对甲酚的混合物。无色或淡褐色的液体。相对密度为1.029～1.044。略溶于水；可与乙醇和二氯甲烷混溶。避光。

Ph. Eur. 6.8（Metacresol；Metacresolum） 无色或淡黄色的液体。相对密度为1.03。熔点为11℃。略溶于水；可与乙醇和二氯甲烷混溶。贮藏于密闭容器中。避光。

USNF 28（Cresol） 甲酚异构体的混合物来源于煤焦油或石油。无色、淡黄色到黄褐色的，或粉红色的，有强折射的液体，随着时间的延长或暴露于光亮处时颜色变暗，类似酚，有时有焦臭。相对密度为1.030～1.038。略溶于水，通常是浑浊的溶液；可与乙醇、乙醚和甘油混溶，可溶于固定氢氧化物碱。饱和水溶液石蕊试纸呈中性或弱酸性。贮藏于密闭容器中。避光。

简介

甲酚是作用类似于苯酚（第1578页）的消毒剂；应注意预防皮肤吸收甲酚。

常用煤酚皂溶液（BP 1968）（来苏儿）为消毒剂，但是大多被其他低刺激性酚类消毒剂所取代。甲酚用于牙科，单独或者与甲醛合并使用，但它对皮肤有腐蚀性，不适合皮肤和伤口的消毒。家庭和医院广泛使用甲酚消毒。非胃肠给药的药物制剂和一些局部用制剂也添加抗菌性保存剂甲酚。

毒性 甲酚溶液毒性的参考文献如下[1~7]。

1. Côté M-A, *et al.* Acute Heinz-body anaemia due to severe cresol poisoning: successful treatment with erythrocytapheresis. *Can Med Assoc J* 1984; **130:** 1319–22.
2. Wu ML, *et al.* Concentrated cresol intoxication. *Vet Hum Toxicol* 1998; **40:** 341–3.
3. Hashimoto T, *et al.* Marked increases of aminotransferase levels after cresol ingestion. *Am J Emerg Med* 1998; **16:** 667–8.
4. Sakai Y, *et al.* Chemical burn with systemic cresol intoxication. *Pediatr Int* 1999; **41:** 174–6.
5. Monma-Ohtaki J, *et al.* An autopsy case of poisoning by massive absorption of cresol a short time before death. *Forensic Sci Int* 2002; **126:** 77–81.
6. Hayakawa M. Severe hepatic dysfunction following cresol poisoning. *Intensive Care Med* 2002; **28:** 1190–1.
7. Kamijo Y, *et al.* Hepatocellular injury with hyperaminotransferasemia after cresol ingestion. *Arch Pathol Lab Med* 2003; **127:** 364–6.

制剂

专利制剂

Ital.: Creolina.

多组分制剂 ***Arg.:*** Algiodent; Sulfanoral T; ***Austral.:*** Formo-Cresol Mitis†; ***Canad.:*** Gemel†; ***Fr.:*** Cidapex; Endotine; Mepacyl; ***USA:*** Cresylate.

Decamethoxine 十烃草铵

Dekametoksin. *N,N,N′,N′*-Tetramethyl-*N,N′*-bis(2-{[5-methyl-2-(1-methylethyl)-cyclohexyl]oxy}-2-oxoethyl)-1,10-decanediaminium dichloride.

Декаметоксин

$C_{38}H_{74}Cl_2N_2O_4$ = 693.9.

CAS — 38146-42-8.

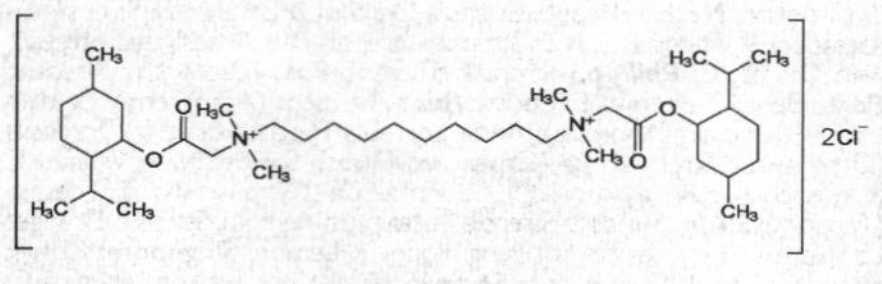

CH_3 H_3C CH_3 2Cl⁻

简介

十烃草铵是季铵类防腐剂和消毒剂，作用和用途与阳离子表面活性剂相似（见西曲铵，第1558页）。用于皮肤和黏膜的局部消毒，以及设施的消毒。十烃草铵还用作口腔感染的漱口剂，局部应用，或者皮肤和不同体腔感染的灌洗。

制剂

专利制剂

Ukr.: Decasan (Декасан); Horosten (Горостен).

Dehydroacetic Acid 脱氢醋酸

Deshidroacético, ácido; Methylacetopyronone. 3-Acetyl-6-methyl-2*H*-pyran-2,4(3*H*)-dione (keto form); 3-Acetyl-4-hydroxy-6-methyl-2*H*-pyran-2-one (enol form).

Дегидроацетовая Кислота

$C_8H_8O_4$ = 168.1.

CAS — 520-45-6 (keto form); 771-03-9 (enol form).

UNII — 2KAG279R6R.

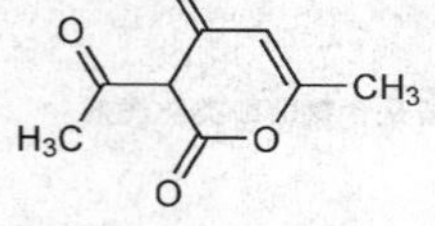

(keto form)

Pharmacopoeias. In *USNF.*

USNF 28（Dehydroacetic Acid） 白色或几乎白色的晶状粉末。极微溶解于水；溶于碱性溶液。35ml乙醇或5ml丙酮能溶解1.0g。

Sodium Dehydroacetate 脱氢醋酸钠

Dehydracetic Sodium; Deshidroacetato sódico. The sodium salt of 3-acetyl-6-methyl-2*H*-pyran-2,4(3*H*)-dione.

Дегидроацетат Натрия

$C_8H_7NaO_4$ = 190.1.

CAS — 4418-26-2.

UNII — 8W46YN971G.

Pharmacopoeias. In *USNF.*

USNF 28（Sodium Dehydroacetate） 白色或纯白，无臭的粉末。易溶于水、甘油和丙二醇。

配伍禁忌 碱性pH或非离子型表面活性剂，会降低脱氢醋酸钠的活性。

简介

脱氢醋酸和脱氢醋酸钠有抗真菌活性，用作化妆品和口服制剂中的保存剂。

制剂

多组分制剂 ***Venez.:*** Photoderm AKN.

Dequalinium Chloride (*BAN, rINN*) 地喹氯铵

BAQD-10; Cloruro de decualinio; Cloruro de dequalinio; Decalinium Chloride; Decaminum; Dekalinyum Klorür; Dekvalinio chloridas; Dekvalinium dichlorid; Dekvaliniumklorid; Dekvalinium-klorid; Dekvaliniumkloridi; Dequalinii chloridum; Dequalinii Dichloridum; Déqualinium, chlorure de. *N,N*-Decamethylenebis(4-amino-2-methylquinolinium chloride).

Деквалиния Хлорид

$C_{30}H_{40}Cl_2N_4$ = 527.6.

CAS — 6707-58-0 (dequalinium); 522-51-0 (dequalinium chloride); 4028-98-2 (dequalinium acetate); 16022-70-1 (dequalinium salicylate).

ATC — D08AH01; G01AC05; R02AA02.

ATC Vet — QD08AH01; QG01AC05; QR02AA02.

UNII — XYS8INN116.

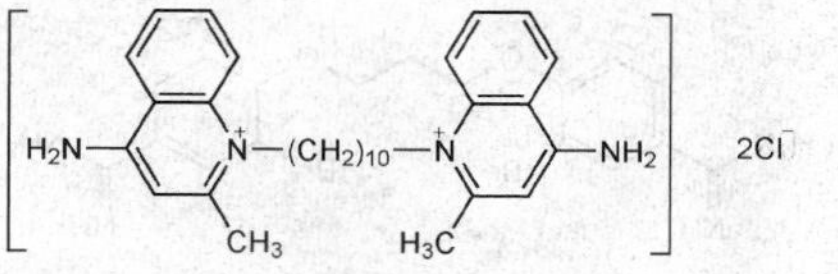

H_2N $(CH_2)_{10}$ NH_2 2Cl⁻ CH_3 H_3C

Pharmacopoeias. In *Eur.* (see p.vii).

Ph. Eur. 6.8（Dequalinium Chloride） 白色或淡黄白色的吸湿性粉末。略溶于水和乙醇。贮藏于密闭容器中。

配伍禁忌 地喹氯铵与皂类、阴离子表面活性剂、苯酚和氯甲酚不相容。

简介

地喹氯铵是二季喹啉铵类防腐剂和杀菌剂，对许多革兰阳性菌和革兰阴性菌以及真菌有杀菌作用。广泛用于锭剂，治疗口和咽喉的轻微感染。局部应用治疗皮肤和阴道感染。

也用水杨酸地喹铵和十一酸地喹铵。

制剂

专利制剂

Austria: Dequavagyn†; Evazol; Sorot†; Tonsillol; ***Belg.:*** Anginol; Laryngarsol; ***Canad.:*** Dequadin; ***Chile:*** Larylin†; ***Ger.:*** Evazol; Fluomycin N; Gurgellosung-ratiopharm; Maltyl†; Sorot; Stada Gurgellosung†; ***Gr.:*** Decosan; ***Hong Kong:*** Christon; Decol; Delin; Dequadin; Dexxon; Nofrozic; Roxine†; ***Indon.:*** Decamedin; Degirol; SP Troches; ***Irl.:*** Dequadin; ***Ital.:*** Dequadin; Dequosangola†; Faringina; Goladin; Osangin; Pumilsan; ***Malaysia:*** Delin; DQM; SP Troches; Synti†; Uphadeq†; ***Mex.:*** Apocatil†; ***Neth.:*** Gargilon†; Natterman Streptofree; ***Philipp.:*** Dequadin; ***Singapore:*** Beacons DQ; Dequa-loz; Dequadin; SP Troches; ***Switz.:*** Decatylene; Fluomizin; Pastilles pour la gorge formule 535†; ***Thai.:*** Dechot†; Deo†; Dequadin; V Day Lozenges; ***Turk.:*** Dequadin; Donaxyl; ***UK:*** Dequadin; Labosept; ***Ukr.:*** Fluomizin (Флуомизин); ***Venez.:*** Dequadin; Laimolin.

多组分制剂 ***Austria:*** Dequafungan†; Dequalinetten; Dequonal; Eucillin; Fluorex Plus; Tetesept†; ***Belg.:*** Angin San; Anginol Lidocaine; Dequalid; Ororhinathiol; Tricidine Dequalinium†; ***Braz.:*** Dequadin; ***Cz.:*** Larypront†; Stas†; Tetesept Angidin†; ***Fin.:*** Septison†; ***Ger.:*** Dequonal; Ephepect-Blocker-Pastillen N; Jasimenth CN; Wick Sulagil; ***Hong Kong:*** Decatylen; Deq; Ephepect Blocker; Liqualon; Quadezyme; Scassh Trouch Lozenge; ***Indon.:*** Sentril†; ***Irl.:*** Dequacaine; ***Ital.:*** Lisomucil Gola; Transpulmina Gola; ***Malaysia:*** Decatylen; Deq; Upha Lozenges; ***Mex.:*** Angenovag; ***Norw.:*** Apolar med dekvalin; ***Pol.:*** Tetesept†; ***Port.:*** Anginova; Decatyleno; Dek; Medifon; ***S.Afr.:*** Dequadin Mouth Paint; ***Singapore:*** Decatylen; Deq; ***Spain:*** Anginovag; Roberfarin; Sedofarin; ***Switz.:*** Anginova†; Arbidtop; Decasept N; Decatylene Neo; Dequonal; Grampan†; Neo-Bucosin†; Tyroqualine; ***Thai.:*** Deq; Sentril; ***UK:*** Dequacaine; ***Ukr.:*** Decatylen (Декатилен); Efisol (Эфизол); ***Venez.:*** Alantamida; Benzodiazol; Laimoqualin.

Diacetylaminoazotoluene 二乙酰氨基偶氮甲苯

Diacetazotol; Diacetilaminoazotoluene; Pellidol. 4-Diacetylamino-2′,3-dimethylazobenzene.

Диацетиламиноазотолуол

$C_{18}H_{19}N_3O_2$ = 309.4.

CAS — 83-63-6.

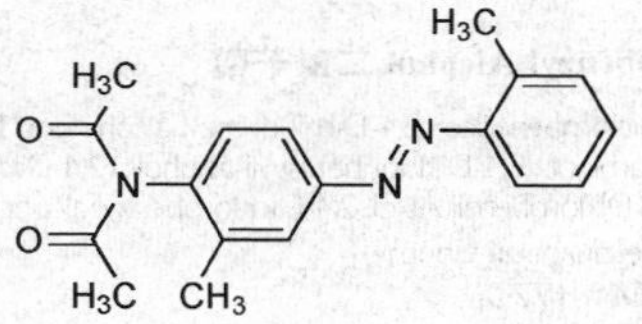

H_3C H_3C O N N N O H_3C CH_3

简介

二乙酰氨基偶氮甲苯是防腐剂，局部应用促进伤口愈合。

制剂

多组分制剂 ***Austria:*** Dermowund.

Dibrompropamidine Isetionate (*BANM, rINNM*) 双溴丙脒依西酸盐

Dibromipropamidiinidi-isetionaatti; Dibromopropamidine Ise-

thionate; Dibromopropamidyny diizetionian; Dibrompropamidindiisetionat; Dibrompropamidin-diisetionát; Dibrompropamidine Diisetionate; Dibrompropamidine, diisétionate de; Dibrompropamidine, Isétionate de; Dibrompropamidini diisetionas; Dibrompropamidini Isetionas; Isetionato de dibrompropamidina. 3,3′-Dibromo-4,4′-trimethylenedioxydibenzamidine bis-(2-hydroxyethanesulphonate).
Дибромпропамидина Изетионат
$C_{17}H_{18}Br_2N_4O_2,2C_2H_6O_4S$ = 722.4.
CAS — 496-00-4 (dibrompropamidine); 614-87-9 (dibrompropamidine isetionate).
ATC — D08AC01; S01AX14.
ATC Vet — QD08AC01; QS01AX14.

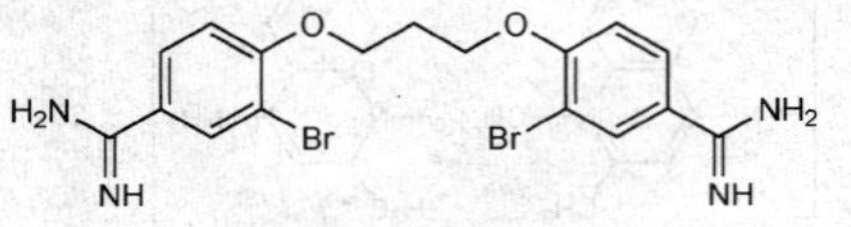

(dibrompropamidine)

Pharmacopoeias. In *Eur.* (see p.vii).
Ph. Eur. 6. 8 (Dibrompropamidine Diisetionate) 白色或几乎白色的结晶性粉末。易溶于或可溶于水；微溶于乙醇；几乎不溶于二氯甲烷。5%水溶液的 pH 值为 5.0～6.0。

简介

双溴丙脒依西酸盐是芳香族的二脒类防腐剂，作用类似于普罗帕脒（第1582页）。它对革兰阳性菌有杀菌作用，但对革兰阴性菌和含芽孢的微生物作用弱。也能杀灭真菌。局部用制剂用于轻微的眼感染和皮肤感染的治疗。

制剂

专利制剂

Austral.: Brulidine†; ***Irl.:*** Brolene; Golden Eye; ***Norw.:*** Brulidine; ***NZ:*** Brolene; ***S.Afr.:*** Brolene; ***UK:*** Brolene; Brulidine; Golden Eye Ointment; Pickles Antiseptic Cream.

多组分制剂 ***UK:*** Healthy Feet; No-Sor Nose Balm; RBC; Swarm.

Dichlordimethylhydantoin 二氯二甲海因

Diclorodimetilhidantoína. 1,3-Dichloro-5,5-dimethylhydantoin; 1,3-Dichloro-5,5-dimethylimidazolidine-2,4-dione.
$C_5H_6Cl_2N_2O_2$ = 197.0.
CAS — 118-52-5.

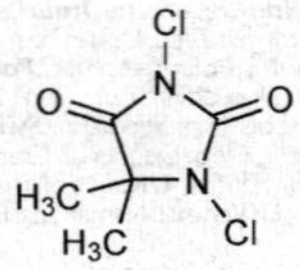

简介

二氯二甲海因是含氯的消毒剂，用于食品和奶制品设备的消毒，也用于漂白。它含有约 72%（质量分数）的"有效氯"（见第1563页）。

溴氯二甲海因（$C_5H_6N_2O_2BrCl$=241.5）是密切相关的释放溴的化合物，用于游泳池水的消毒。

Dichlorobenzyl Alcohol 二氯苄醇

Alcohol diclorobencílico; 2,4-Dichlorbenzyl-alcoholum; Dichlorophenylcarbinol; 2,4-Diklooribentsyyli-alkoholi; 2,4-Diklorbensylalkohol; Diklorobenzil Alkol. 2,4-Dichlorobenzyl alcohol.
Дихорбензиловый Спирт
$C_7H_6Cl_2O$ = 177.0.
CAS — 1777-82-8.
ATC — R02AA03.
ATC Vet — QR02AA03.
UNII — 1NKX3648J9.

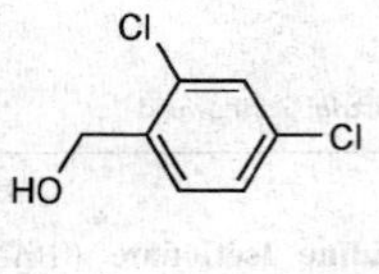

简介

二氯苄醇是防腐剂，主要用在锭剂中，用于治疗轻微的口和咽喉感染。

制剂

专利制剂

Ital.: Neo Borocillina Collutorio; Neo Borocillina Spray.

多组分制剂 ***Austral.:*** Ayrtons Antiseptic; Logicin Rapid Relief; Sore Throat Chewing Gum†; Strepsils; Strepsils Plus; ***Austria:*** Coldangin; Neo-Angin; Sulgan 99; ***Belg.:*** Neofenox†; Strepsils; Strepsils + Lidocaine; Strepsils Menthol; Strepsils Vit C; ***Canad.:*** Strepsils; Strepsils Cherry; Strepsils Sore Throat Blocked Nose; ***Chile:*** Hansaplast Antimicotico†; ***Cz.:*** Neo-Angin; Strepsils; Strepsils Cooling Mint; Strepsils Menthol a Eucalyptus; Strepsils Plus; Strepsils Vitamin C; ***Denm.:*** Strepsils; ***Fin.:*** Bafucin; Med-Angin; Strepsils; Strepsils Menthol; ***Fr.:*** Strepsils; Strepsils Lidocaine; Strepsils Miel-Citron; Strepsils Vitamine C; Strepsilspray Lidocaine; ***Ger.:*** Dobendan Synergie; Neo-Angin; ***Gr.:*** Strepsils; Strepsils Plus; ***Hong Kong:*** Logicin Rapid Relief; Strepsils Dual Action†; Strepsils†; ***Hung.:*** Neo-Angin; Strepsils; Strepsils Menthol and Eucalyptus; Strepsils Plus; Strepsils Vitamin C; ***India:*** Cofsils; ***Irl.:*** Strepsils; Strepsils +Plus Anaesthetic; Strepsils Cool; Strepsils Dual Action†; Strepsils Sore Throat and Blocked Nose; Strepsils Throat; Strepsils Vitamin C; ***Israel:*** Strepsils; Strepsils Plus; Strepsils with Menthol and Eucalyptus; Strepsils with Vitamin C; ***Ital.:*** Arscolloid; Benagol; Benagol Mentolo-Eucaliptolo; Benagol Vitamina C; Bio-Arscolloid; Corti-Arscolloid; Farmagola†; Neo Borocillina; Neo Borocillina Balsamica; Neo Borocillina C; Neo Borocillina Tosse Compresse; ***Malaysia:*** Chericof; Strepsils; Strepsils Dual Action; ***Neth.:*** Strepsils; Strepsils Menthol & Eucalyptus; Strepsils Sinaasappel & Vitamine C; ***NZ:*** Strepsils; Strepsils Plus Anaesthetic; Strepsils with Vitamin C; ***Philipp.:*** Strepsils; Therasil; ***Pol.:*** Neo-Angin; Strepsils; ***Port.:*** Benagol; Benoral; Dropcina; ***Rus.:*** Astrasept (Астрасепт); Coldact Lorpils (Колдакт Лорпилс); Rinza Lorsept (Ринза Лорсепт); Strepsils (Стрепсилс); Strepsils Plus (Стрепсилс Плюс); Strepsils with Vitamin C (Стрепсилс с Витамином С); Suprima-Lor (Суприма-Лор); Therasil (Терасил); ***S.Afr.:*** Strepsils; Strepsils Eucalyptus Menthol; Strepsils Orange-C; Strepsils Plus; Strepsils Soothing Honey & Lemon; ***Singapore:*** Cofsils; Strepsils; Strepsils Dual Action; ***Spain:*** Strepsils; Strepsils con Vitamina C; Strepsils Lidocaina; ***Swed.:*** Bafucin; Strepsils; ***Switz.:*** Anginazol; Hextril-etten; Lidazon; Neo-Angin au miel et citron†; Neo-Angin avec vitamin C sans sucre†; Neo-Angin sans sucre†; Sulgan N; ***Thai.:*** Strepsils Butter Menthol Capsicum; Strepsils Plus Anaesthetic; Strepsils Plus Vit C; Strepsils Sugar Free; Throatsil; ***Turk.:*** Strepsils; Strepsils C; Strepsils Mentol; ***UK:*** Strepsils; Strepsils with Vitamin C; ***Ukr.:*** Angi Sept Dr Theiss (Анги Септ Др. Тайсс); Coldact Lor Pils (Колдакт Лор Пилс); Neo-Angin (Нео-Ангин); Rinza Lorsept (Ринза Лорсепт); Strepsils Plus (Стрепсилс).

Dichloroxylenol (*BAN*, *rINN*) 二氯二甲酚

DCMX; Dichlorometaxylenol; Dichloroxylénol; Dichloroxylenolum; Dicloroxilenol. 2,4-Dichloro-3,5-xylenol; 2,4-Dichloro-3,5-dimethylphenol.
Дихлороксиленол
$C_8H_8Cl_2O$ = 191.1.
CAS — 133-53-9.
UNII — 51AC49OLT7.

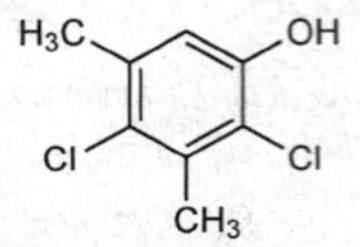

简介

二氯二甲酚是含氯的酚类防腐剂。

制剂

多组分制剂 ***India:*** Fairgenol; ***UAE:*** Radol.

Didecyldimethylammonium Chloride 双癸双甲氯铵

Didecildimetilamonio, cloruro de; Didecyldimonium Chloride. *N*-Decyl-*N*,*N*-demethyl-l-decanaminium chloride.
Дидецилдиметиламмония Хлорид
$C_{22}H_{48}ClN$ = 362.1.
CAS — 7173-51-5.
ATC — D08AJ06.
ATC Vet — QD08AJ06.
UNII — JXN40O9Y9B.

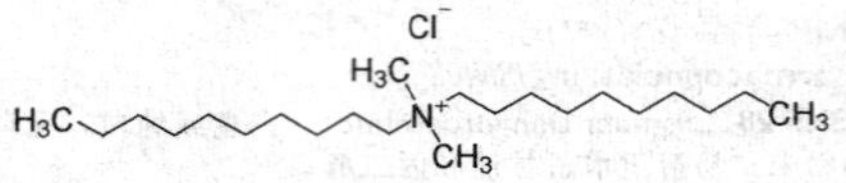

简介

双癸双甲氯铵是季铵类消毒剂，用于皮肤和黏膜的消毒制剂中。也用于器械和表面消毒。

制剂

专利制剂

Ger.: Amosept; Fungisept; ***Ital.:*** Alfa Bergamon; Bergamon In; Farmasept; Septidil.

多组分制剂 ***Fr.:*** Aniospray 29; Aniospray 41; Aniosyme; Hexanios G+R; Oxitou†; Surfanios; ***Ger.:*** Almyrol; Baccalin†; Desoform†; Freka-Nol; Fugisept†; Gigasept Med†; Hexaquart L†; Hexaquart plus; Hexaquart S; Kohrsolin extra; Kohrsolin FF; Korsolex Extra; Korsolex FF; Korsolex Plus; Lysoformin 3000; Lysoformin spezial; Meliseptol Rapid; Melsept SF; Melsitt; Quatohex†; Teta Extra; ***Ital.:*** Melsept SF; ***Switz.:*** Desamon; ***USA:*** Vi Rid-Ready.

1,6-Dihydroxy-2,5-dioxahexane1,6-二烃-2,5-二氧化己烷

Ethylene Glycol Bis(semiformal); (Ethylenedioxy)dimethanol. [1,2-Ethanediylbis(oxy)]bismethanol.
$C_4H_{10}O_4$ = 122.1.
CAS — 3586-55-8.

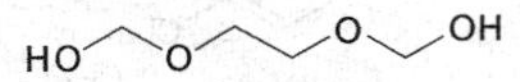

简介

1,6-二烃-2,5-二氧化己烷是一种缓慢释放出甲醛的醛。用于表面消毒，以及医疗和手术器械的消毒。

制剂

多组分制剂 ***Ger.:*** Bacillol; Kohrsolin; Kohrsolin extra; Korsolex basic; Korsolex Extra.

Dioctyldimethylammonium Chloride 二辛基双甲氯铵

Dimethyldioctylammonium Chloride; Dioctyl Dimethyl Ammonium Chloride. *N*,*N*-Dimethyl-*N*-octyl-1-octanaminium chloride.
Диоктилдиметиламмония Хлорид
$C_{18}H_{40}ClN$ = 306.0.
CAS — 5538-94-3.

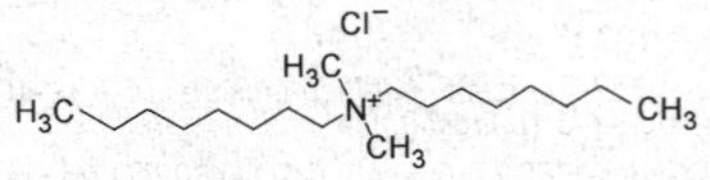

简介

二辛基双甲氯铵是季铵类消毒剂，用于表面消毒的消毒制剂中。

制剂

多组分制剂 ***USA:*** Vi Rid-Ready.

Dodeclonium Bromide (*rINN*) 多地溴铵

Bromuro de dodeclonio; Dodeclonii Bromidum; Dodéclonium, Bromure de; GR-412. [2-(*p*-Chlorophenoxy)ethyl]dodecyldimethylammonium bromide.
Додеклония Бромид
$C_{22}H_{39}BrClNO$ = 448.9.
CAS — 15687-13-5.
UNII — XD8BU85ZLK.

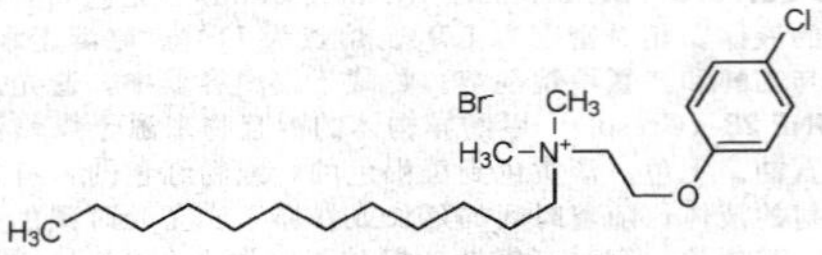

简介

多地溴铵是用于治疗皮肤和肛门直肠疾病的多组分制剂中的防腐剂。

制剂

多组分制剂 ***Fr.:*** Sedorrhoide.

Domiphen Bromide (*BAN*, *USAN*, *rINN*) 度米芬

Bromuro de domifeno; Domifeenibromidi; Domifenbromid; Domiphène, Bromure de; Domipheni Bromidum; NSC-39415; PDDB; Phenododecinium Bromide. Dodecyldimethyl-2-phenoxyethylammonium bromide.
Домифена Бромид
$C_{22}H_{40}BrNO$ = 414.5.
CAS — 13900-14-6 (domiphen); 538-71-6 (domiphen bromide).
ATC — A01AB06.
ATC Vet — QA01AB06.
UNII — R4CY19YS7C.

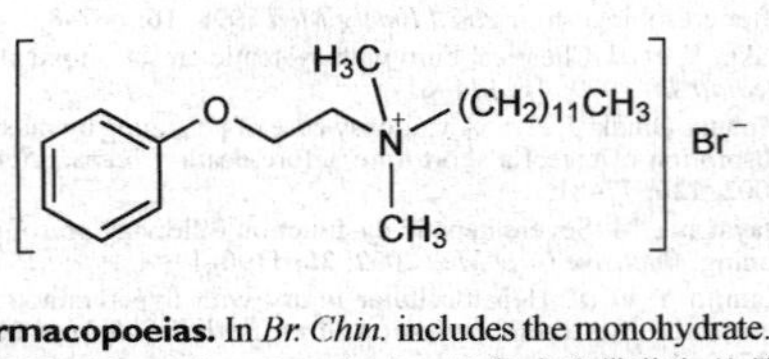

Pharmacopoeias. In *Br. Chin.* includes the monohydrate.
BP 2010 (Domiphen Bromide) 无色或略带黄色的晶状

絮片。易溶于水和乙醇；溶于丙酮。

配伍禁忌 度米芬与皂类和其他阴离子表面活性剂不相容。

简介

度米芬是季铵类防腐剂，其作用和用途类似于阳离子型表面活性剂（见**西曲溴铵**，第1558页）。含度米芬的制剂用于治疗口和咽喉的轻微感染。

制剂

专利制剂

Canad.: Antiseptique Pastilles; Bronchodex Pastilles; **Gr.:** Desept; **Ital.:** Bradoral; **Malaysia:** Domidin; **Port.:** Neobradoral.

多组分制剂 **Austria:** Bepanthen; Bradosol; **Canad.:** Nupercainal; **Chile:** Oralfresh; **Fr.:** Fluoselgine; **Ital.:** Inalar; **Pol.:** Viosept; **Ukr.:** Viosept (Виосепт).

Erythorbic Acid 异抗坏血酸

D-Araboascorbic Acid; E315; Erycorbin; Glucosaccharonic Acid; Isoascorbic Acid; Isovitamin C; Saccharosonic Acid. D-*erythro*-Hex-2-enoic acid γ-lactone; D-*erythro*-Hex-2-enonic acid γ-lactone.

Эриторбовая Кислота

$C_6H_8O_6$ = 176.1.

CAS — 89-65-6.

UNII — 311332OII1.

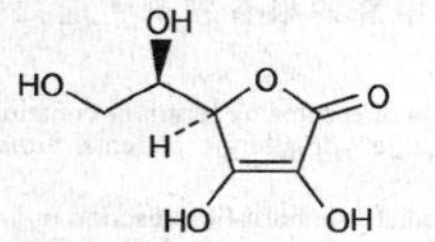

Pharmacopoeias. In *USNF.*

USNF 28 （Erytorbic Acid） 白色或略黄的结晶或粉末。暴露于光线下，颜色逐渐加深。干燥状态下，在空气中稳定，但其溶液在空气中迅速变质。1.0g 可溶解于 2.5ml 的水，或 20ml 的乙醇。微溶于甘油。贮藏于密闭容器中。避光。

Sodium Erythorbate 异抗坏血酸钠

E316; Sodium Isoascorbate; Sodium Isovitamin C.

Эриторбат Натрия

$C_6H_7NaO_6$ = 198.1.

CAS — 6381-77-7 (anhydrous monosodium erythorbate); 7378-23-6 (anhydrous sodium erythorbate, xNa); 63524-04-9 (monosodium erythorbate monohydrate);.

UNII — BZ468R6XRD.

简介

异抗坏血酸是维生素 C 的立体异构体（第1884页），但几乎没有维生素 C 的活性。异抗坏血酸及其钠盐可在食品和口服药物制剂中用作抗氧化剂。

Ethoxyquin 乙氧喹

Etoxiquina. 6-Ethoxy-1,2-dihydro-2,2,4-trimethylquinoline.

Этоксихин

$C_{14}H_{19}NO$ = 217.3.

CAS — 91-53-2.

UNII — 9T1410R4OR.

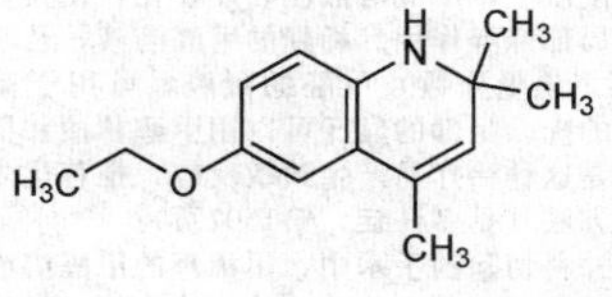

简介

乙氧喹是抗氧化剂，用于预防苹果和梨在贮藏期间产生常见的褐斑以及动物饲料的添加剂。食品中的乙氧喹及其残留物毒性受到广泛关注，有些国家限制或禁止它的应用。

Ethylene Oxide 环氧乙烷

Dimethylene oxide; Epoxietano; 1,2-Epoxyethane; Etylenu tlenek; Óxido de etileno; Oxirane; Oxirano; Oxirano.

Окись Этилена; Этиленоксид

C_2H_4O = 44.05.

CAS — 75-21-8.

UNII — JJH7GNN18P.

性状 室温和大气压下，环氧乙烷是无色的可燃气体。

稳定性 环氧乙烷与氧气和空气混合会爆炸，添加二氧化碳或碳氟化合物能降低这种风险。

不良反应和注意事项

环氧乙烷刺激眼和呼吸道，引起恶心呕吐、腹泻、头痛、眩晕、CNS 抑制、呼吸困难和肺水肿。对肝肾有损伤作用，还会发生溶血。也发生过不幸死亡事件。皮肤过多接触环氧乙烷液体或溶液会引起烧伤、发疱、刺激症状和皮炎；经皮吸收后会引起全身反应。

许多材料包括塑料和橡胶都会吸收环氧乙烷。如果此类材料用环氧乙烷灭菌，在使用前必须彻底清除环氧乙烷气体的残留；通风或其他更有效的方法可以去除。超敏反应，包括过敏反应，与环氧乙烷污染的材料有关。环氧乙烷与被消毒的材料反应，产生诸如二氯乙醇（与氯反应）或乙二醇（与水反应）的物质；这些物质有毒性。

欧洲制药联合会建议，应该在无其他选择的情况下才考虑用环氧乙烷。环氧乙烷有致癌和致突变的特性，有证据表明职业性暴露会增加罹患肿瘤的风险。

1. WHO. Ethylene oxide. *Environmental Health Criteria 55.* Geneva: WHO, 1985. Available at: http://www.inchem.org/documents/ehc/ehc/ehc55.htm (accessed 15/03/06)
2. WHO. Ethylene oxide health and safety guide. *IPCS Health and Safety Guide 16.* Geneva: WHO, 1988. Available at: http://www.inchem.org/documents/hsg/hsg/hsg016.htm (accessed 15/03/06)
3. WHO. Ethylene oxide. *Concise International Chemical Assessment Document 54* Geneva: WHO, 2003. Available at: http://www.who.int/ipcs/publications/cicad/en/cicad54.pdf (accessed 15/03/06)

致癌性 接触环氧乙烷的工人所患淋巴系统和造血系统的癌症与之相关，有人认为乳腺癌也与之有关。为了评价环氧乙烷的致癌性，20 世纪 80 年代中期，National Institute for Occupational Safety and Health（NIOSH）组织调查了 18000 名接触环氧乙烷的工人[1~3]。直至 1987 年的初步队列研究结果表明，未见大量的造血系统癌症，但是发现男性非霍奇金淋巴瘤的高发病率[1]。基于有限的人类临床证据和动物试验的显著证据，1994 年 International Agency for Research on Cancer 得出结论，有足够的证据支持把环氧乙烷划分为确定的人类致癌物[4]。NIOSH 在 1987—1988 年的后期评价表明[3]，相对于早期研究中的 1177 名死者，尽管死亡人数达到 2852 名，但暴露于环氧乙烷的工人与普通人群比较，除了有骨癌患者（6 名死亡），没有其他的证据支持环氧乙烷的致癌性，而且如此少样本也不能得出任何结论。但是，暴露—反应分析却发现了有意义的证据，即暴露时间的增加与血液系统某些类型的癌症（非霍奇金淋巴瘤和淋巴细胞性白血病）相关，尤其对于男性[2,3]。暴露—反应分析还揭示了乳腺癌的一些相关证据。随访英国[5]2876 名暴露于环氧乙烷的工人，发现不论是癌症的数量，还是癌症的种类，死亡率都没有显著地增加。一项对 7576 名暴露于环氧乙烷的女性工人调查[6]，表明环氧乙烷与乳腺癌相关。然而，作者同时也指出了该研究中影响结论的不足之处。

1. Steenland K, *et al.* Mortality among workers exposed to ethylene oxide. *N Engl J Med* 1991; **324:** 1402–7.
2. Stayner L, *et al.* Exposure-response analysis of cancer mortality in a cohort of workers exposed to ethylene oxide. *Am J Epidemiol* 1993; **138:** 787–98.
3. Steenland K, *et al.* Mortality analyses in a cohort of 18 235 ethylene oxide exposed workers: follow up extended from 1987 to 1998. *Occup Environ Med* 2004; **61:** 2–7.
4. IARC/WHO. Some industrial chemicals. *IARC monographs on the evaluation of the carcinogenic risk of chemicals to humans volume 60* 1994. Available at: http://monographs.iarc.fr/ENG/Monographs/vol60/volume60.pdf (accessed 23/05/06)
5. Coggon D, *et al.* Mortality of workers exposed to ethylene oxide: extended follow up of a British cohort. *Occup Environ Med* 2004; **61:** 358–62.
6. Steenland K, *et al.* Ethylene oxide and breast cancer incidence in a cohort study of 7576 women (United States). *Cancer Causes Control* 2003; **14:** 531–9.

对神经系统的影响 4 名接触环氧乙烷浓度超过 700mg/kg 的男性出现了神经障碍。1 名出现头痛、恶心、呕吐以及癫痫发作后的昏睡。其他患者表现为头痛、肢体麻木和无力、疲乏加重、记忆力和思维障碍以及言语不清。这 3 名患者还并发了白内障，其中 1 名需行双侧白内障摘出术[1]。有报道[2]，12 名护理人员和技工接触环氧乙烷污染的外科大衣 5 个月后，均出现手的麻木和无力、头痛和认知缺损，几个月后出现疹。几位患者表现为外周和 CNS 功能紊乱，其中 1 位的轴突部位受损。

1. Jay WM, *et al.* Possible relationship of ethylene oxide exposure to cataract formation. *Am J Ophthalmol* 1982; **93:** 727–32.
2. Brashear A, *et al.* Ethylene oxide neurotoxicity: a cluster of 12 nurses with peripheral and central nervous system toxicity. *Neurology* 1996; **46:** 992–8.

超敏反应 使用环氧乙烷消毒透析设备的透析患者，出现了类过敏反应[1~3]。有报道[4]，血小板分离置换法的供者由于消毒血浆分离置换药盒时残留的环氧乙烷，引起超敏反应和类过敏反应[5]。最常见的不良反应是呼吸困难、喘鸣、荨麻疹、潮红、头痛和低血压，但也会发生急性支气管痉挛、循环衰竭、心脏停搏和死亡。值得注意的是[6]，有时在透析开始就会发生严重甚至致命的类过敏反应，尽管认为这种现象与透析膜材料中的铜氨纤维素（铜玢）有关，但普遍认为主要原因是环氧乙烷。

有报道，接受脊柱对裂（bifida）手术的儿童，罹患环氧乙烷诱发过敏性休克的风险增加[7]。此类儿童本身易发生过敏反应，而且因为多次的手术和导管插入术而频繁与环氧乙烷接触。

残留在外科手套上的环氧乙烷会引起职业性哮喘和接触性皮炎[8]。

1. Bommer J, *et al.* Anaphylactoid reactions in dialysis patients: role of ethylene-oxide. *Lancet* 1985; **ii:** 1382–5.
2. Rumpf KW, *et al.* Association of ethylene-oxide-induced IgE antibodies with symptoms in dialysis patients. *Lancet* 1985; **ii:** 1385–7.
3. Röckel A, *et al.* Ethylene oxide hypersensitivity in dialysis patients. *Lancet* 1986; **i:** 382–3.
4. Leitman SF, *et al.* Allergic reactions in healthy plateletpheresis donors caused by sensitization to ethylene oxide gas. *N Engl J Med* 1986; **315:** 1192–6.
5. Muylle L, *et al.* Anaphylactoid reaction in platelet-pheresis donor with IgE antibodies to ethylene oxide. *Lancet* 1986; **ii:** 1225.
6. Nicholls A. Ethylene oxide and anaphylaxis during haemodialysis. *BMJ* 1986; **292:** 1221–2.
7. Moneret-Vautrin DA, *et al.* High risk of anaphylactic shock during surgery for spina bifida. *Lancet* 1990; **335:** 865–6.
8. Verraes S, Michel O. Occupational asthma induced by ethylene oxide. *Lancet* 1995; **346:** 1434–5.

妊娠 在芬兰开展了一项调查[1]，该调查的对象包括全国所有综合性医院里从事医疗器械消毒工作的女性。与未接触环氧乙烷的妊娠女性相比，暴露于环氧乙烷的妊娠女性自然流产率（按照受孕时的职业分析，并根据受孕年龄、产次、妊娠期内的 10 年时间、吸烟以及喝酒和咖啡的情况纠正）显著增加。该研究引起了一些非议[2,3]，作者承认该调查有限，不足以把流产率和已知的环氧乙烷浓度进行比较[4]。一项对 32 名牙科助理医师的回顾分析[5]，这些医师在妊娠期间均暴露于环氧乙烷中，经过年龄的调整，发现自然流产率和早产或延期产的风险翻倍。

1. Hemminki K, *et al.* Spontaneous abortions in hospital staff engaged in sterilising instruments with chemical agents. *BMJ* 1982; **285:** 1461–3.
2. Gordon JE, Meinhardt TJ. Spontaneous abortions in hospital sterilising staff. *BMJ* 1983; **286:** 1976.
3. Austin SG. Spontaneous abortions in hospital sterilising staff. *BMJ* 1983; **286:** 1976.
4. Hemminki K, *et al.* Spontaneous abortions in hospital sterilising staff. *BMJ* 1983; **286:** 1976–7.
5. Rowland AS, *et al.* Ethylene oxide exposure may increase the risk of spontaneous abortion, preterm birth, and postterm birth. *Epidemiology* 1996; **7:** 363–8.

药动学

环氧乙烷气体通过肺迅速吸收并分布于全身。水溶液能经皮吸收。通过水解或与谷胱甘肽结合迅速代谢。

用途

环氧乙烷是杀细菌和杀真菌的气体消毒剂，对大多数微生物，包括病毒都有效。也能杀灭芽孢。用于不能使用其他途径消毒的不耐热药物和外科材料的气体灭菌。

环氧乙烷与空气混合形成爆炸性混合物，用含 10%环氧乙烷的二氧化碳，或者在添加环氧乙烷前驱除装置中至少 95%的空气，或者用含 90%环氧乙烷的二氧化碳混合物，能够避免爆炸。此外，也可用二氯二氟甲烷和三氯氟甲烷，与 9%～12%（质量分数）的环氧乙烷混合，不会燃爆；不过，由于会释放出碳氟化合物或氟氯化碳，因而该混合的应用受限。

环氧乙烷的消毒效果与暴露时间、温度、湿度、污染微生物的种类和数量及消毒炉内环氧乙烷的分压相关。环氧乙烷的常用消毒浓度为 400～1000mg/L，消毒时间从 30min～10h 不等。如果消毒物品的内部有微生物存在，环氧乙烷必须能够穿透。温度升高，环氧乙烷的杀菌作用增强；要求的平均温度为 40～50℃。

环氧乙烷消毒最基本的要求是湿度。在实践中，干燥的微生物需要再水化，环氧乙烷才能有效。一般是通入环氧乙烷前，在真空状态下增湿。相对湿度为40%～60%。

仅控制物理因素并不能确保无菌，消毒程序通常用标准的需氧芽孢，如黑色枯草杆菌的混悬液来监控。

Ethylhexanal 乙基己醛

2-Ethylcaproaldehyde; 2-Ethylhexylaldehyde; Octylaldehyde. 2-Ethylhexanal.
Этилгексанол
$C_8H_{16}O$ = 128.2.
CAS — 123-05-7.

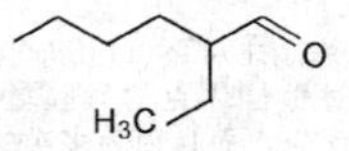

简介

乙基己醛是一种乙醛消毒剂，用于器械消毒。

制剂

多组分制剂 **Ger.:** Buraton 10 F; Helipur H plus N; Lysetol FF†.

Ethylhexylglycerin 乙基己基甘油

Octoxyglycerin. 3-[(2-Ethylhexyl)oxy]-1,2-propanediol.
Этилгексилглицерин
$C_{11}H_{24}O_3$ = 204.3.
CAS — 70445-33-9.
UNII — 147D247K3P.

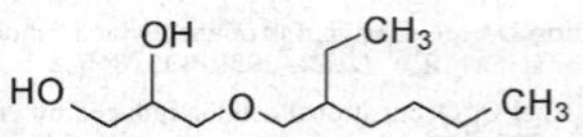

简介

乙基己基甘油是一种消毒剂，以0.3%浓度用于局部除臭制剂。它也用于手消毒产品中。

1. Stausbøl-Grøn B, Andersen KE. Allergic contact dermatitis to ethylhexylglycerin in a cream. *Contact Dermatitis* 2007; **57:** 193–4.

制剂

多组分制剂 **Braz.:** Effidrate†; **Chile:** Uriage Desodorante Tri-Actif.

Formaldehyde 甲醛

Formaldehid; Formaldehído; Formaldehyd.
Формальдегид
CH_2O = 30.03.
CAS — 50-00-0.
ATC Vet — QP53AX19.
UNII — 1HG84L3525.

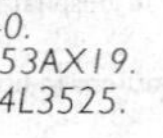

Formaldehyde Solution 甲醛溶液

Formaldehído, solución de; Formaldehido tirpalas; Formaldehidoldat; Formaldehyd roztok; Formaldéhyde, solution de; Formaldehydi solutio; Formaldehydiliuos; Formaldehydlösning; Formaldehydu roztwór.

注：福尔马林和 formol 指甲醛溶液，但在有的国家它们是商标。

Pharmacopoeias. In *Chin., Eur.* (see p.vii), *Jpn, US,* and *Viet.*

Ph. Eur. 6.8 [Formaldehyde Solution (35 per cent), Formaldehyde Solution BP 2005] 含34.5%～38.0%（质量分数）的甲醛，以甲醇为稳定剂。澄清、无色的液体。可与水和乙醇混溶。贮藏后会浑浊。贮藏温度为15～25℃，避光。

USP 33 (Formaldehyde Solution) 含有36.5%～37.0%（质量分数）（根据包装）的甲醛，添加甲醇防止聚合。澄清、无色或几乎无色的液体，有浓重的刺激性臭。可与水和乙醇混溶。密闭容器，15℃以上贮藏。溶液静置生成低聚甲醛而浑浊，特别是放置在寒冷的环境；加热后浑浊消失。

溶液的浓度 甲醛溶液有时仅称为甲醛，因而在解释应用的甲醛浓度和形态方面常常混淆。在实践中，甲醛指使用前稀释的甲醛溶液，是甲醛溶液而非甲醛的百分浓度。例如在英国，3%的甲醛溶液是3份体积的甲醛溶液（35%）（Ph. Eur. 6.8）用水稀释至100份体积，因此含有1.04%～1.14%（质量分数）的甲醛，它不是稀释甲醛溶液（35%）（Ph. Eur. 6.8）而得到3%（质量分数）的甲醛。

配伍禁忌 甲醛与蛋白反应而减弱抗菌活性。

不良反应和注意事项

皮肤使用浓的甲醛溶液会变白和变硬。使用常用的浓度和接触树脂中残留的甲醛，会发生接触性皮炎和过敏反应。

摄入甲醛溶液会引起口、咽喉、胸部和胃剧烈的烧灼痛以及黏膜的炎症、溃疡和坏死。还会出现恶心、呕吐、呕血、带血的腹泻、血尿和无尿，以及代谢性酸中毒、眩晕、抽搐、意识丧失、循环和呼吸的衰竭。摄入相当于30ml的甲醛溶液就会死亡。如果患者能够度过48h，就有可能恢复。甲醛气体对眼、鼻、上呼吸道有刺激性，会引起咳嗽、吞咽困难、痉挛和喉头水肿、支气管炎、肺炎，罕见的还会出现肺水肿。有报道，多次接触甲醛还会出现哮喘样症状。

1. Health and Safety Executive. Formaldehyde. *Toxicity Review 2.* London: HMSO, 1981.
2. WHO. Formaldehyde. *Environmental Health Criteria 89.* Geneva: WHO, 1989. Available at: http://www.inchem.org/documents/ehc/ehc/ehc89.htm (accessed 15/03/06)
3. WHO. Formaldehyde health and safety guide. *IPCS Health and Safety Guide 57.* Geneva: WHO, 1991. Available at: http://www.inchem.org/documents/hsg/hsg/hsg057.htm (accessed 15/03/06)
4. WHO. Formaldehyde. *Concise International Chemical Assessment Document 40* Geneva: WHO, 2002. Available at: http://whqlibdoc.who.int/hq/2002/a73769.pdf (accessed 15/03/06)

滥用 参见尸体防腐液滥用（最主要的成分是甲醛），通常用尸体防腐液（俗名包括：dank；dip；fry；hydro；illy；sherm；wet）来处理大麻，某些情况下尸体防腐液含有苯环利定[1～6]。

1. Holland JA, *et al.* Embalming fluid-soaked marijuana: new high or new guise for PCP? *J Psychoactive Drugs* 1998; **30:** 215–9.
2. Peters RJ, *et al.* Beliefs and social norms about cigarettes or marijuana sticks laced with embalming fluid and phencyclidine (PCP): why youth use "fry". *Subst Use Misuse* 2005; **40:** 563–71.
3. Singer M, *et al.* Dust in the wind: the growing use of embalming fluid among youth in Hartford, CT. *Subst Use Misuse* 2005; **40:** 1035–50.
4. Singer M, *et al.* When the drug of choice is a drug of confusion: embalming fluid use in inner city Hartford, CT. *J Ethn Subst Abuse* 2005; **4:** 73–96.
5. D'Onofrio G, *et al.* Illy: clinical and public health implications of a street drug. *Subst Abus* 2006; **27:** 45–51.
6. Marceaux JC, *et al.* Neuropsychological effects of formaldehyde use. *J Psychoactive Drugs* 2008; **40:** 207–10.

致癌性 关于甲醛的致癌性，说法不一。对医务人员和产业工人的职业性暴露甲醛研究得出的结论是[1～3]，尽管致癌的风险很小或者不存在，甲醛对人类致癌的可能性仍然不能排除。有些研究多次分析后，对其结果却得出完全不同的解释，即产业工人罹患甲醛诱发癌症的风险远比想象的高得多[4]。对美国25619名暴露在甲醛中的产业工人死亡率的队列分析[5]，发现了一些与鼻咽癌和可能是上呼吸道其他部位癌症相关的证据。基于这种大规模的调查研究，以及来自于流行病学和动物试验的证据，2004年IARC得出结论[6]，职业性暴露甲醛会引起鼻咽癌。而且，他们还发现大量但不足以定性的白血病病因证据，以及部分引起鼻窦癌的证据。IARC得出的结论是，甲醛为确定的人类致癌物[6]。

1. Gérin M, *et al.* Cancer risks due to occupational exposure to formaldehyde: results of a multi-site case-control study in Montreal. *Int J Cancer* 1989; **44:** 53–8.
2. Blair A, *et al.* Mortality from lung cancer among workers employed in formaldehyde industries. *Am J Ind Med* 1990; **17:** 683–99.
3. Coggon D, *et al.* Extended follow-up of a cohort of British chemical workers exposed to formaldehyde. *J Natl Cancer Inst* 2003; **95:** 1608–15.
4. Sterling TD, Weinkam JJ. Mortality from respiratory cancers (including lung cancer) among workers employed in formaldehyde industries. *Am J Ind Med* 1994; **25:** 593–602.
5. Hauptmann M, *et al.* Mortality from solid cancers among workers in formaldehyde industries. *Am J Epidemiol* 2004; **159:** 1117–30.
6. IARC/WHO. Formaldehyde, 2-butoxyethanol and 1-*tert*-butoxy-2-propanol. *IARC monographs on the evaluation of carcinogenic risks to humans volume 88* 2004. Available at: http://monographs.iarc.fr/ENG/Monographs/vol88/volume88.pdf (accessed 23/05/06)

对血液系统的影响 从滤器上洗脱的甲醛会导致血液透析时引起的溶血[1]。

1. Orringer EP, Mattern WD. Formaldehyde-induced hemolysis during chronic hemodialysis. *N Engl J Med* 1976; **294:** 1416–20.

对泌尿系统的影响 在出血性膀胱炎时，膀胱内滴入浓度1%～10%的甲醛溶液会导致不良反应，包括排尿困难、耻骨弓上疼痛、输尿管和膀胱纤维变性、肾积水、膀胱输尿管逆流、双侧输尿管梗阻、肾乳头坏死、膀胱破裂以及急性肾小管坏死。也有从腹膜内通过瘘管溢出而发生的全身不良反应[1]。心脏停搏和急性肾衰竭则导致死亡[1～3]。见下文**用途**项下**出血性膀胱炎**。

有报道[4]，4名患者暴露于高浓度的大气甲醛后，并发膜性肾病，表明甲醛的致病作用可能有遗传易感性。

1. Capen CV, *et al.* Intraperitoneal spillage of formalin after intravesical instillation. *Urology* 1982; **19:** 599–601.
2. Melekos M, Lalos J. Intravesical instillation of formalin and its complications. *Urology* 1983; **21:** 331–2.
3. Sarnak MJ, *et al.* Intravesicular formaldehyde instillation and renal complications. *Clin Nephrol* 1999; **51:** 122–5.
4. Breysse P, *et al.* Membranous nephropathy and formaldehyde exposure. *Ann Intern Med* 1994; **120:** 396–7.

超敏反应 甲醛的超敏反应有几种表现。注射含甲醛20mg/L的乙型肝炎疫苗，皮肤的湿疹会急性加重[1]。甲醛致敏的另一些病例，表现为皮肤瘙痒症、烧灼感以及皮肤暴露于日光下几分钟内发红[2]。应用含甲醛溶液的牙膏，出现齿龈疼痛、肿大和出血[3]。甲醛对呼吸影响的证据互相矛盾，虽然有报道，对严重的支气管高反应性患者，低浓度甲醛不是哮喘发作的启动因素[4]，但是有资料证明其与职业性哮喘有关[5]。更严重的超敏反应发生在切除棘球囊的外科手术中，7名患者使用甲醛溶液后，出现疑似中毒和过敏引起的休克[6]。

关于含多聚甲醛的根管糊剂引起的过敏反应，见第1578页。

1. Ring J. Exacerbation of eczema by formalin-containing hepatitis B vaccine in formaldehyde-allergic patients. *Lancet* 1986; **ii:** 522–3.
2. Shelley WB. Immediate sunburn-like reaction in a patient with formaldehyde photosensitivity. *Arch Dermatol* 1982; **118:** 117–18.
3. Laws IM. Toothpaste formulations. *Br Dent J* 1984; **156:** 240.
4. Harving H, *et al.* Low concentrations of formaldehyde in bronchial asthma: a study of exposure under controlled conditions. *BMJ* 1986; **293:** 310.
5. Heard BE. Low concentrations of formaldehyde in bronchial asthma. *BMJ* 1986; **293:** 821.
6. Galland MC, *et al.* Risques thérapeutiques de l'utilisation des solutions de formol dans le traitement chirurgical des kystes hydatiques du foie. *Therapie* 1980; **35:** 443–6.

不良反应的处置

甲醛污染的皮肤用肥皂和水清洗。误摄入甲醛，应该口服水、牛奶、药用炭和（或）湿润剂；避免引起呕吐。必要时给予辅助通气，可以适当地减轻休克症状。用地西泮控制抽搐，用吗啡镇痛。甲醛代谢产生的甲酸导致的酸中毒，需要静脉给予碳酸氢钠或乳酸钠。也可以进行血液透析。

用途和用法

甲醛溶液是杀菌性消毒剂，对真菌和许多病毒都有效。对细菌芽孢作用缓慢，但是温度升高时，杀芽孢作用显著增强。

甲醛溶液通常稀释使用，需要提醒的是，所用的甲醛浓度是甲醛溶液的量，而非甲醛的终浓度，这一点应特别注意（见上文**溶液的浓度**项下内容）。

甲醛溶液用于毯子和床上用品以及透析膜的消毒。在使用透析设备前，必须确保没有任何即使痕量的甲醛遗留在上面。甲醛溶液也与丁二醛合用，用于器械消毒。

在完整的皮肤上，甲醛溶液使表皮硬化，使其坚硬和发白，并有局部麻醉作用。稀释的甲醛溶液，及溶于水含有0.75%（质量分数）甲醛的凝胶，可用于治疗手掌和足底上的疣。足部的显汗可以用甲醛甘油和甲醛乙醇治疗，但是这种治疗易产生致敏反应，推荐优先使用其他的治疗方法（见**多汗症**，第1507页）。

在棘球囊外科切除的手术中，用稀释的甲醛溶液冲洗空腔以破坏头节，但是应首选其他杀幼虫剂（见**棘球蚴病**，第128页）。一般来说，甲醛对黏膜的刺激性强，但也用于漱口剂汞糊剂中，作为防腐剂和牙龈硬化剂。在口腔科，甲醛用于牙髓治疗。

10%（体积分数）的甲醛盐溶液用于病理科标本的保存。它不适合待检尿液的保存。在疫苗生产中，甲醛溶液用于灭活病毒。

甲醛气体穿透力弱，易于在物体表明聚合和浓缩，其对微生物的效能取决于溶解的湿度；在实践中相对湿度必须达到80%～90%。甲醛气体可用作房间和橱柜的消毒。未稀释的甲醛溶液500ml与1L水煮沸，或者在甲醛溶液中添加高锰酸钾，以及加热含甲醛的固体（如多聚甲醛，第1578页），均可产生甲醛气体。低温甲醛蒸气用于对热敏感物品的消毒。

其他能释放出甲醛的化合物有诺昔硫脲（第1577页）和乌洛托品（第283页）。

出血性膀胱炎 甲醛用于出血性膀胱炎的局部治疗（第2098页），虽然它是否为最合适的治疗方案一直存在争议。甲醛溶液对出血性膀胱炎治疗的合理方案[1]是：以1%（体积分数）的甲醛溶液500～1000ml灌洗膀胱10min，然后排空，用蒸馏水1L冲洗；如果出血不止，可以考虑应用浓甲醛溶液和其他措施[2]。对118名接受甲醛溶液治疗的难治性血尿患者的综述，认为甲醛很可能是最有效的治疗方法，但也是最危险的[3]。一般认为，更高浓度，5%～10%的甲醛溶液灌洗没有必要，撤去使用目的，反而会增加发生并发症的风险[4～7]。

1. Fair WR. Formalin in the treatment of massive bladder hemorrhage: techniques, results, and complications. *Urology* 1974; **3:** 573–6.
2. Anonymous. Haemorrhagic cystitis after radiotherapy. *Lancet* 1987; **i:** 304–6.
3. Godec CJ, Gleich P. Intractable hematuria and formalin. *J Urol (Baltimore)* 1983; **130:** 688–91.
4. Bullock N, Whitaker RH. Massive bladder haemorrhage. *BMJ* 1985; **291:** 1522–3.
5. Donahue LA, Frank IN. Intravesical formalin for haemorrhagic cystitis: analysis of therapy. *J Urol (Baltimore)* 1989; **141:** 809–12.
6. Murray JA, *et al.* Massive bladder haemorrhage. *BMJ* 1986; **292:** 57.
7. Smith PJB, *et al.* Massive bladder haemorrhage. *BMJ* 1986; **292:** 412.

制剂

专利制剂

Arg.: Formol†; ***Ger.:*** Lysoform; ***UK:*** Veracur; ***USA:*** Formadon; Formalaz; Formalyde; Lazerformaldehyde.

多组分制剂 ***Arg.:*** Cistimax Ungueal; Parodium; ***Austral.:*** Formo-Cresol Mitis†; ***Canad.:*** Duoplant; ***Chile:*** Parodium; ***Fr.:*** Aniospray 41†; Ephydrol; Osomol; Parodium; ***Ger.:*** Buraton 10 F; Desoform†; Incidin perfekt; Incidin Spezial†; Lysoformin; Melsept†; Melsitt; Prontocid N†; Sekusept forte S; Sporcid; Ultrasol-F; ***Indon.:*** Skintex†; ***Ital.:*** Melsept; ***Rus.:*** Parodium (Пародиум); Teimurov (Теймурова); ***Spain:*** Viberol Tirotricina.

Glucoprotamine 格鲁普胺

Glucoprotamina. Reaction product of L-glutamic acid and cocopropylene-1,3-diamine.

Глюкопротамин

简介

格鲁普胺是表面和医疗器械的消毒剂。

1. Disch K. Glucoprotamine—a new antimicrobial substance. *Zentralbl Hyg Umweltmed* 1994; **195:** 357–65.
2. Meyer B, Kluin C. Efficacy of glucoprotamin containing disinfectants against different species of atypical mycobacteria. *J Hosp Infect* 1999; **42:** 151–4.
3. Widmer AE, Frei R. Antimicrobial activity of glucoprotamin: a clinical study of a new disinfectant for instruments. *Infect Control Hosp Epidemiol* 2003; **24:** 762–4.

制剂

专利制剂

Ger.: Incidin Plus; Sekusept Plus.

多组分制剂 ***Ger.:*** Incidin; Incidin extra N.

Glutaral (*USAN*, *rINN*) 戊二醛

Adehyd glutarowy; Glutaraldehid; Glutaraldehído; Glutaraldehyde; Glutaralum; Glutaric Dialdehyde; Pentanedial. Pentane-1,5-dial.

Глутарал

$C_5H_8O_2$ = 100.1.

CAS — 111-30-8.

ATC — D08AX09.

UNII — T3C89M417N.

Pharmacopoeias. Solutions of glutaral are included in *Br*, *Chin.*, and *US*. A solution is also in *USNF.*

BP 2010（Strong Glutaraldehyde Solution） 含47%～53%（质量分数）的戊二醛。贮藏温度不超过15℃。

USP 33（Glutaral Concentrate） 含50%～52%（质量分数）的戊二醛，pH值为3.7～4.5。贮藏于密闭容器中，温度不超过40℃，避光。

USNF 28（Glutaral Disinfectant Solution） pH值为2.7～3.7。贮藏于密闭容器中，温度不超过40℃，避光。

不良反应

参见**甲醛溶液**，第1568页。

对胃肠道的影响 软内镜用2%戊二醛溶液消毒后如果冲洗不彻底，会导致接受结肠镜检查和乙状结肠镜检查的患者暴发戊二醛诱导的大肠炎[1～4]。内镜检查后数分钟或48h内会出现症状，通常表现为腹痛、黏液性腹泻、直肠出血。有报道还会出现发热、恶心、呕吐和白细胞增多。病例报道有位患者，由于内镜冲洗不彻底和内镜管路干燥，导致了戊二醛诱导的大肠炎[2]。

1. Durante L, *et al.* Investigation of an outbreak of bloody diarrhea: association with endoscopic cleaning solution and demonstration of lesions in an animal model. *Am J Med* 1992; **92:** 476–80.
2. West AB, *et al.* Glutaraldehyde colitis following endoscopy: clinical and pathological features and investigation of an outbreak. *Gastroenterology* 1995; **108:** 1250–5.
3. Fukunaga K, Khatibi A. Glutaraldehyde colitis: a complication of screening flexible sigmoidoscopy in the primary care setting. *Ann Intern Med* 2000; **133:** 315.
4. Stein BL, *et al.* Glutaraldehyde-induced colitis. *Can J Surg* 2001; **44:** 113–16.

职业性暴露 戊二醛的职业危害因素的综述表明[1,2]，几项研究揭示了其不良反应，暴露在浓度低于通常规定的最低浓度的医务工作者，出现恶心、头痛、气道阻塞、哮喘、鼻炎、眼刺激症状和皮炎。皮肤反应是因为超敏反应和直接的刺激作用。由此得出的结论是，在使用戊二醛的职业者应该采取适当的防护措施保护皮肤和眼，避免吸入戊二醛蒸气。而且必须按照适当的操作流程处理和清洗戊二醛溢出液。

职业性暴露于戊二醛蒸气的风险高于温暖气候环境下的戊二醛蒸气[3]。

有报道，由于麻醉面罩里戊二醛溶液的泄漏而导致意外接触眼后，出现中度的化学性结膜炎[4]。

1. Burge PS. Occupational risks of glutaraldehyde. *BMJ* 1989; **299:** 342.
2. Ballantyne B, Jordan SL. Toxicological, medical and industrial hygiene aspects of glutaraldehyde with particular reference to its biocidal use in cold sterilization procedures. *J Appl Toxicol* 2001; **21:** 131–51.
3. Mwaniki DL, Guthua SW. Occupational exposure to glutaraldehyde in tropical climates. *Lancet* 1992; **340:** 1476–7.
4. Murray WJ, Ruddy MP. Toxic eye injury during induction of anaesthesia. *South Med J* 1985; **78:** 1012–13.

用途和用法

戊二醛是杀菌性消毒剂，对革兰阳性菌和革兰阴性菌作用迅速。戊二醛对结核分枝杆菌、一些真菌、病毒（包括乙型肝炎病毒和HIV）都有效，对细菌芽孢作用弱。戊二醛水溶液最佳活力的pH值为7.5～8.5；水溶液化学稳定性为14天。pH值降低更稳定。

内镜和牙科器械、橡胶或塑料器材以及其他不能通过加热方法消毒的器材，可使用2%戊二醛水溶液以缓冲液调pH值约8（活化戊二醛、碱性戊二醛）消毒。戊二醛对绝大多数器材没有腐蚀性。清洁器械浸没在戊二醛水溶液10～20min足以消毒，但是灭菌则需要浸泡10h以上。其他的细节，见**内镜的消毒**（第1549页）以及**肝炎和HIV感染的消毒**（第1549页）。

10%戊二醛溶液每日2次，治疗疣（第1511页），也用5%戊二醛溶液和10%戊二醛凝胶。戊二醛不用于颜面和肛门生殖器疣。手掌和足底多汗症（第1507页）一般选用其他方法，但局部治疗也用戊二醛。

制剂

BP 2010: Glutaraldehyde Solution; Strong Glutaraldehyde Solution;
USNF 28: Glutaral Disinfectant Solution;
USP 33: Glutaral Concentrate.

专利制剂

Arg.: Asepto-Glutaral†; ***Austral.:*** Diswart; ***Fr.:*** Steranios; ***Ger.:*** Cidex†; Korsolex-Endo-Disinfectant; ***India:*** Glutrex†; ***Irl.:*** Glutarol; ***Ital.:*** Citrosteril Sterilferri; Diba†; Eso Cem†; Eso H1and HP; Esoxid†; Ferriseptil; SaniSteril Sterilferri; Sporacid†; Sporex†; Sporicidin†; ***S.Afr.:*** Virogerm†; ***Thai.:*** Glutahyde; ***UK:*** ASEP; Glutarol; ***USA:*** Cetylcide-G; Cidex.

多组分制剂 ***Fr.:*** Aniospray 41†; ***Ger.:*** Aerodesin; Bacillol plus; Buraton 10 F; Desoform†; Helipur H plus N; Incidin perfekt; Incidin Spezial†; Incidur; Kohrsolin; Kohrsolin extra; Kohrsolin FF; Korsolex basic; Korsolex Extra; Korsolex FF; Lysetol FF†; Lysoformin; Lysoformin 3000; Melsept SF; Melsept†; Melsitt; Prontocid N†; Sekusept Extra N; Sekusept forte S; Sporcid; Ultrasol-F; ***Ital.:*** Citrosteril Impronte; Eso Din†; Esoform 92; Incidin Spezial; Melsept; Melsept SF; Sekucid; Sekumatic; ***Thai.:*** Posequat with GA†.

Glyoxal 乙二醛

Biformilo; Etanodial; Ethanedial; Glioxal; Oxalaldehyde. 1,2-Ethanedione.

Глиоксаль

$C_2H_2O_2$ = 58.04.

CAS — 107-22-2.

UNII — 50NP6JJ975.

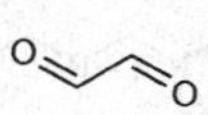

简介

乙二醛是醛类消毒剂，用于表面、医疗和手术器械消毒。

制剂

多组分制剂 ***Fr.:*** Aniospray 41†; ***Ger.:*** Buraton 10 F; Desoform†; Freka-Nol; Fugisept†; Incidin perfekt; Incidin Spezial†; Incidur; Lysoformin 3000; Meliseptol; Melsept SF; Melsept†; Ultrasol-F; ***Ital.:*** Incidin Spezial; Indulfan; Melsept; Melsept SF; Melsept Spray.

Halazone (*rINN*) 哈拉宗

Halazona; Halazonum; Pantocide. 4-(Dichlorosulphamoyl)benzoic acid.

Галазон

$C_7H_5Cl_2NO_4S$ = 270.1.

CAS — 80-13-7.

UNII — G359OL82VB.

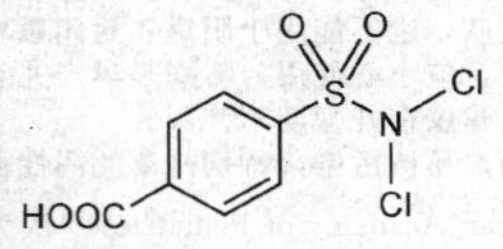

Pharmacopoeias. In *US.*

USP 33（Halazone） 白色结晶性粉末，有氯臭。溶于水和氯仿（>1∶1000），溶于乙醇（1∶140），溶于乙醚（>1∶2000）；溶于冰醋酸。哈拉宗盐能溶于碱性氢氧化物和碳酸盐溶液。贮藏于密闭容器中。避光。

简介

哈拉宗是消毒剂，水溶液具有氯的特性（第1562页），用于饮用水的消毒（第1549页）。含有52%的"有效氯"（见第1563页）。每片含4mg哈拉宗，无水碳酸钠和氯化钠能使其稳定，并需30min～1h足以处理1L水，以达到消毒作用。残留物可以通过添加硫代硫酸钠去除。

制剂

USP 33: Halazone Tablets for Solution.

专利制剂

Gr.: Helporide; ***Ital.:*** Steridrolo a rapida idrolisi†; ***Port.:*** Speton†; ***Turk.:*** Haloseptil.

Hexachlorophene (*BAN*, *rINN*) 六氯酚

G-11; Heksaklorofeeni; Hexachlorofen; Hexachlorophane; Hexachlorophène; Hexachlorophenum; Hexaclorofeno; Hexaklorofen. 2,2′-Methylenebis(3,4,6-trichlorophenol).

Гексахлорофен

$C_{13}H_6Cl_6O_2$ = 406.9.

CAS — 70-30-4.

ATC — D08AE01.

ATC Vet — QD08AE01; QP52AG02.

UNII — IWW5FV6NK2.

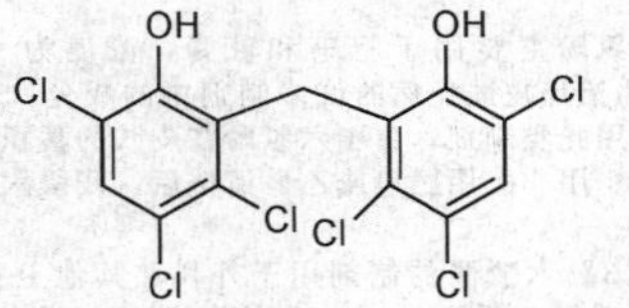

Pharmacopoeias. In *Br.* and *US.*

BP 2010（Hexachlorophene） 白色或浅白黄色，无臭或几乎无臭的结晶性粉末。几乎不溶于水；易溶于乙醇；极易溶于丙酮和乙醚；溶于稀碱性氢氧化物溶液。避光。

USP 33（Hexachlorophene） 白色或淡褐色的结晶性粉末，无臭或有轻微的酚臭。不溶于水；易溶于乙醇、丙酮和乙醚；溶于氯仿和稀碱性氢氧化物溶液。贮藏于密闭容器中。避光。

配伍禁忌 血液和其他有机材料会降低六氯酚的活性。在有皂类的情况下，六氯酚仍能保持部分活性。

有报道[1]，碱性介质和非离子型表面活性剂（如聚山梨酯80）会降低六氯酚的活性。六氯酚对金属离子特别敏感，为了避免由于六氯酚洗涤剂溶液里痕量的金属而导致物品脱色，建议掺和多价螯合剂，如依地酸钠[2]。

1. Walter G, Gump W. Effect of pH on hexachlorophene. *Soap Chem Spec* 1963; **39:** 55–6.
2. Bell M. Hexachlorophene-based skin cleansers. *Specialities* 1965; **1:** 16–18.

不良反应和处置

摄入六氯酚，会出现食欲减退、恶心、呕吐、腹泻、腹部痛性痉挛、脱水、休克和意识错乱。其后也可

能导致抽搐和死亡。六氯酚通过烧伤和破损的皮肤吸收，引起CNS兴奋、抽搐甚至死亡。有报道，六氯酚能通过婴儿的皮肤吸收，其吸收的量足以引起大脑的海绵状损伤，这种损伤有时是致命的。

多次使用六氯酚后，偶尔发生光过敏和皮肤过敏。

不良反应的处置参见**苯酚**，第1579页。

对呼吸系统的影响 1名43岁的护士长期暴露于六氯酚粉末后诱发了哮喘[1]。

1. Nagy L, Orosz M. Occupational asthma due to hexachlorophene. *Thorax* 1984; **39:** 630–1.

注意事项

六氯酚不能用于黏膜、大面积皮肤，以及烧伤、破损或裸露的皮肤，也不能用于阴道、封闭敷料或皮肤病区域。对婴儿，应小心使用，特别是早产儿和低出生体重的新生儿。建议在妊娠期不使用。

六氯酚制剂易被污染，特别是革兰阴性菌。

哺乳 American Academy of Pediatrics[1]认为，虽然对婴儿的影响未见报道，但是六氯酚仍然有可能通过婴儿吸吮的母亲乳头，而污染母乳。

1. American Academy of Pediatrics. The transfer of drugs and other chemicals into human milk. *Pediatrics* 2001; **108:** 776–89. [Retired May 2010] Correction. *ibid.*; 1029. Also available at: http://aappolicy.aappublications.org/cgi/content/full/pediatrics%3b108/3/776 (accessed 15/03/06)

新生儿 用六氯酚局部处理的新生儿，发生了海绵状脑病[1]。体重1.4kg，甚至更低的新生儿最易感，而认为那些体重超过2.0kg不易感[1,2]。而且在大多数报道中，使用的六氯酚浓度为3%。

1. Anonymous. Hexachlorophene today. *Lancet* 1982; **i:** 87–8.
2. Plueckhahn VD, Collins RB. Hexachlorophene emulsions and antiseptic skin care of newborn infants. *Med J Aust* 1976; **1:** 815–19.

妊娠 六氯酚从皮肤吸收，通过胎盘，但是否有致畸效应还有争议[1,2]。然而，一般认为妊娠期应避免使用。

1. Halling H. Suspected link between exposure to hexachlorophene and malformed infants. *Ann N Y Acad Sci* 1979; **320:** 426–35.
2. Baltzar B, *et al.* Pregnancy outcome among women working in Swedish hospitals. *N Engl J Med* 1979; **300:** 627–8.

药动学

意外摄入后，六氯酚经胃肠道吸收，也能通过完整的和裸露的皮肤吸收。早产儿和破损皮肤易发生经皮吸收。六氯酚能通过胎盘。

用途和用法

六氯酚是含氯的双酚防腐剂，对革兰阳性菌有抑菌作用，但是对革兰阴性菌作用弱。pH值为5～6时活性最佳。

六氯酚主要用于肥皂和乳膏，浓度为0.23%～3%，为治疗皮肤疾病的许多制剂中的成分。连续数天多次应用此类制剂，由于六氯酚在皮肤的蓄积，菌群显著减少。用非医用肥皂或乙醇清洗后，残留六氯酚的效应消失。

含3%六氯酚的制剂用于外科和其他卫生保健人员的手消毒。手干燥前应彻底地清洗。含0.33%六氯酚的撒粉用于脐带残端，防止新生儿葡萄球菌的感染。但是，在新生儿中应用六氯酚时必须格外小心（见上文）。

也用六氯酚钠。

消毒 根治新生儿重症监护病房里甲氧西林耐药金黄色葡萄球菌的暴发，可以用六氯酚肥皂洗手。以前使用六氯酚控制感染的方法已经淘汰[1]。葡萄球菌的感染和治疗详述见第195页。

1. Reboli AC, *et al.* Epidemic methicillin-gentamicin-resistant Staphylococcus aureus in a neonatal intensive care unit. *Am J Dis Child* 1989; **143:** 34–9.

制剂

BP 2010: Hexachlorophene Dusting Powder;
USP 33: Hexachlorophene Cleansing Emulsion; Hexachlorophene Liquid Soap.

专利制剂

Cz.: Aknefug-Simplex†; ***Gr.:*** Acnemask; Incoliquid; ***Indon.:*** Dermisan; ***Switz.:*** Acne-Med Wolff Simplex†; ***Thai.:*** Hexa Clean; ***USA:*** Septisol†; ***Venez.:*** Solu-Hex.

多组分制剂 ***Braz.:*** Micosan†; ***Canad.:*** pHisoHex; ***Cz.:*** Aknefug†; Hexadecyl†; Septonex; ***Gr.:*** Creme Phyllis de Jeunesse; Hemorrocort; Hemorroidal-H; Rysolone; ***Hung.:*** Phlogosol; ***Indon.:*** Topicide†; ***Irl.:*** Torbetol†; ***Port.:*** Anacal; ***Spain:*** Cresophene; ***Thai.:*** Cibis†; ***USA:*** pHisoHex; ***Venez.:*** Permucal.

Hexamidine Isetionate (*BANM, rINNM*) 己脒定依西酸盐

Heksamidino diizetionatas; Hexamidin-diisetionát; Hexamidin-diizetionát; Hexamidine Diisetionate; Hexamidine, diisétionate d'; Hexamidine Isethionate; Hexamidine, Isétionate d'; Hexamidini diisetionas; Hexamidini Isetionas; Isetionato de hexamidina. 4,4'-(Hexamethylenedioxy)dibenzamidine bis(2-hydroxyethanesulphonate).
Гексамидина Изетионат
$C_{20}H_{26}N_4O_2,2C_2H_6O_4S$ = 606.7.
CAS — 3811-75-4 (hexamidine); 659-40-5 (hexamidine isetionate).
ATC — D08AC04; R01AX07; R02AA18; S01AX08; S03AA05.
ATC Vet — QD08AC04; QR01AX07; QR02AA18; QS01AX08; QS03AA05.
UNII — 023XA5Z50L.

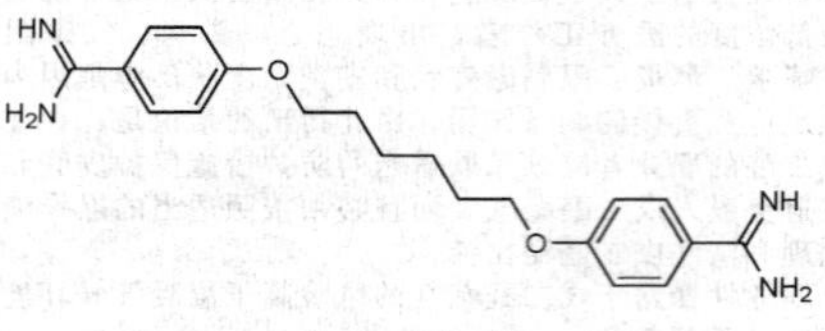

(hexamidine)

注："Hexamidine"也曾用作表示扑米酮（第480页）。

Pharmacopoeias. In *Eur.* (see p.vii).

Ph. Eur. 6.8 (Hexamidine Diisetionate; Hexamidine Isetionate BP 2010) 白色或浅黄色吸湿性的粉末。略溶于水；微溶于乙醇；几乎不溶于二氯甲烷。贮藏密闭容器中。

简介

己脒定依西酸盐具有抗细菌和抗真菌特性，是治疗轻微感染局部的有效制剂。

棘阿米巴角膜炎 当普罗帕脒杀胞囊的作用弱，慢性结膜感染以及出现一些对普罗帕脒耐药的棘阿米巴属株时，己脒定可以作为普罗帕脒的替代药物，用于治疗棘阿米巴角膜炎（第791页）[1,2]。单用0.1%的己脒定[2,3]，或者与聚己缩胍合用[2]，均能达到治愈的目的。

1. Perrine D, *et al.* Amoebicidal efficiencies of various diamidines against two strains of Acanthamoeba polyphaga. *Antimicrob Agents Chemother* 1995; **39:** 339–42.
2. Murdoch D, *et al.* Acanthamoeba keratitis in New Zealand, including two cases with in vivo resistance to polyhexamethylene biguanide. *Aust N Z J Ophthalmol* 1998; **26:** 231–6.
3. Seal DV. Acanthamoeba keratitis update—incidence, molecular epidemiology and new drugs for treatment. *Eye* 2003; **17:** 893–905.

不良反应 患者使用局部防腐乳膏后出现全身过敏反应，皮肤点刺试验表明由己脒定引起。

1. Mullins RJ. Systemic allergy to topical hexamidine. *Med J Aust* 2006; **185:** 177.

制剂

专利制剂

Belg.: Desomedine; Hexomedine; Ophtamedine; ***Fr.:*** Desomedine; Hexaseptine; Hexomedine; ***Ger.:*** Laryngomedin N; ***Singapore:*** Desomedine; ***Spain:*** Hexomedin†; ***Switz.:*** Desomedine; ***Venez.:*** Hexomedine.

多组分制剂 ***Austral.:*** Medi Creme; Medi Pulv; ***Belg.:*** Colludol; Hexomedine; ***Braz.:*** Hexomedine; ***Cz.:*** Cyteal; Imacort; Imazol Plus; ***Fr.:*** Aurigoutte; Colludol; Cyteal; Ergix mal de gorge; Hexomedine†; Oromedine; Otomide; Pulvo 47†; Solutricine Maux de Gorge†; ***Ger.:*** Imazol; Imazol comp; Pulvo†; ***Gr.:*** Octrene; Pulvo-Hexa; ***Hong Kong:*** Medicreme†; ***NZ:*** Medicreme†; Medipulv; ***Philipp.:*** Cyteal; ***Port.:*** Cyteal; ***Rus.:*** Cyteal (Цитеал); ***Singapore:*** Cyteal; ***Spain:*** Tantum; ***Switz.:*** Imacort; Imazol; ***Thai.:*** Pulvo 47; ***Turk.:*** Imazol; Pulvo 47; ***UK:*** Cyteal.

Hexetidine (*BAN, rINN*) 海克替啶

Heksetidiini; Heksetidin; Heksetidinas; Hexetidin; Hexetidina; Hexétidine; Hexetidinum. 5-Amino-1,3-bis(2-ethylhexyl)hexahydro-5-methylpyrimidine.
Гексэтидин
$C_{21}H_{45}N_3$ = 339.6.
CAS — 141-94-6.
ATC — A01AB12.
ATC Vet — QA01AB12.
UNII — 852A84Y8LS.

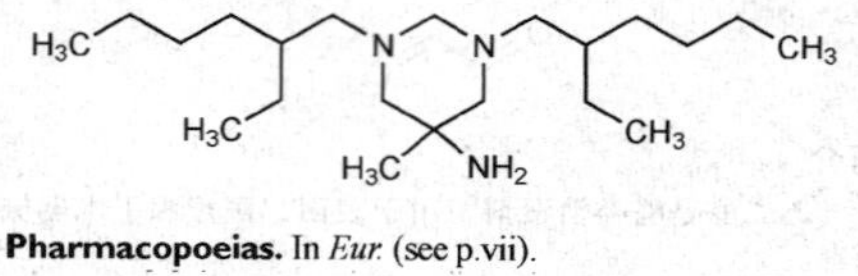

Pharmacopoeias. In *Eur.* (see p.vii).

Ph. Eur. 6.8 (Hexetidine) 油状，无色或淡黄色的液体。极微溶于水；极易溶于乙醇、丙酮和二氯甲烷；溶于稀无机酸。避光。

不良反应

偶有过敏性接触性皮炎、改变味觉、短暂麻醉作用的报道。

用途和用法

海克替啶是杀菌性和杀真菌性防腐剂。用于黏膜的轻微感染，特别是0.1%的漱口水，用于局部感染和口腔卫生。

口腔卫生 含有0.1%海克替啶的漱口水对口疮性溃疡（见口腔溃疡，第1622页）的治疗，并不比安慰剂有效，提示其对口腔卫生和牙龈的健康并非有特殊疗效[1]。但是，此类漱口水能减少龈上菌斑和牙龈感染[2]。

1. Chadwick B, *et al.* Hexetidine mouthrinse in the management of minor aphthous ulceration and as an adjunct to oral hygiene. *Br Dent J* 1991; **171:** 83–7.
2. Sharma NC, *et al.* Antiplaque and antigingivitis effectiveness of a hexetidine mouthwash. *J Clin Periodontol* 2003; **30:** 590–4.

制剂

专利制剂

Arg.: Duranil; ***Austria:*** Hexoral; ***Belg.:*** Hextril; ***Canad.:*** Steri/Sol; ***Chil*** Duranil; Muramyl†; ***Cz.:*** Dr Rentschler Rachenspray†; Dr Rentschl Rachenspulung†; ***Fr.:*** Collu-Hextril; Hextril; ***Ger.:*** Doreperol N†; Hexor Vagi-Hex; ***Gr.:*** Hexalen; Hexalyse; Irin; ***Hong Kong:*** Bactidol; ***Indon.:*** Ba tidol†; Hexadol; ***Irl.:*** Oraldene; ***Ital.:*** Actiseptic; Oraseptic†; ***Malaysi*** Bactidol†; Hexadol; ***Neth.:*** Hextril; ***Philipp.:*** Bactidol; Vagi-Hex; ***Por*** Collu-Hextril; Hextril; ***Rus.:*** Hexoral (Гексорал); Stomatidin (Стоматидин); ***S.Afr.:*** Oraldine; ***Singapore:*** Bactidol; ***Spain:*** Hextril ***Switz.:*** Drossadin; Hextril; Vagi-Hex; ***Turk.:*** Heksoral; Hekzoton; Vagi-He ***UK:*** Oraldene; ***Ukr.:*** Hexoral (Гексорал); Stomatidin (Стоматидин); ***Ve ez.:*** Oraldine†.

多组分制剂 ***Arg.:*** Buchex; Mantus; Pentadent†; ***Austria:*** Gurfix; Isozid-H; ***Belg.:*** Givalex; ***Cz.:*** Stopangin; ***Fr.:*** Angispray; Givalex; ***Hong Kong:*** Anso; ***Ital.:*** Neo Emoform; ***Rus.:*** Stopangin (Стопангин); ***Spain:*** Abrasone Rectal; Mentamida; ***Ukr.:*** Givalex (Гивалекс); Stopangin (Стопангин).

Hexylresorcinol (*BAN*) 己雷琐辛

Esilresorcina; Heksilrezorcinolis; Heksyyliresorsinoli; Hexilresorcinol; Hexilrezorcin; Hexylresocinolum; Hexylresorcin; Hexylrésorcinol; Hexylresorcinolum. 4-Hexylbenzene-1,3-diol.
Гексилрезорцин
$C_{12}H_{18}O_2$ = 194.3.
CAS — 136-77-6.
ATC — R02AA12.
ATC Vet — QR02AA12.
UNII — R9QTB5E82N.

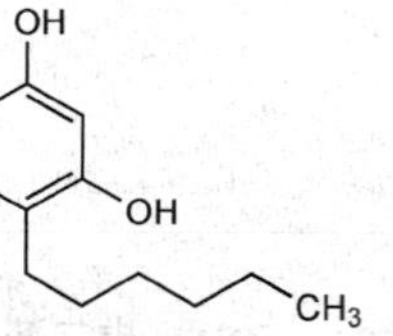

Pharmacopoeias. In *Eur.* (see p.vii) and *US.*

Ph. Eur. 6.8 (Hexylresorcinol) 无色、淡黄色或红色的结晶性粉末或针状物，暴露于光或空气中变成粉褐色，有多晶型现象；熔点为66～68℃，大约60℃时熔化，随后凝固，66～68℃再次熔化。极微溶于水；易溶于乙醇和二氯甲烷。贮藏于密闭容器中。避光。

USP 33 (Hexylresorcinol) 熔点为62～67℃。贮藏于密闭容器中。避光。

配伍禁忌 己雷琐辛与碱和氧化剂不相容。

简介

己雷琐辛是酚类防腐剂，用于皮肤和黏膜轻微感染的局部治疗，己雷琐辛锭剂用于治疗咽喉痛。也用于阴道杀精剂。

高浓度己雷琐辛对皮肤和黏膜有刺激性和腐蚀性。己雷琐辛乙醇溶液用作腐烂剂。

己雷琐辛以前还是驱肠虫药。

制剂

USP 33: Hexylresorcinol Lozenges.

专利制剂

Austral.: Nyal Medithroat Anaesthetic Lozenges†; Strepsils Extra†; ***Canad.:*** Antiseptic Throat Lozenges; Bradosol; Bronchodex Pastilles Antiseptiques; Soothe Aid; Strepsils Anesthetic Formula; Sucrets Extra Strength; **Cz.:** Strepsinol†; **Irl.:** Strepsils Extra; **Malaysia:** Strepsils Pain Relief; **Singapore:** Strepsils Pain Relief; **UK:** Benylin Sore Throat Lozenge†; Halls Soothers Triple Action; Lemsip Sore Throat; Soothers Triple Action; Strepsils Extra; TCP; **USA:** ST 37; Sucrets Original Formula Sore Throat Original Mint.

多组分制剂 **Arg.:** Algiodent; Bagociletas sin Anestesia†; Balsamina; Caramelos Antibioticos; Caramelos Antibioticos Lefmar; Caramelos Oriental; Collubiazol; Dotrin; Fanaletas; Fungicida†; Ixana; No-Tos Adultos; No-Tos Pocket; Pastillas Medex; Refenax Caramelos Expectorantes; Suavisan N; Suavisan†; **Braz.:** Andriodermol; Micoz†; **Canad.:** Strepsils Extra; **Chile:** Fittig Antimicotico; **Cz.:** Coldrex Laryplus; **Ger.:** Hexamon†; **Hung.:** Coldrex Laryplus†; **India:** Tytin; **Ital.:** Golamed Due†; **Pol.:** Cholisept Intensive; Coldrex†; **UK:** Beechams Max Strength Sore Throat Relief; Beechams Throat-Plus.

Hydrargaphen（*BAN*，*rINN*）汞加芬

Hidrargafeno; Hydraphen; Hydrargaphène; Hydrargaphenum; Hygraphen; Phenylmercuric Dinaphthylmethanedisulfonate. μ-(2,2'-Binaphthalene-3-sulphonyloxy)bis(phenylmercury).

Гидраргафен

$C_{33}H_{24}Hg_2O_6S_2$ = 981.9.

CAS — 14235-86-0.

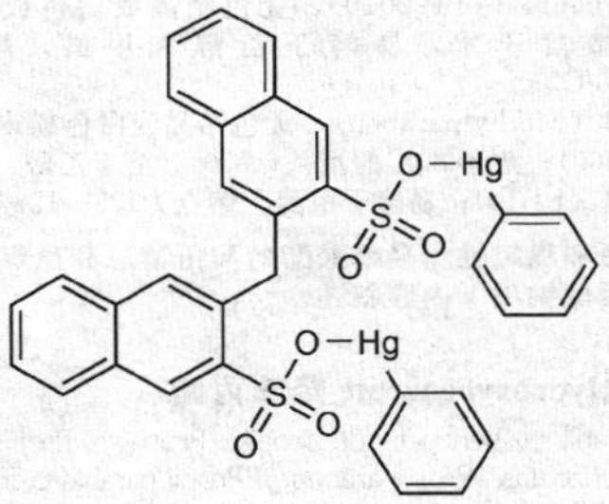

简介

汞加芬是含汞防腐剂，有杀细菌和杀真菌的特性。用作杀虫剂。

Hydrogen Peroxide 过氧化氢

Hidrojen Peroksit; Hydrogène, peroxyde d'; Hydrogenii peroxidum; Peróxido de hidrógeno.

Перекись Водорода

H_2O_2 = 34.01.

CAS — 7722-84-1.

ATC — A01AB02; D08AX01; S02AA06.

ATC Vet — QA01AB02; QD08AX01; QS02AA06.

UNII — BBX060AN9V.

注：BP 2010 规定，开具处方或需要过氧化氢时，须调剂或供应过氧化氢溶液（6%）。

配伍禁忌 过氧化氢溶液与还原剂，包括有机物和氧化物、有些金属、金属性盐、碱、碘化物、高锰酸盐以及其他的强氧化剂不相容。

稳定性 过氧化氢溶液放置会逐渐分解，变成碱性。光、搅动和加热会加速过氧化氢溶液的分解。不相容的物质也会促其分解。在略微偏酸的情况下溶液相对稳定。浓溶液比稀溶液更稳定。

贮藏 过氧化氢溶液贮藏于密闭容器，温度为15～30℃［见下文**过氧化氢溶液**（30%）］。过氧化氢溶液不宜长期贮藏，但在温度15℃的情况下除外。避光。

Hydrogen Peroxide Solution（3 per cent）过氧化氢溶液（3%）

Agua oxigenada (10 volúmenes); Dilute Hydrogen Peroxide Solution; Hydrogen Peroxide Solution (10-volume); Hydrogen Peroxide Topical Solution; Hydrogenii Peroxidum 3%; Hydrogenii Peroxidum 3 Per Centum; 3%-os hidrogén-peroxid-oldat; Oxydol; Peroxid vodíku 3%; Peróxido de hidrógeno, solución al 3%; Vandenilio peroksido 3% tirpalas; Väteperoxid 3%; Vetyperoksidi 3%; Wodoru nadtlenek 3%.

ATC — A01AB02; D08AX01; S02AA06.

ATC Vet — QA01AB02; QD08AX01; QS02AA06.

Pharmacopoeias. In *Chin.*, *Eur.* (see p.vii), *Jpn*, *US*, and *Viet.*

Ph. Eur. 6. 8［Hydrogen Peroxide Solution（3 per cent）］ 澄清无色液体，含2.5%～3.5%（质量分数）的过氧化氢，相当于10倍体积的氧气。与氧化性有机物和某些金属接触会分解，变成碱性。必须添加适当的稳定剂。不含稳定剂的溶液必须贮藏在15℃以下。避光。

BP 2010 规定，开具处方或需要过氧化氢时，须调剂或供应过氧化氢溶液（6%）。

USP 33（Hydrogen Peroxide Topical Solution） 含2.5%～3.5%（质量分数）的过氧化氢。最高含0.05%作为适当的防腐剂或保存剂。贮藏于密闭容器中，温度15～30℃。避光。

Hydrogen Peroxide Solution（6 per cent）过氧化氢溶液（6%）

Hydrog. Perox. Soln; Hydrogen Dioxide Solution; Hydrogen Peroxide Solution; Hydrogen Peroxide Solution (20-volume); Liq. Hydrog. Perox.; Liquor Hydrogenii Peroxidi; Peróxido de hidrógeno, solución al 6%; Solución de Bióxido de Hidrogeno; Soluté Officinal d'Eau Oxygénée; Wasserstoffsuperoxydlösung.

ATC — A01AB02; D08AX01; S02AA06.

ATC Vet — QA01AB02; QD08AX01; QS02AA06.

Pharmacopoeias. In *Br.*

BP 2010［Hydrogen Peroxide Solution（6 per cent）］。澄清无色的水溶液，含有5.0%～7.0%（质量浓度）的过氧化氢，相当于20倍体积的有效氧。与氧化性有机物和某些金属接触会分解，变成碱性。必须添加适当的稳定剂。不宜长期贮藏。不含稳定剂的溶液必须贮藏在15℃以下。避光。

BP 2010 规定，开具处方或需要过氧化氢时，须调剂或供应过氧化氢溶液（6%）。

Hydrogen Peroxide Solution（27 per cent）过氧化氢溶液（27%）

Hydrogenii Peroxidum; Perossido d'Idrogeno Soluzione; Peróxido de hidrógeno, solución al 27%; Solutio Hydrogenii Peroxydati; Strong Hydrog. Perox. Soln; Strong Hydrogen Peroxide Solution.

ATC — A01AB02; D08AX01; S02AA06.

ATC Vet — QA01AB02; QD08AX01; QS02AA06.

性状 过氧化氢溶液（27%）是澄清无色的水溶液，含有26%～28%（质量分数）的过氧化氢，相当于100倍体积的有效氧。必须添加适当的稳定剂。

BP 2010 规定，开具处方或需要过氧化氢时，须调剂或供应过氧化氢溶液（6%）。

Hydrogen Peroxide Solution（30 per cent）过氧化氢溶液（30%）

Hydrogen Peroxide Concentrate; Hydrogen Peroxide Solution (100-volume); Hydrogenii Peroxidum 30%; Hydrogenii Peroxidum 30 Per Centum; 30%-os hidrogén-peroxid-oldat; Peroxid vodíku 30%; Peróxido de hidrógeno, solución al 30%; Vandenilio peroksido 30% tirpalas; Väteperoxid 30%; Vetyperoksidi 30%; Wodoru nadtlenek 30%.

ATC — A01AB02; D08AX01; S02AA06.

ATC Vet — QA01AB02; QD08AX01; QS02AA06.

Ph. Eur. 6. 8［Hydrogen Peroxide Solution（30 per cent）］ 澄清无色的液体，含有29%～31%（质量分数）的过氧化氢，相当于110倍体积的有效氧。与氧化性有机物和某些金属接触会分解，变成碱性。必须添加适当的稳定剂。不宜长期贮藏。不含稳定剂的溶液必须贮藏在15℃以下。避光。

BP 2010 规定，开具处方或需要过氧化氢时，须调剂或供应过氧化氢溶液（6%）。

USP 33（Hydrogen Peroxide Concentrate） 澄清无色的液体，含有29%～32%（质量分数）的过氧化氢。最高含0.05%作为防腐剂或保存剂。石蕊试纸呈酸性。受光的影响缓慢分解。贮藏容器里应留有部分空隙，橱子必须能小量通风。贮藏温度为8～15℃。

不良反应和注意事项

过氧化氢浓溶液对皮肤和黏膜会产生灌洗的"烧伤"，形成白色焦痂，大约1h后疼痛消失。连续用过氧化氢漱口水会引起可逆性的舌乳头肥大。

闭合的体腔注射或灌输过氧化氢是危险的，因为它释放的氧气不能排出体腔。过氧化氢溶液结肠灌洗可能导致气体栓塞、结肠破裂、直肠炎、溃疡性结肠炎、肠坏疽等。

闭合体腔 外科手术中，应用过氧化氢时释放出的氧气会导致氧气栓和局部的气肿[1～3]。有意外摄入过氧化氢溶液后，出现气体栓塞的报道[4]。内镜消毒后残留的过氧化氢[7]，以及使用3%的过氧化氢灌肠剂[5,6]，导致了结肠和直肠黏膜的局部损害。

1. Sleigh JW, Linter SPK. Hazards of hydrogen peroxide. *BMJ* 1985; **291:** 1706.
2. Saïssy JM, *et al.* Risques de l'irrigation au peroxyde d'hydrogène en chirurgie de guerre. *Ann Fr Anesth Reanim* 1994; **13:** 749–53.
3. Konrad C, *et al.* Pulmonary embolism and hydrogen peroxide. *Can J Anaesth* 1997; **44:** 338–9.
4. Rackoff WR, Merton DF. Gas embolism after ingestion of hydrogen peroxide. *Pediatrics* 1990; **85:** 593–4.
5. Auroux J, *et al.* Rectocolite aiguë iatrogène après lavement à l'eau oxygénée. *Rev Geriatr* 1997; **22:** 21–4.
6. Gan SI, Price LM. Waiting-list induced proctitis: the hydrogen peroxide enema. *Can J Gastroenterol* 2003; **17:** 727–9.
7. Ryan CK, Potter GD. Disinfectant colitis: rinse as well as you wash. *J Clin Gastroenterol* 1995; **21:** 6–9.

对口腔的影响 使用3%的过氧化氢漱口水会形成口腔溃疡。一项有关牙科的过氧化氢安全性综述的结论是，长期使用低浓度的过氧化氢（1.5%～3%）漱口水和牙粉，对口腔的硬组织和软组织没有副作用。但是，患者使用低浓度的过氧化氢时，会有刺激性，形成浅表的口腔黏膜溃疡。短期接触高浓度的过氧化氢（30%～35%），例如牙漂白产品和进行牙漂白，会形成黏膜红斑和腐肉，而长期的接触会引起炎症和增生。

1. Walsh LJ. Safety issues relating to the use of hydrogen peroxide in dentistry. *Aust Dent J* 2000; **45:** 257–69.

血管内给药 静脉注射过氧化氢溶液用于AIDS的非常规治疗或者癌症治疗，导致了严重的急性溶血症[1,2]。透析液由于污染了过氧化氢，也导致了溶血症和正铁血红蛋白血症[3,4]。

1. Jordan KS, *et al.* A 39-year-old man with acute hemolytic crisis secondary to intravenous injection of hydrogen peroxide. *J Emerg Nurs* 1991; **17:** 8–10.
2. Hirschtick RE, *et al.* Death from an unconventional therapy for AIDS. *Ann Intern Med* 1994; **120:** 694.
3. Gordon SM, *et al.* Hemolysis associated with hydrogen peroxide at a pediatric dialysis center. *Am J Nephrol* 1990; **10:** 123–7.
4. Davidovits M, *et al.* Methaemoglobinaemia and haemolysis associated with hydrogen peroxide in a paediatric haemodialysis centre: a warning note. *Nephrol Dial Transplant* 2003; **18:** 2354–8.

毒性 摄入少量3%的过氧化氢溶液一般仅导致轻微的胃肠道反应。摄入10%或者更高浓度，或者更大量3%的过氧化氢溶液，会导致严重的发病率和死亡率。胃肠道刺激反应的症状有恶心、呕吐、口内布满泡沫以及呕血。30%或更高浓度的过氧化氢溶液，普遍引起黏膜发疱和口咽烧伤。胃内产生大量的氧气，诱发扩张性胃痛和嗳气。呼吸暂停、昏迷、抽搐、意识错乱、发绀、嗜睡、喘鸣以及心脏呼吸停止等症状均有报道。氧气栓塞特别危险。摄入30%的过氧化氢溶液后出现迅速而持久的中枢损害，也有儿童和成人死亡的报道。吸入高浓度的过氧化氢溶液会刺激黏膜，引起咳嗽和呼吸困难。随后出现休克、抽搐、肺水肿和昏迷。皮肤接触浓过氧化氢溶液，出现发疱、红斑、局灶性的表皮坏死和紫癜。如果眼使用浓度超过10%的过氧化氢溶液，会引起溃疡和角膜穿孔[1]。

1. Watt BE, *et al.* Hydrogen peroxide poisoning. *Toxicol Rev* 2004; **23:** 51–7.

用途和用法

过氧化氢是氧化剂，用于防腐、消毒和除臭。它有很弱的抗菌活性，对病毒（包括HIV）有效。它也是轻度的止血剂。过氧化氢用于组织时立即释放的氧有抗菌活性，但是只有能释放氧的期间才有作用，而且作用持续时间很短；此外，在有机物存在的情况下，释放的氧抗菌活性减弱。与抗菌作用相比，过氧化氢的泡腾效应对伤口的消毒作用可能更大（见第1550页）。

6%的过氧化氢溶液用于清洗伤口和溃疡，也用含1%～1.5%稳定剂的过氧化氢乳剂。尽管单用过氧化氢对完整皮肤无效，但它与其他消毒剂联合，可用于手、皮肤和黏膜的消毒。闭合体腔注射过氧化氢是危险的（见上文）。使用过氧化氢溶液时，能通过黏着和血液浸湿的敷料释放。

漱口水含1.5%的过氧化氢溶液，用于治疗急性口腔炎和除臭漱口。取15ml 6%的过氧化氢，用温水稀释至半杯（half a tumblerful）得到所需浓度的溶液。也用口腔凝胶剂。

过氧化氢滴耳剂用于去耵聍。此类溶液在使用前以3份的水稀释6%过氧化氢制备，立即应用。

3%过氧化氢用于软隐形镜片的消毒。

推荐洗净的器械用6%过氧化氢浸没30min消毒。

6%过氧化氢以同体积水稀释，漂白毛发和精致的织物。

过氧化氢浓溶液（27%～30%）用于制备稀溶液，未稀释前不得用于组织。

过氧化氢和其他过氧化物在工业上用作漂白剂和氧化剂。

消毒 隐形镜片 3%过氧化氢特别适合软隐形镜片的消毒（第1548页）和贮藏，因为它对棘阿米巴属有效。但是，过氧化氢对角膜有刺激性，在使用前应用丙酮酸钠、过氧化氢酶或者硫代硫酸钠灭活，或用铂催化剂。

透析设备 含过氧化氢和过氧乙酸（肾上腺素）

(*Renalin*) 的消毒剂并非都能杀灭高流量透析器中的分枝杆菌 (*Mycobacterium chelonae*)。这或许是导致 5 名透析患者感染的原因[1]。有报道称，含过氧化氢的透析液由于不经意的污染，导致溶血和正铁血红蛋白血症，见上文**不良反应和注意事项下的血管内给药**。

1. Lowry PW, *et al.* Mycobacterium chelonae infection among patients receiving high-flux dialysis in a hemodialysis clinic in California. *J Infect Dis* 1990; **161:** 85–90.

内镜 过氧化物可用作戊二醛的替代物，消毒内镜（第1549页）。在美国，用含有 7.5%过氧化氢的试剂为高等级的消毒剂，消毒可重复使用的医疗器械[1]。FDA 也认可含有不同浓度的过氧化氢试剂，与过氧乙酸联合应用消毒。

过氧化氢损害外表面，特别是插入管的橡胶和塑料，还能腐蚀铝、镍银合金和铬制品。它不适于柔软的内窥镜[2]，曾考虑应用其他含过氧的化合物消毒内镜，但是它们对肠道病毒[3]和分枝杆菌[4]的效果差。Working Party of the British Society of Gastroenterology 不推荐用含过氧化合物的消毒剂对胃肠内镜消毒，除非在使用侵入性柔软内窥镜消毒时，应用过氧化氢气体血浆系统[5]。

残留的过氧化氢溶液会损伤黏膜（见上文**不良反应项下闭合体腔**），内镜使用前须彻底清洗。

1. FDA. FDA-cleared sterilants and high level disinfectants with general claims for processing reusable medical and dental devices (issued May 13, 2005). Available at: http://www.fda.gov/MedicalDevices/DeviceRegulationandGuidance/ReprocessingofSingle-UseDevices/ucm133514 (accessed 06/04/10)
2. Society of Gastroenterology Nurses and Associates, Inc. Guideline for use of high level disinfectants and sterilants for reprocessing flexible gastrointestinal endoscopes (issued 2006). Available at: http://www.sgna.org/Resources/hldguidelinefinal2007v3.pdf (accessed 13/05/10)
3. Tyler R, *et al.* Virucidal activity of disinfectants: studies with the poliovirus. *J Hosp Infect* 1990; **15:** 339–45.
4. Broadley SJ, *et al.* Antimycobacterial activity of 'Virkon'. *J Hosp Infect* 1993; **23:** 189–97.
5. British Society of Gastroenterology. BSG Working Party Report 2008. BSG guidelines for decontamination of equipment for gastrointestinal endoscopy. Available at: http://www.bsg.org.uk/images/stories/docs/clinical/guidelines/endoscopy/decontamination_2008.pdf (accessed 26/02/10)

口腔溃疡和感染 虽然不能应用高浓度的过氧化氢（见上文**对口腔的影响**），但抗菌性漱口剂类有益于口腔溃疡的治疗（第1622页）。1.5%的过氧化氢溶液与皮质激素类局部合用有效。一项随机的空白对照试验[1]，研究含 1.5%过氧化氢和 0.05%氟化钠的漱口剂对龈炎和牙齿变白的影响，时间 6 个月，发现其对牙齿变白有效，而且能显著减轻龈炎的发红症状。但是，有篇实践指南关于危急病口腔护理的文献，得出的结论是，由于证据的缺乏，考虑到危急病[2]患者的安全与疗效，不推荐使用含过氧化氢的漱口剂。对 49 名患者的调查表明，过氧化氢托牙清洁剂既不能预防再感染，也不能减轻黏膜炎症[3]。对口腔念珠菌感染，推荐应用特异性的抗真菌药（见第494页）。

1. Hasturk H, *et al.* Efficacy of a fluoridated hydrogen peroxide-based mouthrinse for the treatment of gingivitis: a randomized clinical trial. *J Periodontol* 2004; **75:** 57–65.
2. O'Reilly M. Oral care of the critically ill: a review of the literature and guidelines for practice. *Aust Crit Care* 2003; **16:** 101–10.
3. Walker DM, *et al.* The treatment of denture-induced stomatitis: evaluation of two agents. *Br Dent J* 1981; **151:** 416–19.

制剂

BP 2010: Hydrogen Peroxide Mouthwash;
USP 33: Hydrogen Peroxide Topical Solution.

专利制剂

Arg.: Aosept Plus; Oxysept Comfort; ***Austral.:*** Aosept; Focus Care One Step†; Peroxyl; ***Belg.:*** Confosept Zuurstofwater; ***Braz.:*** Oxysept; ***Canad.:*** Aosept; Orajel Perioseptic; Oxysept; Pero Vap; Perox-A-Mint†; Peroxyl; ***Denm.:*** Brintoveriltе†; Microcid; ***Fr.:*** Dentex; Dosoxygenee; ***Ger.:*** Crystacide; ***Gr.:*** Biosept; Crystacide; Peroxyl; ***Hung.:*** Microcid†; ***Irl.:*** Hioxyl†; ***Ital.:*** Crystacide; Oragard; ***Neth.:*** Peroxyl†; ***Norw.:*** Microcid; ***NZ:*** Aosept; Crystacide; Focus Care One Step†; ***Pol.:*** Peroxy-Dental; Peroxygel; ***Port.:*** Crystacide; ***Rus.:*** Parkon (Паркон); ***Swed.:*** Microcid; ***Turk.:*** Oksijenli; Perohid; ***UK:*** Crystacide; Hioxyl†; Peroxyl; ***USA:*** Aosept; MiraSept†; Oxysept†; Peroxyl.

多组分制剂 ***Arg.:*** Arion Cronos; ***Austral.:*** Omnicare 1 Step†; Oxysept†; ***Austria:*** Kodan; Skinsept mucosa; ***Braz.:*** Malvatricin Branqueador; ***Canad.:*** Actril; UltraCare†; ***Cz.:*** Skinsept mucosa†; ***Fr.:*** Anioxyde; ***Ger.:*** Skinsept F; Skinsept mucosa; ***Indon.:*** Spitaderm†; ***Ital.:*** Eso 70; Esoform 70 mc; Peresal; Spitaderm; ***Neth.:*** Spitaderm; ***NZ:*** Omnicare 1 Step; ***Spain:*** Oximen; ***USA:*** Soft Mate Consept; UltraCare.

Hydroxybenzoates 羟苯酸酯

p-Hidroxibenzoatos; Parabenos; Parabens; Parahidroxibenzoatos.
Гидроксибензоаты

Benzyl Hydroxybenzoate 羟苯苄酯

Benzyl Parahydroxybenzoate; Benzylparaben; Parahidroxibenzoato de bencilo. Benzyl 4-hydroxybenzoate.
Бензил Гидроксибензоат
$C_{14}H_{12}O_3$ = 228.2.
CAS — 94-18-8.
UNII — 8Y41DYV4VG.

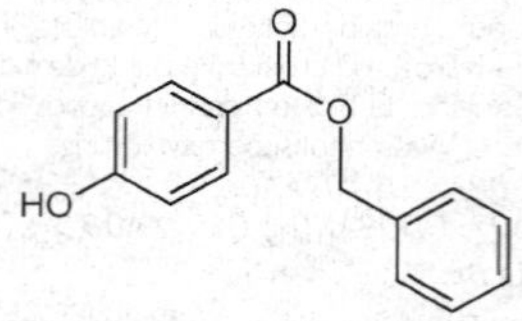

Pharmacopoeias. In *Br.* and *Int.*

BP 2010 (Benzyl Hydroxybenzoate) 白色至奶白色，无臭或基本无臭的结晶性粉末。几乎不溶于水；易溶于乙醇和乙醚。能溶于碱性氢氧化物溶液。熔点为 112℃。

配伍禁忌和稳定性 羟苯酸酯的配伍禁忌和稳定性在下文**羟苯丙酯钠**项下内容叙述。

Butyl Hydroxybenzoate 羟苯丁酯

Butilo parahidroksibenzoatas; Butilparabeno; Butil-parahidroxibenzoát; Butyl Parahydroxybenzoate; Butyle, parahydroxybenzoate de; Butylis parahydroxybenzoas; Butylis Paraoxybenzoas; Butylparaben; Butylparabenum; Butylparahydroxibensoat; Butylu parahydroksybenzoesan; Butyyliparahydroksibentsoaatti; Parahidroxibenzoato de butilo. Butyl 4-hydroxybenzoate.
Бутил Гидроксибензоат
$C_{11}H_{14}O_3$ = 194.2.
CAS — 94-26-8.
UNII — 3QPI1U3FV8.

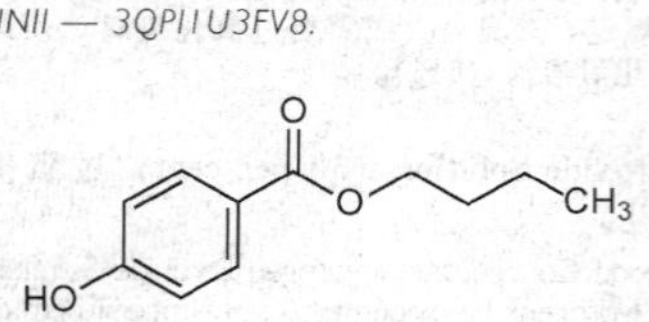

Pharmacopoeias. In *Eur.* (see p.vii) and *Jpn.* Also in *USNF.*

Ph. Eur. 6.8 (Butyl Parahydroxybenzoate; Butyl Hydroxybenzoate BP 2010) 无色结晶，白色或几乎白色的结晶性粉末。极微溶于水；易溶于乙醇和甲醇。熔点为 68～71℃。

USNF 28 (Btylparaben) 细小无色结晶或白色粉末。极微溶于水和甘油；易溶于乙醇、丙酮、乙醚和丙二醇。熔点为 68～71℃。

配伍禁忌和稳定性 羟苯酸酯的配伍禁忌和稳定性在下文**羟苯丙酯钠**项下内容叙述。

Ethyl Hydroxybenzoate 羟苯乙酯

Aethylum Hydroxybenzoicum; E214; Ethyl Parahydroxybenzoate; Éthyle, parahydroxybenzoate d'; Ethylis parahydroxybenzoas; Ethylis Paraoxybenzoas; Ethylparaben; Ethylparabenum; Etilo parahidroksibenzoatas; Etilparabeno; Etil-parahidroxibenzoát; Etylparahydroxibensoat; Etylu parahydroksybenzoesan; Etyyliparahydroksibentsoaatti; Parahidroxibenzoato de etilo. Ethyl 4-hydroxybenzoate.
Этил Гидроксибензоат
$C_9H_{10}O_3$ = 166.2.
CAS — 120-47-8.
ATC — D01AE10.
ATC Vet — QD01AE10.
UNII — 14255EXE39.

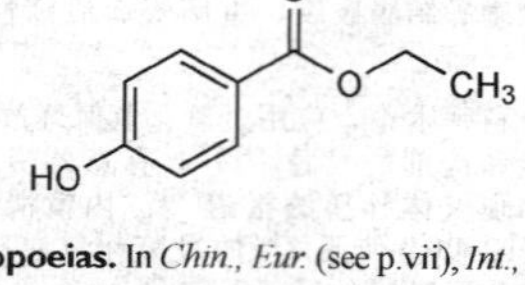

Pharmacopoeias. In *Chin.*, *Eur.* (see p.vii), *Int.*, and *Jpn.* Also in *USNF.*

Ph. Eur. 6.8 (Ethyl Parahydroxybenzoate; Ethyl Hydroxybenzoate BP 2010) 无色结晶，白色或几乎白色的结晶性粉末。极微溶于水；易溶于乙醇和甲醇。

USNF 28 (Ethylparaben) 细小无色结晶或白色粉末。微溶于水和甘油；易溶于乙醇、丙酮、乙醚和丙二醇。

配伍禁忌和稳定性 羟苯酸酯的配伍禁忌和稳定性在下文**羟苯丙酯钠**项下内容叙述。

Methyl Hydroxybenzoate 羟苯甲酯

E218; Metagin; Methyl Parahydroxybenzoate; Méthyle, parahydroxybenzoate de; Methylis Oxybenzoas; Methylis parahydroxybenzoas; Methylis Paraoxibenzoas; Methylparaben *(USAN)*; Methylparabenum; Metilo parahidroksibenzoatas; Metilparabeno; Metil-parahidroxibenzoát; Metylparahydroxibensoat; Metylu parahydroksybenzoesan; Metyyliparahydroksibentsoaatti; Parahidroxibenzoato de metilo. Methyl 4-hydroxybenzoate.
Метил Гидроксибензоат
$C_8H_8O_3$ = 152.1.
CAS — 99-76-3.
UNII — A2I8C7HI9T.

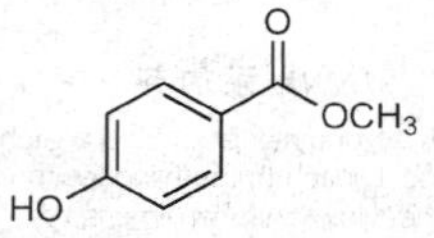

Pharmacopoeias. In *Eur.* (see p.vii), *Int.*, and *Jpn.* Also in *USNF.*

Ph. Eur. 6.8 (Methyl Parahydroxybenzoate; Methyl Hydroxybenzoate BP 2010) 无色结晶或白色或几乎粉末。极微溶于水，易溶于乙醇和甲醇。熔点为 125～128℃。

USNF 28 (Methylparaben) 无色结晶或白色粉末。溶于水（1∶400）；溶于80℃的水（1∶50），溶于乙醇（1∶3），溶于乙醚（1∶10）；易溶于甲醇。熔点为125～128℃。

配伍禁忌和稳定性 羟苯酸酯的配伍禁忌和稳定性在下文**羟苯丙酯钠**项下内容叙述。

Propyl Hydroxybenzoate 羟苯丙酯

E216; Parahidroxibenzoato de propilo; Propagin; Propilo parahidroksibenzoatas; Propilparabeno; Propil-parahidroxibenzoát; Propyl Parahydroxybenzoate; Propyle, parahydroxybenzoate de; Propylis Oxybenzoas; Propylis parahydroxybenzoas; Propylis Paraoxybenzoas; Propylparaben *(USAN)*; Propylparabenum; Propylparahydroxibensoat; Propylu parahydrobenzoesan; Propylu parahydroksybenzoesan; Propyyliparahydroksibentsoaatti. Propyl 4-hydroxybenzoate.
Пропил Гидроксибензоат
$C_{10}H_{12}O_3$ = 180.2.
CAS — 94-13-3.
UNII — Z8IX2SC1OH.

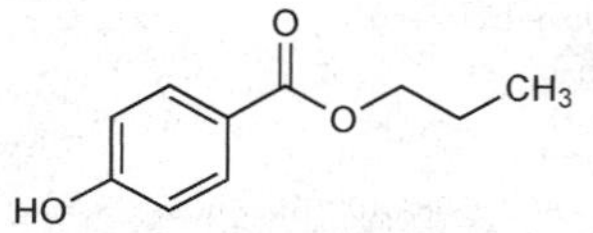

Pharmacopoeias. In *Eur.* (see p.vii), *Int.*, and *Jpn.* Also in *USNF.*

Ph. Eur. 6.8 (Propyl Parahydroxybenzoate; Propyl Hydroxybenzoate BP 2010) 白色或几乎白色结晶粉末。极微溶于水；易溶于乙醇和甲醇。熔点为96～99℃。

USNF 28 (Propylparaben) 细小的无色结晶或白色的粉末。溶于水（1∶2500），溶于沸水（1∶400），溶于乙醇（1∶1.5），溶于乙醚（1∶3）。熔点 96～99℃。

配伍禁忌和稳定性 羟苯酸酯的配伍禁忌和稳定性在下文**羟苯丙酯钠**项下内容叙述。

Sodium Butyl Hydroxybenzoate 羟苯丁酯钠

Butilparabeno sódico; *p*-Hidroxibenzoato sódico de butilo; Parahidroxibenzoato sódico de butilo; Sodium Butyl Parahydroxybenzoate; Sodium Butylparaben.
Натрия Бутил Гидроксибензоат
$C_{11}H_{13}NaO_3$ = 216.2.
CAS — 36457-20-2.
UNII — MAR76J77VS.

Pharmacopoeias. In *Br.*

BP 2010 (Sodium Butyl Hydroxybenzoate) 白色，无臭或基本无臭的吸湿性粉末。易溶于水和乙醇。0.1%水溶液的 pH 值为 9.5～10.5。

配伍禁忌和稳定性 羟苯酸酯的配伍禁忌和稳定性在下文**羟苯丙酯钠**项下内容叙述。

Sodium Ethyl Hydroxybenzoate 羟苯乙酯钠

E215; Ethyl parahydroxybenzoate sodium; Éthyle (parahydroxybenzoate d') sodique; Ethylis Parahydroxybenzoas Natricum; Ethylis parahydroxybenzoas natricus; Ethylparaben sodná sůl; Etilo parahidroksibenzoato natrio druska; Etilparabeno sódico; Etylparahydroxibensoatnatrium; Etyyliparahydroksibentsoaattinatrium.
Натрия Этил Гидроксибензоат
$C_9H_9NaO_3$ = 188.2.
CAS — 35285-68-8.
UNII — Z0D00IVA10.

Pharmacopoeias. In *Eur.* (see p.vii)

Ph. Eur. 6. 8（Ethyl Parahydroxybenzoate Sodium；Ethyl Hydroxybenzoate Sodium BP 2010） 白色或几乎白色，吸湿性的结晶性粉末。易溶于水；溶于无水乙醇；几乎不溶于二氯甲烷。0.1%水溶液的 pH 值为9.5～10.5。贮藏于密闭容器中。

BP 2010 认可 Ethylparaben Sodium 为同义词。

配伍禁忌和稳定性 羟苯酸酯的配伍禁忌和稳定性在下文**羟苯丙酯钠**项下内容叙述。

Sodium Methyl Hydroxybenzoate 羟苯甲酯钠

E219; p-Hidroxibenzoato sódico de metilo; Méthyle (parahydroxybenzoate de) sodique; Methylis Parahydroxybenzoas Natricum; Methylis parahydroxybenzoas natricus; Methylparaben Sodium *(USAN)*; Methylparaben sodná sůl; Methylparabenum Natricum; Metilo parahidroksibenzoato natrio druska; Metilparabeno sódico; Metil-parahidroxibenzoátnátrium; Natriummetylparahydroxibensoat; Natriummetyyliparahydroksibentsoaatti; Parahidroxibenzoato sódico de metilo; Sodium Methyl Parahydroxybenzoate; Sodium Methylparaben; Soluble Methyl Hydroxybenzoate.

Натрия Метил Гидроксибензоат

$C_8H_7NaO_3$ = 174.1.

CAS — 5026-62-0.

UNII — CR6K9C2NHK.

Pharmacopoeias. In *Eur.* (see p.vii) Also in *USNF.*

Ph. Eur. 6. 8（Sodium Methyl Parahydroxybenzoate；Sodium Methyl Hydroxybenzoate BP 2010） 白色或近乎白色结晶性粉末。极易溶于水，略溶于乙醇，几乎不溶于二氯甲烷。0.1%水溶液的 pH 值为9.5～10.5。贮藏于密闭容器中。

USNF 28（Methylparaben Sodium） 白色吸湿性粉末。极易溶于水，略溶于乙醇，不溶于脂肪油。0.1%水溶液的 pH 值为 9.5～10.5。密封贮藏。

配伍禁忌和稳定性 羟苯酸酯的配伍禁忌和稳定性在下文**羟苯丙酯钠**项下内容叙述。

Sodium Propyl Hydroxybenzoate 羟苯丙酯钠

E217; p-Hidroxibenzoato sódico de propilo; Natriumpropylparahydroxibensoat; Natriumpropyyliparahydroksibentsoaatti; Parahidroxibenzoato sódico de propilo; Propilo parahidroksibenzoato natrio druska; Propilparabeno sódico; Propil-parahidroxibenzoátnátrium; Propyle (parahydroxybenzoate de) sodique; Propylis Parahydroxybenzoas Natricum; Propylis parahydroxybenzoas natricus; Propylparaben Sodium *(USAN)*; Propylparaben sodná sůl; Propylparabenum Natricum; Sodium Propyl Parahydroxybenzoate; Sodium Propylparaben; Soluble Propyl Hydroxybenzoate.

Натрия Пропил Гидроксибензоат

$C_{10}H_{11}NaO_3$ = 202.2.

CAS — 35285-69-9.

UNII — 625NNB0G9N.

Pharmacopoeias. In *Eur.* (see p.vii) Also in *USNF.*

Ph. Eur. 6. 8（Sodium Propyl Parahydroxybenzoate；Sodium Propyl Hydroxybenzoate BP 2010） 白色或近乎白色的结晶性粉末。易溶于水；略溶于乙醇；几乎不溶于二氯甲烷。0.1%水溶液的 pH 值为 9.5～10.5。

USNF 28（Propylparaben Sodium） 白色，吸湿性，无臭粉末。易溶于水；略溶于乙醇；不溶于不挥发性油。0.1%水溶液的 pH 值为 9.5～10.5。贮藏于密闭容器中。

配伍禁忌和稳定性 其他辅料或活性成分对羟苯酸酯的活性有不同的影响。三硅酸镁、硅酸镁铝、滑石、聚山梨酯 80[1,2]、羧甲纤维素钠[3]、或者塑料[4]等物质会吸收羟苯酸酯。非离子型表面活性剂会降低羟苯酸酯的活性[5]，精油[6]也会。其他报道的配伍禁忌物质包括阿托品[7]、铁[4]、山梨醇[8]、弱碱[4]以及浓酸[4]。添加保存剂羟苯酸酯的糖浆和许多化合物不相容[9,10]。有报道[11]，在胰岛素制剂，特别是可溶性胰岛素制剂中，0.1%羟苯甲酯用作弱的防腐剂。加热和 pH 值升高会降低羟苯酸酯的稳定性和活性[12]；冷冻干燥会导致其活性丧失[13]。

1. Yousef RT, *et al.* Effect of some pharmaceutical materials on the bactericidal activities of preservatives. *Can J Pharm Sci* 1973; **8:** 54–6.
2. Allwood MC. The adsorption of esters of p-hydroxybenzoic acid by magnesium trisilicate. *Int J Pharmaceutics* 1982; **11:** 101–7.
3. Fawcett JP, *et al.* Binding of parabens to sodium carboxymethylcellulose in oral liquid formulations. *Aust J Hosp Pharm* 1996; **26:** 552–4.
4. Haley S. Methylparaben. In: Rowe RC, *et al.* eds. *Handbook of pharmaceutical excipients.* 6th ed. London and Chicago: The Pharmaceutical Press and the American Pharmaceutical Association, 2009: 441–5.
5. Yamaguchi M, *et al.* Antimicrobial activity of butylparaben in relation to its solubilization behavior by nonionic surfactants. *J Soc Cosmet Chem* 1982; **33:** 297–307.
6. Chemburkar PB, Joslin RS. Effect of flavoring oils on preservative concentrations in oral liquid dosage forms. *J Pharm Sci* 1975; **64:** 414–17.
7. Deeks T. Oral atropine sulphate mixtures. *Pharm J* 1983; **230:** 481.
8. Runesson B, Gustavii K. Stability of parabens in the presence of polyols. *Acta Pharm Suec* 1986; **23:** 151–62.
9. *PSGB Lab Report P/79/2* 1979.
10. *PSGB Lab Report P/80/1* 1980.
11. Allwood MC. The effectiveness of preservatives in insulin injections. *Pharm J* 1982; **229:** 340.
12. Sunderland VB, Watts DW. Kinetics of the degradation of methyl, ethyl and n-propyl 4-hydroxybenzoate esters in aqueous solution. *Int J Pharmaceutics* 1984; **19:** 1–15.
13. Flora KP, *et al.* The loss of paraben preservatives during freeze drying. *J Pharm Pharmacol* 1980; **32:** 577–80.

不良反应和注意事项

羟苯酸酯会诱发超敏反应。通常为迟发型，表现为接触性皮炎。速发型的荨麻疹和支气管痉挛罕见。

乳腺癌 对于人体化妆产品中最常用的保存剂对羟基苯，是否会增加妇女乳腺癌的发病率，有些研究者表示质疑[1]。尽管对羟基苯酯与乳腺癌的因果联系目前还未确定，但体内和体外试验显示其有雌激素活性，而且在人体的乳腺肿瘤组织中也检测到对羟苯酸酯。

1. Harvey PW, Darbre P. Endocrine disrupters and human health: could oestrogenic chemicals in body care cosmetics adversely affect breast cancer incidence in women? *J Appl Toxicol* 2004; **24:** 167–76.

超敏反应 注射含羟苯酸酯的制剂，诱发速发型超敏反应，如伴有全身瘙痒的荨麻疹和支气管痉挛的报道罕见[1,2]。迟发型的接触性皮炎多见，通常是在局部药物治疗后出现，但口服含对羟苯酸酯的药物也会发生[3]。也有报道，住院患者给予含羟苯酸酯的局麻药后发生超敏反应[1,4]，而羟苯酸酯与含对-氨基的化合物（包括苯佐卡因），对亚苯二胺和磺胺类药物发生交叉过敏反应的情况罕见[5]。

羟苯酸酯诱发超敏反应的发生率为 0～3.5%，但持续时间相对恒定[5]。North American Contact Dermatitis Group[6]在 1972 年一份报道中发生率为 3%，而在另一份后期大规模的患者综述中[7]，发生率为 2.2%。Swiss Contact Dermatitis Research Group[8]的报道发生率为 1.7%，该研究历经 1 年时间（1989～1990），研究了 2295 名患者。

与皮肤湿疹或皮肤有创伤的患者相比，健康的皮肤接触羟苯酸酯，例如使用化妆品，发生超敏反应的概率很低。罕见的情况，接触性皮炎患者当涂抹羟苯酸酯至其他未受影响的皮肤部位时，却不出现超敏反应；这种情况用专业术语称之为“paraben paradox”[9]。

1. Aldrete JA, Johnson DA. Allergy to local anaesthetics. *JAMA* 1969; **207:** 356–7.
2. Nagel JE, *et al.* Paraben allergy. *JAMA* 1977; **237:** 1594–5.
3. Kaminer Y, *et al.* Delayed hypersensitivity reaction to orally administered methylparaben. *Clin Pharm* 1982; **1:** 469–70.
4. Lederman DA, *et al.* An unusual skin reaction following local anesthetic injection: review of the literature and report of four cases. *Oral Surg* 1980; **49:** 28–33.
5. Sasseville D. Hypersensitivity to preservatives. *Dermatol Ther* 2004; **17:** 251–63.
6. North American Contact Dermatitis Group. Epidemiology of contact dermatitis in North America 1972. *Arch Dermatol* 1973; **108:** 537–40.
7. Moore J. Final report on the safety assessment of methylparaben, ethylparaben, propylparaben, and butylparaben. *J Am Coll Toxicol* 1984; **3:** 147–209.
8. Perrenoud D, *et al.* Frequency of sensitization to 13 common preservatives in Switzerland. *Contact Dermatitis* 1994; **30:** 276–9.
9. Fisher AA. Cortaid cream dermatitis and the "paraben paradox". *J Am Acad Dermatol* 1982; **6:** 116–7.

新生儿 高胆红素血症新生儿的血清体外检测表明，羟苯甲酯的浓度为 200μg/ml 时，血清中游离胆红素浓度增加，而且胆红素与血清蛋白的结合受干扰。硫酸庆大霉素 1.3～1.8mg/ml 的注射剂含羟苯甲酯。无论是庆大霉素，还是羟苯丙酯，对胆红素都有显著的影响[1]。

1. Loria CJ, *et al.* Effect of antibiotic formulations in serum protein: bilirubin interaction of newborn infants. *J Pediatr* 1976; **89:** 479–82.

药动学

新生儿 早产儿庆大霉素肌内注射后，羟苯甲酯主要以结合形式从尿液分泌[1]，浓度不一。检测到的代谢产物为对羟基苯甲酸。该注射剂含羟苯甲酯 3.6mg、羟苯丙酯 400μg、庆大霉素 80μg。尿液中还检测到羟苯丙酯。

1. Hindmarsh KW, *et al.* Urinary excretion of methylparaben and its metabolites in preterm infants. *J Pharm Sci* 1983; **72:** 1039–41.

用途

羟苯酸酯是对羟基苯甲酸的烷基酯类，有抗细菌和抗真菌的特性。它对革兰阳性菌的作用强于革兰阴性菌。一般而言，羟苯酸酯在酸性溶液中活性更强，但是它的活性 pH 值范围很广（为 4～8）。羟苯酸酯的活性随着烃链的延长而增加，但水溶性却逐渐降低，虽然这种情况可以通过加入更多的可溶性盐克服，但前提是不升高制剂的 pH 值。两种短烃链的羟苯酸酯联合应用，可以提高其活性。羟苯酸酯与丙二醇合用是提高其活性的另一条途径。

羟苯酸酯用作药物制剂中的保存剂，通常浓度最高为 0.25%。有些制剂合并应用羟苯甲酯和羟苯丙酯。有些报道，认为羟苯酸酯不适合用作眼用制剂的保存剂，因为它们对某些革兰阴性菌无效，尤其是铜绿假单胞菌。羟苯酸酯保存剂广泛用于化妆品和食物的保存。

制剂中的羟苯酸酯有助于皮肤感染和瘙痒的治疗。

制剂

专利制剂

Fr.: Nisapulvol†; Nisaseptol†; Nisasol†; ***Malaysia:*** Nisapulvol.

多组分制剂 ***Austral.:*** Mycoderm; ***Hong Kong:*** Nisapulvol; ***Malaysia:*** Mycoderm; ***Neth.:*** Trachitol; ***UK:*** Brushtox; ***USA:*** Neosalus; ***Venez.:*** Glizigen.

Imidurea 咪脲

N,N″-Methylenebis{N′-[3-(hydroxymethyl)-2,5-dioxo-4-imidazolidinyl]urea}.

Имидомочевина

$C_{11}H_{16}N_8O_8$ = 388.3.

CAS — 39236-46-9.

UNII — M629807ATL.

Pharmacopoeias. In *USNF.*

USNF 28（Imidurea） 白色粉末。溶于水和甘油；略溶于丙二醇；不溶于大多数有机溶剂。1%水溶液的 pH 值为 6.0～7.5。贮藏于密闭容器中。

简介

咪脲是抗菌性保存剂，用于局部应用的药物和化妆品制剂。

Iodoform 碘仿

Iodoformo; Triyodometano; Yodoformo. Tri-iodomethane.

Иодоформ

CHI_3 = 393.7.

CAS — 75-47-8.

ATC — D09AA13.

ATC Vet — QD09AA13.

UNII — KXI2J76489.

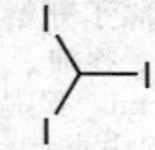

Pharmacopoeias. In *Jpn* and *US.*

USP 33（Iodoform） 有光泽的绿黄色粉末和有光泽的晶体。室温下轻微挥发，蒸气时蒸馏缓慢。高温时分解，释放出碘蒸气。几乎不溶于水；略溶于乙醇、甘油和橄榄油；溶于煮沸的乙醇；易溶于氯仿和乙醚。贮藏于密闭容器中，温度不超过 40℃。避光。

简介

碘仿用于组织中时缓慢释放出碘（第2089页），有轻度的抗菌活性。次硝酸铋和碘仿糊剂（BIPP）（BPC 1954）用于创伤和脓肿。碘仿糊剂浸透的灭菌纱布还用于口腔和耳鼻术后填塞空腔。

神经系统的不良反应 尽管对次硝酸铋或碘仿是否为诱因存在争议[1~3]，但在耳、鼻、喉、口腔和颌面术后，使用次硝酸铋和碘仿糊剂（BIPP）填塞伤口空腔[1,2]，结果出现脑病。但是，应用不含次硝酸铋的碘仿纱布诱发脑病却有报道[4,5]。有报道[6]，1 位 86 岁的老年女性上颌骨部分切除术后，口内填塞 BIPP，诱发了由于次硝酸铋和碘仿导致的 CNS 毒性。患者手术 5 天后，开始出现食欲缺乏和头晕，在第 11 天的时候发生晕厥、抽搐、偏执狂，症状逐渐加重。在第 14 天的时候取出了 BIPP；7 天后患者的状况好转，在取出 BIPP 5 天后，患者清醒，能配合治疗。

1. Wilson APR. The dangers of BIPP. *Lancet* 1994; **344:** 1313–14.
2. Youngman L, Harris S. BIPP madness; an iatrogenic cause of acute confusion. *Age Ageing* 2004; **33:** 406–7.
3. Farrell RWR. Dangers of bismuth iodoform paraffin paste. *Lancet* 1994; **344:** 1637–8.
4. Roy P-M, *et al.* Dangers of bismuth iodoform paraffin paste. *Lancet* 1994; **344:** 1708.
5. Yamasaki K, *et al.* Delirium and a subclavian abscess. *Lancet* 1997; **350:** 1294.
6. Harris RA, Poole A. Beware of bismuth: post maxillectomy delirium. *Aust N Z J Surg* 2002; **72:** 846–7.

超敏反应 对185名[1]耳手术术后接受铋碘仿石蜡糊(BIPP)浸透的纱布条填塞的患者进行的回顾分析，发现过敏反应的发生率为5.9%。而那些以前接触过BIPP的患者，过敏反应的发生率增加了5倍。术后以次硝酸铋和碘仿糊剂填塞耳时，有3例出现过敏性接触性外耳炎[2]。

1. Lim PVH, *et al.* Hypersensitive allergic reactions to bismuth-iodoform-paraffin paste following ear surgery. *J Laryngol Otol* 1998; **112:** 335–7.
2. Roest MAB, *et al.* Allergic contact otitis externa due to iodoform in BIPP cavity dressings. *Contact Dermatitis* 2002; **46:** 360.

制剂

BPC 1954: Bismuth Subnitrate and Iodoform Paste; Compound Iodoform Paint.

专利制剂

Ger.: Jodoform†; Opraclean†.

多组分制剂 ***Arg.:*** Aseptobron; ***Austral.:*** BIP; ***Ital.:*** Pasta Iodoformica Radiopaca; ***Spain:*** Alvogil; ***Switz.:*** Alvogyl; ***UK:*** OxBipp.

Isopropyl Alcohol 异丙醇

Alcohol isopropílico; Alcohol isopropylicus; Alkohol izopropylowy; Dimethyl Carbinol; Dimetilcarbinol; Isopropanol; Isopropylalkohol; Isopropylique, alcool; Isopropyylialkoholi; Izopropil Alkol; Izopropil-alkohol; Izopropilo alkoholis; 2-Propanol; Secondary Propyl Alcohol. Propan-2-ol.

Изопропиловый Спирт

$(CH_3)_2CHOH = 60.10.$

CAS — 67-63-0.

ATC — D08AX05.

ATC Vet — QD08AX05.

UNII — ND2M416302.

Pharmacopoeias. In *Eur.* (see p.vii), *Int., JpnO,* and *US.*

Ph. Eur. 6.8 (Isopropyl Alcohol) 澄清无色液体。可与水和乙醇混溶。避光。

USP 33 (Isopropyl Alcohol) 透明，无色，流动，易挥发易燃的液体，有特殊臭。可与水、乙醇、氯仿和乙醚混溶。贮藏于密闭容器中，远离热源。

不良反应、处置和注意事项

异丙醇比乙醇(第1550页)的毒性强，二者的中毒症状相似，异丙醇中毒除了开始时不表现为欣快感外，突出表现为胃炎、出血、疼痛、恶心和呕吐。据报道成人口服的致死量为240ml，但是，个体敏感性差异很大，少至20ml也会引起中毒症状。由于血液循环中的主要代谢产物为丙酮，常发生酮症酸中毒和酮尿。有吸入异丙醇蒸气出现昏迷的报道。皮肤应用异丙醇会引起干燥和刺激；必须采取适当的措施预防皮肤吸收异丙醇，尤其是婴儿。

不良反应的处置参见乙醇，第1551页。

1. WHO. 2-Propanol. *Environmental Health Criteria 103.* Geneva: WHO, 1990. Available at: http://www.inchem.org/documents/ehc/ehc/ehc103.htm (accessed 15/03/06)

儿童 有报道，早产儿由于局部使用异丙醇引起皮肤的化学烧伤[1,2]。

1名2岁大的发热儿童以异丙醇擦浴后随即用毯子紧紧包裹，结果导致异丙醇通过局部吸收诱发出血性胃炎[3]。

1. Schick JB, Milstein JM. Burn hazard of isopropyl alcohol in the neonate. *Pediatrics* 1981; **68:** 587–8.
2. Weintraub Z, Iancu TC. Isopropyl alcohol burns. *Pediatrics* 1982; **69:** 506.
3. Dyer S, *et al.* Hemorrhagic gastritis from topical isopropanol exposure. *Ann Pharmacother* 2002; **36:** 1733–5.

直肠吸收 紧随着异丙醇直肠灌洗后，出现中毒和血清肌酐浓度升高[1]。1位偶然接受异丙醇灌肠的85岁老年妇女，出现CNS抑制、肾衰竭和代谢性酸中毒。15min内出现昏迷，12h后心脏停搏死亡。尸体剖检显示结肠坏死[2]。

1. Barnett JM, *et al.* Intoxication after an isopropyl alcohol enema. *Ann Intern Med* 1990; **113:** 638–9.
2. Haviv YS, *et al.* Accidental isopropyl alcohol enema leading to coma and death. *Am J Gastroenterol* 1998; **93:** 850–1.

药动学

胃肠道易吸收异丙醇，但完整皮肤吸收少。肺能吸收异丙醇蒸气。异丙醇比乙醇代谢慢，大约摄入的15%代谢为丙酮。

关于异丙醇直肠吸收的报道，见上文。

用途和用法

异丙醇是防腐剂，其杀菌性特性类似于乙醇(第1552页)。术前异丙醇皮肤清洗的浓度为60%～70%，它也是手和表面消毒制剂中的成分。异丙醇显著的脱脂特性限制了它的重复应用。异丙醇也用作溶剂，特别是化妆品、香水和药物制剂，还是其他的消毒化合物的溶媒。

丙醇(第1583页)也用作防腐剂。

制剂

USP 33: Azeotropic Isopropyl Alcohol; Isopropyl Rubbing Alcohol.

专利制剂

Canad.: Alcojel†; Alpet E3; Antiseptic Hand Spray; Antiseptic Hand Wipes; Auro-Dri; Dermorapid; Duonalc; Isogel; Sanihands; Webcol; Zep E-3; Zep Instant Hand Sanitizer; ***Ger.:*** Aktivin; ***Ital.:*** Esoform Mani; ***S.Afr.:*** Medi-Swab†; ***Thai.:*** Cohol Sahakarn; ***Turk.:*** Opakt; ***UK:*** Alcowipe; Medi-Swab; Sterets; Steriwipe; ***USA:*** Auro-Dri; ***Venez.:*** Gel Secante†.

多组分制剂 ***Arg.:*** Pervinox Jabon; Sincerum Dry; ***Austral.:*** Aqua Ear; Ear Clear for Swimmer's Ear; Uni-Solve; ***Austria:*** Braunoderm†; Dodesept; Dodesept Gefarbt; Dodesept N; Isozid-H; Kodan; Marcocid; Mycopol; Octeniderm†; Skinsept; ***Belg.:*** Braunoderm; ***Canad.:*** Baxedin 2% - 70%; ClearAc Cleanser; Dexidin; Dilusol†; Duonalc-E; Faces Antiseptic; Germi Stat Prep; Hibistat; Solu-IV CHD Alcool; Solu-IV CHG Alcohol; Soluprep CHD-Alcohol; ***Chile:*** NP-27; Solarcaine Spray Aerosol; ***Cz.:*** Promanum N; Softa-Man; ***Fr.:*** Clinogel; Manugel†; Sterillium; ***Ger.:*** Autoderm Extra; Bacillol; Bacillol AF; Bacillol plus; Bacillol Tissues; Betaseptic; Braunoderm; Cutasept; Dibromol; Freka-Steril; Helipur H plus N; Incidin; Mucasept-A; Olbas; Poly-Alkohol; Promanum N; Rutisept extra; Skinman Soft; Skinsept F; Skinsept G; Softasept N; Spitacid; St-Tissues†; Sterillium; ***Gr.:*** Chiro Des; Cutasept; Octeniderm; Sterillium; ***Indon.:*** Mexochrome†; Spitaderm†; ***Irl.:*** Biofreeze†; Braunoderm; Hibisol; Manusept; Sterillium; ***Israel:*** DryEars; Monorapid; Skin Des; Sterets H; ***Ital.:*** Braunoderm; Citromed; Clorexan; Eso Ferri Alcolico Plus†; Eso Ferri Plus; Esocetic Plus†; Esocetic†; Esoform Jod 20 and 50†; Panseptil; SaniSteril Strumenti Alcolico†; Sekucid; Spitaderm; ***Neth.:*** Hibisol; Spitaderm; Sterillium; ***Port.:*** Braunoderm; Promanum; Softasept; Sterillium; ***Singapore:*** Hibisol; Tri-Cidal†; ***Switz.:*** Betaseptic; Braunoderm; Cutasept; Desamon; Ederphyt†; Hibital; Hibitane Teinture; Jodoplex Teinture; Kodan Teinture forte; Octeniderm; Parapic; Promanum N; Softa-Man; Softasept N; Sterillium†; ***UK:*** ChloraPrep; Hibisol†; Manusept; Medi-Swab H; Sterets H; Swim-Ear; ***USA:*** BactoShield; Blue Ice Gel; Cresylate; Dri/Ear; Ear-Dry; Fungi-Nail; Hibi; Klout; PledgaClin; Swim-Ear†; Tinver.

Isothiazolinones 异噻唑酮

Isotiazolinonas.

Изотиазолины

Methylchloroisothiazolinone 甲氯异噻唑酮

Metilcloroisotiazolinona. 5-Chloro-2-methyl-3(2*H*)-isothiazolone; 5-Chloro-2-methyl-4-isothiazolin-3-one.

Метилхлороизотиазолин

CAS — 26172-55-4.

UNII — DEL7T5QRPN.

Methylisothiazolinone 甲基异噻唑酮

Metilisotiazolinona. 2-Methyl-3(2*H*)-isothiazolone; 2-Methyl-4-isothiazolin-3-one.

Метилизотиазолин

CAS — 2682-20-4.

UNII — 229D0E1QFA.

简介

含甲氯异噻唑酮和甲基异噻唑酮的异噻唑酮混合物(MCI/MI)，比例约为3∶1，是工业产品、化妆品和家用产品中的保存剂。它在很低浓度时就有效，抗菌谱广，包括革兰阳性菌和革兰阴性菌、酵母菌和真菌。Kathon CG通常指异噻唑酮混合物，后者是其一个专利药品名称。

异噻唑酮会引起接触性皮炎和局部刺激症状。

超敏反应 有报道，使用含异噻唑酮的化妆品、涂料以及工业接触，引起致敏和过敏性接触性皮炎[1～11]。甲氯异噻唑酮和甲基异噻唑酮的混合物(MCI/MI)过敏反应发生率为小于1%～8.4%不等，而且显示出剂量相关性[4,8]。一项涉及22个欧洲国家，4713名接触性皮炎患者的研究[6]，从1988—1989年，持续12个月，MCI/MI浓度为100mg/kg时的阳性率为3%。

报道的超敏反应大多数与使用化妆品有关，特别是“滞留类”产品(如保湿乳膏)，而认为“清洗类”产品(如洗发香波)诱发超敏反应的可能性很小[4,7]。一篇有关清洗产品的综述[7]，发现即使是MCI/MI过敏的患者，对此类产品的耐受性也良好。空气传播的接触性皮炎也有报道，指对MCI/MI涂料易感的人[9,10]。由于MCI/MI而导致职业的接触性过敏反应和接触性皮炎也有报道[11]；病例报道表明，工人在异噻唑酮生产车间开始工作5个月后出现职业性哮喘[5]。

1. Björkner B, *et al.* Contact allergy to the preservative Kathon CG. *Contact Dermatitis* 1986; **14:** 85–90.
2. De Groot AC, Bos JD. Preservatives in the European standard series for epicutaneous testing. *Br J Dermatol* 1987; **116:** 289–92.
3. Fransway AF. Sensitivity to Kathon CG: findings in 365 consecutive patients. *Contact Dermatitis* 1988; **19:** 342–7.
4. De Groot AC, Herxheimer A. Isothiazolinone preservative: cause of a continuing epidemic of cosmetic dermatitis. *Lancet* 1989; **i:** 314–16.
5. Bourke SJ, *et al.* Occupational asthma in an isothiazolinone manufacturing plant. *Thorax* 1997; **52:** 746–8.
6. Menné T, *et al.* Contact sensitization to 5-chloro-2-methyl-4-isothiazolin-3-one and 2-methyl-4-isothiazolin-3-one (MCI/MI): a European multicentre study. *Contact Dermatitis* 1991; **24:** 334–41.
7. Fewings J, Menné T. An update of the risk assessment for methylchloroisothiazolinone/methylisothiazolinone (MCI/MI) with focus on rinse-off products. *Contact Dermatitis* 1999; **41:** 1–13.
8. Mowad CM. Methylchloro-isothiazolinone revisited. *Am J Contact Dermat* 2000; **11:** 115–18.
9. Bohn S, *et al.* Airborne contact dermatitis from methylchloroisothiazolinone in wall paint: abolition of symptoms by chemical allergen inactivation. *Contact Dermatitis* 2000; **42:** 196–201.
10. Reinhard E, *et al.* Preservation of products with MCI/MI in Switzerland. *Contact Dermatitis* 2001; **45:** 257–64.
11. Isaksson M, *et al.* Occupational contact allergy and dermatitis from methylisothiazolinone after contact with wallcovering glue and after a chemical burn from a biocide. *Dermatitis* 2004; **15:** 201–5.

制剂

多组分制剂 ***Switz.:*** Saltrates†.

Magenta 碱性品红

Aniline Red; Basic Fuchsin; Basic Magenta; CI Basic Violet 14; Colour Index No. 42510; Fuchsine; Fucsina; Fucsina básica.

Фуксин

CAS — 569-61-9 (pararosaniline hydrochloride); 632-99-5 (rosaniline hydrochloride).

UNII — 5P5C03819W.

(pararosaniline hydrochloride)

性状 碱性品红是盐酸副品红{4-[(4-aminophenyl)(4-iminocyclohexa-2,5-dien-1-ylidene)-methyl]aniline}和品红的混合物。

Pharmacopoeias. In *US.*

USP 33 (Basic Fuchsin) 是品红和盐酸副品红的混合物。按干燥盐基计算，含有不少于88%的盐酸品红($C_{20}H_{20}ClN_3$=337.8)。墨绿色的粉末或呈绿色的闪光晶状碎片，有青铜样光泽，有微弱臭。溶于水、乙醇、戊醇；不溶于乙醚。

简介

碱性品红是三苯甲烷抗菌性染料，对革兰阳性菌和一些真菌有效。碱性品红涂料(BPC 1973)(Castellani's Paint)以前用于治疗浅表皮肤真菌病。

脱色碱性品红溶液(Schiff试剂)用于醛的检测。

碱性品红可能致癌的顾虑限制了它的应用。

致癌性 一般认为使用碱性品红不会致癌，但是碱性品红生产者可能被诱发肿瘤。IARC得出结论，碱性品红的生产过程会接触一些已确定的人类致癌物质。盐酸副品红（Basic Red 9），以及含有盐酸副品红的碱性品红，很可能是人类的致癌物[1]。在食品中使用碱性品红是不安全的[2]。

1. IARC/WHO. Occupational exposures of hairdressers and barbers and personal use of hair colourants; some hair dyes, cosmetic colourants, industrial dyestuffs and aromatic amines. *IARC monographs on the evaluation of carcinogenic risks to humans volume 57* 1993. Available at: http://monographs.iarc.fr/ENG/Monographs/vol57/volume57.pdf (accessed 23/05/06)
2. FAO/WHO. Specifications for the identity and purity of food additives and their toxicological evaluation: food colours and some antimicrobials and antioxidants: eighth report of the joint FAO/WHO expert committee on food additives. *WHO Tech Rep Ser 309* 1965. Also available at: http://libdoc.who.int/trs/WHO_TRS_309.pdf (accessed 28/08/08)

制剂

BPC 1973: Magenta Paint;
USP 33: Carbol-Fuchsin Topical Solution.

多组分制剂 ***Ital.:*** Fucsina Fenica; ***Pol.:*** Pigmentum Castellani.

Magnesium Peroxide 过氧化镁

Magnesii peroxidum; Magnesium Perhydrolum; Magnésium, peroxyde de; Magnesiumperoksidi; Magnesiumperoxid; Magnézium-peroxid; Magnio peroksidas; Peroxid hořečnatý; Peróxido de magnesio.

Перекись Магния

CAS — 1335-26-8; 14452-57-4.
ATC — A02AA03; A06AD03.
ATC Vet — QA02AA03; QA06AD03.
UNII — X8YVJ0TN96.

Pharmacopoeias. In *Eur.* (see p.vii).

Ph. Eur. 6. 8（Magnesium Peroxide） 过氧化镁和氧化镁的混合物。它含有 22%～28%的氧化镁。白色或淡黄色，无定形的光亮粉末。几乎不溶于水和乙醇；溶于无机酸。避光。

简介

过氧化镁是防腐剂。也是治疗胃肠疾病的药物制剂成分。

制剂

专利制剂

Ger.: Ozovit.

多组分制剂 ***Ital.:*** Carbonesia; Ektogan; ***Switz.:*** Desaquick extra fresh†; Desaquick fresh†; Magenpulver Hafter†.

顺势疗法制剂 ***Chile:*** Ikoplex No 10; Ikoplex No 11.

Malachite Green 孔雀绿

Aniline Green; China Green; CI Basic Green 4; Colour Index No. 42000; Diamond Green B; Verde de malaquita; Viride Malachitum; Zieleń malachitowa. [4-(4-Dimethylaminobenzhydrylidene)cyclohexa-2,5-dienylidene]dimethylammonium chloride.

Малахитовая Зелень

CAS — 569-64-2.
ATC Vet — QP53AX16.
UNII — 12058M7ORO.

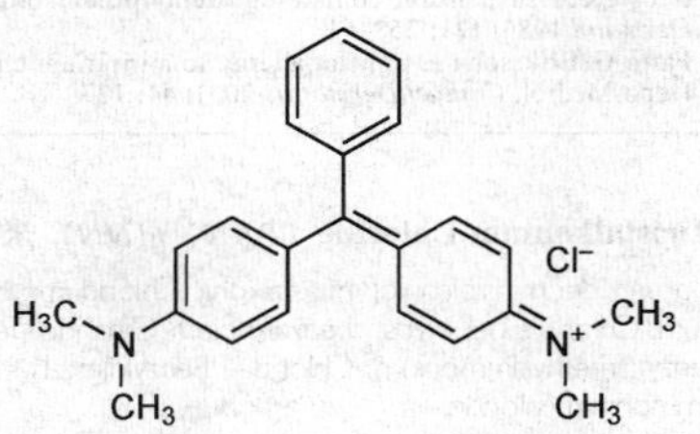

简介

孔雀绿是三苯甲烷类抗菌染料，作用类似于亮绿（第1557页）。用于皮肤消毒。

Mecetronium Etilsulfate（*BAN*, *rINN*）乙硫酸美西铵

Etilsulfato de mecetronio; Mecetronii Etilsulfas; Mecetronium Ethylsulfate *(USAN)*; Mecetronium Ethylsulphate; Mécétronium, Étilsulfate de. Ethylhexadecyldimethylammonium ethyl sulphate.

Мецетрония Этилсульфат

$C_{22}H_{49}NO_4S$ = 423.7.
CAS — 3006-10-8.
UNII — QM95LPV3CA.

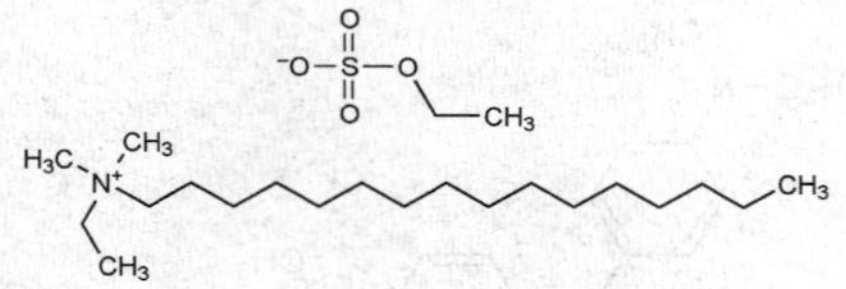

简介

乙硫酸美西铵是季铵类防腐剂，作用和用途类似于阳离子型表面活性剂（见**西曲溴铵**，第1558页）。它对细菌包括分枝杆菌、真菌、病毒（包括乙型肝炎病毒）都有效。皮肤和硬质表面的消毒使用乙硫酸美西铵的醇溶液。

制剂

多组分制剂 ***Fr.:*** Sterillium; ***Ger.:*** Bacillol; St-Tissues†; Sterillium; ***Gr.:*** Sterillium; ***Irl.:*** Sterillium; ***Neth.:*** Sterillium; ***Port.:*** Sterillium; ***Switz.:*** Sterillium†.

Merbromin（*rINN*）汞溴红

Disodium 2,7-dibromo-4-hydroxymercurifluorescein; Merbromina; Merbromine; Merbrominum; Mercurescéine Sodique; Mercurochrome; Mercurodibromofluorescein; Merkürokrom. The disodium salt of [2,7-dibromo-9-(2-carboxyphenyl)-6-hydroxy-3-oxo-3*H*-xanthen-5-yl]hydroxymercury.

Мербромин

$C_{20}H_8Br_2HgNa_2O_6$ = 750.7.
CAS — 129-16-8.
ATC — D08AK04.
ATC Vet — QD08AK04.
UNII — M0T18YH28D.

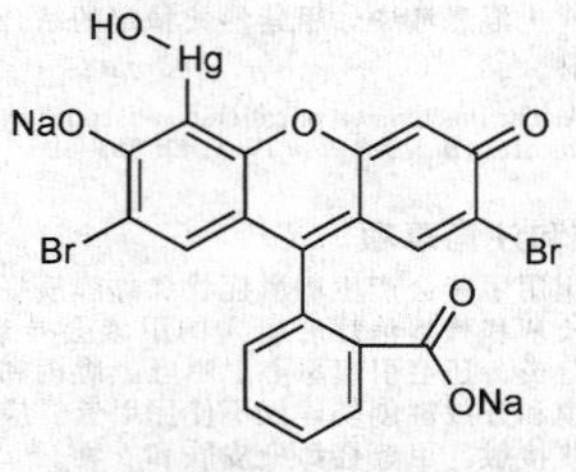

注：汞溴红的名字限制使用，在有的国家它是商标名。

Pharmacopoeias. In *Fr., It., Jpn,* and *Viet.*

配伍禁忌 汞溴红与酸类、大多数生物碱、许多局部麻醉药、金属材料和硫化物不相容。在实践中，有机材料会降低它的活性。

不良反应和处置

参见汞，第2278页。

1. Risher JF, *et al.* Organic mercury compounds: human exposure and its relevance to public health. *Toxicol Ind Health* 2002; **18:** 109–60.

毒性 报道的汞溴红已知毒性有接触性皮炎[1]和汞皮细胞毒性[2]。在治疗感染的脐膨出（脐疝）时[3,4]，汞溴红经皮吸收后发生不幸，患者休克死亡；而外科伤口和褥疮区使用汞溴红治疗，导致再生障碍性贫血[5]。也发生过敏反应[6]。摄入汞溴红引起广泛吸收的情况也有报道[7]。个案病例报道[8]，由于意外的汞溴红鞘内注射，在进入 CSF 瘘的 24h 内，引起严重的脑病和脑膜炎。

1. Camarasa G. Contact dermatitis from mercurochrome. *Contact Dermatitis* 1976; **2:** 120.
2. Anonymous. Topical antiseptics and antibiotics. *Med Lett Drugs Ther* 1977; **19:** 83–4.
3. Yeh T-F, *et al.* Mercury poisoning from mercurochrome therapy of infected omphalocele. *Lancet* 1978; **i:** 210.
4. Yeh TF, *et al.* Mercury poisoning from mercurochrome therapy of an infected omphalocele. *Clin Toxicol* 1978; **13:** 463–7.
5. Slee PHTJ, *et al.* A case of Merbromin (mercurochrome) intoxication possibly resulting in aplastic anemia. *Acta Med Scand* 1979; **205:** 463–6.
6. Galindo PA, *et al.* Mercurochrome allergy: immediate and delayed hypersensitivity. *Allergy* 1997; **52:** 1138–41.
7. Magarey JA. Absorption of mercurochrome. *Lancet* 1993; **342:** 1424.
8. Stark AM, *et al.* Accidental intrathecal mercury application. *Eur Spine J* 2004; **13:** 241–3.

用途和用法

汞溴红是汞类防腐剂，用于皮肤和伤口的消毒。

制剂

专利制剂

Belg.: Medichrom; ***Braz.:*** Mercurio Cromo†; ***Fr.:*** Pharmadose mercurescéine†; Soluchrom; ***Gr.:*** Merbromin; Mercurochrome; ***Ital.:*** Cromocur†; ***S.Afr.:*** Red Seal†; ***Spain:*** Cinfacromin; Cromer Orto†; Mercromina; Mercurin; Mercurobromo; Mercutina Brota; Super Cromer Orto†; ***Turk.:*** Mersisol; Mersol.

多组分制剂 ***S.Afr.:*** Achromide; Daromide†; Ung Vernleigh; ***Spain:*** Mercrotona†; ***Venez.:*** Thimerfesa†.

Mercurobutol（*rINN*）汞氯丁酚

L-542; Mercurobutolum. 4-*tert*-Butyl-2-chloro-mercuriphenol.

Меркуробутол

$C_{10}H_{13}ClHgO$ = 385.3.
CAS — 498-73-7.

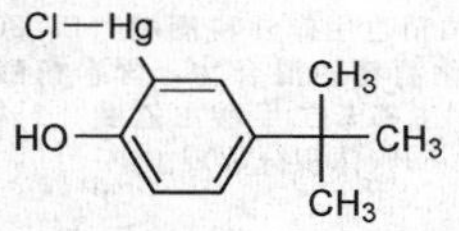

Pharmacopoeias. In *Fr.*

简介

汞氯丁酚是有机汞类防腐剂，具有抗真菌的特性。用于治疗皮肤和黏膜感染。

制剂

多组分制剂 ***Gr.:*** Sabenyl.

Metalkonium Choride（*rINN*）美他氯铵

Cloruro de metalconio; Dodecarbonium Chloride; Metalkonii Chloridum; Métalkonium, Chlorure de. Benzyl(dodecylcarbamoylmethyl)dimethylammonium chloride.

Металкония Хлорид

$C_{23}H_{41}ClN_2O$ = 397.0.
CAS — 100-95-8.
UNII — IM6BZ8F57J.

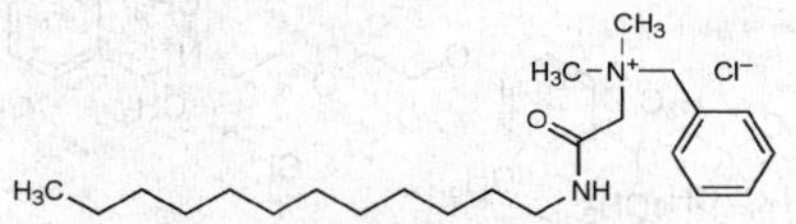

简介

美他氯铵是防腐剂，用于皮肤消毒。

制剂

专利制剂

Ital.: Theotex.

Methylated Spirits 甲基化酒精

Alcoholes desnaturalizados.

Денатурированный Спирт(denatured alcohol)

CAS — 8013-52-3 (ethyl alcohol-methyl alcohol mixture, industrial methylated spirit).

性状 1987 年的甲基化酒精（spirits）管理细则（SI 1987：No. 2009）列出了三类甲基化酒精、工业用甲基化酒精、矿物化甲基酒精和变性乙醇。

工业用甲基化酒精是 95 份（体积）的酒精与 5 份（体积）的木石脑油（主要含甲醇，第1964页）的混合物。**矿物化甲基酒精**是酒精与 9.5 份（体积）的木石脑油和 0.5 份（体积）的粗吡啶混合，每 2000L 的混合物添加 7.5L 矿物石脑油（石油）和 3g 合成有机染料（甲紫）。它是英国出售的通用矿物化甲基酒精中唯一品种。**变性酒精**是 999 份（体积）的酒精（浓度不低于 85%）与 1 份（体积）的叔丁醇混合，然后添加 Bitrex（苯甲地那铵）10mg/L。

由于工业用甲基化酒精含有少量的丙酮，不能用于制备碘溶液，因为碘与丙酮会形成刺激性化合物；制备此类制剂须用工业用甲基化酒精（不含酮）。

Pharmacopoeias. *Br.* includes Industrial Methylated Spirit and Industrial Methylated Spirit (Ketone-free).

BP 2010（Industrial Methylated Spirit） 适当浓度的 19 份（体积）乙基乙醇与经过批准的 1 份（体积）木石脑油混合物。得到的两种浓度为含乙醇 99%和 95%（体积分数）（也分别称为 74 OP 和 66 OP）。无色、澄清、流动、挥发性液体带有醇和木石脑油臭。沸点约为 78℃。

BP 2010 版认可工业用甲基化酒精和 IMS 名称。

BP 2010［Industrial Methylated Spirit（Ketone-free）］工业用甲基化酒精浓度相同的混合物，但是不含酮，丙

酮的含量不超过500mg/kg。

不良反应

参见乙醇（第1551页）和甲醇（第1964页）。不良反应主要是由于食用工业用甲基化酒精，而不是因为局部使用消毒所致。

用途和用法

工业用甲基化酒精通常使用的浓度大约为70%，其中的乙醇（第1552页）可用于局部消毒。外用有收敛作用，但是黏膜和表皮剥脱的皮肤必须加以保护。可用于注射前的皮肤准备。

甲基化酒精也用作外科酒精（BP 2010），后者为工业用甲基化酒精的混合物，含水杨酸甲酯［0.5%（体积分数）］、邻苯二甲酸二乙酯［2%（体积分数）］和蓖麻油［2.5%（体积分数）］。

制剂

BP 2010: Surgical Spirit.

专利制剂

Ital.: Esosan Gel.

Methylbenzethonium Chloride (*BAN, rINN*) 甲苄索氯铵

Cloruro de metilbencetonio; Methylbenzethonii Chloridum; Méthylbenzéthonium, Chlorure de. Benzyldimethyl-2-{2-[4-(1,1,3,3-tetramethylbutyl)-o-tolyloxy]ethoxy}ethylammonium chloride monohydrate.

Метилбензетония Хлорид

$C_{28}H_{44}ClNO_2,H_2O$ = 480.1.

CAS — 25155-18-4 (anhydrous methylbenzethonium chloride); 1320-44-1 (methylbenzethonium chloride monohydrate).

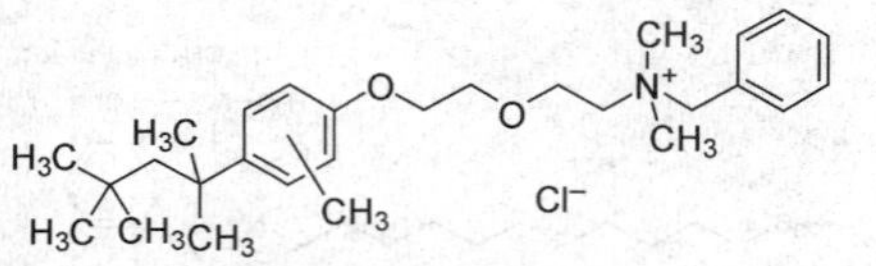

Pharmacopoeias. In *US.*

USP 33 (Methylbenzethonium Chloride) 白色的吸湿性结晶，有清淡的臭。溶于水（1：0.8），溶于乙醇（1：0.98），溶于氯仿（>1：10000），溶于乙醚（1：0.7）。石蕊试纸呈中性或微碱性。贮藏于密闭容器中。

简介

甲苄索氯铵是季铵类消毒剂和防腐剂，作用和用途类似于阳离子型表面活性剂（见西曲溴铵，第1558页）。用于轻微感染的局部治疗或者皮肤刺激。

利什曼病 浓度12%的甲苄索氯铵和硫酸巴龙霉素，局部治疗皮肤利什曼病（第794页），证实有效。

制剂

USP 33: Methylbenzethonium Chloride Lotion; Methylbenzethonium Chloride Ointment; Methylbenzethonium Chloride Topical Powder.

多组分制剂 **Israel:** Leshcutan; **Mex.:** Norforms†; **USA:** Acnotex; Dermasept Antifungal; Drytex; Finac; Orasept.

Methylrosanilinium Chloride (*BAN, rINN*) 甲紫

CI Basic Violet 3; Cloruro de metilrosanilina; Colour Index No. 42555; Crystal Violet; Fiolet krystaliczny; Gentian Violet; Hexamethylpararosaniline Chloride; Jansiyen Moru; Kristal Viyole; Kristallviolett; Methylrosaniline Chloride; Methylrosanilinii chloridum; Méthylrosanilinium, chlorure de; Methylrosanilinium-chlorid; Metilrozanilinio chloridas; Metilrozanilinyum Klorür; Metylrosaniliniumklorid; Metyylirosaniliniumkloridi; Pyoctaninum Caeruleum; Viola Crystallina. 4-[4,4'Bis(dimethylamino)benzhydrylidene]cyclohexa-2,5-dien-1-ylidenedimethylammonium chloride.

Метилрозанилия Хлорид

$C_{25}H_{30}ClN_3$ = 408.0.

CAS — 548-62-9.

ATC — D01AE02; G01AX09.

ATC Vet — QD01AE02; QG01AX09.

UNII — J4Z741D6O5.

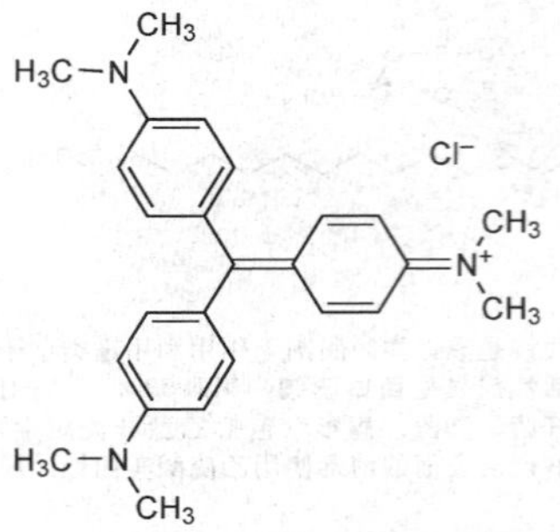

注：名词 methyl violet—CI Basic Violet 1；Colour Index No. 42535 为甲紫的同义词，该名词也指较高级甲基化副品红盐酸化物的混合物，主要含有四甲基-、五甲基-和六甲基-化合物。

Pharmacopoeias. In *Chin., Eur.* (see p.vii), *Int.*, and *US.*

Jpn includes a mixture of hexamethylpararosaniline hydrochloride with the tetramethyl- and pentamethyl- compounds.

Ph. Eur. 6.8 (Methylrosanilinium Chloride) 墨绿色、吸湿性的发光粉末。含有不超过10%的五甲基-对-氯品红。也称为结晶紫和龙胆紫。略溶于水；易溶于乙醇和二氯甲烷。贮藏于密闭容器中。

USP 33 (Gentian Violet) 墨绿色粉末或呈绿色的发光碎片，发出像金属样的光泽，微弱异臭。略溶于水；溶于乙醇（1：10）；溶于甘油（1：15）；可溶于氯仿；不溶于乙醚。

配伍禁忌 配伍禁忌、pH值降低或与有机物结合，均会降低甲紫的抗菌活性。

于膨润土混悬液中，甲紫形成稳定的络合物，抗菌活性被抑制[1]。

1. Harris WA. The inactivation of cationic antiseptics by bentonite suspensions. *Australas J Pharm* 1961; **42:** 583–8.

不良反应和注意事项

局部应用甲紫会产生刺激症状和黏膜溃疡。口腔念珠菌病的长期和频繁治疗时摄入的甲紫会导致食管炎、喉炎和气管炎，还会引起恶心、呕吐、腹泻和腹痛。在英国，黏膜和开放性创伤建议不使用甲紫。应避免与眼和破损皮肤接触。甲紫会污染皮肤和衣物。

对动物的致癌性限制了甲紫的应用。

致癌性 体外试验甲紫能与活细胞的DNA相互作用[1]，而且对小鼠有致癌作用[2]。

1. Rosenkranz HS, Carr HS. Possible hazard in use of gentian violet. *BMJ* 1971; **3:** 702–3.
2. MAFF Food Advisory Committee. Final report on the review of the Colouring Matter in Food Regulations 1973: FdAC/REP/4. London: HMSO, 1987.

对皮肤和黏膜的影响 有报道，局部应用1%的甲紫水溶液引起皮肤坏死反应[1]；受累及的面积包括乳房下皱襞、臀沟、外生殖器和趾蹼。2位患者剥脱的皮肤应用1%的甲紫或亮绿后，观察到相似的反应[1]。6名新生儿以0.5%或1%的甲紫水溶液治疗口腔念珠菌病，出现口腔溃疡[2]。

在英国，黏膜和开放性创伤建议不使用甲紫。

1. Björnberg A, Mobacken H. Necrotic skin reactions caused by 1% gentian violet and brilliant green. *Acta Derm Venereol (Stockh)* 1972; **52:** 55–60.
2. Horsfield P, *et al.* Oral irritation with gentian violet. *BMJ* 1976; **2:** 529.

对泌尿道的影响 1位32岁的女性尿道偶然注射了含1%甲紫和2%酒精的溶液后，很快并发了严重的出血性膀胱炎[1]。另有报道，2位患者膀胱滴注含甲紫和亮绿（1：1）(Bonney's blue）的未稀释液后，出现严重的膀胱炎[2]。1名16个月大的男婴腹股沟疝修补术期间，膀胱滴注1%甲紫未稀释液后也出现出血性膀胱炎[3]。

1. Walsh C, Walsh A. Haemorrhagic cystitis due to gentian violet. *BMJ* 1986; **293:** 732.
2. Christmas TJ, *et al.* Bonney's blue. *Lancet* 1988; **ii:** 459–60.
3. Kim SJ, *et al.* Hemorrhagic cystitis due to intravesical instillation of gentian violet completely recovered with conservative therapy. *Yonsei Med J* 2003; **44:** 163–5.

卟啉病 甲紫与卟啉病的急性发作相关，对卟啉病患者是不安全的。

用途和用法

甲紫是三苯甲烷类抗菌染料，对有些革兰阳性菌特别是葡萄球菌，以及一些致病性真菌（如念珠菌属）有效。它对革兰阴性菌作用弱，对抗酸菌和细菌芽孢无效。甲紫的活性随pH升高而增强。

局部应用0.25%～2.0%甲紫水溶液，或者乳剂治疗细菌和真菌感染，但是在英国，由于考虑到其对动物有致癌性的顾虑，现在限制它用于破损的皮肤。含有0.5%甲紫和0.5%亮绿的溶液（Bonney's blue）用于手术前的皮肤标记。

制剂

USP 33: Gentian Violet Cream; Gentian Violet Topical Solution.

专利制剂

Pol.: Pioktanina; **Spain:** Vigencial; **Thai.:** Pyrad-Violet; **Turk.:** Viojen.

多组分制剂 **Chile:** Calmante de Aftas†; Faxet; **Hung.:** Dermaforine†.

Miramistin 奇霉素

Myramistin. Alkylamidopropylmethylbenzylammonium chloride.

Мирамистин

$C_{26}H_{47}N_2OCl$ = 439.1.

CAS — 126338-77-0; 15809-19-5.

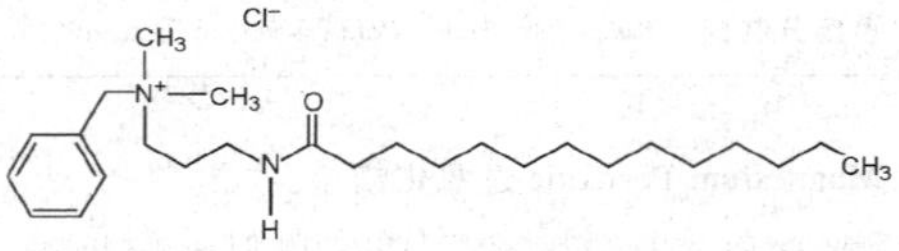

简介

奇霉素是季铵类防腐剂，用于皮肤和黏膜的消毒；它是局部用制剂的成分，用于易感染的皮肤病。

制剂

专利制剂

Rus.: Okomistin (Окомистин).

多组分制剂 **Ukr.:** Panthestin (Пантестин); Trimistin (Тримистин).

Miripirium Chloride (*rINN*) 米吡氯铵

Cloruro de miripirio; Miripirii Chloridum; Miripirium, Chlorure de; Myristyl-gamma-picolinium Chloride. 4-Methyl-1-tetradecylpyridinium chloride.

Мирипирия Хлорид

$C_{20}H_{36}ClN$ = 326.0.

CAS — 7631-49-4 (miripirium); 2748-88-1 (miripirium chloride).

UNII — 3D6CWI0P23.

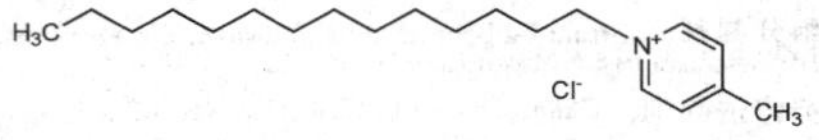

简介

米吡氯铵是有些药物制剂中的抗菌性保存剂。

超敏反应 2名患者球后注射醋酸甲泼尼松混悬液 *Depo-Medrol*[1]发生迟发性超敏反应，皮内试验显示其对甲泼尼松和保存剂（米吡氯铵）过敏。相似的接触性变态反应的报道[2]还发生在1名56岁的老年女性，该患者关节内注射醋酸甲泼尼松。斑贴试验显示保存剂米吡氯铵诱发了变态反应。

1. Mathias CGT, Robertson DB. Delayed hypersensitivity to a corticosteroid suspension containing methylprednisolone. *Arch Dermatol* 1985; **121:** 258–61.
2. Färm G, Eriksson I. Contact allergy to miripirium chloride in Depo-Medrol. *Contact Dermatitis* 2001; **44:** 127.

Miristalkonium Chloride (*BAN, rINN*) 米他氯铵

Cloruro de miristalconio; Miristalkonii Chloridum; Miristalkonium, Chlorure de; Myristylbenzalkonium Chloride; Tetradecylbenzyldimethylammonium Chloride. Benzyldimethyltetradecylammonium chloride.

Миристалкония Хлорид

$C_{23}H_{42}ClN$ = 368.0.

CAS — 139-08-2.

ATC — R02AA10.

ATC Vet — QR02AA10.

UNII — 0W255OL75T.

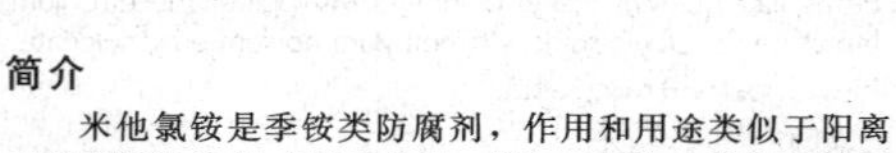

简介

米他氯铵是季铵类防腐剂，作用和用途类似于阳离子型表面活性剂（见西曲铵，第1558页）。米他氯铵乳剂和洗剂用于皮肤消毒，也是喷雾剂的成分，用于治疗

口腔和咽喉的轻微感染。它也是阴道用杀精药。

制剂

专利制剂

Fr.: Alpagelle.

多组分制剂 **Fr.:** Sterlane; **Ital.:** Eburdent F.

Monothioglycerol 巯丙二醇

α-Monothioglycerol; Monotioglicerol; Thioglycerol. 3-Mercaptopropane-1,2-diol.

Тиоглицерин

$C_3H_8O_2S$ = 108.2.

CAS — 96-27-5.

UNII — AA01P0WSXJ.

Pharmacopoeias. In *USNF.*

USNF 28（Monothioglycerol） 无色或淡黄色、黏稠的吸湿性液体，略带硫化物臭。易溶于水；可与乙醇混溶；不溶于乙醚。10%水溶液的pH值为3.5～7.0。贮藏于密闭容器中。

简介

巯丙二醇是药物制剂中的抗氧化保存剂。有部分抗菌活性。

Nitromersol 硝甲酚汞

5-Methyl-2-nitro-7-oxa-8-mercurabicyclo[4.2.0]octa-1,3,5-triene.

Нитромерсол

$C_7H_5HgNO_3$ = 351.7.

CAS — 133-58-4.

UNII — RU6242GP15.

Pharmacopoeias. In *US.*

USP 33（Nitromersol） 褐黄色或黄色的无臭粉末或颗粒。极微溶于水、乙醇、丙酮和乙醚；硝甲酚汞盐类可溶于碱性水溶液和氨水。贮藏于密闭容器中。避光。

配伍禁忌 硝甲酚汞与金属材料和硫化物不相容。在实践中有机材料会降低其抗菌活性。

不良反应和处置

参见汞，第2278页。

用途和用法

硝甲酚汞是汞类防腐剂，对一些细菌有效。对芽孢或抗酸菌无效。用于表面皮肤感染以及手术前的皮肤消毒。

制剂

USP 33: Nitromersol Topical Solution.

多组分制剂 **Chile:** Butesin†.

Nordihydroguaiaretic Acid 去甲二氢愈创木酸

Acidum Nordihydroguaiareticum; NDGA; Nordihidroguayarético, ácido; Nordihydroguajareettiha ppo; Nordihydroguajaretsyra. 4,4′-(2,3-Dimethyltetramethylene)bis(benzene-1,2-diol).

Нордигидрогваяретовая Кислота

$C_{18}H_{22}O_4$ = 302.4.

CAS — 500-38-9.

简介

去甲二氢愈创木酸是抗氧化保存剂。有过敏性接触性皮炎的报道。

Noxytiolin（*BAN*，*rINN*）诺昔硫脲

Noxitiolina; Noxythiolin; Noxytioline; Noxytiolinum. 1-Hydroxymethyl-3-methyl-2-thiourea.

Нокситиолин

$C_3H_8N_2OS$ = 120.2.

CAS — 15599-39-0.

ATC — B05CA07.

ATC Vet — QB05CA07.

UNII — 4DN3AF1FU6.

不良反应和处置

诺昔硫脲最开始用于膀胱化脓性感染的灌洗治疗时，表现出强烈的灼热感，而且有大块的纤维蛋白凝块被冲出来。给予局麻药盐酸丁卡因能够镇痛。

呼吸气味 接受含诺昔硫脲的透析液进行腹膜透析的患者，呼出的气味普遍有甜味和淡淡的蔬菜味[1]。气味来自于未确定的硫磺代谢产物。

1. Stewart WK, Fleming LW. Use your nose. *Lancet* 1983; **i:** 426.

用途和用法

诺昔硫脲是防腐剂，有广谱抗细菌和抗真菌的作用。诺昔硫脲溶液通过缓慢释放甲醛发挥作用。腹膜腔或其他体腔滴注或灌洗，用1%或2.5%的溶液。滴注或灌洗前，诺昔硫脲溶液须加温到37℃。治疗通常持续3～7天。成年人每天的滴注总量通常不超过5g，连续灌洗总量通常不超过10g。

作用 尽管普遍认为，诺昔硫脲是通过在溶液中缓慢释放甲醛发挥作用，至少部分作用是这样，但是有报道[1]认为，其释放的量远比以前人们想象的少得多，诺昔硫脲溶液的抗菌作用不能单纯归结为甲醛的作用。体外证据表明诺昔硫脲能减少微生物在上皮表面的黏附[2]。

1. Gorman SP, *et al.* Formaldehyde release from noxythiolin solutions. *Pharm J* 1984; **234:** 62–3.
2. Anderson L, *et al.* Clinical implications of the microbial anti-adherence properties of noxythiolin. *J Pharm Pharmacol* 1985; **37** (suppl): 64P.

胸膜腔感染 3位胸膜积脓或肺切除术部位感染的患者，以生理盐水配制的1%诺昔硫脲灌洗体腔3h，引流1h，该灌洗引流，每4h重复一次。3位患者的感染在21天内彻底治愈[1]。

1. Rosenfeldt FL, *et al.* Comparison between irrigation and conventional treatment for empyema and pneumonectomy space infection. *Thorax* 1981; **36:** 272–7.

制剂

专利制剂

Fr.: Noxyflex; **Irl.:** Noxyflex S†; **UK:** Noxyflex S.

Octafonium Chloride（*BAN*，*rINN*）奥他氯铵

Cloruro de octafonio; Octafonii Chloridum; Octafonium, Chlorure d'; Octaphonium Chloride; Phenoctide. Benzyldiethyl-2-[4-(1,1,3,3-tetramethylbutyl)phenoxy]ethylammonium chloride monohydrate.

Октафония Хлорид

$C_{27}H_{42}ClNO,H_2O$ = 450.1.

CAS — 15687-40-8 (anhydrous octafonium chloride); 78-05-7 (anhydrous octafonium chloride).

UNII — 5SEY06I0DA.

简介

奥他氯铵是季铵类防腐剂，作用和用途类似于阳离子型表面活性剂（见西曲铵，第1558页）。用于局部治疗皮肤感染。

制剂

多组分制剂 **Irl.:** Germolene; **S.Afr.:** Germolene†; **UK:** Germolene.

Octenidine Hydrochloride（*BANM*，*USAN*，*rINNM*）奥替尼啶

Hidrocloruro de octenidina; Octénidine, Chlorhydrate d'; Octenidini Hydrochloridum; Win-41464 (octenidine); Win-41464-2 (octenidine hydrochloride); Win-41464-6 (octenidine saccharin). 1,1′,4,4′-Tetrahydro-*N*,*N*′-dioctyl-1,1′-decamethylenedi-(4-pyridylideneamine) dihydrochloride.

Октенидина Гидрохлорид

$C_{36}H_{62}N_4,2HCl$ = 623.8.

CAS — 71251-02-0 (octenidine); 70775-75-6 (octenidine hydrochloride).

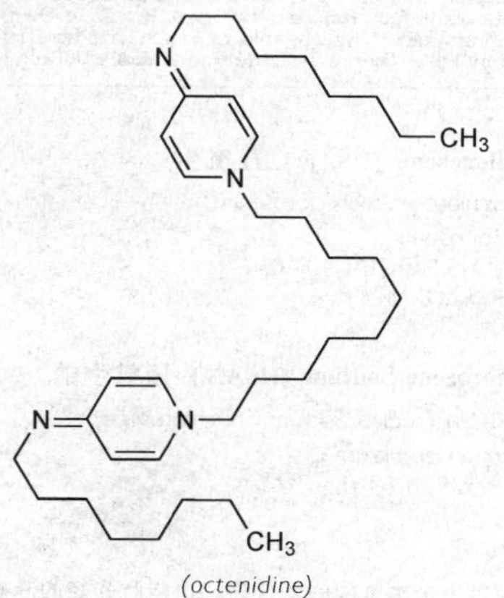

(octenidine)

简介

奥替尼啶是双吡啶类杀菌性防腐剂，对病毒和真菌都有作用。奥替尼啶的盐酸盐用于皮肤和黏膜感染。

制剂

专利制剂

Fr.: Phisomain†.

多组分制剂 **Austria:** Octenidem†; Octenisept; **Cz.:** Octenisept; **Ger.:** Octenisept; **Gr.:** Octeniderm; Octenisept; **Switz.:** Octeniderm; Octenisept; **Ukr.:** Oktenisept (Октенисепт).

Octyldecyldimethylammonium Chloride 辛癸二甲氯铵

Decyldimethyloctylammonium Chloride; Decyloctyldimethylammonium Chloride; Octyl Decyl Dimethyl Ammonium Chloride. *N*,*N*-Dimethyl-*N*-octyl-1-decanaminium chloride.

Октилдецилдиметиламмоний Хлорид

$C_{20}H_{44}ClN$ = 334.0.

CAS — 32426-11-2.

简介

辛癸二甲氯铵是季铵类防腐剂，用于硬物表面和皮肤的消毒。

制剂

多组分制剂 **USA:** Vi Rid-Ready.

Orthophenylphenol 邻苯基酚

2-Biphenylol; E231; E232 (sodium-o-phenylphenol); 2-Hydroxybiphenyl; o-Hydroxydiphenyl; Ortofenilfenol. (1,1′-Biphenyl)-2-ol.

Ортофенилфенол

$C_{12}H_{10}O$ = 170.2.

CAS — 90-43-7.

ATC — D08AE06.

ATC Vet — QD08AE06.
UNII — D343Z75HT8.

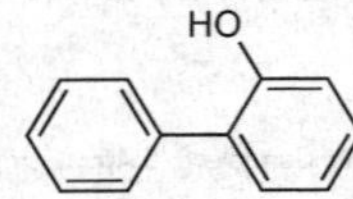

简介

邻苯基酚是酚类消毒剂，抗菌特性类似于氯二甲酚（第1564页）。用于皮肤、手、器械和硬质表面的消毒。邻苯基酚还有许多工业和农业用途，用于许多材料，特别是模型和腐烂物的保存。也用邻苯基酚钠。

制剂

专利制剂

Ger.: Amocid; **Ital.:** Citromedics Disinfettante; Citrosteril Aspirator; Crescom; Esofenol 60; Germozero Clean; Helix I; Higesan; Neo Esoformolo; Vcanalare†.

多组分制剂 **Austria:** Dodesept; Dodesept Gefarbt; Kodan; **Canad.:** Aseptone 1; Aseptone 2; Aseptone 5; **Ger.:** Bomix; Freka-Derm; Freka-Sept 80; Helipur; **Ital.:** Esofenol Ferri; Germozero Dermo; Germozero Plus†; Helipur; Hygienist†; Norica; Sangen Casa; Sterosan; **Switz.:** Frekaderm†; Kodan Teinture forte; **UK:** Eradicil; **USA:** BTK-Plus.

Oxychlorosene (*USAN*) 羟氯生

Monoxychlorosene; Oxicloroseno.
Оксихлорозен
$C_{20}H_{34}O_3S,HOCl = 407.0.$
CAS — 8031-14-9.

Oxychorosene Sodium (*USAN*) 羟氯生钠

Oxicloroseno sódico; Sodium Oxychlorosene.
Оксихлорозен Натрий
CAS — 52906-84-0.

简介

羟氯生是次氯酸的复合物，由脂肪族烃的苯磺酸盐衍生物混合而成。它是释放氯的防腐剂，具有氯的一般特性，第1562页。

4%的羟氯生钠溶液用于清洗伤口（尽管一般认为释放氯的防腐剂在此类用途时刺激性太强——见**次氯酸钠的用途和用法**项下**消毒伤口**，第1584页）和术前皮肤准备；0.1%或0.2%的溶液用于泌尿外科和眼科消毒。

制剂

专利制剂

USA: Clorpactin WCS-90.

Oxymethurea 双羟甲脲

Carbamol; *N,N'*-di(hydroksimetyyli)karbamidi; *N,N'*-di(hydroximetyl)-karbamid; Dihydroxymethyl Carbamide; *N,N'*-di(hydroxymethyl)carbamidum; Dimethylolurea; Oximeturea. *N,N'*-Bis(hydroxymethyl)urea.
Диметилолмочевина
$C_3H_8N_2O_3 = 120.1.$
CAS — 140-95-4.

简介

双羟甲脲是防腐剂，用于多组分的制剂中，局部治疗耳感染。

制剂

多组分制剂 **Austria:** Ciloprin cum Anaesthetico†; **Fin.:** Ciloprin cum Anaesthetico†; **India:** Otogesic; **Switz.:** Ciloprin ca†.

Parachlorophenol 对氯酚

Paraclorofenol. 4-Chlorophenol.
Парахлорофенол
$C_6H_5ClO = 128.6.$
CAS — 106-48-9.
UNII — 3DLC36A01X.

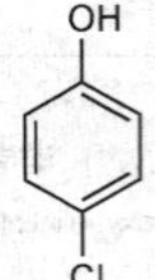

Pharmacopoeias. In *US.*
US also includes camphorated parachlorophenol.

USP 33 (Parachlorophenol) 包括白色或粉红的结晶，略带特殊的酚臭。熔点为42℃；冻凝温度为42～44℃。略溶于水和液状石蜡；极易溶于乙醇、氯仿、乙醚、甘油以及不挥发油和挥发油；溶于凡士林。1%的水溶液石蕊试纸呈酸性。贮藏于密闭容器中。避光。

USP 33（Camphorated Parachlorophenol） 含有33%～37%的对氯酚和63%～67%的樟脑，对氯酚和樟脑的含量合计为97%～103%。贮藏于密闭容器中。避光。

简介

对氯酚含氯的酚类消毒剂和防腐剂，特性类似于苯酚（第1578页）。樟脑对氯酚用于口腔科，治疗根管感染。

制剂

多组分制剂 **Canad.:** Cresophene; **Fr.:** Cidapex; Endotine; Mepacyl; **Ital.:** Esofenol Ferri; Pasta Iodoformica Radiopaca; **Spain:** Cresophene; **Switz.:** Cresophene†.

Paraformaldehyde 多聚甲醛

Paraform; Paraformaldehído; Paraformic Aldehyde; Paraformol; Polymerised Formaldehyde; Polyoxymethylene; Trioxyméthylène.
Параформальдегид
$(CH_2O)_n.$
CAS — 30525-89-4.

Pharmacopoeias. In *Jpn*

不良反应、处置和注意事项

参见**甲醛溶液**，第1568页。有过敏反应以及牙科使用多聚甲醛作为根管封闭剂时，导致神经损害的报道；它无法从（牙根）顶部清除。

用途和用法

多聚甲醛是消毒剂和防腐剂，特性和用途类似于甲醛（第1568页），是生产甲醛的原料。多聚甲醛加热产生的蒸气用于房间消毒。用于此用途的多聚甲醛片剂必须添加适当的蓝色染料着色。

多聚甲醛用于锭剂中，治疗咽喉的轻微感染。在口腔科，多聚甲醛用于牙过敏的镇痛，以及用于保存根管治疗的干糊剂。认为设备器材可能被炭疽杆菌芽孢污染时，也用多聚甲醛去污染。

制剂

专利制剂

Israel: Formalin.

多组分制剂 **Canad.:** Endomethasone; **Fr.:** Caustinerf sans Arsenic; Yranicid sans Arsenic; **Gr.:** Endomethasone; **Ital.:** Eso 70; Esoform 7 mc; Esoform 70 mc; Pasta Devitalizzante; **Switz.:** Caustinerf forte†.

Peracetic Acid 过氧乙酸

Acetyl Hydroperoxide; Ácido peroxiacético; Acidum Peraceticum; Kyselina peroctová; Peracético, ácido; Peroxyacetic Acid.
Надуксусная Кислота; Перуксусная Кислота
$C_2H_4O_3 = 76.05.$
CAS — 79-21-0.
UNII — I6KPI2E1HD.

不良反应和注意事项

浓缩的过氧乙酸对皮肤有腐蚀性。尽管商用的溶液挥发出的蒸气量很少，但吸入会引起呼吸道症状，包括肺水肿。

职业性暴露 虽然过氧乙酸溶液（含过氧化氢）对皮肤、眼、黏膜和呼吸道有腐蚀性和很强的刺激性，但是认为它不太可能导致职业性暴露的健康工人发生超敏反应的敏化作用。相反的，尽管邻苯二醛的潜在致敏作用比戊二醛低得多，却能引起呼吸道和皮肤过敏[1]。

1. Rideout K, *et al.* Considering risks to healthcare workers from glutaraldehyde alternatives in high-level disinfection. *J Hosp Infect* 2005; **59:** 4–11.

用途

过氧乙酸是具有很强氧化作用的消毒剂。对许多微生物，包括细菌、芽孢、真菌和病毒有效。用于医疗设备，包括透析仪和内镜的消毒。过氧乙酸还用于食品工业和污泥消毒，也作为喷雾用于试验室的灭菌。

1. Kitis M. Disinfection of wastewater with peracetic acid: a review. *Environ Int* 2004; **30:** 47–55.

透析设备的消毒 透析设备的过氧乙酸和过氧化氢消毒，见过氧化氢（第1571页）。

内镜的消毒 过氧乙酸用于内镜的消毒（见第1549页）[1,2]；它可用作戊二醛的替代品。

1. Bradley CR, *et al.* Evaluation of the Steris system 1 peracetic acid endoscope processor. *J Hosp Infect* 1995; **29:** 143–51.
2. Middleton AM, *et al.* Disinfection of bronchoscopes, contaminated in vitro with Mycobacterium tuberculosis, Mycobacterium avium-intracellulare and Mycobacterium chelonae in sputum, using stabilized, buffered peracetic acid solution ('Nu-Cidex'). *J Hosp Infect* 1997; **37:** 137–43.

制剂

专利制剂

Fr.: Dynacide†; **Ger.:** Sekusept; **Ital.:** Esodrox; Ferrister; Renaxid; SaniDrox; Sekusept; Sporidox Plus; **Singapore:** PeraSafe.

多组分制剂 **Canad.:** Actril; **Fr.:** Anioxyde; **Ital.:** Adaspor; Esocetic Plus†; Esocetic†; Peresal; **Singapore:** Virkon.

Phenethyl Alcohol (*BAN*) 苯乙醇

Alcohol feniletílico; Alcohol Phenylethylicus; Alkohol fenyloetylowy; Benzyl Carbinol; Phenethanolum; Phenylethyl alcohol. 2 Phenylethanol.
Фенетиловый Спирт
$C_6H_5.CH_2.CH_2OH = 122.2.$
CAS — 60-12-8.
UNII — ML9LGA7468.

Pharmacopoeias. In *Pol.* and *US.*

USP 33（Phenylethyl Alcohol） 无色液体带玫瑰臭。溶于水（1∶60），溶于乙醇、氯仿、乙醚、苯甲酸苄酯和酞酸二乙酯（<1∶1），溶于50%的乙醇（1∶2）；极易溶于甘油、丙二醇和不挥发性油；微溶于液状石蜡。密闭容器，阴凉干燥处贮藏。避光。

配伍禁忌 苯乙醇与氧化剂和蛋白质不相容。非离子型表面活性剂或低密度聚乙烯容器的吸收会降低它的活性。

简介

苯乙醇对革兰阴性菌的作用强于革兰阳性菌。0.25%～0.5%的苯乙醇用作眼、鼻和耳用溶液的保存剂，1%浓度的局部制剂本身有杀菌作用。在部分产品中，作为防腐剂的苯乙醇浓度也高达7.5%。调料和香水也添加有苯乙醇。

苯乙醇对眼有刺激性。

抗菌作用 用苯扎氯铵、氯己啶、硝酸苯汞、氯甲酚或三氯叔丁醇保存的溶液中添加苯乙醇[1]，可增强抗菌活性[1]。

1. Richards RME, McBride RJ. The preservation of ophthalmic solutions with antibacterial combinations. *J Pharm Pharmacol* 1972; **24:** 145–8.

制剂

多组分制剂 **Austral.:** Sebirinse; **Canad.:** Sclerodex; **Ger.:** Imazol; **NZ:** Sebirinse; **UK:** Ceanel.

Phenol 苯酚

Ácido carbólico; Ácido fénico; Carbolic Acid; Fenol; Fenoli; Fenolis; Hidroxibenceno; Phenic Acid; Phénol; Phenolum; Phenyl Hydrate; Phenylic Acid. Hydroxybenzene.

Оксибензол; Фенол
$C_6H_5.OH = 94.11$.
CAS — 108-95-2.
ATC — C05BB05; D08AE03; N01BX03; R02AA19.
ATC Vet — QC05BB05; QD08AE03; QN01BX03; QR02AA19.
UNII — 339NCG44TV.

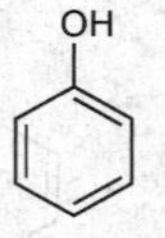

Pharmacopoeias. In *Chin., Eur.* (see p.vii), *Jpn, OUS*, and *Viet.* *Br., Swiss*, and *US* also include a monograph for Liquefied Phenol.

Ph. Eur. 6. 8 (Phenol) 无色或暗粉红色，或暗黄色易潮解的结晶或晶状团块。冰点（凝固点）不低于39.5℃。溶于水；极易溶于乙醇、二氯甲烷和甘油。贮藏于密闭容器中。避光。

BP 2010 (Liquified Phenol) 纯化水的苯酚水溶液混合物含有苯酚77.0%～81.5%（质量分数）。无色或略带颜色的腐蚀性液体，带有特殊的非焦油臭。溶于水，可与乙醇、乙醚和甘油混溶。避光。如果贮藏温度低于4℃，会冻结或沉积为结晶。使用前必须完全溶解。

当苯酚与火棉胶、不挥发性油或石蜡混合时，需使用熔化的苯酚，而不是液态的苯酚。

USP 33 (Phenol) 无色或淡粉红色，交织的或分开的针形结晶，或白色至淡粉红色的晶状团块，有特殊臭。暴露于光线和空气中时，颜色逐渐变暗。溶于水（1：1.5）；极易溶于乙醇、氯仿、乙醚、甘油、不挥发油和挥发油。溶于液状石蜡（1：70），溶于水（1g：15ml）。溶液澄清，石蕊试纸呈中性或酸性。贮藏于密闭容器中。避光。

USP 33 (Liquefied Phenol) 含有约10%的水时，苯酚呈液态；按苯酚的重量计算，其水溶液含量不低于89%。溶液含有适当的稳定剂。暴露于空气或光线时，无色至粉红色液体逐渐变为红色，带有特殊的，有时为芳香的臭。可与乙醇、乙醚和甘油混溶。贮藏于密闭玻璃容器中。避光。

当苯酚与不挥发性油、液状石蜡或白凡士林混合时，须使用结晶苯酚，而不是液态苯酚。

配伍禁忌 苯酚与碱性盐类和非离子型表面活性剂不相容。升高pH值或者与血液或其他有机物质结合，苯酚的抗菌活性会降低。

保存剂的应用 注 苯酚不能用于冷冻干燥的防腐。

不良反应

摄入时，苯酚会引起局部腐蚀，伴有疼痛、恶心、呕吐、出汗和腹泻。最初表现兴奋，但很快意识丧失。出现CNS抑制，伴有心律失常、循环和呼吸衰竭，以致死亡。可发展为酸中毒，偶尔并发溶血和伴发绀的正铁血红蛋白血症。尿液呈褐色或绿色。可发展为肺水肿和心肌损害，而肝脏和肾脏的损害则会导致器官衰竭。

如果未采取适当的防止吸收措施，破损皮肤或伤口吸收苯酚会导致严重或致命的中毒。皮肤应用苯酚，会发白和被腐蚀，有时有轻微疼痛。稀释至10%的水溶液仍有腐蚀性。

皮肤或肺吸入苯酚蒸气也会引起中毒症状。苯酚雾气进入咽喉会引起局部水肿。

甲酚和其他的酚类物质有相似的作用。

对心脏的影响 1名10岁大的男孩用化学脱皮术治疗巨大的多毛痣，该脱皮术使用含40%苯酚和0.8%巴豆油的六氯酚皂类以及水，结果出现危及生命的早发心室融合波[1]。应用苯酚急性化学法颜面脱屑，有心律失常的报道[2]。在16名接受以5%的苯酚破坏神经的儿童中，也有3名出现心律失常[3]。

1. Warner MA, Harper JV. Cardiac dysrhythmias associated with chemical peeling with phenol. *Anesthesiology* 1985; **62:** 366–7.
2. Botta SA, *et al.* Cardiac arrhythmias in phenol face peeling: a suggested protocol for prevention. *Aesthetic Plast Surg* 1988; **12:** 115–17.
3. Morrison JE, *et al.* Phenol motor point blocks in children: plasma concentrations and cardiac dysrhythmias. *Anesthesiology* 1991; **75:** 359–62.

对肾脏的影响 1名41岁的男性患者坠入盛有二氯甲烷的浅大桶，该溶媒中含有40%的苯酚，由于皮肤吸收苯酚并发了急性肾功能衰竭。该患者并未摄入苯酚。其他的症状有50%的体表烧伤、肢端寒冷、恶心、呕吐和呼吸抑制。患者需要血液透析治疗3周；1年后有些肾功能的指标仍然异常[1]。

1. Foxall PJD, *et al.* Acute renal failure following accidental cutaneous absorption of phenol: application of NMR urinalysis to monitor the disease process. *Hum Toxicol* 1989; **9:** 491–6.

对肝脏的影响 苯诱导的肝毒性已有报道[1]，是1名43岁的男性患者采用硬化疗法注射含5%苯酚的花生油治疗痔。治疗期间，患者出现放射至阴茎的疼痛，随后疼痛放射至背部，而且出现血尿；6天后入院时出现黄疸。6个月后该患者完全恢复，肝功能酶恢复至正常水平。

1. Suppiah A, Perry EP. Jaundice as a presentation of phenol induced hepatotoxocity [sic] following injection sclerotherapy for haemorrhoids. *Surgeon* 2005; **3:** 43–4.

对性功能的影响 3名接受硬化疗法注射含5%苯酚的花生油治疗痔的患者，均出现泌尿系统症状和持续1年的阳痿[1]。

1. Bullock N. Impotence after sclerotherapy of haemorrhoids: case reports. *BMJ* 1997; **314:** 419.

对咽喉的影响 1名49岁的女性患者，使用含有相当于1.4%苯酚的咽喉喷雾剂后，出现致命的急性会厌炎。该反应可能是过敏性的，也可能是喷雾剂的毒性作用所致[1]。英国CSM报道[2]，他们在1990年收到4例导致呼吸困难的会厌水肿和（或）喉水肿的报道。尽管这种情况罕见，但后果却非常严重；1名患者死亡，2名患者急诊入院治疗后存活。

1. Ho S-L, Hollinrake K. Acute epiglottitis and Chloraseptic. *BMJ* 1989; **298:** 1584.
2. CSM. Chloraseptic throat spray and oedema of the epiglottis and larynx. *Current Problems 28* 1990.

不良反应的处置

如果误食苯酚，使用药用炭可能有效。有人主张小心地洗胃，尽管这种处理措施对摄入腐蚀性物质一般来说是不太恰当的。

如果在去除受污染的衣服时，苯酚溢至皮肤，须用甘油清洗皮肤以去除多余的苯酚，或者，也可用大量的水冲洗。也可用聚乙二醇300和植物油。

如果眼被污染，只能用水或0.9%的氯化钠冲洗至少10～15min。

患者须保暖和给予支持治疗。如果有代谢性酸中毒，需静脉给予碳酸氢钠。

注意事项

含苯酚的溶液不能用于大面积皮肤或大的创伤，因为在这种情况下皮肤能吸收足够苯酚引起中毒症状。会厌炎患者或者6岁以下的儿童，不能使用含苯酚的咽喉喷雾剂。

药动学

苯酚通过胃肠道、皮肤和黏膜吸收。它代谢为苯基葡萄糖醛酸化物和硫酸苯，少部分主要氧化为结合型的儿茶酚和对苯二酚。代谢产物从尿中排泄，而氧化产物醌可以把尿液染成暗褐色或绿色。

用途和用法

苯酚是防腐剂和消毒剂，对滋养型的革兰阳性菌和革兰阴性菌、分枝杆菌、某些真菌有效，但对芽孢起效缓慢。对某些病毒也有效。苯酚在酸性溶液中活性更强。

1%的水溶液有抑菌作用，浓度更高时则有杀菌作用。

苯酚通常以肠胃外制剂形式用作抗菌性防腐剂；常用浓度为0.5%。

0.5%～1%的溶液有局麻作用，用于缓解瘙痒。

1.4%的溶液用于治疗口腔和咽喉的疼痛或刺激症。低浓度（2%）用于局部消毒。5%的溶液用于排泄物的消毒。

内痔周围组织注射10ml油类苯酚注射剂（BP 2010），作为镇痛硬化剂，但是建议优先考虑其他方案。苯酚水溶液也用作治疗鞘膜积液的组织硬化剂。

甘油苯酚溶液鞘内给药，缓解痉挛状态（第1798页），鞘内或软组织部位注射治疗慢性腰背痛。其他类型的严重顽固性疼痛可以通过在运动神经附近注射苯酚水溶液缓解。苯酚水溶液用于外周血管疾病的化学性交感神经阻断治疗和遗尿治疗。

液体苯酚用于治疗趾甲向内生长。

张力障碍 苯酚能够缓解非严重的基础疾病引起的肌紧张，被认为是治疗局部张力障碍的有效药物[1]。2名患有严重痉挛性斜颈（第1803页）的成年患者肌内注射肉毒杆菌A型毒素后效应不明显，而肌内注射苯酚后症状显著改善[2]。6个月后再次注射，状况持续好转。紧随该篇报道之后，有一篇开放性试验报道[3]，3名患有严重痉挛性斜颈的患者，经肌内注射肉毒杆菌A型毒素或其他药物治疗后效应不明显。之后肌内注射苯酚10次，时间是每周1次，以后每个月1次，其中的2名患者症状改善；而这2名好转的患者中，1名症状部分缓解，而另1名状况改善并持续了3个月。第3名患者对苯酚没有反应。一项对16名患者的研究[4]用2%苯酚封闭测定痉挛性斜颈患者的疗效和不良反应，之前的口服药物和康复疗法对这些患者没有效果。结果表明，这些患者的颈部运动和体位得到显著改善。但是，4名患者颈部的横向皮神经出现可逆的感觉障碍。1位足部局限性的张力障碍性收缩的患者，最开始用肉毒杆菌A型治疗无效，仅肌内注射5%苯酚水溶液时才显效[5]。

1. Zafonte RD, Munin MC. Phenol and alcohol blocks for the treatment of spasticity. *Phys Med Rehabil Clin N Am* 2001; **12:** 817–32.
2. Massey JM. Treatment of spasmodic torticollis with intramuscular phenol injection. *J Neurol Neurosurg Psychiatry* 1995; **58:** 258–9.
3. García Ruiz PJ, Sanchez Bernardos V. Intramuscular phenol injection for severe cervical dystonia. *J Neurol* 2000; **247:** 146–7.
4. Takeuchi N, *et al.* Phenol block for cervical dystonia: effects and side effects. *Arch Phys Med Rehabil* 2004; **85:** 1117–20.
5. Kim J-S, *et al.* Idiopathic foot dystonia treated with intramuscular phenol injection. *Parkinsonism Relat Disord* 2003; **9:** 355–9.

痔 油制苯酚注射的硬化疗法用于[1]治疗痔（第1619页）。防止黏膜脱垂的办法是从3个主要的痔上面，注射小剂量（约2ml或3ml）含5%苯酚的花生油溶液至每个痔黏膜层。与促使痔静脉形成血栓的治疗机制不同，注射治疗的目的是使黏膜下纤维化，使得黏膜层黏附于下面的肌肉层。然而，其他黏膜固定术，如橡皮圈结扎或红外线凝固也许更有效，而且并发症更少[2～5]。

1. Alexander-Williams J. The management of piles. *BMJ* 1982; **285:** 1137–9.
2. Gartell PC, *et al.* A randomised clinical trial to compare rubber band ligation with phenol injection in the treatment of haemorrhoids. *Gut* 1984; **25:** A563.
3. Ambrose NS, *et al.* Prospective randomised trial of injection therapy against photocoagulation therapy in first and second degree haemorrhoids. *Gut* 1984; **25:** A563–4.
4. Johanson JF, Rimm A. Optimal nonsurgical treatment of hemorrhoids: a comparative analysis of infrared coagulation, rubber band ligation, and injection sclerotherapy. *Am J Gastroenterol* 1992; **87:** 1601–6.
5. MacRae HM, McLeod RS. Comparison of hemorrhoidal treatment modalities: a meta-analysis. *Dis Colon Rectum* 1995; **38:** 687–94.

向内生长的趾甲 液体苯酚（88%）是外科切除的备选方法，用于撕脱向内生长的趾甲[1,2]。一篇系统的综述[3]得出结论，简单的甲切除结合苯酚的甲床治疗，对防止向内生长的趾甲再次复发，比单纯切除甲床更有效。但是，应用苯酚使得术后感染显著增加。

1. Bostanci S, *et al.* Chemical matricectomy with phenol for the treatment of ingrowing toenail: a review of the literature and follow-up of 172 treated patients. *Acta Derm Venereol* 2001; **81:** 181–3.
2. Andreassi A, *et al.* Segmental phenolization for the treatment of ingrowing toenails: a review of 6 years experience. *J Dermatol Treat* 2004; **15:** 179–81.
3. Rounding C, Bloomfield S. Surgical treatments for ingrowing toenails. Available in The Cochrane Database of Systematic Reviews; Issue 1. Chichester: John Wiley; 2003 (accessed 15/03/06).

疼痛 应用苯酚破坏神经会导致毁灭性的神经阻断（见疼痛，第1767页），产生多种后果，有人认为其发生并发症的风险大于益处。但是，它的益处要大于无痛注射的乙醇，而且应该小量应用，可以使其作用部位更精确（第1552页）。

尿失禁 虽然可以通过骨盆丛注射苯酚产生部分去神经作用，治疗严重的顽固性欲望性尿失禁，但是大多数人已不采用这种治疗方法。有些患者，特别是那些逼尿肌反射亢进的患者，这种治疗方案对其却有益[1,2]，只不过全身的疗效差而且维持时间短[3]。

1. Ewing R, *et al.* Subtrigonal phenol injection therapy for incontinence in female patients with multiple sclerosis. *Lancet* 1983; **i:** 1304–5.
2. Blackford HN, *et al.* Results of transvesical infiltration of the pelvic plexuses with phenol in 116 patients. *Br J Urol* 1984; **56:** 647–9.
3. Rosenbaum TP, *et al.* Trans-trigonal phenol failed the test of time. *Br J Urol* 1990; **66:** 164–9.

制剂

BP 2010: Aqueous Phenol Injection; Liquefied Phenol; Oily Phenol Injection; Phenol and Glycerol Injection;
BPC 1973: Magenta Paint;
USP 33: Camphorated Phenol Topical Gel; Carbol-Fuchsin Topical Solution; Liquefied Phenol; Phenolated Calamine Topical Suspension.

专利制剂

Austral.: Summers Eve Disposable†; ***Canad.:*** Antiseptic Salve; Chloraseptic Spray†; P & S; ***Chile:*** Metapio; ***S.Afr.:*** Medi-Keel A; SB Aurico Ear Drops†; Septosol; ***Thai.:*** Pose-Cresol†; ***UK:*** Ultra Chloraseptic; ***USA:*** Cheracol Sore Throat; Chloraseptic Kids Sore Throat Spray; Chloraseptic Sore Throat; Green Throat Spray; P & S; Phenaseptic; Red Throat Spray; Triaminic Sore Throat Spray; Ulcerease.

多组分制剂 ***Arg.:*** Aceite Esmeralda Moone; Callicida; Dermithan; Manzan; Piracalamina; Prurisedan; Prurisedan Rosa; ***Austral.:*** Ayrton's Chilblain†; Egopsoryl TA; Nyal Toothache Drops†; Sarna†; ***Austria:*** Herposicc; ***Belg.:*** Eucalyptine Pholcodine; Sedemol; Sulfa-Sedemol; ***Braz.:*** Algidente†; Cloraseptic; Dentisan; Otoloide; Pradente†; Timpanol†; Um Instante†; Usedent†; ***Canad.:*** Ak Lip Balm; Anbesol Maximum Strength†; Blistex DCT Lip Balm; Blistex Lip Medex; Blistex Medicated Lip Conditioner Jar†; Blistex Medicated Lip Ointment; Carmex Lip Balm; Carmex Lip Ointment; Cepastat†; Lip Conditioner Lip Balm; Lip Medex; Mecca†; Medicated Blistex DCT Lip Balm; Ozonol†; Phenorist†; ***Chile:*** Blistex; Chapstick Medicated; ***Fr.:*** Aldyzine; Brulex; Otylol; Pulperyl; Rockles; Sedapulpe; Solute Physiologique Phenole Lavoisier; Yranol Eugenole; ***Hong Kong:*** Cepastat; Doans†; Egopsoryl TA; ***Hung.:*** Reparon; ***Irl.:*** Blistex Relief; Germolene; Germolene First Aid; TCP; ***Ital.:*** Creosoto Composto; Eso Din†; Fucsina Fenica; Lavanda Sofar; Pinselina Knapp; ***Malaysia:*** Egopsoryl TA; Sarna; ***Mex.:*** Forcremol; ***Neth.:*** Agre-Gola; ***NZ:*** Egopsoryl TA; Toothache Drops†; ***Philipp.:*** Calmoseptine; Sarna; ***Pol.:*** Pigmentum Castellani; ***Port.:*** Calicida Indiano; ***S.Afr.:*** Adco-Biohist; Alpha Toothache Essence†; Blistex; Calasthetic; Germolene†; Prep†; SB Universal Ointment†; TCP†; ***Singapore:*** Cepastat; Egopsoryl TA; Sarna; ***Spain:*** Dermomycose Liquido; Odontocromil c Sulfamida†; Otocerum; Otogen Calmante; Sabanotropico†; ***Switz.:*** Caustinerf forte†; ***Thai.:*** Con Con; Lanol; Sarna; Zema; ***Turk.:*** Disinol; ***UK:*** Blistex Relief; Chymol; Colsor; Dermacreme; Germolene; Lacto Calamine; TCP; ***USA:*** Anbesol; Blistex; Blistex Lip Balm; Boil Ease; Campho-Phenique; Castaderm; Cepastat; Cepastat Cherry; Chapstick Medicated Lip Balm; Columbia Antiseptic Powder; Debacterol; Heal Aid Plus; Lip Medex; Lipmagik; Massengill; Mycinette; Nasal Jelly; Orabase Lip; Orasol; Phylorinol; Skeeter Stik; Sting-Eze; Unguentine; Unguentine Plus.

顺势疗法制剂 ***Canad.:*** Hylands Vaginitis.

Phenoxyethanol 苯氧乙醇

Ethylene Glycol 2-Monophenyl Ether; Ethyleneglycol Monophenylether; Fenoksietanoli; Fenoksietanolis; Fenoksyetanol; Fenoxietanol; Fenoxyethanol; Phenoxyaethanol; Phénoxyéthanol; Phenoxyethanolum; β-Phenoxyethyl Alcohol; 2-Phenoxyethyl Alcohol. 2-Phenoxyethanol.

Феноксиэтанол

$C_8H_{10}O_2$ = 138.2.
CAS — 122-99-6.
UNII — HIE492ZZ3T.

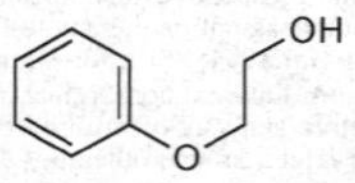

Pharmacopoeias. In *Eur.* (see p.vii). Also in *USNF.*

Ph. Eur. 6.8 (Phenoxyethanol) 无色略微黏稠的液体。微溶于水、花生油和橄榄油；可与乙醇、丙酮和甘油混溶。

USNF 28 (Phenoxyethanol) 无色，略微黏稠的液体。20℃时，相对密度为1.105～1.110。可与乙醇、丙酮和甘油混溶；微溶于水、花生油和橄榄油。密闭容器，干燥处贮藏，温度为8～15℃。避光。

配伍禁忌 苯氧乙醇与非离子型表面活性剂相互作用，活性降低，也可能被PVC吸收。

简介

苯氧乙醇对铜绿假单胞菌株有效，但是对其他的革兰阴性菌和革兰阳性菌作用弱。作为保存剂用于化妆品和局部用制剂，浓度为0.5%～1%。苯氧乙醇常与其他防腐剂合用，一般是羟苯酸酯类，以期获得更广的抗菌谱。

2%的苯氧乙醇用于皮肤、伤口和黏膜轻微感染的抗菌。在热水中搅匀苯氧乙醇，直至溶解，然后冷却定容，配制水溶液。丙二醇有助于苯氧乙醇溶液的配制。

苯氧乙醇和氯苯氧乙醇（chlorophenoxyethanol）是用于局部制剂中的相关化合物。

制剂

专利制剂

Singapore: Acnederm Wash; ***UK:*** Biactol Liquid.

多组分制剂 ***Arg.:*** Cicatul; Polviderm NF; ***Austral.:*** Acnederm Foaming Wash; Acnederm Medicated; ***Austria:*** Octenisept; ***Canad.:*** Marcorodex; ***Chile:*** Eucerin Piel Grasa†; ***Cz.:*** Octenisept; ***Fr.:*** Alco-Aloe; Manugel†; Sensilube†; ***Ger.:*** Gigasept Med†; Lysetol Med†; Octenisept; ***Gr.:*** Octenisept; ***Irl.:*** Aidex; ***Ital.:*** Decon Ovuli; Fitostimoline; ***Mex.:*** Fitoestimulina; Italdermol; ***NZ:*** Acnederm; Acnederm Foaming Wash; ***Port.:*** Fitocreme; ***Singapore:*** Acnederm; ***Switz.:*** Ederphyt†; Octenisept; ***Ukr.:*** Denebol Gel (Денебол Гель)†; Oktenisept (Октенисепт); ***USA:*** Bodi Kleen; ***Venez.:*** Glizigen; Photoderm AKN.

Phenoxyisopropanol 苯氧异丙醇

Fenoxiisopropanol; Phenoxyisopropyl Alcohol. 1-phenoxypropan-2-ol.

$C_9H_{12}O_2$ = 152.2.
CAS — 770-35-4.
UNII — 87CZY0NY1A.

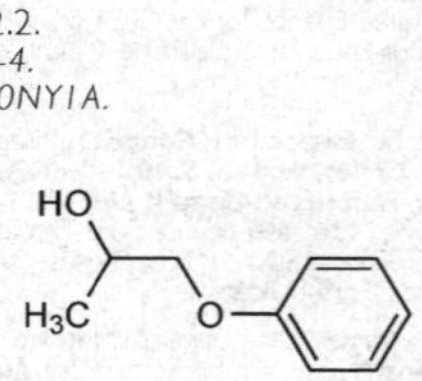

简介

苯氧异丙醇是防腐剂和保存剂，添加在药物制剂中，用于治疗痤疮、虫咬和皮肤的轻微磨损。

制剂

专利制剂

Austral.: Clearasil Daily Face Wash†.

多组分制剂 ***Canad.:*** Antiseptic Lotion.

Phenylmercuric Salts 苯汞基盐

Fenilmercurio, sales.

Phenylmercuric Acetate 醋酸苯汞

Fenilgyvsidabrio acetatas; Fenil-higany-acetát; Fenilmercurio, acetato de; Fenylhydrargyriumacetát; Fenylkvicksilveracetat; Fenylortęciowy octan; Fenyylimerkuriasetaatti; Phenylhydrargyni acetas; Phenylhydrargyri Acetas; Phénylmercure, acétate de; PMA. (Acetato)phenylmercury.

Фенилмеркурацетат; Фенилртутьацетат

$C_8H_8HgO_2$ = 336.7.
CAS — 62-38-4.
UNII — 0SX8836IUX.

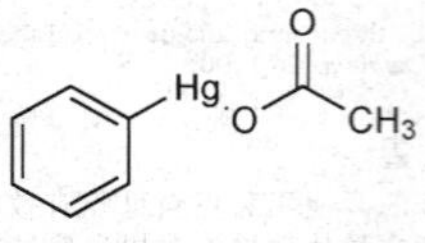

Pharmacopoeias. In *Eur.* (see p.vii). Also in *USNF.*

Ph. Eur. 6.8 (Phenylmercuric Acetate) 白色或淡黄色的结晶性粉末，或细而无色的晶体。微溶于水；可溶于乙醇和丙酮。避光。

USNF 28 (Phenylmercuric Acetate) 白色至奶白色，无臭的结晶状粉末，或细的白色棱镜状或小叶状。溶于水（1∶180），溶于乙醇（1∶225），溶于氯仿（1∶6.8），溶于乙醚（1∶200）；可溶于丙酮。贮藏于密闭容器中。避光。

配伍禁忌 苯汞盐的配伍禁忌在下文**硝酸苯汞**项下叙述。

Phenylmercuric Borate (*rINN*) 硼酸苯汞

Borato de fenilmercurio; Fenilgyvsidabrio boratas; Fenil-higany-borát; Fenylhydrargyriumborát; Fenylkvicksilverborat; Fenylortęciowy boran; Fenyylimerkuriboraatti; Hydrargyrum Phenyloboricum; Phenomerborum; Phenylhydrargyri boras; Phénylmercure, borate de.

Фенилмеркурборат

$C_6H_5HgOH,C_6H_5HgOB(OH)_2$ = 633.2 or $C_6H_5HgOH,C_6H_5HgBO_2$ = 615.2.
CAS — 8017-88-7 ($C_{12}H_{13}BHg_2O_4$); 6273-99-0 ($C_{12}H_{11}BHg_2O_3$); 102-98-7 ($C_6H_7BHgO_3$).
ATC — D08AK02.
ATC Vet — QD08AK02.

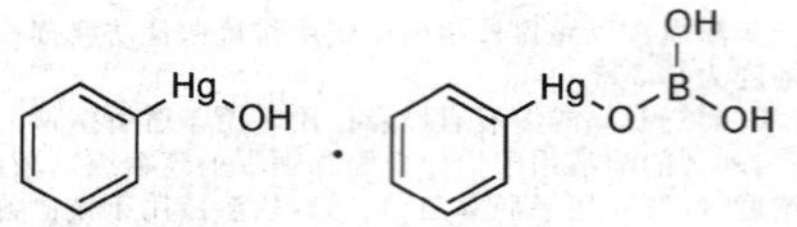

Pharmacopoeias. In *Eur.* (see p.vii).

Ph. Eur. 6.8 (Phenylmercuric Borate) 等分子比例的正硼酸苯汞（phenylmercuric orthoborate）与苯汞氢氧化物（$C_{12}H_{13}BHg_2O_4$）或者脱水苯汞氢氧化物（偏硼酸盐，$C_{12}H_{11}BHg_2O_3$），组成的复合物，或者正硼酸苯汞与苯汞氢氧化物（$C_{12}H_{13}BHg_2O_4$）和脱水苯汞氢氧化物的混合物等分子组成。无色有光泽的晶体，或白色或淡黄色结晶性粉末。微溶于水和乙醇，避光。

配伍禁忌 苯汞盐的配伍禁忌在下文**硝酸苯汞**项下叙述。

Phenylmercuric Nitrate 硝酸苯汞

Basic Phenylmercury Nitrate; Fenilgyvsidabrio nitratas; Fenil-higany-nitrát; Fenilmercurio, nitrato de; Fenylhydrargyriumnitrát; Fenylkvicksilvernitrat; Fenylortęci(II) azotan; Fenyylimerkurinitraatti; Phenylhydrargyri nitras; Phénylmercure, nitrate de; PMN. Nitratophenylmercury.

Фенилмеркурнитрат

$C_6H_5HgOH,C_6H_5HgNO_3$ = 634.4.
CAS — 8003-05-2 ($C_6H_5HgOH,C_6H_5HgNO_3$); 55-68-5 ($C_6H_5HgNO_3$).
ATC — D09AA04.
ATC Vet — QD09AA04.
UNII — CG8692ZN14.

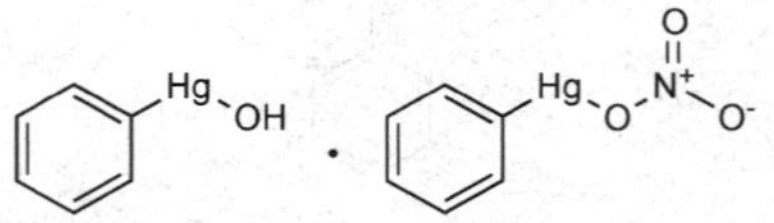

($C_6H_5HgOH,C_6H_5HgNO_3$)

Pharmacopoeias. In *Eur.* (see p.vii) and *Int.* Also in *USNF.*

Ph. Eur. 6.8 (Phenylmercuric Nitrate) 硝酸苯汞与苯汞氢氧化物的混合物。白色或淡黄色粉末。极微溶于水和乙醇；微溶于热水；可溶于甘油和脂肪油。避光。

USNF 28 (Phenylmercuric Nitrate) 硝酸苯汞与苯汞氢氧化物的混合物。白色晶状粉末。溶于水（1∶600），微溶于乙醇和甘油；在硝酸或碱性氢氧化物存在的情况下溶解度增加。饱和溶液石蕊试纸呈酸性。贮藏于密闭容器中。避光。

配伍禁忌 苯汞盐与一些化合物相互作用可致活性降低，如白陶土、三硅酸镁、淀粉和滑石[1,2]。依地酸钠和硫代硫酸钠对其也有灭活作用[3]。亚硫酸钠会导致其沉淀[3]，或者破坏其化学结构[4]，但是能增强其活性[3]。其他不相容的物质包括溴化物、碘（氯化物程度较轻）、金属以及氨和氨盐[5]。橡胶和有些塑料对其可能有吸附作用[5,6]，尽管磷酸根离子[7]能够抑制低密度聚乙烯的吸附。有些用于消毒的过滤器，虽然不是膜滤器，但是能够去除相当数量的硝酸苯汞[8]。pH值也会影响其活性[9]。

1. Yousef RT, *et al.* Effect of some pharmaceutical materials on the bactericidal activities of preservatives. *Can J Pharm Sci* 1973; **8:** 54–6.
2. Horn NR, *et al.* Interactions between powder suspensions and selected quaternary ammonium and organomercurial preservatives. *Cosmet Toilet* 1980; **95:** 69–73.
3. Richards RME, Reary JME. Changes in antibacterial activity of thiomersal and PMN on autoclaving with certain adjuvants. *J Pharm Pharmacol* 1972; **24** (suppl): 84P–89P.
4. Collins AJ, *et al.* Incompatibility of phenylmercuric acetate with sodium metabisulphite in eye drop formulations. *J Pharm Pharmacol* 1985; **37** (suppl): 123P.
5. Matthews BR. Phenylmercuric nitrate. In: Rowe RC, *et al.* eds. *Handbook of pharmaceutical excipients.* 6th ed. London and Chicago: The Pharmaceutical Press and the American Pharmaceutical Association, 2009: 496–9.
6. Aspinall JA, *et al.* The effect of low density polyethylene containers on some hospital-manufactured eyedrop formulations. *J Clin Hosp Pharm* 1980; **5:** 21–9.
7. Aspinall JE, *et al.* The effect of low density polyethylene containers on some hospital-manufactured eyedrop formulations II. Inhibition of the sorption of phenylmercuric acetate. *J Clin Hosp Pharm* 1983; **8:** 233–40.
8. Naido NT, *et al.* Preservative loss from ophthalmic solutions during filtration sterilisation. *Aust J Pharm Sci* 1972; **NS1:** 16–18.
9. Wessels JMC, Adema DMM. Some data on the relationship between fungicidal protection and pH. In: Walters AH, Elphick JJ, eds. *Biodeterioration of materials.* Amsterdam: Elsevier, 1968: 517–23.

不良反应和注意事项

考虑苯汞化合物的不良反应时必须顾及无机汞（第2278页）的不良反应，几乎没有因为使用苯汞引起全身中毒的证据。苯汞化合物对皮肤有刺激性，会引起红斑和发疱。有超敏反应的报道。眼部局部应用产生汞中毒性晶状体变色和非典型的带状角膜病；不主张长期使用含保存剂苯汞的滴眼液。

对眼的影响 原发性非典型带状角膜病和晶状体前膜色素沉着病与长期使用含有苯汞盐保存剂的滴眼剂有关。

1. Kennedy RE, *et al.* Further observations on atypical band keratopathy in glaucoma patients. *Trans Am Ophthalmol Soc* 1974; **72:** 107–22.
2. Garron LK, *et al.* A clinical pathologic study of mercurialentis medicamentosus. *Trans Am Ophthalmol Soc* 1976; **74:** 295–320.
3. Brazier DJ, Hitchings RA. Atypical band keratopathy following long-term pilocarpine treatment. *Br J Ophthalmol* 1989; **73:** 294–6.

用途

苯汞盐有抗细菌和抗真菌的特性。虽然有较慢的杀菌作用，但苯汞盐主要用作抑菌类化合物。其活性有pH依赖性。

苯汞化合物用作化妆品、眼药或者药物制剂中保存剂和防腐剂。苯汞化合物还是杀精药。

作为滴眼液中的保存剂，苯汞化合物的浓度通常为0.002%；在注射剂溶液中，浓度通常为0.001%。

制剂

多组分制剂 ***USA:*** Hem-Prep.

---

o-Phthaldialdehyde 邻苯二醛

o-Ftaldialdehído; o-Phthalaldehyde. 1,2-Benzenedicarboxaldehyde.

o-Фталевый Альдегид

$C_8H_6O_2$ = 134.1.

CAS — 643-79-8.

UNII — 4P8QP9768A.

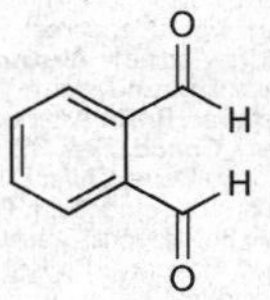

不良反应和注意事项

参见**甲醛溶液**，第1568页。

注册药品信息表明，用于治疗有膀胱癌史患者的仪器，不能用邻苯二醛处理，因为有与之相关的过敏样反应在此类患者中发生的罕见报道。

职业性暴露 关于邻苯二醛在职业性暴露中的潜在致敏作用的论述，见**过氧乙酸**项下，第1578页。

用途和用法

邻苯二醛是杀菌性消毒剂，作用类似戊二醛（第1569页），但有报道邻苯二醛对分枝杆菌的作用较强，以及在pH值为3～9较宽的范围内均稳定。与戊二醛不同的是，邻苯二醛使用前无须激活。

0.55%的邻苯二醛水溶液用于不能加热灭菌的医疗设备的高水平消毒。它对大多数材料没有腐蚀性。建议消毒物品须完全浸没12min（20℃）或5min（25℃或更高温度）。详细用法见**内镜的消毒**（第1549页）。

1. Cooke RPD, *et al.* An evaluation of Cidex OPA (0.55% ortho-phthalaldehyde) as an alternative to 2% glutaraldehyde for high-level disinfection of endoscopes. *J Hosp Infect* 2003; **54:** 226–31.

制剂

专利制剂

Ger.: Cidex OPA; ***USA:*** Cidex OPA.

Picloxydine Dihydrochloride (*BANM*, *rINNM*) 二盐酸哌氯定

Dihidrocloruro de picloxidina; Picloxydine, Dichlorhydrate de; Picloxydini Dihydrochloridum. 1,1′-[Piperazine-1,4-diylbis(formimidoyl)]bis[3-(4-chlorophenyl)guanidine] dihydrochloride.

Пиклоксидина Дигидрохлорид

$C_{20}H_{24}Cl_2N_{10}$,2HCl = 548.3.

CAS — 5636-92-0 (picloxydine); 19803-62-4 (picloxydine dihydrochloride).

ATC — S01AX16.

ATC Vet — QS01AX16.

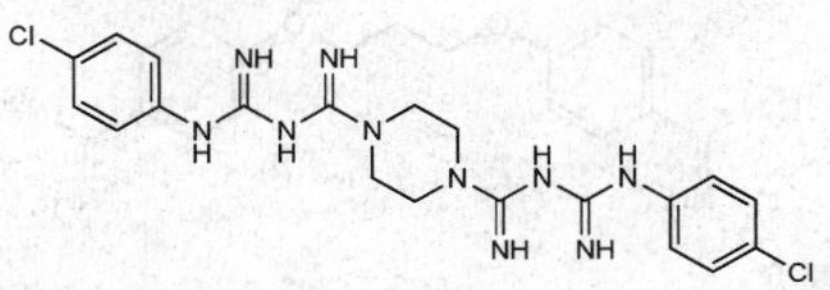

(picloxydine)

简介

哌氯定是双胍类消毒剂，特性类似于氯己定（第1559页）。滴眼液中含有其双氯化物0.05%，用于治疗眼睑炎。它也与季铵类化合物一起使用，用于表面消毒。

制剂

专利制剂

Fr.: Vitabact; ***Hung.:*** Vitabact†; ***Rus.:*** Vitabact (Витабакт).

Polihexanide (*BAN*, *rINN*) 聚己缩胍

ICI-9073; Polihexanida; Polihexanidum; Polyhexamethylene Biguanide Hydrochloride; Polyhexanide. Poly(1-hexamethylenebiguanide hydrochloride).

Полигексанид

$(C_8H_{17}N_5,HCl)_n$.

CAS — 32289-58-0.

ATC — D08AC05.

ATC Vet — QD08AC05.

UNII — 322U039GMF.

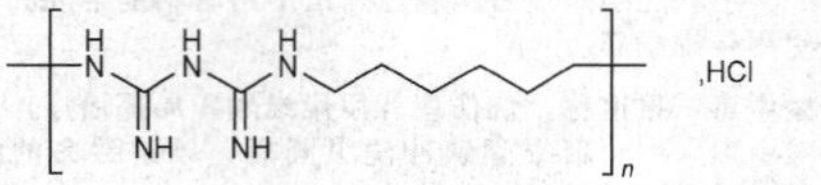

简介

聚己缩胍有抗菌和抗阿米巴作用。它用于表面消毒和软质隐形镜片的消毒（第1548页）。聚己缩胍也用于治疗棘阿米巴角膜炎（第791页），还试用于牙科护理时的漱口水。

细菌性阴道病 一项对2%聚己缩胍阴道凝胶剂治疗细菌性阴道病的疗效研究[1]，发现单纯使用聚己缩胍的疗效，相当于使用2%克林霉素凝胶每天1次，连续7天的效果。

1. Gerli S, *et al.* A new approach for the treatment of bacterial vaginosis: use of polyhexamethylene biguanide: a prospective, randomized study. *Eur Rev Med Pharmacol Sci* 2003; **7:** 127–30.

制剂

专利制剂

Ger.: Serasept; ***Rus.:*** Lavasept (Лавасепт); ***Switz.:*** Lavasept; ***UK:*** Prontosan.

多组分制剂 ***Fr.:*** Aniospray 29; Hexanios G+R; ***Ger.:*** Teta Extra; Teta-S.

Polynoxylin (*BAN*, *rINN*) 聚诺昔林

Polinoxilina; Polynoksyliini; Polynoxyline; Polynoxylinum. Poly{[bis(hydroxymethyl)ureylene]methylene}.

Полиноксилин

$(C_4H_8N_2O_3)_n$.

CAS — 9011-05-6.

ATC — A01AB05; D01AE05.

ATC Vet — QA01AB05; QD01AE05.

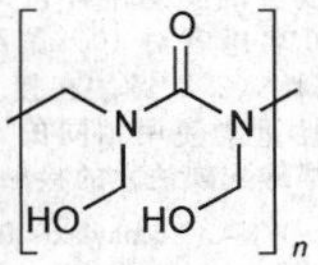

简介

聚诺昔林是甲醛与尿素的缩合产物。它是具有抗细菌和抗真菌活性的防腐剂，类似诺昔硫脲（第1577页），通过释放甲醛发挥作用。用于轻微局部感染的局部治疗，常用的浓度是10%。

制剂

专利制剂

Gr.: Anaflex; ***NZ:*** Ponoxylan†; ***Singapore:*** Anaflex; ***UK:*** Anaflex.

Potassium Nitrate⊗硝酸钾

Dusičnan draselný; E252; Kalii nitras; Kalio nitratas; Kalium Nitricum; Kaliumnitraatti; Kaliumnitrat; Kálium-nitrát; Nitrato potásico; Nitre; Potassium, nitrate de; Potasu azotan; Saltpetre.

Нитрат Калия

KNO_3 = 101.1.

CAS — 7757-79-1.

UNII — RU45X2JN0Z.

Pharmacopoeias. In *Eur.* (see p.vii) and *US.*

Ph. Eur. 6.8（Potassium Nitrate） 无色结晶或白色或几乎白色晶状粉末。易溶于水；极易溶于沸水；几乎不溶于乙醇。

USP 33（Potassium Nitrate） 无色结晶或白色晶状粉末。易溶于水；极易溶于沸水；几乎不溶于乙醇；溶于甘油。贮藏于密闭容器中。

命名 硝石是用于食品工业中含钾和含钠的保存剂总称。供应的硝石为含硝酸钠和亚硝酸钠的混合物，对其毒性的报道，见第1584页。

不良反应和注意事项

硝酸钾摄入后在胃肠道经过细菌的作用还原为亚硝酸盐，大量摄入会引起正铁血红蛋白血症。还会引起胃肠功能紊乱、眩晕、头痛、皮肤潮红、低血压、脉律不规则、发绀、抽搐以及虚脱。中毒剂量个体差异很大，15g可以致死，但是更大剂量也可能不出现严重的反应。中毒报道多见于婴儿饮用含硝酸盐的井水所致。

亚硝酸盐是亚硝胺的前体，后者为动物致癌物，但是它是否与人类的癌症有关目前尚无定论。

公共饮用水中硝酸盐类和亚硝酸盐的浓度受到关注。国家出台了标准，限制了其在饮用水中的容许浓度。

管理 硝酸钾被用于非法制备炸药和烟火，故其供应必须小心谨慎。

用途和用法

硝酸钾用作食品的保存剂。洁牙剂中也含硝酸钾，用于缓解牙齿的过敏性疼痛。硝酸钾稀溶液口服，有利尿作用，以前曾经作为利尿药使用。

制剂

USP 33: Potassium Nitrate Solution.

专利制剂

Chile: Crowne†; ***USA:*** Denquel; Original Sensodyne.

多组分制剂 ***Arg.:*** Aquafresh Sensitive; Bucal Hyper Sensitive; Esmedent Dientes Sens Blanq + Ctrol Sarro†; Esmedent Dientes Sensibles†; Fluorogel 2001 para Dientes Sensibles; Sebulex; Sens-Out†; Sensident; Sensigel; Sensodyne Antisarro; Sensodyne Bicarbonato de Sodio; Sensodyne Cool; Sensodyne Proteccion Total; Sensodyne-F; Teys's; ***Austral.:*** Oral-B Sensitive†; ***Braz.:*** Malvatricin Dentes Sensiveis; Pilulas De Witt's†; Sensodyne Antitartaro; Sensodyne C/Bicarbonato de Sodio; Sensodyne Cool; Sensodyne Fresh Mint; Sensodyne Protecao Total; Sensodyne-F; ***Canad.:*** Sensodyne-F; ***Chile:*** Caristop Sensitive; Sensaid; Sensilacer†; ***Fr.:*** Emoform Dents Sensibles; Emoform Gencives; Fluocaril dents sensibles; Sensigel; ***Ital.:*** Actisens; Dentosan Sensibile; Emoform Actisens; Fluocaril; Oral-B Sensitive; ***Mex.:*** Cholal Modificado; Dentsiblen†; ***Port.:*** Biofluor Sensitive†; ***Rus.:*** Sensigel (Сенсигель); ***Singapore:*** 2Sensitive†; Sensigel; ***Turk.:*** Sensodyne Gel; Sensoral; ***UK:*** Avoca; ***USA:*** Fluoridex Daily Defense Sensitivity Relief; Sensitivity Protection Crest; Sensodyne-F; ***Venez.:*** Sensident†; Sensodyne.

顺势疗法制剂 ***Fr.:*** Formule de l'Abbe Chaupitre no 1; Urtica Complexe No 82; ***Ger.:*** Pflugerplex Lemna; Phonix Silybum spag; Phonix Urtica-Arsenicum spag.

Potassium Permanganate 高锰酸钾

Kalii permanganas; Kalio permanganatas; Kalium Hypermanganicum; Kalium Permanganicum; Kaliumpermanganaatti; Kaliumpermanganat; Kálium-permanganát; Manganistan draselný; Permanganato potásico; Pot. Permang; Potassium, permanganate de; Potasu nadmanganian; Potasyum Permanganat.

Калия Перманганат

$KMnO_4$ = 158.0.

CAS — 7722-64-7.

ATC — D08AX06; V03AB18.

ATC Vet — QD08AX06; QV03AB18.

UNII — 00OT1QX5U4.

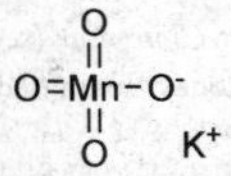

Pharmacopoeias. In *Chin., Eur.* (see p.vii), *Jpn, US,* and *Viet.*

Ph. Eur. 6.8（Potassium Permanganate） 黑紫色或几乎黑色的结晶，黑紫色或棕黑色的颗粒状粉末，通常带有金属光泽。它与一些有机物接触会分解。可溶于冷水；易溶于沸水。

USP 33（Potassium Permanganate） 黑紫色的结晶。光线下几乎不透光，反射光下带有蓝色金属光泽；其颜色有时像黑色青铜样。溶于水（1：15），溶于沸水（1：3.5）。

配伍禁忌 高锰酸钾与碘、还原剂和大多数有机物不相容。

不良反应、处置和注意事项

高锰酸钾的干燥结晶或浓溶液对组织有很强的腐蚀性，而稀溶液有轻微的刺激性。与皮肤接触会引起刺激、发红、疼痛和烧伤，即使是稀溶液，也能引起皮肤的外层硬化，产生褐变。眼接触干燥结晶（包括晶砂）或浓溶液，引起刺激、视力模糊、发红、结膜褐变、眼睑肿胀以及角膜和结膜烧伤。摄入的不良反应，见

下文。

企图通过阴道插入高锰酸钾堕胎会引起腐蚀性烧伤、严重的阴道出血、阴道壁穿孔、导致腹膜炎。高锰酸钾能使血管破裂。

管理和贮藏 如果高锰酸钾接触有机的或其他易氧化的物质，会引起爆炸。它被非法用于制造烟火，故其供应必须小心谨慎。

中毒 摄入高锰酸钾稀溶液会导致口腔和咽喉褐变、咽喉痛、吞咽困难、腹痛、腹泻和呕吐。摄入高锰酸钾干粉和浓溶液会引起口、喉、胃肠道和上呼吸道的水肿和坏死。严重的病例，会发展为急性呼吸窘迫综合征、凝血紊乱、低血压、正铁血红蛋白血症、肝坏死、胰腺炎和急性肾衰竭。长期使用会导致食管狭窄和幽门狭窄。致死剂量大约为10g，虽然会发生多器官衰竭，但导致死亡的原因通常为咽喉水肿和心血管性虚脱。吸入高锰酸钾会导致咽喉痛、咳嗽和呼吸急促。慢性摄入或吸入高锰酸钾引起 CNS 症状，如迟缓现象、嗜睡、下肢乏力、震颤、痉挛步态和摔倒。

摄入高锰酸钾引起的中毒应进行对症治疗。消化道中和和催吐是其禁忌证。谨慎提倡使用大量的水或牛奶稀释高锰酸钾，而药用炭的作用不明，因为不清楚它能否可以结合高锰酸钾。类似的，皮质激素的作用有争议，*N*-乙酰半胱氨酸对高锰酸钾肝毒性的疗效也未得到证实。眼和皮肤受高锰酸钾污染后应彻底冲洗。

用途和用法

高锰酸钾有氧化的特性，因而可用于消毒和除臭。它还有收敛作用。尽管体外试验有杀菌作用，高锰酸钾作为临床杀菌剂的可能性却非常小，因为在体液中它的浓度迅速降低。

高锰酸钾溶液用于清洗伤口、溃疡或脓肿，以及用作湿敷料或添加至浴用剂中治疗湿疹和急性皮肤病，特别适合于那些继发性感染。高锰酸钾常制成 0.1%的浓缩水溶液，使用前用水按 1∶10 的比例稀释成 0.01%（万分之一）的溶液。水溶液也用于腋臭、真菌感染（如运动员脚）以及毒常春藤皮炎。

高锰酸钾溶液添加至甲醛溶液中产生甲醛蒸气，用于消毒房间和橱柜（第1568页）。

制剂

专利制剂

Braz.: Permaton†; ***Turk.:*** Permasol; ***UK:*** Permitabs.

Povidone-Iodine (*BAN*) 聚维酮碘

Iodinated Povidone; Jodowany powidon; Polivinilpirrolidona yodada; Polivodona yodada; Polyvidone-Iodine; Polyvinylpyrrolidone-Iodine Complex; Povidon, joderad; Povidon jodovaný; Povidona yodada; Povidonas, joduotas; Povidone iodée; Povidoni, jodattu; Povidon-Iyot; Povidon-jód; Povidonum iodinatum; Propylénéglycol, monostéarate de; PVP-Iodine; PVP-Iodine.
Повидон-йод

CAS — 25655-41-8.
ATC — D08AG02; D09AA09; D11AC06; G01AX11; R02AA15; S01AX18.
ATC Vet — QD08AG02; QD09AA09; QD11AC06; QG01AX11; QG51AD01; QR02AA15; QS01AX18.
UNII — 85H0HZU99M.

Pharmacopoeias. In *Chin., Eur.* (see p.vii), *Jpn*, and *US.*

Ph. Eur. 6.8（Povidone，Iodinated） 以干粉为标准计算，聚维酮碘复合物含 9%～12%的有效碘。黄棕色或赤褐色的无定形粉末。干燥后损失的量不超过 8%。溶于水和乙醇；几乎不溶于丙酮。10%水溶液的 pH 值为 1.5～5.0。避光。

USP 33（Povidone-Iodine） 以干粉为标准计算，聚维酮碘复合物含 9%～12%的有效碘。黄棕色或赤褐色的无定形粉末，有轻微的特殊臭。干燥后损失的量不超过 8%。溶于水和乙醇；几乎不溶于丙酮、四氯化碳、氯仿、乙醚和石油醚。石蕊试纸呈酸性。避光。

配伍禁忌 pH 值升高时，其抗菌活性降低。

4 名患者伤口敷上复方安息香酊，并以聚维酮碘浸渍的绷带固定于皮肤，结果并发了皮肤的病变反应，属于二度和三度烧伤。提示更低的 pH 值诱发了相互作用[1]。

聚维酮碘溶液和过氧化氢（褐色泡沫）混合物会引起爆炸[2]。

1. Schillaci LJ, *et al.* Reduced pH associated with mixture of povidone-iodine and compound tincture of benzoin. *Am J Hosp Pharm* 1983; **40:** 1694–5.
2. Dannenberg E, Peebles J. Betadine-hydrogen peroxide irrigation solution incompatibility. *Am J Hosp Pharm* 1978; **35:** 525.

不良反应和注意事项

聚维酮碘导致皮肤和黏膜的超敏反应和刺激性，尽管严重的反应罕见，而且认为聚维酮碘比碘的刺激性低。

严重的烧伤或者裸露的皮肤大面积使用聚维酮碘湿敷，会引起与碘相关的全身不良反应（第2089页）、代谢性酸中毒、高钠血症以及肾损伤。大量误食或误吸后易发生甲状腺功能亢进症。新生儿应用，妊娠或母乳喂养期间使用聚维酮碘，均可引起碘的吸收，导致新生儿的甲状腺功能减退。早产新生儿或者出生体重低于 1.5kg 的新生儿禁止使用聚维酮碘。

甲状腺疾病或者接收锂疗法的患者不能常规和长期使用聚维酮碘。

酸中毒 报道称，烧伤患者用聚维酮碘局部治疗，出现酸中毒[1,2]。聚维酮碘冲洗纵隔后，导致致命的酸中毒[3]和癫痫发作[4]。

1. Pietsch J, Meakins JL. Complications of povidone-iodine absorption in topically treated burn patients. *Lancet* 1976; **i:** 280–2.
2. Scoggin C, *et al.* Hypernatraemia and acidosis in association with topical treatment of burns. *Lancet* 1977; **i:** 959.
3. Glick PL, *et al.* Iodine toxicity in a patient treated by continuous povidone-iodine mediastinal irrigation. *Ann Thorac Surg* 1985; **39:** 478–80.
4. Zec N, *et al.* Seizures in a patient treated with continuous povidone-iodine mediastinal irrigation. *N Engl J Med* 1992; **326:** 1784.

哺乳 哺乳期妇女使用聚维酮碘阴道凝胶剂，会导致母乳中的碘浓度升高，以及婴儿皮肤散发碘臭[1]。而且，American Academy of Pediatrics 认为聚维酮碘的应用通常与母乳喂养相抵触[2]。

哺乳期间接受含碘化合物治疗的更多注意事项见第2090页。

1. Pastellon DC, Aranow R. Iodine in mother's milk. *JAMA* 1982; **247:** 463.
2. American Academy of Pediatrics. The transfer of drugs and other chemicals into human milk. *Pediatrics* 2001; **108:** 776–89. [Retired May 2010] Correction. *ibid.*; 1029. Also available at: http://aappolicy.aappublications.org/cgi/content/full/pediatrics%3b108/3/776 (accessed 15/03/06)

超敏反应 有报道，使用聚维酮碘局部消毒后，引起速发的Ⅰ型超敏反应；也有阴道使用[1]和手术期间伤口消毒使用聚维酮碘引起过敏反应的报道[2]。在有些病例中[2,3]，皮肤测试表明过敏反应是由聚维酮引起的。

据报道 1 位 36 岁的男性患者，使用 10%聚维酮碘水溶液浸渍的敷料，裹上闭合绷带，发生了接触性皮炎[4]。使用聚维酮碘 48h 后，患者表现为瘙痒、红斑、渗出、大疱反应，而且局限于敷料包压的面积。局部应用皮质激素类 5～6 天，情况好转，但是出现褐色色素沉着，分界清除，持续 1 个月。这些使人联想到刺激作用，斑贴试验阳性证明了它是过敏机制。一项与聚维酮碘相关的接触性皮炎的发病率评价的研究[5]，应用斑贴试验检验了 500 名患者对 10%聚维酮碘水溶液的反应，发现 14 名阳性（2.8%）。在接下来的试验中，14 名阳性患者开放性重复使用相同的水溶液，仅有 2 名（0.4%）出现由聚维酮碘诱发的接触性皮炎。

1. Waran KD, Munsick RA. Anaphylaxis from povidone-iodine. *Lancet* 1995; **345:** 1506.
2. Adachi A, *et al.* Anaphylaxis to polyvinylpyrrolidone after vaginal application of povidone-iodine. *Contact Dermatitis* 2003; **48:** 133–6.
3. Le Pabic F, *et al.* First case of anaphylaxis to iodinated povidone. *Allergy* 2003; **58:** 826–7.
4. Borja JM, *et al.* Contact dermatitis due to povidone-iodine: allergic or irritant? *J Investig Allergol Clin Immunol* 2003; **13:** 131–2.
5. Lachapelle JM. Allergic contact dermatitis from povidone-iodine: a re-evaluation study. *Contact Dermatitis* 2005; **52:** 9–10.

新生儿 有报道，早产儿和极低出生体重的婴儿常规使用聚维酮碘消毒，并发甲状腺功能减退[1,2]，足月儿使用聚维酮碘进行纵隔灌洗，也并发甲状腺功能亢进[3]。

围生期阴道使用聚维酮碘，会引起新生儿甲状腺功能异常[4]。

1. Parravicini E, *et al.* Iodine, thyroid function, and very low birth weight infants. *Pediatrics* 1996; **98:** 730–4.
2. Linder N, *et al.* Topical iodine-containing antiseptics and subclinical hypothyroidism in preterm infants. *J Pediatr* 1997; **131:** 434–9.
3. Bryant WP, Zimmerman D. Iodine-induced hyperthyroidism in a newborn. *Pediatrics* 1995; **95:** 434–6. Correction. *ibid.*; **96:** 779.
4. l'Allemand D, *et al.* Iodine-induced alterations of thyroid function in newborn infants after prenatal and perinatal exposure to povidone iodine. *J Pediatr* 1983; **102:** 935–8.

用途和用法

聚维酮碘为载碘化合物，是消毒剂和防腐剂，主要用于污染伤口的治疗、手术前的皮肤和黏膜准备以及设备的消毒。

载碘化合物是碘和高分子材料载体的松散络合物。聚维酮碘溶液逐渐释放出碘，对细菌、真菌、病毒、原虫、包囊和芽孢都有效；因此，聚维酮碘的效能不如含游离碘的制剂，但是其毒性更低。

聚维酮碘有各种局部用制剂，大多数含量为 4%～10%；含量为 1%的聚维酮碘漱口水用于口腔感染，包括口腔念珠菌病，0.5%～5%的聚维酮碘粉末试用于治疗和预防伤口感染。含量为 200mg 的聚维酮碘阴道栓剂，或者含量为 10%的聚维酮碘凝胶剂，或溶液，用于阴道。

制剂

BP 2010: Povidone-Iodine Mouthwash; Povidone-Iodine Solution;
USP 33: Povidone-Iodine Cleansing Solution; Povidone-Iodine Ointment; Povidone-Iodine Topical Aerosol; Povidone-Iodine Topical Solution.

专利制剂

Arg.: Antiseptico; Clivasol†; Dovidox†; Excelentia Solucion Antiseptica; Extraleci; Iodep; Iodomax; Iodomine†; Iopox; IPV†; Nu-Gel Hidrogel en Placa; Pervinox; Pervinox D; Povi Complex; Povibac; Povicler; Povitiol; Tycoytycoy; ***Austral.:*** Betadine; Isodine†; Logicin Sore Throat†; Microshield PVP-S†; Microshield PVP†; Minidine†; Nyal Medithroat Gargle; PI Antiseptic Ointment†; Savlon Antiseptic†; Viodine†; ***Austria:*** Betadona; Betaisodona; Betasan†; Betaseptic; Braunol; Braunovidon†; Wundesin; ***Belg.:*** Braunodine; Braunol; Iodex; Iso-Betadine; ***Braz.:*** Asteriodine†; Curativ; Laboriodine; Marcodine; PVPI†; Sabofen†; ***Canad.:*** Betadine; Proviodine†; Solunet I; Soluprep Povidone Iodee; Spray I Dene; ***Chile:*** Difexon; Neoyod†; ***Cz.:*** Betadine; Braunol; Braunovidon; Jodisol; Jodobac†; ***Fin.:*** Betadine; ***Fr.:*** Betadine; Betaseptic; Poliodine; ***Ger.:*** Betaisodona; Braunol; Braunovidon; Freka-cid†; Inadine†; Mercuchrom-Jod; Polydona; Polysept; PVP-Jod; Sepso J; Traumasept; ***Gr.:*** Betadine; Betarem; Drapix; Eva Povi; Evinolut; Igiol; Iodovine; Jodocourir; Libidon; Lombocid; Oxisept; Poviodine; Tinsole; ***Hong Kong:*** Betadine; Freka-cid; Proviodine†; Videne; ***Hung.:*** Betadine; Braunovidon; Colpo-Cleaner; Gyneiod†; ***India:*** Alphadine; Betadine; Betadine-AD; Cipladine; Povidine; Wokadine; ***Indon.:*** Abodine†; Asepta†; Betadine; Corsasep; Duvodine†; Forinfec; Isodine; Molexdine; Mugisept; Neo Iodine; Orodin; Scansepta; Septadine; Vidisep; ***Irl.:*** Betadine; Braunol; Braunosan; Braunovidon; Inadine; Savlon Dry; Videne; ***Israel:*** Idovit; Iodicare; Iodiflor; Iodispray; Iodo-Vit; Massengill Medicated†; Polydine; Polysept; PovEyeOdine; Yodon†; ***Ital.:*** Asepsan; Betadine; Betaseptic; Braunol; Citro Jod; Destrobac; Eso-Jod; Esoform Jod 75; Farmaiod; Gammadin; Golasept; Inadine; Iodosteril; Iodoten; Jodogard; Oftasteril; Paniodal†; Paniodine†; Poviderm; ***Jpn:*** Finish; ***Malaysia:*** Betadine; Freka-cid; Poviderm; Septi-Aid; Summers Eve Medicated; ***Mex.:*** Isodine; Losine; Yodacua†; Yodine; ***Neth.:*** Betadine; Braunol; ***NZ:*** Betadine; Biocil†; Riodine; Viodine†; ***Philipp.:*** Bacticide; Betadine; Doseptidone; Povidine; Zigmadone; ***Pol.:*** Betadine; Braunovidon; Jodi; Polodina-R; Polseptol; PV Jod; ***Port.:*** Betadine; Braunol; Dinasepte†; Ectodine; Ginoseptil; Iodolab; Isodine†; Şeptil; ***Rus.:*** Betadine (Бетадин); Iodoxyd (Йодоксид); Jodosept (Йодосепт); Wokadine (Вокадин); ***S.Afr.:*** Betadine; Dermadine; Drygel†; Podine; Septadine; Septisooth; Steridine†; Zedchem PVP-I†; ***Singapore:*** Betadine; ***Spain:*** Acydona; Betadine; Betatul; Curadona; Iodina; Orto Dermo P; Sanoyodo; Topionic; ***Switz.:*** Betadine; Braunol; Braunosan; Braunosan H Plus; Braunovidon; Destrobac; Intersept†; Jodoplex; ***Thai.:*** Annadine; Bactedene; Bernadine†; Betadine; Betamed; Freka-cid†; Ipodine; Isodine; Movidone†; P-Vidine; Pactadine; Povadine; Povi-odine; Povidine; Pyrad-Povidone; Sepfadine; Septidine; Septyl; Upodine; Videne; X-Tardine; ***Turk.:*** Batiodin; Batticon; Betakon; Biokadin; Isosol; Polyod; Poviiodex; Poviod; Poviseptin; Soliyod; Summer's Eve Medicated; ***UK:*** Betadine; Inadine; Savlon Dry; Videne; ***Ukr.:*** Betadine (Бетадин); Iodoxide (Йодоксид); Wokadine (Вокадин); ***USA:*** ACU-dyne; Betadine; Biodine; Efodine; Iodex; Massengill Medicated; Minidyne; Operand; Polydine; Summers Eve Medicated; ***Venez.:*** Betadine; Etiyodix†; Intradine; Intradyn; Iopovidona†; Jabodine†; Norlidine; Podival†; Povidine†; Yodasept†.

多组分制剂 ***Arg.:*** Merthiolate Iodopovidona; ***Austria:*** Braunoderm†; ***Belg.:*** Braunoderm; ***Braz.:*** Iodocaine†; ***Cz.:*** Jox; ***Ger.:*** Betaseptic; Braunoderm; Repithel; ***Hung.:*** Eczil†; Jox†; ***India:*** Eczo-Wokadine; ***Indon.:*** Kalpanax; Kopamex†; ***Irl.:*** Braunoderm; ***Ital.:*** Braunoderm; Jodieci; ***Jpn:*** U-Pasta; ***Mex.:*** Bano Coloide; Riban; ***Port.:*** Braunoderm; ***Rus.:*** Jox (Йокс); ***Switz.:*** Betaseptic; Braunoderm; Jodoplex Teinture; ***Ukr.:*** Jox (Йокс); ***USA:*** Anbesol; Orasol; ProTech.

Propamidine Isetionate (*BANM*, *rINNM*) 普罗帕脒依西酸盐

Isetionato de propamidina; M&B-782; Propamidine Isethionate; Propamidine, Iséthionate de; Propamidini Isetionas. 4,4′-Trimethylenedioxydibenzamidine bis(2-hydroxyethanesulphonate).
Пропамидина Изетионат

$C_{17}H_{20}N_4O_2,2C_2H_6O_4S = 564.6.$
CAS — 104-32-5 (propamidine); 140-63-6 (propamidine isetionate).
ATC — D08AC03; S01AX15.
ATC Vet — QD08AC03; QS01AX15.

简介

普罗帕脒依西酸盐是芳香二脒类防腐剂，对革兰阳性菌有效，但是对革兰阴性菌和含成熟芽孢的微生物作用弱。它对真菌和棘阿米巴属也有效。含普罗帕脒依西酸盐 0.1%的眼用溶液用于治疗结膜炎和睑炎。

棘阿米巴角膜炎 目前仍然没有治疗棘阿米巴角膜炎（第791页）最佳的方案。普罗帕脒依西酸盐局部应用为首选，取得一些成功[1,2]。也用氨基糖苷类，如新霉素或新霉素-多黏菌素-短杆菌肽制剂，治愈率约为 50%。但是，多数包囊对新霉素耐药，以及其表面毒性和体外的低敏感性，不推荐使用新霉素。但是，由于杀棘阿米巴囊作用弱，慢性结膜感染以及一些棘阿米巴属菌株的

耐药，主张用其他的二脒类，如己脒定替代普罗帕脒[3]。

1. Murdoch D, *et al.* Acanthamoeba keratitis in New Zealand, including two cases with in vivo resistance to polyhexamethylene biguanide. *Aust N Z J Ophthalmol* 1998; **26:** 231–6.
2. Seal DV. Acanthamoeba keratitis update—incidence, molecular epidemiology and new drugs for treatment. *Eye* 2003; **17:** 893–905.
3. Perrine D, *et al.* Amoebicidal efficiencies of various diamidines against two strains of Acanthamoeba polyphaga. *Antimicrob Agents Chemother* 1995; **39:** 339–42.

制剂

专利制剂

Austral.: Brolene; ***Irl.:*** Brolene; Golden Eye; ***NZ:*** Brolene; ***S.Afr.:*** Brolene; ***UK:*** Brolene; Golden Eye Drops.

Propiolactone (*BAN*, *USAN*, *rINN*) 丙内酯

BPL; NSC-21626; 2-Oxetanone; Propanolide; Propiolactona; β-Propiolactone; Propiolactonum. Propiono-3-lactone.

Пропиолактон

$C_3H_4O_2$ = 72.06.

CAS — 57-57-8.

UNII — 6RC3ZT4HB0.

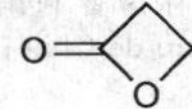

简介

丙内酯蒸气是有刺激性，诱导突变甚至可能有致癌性的消毒剂，对大多数微生物包括病毒都有效。它对细菌芽孢的作用很弱。

丙内酯蒸气用于药物制剂和外科器材的气体灭菌，还用于大面积封闭区的消毒。它的穿透力很弱。也用丙内酯液体。

Propyl Alcohol 丙醇

Alcohol propílico; Normal Propyl Alcohol; Primary Propyl Alcohol; Propanol; Propanol; Propanolis; Propanolum. Propan-1-ol.

Пропиловый Спирт

$CH_3.CH_2.CH_2OH$ = 60.10.

CAS — 71-23-8.

ATC — D08AX03.

ATC Vet — QD08AX03.

UNII — 96F264O9SV.

Pharmacopoeias. In *Eur.* (see p.vii).

Ph. Eur. 6. 8 (Propanol) 澄清无色的液体。可与水和无水乙醇混溶。避光。

不良反应和处置

参见乙醇，第1551页。丙醇有较大的毒性。

1. WHO. 1-Propanol. *Environmental Health Criteria 102.* Geneva: WHO, 1990. Available at: http://www.inchem.org/documents/ehc/ehc/ehc102.htm (accessed 15/03/06)

用途和用法

丙醇是类似于乙醇（见第1552页）的防腐剂，用于手、皮肤、外表面和器械的消毒。

异丙醇（第 1574 页）亦用作防腐剂。

制剂

专利制剂

Ger.: Skinman Asept.

多组分制剂 ***Austria:*** Dodesept; Isozid-H; Kodan; Marcocid; Octeniderm†; ***Canad.:*** Manorapid Synergy; ***Fr.:*** Anios DD; Sterillium; ***Ger.:*** Aerodesin; Bacillol; Bacillol AF; Bacillol plus; Bacillol Tissues; Freka-Steril; Hospisept; Incidin; Manusept viruzid; Meliseptol; Meliseptol Rapid; Softa Man; St-Tissues†; Sterillium; ***Gr.:*** Chiro Des; Octeniderm; Sterillium; ***Irl.:*** Sterillium; ***Ital.:*** Softa Man; ***Neth.:*** Softa-Man; Sterillium; ***Port.:*** Sterillium; ***Singapore:*** Listerine Cool Mint; Listerine Fresh Burst; Listerine Tartar Control; Listerine Teeth & Gum Defense; ***Switz.:*** Kodan Teinture forte; Octeniderm; Softa-Man; Sterillium†; ***Ukr.:*** Softa-Man (Софта).

Ritiometan (*rINN*) 利硫美坦

Ritiométan; Ritiometán; Ritiometanum. (Methylidynetrithio)triacetic acid.

Ритиометан

$C_7H_{10}O_6S_3$ = 286.3.

CAS — 34914-39-1.

ATC — R01AX05.

ATC Vet — QR01AX05.

UNII — J89LM8QVEE.

简介

气雾剂用利硫美坦的镁盐，治疗鼻和咽喉的感染。

制剂

专利制剂

Fr.: Necyrane.

Scarlet Red 猩红

Biebrich Scarlet R Medicinal; CI Solvent Red 24; Colour Index No. 26105; Fat Ponceau R; Rojo escarlata; Rojo Sudán IV; Rubrum Scarlatinum; Scharlachrot; Sudan IV. 1-[4-(o-Tolylazo)-o-tolylazo]naphth-2-ol.

Судан IV

$C_{24}H_{20}N_4O$ = 380.4.

CAS — 85-83-6.

简介

猩红是局部应用的抗菌染料。有刺激性。由于认为是遗传毒性致癌物，EU 不允许猩红用作食品添加剂。

Sodium Azide 叠氮化钠

Azida sódica; Sodu azydek.

Азид Натрия

N_3Na = 65.01.

CAS — 26628-22-8.

不良反应和注意事项

叠氮化钠是有效的血管扩张药，不考虑接触的途径，其共有的不良反应是低血压。接触叠氮化钠 1h 后发生的低血压，随之会导致严重的毒性发作和死亡。其他严重的症状有癫痫发作、昏迷、心律失常、呼吸急促、肺水肿、代谢性酸中毒和心脏呼吸停止。较轻的中毒症状有恶心、呕吐、腹泻、头痛、头晕、短暂的视力丧失、心悸、呼吸困难、短暂的意识丧失或者精神抑郁。叠氮化钠中毒无特异性解毒药。含叠氮化钠的溶液不能冲入铜、铅或铜锌合金材料的排水管道，因为叠氮化合物对重金属有很强的腐蚀性。

1. Edmonds OP, Bourne MS. Sodium azide poisoning in five laboratory technicians. *Br J Ind Med* 1982; **39:** 308–9.
2. Klein-Schwartz W, *et al.* Three fatal sodium azide poisonings. *Med Toxicol Adverse Drug Exp* 1989; **4:** 219–27.
3. Anonymous. Sodium azide contamination of hemodialysis water supplies. *JAMA* 1989; **261:** 2603.
4. Chang S, Lamm SH. Human health effects of sodium azide exposure: a literature review and analysis. *Int J Toxicol* 2003; **22:** 175–86.

气囊破开 机动车意外的气囊穿破，释放出的叠氮化钠及其副产物导致了化学和热烧伤。刺激性接触性皮炎（通常危及胸部、胳膊和颜面）以及钝伤，都有报道[1,2]。

1. Corazza M, *et al.* Effects of airbag deployment: lesions, epidemiology, and management. *Am J Clin Dermatol* 2004; **5:** 295–300.
2. Suhr M, Kreusch T. Burn injuries resulting from (accidental) airbag inflation. *J Craniomaxillofac Surg* 2004; **32:** 35–7.

对神经系统的影响 一项叠氮化钠的研究评估了其对职业者的神经毒性，在跟踪了长达 3 年的时间后，发现与对照组 42 名未接触叠氮化钠的工人相比，41 名接触叠氮化钠的工人中仅有 15 名出现手的颤抖。两组工人的心理和神经心理测试结果，未表现出显著的差异。接触者通常描述的急性不良反应有心悸、疲劳、恶心、眩晕、易怒和红眼。

1. Miljours S, Braun CMJ. A neuropsychotoxicological assessment of workers in a sodium azide production plant. *Int Arch Occup Environ Health* 2003; **76:** 225–32.

血液透析 CDC[1]对 1979—1999 年由于化学物品致病而需血液透析的 10 名患者的调查发现，只有 1 名是由叠氮化钠引起。滤水器冲洗不完全，使 9 名接触叠氮化钠患者须要透析治疗。患者表现为突然的低血压、视物模糊、头痛、恶心、呕吐、晕厥，1 名患者出现痛性痉挛。

1. Arduino MJ. CDC investigations of noninfectious outbreaks of adverse events in hemodialysis facilities, 1979-1999. *Semin Dial* 2000; **13:** 86–91.

用途

叠氮化钠为抗菌性保存剂，用于实验室试剂、血清样本以及透析设备。汽车气囊中也用叠氮化钠；突然的碰撞启动电控装置，使得叠氮化钠爆发、氮气释放。

Sodium Diacetate 二醋酸钠

Diacetato de sodio; E262. Sodium hydrogen diacetate.

Диацетат Натрия

$CH_3COONa,CH_3COOH(+xH_2O)$.

CAS — 126-96-5 (anhydrous sodium diacetate).

UNII — 26WJH3CS0B.

简介

二醋酸钠是食品保存剂，尤其是添加到面包中，抑制真菌和成型微生物的生长。

Sodium Formaldehyde Sulfoxylate 甲醛次硫酸钠

Formaldehído sulfoxilato sódico; Natrii Formaldehydosulfoxylas; Sodium Formaldehyde Sulphoxylate; Sodu formaldehydosulfoksylan. Sodium hydroxymethanesulphinate dihydrate.

Натрия Формальдегидсульфоксилат

$CH_3NaO_3S,2H_2O$ = 154.1.

CAS — 149-44-0 (anhydrous sodium formaldehyde sulfoxylate); 6035-47-8 (sodium formaldehyde sulfoxylate, dihydrate).

UNII — X4ZGP7K714.

Pharmacopoeias. In *Pol.* Also in *USNF.*

USNF 28 (Sodium Formaldehyde Sulfoxylate) 白色结晶或白色的硬块，有类似大蒜臭。溶于水（1∶3.4），溶于乙醇（1∶5），溶于氯仿（1∶75），溶于乙醚（1∶180）；微溶于苯。2%水溶液的 pH 值为 9.5～10.5。15～30℃温度下贮藏。避光。

简介

甲醛次硫酸钠有抗氧化作用，为药物制剂的保存剂。用于治疗急性汞中毒（第2278页）。

Sodium Hypochlorite 次氯酸钠

Hipoclorito sódico; Lejía.

Гипохлорит Натрия

$NaOCl,5H_2O$ = 164.5.

CAS — 7681-52-9.

ATC — D08AX07.

ATC Vet — QD08AX07.

UNII — DY38VHM5OD.

注：术语"液态氯"用于次氯酸钠溶液。不能和压缩氯气混淆（第1562页），后者也呈液态，而且所表示的意思相似。

Pharmacopoeias. *Br., Fr.,* and *US* include sodium hypochlorite solutions.

BP 2010 (Dilute Sodium Hypochlorite Solution) 含有 1%有效氯。贮藏温度不超过 20℃，远离酸。避光。

BP 2010 (Strong Sodium Hypochlorite Solution) 含有

不少于8%的有效氯。应用前宜稀释。贮藏温度不超过20℃，远离酸。避光。

USP 33（Sodium Hypochlorite Solution） 含有4%～6%（质量分数）的无水次氯酸钠。伤口不宜应用。贮藏于密闭容器中。避光。

USP 33（Sodium Hypochlorite Topical Solution） 含有不少于0.025%次氯酸钠。贮藏于密闭容器中。避光。

配伍禁忌 有机材料存在时，次氯酸的抗菌活性将迅速降低。尽管次氯酸在碱性pH中稳定，但是其活性与pH相关，在酸性pH中活性升高。

次氯酸钠溶液不能与浓酸和氨水混合，后继的反应分别释放出氯气和氯胺T钠气体。

稳定性 pH升高，次氯酸钠溶液稳定；pH值为10或更大时溶液最稳定[1]。稳定性研究表明，能提供0.04%～0.12%"有效氯"的溶液，室温下可以在棕色玻璃瓶贮藏23个月[2]。

1. Bloomfield SF, Sizer TJ. Eusol BPC and other hypochlorite formulations used in hospitals. *Pharm J* 1985; **235:** 153–5 and 157.
2. Fabian TM, Walker SE. Stability of sodium hypochlorite solutions. *Am J Hosp Pharm* 1982; **39:** 1016–17.

不良反应

次氯酸盐溶液与胃液和胃酸接触后会释放出次氯酸。大多数患者摄入次氯酸盐仅为轻微的胃肠刺激。但是，摄入少量浓度为3%～5%的次氯酸盐溶液会出现口咽刺激症状、口和喉的灼热感以及渴感。也会发生恶心、呕吐和呕血。摄入大量溶液或者更浓的溶液会出现刺激症状和黏膜的腐蚀，伴随有胸部和腹部疼痛和压痛、呕吐、呕血、水样腹泻，有时会出现黑便。摄入超大量溶液时，会出现罕见的高钠血症、高氯血症、低血压以及精神状态的改变。重症患者表现为溃疡、食管或胃穿孔、甚至出血和休克。

吸入烟雾对眼、鼻和呼吸道有刺激性。进一步发展会出现咽喉痛、咳嗽、支气管收缩、头痛、共济失调和意识错乱。重症患者，由于喉头水肿可引起呼吸困难和喘鸣、呼吸急促、哮鸣、缺氧、发绀、肺炎和肺水肿。

次氯酸盐溶液对皮肤有刺激性，有过敏性接触性皮炎的报道。次氯酸盐溶液溅入眼会引起碱性烧伤。

1. Racioppi F, *et al.* Household bleaches based on sodium hypochlorite: review of acute toxicology and Poison Control Center experience. *Food Chem Toxicol* 1994; **32:** 845–61.

对血液的影响 1名患有G6PD缺乏症的儿童，在含有高浓度次氯酸盐溶液的室内泳池游泳4h后，出现急性溶血危象[1]。

1. Ong SJ, Kearney B. Local swimming pool and G-6-PD deficiency. *Med J Aust* 1994; **161:** 226–7.

对伤口愈合的影响 次氯酸盐溶液对创伤愈合的不良反应，见下文**用途和用法**的**消毒**项下*伤口*。

混合清洁剂的毒性 家用清洁剂漂白粉（5.25%的次氯酸盐溶液）和4%的磷酸（第2308页）混合会产生氯气和水。氯与水反应生成盐酸和次氯酸。有报道[1]，患者和医务人员偶然接触以上两种清洁剂混合产生的氯气。他们出现短暂的疾病，表现为典型的氯气中毒症状，出现眼、鼻和咽喉的刺激、头痛、头晕、恶心、咳嗽、胸痛和胸部紧缩感。其中1名患者还出现急性重症哮喘。

当含有次氯酸钠的普通家用清洁剂和氨水（第2178页）混合，会生成氯胺T钠气体。吸入此气体，呼吸道的水分和氯胺T钠气体发生反应，释放出氨、盐酸和氧自由基。很多病例报道了吸入这些气体而产生的症状。一项为期12个月的调查[2]，涉及报告至地方毒物信息中心的216名患者，这些患者因为混合清洁剂而接触氯胺T钠气体，结果发现仅有1名患者，由于事先患有呼吸道感染而须入院进行呼吸抑制的治疗。最常见的症状是咳嗽和呼吸急促，其他的症状与伴随接触的氯气相关（第1562页）。大多数（200）患者的症状在6h内消失，145名患者在家里处置，而71名患者被建议做进一步的医疗处理。62名患者给予吸氧，9名患者给予支气管扩张药，3名患者给予皮质激素治疗。类似的症状报道[3]两组36名战士，由于混合次氯酸钠和含清洁剂的氨水而接触氯胺T钠气体。仅有2名战士由于持续的呼吸道症状而须入院治疗，其中1名必须重症监护几天。另一则报道[4]，1名53岁的健康妇女，接触了相似的氯胺T钠气体后，出现进行性肺炎导致的呼吸急促，不得不紧急气管切开。

1. CDC. Epidemiologic notes and reports: chlorine gas toxicity from mixture of bleach with other cleaning products—California. *MMWR* 1991; **40:** 619–21, 627–9. Corrections. *ibid.*; 646, 819.
2. Mrvos R, *et al.* Home exposures to chlorine/chloramine gas: review of 216 cases. *South Med J* 1993; **86:** 654–7.
3. Pascuzzi TA, Storrow AB. Mass casualties from acute inhalation of chloramine gas. *Mil Med* 1998; **163:** 102–4.
4. Tanen DA, *et al.* Severe lung injury after exposure to chloramine gas from household cleaners. *N Engl J Med* 1999; **341:** 848–9.

在根管冲洗法中的毒性 有篇病例观察报道[1]，在根管冲洗法中无意地把次氯酸钠注入牙尖周组织，结果大多数患者立即出现剧痛和周围软组织肿胀，很可能扩散至注射一侧的脸部、上唇和眶下区。其他的症状还有根管出血，伴随皮肤和黏膜出血的间歇性渗血、氯的气味、咽喉刺激以及可逆的感觉缺失和感觉异常。

1. Hülsmann M, Hahn W. Complications during root canal irrigation—literature review and case reports. *Int Endod J* 2000; **33:** 186–93.

不良反应的处置

如摄入次氯酸钠溶液，应针对症状给予处理，必须以水、牛奶或其他缓和剂给予稀释；有的主张同服抗酸药，但看法不一。如果不慎溅在皮肤上或眼内，推荐用大量的水冲洗。

中毒 有位患者偶然静脉输注1%的次氯酸钠溶液150ml，出现心率减慢、轻低血压、呼吸频率加快。心率减慢持续了3天，但其他体征经过系统治疗后才恢复正常[1]。

1. Marroni M, Menichetti F. Accidental intravenous infusion of sodium hypochlorite. *DICP Ann Pharmacother* 1991; **25:** 1008–9.

注意事项

次氯酸盐局部应用会溶解血凝块、引起出血。

用途和用法

次氯酸钠是含氯的消毒剂和防腐剂，作用短暂和迅速（见第1562页）。次氯酸钠五水合物含有43%的"有效氯"（见第1563页）；无水次氯酸钠含有95%的"有效氯"。次氯酸钠的粉末和溶液通常用于硬表面（见第1548页**Creutzfeldt-Jakob病的消毒**，第1549页**肝炎和HIV感染的消毒**）、制造食品和奶产品的设备、喂食婴儿的奶瓶、排泄物和水的快速消毒（第1549页）。家用漂白剂的溶液最高含5%的次氯酸盐。只有含0.5%"有效氯"的稀释液才适合于皮肤和伤口（见**伤口的消毒**，第1550页）应用。浓度为0.5%～5.25%的次氯酸钠溶液，用于牙科根管冲洗。

用于次氯酸盐的溶液有Labarraque溶液（含次氯酸钠和碱）、Eau de Javel溶液（含次氯酸钠和次氯酸钾）。

消毒 *器械* 注射器及针头不能用化学法消毒。但是，在消毒设备缺乏的情况下，提倡用次氯酸盐清洗注射器材，以减少麻药成瘾者因为重复使用注射器材而导致HIV传播的风险[1]。有报道，使用家用漂白剂的浓溶液（含5%的次氯酸钠，2%的"有效氯"）能够清洗麻药成瘾者的注射器材；必须保证清洗时间30s以上[1,2]。而用漂白剂1∶10的稀释液，即使5min也无效[2]。虽然用水冲洗，极少量的次氯酸盐和微血块仍有可能残留在洗净的注射器材里。游离氯是强力的氧化剂，低浓度能增强体内的组织炎症反应，以及促进体外试验的HIV-1复制。有些研究者认为，由于残留漂白剂的传染，使得麻药成瘾者，因为共用漂白剂清洗血液污染的注射器，而感染HIV-1的可能性增加；但是，这种说法未得到流行病学的证据支持[3]。

1. Donoghoe MC, Power R. Household bleach as disinfectant for use by injecting drug users. *Lancet* 1993; **341:** 1658.
2. Watters JK, *et al.* Household bleach as disinfectant for use by injecting drug users. *Lancet* 1993; **342:** 742–3.
3. Contoreggi C, *et al.* Effects of varying concentrations of bleach on in vitro HIV-1 replication and the relevance to injection drug use. *Intervirology* 2000; **43:** 1–5.

蠕虫 3.75%的次氯酸钠水溶液（或者更高浓度）是*棘球绦虫属*的有效的杀卵剂，用于硬表面、玻璃器皿和洗涤槽消毒[1]。

1. Craig PS, Macpherson CNL. Sodium hypochlorite as an ovicide for Echinococcus. *Ann Trop Med Parasitol* 1988; **82:** 211–13.

伤口 现在普遍认为，次氯酸盐溶液用于伤口（第1511页）处理时刺激性太强。研究表明，如果重复用于开放伤口会延缓伤口愈合[1,2]。有人建议用于烧伤（第1505页）和坏死的慢性创口清创[3]，而且认为其益处是可以清除由于表面细胞层损坏剥离而产生的坏死组织[4]，或者清除由于湿敷料而产生的水化组织[5]。而且，有些烧伤病房发现含次氯酸盐的Dakin溶液（见**含氯石灰**，第1562页）促进伤口的愈合作用比其他的抗菌类药物强[6]。

也可参见第1550页。

1. Thomas S, Hay NP. Wound healing. *Pharm J* 1985; **235:** 206.
2. Lineweaver W, *et al.* Topical antimicrobial toxicity. *Arch Surg* 1985; **120:** 267–70.
3. Leaper DJ. Eusol. *BMJ* 1992; **304:** 930–1.
4. Anonymous. Local applications to wounds—I: cleansers, antibacterials, debriders. *Drug Ther Bull* 1991; **29:** 93–5.
5. Thomas S. Milton and the treatment of burns. *Pharm J* 1986; **236:** 128–9.
6. Murphy KD, *et al.* Current pharmacotherapy for the treatment of severe burns. *Expert Opin Pharmacother* 2003; **4:** 369–84.

制剂

BP 2010: Dilute Sodium Hypochlorite Solution; Strong Sodium Hypochlorite Solution;
USP 33: Sodium Hypochlorite Solution; Sodium Hypochlorite Topical Solution.

专利制剂

Austral.: Milton; ***Belg.:*** Dakincooper; ***Braz.:*** Liquido de Dakin†; ***Canad.:*** Advance 12A; Basic 12; Dakin's Solution; Exsept; Hygeol; ***Fr.:*** Dakin; ***Israel:*** Chlorasol; ***Ital.:*** Amukine Med; Milton; ***Singapore:*** Milton Anti-Bacterial†; ***UK:*** Milton.

多组分制剂 ***Fr.:*** Amukine; ***Gr.:*** Amuchina; ***Switz.:*** Amuchina Med†.

Sodium Nitrate 硝酸钠

E251; Natrii Nitras; Natrium Nitricum; Nitrato sódico; Sodu azotan.

Нитрат Натрия

$NaNO_3$ = 84.99.

CAS — 7631-99-4.

UNII — 8M4L3H2ZVZ.

注：粗硝酸钠被称为智利硝石（Chile Saltpetre）（Nitrato de Chile；Nitro de Chile；Salitre Chileno）。

简介

硝酸钠与硝酸钾（第1581页）的作用相似，用作食品特别是肉类产品的保存剂。

粗硝酸钠也用作消毒剂。

管理 硝酸钠是非法爆炸物和烟火的原料，供给时需小心。

中毒 有报道[1]，3名患者食用误以硝酸钠和亚硝酸钠混合物，而不是硝酸钾（硝石）为保存剂的腊肠后，出现发绀和正铁血红蛋白血症。硝石是食品制造业中添加的含钾和钠保存剂的通称。

1. Kennedy N, *et al.* Faulty sausage production causing methaemoglobinaemia. *Arch Dis Child* 1997; **76:** 367–8.

制剂

顺势疗法制剂 ***Fr.:*** Aesculus Complexe No 103; Mercur Sol Complexe No 39; ***Ger.:*** Rheuma-Pasc.

Sodium Perborate Monohydrate（*USAN*）高硼酸钠单水化合物

Натрия Перборат Моногидрат

$NaBO_3,H_2O$ = 99.81.

CAS — 7632-04-4 (anhydrous sodium perborate); 10332-33-9 (sodium perborate monohydrate).

ATC — A01AB19.

ATC Vet — QA01AB19.

UNII — Y9UKD0XE6F.

O=B(=O)–O⁻ Na⁺

(anhydrous)

Sodium Perborate 高硼酸钠

Natrii perboras; Natrio perboratas; Natriumperboraatti; Natriumperborat; Nátrium-perborát; Perborato sódico; Perboritan sodný; Sod. Perbor.; Sodium, perborate de; Sodium Perborate Tetrahydrate.

Натрия Перборат

$NaBO_3,4H_2O$ = 153.9.

CAS — 10042-94-1.

ATC — A01AB19.

ATC Vet — QA01AB19.

UNII — Y52BK1W96C.

Pharmacopoeias. In *Eur.* (see p.vii).

Ph. Eur. 6.8（Sodium Perborate, Hydrated; Sodium Perborate BP 2010） 无色的棱状结晶体，或白色或几乎白色的粉末，稳定的晶体形式。略溶于水，缓慢分解。溶于稀释的无机酸。贮藏于密闭容器中。

不良反应

频繁使用含高硼酸钠的牙粉会引起发疱和水肿。也有舌乳头肥大的报道。吞咽高硼酸钠的效应类似于硼酸（第2193页）。

用途和用法

高硼酸钠是温和的消毒剂和除臭剂。高硼酸钠与氧化性物质接触很容易释放出氧气，其水溶液用途类似于稀的过氧化氢。

高硼酸钠用于洁白牙齿，与碳酸钙一起，也是牙粉的成分。新鲜配制的溶液用作漱口剂。

也用高硼酸钠单水化合物。

制剂

专利制剂

Arg.: Hifamonil; **Canad.:** Amosan; **Fr.:** Nettoyant Essilor; **India:** Steradent; **Irl.:** Bocasan†; **Neth.:** Bocasan; **USA:** Amosan.

多组分制剂　**Austral.:** Amosan; **Belg.:** Amosan†; **Braz.:** Angino-tricin; Malvatricin Branqueador; Oticerim; **Fr.:** Bactident; Hydralin†; **Hong Kong:** Hydralin; **Spain:** Lema C; **Switz.:** Saltrates Rodell†; **USA:** Trichotine; **Venez.:** Novafix.

Sodium Percarbonate 过碳酸钠

Percarbonato sódico; Sodium Carbonate Peroxide.

Надуглекислый Натрий; Перкарбонат Натрия

$Na_2CO_3,1\frac{1}{2}H_2O_2$ = 157.0.

CAS — 15630-89-4.

简介

过碳酸钠用途类似于高硼酸钠（见上文）。

制剂

多组分制剂　**Austral.:** Ascoxal†; **Mex.:** Ascoxal†; **Swed.:** Ascoxal†; **Switz.:** Desaquick forte†.

Sorbates 山梨酸盐

Sorbatos.

Сорбаты

Sorbic Acid 山梨酸

Acide sorbique; Acidum sorbicum; E200; Kwas sorbowy; Kyselina sorbová; Sórbico, ácido; Sorbiinihappo; Sorbinsyra; Sorbo rūgštis; Szorbinsav. (E,E)-Hexa-2,4-dienoic acid.

Сорбиновая Кислота

$C_6H_8O_2$ = 112.1.

CAS — 22500-92-1.

UNII — X045WJ989B.

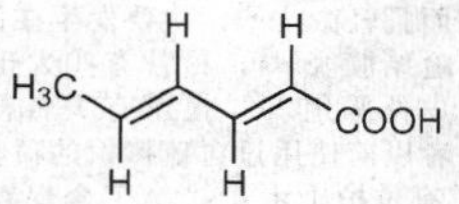

Pharmacopoeias. In *Chin.* and *Eur.* (see p.vii). Also in *USNF.*

Ph. Eur. 6.8（Sorbic Acid）　白色或几乎白色，晶状粉末。微溶于水；易溶于乙醇。避光。

USNF 28（Sorbic Acid）　具有良好流动性的白色晶状粉末，有特征性臭。溶于水（1：1000），溶于乙醇（1：10），溶于无水乙醇（1：8），溶于氯仿（1：15），溶于乙醚（1：30），溶于甲醇（1：8），溶于丙二醇（1：19）。40℃以下，贮藏于密闭容器中。避光。

配伍禁忌　山梨酸的配伍禁忌在下文山梨酸钾项下详述。

Potassium Sorbate 山梨酸钾

E202; Kalii sorbas; Kalio sorbatas; Kaliumsorbaatti; Kaliumsorbat; Kalium-sorbát; Kálium-szorbát; Potassium, sorbate de; Sorbato potásico. Potassium (E,E)-hexa-2,4-dienoate.

Сорбат Калия

$C_6H_7KO_2$ = 150.2.

CAS — 590-00-1; 24634-61-5.

UNII — 1VPU26JZZ4.

Pharmacopoeias. In *Eur.* (see p.vii). Also in *USNF.*

Ph. Eur. 6.8（Potassium Sorbate）　白色或几乎白色的颗粒或粉末。极易溶于水；微溶于乙醇。避光。

USNF 28（Potassium Sorbate）　白色的晶体或粉末，有特征性臭。溶于水（1：4.5），溶于乙醇（1：35），溶于氯仿和溶于乙醚（<1：1000）。40℃以下，贮藏于密闭容器中。避光。

配伍禁忌　山梨酸钾能被氧化灭活，在某种程度上能被非离子表面活性剂和塑料灭活。pH 值升高，山梨酸活性降低[1]。

1. Cook W, *et al.* Sorbic acid. In: Rowe RC, *et al.*, eds. *Handbook of pharmaceutical excipients.* 6th ed. London and Chicago: The Pharmaceutical Press and the American Pharmaceutical Association, 2009: 672–5.

不良反应和注意事项

山梨酸有刺激性，会引起接触性皮炎。

超敏反应　山梨酸钾和山梨酸的变态性皮肤反应[1]和非变态性刺激反应[2,3]的参考文献如下。

1. Saihan EM, Harman RRM. Contact sensitivity to sorbic acid in 'Unguentum Merck'. *Br J Dermatol* 1978; **99:** 583–4.
2. Soschin D, Leyden JJ. Sorbic acid-induced erythema and edema. *J Am Acad Dermatol* 1986; **14:** 234–41.
3. Fisher AA. Erythema limited to the face due to sorbic acid. *Cutis* 1987; **40:** 395–7.

用途

山梨酸钾和山梨酸有抗真菌作用，抗菌谱窄和抗菌活性低。在 pH 值大于 6 时相对无抗菌活性。用于药物制剂中的保存剂（浓度为 0.2%）以及肠内服药剂、食品和化妆品中的保存剂。

制剂

多组分制剂　**Austral.:** Caprilate; **Ger.:** Klysma Sorbit†; Saseem; **Ital.:** Evasen Dischetti; Evasen Liquido; **Mex.:** Adapettes; **UK:** Feminesse; Relaxit; **USA:** Clear Eyes Contact Lens Relief; **Venez.:** Saxacid.

Sulfites and Sulfur Dioxide 亚硫酸盐和二氧化硫

Sulfitos y dióxido de azufre.

Potassium Bisulfite 亚硫酸氢钾

Bisulfito potásico; E228; Potassium Bisulphite; Potassium Hydrogen Sulphite.

Бисульфит Калия; Гидросульфит Калия

$KHSO_3$ = 120.2.

CAS — 7773-03-7.

UNII — QJK5LO891P.

Potassium Metabisulfite 焦亚硫酸钾

Dipotassium Pyrosulphite; Disiřičitan draselný; E224; Kalii Disulfis; Kalii metabisulfis; Kalio metabisulfitas; Kaliummetabisulfiitti; Kaliummetabisulfit; Metabisulfito potásico; Potassium, métabisulfite de; Potassium Metabisulphite; Potassium Pyrosulphite; Potasu pirosiarczyn.

Пиросульфит Калия

$K_2S_2O_5$ = 222.3.

CAS — 16731-55-8.

UNII — 65OE787Q7W.

Pharmacopoeias. In *Eur.* (see p.vii). Also in *USNF.*

Ph. Eur. 6.8（Potassium Metabisulphite）　白色或几乎白色的粉末，或无色结晶。易溶于水；微溶于乙醇。5%水溶液的 pH 值为 3.0～4.5。贮藏于密闭容器中。避光。

USNF 28（Potassium Metabisulfite）　白色或无色，有良好流动性的晶体，结晶性粉末或颗粒，通常有二氧化硫臭。在空气中会逐渐氧化成硫酸盐。溶于水；不溶于乙醇。基溶液石蕊试纸呈酸性。贮藏于密封良好的密闭容器，温度不超过 40℃。

配伍禁忌和稳定性　亚硫酸盐的配伍禁忌和稳定性在下文二氧化硫项下详述。

Sodium Bisulfite 亚硫酸氢钠

Bisulfito sódico; E222; Sodium Bisulphite; Sodium Hydrogen Sulphite.

Гидросульфит Натрия

$NaHSO_3$ = 104.1.

CAS — 7631-90-5.

UNII — TZX5469Z6I.

Pharmacopoeias. In *Chin.* and *Jpn*, described in both as consisting of a mixture of sodium bisulfite and sodium metabisulfite.

Sodium Metabisulfite 焦亚硫酸钠

Disiřičitan sodný; Disodium Pyrosulphite; E223; Metabisulfito sódico; Natrii Disulfis; Natrii metabisulfis; Natrii Pyrosulfis; Natrio metabisulfitas; Nátrium-diszulfit; Natriummetabisulfiitti; Natrium-metabisulfit; Sodium Disulphite; Sodium, métabisulfite de; Sodium Metabisulphite; Sodium Pyrosulphite; Sodu pirosiarczyn.

Пиросульфит Натрия

$Na_2S_2O_5$ = 190.1.

CAS — 7681-57-4.

UNII — 4VON5FNS3C.

Pharmacopoeias. In *Chin.*, *Eur.* (see p.vii), and *Jpn.* Also in *USNF.*

Ph. Eur. 6.8（Sodium Metabisulphite）　无色结晶，白色或几乎白色的晶状粉末。易溶于水；微溶于乙醇。5%水溶液的 pH 值为 3.5～5.0，避光。

USNF 28（Sodium Metabisulfite）　白色结晶，或白黄色的晶状粉末，有二氧化硫臭。易溶于水和甘油；微溶于乙醇。贮藏于密封良好的密闭容器，温度不超过 40℃。

配伍禁忌和稳定性　亚硫酸盐的配伍禁忌和稳定性在下文二氧化硫项下详述。

Sodium Sulfite 亚硫酸钠

Anhydrous Sodium Sulphite; E221; Exsiccated Sodium Sulphite; Natrii Sulfis; Natrii sulfis anhydricus; Natrii Sulfis Siccatus; Natrii Sulphis; Natrio sulfitas, bevandenis; Natriumsulfiitti, vedetön; Natriumsulfit, vattenfritt; Siřičitan sodný; Sodium (sulfite de) anhydre; Sodium Sulphite; Sodu siarczyn; Sulfito sódico; Vízmentes nátrium-szulfit.

Сульфит Натрия

Na_2SO_3 = 126.0.

CAS — 7757-83-7.

UNII — VTK01UQK3G.

Pharmacopoeias. In *Chin.*, *Eur.* (see p.vii), and *Jpn.* Also in *USNF.*

Eur. also includes the heptahydrate.

Ph. Eur. 6.8（Sodium Sulphite, Anhydrous; Natri Sulfis Anhydricus）　白色或几乎白色粉末。易溶于水；极微溶于乙醇。贮藏于密闭容器中。

Ph. Eur. 6.8（Sodium Sulphite, Anhydrous; Natri Sulfis Anhydricus）　无色晶体。易溶于水；极微溶于乙醇。

USNF 28（Sodium Sulfite）　无色晶体。易溶于水；极微溶于乙醇。贮藏于密闭容器中。

配伍禁忌和稳定性　亚硫酸盐的配伍禁忌和稳定性在下文二氧化硫项下详述。

Sulfur Dioxide 二氧化硫

Anhídrido sulfuroso; Dióxido de azufre; E220; Kükürt Dioksit; Siarki dwutlenek; Sulphur Dioxide.

Диоксид Серы

SO_2 = 64.06.

CAS — 7446-09-5.

UNII — 0UZA3422Q4.

Pharmacopoeias. In *USNF.*

USNF 28（Sulfur Dioxide）　无色不可燃的气体，浓烈窒息性臭，像燃烧的硫黄味。在减压下迅速浓缩成无色的液体，沸点 −10℃，每毫升的重量大约 1.5g。在 20℃、标准压力下，溶于水［36：1（体积分数）］，溶于乙醇［114：1（体积分数）］。可溶于氯仿和乙醚。气缸内贮藏。通常在减压下液态包装。

配伍禁忌和稳定性　亚硫酸盐抗氧化剂能与拟交感神经药（如肾上腺素）反应并灭活后者[1]。在应用亚硫酸盐时，须采取适当的措施预防此类反应。顺铂是另一个能被亚硫酸盐灭活的化合物[2]。硝酸苯汞可以被灭活，也可以增强活性[3,4]。亚硫酸盐能与氯霉素反应[1]。含亚硫酸盐的氨基酸溶液暴露于日光下会生成过氧化氢[5]。食品中含有亚硫酸盐时有特殊臭，而且会使得维生素 B_1 含量减少[6]。空气和湿度会影响亚硫酸盐的稳定性[7]，而 pH 值很低时会使其分解[7]。橡皮塞能吸附亚硫酸盐[8]。

1. Higuchi T, Schroeter LC. Reactivity of bisulfite with a number of pharmaceuticals. *J Am Pharm Assoc (Sci)* 1959; **48:** 535–40.
2. Garren KW, Repta AJ. Incompatibility of cisplatin and Reglan Injectable. *Int J Pharmaceutics* 1985; **24:** 91–9.
3. Richards RME, Reary JME. Changes in antibacterial activity of thiomersal and PMN on autoclaving with certain adjuvants. *J Pharm Pharmacol* 1972; **24** (suppl): 84P–89P.
4. Collins AJ, *et al.* Incompatibility of phenylmercuric acetate with sodium metabisulphite in eye drop formulations. *J Pharm Pharmacol* 1985; **37** (suppl): 123P.
5. Brawley V, *et al.* Effect of sodium metabisulfite on hydrogen peroxide production in light-exposed pediatric parenteral amino acid solutions. *Am J Health-Syst Pharm* 1998; **55:** 1288–92.
6. FAO/WHO. Evaluation of the toxicity of a number of antimicrobials and antioxidants: sixth report of the joint FAO/WHO expert committee on food additives. *WHO Tech Rep Ser 228* 1962. Also available at: http://libdoc.who.int/trs/WHO_TRS_228.pdf (accessed 25/06/10)
7. Kabir MA, Reo JP. Sodium metabisulfite. In: Rowe RC, *et al.* eds. *Handbook of pharmaceutical excipients.* 6th ed. London and Chicago: The Pharmaceutical Press, and the American Pharmaceutical Association 2009: 654–6.
8. Schroeter LC. Sulfurous acid salts as pharmaceutical antioxidants. *J Pharm Sci* 1961; **50:** 891–901.

不良反应和注意事项

摄入亚硫酸钠和其他亚硫酸盐，会释放出亚硫酸，引起胃刺激。大剂量亚硫酸盐会引起胃肠不适、呼吸和循环衰竭以及CNS功能紊乱。

浓亚硫酸盐溶液对皮肤和黏膜有刺激性。二氧化硫对眼、皮肤和黏膜的刺激性非常强。二氧化硫吸入会刺激呼吸道，导致支气管收缩和肺水肿；极高浓度会致呼吸停止和窒息。接触液态二氧化硫会引起酸烧伤。

变态反应包括过敏反应和死亡，均有报道。

超敏反应 超敏反应包括支气管痉挛、过敏反应以及死亡，均有报道，特别是有哮喘史或特应性变态反应史的患者，食用以亚硫酸盐为保存剂的食物后更易发生[1]。这些反应使得FDA做出规定，限制了亚硫酸盐的应用[2]。有亚硫酸盐在医疗应用中不良反应的病例报道[3~9]；此类报道数量很少，而且由于在某些病例中没有其他更合适的选择能代替亚硫酸盐，因而FDA没有像限制其在食品中的应用那样限制其在药物中的应用[2]。而且普遍认为，虽然治疗过敏反应的推荐药物肾上腺素本身含有亚硫酸盐，但肾上腺素制剂不会妨碍治疗亚硫酸盐过敏反应的患者[2]。

1. Anonymous. Sulfites in drugs and food. *Med Lett Drugs Ther* 1986; **28:** 74–5.
2. Anonymous. Warning for prescription drugs containing sulfites. *FDA Drug Bull* 1987; **17:** 2–3.
3. Baker GJ, *et al.* Bronchospasm induced by metabisulphite-containing foods and drugs. *Med J Aust* 1981; **ii:** 614–17.
4. Twarog FJ, Leung DYM. Anaphylaxis to a component of isoetharine (sodium bisulfite). *JAMA* 1982; **248:** 2030–1.
5. Koepke JW, *et al.* Dose-dependent bronchospasm from sulfites in isoetharine. *JAMA* 1984; **251:** 2982–3.
6. Mikolich DJ, McCloskey WW. Suspected gentamicin allergy could be sulfite sensitivity. *Clin Pharm* 1988; **7:** 269.
7. Deziel-Evans LM, Hussey WC. Possible sulfite sensitivity with gentamicin infusion. *DICP Ann Pharmacother* 1989; **23:** 1032–3.
8. Campbell JR, *et al.* Allergic response to metabisulfite in lidocaine anesthetic solution. *Anesth Prog* 2001; **48:** 21–6.
9. Riemersma WA, *et al.* Type IV hypersensitivity to sodium metabisulfite in local anaesthetic. *Contact Dermatitis* 2004; **51:** 148.

药动学

亚硫酸盐和焦亚硫酸氢盐在体内被氧化成硫酸盐，从尿中排泄。亚硫酸和二氧化硫在体内也被转化为硫酸盐。

用途

二氧化硫以及能生成二氧化硫的亚硫酸盐和亚硫酸，都是强还原剂，用于抗氧化。药物制剂中的亚硫酸盐浓度范围为0.01%～1.0%。在更高浓度和酸性pH环境下，二氧化硫和亚硫酸盐表现出抗菌活性。

二氧化硫和亚硫酸盐用于食品工业的抗氧化剂、抗菌性保存剂和抗褐变剂。在葡萄酒酿造工艺中，焦亚硫酸钠片通称Campden片。如果制品中亚硫酸盐的浓度超过500mg/kg，就会出现令人极不舒服的臭。食品中使用亚硫酸盐，有诱发严重变态反应的风险，值得关注（见上文**超敏反应**）。

制剂

多组分制剂 ***Thai.:*** Peritoneal Lactate.

Tar Acids 焦油酸

Alquitrán, ácidos de.

性状 焦油酸是从煤焦油或石油组分中蒸馏得到的酚类物质。煤焦油是沸点最低的组分，在188～205℃蒸馏，获得甲酚异构体的混合物。沸点中等的组分，称为“煤酚”，在205～230℃蒸馏，获得甲酚和二甲酚。“高沸点的焦油酸”，在230～290℃蒸馏，主要获得苯酚的烃基同系物、萘和其他的烃。甲酚在第1565页详述。

- **黑色液体**是煤焦油溶液的同系，或从石油中分离得到的类似的酸，或者是它们的混合物，含有或不含有烃以及含有适当的乳化剂。
- **白色液体**是分散良好的煤焦油酸乳剂，或者是从石油中分离得到的类似的酸，或者是它们的混合物，含有或不含有烃。
- **改良的黑色液体**和**改良的白色液体**可以含有其他的活性成分，作为添加剂，但是如果需要加入添加剂，必须标明类型和数量。

不良反应和处置

参见**苯酚**，第1579页。

焦油酸通常对皮肤有强刺激性和腐蚀性，稀释液供消毒用。

中毒 有报道，1名59岁的男性吞食大约250ml含二甲酚的消毒剂（91%异丙醇医院消毒剂）后，引起致命性的自杀性中毒[1]。

1. Watson ID, *et al.* Fatal xylenol self-poisoning. *Postgrad Med J* 1986; **62:** 411–12.

用途

焦油酸是煤焦油中的酚类组分，广泛用于各种液体制剂。这些制剂用于家用和消毒，具有不同活性。

消毒液体中的烃类常用于增强焦油酸的活性，还能减少苯酚的结晶。

Tertiary Butylhydroquinone 叔丁基氢醌

Butilhidroquinona terciaria; TBHQ. 2-*tert*-butylhydroquinone.

Третичного Бутилгидрохинона

$C_{10}H_{14}O_2$ = 166.2.

CAS — 1948-33-0.

UNII — C12674942B.

简介

叔丁基氢醌是抗氧化剂，用于食品的保存。叔丁基氢醌有部分抗菌活性。

Tetrabromocresol 四溴甲酚

3,4,5,6-Tetrabromo-*o*-cresol.

3,4,5,6-Тетрабром-о-крезол

$C_7H_4Br_4O$ = 423.7.

CAS — 576-55-6.

简介

四溴甲酚是溴化的酚类防腐剂。四溴甲酚用于手的消毒，以及添加在治疗皮肤和腋臭真菌感染的局部制剂中。

制剂

多组分制剂 ***Austral.:*** Pedoz.

Tetraglycine Hydroperiodide 高碘甘氨酸

Tetraglicina, hidroperioduro de.

Гидропериодид Тетраглицина

$C_{16}H_{42}I_7N_8O_{16}$ = 1490.9.

CAS — 7097-60-1.

简介

高碘甘氨酸是以碘为基础的消毒剂，用于饮用水的紧急消毒（第1549页）。

制剂

专利制剂

UK: Potable Aqua; ***USA:*** Potable Aqua.

Thiomersal (*BAN, rINN*) 硫柳汞

Mercurothiolate; Mercurothiolate Sodique; Sodium Ethyl Mercurithiosalicylate; Thimerosal; Thiomersalate; Thiomersalum; Tiomersaali; Tiomersal; Tiomersalis; Tiomerzál. Sodium (2-carboxyphenylthio)ethylmercury.

Тиомерсал

$C_9H_9HgNaO_2S$ = 404.8.

CAS — 54-64-8.

ATC — D08AK06.

ATC Vet — QD08AK06.

UNII — 2225PI3MOV.

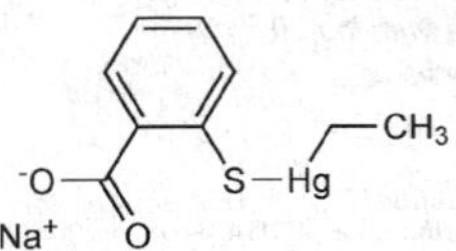

Pharmacopoeias. In *Eur.* (see p.vii) and *US.*

Ph. Eur. 6.8 (Thimerosal) 白色或几乎白色的晶状粉末；易溶于水；略溶于或可溶于乙醇；几乎不溶于二氯甲烷。0.8%水溶液的pH值6.0～8.0。避光。

USP 33 (Thimerosal) 光亮奶油色的晶状粉末，略带臭。溶于水（1∶1），溶于乙醇（1∶12）；几乎不溶于乙醚。1%水溶液的pH值约为6.7。贮藏于密闭容器中。避光。

配伍禁忌 硫柳汞与酸、金属离子和碘不相容。与许多碱作用能形成沉淀。在微量铜离子存在的情况下，硫柳汞溶液的氧化加速。在微酸溶液中，硫柳汞析出，为相应的酸，缓慢分解生成不溶性产物。硼酸、依地酸、硫代硫酸钠、血液或有机物会降低硫柳汞的活性。塑料或包装材料中橡胶会吸收硫柳汞。

1. Richards RME, Reary JME. Changes in antibacterial activity of thiomersal and PMN on autoclaving with certain adjuvants. *J Pharm Pharmacol* 1972; **24** (suppl): 84P–89P.
2. Reader MJ. Influence of isotonic agents on the stability of thimerosal in ophthalmic formulations. *J Pharm Sci* 1984; **73:** 840–1.
3. Morton DJ. EDTA reduces antimicrobial efficacy of thiomersal. *Int J Pharmaceutics* 1985; **23:** 357–8.

不良反应、处置和注意事项

参见汞，第2278页。

偶尔发生超敏反应。有过敏性皮炎的报道。

1. Risher JF, *et al.* Organic mercury compounds: human exposure and its relevance to public health. *Toxicol Ind Health* 2002; **18:** 109–60.

超敏反应 硫柳汞能诱发迟发的（接触性变态反应）和速发的（包括过敏反应和免疫复合物介导的疾病）超敏反应[1]。斑贴试验的平均发生率有差异，加拿大的National Advisory Committee on Immunization报道为16%～18%，而美国的研究中心则报道为8.7%[2]。大多数反应局限而且轻微[1,3]，主要发生在使用部位或眼部制剂引起的睑结膜炎[3]，尽管有些人出现持续性的全身皮炎，或皮炎恶化[1]。报道有1名患者出现急性喉梗阻，该患者以前使用过含硫柳汞的喷雾剂，并对其过敏[4]。报道有位护士由于接触了含保存剂硫柳汞的儿童疫苗，出现了职业的过敏性接触性皮炎[5]。也有报道，接种含硫柳汞的流感疫苗后，出现普遍的斑丘疹[6]。因此认为，主要的过敏原是硫柳汞保存的流感疫苗。尽管有些个体发生了轻度至重度的反应，但斑贴试验阳性的大多数患者能够耐受含硫柳汞的疫苗[1]。如果有确定的硫柳汞过敏反应史，多形性红斑，Stevens-Johnson综合征，或者对硫柳汞任何制剂出现过中毒性表皮坏死松解症，就不能接种含硫柳汞的疫苗。但是，当疫苗中的硫柳汞没有诱发过敏反应时，理论上仍然有发生的危险[1]。

1. National Advisory Committee on Immunization (NACI). Thimerosal: updated statement. *Can Commun Dis Rep* 2007; **33** (ACS-6): 1–13. Also available at: http://www.phac-aspc.gc.ca/publicat/ccdr-rmtc/07pdf/acs33-06.pdf (accessed 29/03/10)
2. Suneja T, Belsito DV. Thimerosal in the detection of clinically relevant allergic contact reactions. *J Am Acad Dermatol* 2001; **45:** 23–7.
3. Wilson LA, *et al.* Delayed hypersensitivity to thiomersal in soft contact lens wearers. *Ophthalmology* 1981; **88:** 804–9.
4. Maibach H. Acute laryngeal obstruction presumed secondary to thiomersal (merthiolate) delayed hypersensitivity. *Contact Dermatitis* 1975; **1:** 221–2.
5. Kiec-Swierczynska M, *et al.* Occupational allergic contact dermatitis due to thimerosal. *Contact Dermatitis* 2003; **48:** 337–8.
6. Lee-Wong M, *et al.* A generalized reaction to thimerosal from an influenza vaccine. *Ann Allergy Asthma Immunol* 2005; **94:** 90–4.

中毒 胃肠外和局部使用硫柳汞，有严重的不良反应。

6名患者由于静脉内注射氯霉素制剂，使得硫柳汞的浓度是常用浓度的1000倍，结果出现中毒（其中5名死亡）[1]。也有静脉使用高剂量的乙肝免疫球蛋白出现汞中毒的报道[2]，该免疫球蛋白的保存剂为硫柳汞，供肝移植后应用。始发症状为偏执狂，然后迅速进展为发音困难、静止性震颤、舞蹈病和肌力减弱以及出血性胃炎。螯合疗法使患者好转。

用于局部防腐的硫柳汞对表皮细胞有毒性[3]。13名脐突出（脐疝）的儿童使用硫柳汞酊治疗，结果10名死亡，由此建议应严格限制有机汞消毒剂或者从医院撤销，因为完整的黏膜能吸收汞[4]。

1 名 44 岁的男性喝下 83mg/kg 含硫柳汞的溶液企图自杀，15min 后本能地出现呕吐[5]。入院时洗胃，给予螯合物。尽管如此，该患者还是并发胃炎、肾衰竭、皮炎、龈炎、谵妄、多发性神经病、呼吸衰竭和昏迷。经过对症治疗，148 天后，除了两只脚趾感觉缺失外，该患者完全恢复。

1. Axton JHM. Six cases of poisoning after a parenteral organic mercurial compound (Merthiolate). *Postgrad Med J* 1972; **48:** 417–21.
2. Lowell JA, *et al.* Mercury poisoning associated with high-dose hepatitis-B immune globulin administration after liver transplantation for chronic hepatitis B. *Liver Transpl Surg* 1996; **2:** 475–8.
3. Anonymous. Topical antiseptics and antibiotics: organic mercurials. *Med Lett Drugs Ther* 1977; **19:** 83.
4. Fagan DG, *et al.* Organ mercury levels in infants with omphaloceles treated with organic mercurial antiseptic. *Arch Dis Child* 1977; **52:** 962–4.
5. Pfab R, *et al.* Clinical course of severe poisoning with thiomersal. *J Toxicol Clin Toxicol* 1996; **34:** 453–60.

疫苗 1999 年[1]，欧洲[2]和美国[3]组织出版指南，推荐疫苗中用硫柳汞保存，从那时开始，对于作为疫苗保存剂的硫柳汞是否为孤独症和神经发育性疾病的可能诱因一直存在争议。争议基于这样一个事实，在免疫接种程序表上的汞在婴儿体内的累积量可能超出推荐的最大量，即由美国政府限定的甲基汞超量。但是，最近的许多研究[4]表明，含硫柳汞的疫苗与神经发育性疾病（如孤独症和语病）之间缺乏相关性。这些发现基于以下事实支持，硫柳汞在体内代谢为乙基汞，后者的药动学特点与甲基汞完全不同。乙基汞迅速排泄，不会在体内蓄积。EMEA 发表了进一步的声明[5]，确认在没有选择的情况下，可以以硫柳汞为保存剂，但必须贴上有关超敏反应的标识。英国的 CSM[6]、美国的 FDA[7]和加拿大的 Advisory Committee on Immunization 也得出类似的结论，对有些疫苗中少量的硫柳汞会引起神经系统不良反应的说法缺乏证据支持；尽管如此，他们赞同使用不含硫柳汞的疫苗会更安全。WHO 声称[9,10]，对于其安全性问题，目前没有令人信服的科学证据，因此建议世界各国的免疫接种程序继续使用含硫柳汞的疫苗，因为其益处要大于理论上的毒性风险。

1. Bigham M, Copes R. Thiomersal in vaccines: balancing the risk of adverse effects with the risk of vaccine-preventable disease. *Drug Safety* 2005; **28:** 89–101.
2. European Agency for the Evaluation of Medicinal Products (EMEA). EMEA public statement on thiomersal containing medicinal products (July 1999). EMEA publication no. 20962/99. Full version: http://www.emea.europa.eu/pdfs/human/press/pus/2096299EN.pdf (accessed 01/03/10)
3. American Academy of Pediatrics, United States Public Health Service. Thimerosal in vaccines: a joint statement of the American Academy of Pediatrics and the Public Health Service. *MMWR* 1999; **48:** 563–5.
4. Parker SK, *et al.* Thimerosal-containing vaccines and autistic spectrum disorder: a critical review of published original data. *Pediatrics* 2004; **114:** 793–804.
5. European Agency for the Evaluation of Medicinal Products (EMEA). EMEA public statement on thiomersal in vaccines for human use—recent evidence supports safety of thiomersal-containing vaccines (March 2004). EMEA publication no. 1194/04. Full version: http://www.emea.europa.eu/pdfs/human/press/pus/119404en.pdf (accessed 01/03/10)
6. CSM/MHRA. Safety of thiomersal-containing vaccines. *Current Problems* 2003; **29:** 9.
7. FDA. Thimerosal in vaccines (updated February 2009). Available at: http://www.fda.gov/BiologicsBloodVaccines/SafetyAvailability/VaccineSafety/ucm096228 (accessed 01/03/10)
8. National Advisory Committee on Immunization (NACI). Thimerosal: updated statement. *Can Commun Dis Rep* 2007; **33** (ACS-6): 1–13. Also available at: http://www.phac-aspc.gc.ca/publicat/ccdr-rmtc/07pdf/acs33-06.pdf (accessed 29/03/10)
9. WHO. Guidelines on regulatory expectations related to the elimination, reduction or replacement of thiomersal in vaccines. *WHO Tech Rep Ser 926* 2004. Available at: http://www.who.int/biologicals/publications/trs/areas/vaccines/thiomersal/Annex%204%20(95-102)TRS926thiomersal.pdf (accessed 01/03/10)
10. WHO. Statement on thiomersal (issued July 2006). Available at: http://www.who.int/vaccine_safety/topics/thiomersal/statement_jul2006/en/index.htm (accessed 01/03/10)

药物相互作用

四环素类 9 位患者使用了含有 0.004%硫柳汞液护理的隐形眼镜，同时口服四环素类后，出现了不同程度的眼部刺激症状。而单独接触的无论是四环素类还是硫柳汞，都没有引起上述反应[1]。

1. Crook TG, Freeman JJ. Reactions induced by the concurrent use of thimerosal and tetracycline. *Am J Optom Physiol Opt* 1983; **60:** 759–61.

用途和用法

硫柳汞是含汞的防腐剂，有抑制细菌和抑制真菌作用，局部应用的浓度通常为 0.1%。硫柳汞分解产生硫柳酸盐和乙基汞，抗菌作用是由于释放乙基汞所致。

浓度 0.001%～0.01%的硫柳汞，是生物产品和药剂中的保存剂。也用作保存液，护理隐形眼镜（第1548页）。

制剂

USP 33: Thimerosal Tincture; Thimerosal Topical Aerosol; Thimerosal Topical Solution.

专利制剂

Arg.: Lithiosan†; Merthiolate; ***Chile:*** Intrasept; ***Mon.:*** Vitaseptol†; ***S.Afr.:*** Merthiolate; Thiomersalate†; ***Thai.:*** Pyrad Thimero Sahakam; ***USA:*** Aeroaid†; Mersol†; ***Venez.:*** Merthiolate.

多组分制剂 ***Spain:*** Proskin; ***Venez.:*** Thimerfesa†.

Thymol 麝香草酚

Acido Timico; Ácido tímico; Isopropylmetacresol; Thymolum; Timol; Timolis; Tymol; Tymoli. 2-Isopropyl-5-methylphenol.

Тимол

$C_{10}H_{14}O$ = 150.2.

CAS — 89-83-8.

ATC Vet — QP53AX22.

UNII — 3J50XA376E.

Pharmacopoeias. In *Eur.* (see p.vii) and *Jpn.* Also in *USNF.*

Ph. Eur. 6.8（Thymol） 无色晶体。熔点为 48～52℃。极微溶于水，极易溶于乙醇；易溶于挥发和不挥发油；略溶于甘油；能溶于碱性氢氧化物稀溶液。避光。

USNF 28（Thymol） 无色，常为大块状的晶体或白色结晶性粉末，芳香族的麝香草臭。熔点为 48～51℃。熔化后在很低温度时保持液态。溶于水（1∶1000），溶于乙醇和氯仿（均为 1∶1），溶于乙醚（1∶1.5），溶于橄榄油（1∶2）；可溶于冰醋酸、不挥发和挥发油。贮藏于密闭容器中。避光。

配伍禁忌 与蛋白结合，会降低麝香草酚的抗菌活性。

不良反应、处置和注意事项

参见**苯酚**，第1579页。

如果摄入，麝香草酚的毒性比苯酚低。麝香草酚对胃黏膜有刺激性。脂肪和乙醇会增加麝香草酚吸收，使其毒性加剧。

超敏反应 对类肝素乳膏接触性变态反应是由于麝香草酚与三嗪衍生物分解产物（两者都成为保存剂）反应而生成变应原的原因[1]。

1. Smeenk G, *et al.* Contact allergy to a reaction product in Hirudoid cream: an example of compound allergy. *Br J Dermatol* 1987; **116:** 223–31.

用途和用法

麝香草酚是酚类防腐剂，有抗细菌和杀真菌活性。麝香草酚的活性比苯酚强，但由于其低水溶性，刺激性和对蛋白的易感性，因而应用受限。麝香草酚主要用在漱口剂类中，起除臭作用，含漱液［如复方麝香草酚甘油（BP 1988）］为 0.05%麝香草酸、10%甘油和着色剂、芳香剂的水溶液，使用前用温水稀释至 4 倍。麝香草酚用于局部治疗皮肤疾病，也可以加入挥发性物质吸入给药，治疗感冒、咳嗽和有关的呼吸系统病症。

0.01%麝香草酚添加在氟烷、三氯乙烯和四氯乙烯中，起抗氧化剂作用。

麝香草酚碘也用于口腔卫生制剂中。

制剂

专利制剂

Canad.: Benefect; ***Ger.:*** Medophyll†; ***S.Afr.:*** Listerine Cool Mint; Listerine Freshburst.

多组分制剂 ***Arg.:*** Fungicida†; Listerine Clasico; Listerine Cool Mint; Listerine Fresh Burst; Manzan; Novobroncol†; Periobacter Prof Avio; Vagicural; ***Austral.:*** SM-33; Vicks Vaporub; ***Austria:*** Alpicort†; Criniton†; DDD; Gingivan†; Kinder Luuf; Luuf Balsam; Pe-Ce; Spasmo Claim; Thrombocid; Wick Vaporub; ***Belg.:*** Borostyrol; Dentophar; Perubore; Vicks Vaporub; ***Braz.:*** Anestesiol†; Angino-Rub; Cloraseptic; Cutisanol; Fluomint; Frixodon†; Gargotan†; Gyrol†; Lenidor†; Passaja†; Relampago†; Salonpas; Tabletes Valda†; Valda†; Vick Vaporub; ***Canad.:*** Antiseptic Mouthwash; Carboseptol; Cresophene; Endomethasone; Faces Antiseptic; Lipsorex Plus; Listerine Antiseptic Tartar Control; Listerine†; Mouthwash Antiseptic & Gargle†; Original Antiseptic Mouthwash; Thermo-Gel; Valda†; Vaporisateur Medicamente†; Vaporizing Ointment; ***Chile:*** Hansaplast Descongestionante†; Listerine; Listermint Con Fluor; Oralfresh Citrus†; Oralfresh Clasico†; Polisep†; Salonpas; ***Cz.:*** Parodontal F5†; Pinosol; Septolete; ***Fin.:*** Vicks Vaporub; ***Fr.:*** Activox; Borostyrol; Cresophene; Eucaryl; Listerine protection dents et gencives; Listerine†; Moustidose†; Nisacalm†; Pastilles Medicinales Vicks; Perubore; Valda; Vicks Vaporub; ***Ger.:*** Alferm†; Em-medical†; Pulmotin; Retterspitz Ausserlich; Retterspitz Quick; Salviathymol N; Thrombocid; ***Gr.:*** EKS; Endomethasone; Export Salonpas; Oulogram; Revigel; Santoux; Vicks Vaporub; ***Hong Kong:*** Burn Cream†; Cool Mint Listerine; Gly Thymol; Glycerine Thymol Co; Kamistad; Listerine; Listerine Tartar Control; Listerine Teeth and Gum Defence; Salomethyl†; Salonpas Medicated Plaster; ***Hung.:*** Diapulmon; Kinder Luuf Balsam; Pinosol; Pulminetta; Salonpas Liniment; Septolete; ***Indon.:*** Dactylen; Listerine Coolmint†; Listerine†; Skintex†; Vital Ear Oil; ***Irl.:*** Karvol; ***Israel:*** Gargol; Garonsept†; Karvol; Pronestin; Rectozorin; ***Ital.:*** Eucalipto Composto†; Eugenol-Guaiacolo Composto; Listerine Fresh Citrus; Listerine Tartar Control; Pinselina Knapp; Rinostil; ***Malaysia:*** Listerine†; Salonpas; ***Mex.:*** Dermacid; Listerine; ***Mon.:*** Glyco-Thymoline; ***Neth.:*** Vicks Vaporub; ***NZ:*** Listerine; Listerine Citrus Fresh; Listerine Tartar Control; Listerine Teeth Defence; Thymol Mouthwash Red†; Vicks Vaporub; ***Philipp.:*** Calmoseptine; Listerine Coolmint; Listerine Fresh Citrus; Listerine Freshburst; Listerine Original; Listerine Tartar Control; Listerine Teeth & Gum Defense; Mentopas; ***Pol.:*** Afronis; Bronchosol; Derhotill; Icy Rub; Pinosol†; Pulmonil; Rub-Arom; Septolete; Sonol; Wick Vaporub; ***Port.:*** Edoltar†; Listerine†; Thrombocid; Valda†; ***Rus.:*** Bioprost (Биопрост); Doktor Mom (Доктор Мом); Efcamon (Эфкамон); Inhalipt (Ингалипт); Parodontocide (Пародонтоцид); Pinosol (Пиносол); Septogal (Септогал); Septolete (Септолете); Suprima-Plus (Суприма-Плюс); ***S.Afr.:*** Karvol†; Listerine Antiseptic; Prep†; Tartar Control Listerine; Vicks Vaporub†; ***Singapore:*** Kamistad; Karvol; Listerine; Listerine Cool Mint; Listerine Fresh Burst; Listerine Tartar Control; Listerine Teeth & Gum Defense; ***Spain:*** Co Bucal; Mentobox; Pastillas Antisep Garg M†; Piorlis; Vicks Vaporub; ***Swed.:*** Vicks Vaporub†; ***Switz.:*** Borostyrol N†; Butaparin; Cresophene†; Ederphyt; Furodermal; GU Eau†; Heparinol; Huile analgesique "Temple of Heaven" contre les maux de tete†; Penta; Perubare†; Rapura; Sedotussin†; Thrombocid†; Vicks Vaporub N; ***Thai.:*** Analgen; Burnol Plus; Flavinol; Kamistad; Patarver; Stopain; ***Turk.:*** Garol; Kataljin; Mentimol; Mentolin; Oka Mentol; Otaci Meyanbali; Otaci Oka Mentol; Otaci Salvia; Vicks Vaporub; ***UK:*** Antiseptic Mouthwash; DDD; Dragon Balm; Karvol; Listerine Antiseptic Mouthwash; No-Sor Vapour Rub; Potter's Catarrh Pastilles; ***Ukr.:*** Doktor Mom (Доктор Мом); Kamident (Камідент); Kamistad (Камістад)†; Pinosol (Пиносол); Pinovit (Піновіт)†; Septolete (Септолете); ***USA:*** BFI; Boil Ease; Listerine; Massengill; Vicks Menthol Cough Drops; Zonite; ***Venez.:*** Amicets; Lafarcaina.

Tosylchloramide Sodium（*BAN*，*rINN*）氯胺 T 钠

Chloramidum; Chloramina; Chloramine; Chloramine T; Chloraminum; Cloramina; Klóramin; Mianin; Natrium Sulfaminochloratum; Tosilchloramido natrio druska; Tosilcloramida sódica; Tosylchloramid sodná sůl trihydrát; Tosylchloramide sodique; Tosylchloramidum natricum; Tosylchloramidum Natricum Trihydricum; Tosylkloramidnatrium; Tosyylikloramidinatrium. Sodium *N*-chlorotoluene-*p*-sulphonimidate trihydrate.

Тозилхлорамид Натрий

$C_7H_7ClNNaO_2S,3H_2O$ = 281.7.

CAS — 144-86-5 (tosylchloramide); 127-65-1 (tosylchloramide sodium).

ATC — D08AX04.

ATC Vet — QD08AX04.

UNII — 4IU6VSV0EI.

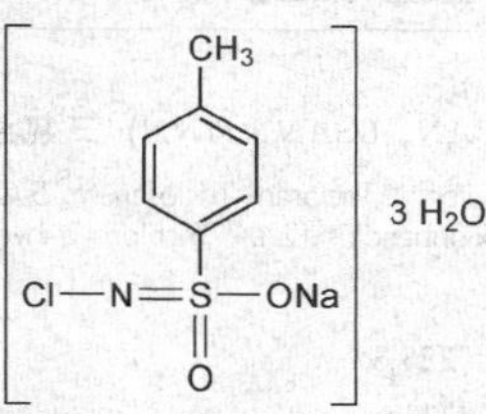

注：Chloramin 之名曾用于一种马来酸氯苯那敏制剂（第543页）。

Pharmacopoeias. In *Eur.* (see p.vii) and *Viet.*

Ph. Eur. 6.8（Tosylchloramide Sodium） 白色或淡黄色的晶状粉末。易溶于水；可溶于乙醇。5%水溶液的 pH 值为 8.0～10.0。贮藏于密闭容器中。避光。

不良反应和处置

摄入氯胺 T 钠几分钟内，就会发生呕吐、发绀、循环性虚脱、口腔内泡沫、呼吸衰竭。也会发生死亡性事故。自来水中的氯胺 T 钠会引起透析的住院患者正铁血红蛋白血症和溶血。吸入氯胺 T 钠会发生支气管痉挛。

不良反应的处置与**次氯酸钠**相似，第1584页。

对肺的影响 一项 1990～1998 年芬兰患职业性呼吸道超敏反应牙科工作人员的调查，发现 28 位被调查者中，1 位患鼻炎和 3 位患哮喘都是由氯胺 T 钠诱发[1]。

与氯胺 T 钠气体相关的呼吸道反应的进一步参考，见次**氯酸钠项下混合清洁剂的毒性**，第1584页。

1. Piirilä P, *et al.* Occupational respiratory hypersensitivity in dental personnel. *Int Arch Occup Environ Health* 2002; **75:** 209–16.

用途和用法

氯胺 T 钠是释放氯的有机化合物。它的一般特性类似于氯（第1562页），但比氯更稳定。氯胺 T 钠含有 25%（质量分数）的“有效氯”（第1563页）。虽然它在酸性介质中活性更强，但 pH 值碱性时稳定。氯胺 T 钠比次氯酸盐溶液起效慢。

氯胺 T 钠用于治疗伤口的轻微感染以及皮肤和硬质表面的消毒。也用于饮用水的处理（第1549页）。氯

胺 T 钠以前用作杀精子药。

氯胺 T 钠 B（氯胺 B；sodium *N*-chlorobenzenesulphonimidate sesquihydrate）用途类似氯胺 T 钠。

制剂

专利制剂

Belg.: Chloraseptine; Chlorazol; Chloronguent; Clonazone; ***Fr.:*** Clonazone; Hydroclonazone; ***Ger.:*** Chloramin T; Clorina; Trichlorol; ***Hung.:*** Neomagnol; ***Ital.:*** Amuclor Med†; Citromed Chlor; Dermedal; Euclorina; Minachlor; Steridrolo; ***Spain:*** Clorina†.

Triclocarban（*USAN*，*rINN*）三氯卡班

NSC-72005; TCC; 3,4,4′-Trichlorocarbanilide; Triclocarbán; Triclocarbanum. 1-(4-Chlorophenyl)-3-(3,4-dichlorophenyl)urea.

Триклокарбан

$C_{13}H_9Cl_3N_2O$ = 315.6.

CAS — 101-20-2.

UNII — BGG1Y1ED0Y.

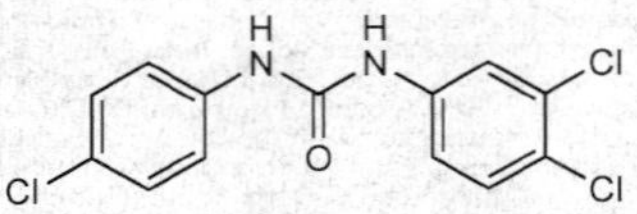

不良反应和注意事项

在长时间的高温下，三氯卡班能分解生成毒性氯苯胺，后者能通过皮肤吸收引起正铁血红蛋白血症。斑贴试验显示三氯卡班会引起轻微的光过敏。

用途和用法

三氯卡班是苯胺类防腐剂。对革兰阳性菌有抑菌作用，但对革兰阴性菌无效。能够抑制真菌的繁殖。三氯卡班是止汗药以及肥皂的成分，用于皮肤和黏膜的消毒。

制剂

专利制剂

Arg.: Sodorant; Ungel; ***Fr.:*** Cutisan; Nobacter; Solubacter; ***Gr.:*** Antibacter Forte; ***Hong Kong:*** Solubacter; ***Ital.:*** Citrosil Sapone†; Sangen Sapone Disinfettante; ***UK:*** Valderma; ***USA:*** Cuticura†.

多组分制剂 ***Arg.:*** Sodorant; ***Braz.:*** Soapex; ***Fr.:*** Septosan; Spray du Marcheur; ***Mex.:*** Septosan; ***Switz.:*** Septivon.

Triclosan（*BAN*，*USAN*，*rINN*）三氯生

CH-3565; Cloxifenol; Triclosán; Triclosanum. 5-Chloro-2-(2,4-dichlorophenoxy)phenol; 2,4,4′-Trichloro-2′-hydroxydiphenyl ether.

Триклозан

$C_{12}H_7Cl_3O_2$ = 289.5.

CAS — 3380-34-5.

ATC — D08AE04; D09AA06.

ATC Vet — QD08AE04; QD09AA06.

UNII — 4NM5039Y5X.

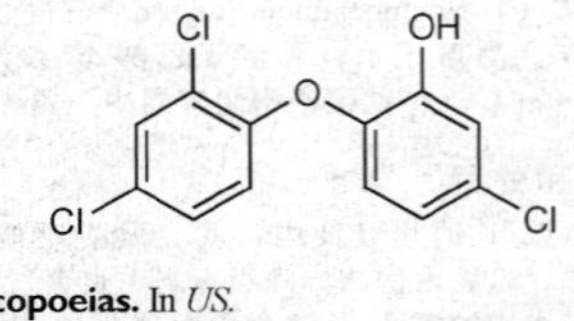

Pharmacopoeias. In *US.*

USP 33（Triclosan） 细微带白色的晶状粉末。熔点为 57℃。几乎不溶于水；可溶于乙醇、丙酮和甲醇；微溶于石油醚。贮藏于密闭容器中。避光。

简介

三氯生是含氯的双酚防腐剂，对革兰阳性菌和大多数革兰阴性菌有效，但对假单胞菌属作用不确定或者作用弱。对真菌也有效。皂类、乳膏中含三氯生，2%的三氯生溶液用于手和伤口的消毒，以及手术、注射或静脉穿刺前的皮肤消毒。口腔卫生产品和治疗痤疮的药剂中也含有三氯生。有关于接触性皮炎的单独报道。

消费产品 正常生活中使用的肥皂中添加了较低浓度的三氯生（典型的为 0.1%～0.45%），尽管一项综述[1]指出这种肥皂与普通肥皂没有区别。而且，增加了由于适用三氯生而引起抗菌剂交叉耐药的风险。FDA 计划考察消费产品中三氯生的益处和安全性，并对这些资料和来自动物实验能改变激素水平的研究报告进行评估[2]。

1. Aiello AE, *et al.* Consumer antibacterial soaps: effective or just risky? *Clin Infect Dis* 2007; **45** (suppl 2): S137–S147.
2. FDA. Triclosan Facts (issued March 2010). Available at: http://www.epa.gov/oppsrrd1/REDs/factsheets/triclosan_fs.htm (accessed 03/08/10)

甲氧西林耐药金黄色葡萄球菌控制 按照规定的程序包括用三氯生洗手和洗澡，能够控制外科病房甲氧西林耐药金黄色葡萄球菌（MRSA）感染[1~3]。在英国，MRSA 控制的指导原则推荐三氯生为几个可选方案中的一个[4]，尽管现在手卫生一般优先推荐乙醇擦手（第1549页）。但是，已经有三氯生耐药的报道[5~7]。

1. Bartzokas CA, *et al.* Control and eradication of methicillin-resistant Staphylococcus aureus on a surgical unit. *N Engl J Med* 1984; **311:** 1422–5.
2. Bartzokas CA. Eradication of resistant Staphylococcus aureus on a surgical unit. *N Engl J Med* 1985; **312:** 858–9.
3. Brady LM, *et al.* Successful control of endemic MRSA in a cardiothoracic surgical unit. *Med J Aust* 1990; **152:** 240–5.
4. Coia JE, *et al.* Joint Working Party of the British Society of Antimicrobial Chemotherapy, the Hospital Infection Society, and the Infection Control Nurses Association. Guidelines for the control and prevention of meticillin-resistant Staphylococcus aureus (MRSA) in healthcare facilities. *J Hosp Infect* 2006; **63** (suppl 1): S1–S44. Also available at: http://www.his.org.uk/_db/_documents/MRSA_Guidelines_PDF.pdf (accessed 14/05/10)
5. Cookson BD, *et al.* Transferable resistance to triclosan in MRSA. *Lancet* 1991; **337:** 1548–9.
6. Sasatsu M, *et al.* Triclosan-resistant Staphylococcus aureus. *Lancet* 1993; **341:** 756. Correction. *ibid.*; **342:** 248.
7. Suller MT, Russell AD. Triclosan and antibiotic resistance in Staphylococcus aureus. *J Antimicrob Chemother* 2000; **46:** 11–18.

制剂

专利制剂

Arg.: Daewo; ***Austral.:*** Clean & Clear Facial Cleansing Bar†; Clean & Clear Foaming Facial Wash; Dettol Liquid Wash; Gamophen; Liquid Soap Pre-Op†; Microshield T; Neutrogena Acne Skin Cleanser; Oxy Medicated Skin Wash; pHisoHex Face Wash; Sapoderm; Solyptol†; ***Braz.:*** Clean & Clear Sabonete Liquido Facial; Fisohex†; Hygine; Johnson's Sabonete Liquido Anti-Septico; Soapelle; Soapex; Theracne; ***Canad.:*** Acnopur; Adasept; After Sport; Anti-Bac; Anti-Bacterial Moisturizing; Anti-Microbial; Antiseptic Hand Soap; Applaud; Asept; Avon Naturals; Bacti-Foam; Bacti-Stat; Bio-Safe; Bioclenz; Chlorosept; Clean & Clear Foaming Facial Cleanser; Clearasil Face Wash†; Clearskin Dual Action; Clearskin Medicated Cleanser†; Clinishield; Dermance†; Dermasept Plus; Dial Complete; Digiclean Antibacterial; Digiclean E Hand Soap; Eco-Clean; Ecocare 250; Endure; Episoft; Florafree; Gentle Fresh Defense; Gentle Rain; Hands On Defense; HFS; Kimcare Antibacterial; Lever; Lotion Kleen Green; Moisturizing Antibacterial Hand Cleanser; Noxzema Triple Clean; Prime Source; Provon Medicated; Simply Botanical Sensations Soothing Skin; Skin Shield; Skinvisible; Soapy Sudz; Soft Care Antibacterial; Soft Care Cross-Contamination Control; Soft Care Foam Select; Softcide; Sport Gel; Stoko; Surgi Bac; Sysco Antimicrobial; Tersaseptic; Trisan†; Valour; West Antiseptic Soap; Winning Hands Hand Cleanser; Zep; ***Chile:*** Antiseptin; Lavasept; Sanigermin; ***Cz.:*** Lipo Sol†; ***Fr.:*** Nobacter; ***Gr.:*** Ampitasol; ***Hong Kong:*** Dettol; Oxy Daily Wash†; pHisoHex Reformulated†; ***Indon.:*** pHisoHex Reformulated; ***Israel:*** Dermax; ***Ital.:*** Cetriderm con Triclosan; Derman Plus; Geroderm; Ippi Verde; Irgaman; Lactacyd Antibatterico; Oilatum AD†; Till; ***Malaysia:*** A-Septic AS; pHisoHex†; ***Mex.:*** Axel; ***NZ:*** Dalacin T Prewash; Liquid Soap Pre-Op; Oxy Daily Skin Wash†; ***Philipp.:*** Lipo Sol; ***S.Afr.:*** Acneclear†; ***Singapore:*** Clearasil Facial Cleansing†; ***Switz.:*** Cliniderm; Lipo Sol; Procoutol; Shampooing extra-doux†; ***Thai.:*** Virulex†; ***UK:*** Aquasept†; Gamophen; Oxy Facial Wash; Ster-Zac†; ***USA:*** Ambi 10†; ASC; Clearasil Daily Face Wash; Oxy Medicated Soap; Sama Sensitive; Septi-Soft†; Septisol†; Stri-Dex Antibacterial Cleansing; Stri-Dex Face Wash.

多组分制剂 ***Arg.:*** Bentophyto; Dettonjab; Emoform Total; Esmedent con Fluor†; Esmedent Dientes Sensibles†; Heduline; Hekabetol; Hydragenic†; Neoceuticals Gel de Limpieza Facial; Prurigel; Sebosoap; Sebulex; Tersoderm Cabellos Grasos†; Xicanil Control; ***Austral.:*** Clearasil Pimple Treatment Cream; Dettol Cream; Oilatum Plus; ***Braz.:*** Fisohex II; Malvatricin Antiplaca; Malvatricin Branqueador; Malvatricin Dentes Sensiveis; Malvatricin Plus; Salisoap; Soapex; Suavederm; ***Canad.:*** Adasept; Anti-Bacterial Deep Cleansing; Antiseptic Hand Soap; Ensuite; Inhibit; PanOxyl Clear Acne; Solarcaine; Soothing Foot Spray; Uphold Plus; ***Chile:*** Ac-Sal; Cariamyl; Gingilacer†; Hansaplast Antimicotico†; Hansaplast Footcare†; Normaderm Stick Secante Camufu Imperfecciones; Ortodent†; Softcain; Solarcaine Spray Aerosol; ***Cz.:*** Acne Cream†; Acne Lotio†; Oilatum Plus; ***Fin.:*** Wicne†; Wicnecarb†; Wicnelact; Wicnevit†; ***Fr.:*** Clinogel; Delabarre Bio-adhesif†; Poudre du Marcheur; Septiane†; Septosan; Spray du Marcheur; ***Ger.:*** DuoGalen; Rutisept extra; Sicorten Plus; ***Hong Kong:*** Dettol; Oilatum Plus; Sensodyne Gentle; ***Hung.:*** Aurobin; ***Indon.:*** Betiga†; Oilatum Plus†; Verile; ***Irl.:*** Colgate Total; Dettol†; Manusept; Oilatum Junior Flare-Up; Oilatum Plus; TCP; ***Israel:*** Pedisol; Sicorten Plus†; ***Ital.:*** Aknicare Cleanser; Angstrom Viso; AZ Protezione Gengive; Colgate Total; Dopo Pik; Plax; Sensigel; Sensiquell; Steril Zeta; ***Malaysia:*** AcneCare; Clearasil Pimple Treatment†; Dettol; Oilatum Plus Antibacterial; QV Flare Up; T3 Acne; T3 Concealer; ***Mex.:*** Axel; Cetaphil Antibacterial; Dermobras; Periodentyl; Prespir; Sebryl Plus; Septosan; ***NZ:*** Clearasil; Dettol; Oilatum Plus; Solarcaine†; ***Philipp.:*** Oilatum Plus; Sebo Fluid; ***Pol.:*** Oilatum Plus; ***Port.:*** Aknicare; Alkagin; Antiacneicos Ac-Sal†; Bexident; Lambda; Sicorten Plus†; ***Rus.:*** Aurobin (Ауробин); ***S.Afr.:*** Clearasil T†; Oilatum Plus; ***Singapore:*** Burnaid; Clearasil Overnight Defence†; Clearasil Pimple Treatment; Dettol; Oilatum Plus; pHisoHex Reformulated†; QV Flare Up; T3; Tri-Cidal†; ***Spain:*** Doctodermis; Sicorten Plus; Vaselatum; ***Switz.:*** Acne Creme; Acne Gel; Acne Lotion; Antebor N; Keroderm†; Pixor Stick Anti-acne N; Saltrates†; Sebo Creme†; Sebo Shampooing†; Sicorten Plus; Sulgan N; Turexan Emulsion†; Undex; ***Thai.:*** Dettol; Hand Joy; Oilatum Plus†; ***UK:*** Clearasil Active Treatment Cream; Dentyl pH; Dettol; Manusept; Oilatum Plus; Oxy Clean Facial Scrub; Oxy Cleanser; Oxy Dots; Oxy Duo Pads; Sensodyne-F; Solarcaine; TCP; ***Ukr.:*** Aurobin (Ауробин); ***USA:*** Clearasil Antibacterial; Solarcaine; ***Venez.:*** Exfoliderm; Sicorten Plus†.

Troclosene（*rINNM*）曲氯新

Dichloroisocyanuric Acid; Troclosène; Trocloseno; Troclosenum. 1,3-Dichloro-1,3,5-triazine-2,4,6(1*H*,3*H*,5*H*)-trione.

Троклозен

$C_3HCl_2N_3O_3$ = 198.0.

CAS — 2782-57-2.

UNII — PHR838Y52L.

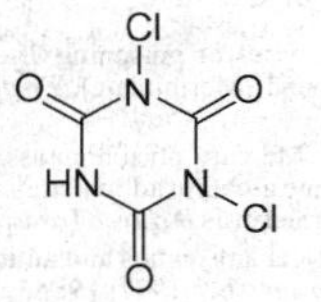

Troclosene Potassium（*USAN*，*rINN*）曲氯新钾

Potassium Dichloroisocyanurate; Potassium Troclosene; Troclosène Potassique; Trocloseno de potasio; Troclosenum Kalicum.

Троклозен Калий

$C_3Cl_2KN_3O_3$ = 236.1.

CAS — 2244-21-5.

UNII — 8A85D111P0.

Troclosene Sodium（*rINNM*）曲氯新钠

Sodium Dichloroisocyanurate; Sodium Dichloro-s-triazinetrione; Sodium Troclosene; Troclosène Sodique; Trocloseno sódico; Troclosenum Natricum.

Троклозен Натрий

$C_3Cl_2N_3NaO_3$ = 219.9.

CAS — 2893-78-9.

简介

曲氯新钠是具有氯（第1562页）和次氯酸钠（第1583页）通性的消毒剂，但是在 pH 值从 6 增加至 10 时仍然有活性，且据道其不易被有机材料灭活。它包含 56%～65%的"有效氯"（第1563页）。

曲氯新钠用于硬物表面（见肝炎和 **HIV** 感染的消毒，第1549页）、婴儿奶瓶、食品和奶制品设备的消毒，还可用于水处理（第1549页）、泳池的快速消毒、隐形镜片的护理（第1548页）以及各种商用漂白去污剂和洗刷粉末中相对稳定的氯来源。

曲氯新、曲氯新钾和氯氧三嗪（三氯异氰尿酸 $C_3Cl_3N_3O_3$＝232.4）具有相似用途。

制剂

专利制剂

Austral.: Aquatabs; Milton; ***Fr.:*** Aquatabs; ***Hong Kong:*** Actichlor; ***Israel:*** BlueVet; Klor-De; K-sorb; Oral-Blue; Klorsept; Taharmayim; Taharsept; Tahartaf; ***Ital.:*** Dialster†; Dicloraster; ***NZ:*** Puritabs; ***S.Afr.:*** Softab†; ***Singapore:*** Milton Anti-Bacterial†; ***UK:*** Milton; Presept.

多组分制剂 ***Fr.:*** Micropur Forte DCCNa.

Undebenzophene 恩地苯甲酚

Parahydroxybenzoate Phenoxyethanol; Undebenzofeno. 2-Phenoxyethyl *p*-hydroxybenzoate.

$C_{15}H_{14}O_4$ = 258.3.

CAS — 55468-88-7.

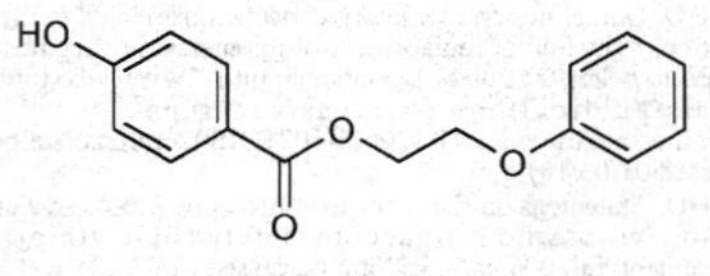

简介

恩地苯甲酚是防腐剂，添加在治疗伤口和烧伤消毒的制剂中。

Urea Hydrogen Peroxide 脲过氧化氢

Carbamide Peroxide; Hydroperite; Peróxido de carbamida; Peróxido de hidrógeno y urea; Urea Peroxide.

Гидроперит

$NH_2.CO.NH_2,H_2O_2$ = 94.07.

CAS — 124-43-6.

UNII — 31PZ2VAU81.

Pharmacopoeias. In *US.*

USP 33（Carbamide Peroxide） 贮藏于密闭容器中，温度不超过 40℃。避光。

简介

脲过氧化氢包括等分子的过氧化氢和尿素。它用于临时制备过氧化氢。用于牙齿增白，治疗耳、口腔、皮肤和黏膜的感染以及软化耵聍。

制剂

USP 33: Carbamide Peroxide Topical Solution.

专利制剂

Arg.: Blanc Dient; Yadid; **Austral.:** Ear Clear; **Braz.:** Aceratum; **Canad.:** Murine†; **Ger.:** Elawox; **Gr.:** Unisept; **Hong Kong:** Ear Clear; **Hung.:** Hyperol; **Irl.:** Exterol; **Israel:** Exterol; **Ital.:** Debrox; Dermoxyl; Ginoxil; **NZ:** Earclear; **Pol.:** Pertlenon; **UK:** Exterol; Otex; **USA:** Auraphene-B; Auro; Debrox; ERO; Gly-Oxide; Mollifene; Murine; Orajel Perioseptic.

Zinc Peroxide 过氧化锌

Peróxido de zinc; Zinc Dioxide; Zinc Superoxide; ZPO.
Перекись Цинка; Цинк Пероксид
ZnO_2 = 97.38.
CAS — 1314-22-3.

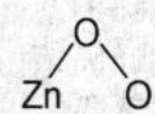

简介

过氧化锌的作用类似于过氧化氢（第1571页）。局部用于治疗烧伤、创伤以及各种溃疡和病变的消毒和除臭。

制剂

多组分制剂 **Braz.:** Anaseptil; **Fr.:** Bioxyol; **Ital.:** Ektogan.

电解质

电解质可用于纠正体液和电解质的体内平衡以及酸-碱平衡，并可重新建立某些离子的渗透压平衡。溶液的渗透作用可用术语表示：

- 重量摩尔浓度，是指以每千克溶剂中摩尔（或渗透压摩尔）数表示的“重量摩尔”浓度。

或者

- 容量摩尔浓度，是指以每升溶剂中摩尔（或渗透压摩尔）数表示的“容量摩尔”浓度。

在临床实践中，溶质的浓度以每升溶液包含多少的方式测量，其单位是毫摩尔（mmol）/升，有时也用毫克当量（mEq）/升。毫克当量除以离子价即可换算成为毫摩尔。

正价的离子是*阳离子*，包括钙离子、镁离子、钾离子和钠离子。负价的离子是*阴离子*，包括碳酸氢盐离子、氯离子和磷酸盐离子。参与体液和电解质体内平衡以及酸-碱平衡的离子主要为钠离子、氯离子、碳酸氢盐离子和钾离子。钙离子、磷酸盐离子和镁离子在生成骨矿质中起到重要作用。

酸-碱平衡

人体内的酸性物质主要产生于细胞呼吸中，以二氧化碳的形态存在。新陈代谢还会产生多种少量的不挥发酸，包括乳酸、尿酸、酮酸和一些无机酸，例如硫酸和磷酸。为了让组织功能得以正常发挥，人体的pH值只能在一个很小的范围内发生变化。动脉血的pH值一般通过呼吸的代偿作用、肾脏功能和缓冲机制维持在7.38～7.42。

细胞外液中最重要的缓冲系统是碳酸氢盐-碳酸系统。碳酸氢盐和氢离子与碳酸达到平衡，同时碳酸还与体液中的二氧化碳达到平衡，用公式表述如下：

$$H^+ + HCO_3^- \longleftrightarrow H_2CO_3 \longleftrightarrow CO_2 + H_2O$$

成人血浆的碳酸氢盐浓度正常范围在20～30mmol/L，动脉血的二氧化碳分压（P_aCO_2）应在4.7～5.7 kPa（35～45mmHg）。

最终，过量的酸性物质必须从人体内排出去，并且重新产生碱性物质。肺部排出二氧化碳，P_aCO_2通过这呼吸作用得到控制。血浆碳酸氢盐浓度则通过肾脏中碳酸氢盐的主动再生或重吸收得到调节。乳酸这类有机酸可以被新陈代谢作用分解；而其他不挥发酸，例如磷酸盐、硫酸盐等无机酸，则在肾脏排泄，同时重新产生碳酸氢盐。

血浆的pH值、P_aCO_2和碳酸氢盐的关系取决于Henderson-Hasselbalch方程式，该方程式可用于评估人体的酸-碱平衡。在临床使用中，方程式被表述为：

$$pH = pK_{CO_2} + \log\left(\frac{C_{HCO_3}}{\alpha \times P_aCO_2}\right)$$

此处的pH值为血浆pH值，pK_{CO_2}是碳酸解离常数(6.1)，C_{HCO_3}是血浆碳酸氢盐浓度，α代表着二氧化碳溶解度的数值，P_aCO_2则是动脉的二氧化碳分压。血浆碳酸氢盐浓度的改变或者P_aCO_2（呼吸作用）的改变都有可能引起酸-碱平衡失调，两种原因混合引起的失调也是存在的。

以下为四种主要的酸-碱失调：

- 代谢性酸中毒——血浆碳酸氢盐浓度下降；
- 代谢性碱中毒——血浆碳酸氢盐浓度升高；
- 呼吸性酸中毒——通气不足，P_aCO_2升高；
- 呼吸性碱中毒——通气过度，P_aCO_2减少。

对血浆阴离子间隙的进一步研究能够为代谢性酸中毒的评估过程提供有用信息。血浆阴离子间隙是指血浆中的主要阳离子（钠）和阴离子（氯离子和碳酸氢根）之间的离子电荷差异，它能为估计血清中无法测量的阴离子，包括无机酸和有机酸的测定提供帮助。

1. Gluck SL. Acid-base. *Lancet* 1998; **352:** 474–9.
2. Hood VL, Tannen RL. Protection of acid-base balance by pH regulation of acid production. *N Engl J Med* 1998; **339:** 819–26.
3. Kraut JA, Madias NE. Approach to patients with acid-base disorders. *Respir Care* 2001; **46:** 392–403.
4. Epstein SK, Singh N. Respiratory acidosis. *Respir Care* 2001; **46:** 366–83.
5. Foster GT, *et al.* Respiratory alkalosis. *Respir Care* 2001; **46:** 384–91.
6. Madias NE, Adrogué HJ. Cross-talk between two organs: how the kidney responds to disruption of acid-base balance by the lung. *Nephron Physiol* 2003; **93:** 61–6.
7. Wiseman AC, Linas S. Disorders of potassium and acid-base balance. *Am J Kidney Dis* 2005; **45:** 941–9.

代谢性酸中毒　代谢性酸中毒的特征是血浆碳酸氢盐浓度低，并且有动脉血pH值降低的倾向，它是一种最常见的酸-碱异常现象。

*阴离子间隙正常*的代谢性酸中毒通常是由于胃肠道内损失了过多的碳酸氢盐（例如严重腹泻）而导致，或者是因为肾脏无法重吸收或再生足够多的碳酸氢盐（例如肾小管性酸中毒）所引发。摄入氯化铵这类能够产生盐酸的酸化盐也有可能导致这种酸中毒。代谢性酸中毒具有*阴离子间隙增加*的特征，这通常是因为发生肾衰竭（如尿毒症）时肾脏对于诸如磷酸盐和硫酸盐这类无机酸的排泄功能下降了，或是由于有机酸的净累积导致的，例如发生了乳酸酸中毒或糖尿病性酮症酸中毒的情况。

代谢性酸中毒可以通过对血清电解质、动脉血pH值和P_aCO_2的测量来诊断和监控。通气过度通常伴随有心脏功能下降、外周静脉收缩、肝脏的乳酸代谢抑制以及意识障碍。

治疗的主要目的在于处理任何潜在的功能障碍[1,2]，在有些情况下，让机体的内平衡机制去纠正酸-碱不平衡就足够了。积极疗法有它的优势，但也必须控制它的风险，例如治疗有可能带来过碱化的后果。因此，这种疗法应当保留到更加顽固或更加严重的案例中再运用。

常用的碱性药物是碳酸氢钠。口服该药可以补偿在多种慢性代谢性酸中毒中损失的碳酸氢盐，例如尿毒症性酸中毒或肾小管性酸中毒。如果酸中毒伴发钾缺乏症的话，可使用碳酸氢钾。也可以用枸橼酸钾和枸橼酸钠。如果患者发生了更加严重或急性的病情（特别是动脉血pH值低于7.1的时候），则应当采用静脉注射碳酸氢钠的疗法。静脉注射碳酸氢钠能够对严重肾衰竭、严重水性腹泻和肾小管酸中毒所致急性代谢性酸中毒症有效。虽然对超负荷循环者曾使用高渗溶液，但还是更加倾向于使用等渗的碳酸氢盐溶液；动脉血pH值和血浆碳酸氢盐浓度每次只应升高很少一点，并且要随时监控患者的反应。

尽管碳酸氢盐对治疗代谢性酸中毒症的作用已经得到承认，但其在治疗伴发组织缺氧的代谢性酸中毒症——特别是乳酸性酸中毒时，仍然存在争论[1～4]。给予碳酸氢盐后会产生二氧化碳，这时如果出现了组织灌注不良、换气量受损或者二者并发的情况，不能被正常排出体外的二氧化碳会迅速扩散进入细胞，加剧细胞内酸中毒。除此之外，在治疗伴有有机酸——例如乳酸代谢性酸中毒症时，纠正动脉血pH值后，机体重新对酸类进行了新陈代谢，因此这样的做法存在着过碱化的风险。基于同样的原因，在高级心脏生命支持（见第1117页）中碳酸氢钠的使用不再是常规疗法之一了，尽管当前的指导方针认为可以考虑用其纠正由于复苏作用延迟导致的酸中毒。

碳酸氢盐在治疗糖尿病性酮症酸中毒中的应用同样是有限的，尽管它可能在某些情况下起效——见**糖尿病急症**（第412页）。

正是出于对碳酸氢盐疗效的担忧，人们研制出了其他治疗代谢性酸中毒的药剂，包括氨丁三醇（THAM）和二氯乙酸钠[1～4]。碱性药物在起效前必须被代谢成为碳酸氢盐，以乳酸钠为例，不能将其普遍地应用于代谢活性受损的急性酸中毒病患中，特别是那些乳酸代谢受损的患者。

腹膜透析、血液透析或血液滤过应被用于伴发急性肾衰竭（见第1594页）的顽固性代谢性酸中毒症。

1. Swenson ER. Metabolic acidosis. *Respir Care* 2001; **46:** 342–53.
2. Levraut J, Grimaud D. Treatment of metabolic acidosis. *Curr Opin Crit Care* 2003; **9:** 260–5.
3. Arieff AI. Indications for use of bicarbonate in patients with metabolic acidosis. *Br J Anaesth* 1991; **67:** 165–77.
4. Adrogué HJ, Madias NE. Management of life-threatening acid-base disorders. *N Engl J Med* 1998; **338:** 26–34. Correction. *ibid.* 1999; **340:** 247.

代谢性碱中毒　代谢性碱中毒症是指血浆碳酸氢盐浓度增加以及持续的高动脉血pH值，是由于过度的肾脏重吸收和（或）重新产生碳酸盐导致的。通常可见于血容量不足（氯化物缺乏）、钾缺乏，或是肾上腺皮质激素过量的情况，也可能由于摄入过量碱性物质导致，例如乳碱综合征。如果代谢性碱中毒症病情严重，则可能发生心律失常和通气不足，也可能出现伴发低钾血症的某些症状，例如肌无力。

治疗　通常是针对潜在的功能障碍[1～3]。使用盐酸盐能够纠正血容量不足，此法通常能排除对其他疗法的需要；普遍使用的药物是氯化钠。但是，如果同时存在钾缺乏的状况，特别是当病情严重的时候，就可能需要使用氯化钾。当碱中毒罕见地严重时，就需要直接用酸化疗法，使用氯化铵、稀盐酸或是其他酸化盐，例如赖氨酸盐酸盐或盐酸精氨酸。

1. Adrogué HJ, Madias NE. Management of life-threatening acid-base disorders. *N Engl J Med* 1998; **338:** 107–11.
2. Galla JH. Metabolic alkalosis. *J Am Soc Nephrol* 2000; **11:** 369–75.
3. Khanna A, Kurtzman NA. Metabolic alkalosis. *Respir Care* 2001; **46:** 354–65.

钙代谢体内平衡

成人的身体含有大约1.2kg的钙，其中大约99%存在于骨骼组织中，其基本功能是组成结构。剩下1%的钙存在于身体组织和体液中，对于一般性的神经传导、肌肉活动性和凝血过程起到重要作用。

血浆中的钙浓度通常由内稳态机制维持在一个很窄的范围内（总钙含量为2.15～2.60mmol/L），内稳态机制包括甲状旁腺素、降钙素和维生素D。正常情况下，血浆中大约50%的钙是离子化的生理活性形式（通常的范围是1.1～1.3mmol/L），大约10%与磷酸盐或枸橼酸盐这类的阴离子形成络合物，剩下的部分则与蛋白质结合，主要是白蛋白。如果血浆白蛋白浓度上升（例如发生了脱水）或下降（在恶性肿瘤中常见），就会影响到离子化的钙。因此，总体的血浆钙浓度通常由血浆白蛋白调节其变化。

高钙血症　高钙血症，指血浆钙浓度升高至超出正常范围的情形，绝大多数情况下是由于原发性甲状旁腺功能亢进症（见第1502页）或恶性疾病引发的[1～4]。高钙血症的罕见病因包括维生素D中毒、肉芽肿病（例如肉状瘤病）、家族性良性高钙血症、肾衰竭、甲状腺毒症和过多的碳酸钙摄入量（乳碱综合征或钙碱综合征）[1～4]。

轻度高钙血症通常发生于血浆钙浓度增高但仍低于3.00mmol/L的情况下。严重的高钙血症则极有可能发生于血浆钙浓度超过3.50mmol/L的时候。

高钙血症的症状包括口渴、多尿、食欲减退、便秘、肌无力、疲劳以及意识混乱。在病情严重的案例中，还可能出现恶心和呕吐；也可能发生心律失常，但这是很罕见的。极端的高钙血症可能造成昏迷和死亡。慢性高钙血症可能导致间质性肾炎和钙质的肾结石[3]。

轻度高钙血症最佳的纠正方式是增加口服液体摄入，并对任何鉴别出的潜在疾病进行治疗。有更为严重的高钙血症和（或）明显症状的患者，则需要立即进行

治疗来降低血浆钙浓度，无论病症的起因是什么[2,3]。

首要步骤是用0.9%的静脉注射氯化钠溶液来补充水分，恢复血管的容积，并加速肾脏的钙排泄。髓袢利尿药能够促进钙的排泄，但通常只用于防止液体过剩或心脏衰竭的情况[1~4]。应当避免使用噻嗪类利尿药[2]，因为它们会增加肾小管对钙的重吸收。腹膜透析或血液透析与无钙透析可以考虑[2,4,5]应用于由于肾脏衰竭而尿液钙排泄不足的患者。

在危及生命的高钙血症案例中，在盐水之外通常还需要更为特别和直接的治疗手段[2,3]。大多数经验都是在通过使用药物抑制骨吸收来治疗恶性肿瘤相关高钙血症（见第1049页）中获得的，特别是二膦酸盐[1~5]。降钙素起效迅速，但其效力只达到中等程度，并且通常都很短效。因此很少单独使用它，或者将它作为一线的药物去使用；该药可以与二膦酸盐一同使用，能够迅速降低血清钙[2,4]。普卡霉素能迅速降低血清钙，但它的毒性限制了其应用[2,3]。连续数日服用硝酸镓也很有效；但其不良反应却很常见，也很严重[2,4]，例如肾毒性。皮质激素对于血液恶性肿瘤继发的高钙血症，或是维生素D毒性伴发的高钙血症，例如肉状瘤病，特别有效[1~5]。上述药物被用于延长降钙素的效力。静脉注射磷酸盐能够迅速降低血浆钙浓度，但会引发软组织钙化（会造成严重的不良反应，例如不可逆的肾损伤以及低血压），最好能避免使用[2,3]。当肠道内的钙吸收增加时，饮食中的钙和维生素D摄入量应当被控制住[4,5]，即使有些人认为此举没有必要并且没有效果[1]。

接下来该选取什么样的疗法，应当取决于具体的病因。

1. Heath D. Hypercalcaemia. *Prescribers' J* 1999; **39:** 234–41.
2. Bushinsky DA, Monk RD. Calcium. *Lancet* 1998; **352:** 306–11.
3. Ralston SH, *et al.* Medical management of hypercalcemia. *Calcif Tissue Int* 2004; **74:** 1–11.
4. Ariyan CE, Sosa JA. Assessment and management of patients with abnormal calcium. *Crit Care Med* 2004; **32** (suppl): S146–S154.
5. Inzucchi SE. Management of hypercalcemia: diagnostic workup, therapeutic options for hyperparathyroidism and other common causes. *Postgrad Med* 2004; **115:** 27–36.

恶性肿瘤相关高钙血症 大约10%的癌症患者会发展成为恶性肿瘤相关高钙血症，该病症通常都很严重并且会逐渐加重。一旦患者充分地补液之后，二膦酸盐是治疗高钙血症的首选药物（见**恶性肿瘤相关高钙血症**，第1049页）。

甲状旁腺功能亢进症 高钙血症被描述为原发性甲状旁腺功能亢进症（第1502页）中过度分泌甲状旁腺素的情况，该病通常看不到症状，只是有血磷酸盐过少的问题。口服磷酸盐和二膦酸盐被用于控制高钙血症。但从长远来看，治疗伴有原发性甲状旁腺功能亢进症的高钙血症的最佳方法应是甲状旁腺切除术。手术后有可能出现低钙血症的症状，需要短期地服用钙和维生素D来治疗。

维生素D介导的高钙血症 高钙血症可能由于受到活性代谢物维生素D和1,25-二羟胆钙化醇（骨化三醇）调节后，胃肠道对钙的吸收增加所引起。这可能是一种伴随着对维生素D的敏感性增加或者维生素D制造量增加发生的特征，也可能发生于过量服用维生素D之后。举例来说，诸如结节病（第1443页），此类的肉芽肿病会伴随着未经调节的1,25-二羟胆钙化醇产生。由于维生素D问题引发的高钙血症最常见于肾衰竭的患者，因为他们在服用维生素D的同型物（例如维生素D_2）。

治疗严重的高钙血症需要迅速补液，无论病因是什么（见上文**高钙血症**）。如果高钙血症是由过量摄入维生素D引起的，则应该终止摄入，直到血钙的水平达到正常。皮质激素能够有效地降低胃肠道的钙吸收，在治疗严重高钙血症时，也可以用来静脉注射的添加剂以辅助补液，在治疗症状较轻的高钙血症患者或者长期疗法中，可以用作口服。口服磷酸纤维素钠能够在胃肠道中结合钙以及低钙膳食也都可以考虑应用。氯喹或羟氯喹曾被用于肉状瘤病伴发的高钙血症。酮康唑可以当做皮质激素的有效替代品。

1. Adams JS. Vitamin D metabolite-mediated hypercalcemia. *Endocrinol Metab Clin North Am* 1989; **18:** 765–78.
2. Sharma OP. Vitamin D, calcium, and sarcoidosis. *Chest* 1996; **109:** 535–9.

低钙血症 低钙血症，指血浆钙浓度低于正常范围的情况，可能是由于发生了维生素D缺乏紊乱症（见**骨软化症和佝偻病**，第1049页）或慢性肾衰竭（见**肾性骨营养不良**，第1051页），导致胃肠道的钙吸收受损或减少而引起的。另一种可能性是甲状旁腺素分泌不足，以及（或者）甲状旁腺功能减退症（见第1052页）和低镁血症（见下文）。过量的磷酸盐摄入同样也是低钙血症的病因之一（见下文**高磷酸盐血症**）。罕见的情况下，低钙血症可能是被反复输注枸橼酸盐离子引发的，例如使用枸橼酸盐血进行输血时，枸橼酸盐会与钙形成络合物。由于通气过度引发的呼吸性碱中毒也会降低离子化的血浆钙浓度。

当出现低钙血症的症状时，多伴随有神经肌肉兴奋性的增加；在更严重的案例中会出现感觉异常现象，还可能发展出手足痉挛、肌肉痛性痉挛、手足抽搐以及惊厥抽搐[1~4]。其他症状包括ECG变化以及心理障碍，例如易激惹和抑郁。慢性低钙血症可能导致牙体缺损和白内障的产生，在儿童中则可能导致智力发育迟滞。

在由于潜在疾病而产生低钙血症的病患中，长期**治疗**应当针对那些疾病。服用维生素D的疗法广泛地应用于增进钙质吸收以及纠正维生素D缺乏紊乱症和甲状旁腺功能减退症。口服钙盐也经常被使用。急性低钙血症或低钙血性手足抽搐则需要静脉注射钙盐，进行急救治疗[2~4]。

1. Lebowitz MR, Moses AM. Hypocalcemia. *Semin Nephrol* 1992; **12:** 146–58.
2. Reber PM, Heath H. Hypocalcemic emergencies. *Med Clin North Am* 1995; **79:** 93–106.
3. Bushinsky DA, Monk RD. Calcium. *Lancet* 1998; **352:** 306–11.
4. Cooper MS, Gittoes NJL. Diagnosis and management of hypocalcaemia. *BMJ* 2008; **336:** 1298–1302. Correction. *ibid.*; available at http://www.bmj.com/cgi/content/full/336/7659/0-a (accessed 17/03/09) [dose]

镁代谢体内平衡

镁是人体内的一种非常重要的阳离子，它会参与众多酶促反应和生理过程，包括能量的转移和储存，骨骼发育、神经传导和肌肉收缩。人体内半数以上的镁存在于骨骼中，约40%存在于肌肉和软组织中，另有大约1%的镁存在于细胞外液。血浆中镁的正常浓度在0.7～1.0mmol/L的范围内。

镁代谢的体内平衡主要通过肾脏对镁的重吸收来进行调节。骨骼有镁的储存库的功能，可以以此降低血浆中的起伏变化。胃肠道对镁进行主动吸收，1,25-二羟胆钙化醇（骨化三醇）能够促进该过程。

高镁血症 高镁血症是指血浆中的镁浓度上升至超过正常范围的现象，可能是由于经胃肠外摄入了过量的盐类（如硫酸镁）导致的。由于口服镁而导致的高镁血症十分罕见，这是因为肾脏能够排泄掉相当多的镁。但是，如果患者有肾功能受损的情况，那么再服用抗酸药或缓泻药会导致镁摄入超量而出现高镁血症。

高镁血症的症状包括恶心、呕吐、中枢神经系统和呼吸抑制、反射减弱和肌无力，此外心血管功能也会受到影响，例如外周血管扩张、低血压、心动过缓和心脏停搏。

治疗轻度高镁血症的方法通常是限制镁的摄入。症状严重的高镁血症可能需要辅助通气和辅助循环。推荐缓慢静脉注射葡萄糖酸钙，以逆转心血管和呼吸系统受到的影响。如果肾脏功能正常，那么应当用足量的水促进肾脏对镁的排泄。使用呋塞米可加速该过程。使用无镁的透析溶液进行血液透析能够有效地排出镁，肾脏受损的患者和对其他疗法没有反应的患者可能更为需要进行此项治疗。

低镁血症 低镁血症，是指血浆中的镁浓度低于正常范围的情况，可能是由于饮食缺陷导致的镁摄入量不足或吸收不良综合征造成的。另一种病因是镁元素的过量流失，这可能由于肾脏的重吸收不足导致的，更加可能的原因则是由于肠道问题，例如久泻。氨基糖苷类、两性霉素B、环孢素、顺铂（见**对电解质的影响**，第667页）以及利尿药[1]这类药物也可能导致肾脏消耗镁元素。

低镁血症与其他电解质的紊乱紧密相关，特别是低钙血症（见上文）和低钾血症（见下文），极少单独地发生。因此很难确定其特异的症状，但其症状仍包括食欲减退、恶心、虚弱和神经肌肉功能障碍，例如手足抽搐、震颤和肌肉肌束震颤，此外还有罕见的癫痫发作。可能出现心律失常，但低镁血症和低钾血症二者哪一个是其原因尚不确定。

口服镁盐可以作为慢性或无症状镁缺乏症的**治疗**方法[2,3]。对于胃肠道镁吸收不良的患者以及无法忍受口服药的患者（通常是因为会引发腹泻），可以使用肠道外疗法；硫酸镁可以通过静脉注射或肌内注射。治疗急性低镁血症时，可能需要使用静脉注射镁盐的快速补充疗法。应用监控肾功能以及血浆镁浓度。

1. Atsmon J, Dolev E. Drug-induced hypomagnesaemia: scope and management. *Drug Safety* 2005; **28:** 763–88.
2. Whang R, *et al.* Magnesium homeostasis and clinical disorders of magnesium deficiency. *Ann Pharmacother* 1994; **28:** 220–6.
3. Weisinger JR, Bellorín-Font E. Magnesium and phosphorus. *Lancet* 1998; **352:** 391–6.

磷酸盐代谢体内平衡

磷酸盐是一种重要的骨无机质；成人体内大约80%的磷都存在于骨骼中，是一种能够提供刚性和硬度的钙盐。余下的磷存在于软组织中，并参与许多代谢和酶促反应，包括能量储存和转移。

存在于体液中的磷酸盐主要为二价的HPO_4^{2-}离子（大约占80%）或一价的$H_2PO_4^-$离子（大约占20%）。磷酸盐在测量中通常被表述为无机磷，以区分于阴离子含量。成年人血浆中正常的磷含量应在0.85～1.45mmol/L内，但是人体内只有一小部分的磷存在于细胞外液，因此血浆磷浓度也许并不总能反映出机体的总储备，也不能够预测对补充的需求。

血浆中的磷酸盐浓度主要通过肾脏排泄来调节；甲状旁腺素会降低肾小管对磷酸盐的重吸收。维生素D的代谢物1,25-二羟胆钙化醇能够增强肠道对磷酸盐的吸收。

高磷酸盐血症 高磷酸盐血症，是指血浆磷浓度反常升高的现象，通常与肾衰竭有关，可能导致肾性骨营养不良（见第1051页）。高磷酸盐血症还可能是细胞释放磷酸盐的结果；这种现象在细胞破裂时会发生，例如溶血症或者横纹肌溶解症，也可能是化疗（可能是肿瘤溶解综合征的一部分）或者酸中毒造成的后果。甲状旁腺功能减退症会使甲状旁腺素的水平下降，也可能引发高磷酸盐血症（见**甲状旁腺功能减退症**，第1052页）。其他病因还包括在治疗低磷酸盐血症时摄入了过量的磷酸盐，过度使用磷酸盐灌肠剂或口服磷酸盐肠道制剂，以及摄入维生素D量过度。

高磷酸盐血症的症状包括那些与低钙血症有关的症状（见上）。其与钙的络合作用可能导致转移性钙化。

治疗高磷酸盐血症的方法[1,2]通常包括控制相关的潜在情况，并且采取低磷酸盐饮食，如果必要的话还可以使用口服磷酸盐结合剂，例如钙的醋酸盐或碳酸盐或氢氧化铝。司维拉姆（Sevelamer），一种能够结合磷酸盐的聚合物，也可以使用[2,3]。碳酸镧也曾被使用过[2~4]。肾衰竭的患者可以用血液透析来治疗高磷酸盐血症[4]。

1. Weisinger JR, Bellorín-Font E. Magnesium and phosphorus. *Lancet* 1998; **352:** 391–6.
2. Ritz E. The clinical management of hyperphosphatemia. *J Nephrol* 2005; **18:** 221–8.
3. Bleyer AJ. Phosphate binder usage in kidney failure patients. *Expert Opin Pharmacother* 2003; **4:** 941–7.
4. Albaaj F, Hutchison AJ. Hyperphosphataemia in renal failure: causes, consequences and current management. *Drugs* 2003; **63:** 577–96.

低磷酸盐血症 低磷酸盐血症，是指血浆磷浓度降低到低于正常范围的现象，可能是由于磷酸盐的吸收不足，以及由原发性甲状旁腺功能亢进症、维生素D缺乏症或伴X染色体的家族性低磷酸盐血症所导致的肾清除率增加而引发的。细胞吸收磷酸盐量的增加也可能导致低磷酸盐血症，例如慢性呼吸性碱中毒及相关的紊乱症，包括乙醇中毒、肝衰竭以及败血症。磷酸盐广泛存在于食物中，因此极少是由于饮食缺陷而导致，尽管如此，仅喂哺母乳的低出生体重婴儿还是可能出现该病症（见**早产佝偻症**，第1605页）。如果大量服食磷酸盐结合抗酸药，胃肠道对磷酸盐的吸收也会减少。

低磷酸盐血症通常是无症状的，但当血浆磷浓度降低到0.3mmol/L以下之后临床症状就会变得明显[1~4]。症状包括神经肌肉功能障碍，例如肌无力和感觉异常。还有惊厥抽搐、心肌病、呼吸衰竭以及血液病学中的异常现象。迁延性的低磷酸盐血症可能导致佝偻病或骨软化症（见第1049页）。

治疗低磷酸盐血症基本疗法是纠正任何潜在的疾病[4]。假如确诊了磷酸盐缺乏症或类似伴X染色体的低磷酸盐佝偻病这类的紊乱症，使用牛奶或口服磷酸盐补充剂是恰当的疗法。严重的低磷酸盐血症患者可能需要静脉注射磷酸盐（见第1605页），但此法应当谨慎采用，以避免低钙血症和转移性钙化[2,3]。应当注意纠正并发的低镁血症这类电解质紊乱。

1. Larner AJ. Clinical applicability of inorganic phosphate measurements. *Br J Hosp Med* 1992; **48:** 748–53.
2. Lloyd CW, Johnson CE. Management of hypophosphatemia. *Clin Pharm* 1988; **7:** 123–8.
3. Weisinger JR, Bellorín-Font E. Magnesium and phosphorus. *Lancet* 1998; **352:** 391–6.
4. Gaasbeek A, Meinders AE. Hypophosphatemia: an update on its etiology and treatment. *Am J Med* 2005; **118:** 1094–1101.

钾代谢体内平衡

人体内的钾主要是一种细胞内阳离子，最多见于肌肉；仅有2%存在于细胞外液中。钾对于许多代谢过程和生理过程非常重要，包括神经传导、肌收缩以及酸-碱平衡调节。血浆中钾的正常浓度在3.5～5.0mmol/L，但影响细胞内液与细胞外液间传递的因素会扭曲血浆浓度和机体总储存量的关系，例如酸-碱失调等。人体的钾含量主要受到肾小球滤过作用和肾小管分泌作用的调节。醛固酮会增强肾脏的钾分泌，其他因素例如钠外排、饮食中的钾摄入和血浆pH值也能够调节通过肾脏对钾的外排。胰岛素、β_2受体激动药、醛固酮以及血浆pH值的上升，都能促进细胞对钾的吸收。钾进入细胞的通路，或是逆浓度梯度被保留住，都需要主动转运Na^+/K^+的三磷酸腺苷酶。

高钾血症 高钾血症是指血浆钾浓度的异常升高的现象，其可能原因包括钾摄入量增加，肾脏排泄量降低（例如发生肾衰竭或是肾上腺皮质功能减退症），或者细胞内储备的钾元素突然溢出（例如发生酸中毒，或者由于软组织损伤、烧伤、溶血或横纹肌溶解导致的细胞破坏）。肾衰竭是严重高钾血症的通常原因[1]。高钾血症也可能是由药物导致的，例如保钾的利尿药、环孢素、他克莫司、非甾体抗炎药（NSAIDs）或者ACEI[2,3]。肾脏排泄钾的功能通常很容易适应钾元素量的增加，因此除非肾功能同时受损，否则由于钾摄入量过多导致高钾血症的情况是很罕见的。

高钾血症主要会影响心脏，但骨骼肌的功能也可能受到影响。症状包括ECG异常、室性心律失常、心脏停搏，此外还包括神经肌肉功能障碍，例如肌无力和瘫痪[3,4]。

治疗方法包括使用钙抵消高钾血症对心脏兴奋性的负面作用，使用胰岛素或碳酸氢钠等药物加速钾元素从细胞外液到细胞内液的转移，以及使用交换树脂或透析的方法提高钾的排泄速度[3,4]。要使用哪一种方法，极大程度上取决于高钾血症的严重程度，以及任何相关的ECG变化情况。若高钾血症患者的血浆钾浓度达到6.0～7.0mmol/L以上，或者患者的ECG发生变化，通常就会将其视作医疗紧急状况了。

如果该病对心脏存在影响，那么首要的疗法应该是静脉注射钙盐；葡萄糖酸钙通常缓慢静脉注射，然后根据ECG的改善情况进一步调整剂量。

但是，钙并不能降低血浆钾浓度。在中度及重度高钾血症治疗中，静脉给予胰岛素能够刺激细胞对钾的吸收，降低血浆钾浓度，但应同时给予葡萄糖以防止低血糖的发生[1,5]。胰岛素应选择速效可溶胰岛素，普遍剂量为每50ml 50%葡萄糖中加入5～10U的胰岛素，在5～15min内缓慢注射。另外一种疗法是静脉注射碳酸氢钠，可以纠正酸中毒，并且能够促进细胞对钾的吸收（见上文**代谢性酸中毒**）。有人对该疗法的价值[5]、恰当的用药剂量和用药浓度持有不同观点，但在伴发有严重酸中毒（pH值低于7.2）的病例中仍应考虑该疗法[1]。

沙丁胺醇，是一种β_2受体激动药，研究者发现静脉注射或用喷雾剂使用该药也能够增加细胞对钾的吸收，并降低血浆钾浓度[3～6]。但是其疗效可能不够稳定[6]，此外，许多临床医生倾向于避免使用β_2受体激动药，因为他们担心大剂量的药物会导致心律失常[7]。有些医生认为该药只应当与胰岛素联合使用，但这种疗法可能对高达40%的患者不会起作用[1]。

当通过增加细胞钾吸收量短暂地降低血浆钾浓度后，接下来的治疗方案应当更多地针对如何在一个较长的时间段内将体内过量的钾排除出去。聚磺苯乙烯酸钙和聚磺苯乙烯酸钠这类阳离子交换树脂可以经口腔或经直肠给药，尽管仍然缺乏支持该疗法的证据[5]，但在1～2h后患者就会开始将钾元素排出体外。血液透析对于除去体内钾元素非常有效[5]，并且对急性肾衰竭、血容量过高、高钠血症、重度高钾血症的患者格外有用。腹膜透析则对于部分患者有效果。

1. Ahee P, Crowe AV. The management of hyperkalaemia in the emergency department. *J Accid Emerg Med* 2000; **17:** 188–91.
2. Perazella MA. Drug-induced hyperkalemia: old culprits and new offenders. *Am J Med* 2000; **109:** 307–14.
3. Gennari FJ. Disorders of potassium homeostasis: hypokalemia and hyperkalemia. *Crit Care Clin* 2002; **18:** 273–88.
4. Rastergar A, Soleimani M. Hypokalaemia and hyperkalaemia. *Postgrad Med J* 2001; **77:** 759–64. Correction. *ibid.* 2002; **78:** 126.
5. Mahoney BA, *et al.* Emergency interventions for hyperkalaemia. Available in The Cochrane Database of Systematic Reviews; Issue 2. Chichester: John Wiley; 2005 (accessed 02/02/06).
6. Wong S-L, Maltz HC. Albuterol for the treatment of hyperkalemia. *Ann Pharmacother* 1999; **33:** 103–6.
7. Halperin ML, Kamel KS. Potassium. *Lancet* 1998; **352:** 135–40.

高钾血周期性瘫痪 高钾血周期性瘫痪是一种遗传性疾病，发病时血浆钾浓度突然增高，导致肌肉瘫痪，有时还会继发肌强直。治疗急性发作需要静脉注射葡萄糖酸钙以及加入胰岛素的葡萄糖（见上文**高钾血症**）。也曾使用β_2受体激动药（如沙丁胺醇）吸入法治疗或抑制病情发作[1,2]。预防性地使用乙酰唑胺、双氯非那胺或噻嗪类利尿药，能够降低急病发作的频率[2～4]。

1. Hanna MG, *et al.* Salbutamol treatment in a patient with hyperkalaemic periodic paralysis due to a mutation in the skeletal muscle sodium channel gene (SCN4A). *J Neurol Neurosurg Psychiatry* 1998; **65:** 248–50.
2. Bond EF. Channelopathies: potassium-related periodic paralyses and similar disorders. *AACN Clin Issues* 2000; **11:** 261–70.
3. Meola G, Sansone V. Therapy in myotonic disorders and in muscle channelopathies. *Neurol Sci* 2000; **21** (suppl): S953–61.
4. Sansone V, *et al.* Treatment for periodic paralysis. Available in The Cochrane Database of Systematic Reviews; Issue 1. Chichester: John Wiley; 2008 (accessed 19/02/09).

低钾血症 慢性低钾血症，是指一种迁延性血浆钾浓度下降的现象，通常代表着机体钾总量的下降。其可能原因包括摄入量不足或胃肠道流失，例如患有水性腹泻的患者，此外还可能是肾脏过度流失，例如醛固酮过多症、库欣综合征或者慢性代谢性碱中毒。噻嗪类药物或髓袢利尿药会加剧尿液中钾的流失。其他药物，特别是皮质激素与一些抗菌药，如庆大霉素，也有这样的影响。低钾血症还可能并非是由于机体的过量流失，而是因为细胞钾吸收量升高造成的。在用胰岛素治疗或急性碱中毒时，使用β_2受体激动药或黄嘌呤就会发生这样的情况，此外还可能在心肌梗死后服用儿茶酚胺类药物时发生。低钾血症还可能在低镁血症后发作（见上文）。

低钾血症会造成多种神经肌肉障碍，范围从肌无力到瘫痪和呼吸功能不全，此外还可能引发横纹肌溶解症、ECG异常和肠梗阻。慢性低钾血症可能导致肾小管损伤（肾性低钾血症）。低钾血症增加了地高辛毒性的风险。

治疗方法包括纠正任何潜在的病症，并采取补充疗法补充钾盐。口服钾补充剂受到普遍欢迎，但是在重症低钾血症并发心律失常、瘫痪或糖尿病性酮症酸中毒的病例中，可能需要进行肠外疗法。通常使用的钾盐是氯化钾，由于它奏效缓慢所以能够避免引发高钾血症和伴随的心脏毒性；应仔细监控血浆钾浓度，可能还需要ECG监控。选择哪种盐作为口服钾补偿剂，这取决于并存的酸-碱和电解质紊乱情况。治疗患有代谢性碱中毒的低钾血症患者，通常选择的药物是氯化钾，而治疗患有胃酸过多酸中毒的低钾血症患者时，则倾向于选择碳酸氢盐这种盐，例如一些肾小管酸中毒的病病。低镁血症继发低钾血症的患者还需要进行镁剂的补充治疗。

1. Halperin ML, Kamel KS. Potassium. *Lancet* 1998; **352:** 135–40.
2. Gennari FJ. Hypokalemia. *N Engl J Med* 1998; **339:** 451–8.
3. Cohn JN, *et al.* New guidelines for potassium replacement in clinical practice: a contemporary review by the National Council on Potassium in Clinical Practice. *Arch Intern Med* 2000; **160:** 2429–36.

Bartter综合征 Bartter综合征是一组关联紧密的紊乱症，怀疑它与某种遗传性的肾小管多处离子转移缺陷有关[1,2]。患者表现出球旁细胞的超常增生、低钾血症和代谢性碱中毒症，并产生过量的醛固酮、前列腺素和凝乳酶。症状主要为那些低钾血症的症状，包括肌无力；多尿症和遗尿症以及儿童生长发育迟缓现象也会发生。与高肾素血症状态相比，患者没有高血压或水肿的症状。

治疗几乎没有能完全纠正低钾血症的治疗方法。可以使用钾补充剂，例如环氧合酶抑制药（如吲哚美辛）和ACEI（如卡托普利）能够起到一定作用[2]。螺内酯和普萘洛尔也可以使用，如果存在低镁血症的话，还可以选择使用镁盐[2]。

1. Guay-Woodford LM. Bartter syndrome: unraveling the pathophysiologic enigma. *Am J Med* 1998; **105:** 151–61.
2. Amirlak I, Dawson KP. Bartter syndrome: an overview. *Q J Med* 2000; **93:** 207–15.

利尿药引起的低钾血症 钾浓度下降可能是使用了流失钾元素的利尿药的结果，特别是噻嗪类和髓袢利尿药。以治疗高血压的剂量来说，是不太可能出现临床上显著的低钾血症的，此外使用钾补充剂的常规疗法也不再受到推荐了。但是，一同使用保钾利尿药（如阿米洛利），或者更不常用的钾补充剂，对于那些有低钾血症风险的患者可能是必需的（也见**氢氯噻嗪**项下**对电解质平衡的影响**，第1259页）。

低钾血周期性瘫痪 低钾血周期性瘫痪是一种遗传障碍，指钾元素从细胞外液转移到细胞内液中时偶然发作的低钾血症，该病伴发有肌无力或瘫痪的症状。急性发作时应用口服或静脉注射钾盐的方法对其进行治疗。预防性地服用乙酰唑胺[1,2]或双氯非那胺[3]被证明能够降低该病发作的频率和严重程度。

1. Ahlawat SK, Sachdev A. Hypokalaemic paralysis. *Postgrad Med J* 1999; **75:** 193–7.
2. Bond EF. Channelopathies: potassium-related periodic paralyses and similar disorders. *AACN Clin Issues* 2000; **11:** 261–70.
3. Sansone V, *et al.* Treatment for periodic paralysis. Available in The Cochrane Database of Systematic Reviews; Issue 1. Chichester: John Wiley; 2008 (accessed 19/02/09).

钠代谢体内平衡

钠在细胞外液中是一种主要的阳离子，负责维持细胞外液容量和渗透压。此外，钠元素还与神经传导、肌肉收缩、酸-碱平衡以及细胞的营养吸收过程有关。血浆中钠的浓度通常应当保持在135～145mmol/L。

钠代谢的体内平衡复杂，与体液平衡密切相关。细胞外液的渗透压和容量受到严格的调节。渗透压（血浆钠浓度）的微小变化都会受到细胞外容积变更的纠正。血浆渗透压摩尔的平衡是通过抗利尿激素（ADH；加压素）的分泌或者说抑制来实现的，它主要控制着肾脏的水排泄。有血钠过少倾向的患者，其ADH分泌受到了抑制，从而导致了肾脏流失水分；ADH的分泌量上升，能够增加肾远曲小管对水的重吸收量。细胞外容积的变化对ADH的释放产生影响。此外，细胞外容积的变化会导致肾脏钠排泄的调节变化。而与渗透压摩尔浓度不相关。

人体全身的钠量受肾脏钠排泄的调节，依据摄入量而发生广泛变化。肾脏的钠排泄包含了许多套机制，包括肾素-血管紧张素系统、肾小球滤过率和利钠因子。细胞外液容积的下降会导致血管紧张素Ⅱ的分泌，血管紧张素Ⅱ又会刺激醛固酮的分泌。醛固酮会促进远曲小管对钠离子的重吸收。如果发生了肾上腺功能减退或者盐皮质激素过量的情况，人体内钠代谢的平衡将因为上述机制被扰乱而受到巨大的影响。

高钠血症 高钠血症是指血浆钠浓度异常增高的现象，与此同时血浆渗透摩尔浓度发生增高。通过肾脏或肾外途径，水的摄入量低于流失量时会发生的血容不足，高钠血症通常与其有关。病因包括渴感，如同在昏迷中或原发性高钠血症，渗透性利尿（溶质性利尿），例如糖尿病性酮症酸中毒（见**糖尿病急症**，第412页）或使用甘露醇等药物而导致，以及过度失水，包括肾脏失水、尿崩症（见第2099页）和肾外的失水，例如过度出汗或腹泻。

高钠血症还可能在钠摄入过量后发生（但这并不常见），静脉注射氯化钠的使用不当也可能导致该病症。

高钠血症的临床表现是由于血浆渗透摩尔浓度上升后对大脑造成影响而出现的，包括嗜睡、意识错乱、呼吸麻痹以及昏迷。高钠血症发展迅速的话，人体中枢神经系统的症状会愈加严重。若同时存在血容量不足的情况，其他症状（如低血压、心动过速以及循环功能不全的症状）也有可能出现。肾脏水贮存功能异常的患者能观察到大量稀淡的尿液，而有渴感受损或过量肾外水流失病症的患者则会观察到浓缩的尿液。

治疗高钠血症的方法通常是补充水分，对一些患者来说喝水就足够了。在更为严重的病例中，可以缓慢静脉注射5%葡萄糖溶液。另一方面，当血容量不足情况严重时，有些医生推荐使用0.9%氯化钠溶液。在治疗时需要很小心，纠正病症过快有可能引发脑水肿，特别是对于那些慢性病患者而言。

如果机体钠总量过高，可以使用髓袢利尿药加速钠排泄，同时输注5%的葡萄糖和氯化钠溶液，以补充流失的体液。如果出现了肾脏功能受损严重、患者濒死或者血清钠浓度超过200mmol/L的情况，还有建议认为需要进行透析。

1. Adrogué HJ, Madias NE. Hypernatremia. *N Engl J Med* 2000; **342:** 1493–9.
2. Kang S-K, *et al.* Pathogenesis and treatment of hypernatremia. *Nephron* 2002; **92** (suppl): 14–17.
3. Reynolds RM, *et al.* Disorders of sodium balance. *BMJ* 2006; **332:** 702–5.

低钠血症 低钠血症是指血浆钠浓度异常下降，通常同时血浆渗透摩尔浓度也会下降。低钠血症并不罕见，它可能在心力衰竭、肝硬化、肾上腺皮质功能减退症、高血糖症和获得性免疫缺陷综合征（AIDS）等多种病症中发生。

肾脏能够贮存钠，因此由于摄入盐量过低而导致的低钠症的状况很罕见。低钠症可能是因为钠的异常流失导致的，钠既可能因为反复腹泻和（或）呕吐从肠道流失，也可能从肾脏流失，例如许多种肾病或者过度使用利尿药（见**氢氯噻嗪**项下**对电解质平衡的影响**，第1259页）。

低钠血症最常见的病因是稀释。这可能是过量摄入液体导致的，例如原发性烦渴症（精神性烦渴）的患者会喝下大容量的水。但在更多的情况下，该病却是由于水分排泄减少导致的，例如肾功能缺损或者抗利尿激素分泌失调综合征（SIADH——见第2101页）。手术后的低钠血症是一种频发的并发症，它有可能因为不恰当地静脉注射了低渗[1]甚至等渗[2]溶液而被加剧。

由于钠缺乏而导致容积收缩的低钠血症，可能引发直立性低血压和循环功能不全。稀释性低钠血症可能是无症状的，但仍可能出现头痛、意识错乱、恶心、呕吐、嗜睡和虚弱。若病情严重的话，发生脑水肿可能导致呼吸停止、惊厥抽搐以及昏迷。急性发病时，中枢神经系统的症状更为普遍。

治疗方案取决于病情发展的速率以及血钠低的程度、伴随的症状，以及水分平衡的状况，此外还应当将病症潜在的原因考虑进去。轻度无症状的低钠血症通常不需要特殊的治疗。轻度到中度的慢性低钠血症，例如发生于肠道钠流失或者肾脏疾病的情况，可用口服氯化钠补充剂并确保足量液体摄入的方法进行治疗。

当存在实质性的血容量不足时，需要进行容量补充，通常用0.9%的氯化钠进行静脉注射[3~5]。

慢性稀释性低钠血症通常没有症状，对其的治疗主要在于纠正潜在的病症；需要限制水分摄入，而能够干扰 ADH 作用的药物（如地美环素或碳酸锂），治疗 SIADH 也很有效[3~6]。呋塞米加口服氯化钠补充剂也可使用[7]。

急性有症状的低钠血症（水中毒）通常发生于血浆钠浓度低于120mmol/L 的情况下，需要更强的治疗方案。疗法包括静脉注射高渗或等渗的氯化钠溶液，通常还需并用袢利尿药（如呋塞米），特别是在液体过剩可能成为问题的情况下[4,6,7]。治疗的目的是消除患者的症状，使其血浆钠浓度回升至120～130mmol/L；血浆钠浓度不应当被纠正回正常值的范围，也不能够让高钠血症发展[1,6,7]。应实时监控血浆钠浓度和全身含水容量。

脑桥中央髓鞘溶解症（渗透性脱髓鞘）为一种罕见的神经系统症状，与低钠血症纠正过快有关，特别是当情况已确定时。然而，目前还没有确定静脉给予氯化钠的最佳方案，有许多相关建议。通常推荐将血钠纠正速率控制在每小时0.5～1mmol/L，最大不超过每小时2mmol/L；还有人建议最大纠正速率不超过每24h 8mmol/L[7]、每24h 12mmol/L[7]或第一个48h 18mmol/L[6]，及第一个48h最大纠正速率不超过20 mmol/L[1]。还有一些人[1,5]根据患者症状的严重程度给出了更为具体的建议：对于存在癫痫、呼吸骤停或神经源性肺水肿这些严重症状的患者，应在治疗的最初几个小时内迅速纠正血钠，初始目标为纠正2～4mmol/L，随后进行持续输注。

最近，血管加压素受体拮抗药考尼伐坦[5,6]和托伐普坦已经上市用于治疗血容量正常和血容量过多的低钠血症。考尼伐坦是静脉用药，而托伐普坦是口服药。

1. Moritz ML, Ayus JC. Hospital-acquired hyponatremia—why are hypotonic parenteral fluids still being used? *Nat Clin Pract Nephrol* 2007; **3:** 374–82.
2. Steele A, *et al.* Postoperative hyponatremia despite near-isotonic saline infusion: a phenomenon of desalination. *Ann Intern Med* 1997; **126:** 20–5.
3. Yeates KE, *et al.* Salt and water: a simple approach to hyponatremia. *CMAJ* 2004; **170:** 365–9.
4. Reynolds RM, *et al.* Disorders of sodium balance. *BMJ* 2006; **332:** 702–5.
5. Verbalis JG, *et al.* Hyponatremia treatment guidelines 2007: expert panel recommendations. *Am J Med* 2007; **120** (suppl 11A): S1–S21.
6. Cawley MJ. Hyponatremia: current treatment strategies and the role of vasopressin antagonists. *Ann Pharmacother* 2007; **41:** 840–50.
7. Adrogué HJ, Madias NE. Hyponatremia. *N Engl J Med* 2000; **342:** 1581–9.

Dialysis Solutions 透析液

Soluciones para diálisis.

Растворы Для Диализа

Pharmacopoeias. In *Eur.* (see p.vii), which includes separate monographs for solutions for haemodialysis, haemofiltration and haemodiafiltration, and peritoneal dialysis.

透析和血液滤过

透析和滤过液是按照细胞外液或血浆浓度配制的电解质溶液。它们总是包含着钠、氯、碳酸氢盐或者碳酸氢盐前体。除此之外，它们还常常含有钙和镁，极少情况中还含有钾。葡萄糖有时作为渗透添加物。这些溶液的作用是排出水分和代谢产物，补充电解质。

在*血液透析*中，溶液与患者血液的离子交换要通过一层半透膜，主要通过扩散作用进行交换。过剩液体依靠压力梯度而超滤排除。所用的膜既可以从纤维素中得到（例如铜玢），也可以人工合成。随着透析技术发生改变、解决了钙和镁的沉淀问题，更倾向于使用碳酸氢盐而非碳酸氢盐前体作为血液透析中的碳酸氢盐来源。在一些透析器中仍然在使用醋酸盐，但人们认为它有血管扩张和心脏功能抑制的问题，并且对于高通量血液透析或者有肝病的患者而言，它转化为碳酸氢盐的速度也不够快。血液透析溶液在使用前被生产成为无菌浓缩状态，在使用前以水稀释，水并不需要是无菌的。

在*腹膜透析*中，以腹膜腔进行交换，主要依靠扩散作用进行交换。过剩液体通过超渗作用排出除去，使用的渗透添加物是葡萄糖。碳酸氢钙的沉淀问题仍未被解决，通常使用的碳酸氢盐前体是乳酸盐。腹膜透析液必须是无菌且无热源的。

在*血液滤过*中，血液被滤过，而非透析。代谢产物通过对流运输被转移出去，过剩的水则通过流体静力的超滤作用排出。液体和电解质通过直接的静脉输注补充进去。大多数血液滤过液使用醋酸盐或乳酸盐作为碳酸氢盐来源。血液滤过液必须是无菌且无热源的。

不良反应

发生在*血液透析*中的不良反应包括恶心、呕吐、低血压、肌肉痛性痉挛以及气栓。与血管通路有关的反应包括感染、血栓症以及渗血。发生在*血液滤过*中的不良反应与血液透析相似。

与*腹膜透析*相关的不良反应中最常见的有腹膜炎、疝气、高血糖、蛋白质营养不良以及导尿管的一些并发症。

透析患者的长期并发症中，其中一些可能与肾衰竭本身有关，包括血液透析相关的淀粉样变性病、获得性肾囊肿病，以及加速动脉粥样硬化症。铝过量带来的特殊危险是透析性痴呆。长期腹膜透析会造成腹膜的结构渐进改变，最终导致透析失败。

1. Himmelfarb J. Hemodialysis complications. *Am J Kidney Dis* 2005; **45:** 1122–31.

铝过量 透析患者若出现了铝过量的情况，可能会导致透析性痴呆、贫血以及与铝有关的骨病（也见第2176页）。铝的来源包括用来做透析液制剂的水，以及用于治疗肾性骨营养不良（见第1051页）的含铝磷酸盐结合剂。因此，用于制作透析液制剂水的铝浓度要低，这一点很重要；Ph. Eur. 6.8 规定了铝含量，限制为每升10μg。在长期治疗中，应倾向于选择醋酸钙或碳酸钙这类不含铝的磷酸盐结合剂。如果透析患者发生了铝超负荷的现象，可使用去铁胺治疗（见第1384页）。

铜毒性 肝脏和血液的毒性产生于人体自透析液中吸收的铜（见**铜**的**不良反应**，第1386页）。

血液透析引发的痛性痉挛 血液透析的过程中经常引发肌肉痛性痉挛（见**肌肉痉挛**，第1798页）。痛性痉挛通常是由于停止血液透析而引起的下肢剧烈疼痛。它的病因尚不清楚，但可能与低血容量、低血压、血浆渗透压的变化及低血钠有关[1]。

血液透析引起的痛性痉挛非药物治疗措施包括局部应用湿热蒸汽和局部按摩，还可以适当伸展痉挛肌肉。假如出现低血压，应减慢或停止超滤，必要时，可静脉输注等渗或高渗氯化钠，以及时纠正[1]。米多君也可用于低血压的治疗[2]。氯化钠或葡萄糖高渗溶液可以用于升高血浆渗透压。甘露醇也可应用，但可能在细胞外液间隙蓄积[1]。

奎宁已经广泛用于预防血液透析引起的痛性痉挛，但是可能引起严重不良反应，因此限制了它的应用[1]。目前也开始尝试将其他药物，如卡尼汀、肌酸、维生素C和维生素E，用于预防痛性痉挛。然而，相关资料是有限的，同时缺乏长期应用的有效性和安全性数据[1]。有部分证据表明，从芍药和甘草根中提取的混合物芍药甘草汤也可用于预防和治疗血液透析引起的痛性痉挛[1]。

1. Kobrin SM, Berns JS. Quinine—a tonic too bitter for hemodialysis-associated muscle cramps? *Semin Dial* 2007; **20:** 396–401.
2. Prakash S, *et al.* Midodrine appears to be safe and effective for dialysis-induced hypotension: a systematic review. *Nephrol Dial Transplant* 2004; **19:** 2553–8.

超敏反应 与在消毒透析设备过程中使用的环氧乙烷相关联的过敏性反应，见第1567页。

感染 接受血液透析治疗的患者承担着感染的风险，感染源来自透析液的微生物污染，以及未对血液通路进行足够的处理。透析液用水微生物限量和内毒素的限量有规定。碳酸氢盐为基础的透析溶液比醋酸盐为基础的溶液更容易生长微生物。

在接受腹膜透析的患者中，腹膜炎是很常见的。使用分离的系统、良好的无菌操作技术并且密切注意导尿管的情况，就能够将感染的风险减少到最低。治疗细菌性腹膜炎需要腹膜内抗菌药，通常将其添加入透析液中即可（见**腹膜炎**下的 **PD 腹膜炎**，第175页）。

透析设备应当定期使用甲醛（见第1568页）或环氧乙烷（见第1567页）等试剂进行消毒，但有关环氧乙烷过敏性反应的内容，请见第1567页。

代谢并发症 为了产生一个渗透梯度，腹膜透析液中加入了高浓度的葡萄糖，这将导致体重增加、高血糖症、高脂血症，并且蛋白质流失将会增加。可以使用其他的渗透试剂，如艾考糊精（见第1837页），此外氨基酸为基础的溶液也可使用。

1. Burkart J. Metabolic consequences of peritoneal dialysis. *Semin Dial* 2004; **17:** 498–504.

注意事项

腹膜透析不适用于有腹部脓毒症、过去进行过腹部外科手术或者有严重炎性肠病的患者。

血液透析在应用于有不稳定心血管疾病或者活动性出血的患者时应特别小心。在血液透析和血液过滤的过程中，需要使用肝素（见**体外循环**，第1256页）或依前列醇（见**用途**，第1234页）来预防体外回路中血液的凝结。

透析溶液应当用干热加温到体温，因为湿热会带来微生物污染的风险。

药物相互作用

透析和过滤程序对于体内药物浓度的影响是很复杂的。一种透析技术可能能够比另一种技术排出更多的药物。总体而言，那些低分子量、高水溶性、低分布容量、低蛋白结合以及高肾清除率的药物，能在最大程度上被透析排出去。举例而言，几乎全部氨基糖苷类都能被透析排出，还需要额外用药以补足流失的部分。知道了以上内容，在透析过程中就可以调整某些特殊药物的剂量。而对于不知道透析效果的药物而言，通常会在透析后给维持剂量。透析还被用于治疗过量用药和中毒，它可以排出某些药物（见下文）。

透析导致的体液和电解质变化，有改变某些药物效力的可能性。举例而言，低钾血症使人容易受到地高辛毒性的影响。

接受腹膜透析的患者，可以将胰岛素和抗菌药等药加入透析液中。应当对 PVC 袋吸附药物的可能性予以考虑。

1. Aronson JK. The principles of prescribing in renal failure. *Prescribers' J* 1992; **32:** 220–31.
2. Cotterill S. Antimicrobial prescribing in patients on haemofiltration. *J Antimicrob Chemother* 1995; **36:** 773–80.
3. Aronoff GR, *et al. Drug prescribing in renal failure: dosing guidelines for adults.* 4th ed. Philadelphia: American College of Physicians, 1999.

用途和用法

患者肾衰竭时应使用透析和过滤过程来纠正电解质不平衡、纠正液体过剩并且移除代谢产物。这些过程在治疗过量用药和中毒中也有一定的作用。两种最主要的技术是血液透析和腹膜透析；血液透析使用频率较低。选择什么样的技术取决于所治疗的情况、患者的临床状况、患者的选择以及技术的可用性。

血液透析在清除小分子量物质方面比腹膜透析更加有效，例如尿素。而腹膜透析在清除较大一些分子量物质方面效果更佳。人们认为血液透析比较不符合生理学要求，因为高度清除和不清除的周期会交替进行。

血液透析通常间歇地进行（经常是1周3次）；一个标准的治疗时段需花费3～5h。近年来发展出了高通量透析器，能够降低透析治疗需要的时间。

腹膜透析既可以连续进行，也可以间歇地进行。不卧床持续性腹膜透析（CAPD）是最常用的技术。治疗时间除外，患者仍旧保持能够自由活动，并且能够自己执行治疗操作程序。在腹膜腔中总有透析溶液，能够引流并且每天更换3～5次。持续循环腹膜透析（CCPD）很相似，不同之处在于在夜间交换会自动地执行，患者无需在白天执行任何交换。间歇性腹膜透析（IPD）要求患者每周2～4次、每次12～24h连上透析机。在此时间段内，透析液被泵进泵出腹膜腔，停留的时间是10～20min。

血液滤过通常是连续进行的技术，并且是不可以携带移动的，主要用在重症监护病房（ICU）中。对于有过剩液体、体重增加的患者，该法还能够作为血液透析的辅助品，一起间歇性地使用。连续动静脉血液透析滤过（CAVHD）或者连续静脉血液透析滤过（CVVHD）将透析和滤过结合到了一起。

在下一次透析治疗前测量尿素或者肌酸酐的血清浓度，并非一个考察透析充分性的良好方式，于是人们发展出了许多其他测量方式，包括尿素缩减率和尿素动态模型。这类测量方式更多是为了血液透析而非腹膜透析制订的。

1. Zucchelli P, Santoro A. How to achieve optimal correction of acidosis in end-stage renal failure patients. *Blood Purif* 1995; **13:** 375–84.
2. Carlsen DB, Wild ST. Grams to milliequivalents: a concise guide to adjusting hemodialysate composition. *Adv Ren Replace Ther* 1996; **3:** 261–5.
3. Passlick-Deetjen J, Kirchgessner J. Bicarbonate: the alternative buffer for peritoneal dialysis. *Perit Dial Int* 1996; **16** (suppl 1): S109–S113.
4. Pastan S, Bailey J. Dialysis therapy. *N Engl J Med* 1998; **338:**

1428–37.
5. Ifudu O. Care of patients undergoing hemodialysis. *N Engl J Med* 1998; **339:** 1054–62.
6. Mallick NP, Gokal R. Haemodialysis. *Lancet* 1999; **353:** 737–42.
7. Gokal R, Mallick NP. Peritoneal dialysis. *Lancet* 1999; **353:** 823–8.
8. Fischbach M, *et al.* Hemodialysis in children: principles and practice. *Semin Nephrol* 2001; **21:** 470–9.
9. Schröder CH. The choice of dialysis solutions in pediatric chronic peritoneal dialysis: guidelines by an ad hoc European committee. *Perit Dial Int* 2001; **21:** 568–74.
10. Teehan GS, *et al.* Update on dialytic management of acute renal failure. *J Intensive Care Med* 2003; **18:** 130–8.
11. Locatelli F, *et al.* Optimal composition of the dialysate, with emphasis on its influence on blood pressure. *Nephrol Dial Transplant* 2004; **19:** 785–96.
12. Lameire N. Volume control in peritoneal dialysis patients: role of new dialysis solutions. *Blood Purif* 2004; **22:** 44–54.
13. Maduell F. Hemodiafiltration. *Hemodial Int* 2005; **9:** 47–55.
14. Nanovic L. Electrolytes and fluid management in hemodialysis and peritoneal dialysis. *Nutr Clin Pract* 2005; **20:** 192–201.
15. Saxena R. Peritoneal dialysis: a viable renal replacement therapy option. *Am J Med Sci* 2005; **330:** 36–47. Correction. *ibid.*; 110.
16. Ikizler TA, Schulman G. Hemodialysis: techniques and prescription. *Am J Kidney Dis* 2005; **46:** 976–81.

急性肾功能衰竭 急性肾功能衰竭（急性肾损伤）具有肾功能急速衰退的特征，有多种诱因[1~8]。通常依照发病的起源进行分类，分为肾前性的（如与电击、烧伤或脱水相关的低血容量症而引发；充血性心力衰竭；或者肾动脉梗阻等），肾性的（如急性肾小管坏死，或者由肾毒性药物和感染等多种原因导致的间质性肾炎），或者肾后性的（急性尿路梗阻）。如果可能的话应诊断并治疗那些潜在的疾病，预后的情况就取决于它们，但该病的病死率仍然高达60%，特别是手术后、有外伤或者尿液过少的患者更是如此。治疗基本上以支持性为主，从而恢复肾功能。急性肾功能衰竭的并发症包括细胞外容量过度负荷以及低钠血症、高钾血症、代谢性酸中毒、高磷酸盐血症和低钙血症。严重的高钾血症（见第1592页）、肺水肿、心包炎以及严重的代谢性酸中毒（见第1590页），这些并发症必须进行紧急治疗，通常要进行透析。人们仍对在出现尿毒症的临床征兆之前就进行透析的做法进行争论，因为其本身并没有显示出加速康复的功能[1]，但是一切能够将急性肾功能衰竭的时间缩减到最短的疗法中都包括了不同程度的肾代替疗法，例如透析或滤过。间断性的血液透析和腹膜透析都在使用，但最新的血液滤过技术具有血容量控制和心血管稳定性方面的理论优势，正日益受到人们的偏好[2,9,10]。

人们试验了许多种药品，尝试解除肾损伤带来的毒性或者加速由于局部缺血或肾毒素造成急性肾小管坏死的患者的病情好转[1,5,11,12]。这些药品包括增加肾血流量的药物（如小剂量多巴胺，心房利钠肽或者前列腺素），增加尿量以及保护上皮细胞的药物（甘露醇和髓袢利尿药、钙通道阻滞药），此外还有螯合剂和特异性肾毒素解毒剂，但是并没有资料表明使用这些药物的临床有效性，而且有些人反对在常规治疗中使用这些药物[4]。

在所有从并发症中生存下来的患者中，95%的人的急性肾功能衰竭都是可以被逆转的。少部分从急性肾功能衰竭中幸存下来的患者，需要长期透析或者肾移植（见第1731页）。

1. Brady HR, Singer GG. Acute renal failure. *Lancet* 1995; **346:** 1533–40.
2. Morgan AG. The management of acute renal failure. *Br J Hosp Med* 1996; **55:** 167–70.
3. Evans JHC. Acute renal failure in children. *Br J Hosp Med* 1994; **52:** 159–61.
4. Renal Association. Clinical practice guidelines Module 5: acute kidney injury 4th ed. (issued 2008). Available at: http://www.renal.org/pages/media/download_gallery/AKIguidelinesFINALjune08.pdf (accessed 17/03/09)
5. Dishart MK, Kellum JA. An evaluation of pharmacological strategies for the prevention and treatment of acute renal failure. *Drugs* 2000; **59:** 79–91.
6. Ashley C, Holt S. Acute renal failure. *Pharm J* 2001; **266:** 625–8.
7. Lameire N, *et al.* Acute renal failure. *Lancet* 2005; **365:** 417–30.
8. Abuelo JG. Normotensive ischemic acute renal failure. *N Engl J Med* 2007; **357:** 797–805.
9. McCarthy JT. Renal replacement therapy in acute renal failure. *Curr Opin Nephrol Hypertens* 1996; **5:** 480–4.
10. Joy MS, *et al.* A primer on continuous renal replacement therapy for critically ill patients. *Ann Pharmacother* 1998; **32:** 362–75.
11. Albright RC. Acute renal failure: a practical update. *Mayo Clin Proc* 2001; **76:** 67–74.
12. Pruchnicki MC, Dasta JF. Acute renal failure in hospitalized patients: part II. *Ann Pharmacother* 2002; **36:** 1430–42.

慢性肾功能衰竭 慢性肾功能衰竭是不可逆的，通常会渐进性地丧失肾功能，最终发展为终末期肾病（ESRD），需要肾代替疗法（透析或者肾移植）来医治。每个患者肾功能的衰竭速率对自己而言是基本恒定的，通常测算患者血清肌酐的浓度作为肾小球滤过率（GFR）的间接指标，从而监控其病情。病程发展的早期患者没有明显症状，肾功能的逐步损失是用肾功能减退或是慢性肾功能不全来描述的。当肾功能减退到一定程度、症状变得明显后，此时就称为慢性肾功能衰竭或是肾功能显著衰竭。当肾功能减少到不能再维持生命的程度（GFR低于5ml/min）时，这种情况就称为ESRD或者尿毒症。许多疾病都会导致ESRD，其中最普遍的几种包括糖尿病（见第411页）、肾小球性肾炎（见第1436页）以及高血压（见第1131页）。

在患者的慢性肾功能衰竭发展为ESRD之前，对其的治疗主要是对肾功能的保全以及对肾功能不全的补救措施。减缓肾衰竭进程的方法包括治疗高血压（见第1131页）、减少蛋白尿、并降低高脂血症（见第1129页）。ACEI（见第1156页）或血管紧张素Ⅱ受体拮抗药（见**氯沙坦**，第1277页）被用于减少蛋白尿及控制高血压。在饮食中控制蛋白质摄入量（见**肾功能衰竭**，第1823页）也被用于控制蛋白尿，但缺乏其对肾保护能力的确实性证据。贫血（见第1030页）、高磷酸盐血症（见第1591页）、继发性甲状旁腺功能亢进症（见第1052页）以及肾性骨营养不良（见第1051页）通常需要积极治疗。应当避免使用具有肾毒性的药物，包括NSAIDs。

应当在真正有必要进行之前，就考虑好在血液透析、腹膜透析和器官移植三者之间的选择，患者也应提前做好准备。那些倾向于进行器官移植的患者，在等待合适肾的过程中，可能需要进行透析治疗。在第1731页的部分讨论肾移植。不同国家在治疗ESRD患者时选择的透析技术各不相同。举例而言，美国约80%的患者都在用中心血液透析，而超过50%的英国患者则选用CAPD。总体而言，这两种技术的存活率看起来很相近，但是更多使用CAPD的患者因为原来的治疗失败了，最终必须改换另一种透析方法。与肾移植的患者不同，透析患者仍旧需要实行补充疗法，补充那些曾经由肾制造的激素。因此，通常会给予重组红细胞生成素和羟化维生素D同型物。

1. NIH. Morbidity and mortality of dialysis. *NIH Consens Statement* 1993; **11:** 1–33.
2. Friedman AL. Etiology, pathophysiology, diagnosis, and management of chronic renal failure in children. *Curr Opin Pediatr* 1996; **8:** 148–51.
3. Steinman TI. Kidney protection: how to prevent or delay chronic renal failure. *Geriatrics* 1996; **51:** 28–35.
4. Walker R. General management of end stage renal disease. *BMJ* 1997; **315:** 1429–32.
5. McCarthy JT. A practical approach to the management of patients with chronic renal failure. *Mayo Clin Proc* 1999; **74:** 269–73. Correction. *ibid.*; 538.
6. Morlidge C, Richards T. Managing chronic renal disease. *Pharm J* 2001; **266:** 655–7.
7. Currie A, O'Brien P. Renal replacement therapies. *Pharm J* 2001; **266:** 679–83.
8. Ruggenenti P, *et al.* Progression, remission, regression of chronic renal diseases. *Lancet* 2001; **357:** 1601–8.
9. Taal MW. Slowing the progression of adult chronic kidney disease: therapeutic advances. *Drugs* 2004; **64:** 2273–89.
10. Meguid El Nahas A, Bello AK. Chronic kidney disease: the global challenge. *Lancet* 2005; **365:** 331–40.
11. Rabindranath KS, *et al.* Haemodiafiltration, haemofiltration and haemodialysis for end-stage kidney disease. Available in The Cochrane Database of Systematic Reviews; Issue 4. Chichester: John Wiley; 2006 (accessed 20/02/09).
12. Renal Association. Clinical practice guidelines Module 1: chronic kidney disease. 2nd ed. (issued 2007). Available at: http://www.renal.org/Libraries/Guidelines/1_-_CKD_Current_version.sflb.ashx (accessed 20/08/10)

电解质紊乱 使用无镁透析液的血液透析法被用于清除患有严重高镁血症的患者体内的镁元素（见第1591页）。同样地，血液透析，或者有时也会使用腹膜透析来治疗高钙血症（见第1590页）、高钾血症（见第1592页）、高钠血症（见第1592页）以及高磷酸盐血症（见第1591页）。

过量和中毒 血液透析，或者偶尔使用腹膜透析，可用于清除药物超量或中毒的人体内的某些物质。低分子量、低分布容量、低蛋白结合、高水溶性且高肾清除率的物质最容易被转移出来。血液透析能够对过量使用的下列物质进行有效的治疗，如乙醇（见第1551页）、乙二醇（见第2231页）、甲醇（见第1965页）、锂（见第379页），以及水杨酸盐，如阿司匹林（见第21页）。当药物中毒与肾衰竭并发时，透析就尤为重要。

制剂

Ph. Eur.: Solutions for Haemodialysis; Solutions for Haemofiltration and for Haemodiafiltration; Solutions for Peritoneal Dialysis.

Oral Rehydration Solutions 口服补液

Soluciones de rehidratación oral.

Растворы Для Пероральной Регидратации

口服补液包含4种主要成分：

- 电解质——主要为氯化钠和氯化钾；
- 用于纠正或预防代谢性酸中毒的碳酸氢盐类，如碳酸氢钠或枸橼酸钠；
- 补充体液流失的水分；
- 能在最大程度上促进体液和电解质吸收的糖类——主要为葡萄糖，也可应用某些谷物基础成分。

这些成分多被制造成口服散剂（口服补液盐），在服用之前用水重新溶解配成原来的浓度，与此同时也有泡腾片剂和随时可用的口服液。

不良反应

在服用口服补液后可能出现呕吐反应，这可作为给药过快的一个信号。一旦出现呕吐，应停止给药10min，随后减少给药的剂量、增加给药的频率。

肾功能正常的患者，在服用口服补液过程中发生高钠血症或水中毒的风险是很低的。肾功能缺损的患者如果服用了过量的口服补液，有可能出现高钠血症和高钾血症。

注意事项

口服补液盐或泡腾片剂只应当用水并根据指定容积重新配制后使用。一般情况下可以使用新鲜的饮用水，但当婴儿用药或无法获取饮用水时，应使用煮沸再冷却的水。溶液配好之前不要加热，也不要加入白糖等其他配料。未用完的溶液应贮藏于冰箱中，24h后应废弃。

口服补液不适用于患有胃肠道阻塞和少尿或无尿性肾衰竭的患者，当在治疗患者严重脱水和顽固性呕吐中使用羟嗪时，口服补液疗法也不适用。

用途和用法

口服补液是为脱水患者——特别是与多种病因导致的急性腹泻有关的患者（见第1617页）——补充电解质和液体的口服补充剂。

口服补液的剂量应当根据患者自己的体重以及情况的严重程度来有针对性地制订。治疗的首要目的是解除患者的脱水状态，将其维持住，并补充患者由于持续腹泻和呕吐以及从呼吸、出汗和排尿等正常排泄中所流失的成分。补液在开始阶段应当快速进行，持续3～4h，如果患者患有高钠血症，补液的过程应以12h以上为宜。

成人建议每次补液常用剂量为200～400ml。

儿童剂量见下文。

儿童用法 脱水的儿童（如腹泻引起的脱水）可口服补充电解质和液体，儿童每次失液后，可口服200ml的补液盐。婴儿的剂量为平时哺乳量的1～1.5倍。在纠正了初期体液缺乏之后，可以继续进行婴儿的正常哺乳。母乳喂养应在口服补液的给药时间之间继续进行。

钠含量和摩尔渗透压浓度 世界卫生组织（WHO）最初规定的标准口服补液的钠浓度为90mmol/L，葡萄糖浓度为111mmol/L[1~3]。虽然该浓度既安全又有效[4]，但它不能够降低血容，也不能够缩减腹泻的容积和持续时间[3]，降低一定钠含量和摩尔渗透压浓度的溶液被认为更加有效[1,2]。世界卫生组织和联合国儿童基金会（UNICEF）目前建议的溶液钠浓度为75mmol/L，葡萄糖浓度也是75mmol/L，摩尔渗透压浓度也降低了[4]。但是，也有人对这个降低了钠含量的新配方溶液持有疑问，他们担心该溶液会增加霍乱患者患低钠血症的风险[3,5,6]，特别是对于成年人而言[4]。WHO和UNICEF则声明即使使用标准浓度的溶液也仍然可能出现低钠血症，并且也没有证据显示这种暂时性出现的低钠血症会给霍乱患者带来明显不良的临床反应后果[4]。在发达国家中甚至推荐使用钠含量更低的溶液：欧洲国家使用60mmol/L[7]，美国使用45～90mmol/L[8]。

有关在治疗腹泻中如何调整口服补液配方的讨论，包括使用从谷物中提取的、低摩尔渗透压浓度的制剂，请见腹泻时的口服补液疗法，第1617页。

1. Hahn S, *et al.* Reduced osmolarity oral rehydration solution for treating dehydration caused by acute diarrhoea in children. Available in The Cochrane Database of Systematic Reviews; Issue 1. Chichester: John Wiley; 2002 (accessed 21/06/05).
2. CHOICE Study Group. Multicenter, randomized, double-blind clinical trial to evaluate the efficacy and safety of a reduced osmolarity oral rehydration salts solution in children with acute watery diarrhea. *Pediatrics* 2001; **107:** 613–18.
3. Fuchs GJ. A better oral rehydration solution? An important step, but not a leap forward. *BMJ* 2001; **323:** 59–60.
4. Anonymous. New oral rehydration solution adopted by WHO and UNICEF. *WHO Drug Inf* 2004; **18:** 138–40.
5. Hirschhorn N, *et al.* Formulation of oral rehydration solution. *Lancet* 2002; **360:** 340–1.
6. Cash R, *et al.* Oral rehydration and hyponatraemia. *Lancet* 1999; **354:** 1733–4.
7. Booth I, *et al.* Recommendations for composition of oral rehydration solutions for the children of Europe: report of an ESP-

GAN working group. *J Pediatr Gastroenterol Nutr* 1992; **14:** 113–15.

8. King CK, *et al.* Managing acute gastroenteritis among children: oral rehydration, maintenance, and nutritional therapy. *MMWR* 2003; **52** (RR-16): 1–16. Also available at: http://www.cdc.gov/mmwr/PDF/rr/rr5216.pdf (accessed 20/08/10)

口服补液与静脉注射补液 尽管静脉注射补液是推荐给脱水情形最严重的患者（见**腹泻**，第1617页）使用的，在一些国家中也被广泛地应用于治疗病情不那么严重的体液流失患者[1,2]。但是，一项随机抽取了 16 例儿童胃肠炎患者（其中 5 例儿童出现了严重脱水）对照实验的分析发现，使用了恰当补液溶液的口服或鼻胃再水化治疗，在恢复患者体重和肠道排泄两方面的效果与静脉注射补液一样有效，并且产生不良反应的机会降低了，患者需要的住院时间也相应缩短[3]。文章的作者总结道，并没有证据支持在大多数儿童胃肠炎病例中使用静脉注射的补液方案。

1. Elliott EJ, *et al.* Pre-admission management of acute gastroenteritis. *J Paediatr Child Health* 1996; **32:** 18–21.
2. Ford-Jones EL, *et al.* Hospitalization for community-acquired, rotavirus-associated diarrhea: a prospective, longitudinal, population-based study during the seasonal outbreak. *Arch Pediatr Adolesc Med* 2000; **154:** 578–85.
3. Fonseca BK, *et al.* Enteral vs intravenous rehydration therapy for children with gastroenteritis: a meta-analysis of randomized controlled trials. *Arch Pediatr Adolesc Med* 2004; **158:** 483–90.

制剂

BP 2010: Oral Rehydration Salts;
USP 33: Oral Rehydration Salts;
WHO/UNICEF: Oral Rehydration Salts.

Bicarbonate 碳酸氢盐

Bicarbonato.

Бикарбонат

UNII — HN1ZRA3Q20.

性状 碳酸氢盐是一种碱化剂，通常指含碳酸氢根的盐类（如碳酸氢钠或碳酸氢钾）或者是产生碳酸氢盐的盐类（如醋酸盐、枸橼酸盐或乳酸盐）。给药的剂量应当考虑到阳离子的作用。

配伍禁忌 许多研究都发现，碳酸氢盐配制的或者含有碳酸氢盐的溶液与许多药物有配伍禁忌。碳酸氢盐溶液的碱性特性是与许多药物配伍禁忌的原因。当碳酸氢根离子被酸性溶液中和时，会产生不能溶解的碳酸盐沉淀和二氧化碳气体。

Potassium Bicarbonate 碳酸氢钾

Bicarbonato potásico; E501; Hidrogenocarbonato de potasio; Hydrogenuhličitan draselný; Kalii Hydrocarbonas; Kalii Hydrogenocarbobnas; Kalii hydrogenocarbonas; Kalio-vandenilio karbonatas; Kálium-hidrogén-karbonát; Kaliumvätekarbonat; Kaliumvetykarbonaatti; Monopotassium Carbonate; Potasio, bicarbonato de; Potassium, bicarbonate de; Potassium Hydrogen Carbonate; Potasu wodorowęglan; Potasyum Bikarbonat.

Бикарбонат Калия; Гидрокарбонат Калия; Двууглекислый Калий; Калий Бикарбонат

$KHCO_3$ = 100.1.
CAS — 298-14-6.
ATC — A12BA04.
ATC Vet — QA12BA04.
UNII — HM5Z15LEBN.

Pharmacopoeias. In *Eur.* (see p.vii), and *US.*

Ph. Eur. 6. 8（Potassium Hydrogen Carbonate; Potassium Bicarbonate BP 2010） 白色或类白色结晶性粉末或无色结晶。易溶解于水；几乎不溶于乙醇。加热其固体或其溶液时，会逐渐转变为碳酸钾。5%碳酸氢钾新鲜水溶液的 pH 值不应超过 8.6。

USP 33（Potassium Bicarbonate） 无色、无臭的透明单晶棱柱体或白色粒状粉末。易溶解于水；几乎不溶于乙醇。其溶液对酚酞显示为中性或碱性。

当量 每克碳酸氢钾相当于 10mmol 钾和碳酸氢根。2.56g 碳酸氢钾相当于 1g 钾。

Potassium Citrate 枸橼酸钾

Citrato tripotásico; Citronan draselný monohydrát; E332; Kalii citras; Kalii Citras Monohydricus; Kalio citratas; Kaliumcitrat; Kaliumsitraatti; Potasio, citrato de; Potassium, citrate de; Potasu cytrynian; Potasyum Sitrat; Trikálium-citrát; Tripotassium Citrate. Tripotassium 2-hydroxypropane-1,2,3-tricarboxylate monohydrate.

Калий Цитрат; Лимоннокислый Калий

$C_6H_5K_3O_7,H_2O$ = 324.4.
CAS — 866-84-2 (anhydrous potassium citrate); 6100-05-6 (potassium citrate monohydrate).
ATC — A12BA02.
ATC Vet — QA12BA02.
UNII — EE90ONI6FF (potassium citrate monohydrate); 86R1NVR0HW (anhydrous potassium citrate).

Pharmacopoeias. In *Chin., Eur.* (see p.vii), *Int.,* and *US.*

Ph. Eur. 6. 8（Potassium Citrate） 透明、吸湿性晶体或白色颗粒状粉末。极易溶于水；几乎不溶于乙醇。贮藏于密闭容器中。

USP 33（Potassium Citrate） 透明晶体或白色颗粒状粉末。无臭，在潮湿空气中易潮解。溶于水（1∶1），溶于甘油（1∶2.5）；几乎不溶于乙醇。贮藏于密闭容器中。

当量 每克枸橼酸钾（无水）相当于 9.8mmol 钾和 3.26mmol 枸橼酸根。每克枸橼酸钾（一水化物）相当于 9.3mmol 钾和 3.08mmol 枸橼酸根。2.77g 枸橼酸钾（一水化物）相当于 1g 钾。

Sodium Acetate 醋酸钠

Acetato sódico; E262; Natrii Acetas; Natrii acetas trihydricus; Natrio acetatas trihidratas; Natrium Aceticum; Nátrium-acetát; Natriumacetat trihydrat; Natriumasetaattitrihydraatti; Octan sodný trihydrát; Sodio, acetato de; Sodium (acétate de) trihydraté; Sodu octan.

Ацетат Натрия; Уксуснокислый Натрий

$CH_3.CO_2Na,3H_2O$ = 136.1.
CAS — 127-09-3 (anhydrous sodium acetate); 6131-90-4 (sodium acetate trihydrate).
ATC — B05XA08.
ATC Vet — QB05XA08.
UNII — NVG71ZZ7P0 (anhydrous sodium acetate); 4550K0SC9B (sodium acetate trihydrate).

Pharmacopoeias. In *Eur.* (see p.vii), *Jpn,* and *US.*
US also allows the anhydrous form.

Ph. Eur. 6. 8（Sodium Acetate Trihydrate） 无色晶体。极易溶于水；溶于乙醇。5%碳酸氢钠水溶液的 pH 值为 7.5～9.0。贮藏于密闭容器中。

USP 33（Sodium Acetate） 包含 3 分子水合物或者是无水的。无色、透明晶体，或白色颗粒晶状粉末，或白色絮片。无臭或有轻微醋味。在温暖干燥的空气中易风化。溶于水（1∶0.8），溶于沸水（1∶0.6），溶于乙醇（1∶19）。3%无水醋酸钠溶液的 pH 值为 7.5～9.2。贮藏于密闭容器中。

当量 每克醋酸钠（无水）相当于 12.2mmol 钠和醋酸根。每克醋酸钠（三羟化物）相当于 7.3mmol 钠和醋酸根。3.57g 醋酸钠（无水）相当于 1g 钠。5.92g 醋酸钠（三羟化物）相当于 1g 钠。

Sodium Acid Citrate 枸橼酸氢二钠

Disodium Hydrogen Citrate; Disodu wodorocytrynian; E331; Hidrogenocitrato de disodio; Natrium Citricum Acidum; Sodio, citrato ácido de.

Цитрат Натрия Двузамещенный

$C_6H_6Na_2O_7,1\frac{1}{2}H_2O$ = 263.1.
CAS — 144-33-2.
UNII — 6FO62KCQ7A.

Pharmacopoeias. In *Br.*

BP 2010（Sodium Acid Citrate）。白色、无臭或几乎无臭的粉末。易溶于水；几乎不溶于乙醇。3%的枸橼酸氢二钠溶液的 pH 值为 4.9～5.2。

BP 2010 将枸橼酸氢二钠（Disodium Hydrogen Citrate）认定为其别名。

当量 每克枸橼酸氢二钠（1½水合物）相当于 7.6mmol 钠和 3.8mmol 枸橼酸根。5.72g 枸橼酸氢二钠（1½水合物）相当于 1g 钠。

Sodium Bicarbonate 碳酸氢钠

Baking Soda; Bicarbonato sódico; E500; Hidrogenocarbonato de sodio; Hydrogenuhličitan sodný; Monosodium Carbonate; Natrii Bicarbonas; Natrii hydrogenocarbonas; Natrio-vandenilio karbonatas; Nátrium-hidrogén-karbonát; Natriumvätekarbonat; Natriumvetykarbonaatti; Sal de Vichy; Sodio, hidrogenocarbonato de; Sodium Acid Carbonate; Sodium, bicarbonate de; Sodium Hydrogen Carbonate; Sodu wodorowęglan; Sodyum Bikarbonat.

Бикарбонат Натрия; Гидрокарбонат Натрия; Двууглекислый Натрий; Питьевая Сода

$NaHCO_3$ = 84.01.
CAS — 144-55-8.
ATC — B05CB04; B05XA02.
ATC Vet — QB05CB04; QB05XA02; QG04BQ01.
UNII — 8MDF5V39QO.

Pharmacopoeias. In *Chin., Eur.* (see p.vii), *Int., Jpn, US,* and *Viet.*

Ph. Eur. 6. 8（Sodium Hydrogen Carbonate; Sodium Bicarbonate BP 2010） 白色或类白色结晶性粉末。溶于水；几乎不溶于乙醇。5%碳酸氢钠新鲜水溶液的 pH 值不应超过 8.6。干燥加热或加热其溶液时，会逐渐转变为碳酸钠。

USP 33（Sodium Bicarbonate） 白色晶状粉末，在潮湿空气中会缓慢地分解。溶于水（1∶12）；不溶于乙醇。用冷水制成的新鲜碳酸氢钠溶液，不加摇晃的话，对石蕊显示为碱性；其碱性随着放置时间增长、搅拌或加热而增加。

当量 每克碳酸氢钠（无水）相当于 11.9mmol 钠和碳酸氢根。3.65g 碳酸氢钠（无水）相当于 1g 钠。

Sodium Citrate 枸橼酸钠

Citrato trisódico; Citronan sodný dihydrát; E331; Natrii citras; Natrii Citras Dihydricus; Natrio citratas; Natriumcitrat; Natriumsitraatti; Sodio, citrato de; Sodium, citrate de; Sodu cytrynian; Sodyum Sitrat; Trinátrium-citrát; Trisodium Citrate. Trisodium 2-hydroxypropane-1,2,3-tricarboxylate dihydrate.

Цитрат Натрия Трёхзамещенный

$C_6H_5Na_3O_7,2H_2O$ = 294.1.
CAS — 68-04-2 (anhydrous sodium citrate); 6132-04-3 (sodium citrate dihydrate).
ATC — B05CB02.
ATC Vet — QB05CB02.
UNII — RS7A450LGA (anhydrous sodium citrate); 1Q73Q2JULR (sodium citrate); B22547B95K (sodium citrate dihydrate).

Pharmacopoeias. In *Chin., Eur.* (see p.vii), *Int., Jpn,* and *Viet. Int.* and *US* specify anhydrous or dihydrate.

Ph. Eur. 6. 8（Sodium Citrate） 白色或类白色结晶性粉末，或者白色或类白色颗粒状晶体；在潮湿空其中轻微潮解。易溶于水；几乎不溶于乙醇。贮藏于密闭容器中。

USP 33（Sodium Citrate） 无水或含 2 分子水合物。无色晶体，或白色晶状粉末。其水合形态溶于水（1∶1.5），溶于沸水（1∶0.6）；不溶于乙醇。贮藏于密闭容器中。

当量 每克枸橼酸钠（无水）相当于 11.6mmol 钠和 3.9mmol 枸橼酸根。每克枸橼酸钠（二水化物）相当于 10.2mmol 钠和 3.4mmol 枸橼酸根。3.74g 枸橼酸钠（无水）相当于 1g 钠。4.26g 枸橼酸钠（二水化物）相当于 1g 钠。

贮藏 灭菌后的溶液在储存过程中可能导致玻璃容器的器壁析出颗粒物，含有此种颗粒物的溶液不可以继续使用。

Sodium Lactate 乳酸钠

E325; Lactato de sodio; Lactato sódico; Natrii lactatis; Natriumlaktaatti; Natriumlaktat; Sodium, lactate de. Sodium 2-hydroxypropionate.

Лактат Натрия; Молочнокислый Натрий

$C_3H_5NaO_3$ = 112.1.
CAS — 72-17-3.
UNII — TU7HW0W0QT (sodium lactate); P2Y1C6M9PS (L-sodium lactate); FM1Z1J8373 (D-sodium lactate).

Pharmacopoeias. *Chin., Eur.* (see p.vii), and *US* include preparations of sodium lactate.

Ph. Eur. 6. 8（Sodium Lactate Solution） 其乳酸钠含量按重量计算最低 50%的溶液浓度（质量分数），以两种比例近似相等的对映异构体的混合形式存在。乳酸钠（S）溶液包含最低 50%（质量分数）的乳酸钠，其中不低于 95%的成分都是钠（S）的对映异构物。溶液是澄清、无色、稀糖浆状的液体。与水和乙醇都易混合。pH 值为 6.5～9.0。

USP 33（Sodium Lactate Solution）。是一种含量不少于 50%的乳酸钠水溶液。澄清、无色或者基本无色、轻微黏稠的液体，无臭或者有轻微的不让人厌恶的臭。易混溶于水。pH 值为 5.0～9.0。贮藏于密闭容器中。

当量 每克乳酸钠（无水）相当于 8.9mmol 钠和乳酸根。4.88g 乳酸钠（无水）相当于 1g 钠。

不良反应和处置

过量使用碳酸氢盐和用碳酸氢盐制成的化合物，可能导致低钾血症和代谢性碱中毒，特别是对于肾功能受损的患者。其症状包括情绪变化、疲劳、呼吸缓慢、肌肉无力以及心律不齐。可能发展成肌肉高紧张力、颤搐和手足抽搐，特别是患有低钙血症的患者。对于与过量使用碳酸氢盐有关的代谢性碱中毒症的治疗方法主要包括使用恰当的方法纠正体液和电解质的平衡。补充钙离子、氯离子和钾离子可能更有意义。

过量使用钠盐也可能导致钠负荷过高以及高渗性（见**钠**的**不良反应**，第1607页）。口服碳酸氢钠可能导致胃痉挛、嗳气和肠胃胀气。有报道指出静脉给药后发生了刺激性的高渗碳酸氢钠溶液外渗的情况，结果导致了局部组织的坏死。

过量使用钾盐可能导致高钾血症（见**钾**的**不良反应**，第1606页）。食入钾盐可能导致胃肠的不良反应，而片剂形式的钾盐则可能由于局部钾浓度过高对接触点造成刺激。

口服过量的枸橼酸盐可能出现轻泻的效应。

对胃肠道的影响 除轻微的胃肠反应（见上）之外，有数例食入碳酸氢钠后出现自发性胃破裂的报道，尽管这种情况非常的罕见。人们相信这是因为碳酸氢盐迅速产生了大量的二氧化碳，使得原本已被食物、液体或空气涨满的胃破裂了[1,2]。

1. Mastrangelo MR, Moore EW. Spontaneous rupture of the stomach in a healthy adult man after sodium bicarbonate ingestion. *Ann Intern Med* 1984; **101:** 649.
2. Lazebnik N, *et al.* Spontaneous rupture of the normal stomach after sodium bicarbonate ingestion. *J Clin Gastroenterol* 1986; **8:** 454–6.

对精神状态的影响 有报道称输注乳酸钠会导致惊恐发作，特别是那些处于焦虑状态的患者，乳酸钠因此被用于评估惊恐障碍相关机制的药理学模型[1]。但是乳酸钠是如何导致惊恐发作的机制尚不清晰[1]，有人认为这可能与快速给予大剂量的钠元素有关[2]。另有报道显示[3]，一名曾患广场恐惧症的惊恐障碍患者接受了口服乳酸盐（使用的是乳酸钙）；在乳酸盐停药后，该患者报道其惊恐的强度降低了，但惊恐发作的频率并未减少。

1. Bourin M, *et al.* Provocative agents in panic disorder. *Therapie* 1995; **50:** 301–6.
2. Peskind ER, *et al.* Sodium lactate and hypertonic sodium chloride induce equivalent panic incidence, panic symptoms, and hypernatremia in panic disorder. *Biol Psychiatry* 1998; **44:** 1007–16.
3. Robinson D, *et al.* Possible oral lactate exacerbation of panic disorder. *Ann Pharmacother* 1995; **29:** 539–40.

致癫痫作用 碱中毒症可能诱发癫痫发作；但是也有报道显示，在一名血清 pH 值正常的儿童服用碳酸氢钠时，发生了癫痫小发作[1]。

1. Reif S, *et al.* Absence seizures associated with bicarbonate therapy and normal serum pH. *JAMA* 1989; **262:** 1328–9.

注意事项

碳酸氢盐或用碳酸氢盐制成的化合物通常不应当用于代谢性碱中毒或呼吸性碱中毒、低钙血症或是胃酸过少症的患者。在治疗酸中毒症的过程中，监测血清-电解质浓度和酸-碱状态是非常重要的。

含钠盐类在用于心脏衰竭、水肿、肾损伤、高血压、惊厥或醛固酮增多症的患者时应当极度地小心谨慎（见**钠**的**注意事项**，第1607页）。

含钾盐类在用于肾或肾上腺皮质功能不全、心脏疾病或其他易罹患高钾血症的疾病的患者时应当给予特别的关注（见**钾**的**注意事项**，第1606页）。

滥用 运动员为了提高其在耐久性运动项目中的成绩而服用高剂量的碳酸氢盐，该药能够缓冲与乳酸同时产生的氢离子[1]。碳酸氢盐还用于碱化尿液，以及延长治疗药品的半衰期，特别是拟交感神经药和兴奋药，并由此避免在尿检中被发现；但是，如此用药会增加药品的毒性。

1. Kennedy M. Drugs and athletes—an update. *Adverse Drug React Bull* 1994; (Dec): 639–42.

药物相互作用

口服碳酸氢盐或含碳酸氢盐的化合物会提高胃内的pH值，这有可能造成一系列药物的吸收率和（或）吸收量的增加或减少（另见**抗酸药**，第1615页）。尿液被碱化后会导致肾对酸性药物的清除率增加，如水杨酸盐、四环素类以及巴比妥类药物。与之相反的是，该药会延长某些药物的半衰期，并有可能造成药物毒性（也见上文中的**滥用**）。

碳酸氢钠会促进锂的排泄。应尽量避免配伍使用会增加血清钾浓度的含钾盐类，如 ACEI 和保钾利尿药等（见第1606页）。口服枸橼酸盐类会促进胃肠道对铝的吸收（见**氢氧化铝**的**不良反应**项下的**毒性**，第1628页）。肾功能受损的患者对于体内铝的累积格外敏感，因此患有肾衰竭且在接受含铝化合物药物治疗的患者，最好避免使用含枸橼酸的口服制剂，包括许多种泡腾片和溶散片剂。

药动学

口服碳酸氢盐，如碳酸氢钠，在产生二氧化碳的过程中会中和胃酸。未参与该反应的碳酸氢盐会被吸收，当血浆中不缺少碳酸氢盐时，碳酸氢盐离子就会被排泄到尿液中，将呈现出碱性，并伴随着多尿反应。如醋酸钾和醋酸钠等醋酸盐，枸橼酸钾、枸橼酸氢二钠和枸橼酸钠等枸橼酸盐，以及乳酸钠等乳酸盐经吸收后，其代谢产物是碳酸氢盐。

用途和用法

碳酸氢盐制成的碱性盐类有广泛的用途，包括纠正代谢性酸中毒、碱化尿液以及作为抗酸药等。

当需要使用碱性制剂治疗急性或慢性**代谢性酸中毒**（见第1590页）时，通常会使用碳酸氢钠。但当急性代谢性酸中毒伴发组织缺氧例如心脏停搏和乳酸酸中毒时，碱性制剂的作用尚存在争议（见第1590页，有关高级心脏生命支持的指导方案，请见第1117页）。在治疗急性代谢性酸中毒时，乳酸钠可作为碳酸氢钠的替代品，但由于该药存在着一定导致乳酸酸中毒的风险，现在也不再推荐使用了。在治疗伴发钾缺乏症的慢性高氯性酸中毒症时，碳酸氢钾更优于碳酸氢钠。在治疗由于肾病症而导致的慢性代谢性酸中毒时，枸橼酸钾或枸橼酸钠也被用作碳酸氢钠的替代品。碳酸氢钠、乳酸钠、醋酸钠和醋酸钾常被用作**透析液**的碳酸氢盐来源（见第1593页）。

必须根据病患的个体基础情况来制订治疗酸中毒时的碳酸氢盐用量，并依据其酸-碱平衡和电解质情况进行调整。在治疗慢性酸中毒症时会持续数月给药碳酸氢盐，每日需要的口服剂量大约是 57mmol（4.8g 碳酸氢钠）甚至更多。严重的酸中毒病例会连续静脉输液 1.26%（150mmol/L）的碳酸氢钠溶液，或者缓慢地静脉注射作用更强的（高渗的）的碳酸氢钠溶液，其浓度高达 8.4%（1000mmol/L）（见第1590页关于代谢性酸中毒的讨论）。在心脏生命支持纠正酸中毒症时，可对成人进行 50mmol 的碳酸氢钠（50ml 的 8.4%浓度溶液）静脉给药。在治疗酸中毒的过程中，密切监测血清-电解质浓度和酸-碱状态是非常重要的。

碳酸氢钠也可用于治疗**高钾血症**（见第1592页），尽管对其价值疗效尚存在一些争论，但它能够促进细胞内对钾的吸收，并纠正与其相关的酸中毒症。尽管以往更经常使用的是稀溶液，也有学者建议使用 50～100ml 8.4%的溶液治疗伴有酸中毒的高钾血症，同时密切关注，特别是伴有肾损伤的情况。

碳酸氢钠、枸橼酸钠和枸橼酸钾都能**碱化尿液**。因此可用于解除轻微泌尿道感染（见第189页）带来的不适感，并可以用来预防在使用排泄尿酸疗法治疗由于慢性痛风导致的高尿酸血症的过程中，最初阶段可能出现的尿酸结石（举例，见**丙磺舒**的**注意事项**，第532页）。在上述两种治疗中，药物都应当用大量液体送服，通常为口服，每日的口服剂量平均可达到10g。在治疗弱酸性药物（如水杨酸盐或苯氧乙酸杀虫剂）导致的急性中毒的病患时，也可以用碳酸氢钠碱化尿液；而与利尿药作为“强力碱性利尿”的用途则不再推荐使用。

口服碳酸氢钠和碳酸氢钾时，它们能够中和胃肠道内分泌的酸液，因此，碳酸氢钠常在**抗酸药**的制剂中使用（见第1615页）。将 1～5g 的碳酸氢钠溶解于水中，用于缓解消化不良。枸橼酸钠通常与 H_2 受体拮抗药一同使用，它作为一种非颗粒性抗酸药，被广泛地应用于患者麻醉时预防酸吸入（见第1616页）。碳酸氢钠也被制成多种制剂，在双对比 X 线造影术中用来产生胃肠道内足量气体（二氧化碳）。类似地，碳酸氢钠溶液或枸橼酸钠溶液也被用于治疗急性食管嵌塞。

碳酸氢钠、枸橼酸钠和枸橼酸钾是制药配方中的缓冲剂或碱化剂。碳酸氢钠、碳酸氢钾和无水枸橼酸钠则是制作泡腾片的组成成分。

个别盐单独也有一些**特异的用途**。5%碳酸氢钠溶液可以制成滴耳液，用于软化和清除耵聍（见**多库酯钠**，第1646页）。碳酸氢钠注射液被用于治疗蒽环类抗肿瘤药物的外渗（见第610页），尽管在上文中的**不良反应**部分中提到过，这种高渗溶液本身就可能造成坏死的结果。

枸橼酸钠有抗凝特性，因此被制成枸橼酸氢二钠，与其他原料一同配成溶液，用于对输血血液进行抗凝和贮存。类似地，3%的枸橼酸钠灌洗剂可以作为 0.9%氯化钠的替代品，用于分解膀胱中的血凝块。包含枸橼酸钠的灌肠剂，是一种经直肠使用的渗透性泻药。枸橼酸钠还是止咳合剂中的一种常见成分。化学性眼部灼伤可用含 10%枸橼酸钠的滴眼液治疗（见下文）；也可同时应用抗坏血酸钾滴眼液治疗（见**维生素 C 类物质**的**用途**，第1885页）。

眼病 碳酸氢钠也可用于治疗眼睑炎——由多种原因导致的眼睑边缘处发炎。它可能由于眼睑过敏或脂溢性皮炎所致。眼睑感染会引发溃疡性睑缘炎，其特征是产生将睫毛粘在一起的黄色的痂。寄生虫偶尔也会引发眼睑炎。这种情形，首先应该用碳酸氢钠溶液或刺激性小的洗眼液清洗眼和眼睑；普通的眼膏或稀释的婴儿洗发水也可用于软化痂，从而易于去除。如果存在感染，需要使用抗菌药（见第162页）。长期治疗可每日用刺激性小的洗眼液清洗眼睑边缘。

眼部灼伤 高热和化学物质都能够灼伤眼睛，造成眼膜、角膜和基底结构的损伤。灼伤的程度取决于灼伤物质的状态（液体还是固体）、进入眼睛的量、接触时间、温度、撞击力、pH 值、渗透压[1,2]。氢氟酸、亚硫酸和碱液能够快速渗透进角膜基质[2]，应立即用清水或 0.9%的氯化钠溶液反复冲洗至少 15～30min。但是，清水和 0.9%的氯化钠相对眼睛来说是低渗溶液，能够促进眼睛对灼伤物质的吸收和扩散，使灼伤物质进入角膜的深层结构，导致水肿。因此，建议使用平衡液、缓冲液等高渗溶液，例如乳酸林格溶液、具有两性及螯合性的药用去污制剂[1,2]。

由于有研究者指出：抗坏血酸钾能去除自由基，枸橼酸钠能降低灼伤组织释放自由基和蛋白水解酶，因此，酸和碱的眼灼伤可以尝试使用抗坏血酸钾和枸橼酸钠滴眼液治疗，同时口服抗坏血酸钾[1]。一项对 121 名碱引起的眼灼伤患者采用 10%抗坏血酸钾和 10%枸橼酸钠滴眼液局部强化治疗的回顾性分析发现，那些灼伤程度较低（1 级和 2 级）的患者采用这种治疗方案后并未受益[3]；3 级灼伤的患者痊愈速度更快，其视力最终也恢复得较好，但是对于那些烧伤程度最严重（4 级）的患者，上述疗法也没有显著的效果。Hexafluorine®已经作为氟氢酸眼灼伤治疗的冲洗用液（其余见2255页）。其他疗法包括局部应用麻醉药、皮质激素和抗菌药治疗青光眼和外科手术[1,2]。

1. Schrage NF, *et al.* Eye burns: an emergency and continuing problem. *Burns* 2000; **26:** 689–99.
2. Kuckelkorn R, *et al.* Emergency treatment of chemical and thermal eye burns. *Acta Ophthalmol Scand* 2002; **80:** 4–10.
3. Brodovsky SC, *et al.* Management of alkali burns: an 11-year retrospective review. *Ophthalmology* 2000; **107:** 1829–35.

骨质疏松症 一项短期研究显示，每日口服 1～2mmol/kg 的碳酸氢钾能够改善体内无机盐平衡和骨代谢[1]。同时，研究者提醒，在没有更多研究[2]之前，反对长期服用碳酸氢盐治疗和预防骨质疏松症（第1050页）。

1. Sebastian A, *et al.* Improved mineral balance and skeletal metabolism in postmenopausal women treated with potassium bicarbonate. *N Engl J Med* 1994, **330:** 1776–81.
2. Sebastian A, Morris RC. Improved mineral balance and skeletal metabolism in postmenopausal women treated with potassium bicarbonate. *N Engl J Med* 1994; **331:** 279.

肾结石 枸橼酸和钙能形成可溶性复合物，因此可以降低尿中钙盐结石的形成。口服枸橼酸钾后，可能由于促进了肾脏钙的吸收，有降低尿钙的作用。由于碱介导的低尿钙效应和钠钙交换相互抵消，因此枸橼酸钠不影响尿钙的代谢[1]。对于低枸橼酸尿[2,3]或高钙尿[4]患者，服用枸橼酸钾后能够显著降低肾结石的发生率。在上文**用途**中提到过，在使用排尿酸药物治疗期间，为了防止尿酸肾结石的发生，可以摄入大量的液体，也可以用碳酸氢钠或枸橼酸钾（钠）作尿碱化剂。

其他引起肾结石的原因和治疗措施还在讨论中（见第2101页）。

对于胱氨酸尿症的患者，可以用碳酸氢钠、枸橼酸钠或枸橼酸钾作为尿碱化剂治疗胱氨酸结石（见**青霉胺**，第1400页）。

1. Anonymous. Citrate for calcium nephrolithiasis. *Lancet* 1986; **i:** 955.
2. Pak CYC, Fuller C. Idiopathic hypocitraturic calcium-oxalate nephrolithiasis successfully treated with potassium citrate. *Ann Intern Med* 1986; **104:** 33–7.
3. Tekin A, *et al.* Oral potassium citrate treatment for idiopathic hypocituria in children with calcium urolithiasis. *J Urol (Baltimore)* 2002; **168:** 2572–4.
4. Pak CYC, *et al.* Prevention of stone formation and bone loss in absorptive hypercalciuria by combined dietary and pharmacological interventions. *J Urol (Baltimore)* 2003; **169:** 465–9.

制剂

BP 2010: Alginate Raft-forming Oral Suspension; Alkaline Gentian Mixture; Aromatic Magnesium Carbonate Mixture; Compound Glucose, Sodium Chloride and Sodium Citrate Oral Solution; Compound Magnesium Trisilicate Oral Powder; Compound Sodium Bicarbonate Tablets; Compound Sodium Chloride Mouthwash; Compound Sodium Lactate Intravenous Infusion; Kaolin and Morphine Mixture; Kaolin Mixture; Magnesium Trisilicate Mixture; Potassium Citrate Mixture; Sodium Bicarbonate Ear Drops; Sodium Bicarbonate Eye Lotion; Sodium Bicarbonate Intravenous Infusion; Sodium Bicarbonate Oral Solution; Sodium Citrate Eye Drops; Sodium Citrate Irrigation Solution; Sodium Lactate Intravenous Infusion;

BPC 1968: Effervescent Potassium Tablets;
Ph. Eur.: Anticoagulant Acid-Citrate-Glucose Solutions (ACD); Anticoagulant Citrate-Phosphate-Glucose Solution (CPD);
USP 33: Anticoagulant Citrate Dextrose Solution; Anticoagulant Citrate Phosphate Dextrose Adenine Solution; Anticoagulant Citrate Phosphate Dextrose Solution; Anticoagulant Sodium Citrate Solution; Half-strength Lactated Ringer's and Dextrose Injection; Imipenem and Cilastatin for Injection; Lactated Ringer's and Dextrose Injection; Lactated Ringer's Injection; Magnesium Carbonate and Sodium Bicarbonate for Oral Suspension; Magnesium Carbonate, Citric Acid, and Potassium Citrate for Oral Solution; PEG 3350 and Electrolytes for Oral Solution; Potassium and Sodium Bicarbonates and Citric Acid Effervescent Tablets for Oral Solution; Potassium Bicarbonate and Potassium Chloride Effervescent Tablets for Oral Solution; Potassium Bicarbonate and Potassium Chloride for Effervescent Oral Solution; Potassium Bicarbonate Effervescent Tablets for Oral Solution; Potassium Chloride in Lactated Ringer's and Dextrose Injection; Potassium Chloride, Potassium Bicarbonate, and Potassium Citrate Effervescent Tablets for Oral Solution; Potassium Citrate And Citric Acid Oral Solution; Potassium Citrate Extended-release Tablets; Potassium Citrate Tablets; Potassium Gluconate and Potassium Citrate Oral Solution; Potassium Gluconate, Potassium Citrate, and Ammonium Chloride Oral Solution; Sodium Acetate Injection; Sodium Acetate Solution; Sodium Bicarbonate Injection; Sodium Bicarbonate Oral Powder; Sodium Bicarbonate Tablets; Sodium Citrate and Citric Acid Oral Solution; Sodium Lactate Injection; Sodium Lactate Solution; Tricitrates Oral Solution; Trikates Oral Solution.

专利制剂

Arg.: LTK250; Urokit; **Austral.:** Chlorvescent; Sodibic; Urocit-K; **Austria:** Oxalyt†; Uralyt-U; **Belg.:** Uralyt-U; **Braz.:** Citrosodine†; Litocit; **Canad.:** Bicart; Bromo Seltzer; Eno; Formula No 2K; Hema BP-38; K-Citra†; K-Lyte†; Polycitra-K; Urocit-K; **Chile:** Acalka†; Eucerin; **Cz.:** Alkaligen†; Uralyt-U; **Fin.:** Gambrosol; **Fr.:** Bibag; Elgydium Bicarbonate†; Potensium gelule†; Soludial; **Ger.:** Alkala T; Apocit; bicaNorm; Blanel; Kalitrans; Kalium; Kohlensaurebad Bastian; Nephrotrans; Uralyt-U; **Gr.:** Citrolithin; **Hong Kong:** Antacimin; Citral; Urocit-K; **Hung.:** Alkaligen; **India:** Alkanil; Alkasol; Citralka; Oricitral; **Irl.:** Cystopurin; Diarrest RF†; **Israel:** Babic; Uralyt-U; **Ital.:** Citrosodina; Uralyt-U; **Jpn:** Meylon; **Malaysia:** Urocit-K; **Mex.:** Betsol Z; Bicarnat; Debonal; **Neth.:** Citra-Lock; Hospasol; Icodial†; **Norw.:** Kajos; **NZ:** Citravescent†; **Philipp.:** Acalka; **Pol.:** Citrolyt; Litocid; **Port.:** Acalka; Extraneal; Hospasol; Uralyt-U; **S.Afr.:** Crystacit; SB Gripe Water†; Uralyt-U; **Singapore:** Urocit-K; **Spain:** Acalka; Hospasol; Plurisalina†; **Swed.:** Kajos; **Switz.:** Nephrotrans; Uralyt-U†; **Thai.:** Acalka; Arc-Soda; Darbie; Sodamint Frx; Uralyt-U; **Turk.:** Anti-Asidoz; Urocit-K; **UK:** Boots Gripe Mixture 1 Month Plus; Canesten Oasis; Cymalon Cranberry; Cystitis Relief; Cystocalm; Cystopurin; SodiBic; **Ukr.:** Soda-Bufer (Сода-Буфер); Uralyt-U (Уралит-У); **USA:** Citra pH; K + Care†; K-Lyte; Neut; Urocit-K; **Venez.:** Policitra.

Calcium 钙

Calcio; Kalsiyum; Kalzium.

Кальций

Ca = 40.078.

UNII — SY7Q814VUP (calcium); 2M83C4R6ZB (calcium ion).

性状 钙是一种存在于许多种含钙盐中的阳离子。

配伍禁忌 据报道，钙盐与许多药物、肠外合剂存在配伍禁忌，例如与含有磷酸盐的肠外合剂配伍时，可形成不溶性沉淀。

1. Newton DW, Driscoll DF. Calcium and phosphate compatibility: revisited again. *Am J Health-Syst Pharm* 2008; **65:** 73–80.

Calcium Acetate 醋酸钙

Acetate of Lime; Calcii acetas; Calcio, acetato de; Calcium, acétate de; E263; Kalcio acetatas; Kalciumacetat; Kalcium-acetát; Kalsiumasetaatti; Kalsiyum Asetat; Lime Acetate.

Ацетат Кальция; Уксуснокислый Кальций

$C_4H_6CaO_4$ = 158.2.

CAS — 62-54-4.
ATC — A12AA12.
ATC Vet — QA12AA12.
UNII — Y882YXF34X.

Pharmacopoeias. In *Eur.* (see p.vii) and *US.*

Ph. Eur. 6.8（Calcium Acetate） 白色或类白色吸湿性粉末。易溶于水；微溶于乙醇。5%水溶液的 pH 值为 7.2～8.2。贮存于密闭容器中。

USP 33（Calcium Acetate） 白色、无臭或几乎无臭、吸湿性、晶状粉末。加热到 160℃以上后分解为碳酸钙和丙酮。易溶于水；微溶于甲醇；几乎不溶于无水乙醇、丙酮和苯。5%水溶液的 pH 值为 6.3～9.6。贮藏于密闭容器中。

当量 每克醋酸钙（无水）相当于 6.3mmol 的钙。3.95g 醋酸钙（无水）相当于 1g 钙。

Calcium Chloride 氯化钙

Calcii Chloridum; Calcii chloridum dihydricum; Calcio, cloruro de; Calcium Chloratum; Calcium, chlorure de; Chlorid vápenatý; Cloreto de Cálcio; Cloruro cálcico; Cloruro de calcio; E509; Kalcio chloridas; Kalciumklorid; Kalcium-klorid; Kalsiumkloridi; Kalsiyum Klorür; Wapnia chlorek.

Кальций Хлорид; Кальций Хлористый

$CaCl_2,xH_2O$ = 110.0 (anhydrous); 147.0 (dihydrate).

CAS — 10043-52-4 (anhydrous calcium chloride); 7774-34-7 (calcium chloride hexahydrate); 10035-04-8 (calcium chloride dihydrate).
ATC — A12AA07; B05XA07; G04BA03.
ATC Vet — QA12AA07; QB05XA07; QG04BA03.
UNII — OFM21057LP (anhydrous calcium chloride); M4I0D6VV5M (calcium chloride dihydrate).

Pharmacopoeias. *Chin., Eur.* (see p.vii), *Jpn, US,* and *Viet.* include the dihydrate.
Eur. also specifies the hexahydrate.

Ph. Eur. 6.8（Calcium Chloride Dihydrate；Calcii Chloridum Dihydricum） 白色或类白色吸湿性晶状粉末。易溶于水；溶于乙醇。贮藏于密闭容器中。

Ph. Eur. 6.8（Calcium Chloride Hexahydrate；Calcii Chloridum Hexahydricum） 白色或类白色晶状块，或无色晶体。极易溶于水；易溶于乙醇。约于 29℃变成粉剂。

USP 33（Calcium Chloride） 白色坚硬无气味碎片或颗粒。易潮解。溶于水（1：0.7），溶于沸水（1：0.2），溶于乙醇（1：4），溶于沸腾的乙醇（1：2）。5%水溶液的 pH 值为 4.5～9.2。贮藏于密闭容器中。

当量 每克氯化钙（二水化物）相当于 6.8mmol 钙和 13.6mmol 氯。3.67g 氯化钙（二水化物）相当于 1g 钙。

每克氯化钙（六水化物）相当于 4.56mmol 钙和 9.13mmol 氯。5.47g 氯化钙（六水化物）相当于 1g 钙。

Calcium Citrate 枸橼酸钙

Calcio, citrato de; Citrato tricálcico; Tricalcium Citrate. Tricalcium 2-hydroxypropane-1,2,3-tricarboxylate tetrahydrate.

Лимоннокислый Кальций; Цитрат Кальция

$C_{12}H_{10}Ca_3O_{14},4H_2O$ = 570.5.

CAS — 5785-44-4.
UNII — MLM29U2X85.

Pharmacopoeias. In *US.*

USP 33（Calcium Citrate） 白色无臭晶状粉末。微溶于水；不溶于乙醇；易溶解于稀释的盐酸（3mol/L）和稀释的硝酸（2mol/L）。

当量 每克枸橼酸钙（四水合物）相当于 5.3mmol 钙和 3.5mmol 枸橼酸。4.74g 枸橼酸钙（四水合物）相当于 1g 钙。

Calcium Glubionate (*USAN, rINN*) 葡乳醛酸钙

Calcii Glubionas; Calcium Gluconate Lactobionate Monohydrate; Calcium Gluconogalactogluconate Monohydrate; Glubionate de Calcium; Glubionato de calcio. Calcium D-gluconate lactobionate monohydrate.

Кальция Глубионат

$(C_{12}H_{21}O_{12},C_6H_{11}O_7)Ca,H_2O$ = 610.5.

CAS — 31959-85-0 (anhydrous calcium glubionate); 12569-38-9 (calcium glubionate monohydrate).
ATC — A12AA02.
ATC Vet — QA12AA02.
UNII — 3CF7K0SD0Q.

Pharmacopoeias. *US* includes Calcium Glubionate Syrup.

当量 每克葡乳醛酸钙（一水合物）相当于 1.6mmol 钙。15.2g 葡乳醛酸钙（一水合物）相当于 1g 钙。

Calcium Gluceptate 葡庚糖酸钙

Calcium Glucoheptonate (*pINN*); Calcii glucoheptonas; Calcium, glucoheptonate de; Gluceptato de calcio; Glucoheptonate de Calcium; Glucoheptonato de calcio; Kalcio gliukoheptonatas; Kalciumglukoheptonat; Kalcium-glükoheptonát; Kalcium-glukoheptonát; Kalsiumglukoheptonaatti.

Кальция Глюкогептонат

$C_{14}H_{26}CaO_{16}$ = 490.4.

CAS — 17140-60-2 (anhydrous calcium gluceptate); 29039-00-7 (anhydrous calcium gluceptate).
ATC — A12AA10.
ATC Vet — QA12AA10.
UNII — L11651398J.

Pharmacopoeias. In *Eur.* (see p.vii). *US* allows anhydrous or with varying amounts of water of hydration.

Ph. Eur. 6.8（Calcium Glucoheptonate） 一种由 calcium di（*D-glycero-D-gulo-heptonate*）和 calcium di（*D-glycero-D-ido-heptonate*）的不定比例的混合物。白色或微黄的吸湿性无定形粉末。10%水溶液的 pH 值为 6.0～8.0。贮藏于密闭容器中。

USP 33（Calcium Gluceptate） 无水化物或含有数量不同水分子数的水合物。含有 α 葡庚糖酸异构体或 α-β 葡庚糖酸异构体混合物组成的钙盐。白色至微黄色无定形粉末。在空气中可稳定存在，其水合物久置后可能失去部分水分。易溶于水；不溶于乙醇和多种其他有机溶剂。10%水溶液的 pH 值为 6.0～8.0。

当量 每克葡庚糖酸钙（无水）相当于 2mmol 的钙。12.2g 葡庚糖酸钙相当于 1g 钙。

Calcium Gluconate 葡萄糖酸钙

Calcii gluconas; Calcii Gluconas Monohydricus; Calcio, gluconato de; Calcium, gluconate de; Calcium Glyconate; E578; Gluconato cálcico; Glukonan vápenatý monohydrát; Kalcio gliukonatas; Kalciumglukonat; Kalcium-glükonát; Kalsiumglukonaatti; Wapnia glukonian. Calcium D-gluconate monohydrate.

Кальций Глюконат

$C_{12}H_{22}CaO_{14},H_2O$ = 448.4.

CAS — 299-28-5 (anhydrous calcium gluconate); 18016-24-5 (calcium gluconate monohydrate).
ATC — A12AA03; D11AX03.
ATC Vet — QA12AA03; QD11AX03.
UNII — SQE6VB453K (calcium gluconate); CZN0MI5R31 (calcium gluconate monohydrate).

Pharmacopoeias. In *Chin., Int., Jpn,* and *Viet.* Also in *Eur.* (see p.vii) and *US* as the anhydrous or the monohydrate form.
Calcium borogluconate is included as an injection in *BP(Vet).*

Ph. Eur. 6.8（Calcium Gluconate） 白色或类白色结晶或颗粒状粉末。略溶于水；易溶于沸水。

Ph. Eur. 6.8（Calcium Gluconate，Anhydrous） 白色或类白色结晶或颗粒状粉末。略溶于水；易溶于沸水。

USP 33（Calcium Gluconate） 无水或包含一分子水合物。白色无味晶状颗粒或粉末。略溶于水中（1：30）；溶于沸水（1：5）；不溶于乙醇。其溶液对石蕊是中性的。

当量 每克葡萄糖酸钙（一水合物）相当于 2.2mmol 钙。11.2g 葡萄糖酸钙（一水合物）相当于 1g 钙。

Calcium Glycerophosphate 甘油磷酸钙

Calcii glycerophosphas; Calcio, glicerofosfato de; Calcium Glycerinophosphate; Calcium, glycérophosphate de; Calcium Glycerylphosphate; Glicerofosfato cálcico; Glycerofosforečnan vápenatý; Kalcio glicerofosfatas; Kalcium-glicerofoszfát; Kalciumglycerofosfat; Kalsiumglyserofosfaatti.

Кальций Глицерофосфат

$C_3H_7CaO_6P,xH_2O$ = 210.1 (anhydrous).

CAS — 27214-00-2 (anhydrous calcium glycerophosphate).
ATC — A12AA08.
ATC Vet — QA12AA08.
UNII — XWV9Z12C1C.

Pharmacopoeias. In *Eur.* (see p.vii), *US.,* and *Viet.*

Ph. Eur. 6.8（Calcium Glycerophosphate） （*RS*）-2，3-二羟丙基磷酸钙和 2-羟基-1-（羟甲基）乙基磷酸钙的不定比例的混合物，可能含有水分子。根据其干燥状态物质计算，它含有不少于 18.6%且不多于 19.4%的钙。白色吸湿性粉末。略溶于水；几乎不溶于乙醇。在干燥的过程中大约会失去超过 12%的重量。

USP 33（Calcium Glycerophosphate） （*RS*）-2,3-二羟丙基磷酸钙和 2-羟基-1-（羟甲基）乙基磷酸钙的不定比例的混合物，可能含有水分子。根据其干燥状态计算，它含有不少于 18.6%且不多于 19.4%的钙。贮藏温度为 20～25℃，最大允许范围 15～30℃。

当量 每克甘油磷酸钙（无水）相当于 4.8mmol 钙。5.24g 甘油磷酸钙相当于 1g 钙。

Calcium Hydrogen Phosphate 磷酸氢钙

Calcii et Hydrogenii Phosphas; Calcii hydrogenophosphas; Calcio, hidrogenofosfato de; Calcium, hydrogénophosphate de; Calcium Hydrophosphoricum; Calcium Monohydrogen Phosphate; Dibasic Calcium Phosphate; Dicalcium Orthophosphate; Dicalcium Phosphate; E341; Fosfato dibásico de calcio; Hydrogenfosforečnan vápenatý; Kalcio-vandenilio fosfatas; Kalcium-hidrogénfoszfát; Kalciumvätefosfat; Kalsiumvetyfosfaatti; Wapnia wodorofosforan. Calcium hydrogen orthophosphate.

Дикальций-фосфат; Ортофосфат Кальция Двузамещенный

$CaHPO_4$ = 136.1 (anhydrous); 172.1 (dihydrate).

CAS — 7757-93-9 (anhydrous calcium hydrogen phosphate); 7789-77-7 (calcium hydrogen phosphate dihydrate).
UNII — L11K75P92J (anhydrous calcium hydrogen phosphate); O7TSZ97GEP (calcium hydrogen phosphate dihydrate).

Pharmacopoeias. In *Chin., Eur.* (see p.vii), *Int., Jpn,* and *US,* which includes monographs for the anhydrous substance and the dihydrate form.

Ph. Eur. 6. 8 (Calcium Hydrogen Phosphate, Anhydrous; Calcii Hydrogenophosphas Anhydricus) 白色或类白色结晶性粉末。几乎不溶于水和乙醇；溶于稀盐酸和稀硝酸。

Ph. Eur. 6. 8 (Calcium Hydrogen Phosphate Dihydrate; Calcii Hydrogenophosphas Dihydricus; Calcium Hydrogen Phosphate BP 2010) 白色或类白色结晶性粉末。几乎不溶于冷水和乙醇；溶于稀盐酸和稀硝酸。

BP 2010 将二碱式磷酸钙定义为同物异名。

USP 33 (Anhydrous Dibasic Calcium Phosphate)。

USP 33 (Dibasic Calcium Phosphate Dihydrate)。

当量 每克磷酸氢钙（二水化物）相当于 5.8mmol 钙和磷酸根。4.29g 磷酸氢钙相当于 1g 钙。

Calcium Lactate 乳酸钙

Calcii lactas; Calcio, lactato de; Calcium, lactate de; E327; Kalcio laktatas; Kalciumlaktat; Kalcium-laktát; Kalsiumlaktaatti; Kalsiyum Laktat; Lactato cálcico; Mléčnan vápenatý; Wapnia mleczan. Calcium 2-hydroxypropionate.

Лактат Кальция; Молочнокислый Кальций

$C_6H_{10}CaO_6,xH_2O$ = 218.2 (anhydrous); 308.3 (pentahydrate); 272.3 (trihydrate).

CAS — 814-80-2 (anhydrous calcium lactate); 41372-22-9 (hydrated calcium lactate); 5743-47-5 (calcium lactate pentahydrate); 63690-56-2 (calcium lactate pentahydrate).

ATC — A12AA05.

ATC Vet — QA12AA05.

UNII — 2URQ2N32W3 (anhydrous calcium lactate); 4FM1N296CM (calcium lactate pentahydrate).

Pharmacopoeias. In *Chin., Eur.* (see p.vii), *Jpn,* and *US.*

Eur. has separate monographs for the anhydrous substance, the monohydrate, the pentahydrate, and the trihydrate. *US* allows anhydrous or hydrous forms. *Viet.* has monographs for the pentahydrate and the trihydrate.

Ph. Eur. 6. 8 (Calcium Lactate, Anhydrous; Calcii Lactas Anhydricus) 白色或类白色晶体或颗粒状粉末。可溶于水；易溶于沸水；极微溶于乙醇。

Ph. Eur. 6. 8 (Calcium Lactate Monohydrate; Calcii Lactas Monohydricus) 白色或类白色晶体或颗粒状粉末。可溶于水；易溶于沸水；极微溶于乙醇。

Ph. Eur. 6. 8 (Calcium Lactate Pentahydrate; Calcii Lactas Pentahydricus) 白色或类白色轻微风化性晶体或颗粒状粉末。可溶于水；易溶于沸水；极微溶于乙醇。BP 2010 把乳酸钙作为别名。

Ph. Eur. 6. 8 (Calcium Lactate Trihydrate; Calcii Lactas Trihydricus) 白色或类白色轻微风化性晶体或颗粒状粉末。可溶于水；易溶于沸水；极微溶于乙醇。

USP 33 (Calcium Lactate) 白色、几乎无臭的颗粒或粉末。其五水合物有一定易风化性，在 120℃成为无水形态。五水合物可溶于水（1∶20）；几乎不溶于乙醇。贮藏于密闭容器中。

当量 每克乳酸钙（三水合物）相当于 3.7mmol 的钙。每克乳酸钙（五水合物）相当于 3.2mmol 的钙。7.7g 乳酸钙（五水合物）和 6.8g 乳酸钙（三羟化物）相当于 1g 钙。

Calcium Lactate Gluconate 葡萄糖酸钙

Calcio, gluconato lactato de.

$Ca_5(C_3H_5O_3)_6,(C_6H_{11}O_7)_4,2H_2O$ = 1551.4.

CAS — 11116-97-5.

ATC — A12AA06.

ATC Vet — QA12AA06.

当量 每克葡萄糖酸钙（二水合物）相当于 3.2mmol 的钙。7.74g 葡萄糖酸钙（二水合物）相当于 1g 钙。

Calcium Lactobionate 乳糖醛酸钙

Calcii Lactobionas; Calcio, lactobionato de; Calcium Lactobionate Dihydrate; Kalciumlaktobionat; Kalsiumlaktobionaatti; Lactobionato cálcico dihidrato. Calcium 4-*O*-β-D-galactopyranosyl-D-gluconate dihydrate.

Кальция Лактобионат

$C_{24}H_{42}CaO_{24},2H_2O$ = 790.7.

CAS — 110638-68-1.

UNII — 7D8YVA497F.

Pharmacopoeias. In *US.*

USP 33 (Calcium Lactobionate) 5%水溶液的 pH 值为 5.4～7.4。

当量 每克乳糖醛酸钙（二水合物）相当于 1.3mmol 的钙。19.7g 乳糖醛酸钙（二水合物）相当于 1g 钙。

Calcium Levulinate (*BAN*) 戊酮酸钙

Calcii Laevulas; Calcii laevulinas; Calcii Laevulinas Dihydricus; Calcii Levulinas Dihydricum; Calcio, levulinato de; Calcium Laevulate; Calcium Laevulinate; Calcium, lévulinate de; Kalcio levulinatas; Kalciumlevulat; Kalcium-levulát dihydrát; Kalciumlevulinat; Kalciumlevulinát; Kalsiumlevulaatti; Kalsiumlevulinaatti; Lévulinate Calcique; Levulinato cálcico dihidrato. Calcium 4-oxovalerate dihydrate.

Кальция Левулат

$C_{10}H_{14}CaO_6,2H_2O$ = 306.3.

CAS — 591-64-0 (anhydrous calcium levulinate); 5743-49-7 (calcium levulinate dihydrate).

ATC — A12AA30.

ATC Vet — QA12AA30.

UNII — T6133SO781.

Pharmacopoeias. In *Eur.* (see p.vii) and *US.*

Ph. Eur. 6. 8 (Calcium Levulinate Dihydrate) 白色或类白色结晶性粉末。易溶于水；极微溶于乙醇；几乎不溶于二氯甲烷。10%水溶液的 pH 值为 6.8～7.8。避光。

USP 33 (Calcium Levulinate) 白色晶体或无定形粉末，有类焦糖微臭。易溶于水；微溶于乙醇；不溶于氯仿和乙醚。10%水溶液的 pH 值为 7.0～8.5。

当量 每克戊酮酸钙（二水合物）相当于 3.3mmol 的钙。7.64g 戊酮酸钙（二水合物）相当于 1g 钙。

Calcium Phosphate 磷酸钙

Calcii Phosphas; Calcio, fosfato de; Calcium Orthophosphate; E341; Fosfato Tricálcico; Fosfato Tricalcico; Fosforečnan vápenatý; Kalcio fosfatas; Kalcium-foszfát; Phosphate Tertiaire de Calcium; Phosphate tricalcique; Precipitated Calcium Phosphate; Tricalcii phosphas; Tricalcium Phosphate; Trikalciumfosfat; Trikalsiumfosfaatti; Wapnia fosforan.

Ортофосфат Кальция Трёхзамещенный

CAS — 7758-87-4 (tricalcium diorthophosphate); 12167-74-7 (calcium hydroxide phosphate).

ATC — A12AA01.

ATC Vet — QA12AA01.

UNII — 97Z1WI3NDX; K4C08XP666.

性状 磷酸钙并非一种明确定义的化学物品，而是磷酸钙盐的混合物，这种盐类最经常被描述为磷酸三钙，$Ca_3(PO_4)_2$ = 310.2，或者碱式磷酸钙，$Ca_5OH(PO_4)_3$ =502.3。

Pharmacopoeias. In *Eur.* (see p.vii), *Int.,* and *Viet.* Also in *USNF.*

Br. also includes a form for homoeopathic preparations.

Ph. Eur. 6. 8 (Calcium Phosphate) 一种磷酸钙盐的混合物，钙含量在 35%～40%。白色或类白色粉末。几乎不溶于水；在稀盐酸和稀硝酸中会溶解。BP 2010 将三碱基磷酸钙（Tribasic Calcium Phosphate）定义为同物异名。

USNF 28 (Tribasic Calcium Phosphate) 一种含不同成分磷酸钙盐的混合物，其成分构成接近 $10CaO \cdot 3P_2O_5 \cdot H_2O$。含 34%～40%的钙。白色、无臭粉末。几乎不溶于水；不溶于乙醇；溶于盐酸（3mol/L）和硝酸（2mol/L）。

BP 2010 (Calcium Phosphate for Homoeopathic Preparations; Calcium Phosphoricum for Homoeopathic Preparations)。

Calcium Pidolate (*pINNM*) 氧脯氨酸钙

Calcii Pidolas; Calcium Pyroglutamate; Pidolate de Calcium; Pidolato cálcico; Pidolato de calcio. Calcium 5-oxopyrrolidine-2-carboxylate.

Кальций Пидолат

$Ca(C_5H_6NO_3)_2$ = 296.3.

CAS — 31377-05-6.

UNII — 7Y2LVU5EKK.

当量 每克氧脯氨酸钙（无水）相当于 3.4mmol 的钙。7.39g 氧脯氨酸钙（无水）相当于 1g 钙。

Calcium Silicate 硅酸钙

Calcio, silicato de; E552; Silicato cálcico.

Кремнекислый Кальций; Силикат Кальция

CAS — 1344-95-2; 10101-39-0 (calcium metasilicate); 10034-77-2 (calcium diorthosilicate); 12168-85-3 (calcium trisilicate).

ATC — A02AC02.

ATC Vet — QA02AC02.

UNII — S4255P4G5M.

性状 一种天然存在的矿物，其最普遍的存在形式是硅酸钙（$CaSiO_3$ = 116.2）、硅酸二钙（Ca_2SiO_4 = 172.2）和硅酸三钙（Ca_3SiO_5 = 228.3）。通常以水合物的形式存在，含不同数量的结晶水。商用硅酸钙经合成制造。

Pharmacopoeias. In *USNF.*

USNF 28 (Calcium Silicate) 由氧化钙和二氧化硅混合形成的结晶或无定形结晶，其中 CaO 的含量不少于 4% 且 SiO_2 含量不少于 35%。白色至米色的平滑粉末。不溶解于水；加入无机酸后形成凝胶。5%水制混悬液的 pH 值为 8.4～11.2。

Calcium Sodium Lactate 乳酸钠钙

Calcio, lactato sódico de.

$2C_3H_5NaO_3,(C_3H_5O_3)_2Ca,4H_2O$ = 514.4.

当量 每克乳酸钠钙（四水合物）相当于 1.9mmol 的钙和 3.9mmol 的钠和乳酸根。12.8g 乳酸钠钙（四水合物）相当于 1g 钙。

不良反应和处置

口服钙盐可能对胃肠道产生刺激；通常认为氯化钙是常用钙盐中刺激性最大的一种。

注射钙盐也可能导致刺激性，特别是肌内注射和皮下注射，会导致皮肤坏死、腐肉形成等局部反映；氯化钙溶液有较大刺激性，尤其不应当进行肌内注射和皮下注射。肠外使用钙盐则可能会导致软组织钙化的后果。

过量使用钙盐可能导致高钙血症。这种并发症通常与肠外用药有关，但在患有肾衰竭或同时服用维生素 D 的患者口服药物后也有可能发生。高钙血症的症状包括食欲缺乏、恶心、呕吐、便秘、腹痛、肌无力、心理障碍、烦渴症、多尿症、肾钙质沉着症、肾结石等，在严重的病例中还会出现心律失常和昏迷。静脉注射钙盐速度过快也有可能造成高钙血症的症状，此外还会出现白垩样味觉、潮热以及外周血管扩张。症状轻微的高钙血症，在钙和维生素 D 等其他辅助类药物停用后能够得到恢复（也见**维生素 D 介导的高钙血症**，第1590页）。高钙血症情况严重时所需的紧急治疗方法列举在第1590页。

对心血管系统的影响 一项荟萃分析结果显示，单纯口服钙补充剂（不含有维生素 D）可能增加心肌梗死的风险[1]。但是，其所考察的 15 项研究没有以心血管结果作为基本终点，心血管事件数据的收集没有标准化。并且，这项分析结果不适用于服用钙和维生素 D 来治疗和预防骨质疏松症患者（见第1050页）。

1. Bolland MJ, *et al.* Effect of calcium supplements on risk of myocardial infarction and cardiovascular events: meta-analysis. *BMJ* 2010; **341:** 289. Full version: http://www.bmj.com/cgi/reprint/341/jul29_1/c3691 (accessed 18/08/10)

注意事项

钙盐溶液，特别是氯化钙溶液，具有刺激性，在用其进行静脉注射时应小心注意预防外渗的问题。在对肾功能有缺损的患者，或者患者有与高钙血症相关联的其他疾病——如肉样瘤病和某些恶性肿瘤——的患者使用钙盐时应当谨慎。特别应当避免使用钙盐治疗患有钙性肾结石或曾有肾结石病史的患者。氯化钙，由于其本质上是酸性物质，就不适合用于治疗肾功能不全所导致的低钙血症患者，也不适用于伴有呼吸性酸中毒或呼吸衰竭的患者。

应严密监控患有肾功能缺损、肠道外给药以及同时使用大剂量维生素 D 的患者的血浆钙浓度。

药物相互作用

钙盐与噻嗪类利尿药或维生素 D 同时给药时可能导致高钙血症的发生。维生素 D 增加了胃肠对钙的吸收，噻嗪类利尿药则降低了尿液中对钙的排泄。当患者同时使用这些药物时，应当监测其血浆钙浓度。

麦麸会降低胃肠对钙的吸收，因此也可能降低补钙的效力。皮质激素也会降低钙的吸收。

钙会增强洋地黄糖苷对心脏的作用，可能引发洋地黄中毒；正在使用强心苷的患者最好避免使用胃肠外的钙疗法。枸橼酸盐会增加胃肠道对铝的吸收（见**氢氧化铝的不良反应项下毒性**，第1628页），因此正在服用铝复合物治疗肾衰竭的患者应当避免服用枸橼酸盐。钙盐会降低一系列其他药物的吸收，如二磷酸盐、氟化物、某些氟喹诺酮类以及四环素类药物；这些药品的给药应当间隔 3h 以上。

药动学

钙主要通过主动转运和被动扩散经由小肠吸收。人体摄入的大约三分之一的钙能被吸收，但这也会依据饮食因素和小肠的状态不同而变化；当人体处于钙缺乏，或者儿童期、孕期和哺乳期这类生理要求高的时期中，钙的吸收量也会增加。1，25-二羟胆钙化醇（钙三醇）是一种维生素 D 的代谢产物，能够促进钙吸收中的主动转运过程。

过量的钙主要经肾排泄。未被吸收的钙会分泌到胆汁和胰液中，此外还会从粪便中排出。少量的钙通过汗液、皮肤、毛发和指甲流失。钙可以穿过胎盘，分泌进入母乳中。

人体需要量

钙是人体内含量最丰富的矿物质，也是人体必需的电解质。但研究表明，要想确定人体对钙的需求量是非常困难的，并且它在不同国家和文化下存在着巨大的差异。一些专家采用了一种因素算法。例如英国使用饮食参考值（DRV）来代表在当前普遍的饮食环境中，健康人的钙近似需求量。钙的吸收量受到包括人体需要量在内的许多因素的影响而变化，但通常只占饮食中摄取量的 30%～40%。

钙含量最丰富的食品来源是奶类和乳制品。绿叶植物、富强粉、鱼类软骨和硬水中也含有相当多可被人体吸收的钙质。

英国和美国的推荐膳食摄入量 英国发布了有关钙的膳食参考值（DRV—见**人体需要量**，第1825页）[1]。美国曾经颁布推荐膳食供给量（RDA）[2]，但现已被膳食参考摄入量（见第1826页）所代替[3]。在英国，成人的估计平均需要量为每日 525mg（13.1mmol），参考营养素摄入量为每日 700mg（17.5mmol）；此数据是基于混合膳食中钙质 30% 的平均吸收率来制定的。在美国，RDA 的惯例为 25 周岁以上成人每日 800mg；此数据是基于 40% 的吸收率来制订的。根据现行的膳食参考摄入量标准，某些年龄组人口的钙适宜摄入量（AI）要高于之前的 RDA 标准[3]。50 周岁以下的成人，其 AI 为每日 1g，51 周岁以上的人口则为每日 1.2g[3]。可耐受最高摄入量为每日 2.5g[3]。

1. DoH. Dietary reference values for food energy and nutrients for the United Kingdom: report of the panel on dietary reference values of the committee on medical aspects of food policy. *Report on health and social subjects 41*. London: HMSO, 1991.
2. Subcommittee on the tenth edition of the RDAs, Food and Nutrition Board, Commission on Life Sciences, National Research Council. *Recommended dietary allowances*. 10th ed. Washington, DC: National Academy Press, 1989. Also available at: http://www.nap.edu/openbook.php?isbn=0309046335 (accessed 21/07/08)
3. Standing Committee on the Scientific Evaluation of Dietary Reference Intakes of the Food and Nutrition Board. *Dietary Reference Intakes for calcium, phosphorus, magnesium, vitamin D, and fluoride*. Washington, DC: National Academy Press, 1999. Also available at: http://www.nap.edu/openbook.php?isbn=0309063507 (accessed 21/07/08)

用途和用法

钙盐被用于治疗**低钙血症**（见第1591页）和由膳食缺陷或老化（也见**骨质疏松症**，第1050页）导致的**钙缺乏状态**。处方剂量的表述形式为钙的 mmol 数或 mEq 数、钙的质量（mg）或者钙盐的质量（为了便于比较，请见表 1）。

表 1 一些钙盐及其钙含量

钙 盐	每克钙含量		
	mg	mmol	mEq
醋酸钙(无水)	253	6.3	12.6
碳酸钙	400	10.0	20.0
氯化钙(二水合物)	273	6.8	13.6
氯化钙(六水合物)	183	4.6	9.1
枸橼酸钙(四水合物)	211	5.3	10.5
葡乳醛酸钙(一水合物)	66	1.6	3.3
葡庚糖酸钙(无水)	82	2.0	4.1
葡萄糖酸钙(一水合物)	89	2.2	4.5
甘油磷酸钙(无水)	191	4.8	9.5
磷酸氢钙(二水合物)	233	5.8	11.6
乳酸钙(无水)	184	4.6	9.2
乳酸钙(三水合物)	147	3.7	7.3
乳酸钙(五水合物)	130	3.2	6.5
葡萄糖乳酸钙(二水合物)	129	3.2	6.4
乳糖醛酸钙(二水合物)	51	1.3	2.5
戊酮酸钙(二水合物)	131	3.3	6.5
磷酸钙 [$10CaO \cdot 3P_2O_5 \cdot H_2O$]	399	10.0	19.9
氧脯氨酸钙(无水)	135	3.4	6.7
硅酸钙 [$CaSiO_3$]	345	8.6	17.2
乳酸钠钙(四水合物)	78	1.9	3.9

在单纯性钙缺乏状态下，可以给予口服钙盐，常用的剂量是每日 10～50mmol（400mg～2g）的钙，还须根据患者个人的需求量进行调整。

当发生严重的急性低钙血症或低钙性手足抽搐时，需要进行肠外给药，通常使用的是缓慢静脉注射或者连续输注氯化钙或葡萄糖酸钙（还见下文的**用法**部分）。

缓慢静脉注射钙的标准剂量为 2.25～4.5mmol，需要时，可反复给药或随后持续静脉输注。一般推荐的输注方式是：1L 输注液中加入相当于 22.5mmol 钙的葡萄糖酸钙，初期以每小时 50ml 的速度输注，每隔4～6h 监测血浆钙浓度，根据监测的血浆钙浓度调整剂量。10ml 10% 的葡萄糖酸钙即含有 2.25mmol 的钙。葡庚糖酸钙和甘油磷酸钙及乳酸钙可用于肌注；氯化钙和葡萄糖酸钙由于其刺激性而不能用于肌注。

静脉注射钙盐还被用于急救严重的**高钾血症**（见第1592页），钾元素带来的心脏毒性作用，也是严重**高镁血症**（见第1591页）中镁元素的解毒剂。通常使用 2.25～4.5mmol 的钙（10～20ml 10% 葡萄糖酸钙）来治疗这些情况。

个别钙盐还有特异的用途。碳酸钙（见第1635页）或醋酸钙是有效的磷酸结合剂，口服该药可用于降低**高磷酸盐血症**患者消化道内对磷酸的吸收；该疗法对慢性肾功能衰竭的患者尤其重要，可用于预防肾性骨营养不良（见第1051页）的发展。根据血清中磷酸盐浓度调整剂量。碳酸钙的常规日剂量为 3～7g（1.2～2.8g 钙），分次口服。醋酸钙的常规日剂量为 4～8g（1～2g 钙），分次口服；醋酸钙的最大推荐日剂量为 12g（3g 钙）。但是，美国 National Kidney Foundation 提出：对于肾功能衰竭患者，通过磷酸钙补充的钙不应超过每日 1.5g。

碳酸钙和硅酸钙由于其**抗酸**的特性（见第1615页），通常经口服给药。化疗或放疗引起的**口干**（第1945页）和**黏膜炎**（第610页）可用饱和的磷酸钙溶液漱口治疗。

某些在本文中涉及的钙盐还有制药方面的价值，例如在胶囊和片剂中作为稀释剂、在溶散片中作为缓冲和溶出助剂、分解剂和消解块剂，以及在牙科制剂中充当基底或磨料。磷酸钙也可用做骨移植片的替代品。

顺势疗法 各种钙盐用于顺势疗法药物，名称如下：

- 醋酸钙：Calcarea acetica；Calc acet；Calc. ace。
- 亚砷酸钙：Calcium arsenicosum；Calcareaarsenicosa；Cal. ars。
- 氯化钙：Calcarea muriatica；Cal. mur.；Calc mur。
- 磷酸氢钙：Calcium phosphoricum。
- 次磷酸钙：Calcarea hypophosphorosa；Calc. hyp。
- 乳酸钙：Calcarea lactica；Calc lac。
- 草酸钙：Calcarea oxalica；Cal. oxal.；Calc oxal。
- 磷酸钙：Calcarea phosphorica；Calc. phos.；Cal. phos。
- 苦味酸钙：Calcarea picrata；Cal. pic.；Calc pic。
- 硅酸钙：Calcarea silicata；Calc. sil。

其他用于顺势疗法中的钙盐有：溴化钙（第2195页），碳酸钙（第1635页），氟化钙（第1832页），氢氧化钙（第2198页），碘化钙（第1482页）和硫酸钙（第1943页）。

用法 在胃肠外制剂中，相对于葡萄糖酸钙，有些人更偏好氯化钙[1,2]，这是因为氯离子比葡萄糖酸根的储留量高、更容易预测，并且其对细胞外离子钙浓度的提升作用也更可预测。但是，氯化钙是用于一般性用途的钙盐中刺激性最强的一种（见上文的**不良反应**）。

在治疗接受甲状旁腺切除术后进行不卧床持续性腹膜透析的患者的慢性低钙血症时，相对于口服或静脉注射而言，通过腹膜内的路径给药的葡萄糖酸钙[3]能够提高患者的全身生物利用率。

1. Worthley LIG, Phillips PJ. Intravenous calcium salts. *Lancet* 1980; **ii:** 149.
2. Broner CW, *et al.* A prospective, randomized, double-blind comparison of calcium chloride and calcium gluconate therapies for hypocalcemia in critically ill children. *J Pediatr* 1990; **117:** 986–9.
3. Stamatakis MK, Seth SK. Treatment of chronic hypocalcemia with intraperitoneal calcium. *Am J Health-Syst Pharm* 1995; **52:** 201–3.

咬伤和蜇伤 静脉注射 10% 葡萄糖酸钙溶液是常规肌松剂备选药剂，用于治疗与类似黑寡妇（*Latrodectus mactans*，black widow spider）等蛛类的蜇刺毒作用（见第2159页）所导致的神经毒性相关的疼痛和肌肉痉挛[1,2]。尽管在减轻神经肌肉症状时钙元素的明确作用原理尚不清楚，仍有研究者认为这是由于应激过程中肌肉里的钙被用尽，而贮存于肌质网中的钙则补充进来。

1. Binder LS. Acute arthropod envenomation: incidence, clinical features and management. *Med Toxicol Adverse Drug Exp* 1989; **4:** 163–73.
2. Woestman R, *et al.* The black widow: is she deadly to children? *Pediatr Emerg Care* 1996; **12:** 360–4.

骨病 钙质对于正常骨骼的生长和维持非常重要，在治疗某些与钙缺乏症相关的骨科病症（如骨软化症和佝偻病）（见第1049页）时，钙盐可能起到一定的作用。治疗骨软化症的钙剂量为口服每日 1～3g。

在治疗骨质疏松症（见第1050页）和皮质激素导致的骨质疏松症（见**皮质激素**中**对骨骼和关节的影响**，第1426页）时，口服钙剂也被用作辅助手段。

痛性痉挛 钙盐是一系列对痛性痉挛进行治疗的方式之一（**肌肉痉挛**，第1798页）。但是缺乏该疗法有效的证据，并且一项小样本的系统回顾发现，口服钙盐对于怀孕期间的腿痛性痉挛并无益处[1]。

1. Young G, Jewell D. Interventions for leg cramps in pregnancy. Available in The Cochrane Database of Systematic Reviews; Issue 1. Chichester: John Wiley; 2002 (accessed 21/06/05).

胰岛素瘤诊断 钙盐会刺激胰岛素瘤释放胰岛素。动脉内注射葡萄糖酸钙（见**神经内分泌肿瘤**，第641页），接着进行肝静脉内取样，即使其他检测的结果都呈阴性[5,6]，此做法也被证实能够精确敏感地诊断定位胰岛素瘤[1～4]。

1. Doppman JL, *et al.* Localization of insulinomas to regions of the pancreas by intra-arterial stimulation with calcium. *Ann Intern Med* 1995; **123:** 269–73.
2. Lo CY, *et al.* Value of intra-arterial calcium stimulated venous sampling for regionalization of pancreatic insulinomas. *Surgery* 2000; **128:** 903–9.
3. Brändle M, *et al.* Assessment of selective arterial calcium stimulation and hepatic venous sampling to localize insulin-secreting tumours. *Clin Endocrinol (Oxf)* 2001; **55:** 357–62.
4. Grant CS. Insulinoma. *Best Pract Res Clin Gastroenterol* 2005; **19:** 783–98.
5. O'Shea D, *et al.* Localization of insulinomas by selective intraarterial calcium injection. *J Clin Endocrinol Metab* 1996; **81:** 1623–7.
6. Pereira PL, *et al.* Insulinoma and islet cell hyperplasia: value of the calcium intraarterial stimulation test when findings of other preoperative studies are negative. *Radiology* 1998; **206:** 703–9.

氟化物毒性 无机氟化物对皮肤和黏膜具有腐蚀性，急性中毒能破坏许多生理系统；重度烧伤和深度低钙血症会接踵而来。将氟转化为氟化钙等不溶解形态能够中止对氟化物的吸收，因此推荐使用石灰水、牛奶或 1% 葡萄糖酸钙溶液灌洗皮肤（或适当程度的洗胃）。即刻治疗还应包括静脉注射 10ml 10% 葡萄糖酸钙，每小时重复一次；如果出现手足抽搐，则注射剂量改为 30ml。在短期内，受到影响的皮肤和组织应注射 $0.5ml/cm^2$ 的 10% 葡萄糖酸钙溶液，烧伤的皮肤则用 2.5% 的葡萄糖酸钙凝胶进行治疗[1]。

还见**氢氟酸**，第2255页。

1. McIvor ME. Acute fluoride toxicity: pathophysiology and management. *Drug Safety* 1990; **5:** 79–85.

高血压 荟萃分析显示，补钙可引起收缩压和舒张压轻微下降[1]，或只有收缩压下降[2]。然而，补钙来预防和治疗高血压（第1131页）的效果较差，不支持使用。也有人认为是由于研究的质量低和不均一性得出了这一结果[2]。在一项对照试验中，钙与维生素 D 共同补充给药比单独补充钙更加有效地降低了收缩压[3]。

1. Griffith LE, *et al.* The influence of dietary and nondietary calcium supplementation on blood pressure: an updated metaanalysis of randomized controlled trials. *Am J Hypertens* 1999; **12:** 84–92.
2. Dickinson HO, *et al.* Calcium supplementation for the management of primary hypertension in adults. Available in The Cochrane Database of Systematic Reviews; Issue 2. Chichester: John Wiley; 2006 (accessed 06/03/09).
3. Pfeifer M, *et al.* Effects of a short-term vitamin D_3 and calcium supplementation on blood pressure and parathyroid hormone levels in elderly women. *J Clin Endocrinol Metab* 2001; **86:** 1633–7.

妊娠 与早先一项认为怀孕期间的钙补充给药法能够降低心脏收缩和舒张压，并且降低发生先兆子痫和高血压发病率的荟萃分析[1]结果相反，一项收集了 4589 名妇女资料的双盲、安慰剂对照的实验结果显示，正常妊娠过程中的钙补充给药法并没有预防先兆子痫、无先兆子痫的妊娠性高血压以及一系列其他相关病症的能力[2]。后续的一篇综述表明[3]，补钙是有益的，但不同研究结果之间的差异性需要关注。绝大多数起效的研究是以确诊具有先兆子痫高风险的妇女为研究对象。低风险的妇女为对象的研究显示没有效果。高风险研究主要在摄入低钙饮食的地区进行，结果显示补充钙主要适用于这类人群。然而，一项针对没有确诊具有高风险且生活在摄入低钙饮食地区的 8325 名妇女的进一步研究[4]发现，虽然补充钙降低了严重先兆子痫并发症发生的风险，但是对于先兆子痫的发生率没有显著的影响。一项包含本研究的最新荟萃分析显示[5]，妊娠期间补钙是安全的，它能够降低先兆子痫及严重并发症的发生率，尤其是高风险妇女。

有关妊娠期间高血压、子痫和先兆子痫的讨论，请分别见第1131页和第450页。

1. Bucher HC, *et al.* Effect of calcium supplementation on pregnancy-induced hypertension and preeclampsia: a meta-analysis of randomized controlled trials. *JAMA* 1996; **275:** 1113–17. Correction. *ibid.*; **276:** 1388.
2. Levine RJ, *et al.* Trial of calcium to prevent preeclampsia. *N Engl J Med* 1997; **337:** 69–76.
3. DerSimonian R, Levine RJ. Resolving discrepancies between a meta-analysis and a subsequent large controlled trial. *JAMA* 1999; **282:** 664–70.
4. Villar J, *et al.* World Health Organization Calcium Supplementation for the Prevention of Preeclampsia Trial Group. World Health Organization randomized trial of calcium supplementation among low calcium intake pregnant women. *Am J Obstet Gynecol* 2006; **194:** 639–49.
5. Hofmeyr GJ, *et al.* Calcium supplementation during pregnancy for preventing hypertensive disorders and related problems. Available in The Cochrane Database of Systematic Reviews; Issue 8. Chichester: John Wiley; 2010 (accessed 20/08/10).

恶性肿瘤 有证据显示钙补充给药法能在一定程度上降低大肠癌发生的风险[1~3]和复发的概率（第633页）[4~6]。这种保护效应对于高位大肠损伤[7]，或者维生素D血清浓度较高时[8]更为显著。

1. Wu K, *et al.* Calcium intake and risk of colon cancer in women and men. *J Natl Cancer Inst* 2002; **94:** 437–46.
2. McCullough ML, *et al.* Calcium, vitamin D, dairy products, and risk of colorectal cancer in the Cancer Prevention Study II Nutrition Cohort (United States). *Cancer Causes Control* 2003; **14:** 1–12.
3. Cho E, *et al.* Dairy foods, calcium, and colorectal cancer: a pooled analysis of 10 cohort studies. *J Natl Cancer Inst* 2004; **96:** 1015–22. Correction. *ibid.*; 1724.
4. Baron JA, *et al.* Calcium supplements for the prevention of colorectal adenomas. *N Engl J Med* 1999; **340:** 101–7.
5. Bonithon-Kopp C, *et al.* Calcium and fibre supplementation in prevention of colorectal adenoma recurrence: a randomised intervention trial. *Lancet* 2000; **356:** 1300–6.
6. Martínez ME, *et al.* Calcium, vitamin D, and risk of adenoma recurrence (United States). *Cancer Causes Control* 2002; **13:** 213–20.
7. Wallace K, *et al.* Effect of calcium supplementation on the risk of large bowel polyps. *J Natl Cancer Inst* 2004; **96:** 921–5.
8. Grau MV, *et al.* Vitamin D, calcium supplementation, and colorectal adenomas: results of a randomized trial. *J Natl Cancer Inst* 2003; **95:** 1765–71.

经前期综合征 在一项研究中钙补充给药法能够有效缓解经前期综合征（见第2031页）的黄体期症状[1]。一项针对该研究和其他几项研究的综述指出，可以考虑使用每日1.2～1.6g剂量的钙补充给药法治疗经前期综合征患者[2]。

1. Thys-Jacobs S, *et al.* Calcium carbonate and the premenstrual syndrome: effects on premenstrual and menstrual symptoms. *Am J Obstet Gynecol* 1998; **179:** 444–52.
2. Ward MW, Holimon TD. Calcium treatment for premenstrual syndrome. *Ann Pharmacother* 1999; **33:** 1356–8.

制剂

BP 2010: Calcium and Ergocalciferol Tablets; Calcium Chloride Injection; Calcium Gluconate Injection; Calcium Gluconate Tablets; Calcium Lactate Tablets; Compound Sodium Lactate Intravenous Infusion; Effervescent Calcium Gluconate Tablets;
BPC 1973: Calcium with Vitamin D Tablets;
USP 33: Aluminum Sulfate and Calcium Acetate for Topical Solution; Aluminum Sulfate and Calcium Acetate Tablets for Topical Solution; Calcium Acetate Tablets; Calcium and Vitamin D with Minerals Tablets; Calcium Chloride Injection; Calcium Citrate Tablets; Calcium Glubionate Syrup; Calcium Gluceptate Injection; Calcium Gluconate Injection; Calcium Gluconate Tablets; Calcium Lactate Tablets; Calcium Levulinate Injection; Calcium with Vitamin D Tablets; Dibasic Calcium Phosphate Tablets; Half-strength Lactated Ringer's and Dextrose Injection; Lactated Ringer's and Dextrose Injection; Lactated Ringer's Injection; Minerals Capsules; Minerals Tablets; Multiple Electrolytes and Dextrose Injection Type 2; Multiple Electrolytes and Dextrose Injection Type 4; Multiple Electrolytes and Invert Sugar Injection Type 2; Multiple Electrolytes Injection Type 2; Oil- and Water-soluble Vitamins with Minerals Capsules; Oil- and Water-soluble Vitamins with Minerals Tablets; Potassium Chloride in Lactated Ringer's and Dextrose Injection; Ringer's and Dextrose Injection; Water-soluble Vitamins with Minerals Capsules; Water-soluble Vitamins with Minerals Tablets.

专利制剂

Arg.: Calcimax; Calcio Cit Simple; Calcional Citrato; Calcium-Sandoz; Citramar†; Findeclin Combi; Ostram; Procalcio†; Raffo-Ca; Regucal; Renacalcio; Royen; Sigmacal; ***Austral.:*** Celloids CP 57†; Citracal; Sandocal†; ***Austria:*** Calcium Fresenius; Calcium-Sandoz; Mono Kalz†; Ostram†; Phos-Ex; ***Belg.:*** Sandoz Calcium; ***Braz.:*** Calcium-Sandoz; Calcium-Sandoz F; Miocalven; Osteocalcic†; ***Canad.:*** Calciforte; Calciject; Calcium-Rougier†; Calcium-Sandoz†; Dicalcine; Formula Cal-Phos; Osteocit†; PhosLo; ***Chile:*** Calcimax; Calcimin†; Kaplus; Ostram†; PhosLo; ***Cz.:*** Phosphosorb; ***Denm.:*** Calcium-Sandoz; Phos-Ex; ***Fin.:*** Calcium-Sandoz; Gambrosol; Phos-Ex; ***Fr.:*** CAL'Ocean; Calcium-Sandoz; Glucalcium; Ostram; Phosphosorb; ***Ger.:*** Calciretard; Calcitrat; Calcium-Sandoz; Cerasorb; OsvaRen; Phos-Ex; Phosphosorb; ***Gr.:*** Calciforte; Decalcit; Neocalcit; Osteorel; Osteus; Ostram; Phosphosorb; ***Hong Kong:*** Calcium Unison; Calcium Vida†; Calcium-Sandoz; Calforte; Citracal†; Kalac; Mega-Cal; ***Hung.:*** Bano; Calcimusc; Calcium-Sandoz; Citrokalcium; ***India:*** Phosforid; ***Indon.:*** Dumocalcin; Licokalk; ***Irl.:*** Calcium-Sandoz; Everose; Phosex; Sandocal; ***Israel:*** Calcium-Sandoz; ***Ital.:*** Calcetat; Calcium-Sandoz; ***Malaysia:*** Calcium Upha; Citracal†; ***Mex.:*** Bionokaltran; Calcidef; Calcifox†; Calcigenol Doble; Calciofem; Calcium-Sandoz; Calcival; ***Neth.:*** Calcium-Sandoz; Icodial†; Phos-Ex; PhosLo; Phosphosorb; ***Norw.:*** Calcium-Sandoz; Phos-Ex; ***NZ:*** Calcium-Sandoz; ***Philipp.:*** Calcebone; United Home Calactate; ***Pol.:*** Calcium Calfit; Calcium Syrop; Ostical; Ostram; Sanosvit Calcium; Satural; ***Port.:*** Calcium-Sandoz; Extraneal; Phosphosorb; Sandocal; ***Rus.:*** Calcium-Sandoz Forte (Кальций-Сандоз Форте); Vita-Iodurol (Вита-иодурол); ***S.Afr.:*** Calcium-Sandoz; Glucal†; ***Singapore:*** Calcium-Sandoz; Citracal; Hydrofluoric Acid Antidote†; Os-Cal; Vitacal; ***Spain:*** Calcio 20 Emulsion; Calcium-Sandoz Forte; Calcium-Sandoz†; Ibercal; Oseofort†; Ostram; Royen; Suplecal; Tepox Cal; ***Swed.:*** Calcium-Sandoz; Phos-Ex; ***Switz.:*** Calcium-Sandoz; ***Thai.:*** Cal-Cit; Cal-med; Calcetate; Calcion; Calcipac; Calcium Unison; Calcium Utopian; Calcium-Sandoz; Calsorp; Caltab Forte; Calvin; Cebrin-Fe; Kal-Forte; Lo-P-Caps; ***Turk.:*** Anti-Fosfat Ca; Calcium-Sandoz; Ostram; Phos-Bind; Phos-Ex; Phos-Out; ***UK:*** BioCalth; Calcium-Sandoz; Caphosol; Ostram; Phos-Ex; PhosLo; Sandocal; ***USA:*** Cal-C; Cal-Citrate; Cal-G; Cal-Lac; Calphron; Caphosol; Citracal; Eliphos; Oyster Calcium; PhosLo; Posture; Prelief; ***Venez.:*** Calcibon; Calcitrex; Calcium-Sandoz; Citracal; Maxical; Oscale.

Used as an adjunct in: ***Swed.:*** Deltison.

顺势疗法制剂 ***Austria:*** China Med Complex†; Colchicum Med Complex†; Globuli gegen Gelenkschmerzen; Lymphomyosot; Osteoplex; Zahnkugelchen; ***Canad.:*** Biochemic Phosphates; Calms Forte; Calms Forte 4 Kids; Combinaison; Consolin†; Diamite; Fucus L111†; Hylands Bioplasma; Hylands Formula CF; Hylands Formula NT; Hylands Kinder-T; Ikoplex 5; Lehning Toothpaste†; Melange; Nerve Tonic; Nuage Bioplasma; Osteel; Phyto-Cal; Rexorubia; Sorinoheel; Teething; Ton 1 Complex; Ursical Formula; Urticalcin; ***Chile:*** Bioactiv D; Ikoplex No 1; Ikoplex No 15; Ikoplex No 2; Ikoplex No 20; Ikoplex No 22; Ikoplex No 4; Ikoplex No 6; Ikoplex No 9; ***Cz.:*** Lymphomyosot; ***Fr.:*** Calcarea Compose; Dolisedal†; Formule de l'Abbe Chaupitre no 1; Formule de l'Abbe Chaupitre no 6; Formule de l'Abbe Chaupitre no 91; Fucus Complexe No 111; Granules Boripharm no 39†; Hypophysis Complexe No 31; Jenoverine; L 25; L 28; Osteocynesine; Rexorubia; Triphosphates; ***Ger.:*** Alho-Arthrosan N; Allya†; Araniforce rheuma; Araniforce-forte†; Arthrorell; Colchicum comp†; Disci Bamb; Disco-cyl Ho-Len-Complex; Drufusan N; Girheulit HM; Infi-Lymphect†; Infi-Symphytum†; Lumbago-Gastreu S R11; Lymphomyosot; Lymphomyosot N; NeyArthros-Liposome (Revitorgan Lp Nr 83); NeyArthrosome (Revitorgan-Dilution); Osanit; Pascoe-Agil HOM; Psychoneuroticum (Rowo-578); Ranocalcin HM; Refesan T†; Roth's RKT Tropfen†; Sponwiga†; Steirocall N; Steiroplex; Symphytum Ro-Plex (Rowo-776)†; Zappelin; ***Neth.:*** Caltrivat†; Dulcarhus-Gastreu R11; Jenoverine; Lymfelite; Osteocynesine; ***Port.:*** Osteocynesine; ***S.Afr.:*** Lymphomyosot; ***Switz.:*** Urticalcin; ***UK:*** New Era Elasto; New Era Nervone; ***Ukr.:*** Immunokind (Иммунокинд); Kindinorm (Киндинорм); Lymphomyosot (Лімфоміозот)†; Lymphomyosot N (Лімфоміозот Н)†; ***Venez.:*** Lymphomyosot†.

Magnesium 镁

Magnesio; Magnésium; Magnez.

Магний

Mg = 24.305.

UNII — I38ZP9992A (magnesium); T6V3LHY838 (magnesium ion).

性状 镁是一种存在于多种镁盐的阳离子。

配伍禁忌 许多报道显示，镁盐与很多药品存在不相容性。

Magnesium Acetate 醋酸镁

Acetato magnésico; Magnesii acetas tetrahydricus; Magnesio, acetato de; Magnésium (acétate de) tétrahydraté; Magnesiumacetattetrahydrat; Magnesiumasetaattitetrahydraatti; Magnézium acetáttetrahidrát; Magnezu octan; Magnio acetatas tetrahidratas; Octan hořečnatý tetrahydrát.

Ацетат Магния; Уксуснокислый Магний

$C_4H_6MgO_4,4H_2O$ = 214.5.

CAS — 142-72-3 (anhydrous magnesium acetate); 16674-78-5 (magnesium acetate tetrahydrate).

UNII — 0E95JZY48K (magnesium acetate); I01G0EJC3B (magnesium acetate tetrahydrate).

Pharmacopoeias. In *Eur.* (see p.vii).

Ph. Eur. 6.8（Magnesium Acetate Tetrahydrate） 无色晶体或白色或类白色结晶性粉末。易溶于水和乙醇。5%水溶液的pH值为7.5～8.5。

当量 每克醋酸镁（四水化物）相当于4.7mmol的镁和等量的碳酸氢根。8.83g醋酸钙（无水）相当于1g镁。

Magnesium Ascorbate 维生素C镁

Ascorbato magnésico; Magnesio, ascorbato de.

Магния Аскорбат

$(C_6H_7O_6)_2Mg$ = 374.5.

CAS — 15431-40-0.

当量 每克维生素C镁（无水）相当于2.7mmol的镁。15.4g生素C镁（无水）相当于1g镁。

Magnesium Aspartate 天冬氨酸钾镁

Aspartato magnésico; Bázisos magnézium-aszpartát-dihidrát; Magnesii aspartas dihydricus; Magnesii Hydrogenoaspartas Dihydricus; Magnesio, aspartato de; Magnésium (aspartate de) dihydraté; Magnesium Aspartate Dihydrate; Magnesiumaspartaattidihydraatti; Magnesiumaspartatdihydrat; Magnesium-hydrogen-aspartát dihydrát; Magnio aspartatas dihidratas. Magnesium aminosuccinate dihydrate; Magnesium di[(S)-2-aminohydrogenobutane-1,4-dioate].

Магния Аспарагинат

$C_8H_{12}MgN_2O_8,2H_2O$ = 324.5.

CAS — 18962-61-3 (anhydrous magnesium aspartate); 2068-80-6 (anhydrous magnesium aspartate or magnesium aspartate dihydrate); 7018-07-7 (magnesium aspartate tetrahydrate);.

ATC — A12CC05.

ATC Vet — QA12CC05.

UNII — R17X820ROL.

Pharmacopoeias. *Eur.* (see p.vii) includes the dihydrate form of the (*S*)-aspartate. *Ger.* includes the tetrahydrate form of the racemic aspartate.

Ph. Eur. 6.8（Magnesium Aspartate Dihydrate；Magnesium Aspartate BP 2010） 白色或类白色结晶性粉末或无色晶体。易溶于水。2.5%水溶液的pH值为6.0～8.0。

当量 每克天冬氨酸钾镁（二水化物）相当于3.1mmol镁。13.4g天冬氨酸钾镁（二水化物）相当于1g镁。

每克天冬氨酸钾镁（四水化物）相当于2.8mmol镁。14.8g冬氨酸钾镁（四水化物）相当于1g镁。

Magnesium Chloride 氯化镁

Chlorid hořečnatý; Chlorure de Magnésium Cristallisé; Cloreto de Magnésio; Cloruro magnésico; E511; Magnesii chloridum; Magnesio, cloruro de; Magnesium Chloratum; Magnésium, chlorure de; Magnesiumklorid; Magnesiumkloridi; Magnézium-klorid; Magnezu chlorek; Magnio chloridas.

Магния Хлорид

$MgCl_2,xH_2O$ = 95.21 (anhydrous); 203.3 (hexahydrate).

CAS — 7786-30-3 (anhydrous magnesium chloride); 7791-18-6 (magnesium chloride hexahydrate).

ATC — A12CC01; B05XA11.

ATC Vet — QA12CC01; QB05XA11.

UNII — 02F3473H9O (magnesium chloride); 59XN63C8VM (anhydrous magnesium chloride).

Pharmacopoeias. *Eur.* (see p.vii), *US*, and *Viet.* include the hexahydrate.

Eur. also includes magnesium chloride 4.5-hydrate.

Ph. Eur. 6.8（Magnesii Chloride Hexahydr ate；Magnesii chloridum Hexahydrium） 无色、吸湿性晶体。极易溶于水；易溶于乙醇。贮藏于密闭容器中。

Ph. Eur. 6.8（Magnesii Chloride 4.5-Hydrate；Magnesii Chloridum 4.5-Hydricum；Partially Hydrated Magnesium Chloride BP 2010） 白色或类白色、吸湿性、颗粒状粉末。极易溶于水；易溶于乙醇。贮藏于密闭容器中。

USP 33（Magnesium Chloride） 无色、无臭、易潮解絮片或晶体，加热至100℃时脱水，加热至110℃时脱氢氯酸。极易溶于水；易溶于乙醇。5%水溶液的pH值为4.5～7.0。贮藏于密闭容器中。

当量 每克氯化镁（六水化物）相当于4.9mmol镁和9.8mmol氯化物。8.36g氯化镁（六水化物）相当于1g镁。

Magnesium Gluceptate 葡庚糖酸镁

Gluceptato magnésico; Magnesio, glucoheptonato de; Magnesium Glucoheptonate.

Магния Глюцептат

$C_{14}H_{26}MgO_{16}$ = 474.7.

UNII — NR47LC4280.

当量 每克葡庚糖酸镁（无水）相当于2.1mmol镁。19.5g葡庚糖酸镁（无水）相当于1g镁。

Magnesium Gluconate 葡萄糖酸镁

Gluconato magnésico; Magnesii gluconas; Magnesio, gluconato de; Magnésium, gluconate de. Magnesium D-gluconate hydrate.

Магния Глюконат

$C_{12}H_{22}MgO_{14},xH_2O$ = 414.6 (anhydrous).

CAS — 3632-91-5 (anhydrous magnesium gluconate); 59625-89-7 (magnesium gluconate dihydrate).

ATC — A12CC03.

ATC Vet — QA12CC03.

UNII — T42NAD2KHC.

Pharmacopoeias. In *Eur.* (see p.vii), which allows either anhydrous or hydrated forms, and in *US*, which allows either anhydrous or the dihydrate.

Ph. Eur. 6.8（Magnesium Gluconate） 白色或类白色、无定形、有吸湿性、结晶或颗粒状粉末。易溶于水；微溶于乙醇；极微溶于二氯甲烷。贮藏于密闭容器中。

USP 33（Magnesium Gluconate） 无色结晶或白色粉末或颗粒。无臭。易溶于水；极微溶于乙醇；不溶于乙醚。5%水溶液的 pH 值为 6.0～7.8。

当量 每克葡萄糖酸镁（无水）相当于 2.14mmol 镁。17.1g 葡萄糖酸镁（无水）相当于 1g 镁。

Magnesium Glycerophosphate 甘油磷酸镁

Glicerofosfato magnésico; Glycerofosforečnan hořečnatý; Magnesii glycerophosphas; Magnesio, glicerofosfato de; Magnesium Glycerinophosphate; Magnésium, glycérophosphate de; Magnesiumglycerofosfat; Magnesiumglyserofosfaatti; Magnézium-glicerofoszfát; Magnio glicerofosfatas.

Магния Глицерофосфат

$C_3H_7MgO_6P,xH_2O$ = 194.4 (anhydrous).

CAS — 927-20-8 (anhydrous magnesium glycerophosphate).

Pharmacopoeias. In *Eur.* (see p.vii).

Ph. Eur. 6.8（Magnesium Glycerophosphate） 一种由不同比例的镁-(*R*,*S*)-2,3-二羟丙基磷酸盐和镁-2-羟基-1-(羟甲基）乙基磷酸盐混合而成的混合物。有可能是水合物。白色或类白色、吸湿性粉末。几乎不溶于乙醇；溶于稀酸溶液。贮藏于密闭容器中。

当量 每克甘油磷酸镁（无水）相当于 5.1mmol 镁。8g 甘油磷酸镁（无水）相当于 1g 镁。

Magnesium Lactate 乳酸镁

Lactato magnésico; Magnesii lactas; Magnesio, lactato de; Magnésium, lactate de; Magnesiumlaktaatti; Magnesiumlaktat; Magnesium-laktát; Magnezu mleczan. Magnesium 2-hydroxypropionate.

Магния Лактат; Молочнокислый Магний

$C_6H_{10}MgO_6$ = 202.4.

CAS — 18917-93-6.

ATC — A12CC06.

ATC Vet — QA12CC06.

Pharmacopoeias. *Eur.* (see p.vii) includes the dihydrate.

Ph. Eur. 6.8（Magnesii Lactas Dihydricus Magnesii Lactas Dihydricus） 白色或类白色结晶或颗粒状粉末。微溶于水；溶于沸水；几乎不溶于乙醇。5%水溶液的 pH 值为 6.5～8.5。

当量 每克乳酸镁（无水）相当于 4.9mmol 镁。8.33g 乳酸镁（无水）相当于 1g 镁。

Magnesium Phosphate 磷酸镁

Fosfato magnésico trifásico; Magnesio, fosfato de; Tribasic Magnesium Phosphate; Trimagnesium Phosphate.

Ортофосфат Магния Трёхзамещенный

$Mg_3(PO_4)_2,5H_2O$ = 352.9.

CAS — 7757-87-1 (anhydrous magnesium phosphate); 10233-87-1 (magnesium phosphate pentahydrate).

ATC — B05XA10.

ATC Vet — QB05XA10.

UNII — 453COF7817 (magnesium phosphate pentahydrate); XMK14ETW2D (anhydrous magnesium phosphate).

Pharmacopoeias. In *US*.

Ger. includes Magnesium Hydrogen Phosphate Trihydrate ($MgHPO_4,3H_2O$ = 174.3).

USP 33（Magnesium Phosphate） 白色、无臭粉末。几乎不溶于水；易溶于稀无机酸。

当量 每克磷酸镁（五水合物）相当于 8.5mmol 镁和 5.7mmol 磷酸根。4.84g 磷酸镁（五水合物）相当于 1g 镁。

Magnesium Pidolate (*pINNM*) 氧脯氨酸镁

Magnesii pidolas; Magnésium, pidolate de; Magnesium Pyroglutamate; Magnesiumpidolaatti; Magnesiumpidolat; Magnesium-pidolát; Magnézium-pidolát; Magnio pidolatas; Pidolate de Magnesium; Pidolato de magnesio; Pidolato magnésico. Magnesium 5-oxopyrrolidine-2-carboxylate.

Магния Пидолат

$(C_5H_6NO_3)_2Mg$ = 280.5.

CAS — 62003-27-4.

ATC — A12CC08.

ATC Vet — QA12CC08.

UNII — V5PC588N7G.

Pharmacopoeias. In *Eur.* (see p.vii).

Ph. Eur. 6.8（Magnesium Pidolate） 无定形、白色或类白色、吸湿性粉末。极易溶于水；几乎不溶于二氯甲烷；溶于甲醇。10%水溶液的 pH 值为 5.5～7.0。贮藏于密闭容器中。

当量 每克氧脯氨酸镁（无水）相当于 3.6mmol 镁。11.5g 氧脯氨酸镁（无水）相当于 1g 镁。

Magnesium Sulfate 硫酸镁

518; Epsom Salts; Magnesii sulfas; Magnesio, sulfato de; Magnésium, sulfate de; Magnesium Sulphate; Magnesiumsulfaatti; Magnesiumsulfat; Magnézium-szulfát; Magnezu siarczan; Magnio sulfatas; Sal Amarum; Sel Anglais; Sel de Sedlitz; Síran hořečnatý; Sulfato magnésico.

Сульфат Магния

$MgSO_4,xH_2O$ = 120.4 (anhydrous); 246.5 (heptahydrate).

CAS — 7487-88-9 (anhydrous magnesium sulfate); 10034-99-8 (magnesium sulfate heptahydrate).

ATC — A06AD04; A12CC02; B05XA05; D11AX05; V04CC02.

ATC Vet — QA06AD04; QA12CC02; QB05XA05; QD11AX05; QV04CC02.

UNII — ML30MJ2U7I (anhydrous magnesium sulfate); DE08037SAB (magnesium sulfate); E2L2TK027P (magnesium sulfate monohydrate); SK47B8698T (magnesium sulfate heptahydrate).

Pharmacopoeias. *Chin., Eur.* (see p.vii), *Int., Jpn,* and *Viet.* include the heptahydrate.

US allows the dried form, the monohydrate, or the heptahydrate form.

The dried form is included in *Br.*

Ph. Eur. 6.8（Magnesii Sulphate Heptahydrate；Magnesii Sulfas Heptahydricus） 白色或类白色结晶性粉末或闪亮无色结晶。易溶于水；极易溶于沸水；几乎不溶于乙醇。

BP 2010 将泻盐认可为其同物异名。

BP 2010（Dried Magnesium Sulphate） 白色无臭或几乎无臭粉末，将硫酸镁（七水合物）在 100℃下加热干燥至失重约 25%其重量；包含了 62%～70%的 $MgSO_4$。易溶于水；溶于热水的速度更快。

BP 将干燥硫酸镁（Dried Epsom Salts）认可为同其同物异名。

USP 33（Magnesium Sulfate） 有干燥形态、一水合物和七水合物。无色小结晶，通常针状。在温暖干燥空气中风化。溶于水（1：0.8），溶于沸水（1：0.5）；缓慢但易溶于甘油（1：1）；略溶于乙醇。5%水溶液的 pH 值为 5.0～9.2。

当量 每克硫酸镁（七水合物）相当于 4.1mmol 镁。10.1g 硫酸镁（七水合物）相当于 1g 镁。

不良反应

肠外使用超剂量的镁盐会导致高镁血症的发生，其重要体征为呼吸抑制和深层腱反射丧失，这两者都是神经肌肉阻滞造成的。高镁血症的其他症状还可能包括恶心、呕吐、皮肤发红、口渴、外周血管舒张造成的低血压、困倦、意识错乱、言语不清、复视、肌无力、心动过缓、昏迷以及心脏停搏。

高镁血症在口服镁盐疗法中并不常见，除非患者同时有肾损伤的情形。摄取镁盐可能导致胃肠刺激和水样腹泻。

对胃肠道的影响 有个例报道称接受镁盐治疗的患者出现了麻痹性肠梗阻[1,2]。

也有报道称一名接受了肌内注射超剂量镁的新生儿出现了肠内转运迟缓[3]。也可见下文**注意事项**下的**妊娠**。

1. Hill WC, *et al.* Maternal paralytic ileus as a complication of magnesium sulfate tocolysis. *Am J Perinatol* 1985; **2:** 47–8.
2. Golzarian J, *et al.* Hypermagnesemia-induced paralytic ileus. *Dig Dis Sci* 1994; **39:** 1138–42.
3. Narchi H. Neonatal hypermagnesemia: more causes and more symptoms. *Arch Pediatr Adolesc Med* 2001; **155:** 1074.

超敏反应 2 名静脉输入硫酸镁的妇女出现了超敏反应，描述为荨麻疹的症状[1]。

1. Thorp JM, *et al.* Hypersensitivity to magnesium sulfate. *Am J Obstet Gynecol* 1989; **161:** 889–90.

不良反应的处置

高镁血症的治疗方法，见第1591页。

高镁血症 一名患有几乎致命程度的高镁血症的患者，在接受了辅助通气、氯化钙静脉注射、甘露醇输注强制利尿疗法后被成功治愈[1]。另一项报道指出，一名 7 岁男童在使用泻盐（硫酸镁）灌肠法治疗腹部绞痛后，发生心搏停止并死亡，尽管做了努力尝试使其复苏。正是由于这种疗法存在着显著且不可预测的直肠吸收的风险，并可能由此导致中毒性高镁血症，因此应当尽量避免使用这类泻盐[2]。

1. Bohman VR, Cotton DB. Supralethal magnesemia with patient survival. *Obstet Gynecol* 1990; **76:** 984–6.
2. Tofil NM, *et al.* Fatal hypermagnesaemia caused by an Epsom salt enema: a case illustration. *South Med J* 2005; **98:** 253–6.

注意事项

应避免对患有心脏传导阻滞或者严重肾损伤的患者使用肠外镁盐。该药用于轻度的肾损伤患者以及重症肌无力患者也应当多加谨慎。应当监测患者是否有镁过量的临床表现（见上文**不良反应**），特别是在处理惊厥这类与低镁血症无关联的病例的时候。治疗镁中毒病例时可使用静脉内钙盐制剂。治疗低镁血症患者时，应监控其血浆镁浓度。

镁元素能够穿过胎盘。当对孕妇用药时，应监控胎儿的心律，并且要尽量避免在产后 2h 之内的给药（也见下文**妊娠**）。

有肾损伤的患者应慎用口服镁盐。与食物一同食用能够降低腹泻的发生。长期用药引发的慢性腹泻可能导致电解质失衡的发生。

哺乳 一项抽取 10 名服用硫酸镁的先兆子痫妇女乳汁的研究发现，产后 24h 后患者的平均镁浓度约为 6.4mg/100ml，显著高于控制组。但是，产后 48～72h 后，二者的差异就不显著了。治疗组和对照组的乳汁-镁浓度都大约为母体血清浓度的两倍。尽管母亲的镁给药总剂量有所区别，作者仍然认为对于母乳喂养的婴儿来说，仅仅 1.5mg 每日的镁元素增加量的负荷是很小的，也不可能显著地改变新生儿的镁元素清除率[1]。基于以上结果，American Academy of Pediatrics 认定硫酸镁可以与母乳喂养配伍使用[2]。

1. Cruikshank DP, *et al.* Breast milk magnesium and calcium concentrations following magnesium sulfate treatment. *Am J Obstet Gynecol* 1982; **143:** 685–8.
2. American Academy of Pediatrics. The transfer of drugs and other chemicals into human milk. *Pediatrics* 2001; **108:** 776–89. [Retired May 2010] Correction. *ibid.*; 1029. Also available at: http://aappolicy.aappublications.org/cgi/content/full/pediatrics%3b108/3/776 (accessed 18/05/04)

肝病 2 名患有肝原性脑病的患者在使用硫酸盐灌肠剂之后发生了严重的高镁血症和高钙血症；两人均死亡，一人死于心搏停止期间，另一人死于心搏停止之后。在治疗患有肝病并可能发展成肾功能衰竭或已有肾功能衰竭状况的患者时，建议不要用含镁灌肠剂治疗其肝性脑病，这是因为有可能出现镁中毒，并导致患者死亡[1]。

1. Collinson PO, Burroughs AK. Severe hypermagnesaemia due to magnesium sulphate enemas in patients with hepatic coma. *BMJ* 1986; **293:** 1013–14. Correction. *ibid.*; 1222.

妊娠 有报道称，2 名由于母亲使用硫酸镁治疗子痫而患上高镁血症的新生儿，出现了胎粪性栓塞综合征（腹部膨胀且不能传递胎粪）[1]。有学者相信高镁血症有可能会抑制肠内平滑肌的功能。也见上文对**胃肠道的影响**。36 名由使用硫酸镁治疗先兆子痫母亲生下的患有高镁血症的婴儿，在生产后出现了超过 24h 的显著神经行为损伤。此类损伤具体表现为长期行动迟缓，例如头发育迟滞、腹悬吊、吸吮反射和哭反应迟滞；随血浆镁浓度的降低而症状改善[2]。

有研究显示，无论妇女有[3]或无[4]先兆子痫，当她们接受静脉内硫酸镁时，其短期胎儿心率变异性都下降了；但是，尽管变异性常被认作胎儿安全的一项指标，其下降在临床上也是不显著的。

1. Sokal MM, *et al.* Neonatal hypermagnesemia and the meconium-plug syndrome. *N Engl J Med* 1972; **286:** 823–5.
2. Rasch DK, *et al.* Neurobehavioral effects of neonatal hypermagnesemia. *J Pediatr* 1982; **100:** 272–6.
3. Atkinson MW, *et al.* The relation between magnesium sulfate therapy and fetal heart rate variability. *Obstet Gynecol* 1994; **83:** 967–70.
4. Hallak M, *et al.* The effect of magnesium sulfate on fetal heart rate parameters: a randomized, placebo-controlled trial. *Am J Obstet Gynecol* 1999; **181:** 1122–7.

药物相互作用

胃肠外硫酸镁有可能增强神经肌肉阻滞药的效力和去极化功能（见第1814页）。神经肌肉阻滞药和氨基糖苷类抗菌药的疗效可能是累加的。同理，有报道称胃肠外硫酸镁和硝苯地平存在累加效应（见第1300页）。

口服镁盐会降低对四环素类和二磷酸盐的吸收，因此应当相隔数小时单独给药。

药动学

大约三分之一的口服镁经由小肠吸收，甚至连可溶性的镁也大致由此极缓慢地吸收。当镁摄入量减少时，镁吸收的比率就会增加。在血浆中，25%～30%的镁是与蛋白质结合的。肠道外的镁盐主要通过尿液排泄，口服剂量则通过尿液（吸收的成分）和粪便（未吸收的成分）排出体外。母乳中含有小剂量的镁。镁元素能够透过胎盘。

人体需要量

镁元素是细胞内液中含量第二丰富的阳离子，也是一种辅助众多酶系统运行的人体基本电解质。

人体通过调节吸收和肾排泄来维持镁浓度的功能非常有效，镁不足的症状很罕见。因此很难确立一个每日需求量。镁含量丰富的食物包括坚果、未碾谷物和绿色蔬菜。

英国和美国的推荐膳食摄入量 英国膳食参考值（DRV，见**人体需要量**，第1825页）[1]和美国推荐膳食供给量（RDA）[2]中发布了镁元素的标准。在英国，镁的估计平均需要量（EAR）为成年女性每日200mg（或8.2mmol），成年男性每日250mg（或10.3mmol）；参考营养素摄入量（RNI）为成年女性每日270mg（或10.9mmol），成年男性每日300mg（或12.3mmol）；妊娠期间不建议增加剂量，但RNI建议在哺乳期间每日增加50mg（或2.1mmol）。在美国，基于新的膳食参考摄入量标准，EAR为成年男性每日330～350mg，成年女性每日255～265mg；相应的RDA为每日400～420mg和310～320mg[2]。妊娠期间RDA增加为350～360mg，但RDA标准用量被认为对哺乳期而言是足够的。成人可耐受最高摄入量被制订为每日350mg[2]。

1. DoH. Dietary reference values for food energy and nutrients for the United Kingdom: report of the panel on dietary reference values of the committee on medical aspects of food policy. *Report on health and social subjects 41*. London: HMSO, 1991.
2. Standing Committee on the Scientific Evaluation of Dietary Reference Intakes of the Food and Nutrition Board. *Dietary Reference Intakes for calcium, phosphorus, magnesium, vitamin D, and fluoride*. Washington, DC: National Academy Press, 1999. Also available at: http://www.nap.edu/openbook.php?isbn=0309063507 (accessed 21/07/08)

用途和用法

某些镁盐被作为治疗**镁缺乏**和**低镁血症**（见第1591页）的镁离子源来使用。剂量可用镁的摩尔数（mmol）或毫克当量（mEq）、镁的质量（mg）或者镁盐的质量来表述（用于比较，请见表2）。在急性或严重的低镁血症中，可以在肠道外使用镁剂，常用的是氯化镁或硫酸镁。一种建议给药法是在1L输液剂（5%葡萄糖或0.9%氯化钠）中加入20mmol镁，连续静脉输液超过3h。另一种方案是在1L输液剂中加入35～50mmol镁，输液超过12～24h。5天的需要总量大约达到160mmol。对于那些接受肠外营养疗法的患者，每日镁剂量约为12mmol，用以预防缺乏症的复发。静脉输注硫酸镁也可用于治疗严重的镁缺乏症。推荐剂量为1mmol/kg的镁，给药时间超过4h；研究者表明这种方式疼痛感明显。谨慎监控血浆镁浓度和其他电解质的浓度非常重要。对于肾损伤的患者应当减低剂量。其他用于或曾用于肠外的镁盐包括维生素C镁、门冬氨酸钾镁和氧脯氨酸镁。

表2 一些镁盐及其镁含量

镁 盐	每克镁含量		
	mg	mmol	mEq
醋酸镁(四水合物)	113	4.7	9.3
抗坏血酸镁(无水)	65	2.7	5.3
天冬氨酸钾镁(二水合物)	75	3.1	6.2
天冬氨酸钾镁(四水合物)	67	2.8	5.5
氯化镁(六水合物)	120	4.9	9.8
葡庚糖酸镁(无水)	51	2.1	4.2
葡萄糖酸镁(无水)	59	2.4	4.8
甘油磷酸镁(无水)	125	5.1	10.3
乳酸镁(无水)	120	4.9	9.9
磷酸镁(五水合物)	207	8.5	17.0
氧脯氨酸镁(无水)	87	3.6	7.1
硫酸镁(七水合物)	99	4.1	8.1

在单纯性缺乏状态下，可根据个人需要量调整口服镁盐剂量。如要预防低镁血症的复发，推荐每日分份服用总剂量24mmol的镁盐。用于或曾用于口服药的镁盐包括门冬氨酸钾镁、氯化镁、枸橼酸镁、葡庚糖酸镁、葡萄糖酸镁、甘油磷酸镁、乳酸镁、乙酰丙酸镁、乳清酸镁和氧脯氨酸镁。

碳酸镁、氢氧化镁、氧化镁和三硅酸镁这类镁盐由于其具有**抗酸**的特性（见第1615页）得到广泛使用。镁盐还被用作**容积性缓泻药**（第1615页）；硫酸镁和氢氧化镁（见第1664页）通常被用作此用途（5～10g药剂溶于250ml水中口服，用于快速肠排空）。

肠道外硫酸镁有一些特殊用途。该药被用于对**心律失常**的紧急治疗，如尖端扭转型室性心动过速（见下文）及相关联的低钾血症（见第1592页）。常用剂量为10～15min内静脉给药2g硫酸镁（8mmol镁元素），如有必要可重复一次。

肠道外给予硫酸镁也可用于治疗和预防患有**子痫或先兆子痫**孕妇的癫痫发作（见下文）。有关哪一种给药方案最为适当的争论一直在延续。通常静脉给药的剂量为5～15min内4g硫酸镁（16mmol镁元素）。这之后或者进行每小时1g（4mmol镁元素）的注射（自上一次发作起持续至少24h以上），或者对每边臀部进行5g（20mmol镁元素）深层肌内注射并每4h再肌内注射5g（自上一次发作起持续至少24h以上）。无论选用哪种给药方案，惊厥都有可能再次发作，此时应再静脉给药2～4g。监控高镁血症的迹象是非常重要的，当出现征兆时应中止给药。对有肾功能损伤的患者应减量用药。

下文中讨论了硫酸镁在**急性心肌梗死**和**早产**中的使用。干燥硫酸镁还被制成硫酸镁糊剂（BP 2010）用于烫伤或痈这类皮肤发炎的情况，但是长期或重复使用可能损伤周围的皮肤。

1. McLean RM. Magnesium and its therapeutic uses: a review. *Am J Med* 1994; **96:** 63–76.
2. Fawcett WJ, *et al.* Magnesium: physiology and pharmacology. *Br J Anaesth* 1999; **83:** 302–20.
3. Fox C, *et al.* Magnesium: its proven and potential clinical significance. *South Med J* 2001; **94:** 1195–1201.
4. Gums JG. Magnesium in cardiovascular and other disorders. *Am J Health-Syst Pharm* 2004; **61:** 1569–76.

麻醉 硫酸镁被用于预防与插管相关的让人不适的血液动力学反应（见第1810页）。该药液被试用于治疗麻醉后寒战（见第1700页）。

心律失常 电解质浓度对人体心功能影响很大，有些心律失常（见1121页）可能与镁离子缺乏有关。肠道外给予镁可用于治疗尖端扭转型室性心动过速、某些心律失常，还可以用于预防手术后心房颤动。但是，关于镁对心肌梗死患者的抗心律失常作用的争论内容，见下文的**心肌梗死**。

1. Frick M, *et al.* The effect of oral magnesium, alone or as an adjuvant to sotalol, after cardioversion in patients with persistent atrial fibrillation. *Eur Heart J* 2000; **21:** 1177–85.
2. Stuhlinger HG, *et al.* Der Stellenwert von Magnesium bei Herzrhythmusstorungen. *Wien Med Wochenschr* 2000; **150:** 330–4.
3. Piotrowski AA, Kalus JS. Magnesium for the treatment and prevention of atrial tachyarrhythmias. *Pharmacotherapy* 2004; **24:** 879–95.
4. Shiga T, *et al.* Magnesium prophylaxis for arrhythmias after cardiac surgery: a meta-analysis of randomized controlled trials. *Am J Med* 2004; **117:** 325–33.
5. Alghamdi AA, *et al.* Intravenous magnesium for prevention of atrial fibrillation after coronary artery bypass surgery: a systematic review and meta-analysis. *J Card Surg* 2005; **20:** 293–9.
6. Miller S, *et al.* Effects of magnesium on atrial fibrillation after cardiac surgery: a meta-analysis. *Heart* 2005; **91:** 618–23.
7. Ho KM, *et al.* Use of intravenous magnesium to treat acute onset atrial fibrillation: a meta-analysis. *Heart* 2007; **93:** 1433–40.
8. Onalan O, *et al.* Meta-analysis of magnesium therapy for the acute management of rapid atrial fibrillation. *Am J Cardiol* 2007; **99:** 1726–32.

子痫和先兆子痫 肠外给予硫酸镁是治疗与**子痫**发作相关联的癫痫的首选疗法（见第450页）。研究和系统回顾发现，该药比苯妥英[1,2]、安定[1,3]或冬眠合剂[4]更加有效，并且所引发的不良反应更少。其优势包括起效迅速和对母婴没有镇静作用[5]。该药之所以被认为拥有非常广的安全界限，还与当过量用药时，葡萄糖酸钙可作为简便易得的解毒剂。后继的荟萃分析[6]和系统回顾[2~4]加强了这一可喜的观点。

硫酸镁还可被用于预防**先兆子痫**患者的子痫发作；研究发现该药比苯妥英[7]或尼莫地平[8]更为有效。一项抽取了33国家中超过10000名妇女的随机、安慰剂控制的研究[9]发现，硫酸镁大约将子痫发作的风险降低了一半；药物治疗组的孕妇死亡数也较少，尽管该组与安慰剂组的风险差异不显著。

与对早期使用硫酸镁对胎儿影响（见下文**早产**）的担忧相反的是，包括WHO在内的多家机构[10,11]将硫酸镁认作治疗和预防子痫发作的双重选择。而且上面提到的国际性研究，还进行了随访。早期使用硫酸镁后，观察儿童18个月[12]和母亲2年[13]，结果显示，不会增加死亡或残疾发生风险。

1. The Eclampsia Trial Collaborative Group. Which anticonvulsant for women with eclampsia? Evidence from the Collaborative Eclampsia Trial. *Lancet* 1995; **345:** 1455–63. Correction. *ibid.*; **346:** 258.
2. Duley L, Henderson-Smart DJ. Magnesium sulphate versus phenytoin for eclampsia. Available in The Cochrane Database of Systematic Reviews; Issue 4. Chichester: John Wiley; 2003 (accessed 09/03/09).
3. Duley L, Henderson-Smart DJ. Magnesium sulphate versus diazepam for eclampsia. Available in The Cochrane Database of Systematic Reviews; Issue 4. Chichester: John Wiley; 2003 (accessed 09/03/09).
4. Duley L, Gulmezoglu AM. Magnesium sulphate versus lytic cocktail for eclampsia. Available in The Cochrane Database of Systematic Reviews; Issue 3. Chichester: John Wiley; 2000 (accessed 09/03/09).
5. Saunders N, Hammersley B. Magnesium for eclampsia. *Lancet* 1995; **346:** 788–9.
6. Chien PFW, *et al.* Magnesium sulphate in the treatment of eclampsia and pre-eclampsia: an overview of the evidence from randomised trials. *Br J Obstet Gynaecol* 1996; **103:** 1085–91.
7. Lucas MJ, *et al.* A comparison of magnesium sulfate with phenytoin for the prevention of eclampsia. *N Engl J Med* 1995; **333:** 201–5.
8. Belfort MA, *et al.* A comparison of magnesium sulfate and nimodipine for the prevention of eclampsia. *N Engl J Med* 2003; **348:** 304–11.
9. The Magpie Trial Collaborative Group. Do women with pre-eclampsia, and their babies, benefit from magnesium sulphate? The Magpie Trial: a randomised placebo-controlled trial. *Lancet* 2002; **359:** 1877–90.
10. Roberts JM, *et al.* Preventing and treating eclamptic seizures. *BMJ* 2002; **325:** 609–10.
11. WHO. *Managing complications in pregnancy and childbirth: a guide for midwives and doctors*. GENEVA: WHO, 2000. Available at: http://whqlibdoc.who.int/publications/2007/9241545879_eng.pdf (accessed 20/08/10)
12. Magpie Trial Follow-Up Study Collaborative Group. The Magpie Trial: a randomised trial comparing magnesium sulphate with placebo for pre-eclampsia—outcome for children at 18 months. *BJOG* 2007; **114:** 289–99.
13. Magpie Trial Follow-Up Study Collaborative Group. The Magpie Trial: a randomised trial comparing magnesium sulphate with placebo for pre-eclampsia—outcome for women at 2 years. *BJOG* 2007; **114:** 300–9.

低钾血症 钾和镁在体内的平衡是相联系的，患有低镁血症的患者也可能出现尿钾排泄量增加的低钾血症。这种情况下要想纠正钾的缺乏，通常也需要一同对镁进行给药。与刚刚好纠正低镁血症的剂量相比，超过纠正低镁血症正常剂量更多的硫酸盐在改善钾平衡方面有更好的促进作用[1]。

1. Hamill-Ruth RJ, McGory R. Magnesium repletion and its effect on potassium homeostasis in critically ill adults: results of a double-blind, randomized, controlled trial. *Crit Care Med* 1996; **24:** 38–45.

偏头痛 有研究者认为较低镁浓度是偏头痛的重要发病原因（见第587页），但镁补充给药法在病症中的精确作用仍不确定[1]。在一项双盲研究中[2]，每日服用24mmol的镁（以口服枸橼酸镁的形式）降低了42%的偏头痛发病率，相比之下，使用安慰剂的对照组降低了16%。但是，在另一项相似的研究中[3]，每日服用20mmol的镁（以口服门冬氨酸钾镁盐酸盐的形式）与安慰剂对照组相比并未显得更为有效，二者都降低了50%的偏头痛发生率或强度。静脉注射硫酸镁在治疗偏头痛发作时显示出了良好功效[4]，特别是在那些有先兆[5,6]，或是血清镁水平低的患者身上[7]。

1. Mauskop A, Altura BM. Role of magnesium in the pathogenesis and treatment of migraines. *Clin Neurosci* 1998; **5:** 24–7.
2. Peikert A, *et al.* Prophylaxis of migraine with oral magnesium: results from a prospective, multi-center, placebo-controlled and double-blind randomized study. *Cephalalgia* 1996; **16:** 257–63.
3. Pfaffenrath V, *et al.* Magnesium in the prophylaxis of migraine: a double-blind placebo-controlled study. *Cephalalgia* 1996; **16:** 436–40.
4. Demirkaya Ş, *et al.* Efficacy of intravenous magnesium sulfate in the treatment of acute migraine attacks. *Headache* 2001; **41:** 171–7.
5. Bigal ME, *et al.* Intravenous magnesium sulphate in the acute treatment of migraine without aura and migraine with aura: a randomized, double-blind, placebo-controlled study. *Cephalalgia* 2002; **22:** 345–53.
6. Bigal ME, *et al.* Eficácia de três drogas sobre a aura migranosa: um estudo randomizado placebo controlado. *Arq Neuropsiquiatr* 2002; **60:** 406–9.
7. Mauskop A, *et al.* Intravenous magnesium sulphate relieves migraine attacks in patients with low serum ionized magnesium levels: a pilot study. *Clin Sci* 1995; **89:** 633–6.

心肌梗死 镁具有重要的生理功能，它能够维持包括心肌在内的肌肉的离子平衡。镁还可能具有抗心律失常的功能（也见上文**心律失常**），能够保护心肌免受包括心肌顿抑（心肌收缩功能恢复延迟）在内的再灌注损伤。静脉注射镁盐被用于治疗心律失常，一项对于疑似患有心肌梗死、胸痛发作12h之内的患者的回顾性研究发现，其病死率降低了[1]。静脉注射镁盐对于死亡率的益处在LIMIT-2[2]中获得了确认，研究者在凝块溶解前静脉注射8mmol镁，随后在接下来的24h内持续注射65mmol的镁。药物效用在平均2.7年之后显现出来[3]；但是，没有证据显示其有抗心律失常的功效。上述药物的效果在更大范围的国际心肌梗死生存研究-4（ISIS-4）[4]中并未得到证实，尽管用药的方法和时间存在着微小的差异，而由此可能造成了这种互相矛盾的结果。为了解决上述争论，研究者设计了镁在冠心病中的应用试验（MAGIC）[5]，来考察在早期对患有ST段抬高心肌梗死的患者使用与LIMIT-2中相同剂量的镁，能否降低患者的短期病死率。研究者既没有观察到镁的疗效，也没有发现其危害，一项有关肠道外补充镁用于治疗急性心肌梗死[6]的系统性综述发现，虽然镁对降低心律失常有一定的效果。但它并不能降低死亡率，同时还会增加某些不良反应发生率。并且现今也不能推荐镁作为心肌梗死（见第1135页）的常规疗法。

急性心肌梗死的患者有可能有镁缺乏症，尽管试用过长期口服镁盐，但在一项研究中，此种疗法增加了不利心脏事件的发生风险，因此不能够推荐其作为二级预防措施[7]。

1. Teo KK, *et al.* Effects of intravenous magnesium in suspected acute myocardial infarction: overview of randomised trials. *BMJ* 1991; **303:** 1499–1503.
2. Woods KL, *et al.* Intravenous magnesium sulphate in suspected acute myocardial infarction: results of the second Leicester Intravenous Magnesium Intervention Trial (LIMIT-2). *Lancet* 1992; **339:** 1553–8.
3. Woods KL, Fletcher S. Long-term outcome after intravenous magnesium sulphate in suspected acute myocardial infarction: the second Leicester Intravenous Magnesium Intervention Trial (LIMIT-2). *Lancet* 1994; **343:** 816–19.
4. Fourth International Study of Infarct Survival Collaborative Group. ISIS–4: a randomised factorial trial assessing early oral captopril, oral mononitrate, and intravenous magnesium sulphate in 58 050 patients with suspected acute myocardial infarction. *Lancet* 1995; **345:** 669–85.
5. The Magnesium in Coronaries (MAGIC) Trial Investigators. Early administration of intravenous magnesium to high-risk patients with acute myocardial infarction in the Magnesium in Coronaries (MAGIC) trial: a randomised controlled trial. *Lancet* 2002; **360:** 1189–96.
6. Li J, *et al.* Intravenous magnesium for acute myocardial infarction. Available in The Cochrane Database of Systematic Reviews; Issue 2. Chichester: John Wiley; 2007 (accessed 09/03/09).
7. Galløe AM, *et al.* Influence of oral magnesium supplementation on cardiac events among survivors of an acute myocardial infarction. *BMJ* 1993; **307:** 585–7.

卟啉病 在好转期内仍有惊厥发作的卟啉病（见第451页）患者，硫酸镁是用于预防癫痫发作的药剂之一。

早产 静脉注射硫酸镁被用于控制早产（见第1903页）时抑制子宫收缩[1~3]。尽管研究者发现该药与 β_2 受体拮抗药[4,5]拥有相似的功效，并且尤其在美国等地获得了广泛地应用，但一项系统回顾[6]总结出其在延迟生产过程或预防早产方面没有效果。其他镁盐也有时经口服给药[7,8]。

回顾性观察研究发现，当母亲使用硫酸镁治疗先兆子痫、惊厥或早产，出生体重在1500g以下的新生儿患脑瘫的概率较低[9,10]。但是，一项对早产病例出生前使用硫酸镁研究[11]的期中分析表明，总体新生儿死亡率上升了，且该研究随即中止。尽管研究者认为硫酸镁在妊娠到期时有良好的安全性，该文作者警告说在早产的病例中应慎用硫酸镁。后续研究发现硫酸镁与低出生体重婴儿的围生期死亡率增加有关，特别是当使用了超过48g的剂量时[12]，而室内出血（见第1017页）的新生儿其母亲在生产时血清镁浓度较高[13]。研究者针对包括使用镁治疗和预防子痫的研究（见上文）在内的其他结果也进行了研究[14,15]，他们的结论与系统回顾一致[6]，认为镁作抗分娩药用途时存在提高婴儿死亡率的风险。然而，还有考察单独服用硫酸镁对早产儿神经保护作用的研究。对超过2000名早产高危妇女（怀孕24～31周和准备分娩或预期在2～24h分娩）进行随机、安慰剂对照研究[16]。结果显示，服用硫酸镁的妇女所产的婴儿发生中度或重度脑性麻痹的风险显著降低；婴儿死亡风险稍有上升，但无显著性差异。一项相似的超过1000名妇女的研究[17]也发现，产前服用硫酸镁后，婴儿很少出现运动功能障碍（包括脑性麻痹），然而，在这项研究中死亡的风险稍有降低。对5项研究（包括前2项）的系统性分析[18]显示，硫酸镁的神经保护作用降低了婴儿患脑性麻痹的风险，婴儿死亡的风险也没有增加。但是，还不清楚它对于哪类患者效果最好，对于其最合理的用法用量、是否需要维持治疗、是否需要反复治疗还存在争议。

虽然硫酸镁目前已广泛应用，但 American College of Obstetricians and Gynecologists 没有推荐它或其他药物作为一线保胎用药[19]。欧洲不推荐使用[20]，美国的一些研究者也指出应禁止使用[21,22]。

1. Amon E, *et al.* Tocolysis with advanced cervical dilatation. *Obstet Gynecol* 2000; **95:** 358–62.
2. Terrone DA, *et al.* A prospective, randomized, controlled trial of high and low maintenance doses of magnesium sulfate for acute tocolysis. *Am J Obstet Gynecol* 2000; **182:** 1477–82.
3. Katz VL, Farmer RM. Controversies in tocolytic therapy. *Clin Obstet Gynecol* 1999; **42:** 802–19.
4. Wilkins IA, *et al.* Efficacy and side effects of magnesium sulfate and ritodrine as tocolytic agents. *Am J Obstet Gynecol* 1988; **159:** 685–9.
5. Chau AC, *et al.* A prospective comparison of terbutaline and magnesium for tocolysis. *Obstet Gynecol* 1992; **80:** 847–51.
6. Crowther CA, *et al.* Magnesium sulphate for preventing preterm birth in threatened preterm labour. Available in The Cochrane Database of Systematic Reviews; Issue 4. Chichester: John Wiley; 2002 (accessed 21/06/05).
7. Martin RW, *et al.* Comparison of oral ritodrine and magnesium gluconate for ambulatory tocolysis. *Am J Obstet Gynecol* 1988; **158:** 1440–3.
8. Ridgway LE, *et al.* A prospective randomized comparison of oral terbutaline and magnesium oxide for the maintenance of tocolysis. *Am J Obstet Gynecol* 1990; **163:** 879–82.
9. Nelson KB, Grether JK. Can magnesium sulfate reduce the risk of cerebral palsy in very low birthweight infants? *Pediatrics* 1995; **95:** 263–9.
10. Schendel DE, *et al.* Prenatal magnesium sulfate exposure and the risk for cerebral palsy or mental retardation among very low-birth-weight children aged 3 to 5 years. *JAMA* 1996; **276:** 1805–10.
11. Mittendorf R, *et al.* Is tocolytic magnesium sulphate associated with increased total paediatric mortality? *Lancet* 1997; **350:** 1517–18.
12. Scudiero R, *et al.* Perinatal death and tocolytic magnesium sulfate. *Obstet Gynecol* 2000; **96:** 178–82.
13. Mittendorf R, *et al.* Association between maternal serum ionized magnesium levels at delivery and neonatal intraventricular hemorrhage. *J Pediatr* 2002; **140:** 540–6.
14. Mittendorf R, *et al.* If tocolytic magnesium sulfate is associated with excess total pediatric mortality, what is its impact? *Obstet Gynecol* 1998; **92:** 308–11.
15. Mittendorf R, *et al.* The Magpie trial. *Lancet* 2002; **360:** 1330–1.
16. Rouse DJ, *et al.* Eunice Kennedy Shriver NICHD Maternal-Fetal Medicine Units Network. A randomized, controlled trial of magnesium sulfate for the prevention of cerebral palsy. *N Engl J Med* 2008; **359:** 895–905.
17. Crowther CA, *et al.* Australasian Collaborative Trial of Magnesium Sulphate (ACTOMg SO4) Collaborative Group. Effect of magnesium sulfate given for neuroprotection before preterm birth: a randomized controlled trial. *JAMA* 2003; **290:** 2669–76.
18. Doyle LW, *et al.* Magnesium sulphate for women at risk of preterm birth for neuroprotection of the fetus. Available in The Cochrane Database of Systematic Reviews; Issue 1. Chichester: John Wiley; 2009 (accessed 12/03/09).
19. American College of Obstetricians and Gynecologists Committee on Practice Bulletins. Management of preterm labor (ACOG Practice Bulletin number 43, May 2003). *Obstet Gynecol* 2003; **101:** 1039–47.
20. Di Renzo GC, Roura LC. European Association of Perinatal Medicine-Study Group on Preterm Birth. Guidelines for the management of spontaneous preterm labor. *J Perinat Med* 2006; **34:** 359–66.
Also available at: http://www.reference-global.com/doi/pdfplus/10.1515/JPM.2006.073 (accessed 02/07/08)
21. Grimes DA, Nanda K. Magnesium sulfate tocolysis: time to quit. *Obstet Gynecol* 2006; **108:** 986–9.
22. Simhan HN, Caritis SN. Prevention of preterm delivery. *N Engl J Med* 2007; **357:** 477–87.

新生儿肺动脉高压 有研究考察了静脉注射硫酸镁治疗顽固性新生儿肺动脉高压的情况（第1138页），但是还没有确切的结果。

呼吸障碍 在急性恶化的慢性阻塞性肺疾病（见第1075页）患者使用吸入沙丁胺醇后，静脉给药1.2g剂量的硫酸镁20min以上，显示出了中等程度的效果[1]。

有报道称镁灌注有益于一些急性哮喘（见第1072页）患者，但结果之间存在冲突[2~5]；一项针对这些研究和其他研究结果的荟萃分析并未证实镁的常规用法的有效性，但指出该疗法可能对某些严重恶化的病例有效[6,7]。一项对5项儿童试验的荟萃分析指出，在对中度到严重程度急性儿童哮喘的症状治疗中，静脉注射硫酸镁有可能成为标准疗法的有效辅助疗法[8]。也有关于单独吸入镁及与沙丁胺醇一同使用吸入镁的研究，另一项荟萃分析[9,10]认为该疗法能够增强肺功能，特别是当与 β_2 受体激动药联合使用时，此外该疗法在严重病例中效果最好。然而，临床更重视的阳性结果尚缺乏证据。

1. Skorodin MS, *et al.* Magnesium sulfate in exacerbations of chronic obstructive pulmonary disease. *Arch Intern Med* 1995; **155:** 496–500.
2. Skobeloff EM, *et al.* Intravenous magnesium sulfate for the treatment of acute asthma in the emergency department. *JAMA* 1989; **262:** 1210–13.
3. Green SM, Rothrack SG. Intravenous magnesium for acute asthma: failure to decrease emergency treatment duration or need for hospitalization. *Ann Emerg Med* 1992; **21:** 260–5.
4. Ciarallo L, *et al.* Intravenous magnesium therapy for moderate to severe pediatric asthma: results of a randomized, placebo-controlled trial. *J Pediatr* 1996; **129:** 809–14.
5. Silverman RA, *et al.* IV magnesium sulfate in the treatment of acute severe asthma: a multicenter randomized controlled trial. *Chest* 2002; **122:** 489–97.
6. Rowe BH, *et al.* Magnesium sulfate for treating exacerbations of acute asthma in the emergency department. Available in The Cochrane Database of Systematic Reviews; Issue 1. Chichester: John Wiley; 2000 (accessed 21/06/05).
7. Alter HJ, *et al.* Intravenous magnesium as an adjuvant in acute bronchospasm: a meta-analysis. *Ann Emerg Med* 2000; **36:** 191–7.
8. Cheuk DKL, *et al.* A meta-analysis on intravenous magnesium sulphate for treating acute asthma. *Arch Dis Child* 2005; **90:** 74–7.
9. Blitz M, *et al.* Inhaled magnesium sulfate in the treatment of acute asthma. Available in The Cochrane Database of Systematic Reviews; Issue 4. Chichester: John Wiley; 2005 (accessed 18/12/07).
10. Villeneuve EJ, Zed PJ. Nebulized magnesium sulfate in the management of acute exacerbations of asthma. *Ann Pharmacother* 2006; **40:** 1118–24.

脑卒中 对于卒中患者，静脉注射硫酸镁能够起到保护神经的作用（第1143页）。一项系统性分析[1]显示，对于蛛网膜下腔出血的患者，连续3周应用尼莫地平，同时每天补充镁，能够降低恶化的风险。然而，一项更早的对缺血性和非缺血性脑卒中患者的随机对照研究[2]发现，在急性事件发生12h内，24h静脉输注镁对于降低死亡或残疾发生风险没有显著差异。

1. Dorhout Mees S, *et al.* Calcium antagonists for aneurysmal subarachnoid haemorrhage. Available in The Cochrane Database of Systematic Reviews; Issue 3. Chichester: John Wiley; 2007 (accessed 09/03/09).
2. Intravenous Magnesium Efficacy in Stroke (IMAGES) Study Investigators. Magnesium for acute stroke (Intravenous Magnesium efficacy in Stroke trial): randomised controlled trial. *Lancet* 2004; **363:** 439–45.

破伤风 有研究者发现硫酸镁能够减轻患者的自主通气障碍，并能够在治疗破伤风（见第1811页）时控制非通气障碍患者的痉挛。

1. Attygalle D, Rodrigo N. Magnesium as first line therapy in the management of tetanus: a prospective study of 40 patients. *Anaesthesia* 2002; **57:** 811–17.
2. William S. Use of magnesium to treat tetanus. *Br J Anaesth* 2002; **88:** 152–3.

制剂

BP 2010: Chewable Magnesium Glycerophosphate Tablets; Magnesium Chloride Injection; Magnesium Glycerophosphate Oral Solution; Magnesium Sulphate Injection; Magnesium Sulphate Mixture; Magnesium Sulphate Paste;
USP 33: Calcium and Vitamin D with Minerals Tablets; Magnesium Gluconate Tablets; Magnesium Sulfate in Dextrose Injection; Magnesium Sulfate Injection; Minerals Capsules; Minerals Tablets; Multiple Electrolytes and Dextrose Injection Type 1; Multiple Electrolytes and Dextrose Injection Type 2; Multiple Electrolytes and Dextrose Injection Type 4; Multiple Electrolytes and Invert Sugar Injection Type 1; Multiple Electrolytes and Invert Sugar Injection Type 2; Multiple Electrolytes Injection Type 1; Multiple Electrolytes Injection Type 2; Oil- and Water-soluble Vitamins with Minerals Capsules; Oil- and Water-soluble Vitamins with Minerals Oral Solution; Oil- and Water-soluble Vitamins with Minerals Tablets; Water-soluble Vitamins with Minerals Capsules; Water-soluble Vitamins with Minerals Tablets.

专利制剂

Arg.: Biomag; Magnebe; Magnesio Vital; ***Austral.:*** Celloids MP 65†; Mag 50†; Magmin†; ***Austria:*** Cormagnesin; Emgecard; FX Passage; Magium†; Magnesiocard; Magnesium Verla; Magnesulf†; Magvital; Mg 5-Longoral†; Solumag†; Ultra-Mag†; ***Belg.:*** Magnespasmyl; Ultra-Mg; ***Braz.:*** Mag-Tab; Magnoston; Pidomag; Sal Amargo Purificado; ***Canad.:*** Maglucate; Magnogene; Magnolex†; Magnonat; Magnorol†; Pansement Mag; Proflavanol C†; Slow-Mag†; Spasmag; ***Chile:*** Mag-Tab; ***Cz.:*** Coradol†; Cormagnesin†; Magnerot; Magnesium Diasporal†; Mg 5-Granulat†; Mg 5-Longoral†; ***Fin.:*** Gambrosol; ***Fr.:*** Efimag†; Ionimag†; Mag 2; Magnespasmyl; Magnogene; Megamag; Spasmag; Top-Mag; Vivamag†; ***Ger.:*** Basti-Mag; Cormagnesin; FX Passage; Magium; Magnaspart; Magnerot; Magnerot A; magnerot Classic; Magnesiocard; Magnesium Diasporal; Magnesium Verla; Magnesium Verla N; Magnesium-Sandoz; Magnesorot; Mg 5-Granulat†; Mg 5-Longoral; Mg 5-Sulfat; Mg-nor; Power Orot; Retterspitz Darmreinigungspulver ST; ***Gr.:*** Mag 2; Solumag; Trofocard; Ultra-Mg; ***Hong Kong:*** Faulding Remedies Epsom Salts; ***Hung.:*** Astat†; Cormagnesin; Magnerot; Magnesiocard†; ***India:*** Mag; ***Irl.:*** Magnesium Verla; ***Ital.:*** Actimag†; Mag 2; MG 50; Solumag; ***Mex.:*** Ifupeptol Magnesiado; ***Mon.:*** Oromag; ***Neth.:*** Icodial†; ***Norw.:*** Nycoplus Magnesium; ***Pol.:*** Asmag; Biomag; Laktomag; Laktomag B_6; Magnefar; Slow-Mag; ***Port.:*** Cormagnesin†; Extraneal; Magnesiocard; Magnesona; Magnespasmil; Magnoral; Metabol-Mg; ***Rus.:*** Cormagnesin (Кормагнезин); Magnerot (Магнерот); Vita-Iodurol (Вита-иодурол); ***S.Afr.:*** Be-Lax; Magnesit; SB Laxative Mixture†; Slow-Mag; ***Spain:*** Actimag; Magnesioboi; ***Switz.:*** Mag 2; Mag-Min; Magnegon; Magnesiocard; Magnesium Biomed; Magnesium Vital; Magnesium-Sandoz; Magnespasmyl†; Magnogene†; Mg 5-Granoral; Mg 5-Longoral; Mg 5-Oraleff; Mg 5-Sulfat†; Solmag; ***Thai.:*** Maglax; ***Turk.:*** Magnesiocard; ***UK:*** Kest; Magnaphate; Magnaspartate; ***Ukr.:*** Magnerot (Магнерот); ***USA:*** Chloromag; Mag-G; Mag-SR; Mag-Tab; Maginex; Magtrate; Slow-Mag.

顺势疗法制剂 ***Austral.:*** Colic Relief; Headache Relief†; Nervatona Focus; PMT Oral Spray†; Smok Quits†; ***Austria:*** Kolsan†; Tropfen bei Regelbeschwerden Nr 36†; ***Canad.:*** Aloe Complex†; Arth-B Oligocan†; Biochemic Phosphates; Biomag; Calms Forte; Circulation†; Col 138; Combinaison; Diamite; Ervopax; Formula C Doroon; Formula FA 224; Formula PC 223; Homeo-Form T; Hylands Bioplasma; Hylands Formula CF; Hylands Formula MC; Hylands Formula NT; Hylands LCQ; Hylands Leg Cramps; Hylands Menstrual Cramps; Ikoplex 14; Ikoplex 5; Kid's Colic; Leg Cramps with Quinine; Lehning Toothpaste†; Melange; Nerve Tonic; Nuage Bioplasma; Nuxil†; Passiflora Complex†; Psoriasis-Sulfur L12†; Rexorubia; Silica L11†; Smoking Withdrawal Support†; Spa Complex; Spascupreel; Ton 1 Complex; ***Chile:*** Ikoplex No 1; Ikoplex No 10; Ikoplex No 14; Ikoplex No 20; Ikoplex No 23; Ikoplex No 3; Ikoplex No 4; Ikoplex No 5; Ikoplex No 6; Ikoplex No 9; ***Cz.:*** Spascupreel S; ***Fr.:*** Aloe Compose; Bilinum Complexe No 113; Biomag; Boripharm No 11; Boripharm No 12; Chelidonium Compose; Granules Boripharm no 4†; Hepatocynesine; L 25; Nervopax; Passiflora Compose; Rexorubia; Silicea Complexe No 11; Sulfur Complexe No 12; ***Ger.:*** Disci Bamb; Disco-cyl Ho-Len-Complex; Dolo-Injektopas; Drufusan N; Dysmenorrhoe-Gastreu S R75; Femin-Do; Gallenja†; Gastro Magentabletten; Girheulit HM; Infi-China†; Lithias-cyl L Ho-Len-Complex; NeyArthros-Liposome (Revitorgan Lp Nr 83); NeyArthrosome (Revitorgan-Dilution); Osanit; Pectapas SL; Refesan T†; Rufebran neuro; Spascupreel; Spasmoject F; Spasmosyx F; Uwobletten novum†; Zitronensaurezyklus-Heel; ***Neth.:*** Cinababy†; Spascupreel H; ***Switz.:*** Bio-Magnesium†; Osanit†; ***UK:*** Medicinal Gargle; New Era Elasto; New Era Nervone; ***Ukr.:*** Cerebrum Compositum H (*Церебрум Композитум Н*)†; Enterocind (*Энтерокинд*).

Phosphate 磷酸盐

Fosfato.

Фосфат

UNII — NK08V8K8HR.

性状 磷酸盐是一种存在于多种钾盐和钠盐中的阴离子。

配伍禁忌 磷酸盐与钙盐存在配伍禁忌，混合钙与磷酸盐会导致生成不溶性磷酸钙沉淀物。也有报告显示磷酸根与镁盐也存在配伍禁忌。

Monobasic Potassium Phosphate 磷酸二氢钾

Dihydrogenfosforečnan draselný; E340; Fosfato monobásico de potasio; Kalii dihydrogenophosphas; Kalio-divandenilio fosfatas; Kálium-dihidrogén-foszfát; Kaliumdivätefosfat; Kaliumdivetyfosfaatti; Monopotassium Phosphate; Phosphate monopotassique; Potasio, dihidrogenofosfato de; Potassium Acid Phosphate; Potassium Biphosphate; Potassium Dihydrogen Phosphate; Potasu diwodorofosforan. Potassium dihydrogen orthophosphate.

Ортофосфат Калия Однозамещенный

KH_2PO_4 = 136.1.

CAS — 7778-77-0.

UNII — 4J9FJ0HL51.

Pharmacopoeias. In *Eur.* (see p.vii). Also in *USNF.*

Ph. Eur. 6. 8（Potassium Dihydrogen Phosphate） 白色或类白色结晶性粉末或无色结晶。易溶于水；几乎不溶于乙醇。5%水溶液的 pH 值为 4.2～4.5。

USNF 28（Monobasic Potassium Phosphate）。无色晶体，或白色颗粒状或晶状粉末。无臭。易溶于水；几乎不溶于乙醇。1%水溶液的 pH 值约为 4.5。贮藏于密闭容器中。

当量 每克磷酸二氢钾相当于 7.3mmol 钾和磷酸根。

Dibasic Potassium Phosphate 磷酸氢二钾

Dikalii phosphas; Dikalio fosfatas; Dikaliumfosfaatti; Dikaliumfosfat; Dikálium-hidrogén-foszfát; Dipotasio, hidrogenofosfato de; Dipotassium Hydrogen Phosphate; Dipotassium Phosphate; Dipotasu wodorofosforan; E340; Fosfato dibásico de potasio; Hydrogenfosforečnan draselný; Kalii Hydrogenophosphas; Phosphate dipotassique; Potassium Phosphate. Dipotassium hydrogen orthophosphate.

Ортофосфат Калия Двузамещенный

K_2HPO_4 = 174.2.

CAS — 7758-11-4.

UNII — B7862WZ632 (potassium phosphate); CI71S98N1Z (dibasic potassium phosphate).

Pharmacopoeias. In *Eur.* (see p.vii) and *US.*

Ph. Eur. 6. 8（Dipotassium Phosphate Dipotassium Hydrogen Phosphate BP 2010） 吸湿性非常强的白色或类白色粉末或无色晶体。极易溶于水；极微溶于乙醇。贮藏于密闭容器中。

USP 33（Dibasic Potassium Phosphate） 无色或白色、稍微吸湿性、颗粒状粉末。易溶于水；极微溶于乙醇。5%水溶液的 pH 值为 8.5～9.6。

当量 每克磷酸氢二钾相当于 11.5mmol 钾和 5.7mmol 磷酸根。

Monobasic Sodium Phosphate 磷酸二氢钠

Dihydrogenfosforečnan sodný; E339; Fosfato monobásico de sodio; Monobazik Sodyum Fosfat; Natrii dihydrogenophosphas; Natrio-divandenilio fosfatas; Natrium Phosphoricum Monobasicum; Nátrium-dihidrogén-foszfát; Natriumdivätefosfat; Natriumdivetyfosfaatti; Phosphate monosodique; Sodio, dihidrogenofosfato de; Sodium Acid Phosphate; Sodium Biphosphate; Sodium Dihydrogen Phosphate; Sodu diwodorofosforan; Sodyum Dihidrojen Fosfat. Sodium dihydrogen orthophosphate.

Ортофосфат Натрия Однозамещенный

NaH_2PO_4,xH_2O.

CAS — 7558-80-7 (anhydrous monobasic sodium phosphate); 10049-21-5 (monobasic sodium phosphate monohydrate); 13472-35-0 (monobasic sodium phosphate dihydrate).

ATC — A06AD17; A06AG01.

ATC Vet — QA06AD17; QA06AG01.

UNII — 3980JIH2SW (monobasic sodium phosphate); KH7I04HPUU (anhydrous monobasic sodium phosphate); 593YOG76RN (monobasic sodium phosphate monohydrate); 5QWK665956 (monobasic sodium phosphate dihydrate).

Pharmacopoeias. *Br., Chin., Eur.* (see p.vii), and *US* may specify one or more states of hydration; monographs and specifications can be found for the anhydrous form (NaH_2PO_4 = 120.0), the monohydrate (NaH_2PO_4,H_2O = 138.0), and the dihydrate ($NaH_2PO_4,2H_2O$ = 156.0), although not necessarily all will be found in any one pharmacopoeia.

Ph. Eur. 6. 8（Sodium Dihydrogen Phosphate Dihydrate; Natrii Dihydrogenophosphas Dihydricus） 白色或类白色粉末或无色结晶。极易溶于水，极微溶于乙醇。5%水溶液的 pH 值为 4.2～4.5。

BP 2010 将重磷酸钠批准为同物异名。

BP 2010（Anhydrous Sodium Dihydrogen Phosphate） 白色、易潮解的晶体或颗粒。极易溶于水；极微溶于乙醇。5%水溶液的 pH 值为 4.2～4.5。

BP 2010（Sodium Dihydrogen Phosphate Monohydrate） 白色粉末或无色晶体。极易溶于水；极微溶于乙醇。5%水溶液的 pH 值为 4.2～4.5。

USP 33（Monobasic Sodium Phosphate） 包含 1 个或 2 个水分子形成水化合物，或者是无水的。无色晶体或白色晶状粉末。无臭且易潮解。易溶于水；几乎不溶于乙醇。其溶液对石蕊显酸性，遇碳酸钠产生气泡。5%一水化合物水溶液的 pH 值为 4.1～4.5。

当量 每克磷酸二氢钠（无水）相当于 8.3mmol 钠和磷酸根。每克磷酸二氢钠（一水化合物）相当于 7.2mmol 钠和磷酸根。每克磷酸二氢钠（二水化合物）相当于 6.4mmol 钠和磷酸根。

Dibasic Sodium Phosphate 磷酸氢二钠

Dibazik Sodyum Hidrojen Fosfat; Dinatrii phosphas; Dinatrio fosfatas; Dinatriumfosfaatti; Dinatriumfosfat; Dinátrium-hidrogén-foszfát; Disodio, hidrogenofosfato de; Disodium Hydrogen Phosphate; Disodium Phosphate; Disodu fosforan; Disodu wodorofosforan; Disodyum Hidrojen Fosfat; E339; Fosfato dibásico de sodio; Hydrogenfosforečnan sodný; Natrii Hydrogenophosphas; Natrii Phosphas; Natrii Phosphatis; Natriumfosfaatti; Natriumfosfat; Phosphate disodique; Sodium Phosphate. Disodium hydrogen orthophosphate.

Ортофосфат Натрия Двузамещенный

Na_2HPO_4,xH_2O.

CAS — 7558-79-4 (anhydrous dibasic sodium phosphate); 10028-24-7 (dibasic sodium phosphate dihydrate); 7782-85-6 (dibasic sodium phosphate heptahydrate); 10039-32-4 (dibasic sodium phosphate dodecahydrate).

ATC — A06AD17; A06AG01; B05XA09.

ATC Vet — QA06AD17; QA06AG01; QB05XA09.

UNII — SE337SVY37 (sodium phosphate); GR686LBA74 (dibasic sodium phosphate); 22ADO53M6F (anhydrous dibasic sodium phosphate); 94255I6E2T (dibasic sodium phosphate dihydrate); 70WT22SF4B (dibasic sodium phosphate heptahydrate); E1W4N241FO (dibasic sodium phosphate dodecahydrate).

Pharmacopoeias. In *Eur.* (see p.vii), *Jpn,* and *US.* The pharmacopoeias may specify one or more states of hydration; monographs and specifications can be found for the anhydrous form (Na_2HPO_4 = 142.0), the dihydrate ($Na_2HPO_4,2H_2O$ = 178.0), the heptahydrate ($Na_2HPO_4,7H_2O$ = 268.1), and the dodecahydrate ($Na_2HPO_4,12H_2O$ = 358.1), although not necessarily all will be found in any one pharmacopoeia.

Ph. Eur. 6. 8（Disodium Phosphate, Anhydrous; Dinatrii Phosphas Anhydricus; Anhydrous Disodium Hydrogen Phosphate BP 2010） 白色或类白色吸湿性粉末。溶于水；几乎不溶于乙醇。5%水溶液呈微碱性。贮藏于密闭容器中。

Ph. Eur. 6. 8（Disodium Phosphate Dihydrate; Dinatrii Phosphas Dihydricus; Disodium Hydrogen Phosphate Dihydrate BP 2010） 白色或类白色粉末或无色结晶。可溶于水；几乎不溶于乙醇。5%水溶液呈微碱性。

BP 2010 将磷酸钠二水化合物批注为同物异名。

Ph. Eur. 6. 8（Disodium Phosphate Dodecahydrate Dinatrii Phosphas Dodecahydricus; Disodium Hydrogen Phosphate Dodecahydrate BP 2010） 无色透明、极易风化的结晶。极易溶于水；几乎不溶于乙醇。5%水溶液呈微碱性。

USP 33（Dibasic Sodium Phosphate） 干燥、或含有一分子、两分子、七分子或十二分子的水化合物。

干燥物为白色粉末，容易吸湿。溶于水（1：8）；不溶于乙醇。

七水化合物为无色或白色的颗粒状或块状盐，在温暖干燥的空气中风化。极易溶于水；极微溶于乙醇。其溶液对酚酞呈碱性，0.1M 溶液的 pH 值大约为 9。

所有形态都应贮藏于密闭容器中。

当量 每克磷酸氢二钠（无水）相当于 14.1mmol 钠和 7.0mmol 磷酸根。每克磷酸氢二钠（二水化合物）相当于 11.2mmol 钠和 5.6mmol 磷酸根。每克磷酸氢二钠（七水化合物）相当于 7.5mmol 钠和 3.7mmol 磷酸根。每克磷酸氢二钠（十二水化合物）相当于 5.6mmol 钠和 2.8mmol 磷酸根。

Tribasic Sodium Phosphate 磷酸三钠

E339; Fosfato de trisodio; Ortofosfato de trisodio; Sodio, fosfato de; Trisodium Orthophosphate; Trisodium Phosphate.

Ортофосфат Натрия Трехзамещенный

Na_3PO_4 = 163.9.

CAS — 7601-54-9.

ATC — A06AD17; A06AG01.

ATC Vet — QA06AD17; QA06AG01.

UNII — A752Q30A6X (tribasic sodium phosphate); SX01TZO3QZ (anhydrous tribasic sodium phosphate); J9085FKF29 (tribasic sodium phosphate monohydrate); B70850QPHR (tribasic sodium phosphate dodecahydrate).

Pharmacopoeias. In *USNF.*

USNF 28（Tribasic Sodium Phosphate） 无水或包含一分子到十二分子的水化合物。白色、无臭结晶或颗粒，或为结晶性粉末。易溶于水；不溶于乙醇。1%水溶液的 pH 值为 11.5～12.0。贮藏于密闭容器中。

当量 每克磷酸三钠（无水）相当于 18.3mmol 钠和 6.1mmol 磷酸根。

不良反应和处置

静脉注射磷酸盐过量会导致高磷酸盐血症，特别是肾功能衰竭患者。高磷酸盐血症会转化为低钙血症，严重时会发生异位性钙化，特别是那些患有初期高钙血症的患者。组织钙化会造成低血压和器官损害，并导致急性肾衰竭。高磷酸盐血症、低钙血症和组织钙化在口服和直肠用药后很罕见（也参见下文**对电解质的影响**和**对肾脏的影响**）。

口服磷酸盐的不良反应包括恶心、呕吐、腹泻和腹痛。当该药并非用于其轻泻功能、而是用于治疗目的时，出现腹泻的症状就意味着必须减少药量用量。为了肠排空而经直肠给药磷酸钠可能会出现局部刺激性。

磷酸盐可以以钾盐、钠盐或两种盐同时给药的方式进行使用，由此可能与高钾血症、高钠血症和脱水症相关联。磷酸钠可能导致低钾血症。

对此类不良反应的治疗方案包括停止磷酸盐用药、一般性支持疗法，以及纠正血浆电解质（特别是钙质）的浓度。可能需要某些去除过量磷酸盐的方法，例如口服磷酸盐结合剂和血液透析（也见**高磷酸盐血症**，第 1591页）。

对电解质的影响 尽管不像静脉注射疗法的影响那样普遍，但仍有报道显示在某些病例中，患者使用磷酸盐灌肠剂后出现了伴有低钙血症或其他严重电解质失衡的高磷酸盐血症，并最终导致手足抽搐[1,2]甚至死亡[2]。还有报道称口服磷酸盐缓泻剂后也会出现相似的后果[3~7]。此外，美国 FDA 针对使用高剂量磷酸钾后可能出现电解质紊乱风险一事发布了警告，特别是对于易受伤害的患者[8]、婴儿或儿童[2,9,10]、老年人[4,11]，此外有肾功能缺损[1,4,11]或者充血性心脏衰竭[4]的患者也常常成为这些不良反应的受害者。一种口服磷酸钠肠清洁剂（*Visicol*；*Salix*，*USA*）的注册药品信息中指出，没有癫痫发作史的患者出现了扩散性的强直阵挛发作以及意识丧失，这可能与电解质异常和血清渗透压低有关。

高磷酸盐血症可促使肾钙质沉着，引起急性磷酸盐肾病变，见下文**对肾脏的影响**。

1. Haskell LP. Hypocalcaemic tetany induced by hypertonic-phosphate enema. *Lancet* 1985; **ii:** 1433.
2. Martin RR, *et al.* Fatal poisoning from sodium phosphate enema: case report and experimental study. *JAMA* 1987; **257:** 2190–2.
3. Peixoto Filho AJ, Lassman MN. Severe hyperphosphatemia induced by a phosphate-containing oral laxative. *Ann Pharmacother* 1996; **30:** 141–3.
4. Adverse Drug Reactions Advisory Committee (ADRAC). Electrolyte disturbances with oral phosphate bowel preparations. *Aust Adverse Drug React Bull* 1997; **16:** 2. Also available at: http://www.tga.gov.au/adr/aadrb/aadr9702.htm (accessed 04/08/08)
5. Ullah N, *et al.* Fatal hyperphosphatemia from a phosphosoda bowel preparation. *J Clin Gastroenterol* 2002; **34:** 457–8.
6. Woo YM, *et al.* A life threatening complication after ingestion of sodium phosphate bowel preparation. *BMJ* 2006; **333:** 589–90.
7. Domico MB, *et al.* Severe hyperphosphatemia and hypocalcemic tetany after oral laxative administration in a 3-month-old infant. *Pediatrics* 2006; **118:** e1580–e1583. Also available at: http://pediatrics.aappublications.org/cgi/reprint/118/5/e1580 (accessed 13/12/06)
8. FDA. Safety of Sodium Phosphates Oral Solution (issued 17th September, 2001). Available at: http://www.fda.gov/Drugs/DrugSafety/PostmarketDrugSafetyInformationforPatientsandProviders/ucm173897.htm (accessed 20/08/10)
9. McCabe M, *et al.* Phosphate enemas in childhood: cause for concern. *BMJ* 1991; **302:** 1074.
10. Harrington L, Schuh S. Complications of Fleet® enema administration and suggested guidelines for use in the pediatric emergency department. *Pediatr Emerg Care* 1997; **13:** 225–6.
11. Boivin MA, Kahn SR. Symptomatic hypocalcemia from oral sodium phosphate: a report of two cases. *Am J Gastroenterol* 1998; **93:** 2577–9.

对肾脏的影响 有报道指出口服磷酸盐泻药用于清肠可引起急性肾功能衰竭和肾钙质沉着[1,2]。虽然口服制剂引起急性磷酸盐肾病很罕见，但是这是一种严重的不良反应；大部分患者留下慢性肾功能不全的病根，某些发展为终末期肾病。饮水不充足、年龄增加、高血压及动脉硬化病史、合用 ACEI、血管紧张素Ⅱ受体拮抗药、利尿药或 NSAIDs 都是潜在的危险因素[2]。美国 FDA 针对口服磷酸钠制剂已经提出警告[3]，尤其对肾功能受损、低血容量症、血管狭窄、脱水和服用可能增加肾病发生风险药物的患者更应提高警惕。肠梗阻患者或急性结肠炎患者也存在风险。应嘱咐患者服用正确剂量的磷酸钠，在清肠期间饮用足量的液体，同时避免合用其他含磷酸盐的泻药。对于高危患者应该监测电解质和肾功能。

也有报道称服用钙三醇和磷酸盐补充制剂治疗儿童的低磷酸盐佝偻病可引起钙质沉着，且发现与服用磷酸盐剂量有关[4]。

1. Desmeules S, *et al.* Acute phosphate nephropathy and renal failure. *N Engl J Med* 2003; **349:** 1006–7.
2. Markowitz GS, *et al.* Acute phosphate nephropathy following oral sodium phosphate bowel purgative: an underrecognized cause of chronic renal failure. *J Am Soc Nephrol* 2005; **16:** 3389–96.
3. FDA. Oral sodium phosphate (OSP) products for bowel cleansing (marketed as Visicol and OsmoPrep, and oral sodium phosphate products available without a prescription) (issued 12th November, 2008). Available at: http://www.fda.gov/Drugs/DrugSafety/PostmarketDrugSafetyInformationforPatientsandProviders/ucm103354.htm (accessed 20/08/10)
4. Verge CF, *et al.* Effects of therapy in X-linked hypophosphatemic rickets. *N Engl J Med* 1991; **325:** 1843–8.

局部毒性 老年患者使用磷酸盐灌肠剂可引起直肠坏疽，且该症状被认为是磷酸盐直接引起直肠坏死[1]所致。

1. Sweeney JL, *et al.* Rectal gangrene: a complication of phosphate enema. *Med J Aust* 1986; **144:** 374–5.

注意事项

磷酸盐通常不应在有严重肾功能损伤的患者身上使用。血浆钙浓度可能较低的患者也应避免使用，这是因为其低钙状况可能进一步加深，此外感染性磷酸盐肾结石的患者也不适用。磷酸氢二钾应避免用于高钾血症患者，磷酸钠通常应避免用于充血性心力衰竭、高血压和有水肿的患者。应当监测治疗过程中患者的血清电解质和肾功能情况，特别是肠外磷酸盐给药时。

为了排空肠道而使用的口服或者经直肠使用磷酸钠制剂，不能用于患有胃肠梗阻、炎性肠病的患者，以及在结肠吸收有可能增加的病例。老年人、虚弱的患者以及患有电解质紊乱的患者（见上文**对电解质的影响**），都应慎用该药。

药物相互作用

口服磷酸盐补充剂不应与铝盐、钙盐或镁盐同时使用，因为它们会与磷酸根结合，从而降低其吸收率。维生素 D 会促进胃肠道对磷酸盐的吸收，因此增加发生高磷酸盐血症的可能性。

正在使用利尿药或其他可能影响血清电解质药物的患者，若再使用磷酸盐灌肠剂或口服缓泻药，则更有可能出现高磷酸盐血症、低钙血症或高钠血症。同时使用钙补充剂或是含钙抗酸药时，出现异位钙化的风险会增加。

当磷酸氢二钾与能够增加血清钾浓度的药物一同使用时，出现高钾血症的风险会增加。

药动学

大约三分之二人体摄入的磷酸盐是通过胃肠道吸收的。过量的磷酸盐主要通过尿液排泄，其余部分通过粪便排泄。

1. Larson JE, *et al.* Laxative phosphate poisoning: pharmacokinetics of serum phosphorus. *Hum Toxicol* 1986; **5:** 45–9.

人体需要量

磷的需要量通常被认为与钙需要量相当。

大多数食物包含有丰富的磷酸盐，特别是肉类和乳制品，因此除非在某些特定的疾病状况下（如接受完全肠外营养疗法的患者、或是长时间使用磷酸盐结合剂的患者），磷酸盐缺乏事实上并不会发生；更详细的情况**低磷酸盐血症**，见第1591页。

英国和美国的推荐膳食摄入量 英国发布了有关磷的膳食参考值（DRV，见**人体需要量**，第1825页）[1]，美国颁布了有关磷的膳食参考摄入量和推荐膳食供给量（RDA）[2]。在英国，成人的参考营养摄入量（RNI）约为每日 550mg（17.5mmol）；并无针对怀孕的推荐增加剂量，但在哺乳期建议每日增加大约 440mg（14.3mmol）的摄入量。在美国，RDA 为 9～18 岁每日 1250mg，成人每日 700mg；RDA 中并未推荐在怀孕和哺乳期增加摄入量。可允许的最高摄取量被设定为，70 岁以下每日 4g；70 岁以上每日最高 3g[2]。

1. DoH. Dietary reference values for food energy and nutrients for the United Kingdom: report of the panel on dietary reference values of the committee on medical aspects of food policy. *Report on health and social subjects 41*. London: HMSO, 1991.
2. Standing Committee on the Scientific Evaluation of Dietary Reference Intakes of the Food and Nutrition Board. *Dietary Reference Intakes for calcium, phosphorus, magnesium, vitamin D, and fluoride*. Washington, DC: National Academy Press, 1999. Also available at: http://www.nap.edu/openbook.php?isbn=0309063507 (accessed 21/07/08)

用途和用法

磷酸盐被用于由于磷酸盐缺乏或者低磷酸盐状态导致的**低磷酸盐血症**（见第 1591 页）。可以使用口服磷酸盐进行治疗，最高剂量为每日最高 100mmol。尽管很少使用静脉注射的方式，但也可以用最高剂量为 9mmol 磷酸根的磷酸氢二钾进行 12h 注入，在治疗严重的低磷酸盐血症时，在必要情况下甚至可以每隔 12h 重复一次。另一种治疗方案是使用 0.2～0.5mmol/kg、最高剂量 50mmol 的磷酸盐，给药时间为 6～12h（见下文**低磷酸盐血症**项下内容）。应严密监控血浆-电解质浓度——特别是磷酸盐和钙的浓度，和肾功能状况。有肾功能损伤的患者可能需要减少用药剂量。磷酸盐补充剂被用于完全肠外营养疗法；磷酸盐典型的每日需求量为 20～30mmol。

当以稀释溶液形式口服给药或者经直肠给药时，磷酸盐能起到温和的**容积性泻药**的作用（见第1615页）。磷酸盐灌肠剂或者浓缩口服液被用于手术或内镜检查操作前的肠道清洗。制剂通常使用磷酸二氢钠和磷酸氢二钠的混合物，但其组分和剂量有时会有微小的变化。磷酸盐灌肠剂在 2～5min 内起效，口服液则在 30min～6h 内起效。

磷酸盐还有**其他用途**。它能够降低尿液的 pH 值，由于泌尿抗菌类药物依赖于尿液的酸性才能产生其活性，磷酸盐因此被用作泌尿抗菌类药物的添加剂来使用。磷酸盐还被用于预防钙性肾结石；磷酸盐降低尿液对钙的排泄，因此能够预防钙沉积。对于上述两种用途，推荐的使用剂量都是每日 4 次口服 7.4mmol 磷酸盐。

布他磷（1-丁氨基-1 甲基乙基次磷酸）和氨甲苯膦酸（4-二钾氨基-*O*-甲苯基次磷酸）的钠盐在兽医学中被用作磷的来源。

儿童用法 用于治疗儿童抗维生素 D 佝偻病和早产儿佝偻病的磷酸盐剂量，见下文。

肠道排空 一项综述总结道，在为患者做与大肠相关操作的准备工作时，口服磷酸钠溶液与聚乙二醇或其他结肠直肠清洁剂相比在功效大致上是相似的，有时甚至更好[1]。

1. Curran MP, Plosker GL. Oral sodium phosphate solution: a review of its use as a colorectal cleanser. *Drugs* 2004; **64:** 1697–1714.

高钙血症 在处理高钙血症紧急情况时，静脉注射磷酸盐被用于降低血浆钙浓度（见第1591页），但由于存在着导致严重不良反应的潜在风险，故更倾向于使用其他药品。在治疗高钙血症时，口服磷酸盐可用于阻止胃肠道对钙质的吸收。成人磷酸盐用量为每日最高 100mmol，并根据应答适当调节。

低磷酸盐血症 正如在上文中的**用途和用法**部分中讨论过的，当确诊了磷酸盐缺乏症之后，磷酸盐被用于治疗低磷酸盐血症。在低磷酸盐血症被过度纠正的情况下，静脉注射磷酸盐会与严重的不良反应有关，并且血清无机磷浓度的增加并不能够从给药的剂量中预测出来。因此，学者们推荐[1～4]静脉注射磷酸盐用于治疗严重低磷酸盐血症时要谨慎使用（标准使用频率和剂量，见上文中**用途和用法**）。但是，有研究者主张在治疗特别严重的病例时，使用一种更为强力的固定剂量给药法[5～7]。

1. Vannatta JB, *et al.* Efficacy of intravenous phosphorus therapy in the severely hypophosphataemic patient. *Arch Intern Med* 1981; **141:** 885–7.
2. Anonymous. Treatment of severe hypophosphatemia. *Lancet* 1981; **ii:** 734.
3. Lloyd CW, Johnson CE. Management of hypophosphatemia. *Clin Pharm* 1988; **7:** 123–8.
4. Coyle S, *et al.* Treatment of hypophosphataemia. *Lancet* 1992; **340:** 977.
5. Perreault MM, *et al.* Efficacy and safety of intravenous phosphate replacement in critically ill patients. *Ann Pharmacother* 1997; **31:** 683–8.
6. Miller DW, Slovis CM. Hypophosphatemia in the emergency department therapeutics. *Am J Emerg Med* 2000; **18:** 457–61.
7. Charron T, *et al.* Intravenous phosphate in the intensive care unit: more aggressive repletion regimens for moderate and severe hypophosphatemia. *Intensive Care Med* 2003; **29:** 1273–8.

骨软化症 维生素 D 缺乏症，或者是由其导致的代谢异常，是骨软化症和佝偻病最常见的致病原因（见第1049页）；但是，磷（酸盐）耗竭也可能导致该病，因此可以使用磷酸盐补充给药法来进行治疗。磷酸盐治疗成人抗维生素 D 低磷酸盐骨软化症的推荐剂量为每日 65～100 mmol。*BNFC 2010/11* 推荐，≥1 个月龄的儿童口服磷酸盐的日剂量为 2～3mmol/kg，分 2～4 次服用。≤5 岁的儿童最大日剂量为 48mmol，>5 岁的儿童最大日剂量为 97mmol。假如肠道外给药，1 个月龄到 2 岁的儿童每日静脉输注的剂量为 0.7mmol/kg，2～18 岁每日的剂量为 0.4mmol/kg，必要时可以调整剂量。

早产佝偻病 磷的饮食缺乏很罕见，但在仅用人乳喂养的幼小早产婴儿身上仍有可能发生。这些婴儿的磷酸盐摄入量看来并不足以满足骨矿化的需求，由此可能导致低磷酸盐性佝偻病的发展。确保极低体重婴儿摄入足够的磷能够预防早产代谢性骨病或早产佝偻病的发生。同时也需要摄入足够的钙和维生素 D，可通过喂养奶粉或强化母乳喂养或肠外营养液静脉输注来补充钙、磷和维生素 D[1,2]。

虽然给予磷酸盐的推荐剂量可能会有所不同，但 *BNFC 2010/11* 还是建议：如果口服给药，每日剂量应为 1mmol/kg，可以单次服用，也可以分 2 次服用。

1. Ryan S. Nutritional aspects of metabolic bone disease in the newborn. *Arch Dis Child Fetal Neonatal Ed* 1996; **74:** F145–8.
2. Harrison CM, *et al.* Osteopenia of prematurity: a national survey and review of practice. *Acta Paediatr* 2008; **97:** 407–13.

制剂

BP 2010: Dipotassium Hydrogen Phosphate Injection; Phosphate Oral Solution; Phosphates Enema; Potassium Dihydrogen Phosphate Oral Solution; Sterile Potassium Dihydrogen Phosphate Concentrate;
Ph. Eur.: Anticoagulant Citrate-Phosphate-Glucose Solution (CPD);
USP 33: Anticoagulant Citrate Phosphate Dextrose Adenine Solution; Anticoagulant Citrate Phosphate Dextrose Solution; Multiple Electrolytes and Invert Sugar Injection Type 1; Potassium Phosphates Injection; Sodium Phosphates Injection; Sodium Phosphates Oral Solution; Sodium Phosphates Rectal Solution.

专利制剂

Arg.: Denverlax; Dicofan; Enemol; Fosfacol; Fosfafarma; Fosfalax; Fosfo-Dom; Fosfoadital; Fosfobarigraf; Gadolax; Kritel Enema; Prontonema; Silaxa; Tekfema; ***Austral.:*** Celloids PP 85†; Celloids SP 96†; Diacol; Fleet Phospho-Soda; Fleet Ready-to-Use; Phosphate-Sandoz; Phosphoprep†; ***Austria:*** Fleet Phospho-Soda; Relaxyl; ***Belg.:*** Colexklysma; Fleet Enema; Fleet Phospho-Soda; Practo-Clyss†; ***Braz.:*** Fleet Enema; Phosfoenema; ***Canad.:*** Enema; Fleet Enema†; Fleet Phospho-Soda†; Relieve; ***Chile:*** Fabulaxol; Fleet Enema; Fleet Fosfosoda; ***Denm.:*** Fleet; ***Fin.:*** K-Fosfosteril†; Phosphoral; ***Fr.:*** Fleet Phospho-Soda; ***Ger.:*** Fleet Phospho-Soda; Freka-Clyss; Isogutt; ***Gr.:*** Bioklysm; Enema Cooper; Fleet Enema; Fleet Ready-to-Use; Fosfolax; Klysmol; ***Hong Kong:*** Enemol; Fleet Enema; Fleet Phospho-Soda; Unima; ***Hung.:*** Fleet Phospho-Soda; Optacid; ***India:*** Exit; ***Indon.:*** Fleet Enema; Fleet Phosposoda; ***Irl.:*** Fleet; Fleet Phospho-Soda; ***Israel:*** Fleet Enema; ***Malaysia:*** Fleet Enema; Fleet Phospho-Soda; ***Mex.:*** Fleet Enema Fosf-Sodio; Fleet PS; ***Neth.:*** Fleet Gebruiksklaar Klysma; Phosphoral; ***NZ:*** Fleet Phosphate Enema; Fleet Phospho-Soda; ***Philipp.:*** Fleet Enema; Oksna; Phospho-Soda; ***Pol.:*** Enema; Fleet Phospho-Soda; Phospho-Laxative†; Rectanal; ***Port.:*** Fleet Enema; Fleet Phospho-Soda; ***Rus.:*** Fleet Phospho-Soda (Флит Фосфо-сода); ***Singapore:*** Fleet Enema†; Fleet Phospho-Soda†; ***Spain:*** Fosfoevac; Fosfosoda; ***Swed.:*** Phosphoral; ***Switz.:*** Freka-Clyss; ***Thai.:*** Patar 88 Enema; RISS; ***Turk.:*** BT Enema; Fleet Enema; Fleet Fosfo Soda; ***UK:*** Diafalk; Fleet Phospho-Soda; Fleet Ready-to-Use; OsmoPrep; ***USA:*** Fleet Enema; Fleet Phospho-Soda†; K-Phos Original; OsmoPrep; Pedia-Lax; Visicol; ***Venez.:*** Fleet Enema; Fleet Fosfosoda.

顺势疗法制剂 ***Austral.:*** Candalba†; Hangover Relief; Nervatona Focus; Trauma Relief†; ***Austria:*** Lakrima†; Salvara†; ***Canad.:*** Alfalfa Tonic; Barijodeel; Bioactiv E; Bioactiv S; Biochemic Phosphates; Biomag; Calms Forte; Combinaison; Comp-Drops 7 Sleepless; Diamite; Eczema L87; Formula FA 224; Homeoknop Ikoplex 13; Hylands Bioplasma; Hylands Formula CF; Hylands Formula NT; Hylands Insomnia; Ikoplex 11 Digestion Aid; Ikoplex 21; Ikoplex 5; Lehning Toothpaste†; Melange; Nerve Tonic; Nervita; Nuage Bioplasma; Rexorubia; Selenium Homaccord; Sore Throat L39†; Ton 1 Complex; Ursical Formula; Urticalcin; ***Chile:*** Anacardio con Fosforo; Bioactiv E; Bioactiv F; Bioactiv M; Ikoplex No 1; Ikoplex No 10; Ikoplex No 11; Ikoplex No 13; Ikoplex No 15; Ikoplex No 18; Ikoplex No 19; Ikoplex No 2; Ikoplex No 20; Ikoplex No 21; Ikoplex No 22; Ikoplex No 24; Ikoplex No 5; Ikoplex No 8; Ikoplex No 9; ***Fr.:*** Billerol; Biomag; Boripharm No 12; Boripharm No 15; Boripharm No 3; Boripharm No 31; Cistus Canadensis Complexe No 86; Diabene; Diacure; Granules Boripharm no 4†; Granules Boripharm no 8†; Kali Phos Complexe No 100; Mercur Sol Complexe No 39; Natrum Carbonicum Complexe No 10; Rexorubia; Scabiosa Complexe No 87; Triphosphates; Zenalia; ***Ger.:*** Cefasept; Drufusan N; Girheulit HM; Infi-China†; Influvit; Refesan T†; Rufebran allergo; Rufebran regeno; Viscum album H; Zappelin; ***Neth.:*** Lymfelite; Nervival; ***S.Afr.:*** Kalium Phos Comp†; ***Switz.:*** Bio-Magnesium†; Urticalcin; ***UK:*** New Era Nervone; ***Ukr.:*** Cerebrum Compositum H (Церебрум Композитум H)†; Kindinorm (Киндинорм).

Potassium 钾

Kalium; Potasio.

Калий

K = 39.0983.

UNII — 295O53K152 (potassium ion).

性状 本节中涉及的钾盐主要用作钾离子的来源，但同样也应对阴离子的作用予以关注。钾的磷酸盐在上文**磷酸盐**中有所涉及，见第1604页，钾的碳酸氢盐和枸橼酸盐在上文**碳酸氢盐**中有所涉及，见第1595页。

Potassium Acetate 醋酸钾

Acetato potásico; E261; Kalii acetas; Kalio acetatas; Kaliumacetat; Kálium-acetát; Kaliumasetaatti; Octan draselný; Potasio, acetato de; Potassium, acétate de; Potasu octan.

Калия Ацетат; Уксуснокислый Калий
$CH_3.CO_2K$ = 98.14.
CAS — 127-08-2.
ATC — B05XA17.
ATC Vet — QB05XA17.
UNII — M911911U02.

Pharmacopoeias. In *Eur.* (see p.vii) and *US*.

Ph. Eur. 6. 8（Potassium Acetate） 易潮解的白色或类白色结晶性粉末或无色结晶体。极易溶于水；易溶于乙醇。5%水溶液的 pH 值为 7.5～9.0。防潮。

USP 33（Potassium Acetate） 无色、单斜晶体或白色结晶性粉末。无臭或有轻微醋酸臭。暴露于潮湿空气中易潮解。溶于水（1∶0.5），溶于沸水（1∶0.2），溶于乙醇（1∶3）。5%水溶液的 pH 值为 7.5～8.5。贮藏于密闭容器中。

当量 每克醋酸钾（无水）相当于 10.2mmol 钾。2.51g 醋酸钾（无水）相当于 1g 钾。

Potassium Aspartate 天冬氨酸钾

Aspartate monopotassique hémihydratée; Kalii hydrogenoaspartas hemihydricus; Kalio-divandenilio aspartatas hemihidratas; Kalium-hydrogen-aspartát hemihydrát; Kaliumväteaspartathemihydrat; Kaliumvetyaspartaattihemihydraatti; Potassium Hydrogen Aspartate Hemihydrate. Potassium aminosuccinate hemihydrate.

Калия Аспартат
$C_4H_6KNO_4.½H_2O$ = 180.2.
CAS — 7259-25-8 (hemihydrate).
UNII — OC4598NZEQ.

Pharmacopoeias. In *Eur.* (see p.vii).

Ph. Eur. 6. 8（Potassium Hydrogen Aspartate Hemihydrate）白色或类白色粉末或结晶性粉末，或无色结晶。极易溶于水；几乎不溶于乙醇和二氯甲烷。2.5%水溶液的 pH 值为 6.0～7.5。

当量 每克天冬氨酸钾相当于 5.5mmol 钾。4.61g 天冬氨酸钾相当于 1g 钾。

Potassium Chloride 氯化钾

Chlorid draselný; Cloreto de Potássio; Cloruro potásico; E508; Kalii chloridum; Kalio chloridas; Kalium Chloratum; Kaliumklorid; Kálium-klorid; Kaliumkloridi; Potasio, cloruro de; Potassium, chlorure de; Potasu chlorek.

Хлорид Калия
KCl = 74.55.
CAS — 7447-40-7.
ATC — A12BA01; B05XA01.
ATC Vet — QA12BA01; QB05XA01.
UNII — 660YQ98I10.

Pharmacopoeias. In *Chin., Eur.* (see p.vii), *Int., Jpn, US,* and *Viet.*

Ph. Eur. 6. 8（Potassium Chloride） 白色或类白色结晶性粉末或无色结晶体。易溶于水；几乎不溶于无水乙醇。

USP 33（Potassium Chloride） 无色、棱柱状或立方形结晶体，或白色粒状粉末，无臭。溶于水（1∶2.8），溶于沸水（1∶2）；不溶于乙醇。其溶液对石蕊呈中性。

当量 每克氯化钾相当于 13.4mmol 钾。1.91g 氯化钾相当于 1g 钾。

Potassium Gluconate 葡萄糖酸钾

E577; Gluconato potásico; Potasio, gluconato de. Potassium D-gluconate.

Калия Глюконат
$CH_2OH.[CH(OH)]_4.CO_2K$ = 234.2.
CAS — 299-27-4 (anhydrous potassium gluconate); 35398-15-3 (potassium gluconate monohydrate).
ATC — A12BA05.
ATC Vet — QA12BA05.
UNII — 12H3K5QKN9.

Pharmacopoeias. In *Fr.*
US permits anhydrous or the monohydrate.

USP 33（Potassium Gluconate） 无水或包含一分子水合物。白色或淡黄色、无味、结晶性粉末或颗粒。溶解于水（1∶3）；几乎不溶于无水乙醇、氯仿、乙醚或苯。其溶液对石蕊呈微碱性。贮藏于密闭容器中。

当量 每克葡萄糖酸钾（无水）相当于 4.3mmol 钾。每克葡萄糖酸钾（一水合物）相当于 4mmol 钾。5.99g 葡萄糖酸钾（无水）和 6.45g 葡萄糖酸钾（一水合物）相当于 1g 钾。

Potassium Sulfate（*USAN*）硫酸钾

E515; Kalii sulfas; Kalio sulfatas; Kalium Sulfuricum; Kaliumsulfaatti; Kaliumsulfat; Potasio, sulfato de; Potassii Sulphas; Potassium, sulfate de; Potassium Sulphate; Síran draselný; Sulfato potásico; Tartarus Vitriolatus.

Калия Сульфат
K_2SO_4 = 174.3.
CAS — 7778-80-5.
UNII — 1K573LC5TV.

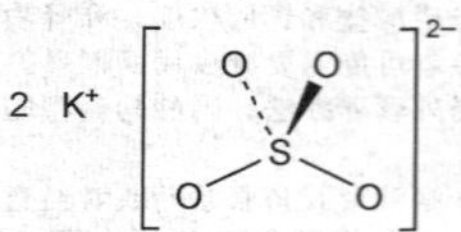

Pharmacopoeias. In *Eur.* (see p.vii) and *Jpn.*

Ph. Eur. 6. 8（Potassium Sulphate） 白色或类白色结晶性粉末或无色结晶体。溶于水；几乎不溶于无水乙醇。

当量 每克硫酸钾相当于 11.5mmol 钾。2.23g 硫酸钾相当于 1g 钾。

Potassium Tartrate 酒石酸钾

E336; Potasio, tartrato de; Potasu winian; Tartrato potásico.

Тартрат Калия
$C_4H_4K_2O_6.½H_2O$ = 235.3.
CAS — 921-53-9 (anhydrous potassium tartrate).
UNII — O9WLL1ZL8S.

当量 每克酒石酸钾（半水化合物）相当于 8.5mmol 钾。3.00g 酒石酸钾（半水化合物）相当于 1g 钾。

不良反应

使用过大剂量的钾可能导致高钾血症（见第1592页），特别是肾功能损伤的患者。症状包括骨端感觉异常、肌无力、麻痹、心律失常、心脏传导阻滞、心脏停搏以及意识错乱。

在静脉注射使用药物后，应特别注意关注心脏的毒性。

当通过外周静脉注射药物，特别是当药物浓度高时，可能会出现疼痛或静脉炎。

使用口服钾盐时可能会出现恶心、呕吐、腹泻以及腹部痛性痉挛。有众多的报道显示，在使用包有肠溶衣的氯化钾片剂后，出现了胃、十二指肠溃疡，有时伴有出血和穿孔，或者后继形成狭窄。在使用缓释片剂后也会出现溃疡。

不良反应的处置

在第1592页讨论过的对高钾血症的治疗方法，同样能够适用于由于使用钾疗法所引发的高钾血症。不过，对于由长期治疗而引发的轻微高钾血症，中止钾补充剂和其他可能升高血浆钾浓度的药物，并且避免食用高钾含量的食物，可能就足以纠正高钾血症。

在急性口服过量钾补充剂的病例中，除了在第1592页描述的治疗方案外，还应当用洗胃法将胃排空。

注意事项

患有心脏病，或者因患有肾功能不全、肾上腺皮质功能减退症、急性缺水或者与重度烧伤并发的大范围组织损伤等病症而易于诱发高钾血症的患者，使用钾盐时应予以特别的关注。过量使用钾盐替代品或钾补充剂可能导致钾的蓄积，特别是对于患有肾功能不全的患者来说。建议对接受钾治疗的患者常规地监测其临床状态、血清电解质和心电图，特别那些患有心脏病或肾功能损伤的患者。

在口服使用时，液体或泡腾片制剂比固体剂型更受欢迎；在进食中或者在餐后服用液体或泡腾片，能够降低胃刺激性。不应让患有胃十二指肠溃疡或是梗阻的患者口服固体剂型的钾盐。在药品通过胃肠道可能被延缓的患者（如怀孕的患者）给药时，应予以注意。假如出现了严重的恶心、呕吐或者腹部不良反应激时，治疗应当中止。

氯化钾不应用于患有高氯血症的患者。

直接注射未经适当稀释的浓缩氯化钾，有可能导致患者瞬间死亡。有关含葡萄糖的溶液不应用于治疗低钾血症初期的静脉注射疗法的观点，见下文的**用法**部分。

药物相互作用

应当谨慎使用钾补充剂，尤其是对正在服用会增加血清钾浓度药物的患者。这些药物包括保钾利尿药、ACEI、环孢素，以及包含钾的药物，如青霉素的钾盐等。与此相似的，也应避免使用为食物调味用的钾盐替代品。抗毒蕈碱药物会延缓胃排空，由此可能增加接受口服固体剂型钾的患者的胃肠不良反应的风险。

药动学

除磷酸钾、硫酸钾和酒石酸钾外，钾盐通常从胃肠道中稳定地吸收。钾主要经由肾脏排泄；钾可与钠离子或氢离子交换，由远端小管分泌。部分钾通过粪便排泄，少量的钾还可能通过汗液排泄。

人体需要量

钾是一种基本的人体电解质。但是，钾的人体需要量很难确定，仅通过在发育过程中的累积量以及尿液和粪便中的排泄量来进行计算。

饮食中超过 90%的钾通过胃肠道吸收。钾在蔬菜、马铃薯和水果中含量特别丰富。

英国和美国的推荐膳食摄入量 英国拟定了钾的膳食参考值（DRV，见**人体需要量**，第1825页）[1]。成人的参考营养摄入量（RNI）为每日 3.5g（90mmol）。在美国，并未发布有关钾的推荐膳食供给量（RDA）。但是，每日 1.6～2g（40～50mmol）被认为对成人而言是足够的。

1. DoH. Dietary reference values for food energy and nutrients for the United Kingdom: report of the panel on dietary reference values of the committee on medical aspects of food policy. *Report on health and social subjects 41.* London: HMSO, 1991.

用途和用法

本章节中涉及的钾盐是用于预防和治疗钾缺乏和（或）低钾血症（见第1592页），并且还被用于防止由**利尿药引发的低钾血症**（见氢氯噻嗪项下**对电解质平衡的影响**，第1259页）。药物剂量以钾的 mmol 或 mEq、钾的质量（mg）或钾盐的质量（为了便于比较，请见表 3）。在治疗过程中应当监控血浆钾估计量，控制引发高钾血症的风险，特别是当患者存在肾功能损伤的情况时。

表 3 一些钾盐及其钾含量

钾 盐	每克钾含量		
	mg	mmol	mEq
醋酸钾(无水)	398	10.2	10.2
天冬氨酸钾	217	5.5	5.5
碳酸氢钾	391	10.0	10.0
氯化钾	524	13.4	13.4
枸橼酸钾(无水)	383	9.8	9.8
枸橼酸钾(一水化合物)	361	9.3	9.3
葡萄糖酸钾(无水)	167	4.3	4.3
葡萄糖酸钾(一水化合物)	155	4.0	4.0
硫酸钾(无水)	449	11.5	11.5
酒石酸钾(半水化合物)	332	8.5	8.5

氯化钾可能是最常用的钾盐；这是因为通常与低钾血症相联系的胃酸过少性碱中毒症，能够通过氯离子而被纠正。如果发生了代谢性酸中毒，例如伴随着低钾血症发生的肾小管性酸中毒，那么碱化盐较为适宜使用，例如醋酸钾、碳酸氢钾或枸橼酸钾（见第1590页）。其他被用于或曾被用于治疗钾缺乏症的盐类包括维生素 C 钾、天冬氨酸钾、苯甲酸钾、葡庚糖酸钾、葡萄糖酸钾、磷酸氢二钾和酒石酸钾。预防低钾血症的推荐剂量最高可达到每日 50mmol，相近的剂量对于轻微的钾缺乏症来说也足够了。但是，严重的钾缺乏症中，可能需要更高的剂量。有肾功能损伤的患者，其使用的剂量应当相应减少。口服疗法被用于预防治疗，也适于治疗绝大多数低钾血症病例。口服钾盐比其相应的钠盐更有刺激性；该药应当与食物一同或在餐后以足量水送服；液体制剂是较适宜的。

在治疗严重的急性低钾血症时，可能需要使用静脉注射钾盐。这种方法通常限定在 2～3h 内输入 500ml 含有 20mmol 钾的溶液，同时监控 ECG。建议的钾最大剂量是 24h 内 2～3mmol/kg。当使用输注泵时，可使用更高的浓度（见下文用法部分）。必须确保足够的尿量，并且要仔细监控血浆-钾浓度和其他电解质的浓度，这一点很关键。氯化钾是静脉输注用途中最常用的盐类和溶液，通常为浓缩液的形式（如 1.5mmol/ml 或 2mmol/ml），使用之前必须稀释到恰当的浓度。当向输液中加入浓缩氯化钾溶液时应当小心充分地混合。氯化钾也可用于预混合输注，与氯化钠和（或）葡萄糖配成含钾 10～40mmol/L 的输液（见下文用法部分）。醋酸钾也被用于静脉输注。

在其他用途中，钾的硫酸盐和酒石酸盐被用作口服容积性泻药（见第1615页）。

当必须限制钠摄入量时，某些钾盐被用于制作无钠调味品。

氯化钾有时在制药配方中被用作赋形剂。

用法 上文中用途和用法部分讨论了输注用氯化钾的标准浓度和速率。但是，在治疗症状严重的低钾血症病例，特别是当液体过载时，有研究者通过输注泵使用了更高的浓度（200mmol/L 或 300mmol/L）和更快的输注速率[1,2]。

曾有关于较高浓度氯化钾的首选给药途径的争论[1]。中央路径能够避免通过外周路径使用钾所造成的疼痛和静脉炎的问题，但是有研究者提出，如果输注液直接给向心脏，那么通过中央路径给药高浓度钾可能升高心脏毒性的风险。使用利多卡因能够增进外周给药氯化钾的耐受性[2]。

静脉注射钾通常加在氯化钠和/或葡萄糖输液中。但是，有研究者指出葡萄糖会降低血清-钾浓度，因此最初使用静脉注射钾来治疗低钾血症时，应当采用不含葡萄糖的溶液[3]。

1. Kruse JA, Carlson RW. Rapid correction of hypokalemia using concentrated intravenous potassium chloride infusions. *Arch Intern Med* 1990; **150:** 613–17.
2. Pucino F, *et al.* Patient tolerance to intravenous potassium chloride with and without lidocaine. *Drug Intell Clin Pharm* 1988; **22:** 676–9.
3. Agarwal A, Wingo CS. Treatment of hypokalaemia. *N Engl J Med* 1999; **340:** 154–5.

糖尿病酮症酸中毒 正如在上文中糖尿病急症（见第412页）中讨论过的一样，钾替代药被用于在糖尿病酮症酸中毒中恢复全身的钾贮存量，因此能够预防由于胰岛素导致的低钾血症。

高血压 一项荟萃分析[1]报道说，钾补充剂导致了收缩压和舒张压的同时降低。该效应在高血压患者身上的影响十分明显，足够充分地建议将其作为治疗高血压的方式之一（见第1131页）；该效应对于血压正常的受试者不显著，但也支持将钾补充剂用于预防高血压的结论。绝大多数研究使用的都是氯化钾，但也有研究证实天冬氨酸钾[2]和枸橼酸钾[3]也具有效力。

1. Whelton PK, *et al.* Effects of oral potassium on blood pressure: meta-analysis of randomized controlled clinical trials. *JAMA* 1997; **277:** 1624–32.
2. Franzoni F, *et al.* Antihypertensive effect of oral potassium aspartate supplementation in mild to moderate arterial hypertension. *Biomed Pharmacother* 2005; **59:** 25–9.
3. He FJ, *et al.* Effect of short-term supplementation of potassium chloride and potassium citrate on blood pressure in hypertensives. *Hypertension* 2005; **45:** 571–4.

心肌梗死 已经有考察输注葡萄糖、胰岛素和钾治疗急性心肌梗死的研究（见第1135页）。

妊娠中止 氯化钾溶液被用于减少多胎妊娠怀孕中的胎儿数量[1~3]，或者通过中止胎儿心搏的方式用于处理严重的胎儿畸形。溶液被注射进入胎儿的胸腔，不会影响到其他可以继续生长的胎儿。另外一种方式是，当接触胎儿心脏有困难时，可将氯化钾注射进入脐静脉。一项回溯性比较[4]发现两种技术都是有效的。脐带路径与心室内注射相比所需要的剂量显著较低，这可能是由于该方法将一定剂量的药物直接送达了胎心和心肌。

1. Wapner RJ, *et al.* Selective reduction of multifetal pregnancies. *Lancet* 1990; **335:** 90–3.
2. Berkowitz RL, *et al.* The current status of multifetal pregnancy reduction. *Am J Obstet Gynecol* 1996; **174:** 1265–72.
3. De Catte L, Foulon W. Obstetric outcome after fetal reduction to singleton pregnancies. *Prenat Diagn* 2002; **22:** 206–10.
4. Bhide A, *et al.* Comparison of feticide carried out by cordocentesis versus cardiac puncture. *Ultrasound Obstet Gynecol* 2002; **20:** 230–2.

制剂

BP 2010: Bumetanide and Prolonged-release Potassium Tablets; Compound Sodium Lactate Intravenous Infusion; Effervescent Potassium Chloride Tablets; Oral Rehydration Salts; Potassium Chloride and Glucose Intravenous Infusion; Potassium Chloride and Sodium Chloride Intravenous Infusion; Potassium Chloride Oral Solution; Potassium Chloride, Sodium Chloride and Glucose Intravenous Infusion; Prolonged-release Potassium Chloride Tablets; Sterile Potassium Chloride Concentrate;
USP 33: Half-strength Lactated Ringer's and Dextrose Injection; Lactated Ringer's and Dextrose Injection; Lactated Ringer's Injection; Minerals Capsules; Minerals Tablets; Multiple Electrolytes and Dextrose Injection Type 1; Multiple Electrolytes and Dextrose Injection Type 2; Multiple Electrolytes and Dextrose Injection Type 3; Multiple Electrolytes and Invert Sugar Injection Type 1; Multiple Electrolytes and Invert Sugar Injection Type 2; Multiple Electrolytes and Invert Sugar Injection Type 3; Multiple Electrolytes Injection Type 1; Multiple Electrolytes Injection Type 2; Oil- and Water-soluble Vitamins with Minerals Capsules; Oil- and Water-soluble Vitamins with Minerals Tablets; Oral Rehydration Salts; PEG 3350 and Electrolytes for Oral Solution; Potassium Acetate Injection; Potassium Bicarbonate and Potassium Chloride Effervescent Tablets for Oral Solution; Potassium Bicarbonate and Potassium Chloride for Effervescent Oral Solution; Potassium Chloride Extended-release Capsules; Potassium Chloride Extended-release Tablets; Potassium Chloride for Injection Concentrate; Potassium Chloride for Oral Solution; Potassium Chloride in Dextrose and Sodium Chloride Injection; Potassium Chloride in Dextrose Injection; Potassium Chloride in Lactated Ringer's and Dextrose Injection; Potassium Chloride in Sodium Chloride Injection; Potassium Chloride Oral Solution; Potassium Chloride, Potassium Bicarbonate, and Potassium Citrate Effervescent Tablets for Oral Solution; Potassium Gluconate and Potassium Chloride for Oral Solution; Potassium Gluconate and Potassium Chloride Oral Solution; Potassium Gluconate and Potassium Citrate Oral Solution; Potassium Gluconate Elixir; Potassium Gluconate Tablets; Potassium Gluconate, Potassium Citrate, and Ammonium Chloride Oral Solution; Ringer's and Dextrose Injection; Trikates Oral Solution; Water-soluble Vitamins with Minerals Capsules; Water-soluble Vitamins with Minerals Tablets.

专利制剂

Arg.: Co-Salt; Control K; Gluco-K; Kaon; Orakit; Potamkim; QBE Elixir†; ***Austral.:*** Celloids PC 73†; Celloids PS 29†; Chlorvescent; Duro-K; KSR†; Slow-K; Span-K; ***Austria:*** KCl-retard; Micro-Kalium; ***Belg.:*** Chloropotassuril; Kali-Sterop†; Kalium Durettes†; Steropotassium; Ultra-K; ***Braz.:*** Clotassio; Decorfen; ***Canad.:*** Apo-K†; Essential Liquid Mineral; K-10; K-Dur; K-Lor†; K-Lyte/Cl; Micro-K†; Proflavanol C†; Riva K; Slo-Pot; Slow-K; ***Chile:*** Kaion Retard; Sal Dietetica; Slow-K; Yonka; ***Cz.:*** Kaldyum; Kalnormin; Spofalyt-Kalium†; ***Denm.:*** Kaleorid; ***Fin.:*** Kaleorid; Kalinorm†; Kalisol; Kalisteril†; ***Fr.:*** Diffu-K; Kaleorid; Nati-K; ***Ger.:*** Kalinor-retard P; Kalium-Duriles†; KCl-retard; Rekawan; ***Gr.:*** Acronitol; Acroser; Sopa-K; ***Hong Kong:*** Apo-K; KSR; Slow-K; Span-K; ***Hung.:*** Kaldyum; Kalium Durules†; Kalium-R; ***India:*** Keylyte; Potklor; ***Indon.:*** Aspar-K; KSR; ***Irl.:*** Diarrest RF†; Kay-Cee-L; Slow-K; ***Israel:*** Slow-K; ***Ital.:*** K-Flebo; Kadalex; Lento-Kalium; ***Malaysia:*** Apo-K; Beacon K; Slow-K; ***Mex.:*** Ceposil; Clor-K-Zaf; Corpotasin GK; Corpotasin LP; Efilat; K-Dur; Kaliolite; Kelefusin; Potasoral†; ***Neth.:*** Kalium Durettes†; Slow-K; ***Norw.:*** Kaleorid; ***NZ:*** Chlorvescent; Slow-K†; Span-K; ***Philipp.:*** Ion-O-Trate†; Kalium; ***Pol.:*** Kaldyum; Kalimat†; Kalipoz; ***S.Afr.:*** Micro-K†; Plenish-K; Sandoz K; Slow-K; ***Singapore:*** Apo-K; Slow-K; ***Spain:*** AP Inyect Cloruro Potasico; Boi K; Boi K Aspartico; Boi K Gluconato†; Potasion; Potasion Solucion; ***Swed.:*** Kaleorid; Kalitabs†; Kalium Retard; ***Switz.:*** Kaliglutol; Plus Kalium retard; ***Thai.:*** Addi-K; Enpott; Kaliject; Kaylyte; Potassride; ***Turk.:*** Kadaleks; ***UK:*** Kay-Cee-L; Slow-K; ***Ukr.:*** Caldium (Кальдиум); Gikum (Гик); Kalium-Normin (Калий-Нормин); ***USA:*** Cena-K; Gen-K; K + 10; K + 8†; K-Dur; K-G Elixir; K-Lor; K-Lyte/Cl; K-Tab; Kaon; Kaon-Cl; Kay Ciel†; Klor-Con; Klorvess; Klotrix; Micro-K; Potasalan; Rum-K†; Ten-K; ***Venez.:*** Kaon†; Konat†.

顺势疗法制剂 ***Austral.:*** Cold & Flu Respatona Head Cold Relief†; ***Canad.:*** Arth-B Oligocan†; Combinaison; Diamite; Earache Relief; Formula PC 223; Homeodent†; Homeoknop Ikoplex 13; Hylands Bioplasma; Ikoplex 21; Melange; Nuage Bioplasma; Optalia†; Sinuspax†; ***Chile:*** Ikoplex No 13; Ikoplex No 15; Ikoplex No 17; Ikoplex No 18; Ikoplex No 19; Ikoplex No 20; Ikoplex No 21; Ikoplex No 22; Ikoplex No 23; Ikoplex No 3; Ikoplex No 5; Ikoplex No 8; Ikoplex No 9; ***Fr.:*** Boripharm No 10; Boripharm No 22; Granules Boripharm no 45†; Kalium Muriaticum Complexe No 41; Sinuspax; ***Ger.:*** Bronchikatt†; Drufusan N; Hevertotox; NeyArthros-Liposome (Revitorgan Lp Nr 83); NeyArthrosome (Revitorgan-Dilution); Odonton-Echtroplex; Pyrogenium; Sinusyx; Tonsillopas; ***UK:*** New Era Nervone.

Sodium 钠

Natrium; Sód; Sodio.

Натрий

Na = 22.98976928.

UNII — LYR4M0NH37 (sodium ion).

性状 氯化钠是作为钠离子的来源的主要钠盐。钠盐主要被用于碳酸氢离子类的来源，例如醋酸盐、碳酸氢盐、枸橼酸盐和乳酸盐，在上文**碳酸氢盐**中有所涉及（见第1595页）。钠的磷酸盐在上文中**磷酸盐**中有所涉及（见第1604页）。

Sodium Chloride 氯化钠

Chlorid sodný; Chlorure de Sodium; Cloreto de Sódio; Cloruro sódico; Natrii chloridum; Natrio chloridas; Natriumklorid; Nátrium-klorid; Natriumkloridi; Salt; Sodio, cloruro de; Sodium, chlorure de; Sodu chlorek; Sodyum Klorür.

Натрия Хлорид

NaCl = 58.44.

CAS — 7647-14-5.

ATC — A12CA01; B05CB01; B05XA03.

ATC Vet — QA12CA01; QB05CB01; QB05XA03.

UNII — 451W47IQ8X.

注：0.9%氯化钠水溶液通常被称为生理盐水。

BP 2010 将 SALINE 批准作为 0.9%氯化钠溶液滴眼剂的单独剂量的代码使用，这是因为滴眼剂的独立包装可能过小，无法将全部相应标签信息置于其上。HECL 是另一个被批准的羟乙纤维素和氯化钠滴眼液的类似代码。

Pharmacopoeias. In *Chin., Eur.* (see p.vii), *Int., Jpn, US,* and *Viet.*

Ph. Eur. 6. 8（Sodium Chloride） 白色或类白色结晶性粉末或无色结晶，或白色或类白色小颗粒。易溶于水；几乎不溶于无水乙醇。

USP 33（Sodium Chloride） 无色正方晶或白色结晶性粉末。溶于水（1：2.8），溶于沸水（1：2.7），溶于甘油（1：10）；微溶于乙醇。

当量 每克氯化钠相当于 17.1mmol 钠。2.54g 氯化钠相当于 1g 钠。

贮藏 某些钠盐溶液，包括氯化钠在内，在贮藏中可能导致玻璃容器析出固体颗粒物质，含有此类物质的溶液不可再用。

不良反应

钠盐的不良反应可归因于钠过量所引发的电解质失衡；也有可能是由于某些特殊的阴离子的作用引起的。

人体钠的过量潴留通常是由于肾脏钠外排受到损伤而引起的。这将引发维持正常血浆渗透摩尔浓度的细胞外液产生蓄积，并导致肺及外周水肿，并造成相应的后果。高钠血症（血浆渗透摩尔浓度的上升）通常伴有水摄入不足，或水流失过量（见第1592页）。治疗剂量的氯化钠极少导致高钠血症，但在用高张生理盐水作为洗胃法呕吐诱导剂或者错误配方的婴儿食物后，曾发生过这类情况。不恰当地静脉注射高张生理盐水，也有可能导致高钠血症。

高钠血症最严重的反应是大脑脱水，这将导致嗜睡及意识错乱，随后发展为惊厥、昏迷、呼吸衰竭及死亡。其他症状则包括口渴、唾液和眼泪分泌减少、发热、出汗、心动过速、高血压或低血压、头痛、眩晕、坐立不安、易激惹、虚弱无力以及肌肉颤搐和强直。

急性口服高渗溶液或氯化钠过量所引发的胃肠道反应包括恶心、呕吐、腹泻以及腹部痛性痉挛。

过量使用氯化物盐可能导致碳酸氢盐的流失，同时会出现酸化作用。

羊膜内注射氯化钠高渗溶液曾被用于终止妊娠，但该疗法伴随着严重的不良反应，包括弥散性血管内凝血、肾坏死、颈脊神经和子宫损伤、出血、肺栓塞、肺炎以及死亡。

1. Moder KG, Hurley DL. Fatal hypernatremia from exogenous salt intake: report of a case and review of the literature. *Mayo Clin Proc* 1990; **65:** 1587–94. Correction. *ibid.* 1991; **66:** 439.
2. Martos Sánchez I, *et al.* Hipernatremia grave por administración accidental de sal común. *An Esp Pediatr* 2000; **53:** 495–8.
3. Adeleye O, *et al.* Hypernatremia in the elderly. *J Natl Med Assoc* 2002; **94:** 701–5.
4. Coulthard MG, Haycock GB. Distinguishing between salt poisoning and hypernatraemic dehydration in children. *BMJ* 2003; **326:** 157–60. Correction. *ibid.*; 497.

不良反应的处置

轻微钠过量的患者，饮水并且控制钠摄入量就足够了。但是，在近来的急性口服氯化钠过量的病例中，在常规对症和支持疗法外，还应当使用洗胃法。应当监测血清钠浓度，如果出现了严重的高钠血症，则应当处理该症状（见第1592页）。

注意事项

对于患有高血压、心力衰竭、外周或肺水肿、肾功能损伤、先兆子痫或其他与钠潴留相关疾病的患者，应当谨慎使用钠盐治疗法。

当经口服给钠补充剂时，应当确保摄入了足量的水。不应当向患有伴有狭窄或憩室等胃肠道病症的患者给缓释片剂，这是因为存在着导致梗阻的风险。

氯化钠溶液不应被用于催吐：这种操作非常危险，并且有报道称有由于引发高钠血症从而导致死亡的事件。

药动学

氯化钠很容易被胃肠道吸收。过量的钠主要通过肾脏排泄，少部分的钠则通过粪便和汗液流失。

人体需要量

人体大约含有 4mol（92g）的钠，其中大约三分之一存在于骨骼，大约一半存在于细胞外液。

人体能够适应于很宽范围的钠摄入量，通过受物理或者激素因素控制的肾脏排泄来调节。只有当出汗过多时，通过皮肤的钠损失才较显著。当人运动或者短期内暴露在高气温环境中时，钠的需要量可能会增加，直到机体适应。

钠广泛地存在于食物中，人们在加工、烹调以及在餐桌上食用食物的时候也会加入钠成分。因此钠的饮食缺陷极为罕见，并且人们更加关注钠当前摄入量的过量问题。通过限制烹调用盐的消耗量来控制钠摄入量，可能是一种针对某些高血压患者的有效辅助治疗方式（见第1131页）。

英国和美国的推荐膳食摄入量 英国发布了有关钠的膳食参考值（DRV，见**人体需要量**，第1825页）[1]，成人的参考营养素摄入量（RNI）为每日 1.6g（70mmol）钠，大约等于4g 氯化钠。在美国，推荐的每日钠摄入量被限制为 2.4g（6g 氯化钠）或更少[2]。膳食摄入量通常超过了上述推荐剂量，这可能是原发性高血压[3]和骨质疏松症[4]的影响因素之一。有两项考察钠摄入量与心血管疾病关系的研究[5]，其对高血压患者进行长期随访，结果显示，减少钠的摄入可减少发生心血管事件的风险。

1. DoH. Dietary reference values for food energy and nutrients for the United Kingdom: report of the panel on dietary reference values of the committee on medical aspects of food policy. *Report on health and social subjects 41*. London: HMSO, 1991.
2. Subcommittee on the tenth edition of the RDAs, Food and Nutrition Board, Commission on Life Sciences, National Research Council. *Recommended dietary allowances*. 10th ed. Washington, DC: National Academy Press, 1989. Also available at: http://www.nap.edu/openbook.php?isbn=0309046335 (accessed 21/07/08)
3. Midgley JP, *et al*. Effect of reduced dietary sodium on blood pressure: a meta-analysis of randomized controlled trials. *JAMA* 1996; **275:** 1590–7.
4. Devine A, *et al*. A longitudinal study of the effect of sodium and calcium intakes on regional bone density in postmenopausal women. *Am J Clin Nutr* 1995; **62:** 740–5.
5. Cook NR, *et al*. Long term effects of dietary sodium reduction on cardiovascular disease outcomes: observational follow-up of the trials of hypertension prevention (TOHP). Abridged version: *BMJ* 2007; **334:** 885–8. Full version: http://www.bmj.com/cgi/reprint/334/7599/885 (accessed 13/03/09)

用途和用法

氯化钠被用于治疗盐流失病例中钠和氯离子缺乏的情况（见低钠血症，第1592页）。氯化钠溶液在水合过程中被用作氯化钠源和水源。

0.9%水溶液是等渗的，因此在绝大多数情况下与血清和泪腺分泌物也是等渗的。药物剂量以钠的 mEq 或 mmol、钠的质量（mg）或钠盐的质量来表述。为了便于比较，请见表 4。

表 4 一些钠盐及其钠含量

钠 盐	每克钠含量		
	mg	mmol	mEq
醋酸钠(无水)	280	12.2	12.2
醋酸钠(三水化合物)	169	7.3	7.3
枸橼酸氢二钠	175	7.6	7.6
碳酸氢钠	274	11.9	11.9
氯化钠	394	17.1	17.1
枸橼酸钠(无水)	267	11.6	11.6
枸橼酸钠(二水化合物)	235	10.2	10.2
乳酸钠	205	8.9	8.9

在氯盐**慢性流失病例**中，氯化钠的常规口服剂量为每日 2.4～4.8g（为 40～80mmol 钠）缓释制剂，与适量液体同服；在严重的病例中最高剂量可能需要达到每日 12g。口服补充剂也被用于在常规血透析中预防肌肉痛性痉挛的发生，见第1593页；推荐剂量大约为每个透析疗程使用6～10g 缓释制剂。

葡萄糖能促进胃肠道对钠的吸收，由此含有氯化钠和葡萄糖及其他电解质的溶液（见第1594页）被用于治疗急性腹泻时的口服补液过程（见第1617页）。

决定静脉注射用氯化钠溶液浓度和剂量包括年龄、体重以及患者的临床表现情况，特别是患者的补液状态。应当仔细监控血浆电解质浓度。在严重的低钠症病例中，可以连续 2～3h 给予 2～3L 0.9%氯化钠溶液，之后放缓速度。假如缺水和低钠症同时发生，可使用 1∶1 的 0.9%氯化钠和 5%葡萄糖混合液治疗。尽管高张氯化钠溶液可被用于某些患有严重急性稀释性低钠血症的患者，但纠正过速也可能引发严重的神经不良反应（见**低钠血症**，第1592页）。可用含量 1.8%～5%的溶液。

在伴有血容量不足的**高钠血症**（见第1592页）中，可以使用 0.9%氯化钠溶液维持血浆钠浓度，并扩大血容量。0.9%（或极少地、在高钠血症中使用的 0.45%）氯化钠溶液被用于糖尿病酮症酸中毒的补液（见**糖尿病急症**，第412页）。

在**其他用途**中，0.9%氯化钠溶液是等渗的，因此是一种有效的无菌灌洗液，例如对眼部或膀胱，以及全身皮肤或伤口的清洁。0.9%的溶液在其他药物的胃肠外给药中，被广泛用作载体或稀释剂。0.9%氯化钠滴鼻剂被用于缓解鼻充血。含有氯化钠的漱口剂也可用于口腔卫生。

氯化钠溶液不应用于诱发呕吐；这种操作非常危险，并且有报道称存在由于引发高钠血症从而导致死亡的事件。

氯化钠有时可用作胶囊和片剂的赋形剂。

顺势疗法 在顺势疗法药物中，氯化钠（Sodium chloride）使用下列名称：Natrium muriaticum；Nat. Mur.；Natrii chloridum；Natricum chloratum；Natrum muriaticum。

注：不要混淆“Natricum chloratum”和“sodium chlorate”（见第2332页）。

导管和插管 0.9%氯化钠被用于维持导管和插管的开放性，并且有与肝素相当的功效，作为参照请见在**肝素的用途和用法**项下**导管和插管**的部分，第1255页。

囊性纤维化 一项与 80 名使用安慰剂的患者进行对比的研究发现，82 名患有稳定囊性纤维化（见第157页）的患者在连续 48 周内每日 2 次使用 4ml 氯化钠溶液（7%）吸入剂后，出现了中等程度且持久的肺功能好转，并且其恶化程度和抗生素需要量都出现了明显的降低[1]。但是，肺功能的变化率并没有差异。每个吸入剂之前都先行使用支气管扩张药，以使得气道狭窄的情况得以最小化；尽管如此，仍有 14 名患者表现出对现行疗法的不良反应，包括有咳嗽、胸部紧迫感或咽炎、鼻窦炎、咯血、喷嚏以及呕吐。由此，6 名患者退出了该研究，但其余患者的不良反应在并未减低剂量或中止治疗的情况下都消失了。高张生理盐水被认为是囊性纤维化安全而价廉的辅助治疗手段。

1. Elkins MR, *et al*. A controlled trial of long-term inhaled hypertonic saline in patients with cystic fibrosis. *N Engl J Med* 2006; **354:** 229–40.

终止妊娠 经腹羊膜内滴注 20%氯化钠（最大量为 200～250ml）被用于终止 3 个月妊娠。但是，会出现严重的不良反应（见上文），因此一般首选其他的方式（见第1904页）。

制剂

BP 2010: Compound Glucose, Sodium Chloride and Sodium Citrate Oral Solution; Compound Sodium Chloride Mouthwash; Compound Sodium Lactate Intravenous Infusion; Oral Rehydration Salts; Potassium Chloride and Sodium Chloride Intravenous Infusion; Potassium Chloride, Sodium Chloride and Glucose Intravenous Infusion; Sodium Chloride and Glucose Intravenous Infusion; Sodium Chloride Eye Drops; Sodium Chloride Eye Lotion; Sodium Chloride Intravenous Infusion; Sodium Chloride Irrigation Solution; Sodium Chloride Oral Solution; Sodium Chloride Solution; Sodium Chloride Tablets;
USP 33: Bacteriostatic Sodium Chloride Injection; Cimetidine in Sodium Chloride Injection; Cisplatin for Injection; Dextran 40 in Sodium Chloride Injection; Dextran 70 in Sodium Chloride Injection; Dextrose and Sodium Chloride Injection; Fructose and Sodium Chloride Injection; Half-strength Lactated Ringer's and Dextrose Injection; Inulin in Sodium Chloride Injection; Lactated Ringer's and Dextrose Injection; Lactated Ringer's Injection; Mannitol in Sodium Chloride Injection; Multiple Electrolytes and Dextrose Injection Type 1; Multiple Electrolytes and Dextrose Injection Type 2; Multiple Electrolytes and Dextrose Injection Type 3; Multiple Electrolytes and Dextrose Injection Type 4; Multiple Electrolytes and Invert Sugar Injection Type 1; Multiple Electrolytes and Invert Sugar Injection Type 2; Multiple Electrolytes and Invert Sugar Injection Type 3; Multiple Electrolytes Injection Type 1; Multiple Electrolytes Injection Type 2; Oral Rehydration Salts; PEG 3350 and Electrolytes for Oral Solution; Potassium Chloride in Dextrose and Sodium Chloride Injection; Potassium Chloride in Lactated Ringer's and Dextrose Injection; Potassium Chloride in Sodium Chloride Injection; Ringer's and Dextrose Injection; Sincalide for Injection; Sodium Chloride and Dextrose Tablets; Sodium Chloride Inhalation Solution; Sodium Chloride Injection; Sodium Chloride Irrigation; Sodium Chloride Ophthalmic Ointment; Sodium Chloride Ophthalmic Solution; Sodium Chloride Tablets; Sodium Chloride Tablets for Solution.

专利制剂

Arg.: Aqua Lent Limpia Cristales; Cutidermin Bebe Gel Nasal; Hypersol; Larmabak; Muro 128; Oftalook; Relente; Salfis†; Suaviler; Xylisol; Yusin Tears I†; ***Austral.:*** Ear Clear Ear Cleanser; Fess; Hypergel; Lens Plus; Mucolyt†; Narium; Otrivin Saline Baby; Sensitive Eyes Saline; Slow-Sodium; ***Austria:*** Elohast†; Ery-Set†; Kochsalz; SmartDose; ***Belg.:*** Naaprep†; Natriclo†; Physiologica; Physiorhine; ***Braz.:*** Advnasal; Afrin Natural; Alive; Fluimare†; Fluimucil Solucao Nasal; Maxidrate; Multisoro; Narisoro; Nasolac†; Nazosoro†; Novo Rino-S; Rinoben†; Rinoflux; Rinosoro; Salsep; Sinustrat Solucao Natural; Snif; Sorine; Sorine Pediatrico; Soroliv; Soroneo; ***Canad.:*** Certified Nasal†; Hydrasense; Hypergel; Lens Plus Buffered Saline Solution†; Mesalt; Muro 128; Nasal Physiologic Solution; Normigel; Rhinaris Saline; Safeway Nasal†; Salinex; Sea Clens; Softwear; Thalanex; Thalaris; ***Chile:*** Fisiolimp; Fludrop†; Larmabak†; Pediasea; Printan; Respirex†; Rinodan; Rinokid; Rinosteryl; Sinus; ***Fin.:*** Gambrosol; Natrosteril; ***Fr.:*** Erjean; Hypergel; Irriclens†; Larmabak; Larmes Artificielles; Normlgel; Physiologica; Physiosoin†; Polyrinse; Selgine; Versol†; Vesirig†; ***Ger.:*** Adsorbonac; Freka-Drainjet; Isogutt akut; Isotone Kochsalz; Isotonische Kochsalzlosung; Olynth salin; Tetrisal; ***Gr.:*** Babynose; Clinofar; Larmabak; Otrisalin; Phy-O; Rhinodose; Selva N; ***Hong Kong:*** Atomic Enema†; Ayr Saline; Larmabak; Nasal Physiological Solution; Unison Enema; ***Hung.:*** Rins-Sal; Saletanol D†; Salsol A; Unilarm†; ***Indon.:*** Breathy; Infusan-NS; Otsu-NS; Wida NS; Wida NSl; ***Irl.:*** Diarrest RF†; ***Israel:*** Af-Kid; Af-Tiponet; Alrin Baby; Baby AF; Baby Saline; Clean-AF; L'Batzeket; Normasol; Ocean Spray; Otrivini; Tinok AF; Tipotaf; ***Ital.:*** Adsorbonac; Hydrabak; Libenar; Narhinel; Otrivin Baby; Physiodose; Rinowash; ***Mex.:*** Comi Limp; Hiperton; Muro 128; Phylarm; ***Mon.:*** Unilarm; ***Neth.:*** Icodial†; ***NZ:*** Narium; ***Philipp.:*** Hypersalt; Hyperton-Opta; Larmabak†; Muconase; SalinaGel; Salinase; Snif; ***Pol.:*** Solnasin; ***Port.:*** Extraneal; Libenar†; ***Rus.:*** Salin (Салин); ***S.Afr.:*** Polyrinse†; Vicks Vapomist†; ***Singapore:*** Adsorbonac†; Larmabak; Normasol; Oftalmolosa Cusi Antiedema; ***Spain:*** Antiedema; Apiroserum Clorurado; Fisiologica; Fisiologico; Fisiologico Bieffe Medital; Fisiologico Braun; Fisiologico Farmacelsia†; Fisiologico Mein; Fisiologico Serra Pamies; Fisiologico Vitulia; Flebobag Fisio; Fleboflex Salina Fisio; Fleboplast Fisio; Freeflex Cloruro Sodico; Hidrathea; Meinvenil Fisiologico; Plast Apyr Fisiologico; Solucion Fisio; Suero Fisiologico; ***Swed.:*** SmartDose†; ***Switz.:*** Naaprep†; Physiologic; Physiosoin; Serophy; ***Thai.:*** Patar Enema; Royal-C; U-Enema; ***Turk.:*** Berko-Fiz; Fizyolen; Fizyolik; Fizyosol; Larmabak; Otrisalin; Physiodese; Physiologica Gifrer; Ser Damla†; Serum Fizyolojik; ***UAE:*** Normaline; ***UK:*** Askina; Equaleze; Irriclens; Irripod; Miniversol; MucoClear; Nasosal; Nebusal; Normasol; Slow-Sodium; Sodi-Clor; Stericlens; Steripod; Tubilux; Uriflex S; Uro-Tainer M; Versol; ***Ukr.:*** No-Sol (Но-Соль); ***USA:*** Adsorbonac†; Afrin Moisturizing Saline Mist†; Ak-NaCl; Ayr Saline; Breathe Free; Broncho Saline; Dristan Saline Spray; Entsol; HuMist Nasal Mist; Marlin Salt System†; Muro 128; Muroptic; NaSal; Nasal Moist; Normaline; Ocean; Pretz; Salinex; SeaMist; Sochlor; Your Choice†; ***Venez.:*** Larmabak; Nafavine.

顺势疗法制剂 ***Austral.:*** Allergy Relief; Cold & Flu Respatona Head Cold Relief†; Headache Relief†; Respatona Head Cold; Vitatona Energy; ***Austria:*** Globuli gegen Hautausschlage; ***Canad.:*** Adrisin; Calms Forte 4 Kids; Cold Sores & Fever Blisters; Combinaison; Diamite; Eczema Relief; Hives; Homeoknop Bioactiv O Weight Loss Aid; Homeoknop Ikoplex 13; Hylands Bioplasma; Hylands Vaginitis; Hylavir FB; Ikoplex 11 Digestion Aid; Ikoplex 14; Melange; Nuage Bioplasma; O'Prin†; Sore Throat L39†; Sorinoheel; ***Chile:*** Anacardio con Fosforo; Bioactiv M; Bioactiv O; Bioactiv P; Ikoplex No 11; Ikoplex No 13; Ikoplex No 14; Ikoplex No 17; Ikoplex No 19; Ikoplex No 6; Ikoplex No 7; Ikoplex No 8; ***Fr.:*** Billerol; Granules Boripharm no 24†; Pulsatilla Complexe No 60; Soludor; ***Ger.:*** Derivatio H; Drufusan N; Herpes-Gastreu R68; Hewelymphon N; Muco-cyl Ho-Len-Complex; Nieren-Elixier ST†; Nuxal comp; Schleimhaut-Komplex Ho-Fu-Complex; ***Neth.:*** Hemorrolite; Urtizon complex.

药用气体

本章介绍一些气体在医学或制剂方面的应用（如氧、二氧化碳、氦和氮），也介绍了部分气体毒性和不良反应的控制（如一氧化碳或硫化氢）。本章还述及一些可压缩和液化的气体作为制冷剂和气雾抛射剂的应用。一氧化氮用于支气管肺疾病，在心血管药物部分讨论（第1305页）。其他气体的医学应用在消毒剂、保存剂（第1548页）和全身麻醉药（第1700页）部分介绍。

制冷剂和气雾抛射剂

部分气体具有适宜的性质，可用于制冷剂和气雾抛射剂。这些气体包括氮、一氧化氮、二氧化碳和部分烃类（如丙烷、丁烷）。氟氯化碳（CFCs）和氢氯氟化碳（HCFCs）曾被广泛使用。由于影响环境，特别是对臭氧层的破坏，本类药物已基本淘汰。非氯代氟化碳（Non-chlorinated fluorocarbons）（氢氟化碳，HFCs）对臭氧层无影响（但可使全球变暖），可能作为替代物质。HFCs的物理性质略差，工业制冷剂使用氨气 2178 可能更为适宜。

卤代烃和二甲醚抛射剂的蒸发作用能使局部温度迅速下降，影响组织而产生麻醉作用，见**发赤药和局部镇痛**（第6页）。本药引起的冻伤（包括冻疮）已有报道。

制冷剂和气雾抛射剂的滥用已经引起广泛的注意。此类药物的作用与挥发性溶剂（见**甲苯的不良反应**项下**滥用**，第1983页）类似，急性毒性和慢性毒性均有可能发生。为达到欣快感而吸入高浓度的卤代烃，可能引起中枢神经系统的抑制、心律失常、呼吸抑制甚至死亡。丙烷和丁烷可造成患者窒息。分解产物也可能产生毒性，例如卤代烃受热可分解为氯化氢和光气。

毒性 滥用气雾抛射剂引起的毒性反应已有报道[1~4]。本类药物引起的更多毒性作用将在各论中介绍。

1. Kurtzman TL, *et al.* Inhalant abuse by adolescents. *J Adolesc Health* 2001; **28:** 170–80.
2. Brouette T, Anton R. Clinical review of inhalants. *Am J Addict* 2001; **10:** 79–94.
3. Anderson CE, Loomis GA. Recognition and prevention of inhalant abuse. *Am Fam Physician* 2003; **68:** 869–74.
4. Williams JF, Storck M. American Academy of Pediatrics Committee on Substance Abuse. Inhalant abuse. *Pediatrics* 2007; **119:** 1009–17.

Argon 氩

Argón; Argonum; E938.

Аргон

CAS — 7440-37-1.

Pharmacopoeias. In *Eur.* (see p.vii).

Ph. Eur. 6. 8（Argon） 无色气体。20℃气压 101kPa 时溶于水（1：29）。以压缩气体或液体状态贮藏于适当容器。

简介

氩为惰性气体，用于置换容器中的空气以贮藏易氧化的物质。

Bromochlorodifluoromethane 溴氯二氟甲烷

Bromoclorodifluorometano; Halon 1211; R-12B1.

Бромхлордифторметан

$CBrClF_2$ = 165.4.

CAS — 353-59-3.

F—C(Cl)(Br)—F

简介

溴氯二氟甲烷是一种灭火剂。与氟氯化碳类似，由于破坏臭氧层以及其他的环境影响，本品已基本淘汰。误用、滥用含有本品的灭火剂[1~3]，或意外暴露于本品的人群[4,5]，有引发毒性的报道。

1. Steadman C, *et al.* Abuse of fire-extinguishing agent and sudden death in adolescents. *Med J Aust* 1984; **141:** 115–17.
2. Lerman Y, *et al.* Fatal accidental inhalation of bromochlorodifluoromethane (Halon 1211). *Hum Exp Toxicol* 1991; **10:** 125–8.
3. Gerhardt RT. Acute Halon (bromochlorodifluoromethane) toxicity by accidental and recreational inhalation. *Am J Emerg Med* 1996; **14:** 675–7.
4. Matrat M, *et al.* Reactive airways dysfunction syndrome caused by bromochlorodifluoromethane from fire extinguishers. *Occup Environ Med* 2004; **61:** 712–14.
5. Lo SH, *et al.* Grand rounds: outbreak of hematologic abnormalities in a community of people exposed to leakage of fire extinguisher gas. *Environ Health Perspect* 2006; **114:** 1713–17.

Butane 丁烷

n-Butane; Butano; E943a.

Бутан

C_4H_{10} = 58.12.

CAS — 106-97-8.

UNII — 6LV4FOR43R.

H_3C—CH_2—CH_2—CH_3

Pharmacopoeias. In *USNF.*

USNF 28（Butane） 无色气体，具有高度易燃性和爆炸性。贮藏于温度不超过 40℃的密闭气瓶中。

简介

丁烷是一种气雾抛射剂（见上文）。本品也作为一种燃料而被广泛使用。

滥用 已有与滥用丁烷有关的毒性报道[1~10]。

1. Gunn J, *et al.* Butane sniffing causing ventricular fibrillation. *Lancet* 1989; **i:** 617.
2. Siegel E, Wason S. Sudden death caused by inhalation of butane and propane. *N Engl J Med* 1990; **323:** 1638.
3. Roberts MJD, *et al.* Asystole following butane gas inhalation. *Br J Hosp Med* 1990; **44:** 294.
4. Williams DR, Cole SJ. Ventricular fibrillation following butane gas inhalation. *Resuscitation* 1998; **37:** 43–5.
5. Rieder-Scharinger J, *et al.* Multiorganversagen nach Butangasinhalation: ein Fallbericht. *Wien Klin Wochenschr* 2000; **112:** 1049–52.
6. Wehner F, *et al.* Tödliche Inhalation von Butan-Propan-Gas. *Arch Kriminol* 2002; **209:** 164–8.
7. El-Menyar AA, *et al.* A teenager with angiographically normal epicardial coronary arteries and acute myocardial infarction after butane inhalation. *Eur J Emerg Med* 2005; **12:** 137–41.
8. Harris D, Mirza Z. Butane encephalopathy. *Emerg Med J* 2005; **22:** 676–7.
9. Doogue M, Barclay M. Death due to butane abuse—the clinical pharmacology of inhalants. *N Z Med J* 2005; **118:** U1732.
10. Girard F, *et al.* Fibrillation ventriculaire par inhalation de spray déodorant. *Ann Fr Anesth Reanim* 2008; **27:** 83–5.

制剂

多组分制剂 ***Arg.:*** Batistol†; Frionex; ***Fr.:*** Cliptol Sport†.

Carbon Dioxide 二氧化碳

Anglies dioksidas; Anhídrido carbónico; Carbone, dioxyde de; Carbonei dioxidum; Carbonei Dioxydum; Carbonic Acid Gas; Carbonic Anhydride; Dióxido de carbono; E290; Gaz Carbonique; Hiilidioksidi; Koldioxid; Oxid uhličitý; Szén-dioxid; Węgla dwutlenek.

Двуокись Углерода; Диоксид Углерода; Углекислый Газ

CO_2 = 44.01.

CAS — 124-38-9.

ATC — V03AN02.

ATC Vet — QV03AN02.

UNII — 142M471B3J.

注：二氧化碳大约是空气质量的 1.5 倍。

Pharmacopoeias. In *Chin., Eur.* (see p.vii), *Jpn,* and *US.*

Ph. Eur. 6. 8（Carbon Dioxide） 无色气体。20℃气压 101kPa 时溶于水（1：1）。贮藏于适当容器中，压力下为液态。

BP 2010 规定二氧化碳应贮藏于经核准的金属气瓶内，该气瓶应涂为灰色并带有“二氧化碳”的标签。另外，“二氧化碳”或符号“CO_2”应印于气瓶的侧面。

USP 33（Carbon Dioxide） 无色无臭的气体。本品溶液对石蕊呈酸性。溶于水（1：1）。贮藏于气瓶中。

不良反应

二氧化碳具有直接毒性作用，也可造成窒息。吸入浓度在 6%以上二氧化碳会引起头痛、头晕、意识错乱、心悸、高血压、呼吸困难、呼吸的深度和频率增加以及 CNS 抑制，大约 20%及更高浓度会引起抽搐和意识丧失。据报道吸入 50%浓度的二氧化碳产生类似麻醉药的中枢效应。吸入高浓度本品可能引起呼吸性酸中毒。

在长期吸入二氧化碳后突然中断可能会引起患者不适，面色苍白、头痛、恶心和呕吐。

皮肤接触干冰（固体二氧化碳）会引起冻伤。

1. Halpern P, *et al.* Exposure to extremely high concentrations of carbon dioxide: a clinical description of a mass casualty incident. *Ann Emerg Med* 2004; **43:** 196–9.
2. Langford NJ. Carbon dioxide poisoning. *Toxicol Rev* 2005; **24:** 229–35.
3. Srisont S, *et al.* A carbon dioxide fatality from dry ice. *J Forensic Sci* 2009; **54:** 961–2.
4. Leikin JB, *et al.* Carbon dioxide-induced narcosis due to dry ice exposure in a patient with sleep apnea. *Ann Intern Med* 2009; **150:** 361–2.
5. Dunford JV, *et al.* Asphyxiation due to dry ice in a walk-in freezer. *J Emerg Med* 2009; **36:** 353–6.

用途和用法

二氧化碳为呼吸产物，其血浓度应维持在生理范围内。控制二氧化碳血浓度具有治疗作用（见下文）。本品可加入特定型号的氧气泵，与氧气混合治疗低碳酸血症。

虽然本品能刺激呼吸，但是几乎不用于此目的。人们已尝试吸入低浓度的二氧化碳治疗新生儿呼吸暂停（第1081页）。

本品可用于腹腔镜手术制造人工气腹；用于心外科手术喷入术野预防气体栓塞；也用于造影的对比剂（第1409页）。

固态二氧化碳或称“干冰”，其温度为－80℃，已用于冷冻疗法治疗疣（第1511页）和痣。

在制剂方面，二氧化碳可用作气雾抛射剂，也可用于置换容器中的空气以贮藏易氧化的物质。

含二氧化碳的载体可用于掩蔽部分制剂的难闻气味。

应用通气装置可控制二氧化碳血浓度，以达到治疗目的。例如过度通气以控制颅内压升高（第1140页）、屏气或再吸入本品以治疗难治性呃逆（第947页）。

制剂

多组分制剂 ***Switz.:*** Xylocain CO_2†.

Carbon Monoxide（*USAN*）一氧化碳

Anglies monoksidas; Carbone, monoxyde de; Carbonei monoxidum; Hiilimonoksidi; Karbon Monoksit; Kolmonoxid; Monóxido de carbono; Węgla tlenek.

Монооксид Углерода; Окись Углерода; Угарный Газ

CO = 28.01.

CAS — 630-08-0.

UNII — 7U1EE4V452.

性状 一氧化碳是一种无色、无臭、无味、极易燃的气体。

不良反应

一氧化碳是有机物质不完全燃烧后的产物，吸入时具有很高的毒性，婴幼儿、少儿以及老人尤其敏感。虽然在英国由于煤气使用的减少和汽车引擎排气的改善，一氧化碳中毒已有下降，但一氧化碳仍然是一个引起中毒的主要原因。通常，一氧化碳的来源包括失修和通风差的采暖系统，还有家庭燃料的不适当燃烧。

当吸入一氧化碳时，一氧化碳与血中血红蛋白结合形成碳氧血红蛋白而失去运输氧气的能力，进而导致细胞缺氧。一氧化碳中毒的症状主要是由于大量的碳氧血红蛋白引起的缺氧；本品也有直接的细胞毒性。一氧化碳中毒患者的皮肤和组织可能转变成典型的樱桃红色，但这大多数在死亡之后才看到。

接触的程度和持续时间不同，一氧化碳中毒的症状也是不同的。不同患者对一氧化碳的耐受性也有很大差别。患者可突发意识不清，但是一般先出现头痛、头晕、虚弱、恶心和呕吐，可能被误诊为病毒性疾病或者食物中毒。其他症状可能包括皮肤损害、过度发汗、发热、呼吸加快、精神迟钝和意识错乱、视觉障碍、抽搐、低血压、心动过速或其他心律失常、心肌缺血，可能有心肌梗死形成。最后，患者可能出现呼吸衰竭、肺水肿、心力衰竭或脑损伤而造成死亡。碳氧血红蛋白可判断中毒的严重程度，但无法准确评估毒性。血液中碳氧血红蛋白致死的浓度约为 50%或更高。在一氧化碳浓度超过1000ppm的空气中1h就可能致命。中毒严重的幸存者的神经系统和精神的后遗症可以在几周后表现出来，因此对这些患者要考虑长期追踪检查。症状包括记忆损害、冷漠、缄默症、易怒、人格变化、步态紊乱及大小便失禁。慢性一氧化碳中毒可以表现为一种非特异性病变，包括头痛、恶心和流感样症状。

1. WHO. Carbon Monoxide. *Environmental Health Criteria 213.* Geneva: WHO, 1999. Available at: http://www.inchem.org/documents/ehc/ehc/ehc213.htm (accessed 05/07/04)
2. Satran D, *et al.* Cardiovascular manifestations of moderate to severe carbon monoxide poisoning. *J Am Coll Cardiol* 2005; **45:** 1513–16.
3. Kao LW, Nañagas KA. Toxicity associated with carbon monoxide. *Clin Lab Med* 2006; **26:** 99–125.
4. Cevik AA, *et al.* Interrelation between the Poisoning Severity Score, carboxyhaemoglobin levels and in-hospital clinical course of carbon monoxide poisoning. *Int J Clin Pract* 2006; **60:** 1558–64.
5. Prockop LD, Chichkova RI. Carbon monoxide intoxication: an updated review. *J Neurol Sci* 2007; **262:** 122–30.
6. Grieb G, *et al.* The diversity of carbon monoxide intoxication: medical courses can differ extremely—a case report. *Inhal Toxicol* 2008; **20:** 911–5.
7. Weaver LK. Carbon monoxide poisoning. *N Engl J Med* 2009; **360:** 1217–25.

不良反应的处置

将患者移出中毒现场，并且建立有效气道。给予吸氧（100%）直至血碳氧血红蛋白浓度下降到低于危险标准（通常是5%）。给予对症治疗和支持治疗，并对可能出现心脏血管障碍、代谢性酸中毒或脑水肿的患者给予监测和治疗。对妊娠患者或严重中毒者（如果患者神志不清或曾神志不清；如果有神经障碍或心血管并发症）可以考虑使用高压氧疗法。但是益处未经过证实（见下文）并且疗效有争议。

高压氧治疗 高压氧疗在治疗一氧化碳中毒方面的应用是有争议的[1~5]。它能增加碳氧血红蛋白的分离率。吸入常压纯氧（100%）时，碳氧血红蛋白的半衰期为2h，高压氧治疗可将半衰期缩短为30min左右。因而理论上它是有益的。回顾性研究发现高压氧治疗可改善症状，特别是中枢神经系统方面[6]。但是对照研究得出了矛盾的结论。系统性综述[1~4]认为目前尚没有足够证据证明高压氧治疗的价值。虽然高压氧治疗被广泛推荐，特别是对于严重中毒者，但疗效是有限的，并且尚不清楚哪些患者需要治疗。部分证据认为高压氧对于神志不清、暴露时间长或碳氧血红蛋白浓度高的老年患者益处较大[7]，但尚未完全证实。病例报道认为高压氧治疗可安全用于妊娠者[8]。虽然少数临床研究纳入了妊娠者，目前尚不清楚这部分人群可否应用高压氧治疗。高压氧治疗用于妊娠者的理论基础为胎儿的碳氧血红蛋白浓度高于母体。但目前证据有限，且也有不应用高压氧治疗成功的报道[9]。

1. Juurlink DN, *et al.* Hyperbaric oxygen for carbon monoxide poisoning. Available in The Cochrane Database of Systematic Reviews; Issue 1. Chichester: John Wiley; 2005 (accessed 20/06/08).
2. Buckley NA, *et al.* Hyperbaric oxygen for carbon monoxide poisoning : a systematic review and critical analysis of the evidence. *Toxicol Rev* 2005; **24:** 75–92.
3. Domachevsky L, *et al.* Hyperbaric oxygen in the treatment of carbon monoxide poisoning. *Clin Toxicol* 2005; **43:** 181–8.
4. Silver S, *et al.* Should hyperbaric oxygen be used for carbon monoxide poisoning? *CJEM* 2006; **8:** 43–6.
5. Wolf SJ, *et al.* American College of Emergency Physicians. Clinical policy: critical issues in the management of adult patients presenting to the emergency department with acute carbon monoxide poisoning. *Ann Emerg Med* 2008; **51:** 138–52.
6. Hawkins M, *et al.* Severe carbon monoxide poisoning: outcome after hyperbaric oxygen therapy. *Br J Anaesth* 2000; **84:** 584–6.
7. Weaver LK, *et al.* Carbon monoxide poisoning: risk factors for cognitive sequelae and the role of hyperbaric oxygen. *Am J Respir Crit Care Med* 2007; **176:** 491–7.
8. Van Hoesen KB, *et al.* Should hyperbaric oxygen be used to treat the pregnant patient for acute carbon monoxide poisoning: a case report and literature review. *JAMA* 1989; **261:** 1039–43. Correction. *ibid.* 1990; **263:** 2750.
9. Bar R, *et al.* Pre-labor exposure to carbon monoxide: should the neonate be treated with hyperbaric oxygenation? *Clin Toxicol* 2007; **45:** 579–81.

用途

低浓度的一氧化碳已经作为指示剂用于测量肺功能。有报道认为本品具有抗炎作用。本品的其他医疗作用正在评估，如延长移植物功能等。[11]碳标记的一氧化碳可用于估算血容量。

1. Foresti R, *et al.* Use of carbon monoxide as a therapeutic agent: promises and challenges. *Intensive Care Med* 2008; **34:** 649–58.
2. Bauer I, Pannen BH. Bench-to-bedside review: carbon monoxide—from mitochondrial poisoning to therapeutic use. *Crit Care* 2009; **13:** 220.
3. Ghosh S, *et al.* Carbon monoxide: endogenous mediator, potential diagnostic and therapeutic target. *Ann Med* 2010; **42:** 1–12.

Chlorofluorocarbons 氯氟化碳

CFCs; Clorofluorocarbonos.

Хлорофтороуглеводороды; Хлорфторуглероды

Cryofluorane（*rINN*）二氯四氟乙烷

CFC-114; Criofluorano; Cryofluoranum; Dichlorotetrafluoroethane; Propellant 114; Refrigerant 114; Tetrafluorodichloroethane. 1,2-Dichloro-1,1,2,2-tetrafluoroethane.

Криофлуоран

$C_2Cl_2F_4$ = 170.9.

CAS — 76-14-2.

UNII — 6B5VVT93AR.

Pharmacopoeias. In *USNF.*

USNF 28（Dichlorotetrafluoroethane） 透明、无色气体，有弱乙醚臭。贮藏于温度不超过40℃的密闭气瓶中。

Dichlorodifluoromethane 二氯二氟甲烷

CFC-12; Diclorodifluorometano; Difluorodichloromethane; Propellant 12; Refrigerant 12.

Дифтордихлорметан; Дихлордифторметан

CCl_2F_2 = 120.9.

CAS — 75-71-8.

UNII — 0FM06SG1KO.

Pharmacopoeias. In *USNF.*

USNF 28（Dichlorodifluoromethane） 透明、无色气体，有弱乙醚臭。贮藏于温度不超过40℃的密闭气瓶中。

Trichlorofluoromethane 三氯氟甲烷

CFC-11; Fluorotrichloromethane; Fluorotriclorometano; Propellant 11; Refrigerant 11; Trichloromonofluoromethane; Triclorofluorometano; Tricloromonofluorometano.

Фтортрихлорметан

CCl_3F = 137.4.

CAS — 75-69-4.

UNII — 990TYB331R.

注：三氯氟甲烷在24℃以上为气体。

Pharmacopoeias. In *USNF.*

USNF 28（Trichlorofluoromethane） 透明、无色气体。有弱乙醚臭。贮藏于温度不超过40℃的密闭气瓶中。

简介

氯氟化碳为分子中仅含有氯、氟和碳的卤代烃。本类化合物广泛用于制冷剂和气雾抛射剂（第1609页）。本类物质曾用于定量气雾剂和局部麻醉喷雾剂，由于破坏臭氧层，在多数国家已基本淘汰。目前，更常用其替代品。

1. WHO. Fully halogenated chlorofluorocarbons. *Environmental Health Criteria 113.* Geneva: WHO, 1990. Available at: http://www.inchem.org/documents/ehc/ehc/ehc113.htm (accessed 08/06/09)

制剂

多组分制剂 ***Arg.:*** Algispray; ***Austral.:*** Derm-Freeze†; ***USA:*** Aerofreeze†; Fluro-Ethyl†.

Dimethyl Ether 二甲醚

Dimethyl Oxide; Éter dimetílico; Methoxymethane; Oxybismethane.

Диметилэфир; Простой Диметиловый Эфир

C_2H_6O = 46.07.

CAS — 115-10-6.

UNII — AM13FS69BX.

简介

二甲醚是制冷剂、气雾抛射剂（第1609页）及局部麻醉药。也可作为燃料。

制剂

专利制剂

UK: ActiFreeze.

多组分制剂 ***Austral.:*** Histofreezer†; ***Fr.:*** Freeze†; ***Irl.:*** Wartner; ***Israel:*** Wartner; ***NZ:*** Wartner; ***Switz.:*** Wartner; ***UK:*** Histofreezer; PR Freeze Spray; Ralgex Freeze Spray; Wartner; ***USA:*** Compound W Freeze Off.

Helium 氦气

E939; Helio; Hélium.

Гелий

He = 4.002602.

CAS — 7440-59-7.

ATC — V03AN03.

ATC Vet — QV03AN03.

UNII — 206GF3GB41.

Pharmacopoeias. In *Eur.* (see p.vii) and *US.*

Ph. Eur. 6. 8（Helium.） 无色惰性气体。以压缩气体或液体形式贮藏于适当容器中。

USP 33（Helium） 无色、无臭气体，不易燃且不助燃。极微溶于水。贮藏于气瓶中。

简介

氦气密度低于氮气，呼吸含80%氦气和20%氧气的混合气体比呼吸空气要省力。因此含不同浓度氧的混合气体（"氦氧混合物"）已经用于治疗呼吸障碍。氦气和氧气的混合气体也被用于潜水员或其他高压下工作人员，以预防减压病出现（潜水病）。氦气也用于肺部功能测定。

呼吸氦气可升高呼吸音和引起嗓音失真。曾有报道，有病例从耐压容器中吸入氦气以后出现脑动脉气体栓塞。

虽然个别研究表明有益，但系统性综述未发现氦和氧混合气体用于呼吸系统疾病治疗获益的有力证据。

1. Rodrigo GJ, *et al.* Heliox for treatment of exacerbations of chronic obstructive pulmonary disease. Available in The Cochrane Database of Systematic Reviews; Issue 2. Chichester: John Wiley; 2002 (accessed 22/02/10).
2. Rodrigo GJ, *et al.* Heliox for nonintubated acute asthma patients. Available in The Cochrane Database of Systematic Reviews; Issue 4. Chichester: John Wiley; 2006 (accessed 22/02/10).
3. Colebourn CL, *et al.* Use of helium-oxygen mixture in adult patients presenting with exacerbations of asthma and chronic obstructive pulmonary disease: a systematic review. *Anaesthesia* 2007; **62:** 34–42.
4. Harris PD, Barnes R. The uses of helium and xenon in current clinical practice. *Anaesthesia* 2008; **63:** 284–93.
5. McGarvey JM, Pollack CV. Heliox in airway management. *Emerg Med Clin North Am* 2008; **26:** 905–20.
6. Migliori C, *et al.* The effects of helium/oxygen mixture (heliox) before and after extubation in long-term mechanically ventilated very low birth weight infants. *Pediatrics* 2009; **123:** 1524–8.
7. Vorwerk C, Coats T. Heliox for croup in children. Available in The Cochrane Database of Systematic Reviews; Issue 2. Chichester: John Wiley; 2010 (accessed 22/02/10).

Hydrochlorofluorocarbons 氢氯氟（化）碳

HCFCs; Hidroclorofluorocarbonos.

Гидрохлорфторуглероды

Chlorodifluoroethane 氯化双氟乙烷

Clorodifluoroetano; Propellant 142b; Refrigerant 142b. 1-Chloro-1,1-difluoroethane.

Дифтормонохлорэтан

$C_2H_3ClF_2$ = 100.5.

CAS — 75-68-3.

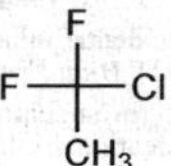

Chlorodifluoromethane 氯化双氟甲烷

Clorodifluorometano; Propellant 22; Refrigerant 22.

Дифтормонохлорметан; Хлордифторметан

$CHClF_2$ = 86.47.
CAS — *75-45-6.*

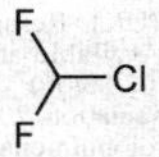

简介

氢氯氟化碳为氢化的氯氟化碳。与氯氟化碳类似，用于制冷剂及气雾抛射剂（第1609页）；同样由于破坏环境问题，在大多数国家已基本淘汰。

毒性的参考文献如下。

1. Dekant W. Toxicology of chlorofluorocarbon replacements. *Environ Health Perspect* 1996; **104** (suppl 1): 75–83.
2. Kubota T, Miyata A. Acute inhalational exposure to chlorodifluoromethane (freon-22): a report of 43 cases. *Clin Toxicol* 2005; **43:** 305–8.
3. Koreeda A, *et al.* An accidental death due to Freon 22 (monochlorodifluoromethane) inhalation in a fishing vessel. *Forensic Sci Int* 2007; **168:** 208–11.
4. Lee J, *et al.* Uncontrolled occupational exposure to 1,1-dichloro-1-fluoroethane (HCFC-141b) is associated with acute pulmonary toxicity. *Chest* 2009; **135:** 149–55.

Hydrofluorocarbons 氢氟化碳

HFAs; HFCs; Hidrofluoroalcanos; Hidrofluorocarbonos; Hydrofluroalkanes.

Гидрофторуглероды

Apaflurane（*BAN*, *rINN*）七氟丙烷

Apaflurano; Apafluranum; Heptafluoropropane; HFA-227; HFC-227. 1,1,1,2,3,3,3-Heptafluoropropane.

Апафлуран

C_3HF_7 = 170.0.
CAS — *431-89-0.*
UNII — *R40P36GDK6.*

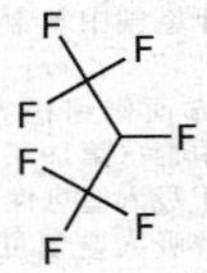

Difluoroethane 二氟乙烷

Difluoroetano; Ethylene Fluoride; Fluoruro de etileno; HFC-152a; Propelente 152a; Propellant 152a; Refrigerant 152a; Refrigerante 152a. 1,1-Difluoroethane.

Дифторэтан

$C_2H_4F_2$ = 66.05.
CAS — *75-37-6.*

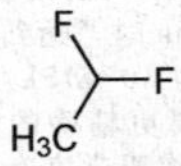

Norflurane（*BAN*, *USAN*, *rINN*）去甲氟丙烷

Fluorocarbon 134a; Fluorocarbono 134a; GR-106642X; HFA-134a; HFC-134a; Norflurano; Norfluranum; Propellant 134a; Refrigerant 134a. 1,1,1,2-Tetrafluoroethane.

Норфлуран

$C_2H_2F_4$ = 102.0.
CAS — *811-97-2.*
UNII — *DH9E53K1Y8.*

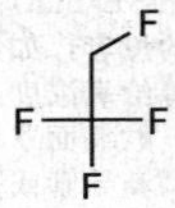

Pentafluoropropane 五氟丙烷

HFC-245fa; R-245fa. 1,1,1,3,3-Pentafluoropropane.

Пентафторпропан

$C_3H_3F_5$ = 134.0.
CAS — *460-73-1.*
UNII — *TA9UOF49CY.*

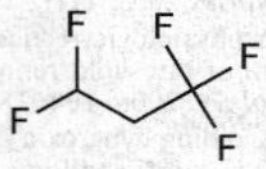

简介

氢氟化碳为烃的卤化物，分子中仅包含氢、氟、碳。本品不影响大气臭氧层，为氯氟化碳和氢氯氟化碳的替代品，用作制冷剂和气雾抛射剂（第1609页）。七氟丙烷和去甲氟丙烷也可用于定量气雾剂，五氟丙烷和去甲氟丙烷还可用作局部麻醉药。

1. Dekant W. Toxicology of chlorofluorocarbon replacements. *Environ Health Perspect* 1996; **104** (suppl 1): 75–83.
2. Kuspis DA, Krenzelok EP. Oral frostbite injury from intentional abuse of a fluorinated hydrocarbon. *J Toxicol Clin Toxicol* 1999; **37:** 873–5.
3. Sasaki C, *et al.* A fatality due to inhalation of 1,1-difluoroethane (HFC-152a) with a peculiar device. *Forensic Toxicol* 2009; **27:** 45–8.

制剂

多组分制剂 *USA:* Gebauers Spray & Stretch.

Hydrogen Sulfide 硫化氢

Ácido sulfhídrico; Hydrogen Sulphide; Siarkowodór; Sulfuro de hidrógeno; Sulphuretted Hydrogen.

Сероводород; Сульфид Водорода

H_2S = 34.08.
CAS — *7783-06-4.*
UNII — *YY9FVM7NSN.*

性状 硫化氢是一种无色易燃，具特异臭的气体。

不良反应

硫化氢是一种常见的工业公害，在化学制品业、矿井、下水道作业及腐烂蛋白质的贮藏处等都可能接触到。在含硫化氢 0.1%～0.2%浓度的空气中几分钟即可致命。约 0.005%及以上浓度的硫化氢可引起嗅觉丧失，并且影响对其特异臭的察觉。肺部刺激、肺水肿和呼吸衰竭通常发生在急性中毒之后。长时间暴露于低浓度下可以引起严重的结膜炎，伴有畏光和角膜浑浊、呼吸道刺激、咳嗽、恶心、呕吐和腹泻、咽炎、头痛、头晕和乏力。本品中毒与氰化物中毒有些类似。

1. WHO. Hydrogen Sulfide. *Environmental Health Criteria 19.* Geneva: WHO, 1981. Available at: http://www.inchem.org/documents/ehc/ehc/ehc019.htm (accessed 05/07/04)

不良反应的处置

硫化氢中毒的患者应移出中毒现场，并建立有效气道。建议吸入亚硝酸戊酯或用亚硝酸钠非肠道治疗，产生的高铁血红蛋白可以结合硫化物。同时应给予吸氧；建议高压氧治疗。如结膜囊受刺激严重应仔细冲洗。接着用通常的对症支持治疗。

用途

硫化氢是工业生产中的重要副产品，也用作硫的来源以及生产其他化合物。在生理学方面，本品为重要的信号分子，目前已在考察本品的治疗用途。

Isobutane 异丁烷

E943b; Isobutano; 2-Methylpropane; 2-Metilpropano.

Изобутан

C_4H_{10} = 58.12.
CAS — *75-28-5.*
UNII — *BXR49TP611.*

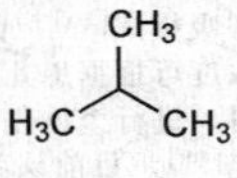

Pharmacopoeias. In *USNF.*

USNF 28（Isobutane） 无色气体，极易燃烧和爆炸。贮藏于温度不超过 40℃的密闭气瓶中。

简介

异丁烷是一种气雾抛射剂（第1609页）。

制剂

多组分制剂 *Austral.:* Histofreezer†; *Fr.:* Cliptol Sport†; Freeze†; *UK:* Histofreezer; *USA:* Compound W Freeze Off.

Nitrogen 氮气

Azot; Azotas; Azote; Dusík; E941; Kvävgas; Nitrogén; Nitrogenium; Nitrógeno; Nitrogenum; Stickstoff; Typpi.

Азот

N_2 = 28.0134.
CAS — *7727-37-9.*
ATC — *V03AN04.*
ATC Vet — *QV03AN04.*
UNII — *N762921K75.*

Pharmacopoeias. In *Eur.* (see p.vii) and *Jpn.* Also in *USNF.*

Ph. Eur. 6.8（Nitrogen） 本专题应用于医用氮气。无色无臭气体。在 20℃压力 101kPa 下，溶于水（1：62），溶于乙醇（约 1：10）。以压缩气或液体贮藏于适当的容器中。

BP 2010 规定氮气应贮藏于经批准的金属气瓶内，气瓶肩部应涂为黑色其余部分涂为灰色。气瓶应带有"氮气"的标签。

Ph. Eur. 6.8（Nitrogen, Low-oxygen） 本专题应用于对氧敏感降解的医药终端产品的惰性气体环境生产。无色无臭气体。在 20℃压为 101kPa 下，溶于水（1：62），溶于乙醇（1：10）。以压缩气或液体贮藏于适当的容器中。

USNF 28（Nitrogen） 无色无臭无味气体，不可燃且不助燃。在 20℃ 760mmHg 压力下，溶于水（1：65）（体积分数），溶于乙醇（1：9）（体积分数）。贮藏于气瓶中。

USNF 28（Nitrogen 97 Percent）。含不少于 97%（体积分数）的氮气。贮藏于气瓶或低压收集罐中。

不良反应

有报道，在高气压下使用含氮混合气潜水后出现氮麻醉。在高气压下，氮溶解在血液和脂肪中。如果减压过快，氮气从体内贮藏处释放，产生气体栓塞并引起潜水病。高浓度氮气具有麻醉作用。皮肤接触液态氮会引起冻伤或灼伤。

1. Roblin P, *et al.* Liquid nitrogen injury: a case report. *Burns* 1997; **23:** 638–40.
2. Kernbach-Wighton G, *et al.* Clinical and morphological aspects of death due to liquid nitrogen. *Int J Legal Med* 1998; **111:** 191–5.
3. Koplewitz BZ, *et al.* Gastric perforation attributable to liquid nitrogen ingestion. *Pediatrics* 2000; **105:** 121–3.
4. Kim DH, Lee HJ. Evaporated liquid nitrogen-induced asphyxia: a case report. *J Korean Med Sci* 2008; **23:** 163–5.

用途和用法

氮气可稀释纯氧或其他活性气体。此外，作为一种惰性气体代替空气在容器里保护易氧化的物质。氮气也可作为气雾抛射剂。液氮作为冷冻剂用于治疗疣（第1511页）和组织器官的保存。

Oxygen 氧气

Deguonis; E948; Happi; Kyslík; Ossigeno; Oxigén; Oxígeno; Oxygène; Oxygenium; Oxygenum; Sauerstoff; Tlen.

Кислород

O_2 = 31.9988.
CAS — *7782-44-7.*
ATC — *V03AN01.*
ATC Vet — *QV03AN01.*
UNII — *S88TT14065.*

Pharmacopoeias. In *Chin.*, *Eur.* (see p.vii), *Int.*, *Jpn*, *US*, and *Viet.*

Ph. Eur. 6.8（Oxygen） 无色无臭气体。在 20℃ 101kPa 压力下，溶于水（1：32）。以压缩气体或液氧贮藏于适当的容器中。应使用氧相容性油或油脂。

BP 2010 规定氧气应贮藏于经批准的金属气瓶，气瓶肩部涂为白色其余部分涂为黑色。气瓶应带有"氧气"的标签。另外，"氧气"或符号"O_2"应印于气瓶的侧面。

Ph. Eur. 6.8（Air, Medicinal; Aer Medicinalis; Medical

Air BP 2010） 压缩空气含 20.4%～21.4%的氧。无色无臭气体。在 20℃ 101kPa 压力下溶于水（1∶50）。以气体贮藏于适当的容器中。

Ph. Eur. 6.8（Air，Synthetic Medicinal；Aer Medicinalis Artificiosus；Synthetic Air BP 2010） 氮气和氧气的混合物，含氧 21.0%～22.5%，无色无臭无味气体。在 20℃ 101kPa 压力下，溶于水（1∶50）。以压缩气体贮藏于适当的容器中。

USP 33（Oxygen） 无色无臭无味气体。助燃性比空气强。在 20℃ 760mmHg 压力下，溶于水（1∶32），溶于乙醇（1∶7）。贮藏于气瓶或耐压存贮罐中。

USP 33（Medical Air） 天然的或合成的主要由氮气和氧气组成的混合气体。氧气含量不低于 19.5%，不高于 23.5%。贮藏于气瓶或低压收集罐中。

USP 33（Oxygen 93 Percent） 含有体积为 90%～96%的氧，其余大部分由氩气和氮气组成。贮藏于气瓶或低压收集罐中。

不良反应

氧气对生命至关重要，但吸入高浓度氧气可能出现不良反应，特别是长时间暴露于高压下。不良反应包括肺毒性和神经毒性。肺毒性通常与长时间或反复暴露有关，症状包括咳嗽、呼吸困难、胸部不适，还可能出现肺活量下降；也有肺泡塌陷、肺水肿和肺炎的报道。中枢神经系统毒性通常出现在暴露于 2 倍大气压后，但通常于肺毒性之前出现，潮湿环境下更易出现，症状包括恶心、情绪改变、眩晕、痉挛、惊厥和意识丧失。还可能出现眼毒性（见**高压氧治疗**和**早产儿视网膜病**）。

氧毒性的机制尚不清楚，可能包括氧自由基的大量产生。高氧血症也可能有不良的生理作用，例如脑血管或冠状动脉收缩。人们逐渐认识到吸入高浓度氧可影响通气功能，进而对慢性肺功能障碍患者产生有害作用（见下文**注意事项**）。

高压氧治疗 吸入高压氧后（如高压氧治疗或潜水应用时），中枢神经系统毒性是最重要和不可预知的不良反应[1]。高压氧还与肺毒性相关，特别是当反复暴露时。与吸入氧压力过高有关的其他并发症已有报道[2～5]。中耳和鼻窦可出现气压伤，严重时可导致鼓膜破裂。肺气压伤和气胸也有报道。牙齿气压伤是罕见的并发症。可能出现包括近视在内的视觉改变，但停止治疗后会很快缓解。有白内障的报道，但未能确定与高压氧治疗的关系。还可能出现精神系统不良反应，如幽闭恐惧症。

1. Bitterman N. CNS oxygen toxicity. *Undersea Hyperb Med* 2004; **31:** 63–72.
2. Grim PS, *et al.* Hyperbaric oxygen therapy. *JAMA* 1990; **263:** 2216–20.
3. Plafki C, *et al.* Complications and side effects of hyperbaric oxygen therapy. *Aviat Space Environ Med* 2000; **71:** 119–24.
4. Gill AL, Bell CN. Hyperbaric oxygen: its uses, mechanisms of action and outcomes. *Q J Med* 2004; **97:** 385–95.
5. Huang K-C, *et al.* Hyperbaric oxygen therapy in orthopedic conditions: an evaluation of safety. *J Trauma* 2006; **61:** 913–17.

早产儿视网膜病 氧气与早产儿视网膜病的关系尚有争论[1,2]。在 20 世纪 40 年代和 50 年代，由于早产儿过量地使用氧气，视网膜病非常流行，影响了大约 10000 名婴儿。因此，早产儿的氧气使用大大减少，此反应的发生率也大幅降低。20 世纪 70 年代，可能由于复苏患儿的增加，氧气使用不再受限，其他并发症出现增加（虽然其他因素如极早产儿的成活率升高也可能是重要的因素）。目前认为，极低体重出生儿及极早产儿是本病主要的危险因素，过多使用氧气也起着重要的作用[3]。视网膜在妊娠晚期开始发育，其发育依赖于子宫的低氧环境。过多氧气可抑制血管内皮生长因子的产生，进而抑制视网膜血管生成。视网膜血管缺乏可导致低氧，并刺激过多的新生血管，进而出现视网膜纤维化。氧自由基的产生也可能起到促进作用。

新生儿或婴儿补充氧气的最佳剂量尚未确定（见下文**注意事项**）。有研究[4,5]建议新生儿氧疗时应维持血氧饱和度（用脉搏血氧测定法测得）于特定范围内，避免产生高氧血症及低氧血症，可减少早产儿视网膜病的发生。一项研究[6]认为，采用此原则治疗，婴儿在 18 个月龄时未观察到有害反应。最适宜的血氧饱和度范围尚未确定，但可能与胎龄有关，建议 34 周胎龄以下的早产儿维持在 85%～92%，大于 34 周胎龄的维持在 92%～97%[7]。如患儿出现视网膜病的症状，更高的血氧饱和度也可能适宜。一项研究[8]认为补充氧气治疗阈值前期视网膜病的疗法是安全的，但疗效未能确证。

1. Saugstad OD. Oxygen and retinopathy of prematurity. *J Perinatol* 2006; **26** (suppl 1): S46–S50.
2. Harrell SN, Brandon DH. Retinopathy of prematurity: the disease process, classifications, screening, treatment, and outcomes. *Neonatal Netw* 2007; **26:** 371–8.
3. Tin W, *et al.* Pulse oximetry, severe retinopathy, and outcome at one year in babies of less than 28 weeks gestation. *Arch Dis Child Fetal Neonatal Ed* 2001; **84:** F106–F110.
4. Chow LC, *et al.* Can changes in clinical practice decrease the incidence of severe retinopathy of prematurity in very low birth weight infants? *Pediatrics* 2003; **111:** 339–45.
5. Wright KW, *et al.* A physiologic reduced oxygen protocol decreases the incidence of threshold retinopathy of prematurity. *Trans Am Ophthalmol Soc* 2006; **104:** 78–84.
6. Deulofeut R, *et al.* Avoiding hyperoxia in infants ≤1250 g is associated with improved short- and long-term outcomes. *J Perinatol* 2006; **26:** 700–705.
7. Sears JE, *et al.* A change in oxygen supplementation can decrease the incidence of retinopathy of prematurity. *Ophthalmology* 2009; **116:** 513–18.
8. The STOP-ROP Multicenter Study Group. Supplemental therapeutic oxygen for prethreshold retinopathy of prematurity (STOP-ROP), a randomized, controlled trial. I: Primary outcomes. *Pediatrics* 2000; **105:** 295–310.

注意事项

在氧气浓度高的场所，火或火花都是非常危险的，特别是压力氧气。

金属氧气瓶必须带有可控制流速的减压阀。需要注意的是，减压阀不允许有任何微量的油迹或油脂（除非为氧相容性），以免发生爆炸。浸在液氧中的可燃物容易爆炸，液氧的低温会使不适当的设备变脆易碎。液氧不允许直接接触皮肤，因其会引起严重的"冷灼"。

用于航空或登山营救的氧气要保证在低湿度环境中使用，避免低温下湿气凝结成冰堵住减压阀。

过多的氧气可能对新生儿和慢性肺病患者有害；在血氧饱和度未知的情况下，初始治疗应避免采用高浓度氧（见下文）。在急症情况下进行预防性氧疗可能对非低氧血症者有害，因此不推荐（见下文**心肌梗死**和**妊娠**）。

氧气应避免用于百草枯中毒，因为可能加重肺损伤。与博来霉素有关的肺毒性也会因使用氧气而加重。

慢性肺病 呼吸困难的患者常给予纯氧治疗，这可能对慢性肺病患者产生有害影响[1～3]。对于慢性阻塞性肺疾病、胸壁畸形或骨骼肌障碍的患者，吸入高浓度氧可以导致二氧化碳潴留（高碳酸血症）和酸中毒，继而引起脏器功能不全。其机制较为复杂，可能包括缺氧驱动作用的下降和通气血流比的异常。对于此类患者，推荐的血氧饱和度水平为 88%～92%[3]。在血氧饱和度未知情况下，初始治疗的给氧浓度应控制在 24%～28%。

1. New A. Oxygen: kill or cure? Prehospital hyperoxia in the COPD patient. *Emerg Med J* 2006; **23:** 144–6.
2. Beasley R, *et al.* Is it time to change the approach to oxygen therapy in the breathless patient? *Thorax* 2007; **62:** 840–1.
3. O'Driscoll BR, *et al.* British Thoracic Society. BTS guideline for emergency oxygen use in adult patients. *Thorax* 2008; **63** (suppl 6): vi1–vi68. Correction. *ibid.* 2009; **64:** 91. Also available at: http://www.brit-thoracic.org.uk/Portals/0/Clinical% 20Information/Emergency%20Oxygen/Emergency%20oxygen%20guideline/THX-63-Suppl_6.pdf (accessed 03/06/09)

心肌梗死 对于急性心肌梗死患者，推荐常规氧气治疗（见第1135页）。但系统性综述[1]发现缺乏相关研究，且非常有限的证据认为心肌梗死患者高流量吸氧可能增加梗死面积和死亡风险，可能与冠状动脉血流减少有关。因此作者认为现有证据不支持高流量吸氧治疗，需进一步研究。

1. Wijesinghe M, *et al.* Routine use of oxygen in the treatment of myocardial infarction: systematic review. *Heart* 2009; **95:** 198–202.

新生儿及婴儿 新生儿是否氧疗存在争议[1～3]。虽然窒息新生儿复苏时常规使用 100%氧气，但有证据表明，普通空气（含氧 21%）的效果与 100%氧气相同，且可能更安全。但一项系统性综述[4]得出结论：目前无充分证据推荐应用普通空气。婴儿复苏指南指出：用较低浓度的氧气或空气替代 100%氧气是合理的[5,6]，但是如果最初吸入的是空气，应同时准备氧气。一项针对早产儿的研究[7]发现，空气不足以维持血氧饱和，作者建议初始氧浓度维持在 30%～40%较为合适。

对于新生儿及早产儿的呼吸支持，氧气须在严密监测下使用。过多地补充氧气与新生儿视网膜病和慢性肺病有关[8]。一些证据表明新生儿氧疗与儿童恶性肿瘤有关[9]，但尚未证实。但是，不治疗低氧血症可能导致脑损伤或死亡[3]。其他研究表明，补充氧气有利于早产儿睡眠和改善呼吸模式[10]。因此，氧气治疗未被严格限制，吸入氧浓度可根据患儿动脉血氧饱和度（用脉搏血氧测定法测得）进行个体化调整。最佳血氧饱和度范围还未完全确定[11]。目前认为对早产儿，维持血氧饱和度在 85%～93%或 94%之间为宜[2,3]。

1. Higgins RD, *et al.* Executive summary of the workshop on oxygen in neonatal therapies: controversies and opportunities for research. *Pediatrics* 2007; **119:** 790–6.
2. Sola A, *et al.* Oxygen as a neonatal health hazard: call for détente in clinical practice. *Acta Paediatr* 2007; **96:** 801–12.
3. Walsh BK, *et al.* Oxygen therapy in the neonatal care environment. *Respir Care* 2009; **54:** 1193–202.
4. Tan A, *et al.* Air versus oxygen for resuscitation of infants at birth. Available in The Cochrane Database of Systematic Reviews; Issue 2. Chichester: John Wiley; 2005 (accessed 07/06/06).
5. Resuscitation Council (UK). Resuscitation Guidelines 2005: newborn life support. Available at: http://www.resus.org.uk/pages/nls.pdf (accessed 07/06/06)
6. The American Heart Association. 2005 American Heart Association guidelines for cardiopulmonary resuscitation and emergency cardiovascular care. Part 13: neonatal resuscitation guidelines. *Circulation* 2005; **112:** (suppl 1): IV188–IV195. Also available at: http://circ.ahajournals.org/cgi/reprint/112/24_suppl/IV-188 (accessed 07/06/06)
7. Wang CL, *et al.* Resuscitation of preterm neonates by using room air or 100% oxygen. *Pediatrics* 2008; **121:** 1083–9.
8. Askie LM, *et al.* Restricted versus liberal oxygen exposure for preventing morbidity and mortality in preterm or low birth weight infants. Available in The Cochrane Database of Systematic Reviews; Issue 1. Chichester: John Wiley; 2009 (accessed 25/02/10).
9. Spector LG, *et al.* Childhood cancer following neonatal oxygen supplementation. *J Pediatr* 2005; **147:** 27–31.
10. Simakajornboon N, *et al.* Effect of supplemental oxygen on sleep architecture and cardiorespiratory events in preterm infants. *Pediatrics* 2002; **110:** 884–8.
11. Tin W, Gupta S. Optimum oxygen therapy in preterm babies. *Arch Dis Child Fetal Neonatal Ed* 2007; **92:** F143–7.

妊娠 孕妇分娩期间常给予吸氧以预防胎儿窘迫，然而系统性综述[1]发现，仅有少量证据支持此疗法，而且分娩期间预防性给氧可能对胎儿有害[2]，因此指南不予推荐[3]。

1. Fawole B, Hofmeyr GJ. Maternal oxygen administration for fetal distress. Available in The Cochrane Database of Systematic Reviews; Issue 4. Chichester: John Wiley; 2003 (accessed 01/05/09).
2. Simpson KR. Intrauterine resuscitation during labor: should maternal oxygen administration be a first-line measure? *Semin Fetal Neonatal Med* 2008; **13:** 362–7.
3. O'Driscoll BR, *et al.* British Thoracic Society. BTS guideline for emergency oxygen use in adult patients. *Thorax* 2008; **63** (suppl 6): vi1–vi68. Correction. *ibid.* 2009; **64:** 91. Also available at: http://www.brit-thoracic.org.uk/Portals/0/Clinical%20Information/Emergency%20Oxygen/Emergency%20oxygen%20guideline/THX-63-Suppl_6.pdf (accessed 03/06/09)

用途和用法

氧气对生命至关重要，在零海拔的情况下，空气中的氧浓度为 21%。吸氧可预防或纠正低氧血症，以及在空气中氧浓度不足以供组织利用的情况下增加氧供应。吸入氧气可用于纠正呼吸衰竭（见下文）或用于贫血的对症治疗；也用于空气中氧含量不足的情况，如高原病（第1129页）。

氧气在治疗中毒方面作用很大，如一氧化碳中毒（第1610页）、氰化物中毒（第1928页）和二氯甲烷中毒（第1951页），还可用于吸入窒息性气体的治疗。高压或潜水工作者吸入氧气较吸入空气可减少氮麻醉的出现；吸入氧气与惰性气体（如氦气）的混合气体更好，可减少氧毒性的风险。氧气也是挥发性吸入剂或气体麻醉药的稀释剂。

氧气通常以纯氧（100%）的压缩气体形式贮藏于金属罐中，或在低温条件下以液氧形式贮藏于密闭容器中。从空气中分离氧气的制氧机，可提供浓度为95%～98%的氧，常用于家庭氧疗，特别是患者需用大量氧气时。吸入的氧浓度可通过流速及给氧装置进行调节。一般来说，给氧浓度无严格限定，多数给氧装置通过调节流速可达到合适的浓度。鼻导管吸氧在流速为 1～4L/min 时，可达到 24%～40%的给氧浓度；一般面罩吸氧可在流速为 5～10L/min 时，达到 40%～60%的给氧浓度；贮氧面罩在流速为 10～15L/min 时，达到 60%～90%的给氧浓度；需要更精确的给氧剂量时，可采用 Venturi 面罩，它可准确调节流速，达到 24%～60%的给氧浓度。若需要更多的给氧量，可采用气管插管或氧幕以达到 100%的给氧浓度。

患者吸入氧浓度一般取决于其病情，但治疗急症时，则最好根据患者的氧饱和度调整。对于大部分患者，**目标氧饱和度**（用脉搏血氧测定法测得）为94%～98%。对于高碳酸血症或有高碳酸血症风险的患者，推荐维持稍低的氧饱和度 88%～92%（见上文**注意事项**中的**慢性肺病**项下内容）。推荐的初始吸入浓度及吸入装置如下：

- 重症患者，包括一氧化碳中毒的患者：**高**给氧浓度（贮氧面罩，流速为 15L/min）。
- 存在急性低氧血症的患者，如急性哮喘、肺炎、非栓塞和术后患者：**中等**给氧浓度：
  - 氧饱和度<85%：贮氧面罩，流速为 15L/min；
  - 氧饱和度≥85%：鼻导管或一般面罩吸氧，流速为 2～10L/min。

- 慢性阻塞性肺疾病患者或存在高碳酸血症风险的患者：低浓度（控制浓度）给氧：
  - 氧饱和度未知者：如有高碳酸血症史者，通过Venturi面罩给予浓度为28%（流速4L/min）或24%（流速2～4L/min）的氧；
  - 氧饱和度低于88%：鼻导管吸氧，流速2～6L/min；或一般面罩给氧流速，5L/min。

高压氧治疗是指高于1个大气压条件下的给氧治疗，主要用于减压病及气体栓塞的治疗。虽然疗效有较大争议，也可能用于一氧化碳中毒、严重厌氧菌感染及其他情况。有关高压氧治疗的详细介绍，见下文。

1. Bateman NT, Leach RM. ABC of oxygen: acute oxygen therapy. *BMJ* 1998; **317:** 798–801.
2. Rees PJ, Dudley F. ABC of oxygen: oxygen therapy in chronic lung disease. *BMJ* 1998; **317:** 871–4.
3. Rees PJ, Dudley F. ABC of oxygen: provision of oxygen at home. *BMJ* 1998; **317:** 935–8.
4. Treacher DF, Leach RM. ABC of oxygen: oxygen transport: basic principles. *BMJ* 1998; **317:** 1302–6.
5. Leach RM, Treacher DF. ABC of oxygen: oxygen transport: tissue hypoxia. *BMJ* 1998; **317:** 1370–3.
6. Kallstrom TJ. American Association for Respiratory Care (AARC). AARC clinical practice guideline: oxygen therapy for adults in the acute care facility—2002 revision & update. *Respir Care* 2002; **47:** 717–20. Also available at: http://www.rcjournal.com/cpgs/pdf/06.02.717.pdf (accessed 26/02/10)
7. American Association for Respiratory Care (AARC). AARC clinical practice guideline: oxygen therapy in the home or alternate site health care facility—2007 revision & update. *Respir Care* 2007; **52:** 1063–8. Also available at: http://www.rcjournal.com/cpgs/pdf/08.07.1063.pdf (accessed 26/02/10)
8. O'Driscoll BR, *et al.* British Thoracic Society. BTS guideline for emergency oxygen use in adult patients. *Thorax* 2008; **63** (suppl 6): vi1–vi68. Correction. *ibid.* 2009; **64:** 91. Also available at: http://www.brit-thoracic.org.uk/Portals/0/Clinical%20Information/Emergency%20Oxygen/Emergency% 20oxygen%20guideline/THX-63-Suppl_6.pdf (accessed 03/06/09)
9. Balfour-Lynn IM, *et al.* British Thoracic Society. BTS guidelines for home oxygen in children. *Thorax* 2009; **64** (suppl 2): ii1–ii26. Also available at: http://www.brit-thoracic.org.uk/Portals/0/Clinical%20Information/Home%20Oxygen/Home%20Oxygen%20Guideline/HomeOxygen-in-children-full-guideline.pdf (accessed 26/02/10)

丛集性头痛 虽然证据有限[4]，但随机研究[1,2]及病例系列研究[3]显示，吸入100%氧气可迅速有效地缓解丛集性头痛（第587页）发作。因此，推荐所有患者均应用100%氧气治疗[5]，不过此疗法临床实践的经验有限。

1. Fogan L. Treatment of cluster headache: a double-blind comparison of oxygen v air inhalation. *Arch Neurol* 1985; **42:** 362–3.
2. Cohen AS, *et al.* High-flow oxygen for treatment of cluster headache: a randomized trial. *JAMA* 2009; **302:** 2451–7.
3. Rozen TD. High oxygen flow rates for cluster headache. *Neurology* 2004; **63:** 593.
4. Bennett MH, *et al.* Normobaric and hyperbaric oxygen therapy for migraine and cluster headache. Available in The Cochrane Database of Systematic Reviews; Issue 3. Chichester: John Wiley; 2008 (accessed 21/08/08).
5. Scottish Intercollegiate Guidelines Network. Diagnosis and management of headache in adults (issued November 2008). Available at: http://www.sign.ac.uk/pdf/sign107.pdf (accessed 26/01/09)

高压氧治疗 高压氧治疗[1~3]是在一个绝对压力高于1atm的特殊房间中，吸入100%的氧气，最适宜的压力和治疗时间与适应证有关。通常以2.5～3atm治疗45min～2h。某些适应证单次治疗即可，其他情况须重复治疗：每日1～2次，最多可进行40次治疗。高压氧治疗具有较好的安全性，但也可能出现不良反应（见上文）。间断空气替代氧气治疗可能减少氧中毒的风险[2]。

高压氧治疗的机制主要有两个方面。压力具有物理效应，可减少血液循环中气泡的体积，有助于减压病和气体栓塞的治疗。此外，在较高压力下，血液中溶解的氧气量也会增加，进而增加组织供氧。高血氧具有多种生理和生化效应，包括促进伤口愈合和组织修复，以及增强机体对感染的耐受性。

高压氧治疗曾试验性治疗多种疾病，但是多数几乎没有对照研究验证，证明有效的证据很有限。目前已有部分适应证可应用高压氧治疗，其他适应证的相关研究正在进行。

高压氧用于治疗减压病或气体栓塞的安全性及有效性已经得到确认，主要的作用机制为减少气泡体积，增加供氧也可能起到一定的作用。虽然所需的压力可高达6atm，但一般情况与减压病或气体栓塞治疗相似（初始约2.8atm）。高压氧治疗完毕后，应以安全的速率逐渐减压。

高压氧治疗曾被广泛推荐用于治疗一氧化碳中毒，其机制尚不明确（见第1610页）。此疗法可考虑用于特定患者；可能的机制包括加快碳氧血红蛋白浓度降低的速度、增加细胞内供氧、还可能减少脂质过氧化从而稳定神经细胞膜。

在创伤及感染的治疗方面，高压氧治疗也可以起到多方面的作用[4]。它可作为辅助治疗用于梭状芽孢杆菌感染（气性坏疽）（第162页）。早期治疗可减轻全身毒性反应（可能由于厌氧菌抑制梭状芽孢杆菌α毒素的产生），从而使患者更好地耐受外科治疗。此外，高压氧治疗还可以明确有活力组织的界限。虽然证据有限，高压氧治疗对坏死性筋膜炎（第171页）可能有效。其他可能有效的适应证包括：骨髓炎、颅内脓肿。有证据表明，高压氧治疗可能有助于非感染性创伤的治疗[5,6]。对于难治性创伤，如静脉性溃疡，高压氧治疗可能增加组织供氧和刺激组织生长；但只能作为辅助治疗，而不能取代良好的局部护理。高压氧治疗还可能减少慢性糖尿病足溃疡者截肢术的风险[7,8]。有报道[9]，高压氧治疗可促进青斑样血管病变患者腿部溃疡的愈合。产生治疗作用的其他创伤包括：烧伤、皮肤移植和皮瓣移植。烧伤及创伤的处置另见第1505页和第1511页。高压氧治疗也可能有利于急性外伤和挤压伤[10]患者；它可以减轻血管收缩引起的水肿，逆转氧供增加引起的缺血。

对于恶性肿瘤患者，高压氧治疗可减轻放疗所致的组织损伤[11]。放疗可以损伤临近组织，导致组织缺氧和细胞死亡。高压氧治疗可刺激周围活性组织生长，从而起到补救作用。虽然随机临床试验未能确认对放射性颚骨坏死者有效；仍有部分证据表明[12]，高压氧治疗有助于治疗放射性骨坏死、软组织损伤和放疗所致的出血性膀胱炎（见第2098页）。高压氧曾试验性用于恶性肿瘤的辅助治疗，但其作用尚未确定[13]。

支持高压氧治疗神经系统疾病的证据非常有限。目前有高压氧对脑瘫患儿有益的报道，但尚未确定。部分证据认为，高压氧并不优于加压空气[14]。有报道高压氧可改善新生儿缺血缺氧性脑病[15]，但仍需进一步的研究。一项研究认为24%的高压氧对自闭症患儿有效[16]。

高压氧可能在治疗大量失血所致的严重贫血方面具有一定作用（见第1011页），因为高压氧可增强组织的氧供而不依赖血红蛋白。然而，临床上更喜欢采用其他治疗手段。

1. Tibbles PM, Edelsberg JS. Hyperbaric-oxygen therapy. *N Engl J Med* 1996; **334:** 1642–8.
2. Leach RM, *et al.* ABC of oxygen: hyperbaric oxygen therapy. *BMJ* 1998; **317:** 1140–3.
3. Gill AL, Bell CNA. Hyperbaric oxygen: its uses, mechanisms of action and outcomes. *Q J Med* 2004; **97:** 385–95.
4. Kaide CG, Khandelwal S. Hyperbaric oxygen: applications in infectious disease. *Emerg Med Clin North Am* 2008; **26:** 571–95.
5. Thackham JA, *et al.* The use of hyperbaric oxygen therapy to treat chronic wounds: a review. *Wound Repair Regen* 2008; **16:** 321–30.
6. Kulikovsky M, *et al.* Hyperbaric oxygen therapy for non-healing wounds. *Isr Med Assoc J* 2009; **11:** 480–5.
7. Wang C, *et al.* Hyperbaric oxygen for treating wounds: a systematic review of the literature. *Arch Surg* 2003; **138:** 272–9.
8. Roeckl-Wiedmann I, *et al.* Systematic review of hyperbaric oxygen in the management of chronic wounds. *Br J Surg* 2005; **92:** 24–32.
9. Juan W-H, *et al.* Livedoid vasculopathy: long-term follow-up results following hyperbaric oxygen therapy. *Br J Dermatol* 2006; **154:** 251–5.
10. Garcia-Covarrubias L, *et al.* Adjuvant hyperbaric oxygen therapy in the management of crush injury and traumatic ischemia: an evidence-based approach. *Am Surg* 2005; **71:** 144–51.
11. Pasquier D, *et al.* Hyperbaric oxygen therapy in the treatment of radio-induced lesions in normal tissues: a literature review. *Radiother Oncol* 2004; **72:** 1–13.
12. Annane D, *et al.* Hyperbaric oxygen therapy for radionecrosis of the jaw: a randomized, placebo-controlled, double-blind trial from the ORN96 study group. *J Clin Oncol* 2004; **22:** 4893–4900.
13. Daruwalla J, Christophi C. Hyperbaric oxygen therapy for malignancy: a review. *World J Surg* 2006; **30:** 2112–31.
14. McDonagh MS, *et al.* Systematic review of hyperbaric oxygen therapy for cerebral palsy: the state of the evidence. *Dev Med Child Neurol* 2007; **49:** 942–7.
15. Liu Z, *et al.* Clinical effectiveness of treatment with hyperbaric oxygen for neonatal hypoxic-ischaemic encephalopathy: systematic review of Chinese literature. *BMJ* 2006; **333:** 374–6.
16. Rossignol DA, *et al.* Hyperbaric treatment for children with autism: a multicenter, randomized, double-blind, controlled trial. *BMC Pediatr* 2009; **9:** 21.

呼吸衰竭 呼吸衰竭是由于动脉血氧分压（PaO_2）和二氧化碳分压（$PaCO_2$）不能维持在正常生理范围内而出现的临床表现。其原因可能来自呼吸系统的任何部分，包括呼吸道、肺泡、中枢神经系统、呼吸肌和循环系统。呼吸衰竭也可能与多种基础疾病相关，可表现为急性或慢性。Ⅰ型呼吸衰竭的PaO_2低（低氧血症），而$PaCO_2$正常或降低；Ⅱ型呼吸衰竭PaO_2低，而$PaCO_2$会升高（高碳酸血症）。Ⅰ型呼吸衰竭更常见，可发生于任何肺部疾病患者，如肺水肿、肺炎和肺出血。Ⅱ型呼吸衰竭由通气衰竭引起，与药物中毒、神经肌肉疾病和慢性阻塞性肺疾病有关。哮喘可引起任意一种呼吸衰竭。

呼吸衰竭的症状和体征包括基础疾病的症状、体征及与低氧血症和高碳酸血症有关的症状、体征。常见呼吸困难，且患者还可能出现气促、心动过速和其他心律失常、发绀和神经系统症状（如意识混乱和嗜睡）。

对于呼吸衰竭的治疗，首先要给予氧气，逆转低氧血症，治疗基础疾病。对于重症患者，可能需要侵入或非侵入式通气支持。呼吸兴奋剂的作用有限，但某些情况可以考虑使用。

对于急性呼吸衰竭，氧气是最重要的治疗[1,2]，给氧浓度应为能够逆转低氧血症的最低浓度，理想情况下，应根据血气检查或脉搏血氧测定结果调整。对于无低氧血症的患者，不推荐常规给氧[3]。没有证据表明给氧对与癌症或心力衰竭有关的呼吸困难有效[4]。

Ⅰ型呼吸衰竭者，可通过鼻导管或面罩给予较高的初始氧浓度，血氧饱和度目标为94%～98%。如果使用贮氧面罩仍不能维持足够的血氧饱和度，应考虑机械通气。

Ⅱ型呼吸衰竭者，初始给氧浓度的确定需要考虑高碳酸血症和酸中毒加剧的风险：

- 对于急性重症哮喘（第1072页），高碳酸血症并非氧疗的障碍，可通过贮氧面罩给氧，速度为10～15L/min（若氧饱和度＜85%）；或通过鼻导管、一般面罩给氧，速度为2～10L/min（若氧饱和度≥85%）[3]（*BNF 59* 指出：经其他治疗，若$PaCO_2$仍持续升高，应考虑行间断正压通气）。
- 对于慢性呼吸系统疾病恶化的情况，如慢性阻塞性肺疾病（COPD，第1075页）、囊性纤维化（第157页）或神经肌肉疾病，高浓度给氧可能加剧高碳酸血症（见禁忌证），特别是长期给氧。虽然没有对照研究的证据，但通常推荐初始给予低浓度氧气（24%～28%）[3,5]。

对于低氧血症持续存在或高碳酸血症及酸中毒加重的呼吸衰竭患者，需要通气支持，一般需要气管插管和侵入式通气。但非侵入式通气支持的应用正在增加，而且部分情况下，特别是慢性疾病加重时，其作用优于侵入式通气[6]。比空气轻的混合气体，如氦气与氧气的混合气体，已试验性用于治疗急性呼吸衰竭，以减轻呼吸做功，但此疗法的益处尚未确定[7]。对于呼吸衰竭的极端情况，如急性呼吸窘迫综合征，可尝试使用体外膜式氧合器（ECMO）[8]，但证据有限。

呼吸兴奋药（如多沙普仑）曾用于呼吸衰竭的治疗，但作用有限。对于慢性通气不全疾病的患者，随着病情的恶化，中枢对呼吸肌的驱动增加，呼吸兴奋药在这种情况下几乎无效；但当患者不适宜或没有条件机械通气时可尝试使用。呼吸兴奋药还可考虑用于麻醉后通气下降者。一些特异性的拮抗药（如纳洛酮和氟马西尼）可分别用于治疗由吗啡和苯二氮䓬类药物过量引起的肺通气不足，但由于疗效可能下降，治疗中需要密切监护。

婴儿重症呼吸衰竭是由多种因素引起的，使用表面活性剂或吸入一氧化氮对于某些病例可能有益，但要同时使用体外膜式氧合器（ECMO）[9]。

慢性呼吸衰竭，包括基础疾病的治疗和急性加重的处置，氧疗可能对部分稳定期患者有益。每日最少15h的长期经鼻导管氧疗可能增加慢性阻塞性肺疾病和持续性低氧血症患者的存活率[5,10]。患者也可使用间断"脉冲"式给氧改善运动相关症状，但益处尚未确定[5,10]。还有有限的证据支持对于夜间低氧血症患者给予夜间氧气治疗[5]。

1. Chakrabarti B, Calverley PM. Management of acute ventilatory failure. *Postgrad Med J* 2006; **82:** 438–45.
2. Goldring JJP, Wedzicha JA. Managing acute on chronic respiratory failure: a guide to non-invasive ventilation. *Br J Hosp Med* 2008; **69:** 444–9.
3. O'Driscoll BR, *et al.* British Thoracic Society. BTS guideline for emergency oxygen use in adult patients. *Thorax* 2008; **63** (suppl 6): vi1–vi68. Correction. *ibid.* 2009; **64:** 91. Also available at: http://www.brit-thoracic.org.uk/Portals/0/Clinical%20Information/Emergency%20Oxygen/Emergency%20oxygen%20guideline/THX-63-Suppl_6.pdf (accessed 03/06/09)
4. Cranston JM, *et al.* Oxygen therapy for dyspnoea in adults. Available in The Cochrane Database of Systematic Reviews; Issue 3. Chichester: John Wiley; 2008 (accessed 01/03/10).
5. Abramson M, *et al.* The COPDX plan: Australian and New Zealand guidelines for the management of chronic obstructive pulmonary disease 2009. Available at: http://www.copdx.org.au/guidelines/documents/COPDX_V2_18.pdf (accessed 01/03/10)
6. Garpestad E, *et al.* Noninvasive ventilation for critical care. *Chest* 2007; **132:** 711–20.
7. Colebourn CL, *et al.* Use of helium-oxygen mixture in adult patients presenting with exacerbations of asthma and chronic obstructive pulmonary disease: a systematic review. *Anaesthesia* 2007; **62:** 34–42.
8. Schuerer DJ, *et al.* Extracorporeal membrane oxygenation: current clinical practice, coding, and reimbursement. *Chest* 2008; **134:** 179–84.
9. Barrington KJ, Finer NN. Care of near term infants with respiratory failure. *BMJ* 1997; **315:** 1215–18.
10. National Collaborating Centre for Chronic Conditions. Chronic obstructive pulmonary disease: national clinical guideline on management of chronic obstructive pulmonary disease in adults in primary and secondary care. *Thorax* 2004; **59** (suppl 1): 1–232. Also available at: http://www.nice.org.uk/nicemedia/pdf/CG012_niceguideline.pdf (accessed 16/04/10)

创伤 高压氧治疗在治疗感染和不良伤口方面可能有一定的作用（见上文）。有研究者尝试通过补充正常压力的氧气以防止术后伤口感染。虽然各个研究结果互相矛盾，但是一项荟萃分析[1]认为80%的氧气是有益的。然而，近期的多中心研究[2]发现与30%的氧气相比，手术期间及术后2h给予80%的氧气，感染的风险并未降低。

氧气还可用于局部创伤的治疗[3]。

1. Qadan M, *et al.* Perioperative supplemental oxygen therapy and surgical site infection: a meta-analysis of randomized controlled trials. *Arch Surg* 2009; **144:** 359–66.
2. Meyhoff CS, *et al.* Effect of high perioperative oxygen fraction on surgical site infection and pulmonary complications after abdominal surgery: the PROXI randomized clinical trial. *JAMA* 2009; **302:** 1543–50.
3. Gordillo GM, Sen CK. Evidence-based recommendations for the use of topical oxygen therapy in the treatment of lower extremity wounds. *Int J Low Extrem Wounds* 2009; **8:** 105–11.

制剂

专利制剂

Cz.: Conoxia; ***Fin.:*** Conoxia; ***Ger.:*** Conoxia; ***Neth.:*** Conoxia.

多组分制剂 ***Canad.:*** Alnox; Entonox; Liqui-Med; ***Fr.:*** Antasol; Entonox; Kalinox; Medimix†; Oxynox; ***Irl.:*** Entonox; ***S.Afr.:*** Entonox; ***Switz.:*** Kalinox; Medimix; ***UK:*** Entonox; Equanox.

Propane 丙烷

Dimethylmethane; E944; Propano; Propyl Hydride.

Пропан

C_3H_8 = 44.10.

CAS — 74-98-6.

UNII — T75W9911L6.

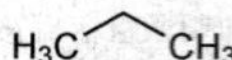

Pharmacopoeias. In *USNF.*

USNF 28 (Propane) 无色气体，易燃易爆。贮藏于温度不超过40℃的密闭气瓶中。

简介

丙烷是制冷剂和气雾抛射剂（第1609页），也广泛用作燃料。

已有与丙烷滥用或误用相关的毒性的报道[1~8]。

1. James NK, Moss ALH. Cold injury from liquid propane. *BMJ* 1989; **299:** 950–1.
2. Siegel E, Wason S. Sudden death caused by inhalation of butane and propane. *N Engl J Med* 1990; **323:** 1638.
3. Tsoukali H, *et al.* Death during deliberate propane inhalation. *Forensic Sci Int* 1998; **93:** 1–4.
4. McLennan JJ, *et al.* Propane-associated autoerotic fatalities. *Am J Forensic Med Pathol* 1998; **19:** 381–6.
5. Grosse K, Grosse J. Propanmissbrauch: extreme Dosissteigerung durch Toleranzentwicklung. *Nervenarzt* 2000; **71:** 50–3.
6. Jackowski C, *et al.* Autoerotic accident by inhalation of propane-butane gas mixture. *Am J Forensic Med Pathol* 2005; **26:** 355–9.
7. Stemberga V, *et al.* Propane-associated autoerotic asphyxiation: accident or suicide? *Coll Antropol* 2007; **31:** 625–7.
8. Bonamonte D, *et al.* Cold burn from contact with a propane and butane gas blend inside a spray canister used as a hooter. *Contact Dermatitis* 2008; **59:** 61–2.

制剂

多组分制剂 ***Austral.:*** Histofreezer†; ***Fr.:*** Cliptol Sport†; Freeze†; ***Ger.:*** Olbas; ***Irl.:*** Wartner; ***Israel:*** Wartner; ***NZ:*** Wartner; ***Switz.:*** Wartner; ***UK:*** Histofreezer; Wartner; ***USA:*** Compound W Freeze Off.

胃肠道药物

本章介绍治疗胃肠道疾病的主要用药及一些主要疾病的治疗选择。

胃肠道药物分类

抗酸药

抗酸药是一些碱性物质，可以中和胃液中的盐酸。它们可以用于对症治疗高胃酸所致的胃肠道疾病，如消化不良、胃食管反流和消化性溃疡病等（见下文）。

抗酸药并不减少盐酸分泌，而且胃液 pH 值的上升实际上可能促进胃酸分泌。尽管如此，除非给予大剂量的碳酸钙，这种情况一般比较轻微，而且持续时间较短。通常在两餐之间和睡前出现高胃酸症状的时候服用抗酸药；胃内存在食物可以延长中和活性。一些药物的剂量以酸中和量的 mEq 或 mmol 来计算，但是中和能力和实际效果之间并没有直接关系。其他因素，包括剂型（液体剂型通常比固体剂型效果好）和作用持续时间（不溶性抗酸药作用时间相对较长）也很重要。

铝盐可能导致便秘和胃排空延迟，而镁盐则作用相反；两者联合可能减少胃肠道不良反应。联合抗酸制剂的另一个好处是，慢作用抗酸药（如水合氢氧化铝）与快作用抗酸药（如氢氧化镁）联合可以缩短起效时间并延长作用时间。此外，还可以选择同时含有铝和镁的制剂，如铝硅酸镁、水化碳酸氢氧化镁铝和镁加铝。其他可以与抗酸药联合的治疗药物包括二甲基硅油和藻酸盐（alginates），前者是一种消泡剂，可以减少胃内多余的气体，后者可以在胃内容物的表面形成一层胶体膜或泡沫，以防止反流并保护食管黏膜不受胃酸腐蚀。

碳酸钙和碳酸氢钠都是迅速起效，但有缺点。由于有引起酸分泌反弹和代谢性碱中毒的危险，碳酸钙常常作为短期治疗用药；而碳酸氢钠可以被吸收，不适用于需要控制钠摄入的患者（如心力衰竭、高血压病、肾衰竭、肝硬化和妊娠等）。

抗酸药可与其他多种药物发生相互作用，影响其吸收的比例和程度，在某些情况下，甚至会影响其肾脏清除率。胃液 pH 值的改变会影响其他药物的溶解，同时与胃排空发生的改变将共同显著影响药物的吸收。含铝制剂尤其容易吸附其他药物，形成不溶性复合物而不能被吸收。可以改变尿液 pH 值的抗酸药将会影响弱酸或弱碱药物的肾清除。在任何特殊的相互作用中，可能有好几种机制在起作用。抗酸药与其他药物间隔 2～3h 服用可以将相互作用降至最小。本章介绍的抗酸药包括铝盐、镁盐和碳酸钙。碳酸氢钠请参见第 1595 页。

本章介绍的药物包括：

乙酰谷酰胺铝	第 1625 页	碱式碳酸铝	第 1627 页
铝糖醇钠	第 1626 页	铋化合物	第 1632 页
铝镁加	第 1626 页	碳酸钙	第 1635 页
铝硅酸镁	第 1626 页	碳酸二羟铝钠	第 1645 页
阿洛格莫	第 1627 页	铝碳酸镁	第 1654 页
甘氨酸铝	第 1628 页	镁加铝	第 1663 页
氢氧化铝	第 1628 页	碳酸镁	第 1664 页
氢氧化铝-碳酸		氢氧化镁	第 1664 页
镁复方干凝胶	第 1629 页	氧化镁	第 1665 页
磷酸铝	第 1629 页	三硅酸镁	第 1665 页
硅酸铝钠	第 1629 页		

止泻药

止泻药可作为对症治疗腹泻的辅助用药（见下文），尽管如此，治疗急性腹泻的主要目标是通过补液治疗来纠正丢失的水和电解质；这一点对婴幼儿和儿童尤其重要，因此对这些患者通常不建议给予止泻药。对于慢性腹泻，止泻药的应用也是有限的，因为对潜在病因的治疗常常可以缓解腹泻。

本章介绍了可以减少肠道蠕动的药物，如类阿片类似物苯乙哌啶和洛哌丁胺，以及吸附剂，如硅镁土和高岭土。容积剂（包括麸炒和卵叶车前子）也可以用于治疗腹泻，对于结肠造瘘患者可以改善大便的硬度。

本章介绍的药物包括：

鞣酸蛋白	第 1626 页	卵叶车前子	第 1657 页
硅镁土	第 1630 页	高岭土	第 1658 页
铋化合物	第 1632 页	利达脒	第 1660 页
麸炒	第 1634 页	洛哌丁胺	第 1661 页
白垩	第 1637 页	消旋卡多曲	第 1686 页
克罗非姆	第 1643 页	蒙脱石	第 1691 页
地芬诺辛	第 1645 页	扎达来特	第 1699 页
地芬诺酯	第 1645 页		

止吐药

止吐药是治疗或预防恶心和呕吐的药物，包括与癌症治疗、麻醉和运动病相关的恶心和呕吐（见下文），由几类不同的药物组成。

用药选择部分根据引起恶心和呕吐的病因。例如治疗运动病应该使用东莨菪碱或一种抗组胺药，而多巴胺拮抗药（如甲氧氯普胺和多潘立酮）和 5-羟色胺（5-HT_3）受体拮抗药，如昂丹司琼，则无效。相反地，癌症化疗引起的恶心和呕吐常常难以控制，需要特殊的治疗方案，包括 5-HT_3 受体拮抗药、地塞米松以及更近期的神经激肽-1 受体拮抗药（如阿瑞匹坦）。

本章介绍的药物包括：

阿立必利	第 1626 页	格拉司琼	第 1653 页
阿瑞匹坦	第 1630 页	东莨菪碱	第 1654 页
阿扎司琼	第 1631 页	吲地司琼	第 1656 页
溴必利	第 1634 页	伊托必利	第 1658 页
卡索比坦	第 1636 页	枸橼酸甲氯沙明	第 1666 页
草酸铈	第 1637 页	甲氧氯普胺	第 1668 页
氯波必利	第 1643 页	美托哌丙嗪	第 1671 页
地芬尼多	第 1645 页	大麻隆	第 1671 页
多拉司琼	第 1647 页	昂丹司琼	第 1677 页
多潘立酮	第 1647 页	帕洛司琼	第 1680 页
屈大麻酚	第 1649 页	雷莫司琼	第 1686 页
氟阿匹坦	第 1652 页	托烷司琼	第 1697 页
生姜	第 1653 页		

抑酸药

抑酸药用于治疗和预防消化性溃疡病（见下文），部分药物也可以用于治疗与高胃酸相关的其他疾病，如胃食管反流和消化不良（见下文）。抑酸药大体可分为以下几类：

- *组胺 H_2 受体拮抗药*（H_2 受体拮抗药），通过阻断胃壁细胞的组胺 H_2 受体而起作用，因此可以拮抗内源性组胺对胃酸分泌的正常刺激作用。本章介绍的 H_2 受体拮抗药包括西咪替丁、法莫替丁、尼扎替丁和雷尼替丁。
- *质子泵抑制药*，通过阻断负责将质子向胃肠腔活性转移的酶系统而起作用，这个酶系统就是胃壁细胞上的氢/钾三磷腺苷酶（hydrogen/potassium adenosine triphosphatase，H^+/K^+ ATPase），亦称为"质子泵"。本章介绍的质子泵抑制药包括兰索拉唑、奥美拉唑、泮托拉唑和雷贝拉唑。
- *选择性抗毒蕈碱药*，通过阻断胆碱对胃酸分泌的刺激而起作用，与低选择性抗毒蕈碱药（参见**抗毒蕈碱药的作用**，第1177页）相比，不良反应较少，但是大部分已经被取代。例如哌仑西平。
- *前列腺素类似物*，直接作用于壁细胞而抑制胃酸分泌，同时可以抑制胃泌素的释放并具有细胞保护作用。如米索前列醇（参见第1911页）。

本章介绍的药物包括：

西咪替丁	第 1637 页	法莫替丁	第 1651 页
右兰索拉唑	第 1644 页	依拉唑	第 1656 页
水杨酸依舍立定	第 1650 页	拉呋替丁	第 1659 页
埃索美拉唑	第 1650 页	兰索拉唑	第 1659 页
尼培替丁	第 1672 页	雷尼替丁	第 1687 页
尼扎替丁	第 1672 页	雷尼替丁	
奥美拉唑	第 1673 页	枸橼酸铋	第 1688 页
泮托拉唑	第 1680 页	瑞伐拉赞	第 1689 页
哌仑西平	第 1683 页	罗沙替丁	第 1689 页
丙谷胺	第 1685 页	泰妥拉唑	第 1697 页
雷贝拉唑	第 1686 页	尿抑胃素	第 1698 页

解痉药

解痉药通过直接或间接的抗毒蕈碱作用于副交感运动神经而松弛平滑肌。可以用于治疗胃肠道痉挛和肠易激综合征（见下文）以及其他与平滑肌痉挛相关的疾病。本章所介绍的解痉药主要为抗毒蕈碱药；其他章节介绍的可以用于松弛平滑肌的药物包括钙通道拮抗药（参见第1116页）和硝酸盐类（参见第1117页），以及一些作用机制尚不明确的药物如罂粟碱（参见第2111页）。

本章介绍的药物包括：

枸橼酸阿尔维林	第 1629 页	溴甲胺太林	第 1668 页
布托溴铵	第 1634 页	溴甲贝那替秦	第 1668 页
甲碘布草	第 1635 页	溴甲辛托品	第 1672 页
环隆溴铵	第 1637 页	奥沙碘铵	第 1679 页
西托溴铵	第 1641 页	盐酸羟苄利明	第 1680 页
克利溴铵	第 1643 页	奥芬溴铵	第 1680 页
盐酸双环维林	第 1644 页	盐酸帕吉维林	第 1681 页
盐酸双苯美林	第 1645 页	薄荷叶	第 1681 页
盐酸双己维林	第 1645 页	薄荷油	第 1681 页
盐酸地索普明	第 1645 页	盐酸非那齐特	第 1682 页
盐酸六氢芬宁	第 1649 页	溴哌喷酯	第 1683 页
东莨菪碱	第 1654 页	盐酸哌仑西平	第 1683 页
丁溴东莨菪碱	第 1654 页	乙溴哌沙酯	第 1683 页
氢溴酸东莨菪碱	第 1654 页	重酒石酸阔叶	
甲溴东莨菪碱	第 1654 页	千里光碱	第 1684 页
甲硝东莨菪碱	第 1654 页	甲硫泊尔定	第 1684 页
莨菪碱	第 1656 页	吡芬溴铵	第 1685 页
氢溴酸莨菪碱	第 1656 页	溴丙胺太林	第 1685 页
硫酸莨菪碱	第 1656 页	替莫铵	第 1697 页
异丙碘铵	第 1657 页	噻哌溴铵	第 1697 页
盐酸美贝维林	第 1665 页	戊沙溴铵	第 1698 页
溴美喷酯	第 1666 页		

缓泻药

缓泻药（通便药或导泻药）可以促进排便，可用于治疗便秘（见下文）以及在内镜或造影检查前，或者手术前清洁肠道。

缓泻药多为非处方用药，因此，缓泻药的滥用是一个众所周知的现象，偶尔可以导致中毒。

可以根据作用机制对缓泻药进行分类。尽管如此，不同类药物之间作用机制可能存在一定重叠，而且有些药物作用机制并没有完全明确。由于作用过于强烈或者是因为其不良反应，很多传统的缓泻药已经不再使用。

- *容积性缓泻药*（形成容积的缓泻药，又称容积剂）可以保持水分、增加粪便体积而刺激消化道蠕动。由于其吸水性，容积性缓泻药也可以用于治疗腹泻，并且可以结肠造瘘患者调整大便的硬度。本章介绍的容积性缓泻药包括麸炒、卵叶车前子和梧桐属。
- *刺激性缓泻药*（接触性缓泻药）通过直接刺激结肠黏膜的神经末梢而起作用，因此可以增加肠道的蠕动。这类缓泻药最常被滥用。本章介绍的刺激性缓泻药包括比沙可啶、鼠李皮、酚酞、番泻叶和匹可硫酸钠（sodium picosulfate）。
- *渗透性缓泻药* 通过增加肠道内的渗透压、促进肠道内的水分保持而起作用。本章介绍的渗透性缓泻药包括盐类缓泻药，如枸橼酸镁、氢氧化镁和硫酸钠（或硫酸镁和磷酸钠，分别参见第 1601 页和第 1604 页）。

乳果糖也可以归类为渗透性缓泻药，因为它的降解产物起到了类似作用。这类药物还包括高渗性缓泻药，如甘油（参见第2246页）和山梨糖醇（参见第1866页）以及聚乙二醇（参见第2271页）。

- *大便软化剂*（软便性缓泻药）可以通过降低表面张力、增加肠道水分进入大便而起作用。本章介绍的大便软化剂包括多库酯钠（该药也被认为具有刺激作用）。

关于润滑性缓泻药液体石蜡，请参见第1961页。

本章介绍的药物包括：

芦荟	第1626页	甘草	第1661页
芦荟素	第1627页	枸橼酸镁	第1664页
比沙可啶	第1631页	氢氧化镁	第1664页
双酚沙丁	第1633页	氧化镁	第1665页
麸炒	第1634页	甘露蜜	第1665页
鼠李	第1634页	季戊四醇	第1681页
鼠李蒽酚	第1636页	酚酞	第1682页
鼠李皮	第1636页	聚卡波非	第1684页
桂圆肉	第1636页	酒石酸氢钾	第1684页
柯罗辛	第1643页	酒石酸钾钠	第1684页
丹蒽醌	第1643页	洋李	第1686页
多库酯类	第1646页	欧车前子	第1657页
卫矛	第1651页	大黄	第1689页
无花果	第1652页	番泻叶	第1690页
弗朗鼠李皮	第1652页	匹可硫酸钠	第1692页
药薯	第1656页	硫酸钠	第1692页
卵叶车前子	第1657页	酒石酸钠	第1692页
药喇叭	第1658页	梧桐胶	第1693页
拉克替醇	第1658页	罗望子	第1696页
乳果糖	第1658页		

黏膜保护药

细胞保护药（黏膜保护药）可用于治疗消化性溃疡病（见下文）。分为以下几类：

- *螯合剂或复合剂*，通过与蛋白质结合形成一种黏附复合物，易于覆盖在溃疡部位而产生保护作用。本章介绍的这类药物包括硫糖铝和枸橼酸铋钾（后者同时具有抗菌作用，可用于清除幽门螺杆菌的治疗方案中）。
- *其他各种药物*包括甘草及其衍生物，如甘珀酸，它可能是通过刺激保护性黏液的合成而起作用。

本章介绍的药物包括：

贝奈克酯	第1631页	普劳诺托	第1684页
甘珀酸	第1635页	聚普瑞锌	第1684页
西曲酸酯	第1637页	雷巴米特	第1688页
多司马酯	第1649页	索法酮	第1693页
依卡倍特	第1649页	硫糖铝	第1693页
甘草次酸铝	第1650页	硫糖肽	第1696页
吉法酯	第1652页	替普瑞酮	第1697页
伊索拉定	第1657页	枸橼酸铋钾	第1632页
甘草	第1661页	曲昔匹特	第1698页

促动力药

促动力药可以刺激胃肠道蠕动。胃肠道平滑肌具有内在运动活性，由自主神经、局部反射和胃肠道激素调控。这种活性产生蠕动波和分节运动，前者推动腔内容物从胃到达肛门，后者促进消化。促动力药可以作用于这个复杂系统的不同环节而促进胃肠运动。本章介绍的促动力药包括甲氧氯普胺、西沙必利和多潘立酮。其他具有促动力作用的药物包括拟副交感神经药，如贝胆碱（参见第2190页）或新斯的明（参见第601页）和大环内酯类抗菌药，如红霉素（参见第256页）。

本章介绍的药物包括：

萘二磺乙乳胆铵	第1625页	醋酸利那洛肽	第1660页
溴必利	第1634页	鲁比前列酮	第1663页
西尼必利	第1642页	甲氧氯普胺	第1668页
西沙必利	第1642页	莫沙必利	第1671页
氯波必利	第1643页	莫卡必利	第1685页
多潘立酮	第1647页	伦扎必利	第1689页
伊托必利	第1658页	替加色罗	第1696页

胃肠道疾病治疗

部分胃肠道疾病的处理讨论如下。

吸入综合征

胃内容物反流和吸入（Mendelson综合征）在麻醉，尤其是产科和急诊手术中的发病率和死亡率很高。吸入胃酸可以导致化学性肺炎和呼吸衰竭，麻醉辅助用药如类阿片（opioid）镇痛药和阿托品可增加这种风险。

除了良好的麻醉技术，包括在择期手术前禁食，预防或减少这个问题的主要措施是增加胃内pH值，使pH值在2.5以上，并减少胃内容量。尽管如此，并没有明显证据能够证明降低胃液的酸度或容量能够减少患者发生吸入胃内容物的发病率或死亡率[1]，而且对于发生肺吸入风险无明显增加的择期手术患者，一些研究者并不主张术前常规使用药物进行预防[1]。同样，没有明显证据支持产妇正常分娩时常规使用预防性药物（尽管在局麻技术应用增加的情况下）[2]。

H_2 *受体拮抗药*可减少胃酸分泌，并可能减少胃液体积。尽管如此，它们并不能够影响已有胃液的pH值；因此必须在麻醉之前一段时间给药，这样对于急诊手术的应用价值有限。西咪替丁对大多数患者有效，但是延长酸度减少的维持时间需要更加长效的H_2受体拮抗药，如雷尼替丁或法莫替丁。尼扎替丁的优点是起效相对迅速[3]。也有试用*质子泵抑制药*（PPIs）的研究，但是结果并不一致。一项荟萃分析[4]结果显示，雷尼替丁在减少胃液分泌量和提高胃液pH值方面效果优于各种质子泵抑制药（PPIs）制剂。联合促动力药可能获得较好效果[5]。

由于抑酸药并不能够作用于已有胃液的pH值，因此在给予H_2受体拮抗药治疗的同时可以联合*抗酸药*直接中和胃酸。尽管三硅酸镁曾经被广泛地使用[6]而没有出现严重问题，但是微粒抗酸药对肺有潜在毒性，因此可溶性抗酸药（如枸橼酸钠）受到广泛欢迎。有报道枸橼酸钠与西咪替丁的联合方案获得了令人振奋的结果：98%的剖宫产术患者的胃液pH值提高到了2.5以上[7]。

预防发生胃酸吸入的第三类药物是*促动力药*（如甲氧氯普胺）。这些药物可以加速胃排空，因此可以减少胃内容量，同时这些药物还可以增加食管下括约肌的压力。甲氧氯普胺对抗类阿片对胃排空作用的效果与给药途径有关：在类阿片镇痛治疗之后静脉给予10mg甲氧氯普胺促进胃排空的效果优于肌内注射相同剂量的甲氧氯普胺[8]。

如果发生吸入，肺损伤可以在数秒内发生；*治疗*包括去除任何特殊物质、维持气道通畅，并保证足够的供氧。曾经有使用皮质激素类，但是现在已不再认为这样的处理有效[9]。

1. American Society of Anesthesiologists Task Force on Preoperative Fasting. Practice guidelines for preoperative fasting and the use of pharmacologic agents to reduce the risk of pulmonary aspiration: application to healthy patients undergoing elective procedures. *Anesthesiology* 1999; **90:** 896–905.
2. Gyte GML, Richens Y. Routine prophylactic drugs in normal labour for reducing gastric aspiration and its effects. Available in The Cochrane Database of Systematic Reviews; Issue 3. Chichester: John Wiley; 2006 (accessed 13/05/08).
3. Popat MT, *et al.* Comparison of the effects of oral nizatidine and ranitidine on gastric volume and pH in patients undergoing gynaecological laparoscopy. *Anaesthesia* 1991; **46:** 816–19.
4. Clark K, *et al.* The effect of ranitidine versus proton pump inhibitors on gastric secretions: a meta-analysis of randomised control trials. *Anaesthesia* 2009; **64:** 652–7.
5. Orr DA, *et al.* Effects of omeprazole, with and without metoclopramide, in elective obstetric anaesthesia. *Anaesthesia* 1993; **48:** 114–19.
6. Sweeney BL, Wright I. The use of antacids as a prophylaxis against Mendelson's syndrome in the United Kingdom: a survey. *Anaesthesia* 1986; **41:** 419–22.
7. Ormezzano X, *et al.* Aspiration pneumonitis prophylaxis in obstetric anaesthesia: comparison of effervescent cimetidine-sodium citrate mixture and sodium citrate. *Br J Anaesth* 1990; **64:** 503–6.
8. McNeill MJ, *et al.* Effect of iv metoclopramide on gastric emptying after opioid premedication. *Br J Anaesth* 1990; **64:** 450–2.
9. Ryan DW. Pulmonary aspiration: high dose steroids should be abandoned. *BMJ* 1984; **289:** 51.

便秘

正常排便模式变化范围很大，因此准确定义便秘比较困难，而且具有一定的主观性。尽管如此，专家共识认为如果在过去1年内出现下列表现2条或2条以上且持续时间至少12周者可以诊断便秘：1周排便少于3次，或大便很硬或成块状，排便困难，感觉排便不尽或有肛门直肠阻滞感，或者需要用手帮助排便，发生频率至少在四分之一[1,2]。为了排除恶性或其他严重的肠道疾病，新出现的便秘、尤其50岁以上患者，或者伴随下列症状（如贫血、腹痛、体重减轻或大便显性或隐性出血）的患者需要立刻进行检查[2~5]。便秘可能是很多疾病的一种表现或者是药物的毒性作用[2,5,6]，因此需要对潜在病因进行恰当处理。便秘常见于老年患者、女性和晚期妊娠[1,2]。

便秘分为几个特殊类型：可根据肠道通过时间是否减慢或正常，或者根据是否存在盆底功能障碍（协同失调、出口梗阻、肛门括约肌失迟缓）对便秘患者进行分类[2,3,5,7]。

便秘的指导治疗证据相对较少。通常采用阶梯或分级治疗，如果可能，首先建议调整生活方式（包括运动和足量饮水）和饮食[2,4~6,8]。增加纤维摄入，主要是通过高纤维膳食，对于胃肠通过时间正常的患者有效，但是对胃肠通过时间减慢的便秘患者效果不佳[5,7]。对于盆底功能障碍的患者，可以采用生物反馈训练[3,5,7]。

如果改变生活方式、调整饮食效果不佳，可以考虑使用缓泻药。由于没有明确的证据指导缓泻药的用药选择，因此实际用药变化很大。很多医生喜欢使用容积性缓泻药或渗透性缓泻药作为首选[2~4,7]，而把刺激性泻药作为二线用药，并且使用二苯基甲烷（diphenylmethane）衍生物优先于蒽醌[3,6]。由于常用缓泻药治疗阿片类药物引起的便秘效果差，已尝试应用阿片类拮抗药（如甲基那曲酮）。

- *容积性缓泻药* 包括麸皮、卵叶车前子、甲基纤维素及相关复合物、欧车前、或梧桐属。容积性缓泻药对于大便硬少的便秘患者特别有效。但是这些药起效较慢（长达72h），而且可能加重胃肠胀气、腹胀和腹部绞痛等症状[6]，当这些症状比较严重时应该停用上述药物。给药时逐渐加量可能减少这些不良反应[7]。对于体质较弱或卧床的老年患者不宜首选这类药物，因为大便变软后可能导致大便失禁[9]，而且由于该类药物有引起肠梗阻的危险，因此给药时应摄入足够的水分[7]。
- *渗透性缓泻药* 包括盐类缓泻药，如氢氧化镁和硫酸镁、难吸收的糖类［如乳果糖或山梨糖醇和聚乙二醇（常与电解质配方在一起）］。一些医生倾向于使用聚乙二醇3350或聚乙二醇4000，因为有可靠证据证明这些药物对慢性便秘患者有益[5,6,10]，尽管如此，实际上广泛使用的是乳果糖，尽管乳果糖对老年患者的效果不如联合使用容积性和刺激性缓泻药（见下文）[6]。在美国，建议使用盐类缓泻药（如氢氧化镁）[3,4,7]，但是一些患者不能耐受盐类缓泻药，因为这些药物可能导致水样便和排便急迫。
- *刺激性缓泻药* 目前使用的刺激性缓泻药包括二苯基甲烷（diphenylmethane）衍生物，如比沙可啶或匹可硫酸钠和含蒽醌的药物（如番泻叶）。与容积性缓泻药或乳果糖相比，它们起效较快，常在晚上服用，第2天早上即可排便。很多传统刺激性缓泻药因其不良反应而逐渐退出使用，而且有人认为长期或滥用这些刺激性缓泻药可能对结肠神经和肌肉造成不可逆性损伤；尽管如此，关于此情形的证据并不充分，而且在允许剂量范围内给予适当刺激性缓泻药治疗不太可能造成严重损害[11,12]。可能发生耐药，但是大多数患者并没有出现[11,12]。还有联合制剂，而且对于慢性便秘的老年患者，联合番泻叶和纤维素比渗透性缓泻药效果好[13]。
- *其他缓泻药*包括多库酯钠，可作为大便软化剂的表面活性剂[7]，但是单独使用这些药物治疗便秘的效果并没有得到很好地认可[4]；可能是因为，它们常常与刺激性或渗透性缓泻药配方在一起。大便软化剂可能对痔疮或肛裂患者或者那些用力排便会造成潜在危险的患者（如老年或心血管病患者）有一定价值。液状石蜡也可以作为润肠剂促进大便通过胃肠道[7]，但是由于其不良反应应谨慎使用，它的不良反应包括肛门渗出和发生胃肠道颗粒细胞瘤或误吸时发生脂性肺炎的危险。尽管某些国家建议儿童便秘患者使用该药[14,15]，但是英国CSM认为3岁以下儿童不宜使用该药。理论上促动力药对慢通过型便秘患者有效，但是几乎没有合适的药物[5]，尽管如此，选择性5-HT_4受体激动药普鲁卡必利可试用于慢性便秘，替加色罗已被用于治疗便秘为主的肠易激综合征（参见第1621页）和慢性便秘。氯离子通道激活药卢比前列酮也已用于治疗一些患者。

对于应该马上缓解便秘的患者需要采用灌肠或栓剂等方法进行*直肠给予*缓泻药。由于有吸收大量磷酸的危险，应该谨慎使用磷酸灌肠[4]。甘油和比沙可啶可作为栓剂用于促进大便排出，但这些药物不应该长期规律使用，因为已经可以观察到比沙可啶引起直肠上皮的改变，而甘油对直肠黏膜的影响还不清楚[4]。

在*妊娠期*，首先建议增加液体摄入、运动和膳食纤维[2]；可以使用容积性制剂以补充纤维素，对上述处理无效的患者再试用刺激性缓泻药（如番泻叶）[2,16]。

粪便嵌塞指不能排出堆积的硬便，因此导致充溢性腹泻（overflow diarrhoea）。可采用泻药灌肠和（或）润肠药和手法解除嵌塞来治疗粪便嵌塞[4,5,9]。应避免使用口服缓泻药，因为有导致结肠穿孔的危险[9]。当所有大便都排干净后，进行正规处理很重要，常常包括规律服用缓泻药，以预防便秘和嵌塞复发[5,7,9]。

1. Thompson WG, *et al.* Functional bowel disorders and functional abdominal pain. *Gut* 1999; **45** (suppl ii): ii43–ii47.
2. World Gastroenterology Organisation. World Gastroenterology Organisation Practice Guidelines: Constipation 2007. Available at: http://www.worldgastroenterology.org/assets/downloads/en/pdf/guidelines/05_constipation.pdf (accessed 19/06/09)
3. American Gastroenterological Association. American Gastro-

enterological Association medical Position Statement: guidelines on constipation. *Gastroenterology* 2000; **119:** 1761–6. Also available at: http://download.journals.elsevierhealth.com/pdfs/journals/0016-5085/PIIS0016508500700230.pdf (accessed 15/07/10)

4. Dosh SA. Evaluation and treatment of constipation. *J Fam Pract* 2002; **51:** 555–9.
5. Rao SSC. Constipation: evaluation and treatment. *Gastroenterol Clin North Am* 2003; **32:** 659–83.
6. Tytgat GN, *et al.* Contemporary understanding and management of reflux and constipation in the general population and pregnancy: a consensus meeting. *Aliment Pharmacol Ther* 2003; **18:** 291–301.
7. Lembo A, Camilleri M. Chronic constipation. *N Engl J Med* 2003; **349:** 1360–8. Correction. *ibid.* 2004; **350:** 1260.
8. Petticrew M, *et al.* Systematic review of the effectiveness of laxatives in the elderly. *Health Technol Assess* 1997; **1:** 1–52. Also available at: http://www.hta.ac.uk/fullmono/mon113.pdf (accessed 07/07/06)
9. Romero Y, *et al.* Constipation and fecal incontinence in the elderly population. *Mayo Clin Proc* 1996; **71:** 81–92.
10. Candy D, Belsey J. Macrogol (polyethylene glycol) laxatives in children with functional constipation and faecal impaction: a systematic review. *Arch Dis Child* 2009; **94:** 156–60.
11. Müller-Lissner SA, *et al.* Myths and misconceptions about chronic constipation. *Am J Gastroenterol* 2005; **100:** 232–42.
12. Wald A. Constipation in the primary care setting: current concepts and misconceptions. *Am J Med* 2006; **119:** 736–9.
13. Passmore AP, *et al.* Chronic constipation in long stay elderly patients: a comparison of lactulose and a senna-fibre combination. *BMJ* 1993; **307:** 769–71.
14. Constipation Guideline Committee of the North American Society for Pediatric Gastroenterology, Hepatology and Nutrition. Evaluation and treatment of constipation in infants and children: recommendations of the North American Society for Pediatric Gastroenterology, Hepatology and Nutrition. *J Pediatr Gastroenterol Nutr* 2006; **43:** e1–e13. Also available at: http://www.naspghan.org/user-assets/Documents/pdf/PositionPapers/constipation.guideline.2006.pdf (accessed 14/04/08)
15. Sharif F, *et al.* Liquid paraffin: a reappraisal of its role in the treatment of constipation. *Arch Dis Child* 2001; **85:** 121–4.
16. Jewell DJ, Young G. Interventions for treating constipation in pregnancy. Available in The Cochrane Database of Systematic Reviews; Issue 2. Chichester: John Wiley; 2001 (accessed 01/03/05).

胃肠动力不足

胃肠动力不足可发生在胃肠道的任何部位，症状与受累部位有关。病因多样，常继发于其他疾病，如感染、代谢或电解质紊乱（如糖尿病神经病变导致的胃轻瘫——也可参见第410页）、或胃肠道的损伤（如腹部手术常可导致麻痹性或无动力性肠梗阻，或者是药物的严重不良反应）。

一旦潜在病因得到治疗，胃肠道动力的急性丧失常具有自限性。尽管如此，如果胃肠道平滑肌的收缩能力还没有完全丧失，那么可以使用促动力药，如甲氧氯普胺或多潘立酮，或者红霉素，或者具有刺激收缩功能的药物，包括拟副交感神经药物（如新斯的明或氨甲酰甲胆碱）。阿片 μ 受体拮抗药爱维莫潘最近开始被用于治疗术后肠梗阻。对于顽固胃轻瘫的患者，向幽门括约肌肌内注射肉毒杆菌毒素可能暂时缓解症状。胃电刺激可能也是一种治疗选择。

对于胃肠道神经肌肉功能有内在异常的慢性病变患者，如慢性假性肠梗阻，药物治疗效果不佳。

1. Malagelada J-R, Distrutti E. Management of gastrointestinal motility disorders: a practical guide to drug selection and appropriate ancillary measures. *Drugs* 1996; **52:** 494–506.
2. Luckas M, Buckett W. Acute colonic pseudo-obstruction in the obstetric patient. *Br J Hosp Med* 1997; **57:** 378–81.
3. Mann SD, *et al.* Clinical characteristics of chronic idiopathic intestinal pseudo-obstruction in adults. *Gut* 1997; **41:** 675–81.
4. Laine L. Management of acute colonic pseudo-obstruction. *N Engl J Med* 1999; **341:** 192–3.
5. Rabine JC, Barnett JL. Management of the patient with gastroparesis. *J Clin Gastroenterol* 2001; **32:** 11–18.
6. Holte K, Kehlet H. Postoperative ileus: progress towards effective management. *Drugs* 2002; **62:** 2603–15.
7. American Gastroenterological Association. American Gastroenterological Association medical position statement: diagnosis and treatment of gastroparesis. *Gastroenterology* 2004; **127:** 1589–91. Also available at: http://download.journals.elsevierhealth.com/pdfs/journals/0016-5085/PIIS0016508504016336.pdf (accessed 18/04/08)
8. Saunders MD, Kimmey MB. Systematic review: acute colonic pseudo-obstruction. *Aliment Pharmacol Ther* 2005; **22:** 917–25.
9. Person B, Wexner SD. The management of postoperative ileus. *Curr Probl Surg* 2006; **43:** 12–65.
10. Abrahamsson H. Treatment options for patients with severe gastroparesis. *Gut* 2007; **56:** 877–83.

腹泻

腹泻以水样便或大便重量和频率增加为特征。尽管腹泻常与感染有关（参见**胃肠炎**，第162页），但也可能是因为胃肠腔内不吸收的高渗性溶质蓄积，例如乳糖酶缺乏；或者是因为除感染毒素以外的分泌性刺激对胃肠道的影响。当肠道动力或形态发生改变时，也可以发生腹泻。

急性腹泻可能导致水分和电解质过量的丢失和脱水；在婴幼儿患者中可能有潜在威胁生命的风险；体弱和年老患者也有风险。急性腹泻导致的严重脱水（体液丢失超过体重的10%），需要输注 Ringer 乳酸盐溶液或生理盐水进行*补液治疗*[1~4]。对于不能饮水的患者也需要静脉补液治疗。急性腹泻最基本的处理是*口服补液治疗*以纠正水和电解质的丢失[1~6]，可给予口服补液溶液，包括基本的电解质（钠、钾、氯和碳酸氢盐或枸橼酸盐）和葡萄糖，且不论患者的年龄和腹泻的原因。补液期补充腹泻丢失的液体和电解质，之后维持期补充继续丢失。口服补液治疗并不能够终止腹泻，但是可以减少大便排出和呕吐，腹泻常在限期内缓解。如果是吸收不良导致的腹泻，那么可能需要调整口服补液治疗[7]。口服补液溶液配方的基本原理是葡萄糖的吸收伴随电解质的活性转运[8]，理论上当糖类与钠的比值达到1∶1时，其吸收效率增加。

原先 WHO 推荐的溶液含有 90mmol/L 钠和 111mmol/L 葡萄糖。在发展中国家，这种溶液使用有效，而在这些国家，腹泻常常是由于细菌感染。现在来自研究和荟萃分析的证据提示，降低钠含量和渗透压的溶液比较安全而且有效，可能代替原先的标准 WHO 溶液，甚至是在发展中国家[9~12]，因此现在 WHO 和 UNICEF 推荐的溶液含有 75mmol/L 钠和 75mmol/L 葡萄糖，整体渗透压下降至 245mmol/L[13]。尽管考虑到对霍乱患者使用降低渗透压的溶液有可能增加发生低钠血症的危险[14~16]，但是 WHO 和 UNICEF 声明即使使用标准 WHO 配方仍然有可能发生低钠血症，而且没有证据提示一过性低钠血症会在临床上对霍乱患者造成明显的不良反应[13]。

在发达国家，病毒性腹泻更加常见，一般引起的电解质丢失较少，因此更倾向于低渗透压溶液[2]。例如，在英国有市售的制剂，通常可以提供 50～60mmol/L 的钠和 90～111mmol/L 的葡萄糖；整体渗透压为轻度低渗（大约 250mmol/L），以防止诱发渗透性腹泻的可能[17]。在其他发达国家也有类似的制剂[18]。

发生争论之处为是否有包括枸橼酸盐或碳酸氢盐的必要性[17]，以及以谷类为基础（cereal-based）的补液溶液是否优于以葡萄糖为基础的补液溶液。有大量证据显示以谷类为基础的溶液缓解腹泻更快，但是有一项研究提示大便量的减少只是暂时的[19]，另一项研究发现当联合早期进食时，以葡萄糖为基础的溶液治疗效果一样[20]。1994 年的一项临床试验回顾研究得出结论，对于霍乱患者应该推荐使用以谷类为基础的补液溶液，但是没有理由改变针对儿童非霍乱腹泻的 WHO 以葡萄糖为基础的配方[21]。一项纳入了 48 名霍乱患者的研究比较了以葡萄糖为基础的标准口服补液治疗、标准治疗加米粉（rice flour）和标准治疗加抗淀粉酶淀粉（amylase resistant starch）[22]。结果显示在标准口服补液的溶液里加入抗淀粉酶淀粉减少了大便排出量并缩短了腹泻病程[22]，但是该研究的方法学受到质疑[23]，因此对这种溶液需要进一步研究。

可用于预防脱水的家庭配方[1]包括椰子水、米汤、汤、未加糖的新鲜果汁及未加糖的淡茶；当没有更加传统的口服补液的溶液时，这些溶液可能有一定价值。但是，使用低 pH 值和高渗的兴奋性饮料和软饮料可能加重腹泻和脱水[1,18]。

口服补液治疗应该联合饮食治疗，尤其是对于儿童患者，以避免由于疾病期间饮食摄入而导致的营养不良，并且如前所述，如果腹泻与营养不良相关，可能需要对口服补液治疗进行调整。在整个补液治疗过程中应该继续母乳喂养[2,4,6,17]，因为这样喂养可能减少排出大便量并缩短腹泻病程[2]。稀释配方奶喂养在临床上似乎并没有益处，甚至可能延长症状[4,8]。一般而言，对于成人或儿童患者腹泻期间不应禁食。但是对于那些有脱水征象的患者，在初始补液治疗期间不能正常进食[1]。

为了缩短腹泻持续时间和减轻腹泻严重程度，并预防复发，WHO 推荐治疗急性腹泻时补充锌制剂作为口服补液盐的辅助治疗，参见第1900页。儿童持续腹泻若超过 14 天，应接受锌制剂作为补充多种维生素和矿物质的一部分[1]。维生素 A 在减少死亡率方面可能具有重要作用，参见第1874页。

在治疗腹泻时，可能可以使用益生素（probiotic）细菌或益生元（prebiotic）食物以刺激胃肠道内有益菌群的生长，对此有相当意义。尽管多项荟萃分析提示采用产生乳酸的微生物治疗儿童急性感染性腹泻可能减少大便次数和缩短病程[24]，且可能减少儿童抗菌药相关性腹泻的风险[25]。但是仍然需要确认益生素（probiotics）和益生元（prebiotics）的作用[4,8]，尤其是很多市售产品并不规范。

口服补液治疗可以预防脱水，但是并不一定能够缩短腹泻的病程，因此患者常常需要*药物治疗*来缓解症状。采用这类治疗应该兼顾可能减少口服补液治疗的需要与可能有发生意料不到不良反应的风险之间的平衡。WHO 认为，对于急性感染性腹泻，止泻药治疗的价值有限，而且不能减少液体和电解质的丢失，并且可能延迟致病微生物的排出，应该严格限制用于儿童患者[26]。但是需要指出的是将儿童的结果推断到成人治疗是没有根据的；没有很好的证据能够证明止泻药延长了病程或者延缓了致病菌的排出，因此没有理由对本来健康的成人患者不用药[27]。实际上，如果症状导致患者不适，常常可以使用短期止泻药治疗（经常为患者自行用药）[3,27,28]。

止泻药主要有几类：吸附剂，如坡缕石、高岭土和果胶以及减少肠道动力的药物，如苯乙哌啶、洛哌丁胺和可待因。治疗选择推荐使用口服洛哌丁胺，尤其是在自行用药时[3,27]，但是次水杨酸铋同时具有抑酸作用，止泻效果可能一样[3]，在一些国家（如美国）可能用的更多[28]。其他具有抑酸作用的药物正在研究之中；这些药物包括脑啡肽酶抑制剂消旋卡多曲，与其他止泻药不同，该药有可能可以作为儿童患者的辅助用药[4]。由于其吸附作用，容积性缓泻药（如甲基纤维素）也可以用于对症处理。

对于感染性腹泻可以使用抗菌药和抗原虫药，包括旅行者腹泻（参见**胃肠炎**，第162页和第793页）的预防和治疗，但是过度使用这些药物可能促进发生耐药，因此不建议预防使用。已有疫苗可以预防轮状病毒性腹泻（参见第2156页）。

慢性腹泻可能与潜在疾病相关，因此仅缓解症状是不够的，还需要治疗疾病本身。例如考来烯胺可以减少由于胆酸吸收不良导致的腹泻。但是如果导致慢性腹泻的病因不能被完全解除，那么可以对症处理以缓解症状[29]，例如糖尿病性腹泻（参见**糖尿病并发症**，第410页）。

1. WHO. *The treatment of diarrhoea: a manual for physicians and other senior health workers* 4th ed. Geneva: WHO, 2005. Available at: http://whqlibdoc.who.int/publications/2005/9241593180.pdf (accessed 28/06/10)
2. Armon K, *et al.* An evidence and consensus based guideline for acute diarrhoea management. *Arch Dis Child* 2001; **85:** 132–42.
3. Manatsathit S, *et al.* Guideline for the management of acute diarrhea in adults. *J Gastroenterol Hepatol* 2002; **17** (suppl): S54–S71.
4. CDC. Managing acute gastroenteritis among children: oral rehydration, maintenance, and nutritional therapy. *MMWR* 2003; **52:** 1–16. Available at: http://www.cdc.gov/mmwr/preview/mmwrhtml/rr5216a1.htm (accessed 29/03/05)
5. WHO Diarrhoeal Diseases Control Programme/Fédération Internationale Pharmaceutique. *The treatment of acute diarrhoea: information for pharmacists.* Geneva: (WHO/CDD/SER/87.11).
6. National Collaborating Centre for Women's and Children's Health/NICE. Diarrhoea and vomiting caused by gastroenteritis: diagnosis, assessment and management in children younger than 5 years (issued April 2009). Available at: http://www.nice.org.uk/nicemedia/pdf/CG84FullGuideline.pdf (accessed 19/06/09)
7. Golden MHN, Briend A. Treatment of malnutrition in refugee camps. *Lancet* 1993; **342:** 360.
8. Thapar N, Sanderson IR. Diarrhoea in children: an interface between developing and developed countries. *Lancet* 2004; **363:** 641–53.
9. International Study Group on Reduced-osmolarity ORS Solutions. Multicentre evaluation of reduced-osmolarity oral rehydration salts solution. *Lancet* 1995; **345:** 282–5.
10. Santosham M, *et al.* A double-blind clinical trial comparing World Health Organization oral rehydration solution with a reduced osmolarity solution containing equal amounts of sodium and glucose. *J Pediatr* 1996; **128:** 45–51.
11. Alam NH, *et al.* Efficacy and safety of oral rehydration solution with reduced osmolarity in adults with cholera: a randomised double-blind clinical trial. *Lancet* 1999; **354:** 296–9.
12. Hahn S, *et al.* Reduced osmolarity oral rehydration solution for treating dehydration caused by acute diarrhoea in children. Available in The Cochrane Database of Systematic Reviews; Issue 1. Chichester: John Wiley; 2002 (accessed 29/03/05).
13. Anonymous. New oral rehydration solution adopted by WHO and UNICEF. *WHO Drug Inf* 2004; **18:** 138–40.
14. Fuchs GJ. A better oral rehydration solution? An important step, but not a leap forward. *BMJ* 2001; **323:** 59–60.
15. Hirschhorn N, *et al.* Formulation of oral rehydration solution. *Lancet* 2002; **360:** 340–1.
16. Murphy C, *et al.* Reduced osmolarity oral rehydration solution for treating cholera. Available in The Cochrane Database of Systematic Reviews; Issue 4. Chichester: John Wiley; 2004 (accessed 29/03/05).
17. Murphy MS. Guidelines for managing acute gastroenteritis based on a systematic review of published research. *Arch Dis Child* 1998; **79:** 279–84.
18. Elliott EJ, Dalby-Payne JR. Acute infectious diarrhoea and dehydration in children. *Med J Aust* 2004; **181:** 565–70.
19. Molina S, *et al.* Clinical trial of glucose-oral rehydration solution (ORS), rice dextrin-ORS, and rice flour-ORS for the management of children with acute diarrhea and mild or moderate dehydration. *Pediatrics* 1995; **95:** 191–7.
20. Fayad IM, *et al.* Comparative efficacy of rice-based and glucose-based oral rehydration salts plus early reintroduction of food. *Lancet* 1993; **342:** 772–5.
21. Bhan MK, *et al.* Clinical trials of improved oral rehydration salt formulations: a review. *Bull WHO* 1994; **72:** 945–55.

22. Ramakrishna BS, *et al.* Amylase-resistant starch plus oral rehydration solution for cholera. *N Engl J Med* 2000; **342:** 308–13.
23. Pierce NF, *et al.* Amylase-resistant starch plus oral rehydration solution for cholera. *N Engl J Med* 2000; **342:** 1995–6.
24. Van Niel CW, *et al.* Lactobacillus therapy for acute infectious diarrhea in children: a meta-analysis. *Pediatrics* 2002; **109:** 678–84.
25. Szajewska H, *et al.* Probiotics in the prevention of antibiotic-associated diarrhea in children: a meta-analysis of randomized controlled trials. *J Pediatr* 2006; **149:** 367–72.
26. WHO. *The rational use of drugs in the management of acute diarrhoea in children.* Geneva: WHO, 1990.
27. Wingate D, *et al.* Guidelines for adults on self-medication for the treatment of acute diarrhoea. *Aliment Pharmacol Ther* 2001; **15:** 773–82.
28. Aranda-Michel J, Giannella RA. Acute diarrhoea: a practical review. *Am J Med* 1999; **106:** 670–6.
29. American Gastroenterological Association. American Gastroenterological Association medical position statement: guidelines for the evaluation and management of chronic diarrhea. *Gastroenterology* 1999; **116:** 1461–3. Also available at: http://download.journals.elsevierhealth.com/pdfs/journals/0016-5085/PIIS0016508599705123.pdf (accessed 15/07/10)

憩室病

憩室是胃肠道（尤其是结肠）或其他空腔脏器形成的突出于腔壁的黏膜小疝或囊袋，其流行率随年龄增加而增加。憩室病（存在结肠憩室）常常没有症状。偶尔可能发生严重的威胁患者生命的并发症，如憩室炎症和坏死（憩室炎）、穿孔、瘘管形成、梗阻或出血。有证据显示使用 NSAIDs 可能增加憩室并发症（如穿孔）的发生。

对于无并发症的憩室病，治疗包括高纤维饮食，如需要逐渐加量给予容积性缓泻药（如麸皮或卵叶车前子）以减轻便秘，尽管支持治疗的证据有限。容积性缓泻药不一定能够缓解憩室病的其他症状。抗菌药利福昔明对于改善症状可能有效；利福昔明联合补充纤维素已证实比单独补充纤维素更有效。利福昔明还与 5-氨基水杨酸（主要是美沙拉秦）联合应用；后者在维持缓解方面可能会有效。已有一些证据证实，在非吸收性抗菌药如利福昔明之后使用产乳酸的益生菌也有一定效果。解痉药（如抗毒蕈碱药或甲苯凡林）可能缓解由于肌肉痉挛导致的疼痛。

憩室炎需要给予广谱抗菌药及液体支持治疗，疼痛严重时可能需要镇痛治疗。如果发生了腹膜炎或脓肿，可能需要手术治疗。当出现瘘管、穿孔或梗阻时，常考虑手术切除。

1. Ferzoco LB, *et al.* Acute diverticulitis. *N Engl J Med* 1998; **338:** 1521–6.
2. Stollman N, Raskin JB. Diverticular disease of the colon. *Lancet* 2004; **363:** 631–9.
3. Janes SEJ, *et al.* Management of diverticulitis. *BMJ* 2006; **332:** 271–5.
4. Petruzziello L, *et al.* Review article: uncomplicated diverticular disease of the colon. *Aliment Pharmacol Ther* 2006; **23:** 1379–91.
5. Trivedi CD, Das KM. National Diverticulitis Study Group. Emerging therapies for diverticular disease of the colon. *J Clin Gastroenterol* 2008; **42:** 1145–51.
6. Sheth A, Floch M. Probiotics and diverticular disease. *Nutr Clin Pract* 2009; **24:** 41–4.

倾倒综合征（Dumping syndrome）

该定义中的"倾倒"一词是用于描述胃内容物非正常地快速进入小肠。倾倒综合征是胃肠道手术后并发症的一个重要原因，认为是由于上胃肠道的正常调控机制被破坏所致[1~3]。早期倾倒在进餐后 10～30min 内（典型的、高渗、富含糖类食物诱发症状）开始，并有胃肠道症状（饱腹感、腹痛、恶心和呕吐、暴发性腹泻）和血管舒缩症状（出汗、乏力、头晕、颜面潮红和心悸）。这些症状被认为与体液从血管腔转移至肠腔有关。一些患者表现为晚期倾倒，在餐后 1～4h 发生，仅有血管舒缩症状；原因是由小肠内高糖类浓度导致的反应性低血糖。

治疗的主要步骤是调整饮食，少量多次低糖类饮食，30min 后喝水。为了减慢或减少糖类的吸收，可以使用膳食纤维［（瓜尔胶或果胶）或 α-葡萄糖苷酶抑制剂（如阿卡波糖）；而阿卡波糖和果胶也可联合应用[4]］。然而这些药物本身就可能引起胃肠道功能紊乱，而且多数患者似乎并没有见效[2]。近期，观察到生长抑素有效，于是有人开始试用其长效类似物奥曲肽[2,5]。奥曲肽确实可以减少早期和晚期倾倒的症状，可能是因为减慢了胃排空并抑制了胃肠道介质（肽激素如神经降压素）的释放，同时预防高胰岛素血症和继发反应性低血糖。可在餐前 2h 内给药，或使用长效制剂[3]。

有很少一部分患者对药物治疗无效，可能需要手术治疗[1~3]。

1. Eagon JC, *et al.* Postgastrectomy syndromes. *Surg Clin North Am* 1992; **72:** 445–65.
2. Carvajal SH, Mulvihill SJ. Postgastrectomy syndromes: dumping and diarrhea. *Gastroenterol Clin North Am* 1994; **23:** 261–79.
3. Tack J, *et al.* Pathophysiology, diagnosis and management of postoperative dumping syndrome. *Nat Rev Gastroenterol Hepatol* 2009; **6:** 583–90.
4. Speth PAJ, *et al.* Effect of acarbose, pectin, a combination of acarbose with pectin, and placebo on postprandial reactive hypoglycaemia after gastric surgery. *Gut* 1983; **24:** 799–802.
5. Li-Ling J, Irving M. Therapeutic value of octreotide for patients with severe dumping syndrome—a review of randomised controlled trials. *Postgrad Med J* 2001; **77:** 441–2.

消化不良

消化不良，常称为不消化或烧心，是一种常见但被错误定义的疾病，主要表现为上腹不适或疼痛。可能是某种特殊疾病，如消化性溃疡、胃食管反流、胃癌、慢性胰腺炎或胆结石的一种表现。尽管如此，很多患者并没有发现有明显的系统疾病，此时称为非溃疡性消化不良或功能性消化不良。

有很多综述和评论介绍了消化不良这一疾病[1~7]，同时在英国，不同的权威性指南也给予介绍[8,9]。非溃疡性消化不良的初步处理常包括避免乙醇、咖啡、吸烟和加重症状的食物，并且少量规律进餐，以利于消化。关于药物治疗非溃疡性消化不良的研究结果各不相同并且难以评价，因为本病具有自限性，并且很多病例对安慰剂有反应[10]。

抑制胃酸的药物如抗酸药或抑酸药经常使用。抗酸药可以缓解症状，且此类药物的自行用药较为广泛[9]。尽管如此，这些药物并不适宜长期使用。与之相似，H_2 受体拮抗药比较常用，尤其是对于反流的症状，一项系统性综述[10]提示至少部分患者有效。质子泵抑制药（PPIs）使用也比较广泛，尽管一项系统性综述认为它们（PPIs）与 H_2 受体拮抗药相比对非溃疡性消化不良的相对疗效并不清楚[11]，但是其他研究[5~7,12]认为它们（PPIs）比 H_2 受体拮抗药效果好。采用 PPIs 按需治疗来处理长期症状可能有效[9]。

幽门螺杆菌在非溃疡性消化不良的病理过程中起什么作用还不清楚。一项荟萃分析发现，根除细菌对非溃疡性消化不良没有益处[13]，但是另外一项研究纳入了更多患者，结果发现有一点儿好处[14]，尽管如此，该研究注意到大多数幽门螺杆菌阳性的患者在经过根除治疗之后仍持续有症状。因此，关于所谓的"检查-治疗策略"是否恰当存在很多争议，但英国[9]和美国[4,5]指南认为，对于未经检查的消化不良，除试用质子泵抑制药作为初始治疗外，该"策略"也可作为合理替代方案。

对于年龄小于 55 岁的消化不良患者，若没有所谓的"报警症状"（如慢性胃肠道出血、非故意的体重下降、吞咽困难、持续呕吐、缺铁性贫血或上腹部肿物），初始治疗可选如下[4,9]：

- 疗程 1 个月的质子泵抑制药经验性治疗，或
- 检测幽门螺杆菌并根除治疗。幽门螺杆菌阴性的患者应经验性给予质子泵抑制药抑酸治疗，疗程 1～2 个月。

年龄大于 55 岁的患者，或伴有报警症状的患者，建议行内镜检查。内镜检查后，应针对基础疾病进行治疗[4]。

可给予促动力药，尤其当怀疑有潜在的胃肠动力疾病时。荟萃分析提示促动力药治疗非溃疡性消化不良的效果优于 H_2 受体拮抗药[10,15]，但是这可能是由于发表偏倚所致[10]。另外，很多国家不再使用西沙比利，而关于多潘立酮或甲氧氯普胺的证据有限。胃动素受体激动药（红霉素的衍生物）和 5-HT_3 受体拮抗药的结果仍令人失望[3]。其他药物治疗包括不溶性铋盐和解痉药。抗抑郁药对某些患者可能有一定作用[5,7]，此外还试用一些中草药，尽管那些研究的质量总体而言较差[7]。

1. Delaney B, *et al.* The management of dyspepsia: a systematic review. *Health Technol Assess* 2000; **4:** (39). Also available at: http://www.hta.ac.uk/project/1017.asp (accessed 15/07/10)
2. Talley NJ, *et al.* Indigestion: when is it functional? *BMJ* 2001; **323:** 1294–7.
3. Stanghellini V, *et al.* New developments in the treatment of functional dyspepsia. *Drugs* 2003; **63:** 869–92.
4. American Gastroenterological Association. American Gastroenterological Association medical position statement: evaluation of dyspepsia. *Gastroenterology* 2005; **129:** 1753–5. Also available at: http://www.gastrojournal.org/article/PIIS0016508505018172/fulltext (accessed 14/11/07)
5. American Gastroenterological Association. American Gastroenterological Association technical review on the evaluation of dyspepsia. *Gastroenterology* 2005; **129:** 1756–80. Also available at: http://www.gastrojournal.org/article/PIIS0016508505018184/fulltext (accessed 14/11/07)
6. Shah R. Dyspepsia and Helicobacter pylori. *BMJ* 2007; **334:** 41–3.
7. Mönkemüller K, Malfertheiner P. Drug treatment of functional dyspepsia. *World J Gastroenterol* 2006; **12:** 2694–2700.
8. Scottish Intercollegiate Guidelines Network. Dyspepsia: a national clinical guideline (March 2003). Available at: http://www.sign.ac.uk/pdf/sign68.pdf (accessed 12/07/05)
9. NICE. Dyspepsia: management of dyspepsia in adults in primary care (Clinical Guideline 17: issued August 2004, updated June 2005). Available at: http://www.nice.org.uk/nicemedia/pdf/CG017NICEguideline.pdf (accessed 01/11/07)
10. Moayyedi P, *et al.* Pharmacological interventions for non-ulcer dyspepsia. Available in The Cochrane Database of Systematic Reviews; Issue 4. Chichester: John Wiley; 2006 (accessed 01/11/07).
11. Delaney B, *et al.* Initial management strategies for dyspepsia. [Withdrawn]. Available in The Cochrane Database of Systematic Reviews; Issue 4. Chichester: John Wiley; 2009 (accessed 15/07/10).
12. Lacy BE, Cash BD. A 32-year-old woman with chronic abdominal pain. *JAMA* 2008; **299:** 555–65.
13. Laine L, *et al.* Therapy for Helicobacter pylori in patients with nonulcer dyspepsia: a meta-analysis of randomized, controlled trials. *Ann Intern Med* 2001; **134:** 361–9.
14. Moayyedi P, *et al.* Eradication of Helicobacter pylori for non-ulcer dyspepsia. Available in The Cochrane Database of Systematic Reviews; Issue 2. Chichester: John Wiley; 2006 (accessed 01/11/07).
15. Finney JS, *et al.* Meta-analysis of antisecretory and gastrokinetic compounds in functional dyspepsia. *J Clin Gastroenterol* 1998; **26:** 312–20.

嗜酸细胞性食管炎

嗜酸细胞性食管炎是一种以嗜酸细胞在食管黏膜明显积聚为特征的食管疾病。通常可见鳞状上皮严重增生，导致食管狭窄等并发症。症状包括烧心、胸痛、吞咽困难、吞咽痛、呕吐、食物嵌顿，在儿童可出现喂食不耐受。

尽管治疗方面的数据稀少，但是皮质激素被认为是合适的。全身给药和局部给药能有效缓解急性症状，然而，治疗停止后症状通常再次出现。胃食管反流可与嗜酸细胞性食管炎同时存在；但是嗜酸细胞性食管炎的症状和病理特征对抑酸治疗无反应。过敏可能与嗜酸细胞性食管炎有关，许多患者存在遗传性过敏。对于儿童患者，已开展的多数研究认为，旨在减少食物过敏原暴露的饮食疗法是有效的治疗选择[1]。

1. Furuta GT, *et al.* First International Gastrointestinal Eosinophil Research Symposium (FIGERS) Subcommittees. Eosinophilic esophagitis in children and adults: a systematic review and consensus recommendations for diagnosis and treatment. *Gastroenterology* 2007; **133:** 1342–63.

胃肠道痉挛

消化道的平滑肌痉挛可以导致胃肠道的疼痛或不适；引起这种疼痛和痉挛的原因可以是肠易激综合征（见下文）、消化不良（见上文）或憩室病（见上文）。对于怀疑有胃肠道痉挛的患者传统给予解痉药，主要有两类：抗毒蕈碱药（如双环维林）和直接平滑肌松弛剂（如甲苯凡林）；需要特别指出的是，考虑到其不良反应，抗毒蕈碱药的使用受到限制。

绞痛是描述痉挛性或收缩性疼痛的常用术语，多为内脏性的，而且在没有特殊定义的情况下，常指胃肠道的疼痛。在新生儿的头几个月常见婴儿绞痛[1,2]，通常无需药物治疗，但可以评价一下喂养方式。去除牛奶蛋白似乎有益，但使用低乳糖配方并没有作用[1]。喂养时加入半乳糖苷酶可以帮助乳糖消化，但是其作用程度并不太清楚。传统配方如含有莳萝或茴香挥发油的祛风剂，具有轻度祛风的作用，但其效果并不确定。抗毒蕈碱解痉药虽然有效[1,2]，但有不良反应，因此不考虑再使用[3]。经常餐前给予二甲基硅油混悬液，结果发现其效果并不优于安慰剂[3,4]。有报道给予 12% 的液体蔗糖可以改善婴儿绞痛[5]。葡萄糖溶液可能也有一定好处[2]。

1. Lucassen PLBJ, *et al.* Effectiveness of treatments for infantile colic: systematic review. *BMJ* 1998; **316:** 1563–9.
2. Cohen-Silver J, Ratnapalan S. Management of infantile colic: a review. *Clin Pediatr (Phila)* 2009; **48:** 14–17.
3. Garrison MM, Christakis DA. A systematic review of treatments for infant colic. *Pediatrics* 2000; **106** (suppl): 184–90.
4. Metcalf TJ, *et al.* Simethicone in the treatment of infant colic: a randomized, placebo-controlled, multicenter trial. *Pediatrics* 1994; **94:** 29–34.
5. Markestad T. Use of sucrose as a treatment for infant colic. *Arch Dis Child* 1997; **76:** 356–8.

胃食管反流

胃食管反流是由于胃或十二指肠内容物反流到食管所致。症状包括烧心、反酸和吞咽困难（指吞咽有困难）；可能出现食管炎症和溃疡（反流性食管炎）以及形成狭窄。食管外症状可包括咳嗽、声音嘶哑及哮喘。一些患者发展成 Barrett 食管（见下文），后者是食管癌的危险因素（参见第631页）。

初期**处理**包括建议调整生活方式，如减肥、抬高床头、戒烟以及避免乙醇和任何加重症状的食物（如巧克力和咖啡）[1~6]，然而，除了减肥和卧床姿势外，上述大多数干预措施缺乏证据[3]。

患者经常使用非处方药物控制初始轻微症状，这些

药物包括抗酸药和抑酸药。尽管安慰剂治疗反应经常也较好，荟萃分析结果显示在缓解症状方面，抗酸药（如组胺 H_2 受体拮抗药），特别是抗酸药联合藻酸盐可更多获益[7]；这种联合用药被认为可形成一层碱性"膜"漂浮在胃内容物表面，从而可以阻止反流，保护食管黏膜。

胃食管反流的症状和处理与消化不良可有重叠（见上文），初期症状处理有些相似[4]。不伴随需立即行内镜检查的报警症状的患者，应开始合适剂量的质子泵抑制药（PPI）治疗 1～2 个月[4,5]。作为经验治疗，PPI 的疗效优于 H_2 受体拮抗药[8]，除了反流性食管炎[9]，对内镜检查阴性的患者也是合适的治疗[8]。没有证据表明某一特定 PPI 优于其他制剂，也无证据支持剂量加倍后治疗反流性食管炎患者可取得更好疗效[8]。

然而，确实有一小部分患者对 PPIs 治疗无反应，原因可能包括耐受性差、夜间酸突破、非酸反流以及对酸有高敏感性[4,5]。对于症状持续的患者可尝试更换 PPI 剂型，增加剂量或联合 H_2 受体拮抗药治疗[4,10]，尽管总体而言缺乏证据说明上述做法能改善疗效[6,9,11]。有研究指出，对雷贝拉唑强代谢型患者联合法莫替丁治疗效果优于仅增加雷贝拉唑剂量[12]。

此外，促动力药（如甲氧氯普胺）可改善胃食管括约肌功能，促进胃排空。它们似乎与 H_2 受体拮抗药疗效相仿[1]，尽管它们很可能不如 PPIs 有效[8]。一种 H_2 受体拮抗药联合西沙必利同时治疗的效果优于单用任何一种药物[1]。尽管如此，由于西沙必利具有心脏毒性和发生严重相互作用的可能，该药的使用受到严格限制。

对于轻度病变的患者，在初期药物治疗获得成功后可以考虑停药[1]。在症状需要时给予短期药物治疗（间断治疗）对于无并发症的病变有效[13]。但是大多数食管炎患者停药后病情复发，可能需要长期**维持**治疗[1,4,5]。如急性期治疗，PPIs 似乎是疗效最好的维持药物，尽管"降阶梯"方案[4,5]（目前被广泛接受）使用减量的维持剂量，可能较继续足量 PPIs 疗效有所降低[14]。H_2 受体拮抗药维持治疗效果勉强，尽管它们确实能部分缓解症状。尽管也有报道显示促动力药（如西沙必利）和硫糖铝比安慰剂更有效，但它们的价值是不可靠的[14]。另外可以采用联合治疗进行维持，在一项研究中，奥美拉唑与西沙必利联合治疗的维持效果优于雷尼替丁或西沙必利单独治疗或两者联合治疗[15]。但同样，由于其存在的风险，实际上现在已不太可能使用西沙必利。

清除幽门螺杆菌并不能够愈合胃食管反流或者预防其复发[1]，一些流行病学证据提示幽门螺杆菌感染可能可以预防胃食管反流的发生[16]。尽管如此，没有临床证据显示根除幽门螺杆菌会加重胃食管反流或显著增加疾病发展的风险[17,18]。

对于药物治疗效果较差的患者，或者有并发症（如食管狭窄或溃疡）的患者，可以考虑**手术**重建胃食管的完整性[1,4,5]。黏膜下种植体和各种其他内镜技术也已开展[4]。尽管手术与药物效果相仿，但手术相关风险更高，而且很多患者术后需继续服用抑酸药[4]。

药物治疗的研究包括**研发**与巴氯芬相似（但没有其中枢神经系统作用）的 GABA 能作用药物、胆囊收缩素拮抗药（如氯谷胺）、大麻类 CB_1 激动药；胃动素受体激动药（如阿兰西那和 mitemcinal）似乎效果不太好[19]。

一小部分胃食管反流患者会发展成 **Barrett 食管**（柱状上皮食管，CLO），即正常鳞状上皮细胞会被化生的柱状上皮细胞替代。这种情况最常见于长期存在反流的患者，但可能代表对酸反流一系列反应的一部分，而非从较轻的疾病向更严重的疾病的进展过程[4]。Barrett 食管的上皮有异常增生改变，可进展为食管腺癌。尽管如此，不是所有的患者都会发展成癌，而且治疗的许多方面存在争议。

像其他胃食管反流一样，处理酸反流是治疗的重点[20～23]。长期使用 PPIs 治疗似乎有效[22]；一些研究[23]提倡使用最大剂量，可能的话在夜间联合一种 H_2 受体拮抗药，但缺乏证据支持每日 2 次（双倍）的剂量[22]。由于已经改变的上皮对酸反应相对不敏感，症状控制不一定等同于酸反流的抑制[23]。缺乏充足的证据说明控制酸反流除了异常上皮能够一定程度消退之外，还能产生别的好处，或者改变癌变的风险[22,23]，尽管有些研究结果显示有效[24,25]。一些证据显示，使用阿司匹林或其他 NSAID 药辅助化学预防可能有助于减少癌变风险[22,26]，但目前尚处于研究阶段。筛查、监控以及内镜消融治疗或光动力治疗（5-氨基酮戊酸或卟吩姆）的作用仍有争议[20,22,23]。

婴儿常有胃食管反流，但通常随年龄增长而自行缓解，因此不需治疗。偶尔可能导致并发症，如不发育、食管炎和酸反流引起的肺部症状，但是可以通过直立体位和喂养较稠食物来处理；药物治疗还存在争议[27]。而且证据的来源也较少[28]。有人建议，如果需要药物治疗，开始可能适宜选用联合藻酸盐（alginate）的抗酸药[27]；PPIs 很可能是安全的，但是在婴儿还没有深入研究[28]。曾使用西沙必利[27,28]，但是心脏毒性的危险使得婴幼儿使用西沙必利非常有问题（参见第1642页）。甲氧氯普胺也有一些作用，但同样，必须考虑其不良反应的危险[29]。多潘立酮的效果证据很少[30]，同样，它也具有潜在严重不良反应，但由于西沙必利的限用反而导致多潘立酮滥用[28]。尽管尚无红霉素治疗胃食管反流的研究，已有研究评估其治疗婴幼儿食物耐受不良的效果；使用红霉素存在促进细菌耐药的风险[28]。

正常**妊娠**期间常可以出现胃食管反流，通常可以调整生活方式和饮食而得到改善[31]。如果需要药物治疗，应首选非全身吸收的抗酸药或硫糖铝。如果这些药物无效，可以试用雷尼替丁。由于考虑到妊娠期的安全性，质子泵抑制药仅限于严重或者有并发症的反流性疾病妊娠期患者使用[31]。尽管与使用该药相关的相对危险似乎相当低（参见**奥美拉唑**的**注意事项**，第1676页）。

1. Dent J, *et al.* An evidence-based appraisal of reflux disease management—the Genval Workshop Report. *Gut* 1999; **44** (suppl 2): S1–S16.
2. DeVault KR, Castell DO. American College of Gastroenterology. Updated guidelines for the diagnosis and treatment of gastroesophageal reflux disease. *Am J Gastroenterol* 2005; **100:** 190–200. Also available at: http://www.acg.gi.org/physicians/guidelines/GERDTreatment.pdf (accessed 01/07/08)
3. Kaltenbach T, *et al.* Are lifestyle measures effective in patients with gastroesophageal reflux disease? An evidence-based approach. *Arch Intern Med* 2006; **166:** 965–71.
4. Fox M, Forgacs I. Gastro-oesophageal reflux disease. *BMJ* 2006; **332:** 88–93.
5. Moayyedi P, Talley NJ. Gastro-oesophageal reflux disease. *Lancet* 2006; **367:** 2086–2100.
6. Kahrilas PJ, *et al.* American Gastroenterological Association Medical Position Statement on the management of gastroesophageal reflux disease. *Gastroenterology* 2008; **135:** 1383–1391. Also available at: http://download.journals.elsevierhealth.com/pdfs/journals/0016-5085/PIIS0016508508016065.pdf (accessed 15/07/10)
7. Tran T, *et al.* Meta-analysis: the efficacy of over-the-counter gastro-oesophageal reflux disease therapies. *Aliment Pharmacol Ther* 2007; **25:** 143–53.
8. van Pinxteren B, *et al.* Short-term treatment with proton pump inhibitors, H2-receptor antagonists and prokinetics for gastro-oesophageal reflux disease-like symptoms and endoscopy negative reflux disease. Available in The Cochrane Database of Systematic Reviews; Issue 3. Chichester: John Wiley; 2006 (accessed 05/11/07).
9. Moayyedi P, *et al.* Medical treatments in the short term management of reflux oesophagitis. Available in The Cochrane Database of Systematic Reviews; Issue 2. Chichester; John Wiley: 2007 (accessed 29/07/09).
10. Liu JJ, Saltzman JR. Refractory gastro-oesophageal reflux disease: diagnosis and management. *Drugs* 2009; **69:** 1935–44.
11. Wang Y, *et al.* Additional bedtime H2-receptor antagonist for the control of nocturnal gastric acid breakthrough. Available in The Cochrane Database of Systematic Reviews; Issue 4. Chichester: John Wiley; 2009 (accessed 25/02/10).
12. Sugimoto M, *et al.* Comparison of an increased dosage regimen of rabeprazole versus a concomitant dosage regimen of famotidine with rabeprazole for nocturnal gastric acid inhibition in relation to cytochrome P450 2C19 genotypes. *Clin Pharmacol Ther* 2005; **77:** 302–11.
13. Bardhan KD, *et al.* Symptomatic gastro-oesophageal reflux disease: double blind controlled study of intermittent treatment with omeprazole or ranitidine. *BMJ* 1999; **318:** 502–7.
14. Donnellan C, *et al.* Medical treatments for the maintenance therapy of reflux oesophagitis and endoscopic negative reflux disease. [Withdrawn]. Available in The Cochrane Database of Systematic Reviews; Issue 2. Chichester: John Wiley; 2010 (accessed 15/07/10).
15. Vigneri S, *et al.* A comparison of five maintenance therapies for reflux esophagitis. *N Engl J Med* 1995; **333:** 1106–10.
16. Labenz J, Malfertheiner P. Helicobacter pylori in gastro-oesophageal reflux disease: causal agent, independent or protective factor? *Gut* 1997; **41:** 277–80.
17. Richter JE. Effect of Helicobacter pylori eradication on the treatment of gastro-oesophageal reflux disease. *Gut* 2004; **53:** 310–11.
18. Malfertheiner P. Helicobacter pylori eradication does not exacerbate gastro-oesophageal reflux disease. *Gut* 2004; **53:** 312–13.
19. Tonini M, *et al.* Progress with novel pharmacological strategies for gastro-oesophageal reflux disease. *Drugs* 2004; **64:** 347–61.
20. Wang KK, Sampliner RE. Practice Parameters Committee of the American College of Gastroenterology. Updated guidelines 2008 for the diagnosis, surveillance and therapy of Barrett's esophagus. *Am J Gastroenterol* 2008; **103:** 788–97. Also available at: http://www.acg.gi.org/physicians/guidelines/BarrettsEsophagus08.pdf (accessed 28/08/09)
21. Fass R, Sampliner RE. Barrett's oesophagus: optimal strategies for prevention and treatment. *Drugs* 2003; **63:** 555–64.
22. Sharma P, *et al.* A critical review of the diagnosis and management of Barrett's esophagus: the AGA Chicago Workshop. *Gastroenterology* 2004; **127:** 310–30.
23. Watson A, *et al.* (eds). British Society of Gastroenterology. Guidelines for the diagnosis and management of Barrett's columnar-lined oesophagus (issued August 2005). Available at: http://www.bsg.org.uk/pdf_word_docs/Barretts_Oes.pdf (accessed 05/11/07)
24. Hillman LC, *et al.* Proton-pump inhibitor therapy and the development of dysplasia in patients with Barrett's oesophagus. *Med J Aust* 2004; **180:** 387–91.
25. Sharma P. Barrett esophagus: will effective treatment prevent the risk of progression to esophageal adenocarcinoma? *Am J Med* 2004; **117** (suppl 5A): 79S–85S.
26. Corley DA, *et al.* Protective association of aspirin/NSAIDs and esophageal cancer: a systematic review and meta-analysis. *Gastroenterology* 2003; **124:** 47–56.
27. Anonymous. Managing childhood gastro-oesophageal reflux. *Drug Ther Bull* 1997; **35:** 77–80.
28. Vandenplas Y, *et al.* The diagnosis and management of gastro-oesophageal reflux in infants. *Early Hum Dev* 2005; **81:** 1011–24.
29. Craig WR, *et al.* Metoclopramide, thickened feedings, and positioning for gastro-oesophageal reflux in children under two years. [Withdrawn]. Available in The Cochrane Database of Systematic Reviews; Issue 5. Chichester: John Wiley; 2010 (accessed 15/07/10).
30. Pritchard DS, *et al.* Should domperidone be used for the treatment of gastro-oesophageal reflux in children? Systematic review of randomized controlled trials in children aged 1 month to 11 years old. *Br J Clin Pharmacol* 2005; **59:** 725–9.
31. Richter JE. Review article: the management of heartburn in pregnancy. *Aliment Pharmacol Ther* 2005; **22:** 749–57.

痔疮

痔疮（"痔"）指肛门周围组织的静脉曲张：位于齿状线（远端肛管变异皮肤与肠道上皮的交界点）以上的常突出于肛管，称为内痔；位于齿状线以下的称为外痔。由于内在压力，内痔易于充血、出血，并最终形成脱垂；而外痔则容易形成疼痛性血栓[1～3]。

内痔的初始治疗包括高纤维膳食和避免用力排便[2,4]，因此可以使用容积性缓泻药和大便软化剂[2]。药物治疗的主要目标是控制急性出血，以便安排最终治疗方法[1]。少量痔疮出血可以注射硬化剂如含酚的油注射，但是橡皮圈套扎或可能某种技术加红外凝血更加有效，且并发症较少[3,5,6]。比较严重和长期的脱垂通常需要手术治疗[2～4,7]。血栓性外痔可以采用手术切除来去除凝血块[8]。

有很多药物可以用于缓解症状，主要是外用药物治疗，但是在很多情况下，其价值并没有得到证实。

外用制剂通常由润滑剂或软剂组成。可以加入局麻药以缓解疼痛，并且在没有感染的情况下可以使用皮质激素：含两者任何之一的制剂仅倾向于短期治疗。抗生素被认为价值不大，而且有可能促进耐药菌的发生。有些制剂包含了肝素类似物。其他常用的具有润滑作用的药物包括各种铋盐、氧化锌、北美金缕梅、间苯二酚和秘鲁香脂[2,3]。还可以局部使用硝酸酯类药物[1]。

外用制剂里也可包含生物类黄酮和各种七叶树属衍生物；在一些国家，还可以全身给予这些药物，同时含有其他一些复合物（如羟苯磺酸钙和三苄呋喃葡糖苷），可能是因为这些药物对静脉毛细血管壁有支持作用。口服微粉化生物类黄酮制剂可能减少症状，可作为手术辅助治疗[1,7,9]。

用于治疗痔疮的其他药物包括白屈菜（ficaria）以及酵母提取物和鲨肝油的复方制剂。

1. Misra MC. Drug treatment of haemorrhoids. *Drugs* 2005; **65:** 1481–91.
2. Allen S. Haemorrhoids and anal fissures. *Pharm J* 2007; **279:** 79–82.
3. Acheson AG, Scholefield JH. Management of haemorrhoids. *BMJ* 2008; **336:** 380–3.
4. Chand M, *et al.* The management of haemorrhoids. *Br J Hosp Med* 2008; **69:** 35–40.
5. Johanson JF, Rimm A. Optimal nonsurgical treatment of hemorrhoids: a comparative analysis of infrared coagulation, rubber band ligation, and injection sclerotherapy. *Am J Gastroenterol* 1992; **87:** 1601–6.
6. MacRae HM, McLeod RS. Comparison of hemorrhoidal treatment modalities: a meta-analysis. *Dis Colon Rectum* 1995; **38:** 687–94.
7. Nisar PJ, Scholefield JH. Managing haemorrhoids. *BMJ* 2003; **327:** 847–51.
8. Clinical Practice Committee, American Gastroenterological Association. American Gastroenterological Association medical position statement: diagnosis and treatment of hemorrhoids. *Gastroenterology* 2004; **126:** 1461–2. Also available at: http://download.journals.elsevierhealth.com/pdfs/journals/0016-5085/PIIS0016508504003543.pdf (accessed 19/04/06)
9. Lyseng-Williamson KA, Perry CM. Micronised purified flavonoid fraction: a review of its use in chronic venous insufficiency, venous ulcers and haemorrhoids. *Drugs* 2003; **63:** 71–100.

肝性脑病

肝性脑病（门体分流性脑病）是一种由于肝脏功能异常导致的代谢相关性大脑障碍。可为急性，如暴发性肝衰竭患者；或为慢性，在某些诱发因素作用下急性发作，如肝硬化或其他慢性肝病患者。

治疗的目的是确定并纠正任何诱发因素，减少胃肠道内氨的产生和吸收，并增加氨在组织内的代谢。诱发因素包括感染、由于胃肠道出血或高蛋白质摄入导致的蛋白质负荷增加、酗酒、电解质紊乱和某些药物（尤其是抗焦虑药、催眠药和利尿药）。

限制膳食蛋白质摄入是短期治疗的重要环节，但是长期限制蛋白质摄入将会导致营养不良，因此应注意摄入适当蛋白质。建议每日摄入蛋白质为0.5～1.5g/kg[1～3]。有一些证据证明植物蛋白质比动物蛋白质耐受性好[4,5]。部分患者静脉输注或饮食补充支链氨基酸（缬氨酸、异亮氨酸和亮氨酸）有利于适当蛋白质摄入[1,3～5]。可以补充鸟氨酸-天门冬氨酸以增加氨向尿素和谷氨酰胺的代谢转换[2,4,5]。也有试用苯甲酸钠[4,5]。

积极的药物治疗可以从硫酸镁灌肠清洁肠道开始，尤其是当患者有便秘时。然后，乳果糖是很多病例的治疗选择，尤其是对老年、便秘和肾损伤的患者。通常采用口服给药，但如果不适合口服给药[5]，也可以直肠给药[2,5]或通过鼻胃管给药[2]。乳果糖可以降低结肠pH值，从而减少氨和芳香族氨基酸的吸收。也有使用与乳果糖作用类似的拉克替醇[6]。但是，一项近期荟萃分析研究[7]没能找到足够的证据来支持或不支持使用非吸收性双糖（如乳果糖和拉克替醇）治疗肝性脑病。双糖抑制剂伏格列波糖已被试用于减少肠道摄入双糖并促进发酵，作用类似乳果糖[5]。

此外，局部活性抗菌治疗可以减少产生尿素酶的细菌[2]。传统用药是新霉素，但其不良反应（如耳毒性和肾毒性）是个问题，尤其是在长期使用时。也可使用甲硝唑[4]和利福昔明[4,8,9]。对于单药治疗无反应的患者可以试用乳果糖和新霉素[4]或甲硝唑的联合治疗。

对于轻度慢性复发性脑病，有试用口服嗜酸乳酸杆菌或肠球菌属（*Enterococcus faecium*）SF68，以改善肠道菌群。但是结果不一致[5,10]。幽门螺杆菌是一种产尿素酶的细菌，但是幽门螺杆菌感染与肝性脑病的相关性还不清楚[11]。

正处于研究之中的治疗还包括直接影响大脑功能的药物。根据内源性苯二氮䓬样激动剂的疑似作用，已经试用氟马西尼，它是一种苯二氮䓬类拮抗剂[2,12]。一项系统研究[13]得出结论，氟马西尼确实对肝性脑病有短期改善作用，但是对患者的恢复或生存没有影响；慢性肝病和肝性脑病患者可以考虑使用该药，但是并不建议作为常规临床用药。与之相似，尽管根据多巴胺能神经递质不足可能在该综合征中起作用，可以给予多巴胺类药物（如左旋多巴或溴隐亭）[2]；但是，一项系统研究[14]并没有找到足够的证据来支持这些药物的作用。

终末期肝硬化、急性肝衰竭或严重顽固性肝性脑病患者的最终治疗是肝移植（参见第1732页）[4]。

1. Plauth M, *et al.* ESPEN guidelines for nutrition in liver disease and transplantation. *Clin Nutr* 1997; **16:** 43–55. Also available at: http://www.espen.org/documents/Liver.pdf (accessed 15/07/10)
2. Blei AT, Córdoba J. Practice Parameters Committee of the American College of Gastroenterology. Hepatic encephalopathy. *Am J Gastroenterol* 2001; **96:** 1968–76. Also available at: http://www.acg.gi.org/physicians/guidelines/HepaticEncephalopathy.pdf (accessed 01/07/08)
3. Plauth M, *et al.* DGEM (German Society for Nutritional Medicine). ESPEN (European Society for Parenteral and Enteral Nutrition). ESPEN guidelines on enteral nutrition: liver disease. *Clin Nutr* 2006; **25:** 285–94. Also available at: http://www.espen.org/documents/ENLiver.pdf (accessed 15/07/10)
4. Riordan SM, Williams R. Treatment of hepatic encephalopathy. *N Engl J Med* 1997; **337:** 473–9.
5. Gerber T, Schomerus H. Hepatic encephalopathy in liver cirrhosis: pathogenesis, diagnosis and management. *Drugs* 2000; **60:** 1353–70.
6. Cammà C, *et al.* Lactitol in treatment of chronic hepatic encephalopathy: a meta-analysis. *Dig Dis Sci* 1993; **38:** 916–22.
7. Als-Nielsen B, *et al.* Nonabsorbable disaccharides for hepatic encephalopathy. Available in The Cochrane Database of Systematic Reviews; Issue 2. Chichester: John Wiley; 2004 (accessed 29/04/05).
8. Maclayton DO, Eaton-Maxwell A. Rifaximin for treatment of hepatic encephalopathy. *Ann Pharmacother* 2009; **43:** 77–84.
9. Bass NM, *et al.* Rifaximin treatment in hepatic encephalopathy. *N Engl J Med* 2010; **362:** 1071–81.
10. Loguercio C, *et al.* Long-term effects of Enterococcus faecium SF68 versus lactulose in the treatment of patients with cirrhosis and grade 1-2 hepatic encephalopathy. *J Hepatol* 1995; **23:** 39–46.
11. Taylor-Robinson SD, *et al.* Helicobacter pylori, ammonia and the brain. *Gut* 1997; **40:** 805–6.
12. Basile AS, *et al.* The pathogenesis and treatment of hepatic encephalopathy: evidence for the involvement of benzodiazepine receptor ligands. *Pharmacol Rev* 1991; **43:** 27–71.
13. Als-Nielsen B, *et al.* Benzodiazepine receptor antagonists for hepatic encephalopathy. Available in The Cochrane Database of Systematic Reviews; Issue 2. Chichester: John Wiley; 2004 (accessed 29/04/05).
14. Als-Nielsen B, *et al.* Dopaminergic agonists for hepatic encephalopathy. Available in The Cochrane Database of Systematic Reviews; Issue 4. Chichester: John Wiley; 2004 (accessed 29/04/05).

炎性肠病

炎性肠病（IBD）是指胃肠道的慢性非特异性炎性病变，主要分为两类：*克罗恩病和溃疡性结肠炎*。

克罗恩病的特点是受累胃肠道壁增厚，炎症累及全层，溃疡较深，黏膜瘘管形成，并有肉芽肿形成；病变可发生在胃肠道的任何部位，病变之间为相对正常的组织；回肠末端最常受累。症状取决于病变累及的部位，多数有腹痛、腹泻、发热、体重减轻和直肠出血。肠外表现包括关节炎症、皮肤损害、口腔溃疡和肝脏疾病。

溃疡性结肠炎的病变部位限制在结肠和直肠，炎症比较表浅，受累部位病变连续，罕见肉芽肿形成。轻度病变仅累及直肠（直肠炎）；重度病变溃疡广泛，而且大部分黏膜丧失，发生中毒性巨结肠的风险增加，而中毒性巨结肠是可能危及患者生命的严重并发症。症状包括腹泻和直肠出血。肠外表现与克罗恩病类似。

药物治疗 尽管克罗恩病和溃疡性结肠炎之间存在着明显差异而影响其处理，但是它们的基本治疗原则和使用的药物大体相同[1～6]。对于轻度至中度活动性病变首选氨基水杨酸盐衍生物，但对克罗恩病维持治疗的作用还没有完全确定。活动期病变的初期治疗也可以使用皮质激素，剂量和给药途径根据病变部位和严重程度而定。免疫抑制药或生物制剂治疗对于重症或慢性活动性病变可能有用。对于克罗恩病，要素饮食（参见**炎性肠病**，第1823页）可能对活动性病变有一定作用，但饮食在溃疡性结肠炎中的作用不大。

- 口服柳氮磺吡啶，一种**5-氨基水杨酸盐**衍生物（5-氨基水杨酸与磺胺吡啶结合），对于轻度溃疡性结肠炎诱导缓解有一定价值[7]，而对于克罗恩病的疗效则不太确定[4,8]。

  研究发现柳氮磺吡啶的活性成分是5-氨基水杨酸，于是发展产生了很多衍生物，包括美沙拉秦（5-氨基水杨酸缓释或肠溶片，经肛门或口服给药）、奥沙拉秦（通过偶氮键结合在一起的两分子5-氨基水杨酸）以及各种制剂如巴柳氮，后者的活性部分与惰性载体结合在一起。上述所有药物均对*活动期溃疡性结肠炎*有效，而且耐受性优于柳氮磺吡啶，因为后者的不良反应主要是其磺胺部分引起。对于能够耐受柳氮磺吡啶治疗的患者，新药在诱导缓解方面并不具有临床优势[7]。尽管如此，由于开始柳氮磺吡啶治疗有发生不良反应的风险，因此新的衍生物的使用在不断增加。5-氨基水杨酸还被推荐用于溃疡性结肠炎的维持缓解治疗[3,6,9]；相比之下，尽管在临床实践中它们也经常被用于克罗恩病的维持治疗，但是疗效并不明确[3～5,10]。
- **皮质激素**是治疗炎性肠病的另一类主要药物，特别是对于更严重的溃疡性结肠炎和克罗恩病。对于一些远端结肠炎或直肠炎患者，经肛门给药是合适的；口服泼尼松或泼尼松龙经常用于治疗更严重和更广泛的病变，对于最严重病例可予静脉皮质激素（通常使用氢化可的松或甲基泼尼松龙）。不幸的是，炎性肠病的疗程经常漫长，药物的不良反应仍是一个问题，因此一些不易被吸收或者快速代谢的皮质激素（如倍氯米松、布地奈德或替可的松）得到关注。口服布地奈德用于诱导缓解克罗恩病疗效比美沙拉秦更好，尽管比传统的皮质激素疗效可能稍差，但它的不良反应也减少了[11]。皮质激素不适合用于炎性肠病的维持缓解治疗[3,12]，而且停用皮质激素后的复发（皮质激素依赖）问题也是一个治疗挑战。
- 其他治疗活动性炎性肠病的药物包括**免疫抑制药**。大部分研究的药物是硫唑嘌呤或其代谢产物巯嘌呤。由于这些药起效较慢（需数月），因此对于急性疾病使用有限，但是它们对于诱导慢性活动性疾病患者的病情缓解有效，尤其是皮质激素抵抗和皮质激素依赖的患者。它们还可用于溃疡性结肠炎和克罗恩病的维持治疗，通常要联合其他药物[3～6,13,14]。小剂量肌内注射甲氨蝶呤用于克罗恩病诱导[15]和维持缓解[16]显示有效，尽管临床实践中经常用于皮下注射。口服给药的证据尚缺乏[15,16]，而且对于溃疡性结肠炎似乎无效[5,6]。相反的，环孢素用于慢性活动性炎性肠病通常无效，但对急性重症溃疡性结肠炎短期治疗可能有一定价值[5,17]。他克莫司对重症溃疡性结肠炎也有一定效果[5]，对克罗恩病可能也有效[18]。霉酚酸酯也在使用，尽管有限的证据也不能肯定效果[18]。
- 在重症或难治性炎性肠病的治疗中，所谓的**"生物治疗"**的重要性逐渐增加，包括特异性的抗肿瘤坏死因子抗体（如英夫利昔单抗、阿达木单抗及舍托珠单抗）。上述药物用于诱导和维持缓解克罗恩病被证明有效[5,19,20]。英夫利昔单抗还可用于溃疡性结肠炎的诱导缓解和维持治疗[5,20]。抗整合蛋白抗体那他珠单抗可用于克罗恩病的诱导缓解治疗[21]。肿瘤坏死因子抑制剂沙利度胺用于治疗克罗恩病时也有一定效果[18,22]，但另一种肿瘤坏死因子抑制剂己酮可可碱是无效的[23]。
- **甲硝唑**治疗瘘管型会阴克罗恩病有效，并可能用于结肠克罗恩病。通常给药3个月。还可以选择环丙沙星，可以与甲硝唑联合使用[24,25]，但是患者不易耐受联合用药。*副结核分枝杆菌在克罗恩病发病过程中*扮演的角色受到关注[26]，但一项为期2年的研究对克罗恩病患者使用克拉霉素、利福布汀、氯法齐明进行抗结核治疗，发现没有持续疗效的证据，提示该病原菌很可能并不是重要的发病因子[27]。相比较之下，一项纳入几个主要的小型研究的荟萃分析[28]结果提示，一种硝基咪唑（如甲硝唑）或氯法齐明长期治疗克罗恩病可能有效。抗菌药对溃疡性结肠炎无效，严重发作时用于预防感染。
- 已经或正在试用于炎性肠病的许多**其他药物**包括免疫球蛋白、某些白介素、干扰素、短链脂肪酸、肝素、第Ⅻ因子、罗格列酮以及氨基水杨酸（4-氨基水杨酸对5-氨基水杨酸）。部分患者对抗整合蛋白抗体维多珠单抗[29]和抗白介素-12抗体[30]出现短期反应。关于使用粒细胞-巨噬细胞集落刺激因子沙莫司亭改善疾病严重程度的证据有限[31]，该药被认为能够激活克罗恩病患者可能受损的肠道的固有免疫防御过程。其他正在研究的生物治疗包括ICAM反义寡脱氧核苷酸阿卡福生、T细胞共同刺激阻滞剂阿巴西普、抗CD3抗体维西珠单抗和CCR9趋化因子受体抑制剂CCX－282[32]。根据吸烟者罕见溃疡性结肠炎的观察结果，烟碱被试用于治疗溃疡性结肠炎。多项研究提示烟碱经皮吸收贴剂对活动期病变可能有效[33]，但用于维持治疗则无效[34]。烟碱直肠和口服剂型正在研究之中。

营养和饮食治疗 对于重症炎性肠病患者，有必要纠正其营养不良，但饮食调整可能同样有治疗作用。对于克罗恩病患者，肠内喂养常给予要素饮食，可以诱导缓解（参见**炎性肠病**，第1823页），尽管皮质激素更加有效[35]，还有一些证据表明肠内营养对维持缓解治疗有效[36]。要素饮食对于儿童患者以及那些不能耐受皮质激素的患者有效。ω-3脂肪酸的作用也被研究，但系统性综述得出结论是它们用于克罗恩病[37]和溃疡性结肠炎[38]的维持缓解治疗无效。

通过使用乳酸杆菌和其他益生菌来调节肠道菌群也有一些作用[39]。已有一些研究报道益生菌治疗溃疡性结肠炎有效[40,41]，而且益生菌用于治疗储袋炎可能有效[3,6]，但目前尚无充足的证据支持治疗克罗恩病有效[42]。观察到炎性肠病在发展中国家并不常见，而在发展中国家患者中多数携带有寄生虫，因此开始了采用*Trichuris suis*卵（猪鞭虫）进行肠道定殖来治疗活动性克罗恩病[43]和溃疡性结肠炎[44]的初步研究。

手术 对于溃疡性结肠炎患者，手术切除结肠可以治愈，不但可以避免长期使用皮质激素治疗的风险，而且可以降低炎性肠病患者发生结肠癌的风险。回肠肛门储袋成形术可以为回肠内容物形成储存部位，对适用患者可维持一定程度的便利，因而避免了标准回肠造瘘术的必要。对于克罗恩病，手术不可能治愈，因为几乎不能避免在胃肠道其他部位复发，但是很多患者在病程期间需要手术切除受累区域。

治疗选择

溃疡性结肠炎

- **活动期病变**
- *轻到中度*

对于轻到中度远端病变，局部使用美沙拉秦，最好联合口服氨基水杨酸（巴柳氮、美沙拉秦或者奥沙拉秦）作为治疗选择[3,6]。口服柳氮磺吡啶对部分患者可能有效。对局部使用美沙拉秦不能耐受的患者可给予局部皮质激素，尽管后者疗效稍差[45]。栓剂适用于*直肠炎*患者，但对更近端病变（*直肠结肠炎*）需要泡沫剂或液体灌肠[3]。口服氨基水杨酸联合局部美沙拉秦或皮质激素治疗症状无改善的患者可能需要口服皮质激素（如泼尼松或泼尼松龙每日40mg）[3,5,46]。英夫利昔单抗可作为替代方案[6]。

对于*左半结肠*或*更广泛*的溃疡性结肠炎，口服一种氨基水杨酸可作为首选治疗[3,5,6]。*全结肠炎*患者最好避免使用奥沙拉秦，因为它比美沙拉秦和巴柳氮更容易诱发腹泻[3]。有证据表明氨基水杨酸的效果与剂量相关[5,6]，关于诱导治疗的最佳剂量存在一些争议：起始剂量越高，治疗反应越好[5,6]，但药物毒性的风险也相应增加。有人推荐联合使用局部氨基水杨酸，因为联合治疗被认为比单独口服治疗更有效[46]。

对氨基水杨酸治疗无反应的患者应给予口服皮质激素（见上文）[3,6,46]。一旦起效后皮质激素应在数周内逐渐减量[3,6]。因为不希望长期使用皮质激素，所以当激素停药后容易复发（皮质激素依赖性疾病）的*慢性活动期病变*患者应予巯嘌呤（thiopurine）（硫唑嘌呤或巯嘌呤）作为节制皮质激素药物[3,6,46]。巯嘌呤（thiopurine）对于一些口服皮质激素治疗无效的患者可能也有效，尽管起效慢是个问题[6]。对于更广泛的中重度病变患者，英夫利昔单抗可作为选择方案[5,6]。

• 重度

重度结肠炎或最大剂量激素口服治疗无效的患者应收入院接受静脉皮质激素治疗[3,5,6,46]。应给予患者合适的支持治疗（包括营养不良患者应予营养支持，静脉抗菌药治疗感染，明显贫血者予输血）[3,6]。无法耐受皮质激素的重症患者使用静脉环孢素可能有效[46]。静脉使用皮质激素数天后仍无反应的患者可考虑环孢素作为二线治疗[3,5,6,46]。英夫利昔单抗或他克莫司也可作为选择方案[5,6,46]。静脉环孢素治疗有效的患者可继续口服治疗3～6个月[3]。重度结肠炎患者大约有40%对药物治疗无效[6]，结肠切除术可作为备选方案[3,6]。

• **维持期**

对于溃疡性结肠炎，特别是左半结肠型或更广泛病变患者，或每年复发大于1次的远端病变患者，一旦疾病缓解，通常建议终生维持治疗[3]。治疗选择是口服氨基水杨酸[3,5,6,46]，最常用的是美沙拉秦[5]，尽管对于能耐受柳氮磺吡啶的患者，柳氮磺吡啶的效果可能更好[9]。口服联合局部使用氨基水杨酸被推荐作为二线维持治疗[46]。单独使用局部氨基水杨酸已被用于直肠炎、左半结肠炎[46]或远端结肠病变[3,5]患者；口服联合直肠氨基水杨酸可以作为二线方案[46]。皮质激素作为维持治疗无效，而且长期使用还有严重不良反应。硫唑嘌呤可用于维持治疗，但最好用于氨基水杨酸维持治疗时仍频繁复发或不能耐受氨基水杨酸的患者[3,6,46]。因胃肠道反应不能耐受硫唑嘌呤的患者可试用巯嘌呤；或者，可以考虑手术治疗[3]。英夫利昔单抗用于维持缓解治疗也有效[6]，特别是使用替代方案治疗后仍有激素依赖的患者[5]。

• **储袋炎**

回肠肛门储袋吻合术使手术切除结肠后仍能保留排便功能并且无需行造瘘术。但大约一半的患者会出现储袋炎症（储袋炎）[6]。根据有限的证据，认为短期抗菌药（甲硝唑或环丙沙星）治疗是最佳方法[3,6]。如果上述药物无效，可考虑使用美沙拉秦或皮质激素[3]。使用一种益生菌制剂（VSL3，含有混合菌）也可能有效[3,6]。

克罗恩病

• **活动期病变**

• 轻到中度

轻到中度克罗恩病的一线治疗尚存在一些争议。对于回肠型或回盲型病变，口服美沙拉秦作用有限[4,5]，有些人认为根本不该用[5]，尽管也有人推荐大剂量美沙拉秦作为初始治疗[3]。氨基水杨酸（特别是柳氮磺吡啶）对结肠型病变可能更有效，如果患者能耐受的话[3~5]。有人倾向使用口服布地奈德作为轻到中度回盲型病变的一线治疗[4,5]，尽管疗效稍差于常规口服皮质激素（后者常用于更活动的病变[3,4]），但不良反应也较小[11]。对于结肠型病变，关于局部使用美沙拉秦的意见也不一致[3,4]，尽管使用比较广泛[4]。对于部分患者，营养支持（肠内喂养或要素饮食）被认为可作为药物治疗或手术的备选方案[3]。

• 中到重度

对于中到重度病变的门诊患者和布地奈德或氨基水杨酸作为起始治疗无反应的患者，推荐常规口服激素，常用等效剂量相当于泼尼松龙每日40mg（或接近每日1mg/kg）[3~5]。一旦治疗起效，剂量应逐渐减停[3,4]。对于病情复发的患者，可加用硫唑嘌呤或巯嘌呤[4]，但它们并不适合用于诱导缓解，因为起效缓慢[5]。对于部分患者可考虑使用甲氨蝶呤[4]。

对于严重广泛病变或暴发型患者应予静脉皮质激素治疗[3~5]。因为鉴别活动期病变和感染并发症很困难，所以加用静脉甲硝唑可能是明智的[3]。对皮质激素耐药的患者应考虑使用英夫利昔单抗[3~5]；阿达木单抗或舍托珠单抗可作为替代药物[5]。

• 瘘管型病变

单纯肛周瘘管可用甲硝唑或环丙沙星治疗[3,5]。硫唑嘌呤或巯嘌呤也有潜在疗效[3]，而当其他治疗无效时推荐使用英夫利昔单抗[3,5]。阿达木单抗可作为英夫利昔单抗的替代药物[5]。对于复杂瘘或持续存在的瘘适合手术[3,5]。

• 慢性活动病变和皮质激素依赖的病变

对于皮质激素依赖的病变可选用硫唑嘌呤或巯嘌呤[3]。如果它们无效或不能耐受，可考虑肌内注射甲氨蝶呤[4]；该药也适用于治疗慢性活动期病变[3]。英夫利昔单抗通常被保留作为手术切除的替代方案，用于一线治疗失败的患者[3]。

• 维持期

对于克罗恩病患者而言，最重要的维持缓解措施很可能是劝说那些吸烟患者戒烟[3]。尽管美沙拉秦广泛使用[5]，但它作为维持缓解治疗似乎效果有限[3,4,10,47]，而且其他氨基水杨酸被认为不太合适[3,4]。皮质激素用于维持治疗也无效[3,4,12]，尽管布地奈德可能在短期内延缓复发[4,5]。对于需要皮质激素诱导缓解的患者，常用的维持治疗药物是巯嘌呤（thiopurine）（硫唑嘌呤或巯嘌呤）[3~5]。对于使用肌内注射甲氨蝶呤获得缓解的患者，可继续使用该药维持治疗[3]；巯嘌呤（thiopurine）不能耐受的患者也可选用该药[4]。巯嘌呤（thiopurine）维持治疗可能需要持续数年[4]，甚至无限期维持[5]。英夫利昔单抗也可用于维持治疗，特别是该药诱导缓解的患者[3,4]，或者免疫抑制药维持治疗仍不能维持缓解或仍有皮质激素依赖的患者[5]。阿达木单抗或舍托珠单抗可作为替代药物[5]。为预防术后复发，对具有早期复发危险因素的患者推荐短期抗菌药（硝基咪唑）治疗，药物不良反应限制了更长期的应用。美沙拉秦用于手术诱导缓解的维持治疗也被证明有效，硫唑嘌呤和巯嘌呤也证明有效，尽管免疫抑制药的不良反应风险更高。英夫利昔单抗用于术后维持治疗的早期研究结果鼓舞人心[48]。

炎性肠病患者发生结直肠癌的风险增高，化学预防的效果正在研究之中。多数研究证明氨基水杨酸有预防效果，强有力的证据证明熊去氧胆酸可降低溃疡性结肠炎合并原发性硬化性胆管炎患者结直肠癌的发生[49]。

1. Hanauer SB. Medical therapy for ulcerative colitis 2004. *Gastroenterology* 2004; **126:** 1582–92.
2. Egan LJ, Sandborn WJ. Advances in the treatment of Crohn's disease. *Gastroenterology* 2004; **126:** 1574–81.
3. Carter MJ, *et al.* Guidelines for the management of inflammatory bowel disease in adults. *Gut* 2004; **53** (suppl V): v1–v16. Also available at: http://www.bsg.org.uk/pdf_word_docs/ibd.pdf (accessed 13/11/07)
4. Travis SP, *et al.* European Crohn's and Colitis Organisation. European evidence based consensus on the diagnosis and management of Crohn's disease: current management. *Gut* 2006; **55** (suppl 1): i16–i35. Also available at: http://gut.bmj.com/cgi/reprint/55/suppl_1/i16.pdf (accessed 01/07/08)
5. Baumgart DC, Sandborn WJ. Inflammatory bowel disease: clinical aspects and established and evolving therapies. *Lancet* 2007; **369:** 1641–57.
6. Kornbluth A, Sachar DB. Practice Parameters Committee of the American College of Gastroenterology. Ulcerative colitis practice guidelines in adults: American College Of Gastroenterology, Practice Parameters Committee. *Am J Gastroenterol* 2010; **105:** 501–23. Correction. *ibid.* 500. Also available at: http://www.acg.gi.org/physicians/guidelines/UlcerativeColitis.pdf (accessed 15/07/10)
7. Sutherland L, MacDonald JK. Oral 5-aminosalicylic acid for induction of remission in ulcerative colitis. Available in The Cochrane Database of Systematic Reviews; Issue 2. Chichester: John Wiley; 2006 (accessed 19/11/07).
8. Hanauer SB, Strömberg U. Oral Pentasa in the treatment of active Crohn's disease: a meta-analysis of double-blind, placebo-controlled trials. *Clin Gastroenterol Hepatol* 2004; **2:** 379–88.
9. Sutherland L, MacDonald JK. Oral 5-aminosalicylic acid for maintenance of remission in ulcerative colitis. Available in The Cochrane Database of Systematic Reviews; Issue 2. Chichester: John Wiley; 2006 (accessed 19/11/07).
10. Akobeng AK, Gardener E. Oral 5-aminosalicylic acid for maintenance of medically-induced remission in Crohn's disease. Available in The Cochrane Database of Systematic Reviews; Issue 1. Chichester: John Wiley; 2005 (accessed 19/11/07).
11. Seow CH, *et al.* Budesonide for induction of remission in Crohn's disease. Available in The Cochrane Database of Systematic Reviews; Issue 3. Chichester: John Wiley; 2008 (accessed 23/07/09).
12. Steinhart AH, *et al.* Corticosteroids for maintenance of remission in Crohn's disease. Available in The Cochrane Database of Systematic Reviews; Issue 4. Chichester: John Wiley; 2003 (accessed 19/11/07).
13. Timmer A, *et al.* Azathioprine and 6-mercaptopurine for maintenance of remission in ulcerative colitis. Available in The Cochrane Database of Systematic Reviews; Issue 1. Chichester: John Wiley; 2007 (accessed 27/10/07).
14. Prefontaine E, *et al.* Azathioprine or 6-mercaptopurine for induction of remission in Crohn's disease. Available in The Cochrane Database of Systematic Reviews; Issue 4. Chichester: John Wiley; 2009 (accessed 25/02/10).
15. Alfadhli AAF, *et al.* Methotrexate for induction of remission in refractory Crohn's disease. Available in The Cochrane Database of Systematic Reviews; Issue 4. Chichester: John Wiley; 2004 (accessed 19/11/07).
16. Patel V, *et al.* Methotrexate for maintenance of remission in Crohn's disease. Available in The Cochrane Database of Systematic Reviews; Issue 4. Chichester: John Wiley; 2009 (accessed 25/02/10).
17. Shibolet O, *et al.* Cyclosporine A for induction of remission in severe ulcerative colitis. Available in The Cochrane Database of Systematic Reviews; Issue 1. Chichester: John Wiley; 2005 (accessed 19/11/07).
18. Caprilli R, *et al.* Efficacy of conventional immunosuppressive drugs in IBD. *Dig Liver Dis* 2004; **36:** 766–80.
19. Panés J, *et al.* Crohn's disease: a review of current treatment with a focus on biologics. *Drugs* 2007; **67:** 2511–37.
20. Rutgeerts P, *et al.* Biological therapies for inflammatory bowel diseases. *Gastroenterology* 2009; **136:** 1182–97. Correction. *ibid.*: 1844.
21. MacDonald JK, McDonald JWD. Natalizumab for induction of remission in Crohn's disease. Available in The Cochrane Database of Systematic Reviews; Issue 1. Chichester: John Wiley; 2007 (accessed 27/10/07).
22. Sands BE, Podolsky DK. New life in a sleeper: thalidomide and Crohn's disease. *Gastroenterology* 1999; **117:** 1485–98.
23. Bauditz J, *et al.* Treatment with tumour necrosis factor inhibitor oxpentifylline does not improve corticosteroid dependent chronic active Crohn's disease. *Gut* 1997; **40:** 470–4.
24. Prantera C, *et al.* An antibiotic regimen for the treatment of active Crohn's disease: a randomized, controlled clinical trial of metronidazole plus ciprofloxacin. *Am J Gastroenterol* 1996; **91:** 328–32.
25. Ishikawa T, *et al.* Metronidazole plus ciprofloxacin therapy for active Crohn's disease. *Intern Med* 2003; **42:** 318–21.
26. Borgaonkar M, *et al.* Anti-tuberculous therapy for maintenance of remission in Crohn's disease. Available in The Cochrane Database of Systematic Reviews; Issue 2. Chichester: John Wiley; 1999 (accessed 21/02/05).
27. Selby W, *et al.* The Antibiotics in Crohn's Disease Study Group. Two-year combination antibiotic therapy with clarithromycin, rifabutin, and clofazimine for Crohn's disease. *Gastroenterology* 2007; **132:** 2313–19.
28. Feller M, *et al.* Long-term antibiotic treatment for Crohn's disease: systematic review and meta-analysis of placebo-controlled trials. *Clin Infect Dis* 2010; **50:** 473–80.
29. Feagan BG, *et al.* Treatment of ulcerative colitis with a humanized antibody to the α4β7 integrin. *N Engl J Med* 2005; **352:** 2499–2507.
30. Mannon PJ, *et al.* Anti-interleukin-12 antibody for active Crohn's disease. *N Engl J Med* 2004; **351:** 2069–79. Correction. *ibid.* 2005; **352:** 1276.
31. Korzenik JR, *et al.* Sargramostim for active Crohn's disease. *N Engl J Med* 2005; **352:** 2193–2201.
32. Peyrin-Biroulet L, *et al.* Crohn's disease: beyond antagonists of tumour necrosis factor. *Lancet* 2008; **372:** 67–81.
33. McGrath J, *et al.* Transdermal nicotine for induction of remission in ulcerative colitis. Available in The Cochrane Database of Systematic Reviews; Issue 4. Chichester: John Wiley; 2004 (accessed 19/11/07).
34. Guslandi M. Nicotine treatment for ulcerative colitis. *Br J Clin Pharmacol* 1999; **48:** 481–4.
35. Zachos M, *et al.* Enteral nutritional therapy for induction of remission in Crohn's disease. Available in The Cochrane Database of Systematic Reviews; Issue 1. Chichester: John Wiley; 2007 (accessed 13/11/07).
36. Akobeng AK, Thomas AG. Enteral nutrition for maintenance of remission in Crohn's disease. Available in The Cochrane Database of Systematic Reviews; Issue 3. Chichester: John Wiley; 2007 (accessed 28/10/07).
37. Turner D, *et al.* Omega 3 fatty acids (fish oil) for maintenance of remission in Crohn's disease. Available in The Cochrane Database of Systematic Reviews; Issue 1. Chichester: John Wiley; 2009 (accessed 23/07/09).
38. Turner D, *et al.* Omega 3 fatty acids (fish oil) for maintenance of remission in ulcerative colitis. Available in The Cochrane Database of Systematic Reviews; Issue 3. Chichester: John Wiley; 2007 (accessed 28/10/07).
39. Damaskos D, Kolios G. Probiotics and prebiotics in inflammatory bowel disease: microflora 'on the scope'. *Br J Clin Pharmacol* 2008; **65:** 453–67. Correction. *ibid.*; **66:** 339.
40. Furrie E, *et al.* Synbiotic therapy (Bifidobacterium longum/Synergy 1) initiates resolution of inflammation in patients with active ulcerative colitis: a randomised controlled pilot trial. *Gut* 2005; **54:** 242–9.
41. Chapman TM, *et al.* VSL#3 probiotic mixture: a review of its use in chronic inflammatory bowel diseases. *Drugs* 2006; **66:** 1371–87.
42. Rolfe VE, *et al.* Probiotics for maintenance of remission in Crohn's disease. Available in The Cochrane Database of Systematic Reviews; Issue 4. Chichester: John Wiley; 2006 (accessed 28/10/07)
43. Summers RW, *et al.* Trichuris suis therapy in Crohn's disease. *Gut* 2005; **54:** 87–90.
44. Summers RW, *et al.* Trichuris suis therapy for active ulcerative colitis: a randomized controlled trial. *Gastroenterology* 2005; **128:** 825–32.
45. Marshall JK, Irvine EJ. Rectal corticosteroids versus alternative treatments in ulcerative colitis: a meta-analysis. *Gut* 1997; **40:** 775–81.
46. Travis SPL, *et al.* European Crohn's and Colitis Organisation. European evidence-based consensus on the management of ulcerative colitis: current management. *J Crohn Colit* 2008; **2:** 24–62. Also available at: https://www.ecco-ibd.eu/documents/UC_current_management.pdf (accessed 23/07/09)
47. Cammà C, *et al.* Mesalamine in the maintenance treatment of Crohn's disease: a meta-analysis adjusted for confounding variables. *Gastroenterology* 1997; **113:** 1465–73.
48. Doherty G, *et al.* Interventions for prevention of post-operative recurrence of Crohn's disease. Available in The Cochrane Database of Systematic Reviews; Issue 4. Chichester: John Wiley; 2009 (accessed 25/02/10).
49. Farraye FA, *et al.* AGA Institute Medical Position Panel. AGA medical position statement on the diagnosis and management of colorectal neoplasia in inflammatory bowel disease. *Gastroenterology* 2010; **138:** 738–45.

肠易激综合征

肠易激综合征是一种功能性胃肠道疾病，表现为腹痛和排便习惯改变；疼痛以排便后缓解并可能与大便频率增加或减少相关为特征。可伴有腹胀。女性较男性易患。多数患者间歇性出现症状，表现为突然发作持续数天，接着缓解一段时间[1]。根据主要症状的特征，可把患者分成不同亚型综合征。

考虑到疾病的异质性，对于任何特定治疗方法，只有小部分患者会有效果，而且安慰剂的治疗反应率也很高，这一点限制了循证医学为基础的治疗方法[1~3]。基本治疗是解释和安慰，同时建议合理的生活方式[1,4]。饮食调整首先应包括增加饮食中蔬菜纤维的摄入量（亦见下文）；有些患者在停止摄入特定食物后症状改善，但该方法最好在更难治的病例时考虑使用，还应避免正常的营养摄入受到影响[1]。

对于某些患者，正式的心理治疗可能是合适的，特别是当他们同时具有其他心理方面问题（如明显焦虑或抑郁，或不愿考虑对症药物治疗）[1]。催眠疗法对难治性患者可能有效，尽管注意到令人鼓舞的结果，但是一项系统性综述未能证实催眠疗法有效[5]。

已有许多药物用于肠易激综合征的治疗。短期药物治疗用来控制症状可能有效[1~4,6~9]，应根据哪类症状突出来指导用药：

- 以腹泻为主的患者，可考虑使用洛哌丁胺；由于不通过血脑屏障，因此该药优于其他类阿片止泻药。此外，考来烯胺可能有益。对保守治疗无反应的症状严重的女性患者有些国家还有使用 5-HT_3 受体拮抗药阿洛司琼治疗；以前该药由于胃肠道毒性而停用。
- 对以便秘为主要症状的患者，经常建议补充纤维。然而，非可溶性纤维（如麸皮）可能加重部分患者疼痛和胀气等症状，如给予纤维补充，可优先考虑可溶性纤维（如卵叶车前子）[1]。总的来讲，容积性缓泻药的疗效尚不肯定[9]。对于纤维治疗无反应的患者，可以加用渗透性缓泻药或大便软化剂，但应避免使用刺激性缓泻药或仅偶尔使用[1]。替加色罗是一种部分 5-HT_4 受体激动药，对这部分患者也有效，但是该药由于心血管缺血事件而在许多国家已被撤市。
- 对于腹痛患者，可以"按需"试用解痉药。如果腹痛主要发生在餐后，那么应该在餐前服药。这些药物包括阿尔维林、双环维林、东莨菪碱、甲苯凡林、薄荷油和匹维溴铵。系统性综述认为东莨菪碱及其衍生物效果最好[9,10]，匹维溴铵[9]和薄荷油[10]也有效。小剂量三环类抗抑郁药可考虑作为抗痉挛治疗无反应患者的二线治疗[1]。一篇系统性综述发现三环类抗抑郁药对腹痛无效[9]，但随后的一篇相同作者的综述[11]发现抗抑郁药治疗肠易激综合征的症状时疗效好于安慰剂。三环类抗抑郁药和 SSRIs 被认为疗效相当。
- 对于症状与轻度抑郁相关或有潜在抑郁的患者，抗抑郁药治疗也可能使患者受益；三环类抗抑郁药对伴有大便次数增多和腹痛的抑郁患者有益，因为这些药物可以减慢肠道通过时间。有人建议对于便秘的患者最好使用 SSRIs 进行治疗。

治疗肠易激综合征还有很多其他药物，但疗效各不相同[2,3]。正处于研究之中的药物包括胆囊收缩素抑制药（氯谷胺和右氯谷胺）、5-HT_4 受体激动药（如 ATI-7505 及具有混合作用的复合物伦扎必利）、κ 类阿片激动药（如阿西马多林）和可能的 μ 类阿片拮抗药（如爱维莫潘）、2,3-苯二氮卓类受体调节药右托非索泮、氯离子通道激活药（如卢比前列酮）、褪黑素、不被吸收的抗菌药（如新霉素或利福昔明）或更有应用前景的产乳酸益生菌混合物、鸟苷酸环化酶-C 激动药（利那洛肽）以及重组人神经生长因子[12~14]。许多草药也在试用：一项系统性综述研究发现多数研究为小样本研究而且研究质量不佳，但结果提示包括中药"痛泻要方"[15]在内的一些草药制剂具有一定疗效。

1. Spiller R, *et al.* Clinical Services Committee of the British Society of Gastroenterology. Guidelines on the irritable bowel syndrome: mechanisms and practical management. *Gut* 2007; **56:** 1770–98. Also available at: http://www.bsg.org.uk/pdf_word_docs/ibs.pdf (accessed 01/07/08)
2. Talley NJ. Evaluation of drug treatment in irritable bowel syndrome. *Br J Clin Pharmacol* 2003; **56:** 362–9.
3. Mertz HR. Irritable bowel syndrome. *N Engl J Med* 2003; **349:** 2136–46.
4. National Collaborating Centre for Nursing and Supportive Care/NICE. Irritable bowel syndrome in adults: diagnosis and management of irritable bowel syndrome in primary care (Clinical Guideline 61: issued February 2008). Available at: http://www.nice.org.uk/nicemedia/pdf/IBSFullGuideline.pdf (accessed 14/04/08)
5. Webb AN, *et al.* Hypnotherapy for treatment of irritable bowel syndrome. Available in The Cochrane Database of Systematic Reviews; Issue 4. Chichester: John Wiley; 2007 (accessed 07/11/07).
6. Malcolm A, Kellow JE. Irritable bowel syndrome. *Med J Aust* 1998; **169:** 274–9.
7. Camilleri M. Review article: clinical evidence to support current therapies of irritable bowel syndrome. *Aliment Pharmacol Ther* 1999; **13** (suppl. 2): 48–53.
8. Brandt LJ, *et al.* American College of Gastroenterology Task Force on Irritable Bowel Syndrome. An evidence-based systematic review on the management of irritable bowel syndrome. *Am J Gastroenterol* 2009; **104** (suppl 1): S1–S35. Correction. Available at: http://www.nature.com/ajg/journal/v104/n1s/pdf/ajg2009134a.pdf (accessed 27/07/09) [dose]
9. Quartero AO, *et al.* Bulking agents, antispasmodic and antidepressant medication for the treatment of irritable bowel syndrome. Available in The Cochrane Database of Systematic Reviews; Issue 2. Chichester: John Wiley; 2005 (accessed 30/07/09).
10. Ford AC, *et al.* Effect of fibre, antispasmodics, and peppermint oil in the treatment of irritable bowel syndrome: systematic review and meta-analysis. Abridged version: *BMJ* 2008; **337:** a2313. Full version: http://www.bmj.com/cgi/content/full/337/nov13_2/a2313?view=long&pmid=19008265 (accessed 27/07/09) Correction. *ibid.* 2009; **338:** b1881.
11. Ford AC, *et al.* Efficacy of antidepressants and psychological therapies in irritable bowel syndrome: systematic review and meta-analysis. *Gut* 2009; **58:** 367–78.
12. Bueno L. Gastrointestinal pharmacology: irritable bowel syndrome. *Curr Opin Pharmacol* 2005; **5:** 583–8.
13. Andresen V, Camilleri M. Irritable bowel syndrome: recent and novel therapeutic approaches. *Drugs* 2006; **66:** 1073–88.
14. Camilleri M, Chang L. Challenges to the therapeutic pipeline for irritable bowel syndrome: end points and regulatory hurdles. *Gastroenterology* 2008; **135:** 1877–91.
15. Liu JP, *et al.* Herbal medicines for treatment of irritable bowel syndrome. Available in The Cochrane Database of Systematic Reviews; Issue 1. Chichester: John Wiley; 2006 (accessed 07/11/07).

显微镜下结肠炎

显微镜下结肠炎涵盖了胶原性结肠炎和淋巴细胞性结肠炎等疾病，以慢性非血性水样泻伴上皮内淋巴细胞浸润为特征；胶原性结肠炎同时伴有结肠黏膜表面上皮紧下方的胶原带增厚[1~4]。尽管以前认为本病罕见，但是近期研究提示该病的发病率增加[2~4]；其与以腹泻为主的肠易激综合征（详见第1621页）鉴别可能比较困难。有人认为本病比较常见于中年妇女[2]，但是其他人并不赞同此观点[3]。

由于相关治疗证据有限，而且本病可能具有自限性，因此相关资料比较复杂[2~4]。开始治疗可以包括饮食调整、避免咖啡因[2,3]或含乳糖食物[2]。有人提示可能与 NSAIDs 有一定关系；因此如有可能，应停用或尽可能少用这类药物[2,3]。药物治疗主要是根据经验，因此一旦停药，复发相当常见。止泻治疗建议开始先使用洛哌丁胺或补充纤维素[1~3,5]。系统研究[6]提示布地奈德（也可参见第1451页）、可能还有次水杨酸铋对于胶原性结肠炎有益，因此可以考虑把它们作为二线用药[3]。来自一项小型研究的数据提示次水杨酸铋对淋巴细胞性结肠炎可能有效，但无法得出明确结论[7]。对于治疗无反应的患者，可以考虑使用柳氮磺吡啶或另外一种 5-氨基水杨酸盐[1~3]；有人提示（尽管耐受性较好）美沙拉秦或奥沙拉秦的效果可能不如柳氮磺吡啶[1,2]。对于顽固病例可以试用的其他药物包括考来烯胺、抗菌药如甲硝唑或红霉素，口服泼尼松龙，或免疫抑制药如硫唑嘌呤、巯嘌呤或甲氨蝶呤[1~3,5]。也有报道使用奥曲肽和维拉帕米来缓解症状[3]。

1. Bohr J, *et al.* Collagenous colitis: a retrospective study of clinical presentation and treatment in 163 patients. *Gut* 1996; **39:** 846–51.
2. Barto A, Heller S. Microscopic colitis: identical clinical presentations of subtypes create diagnostic challenges. *Postgrad Med* 2002; **112:** 69–75.
3. Abdo AA, Beck P. Diagnosis and management of microscopic colitis. *Can Fam Physician* 2003; **49:** 1473–8.
4. Nielsen OH, *et al.* Microscopic colitis: a missed diagnosis? *Lancet* 2004; **364:** 2055–7.
5. Wall GC, *et al.* Pharmacotherapy for microscopic colitis. *Pharmacotherapy* 2007; **27:** 425–33.
6. Chande N, *et al.* Interventions for treating collagenous colitis. Available in The Cochrane Database of Systematic Reviews; Issue 2. Chichester: John Wiley; 2008 (accessed 13/05/08).
7. Chande N, *et al.* Interventions for treating lymphocytic colitis. Available in The Cochrane Database of Systematic Reviews; Issue 2. Chichester: John Wiley; 2008 (accessed 13/05/08).

口腔溃疡

口腔黏膜反复发生的溃疡常常为原发性的，并具有自限性，称为复发性口疮性口腔炎或复发性口疮性溃疡。尽管如此，口腔溃疡（口疮）也可能是由于机械损伤、营养不良（尤其是铁、叶酸或维生素 B_{12}）、药物反应或潜在疾病［如 Behcet 综合征（参见第1433页）］引起。

处理包括明确有无潜在疾病或营养不良，并给予适当治疗。通常发现没有潜在原因，因此仅需要对症处理；可以采用外用抗炎药、局部麻醉药、杀菌药、收敛剂或抗组胺药。这些药物对缓解症状的作用仍然不确定，而且还没有发现哪种治疗能够肯定减少复发。

由于溃疡是因为微小损伤，因此缓解不适和水肿可能仅仅需要多次使用温盐水或复方麝香草酚甘油进行口腔冲洗。此外，缓解疼痛还可以使用局部麻醉药或镇痛药，但是因为表面给药作用维持时间相对较短，因此这些药物对口腔溃疡的治疗效果有限。水杨酸盐被广泛使用，主要为水杨酸胆碱凝胶，但是这些药物本身就具有局部刺激性，并可能引起溃疡。苄达明喷洒或口腔冲洗也可能有用。在其他治疗无效时，利多卡因凝胶或锭剂，可能可以缓解疼痛。对症治疗复发性口疮性口腔炎最有效的可能是外用皮质激素。可以在邻近溃疡处溶解氢化可的松小球（pellets）或锭剂（lozenges），或者可以使用口腔贴剂型的曲安西龙，尽管有时这种贴剂使用起来比较困难。可以使用漱口剂，尤其当口腔溃疡弥漫时，地塞米松漱口剂比较有效。甘珀酸可促进愈合，也可采用以凝胶或漱口液，并且肥大细胞稳定剂氨来呫诺也可作为口腔贴剂使用。

可使用羧甲纤维素钠贴剂或粉进行机械保护，但应用起来可能比较困难。

使用抗菌剂的漱口液（如氯己定或聚维酮碘）可能有帮助，因为继发细菌感染可能延迟愈合。氯己定也有凝胶剂型。有报道四环素作为漱口液可以减轻疼痛、缩短病程，但是应该注意如果吞咽可能产生不良反应。不建议使用 3% 过氧化氢，因其可能诱发溃疡，但 1.5% 的溶液联合外用皮质激素治疗单发溃疡可能有效。

治疗口疮性溃疡还有其他多种药物。硫糖铝可能有益。左旋咪唑和沙利度胺等药物尽管可能有益，例如沙利度胺被用于 AIDS 患者的口疮性口腔炎，但是由于其不良反应可能并不适合用于大多患者。与沙利度胺一样，己酮可可碱抑制产生肿瘤坏死因子，可用于治疗微小的复发性口疮性溃疡患者。通常只有患有严重潜在疾病的患者才使用全身皮质激素治疗。

1. Burgess JA, *et al.* Pharmacological management of recurrent oral mucosal ulceration. *Drugs* 1990; **39:** 54–65.
2. Fischman SL. Oral ulcerations. *Semin Dermatol* 1994; **13:** 74–7.
3. Woo SB, Sonis ST. Recurrent aphthous ulcers: a review of diagnosis and treatment. *J Am Dent Assoc* 1996; **127:** 1202–13.
4. Porter SR, *et al.* Recurrent aphthous stomatitis. *Crit Rev Oral Biol Med* 1998; **9:** 306–21.
5. Barrons RW. Treatment strategies for recurrent oral aphthous ulcers. *Am J Health-Syst Pharm* 2001; **58:** 41–50.
6. Scully C, Felix DH. Oral medicine—update for the dental practitioner: aphthous and other common ulcers. *Br Dent J* 2005; **199:** 259–64.
7. Scully C, Felix DH. Oral medicine—update for the dental practitioner: mouth ulcers of more serious connotation. *Br Dent J* 2005; **199:** 339–43.
8. Scully C. Clinical practice: aphthous ulceration. *N Engl J Med* 2006; **355:** 165–72.
9. Altenburg A, Zouboulis CC. Current concepts in the treatment of recurrent aphthous stomatitis. *Skin Therapy Lett* 2008; **13:** 1–4.

恶心和呕吐

刺激大脑延髓的呕吐中枢可以引起呕吐。这可能是通过刺激化学感受器诱发区，该区域对很多药物和某些代谢紊乱敏感，或者来源于对其他区域，如耳前庭器（运动病）、大脑皮质（神经性呕吐）和多个外周受体的作用。成年人呕吐之前常有恶心。

对于可以预期发生恶心和呕吐的患者，如运动病、手术和癌症化疗，可以预防性给予止吐药，但是如果无法预期，那么就需要治疗性地给予止吐药。对于原因不明的呕吐在找到潜在病因之前最好先不要处理。如果呕吐时间延长，可能发生脱水、低钾血症和碱中毒，因此需要补充水及电解质，尤其是对于年幼儿童和老年患者。

癌症化疗 恶心和呕吐是癌症化疗的常见不良反应，而且成为很多患者不能继续治疗的原因。一旦经历过，在看到医务人员或针头时就可能发生预期性呕吐，这个问题在某些病例中可能很严重以至妨碍了患者接受进一步的治疗。

抗肿瘤药或细胞毒性药可能是通过对化学感受器诱发区的中枢作用和对胃肠道的外周作用而导致呕吐。而对于预期性呕吐，则可能与大脑皮质相关。涉及 5-HT_3 受体的机制在顺铂急性相关性呕吐的发病机制中起重要作用，而延迟呕吐所涉及的机制则可能不同。

抗肿瘤药的致吐反应在严重程度和发生频率方面各不相同。根据在没有预防性给予有效止吐药时患者发生呕吐的比率，建立了一个危险分级系统。尽管已发表目录略有不同[1~3]，一些常用药的危险分级如下：

- 高度（发生呕吐率在 90% 以上）并且程度严重的，如氮芥、顺铂、大剂量环磷酰胺、达卡巴嗪、放线菌素 D 和链佐星。
- 中度（发生呕吐率为 30%～90%）的，如卡铂，较中等剂量的环磷酰胺、柔红霉素、多柔比星、表柔比星、口服依托泊苷、伊达比星、口服伊马替尼、依立替康、大剂量甲氨蝶呤、奥沙利铂、口服替莫唑胺和口服长春瑞滨。
- 低度（发生呕吐率为 10%～30%）的，如口服卡培他滨、依托泊苷、口服氟达拉滨、氟尿嘧啶、吉西他滨、较低剂量甲氨蝶呤、丝裂霉素、米托蒽醌、培美曲塞和紫杉烷类。
- 极低度（发生呕吐率在 10% 以下）的，如博莱霉素、白消安、口服苯丁酸氮芥、克拉屈滨、厄洛替尼、氟达拉滨、口服吉非替尼、口服羟基脲、口服甲氨蝶呤、利妥昔单抗、口服硫鸟嘌呤和长春花碱类。

致吐强度在某种程度上取决于给药的剂量、途径和化疗的方案。一些联合治疗导致的呕吐发生率要高于预期值。

呕吐的发生和持续时间在各种药物之间也不相同。顺铂引起的呕吐可在给药后4～8h发生，持续时间可高达48h，偶尔持续时间更长；存在持续恶心的感觉、有时呕吐也可能持续几天。氮芥引起的呕吐可在给药后0.5～2h开始，而环磷酰胺引起的呕吐可以延迟到9～18h发生，但是它们引起的呕吐持续时间都短于顺铂。*急性呕吐*（在化疗后24h内发生）通常比*迟发呕吐*（在化疗24h以后发生）或*预期性呕吐*容易控制。对于化疗方案须持续几天的患者，初始用药的迟发呕吐可能与后期用药引起的急性呕吐重叠。

处理 处理化疗相关性恶心和呕吐的指南已经制定[1～3]。首次化疗给予有效的预防性止吐药很重要，这样可以避免发生继发预期性呕吐。使用现有的止吐药应该可以控制急性呕吐；迟发呕吐相对比较顽固，但是新的治疗手段正在发展形成。用于止吐方案的药物如下：

- 多巴胺受体拮抗药（如甲氧氯普胺）、多潘立酮和某些吩噻嗪类药物（如丙氯拉嗪）；
- 皮质激素（如地塞米松）；
- 5-HT_3 受体拮抗药（如昂丹司琼）；
- 神经激肽1（neurokinin-1，NK-1）受体拮抗药（如阿瑞吡坦）；
- 大麻醇（cannabinoids）（如大麻隆）；
- 苯二氮䓬类药（如劳拉西泮）；
- 抗组胺药（如苯海拉明）。

用药选择可根据癌症化疗方案的致吐机制以及其他因素（如患者年龄）等。

- 预防*高致吐化疗药*引起的*急性呕吐*，建议使用一种5-HT_3 受体拮抗药联合地塞米松和阿瑞吡坦（或福沙吡坦）[1～3]。在相同剂量下，多拉司琼、格拉司琼、昂丹司琼和托烷司琼都有效且安全性相当[1,2]。帕洛司琼作用时间较长，也可以使用[2]。以前使用高剂量甲氧氯普胺，但是经常导致锥体外系不良反应，尤其在30岁以下的患者；可以使用苯海拉明以减少这些不良反应。
- 预防*中致吐化疗药*引起的*急性呕吐*，建议使用地塞米松联合一种5-HT_3 受体拮抗药[1～3]。给予蒽环类药物和环磷酰胺或其他中致吐风险化疗药物的患者可以加用阿瑞吡坦（或福沙吡坦）。
- *低呕吐风险化疗*的预防用药可以选择地塞米松[1～3]，还可以选择丙氯拉嗪或甲氧氯普胺[2]。*极低呕吐风险化疗*无须常规给予预防性止吐治疗[1～3]；但是，与需要或预防性使用地塞米松一样，吩噻嗪类药物或甲氧氯普胺比较常用，尤其对于那些既往控制呕吐治疗效果不佳的患者[1]。
- 当*预期性呕吐*比较突出时，可以使用劳拉西泮，因为该药有引起失忆、镇静和抗焦虑以及辅助止吐的作用。
- 很好地控制急性呕吐对于预防*迟发呕吐*非常重要。而且，预防高致吐化疗引起的迟发呕吐可能需要联合使用地塞米松和阿瑞吡坦。预防中致吐化疗，给予单次剂量药物，如地塞米松、5-HT_3 受体拮抗药可能就足够了[1,3]。对于给予蒽环类药物和环磷酰胺的患者建议单独阿瑞吡坦或地塞米松治疗[1,3]。

大麻醇（cannabinoids）（如屈大麻酚和大麻隆）已经用于治疗化疗诱发的恶心和呕吐，常常作为二线用药。尽管它们对控制情绪的作用方面具有一定优势，但是由于它们的不良反应而限制了其应用[4]。

如果发生*耐药呕吐*，那么处理常常很困难。治疗的基本原则是增加另外一种不同类的止吐药；也可能需要考虑同时使用多种药物，可以采用不同的方案或者改变给药途径。由于持续呕吐，口服剂量可能不可行，所以通常需要直肠或静脉给药[2]。在此后的治疗过程中应该考虑给予更加强有力的预防措施。

运动病为被动移动时对刺激的正常反应并对这种正常反应出现的不适应。这个定义包含了旅行呕吐的所有形式，如晕船、晕车、晕火车和晕机等。它是一种眩晕的形式，以自主症状为主，因此症状和体征包括面色苍白、出汗、唾液分泌增加、打哈欠、倦怠和过度通气。

处理 治疗目标是阻止运动病的发生，在出现恶心和呕吐之前预防性给予止吐药非常有效。使用的基本药物是抗毒蕈碱药东莨菪碱和一些中枢作用的抗组胺药[5,6]。在一些国家，试用过右苯丙胺[6]，但是由于其不良反应和有滥用的危险，该药的应用受到限制。对运动病效果不佳的止吐药包括甲氧氯普胺、多潘立酮、氯丙嗪和5-HT_3 受体拮抗药。可试用姜。针灸手腕也有一样效果[6]。

氢溴东莨菪碱短期预防运动病显示有效[7]。可在旅行前30min开始口服该药，必要时此后每间隔6h服用一次。经皮肤给予东莨菪碱作用维持时间较长，但是需要在旅行前数小时将贴膜贴在皮肤上。

关于抗组胺药与东莨菪碱对运动病治疗效果的比较并没有很好的资料[7]，但是它们的耐受性都不错。通常口服给药，包括桂利嗪、赛克力嗪、茶苯海明、氯苯甲嗪和异丙嗪；所有药物效果相当，但是在起效时间和作用持续时间以及不良反应（如嗜睡）的程度等方面各不相同。这些药物起作用可能是因为其抗毒蕈碱药的特性。非镇静性抗组胺药（如阿司咪唑和特酚伪麻片）几乎不能进入CNS，因此对运动病没有效果。

一旦出现运动病，由于胃蠕动受到抑制，因此口服给药不可能有效。如果可以肌内注射，异丙嗪是最有效的治疗药物。如果诱因不能马上解除，那么可能需要经皮给予东莨菪碱，但是要在数小时以后才能起效[6]。

姑息性治疗 恶心和呕吐在终末期疾病中比较常见，并且持续时间较长。原因包括胃刺激或轻瘫、肠梗阻、肾衰竭、高钙血症、颅压升高、感染或药物或放疗不良反应；而焦虑、咳嗽和疼痛可能加重症状[8,11]。

处理 处理应根据引起恶心和呕吐的原因[9,10]。多数止吐药治疗终末期疾病的资料很少，疗效最好的可能是甲氧氯普胺，但是很多常用和显然有效的药物，如氟哌啶醇、塞克力嗪和左美丙嗪，研究结果有矛盾[12]。尽管如此，治疗指南已经形成，或者对症治疗或者根据可能病因。建议如下[9]：

- 任何可以纠正的病因应该给予适当处理，并且对于可能加重症状的情况（如焦虑）应该同时予以处理。
- 应该立即给予恰当的止吐药，如有需要应重复给药。如果持续恶心或频繁呕吐，需要皮下注射或者持续皮下输注而不是口服给药。在英国，对姑息性治疗最初选用的药物是甲氧氯普胺（尤其是病因为胃淤滞、胃炎或功能性肠梗阻）、氟哌啶醇（比较适用于药物诱发呕吐、高钙血症和肾衰竭患者）和赛克力嗪（颅压升高、运动病、器质性肠梗阻）。
- 如果治疗失败，可以考虑换药，或者需要联合治疗（促动力药，如甲氧氯普胺不应该与抗毒蕈碱药联合，因为它们的作用相互拮抗）。在一线药物治疗失败时，地塞米松（常加入方案）或左美丙嗪或奥氮平（广谱止吐药，常常替代先前的治疗方案）有效。如果左美丙嗪镇静过强常可用奥氮平。其他吩噻嗪类药物，尤其是丙氯拉嗪和吩噻嗪，抗组胺药异丙嗪有时仍在使用，但是当需要广谱药物时，氯丙嗪效果不如左美丙嗪。5-HT_3 受体拮抗药的作用有限，但是它们对继发于化疗（见上文）或放疗（见后文）的恶心和呕吐、或有时对肠梗阻或肾衰竭患者有效。
- 如果存在绞痛或者需要减少分泌，应该给予丁溴东莨菪碱，单独或联合赛克力嗪。如果这样处理对梗阻患者不够，那么奥曲肽可能有助。

非药物治疗包括：合适的饮食、避免不良气味、足够饮水以及定期口腔护理[8,10]。针压法和针灸法可能有一定疗效[10,13]。

手术后恶心和呕吐（PONV）是麻醉和手术导致的令患者痛苦的常见不良反应[14～18]；见于20%～30%接受全麻手术的患者[15,16,19]，问题的严重程度可以与术后疼痛相比[20]。

发生PONV的危险因素包括运动病或既往PONV病史、女性、无吸烟史、术中或术后使用类阿片类似物、使用挥发性吸入性麻醉或氧化亚氮以及手术时间较长[15～19,21,22]。广泛认为某些手术发生PONV的风险较高，但是并不清楚是与手术种类还是与独立的危险因素相关[15,16]。一项研究比较了不同预测模型，结果没有发现最佳预测模型，但是根据病史、性别、吸烟史和使用类阿片（opioid）而建立的简单模型与更加复杂的方法效果一样[21]。

处理 既然处理PONV的重点在于预防，因此对危险进行预测是很有价值的。通常认为只有对中高度危险的患者才需要采取预防措施。预防也可采用各种不同的策略以尽可能*降低危险*，包括采用丙泊酚（但也可参见第1712页）进行局部麻醉或完全静脉麻醉，避免使用氧化亚氮，尽可能少使用类阿片，给予足够的液体（尤其是胶体）以及尽可能地在术中吸氧（尽管不是所有研究都发现这样处理有益）[15,16]。也有建议避免使用大剂量新斯的明（成人用量限制在2.5mg以内）[16]。有证据表明一些非药物措施，如针灸P6点，也可能有效，尤其是对恶心[23]。

很多类药物作为*预防性止吐药*被试用过。包括5-HT_3 受体拮抗药、吩噻嗪类药物（如丙氯拉嗪）、丁酰苯类（如氟哌利多）、抗组胺药（如异丙嗪、赛克利嗪、或茶苯海明）和其他一些药物（如地塞米松和东莨菪碱）[18,22]。一项大规模精心设计的多中心研究（IMPACT试验）发现昂丹司琼、氟哌利多和地塞米松作用效果接近[24]；研究同时发现，在预防PONV方面，避免使用挥发性麻醉和氧化亚氮与预防性使用止吐药效果一样。有证据提示，其他5-HT_3 受体拮抗药与昂丹司琼效果接近[16]。有些老药的证据不够充分，尽管在个案研究中常显示有效[16]。系统回顾肯定了使用茶苯海明[25]和经皮东莨菪碱[26]的效果，而对于甲氧氯普胺，尽管广泛使用，但是实际上在预防PONV方面效果甚微[27,28]，也许是因为使用剂量太小[28]。尽管如此，另一项系统性综述[29]认为与安慰剂比较，甲氧氯普胺可纳入能可靠预防PONV的药物名单之中；上述名单中其他药物包括苯甲嗪、地塞米松、多拉司琼、氟哌利多、格拉司琼、昂丹司琼和托烷司琼。也有建议使用姜根，但同样在该文中发现效果不佳[30]，尽管有证据证明肌内注射麻黄素有效[31]。也有报道可乐定有效[32,33]，可能是因为降低了交感神经张力而减少了吸入麻醉和阿片类的使用。神经激肽-1拮抗药（如阿瑞吡坦）可能也有效[22]。

因此，对于发生PONV中度风险的患者，除了降低风险，还可以考虑使用一种或两种预防性止吐药[15,16]，如使用5-HT_3 受体拮抗药、氟哌利多（尽管考虑到对QT间期的影响而限制了其使用）或地塞米松；或可以经皮给予东莨菪碱、茶苯海明或其他药物（如异丙嗪）或一种带杂环的吩噻嗪类药物（丙氯拉嗪或羟哌氯丙嗪）。对于风险较高的患者，应该联合给予不同类型的止吐药[15,16]，因为IMPACT研究显示这样给药的效果可以累加[24]。

如果发生PONV，*治疗*将根据是否给予预防用药。对于没有预防用药或仅用过地塞米松的患者，建议可以给予小剂量的5-HT_3 受体拮抗药[15,16]。尽管已经给予预防止吐药，但还是在术后6h发生了PONV，再次给予同类药物将不会有益，因此建议给予其他类型的止吐药进行治疗[15,16,18,22]。除了这一次，任何适宜药物都可以使用，但是不建议使用地塞米松和经皮东莨菪碱，因为它们起效太慢[16]。

妊娠 在妊娠初3个月常见恶心和呕吐，或称"晨吐"，但一般程度较轻，并不需要药物治疗。广泛认为调整饮食如进食少量多次糖类（碳水化合物）饮食有益[34]。一项系统回顾建议，如果必需药物治疗，应该考虑首选维生素 B_6，因为研究发现该药有效[34]。还有报道姜根有效[34,35]，而关于针灸P6的效果则证据不足[34]。抗组胺药，如布克力嗪、茶苯海明、羟嗪、氯苯甲嗪、异丙嗪和硫乙拉嗪也被试用，而且结果显示比安慰剂有效[34]，但是显然应该关注这些药物对胚胎有潜在影响（参见**抗组胺药的注意事项下妊娠**，第535页）。尽管没有发生致畸作用的明确证据[36]，但是还是建议只有重症病例才能给予治疗，并且应该短期使用。在一些国家，甲氧氯普胺得到广泛使用，有证据表明对胎儿没有不良反应[37]，但较年轻的妊娠女性发生锥体外系症状的风险增加。

如果没有给予足够补液，持续呕吐和严重恶心可发展为*妊娠剧吐*；高达1%的妊娠可发生此情况[38]。处理剧吐包括住院治疗以便静脉补充水和电解质，而且这样处理常常就足够了。也有建议常规补充维生素 B_1，如允许可经口服，否则经静脉，以减少发生Wernicke脑病[38,39]（参见Wernicke-Korsakoff综合征，第1878页）的危险，尽管存在一些不同观点[40]。如果输液治疗剧吐失败，那么应该给予止吐药；可以选用多潘立酮、吩噻嗪类和抗组胺药[38]。有研究提示，对保守治疗无反应的剧吐可能对口服泼尼松龙或静脉氢化可的松有反应[38]。还有无对照报道昂丹司琼用于治疗对保守治疗无反应的威胁生命的妊娠剧吐获得成功[41]，但是一项双盲预试验发现该药并不比异丙嗪有效[42]。一项系统性综述发现对于妊娠剧吐并没有什么有效的药物可以治疗[34]。

对数据进行回顾后[43]，American Gastroenterological Association Institute认为[44]甲氧氯普胺、氯丙嗪、异丙嗪、曲美苄胺和昂丹司琼对于妊娠妇女危险性小，可用于恶心和呕吐以及妊娠剧吐的治疗。

放疗 放疗发生呕吐的危险与治疗相关，尤其是接受放疗的身体部位。尽管如此，发生呕吐的危险以及止吐药的应用建议并没有像在化疗诱发恶心和呕吐中那样有明确定义[1]。对于接受上腹部放疗或全身照射的患者，通常推荐5-HT_3 受体拮抗药作为预防用药，可加或不加用地塞米松[1,2]。对于致吐风险很小的放疗，建议根据需要必要时再用药[1]。

1. Kris MG, *et al.* American Society of Clinical Oncology guidelines for antiemetics in oncology: update 2006. *J Clin Oncol* 2006; **24:** 2932–47. Also available at: http://jco.ascopubs.org/cgi/reprint/24/18/2932.pdf (accessed 27/07/09) Correction. *ibid.*; 5341–2.
2. National Comprehensive Cancer Network. Clinical practice guidelines in oncology: antiemesis (version 2.2010).

Available at: http://www.nccn.org/professionals/physician_gls/PDF/antiemesis.pdf (accessed 14/06/10)
3. Herrstedt J, Roila F. ESMO Guidelines Working Group. Chemotherapy-induced nausea and vomiting: ESMO clinical recommendations for prophylaxis. *Ann Oncol* 2009; **20** (suppl 4): iv156–iv158. Also available at: http://annonc.oxfordjournals.org/cgi/reprint/20/suppl_4/iv156.pdf (accessed 28/08/09)
4. Tramèr MR, *et al.* Cannabinoids for control of chemotherapy induced nausea and vomiting: quantitative systematic review. *BMJ* 2001; **323:** 16–21.
5. Gahlinger PM. Motion sickness: how to help your patients avoid travel travail. *Postgrad Med* 1999; **106:** 177–84.
6. Committee to Advise on Tropical Medicine and Travel. Statement on motion sickness. *Can Commun Dis Rep* 2003; **29** (Nov.15): 1–12. Also available at: http://www.phac-aspc.gc.ca/publicat/ccdr-rmtc/03pdf/acs-dcc-29-11.pdf (accessed 15/02/05)
7. Spinks AB, *et al.* Scopolamine for preventing and treating motion sickness. Available in The Cochrane Database of Systematic Reviews; Issue 3. Chichester: John Wiley; 2007 (accessed 14/05/08).
8. WHO. Nausea and vomiting. In: *Symptom relief in terminal illness.* Geneva: WHO, 1998.
9. Twycross R, Wilcock A. *Palliative Care Formulary.* 3rd ed. Nottingham: Palliativedrugs.com Ltd, 2007: 175–81.
10. Mannix K. Palliation of nausea and vomiting. *Br J Hosp Med* 2009; **70:** 192–6.
11. Glare PA, *et al.* Treatment of nausea and vomiting in terminally ill cancer patients. *Drugs* 2008; **68:** 2575–90.
12. Glare P, *et al.* Systematic review of the efficacy of antiemetics in the treatment of nausea in patients with far-advanced cancer. *Support Care Cancer* 2004; **12:** 423–40.
13. Wood GJ, *et al.* Management of intractable nausea and vomiting in patients at the end of life: "I was feeling nauseous all of the time . . . nothing was working". *JAMA* 2007; **298:** 1196–207.
14. Kovac AL. Prevention and treatment of postoperative nausea and vomiting. *Drugs* 2000; **59:** 213–43.
15. Gan TJ, *et al.* Society for Ambulatory Anesthesia guidelines for the management of postoperative nausea and vomiting. *Anesth Analg* 2007; **105:** 1615–28. Also available at: http://www.anesthesia-analgesia.org/cgi/reprint/105/6/1615 (accessed 27/07/09)
16. Habib AS, Gan TJ. Evidence-based management of postoperative nausea and vomiting: a review. *Can J Anesth* 2004; **51:** 326–41.
17. Apfel CC, Roewer N. Postoperative Übelkeit und Erbrechen. *Anaesthesist* 2004; **53:** 377–89.
18. Golembiewski J, *et al.* Prevention and treatment of postoperative nausea and vomiting. *Am J Health-Syst Pharm* 2005; **62:** 1247–60.
19. Tramèr MR. Treatment of postoperative nausea and vomiting. *BMJ* 2003; **327:** 762–3.
20. Macario A, Vasanawala A. Improving quality of anesthesia care: opportunities for the new decade. *Can J Anesth* 2001; **48:** 6–11.
21. Apfel CC, *et al.* Comparison of predictive models for postoperative nausea and vomiting. *Br J Anaesth* 2002; **88:** 234–40.
22. Wilhelm SM, *et al.* Prevention of postoperative nausea and vomiting. *Ann Pharmacother* 2007; **41:** 68–78.
23. Lee A, Fan LTY. Stimulation of the wrist acupuncture point P6 for preventing postoperative nausea and vomiting. Available in The Cochrane Database of Systematic Reviews; Issue 2. Chichester: John Wiley; 2009 (accessed 15/07/10).
24. Apfel CC, *et al.* A factorial trial of six interventions for the prevention of postoperative nausea and vomiting. *N Engl J Med* 2004; **350:** 2441–51.
25. Kranke P, *et al.* Dimenhydrinate for prophylaxis of postoperative nausea and vomiting: a meta-analysis of randomized controlled trials. *Acta Anaesthesiol Scand* 2002; **46:** 238–44.
26. Kranke P, *et al.* The efficacy and safety of transdermal scopolamine for the prevention of postoperative nausea and vomiting: a quantitative systematic review. *Anesth Analg* 2002; **95:** 133–43.
27. Domino KB, *et al.* Comparative efficacy and safety of ondansetron, droperidol, and metoclopramide for preventing postoperative nausea and vomiting: a meta-analysis. *Anesth Analg* 1999; **88:** 1370–9.
28. Henzi I, *et al.* Metoclopramide in the prevention of postoperative nausea and vomiting: a quantitative systematic review of randomized, placebo-controlled studies. *Br J Anaesth* 1999; **83:** 761–71.
29. Carlisle JB, Stevenson CA. Drugs for preventing postoperative nausea and vomiting. Available in The Cochrane Database of Systematic Reviews; Issue 3. Chichester: John Wiley; 2006 (accessed 14/04/08).
30. Ernst E, Pittler MH. Efficacy of ginger for nausea and vomiting: a systematic review of randomized clinical trials. *Br J Anaesth* 2000; **84:** 367–71.
31. Hagemann E, *et al.* Intramuscular ephedrine reduces emesis during the first three hours after abdominal hysterectomy. *Acta Anaesthesiol Scand* 2000; **44:** 107–11.
32. Mikawa K, *et al.* Oral clonidine premedication reduces vomiting in children after strabismus surgery. *Can J Anaesth* 1995; **42:** 977–81.
33. Oddby-Muhrbeck E, *et al.* Effects of clonidine on postoperative nausea and vomiting in breast cancer surgery. *Anesthesiology* 2002; **96:** 1109–14.
34. Jewell D, Young G. Interventions for nausea and vomiting in early pregnancy. Available in The Cochrane Database of Systematic Reviews; Issue 4. Chichester: John Wiley; 2003 (accessed 15/02/05).
35. Smith C, *et al.* A randomized controlled trial of ginger to treat nausea and vomiting in pregnancy. *Obstet Gynecol* 2004; **103:** 639–45.
36. Mazzotta P, Magee LA. A risk-benefit assessment of pharmacological and nonpharmacological treatments for nausea and vomiting of pregnancy. *Drugs* 2000; **59:** 781–800.
37. Matok I, *et al.* The safety of metoclopramide use in the first trimester of pregnancy. *N Engl J Med* 2009; **360:** 2528–35.
38. Nelson-Piercy C. Treatment of nausea and vomiting in pregnancy: when should it be treated and what can be safely taken? *Drug Safety* 1998; **19:** 155–64.
39. Child TJ. Management of hyperemesis in pregnant women. *Lancet* 1999; **353:** 325.
40. Dickson MJ. Management of hyperemesis in pregnant women. *Lancet* 1999; **353:** 325.
41. World MJ. Ondansetron and hyperemesis gravidarum. *Lancet* 1993; **341:** 185.
42. Sullivan CA, *et al.* A pilot study of intravenous ondansetron for hyperemesis gravidarum. *Am J Obstet Gynecol* 1996; **174:** 1565–8.
43. Mahadevan U, Kane S. American Gastroenterological Association Institute technical review on the use of gastrointestinal medications in pregnancy. *Gastroenterology* 2006; **131:** 283–311. Also available at: http://download.journals.elsevierhealth.com/pdfs/journals/0016-5085/PIIS0016508506008651.pdf (accessed 15/07/10)
44. Mahadevan U, Kane S. American Gastroenterological Association Institute medical position statement on the use of gastrointestinal medications in pregnancy. *Gastroenterology* 2006; **131:** 278–82. Also available at: http://download.journals.elsevierhealth.com/pdfs/journals/0016-5085/PIIS001650850600864X.pdf (accessed 15/07/10)

食管动力疾病

很多由于食管动力障碍引起的食管疾病可能产生非心源性胸痛，表现类似心绞痛，必须与之相鉴别。

贲门失弛缓是指由于下食管括约肌不能舒张允许食物通过至胃而引起的梗阻。它常伴有食管扩张和异常蠕动，食管储存了不能排出的食物；症状包括吞咽困难，有时伴疼痛。可以选择的治疗包括机械扩张括约肌，或手术治疗。腹腔镜可以降低手术风险，而且可作为优先选择。餐前服用硝酸异山梨酯或硝苯地平可能对部分贲门失弛缓患者有效，但是这些药物仅为临时处理，或者不适宜其他治疗方法时使用。西地那非正在研究之中。更近期，研究发现向食管下括约肌注射肉毒杆菌毒素治疗有效，但是机械扩张治疗的远期疗效优于注射肉毒杆菌毒素。因此，对于机械扩张或手术治疗有危险的患者才建议注射肉毒杆菌毒素治疗。

食管痉挛尽管常常没有症状，但是可以引起吞咽困难和疼痛。弥漫食管痉挛，或亦称"胡桃夹食管"，以食管出现高幅收缩波为特征，药物治疗常常无效。抗毒蕈碱解痉药、硝酸盐和钙通道阻滞药作为平滑肌松弛剂已被试用，但是结果常常令人失望；硝苯地平治疗"胡桃夹食管"的经验提示食管压力的降低与疼痛的缓解并不一致。与贲门失弛缓一样，微创手术也对这些疾病治疗有效。西地那非也在研究之中。

1. Storr M, *et al.* Current concepts on pathophysiology, diagnosis and treatment of diffuse oesophageal spasm. *Drugs* 2001; **61:** 579–91.
2. Richter JE. Oesophageal motility disorders. *Lancet* 2001; **358:** 823–8.
3. Woltman TA, *et al.* Surgical management of esophageal motility disorders. *J Surg Res* 2004; **117:** 34–43.
4. Lacy BE, Weiser K. Gastrointestinal motility disorders: an update. *Dig Dis* 2006; **24:** 228–42.
5. Lake JM, Wong RK. Review article: the management of achalasia—a comparison of different treatment modalities. *Aliment Pharmacol Ther* 2006; **24:** 909–18.
6. Annese V, Bassotti G. Non-surgical treatment of esophageal achalasia. *World J Gastroenterol* 2006; **12:** 5763–6.
7. Leyden JE, *et al.* Endoscopic pneumatic dilation versus botulinum toxin injection in the management of primary achalasia. Available in The Cochrane Database of Systematic Reviews; Issue 4. Chichester: John Wiley; 2006 (accessed 14/05/08).
8. Pohl D, Tutuian R. Achalasia: an overview of diagnosis and treatment. *J Gastrointestin Liver Dis* 2007; **16:** 297–303.
9. Grübel C, *et al.* Diffuse esophageal spasm. *Am J Gastroenterol* 2008; **103:** 450–7.
10. Leonard DS, Broe P. Oesophageal achalasia: an argument for primary surgical management. *Surgeon* 2009; **7:** 101–13.

消化性溃疡

消化性溃疡比较常见，为胃肠道黏膜的明显缺损，多发生在胃或十二指肠。十二指肠溃疡较少为恶性，但是胃溃疡可能为恶性。

消化性溃疡的病因多样，其中，幽门螺杆菌感染起重要作用。正常黏膜防护机制的异常，以及在胃溃疡患者中，十二指肠内容物反流到胃或者胃排空延迟也可能与之有关。其他因素包括情绪应激、吸烟、乙醇和药物（如 NSAIDs 或皮质激素）。

消化性溃疡常常表现为不消化性疼痛，有时伴有恶心、呕吐、纳差、烧心或胀气。患者可发展出现并发症，如出血、梗阻或穿孔。

一些简单的措施（如卧床休息、调整饮食和戒烟），可能促进溃疡愈合，但是这些只有辅助作用，根本处理还是药物治疗。治疗目标是采用抗菌药清除幽门螺杆菌、中和胃酸或采用抑酸药抑制胃酸分泌。对于急性并发症的患者，如穿孔、出血、梗阻或幽门狭窄、或者复发或顽固溃疡病患者、或者怀疑恶性的患者需要手术治疗。

抗幽门螺杆菌治疗 在开始清除细菌治疗之前，通常需要确定有幽门螺杆菌感染。应用最广泛的检查方法是尿素呼吸试验，但是如果在服用质子泵抑制药（见**奥美拉唑的注意事项下幽门螺杆菌感染**，第1675页）或抗菌药期间或停药时间不够时进行检查，可能导致假阴性结果。有充足的证据证明根除幽门螺杆菌治疗对溃疡愈合和预防复发有效，特别是十二指肠溃疡[1]。正在试用的方案很多，均使用各种口服抗菌药联合抑酸药。任何治疗方案应达到至少 80% 的幽门螺杆菌根除率已成为专家共识[2]，因此最合适的治疗方案可能在一定程度上取决于该地区的细菌耐药情况。

下述推荐方案由国际专家组制定：

- 对于克拉霉素耐药率低于 15%～20% 的地区
  - **三联疗法**，一种质子泵抑制药（PPI）、克拉霉素和甲硝唑（假如甲硝唑耐药率低于 40%），疗程 14 天；

    或

    PPI、克拉霉素和阿莫西林，疗程 14 天；

    或
  - **四联疗法**，一种铋剂、一种 PPI 和两种抗菌药，疗程 14 天。在英国使用的四联疗法（常作为补救治疗，见下文）由一种质子泵抑制药、枸橼酸铋钾、四环素和甲硝唑组成。
  - 有些地区研究证实 7 天疗法有效（在英国，*BNF 59* 认为药物不良反应和依从性差可能抵消了 14 天方案的任何治疗获益），因此可接受 7 天疗法而非 14 天。
- 在克拉霉素耐药率高的地区，在开始治疗前考虑行抗菌药的敏感性试验可能是合适的。可以考虑的治疗方案包括：

  如上述含铋剂的四联疗法；

  或

  PPI、阿莫西林和甲硝唑（假如甲硝唑的耐药率低）；

  或

  PPI、四环素和甲硝唑；
- 推荐治疗后至少 4 周进行检测证实根除；尿素呼吸试验是首选方法。
- 针对难治性病变患者的补救治疗应以抗菌药的药敏检测结果为依据。在英国，*BNF 59* 认为上述以铋剂为基础的四联疗法可能有效。
- 其他正在研究用于根除治疗方案（主要作为补救治疗）的抗菌药包括利福布汀和左氧氟沙星，但是也有一些担心，例如一旦利福布汀广泛使用，可能造成分枝杆菌选择耐药；氟喹诺酮类耐药性增加后可能会限制其他抗菌药的价值。

有一些证据证明对于首次治疗的患者，采用**序贯疗法**［一种 PPI 联合阿莫西林 5 天，接着 PPI 联合硝基咪唑类抗菌药（替硝唑）和克拉霉素使用 5 天］比标准 7 天或 10 天三联疗法疗效更佳[3]。这种方案的潜在价值需要更广泛的研究证实[2,4]。

由一种 PPI 和一种抗菌药组成的**二联疗法**已不再推荐。同样，尽管有时完成根除治疗后会继续抑酸治疗，但是 *BNF* 认为无此必要，除非溃疡很大或者有出血或穿孔等并发症。

在开展幽门螺杆菌清除治疗之前，药物治疗胃溃疡和十二指肠溃疡主要是依靠抑酸治疗。溃疡愈合需要服用 H_2 受体拮抗药或质子泵抑制药 4～8 周。由于复发率很高，因此需要服用这些药物作为维持治疗。在 H_2 受体拮抗药和质子泵抑制药用于治疗消化性溃疡之前，有很多其他药物曾经被使用过，包括抗酸药、抗毒蕈碱药（如哌仑西平）和黏膜保护药（如硫糖铝）。

NSAID 诱发溃疡 NSAID 诱发溃疡是因为抑制了前列腺素的合成和黏膜细胞的增殖，它们诱发的溃疡在病理和预后方面不同于非医源性溃疡[5,6]。长期使用 NSAID 的患者多达 25% 会出现溃疡，其中 2%～4% 会出现出血或穿孔[7]。尽管幽门螺杆菌感染认为是消化性溃疡的独立危险因素，但是使用 NSAIDs 可以协同细菌感染作用导致消化性溃疡形成和溃疡出血[8,9]。如果可能，服用 NSAID 的患者一旦发现有消化性溃疡形成应该停药。如果可以停用 NSAID，那么服用抑酸药（如 H_2 受体拮抗药或质子泵抑制药）4～8 周可以治愈溃疡。如果仍需继续服用 NSAID，那么需要同时服用抑酸药或前列腺素类似物米索前列醇[5,6]。如果继续服用 NSAID，采用 H_2 受体拮抗药治疗溃疡愈合减慢，而质子泵抑制药治疗溃疡愈合率不受影响。还有一些证据表明，奥美拉唑治疗 NSAID 相关性溃疡比米索前列醇有效[10]。发生 NSAID 相关性胃肠道并发症高度危险的患者，包括既往有类似病史的患者，如果确有必要 NSAID 治疗，应该接受预防性治疗[5,7]。一项系统性综述[11]得出结论，米索前列醇、质子泵抑制药和双剂量 H_2 受体拮抗药在预防慢性 NSAID 相关性胃和十二指肠溃疡方面有效。标准剂量的 H_2 受体拮抗药在预防

NSAID 相关性十二指肠溃疡方面有效，但是在预防胃溃疡方面效果不佳。另一项系统性综述也发现，米索前列醇、可能还有质子泵抑制药可以有效地减少发生有症状的 NSAID 相关性溃疡的危险，使用特殊的环氧酶-2 抑制剂（如塞来考昔）也有效[12]。一种环氧酶-2 抑制剂联合一种 PPI 可能适用于极高危患者[13]。NSAID 相关性溃疡愈合之后，使用质子泵抑制药预防复发较 H_2 受体拮抗药有效[14,15]，而且奥美拉唑比米索前列醇有效且耐受性好[10]。对于长期服用 NSAIDs 药物的患者，还不清楚根除幽门螺杆菌感染是否合适。对于以前未服用过 NSAIDs 的患者，有证据证明根除治疗能降低出血的风险[2,16]。专家共识倡导对长期服用 PPIs 以预防 NSAIDs 诱发溃疡的患者检测并根除幽门螺杆菌，因为有证据表明幽门螺杆菌感染合并长期抑酸治疗可能加速胃的癌前病变发展[2]。但是，对于服用 NSAIDs 的患者，PPI 维持治疗较根治幽门螺杆菌在预防溃疡复发和出血方面效果更好[2]，而且没有令人信服的证据表明根除治疗能够加速溃疡愈合[16]。

应激性溃疡可发生在胃或十二指肠，继发于躯体创伤，如烧伤或手术或严重脓毒血症。在重症监护病房，H_2 受体拮抗药和硫糖铝被广泛地应用于高危患者以预防应激性溃疡[17~19]。而且预防性治疗逐渐增多，尽管对于病情不是特别重的患者缺乏证据支持[20]。在少数国家使用哌仑西平，有些国家[22]倾向将此药用于神经手术和脑外伤的患者。H_2 受体拮抗药可以口服、经鼻胃管或静脉途径（间断或持续）给药。荟萃分析结果显示硫糖铝在减少出血方面与 H_2 受体拮抗药可能一样有效，且死亡率和肺炎发生率较低[21]。有关抑酸药可能增加感染风险的讨论见**奥美拉唑**项下**感染**，第1675 页。但是，随后相同作者进行的大样本随机研究[22]结果与该荟萃分析研究的结果并不一致，提示在减少临床胃肠道大出血方面，静脉给予雷尼替丁比口服或经鼻胃管给予硫糖铝有效。而且，在雷尼替丁和硫糖铝治疗组之间，与呼吸机相关的死亡率没有明显差异，进一步的荟萃分析[23]再次质疑了雷尼替丁的效果；与安慰剂相比，雷尼替丁治疗并没有明显预防出血。一项临床指南建议，由于临床资料结果矛盾，所以应根据当地情况来选择抗酸药、H_2 受体拮抗药和硫糖铝[18]。PPIs 也用于预防应激性溃疡，但是缺乏相应证据[19]。

溃疡出血 全部上消化道出血患者中，大约 50% 是消化性溃疡。溃疡出血有可能危及生命，对严重出血患者可能需要立刻静脉输液或输血以促进复苏。大约 80% 的患者可自发止血而不复发，但仍有 20% 的患者存在严重出血甚至死亡的风险[24]，因此，基于临床和内镜标准的分层方法，早期把患者分为高危和低危患者对正确处理非常重要[24,25]。低危患者可能无需治疗，但是那些溃疡底部附有血凝块的患者应进行冲洗，对潜在病变进行合适的治疗，而高危患者应立即给予内镜注射治疗止血[24]。

许多不同的药物用于内镜注射，包括肾上腺素（单独使用或联合硬化剂如单乙醇胺或聚桂醇）、乙醇、纤维蛋白胶、十四烷基硫酸钠、凝血酶和生理盐水（等张或高张）。没有证据表明任何一种方法优于其他方法[24]，但是与肾上腺素相比，硬化剂和乙醇的穿孔和坏死等并发症风险增加[25]。常用 1∶10000 的肾上腺素注射；为达到持续止血效果，大剂量（大于 13ml）比小剂量更有效[25]。热疗、激光和多极电凝或等离子体电凝等内镜技术也有效，同样也没有明确证据证明某一种方法优于其他方法[24]。使用机械夹子也可能有效[24,25]。不同内镜治疗技术联合使用比单一方法效果更好[24,25]。如果内镜治疗出血失败或者发生再出血，可以考虑进一步内镜治疗，否则需要手术治疗[24,25]，或者选择性动脉栓塞治疗[25]。

一项系统性综述[26]发现，有充足的证据证明 PPIs 治疗可以减少急性出血性消化性溃疡患者再出血和手术的风险；该研究同时发现 PPI 不能降低死亡率[26]，但是有其他学者认为 PPI 可降低死亡率[24]。对于内镜治疗成功的患者，推荐静脉推注 PPI 后继续静脉注射持续 72h[24,25]。没有证据表明某一种 PPI 优于其他 PPI[24,27]。一些学者建议对等待接受内镜治疗的患者可用高剂量 PPI 治疗（口服或静脉注射，取决于出血的危险程度）[24]。

相比之下，没有证据表明 H_2 受体拮抗药治疗急性非静脉曲张出血有效，也不推荐使用生长抑素、奥曲肽和氨甲环酸[24,25,28]。

对于幽门螺杆菌阳性的患者，推荐根除细菌治疗[24,25]；根除幽门螺杆菌治疗在预防再出血方面优于单独抑酸治疗[29]。

1. Ford AC, *et al.* Eradication therapy for peptic ulcer disease in Helicobacter pylori positive patients. Available in The Cochrane Database of Systematic Reviews; Issue 2. Chichester: John Wiley; 2006 (accessed 09/11/07).
2. Malfertheiner P, *et al.* Current concepts in the management of Helicobacter pylori infection: the Maastricht III Consensus Report. *Gut* 2007; **56:** 772–81.
3. Jafri NS, *et al.* Meta-analysis: sequential therapy appears superior to standard therapy for Helicobacter pylori infection in patients naive to treatment. *Ann Intern Med* 2008; **148:** 923–31. Correction. *ibid.*; **149:** 439.
4. Moayyedi P. Sequential regimens for Helicobacter pylori eradication. *Lancet* 2007; **370:** 1010–2.
5. Wolfe MM, *et al.* Gastrointestinal toxicity of nonsteroidal anti-inflammatory drugs. *N Engl J Med* 1999; **340:** 1888–99.
6. La Corte R, *et al.* Prophylaxis and treatment of NSAID-induced gastroduodenal disorders. *Drug Safety* 1999; **20:** 527–43.
7. Lanza FL, *et al.* Practice Parameters Committee of the American College of Gastroenterology. Guidelines for prevention of NSAID-related ulcer complications. *Am J Gastroenterol* 2009; **104:** 728–38. Also available at: http://www.acg.gi.org/physicians/pdfs/NSAIDJournalPublicationFebruary2009.pdf (accessed 28/07/09)
8. Huang J-Q, *et al.* Role of Helicobacter pylori infection and nonsteroidal anti-inflammatory drugs in peptic-ulcer disease: a meta-analysis. *Lancet* 2002; **359:** 14–22.
9. Papatheodoridis GV, *et al.* Effect of helicobacter pylori infection on the risk of upper gastrointestinal bleeding in users of nonsteroidal anti-inflammatory drugs. *Am J Med* 2004; **116:** 601–5.
10. Hawkey CJ, *et al.* Omeprazole compared with misoprostol for ulcers associated with nonsteroidal antiinflammatory drugs. *N Engl J Med* 1998; **338:** 727–34.
11. Rostom A, *et al.* Prevention of NSAID-induced gastroduodenal ulcers. Available in The Cochrane Database of Systematic Reviews; Issue 4. Chichester: John Wiley; 2002 (accessed 08/11/07).
12. Hooper L, *et al.* The effectiveness of five strategies for the prevention of gastrointestinal toxicity induced by non-steroidal anti-inflammatory drugs: systematic review. *BMJ* 2004; **329:** 948–52.
13. Chan FK, *et al.* Combination of a cyclo-oxygenase-2 inhibitor and a proton-pump inhibitor for prevention of recurrent ulcer bleeding in patients at very high risk: a double-blind, randomised trial. *Lancet* 2007; **369:** 1621–6.
14. Yeomans ND, *et al.* A comparison of omeprazole with ranitidine for ulcers associated with nonsteroidal antiinflammatory drugs. *N Engl J Med* 1998; **338:** 719–26.
15. Ng F-H, *et al.* Famotidine is inferior to pantoprazole in preventing recurrence of aspirin-related peptic ulcers or erosions. *Gastroenterology* 2010; **138:** 82–8.
16. Anonymous. H. pylori eradication in NSAID-associated ulcers. *Drug Ther Bull* 2005; **43:** 37–40.
17. Tryba M, Cook D. Current guidelines on stress ulcer prophylaxis. *Drugs* 1997; **54:** 581–96.
18. ASHP Commission on Therapeutics. ASHP therapeutic guidelines on stress ulcer prophylaxis. *Am J Health-Syst Pharm* 1999; **56:** 347–79.
19. Sesler JM. Stress-related mucosal disease in the intensive care unit: an update on prophylaxis. *AACN Adv Crit Care* 2007; **18:** 119–26.
20. Grube RR, May DB. Stress ulcer prophylaxis in hospitalized patients not in intensive care units. *Am J Health-Syst Pharm* 2007; **64:** 1396–400.
21. Cook DJ, *et al.* Stress ulcer prophylaxis in critically ill patients: resolving discordant meta-analyses. *JAMA* 1996; **275:** 308–14.
22. Cook D, *et al.* A comparison of sucralfate and ranitidine for the prevention of upper gastrointestinal bleeding in patients requiring mechanical ventilation. *N Engl J Med* 1998; **338:** 791–7.
23. Messori A, *et al.* Bleeding and pneumonia in intensive care patients given ranitidine and sucralfate for prevention of stress ulcer: meta-analysis of randomised controlled trials. *BMJ* 2000; **321:** 1103–6.
24. Barkun A, *et al.* Nonvariceal Upper GI Bleeding Consensus Conference Group. Consensus recommendations for managing patients with nonvariceal upper gastrointestinal bleeding. *Ann Intern Med* 2003; **139:** 843–57. Also available at: http://www.annals.org/cgi/reprint/139/10/843.pdf (accessed 01/07/08)
25. Scottish Intercollegiate Guidelines Network. Management of acute upper and lower gastrointestinal bleeding (issued September 2008). Available at: http://www.sign.ac.uk/pdf/sign105.pdf (accessed 28/07/09)
26. Leontiadis GI, *et al.* Proton pump inhibitor treatment for acute peptic ulcer bleeding. [Withdrawn and awaiting update]. Available in The Cochrane Database of Systematic Reviews; Issue 5. Chichester: John Wiley; 2010 (accessed 15/07/10).
27. Andriulli A, *et al.* Proton-pump inhibitors and outcome of endoscopic hemostasis in bleeding peptic ulcers: a series of meta-analyses. *Am J Gastroenterol* 2005; **100:** 207–19.
28. Kovacs TOG, Jensen DM. The short-term medical management of non-variceal upper gastrointestinal bleeding. *Drugs* 2008; **68:** 2105–11.
29. Gisbert JP, *et al.* H. pylori eradication therapy vs. antisecretory non-eradication therapy (with or without long-term maintenance antisecretory therapy) for the prevention of recurrent bleeding from peptic ulcer. Available in The Cochrane Database of Systematic Reviews; Issue 2. Chichester: John Wiley; 2004 (accessed 09/11/07).

Zollinger-Ellison 综合征

Zollinger-Ellison 综合征是一种罕见病，其特征是由于存在分泌胃泌素的肿瘤（胃泌素瘤）导致高胃酸分泌和难治性消化性溃疡（常伴并发症，如穿孔或出血）、腹泻或吸收不良。胃泌素瘤常发生在胰腺非 B 小岛细胞或十二指肠壁内。三分之二以上为恶性肿瘤。20%～25% 的病例见于多发性内分泌肿瘤 1 型（MEN-1）综合征患者。

初次治疗目标是使用抑酸药控制高胃酸分泌。给予足够剂量的药物仅控制症状是不够的，重要的是应该将酸分泌减少到 10mmol/h 以下。开始可能需要静脉给予 H_2 受体拮抗药或质子泵抑制药。一旦症状得到控制，可以检查肿瘤以便手术切除。如果不可能完全切除肿瘤，那么可能需要终生给予抑酸治疗。质子泵抑制药可以作为备选的药物；每日 1～2 次服药可以明显减少胃酸分泌，但是与其他情况相比，治疗本病通常需要更大剂量。除了奥美拉唑，还可以选择 H_2 受体拮抗药（如西咪替丁或雷尼替丁），与奥美拉唑一样，治疗本病所需剂量高于其他疾病，需要分 3～4 次服用。生长抑素类似物奥曲肽可以降低血清胃泌素水平，但是需要皮下注射给药，患者常难以耐受。

如果没有发现肿瘤，可以实施壁细胞迷走神经切断术以减少胃酸分泌，这样可以降低抑酸药的治疗剂量。

1. Maton PN. Zollinger-Ellison syndrome: recognition and management of acid hypersecretion. *Drugs* 1996; **52:** 33–44.
2. Qureshi W, Rashid S. Zollinger-Ellison syndrome: improved treatment options for this complex disorder. *Postgrad Med* 1998; **104:** 155–164.
3. Tomassetti P, *et al.* Treatment of Zollinger-Ellison syndrome. *World J Gastroenterol* 2005; **11:** 5423–32.
4. Ellison EC, Johnson JA. The Zollinger-Ellison syndrome: a comprehensive review of historical, scientific, and clinical considerations. *Curr Probl Surg* 2009; **46:** 13–106.
5. Wilcox CM, Hirschowitz BI. Treatment strategies for Zollinger-Ellison syndrome. *Expert Opin Pharmacother* 2009; **10:** 1145–57.

Aceglutamide Aluminium (*rINNM*) 乙酰谷酰胺铝

Aceglutamida de aluminio; Aceglutamide Aluminum *(USAN)*; Acéglutamide d'Aluminium; Aluminii Aceglutamidum; KW-110
Pentakis (N^2-acetyl-L-glutaminato)tetrahydroxytrialuminium.

Алюминий Ацеглутамид

$C_{35}H_{59}Al_3N_{10}O_{24}$ = 1084.8.

CAS — 12607-92-0.

UNII — R7QTG0PMPX.

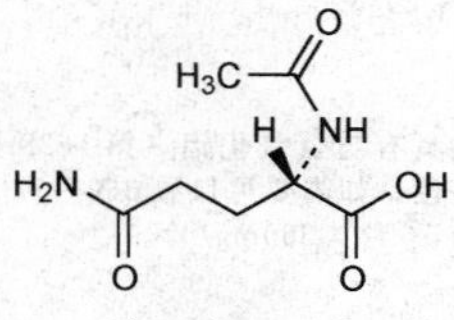

(aceglutamide)

Pharmacopoeias. In *Jpn.*

简介

乙酰谷酰胺铝为乙酰谷酰胺和氢氧化铝的复合物，是一种抗酸药，抗酸作用与氢氧化铝（第 1628 页）相似。通常口服给药，每日 3 次，每次 700 mg。

制剂

专利制剂

Jpn: Glumal.

Aclatonium Napadisilate (*BAN*, *rINN*) 萘二磺乙乳胆铵

Aclatonii Napadisilas; Aclatonium Napadisylate; Celatonium Napadisilate; Choline Naphthalene-1,5-Disulphonate (2:1) Dilactate Diacetate; Napadisilate d'Aclatonium; Napadisilato de aclatonio; SKF-100916-J; TM-723. 2-(2-Acetoxypropionyloxy)ethyltrimethylammonium naphthalene-1,5-disulphonate (2:1).

Аклатония Нападизилат

$2C_{10}H_{20}NO_4,C_{10}H_6O_6S_2$ = 722.8.

CAS — 55077-30-0.

UNII — YX23434YHQ.

简介

萘二磺乙乳胆铵为口服的乙酰胆碱激动药。具有前动力学的特性，用于治疗胃肠道外科术后的胃肠动力不足（第 1617 页），缓解胆囊运动障碍的症状，还可用于治疗慢性胃炎。

制剂

专利制剂

Jpn: Abovis.

Albumin Tannate 鞣酸蛋白

Albumiinitannaatti; Albúmina, tanato de; Albumini Tannas; Albumintannat; Albutannin; Tannin Albuminate.

Альбумин Таннат

CAS — 9006-52-4.

ATC — A07XA01.

ATC Vet — QA07XA01.

Pharmacopoeias. In *Jpn.*

简介

鞣酸蛋白为鞣酸和白蛋白的复合物，口服给药，具有收敛特性，用于治疗腹泻（第 1617 页）。在胃肠道中可以释放出鞣酸（第2339页）。

制剂

专利制剂

Austria: Tannalbin; ***Ger.:*** Tannalbin; ***Neth.:*** Entosorbine-N; Tannalbin†; ***Pol.:*** Taninal.

多组分制剂 ***Austria:*** Neoplex; ***Belg.:*** Tanalone; ***Cz.:*** Tannacomp†; ***Fin.:*** Tannopon†; ***Ger.:*** Tannacomp; ***Hung.:*** Bolus Adstringens; ***Pol.:*** Salotannal; ***Spain:*** Demusin; Salitanol Estreptomicina.

Alexitol Sodium (*BAN, rINN*) 铝糖醇钠

Alexitol sódico; Alexitol Sodique; Alexitolum Natricum. Sodium poly(hydroxyaluminium) carbonate-hexitol complex.

Алекситол Натрий

CAS — 66813-51-2.

简介

铝糖醇钠具有与氢氧化铝（第 1628 页）作用相似的一般抗酸特性。如需要可口服 360～720 mg，每日最大服用剂量为 16 片，360mg/片。

制剂

专利制剂

Hong Kong: Actal; ***Malaysia:*** Actal†; ***Singapore:*** Actal; ***Thai.:*** Actal; ***UK:*** Actal.

多组分制剂 ***Malaysia:*** Actal Plus†.

Alicaforsen (*rINN*) 阿卡福生

Alicaforsén; Alicaforsenum. 2′-Deoxy-(*R*)-*P*-thioguanylyl (3′→5′)-2′-deoxy-(*R*)-*P*-thiocytidylyl-(3′→5′)-2′-deoxy-(*R*)-*P*-thiocytidylyl-(3′→5′)-2′-deoxy-(*R*)-*P*-thiocytidylyl-(3′→5′)-2′-deoxy-(*R*)-*P*-thioadenylyl-(3′→5′)-2′-deoxy-(*R*)-*P*-thioadenylyl-(3′→5′)-2′-deoxy-(*R*)-*P*-thioguanylyl-(3′→5′)-2′-deoxy-(*R*)-*P*-thiocytidylyl-(3′→5′)-2′-deoxy-(*R*)-*P*-thiothymidylyl-(3′→5′)-2′-deoxy-(*R*)-*P*-thioguanylyl-(3′→5′)-2′-deoxy-(*R*)-*P*-thioguanylyl-(3′→5′)-2′-deoxy-(*R*)-*P*-thiocytidylyl-(3′→5′)-2′-deoxy-(*R*)-*P*-thioadenylyl-(3′→5′)-2′-deoxy-(*R*)-*P*-thiothymidylyl-(3′→5′)-2′-deoxy-(*R*)-*P*-thiocytidylyl-(3′→5′)-2′-deoxy-(*R*)-*P*-thiocytidylyl-(3′→5′)-2′-deoxy-(*R*)-*P*-thioguanylyl-(3′→5′)-2′-deoxy-(*R*)-*P*-thiothymidylyl-(3′→5′)-2′-deoxy-(*R*)-*P*-thiocytidylyl-(3′→5′)-2′-deoxyadenosine.

Аликафорсен

$C_{192}H_{244}N_{75}O_{98}P_{19}S_{19}$ = 6368.2.

CAS — 185229-68-9.

Alicaforsen Sodium (*rINN*) 阿卡福生钠

Alicaforsen Nonadecasodium; Alicaforsén sódico; Alicaforsen Sodique; Alicaforsenum Natricum; Isis-2302.

Аликафорсен Натрий

$C_{192}H_{225}N_{75}Na_{19}O_{98}P_{19}S_{19}$ = 6785.8.

CAS — 331257-52-4.

UNII — 4TWN6SZB8W.

简介

阿卡福生是一种抑制细胞间黏附分子 ICAM-1 生成的反义寡核苷酸，ICAM-1 在炎性肠病的炎症反应中发挥重要作用。已试用于溃疡性结肠炎和憩室炎，但对克罗恩病效果不佳。

1. Barish CF. Alicaforsen therapy in inflammatory bowel disease. *Expert Opin Biol Ther* 2005; **5:** 1387–91.
2. Miner PB, *et al.* Safety and efficacy of two dose formulations of alicaforsen enema compared with mesalazine enema for treatment of mild to moderate left-sided ulcerative colitis: a randomized, double-blind, active-controlled trial. *Aliment Pharmacol Ther* 2006; **23:** 1403–13. Correction. *ibid.*; **24:** 1268.
3. van Deventer SJ, *et al.* A phase II dose ranging, double-blind, placebo-controlled study of alicaforsen enema in subjects with acute exacerbation of mild to moderate left-sided ulcerative colitis. *Aliment Pharmacol Ther* 2006; **23:** 1415–25.
4. Miner PB, *et al.* Bioavailability and therapeutic activity of alicaforsen (ISIS 2302) administered as a rectal retention enema to subjects with active ulcerative colitis. *Aliment Pharmacol Ther* 2006; **23:** 1427–34.
5. Yacyshyn B, *et al.* A randomized, double-masked, placebo-controlled study of alicaforsen, an antisense inhibitor of intercellular adhesion molecule 1, for the treatment of subjects with active Crohn's disease. *Clin Gastroenterol Hepatol* 2007; **5:** 215–20.

Alizapride Hydrochloride (*rINNM*) 盐酸阿立必利

Alizapride, Chlorhydrate d'; Alizapridi Hydrochloridum; Hidrocloruro de alizaprida. *N*-(1-Allyl-2-pyrrolidinylmethyl)-6-methoxy-1*H*-benzotriazole-5-carboxamide hydrochloride.

Ализаприда Гидрохлорид

$C_{16}H_{21}N_5O_2,HCl$ = 351.8.

CAS — 59338-93-1 (alizapride); 59338-87-3 (alizapride hydrochloride).

ATC — A03FA05.

ATC Vet — QA03FA05.

UNII — 41BT72BOQ7.

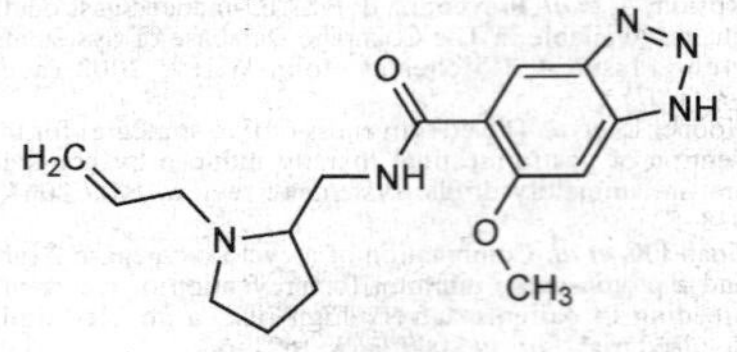

(*alizapride*)

不良反应和注意事项

参见甲氧氯普胺（见第 1669 页）。

药动学

盐酸阿立必利胃肠道吸收良好，主要以原形药经尿液排泄，消除半衰期约为 3h。

用途和用法

阿立必利为苯甲酰胺取代物，本品与甲氧氯普胺作用相似（第 1670 页），用于治疗各种疾病相关的恶心和呕吐（第 1622 页）。通常以盐酸盐给药，但给药剂量则以碱基表示。50mg 阿立必利相当于 55.8mg 盐酸阿立必利。

盐酸阿立必利通常口服给药，每日口服阿立必利 75～300mg，分次服用；儿童剂量见下文。也可每日静脉或肌内注射阿立必利 50～200mg。

接受化疗的癌症患者每日阿立必利 2～5mg/kg，分 2 次静脉或肌内注射，可在化疗药物给药前 30min 或给药后 4～8h 用药；对化疗药物引起严重呕吐的患者，在化疗药物给药前 30min 开始静脉滴注阿立必利 5mg/kg，滴注历时 15min，每 2h 1 输注 5 个剂量。建议一个化疗周期的总剂量不超过 4.5g。

儿童用法 盐酸阿立必利已用于治疗儿童的恶心和呕吐，每日口服剂量相当于阿立必利 5mg/kg。

制剂

专利制剂

Arg.: Gastriveran; ***Belg.:*** Litican; ***Braz.:*** Superan; ***Fr.:*** Plitican; ***Ger.:*** Vergentan; ***Gr.:*** Lyostene; ***Ital.:*** Limican; ***Neth.:*** Litican; ***Port.:*** Plitican†.

Almagate (*BAN, USAN, rINN*) 铝镁加

Almagaatti; Almagát; Almagat; Almagatas; Almagato; Almagatum; LAS-3876. Aluminium trimagnesium carbonate heptahydroxide dihydrate.

Альмагат

$AlMg_3(CO_3)(OH)_7,2H_2O$ = 315.0.

CAS — 66827-12-1 (almagate); 72526-11-5 (anhydrous almagate).

ATC — A02AD03.

ATC Vet — QA02AD03.

UNII — 568Z59H7ZJ.

Pharmacopoeias. In *Eur.* (see p.vii).

Ph. Eur. 6.8 (Almagate) 白色或类白色，结晶性粉末。以氧化铝计算含有 15.0%～17.0%的铝，以氧化镁计算含有 36.0%～40.0%的镁，以二氧化碳计算含有 12.5%～14.5%的碳酸。几乎不溶于水、乙醇和氯仿。可溶于稀无机酸，产生气泡并产热。4%混悬液的滤液 pH 值为 9.1～9.7。贮藏于密闭容器中。

简介

铝镁加是一个水合的碳酸氢氧化铝镁，抗酸作用与氢氧化铝（第 1628 页）和碳酸镁（第 1663 页）相似。口服剂量为 1～1.5g。

制剂

专利制剂

Mex.: Almax; ***Spain:*** Almax; Obetine†.

Almasilate (*BAN, rINN*) 铝硅酸镁

Almasilato; Almasilatum; Aluminium Magnesium Silicate Hydrate; Magnesium Aluminosilicate Hydrate; Magnesium Aluminum Silicate Hydrate.

Алмазилат

$Al_2O_3.MgO.2SiO_2,xH_2O$ = 262.4 (anhydrous).

CAS — 71205-22-6; 50958-44-6.

ATC — A02AD05.

ATC Vet — QA02AD05.

简介

铝硅酸镁为人工合成的氢氧化硅酸铝镁。铝硅酸镁为抗酸药（第1615页），口服 1 次剂量不超过 1g。

含水的天然硅酸铝镁（第1939页）为混悬的、黏稠的、稳定的制剂。硅镁土（第 1630 页）为铝硅酸镁的另一种天然形式。

制剂

专利制剂

Ger.: Gelusil; Megalac; Simagel; ***Rus.:*** Simagel (Симагель); ***Spain:*** Alubifar.

多组分制剂 ***Austria:*** Gastripan†; ***Ger.:*** Gelusil-Lac; Neo-Pyodron N; Ultilac N; ***India:*** Entasid; ***Spain:*** Dolcopin; ***Switz.:*** Gelusil N.

Aloes 芦荟

Acibar; Alavijų sultys, koncentruotos ir išdžiovintos (Cape aloes); Áloe, acíbar; Aloe barbadensis (Barbados aloes); Aloe, Barbados (Barbados aloes); Aloe barbadoská (Barbados aloes); Aloe capensis (Cape aloes); Aloe, Kap (Cape aloes); Aloe kapská (Cape aloes); Aloès des Barbades (Barbados aloes); Aloès du Cap (Cape aloes); Alona barbadoska (Barbados aloes); Alona przylądkowa (Cape aloes); Barbadosi áloé (Barbados aloes); Barbadosin aloe (Barbados aloes); Kap-áloé (Cape aloes); Kapin aloe (Cape aloes); Tikrųjų alavijų sultys, koncentruotos ir išdžiovintos (Barbados aloes).

Алоэ Барбадосское (Barbados aloes); Алоэ Капское (Cape aloes)

CAS — 8001-97-6; 67479-27-0 (aloe gum).

ATC Herb — HA06AB5001 (Aloe ferox: dry leaf juice).

UNII — 0D145J8EME (Aloe ferox: leaf); V5VD430YW9 (socotrine aloe).

注：不要将芦荟与库拉索芦荟（第1514页）混淆。

Pharmacopoeias. In *Chin., Eur.* (see p.vii), *Jpn,* and *US.*

Ph. Eur. 6.8 (Aloes, Barbados; Aloe barbadensis) 巴贝多斯芦荟叶的汁干燥浓缩而来芦荟干燥重量以芦荟苷(barbaloin)计算 9-羟基蒽衍生物的含量应不低于 28%。暗褐色、轻微光泽或不透明、贝壳状质感的块状物或棕色粉末；部分溶于沸水；溶于热乙醇。贮藏于密闭容器中。避光。

BP 2010 批准库拉索芦荟（Curacao Aloes）为芦荟的同物异名。

Ph. Eur. 6.8 (Aloes, Cape; Aloe capensis) 主要为好望角芦荟（*Aloe ferox*）和其杂交品种芦荟叶的汁干燥浓缩而来，芦荟干燥重量以芦荟苷计算 9-羟基蒽衍生物的含量应不低于 18%。暗褐色、淡绿色、有光泽、贝壳状质感的块状物或棕色粉末。部分溶于沸水；溶于热乙醇；几乎不溶于乙醚。贮藏于密闭容器中。避光。

USP 33 (Aloe) 巴贝多斯芦荟叶（*A. vera*）干燥汁，巴贝多斯芦荟商品名为库拉索芦荟（*Curacao Aloes*）或好望角芦荟或其杂交品，巴贝多斯芦荟的商品名又叫海角芦荟。芦荟水溶性提取物的含量不应小于 50%。芦荟稍微有些酸味和臭味；库拉索芦荟为褐黑色、具裂痕、不均匀、蜡质、表面具微量树脂的不透明块状物。海角芦荟为浅灰色至棕色的不规则块状物，表面覆有黄色粉末，质地光滑如镜。

不良反应和注意事项

参见番泻叶（第 1690 页），但是芦荟的作用更峻烈，刺激性更强。

用途和用法

芦荟为蒽醌类的刺激性泻药（第1615页），由于其毒性较其他药物弱，一般首选。

顺势疗法 芦荟在顺势疗法药物中也称以下名称：Aloe；Cape aloes；Aloe capensis；Aloe socotrina；Alo. soc.。

制剂

BP 2010: Compound Benzoin Tincture;
Ph. Eur.: Aloes Dry Extract, Standardised;
USP 33: Compound Benzoin Tincture.

专利制剂

Fr.: Contre-Coups de l'Abbe Perdrigeon; Vulcase; **Ger.:** Krauterlax; Rheogen†; **Pol.:** Biostymina; **Switz.:** HemoClin.

多组分制剂 **Arg.:** Genolaxante; **Austral.:** Herbal Cleanse†; Lexat†; Peritone; **Austria:** Artin; Pervivo; Waldheim Abfuhrdragees forte; Waldheim Abfuhrdragees mild†; **Belg.:** Grains de Vals†; **Braz.:** Camomila; Ferrotonico†; Paratonico; Tonico Blumen†; Vitonico; **Canad.:** Laxatil; Laxative†; Laxolax; Traditional Herbal Laxative; Traditional Laxative; **Chile:** Aloelax; Bulgarolax†; **Cz.:** Dr Theiss Rheuma Creme†; Dr Theiss Schweden Krauter; Dr Theiss Schwedenbitter; **Fr.:** Alco-Aloe; Elusanes Algues brunes/aloes; Ideolaxyl; Laxilo; Opobyl†; Petites Pilules Carters; Tisane D'Ars; Tonilax; **Ger.:** Chol-Kugeletten Neu; Cholhepan N; **Hung.:** Bano Svedkeseru; **Israel:** Laxative Comp; **Ital.:** Emoform Alifresh; Grani di Vals; Lassativi Vetegali; Puntualax†; **Mon.:** Akipic†; **Pol.:** Alax; Apinorm; Bioaron C; Boldaloin; Boldovera; Tabulettae Laxantes; **Rus.:** Doktor Mom (Доктор Мом); **S.Afr.:** Helmontskruie†; Lewensessens; Moultons Herbal Extract†; Turulington Tincture†; Wonderkroonessens; **Spain:** Alofedina; Crislaxo; Cynaro Bilina; Laxante Sanatorium; Nico Hepatocyn; Opobyl; Pildoras Zeninas; **Switz.:** Padma-Lax; Padmed Laxan; Phytolaxin†; Schweden-Mixtur H; **UK:** Dual-Lax Normal Strength; Laxative Tablets; Natural Herb Tablets; Out-of-Sorts; Senokot Dual Relief; Sure-Lax (Herbal); **Ukr.:** Doktor Mom (Доктор Мом сироп); Swedish Bitters Dr Theiss (Шведская Др Тайсс); **USA:** Diaparene Corn Starch; Vagisil.

顺势疗法制剂 **Austria:** Aesculus Med Complex†; **Canad.:** Cynara Complex; **Fr.:** Aesculus Complexe No 103; Aloe Compose; Ferrum Complexe No 29; Grindelia Complexe No 58; Homeogene 22; L 25; Poconeol no 82; Sepia Compose; Yucca Complexe No 110; **Ger.:** Sanguisorbis N†; **Switz.:** Hemolingual; Regenaplex Nr. 12; Regenaplex Nr. 25b; Regenaplex Nr. 3; Regenaplex Nr. 31c; Regenaplex Nr. 50b; Regenaplex Nr. 59b; Regenaplex Nr. 71b; Regenaplex Nr. 80aN.

Aloglutamol 阿洛格莫

Trometamol Glucaldrate. 2-Amino-2-hydroxymethylpropane-1,3-diol gluconate dihydroxyaluminate.

Алоглутамол

$C_{10}H_{24}AlNO_{12}$ = 377.3.

CAS — 13755-41-4.

ATC — A02AB06.

ATC Vet — QA02AB06.

简介

阿洛格莫为抗酸药（第 1615 页）。

制剂

专利制剂

Mex.: Sabro.

Aloin (*BAN*) 芦荟素

Alloin; Aloína.

Алоин

CAS — 5133-19-7; 8015-61-0; 1415-73-2 (barbaloin).

UNII — W41H6S09F4.

(barbaloin)

简介

芦荟素是从芦荟中获得的结晶物（见上文）。由 *C*-糖苷（例如芦荟苷）组成。芦荟素为蒽醌类的刺激性泻药。像其他芦荟一样，芦荟素刺激作用非常强，毒性作用比其他泻药弱，一般作为首选泻药。芦荟素也可作为调料。

制剂

专利制剂

UK: Calsalettes.

多组分制剂 **Austral.:** Ford Pills†; **Braz.:** Pilulas Ross; **Canad.:** Bicholate; **Hung.:** Artin†; **Israel:** Laxative Comp; Laxative†; **Ital.:** Boldina He; Cuscutine; Grani di Vals; **Mex.:** Redotex; Redotex NF; **S.Afr.:** Brooklax Pills†; Doans Backache Pills†; SB 3 Triple Action Pills†; **Spain:** Laxante Bescansa Aloico; **UK:** Dual-Lax Extra Strong; Modern Herbals Laxative.

Alosetron Hydrochloride (*BANM, USAN, rINNM*) 盐酸阿洛司琼

Alosétron, Chlorhydrate d'; Alosetroni Hydrochloridum; GR-68755C; Hidrocloruro de alosetrón. 2,3,4,5-Tetrahydro-5-methyl-2-[(5-methyl-imidazol-4-yl)methyl]-1*H*-pyrido[4,3-*b*]indol-1-one hydrochloride.

Алосетрона Гидрохлорид

$C_{17}H_{18}N_4O,HCl$ = 330.8.

CAS — 122852-42-0 (alosetron); 122852-69-1 (alosetron hydrochloride).

ATC — A03AE01.

ATC Vet — QA03AE01.

UNII — 2F5R1A46YW.

(alosetron)

不良反应

严重胃肠道的不良反应，如便秘、缺血性结肠炎，服用阿洛司琼后出现的这些不良反应导致其撤离美国市场，随后限制了许多适应证后又重新上市。不良反应包括严重便秘导致的肠梗阻、肠穿孔、肠嵌塞、中毒性巨结肠、继发肠缺血及缺血性肠炎。死亡病例亦有报道。

其他胃肠道不良反应，如腹胀、腹痛、恶心、反流、痔。已报道的罕见不良反应，如心律失常、胆囊炎、胆红素水平改变、震颤、头痛、肌痛、乏力、疲劳和 CNS 的罕见不良反应（如精神错乱、焦虑、抑郁和镇静）。也可发生荨麻疹、皮肤反应、指甲病和脱发。高血糖、低血糖、钙和磷代谢异常也有报道。

不良反应发生率 服用阿洛司琼后严重胃肠道不良反应的发生率已有报道[1,2]。许多临床试验的数据显示，服用阿洛司琼后缺血性结肠炎的发生率大约为 0.15%或者每年每 1000 名患者发生 6.4 例。上市监控后（暂时撤离美国市场前后）估计的数据为每年每 1000 名患者缺血性结肠炎的发生 1 例。服用阿洛司琼后出现严重便秘并发症的患者人数似乎没有增加。一项纳入 8 项研究的荟萃分析[3]报道使用阿洛司琼者严重便秘的发生率是 0.08%，缺血性结肠炎的发生率为 0.16%。总之，便秘和腹部不适是仅与使用阿洛司琼相关的不良反应，RR 分别为 4.35 和 1.96。

1. Chang L, *et al.* Incidence of ischemic colitis and serious complications of constipation among patients using alosetron: systematic review of clinical trials and post-marketing surveillance data. *Am J Gastroenterol* 2006; **101:** 1069–79.
2. Chang L, *et al.* Ischemic colitis and complications of constipation associated with the use of alosetron under a risk management plan: clinical characteristics, outcomes, and incidences. *Am J Gastroenterol* 2010; **105:** 866–75.
3. Rahimi R, *et al.* Efficacy and tolerability of alosetron for the treatment of irritable bowel syndrome in women and men: a meta-analysis of eight randomized, placebo-controlled, 12-week trials. *Clin Ther* 2008; **30:** 884–901.

注意事项

如果出现便秘、缺血性结肠炎症状如新发或加重腹痛或大便中带血，应该立即停用阿洛司琼。出现缺血性结肠炎的患者不应该重新开始使用阿洛司琼。

严重或慢性便秘、肠梗阻或狭窄、中毒性巨结肠、胃肠道穿孔或肠粘连病史患者不应该服用阿洛司琼。缺血性肠炎、肠循环功能受损、血栓性静脉炎、高凝状态、既往或新发肠炎或憩室炎患者也不应使用。

严重肝损伤或有既往史的患者禁用阿洛司琼；轻度、中度肝损伤患者慎用。老年患者使用后，发生严重便秘并发症的危险性增加。

药物相互作用

氟伏沙明与阿洛司琼联合使用时，阿洛司琼的血浆浓度明显增加，半衰期大约延长 3 倍，两者应该避免联合使用。因为类似相互作用的危险性增加，注册药品信息建议阿洛司琼与其他中等程度抑制细胞色素 P450 的同工酶 CYP1A2 的抑制剂（如喹诺酮类抗菌药和西咪替丁）也避免联合使用，除非临床必须联合使用。酮康唑也会增加阿洛司琼的血浆浓度，阿洛司琼与酮康唑或其他 CYP3A4 同工酶的强抑制剂（包括克拉霉素、泰利霉素、HIV-蛋白酶抑制药、伏立康唑和伊曲康唑）的联合应用应谨慎。

药动学

阿洛司琼被胃肠道迅速吸收。单次口服的血浆药物浓度达峰时间约 1h。口服相同剂量，男性的血浆浓度比女性低 30%～50%，清除率男性低于女性。口服生物利用度约为 60%；食物可以轻微减少阿洛司琼的吸收程度和速率。血浆蛋白结合率约为 82%。阿洛司琼主要经细胞色素 P450 同工酶，特别是 CYP1A2 代谢，CYP2C9 和 CYP3A4 也参与部分代谢。代谢后生成多种代谢产物，代谢产物随尿液和粪便排泄，仅有服用剂量 6%的原形药物从尿液重吸收。阿洛司琼终末消除半衰期约为 1.5h。

1. Koch KM, *et al.* Sex and age differences in the pharmacokinetics of alosetron. *Br J Clin Pharmacol* 2002; **53:** 238–42.

用途和用法

阿洛司琼为 5-HT_3 拮抗药，用于治疗常规药物治疗无效的、严重的以腹泻为主的女性肠易激综合征（第 1621 页），治疗男性腹泻的有效性还不确定。通常口服，以盐酸盐的形式给药，但其剂量以碱基表示，1.12mg 盐酸阿洛司琼相当于 1mg 阿洛司琼。

初始口服阿洛司琼每次 500μg，每日 2 次。服用该剂量的患者如出现了便秘，应停用阿洛司琼直至大便正常。然后每日 1 次，每次 500μg 重新开始；如果低剂量仍然出现便秘，阿洛司琼的治疗应停止。如果患者使用 500μg、每日 1～2 次可以耐受，则继续使用 4 周。如果用药之后症状不能完全控制，可以增加剂量至最高 1mg，每日 2 次。如果高剂量服用 4 周后，症状未完全控制，应该停药。

1. Lembo A, *et al.* Alosetron in irritable bowel syndrome: strategies for its use in a common gastrointestinal disorder. *Drugs* 2003; **63:** 1895–1905.
2. Mayer EA, Bradesi S. Alosetron and irritable bowel syndrome. *Expert Opin Pharmacother* 2003; **4:** 2089–98.
3. Cremonini F, *et al.* Efficacy of alosetron in irritable bowel syndrome: a meta-analysis of randomized controlled trials. *Neurogastroenterol Motil* 2003; **15:** 79–86.
4. Andresen V, Hollerbach S. Reassessing the benefits and risks of alosetron: what is its place in the treatment of irritable bowel syndrome? *Drug Safety* 2004; **27:** 283–92.
5. Lembo AJ, *et al.* Effect of alosetron on bowel urgency and global symptoms in women with severe, diarrhea-predominant irritable bowel syndrome: analysis of two controlled trials. *Clin Gastroenterol Hepatol* 2004; **2:** 675–82.
6. Chey WD, *et al.* Long-term safety and efficacy of alosetron in women with severe diarrhea-predominant irritable bowel syndrome. *Am J Gastroenterol* 2004; **99:** 2195–2203.
7. Chang L, *et al.* A dose-ranging, phase II study of the efficacy and safety of alosetron in men with diarrhea-predominant IBS. *Am J Gastroenterol* 2005; **100:** 115–23.
8. Rahimi R, *et al.* Efficacy and tolerability of alosetron for the treatment of irritable bowel syndrome in women and men: a meta-analysis of eight randomized, placebo-controlled, 12-week trials. *Clin Ther* 2008; **30:** 884–901.
9. Lewis JH. Alosetron for severe diarrhea-predominant irritable bowel syndrome: safety and efficacy in perspective. *Expert Rev Gastroenterol Hepatol* 2010; **4:** 13–29.

制剂

专利制剂

USA: Lotronex.

Basic Aluminium Carbonate 碱式碳酸铝

Aluminium Hydroxycarbonate; Aluminum Carbonate, Basic (*USAN*); Basic Aluminum Carbonate; Carbonato básico de aluminio.

Основный Углекислый Алюминий

UNII — 1GA689N629.

简介

碱式碳酸铝为氢氧化铝和碳酸铝的复合物，具有与氢氧化铝相似的一般抗酸作用（见下文）。

口服碱式碳酸铝作为磷酸盐的结合剂用于治疗高磷血症。选择磷酸盐结合剂的讨论，见第1051页**肾性骨营养不良**。

制剂

专利制剂

Fr.: Lithiagel.

多组分制剂 **Port.:** Gastropensan.

Aluminium Formate 甲酸铝

Aluminium Triformate; Aluminum Formate.

Муравьинокислый Алюминий; Формиат Алюминия

$Al(CHO_2)_3,3H_2O$ = 216.1.

CAS — 7360-53-4 (anhydrous aluminium formate).

简介

甲酸铝具有收敛的特性，已用于治疗口腔疾病的局部用药制剂中。

制剂

专利制剂

Ger.: Dynexan Zahnfleischtropfen.

多组分制剂 **Austria:** Cional; Dynexan; Methyment†; **S.Afr.:** Dynexan; **Switz.:** Mucosan.

Aluminium Glycinate 甘氨酸铝

Aluminio, glicinato de; Aluminum Glycinate; Basic Aluminium Aminoacetate; Dihydroxyaluminum Aminoacetate. (Glycinato-N,O)dihydroxyaluminium hydrate.

Алюминия Глицинат

$C_2H_6AlNO_4(+xH_2O)$ = 135.1 (anhydrous).

CAS — 13682-92-3 (anhydrous aluminium glycinate); 41354-48-7 (aluminium glycinate hydrate).

ATC — A02AB07.

ATC Vet — QA02AB07.

UNII — DO250MG0W6 (aluminium glycinate hydrate); 1K713C615K (anhydrous aluminium glycinate).

Pharmacopoeias. In *Br.* and *US.*

BP 2010（Aluminium Glycinate） 白色或类白色，无臭或微臭的粉末。以干燥计含有 34.5%～38.5% 的氧化铝，干燥失重不大于 12%。几乎不溶于水和有机溶剂；溶于稀无机酸和氢氧化物的碱溶液。4%混悬液的 pH 值为 6.5～7.5。

USP 33（Dihydroxyaluminum Aminoacetate） 白色、无臭粉末。含有少量氧化铝和氨基乙酸。干燥失重不大于 14.5%。不溶于水和有机溶剂；溶于稀无机酸和不挥发的碱溶液。4%混悬液的 pH 值为 6.5～7.5。

简介

甘氨酸铝与其氢氧化铝的抗酸作用相似（见下文）。口服剂量最多 1.5g。

制剂

USP 33: Dihydroxyaluminum Aminoacetate Magma.

专利制剂

Denm.: Almin†.

多组分制剂 **Arg.:** Dafne; **Austria:** Acidrine; Gastripan†; **Belg.:** Alucid; **Chile:** Sinacid; **Denm.:** Alminox; **Fr.:** Acidrine; Triglysal†; **Gr.:** Novalox; **Indon.:** Acidrine; **Ital.:** Acidrine; **Pol.:** Proacid†; **Spain:** Meteoril; Natrocitral†; Secrepat; **Thai.:** New Gel; **Turk.:** Acidrine.

Used as an adjunct in: **Austria:** Ambene N†; Indobene; **Braz.:** Reumix†; Somalgin; **Chile:** Butartrol; Flexono; **Ital.:** Aspirina 03; **Switz.:** Bonidon; **USA:** Buffex.

Aluminium Hydroxide 氢氧化铝

Aliuminio hidroksidas; Alumiinihydroksidi; Aluminii Hydroxidum; Aluminii oxidum hydricum; Aluminium Oxidum Hydricum; Aluminium (oxyde d') hydraté; Aluminiumhydroxid; Aluminum Hydroxide; Alüminyum Hidroksit; Glinu wodorotlenek; Hidróxido de aluminio; Hydroxid hlinitý; Wasserhaltiges Aluminiumoxid.

Алюминий Гидроксид

CAS — 21645-51-2 [Al(OH)3].

ATC — A02AB01.

ATC Vet — QA02AB01.

UNII — 5QB0T2IUN0.

注：Algeldrate（*USAN*，*pINN*）为水合的氢氧化铝，其通式为 $Al(OH)_3$，xH_2O 氢氧化铝的复方制剂可以用下列名称代表。

- 复方镁加铝 x/y（*BAN*）-x 和 y 分别为氢氧化镁和氢氧化铝的克数。

Pharmacopoeias. In *Chin., Eur.* (see p.vii), *Int., Jpn, US,* and *Viet.*

Ph. Eur. 6.8（Aluminium Oxide，Hydrated，Dried Aluminium Hydroxide BP 2005） 含量等于 47%～60% 的氧化铝。白色无定型粉末。几乎不溶于水；溶于稀无机酸和氢氧化物的碱溶液。低于 30℃ 的温度贮藏于密闭容器中。

Ph. Eur. 6.8（Aluminium Hydroxide，Hydrated，for Adsorption；Aluminii Hydroxidum Hydricum ad Adsorptionem） 白色或类白色，半透明、黏性的胶体凝胶。上清液可形成悬浮液。稀无机酸和氢氧化物的碱溶液澄清或微浑浊。pH 值为 5.5～8.5。贮藏温度不超过 30℃。不能冷冻。

USP 33（Aluminum Hydroxide Gel） 无定型氢氧化铝混悬液，含有部分碳酸盐。白色、黏性混悬液，少量澄清液体与悬浮的氢氧化铝凝胶分离。pH 值为 5.5～8.0。贮藏于密闭容器中。避免冷冻。

USP 33（Dried Aluminum Hydroxide Gel） 含有部分碳酸盐的无定型氢氧化铝，氢氧化铝含量不低于 76.5%，碱式碳酸铝和碳酸氢铝含量不等。应该标示干燥的 1g 氢氧化铝凝胶等于 765mg 氢氧化铝。白色、无臭、无味、无定型粉末。不溶于水和乙醇；溶于稀无机酸溶液及固定碱溶液。4% 的水分散系的 pH 值不高于 10.0。贮藏于密闭容器中。

不良反应和注意事项

氢氧化铝同其他铝化合物一样为收敛剂，可造成便秘，大剂量可以起肠梗阻。

低磷饮食的患者服用过量、甚至常规剂量的氢氧化铝可能导致磷损耗，骨吸收增加，造成高钙尿症，骨软化的危险性增加。

通常铝盐的胃肠道吸收较差，所以对正常肾功能患者的系统影响极少。但是，慢性肾损伤患者必须注意，由于服用大剂量磷酸结合剂的氢氧化铝，造成铝蓄积，而骨软化或骨无力、脑退行性变性病、痴呆、小细胞性低蛋白贫血与铝蓄积相关。类似不良反应与透析液中铝含量有关。

氢氧化铝可作为吸附型疫苗的佐剂，与肉芽肿的形成有关。

儿童 建议幼儿不应该使用含有铝盐的抗酸药，详见下文**毒性**。

卟啉病 卟啉病患者使用氢氧化铝存在一定程度的危险，因动物试验显示氢氧化铝为卟啉原，故卟啉病患者应慎用。

英国注册药品信息 声明血液透析的卟啉病患者使用氢氧化铝可能不安全。

毒性 参阅透析患者的铝毒性，铝摄取与阿尔茨海默病相关，见**铝**项下的内容（见第2177页）。

肾功能正常患者服用治疗剂量含铝的抗酸药，通常不会有明显反应，有少量证据显示含铝的抗酸药是阿尔茨海默病发病的危险因素之一[1]。正常肾功能的幼儿服用含铝的抗酸药，铝的血浆浓度升高，但是未见明显中毒症状[2]。然而，有少量幼儿服用含镁和铝的抗酸药引起磷损耗和佝偻病的报道。这些患儿出生后几个月开始服用抗酸药，持续使用到 8 个月。3 例发生不良反应的报道，作者提示如果幼儿饮食以大豆为主，植酸可能会影响矿物质的吸收，从而造成抗酸药与磷酸盐的结合作用增强[3,4]。另一个病例报道：剂量错误导致幼儿服用过量抗酸药 6 个月[5]。*BNFC 2009* 反对新生儿和幼儿服用任何含铝的抗酸药。

肾衰竭（并非透析者）儿童服用含铝的磷酸盐结合物后，铝蓄积可造成骨软化或癫痫发作和痴呆等脑退行病变[6～10]。成年男性严重慢性肾功能不全、而非透析患者，自行服用抗酸药至少 3 年，导致铝中毒相关的脑退行性病变、骨病和小细胞性贫血[11]。所以，慢性肾功能不全者特别是儿童慎用含有铝盐的抗酸药。

口服枸橼酸盐可增加胃肠道铝吸收[12]，肾功能不全者应避免铝化合物与含有枸橼酸的制剂合用，这些制剂包括泡腾剂和分散片[13,14]。维生素 C 也可以增加铝吸收已有报道[15]。

1. Flaten TP, *et al.* Mortality from dementia among gastroduodenal ulcer patients. *J Epidemiol Community Health* 1991; **45:** 203–6.
2. Tsou VM, *et al.* Elevated plasma aluminum levels in normal infants receiving antacids containing aluminum. *Pediatrics* 1991; **87:** 148–51.
3. Pivnick EK, *et al.* Rickets secondary to phosphate depletion: a sequela of antacid use in infancy. *Clin Pediatr (Phila)* 1995; **34:** 73–8.
4. Shetty AK, *et al.* Rickets and secondary craniosynostosis associated with long-term antacid use in an infant. *Arch Pediatr Adolesc Med* 1998; **152:** 1243–5.
5. Robinson RF, *et al.* Metabolic bone disease after chronic antacid administration in an infant. *Ann Pharmacother* 2004 **38:** 265–8.
6. Pedersen S, Nathan E. Water treatment and dialysis dementia. *Lancet* 1982; **ii:** 1107.
7. Griswold WR, *et al.* Accumulation of aluminum in a nondialyzed uremic child receiving aluminum hydroxide. *Pediatrics* 1983; **71:** 56–8.
8. Randall ME. Aluminium toxicity in an infant not on dialysis. *Lancet* 1983; **i:** 1327–8.
9. Sedman AB, *et al.* Encephalopathy in childhood secondary to aluminum toxicity. *J Pediatr* 1984; **105:** 836–8.
10. Andreoli SP, *et al.* Aluminum intoxication from aluminum-containing phosphate binders in children with azotemia not undergoing dialysis. *N Engl J Med* 1984; **310:** 1079–84.
11. Zatta P, *et al.* A fatal case of aluminium encephalopathy in a patient with severe chronic renal failure not on dialysis. *Nephrol Dial Transplant* 2004; **19:** 2929–31.
12. Walker JA, *et al.* The effect of oral bases on enteral aluminum absorption. *Arch Intern Med* 1990; **150:** 2037–9.
13. Mees EJD, Başçi A. Citric acid in calcium effervescent tablets may favour aluminium intoxication. *Nephron* 1991; **59:** 322.
14. Main J, Ward MK. Potentiation of aluminium absorption by effervescent analgesic tablets in a haemodialysis patient. *BMJ* 1992; **304:** 1686.
15. Domingo JL, *et al.* Effect of ascorbic acid on gastrointestinal aluminium absorption. *Lancet* 1992; **338:** 1467.

药物相互作用

同第 1615 页概述，具有抗酸作用的铝化合物可与许多其他药物发生相互作用，既可以通过改变胃 pH 值和排空，又可通过直接吸收后形成不能吸收复合物。铝化合物与其他药物服用时间间隔 2～3h 可以减少药物相互作用的发生。如果铝化合物与枸橼酸盐或维生素 C 合用，胃肠道铝吸收可能会增加（见上文**毒性**）。

药动学

口服氢氧化铝与胃内盐酸缓慢反应生成可溶性、部分可吸收的氯化铝。食物及减少胃排空其他因素延长了氢氧化铝反应的有效性，这样氯化铝的生成量将会增加。据报道，如果肾功能正常患者服用标准日剂量含铝的抗酸药可吸收 100～500μg 阳离子，导致患者血浆铝浓度加倍。

吸收的铝盐经尿排泄，应特别注意肾功能不全患者有铝蓄积危险（特别在骨和 CNS），出现铝中毒（见上文）。

残留在胃肠道的不溶性的、肠道吸收差的铝盐包括氢氧化物、碳酸盐、磷酸盐和脂肪酸衍生物等，大多数经粪便排泄。

用途和用法

氢氧化铝为抗酸药（见第 1615 页）。进餐和睡前口服，剂量不超过 1g。为了减少便秘，氢氧化铝与含镁的抗酸药合用，如氧化镁和氢氧化镁。

氢氧化铝与胃肠道的磷结合形成不溶性复合物，减少了磷吸收。可用于治疗慢性肾功能衰竭患者的高磷血症（尽管铝蓄积可能出现一些问题，见**肾性骨营养不良**，第1051页）或相关的继发甲状旁腺功能亢进症（见第1052页）。由于必须依据每一个患者需求调整使用剂量，口服日剂量最高 10g，随进餐时间分次服用。

氢氧化铝也可作为吸附型疫苗的佐剂。

多肌炎和皮肌炎 皮质激素为治疗多肌炎的基本药物（见第1442页），但是皮肌炎可能出现钙沉着，所以治疗效果有时较差。皮肤钙沉着并发青少年型皮肌炎患者每日服用氢氧化铝 1.68～2.24g 1 年后临床症状改善，大多钙化结节完全清除[1]。钙化点由羟磷灰石和无定型磷酸钙组成，服用氢氧化铝可减少磷吸收，这有助于减少磷酸盐的吸收。后来研究也报道，氢氧化铝治疗以钙沉着为主疾病有效[2,3]。

1. Wang W-J, *et al.* Calcinosis cutis in juvenile dermatomyositis: remarkable response to aluminium hydroxide therapy. *Arch Dermatol* 1988; **124:** 1721–2.
2. Nakagawa T, Takaiwa T. Calcinosis cutis in juvenile dermatomyositis responsive to aluminium hydroxide treatment. *J Dermatol* 1993; **20:** 558–60.
3. Wananukul S, *et al.* Calcinosis cutis presenting years before other clinical manifestations of juvenile dermatomyositis: report of two cases. *Australas J Dermatol* 1997; **38:** 202–5.

制剂

BP 2010: Aluminium Hydroxide Oral Suspension; Aluminium Hydroxide Tablets; Co-magaldrox Oral Suspension; Co-magaldrox Tablets; Compound Magnesium Trisilicate Tablets;

USP 33: Alumina and Magnesia Oral Suspension; Alumina and Magnesia Tablets; Alumina and Magnesium Carbonate Oral Suspension; Alumina and Magnesium Carbonate Tablets; Alumina and Magnesium Trisilicate Oral Suspension; Alumina and Magnesium Trisilicate Tablets; Alumina, Magnesia, and Calcium Carbonate Oral Suspension; Alumina, Magnesia, and Calcium Carbonate Tablets; Alumina, Magnesia, and Simethicone Oral Suspension; Alumina, Magnesia, and Simethicone Tablets; Alumina, Magnesia, Calcium Carbonate, and Simethicone Tablets; Alumina, Magnesium Carbonate, and Magnesium Oxide Tablets; Aluminum Hydroxide Gel; Aspirin, Alumina, and Magnesia Tablets; Aspirin, Alumina, and Magnesium Oxide Tablets; Dried Aluminum Hydroxide Gel; Dried Aluminum Hydroxide Gel Capsules; Dried Aluminum Hydroxide Gel Tablets.

专利制剂

Arg.: Pepsamar; **Austral.:** Alu-Tab†; **Austria:** Anti-Phosphat; **Braz.:** Aludroxil; Aziram; Biodrox†; Ductogel; Gastromax; Gastrox; Gelpan†; Hidroxialiv†; Mylanta Plus; Natusgel†; Noacid†; Pepgastrin; Pepsamar; Peptgel; **Canad.:** Alugel†; Amphojel†; Basaljel†; **Ger.:** Aludrox; Anti-Phosphat; **Gr.:** Alu-Cap; Pepsamar; **Hong Kong:** Alu-Tab; **India:** Aludrox; Tricaine-MPS; **Indon.:** Actal; **Irl.:** Aludrox†; **Israel:** Alu-Cap†; **Malaysia:** Alu-Tab; **Mex.:** Domigel; Magnalum†; **NZ:** Alu-Tab; Amphojel†; **Philipp.:** Alu-Tab; **Pol.:** Alusal; **Port.:** Almigastrico†; Geluminat†; Pepsamar; **S.Afr.:** Acidex; Alukon†; Amphojel; **Singapore:** Alu-Tab; **Spain:** Alugel; Pepsamar; **Switz.:** Anti-phosphate; Gastracol†; **Thai.:** New Gel; **UK:** Alu-Cap; **USA:** ALternaGEL; Alu-Cap†; Alu-Tab†; Amphojel; Dialume; Nephrox; **Venez.:** Gelidral†.

多组分制剂 **Arg:** Aci-Tip; Aludrox Forte†; Aludrox II; Alumag†; Antiacid†; Bitecain AA; Calmose; Dosulfin Bronquial; Dracone; Faboacid; Factor AG Antiacido; Falgos; Gastroge; Mabis†; Mucaine; Mucalan; Mylanta II; Mylanta Max; Mylanta Plus; Mylanta Reflux; Mylanta Simple; Pepsamar Duo; Resaca; Simecon Antiacido; Suspension Antiacida; Suspension Antiacida con Simeticona; **Austral.:** Diarcalm†; Diareze; Gastrogel; Gaviscon; Gelusil†; Kaomagma with Pectin†; Kaomagma†; Mucaine†; Mylanta; Mylanta Heartburn Relief†; **Austria:** Alucol; Enicul†; Maalox; Montalen†; Solugastril; Spasmo-Solugastril†; Tepilta; Trigastril†; **Belg.:** Gastrofilm†; Gaviscon; Gelusil Simethicone†; Kestomatine; Maalox; Maglid; Muthesa†; Regla pH Forte†; **Braz.:** Aclorisan†; Alca-Luftal; Alcalone Plus; Algedrox; Alkagel; Antiacil†; Asilone; Aziac†; Cadrox†; Digastril†; Dimicin†; Droxaine; Espasmacid†; Estomagel; Gascol†; Gastran; Gastrex†; Gastri-Vyr†; Gastrobene; Gastrobion; Gastrol TC†; Gastrol†; Gastroliv; Gastroplus†; Gaviz; Gelmax; Gelusil; Hidroxogel; Kaomagma; Kolampept; Kolantyl; Kolantyl DMP; Maalox Plus; Magnesin†; Milax†; Milgex†; Natusgel†; Neutran; Parenterin; Pepsaplus; Pepsogel; Sanadiar†; Siludrox; Simeco Plus; Stongel†; ***Canad.:*** Almagel Plus; Almagel†; Alumag; Antacid Plus; Antacid Plus Antiflatulant†; Antacid Regular with Anti-Gas; Antacid Suspension; Antacide Suspension†; Diovol Ex†; Diovol Plus; Diovol†; Gastrifom†; Gasulsol; Gaviscon Heartburn Relief†; Gelusil; Heartburn Relief†; Maalox Antacid with Anti-gas; Maalox Plus†; Maalox TC†; Maalox†; Mucaine; Mylanta; Stomaax Plus; ***Chile:*** Banedif; Ditopax; Gasopax; Gaviscon†; Lefkacid; Maalox; Maalox Plus; Mucaine†; Mylanta; Nogastra; Pensulan; Peptinal Forte†; Peptinal†; Simeco Plus†; Tabletas Phillips; Uriage Crema Extrema; ***Cz.:*** Acidanon†; Acix; Anacid; Gastal†; Gaviscon†; Maalox; Muthesa Compositum†; ***Denm.:*** Gaviscon; Novaluzid; ***Fin.:*** Gaviscon; Novaluzid; ***Fr.:*** Contracide†; Digestif Marga†; Gaviscon†; Gelox; Gelusil†; Jecopeptol; Maalox; Maalox Ballonnements; Marga; Moxydar; Mupax; Mutesa; Polysilane Delalande; Seroxydar; Topaal; Topalkan; Xolaam; ***Ger.:*** Almag†; durazidum†; Gaviscon†; Lenicet; Liquirit; Maalox; Maaloxan; Paractol†; Progastrit; Solugastril†; Tepilta; Trigastril†; ***Gr.:*** Aludrox; Dyspagone; Elcolyt; Elkopas; Gaviscon; Maalox; Maalox Plus; Neo-Elcosal; Oxaine-M; Ponotex; Regla pH; Simeco; Wesulc; Zivatar; ***Hong Kong:*** Actal Plus; Alubar; Alutal; Aluvit-U; Antacaine; Antacin-D; BF-Maschew; Diovol Plus; Fedra-Gel-S; Gastrocaine; Gastrogel; Gastromine†; Gaviscon; Gelucom; Gelumag†; Gelusil; Gelusil Plus; Hydrosil; Lantacid; Maalox Plus; Magesto; Milzine†; Mucaine†; Mylanta†; Mytancid†; Oxema Improved†; Silox-50†; Simegel†; Triloxane; Uni-Magel; Uni-Magel-SM; Vida Flatugel†; ***Hung.:*** Almagel A†; Almagel†; Anacid; Antagel; Maalox; ***India:*** Acidin; Acigon; Alucinol†; Aludrox MH; Digene; Diovol; Diovol Forte; Diovol Forte DGL; Disogel; Entasid; Gaviscon; Gelusil MPS; Logascid; Maylox; Mucaine; Paractol; Pepticaine; PFT; Polycrol; Raftace; Sanzyme-DS; Siloxogene; Simeco; Solacid; Visco; ***Indon.:*** Acitral; Actal Plus; Almacon; Aludonna D; Berlosid; Biogastron†; Corsamag; Dexanta; Di-Gel; Farmacrol; Gastrinal; Gastrucid; Gelusil MPS†; Gelusil†; Gestabil; Gestamag; Lagesil; Lambucid†; Lexacrol; Madrox†; Magnidicon†; Magtral; Mepromaag; Mylanta†; Myllacid; Plantacid; Poloxane; Polycrol; Polycrol 400; Polysilane; Progastric; Sanmag; Stop-Mag†; Stromag; Tomaag; Tri Act†; Ulcid; Ultilox; ***Irl.:*** Asilone; Gaviscon†; Maalox; Maalox Plus; Pyrogastrone†; Topaal; ***Israel:*** Alumag†; Maalox; Maalox Plus; ***Ital.:*** Anacidol; Anti-Acido†; Chimodil†; Contracide†; Gaviscon; Lacalut; Maalox; Maalox Plus; Maalox TC; Merankol Pastiglie; Neutrolac; Streptomagma; ***Jpn:*** Cabe 2 New; Cabe 2†; ***Malaysia:*** Alucid; Dhalumag; Eviline; Gaviscon†; Gelusil; Gelusil Plus†; Gerskin; Maalox Plus; Macgel; Novaluzid†; Polysilane†; Simagel; Zellox-II; ***Mex.:*** Alkagel Complex; Alkagel IS; Alphalox-D; Alumag; Cidetox; Ditopax†; Espaven Alcalino; Espraden; Estomacurol†; Exhantil; Exhidrol; Farcolan; Gelan Plus; Gelar; Geldrox Plus; Geldrox†; Gelpex; Mylanta Plus†; Noax 3; Normex Plus; Plusgel; Pramigel; Segel†; Ufor; Vengesic†; Wingel†; ***Neth.:*** Alcasedine; Antagel; Gaviscon Forte; Maalox; Maalox Plus; Muthesa N†; Regla pH; ***Norw.:*** Gaviscon; Novaluzid; ***NZ:*** Gaviscon; Mylanta; Mylanta Heartburn Relief; ***Philipp.:*** Contylan; Creamalin; Creamalin HM; Euro-Cid; Flacerant; Gel-Malicid; Geltazine; Gentacid; Kremil-S; Maalox; Maalox Plus; Monnax; Monnax Plus; Novaluzid†; Simeco†; Virgogel; ***Pol.:*** Alumag; Gastal; Gastromal; Gealcid; Maalox; Manti; Simet-Al†; ***Port.:*** Gelumina; Lambda; Maalox Plus; Pepsamar Plus†; Vingel†; ***Rus.:*** Almagel (Алмагель); Almagel A (Алмагель А); Almagel Neo (Алмагель Нео); Altacid (Алтацид); Gestid (Гестид); Maalox (Маалокс); Maalucol (Маалукол); Relcer (Рельцер); ***S.Afr.:*** Aciban; Acugel†; Adco-Mayogel; Adco-Medigel; Alkalite D†; Alumag D; Alumite D†; Alusil; Aluspastyl; Betaclomin; Co-Gel; Gaviscon; Gelacid; Gelumen; Gelusil; Gelusil S; Infant Gaviscon†; Kolantyl†; Lo-Acid; Maalox; Maalox Plus; Merasyn†; Microgel†; Mucaine; Neuragel-D†; Propan Gel-S; Remotrox†; Spasmogel; ***Singapore:*** Actal Plus; Allumag M; Allumag MPS; Alumag; Alumag Plus; Gaviscon; Gelusil Plus†; Gelusil†; Gerskin; Macgel; Mucaine†; Mylanta DS; Polysilic III; Zellox-II; ***Spain:*** Aerogel†; Alucol Silicona†; Alugel Magnesiado†; Edigastrol; Gastroalgine†; Gastropeache Susp; Geloalumin†; Gelodrox; Gelodual†; Gelosim; Gelotrisin†; Hectonona; Maalox; Mabogastrol; Secrepat; Supraalox†; Winton; ***Swed.:*** Gaviscon; Novaluzid; ***Switz.:*** Alucol; Alumagall†; Combacid N; Drofaron; Gaviscon†; Mucosan; Muthesa†; ***Thai.:*** Abella; Airtab; Algycon; Alkamine; Almag; Alticon; Aludon; Alum; Alumag; Alumed; Alupep; Alutop; Amacone; Amco; Amico; Amico-L; Antacia; Antacia-SM; Antacil; Asialum; Belcid; Bowa; Burajel; Burajel AM; Caryopin; Conmag; Cophargel; Defomag†; Digestin; Dimedon; Diovol; Dissowel; Droximag-P; Gacida; Gasitone; Gastacin; Gelusil; Gelusil MPS†; Herogel; KB Alu; L-Dacin; Maccrol; Machto; Mag 77; Magcol†; Magesto; Magsenum-D; Magto†; Malugel; Malugel-S; Mano; Margel; Mucaine†; New Gel-D; Polysilane†; RT Gen; Siemag; Silomed; Simcomag; Sinlumag; Solumag-D; Stomac; TO Gel; Ulcegel; Ulcid; Ulco; V Day Milk; Voragas; Ziga-Gel; ***Turk.:*** Alujel; Asidal; Bisman; Bismomagnesie; Deriseptol; Dermikolin; Dervanol; Gaviscon; Mucaine; Protab†; ***UAE:*** Moxal; Moxal II; Moxal Plus; ***UK:*** Actonorm; Asilone; Birley's; Boots Wind Relief; Gastrocote; Gaviscon†; Kolanticon; Maalox; Maalox Plus; Moorland; Mucogel; Opazimes; Topal; Valonorm; ***Ukr.:*** Alumag (Алюмаг); Maalox (Маалокс); Relcer (Рельцер); ***USA:*** Alamag; Alamag Plus; Alenic Alka; Almacone; Aludrox; Antacid; Dermadrox; Di-Gel; Extra Strength Alenic Alka†; Extra Strength Genaton; Extra Strength Maalox Antacid/Anti-Gas†; Fast-Acting Mylanta†; Foamicon†; Gas Ban DS; Gaviscon; Gaviscon Extra Strength; Gaviscon Extra Strength Relief Formula; Gelusil; Genaton; Maalox Advanced; Maalox Anti-Gas Extra Strength†; Maalox Maximum Strength Multi-Symptom; Maalox Plus†; Maalox Regular Strength; Maalox†; Magnox; Mi-Acid; Mintox; Mintox Plus; Mygel; Mylagen; Mylanta; RuLox; RuLox Plus; Simaal Gel 2†; Tempo; Trial AG; ***Venez.:*** Aldrox; Almag†; Aluman†; Antiacido; Clopina†; Dicigel; Ditosil; Ditosil Plus; Maalox; Maalox Plus; Mylanta Plus†; Mylanta†; Mylantados†; Mylantamil†; Strediazin c Atapulguita†; Targel†; Tricigel†; Valmecon†.

Used as an adjunct in: ***Arg.:*** Dristan Compuesto; Truxa R†; ***Braz.:*** Analtrix†; Butazolon†; Posdrink; Redentil†; Resprax; ***Canad.:*** C2 with Codeine†; ***Chile:*** Silartrin†; ***Gr.:*** Ascriptin; ***Indon.:*** Naspro; ***Ital.:*** Ascriptin; Via Mal†; ***Mex.:*** Ascriptin; Meprosona-F; ***Switz.:*** Alcacyl; Contre-Douleurs plus; ***USA:*** Arthritis Pain Formula; Ascriptin; Asprimox†; Cama Arthritis Pain Reliever; Cope; Magnaprin†; Vanquish; ***Venez.:*** Ascriptin.

顺势疗法制剂 ***Chile:*** Ikoplex No 19; ***Cz.:*** Lamioflur†.

Aluminium Hydroxide-Magnesium Carbonate Co-dried Gel 氢氧化铝-碳酸镁复方干凝胶

Aluminium Hydroxide-Magnesium Carbonate Co-dried Gel; F-MA 11; Hidróxido de aluminio y carbonato de magnesio desecado, gel de.

简介

氢氧化铝-碳酸镁复方干凝胶为氢氧化铝和碳酸镁共沉淀干燥后，含一定比例水并具抗酸活性，其抗酸活性与上文氢氧化铝和碳酸镁（第 1663 页）相似。口服剂量为 450～900mg。通常每日 3 次，饭后和睡前服用。

制剂

专利制剂

Denm.: Link; ***Fin.:*** Link; PeeHoo†; ***Gr.:*** Regla pH; ***Indon.:*** Stomacain; Veragel†; ***Mex.:*** Gelasim; ***Neth.:*** Regla pH; Remegel; ***Norw.:*** Link; ***Swed.:*** Link.

多组分制剂 ***Belg.:*** Barexal; Nozid†; Regla pH Forte†; Syngel; ***Braz.:*** Andursil; ***Canad.:*** Diovol Plus; Diovol†; Gastrocalm; ***Chile:*** Algicote; Disfrutab; Ditopax; ***Fr.:*** Gastropulgite; ***Ger.:*** Colina Spezial; Duoventrinetten N; ***Hong Kong:*** Diovol Plus; Veragel; ***Indon.:*** Aludonna; Di-Gel; Farmacrol; Gastran†; Oskamag†; Polycrol; Simeco†; ***Irl.:*** Algicon†; ***Israel:*** Silain†; ***Mex.:*** Ditopax-F†; Ditopax†; ***Neth.:*** Algicon; Muthesa N†; Rigoletten; ***Port.:*** Di-Gel; ***Rus.:*** Gastal (Гастал); ***Singapore:*** Meclosil; Veragel-DMS; ***Switz.:*** Anacidol†; Andursil; Refluxine†; ***Thai.:*** Defomil; Diovol†; Kremil; Kremil-S; Machto; Simeco†; Tocid; Veragel; ***UK:*** Algicon†; Simeco; ***Ukr.:*** Gastal (Гастал); ***Venez.:*** Ditosil.

Used as an adjunct in: ***Indon.:*** Rheumapill†.

Aluminium Phosphate 磷酸铝

Aliuminio fosfatas; Alumiinifosfaatti; Aluminii phosphas; Aluminio, fosfato de; Aluminium, phosphate d'; Aluminiumfosfat; Alumínium-foszfát; Aluminum Phosphate; Fosfato de aluminio; Fosforečnan hlinitý; Glinu fosforan; Glinu fosforanu.

Алюминия Фосфат

CAS — 7784-30-7 ($AlPO_4$).
ATC — A02AB03.
ATC Vet — QA02AB03.
UNII — F92V3S521O.

Pharmacopoeias. In *Viet.*

Eur. (see p.vii) includes hydrated aluminium phosphate and also a gel. *US* includes as a gel.

Ph. Eur. 6. 8（Aluminium Phosphate, Hydrated; Aluminii Phosphas Hydricus; Dried Aluminium Phosphate BP 2010）白色或类白色粉末。难溶于水；几乎不溶于乙醇；溶于稀无机酸和氢氧化物的碱式溶液。4%混悬液的 pH 值为 5.5～7.2。贮藏于密闭容器中。

Ph. Eur. 6. 8（Aluminum Phosphate Gel; Aluminii Phosphatis Liquamen） 磷酸铝胶体，含 19%～21% 的磷酸铝（$AlPO_4$）。几乎不溶于水、乙醇和二氯甲烷；溶于稀无机酸。pH 值为 6.0～8.0。贮藏于密闭容器中。

USP 33（Aluminum Phosphate Gel） 4%～5%磷酸铝（$AlPO_4$）混悬液的 pH 值为 6.0～7.2。磷酸铝悬浮于少量水形成的白色、黏性混悬液。贮藏于密闭容器中。

简介

磷酸铝的抗酸作用与氢氧化铝相似（见第 1628 页），但是磷酸铝不会产生磷酸盐损耗。

磷酸铝也可作为吸附型疫苗的佐剂。

制剂

USP 33: Aluminum Phosphate Gel.

专利制剂

Austria: Phosphalugel†; ***Cz.:*** Gasterin†; ***Fr.:*** Phosphalugel; ***Ger.:*** Phosphalugel; ***Ital.:*** Fosfalugel; ***Port.:*** Phosphalugel; ***Rus.:*** Phosphalugel (Фосфалюгель); ***Switz.:*** Phosphalugel†; ***Ukr.:*** Phosphalugel (Фосфалюгель).

多组分制剂 ***Austria:*** Phoscortil†; ***Fr.:*** Isudrine; Moxydar; Seroxydar.

Aluminium Sodium Silicate 硅酸铝钠

Aluminum Sodium Silicate; E554; Natrii aluminii silicas; Silicato de sodio y de aluminio; Sodium Aluminium Silicate; Sodium Aluminosilicate; Sodium et aluminium, silicate de; Sodium Silicoaluminate.

Алюмосиликат Натрия

CAS — 1344-00-9.
UNII — 058TS43PSM.

Pharmacopoeias. In *Eur.* (see p.vii).

Ph. Eur. 6. 8（Aluminium Sodium Silicate） 本品为硅酸的铝钠盐合成而来。两者以干燥物计，铝含量为 2.7%～7.9%，钠为 3.7%～6.3%。白色或类白色、微小、质轻的无定形粉末。几乎不溶于水和有机溶剂。5%分散在水中的 pH 值为 9.7～11.5。

简介

硅酸铝钠的抗酸作用与氢氧化铝相似（见第 1628 页）。硅酸铝也有同样的抗酸作用。两者皆可作为食品添加剂。

制剂

专利制剂

Fr.: Sulfuryl; ***Indon.:*** Cerplast; ***Port.:*** Acnoil Free.

多组分制剂 ***Austria:*** Diphlogen†; ***Fr.:*** Cerat Inalterable; Sulfuryl; ***Ger.:*** Enelbin-Paste N; ***Hong Kong:*** Epilon; ***Thai.:*** Ulgastrin.

Alverine Citrate (*BANM, USAN, rINNM*) 枸橼酸阿尔维林

Alvérine, citrate d'; Alverini citras; Citrato de alverina; Dipropyline Citrate; Phenpropamine Citrate. *N*-Ethyl-3,3′-diphenyldipropylamine citrate.

Альверина Цитрат

$C_{20}H_{27}N,C_6H_8O_7$ = 473.6.
CAS — 150-59-4 (alverine); 5560-59-8 (alverine citrate).
ATC — A03AX08.
ATC Vet — QA03AX08.
UNII — 9JFB58YK1E.

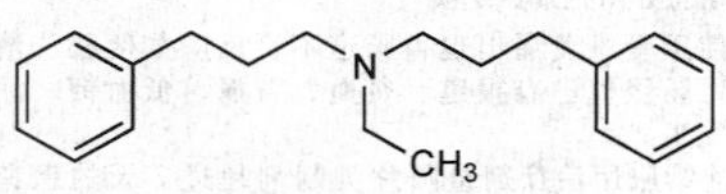

(alverine)

Pharmacopoeias. In *Eur.* (see p.vii).

Ph. Eur. 6. 8（Alverine Citrate） 白色或类白色结晶性粉末。微溶于水和二氯甲烷；略溶于乙醇。0.5%水溶液的 pH 值为 3.5～4.5。避光。

不良反应和注意事项

恶心、头痛、瘙痒、皮疹、头晕。过敏反应，包括过敏性休克也有报道。肠梗阻或麻痹性肠梗阻患者禁用。

对肝脏的影响 已有 2 例急性肝炎的个案报道[1,2]；1 例发生免疫反应，包括产生抗核抗体[1]。

1. Malka D, *et al.* Acute hepatitis caused by alverine associated with anti-lamin A and C autoantibodies. *J Hepatol* 1997; **27:** 399–403.
2. Arhan M, *et al.* Alverine citrate induced acute hepatitis. *World J Gastroenterol* 2004; **10:** 2303–4.

药动学

阿尔维林口服后经胃肠道吸收，肝内迅速代谢为活性产物，血浆药物浓度达峰时间为 1～1.5h，进一步代谢为无活性产物。代谢产物通过主动肾分泌，经尿排泄。

用途和用法

阿尔维林为解痉药，直接作用与肠道和子宫平滑肌。在治疗肠道疾病时可减轻胃痉挛，如肠易激综合征（见第 1621 页）。该药也可用于治疗痛经（见第8页）。

枸橼酸阿尔维林口服给药，每日 1～3 次，每次 60～120mg。阿尔维林以碱基形式以栓剂给药。

儿童用法 枸橼酸阿尔维林用于 12 岁以上儿童的剂量同成年人，见上文。

肠易激综合征 枸橼酸阿尔维林广泛用于治疗肠易激综合征的肠道痉挛。但是，一项为期 12 周，纳入 107 名患者的研究发现：治疗组与安慰剂组相比在减轻症状和改善症状方面没有差异。安慰剂组至少一半患者存在明显安慰剂效应[1]。

1. Mitchell SA, *et al.* Alverine citrate fails to relieve the symptoms of irritable bowel syndrome: results of a double-blind, randomized, placebo-controlled trial. *Aliment Pharmacol Ther* 2002; **16:** 1187–95.

制剂

BP 2010: Alverine Capsules.

专利制剂

Belg.: Spasmine; ***Hong Kong:*** Profenil; Spasmonal†; ***Irl.:*** Spasmonal; ***Pol.:*** Spasmolina; ***Singapore:*** Spasmonal; ***Thai.:*** Spasmonal†; ***UK:*** Audmonal; Spasmonal.

多组分制剂 ***Arg.:*** Meteospasmyl; ***Austral.:*** Alvercol†; ***Belg.:*** Normacol Antispasmodique†; ***Cz.:*** Meteospasmyl; ***Fr.:*** Hepatoum; Meteospasmyl; Schoum; ***Hung.:*** Meteospasmyl; ***Indon.:*** Spasmium; ***Malaysia:*** Meteospasmyl; ***Mex.:*** Meteospasmyl; ***Pol.:*** Meteospasmyl; ***Rus.:*** Meteospasmyl (Метеоспазмил); ***S.Afr.:*** Alvercol†; ***Singapore:*** Meteospasmyl; ***Thai.:*** Meteospasmyl; ***Turk.:*** Meteospasmyl; ***Ukr.:*** Meteospasmyl (Метеоспазмил).

Alvimopan (*BAN, USAN, rINN*) 爱维莫潘

ADL-8-2698; Alvimopán; Alvimopanum; LY-246736. [((2*S*)-2-{[(3*R*,4*R*)-4-(3-Hydroxyphenyl)-3,4-dimethylpiperidin-1-yl]methyl}-3-phenylpropanoyl)amino]acetic acid.

Альвимопан

$C_{25}H_{32}N_2O_4$ = 424.5.
CAS — 156053-89-3 (anhydrous alvimopan); 170098-38-1 (alvimopan dihydrate).
ATC — A06AH02.

ATC Vet — QA06AH02.
UNII — 677C126AET (alvimopan); Q153V49P3Z (anhydrous alvimopan).

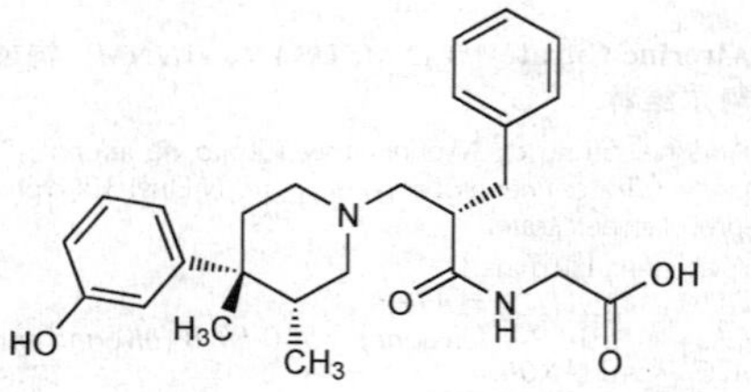

(anhydrous alvimopan)

不良反应和注意事项

使用爱维莫潘出现胃肠道不良反应如便秘、消化不良和胃肠胀气已有报道。贫血、背痛、低血钾、尿潴留也已发生。

连续服用治疗剂量阿片类制剂超过 7 天的患者禁用爱维莫潘，因为预期这些患者对这些作用更敏感。不推荐严重肝损伤和终末期肾脏疾病的患者使用，因为缺乏研究数据。也不推荐完全肠梗阻手术患者使用爱维莫潘。

药动学

口服爱维莫潘的血浆浓度大峰时约为 2h。高脂肪饮食减少爱维莫潘的吸收程度和吸收速率。爱维莫潘与白蛋白结合，平均血浆蛋白结合率为 80%。爱维莫潘的主要清除途径为胆汁分泌，但是肾也清除。未吸收的爱维莫潘经过肠道的微生物代谢为酰胺水解复合物，该代谢产物也具有拮抗阿片 μ 受体的作用。代谢产物经粪便和尿排泄。多剂量口服爱维莫潘，平均终末半衰期为 10～17h。

1. Foss JF, *et al.* Pharmacokinetics of alvimopan and its metabolite in healthy volunteers and patients in postoperative ileus trials. *Clin Pharmacol Ther* 2008; **83:** 770–6.

用途和用法

爱维莫潘是作用于外周选择性阿片 μ 受体的拮抗药，用于治疗大部分和小部分肠切除及吻合手术后的肠梗阻。术前 30min 至最长 5h 间，口服 12mg；术后最多 7 天或直至出院，口服 12mg，每日 2 次。爱维莫潘的最大剂量为 15 个剂量。

1. Herzog TJ, *et al.* A double-blind, randomized, placebo-controlled phase III study of the safety of alvimopan in patients who undergo simple total abdominal hysterectomy. *Am J Obstet Gynecol* 2006; **195:** 445–53.
2. Tan EK, *et al.* Meta-analysis: Alvimopan vs. placebo in the treatment of post-operative ileus. *Aliment Pharmacol Ther* 2007; **25:** 47–57.
3. Curran MP, *et al.* Alvimopan. *Drugs* 2008; **68:** 2011–19. Correction. *ibid.*; 2324.
4. Becker G, Blum HE. Novel opioid antagonists for opioid-induced bowel dysfunction and postoperative ileus. *Lancet* 2009; **373:** 1198–1206.
5. Bream-Rouwenhorst HR, Cantrell MA. Alvimopan for postoperative ileus. *Am J Health-Syst Pharm* 2009; **66:** 1267–77.

制剂

专利制剂

USA: Entereg.

Aprepitant (*USAN*, *rINN*) 阿瑞匹坦

Aprépitant; Aprepitantum; L-754030; MK-0869; MK-869. 3-[[(2R,3S)-3-(p-Fluorophenyl)-2-[[(αR)-α-methyl-3,5-bis(trifluoromethyl)benzyl]oxy]morpholino)methyl]-Δ^2-1,2,4-triazolin-5-one.
Апрепитант
$C_{23}H_{21}F_7N_4O_3$ = 534.4.
CAS — 170729-80-3.
ATC — A04AD12.
ATC Vet — QA04AD12.
UNII — 1NF15YR6UY.

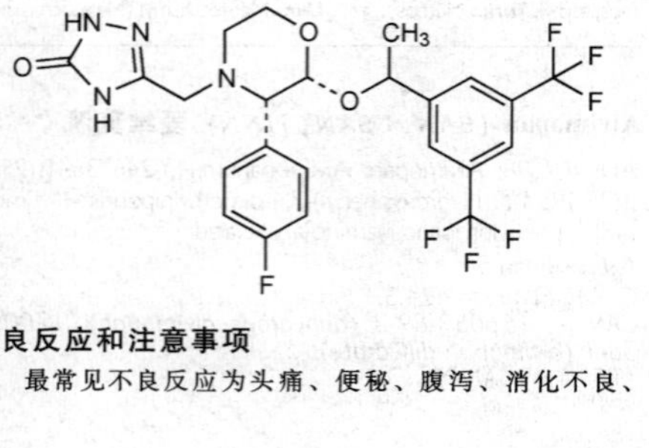

不良反应和注意事项

最常见不良反应为头痛、便秘、腹泻、消化不良、厌食、乏力、呃逆、嗳气、头晕。丙氨酸氨基转移酶（ALT）或天冬氨酸氨基转移酶（AST）水平升高常见。腹痛、水肿、耳鸣、中性粒细胞减少的肠炎、寒战、步态障碍、面部潮红已有报道。上腹不适、味觉障碍、口干、口炎也会出现；口渴、多尿、排尿困难、血尿、肌痛、尿频、关节痛、肌无力、血糖升高、定向力障碍、欣快、焦虑、光敏感、皮肤疾病（如皮疹、瘙痒）也有报道。也发生过贫血、中性粒细胞减少引起的发热。心血管不良反应包括高血压、低血压、心悸和心动过缓。其他不良反应，包括低血钠、低血钾、失眠、困倦、瞳孔缩小、视力敏锐度减退、体重改变、感觉障碍、咽喉刺激、打喷嚏、异常肠鸣音、反酸、十二指肠溃疡穿孔、呼吸困难、咳嗽、喘鸣和多汗也有报道。结膜炎、咽炎、呼吸道感染、泌尿道感染、念珠菌病和单纯疱疹也会发生。超敏反应包括过敏反应。Stevens-Johnson 综合征、荨麻疹并发血管性水肿也有报道。

由于缺乏严重肝损伤患者的临床数据，注册药品信息建议这些患者慎用。

药物相互作用

在预防肿瘤化疗相关的恶心、呕吐而服用阿瑞匹坦的 3～4 天间，该药中度程度抑制了细胞色素 P450 同工酶 CYP3A4。口服 CYP3A4 底物的暴露可能增加；而阿瑞匹坦对静脉 CYP3A4 底物预期影响较小。但是，停用阿瑞匹坦，短暂、轻度诱导 CYP3A4 的作用会产生，而且 3～5 天后诱导程度最强；诱导作用持续数天，然后缓慢减弱，大约停用阿瑞匹坦 2 周后诱导作用无临床意义。所以，阿瑞匹坦应慎与主要经 CYP3A4 代谢的药物联合使用。由于阿瑞匹坦可能升高或降低阿司咪唑、西沙比利、匹莫齐特、特非那定或托伐普坦的血浆药物浓度，引起严重威胁生命的反应，故阿瑞匹坦应禁用于使用这些药物者。阿瑞匹坦也是 CYP3A4 的底物，其他抑制或诱导 CYP3A4 的药物可能提高或降低阿瑞匹坦的血浆浓度。

当阿瑞匹坦用于预防手术后的恶心和呕吐，单次剂量低于肿瘤化疗，阿瑞匹坦对 CYP3A4 的影响无预期的临床意义。

阿瑞匹坦能延迟诱导 CYP2C9，可降低经该酶代谢药物（如华法林、苯妥英和甲苯磺丁脲）的血浆浓度。

阿瑞匹坦可增加皮质激素的全身暴露，建议阿瑞匹坦与地塞米松联合使用时，常规口服地塞米松的剂量减半；甲泼尼龙静脉给药剂量减少 25%，而口服剂量则减半。应该注意在肿瘤化疗相关恶心和呕吐方案中，地塞米松推荐剂量已经说明了这种相互作用（见用法项下）。

阿瑞匹坦可能降低口服避孕药的作用。注册药品信息建议，服用任何剂量阿瑞匹坦期间以及停用 1～2 个月后，应该选择其他避孕方法。

药动学

阿瑞匹坦从胃肠道吸收，血浆药物浓度达峰时间约为 4h。常用剂量的生物利用度 60%，可透过血脑屏障，血浆蛋白结合率大于 95%。阿瑞匹坦在肝内代谢，主要经过 CYP3A4 氧化，CYP1A2 和 CYP2C9 也为阿瑞匹坦间接、次要的代谢途径。代谢产物活性较弱，经尿和粪便排泄。阿瑞匹坦原形不能经尿排泄。终末半衰期为 9～13h。

1. Majumdar AK, *et al.* Pharmacokinetics of aprepitant after single and multiple oral doses in healthy volunteers. *J Clin Pharmacol* 2006; **46:** 291–300.

用途和用法

阿瑞匹坦为神经激肽 1（NK1）受体拮抗药用于治疗恶心和呕吐（见第1622页）。在预防重度或中度肿瘤化疗相关的急性和延迟性恶心和呕吐时（详见下文用法），阿瑞匹坦口服剂量不应大于 125mg，并与皮质激素和 5-HT_3 拮抗药合用。

预防手术后恶心和呕吐，可在麻醉诱导前 3h 单次口服阿瑞匹坦 40mg。

静脉给药途径可优选给予该药的前药氟阿匹坦（第1652页）。

1. Diemunsch P, *et al.* Preventing postoperative nausea and vomiting: post hoc analysis of pooled data from two randomized active-controlled trials of aprepitant. *Curr Med Res Opin* 2007; **23:** 2559–65.
2. Dando TM, Perry CM. Aprepitant: a review of its use in the prevention of chemotherapy-induced nausea and vomiting. *Drugs* 2004; **64:** 777–94.
3. Massaro AM, Lenz KL. Aprepitant: a novel antiemetic for chemotherapy-induced nausea and vomiting. *Ann Pharmacother* 2005; **39:** 77–85.
4. Warr D. The neurokinin1 receptor antagonist aprepitant as an antiemetic for moderately emetogenic chemotherapy. *Expert Opin Pharmacother* 2006; **7:** 1653–8.
5. Curran MP, Robinson DM. Aprepitant: a review of its use in the prevention of nausea and vomiting. *Drugs* 2009; **69:** 1853–78.

用法 在预防高致吐肿瘤化疗相关的急性和延迟性恶心和呕吐时，注册药品信息建议的 4 天治疗方案如下：

- 第 1 天：化疗前 1h 口服阿瑞匹坦 125mg，化疗前 30min，静脉注射昂丹司琼 32mg，并口服地塞米松 12mg；
- 第 2～3 天：早晨，口服阿瑞匹坦 80mg，地塞米松 8mg；
- 第 4 天：早晨，口服地塞米松 8mg。

在预防中致吐肿瘤化疗相关的急性和延迟性恶心和呕吐时，3 天治疗方案如下：

- 第 1 天：化疗前 1h 口服阿瑞匹坦 125mg，化疗前 30min 口服地塞米松 12mg；口服昂丹司琼 2 次，在化疗前 30～60min，口服 8mg；第一次服用 8h 后，再口服 8mg。
- 第 2～3 天：早晨，口服阿瑞匹坦 80mg。

在肾损伤中的用法 一项 8 名严重肾损伤［24h 肌酐清除率<30ml/(min · 1.73m²)］及 8 名终末期肾病需血透患者的研究发现：肾功能不全组与 16 名相匹配对照组相比，阿瑞匹坦药动学参数有显著差异，告诫肾损伤患者需调整给药剂量[1]。注册药品信息中也提到过。

1. Bergman AJ, *et al.* Effect of impaired renal function and haemodialysis on the pharmacokinetics of aprepitant. *Clin Pharmacokinet* 2005; **44:** 637–47.

瘙痒症 已报道 3 例 Sézary 综合征的患者开始每日口服阿瑞匹坦 80mg 后，瘙痒症状改善[1]。前期局部用皮质激素治疗没有起效，但是开始使用阿瑞匹坦 2 天后改善。20 例各种原因所致的难治性、慢性瘙痒症，每日给予阿瑞匹坦 80mg，3～13 天，16 例患者获益[2]；4 例完全或几乎完全不瘙痒，12 例瘙痒程度减轻。特应性皮炎或瘙痒症患者的反应较慢性肾脏疾病相关瘙痒症的更好。阿瑞匹坦是神经激肽 1 受体拮抗药，P 物质是该受体的底物，它是瘙痒感觉的一种介质[1,2]。

1. Duval A, Dubertret L. Aprepitant as an antipruritic agent? *N Engl J Med* 2009; **361:** 1415–16.
2. Ständer S, *et al.* Targeting the neurokinin receptor 1 with aprepitant: a novel antipruritic strategy. *PLoS One* 2010; **5:** e10968.

制剂

专利制剂

Arg.: Emend; ***Austral.:*** Emend; ***Austria:*** Emend; ***Belg.:*** Emend; ***Braz.:*** Emend; ***Canad.:*** Emend; ***Chile:*** Emend; ***Cz.:*** Emend; ***Denm.:*** Emend; ***Fin.:*** Emend; ***Fr.:*** Emend; ***Ger.:*** Emend; ***Gr.:*** Emend; ***Hong Kong:*** Emend; ***Hung.:*** Emend; ***Irl.:*** Emend; ***Israel:*** Emend; ***Ital.:*** Emend; ***Malaysia:*** Emend; ***Neth.:*** Emend; ***Norw.:*** Emend; ***NZ:*** Emend; ***Port.:*** Emend; ***Rus.:*** Emend (Эменд); ***S.Afr.:*** Emend; ***Singapore:*** Emend; ***Spain:*** Emend; ***Swed.:*** Emend; ***Switz.:*** Emend; ***Thai.:*** Emend; ***Turk.:*** Emend; ***UK:*** Emend; ***USA:*** Emend; ***Venez.:*** Emend.

Attapulgite 硅镁土

Atapulgit; Atapulgita.
Аттапульгит
CAS — 1337-76-4; 12174-11-7.
ATC — A07BC04.
ATC Vet — QA07BC04.
UNII — U6V729APAM.

Pharmacopoeias. In *Br.*
Activated attapulgite is included in *Br., It.,* and *US.* Colloidal activated attapulgite is included in *US.*

BP 2010（Attapulgite） 纯净、天然水合铝硅酸镁由黏土矿物质坡缕石（Palygorskite）组成。发光、奶油色或浅黄色、精细粉末，无砂或微量砂。5%混悬液的 pH 值为 7.0～9.5。

BP 2010（Activated Attapulgite） 硅镁土小心加热而得，吸附容量增加。

USP 33（Activated Attapulgite） 天然铝硅酸镁小心加热而得。奶油色、微粉化、不溶胀粉末、无砂质颗粒。不溶于水。

USP 33（Colloidal Activated Attapulgite） 天然铝硅酸镁纯化而得。奶油色、微粉化、不溶胀粉末、无砂质颗粒。不溶于水。10%混悬液的 pH 值为 7.0～9.5。

注：另一种天然硅酸铝镁在第1939页介绍。

简介

硅镁土吸附性极强，广泛用于制作肥料、杀虫剂和药品。活性硅镁土是一种吸附性的止泻药，可用作治疗腹泻的辅助药（详见第 1617 页），口服日剂量不超过 9g，分次服用。

制剂

专利制剂

Belg.: Actapulgite; ***Canad.:*** Fowlers†; Kaopectate; ***Fr.:*** Actapulgite; ***Hong Kong:*** Gastrosorb†; ***Indon.:*** Biodiar; Enterogit†; Kaotate†; New Diatabs; Teradi; ***Malaysia:*** Entox-P†; ***Philipp.:*** Polymagma; ***Rus.:*** Neointestopan (Неоинтестопан); ***Switz.:*** Actapulgite; ***Turk.:*** Diasorb; Diyasorb†; ***UAE:*** Kaptin II; ***USA:*** Diasorb; Kaopectate Maximum Strength; ***Venez.:*** Streptomagma.

多组分制剂 ***Arg.:*** Enterobacticel; ***Austral.:*** Diareze; ***Braz.:*** Diazol; Dispeptrin; ***Chile:*** Diaren; Diarfin†; Entero Micinovo; Enterol†; Liracol; ***Fr.:*** Gastropulgite; Mucipulgite; ***Hong Kong:*** Enterocin Compound†; ***Indon.:*** Andikap†; Arcapec; Diagit; Entrogard; Fitodiar; Licopec; Molagit; Neo Diastop; Neo Entrostop; Neo Koniform†; ***Ital.:*** Streptomagma†; ***S.Afr.:*** Kantrexil; ***Switz.:*** Mucipulgite; ***Turk.:*** Streptomagma; ***UK:*** Diocalm Dual Action; ***Venez.:*** Micyn-2; Mycin-2†; Strediazin c Atapulguita†; Streptomagma.

Azasetron Hydrochloride (*rINNM*) 盐酸阿扎司琼

Azasétron, Chlorhydrate d'; Azasetroni Hydrochloridum; Hidrocloruro de azasetrón; Nazasetron Hydrochloride; Y-25130. (±)-6-Chloro-3,4-dihydro-4-methyl-3-oxo-*N*-3-quinuclidinyl-2*H*-1,4-benzoxazine-8-carboxamide hydrochloride.

Азасетрона Гидрохлорид

$C_{17}H_{20}ClN_3O_3$,HCl = 386.3.

CAS — 123040-69-7 (azasetron); 141922-90-9 (azasetron hydrochloride).

UNII — 2BSS7XL60S.

(azasetron)

简介

阿扎司琼为 5-HT_3 拮抗药，与昂丹司琼作用相似（第 1677 页）。用于治疗由细胞毒药物使用造成的恶心和呕吐。阿扎司琼通常口服或静脉给药，每日 1 次，每次 10mg。

制剂

专利制剂

Jpn: Serotone.

Balsalazide Sodium (*BANM, rINNM*) 巴柳氮钠

Balsalazida sódica; Balsalazide Disodium *(USAN)*; Balsalazide Sodique; Balsalazine Disodium; BX-661A; Natrii Balsalazidum. 5-[4-(2-Carboxyethylcarbamoyl)phenylazo]salicylic acid, disodium salt, dihydrate.

Натрий Балсалазид

$C_{17}H_{13}N_3Na_2O_6$,$2H_2O$ = 437.3.

CAS — 80573-04-2 (balsalazide); 150399-21-6 (balsalazide disodium dihydrate).

ATC — A07EC04.

ATC Vet — QA07EC04.

UNII — 1XL6BJI034 (balsalazide sodium dihydrate); 15ASW03C9S (anhydrous balsalazide sodium).

(balsalazide)

不良反应和注意事项

参见第 1666 页**美沙拉秦**。给药期间怀疑血恶液质，立即停药，监测血常规。应该告知患者和监护者如何鉴别血液毒性的症状，并建议立即寻求医学帮助，例如出现发热、咽喉痛、口腔溃疡、出血、甚至流血等症状。严重肝损伤或中度或重度肾损伤的患者不应该使用巴柳氮钠；肝、肾损伤较轻、哮喘、出血性疾病或活动性溃疡患者需慎用。

1. Baker DE. Safety of balsalazide therapy in the treatment of inflammatory bowel disease. *Rev Gastroenterol Disord* 2005; **5:** 135–41.

对心血管系统的影响 1 名患者从美沙拉秦改换为巴柳氮数天后出现心肌炎，心肌炎与服用美沙拉秦发生的心肌炎相似（见第 1666 页），一旦停用巴柳氮，心肌炎消退[1]。

也见超敏反应项下。

1. Robertson E, *et al.* Balsalazide-induced myocarditis. *Int J Cardiol* 2008; **130:** e121–e122.

超敏反应 报道 1 例急性心包炎、胆汁淤积伴随静脉炎患者服用巴柳氮钠后出现超敏反应[1]。巴柳氮钠相关心包炎和狼疮样综合征也有报道（详见**对心血管系统的影响**，第 1666 页）。

1. Adhiyaman V, *et al.* Hypersensitivity reaction to balsalazide. *BMJ* 2000; **320:** 613.

药动学

单次口服巴柳氮钠经上消化道吸收极少，几乎都在作用部位结肠吸收。结肠细菌将巴柳氮钠分解为有活性的 5-氨基水杨酸（美沙拉秦）和无活性载体 4-氨基苯甲酰丙氨酸。大约 25% 分解而来的美沙拉秦被吸收、乙酰化（第 1667 页）；少量 4-氨基苯甲酰丙氨酸吸收，通过肝首关代谢而乙酰化，乙酰化代谢产物经尿排泄。

用途和用法

巴柳氮钠由美沙拉秦通过偶氮键与 4-氨基苯甲酰丙氨酸结合而成。这个结合物由结肠细菌分解，释放出活性美沙拉秦（第1667 页）。治疗轻、中度溃疡性结肠炎（第1620 页）：巴柳氮钠口服，每次 2.25g，每日 3 次，直至缓解或疗程不超过 12 周。溃疡性结肠炎缓解后维持：推荐每次 1.5g，每日 2 次，必要时每日剂量不超过 6g。儿童剂量见下文。

1. Muijsers RBR, Goa KL. Balsalazide: a review of its therapeutic use in mild-to-moderate ulcerative colitis. *Drugs* 2002; **62:** 1689–705.
2. Patil SA, Moss AC. Balsalazide disodium for the treatment of ulcerative colitis. *Expert Rev Gastroenterol Hepatol* 2008; **2:** 177–84.
3. Rahimi R, *et al.* Comparison of mesalazine and balsalazide in induction and maintenance of remission in patients with ulcerative colitis: a meta-analysis. *Dig Dis Sci* 2009; **54:** 712–21.

儿童用法 在英国，没有批准 18 岁以下儿童使用巴柳氮钠。但是，*BNFC 2009* 推荐 12 岁及以上儿童，轻度至中度溃疡性结肠炎急性发作时，口服每次 2.25g，每日 3 次，直至缓解或最长 12 周。维持剂量，推荐每次 1.5g，每日 2 次，根据反应调整每日最高剂量至 6g。

在美国，批准 5～17 岁儿童口服，每次 750mg，每日 3 次或每次 2.25g，每日 3 次；治疗可以持续最长 8 周。

制剂

专利制剂

Arg.: Benoquin; ***Austral.:*** Colazide; ***Cz.:*** Colazide†; ***Denm.:*** Premid; ***Ital.:*** Balzide; ***Norw.:*** Colazid; ***UK:*** Colazide; ***USA:*** Colazal.

多组分制剂 ***Swed.:*** Colazid.

Benexate Hydrochloride (*rINNM*) 盐酸贝奈克酯

Bénexate, Chlorhydrate de; Benexati Hydrochloridum; Hidrocloruro de benexato. Benzyl salicylate *trans*-4-(guanidinomethyl)cyclohexanecarboxylate hydrochloride.

Бенексата Гидрохлорид

$C_{23}H_{27}N_3O_4$,HCl = 445.9.

CAS — 78718-52-2 (benexate); 78718-25-9 (benexate hydrochloride); 91574-91-3 (benexate hydrochloride betadex).

UNII — QVN4YYK2C6.

(benexate)

简介

盐酸贝奈克酯是一种黏膜保护剂，可治疗溃疡性疾病。β-环糊精包合物，盐酸贝奈克酯包合物口服：每日 2 次，每次 400mg。

制剂

专利制剂

Jpn: Ulgut.

Bisacodyl (*BAN, rINN*) 比沙可啶

Bisacodilo; Bisacodylum; Bisakodil; Bisakodilis; Bisakodyl; Bisakodyyli; Biszakodil. 4,4′-(2-Pyridylmethylene)di(phenyl acetate).

Бисакодил

$C_{22}H_{19}NO_4$ = 361.4.

CAS — 603-50-9.

ATC — A06AB02; A06AG02.

ATC Vet — QA06AB02; QA06AG02.

UNII — 10X0709Y6I.

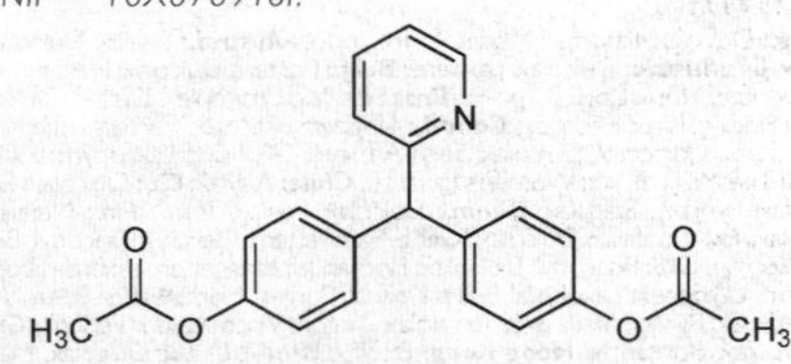

Pharmacopoeias. In *Chin., Eur.* (see p.vii), *Jpn,* and *US.*

Ph. Eur. 6. 8 (Bisacodyl) 白色或类白色结晶性粉末。几乎不溶于水；略溶于乙醇；溶于丙酮。溶于稀无机酸。避光。

USP 33 (Bisacodyl) 白色或类白色结晶性粉末。几乎不溶于水；溶于苯酚，溶于乙醇（1：210），溶于氯仿（1：2.5），溶于乙醚（1：275）；略溶于甲醇。

Bisacodyl Tannex (*BANM, USAN, rINNM*) 鞣酸比沙可啶

CAS — 1336-29-4.

ATC — A06AB02; A06AG02.

ATC Vet — QA06AB02; QA06AG02.

不良反应

比沙可啶和其他刺激性泻药一样可引起腹部不适，例如腹部绞痛或痉挛性痛。长期或超剂量使用可造成严重水和电解质丢失的腹泻，特别是钾丢失；结肠可能缺乏张力、无功能。便血常见，但通常轻度而且自限；最多的严重出血性腹泻可能与结肠黏膜缺血有关。超敏反应，包括血管性水肿和过敏样反应罕见。直肠给药，有时可引起刺激，反复使用可引起肠炎和上皮脱落。比沙可啶肠溶片可避免胃刺激。

注意事项

比沙可啶同其他泻药一样应该避免长期使用；肠梗阻、阑尾炎等急性腹部疾病患者禁用；严重脱水患者禁用；炎性肠病患者慎用；肛裂、直肠炎或痔溃烂患者最好避免使用栓剂。

管理 避免吸入比沙可啶粉末，避免与眼睛、皮肤和黏膜接触。

药动学

口服或直肠用比沙可啶通过肠内细菌酶可转化成活性、去乙酰化代谢产物双（对-羟苯基）吡啶-2-甲烷。肠溶片或栓剂胃肠道吸收较少；少量吸收的比沙可啶以葡萄糖醛酸苷经尿排泄。比沙可啶主要经大便排泄。

用途和用法

比沙可啶是二苯基甲烷的刺激性泻药（见第 1615 页），用于治疗便秘（见第 1616 页）和肠探查或外科手术前的肠排空。它主要作用于大肠，通常口服后 6～12h、栓剂直肠给药后 15～60min、灌肠后 5～20min 有效。比沙可啶片应该整片吞服，并且在服用后 1h 不应该喝牛奶或服用抗酸药。

治疗便秘，每晚服用比沙可啶肠溶片 5～10mg，必要时剂量最高 20mg。或者清晨给予栓剂或灌肠 10mg。完全肠排空，可在此前一晚口服 10～20mg，然后次日清晨给予栓剂 10mg。另一种方案，手术前 2 晚，每次口服 10mg，每晚 1 次。儿童剂量，见下文。

结肠 X 线片检查前，比沙可啶及鞣酸复合物与硫酸钡灌肠液可同服。

儿童用法 治疗便秘，推荐儿童比沙可啶的口服剂量如下，晚上服用：

- 4～10 岁，5 mg；
- 大于 10 岁：5～10 mg，如果需要增加剂量最高

为 20mg。

另一种方案，直肠给药剂量如下，清晨植入：

- 10 岁以下，5mg；
- 大于 10 岁，10 mg。

BNFC 2009 给药剂量相同，但限制 2 岁以上儿童使用栓剂。

外科手术或放射线检查前肠道清除推荐剂量如下：

- 4～10 岁，前晚口服 5 mg，次日清晨直肠植入 5mg 栓剂；
- 大于 10 岁，前晚口服 10～20 mg，次日清晨直肠植入 10mg 栓剂。

BNFC 2009 给药剂量相同，但允许手术前 2 晚口服，如果必要时手术前 1h 直肠植入。

制剂

BP 2010: Bisacodyl Suppositories; Gastro-resistant Bisacodyl Tablets;
USP 33: Bisacodyl Delayed-release Tablets; Bisacodyl Rectal Suspension; Bisacodyl Suppositories.

专利制剂

Arg.: Dulcolax; Laxamin; Modaton; Tractoduo; ***Austral.:*** Bisalax; Dulcolax; Lax-Tab; ***Austria:*** Dulcolax; Laxbene; ***Belg.:*** Carters; Dulcolax; Henafurine; Mucinum; Nosik-Lax†; Purgo-Pil; ***Braz.:*** Bisalax; Cronoplex; Dislax†; Dulcolax; Fideine; Isilax; Plesonax; ***Canad.:*** Alophen; Bisacolax; Carters Little Pills; Codulax; Correctol; Dulcolax; Feen-A-Mint†; Gentlax†; Laxcodyl†; Soflax EX; The Magic Bullet; Women's Laxative; ***Chile:*** Alsylax; ***Cz.:*** Dulcolax; Fenolax; Pyrilax†; Stadalax; ***Denm.:*** Dulcolax; Perilax; Toilax; ***Fin.:*** Metalax; Toilax; ***Fr.:*** Contalax; Dulcolax; ***Ger.:*** Agaroletten†; Bekunis Bisacodyl; Bisco-Zitron; Drix Bisacodyl; Dulcolax; Florisan N; Laxagetten; Laxans-ratiopharm; Laxbene†; Laxoberal Bisa†; Laxysat Burger; Marienbader Pillen N†; Mediolax; Pyrilax; Stadalax†; Tempolax; Tirgon; Vinco-Abfuhr-Perlen†; ***Gr.:*** Dulcolax; Florisan N; ***Hong Kong:*** Bicolax; Bisedyl; Dulax; Dulcolax; Marcholax; Monolax; ***Hung.:*** Dulcolax; Stadalax; ***India:*** Bo-Lax; Dulcolax; Ju-Lax; JuLax-M†; ***Indon.:*** Bicolax; Dulcolax; Laxacod†; Laxamex†; Laxana; Stolax; ***Irl.:*** Dulcolax; Toilax; ***Israel:*** Atzirut X; Contalax; Laxadin; ***Ital.:*** Alaxa; Confetto CM; Dulcolax; Normalene; Sacodil; Stixenil; Verecolene CM; ***Malaysia:*** Beacolux†; Dulcolax; ***Mex.:*** Dulcolan; Dulcolax; ***Neth.:*** Bekunis Bisacodyl†; Dulcolax; Kruidvat Laxeertabletten; Laxeerdragees; Nourilax; Toilax†; Trekpleister Laxeertabletten; ***Norw.:*** Dulcolax; Toilax; ***NZ:*** Dulcolax; Fleet Laxative; ***Philipp.:*** Bisalax; Dulcolax; Vesilac†; ***Port.:*** Bekunis Laxante Bisacodil; Dulcolax; Moderlax; ***Rus.:*** Dulcolax (Дульколакс); ***S.Afr.:*** Dulcolax; Megalax†; Perilax†; ***Singapore:*** Dulcolax; ***Spain:*** Dulco Laxo; ***Swed.:*** Dulcolax; Toilax; ***Switz.:*** Bekunis Dragees; Demolaxin; Dulcolax; Muxol; Prontolax; Tavolax; ***Thai.:*** Bisacod; Conlax; Dulcolax; Emulax; Gencolax; Kadolax; KB Biscod; Laxadryl; Laxcodyl; Laxitab; Monolax; Vacolax; ***Turk.:*** Bisakol; Laksotek; Sekolaks; ***UAE:*** Laxocodyl; ***UK:*** Biolax; Dulcolax; Entrolax; ***USA:*** Alophen; Bisa-Lax; Correctol; Doxidan; Dulcolax; Evac-Q-Tabs; Ex-Lax Ultra; Feen-A-Mint; Fleet Bisacodyl; Fleet Laxative; Gentlax; Modane; ***Venez.:*** Dulcolan.

多组分制剂 ***Arg.:*** En-Ga-Lax; Fosfo-Dom Kit; Laxicona; Nigalax; ***Austral.:*** Coloxyl†; Go Kit; Go Kit Plus; ***Austria:*** Laxbene; Prepacol; Purgazen; ***Belg.:*** Prepacol; Softene; ***Canad.:*** Bekunis; Bicholate; Fruitatives†; Gentlax S; Royvac Kit; ***Chile:*** Laxogeno; ***Cz.:*** Prepacol; ***Fr.:*** Prepacol; ***Ger.:*** Potsilo N†; Prepacol; ***Gr.:*** Florisan; ***Hung.:*** Laxbene; ***NZ:*** Coloxyl†; ***Port.:*** Bekunis; ***Spain:*** Bekunis Complex; ***Thai.:*** Bisolax; Chinta-lax; T Man Lax; ***Turk.:*** Bekunis; ***USA:*** Dulcolax Bowel Prep Kit; Fleet Prep Kit No. 1†; Fleet Prep Kit No. 2†; Fleet Prep Kit No. 3; HalfLytely; X-Prep Bowel Evacuant Kit-1†.

Bismuth Compounds 铋化合物

Bismuto, compuestos de.

Висмут Соединения

简介

铋化合物为收敛药，具有止泻作用，用于治疗许多胃肠道疾病、局部皮肤疾病和肛门直肠疾病（如痔）。铋盐具有抗幽门螺杆菌的作用，用于治疗消化性溃疡。

Bismuth Aluminate (*USAN*) 铝酸铋

Aluminato de bismuto; Aluminum Bismuth Oxide.

Алюминат Висмута

$Bi_2(Al_2O_4)_3,10H_2O = 952.0.$

CAS — 12284-76-3 (anhydrous bismuth aluminate).

UNII — JB5Y63JDHJ.

Pharmacopoeias. In *Chin.* and *Fr.*

Bismuth Citrate 枸橼酸铋

Citrato de bismuto.

Цитрат Висмута

$BiC_6H_5O_7 = 398.1.$

CAS — 813-93-4.

UNII — N04867Y76N.

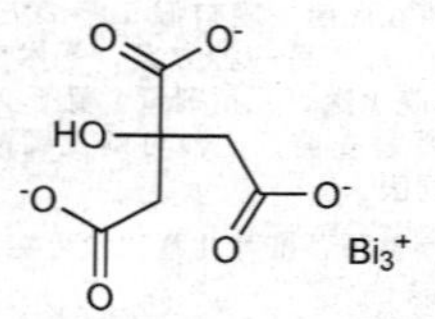

注：不要与次枸橼酸铋钾（第1632页）或枸橼酸铋钾（胶体次枸橼酸铋，第1632页）混淆。

Pharmacopoeias. In *US.*

USP 33 (Bismuth Citrate) 白色、非结晶或结晶性粉末。不溶于水和乙醇；溶于稀氨水和碱式枸橼酸盐溶液。贮藏于密闭容器中。避光。防止暴露于40℃以上温度。

Bismuth Oxide 三氧化二铋

Bismuth Trioxide; Óxido de bismuto.

Оксид Висмута

$Bi_2O_3 = 466.0.$

CAS — 1304-76-3.

UNII — A614E79QF1.

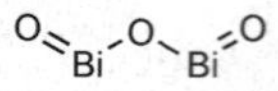

Bismuth Salicylate 次水杨酸铋

Basic Bismuth Salicylate; Bázisos bizmut-szalicilát; Bismuth Oxysalicylate; Bismuth, sous-salicylate de; Bismuth Subsalicylate (*USAN*); Bismuthi subsalicylas; Bismuto subsalicilatas; Salicilato de bismuto; Salicylan bismutitý zásaditý; Vismutsubsalicylat; Vismuttisubsalisylaatti.

Салицилат Висмута

$C_7H_5BiO_4 = 362.1.$

CAS — 14882-18-9.

UNII — 62TEY51RR1.

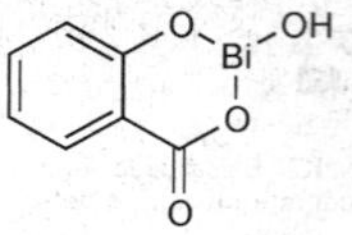

Pharmacopoeias. In *Eur.* (see p.vii) and *US.*

Ph. Eur. 6.8 (Bismuth Subsalicylate) 铋与次水杨酸的化合物。以干燥物质计算，铋含量为 56%～59.4%。白色粉末。几乎不溶于水和乙醇；溶于无机酸并分解。避光。

USP 33 (Bismuth Subsalicylate) 碱式盐，分子式 $C_7H_5BiO_4$，含铋 56.0%～59.4% 和总次水杨酸 36.5%～39.3%。纤细，无臭，白色或类白色微晶粉末。几乎不溶于水、乙醇和乙醚。可与碱和无机酸反应。贮藏于密闭容器中。避光。

Bismuth Subcarbonate (*USAN*) 次碳酸铋

Basic Bismuth Carbonate; Basisches Wismutkarbonat; Bázisos bizmutkarbonát; Bism. Carb.; Bismuth Carbonate; Bismuth Oxycarbonate; Bismuth, sous-carbonate de; Bismuthi subcarbonas; Bismuto subkarbonatas; Bismutylum Carbonicum; Carbonato de Bismutila; Subcarbonato de bismuto; Uhličitan bismutitý zásaditý; Vismutsubkarbonat; Vismuttisubkarbonaatti.

Основный Углекислый Висмут

$CBi_2O_5 = 510.0.$

CAS — 5892-10-4 (anhydrous bismuth subcarbonate); 5798-45-8 (bismuth subcarbonate hemihydrate).

UNII — M41L2IN55T (bismuth subcarbonate); NJT50MK51G (bismuth subcarbonate hemihydrate).

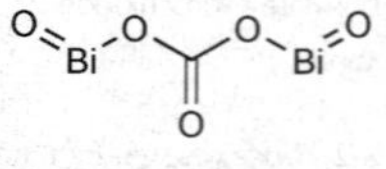

(anhydrous bismuth subcarbonate)

Pharmacopoeias. In *Chin.*, *Eur.* (see p.vii), and *US.*

Ph. Eur. 6.8 (Bismuth Subcarbonate) 白色或类白色粉末。几乎不溶于水和乙醇；可溶于无机酸并产生气泡。避光。

USP 33 (Bismuth Subcarbonate) 白色或类白色粉末。几乎不溶于水、乙醇和乙醚；可溶于稀酸并产生气泡。避光。

Bismuth Subcitrate Potassium (*USAN*) 次枸橼酸铋钾

1001277; Biskalcitrate potassium; Bismuth Biscalcitrate; Bismuth biskalcitrate. Bismuth pentapotassium dihydroxide bis(2-hydroxypropane-1,2,3-tricarboxylate hydrate).

Основный Калиевый Цитрат Висмута

$C_{12}H_{14}BiK_5O_{17} = 834.7.$

CAS — 880149-29-1.

UNII — R3O80H60KX.

注：不要与枸橼酸铋（第1632页）或枸橼酸铋钾（胶体次枸橼酸铋，第1632页）混淆。

Bismuth Subgallate (*USAN*) 碱式没食子酸铋

Basic Bismuth Gallate; Basisches Wismutgallat; Bázisos bizmutgallát; Bism. Subgall.; Bismuth Oxygallate; Bismuth, sous-gallate de; Bismuthi subgallas; Bismuto subgalatas; Bizmut Subgalat; Bizmutu galusan zasadowy; Gallan bismutitý zásaditý; Subgalato de bismuto; Vismutsubgallat; Vismuttisubgallaatti.

Основный Галловокислый Висмут

$C_7H_5BiO_6 = 394.1.$

CAS — 99-26-3.

UNII — YIW503MI7V.

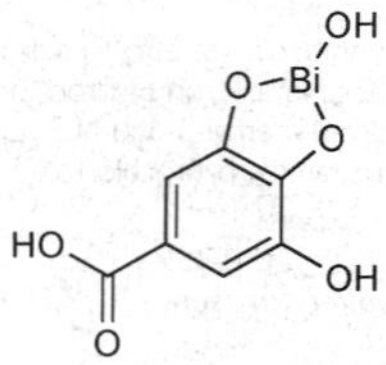

Pharmacopoeias. In *Eur.* (see p.vii), *Jpn,* and *US.*

Ph. Eur. 6.8 (Bismuth Subgallate) 铋与没食子酸的复合物，以干燥物质计算，铋含量为 48%～51%。黄色粉末。几乎不溶于水和乙醇；溶于无机酸并分解，溶于氢氧化碱溶液，形成微红色液体。避光。

USP 33 (Bismuth Subgallate) 105℃干燥 3h，为碱式盐，其三氧化二铋（Bi_2O_3）含量为 52%～57%。无臭、非结晶、鲜黄色粉末。几乎不溶于水、乙醇、氯仿和乙醚；可溶于非常稀的无机酸；易溶于温热、中等浓度的盐酸、硝酸或硫酸并分解；易溶于氢氧化物的碱溶液，形成鲜黄色液体，迅速变成深红色。贮藏于密闭容器中。避光。

Bismuth Subnitrate 次硝酸铋

Basic Bismuth Nitrate; Basisches Wismutnitrat; Bázisos bizmut-nitrát; Bism. Subnit.; Bismuth Hydroxide Nitrate Oxide; Bismuth Nitrate, Heavy; Bismuth Oxynitrate; Bismuth, sous-nitrate de; Bismuth (Sous-Nitrate de) Lourd; Bismuthi subnitras; Bismuthyl Nitrate; Bismuto subnitratas; Bismuto subnitratas sunkusis; Bizmut Subnitrat; Bizmutu azotan zasadowy; Bizmutu(III) azotan zasadowy; Magistery of Bismuth; Nitrato de Bismutilo; Subazotato de Bismuto; Subnitrato de bismuto; Vismutsubnitrat; Vismuttisubnitraatti; White Bismuth.

Основный Азотнокислый Висмут

$Bi_5O(OH)_9(NO_3)_4 = 1462.0.$

CAS — 1304-85-4.

ATC — A02BX12.

ATC Vet — QA02BX12.

UNII — H19J064BA5.

Pharmacopoeias. In *Eur.* (see p.vii), *Jpn,* and *US.*

Fr. also includes Bismuth (Sous-Nitrate de) Léger (Bismuthi Subnitras Levis) which is described as a variable mixture of bismuth hydroxide, carbonate, and subnitrate.

Ph. Eur. 6.8 (Bismuth Subnitrate, Heavy) 以干燥物质计算，铋含量为 71%～74%。白色或类白色粉末。几乎不溶于水和乙醇；溶于无机酸并分解。

USP 33 (Bismuth Subnitrate) 碱式盐，以干燥物质计算，三氧化二铋含量不少于 79%。白色、轻微引湿性的粉末。几乎不溶于水和乙醇；易溶于硝酸和盐酸。

Tripotassium Dicitratobismuthate 枸橼酸铋钾

Bizmut Subsitrat; Colloidal Bismuth Subcitrate; Dicitratobismutato tripotásico; Tripotasyum Disitratobizmutat.

Висмут Трикалия Дицитрат

CAS — 57644-54-9.

ATC — A02BX05.

ATC Vet — QA02BX05.

注：不要与枸橼酸铋（第1632页）和次枸橼酸铋钾（第1632页）混淆。

不良反应、处置和注意事项

上文列出的铋化合物不溶或溶解度较差，如果限制这些化合物的使用期限，通常不出现铋毒性。但是，过量或延长疗程可能会出现铋中毒的症状，所以不推荐长期使用铋化合物全身治疗。可逆性脑病（见下文），曾一度在一些国家特别是法国和澳大利亚成为一个问题；骨和关节毒性也有报道，有时与脑病相关。因而限制铋剂的使用，这些毒性作用事实上消失了。

恶心、呕吐已有报道。由于在胃肠道铋化合物转化成硫化铋，大便和舌苔变黑或发黑。

急性铋中毒包括胃肠道紊乱、皮肤反应、口炎和黏膜变色；齿龈出现特征星蓝线；肾衰竭和肝损害。

其他不良反应可能与铋含量没有关联。口服次硝酸铋，存在肠内硝酸盐逐渐还原成亚硝酸盐及发展成正铁血红蛋白血症的风险。口服次水杨酸铋，次水杨酸吸收增加，会发生不良反应，所以应该考虑治疗和预防阿司匹林（详见第20页）的不良反应。

铋化合物过量应考虑洗胃，口服药用炭（活性炭）及使用螯合剂，如二巯丙醇、二巯丁二酸或二巯丙磺钠（亦见下文**过量**）。急性过量后10天，应该监测肾功能。

中、重度肾损伤患者禁用铋化合物。

脑病 铋造成脑病的综述[1,2]和报道[3~11]。许多原创报道提示碱式没食子酸铋和次硝酸铋在高剂量或疗程延长时，大多数病例但不是全部会出现铋中毒，其他铋盐也会发生铋中毒[6~9]。抗幽门螺杆菌感染，患者服用次枸橼酸铋（每日 480mg）或次硝酸铋（每日 1.8g）8周，与安慰剂相比无明显神经系统的变化[12]。

1. Winship KA. Toxicity of bismuth salts. *Adverse Drug React Acute Poisoning Rev* 1983; **2:** 103–21.
2. Slikkerveer A, de Wolff FA. Pharmacokinetics and toxicity of bismuth compounds. *Med Toxicol Adverse Drug Exp* 1989; **4:** 303–23.
3. Morrow AW. Request for reports: adverse reactions with bismuth subgallate. *Med J Aust* 1973; **1:** 912.
4. Martin-Bouyer G. Intoxications par les sels de bismuth administrés par voie orale: enquête épidémiologique. *Therapie* 1976; **31:** 683–702.
5. Stahl JP, *et al.* Encéphalites au sel insoluble de bismuth: toujours d'actualité. *Nouv Presse Med* 1982; **11:** 3856.
6. Hasking GJ, Duggan JM. Encephalopathy from bismuth subsalicylate. *Med J Aust* 1982; **2:** 167.
7. Weller MPI. Neuropsychiatric symptoms following bismuth intoxication. *Postgrad Med J* 1988; **64:** 308–10.
8. Mendelowitz PC, *et al.* Bismuth absorption and myoclonic encephalopathy during bismuth subsalicylate therapy. *Ann Intern Med* 1990; **112:** 140–1.
9. Playford RJ, *et al.* Bismuth induced encephalopathy caused by tri potassium dicitrato bismuthate in a patient with chronic renal failure. *Gut* 1990; **31:** 359–60.
10. Von Bose MJ, Zaudig M. Encephalopathy resembling Creutzfeldt-Jakob disease following oral, prescribed doses of bismuth nitrate. *Br J Psychiatry* 1991; **158:** 278–80.
11. Teepker M, *et al.* Myoclonic encephalopathy caused by chronic bismuth abuse. *Epileptic Disord* 2002; **4:** 229–33.
12. Noach LA, *et al.* Bismuth salts and neurotoxicity: a randomised, single-blind and controlled study. *Hum Exp Toxicol* 1995; **14:** 349–55.

局部应用 尽管有一些是铋剂还是碘仿成分造成脑病的争议，但是脑病与头颈部手术后使用铋碘仿石蜡糊（bismuth iodoform paraffin paste，BIPP）填塞创伤腔洞相关，详见第1573页。

过量 次水杨酸铋或枸橼酸铋钾推荐剂量与严重不良反应发生几乎无相关性，但过量时有肾衰竭[1~7]、脑病[8~10]和急性[1~6,9]或慢性[8,10]神经毒性[1]的报道。在这些患者的血、尿、粪便或肾中能检测到铋；口服铋盐 9.6g后 4h，铋血药浓度为 1.6μg/ml[2]。

铋过量的最佳解救方法仍未知。即使解救滞后，也应该考虑洗胃、通便和水化，由于铋可能从结肠吸收[1,2]。螯合剂可能有效；已有报道二巯丙磺钠可能增加铋的肾清除，降低血中铋浓度[8]。血液透析可能需要[1~3]，血液透析是否可促进铋组织清除尚不明确。血液透析联合二巯丙磺钠治疗可成功清除铋[6]。儿科患者采用腹膜透析可能有效[5]。

老年糖尿病患者服用过量次水杨酸铋，药物的吸收延长可能与听力障碍、眩晕、酸碱异常及轻度血栓疾病有关[11]。有学者认为毒性可能由次水杨酸造成。

1. Hudson M, Mowat NAG. Reversible toxicity in poisoning with colloidal bismuth subcitrate. *BMJ* 1989; **299:** 159.
2. Taylor EG, Klenerman P. Acute renal failure after colloidal bismuth subcitrate overdose. *Lancet* 1990; **335:** 670–1.
3. Huwez F, *et al.* Acute renal failure after overdose of colloidal bismuth subcitrate. *Lancet* 1992; **340:** 1298.
4. Akpolat I, *et al.* Acute renal failure due to overdose of colloidal bismuth. *Nephrol Dial Transplant* 1996; **11:** 1890–8.
5. İşlek İ, *et al.* Reversible nephrotoxicity after overdose of colloidal bismuth subcitrate. *Pediatr Nephrol* 2001; **16:** 510–14.
6. Hruz P, *et al.* Fanconi's syndrome, acute renal failure, and tonsil ulcerations after colloidal bismuth subcitrate intoxication. *Am J Kidney Dis* 2002; **39:** E18.
7. Cengiz N, *et al.* Acute renal failure after overdose of colloidal bismuth subcitrate. *Pediatr Nephrol* 2005; **20:** 1355–8.
8. Playford RJ, *et al.* Bismuth induced encephalopathy caused by tri potassium dicitrato bismuthate in a patient with chronic renal failure. *Gut* 1990; **31:** 359–60.
9. Hasking GJ, Duggan JM. Encephalopathy from bismuth subsalicylate. *Med J Aust* 1982; **2:** 167.
10. Mendelowitz PC, *et al.* Bismuth absorption and myoclonic encephalopathy during bismuth subsalicylate therapy. *Ann Intern Med* 1990; **112:** 140–1.
11. Vernace MA, *et al.* Chronic salicylate toxicity due to consumption of over-the-counter bismuth subsalicylate. *Am J Med* 1994; **97:** 308–9.

非常规用途的毒性 FDA 警告，反对使用称为 bismacine 或 chromacine 的注射产品，其含有大量铋。已有与使用该产品相关的死亡或严重不良反应报道。尽管未批准该药的任何用途，bismacine 已俨然作为治疗莱姆病的备选药物[1]。

1. FDA. FDA warns consumers and health care providers not to use bismacine, also known as chromacine (issued 21st July 2006). Available at: http://www.fda.gov/NewsEvents/Newsroom/PressAnnouncements/2006/ucm108696.htm (accessed 15/07/10)

药物相互作用

因根除幽门螺杆菌的三联疗法中枸橼酸铋钾或次硝酸铋与四环素在相同时间服用，而口服铋盐可减少四环素的吸收。这是因为螯合作用或胃 pH 值增加导致四环素的溶解度降低所致。两药服用时间分开、间隔 2h 可降低相互作用；使用铋盐治疗消化性溃疡发生这种相互作用的临床意义不明确。

抑制分泌药 6 名健康受试者的研究显示：预先用奥美拉唑会导致枸橼酸铋钾的吸收约增加 3 倍[1]。预先用奥美拉唑后，单次服用枸橼酸铋钾 240mg，平均铋血浆浓度从 36.7ng/ml 增至 86.7ng/ml，提示两药联合使用发生中毒的风险增加。认为其机制与已报道的雷尼替丁结果相似，抑制分泌药抑制 pH 值生成，胃 pH 值升高[2]。但是，三联或四联短期治疗方案中，铋化合物与质子泵抑制药或 H_2 受体拮抗药联用，抑制分泌药与铋化合物联用根除幽门螺杆菌发生这些相互作用的临床意义不明确。

1. Treiber G, *et al.* Omeprazole-induced increase in the absorption of bismuth from tripotassium dicitrato bismuthate. *Clin Pharmacol Ther* 1994; **55:** 486–91.
2. Nwokolo CU, *et al.* The effect of histamine H_2-receptor blockade on bismuth absorption from three ulcer-healing compounds. *Gastroenterology* 1991; **101:** 889–94.

药动学

在胃酸环境中，溶解性极差的铋化合物大多转化成不溶性的三氧化二铋、氢氧化铋及氯氧化铋，所以这个专题中涉及的铋化合物吸收较少。胃 pH 值升高可增加铋吸收—详见上文**抑制分泌药**。未吸收铋经粪便排泄；吸收铋分布在全身各组织包括骨，缓慢经尿和胆汁排泄。血浆半衰期约为 5 天，停用后 12 周内持续排泄。

1. Nwokolo CU, *et al.* The absorption of bismuth from oral doses of tripotassium dicitrato bismuthate. *Aliment Pharmacol Ther* 1989; **3:** 29–39.
2. Froomes PRA, *et al.* Absorption and elimination of bismuth from oral doses of tripotassium dicitrato bismuthate. *Eur J Clin Pharmacol* 1989; **37:** 533–6.
3. Lacey LF, *et al.* Comparative pharmacokinetics of bismuth from ranitidine bismuth citrate (GR122311X), a novel anti-ulcerant and tripotassium dicitrato bismuthate (TDB). *Eur J Clin Pharmacol* 1994; **47:** 177–80.

用途和用法

有些不溶性铋盐具有抗酸作用和轻微的收敛作用，口服用于治疗腹泻（详见第 1617 页）和消化不良（详见第 1618 页），这样的盐类还包括铝酸盐、水杨酸盐、次碳酸盐和次硝酸盐。水杨酸铋止泻和弱抗酸时，每日剂量不超过 4g，分次服用，具有水杨酸盐的其他特性。

枸橼酸铋钾，具有抗幽门螺杆菌的活性，用作三联治疗（甲硝唑和四环素或阿莫西林）根除幽门螺杆菌，从而可预防十二指肠溃疡的复发。它也可作为黏膜保护剂用于治疗消化性溃疡（第1624页）。水杨酸铋和次枸橼酸铋钾也具有抗幽门螺杆菌的活性，在根除方案中用法相似。

通常治疗良性胃和十二指肠溃疡，枸橼酸铋钾 240mg，每日 2 次；或 120mg，每日 4 次，饭前口服。疗程 4 周，必要时延长至 8 周。不推荐用枸橼酸铋钾维持治疗，尽管间隔 1 个月后（停药）可以重复治疗。三联疗法，通常枸橼酸铋钾 120mg，每日 4 次，疗程 2 周。三联疗法，通常次水杨酸铋 525mg，每日 4 次，疗程 2 周。合适抑制分泌药如一种组胺 H_2 受体拮抗药或一种质子泵抑制药通常加入这些方案。

枸橼酸铋与雷尼替丁复合物，雷尼替丁枸橼酸铋（详见第1688页）也用于治疗消化性溃疡。

有些不溶性铋盐可治疗局部皮肤疾病、创伤和烧伤。有些铋盐可作为软膏剂或栓剂的有效成分（有时含有一种以上的铋盐），治疗痔和其他肛门直肠疾病（详见第 1619 页）。局部和（或）直肠给药的铋化合物包括氧化铋、碱式没食子酸盐、水杨酸盐；也用间苯二酚铋化合物。用水杨酸铋和碘仿糊作创面敷料，详见**碘仿**，第1573页。

许多其他盐和铋化合物扩大了适应证。以前，甘铋砷口服用作抗阿米巴药。

顺势疗法 铋已经以下列名称用于顺势疗法药物中：Bismuthum；Bismutum metallicum；Bismuthum metallicum；Bismuth met。

三氧化二铋已经以下列名称用于顺势疗法药物中：Bismuthum oxydatum；Bismuth oxyd；Bis. ox。

次硝酸铋已经以下列名称用于顺势疗法药物中：Heavy bismuth subnitrate；Bismuthi subnitras ponderosus；Bismuthum subnitricum；Bismuth sub；Bismutum subnitricum；Bism. sub。

制剂

BPC 1954: Bismuth Subnitrate and Iodoform Paste;
USP 33: Bismuth Subsalicylate Magma; Bismuth Subsalicylate Oral Suspension; Bismuth Subsalicylate Tablets; Compound Resorcinol Ointment; Milk of Bismuth.

专利制剂

Arg.: Re-Dux; Sesamoil; ***Braz.:*** Pepto-Bismol; Peptosan†; Peptulan; Senophile†; ***Canad.:*** Devrom; Maalox Multi-action; Neo-Laryngobis; Pepto-Bismol; Personnel†; Xeroform; ***Cz.:*** De-Nol†; Jatrox†; ***Ger.:*** Angass S†; Haemo-Exhirud Bufexamac; Stryphnasal N; ***Gr.:*** De-Nol; ***Hong Kong:*** De-Nol; Pepto-Bismol; ***Hung.:*** De-Nol†; ***India:*** Trymo; ***Indon.:*** Scantoma; ***Israel:*** Kalbeten; Pink Bismuth; ***Ital.:*** De-Nol; ***Mex.:*** Bismed; Bismofarma; Bisval; Facidmol; Itamol; Pepto-Bismol; Siparox; Sucrato; ***Neth.:*** De-Nol; ***NZ:*** De-Nol; ***Rus.:*** De-Nol (Де-Нол); ***S.Afr.:*** De-Nol; ***Singapore:*** De-Nol; ***Spain:*** Gastrodenol; Rectamigdol; ***Switz.:*** Amygdorectol; ***Thai.:*** Gastro-Bismol; ***Turk.:*** De-Nol; Dermatol; ***UK:*** De-Noltab; Pepto-Bismol; ***Ukr.:*** De-Nol (Де-Нол); ***USA:*** Bismatrol; Children's Kaopectate; Devrom; K-Pek†; Kao-Tin; Kaopectate; Kapectolin†; Maalox Total Relief; Peptic Relief; Pepto-Bismol; ***Venez.:*** Pepto-Bismol†.

多组分制剂 ***Arg.:*** Anusol; Anusol Duo S; Benitol; Bismuto con Pectina; Colistop; Colistoral†; Crema De Bismuto; Gastop; Gastranil†; Gastricur; Lemil; Mabis†; ***Austral.:*** BIP; ***Belg.:*** Gastrofilm†; Procto-Synalar; Rectovasol; ***Braz.:*** Aftine; Anusol-HC; Bismu-Jet; Bisuisan†; Claudemor; Colutoide; Cutisanol; Magnesia Bisurada; Neoseptil†; Salicilato de Bismuto Composto†; Senophile†; ***Canad.:*** Bismutal; Bismuth + Antacid; Onrectal; Pepto-Bismol; Watkins Settelz; ***Cz.:*** Carbocit; Mastu S; Sagittaproct†; Spofax; Suspensio Visnevski cum Pice Liquida Herbacos; ***Fin.:*** Tannopon†; ***Fr.:*** Anoreine†; Anusol; Bi-Qui-Nol; Cutiphile†; Paps; Pholcones Bismuth; ***Ger.:*** Angass; Bismolan H Corti; Combustin Heilsalbe†; Duoventrin†; Eulatin N†; Eulatin NH; Eulatin NN†; Faktu akut; Hamo-ratiopharm N; Hamoagil plus; Hexamon Bufexamac; Mastu akut; Ventricon N; Vit-u-pept†; ***Gr.:*** Hemorroidal; ***Hong Kong:*** Anusol; Anusol-HC†; Anuzinc; Haemoral; Mastu S; Rowatanal; ***Hung.:*** Bolus Adstringens; Dermaforine†; Gastritec; Mastu S; Nilacid; ***Indon.:*** Anusol-HC†; Anusol†; ***Irl.:*** Anugesic-HC; Anusol; Anusol-HC; Hemocane; Rowatanal; ***Israel:*** Hemo; Rectozorin; Rekiv; ***Ital.:*** Antiemorroidali; Anusol†; ***Malaysia:*** Rowatanal; ***Mex.:*** Estomacurol†; Heliton; Pepti-Max; ***Neth.:*** Anaesthetica; Roteroblong Maagtabletten; Suppositoria contra haemorrhoides; Theranal; ***Pol.:*** Gastro†; Hemorectal; ***Port.:*** Servetinal†; Synalar Rectal; ***Rus.:*** Anaesthesol (Анестезол); Anusol (Анузол); Neo-Anusol (Нео-анузол); Proctosan (Проктозан); Simetrid (Симетрид); Vicair (Викаир); Vicalin (Викалин); ***S.Afr.:*** Adco-Biskapect; Anugesic†; Anusol; Arola Rosebalm†; Chloropect; Enterodyne; Kantrexil; Sentinel Ulcer Mixture†; ***Singapore:*** Rowatanal; ***Spain:*** Grietalgen; Nasopomada; Sabanotropico†; Synalar Rectal; ***Switz.:*** Bismorectal; Cicafissan; Euproctol N†; Fissan†; Furodermal; Haemocortin; Haemolan; La pommade du Dr Brand; Leucen†; Magenpulver Hafter†; Magentabletten Hafter†; Rectoseptal-Neo bismuthe; ***Thai.:*** Anusol†; Bismocane; Mastu S; Ulgastrin; ***Turk.:*** Deriseptol; Dermikolin; Dervanol; Hemoralgine; Kortos; Metamorfoz; ***UK:*** Anugesic-HC; Anusol; Anusol-HC, Plus HC; Bisma-Rex; Hemocane; Moorland; OxBipp; Stomach Mixture; ***Ukr.:*** Proctosan (Проктозан); ***USA:*** Anumed; Anumed HC; BFI; Calmol; Helidac; Hem-Prep; Hemril; K-C; Kao-Paverin; Kaodene Non-Narcotic; Mammol; Pylera; Rectagene Medicated Rectal Balm; ***Venez.:*** Claudemor†; Klincosal; Polantac.

顺势疗法制剂 ***Austria:*** Astomera†; ***Fr.:*** Argentum Complexe no 98; ***Ger.:*** Gastritis Complex; Gastro Magentabletten; Nuxal comp.

Bisoxatin Acetate（*BANM*，*USAN*，*rINNM*）醋酸双酚沙丁

Acetato de bisoxatina; Bisoxatin Diacetate; Bisoxatine, Acétate de; Bisoxatini Acetas; Wy-8138. 2,2-Bis(4-hydroxyphenyl)-1,4-benzoxazin-3(2*H*,4*H*)-one diacetate.

Бизоксатина Ацетат

$C_{24}H_{19}NO_6$ = 417.4.

CAS — 17692-24-9 (bisoxatin); 14008-48-1 (bisoxatin acetate).

ATC — A06AB09.

ATC Vet — QA06AB09.

UNII — 79W5LFS83K.

OH
HN
O
OH

(bisoxatin)

简介

醋酸双酚沙丁为刺激性泻药，用于治疗便秘（详见第 1616 页），通常每晚口服 120mg。

制剂

专利制剂

Belg.: Wylaxine; ***Venez.:*** Regoxal.

Bran 麸炒

Crusca; Farelo; Kleie; Salvado; Son.

Отруби

UNII — 1L922R9NG2 (bran fibre); KQX236OK4U (oat bran); R60QEP13IC (rice bran); 6L966A1IMR (wheat bran).

性状 麸炒由谷类粮食的纤维外层组成。含有纤维素、多糖或半纤维、蛋白质、脂肪、矿物质和水分，也可含有部分芽孢和胚芽。依据谷种类，麸炒可提供水不溶性纤维，也可提供水溶性纤维（详见**膳食作用**）。它由谷类重量的12%组成，为磨制面粉的副产品，各种级别都可以使用。

Pharmacopoeias. *US* includes wheat bran.

USP 33（Wheat Bran） 谷类粮食的外层部分（由果皮、种皮、珠心组织和糊分层组成），可来源于 *Triticum aestivum*，*T. compactum*，*T. durum* 小麦或其他单粒和二粒小麦栽培品种。碾磨整粒小麦，依据碾磨程度可获得不同粒度的麸末。膳食纤维的含量不应小于36%。具芳香气味的淡褐色粉末。几乎不溶于冰水和乙醇。

不良反应

大量麸炒可暂时增加胃肠胀气、腹胀，但肠梗阻很少发生。

结肠无力 增加膳食纤维的吸收来缓解系统性硬皮病患者的便秘，而这些患者发生结肠无力已有报道[1]。

1. Gough A, *et al.* Dietary advice in systemic sclerosis: the dangers of a high fibre diet. *Ann Rheum Dis* 1998; **57:** 641–2.

腹泻 纤维的吸收明显增加可导致腹泻。减少膳食纤维2～3天，可恢复正常大便习惯[1]

1. Saibil F. Diarrhea due to fiber overload. *N Engl J Med* 1989; **320:** 599.

肠梗阻 肠梗阻可能与过量摄入麸炒相关[1～3]。

1. Allen-Mersh T, De Jode LR. Is bran useful in diverticular disease? *BMJ* 1982; **284:** 740.
2. Cooper SG, Tracey EJ. Small-bowel obstruction caused by oat-bran bezoar. *N Engl J Med* 1989; **320:** 1148–9.
3. Miller DL, *et al.* Small-bowel obstruction from bran cereal. *JAMA* 1990; **263:** 813–14.

注意事项

肠梗阻或腹部疾病诊断不明确患者禁用麸炒。如果容积性泻药麸炒干吞下，可能发生肠、食管梗阻的特殊危险；服用麸炒时，应该饮用足量液体；睡觉前即刻禁用。麸质肠病和下腹部疾病患者避免使用。

药物相互作用

当麸炒与其他一些药物同时口服，它可减少这些药物的吸收。妨碍铁、锌和钙吸收已有报道；磷酸钙可增加麸炒中和植酸的作用，植酸可影响吸收的作用。

用途和用法

麸炒为源于膳食纤维的容积性泻药，主要治疗胃肠道疾病，如便秘（详见第1616页），特别是憩室病（详见第1618页）；也用于肠易激综合征，尽管治疗价值有质疑（详见第1621页）。麸炒服用时应该饮用大量液体。

麸炒也可作为谷类早餐的主要成分。

膳食作用 对称为膳食纤维的复杂混合物没有精确定义。它可以定义为抵抗人消化酶水解的植物多糖和木质素，还包括许多物质，如细胞壁和相关的多糖。非淀粉多糖为植物细胞璧的主要成分，它可作为评价膳食纤维的指标。由水溶性的纤维如果胶、树胶和植物黏液和水不溶性纤维（如纤维素）组成。小麦、玉米和稻米主要含有水不溶性非淀粉多糖，然而燕麦、大麦和黑麦则含有比例较多的水溶性纤维。由于美国原有纤维定义中包括非易消化的动物碳水化合物，美国 Food and Nutrition Board 提出新的纤维定义：膳食纤维由非易消化的碳水化合物和植物中原有的、完整的木质素组成；功能性纤维由分离的、非易消化植物或动物碳水化合物组成，它对人体生理效应有益。膳食纤维加功能性纤维为总纤维[2]。

在英国，为非淀粉多糖膳食公布了膳食参考值（dietary reference values，DRV）[1]。DRV 建议[1]，成年人每日饮食应该含有各品种的非淀粉多糖平均 18g（个体范围 12～24g），它主要从天然完整成分的各种食物获得。儿童应该根据体重接受较少比例的非淀粉多糖。没有资料证实每日摄入非淀粉多糖超过 32g 更有益，所以超过这个量不能获益。

在美国，建议成年人以及 1 岁以上儿童，每消耗 1000 卡（1 卡=4.18 焦耳）摄入总膳食纤维 14g[3]。

1. DOH. Dietary reference values for food energy and nutrients for the United Kingdom: report of the panel on dietary reference values of the committee on medical aspects of food policy. *Report on health and social subjects 41*. London: HMSO, 1991.
2. Standing Committee on the Scientific Evaluation of Dietary Reference Intakes of the Food and Nutrition Board. *Dietary Reference Intakes for energy, carbohydrate, fiber, fat, fatty acids, cholesterol, protein, and amino acids*. Washington DC: National Academy Press, 2002/2005. Also available at: http://www.nap.edu/openbook.php?record_id=10490 (accessed 04/04/08)
3. Slavin JL. Position of the American Dietetic Association: health implications of dietary fiber. *J Am Diet Assoc* 2008; **108:** 1716–31. Correction. *ibid.* 2009; **109:** 350.
Also available at: http://www.eatright.org/WorkArea/linkit.aspx?LinkIdentifier=id&ItemID=8442 (accessed 15/07/10)

疾病预防 结肠直肠癌、缺血性心脏疾病、糖尿病和肥胖等疾病在富裕的发达国家为常见疾病，而在偏远的非洲则较少见。疾病模式的差异与发达国家同偏远非洲相比的低纤维摄入相关。但是，饮食和生活方式有许多其他差异，如在偏远的非洲脂肪、蛋白质和糖摄入低，毒素和污染物暴露较少可能会产生差异。富贵病可能主要由于高能量食物的过度消费而不是膳食纤维摄入不足[1]。

大规模、前瞻性、队列研究提过了**结肠直肠癌**风险降低与大量摄入膳食纤维的相关性，得出结果不一致；同时，结果显示结肠直肠腺瘤的复发率部分没有降低(尽管多数腺瘤不能发展为肿瘤，故这些结果的相关性不清楚[2])。13 项前瞻性队列研究总体分析发现膳食纤维的摄入与结肠直肠肿瘤明显负相关。但是，调整了其他危险因素后，负相关减弱而且无统计学意义。有些研究提示摄入谷类纤维和全谷食品的纤维两者与降低直肠癌风险呈弱相关[3]。有些评论家认为，纤维是一个宽泛的术语，包括许多影响消化生理效应的各种有机食材[4]。再者，使用纤维补充剂不是完全没有不良反应，研究提示发酵的纤维食材能刺激结肠细胞增殖[5]。但是，细胞增殖作为结肠癌进展的一个标志，有些作者对它的作用提出了质疑[6]。

在 2 型**糖尿病**患者中开展的小规模、随机、交叉研究结果提示：提高膳食纤维的摄入与高血糖控制改善、血浆高胰岛素水平降低和血脂水平减少相关[7]。有些前瞻性队列研究发现全谷摄入与 2 型糖尿病发病风险呈负相关[8～11]，一些谷类纤维摄入研究也得出负相关的结果[9～11]，但是纤维含量不能完全解释全谷的保护作用[8]。

纤维通过替换膳食中热量和营养，增加饱食感，减少小肠有效吸收而阻碍能量摄入。流行病学的研究支持大量膳食纤维的摄入可防止**肥胖**的假说；人群的报道也证实纤维摄入越多，肥胖发生率越低[12]。体重增加与全谷摄入增加呈负相关，但是体重增加与精制谷类摄入增加呈正相关，同时强调区分精制谷类产品与全谷产品的重要性[13]。

一项大规模、前瞻性、在男性中的队列研究发现，全谷摄入与**冠心病**发生率呈负相关，麸炒的负相关性更强。通过调整冠心病的其他危险因素，负相关性减弱，但是没有消除[14]。有些研究提示高纤维饮食有中等程度降低血压的作用[15]。

1. Anonymous. The bran wagon. *Lancet* 1987; **i:** 782–3.
2. Byers T. Diet, colorectal adenomas, and colorectal cancer. *N Engl J Med* 2000; **342:** 1206–7.
3. Park Y, *et al.* Dietary fiber intake and risk of colorectal cancer: a pooled analysis of prospective cohort studies. *JAMA* 2005; **294:** 2849–57.
4. Goodlad RA. Dietary fibre and the risk of colorectal cancer. *Gut* 2001; **48:** 587–9.
5. Wasan HS, Goodlad RA. Fibre-supplemented foods may damage your health. *Lancet* 1996; **348:** 319–20.
6. Hill MJ, Leeds AR. Fibre and colorectal cancer. *Lancet* 1996; **348:** 957.
7. Chandalia M, *et al.* Beneficial effects of high dietary fiber intake in patients with type 2 diabetes mellitus. *N Engl J Med* 2000; **342:** 1392–8.
8. Liu S, *et al.* A prospective study of whole-grain intake and risk of type 2 diabetes mellitus in US women. *Am J Public Health* 2000; **90:** 1409–15.
9. Meyer KA, *et al.* Carbohydrates, dietary fiber, and incident type 2 diabetes in older women. *Am J Clin Nutr* 2000; **71:** 921–30.
10. Fung TT, *et al.* Whole-grain intake and the risk of type 2 diabetes: a prospective study in men. *Am J Clin Nutr* 2002; **76:** 535–40.
11. Montonen J, *et al.* Whole-grain and fiber intake and the incidence of type 2 diabetes. *Am J Clin Nutr* 2003; **77:** 622–9.
12. Slavin JL. Dietary fiber and body weight. *Nutrition* 2005; **21:** 411–18.
13. Liu S, *et al.* Relation between changes in intakes of dietary fiber and grain products and changes in weight and development of obesity among middle-aged women. *Am J Clin Nutr* 2003; **78:** 920–7.
14. Jensen MK, *et al.* Intakes of whole grains, bran, and germ and the risk of coronary heart disease in men. *Am J Clin Nutr* 2004; **80:** 1492–9.
15. He J, *et al.* Effect of dietary fiber intake on blood pressure: a randomized, double-blind, placebo-controlled trial. *J Hypertens* 2004; **22:** 73–80.

制剂

专利制剂

Braz.: Trifibra Mix; **Canad.:** Novo-Fiber; **Fr.:** Doses-O-Son; Infibran; **Mex.:** Fisiolax†; **Neth.:** Fiberform; **Port.:** Infibran; **Swed.:** Fiberform; Fiberform Mix.

多组分制剂 **Arg.:** Gelax; Gurfi Fibras†; **Austral.:** Prochol†; **Austria:** Herbelax†; **Mex.:** Psilumax†; **Pol.:** Magnezytki†; Otrebuski†; **Venez.:** Senokot con Fibra†.

Bromopride (*rINN*) 溴必利

Bromoprida; Bromopridum; CM-8252; VAL-13081. 4-Amino-5-bromo-*N*-(2-diethylaminoethyl)-*o*-anisamide.

Бромоприд

$C_{14}H_{22}BrN_3O_2$ = 344.2.

CAS — 4093-35-0.

ATC — A03FA04.

ATC Vet — QA03FA04.

UNII — 75473V2YZK.

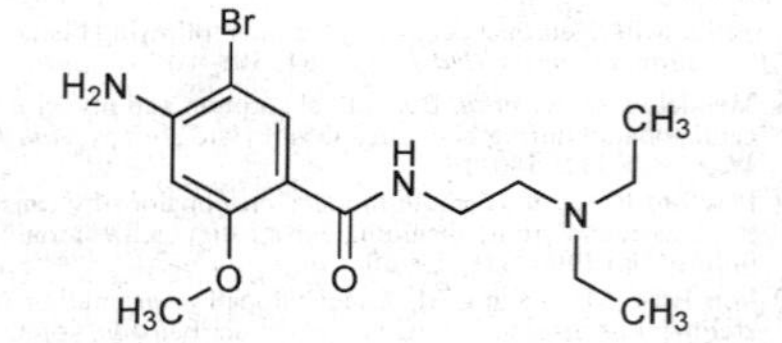

简介

溴比利为吗氯贝胺的替代物，与甲氧氯普胺（详见第1668页）作用相似，用于治疗各种胃肠道疾病，包括恶心和呕吐（详见第1622页）和胃动力疾病。通常口服每日 20～60mg，分次服用；肌内注射或静脉注射，每日 10～20mg。也使用盐酸盐。

制剂

专利制剂

Braz.: Bilenzima; Bromopan; Bromoprid†; Digerex; Digesan; Digesprid; Digestil; Digestina; Digeston†; Pangest; Plamet; Pridecil; **Ital.:** Procirex; Valopride.

多组分制剂 **Braz.:** Digecap-Zimatico; Enziprid†; Lansoprid; Primeral; **Port.:** Modulanzime.

Buckthorn 鼠李

Bacca Spinae Cervinae; Espino cerval; Kreuzdorn; Nerprun.

Жостер Слабительный; Крушина Слабительная

UNII — 2C5Q57D7Z4 (buckthorn extract).

注：区别 Alder Buckthorn Bark（见弗朗鼠李皮，第1652页）与 Sea Buckthorn（沙棘油）（见第2327页）。

Pharmacopoeias. In *Ger.*

简介

鼠李为鼠李属（鼠李科）成熟果实的干燥品，也可偶尔使用树皮。鼠李是蒽醌类刺激性泻药。

制剂

多组分制剂 **Austral.:** Neo-Cleanse; **Rus.:** Laxantis Species No 1 (Слабительный Сбор 1); Vicair (Викаир); Vicalin (Викалин); **UK:** Cleansing Herbs; Lion Cleansing Herbs; **USA:** Detox.

Butropium Bromide (*rINN*) 布托溴铵

Bromuro de butropio; Butropii Bromidum; Butropium, Bromure de. (−)-(1*R*,3*r*,5*S*)-8-(4-Butoxybenzyl)-3-[(*S*)-tropoyloxy]tropanium bromide.

Бутропия Бромид

$C_{28}H_{38}BrNO_4$ = 532.5.

CAS — 29025-14-7.

UNII — R3K4503MV7.

Pharmacopoeias. In *Jpn.*

简介

布托溴铵为季铵类抗毒蕈碱药，同阿托品外周的作用相似（详见第 1176 页）。用于内脏痉挛的对症治疗，每日口服 30mg，分 3 次。

制剂

专利制剂

Indon.: Coliopan†; ***Jpn:*** Coliopan; ***Malaysia:*** Coliopan; ***Singapore:*** Coliopan†.

Buzepide Metiodide (*rINN*) 甲碘布䓬

Buzépide, Métiodure de; Buzepidi Metiodidum; Diphexamide Iodomethylate; FI-6146; Metazepium Iodide; Metioduro de buzepida; R-661. 1-(3-Carbamoyl-3,3-diphenylpropyl)-1-methylperhydroazepinium iodide.

Бузепида Метйодид

$C_{23}H_{31}IN_2O$ = 478.4.

CAS — 15351-05-0.

UNII — 5A9S567K16.

简介

甲碘布䓬为季铵类抗毒蕈碱药，同阿托品外周的作用相似（详见第 1176 页）。它可与治疗上呼吸道疾病的其他化合物联用，并用于治疗平滑肌痉挛的胃肠道疾病。

制剂

多组分制剂 ***Fr.:*** Vesadol†.

Calcium Carbonate 碳酸钙

Calcii carbonas; Calcii Carbonas Praecipitatus (precipitated calcium carbonate); Calcium, carbonate de; Carbonato de calcio; Creta Preparada; E170; Kalcio karbonatas; Kalciumkarbonat; Kalcium-karbonát; Kalsiumkarbonaatti; Kalsiyum karbonat; Precipitated Calcium Carbonate; Precipitated Chalk; Uhličitan vápenatý; Wapnia węglan; Wapnia węglan strącony (precipitated calcium carbonate).

Кальция Карбонат

$CaCO_3$ = 100.1.

CAS — 471-34-1.

ATC — A02AC01; A12AA04.

ATC Vet — QA02AC01; QA12AA04.

UNII — H0G9379FGK.

Pharmacopoeias. In *Chin., Eur.* (see p.vii), *Int., Jpn, US,* and *Viet.*

US includes Ground Limestone.

Ph. Eur. 6. 8（Calcium Carbonate） 白色或类白色粉末。几乎不溶于水。

USP 33（Calcium Carbonate） 精细、白色、无臭、微晶性粉末。几乎不溶于水；它在水中的溶解度随二氧化碳或铵盐的存在而增加，尽管有些碱性氢氧化物的存在可能会降低它的溶解度；不溶于乙醇；溶解于乙酸、盐酸和硝酸等而泡腾。

USP 33（Ground Limstone） 白色或类白色、精细、微晶状粉末，几乎由碳酸钙构成。

不良反应、处置和注意事项

偶尔碳酸钙可引起便秘。有些患者因二氧化碳释出可能出现胃肠胀气。高剂量或延长用药时间可能导致胃酸过多和反酸。碳酸钙同其他钙盐一样，可引起高钙血症（详见第1597页），特别是肾损伤或用药剂量过高时。由于碳酸阴离子可引起碱中毒（详见第1590页）。乳碱综合征（详见下文）和组织钙化极少报道。与钙补充剂相关的心肌梗死危险增加的可能性升高（见**对心血管系统的影响**，第1598页）。

使用碳酸钙的注意事项详见钙，第1597页。

乳碱综合征 乳碱综合征 1920 年首次确定，以高钙血症、碱中毒和肾损伤为主要特征，当患者摄入大量钙和可吸收碱性物质时可发生[1～3]；随着长期吸收，可能发展为异常钙化[3]。

碳酸钙是钙和碱的常见来源。治疗骨质疏松症患者和大量摄入抗酸药的患者可能发生乳碱综合征[3]。尽管认为每日摄入元素钙最高 2g 安全，但是已报道摄入更低剂量的钙也发生了乳碱综合征[1，3]。有些患者可能更易感，易感因素包括食欲过盛或者妊娠剧吐相关的呕吐[3]、肾功能衰竭前期、合用改变钙稳态环境的药物[1，3]。

噻嗪类利尿药可增加服用中度剂量碳酸钙患者发生乳碱综合征危险的参考文献，见第1261页。

1. Picolos MK, *et al.* Milk-alkali syndrome is a major cause of hypercalcaemia among non-end-stage renal disease (non-ESRD) inpatients. *Clin Endocrinol (Oxf)* 2005; **63:** 566–76.
2. Felsenfeld AJ, Levine BS. Milk alkali syndrome and the dynamics of calcium homeostasis. *Clin J Am Soc Nephrol* 2006; **1:** 641–54.
3. Medarov BI. Milk-alkali syndrome. *Mayo Clin Proc* 2009; **84:** 261–7.

药物相互作用

参见其他钙盐，详见第1598页。

同概述第1615页一样，抗酸药包括钙盐可与许多其他药物发生相互作用，既改变胃 pH 值和排空，又形成不吸收的复合物。通过服用碳酸钙和其他药物间隔2～3h 可降低两者的相互作用。

奥美拉唑 一项在 18 名年龄 65 岁以上妇女中开展的研究发现，服用奥美拉唑 1 周后，空腹从碳酸钙补充的钙吸收显著降低，相对钙吸收减少安慰剂组为 9.1%，而奥美拉唑组为 3.5%[1]。

1. O'Connell MB, *et al.* Effects of proton pump inhibitors on calcium carbonate absorption in women: a randomized crossover trial. *Am J Med* 2005; **118:** 778–81.

药动学

碳酸钙可通过胃酸转化为氯化钙，部分钙从肠道吸收，未吸收部分经粪便排泄，同其他钙盐描述一样（第1598页）。

用途和用法

碳酸钙为抗酸药（详见第1615页），通常一次口服剂量不超过 1.5g。常常同其他抗酸药，特别是含镁的抗酸药联用。

在钙缺乏时，碳酸钙可用作补钙剂；骨质疏松时，碳酸钙可作为辅助治疗药，同第1599页钙项下描述。

碳酸钙与磷酸盐在胃肠道结合形成不溶性复合物，减少了磷酸盐吸收。可用它治疗慢性肾衰竭造成的高磷酸盐血症（详见**肾性骨营养不良**，第1051页）或继发的甲状旁腺功能亢进症（详见第1052页）。根据血磷水平调整剂量。典型碳酸钙口服，每日剂量为 3～7g（1.2～2.8g 钙），分次服用。尽管美国 National Kidney Foundation 建议，肾功能衰竭者每日通过钙为基础的磷酸盐结合物提供元素钙的剂量不能超过 1.5g。儿童剂量，见下文。

碳酸钙用也作为食品添加剂。

顺势疗法 天然形式的碳酸钙已经以下列名称用于顺势疗法药物中：Calcarea Carbonica；Calc. Carb.；Calcium carbonicum Hahnemanni；Conchae；CalciumCarbonate of Hahnemann；Cal. carb。

儿童用法 碳酸钙可作为磷酸盐的结合剂用于肾衰竭和高磷酸盐血症的儿童。*BNFC 2009* 推荐幼儿和儿童餐前服用或同服，每日 3～4 次，依据需要调整剂量：

- 1 个月～1 岁，120mg；
- 1 岁～6 岁，300mg；
- 6 岁～12 岁，600mg；
- 12 岁～18 岁，1.25g。

制剂

BP 2010: Alginate Raft-forming Oral Suspension; Calcium and Colecalciferol Tablets; Chewable Calcium Carbonate and Heavy Magnesium Carbonate Tablets; Chewable Calcium Carbonate Tablets;
USP 33: Alumina, Magnesia, and Calcium Carbonate Oral Suspension; Alumina, Magnesia, and Calcium Carbonate Tablets; Alumina, Magnesia, Calcium Carbonate, and Simethicone Tablets; Aluminum Subacetate Topical Solution; Calcium and Magnesium Carbonates Oral Suspension; Calcium and Magnesium Carbonates Tablets; Calcium Carbonate and Magnesia Tablets; Calcium Carbonate Lozenges; Calcium Carbonate Oral Suspension; Calcium Carbonate Tablets; Calcium Carbonate, Magnesia, and Simethicone Tablets.

专利制剂

Arg.: Bica†; Calcio Acido; Calcional; Calcium-Sandoz; Dexacid†; Pluscal; Renacalcio; Ultracalcium; Uvasal Tums; ***Austral.:*** Andrews Tums; Cal-Sup; Caltrate; Sandocal†; Titralac; ***Austria:*** Calcium-Sandoz; Dreisacarb; ***Belg.:*** Cacit; Calci-Chew; Sandoz Calcium; Steocar; ***Braz.:*** Calcium-Sandoz F; Calciumvit†; Calsan; Maxicalc; Nutricalcio†; Os-Cal; Osporin†; Osseopor; ***Canad.:*** Apo-Cal†; Cal-500; Calciforte; Calcite†; Calcium Oyster Shell†; Calcium-Sandoz†; Calsan†; Caltrate; Hi Potency Cal; Maalox Extra Strength†; Maalox Quick Dissolve†; Maalox Regular Strength†; Neo Cal; Nu Cal; Os-Cal†; Trial Antacid; Tums; ***Chile:*** Calcefor; Calcio†; Calcium Factor; Calcium-Sandoz; Calcivorin; Caprimida; Elcal; Kaplus; Levucal; Natecal; Sanidecal; ***Cz.:*** Maxi-Kalz; Vitacalcin; ***Denm.:*** Calcium-Sandoz; ***Fin.:*** Calcichew; Calcium-Sandoz; Kalcidon; Kalcipos; ***Fr.:*** Cacit; Calcidia; Calcidose; Calciprat; Calcium-Sandoz; Calperos; Calprimum; Caltrate; Densical; Eucalcic†; Fixical; Osteocal; Perical; ***Ger.:*** Basti-Cal†; Calci-Gry; Calcigamma†; Calcimagon†; Calcimed†; Calcium AL; Calcium beta; Calcium Dago†; Calcium Hexal†; Calcium Stada; Calcium Verla; Calcium von CT†; Calcium-CT; Calcium-dura†; Calcium-Sandoz; CC-Nefro; Dreisacarb; Loscalcon; Ospur Ca; Vivural†; ***Gr.:*** Alcamex; Body-Calcin; Calciform; Calciforte; Calcioral; Frubiose-N; ***Hong Kong:*** Apo-Cal; Calcium-Sandoz; Caltrate; Doctor's Choice Calcium; Os-Cal; Scott's Hi-Calcium; Titralac†; ***Hung.:*** Beres Calcium; Calcicarb; Calcichew; Calcium-Sandoz; Remegel; ***India:*** Calcium-Sandoz; Sandocal; ***Indon.:*** Calcium-Sandoz Junior Strength; Calnat; Calos; Calsan†; Osteocal; Stomacain; ***Irl.:*** Cacit; Calcichew; Remegel; Rennie Chewable Tablets; Rowarolan; Sandocal; ***Israel:*** Calci-Rav; Calcimore; Calcium-Sandoz; Caltrate; Fast; Tums; Tzarevet X; ***Ital.:*** Adiecal; Biocalcium; Cacit; Cal-Car; Calbisan†; Calciodie; Calciopiu; Calcium-Sandoz; Calma; Carbo†; Carbosint; Carbotop†; Idracal; Lubical; Metocal; Recal†; Savecal; Top Calcium; ***Malaysia:*** Apo-Cal†; Cal-Sup; Caltrate; ***Mex.:*** Bexacal; Calcifar; Calcium-Sandoz; Calsan; Caltrate; Ciocar†; Mubonet; Osteomin; Solibone†; Tums; ***Mon.:*** Orocal; ***Neth.:*** Cacit; Calci-Chew; Calcium-Sandoz; ***Norw.:*** Calcium-Sandoz; Titralac; ***NZ:*** Calcium-Sandoz; Caltrate; Osteo; Titralac; ***Philipp.:*** Calci-Aid; Calcium-Sandoz†; Calmate; Calsan; Tums; ***Pol.:*** Additiva Calcium; Calcium-Sandoz Forte; Calperos; FrutiCal; Ostical; Vicalvit†; ***Port.:*** Calcior; Calcioral; Calcitab; Calcium-Sandoz; Natecal; Sandocal; Tums; ***Rus.:*** Calcium-Sandoz Forte (Кальций-Сандоз Форте); ***S.Afr.:*** Calcichew†; Calcium-Sandoz; Calsuba†; Caltrate; Titralac†; Tums†; ***Singapore:*** Cal-Sup; Calcium-Sandoz; Caltrate; ***Spain:*** Calcium-Sandoz Forte; Caosina; Carbocal; Cimascal; Densical; Mastical; Natecal; ***Swed.:*** Calcitugg; Calcium-Sandoz; Kalcidon; Kalcipos; Kalcitena; ***Switz.:*** Calcium-Sandoz; Calperos; Fixateur phospho-calcique; ***Thai.:*** Bo-Ne-Ca; Bonetec; Cal-Os; Cal-ups; Calbone; Calcanate; Calcap; Calcar; Calcarbonate; Calcium Central Poly; Calcium TO; Calcium-Sandoz; Calmate; Calsum; Caltab; Caltab Forte; Caltrate; Caltrex; Carbocal; Carbocalc; Chalkcap; Chalktab; Kal-Forte; OB Cal; Patar Kal; Pharcal; Prima-Cal; Sorcal†; T-Bon; V-Calcium; Weifa-Calcium; ***Turk.:*** Anti-Fosfat Cc; Calcimed; Calcium-Sandoz; ***UK:*** Adcal; Cacit; Calcichew; Rap-eze; Remegel; Rennie Soft Chews; Sandocal; Sea-Cal; Setlers; Tums; ***USA:*** Alka-Mints; Antacid; Calci-Chew; Calci-Mix; Calcium-600; Caltrate; Chooz; Maalox Antacid Barrier; Maalox Antacid/Calcium†; Maalox Childrens; Maalox Quick Dissolve†; Mallamint; Mylanta; Nephro-Calci; Os-Cal; Oysco; Oyst-Cal; Rolaids Extra Strength Softchews; Surpass; Titralac Extra Strength; Trial Antacid; Tums; ***Venez.:*** Calcion; Calcium-Sandoz; Caltrate†; Foscalvit; Frutacid; Oscal†; Sandocal; Titralac; Tums.

Used as an adjunct in: ***Arg.:*** Aspirina; ***Braz.:*** Bufferin; ***Canad.:*** Aspirin with Stomach Guard; Bufferin; Tri-Buffered ASA; ***Hung.:*** Kalmopyrin; ***Ital.:*** Bufferin†; ***Pol.:*** Calcipiryna; Polopiryna S; ***USA:*** Adprin-B; Ascriptin; Asprimox†; Bufferin; Extra Strength Bayer Plus; Magnaprin†.

顺势疗法制剂 ***Austral.:*** Allergy Relief; Elimitona Slim & Detox; ***Austria:*** Muliment†; Osteoplex; Viburcol†; Zahnkugelchen; ***Canad.:*** Bioactiv E; Bioactiv R; Earache; Formula DE 226; Hea Complex; Hepar Compositum; Homeo-Form P; Hylands Formula S; Hylands Sinus; Phyto-Cal; Rexorubia; Sinus; Sinuspax†; Sorinoheel; Tee Complex; Ubicoenzyme; Ursical Formula; Urticalcin; Viburcol; ***Chile:*** Bioactiv D; Bioactiv E; Bioactiv R; ***Cz.:*** Feminon†; Hormeel S; Viburcol; ***Fr.:*** Calcarea Compose; Dolitravel†; Formule de l'Abbe Chaupitre no 44; Formule de l'Abbe Chaupitre no 48; Jenoverine; Osteocynesine; Rexorubia; Sels Calcaires Nutritifs; Sepia Complexe No 20; Sinuspax; Slimum†; Veino-Drainol; ***Ger.:*** Agaricus comp; Alymphon†; Araniforce rheuma; Araniforce-forte†; Chirofossat; Colchicum comp†; Coradol†; Coxa-cyl Ho-Len-Complex†; Feminon N; Hepar comp; Hewelymphon N; Infi-Lymphect†; Infi-Symphytum†; Infifer†; Infihepan†; Mulimen S†; Muliment†; Osanit; Oto-cyl Ho-Len-Complex; Paravertebral LWS†; Pflugerplex Lemna; Ranocalcin HM; Rhino-Gastreu N R49†; Roth's Ropulmin†; Sanguisan N†; Sepia comp; Steirocall N; Steiroplex; Symphytum Ro-Plex (Rowo-776)†; Viburcol N; ***Neth.:*** Auriculite; Caltrivat†; Dermafleur; Jenoverine; Lergilite; Myamolite; Osteocynesine; Prurilite; Urtizon complex; Venafleur; Viburcol H; ***Port.:*** Osteocynesine; ***Rus.:*** Urtica-Plus (Уртика-Плюс); ***S.Afr.:*** Aufbaukalk II†; Viburcol; ***Switz.:*** Osanit†; Regenaplex Nr. 51c; Regenaplex Nr. 88b; Urticalcin; ***UK:*** Conchae comp.; Fragador; ***Ukr.:*** Hepar Compositum (Гепар Композитум)†; Immunokind (Иммунокинд).

Carbenoxolone Sodium (*BANM, USAN, rINNM*) 甘珀酸钠

Carbenoxolona sódica; Carbénoxolone Sodique; Disodium Enoxolone Succinate; Karbenoksolon Sodyum; Natrii Carbenoxolonum. 3β-(3-Carboxypropionyloxy)-11-oxo-olean-12-en-30-

oic acid, Disodium Salt.

Натрий Карбеноксолон

$C_{34}H_{48}Na_2O_7$ = 614.7.

CAS — 5697-56-3 (carbenoxolone); 7421-40-1 (carbenoxolone disodium).

ATC — A02BX01.

ATC Vet — QA02BX01.

UNII — F1MP7242Z5.

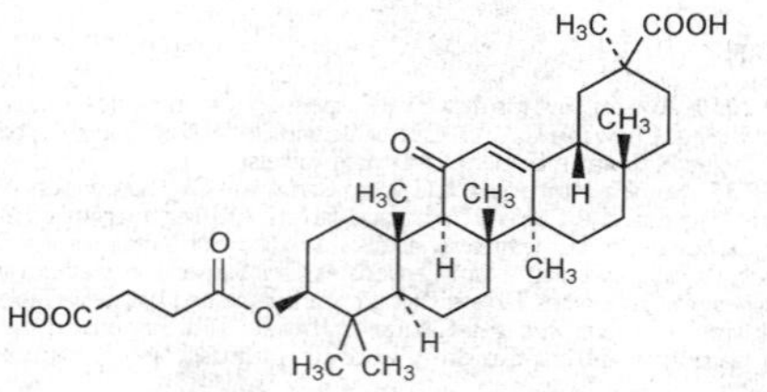

(carbenoxolone)

Pharmacopoeias. In *Br.*

BP 2010 (Carbenoxolone Sodium) 白色或淡黄色，引湿性粉末。易溶于水；略溶于乙醇；几乎不溶于氯仿和乙醚。10%水溶液的 pH 值为 8.0～9.2。

简介

甘珀酸钠是一种甘草酸合成的衍生物（详见第2248页），是许多局部治疗口腔溃疡（第1622页）的药物之一。通常制成 2%凝胶或 1%含漱液使用。以前用作消化性溃疡病的黏膜保护剂，也可与抗酸药和海藻酸合用治疗胃食管反流。

不良反应 甘珀酸钠具有盐皮质激素样作用，可产生水、钠潴留及低血钾。肌无力[1~5]、肌肉坏死[4]、肌病[1]、高血压病[2]、头痛[2]、心力衰竭[2]、精神错乱[4]、反射消失[3]、肾小管损伤[5]与急性肾小管坏死[4]都与甘珀酸钠引起低钾血症有关。甘珀酸钠诱发的高血压促成易感致命多动脉炎的发作[6]。

1. Fyfe T, *et al.* Myopathy and hypokalaemia in carbenoxolone therapy. *BMJ* 1969; **3:** 476.
2. Davies GJ, *et al.* Complications of carbenoxolone therapy. *BMJ* 1974; **3:** 400–2.
3. Royston A, Prout BJ. Carbenoxolone-induced hypokalaemia simulating Guillain-Barré syndrome. *BMJ* 1976; **2:** 150–1.
4. Descamps C, *et al.* Rhabdomyolysis and acute tubular necrosis associated with carbenoxolone and diuretic treatment. *BMJ* 1977; **1:** 272.
5. Dickinson RJ, Swaminathan R. Total body potassium depletion and renal tubular dysfunction following carbenoxolone therapy. *Postgrad Med J* 1978; **54:** 836–7.
6. Sloan J, Weaver JA. A case of polyarteritis developing after carbenoxolone therapy. *Ir Med J* 1968; **1:** 505–7.

管理 甘珀酸钠粉末对鼻黏膜有刺激作用。

精神功能 有些患者的高皮质醇水平与记忆减退和神经功能丧失相关。甘珀酸抑制 11-β-羟化类固醇脱氢酶-1，所以可选择性降低细胞内皮质醇水平。一项在 10 名健康老年男性的小规模、交叉研究[1]报道，每次口服甘珀酸 100mg，每日 3 次，服用 4 周，语言流畅性较安慰剂明显改善；但是对视觉和语句记忆、非语言的推理或处理速度没有影响。12 名稳定期 2 型糖尿病患者服用相同剂量甘珀酸 6 周，视觉记忆较安慰剂明显改善，但是语言流畅性和其他积分没有改变。所有受试者每日给予阿米洛利 10mg，预防盐皮质激素的不良反应[1]（尽管阿米洛利降低甘珀酸的有效性已经报道）。

1. Sandeep TC, *et al.* 11β-Hydroxysteroid dehydrogenase inhibition improves cognitive function in healthy elderly men and type 2 diabetics. *Proc Natl Acad Sci U S A* 2004; **101:** 6734–9.

制剂

专利制剂

Austral.: Bioral†; ***Austria:*** Rowadermat; ***Hong Kong:*** Herpesan; ***Hung.:*** Carbosan; ***Irl.:*** Carbosan; ***Malaysia:*** Herpesan; ***Philipp.:*** Rowagel; ***Singapore:*** Herpesan; ***Spain:*** Sanodin.

多组分制剂 ***Irl.:*** Pyrogastrone†.

Casanthranol (*USAN*) 鼠李蒽酚

Casantranol.

Казантранол

CAS — 8024-48-4.

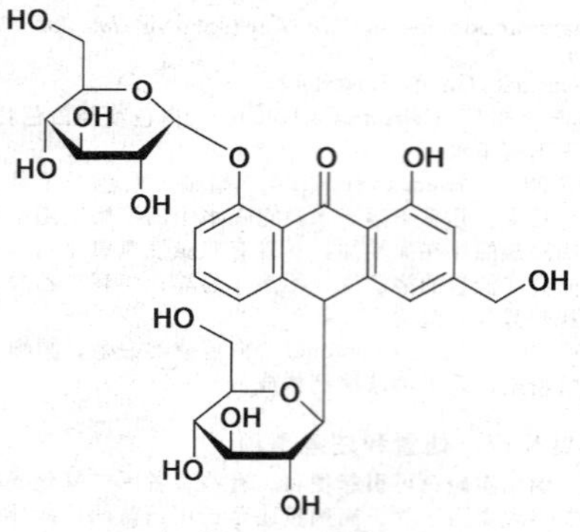

(cascaroside A)

Pharmacopoeias. In *US.*

USP 33 (Casanthranol) 来自鼠李。以干燥物计算，总羟基蒽衍生物的含量不低于 20%，干燥物包括的鼠李苷（Cascarosides）不低于 80%，总羟基蒽衍生物和药鼠李苷均以鼠李苷 A（$C_{27}H_{32}O_{14}$=580.5）计算。

淡褐色至褐色，非结晶、引湿性粉末。易溶于水；溶后有部分残渣；部分溶于甲醇及热异丙醇；几乎不溶于丙酮。贮藏于密闭容器中。温度不超过 30℃。避光。

简介

鼠李蒽酚是一种蒽醌类刺激性轻泻药，一般性能与番泻叶相似（第 1690 页）。常规剂量，每日口服 30～60mg，与通便剂联合使用。严重病例，每次 90mg 每日 1 次或每次 60mg，每日 2 次。

制剂

专利制剂

Belg.: Cascalax†; ***Neth.:*** Cascalax.

多组分制剂 ***Arg.:*** Bil 13; En-Ga-Lax; ***Canad.:*** Laxolax Phyto; Peri-Colace†; ***Spain:*** Laxvital; ***USA:*** Docusoft Plus; Laxative & Stool Softener.

Cascara 鼠李皮

Amerikinių šaltekšnių žievė; Cáscara sagrada; Cascararinde; Chittem Bark; Kaszkarabokor kéreg; Kůra řešetláku Purshova; Rhamni purshianae cortex; Rhamni Purshiani Cortex; Sacred Bark; Sagradabark; Sagradankuori.

Жостер Пурша; Крушина Пурша

CAS — 8047-27-6; 8015-89-2 (cascara sagrada extract).

ATC — A06AB07.

ATC Vet — QA06AB07.

ATC Herb — HA06AB5014 (Rhamnus purshiana: bark).

UNII — 4VBP01X99F.

Pharmacopoeias. In *Eur.* (see p.vii) and *US.*

Ph. Eur. 6.8 (Cascara) 干燥，完整或破碎的（*Rhamnus purshianus*）（=*Frangula Purshiana*）树皮。羟基蒽苷和鼠李苷均表示为鼠李苷 A（$C_{27}H_{32}O_{14}$=580.5）并以干燥物计算，羟基蒽苷含量不低于 8.0%，包含的鼠李苷不低于 60%。避光。

USP 33 (Cascara Sagrada) 晒干的鼠李（*Rhamnus purshiana*）树皮。以干燥物计算，总羟基蒽衍生物的含量不低于 20%，干燥物包括的鼠李苷不低于 80%，总羟基蒽衍生物和鼠李苷均以美鼠李苷 A 计算。具有特殊臭。

简介

鼠李皮是一种蒽醌类刺激性轻泻药，一般性能与番泻叶相似（第 1690 页）。本品用于治疗便秘，每日口服剂量约相当于总羟基蒽衍生物 20～30mg。

哺乳 没有发现哺乳妇女服用鼠李皮的哺乳婴儿发生不良反应。所以，American Academy of Pediatrics 认为[1]使用本品的哺乳妇女可以哺乳。

1. American Academy of Pediatrics. The transfer of drugs and other chemicals into human milk. *Pediatrics* 2001; **108:** 776–89. [Retired May 2010] Correction. *ibid.*; 1029. Also available at: http://aappolicy.aappublications.org/cgi/content/full/pediatrics%3b108/3/776 (accessed 08/11/06)

制剂

BP 2010: Cascara Dry Extract; Cascara Tablets;
USP 33: Aromatic Cascara Fluidextract; Cascara Sagrada Extract; Cascara Sagrada Fluidextract; Cascara Tablets.

专利制剂

Arg.: Natulax†; ***Braz.:*** Laxsotrin; ***Fr.:*** Peristaltine; ***Ger.:*** Legapas; ***Port.:*** Laxolen†.

多组分制剂 ***Arg.:*** Bilidren; Cascara Sagrada Bouzen†; Cascara Sagrada Oligoplex; Natulax Plus; Veracolate†; ***Austral.:*** Colax; Peritone; ***Austria:*** Cascara-Salax†; Silberne; ***Belg.:*** Grains de Vals†; Vethoine; ***Braz.:*** Bilifel†; Boldopeptan†; Chofranina; Composto Emagrecedor†; Emagrevit†; Eparema; Jurubileno†; Pilulas De Witt's†; Prisoventril†; Solvobil; Ventre Livre†; ***Canad.:*** Bicholate; Bilonat; Cas-Mag; Cholasyn II†; Control; Depuratif des Trappistes; Doulax; Eliminex; Formula B-1; Formula T5 Tea; Hepaticol; Herba Tone; Herbal Laxative; Herbal Laxative plus Yogurt; Herbal Laxative†; Herbal Tabs; Herbalax†; Herbanat; Herbolax; Herborex†; Laxaco†; Laxanat; Laxative†; Melange de Plantes Formula L1 Laxatif; Metab Herbs No 1; Mucinum†; Stomach Ease; Traditional Herbal Laxative; Traditional Laxative; Ultra-Lax; ***Chile:*** Bulgarolax†; ***Fr.:*** Dragees Fuca; Dragees Vegetales Rex; Grains de Vals; Imegul†; Mucinum a l'Extrait de Cascara; Spevin; ***Hong Kong:*** Mucinum; Mucinum Cascara†; ***Ital.:*** Alosen; Amaro Medicinale; Coladren†; Combilax; Confetti Lassativi CM; Critichol†; Digelax†; Dis-Cinil Complex; Draverex; Eparema; Eparema-Levul; Estilax; Eupatol; Fave di Fuca; Grani di Vals; Hepatos; Hepatos B12; Lassatina†; Magisbile†; Mepalax†; Solvobil; Stimolfit†; ***Norw.:*** Cosylan; ***Port.:*** Doce Alivio; Mucinum; ***S.Afr.:*** Moultons Herbal Extract†; ***Spain:*** Crislaxo; Lipograsil; Menabil Complex†; Nico Hepatocyn; Pildoras Zeninas; ***Swed.:*** Emulax†; ***Switz.:*** Padma-Lax; Padmed Laxan; ***Thai.:*** Corisul; Flataco; Flatulence; Hemolax†; Patarcolate; Patarsul; Veracolate†; ***UK:*** Dual-Lax Extra Strong; Dual-Lax Normal Strength; Jacksons Herbal Laxative; Laxative Tablets; Modern Herbals Laxative; Modern Herbals Pile; Natural Herb Tablets; Out-of-Sorts; Pileabs; Piletabs; Rhuaka; Senokot Dual Relief; Skin Eruptions Mixture; ***USA:*** Concentrated Milk of Magnesia-Cascara; Detox; ***Venez.:*** Gameral.

顺势疗法制剂 ***Canad.:*** Cynara Complex.

Casopitant (*rINN*) 卡索比坦

Capsipitant; Casopitantum; GW-679769. (2*R*,4*S*)-4-(4-Acetylpiperazin-1-yl)-*N*-{(1*R*)-1-[3,5-bis(trifluoromethyl)phenyl]ethyl}-2-(4-fluoro-2-methylphenyl)-*N*-methylpiperidine-1-carboxamide.

Казопитант

$C_{30}H_{35}F_7N_4O_2$ = 616.6.

CAS — 414910-27-3.

ATC — A04AD13.

ATC Vet — QA04AD13.

UNII — 3B03KPM27L.

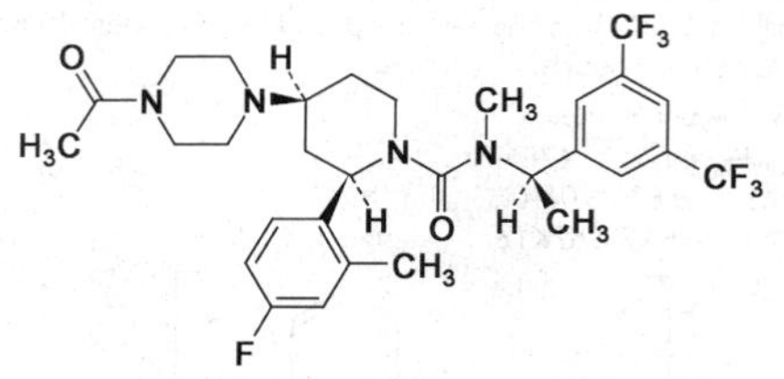

Casopitant Mesilate (*rINNM*) 甲磺酸卡索比坦

Casopitant, Mésilate de; Casopitant Mesylate (*USAN*); Casopitanti Mesilas; GW-679769B; Mesilato de casopitant. (2*R*,4*S*)-4-(4-Acetylpiperazin-1-yl)-*N*-{(1*R*)-1-[3,5-bis(trifluoromethyl)phenyl]-ethyl}-2-(4-fluoro-2-methylphenyl)-*N*-methylpiperidine-1-carboxamide methanesulfonate.

Казопитанта Мезилат

$C_{30}H_{35}F_7N_4O_2,CH_3SO_3H$ = 712.7.

CAS — 414910-30-8.

ATC — A04AD13.

ATC Vet — QA04AD13.

UNII — 7VSV9BL497.

简介

卡索比坦是神经激肽-1 受体拮抗药，作用同阿瑞匹坦（第1630页），该药用于预防化疗诱导的恶心、呕吐已有研究。

1. Ruhlmann C, Herrstedt J. Casopitant: a novel NK(1)-receptor antagonist in the prevention of chemotherapy-induced nausea and vomiting. *Ther Clin Risk Manag* 2009; **5:** 375–84.
2. Grunberg SM, *et al.* Efficacy and safety of casopitant mesylate, a neurokinin 1 (NK1)-receptor antagonist, in prevention of chemotherapy-induced nausea and vomiting in patients receiving cisplatin-based highly emetogenic chemotherapy: a randomised, double-blind, placebo-controlled trial. *Lancet Oncol* 2009; **10:** 549–58.
3. Herrstedt J, *et al.* Phase III trial of casopitant, a novel neurokinin-1 receptor antagonist, for the prevention of nausea and vomiting in patients receiving moderately emetogenic chemotherapy. *J Clin Oncol* 2009; **27:** 5363–9.

Cassia Pulp 桂圆肉

Fístula, pulpa de caña.

Мякоть Амалтас

ATC Herb — HA06AX5001 (Cassia fistula: fruit).

简介

桂圆肉是肉桂（豆科）成熟果实（肉桂豆荚）压

榨、脱水的干燥物。本品是一种温和蒽醌类泻药，一般性能与番泻叶相似（第1690页）。

制剂

多组分制剂 **Braz.:** Fitolax; Florlax†; Fontolax; Frutalax†; Laxarine†; Laxtam; Naturetti; Sene Composta†; Tamaril; Tamarine; Tamarix†; **Fr.:** Benetransit; **Gr.:** Tamarine; **Ital.:** Miracolon; Tamarine; **Mex.:** MD Lax; **S.Afr.:** Entressdruppels HM; **Spain:** Pruina.

Cerium Oxalate 草酸铈

Cerii Oxalas; Cerio, oxalato de; Ceriumoksalaatti; Ceriumoxalat.

Церия Оксалат

CAS — 139-42-4 (anhydrous cerous oxalate); 15053-73-3 (cerous oxalate decahydrate).

ATC — A04AD02.

ATC Vet — QA04AD02.

UNII — 96P72VE680 (cerium oxalate); 0UV74P3R0J (cerium oxalate nonahydrate).

注：草酸铈的定义包含约50%草酸铈[$(C_2O_4)_3Ce_2$, $10H_2O$]与许多其他稀土元素的草酸盐，尤其镧、镨、钕。草酸盐的形式是$(C_2O_4)_3Ce_2 \cdot xH_2O$，也适用于草酸铈或草酸亚铈。

简介

草酸铈可作为止吐药。

制剂

多组分制剂 **Canad.:** Ubicoenzyme; **Fr.:** Aurum Complexe No 38; Badiaga Complexe No 47.

Certolizumab Pegol (*BAN, USAN, rINN*) 培舍托珠单抗

CDP-870; Certolizumab Pégol; Certolizumabum Pegolum; PHA-738144.

Цертолизумаб Пегол

CAS — 428863-50-7.

ATC — L04AB05.

ATC Vet — QL04AB05.

UNII — UMD07X179E.

不良反应和注意事项

参见英夫利昔单抗，第67页。

妊娠 *动物*研究显示，妊娠期间给予舍托珠单抗对子代无损伤。人的研究数据极少。据报道，1例克罗恩病的妇女，妊娠期间接受2次舍托珠单抗的治疗（第一个月1次，妊娠末三个月1次），婴儿1个月生长、发育正常。第二次给予舍托珠单抗9周后，由于胎盘部分保留而致生殖器出血[1]。

1. Oussalah A, *et al.* Certolizumab use in pregnancy. *Gut* 2009; **58:** 608.

药物相互作用

参见英夫利昔单抗，第68页。

用途和用法

培舍托珠单抗是一种聚乙醇修饰的肿瘤坏死因子抗体片断，该药用于治疗中度、重度以及常规治疗反应不充分的活动性克罗恩病（第1620页）以及中度、重度活动性的类风湿关节炎。培舍托珠单抗也联合甲氨蝶呤治疗反应不充分的类风湿关节炎，如果不能使用甲氨蝶呤，也可单用。

初始剂量400mg，皮下注射200mg、2次，2～4周后重复。治疗类风湿关节炎，随后每隔一周给予200mg，维持剂量也可考虑。有临床反应的克罗恩病患者可每4周给予400mg的维持剂量。培舍托珠单抗治疗牛皮癣也在研究中。

1. Sandborn WJ, *et al.* PRECISE 1 Study Investigators. Certolizumab pegol for the treatment of Crohn's disease. *N Engl J Med* 2007; **357:** 228–38.
2. Schreiber S, *et al.* PRECISE 2 Study Investigators. Maintenance therapy with certolizumab pegol for Crohn's disease. *N Engl J Med* 2007; **357:** 239–50. Correction. *ibid.*: 1357.
3. Keystone E, *et al.* Certolizumab pegol plus methotrexate is significantly more effective than placebo plus methotrexate in active rheumatoid arthritis: findings of a fifty-two-week, phase III, multicenter, randomized, double-blind, placebo-controlled, parallel-group study. *Arthritis Rheum* 2008; **58:** 3319–29.
4. Fleischmann R, *et al.* Efficacy and safety of certolizumab pegol monotherapy every 4 weeks in patients with rheumatoid arthritis failing previous disease-modifying antirheumatic therapy: the FAST4WARD study. *Ann Rheum Dis* 2009; **68:** 805–11.
5. Smolen J, *et al.* Efficacy and safety of certolizumab pegol plus methotrexate in active rheumatoid arthritis: the RAPID 2 study. A randomised controlled trial. *Ann Rheum Dis* 2009; **68:** 797–804.
6. Shao LM, *et al.* Meta-analysis: the efficacy and safety of certolizumab pegol in Crohn's disease. *Aliment Pharmacol Ther* 2009; **29:** 605–14.
7. Smith LS, *et al.* Certolizumab pegol: a TNF-α antagonist for the treatment of moderate-to-severe Crohn's disease. *Ann Pharmacother* 2010; **44:** 333–42.

制剂

专利制剂

Cz.: Cimzia; **Fr.:** Cimzia; **Switz.:** Cimzia; **UK:** Cimzia; **USA:** Cimzia.

Cetraxate Hydrochloride (*USAN, rINNM*) 盐酸西曲酸酯

Cétraxate, Chlorhydrate de; Cetraxati Hydrochloridum; DV-1006; Hidrocloruro de cetraxato. 4-(2-Carboxyethyl)phenyl tranexamate hydrochloride; 4-(2-Carboxyethyl)phenyl *trans*-4-aminomethylcyclohexanecarboxylate hydrochloride.

Цетраксата Гидрохлорид

$C_{17}H_{23}NO_4$,HCl = 341.8.

CAS — 34675-84-8 (cetraxate); 27724-96-5 (cetraxate hydrochloride).

UNII — 08IT6P8VHY.

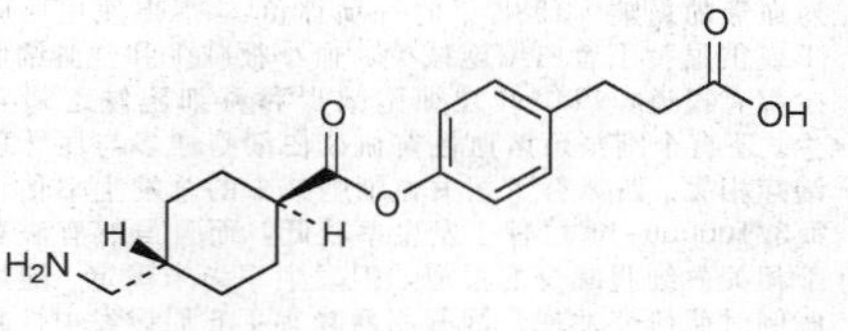

(cetraxate)

注：Euglilu、Lacmarze、LK和Reslart已用作盐酸西曲酸酯的商品名。

Pharmacopoeias. In *Jpn.*

简介

盐酸西曲酸酯是一个作用于胃微循环、前列腺素合成和激肽释放酶的胃黏膜保护药。本品用于治疗胃炎、消化性溃疡（第1624页），每日600～800mg，分次服用。

制剂

专利制剂

Jpn: Neuer.

Chalk 白垩

Creta; Prepared Chalk.

Мел

$CaCO_3$ = 100.1.

CAS — 13397-25-6.

Pharmacopoeias. In *Br.*

BP 2010（Chalk） 经淘洗、晒干，除去大部分杂质的天然碳酸钙。它包括钙质壳和各种有孔虫类碎屑，以干燥物计算，碳酸钙含量为97.0%～100.5%。

白色或灰白色，无臭或微臭、非结晶、土质的、易碎小块，通常呈圆锥形，或粉末。几乎不溶于水；微溶于含有二氧化碳的水中；易吸水。

简介

白垩为吸附性止泻药。碳酸钙（白垩沉淀物）为抗酸、补钙、磷酸盐结合药，详见第1635页。

加拉巴木白垩也叫 Calabar stone、la craie or argile、nzu、mabele、ebumba或ulo，孕妇服用后减轻早孕反应。传统上尼泊尔或西非的妇女服用加拉巴木白垩块、小丸或粉末。加拉巴木白垩天然存在，也可从与其他成分包括沙石、木灰，有时也包括盐混合的黏土和泥土中生产。但是，它的铅和砷含量较高（见下文污染）。

污染 加拉巴木白垩的安全已引起关注，特别是铅和砷的含量[1～4]。在英国获得的加拉巴木白垩样品析发现，加拉巴木白垩的主要成分是来自高岭土的硅酸铝氢氧化物。样本中铅的含量大约为40mg/kg，几乎是EU推荐指南的40倍，也发现了潜在中毒浓度的铬（依赖于氧化状态）。在分析的任何样品中没有检测到砷、镉和汞。一份样本中鉴定出永久性的有机污染物[1]。传统上，尼泊尔或西非妇女使用加拉巴木白垩治疗早孕反应。各个国家的卫生当局发出警告，告诫人们，特别是孕妇和哺乳期妇女不要食用加拉巴木白垩[2～4]。

1. Dean JR, *et al.* Characterisation and analysis of persistent organic pollutants and major, minor and trace elements in calabash chalk. *Chemosphere* 2004; **57:** 21–5.
2. Health Canada. Calabash chalk may pose health risk for pregnant and breastfeeding women (issued 2nd October 2007). Available at: http://www.hc-sc.gc.ca/ahc-asc/media/advisories-avis/2007/2007_136_e.html (accessed 03/10/07)
3. Food Standards Agency. Lead contamination of calabash chalk (issued 15th October 2002). Available at: http://www.food.gov.uk/enforcement/alerts/2002/oct/94151 (accessed 03/10/07)
4. FDA. Nzu, traditional remedy for morning sickness (issued 31st December 2009). Available at: http://www.fda.gov/Safety/MedWatch/SafetyInformation/SafetyAlertsforHumanMedicalProducts/ucm196045.htm (accessed 01/03/10)

制剂

BP 2010: Compound Magnesium Trisilicate Oral Powder.

多组分制剂 **S.Afr.:** Behoedmiddel vir Kinders.

Ciclonium Bromide (*rINN*) 环隆溴铵

Asta-3746; Bromuro de ciclonio; Ciclonii Bromidum; Ciclonium Bromure de. Diethylmethyl{2-[(α-methyl-α-5-norbornen-2-ylbenzyl)oxy]ethyl}ammonium bromide.

Циклония Бромид

$C_{22}H_{34}BrNO$ = 408.4.

CAS — 29546-59-6.

UNII — 72R7F44611.

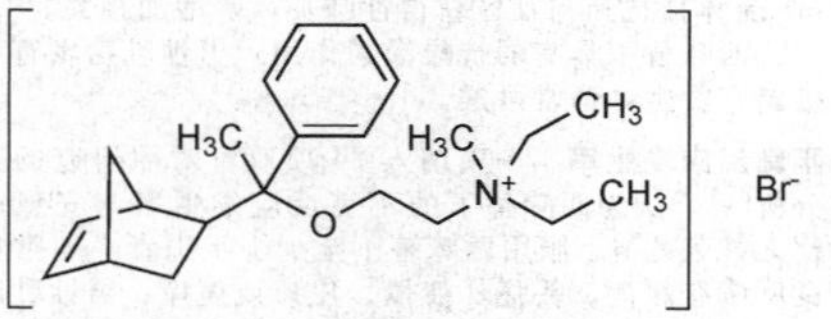

注：英文名称为cyclonium或ciclonium iodide，是一种非相关的解痉药奥沙碘铵（第1679页）。

简介

环隆溴铵是一种抗蕈碱药，用于治疗胃肠道及尿道平滑肌痉挛相关疾病。

制剂

专利制剂

Thai.: Adamon†.

多组分制剂 **Turk.:** Doladamon-P.

Cimetidine (*BAN, USAN, rINN*) 西咪替丁

Cimetidin; Cimetidina; Cimetidinas; Cimétidine; Cimetidinum; Cymetydyna; Simetidiini; Simetidin; SKF-92334. 2-Cyano-1-methyl-3-[2-(5-methylimidazol-4-ylmethylthio)ethyl]guanidine.

Циметидин

$C_{10}H_{16}N_6S$ = 252.3.

CAS — 51481-61-9.

ATC — A02BA01.

ATC Vet — QA02BA01.

UNII — 80061L1WGD.

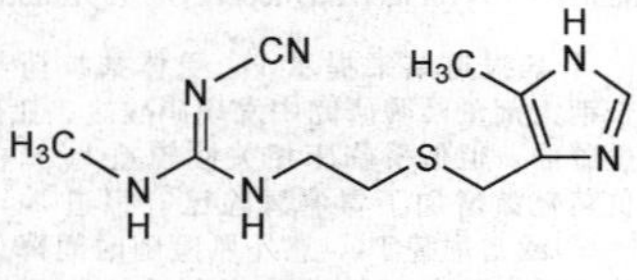

Pharmacopoeias. In *Chin., Eur.* (see p. vii), *Int., Jpn, US,* and *Viet.*

Ph. Eur. 6.8（Cimetidine） 白色或类白色，多形粉末。微溶于水；溶于乙醇；几乎不溶于二氯甲烷；溶于稀无机酸。贮藏于密闭容器中。避光。

USP 33（Cimetidine） 白色至灰白色结晶粉末，无臭或具轻微硫醇臭。微溶于水和氯仿；溶于乙醇、聚乙二醇400；几乎不溶于乙醚；略溶于异丙醇；易溶于甲醇。贮藏于密闭容器中。避光。

Cimetidine Hydrochloride (*BANM, USAN, rINNM*) 盐酸西咪替丁

Cimétidine, chlorhydrate de; Cimetidin-hidroklorid; Cimetidinhydrochlorid; Cimetidinhydroklorid; Cimetidini hydrochloridum; Cimetidino hidrochloridas; Hidrocloruro de cimetidina; Simetidiinihydrokloridi.

Циметидина Гидрохлорид

$C_{10}H_{16}N_6S,HCl = 288.8.$
CAS — 70059-30-2.
ATC — A02BA01.
ATC Vet — QA02BA01.
UNII — WF10491673.

Pharmacopoeias. In *Eur.* (see p.vii) and *US.*

Ph. Eur. 6. 8（Cimetidine Hydrochloride） 白色或类白色，结晶粉末。易溶于水；难溶于无水乙醇。1%水溶液的 pH 值为 4.0～5.0。

USP 33（Cimetidine Hydrochloride） 贮藏于密闭容器中。避光。

不良反应

西咪替丁和其他 H_2 受体拮抗药的不良反应通常少见。已报道的最常见不良反应是腹泻等胃肠道紊乱、头晕、疲倦、头痛、皮疹。关节痛和肌痛也可发生。

肝功能检查结果也会变化，但肝毒性报道罕见。可逆意识模糊，尤其是老年人或肾衰竭等重症患者偶尔发生。已报道但很少见的其他不良反应有过敏反应，发热，可逆的脱发，粒细胞减少、白细胞减少和血小板减少等血液系统异常，急性胰腺炎，间质性肾炎，幻觉，抑郁，心动过缓、心动过速和心脏传导阻滞等心血管疾病。由于可能产生快速静脉注射罕见的、相关的心脏停搏和心律失常，故避免快速静脉注射。短暂低血压也已发现。

慢性肺部疾病、糖尿病或免疫减弱的老年患者使用 H_2 受体拮抗药与社区获得性肺炎风险增加相关。

西咪替丁具有弱抗雄激素作用，男性乳房发育和阳痿偶有发生，通常可逆。

不良反应发生率 一项纳入 24 项双盲对照研究的荟萃分析[1]，认为西咪替丁的不良反应发生率与安慰剂相比无显著差异。服用西咪替丁至少 1 年患者[2,3]常见不良反应有腹泻、头痛、疲倦、皮疹或瘙痒、男性乳腺发育。不良反应的发生率与剂量相关，而且随着疗程的延长发生率降低[3]。一项纳入 9928 例服用西咪替丁和 9351 例对照的死亡率调查发现，西咪替丁没有致死性的不良反应[4]；虽然服用西咪替丁的患者死亡率较高，这可以解释为西咪替丁组的患者往往在西咪替丁开始治疗前已有潜在疾病（已知或未知），以及使用西咪替丁是为了对抗其他药物对胃的不良反应。9377 例接受西咪替丁治疗的患者，3 年随访仍然表明致死性病症不归因于西咪替丁治疗，并且随着随访时间的延长，西咪替丁使用者的死亡率稳步下降[5]，在随访的第 4 年，观察组和预期死亡率几乎没有差异。经过 10 年随访的结果显示，西咪替丁仍是一个安全的药物[6]。

1. Richter JM, *et al.* Cimetidine and adverse reactions: a meta-analysis of randomized clinical trials of short-term therapy. *Am J Med* 1989; **87:** 278–84.
2. Colin Jones DG, *et al.* Post-marketing surveillance of the safety of cimetidine: twelve-month morbidity report. *Q J Med* 1985; **54:** 253–68.
3. Bardhan KD, *et al.* Safety of longterm cimetidine (CIM) treatment: the view from one centre. *Gut* 1990; **31:** A599.
4. Colin-Jones DG, *et al.* Postmarketing surveillance of the safety of cimetidine: 12 month mortality report. *BMJ* 1983; **286:** 1713–16.
5. Colin-Jones DG, *et al.* Postmarketing surveillance of the safety of cimetidine: mortality during second, third, and fourth years of follow up. *BMJ* 1985; **291:** 1084–8.
6. Colin-Jones DG, *et al.* Postmarketing surveillance of the safety of cimetidine: 10 year mortality report. *Gut* 1992; **33:** 1280–4.

致癌性 个案报道结果提示 H_2 受体拮抗药与胃癌相关，在长期大剂量动物研究中发现硝酸盐、亚硝基化合物可发生肿瘤，但似乎临床相关性较差[1,2]。应用 H_2 受体拮抗药轻微增加了胃癌风险已有报道[3]，使用西咪替丁[4~7]或雷尼替丁[7]意外风险随时间降低，没有证据支持这种作用长期持续[7]。风险增加可以解释为肿瘤误诊、不适当西咪替丁治疗或征候混杂[4~6]；由于过量胃酸生成给予药物治疗，或许药物自身与胃癌风险增加相关[3]。在胃癌诊断前 10 年或更多年前开始使用 H_2 受体拮抗药可见明显的保护作用[7]。

已观察到呼吸系统肿瘤的意外风险可能与吸烟有关，因为吸烟与消化性溃疡、肺癌有因果关系，并且这种意外的风险不随时间降低[4~6]。

西咪替丁的激素样作用引起了对其与乳腺癌和前列腺癌关联的研究。一般来说，使用西咪替丁或其他 H_2 受体拮抗药对乳腺癌风险无影响[8~10]，尽管目前一项研究发现使用雷尼替丁与激素受体阳性导管癌风险增加相关[9]。一项大规模、队列研究发现，每天服用西咪替丁 10 年以上的男性比没有使用 H_2 受体拮抗药的男性前列腺癌风险增加[11]。减少西咪替丁使用频率或使用任何其他 H_2 受体拮抗药不会影响前列腺癌的风险。另一项研究[10]发现，接受西咪替丁 20 多次处方用药的男性较服用其他 H_2 受体拮抗药的男性前列腺癌的风险适度增加。

1. Penston J, Wormsley KG. H_2-receptor antagonists and gastric cancer. *Med Toxicol* 1986; **1:** 163–8.
2. Møller H, *et al.* Use of cimetidine and other peptic ulcer drugs in Denmark 1977–1990 with analysis of the risk of gastric cancer among cimetidine users. *Gut* 1992; **33:** 1166–9.
3. Tamim H, *et al.* Association between use of acid-suppressive drugs and risk of gastric cancer: a nested case-control study. *Drug Safety* 2008; **31:** 675–84.
4. Colin-Jones DG, *et al.* Postmarketing surveillance of the safety of cimetidine: 12 month mortality report. *BMJ* 1983; **286:** 1713–16.
5. Colin-Jones DG, *et al.* Postmarketing surveillance of the safety of cimetidine: mortality during second, third, and fourth years of follow up. *BMJ* 1985; **291:** 1084–8.
6. Møller H, *et al.* Cancer occurrence in a cohort of patients treated with cimetidine. *Gut* 1989; **30:** 1558–62.
7. La Vecchia C, *et al.* Histamine-2-receptor antagonists and gastric cancer risk. *Lancet* 1990; **336:** 355–7.
8. Coogan PF, *et al.* Cimetidine and other histamine$_2$-receptor antagonist use in relation to risk of breast cancer. *Cancer Epidemiol Biomarkers Prev* 2005; **14:** 1012–15.
9. Mathes RW, *et al.* Relationship between histamine$_2$-receptor antagonist medications and risk of invasive breast cancer. *Cancer Epidemiol Biomarkers Prev* 2008; **17:** 67–72.
10. Rossing MA, *et al.* Cimetidine use and risk of prostate and breast cancer. *Cancer Epidemiol Biomarkers Prev* 2000; **9:** 319–23.
11. Velicer CM, *et al.* Cimetidine use and the risk for prostate cancer: results from the VITAL cohort study. *Ann Epidemiol* 2006; **16:** 895–900.

对血液的影响 1988 年的一项评价[1]指出使用西咪替丁或雷尼替丁者白细胞减少、血小板减少和全血细胞减少都有报道，以中性粒细胞减少和粒细胞缺乏最常发生。还有个别报道溶血性贫血、白细胞增多与西咪替丁治疗相关。西咪替丁相关血细胞减少的总发生率估计为 2.3/100000；雷尼替丁发生率较低，而且虽然有法莫替丁相关血细胞减少的报道，但发生率尚未确定。随后的病例对照研究发现，因服用西咪替丁 6 周诱发中性粒细胞减少而住院的危险在 116000 人中不超过 1 例，而粒细胞缺乏的危险在 573000 例使用者中不超过 1 例[2]。

一项法莫替丁安全性的评价[3]表明，截至 1992 年 5 月，已有 60 例使用法莫替丁患者发生严重血液异常，其中认为 22 例可能与药物治疗有关（6 例全血细胞减少或骨髓抑制，5 例血小板减少、4 例白细胞减少、3 例白细胞减少合并血小板减少、3 例粒细胞缺乏）。

1. Aymard J-P, *et al.* Haematological adverse effects of histamine H_2-receptor antagonists. *Med Toxicol* 1988; **3:** 430–48.
2. Strom BL, *et al.* Is cimetidine associated with neutropenia? *Am J Med* 1995; **99:** 282–90.
3. Howden CW, Tytgat GNJ. The tolerability and safety profile of famotidine. *Clin Ther* 1996; **18:** 36–54.

对骨的影响 一项组胺在骨转换中发挥作用的观察研究发现[1]，服用 H_2 受体拮抗药，特别是钙或维生素 D 摄入减少时，股骨颈的骨密度（BMD）降低。作者推论，BMD 变化的风险评估似乎不大，但是临床结局不明确。

1. Kinjo M, *et al.* Antihistamine therapy and bone mineral density: analysis in a population-based US sample. *Am J Med* 2008; **121:** 1085–91.

对心血管系统的影响 心血管与 H_2 受体拮抗药相关性的报道主要涉及节律障碍[1]、心动过缓、房室传导阻滞、窦性停搏或心脏停搏、房颤、室性期外收缩、心动过速以及室颤，这些在西咪替丁（最老的 H_2 受体拮抗药）都有报道。有报道雷尼替丁有类似不良反应；法莫替丁还有 QT 延长不良反应的报道[2,3]。尽管心脏的不良反应不常见，但是口服、静脉以及单剂量或长期治疗时都有发生[1]。

H_2 受体拮抗药影响血流动力学效应的报道结果不同，不同的 H_2 受体拮抗药，相同剂量可发现明显差异[1]。有些在健康志愿者[4~6]、重症患者[7,8]和其他正在接受 H_2 受体拮抗药（如西咪替丁、法莫替丁或雷尼替丁）治疗患者中的研究[9]，发现无不良血流动力学的影响。但是，其他一些在健康志愿者中的研究提示，法莫替丁和尼扎替丁具有负性肌力作用。据报道，雷尼替丁[10]和哌仑西平[11]预先治疗后，使用尼扎替丁时心率和心输出量减慢未再发生；雷尼替丁[10]预先治疗后，使用法莫替丁[12]时心输出量和每搏输出量降低延迟。这些研究提示有小部分患者对 H_2 受体拮抗药的心血管作用更易感[5]。推荐心血管疾病患者谨慎静脉给予 H_2 受体拮抗药（参见下文的**注意事项**下）。

也参见下文的过量项下。

1. Hinrichsen H, *et al.* Clinical aspects of cardiovascular effects of H_2-receptor antagonists. *J Clin Pharmacol* 1995; **35:** 107–16.
2. Endo T, *et al.* Famotidine and acquired long QT syndrome. *Am J Med* 2000; **108:** 438–9.
3. Lee KW, *et al.* Famotidine and long QT syndrome. *Am J Cardiol* 2004; **93:** 1325–7.
4. Hilleman DE, *et al.* Impact of chronic oral H_2-antagonist therapy on left ventricular systolic function and exercise capacity. *J Clin Pharmacol* 1992; **32:** 1033–7.
5. Hughes DG, *et al.* Cardiovascular effects of H_2-receptor antagonists. *J Clin Pharmacol* 1989; **29:** 472–7.
6. Rocha GR, *et al.* Effects of cimetidine on chronotropic response to cardiopulmonary exercise testing. *Arq Bras Cardiol* 2006; **86:** 206–10.
7. Vohra SB, *et al.* The haemodynamic effects of ranitidine injected centrally in optimally resuscitated patients. *Br J Hosp Med* 1989; **42:** 149.
8. Heiselman DE, *et al.* Hemodynamic status during famotidine infusion. *DICP Ann Pharmacother* 1990; **24:** 1163–5.
9. Jackson G, Upward JW. Cimetidine, ranitidine, and heart rate. *Lancet* 1982; **2:** 265.
10. Mescheder A, *et al.* Changes in the effects of nizatidine and famotidine on cardiac performance after pretreatment with ranitidine. *Eur J Clin Pharmacol* 1993; **45:** 151–6.
11. Hinrichsen H, *et al.* Dose-dependent heart rate reducing effect of nizatidine, a histamine H_2-receptor antagonist. *Br J Clin Pharmacol* 1993; **35:** 461–6.
12. Hinrichsen H, *et al.* Hemodynamic effects of different H_2-receptor antagonists. *Clin Pharmacol Ther* 1990; **48:** 302–8.

对内分泌系统的影响 西咪替丁具有剂量相关的轻度抗雄激素特性，因而能够减少精子数并提高血清催乳素浓度[1]；在西咪替丁治疗期间，有男性乳腺发育、乳房压痛和阳痿的报道[2]。这些症状在停用西咪替丁[1,2]，减少剂量[2]或换用雷尼替丁[2]后消失。

Boston Collaborative Drug Surveillance Program 的一项研究，利用英国 81535 男性的数据，发现使用西咪替丁相关的男子乳腺发育的发生率为 3.29/1000，相对危险度是非使用者的 7.2 倍[3]。开始治疗后的第 7～12 个月似乎危险性最高，并呈剂量相关性，每日剂量超过 1g 越多，危险越大。这一大型研究没有发现与雷尼替丁或奥美拉唑诱发男子乳腺发育相关危险。

法莫替丁、尼扎替丁和雷尼替丁与西咪替丁不同，抗雄性激素特性极少。男性服用雷尼替丁治疗十二指肠溃疡的研究[4,5]发现：治疗 2 年以上，血浆睾酮、黄体生成素和促卵泡激素浓度无明显改变；也注意到精子数量、活力和形态无明显变化[4]。但是，已有法莫替丁[6]和雷尼替丁[7,8]引起男性乳腺发育，法莫替丁[6,9]和雷尼替丁[8]引起高泌乳素血症以及法莫替丁[10]、尼扎替丁[10]和雷尼替丁[8,10]引起阳痿的个案报道。

1. Wang C, *et al.* Effect of cimetidine on gonadal function in man. *Br J Clin Pharmacol* 1982; **13:** 791–4.
2. Jensen RT, *et al.* Cimetidine-induced impotence and breast changes in patients with gastric hypersecretory states. *N Engl J Med* 1983; **308:** 883–7.
3. García Rodríguez LA, Jick H. Risk of gynaecomastia associated with cimetidine, omeprazole, and other antiulcer drugs. *BMJ* 1994; **308:** 503–6. Correction. *ibid.*; 819.
4. Wang C, *et al.* Ranitidine does not affect gonadal function in man. *Br J Clin Pharmacol* 1983; **16:** 430–2.
5. Knigge U, *et al.* Plasma concentrations of pituitary and peripheral hormones during ranitidine treatment for two years in men with duodenal ulcer. *Eur J Clin Pharmacol* 1989; **37:** 305–7.
6. Güven K, Kelestimur F. Hyperprolactinemia and galactorrhea with standard-dose famotidine therapy. *Ann Pharmacother* 1995; **29:** 788.
7. Tosi S, Cagnoli M. Painful gynaecomastia with ranitidine. *Lancet* 1982; **2:** 160.
8. Bera F, *et al.* Impuissance et gynécomastie secondaires à une hyperprolactinémie induite par la ranitidine. *Therapie* 1994; **49:** 361–2.
9. Delpre G, *et al.* Hyperprolactinaemia during famotidine therapy. *Lancet* 1993; **342:** 868.
10. Kassianos GC. Impotence and nizatidine. *Lancet* 1989; **1:** 963.

对眼的影响 在西咪替丁治疗期间，慢性青光眼患者发生眼痛、视物模糊、眼内压升高；在雷尼替丁治疗期间，出现的眼内压增高诱发眼部症状[1]。但是一项研究显示西咪替丁对眼内压无影响[2]。一项纳入 140128 名接受抗溃疡治疗患者，其中 68504 名患者使用西咪替丁的队列研究发现，没有证据表明上述药物能明显增加眼部血管疾病或炎症的风险[3]。

1. Dobrilla G, *et al.* Exacerbation of glaucoma associated with both cimetidine and ranitidine. *Lancet* 1982; **i:** 1078.
2. Feldman F, Cohen MM. Intraocular pressure and H_2 receptor antagonists. *Lancet* 1982; **i:** 1359.
3. García Rodríguez LA, *et al.* A cohort study of the ocular safety of anti-ulcer drugs. *Br J Clin Pharmacol* 1996; **42:** 213–16.

对肾脏的影响 一篇 H_2 受体拮抗药肾毒性和肝毒性的综述表明，使用西咪替丁后，血清肌酐的轻度升高相对普遍，但没有临床意义[1]。然而，作者发现 25 篇文献报道急性间质性肾炎与这类药物（20 篇西咪替丁，4 篇雷尼替丁，1 篇法莫替丁）有关，16 例（11 例西咪替丁，4 例雷尼替丁，1 例法莫替丁）在 1972～1999 年上报至 Australian Drug Reaction Advisory Committee (ADRAC)。症状大多非特异性，而且与其他药物诱导肾炎所见到的皮疹、关节痛和胁腹痛无相关性。肾炎罕见（早期分析估计使用者的发生率约为 1/100000[2]），停药后往往可恢复。6 例患者重新用药后临床症状又出现，尽管有些证据支持患者使用一种 H_2 受体拮抗药发生肾毒性，但替换另一种后可能耐受。

1. Fisher AA, Le Couteur DG. Nephrotoxicity and hepatotoxicity of histamine H_2 receptor antagonists. *Drug Safety* 2001; **24:** 39–57.
2. Rowley-Jones D, Flind AC. Cimetidine-induced renal failure. *BMJ* 1982; **285:** 1422–3.

对肝脏的影响 西咪替丁[1,2]、雷尼替丁[3~5]和法莫替丁[2,6]的肝毒性已有报道。一项1990～1993年纳入108891例使用西咪替丁、雷尼替丁、法莫替丁或奥美拉唑的队列研究[7]发现，33例符合作者定义的临床严重肝损伤（胆汁淤积型8例，肝细胞型15例，混合型10例），其中多数表现为黄疸。这些肝损伤病例中，当时正在使用西咪替丁12名，正在使用奥美拉唑5名，正在使用雷尼替丁1名。据估计，在使用西咪替丁的患者中，肝毒性的发生率为2.3/10000，调整后的相对危险度是非使用者的5.5倍。使用雷尼替丁或奥美拉唑的相对危险度分别是1.7和2.1。西咪替丁大剂量（每日800mg或大于800mg）或初始治疗的风险最高。一篇综述的结论为尽管肝毒性罕见，但使用H_2受体拮抗药可能出现包括肝细胞型和胆汁淤积的毒性反应[8]。

1. Boyd PT, *et al.* Chronic active hepatitis associated with cimetidine. *BMJ* 1989; **298:** 324–5.
2. Hashimoto F, *et al.* Hepatitis following treatments with famotidine and then cimetidine. *Ann Pharmacother* 1994; **28:** 37–9.
3. Souza Lima MA. Ranitidine and hepatic injury. *Ann Intern Med* 1986; **105:** 140.
4. Ramrakhiani S, *et al.* Possible cholestatic injury from ranitidine with a review of the literature. *Am J Gastroenterol* 1998; **93:** 822–6.
5. Liberopoulos EN, *et al.* Possible ranitidine-induced cholestatic jaundice. *Ann Pharmacother* 2002; **36:** 172.
6. Ament PW, *et al.* Famotidine-induced mixed hepatocellular jaundice. *Ann Pharmacother* 1994; **28:** 40–2.
7. García Rodríguez LA, *et al.* The risk of acute liver injury associated with cimetidine and other acid-suppressing anti-ulcer drugs. *Br J Clin Pharmacol* 1997; **43:** 183–8.
8. Fisher AA, Le Couteur DG. Nephrotoxicity and hepatotoxicity of histamine H_2-receptor antagonists. *Drug Safety* 2001; **24:** 39–57.

对神经系统的影响 所有H_2受体拮抗药出现中枢神经系统（CNS）反应已有报道[1]。大多数病例开始治疗2周后出现上述反应，停止治疗3～7天消退。反应发生后，大多数患者对不同的H_2受体拮抗药耐受已有报道，但是有些患者对多种H_2受体拮抗药不耐受。意识错乱、定向障碍、激动、敌意、谵妄和幻觉最常见。迟钝、困倦、精神病、偏执狂也已有报道。使用H_2受体拮抗药相关CNS反应发生的危险因素可能包括年龄、重症患者、合并使用抗精神病药、既往精神疾病史以及肝肾疾病。但是，危险因素和不同H_2受体拮抗药CNS反应相对发生率的证据稀少，仍需确定。

H_2受体拮抗药对认知的影响已有研究，尽管早期数据提示这些药物的使用与降低阿尔茨海默病风险相关，进一步研究没有证实这种相关性[2]。一项纳入南美老年人的5年随访的前瞻性研究[3]提示，持续用H_2受体拮抗药与认知损害风险增加相关。

1. Cantú TG, Korek JS. Central nervous system reactions to histamine-2 receptor blockers. *Ann Intern Med* 1991; **114:** 1027–34.
2. Zandi PP, *et al.* Cache County Study Investigators. Reduced incidence of AD with NSAID but not H_2 receptor antagonists: the Cache County Study. *Neurology* 2002; **59:** 880–6.
3. Boustani M, *et al.* The association between cognition and histamine-2 receptor antagonists in African Americans. *J Am Geriatr Soc* 2007; **55:** 1248–53.

对皮肤的影响 1名36岁男子出现广泛的皮肤红变样损伤，这很可能由西咪替丁诱发[1]。有报道[2]1名接受西咪替丁治疗6个月的患者出现了临床上与环状离心性红斑一样的皮肤红斑，停用西咪替丁后红斑消退，再次用药后又复发。使用雷尼替丁治疗期间未复发。一种对称性擦烂性红斑也报道与西咪替丁使用有关[3]。1名使用西咪替丁和法莫替丁的患者出现多形性红斑[4]。曾有青霉素[5]或磺胺类药物[6]过敏史的患者使用西咪替丁出现Stevens-Johnson综合征的报道，还有用西咪替丁[7]和法莫替丁[8]出现中毒性表皮坏死松解症的报道。

使用西咪替丁[9]、尼扎替丁[10]和雷尼替丁[11]发生血管炎疹已有报道。西咪替丁治疗与脱发相关[12]。

1. Angelini G, *et al.* Cimetidine and erythrosis-like lesions. *BMJ* 1979; **i:** 1147–8.
2. Merrett AC, *et al.* Cimetidine-induced erythema annulare centrifugum: no cross-sensitivity with ranitidine. *BMJ* 1981; **283:** 698.
3. Helmbold P, *et al.* Symmetric ptychotropic and nonpigmenting fixed drug eruption due to cimetidine (so-called baboon syndrome). *Dermatology* 1998; **197:** 402–3.
4. Horiuchi Y, Ikezawa K. Famotidine-induced erythema multiforme: cross-sensitivity with cimetidine. *Ann Intern Med* 1999; **131:** 795.
5. Ahmed AH, *et al.* Stevens-Johnson syndrome during treatment with cimetidine. *Lancet* 1978; **ii:** 433.
6. Guan R, Yeo PPB. Stevens-Johnson syndrome: was it cimetidine? *Aust N Z J Med* 1983; **13:** 182.
7. Tidwell BH, *et al.* Cimetidine-induced toxic epidermal necrolysis. *Am J Health-Syst Pharm* 1998; **55:** 163–4.
8. Brunner M, *et al.* Toxic epidermal necrolysis (Lyell syndrome) following famotidine administration. *Br J Dermatol* 1995; **133:** 814–15.
9. Mitchell GG, *et al.* Cimetidine-induced cutaneous vasculitis. *Am J Med* 1983; **75:** 875–6.
10. Suh J-G, *et al.* Leukocytoclastic vasculitis associated with nizatidine therapy. *Am J Med* 1997; **102:** 216–17.
11. Haboubi N, Asquith P. Rash mediated by immune complexes associated with ranitidine treatment. *BMJ* 1988; **296:** 897.
12. Khalsa JH, *et al.* Cimetidine-associated alopecia. *Int J Dermatol* 1983; **22:** 202–4.

发热 据报道西咪替丁[1~4]、法莫替丁[5]和雷尼替丁[1~6]与发热有关。

1. Potter HP, *et al.* Fever after cimetidine and ranitidine. *J Clin Gastroenterol* 1986; **8:** 275–6.
2. Parenti CM, Hoffman JE. Hyperpyrexia associated with intravenous cimetidine therapy: report of a case. *Arch Intern Med* 1986; **146:** 1821–2.
3. Hiraide A, *et al.* IgE-mediated drug fever due to histamine H2-receptor blockers. *Drug Safety* 1990; **5:** 455–7.
4. Chia JK, *et al.* Recurrent fever, leukocytosis, and abdominal pain due to treatment with cimetidine. *Clin Infect Dis* 1994; **18:** 468–9.
5. Norwood J, *et al.* Famotidine and hyperpyrexia. *Ann Intern Med* 1990; **112:** 632.
6. Kavanagh GM, *et al.* Ranitidine fever. *Lancet* 1993; **341:** 1422.

超敏反应 口服或静脉给予西咪替丁发生面部水肿[1]、喉痉挛[1]、瘙痒症[2,3]、皮疹[2,3]、血管性水肿[3]和过敏性休克[4]已有报道。1名患者首次口服雷尼替丁后即刻出现了呼吸道喘鸣和弥散的荨麻疹[5]；可皮下注射肾上腺素对症处理。法莫替丁使用后发生过敏性休克也已有报道[6]。参见上文**对皮肤的影响**。

西咪替丁可能通过对组胺和H_2受体的作用，对其他抗原发生超敏反应[7]。

1. Delaunois L. Hypersensitivity to cimetidine. *N Engl J Med* 1979; **300:** 1216.
2. Hadfield WA. Cimetidine and giant urticaria. *Ann Intern Med* 1979; **91:** 128–9.
3. Sandhu BS, Requena R. Hypersensitivity to cimetidine. *Ann Intern Med* 1982; **97:** 138.
4. Knapp AB, *et al.* Cimetidine-induced anaphylaxis. *Ann Intern Med* 1982; **97:** 374–5.
5. Brayko CM. Ranitidine. *N Engl J Med* 1984; **310:** 1601–2.
6. Kim YI, *et al.* A case of famotidine-induced anaphylaxis. *J Investig Allergol Clin Immunol* 2010; **20:** 166–9.
7. Evans RDL, *et al.* Cimetidine and a delayed hypersensitivity reaction. *Clin Podiatr Med Surg* 2000; **17:** 371–5.

感染 抑酸药可能增加感染风险的讨论，见**奥美拉唑**，第1675页。

吸收不良 一项老年人病例对照研究发现，长期使用（12个月或更长）抑酸药，包括H_2受体拮抗药，增加了维生素B_{12}缺乏的风险[1]。维生素B_{12}缺乏可能由于食物蛋白释放维生素B_{12}受损造成，这需要胃酸和胃蛋白酶[2]。

1. Valuck RJ, Ruscin JM. A case-control study on adverse effects: H2 blocker or proton pump inhibitor use and risk of vitamin B_{12} deficiency in older adults. *J Clin Epidemiol* 2004; **57:** 422–8.
2. Ruscin JM, *et al.* Vitamin B_{12} deficiency associated with histamine$_2$-receptor antagonists and a proton-pump inhibitor. *Ann Pharmacother* 2002; **36:** 812–16.

过量 患者过量服用西咪替丁5.2～20g（包括1名患者每日服用12g，疗程5天[1]）的报道中，没有发现严重毒性作用[1~3]。正常服用200mg后，血浆峰浓度通常为1μg/ml，而过量服用的血浆浓度结果超过57μg/ml。但是，服用西咪替丁12g，1名患者出现脉率加快、瞳孔散大、语言混乱、兴奋和定向力障碍[4]，而另1名慢性精神分裂症患者同时服用三氟拉嗪和羟嗪，则出现呼吸抑制[5]。1名患者过量服用不明剂量的西咪替丁和地西泮，出现致死性心动过缓[6]。一项纳入881例服用过量西咪替丁综述，排除了同时服用多种药物的病例，结果认为西咪替丁急性过量，发生中毒的可能性非常低[7]。79%的病例没有症状，其中包括服用高达15g西咪替丁的病例，只有3例出现了中度的临床表现（头晕、心动过缓、中枢抑制、呕吐）。患者没有出现严重体格检查问题，无致死性病例。34%患者接受了胃排空的治疗。单独采用支持疗法和对症治疗就足够了。被动利尿不能促进西咪替丁从体内清除，不予推荐[3]。

1. Gill GV. Cimetidine overdose. *Lancet* 1978; **i:** 99.
2. Illingworth RN, Jarvie DR. Absence of toxicity in cimetidine overdosage. *BMJ* 1979; **i:** 453–4.
3. Meredith TJ, Volans GN. Management of cimetidine overdose. *Lancet* 1979; **ii:** 1367.
4. Nelson PG. Cimetidine and mental confusion. *Lancet* 1977; **ii:** 928.
5. Wilson JB. Cimetidine overdosage. *BMJ* 1979; **i:** 955.
6. Hiss J, *et al.* Fatal bradycardia after intentional overdose of cimetidine and diazepam. *Lancet* 1982; **ii:** 982.
7. Krenzelok EP, *et al.* Cimetidine toxicity: an assessment of 881 cases. *Ann Emerg Med* 1987; **1:** 1217–21.

注意事项

胃溃疡患者使用西咪替丁或其他H_2受体拮抗药治疗前，应该考虑肿瘤的可能性，因为这些药物可能掩盖症状，延误诊断。肾损害患者应该减少剂量。

静脉注射西咪替丁应该缓慢，首选静脉输注，尤其是需高剂量的心血管损伤患者。

皮试 一项纳入21例患者的小型研究发现，雷尼替丁可抑制皮肤试验中皮肤对过敏原的反应[1]。作者强调应该考虑H_2受体拮抗药可能影响过敏诊断和治疗的重要性。

1. Kupczyk M, *et al.* Ranitidine (150 mg daily) inhibits wheal, flare, and itching reactions in skin-prick tests. *Allergy Asthma Proc* 2007; **28:** 711–15.

哺乳 在英国，注册药品信息建议哺乳妇女使用西咪替丁时避免哺乳。据报道西咪替丁主动转运至母乳，导致西咪替丁的乳汁浓度与血清浓度比为5.5，比预期被动扩散的值高[1]。检测到1例哺乳妇女乳汁中的西咪替丁浓度比其血浆浓度高[2]。假定婴儿每天摄入1L乳汁，并且每天在峰浓度时哺乳，推算婴儿可以摄取的西咪替丁最高剂量约为6mg。但是，Committee on Drugs of the American Academy of Pediatrics指出，在这个案例中，虽然经过6个月哺乳，没有证据证明婴儿出现由于西咪替丁的任何体征和症状[3]，该机构认为西咪替丁可以在哺乳时使用[4]。

1. Oo CY, *et al.* Active transport of cimetidine into human milk. *Clin Pharmacol Ther* 1995; **58:** 548–55.
2. Somogyi A, Gugler R. Cimetidine excretion into breast milk. *Br J Clin Pharmacol* 1979; **7:** 627–9.
3. Berlin CM. Cimetidine and breast-feeding. *Pediatrics* 1991; **88:** 1294.
4. American Academy of Pediatrics. The transfer of drugs and other chemicals into human milk. *Pediatrics* 2001; **108:** 776–89. [Retired May 2010] Correction. *ibid.*; 1029. Also available at: http://aappolicy.aappublications.org/cgi/content/full/pediatrics%3b108/3/776 (accessed 07/05/04)

烧伤 据报道西咪替丁在烧伤患者的清除率随着烧伤面积增大而增加[1]。虽然另一项早期评估烧伤的研究报道本品的肾清除率降低（但非肾清除增加）[2]，建议烧伤患者使用西咪替丁的剂量增加，而且随烧伤程度增加。应注意儿科烧伤患者增加剂量的需要[3]。

1. Martyn JAJ, *et al.* Increased cimetidine clearance in burn patients. *JAMA* 1985; **253:** 1288–91.
2. Ziemniak JA, *et al.* Cimetidine kinetics during resuscitation from burn shock. *Clin Pharmacol Ther* 1984; **36:** 228–33.
3. Martyn JAJ, *et al.* Alteration by burn injury of the pharmacokinetics and pharmacodynamics of cimetidine in children. *Eur J Clin Pharmacol* 1989; **36:** 361–7.

幽门螺杆菌试验 一项纳入118例幽门螺杆菌感染的研究显示，雷尼替丁治疗14天后，尿素呼气试验结果可能假阴性，不论剂量如何[1]。停用药物14天内，所有呼气试验变为阳性。呼气试验制造商推荐，至少停用抗分泌药2周后才能进行呼气试验。

1. Savarino V, *et al.* Negative effect of ranitidine on the results of urea breath test for the diagnosis of Helicobacter pylori. *Am J Gastroenterol* 2001; **96:** 348–52.

肝损伤 据报道，肝硬化患者增加了对H_2受体拮抗药的抵抗[1]。抵抗者血浆浓度高于非抵抗者；但是作者认为两组浓度的差异足以产生抵抗作用，但是不能解释结果。

提示门脉体循环性脑病患者可能需要减少西咪替丁剂量，参见下文的**在肝损伤中的用法**。

1. Walker S, *et al.* Frequent non-response to histamine H_2-receptor antagonists in cirrhotics. *Gut* 1989; **30:** 1105–9.

卟啉病 认为急性卟啉病患者使用西咪替丁安全。

卟啉病患者接受西咪替丁的临床和生物化学改善的参考文献见下文。

妊娠 一项关于服用H_2受体拮抗药孕妇（主要是妊娠头3个月）、前瞻性[1,2]、回顾性[3]队列研究的数据表明：致畸风险没有增加；H_2受体拮抗药也与围生期死亡率、低胎儿体重和低Apgar评分无相关性[1~3]。尽管一项研究注意到H_2受体拮抗药暴露组早产率高[2]，但其他研究不支持这个结果[1,3]。另外，英国注册药品信息声明，分娩或剖宫产妇女使用雷尼替丁对生产、分娩或胎儿均无任何不良影响。但是，西咪替丁和雷尼替丁药品信息建议，由于这两种药可以透过胎盘，除非必要，妊娠期间避免使用。

1. Ruigómez A, *et al.* Use of cimetidine, omeprazole, and ranitidine in pregnant women and pregnancy outcomes. *Am J Epidemiol* 1999; **150:** 476–81.
2. Garbis H, *et al.* Pregnancy outcome after exposure to ranitidine and other H2-blockers: a collaborative study of the European Network of Teratology Information Services. *Reprod Toxicol* 2005; **19:** 453–8.
3. Matok I, *et al.* The safety of H_2-blockers use during pregnancy. *J Clin Pharmacol* 2010; **50:** 81–7.

药物相互作用

西咪替丁和其他H_2受体拮抗药能降低酮康唑、达沙替尼、伊曲康唑，可能还有泊沙康唑等药物的吸收，这些药物的吸收依赖于胃酸的pH值。伊曲康唑对西咪替丁的作用参见下文**抗真菌药**。

西咪替丁可抑制许多药物的肝代谢，主要是通过与细胞色素P450同工酶结合，包括CYP1A2、CYP2C9、CYP2D6、CYP3A3、CYP2C18和CYP3A4。虽然发生这种相互作用的可能很多，但只有少数具有临床意义，主要与苯妥英钠、茶碱、利多卡因、口服抗凝血药的相互作用有意义。应避免合用，或必要时减少这些药物的剂量。

西咪替丁可能对很多药物[1~4]产生影响，但只有少数具有临床意义，尤其是那些治疗指数窄的药物，其毒性危险可能需要调整剂量。大多数相互作用是由于西咪替丁与肝细胞色素 P450 同工酶结合后，抑制了这些酶的代谢，增加了经过这些酶代谢的其他药物的生物利用度或血浆浓度。少数相互作用是由于肾小管分泌的竞争。其他相互作用的机制包括肝血流变化，它仅发挥很小作用。

有显著相互作用的药物包括：

- 抗心律失常药，如多非利特（第1227页）、利多卡因（第1777页）和普鲁卡因胺（第1324页）；
- 苯妥英钠（第477页）和卡马西平（第455页）等抗癫痫药；
- 双胍类抗糖尿病（第415页）；
- 吗氯贝胺（第387页）；
- 硝苯地平（第1300页）；
- 阿片类镇痛药（第98页）；
- 亚硝基脲类，如卡莫司汀（第663页）；
- 西地那非（第2114页）；
- 茶碱（第1106页）；
- 三环类抗抑郁药，如阿米替林（第358页）；
- 华法林和其他口服抗凝血药（第1373页）；
- 扎西他滨（第878页）
- 佐米曲坦（第598页）

应避免或注意上述药物与西咪替丁合用，并监测药物反应或血浆药物浓度，适当减少药物剂量。

法莫替丁、尼扎替丁和雷尼替丁不抑制细胞色素 P450，因此降低了潜在的药物相互作用。

1. Penston J, Wormsley KG. Adverse reactions and interactions with H_2-receptor antagonists. *Med Toxicol* 1986; **i:** 192–216.
2. Somogyi A, Muirhead M. Pharmacokinetic interactions of cimetidine 1987. *Clin Pharmacokinet* 1987; **12:** 321–66.
3. Smith SR, Kendall MJ. Ranitidine versus cimetidine: a comparison of their potential to cause clinically important drug interactions. *Clin Pharmacokinet* 1988; **15:** 44–56.
4. Shinn AF. Clinical relevance of cimetidine drug interactions. *Drug Safety* 1992; **7:** 245–67.

乙醇 一般认为，乙醇和 H_2 受体拮抗药的相互作用没有临床意义（见第1552页）。

抗酸药 西咪替丁与法莫替丁或雷尼替丁与抗酸药[1]相互作用的单剂量研究普遍显示：H_2 受体拮抗药的生物利用度降低。抗酸药中和酸的能力取决于是否存在相互作用，即便有影响，剂量低于 50mmol 中和酸的能力对 H_2 受体拮抗药吸收的影响微乎其微。低剂量 H_2 受体拮抗药的抗酸药分开服用可降低这种相互作用；有些研究数据提示，吸收对长期联合使用的药物影响较小。

1. Gugler R, Allgayer H. Effects of antacids on the clinical pharmacokinetics of drugs: an update. *Clin Pharmacokinet* 1990; **18:** 210–19.

抗真菌药 8 名健康志愿者的药动学研究发现，伊曲康唑增加了西咪替丁的 AUC，降低了西咪替丁总血浆清除率和肾小管分泌清除率[1]。作者认为，这是因为抑制了 P 糖蛋白介导的肾小管分泌。

1. Karyekar CS, *et al.* Renal interaction between itraconazole and cimetidine. *J Clin Pharmacol* 2004; **44:** 919–27.

抗组胺药 西咪替丁也增加了羟嗪的血清浓度，见第553页。

抗毒蕈碱药 抗毒蕈碱药丙胺太林延长胃排空时间并降低肠蠕动，有使西咪替丁生物利用度减少的报道[1]。

1. Kanto J, *et al.* The effect of metoclopramide and propantheline on the gastrointestinal absorption of cimetidine. *Br J Clin Pharmacol* 1981; **11:** 629–31.

组胺 西咪替丁对给予外源性组胺的影响参见第2252页。

褪黑素 西咪替丁对褪黑素的作用，见第2275页。

丙磺舒 小规模健康志愿者的研究发现，丙磺舒降低了西咪替丁[1]和法莫替丁[2]的清除率。这些研究提示，丙磺舒抑制了肾小管的分泌，感觉这种相互作用似乎无临床意义。

1. Gisclon LG, *et al.* The effect of probenecid on the renal elimination of cimetidine. *Clin Pharmacol Ther* 1989; **45:** 444–52.
2. Inotsume N, *et al.* The inhibitory effect of probenecid on renal excretion of famotidine in young, healthy volunteers. *J Clin Pharmacol* 1990; **30:** 50–6.

促胃动力药 甲氧氯普胺可降低西咪替丁的生物利用度，这可能由于前者减少了胃肠转运时间[1~3]。西咪替丁[4]和雷尼替丁[5]与促胃动力药西沙必利有类似相互作用的报道。这些药物相互作用的临床意义受到质疑，因为这些联合用药可能临床有效，虽然目前许多国家限制西沙必利的使用。西咪替丁对西沙必利的影响，见第 1643页。

1. Gugler R, *et al.* Impaired cimetidine absorption due to antacids and metoclopramide. *Eur J Clin Pharmacol* 1981; **20:** 225–8.
2. Kanto J, *et al.* The effect of metoclopramide and propantheline on the gastrointestinal absorption of cimetidine. *Br J Clin Pharmacol* 1981; **11:** 629–31.
3. Barzaghi N, *et al.* Effects on cimetidine bioavailability of metoclopramide and antacids given two hours apart. *Eur J Clin Pharmacol* 1989; **37:** 409–10.
4. Kirch W, *et al.* Cisapride-cimetidine interactions; enhanced cisapride bioavailability and accelerated cimetidine absorption. *Ther Drug Monit* 1989; **11:** 411–14.
5. Rowbotham DJ, *et al.* Effect of single doses of cisapride and ranitidine administered simultaneously on plasma concentrations of cisapride and ranitidine. *Br J Anaesth* 1991; **67:** 302–5.

硫糖铝 黏膜保护药硫糖铝的注册药品信息声明，假定硫糖铝能够结合在肠道黏膜上，它可以降低西咪替丁和其他 H_2 受体拮抗药的生物利用度。将两种药物服用时间间隔 2h 可以避免这种作用，但这种相互作用是否有临床意义还不明确。

药动学

西咪替丁易经胃肠道吸收，空腹服用后血浆浓度达峰时间约 1h；第 2 个峰浓度约 3h 后时达到。食物会减缓药物的吸收速度，轻微降低吸收程度，此时血浆药物浓度峰值约在 2h 后出现。

西咪替丁口服后的生物利用度为 60%～70%，由肝脏首过代谢。西咪替丁分布广，分布容积约 1L/kg，血浆蛋白结合较弱，结合率约为 20%。消除半衰期约 2h，肾和肝损伤者延长。西咪替丁在肝部分代谢为亚砜和羟甲基西咪替丁。约 50%的口服剂量和 75%的静脉剂量以原形在 24h 内经尿排泄。口服或胃肠外给药 300mg 后，血药浓度 4～5h 后仍高于提供 80%抑制基础胃酸的水平。西咪替丁能穿过胎盘屏障，分布于乳汁。

1. Somogyi A, Gugler R. Clinical pharmacokinetics of cimetidine. *Clin Pharmacokinet* 1983; **8:** 463–95.
2. Lin JH. Pharmacokinetic and pharmacodynamic properties of histamine H_2-receptor antagonists: relationship between intrinsic potency and effective plasma concentrations. *Clin Pharmacokinet* 1991; **20:** 218–36.
3. Gladziwa U, Klotz U. Pharmacokinetics and pharmacodynamics of H_2-receptor antagonists in patients with renal insufficiency. *Clin Pharmacokinet* 1993; **24:** 319–32.

儿童 出生后早期几个月，肾功能有限，据报道新生儿西咪替丁的半衰期为 1.1～3.7h[1~3]。因而早产儿和肾损伤者需要减少给药频率[1]。

大一些的婴儿和儿童的肾功能发育完全，西咪替丁的清除率高于成年人。低龄儿童的清除率高于大龄儿童[4]。

儿童用药剂量，参见下文的**儿童用法**。

1. Ziemniak JA, *et al.* The pharmacokinetics and metabolism of cimetidine in neonates. *Dev Pharmacol Ther* 1984; **7:** 30–8.
2. Lloyd CW, *et al.* The pharmacokinetics of cimetidine and metabolites in a neonate. *Drug Intell Clin Pharm* 1985; **19:** 203–5.
3. Stile IL, *et al.* Pharmacokinetic evaluation of cimetidine in newborn infants. *Clin Ther* 1985; **7:** 361–4.
4. Somogyi A, *et al.* Cimetidine pharmacokinetics and dosage requirements in children. *Eur J Pediatr* 1985; **144:** 72–6.

用途和用法

西咪替丁是一种组胺 H_2 受体拮抗药，抑制 H_2 受体介导的组胺作用，如胃酸分泌和胃蛋白酶产生。本品用于抑制胃酸分泌，对以下情况有利，如消化性溃疡，包括应激性溃疡（第 1625 页）、胃食管反流（第 1618 页），某些持续的消化不良（第 1618 页）病理性高分泌状态，如 Zollinger-Ellison 综合征（第 1625 页），以及全身麻醉或分娩期间具有酸吸入危险的情况（第 1616 页）。西咪替丁还可用来减少短肠综合征患者的吸收不良和液体流失，同时降低胰腺功能不全患者酶补充制剂的降解。

西咪替丁可以经口腔、鼻胃管途径，或胃肠外经静脉或肌内注射途径；一般任何给药途径总量每天不得超过 2.4g，虽然一些制剂为盐酸盐形式，浓度和剂量均以西咪替丁来表示。100mg 西咪替丁相当于 114.4mg 盐酸西咪替丁。肾损伤者应减少剂量，肝损伤者可能也需减少剂量（详见下文）。

儿童剂量、参见下文**儿童用法**。

治疗良性**胃和十二指肠溃疡**，推荐每日睡前单次口服西咪替丁 800mg；或 400mg，每日 2 次。对于十二指肠溃疡疗程应至少 4 周，对于胃溃疡疗程应至少 6 周，NSAID 相关溃疡至少 8 周。必要时，剂量可增至 400mg，每日 4 次。适当维持剂量为每日睡前顿服 400mg，或者每次 400mg，早晚各服 1 次。也有其他治疗和维持的给药方案。

治疗**胃食管反流**，推荐剂量是口服 400mg，每天 4 次（三餐和睡前），或 800mg，每日 2 次，疗程 4～12 周。治疗病理性高分泌疾病（如 **Zollinger-Ellison 综合征**），常规口服 300～400mg，每日 4 次，必要时可给予更高剂量。

预防发生上消化道**应激性溃疡**危险，推荐经口、鼻胃管或胃肠外（200mg 仅限直接静脉注射）途径，200～400mg，每 4～6h 给药 1 次。对于可能发展为**酸吸入综合征**的患者，应在诱导麻醉前 90～120min 或分娩开始时（产科），单次口服 400mg 或不超过 400mg 剂量（酌情选用胃肠外途径，详见下文），必要时每隔 4h 重复给药 1 次。

治疗非溃疡性**消化不良**，每次不超过 200mg，每日 4 次；预防夜间胃灼烧，晚上给予 100mg。

治疗**短肠综合征**，初始西咪替丁口服 400mg，每日 2 次，根据反应调整剂量。

降低**胰腺功能不全**患者胰酶补充剂的降解，同囊性纤维化（第 157 页）患者的给药剂量，于餐前 60～90min，每天口服西咪替丁 800～1600mg，分 4 次服用。

胃肠外给药用法

静脉给药前，西咪替丁需稀释，通常用 0.9%氯化钠、5%或 10%葡萄糖和乳酸林格静脉溶液稀释。在英国，通常剂量是静脉注射西咪替丁 200mg，缓慢推注 5min，每 4～6h 重复 1 次。如果需要较大剂量，或患者的心血管损伤则推荐静脉输注。推荐间歇静脉输注的剂量为 200～400mg，必要时每 4～6h 1 次。推荐连续静脉输液速率为 50～100mg/h。通常肌内注射剂量是 200mg，每隔 4～6h 1 次。在美国，推荐胃肠外剂量为 300mg，每 6～8h 肌内注射或静脉注射稀释至 20ml，注射时间至少历时 5min。同样剂量可间歇静脉输注，稀释至最少 50ml，注射时间应历时 15～20min；推荐连续静脉输注（稀释至最多 1L 中）速率是 37.5mg/h，可预先静脉给予负荷量 150mg。有些患者需快速输注；预防应激性溃疡的推荐速度是 50mg/h。

儿童用法 西咪替丁用于治疗儿童需要减少胃酸的疾病可获益，这些疾病包括良性十二指肠溃疡和胃溃疡、反流性食管炎和 Zollinger-Ellison 综合征。1 岁以上儿童，英国注册药品信息推荐每日剂量为 25～30mg/kg，分次使用，可口服、鼻胃管途径或缓慢注射。小于 1 岁婴儿，每日剂量为 20mg/kg，分次使用，尽管这个年龄组的用途还没有完全评估。有些国家推荐更低的婴幼儿每日剂量为 5mg/kg，分 4～6 次。

儿童药动学的差异可能影响给药剂量，见上文。

在肝损伤中的用法 肝硬化患者西咪替丁的生物利用度可能提高[1,2]。建议门体性脑病患者用量降低至 60%[3]。但是英国和美国的注册药品信息不建议肝损伤患者调整剂量。

1. Gugler R, *et al.* Altered disposition and availability of cimetidine in liver cirrhotic patients. *Br J Clin Pharmacol* 1982; **14:** 421–30.
2. Cello JP, Øie S. Cimetidine disposition in patients with Laennec's cirrhosis during multiple dosing therapy. *Eur J Clin Pharmacol* 1983; **25:** 223–9.
3. Ziemniak JA, *et al.* Hepatic encephalopathy and altered cimetidine kinetics. *Clin Pharmacol Ther* 1983; **34:** 375–82.

在肾损伤中的用法 肾损伤患者的西咪替丁剂量应减少。根据肌酐清除率（CC）的推荐剂量：

- CC 大于 50ml/min：正常剂量；
- CC 30～50ml/min：200mg，每日 4 次；
- CC 15～30ml/min：200mg，每日 3 次；
- CC 0～15ml/min：200mg，每日 2 次。

血液透析可清除西咪替丁，但腹膜透析则不能明显清除。

膀胱疾病 西咪替丁可明显减轻膀胱疼痛疾病的症状（包裹性疾病包括膀胱炎、膀胱疼痛综合征和尿道综合征），特别是耻骨弓上的疼痛和夜尿。治疗后膀胱黏膜没有明显组织学改变[1]。

1. Thilagarajah R, *et al.* Oral cimetidine gives effective symptom relief in painful bladder disease: a prospective, randomized, double-blind placebo-controlled trial. *BJU Int* 2001; **87:** 207–12.

氨苯砜毒性 西咪替丁可减少氨苯砜相关的正铁血红蛋白血症的发生。参考这方面的文献，详见**氨苯砜**下的**对血液的影响**（第248页）。

诊断用途 西咪替丁可阻止肾小管分泌肌酐，已用于实验室提高从肌酐清除率估算肾小球滤过率的准确性[1]。尽管肾脏移植者的最佳剂量没有确定，当血浆肌酐水平低于 2.5mg/L 时，西咪替丁 1g 分 4 次口服似乎提供了一种有用的测量肾小球滤过率的方法。肌酐水平越高，阻止肾小管有效分泌所需的西咪替丁剂量越高。

1. Kabat-Koperska J, *et al.* Creatinine clearance after cimetidine administration—is it useful in the monitoring of the function of transplanted kidney? *Ren Fail* 2007; **29:** 667–72.

猪囊尾蚴病 治疗猪囊尾蚴病（第128页），西咪替丁与阿苯达唑合用可增强后者的疗效（通过抑制其代谢）。

免疫调节 人类和小鼠的研究显示，H_2 受体拮抗药具有免疫调节作用[1]。T 淋巴细胞的抑制细胞具有组胺 H_2 受体，据报道西咪替丁可降低这些细胞的活性，因而增强免疫反应[1,2]。还有一些证据显示西咪替丁提高细胞免疫，尤其提高自然杀伤细胞的活性[3]。这一发现导致了西咪替丁和一系列免疫相关疾病的研究，包括嗜酸性筋膜炎、疱疹病毒感染、皮肤黏膜念珠菌[4]、低丙种球蛋白血症[5]、各种恶性肿瘤[1]。

1. Kumar A. Cimetidine: an immunomodulator. *DICP Ann Pharmacother* 1990; **24:** 289–95.
2. Snyman JR, *et al.* Cimetidine as modulator of the cell-mediated immune response in vivo using the tuberculin skin test as parameter. *Br J Clin Pharmacol* 1990; **29:** 257–60.
3. Katoh J, *et al.* Cimetidine and immunoreactivity. *Lancet* 1996; **348:** 404–5.
4. Polizzi B, *et al.* Successful treatment with cimetidine and zinc sulphate in chronic mucocutaneous candidiasis. *Am J Med Sci* 1996; **311:** 189–90.
5. White WB, Ballow M. Modulation of suppressor-cell activity by cimetidine in patients with common variable hypogammaglobulinemia. *N Engl J Med* 1985; **312:** 198–202.

嗜酸性筋膜炎 嗜酸性筋膜炎是一种肌肉筋膜发炎的硬皮病样综合征，与嗜酸细胞增多和高 γ 球蛋白血症有关。尽管大多患者对皮质激素治疗的反应良好，但也尝试使用西咪替丁。西咪替丁对嗜酸性筋膜炎的作用不可预知，由于缓解[1~4]和无效[5,6]均有少数病例报道。

在一项纳入 17 名患者的病例系列中，9 名患者从最初的西咪替丁治疗中退出，5 名有部分反应[7]。

1. Solomon G, *et al.* Eosinophilic fasciitis responsive to cimetidine. *Ann Intern Med* 1982; **97:** 547–9.
2. Laso FJ, *et al.* Cimetidine and eosinophilic fasciitis. *Ann Intern Med* 1983; **98:** 1026.
3. Garcia-Morteo O, *et al.* Cimetidine and eosinophilic fasciitis. *Ann Intern Med* 1984; **100:** 318–19.
4. Farrell AM, *et al.* Eosinophilic fasciitis associated with autoimmune thyroid disease and myelodysplasia treated with pulsed methylprednisolone and antihistamines. *Br J Dermatol* 1999; **140:** 1185–7.
5. Loftin EB. Cimetidine and eosinophilic fasciitis. *Ann Intern Med* 1983; **98:** 111–12.
6. Herson S, *et al.* Cimetidine in eosinophilic fasciitis. *Ann Intern Med* 1990; **113:** 412–13.
7. Naschitz JE, *et al.* The fasciitis-panniculitis syndromes: clinical and pathologic features. *Medicine (Baltimore)* 1996; **75:** 6–16.

疱疹、乳头瘤病毒感染 虽然西咪替丁治疗各种疱疹病毒感染（第822页）有许多个案和无对照的有益的反应报道，包括生殖器疱疹[1]、传染性单核细胞增多症[2,3]和带状疱疹[4~7]。有些报道受到批评[8,9]，主要因为是否给予治疗或不治疗，带状疱疹感染的大多数患者在 2～3 周内痊愈。另外，一项纳入 63 例带状疱疹感染的双盲安慰剂对照研究发现[10]，没有证据表明西咪替丁可缓解疼痛或增加发病部位痊愈的速度。

据报道病毒性疣（第1511页）的患者使用西咪替丁可以获益[11]，一项对患有病毒性疣的 216 名患者的 8 年回顾性分析报道成功率为 80%，虽然有 12 名患者复发[12]。然而，对照研究没有显示有明显优势[13,14]，且一项综述认为，根据已有证据，还不能推荐 H_2 受体拮抗药用于治疗病毒性疣[15]。

1. Wakefield D. Cimetidine in recurrent genital herpes simplex infection. *Ann Intern Med* 1984; **101:** 882.
2. Goldstein JA. Cimetidine and mononucleosis. *Ann Intern Med* 1983; **99:** 410–11.
3. Goldstein JA. Cimetidine, ranitidine, and Epstein-Barr virus infection. *Ann Intern Med* 1986; **105:** 139.
4. Hayne ST, Mercer JB. Herpes zoster: treatment with cimetidine. *Can Med Assoc J* 1983; **129:** 1284–5.
5. Shandera R. Treatment of herpes zoster with cimetidine. *Can Med Assoc J* 1984; **131:** 279.
6. Mavligit GM, Talpaz M. Cimetidine for herpes zoster. *N Engl J Med* 1984; **310:** 318–19.
7. Arnot RS. Herpes zoster and cimetidine. *Med J Aust* 1984; **141:** 903.
8. Tyrrell DL. Course of herpes zoster. *Can Med Assoc J* 1984; **130:** 1109.
9. Giles KE. Herpes zoster and cimetidine. *Med J Aust* 1985; **142:** 283.
10. Levy DW, *et al.* Cimetidine in the treatment of herpes zoster. *J R Coll Physicians Lond* 1985; **19:** 96–8.
11. Glass AT, *et al.* Cimetidine therapy for recalcitrant warts in adults. *Arch Dermatol* 1996; **132:** 680–2.
12. Mullen BR, *et al.* Cimetidine as a first-line therapy for pedal verruca: eight-year retrospective analysis. *J Am Podiatr Med Assoc* 2005; **95:** 229–34.
13. Karabulut AA, *et al.* Is cimetidine effective for nongenital warts: a double-blind, placebo-controlled study. *Arch Dermatol* 1997; **133:** 533–4.
14. Rogers CJ, *et al.* Cimetidine therapy for recalcitrant warts in adults: is it any better than placebo? *J Am Acad Dermatol* 1999; **41:** 123–7.
15. Fit KE, Williams PC. Use of histamine$_2$-antagonists for the treatment of verruca vulgaris. *Ann Pharmacother* 2007; **41:** 1222–6.

恶性肿瘤 因为西咪替丁的免疫调节作用，该药已用作治疗各种恶性肿瘤（如胃肠道肿瘤）（参见613页）的辅助用药。西咪替丁也可抑制肿瘤生长，阻止癌细胞迁移和黏附于上皮细胞[1]。有些胃肠道肿瘤的研究显示，生存率结果阳性[2~4]，一项使用西咪替丁的大规模、随机、安慰剂对照研究[5]以及使用雷尼替丁相似的研究[6]显示没有获益。一项结肠直肠癌的研究发现，使用西咪替丁，肿瘤细胞高表达 sialyl Lewis-X 和 sialyl Lewis-A 抗原的患者生存率改善，肿瘤转移频率减少。存在的这些抗原介导癌细胞黏附于上皮组织，导致癌转移[7]。

法莫替丁作为恶性肿瘤的辅助用药已研究，少量患者联合 IL-2 治疗有效已有报道[8,9]。

1. Lefranc F, *et al.* Cimetidine, an unexpected anti-tumor agent, and its potential for the treatment of glioblastoma (review). *Int J Oncol* 2006; **28:** 1021–30.
2. Tønnesen H, *et al.* Effect of cimetidine on survival after gastric cancer. *Lancet* 1988; **ii:** 990–2.
3. Adams WJ, Morris DL. Short-course cimetidine and survival with colorectal cancer. *Lancet* 1994; **344:** 1768–9.
4. Matsumoto S. Cimetidine and survival with colorectal cancer. *Lancet* 1995; **346:** 115.
5. Langman MJS, *et al.* Prospective, double-blind, placebo-controlled randomized trial of cimetidine in gastric cancer. *Br J Cancer* 1999; **81:** 1356–62.
6. Primrose JN, *et al.* A prospective randomised controlled study of the use of ranitidine in patients with gastric cancer. *Gut* 1998; **42:** 17–19.
7. Matsumoto S, *et al.* Cimetidine increases survival of colorectal cancer patients with high levels of sialyl Lewis-X and sialyl Lewis-A epitope expression on tumour cells. *Br J Cancer* 2002; **86:** 161–7.
8. Parshad R, *et al.* Effect of preoperative short-course famotidine on TILs and survival in breast cancer. *Indian J Cancer* 2005; **42:** 185–90.
9. Quan WD, Quan FM. Activity of continuous infusion + pulse interleukin-2 with famotidine in metastatic melanoma. *Cancer Biother Radiopharm* 2009; **24:** 1–6.

肥大细胞增生病 据报道西咪替丁单用或与抗组胺药（组胺 H_1 受体拮抗药）合用能够缓解肥大细胞增生病（第1100页）患者的胃肠道症状[1,2]、瘙痒症和荨麻疹[3,4]。

1. Hirschowitz BI, Groarke JF. Effect of cimetidine on gastric hypersecretion and diarrhea in systemic mastocytosis. *Ann Intern Med* 1979; **90:** 769–71.
2. Linde R, *et al.* Combination H1 and H2 receptor antagonist therapy in mastocytosis. *Ann Intern Med* 1980; **92:** 716.
3. Simon RA. Treatment of systemic mastocytosis. *N Engl J Med* 1980; **302:** 231.
4. Frieri M, *et al.* Comparison of the therapeutic efficacy of cromolyn sodium with that of combined chlorpheniramine and cimetidine in systemic mastocytosis: results of a double-blind clinical trial. *Am J Med* 1985; **78:** 9–14.

对乙酰氨基酚毒性 因为西咪替丁具有抑制细胞色素 P450 的作用，提示本品可以用来治疗对乙酰氨基酚中毒（详见第102页）。然而，从一些无对照的报道中没有发现支持这个建议的证据[1,2]。

1. Kaufenberg AJ, Shepherd MF. Role of cimetidine in the treatment of acetaminophen poisoning. *Am J Health-Syst Pharm* 1998; **55:** 1516–19.
2. Brok J, *et al.* Interventions for paracetamol (acetaminophen) overdose. Available in The Cochrane Database of Systematic Reviews; Issue 2. Chichester: John Wiley; 2006 (accessed 11/03/09).

卟啉病 急性间断性卟啉病（第1390页）的报道显示，使用西咪替丁治疗期间，患者在临床和生化方面都有所改善。

1. Baccino E, *et al.* Cimetidine in the treatment of acute intermittent porphyria. *JAMA* 1989; **262:** 3000.
2. Horie Y, *et al.* Clinical usefulness of cimetidine treatment for acute relapse in intermittent porphyria. *Clin Chim Acta* 1995; **234:** 171–5.
3. Cherem JH, *et al.* Cimetidine and acute intermittent porphyria. *Ann Intern Med* 2005; **143:** 694–5.

皮肤病 西咪替丁单用[1~8]或与抗组胺药（组胺 H_1 受体拮抗药）[5,8,9]合用治疗各种皮肤病。H_2 受体拮抗药（如西咪替丁、雷尼替丁）使某些类型荨麻疹好转（第1511页），特别是那些与寒冷或血管性水肿相关的荨麻疹。尽管可能的作用机制是 H_2 受体拮抗药可拮抗皮肤血管的 H_2 受体，也可能涉及其他作用机制[8]。当西咪替丁与羟嗪联合使用时，两药间的药动学相互作用造成羟嗪血浆浓度升高已有报道，见553页。常规使用 H_2 受体拮抗药治疗荨麻疹有争议，但实际常规治疗耐药病例时会在传统治疗基础上合用 H_2 受体拮抗药[10~12]。联合使用治疗皮肤划痕性荨麻疹额外获益极少[13]。

各种原因导致*瘙痒症*（第1509页）的患者可能也对 H_2 受体拮抗药有反应[1,2,6,7,9]，但大人群的研究发现无益[3~5,14]。

1. Easton P, Galbraith PR. Cimetidine treatment of pruritus in polycythemia vera. *N Engl J Med* 1978; **299:** 1134.
2. Hess CE. Cimetidine for the treatment of pruritus. *N Engl J Med* 1979; **300:** 370.
3. Harrison AR, *et al.* Pruritus, cimetidine and polycythemia. *N Engl J Med* 1979; **300:** 433–4.
4. Scott GL, Horton RJ. Pruritus, cimetidine and polycythemia. *N Engl J Med* 1979; **300:** 434. Correction. *ibid.*; 936.
5. Zappacosta AR, Hauss D. Cimetidine doesn't help pruritus of uremia. *N Engl J Med* 1979; **300:** 1280.
6. Schapira DV, Bennett JM. Cimetidine for pruritus. *Lancet* 1979; **i:** 726–7.
7. Aymard JP, *et al.* Cimetidine for pruritus in Hodgkin's disease. *BMJ* 1980; **280:** 151–2.
8. Theoharides TC. Histamine$_2$ (H_2)-receptor antagonists in the treatment of urticaria. *Drugs* 1989; **37:** 345–55.
9. Deutsch PH. Dermatographism treated with hydroxyzine and cimetidine and ranitidine. *Ann Intern Med* 1984; **101:** 569.
10. Advenier C, Queille-Roussel C. Rational use of antihistamines in allergic dermatological conditions. *Drugs* 1989; **38:** 634–44.
11. Ormerod AD. Urticaria: recognition, causes, and treatment. *Drugs* 1994; **48:** 717–30.
12. Greaves MW. Chronic urticaria. *N Engl J Med* 1995; **332:** 1767–72.
13. Sharpe GR, Shuster S. In dermographic urticaria H_2 receptor antagonists have a small but therapeutically irrelevant additional effect compared with H_1 antagonists alone. *Br J Dermatol* 1993; **129:** 575–9.
14. Raisch DW, *et al.* Evaluation of a non-food and drug administration-approved use of cimetidine: treatment of pruritus resulting from epidural morphine analgesia. *DICP Ann Pharmacother* 1991; **25:** 716–8.

制剂

BP 2010: Cimetidine Injection; Cimetidine Oral Solution; Cimetidine Oral Suspension; Cimetidine Tablets;
USP 33: Cimetidine in Sodium Chloride Injection; Cimetidine Injection; Cimetidine Tablets.

专利制剂

Arg.: Ulcerfen; ***Austral.:*** Cimehexal†; Magicul; Tagamet; ***Austria:*** Acidex†; Cimetag; Neutromed; Neutronorm; Sodexx Cimetidine; Ulcometin; Ulcostad; ***Belg.:*** Doccimeti; Nuardin; Tagamet†; ***Braz.:*** Cigamete; Cimedax; Cimetetax†; Cimetidan; Cimetil†; Cimetilab; Cimetina†; Cimetinax; Cimetival; Cintidina; Cinton†; Climatidine†; Etidine; Gastidin†; Laveran†; Novacimet†; Pristonal; Prometidine†; Tagaliv; Tagamet; Tranimet†; Ulcedine; Ulcenon; Ulcerac; Ulceracid†; Ulcimet; Ulcinax; Ulcitrat; ***Canad.:*** Gaviscon Prevent†; Novo-Cimetine; Nu-Cimet; ***Cz.:*** CimLich†; Lock-2†; Primamet†; ***Denm.:*** Aciloc†; Acinil†; Cimecodan†; Hocimin†; Novamet†; ***Fr.:*** Stomedine; Tagamet; ***Ger.:*** Cime†; Cimebeta; Cimehexal; CimLich; duraH2†; Gastroprotect†; H 2 Blocker; Sigacimet†; Tagamet†; ***Gr.:*** Alkastom; Besidin; Campanex; Cimeton; Gastrolene; Grinolon; Haldin; Ipirovet; Medelan; Metracine; Oskoval; Pallosixanet; Piovalen; Sasapir; Tagamet; Tamper; Tanapas; Therapelcin; Tinder; Trisolvenol; Ulcogranil; ***Hong Kong:*** Cementin; Cimedine; Cimeta†; Citidine; Gastab†; Gastidine†; Magicul; Maritidine; Simaglen; Syncomet†; Tagamet; Timet; Ulcerin; Ulcomet; ***Hung.:*** Histodil†; ***India:*** Cimet†; ***Indon.:*** Cimexol; Corsamet; Licomet; Nulcer; Sanmetidin; Tagamet†; Ulcedine†; Ulcumet; Ulcusan†; Ulsikur; Xepamet; ***Irl.:*** Cedine; Cimagen†; Cimeldine; Dyspamet†; Galenamet†; Geramet; Pinamet; Rimatidine; Tagamet†; ***Israel:*** Cemidin; Cimetag; Cimi†; Tagamet; ***Ital.:*** Biomag; Brumetidina; Dina†; Etideme; Stomet†; Tagamet; Temic; Ulcedin; Ulcomedina†; Ulis; ***Malaysia:*** Cimulcer; Shintamet; Tagamet; ***Mex.:*** Alcatex†; Cimebec†; Cimedul; Cimeffer; Cimetase; Colimet; Columina†; Gastrodina; Metidisol†; Procimeti; Sercim; Sinegastrin†; Tagamet; Ulcedine†; Ulmarin; Ulserral; ***Neth.:*** Tagamet; ***Norw.:*** Cimal†; Tagamet†; ***NZ:*** Cytine; ***Philipp.:*** Antag; Ciclem; Cimecid†; Cimulcer†; Duogastril; Montidin†; Tagamet; Temaril; Ulcenon†; ***Pol.:*** Altramet†; Cimegast; ***Port.:*** Cim; Evicer†; Tagamet; Ulceridine†; ***Rus.:*** Histodil (Гистодил)†; ***S.Afr.:*** Aci-Med†; Cimlok; Cinadine†; Cymi†; Hexamet; Lenamet; Secadine; Tagamet†; Ulcim†; ***Singapore:*** Cementin; Cimulcer; Citidine; Erlmetin†; Himetin; Shintamet; Tagamet; Xepamet; ***Spain:*** Ali Veg; Fremet; Tagamet; ***Swed.:*** Acinil†; Tagamet†; ***Switz.:*** Malimed†; ***Thai.:*** Aidar†; Alserine; Cencamat; Chintamet; Cidine; Cigamet; Cimet; Cimet-P; Cimetin; Cimetine; Ciminpac; Citidine; Clinimet; CMD†; Duotric; Gastasil; Gastrodin†; Iwamet; KB Cymedin; Lakamed; Manomet; Milamet; Peptica†; Peptidine; Pondarmett†; Promet; Rinadine†; Sertidine; Setard; Shintamet; Siamidine; Simaglen; Simex†; Sincimet; Startidine; Stomedine; Tagamet†; Tagapro; Ulcacin; Ulcedine†; Ulcemet; Ulcimet; Ulcine; Ulsamet; Umamett†; ***UAE:*** Cimetag; ***UK:*** Dyspamet; Galenamet; Tagamet; Zita; ***USA:*** Tagamet; ***Venez.:*** Cavimet†; Cimetix†; Gadol; Iscaten†; Mempotal†.

多组分制剂 ***Neth.:*** Aciflux†.

Cimetropium Bromide (*rINN*) 西托溴铵

Bromuro de cimetropio; Cimetropii Bromidum; Cimétropium, Bromure de; DA-3177; Hyoscine-*N*-(cyclopropylmethyl) Bromide. 8-(Cyclopropylmethyl)-6β,7β-epoxy-3α-hydroxy-1αH,-5αH-tropanium bromide, (−)-(*S*)-tropate.

Циметропия Бромид

$C_{21}H_{28}BrNO_4$ = 438.4.
CAS — 51598-60-8.
ATC — A03BB05.
ATC Vet — QA03BB05.
UNII — 0C7M5WE60Q.

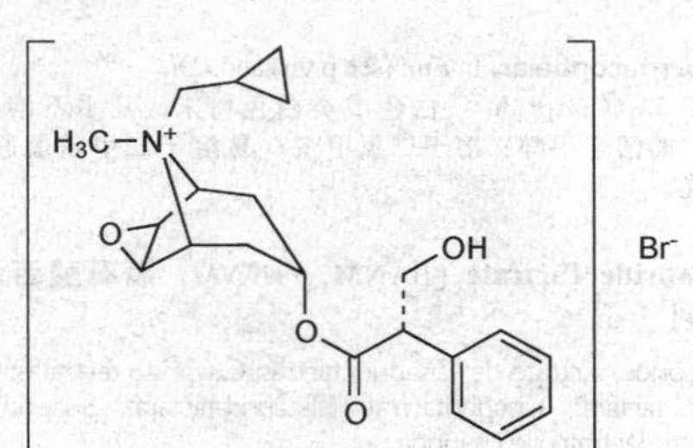

简介

西托溴铵是一种季铵盐类抗毒蕈碱药，它与阿托品（第 1176 页）有类似的外周作用。本品可作为一种解痉药，用于治疗胃肠疾病，通常剂量是每次 50mg，每日 2～3 次，口服或使用直肠栓剂。常规肌内注射或静脉注射的剂量为 5mg。

1. Dobrilla G, *et al.* Longterm treatment of irritable bowel syndrome with cimetropium bromide: a double blind placebo controlled clinical trial. *Gut* 1990; **31:** 355–8.
2. Marzio L, *et al.* Effect of cimetropium bromide on esophageal motility and transit in patients affected by primary achalasia. *Dig Dis Sci* 1994; **39:** 1389–94.
3. Savino F, *et al.* Cimetropium bromide in the treatment of crisis in infantile colic. *J Pediatr Gastroenterol Nutr* 2002; **34:** 417–9.

制剂

专利制剂

Ital.: Alginor.

Cinitapride (*rINN*) 西尼必利

Cinitaprida; Cinitapridum. 4-Amino-*N*-[1-(3-cyclohexen-1-ylmethyl)-4-piperidyl]-2-ethoxy-5-nitrobenzamide.

Цинитаприд

$C_{21}H_{30}N_4O_4$ = 402.5.

CAS — 66564-14-5.

UNII — R8I97I2L24.

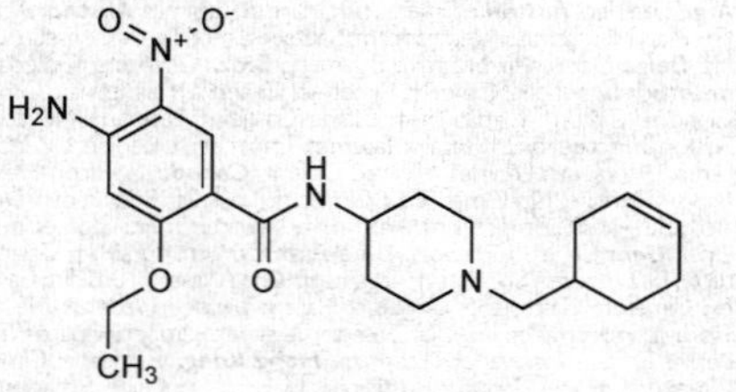

简介

西尼必利是苯甲酰胺的取代物，利用其促动力特性。以酸性酒石酸盐形式口服给药，每次 1mg，每日 3 次，餐前服用，用于治疗胃轻瘫和胃食管反流病（第 1618 页）。

制剂

专利制剂

Arg.: Cinigest; Paxapride; Rogastril; ***Mex.:*** Pemix; ***Spain:*** Blaston; Cidine.

多组分制剂

Mex.: Pridamiral Pack.

Cisapride (*BAN, USAN, rINN*) 西沙必利

Cisaprid; Cisaprida; Cisapridas; Cisapride monohydraté; Cisapridum; Cisapridum monohydricum; Ciszaprid; Cyzapryd jednowodny; R-51619; Sisapridi. *cis*-4-Amino-5-chloro-*N*-{1-[3-(4-fluorophenoxy)propyl]-3-methoxy-4-piperidyl}-2-methoxybenzamide monohydrate.

Цизаприд

$C_{23}H_{29}ClFN_3O_4,H_2O$ = 484.0.

CAS — 81098-60-4 (anhydrous cisapride).

ATC — A03FA02.

ATC Vet — QA03FA02.

UNII — UVL329170W (cisparide); VZV0A4I38W (cisapride monohydrate).

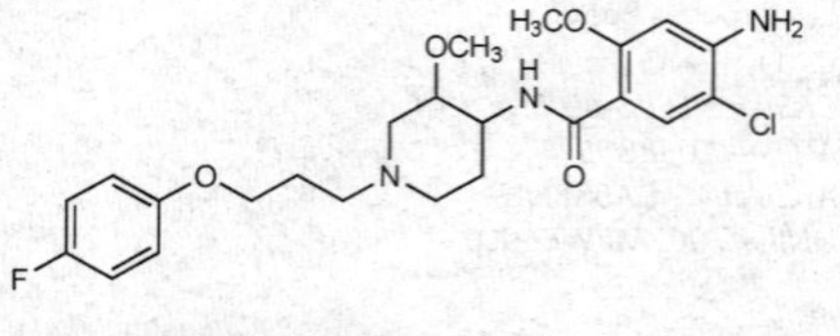

Pharmacopoeias. In *Eur.* (see p.vii) and *Pol.*

USP 33（Cisapride） 白色或类白色粉末。几乎不溶于水；略溶于甲醇；溶于二氯甲烷；易溶于二甲基酰胺。避光。

Cisapride Tartrate (*BANM, rINNM*) 酒石酸西沙必利

Cisapride, tartrate de; Cisapridi tartras; Cisaprido tartratas; Cisaprid-tartarát; Cisapridtartrat; Ciszaprid-tartarát; Sisapriditartraatti; Tartrato de cisaprida.

Цизаприда Тартрат

$C_{27}H_{35}ClFN_3O_{10}$ = 616.0.

不良反应

西沙必利最常报道的不良反应是胃肠道紊乱，包括腹部痛性痉挛、腹鸣及腹泻。也可能出现头痛、头晕。偶尔出现超敏反应（包括皮疹、瘙痒、支气管痉挛）、癫痫、锥体外系反应、尿频加重已有报道。心律失常病例，包括室性心动过速、心室纤颤、尖端扭转型室性心动过速、QT 间期延长极少发生；已有死亡发生，由此严格限制使用西沙必利（详见下文**对心脏的影响**）。接受西沙必利的患者还有几例发生肝功能紊乱。

不良反应发生率 比较了源于处方-事件监测的 13000 名服用西沙必利患者的数据与另一项对照研究纳入 9726 患者的数据，结果显示腹泻为最常见不良反应，发生率为 2%～4%[1]。其他常见的不良反应有头痛、腹痛、恶心、呕吐和便秘，发生率均为 1%～1.5%。在处方-事件监测数据中有 46 份报道了尿频增加（加上对照试验的患者中 20 例），有 5 例心律失常报道。

1. Wager E, *et al.* A comparison of two cohort studies evaluating the safety of cisapride: prescription-event monitoring and a large phase IV study. *Eur J Clin Pharmacol* 1997; **52:** 87–94.

对心脏的影响 1989～1991 年间，7 例报道西沙必利相关的心脏不良反应已呈递给 WHO Programme for International Drug Monitoring[1]。其中包括 4 例心悸，1 例心动过速伴随高血压，2 例早搏。在随后的报道中，涉及西沙必利导致 QT 间期延长和尖端扭转型室性心动过速，或心室纤颤或两者兼具[2,3]。至 1999 年 12 月，FDA 共收到 341 例西沙必利相关的心律失常的报道，其中包括 80 例死亡的报道。大部分患者同时接受减少西沙必利代谢的药物（详见下文**药物相互作用**）或具有其他诱发心律失常的因素。依据早期报道的西沙必利对心脏的影响和治疗浓度下西沙必利对心脏的直接影响，1998 年英国 CSM 规定西沙必利的**禁忌证**为[2]患者同时使用抑制西沙必利代谢的药物或同时使用延长 QT 间期的药物，以及患者具有 QT 间期延长、室性心律失常或尖端扭转型室性心动过速或其他心律失常的危险因素病史（详见下文**注意事项**）。新生儿[4]（尤其妊娠期时间少者[5]）使用西沙必利容易导致 QT 间期延长，同时英国 CSM 特别指出早产儿禁用[2]，并注明没有足够数据支持不超过 12 岁儿童可以使用。其他研究也发现儿童 QT 间期延长[6,7]。但是，有些评论者对所有早产儿的禁忌也提出了质疑[8]，一项回顾性分析估计，排除同时使用禁忌药物或用量过大的病例，早产儿使用西沙必利严重不良事件心律失常的发生率小于 1/11000[9]。与之相反的是，有人强调西沙必利在大多数儿童的适应证都缺乏客观证据[10]。European Society of Paediatric Gastroenterology, Hepatology and Nutrition 推荐儿科的胃食管反流患者使用西沙必利[11]，包括西沙必利每日总剂量不应超过 800μg/kg，对于早产儿等特殊群体使用前和使用 3 天后应该监测 ECG。

西沙必利在其他国家的使用也遭到了警告和限制。在美国，2000 年 1 月修订了处方信息，推荐所有患者在使用西沙必利前应做 ECG，并扩大禁忌证的范围。随后西沙必利从普通供应中**撤出**，只保留严格限制的病例使用。2000 年 7 月西沙必利全面从英国市场撤出[12]。在欧洲，European Commission 决定，含有西沙必利的药品可以在限制适应证下保留，所有使用西沙必利的患者应该纳入临床安全性研究或登记，或者纳入临床有效性研究[13]。尽管西沙必利撤出了普通供应，一项韩国的回顾性队列研究发现：2 年后仍在使用该药，许多案例中西沙必利与禁忌药物联合使用，这与全死因死亡率增加相关[14]。

1. Olsson S, Edwards IR. Tachycardia during cisapride treatment. *BMJ* 1992; **305:** 748–9.
2. CSM/MCA. Cisapride (Prepulsid): risk of arrhythmias. *Current Problems* 1998; **24:** 11.
3. Wysowski DK, Bacsanyi J. Cisapride and fatal arrhythmia. *N Engl J Med* 1996; **335:** 290–1.
4. Bernardini S, *et al.* Effect of cisapride on QTc interval in neonates. *Arch Dis Child Fetal Neonatal Ed* 1997; **77:** F241–3.
5. Dubin A, *et al.* Cisapride associated with QTc prolongation in very low birth weight preterm infants. *Pediatrics* 2001; **107:** 1313–16.
6. Hill SL, *et al.* Proarrhythmia associated with cisapride in children. *Pediatrics* 1998; **101:** 1053–6.
7. Khongphatthanayothin A, *et al.* Effects of cisapride on QT interval in children. *J Pediatr* 1998; **133:** 51–6.
8. Lander A, Desai A. The risks and benefits of cisapride in premature neonates, infants, and children. *Arch Dis Child* 1998; **79:** 469–71.
9. Ward RM, *et al.* Cisapride: a survey of the frequency of use and adverse events in premature newborns. *Pediatrics* 1999; **103:** 469–72.
10. Cairns P. The risks and benefits of cisapride. *Arch Dis Child* 1999; **80:** 493.
11. Vandenplas Y, *et al.* The role of cisapride in the treatment of pediatric gastroesophageal reflux: the European Society of Paediatric Gastroenterology, Hepatology and Nutrition. *J Pediatr Gastroenterol Nutr* 1999; **28:** 518–28.
12. CSM/MCA. Cisapride (Prepulsid) withdrawn. *Current Problems* 2000; **26:** 9–10.
13. CSM/MHRA. Cisapride: licences cancelled. *Current Problems* 2004; **30:** 3.
14. Choi N-K, *et al.* Increase in mortality rate following coprescription of cisapride and contraindicated drugs. *Ann Pharmacother* 2007; **41:** 667–73.

对呼吸系统的影响 1 位严重脆性哮喘病患者服用西沙必利 10mg 后，出现胸闷、喘鸣、峰流速下降[1]。其他 4 例西沙必利相关的支气管痉挛在随后的报道中讨论[2]，其中 2 例停药好转，再次使用时复发。

1. Nolan P, *et al.* Cisapride and brittle asthma. *Lancet* 1990; **336:** 1443.
2. Pillans P. Bronchospasm associated with cisapride. *BMJ* 1995; **311:** 1472.

对泌尿系统的影响 Australian Adverse Drug Reactions Advisory Committee 在 1991 年 5 月～1993 年 7 月收到 12 例西沙必利相关的尿异常的报道[1]。其中 5 例尿失禁，8 例涉及尿频率。个案报道包括膀胱炎、排尿困难、尿潴留。大多数的病例是女性，多见于高龄患者。

1. Boyd IW, Rohan AP. Urinary disorders associated with cisapride. *Med J Aust* 1994; **160:** 579–80.

注意事项

西沙必利在肌肉收缩性刺激可能对胃肠情况造成不利影响下不应使用，这些情况包括胃肠道出血、梗阻穿孔或术后即刻。

下列患者对西沙必利**禁忌**：

- 接受潜在 CYP3A4 抑制剂，如大环内酯类抗菌药、唑类抗真菌药、HIV-蛋白酶抑制剂或萘法唑酮（详见下文**药物相互作用**项下内容）等；
- 使用容易引起电解质紊乱或延长 QT 间期的药物的患者；
- 有个人或家族 QT 间期延长病史者；
- 有室性心律失常或尖端扭转型室性心动过速病史的患者。

而且，具有其他心律失常危险因素的患者也不能使用，这些患者包括：

- 具有临床意义的心脏疾病；
- 电解质紊乱没有纠正（尤其低钾血症、低镁血症）；
- 肾功能衰竭；
- 呼吸衰竭。

早产儿出生后 3 个月也禁用。

肝或肾损伤患者应慎用西沙必利，而且应减少剂量。所有患者在治疗前和治疗中都需要监测心电图、血电解质、肾功能。

应注意不要超过推荐剂量。

哺乳 没有发现服用西沙必利的哺乳妇女用人乳喂养婴儿出现不良反应。American Academy of Pediatrics 认为[1]哺乳期可以使用西沙必利。

1. American Academy of Pediatrics. The transfer of drugs and other chemicals into human milk. *Pediatrics* 2001; **108:** 776–89. [Retired May 2010] Correction. *ibid.*; 1029. Also available at: http://aappolicy.aappublications.org/cgi/content/full/pediatrics%3b108/3/776 (accessed 07/05/04)

药物相互作用

西沙必利经 CYP3A4 同工酶代谢。使用明显抑制 CYP3A4 药物者禁用西沙必利，因为这些药物会增加血浆西沙必利的浓度，从而增加了 QT 间期延长和室性心律失常的危险性。这类药物包括酮康唑、氟康唑、伊曲康唑、咪康唑等唑类抗真菌药；醋竹桃霉素、阿奇霉素、红霉素和克拉霉素等大环内酯类抗菌药；地拉夫定、依法韦仑等核苷类逆转录酶抑制药；还有 HIV-蛋白酶抑制药。奈法唑酮的相互作用与之相似。

服用已知可延长 QT 间期药物的患者不能使用西沙必利，这些药物包括奎宁或卤泛群、特非那定、阿司咪唑、某些抗心律失常药（如奎尼丁或胺碘酮）、阿米替林等抗抑郁药、吩噻嗪等抗精神病药和舍吲哚。西咪替丁可增加西沙必利的生物利用度。葡萄柚汁也能增加西沙必利的生物利用度，所以两者也不能同时使用。此外，保钾利尿药或胰岛素，可导致电解质平衡的改变，这些药物与西沙必利合用能增加心律失常的风险。

抗毒蕈碱药和（或）麻醉性镇痛药可能拮抗西沙必利的胃肠道作用。因为西沙必利增加肠动力，可能会影响其他药物的吸收，既可以减少胃的吸收也可以增强小肠的吸收。因此，口服抗凝血药患者的凝血酶原时间可能延长，乙醇和其他一些 CNS 镇静药的作用可能增强。

1. Bedford TA, Rowbotham DJ. Cisapride: drug interactions of clinical significance. *Drug Safety* 1996; **15:** 167–75.
2. Michalets EL, Williams CR. Drug interactions with cisapride: clinical implications. *Clin Pharmacokinet* 2000; **39:** 49–75.

心血管药物 1 名服用西沙必利和地尔硫䓬的患者发生了晕厥和 QT 间期延长[1]。地尔硫䓬可能抑制了西沙必利的代谢。西沙必利可能降低地高辛吸收，详见第 1217页。

1. Thomas AR, *et al.* Prolongation of the QT interval related to cisapride-diltiazem interaction. *Pharmacotherapy* 1998; **18:** 381–5.

H_2 受体拮抗药 据报道西咪替丁[1]而非雷尼替丁[2]能增加口服西沙必利的生物利用度，可能抑制了西沙必利的代谢（西咪替丁是细胞色素 P450 同工酶 CYP3A4 的抑制剂）。相反，西沙必利增加了西咪替丁和雷尼替丁的吸收率，而降低了两者的口服生物利用度（见**促胃动力药**，第 1640 页）。

1. Kirch W, *et al.* Cisapride-cimetidine interaction: enhanced cisapride bioavailability and accelerated cimetidine absorption. *Ther Drug Monit* 1989; **11:** 411–14.
2. Rowbotham DJ, *et al.* Effect of single doses of cisapride and ranitidine administered simultaneously on plasma concentrations of cisapride and ranitidine. *Br J Anaesth* 1991; **67:** 302–305.

药动学

西沙必利易经胃肠道吸收，口服血浆药物浓度达峰时间为 1～2h。它在肝和肠壁的首关效应较强，造成绝对生物利用度为 35%～40%。经细胞色素 P450 同工酶 CYP3A4 的氧化和 *N*-去烷基为其主要代谢途径，结果生成主要代谢产物去甲西沙必利（norcisapride）和芳香羟化物。90%以上的剂量以代谢产物的形式经尿和粪便等量排泄。少量分布于乳汁。消除半衰期约为 10h。西沙必利血浆结合率约为 98%。

用途和用法

西沙必利是苯甲酰胺的取代物，应用它的促动力特性。本品刺激胃肠运动，可能通过增加肠壁肠肌丛的乙酰胆碱释放，增加下食管括约肌静息张力，增加下食管收缩幅度。因此加快了胃排空，缩短口-盲肠转运时间。结肠转运时间缩短，增加了结肠蠕动。西沙必利明显缺乏抗多巴胺效应［不像甲氧氯普胺（第 1668 页），有化学相关的抗多巴胺作用］或直接的拟副交感神经活性，并且它不影响催乳素分泌或胃分泌。据报道它是 5-羟色胺-4（5-HT_4）受体激动药。

西沙必利主要用于治疗胃食管反流（第 1618 页），胃肠动力不足（见第1617页）、非溃疡性消化不良。然而，正如上文**对心脏的影响**中提到的那样，严格限定本品使用，由于它引起心律失常。在许多国家，包括英国，西沙必利已完全撤出市场。

西沙必利是一水合物形式，但剂量以无水物质计算。10.39mg 西沙必利一水合物约相当于 10mg 无水西沙必利。饭前 15～30min 口服，如有必要睡前加服 1 次。在仍批准使用的地方，通常口服，每次 5～10mg，每日 3～4 次，每日最大剂量 40mg。

儿童剂量和用途的讨论见下文。

肝或肾损伤患者的西沙必利剂量应减少（见下文）。

儿童用法 在仍批准使用的地区，新生儿、婴儿和儿童可口服西沙必利 200μg/kg，每日 3～4 次，最大日剂量为 800μg/kg。然而，因为西沙必利心律失常的危险（见上文**对心脏的影响**），儿童使用此药的安全性顾虑更多。新生儿使用西沙必利需要特别小心，早产儿在出生后 3 个月禁用本品，由于增加 QT 间期延长的风险在这类人群中更高。

一项儿童使用西沙必利的系统性综述[1]发现，在减轻儿童胃食管反流的症状上，没有明确的证据表明西沙必利与安慰剂相比具有统计学的显著意义，因而本品的疗效受到质疑。

1. MacLennan S, *et al.* Cisapride treatment for gastro-oesophageal reflux in children. Available in The Cochrane Database of Systematic Reviews; Issue 4. Chichester: John Wiley; 2010 (accessed 15/07/10).

在肝损伤或肾损伤中的用法 肝损伤患者的西沙必利剂量通常减半，随后根据临床反应调整剂量。不考虑肾损伤患者禁用西沙必利，推荐相同的减量方法。

制剂

专利制剂

Arg.: Cispride†; Digenormotil†; Etacril†; Fabrapride; Kinetizine†; Prepulsid†; Pulsar; ***Austral.:*** Prepulsid†; ***Belg.:*** Prepulsid; ***Braz.:*** Prepulsid; ***Chile:*** Gastromet; Marovil†; Ondax; ***Cz.:*** Prepulsid†; ***Fin.:*** Prepulsid†; ***Fr.:*** Prepulsid; ***Gr.:*** Alimix; Bozaktral; Cefanyl; Cevilor; Circocric; Cisarid; Desonil; Dolyzinax; Elpegon; Epasan; Evifix; Gastridol; Kinussen; Lamafer; Lasapride; Lirebin; Lycalin; Minsk; Nastilox; Oferin; Ruvetine; Saprimix; Spabucol; Systilan; Zenopar; ***Hung.:*** Coordinax†; ***India:*** Alipride; Cisalone; Gastro; ***Indon.:*** Acpulsif; Disflux; Ethiprid; Guarposid; Pridesia; Stimulit; ***Israel:*** Prepulsid; ***Mex.:*** Aposada; Cepriser; Enteropride; Eriken†; Expril; Kinestase; Maprilex; Mavisid; Nodrix; Presistin; Prixin; Profercol; Sapriken; Unamol; ***Neth.:*** Prepulsid; ***NZ:*** Prepulsid†; ***Pol.:*** Gasprid; Gastronax†; ***Port.:*** Prepulsid; ***S.Afr.:*** Prepulsid†; ***Singapore:*** Prepulsid; ***Switz.:*** Prepulsid†; ***Thai.:*** Cipasid; Cipride†; Cisapac; Cisapid; Cisaride; Metison†; Prepulsid†; Pri-De-Sid†; ***Venez.:*** Adamin†; Cisamod; Isaprid†; Motilar†.

多组分制剂 ***Arg.:*** Digenormotil Plus†; Gastrimet Enzimatico†; Gastrimet†; Pulsar Enzimatico†; Pulsar Plus†; ***India:*** Gastro MPS; ***Mex.:*** Ergex.

Clebopride（*BAN*，*USAN*，*rINN*）氯波必利

Cleboprida; Clébopride; Clebopridum; LAS-9273. 4-Amino-*N*-(1-benzyl-4-piperidyl)-5-chloro-*o*-anisamide.

Клебоприд

$C_{20}H_{24}ClN_3O_2$ = 373.9.
CAS — 55905-53-8.
ATC — A03FA06.
ATC Vet — QA03FA06.
UNII — I0A84520Y9.

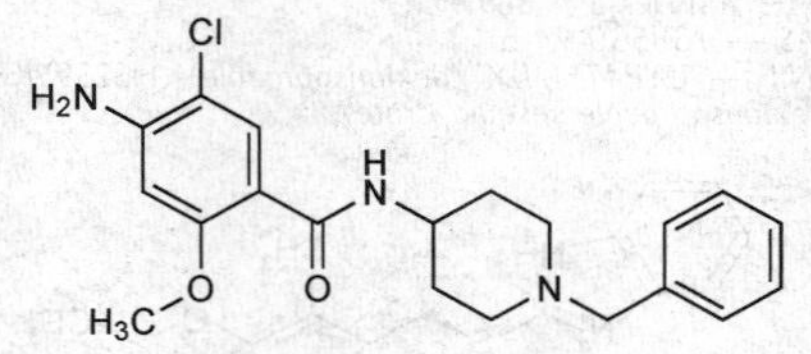

Clebopride Malate（*BANM*，*rINNM*）苹果酸氯波必利

Clébopride, malate de; Clebopridi malas; Kleboprid malát; Klebopridimalaatti; Klebopridmalat; Kleboprid-malát; Klebopridо malatas; Malato de cleboprida.

Клебоприда Малат

$C_{20}H_{24}ClN_3O_2,C_4H_6O_5$ = 508.0.
CAS — 57645-91-7.
ATC — A03FA06.
ATC Vet — QA03FA06.
UNII — H9490V5216.

Pharmacopoeias. In *Eur.* (see p.vii).

Ph. Eur. 6. 8（Clebopride Malate） 白色或类白色，结晶粉末。略溶于水和甲醇；微溶于无水乙醇；几乎不溶于二氯甲烷。1%水溶液的 pH 值为 3.8～4.2。避光。

简介

氯波必利是一种与甲氧氯普胺相似的苯甲酰胺取代物（第 1668 页）。在恶心和呕吐（第 1622 页）以及其他胃肠道疾病中发挥止吐和促动力作用。它以苹果酸盐形式给药，但按氯波必利来表示剂量。679μg 苹果酸氯波必利相当于 500μg 氯波必利。

苹果酸氯波必利通常给药剂量相当于 500μg 氯波必利，每日 3 次，餐前口服，或急性症状出现时肌内注射或静脉注射 0.5～1mg。

儿童剂量见下文。

儿童用法 12～20 岁青少年口服苹果酸氯波必利剂量相当于氯波必利 250μg，每日 3 次。12 岁以下儿童，剂量为每日 15～20μg/kg，分 3 次口服；推荐以下剂量：

- 1～4 岁，50μg，每日 3 次；
- 4～8 岁，100μg，每日 3 次；
- 8～10 岁，150μg，每日 3 次；
- 10～12 岁，200μg，每日 3 次。

制剂

专利制剂

Arg.: Gastridin; ***Indon.:*** Clast; ***Ital.:*** Motilex; ***Port.:*** Clebofex; Clebutec; ***Spain:*** Cleboril.

多组分制剂 ***Arg.:*** Eudon; Gastridin-E; Somasedan; ***Spain:*** Clanzoflat; Flatoril.

Clidinium Bromide（*BAN*，*USAN*，*rINN*）克利溴铵

Bromuro de clidinio; Clidinii Bromidum; Clidinium, Bromure de Klidiniumbromid; Klidiniumbromidi; Klidinyum Bromür; Ro-2-3773. 3-Benziloyloxy-1-methylquinuclidinium bromide.

Клидиния Бромид

$C_{22}H_{26}BrNO_3$ = 432.4.
CAS — 7020-55-5 (clidinium); 3485-62-9 (clidinium bromide).
UNII — 91ZQW5JF1Z.

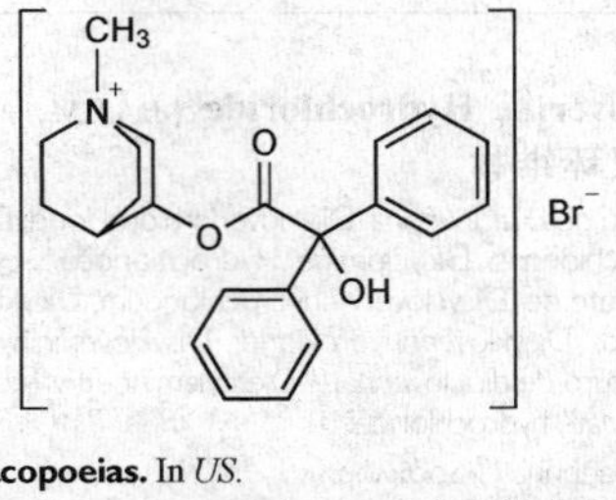

Pharmacopoeias. In *US.*

USP 33（Clidinium Bromide） 白色或类白色，微臭、结晶性粉末。溶于水和乙醇；微溶于乙醚和苯。贮藏于密闭容器中。避光。

简介

克利溴铵是季铵类的抗毒蕈碱药，与阿托品有相似的外周作用（第 1176 页）。克利溴铵单独或更多与氯氮䓬合用，用于治疗消化性溃疡和其他胃肠道疾病的症状。

制剂

USP 33: Chlordiazepoxide Hydrochloride and Clidinium Bromide Capsules.

多组分制剂 ***Arg.:*** Libraxin; ***Canad.:*** Apo-Chlorax; Librax; ***Chile:*** Gastrolen; Lerogin; Libraxin; Lironex†; Sedogastrol†; Tensoliv; ***Fin.:*** Librax; ***Fr.:*** Librax; ***Gr.:*** Distedon; Librax; ***Hong Kong:*** Bralix†; Librax; ***India:*** Equirex; Normaxin; Spasrax; ***Indon.:*** Braxidin; Cliad; Klidibrax; Librax; Melidox; Renagas; ***Israel:*** Nirvaxal; ***Ital.:*** Librax; ***Malaysia:*** Apo-Chlorax†; Liblan; ***Port.:*** Librax; ***S.Afr.:*** Librax; ***Singapore:*** Apo-Chlorax; Chlobax; Librax; Medocalum; ***Switz.:*** Librax; Librocol; ***Thai.:*** Kenspa; Librax; Pobrax†; Tumax; Zepobrax†; ***Turk.:*** Klipaks; Librax; ***USA:*** Clindex; Librax; ***Venez.:*** Librax.

Colocynth 柯罗辛

Bitter Apple; Bitter Cucumber; Colocinto; Colocynth Pulp; Colocynthis; Coloquinte; Coloquíntidas; Koloquinthen.

Колоцинт

注：苦苹果（Bitter Apple）也用于 *Solanum incanum* 的果实，为同物异名。

简介

柯罗辛是葫芦科植物苦西瓜（*Citrullus colocynthi*）的干燥果肉。它具有强烈泻下和刺激作用，已经被毒性较小的泻药替代。

顺势疗法 柯罗辛已经以下列名称用于顺势疗法药物中：Colocynthis；Coloc。

制剂

顺势疗法制剂 ***Austral.:*** Colic Relief; IBS Eze; PMT Oral Spray†; Teething Relief; ***Austria:*** Kolsan†; ***Braz.:*** Colobil†; ***Canad.:*** Aloe Complex†; Berberis-Homaccord; Carduus Plex; China Diarrhea L107†; Cocyntal; Col 138; Colic; Comp-Drops 8 Uri-Tract; Diarrhea Relief; Formula ES 211; Formula FV 213; Homeodose 30†; Hylands Formula MC; Hylands Kinder-CL; Hylands Menstrual Cramps; Kid's Colic; Nuxil†; Spascupreel; ***Cz.:*** Hepeel; ***Fr.:*** Aloe Compose; Berberis Complexe No 83; Formica Rufa Compose; Gelsemium Complexe No 70; L 107; Ranunculus Complexe No 79; ***Ger.:*** Bryorheum; Chole-cyl L Ho-Len-Complex; Coxa-cyl Ho-Len-Complex†; Cranio-cyl Ho-Len-Complex; Diluplex; Dolo-Injektopas; Entero-Gastreu S R4; Finil†; gastri-loges N; Gastriselect N; Gelsemium Comp; HanoHepar; Lithias-cyl L Ho-Len-Complex; Lowe-Komplex Nr 6†; Neuralgie-Gastreu R70; Neuri-cyl N Ho-Len-Complex; Nuxal; Paravertebral LWS†; Pascofemin spasmo; Pascosabal; Spascupreel; Spasmo-Bomaleb; Spasmoject F; Sponwiga†; Symphytum-Komplex†; ***Neth.:*** Cinababy†; Entero-Gastreu R4; Gastrifleur; Homeocare digestie; Spascupreel H; Spiroflor; ***Switz.:*** Gastronol; ***Ukr.:*** Enterocind (Энтерокинд).

Crofelemer（*USAN*）克罗非姆

SP-303.
CAS — 148465-45-6.

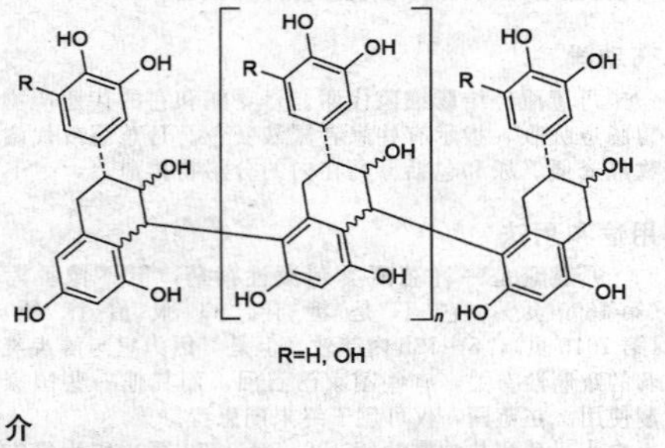

R=H, OH

简介

克罗非姆是来源于巴豆属植物（*Croton lechleri*）树皮乳胶中的一种原花青素，局部作用于肠腔，控制氯离子和水分正常进入胃肠道。克罗非姆用于与 HIV 和 AIDS 相关的慢性腹泻、急性感染性腹泻以及腹泻型肠易激综合征的治疗仍处于研究中。

1. Mangel AW, Chaturvedi P. Evaluation of crofelemer in the treatment of diarrhea-predominant irritable bowel syndrome patients. *Digestion* 2008; **78:** 180–6.
2. Crutchley RD, *et al.* Crofelemer, a novel agent for treatment of secretory diarrhea. *Ann Pharmacother* 2010; **44:** 878–84.

Dantron（*BAN*，*rINN*）丹蒽醌

Antrapurol; Chrysazin; Danthron; Dantrón; Dantrone; Dantroni; Dantronum; Dianthon; Dioxyanthrachinonum. 1,8-Dihydroxyanthraquinone.

Дантрон

$C_{14}H_8O_4$ = 240.2.
CAS — 117-10-2.
ATC — A06AB03.
ATC Vet — QA06AB03.
UNII — Z4XE6IBF3V.

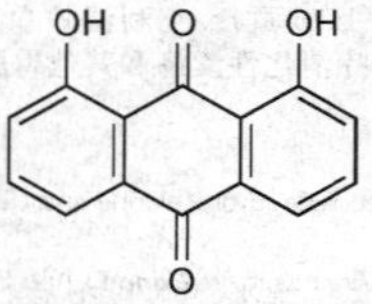

注：含有丹蒽醌的复方制剂可以采用下面的命名形式。

- 复方丹蒽醌（Co-danthramer）*x*/*y*（*BAN*）——*x* 和 *y* 分别表示丹蒽醌和泊洛沙姆的毫克数。
- 复方丹蒽醌（Co-danthrusate）（*BAN*）——丹蒽醌和多库酯钠 5∶6（质量分数）。

Pharmacopoeias. In *Br.*

BP 2010（Dantron） 橙色，无臭或微臭，结晶性粉末。几乎不溶于水；极微溶于乙醇；溶于氯仿；微溶于乙醚；溶于氢氧化物的碱性溶液。

不良反应和注意事项

参见番泻叶，详见第 1690 页。丹蒽醌可使尿变成粉色或红色。长期暴露会出现肛周皮肤变色和表皮腐肉形成，因此戴尿片（尿布）婴儿禁用丹蒽醌，失禁患者应慎用。长期、高剂量使用可使大肠的黏膜变色。

在啮齿类动物试验中，丹蒽醌与肠、肝肿瘤的发展相关。因此，其使用受到限制，详见下文**用途和用法**。

含有丹蒽醌的轻泻药发生的不良反应包括，个案报告白细胞减少合并肝损伤[1]、皮肤颜色变为灰-蓝[2]、阴道分泌物变为橙色[3]。也有 18 岁少女长时间使用含有丹蒽醌的轻泻药出现肠道肉瘤的报道[4]。鉴于丹蒽醌临床前证据增加，而且目前已确定为潜在人类致癌物，2000 年 5 月，英国 CSM 仅限定终末期患者使用[5]。

1. Tolman KG, *et al.* Possible hepatotoxicity of Doxidan. *Ann Intern Med* 1976; **84:** 290–2.
2. Darke CS, Cooper RG. Unusual case of skin discoloration. *BMJ* 1978; **1:** 1188–9.
3. Greer IA. Orange periods. *BMJ* 1984; **289:** 323.
4. Patel PM, *et al.* Anthraquinone laxatives and human cancer: an association in one case. *Postgrad Med J* 1989; **65:** 216–17.
5. CSM/MCA. Danthron restricted to constipation in the terminally ill. *Current Problems* 2000; **26:** 4.

哺乳 American Academy of Pediatrics 声明[1]，虽然使用丹蒽醌通常可以哺乳，据报道，哺乳妇女使用丹蒽醌诱发婴儿肠活动增加。

1. American Academy of Pediatrics. The transfer of drugs and other chemicals into human milk. *Pediatrics* 2001; **108:** 776–89. [Retired May 2010] Correction. *ibid.*; 1029. Also available at: http://aappolicy.aappublications.org/cgi/content/full/pediatrics%3b108/3/776 (accessed 08/11/06)

药动学

丹蒽醌经结肠细菌代谢。丹蒽醌和它的代谢产物经胃肠道吸收，指示有些患者尿液变色。丹蒽醌或代谢产物经粪便、尿和包括母乳在内的分泌物排泄。

用途和用法

丹蒽醌是一种蒽醌类刺激性泻药，但不像番泻叶（第 1690 页），它不是糖苷。口服治疗便秘（第 1616 页），6～12h 内起效。但是，因为它与啮齿类动物的致癌性有关，有些国家已召回，而其他一些国家限制使用。在英国，仅可用于终末期患者。

当丹蒽醌与泊洛沙姆 188（第 1970 页）作为复方制剂 co-danthramer 时，给药剂量为 25～75mg；当与多库酯钠（第 1646 页）作为复方制剂 co-danthrusate 时，剂量为 50～150mg。通常在睡前服药。儿童剂量见下文。

儿童用法 在英国，丹蒽醌仅限于治疗终末期患者便秘；12 岁以下儿童，口服给予复方制剂 co-danthramer，丹蒽醌剂量为 12.5～25mg；或给予复方制剂 co-danthrusate，剂量为 50mg，通常在睡前服用。12 岁及以上儿童考虑给予成人剂量（见上文**用途和用法**）。

BNFC 2009 推荐剂量与上述相似，但限制 2 岁及以上儿童使用 co-danthramer，限制 6 岁及以上儿童使用 co-danthrusate。

穿尿布婴儿不应该使用丹蒽醌，因为本品可能会导致皮肤变色和表皮脱落。

制剂

BP 2010: Co-danthrusate Capsules.

多组分制剂 ***Braz.:*** Fenogar†; ***Chile:*** Modane; ***Irl.:*** Ailax†; Codalax; Cotron; ***Mex.:*** Modaton; ***NZ:*** Codalax†; Conthram†; ***UK:*** Ailax†; Capsuvac; Codalax; Danlax; Normax.

Dexlansoprazole（*USAN*，*rINN*）右兰索拉唑

Dexlansoprazol; Dexlansoprazolum; *R*-lansoprazole; T-168390; TAK-390. (+)-2-((*R*)-{[3-Methyl-4-(2,2,2-trifluoroethoxy)pyridin-2-yl]methyl}sulfinyl)-1*H*-benzamidazole.

Декслансопразол

$C_{16}H_{14}F_3N_3O_2S = 369.4.$

CAS — 138530-94-6.

UNII — UYE4T5I70X (dexlansoprazole); HS2S9VK3NH (dexlansoprazole sesquihydrate).

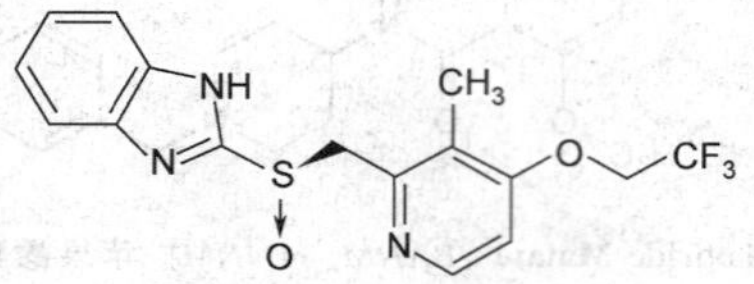

注：Kapidex 已被用作右兰索拉唑的商标。

不良反应和注意事项

参见**奥美拉唑**，第1673页。

药物相互作用

参见**奥美拉唑**，第1676页。

药动学

口服缓释右兰索拉唑后，血浆峰浓度出现在服药后 1～2h，4～5h 后出现第二个峰。右兰索拉唑血浆蛋白结合率为 96～99%。它在肝脏中被广泛代谢为无活性产物。经细胞色素 P450 同工酶 CYP2C19 和 CYP3A4 代谢生成氧化代谢产物。血浆消除半衰期为 1～2h。代谢产物经尿液和粪便排出体外。

用途和用法

右兰索拉唑是质子泵抑制药兰索拉唑（第1659页）的 *R*-异构体，用于治疗严重或症状性胃食管反流。

用于治疗糜烂性食管炎，口服每次 60mg，每日 1 次，疗程 8 周。糜烂愈合后，每日给予 30mg 的维持剂量。治疗症状性无糜烂胃食管反流，每次 30mg，每日 1 次，疗程 4 周。

肝损伤中的剂量，见下文。

1. Fass R, *et al.* Clinical trial: the effects of the proton pump inhibitor dexlansoprazole MR on daytime and nighttime heartburn in patients with non-erosive reflux disease. *Aliment Pharmacol Ther* 2009; **29:** 1261–72.
2. Metz DC, *et al.* Review article: dual delayed release formulation of dexlansoprazole MR, a novel approach to overcome the limitations of conventional single release proton pump inhibitor therapy. *Aliment Pharmacol Ther* 2009; **29:** 928–37.
3. Anonymous. Dexlansoprazole (Kapidex) for GERD and erosive esophagitis. *Med Lett Drugs Ther* 2009; **51:** 21–2.
4. Abel C, *et al.* Dexlansoprazole in the treatment of esophagitis and gastroesophageal reflux disease. *Ann Pharmacother* 2010; **44:** 871–7.

用法 右兰索拉唑胶囊由肠溶性颗粒填充，需整粒吞服；也可以打开胶囊，将肠溶颗粒洒在苹果酱上，不咀嚼吞服。

在肝损伤中的用法 轻度肝损伤患者不需调整剂量（Child-Push 分级 A）。中度肝损伤（Child-Push 分级 B）患者，每日口服剂量最多不能超过 30mg。严重肝损伤（Child-Push 分级 C）患者使用右兰索拉唑的证据有限。

制剂

专利制剂

Jpn: Kapidex; ***USA:*** Dexilant.

Dicycloverine Hydrochloride（*BANM*，*rINNM*）盐酸双环维林

Cloridrato de Diciclоverina; Diciklоverin-hidroklorid; Dicikloverino hidrochloridas; Dicyclomine Hydrochloride; Dicyclovérine, chlorhydrate de; Dicycloverini hydrochloridum; Dicykloverin-hydrochlorid; Dicykloverinhydroklorid; Disykloveriinihydrokloridi; Hidrocloruro de dicicloverina. 2-Diethylaminoethyl bicyclohexyl-1-carboxylate hydrochloride.

Дицикловерина Гидрохлорид

$C_{19}H_{35}NO_2,HCl = 345.9.$

CAS — 77-19-0 (dicycloverine); 67-92-5 (dicycloverine hydrochloride).

ATC — A03AA07.

ATC Vet — QA03AA07.

UNII — CQ903KQA31.

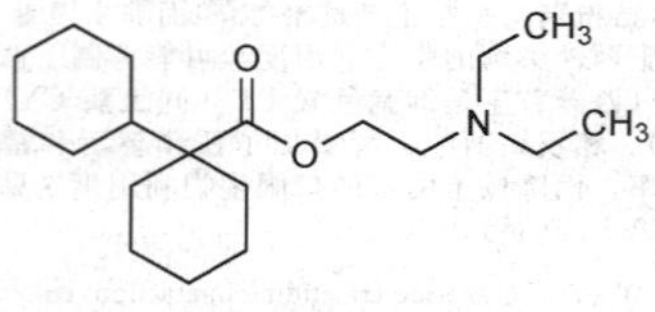

(dicycloverine)

Pharmacopoeias. In *Eur.* (see p.vii) and *US.*

Ph. Eur. 6.8（Dicycloverine Hydrochloride） 白色或类白色结晶性粉末。呈多形性。溶于水；易溶于乙醇和二氯甲烷。1%水溶液的 pH 值为 5.0～5.5。

USP 33（Dicycloverine Hydrochloride） 白色、微臭、精细、结晶性粉末。溶于水（1∶13），溶于乙醇（1∶5），溶于氯仿（1∶2）和冰醋酸（1∶2），溶于乙醚（1∶770）。1%水溶液的 pH 值为 5.0～5.5。

不良反应、处置和注意事项

参见**硫酸阿托品**，第 1176 页。年龄小于 6 个月婴儿禁用盐酸双环维林。

窒息 有报道 5～10 周婴儿使用盐酸双环维林出现严重窒息[1～3]。

1. Williams J, Watkin-Jones R. Dicyclomine: worrying symptoms associated with its use in some small babies. *BMJ* 1984; **288:** 901.
2. Edwards PDL. Dicyclomine in babies. *BMJ* 1984; **288:** 1230.
3. Spoudeas H, Shribman S. Dicyclomine in babies. *BMJ* 1984; **288:** 1230.

妊娠 一篇关于妊娠期间止吐治疗对胎儿风险的综述，特别提及 *Debendox*（*Bendectin*；为盐酸双环维林、多西拉敏和维生素 B_6 的复方制剂），详见第535页**抗组胺药**项下内容。

药物相互作用

参见抗毒蕈碱药的一般相互作用（详见**硫酸阿托品**，第1176页）。

用途和用法

盐酸双环维林是一种叔胺盐类的抗毒蕈碱药，与阿托品（第1177页）作用相似但更弱；它也具有直接解痉作用。

盐酸双环维林用于解除痉挛尤其是与肠易激综合征相关的胃肠痉挛。成人，口服每次 10～20mg，每日 3 次；在美国，不良反应允许的情况下，推荐剂量高达 40mg，每日 4 次。

患者暂时不能口服时，可肌内注射盐酸双环维林，每次 20mg，每日 4 次，但使用时间不应超过 1～2 天。

儿童用量，见下文。

儿童用法 盐酸双环维林用于减轻儿童胃肠道平滑肌痉挛症状。口服剂量根据年龄而定：

- 6 个月～2 岁：每次 5～10mg，每日 3 次或 4 次，餐前 15min 给药。每日最大剂量不能超过 40mg。
- 2～12 岁：每次 10mg，每日 3 次。
- 超过 12 岁：考虑给予成人剂量，见上文。

制剂

BP 2010: Dicycloverine Oral Solution; Dicycloverine Tablets;
USP 33: Dicyclomine Hydrochloride Capsules; Dicyclomine Hydrochloride Injection; Dicyclomine Hydrochloride Syrup; Dicyclomine Hydrochloride Tablets.

专利制剂

Arg.: Babypasmil; ***Braz.:*** Bentyl; ***Canad.:*** Bentylol; Lomine; Protylol; ***Hong Kong:*** Cyclomine; Dicymine; Uni-Cycolac; ***India:*** Cyclominol†; Cyclopam; Dysmen; Spasmo-Proxyvon; Spasmonil; ***Irl.:*** Merbentyl†; ***Israel:*** Notensyl; ***Mex.:*** Bentyl; Clominal; Dicigon; Diclomin; Sediclon; ***NZ:*** Merbentyl†; ***Philipp.:*** Bentyl; Dilomin; Relestal; Spasdon; ***Port.:*** Optimal†; ***Rus.:*** Trigan (Триган); ***S.Afr.:*** Medicyclomine†; Merbentyl†; ***Thai.:*** Dicomin; Dicymine; Spasminar; ***UK:*** Merbentyl; ***USA:*** Antispas; Bentyl; Byclomine; Dibent; Or-Tyl; ***Venez.:*** Ciclan†; Diciclor†; Mabex.

多组分制剂 ***Arg.:*** Colchimax; Dafne; ***Canad.:*** Diclophen; ***Chile:*** Profisin; ***Gr.:*** Dispalgine; ***Hong Kong:*** Berber CO; Colimix; Cycolsim; Dicymine Co; Epilon; Uni-Cycolac-SM; Veragel; ***India:*** Colimex; Colirid; Cyclomeff; Cyclopam; Diclospa; Dysmen; Nicispas; Normaxin; Parvon Spas; Spasmo-Flexon; Spasmo-Proxyvon; Spasmo-Proxyvon Forte; Spasmocip Plus; Spasmonil; Spasmonil Plus; Trigan-D; Ze-Spas; ***Ital.:*** Merankol Pastiglie; ***Malaysia:*** Colimix; Uphacol†; ***Mex.:*** Alphalox-D; Exhidrol; Farcolan; ***Port.:*** Nausefe; ***Rus.:*** Trigan-D (Триган-Д); ***S.Afr.:*** Acugel†; Adco-Medigel; Alkalite D†; Alumag D; Alumite D†; Aluspastyl; Asic; Betaclomin; Co-Gel; Gelumen; Kolanty†; Microgel†; Neuragel-D†; Propan Gel-S; Remotrox†; Spasmogel; ***Singapore:*** Colimix; Meclosil; Veragel-DMS; ***Spain:*** Colchimax; Neocolan; ***Thai.:*** Anpuzz; Berclomine; Cymine; Difemic; Kremil-S; Mainnox; Simcomine; Spasticone†; Tocid; Veragel; ***UK:*** Kolanticon; ***Ukr.:*** No-Spasma (Но-Спазма); Spasmo-Proxyvon (Спазмо-Проксивон)†; ***Venez.:*** Clopina†; Dicigel.

Difemerine Hydrochloride (*rINNM*) 盐酸双苯美林

Difémérine, Chlorhydrate de; Difemerini Hydrochloridum; Hidrocloruro de difemerina; UP-57. 2-Dimethylamino-1,1-dimethylethyl benzilate hydrochloride.

Дифемерина Гидрохлорид

$C_{20}H_{25}NO_3$,HCl = 363.9.

CAS — 80387-96-8 (difemerine); 70280-88-5 (difemerine hydrochloride).

ATC — A03AA09.

ATC Vet — QA03AA09.

UNII — 00JM91Q28F.

(*difemerine*)

简介

盐酸双苯美林是一种抗毒蕈碱药，作用与阿托品类似（第 1176 页），用于内脏痉挛症状的治疗。

Difenidol Hydrochloride (*BANM*, *rINNM*) 盐酸地芬尼多

Difénidol, Chlorhydrate de; Difenidoli Hydrochloridum; Diphenidol Hydrochloride (*USAN*); Hidrocloruro de difenidol; SKF-478 (difenidol); SKF-478-A; SKF-478-J (difenidol embonate). 1,1-Diphenyl-4-piperidinobutan-1-ol hydrochloride.

Дифенидола Гидрохлорид

$C_{21}H_{27}NO$,HCl = 345.9.

CAS — 972-02-1 (difenidol); 3254-89-5 (difenidol hydrochloride); 26363-46-2 (difenidol embonate).

UNII — DG355XWQ4T.

(*difenidol*)

Pharmacopoeias. In *Chin.* and *Jpn.*

简介

盐酸地芬尼是一种止吐药，可能作用于化学感受器触发区。它通过对前庭器官特异性作用治疗眩晕。盐酸地芬尼也有弱的外周抗毒蕈碱作用。

它已用于治疗有些类型的恶心和呕吐（第 1622 页），例如与外科手术、放疗和化疗相关。它也用作眩晕（第538页）、梅尼埃病引起的恶心呕吐（第537页）和其他迷路异常的对症治疗。

给药剂量相当于地芬尼 25～50mg，每 4h 口服 1 次。盐酸地芬尼也可通过胃肠外给药。

制剂

专利制剂

Braz.: Vontrol†; ***Chile:*** Vontrol; ***Hong Kong:*** Cephadol†; ***Jpn:*** Cephadol; ***Malaysia:*** Cephadol†; ***Mex.:*** Biomitin; Diphafen; Docita; Hemetiken; Lansenol; Nautrol; Normavom; Serratol; Sons; Vontrol; Voxamine; ***Philipp.:*** Cephadol†; ***Singapore:*** Cephadol; ***Thai.:*** Cephadol†.

Difenoxin (*BAN*, *USAN*, *rINN*) 地芬诺辛

Difenoxilic Acid; Difenoxina; Difénoxine; Difenoxinum; Diphenoxylic Acid; McN-JR-15403-11. 1-(3-Cyano-3,3-diphenylpropyl)-4-phenylpiperidine-4-carboxylic acid.

Дифеноксин

$C_{28}H_{28}N_2O_2$ = 424.5.

CAS — 28782-42-5.

ATC — A07DA04.

ATC Vet — QA07DA04.

UNII — 3ZZ5BJ9F2Q.

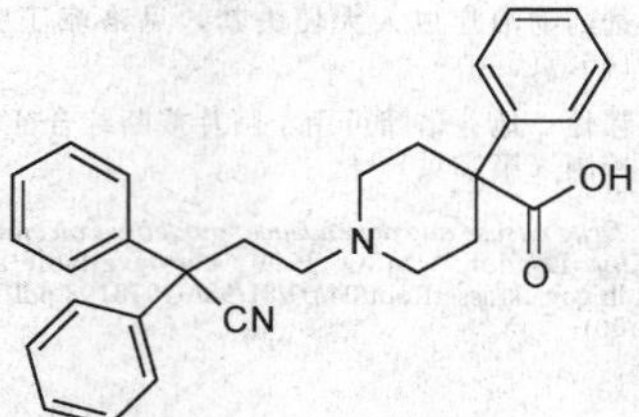

Difenoxin Hydrochloride (*BANM*, *rINNM*) 盐酸地芬诺辛

Difénoxine, Chlorhydrate de; Difenoxini Hydrochloridum; Difenoxylic Acid Hydrochloride; Diphenoxylic Acid Hydrochloride; Hidrocloruro de difenoxina; R-15403.

Дифеноксина Гидрохлорид

$C_{28}H_{28}N_2O_2$,HCl = 461.0.

CAS — 35607-36-4.

ATC — A07DA04.

ATC Vet — QA07DA04.

UNII — VQZ63K01IW.

简介

地芬诺辛是地芬诺酯的主要活性代谢产物（第 1645 页），作用和用途相似。以盐酸盐形式口服，但剂量以地芬诺辛计算；1.1mg 盐酸地芬诺辛约相当于 1mg 地芬诺辛。治疗腹泻（第 1617 页），通常成人初始剂量相当于 2mg 地芬诺辛，随后给予 1mg，每次稀便后或需要时每 3～4h 给药 1 次，每日不超过 8mg。

地芬诺辛制剂通常含有亚临床剂量的硫酸阿托品，防止滥用。

制剂

专利制剂

USA: Motofen.

Dihexyverine Hydrochloride (*USAN*, *rINNM*) 盐酸双己维林

Dihexiverine Hydrochloride; Dihexyvérine, Chlorhydrate de; Dihexyverini Hydrochloridum; Hidrocloruro de dihexiverina; JL-1078. 2-Piperidinoethyl bicyclohexyl-1-carboxylate hydrochloride.

Дигексиверина Гидрохлорид

$C_{20}H_{35}NO_2$,HCl = 358.0.

CAS — 561-77-3 (dihexyverine); 5588-25-0 (dihexyverine hydrochloride).

ATC — A03AA08.

ATC Vet — QA03AA08.

UNII — 336704VYVB.

(*dihexyverine*)

简介

盐酸双己维林是一种抗毒蕈碱药，作用与阿托品类似（第 1176 页），用于内脏痉挛的症状治疗。

制剂

专利制剂

Fr.: Spasmodex.

Dihydroxyaluminum Sodium Carbonate 碳酸二羟铝钠

Aluminium Sodium Carbonate Hydroxide; Carbonato sódico de dihidroxialuminio; Dihidroksialüminyum Sodyum Karbonat; Dihydroksialuminiumnatriumkarbonaatti; Dihydroxialuminiinatrii Carbonas; Dihydroxialuminiumnatriumkarbonat; Dihydroxyaluminium Sodium Carbonate. Sodium (carbonato)dihydroxyaluminate(1-).

Дигидрооксиалюминия Натрия Карбонат

CH_2AlNaO_5 = 144.0.

CAS — 41342-54-5 (carbaldrate); 12011-77-7 (dihydroxyaluminium sodium carbonate); 16482-55-6 (dihydroxyaluminium sodium carbonate).

ATC — A02AB04.

ATC Vet — QA02AB04.

UNII — 84H8Z9550J.

注：卡巴铝［Carbaldrate（*rINN*）］指（CH_2AlNaO_5，nH_2O），是一种碳酸二羟铝钠的水合物［sodium（carbonato）dihydroxyaluminate（1-）hydrate］。

Pharmacopoeias. In *US.*

USP 33（Dihydroxyaluminum Sodium Carbonate）白色、无臭、精细粉末。干失重不超过 14.5%。几乎不溶于水和有机溶剂；随着二氧化碳的释放溶于稀无机酸。4%混悬液的 pH 值为 9.9～10.2。贮藏于密闭容器中。

简介

碳酸二羟铝钠是一种抗酸药，一般特性与氢氧化铝相似（第 1628 页），口服剂量为 300～600mg。

制剂

USP 33: Dihydroxyaluminum Sodium Carbonate Tablets.

专利制剂

Austria: Antacidum; ***Denm.:*** Noacid; ***Ger.:*** Kompensan; ***Pol.:*** Alugastrin; Gastrinal†; ***Port.:*** Kompensan; ***Switz.:*** Kompensan; ***Turk.:*** Dank; Kompensan; Seskasid.

多组分制剂 ***Port.:*** Kompensan-S.

Diisopromine Hydrochloride (*rINNM*) 盐酸地索普明

Diisopromine, Chlorhydrate de; Di-isopromine Hydrochloride; Diisopromini Hydrochloridum; Hidrocloruro de diisopromina. *NN*-Di-isopropyl-3,3-diphenylpropylamine hydrochloride.

Диизопромина Гидрохлорид

$C_{21}H_{29}N$,HCl = 331.9.

CAS — 5966-41-6 (diisopromine); 24358-65-4 (diisopromine hydrochloride).

ATC — A03AX02.

ATC Vet — QA03AX02.

UNII — 9E8EN393AL.

(*diisopromine*)

简介

盐酸地索普明是一种解痉药，经常和山梨醇联合用于治疗各种胃肠疾病。

制剂

多组分制剂 ***S.Afr.:*** Agofell†.

Diphenoxylate Hydrochloride (*BANM*, *rINNM*) 盐酸地芬诺酯

Difenoksilaattihydrokloridi; Difenoksilat Hidroklorür; Difenoksilato hidrochloridas; Difenoxilát-hidroklorid; Difenoxilathydroklorid; Difenoxylát-hydrochlorid; Diphénoxylate, chlorhydrate de; Diphenoxylati hydrochloridum; Hidrocloruro de difenoxilato; R-1132. Ethyl 1-(3-cyano-3,3-diphenylpropyl)-4-phenylpiperidine-4-carboxylate hydrochloride.

Дифеноксилата Гидрохлорид

$C_{30}H_{32}N_2O_2$,HCl = 489.0.

CAS — 915-30-0 (diphenoxylate); 3810-80-8 (diphenoxylate hydrochloride).

ATC — A07DA01.

ATC Vet — QA07DA01.

UNII — W24OD7YW48.

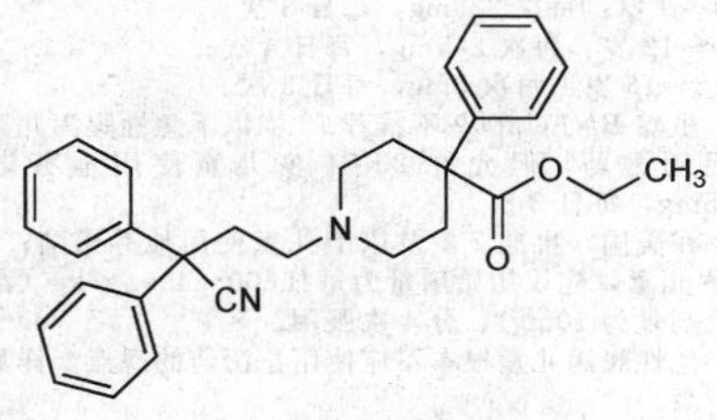

(*diphenoxylate*)

注：盐酸地芬诺酯复合制剂可用下面名称表示。

- Co-phenotrope (*BAN*)——盐酸地芬诺酯与硫酸阿托品按 100∶1（质量分数）。

Pharmacopoeias. In *Chin., Eur.* (see p.vii), *Int.*, and *US.*

Ph. Eur. 6.8 (Diphenoxylate Hydrochloride) 白色或类白色的结晶性粉末。极微溶于水；略溶乙醇；易溶于二氯甲烷。避光。

USP 33 (Diphenoxylate Hydrochloride) 白色、无臭、结晶性粉末。微溶于水和异丙醇；略溶于乙醇和丙酮；易溶于氯仿；几乎不溶于乙醚和石油醚剂；溶于甲醇。饱和水溶液的 pH 值约 3.3。

依赖性和戒断症状

地芬诺酯制剂通常含有亚临床剂量的硫酸阿托品，防止滥用。短期使用推荐剂量的地芬诺酯与阿托品引起依赖的风险微不足道，但长期或高剂量使用会产生阿片型依赖（见第96页）。

不良反应和处置

地芬诺属与阿片类镇痛药（第96页），它的不良反应及处理也相似，尤其是在过量服用时。报道的不良反应包括：食欲减退、恶心呕吐、腹胀或不适、麻痹性肠梗阻、中毒性巨结肠、胰腺炎等胃肠反应；神经系统反应，如头痛、困倦、头晕、坐立不安、欣快、忧郁、四肢麻木；超敏反应，包括血管性水肿、荨麻疹、瘙痒、牙龈肿胀。过量的表现可能延迟，应观察患者至少48h。儿童特别容易出现过量反应。

敏感个体或过量服用者，亚临床剂量的硫酸阿托品制剂含有地芬诺酯可引起阿托品的不良反应，详见**硫酸阿托品**（第1176页）。

注意事项

黄疸、肠梗阻、抗生素相关性肠炎、产肠毒素细菌引起的腹泻患者避免使用盐酸地芬诺酯，肝损伤患者应慎用。幼童对药物的反应变异更大，也需慎用，通常情况不推荐用于婴儿。使用盐酸地芬诺酯炎性肠病患者应仔细观察中毒性巨结肠的体征，如果出现腹胀应立即停用地芬诺酯。

药物相互作用

由于地芬诺酯与哌替啶（第107页）结构的关系，理论上地芬诺酯与 MAOIs 合用有高血压危象的风险。地芬诺酯可以增加其他 CNS 抑制剂（如乙醇）、巴比妥和一些抗焦虑药的作用。

药动学

盐酸地芬诺酯经胃肠道吸收良好。它迅速、广泛地在肝代谢，主要代谢为地芬诺酸（地芬诺辛，第1645页），也有止泻作用，其他代谢产物包括羟基地芬诺酸。它主要以代谢产物及其结合物形式经粪便排泄，少量经尿液排泄，可以分布于母乳。

用途和用法

盐酸地芬诺酯是一种合成的哌替啶衍生物（第107页），但很少或根本没有镇痛活性；它减少肠道运动，用于急性、慢性腹泻的对症治疗（第1617页）。也可以用于结肠造瘘术和回肠造瘘术患者减少排便频率和便中液体量。

地芬诺酯制剂通常含有亚临床剂量的硫酸阿托品，防止滥用。英国制剂都是 co-phenotrope 的形式（见上文"注"）。

急性腹泻通常口服初始剂量为 10mg，随后每 6h 服用 5mg，后来逐渐减量至腹泻控制。儿童用量，见下文。

慢性腹泻初始剂量与急性腹泻相似，随后根据需要减量。如果在最大剂量 20mg（对于成人），治疗 10 天后没有观察到临床改善，继续使用不可能再带来任何益处。

儿童用法 盐酸地芬诺酯用于儿童，可作为一种症状性治疗急性腹泻的辅助药物，并且可用于减少结肠造瘘术和回肠造瘘术患者排便频率和便中液体量。在英国，批准 4 岁及以上儿童使用盐酸地芬诺酯；推荐剂量如下（复合制剂 co-phenotrope）：

- 4～9 岁：每次 2.5mg，每日 3 次；
- 9～12 岁：每次 2.5mg，每日 4 次；
- 12～16 岁：每次 5mg，每日 3 次。

虽然 *BNFC 2009* 不推荐 12 岁以下急性腹泻儿童使用促动力药，但允许 2～4 岁儿童使用地芬诺酯 1.25mg，每日 3 次。

在美国，批准 2 岁及以上儿童使用地芬诺酯；2～12 岁儿童，建议初始剂量为每日 300～400μg/kg（最高有效剂量为 10mg），分 4 次服用。

急性腹泻儿童根本不应使用止泻药的观点，详见第1617页。

腹泻 co-phenotrope（见上文"注"）可考虑作为洛哌丁胺的备选药物治疗成人大便失禁，见**洛哌丁胺**项下**腹泻**，第1662页。

药物依赖性 地芬诺酯可用于阿片戒断综合征相关腹泻的症状控制（第96页）[1]。

1. DOH. *Drug misuse and dependence: guidelines on clinical management.* London: HMSO, 1999. Also available at: http://www.dh.gov.uk/assetRoot/04/07/81/98/04078198.pdf (accessed 18/01/06)

制剂

USP 33: Diphenoxylate Hydrochloride and Atropine Sulfate Oral Solution; Diphenoxylate Hydrochloride and Atropine Sulfate Tablets.

专利制剂

Austral.: Lofenoxal; Lomotil; ***Braz.:*** Lomotil; ***Canad.:*** Lomotil; ***Cz.:*** Reasec; ***Fr.:*** Diarsed†; ***Gr.:*** Reasec; ***Hong Kong:*** Dhamotil; Diamotil; Diarest; Diatrol; Dimotil; Lomotil; Syncomil; ***Hung.:*** Reasec; ***India:*** Lomotil; ***Irl.:*** Lomotil; ***Malaysia:*** Beamotil; Dhamotil; Diphenoxylate A; ***NZ:*** Diastop; ***Pol.:*** Reasec; ***Port.:*** Lomotil†; ***S.Afr.:*** Lomotil; ***Singapore:*** Beamotil; Dhamotil; Lomotil†; ***Thai.:*** Lomotil; ***Turk.:*** Lomotil; ***UAE:*** Intard; ***UK:*** Dymotil; Lomotil; ***USA:*** Logen; Lomotil; Lonox; ***Venez.:*** Lomotil†.

多组分制剂 ***Braz.:*** Colestase; ***India:*** Lomofen.

Docusates 多库酯类

Docusatos.

UNII — M7P27195AG.

Docusate Calcium (*USAN*) 多库酯钙

Dioctyl Calcium Sulfosuccinate; Dioctyl Calcium Sulphosuccinate; Docusato cálcico. Calcium 1,4-bis(2-ethylhexyl) sulphosuccinate.

Докузат Кальция

$C_{40}H_{74}CaO_{14}S_2$ = 883.2.

CAS — 128-49-4.

UNII — 6K7YS503HC.

Pharmacopoeias. In *US.*

USP 33 (Docusate Calcium) 白色无定形固体，具有特殊辛醇臭；溶于水（1∶3300）；极易溶于乙醇、聚乙二醇 400 和玉米油。

Docusate Potassium (*USAN*) 多库酯钾

Dioctyl Potassium Sulfosuccinate; Dioctyl Potassium Sulphosuccinate; Docusato potásico. Potassium 1,4-bis(2-ethylhexyl) sulphosuccinate.

Докузат Калия

$C_{20}H_{37}KO_7S$ = 460.7.

CAS — 7491-09-0.

UNII — CIK9F54ZHR.

Pharmacopoeias. In *US.*

USP 33 (Docusate Potassium) 白色无定形固体，具有特殊的辛醇臭。略溶于水；溶于乙醇、甘油；极易溶于石油醚。

Docusate Sodium (*BAN, USAN, rINN*) 多库酯钠

Dioctyl Sodium Sulfosuccinate; Dioctyl Sodium Sulphosuccinate; Docusate sodique; Docusato de sodio; Docusato sódico; Docusatum Natricum; Dokusaattinatrium; Dokusát sodná sůl; Dokusatnatrium; Dokuzát-nátrium; Dokuzato natrio druska; DSS; Natrii docusas; Sodium Dioctyl Sulphosuccinate; Sodu dokuzynian. Sodium 1,4-bis(2-ethylhexyl) sulphosuccinate.

Докузат Натрий

$C_{20}H_{37}NaO_7S$ = 444.6.

CAS — 577-11-7.

ATC — A06AA02.

ATC Vet — QA06AA02.

UNII — F05Q2T2JA0.

注：复方制剂可用下列形式表示：

- 复方多库酯钠丹蒽酮（*BAN*）——多库酯钠与丹蒽醌按 6∶5。

Pharmacopoeias. In *Eur.* (see p.vii) and *US.*

Ph. Eur. 6.8 (Docusate Sodium) 白色或类白色，具有吸湿性、蜡样的块或片。略溶于水；易溶于乙醇和二氯甲烷。贮藏于密闭容器中。

USP 33 (Docusate Sodium) 白色、蜡样、可塑性固体，具有特殊的辛醇臭。缓慢溶于水（1∶70）；易溶于乙醇、甘油；极易溶于石油醚。

不良反应和注意事项

多库酯很少发生不良反应，已报道的有腹泻、恶心、腹部绞痛和皮疹。直肠给药偶尔有肛门疼痛或出血。

多库酯与所有泻药一样，在肠梗阻或腹部症状无法诊断的情况下禁用多库酯；同时应避免长期使用。痔或者肛裂患者不应该直肠给予多库酯钠。

当耳发炎或鼓膜穿孔时，多库酯钠不用于软化耵聍。

超敏反应 多库酯类作为阴离子表面活性剂广泛用作药物配方。已经有关于此种制剂导致过敏性接触性皮炎的报道，皮肤接触试验证实为多库酯钠反应[1]。

1. Lee A-Y, Lee K-H. Allergic contact dermatitis from dioctyl sodium sulfosuccinate in a topical corticosteroid. *Contact Dermatitis* 1998; **38:** 355–6.

妊娠 母亲在妊娠期间使用多库酯钠会诱发新生儿低镁血症，这是由母亲血镁低继发而来，表现为神经过敏[1]。

1. Schindler AM. Isolated neonatal hypomagnesaemia associated with maternal overuse of stool softener. *Lancet* 1984; **ii:** 822.

药物相互作用

多库酯可增强胃肠吸收其他药物，如液状石蜡（两者不宜合用）。多库酯使用时，蒽醌类泻剂的剂量需要下调。也有人认为多库酯与阿司匹林合用增加了胃肠黏膜不良反应的发生率。

药动学

多库酯盐类经胃肠道吸收，经胆汁排泄。多库酯钠也分布于乳汁。

用途和用法

多库酯以钙盐或钠盐的形式作为泻药治疗便秘（第1616页）或减少痔（第1619页）或肛裂的张力。它也可作为腹部放射线检查前肠道准备的辅助药物。也曾经使用过多库酯钾。

多库酯类都是阴离子表面活性剂，主要通过增加液体渗入粪便而起效，但也可能有其他影响肠液分泌的作用，可能既有刺激作用，又有软化粪便作用。

通常每日口服多库酯钙 240mg。多库酯钠 50～300mg，分次口服，每日最高剂量 500mg（儿童用量，见下文）。通常 12～72h 起效。作为腹部放射线检查的辅助药物，多库酯 400mg 与钡餐检查液同时口服。它也可作为灌肠剂，直肠给药 120mg；通常在 5～20min 起效。多库酯钠也与蒽醌类刺激性泻药，如鼠李蒽酚（第1636页）、丹蒽醌（第1643页）和番泻叶（第1690页）联用。

含有 0.5%～5%多库酯钠的滴耳剂也可软化耵聍。

多库酯钠和其他多库酯类作为阴离子表面活性剂广泛用作药物配方。

儿童用法 英国批准多库酯钠用于 6 个月及以上儿童，口服治疗**慢性便秘**。更具体的剂量，详见 *BNFC 2009* 提供的如下剂量：

- 6 个月～2 岁：每次 12.5mg，每日 3 次；
- 2～12 岁：每次 12.5～25mg，每日 3 次。

超过 12 岁，通过口服或直肠给予成人剂量治疗便秘（见上文的**用途和用法**）。成人制剂未批准用于 12 岁以下儿童。

在美国，2～12 岁儿童，给予多库酯钠 50～150mg，1 次或分次服用；多库酯钙通常仅用于 12 岁以上的儿童。

多库酯钠也可用作**腹部放射线检查的辅助药物**。英国注册药品信息建议，儿童使用钡餐检查液同时口服多库酯 75mg（即多库酯钠小儿溶液 30ml，每 5ml 溶液中含多库酯钠 12.5mg）。*BNFC 2009* 推荐 12 岁及以上儿童考虑给予成人剂量（见上文）。

清除耵聍 耵聍或称耳屎是位于外耳道内层耵聍腺正常的分泌物。耵聍过度积累或嵌塞可降低听力，还可能产生眩晕、眼花、反射性咳嗽、耳鸣、耳痛。

温水冲洗外耳道可用来除去耵聍，但会导致疼痛、鼓膜穿孔、耳聋、眩晕、眼花、耳鸣以及感染等并发症[1～6]。外耳道冲洗的禁忌证包括：既往耳膜穿孔、耳部感染、以前中耳手术；儿童进行外耳道冲洗较为困难[1, 6]。

耵聍溶解药可作为滴耳剂软化、松开或溶解耵聍[1～3, 5, 6]。去除耵聍可即刻或前几天使用这些药物。传统上来说，如花生油、橄榄油或杏仁油等不挥发油常被选用[1]。有些人仍主张橄榄油可减少耳垢栓塞的复发[3]，但也有人认为它无效[5]。其他耵聍溶解药已报道有效的包括多库酯类[4, 7, 8]、过氧化物如过氧化氢或脲过氧化氢[4, 9]、三乙醇胺油酸固状物[4, 8]，尽管有些研究发现以上各种溶解药效果并不优于生理盐水对照组[10, 11]。其他已使用的溶解药还有乙酸[4]、胆碱

水杨酸[12]、水杨酸甲酯溶液[5]以及二氯苯、三氯叔丁醇的油溶液[4,12]。甘油和碳酸氢钠溶液也已使用。然而，一项体外比较各种耵聍溶解药有效性的试验发现，最有效是原本作为对照组的水[13]，一项系统性综述的结论为[14]，盐水或水的滴耳剂似乎与去除耵聍的专利制剂作用相同，虽然缺乏基础推荐的高质量研究。

耳烛是一种传统的去除耵聍的民间疗法，但有研究显示此疗法无效，并可能将蜡积存于耳道或造成烧伤[3,4]。

1. Sharp JF, *et al.* Ear wax removal: a survey of current practice. *BMJ* 1990; **301:** 1251–3.
2. Grossan M. Cerumen removal—current challenges. *Ear Nose Throat J* 1998; **77:** 541–6, 548.
3. Grossan M. Safe, effective techniques for cerumen removal. *Geriatrics* 2000; **55:** 80, 83–6.
4. Dimmitt P. Cerumen removal products. *J Pediatr Health Care* 2005; **19:** 332–6.
5. Midani A, *et al.* Safety and efficacy of Sofenz ceruminolytic solution. *Ear Nose Throat J* 2006; **85:** 87–8, 90–2.
6. Aung T, Mulley GP. Removal of ear wax. *BMJ* 2002; **325:** 27.
7. Chen DA, Caparosa RJ. A nonprescription cerumenolytic. *Am J Otol* 1991; **12:** 475–6.
8. Singer AJ, *et al.* Ceruminolytic effects of docusate sodium: a randomized, controlled trial. *Ann Emerg Med* 2000; **36:** 228–32.
9. Fahmey S, Whitefield M. Multicentre clinical trial of Exterol as a cerumenolytic. *Br J Clin Pract* 1982; **36:** 197–204.
10. Whatley VN, *et al.* Randomized clinical trial of docusate, triethanolamine polypeptide, and irrigation in cerumen removal in children. *Arch Pediatr Adolesc Med* 2003; **157:** 1177–80.
11. Roland PS, *et al.* Randomized, placebo-controlled evaluation of Cerumenex and Murine earwax removal products. *Arch Otolaryngol Head Neck Surg* 2004; **130:** 1175–7.
12. Dummer DS, *et al.* A single-blind, randomized study to compare the efficacy of two ear drop preparations ('Audax' and 'Cerumol') in the softening of ear wax. *Curr Med Res Opin* 1992; **13:** 26–30.
13. Andaz C, Whittet HB. An in vitro study to determine efficacy of different wax-dispersing agents. *ORL J Otorhinolaryngol Relat Spec* 1993; **55:** 97–9.
14. Burton MJ, Doree CJ. Ear drops for the removal of ear wax. Available in The Cochrane Database of Systematic Reviews; Issue 1. Chichester: John Wiley; 2009 (accessed 06/07/09).

制剂

BP 2010: Co-danthrusate Capsules; Compound Docusate Enema; Docusate Capsules; Docusate Oral Solution; Paediatric Docusate Oral Solution; ***USP 33:*** Docusate Calcium Capsules; Docusate Potassium Capsules; Docusate Sodium Capsules; Docusate Sodium Solution; Docusate Sodium Syrup; Docusate Sodium Tablets; Ferrous Fumarate and Docusate Sodium Extended-release Tablets.

专利制剂

Arg.: Cerumex; Phillips†; ***Austral.:*** Coloxyl; Rectalad†; Waxsol; ***Belg.:*** Norgalax; ***Canad.:*** Calax; Colace; Correctol Stool Softener; Selax; Silace; Soflax; Soflax C; Stool Softener; Surfak†; ***Fr.:*** Jamylene; Norgalax; ***Ger.:*** Otitex; Otowaxol; ***Hong Kong:*** Norgalax†; Waxsol†; ***India:*** Laxicon; ***Indon.:*** Forumen; Waxsol†; ***Irl.:*** Waxsol; ***Malaysia:*** Soluwax; Waxsol†; ***Neth.:*** Norgalax; ***NZ:*** Coloxyl; Waxsol; ***Philipp.:*** Otosol; ***Pol.:*** Laxol; Laxopol†; ***Port.:*** Norgalax; ***S.Afr.:*** Waxsol; ***Singapore:*** Norgalax†; Soluwax; Waxsol; ***Switz.:*** Norgalax; ***Thai.:*** Cusate; Dewax; Waxsol†; ***UK:*** Clear Ear; Dioctyl; Docusol; DulcoEase; Molcer; Norgalax; Waxsol; ***Ukr.:*** Norgalax (Норгалакс); ***USA:*** Colace; D-S-S; DC Softgels; Dioctyn; Docusoft; Docusol; DOK; DOS Softgel; Dulcolax Stool Softener; Ex-Lax Stool Softener; Regulax SS†; Silace; Sof-lax; Sulfolax; Surfak.

多组分制剂 ***Arg.:*** Candilax; Nigalax; ***Austral.:*** Chemists Own Natural Laxative with Softener; Coloxyl with Senna; Coloxyl†; Combilax†; Sennesoft; Soflax; ***Austria:*** Yal; ***Belg.:*** Laxavit; Softene; ***Braz.:*** Ventre Livre†; ***Canad.:*** Fruitatives†; Gentlax S; Peri-Colace†; Senna-S; Senokot-S; ***Cz.:*** Yal; ***Denm.:*** Analka†; Glyoktyl; Klyx; ***Fin.:*** Klyx; ***Fr.:*** Doculyse; ***Ger.:*** Norgalax Miniklistier; Yal; ***Gr.:*** Florisan; Heludril; ***Hung.:*** Yal†; ***India:*** Pursennid-In†; ***Israel:*** Migraleve; ***Ital.:*** Macrolax; Sorbiclis; ***Mex.:*** Clyss-Go; ***Neth.:*** Klyx; ***Norw.:*** Klyx; ***NZ:*** Coloxyl with Senna; Coloxyl†; Laxsol; ***Port.:*** Clyss-Go; ***Spain:*** Laxvital; Migraleve; ***Swed.:*** Emulax†; Klyx; ***Switz.:*** Klyx Magnum; Yal; ***Thai.:*** Bisolax; Chinta-lax; Hemorhin; T Man Lax; ***Turk.:*** Yal; ***UK:*** Capsuvac; Normax; ***USA:*** Docusoft Plus; Dok Plus; Dulcolax Bowel Prep Kit; Ex-Lax Gentle Strength; Laxative & Stool Softener; Nu-Natal Advanced; Peri-Colace; PreNexa; Senna Plus; Senna-S; Senokot-S; Therevac Plus; Therevac SB; X-Prep Bowel Evacuant Kit-1†; ***Venez.:*** Clys-Go†; Senokot con Docusato.

Used as an adjunct in: ***India:*** Hepasules†; Softeron; Softeron-Z; ***Indon.:*** Fercee; Viliron; ***Philipp.:*** TriHEMIC; ***USA:*** Anemagen OB†; Citracal Prenatal; Citracal Prenatal + DHA; Ferralet 90; Ferro-Dok; Hem Fe; Natal Extra†; Nephron FA; Obstetrix; Optinate Omega-3; PrenaCare; Prenatal; TriHEMIC; Vinate GT.

Dolasetron Mesilate (*BANM*, *rINNM*) 甲磺酸多拉司琼

Dolasétron, Mésilate de; Dolasetron Mesylate *(USAN)*; Dolasetroni Mesilas; MDL-73147EF (dolasetron or dolasetron mesilate); Mesilato de dolasetrón. (6R,8r,9aS)-3-Oxoperhydro-2H-2,6-methanoquinolizin-8-yl indole-3-carboxylate methanesulphonate.

Доласетрона Мезилат

$C_{19}H_{20}N_2O_3,CH_4O_3S = 420.5.$

CAS — 115956-12-2 (dolasetron); 115956-13-3 (dolasetron mesilate).

ATC — A04AA04.

ATC Vet — QA04AA04.

UNII — U3C8E5BWKR.

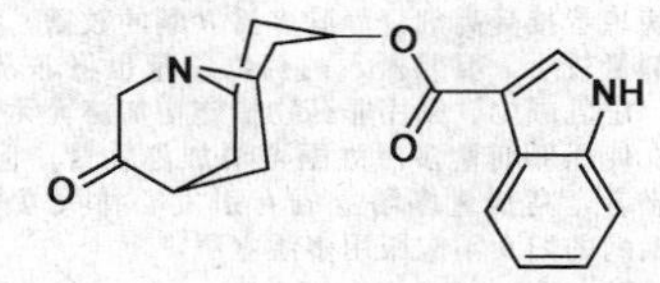

(dolasetron)

Pharmacopoeias. In *US.*

USP 33 (Dolasetron Mesylate) 白色至米色粉末。易溶于水和丙二醇；微溶于乙醇和0.9%氯化钠溶液。避光。

稳定性 一项两种获得的商品化片剂冲配制成的10mg/ml甲磺酸多拉司琼口服混悬剂的稳定性研究[1]表明，两种临配混悬剂在3～5℃和23～25℃至少能够稳定贮藏90天。

1. Johnson CE, *et al.* Stability of dolasetron in two oral liquid vehicles. *Am J Health-Syst Pharm* 2003; **60:** 2242–4.

不良反应和注意事项

多拉司琼的不良反应和注意事项与昂丹司琼相似，参见第1677页。多拉司琼可能发生腹泻、厌食、腹痛。使用多拉司琼已经发现各种ECG的改变。具有或可能发展成为QT间期延长或其他心脏传导间隔改变以及电解质紊乱的患者应慎用多拉司琼。有些国家认为风险增加，所以儿童禁忌（参见下文**儿童用法**）。

其他不良反应包括消化不良、肠胃气胀、味觉紊乱、发热、畏寒或寒战、睡眠障碍、疲乏、困倦。肠梗阻、胰腺炎、黄疸、癫痫、支气管痉挛、心律失常和水肿罕有报道。静脉注射时，可能发生局部反应。虽然清除率可能降低，但肝或肾损伤不必调整剂量。

对心血管系统的影响 关于5-HT_3受体拮抗药对心血管系统影响的讨论，详见**昂丹司琼**（第1677页）。

静脉炎 有静脉注射多拉司琼后产生静脉刺激的报道；用0.9%氯化钠注射液稀释，并缓慢输注，静脉炎发生频率明显降低[1]。

1. Oshiro MM. Dolasetron-associated venous irritation. *Am J Health-Syst Pharm* 2000; **57:** 1533–4.

药物相互作用

西咪替丁和阿替洛尔可升高多拉司琼的活性代谢产物氢化多拉司琼（hydrodolasetron）的血浆浓度，而利福平则会降低。服用延长QT间期，包括可能诱发电解质紊乱药物的患者应慎用多拉司琼（见第1678页）。

药动学

口服或静脉注射多拉司琼经普遍存在的碳酰还原酶迅速转化为活性代谢产物氢化多拉司琼。口服多拉司琼的血浆药物浓度达峰时约1h，而静脉给药的约0.6h。口服多拉司琼的表观生物利用度依氢化多拉司琼而定，约为75%。平均清除半衰期为7～8h。

氢化多拉司琼经CYP2D6和CYP3A部分代谢，50%～60%原形药经尿排泄。

三分之二的多拉司琼由尿液回收，而三分之一的由粪便回收。

儿童氢化多拉司琼的清除增加，但老人并没有改变。严重肝损伤（Child-Pugh分级B或C）和严重肾损伤（肌酐清除率小于10ml/min）的口服清除率降低。静脉给药的清除率在严重肾损伤者降低，而在肝严重损伤者则几乎没有变化。

1. Lerman J, *et al.* Pharmacokinetics of the active metabolite (MDL 74,156) of dolasetron mesylate after oral or intravenous administration to anesthetized children. *Clin Pharmacol Ther* 1996; **60:** 485–92.
2. Dempsey E, *et al.* Pharmacokinetics of single intravenous and oral doses of dolasetron mesylate in healthy elderly volunteers. *J Clin Pharmacol* 1996; **36:** 903–10.
3. Stubbs K, *et al.* Pharmacokinetics of dolasetron after oral and intravenous administration of dolasetron mesylate in healthy volunteers and patients with hepatic dysfunction. *J Clin Pharmacol* 1997; **37:** 926–36.
4. Dimmitt DC, *et al.* Pharmacokinetics of oral and intravenous dolasetron mesylate in patients with renal impairment. *J Clin Pharmacol* 1998; **38:** 798–806.
5. Dimmitt DC, *et al.* Effect of infusion rate on the pharmacokinetics and tolerance of intravenous dolasetron mesylate. *Ann Pharmacother* 1998; **32:** 39–44.

用途和用法

多拉司琼是一种5-HT_3受体拮抗药，它的止吐作用与昂丹司琼相似（详见第1678页）。它以甲磺酸盐形式使用，用于预防化疗相关的恶心和呕吐（第1622页），也可预防和治疗手术后恶心和呕吐。多拉司琼口服或静脉给药，静脉泵入的速度为100mg/30s，或者静脉输注，相同剂量用0.9%氯化钠或5%葡萄糖溶液稀释至50ml，输注时间为15min。

预防化疗相关的急性**恶心和呕吐**，化疗治疗前1h，口服甲磺酸多拉司琼100mg（在美国和加拿大）或200mg（在欧洲和澳大利亚）。另外可选择的方案，在化疗30min前，静脉注射1.8mg/kg或100mg。预防迟发性呕吐，需要每日口服200mg；在欧洲，多拉司琼在正常情况下在每个化疗周期不能连续使用超过4天，尽管在澳大利亚允许7天。

预防术后恶心、呕吐，通常推荐剂量：在诱导麻醉前，口服甲磺酸多拉司琼50mg或在麻醉结束时，静脉给予12.5mg。在美国，手术前2h，口服100mg或麻醉结束前15min，静脉给予12.5mg。相同的静脉剂量可用于治疗手术后恶心和呕吐。

儿童用量，见下文。

1. Balfour JA, Goa KL. Dolasetron: a review of its pharmacology and therapeutic potential in the management of nausea and vomiting induced by chemotherapy, radiotherapy or surgery. *Drugs* 1997; **54:** 273–98.
2. Anonymous. Dolasetron for prevention of nausea and vomiting due to cancer chemotherapy. *Med Lett Drug Ther* 1998; **40:** 53–4.

儿童用法 包括美国在内的一些国家已经批准儿童使用多拉司琼。但其他国家（如澳大利亚和加拿大）未批准儿童使用。因为多拉司琼增加了急性QT间期改变的风险，引起心脏传导性疾病、心脏停搏以及心肌梗死也有报道，所以儿童和未满18岁的青少年禁忌。

在美国，预防急性化疗引起的恶心和呕吐，2岁以上儿童，可以口服多拉司琼1.8mg/kg（化疗前1h），或静脉给予（化疗前30min），最高剂量100mg。预防手术后恶心和呕吐，手术前2h口服1.2mg/kg，最高剂量100mg；麻醉结束前15min，静脉给予350μg/kg，最高剂量不超过12.5mg。治疗已确定的手术后恶心呕吐，静脉给予同样剂量。

瘙痒 多拉司琼和其他5-HT_3受体拮抗药治疗瘙痒已有研究（详见**昂丹司琼**，第1679页）。

制剂

USP 33: Dolasetron Mesylate Injection; Dolasetron Mesylate Oral Solution; Dolasetron Mesylate Oral Suspension; Dolasetron Mesylate Tablets.

专利制剂

Austral.: Anzemet; ***Austria:*** Anzemet†; ***Braz.:*** Anzemet; ***Canad.:*** Anzemet; ***Cz.:*** Anzemet†; ***Fin.:*** Anzemet†; ***Fr.:*** Anzemet†; ***Ger.:*** Anemet; ***Gr.:*** Anzemet; ***Hung.:*** Anemet†; ***Ital.:*** Anzemet; ***Mex.:*** Anzemet; ***Neth.:*** Anzemet†; ***S.Afr.:*** Zamanon; ***Switz.:*** Anzemet; ***UK:*** Anzemet†; ***USA:*** Anzemet; ***Venez.:*** Anzemet.

Domperidone (*BAN*, *USAN*, *rINN*) 多潘立酮

Domperidon; Domperidona; Domperidonas; Dompéridone; Domperidoni; Domperidonum; R-33812. 5-Chloro-1-{1-[3-(2-oxobenzimidazolin-1-yl)propyl]-4-piperidyl}benzimidazolin-2-one.

Домперидон

$C_{22}H_{24}ClN_5O_2 = 425.9.$

CAS — 57808-66-9.

ATC — A03FA03.

ATC Vet — QA03FA03.

UNII — 5587267Z69.

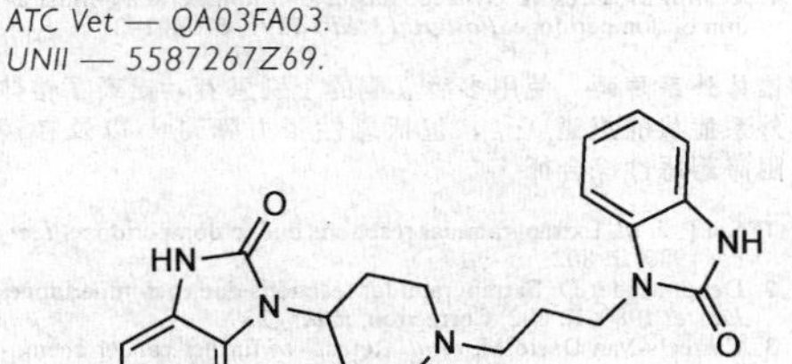

Pharmacopoeias. In *Eur.* (see p.vii) and *Jpn.*

Ph. Eur. 6. 8 (Domperidone) 白色或类白色粉末。几乎不溶于水；微溶于乙醇和甲醇；溶于二甲基酰胺。避光。

Domperidone Maleate (*BANM*, *rINNM*) 马来酸多潘立酮

Dompéridone, maléate de; Domperidoni maleas; Domperidonimaleaatti; Domperidonmaleat; Domperidon-maleát; Domperidon-maleinát; Domperidono maleatas; Maleato de domperidona.

Домперидона Малеат

$C_{22}H_{24}ClN_5O_2,C_4H_4O_4$ = 542.0.

CAS — 99497-03-7.

ATC — A03FA03.

ATC Vet — QA03FA03.

Pharmacopoeias. In *Eur.* (see p.vii).

Ph. Eur. 6. 8（Domperidone Maleate） 白色或类白色粉末，呈多形性。极微溶于水和乙醇；略溶于二甲基甲酰胺；微溶于甲醇。避光。

不良反应

多潘立酮可增加血浆催乳素浓度，可能导致乳溢或男子乳腺发育。曾有性欲降低、皮疹和其他过敏反应的报道。多潘立酮不易穿过血脑屏障，因此中枢不良反应（如锥体外系反应或困倦）的发生率可能低于甲氧氯普胺（第1669页）；然而，也有张力障碍的报道。

多潘立酮注射与抽搐、心律失常、心脏停搏有关。致命性限制了这种给药途径。

对心血管系统的影响 1985～2006年，加拿大卫生部共收到9例疑似多潘立酮使用相关的心率和心律失常报道[1]。其中2例QT间期延长，4例尖端扭转型室性心动过速，其余3例有心律失常、房颤、室性心动过速、心动过缓、心悸等症状。由于用药复杂、多种药物合用，多数病例很难明确原因。据报道，婴儿口服多潘立酮后QT间期延长，停药后恢复正常[2]。一项小型、胃食管反流新生儿口服多潘立酮的研究也发现QT间期延长，但没有进展为心律失常[3]。血清钾浓度在正常上限或胎龄32周及以上是导致QT间期延长的危险因素。

癌症患者静脉给予高剂量多潘立酮有猝死发生[4～6]。4名肿瘤患者静脉注射高剂量多潘立酮后，心跳骤停[7]，其中2名出现室性心律失常[8]。在许多国家，包括英国，出现这样的报道后，制造厂商撤回了普遍使用的注射剂型。

1. Health Canada. Domperidone: heart rate and rhythm disorders. *Can Adverse React News* 2007; **17:** 2. Also available at: http://www.hc-sc.gc.ca/dhp-mps/alt_formats/hpfb-dgpsa/pdf/medeff/carn-bcei_v17n1-eng.pdf (accessed 12/06/09)
2. Rocha CMG, Barbosa MM. QT interval prolongation associated with the oral use of domperidone in an infant. *Pediatr Cardiol* 2005; **26:** 720–3.
3. Djeddi D, *et al.* Effect of domperidone on QT interval in neonates. *J Pediatr* 2008; **153:** 663–6.
4. Joss RA, *et al.* Sudden death in cancer patient on high-dose domperidone. *Lancet* 1982; **i:** 1019.
5. Giaccone G, *et al.* Two sudden deaths during prophylactic antiemetic treatment with high doses of domperidone and methylprednisolone. *Lancet* 1984; **ii:** 1336–7.
6. Weaving A, *et al.* Seizures after antiemetic treatment with high dose domperidone: report of four cases. *BMJ* 1984; **288:** 1728.
7. Roussak JB, *et al.* Cardiac arrest after treatment with intravenous domperidone. *BMJ* 1984; **289:** 1579.
8. Osborne RJ, *et al.* Cardiotoxicity of intravenous domperidone. *Lancet* 1985; **ii:** 385.

对内分泌系统的影响 有乳溢伴随男子乳腺发育[1]或乳腺痛的报道[2,3]，一般与血清催乳素浓度升高有关。男子乳腺发育不伴乳溢也有报道[4]。

1. Van der Steen M, *et al.* Gynaecomastia in a male infant given domperidone. *Lancet* 1982; **ii:** 884–5.
2. Cann PA, *et al.* Galactorrhoea as side effect of domperidone. *BMJ* 1983; **286:** 1395–6.
3. Cann PA, *et al.* Oral domperidone: double blind comparison with placebo in irritable bowel syndrome. *Gut* 1983; **24:** 1135–40.
4. Keating JP, Rees M. Gynaecomastia after long-term administration of domperidone. *Postgrad Med J* 1991; **67:** 401–2.

锥体外系障碍 使用多潘立酮的个别患者，出现了锥体外系症状的报道[1,2]，包括急性张力障碍[3]以及神经阻滞药恶性综合征[4]。

1. Sol P, *et al.* Extrapyramidal reactions due to domperidone. *Lancet* 1980; **ii:** 802.
2. Debontridder O. Extrapyramidal reactions due to domperidone. *Lancet* 1980; **ii:** 802. Correction. *ibid.*; 1259.
3. Casteels-Van Daele M, *et al.* Refusal of further cancer chemotherapy due to antiemetic drug. *Lancet* 1984; **i:** 57.
4. Spirt MJ, *et al.* Neuroleptic malignant syndrome induced by domperidone. *Dig Dis Sci* 1992; **37:** 946–8.

注意事项

不推荐多潘立酮长期使用或常规预防手术后的恶心和呕吐。由于存在心律失常的危险性，如果静脉给予多潘立酮，应特别小心，尤其是心律失常或低血钾倾向者。

哺乳 没有观察到哺乳妇女使用多潘立酮哺乳的婴儿出现不良反应，因此American Academy of Pediatrics[1]认为，通常使用本品时可以哺乳。但是，美国FDA已发出警告，反对使用多潘立酮增加乳汁生成，因其可能会造成严重不良反应[2]。其他评论认为，这些警告是基于恶性疾病患者接受高剂量静脉多潘立酮的数据，如果母亲口服剂量较小，婴儿摄入的药物总量也将非常小。他们推荐，泌乳减少、采用非药物措施增加泌乳无反应的哺乳妇女使用低剂量多潘立酮可增加泌乳量。但是，仍需警示患者，高剂量多潘立酮有引发心律失常的风险，心脏疾病的妇女不应服用多潘立酮[3]。

1. American Academy of Pediatrics. The transfer of drugs and other chemicals into human milk. *Pediatrics* 2001; **108:** 776–89. [Retired May 2010] Correction. *ibid.*; 1029. Also available at: http://aappolicy.aappublications.org/cgi/content/full/pediatrics%3b108/3/776 (accessed 07/05/04)
2. FDA. FDA warns against women using unapproved drug, domperidone, to increase milk production (June 7, 2004). Available at: http://www.fda.gov/Drugs/DrugSafety/InformationbyDrugClass/ucm173886.htm (accessed 15/07/10)
3. da Silva OP, Knoppert DC. Domperidone for lactating women. *Can Med Assoc J* 2004; **171:** 725–6.

药物相互作用

正如其他多巴胺受体拮抗药（详见第1670页**甲氧氯普胺**）一样，理论上，多潘立酮康可拮抗低催乳素药物的作用，如溴隐亭。此外，多潘立酮促胃动力的作用可能改变有些药物的吸收。阿片类镇痛药和抗毒蕈碱药可拮抗多潘立酮的促动力作用。

多潘立酮经CYP3A4代谢；有报道多潘立酮与酮康唑合用，酮康唑使多潘立酮的血浆浓度升高3倍，并且与QT间期略微延长有关。理论上，多潘立酮浓度可能因为使用其他CYP3A4的强抑制剂（如红霉素或利托那韦）而升高，最好避免这种联合用药。

药动学

尽管吸收迅速，但空腹受试者口服多潘立酮的全身生物利用度仅约15%；多潘立酮饭后服用的生物利用度会增加。肝脏首关效应和肠道代谢造成多潘立酮生物利用度较低。多潘立酮直肠给药的生物利用度与口服相似，虽然血浆峰浓度仅为口服的1/3且浓度达峰时间约为1h，而口服则为30min。

多潘立酮与血浆蛋白结合率大于90%，终末消除半衰期约7.5h。多潘立酮在肝脏迅速、广泛代谢。经细胞色素P450同工酶CYP3A4的*N*-脱烷基以及经CYP3A4、CYP1A2和CYP2E1的芳香族羟基化为主要代谢途径。约30%口服剂量在24h内经尿排泄，几乎全部为代谢产物；剩余剂量在数天内经粪便排泄，约10%是原形药物。多潘立酮不易穿过血脑屏障。

少量多潘立酮分布于乳汁，乳汁浓度为哺乳妇女血清浓度的10%～50%。

用途和用法

多潘立酮是一种多巴胺受体拮抗药，作用和用法与甲氧氯普胺（第1670页）相似。它作为一种止吐药用于短期治疗各种病因的恶心和呕吐（第1622页）。不适合于慢性恶心和呕吐，也不适合常规用于预防术后呕吐。

多潘立酮的促胃动力作用也用于消化不良（第1618页）并试用于糖尿病胃轻瘫（详见第410页**糖尿病并发症**）。它与对乙酰氨基酚联合用于偏头痛（第587页）症状的治疗。

多潘立酮在片剂中用其马来酸盐，而栓剂和口服混悬液则用多潘立酮；剂量以多潘立酮表示。马来酸多潘立酮12.73mg相当于多潘立酮10mg。多潘立酮也可胃肠外给药，但是这条途径与严重不良反应有关（见上文）。

用于治疗**恶心和呕吐**，口服多潘立酮每次10～20mg，每日3～4次，每日最多高量80mg；或可考虑直肠给药，每次60mg，每日2次。儿童用量见下文。

非溃疡性消化不良的症状治疗，推荐相同的口服剂量，即10mg，每日4次（最后一次在晚上服用）；如果需要，剂量可增至20mg。初次疗程一般不超过2～4周。

1. Prakash A, Wagstaff AJ. Domperidone: a review of its use in diabetic gastropathy. *Drugs* 1998; **56:** 429–45.
2. Barone JA. Domperidone: a peripherally acting dopamine$_2$-receptor antagonist. *Ann Pharmacother* 1999; **33:** 429–40.
3. Ahmad N, *et al.* Making a case for domperidone in the treatment of gastrointestinal motility disorders. *Curr Opin Pharmacol* 2006; **6:** 571–6.
4. Reddymasu SC, *et al.* Domperidone: review of pharmacology and clinical applications in gastroenterology. *Am J Gastroenterol* 2007; **102:** 2036–45.

儿童用法 在儿童，多潘立酮作为一种止吐药治疗恶心和呕吐，也作为促动力药治疗胃肠道淤滞。治疗恶心和呕吐，英国注册药品信息表明，多潘立酮口服250～500μg/kg，每日3～4次，每日总剂量2.4mg/kg或80mg。另外体重超过15kg儿童，可直肠给药每次30mg，每日2次。12岁以上或体重超过35kg的儿童，口服或直肠给予成人剂量，见上文。

尽管英国未批准用于胃肠道淤滞，*BNFC 2009*仍对儿童饭前口服剂量依据年龄作出了如下建议：

- 新生儿：100～300μg/kg，每日4～6次；
- 1个月～12岁：200～400μg/kg（最高剂量20mg），每日3～4次；
- 12岁以上：剂量同成人治疗恶心和呕吐剂量。

治疗婴儿及儿童胃食管反流的剂量相似，见下文。

胃食管反流 一项包括4个随机对照试验的多潘立酮在婴幼儿胃食管反流（GORD；第1618页）的系统性综述表明，此药减少症状的有效性证据极少[1]。有人认为，因许多国家西沙必利撤市后没有适当的替代药品，导致多潘立酮过量使用[2]。*BNFC 2009*也强调，促动力药（包括多潘立酮）长期治疗胃食管反流有效的证据不能令人信服。如果使用多潘立酮，*BNFC 2009*建议给药剂量同儿童胃肠道淤滞剂量，见上文。

1. Pritchard DS, *et al.* Should domperidone be used for the treatment of gastro-oesophageal reflux in children? Systematic review of randomized controlled trials in children aged 1 month to 11 years old. *Br J Clin Pharmacol* 2005; **59:** 725–9.
2. Vandenplas Y, *et al.* The diagnosis and management of gastro-oesophageal reflux in infants. *Early Hum Dev* 2005; **81:** 1011–24.

帕金森综合征 多潘立酮用于控制治疗帕金森综合征（第763页）中多巴胺类药物所引起的胃肠道反应。它可以用于即使使用了多巴脱羧酶抑制药，但仍出现左旋多巴的外周不良反应的患者；它还用于使用溴隐亭或阿扑吗啡等多巴胺激动药的患者，因为外周多巴脱羧酶抑制药对预防这些药物的外周不良反应无效。虽然多潘立酮不容易穿过血脑屏障，但个案报道锥体外系反应与其使用相关（见上文）。因此多潘立酮产生的潜在中枢作用一直受到特别关注，有些人认为多潘立酮应该仅用于安全止吐措施已经失败的帕金森综合征患者[1,2]。但是，这一观点引起制造厂商和其他人员的争议[3,4]。后来一项关于多潘立酮在帕金森病中使用的综述认为[5]，口服大剂量多潘立酮，如长期使用每日120mg，可能产生中枢阻断左旋多巴中枢治疗作用，但同时也指出，很少需要这样高剂量的多潘立酮来控制左旋多巴诱发的呕吐。

研究发现多潘立酮能明显改善服用左旋多巴患者的厌食、恶心、呕吐、腹胀以及反胃等反应[6]，而对吞咽困难和便秘无效；以上提到的各种不良反应被认为更有可能反映疾病的进程。治疗剂量每日50～120mg，大多数患者响应剂量为80mg。没有提及中枢作用。

1. Leeser J, Bateman DN. Domperidone. *BMJ* 1985; **290:** 241.
2. Bateman DN. Domperidone. *BMJ* 1985; **290:** 1079.
3. Lake-Bakaar G, Cameron HA. Domperidone. *BMJ* 1985; **290:** 241–2.
4. Critchley P, *et al.* Domperidone. *BMJ* 1985; **290:** 788.
5. Parkes JD. Domperidone and Parkinson's disease. *Clin Neuropharmacol* 1986; **9:** 517–32.
6. Soykan I, *et al.* Effect of chronic oral domperidone therapy on gastrointestinal symptoms and gastric emptying in patients with Parkinson's disease. *Mov Disord* 1997; **12:** 952–7.

制剂

BP 2010: Domperidone Tablets.

专利制剂

Arg.: Ecuamon; Euciton; Moperidona; Motilium; Peridon; ***Austral.:*** Motilium; ***Austria:*** Motilium; ***Belg.:*** Docdomperi; Domperitop; Motilium; Zilium; ***Braz.:*** Domperol†; Motilium; Peridal; ***Chile:*** Docivin; Dompesin; Donegal; Dosin; Gasdol; Idon; Restol; Siligaz; ***Cz.:*** Motilium; Oroperidys; ***Denm.:*** Motilium; ***Fr.:*** Biperidys; Motilium; Motilyo†; Oroperidys; Peridys; ***Ger.:*** Domidon; Motilium; ***Gr.:*** Cilroton; ***Hong Kong:*** Apuldon; Costi; Dompeon†; Domper; Doridone; Floralin; Motilium; Qualidom; Rabugen; Vicktilin; Vicktilium; ***Hung.:*** Motilium; ***India:*** Domperi; Domperon; Domstal; Nautigo†; Stopvom; Vomistop; ***Indon.:*** Costil†; DOM; Dombaz; Domedon; Domet†; Dometa; Dometic; Dominal; Galflux; Gerdilium; Monell; Motilium; Novotil; Regit; Tilidon; Vesperum; Vomecho; Vomerin; Vometa†; Vomidone; Vomina; Vomistop; Vomitas; Vosedon; Yaridon; ***Irl.:*** Domerid; Motilium; ***Israel:*** Motilium; ***Ital.:*** Digestivo Giuliani; Gastronorm; Motilium; Peridon; Permod†; Permotil; Riges; Stalcare; ***Jpn:*** Nauzelin; ***Malaysia:*** Domper; Motilium; Rabugen; ***Mex.:*** Biolix; Emiken; Motilium; Seronex; ***Neth.:*** Gastrocure†; Motilium; ***NZ:*** Motilium; ***Philipp.:*** Andiogan; Dompenyl; Domper; Domperone; Gilax; Motilium; Pepridon; Toridon; Vometa; ***Port.:*** Cinet; Mogasinte; Motilium; Nausidone; Nefius†; Nordonil†; Oroperidys; Perinauz; Remotil; ***Rus.:*** Motilak (Мотилак); Motilium (Мотилиум); Motonium (Мотониум); Passagix (Пассажикс); ***S.Afr.:*** Motilium; Vomidon; ***Singapore:*** Dompel; Dompenyl†; Domper; Doridone; Mirax; Motilium; ***Spain:*** Motilium; ***Switz.:*** Motilium; ***Thai.:*** Auto; Avomit-M; Dany; Dolium; Domerdon; Domidone†; Domp-M; Domper-M; Domperdone; Donox; Donum†; Doper; Emex; Falium; Meridone; Mirax; Mocydone; Modomed; Molax; Moticon; Motidom; Motilar; Motilin; Motilium; Movelium; Ninlium; Peridom-M; Pondperdone; Rabugen-M; Vesperidone; ***Turk.:*** Motilium; Motis; ***UK:*** Motilium; Vivadone; ***Ukr.:*** Domidon (Домидон); Motorix (Моторикс); ***Venez.:*** Agilam; Tilium; Tonum.

多组分制剂 ***Arg.:*** Alplax Net; Ansielix Digest; Bigetric; Bilagol; Dom-Polienzim; Euciton Complex; Euciton Reflux; Euciton Stress; Faradil Novo; Gastrosedol Plus; Megalex; Moperidona AF; Moperidona Enzimatica; Praxis; Sidomal; Tensium Gastric; Tetralgin Novo; Vegestabil Digest; ***Belg.:*** Touristil; ***Braz.:*** Lansodom; ***Chile:*** Faronkal; ***India:*** Aciloc RD; Domcet;

Esoz-D; Nogacid D; Okacid D; Okalan D; Pantosec D; Praize-D; Vertigil; **Thai.:** Dominox; **Ukr.:** Limzer (Лимзер); Omez-D (Омез-Д).

Dosmalfate (*rINN*) **多司马酯**

Dosmalfato; Dosmalfatum; F-3616; F-3616. {μ_7-[(Diosmin heptasulfato)(7-)]}tetracontahydroxytetradecaaluminium.

Дозмальфат

$C_{28}H_{60}Al_{14}O_{71}S_7$ = 2134.9.

CAS — 122312-55-4.

UNII — P764IU074T.

简介

多司马酯是从地奥司明（第2235页）衍生的细胞保护药物，用于预防和治疗 NSAID 相关的消化性溃疡（第 1624 页），口服每次 1.5g，每日 2 次。

制剂

专利制剂

Spain: Diotul.

Drofenine Hydrochloride (*pINNM*) **盐酸六氢芬宁**

Drofénine, Chlorhydrate de; Drofenini Hydrochloridum; Hexahydroadiphenine Hydrochloride; Hidrocloruro de drofenina. 2-(Diethylamino)ethyl α-phenylcyclohexaneacetate hydrochloride.

Дрофенина Гидрохлорид

$C_{20}H_{31}NO_2,HCl$ = 353.9.

CAS — 1679-76-1 (drofenine); 548-66-3 (drofenine hydrochloride).

UNII — MVB31OPW05.

(drofenine)

Pharmacopoeias. In *Swiss.*

简介

盐酸六氢芬宁一种抗毒蕈碱药，可用来治疗内脏痉挛。

制剂

多组分制剂 ***Arg.:*** Espasmo Cibalena; ***Austria:*** Spasmoplus; ***Chile:*** Espasmo Cibalgina; Espasmo Cibalgina Compuesta†; ***Ger.:*** Spasmo-Cibalgin S†; ***Mex.:*** Espasmo Cibalgina; ***Switz.:*** Lunadon; Spasmo-Cibalgin comp†; Spasmo-Cibalgin†.

Dronabinol (*USAN*, *rINN*) ⊗**屈大麻酚**

Dronabinolum; NSC-134454; Δ^9-Tetrahydrocannabinol; Δ^9-THC. (6a*R*,10a*R*)-6a,7,8,10a-Tetrahydro-6,6,9-trimethyl-3-pentyl-6*H*-dibenzo[*b*,*d*]pyran-1-ol.

Дронабинол

$C_{21}H_{30}O_2$ = 314.5.

CAS — 1972-08-3.

ATC — A04AD10 (dronabinol); N02BG10 (nabiximols).

ATC Vet — QA04AD10.

UNII — 7J8897W37S.

Pharmacopoeias. In *US.*

USP 33（Dronabinol） 贮藏于温度为 8～15℃、充满惰性气体的密闭玻璃容器中。避光。

不良反应和注意事项

参见**大麻隆**详见第 1671 页。屈大麻酚最常见的不良反应包括腹痛、恶心、呕吐、头晕、兴奋、偏执狂反应以及嗜睡。癫痫和癫痫样发作已有报道，所以有癫痫病史的患者应慎用，一旦癫痫发作应立即停药。

滥用 屈大麻酚的滥用倾向程度实质上比大麻低[1]。

1. WHO. WHO expert committee on drug dependence: thirty-third report. *WHO Tech Rep Ser 915* 2003. Available at: http://libdoc.who.int/trs/WHO_TRS_915.pdf (accessed 03/07/08)

哺乳 美国注册药品信息声明屈大麻酚在母乳中浓缩，建议哺乳妇女禁用。

药动学

口服屈大麻酚缓慢且不规律地经胃肠道吸收，由于首关效应较强，生物利用度为 10%～20%。单次口服屈大麻酚及其 11-羟基代谢产物的血浆浓度达峰时间为 2～4h。它广泛分布，蛋白结合强，分布容积为 10L/kg。双相消除，初始半衰期约 4h，终末半衰期为 25～36h。

屈大麻酚主要经肝细胞色素 P450 同工酶广泛代谢，初始代谢产物 11-羟基屈大麻酚有活性。11-羟基代谢产物转化为其他极性更强、酸性的化合物，通过胆汁经粪便和尿排泄。单次口服剂量约 50%可在 72h 内经粪便回收，而 10%～15%经尿回收。大多数代谢物半衰期长，重复给药可能蓄积。

屈大麻酚分布于乳汁并能穿过胎盘。

1. Grotenhermen F. Pharmacokinetics and pharmacodynamics of cannabinoids. *Clin Pharmacokinet* 2003; **42:** 327–60.
2. McGilveray IJ. Pharmacokinetics of cannabinoids. *Pain Res Manag* 2005; **10:** 15A–22A.

用途和用法

屈大麻酚是大麻（第2200页）精神活性的主要成分，具有止吐作用，已用于控制足够量的传统止吐药无效的癌症患者化疗相关的**恶心和呕吐**（第 1622 页）。

通常在第一次抗肿瘤药用药前 1～3h，口服初始剂量的屈大麻酚 5mg/m²；化疗后每 2～4h 重复一次，每天最多 4～6 次。必要时，如果不良反应可以接受，可以 2.5mg/m² 的幅度增加剂量，最大剂量为 15mg/m²。

屈大麻酚还有食欲刺激作用，可用于治疗 AIDS 患者**厌食症**相关的体重减轻。用于刺激 AIDS 患者的食欲，口服每次 2.5mg，每日 2 次，分别在午餐和晚餐服用；对于耐受性较差患者，给药剂量可减为每晚 2.5mg。如有必要，而且不良反应可以允许，剂量可每日增至 20mg，分次服用。

屈大麻酚与另一种大麻的化学成分大麻二酚（cannabinoid）合用，制成口腔喷雾制剂，用于成人多发性硬化作为减轻**神经疼痛症状**的辅助治疗药，还可用于晚期癌症患者辅助镇痛治疗，这种复方制剂用于其他疾病的治疗也在研究中（详见**大麻**，第2202页）。Nabiximols（*USAN*；GW-1000）也指该复方制剂。

1. Voth EA, Schwartz RH. Medicinal applications of delta-9-tetrahydrocannabinol and marijuana. *Ann Intern Med* 1997; **126:** 791–8.
2. Williamson EM, Evans FJ. Cannabinoids in clinical practice. *Drugs* 2000; **60:** 1303–14.
3. Tramer MR, *et al.* Cannabinoids for control of chemotherapy induced nausea and vomiting: quantitative systematic review. *BMJ* 2001; **323:** 16–21.
4. Berman JS, *et al.* Efficacy of two cannabis based medicinal extracts for relief of central neuropathic pain from brachial plexus avulsion: results of a randomised controlled trial. *Pain* 2004; **112:** 299–306.
5. Costa B. On the pharmacological properties of Delta9-tetrahydrocannabinol (THC). *Chem Biodivers* 2007; **4:** 1664–77.
6. Beaulieu P, Ware M. Reassessment of the role of cannabinoids in the management of pain. *Curr Opin Anaesthesiol* 2007; **20:** 473–7.

阿尔茨海默病 有限数据提示，屈大麻酚可减轻阿尔茨海默病患者的躁动[1]或痴呆[2]。

1. Volicer L, *et al.* Effects of dronabinol on anorexia and disturbed behavior in patients with Alzheimer's disease. *Int J Geriatr Psychiatry* 1997; **12:** 913–19.
2. Walther S, *et al.* Delta-9-tetrahydrocannabinol for nighttime agitation in severe dementia. *Psychopharmacology (Berl)* 2006; **185:** 524–8.

厌食症 屈大麻酚用于治疗 HIV 相关消瘦（第827页）患者的厌食。虽然屈大麻酚可刺激食欲，防止体重降低[1]，它似乎不能明显增加体重，而且获益比醋酸甲地孕酮低[2]。对于肿瘤相关厌食的患者本品获益也比甲地孕酮少[3]。

1. Beal JE, *et al.* Dronabinol as a treatment for anorexia associated with weight loss in patients with AIDS. *J Pain Symptom Manage* 1995; **10:** 89–97.
2. Timpone JG, *et al.* The safety and pharmacokinetics of single-agent and combination therapy with megestrol acetate and dronabinol for the treatment of HIV wasting syndrome. *AIDS Res Hum Retroviruses* 1997; **13:** 305–15.
3. Jatoi A, *et al.* Dronabinol versus megestrol acetate versus combination therapy for cancer-associated anorexia: a North Central Cancer Treatment Group study. *J Clin Oncol* 2002; **20:** 567–73.

多发性硬化 无对照证据表明，大麻素类可能改善多发性硬化患者的症状（第858页）；一项综述认为缺乏有效的证据[1]。一项大规模安慰剂对照研究显示，屈大麻酚或口服大麻提取物的治疗，客观评估痉挛状态没有获益[2]；但步行时间延长，并且主观的痉挛状态和疼痛都有所改善。随后，小规模对照研究发现，屈大麻酚对多发性硬化患者的中枢神经痛有适度但临床相关的作用[3]。

屈大麻酚试与大麻二酚（一种大麻的化学成分）合用，制成口腔喷雾制剂，用于成人多发性硬化，减轻神经痛的症状。

1. Killestein J, *et al.* Cannabinoids in multiple sclerosis: do they have a therapeutic role? *Drugs* 2004; **64:** 1–11.
2. Zajicek J, *et al.* Cannabinoids for treatment of spasticity and other symptoms related to multiple sclerosis (CAMS study): multicentre randomised placebo-controlled trial. *Lancet* 2003; **362:** 1517–26.
3. Svendsen KB, *et al.* Does the cannabinoid dronabinol reduce central pain in multiple sclerosis? Randomised double blind placebo controlled crossover trial. *BMJ* 2004; **329:** 253–7.

Tourette 综合征 初步的研究[1,2]表明屈大麻酚可减少 Tourette 综合征的严重抽搐（详见**抽搐**，第927页）。

1. Müller-Vahl KR, *et al.* Treatment of Tourette's syndrome with Δ^9-tetrahydrocannabinol (THC): a randomized crossover trial. *Pharmacopsychiatry* 2002; **35:** 57–61.
2. Müller-Vahl KR, *et al.* Δ^9-Tetrahydrocannabinol (THC) is effective in the treatment of tics in Tourette syndrome: a 6-week randomized trial. *J Clin Psychiatry* 2003; **64:** 459–65.

制剂

USP 33: Dronabinol Capsules.

专利制剂

Canad.: Marinol; ***USA:*** Marinol.

多组分制剂 ***Canad.:*** Sativex; ***UK:*** Sativex.

Ecabet Sodium (*rINNM*) **依卡倍特钠**

Ecabet sódico; Ecabet Sodique; Natrii Ecabetum; 12-Sulphodehydroabietic Acid, Monosodium Salt; TA-2711. 13-Isopropyl-12-sulphopodocarpa-8,11,13-trien-15-oic acid pentahydrate, sodium salt.

Экабет Натрий

$C_{20}H_{27}NaO_5S,5H_2O$ = 492.6.

CAS — 33159-27-2 (ecabet); 86408-72-2 (ecabet sodium).

(ecabet)

简介

依卡倍特钠是一种细胞保护药物，用于治疗消化性溃疡（第 1624 页）。推荐剂量每次口服依卡倍特钠 1g，每日 2 次。

依卡倍特钠用于治疗干眼症的滴眼剂正在研究中。

1. Murata H, *et al.* Combination therapy of ecabet sodium and cimetidine compared with cimetidine alone for gastric ulcer: prospective randomized multicenter study. *J Gastroenterol Hepatol* 2003; **18:** 1029–33.
2. Lee JH, *et al.* Efficacy and safety of ecabet sodium on functional dyspepsia: a prospective, double-blinded, randomized, multicenter controlled trial. *World J Gastroenterol* 2006; **12:** 2756–61.

用法 依卡倍特钠用于溃疡性结肠炎患者直肠灌肠剂正在研究中[1,2]。

1. Kono T, *et al.* Effect of ecabet sodium enema on mildly to moderately active ulcerative proctosigmoiditis: an open-label study. *Am J Gastroenterol* 2001; **96:** 793–7.
2. Iizuka M, *et al.* Efficacy of ecabet sodium enema on steroid resistant or steroid dependent ulcerative colitis. *Gut* 2006; **55:** 1523.

制剂

专利制剂

Jpn: Gastrom.

Enoxolone Aluminium (*BANM, rINNM*) **甘草次酸铝**

Aluminii Enoxolonum; Aluminium Glycyrrhetate; Aluminium Glycyrrhetinate; Enoxolona de aluminio; Enoxolone Aluminum; Énoxolone d'Aluminium. 3β-Hydroxy-11-oxo-olean-12-en-30-oic acid, aluminium salt.

Алюминий Эноксолон

$(C_{30}H_{46}O_4)_3.Al = 1439.0$.

CAS — 4598-66-7.

ATC — D03AX10.

ATC Vet — QD03AX10.

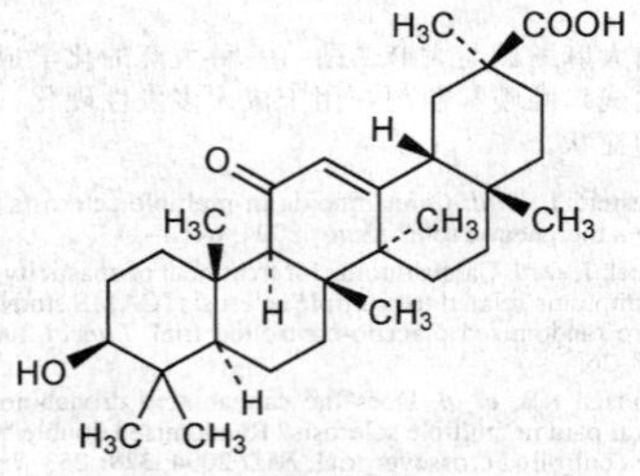

(enoxolone)

简介

甘草次酸铝是一种甘珀酸（第1635页）的类似物，其制剂已用于治疗消化性溃疡和其他胃肠道疾病。也用于皮肤病、口、喉部疾病。

肺动脉高压 有一例怀疑子宫内暴露于甘草次酸导致新生儿肺动脉高压死亡的病例。此病例中母亲使用了一种含有甘草次酸的洗液治疗湿疹，作者认为这至少是导致肺动脉高压的部分原因[1]。

1. Navarre-Belhassen C, *et al.* An unexpected case of primary pulmonary hypertension of the neonate (PPHN): potential role of topical administration of enoxolone. *J Perinat Med* 2002; **30:** 437–9.

制剂

多组分制剂 ***Spain:*** Gastroalgine†.

Eseridine Salicylate (*rINNM*) **水杨酸依舍立定**

Eséridine, Salicylate d'; Eseridini Salicylas; Eserine Aminoxide Salicylate; Eserine Oxide Salicylate; Physostigmine Aminoxide Salicylate; Physostigmine *N*-Oxide Salicylate; Salicilato de eseridina. (4aS,9aS)-2,3,4,4a,9,9a-Hexahydro-2,4a,9-trimethyl-1,2-oxazino-[6,5-*b*]indol-6-ylmethylcarbamate salicylate.

Эзеридина Салицилат

$C_{15}H_{21}N_3O_3,C_7H_6O_3 = 429.5$.

CAS — 25573-43-7 (eseridine); 5995-96-0 (eseridine salicylate).

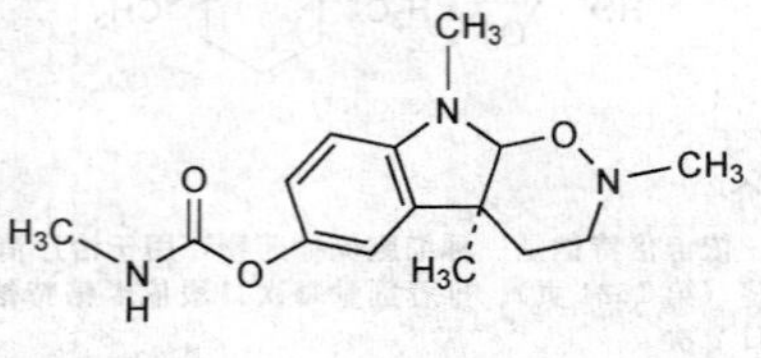

(eseridine)

简介

水杨酸依舍立定是毒扁豆碱（第1794页）的衍生物，为胆碱酯酶活性抑制药，口服治疗消化不良，每次最多4.5mg，每日3次，餐前30min服药。

制剂

专利制剂

Fr.: Geneserine.

Esomeprazole (*BAN, rINN*) **埃索美拉唑**

Esomepratsoli; Esomeprazol; Ésoméprazole; Esomeprazolum; H-199/18; Perprazole. 5-Methoxy-2-{(*S*)-[(4-methoxy-3,5-dimethyl-2-pyridyl)methyl]sulfinyl}benzimidazole.

Эзомепразол

$C_{17}H_{19}N_3O_3S = 345.4$.

CAS — 119141-88-7.

ATC — A02BC05.

ATC Vet — QA02BC05.

UNII — N3PA6559FT.

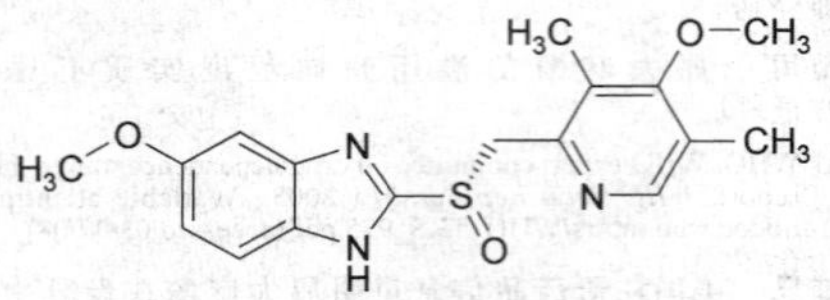

Esomeprazole Magnesium (*BANM, USAN, rINNM*) **埃索美拉唑镁**

Esomeprazol magnésico; Ésoméprazole magnésique; Ésoméprazole Magnesique; Esomeprazolum magnesicum; Magnesii Esomeprazolum.

Магния Эзомепразол

$C_{34}H_{36}MgN_6O_6S_2,3H_2O = 767.2$.

CAS — 217087-09-7.

ATC — A02BC05.

ATC Vet — QA02BC05.

UNII — R6DXU4WAY9.

Pharmacopoeias. In *Eur.* (see p.vii) and *US.*

Ph. Eur. 6.8（Esomeprazole Magnesium Trihydrate） 白色或略带色的略吸湿性粉末。微溶于水；溶于甲醇；几乎不溶于庚烷。贮藏于密闭容器中。避光。

USP 33（Esomeprazole Magnesium） 白色略带色粉末。微溶于水；溶于甲醇；几乎不溶于庚烷。贮藏于密闭容器中。避光。

Esomeprazole Potassium (*BANM, USAN, rINNM*) **埃索美拉唑钾**

Esomeprazol potásico; Ésoméprazole Potassique; Kalii Esomeprazolum.

Калия Эзомепразол

$C_{17}H_{18}KN_3O_3S = 383.5$.

CAS — 161796-84-5.

ATC — A02BC05.

ATC Vet — QA02BC05.

UNII — F37S7G37O2.

Esomeprazole Sodium (*BANM, USAN, rINNM*) **埃索美拉唑钠**

Esomeprazol sódico; Ésoméprazole Sodique; Natrii Esomeprazolum.

Натрия Эзомепразол

$C_{17}H_{19}N_3NaO_3S = 368.4$.

CAS — 161796-78-7.

ATC — A02BC05.

ATC Vet — QA02BC05.

UNII — L2C9GWQ43H.

不良反应和注意事项

参见奥美拉唑，第1673页。

1. Davies M, *et al.* Safety profile of esomeprazole: results of a prescription-event monitoring study of 11 595 patients in England. *Drug Safety* 2008; **31:** 313–23.

对心血管系统的影响 埃索美拉唑心脏作用的讨论，见奥美拉唑，第1674页。

对肾脏的影响 与埃索美拉唑相关间质性肾炎的报道，见第1674页。

对皮肤的影响 有关埃索美拉唑加重白癜风的描述，见第1674页。

发热 有关埃索美拉唑相关高热的报道，见第1675页。

药物相互作用

参见奥美拉唑，第1676页。

1. Andersson T, *et al.* Drug interaction studies with esomeprazole, the (S)-isomer of omeprazole. *Clin Pharmacokinet* 2001; **40:** 523–37.

药动学

口服埃索美拉唑后迅速吸收，血浆浓度达峰时间为1～2h。它对酸敏感，已研制出肠溶制剂。埃索美拉唑的生物利用度随剂量和给药次数增加，20mg和40mg剂量的生物利用度分别为68%和89%。食物延缓并降低埃索美拉唑的吸收，但并没有明显改变胃内酸度。埃索美拉唑约有97%结合血浆蛋白。它在肝内广泛代谢，经细胞色素P450同工酶CYP2C19部分代谢生成羟化和去甲基的代谢产物，这些代谢产物对胃酸分泌没有影响。剩余部分经CYP3A4代谢生成埃索美拉唑砜。重复用药后，首关效应和系统清除率降低，这可能是因为抑制了CYP2C19。但是，每天单次给药没有任何蓄积。血浆消除半衰期约为1.3h。几乎80%的口服剂量以代谢产物的形式经尿排泄，其余经粪便清除。

1. Andersson T, *et al.* Pharmacokinetic studies with esomeprazole, the (S)-isomer of omeprazole. *Clin Pharmacokinet* 2001; **40:** 411–26.
2. Sostek MB, *et al.* Effect of timing of dosing in relation to food intake on the pharmacokinetics of esomeprazole. *Br J Clin Pharmacol* 2007; **64:** 386–90.

代谢 参见奥美拉唑（第1676页），埃索美拉唑经细胞色素P450同工酶CYP2C19代谢，此酶缺乏的个体是埃索美拉唑弱代谢者。但是提示，埃索美拉唑代谢不十分依赖CYP2C19的基因型，这可能是由于代谢途径可以向CYP3A4介导的通路转变[1]。

1. Schwab M, *et al.* Esomeprazole-induced healing of gastro-esophageal reflux disease is unrelated to the genotype of CYP2C19: evidence from clinical and pharmacokinetic data. *Clin Pharmacol Ther* 2005; **78:** 627–34.

用途和用法

埃索美拉唑是质子泵抑制药奥美拉唑（第1673页）的*S*-异构体，它用于治疗消化性溃疡病和NSAID相关溃疡（第1624页）、胃食管反流（第1618页）以及Zollinger-Ellison综合征（第1625页）的作用与奥美拉唑相似。它以镁盐或钠盐形式给药，而以埃索美拉唑的形式计算剂量。埃索美拉唑镁22.2mg和埃索美拉唑钠21.3mg，相当于埃索美拉唑20mg。

该药与阿莫西林、克拉霉素联合使用作为三联疗法治疗**消化性溃疡**，通常口服每次相当于埃索美拉唑的剂量20mg，每日2次，疗程7天；或40mg，每日1次，疗程10天。

用于治疗**NSAID相关性溃疡**，每日20mg，疗程4～8周；用于具有溃疡损伤风险，需要持续NSAID治疗患者的预防，20mg或40mg，每日1次。

用于治疗严重（糜烂）**胃食管反流**，在英国，每次40mg，每日1次，疗程4周，如果需要再延长4周；在美国，批准的初始治疗剂量为20mg或40mg，对于4～8周仍没有痊愈的患者，可以考虑继续4～8周治疗。维持剂量或仅有疾病症状无食管糜烂的患者，在两国均可使用相当于埃索美拉唑的剂量20mg。

用于治疗**Zollinger-Ellison综合征**，推荐初始剂量40mg，每日2次，可以根据需要调整剂量。大部分患者每日剂量80～160mg可控制疾病，也有使用剂量240mg。每日剂量超过80mg，需要分2次服用。儿童用量，见下文。

注射用量

用于胃食管反流和NSAID相关溃疡，埃索美拉唑静脉给药剂量与口服相同，可以钠盐的形式缓慢静脉注射，注射时间至少3min，或静脉输注15～30min。

用于**预防胃和十二指肠溃疡内镜治疗后再出血**，静脉输注埃索美拉唑80mg，输注时间30min以上，随后静脉输注8mg/h，持续72h以上。注射治疗后转为口服途径，40mg，每日1次，疗程4周。

肝损伤患者需要减少寺埃索美拉唑剂量（见下文）。

1. Maton PN, *et al.* Safety and efficacy of long term esomeprazole therapy in patients with healed erosive oesophagitis. *Drug Safety* 2001; **24:** 625–35.
2. Keating GM, Figgitt DP. Intravenous esomeprazole. *Drugs* 2004; **64:** 875–82.
3. Metz DC, *et al.* Comparison of the effects of intravenously and orally administered esomeprazole on acid output in patients with symptoms of gastro-oesophageal reflux disease. *Aliment Pharmacol Ther* 2005; **22:** 813–21.
4. Edwards SJ, *et al.* Systematic review: proton pump inhibitors (PPIs) for the healing of reflux oesophagitis - a comparison of esomeprazole with other PPIs. *Aliment Pharmacol Ther* 2006; **24:** 743–50.
5. Morgner A, *et al.* Esomeprazole: prevention and treatment of NSAID-induced symptoms and ulcers. *Expert Opin Pharmacother* 2007; **8:** 975–88.
6. Blandizzi C, *et al.* Clinical efficacy of esomeprazole in the prevention and healing of gastrointestinal toxicity associated with NSAIDs in elderly patients. *Drugs Aging* 2008; **25:** 197–208.
7. McKeage K, *et al.* Esomeprazole: a review of its use in the management of gastric acid-related diseases in adults. *Drugs* 2008; **68:** 1571–1607.
8. Sung JJY, *et al.* Peptic Ulcer Bleed Study Group. Intravenous esomeprazole for prevention of recurrent peptic ulcer bleeding: a randomized trial. *Ann Intern Med* 2009; **150:** 455–64.

用法 体外研究发现，几乎全部的埃索美拉唑胶囊内容物都可以通过小口径、标准尺寸的鼻胃管和胃造瘘术给药[1,2]。

1. White CM, *et al.* Delivery of esomeprazole magnesium enteric-coated pellets through small caliber and standard nasogastric tubes and gastrostomy tubes in vitro. *Am J Health-Syst Pharm* 2002; **59:** 2085–8.
2. Shah SA, *et al.* Delivery of esomeprazole magnesium through nasogastric and gastrostomy tubes using an oral liquid vehicle as a suspending agent in vitro. *Am J Health-Syst Pharm* 2006; **63:** 1882–7.

儿童用法 埃索美拉唑口服用于治疗儿童胃食管反流以及食管糜烂。

用于胃食管反流，1～11 岁、体重 10kg 以上儿童，每次 10mg，每日 1 次，疗程 8 周。

用于食管糜烂，剂量随体重而定，每日 1 次，疗程 8 周：

- 10～20kg：10mg；
- 20kg 及以上，10mg 或 20mg。

12 岁及以上儿童，给予成人剂量，见上文。

肝损伤儿童剂量，见下文。

在肝损伤中的用法 轻度至中度肝损伤（Child-Pugh 分级 A 和 B）患者不需调整剂量。严重肝损伤（Child-Pugh 分级 C）患者，美国注册药品信息推荐口服或静脉给药，每日最高剂量为 20mg。在英国，专门规定 18 岁以上患者每日最高静脉给药剂量为 20mg，但用于预防胃和十二指肠溃疡内镜治疗后再出血，仍可给予初始剂量 80mg 静脉输注，时间 30min，随后静脉输注 4mg/h，连续 72h。12 岁及以上患者推荐每日口服最大剂量为 20mg，1～11 岁儿童为 10mg。

在肾损伤中的用法 尽管对于肾损伤患者没有必要调整剂量，但英国注册药品信息建议，严重肾损伤者慎用，因为这些患者使用的经验有限。

制剂

专利制剂

Arg.: Esomax; Esoprazol; Nexium; ***Austral.:*** Nexium; ***Austria:*** Nexium; ***Belg.:*** Nexiam; ***Braz.:*** Nexium; ***Canad.:*** Nexium; ***Chile:*** Emezol; Exicross; Neoren; Nexium; Ulcratex; ***Cz.:*** Nexium; ***Denm.:*** Nexium; ***Fin.:*** Nexium; ***Fr.:*** Inexium; ***Ger.:*** Nexium; ***Gr.:*** Nexium; ***Hong Kong:*** Nexium; ***Hung.:*** Nexium; ***India:*** Esomac; Esoz; Sompraz; ***Indon.:*** Nexium; ***Irl.:*** Emazole; Nexium; ***Israel:*** Nexium; ***Ital.:*** Axagon; Esopral; Lucen; Nexium; ***Malaysia:*** Nexium; ***Mex.:*** Nexium; ***Neth.:*** Esopral; Nexium; ***Norw.:*** Nexium; ***Philipp.:*** Nexium; ***Pol.:*** Nexium; ***Port.:*** Nexium; ***Rus.:*** Nexium (Нексиум); ***S.Afr.:*** Nexiam; ***Singapore:*** Nexium; ***Spain:*** Axiago; Nexium; ***Swed.:*** Nexium; ***Switz.:*** Nexium; ***Thai.:*** Nexium; ***Turk.:*** Nexium; ***UK:*** Nexium; ***Ukr.:*** Nexium (Нексиум); ***USA:*** Nexium; ***Venez.:*** Esoz; Nexium.

多组分制剂 ***Austral.:*** Nexium Hp; ***India:*** Esoz-D; ***Swed.:*** Nexium Hp.

Used as an adjunct in: ***USA:*** Vimovo.

Euonymus 卫矛

Bonetero; Bonetillo; Evónimo; Fusain Noir Pourpré; Spindle Tree Bark; Wahoo Bark.

Бересклетова Кора

ATC Herb — HC01EB5015 (Euonymus atropurpureus: bark); HA06AX5003 (Euonymus atropurpureus: bark); HA05WA5008 (Euonymus atropurpureus: bark).

UNII — 1H5XDT80QO (euonymus); WJK59V19EW (Euonymus atropurpureus bark).

简介

卫矛是卫矛属紫黑卫矛（= *Evonymus atropurpurea*）（卫矛科）的干燥根皮。据报道卫矛有轻泻、利胆、利尿活性。

制剂

多组分制剂 ***Fr.:*** Jecopeptol; ***UK:*** Acidosis; GB Tablets; Indigestion Mixture.

顺势疗法制剂 ***Austral.:*** Headache Relieft.

Famotidine (*BAN, USAN, rINN*) 法莫替丁

Famotidiini; Famotidin; Famotidina; Famotidinas; Famotidinum; L-643341; MK-208; YM-11170. 3-[2-(Diaminomethyleneamino)-thiazol-4-ylmethylthio]-N-sulphamoylpropionamidine.

Фамотидин

$C_8H_{15}N_7O_2S_3$ = 337.4.

CAS — 76824-35-6.

ATC — A02BA03.

ATC Vet — QA02BA03.

UNII — 5QZO15J2Z8.

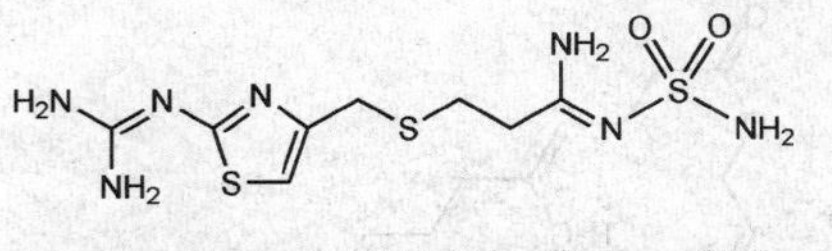

Pharmacopoeias. In *Chin., Eur.* (see p.vii), *Jpn*, and *US.*

Ph. Eur. 6.8（Famotidine） 白色或黄白色、结晶性粉末或结晶。呈多晶性。极微溶于水和无水乙醇；易溶于冰醋酸；几乎不溶于乙酸乙酯；溶于稀无机酸。避光。

USP 33（Famotidine） 白色至淡黄白色结晶性粉末。极微溶于水；几乎不溶于乙醇、丙酮、氯仿、乙醚、乙酸乙酯；易溶于二甲基甲酰胺和冰醋酸；微溶于甲醇。避光。

稳定性 参考文献如下。

1. Quercia RA, *et al.* Stability of famotidine in an extemporaneously prepared oral liquid. *Am J Hosp Pharm* 1993; **50:** 691–3.
2. Dentinger PJ, *et al.* Stability of famotidine in an extemporaneously compounded oral liquid. *Am J Health-Syst Pharm* 2000; 1340–2.

不良反应

参见**西咪替丁**，第1638页。法莫替丁不像西咪替丁，据报道法莫替丁很少或没有抗雄激素作用，虽然有男子乳腺发育和阳痿的个案报道。

1. Howden CW, Tytgat GNJ. The tolerability and safety profile of famotidine. *Clin Ther* 1996; **18:** 36–54.

注意事项

参见**西咪替丁**，第1639页。

肝损伤 有报道，肝硬化患者使用法莫替丁可增加 H_2 受体拮抗药的耐药性，详见**西咪替丁**（第1639页）。

妊娠 妊娠期间使用 H_2 受体拮抗药的信息，详见**西咪替丁**（第1639页）。

药物相互作用

法莫替丁不像西咪替丁（见第1639页），它不抑制细胞色素 P450 同工酶，因此认为它几乎对其他经此途径代谢药物的代谢没有影响。但是，像其他 H_2 受体拮抗药一样，它对胃黏膜 pH 值的影响可能会影响其他药物的吸收，这些药物的吸收依赖于胃酸的 pH 值。

抗酸药 有关抗酸药影响 H_2 受体拮抗药（包括法莫替丁）生物利用度的讨论，详见**西咪替丁**（第1640页）。

丙磺舒 有关丙磺舒降低法莫替丁清除率的描述，详见西咪替丁（第1640页）。

硫糖铝 关于硫糖铝影响 H_2 受体拮抗药生物利用度的信息，详见**西咪替丁**（第1640页）。

茶碱 虽然认为法莫替丁不影响其他药物的代谢，但据报道，它与茶碱发生了具有临床意义的相互作用，详见第1106页。

药动学

法莫替丁易经胃肠道吸收，但吸收不完全，口服血浆浓度达峰时间为 1～3h。口服的生物利用度为 40%～45%，食物对它的影响不明显。据报道法莫替丁的血浆消除半衰期大约 3h，肾损伤患者半衰期延长（见下文**在肾损伤中的用法**）。法莫替丁的血浆蛋白结合率低，为 15%～20%。小部分法莫替丁在肝内代谢为法莫替丁 *S*-氧化物。口服剂量的 25%～30% 和静脉剂量的 65%～70%，以原形主要经肾小管主动分泌，然后经尿排泄。在母乳中也发现了法莫替丁。

1. Echizen H, Ishizaki T. Clinical pharmacokinetics of famotidine. *Clin Pharmacokinet* 1991; **21:** 178–94.

儿童 2～7 岁的儿童在心脏手术术后和拔管前，静脉输注法莫替丁 300μg/kg，防止误吸[1]。在服药后 1h 内，这个剂量（约等于成年人的 20mg）升高胃 pH 值，并能维持 pH 值在 3.5 以上达 9h。儿童平均消除半衰期为 3.3h，与健康成人相似，所以认为儿童剂量只需要根据体重和肾功能进行调整。纳入 8 项在 1 岁以上儿童开展研究的综述支持这一结论[2]。相反，在 5～19 天的新生儿，因为肾清除率较低，平均消除半衰期延长（10.5h）[3]。这个结论被另一项研究证实[4]，研究发现 3 个月以下的幼儿清除率较低，但是年龄较大幼儿的药动学与以前报道的儿童与成人相似。

1. Kraus G, *et al.* Famotidine: pharmacokinetic properties and suppression of acid secretion in paediatric patients following cardiac surgery. *Clin Pharmacokinet* 1990; **18:** 77–81.
2. James LP, Kearns GL. Pharmacokinetics and pharmacodynamics of famotidine in paediatric patients. *Clin Pharmacokinet* 1996; **31:** 103–10.
3. James LP, *et al.* Pharmacokinetics and pharmacodynamics of famotidine in infants. *J Clin Pharmacol* 1998; **38:** 1089–95. Correction. *ibid.* 2000; **40:** 1298.
4. Wenning LA, *et al.* Pharmacokinetics of famotidine in infants. *Clin Pharmacokinet* 2005; **44:** 395–406.

母乳分布 8 名妇女口服法莫替丁 40mg，乳汁药物浓度达峰时间 6h，乳汁浓度与服用同样剂量血浆达峰时间 2h 的血浆浓度相同[1]。

1. Courtney TP, *et al.* Excretion of famotidine in breast milk. *Br J Clin Pharmacol* 1988; **26:** 639P.

肠肝循环 有些个体出现第二次血浆法莫替丁浓度峰，这可能是由于肠肝循环。但是，单次静注 20mg 或口服 40mg，经胆汁排泄的法莫替丁给药剂量的最大值为 0.43%，表明不存在明显肠肝循环[1]。

1. Klotz U, Walker S. Biliary excretion of H_2-receptor antagonists. *Eur J Clin Pharmacol* 1990; **39:** 91–2.

用途和用法

法莫替丁是一种组胺 H_2 受体拮抗药，它的作用和用法与西咪替丁相同（第1640页）。法莫替丁可口服或通过静脉途径胃肠外给药。

治疗良性**胃和十二指肠溃疡**（见**消化性溃疡病**，第 1624 页），每日睡前口服 40mg，疗程 4～8 周。也可以每次 20mg，每日 2 次。维持剂量为每日睡前 20mg，预防十二指肠溃疡复发。治疗**胃食管反流**（第 1618 页），推荐剂量每次口服 20mg，每日 2 次，疗程 6～12 周；食管溃疡，每次不超过 40mg，每日 2 次。预防复发，维持剂量每次 20mg，每日 2 次。对于短期缓解胃灼热症状或非溃疡性**消化不良**（第 1618 页），建议每次 10mg，每日不超过 2 次。治疗 **Zollinger-Ellison 综合征**（第 1625 页），初始口服剂量，每次 20mg，每 6h 1 次，如果需要可增加，曾用过最高日剂量 800mg。

通常静脉给予法莫替丁的剂量是 20mg，注射至少 2min，或滴注不少于 15～30min。每 12h 可重复一次。

肾损伤患者应减少法莫替丁剂量（见下文）。儿童用量，见下文。

用法 虽然最常用法莫替丁薄膜包衣片，也研发出一种不必饮水，可使药物在舌部溶解的糯米纸囊制剂[1]。

在有些国家，可提供法莫替丁的胃肠外制剂，虽然注册药品信息建议静脉注射至少 2min 或静脉滴注不少于 15～30min，然而一项比较快速静脉注射（1min）和缓慢静脉输注的研究，发现两者都安全[2]。但是，在预防应激性溃疡的研究报道，持续输注比静脉推注更有效[3]。

1. Schwartz JI, *et al.* Novel oral medication delivery system for famotidine. *J Clin Pharmacol* 1995; **35:** 362–7.
2. Fish DN. Safety and cost of rapid iv injection of famotidine in critically ill patients. *Am J Health-Syst Pharm* 1995; **52:** 1889–94.
3. Baghaie AA, *et al.* Comparison of the effect of intermittent administration and continuous infusion of famotidine on gastric pH in critically ill patients: results of a prospective, randomized, crossover study. *Crit Care Med* 1995; **23:** 687–91.

儿童用法 法莫替丁已在包括美国在内的一些国家批准儿童使用，口服或静脉给药用于抑制胃酸分泌。

用于治疗**胃食管反流**，建议根据年龄，口服的初始剂量如下：

- 3 个月以下：每次 500μg/kg，每日 1 次；
- 3 个月～1 岁：每次 500μg/kg，每日 2 次；
- 1～16 岁：每次 500μg/kg，每日 2 次；最高达 40mg，每日 2 次。

1～16 岁儿童使用法莫替丁也可以静脉给药。用于治疗胃食管反流，推荐初始剂量 250μg/kg，静脉注射，注射时间至少 2min，或静脉输注 15min，每 12h 给药 1 次。最高剂量为每日 40mg。

用于治疗消化性溃疡，1～16 岁儿童每日口服 500μg/kg，夜间给药 1 次或分 2 次服用，最高剂量为每日 40mg。

在肾损伤中的用法 肾损伤患者法莫替丁清除率减少，消除半衰期延长，导致血清药物浓度增加。健康受试者法莫替丁的半衰期约 3h，但是肌酐清除率低于 38ml/min[1]或终末期肾脏疾病[2]患者的半衰期分别为 19.3h 和 27.2h。因此推荐肾损伤患者法莫替丁的剂量应减少 50%。但是，仅根据肌酐清除率调整剂量可能不充分，因为法莫替丁部分经肾小管分泌清除，肾小管清除部分可能也减少[1]。

英国和美国注册药品信息推荐，中度至重度的肾损伤患者（肌酐清除率小于 50ml/min）剂量减少 50% 或将给药间隔延长到 36～48h。一项对终末期肾脏疾病患者的研究显示[3]，大多数患者能够耐受每日 20mg 的剂量，但少部分患者需要调整剂量，防止精神状态改变。英国注册药品信息建议，肌酐清除率低于 10ml/min 的患者，夜间给药最大剂量为 20mg。

血液透析不能有效地将法莫替丁从全身循环中清除。清除比例取决于透析膜的种类；据报道，高通量聚砜膜约清除 16%，但铜纺膜（cuprophan）只能清除 6%[2]。持续非卧床腹膜透析清除给药剂量的 5%[2]。连续血液滤过可以清除给药剂量的 16%[2]；间歇血液滤过可以清除 4%[4]或 8%[2]。在透析或滤过期间及之后，无须追加法莫替丁剂量。

1. Inotsume N, *et al.* Pharmacokinetics of famotidine in elderly patients with and without renal insufficiency and in healthy young volunteers. *Eur J Clin Pharmacol* 1989; **36:** 517–20.
2. Gladziwa U, *et al.* Pharmacokinetics and dynamics of famotidine in patients with renal failure. *Br J Clin Pharmacol* 1988; **26:** 315–21.
3. Redmond AM, *et al.* Use of famotidine in adult patients with end-stage renal disease: assessment of dosing and mental status changes. *Am J Med Sci* 2005; **330:** 8–10.
4. Saima S, *et al.* Hemofiltrability of H_2-receptor antagonist, famotidine, in renal failure patients. *J Clin Pharmacol* 1990; **30:** 159–62.

免疫调节　H_2 受体拮抗药用于免疫调节可参考**西咪替丁**（第1640页）。

精神分裂症　有报道，法莫替丁改善了精神分裂症患者的症状（第928页）[1~4]。

1. Kaminsky R, *et al.* Effect of famotidine on deficit symptoms of schizophrenia. *Lancet* 1990; **335:** 1351–2.
2. Rosse RB, *et al.* Famotidine adjunctive pharmacotherapy of schizophrenia: a case report. *Clin Neuropharmacol* 1995; **18:** 369–74.
3. Rosse RB, *et al.* An open-label study of the therapeutic efficacy of high-dose famotidine adjuvant pharmacotherapy in schizophrenia: preliminary evidence for treatment efficacy. *Clin Neuropharmacol* 1996; **19:** 341–8.
4. Martinez MC. Famotidine in the management of schizophrenia. *Ann Pharmacother* 1999; **33:** 742–7.

制剂

BP 2010: Famotidine Tablets;
USP 33: Famotidine for Oral Suspension; Famotidine Injection; Famotidine Tablets.

专利制剂

Arg.: Ulcelac; ***Austral.:*** Amfamox†; Ausfam; Famohexal; Pamacid; Pepcid†; Pepcidine; Pepzan; ***Austria:*** Eradix†; Famohexal; Famosin; Pepcid†; Sodexx Famotidine; Tetacid†; Ulcusan; ***Braz.:*** Famodine†; Famoset; Famotid; Famotil†; Famox; Famoxil†; ***Canad.:*** Acid Control; Acid Halt†; Maalox H_2 Acid Controller; Pepcid; Peptic Guard; Ulcidine; ***Chile:*** Anulcer; Gastrium; ***Cz.:*** Famosan; Quamatel; Ulceran†; Ulfamid; ***Denm.:*** Pepcidin†; ***Fin.:*** Pepcid; Pepcidin†; ***Fr.:*** Pepcidac; Pepdine; ***Ger.:*** Fadul; Famo†; Famobeta; Famonerton; Pepcid†; Pepdul; ***Gr.:*** Ansilan; Banatin; Cepal; Citilat; Esseldon; Gasterogen; Imposergon; Mostrelan; Panalba; Peptan; Rosagenus; Sedanium-R; Vexurat; ***Hong Kong:*** Aulzadin; Ausfam; Beilande; Facidin; Fadine†; Famine†; Famocid†; Famodine†; Famolta†; Famonox; Famopsin†; Famotab; Famotin; Famox; Gastrodomina; LAfamo†; Marmodine; Motidine; Pepcidine; Phyzidine; Quamatel†; Servipep†; Uni-Cidine; Vickmodine; Vida Famodine†; ***Hung.:*** Motidin; Peptigal†; Quamatel; Servipep†; ***India:*** Blocacid; Fadine; Famodin; Famonite; Famowal; Famtac; Fudone; Ulcimax; ***Indon.:*** Antidine; Corocyd; Denufam; Faberdin; Facid; Famocid; Fluktan†; Gasfamin; Gaster; Gestofam; Ifamul†; Interfam; Lexmodine; Nulcefam; Pompaton; Pratifar; Promocid; Purifam†; Regastin; Renapepsa; Tismafam; Ulcerid; Ulfam†; Ulmo; ***Irl.:*** Famulco; Pepcid; ***Israel:*** Apogastine†; Famo; Gastro; Rogasti; Zarex†; ***Ital.:*** Famodil; Gastridin; Motiax; ***Jpn:*** Gaster; ***Malaysia:*** Fadine†; Famopsin; Pepcidine; Pepzan; Ulceran; Voker; ***Mex.:*** Adiatin; Amofat†; Androtin; Durater; Eufatin†; Fabutin; Famoxal; Ludex; Pepcidine; Sertidine; Sigafam†; Ultidin; ***Neth.:*** Pepcid; Pepcidin; ***Norw.:*** Famotal†; Pepcid; Pepcidin; ***NZ:*** Famox; Pepcid†; Pepcidine†; Pepzan; ***Philipp.:*** Acrilo; Famorila; Famtine; H2 Bloc; Hista-Bloc; Modin; Motid; Pepcidine†; Peptodin; Ulcefam; ***Pol.:*** Famidyna; Famogast; Quamatel; Ulfamid; ***Port.:*** Digeslit†; Dinul†; Dipsin†; Fatidin; Gastopride†; Gastrifam†; Lasa; Mensoma†; Nulceran†; Pepcidina; ***Rus.:*** Famocid (Фамоцид)†; Famonit (Фамонит)†; Famosan (Фамосан); Gastrosidin (Гастросидин); Quamatel (Квамател); Ulceran (Ульцеран)†; Ulfamid (Ульфамид); ***Singapore:*** Blocacid†; Famoc; Famonit; Famopril†; Famotin; Famox†; Motidine; Pepcidine; Pepzan; Ulceran; ***Spain:*** Confobos; Cronol; Digervin; Eviantrina; Fagastril; Famokey†; Famulcer; Fanox†; Gastenin†; Gastrion†; Gastrodomina; Ingastri; Invigan†; Nos†; Nulcerin; Pepcid; Rubacina; Tairal; Tamin; Tipodex; Ulcetrax†; Ulgarine; Vagostal; ***Swed.:*** Pepcid; Pepcidin†; ***Thai.:*** Agufam; Fad; Famoc; Famocid†; Famonox; Famopac; Famopsin; Famosia; Famotab; Fasidine; Motidine†; Pepcidine†; Pepcine; Pepdenal; Pepfamin; Peptoci; Pharmotidine; Ulceran; Ulfamet; Vesmotidine; ***Turk.:*** Duovel; Fagastril; Famec; Famo; Famodin; Famogast; Famoser; Famotep; Famotsan; Gasterol; Gastifam; Gastrofam; Gastrosidin; Neotab; Nevofam; Notidin; Pepdif; Seskatidin; ***UAE:*** Famotec; ***UK:*** Pepcid; Ultra Heartburn Relief; ***Ukr.:*** Famodinhexal (Фамодингексал); Quamatel (Квамател); ***USA:*** Mylanta AR Acid Reducer†; Pepcid; ***Venez.:*** Dinamot; Fadipina†; Famogel; Famulcer; Isomina; Klinotal; Medalin; Neutracid; Pepcidine†; Ulcenol.

多组分制剂　***Arg.:*** Actual; Lyncis; Megalex Antiacido; Mylanta Extra; ***Canad.:*** Pepcid Complete; ***Fin.:*** Pepcid Duo; ***Fr.:*** Pepcidduo; ***Ger.:*** Pepciddual; ***Indon.:*** Magard FA; Neosanmag; Neosanmag Fast; Promag Double Action; ***Irl.:*** Pepcidtwo; ***Ital.:*** Pepciddual; ***Mex.:*** Facidex Total; Gex; ***Norw.:*** Pepcidduo; ***Spain:*** Pepdual; ***Swed.:*** Pepcid Duo; ***UK:*** Pepcidtwo; ***Ukr.:*** Gastromax (Гастромакс)†; ***USA:*** Dual Action Complete; Pepcid Complete.

Fig 无花果

Carica; Ficus; Higo.

Инжир; Фикус

ATC Herb — HA06AX5004 (Ficus carica: fruit).
UNII — TGD87RII2U.

Pharmacopoeias. In *Br.* and *Swiss.*

BP 2010（Fig）　日光晒干的无花果（Ficus carica）的多汁果实，水溶性提取物的含量不低于 60.0%。贮藏于干燥处。

简介

无花果是轻度泻药和润肠药，常与其他常用泻药合用。

对皮肤的影响　将自制无花果叶的煎熬液涂于皮肤，随后出现了皮肤反应及光照性皮炎[1,2]。

1. Ozdamar E, *et al.* An unusual cause of burn injury: fig leaf decoction used as a remedy for a dermatitis of unknown etiology. *J Burn Care Rehabil* 2003; **24:** 229–33.
2. Bassioukas K, *et al.* Erythrodermic phytophotodermatitis after application of aqueous fig-leaf extract as an artificial suntan promoter and sunbathing. *Contact Dermatitis* 2004; **51:** 94–5.

制剂

多组分制剂　***Austria:*** Carilax†; Frugeletten; Herbelax†; Neda Fruchtewurfel; ***Braz.:*** Bilifel†; ***Denm.:*** Figen†; ***Fr.:*** Carres Parapsyllium†; Preservation; Resource Prunogil; ***Ger.:*** florabio Manna-Feigen; ***Switz.:*** Agarol Soft; Dragees aux figues avec du sene; Fruttasan; Pursana; Valverde Constipation dragees; Valverde Constipation sirop; ***UK:*** Califig.

顺势疗法制剂　***Fr.:*** Poconeol no 79.

Fosaprepitant（*rINN*）氟阿匹坦

Fosaprépitant; Fosaprepitantum. {3-[((2*R*,3*S*)-2-{(1*R*)-1-[3,5-bis(Trifluoromethyl)phenyl]ethoxy}-3-(4-fluorophenyl)morpholin-4-yl)methyl]-5-oxo-4,5-dihydro-1*H*-1,2,4-triazol-1-yl}phosphonic acid.

Фозапрепитант

$C_{23}H_{22}F_7N_4O_6P$ = 614.4.
CAS — 172673-20-0.
UNII — 6L8OF9XRDC.

Fosaprepitant Meglumine（*rINNM*）氟阿匹坦葡甲胺

Fosaprepitant Dimeglumine; Fosaprepitant meglumina; Fosaprépitant Méglumine; Meglumini Fosaprepitantum; MK-0517. 1-Deoxy-1-(methylamino)-D-glucitol {3-[((2*R*,3*S*)-2-{(1*R*)-1-[3,5-bis(trifluoromethyl)phenyl]ethoxy}-3-(4-fluorophenyl)-4-morpholinyl)methyl]- 2,5-dihydro-5-oxo-1*H*-1,2,4-triazol-1-yl}phosphonate.

Меглумина Фозапрепитант

$C_{23}H_{22}F_7N_4O_6P, 2C_7H_{17}NO_5$ = 1004.8.
CAS — 265121-04-8.
UNII — D35FM8T64X.

稳定性　美国注册药品信息表明，氟阿匹坦葡甲胺直接用 0.9%氯化钠溶液重新溶解或稀释，该溶液在室温（25℃及以下）可稳定 24h。

不良反应和注意事项

见阿瑞匹坦，第1630页。

药物相互作用

见阿瑞匹坦，第1630页。

药动学

氟阿匹坦很快代谢成阿瑞匹坦；阿瑞匹坦的药动学见第1630页。

生物利用度　药动学研究发现，静脉输注氟阿匹坦 115mg 与口服阿瑞匹坦 125mg 生物等效，静脉输注和口服给药剂量可相互转换（见下文用途和用法）[1]。

1. Lasseter KC, *et al.* Tolerability of fosaprepitant and bioequivalency to aprepitant in healthy subjects. *J Clin Pharmacol* 2007; **47:** 834–40.

用法和用途

氟阿匹坦是止吐药阿瑞匹坦（第1630页）的前药，神经激肽 1-1 受体拮抗药。氟阿匹坦葡甲胺用于预防高致吐或中致吐肿瘤化疗药物相关的急性、迟发性恶心和呕吐。剂量以碱基表示：氟阿匹坦葡甲胺 188mg 相当于氟阿匹坦 115mg。第 1 天的止吐方案，化疗前 30min，静脉给予相当于氟阿匹坦 115mg 的氟阿匹坦葡甲胺，氟阿匹坦葡甲胺替代口服阿瑞匹坦，同时联合皮质激素和 5-HT_3受体拮抗药（方案详情见**阿瑞匹坦**的用法项下，第1630页）。氟阿匹坦重新溶解于 0.9%氯化钠注射液 110ml 中，终浓度为 1mg/ml，输注时间大于 15min。

1. Navari RM. Fosaprepitant (MK-0517): a neurokinin-1 receptor antagonist for the prevention of chemotherapy-induced nausea and vomiting. *Expert Opin Invest Drugs* 2007; **16:** 1977–85.
2. Van Belle SJP, Cocquyt V. Fosaprepitant dimeglumine (MK-0517 or L-785,298), an intravenous neurokinin-1 antagonist for the prevention of chemotherapy induced nausea and vomiting. *Expert Opin Pharmacother* 2008; **9:** 3261–70.

制剂

专利制剂

Austral.: Emend; ***Cz.:*** Ivemend; ***Fr.:*** Ivemend; ***Gr.:*** Ivemend; ***Irl.:*** Ivemend; ***NZ:*** Emend; ***Port.:*** Ivemend; ***UK:*** Ivemend; ***USA:*** Emend.

Frangula Bark 弗朗鼠李皮

Alder Buckthorn Bark; Amieiro Negro; Bourdaine; Faulbaumrinde; Frángula, corteza de; Frangulabark; Frangulae cortex; Kora kruszyny; Krušinová kůra; Kutyabengekéreg; Paatsamankuori; Rhamni Frangulae Cortex; Šaltekšnių žievė.

Кора Крушины

CAS — 8057-57-6 (frangula extract).
ATC Herb — HA06AB5013 (Rhamnus frangula: bark).
UNII — S2D77IH61R.

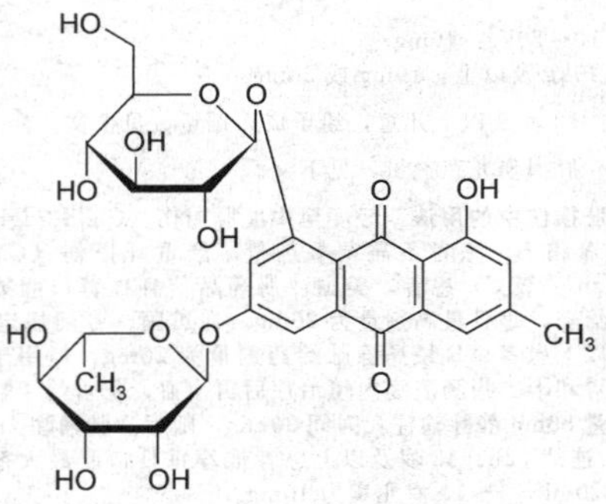

(glucofrangulin A)

注：曾称 Buckthorn Bark；应将弗朗鼠李皮与鼠李皮（第 1634 页）和沙棘（第2327页）相区别。

Pharmacopoeias. In *Eur.* (see p.vii).

Ph. Eur. 6.8（Frangula Bark）　弗朗鼠李（*Rhamnus frangula* = *Frangula alnus*）的干燥茎和枝的全皮或碎片。以欧鼠李苷 A 的形式表达（$C_{27}H_{30}O_{14}$ = 578.5），以干燥物计算的欧鼠李苷含量不低于 7.0%。避光。

简介

弗朗鼠李皮是蒽醌类刺激性泻药，它的作用和用法与番泻叶相似（第 1690 页）。

顺势疗法　弗朗鼠李皮已经以下列名称用于顺势疗法药物：Frangula；Rhamnus frangula；Rhamnus frang；Rham，fr。

制剂

Ph. Eur.: Frangula Bark Dry Extract, Standardised.

专利制剂

Fr.: Depuratif des Alpes†; ***Pol.:*** Altra; Figura 2; Normolax; ***Switz.:*** Arkocaps Bourdaine; Elixir frangulae compositum.

多组分制剂　***Arg.:*** Gastricur; ***Austral.:*** Granocol†; Normacol Plus; ***Austria:*** Artin; Gallesyn†; Laxalpin; Laxolind†; Mag Kottas Krauterexpress Abfuhrtee†; Mag Kottas May-Cur-Tee†; Planta Lax; Waldheim Abfuhrdragees mild†; ***Belg.:*** Depuratif des Alpes†; Grains de Vals†; Normacol Plus†; ***Canad.:*** Bilonat; Formula T5 Tea; Herbal Laxative; Herbalax†; Kalenite; Laxatil; Linoforce; ***Cz.:*** Abdomilon†; Abfuhr-Heilkrautertee†; Cholagol; Reduktan; The Salvat; ***Denm.:*** Ferroplex-frangula; ***Fr.:*** Boldoflorine; Boribel Tisane No 13; Dragees Fuca; Dragees Vegetales Rex; Mediflor Tisane Antirhumatismale No 2†; Tonilax; Yerbalaxa; ***Hong Kong:*** Hepatofalk†; Normacol Plus†; ***Hung.:*** Cholagol; ***India:*** Kanormal†; ***Irl.:*** Normacol Plus; ***Israel:*** Encypalmed; Rekiv; ***Ital.:*** Alosen; Draverex; Estilax; Fave di Fuca; Lactolas; Neoform†; ***Mex.:*** Normacol†; ***Neth.:*** Herbesan; Roteroblong Maagtabletten; ***NZ:*** Granocol†; Normacol Plus; ***Pol.:*** Alax; Cholavisol; Cholesol; Gastro†; Laxantol†; Normosan; Rhelax; Senalax K; Tabletki Przeciw Niestrawnosci; Tabulettae Laxantes; ***Port.:*** Normacol Plus; ***S.Afr.:*** Normacol Plus; ***Singapore:*** Normacol Plus; ***Spain:*** Linomed; Normacol Forte†; ***Switz.:*** Colosan plus; Lapidar 10†; Linoforce; LinoMed; Normacol avec bourdaine nouvelle formule†; Padma-Lax; Padmed Laxan; Phyto-Laxia; Phytolaxin†; ***UK:*** Herbulax; Lustys Herbalene; Natravene; Normacol Plus.

顺势疗法制剂　***Canad.:*** Homeo-Form S; Silhouette Duo†; Vegetal Tonic; Weight Control; ***Fr.:*** Tonique Vegetal.

Gefarnate（*BAN*，*rINN*）吉法酯

DA-688; DE-099; Géfarnate; Gefarnato; Gefarnatum; Geranyl Farnesylacetate. A mixture of stereoisomers of 3,7-dimethylocta-2,6-dienyl 5,9,13-trimethyltetradeca-4,8,12-trienoate.

Гефарнат

$C_{27}H_{44}O_2$ = 400.6.
CAS — 51-77-4.
ATC — A02BX07.
ATC Vet — QA02BX07.
UNII — I1SE2Y6ULA.

简介

吉法酯是一种细胞保护药，已用于治疗消化性溃疡和胃炎。用于治疗结膜和角膜上皮疾病的滴眼液在研究中。

Ginger 生姜

Gengibre; Gingembre; Gyömbér gyökértörzs; Imbierų šakniastiebiai; Ingefära; Ingwer; Inkivääri; Jengibre; Zázvorový oddenek; Zingib.; Zingiber; Zingiberis rhizoma.

Имбирь

ATC Herb — HM01AW5029 (Zingiber officinale: rhizome); HC01EB5024 (Zingiber officinale: rhizome); HA04WX5004 (Zingiber officinale: rhizome); HA03AW5067 (Zingiber officinale: rhizome); HA09WX5003 (Zingiber officinale: rhizome).

UNII — C5529G5JPQ.

Pharmacopoeias. In *Chin.*, *Eur.* (see p.vii), *Jpn*, and *US*. *US* also includes the powdered form.

Ph. Eur. 6. 8 (Ginger) 干燥、完全或仅从宽平的表面部分去除栓皮的完整或切开的生姜根茎。全药或切片，以无水物计量的挥发油含量不少于 1.5%。它具有特殊芳香臭。避光。

BP 2010 年声明药用生姜应该为未漂白的生姜。

USP 33 (Ginger) 生姜削皮或未削皮的根茎，药用生姜应该为未漂白的生姜。醇溶性提物含量不低于 4.5%，水溶性提取物不低于 10%。8～15℃ 贮藏。避光、避湿。

简介

生姜具有祛风作用。它可作为一种调味剂，试用于预防晕动病、妊娠恶心和呕吐，预防术后恶心和呕吐似乎无效（第 1622 页）。

姜油用于香薰疗法。

顺势疗法 生姜已经以下列名称用于顺势疗法药物：Zingiber；Zingiber officinale；Zing。

1. Afzal M, *et al.* Ginger: an ethnomedical, chemical and pharmacological review. *Drug Metabol Drug Interact* 2001; **18:** 159–90.
2. Chrubasik S, *et al.* Zingiberis rhizoma: a comprehensive review on the ginger effect and efficacy profiles. *Phytomedicine* 2005; **12:** 684–701.
3. Shukla Y, Singh M. Cancer preventive properties of ginger: a brief review. *Food Chem Toxicol* 2007; **45:** 683–90.
4. Ali BH, *et al.* Some phytochemical, pharmacological and toxicological properties of ginger (Zingiber officinale Roscoe): a review of recent research. *Food Chem Toxicol* 2008; **46:** 409–20.
5. Nicoll R, Henein MY. Ginger (Zingiber officinale Roscoe): a hot remedy for cardiovascular disease? *Int J Cardiol* 2009; **131:** 408–9.

恶心和呕吐 生姜作为一种止吐药广泛使用，但其有效性的证据却不足。

系统综述和荟萃分析如下。

1. Ernst E, Pittler MH. Efficacy of ginger for nausea and vomiting: a systematic review of randomized clinical trials. *Br J Anaesth* 2000; **84:** 367–71.
2. Betz O, *et al.* Ist Ingwer ein klinisch relevantes Antiemetikum? Eine systematische übersicht randomisierter kontrollierter Studien. *Forsch Komplementarmed Klass Naturheilkd* 2005; **12:** 14–23.
3. Chaiyakunapruk N, *et al.* The efficacy of ginger for the prevention of postoperative nausea and vomiting: a meta-analysis. *Am J Obstet Gynecol* 2006; **194:** 95–9.

骨关节炎 一篇包含 3 项随机研究的报道发现，口嚼生姜可以适度减轻骨关节炎患者的疼痛和失能[1]。

1. Arthritis Research Campaign. Complementary and alternative medicines for the treatment of rheumatoid arthritis, osteoarthritis and fibromyalgia (issued February 2009). Available at: http://www.arthritisresearchuk.org/Files/Complementary%20and%20alternative%20medicines_11012010154331.pdf (accessed 15/06/10)

制剂

BP 2010: Aromatic Cardamom Tincture; Strong Ginger Tincture; Weak Ginger Tincture;
USP 33: Ginger Capsules; Ginger Tincture.

专利制剂

Austral.: EziTravel†; Travacalm Natural; ***Canad.:*** Gravol Natural Source†; ***Ger.:*** Zintona; ***Ital.:*** Novomit; ***Pol.:*** Zingibir; ***Switz.:*** Zintona†; ***UK:*** Travel Sickness; Zinaxin.

多组分制剂 ***Austral.:*** AB Carsa Giox; AB Oriostin; Asa Right Powder†; Boswellia Complex; Boswellia Compound; Broncafect; Cal Alkyline†; Diaco; DiGest; Digestive Aid; Dyzco†; Extralife Arthri-Care†; Feminine Herbal Complex; Ginger-Vite Forte†; Ginkgo Plus Herbal Plus Formula 10†; Herbal Cleanse†; Herbal Digestive Formula†; Lifesystem Herbal Plus Formula 11 Ginkgo†; Mindac; PC Regulax†; Peritone; PM Meno-Care; PMS Support†; PMT Complex†; Pregnancy Formula†; Psylli-Mucil Plus†; Travelaide†; ***Austria:*** Klosterfrau Melissengeist; Mariazeller; Pervivo; ***Braz.:*** Broncol; ***Canad.:*** Cayenne Plus†; Chase Kolik Gripe Water†; Digest Plus†; Herbal Support for Stressful Lifestyles†; Laxolax Phyto; ***Cz.:*** Klosterfrau Melisana; Naturland Grosser Swedenbitter†; TJ-96 Tsumura Saiboku-To†; ***Fr.:*** Aromadigest; Aromavital; Arthrolib†; Evacrine; Phytemag; ***Ger.:*** Fovysat†; Gallexier; Gastrosecur†; Gastrysat; Klosterfrau Melissengeist; ***Hong Kong:*** Magesto; ***Hung.:*** Antifront; Bittner; Herbadict; Klosterfrau Melisana; Munipyrin; Travelon; ***India:*** Carmicide; Happy'tizer†; Papytazyme; Tummy Ease†; Well-Beeing†; ***Indon.:*** Afomix; Avogin; Pectum; Pregnasea; Prenatal EM; Vitamam 1; ***Irl.:*** Seven Seas Active Sport†; ***Israel:*** Emetics; ***Ital.:*** Donalg; Lozione Same Urto; No Gas Enzimi; Pik Gel; ***Jpn:*** Bofutsushosan; Boi-ogi-to; Bukuryoingohangekobokuto; Chikujountanto; Choto-san; Dai-kenchu-to; Daisaikoto; Eki Cabe U; Goshakusan; Hangekobokuto; Hangeshashinto; Hochu-ekki-to; Jinsoin; Jumihaidokuto; Kakkon-to; Kakkon-tokasenkyushin'i; Kami-shoyo-san; Kamikihito; Keishikajutsubuto; Keishikaryukotsuboreito; Keishikashakuyakudaioto; Keishikashakuyakuto; Keishito; Kososan; Ninjin-to; Rikkunshi-to; Saibokuto; Saikokaryukotsuboreito; Saikokeishito; Sairei-to; Sho-saiko-to; Sho-seiryu-to; Shokenchuto; Shomakakkonto; Unkei-to; ***Malaysia:*** Dandelion Complex†; Primolin Total Woman†; Strepsils Cough Lozenge; Strepsils Cough Syrup†; Total Man†; Zinaxin Plus†; ***Philipp.:*** Bo-D-Fense†; Ruflex; ***Pol.:*** Melisana Klosterfrau; ***Rus.:*** Dipana (Дипана); Doktor Mom (Доктор Мом); Doktor Mom Herbal Cough Lozenges (Доктор Мом Растительные Пастилки От Кашля); Maraslavin (Мараславин); Original Grosser Bittner Balsam (Оригинальный Большой Бальзам Биттнера); Sodecor (Содекор); Suprima-Broncho (Суприма-бронхо); Travisil (Трависил); ***S.Afr.:*** Helmontskruie†; Lewensessens; Wonderkroonessens; ***Singapore:*** Artrex†; Ruflex; Strepsils Cough Lozenge (with natural herbs); Strepsils Cough Syrup; ***Switz.:*** Padma-Lax; Padmed Laxan; Tisane pour les problemes de prostate; ***Thai.:*** Carminative Patar; Carminative Sahakarn; Caryopin; Corisul; Flataco; Flatulence; Magesto; Mesto-Of; Mist Carminative; Patarsul; Zinaxin Plus†; ***UK:*** Arheumacare; Digestive; HRI Golden Seal Digestive; Indian Brandee; Indigestion Relief; Jointace; Neo Baby Gripe Mixture; Neo Gripe Mixture; Traveleeze; Wind & Dyspepsia Relief; Zinopin; ***Ukr.:*** Antifront (Антифронт); Doktor Mom (Доктор Мом сироп); Doktor Mom Herbal Cough Lozenges (Доктор Мом Растительные Пастилки От Кашля); Zinaxin (Зинаксин); ***Venez.:*** Ervossil; Jengimiel; Jengimiel Sabila.

Granisetron Hydrochloride (*BANM, USAN, rINNM*) 盐酸格拉司琼

BRL-43694A; Granisétron, chlorhydrate de; Granisetron-hydrochlorid; Granisetronhydroklorid; Granisetroni hydrochloridum Granisetronihydrokloridi; Granisetrono hidrochloridas; Hidrocloruro de granisetrón. 1-Methyl-*N*-(9-methyl-9-azabicyclo[3.3.1]non-3-yl)-1*H*-indazole-3-carboxamide hydrochloride.

Гранисетрона Гидрохлорид

$C_{18}H_{24}N_4O, HCl = 348.9.$

CAS — 109889-09-0 (granisetron); 107007-99-8 (granisetron hydrochloride).

ATC — A04AA02.

ATC Vet — QA04AA02.

UNII — 318F6L70J8.

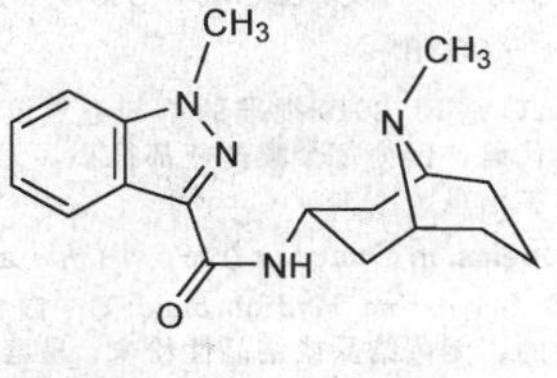

(granisetron)

Pharmacopoeias. In *Chin.*, *Eur.* (see p.vii), and *US.*

Ph. Eur. 6. 8 (Granisetron Hydrochloride) 白色或类白色粉末。易溶于水；略溶于二氯甲烷；微溶于甲醇。1%水溶液的 pH 值为 4.0～6.5。

USP 33 (Granisetron Hydrochloride) 白色或类白色粉末。易溶于水；微溶于甲醇；略溶于二氯甲烷。1%水溶液的 pH 值为 4.0～6.5。避光。

不良反应和注意事项

参见昂丹司琼（第 1677 页），对肝或肾损伤者没有必要考虑减少剂量。

致癌性 制造厂商（*Roche*）报道，长期给予啮齿类动物非常高剂量格拉司琼肝肿瘤发病率上升，但这些结果的临床意义不明确。虽然有些实验尚未发现致突变性和遗传毒性；另有一些报道表明细胞经暴露后多倍体或非程序 DNA 合成的发生率增加。

对心血管系统的影响 关于 5-HT_3 受体拮抗药对心血管系统影响的讨论，详见昂丹司琼（第 1677 页）。

药物相互作用

苯巴比妥诱导格拉司琼的代谢。

药动学

格拉司琼口服后迅速吸收，血浆药物浓度达峰时间约 2h。由于肝首关效应，口服生物利用度约 60%。格拉司琼分布容积大约为 3L/kg，血浆蛋白结合率约为 65%。个体间药动学的差异很大，健康受试者单次静脉注射后，格拉司琼消除半衰期为 4～5h，但癌症患者为 9～12h。它在肝代谢，主要经过 *N*-去甲基化，低于给药剂量的 20%以原形经尿排泄，剩余部分以代谢物形式由粪便和尿排泄。肾损伤不影响格拉司琼的清除，但老年人和肝损伤患者的清除则减少。

用途和用法

格拉司琼是一种 5-HT_3 拮抗药，它的止吐作用与昂丹司琼（第 1678 页）相似。它用于控制细胞毒性药物化疗和放疗诱发的恶心呕吐，也用于预防和治疗术后恶心和呕吐（第 1622 页）。格拉司琼以盐酸盐形式使用，但剂量以格拉司琼表示。盐酸格拉司琼 1.1mg 相当于格拉司琼 1mg。格拉司琼与皮质激素类药物（如地塞米松、甲泼尼龙）合用时，药效会提高。

格拉司琼用于预防和治疗与化疗相关的急性恶心、呕吐的剂量相似。

在英国，相当于格拉司琼 1mg 或 3mg 的剂量、浓度为 1mg/ml，化疗开始前 30min 静脉给药，既可用适当的输液稀释至 20～50ml，注射 5min，也可加自身容量 4 倍的输液，快速注射，时间至少 30s。24h 内最多可以重复给药 2 次；给药间隔至少 10min。化疗开始前 1h，推荐口服 1～2mg，然后每日 2mg，单次或分 2 次服用。每种给药方案 24h 内格拉司琼的总剂量最高为 9mg。

在美国，建议开始化疗前 30min，给予低剂量，相当于格拉司琼 10μg/kg。口服剂量同上述英国推荐剂量。

格拉司琼可也可经皮途径预防中致吐和高致吐化疗药物引起的恶心和呕吐。化疗开始前 24～48h，上臂每 24h 贴一片格拉司琼 3.1mg 的贴剂，化疗结束后至少 24h 撕去。贴剂可贴 7 天以上。

预防放疗相关的恶心和呕吐，推荐照射 1h 内口服，每日 2mg。治疗和预防放疗相关的恶心和呕吐也可静脉给药，剂量同致吐化疗药物上文推荐剂量。

儿童剂量见下文。

预防术后恶心和呕吐，成人剂量为 1mg 稀释至 5ml，静脉注射，时间 30s。应在诱导麻醉前完成注射。治疗术后恶心和呕吐可以给予同样剂量，至多每日 2 次。

格拉司琼的鼻内制剂正在研究中。

1. Adams VR, Valley AW. Granisetron: the second serotonin-receptor antagonist. *Ann Pharmacother* 1995; **29:** 1240–51. Correction. *ibid.* 1996; **30:** 1043.
2. Blower PR. Granisetron: relating pharmacology to clinical efficacy. *Support Care Cancer* 2003; **11:** 93–100.
3. Minami M. Granisetron: is there a dose-response effect on nausea and vomiting? *Cancer Chemother Pharmacol* 2003; **52:** 89–98.
4. Prentice HG. Granisetron in the control of nausea and vomiting associated with bone marrow transplantation: a review of its efficacy and tolerability. *Support Care Cancer* 2003; **11:** 501–8.
5. Corman SL, *et al.* Low-dose granisetron for postoperative nausea and vomiting prophylaxis. *Ann Pharmacother* 2004; **38:** 710–13.
6. Goldsmith B. First choice for radiation-induced nausea and vomiting—the efficacy and safety of granisetron. *Acta Oncol* 2004; **43** (suppl 15): 19–22.
7. Aapro M. Granisetron: an update on its clinical use in the management of nausea and vomiting. *Oncologist* 2004; **9:** 673–86.
8. Duggan ST, Curran MP. Transdermal granisetron. *Drugs* 2009; **69:** 2597–2605.

儿童用法 盐酸格拉司琼用于治疗和预防儿童化疗和放疗相关的急性恶心、呕吐。预防和治疗剂量相同。

英国注册药品信息推荐，化疗引起的恶心和呕吐，静脉输注剂量为 20～40μg/kg，总剂量最高 3mg。化疗开始前给药，稀释至 10～30ml 输液，输注时间 5min。另外一种输注，24h 内输注，剂量为 40μg/kg（最大剂量 3mg），单次或分 2 次，但应前一次输注结束至少 10min 后再输注下一剂。在美国，2 岁以上儿童，推荐化疗开始前 30min，静脉给予相当于格拉司琼 10μg/kg 的低剂量。

在英国，口服格拉司琼只批准用于 12 岁以上儿童；剂量同成人，见上文。

在英国，与上文相似的静脉剂量（化疗引起的恶心和呕吐）可用于 2 岁及以上儿童治疗和预防放疗引起的恶心和呕吐。虽然尚未批准，*BNFC 2009* 中已包含了 1 个月～12 岁儿童的该适应证。

疼痛 关于格拉司琼用于控制各种疼痛症状，详见昂丹司琼的用途和用法项下（第1679页）。

制剂

USP 33: Granisetron Hydrochloride Injection; Granisetron Hydrochloride Oral Suspension; Granisetron Hydrochloride Tablets.

专利制剂

Arg.: Aludal; Granitron; ***Austral.:*** Kytril; ***Austria:*** Granitron; Kytril; ***Belg.:*** Kytril; ***Braz.:*** Kytril; ***Canad.:*** Kytril; ***Chile:*** Kytril; ***Cz.:*** Emegar; Granegis; Kytril; ***Denm.:*** Kytril; ***Fin.:*** Kytril; ***Fr.:*** Kytril; ***Ger.:*** Kevatril; ***Gr.:*** Granitron; Granitryl; Kytril; ***Hong Kong:*** Kytril; ***Hung.:*** Granegis; Granigen; Kytril; ***In-***

dia: Granicip; *Indon.:* Kytril; *Irl.:* Kytril; *Israel:* Kytril; Setron; *Ital.:* Kytril; *Jpn:* Kytril; *Malaysia:* Kytril; *Mex.:* Kytril; Vogracen; *Neth.:* Kytril; *Norw.:* Kytril†; *NZ:* Kytril†; *Philipp.:* Kytril; *Port.:* Kytril; *Rus.:* Kytril (Китрил); Notirol (Нотирол); *S.Afr.:* Kytril; *Singapore:* Kytril; *Spain:* Kytril; *Swed.:* Kytril; *Switz.:* Kytril; *Thai.:* Kytril; *Turk.:* Emetril; Kytril; Setron; Sinarex; *UK:* Kytril; *USA:* Granisol; Kytril; Sancuso; *Venez.:* Granicip; Kytril; Rubrum.

Hydrotalcite（*BAN*, *rINN*）铝碳酸镁

Hidrotalcita; Hidrotalsit; Hydrotalcit; Hydrotalcitum; Hydrotalsiitti. Aluminium magnesium carbonate hydroxide hydrate.

Гидроталцит

$Mg_6Al_2(OH)_{16}CO_3,4H_2O = 604.0.$

CAS — 12304-65-3.

ATC — A02AD04.

ATC Vet — QA02AD04.

注：铝碳酸镁的复方制剂均可用下列名称表示。

- 复方硅镁铝 *x*/*y* [Co-simalcite *x*/*y*(*BAN*)]，*x* 和 *y* 分别代表西甲硅油和铝碳酸镁的 mg 数。

Pharmacopoeias. In *Br.*

BP 2010（Hydrotalcite） 水合碱式碳酸铝镁，相应分子式 $Al_2Mg_6(OH)_{16}CO_3$，$4H_2O$。氧化铝的含量为 15.3%～18.7%，并且氧化镁的含量为 36.0%～44.0%。氧化铝与氧化镁的比例为 0.40～0.45。白色或类白色，流动性、颗粒状粉末。几乎不溶于水，溶于稀的无机酸而出现泡腾。4%混悬液的 pH 值为8.0～10.0。

简介

铝碳酸镁是一种抗酸药（见第 1615 页），口服剂量不超过 1g。

制剂

BP 2010: Hydrotalcite Tablets.

专利制剂

Austria: Talcid; Talidat†; *Cz.:* Rutacid; Talcid; Talidat; *Ger.:* Ancid; Megalac; Talcid; Talidat; *Gr.:* Talcid; *Hung.:* Talcid; Tisacid; *Israel:* Talcid†; *Malaysia:* Swecon; *Mex.:* Talcid; *Neth.:* Talcid†; Talidat†; Ultacit; *Pol.:* Malgacid; Rutacid; Talcid; Ulcetal; *Port.:* Talcid; Talidat†; *Rus.:* Rutacid (Рутацид); Talcid (Тальцид); *S.Afr.:* Altacite†; *Spain:* Talcid; *Turk.:* Hidrasit; Medalcite; Talcid; *Venez.:* Baytalcid†.

多组分制剂 *Indon.:* Promag; *Jpn:* Cabe 2 New; Eki Cabe S; *Philipp.:* Simeco; *UK:* Altacite Plus.

Hyoscine（*BAN*）东莨菪碱

Escopolamina; Hioscina; Hioscyna; Hyoscin; Hyoscinum; Hyoskiini; Scopolamine; Scopolaminum; Skopolamiini; Skopolamin; Skopolamina; Tropato de epoxitropina. (−)-(1*S*,3*s*,5*R*,6*R*,7*S*,8*s*)-6,7-Epoxy-3[(*S*)-tropoyloxy] tropane.

Гиосцин

$C_{17}H_{21}NO_4 = 303.4.$

CAS — 51-34-3.

ATC — A04AD01; N05CM05; S01FA02.

ATC Vet — QA04AD01; QN05CM05; QS01FA02.

UNII — DL48G20X8X.

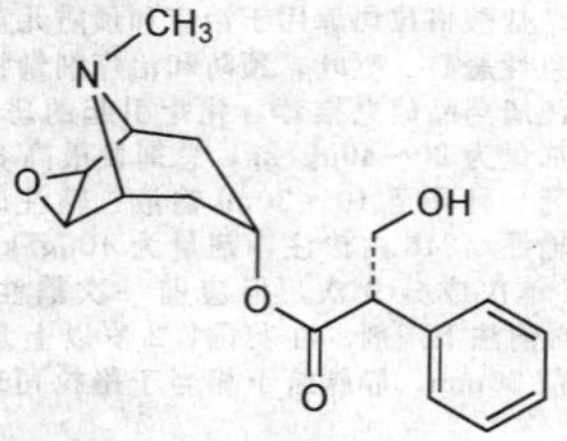

俗名 以下术语已用作各种形式东莨菪碱的“俗名”（见第Ⅶ页）或俚语：Burundanga。

Pharmacopoeias. In *Eur.* (see p.vii).

Ph. Eur. 6. 8（Hyoscine） 白色或类白色的结晶性粉末或无色结晶。熔点为 66～70℃。溶于水；易溶于乙醇。

Hyoscine Butylbromide（*BANM*）丁溴东莨菪碱

Butilbromuro de hioscina; Butylscopolamine Bromide; Butylscopolaminii Bromidum; *N*-Butylscopolammonium Bromide; Butylscopolamonii Bromidum; Butylskopolaminium-bromid; Escopolamina, butilbromuro de; Hioscino butilbromidas; Hioszcin-butilbromid; Hiyosin Bütilbromür; Hyoscinbutylbromid; Hyoscine-*N*-butyl Bromide; Hyoscini butylbromidum; Hyoskiinibutyylibromidi; Scopolamine *N*-Butyl Bromide; Scopolamine Butylbromide; Scopolamine, butylbromure de; Scopolamini butylbromidum; Scopolomini Butylbromidum; Skopolamino butilbromidas; Szkopolamin-butilbromid. (−)-(1*S*,3*s*,5*R*,6*R*,7*S*,8*r*)-6,7-Epoxy-8-butyl-3-[(*S*)-tropoyloxy]tropanium bromide.

Гиосцина Бутилбромид

$C_{21}H_{30}BrNO_4 = 440.4.$

CAS — 149-64-4.

ATC — A03BB01.

ATC Vet — QA03BB01.

UNII — 0GH9JX37C8.

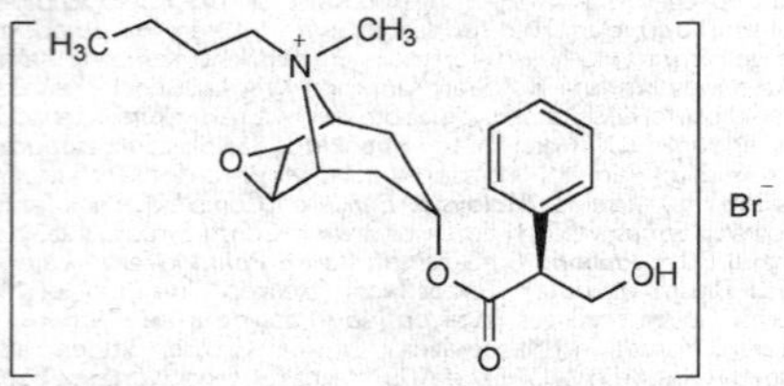

Pharmacopoeias. In *Chin.*, *Eur.* (see p.vii), and *Jpn.*

Ph. Eur. 6. 8（Hyoscine Butylbromide） 白色或类白色的结晶性粉末。易溶于水和二氯甲烷；略溶于无水乙醇。5%水溶液的 pH 值为 5.5～6.5。

Hyoscine Hydrobromide（*BANM*）氢溴酸东莨菪碱

Bromhidrato de Escopolamina; Escopolamina, hidrobromuro de; Hidrobromuro de hioscina; Hioscino hidrobromidas; Hioscyny bromowodorek; Hioszcin-hidrobromid; Hiyosin Hidrobromür; Hyoscinhydrobromid; Hyoscini hydrobromidum; Hyoskiinihydrobromidi; Ioscina Bromidrato; Scopolamine Bromhydrate; Scopolamine, bromhydrate de; Scopolamine Hydrobromide; Scopolamini hydrobromidum; Scopolamini Hydrobromidum Trihydricum; Skopolamiinihydrobromidi; Skopolamin-bromid trihydrát; Skopolaminhydrobromid; Skopolamino hidrobromidas; Szkopolamin-butilbromid. (−)-(1*S*,3*s*,5*R*,6*R*,7*S*)-6,7-Epoxytropan-3-yl (*S*)-tropate hydrobromide trihydrate.

Гиосцина Гидробромид

$C_{17}H_{21}NO_4,HBr,3H_2O = 438.3.$

CAS — 114-49-8 (anhydrous hyoscine hydrobromide); 6533-68-2 (hyoscine hydrobromide trihydrate).

ATC — A04AD01; N05CM05; S01FA02.

ATC Vet — QA04AD01; QN05CM05; QS01FA02.

UNII — 451IFR0GXB.

注：HYO 是 BP 2010 批准的单剂量氢溴酸东莨菪碱滴眼液的代码，因为每个眼药瓶都很小，无法标注所有适当的标签信息。

Pharmacopoeias. In *Chin.*, *Eur.* (see p.vii), *Jpn*, and *US.*

Ph. Eur. 6. 8（Hyoscine Hydrobromide） 白色或类白色，风化性的、无色结晶或结晶性粉末。易溶于水；溶于乙醇。5%水溶液的 pH 值为 4.0～5.5。贮藏于小容量密闭容器中。避光。

USP 33（Scopolamine Hydrobromide） 无色或白色结晶，或白色颗粒粉末。无臭，在干燥空气轻微风化。溶于水（1∶1.5），溶于乙醇（1∶20）；微溶于氯仿；不溶于乙醚。5%水溶液的 pH 值为 4.0～5.5。贮藏于密闭容器中。避光。

Hyoscine Methobromide（*BAN*）甲溴东莨菪碱

Epoxymethamine Bromide; Escopolamina, metilbromuro de; Hyoscine Methylbromide; Methscopolamine Bromide; Metilbromuro de hioscina; Metobromuro de escopolamina; Metobromuro de hioscina; Scopolamine Methobromide; Scopolamine Methylbromide. (−)-(1*S*,3*s*,5*R*,6*R*,7*S*)-6,7-Epoxy-8-methyl-3-[(*S*)-tropoyloxy]tropanium bromide.

Гиосцина Метобромид

$C_{18}H_{24}BrNO_4 = 398.3.$

CAS — 155-41-9.

ATC — A03BB03; S01FA03.

ATC Vet — QA03BB03; QS01FA03.

UNII — RTN51LK7WL.

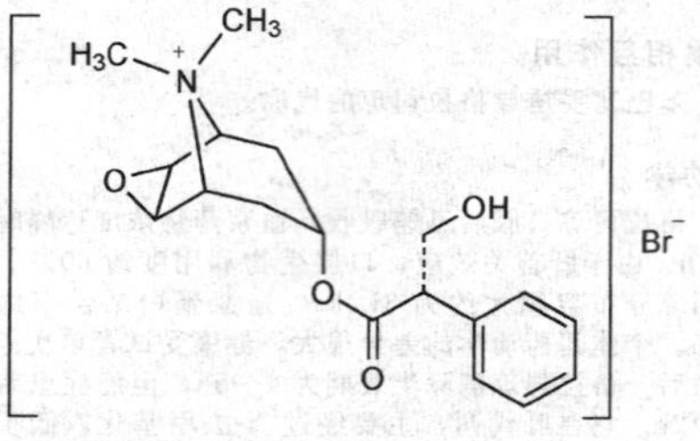

Pharmacopoeias. In *US.*

USP 33（Methscopolamine Bromide） 贮藏于密闭容器中。避光。

Hyoscine Methonitrate（*BANM*）甲硝东莨菪碱

Escopolamina, metilnitrato de; Hyoscine Methylnitrate; Methscopolamine Nitrate; Methylhyoscini Nitras; Methylscopolamine Nitrate; Methylscopolamini Nitras; Metilnitrato de hioscina; Metonitrato de escopolamina; Metonitrato de hioscina; Metylskopolaminnitrat; Metyyliskopolamiininitraatti; Scopolamine Methonitrate; Scopolamine Methylnitrate. (−)-(1*S*,3*s*,5*R*,6*R*,7*S*)-6,7-Epoxy-8-methyl-3-[(*S*)-tropoyloxy]tropanium nitrate.

Гиосцина Метонитрат

$C_{18}H_{24}N_2O_7 = 380.4.$

CAS — 6106-46-3.

ATC — A03BB03; S01FA03.

ATC Vet — QA03BB03; QS01FA03.

UNII — K0813KQM3V.

不良反应、处置和注意事项

参见硫酸阿托品，见第 1176 页。东莨菪碱与阿托品相反，在治疗剂量，它可产生中枢抑制，症状包括困倦和疲乏。但在毒性剂量，东莨菪碱产生类似于阿托品的 CNS 兴奋。然而，东莨菪碱对延髓中枢没有兴奋，因此不会像阿托品一样增加呼吸速率或升高血压。如果用于无阿片类镇痛药时的疼痛，治疗剂量的东莨菪碱可能产生 CNS 的兴奋而不是抑制，症状包括兴奋、焦躁、幻觉或谵妄。

用药后有困倦感的患者不应驾驶或操作机器。老年患者和肝功能或肾功能损伤患者应慎用，因为已有报道，这些患者发生 CNS 不良反应的可能性更大。曾有癫痫患者癫痫发作频率增加的罕见报道。

东莨菪碱季铵衍生物，如丁溴、甲溴、甲硝东莨菪碱不易透过血脑屏障，所以中枢作用十分罕见。

滥用 罪犯将东莨菪碱用于受害者，使其在强奸、抢劫和绑架时无能力，产生顺行性遗忘。在一些南美洲国家，存在使用东莨菪碱粉末或含有东莨菪碱植物的提取物进行犯罪的问题。当地有名的‘burundanga’粉末，这种粉末由 borrachero 或 borracchio 树（也被叫做 *cacao* sabanero）制备而来，吹入受害者的面部或放入饮料、巧克力或口香糖。

哺乳 American Academy of Pediatrics[1]声明没有任何母乳喂养婴儿出现与哺乳妇女使用东莨菪碱相关临床反应的报道。因此，认为通常在哺乳期可以使用本品。

1. American Academy of Pediatrics. The transfer of drugs and other chemicals into human milk. *Pediatrics* 2001; **108:** 776–89. [Retired May 2010] Correction. *ibid.*; 1029. Also available at: http://aappolicy.aappublications.org/cgi/content/full/pediatrics%3b108/3/776 (accessed 19/01/06)

对体温的影响 接受全身东莨菪碱透皮贴剂治疗的青少年出现大脑瘫痪，认为发生了体温过高、多胆碱衰竭的中枢抗胆碱综合征[1]。尽管这种情况在儿童罕见，但是如果体温继续升高，特别是不排汗的情况下应考虑给予抗毒蕈碱药。

1. Frampton A, Spinks J. Hyperthermia associated with central anticholinergic syndrome caused by a transdermal hyoscine patch in a child with cerebral palsy. *Emerg Med J* 2005; **22:** 678–9.

对眼的影响 瞳孔不等 虽然使用东莨菪碱透皮贴剂发生双侧瞳孔散大，单侧、固定的瞳孔散大（瞳孔不等）可能是由于粘贴贴剂时手指污染了东莨菪碱，随后擦拭眼部[1～6]引起。同样，由于甲溴东莨菪碱片碎开后污染眼部，出现了瞳孔不等[7]。

1. Chiaramonte JS. Cycloplegia from transdermal scopolamine. *N Engl J Med* 1982; **306:** 174.
2. Lepore FE. More on cycloplegia from transdermal scopolamine. *N Engl J Med* 1982; **307:** 824.
3. McCrary JA, Webb NR. Anisocoria from scopolamine patches. *JAMA* 1982; **248:** 353–4.
4. Bienia RA, *et al.* Scopolamine skin-disks and anisocoria. *Ann Intern Med* 1983; **99:** 572–3.
5. Riddick FA, Jordan JD. Cruise ship anisocoria. *Ann Intern Med* 1992; **117:** 95.
6. Lin Y-C. Anisocoria from transdermal scopolamine. *Paediatr Anaesth* 2001; **11:** 626–7.
7. Nussdorf JD, Berman EL. Anisocoria associated with the medical treatment of irritable bowel syndrome. *J Neuroophthalmol* 2000; **20:** 100–101.

青光眼 已发生几例使用东莨菪碱透皮贴剂相关的单侧[1]和双侧[2]闭角型青光眼。

1. Hamill MB. *et al.* Transdermal scopolamine delivery system (TRANSDERM-V) and acute angle-closure glaucoma. *Ann Ophthalmol* 1983; **15:** 1011–12.
2. Fraunfelder FT. Transdermal scopolamine precipitating narrow-angle glaucoma. *N Engl J Med* 1982; **307:** 1079.

斜视 1 名 4 岁男童在使用东莨菪碱透皮贴剂治疗流涎时出现斜视[1]。停用东莨菪碱后，斜视很快消退。

1. Good WV, Crain LS. Esotropia in a child treated with a scopolamine patch for drooling. *Pediatrics* 1996; **97:** 126–7.

对心理功能的影响 曾有报道使用东莨菪碱透皮贴剂相关的精神反应[1～6]。滴入莨菪滴眼液也有精神反应发生[7]。

1. Osterholm RK, Camoriano JK. Transdermal scopolamine psychosis. *JAMA* 1982; **247:** 3081.
2. Rodysill KJ, Warren JB. Transdermal scopolamine and toxic psychosis. *Ann Intern Med* 1983; **98:** 561.
3. MacEwan GW, *et al.* Psychosis due to transdermally administered scopolamine. *Can Med Assoc J* 1985; **133:** 431–2.
4. Ziskind AA. Transdermal scopolamine-induced psychosis. *Postgrad Med* 1988; **84:** 73–6.
5. Rubner O, *et al.* Ungewöhnlicher Fall einer Psychose infolge einer Langzeiteinwirkung mit einem Skopolaminmembranpflaster: Paranoid-halluzinatorische und delirante Symptomatik. *Nervenarzt* 1997; **68:** 77–9.
6. Minagar A, *et al.* Transderm-induced psychosis in Parkinson's disease. *Neurology* 1999; **53:** 433–4.
7. Barker DB, Solomon DA. The potential for mental status changes associated with systemic absorption of anticholinergic ophthalmic medications: concerns for the elderly. *DICP Ann Pharmacother* 1990; **24:** 847–50.

对食管的影响 患者接受东莨菪碱 4 天后出现吞咽疼痛。内镜显示食管出现溃疡，埃索美拉唑治疗 8 周后痊愈。[1]

1. Philcox S, Keegan A. A case of hyoscine-related oesophagitis. *Med J Aust* 2007; **186:** 650–1.

对皮肤的影响 16 名男性使用东莨菪碱透皮贴剂治疗晕船，治疗 6 周～15 个月时发生了接触性皮炎[1]。

1. Gordon CR, *et al.* Allergic contact dermatitis caused by transdermal hyoscine. *BMJ* 1989; **298:** 1220–1.

偏头痛 一项小规模病例对照研究[1]提示东莨菪碱可能触发或加剧既往有偏头痛病史患者的偏头痛。

1. Ikeda K, *et al.* Scopolamine-induced migraine like headache. *Intern Med* 2009; **48:** 681–5.

卟啉病 丁溴东莨菪碱与卟啉病的急性发作相关，认为卟啉病患者使用不安全。

妊娠 一名孕妇分娩前使用东莨菪碱 1.8mg，分次与哌替啶和左啡诺联合使用，新生儿出现东莨菪碱毒性反应。患儿出现昏睡、桶状胸、心率为 200 次/min[1]。肌内注射 100μg 毒扁豆碱后，症状消退。

1. Evens RP, Leopold JC. Scopolamine toxicity in a newborn. *Pediatrics* 1980; **66:** 329–30.

撤药反应 患者使用东莨菪碱透皮贴剂几天，出现了头晕、呕吐在内的撤药症状[1,2]；流涎、腹泻也有报道[3]。在已报道的病例中，也有东莨菪碱透皮贴剂用于预防晕动病，连续使用 7～10 天的病例。症状通常在最后一贴除去 2～3 天后出现，而且可能会持续数天。

1. Meyboom RHB. More on Transderm Scop patches. *N Engl J Med* 1984; **311:** 1377.
2. Saxena K, Saxena S. Scopolamine withdrawal syndrome. *Postgrad Med* 1990; **87:** 63–6.
3. Feder RE. Transdermal scopolamine withdrawal syndrome. *Clin Neuropharmacol* 1999; **22:** 120.

药物相互作用

参见概述中抗毒蕈碱药（详见**硫酸阿托品**，第1176页）。

乙醇或其他 CNS 抑制药可提高东莨菪碱的镇静作用。

药动学

口服氢溴酸东莨菪碱易经胃肠道吸收。它几乎在肝内全部代谢；只有口服剂量的小部分以原形经尿排泄。该药能透过血脑屏障，也能透过胎盘。经皮给予东莨菪碱也能很好吸收。

丁溴或甲溴等季铵衍生物，胃肠道吸收较差，也不容易通过血脑屏障。

1. Ebert U, *et al.* Pharmacokinetics and pharmacodynamics of scopolamine after subcutaneous administration. *J Clin Pharmacol* 1998; **38:** 720–6.
2. Nachum Z, *et al.* Scopolamine bioavailability in combined oral and transdermal delivery. *J Pharmacol Exp Ther* 2001; **296:** 121–3.

用途和用法

东莨菪碱是叔胺类抗毒蕈碱药，具有中枢和外周作用（详见**抗毒蕈碱药的作用**，第1177页）。本品是一种比阿托品唾液抑制作用更强的药物，而且通常减缓心率而不增快心率，尤其在低剂量时。它的中枢作用与阿托品的差别在于，它抑制大脑皮质，产生了昏睡和健忘。氢溴酸东莨菪碱也是叔胺盐，而丁溴东莨菪碱、甲溴东莨菪碱、硝甲东莨菪碱是季铵类衍生物。

东莨菪碱和氢溴酸东莨菪碱用于治疗晕动病及其他形式的恶心和呕吐；氢溴酸东莨菪碱麻醉前给药，产生散瞳和睫状肌麻痹效果。丁溴东莨菪碱等季铵类衍生物用于治疗内脏痉挛相关疾病。另外，甲溴东莨菪碱也可作为治疗消化性溃疡的辅助药物。

其他已经使用的东莨菪碱盐类或衍生物包括硼酸东莨菪碱、盐酸东莨菪碱和氢溴酸氧化东莨菪碱。

东莨菪碱及其盐类的特殊适应证详见下文标题东莨菪碱用法与用量项下的内容。

麻醉 麻醉中抗毒蕈碱药的作用，包括东莨菪碱，详见**阿托品**项下内容（第1177页）讨论。东莨菪碱预防术后恶心呕吐的用法，见下文。

麻醉前用药，皮下注射或肌内注射氢溴酸东莨菪碱 200～600μg，通常在诱导全身麻醉前 0.5～1h 与阿片全碱联合使用。在英国，儿童批准的剂量为 15μg/kg（*BNFC 2009* 建议，1～12 岁儿童给予这个剂量，年龄更大的儿童应给予成人剂量）。如有必要，急用时可静脉注射同样剂量。

缺氧发作 东莨菪碱透皮贴剂可作为阿托品的备选药物，用于控制儿童反射性缺氧发作，详见第1177页。

胆、肾绞痛 东莨菪碱已作为阿片镇痛药的辅助药物，用于缓解胆或肾绞痛（见第 6 页）的症状，虽然这种用法的证据不充分。肌内注射或缓慢静脉注射丁溴东莨菪碱 20mg；必要时，30min 后可以重复 1 次，每日最高剂量为 100mg。可详见下文**姑息治疗**。

1. Holdgate A, Oh CM. Is there a role for antimuscarinics in renal colic? A randomized controlled trial. *J Urol (Baltimore)* 2005; **174:** 572–5.

心脏疾病 虽然东莨菪碱不作为常规治疗心力衰竭（第1127页）或心肌梗死（第1135页）的药物，但低剂量东莨菪碱透皮剂可增强心脏迷走神经活性，从而降低这些疾病患者的心脏自动性失衡[1～3]。在一项小规模、开放的透皮东莨菪碱试验中，14 名轻度、中度心力衰竭患者使用 1 周东莨菪碱透皮贴剂，患者运动耐力都得到了改善[4]。

1. Casadei B, *et al.* Low doses of scopolamine increase cardiac vagal tone in the acute phase of myocardial infarction. *Circulation* 1993; **88:** 353–7.
2. La Rovere MT, *et al.* Scopolamine improves autonomic balance in advanced congestive heart failure. *Circulation* 1994; **90:** 838–43.
3. Venkatesh G, *et al.* Double blind placebo controlled trial of short term transdermal scopolamine on heart rate variability in patients with chronic heart failure. *Heart* 1996; **76:** 137–43.
4. De Vecchis R, *et al.* Different impact of carvedilol and transdermal scopolamine on cardiovascular performance of mild-moderate chronic heart failure patients: evidence of useful effects of scopolamine on tolerance to work load. *Minerva Cardioangiol* 2000; **48:** 393–401.

抑郁 主要抑郁症或双相障碍患者静脉给予氢溴酸东莨菪碱 4μg/kg 后，严重抑郁迅速减轻（参见**抑郁**，第352页）。重复注射比单次注射获益更多。治疗期间维持临床抗抑郁作用，作者认为该作用不是由于抗毒蕈碱愉悦心情的疗效。作为抗抑郁药，东莨菪碱最佳给药方案和潜在长期治疗作用不明，仍需进一步研究，同时作者也认为东莨菪碱可能相对安全、耐受性较好，可达到快速、初始抗抑郁疗效[1]。

1. Furey ML, Drevets WC. Antidepressant efficacy of the antimuscarinic drug scopolamine: a randomized, placebo-controlled clinical trial. *Arch Gen Psychiatry* 2006; **63:** 1121–9.

痛经 丁溴或氢溴酸东莨菪碱因具有解痉作用，故用于治疗痛经（第 8 页），但 *BNF 59* 认为解痉药一般不能明显缓解痛经。

眼病 氢溴酸东莨菪碱用于散瞳，减轻睫状肌麻痹（第 1786 页），通常浓度为 0.25%。它比阿托品起效快、持续时间较短，虽然其作用仍可能持续 3～7 天。本品适用于对阿托品过敏的患者。

多汗症 口服抗毒蕈碱药治疗多汗症（第1507页）应排除通过该途径给药产生的不良反应，但有些药物，例如局部应用东莨菪碱，已经可以作为铝盐类的备选方案。3%的东莨菪碱霜已成功用于 1 名患者的味觉性出汗，该患者以前曾切除右下颌骨唾液腺患者出现了吃饭时右下腭外发红、出汗[1]。据报道，2 名接受姑息治疗的患者经透皮或注射东莨菪碱后，与阿片类相关的出汗得到了有效控制[2]（详见下文东莨菪碱**姑息治疗**的其他用法）。

1. Bailey BMW, Pearce DE. Gustatory sweating following submandibular salivary gland removal. *Br Dent J* 1985; **158:** 17–18.
2. Mercadante S. Hyoscine in opioid-induced sweating. *J Pain Symptom Manage* 1998; **15:** 214–15.

恶心和呕吐 东莨菪碱是预防**晕动病**的有效药物，也是首选药物之一，该药可以短期口服预防或使用贴剂延长作用持续时间。

在英国，通常旅行前 20～30min 口服氢溴酸东莨菪碱，随后每 6h 口服，如果需要每 24h 不超过 3 次。成人常用剂量为 300μg。4～10 岁儿童，给予 75～150μg；大于 10 岁儿童给予 150～300μg。3～4 岁儿童，旅行前 20min 给予 75μg，如果需要可重复，总量每 24h 最大 150μg。也可将东莨菪碱透皮贴剂 1mg 放置于耳后，贴剂作用超过 3 天。英国批准成人和年龄为 10 岁儿童或大于 10 岁儿童使用贴剂，在旅行前 5～6h 或前 1 晚开始使用，旅行结束时去除。

预防和治疗晕动病的氢溴东莨菪碱鼻内制剂已在研究中。

透皮东莨菪碱已用于预防成人和儿童**术后恶心和呕吐**。

通过静脉、皮下或肌内注射氢溴东莨菪碱止吐，通常成人剂量为 200μg～1mg。用于治疗晕动病、术后恶心和呕吐的其他药物的讨论，详见第 1622 页。

1. Kranke P, *et al.* The efficacy and safety of transdermal scopolamine for the prevention of postoperative nausea and vomiting: a quantitative systematic review. *Anesth Analg* 2002; **95:** 133–43.
2. Nachum Z, *et al.* Transdermal scopolamine for prevention of motion sickness: clinical pharmacokinetics and therapeutic applications. *Clin Pharmacokinet* 2006; **45:** 543–66.
3. Spinks AB, *et al.* Scopolamine (hyoscine) for preventing and treating motion sickness. Available in The Cochrane Database of Systematic Reviews; Issue 3. Chichester: John Wiley; 2007 (accessed 03/04/08).

姑息治疗 *BNF 59* 包括了东莨菪碱内姑息治疗的剂量。在姑息治疗中，氢溴酸东莨菪碱用于减少呼吸道过多分泌物，尽管应避免口干的不适。成人建议注射剂量如下：

- 每 4～8h 皮下注射 400～600μg；
- 或皮下持续输注 24h 以上，剂量 0.6～2.4mg。

BNFC 2009 建议儿童注射剂量：

- 每 4～8h 皮下或静脉注射 10μg/kg，最高不超过 600μg；

或

- 持续皮下输注或静脉注射 24h，剂量 40～60μg /kg。

儿童口服或舌下给药，按年龄建议剂量如下：

- 2～12 岁，每次 10 μg /kg（最大不超过 300μg），每日 4 次；
- 12～18 岁，每次 300μg，每日 4 次。

另外，东莨菪碱也可选择透皮给药，剂量如下：

- 1 个月～3 岁，每 72h 给予 250μg（四分之一贴）；
- 3～10 岁，每 72h 给予 500μg（二分之一贴）；
- 10～18 岁：每 72h 给予 1mg（一贴）。

用于成人减少呼吸道分泌，东莨菪碱透皮贴剂的用法为每 72h 给予 2～4mg（2～4 贴），联合注射格隆溴铵（见第 2247页）[1]。

东莨菪碱也可舌下含服用于缓解结肠绞痛，剂量如下：

- 儿童：每次 10μg /kg（最大不超过 300μg），每日 3 次；
- 成人：每次 300μg，每日 3 次。

在姑息治疗中，丁溴东莨菪碱也用于治疗结肠疾病；但是，它不能有效控制呼吸道分泌物。每 24h 皮下输注丁溴东莨菪碱 20～60mg。单次皮下注射 20mg，30min 后评估，提示它是否试用于抑制呼吸道过度分泌[2]。

评价东莨菪碱在姑息治疗中的应用[3,4]。氢溴东莨菪碱可能比格隆溴铵更有效地抑制干性分泌物，而且起效快，但它可以产生镇静和兴奋作用[2]；目前还没有明确证据证实哪种抗毒蕈碱药更优[2,5]。

1. Kintzel PE, *et al.* Anticholinergic medications for managing noisy respirations in adult hospice patients. *Am J Health-Syst Pharm* 2009; **66:** 458–64.
2. Bennett M, *et al.* Association for Palliative Medicine. Using anti-muscarinic drugs in the management of death rattle: evidence-based guidelines for palliative care. *Palliat Med* 2002; **16:** 369–74.
3. Muir JC, von Gunten CF. Antisecretory agents in gastrointestinal obstruction. *Clin Geriatr Med* 2000; **16:** 327–34.
4. Spiller JA, Fallon M. The use of Scopoderm in palliative care. *Hosp Med* 2000; **61:** 782–4.
5. Wee B, Hillier R. Interventions for noisy breathing in patients near to death. Available in The Cochrane Database of Systematic Reviews; Issue 1. Chichester: John Wiley; 2008 (accessed 04/06/09).

平滑肌痉挛 东莨菪碱作为解痉药（第1615页）用于减轻胃肠道平滑肌和泌尿道平滑肌痉挛相关的疼痛。成人口服丁溴东莨菪碱，每次 20mg，每日 4 次；6～12 岁儿童每次 10mg，每日 3 次。治疗肠易激综合征（第1621页），推荐初始口服，每次 10mg，每日 3 次，需要可增至 20mg，每日 4 次。丁溴东莨菪碱也可肌内注射或缓慢静脉注射治疗急性痉挛，也可作为诊断痉挛的解痉药。成人给予 20 mg，如需要，30min 后重复给药，每日最高剂量 100mg。尽管英国未批准丁溴东莨菪碱儿童注射给药，*BNFC 2009* 建议，如果需要，30min 后可重复给药（内镜检查时最常见），剂量如下：

- 2～6 岁：5mg（每日最多 15mg）；
- 6～12 岁：5～10mg（每日最多 30mg）；
- 12～18 岁：20mg（每日最多 80mg）；

作为治疗消化性溃疡的辅助药物；美国已批准甲溴东莨菪碱餐前 0.5h 给予 2.5mg，睡前 2.5～5mg。

1. Tytgat GN. Hyoscine butylbromide: a review of its use in the treatment of abdominal cramping and pain. *Drugs* 2007; **67**: 1343–57.

尿失禁 抗毒蕈碱药已用于治疗欲望性尿失禁（第2100页），但不良反应的发生率可能较高。一项小规模研究结果提示透皮东莨菪碱可能使逼肌功能失调女性受益[1]。

1. Muskat Y, *et al.* The use of scopolamine in the treatment of detrusor instability. *J Urol (Baltimore)* 1996; **156**: 1989–90.

眩晕 东莨菪碱治疗眩晕已有悠久历史，虽然目前首选其他药物（第538页）。

制剂

BP 2010: Hyoscine Butylbromide Injection; Hyoscine Butylbromide Tablets; Hyoscine Eye Drops; Hyoscine Injection; Hyoscine Tablets;
USP 33: Methscopolamine Bromide Tablets; Scopolamine Hydrobromide Injection; Scopolamine Hydrobromide Ophthalmic Ointment; Scopolamine Hydrobromide Ophthalmic Solution; Scopolamine Hydrobromide Tablets.

专利制剂

Arg.: Buscapina; Cifespasmo; Colobolina; Excelentia Antiespasmodico; Luar-G; Pasmodina; Rupe-N; ***Austral.:*** Buscopan; Kwells; Setacol; Travacalm HO; ***Austria:*** Buscopan; Scopoderm†; ***Belg.:*** Buscopan; ***Braz.:*** Buscopan; Hiospan; Uni Hioscin; ***Canad.:*** Buscopan; Transderm-V; ***Chile:*** Buscapina; ***Cz.:*** Buscolysin†; Buscopan; ***Denm.:*** Buscopan; Scopoderm; ***Fin.:*** Buscopan; Scopoderm; ***Fr.:*** Scoburen; Scopoderm TTS; ***Ger.:*** Boro-Scopol; BS Carino; BS-ratiopharm; Buscopan; Scopoderm TTS; Spasman scop; Spasmowern†; ***Gr.:*** Buscopan; Naftex; ***Hong Kong:*** Ariel; BF-Horloten; Buscopalamin†; Buscopan; Busopin†; Colospan; Copan†; Dhacopan; Holomine; Hysopan†; Spasmoliv; Vidaspan†; ***Hung.:*** Buscopan; ***India:*** Buscopan; Hyospan; ***Indon.:*** Buscopan; Dormi; Gitas; Hyscopan; Scobutrin; Scopamin; Scopma; Spashi; Spasmolit; ***Irl.:*** Buscopan; Kwells; ***Ital.:*** Addofix; Buscopan; Transcop; ***Jpn:*** Buscopan; ***Malaysia:*** Buscopan; Buston; Colospan†; Dhacopan; Fucon; Hyomide; Spasmoliv; Vacopan; ***Mex.:*** Alpin; Biomesina; Bipasmin; Bipasmin N; Brolamina; Buscapina; Businat†; Busprina-S; Butiral; Cryopina; Espacil; Excosine-S; Grafin; Hiosultrina; Lemophar; Selpiran-S; Serralpina; ***Neth.:*** Buscopan; Scopoderm TTS; ***Norw.:*** Buscopan; Scopoderm; ***NZ:*** Buscopan; Gastro-Soothe; Scopoderm TTS; ***Philipp.:*** Amucin; Ascopen; Buscin; Buscomed; Buscopan; Busopin; Fucon; Gascopan; Gastride; Rotomide; Scolmin; Spasmosan; Xspas; ***Pol.:*** Buscolysin; Buscopan; Scopolan; ***Port.:*** Buscopan; ***Rus.:*** Buscopan (Бускопан); ***S.Afr.:*** Buscopan; Hyospasmol; Scopaject; Scopex; ***Singapore:*** Buscopan; Dhacopan; Fucon; Hyomide; Spasmoliv; Vacopan; ***Spain:*** Buscapina; ***Swed.:*** Buscopan; Scopoderm; ***Switz.:*** Buscopan; ***Thai.:*** Amcopan; Antispa; Bacotan; Buscono; Buscopan; Butyl; Cencopan; Eralgavw†; Fucon; Higan; Hy-Spa; Hybutyl; Hyosman; Hyosmed; Hyospan; Hyostan; Hyozin; Hytic†; Kanin; Myspa; Scopas; Spalox; Spascopan; Spasgone-H; Spasmo; Spatab†; U-Oscine; Uospan; Uricine; Vacopan; Vescopolamine; ***Turk.:*** Buscopan; Butopan; Molit; Spazmol; Spazmotek; ***UAE:*** Scopinal; ***UK:*** Buscopan; Joy-Rides; Kwells; Scopoderm TTS; ***Ukr.:*** Spasmobru (Спазмобрю); ***USA:*** Pamine; Scopace; Transderm Scop; ***Venez.:*** Buscapina; Hiocin.

多组分制剂 ***Arg.:*** 6 Copin; Buscapina Compositum; Buscapina Compositum N; Buscapina Fem; Cavodan†; Cifespasmo Compuesto; Colobolina D; Dislembral†; Espasmo Biotenk; Feminity; Gastrolina Compuesta; Ibu-Buscapina†; Ibuxim Fem; Lisalgil Compuesto; Luar-G Compositum; Novopasmil Compuesto; Pasmodina Compuesta; Rupe-N Compuesto; ***Austral.:*** Donnagel; Donnalix; Donnatab; Travacalm; ***Austria:*** Buscopamol†; Buscopan Compositum; Modiscop†; ***Belg.:*** Buscopan Compositum; ***Braz.:*** Algexin; Analverin Composto†; Analverin Plus†; Binospan†; Bioscina Composta†; Buscopan Composto; Buscopan Plus; Buscoveran Composto; Butilamin; Disbuspan; Dorspan Composto; Ductopan†; Espasmodid Composto; Hioariston; Hiospan Composto; Inib-Dor†; Kindpasm; Neocopan; Tropinal; Uzara†; Vagoplex†; Veratropan Composto; ***Chile:*** Algion†; Buscapina Compositum; Crotalgina; Dolcopin; Novalona; ***Ger.:*** Buscopan Plus; ***Gr.:*** Buscopan Plus; Colik; Spasmo-Apotel; ***Hong Kong:*** Epilon; Unigan; Virulex Forte; ***Indon.:*** Aludonna; Buscopan Plus; Dormi Comp; Gitas Plus; Procolic; Scopamin Plus; Scopma Plus; Spashi Plus; Spaslic; Spasmacine; Unthecol; ***Irl.:*** Feminax; ***Ital.:*** Buscopan Compositum; Spasmeridan; ***Mex.:*** Algosfar; Anadil; Benfol†; Biomesina Compuesta; Bipasmin Compuesto; Buscapina Compositum; Buscapina Compositum N; Buscapina Fem; Busconet; Busepan; Busprina; Colepren; Doltrix; Donodol Compuesto; Escapin-N; Espacil Compuesto; Espasmogress; Hiosultrina-F; Infafren Compuesto; Mebuxina; Neo-Pasmonal; Pasmodil; Pirobutil; Precicol; Prestodol Compuesto; Retodol Compositum; Selpiran; Selpiran Compuesto; Serralpina Compuesta; Viladol Plus; Viladol-Met; ***Philipp.:*** Buscopan Plus; Unigan; ***Pol.:*** Scopolan Compositum; Vegantalgin H; ***Port.:*** Buscopan Compositum N; ***S.Afr.:*** Buscopan Compositum; Donnatal†; Millerspas; Respinol Compound†; Respinol†; Scopex Co; Virobis†; ***Spain:*** Buscapina Compositum; Midriati; Oragalin Espasmolitico; Psico Blocan; ***Swed.:*** Spasmofen; ***Switz.:*** Nardyl†; ***Thai.:*** Amcopan Plus†; Buscopan Plus†; Hyosman Plus; Pacopan; Spasgone; Unigan; ***Turk.:*** Buscopan Compositum†; Buscopan Plus; Molit Plus; Skopolin†; Spazmol Plus; Spazmotek Plus; Tanko-Buskas†; Tranko-Buskas; ***UK:*** Feminax; ***USA:*** Accuhist LA†; AeroHist Plus; AeroKid; AH-chew; Alkabel; AllePak; AlleRx; AlleRx DF; Antispasmodic Elixir; Bellahist-D; Bellatal; Chlor-Mes; Chlor-Mes D; CPM PSE MSC; CPM/PE/MSC; DA Chewable; DA II; Dehistine; Dexphen M; Donnatal; Dri-Hist; DryMax; Dura-Vent/DA; Durahist D†; Durahist†; Ex-Histine; Extendryl; Extendryl DM; Extendryl PEM; Hista-Vent DA†; Histatab D; Histor-D Timecelles; Hyosophen; Murocoll-2; Nacon; NoHist Plus; Omnihist LA; Pamine FQ Kit; Pannaz; PCM; Prehist D; PSE MSC; Ralix; Redur-PCM†; RelCof CPM; RelCof DN PE; RelCof DN PSE; RelCof PSE; Rescon; Ryneze; Servira; Stahist; Susano; SymPak; SymPak II; SymPak PDX; Xiral†; ***Venez.:*** Brugesina; Buscapina Compositum; Buscapina Plus; Butilamina Compuesta; Diezol Compuesto†; Fenopol†; Hioscinol Compuesto†; Sarifan Compuesto†; Vuscobras.

Hyoscyamine (*BAN*) 莨菪碱

Hiosciamina; Hyoscyamin; (−)-Hyoscyamine; *l*-Hyoscyamine; Hyoscyaminum; Hyoskyamiini. (−)-(1*R*,3*r*,5*S*)-Tropan-3-yl (*S*)-tropate.

Гиосциамин

$C_{17}H_{23}NO_3$ = 289.4.
CAS — *101-31-5.*
ATC — *A03BA03.*
ATC Vet — *QA03BA03.*
UNII — *PX44XO846X.*

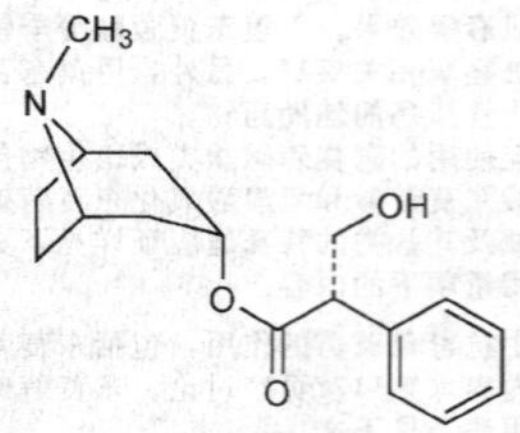

性状 莨菪碱是一种源于各种茄科植物的生物碱。它是阿托品的左旋异构体，通过加热或碱作用可以转化为阿托品。

Pharmacopoeias. In *US.*

USP 33（Hyoscyamine） 白色结晶性粉末。熔点为106～109℃。微溶于水和苯；易溶于乙醇、氯仿和稀酸；略溶于乙醚。溶液石蕊试纸呈碱性。贮藏于密闭容器中。避光。

Hyoscyamine Hydrobromide (*BANM*) 氢溴酸莨菪碱

Bromidrato de Hiosciamina; Hiosciamina, hidrobromuro de; Hyoscyamine Bromhydrate.

Гиосциамина Гидробромид

$C_{17}H_{23}NO_3,HBr$ = 370.3.
CAS — *306-03-6.*
ATC — *A03BA03.*
ATC Vet — *QA03BA03.*
UNII — *IWT50P9S79.*

Pharmacopoeias. In *US.*

USP 33（Hyoscyamine Hydrobromide） 白色，无臭、结晶或结晶性粉末。熔点不低于149℃。易溶于水，溶于乙醇（1∶2.5），溶于氯仿（1∶1.7），溶于乙醚（1∶2300）。5%水溶液的pH值约为5.4。贮藏于密闭容器中。避光。

Hyoscyamine Sulfate 硫酸莨菪碱

Hiosciamina, sulfato de; Hiosciamino sulfatas; Hioscyjaminy siarczan; Hioszciamin-szulfát; Hyoscyamin sulfát dihydrát; Hyoscyamine, sulfate d'; Hyoscyamine Sulphate (*BANM*); Hyoscyamini sulfas; Hyoscyamini Sulfas Dihydricus; Hyoscyaminsulfat; Hyoscyaminum Sulfuricum; Hyoskyamiinisulfaatti; Iosciamina Solfato.

Гиосциамина Сульфат

$(C_{17}H_{23}NO_3)_2,H_2SO_4,2H_2O$ = 712.8.
CAS — *620-61-1 (anhydrous hyoscyamine sulfate); 6835-16-1 (hyoscyamine sulfate dihydrate).*
ATC — *A03BA03.*
ATC Vet — *QA03BA03.*
UNII — *F2R8V82B84.*

Pharmacopoeias. In *Eur.* (see p.vii) and *US.*

Ph. Eur. 6.8（Hyoscyamine Sulphate） 白色或类白色，结晶性粉末或无色针状体。极易溶于水；略溶或溶于乙醇。2%水溶液的pH值为4.5～6.2。贮藏于密闭容器中。避光。

USP 33（Hyoscyamine Sulfate） 白色或类白色，结晶性粉末或无色针状体。它易潮解并易受光影响。溶于水（1∶0.5），溶于乙醇（1∶5）；几乎不溶于乙醚。1%水溶液的pH值为5.3。

不良反应、处置和注意事项

参见硫酸阿托品，第1176页。

药物相互作用

参见抗毒蕈碱药概述（详见硫酸阿托品，第1176页）。

用途和用法

莨菪碱是叔胺类的抗毒蕈碱药，具有阿托品（即消旋莨菪碱，见第1177页）样作用；莨菪碱是阿托品的左旋异构体，作用强度为阿托品的2倍，因为右旋异构体的抗毒蕈碱作用很弱。莨菪碱主要用于缓解内脏痉挛相关症状。它也用于治疗鼻炎，曾用于治疗帕金森综合征。

莨菪碱通常口服，每次150～300μg，最多每日4次，但更常见的是硫酸盐形式；也有氢溴酸盐。建议硫酸莨菪碱口服或舌下含服，剂量为125～250μg，必要时每4h给药1次，每24h最大量为1.5mg。硫酸莨菪碱的口服控释制剂在有些国家使用，特殊剂型的给药剂量具有特异性。硫酸莨菪碱也可注射给药。

顺势疗法 氢溴酸莨菪碱已经以下列名称用于顺势疗法药物：Hyoscyaminum hydrobromatum。

制剂

USP 33: Hyoscyamine Sulfate Elixir; Hyoscyamine Sulfate Injection; Hyoscyamine Sulfate Oral Solution; Hyoscyamine Sulfate Tablets; Hyoscyamine Tablets.

专利制剂

Denm.: Egazil; ***Fr.:*** Duboisine†; ***Hong Kong:*** Levsin; ***Norw.:*** Egazil†; ***Swed.:*** Egazil; ***USA:*** A-Spas†; Anaspaz; Cystospaz; Donnamar; ED-SPAZ; Gastrosed; HyoMax; IB-Stat; Levbid; Levsin; Levsinex; Mar-Spas; Neosol; NuLev; Symax.

多组分制剂 ***Austral.:*** Donnagel; Donnalix; Donnatab; ***Braz.:*** Analverin†; Neogrein; Ormigrein; Tropinal; ***Cz.:*** Solutan†; ***Indon.:*** Aludonna; Feminax†; ***Ital.:*** Antispasmina Colica; ***S.Afr.:*** Donnatal†; Millerspas; ***Switz.:*** Nardyl†; ***USA:*** Accuhist LA†; Alkabel; Antispasmodic Elixir; Atrosept; Bellacane; Bellahist-D; Bellatal; Darpaz†; Digex; Digex NF; Dolsed†; Donnatal; Hyosophen; MHP-A; MSP-Blu; PhenazoForte Plus; Phenazopyridine Plus; Prosed/DS; Pyrelle HB; Pyridium Plus; Servira; Stahist; Susano; Trac Tabs 2X†; Trellium Plus†; UAA; Urelief Plus; Urelle; Uretron; Uridon Modified†; Urimar-T; Urimax; Urised†; Uriseptic; UriSym†; Uritact; Uro Blue; Urogesic Blue; Uticap; Utira; Utrona-C.

Ilaprazole (*rLNN*) 依拉唑

Gilaprazole; Ilaprazol; Ilaprazolum; IY-81149. 2-{(*RS*)-[(4-Methoxy-3-methylpyridin-2-yl)methyl]sulfinyl}-5-(1*H*-pyrrol-1-yl)-1*H*-benzimidazole.

Илапразол

$C_{19}H_{18}N_4O_2S$ = 366.4.
CAS — *172152-36-2.*
UNII — *776Q6XX45J.*

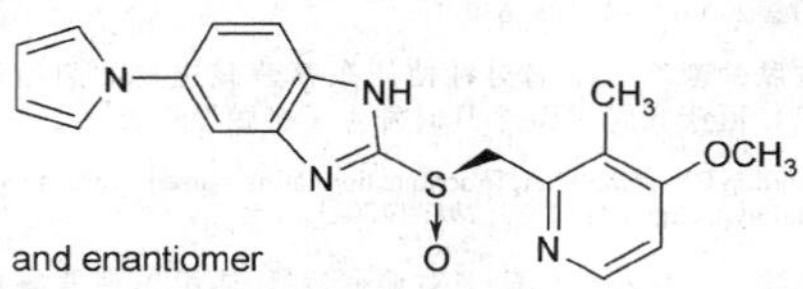

and enantiomer

简介

依拉唑是质子泵抑制药，用于治疗胃溃疡和胃食管反流正在研究中。

1. Li Y, *et al.* Pharmacokinetics of the new proton pump inhibitor ilaprazole in Chinese healthy subjects in relation to CYP3A5 and CYP2C19 genotypes. *Clin Chim Acta* 2008; **391**: 60–7.
2. Ho KY, *et al.* Randomized, parallel, double-blind comparison of the ulcer-healing effects of ilaprazole and omeprazole in the treatment of gastric and duodenal ulcers. *J Gastroenterol* 2009; **44**: 697–707.

Indisetron Hydrochloride (*rINNM*) 盐酸吲地司琼

Hidrocloruro de indisetrón; Indisétron, Chlorhydrate d'; Indisetron Dihydrochloride; Indisetroni Hydrochloridum; N-3389. *N*-(3,9-Dimethyl-*endo*-3,9-diazabicyclo[3.3.1]non-7-yl)-1*H*-indazole-3-carboxamide dihydrochloride.

Индисетрона Гидрохлорид

$C_{17}H_{23}N_5O,2HCl$ = 386.3.
CAS — *141549-75-9 (indisetron); 160472-97-9 (indisetron dihydrochloride).*

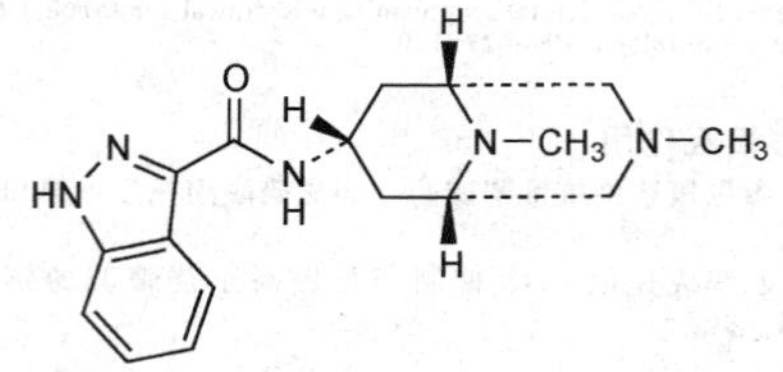

(indisetron)

简介

吲地司琼是一种5-HT₃受体拮抗药，它的一般特性与昂丹司琼相似（第1677页）；据称它也是一种5-HT₄受体拮抗药。盐酸吲地司琼作为止吐药用于治疗化疗相关的恶心和呕吐。

制剂

专利制剂

Jpn: Sinseron.

Ipomoea 药薯

Ipomoea Root; Mexican Scammony Root; Orizaba Jalap Root; Scammony Root.

Ипомея

ATC Herb — *HA06AB5006 (Ipomoea orizabensis: resin); HA06AB5007 (Ipomoea orizabensis: root).*

Ipomoea Resin 药薯脂

Ipomoea, resina de; Mexican Scammony Resin; Scammony Resin.
CAS — *9000-34-4.*

简介

药薯是 *Ipomoea orizabensis*（旋花科）的干燥根。药薯脂是来源于药薯苷树脂混合物，具有峻泻和刺激作用。它已经被毒性小的轻泻药取代。

Irsogladine Maleate（*rINNM*）马来酸伊索拉定

Irsogladine, Maléate d'; Irsogladini Maleas; Maleato de irsogladina; MN-1695. 2,4-Diamino-6-(2,5-dichlorophenyl)-S-triazine maleate.

Ирсогладина Малеат

$C_9H_7Cl_2N_5.C_4H_4O_4$ = 372.2.

CAS — 57381-26-7 (irsogladine); 84504-69-8 (irsogladine maleate).

(irsogladine)

简介

马来酸伊索拉定是一种细胞保护药物，用于治疗消化性溃疡（第1624页）。通常口服每日4mg。本品用于治疗口腔溃疡和黏膜炎已有研究。

1. Hiraishi H, *et al.* Clinical trial: irsogladine maleate, a mucosal protective drug, accelerates gastric ulcer healing after treatment for eradication of *Helicobacter pylori* infection—the results of a multicentre, double-blind, randomized clinical trial (IMPACT study). *Aliment Pharmacol Ther* 2010; **31:** 824–33.

黏膜炎 一项小规模研究报道，正在接受甲氨蝶呤治疗的类风湿关节炎患者，口服马来酸伊索拉定2mg，每日2次，口疮性口炎的发生率降低[1]。

1. Yoshida T, Hirakata M. Therapeutic benefits of irsogladine maleate on aphthous stomatitis induced by methotrexate in rheumatoid arthritis. *J Rheumatol* 2003; **30:** 2082–3.

制剂

专利制剂

Jpn: Gaslon N.

Isopropamide Iodide（*BAN, rINN*）异丙碘铵

Ioduro de isopropamida; Isopropamide, Iodure d'; Isopropamidi Iodidum. (3-Carbamoyl-3,3-diphenylpropyl)di-isopropylmethylammonium iodide.

Изопропамида Йодид

$C_{23}H_{33}IN_2O$ = 480.4.

CAS — 7492-32-2 (isopropamide); 71-81-8 (isopropamide iodide).

ATC — A03AB09.

ATC Vet — QA03AB09.

UNII — E0KNA372SZ.

Pharmacopoeias. In *US.*

USP 33（Isopropamide Iodide） 白色至淡黄结晶性粉末。溶于水（1：50），溶于乙醇（1：10），溶于氯仿（1：5）；极微溶于乙醚和苯。避光。

简介

异丙碘铵是季铵类抗毒蕈碱药，外周作用与阿托品（第1176页）相似。它已作为下列疾病的辅助治疗：消化性溃疡病、胃肠道和尿道平滑肌痉挛相关疾病的缓解、鼻炎以及感冒症状的缓解。

异丙溴铵与异丙碘铵的用法相似。

制剂

USP 33: Isopropamide Iodide Tablets.

专利制剂

Gr.: Raspon.

多组分制剂 ***Ital.:*** Influmed; Raffreddoremed; Valtrax; ***Mex.:*** Stelabid.

Ispaghula 卵叶车前子

Egyiptomi útifűmag (ispaghula seed); Egyiptomi útifűmaghéj (ispaghula husk); Ispaghul, graine d' (ispaghula seed); Ispaghul (graine d'), tégument de la (ispaghula husk); Ispagula; Ispagula Kabuğu; Ispagulafrö (ispaghula seed); Ispagulafröskal (ispaghula husk); Ispagulansiemen (ispaghula seed); Ispagulansiemenkuori (ispaghula husk); Kepek; Kiaušinінių gysločių sėklos (ispaghula seed); Kiaušininių gysločių sėklų luobelės (ispaghula husk); Nasienie babki jajowatej (ispaghula seed); Osemení jitrocele vejčitého (ispaghula husk); Plantaginis ovatae semen (ispaghula seed); Plantaginis ovatae seminis tegumentum (ispaghula husk); Psilio; Semeno jitrocele vejčitého (ispaghula seed); Łupina nasienna babki jajowatej (ispaghula husk); Zaragatona.

Шелуха Исфагулы (ispaghula husk)

ATC Herb — HA06AC5010 (Plantago ovata: seed husk).

UNII — UD50RBY30F (Plantago ovata seed); 0SHO53407G (psyllium husk).

Pharmacopoeias. Monographs for the husk and seed are included in *Eur.* (see p.vii) and *US.*

Ph. Eur. 6.8（Ispaghula Husk；Plantaginis Ovatae Seminis Tegumentum） 卵叶车前（欧车前）［*Plantago ovata*（*P. ispaghula*）］从种子上分离的外胚乳和剥离的皮层（collapsed adjacent layers）。粉末状药物干燥失重不超过12.0%。避光。

Ph. Eur. 6.8（Ispaghula Seed；Plantaginis Ovatae Semen） 卵叶车前（欧车前）［*Plantago ovata*（*P. ispaghula*）］的干燥成熟种子。粉末状药物干燥失重不超过10.0%。避光。

USP 33（Psyllium Husk） 由卵叶车前（商品名欧车前、印度车前或卵叶车前）或法车前（欧车前）（Plantago ovata）或由 *Plantago arenaria*，商品名 Spanish or French Psyllium 的种子经筛选、脱粒得到的完整或粉末状的洁净、干燥种皮（表皮）。

USP 33（Plantago seed） 卵叶车前（*Plantago ovata*）、欧车前（Plantago psyllium）或印度车前（Plantago indica）（法国车前）的洁净、干燥、成熟的种子。

Psyllium Hemicellulose（*USAN*）欧车前半纤维素

CAS — 9034-32-6.

UNII — Y2HNG56689.

Pharmacopoeias. In *US.*

USP 33（Psyllium Hemicellulose） 卵叶车前果壳的碱性可溶性部分，由高度取代的阿拉伯多糖组成。这些多糖由直链木糖单元与单个阿拉伯糖和其他木糖连接而成。此外，还含有鼠李糖、半乳糖、葡萄糖、鼠李糖醛酸残基等次要成分。按干燥品计算，它含有不少于75.0%的可溶性膳食纤维。贮藏于密闭容器中，温度为25℃，允许范围为15～30℃。

Psyllium Seed 欧车前子

Blešníkové semeno; Bolhafűmag; Flea Seed; Loppfrö; Nasienie płesznika; Psilio, semilla de; Psyllii semen; Psyllium, graine de; Psylliuminsiemen; Smiltyninių gysločių sėklos.

ATC — A06AC01.

ATC Vet — QA06AC01.

ATC Herb — HA06AC5008 (Plantago afra: seed); HA07BW5004 (Plantago ovata: seed); HA06AC5009 (Plantago ovata: seed); HA07BW5003 (Plantago afra: seed).

UNII — 9C60Y73166.

Pharmacopoeias. In *Eur.* (see p.vii). Also in *US* under the title of Plantago Seed.

Ph. Eur. 6.8（Psyllium Seed） 法车前（欧车前）或印车前（法车前）［*Plantago afra*（*P. psyllium*）或 *Plantago indica*（*P. arenaria*）］的成熟、干燥、完整的种子。干燥失重不超过14.0%。避光、防潮。

USP 33（Plantago Seed） 法车前（欧车前）或印车前（法车前）［*Plantago afra*（*P. psyllium*）或 *Plantago indica*（*P. arenaria*）］的成熟、干燥、完整的种子（详见上文**卵叶车前子**项下内容）。

不良反应和注意事项

大量卵叶车前子及其他容积性泻药可暂时增加肠胃胀气和腹胀症状；也有超敏反应的报道。此外，这类药物具有肠道或食管梗阻以及粪便嵌塞的危险，尤其送服液体量不足时。因此，服用此药时应至少同时饮用150ml的水或其他液体，并且不宜在睡前即刻服用（因为胃肠动力减弱会损伤肠道并引起阻塞）。吞咽困难患者避免使用。粪便嵌塞、肠道梗阻或结肠弛缓的患者禁用容积性泻药。

超敏反应 吸入或摄入卵叶车前子或欧车前子引起超敏反应已有报道[1~9]；主要症状包括皮疹、鼻炎、荨麻疹、支气管痉挛及过敏性休克；1例患者发生致命性过敏反应[9]。对大多数患者而言，过敏被认为由职业暴露引起。

1. Busse WW, Schoenwetter WF. Asthma from psyllium in laxative manufacture. *Ann Intern Med* 1975; **83:** 361–2.
2. Gross R. Acute bronchospasm associated with inhalation of psyllium hydrophilic mucilloid. *JAMA* 1979; **241:** 1573–4.
3. Suhonen R, *et al.* Anaphylactic shock due to ingestion of psyllium laxative. *Allergy* 1983; **38:** 363–5.
4. Zaloga GP, *et al.* Anaphylaxis following psyllium ingestion. *J Allergy Clin Immunol* 1984; **74:** 79–80.
5. Kaplan MJ. Anaphylactic reaction to "Heartwise". *N Engl J Med* 1990; **323:** 1072–3.
6. Lantner RR, *et al.* Anaphylaxis following ingestion of a psyllium-containing cereal. *JAMA* 1990; **264:** 2534–6.
7. Freeman GL. Psyllium hypersensitivity. *Ann Allergy* 1994; **73:** 490–2.
8. Vaswani SK, *et al.* Psyllium laxative-induced anaphylaxis, asthma, and rhinitis. *Allergy* 1996; **51:** 266–8.
9. Khalili B, *et al.* Psyllium-associated anaphylaxis and death: a case report and review of the literature. *Ann Allergy Asthma Immunol* 2003; **91:** 579–84.

药物相互作用

卵叶车前子和其他的容积性泻药可能减少或延缓其他药物在胃肠道内的吸收，如强心苷、香豆素的衍生物、锂或者维生素（如维生素 B_{12}）和矿物质（如钙、铁、锌）。一般推荐卵叶车前子和其他药物或食物服用间隔为30min至1h，尽管有人推荐容积性泻药和其他的药物服用间隔时间大于3h。服用卵叶车前子的糖尿病患者需减少胰岛素剂量。

锂 卵叶车前子可能减少锂吸收的参考文献，详见第381页**胃肠道药物**。

用途和用法

卵叶车前子、卵叶车前果壳和欧车前子都属于容积性泻药（第1615页）。它们可在胃肠道内吸收水分形成黏液团块，进而增加粪便容积，促进肠道蠕动。这类药物可用于便秘（第1616页），特别是肠道憩室病（第1618页）、肠易激综合征（第1621页）等疾病的治疗，排便过程中还应避免过度用力，例如在肛门直肠术后或治疗痔时。本品具有吸收水分、增加粪便容积的作用，因而可用于治疗腹泻（第1617页），调节结肠造瘘术后患者的粪便稠度。

常用口服剂量，每次3.5g，每日1～3次，或更高剂量。应与至少150ml的水或果汁混合后立即服用。疗效维持不到3天。儿童剂量见下文。

卵叶车前子也可作为轻度、中度高胆固醇患者低脂饮食的辅助药物。推荐剂量为每日7.5～10g。

儿童用法 卵叶车前子皮口服用于治疗儿童便秘；根据所用制剂，给药剂量有轻微差异。一种典型制剂（*Fybogel*；*Reckitt Benckiser*；*UK*）的卵叶车前子皮含量为每勺1.75g/5ml，推荐12岁及以下儿童每日2.5～5ml溶于水中，每日2次。*BNFC 2009* 推荐使用剂量相同，但是限于2岁及以上儿童使用，12岁及以上儿童通常使用成人剂量，见上文。

高脂血症 已有报道卵叶车前子的制剂用于降低轻度、中度高胆固醇患者的血清胆固醇浓度[1~4]。还有报道本品可减少治疗高脂血症的胆汁酸结合树脂的剂量[5]，其疗效肯定，并且耐受性优于单用全剂量树脂。同样地，辛伐他汀10mg联合车前草补充剂比单独使用辛伐他汀20mg能更有效地降低胆固醇[6]。但需注意，卵叶车前子或欧车前子应视为调节饮食的辅助药物，而非后者的替代品。有关高脂血症及其治疗的讨论，详见第1129页的内容。

1. Anderson JW, *et al.* Cholesterol-lowering effect of psyllium hydrophilic mucilloid for hypercholesterolemic men. *Arch Intern Med* 1988; **148:** 292–6.
2. Bell LP, *et al.* Cholesterol-lowering effects of psyllium hydrophilic mucilloid: adjunct therapy to a prudent diet for patients with mild to moderate hypercholesterolemia. *JAMA* 1989; **261:** 3419–23.
3. Anderson JW, *et al.* Cholesterol-lowering effects of psyllium intake adjunctive to diet therapy in men and women with hypercholesterolemia: meta-analysis of 8 controlled trials. *Am J Clin Nutr* 2000; **71:** 472–9.
4. Anderson JW, *et al.* Long-term cholesterol-lowering effects of psyllium as an adjunct to diet therapy in the treatment of hypercholesterolemia. *Am J Clin Nutr* 2000; **71:** 1433–8.
5. Spence JD, *et al.* Combination therapy with colestipol and psyllium mucilloid in patients with hyperlipidemia. *Ann Intern Med* 1995; **123:** 493–9.
6. Moreyra AE, *et al.* Effect of combining psyllium fiber with simvastatin in lowering cholesterol. *Arch Intern Med* 2005; **165:** 1161–6.

制剂

BP 2010: Ispaghula Husk Effervescent Granules; Ispaghula Husk Granules; Ispaghula Husk Oral Powder;
USP 33: Psyllium Hydrophilic Mucilloid for Oral Suspension.

专利制剂

Arg.: Agiofibras; Konsyl; Lostamucil; Metamucil; Motional; Mucofalk; Plantaben; Salutaris; ***Austral.:*** Agiofibe; Ford Fibre†; Fybogel; Metamucil; Natural Fibre†; ***Austria:*** Agiocur; Laxans†; Metamucil†; ***Belg.:*** Colofiber; Spagulax; ***Braz.:*** Agiofibra; Fibracare; Loraga†; Metamucil; Plantaben; ***Canad.:*** Easy Lax; Fiber 5; Laxucil; Metamucil†; Mucillium; Musilax; Naturfibr; Novo-Mucilax; Prodiem Plain†; Super CC; ***Chile:*** Euromucil; Fibrasol; Metamucil†; Plantaben; ***Denm.:*** Vi-Siblin; ***Fin.:*** Agiocur; Laxamucil; Vi-Siblin; ***Fr.:*** Mucivital; Phytofibre†; Spagulax; Spagulax Mucilage; Transilane; ***Ger.:*** Agiocur; Flosa†; Flosine; Kneipp Cholesterin Control; Metamucil; Mucofalk; Pascomucil; ***Hong Kong:*** Agiocur; Fibermate†; Metamucil; Mucofalk; Naturlax; Plantaben; Transilane†; ***Hung.:*** Colon Cleanse; Mucofalk; ***India:*** Isogel; ***Indon.:*** Mucofalk†; Mulax; ***Irl.:*** Fybogel; Regulan; ***Israel:*** Agiocur; Kalsiv; Konsyl; Mucivital†; Sivay Psyllium; ***Ital.:*** Agiofibre; Fibrolax; Planten; Psyllogel; ***Malaysia:*** Fybogel; Mucofalk†; ***Mex.:*** Agiofibra; Fibromucil; Finalax; Fybogel†; Hormolax†; Metamucil; Mucilag†; Mugasin; Naxar-P; Novagon; Plantaben; Siludane†; ***Mon.:*** Psylia; ***Neth.:*** Metamucil; Mucofalk†; Regucol; Volcolon; ***Norw.:*** Lunelax; Vi-Siblin; ***NZ:*** Isogel; Metamucil; Mucilax; ***Philipp.:*** Fibermate; Mucofalk; ***Pol.:*** Mucofalk; ***Port.:*** Agiocur; Agiofibra; Laxat; Mucofalk; Prontolax; Vetilax; ***Rus.:*** Mucofalk (Мукофальк); ***S.Afr.:*** Agiobulk; Agiogel†; Fybogel; Ispagel; ***Singapore:*** Fybogel; Mucilin; Mucofalk; ***Spain:*** Biolid; Cenat; Duphafibra†; Laxabene; Metamucil; Plantaben; ***Swed.:*** Lunelax; Vi-Siblin; ***Switz.:*** Agiolax mite; Colosoft†; Laxiplant Soft; Metamucil; Mucilar; ***Thai.:*** Agiocur†; Detolax; Fybogel; Igol; Metamucil; Mucilin; ***Turk.:*** Otaci Musillium†; ***UK:*** Fibrelief; Fybogel; Isogel; Ispagel; Regulan; ***Ukr.:*** Mucofalk Orange (Мукофальк Апельсин); ***USA:*** Fiberall; Geri-Mucil; Hydrocil Instant; Konsyl; Konsyl-D; Metamucil; Mylanta Natural Fiber†; Perdiem Fiber; Reguloid; Serutan; Syllact; ***Venez.:*** Agiofibe; Siliumbran.

多组分制剂 ***Arg.:*** Agiolax; Gelax; Isalax Fibras; Kronolax†; Medilaxan; Mermelax; Rapilax Fibras; ***Austral.:*** Agiolax; Herbal Cleanse†; Nucolox†; PC Regulax†; Psylli-Mucil Plus†; ***Austria:*** Agiolax; ***Belg.:*** Agiolax; Spagulax K; Spagulax Sorbitol; ***Braz.:*** Agiolax; Parapsyl; Plantax†; ***Canad.:*** Fiber Plus; Floradix Kindervital; Intestinal Bulking Agent II; Prodiem Plus†; Special Formula Bulking Agent; ***Chile:*** Bilaxil; ***Cz.:*** Agiolax; ***Fin.:*** Agiolaxs; ***Fr.:*** Agiolax; Carres Parapsyllium†; Imegul†; Parapsyllium; Spagulax au Citrate de Potassium†; Spagulax au Sorbitol†; ***Ger.:*** Agiolax; ***Gr.:*** Agiolax; ***Hong Kong:*** Agiolax; Lepicol; ***Hung.:*** Agiolax; Lipolest; Super Colon Cleanse; ***Irl.:*** Agiolax; Fybogel Mebeverine; ***Israel:*** Agiolax; Biolax; Biolax Protect; ***Ital.:*** Agiolax; Agioslim; Duofibra; Duolaxan†; Fibranorm; Fibrolax Complex; Promolax; Psyllogel Fermenti; ***Malaysia:*** Agiolax; ***Mex.:*** Agiolax; Psilumax†; ***Neth.:*** Agiolax; ***Norw.:*** Agiolax; ***Pol.:*** Agiolax; Laxamix†; Otrebuski†; ***Port.:*** Agiolax; Excess†; ***S.Afr.:*** Agiolax; ***Spain:*** Agiolax; ***Swed.:*** Agiolax; ***Switz.:*** Agiolax; Mucilar Avena; ***Thai.:*** Agiolax; ***Turk.:*** Otaci Diyet Life Psyllium Plus†; ***UK:*** Cleansing Herbs; Fibre Dophilus; Fibre Plus; Fybogel Mebeverine; Lion Cleansing Herbs; Manevac; ***USA:*** Perdiem†; Senna Prompt; ***Venez.:*** Agiolax; Avensyl; Fiberfull; Fibralax†; Senokot con Fibra†.

Itopride Hydrochloride (*rINNM*) 盐酸伊托必利

HC-803; Hidrocloruro de itoprida; HSR-803; Itopride, Chlorhydrate d'; Itopridi Hydrochloridum. *N*-{*p*-[2-(Dimethylamino)ethoxy]benzyl}veratramide hydrochloride.

Итоприда Гидрохлорид

$C_{20}H_{26}N_2O_4$,HCl = 394.9.

CAS — 122898-67-3 (itopride).

(itopride)

简介

盐酸伊托必利是一种苯甲酰胺替代物，其作用特性与甲氧氯普胺（第 1668 页）相似，具有促进胃肠动力和止吐作用，饭前口服，每次 50mg，每日 3 次。

1. Holtmann G, *et al.* A placebo-controlled trial of itopride in functional dyspepsia. *N Engl J Med* 2006; **354**: 832–40.
2. Talley NJ, *et al.* Itopride in functional dyspepsia: results of two phase III multicentre, randomised, double-blind, placebo-controlled trials. *Gut* 2008; **57**: 740–6.

制剂

专利制剂

Cz.: Ganaton; ***India:*** Itoprid; ***Jpn:*** Ganaton; ***Malaysia:*** Ganaton; ***Philipp.:*** Ganaton; ***Rus.:*** Ganaton (Ганатон); ***Thai.:*** Ganaton.

Jalap 药喇叭

Jalap Root; Jalap Tuber; Jalapa; Jalapenwurzel; Vera Cruz Jalap.

Ялапа

ATC Herb — HA06AB5009 (Ipomoea purga: tuber); HA06AB5008 (Ipomoea purga: resin).
UNII — 4UDO46YBK2.

Jalap Resin 药喇叭树脂

Jalapa, resina de; Jalapenharz.

CAS — 9000-35-5.
UNII — E1C012DG4R.

简介

药喇叭是 *Ipomoea purga*（＝*Exogonium purga*）（旋花科）的干燥球茎。药喇叭树脂是一种用乙醇从药喇叭中提取的苷树脂混合物，具有强烈的导泻、刺激作用。它已经被毒性较低的缓泻药所取代。

制剂

多组分制剂 ***Braz.:*** Jalapa Composta†; ***Canad.:*** Herbal Laxative; ***S.Afr.:*** SB 3 Triple Action Pills†.

顺势疗法制剂 ***Fr.:*** Dolisedal†; Noctium; ***Switz.:*** Sleepium.

Kaolin 高岭土

Bolus Alba; Caolín; E559; Kaoliini; Kaolinas; Kaolinum; Weisser Ton.

Каолин

CAS — 1332-58-7.
ATC — A07BC02.
ATC Vet — QA07BC02.
UNII — 24H4NWX5CO.

Pharmacopoeias. In *Chin., Eur.* (see p.vii), *Int., Jpn, US,* and *Viet.* Some pharmacopoeias do not differentiate between the heavy and light varieties.

Ph. Eur. 6. 8（Kaolin，Heavy） 一种组成可变的、纯净的、天然水合硅酸铝。它是一种精细、白色或灰白的油质粉末。几乎不溶于水和有机溶剂。

BP 2010（Light Kaolin） 通过冲洗、干燥除掉大部分杂质得到的一种天然水合硅酸铝。它含有适当的分散剂。轻质、白色、无臭或微臭、去除砂质颗粒的油质粉末。几乎不溶于水和无机酸。

BP 2010 指出，当处方开具或需要高岭土或轻质高岭土时，如果没有指明需要轻质高岭土（天然），应调配并提供轻质高岭土。

BP 2010［Light Kaolin（Natural）］ 不含分散剂的轻质高岭土。轻质、白色、无臭或微臭、去除砂质颗粒的油质粉末。几乎不溶于水和无机酸。

BP 2010 指出，当处方开具或需应用高岭土或轻质高岭土治疗时，如果没有指明需要轻质高岭土（天然），应调配并提供轻质高岭土。

USP 33（Kaolin） 天然水合硅酸铝扬析后无砂质颗粒的粉末。质软，白色或黄白色粉末或小疙瘩，具有土臭味或黏土样臭，水润湿后颜色变为暗黑色，气味变为浓烈的黏土臭。不溶于水、冷稀酸、氢氧化物的碱溶液。

简介

轻质高岭土及天然轻质高岭土均为吸附性止泻药，作为补液疗法的辅助药物用于治疗腹泻（第 1617 页）。每日最大剂量约 24g，分次口服。高岭土常与其他止泻药物合用，尤其是果胶。

高岭土可与一些药物在胃肠道内形成不溶性复合物，进而减少后者的吸收，因此口服药物不宜与高岭土同时服用。

轻质高岭土可外用作为除尘粉，但高岭土易受到细菌的严重污染，因此当用作除尘粉时，应灭菌。

重质高岭土可制成高岭土泥敷剂，局部应用可减轻炎症和疼痛（详见**发赤药和局部镇痛**，第 6 页）。

轻质高岭土还用作食物添加剂。

制剂

BP 2010: Kaolin and Morphine Mixture; Kaolin Mixture; Kaolin Poultice.

专利制剂

Fr.: Elusanes Calmodiger; ***UK:*** Childrens Diarrhoea Mixture; Entrocalm.

多组分制剂 ***Arg.:*** Anusol-A; Argeal; Gastranil†; Opocarbon; ***Austral.:*** Diarcalm†; Donnagel; Kaomagma with Pectin†; Kaomagma†; ***Belg.:*** Alopate; Neutroses; Restofit; ***Braz.:*** Atalin†; Digastril†; Eviprostat†; Gastrobene; Kaomagma; Kaopectin†; ***Chile:*** Argeal; Furazolidona; Normaderm Concentrado Activo; ***Fr.:*** Antiphlogistine†; Argeal; Gastropax; Kaobrol; Kaologeais; Kaomuth; Karayal; Keracnyl; Neutroses; ***Ger.:*** Kaoprompt-H†; ***Gr.:*** Enteromyk; Fissan-Pate; Kaopectate; Polypictine; ***Hong Kong:*** Calamine-D†; Diapectin; Kaopectin; Pectolin; Uni-Kaotin; ***Hung.:*** Bolus Adstringens; Bolus Laxans; Pasta Cool; ***Indon.:*** Diaend; Envios; Kaopectate†; Neo Diaform; Neo Kaocitin; Neo Kaolana; Neo Kaominal; Opidiar; ***Israel:*** Kaopectin; Kapectin Forte†; Zincod; ***Ital.:*** Katoxyn; Neutrose S Pellegrino; Streptomagma; ***Mex.:*** Ameban; Caopecfar†; Colfur; Colistin Magma; Coralzul; Depofin; Dia-Par Compuesto; Dibapec Compuesto†; Estibal; Exofur; Facetin-D; Farpectol; Furoxona CP; Isocar; K-Omistron; Kaomycin; Kaopectate; Kapecfuran; Kediar; Lactopectin†; Neokap; Neoxil; Nineka; Olam; Optazol; Quimefuran; Suyodil; Treda; Yodozona; ***S.Afr.:*** Adco-Biskapect; Betapect; Bipectinol†; Bolus Eucalypti Comp†; Chloropect; Collodene†; Enterolyte; Gastropect; Kaostatex; Pectin-K; Pectrolyte; SB Diarrhoea Mixture†; ***Singapore:*** Beakopectin; Diapectin; Kaomix; ***Switz.:*** Cicafissan; Creme vulneraire; Fissan†; Gyrosan†; Neo-Decongestine; Neutroses; Padma-Lax; Padmed Laxan; Phlogantin; ***Thai.:*** Alkamine; Alumag; Alupep; Antacil†; Cenopect†; Coccila; Conmag; Diaropect; Difuran; Diocin; Disento; Disento PF; Droximag-P; Furamed; Furasian; Furopectal; Furopectin; Kaopectal; Kaptate; Patarlin; Profura; Siemag; Suratin; ***UAE:*** Kaptin; ***UK:*** Collis Browne's; De Witt's Antacid; Junior Kao-C; Kaodene†; KLN; Moorland; Opazimes; ***USA:*** K-C; Kao-Paverin; Kao-Spen; Kaodene Non-Narcotic; Mexsana; ***Venez.:*** Kaopecon†; Kaopectate†; Klincosal; Niosilin; Parepectolin†; Pec-Kao†; Sendafur†.

顺势疗法制剂 ***Ger.:*** Bolus alba comp†; Phonix Silybum spag; Phonix Solidago spag; Phonix Thuja-Lachesis spag; Phonix Urtica-Arsenicum spag; ***UK:*** Bolus Eucalypti Comp.

Lactitol (*BAN*, *rINN*) 拉克替醇

E966; β-Galactosido-sorbitol; Lactit; Lactitolum; Lactobiosit; Lactositol; Laktitol; Laktitoli; Laktitolis. 4-*O*-(β-D-Galactopyranosyl)-D-glucitol.

Лактитол

$C_{12}H_{24}O_{11}$ = 344.3.

CAS — 585-86-4.
ATC — A06AD12.
ATC Vet — QA06AD12.
UNII — L2B0WJF7ZY (lactitol); UH2K6W1Y64 (lactitol monohydrate).

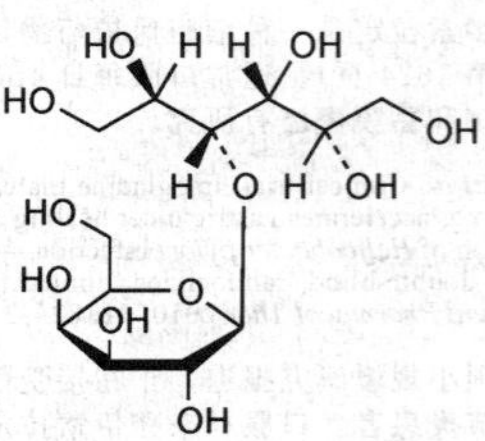

Pharmacopoeias. In *USNF. Eur.* (see p.vii) includes the monohydrate.

Ph. Eur. 6. 8（Lactitol Monohydrate） 白色结晶性粉末。极易溶于水；微溶于乙醇；几乎不溶于二氯甲烷。

USNF 28（Lactitol） 无水形式、一水合物或二水合物。白色或浅棕色，无臭结晶。它带有轻微甜味，但无余味。

简介

拉克替醇是乳果糖的一种双糖类似物（详见下文），具有与后者相似的作用和用途。

一水合拉克替醇作为一种口服粉剂或溶液，可用于治疗肝性脑病（第 1619 页）和便秘（第 1616 页）。一水合拉克替醇 1.05g 约相当于无水拉克替醇 1g。

治疗**肝性脑病**，一水合拉克替醇常用剂量为每日 500～700mg/kg，分 3 次餐时口服，随后剂量应调整至每日出现 2 次排软便为宜。

治疗**便秘**，一水合拉克替醇的起始剂量应为每日 20g，早餐或晚餐时顿服，随后剂量调整到每日出现 1 次排便为宜。每日 10g 的剂量即可满足多数患者的治疗所需。

拉克替醇应与食物或水混合服用，餐时应饮用 1～2 杯液体。

拉克替醇还是一种正式批准的食物增甜剂。

制剂

专利制剂

Austria: Importal; Neda-Lactitol†; ***Belg.:*** Importal; Normolaxil; Portolac; ***Braz.:*** Sigmalac; ***Cz.:*** Importal†; ***Denm.:*** Importal†; ***Fin.:*** Importal Ex-Lax†; Lalax†; ***Fr.:*** Importal; ***Ger.:*** Importal; ***Gr.:*** Importal; ***Israel:*** Importal†; Novolax; ***Ital.:*** Portolac; ***Jpn:*** Portolac; ***Neth.:*** Importal; ***Norw.:*** Importal†; ***NZ:*** Importal; ***Port.:*** Importal; ***Spain:*** Emportal; Oponaf; ***Swed.:*** Importal; ***Switz.:*** Importal; ***Thai.:*** Importal†; ***Turk.:*** Importal.

多组分制剂 ***Ital.:*** Levoplus.

Lactulose (*BAN*, *USAN*, *rINN*) 乳果糖

Lactulosa; Lactulosum; Laktuliozė; Laktuloosi; Laktulos; Laktulosa; Laktülöz; Laktulóz. 4-*O*-β-D-Galactopyranosyl-D-fructose.

Лактулоза

$C_{12}H_{22}O_{11}$ = 342.3.

CAS — 4618-18-2.
ATC — A06AD11.
ATC Vet — QA06AD11.
UNII — 9U7D5QH5AE.

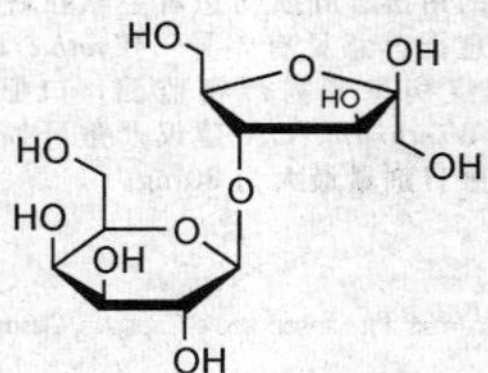

Pharmacopoeias. In *Eur.* (see p.vii) and *Jpn. Chin.* only contains specifications for a solution. *US* only contains specifications for a solution and a concentrated liquid.

Ph. Eur. 6.8（Lactulose） 白色或类白色的结晶性粉末。易溶于水；略溶于甲醇；几乎不溶于甲苯。

Ph. Eur. 6.8（Lactulose，Liquid；Lactulose Solution BP 2005） 乳果糖水溶液。乳果糖浓度不低于62.0%（g/ml）。它还含有少量的其他糖类，包括乳糖、表乳糖、半乳糖、塔格糖以及果糖等。还应含有适量的抗菌防腐剂。澄明，无色或淡褐黄色的黏稠液体。易与水混溶。过饱和溶液或含有结晶，加热后可消失。

USP 33（Lactulose Concentrate） 无色至琥珀色糖浆，久置会出现沉淀和变黑的悬浮物。易与水混溶。贮藏于密闭容器中，温度2～30℃。

不良反应

乳果糖可能引起肠胃胀气或绞痛等腹部不适的症状。高剂量使用后偶见恶心和呕吐也有报道。有些患者认为其口味不佳；加入水、果汁或牛奶稀释，或者与食物混服可减少不适口感。长期大量使用可能导致腹泻，造成水电解质过度丢失，尤其是钾丢失。也有出现高钠血症的报道。

乳酸酸中毒 无力性肠梗阻患者应用乳果糖治疗肝性脑病时，可出现严重乳酸酸中毒[1]。

1. Mann NS, *et al.* Lactulose and severe lactic acidosis. *Ann Intern Med* 1985; **103:** 637.

注意事项

半乳糖血症或肠梗阻患者禁用。低半乳糖饮食患者也禁用，乳果糖不耐受者或糖尿病患者慎用，因糖尿病患者体内存在部分游离半乳糖和乳果糖。

药动学

口服给药时，乳果糖基本上以原形进入大肠，然后经糖解细菌代谢为简单有机酸，主要是乳酸以及少量的乙酸和甲酸。而少量吸收的乳果糖随后以原形经尿排泄。

用途和用法

乳果糖是一种合成的双糖，作为渗透性泻药（第1615页）用于治疗便秘（第1616页）及肝性脑病（第1619页）。乳果糖主要被结肠细菌降解为乳酸，进而在结肠发挥局部渗透作用，增加粪便容积和刺激肠道蠕动。口服后48h内起效。治疗肝性脑病时，较大剂量可显著降低结肠pH值，减少铵离子和其他毒性含氮化合物的吸收，进而降低血氨浓度，改善精神功能。

应用乳果糖口服治疗时，常用每5ml含3.35g乳果糖溶液，其中还含有其他糖类，如半乳糖和乳糖；有些国家常用口服乳果糖粉剂。治疗**便秘**，常用初始剂量为每日10～20g（15～30ml），单次或分2次口服，每日剂量不超过45ml溶液（或40g口服粉剂配成相同浓度的溶液）。可根据患者需要逐渐调整剂量。儿童剂量见下文。

治疗**肝性脑病**，每日60～100g（90～150ml），分3次口服。随后可调整剂量至每日排出2～3次软便为宜。乳果糖溶液200g（300ml）常与700ml水或0.9%氯化钠溶液混合作为保留灌肠剂。这种灌肠剂可保留30～60min，每4～6h重复给药1次，直到患者可口服药物。

1. Clausen MR, Mortensen PB. Lactulose, disaccharides and colonic flora: clinical consequences. *Drugs* 1997; **53:** 930–42.
2. Schumann C. Medical, nutritional and technological properties of lactulose: an update. *Eur J Nutr* 2002; **41** (suppl): I17–I25.

儿童用法 在美国，儿童常口服含量为3.35g/5ml的乳果糖溶液治疗便秘，剂量根据反应适当调整：

- 1个月～1岁儿童，每次2.5ml，每日2次；
- 1～5岁儿童，每次5 ml，每日2次；
- 5～10岁儿童，每次10 ml，每日2次；
- 10～18岁，每次15 ml，每日2次。

诊断和试验 *糖吸收试验* 在健康个体中，大量乳果糖不会被胃肠道吸收，但是，当患有腹部疾病时，乳果糖等双糖的通透性增加，而单糖类的吸收反而减少。因此在糖吸收试验中，需同时口服单糖和双糖，并检测各自的尿回收率。常用单糖为甘露醇，而双糖则为乳果糖。其他供选方案还包括甘露醇加纤维双糖或者鼠李糖加乳果糖。糖吸收试验有助于肠道疾病的诊断[1]。

由于缺乏标准的检测溶液，影响了检测结果的可比性。尽管高渗溶液可能更有利于检测肠道的损伤[2]，但有时选用可降低渗透性利尿风险的低渗溶液，特别是儿童。

一项研究发现糖吸收测试可以很好地预测慢性腹泻的器质性原因，这有助于改善需要进一步评估患者的选择性[3]。

乳糖呼气试验（氢呼吸试验） 乳果糖可被大肠细菌转变为短链脂肪酸，同时产生少量氢气。这些氢气可被迅速吸收并经呼吸呼出，因此测定其生成量可用于口腔至盲（肠）传递时间以及检测糖类（碳水化合物）吸收不良。但是，小剂量乳果糖可缩短传递时间，可能限制该试验的应用价值[4]。

这项检测可以用来诊断小肠中细菌的过度生长，肠易激综合征时细菌过度繁殖。尽管大多数受试者可以产生氢气，几乎50%以上健康志愿者可产生甲烷，研究数据提示不同气体图谱可能暗示不同临床症状。一项研究发现产生甲烷与便秘和便秘型肠易激综合征相关，腹泻型肠易激综合征中甲烷生成频次较低，炎性肠病时不存在甲烷。腹泻、炎性肠病与氢气产生相关。菌落类型是否能决定疾病症状仍不清楚[5]。因而，这项检测诊断肠易激综合征的价值受到质疑[6]。

1. Uil JJ, *et al.* Clinical implications of the sugar absorption test: intestinal permeability test to assess mucosal barrier function. *Scand J Gastroenterol* 1997; **223** (suppl): 70–8.
2. Uil JJ, *et al.* Sensitivity of a hyperosmolar or "low"-osmolar test solution for sugar absorption in recognizing small intestinal mucosal damage in coeliac disease. *Dig Liver Dis* 2000; **32:** 195–200.
3. Di Leo V, *et al.* Lactulose/mannitol test has high efficacy for excluding organic causes of chronic diarrhea. *Am J Gastroenterol* 2003; **98:** 2245–52.
4. Miller MA, *et al.* Comparison of scintigraphy and lactulose breath hydrogen test for assessment of orocecal transit: lactulose accelerates small bowel transit. *Dig Dis Sci* 1997; **42:** 10–18.
5. Pimentel M, *et al.* Methane production during lactulose breath test is associated with gastrointestinal disease presentation. *Dig Dis Sci* 2003; **48:** 86–92.
6. Bratten JR, *et al.* Lactulose breath testing does not discriminate patients with irritable bowel syndrome from healthy controls. *Am J Gastroenterol* 2008; **103:** 958–63.

制剂

BP 2010: Lactulose Oral Powder;
Ph. Eur.: Liquid Lactulose;
USP 33: Lactulose Solution.

专利制剂

Arg.: Genocolan; Lactulon; Lafelax; Medixin; Tenualax; ***Austral.:*** Actilax; Duphalac; Genlac†; Lac-Dol; Lactocur; ***Austria:*** Bifiteral; Duphalac; Laevolac; ***Belg.:*** Bifiteral; Duphalac; ***Braz.:*** Colonac; Farlac; Lactulona; Pentalac†; ***Canad.:*** Euro-Lac; Gen-Lac; ***Chile:*** Axant; Dicelax; Dismam; Duphalac; Rencef†; ***Cz.:*** Duphalac; Lactecon; Laevolac†; ***Denm.:*** Medilax; ***Fin.:*** Duphalac; Lactecon; Laxorin; Levolac; Loraga†; ***Fr.:*** Duphalac; Laxaron; ***Ger.:*** Bifinorma; Bifiteral; Eugalac; Hepaticum-Lac-Medice†; Kattwilact†; Lactocur†; Lactuflor; Lactuverlan; Laevilac S†; Medilet†; Tulotract; ***Gr.:*** Duphalac; Neosoldan; Purgolac; Purselect; ***Hong Kong:*** Danilax; Duphalac; Laevolac; Martulose; ***Hung.:*** Duphalac; Laevolac; ***India:*** Duphalac; Livoluk; ***Indon.:*** Constipen; Dulcolactol; Duphalac; Lactulax; Lantulos; Laxadilac†; Opilax; Pralax†; Solac; ***Irl.:*** Dulax; Duphalac; Gerelax†; Lactugal; Laxose; ***Israel:*** Avilac; Gerelax; Lactulax†; Laevolac; ***Ital.:*** Biolac†; Dia-Colon; Duphalac; Epalat EPS; Epalfen; Laevolac; Lattulac; Normase; Sintolatt†; Verelait; ***Jpn:*** Monilac; ***Malaysia:*** Dhactulose; Duphalac; Lactul; Lactumed†; ***Mex.:*** Duphalac; Lactulax; Quimtulac; Regulact; ***Neth.:*** Duphalac; Epalfen; Laxeerdrank; Laxeersiroop; Legendal; ***Norw.:*** Duphalac; Levolac†; ***NZ:*** Laevolac†; ***Philipp.:*** Duphalac; Lactul; Lilac; Rilax; ***Pol.:*** Duphalac; Lactulol; Normalac; Normase†; ***Port.:*** Colsanac; Duphalac; Lactecon†; Laevolac; Obstipar; ***Rus.:*** Duphalac (Дюфалак); Normase (Нормазе); Portalac (Порталак); Romfalak (Ромфалак); ***S.Afr.:*** Adco-Liquilax; Duphalac; Lacson; Laxette; ***Singapore:*** Dhactulose; Duphalac; Lactus; ***Spain:*** Belmalax; Duphalac; ***Swed.:*** Duphalac; Laktipex; Loraga†; ***Switz.:*** Duphalac; Gatinar; Legendal; Rudolac; ***Thai.:*** Duphalac; Hepalac; Laevolac; ***Turk.:*** Duphalac; Lactulac; Laevolac; Laktol†; Osmolak; ***UAE:*** Soflax; ***UK:*** Duphalac; Lactugal; Lemlax; Regulose; ***Ukr.:*** Duphalac (Дуфалак); Lactuvite (Лактувит); ***USA:*** Cephulac; Cholac†; Chronulac; Constilac; Constulose; Duphalac; Enulose; Generlac; Kristalose; ***Venez.:*** Lactulona; Moderan.

多组分制剂 ***Arg.:*** Bifidosa; ***Belg.:*** Transitol; ***Fr.:*** Melaxose; Transulose; ***Ger.:*** Eugalan Topfer; ***Indon.:*** Laktobion; ***Ital.:*** Combilax; Lactolas; Lactomannan; Levoplus; Naturalass; Plurilac; Transitol; ***Mex.:*** Transilax; ***Neth.:*** Transulose; ***Port.:*** Melaxose; ***Rus.:*** Lactofiltrum (Лактофильтрум).

Lafutidine（*rINN*）拉呋替丁

FRG-8813; Lafutidina; Lafutidinum. (±)-2-(Furfurylsulfinyl)-*N*-[(*Z*)-4-{[4-(piperidinomethyl)-2-pyridyl]oxy}-2-butenyl]acetamide.

Лафутидин

$C_{22}H_{29}N_3O_4S$ = 431.5.

CAS — *118288-08-7.*

ATC — *A02BA08.*

ATC Vet — *QA02BA08.*

UNII — *49S4O7ADLC.*

简介

拉呋替丁为组胺 H_2 受体拮抗药，与西咪替丁相似（第1637页），用于治疗消化性溃疡和胃炎。拉呋替丁口服给药。用于治疗消化性溃疡的常用剂量为每次10mg，每日2次；用于治疗胃炎的剂量是每晚10mg。肾功能或肝功能损伤患者慎用。

1. Uesugi T, *et al.* The efficacy of lafutidine in improving preoperative gastric fluid property: a comparison with ranitidine and rabeprazole. *Anesth Analg* 2002; **95:** 144–7.
2. Mikawa K, *et al.* Lafutidine vs cimetidine to decrease gastric fluid acidity and volume in children. *Can J Anaesth* 2003; **50:** 425–6.
3. Inamori M, *et al.* Early effects of lafutidine or rabeprazole on intragastric acidity: which drug is more suitable for on-demand use? *J Gastroenterol* 2005; **40:** 453–8.
4. Higuchi K, *et al.* Lafutidine can improve the quality of gastric ulcer healing in humans: a randomized, controlled, multicenter trial. *Inflammopharmacology* 2006; **14:** 226–30.
5. Yamagishi H, *et al.* Stronger inhibition of gastric acid secretion by lafutidine, a novel H(2) receptor antagonist, than by the proton pump inhibitor lansoprazole. *World J Gastroenterol* 2008; **14:** 2406–10.
6. Kim N, *et al.* Lafutidine versus lansoprazole in combination with clarithromycin and amoxicillin for one versus two weeks for Helicobacter pylori eradication in Korea. *Helicobacter* 2008; **13:** 542–9.

制剂

专利制剂

Jpn: Protecadin; Stogar.

Lansoprazole（*BAN, USAN, rINN*）兰索拉唑

A-65006; AG-1749; CG-4801; Lansopratsoli; Lansoprazol; Lansoprazolum. 2-({3-Methyl-4-(2,2,2-trifluoroethoxy)-2-pyridyl}-methyl) sulphinylbenzimidazole.

Лансопразол

$C_{16}H_{14}F_3N_3O_2S$ = 369.4.

CAS — *103577-45-3.*

ATC — *A02BC03.*

ATC Vet — *QA02BC03.*

UNII — *0K5C5T2QPG.*

Pharmacopoeias. In *Eur.* (see p.vii) and *US.*

Ph. Eur. 6.8（Lansoprazole） 白色或褐色粉末。几乎不溶于水；溶于无水乙醇；微溶于乙腈。呈多晶型。贮藏于密闭容器中。避光。

USP 33（Lansoprazole） 白色至褐白色粉末。几乎不溶于水；易溶于二甲基甲酰胺。贮藏于密闭容器，温度不超过40℃。避光。

不良反应和注意事项

参见奥美拉唑，第1673页。

1. Freston JW, *et al.* Safety profile of lansoprazole: the US clinical trial experience. *Drug Safety* 1999; **20:** 195–205.
2. Claessens AA, *et al.* Safety review in 10,008 users of lansoprazole in daily practice. *Pharmacoepidemiol Drug Safety* 2000; **9:** 383–91.

对血液的影响 有1例患者使用兰索拉唑发生血栓脉管炎的报道，参见**奥美拉唑**（第1674页）。

对电解质的影响 有使用质子泵抑制药包括兰索拉唑治疗期间电解质下降的报道，参见**奥美拉唑**（第1674页）。

对内分泌系统的影响 有兰索拉唑与男子女性型乳房相关病例的报道，参见第1674页。

对胃肠道的影响 因兰索拉唑可作为根除幽门螺杆菌三联治疗方案的组成部分，所以常用于治疗消化性溃疡，

但少数消化性溃疡患者使用兰索拉唑时曾出现舌炎（某些病例与黑舌病或口炎有关）[1]。1 名单用兰索拉唑的患者，也出现了舌头变色[2]。

幽门杆菌感染患者长期使用兰索拉唑可增加胃炎的发病率[3]。幽门螺杆菌、胃炎及质子泵抑制药相关性的进一步讨论，详见第1675页**胃肠道肿瘤**。

研究提示使用兰索拉唑的腹泻发生率大于奥美拉唑，参见第1673页的**不良反应发生率**。使用兰索拉唑发生显微镜下结肠炎的病例已有报道[4]。英国注册药品信息声明，患者出现严重腹泻和（或）持续性腹泻时需考虑停止治疗。

1. Greco S, *et al.* Glossitis, stomatitis, and black tongue with lansoprazole plus clarithromycin and other antibiotics. *Ann Pharmacother* 1997; **31:** 1548.
2. Scully C. Discoloured tongue: a new cause? *Br J Dermatol* 2001; **144:** 1293–4.
3. Berstad AE, *et al.* Helicobacter pylori gastritis and epithelial cell proliferation in patients with reflux oesophagitis after treatment with lansoprazole. *Gut* 1997; **41:** 740–7.
4. Hilmer SN, *et al.* Microscopic colitis associated with exposure to lansoprazole. *Med J Aust* 2006; **184:** 185–6.

对肌肉骨骼系统的影响 1 例嗜酸粒细胞增多合并肌痛与兰索拉唑治疗相关的文献报道，详见第1674页。

对皮肤的影响 兰索拉唑引起的皮肤反应，详见第1674页。

超敏反应 研究提示，对奥美拉唑和泮托拉唑过敏的患者可耐受兰索拉唑，见第1675页。

药物相互作用

参见**奥美拉唑**，第1676页。抗酸药和硫糖铝可能降低兰索拉唑的生物利用度，因此服用兰索拉唑 1h 内不宜服用上述药物。

兰索拉唑对地西泮无显著影响，详见第961页**胃肠药**，对茶碱清除率的影响无临床意义，详见第1106页。兰索拉唑与某些抗菌药联合使用可引起舌炎，详见上文**对胃肠道的影响**。

药动学

口服兰索拉唑可迅速吸收，血药浓度达峰时间为 1.5～2h。据报道，首剂的生物利用度可达 80%，甚至更高，由于本品在酸性 pH 值条件下不稳定，因此必须以肠溶制剂给药。食物可降低兰索拉唑的吸收并使其生物利用度降低 50%。兰索拉唑的血浆蛋白结合率约为 97%。兰索拉唑在肝内被广泛代谢，主要经细胞色素 P450 同工酶 CYP2C19 代谢为 5-羟基兰索拉唑，经 CYP3A 代谢为兰索拉唑砜。代谢产物主要随胆汁经粪便排泄，仅有 15%～30%服药剂量经尿排泄。血浆消除半衰期为 1～2h，但作用持续时间更长。老年患者及肝损伤患者的清除率降低。

1. Hussein Z, *et al.* Age-related differences in the pharmacokinetics and pharmacodynamics of lansoprazole. *Br J Clin Pharmacol* 1993; **36:** 391–8.
2. Flouvat B, *et al.* Single and multiple dose pharmacokinetics of lansoprazole in elderly subjects. *Br J Clin Pharmacol* 1993; **36:** 467–9.
3. Delhotal-Landes B, *et al.* Pharmacokinetics of lansoprazole in patients with renal or liver disease of varying severity. *Eur J Clin Pharmacol* 1993; **45:** 367–71.
4. Delhotal Landes B, *et al.* Clinical pharmacokinetics of lansoprazole. *Clin Pharmacokinet* 1995; **28:** 458–70.
5. Karol MD, *et al.* Lansoprazole pharmacokinetics in subjects with various degrees of kidney function. *Clin Pharmacol Ther* 1997; **61:** 450–8.
6. Tran A, *et al.* Pharmacokinetic-pharmacodynamic study of oral lansoprazole in children. *Clin Pharmacol Ther* 2002; **71:** 359–67.
7. Zhang W, *et al.* Age-dependent pharmacokinetics of lansoprazole in neonates and infants. *Paediatr Drugs* 2008; **10:** 265–74.

代谢 参见奥美拉唑（第 1676 页），细胞色素 P450 同工酶 CYP2C19（*S*-美芬妥英羟化酶）参与兰索拉唑的羟化作用，缺乏 CYP2C19 的个体为兰索拉唑的弱代谢者[1,2]。有些研究提示，CYP2C19 基因多态性对兰索拉唑的影响小于奥美拉唑[3]。

1. Pearce RE, *et al.* Identification of the human P450 enzymes involved in lansoprazole metabolism. *J Pharmacol Exp Ther* 1996; **277:** 805–16.
2. Sohn DR, *et al.* Metabolic disposition of lansoprazole in relation to the S-mephenytoin 4′-hydroxylation phenotype status. *Clin Pharmacol Ther* 1997; **61:** 574–82.
3. Kim K-A, *et al.* Enantioselective disposition of lansoprazole in extensive and poor metabolizers of CYP2C19. *Clin Pharmacol Ther* 2002; **72:** 90–9.

用途和用法

兰索拉唑是一种质子泵抑制药，作用和用途都与奥美拉唑相似（第 1676 页）。它用于治疗消化性溃疡以及抑制胃酸分泌可能获益的其他疾病。

兰索拉唑通常以胶囊、分散片或含有肠溶颗粒的混悬液等剂型口服给药。常用方案为每日 1 次，早晨餐前服用。也可用静脉剂型。

减轻酸相关**消化不良**（第 1618 页），兰索拉唑周期治疗，每日 1 次，每次 15～30mg，持续 2～4 周。

治疗**胃食管反流**（第 1618 页），每日 1 次，每次 15～30mg，持续 4～8 周；然后维持治疗，可根据患者反应每日 1 次，每次 15mg 或 30mg。治疗糜烂性食管炎时，不能口服治疗的患者静脉输注兰索拉唑不超过 7 日，推荐剂量为每日 30mg，输注时间应历时 30min。

在英国，兰索拉唑治疗**消化性溃疡**（第1624页），每日 1 次，每次 30mg。治疗十二指肠溃疡的疗程为2～4 周，而胃溃疡为 4～8 周。在美国，推荐治疗十二指肠溃疡，每日 15mg，持续 4 周；治疗胃溃疡，每日 1 次，每次 30mg，持续时间最长不超过 8 周。如有必要，预防十二指肠溃疡复发，维持治疗剂量每日 15mg。兰索拉唑可与抗菌药物联合使用根除幽门螺杆菌，**三联疗法**治疗 1 周。有效方案包括兰索拉唑 30mg，每日 2 次，联合克拉霉素 500mg，每日 2 次，和阿莫西林 1g，每日 2 次；或联合克拉霉素 500mg，每日 2 次和甲硝唑 400mg，每日 2 次；也可采用兰索拉唑与阿莫西林或甲硝唑联用。若是 **NSAIDs 相关性溃疡**，推荐剂量为每日 15～30mg，疗程为 4～8 周；相同剂量也适用于需要长期服用 NSAID 药物患者预防溃疡。

治疗病理性过度分泌疾病，如 **Zollinger-Ellison 综合征**（第 1615 页）时，起始剂量为每日 60mg，每日 1 次，根据需要调整剂量。也可采用更高剂量：每次 90mg，每日 2 次。每日剂量超过 120mg，应分次给药。

儿童及肝损伤患者的用量见下文。

质子泵抑制药的总体评价，参见**奥美拉唑**（第 1676 页）。

1. Langtry HD, Wilde MI. Lansoprazole: an update of its pharmacological properties and clinical efficacy in the management of acid-related disorders. *Drugs* 1997; **54:** 473–500.
2. Matheson AJ, Jarvis B. Lansoprazole: an update of its place in the management of acid-related disorders. *Drugs* 2001; **61:** 1801–33.
3. Freston JW, *et al.* Lansoprazole for maintenance of remission of erosive oesophagitis. *Drugs* 2002; **62:** 1173–84.
4. Dando TM, Plosker GL. Intravenous lansoprazole: in erosive oesophagitis. *Drugs* 2004; **64:** 2085–9.
5. Croom KF, Scott LJ. Lansoprazole: in the treatment of gastro-oesophageal reflux disease in children and adolescents. *Drugs* 2005; **65:** 2129–35.

用法 兰索拉唑胶囊整粒吞服，不能压碎或咀嚼。兰索拉唑分散片置于舌上，待其分解成颗粒再吞服；或者整片与一杯水同服。片剂亦不能压碎或咀嚼。片剂也可分散到少量水中，通过口注射器或鼻管给药。兰索拉唑口服混悬颗粒剂应重新溶解于少量水中，立即吞服。若没有混悬剂，可将胶囊内容物（肠溶颗粒）撒于少量软食品（如优格乳或苹果酱）上或与少量果汁混合吞咽。通过鼻管给药，胶囊内容物可与苹果汁 40ml 混合，其他苹果汁可用来冲管。

儿童用法 在美国，兰索拉唑可短期用于治疗儿童糜烂性食管炎或症状性胃食管反流。1～11 岁儿童，每日口服 1 次，疗程 12 周，根据体重，给予如下剂量：

- 体重 30kg 及以下者，每日 15mg；
- 超过 30kg，每日 30mg。

2 周及以上治疗后，依然有症状者，剂量可增至每次 30mg，每日 2 次。

对于 12～17 岁儿童，可口服兰索拉唑治疗糜烂性食管炎，30mg，每日 1 次，疗程不超过 8 周；治疗症状性非糜烂性胃食管反流，15mg，每日 1 次，疗程不超过 8 周。

虽然英国尚未批准儿童使用兰索拉唑，但 *BNFC 2009* 推荐：儿童可口服相当剂量，每日早晨 1 次：

- 体重不超过 30kg：剂量为 0.5～1mg/kg（最大 15mg）。
- 超过 30kg：15～30mg。

婴儿口服兰索拉唑治疗胃食管反流的研究结果不一致。一项研究发现与喂养水解配方相比，口服兰索拉唑减轻了症状[1]。然而另一项研究发现兰索拉唑与安慰剂疗效相当，兰索拉唑治疗组不良反应发生率较高[2]。

1. Khoshoo V, Dhume P. Clinical response to 2 dosing regimens of lansoprazole in infants with gastroesophageal reflux. *J Pediatr Gastroenterol Nutr* 2008; **46:** 352–4.
2. Orenstein SR, *et al.* Multicenter, double-blind, randomized, placebo-controlled trial assessing the efficacy and safety of proton pump inhibitor lansoprazole in infants with symptoms of gastroesophageal reflux disease. *J Pediatr* 2009; **154:** 514–20.

在肝损伤中的用法 肝损伤患者兰索拉唑的暴露增加。注册药品信息推荐意见有差异：*Wyeth*、*UK* 建议中度至重度肝脏疾病患者需严密监测，口服日剂量降低 50%；然而 *Winthrop*、*UK* 建议严重肝损害患者慎用，兰索拉唑口服日剂量最大为 30mg。

制剂

BP 2010: Gastro-resistant Lansoprazole Capsules; Gastro-resistant Lansoprazole Tablets;
USP 33: Lansoprazole Delayed-Release Capsules.

专利制剂

Arg.: Ilsatec†; Lanzoacid; Lanzopral; Mesactol; ***Austral.:*** Zoton; ***Austria:*** Agopton; Lansobene; Lansohexal; ***Belg.:*** Dakar; ***Braz.:*** Alkazol; Anzoprol†; Lanogastro; Lanz; Lanzol; Lanzopept; Neozol; Ogastro; Prazol; ***Canad.:*** Prevacid; ***Chile:*** Fudermex; Gastride; Langastrol; Lanzopral; Unimet; Unival; ***Cz.:*** Lansone†; Lansoprol; Lansoram; Lanzul; ***Denm.:*** Lanzo†; ***Fin.:*** Gasterix; Lanrec; Lansocid†; Lansokrka†; Lansopranova; Lantil; Lanzo†; Zolt; ***Fr.:*** Lanzor; Ogast; Ogastoro; ***Ger.:*** Agopton; Lanso Tad; Lanso-Q; Lanzor; ***Gr.:*** Apradil; Elcodil; Lanciprol; Lanso; Lanzol; Laprazol; Prevacid; Zoletad; ***Hong Kong:*** Takepron; ***Hung.:*** Emillan; Landia; Lansacid; Lansogen; Lansone; Lansoptol; Levant; Protonexa; Refluxon; ***India:*** Chexid; Lancus; Lanzol; ***Indon.:*** Betalans; Compraz; Digest; Gastrolan; Inhipraz; Lancid; Lanpracid; Lapraz; Laproton; Lasgan; Laz; Lexid; Loprezol; Nufaprazol; Prazotec; Prolanz†; Prosogan; Protica; Pysolan†; Solans; Sopralan; Ulceran; ***Irl.:*** ByLans; Lanziop; Lanzol; Razolager; Zomel; Zoton; Zotrole; ***Israel:*** Lanso; Lanton; Zoton; ***Ital.:*** Frilans; Lansox; Limpidex; Zoton; ***Jpn:*** Prevacid; Takepron; ***Malaysia:*** Gastrovex; Lans-OD; Levant; Prevacid; ***Mex.:*** Arular; Bonzol; Gavonad; Ilsatec; Imidex; Keval; Lafin; Lanodizol; Mavilan; Mediprim; Ogastro; Olan; Palatrin; Pranix; Safemar; Serax; Uldapril; Ulpax; ***Neth.:*** Lanzatol; Prezal; ***Norw.:*** Lanzo; ***NZ:*** Solox; Zoton†; ***Philipp.:*** Lanspro; Lanzohex†; Lanzole; Prevacid; Propilan; Pylison; Taquidine; ***Pol.:*** Lanbax; LansoLek; Lantrea; Lanzogen; Lanzostad; Lanzul; Rapilazole; Renazol; Zalanzo; ***Port.:*** Alexin; Alprotec; Belmural; Dispepci; Doxatec; Gastrex; Gastribien; Gastrolanzo†; Gastroliber; Hepizol; Lansox; Lanzogastro; Lapol; Lizul†; Monolitum†; Ogasto; Pampe; Pepzol†; Ulcertec; ***Rus.:*** Acrilans (Акриланз)†; Epicur (Эпикур); Helicol (Геликол); Lansofed (Лансофед); Lansoptol (Ланзоптол); Lanzap (Ланзап); ***S.Afr.:*** Adco-Roznal; Lancap; Lansoloc; Lanzor; ***Singapore:*** Lasoprol; Prevacid; ***Spain:*** Bamalite; Estomil; Eudiges; Lanzol; Monolitum; Opiren; Pro Ulco; Protoner; ***Swed.:*** Lanzo; ***Switz.:*** Agopton; Lansoprax; ***Thai.:*** Prevacid; ***Turk.:*** Aprazol; Degastrol; Helicol; Lansazol; Lansoprol; Lansor; Lanzedin; Ogastro; Opagis; Progis; Vogast; Zoprol; ***UAE:*** Lanfast; ***UK:*** Zoton; ***Ukr.:*** Helicol (Хеликол)†; Lansoprol (Лансопрол); Lanzap (Ланзап); ***USA:*** Prevacid; ***Venez.:*** Biolanz; Gastrazol; Ilsatec†; Lansovax; Lanzap†; Lanzol; Lanzopral; Ogastro.

多组分制剂 ***Braz.:*** Anzopac†; H Bacter; Helicopac; Heliklar; Lansodom; Lansoprid; Pylorikit; Pyloripac; Pyloritrat; ***Canad.:*** Hp-Pac; ***Chile:*** Pylopac; ***Fin.:*** Helipak A; Helipak K; Helipak T; ***India:*** Okalan D; Pylokit; ***Mex.:*** Pylopac; ***Turk.:*** Helipak; Trio; ***UK:*** Heliclear†; ***USA:*** Prevpac.

Used as an adjunct in: ***USA:*** Prevacid NapraPAC.

Lidamidine Hydrochloride (*USAN*, *rINNM*) 盐酸利达脒

Hidrocloruro de lidamidina; Lidamidine, Chlorhydrate de; Lidamidini Hydrochloridum; WHR-1142A. *N*-(2,6-Dimethylphenyl)-*N*′-[imino(methylamino)methyl]urea hydrochloride.

Лидамидина Гидрохлорид

$C_{11}H_{16}N_4O,HCl = 256.7.$

CAS — 66871-56-5 (lidamidine); 65009-35-0 (lidamidine hydrochloride).

UNII — 3Q1Q4QJV3V.

(lidamidine)

简介

利达脒为 α2-肾上腺素受体激动药，用其盐酸盐治疗腹泻及其他胃肠道疾病。

制剂

专利制剂

Mex.: Supra.

Linaclotide Acetate (*USAN*, *rINNM*) 醋酸利那洛肽

Acetato de linaclotida; Linaclotide, Acétate de; Linaclotidi Acetas; MD-1100; MM-416775. [9-L-Tyrosine]heat-stable enterotoxin (Escherichia coli)-(6-19)-peptide monoacetate salt.

Линаклотида Ацетат

$C_{59}H_{79}N_{15}O_{21}S_6,C_2H_4O_2 = 1586.8.$

CAS — 851199-59-2 (linaclotide); 851199-60-5 (linaclotide acetate).

UNII — NSF067KU1M.

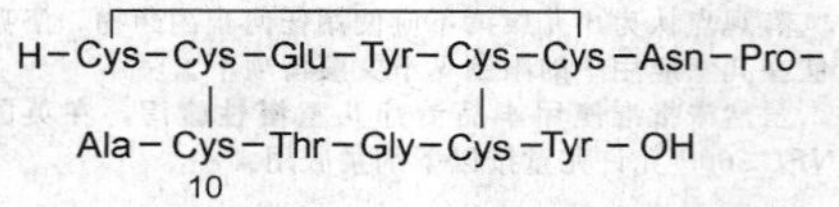

```
H-Cys-Cys-Glu-Tyr-Cys-Cys-Asn-Pro-
      |                    
Ala-Cys-Thr-Gly-Cys-Tyr-OH
     10
```

简介

利那洛肽是鸟苷酸环化酶-C（Guanylate cyclase-C）激动药，用于治疗肠易激综合征和慢性便秘为主的便秘正在研究中。

1. Harris LA, Crowell MD. Linaclotide, a new direction in the treatment of irritable bowel syndrome and chronic constipation. *Curr Opin Mol Ther* 2007; **9:** 403–10.
2. Andresen V, *et al.* Effect of 5 days linaclotide on transit and bowel function in females with constipation-predominant irritable bowel syndrome. *Gastroenterology* 2007; **133:** 761–8.
3. Johnston JM, *et al.* Pilot study on the effect of linaclotide in patients with chronic constipation. *Am J Gastroenterol* 2009; **104:** 125–32.

Liquorice 甘草

Alcaçuz; Édesgyökér; Gancao; Glycyrrhiza; Korzeń lukrecji; Lakritsijuuri; Lakritsrot; Lékořicový kořen; Licorice; Liquiritiae radix; Liquorice Root; Orozuz; Raiz de Regaliz; Raíz de regaliz; Regaliz; Réglisse, racine de; Saldymedžių šaknys; Süssholzwurzel.

Лакрица

ATC Herb — HR05WA5014 (Glycyrrhiza glabra: root); HA02WA5001 (Glycyrrhiza glabra: root).

UNII — 61ZBX54883; 2788Z9758H.

性状 甘草是光果甘草（*Glycyrrhiza glabra*）的干燥根茎及根。来源于光果甘草（*G. glabra* var. *typica*）的商品名为西班牙甘草（Spanish Liquorice），来源于刺毛甘草（*G. glabra* var. *glandulifera*）的商品名为俄罗斯甘草（Russian Liquorice），来源于紫花甘草（*G. glabra* var. *β violacea*）的商品名为波斯甘草（Persian Liquorice）。

Pharmacopoeias. In *Chin., Eur.* (see p.vii), *Jpn,* and *US. Eur.* (see p.vii) also includes Liquorice Dry Extract for Flavouring Purposes. *US* also includes Powdered Licorice and Powdered Licorice Extract. *Br.* also includes Liquorice Root for use in Traditional Herbal Medicine and Processed Liquorice Root for use in Traditional Herbal Medicinal Product.

Ph. Eur. 6. 8（Liquorice Root；Liquorice BP 2010） 光果甘草（*Glycyrrhiza glabra*）和（或）胀果甘草（*G. inflata*）和（或）乌拉尔甘草（*G. uralensis*）的干燥，具皮或去皮，整根、切根或匍匐茎。甘草酸含量不低于4%。避光。

USP 33（Licorice） 光果甘草（*Glycyrrhiza glabra*）或乌拉尔甘草（*G. uralensis.*）的根、根茎及匍匐茎。折干计算，甘草酸含量不低于2.5%。阴凉干燥处贮藏。

BP 2010（Liquorice Root for use in THM） 乌拉尔甘草（*Glycyrrhiza uralensis*），胀果甘草（*G. inflata*）或光果甘草（G. glabra）的未去皮的干燥根和匍匐茎。用于中药中，以干燥物计，甘草酸的含量不低于2%。防潮。

BP 2010（Processed Liquorice Root for use in THMP） 用于天然草药（THM）中的甘草为干净、柔软、横向或纵向、均匀的干燥切片。以干燥物计，甘草酸的含量不低于2%。防潮。

不良反应和注意事项

甘草具有盐皮质激素样的作用，表现为水钠潴留以及低钾血症等（详见下文）。

去甜素甘草（Deglycyrrhizinised liquorice）通常与这类不良反应无关。

盐皮质激素样作用 据报道，甘草过多或长期摄入可产生盐皮质激素样作用。甘草的摄入途径包括：糖果糕点（包括甘草味的口香糖）、茶、软饮料、天然药物、止咳混合物或嚼用烟草。氢化可的松通过11-β-羟甾醇脱氢酶（氢化可的松氧化酶）转化为可的松，阻止了氢化可的松进入非特异性盐皮质激素受体通路。甘草次酸（甘草酸水解产生，一种甘草的固有成分）可抑制11-β-羟甾醇脱氢酶，造成体内氢化可的松水平升高，增加了盐皮质激素样的生理作用[1～3]。

盐皮质激素的临床表现包括水钠潴留（如高血压[4～10]和低钾血症），可引起从肌无力[11]、肌阵挛[12]、肌病[10]到麻痹[13～15]和横纹肌溶解症[15～17]神经肌肉障碍。心律失常[16,18]和致死性心脏骤停[19]已有报道。

增加血管平滑肌的氢化可的松水平可引起血管收缩。摄入甘草后供应视神经脉管痉挛引起的短暂性的视觉障碍已有报道[2]。

甘草的其他不良反应包括艾迪生病男孩的生长发育迟缓[20]；甘草被认为具有氢化可的松样作用。

甘草内泌素已有综述[21]。睾酮和催乳素样的相抵作用也有报道。甘草根的成分（已试用于绝经症）既有雌激素又有抗雌激素活性，据报道也引起男性乳房发育。

甘草引起不良反应个体差异非常显著[1]。有些人一般每日消耗甘草次酸400mg可发生不良反应，但有些对甘草次酸更敏感的患者常规用量不大于100mg（甘草糖约50g）也可能发生不良反应。有些专家认为成人每日摄入甘草次酸10mg可能安全；需考虑盐消耗量，氯化钠消耗量高的人群摄入少量甘草就可能会引起钠超载[3]。

1. Walker BR, Edwards CR. Licorice-induced hypertension and syndromes of apparent mineralocorticoid excess. *Endocrinol Metab Clin North Am* 1994; **23:** 359–77.
2. Dobbins KRB, Saul RF. Transient visual loss after licorice ingestion. *J Neuroophthalmol* 2000; **20:** 38–41.
3. Frey FJ, Ferrari P. Pastis and hypertension—what is the molecular basis? *Nephrol Dial Transplant* 2000; **15:** 1512–14.
4. van Uum SH. Liquorice and hypertension. *Neth J Med* 2005; **63:** 119–20.
5. Dellow EL, *et al.* Pontefract cakes can be bad for you: refractory hypertension and liquorice excess. *Nephrol Dial Transplant* 1999; **14:** 218–20.
6. Woywodt A, *et al.* Turkish pepper (extra hot). *Postgrad Med J* 2000; **76:** 426–8.
7. Janse A, *et al.* The old lady who liked liquorice: hypertension due to chronic intoxication in a memory-impaired patient. *Neth J Med* 2005; **63:** 149–50.
8. Russo S, *et al.* Low doses of liquorice can induce hypertension encephalopathy. *Am J Nephrol* 2000; **20:** 145–8.
9. Hall RC, Clemett RS. Central retinal vein occlusion associated with liquorice ingestion. *Clin Experiment Ophthalmol* 2004; **32:** 341.
10. Hussain RM. The sweet cake that reaches parts other cakes can't! *Postgrad Med J* 2003; **79:** 115–16.
11. Yoshida S, Takayama Y. Licorice-induced hypokalemia as a treatable cause of dropped head syndrome. *Clin Neurol Neurosurg* 2003; **105:** 286–7.
12. Ishiguchi T, *et al.* Myoclonus and metabolic alkalosis from licorice in antacid. *Intern Med* 2004; **43:** 59–62.
13. Elinav E, Chajek-Shaul T. Licorice consumption causing severe hypokalemic paralysis. *Mayo Clin Proc* 2003; **78:** 767–8.
14. Lin S-H, *et al.* An unusual cause of hypokalemic paralysis: chronic licorice ingestion. *Am J Med Sci* 2003; **325:** 153–6.
15. van den Bosch AE, *et al.* Severe hypokalaemic paralysis and rhabdomyolysis due to ingestion of liquorice. *Neth J Med* 2005; **63:** 146–8.
16. Bauchart J-J, *et al.* Alcohol-free pastis and hypokalaemia. *Lancet* 1995; **346:** 1701.
17. Firenzuoli F, Gori L. Rabdomiolisi da liquirizia. *Recenti Prog Med* 2002; **93:** 482–3.
18. Eriksson JW, *et al.* Life-threatening ventricular tachycardia due to liquorice-induced hypokalaemia. *J Intern Med* 1999; **245:** 307–10.
19. Haberer JP, *et al.* Severe hypokalaemia secondary to overindulgence in alcohol-free "pastis". *Lancet* 1984; **i:** 575–6.
20. Doeker BM, Andler W. Liquorice, growth retardation and Addison's disease. *Horm Res* 1999; **52:** 253–5.
21. Armanini D, *et al.* History of the endocrine effects of licorice. *Exp Clin Endocrinol Diabetes* 2002; **110:** 257–61.

妊娠 对芬兰妇女的研究表明，妊娠期摄入大剂量甘草（相当于每周≥500mg的甘草次酸）与早产风险增加相关[1,2]。因在有些北欧国家，流行服用大量甘草。

1. Strandberg TE, *et al.* Birth outcome in relation to licorice consumption during pregnancy. *Am J Epidemiol* 2001; **153:** 1085–8.
2. Strandberg TE, *et al.* Preterm birth and licorice consumption during pregnancy. *Am J Epidemiol* 2002; **156:** 803–5.

用途和用法

甘草可作为调味料和甜味剂。本品还具有润湿及祛痰的特性，可作为止咳剂。它可通过刺激黏液合成来促进溃疡的愈合。它还具有轻度抗炎和盐皮质激素作用，这与含有产生盐皮质激素样作用的成分有关。此外，甘草还具有一些解痉和缓泻作用。

甜素甘草（deglycyrrhizinised liquorice）可降低盐皮质激素样作用，通常与抗酸药联用治疗消化性溃疡（第1624页）。

1. Fiore C, *et al.* A history of the therapeutic use of liquorice in Europe. *J Ethnopharmacol* 2005; **99:** 317–24.

制剂

Ph. Eur.: Liquorice Ethanolic Liquid Extract, Standardised;
USP 33: Licorice Fluidextract.

专利制剂

Braz.: Alcalergin; Brefus†; ***Cz.:*** Gallentee†; ***Fr.:*** Depiderm; Trio D†.

多组分制剂 ***Arg.:*** No-Tos Adultos; No-Tos Infantil; Noacid Diates†; Urinefrol†; ***Austral.:*** Asa Tones†; Betaine Digestive Aid; Broncafect; Diaco; Feminine Herbal Complex; Gingo A†; Glycoplex†; Glycyrrhiza Complex†; Herbal Cold & Flu Relief†; Herbal Digestive Formula†; Herbal PMS Formula†; Hydrastis Complex†; Lifesystem Herbal Plus Formula 3 Male Formula†; Male Formula Herbal Plus Formula 2†; Neo-Cleanse; Nyal Cough, Cold & Flu Day & Night; Nyal Night-Time Cough; Olf†; Potassium Iodide and Stramonium Compound†; Senega and Ammonia; Verbascum Complex†; ***Austria:*** Gastripan†; Heumann's Bronchialtee; Iberogast; Krauter Hustensaft†; Laxalpin; Midro Tee; Neoplex; Nesthakchen†; Pervivo; Sigman-Haustropfen; ***Belg.:*** Depuratif des Alpes†; ***Braz.:*** Camomilina C; Fontolax; Frutalax†; Laxarine†; Laxtam; Naturetti; Peitoral Angico Pelotense†; Sene Composta†; Tamaril; Tamarine; Tamarix†; Tussucalman†; ***Canad.:*** Bentasil Licorice with Echinacea†; Damiana-Sarsaparilla Formula†; Floradix Kindervital; Formula T13 Tea; Herbal Laxative; Herbal Laxative plus Yogurt; Herbal Laxative†; Herbolax; Laxanat; Magen- und Darmtee N; Melange de Plantes Formula L1 Laxatif; Milk Thistle Extract Formula†; Stomach Ease; Traditional Herbal Laxative; Ultra-Lax; Wild Cherry-Slippery Elm Formula†; ***Chile:*** Eucerin; Instalax; Naturlax; NeoStrata; Pectoral Pasteur; ***Cz.:*** Biotussil; Blasen- und Nierentee†; Bronchialtee N†; Cajova Smes pri Nachlazeni; Cajova Smes pri Redukcni Diete†; Detska Cajova Smes; Detsky Caj s Hermankem; Diabetan; Erkaltungstee†; Iberogast; Ipecarin†; Magen- und Darmtee N†; Naturland Grosser Swedenbitter†; Projimava; Průdušková; Pulmoran; Reduktan; Schlaf-Nerventee N†; Senalax; Species Pectorales Planta; Stoffwechseltee N†; TJ-96 Tsumura Saiboku-To†; Tormentan; Zaludecni Cajova Smes; ***Fr.:*** Calmiflorine; Mediflor Contre la Constipation Passagere No 7; Mediflor Hepatique No 5; Topialyse Sensitive; ***Ger.:*** Gastritol; Heumann Bronchialtee Solubifix T; Heumann Magentee Solu-Vetan; Heweberberol-Tee†; Iberogast; Liquirit; Muc-Sabona†; Rabro N; Renob Blasen- und Nierentee; Salmiak†; Ulcu-Pasc†; ***Hong Kong:*** Brown Mixture; Mist Expect Stim; Phytoestrin; ***Hung.:*** Antifront; Bittner; Iberogast; Lactonic; Munipyrin; Tamarinlax; ***India:*** Arowash†; Diovol Forte DGL; Disogel; FN-T-Tus†; ***Indon.:*** Bio-Curliv; Bionam; Curliv; Curliv Plus; Enkasari; Fortusin; Ika Sariawan; Kafsir; OBH; OBHdryl; Pectum; Proliva; Transpulmin; ***Israel:*** Gingisan†; Lido Tea; Midro-Tea; ***Ital.:*** Allerlux; Cadifen; Cadimint; Dicalmir; Flodolor; Influ-Zinc Gola; Lassatina†; Midro; Proctopure; Sciroppo Berta; Tamarine; Tussol; ***Jpn:*** Bakumondo-to; Bofutsushosan; Boi-ogi-to; Byakko-ka-ninjin-to; Chikujountanto; Choto-san; Colgen Maoto; Daio-kanzo-to; Gokoto; Gorin-san; Goshakusan; Hangeshashinto; Hochu-ekki-to; Jinsoin; Jumihaidokuto; Juzen-taiho-to; Kakkon-to; Kakkontokasenkyushin'i; Kambakutaisoto; Kami-shoyo-san; Kamikihito; Keigairengyoto; Keishikajutsubuto; Keishikaryukotsuboreito; Keishikashakuyakudaioto; Keishikashakuyakuto; Keishito; Kososan; Ninjin-to; Ninjin-yoei-to; Rikkunshi-to; Saibokuto; Saikokeishito; Saikoseikanto; Sairei-to; Shakuyaku-kanzo-to; Sho-saiko-to; Sho-seiryu-to; Shokenchuto; Shomakakkonto; Tokakujokito; Unkei-to; Yokukansan; ***Malaysia:*** Elgucare; Horseradish Plus†; Kampo; Primolin Total Woman†; Rumalaya; Strepsils Cough Lozenge; Strepsils Cough Syrup†; Total Man†; ***Mex.:*** MD Lax; ***Mon.:*** Blackoids du Docteur Meur; ***Norw.:*** Solvipect; Solvipect comp; ***NZ:*** Bonningtons Irish Moss; ***Philipp.:*** Boie Carminative (Carminasen); BSI Medicated Spray; Hemofer; ***Pol.:*** Alax; ApiHelix; Gastro†; Hedelicum; Herbogastrin; Iberogast; Padma 28; Pastylki Wykrztusne; Pectobonisol; Pervivo†; PiniHelix; Reumpapai; Tussipect; ***Port.:*** Midro†; ***Rus.:*** Codelac (Коделак); Codelac Phyto (Коделак Фито); Doktor Mom (Доктор Мом); Doktor Mom Herbal Cough Lozenges (Доктор Мом Растительные Пастилки От Кашля); Elecasol (Элекасол); Insti (Инсти); Linkus (Линкас); Linkus Lor (Линкас Лор); Mixture Conta Tussis for Adults (Микстура От Кашля Для Взрослых); Mixture Conta Tussis for Children (Микстура От Кашля Для Детей); Original Grosser Bittner Balsam (Оригинальный Большой Бальзам Биттнера); Pectorales Elixir (Грудной Эликсир); Pectorales Species No 2 (Грудной Сбор 2); Pectorales Species No 3 (Грудной Сбор 3); Pectorales Species No 4 (Грудной Сбор 4); Prostanorm (Простанорм); Relcer (Релцер); Sedativae Species No 2 (Седативный Сбор 2); Sodecor (Содекор); Suprima-Broncho (Суприма-бронхо); Travisil (Трависил); ***S.Afr.:*** Borsdruppels; Chamberlains Cough Remedy Regular†; Puma Cough Balsam†; ***Singapore:*** Phytoestrin; Strepsils Cough Lozenge (with natural herbs); Strepsils Cough Syrup; ***Spain:*** Bronpul†; Laxomax†; Malvaliz†; Natusor Astringel†; Natusor Gastrolen†; Natusor Low Blood Pressure†; Pastillas Pectorales Kely; Regamint†; ***Switz.:*** Bronchosan Nouvelle formule†; DAM Antacidum; DemoPectol; DemoTussil; Foral†; Gem†; Iberogast; Kernosan 24; Kernosan 26; Kernosan Eau Dentifrice; Kernosan Elixir; Lapidar 10†; Liberol Sirop contre la toux; Makaphyt Gouttes antitussives; Makaphyt Sirop; Padma 28; Pastilles bronchiques S; Pastilles pectorales du Dr. Welti; Sirop pectoral contre la toux S; Sirop S contre la toux et la bronchite†; Strath Gouttes pour l'estomac; Thymodrosin N†; Tisane laxative; Tisane pectorale et antitussive; Tisane pectorale pour les enfants; ***Thai.:*** Brown Mixture; Caryopin; Meloids; Mixture Tussis; Ulgastrin; ***Turk.:*** Piyraleks; Sena-Oil; ***UK:*** Allens Pine & Honey; Asthma & Catarrh Relief; Chesty Cough Relief; Covonia Mentholated; Honey & Molasses; Jamaican Sarsaparilla; Lightning Cough Remedy; Nigroids; Padma 28; Potters Sugar Free Cough Pastilles; Revitonil; Tickly Cough & Sore Throat Relief; Vegetable Cough Remover; Vocalzone; ***Ukr.:*** Antifront (Антифронт); Bonjigar (Бонджигар)†; Doktor Mom (Доктор Мом сироп); Doktor Mom Herbal Cough Lozenges (Доктор Мом Растительные Пастилки От Кашля); Florised (Флорисед); Gastritol (Гастритол); Iberogast (Ибероаст); Insti (Інсті)†; Kofanol (Кофанол); Linkus (Линкас); Prostanorm (Простанорм)†; Relcer (Релцер); ***USA:*** Detox.

顺势疗法制剂 ***Austria:*** Astomera†.

Loperamide Hydrochloride（*BANM*，*USAN*，*rINNM*）盐酸洛哌丁胺

Hidrocloruro de loperamida; Loperamid Hidroklorür; Loperamid hydrochlorid; Lopéramide, chlorhydrate de; Loperamid-hidroklorid; Loperamidhydroklorid; Loperamidi hydrochloridum; Loperamidihydrokloridi; Loperamido hidrochloridas; R-18553. 4-(4-*p*-Chlorophenyl-4-hydroxypiperidino)-*NN*-dimethyl-2,2-diphenylbutyramide hydrochloride.

Лоперамида Гидрохлорид

$C_{29}H_{33}ClN_2O_2,HCl = 513.5.$

CAS — 53179-11-6 (loperamide); 34552-83-5 (loperamide hydrochloride).

ATC — A07DA03.

ATC Vet — QA07DA03.

UNII — 77TI35393C.

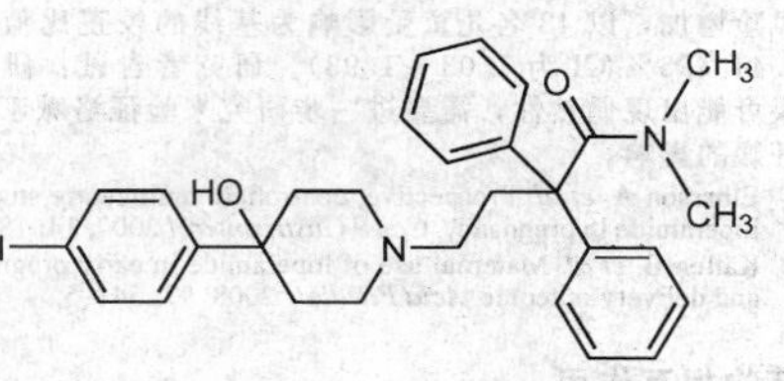

(loperamide)

Pharmacopoeias. In *Chin., Eur.* (see p.vii), *Int.,* and *US.*

Ph. Eur. 6. 8（Loperamide Hydrochloride） 白色或类白色粉末。呈多晶型。微溶于水；易溶于乙醇和甲醇。避光。

USP 33（Loperamide Hydrochloride） 白色至淡黄色粉末。微溶于水和稀酸；易溶于氯仿和甲醇；极易溶于异丙醇。

Loperamide Oxide（*BAN*，*rINN*）氧洛哌丁胺

Loperamid oxid; Lopéramide Oxyde; Lopéramide, oxyde de;

Loperamidi oxidum; Loperamidioksidi; Loperamido oksidas; Loperamidoxid; Loperamidum Oxidum; Óxido de loperamida; R-58425.

Лоперамида Оксид

$C_{29}H_{33}ClN_2O_3$ = 493.0.

CAS — 106900-12-3.

ATC — A07DA05.

ATC Vet — QA07DA05.

Pharmacopoeias. *Eur.* (see p.vii) includes the monohydrate.

Ph. Eur. 6.8 (Loperamide Oxide Monohydrate; Loperamidi Oxidum Monohydricum)　白色或类白色的轻微吸湿性的粉末。几乎不溶于水；易溶于乙醇和二氯甲烷。贮藏于密闭容器中。避光。

不良反应和处置

腹痛或胃气胀、恶心、便秘、口干、头晕、疲乏以及超敏反应，包括皮疹等不良反应已有报道。洛哌丁胺与麻痹性肠梗阻相关，尤其是婴儿及年幼儿童，致死病例亦有报道。洛哌丁胺过量时可能出现 CNS 的抑制，而儿童或肝损伤患者更易发生；便秘及尿潴留也有发生。严重过量时，推荐用盐酸纳诺酮（详见第1395页）处理。

毒性　已有报道洛哌丁胺服用后出现中毒性巨结肠[1,2]。也有报道年幼儿童出现严重不良反应包括失去知觉[3,4]和谵妄[5]。几名儿童发生麻痹性肠梗阻[6,7]，其中有些已死亡[6]。

1. Brown JW. Toxic megacolon associated with loperamide therapy. *JAMA* 1979; **241:** 501–2.
2. Walley T, Milson D. Loperamide related toxic megacolon in Clostridium difficile colitis. *Postgrad Med J* 1990; **66:** 582.
3. Minton NA, Smith PGD. Loperamide toxicity in a child after a single dose. *BMJ* 1987; **294:** 1383.
4. Chanzy S, *et al.* Perte de connaissance chez une jeune enfant secondaire à la prise de lopéramide. *Arch Pediatr* 2004; **11:** 826–7.
5. Schwartz RH, Rodriguez WJ. Toxic delirium possibly caused by loperamide. *J Pediatr* 1991; **118:** 656–7.
6. Bhutta TI, Tahir KI. Loperamide poisoning in children. *Lancet* 1990; **335:** 363.
7. Dudink J, *et al.* Ileus na gebruik van loperamide bij een kind met acute diarree. *Ned Tijdschr Geneeskd* 2003; **147:** 670–2.

注意事项

肠蠕动抑制，尤其是出现梗阻或便秘时禁用。腹胀、急性炎性肠病或抗生素相关性结肠炎患者避免使用。痢疾患者不能单用洛哌丁胺。

由于洛哌丁胺的肝首关效应，故肝损伤患者慎用。由于年幼儿童对该药反应的差异性较大，该年龄人群也应慎用。不推荐婴儿使用本品（详见下文**儿童用法**）。

哺乳　少量洛哌丁胺分布于乳汁[1]。American Academy of Pediatrics 声明[2]，目前尚无哺乳期妇女使用洛哌丁胺对婴儿产生任何临床影响的有关报道，因此一般认为哺乳期妇女可以使用本品。

1. Nikodem VC, Hofmeyr GJ. Secretion of the antidiarrhoeal agent loperamide oxide in breast milk. *Eur J Clin Pharmacol* 1992; **42:** 695–6.
2. American Academy of Pediatrics. The transfer of drugs and other chemicals into human milk. *Pediatrics* 2001; **108:** 776–89. [Retired May 2010] Correction. *ibid.*; 1029. Also available at: http://aappolicy.aappublications.org/cgi/content/full/pediatrics%3b108/3/776 (accessed 18/01/06)

妊娠　一项纳入 105 例妊娠期使用洛哌丁胺妇女（其中 89 例妊娠早期）的研究发现[1]，与安慰剂相比，主要先天性畸形没有增加。但是，另一项纳入 638 例妊娠早期使用洛哌丁胺妇女的研究[2]则发现，先天性畸形的风险增加，以 43 名儿童受影响为基线的校正比值比是 1.41（95% CI 为 1.03～1.93）。研究者告诫：研究结果可能出现偶然性，需要进一步研究来验证洛哌丁胺对妊娠的影响。

1. Einarson A, *et al.* Prospective, controlled, multicentre study of loperamide in pregnancy. *Can J Gastroenterol* 2000; **14:** 185–7.
2. Källén B, *et al.* Maternal use of loperamide in early pregnancy and delivery outcome. *Acta Paediatr* 2008; **97:** 541–5.

药物相互作用

洛哌丁胺可增加去氨加压素在胃肠道的吸收（第2105页）。

抗真菌药　一项12名健康志愿者参与的药动学研究发现伊曲康唑明显增加了洛哌丁胺的血浆峰浓度和浓度-时间曲线下面积，并延长其半衰期。伊曲康唑抑制洛哌丁胺代谢成 *N*-去甲基洛哌丁胺，提示洛哌丁胺的人体内代谢与体外数据一致（见下文**代谢**部分）。伊曲康唑和吉非贝齐（见下文**心血管药**）协同增加洛哌丁胺的药物暴露[1]。

1. Niemi M, *et al.* Itraconazole, gemfibrozil and their combination markedly raise the plasma concentrations of loperamide. *Eur J Clin Pharmacol* 2006; **62:** 463–72.

抗病毒药　在一项单剂量研究中[1]，口服利托那韦显著增加了洛哌丁胺的生物利用度，这可能是利托那韦对细胞色素 P450 同工酶 CYP3A4 的抑制作用，而不是最初假定对 P-糖蛋白的抑制作用；研究中未出现严重的药物不良反应。英国一种洛哌丁胺制剂（*Imodium*; *Janssen-Cilag*, *UK*）的注册信息指出，本品与 P-糖蛋白抑制药（如利托那韦）药动学相互作用的临床意义尚不明确。

洛哌丁胺对沙奎那韦的影响，抗病毒药对洛哌丁胺药物浓度相应的影响，详见**茚地那韦**的**药物相互作用**项下**胃肠药**，第850页。

1. Tayrouz Y, *et al.* Ritonavir increases loperamide plasma concentrations without evidence for P-glycoprotein involvement. *Clin Pharmacol Ther* 2001; **70:** 405–14.

心血管药物　一项 12 名健康志愿者参与的药动学研究发现吉非贝齐显著增加洛哌丁胺的血浆峰浓度和浓度-时间曲线下面积，并延长其半衰期。吉非贝齐抑制洛哌丁胺代谢成 *N*-去甲基洛哌丁胺，提示洛哌丁胺的人体内代谢与体外数据一致（见下文**代谢**部分）。伊曲康唑和吉非贝齐（见上文**抗真菌药**）协同增加洛哌丁胺的药物暴露[1]。

1. Niemi M, *et al.* Itraconazole, gemfibrozil and their combination markedly raise the plasma concentrations of loperamide. *Eur J Clin Pharmacol* 2006; **62:** 463–72.

复方磺胺甲噁唑　洛哌丁胺与复方磺胺甲噁唑合用，抑制了洛哌丁胺的肝首关效应，因而其生物利用度增加[1]。

1. Kamali F, Huang ML. Increased systemic availability of loperamide after oral administration of loperamide and loperamide oxide with cotrimoxazole. *Br J Clin Pharmacol* 1996; **41:** 125–8.

奎尼丁　一项小规模研究[1]发现，同时给予洛哌丁胺与奎尼丁，8 例健康受试者中出现了呼吸抑制，但洛哌丁胺与安慰剂合用未出现呼吸抑制。研究者推测这可能是由于奎尼丁抑制了 P-糖蛋白的作用，导致了进入 CNS 的洛哌丁胺增加。

1. Sadeque AJM, *et al.* Increased drug delivery to the brain by P-glycoprotein inhibition. *Clin Pharmacol Ther* 2000; **68:** 231–7.

药动学

经肝首关代谢后，约有给药剂量 40% 的洛哌丁胺经胃肠道吸收，然后以无活性结合物的形式经胆汁从粪便排泄，少量经尿中排泄。极少量原形药物进入系统循环。据报道洛哌丁胺的消除半衰期约为 10h。

代谢　洛哌丁胺通过 *N*-去甲基化生成去甲基洛哌丁胺。一项体外研究表明这一过程主要通过细胞色素 P450 同工酶 CYP2C8 和 CYP3A4 进行，CYP2B6 和 CYP2D6 也参与其中。洛哌丁胺也是 P-糖蛋白的底物。

1. Kim K-A, *et al.* Identification of cytochrome P450 isoforms involved in the metabolism of loperamide in human liver microsomes. *Eur J Clin Pharmacol* 2004; **60:** 575–81.

用途和用法

洛哌丁胺是一种合成的哌替啶衍生物，可抑制消化道运动及减少胃肠道分泌。口服洛哌丁胺作为一种止泻药物，用于急性、慢性腹泻的辅助治疗，还可用于减少结肠造口术或回肠造口术的排便量。

治疗**急性腹泻**，常用的起始剂量为盐酸洛哌丁胺 4mg，然后每次排便后服用 2mg，每日最大剂量 16mg；通常每日剂量为 6～8mg。

治疗**慢性腹泻**，常用初始剂量为每日 4～8mg，分次服用，随后酌情调整剂量；每日剂量不应超过 16mg。如果每日 16mg 的剂量持续治疗至少 10 天后，症状仍没有得到改善，继续治疗可能并无益处。

儿童剂量，见下文。

洛哌丁胺也可以前药的形式——**氧洛哌丁胺**给药，后者可在胃肠道内转变为洛哌丁胺。治疗急性腹泻，氧洛哌丁胺的起始剂量为 2～4mg，随后为每次排便后 1mg，每日最大剂量为 8mg。

儿童用法　洛哌丁胺可用于儿童急、慢性腹泻对症的辅助治疗，还可用于结肠造口术或回肠造口术的排便量减少。

治疗**急性腹泻**的剂量方案不同国家间不一致。在英国，批准 4 岁以上儿童使用本品。盐酸洛哌丁胺的推荐口服剂量为：

- 4～8 岁：每次 1mg，每日 3～4 次，最多 3 天；
- 8 岁以上：每次 2mg，每日 4 次，最多 5 天。

BNFC 2009 年推荐 12 岁以上儿童使用成人用量（见上文）。

在美国，批准 2 岁以上儿童使用洛哌丁胺，2～5 岁儿童推荐初始用药剂量应为 1mg，每日 3 次。

有观点认为小儿腹泻不应使用任何止泻药物，洛哌丁胺在儿童应用中的限制见下文**腹泻**项下。

虽然未批准使用本品治疗儿童**慢性腹泻**，在英国 *BNFC 2009* 允许儿童按以下剂量服用：

- 1 个月～1 岁：每次 100～200μg/kg，每日 2 次，哺乳前 30min 服用；必要时可使用每日最大剂量 2mg/kg，分次服用；
- 1～12 岁：每次 100～200μg/kg（最大剂量为 2mg），每日 3～4 次；必要时可使用每日最高剂量 1.25mg/kg，分次服用，每日总剂量不超过 16mg；
- 12～18 岁：可使用成人剂量。

腹泻　急性腹泻（第1617页）的主要支持治疗是补液疗法。止泻药物可缓解成人急性腹泻患者的症状，在这种情况下，常选择洛哌丁胺[1]。但 WHO 不推荐治疗小儿腹泻使用任何止泻药物。同样，英国 *BNFC 2009* 认为胃肠动力抑制药不宜用于治疗 12 岁以下儿童的急性腹泻。在发展中国家，幼儿使用止泻药物如洛哌丁胺还存在一些问题。即使在实践中并未经常观察到低年龄者受到限制，但已观察到低龄儿童出现严重毒性作用[2]，制药商仍然认为，与英美等国建议的年龄限制相比，在这些国家中采用更低的标准也可以接受。基于对上述报道的回应，制药商召回了全球范围内的洛哌丁胺浓缩滴剂，以及纳入 WHO 腹泻控制计划的许多国家的洛哌丁胺糖浆剂[3]，但片剂和胶囊剂仍有销售。目前，在一些国家，止泻药的使用受法律限制。

在英国，NICE 指出洛哌丁胺是成人大便失禁的首选治疗药[4]，可长期使用，按病情需要每日服用 500μg 至 16mg。洛哌丁胺的使用应从小剂量开始，然后可以根据需要加量，根据排便的硬度调节。不能用于大便干结和便秘、不明原因导致的急性腹泻或急性溃疡性结肠炎。不能耐受洛哌丁胺的患者可以使用磷酸可待因（第36页）或者复方苯乙哌啶片（见**盐酸地芬诺酯**，第1646页）。

有关洛哌丁胺用于治疗化疗所致腹泻，详见第610页。

1. Wingate D, *et al.* Guidelines for adults on self-medication for the treatment of acute diarrhoea. *Aliment Pharmacol Ther* 2001; **15:** 773–82.
2. Bhutta TI, Tahir KI. Loperamide poisoning in children. *Lancet* 1990; **335:** 363.
3. Gussin RZ. Withdrawal of loperamide drops. *Lancet* 1990; **335:** 1603–4.
4. NICE. Faecal incontinence: the management of faecal incontinence in adults (issued June 2007). Available at: http://www.nice.org.uk/nicemedia/pdf/CG49NICEGuidance.pdf (accessed 31/03/08)

前药治疗　氧洛哌丁胺治疗腹泻的参考文献如下。

1. Van Den Eynden B, *et al.* New approaches to the treatment of patients with acute, nonspecific diarrhea: a comparison of the effects of loperamide and loperamide oxide. *Curr Ther Res* 1995; **56:** 1132–41.
2. Hughes IW, *et al.* First-line treatment in acute non-dysenteric diarrhoea: clinical comparison of loperamide oxide, loperamide and placebo. *Br J Clin Pract* 1995; **49:** 181–5.
3. van Outryve M, Toussaint J. Loperamide oxide for the treatment of chronic diarrhoea in Crohn's disease. *J Int Med Res* 1995; **23:** 335–41.
4. Sun WM, *et al.* Effects of loperamide oxide on gastrointestinal transit time and anorectal function in patients with chronic diarrhoea and faecal incontinence. *Scand J Gastroenterol* 1997; **32:** 34–8.

制剂

BP 2010: Loperamide Capsules;
USP 33: Loperamide Hydrochloride Capsules; Loperamide Hydrochloride Oral Solution; Loperamide Hydrochloride Tablets.

专利制剂

Arg.: Colifilm; Contem; Custey; Dotalsec; Elcoman; Excelentia Antidiarreico; Ionet; Lansek A; Lefa Enteril L; Minicam; Nodiar; Normasec; Plexol; Plorinoc; Regulane; Suprasec; Viltar; ***Austral.:*** Chemists Own Diarrhoea Relief; Gastro-Stop; Harmonise; Imodium; Lopedium; Neogastro†; ***Austria:*** Enterobene; Imodium; Lopedium†; Normakut; ***Belg.:*** Imodium; ***Braz.:*** Diafuran†; Diarresec†; Diasec†; Imosec; Loperin; Magnostase; ***Canad.:*** Anti-Diarrheal†; Diahalt†; Diarr-Eze; Diarrhoea Relief; Imodium; Loperacap; ***Chile:*** Capent; Coliper; Lopediar†; ***Cz.:*** Dissenten†; Imodium; Loperon; ***Denm.:*** Dialope†; Imodium; Imolope; Propiden; ***Fin.:*** Imocur; Imodium; Imodium Pro; Lopex; ***Fr.:*** Altocel; Arestal; Diaretyl; Dyspagon; Ercestop; Imodium; Imodiumcaps; Imodiumlingual; Indiaral; Nabutil†; Peracel; ***Ger.:*** Boxolip†; duralopid†; Endialop†; Endiaron†; Imodium; Lop-Dia; Lopalind†; Lopedium; Lopera akut†; Loperhoe; ***Gr.:*** Imodium; Neo-Enteroseptol; Neo-Septol; ***Hong Kong:*** Diacure; Diatabs Reformulated; Imodium; Imodonl; Loper; Loperamil; Loperax; Loperium†; Lopil; Mar-Loper; NT-Diorea; Reximide†; Synodium†; Uni-Motil; Vidaperamide†; ***Hung.:*** Enterobene; Imodium; Lopedium; Loperacap†; ***India:*** Diarlop; Lopamide; Roko; ***Indon.:*** Alphamid†; Amerol; Antidia†; Colidium; Diadium; Diasec; Diaston; Imodan; Imodium; Imomed†; Imore†; Imosa; Inamid; Lexadium; Licodium; Lodia; Loremid; Motilex; Normotil; Normudal; Opox; Oramide†; Primodium; Renamid; Xepare; Zeroform; ***Irl.:*** Arret; Diareze; Diarrest RF†; Imodium; ***Israel:*** Imodium; Loperid; Loperium†; Lopi-Care; Rekamide; Shilshul X; Stopit; ***Ital.:*** Diarstop; Diarzero; Dissenten; Imodium; Lopemid; Tebloc†; ***Malaysia:*** Beamodium; Diatrol†; Imodium; Loperax; Loperium; Lopermide; Loramide; Miraton†; Vacontil; ***Mex.:*** Acanol; Acqta; Apo-Pera; Biolid;

Cryoperacid; Deroser; Diaperol; Exclefin; Hurplex; Imodium; Lomidal; Lomotil; Lop; Nodiamex; Permidal; Pramidal; Raxamida†; Rediarin; Top-Dal; Valfam†; ***Neth.:*** Arestal; Diacure; Diarem; Imodium; Kruidvat Diarreeremmer; Trekpleister Diarreeremmer; ***Norw.:*** Imodium; Travello†; ***NZ:*** Diamide; Dicap†; Imodium; Nodia; ***Philipp.:*** Bryper; Diamide; Diaperyl; Diastop; Diatabs (Reformulated); Imodium; LBX; Lomotil; Lormide; Permid; Tymedon; ***Pol.:*** Imodium; Laremid; Stoperan; ***Port.:*** Dyspagon; Fulcalrex; Fulcralex; Imodium; Lopitum; Loprex†; Loride; ***Rus.:*** Diara (Диара); Imodium (Имодиум); Lopedium (Лопедиум); Superilop (Суперилоп); ***S.Afr.:*** Betaperamide; Gastron; Imodium; Lenide-T†; Lopedium†; Loperastat; Norimode; Prodium; ***Singapore:*** Imodium; Loperamil; Loperax; Lopermide; Loramide; Lorpa; Vacontil; ***Spain:*** Diarfin; Elissan; Fortasec; Imodium; Loperan; Loperkey; Protector; Salvacolina; Taguinol; ***Swed.:*** Dimor; Imodium; Primodium; Travello; ***Switz.:*** Binaldan; Imodium; Lopimed; Zorotop†; ***Thai.:*** Diara; Diarent; Diarine; Diarodil; Dicotil; Entermid; Imodium; Impelium; KB Peramide; Lomide; Lopamine†; Lopela; Lopercin; Loperdium; Loperia†; Lopermide; Lopil; Mantil; Miderlar; Operium; Patardium; Perasian; Ropa; Ropermide; SBOB; Setonox; Tedium; ***Turk.:*** Diadef; Lopermid; ***UK:*** Arret; Diah-Limit; Diaquitte; Diareze; Diocalm Ultra; Diocaps; Entrocalm; Imodium; Norimode; Normaloe; ***Ukr.:*** Lopedium (Лопедиум); Stoperan (Стоперан); ***USA:*** Imodium; K-Pek II; Kao-Paverin; Neo-Diaral; Pepto Diarrhea Control; ***Venez.:*** Glucitol; Imodium; Loperam; Mentaden†; Oldan†; Polonit†.

多组分制剂 ***Arg.:*** Neo Kef; Neomas L; Regulane AF; ***Austral.:*** Imodium Advanced; ***Austria:*** Imodium Plus†; ***Belg.:*** Imodium Plus; ***Canad.:*** Imodium Advanced; ***Cz.:*** Imodium Plus; ***Denm.:*** Imodium Plus; ***Fin.:*** Imodium Plus; ***Fr.:*** Imodiumduo; ***Ger.:*** Imodium Plus; ***Gr.:*** Imodium Plus; ***Hong Kong:*** Imodium Plus; ***Hung.:*** Imodium Komplett†; ***Irl.:*** Imodium Plus; ***Israel:*** Imodium Plus; ***Mex.:*** Imodium Plus; ***Neth.:*** Imodium Combi; ***Norw.:*** Imodium Comp; ***NZ:*** Imodium Advanced; ***Pol.:*** Imodium Plus; ***Port.:*** Imodium Plus; ***Rus.:*** Imodium Plus (Имодиум Плюс); ***S.Afr.:*** Imodium Plus; ***Spain:*** Imodium Plus; ***Swed.:*** Imodium Plus; ***Switz.:*** Imodium complex; ***Thai.:*** Imodium Plus†; ***UK:*** Imodium Plus; ***USA:*** Imodium Advanced; Imodium Multi-Symptom Relief.

Loxiglumide (*rINN*) 氯谷胺

CR-1505; CR-2017 (dexloxiglumide); Loxiglumida; Loxiglumidum. (±)-4-(3,4-Dichlorobenzamido)-*N*-(3-methoxypropyl)-*N*-pentylglutaramic acid.

Локсиглумид

$C_{21}H_{30}Cl_2N_2O_5$ = 461.4.

CAS — 107097-80-3 (loxiglumide); 119817-90-2 (dexloxiglumide).

简介

氯谷胺是一种与丙谷胺（详见第1685页）相关的特异性胆囊收缩素拮抗药，已在胆道和胃肠道运动障碍、便秘、肠易激综合征、胰腺炎等疾病中进行了研究。

氯谷胺的 R 型异构体，右氯谷胺用于便秘型肠易激综合征也在研究中。

1. Shiratori K, *et al.* Clinical evaluation of oral administration of a cholecystokinin-A receptor antagonist (loxiglumide) to patients with acute, painful attacks of chronic pancreatitis: a multicenter dose-response study in Japan. *Pancreas* 2002; **25:** e1–e5.
2. Cremonini F, *et al.* Effect of CCK-1 antagonist, dexloxiglumide, in female patients with irritable bowel syndrome: a pharmacodynamic and pharmacogenomic study. *Am J Gastroenterol* 2005; **100:** 652–63.
3. Persiani S, *et al.* Pharmacokinetic profile of dexloxiglumide. *Clin Pharmacokinet* 2006; **45:** 1177–88.

Lubiprostone (*USAN*, *rINN*) 鲁比前列酮

Lubiprostona; Lubiprostonum; RU-0211; SPI-0211. (−)-7-[(2*R*,4a*R*,5*R*,7a*R*)-2-(1,1-Difluoropentyl)-2-hydroxy-6-oxooctahydrocyclopenta[*b*]pyran-5-yl]heptanoic acid.

Лубипростон

$C_{20}H_{32}F_2O_5$ = 390.5.

CAS — 136790-76-6; 333963-40-9.

ATC — A06AX03.

ATC Vet — QA06AX03.

UNII — 7662KG2R6K.

不良反应和注意事项

鲁比前列酮最常见的不良反应是恶心，该反应呈剂量相关性，有些患者可能出现严重恶心。鲁比前列酮与食物同服可减轻恶心症状。腹泻也是常见的不良反应，其他胃肠道反应包括腹胀、腹痛、肠胃气胀以及呕吐等。其他报道的不良反应还包括头痛、眩晕、疲乏、呼吸困难、胸部不适和周围性水肿；肠功能紊乱、便秘、咳嗽、味觉异常、嗳气、食欲减退、胃食管反流、胃炎、体重增加和直肠出血鲜有报道；肌肉痉挛、关节肿胀、肌痛、纤维肌痛、多汗症、疼痛（包括咽喉疼痛）、焦虑、流感、晕厥、震颤、口干、肝酶升高、红斑、心悸、尿道感染和抑郁亦罕见。

既往有机械性胃肠道梗阻病史的患者禁用鲁比前列酮。

药动学

鲁比前列酮口服给药后，吸收的药量几乎可忽略不计。本品在胃和空肠内经碳酰还原酶迅速、广泛代谢。

用途和用法

鲁比前列酮是一种氯离子通道激活药，可局部作用于肠道，增加肠液分泌，增强肠动力。它还用于治疗慢性特发性便秘（第1616页），每次 24μg，每日 2 次，与食物同服。该药也可用于女性便秘型肠易激综合征（第1621页），每次 8μg，每日 2 次，与食物同服。

1. McKeage K, *et al.* Lubiprostone. *Drugs* 2006; **66:** 873–9.
2. Anonymous. Lubiprostone (Amitiza) for chronic constipation. *Med Lett Drugs Ther* 2006; **48:** 47–8.
3. Ambizas EM, Ginzburg R. Lubiprostone: a chloride channel activator for treatment of chronic constipation. *Ann Pharmacother* 2007; **41:** 957–64.
4. Ginzburg R, Ambizas EM. Clinical pharmacology of lubiprostone, a chloride channel activator in defecation disorders. *Expert Opin Drug Metab Toxicol* 2008; **4:** 1091–7.
5. Lacy BE, Chey WD. Lubiprostone: chronic constipation and irritable bowel syndrome with constipation. *Expert Opin Pharmacother* 2009; **10:** 143–52.
6. Carter NJ, Scott LJ. Lubiprostone: in constipation-predominant irritable bowel syndrome. *Drugs* 2009; **69:** 1229–37.
7. Barish CF, *et al.* Efficacy and safety of lubiprostone in patients with chronic constipation. *Dig Dis Sci* 2010; **55:** 1090–7.
8. O'Brien CE, *et al.* Use of the chloride channel activator lubiprostone for constipation in adults with cystic fibrosis: a case series. *Ann Pharmacother* 2010; **44:** 577–81.

制剂

专利制剂

USA: Amitiza.

Magaldrate (*BAN*, *USAN*, *rINN*) 镁加铝

Aluminum Magnesium Hydroxide Sulfate; AY-5710; Hidroxidosulfato de aluminio y magnesio hidratado; Magaldraatti; Magaldrát; Magaldrat; Magaldratas; Magaldrato; Magaldratum.

Магальдрат

$Al_5Mg_{10}(OH)_{31}(SO_4)_2,xH_2O$ = 1097.3 (anhydrous).

CAS — 74978-16-8.

ATC — A02AD02.

ATC Vet — QA02AD02.

UNII — 0MFM558491 (anhydrous magaldrate); 6V88E24N5T (magaldrate hydrate).

注：镁加铝以前被称作氢氧化铝镁［$AlMg_2(OH)_7$ 一水合物，CAS−1317∼26∼6］。

Pharmacopoeias. In *Eur.* (see p.vii) and *US.*

Ph. Eur. 6.8（Magaldrate） 铝和镁的氢氧化物及硫酸盐复合物（分别详见第1628页和第1664页）。以干燥物计算，含有相当于 90%～105% 的 $Al_5Mg_{10}(OH)_{31}(SO_4)_2$。白色或类白色的结晶性粉末。几乎不溶于水和乙醇；可溶于无机稀酸。200℃干燥 4h，干燥失重为 10%～20%。

USP 33（Magaldrate） 铝和镁的氢氧化物及硫酸盐的复合物。以干燥物计算，含有相当于 90%～105% 的 $Al_5Mg_{10}(OH)_{31}(SO_4)_2$。白色、无臭的结晶性粉末。不溶于水和乙醇；可溶于无机稀酸溶液。200℃干燥 4h，干燥失重为 10%～20%。

简介

镁加铝是一种抗酸药（详见第1615页），口服剂量不超过 2g。

制剂

BP 2010: Magaldrate Oral Suspension;
USP 33: Magaldrate and Simethicone Oral Suspension; Magaldrate and Simethicone Tablets; Magaldrate Oral Suspension; Magaldrate Tablets.

专利制剂

Arg.: Riopan; ***Austria:*** Riopan; ***Belg.:*** Gastricalm; Riopan; ***Braz.:*** Riopan; ***Cz.:*** Marax†; ***Fr.:*** Riopan; ***Ger.:*** Gastripan; Gastrostad†; Glysan; Hevert-Mag†; Magastron; Marax; Riopan; Simaphil†; ***Gr.:*** Atractylon; Felfar; Riopan; ***Indon.:*** Gestabil; Gestabil Forte; ***Ital.:*** Gadral; Magaltop; Magralibi; Riopan; ***Pol.:*** Malugastrin†; ***Port.:*** Riopan; ***Rus.:*** Magalphil (Магалфил); ***S.Afr.:*** Riopone†; ***Spain:*** Bemolan; Gastromol; Magion; Minoton; ***Switz.:*** Riopan; ***USA:*** Iosopan; Riopan; ***Venez.:*** Cremag.

多组分制剂 ***Arg.:*** Aci-Tip; ***Austral.:*** Mylanta Heartburn Relief†; ***Braz.:*** Riopan Plus; ***Chile:*** Antiax; ***India:*** Maglid; pH4; Rolac Plus; Ulgel; ***Indon.:*** Asidrat†; Magalat; Nudramag; ***Mex.:*** Gex; Masedi; Riopan; ***Turk.:*** Asidopan Plus; Simelgat Plus; ***UK:*** Bisodol Extra; Bisodol Heartburn Relief; ***USA:*** Iosopan Plus; Lowsium Plus; Riopan Plus; ***Venez.:*** Cremalon.

Magnesium Carbonate 碳酸镁

Bázisos magnézium-karbonát; E504; Magnesii Carbonas; Magnesii subcarbonas; Magnesio, carbonato de; Magnésium, carbonate de; Magnesiumsubkarbonaatti; Magnesiumsubkarbonat; Magnezu węglan; Magnezyum Karbonate; Magnio subkarbonatas; Uhličitan hořečnatý zásaditý.

Магния Карбонат

CAS — 546-93-0 (anhydrous magnesium carbonate); 23389-33-5 (hydrated normal magnesium carbonate); 39409-82-0 (hydrated basic magnesium carbonate).

ATC — A02AA01; A06AD01.

ATC Vet — QA02AA01; QA06AD01.

UNII — 0E53J927NA.

Pharmacopoeias. In *Chin.*, *Eur.* (see p.vii), *Jpn*, *US*, and *Viet.* Some pharmacopoeias include a single monograph that permits both the light and heavy varieties while some have 2 separate monographs for the 2 varieties.

Ph. Eur. 6.8（Magnesium Carbonate, Heavy; Magnesii Subcarbonas Ponderosus） 水合碱性碳酸镁，含有相当于 40%～45% 的氧化镁。白色或类白色粉末。几乎不溶于水；可溶于稀酸并泡腾。

Ph. Eur. 6.8（Magnesium Carbonate, Light; Magnesii Subcarbonas Levis） 水合碱性碳酸镁，含有相当于 40%～45% 的氧化镁。白色或类白色粉末。几乎不溶于水；可溶于稀酸并泡腾。

USP 33（Magnesium Carbonate） 碱性水合碳酸镁或中性水合碳酸镁，含有相当于 40.0%～43.5% 的氧化镁。无臭，重质白色粉末或轻质白色易成粉末的团块。几乎不溶于水；不溶于乙醇；可溶于稀酸并泡腾。

简介

碳酸镁是一种与氢氧化镁（详见下文）基本性质相似的抗酸药，口服剂量可达 500mg。口服给药时，在胃中本品与胃酸反应，形成可溶性氯化镁和二氧化碳；二氧化碳可能引起肠胃气胀和嗳气。碳酸镁常常与含铝的抗酸药合用，如氢氧化铝，但含铝药物可影响含镁药物的导泻作用。

碳酸镁可用作补镁制剂，也可作为一种食品添加剂，可作为片剂黏合剂和稀释剂。

制剂

BP 2010: Aromatic Magnesium Carbonate Mixture; Chewable Calcium Carbonate and Heavy Magnesium Carbonate Tablets; Compound Magnesium Trisilicate Oral Powder; Kaolin Mixture; Magnesium Sulphate Mixture; Magnesium Trisilicate Mixture;
USP 33: Alumina and Magnesium Carbonate Oral Suspension; Alumina and Magnesium Carbonate Tablets; Alumina, Magnesium Carbonate, and Magnesium Oxide Tablets; Calcium and Magnesium Carbonates Oral Suspension; Calcium and Magnesium Carbonates Tablets; Magnesium Carbonate and Citric Acid for Oral Solution; Magnesium Carbonate and Sodium Bicarbonate for Oral Suspension; Magnesium Carbonate, Citric Acid, and Potassium Citrate for Oral Solution; Magnesium Citrate Oral Solution.

专利制剂

Arg.: Polvo Roge; ***Austria:*** Magnofit; ***Canad.:*** Magmix II; ***Fr.:*** Mag 2; Mag 2 Junior; Sargemag; ***Ger.:*** Biolectra Magnesium 365; OsvaRen; Palmicol; ***Gr.:*** Limonata Citromagnes; ***Hung.:*** Magnosolv; ***Ital.:*** Magnofit; ***Pol.:*** Additiva Magnesium; Magnezin; ***S.Afr.:*** Be-Lax; ***Switz.:*** Magnesium Nutrimed; ***USA:*** Mag-Carb.

多组分制剂 ***Arg.:*** Acinat; Antiacid; Benitol; Calmose; Gastricur; Holomagnesio Vital; Mucaine; Polper Calcio-Magnesio; Rennie; Total Magnesiano E; Total Magnesiano Energizante; Total Magnesiano Fem; ***Austral.:*** Antacid Chewable Tablets†; Cal Alkyline†; Degas Extra†; Rennie; ***Austria:*** Magnocor†; Magnosolv; Rennie; Rennie Digestif; Rennie Duo†; ***Belg.:*** Antichloric†; Gastrofilm†; Magnesie Plus; Muthesa†; Neutroses; Rennie; ***Braz.:*** Bisuisan†; Gaviz; Magnesia Bisurada; ***Canad.:*** Calmax; Dol-Mite; Gaviscon Heartburn Relief†; Maalox HRF; Mega Dole; ***Chile:*** Algicote; Elcal-C Magnesio†; Nogastra; Peptinal Forte†; Peptinal†; ***Cz.:*** Digestif Rennie†; Gastal†; Magnosolv; OsvaRen; Rennie; Rennie Duo; Tums†; ***Denm.:*** Novaluzid; ***Fin.:*** Novaluzid; Rennie; ***Fr.:*** Actigess; Citrocholine; Dops; Gastropax; Hepatoum Brulures d'Estomac; Kaobrol; Mab†; Magnesie Composee; Neutroses; Nutri Yin-Nutri Yang; Rennie; Rennie Deflatine; Renniechew†; Topaal; Topalkan; Vascocitrol; ***Ger.:*** Liquirit; Losnesium; Rennie; Rennie Defarin†; Vit-u-pept†; ***Gr.:*** Alcamex-Mg; Andrews Antacid; Conquista; Dyspagone; Elkopas; OsvaRen; Rennie; Tums; ***Hong Kong:*** Antacaine; Milzine†; Mucaine†; ***Hung.:*** Digestif Rennie†; Rennie Antacidum; ***India:*** Diovol; ***Indon.:*** Minos†; Yanthi Baby & Bath Powder†; ***Irl.:*** Algicon†; Andrews Antacid†; Bisodol; Bisodol Extra Strong Mint Tablets; OsvaRen; Rennie Deflatine; Rennie Dual Action; Rennie Peppermint; Rennie Sugar Free; Topaal; ***Israel:*** Fresco; Netra†; Rekiv; Rennie; ***Ital.:*** Citrato Espresso Gabbiani; Gastrodue†; Magnesia Bisurata Aromatic; Magnosol; Neutrose S Pellegrino; Rennie; ***Jpn:*** Cabe 2†; The Guard Seichojo; ***Malaysia:*** Ferrol-Cal†; Novaluzid†; ***Neth.:*** Algicon; OsvaRen; Rennie; Rennie Deflatine; Rennie Duo; Rennie Refluxine†; Roteroblong Maagtabletten; ***Norw.:*** Novaluzid; ***NZ:***

KH3; ***Philipp.:*** Novaluzid†; Vita SL; ***Pol.:*** Gastal; Gastro†; Gastrofan; Osteogel; Proacid†; Redinac†; Rennie; Ulgamax; ***Port.:*** Bisodol; OsvaRen; Rennie Digestif; Rennie Duo†; ***Rus.:*** Magnesium Plus (Магний Плюс); Rennie (Ренни); Vicair (Викаир); Vicalin (Викалин); ***S.Afr.:*** Adcomag Trisil†; Be-Tabs Antacid; Behoedmiddel vir Kinders; Bisodol†; Carminex; Digestif Rennie; Gentrisil†; ***Singapore:*** Aromag; Bismag; Kaomix; Magtasil; Mucaine†; Rennie; ***Spain:*** Eupeptina; Gelodrox; Gelotricar†; Hectonona; Mabogastrol; Rennie; Sales Fruta Mag Viviar; ***Swed.:*** Novaluzid; Rennie; ***Switz.:*** Magentabletten Hafter†; Muthesa†; Neutroses; Rennie; Rennie Deflatine; ***Thai.:*** Algycon; Carbonpectate; KH3†; Mucaine†; ***Turk.:*** Bisman; Bismomagnesie; Calmy; Calmy Plus; Magcar; Rennie; Rennie Duo; ***UK:*** Actonorm; Algicon†; Andrews Antacid; Birley's; Bisma-Rex; Bisodol; Bisodol Wind Relief; Calcium Clear; De Witt's Antacid; Moorland; Opas; OsvaRen; Rennie; Rennie Deflatine; Rennie Duo†; Topal; Uriflex R; Uro-Tainer Solution R; Valonorm; ***Ukr.:*** Rennie (Ренни); ***USA:*** Alenic Alka; Extra Strength Alenic Alka†; Extra Strength Genaton; Gaviscon; Gaviscon Extra Strength; Gaviscon Extra Strength Relief Formula; Genaton; MagneBind; Marblen; Mi-Acid Gelcaps; Mylagen; Renacidin; Tonsiline; ***Venez.:*** Saltlite†.

Used as an adjunct in: ***Arg.:*** Dristan Compuesto; ***Braz.:*** Bufferin; Somalgin; ***Canad.:*** Aspirin with Stomach Guard; Bufferin; Tri-Buffered ASA; ***Ital.:*** Bufferin†; ***USA:*** Adprin-B; Bufferin; Buffex; Extra Strength Bayer Plus.

顺势疗法制剂 ***Canad.:*** Homeo-Form CO; Optalia†; Tyglan; ***Fr.:*** Aftosium; Homeoptic; ***Ger.:*** Gastritis Complex; Prostata-Komplex N Ho-Fu-Complex; ***Neth.:*** Homeoptic; Kindival†; ***Switz.:*** Regenaplex Nr. 88b; ***Ukr.:*** Dormikind (Дормикинд).

Magnesium Citrate 枸橼酸镁

Magnesii citras; Magnesio, citrato de; Magnésium, citrate de.

Магний Цитрат

$C_{12}H_{10}Mg_3O_{14}$ = 451.1.

CAS — 3344-18-1 (anhydrous magnesium citrate); 153531-96-5 (magnesium citrate nonahydrate).

ATC — A06AD19; A12CC04; B05CB03.

ATC Vet — QA06AD19; QA12CC04; QB05CB03.

UNII — RHO26O1T9V.

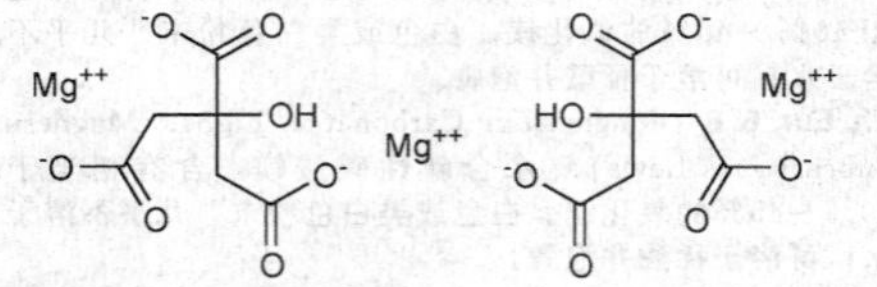

Pharmacopoeias. In *Eur.* (see p.vii) and *US*.

Ph. Eur. 6.8（Magnesium Citrate，Anhydrous） 白色或类白色、细腻、略有吸湿性的粉末。溶于水；几乎不溶于乙醇；易溶于稀盐酸。贮藏于非金属密闭容器中。

Ph. Eur. 6.8（Magnesium Citrate Dodecahydrate） 白色或类白色、细腻的粉末；难溶于水；几乎不溶于乙醇；易溶于稀盐酸。5%水溶液的 pH 值为 6.0～8.5。

Ph. Eur. 6.8（Magnesium Citrate Nonahydrate） 白色或类白色、细腻的粉末；难溶于水；几乎不溶于乙醇；易溶于稀盐酸。5%水溶液的 pH 值为 6.0～8.5。

USP 33（Magnesium Citrate） 5%混悬液的 pH 值为 5.0～9.0。贮藏于密闭容器中。

简介

枸橼酸镁是一种容积性泻药（第1615页），可用于结肠手术或结肠检查前的肠道准备。枸橼酸镁的剂量范围为 11～25g。在英国，枸橼酸镁水溶液是一种含碳酸镁 11.6g 和无水枸橼酸 17.8g 的制剂（*Citramag*，*Sanochemia*，*UK*），与 200ml 热水混合制成。待溶液冷却后，在肠道准备前一天上午 8 时口服首剂（第一剂），下午 2～4 时服用第二剂。儿童剂量，见下文。肠道准备还需要摄入大量液体、食入低残渣食物。本品还常与匹可硫酸钠合用，详见第1692页的内容。

枸橼酸镁用作镁补充剂，每日口服剂量不超过 1.9g。

镁盐的一般特性，详见第1600页。

1. Hoy SM, *et al.* Sodium picosulfate/magnesium citrate: a review of its use as a colorectal cleanser. *Drugs* 2009; **69:** 123–36.

儿童用法 枸橼酸镁（*Citramag*，*Sanochemia*，*UK*）作为儿童肠道清洁剂时，*BNFC 2009* 推荐以下口服剂量，在肠道准备前一天服用：

- 5～10 岁：早上 8 时、下午 2～4 时各 1 次，每次 1/3袋；
- 10～18 岁：早上 8 时、下午 2～4 时各 1 次，每次 1/2～1 袋。

配制方法见上文。

偏头痛 上文提及的镁补充剂，包括枸橼酸镁，可用于预防偏头痛，详见第1602页。

制剂

USP 33: Magnesium Citrate for Oral Solution.

专利制剂

Arg.: Holomagnesio; Limonada Roget†; ***Austria:*** Magnesium Diasporal; Magnesium Verla; Magnofit; ***Belg.:*** Magnetop†; ***Canad.:*** Citro-Mag†; Magnesium Citrate; Magnesit; Royvac; ***Cz.:*** Magnesium Diasporal†; Magnesol†; ***Ger.:*** Magnesium Diasporal; Magnesium Verla N; Magnesium-Sandoz; ***Hong Kong:*** Citro-Mag†; ***Hung.:*** Magnesium Diasporal†; ***Israel:*** Magnesium Diasporal; ***Mon.:*** Oromag; ***Norw.:*** Nycoplus Magnesium; ***Pol.:*** Magnesol; ***Switz.:*** Magnegon; Magnesium Biomed; Magnesium Diasporal; Magnesium-Sandoz; ***Turk.:*** Magnezyum Diasporal; ***UK:*** Citramag; ***USA:*** Evac-Q-Mag.

多组分制剂 ***Arg.:*** Holomagnesio B6; Magnebe; Total Magnesiano B6; ***Austral.:*** Go Kit; Go Kit Plus; ***Austria:*** Magnosolv†; ***Belg.:*** Carbobel; ***Braz.:*** Emidrat; ***Canad.:*** Bio-Gyn; Femidause; Royvac Kit; ***Chile:*** Laxogeno; ***Fr.:*** Citrocholine; Magnevie B6; ***Ger.:*** Lithurex S†; Magnerot N; ***Gr.:*** Magnesium Sandoz; ***Hong Kong:*** Active Calcium; ***Hung.:*** Beres Magnezium + B_6; Magne-B_6 Extra; Magurlit†; Pregmag†; ***Ital.:*** Bionefrol; Litostop; Pomag; ***Port.:*** Detoxergon; ***Spain:*** Salmagne; ***UK:*** CitraFleet; Picolax; ***Ukr.:*** Magne B6 Premium (Магне-B6 Премиум).

Magnesium Hydroxide 氢氧化镁

E528; Hydroxid hořečnatý; Magnesii hydroxidum; Magnesio, hidróxido de; Magnesium Hydrate; Magnésium, hydroxyde de; Magnesiumhydroksidi; Magnesiumhydroxid; Magnézium-hidroxid; Magnezyum Hidroksit; Magnio hidroksidas.

Магния Гидроксид

$Mg(OH)_2$ = 58.32.

CAS — 1309-42-8.

ATC — A02AA04; G04BX01.

ATC Vet — QA02AA04; QG04BX01.

UNII — NBZ3QY004S.

注：氢氧化镁的复方制剂可用下列名称表示。

- 复方氢氧化铝镁（Co-magaldrox）x/y（*BAN*）——其中的 x 和 y 分别代表氢氧化镁和氢氧化铝的毫克数值。

Pharmacopoeias. In *Eur.* (see p.vii), *Int.*, *US*, and *Viet.*

Ph. Eur. 6.8（Magnesium Hydroxide） 白色无定形细末。几乎不溶于水；可溶于稀酸。以酚酞指示，其水溶液呈碱性。

USP 33（Magnesium Hydroxide） 松散的白色粉末。几乎不溶于水、乙醇、氯仿和乙醚；可溶于稀酸。贮藏于密闭容器中。

不良反应、处置和注意事项

镁盐的总论，详见第1601页。氢氧化镁可引起腹泻，此反应呈剂量依赖性。通常肾损伤患者可能出现高镁血症。

高镁血症 曾有婴儿使用含镁抗酸药后出现高镁血症的报道[1~3]，还有 1 例肾功能正常但伴有肠梗阻的成人患者用药后出现高镁血症[4]。

1. Brand JM, Greer FR. Hypermagnesemia and intestinal perforation following antacid administration in a premature infant. *Pediatrics* 1990; **85:** 121–4.
2. Alison LH, Bulugahapitiya D. Laxative induced magnesium poisoning in a 6 week old infant. *BMJ* 1990; **300:** 125.
3. Sullivan JE, Berman BW. Hypermagnesemia with lethargy and hypotonia due to administration of magnesium hydroxide to a 4-week-old infant. *Arch Pediatr Adolesc Med* 2000; **154:** 1272–4.
4. Laughlin SA, McKinney PE. Antacid-induced hypermagnesemia in a patient with normal renal function and bowel obstruction. *Ann Pharmacother* 1998; **32:** 312–15.

药物相互作用

如第1615页的概要中提到，抗酸药类包括镁盐，可通过改变胃内 pH 值、影响胃排空以及形成不能吸收的复合物等方式，而与其他许多药物发生相互作用。因此，为减少药物相互作用，抗酸药与其他药物应间隔 2～3h 服用。

药动学

氢氧化镁口服后，在胃中迅速与盐酸反应生成氯化镁和水。约有 30%的镁离子经小肠吸收，参见镁盐（第1601页）。

用途和用法

氢氧化镁是一种抗酸药（详见第1615页），口服剂量不超过 1g。它通常与含铝抗酸药，例如可阻碍其导泻作用的氢氧化铝联合使用。

氢氧化镁也可作为容积性泻药（第1615页），口服剂量为 2～5g。

氢氧化镁还可用作食品添加剂以及体内镁缺乏时的镁补充剂。

制剂

BP 2010: Co-magaldrox Oral Suspension; Co-magaldrox Tablets; Liquid Paraffin and Magnesium Hydroxide Oral Emulsion; Magnesium Hydroxide Mixture;

USP 33: Alumina and Magnesia Oral Suspension; Alumina and Magnesia Tablets; Alumina, Magnesia, and Calcium Carbonate Oral Suspension; Alumina, Magnesia, and Calcium Carbonate Tablets; Alumina, Magnesia, and Simethicone Oral Suspension; Alumina, Magnesia, and Simethicone Tablets; Alumina, Magnesia, Calcium Carbonate, and Simethicone Tablets; Aspirin, Alumina, and Magnesia Tablets; Calcium Carbonate and Magnesia Tablets; Calcium Carbonate, Magnesia, and Simethicone Tablets; Magnesia Tablets; Magnesium Hydroxide Paste; Milk of Magnesia.

专利制剂

Arg.: Leche de Magnesia Phillips; Magnesia San Pellegrino; ***Braz.:*** Leite de Magnesia de Phillips; Leite de Magnesia†; Magnesiol†; Mylanta Plus; ***Canad.:*** Milk of Magnesia; Phillips' Magnesia Tablets; Phillips' Milk of Magnesia; ***Chile:*** Leche de Magnesia Phillips; Magnesia Pasteur; Tabletas Antiacidas; ***Denm.:*** Magnesia; ***Fin.:*** Emgesan; Magnesiamaito; ***Fr.:*** Carbonex†; Magnesie San Pellegrino; ***Gr.:*** Milk of Magnesia; ***Hung.:*** Antagel M; ***India:*** Tricaine-MPS; ***Indon.:*** Laxasium; ***Irl.:*** Milk of Magnesia; ***Israel:*** Magnesia S Pellegrino; Milk of Magnesia; ***Ital.:*** Citrato Espresso S. Pellegrino; Magnesia S Pellegrino; ***Mex.:*** Agrulex; Leche de Magnesia Normex; ***Mon.:*** Chlorumagene; ***Port.:*** Leite Magnesia Phillips; Magnesia San Pellegrino; ***S.Afr.:*** Babys Own Tummy Tablets†; ***Spain:*** Magnesia; Magnesia San Pellegrino; ***Swed.:*** Emgesan; ***Switz.:*** Magnesia S Pellegrino; ***Thai.:*** Emulax MOM; Mag-Mag; Magnesia; Milk of Magnesia; ***Turk.:*** Magcine; Magnesie Calcinee; Magnesium Naneli Lafar†; Magnokal; ***UK:*** Milk of Magnesia; ***USA:*** Dulcolax; Milk of Magnesia; Pedia-Lax; Phillips' Chewable; Phillips' Milk of Magnesia; ***Venez.:*** Magnesia San Pellegrino.

多组分制剂 ***Arg.:*** Aci-Tip; Actual; Aludrox Forte†; Aludrox II; Alumag†; Antiacid†; Bitecain AA; Calmose; Car-ti buron flex†; Ditopax; Dracone; Faboacid; Factor AG Antiacido; Falgos; Gastroge; Lyncis; Mabis†; Megalex Antiacido; Mil-Par; Mucaine; Mucalan; Mylanta; Mylanta Extra; Mylanta II; Mylanta Max; Mylanta Plus; Mylanta Reflux; Mylanta Simple; Pepsamar Duo; Resaca; Simecon Antiacido; Suspension Antiacida; Suspension Antiacida con Simeticona; ***Austral.:*** Gastrogel; Gelusil†; Mucaine†; Mylanta; Mylanta Heartburn Relief†; Mylanta Rolltabs; ***Austria:*** Alucol; Maalox; Tepilta; Trigastril†; ***Belg.:*** Gelusil Simethicone†; Maalox; Maglid; Nozid†; Restofit; Syngel; ***Braz.:*** Aclorisan†; Alca-Luftal; Alcalone Plus; Algedrox; Alkagel; Antiacil†; Asilone; Aziac†; Digastril†; Droxaine; Espasmacid†; Estomagel; Gascol†; Gastran; Gastrex†; Gastri-Vyr†; Gastrobion; Gastrol TC†; Gastrol†; Gastroliv; Gastroplus†; Gelmax; Gelusil; Hidroxogel; Kolampept; Kolantyl; Kolantyl DMP; Maalox Plus; Magnesin†; Milax†; Milgex†; Mylanta de Bolso; Natusgel†; Neutran; Pepsaplus; Pepsogel; Siludrox; Simeco Plus; Stongel†; ***Canad.:*** Almagel Plus; Almagel†; Alumag; Antacid Plus; Antacid Plus Antiflatulant†; Antacid Regular with Anti-Gas; Antacid Suspension; Antacide Suspension†; Cas-Mag; Diovol Ex†; Diovol Plus; Diovol Plus AF; Diovol†; Fibro M; Gelusil; Maalox Antacid with Anti-gas; Maalox Plus†; Maalox TC†; Maalox†; Magnolax; Mucaine; Mylanta; Osteoligo; Pepcid Complete; Rolaids Antacid; Rolaids Multi-Symptom; Stomaax Plus; ***Chile:*** Disfrutab; Ditopax; Gasopax; Lefkacid; Maalox; Maalox Plus; Mucaine†; Mylanta; Nogastra; Peptinal Forte†; Peptinal†; Simeco Plus†; Tabletas Phillips; ***Cz.:*** Acidanon†; Acix; Anacid; Anacid S; Gastal†; Maalox; Muthesa Compositum†; Osteocare; ***Denm.:*** Balancid Novum; Novaluzid; ***Fin.:*** Balancid Novum; Miral; Novaluzid; Pepcid Duo; ***Fr.:*** Digestif Marga†; Dops; Gastropax; Gelox; Hepatoum Brulures d'Estomac; Jecopeptol; Kaomuth; Lubentyl a la Magnesie; Maalox; Maalox Ballonnements; Magnesie Composee; Marga; Moxydar; Mupax; Pepcidduo; Seroxydar; Xolaam; ***Ger.:*** Almag†; Duoventrinetten N; durazidum†; Maalox; Maaloxan; Paractol†; Pepciddual; Progastrit; Tepilta; Trigastril†; ***Gr.:*** Aludrox; Elcolyt; Maalox; Maalox Plus; Ponotex; Regla pH; Simeco; Wesulc; Zivatar; ***Hong Kong:*** Actal Plus; Antacaine; Antacin-D; BF-Maschew; Diovol Plus; Eulanta; Fedra-Gel-S; Gastrocaine; Gastrogel; Gastromine†; Gelusil Plus; Hydrosil; Lantacid; Maalox Plus; Milzine†; Mylanta†; Mytancid†; Oxema Improved†; Triloxane; Vida Flatugel†; ***Hung.:*** Almagel A†; Almagel†; Anacid; Gastracid; Maalox; ***India:*** Acidin; Alucinol†; Aludrox MH; Calcinol; Cremaffin; Digene; Diovol; Diovol Forte; Diovol Forte DGL; Disogel; Easylax; Entasid; Gelusil MPS; Logascid; Maylox; Milical XP; Mucaine; Paractol; Pepticaine; PFT; Polycrol; Sanzyme-DS; Siloxogene; Simeco; Solacid; Visco; ***Indon.:*** Acitral; Actal Plus; Almacon; Aludonna D; Berlosid; Dexanta; Di-Gel; Farmacrol; Gastrucid; Gelusil MPS†; Gestabil; Gestamag; Lagesil; Lambucid†; Lexacrol; Madrox†; Magard FA; Magnidicon†; Magtral; Mepromaag; Mylanta†; Myllacid; Neosanmag; Neosanmag Fast; Oskamag†; Plantacid; Polycrol; Polycrol 400; Polysilane; Progastric; Promag; Promag Double Action; Simeco†; Stop-Mag†; Stromag; Tomaag; Ulcid; Ultilox; ***Irl.:*** Maalox; Maalox Plus; Milpar; Pepcidtwo; ***Israel:*** Alumag†; Anti Leg Cramps; Maalox; Maalox Plus; Silain†; ***Ital.:*** Anacidol; Anti-Acido†; Carbone Composto; Chimodil†; Maalox; Maalox Plus; Maalox TC; Magnesia Effervescente Sella; Merankol Pastiglie; Pepciddual; Potassium MG†; ***Jpn:*** Cabagin S New; Cabe 2 New; ***Malaysia:*** Actal Plus†; Alucid; Belcid†; Eviline; Gelusil Plus†; Maalox Plus; Macgel; Novaluzid†; Simagel; Zellox-II; ***Mex.:*** Alkagel Complex; Alkagel IS; Alphalox-D; Alumag; Ditopax-F†; Ditopax†; Espaven Alcalino; Espraden; Exhantil; Exhidrol; Facidex Total; Farcolan; Gelan Plus; Gelar; Geldrox Plus; Geldrox†; Gelpex; Milpar; Mylanta Plus†; Noax 3; Normex Plus; Plusgel; Pramigel; Ufor; Wingel†; ***Neth.:*** Antagel; Maalox; Maalox Plus; Muthesa N†; Regla pH; Rigoletten; ***Norw.:*** Novaluzid; Pepcidduo; ***NZ:*** Mylanta; Mylanta Heartburn Relief; Mylanta Rolltabs; ***Philipp.:*** Creamalin; Euro-Cid; Flacerant; Gel-Malicid; Geltazine; Gentacid; Kremil-S; Maalox; Maalox Plus; Monnax; Monnax Plus; Mylanta†; Novaluzid†; Simeco; Virgogel; ***Pol.:*** Alumag; Gastal; Gastromal; Maalox; Manti; Simet-Al†; ***Port.:*** Di-Gel; Dianeal; Maalox Plus; Pepsamar Plus†; Servetinal†; Vingel†; ***Rus.:*** Almagel (Алмагель); Almagel A (Алмагель А); Almagel Neo (Алмагель Нео); Gastal (Гастал); Gestid (Гестид); Maalox (Маалокс); Maalucol (Маалукол); Relcer (Релцер); ***S.Afr.:*** Acugel†; Gelusil S; Kolantyl†; Lo-Acid; Maalox; Maalox Plus; Merasyn†; Mucaine; ***Singapore:*** Actal Plus; Gelusil Plus†; Macgel; Mucaine†; Mylanta DS; Zellox-II; ***Spain:*** Aero Red Antiacido; Alcalinos Gelos†; Alucol Silicona†; Alugel Magnesiado†; Gastroalgine†; Gastropeache Susp; Geloalumin†; Gelodual†; Gelosim; Maalox; Magnogene; Pepdual; Supraalox†; Winton; ***Swed.:*** Novalucol; Novaluzid; Pepcid Duo; ***Switz.:*** Alucol; Alumagall†; Combacid N; ***Thai.:*** Abella; Almag; Alticon; Aludon; Alum; Alumed; Alutop; Amacone; Amco; Amico-L; Antacia; Antacia-SM; Antacil; Asialum; Belacid; Belcid; Bowa; Burajel; Burajel AM; Calcinol-RB; Caryopin; Cophargel; Defomil; Delta Charcoal; Dimedon; Diovol; Dissowel; Gasitone; Gastacin; Gelusil MPS†; Herogel; KB Alu; L-Dacin; Maccrol; Machto; Mag 77; Magcol†; Magsenum-D; Magto†; Malugel; Malugel-S; Mano; Margel; New Gel-D; Pro ABS; RT Gen; Silomed; Simcomag; Simeco†; Solumag-D; Stomac; TO Gel; Ulcegel; Ulco; V Day Milk; Voragas; Ziga-Gel; ***Turk.:*** Alujel; Asidal; Mucaine; Protab†; ***UAE:*** Moxal; Moxal II; Moxal Plus; ***UK:*** Actonorm; Boots Wind Relief; Calci-Plus; Carbellon; Maalox; Maalox Plus; Mil-Par; Mucogel; Osteocare; Pepcidtwo; Simeco; ***Ukr.:*** Altacid (Алтацид); Alumag (Алюмаг); Gastal (Гастал); Gastromax (Гастромакс)†; Maalox (Маалокс); Relcer (Релцер); ***USA:*** Advanced Formula Di-Gel; Alamag; Alamag Plus; Almacone; Aludrox; Antacid; Calcium Rich Rolaids; Concentrated Milk of Magnesia-Cascara; Di-Gel; Dual Action Complete; Extra Strength Maalox Antacid/Anti-Gas†; Fast-Acting Mylanta†; Gas Ban DS; Gelusil; Haley's M-O; Maalox Advanced; Maalox Anti-Gas Extra Strength†; Maalox Maximum Strength Multi-Symptom; Maalox Plus†; Maalox Regular Strength; Maalox†; Magnox; Mi-Acid; Mintox; Mintox Plus; Mygel; Mylagen; Mylanta; Mylanta Gelcaps; Mylanta Ultra; Pepcid Complete; Rolaids; Rolaids Multi-Symptom; RuLox; RuLox Plus; Simaal Gel 2†; Tempo; Trial AG; ***Venez.:*** Aldrox; Almag†; Aluman†; Antiacido; Ditosil; Ditosil Plus; Maalox; Maalox Plus; Mil-Par; Milcor†; Mylanta Plus†; Mylanta†; Mylantados†; Mylantamil†; Targel†; Tricigel†; Valmecon†.

Used as an adjunct in: ***Canad.:*** C2 with Codeine†; ***Denm.:*** Kodamid; Kodimagnyl; Magnyl; ***Gr.:*** Ascriptin; ***Indon.:*** Naspro; Rheumapill†; ***Ital.:*** Ascriptin; Aspirina 03; ***Mex.:*** Ascriptin; ***Rus.:*** Cardiomagnyl (Кардиомагнил); ***Ukr.:*** Cardiomagnyl (Кардиомагнил); ***USA:*** Arthritis Pain Formula; Ascriptin; Asprimox†; Cope; Magnaprin†; Vanquish; ***Venez.:*** Ascriptin.

顺势疗法制剂 ***Ger.:*** Hepar-Magnesium.

Magnesium Oxide 氧化镁

E530; Magnesii oxidum; Magnesio, óxido de; Magnésium, oxyde de; Magnesiumoksidi; Magnesiumoxid; Magnezu tlenek; Magnezyum Oksit; Magnio oksidas; Nehéz magnézium; Oxid hořečnatý.

Магния Оксид

MgO = 40.30.

CAS — 1309-48-4.

ATC — A02AA02; A06AD02; A12CC10.

ATC Vet — QA02AA02; QA06AD02; QA12CC10.

UNII — 3A3U0GI71G.

Pharmacopoeias. In *Chin., Eur.* (see p.vii), *Int., Jpn, US,* and *Viet.* Some pharmacopoeias include a single monograph that permits both the light and heavy varieties while some have 2 separate monographs for the 2 varieties.

Ph. Eur. 6. 8（Magnesium Oxide，Heavy；Magnesii Oxidum Ponderosum） 精细的、白色或类白色粉末。15g本品沉降前的表观容积不超过 60ml。几乎不溶于水；可溶于稀酸并略有泡腾。

Ph. Eur. 6. 8（Magnesium Oxide，Light；Magnesii Oxidum Leve） 精细的、白色或类白色无定型粉末。15g本品沉降前的表观容积至少为 100ml。几乎不溶于水；可溶于稀酸并略有泡腾。

USP 33（Magnesium Oxide） 松散的白色粉末，或是相对致密的白色粉末或颗粒状粉末。几乎不溶于水；不溶于乙醇；可溶于稀酸。贮藏于密闭容器中。

简介

氧化镁是一种基本特性与氢氧化镁相似的抗酸药（详见上文）。常用口服剂量约为 400mg。氧化镁常与含铝抗酸药，例如可削弱本品导泻作用的氢氧化铝合用。

氧化镁可作为容积性泻药用于肠道准备，通常口服氧化镁 3.5g，同时合用比沙可啶或匹可硫酸钠。

氧化镁还用作镁缺乏时的镁补充剂，剂量为每日最多口服 800mg（20mmol）。氧化镁还可作为食品的添加剂。

制剂

USP 33: Alumina, Magnesium Carbonate, and Magnesium Oxide Tablets; Aromatic Cascara Fluidextract; Aspirin, Alumina, and Magnesium Oxide Tablets; Citric Acid, Magnesium Oxide, and Sodium Carbonate Irrigation; Magnesium Oxide Capsules; Magnesium Oxide Tablets.

专利制剂

Arg.: Magnesio Vital; Polvo Roge; SG 33; ***Austria:*** Magnonorm; Magnotab†; ***Canad.:*** Urologic G; ***Denm.:*** Salilax; ***Fr.:*** Mag 2 Junior; MAG'Ocean; Sargemag; Thalamag; ***Ger.:*** Biolectra Magnesium 240; Biolectra Magnesium 365; Magium; Magnesium Diasporal; Magnesium Tonil; Magnetrans extra; Magnetrans forte; Magno Sanol; ***Hung.:*** Magnosolv; ***NZ:*** Mylanta Effervescent†; ***S.Afr.:*** Solumag; ***Swed.:*** Salilax; ***Thai.:*** Magoral; ***Turk.:*** Magnezi Kalsine; ***USA:*** Mag-200; Mag-Caps†; Mag-Ox; Maox; Uro-Mag.

多组分制剂 ***Arg.:*** Benitol; Complex B Calcio Y Magnesio†; Dafne; LX-30; Total Magnesiano NF; ***Austral.:*** AB Extra Bone-Care +; AB Neurocard; Caltrate Plus; FAB Tri-Cal†; Ginkgo Plus Herbal Plus Formula 10†; Lifesystem Herbal Plus Formula 11 Ginkgo†; Lifesystem Herbal Plus Formula 2 Valerian†; Lifesystem Herbal Plus Formula 3 Male Formula†; Machlor; Magnesium Plus†; Male Formula Herbal Plus Formula 2†; Picoprep; Soy Forte with Black Cohosh†; Super B Plus†; Valerian Plus Herbal Plus Formula 12†; ***Austria:*** Magnocor†; Magnosolv; ***Belg.:*** Muthesa†; Nozid†; Regla pH Forte†; ***Braz.:*** Salicilato de Bismuto Composto†; ***Canad.:*** Artechol; Articho-Nat; Cal-Mag; Caltrate Plus; Formula C 29; Hepartichaut; Pico-Salax; Picodan; ***Chile:*** Activator†; Berocca Plus; Calcio 520; Fercovit; Oblax A-1-1; Polvos Alcalinos; ***Cz.:*** Magnesium Pharmavit; Magnosolv; ***Denm.:*** Alminox; ***Fin.:*** CitraFleet; ***Fr.:*** Carbosymag; D'Contract†; Isudrine; Kaologeais; Karayal; Mutesa; Ornitaine†; Sympathyl; Thalamag fer B_9; Verrulyse-Methionine; ***Ger.:*** Losnesium; Magnesium Tonil mit Vitamin E†; Magnesium-Plus-Hevert; Mapurit; Rabro N; Ventricon N; vigodana N†; ***Gr.:*** Aludrox; Novalox; Oxaine-M; ***Hong Kong:*** Active Calcium; Calcioday-D†; Epilon; ***Hung.:*** Antagel; Beres Magnezium + B_6; Magnevital†; Magnezium†; Nilacid; ***India:*** Ostebon-M; ***Indon.:*** Aludonna; Day-Cal; Hical; Osfit; Vitacal-D; ***Irl.:*** Asilone; CitraFleet; Picolax; ***Ital.:*** Carbonesia; Citrato Espresso Gabbiani; Gastrodue†; Magnosol; Vitreosan; ***Malaysia:*** Calcioday-D†; Gerskin; Obical; Picoprep†; ***Mex.:*** Alfem; ***Mon.:*** Evestrel Jour Nuit; ***NZ:*** Picoprep; ***Philipp.:*** Lungcaire Plus; Sleepasil; ***Pol.:*** MBE; Naturapia Calcium Complex†; Naturapia Menopauza; Nervomag; Suplemag B_6; ***Port.:*** CitraFleet; ***Rus.:*** Altacid (Алтацид); Calcemin Advance (Кальцемин Адванс); Sympathyl (Симпатил); ***S.Afr.:*** Adco-Mayogel; Adco-Medigel; Alkalite D†; Alumag D; Alumite D†; Aluspastyl; Betaclomin; Co-Gel; Gelumen; Kolantyl†; Microgel†; Neuragel-D†; Pedimed†; Picoprep; Propan Gel-S; Remotrox†; Spasmogel; ***Singapore:*** Calcioday-D†; Gerskin; ***Spain:*** Alugel Magnesiado†; Edigastrol; Eupeptina; ***Switz.:*** Neurocalme; ***Turk.:*** Seldiyet; ***UK:*** Asilone; Kolanticon; Magnesium-OK; Uriflex G; Uro-Tainer Suby G; ***Ukr.:*** Altacid (Алтацид); Calcemin Advance (Кальцемин Адванс); Vimifor Multivitamin with Beta-Carotene (Вімiфор Мультивiтамiн З Бета-каротином); ***USA:*** Beelith; ***Venez.:*** Calcibon D Magnesio; Calcibon D Soya; Clopina†; Dicigel; Hepasil; Polantac.

Used as an adjunct in: ***Arg.:*** Aspirina; ***Braz.:*** Bufferin; ***Canad.:*** Aspirin with Stomach Guard; Bufferin; Tri-Buffered ASA; ***Ital.:*** Bufferin†; ***Pol.:*** Aspimag; Cardiofil; ***USA:*** Adprin-B; Bufferin; Cama Arthritis Pain Reliever; Extra Strength Bayer Plus.

顺势疗法制剂 ***Canad.:*** Constipation L106†.

Magnesium Trisilicate 三硅酸镁

E553(a); Magnesii trisilicas; Magnesio, trisilicato de; Magnésium, trisilicate de; Magnesiumtrisilikaatti; Magnesiumtrisilikat; Magnézium-triszilikát; Magnezyum Trisilikat; Magnio trisilikatas; Trikřemičitan hořečnatý.

Магния Трисиликат

CAS — 14987-04-3 (anhydrous magnesium trisilicate); 39365-87-2 (magnesium trisilicate hydrate).

UNII — C2E1CI501T.

性状 三硅酸镁是一种水合的硅酸镁。硅酸镁和三硅酸镁的代码都为 E553(a)。

Pharmacopoeias. In *Chin., Eur.* (see p.vii), *US,* and *Viet.*

Ph. Eur. 6. 8（Magnesium Trisilicate） 可变组分相对应的相近表达式为 $Mg_2Si_3O_8 \cdot xH_2O$，以灼烧后物质计算，氧化镁含量不低于 29%，相当于二氧化硅的量不少于 65%的。白色粉末。几乎不溶于水和乙醇。

USP 33（Magnesium Trisilicate） 氧化镁和二氧化硅的复合物，含有不同比例的水分。氧化镁含量不少于 20%，二氧化硅含量不少于 45%。白色、无臭细末，无砂砾。不溶于水和乙醇。易被无机酸分解。

简介

三硅酸镁是一种水合硅酸镁。本品为抗酸药，基本特性与氢氧化镁（第1664页）相似。根据需要常用口服剂量最高可达 500mg，但也曾使用更高的剂量。口服给药时，它与胃中盐酸反应速度要比氢氧化镁缓慢得多。三硅酸镁常与含铝抗酸药，如可削弱本品导泻作用的氢氧化镁合用。

三硅酸镁还可作为一种食品添加剂和药用赋形剂。

对肾脏的影响 肾结石的成分不常含有二氧化硅，但少数患者出现二氧化硅结石已有报道。在这些病例中，大多数患者结石形成是由于长期、有时过量服用含有三硅酸镁的抗酸药[1,2]引起的。

1. Haddad FS, Kouyoumdjian A. Silica stones in humans. *Urol Int* 1986; **41:** 70–6.
2. Lee M-H, *et al.* Silica stone—development due to long time oral trisilicate intake. *Scand J Urol Nephrol* 1993; **27:** 267–9.

制剂

BP 2010: Compound Magnesium Trisilicate Oral Powder; Compound Magnesium Trisilicate Tablets; Magnesium Trisilicate Mixture;
USP 33: Alumina and Magnesium Trisilicate Oral Suspension; Alumina and Magnesium Trisilicate Tablets; Magnesium Trisilicate Tablets.

多组分制剂 ***Arg.:*** Dosulfin Bronquial; Gastranil†; Mylanta Reflux; ***Austral.:*** Gastrogel; Gaviscon; ***Austria:*** Enicul†; Montalen†; Neoplex; ***Belg.:*** Alucid; Gastrofilm†; Neutroses; Syngel; ***Braz.:*** Antiacil†; Gastrobene; Gaviz; Kolantyl; ***Canad.:*** Gasulsol; ***Chile:*** Gaviscon†; ***Cz.:*** Gaviscon†; ***Fr.:*** Contracide†; Gastropax; Gaviscon†; Gelusil†; Magnesie Composee; Neutroses; Triglysal†; ***Ger.:*** Almag†; Duoventrinetten N; Progastrit; ***Gr.:*** Gaviscon; Neo-Elcosal; ***Hong Kong:*** Aluvit-U; Antacin-D; Fedra-Gel-S; Gastrogel; Gaviscon; Gelucom; Gelumag†; Gelusil; Oxema Improved†; Silox-50†; Simegel†; Triloxane; Uni-Magel; Uni-Magel-SM; ***Hung.:*** Nilacid; ***India:*** Acigon; Gaviscon; Raftace; Solacid; ***Indon.:*** Biogastron†; Corsamag; Gastrinal; Gelusil†; Lexacrol; Methaphyllin†; Progastric; Sanmag; Stomagel; Tri Act†; ***Irl.:*** Gaviscon†; Pyrogastrone†; ***Israel:*** Fresco; ***Ital.:*** Contracide†; Gaviscon; Merankol Pastiglie; Neutrolac; Neutrose S Pellegrino; ***Malaysia:*** Dhalumag; Gaviscon†; Gelusil; ***Neth.:*** Alcasedine; Gaviscon Forte; ***NZ:*** Gaviscon; ***Philipp.:*** Contylan; ***Rus.:*** Gestid (Гестид); ***S.Afr.:*** Aciban; Adcomag Trisil†; Alusil; Be-Tabs Antacid; Gaviscon; Gelacid; Gelusil; Gentrisil†; Infant Gaviscon†; Kolantyl†; ***Singapore:*** Allumag M; Allumag MPS; Alumag; Alumag Plus; Gaviscon; Gelusil†; Magtasil; Polysilic III; ***Spain:*** Dolcopin; Gelodrox; Gelodual†; Gelotrisin†; Meteoril; Secrepat; ***Switz.:*** Comprimes a croquer Estomac; Drofaron; Neutroses; ***Thai.:*** Airtab; Alkamine; Almag; Alumag; Alupep; Amacone; Amco; Amico; Antacia; Antacil†; Conmag; Dissowel; Droximag-P; Gacida; Gelusil; KB Alu; L-Dacin; Machto; New Gel-D; RT Gen; Siemag; Sinlumag; Stomac†; Ulcid; ***Turk.:*** Gaviscon; ***UK:*** Actonorm; Birley's; Bisma-Rex; De Witt's Antacid; Gastrocote; Gaviscon†; Moorland; Opas; Pegina; Valonorm; ***USA:*** Alenic Alka; Foamicon†; Gaviscon; Genaton; ***Venez.:*** Polantac.

Used as an adjunct in: ***Hong Kong:*** Artrolin-F; ***Swed.:*** Deltison.

Manna 甘露蜜

Maná; Manne en Larmes.

Манна

简介

甘露蜜（Manna）是来自欧洲开花白蜡树（European flowering ash），即花白蜡树（木犀科）树皮的干燥渗出液，含有 40%～60%的甘露醇（第1280页）。用作容积性泻药。

制剂

多组分制剂 ***Austria:*** Pervivo; ***Cz.:*** Dr Theiss Rheuma Creme†; Dr Theiss Schweden Krauter; Naturland Grosser Swedenbitter†; ***Ger.:*** florabio Manna-Feigen; ***Hung.:*** Bittner; ***Ital.:*** Cumadren; ***Pol.:*** Pervivo†.

Mebeverine Hydrochloride (*BANM, USAN, rINNM*) 盐酸美贝维林

CSAG-144; Hidrocloruro de mebeverina; Mébévérine, chlorhydrate de; Mebeverini hydrochloridum. 4-[Ethyl(4-methoxy-α-methylphenethyl)amino]butyl veratrate hydrochloride.

Мебеверина Гидрохлорид

$C_{25}H_{35}NO_5,HCl = 466.0.$

CAS — 3625-06-7 (mebeverine); 2753-45-9 (mebeverine hydrochloride).

ATC — A03AA04.

ATC Vet — QA03AA04.

UNII — 15VZ5AL4JN.

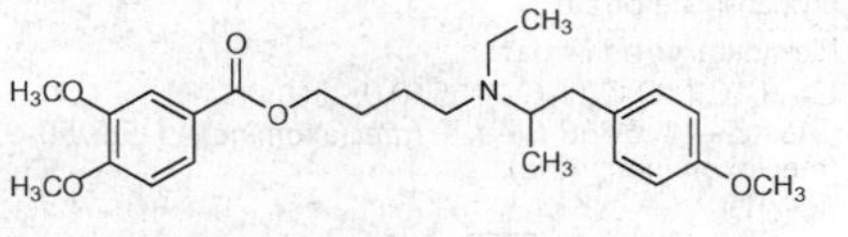

(mebeverine)

Pharmacopoeias. In *Br.*

BP 2010（Mebeverine Hydrochloride） 白色或类白色的结晶性粉末。极易溶于水；易溶于乙醇；几乎不溶于乙醚。2%水溶液的 pH 值为 4.5～6.5。不超过 30℃温度下贮藏于密闭容器中。避光。

不良反应和注意事项

虽然不良反应罕见，但服用美贝维林患者出现胃肠道功能紊乱、头晕、头痛、失眠、食欲减退以及心率减慢已有报道。超敏反应，包括红斑皮疹、荨麻疹和血管性水肿也有报道。麻痹性肠梗阻的患者避免使用美贝维林。理论上，严重肝、肾损伤以及心脏疾病（如心脏传导阻滞）的患者应慎用。

囊性纤维化 1 名囊性纤维化的 24 岁男性患者，使用盐酸美贝维林治疗小腹疼痛和便秘，出现了粪性溃疡穿孔伴扩散性腹膜炎[1]。提示这可能是由于甲苯凡林导致结肠阻塞，使该患者易感溃疡[1]，但制药商[2]认为该患者本身出现的便秘和远端肠内综合征（胎粪性肠梗阻），促成粪性溃疡发生。因此建议[1]解痉药（如美贝维林）禁用于囊性纤维化患者远端肠内综合征的对症治疗。

1. Hassan W, Keaney N. Mebeverine-induced perforated colon in distal intestinal syndrome of cystic fibrosis. *Lancet* 1990; **335:** 1225.
2. Whitehead AM. Perforation of colon in distal intestinal syndrome of cystic fibrosis. *Lancet* 1990; **336:** 446.

卟啉病 在体外研究中，由于盐酸美贝维林可生成卟啉原，故卟啉病患者使用不安全。

药动学

美贝维林口服后可迅速吸收，血浆药物浓度达峰时间为 1～3h。血浆蛋白结合率约为 75%。美贝维林水解后完全代谢为藜芦酸和美贝维林醇，后者随后被结合。代谢产物经尿排泄。

用途和用法

盐酸美贝维林是一种直接作用于胃肠道平滑肌的解痉药。用于治疗肠易激综合征（第1621页）等疾病，常用剂量为每次 135mg，每日 3 次，餐前口服；也可每次 100mg，每日 3 次。亦可使用缓释制剂，每次 200mg，每日 2 次。本品的双羟萘酸盐也用于口服液体制剂，每次剂量相当于盐酸盐 150mg，每日 3 次。

儿童剂量，见下文。

儿童用法 美贝维林可缓解儿童平滑肌痉挛的症状。*BNFC 2009* 推荐口服剂量见下。以盐酸美贝维林剂量计算，每日 3 次，最好于餐前 20min 服用。

- 3～4 岁，25mg；
- 4～8 岁，50mg；
- 8～10 岁，100mg；
- 10～18 岁，可以给予成人剂量，见上文。

也可使用缓释制剂；12 岁以上儿童可使用成人剂量，见上文。

制剂

BP 2010: Mebeverine Tablets.

专利制剂

Arg.: Duspatalin; ***Austral.:*** Colese; Colofac; ***Austria:*** Colofac; ***Belg.:*** Duspatalin; ***Braz.:*** Duspatalin; ***Chile:*** Doloverina; Duspatal; Evadol; Meditoina; ***Cz.:*** Duspatalin; ***Denm.:*** Duspatalin; ***Fr.:*** Colopriv; Duspatalin; Spasmopriv; ***Ger.:*** Duspatal; Mebemerck†; ***Gr.:*** Dolospasmo; Duspatalin; Gastromins; Trisolvetan; Yugorex; ***Hong Kong:*** Duspatalin; ***Hung.:*** Duspatalin; ***India:*** Colospa; ***Indon.:*** Duspatalin; Irbosyd; ***Irl.:*** Colofac; Mebecon; ***Israel:*** Colotal; ***Ital.:*** Duspatal; ***Malaysia:*** Duspatalin; Lezpain; Mebetin; ***Mex.:*** Arluy; Duspatalin; ***Neth.:*** Duspatal; Duspatalin; ***NZ:*** Colofac; ***Philipp.:*** Duspatalin; ***Pol.:*** Duspatalin; ***Port.:*** Duspatal; ***Rus.:*** Duspatalin (Дюспаталин); Sparex (Спарекс); ***S.Afr.:*** Bevispas; Colofac; ***Singapore:*** Duspatalin; Mebetin; ***Spain:*** Duspatalin; ***Switz.:*** Duspatalin; ***Thai.:*** Colofac; Duspatin; Menosor; ***Turk.:*** Duspatalin; Duspaverin; Spasflex; ***UK:*** Colofac; ***Ukr.:*** Duspatalin (Дуспаталин).

多组分制剂 ***Irl.:*** Fybogel Mebeverine; ***UK:*** Fybogel Mebeverine.

Mecloxamine Citrate (*rINNM*) 枸橼酸甲氯沙明

Citrato de mecloxamina; Mécloxamine, Citrate de; Mecloxamini Citras. 2-[1-(4-Chlorophenyl)-1-phenylethoxy]-*N,N*-dimethyl-1-propanamine citrate.

Меклоксамина Цитрат

$C_{19}H_{24}ClNO,C_6H_8O_7$ = 510.0.

CAS — 5668-06-4 (mecloxamine); 56050-03-4 (mecloxamine citrate).

(mecloxamine)

简介

枸橼酸甲氯沙明具有抗毒蕈碱的活性，因其止吐作用而用于抗偏头痛制剂中。

制剂

多组分制剂 ***Austria:*** Avamigran; ***Turk.:*** Avmigran; ***Ukr.:*** Nomigren (Номигрен).

Mepenzolate Bromide (*BAN*, *rINN*) 溴美喷酯

Bromuro de mepenzolato; Mepentsolaattibromidi; Mepenzolatbromid; Mépenzolate, Bromure de; Mepenzolate Methylbromide; Mepenzolati Bromidum; Mepenzolone Bromide. 3-Benziloyloxy-1,1-dimethylpiperidinium bromide.

Мепензолата Бромид

$C_{21}H_{26}BrNO_3$ = 420.3.

CAS — 25990-43-6 (mepenzolate); 76-90-4 (mepenzolate bromide).

ATC — A03AB12.

ATC Vet — QA03AB12.

UNII — APX8D32IX1.

Pharmacopoeias. In *Jpn.*

简介

溴美喷酯是一种季铵类抗毒蕈碱药，其外周作用与阿托品（第1176页）相似。它可用于解除平滑肌痉挛引起的胃肠道疾病，并作为消化性溃疡的辅助治疗。每日剂量不超过 200mg，分次口服。

制剂

专利制剂

Jpn: Trancolon; ***Swed.:*** Cantil†; ***USA:*** Cantil.

多组分制剂 ***Jpn:*** Trancolon P.

Mesalazine (*BAN*, *rINN*) 美沙拉秦

5-Aminosalicylic Acid; 5-ASA; Fisalamine; Mesalamine (*USAN*); Mesalatsiini; Mesalazin; Mesalazina; Mesalazinas; Mésalazine; Mesalazinum. 5-Amino-2-salicylic acid.

Месалазин

$C_7H_7NO_3$ = 153.1.

CAS — 89-57-6.

ATC — A07EC02.

ATC Vet — QA07EC02.

UNII — 4Q81I59GXC.

注：应与 4-氨基水杨酸（详见第191页**对氨水杨酸**）区别，后者用于治疗结核病。

Pharmacopoeias. In *Eur.* (see p.vii) and *US.*

Ph. Eur. 6. 8（Mesalazine） 类白色、或浅灰色、或浅粉色的粉末或结晶。极微溶于水；几乎不溶于乙醇。溶于氢氧化物的稀碱溶液和稀盐酸溶液。贮藏于密闭容器中。避光。

USP 33（Mesalamine） 浅淡褐色至粉红色针状结晶，无臭或具轻微特殊臭。暴露于空气可加深颜色。微溶于水；极微溶于无水乙醇、丙酮、甲醇；几乎不溶于丁醇、氯仿、二氯甲烷、乙醚、乙酸乙酯、正己烷及丙醇；溶于稀盐酸和氢氧化物稀碱溶液。2.5%悬浮液的 pH 值为 3.5～4.5。贮藏于密闭容器中。避光。

不良反应和注意事项

美沙拉秦可能引起头痛和胃肠不适，如恶心、腹泻以及腹痛。偶见超敏反应。有些患者可能会出现结肠炎症状加重。还有心肌炎、心包炎、胰腺炎、间质性肾炎、肾病综合征、肺过敏反应、肝酶水平升高、肝炎、狼疮样综合征、皮肤反应、脱发、周围神经病、肌痛及关节痛的报道。有少数血液系统疾病，包括再生障碍性贫血、粒细胞缺乏症、白细胞减少症、中性粒细胞减少症、血小板减少症及正铁血红蛋白血症的报道。

严重肝或肾损伤，或水杨酸过敏的患者禁用美沙拉秦。老年患者、轻至中度肝或肾损伤、活动性消化性溃疡或柳氮磺吡啶过敏的患者应该慎用。

如果出现可疑的血液恶液质现象，应立即停止治疗并检查血细胞计数。应告诉患者或监护者怎样辨识发生血液毒性的症状，一旦出现发热、咽喉痛、口腔溃疡、淤血、出血等症状应立即就医。建议治疗前及治疗过程中均进行肾功能监测（详见下文**对肾脏的影响**）。

柳氮磺吡啶（磺胺吡啶与美沙拉秦结合）相关的药物不良反应，很多是由磺胺吡啶部分引起，同时大部分因过敏或其他不良反应而不能耐受柳氮磺吡啶的患者可改用美沙拉秦，而不会出现不良反应[1～4]。但是，少数患者改用美沙拉秦后还是发生了不良反应，且往往与柳氮磺吡啶引起的不良反应相似[1～4]。这些反应包括恶心、腹部不适或疼痛、腹泻加剧、头痛、发热以及皮疹。美沙拉秦通常与柳氮磺吡啶对精子的不良影响无关联（虽然有 1 例由美沙拉秦引起可逆性男性不育症病例——详见第1694页**柳氮磺吡啶**项下内容）。一份呈报英国 CSM 的关于 1991～1998 年间不良反应的分析报道发现，没有证据表明治疗炎性肠病时美沙拉秦与柳氮磺吡啶的严重不良反应发生率存在显著差异[5]。使用美沙拉秦出现胰腺炎和间质肾炎（详见下文**对肾脏的影响**）的报道更常见。然而，研究指出 80%不能耐受柳氮磺吡啶的患者对美沙拉秦耐受没有问题[6]。

既往有柳氮磺吡啶**超敏反应**病史的患者初始应慎用美沙拉秦，如果出现过敏征象，或出现腹泻或直肠出血，应停用此药。建议[2]有柳氮磺吡啶过敏史的患者使用美沙拉秦全程治疗前，应先给予试验剂量。

1. Dew MJ, *et al.* Treatment of ulcerative colitis with oral 5-aminosalicylic acid in patients unable to take sulphasalazine. *Lancet* 1983; **ii:** 801.
2. Campieri M, *et al.* 5-Aminosalicylic acid as rectal enema in ulcerative colitis patients unable to take sulphasalazine. *Lancet* 1984; **i:** 403.
3. Donald IP, Wilkinson SP. The value of 5-aminosalicylic acid in inflammatory bowel disease for patients intolerant or allergic to sulphasalazine. *Postgrad Med J* 1985; **61:** 1047–8.
4. Rao SS, *et al.* Clinical experience of the tolerance of mesalazine and olsalazine in patients intolerant of sulphasalazine. *Scand J Gastroenterol* 1987; **22:** 332–6.
5. Ransford RAJ, Langman MJS. Sulphasalazine and mesalazine: serious adverse reactions re-evaluated on the basis of suspected adverse reaction reports to the Committee on Safety of Medicines. *Gut* 2002; **51:** 536–9.
6. D'Haens G, van Bodegraven AA. Mesalazine is safe for the treatment of IBD. *Gut* 2004; **53:** 155.

哺乳 1 名哺乳妇女每次服用美沙拉秦 500mg，每日 3 次，她的血浆和乳汁中美沙拉秦的浓度分别为 410ng/ml 和 110ng/ml[1]。虽然一般认为仅有少量美沙拉秦分布于乳汁，并且在哺乳期用药安全[2,3]，但哺乳妇女每次使用美沙拉秦 500mg 的栓剂，每日 2 次，母乳喂养的婴儿可出现稀水样腹泻[2]，由于这个原因，American Academy of Pediatrics 认为哺乳妇女应慎用美沙拉秦[4]。

1. Jenss H, *et al.* 5-Aminosalicylic acid and its metabolite in breast milk during lactation. *Am J Gastroenterol* 1990; **85:** 331.
2. Nelis GF. Diarrhoea due to 5-aminosalicylic acid in breast milk. *Lancet* 1989; **i:** 383.
3. Klotz U, Harings-Kaim A. Negligible excretion of 5-aminosalicylic acid in breast milk. *Lancet* 1993; **342:** 618–19.
4. American Academy of Pediatrics. The transfer of drugs and other chemicals into human milk. *Pediatrics* 2001; **108:** 776–89. [Retired May 2010] Correction. *ibid.*; 1029. Also available at: http://aappolicy.aappublications.org/cgi/content/full/pediatrics%3b108/3/776 (accessed 28/02/06)

对血液的影响 虽然与美沙拉秦有关的血液不良反应不常见，但也有报道，包括血小板减少[1,2]、中性粒细胞减少[3]、严重再生障碍性贫血[4,5]以及全血细胞减少症[6]。1995 年 7 月，英国 CSM 声明，49 例可疑与美沙拉秦有关的血液系统不良反应[7]，包括 5 例再生障碍性贫血、1 例粒细胞缺乏症、11 例白细胞减少症和 17 例血小板减少症已通报。其中 3 例死亡。因此 CSM 建议用药时应监测血细胞计数，一旦发现可疑的恶液质应立即停药。与美沙拉秦有关的再生障碍性贫血可采用强化的免疫抑制疗法[5,8]。

1. Daneshmend TK. Mesalazine-associated thrombocytopenia. *Lancet* 1991; **337:** 1297–8.
2. Farrell RJ, *et al.* Mesalamine-associated thrombocytopenia. *Am J Gastroenterol* 1999; **94:** 2304–6.
3. Wyatt S, *et al.* Filgrastim for mesalazine-associated neutropenia. *Lancet* 1993; **341:** 1476.
4. Abboudi ZH, *et al.* Fatal aplastic anaemia after mesalazine. *Lancet* 1994; **343:** 542.
5. Otsubo H, *et al.* Mesalazine-associated severe aplastic anemia successfully treated with antithymocyte globulin, cyclosporine and granulocyte colony-stimulating factor. *Int J Hematol* 1998; **68:** 445–8.
6. Kotanagi H, *et al.* Pancytopenia associated with 5-aminosalicylic acid use in a patient with Crohn's disease. *J Gastroenterol* 1998; **33:** 571–4.
7. CSM/MCA. Blood dyscrasias and mesalazine. *Current Problems* 1995; **21:** 5–6.
8. Laidlaw ST, Reilly JT. Antilymphocyte globulin for mesalazine-associated aplastic anaemia. *Lancet* 1994; **343:** 981–2.

对心血管系统的影响 已有 2 例服用美沙拉秦的患者出现心肌炎相关的胸痛和 ECG 异常的报道[1,2]；其中 1 例死于心源性休克[2]。因此建议使用美沙拉秦或柳氮磺吡啶治疗期间，如出现心脏症状应改用糖皮质激素替代性治疗[2]。如出现心包炎伴发热[3,4]、皮疹、呼吸困难、胸膜和心包积液以及关节炎，则认为出现了药源性狼疮样综合征。1 名服用美沙拉秦治疗炎性肠病的患者，出现了缩窄性心包炎而不伴有其他狼疮样综合征症状[5]。在已报道的美沙拉秦所致心包炎病例中，潜在致死性的不良反应易发生在用药后 2～4 周，虽然合用肾上腺皮质激素治疗可能延迟症状的发作[6]。已有报道表明，美沙拉秦的心脏毒性可表现为急性冠脉综合征，而不是心肌炎或心包炎[7]。

1. Agnholt J, *et al.* Cardiac hypersensitivity to 5-aminosalicylic acid. *Lancet* 1989; **i:** 1135.
2. Kristensen KS, *et al.* Fatal myocarditis associated with mesalazine. *Lancet* 1990; **335:** 605.
3. Dent MT, *et al.* Mesalazine induced lupus-like syndrome. *BMJ* 1992; **305:** 159.
4. Lim AG, Hine KR. Fever, vasculitic rash, arthritis, pericarditis, and pericardial effusion after mesalazine. *BMJ* 1994; **308:** 113.
5. Oxentenko AS, *et al.* Constrictive pericarditis in chronic ulcerative colitis. *J Clin Gastroenterol* 2002; **34:** 247–51.
6. Waite RA, Malinowski JM. Possible mesalamine-induced pericarditis: case report and literature review. *Pharmacotherapy* 2002; **22:** 391–4.
7. Amin HE, *et al.* Mesalamine-induced chest pain: a case report. *Can J Cardiol* 2000; **16:** 667–9.

对生殖的影响 参见 1 名患者使用美沙拉秦出现可逆性男性不育症的报道，详见**柳氮磺吡啶**项下，第1694页。

对毛发的影响 参见 2 名患者使用美沙拉秦灌肠剂，加重脱发的一个报道，详见**柳氮磺吡啶**项下，第1695页。

对肾脏的影响 1988 年 2 月～1990 年 12 月期间，英国 CSM[1]收到了 9 例与使用 *Asacol*（一种缓释美沙拉秦制剂）相关的严重肾毒性作用的报道。这些反应包括 4 例间质性肾炎、3 例严重肾衰竭以及 2 例肾炎综合征。随后的一个报道[2]指出，截至 1998 年 9 月，此类美沙拉秦不良反应的报道总计已达 104 例，其中包括 35 例间质性肾炎。研究者认为使用美沙拉秦的患者有必要监测肾功能。随后提出了一个肾功能监测草案[3]，同时英国美沙拉秦的注册信息采用了相似的方案，检测血清肌酐水平：

- 治疗前；
- 第一年，每 3 个月 1 次；
- 接下来 4 年，每 6 个月 1 次；
- 此后每年 1 次。

与柳氮磺吡啶相关的肾病综合征[4]及间质性肾炎[5]，以及与奥沙拉秦（详见第1674页的内容）有关的间质性肾炎已有报道。英国一项大规模的流行病学研究发现，美沙拉秦和柳氮磺吡啶在肾脏疾病的危险性上没有差异。研究还得出以下结论，美沙拉秦及相关化合物引起肾脏疾病的危险性较低，并且一部分不良反应可能与患者本身的基础疾病有关[6]。每年在英国服用以氨基水杨酸类为基础治疗的患者中，估计总体肾毒性发生率约为 1/4000[7]。

1. CSM. Nephrotoxicity associated with mesalazine (Asacol). *Current Problems 30* 1990.

2. Popoola J, *et al.* Late onset interstitial nephritis associated with mesalazine treatment. *BMJ* 1998; **317:** 795–7.
3. Corrigan G, Stevens PE. Review article: interstitial nephritis associated with the use of mesalazine in inflammatory bowel disease. *Aliment Pharmacol Ther* 2000; **14:** 1–6.
4. Barbour VM, Williams PF. Nephrotic syndrome associated with sulphasalazine. *BMJ* 1990; **301:** 818.
5. Dwarakanath AD, *et al.* Sulphasalazine induced renal failure. *Gut* 1992; **33:** 1006–1007.
6. Van Staa TP, *et al.* 5-Aminosalicylic acids and the risk of renal disease: a large British epidemiologic study. *Gastroenterology* 2004; **126:** 1733–9.
7. Muller AF, *et al.* Experience of 5-aminosalicylate nephrotoxicity in the United Kingdom. *Aliment Pharmacol Ther* 2005; **21:** 1217–24.

对肝脏的影响 已报道了1例长期使用美沙拉秦患者出现了慢性肝炎和肝纤维化[1]。作者认为，一旦发生肝损伤应停用美沙拉秦。

1. Deltenre P, *et al.* Mesalazine (5-aminosalicylic acid) induced chronic hepatitis. *Gut* 1999; **44:** 886–8.

对神经系统的影响 美沙拉秦治疗期间出现了主要影响下肢的周围神经病变[1]。停用美沙拉秦后症状消失。1例哮喘患者服用美沙拉秦后出现了嗜酸性细胞反应，其表现之一为多发性单神经炎；停用美沙拉秦后出现了Churg-Strauss综合征[2]，但随后患者痊愈，未留下后遗症。

1. Woodward DK. Peripheral neuropathy and mesalazine. *BMJ* 1989; **299:** 1224.
2. Morice AH, *et al.* Mesalazine activation of eosinophil. *Lancet* 1997; **350:** 1105.

对胰腺的影响 已有报道表明，胰腺炎也是美沙拉秦的不良反应[1~4]。有2例腹痛伴淀粉酶活性升高的患者[1,2]，通过再次服药已证实这是美沙拉秦的反应，并且停用美沙拉秦后症状消失。截至1994年2月，英国CSM已收到15例[3]与美沙拉秦治疗相关的胰腺炎报道。然而，一项病例对照研究指出，炎性肠病与急性胰腺炎危险性增加有关，而不是使用美沙拉秦（详见**柳氮磺吡啶**，第1695页）。

1. Sachedina B, *et al.* Acute pancreatitis due to 5-aminosalicylate. *Ann Intern Med* 1989; **110:** 490–2.
2. Deprez P, *et al.* Pancreatitis induced by 5-aminosalicylic acid. *Lancet* 1989; **ii:** 445–6.
3. CSM. Drug-induced pancreatitis. *Current Problems* 1994; **20:** 2–3.
4. Adachi E, *et al.* Acute pancreatitis secondary to 5-aminosalicylic acid therapy in a patient with ulcerative colitis. *Int J Pancreatol* 1999; **25:** 217–21.

对呼吸系统的影响 美沙拉秦的肺部并发症报道较少。但也有以超敏性肺炎为特征的间质性肺病的病例[1~3]。症状包括呼吸困难、咳嗽、发热以及胸膜炎性胸痛，症状发作时间差异较大，可在使用美沙拉秦后数日甚至数年发生。虽然肺部并发症也可能与炎性肠病本身有关，但已有1名未明确诊断炎性肠病的患者使用美沙拉秦后出现了嗜酸性胸腔积液的报道[4]。

有柳氮磺吡啶引起肺部并发症的报道（第1695页），肺部症状也可能是狼疮样综合征众多征候之一（详见上文**对心血管系统的影响**）。

1. Foster RA, *et al.* Mesalamine-related lung disease: clinical, radiographic, and pathologic manifestations. *Inflamm Bowel Dis* 2003; **9:** 308–15.
2. Lamsiah T, *et al.* Pneumopathie interstitielle induite par la mésalazine. *Gastroenterol Clin Biol* 2010; **34:** 224–6.
3. Jain N, *et al.* Mesalamine lung toxicity. *Conn Med* 2010; **74:** 265–7.
4. Trisolini R, *et al.* Eosinophilic pleural effusion due to mesalamine: report of a rare occurrence. *Sarcoidosis Vasc Diffuse Lung Dis* 2000; **17:** 288–91.

狼疮 已有报道4例接受美沙拉秦治疗的患者出现狼疮样综合征，患者ANA阳性，至少有狼疮的一种临床特征，如关节病、皮疹或与基础疾病无关的急性炎症[1]。所有4例患者停用美沙拉秦后症状即消失。参见相似的报道，详见上文**对心血管系统的影响**。

1. Kirkpatrick AW, *et al.* Lupus-like syndrome caused by 5-aminosalicylic acid in patients with inflammatory bowel disease. *Can J Gastroenterol* 1999; **13:** 159–62.

妊娠 1例新生儿肾功能不全，其母亲在妊娠中期，每日口服美沙拉秦2~4g，因此提示可能由此药引起[1]，尽管提出美沙拉秦抑制新生儿肾前列腺素合成的机制已经受到质疑[2]。随后一项病例对照研究[3]发现，165名炎性肠病的孕妇口服美沙拉秦与畸胎发生率的增加没有关联。然而，使用美沙拉秦的妇女更易发生早产及新生儿低出生体重，虽然原发疾病也可能是其中一个因素。对该研究的一个评论者认为[4]，与药物治疗相比，活动性炎性肠病对妊娠是一个更大的危险因素。一项纳入123名孕妇的队列研究[5]，采用每日口服3g美沙拉秦或更小剂量的治疗，并未增加胎儿畸形的危险，也没有影响妊娠结局。研究的结论为，需要每日剂量大于3g的更多信息。另一项纳入19名孕妇的研究发现[6]，直肠给予美沙拉秦，所有胎儿足月娩且无异常。一项丹麦的队列研究[7]发现，妊娠期间给予美沙拉秦或奥沙拉秦，死胎或早产的危险性增加，但畸胎的危险性未显著升高。溃疡性结肠炎的孕妇联合使用糖皮质激素和美沙拉秦或奥沙拉秦两者之一，死胎的危险性最高；同时，患有溃疡性结肠炎的孕妇仅用美沙拉秦或奥沙拉秦，发生早产的危险性也是最高的。研究者承认，很难辨别危险性的增加究竟是由于疾病状态还是药物所致[7]。关于孕妇使用柳氮磺吡啶的讨论，详见第1695页。

1. Colombel J-F, *et al.* Renal insufficiency in infant: side-effect of prenatal exposure to mesalazine? *Lancet* 1994; **344:** 620–1.
2. Marteau P, Devaux CB. Mesalazine during pregnancy. *Lancet* 1994; **344:** 1708–9.
3. Diav-Citrin O, *et al.* The safety of mesalamine in human pregnancy: a prospective controlled cohort study. *Gastroenterology* 1998; **114:** 23–8.
4. Sachar D. Exposure to mesalamine during pregnancy increased preterm deliveries (but not birth defects) and decreased birth weight. *Gut* 1998; **43:** 316.
5. Marteau P, *et al.* Foetal outcome in women with inflammatory bowel disease treated during pregnancy with oral mesalazine microgranules. *Aliment Pharmacol Ther* 1998; **12:** 1101–8.
6. Bell CM, Habal FM. Safety of topical 5-aminosalicylic acid in pregnancy. *Am J Gastroenterol* 1997; **92:** 2201–2.
7. Nørgård B, *et al.* Birth outcome in women exposed to 5-aminosalicylic acid during pregnancy: a Danish cohort study. *Gut* 2003; **52:** 243–7.

药物相互作用

在结肠释放美沙拉秦的制剂不应与可降低结肠pH值的药物同时使用，例如乳果糖，因为后者可妨碍美沙拉秦的释放（详见下文**胃肠药**）。

抗凝血药 参见美沙拉秦可降低华法林作用的1例病例，详见第1373页**胃肠药**。

抗肿瘤药 有关5-氨基水杨酸盐类（如美沙拉秦），可抑制抗肿瘤药硫嘌呤代谢并增加抗肿瘤药毒性的信息，详见第715页**胃肠药**。

胃肠药 虽然一般认为乳果糖可延迟美沙拉秦缓释制剂在肠道的释放，一项研究发现，没有证据表明乳果糖影响美沙拉秦的释放或处置[1]。同样，奥美拉唑也不可能促使美沙拉秦提前释放。

1. Hussain FN, *et al.* Mesalazine release from a pH dependent formulation: effects of omeprazole and lactulose co-administration. *Br J Clin Pharmacol* 1998; **46:** 173–5.

药动学

普通美沙拉秦制剂口服后，大部分经上消化道吸收，只有少量药物可到达结肠。所以口服制剂通常制备成可将美沙拉秦在回肠和结肠末端释放的剂型，而且认为药物在回肠和结肠末端才能发挥较好的局部作用。药物特异性释放的特点在各制剂之间有一定差异，加上个体间差异，故各研究间的药动学数据难以比较。即使缓释制剂，还是认为在健康受试者中有30%~50%的口服剂量因吸收而损失。直肠给药的制剂吸收也有很大差异，如剂量、制剂形式以及发挥一定作用的pH值等因素均可影响吸收。据报道，直肠制剂平均吸收率为10%~30%。

美沙拉秦被吸收的部分在肠壁和肝脏几乎全部乙酰化为乙酰-5-氨基水杨酸。因此，美沙拉秦的乙酰化速度、原形药及代谢产物在体循环中的浓度，均呈剂量依赖性，并具有饱和性。其乙酰化代谢产物以及微量原形药物主要经肾小管分泌经尿排泄。

据报道，美沙拉秦的血浆半衰期约为40min，有40%~50%与血浆蛋白结合；而乙酰化代谢产物的血浆半衰期约为70min，约有80%与血浆蛋白结合。

可透过胎盘的微量美沙拉秦可忽略不计。分布进入乳汁的美沙拉秦也很少。

1. De Vos M. Clinical pharmacokinetics of slow release mesalazine. *Clin Pharmacokinet* 2000; **39:** 85–97.
2. Sandborn WJ, *et al.* Systematic review: the pharmacokinetic profiles of oral mesalazine formulations and mesalazine pro-drugs used in the management of ulcerative colitis. *Aliment Pharmacol Ther* 2003; **17:** 29–42.

用途和用法

美沙拉秦是一种抗炎药物，结构与水杨酸盐相关，可有效治疗炎性肠病（第1620页）。一般认为它是柳氮磺吡啶的活性部分（第1695页）。美沙拉秦被认为是局部作用于炎性肠道组织，而不是全身作用。虽然美沙拉秦的精确作用机制尚不明确，但可能的机制是由于它抑制胃肠黏膜的前列腺素和白三烯合成。

美沙拉秦可口服或直肠给药，用于治疗轻度、中度溃疡性结肠炎的急性发作，或溃疡性结肠炎缓解期的维持治疗。一些产品用于克罗恩病缓解期的维持治疗。

美沙拉秦有多种不同的口服制剂，推荐的剂量也有差异。有些英国制剂的推荐剂量如下：

- *Asacol 400mg* 片（*Procter and Gamble*，*UK*）、*Ipocol* 片（*Sandoz*，*UK*）及 *Mesren* 片（*IVAX*，*UK*）：急性发作时，起始剂量为每日2.4g，分次服用；缓解期维持，每日1.2~2.4g，分次服用。
- *Asacol 800mg* 片（*Procter and Gamble*，*UK*）：轻度急性发作时，每日2.4g，分次服用；中度急性发作时，每日4.8g，分次服用；缓解期维持治疗，每日不超过2.4g，分次服用。
- *Mezavant* 片（*Shire*，*UK*）：急性发作时，起始剂量2.4~4.8g，每日1次；缓解期维持治疗，剂量2.4g，每日1次。
- *Pentasa* 片（*Ferring*，*UK*）：急性发作时，起始剂量每日不超过4g，分2次或3次服用；缓解期维持，个体化调整剂量，起始剂量2g，每日1次。
- *Pentasa* 颗粒（*Ferring*，*UK*）：急性发作时，起始剂量每日不超过4g，分2~4次服用；缓解期维持，剂量2g，每日1次。
- *Salofalk* 片（*Falk*，*UK*）：急性发作时，起始每日1.5g，分3次服用；缓解期维持，每日0.75~1.5g，分次服用。
- *Salofalk* 颗粒（*Falk*，*UK*）：急性发作时，起始每日1.5~3g，每日1次或分3次服用；缓解期维持，每日1.5g，分3次服用。

美沙拉秦可直肠给药，尤其在疾病影响到乙状结肠和直肠时。美沙拉秦有很多剂型，通常是晚上给药，但也因制剂而异。一些英国制剂的推荐剂量如下：

- *Asacol* 栓（*Procter and Gamble*，*UK*）：每日0.75~1.5g，分次服用。
- *Asacol* 泡沫灌肠剂（*Procter and Gamble*，*UK*）：对于影响到乙状结肠的疾病，每日1g；对于累及降结肠的病变，每日2g。
- *Pentasa* 栓和灌肠用混悬液（*Ferring*，*UK*）：每日1g。
- *Salofalk* 栓（*Falk*，*UK*）：每日0.5~1g，分2次或3次服用。
- *Salofalk* 泡沫灌肠剂和灌肠用混悬液（*Falk*，*UK*）：每日2g。

其他国家也有类似的制剂，在美国，使用一种含美沙拉秦4g灌肠用混悬剂。

儿童剂量，见下文。

1. Clemett D, Markham A. Prolonged-release mesalazine: a review of its therapeutic potential in ulcerative colitis and Crohn's disease. *Drugs* 2000; **59:** 929–56.
2. Hanauer SB, Strömberg U. Oral Pentasa in the treatment of active Crohn's disease: a meta-analysis of double-blind, placebo-controlled trials. *Clin Gastroenterol Hepatol* 2004; **2:** 379–88.
3. Akobeng AK, Gardener E. Oral 5-aminosalicylic acid for maintenance of medically-induced remission in Crohn's Disease. Available in The Cochrane Database of Systematic Reviews; Issue 1. Chichester: John Wiley; 2005 (accessed 01/06/07).
4. Sutherland L, MacDonald JK. Oral 5-aminosalicylic acid for induction of remission in ulcerative colitis. Available in The Cochrane Database of Systematic Reviews; Issue 2. Chichester: John Wiley; 2006 (accessed 01/06/07).
5. Sutherland L, MacDonald JK. Oral 5-aminosalicylic acid for maintenance of remission in ulcerative colitis. Available in The Cochrane Database of Systematic Reviews; Issue 2. Chichester: John Wiley; 2006 (accessed 01/06/07).
6. Bergman R, Parkes M. Systematic review: the use of mesalazine in inflammatory bowel disease. *Aliment Pharmacol Ther* 2006; **23:** 841–55.
7. van Bodegraven AA, Mulder CJ. Indications for 5-aminosalicylate in inflammatory bowel disease: is the body of evidence complete? *World J Gastroenterol* 2006; **12:** 6115–23.
8. Anonymous. Once-daily mesalamine (Lialda) for ulcerative colitis. *Med Lett Drugs Ther* 2007; **49:** 25–6.
9. McCormack PL, *et al.* Delayed-release Multi Matrix System (MMX) mesalazine: in ulcerative colitis. *Drugs* 2007; **67:** 2635–42.
10. Kale-Pradhan PB, *et al.* Multi-Matrix System Mesalamine: to use or not to use. *Ann Pharmacother* 2008; **42:** 265–9.

用法 由于美沙拉秦不同剂型的释放特性差异较大，因此它们之间不可互换[1]。即使这些剂型的用药剂量表观上相同，也不能互换[2]。然而，一项健康受试者参与的研究表明，口服同一产品［*Pentasa*（*Ferring*，*France*）］[3]每日1次与每日2次方案生物等效；使用不同产品［*Salofalk* 颗粒（Falk，Germany）］持续8周的研究发现，每日1次与每日3次方案治疗诱导缓解期活动性、溃疡性结肠炎的安全性和有效性相似[4]。

1. Forbes A, Chadwick C. Mesalazine preparations. *Lancet* 1997; **350:** 1329.
2. Benbow AG, Gould I. Mesalazine preparations. *Lancet* 1998; **351:** 68.
3. Gandia P, *et al.* Is once-daily mesalazine equivalent to the currently used twice-daily regimen? A study performed in 30 healthy volunteers. *J Clin Pharmacol* 2007; **47:** 334–42.
4. Kruis W, *et al.* International Salofalk OD Study Group. Once daily versus three times daily mesalazine granules in active ulcerative colitis: a double-blind, double-dummy, randomised, non-inferiority trial. *Gut* 2009; **58:** 233–40.

儿童用法 美沙拉秦可口服或直肠给药，用于治疗儿童轻度、中度溃疡性结肠炎的急性发作或溃疡性结肠炎缓解期的维持治疗。

美沙拉秦有多种口服制剂，推荐的剂量也有差异。*BNFC 2009* 推荐的一些英国制剂的儿童口服用量如下：

- *Asacol 400mg* 片（*Procter and Gamble*，*UK*）、*Ipocol* 片（*Sandoz*，*UK*）及 *Mesren* 片（*IVAX*，*UK*）：12～18 岁儿童可给予成人剂量，见上文。
- *Pentasa* 片（*Ferring*，*UK*）：5～15 岁儿童，急性发作，15～20mg/kg（最多 1g），每日 3 次；缓解期维持治疗，10mg/kg（最多 500mg），每日 2 次或 3 次。15～18 岁儿童可给予成人剂量。
- *Pentasa* 颗粒（*Ferring*，*UK*）：5～12 岁儿童，急性发作，15～20mg/kg（最多 1g），每日 3 次；缓解期维持治疗，10mg/kg（最多 500mg），每日 2 次或 3 次。15～18 岁儿童可给予成人剂量。
- *Salofalk* 片（*Falk*，*UK*）：12～18 岁儿童，急性发作，初始剂量同成人；缓解期维持治疗，250～500mg，每日 2 次或 3 次。
- *Salofalk* 颗粒（*Falk*，*UK*）：6～15 岁，体重低于 40kg 儿童，急性发作，10～15mg/kg，每日 3 次；缓解期维持治疗，7.5～15mg/kg，每日 2 次，或 250mg，每日 3 次。体重超过 40kg 儿童可给予成人剂量。

美沙拉秦可儿童直肠给药，尤其是疾病影响到乙状结肠和直肠时。美沙拉秦有很多剂型，通常是晚上给药，但也因制剂而异。*BNFC 2009* 建议 12～18 岁儿童给予成人剂量。

憩室病 在一项纳入 218 例有急性憩室病（第1618页）复发史患者的研究中，一半口服利福昔明 400mg，每日 2 次，治疗 7 天；另一半接受利福昔明联合美沙拉秦缓释制剂 800mg，每日 3 次，也治疗 7 天。重复以上治疗过程，服用相同剂量利福昔明联合美沙拉秦 800mg，每日 2 次，每月 7 天，随访 12 个月。利福昔明联合美沙拉秦比利福昔明单独使用更明显地减轻症状，更有效地使排便习惯正常化：联合用药组 107 例患者中 89 例 12 个月症状消失，而单独使用美沙拉秦组给予抗菌药调整，105 例患者中仅有 44 例 12 个月症状消失[1]。同样，该研究小组发现，无并发症的憩室病患者给予以上剂量的利福昔明联合美沙拉秦（*Pentacol*：*Sofar*，*Ital.*）治疗 10 天；随后，每日美沙拉秦 1.6g，治疗 8 周，86 名完成试验患者中 70 例症状完全消失，研究提示每日服用美沙拉秦单药治疗是一种有效的维持疗法，但还需要长期研究[2]。美沙拉秦联合产乳酸益生菌制剂的研究也在进行中[3]。

1. Tursi A, *et al.* Long-term treatment with mesalazine and rifaximin versus rifaximin alone for patients with recurrent attacks of acute diverticulitis of colon. *Dig Liver Dis* 2002; **34:** 510–15.
2. Brandimarte G, Tursi A. Rifaximin plus mesalazine followed by mesalazine alone is highly effective in obtaining remission of symptomatic uncomplicated diverticular disease. *Med Sci Monit* 2004; **10:** PI70–PI73.
3. Tursi A, *et al.* Mesalazine and/or Lactobacillus casei in preventing recurrence of symptomatic uncomplicated diverticular disease of the colon: a prospective, randomized, open-label study. *J Clin Gastroenterol* 2006; **40:** 312–16.

恶性肿瘤 已有美沙拉秦潜在预防大肠癌特别是炎性肠病患者的综述[1,2]，但结论不一致[3,4]。

1. Stolfi C, *et al.* Molecular basis of the potential of mesalazine to prevent colorectal cancer. *World J Gastroenterol* 2008; **14:** 4434–9.
2. Lyakhovich A, Gasche C. Systematic review: molecular chemoprevention of colorectal malignancy by mesalazine. *Aliment Pharmacol Ther* 2010; **31:** 202–9.
3. Ullman T, *et al.* Progression to colorectal neoplasia in ulcerative colitis: effect of mesalamine. *Clin Gastroenterol Hepatol* 2008; **6:** 1225–30.
4. Tang J, *et al.* Mesalamine protects against colorectal cancer in inflammatory bowel disease. *Dig Dis Sci* 2010; **55:** 1696–1703.

制剂

USP 33: Mesalamine Delayed-Release Tablets; Mesalamine Extended-Release Capsules; Mesalamine Rectal Suspension.

专利制剂

Arg.: Bufexan; Exotran; Pentasa; Rectocalm; Salofalk; Suprimal; Xalazina; Yolecol; ***Austral.:*** Mesasal; Pentasa; Salofalk; ***Austria:*** Claversal; Mesagran; Pentasa; Salofalk; ***Belg.:*** Asacol†; Claversal; Colitofalk; Pentasa; ***Braz.:*** Asalit; Chron-ASA; Mesacol; Pentasa†; ***Canad.:*** Asacol; Mesasal; Pentasa; Salofalk; ***Chile:*** Pentasa; Salofalk; ***Cz.:*** Asacol; Pentasa; Salofalk; Samezil; ***Denm.:*** Asacol; Mesasal; Pentasa; ***Fin.:*** Asacol; Mesasal; Pentasa; Salofalk; ***Fr.:*** Fivasa; Pentasa; Rowasa; ***Ger.:*** Asacolitin; Claversal; Pentasa; Salofalk; ***Gr.:*** Asacol; Asalazin; Crohnezine; Cronezil; Ectospasmol; Empenox; Enterin; Favorat; Laboxantryl; Mesagin; Mezavant; Pentasa; Prozylex; Salofalk; ***Hong Kong:*** Asacol; Pentasa; Salofalk; ***Hung.:*** Asacol†; Huma-Col-Asa†; Pentasa; Salofalk; Xalazin; ***India:*** Asacol; Mesacol; ***Indon.:*** Salofalk; ***Irl.:*** Asacolon; Mezavant; Pentasa; Salofalk; ***Israel:*** Asacol; Pentasa; Rafassal; ***Ital.:*** Asacol; Asalex; Asamax; Asavixin; Claversal; Enteraproct; Enterasin; Lextrasa; Mesaflor; Pentacol; Pentasa; Plimage†; Proctasacol; Quota†; ***Jpn:*** Pentasa; ***Malaysia:*** Pentasa; Salofalk†; ***Mex.:*** Asacol; Pentasa; Salofalk; Seramine; ***Neth.:*** Asacol; Asamax; Claversal†; Mesavancol; Pentasa; Salofalk; ***Norw.:*** Asacol; Mesasal; Pentasa; ***NZ:*** Asacol; Asamax; Pentasa; ***Philipp.:*** Pentasa; Salofalk; ***Pol.:*** Asamax; Colitan; Jucolon; Pentasa; Salofalk; ***Port.:*** Asacol; Claversal; Pentasa; Salofalk; ***Rus.:*** Mesacol (Месакол); Pentasa (Пентаса); Salofalk (Салофальк); Samezil (Самезил); ***S.Afr.:*** Asacol; Mesasal†; Pentasa; ***Singapore:*** Asacol; Pentasa; Salofalk; ***Spain:*** Claversal; Lixacol; Pentasa; Salofalk; ***Swed.:*** Asacol; Mesasal; Pentasa; Salofalk; ***Switz.:*** Asacol; Asazine; Mesazine; Pentasa; Salofalk; ***Thai.:*** Asacol†; Mesacol; Pentasa; Salofalk; ***Turk.:*** Asacol; Asocol; Pentasa; Salofalk; ***UK:*** Asacol; Ipocol; Mesren; Mezavant; Pentasa; Salofalk; ***Ukr.:*** Pentasa (Пентаса); Salofalk (Салофальк); ***USA:*** Apriso; Asacol; Canasa; Lialda; Pentasa; Rowasa.

Methanthelinium Bromide (*BAN*, *pINN*) 溴甲胺太林

Bromuro de metantelinio; Dixamonum Bromidum; Methantheline Bromide; Methanthelinii Bromidum; Méthanthélinium, Bromure de; MTB-51; SC-2910. Diethylmethyl[2-(xanthen-9-ylcarbonyloxy)ethyl]ammonium bromide.

Метантелиния Бромид

$C_{21}H_{26}BrNO_3$ = 420.3.

CAS — 5818-17-7 (methanthelinium); 53-46-3 (methanthelinium bromide).

ATC — A03AB07.

ATC Vet — QA03AB07.

UNII — 090519SAPF.

简介

溴甲胺太林是一种季铵类抗毒蕈碱药，具有与阿托品相似的外周作用（第1176页）。它可用于消化性溃疡、平滑肌痉挛相关的胃肠道疾病和尿失禁的辅助治疗。治疗胃肠道疾病时，常用口服剂量为每次 50mg，每日 3 次。

制剂

专利制剂

Ger.: Vagantin.

Methylbenactyzium Bromide (*rINN*) 溴甲贝那替秦

Benactyzine Methobromide; Bromuro de metilbenacticio; Methylbenactyzii Bromidum; Méthylbénactyzium, Bromure de. Diethyl(2-hydroxyethyl)methylammonium bromide benzilate.

Метилбенактизия Бромид

$C_{21}H_{28}BrNO_3$ = 422.4.

CAS — 3166-62-9.

Pharmacopoeias. In *Jpn.*

简介

溴甲贝那替秦是一种贝那替秦的衍生物（第361页），具有与阿托品相似（第1176页）的抗毒蕈碱作用。口服用于治疗胃肠道痉挛及夜间遗尿。

制剂

多组分制剂 ***Austria:*** Anxiolit plus.

Methylnaltrexone Bromide (*USAN*, *rINN*) 溴甲纳曲酮

Bromure de Méthylnaltrexone; Bromuro de metilnaltrexona; Methylnaltrexonii Bromidum; MRZ-2663BR; Naltrexone Methobromide. (17*RS*)-17-(Cyclopropylmethyl)-4,5α-epoxy-3,14-dihydroxy-17-methyl-6-oxomorphinanium bromide.

Метилнальтрексон Бромид

$C_{21}H_{26}BrNO_4$ = 436.3.

CAS — 83387-25-1 (methylnaltrexone); 73232-52-7 (methylnaltrexone bromide).

ATC — A06AH01.

ATC Vet — QA06AH01.

UNII — RFO6IL3D3M.

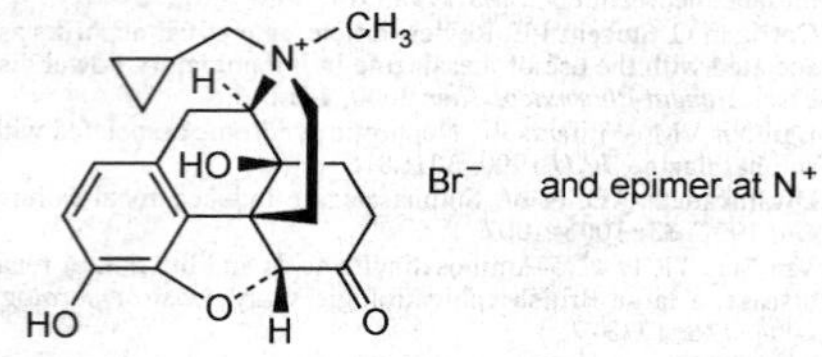

不良反应和注意事项

溴甲纳曲酮最常见的不良反应是胃肠道反应，如腹痛、恶心、胀气和腹泻。如果发生严重或持续性腹泻，应停止用药。头晕及注射部位反应也常有报道。

严重肝损伤或需要透析的终末期肾病患者，因缺乏相应数据，不推荐使用甲纳曲酮。结肠造口术、腹腔导管、活动性憩室病和粪便嵌塞患者应慎用。消化道梗阻患者禁用。

药动学

皮下注射溴甲纳曲酮迅速吸收，血药浓度达峰时间约为 0.5h。血浆蛋白结合率低。甲纳曲酮主要以原形排泄；代谢产物包括硫酸甲纳曲酮和 6-甲基-纳曲酮异构体。6-甲基-纳曲酮异构体拮抗活性较甲纳曲酮小，硫酸甲纳曲酮无活性。甲纳曲酮很少发生 *N*-去甲基化生成纳曲酮。大约服用剂量的一半经尿液清除，粪便清除较少。终末半衰期约 8h。

用途和用法

溴甲纳曲酮是一种选择性外周阿片 μ-受体拮抗药。溴甲纳曲酮用于治疗姑息治疗晚期疾病患者使用阿片类药物引起的便秘，这类便秘常规的治疗疗效不佳。用于治疗阿片类药物引起的尿潴留和术后肠梗阻正在研究中。

治疗阿片类药物引起的便秘，皮下注射溴甲纳曲酮，每 48h 1 次，剂量根据患者体重确定：

- 低于 38kg：150μg/kg；
- 38～62kg：8mg；
- 62～114kg：12mg；
- 超过 114kg：150μg/kg。

口服剂型正在研究中。

1. Yuan CS. Methylnaltrexone mechanisms of action and effects on opioid bowel dysfunction and other opioid adverse effects. *Ann Pharmacother* 2007; **41:** 984–93.
2. Reichle FM, Conzen PF. Methylnaltrexone, a new peripheral μ-receptor antagonist for the prevention and treatment of opioid-induced extracerebral side effects. *Curr Opin Investig Drugs* 2008; **9:** 90–100.
3. Thomas J, *et al.* Methylnaltrexone for opioid-induced constipation in advanced illness. *N Engl J Med* 2008; **358:** 2332–43.
4. Becker G, Blum HE. Novel opioid antagonists for opioid-induced bowel dysfunction and postoperative ileus. *Lancet* 2009; **373:** 1198–1206.
5. Clemens KE, Klaschik E. Managing opioid-induced constipation in advanced illness: focus on methylnaltrexone bromide. *Ther Clin Risk Manag* 2010; **6:** 77–82.
6. Garnock-Jones KP, McKeage K. Methylnaltrexone. *Drugs* 2010; **70:** 919–28.

制剂

专利制剂

Austral.: Relistor; ***Canad.:*** Relistor; ***Chile:*** Relistor; ***Cz.:*** Relistor; ***Fr.:*** Relistor; ***Gr.:*** Relistor; ***Hung.:*** Relistor; ***Irl.:*** Relistor; ***Pol.:*** Relistor; ***Port.:*** Relistor; ***UK:*** Relistor; ***USA:*** Relistor.

Metoclopramide (*BAN*, *rINN*) 甲氧氯普胺

Metoclopramida; Métoclopramide; Metoclopramidum; Metoklopramid; Metoklopramidas; Metoklopramidi. 4-Amino-5-chloro-*N*-(2-diethylaminoethyl)-2-methoxybenzamide.

Метоклопрамид

$C_{14}H_{22}ClN_3O_2$ = 299.8.

CAS — 364-62-5.

ATC — A03FA01.

ATC Vet — QA03FA01.

UNII — L4YEB44I46.

Pharmacopoeias. In *Chin., Eur.* (see p.vii), and *Jpn.*

Ph. Eur. 6.8 (Metoclopramide) 白色或类白色的细微粉末。呈多形性。几乎不溶于水；略溶至微溶于乙醇；略溶于二氯甲烷。

Metoclopramide Hydrochloride (*BANM, USAN, rINNM*) 盐酸甲氧氯普胺

AHR-3070-C; DEL-1267; Hidrocloruro de metoclopramida; Métoclopramide, chlorhydrate de; Metoclopramidi hydrochloridum; Metoclopramidi Hydrochloridum Monohydricum; Metoklopramid Hidroklorür; Metoklopramid-hidroklorid; Metoklopramid-hydrochlorid monohydrát; Metoklopramidhydroklorid; Metoklopramidihydrokloridi; Metoklopramido hidrochloridas; Metoklopramidu chlorowodorek; MK-745.

Метоклопрамида Гидрохлорид

$C_{14}H_{22}ClN_3O_2,HCl,H_2O$ = 354.3.

CAS — 7232-21-5 (anhydrous metoclopramide hydrochloride); 54143-57-6 (metoclopramide hydrochloride monohydrate); 2576-84-3 (anhydrous metoclopramide dihydrochloride).

ATC — A03FA01.

ATC Vet — QA03FA01.

UNII — 7B1QZY5SWZ (anhydrous metoclopramide hydrochloride); W1792A2RVD (metoclopramide hydrochloride monohydrate).

Pharmacopoeias. In *Eur.* (see p.vii), *Int.*, and *US.*

Ph. Eur. 6.8 (Metoclopramide Hydrochloride) 白色或类白色，结晶性粉末或结晶。极易溶于水；易溶于乙醇；略溶于二氯甲烷。10%水溶液的 pH 值为 4.5～6.0。避光。

USP 33 (Metoclopramide Hydrochloride) 白色或类白色，无臭或微臭的结晶性粉末。极易溶于水；易溶于乙醇；略溶于氯仿；几乎不溶于乙醚。贮藏于密闭容器中。避光。

配伍禁忌 盐酸甲氧氯普胺的专利制剂已确定与头孢噻吩、氯霉素钠、碳酸氢钠等药物不相容。

顺铂、环磷酰胺、盐酸多柔比星、盐酸吗啡或盐酸二乙酰吗啡等药物确定与盐酸甲氧氯普胺相容，但其相容性取决于多种因素，例如特殊组方、药物浓度以及温度。

不良反应

甲氧氯普胺是一种多巴胺受体拮抗药，可导致锥体外系症状（通常为急性张力障碍反应）；这些反应更常见于儿童及年轻人，尤其是当每日剂量超过 500μg/kg 时。帕金森综合征和迟发性运动障碍偶有发生，通常发生在长期治疗的老年患者中，尤其是老年妇女。

其他不良反应包括烦躁不安、困倦、焦虑以及腹泻。低血压、高血压、头晕、头痛和抑郁也有发生，并有出现血液疾病、超敏反应（皮疹、支气管痉挛）以及神经阻滞药恶性综合征的单独报道。已报告静脉给予甲氧氯普胺可引起心脏传导疾病。

甲氧氯普胺可刺激泌乳素的分泌，可能引起乳溢或者相关疾病。也有引起血浆醛固酮浓度一过性升高的报道。

对血液的影响 不同状况下出现 2 次使用甲氧氯普胺相关的粒细胞缺乏[1]，停用甲氧氯普胺 2～3 周均恢复正常。也有高铁血红蛋白血症[2~4]和硫红血红蛋白血症[5,6]的报道。可用亚甲蓝（第1393页）来治疗高铁血红蛋白血症。有 1 例患者[3]尽管接受了这种治疗，仍然死亡；死前采集的血液样本发现溶血现象，分析显示 G6PD 活性缺乏（有观点认为亚甲蓝不应用于 G6PD 缺乏症患者，见**亚甲蓝**项下的**用法**，第1393页）。

1. Harvey RL, Luzar MJ. Metoclopramide-induced agranulocytosis. *Ann Intern Med* 1988; **108:** 214–15.
2. Grant SCD, *et al.* Methaemoglobinaemia produced by metoclopramide in an adult. *Eur J Clin Pharmacol* 1994; **47:** 89.
3. Karadsheh NS, *et al.* Metoclopramide-induced methemoglobinemia in a patient with co-existing deficiency of glucose-6-phosphate dehydrogenase and NADH-cytochrome b5 reductase: failure of methylene blue treatment. *Haematologica* 2001; **86:** 659–60.
4. Mérieau E, *et al.* Métoclopramide et méthémoglobinémie néonatale. *Arch Pediatr* 2005; **12:** 438–41.
5. Van Veldhuizen PJ, Wyatt A. Metoclopramide-induced sulfhemoglobinemia. *Am J Gastroenterol* 1995; **90:** 1010–11.
6. Aravindhan N, Chisholm DG. Sulfhemoglobinemia presenting as pulse oximetry desaturation. *Anesthesiology* 2000; **93:** 883–4.

对心血管系统的影响 已有与甲氧氯普胺使用相关的低血压[1]、高血压[2,3]以及室上性心动过速的报道[4]。完全心脏传导阻滞[5]及窦性停搏[6]继发的心动过缓也有报道。研究表明甲氧氯普胺可能导致心衰和肾功能不全患者 QT 间期延长和尖端扭转型室性心动过速[7]。

1. Park GR. Hypotension following metoclopramide administration during hypotensive anaesthesia for intracranial aneurysm. *Br J Anaesth* 1978; **50:** 1268–9.
2. Sheridan C, *et al.* Transient hypertension after high doses of metoclopramide. *N Engl J Med* 1982; **307:** 1346.
3. Filibeck DJ, *et al.* Metoclopramide-induced hypertensive crisis. *Clin Pharm* 1984; **3:** 548–9.
4. Bevacqua BK. Supraventricular tachycardia associated with postpartum metoclopramide administration. *Anesthesiology* 1988; **68:** 124–5.
5. Midttun M, Øberg B. Total heart block after intravenous metoclopramide. *Lancet* 1994; **343:** 182–3.
6. Malkoff MD, *et al.* Sinus arrest after administration of intravenous metoclopramide. *Ann Pharmacother* 1995; **29:** 381–3.
7. Siddique SM, *et al.* Metoclopramide as a possible cause of prolonged QT syndrome and torsade de pointes in a patient with heart failure and renal insufficiency. *Ann Intern Med* 2009; **150:** 502–4.

对内分泌系统的影响 *醛固酮增多症* 已有甲氧氯普胺升高健康受试者的血浆醛固酮浓度[1]、引起肝硬化患者继发性醛固酮增多症相关的腹水[2]的报道。1 名充血性心力衰竭患者使用甲氧氯普胺后血浆醛固酮浓度升高与其水肿相关[3]。可预先给予新斯的明减弱甲氧氯普胺诱发的醛固酮反应[1]。

1. Sommers DK, *et al.* Effect of neostigmine on metoclopramide-induced aldosterone secretion in man. *Eur J Clin Pharmacol* 1989; **36:** 411–13.
2. Mazzacca G, *et al.* Metoclopramide and secondary hyperaldosteronism. *Ann Intern Med* 1983; **98:** 1024–5.
3. Zumoff B. Metoclopramide and edema. *Ann Intern Med* 1983; **98:** 557.

高泌乳素血症 1 名 49 岁反流性食管炎的妇女服用甲氧氯普胺 3 个月后，出现了高泌乳素血症、乳溢以及垂体腺瘤[1]。停用甲氧氯普胺 4 个月后，患者血浆泌乳素浓度降至正常水平，同时症状消失。该患者的垂体腺瘤应为偶发，并非由甲氧氯普胺治疗诱发。一名 21 岁女性使用甲氧氯普胺 2 天后，出现乳痛、乳溢和高催乳素血症[2]；她曾间断服用多潘立酮，但没有发生任何不良反应。患者停药后症状迅速缓解。一名使用甲氧氯普胺的新生儿也报道出现乳溢[3]。

1. Cooper BT, *et al.* Galactorrhoea, hyperprolactinaemia, and pituitary adenoma presenting during metoclopramide therapy. *Postgrad Med J* 1982; **58:** 314–15.
2. Bozzolo M, *et al.* Medikamentös induzierte Hyperprolaktinämie und Galaktorrhöe. *Schweiz Rundsch Med Prax* 1992; **81:** 1511–13.
3. Paturi B, *et al.* Galactorrhea with metoclopramide use in the neonatal unit. *J Perinatol* 2009; **29:** 391–2.

对精神状态的影响 个案报道，每日使用甲氧氯普胺 40～80mg，出现了剂量相关性谵妄、抑郁以及无法控制的嚎哭[1~3]。减小剂量或停药后症状消失，同时可通过逐渐增加剂量达到耐受。另一项报道[4]一名患者服用甲氧氯普胺 10mg，每日 4 次，不久出现了急性静坐不能（见下文**锥体外系反应**）伴坐立不安、焦虑和易怒。尽管 2 天后停药，并用帕罗西汀和劳拉西泮治疗，患者仍开始出现惊恐发作，并且发作频率和严重程度都增加；患者还出现广场恐惧症。服用甲氧氯普胺 2 个月后，该患者被诊断为抑郁症，包括间歇性的自杀倾向。经过强化治疗和住院，患者症状逐步缓解。

有报道，每日服用甲氧氯普胺 40mg 出现伴或不伴有白日困倦的失眠症[5]。

也有甲氧氯普胺停药后不久出现超敏性精神病的报道[6]。症状包括幻觉、妄想、焦虑、坐立不安、睡眠障碍，利培酮治疗后症状改善并逐步缓解。

1. Bottner RK, Tullio CJ. Metoclopramide and depression. *Ann Intern Med* 1985; **103:** 482.
2. Adams CD. Metoclopramide and depression. *Ann Intern Med* 1985; **103:** 960.
3. Fishbain DA, Rogers A. Delirium secondary to metoclopramide hydrochloride. *J Clin Psychopharmacol* 1987; **7:** 281–2.
4. Anfinson TJ. Akathisia, panic, agoraphobia, and major depression following brief exposure to metoclopramide. *Psychopharmacol Bull* 2002; **36:** 82–93.
5. Saxe TG. Metoclopramide side effects. *Ann Intern Med* 1983; **98:** 674.
6. Lu M-L, *et al.* Metoclopramide-induced supersensitivity psychosis. *Ann Pharmacother* 2002; **36:** 1387–90.

锥体外系反应 Adverse Reactions Register of the UK CSM 在 1967～1982 年，记录了 479 件疑似甲氧氯普胺诱发的锥体外系反应，其中包括：455 例肌张力-肌动力障碍、20 例帕金森综合征以及 4 例迟发性运动障碍[1]。

急性**肌张力-肌动力**反应更多见于儿童和年轻人[1~3]，约 70%发生于女性[1,3]，许多与剂量超过制药商推荐有关[1,3,4]。已报道的不良反应症状包括眼球震动危象[4,5]、角弓反张[6]、斜颈[5,7]、牙关紧闭[5,7]、破伤风样反应[8]以及舌头变蓝[6]；单用甲氧氯普胺[9]或与氟哌利多[10]或氟哌啶醇[9]合用后引起的静坐不能也有报道（见上文**对精神状态的影响**）。

这些反应通常出现于治疗开始 72h 内[1]，但也有甲氧氯普胺用药 30min 内出现上述症状的报道[4]。甲氧氯普胺静脉给药的给药速率是决定急性锥体外系反应发生率的重要因素：一项研究表明，相同剂量的甲氧氯普胺，单次快速静脉注射 2min[11] 改为静脉输注 15min，静坐不能发生率降低。既往服用甲氧氯普胺未出现并发症的患者再次用药也可能发生急性锥体外系反应[5,8,10]，也可能是由其他药物诱发。虽然一般为自限性反应，但也有死亡病例[1,5]。上述反应用抗组胺药如苯海拉明[7]或抗毒蕈碱药（如苯扎托品[4,6]）等药物易逆转。建议有锥体外系反应既往病史以及年龄小于 30 岁的患者预防性使用苯海拉明[7,8]。

一般认为，与急性肌张力障碍相比，甲氧氯普胺相关的**帕金森综合征**相对少见，且主要发生于老年患者。症状通常在甲氧氯普胺开始治疗几个月后出现，但也可能在治疗数日或数年后出现。停用甲氧氯普胺后症状通常可消退，也可能要持续几个月时间[1]。研究提示，相对于一般患者，甲氧氯普胺引起的帕金森综合征（易误诊为原发性帕金森病）更多见于老年患者[12]。

罕见甲氧氯普胺使用相关的**迟发性运动障碍**。这种情况的发生与甲氧氯普胺疗程长短和服用剂量直接相关[13]。这种反应通常限于长期口服用药的老年患者[14,15]，但有报道其作为癌症化疗的止吐药物时，短期、大剂量注射给药也可能出现上述反应[16]，已报道了 1 名 8 岁儿童使用常规剂量甲氧氯普胺治疗胃食管反流时出现了迟发性运动障碍[17]。一项纳入 11 例患者的报道表明，迟发性运动障碍发作前的平均治疗时间约为 14 个月（范围为 4～44 个月）[15]，另一个纳入 12 例患者的报道结果则为 26 个月（范围为 8～60 个月）[18]；而有些患者直到停用甲氧氯普胺后，也没有出现症状。迟发性运动障碍可能不可逆转，因此治疗非常困难[18]。有些患者停用甲氧氯普胺后有改善，但随访 3 年期间症状一直出现[14,15]。因此必须强调预防，建议甲氧氯普胺不宜用于轻度症状的长期治疗，尤其是老年患者[18]。分析显示，甲氧氯普胺是药物诱导运动障碍最常见的原因，约 20%患者使用甲氧氯普胺超过 3 个月，FDA 建议所有患者应避免长期使用甲氧氯普胺，除非确定利大于弊[13]。

1. Bateman DN, *et al.* Extrapyramidal reactions with metoclopramide. *BMJ* 1985; **291:** 930–2.
2. Anonymous. Measuring therapeutic risk. *Lancet* 1989; **ii:** 139–40.
3. Adverse Drug Reactions Advisory Committee. Metoclopramide—choose the dose carefully. *Aust Adverse Drug React Bull* 1990; Feb.
4. Tait P, *et al.* Metoclopramide side effects in children. *Med J Aust* 1990; **152:** 387.
5. Pollera CF, *et al.* Sudden death after acute dystonic reaction to high-dose metoclopramide. *Lancet* 1984; **ii:** 460–1.
6. Alroe C, Bowen P. Metoclopramide and prochlorperazine: "the blue-tongue sign". *Med J Aust* 1989; **150:** 724–5.
7. Kris MG, *et al.* Extrapyramidal reactions with high-dose metoclopramide. *N Engl J Med* 1983; **309:** 433–4.
8. Della Valle R, *et al.* Metoclopramide-induced tetanus-like dystonic reaction. *Clin Pharm* 1985; **4:** 102–3.
9. Akagi H, Kumar TM. Akathisia: overlooked at a cost. *BMJ* 2002; **324:** 1506–7.
10. Barnes TRE, *et al.* Acute akathisia after oral droperidol and metoclopramide preoperative medication. *Lancet* 1982; **ii:** 48–9.
11. Regan LA, *et al.* Slower infusion of metoclopramide decreases the rate of akathisia. *Am J Emerg Med* 2009; **27:** 475–80.
12. Avorn J, *et al.* Increased incidence of levodopa therapy following metoclopramide use. *JAMA* 1995; **274:** 1780–2.
13. FDA. FDA requires boxed warning and risk mitigation strategy for metoclopramide-containing drugs (issued 26th February, 2009). Available at: http://www.fda.gov/NewsEvents/Newsroom/PressAnnouncements/2009/ucm149533.htm (accessed 15/07/10)
14. Grimes JD, *et al.* Long-term follow-up of tardive dyskinesia due to metoclopramide. *Lancet* 1982; **ii:** 563.
15. Wiholm B-E, *et al.* Tardive dyskinesia associated with metoclopramide. *BMJ* 1984; **288:** 545–7.
16. Breitbart W. Tardive dyskinesia associated with high-dose intravenous metoclopramide. *N Engl J Med* 1986; **315:** 518.
17. Putnam PE, *et al.* Tardive dyskinesia associated with use of metoclopramide in a child. *J Pediatr* 1992; **121:** 983–5.
18. Orme ML'E, Tallis RC. Metoclopramide and tardive dyskinesia in the elderly. *BMJ* 1984; **289:** 397–8.

超敏反应 1 例胃功能紊乱的患者静脉注射甲氧氯普胺和丁基东莨菪碱，出现皮肤瘙痒、全身性荨麻疹、低血压和意识丧失。给予静脉输液、抗组胺药和皮质激素治疗。皮肤试验发现对甲氧氯普胺有反应，提示是 IgE 介导的过敏反应[1]。

1. Kerstan A, *et al.* Anaphylaxis during treatment of nausea and vomiting: IgE-mediated metoclopramide allergy. *Ann Pharmacother* 2006; **40:** 1889–90.

神经阻滞药恶性综合征 (Neuroleptic malignant syndrome) 使用甲氧氯普胺发生神经阻滞药恶性综合征（NMS，第943页）极为少见。1 例死亡病例的报告中还提到 1978～1998 年间公布的其他 17 例相关反应，其中有 3 例死亡[1]。1 例 6 个月女婴给予甲氧氯普胺后发生 Freeman-Sheldon 综合征[2]的病例报告提示既往高热和肌痛可能是发病诱因。另一烧伤患者的病例[3]提示，

患者可能易患神经阻滞药高热综合征，如NMS和恶性高热。患者发生NMS后应立即停用甲氧氯普胺，同时尽快采用溴隐亭治疗。

1. Nonino F, Campomori A. Neuroleptic malignant syndrome associated with metoclopramide. *Ann Pharmacother* 1999; **33:** 644–5.
2. Stein MH, *et al.* Neuroleptic malignant syndrome induced by metoclopramide in an infant with Freeman-Sheldon syndrome. *Anesth Analg* 2006; **103:** 786–7.
3. Nachreiner R, *et al.* Neuroleptic malignant syndrome associated with metoclopramide in a burn patient. *J Burn Care Res* 2006; **27:** 237–41.

注意事项

肌肉收缩兴奋可能对胃肠道疾病产生不利影响，因此胃肠道出血、梗阻、穿孔或手术后几天，不应使用甲氧氯普胺治疗。有报道嗜铬细胞瘤患者给予甲氧氯普胺后出现了高血压危象，因此不推荐这类患者使用。

儿童、年轻人以及老年人应慎用本品，因为这些人发生锥体外系反应的危险性更高；在英国，甲氧氯普胺限制用于20岁以下的患者（详见下文**儿童用法**）。长期治疗的患者应进行常规评估。肾损伤、肝损伤、癫痫、帕金森病或抑郁病史、过敏体质（包括哮喘）或卟啉病的患者慎用甲氧氯普胺。

甲氧氯普胺还可诱发困倦或注意力缺损反应，受到此影响的患者不应驾驶或操作机械。

哺乳 甲氧氯普胺可分泌到乳汁中。American Academy of Pediatrics认为，由于甲氧氯普胺具有多巴胺受体阻滞作用，因此哺乳妇女慎用。英国注册药品信息声明，哺乳妇女使用该药可能出现的问题仍未报道。

1. American Academy of Pediatrics. The transfer of drugs and other chemicals into human milk. *Pediatrics* 2001; **108:** 776–89. [Retired May 2010] Correction. *ibid.*; 1029. Also available at: http://aappolicy.aappublications.org/cgi/content/full/pediatrics%3b108/3/776 (accessed 07/05/04)

卟啉病 甲氧氯普胺与卟啉病的急性发作有关，故认为卟啉病患者使用该药不安全。但也有关于卟啉生成的相反证据，的确有些患者使用甲氧氯普胺成功处理了急性发作的卟啉病[1]。

1. Elder GH, *et al.* Metoclopramide and acute porphyria. *Lancet* 1997; **350:** 1104.

妊娠 甲氧氯普胺常用于治疗妊娠期恶心和呕吐。一项大规模回顾性队列研究证实，妊娠头3个月使用甲氧氯普胺与婴儿先天性畸形、产期死亡、低出生体重等不良反应无关[1]。

1. Matok I, *et al.* The safety of metoclopramide use in the first trimester of pregnancy. *N Engl J Med* 2009; **360:** 2528–35.

药物相互作用

当患者已服用其他也可能引起椎体外系反应的药物时，如酚噻嗪类，应慎用甲氧氯普胺。如果服用甲氧氯普胺的患者联合使用锂剂毒性可能增大，因此建议使用其他具有中枢活性的药物（如抗癫痫药）时应谨慎。

甲氧氯普胺应慎与中枢多巴胺受体激动药（如培高利特）合用。甲氧氯普胺与中枢神经系统抗抑郁药合用可增强其镇静作用。抗毒蕈碱药及阿片类麻醉性镇痛药可拮抗甲氧氯普胺的胃肠道作用。

甲氧氯普胺可影响其他药物的吸收；它可通过减少胃肠道吸收（与地高辛合用时），或增加小肠吸收（如与酒精、环孢素、左旋多巴、阿司匹林或对乙酰氨基酚等药物合用时）而产生上述效应。它抑制血浆胆碱酯酶，可能延长氯琥珀胆碱（详见第1820页）及米库氯铵（详见第1816页）的神经肌肉阻滞作用。甲氧氯普胺可增加泌乳素的血浆浓度，因而干扰可降低血浆泌乳素药物的作用，例如溴隐亭（详见第771页）。建议接受MAOIs治疗的患者禁用。

抗抑郁药 甲氧氯普胺与SSRIs或文拉法辛联合用于5-羟色胺综合征患者锥体外系反应和其他不良反应的参考文献，分别见**氟西汀**（第373页）和**文拉法辛**（第404页）的**药物相互作用**项下的**胃肠药**。

卡马西平 1例与甲氧氯普胺和卡马西平联合使用有关的神经毒性的报道，详见第455页。

羟嗪 1名20岁男性患者静脉给予甲氧氯普胺10mg和肌内注射羟嗪100mg后，出现了急性焦虑、强直、全身震颤、角弓反张以及高血压等症状[1]。上述不良反应在给予羟嗪30min后出现，提示羟嗪可能促使了这些反应的发作。

1. Fouilladieu JL, *et al.* Possible potentiation by hydroxyzine of metoclopramide's undesirable side effects. *Anesth Analg* 1985; **64:** 1227–8.

药动学

口服甲氧氯普胺几乎完全经胃肠道迅速吸收，但如有呕吐或胃肠道动力减弱等情况时可能减少其吸收。然而，受试者间甲氧氯普胺的肝脏首关效应具有明显差异，因此个体间绝对生物利用度及血浆药物浓度差异非常显著。口服甲氧氯普胺的平均生物利用度约为80%，其波动范围为30%～100%。口服甲氧氯普胺的血浆药物浓度达峰时间为1～2h。直肠或鼻内给药的生物利用度同样差异较大，但肌内注射生物利用度可能稍好。甲氧氯普胺血浆蛋白结合率低（13%～30%）。

甲氧氯普胺在体内广泛分布。该药易穿过血脑屏障进入CNS，还易穿过胎盘，有报道胎儿体内的血药浓度约为母体的60%～70%。尤其是产后早期，其乳汁药物浓度比母体血药浓度更高，但产后后期乳汁药物浓度有所下降。

甲氧氯普胺双相消除，终末消除半衰期为4～6h，肾损伤时半衰期可能延长，随后血药浓度升高。经尿排泄，单次剂量的85%可在72h内消除，其中20%为原形甲氧氯普胺，其余为硫酸盐、葡萄糖醛酸结合物或代谢产物。给药剂量的5%随胆汁经粪便排泄。

用途和用法

盐酸甲氧氯普胺是一种苯甲酰胺取代物，主要应用它的促动力和止吐作用。它可刺激上消化道的运动，而不影响胃、胆汁或胰腺的分泌，同时还可促进胃蠕动，进而加速胃排空；还可增强十二指肠蠕动，缩短肠道通过时间；使胃食管括约肌的静息张力增强，而幽门括约肌松弛。甲氧氯普胺具有拟副交感神经药的活性，同时还是一种多巴胺受体拮抗药，可直接作用于延髓催吐化学感受区。它还具有5-羟色胺受体（5-HT_3）拮抗药特性。

甲氧氯普胺用于治疗胃肠动力不足（第1617页），如胃轻瘫或梗阻、胃食管反流（第1618页）及消化不良（第1618页）；还有各种胃肠道疾病、偏头痛、术后以及癌症化疗等引起的恶心和呕吐（第1622页）。甲氧氯普胺对预防和治疗晕动病没有价值。它可用于X线检查期间的刺激胃排空，以便于小肠插管以及治疗吸入综合征（第1616页）。

甲氧氯普胺通常应用其盐酸盐的一水合物，而以无水盐酸盐计量。在美国，盐酸盐一水合物的量常常以甲氧氯普胺计量。盐酸甲氧氯普胺10.5mg约相当于10.0mg无水物，还相当于无水甲氧氯普胺8.9mg。

对大部分治疗目标而言，每日总剂量不应超过500μg/kg；建议肾损伤及可疑肝损伤的患者宜减小剂量（见下文**在肝损伤或肾损伤中的用法**）。

- 在英国，推荐的口服、肌内注射或缓慢静脉注射剂量约为每次10mg（以无水盐酸甲氧氯普胺的含量表示），每日3次。
- 在美国，推荐口服剂量为每次10～15mg（以碱基的含量表示），每日不超过4次。
- 单剂量10～20mg（以无水碱基或无水盐酸盐的含量表示）可口服、静脉注射；必要时，如诊断前还可肌内注射。

甲氧氯普胺缓释制剂，每次15mg（以无水盐酸甲氧氯普胺的含量表示），每日2次。

在英国，限制20岁以下患者使用甲氧氯普胺（见下文**儿童用法**）。

一些国家还有甲氧氯普胺鼻内制剂。

甲氧氯普胺的碱和盐，包括双盐酸盐和甘草酸盐都在使用。

大剂量治疗 大剂量甲氧氯普胺常与其他药物（如地塞米松）合用于治疗癌症化疗相关的恶心和呕吐。在英国，肿瘤治疗前，甲氧氯普胺的负荷剂量为2～4mg/kg，应持续静脉输注，历时15～20min；随后采用维持剂量3～5mg/kg，仍然以静脉输注给药，历时8～12h。另一可选方案为癌症治疗前，起始剂量2mg/kg，静脉输注，历时15min，然后每2h重复一次。24h内持续或间断输注的总剂量通常不应超过10mg/kg。在美国，癌症化疗前30min给药，高致吐化疗初始剂量为2mg/kg，低致吐化疗1mg/kg，静脉输注不低于15min。此剂量每2h给予2剂，然后每3h给予3剂。

用法 *鼻内给药* 参考文献如下。

1. Ormrod D, Goa KL. Intranasal metoclopramide. *Drugs* 1999; **58:** 315–22. Commentaries. *ibid.*; 323–4.

儿童用法 在英国，20岁以下患者，甲氧氯普胺限于治疗已知病因的严重顽固性呕吐，或放疗、化疗引起的呕吐，作为一种胃肠道插管或术前的辅助用药。除术前用药外，其他所有适应证批准口服和非胃肠道给药（肌注或静注）剂量如下：

- 15～19岁，体重为60kg或60kg以上的患者：每次10mg，每日3次；
- 15～19岁（30～59kg）：每次5mg，每日3次；
- 9～14岁（30kg及以上）：每次5mg，每日3次；
- 5～9岁（20～29kg）：每次2.5mg，每日3次；
- 3～5岁（15～19kg）：每次2mg，每日2次或3次；
- 1～3岁（10～14kg）：每次1mg，每日2次或3次；
- 1岁以下（不超过10kg）：每次1mg，每日2次。

如果体重未达到上述年龄组的相应标准，应根据体重而不是年龄选择给药剂量，应选择较低剂量。

BNFC 2009 给出了类似的剂量，但特示：

- 1个月～1岁（不超过10kg）：100μg/kg（最高1mg），每日2次；
- 新生儿：100μg/kg（口服或静脉注射），每6～8h给药。

BNFC 2009 提示后一种方案用于促新生儿胃动力，尽管甲氧氯普胺的这种适应证英国还未批准。

术前诊断**程序用药**，批准剂量为（单剂量口服或检查前5～10min非胃肠道给药，体重考虑见上）：

- 15～19岁：10mg；
- 9～14岁：5mg；
- 5～9岁：2.5mg；
- 3～5岁：2mg；
- 3岁以下：1mg。

BNFC 2009 给出了类似的口服剂量，但特示：

- 1个月～3岁（不超过14kg）：100μg/kg（最高1mg）。

在美国，甲氧氯普胺批准用于仅为了方便常规方法抵抗的小肠插管患者。根据年龄，单次静脉给药剂量推荐如下：

- 超过14岁：10mg；
- 6～14岁：2.5～5mg；
- 6岁以下：100μg/kg。

在肝损伤或肾损伤中的用法 肾损伤患者，甲氧氯普胺的总清除率显著降低[1～3]，同时清除半衰期也延长至19h[2]。这可能由甲氧氯普胺的代谢减弱[1,2]或其肝肠循环发生变化[1]所致。因此肾损伤会引起甲氧氯普胺蓄积，同时发生不良反应的风险也增加。所以推荐中至重度肾损伤患者，剂量应至少减少50%[1,2]。美国注册药品信息推荐肌酐清除率低于40ml/min的患者减少剂量；英国注册药品信息则建议明显肾功能不全患者减少剂量，但没有提供适当剂量的指导。

血液透析患者不需要补充剂量，因为透析中甲氧氯普胺清除相对较少[2,3]。

英国注册药品信息推荐，有临床意义的**肝损伤**患者使用甲氧氯普胺时应减少剂量，但并没有提供减少剂量的指导；由于药物结合缺失，肝病患者应慎用。美国的药品信息提出，甲氧氯普胺极少经肝脏代谢，因此对肝病晚期（肾功能正常）患者使用安全，故未作出上述减少剂量的建议。据报道，肝硬化患者使用甲氧氯普胺，可出现清除率降低、半衰期延长及药时曲线下面积增加[4,5]。

1. Bateman DN, *et al.* The pharmacokinetics of single doses of metoclopramide in renal failure. *Eur J Clin Pharmacol* 1981; **19:** 437–41.
2. Lehmann CR, *et al.* Metoclopramide kinetics in patients with impaired renal function and clearance by haemodialysis. *Clin Pharmacol Ther* 1985; **37:** 284–9.
3. Wright MR, *et al.* Effect of haemodialysis on metoclopramide kinetics in patients with severe renal failure. *Br J Clin Pharmacol* 1988; **26:** 474–7.
4. Hellstern A, *et al.* Absolute bioavailability of metoclopramide given orally or by enema in patients with normal liver function or with cirrhosis of the liver. *Arzneimittelforschung* 1987; **37:** 733–6.
5. Magueur E, *et al.* Pharmacokinetics of metoclopramide in patients with liver cirrhosis. *Br J Clin Pharmacol* 1991; **31:** 185–7.

血液系统疾病 据报道，甲氧氯普胺治疗Diamond-Blackfan贫血有效，这可能由于甲氧氯普胺诱导催乳素释放，尽管催乳素影响红细胞生成的机制还不清楚[1,2]。一项先导研究，9例可评估患者中3例治疗12～15周有效；高血清铁蛋白、垂体功能减退、男性化以及低龄可能是其他患者对甲氧氯普胺反应性低的原因。另1例患者治疗4周后有效；报道时，仍无症状并且8个月未输血[2]。

1. Abkowitz JL, *et al.* Response of Diamond-Blackfan anemia to metoclopramide: evidence for a role for prolactin in erythropoiesis. *Blood* 2002; **100:** 2687–91.
2. Akiyama M, *et al.* Successful treatment of Diamond-Blackfan anemia with metoclopramide. *Am J Hematol* 2005; **78:** 295–8.

胃肠炎 使用止吐药如甲氧氯普胺，以缓解急性胃肠炎导致的呕吐，见**昂丹司琼**，第1679页。

呃逆 甲氧氯普胺可用于治疗顽固性呃逆。参见呃逆及其治疗的讨论，详见第947页的内容。

诱导乳汁分泌 甲氧氯普胺具有多巴胺受体拮抗药的特性，可刺激女性泌乳；甲氧氯普胺每次10mg，每日3次[1,2]可用于希望母乳喂养、采用单独机械刺激乳汁分泌效果不佳妇女的泌乳，包括收养和代孕婴儿的母亲[3,4]。然而药物诱导泌乳应作为机械方法的辅助手段，同时疗程应限制为7～14天[1,2]。此外，一项对照研究[5]质疑甲氧氯普胺刺激早产妇女泌乳的有效性。年轻妇女使用甲氧氯普胺后锥体外系反应的危险性增加——见上文**不良反应**项下内容。此药可进入乳汁的问题也受到关注。诱导和抑制乳汁分泌的讨论，详见第1902页。

1. Anderson PO, Valdés V. Increasing breast milk supply. *Clin Pharm* 1993; **12:** 479–80.
2. Gabay MP. Galactogogues: medications that induce lactation. *J Hum Lact* 2002; **18:** 274–9.
3. Cheales-Siebenaler NJ. Induced lactation in an adoptive mother. *J Hum Lact* 1999; **15:** 41–3.
4. Biervliet FP, *et al.* Induction of lactation in the intended mother of a surrogate pregnancy: case report. *Hum Reprod* 2001; **16:** 581–3.
5. Hansen WF, *et al.* Metoclopramide effect on breastfeeding the preterm infant: a randomized trial. *Obstet Gynecol* 2005; **105:** 383–9.

偏头痛 甲氧氯普胺也用于偏头痛（第587页）的治疗，以减轻恶心和呕吐以及胃潴留，这些症状常作为偏头痛发作进展的一种表现，并可减少口服抗偏头痛药物制剂的吸收。它也用于对抗麦角胺治疗引起的恶心和呕吐。有些复方镇痛制剂也含有甲氧氯普胺，用于治疗偏头痛的急性发作。一项研究表明，口服赖氨酸阿司匹林与甲氧氯普胺合用治疗偏头痛与口服舒马普坦疗效相同[1]。然而，一篇甲氧氯普胺联合口服镇痛药治疗偏头痛的综述提示，联合用药有效性低于阿米替林单药治疗，尽管该方案是不能耐受阿米替林或禁忌患者的一种选择[2]。单用阿米替林治疗无效的患者应用甲氧氯普胺与舒马普坦联合治疗可能有效[3]。

胃肠外给予甲氧氯普胺也是治疗急性偏头痛的一种有效手段；它可减轻疼痛，同时在一定程度上减少恶心（虽然其他止吐药可能更有效）；此外，一项系统性综述得出结论，应考虑将其作为急诊科治疗偏头痛的一线用药[4]。随后的一项研究发现，静脉给予甲氧氯普胺（间歇给予苯海拉明）与皮下注射舒马普坦疗效相当，治疗后2～24h内疼痛缓解[5]。

1. Tfelt-Hansen P, *et al.* The effectiveness of combined oral lysine acetylsalicylate and metoclopramide compared with oral sumatriptan for migraine. *Lancet* 1995; **346:** 923–6.
2. Azzopardi TD, Brooks NA. Oral metoclopramide as an adjunct to analgesics for the outpatient treatment of acute migraine. *Ann Pharmacother* 2008; **42:** 397–402.
3. Schulman EA, Dermott KF. Sumatriptan plus metoclopramide in triptan-nonresponsive migraineurs. *Headache* 2003; **43:** 729–33.
4. Colman I, *et al.* Parenteral metoclopramide for acute migraine: meta-analysis of randomised controlled trials. *BMJ* 2004; **329:** 1369–72.
5. Friedman BW, *et al.* A trial of metoclopramide vs sumatriptan for the emergency department treatment of migraines. *Neurology* 2005; **64:** 463–8.

体位性低血压 甲氧氯普胺已试用于治疗有些患者的体位性低血压，如第1460页提到的内容。

Tourette 综合征 一项关于儿童和青少年 Tourette 综合征（见**抽搐**，第927页）或慢性抽动障碍的小规模、短期研究发现，与安慰剂相比，口服甲氧氯普胺（每日不超过40mg）可明显降低抽动评分和疾病严重程度[1]。

1. Nicolson R, *et al.* A randomized, double-blind, placebo-controlled trial of metoclopramide for the treatment of Tourette's disorder. *J Am Acad Child Adolesc Psychiatry* 2005; **44:** 640–6.

静脉曲张出血 15min内静脉给予甲氧氯普胺20mg用于控制食管静脉曲张所致出血，治疗组11名患者中10人有效，而安慰剂组11人中仅有4人有效；所有患者均采用硬化疗法[1]。甲氧氯普胺可增强下段食管括约肌的压力，进而减少血液流向曲张血管而达到止血目的；另一项研究[2]发现，甲氧氯普胺与静脉硝酸甘油合用，对于减少曲张静脉内压力可能比单用硝酸甘油更有效。

参见静脉曲张出血及其治疗的讨论，见第2285页。

1. Hosking SW, *et al.* Pharmacological constriction of the lower oesophageal sphincter: a simple method of arresting variceal haemorrhage. *Gut* 1988; **29:** 1098–1102.
2. Sarin SK, Saraya A. Effects of intravenous nitroglycerin and nitroglycerin and metoclopramide on intravariceal pressure: a double blind, randomized study. *Am J Gastroenterol* 1995; **90:** 48–53.

制剂

BP 2010: Metoclopramide Injection; Metoclopramide Oral Solution; Metoclopramide Tablets;
USP 33: Metoclopramide Injection; Metoclopramide Oral Solution; Metoclopramide Tablets.

专利制剂

Arg.: Disgradon; Fonderyl; Lizarona; Metoc; Midatenk; Novomit; Praux; Primavera-N; Primperil; Reliveran; Rilaquin; Rupemet; Saften; Sintegran; ***Austral.:*** Maxolon; Pramin; ***Austria:*** Gastro-Timelets†; Gastronerton†; Gastrosil; Metogastron; Paspertin; Pramidin†; ***Belg.:*** Dibertil; Docmetoclo; Primperan; ***Braz.:*** Aristopramida; Clopra†; Emetic; Eucil; Fluccil; Metoclosan; Metoplamin; Metovit†; Nausil†; Neolasil; No-Vomit; Plagex; Plamida; Plamidasil; Plamivon; Plasil; Pramil; Vopax†; ***Canad.:*** Apo-Metoclop; ***Chile:*** Hemibe; Itan; ***Cz.:*** Cerucal; Degan; MCP; Pramidin†; ***Denm.:*** Emperal; Gastro-Timelets; Primperan; ***Fin.:*** Metopram†; Primperan; ***Fr.:*** Anausin; Primperan; ***Ger.:*** Cerucal; Gastronerton; Hyrin†; MCP; Paspertin; ***Gr.:*** Gaspalon; Geneprami-D; Lumania; Luv; Pharmyork; Primperan; ***Hong Kong:*** Emeliv; Maril; Martomide; Maxolon†; Metolon; Metomide; Metram†; Pramin; Primperan; Syntomide; ***Hung.:*** Cerucal; ***India:*** Maxeron; Metocontin; Perinorm; Reglan; Tomid; Vominorm; ***Indon.:*** Clopramel; Damaben; Emeran; Ethiferan; Gavistal; Lexapram; Mepramide; Metolon†; Nilatika; Nofoklam; Normastin†; Obteran†; Opram; Piralen; Plasil; Praminal†; Primperan; Raclonid; Reguloop†; Sotatic; Tivomit; Tomit; Vertivom; Vilapon; Vomidex†; Vomipram; Vomitrol; Zumatrol†; ***Irl.:*** Antimet; Gastrobid Continus†; Maxolon; Metocyl†; ***Israel:*** Pramin; ***Ital.:*** Citroplus†; Delipramil; Isaprandil; Plasil; Pramidin; Randum; ***Jpn:*** Primperan; ***Malaysia:*** Maril; Maxolon†; Metocyl†; Primperan; Pulin; ***Mex.:*** Biopram; Camotprim; Cirulan; Clorimet-Z; Dolmisin; Eudiges; Gigemet; Hopram; Meclomid; Midetol; Mipramid; Plasil; Polcotec; Pradex; Pramilem; Primperan†; Propace; Synespramid; ***Mon.:*** Prokinyl; ***Neth.:*** Primperan; ***Norw.:*** Afipran; Primperan†; ***NZ:*** Maxolon; Metamide; ***Philipp.:*** Biclomet; Clometide; Clomitene; Metsil; Novom†; Plasil; Reglomar; Vomaine; ***Pol.:*** Pramidin†; ***Port.:*** Metoclan†; Primperan; Reglan†; ***Rus.:*** Apo-Metoclop (Апо-метоклоп)†; Cerucal (Церукал); Metamol (Метамол); Perinorm (Перинорм); ***S.Afr.:*** Acumet†; Adco-Contromet; Betaclopramide; Clopamon; Maxolon; Metalon; Perinorm†; Pramalon; Setin†; ***Singapore:*** Emeliv; Maril; Metolon†; Primperan; Pulin; ***Spain:*** Primperan; ***Swed.:*** Primperan; ***Switz.:*** Gastrosil†; Paspertin; Primperan; ***Thai.:*** Emetal; Gensil†; H-Peran; Hawkperan†; KB Meta; Manosil; Maril; Met-Sil; Metoclor; Nausil; Nausin; Plamide; Plamine; Plasil; Vomesea; ***Turk.:*** Metoklamide; Metpamid; Primperan; ***UAE:*** Premosan; ***UK:*** Maxolon; Primperan; ***Ukr.:*** Metucal (Метукал)†; ***USA:*** Metozolv; Octamide†; Reclomide; Reglan; ***Venez.:*** Clodoxin; Clop†; Irtopan; Mepramida; Peremid†; Pradamin†; Pramide; Primperan; Vibralen†.

多组分制剂 ***Arg.:*** Bil 13 Enzimatico; Bitecain AA; Digesplen; Facilgest†; Factorine; Faradil; Faradil Enzimatico†; Migral Compositum; Pakinase; Pankreon Total; Tetralgin; Vacuobil Plus; ***Austral.:*** Anagraine; Metomax; ***Austria:*** Ceolat Compositum; Paspertase†; ***Belg.:*** Migpriv; ***Braz.:*** Cefalium; Diagrin†; Digeplus; Emetrol†; Enjool†; Essen; Plagon; Plasil Enzimatico; Sintozima; Vominil†; ***Chile:*** Aero Itan; Aerogastrol; Digespar; Garceptol; Gaseofin†; No-Ref; Pangastren; ***Cz.:*** Cephalgan†; Migpriv†; Migranerton; ***Fin.:*** Migpriv; ***Fr.:*** Cephalgan†; Migpriv; ***Ger.:*** Migraeflux MCP; Migralave + MCP; Migrane-Neuridal; Migranerton; ***Gr.:*** Egityl; Premig; ***Hung.:*** Migpriv; ***India:*** Okanorm Plus; Pacimol-M; Paramet; ***Indon.:*** Primadol; Primperan Compositum; ***Irl.:*** Paramax; ***Ital.:*** Geffer; Migpriv; Migraprim; ***Mex.:*** Antigram; Digenor; Digenor Plus; Espaven MD; Espraden; Plasil Enzimatico; Pramigel; Primpesasy†; ***Neth.:*** Migrafin; ***Norw.:*** Migpriv†; ***NZ:*** Paramax; ***Pol.:*** Migpriv; ***Spain:*** Aero Plus†; Aeroflat; Anti Anorex Triple; Paidozim†; Salcemetic†; Suxidina; ***Swed.:*** Migpriv; ***Switz.:*** Migpriv; ***UK:*** Migramax; Paramax.

Metopimazine (*BAN*, *USAN*, *rINN*) 美托哌丙嗪

EXP-999; Metopimazina; Métopimazine; Metopimazinum; RP-9965. 1-[3-(2-Methylsulphonylphenothiazin-10-yl)propyl]piperidine-4-carboxamide.

Метопимазин

$C_{22}H_{27}N_3O_3S_2$ = 445.6.
CAS — 14008-44-7.
ATC — A04AD05.
ATC Vet — QA04AD05.
UNII — 238S75V9AV.

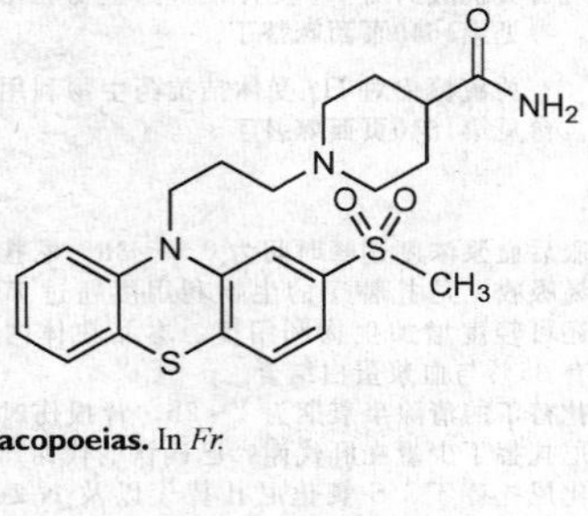

Pharmacopoeias. In *Fr.*

简介

美托哌丙嗪一酚噻嗪类多巴胺受体拮抗药，是一种基本特性与氯丙嗪（第940页）相似的止吐药。它用于治疗包括肿瘤化疗相关的恶心和呕吐（第1622页）。常用剂量为每日口服15～30mg，最多分4次；相似的日剂量也可经直肠分3次给药；注射给药，剂量为每日10～20mg，通常为肌内注射，偶尔以静脉输注给药。每日30～50mg的高剂量分次肌内注射或静脉输注，可用于治疗化疗诱发的恶心和呕吐；首剂化疗前给药。

制剂

专利制剂

Denm.: Vogalene†; ***Fr.:*** Vogalene; Vogalib; ***Gr.:*** Vogalene.

Mosapride Citrate (*rINNM*) 枸橼酸莫沙必利

AS-4370; Citrato de mosaprida; Mosapride, Citrate de; Mosapridi Citras; Rimopride Citrate. (±)-4-Amino-5-chloro-2-ethoxy-*N*-{[4-(*p*-fluorobenzyl)-2-morpholinyl]methyl}benzamide citrate dihydrate.

Мозаприда Цитрат

$C_{21}H_{25}ClFN_3O_3,C_6H_8O_7,2H_2O$ = 650.0.
CAS — 112885-41-3 (mosapride); 112885-42-4 (mosapride citrate).

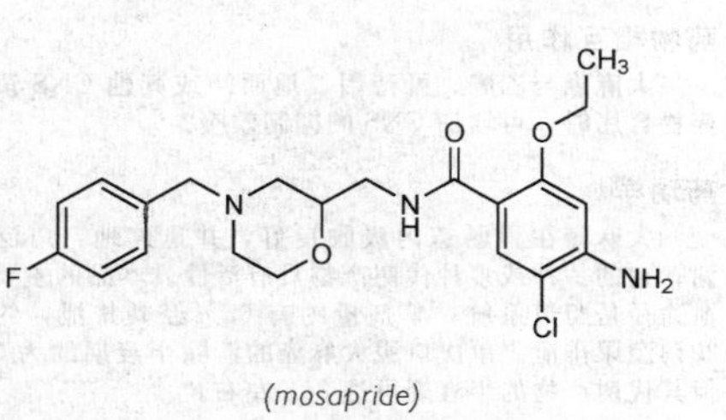

(mosapride)

简介

莫沙必利是一种苯甲酰胺取代物，应用它的促进动力的特性。据报道，莫沙必利作为一种 $5\text{-}HT_4$ 受体拮抗药，可增加乙酰胆碱的释放和刺激胃肠道运动（详见西沙必利，第1642页），同时它也具有 $5\text{-}HT_3$ 受体拮抗药的特性。通常用其二水合枸橼酸盐口服给药，但以无水枸橼酸盐计量，餐前或餐后服用，每次5mg，每日3次。

1. Sakashita M, *et al.* Pharmacokinetics of the gastrokinetic agent mosapride citrate after single and multiple oral administrations in healthy subjects. *Arzneimittelforschung* 1993; **43:** 867–72.
2. Ruth M, *et al.* The effect of mosapride, a novel prokinetic, on acid reflux variables in patients with gastro-oesophageal reflux disease. *Aliment Pharmacol Ther* 1998; **12:** 35–40.
3. Ruth M, *et al.* The effect of mosapride on oesophageal motor function and acid reflux in patients with gastro-oesophageal reflux disease. *Eur J Gastroenterol Hepatol* 2003; **15:** 1115–21.
4. Asakawa H, *et al.* Effect of mosapride on glycemic control and gastric emptying in type 2 diabetes mellitus patients with gastropathy. *Diabetes Res Clin Pract* 2003; **61:** 175–82.
5. Liu Z, *et al.* Mosapride citrate, a novel 5-HT4 agonist and partial 5-HT3 antagonist, ameliorates constipation in parkinsonian patients. *Mov Disord* 2005; **20:** 680–6.
6. He M, *et al.* Mosapride citrate prolongs survival in stroke patients with gastrostomy. *J Am Geriatr Soc* 2007; **55:** 142–4.
7. Curran MP, Robinson DM. Mosapride: in gastrointestinal disorders. *Drugs* 2008; **68:** 981–91.

制剂

专利制剂

Arg.: Alprida; Galopran; Gastrokin; Intesul; Levusid; Lostapride; Mosar; Vagantyl; ***India:*** Mosafe; Mosapid; Mosart; Peripride†; ***Jpn:*** Gasmotin; ***Mex.:*** Dosier.

多组分制剂 ***Arg.:*** Gastrimet†; Mosar Enzimatico; Mosar Plus.

Nabilone (*BAN*, *USAN*, *rINN*) ⊗大麻隆

Compound 109514; Lilly-109514; Nabilon; Nabilona; Nabiloni; Nabilonum. (±)-(6a*R*,10a*R*)-3-(1,1-Dimethylheptyl)-6a,7,8,9,10,10a-hexahydro-1-hydroxy-6,6-dimethyl-6*H*-benzo[*c*]chromen-9-one.

Набилон

$C_{24}H_{36}O_3$ = 372.5.
CAS — 51022-71-0.
ATC — A04AD11.
ATC Vet — QA04AD11.
UNII — 2N4O9L084N.

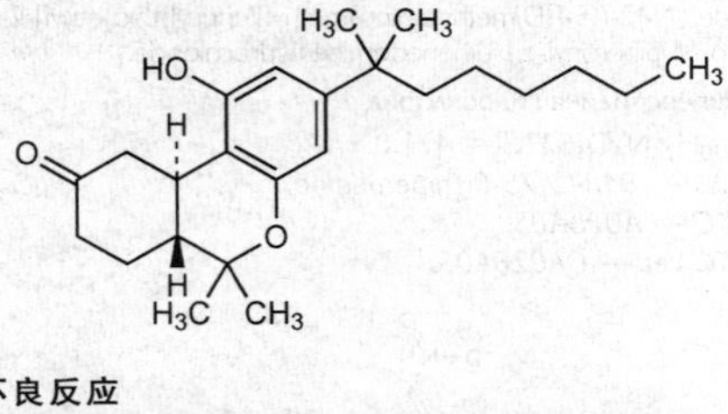

不良反应

大麻隆可引起与大麻（第2201页）相似的不良反应。最常见的不良反应是困倦、眩晕和口干；其他神经系统的不良反应包括共济失调、意识错乱、头晕、欣快感、烦躁不安、幻觉、精神失常、抑郁、头痛、注意力下降、视物模糊、睡眠障碍、协调性下降以及震颤等。心血管系统的不良反应包括体位性低血压及心动过速也有发生。胃肠功能失调、食欲下降以及腹痛也有报道。

注意事项

大麻隆在体内广泛代谢，大部分经胆汁排泄，因此

严重肝损伤的患者不推荐使用。此外，既往有精神病或抑郁病史的患者或伴有高血压或心脏病的患者也应慎用。

因本品有 CNS 抑制的可能，应警告患者用药后不宜驾驶或操作机械。

本品可产生与大麻相似的药物依赖性，应牢记在心。

药物相互作用

大麻隆与乙醇、可待因、地西泮或其他 CNS 镇静药物合用时，可增加 CNS 的抑制效应。

药动学

大麻隆在胃肠道内吸收良好，并迅速地、广泛代谢；它的一种或多种代谢产物具有活性。本品的主要排泄途径是胆道系统；单剂量约有 65%经粪排泄，约有 20%经尿排泄。单次口服大麻隆的清除半衰期约为 2h，但其代谢产物的半衰期可达 35h 左右。

1. Rubin A, *et al.* Physiologic disposition of nabilone, a cannabinol derivative, in man. *Clin Pharmacol Ther* 1977; **22:** 85–91.

用途和用法

大麻隆作为一种具有止吐作用的合成大麻素，可用于控制对足量、常规止吐药效果不明显患者的癌症化疗相关的恶心和呕吐（第1622页）。

成人常用起始剂量为每次 1mg，每日 2 次口服，必要时可增至每次 2mg，每日 2 次。首剂应于化疗开始前 1 天的傍晚服用，第二剂应在给予首剂抗肿瘤药物前 1～3h 用药。大麻隆治疗可贯穿每个化疗周期，必要时可持续到给予最后一剂化疗药物后 48h。大麻隆的剂量不应超过每日 6mg，分 3 次给药。

1. Tramer MR, *et al.* Cannabinoids for control of chemotherapy induced nausea and vomiting: quantitative systematic review. *BMJ* 2001; **323:** 16–21.
2. Davis MP. Oral nabilone capsules in the treatment of chemotherapy-induced nausea and vomiting and pain. *Expert Opin Invest Drugs* 2008; **17:** 85–95.

多发性硬化 有报道 1 名多发性硬化（第858页）患者隔日服用大麻隆 1mg 后，痉挛和夜尿减少，情绪和身体状况都得到改善[1]。一项关于慢性上运动神经元综合征的后续、小规模、交叉研究发现[2]，每日口服大麻隆 1mg 减少了该类患者痉挛相关的疼痛。有轶事报道多发性硬化患者在服用大麻后症状改善，但是一项综述认为缺乏有效性的证据[3]。

1. Martyn CN, *et al.* Nabilone in the treatment of multiple sclerosis. *Lancet* 1995; **345:** 579.
2. Wissel J, *et al.* Low dose treatment with the synthetic cannabinoid nabilone significantly reduces spasticity-related pain: a double-blind placebo-controlled cross-over trial. *J Neurol* 2006; **253:** 1337–41.
3. Killestein J, *et al.* Cannabinoids in multiple sclerosis: do they have a therapeutic role? *Drugs* 2004; **64:** 1–11.

制剂

专利制剂

Arg.: Cesamet; **Canad.:** Cesamet; **Irl.:** Cesamet†; **Mex.:** Cesamet; **USA:** Cesamet.

Niperotidine Hydrochloride (*rINNM*) 盐酸尼培替丁

Hidrocloruro de niperotidina; Nipérotidine, Chlorhydrate de; Niperotidini Hydrochloridum; Piperonyl Ranitidine Hydrochloride. *N*-[2-({5-[(Dimethylamino)methyl]furfuryl}thio)ethyl]-2-nitro-*N*′-piperonyl-1,1-ethenediamine hydrochloride.

Ниперотидина Гидрохлорид

$C_{20}H_{26}N_4O_5S,HCl = 471.0.$

CAS — 84845-75-0 (niperotidine).

ATC — A02BA05.

ATC Vet — QA02BA05.

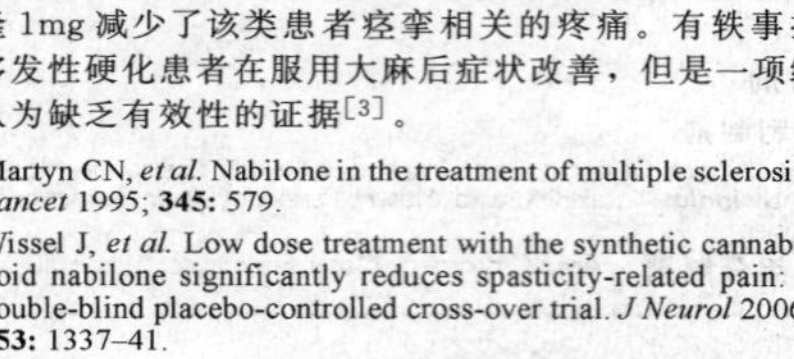

(niperotidine)

简介

盐酸尼培替丁是一种组胺 H_2 受体拮抗药，具有与西咪替丁（第1637页）相似的基本特性。使用尼培替丁的患者曾出现过严重的肝脏疾病。

1. Gasbarrini G, *et al.* Acute liver injury related to the use of niperotidine. *J Hepatol* 1997; **27:** 583–6.

Nizatidine (*BAN, USAN, rINN*) 尼扎替丁

LY-139037; Nitsatidiini; Nizatidin; Nizatidina; Nizatidinas; Nizatidinum; ZL-101. 4-[2-(1-Methylamino-2-nitrovinylamino)ethylthiomethyl]thiazol-2-ylmethyl(dimethyl)amine; *N*-[2-(2-Dimethylaminomethylthiazol-4-ylmethylthio)ethyl]-*N*′-methyl-2-nitrovinylidenediamine.

Низатидин

$C_{12}H_{21}N_5O_2S_2 = 331.5.$

CAS — 76963-41-2.

ATC — A02BA04.

ATC Vet — QA02BA04.

UNII — P41PML4GHR.

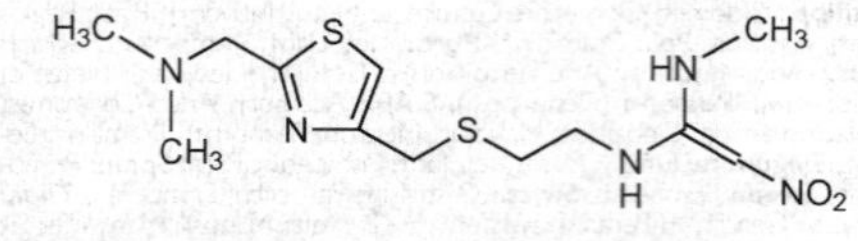

Pharmacopoeias. In *Eur.* (see p.vii), *Jpn*, and *US*.

Ph. Eur. 6. 8（Nizatidine） 类白色或浅褐色结晶性粉末。略溶于水；可溶于甲醇。1%水溶液的 pH 值为 8.5～10.0。

USP 33（Nizatidine） 灰白色至浅黄色的结晶体。略溶于水；易溶于氯仿；可溶于甲醇。贮藏于密闭容器中。避光。

不良反应

详见第1638页**西咪替丁**。有些服用尼扎替丁的患者可能出现出汗过多和荨麻疹；也可能出现贫血。

虽然有引起男性乳腺发育和阳痿的个案报道，但一般仍认为尼扎替丁没有抗雄性性征活性。

注意事项

参见第1639页**西咪替丁**。

药物相互作用

尼扎替丁与西咪替丁（第1639页）不同的是，尼扎替丁对细胞色素 P450 同工酶没有抑制作用，因此认为它对通过此途径代谢的药物影响很小。但与其他 H_2 受体拮抗药相似的是，它对胃酸 pH 值的影响，可能影响到吸收受胃 pH 值影响的药物的吸收。

酒精 一般认为 H_2 受体拮抗药与酒精间的相互作用无临床意义（见第1640页）。

抑酸药 有关抗酸药对 H_2 受体拮抗药生物利用度影响的讨论，参见第1640页**西咪替丁**。

硫糖铝 有关硫糖铝对 H_2 受体拮抗药生物利用度影响的信息，参见第1640页**西咪替丁**。

药动学

口服后血浆浓度达峰时间为 0.5～3h，尼扎替丁经胃肠道易吸收。尼扎替丁的生物利用度超过 70%，并且食物还可轻度增加生物利用度。本品在体内分布广泛，约有 35%与血浆蛋白结合。

尼扎替丁的清除半衰期为 1～2h，肾损伤时半衰期延长。尼扎替丁少量在肝代谢，已确认的代谢产物包括 *N*-2-氧化尼扎替丁、*S*-氧化尼扎替丁以及 *N*-2-单去甲尼扎替丁，其中 *N*-2-单去甲尼扎替丁的活性约为尼扎替丁的 60%。

90%以上的尼扎替丁可在 12h 内经尿排泄，其中部分经肾小管主动分泌，约有 60%为原形药。仅有 6%经粪便排泄。尼扎替丁可分布于乳汁。

1. Callaghan JT, *et al.* A pharmacokinetic profile of nizatidine in man. *Scand J Gastroenterol* 1987; **22** (suppl 136): 9–17.
2. Abdel-Rahman SM, *et al.* Single-dose pharmacokinetics of nizatidine (Axid®) in children. *J Clin Pharmacol* 2002; **42:** 1089–96.
3. Blum RA, *et al.* Pharmacokinetics and pharmacodynamics of a novel nizatidine controlled-release formulation in healthy subjects. *J Clin Pharmacol* 2003; **43:** 74–83.
4. Abdel-Rahman SM, *et al.* Developmental pharmacokinetics and pharmacodynamics of nizatidine. *J Pediatr Gastroenterol Nutr* 2004; **38:** 442–51.

生物利用度 研究 3 种尼扎替丁口服液体剂型与市售尼扎替丁胶囊的生物等效性。三种剂型，一种是市售口服糖浆（15mg/ml）；另外两种是临时配制的，其中一种是溶解在苹果汁里（1.2mg/ml），另一种是婴儿混悬剂配方（*Enfamil*; *Ross*, *USA*; 15mg/ml）。溶解在苹果汁里的尼扎替丁生物利用度明显降低，但可认为另两种制剂与对照组胶囊生物等效。

1. Abdel-Rahman SM, *et al.* The bioequivalence of nizatidine (Axid®) in two extemporaneously and one commercially prepared oral liquid formulations compared with capsule. *J Clin Pharmacol* 2003; **43:** 148–53.

分布于乳汁 一项哺乳妇女的研究发现，大约口服尼扎替丁剂量的 0.1%可分泌到乳汁中[1]。乳汁与血浆中药物浓度的比率［范围（1∶1）～（4.9∶1）］随取样时间不同而有差异。

1. Obermeyer BD, *et al.* Secretion of nizatidine into human breast milk after single and multiple doses. *Clin Pharmacol Ther* 1990; **47:** 724–30.

用途和用法

尼扎替丁是一种组胺 H_2 受体拮抗药，它的作用和用途与西咪替丁（详见第1640页）相似，可经口服或静脉输注给药。

治疗良性**胃溃疡和十二指肠溃疡**（第1624页），以及非甾体抗炎药相关溃疡，尼扎替丁每日 300mg，睡前单剂量或分 2 次口服，疗程 4～8 周。合适的维持剂量为每日 150mg，晚间服用。

治疗**胃食管反流**（第1618页），推荐剂量为每次 150～300mg，每日 2 次口服，疗程可达 12 周。

用于短期内缓解**消化不良**的症状，每次口服 75mg，必要时可重复给药，每日最大剂量不超过 150mg，疗程可达 14 天。

有些国家，尼扎替丁可连续或间断静脉输注。如果连续输注，300mg 稀释于 150ml 可配伍输液，输注速度为 10mg/h。如果间断输注，100mg 稀释于 50ml 可配伍输液，每日 3 次，每次给药时间大于 15min。每日总静脉剂量不应超过 480mg。

肾损伤患者使用尼扎替丁应减少剂量（详见下文）。

儿童剂量，见下文。

儿童用法 在美国，尼扎替丁用于治疗儿童食管炎和胃食管反流。批准 12 岁及以上儿童，每次 150mg，每日 2 次口服，疗程 8 周。

在肾损伤中的用法 肾损伤患者使用尼扎替丁，应根据其肌酐清除率（CC）减少剂量。注册药品信息肾损伤的推荐口服剂量如下：

- CC 为 20～50ml/min：剂量应减少 50%；或标准剂量为每日 150mg 时，每次 150mg，隔日给药。
- CC 小于 20ml/min：剂量应减少 75%；或标准剂量为每日 300mg 时，每次 150mg，隔日给药；标准剂量为每日 150mg 时，每次 150mg，每 3 天 1 次。

制剂

BP 2010: Nizatidine Intravenous Infusion;
USP 33: Nizatidine Capsules.

专利制剂

Austral.: Nizac; Tacidine; Tazac; **Austria:** Ulxit†; **Belg.:** Panaxid†; **Braz.:** Axid; **Canad.:** Axid; **Chile:** Nizaxid; **Denm.:** Izatax†; Nizax†; **Fin.:** Nizax†; **Fr.:** Nizaxid; **Ger.:** Nizax†; **Gr.:** Axid; Elkofen; Flectar; Flexidon; Ozeltan; Peptodin; Ulcogastrin; **Hong Kong:** Axid†; **Hung.:** Naxidin; **Indon.:** Axid†; **Irl.:** Axid; **Ital.:** Cronizat; Nizax; **Malaysia:** Axid†; **Mex.:** Axid†; Ulladin†; **Neth.:** Axid; **Philipp.:** Axid†; **Port.:** Nizaxid; Prospaxid; **S.Afr.:** Antizid†; **Spain:** Distaxid; **Switz.:** Calmaxid†; **Turk.:** Axid; **UK:** Axid; **USA:** Axid; **Venez.:** Axid†.

Octatropine Methylbromide (*BAN, rINN*) 溴甲辛托品

Anisotropine Methobromide; Anisotropine Methylbromide (*USAN*); Metilbromuro de octatropina; Octatropine, Méthylbromure d′; Octatropini Methylbromidum. (1*R*,3*r*,5*S*)-8-Methyl-3-(2-propylvaleryloxy)tropanium bromide.

Октатропина Метилбромид

$C_{17}H_{32}BrNO_2 = 362.3.$

CAS — 80-50-2.

UNII — 62M960DHIL.

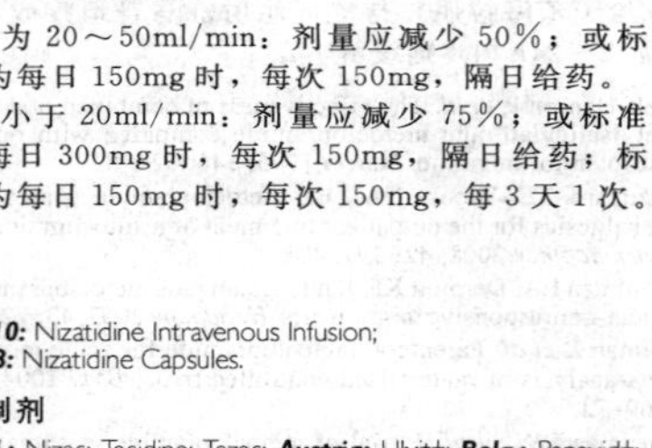

Pharmacopoeias. In *It.*

简介

溴甲辛托品是一种季铵类抗毒蕈碱药，具有与阿托品相似（第1176页）的外周作用。本品可用作消化道溃疡治疗的辅助药物以及解除内脏痉挛。

制剂

多组分制剂 ***Arg.:*** Espasmo Dioxadol; ***Chile:*** Bufacyl; Valpin; ***Ital.:*** Valpinax.

Olsalazine Sodium (*BANM*, *USAN*, *rINNM*) 奥沙拉秦钠

Azodisal Sodium; CI Mordant Yellow 5; CJ-91B; Colour Index No. 14130; Natrii Olsalazinum; Olsalatsiininatrium; Olsalazin disodná sůl; Olsalazin Sodyum; Olsalazina sódica; Olsalazine sodique; Olsalazinnatrium; Olsalazino natrio druska; Olsalazinum Dinatricum; Olsalazinum natricum; Olszalazin-nátrium; Sodium Azodisalicylate. Disodium 5,5′-azodisalicylate.

Натрий Ольсалазин

$C_{14}H_8N_2Na_2O_6$ = 346.2.

CAS — 6054-98-4.

ATC — A07EC03.

ATC Vet — QA07EC03.

UNII — Y7JEW0XG7I.

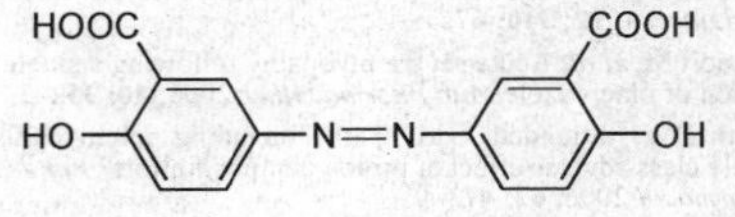

HOOC COOH HO—N=N—OH

(*olsalazine*)

Pharmacopoeias. In *Eur.* (see p.vii).

Ph. Eur. 6.8（Olsalazine Sodium） 黄色、细微的结晶性粉末，呈多形性。略溶于水；可溶于二甲亚砜；极微溶于甲醇。

不良反应和注意事项

参见第1666页**美沙拉秦**。奥沙拉秦钠相关的最常见不良反应为腹泻、关节痛以及皮疹。有些患者可能出现水样便，减小剂量症状可能消退，但也可能出现严重症状需要停药治疗。如果在餐后服药，可减少腹泻的发生。还有一些出现血液恶液质（blood dyscrasias）的报道。如果出现可疑的血液恶液质，应立即停止治疗并检查血细胞数量。应告知患者或其监护者如何识别血液毒性的征兆，并建议他们一旦出现发热、咽喉痛、口腔溃疡、擦伤或出血等症状时应立即求助医生。

不良反应发生率 一项开放研究[1]纳入 160 名活动溃疡性结肠炎以及既往对柳氮磺吡啶不能耐受的患者，采用每日口服奥沙拉秦钠 1g 治疗；其中 103 名（64.4%）患者未出现不良反应，29 名患者仅出现了轻微的不良反应，22 例胃肠道紊乱，3 例一过性皮疹，头痛、唾液分泌过多、咳嗽以及易激惹各 1 例。最常见的不良反应是频繁稀便，共有 25 例患者发生，其中 20 名患者需要停药。不良反应常发生于治疗早期，13 例患者在服用首剂药物 10h 内发生。伴有流行病的患者更易发生严重的腹泻，但腹泻发生率与疾病的严重程度无关。

随后一项在健康受试者中进行的研究[2]表明，奥沙拉秦明显抑制小肠吸收水、电解质，这可能、至少是诱发腹泻的部分原因。全结肠炎的患者结肠吸收功能减弱，吸收已增加的结肠流入量的能力下降。

1. Sandberg-Gertzén H, *et al.* Azodisal sodium in the treatment of ulcerative colitis: a study of tolerance and relapse-prevention properties. *Gastroenterology* 1986; **90:** 1024–30.
2. Raimundo AH, *et al.* Effects of olsalazine and sulphasalazine on jejunal and ileal water and electrolyte absorption in normal human subjects. *Gut* 1991; **32:** 270–4.

哺乳 对 1 名 39 岁克罗恩病妇女进行的研究[1]发现，奥沙拉秦并未对母乳喂养的婴儿产生具有临床意义的危险。单剂口服奥沙拉秦 500mg，48h 后未在乳汁中检测到原药。尽管在乳汁中检测到少量代谢产物乙酰-5-氨基水杨酸，该婴儿在此后 3 周内未出现不良反应，期间该母亲仍继续服用奥沙拉秦。

1. Miller LG, *et al.* Disposition of olsalazine and metabolites in breast milk. *J Clin Pharmacol* 1993; **33:** 703–6.

对血液的影响 截至 1995 年 7 月，英国 CSM 已经收到 4 例与奥沙拉秦相关的血液恶液质的报道，其中没有致死病例[1]。因而建议，如果出现可疑的恶液质，应检查血细胞计数并立即停用药物。详见第1666页**美沙拉秦**。

1. CSM/MCA. Blood dyscrasias and mesalazine. *Current Problems* 1995; **21:** 5–6.

对肾脏的影响 报道 1 例间质性肾炎为特征的肾毒性与奥沙拉秦的使用有关[1]。停药后症状消退。详见第1666页**美沙拉秦**项下内容。

1. Wilcox GM, *et al.* Nephrotoxicity associated with olsalazine. *Am J Med* 1996; **100:** 238–40.

药物相互作用

抗肿瘤药 参见 5-氨基水杨酸盐类，例如奥沙拉秦抑制硫嘌呤类抗肿瘤药物的代谢，进而增加其毒性，详见第712页**胃肠药**。

药动学

口服奥沙拉秦仅有少量经上消化道吸收，几乎全部剂量都进入结肠到达其作用部位。它被结肠菌群降解为两分子 5-氨基水杨酸（美沙拉秦）。部分美沙拉秦吸收并乙酰化（详见第1667页），但美沙拉秦及其代谢产物的全身浓度比口服相当剂量美沙拉秦低，这可能是由于美沙拉秦在其吸收较多的部位——小肠的释放较少所致。据称给予奥沙拉秦后，结肠美沙拉秦浓度比全身浓度高出约 1000 倍。

吸收的少量原形奥沙拉秦（1%～2%的剂量或更少）主要经尿液排泄。静脉给药后，推算的清除半衰期约为 1h。有些奥沙拉秦在肝内通过硫酸盐结合物代谢，据报道其代谢产物的清除半衰期约为 7 天。

1. Ryde EM. Pharmacokinetic aspects of drugs targeted for the colon, with special reference to olsalazine. *Acta Pharm Suec* 1988; **25:** 327–8.
2. Laursen LS, *et al.* Disposition of 5-aminosalicylic acid by olsalazine and three mesalazine preparations in patients with ulcerative colitis: comparison of intraluminal colonic concentrations, serum values, and urinary excretion. *Gut* 1990; **31:** 1271–6.

用途和用法

奥沙拉秦由两分子美沙拉秦（第1667页）通过一个偶氮键连接组成。它在结肠活化，进而释放出活性美沙拉秦。它以钠盐形式口服给药，用于治疗急性轻度溃疡性结肠炎以及缓解期的维持治疗（详见第1620页**炎性肠病**）。奥沙拉秦钠常用口服起始剂量为每日 1g，分次服用，逐渐增加剂量，必要时可在 1 周后达到每日最大剂量 3g。

缓解期常用维持剂量为每次 500mg，每日 2 次。应在餐后服药，同时单次剂量不能超过 1g。儿童用法见下文。

儿童用法 虽然在英国未批准用于 12 岁以下的儿童，但 *BNFC 2009* 建议 2 岁及以上儿童口服剂量为：儿童轻度溃疡性结肠炎急性发作可用成人剂量（见上文**用途和用法**）；维持剂量：每次 250～500mg，每日 2 次，饭后服用。

制剂

专利制剂

Austral.: Dipentum; ***Austria:*** Dipentum; ***Canad.:*** Dipentum; ***Chile:*** Dipentum†; ***Denm.:*** Dipentum; ***Fin.:*** Dipentum; ***Fr.:*** Dipentum; ***Ger.:*** Dipentum; ***Hong Kong:*** Dipentum; ***Hung.:*** Dipentum†; ***Irl.:*** Dipentum; ***Ital.:*** Dipentum†; ***Neth.:*** Dipentum; ***Norw.:*** Dipentum; ***NZ:*** Dipentum; ***Port.:*** Dipentum; ***S.Afr.:*** Dipentum; ***Swed.:*** Dipentum; ***Switz.:*** Dipentum; ***Turk.:*** Dipentum; ***UK:*** Dipentum; ***USA:*** Dipentum.

Omeprazole (*BAN*, *USAN*, *rINN*) 奥美拉唑

H-168/68; Omepratsoli; Omeprazol; Omeprazolas; Oméprazole; Omeprazolum. (*RS*)-5-Methoxy-2-(4-methoxy-3,5-dimethyl-2-pyridylmethylsulphinyl)benzimidazole.

Омепразол

$C_{17}H_{19}N_3O_3S$ = 345.4.

CAS — 73590-58-6.

ATC — A02BC01.

ATC Vet — QA02BC01.

UNII — KG60484QX9.

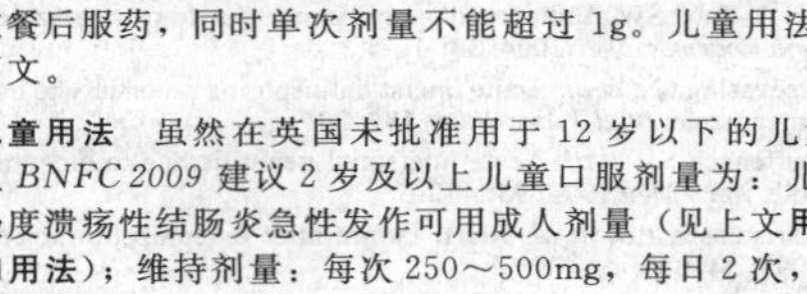

H N O S N CH3 H3CO N OCH3 CH3

Pharmacopoeias. In *Chin.*, *Eur.* (see p.vii), *Jpn*, and *US.*

Ph. Eur. 6.8（Omeprazole） 白色或类白色粉末，呈多形性。极微溶于水；略溶于乙醇和甲醇；可溶于二氯甲烷。它可溶于碱性氢氧化物的稀溶液。贮藏于密闭容器中，贮藏温度 2～8℃。避光。

USP 33（Omeprazole） 白色或灰白色的粉末。极微溶于水；略溶于乙醇和甲醇；可溶于二氯甲烷。贮藏于密闭容器中，贮藏温度不超过 8℃。防潮。

Omeprazole Magnesium (*BANM*, *USAN*, *rINNM*) 奥美拉唑镁

Magnesii Omeprazolum; Omeprazol magnésico; Oméprazole magnésique; Oméprazole Magnesique; Omeprazolum magnesicum.

Магния Омепразол

$C_{34}H_{36}MgN_6O_6S_2$ = 713.1.

CAS — 95382-33-5.

ATC — A02BC01.

ATC Vet — QA02BC01.

UNII — 426QFE7XLK.

Pharmacopoeias. In *Eur.* (see p.vii) and *US.*

Ph. Eur. 6.8（Omeprazole Magnesium） 白色或类白色具吸湿性粉末。极微溶于水；略溶于甲醇；几乎不溶于庚烷。贮藏于密闭容器中。避光。

USP 33（Omeprazole Magnesium） 白色或灰白色粉末。易溶于水和二氯甲烷；微溶于乙醇；难溶于甲醇。贮藏于密闭容器中。避光。

Omeprazole Sodium (*BANM*, *USAN*, *rINNM*) 奥美拉唑钠

Natrii Omeprazolum; Omepratsolinatrium; Omeprazol sódico; Omeprazol sodná sůl monohydrát; Oméprazole sodique; Omeprazolnatrium; Omeprazol-nátrium; Omeprazolo natrio druska; Omeprazolum natricum; Omeprazolum Natricum Monohydricum.

Натрий Омепразол

$C_{17}H_{18}N_3NaO_3S$ = 367.4.

CAS — 95510-70-6.

ATC — A02BC01.

ATC Vet — QA02BC01.

UNII — KV03YZ6QLW.

Pharmacopoeias. In *Eur.* (see p.vii).

Ph. Eur. 6.8（Omeprazole Sodium） 白色或类白色的、具有吸湿性的粉末。易溶于水和乙醇；极微溶于二氯甲烷；可溶于丙二醇。2%水溶液的 pH 值为 10.3～11.3。贮藏于密闭容器中。避光。

不良反应

质子泵抑制药一般耐受性良好，不良反应相对较少。奥美拉唑及其他质子泵抑制药最常见的不良反应包括头痛、腹泻以及皮疹；有时上述反应严重时需要停止治疗。其他不良反应包括瘙痒、头晕、疲乏、便秘、恶心和呕吐、肠胃气胀、腹痛、关节痛和肌痛、荨麻疹及口干。也有出现光过敏、大疱疹、多形性红斑、Stevens-Johnson 综合征、中毒性表皮坏死松解症的个案报道。超敏反应包括发热、支气管痉挛、血管神经性水肿、过敏性休克也有报道。CNS 的不良反应包括偶发失眠、嗜睡及眩晕，严重疾病患者可能出现可逆性的精神错乱、兴奋、抑郁以及幻觉。也有转氨酶升高以及肝炎、黄疸、肝功能衰竭和肝性脑病的个案报道。其他罕见的不良反应包括感觉异常、视物模糊、脱发、口腔炎、出汗增多、味觉障碍、周围性水肿、不适、低钠血症、血液疾病（包括粒细胞缺乏、白细胞减少和血小板减少）、男性乳房发育症、阳痿以及间质性肾炎。

因抑酸效应，质子泵抑制药的使用可能增加胃肠道感染的风险。

早期的毒理学研究证明了过度长期给予极大剂量奥美拉唑可能引起大鼠胃黏膜发生类癌肿瘤；详见下文**胃肠道肿瘤**项下内容。

不良反应发生率 处方奥美拉唑 16205 例、兰索拉唑 17329 例、泮托拉唑 11541 例患者处方事件监测的结果表明：不良事件报道较少，最常见不良反应为胃肠道紊乱和头痛。最常报道的腹泻每 1000 天暴露的发生率为：奥美拉唑 0.18，兰索拉唑 0.39，泮托拉唑 0.23。排除队列研究的固有偏差，有证据表明兰索拉唑腹泻风险增加最大，尤其是老年患者。

1. Martin RM, *et al.* The rates of common adverse events reported during treatment with proton pump inhibitors used in general practice in England: cohort studies. *Br J Clin Pharmacol* 2000; **50:** 366–72.

对血液的影响 奥美拉唑及其他质子泵抑制药如兰索拉唑、泮托拉唑[1~4]诱发的白细胞减少、粒细胞缺乏、血小板减少以及全血细胞减少的案例罕见。有关奥美拉唑自身免疫溶血性贫血也有报道[5]。

1. Holt TL, *et al.* Neutropenia associated with omeprazole. *Med J Aust* 1999; **170:** 141–2.
2. Zlabek JA, Anderson CG. Lansoprazole-induced thrombocytopenia. *Ann Pharmacother* 2002; **36:** 809–11.
3. Watson TD, *et al.* Pantoprazole-induced thrombocytopenia. *Ann Pharmacother* 2006; **40:** 758–61.
4. Thakor AS, *et al.* Toxic epidermal necrolysis and neutropaenia: complications of omeprazole. *Australas J Dermatol* 2009; **50:** 207–10.
5. Butt MI, *et al.* Autoimmune haemolytic anaemia associated with use of omeprazole. *Br J Hosp Med* 2007; **68:** 108.

对心血管系统的影响 两项研究结果和初步分析显示，服用奥美拉唑或埃索美拉唑患者与胃食管反流手术患者比较，心肌梗死、心力衰竭、心源性猝死的风险可能增加[1,2]。但是，FDA 安全性综述发现，手术患者年龄较低，且心脏病史或心脏危险因素相比服用这些药物的患者可能性更小[2]。FDA 推论，长期服用这些药与心脏问题风险增加可能无关[3]。但是，加拿大卫生部[4]认为，没有证据支持长期服用埃索美拉唑会增加风险，因而不能得出奥美拉唑的明确结论。

1. FDA. Early communication about an ongoing safety review: omeprazole (Prilosec) esomeprazole (Nexium) (issued 9th August 2007). Available at: http://www.fda.gov/Drugs/DrugSafety/PostmarketDrugSafetyInformationforPatientsandProviders/DrugSafetyInformationforHeathcareProfessionals/ucm072497.htm (accessed 15/07/10)
2. FDA. Follow-up to the August 9, 2007, communication about the ongoing safety review of omeprazole and esomeprazole (issued 10th December 2007). Available at: http://www.fda.gov/Drugs/DrugSafety/PostmarketDrugSafetyInformationforPatientsandProviders/ucm143258.htm (accessed 15/07/10)
3. FDA. FDA's safety reviews of Prilosec and Nexium find no evidence of increased rates of cardiac events (issued 10th December 2007). Available at: http://www.fda.gov/NewsEvents/Newsroom/PressAnnouncements/2007/ucm109037.htm (accessed 15/07/10)
4. Health Canada. Health Canada completes safety review of Losec (omeprazole) and Nexium (esomeprazole) (issued 27 February 2008). Available at: http://www.hc-sc.gc.ca/ahc-asc/media/advisories-avis/_2008/2008_34-eng.php (accessed 09/07/08)

对电解质的影响 已有报道 2 名服用奥美拉唑患者发生难治性低镁血症伴低钙血症和低血钾。2 名患者均服用了其他可影响电解质平衡的药物。但是当停用奥美拉唑后，所有异常均消失[1]。另 1 个案例，奥美拉唑疗程延长，出现了严重低镁血症伴低钙血症和低血钾；雷尼替丁替代治疗后，患者电解质恢复正常，但试用泮托拉唑，遂用兰索拉唑治疗后又重新降低。

1. Shabajee N, *et al.* Omeprazole and refractory hypomagnesaemia. Abridged version: *BMJ* 2008; **337:** 173–5. Full version: http://www.bmj.com/cgi/content/full/337/jul10_3/a425 (accessed 17/06/09)
2. Broeren MAC, *et al.* Hypomagnesemia induced by several proton-pump inhibitors. *Ann Intern Med* 2009; **151:** 755–6. Correction. *ibid.* 2010; **152:** 268.

对内分泌系统的影响 截至 1991 年 12 月，WHO 已经收到 30 例可能由奥美拉唑引起的阳痿或乳腺发育的病例报道[1]。在这些报道中，有 15 例阳痿，13 例男性乳腺发育以及 2 例女性乳房增大。Spanish Pharmacorigilance System 报道，1982 年 1 月至 2006 年 7 月间，出现了 24 例与质子泵抑制药使用相关男性乳房发育，这些药物包括兰索拉唑和雷贝拉唑。大多病例停药后，男性乳房发育改善[2]。一项病例对照研究表明，乳腺发育与奥美拉唑没有统计学上的联系，详见第1638页**西咪替丁**。

1. Lindquist M, Edwards IR. Endocrine adverse effects of omeprazole. *BMJ* 1992; **305:** 451–2.
2. Carvajal A, *et al.* Gynaecomastia associated with proton pump inhibitors: a case series from the Spanish Pharmacovigilance System. *Drug Safety* 2007; **30:** 527–31.

对眼的影响 与奥美拉唑使用相关的视觉障碍，包括 6 例病情严重的患者静脉给药后出现了不可逆性的失明或视力损伤，13 例出现的视觉障碍与口服用药有关[1]。鉴于上述不良反应，在德国，限制奥美拉唑静脉给药；然而，多数认为奥美拉唑与这些视觉不良反应的因果联系尚未证实。关于视力（以及听力[2]）损伤是继发于药物诱发的血管炎[2~4]的说法仍然有争议[1,5~7]。一项队列研究纳入了 140128 名患者接受抑制分泌治疗，其中 33988 名患者接受奥美拉唑治疗，研究发现没有任何药物的使用与眼部血管或炎性疾病危险性增加相关的证据[8]，但是，此项研究的统计效力不高[9]。

1. Creutzfeldt WC, Blum AL. Safety of omeprazole. *Lancet* 1994; **343:** 1098.
2. Schönhöfer PS. Intravenous omeprazole and blindness. *Lancet* 1994; **343:** 665.
3. Schönhöfer PS. Safety of omeprazole and lansoprazole. *Lancet* 1994; **343:** 1369–70.
4. Schönhöfer PS, *et al.* Ocular damage associated with proton pump inhibitors. *BMJ* 1997; **314:** 1805.
5. Colin-Jones D. Safety of omeprazole and lansoprazole. *Lancet* 1994; **343:** 1369.
6. Lessell S. Omeprazole and ocular damage. *BMJ* 1998; **316:** 67.
7. Sachs G. Omeprazole and ocular damage. *BMJ* 1998; **316:** 67–8.
8. García Rodríguez LA, *et al.* A cohort study of the ocular safety of anti-ulcer drugs. *Br J Clin Pharmacol* 1996; **42:** 213–16.
9. Merlo J, Ranstam J. Ocular safety of anti-ulcer drugs. *Br J Clin Pharmacol* 1997; **43:** 449.

对肾脏的影响 一项质子泵抑制药相关的间质性肾炎的系统性综述回顾了包括 47 例使用奥美拉唑、6 例泮托拉唑、3 例埃索美拉唑、2 例使兰索拉唑和 2 例雷贝拉唑的案例。虽然没有充足证据证明质子泵抑制药能引起间质性肾炎，但是质子泵抑制药的使用与间质性肾炎进展低发生相关。

2003 年 4 月，澳大利亚 Adverse Drug Reactions Advisory Committee（ADRAC）[1]声明，已经收到 18 例经组织活检确诊为奥美拉唑使用相关的间质性肾炎的报告。这些患者表现出的症状包括体重减轻、不适、发热以及恶心；1 例患者还出现了多尿和多饮。大多数患者还出现了血尿素氮和（或）血肌酐升高。ADRAC 还收到 2 例间质性肾炎与雷贝拉唑相关报告[2]。约 8 年间，Netherlands Pharmacovigilance Centre（Lerab）接到了 7 例使用质子泵抑制药的急性间质性肾炎的报告，其中 3 例为奥美拉唑，3 例为泮托拉唑，1 例为雷贝拉唑。所有患者中，1 例患者停药后，没有治疗就恢复，其他患者皮质激素治疗后康复[3]。另有 1 例与泮托拉唑使用相关急性间质性肾炎的报告[4]。2 例间质性肾炎与奥美拉唑异构体埃索美拉唑相关的案例报道（2005 年 3 月）提到，截至 2004 年 10 月，制药厂家已经报道需要注意全球范围出现的可能与此药有关的 15 个病例，至少 200 名与奥美拉唑相关[5]。

有些奥美拉唑引起间质性肾炎的报道[6,7]发现，间质性肾炎发生与皮疹、嗜酸性粒细胞增多有关，并且提出过敏机制的假设[7]。

1. Sierra F, *et al.* Systematic review: proton pump inhibitor-associated acute interstitial nephritis. *Aliment Pharmacol Ther* 2007; **26:** 545–53.
2. Adverse Drug Reactions Advisory Committee (ADRAC). Interstitial nephritis with the proton pump inhibitors. *Aust Adverse Drug React Bull* 2003; **22:** 3. Also available at: http://www.tga.health.gov.au/adr/aadrb/aadr0304.htm (accessed 07/05/04)
3. Härmark L, *et al.* proton pump inhibitor-induced acute interstitial nephritis. *Br J Clin Pharmacol* 2007; **64:** 819–23.
4. Ra A, Tobe SW. Acute interstitial nephritis due to pantoprazole. *Ann Pharmacother* 2004; **38:** 41–5.
5. Geevasinga N, *et al.* Acute interstitial nephritis secondary to esomeprazole. *Med J Aust* 2005; **182:** 235–6.
6. Ruffenach SJ, *et al.* Acute interstitial nephritis due to omeprazole. *Am J Med* 1992; **93:** 472–3.
7. Christensen PB, *et al.* Renal failure after omeprazole. *Lancet* 1993; **341:** 55.

对肝脏的影响 使用奥美拉唑及其他质子泵抑制药出现肝酶升高，并有肝毒性的个案报道。一项使用奥美拉唑或 H_2 受体拮抗药治疗药物性肝损伤发生率的比较研究，详见**西咪替丁**，第1639页。

1. Jochem V, *et al.* Fulminant hepatic failure related to omeprazole. *Am J Gastroenterol* 1992; **87:** 523–5.
2. Kourg SI, *et al.* Omeprazole and the development of acute hepatitis. *Eur J Emerg Med* 1998; **5:** 467–9.

对肌肉骨骼系统的影响 1 名 78 岁老年患者口服奥美拉唑后，出现进行性肌无力，提示发生了肌病[1]。经过 4 周治疗后，该患者需要在扶助下才能行走和下蹲起身。停药后肌无力消退，但再次给药后又复发。也有报道单剂量输注奥美拉唑后出现急性肌病的案例[2]。2005 年 3 月，WHO 不良药物反应数据库分析报道了 868 例质子泵抑制药与肌痛相关的病例，其中 292 例有肌肉疾病的症状指征，包括多发性肌炎和横纹肌溶解症[3]。报道药物涉及奥美拉唑、泮托拉唑、兰索拉唑、埃索美拉唑和雷贝拉唑，并且提示肌病是一类反应。机制可能涉及自身免疫抗体诱导。

据报道 5 例接受奥美拉唑治疗的患者出现了关节痛，有时与受累关节肿胀有关[4]，也提到了某些报道的病例中，奥美拉唑相关性头痛伴发关节痛或肌痛。另 1 例[5]伴有遗传性肌病的患者接受奥美拉唑治疗出现了关节痛，关节痛为药物诱发狼疮综合征的征候之一，同时伴有不适、发热、雷诺现象以及抗核抗体、抗心磷脂抗体和抗组蛋白抗体滴度升高。停用药物后症状消退。

已报道了 1 例兰索拉唑治疗相关肌痛及嗜酸性粒细胞增多[6]。

还有 2 例奥美拉唑相关急性痛风的报道[7]：其中 1 例患者停药后症状消失，但再次给药后又复发。然而，病例对照研究并未发现奥美拉唑使用相关的多关节炎[8]或痛风[9]的危险增加。

一项大规模病例对照研究发现，质子泵抑制药使用 1 年以上，髋部骨折风险增加，尤其是服用高剂量的患者[10]。作者推论继发于酸抑制的钙吸收不良可解释这种关联。另一项研究[11]也发现，使用质子泵抑制药与骨质疏松骨折风险增加有关，但仅发生在至少连续 7 年的药物暴露的患者中，这些患者可能发生骨折的风险是对照组的 2 倍（OR＝1.92）。但是，一项综述[12]指出，虽然证据倾向于提示有关联，但是有些研究发现没有关联；并且，低关联强度、缺乏假设机制的实验证据、无法评估的混杂因素都限制了任何因果关系的可能结论。随后，FDA 回顾了 7 项流行病学研究（包括以上所举例子）[13]，纳入的患者服用 1～12 年质子泵抑制药，发现有 6 项研究报道了髋关节、腕、或脊柱的骨折风险增加，1 项限制纳入无骨折风险人群的研究则发现无关联。大多数研究纳入患者年龄为 50 岁及以上，骨折风险的增加主要是在疗程 1 年及以上、上述年龄的人群。2 项研究报道高剂量使骨折风险增加，2 项研究报道疗程延长使风险增加。这些数据提示，患者服用质子泵抑制药可能增加骨折风险。但是，骨质疏松症史、吸烟状况、饮酒和 BMI 这些可能影响结论的因素无法解释流行病学研究，并且 3 项研究发现长期使用质子泵抑制药与骨密度无一致关联。因此仍不清楚使用质子泵抑制药是否会引起骨折风险增加。

1. Garrote FJ, *et al.* Subacute myopathy during omeprazole therapy. *Lancet* 1992; **340:** 672.
2. Tuccori M, *et al.* Acute severe myopathy following a single infusion of omeprazole. *Ann Pharmacother* 2006; **40:** 352–3.
3. Clark DWJ, Strandell J. Myopathy including polymyositis: a likely class adverse effect of proton pump inhibitors? *Eur J Clin Pharmacol* 2006; **62:** 473–9.
4. Beutler M, *et al.* Arthralgias and omeprazole. *BMJ* 1994; **309:** 1620.
5. Sivakumar K, Dalakas MC. Autoimmune syndrome induced by omeprazole. *Lancet* 1994; **344:** 619–20.
6. Smith JD, *et al.* Possible lansoprazole-induced eosinophilic syndrome. *Ann Pharmacother* 1998; **32:** 196–200.
7. Kraus A, Flores-Suárez LF. Acute gout associated with omeprazole. *Lancet* 1995; **345:** 461–2.
8. Meier CR, Jick H. Omeprazole, H_2 blockers, and polyarthralgia: case-control study. *BMJ* 1997; **315:** 1283.
9. Meier CR, Jick H. Omeprazole, other antiulcer drugs and newly diagnosed gout. *Br J Clin Pharmacol* 1997; **44:** 175–8.
10. Yang Y-X, *et al.* Long-term proton pump inhibitor therapy and risk of hip fracture. *JAMA* 2006; **296:** 2947–53. Correction. *ibid.* 2007; **297:** 470.
11. Targownik LE, *et al.* Use of proton pump inhibitors and risk of osteoporosis-related fractures. *CMAJ* 2008; **179:** 319–26.
12. Laine L. Proton pump inhibitors and bone fractures? *Am J Gastroenterol* 2009; **104** (Suppl): S21–S26.
13. FDA. FDA drug safety communication: possible increased risk of fractures of the hip, wrist, and spine with the use of proton pump inhibitors (issued 25th May, 2010). Available at: http://www.fda.gov/Drugs/DrugSafety/PostmarketDrugSafetyInformationforPatientsandProviders/ucm213206.htm (accessed 25/05/10)

对神经系统的影响 1 例患者接受奥美拉唑治疗后出现了共济失调[1]，停药后症状消退。1 例患者服用雷贝拉唑后出现焦虑，伴有惊恐发作、幕式夜惊、精神错乱和注意缺陷[2]，停药 2 天后症状消失。1 个月后，再次接受埃索美拉唑治疗，没有出现精神症状相关的不良反应。作者推测使用雷贝拉唑比埃索美拉唑更能显著升高血浆胃泌素浓度，胃泌素水平可能影响脑胃泌素受体。

1. Varona L, *et al.* Gait ataxia during omeprazole therapy. *Ann Pharmacother* 1996; **30:** 192.
2. Polimeni G, *et al.* Rabeprazole and psychiatric symptoms. *Ann Pharmacother* 2007; **41:** 1315–17.

对呼吸系统的影响 一名 42 岁的非吸烟患者因胃食管反流接受奥美拉唑治疗后突然出现顽固性、非自主性的干咳。咳嗽初期认为与胃食管反流有关，继续治疗 4 个月，期间咳嗽没有停止。停用奥美拉唑后，咳嗽突然停止，随访 2 年没有复发。有关服用质子泵抑制药患者呼吸系统感染和肺炎风险可能增加的讨论，参见下文的**感染**。

1. Howaizi M, Delafosse C. Omeprazole-induced intractable cough. *Ann Pharmacother* 2003; **37:** 1607–9.

对皮肤的影响 1 名老年妇女服用奥美拉唑后出现了以急性弥散性表皮坏死为特征的全身性起疱的红斑皮疹[1]。截至 1992 年 8 月，英国 CSM 已经收到了 223 例奥美拉唑诱发的皮肤反应报道，包括 6 例多形红斑，但未出现严重病例。随后已报道的其他严重不良反应包括 1 例中毒性大疱皮肤反应[2]、剥脱性皮炎[3,4]、多形红斑[4]以及毒性红斑[4]和皮肌炎[5]。1名患者服用奥美拉唑和兰索拉唑后出现了剥脱性皮炎[4]。报道的作者指出，截至1998年1月，共有1296例由奥美拉唑引起、500例由兰索拉唑引起以及44例由泮托拉唑引起的皮肤反应报告给了CSM。大多数为非特异性皮疹、瘙痒症、荨麻疹、红斑样皮疹以及光敏性皮疹。1名患者服用奥美拉唑后出现了类苔藓样的皮肤反应，停药后症状消失，但兰索拉唑和泮托拉唑联合使用后症状又复发[6]。包括埃索美拉唑在内的质子泵抑制药，已有其会加重白癜风的报道[7]。

关于奥美拉唑制剂可能与荨麻疹和血管性水肿相关的报道，详见下文**超敏反应**。关于皮疹伴间质性肾炎，详见上文**对肾脏的影响**项下内容。

1. Cox NH. Acute disseminated epidermal necrosis due to omeprazole. *Lancet* 1992; **340:** 857.
2. Stenier C, *et al.* Bullous skin reaction induced by omeprazole. *Br J Dermatol* 1995; **133:** 343–4.
3. Epelde Gonzalo FD, *et al.* Exfoliative dermatitis related to omeprazole. *Ann Pharmacother* 1995; **29:** 82–3.
4. Cockayne SE, *et al.* Severe erythrodermic reactions to the proton pump inhibitors omeprazole and lansoprazole. *Br J Dermatol* 1999; **141:** 173–5.
5. Pan Y, *et al.* Omeprazole-induced dermatomyositis. *Br J Dermatol* 2006; **154:** 557–8.
6. Bong JL, *et al.* Lichenoid drug eruption with proton pump inhibitors. *BMJ* 2000; **320:** 283.
7. Schallreuter KU, Rokos H. From the bench to the bedside: proton pump inhibitors can worsen vitiligo. *Br J Dermatol* 2007; **156:** 1371–3.

发热 一名64岁男性患者服用1剂埃索美拉唑数小时后，出现2次伴随严重肌痛和头痛的发热[1]。虽然提示[2]患者高热与超敏反应有关，但作者认为[3]埃索美拉唑可能干扰了下丘脑的体温调节中枢。

1. Grattagliano I, *et al.* Esomeprazole-induced central fever with severe myalgia. *Ann Pharmacother* 2005; **39:** 757–60.
2. Su SS, *et al.* Comment: esomeprazole-induced central fever with severe myalgia. *Ann Pharmacother* 2005; **39:** 1764.
3. Grattagliano I. Comment: esomeprazole-induced central fever with severe myalgia. *Ann Pharmacother* 2005; **39:** 1765.

胃肠道肿瘤 2年持续给予大鼠高剂量奥美拉唑早期毒理学研究证实了完全阻滞胃酸分泌将导致血胃泌素过高和肠嗜铬样细胞的过度增生，进而引起胃黏膜的类癌肿瘤[1]。这已经成为奥美拉唑以及其他质子泵抑制药应用安全性的主要问题，起初造成这类药物的应用及疗程受限。制药厂商*Glaxo*，发起了检测抗分泌药物遗传毒性的新试验，研究表明不应低估奥美拉唑的遗传毒性[2]。这个研究遭到了严重批评；但许多已确定的遗传毒理学试验报道奥美拉唑的结果阴性[3~5]，同时其他研究小组采用新试验不能重复以上结果[6]。*Glaxo*发现[2]奥美拉唑遗传毒性作用的最低剂量为10～20mg/kg，但其结果的临床意义受到质疑[3]。奥美拉唑用于Zollinger-Ellison综合征患者的长期研究发现，空腹血清胃泌素浓度并未升高，也没有胃类癌肿瘤的证据[7,8]。关于质子泵抑制药可能延误胃癌诊断的危险，详见下文**注意事项**项下内容。短期或长期使用奥美拉唑治疗均可引起血胃泌素过高[9]，而感染幽门螺杆菌的患者可能更高[10,11]。使用奥美拉唑长期治疗之前，已根除幽门螺杆菌患者的胃泌素浓度比未根除者低，这是由于根除幽门螺杆菌可降低治疗前胃泌素浓度[12]。

幽门螺杆菌也是萎缩性胃炎的发病原因之一，也是胃癌发生的另一个危险因素，一项研究发现奥美拉唑增加了胃食管反流病伴随幽门螺杆菌阳性患者发生萎缩性胃炎的风险[13]。但是，由于该研究为非随机性、回顾性的，其结果需要进一步证实。然而，有些人建议使用质子泵抑制药长期治疗之前先根除幽门螺杆菌可能合理[12,13]。相反地，也有一些证据表明幽门螺杆菌可能对胃食管反流病有保护作用[14]。

还有报道，8名患者每日使用奥美拉唑20mg或40mg治疗1年后，有3名患者发生了胃息肉[15]。随后一个报道指出，由奥美拉唑诱发的胃底腺息肉自起病初可在5年间都维持无症状和非恶性状态[16]。

已有抑酸药与胃癌风险可能关联的研究（也可参见1638页，**西咪替丁的致癌性**项下）。已有报道使用质子泵抑制药，胃癌风险小幅增加。虽然这项病例对照研究作者认为最可能的解释是适应证被混淆[17]。

对奥美拉唑实际危险性进行评价之前还需要进一步长期研究。

1. Ekman L, *et al.* Toxicological studies on omeprazole. *Scand J Gastroenterol* 1985; **20** (suppl 108): 53–69.
2. Burlinson B, *et al.* Genotoxicity studies of gastric acid inhibiting drugs. *Lancet* 1990; **335:** 419.
3. Ekman L, *et al.* Genotoxicity studies of gastric acid inhibiting drugs. *Lancet* 1990; **335:** 419–20.
4. Wright NA, Goodlad RA. Omeprazole and genotoxicity. *Lancet* 1990; **335:** 909–10.
5. Helander HF, *et al.* Omeprazole and genotoxicity. *Lancet* 1990; **335:** 910–11.
6. Goodlad RA. Acid suppression and claims of genotoxicity: what have we learned? *Drug Safety* 1994; **10:** 413–19.
7. Lloyd-Davies KA, *et al.* Omeprazole in the treatment of Zollinger-Ellison syndrome: a 4-year international study. *Aliment Pharmacol Ther* 1988; **2:** 13–32.
8. Maton PN, *et al.* Long-term efficacy and safety of omeprazole in patients with Zollinger-Ellison syndrome: a prospective study. *Gastroenterology* 1989; **97:** 827–36.
9. Koop H, *et al.* Serum gastrin levels during long-term omeprazole treatment. *Aliment Pharmacol Ther* 1990; **4:** 131–8.
10. Sanduleanu S, *et al.* Serum gastrin and chromogranin A during medium- and long-term acid suppressive therapy: a case-control study. *Aliment Pharmacol Ther* 1999; **13:** 145–53.
11. Kuipers EJ. Proton pump inhibitors and gastric neoplasia. *Gut* 2006; **55:** 1217–21.
12. El-Nujumi A, *et al.* Eradicating Helicobacter pylori reduces hypergastrinaemia during long term omeprazole treatment. *Gut* 1998; **42:** 159–65.
13. Kuipers EJ, *et al.* Atrophic gastritis and Helicobacter pylori infection in patients with reflux esophagitis treated with omeprazole or fundoplication. *N Engl J Med* 1996; **334:** 1018–22.
14. Labenz J, Malfertheiner P. Helicobacter pylori in gastro-oesophageal reflux disease: causal agent, independent or protective factor? *Gut* 1997; **41:** 277–80.
15. Graham JR. Gastric polyposis: onset during long-term therapy with omeprazole. *Med J Aust* 1992; **157:** 287–8.
16. Graham JR. Gastric acne: omeprazole-induced fundic gland polyposis. *Med J Aust* 1998; **168:** 93.
17. Tamim H, *et al.* Association between use of acid-suppressive drugs and risk of gastric cancer: a nested case-control study. *Drug Safety* 2008; **31:** 675–84.

超敏反应 文献及WHO报道中均有使用奥美拉唑、兰索拉唑以及泮托拉唑治疗后发生过敏性休克的病例报道[1]。9名奥美拉唑过敏的患者进行皮肤试验，4例发生泮托拉唑的交叉过敏；3例患者进行泮托拉唑口服激发试验，其中2例皮肤试验阴性，3例患者均出现皮肤瘙痒和荨麻疹。但是，所有患者兰索拉唑皮肤试验均为阴性，8例患者耐受兰索拉唑的口服激发试验，1例达治疗剂量1h后出现广泛荨麻疹[2]。

1名患者服用奥美拉唑胶囊后出现了荨麻疹、颜面血管性水肿以及支气管痉挛，但改用奥美拉唑颗粒剂后上述症状未再复发，因此该过敏反应可能是由胶囊外壳成分诱发[3]。

详见上文**对肾脏的影响**以及**对肌肉骨骼系统的影响**项下内容。

1. Natsch S, *et al.* Anaphylactic reactions to proton-pump inhibitors. *Ann Pharmacother* 2000; **34:** 474–6.
2. Lobera T, *et al.* Nine cases of omeprazole allergy: cross-reactivity between proton pump inhibitors. *J Investig Allergol Clin Immunol* 2009; **19:** 57–60.
3. Haeney MR. Angio-oedema and urticaria associated with omeprazole. *BMJ* 1992; **305:** 870.

感染 已发现质子泵抑制药和H_2受体拮抗药等胃酸抑制药与感染风险增加相关。一项系统性综述[1]发现服用抑酸药的患者肠道感染风险增加，如沙门菌、弯曲杆菌、志贺菌、艰难梭状芽孢杆菌感染，虽然研究存在明显异质性。给予H_2受体拮抗药的婴儿脓毒血症[2]和坏死性小肠结肠炎[3]发生率升高也有报道。研究提示感染率增加可能是因为抑酸药治疗后胃液pH值升高，导致上消化道微生物定殖增加[1~3]。

使用抑酸药后社区获得性肺炎发生风险增加的研究结果并不一致。病例对照和队列研究结果显示使用抑酸药后肺炎发生率会增加[4~7]。然而，一项行业赞助的埃索美拉唑不良反应数据合并分析不支持使用该药与呼吸道感染（包括肺炎）相关[8]。一项病例对照研究发现，目前使用质子泵抑制药后社区获得性肺炎的感染风险没有总体增加，尽管没有预想到，但质子泵抑制药使用初期几个月风险增加[9]。一项系统性综述[10]也没有发现使用质子泵抑制药（埃索美拉唑、雷贝拉唑、泮托拉唑和奥美拉唑）与呼吸系统感染有关联，尽管提示有关联倾向。

1. Leonard J, *et al.* Systematic review of the risk of enteric infection in patients taking acid suppression. *Am J Gastroenterol* 2007; **102:** 2047–56.
2. Bianconi S, *et al.* Ranitidine and late-onset sepsis in the neonatal intensive care unit. *J Perinat Med* 2007; **35:** 147–50.
3. Guillet R, *et al.* National Institute of Child Health and Human Development Neonatal Research Network. Association of H2-blocker therapy and higher incidence of necrotizing enterocolitis in very low birth weight infants. *Pediatrics* 2006; **117:** e137–e142. Also available at: http://pediatrics.aappublications.org/cgi/reprint/117/2/e137 (accessed 09/04/08)
4. Laheij RJF, *et al.* Risk of community-acquired pneumonia and use of gastric acid-suppressive drugs. *JAMA* 2004; **292:** 1955–60.
5. Canani RB, *et al.* Working Group on Intestinal Infections of the Italian Society of Pediatric Gastroenterology, Hepatology and Nutrition (SIGENP). Therapy with gastric acidity inhibitors increases the risk of acute gastroenteritis and community-acquired pneumonia in children. *Pediatrics* 2006; **117:** e817–e820. Available at: http://pediatrics.aappublications.org/cgi/reprint/117/5/e817 (accessed 01/04/09)
6. Herzig SJ, *et al.* Acid-suppressive medication use and the risk for hospital-acquired pneumonia. *JAMA* 2009; **301:** 2120–8.
7. Eurich DT, *et al.* Recurrent community-acquired pneumonia in patients starting acid-suppressing drugs. *Am J Med* 2010; **123:** 47–53.
8. Estborn L, Joelson S. Occurrence of community-acquired respiratory tract infection in patients receiving esomeprazole: retrospective analysis of adverse events in 31 clinical trials. *Drug Safety* 2008; **31:** 627–36.
9. Sarkar M, *et al.* Proton-pump inhibitor use and the risk for community-acquired pneumonia. *Ann Intern Med* 2008; **149:** 391–8.
10. Sultan N, *et al.* Association between proton pump inhibitors and respiratory infections: a systematic review and meta-analysis of clinical trials. *Can J Gastroenterol* 2008; **22:** 761–6.

狼疮综合征 关于药源性狼疮综合征与奥美拉唑治疗相关的报道，详见上文**对肌肉骨骼系统的影响**。

吸收不良 已有报道奥美拉唑可明显降低维生素B_{12}的吸收[1]，这可能与胃液pH值升高有关，因而长期治疗可能具有维生素缺乏的潜在危险[2]。英国注册药品信息建议，严重疾病的儿童机体维生素B_{12}的储备可能已经处于临界值，如需要长期治疗应监测血清维生素B_{12}的浓度。也有奥美拉唑会影响膳食维生素C生物利用度的报道[3]。已报道奥美拉唑治疗继发于空肠细菌过度繁殖而引起胆汁酸早期解离增加的脂肪吸收不良[4]。质子泵抑制药引起钙吸收不良的提示，详见上文**对肌肉骨骼的影响**。

1. Marcuard SP, *et al.* Omeprazole therapy causes malabsorption of cyanocobalamin (vitamin B_{12}). *Ann Intern Med* 1994; **120:** 211–15.
2. Termanini B, *et al.* Effect of long-term gastric acid suppressive therapy on serum vitamin B_{12} levels in patients with Zollinger-Ellison syndrome. *Am J Med* 1998; **104:** 422–30.
3. Henry EB, *et al.* Proton pump inhibitors reduce the bioavailability of dietary vitamin C. *Aliment Pharmacol Ther* 2005; **22:** 539–45.
4. Shindo K, *et al.* Omeprazole induces altered bile acid metabolism. *Gut* 1998; **42:** 266–71.

过量 报道2例过量使用奥美拉唑的病例[1]，主要临床特征是困倦、头痛（可能由代谢产物引起）以及心动过速。2名患者未经特殊治疗均平安康复。

1. Ferner RE, Allison TR. Omeprazole overdose. *Hum Exp Toxicol* 1993; **12:** 541–2.

注意事项

使用奥美拉唑或其他质子泵抑制药治疗胃溃疡患者之前，应先考虑其恶性肿瘤的可能性，由于这些药物可能掩盖症状并延误诊断。肝损伤的患者应慎用奥美拉唑及其他质子泵抑制药，并在需要时调整剂量。

胃癌 质子泵抑制药可缓解胃癌引起的消化不良症状，因此可能延误其诊断。此外，有一些证据表明，这些药物可造成内镜检查时出现早期胃癌愈合的假象，以致诊断失误[1]。因此，有些评论者建议具有胃癌危险的患者，在进行内镜检查之前不宜使用质子泵抑制药控制症状[2]。

1. Wayman J, *et al.* The response of early gastric cancer to proton-pump inhibitors. *N Engl J Med* 1998; **338:** 1924–5.
2. Griffin SM, Raimes SA. Proton pump inhibitors may mask early gastric cancer: dyspeptic patients over 45 should undergo endoscopy before these drugs are started. *BMJ* 1998; **317:** 1606–7.

幽门螺杆菌感染 使用质子泵抑制药治疗可能导致检测幽门螺杆菌感染的尿素呼气试验出现假阴性结果。一项感染幽门螺杆菌患者的研究发现，每日给予兰索拉唑30mg，治疗4周后造成33%患者的尿素呼气试验阴性[1]。但停用兰索拉唑2周内，所有患者呼气试验结果都变成阳性。另一项相似的研究中，每日使用奥美拉唑20mg后，52%的患者检测幽门螺杆菌的尿素呼气试验呈阴性，而停药2～6天后所有患者的呼气试验结果都变成阳性[2]。幽门螺杆菌尿素呼气试验的制造厂商建议，停用一种抗分泌药物治疗至少2周内不能进行该试验。

关于质子泵抑制药、幽门螺杆菌及胃炎关联的讨论，详见上文**胃肠道肿瘤**项下内容。

1. Laine L, *et al.* Effect of proton-pump inhibitor therapy on diagnostic testing for Helicobacter pylori. *Ann Intern Med* 1998; **129:** 547–50.
2. Connor SJ, *et al.* The effect of dosing with omeprazole on the accuracy of the ^{13}C-urea breath test in Helicobacter pylori-infected subjects. *Aliment Pharmacol Ther* 1999; **13:** 1287–93.

肝损伤 据报道肝硬化患者使用奥美拉唑，其生物利用度升高，清除半衰期延长[1]。关于肝功能患者的剂量调整，详见下文**在肝损伤中的用法**项下内容。

1. Andersson T, *et al.* Pharmacokinetics of [^{14}C]omeprazole in patients with liver cirrhosis. *Clin Pharmacokinet* 1993; **24:** 71–8.

妊娠 通常妊娠期间未批准使用质子泵抑制药（虽然英国已经批准孕妇可使用奥美拉唑），但一项入选5项妊娠头3个月使用质子泵抑制药、纳入593名婴儿研究的荟萃分析发现[1]，与这些暴露相关的主要异常情况的相对危险度仅为1.18，95%置信区间为0.72～1.94。奥美拉唑暴露的荟萃分析（仅4项研究入选）得出的相对危险度为1.05（95%置信区间为0.59～1.85）。由此得出结论，使用质子泵抑制药，尤其是奥美拉唑，并未有严重的致畸危险。一项回顾性的流行病学、数据来自于Swedish Medical Birth Registry的研究，纳入了955名暴露婴儿，结果也发现没有妊娠期间奥美拉唑暴露后危险性显著增加的证据[2]。并且随后的荟萃分析[3]证实妊娠期使用质子泵抑制药相当安全。

1. Nikfar S, *et al.* Use of proton pump inhibitors during pregnancy and rates of major malformations: a meta-analysis. *Dig Dis Sci* 2002; **47:** 1526–9.
2. Källén BAJ. Use of omeprazole during pregnancy–no hazard demonstrated in 955 infants exposed during pregnancy. *Eur J Obstet Gynecol Reprod Biol* 2001; **96:** 63–8.
3. Gill SK, *et al.* The safety of proton pump inhibitors (PPIs) in pregnancy: a meta-analysis. *Am J Gastroenterol* 2009; **104:** 1541–5.

药物相互作用

奥美拉唑与其他质子泵抑制药主要经细胞色素P450代谢，主要代谢同工酶为CYP2C19，其次为CYP3A4。这些同工酶的抑制剂和诱导剂可能轻度影响奥美拉唑和其他质子泵抑制药的暴露。换言之，质子泵抑制药可能改变经这些酶代谢药物的代谢。奥美拉唑可能会延长地西泮、苯妥英钠和华法林的清除（详见下文）。奥美拉唑和其他质子泵抑制药能够减少依赖胃酸pH值吸收药物的吸收，如达沙替尼、酮康唑和伊曲康唑。与伏立康唑联用时，两者血药浓度都会增加（更多信息详见下文）。其他质子泵抑制药联用伏立康唑也可能受相似影响。奥美拉唑和其他质子泵抑制药不能与阿扎那韦合用，因为阿扎那韦暴露会明显减少。进一步有关质子泵抑制药与HIV-蛋白酶抑制药相互作用的信息，详见第883页**抗病毒药**项下的表1。

奥美拉唑主要经细胞色素P450同工酶CYP2C19代谢（详见下文**代谢**），因此可能与地西泮（详见第961页**胃肠药**项下内容）发生相互作用。CYP2C19也参与苯妥英（第477页）、甲苯磺丁脲以及华法林的*R*-对映体（详见第1373页）的代谢过程，但观察到的影响较小[1]。尽管奥美拉唑有一定诱导CYP1A2的作用，CYP1A2参与咖啡因和茶碱（第1106页）代谢，但据报道这种诱导作用不具有临床意义[2]。有些研究认为奥美拉唑对CYP3A4活性的影响没有意义[3]，另一些研究指出越来越多证据表明奥美拉唑对肠道CYP3A4的竞争性抑制可能影响有些药物的首关代谢[4]。一项综述总结：奥美拉唑、埃索美拉唑具有发生药物相互作用的潜在可能，而兰索拉唑、泮托拉唑和雷贝拉唑发生药物相互作用的概率低[4]。

体外研究提示，奥美拉唑可能影响CYP3A4代谢他克莫司，详见第1760页**他克莫司的药物相互作用**项下内容。关于更多质子泵抑制药对他克莫司的影响，详见第1761页**胃肠药**。

关于奥美拉唑可能增加地高辛吸收的参考文献，详见第1217页的内容。关于提示奥美拉唑可减少维生素B_{12}和维生素C吸收的研究，详见上文**吸收不良**项下内容，关于其对钙吸收的影响，详见第1635页的内容。关于甲氨蝶呤与奥美拉唑可能发生相互作用的参考文献，详见第715页。

1. Andersson T. Pharmacokinetics, metabolism and interactions of acid pump inhibitors: focus on omeprazole, lansoprazole and pantoprazole. *Clin Pharmacokinet* 1996; **31:** 9–28.
2. Rizzo N, *et al.* Omeprazole and lansoprazole are not inducers of cytochrome P4501A2 under conventional therapeutic conditions. *Eur J Clin Pharmacol* 1996; **49:** 491–5.
3. Tateishi T, *et al.* Omeprazole does not affect measured CYP3A4 activity using the erythromycin breath test. *Br J Clin Pharmacol* 1995; **40:** 411–12.
4. Blume H, *et al.* Pharmacokinetic drug interaction profiles of proton pump inhibitors. *Drug Safety* 2006; **29:** 769–84.

克拉霉素 健康受试者的研究表明，奥美拉唑与克拉霉素合用可导致奥美拉唑的血浆峰浓度升高约30%，平均半衰期可从1.2h增加到1.6h[1]。同时，克拉霉素的血浆浓度也有一定升高，胃组织及黏液中的局部浓度也相应升高[1]。克拉霉素抑制了奥美拉唑经细胞色素P450同工酶CYP3A4的代谢[2]。这种药物相互作用也有利于根除幽门螺杆菌感染的联合治疗方案。

1. Gustavson LE, *et al.* Effect of omeprazole on concentrations of clarithromycin in plasma and gastric tissue at steady state. *Antimicrob Agents Chemother* 1995; **39:** 2078–83.
2. Furuta T, *et al.* Effects of clarithromycin on the metabolism of omeprazole in relation to CYP2C19 genotype status in humans. *Clin Pharmacol Ther* 1999; **66:** 265–74.

氯吡格雷 不推荐质子泵抑制药如奥美拉唑与氯吡格雷联合使用，见第1206页。

氟伏沙明 奥美拉唑和其他质子泵抑制药主要经细胞色素P450同工酶CYP2C19代谢，具有基因多态性，分为快代谢型和慢代谢型。氟伏沙明增加了快代谢型奥美拉唑、兰索拉唑和雷贝拉唑的暴露，但不影响慢代谢型的药动学参数[1~3]。氟伏沙明和质子泵抑制药联合使用时需考虑减少剂量。

1. Yasui-Furukori N, *et al.* Different inhibitory effect of fluvoxamine on omeprazole metabolism between CYP2C19 genotypes. *Br J Clin Pharmacol* 2004; **57:** 487–94.
2. Yasui-Furukori N, *et al.* Effects of fluvoxamine on lansoprazole pharmacokinetics in relation to CYP2C19 genotypes. *J Clin Pharmacol* 2004; **44:** 1223–9.
3. Uno T, *et al.* Different effects of fluvoxamine on rabeprazole pharmacokinetics in relation to CYP2C19 genotype status. *Br J Clin Pharmacol* 2006; **61:** 309–14.

伏立康唑 奥美拉唑与伏立康唑合用，两者暴露都会增加。英国的奥美拉唑注册药品信息声明，奥美拉唑常规不需要调整剂量，除非严重肝损伤患者并且有适应证需要长期治疗。但英国的伏立康唑注册药品信息指出，已经接受奥美拉唑治疗的患者开始使用伏立康唑时，伏立康唑剂量不需要调整，奥美拉唑剂量需减半。伏立康唑同样也可影响其他质子泵抑制药。

药动学

口服奥美拉唑后可迅速吸收，但吸收程度存在差异，其吸收不受食物的显著影响。奥美拉唑对酸敏感，改善口服生物利用度研制的不同制剂的药动学差异较大，奥美拉唑的吸收也呈剂量依赖性；据报道，增大剂量到40mg以上，血浆药物浓度以非线性模式升高，这是由肝首关效应的饱和性所引起。此外，长期用药也可增加药物的吸收。

在老年患者，有些种族如中国患者以及肝损伤患者中，奥美拉唑的生物利用度可能升高，但肾损伤患者并未受到显著影响。

吸收后，奥美拉唑几乎全部经肝代谢，主要经细胞色素P450同工酶CYP2C19代谢形成羟基奥美拉唑，少部分经CYP3A4代谢形成奥美拉唑砜。其代谢产物无活性，大部分经尿排泄，少量经胆汁排泄。据报道，奥美拉唑的清除半衰期为0.5～3h。奥美拉唑约有95%与血浆蛋白结合。

1. Andersson T, *et al.* Pharmacokinetics of various single intravenous and oral doses of omeprazole. *Eur J Clin Pharmacol* 1990; **39:** 195–7.
2. Andersson T, Regårdh C-G. Pharmacokinetics of omeprazole and metabolites following single intravenous and oral doses of 40 and 80 mg. *Drug Invest* 1990; **2:** 255–63.
3. Ching MS, *et al.* Oral bioavailability of omeprazole before and after chronic therapy in patients with duodenal ulcer. *Br J Clin Pharmacol* 1991; **31:** 166–70.
4. Landahl S, *et al.* Pharmacokinetic study of omeprazole in elderly healthy volunteers. *Clin Pharmacokinet* 1992; **23:** 469–76.
5. Andersson T, *et al.* Pharmacokinetics of [^{14}C]omeprazole in patients with liver cirrhosis. *Clin Pharmacokinet* 1993; **24:** 71–8.
6. Jacqz-Aigrain E, *et al.* Pharmacokinetics of intravenous omeprazole in children. *Eur J Clin Pharmacol* 1994; **47:** 181–5.
7. Litalien C, *et al.* Pharmacokinetics of proton pump inhibitors in children. *Clin Pharmacokinet* 2005; **44:** 441–66.
8. Fock KM, *et al.* Proton pump inhibitors: do differences in pharmacokinetics translate into differences in clinical outcomes? *Clin Pharmacokinet* 2008; **47:** 1–6.

代谢 参与奥美拉唑代谢的酶主要是细胞色素P450同工酶CYP2C19。这种酶呈多态性，缺乏此酶的个体为奥美拉唑的弱代谢者。约有3%高加索人为弱代谢者，约有15%的中国人、日本人及韩国人为弱代谢者。这些患者中奥美拉唑的血浆药物浓度显著升高，因此需要进行剂量调整。部分奥美拉唑经CYP3A4代谢形成奥美拉唑砜和羟基奥美拉唑，部分经CYP2D6代谢生成去甲奥美拉唑。

1. Andersson T, *et al.* Identification of human liver cytochrome P450 isoforms mediating omeprazole metabolism. *Br J Clin Pharmacol* 1993; **36:** 521–30.
2. Caraco Y, *et al.* Ethnic and genetic determinants of omeprazole disposition and effect. *Clin Pharmacol Ther* 1996; **60:** 157–67.
3. Karam WG, *et al.* Human CYP2C19 is a major omeprazole 5-hydroxylase, as demonstrated with recombinant cytochrome P450 enzymes. *Drug Metab Dispos* 1996; **24:** 1081–7.

用途和用法

奥美拉唑是一种质子泵抑制药。它通过不可逆地抑制氢-钾ATP酶系统，即胃壁细胞的"质子泵"，抑制胃酸的分泌。本品用于需要抑制胃酸分泌的疾病，包括吸入综合征（第1616页）、消化不良（详见下文）、胃食管反流（第1618页）、消化性溃疡（第1624页）以及Zollinger-Ellison综合征（第1625页）。

埃索美拉唑（第1650页），是奥美拉唑的一种异构体，也用于治疗疾病。

奥美拉唑以碱基或镁盐口服给药，或以钠盐静脉给药。给药以碱基计量。奥美拉唑镁10.32mg以及奥美拉唑钠10.64mg相当于奥美拉唑约10mg。

用于缓解胃酸相关性**消化不良**时，奥美拉唑的常用剂量为每日口服10mg或20mg，持续2～4周。

治疗**胃食管反流**时，常用剂量为每次20mg，每日口服1次，持续4周，如仍未痊愈则继续治疗4～8周。治疗难治性食管炎，可采用每日40mg的剂量治疗。食管炎痊愈后应采用每日20mg维持治疗；治疗胃酸反流，则应用每日10mg维持治疗。儿童剂量，见下文。

治疗**消化性溃疡**时，可口服单剂20mg，或病情严重者口服40mg。十二指肠溃疡应持续治疗4周，胃溃疡则应持续治疗8周。必要时，每日10～20mg，每日1次，可用于维持治疗。

消化性溃疡根除幽门螺杆菌的治疗，常采用奥美拉唑与抗菌药物合用的两联或三联疗法。有效的**三联疗法**应包括奥美拉唑20mg，每日2次，或40mg，每日1次，合用药物为：阿莫西林500mg及甲硝唑400mg，均为每日3次；克拉霉素250mg和甲硝唑400mg（或替硝唑500mg），均为每日2次；或合用阿莫西林1g和克拉霉素500mg，均为每日2次；上述治疗方案均应给药1周。**两联疗法**如奥美拉唑20mg，每日2次，或40mg，每日1次，合用阿莫西林750mg～1g，每日2次，或克拉霉素500mg，每日3次，已获批准，但效果不如三联疗法显著，需给药治疗2周。奥美拉唑单用应再持续4～8周。

每日20mg的口服剂量常用于治疗**NSAID相关性溃疡**；每日20mg的剂量还可用于既往有胃十二指肠病史、但需要持续NSAID治疗的患者预防溃疡的发生。

Zollinger-Ellison综合征的患者，推荐起始剂量为每日60mg，每日1次口服，根据需要调整剂量。大部分患者应用每日20～120mg的剂量即可有效的控制症状，但也有应用大剂量120mg，每日3次。超过80mg的日剂量应分次给药（通常2次）。

奥美拉唑亦可用于预防全身麻醉时的**胃酸误吸**，应于手术前夜给予40mg，手术前2～6h再给予40mg。

用于肝损伤的患者时奥美拉唑的剂量应减低（详见下文）。

胃肠外给药剂量

对于不适于口服的患者，应采用奥美拉唑钠短期静脉输注给药，常用剂量约相当于40mg碱基，可溶于0.9%氯化钠溶液或5%葡萄糖溶液100ml中，输注时间大约20～30min。也可采用缓慢静脉注射的方式给药。Zollinger-Ellison综合征的患者也可静脉给予更高的剂量。

虽然英国未批准奥美拉唑用于治疗胃镜检查后主要消化道溃疡出血，但*BNF 59*建议静脉输注奥美拉唑80mg，时间为40～60min；随后，连续输注72h，输注速度8mg/h；接下来可以继续口服治疗。

1. Langtry HD, Wilde MI. Omeprazole: a review of its use in Helicobacter pylori infection, gastro-oesophageal reflux disease and peptic ulcers induced by nonsteroidal anti-inflammatory drugs. *Drugs* 1998; **56:** 447–86.
2. Berardi RR, Welage LS. Proton-pump inhibitors in acid-related diseases. *Am J Health-Syst Pharm* 1998; **55:** 2289–98.
3. Erstad BL. Proton-pump inhibitors for acute peptic ulcer bleeding. *Ann Pharmacother* 2001; **35:** 730–40.
4. Robinson M, Horn J. Clinical pharmacology of proton pump inhibitors: what the practising physician needs to know. *Drugs* 2003; **63:** 2739–54.
5. Dekel R, *et al.* The role of proton pump inhibitors in gastro-oesophageal reflux disease. *Drugs* 2004; **64:** 277–95.
6. Anonymous. Proton pump inhibitors for GERD in children. *Med Lett Drugs Ther* 2007; **49:** 17–18.
7. Boparai V, *et al.* Guide to the use of proton pump inhibitors in adult patients. *Drugs* 2008; **68:** 925–47.
8. Lazzaroni M, Porro GB. Management of NSAID-induced gastrointestinal toxicity: focus on proton pump inhibitors. *Drugs* 2009; **69:** 51–69.
9. Bardou M, *et al.* Intravenous proton pump inhibitors: an evidence-based review of their use in gastrointestinal disorders. *Drugs* 2009; **69:** 435–48.

用法 奥美拉唑以包括肠溶衣的微丸或颗粒的片剂或胶囊口服给药，片剂、胶囊剂应整粒吞服，不能压碎或咀嚼。儿童或吞咽困难患者，英国注册药品信息（*Losec*；*Aszeneca*）指出：奥美拉唑片先分散于水中；然后，再与果汁（pH＜5）或酸奶混合后吞服，不能咀嚼；同样，胶囊的内容物与水、果汁（pH＜5）、酸奶混合后吞服，不能咀嚼。有些国家，提供一种奥美拉唑与碳酸氢钠混合的粉末剂型，用于制备口服混悬液。

儿童用法 英国批准奥美拉唑用于治疗1岁及以上儿童胃食管反流，口服剂量依体重决定，具体如下：

- 10～20kg：10mg，每日1次；

- 20kg 以上：20mg，每日 1 次；

如需要，剂量可加倍。治疗可持续 4～12 周。

胃食管反流、酸相关性消化不良、十二指肠溃疡和良性胃溃疡（包括非甾体抗炎药相关性溃疡、预防吸入酸性物质、Zollinger-Ellison 综合征、减轻囊性纤维化儿童胰腺酶补充剂的降解），*BNFC 2009* 推荐新生儿、1 个月至 2 岁儿童口服剂量为 700μg/kg，每日 1 次。如有需要，7～14 天后，新生儿剂量可增至 1.4mg/kg，每日 1 次；有些新生儿需要剂量可达 2.8mg/kg，每日 1 次；2 岁以上儿童，剂量可增至 3mg/kg（最大剂量 20mg），每日 1 次。

儿童胃肠道外给药剂量，*BNFC 2009* 推荐在 1 个月至 12 岁儿童，静脉剂量 500μg/kg（最大剂量 20mg），每日 1 次；如需要可增至 2mg/kg（最大剂量 40mg），每日 1 次。

儿童根除幽门螺杆菌，*BNFC 2009* 推荐：奥美拉唑口服剂量为 1～2mg/kg（最大剂量 40mg），每日 1 次；与抗菌药联合治疗方案需专家指导。

儿童片剂和胶囊剂的用法，详见上文**用法**项下。

在肝损伤中的用法 肝损伤患者奥美拉唑的生物利用度和半衰期可能增加。英国注册药品信息推荐：肝损伤患者每日最大口服剂量为 20mg，静脉剂量每日 10～20mg。

消化不良 虽然质子泵抑制药应用于消化不良的早期英国指南（第1618页）建议，质子泵抑制药常规用于非溃疡性消化不良[1]，随后英国[2]和美国[3]常规处理的指南认为，无症状提示严重疾病的 55 岁以下患者，经验治疗 1 个月是有效的一线治疗方法。

1. NICE. Guidance on the use of proton pump inhibitors in the treatment of dyspepsia (issued July 2000). Available at: http://www.nice.org.uk/nicemedia/pdf/proton.pdf (accessed 11/02/08)
2. NICE. Dyspepsia: management of dyspepsia in adults in primary care (Clinical Guideline 17: issued August 2004, updated June 2005). Available at: http://www.nice.org.uk/nicemedia/pdf/CG017NICEguideline.pdf (accessed 11/02/08)
3. American Gastroenterological Association. American Gastroenterological Association medical position statement: evaluation of dyspepsia. *Gastroenterology* 2005; **129:** 1753–5. Also available at: http://download.journals.elsevierhealth.com/pdfs/journals/0016-5085/PIIS0016508505018172.pdf (accessed 11/02/08)

炎性肠病 已有一些关于奥美拉唑用于炎性肠病（第1620页）治疗有效的报道[1～3]。奥美拉唑和美沙拉秦联合治疗的研究正在进行中[2]。

1. Heinzow U, Schlegelberger T. Omeprazole in ulcerative colitis. *Lancet* 1994; **343:** 477.
2. Dickinson JB. Is omeprazole helpful in inflammatory bowel disease? *J Clin Gastroenterol* 1994; **18:** 317–19.
3. Guslandi M, Tittobello A. Symptomatic response to omeprazole in inflammatory bowel disease. *J Clin Gastroenterol* 1996; **22:** 159–60.

硬皮病 胃食管反流是全身性硬皮病的胃肠道表现之一，质子泵抑制药（如奥美拉唑），在此类胃肠道疾病的治疗中发挥着主要作用[1]。

这类疾病主要治疗方案的讨论，详见第1734页的内容。

1. Williamson DJ. Update on scleroderma. *Med J Aust* 1995; **162:** 599–601.

制剂

BP 2010: Gastro-resistant Omeprazole Capsules; Gastro-resistant Omeprazole Tablets;
USP 33: Omeprazole Delayed-Release Capsules.

专利制剂

Arg.: Acimed; Aziatop; Brux; Buscasan; Danlox; Faboacid Plus; Fabrazol; Fendiprazol; Gastec; Gastroprazol; Gastrotem; Klomeprax; Losec; Mucoxol; Oblisec; Omeprasec; Pepticus; Pravil; Procelac; Prysma; Regulacid; Sedigastrol; Timezol; Ulcozol; Ulsanol; Zoltenk; ***Austral.:*** Acimax; Losec; Meprazol; Omepral; Ozmep; Probitor; ***Austria:*** Gastroplex; Helicostad†; Losec; Lostad†; Medoprazol†; Omec; Omegastron†; Omepralan; ***Belg.:*** Docomepra; Logastric; Losec; Omepratop†; Sedacid; ***Braz.:*** Belprazol†; Bioprazol†; Elprazol†; Estomepe; Eupept; Fegran†; Gasec; Gaspiren; Gastrib†; Gastrium; Gastrozol; Klispel; Loprazol; Losaprol†; Losar†; Losec; Lozeprel; Lozix†; Meprazan†; Mesopran†; Neoprazol; Novoprazol†; Omegastrol; Omenax; Omep†; Omepramed; Omeprazin; Omeprotec†; Oprazon; Peprazol; Pepsicaps; Prazolex; Prazonil; Prazotom†; Ulcecaps†; Ulcefor; Uniprazol; Victrix; Zolpramex†; ***Canad.:*** Losec; ***Chile:*** Lomex; Losec; Micromex; Omeprax; Pepticum†; Prazolo†; Ulc-Out; Ulcelac†; Ulcizole; Ulcrux†; Zatrol; Zomepral; ***Cz.:*** Apo-Ome; Asilar; Gasec; Helicid; Lomac; Losec; Loseprazol; Omepirex; Omeprol†; Omolin; Onprelen; Oprazole†; Ortanol; Pepticum†; Problok†; Tulzol; Ultop; ***Denm.:*** Losec; Omelix; ***Fin.:*** Losec; ***Fr.:*** Mopral; Zoltum; ***Ger.:*** Antra; Gastracid; Ome TAD; Ome-nerton; Ome-Puren; Ome-Q; Omebeta; Omedoc; Omegamma; OmeLich; Omelind†; Omep; Ulnor; ***Gr.:*** Acromon; Alevior; Assoprol; Belifax; Benzol; Candazol; Comoprazol; Efrozin; Elcodrop; Elcofar; Elcontrol; Elibactin; Elkostop; Elkotheran; Eselan; Esopraz; Ezipol; Flusal; Gastronorm; Gertalgin; Glaveral; Inhiplex; Kerlofin; Lanex; Lenar; Lexigor; Lodrec; Lomezec; Loproc; Lordin; Losec; Lozaprin; Lyopraz; Malortil; Meprolen; Nedopron; Novek; Odamesol; Odasol; Ofnimarex; Omeprol; Omerane; Omezalin; Ortanol; Penrazol; Pip Acid; Prazolin; Probitor; Rukuz; Rythmogastryl; Sedacid; Sieral; Silato; Sodeprol; Spezato; Ufonitren; Vamac; Veralox; Zolandil; Zolelcon; Zolldenol; Zolmach; ***Hong Kong:*** Losec; ***Hung.:*** Losec; Ludea; Omegen; Omep; Omeprawin†; Ulzol; ***India:*** Biocid; Lomac; Nogacid; Ocid; Olit; Omezol; Promisec; Ulzol; ***Indon.:*** Contral; Dudencer; Inhipump; Lokev; Loklor†; Losec; Meisec; Norsec; Omevell; OMZ; Onic; Opm; Oprezol; Ozid; Prohibit; Promezol†; Protop; Pumpitor; Redusec; Regasec; Rocer; Socid; Stomacer; Ulpraz; Ulzol; Zepral; Zeprazol; Zolacap; Zollocid; ***Irl.:*** Bentome; BySec; Davliet; Kalgriff; Lopraz; Losamel; Losapol; Losec; Losepine; Mylcer; Pugritex; Romep; Tulzol; Ulcid; ***Israel:*** Losec; Omepra; Omepradex; ***Ital.:*** Alsidol; Anadir; Antra; Cletus; Komezol; Losec; Mepral; Nansen; Omeprazen; Omolin; Protec; Ulcezol; ***Jpn:*** Omepral; ***Malaysia:*** Gasec; Losec; Medoprazole; Omelon; Omesec; Omez; Omezol; Omezole; Probitor; Romesec; Zenpro; Zimor; ***Mex.:*** Alboz; Aleprozil; Apopraza; Argaryn†; Azoran†; Danovag; Domer; Gerdex; Grizol; Hitrax; Ibax; Ibemiral; Inhibitron; Logazil; Lopram; Losec; Medral; Melet; Mopral; Mornin; Olexin; Omecaps; Ometec; Opramid; Osiren; Ozoken; Panzer; Pastrizol; Pentren; Prazidec; Prazolit; Promezal; Reux; Sarox; Silopral; Solcer; Suifac; Tarzol; Ucetal; Ulsen; Ultizol; Ultromep; Usaltron; Vulcasid; Zolufen; Zoral; Zulmedx; ***Neth.:*** Itomed; Losec; Novek; Omeprazostad†; Omepstad†; Omezol†; Omolin; Prazigast; Romisan; ***Norw.:*** Losec; ***NZ:*** Losec; Omezol; ***Philipp.:*** Acifre; Acipres; Farmazol; Flazomel; Gastriloc; Hovizol; Lomezek; Lopep; Loprezol; Losec; Megapraz; Mepracid; Mepraz; Nocid; Omed; Omelon; Omenole; Omepron; Omez; Omizac; Omlek; OMZ; Opehex†; Opraz; Peptisolv; Pleom; Plosek; Pramiz; Premio; Prexon; Promesec†; Prosec; Puroxel; Risek; Sydenprazole; Tansinel; Ulsek; Wilom; Zolmep; Zomep; Zosec; Zyom; ***Pol.:*** Agastin; Bioprazol; Gasec; Helicid; Losec; Loseprazol; Notis; Omar†; Ortanol; Polprazol; Prazol; Progastim; Ulzol†; ***Port.:*** Albosan; Balzoprem; Belmazol; Bloprazol; Eczop; Eugastrim; Gasec; Losec; Megazol; Mepraz; Nems; Novek; Nuclosina†; Omegrim; Omepra; Omeratio; Omerax; Omerol†; Ometon; Omezolan; Prazentol; Prazex; Prazolene; Proclor; Proton; ***Rus.:*** Gastrozol (Гастрозол); Helicid (Хелицид); Helol (Хелол); Lomac (Ломак); Losec (Лосек); Ocid (Оцид); Omez (Омез); Omipix (Омипикс); Omitox (Омитокс); Omizac (Омизак); Pleom (Плеом); Romesec (Ромесек); Sopral (Сопрал); Ulcozol (Улкозол); Ultop (Ультоп); Ulzol (Улзол)†; Zerocid (Зероцид); ***S.Afr.:*** Altosec; Lokit; Losec; Nozer; Omez; Omiloc†; Ulzec†; ***Singapore:*** Losec; Ocid; Olit; Omesec; Omezol; Penrazole; Proceptin; Pumpitor; Romesec; Zenpro; Zimor; ***Spain:*** Audazol; Aulcer; Belmazol; Ceprandal; Dolintol; Elgam; Emeproton; Gastrimut; Indurgan; Ipirasa; Losec; Miol; Norpramin; Novek; Nuclosina; Omapren; Ompranyt; Parizac; Pepticum; Prazipar; Prysma; Sanamidol; Ulceral; Ulcesep; Ulcometion†; Zimor; ***Swed.:*** Losec; ***Switz.:*** Amanol†; Antra; Antramups; Gastroprazol†; Omed†; omepra-basan†; Omeprax; Omezol; Oprazol; ***Thai.:*** Airomet; Desec; Dosate; Duogas; Eselan; Eucid; Gaster; Gomec; Lokit; Lomac†; Lomicid; Losec; Madiprazole; Meiceral; Metsec; Miracid; Mosec; Nocid; O-Sid; Ocid; Olit; Omeman; Omepac; Omesec; Omez; Omezol; Omezole; Omicap; Omlek; Opramed; Oprazole; Probitor; Sanosec; Seto-o; Severon†; Stomec; Ulpracid; Ulprazole; Zefxon; Zimor†; ***Turk.:*** Demeprazol; Erbolin; Eselan; Gastromax; Losec; Omegast; Omeprazid; Omeprol; Omesek; Prosek; ***UAE:*** Risek; ***UK:*** Heartburn Relief; Losec; Zanprol; ***Ukr.:*** Cerol (Церол)†; Gasec (Гасек); Omep (Омеп); Omez (Омез); Ultop (Ультоп); ***USA:*** Prilosec; ***Venez.:*** Fordex; Gastronol; Losec; Meprox†; Omebloc; Omevax; Omez†; Omezul; Parsolen; Prazol†; Probitor; Promezol; Tecol†.

多组分制剂 ***Arg.:*** Danlox Rapido; Gastec Rapido; ***Austral.:*** Klacid HP 7; Losec Hp 7†; ***Braz.:*** Erradic; Helicocid Triplice†; Omepramix; ***Canad.:*** Losec 1-2-3 A†; Losec 1-2-3 M†; ***India:*** Helipac; Nogacid D; Okacid D; OTC HP Kit; ***Malaysia:*** Pylobact Combi; ***Mex.:*** Pridamiral Pack; ***NZ:*** Klacid HP 7†; Losec Hp7; ***Philipp.:*** OAC Hp7†; ***Rus.:*** Pylobact (Пилобакт); ***Ukr.:*** Limzer (Лімзер); Omez-D (Омез-Д); Pylobact Neo (Пилобакт Нео); ***USA:*** Zegerid.

Used as an adjunct in: ***Arg.:*** Dioxaflex Protect; ***UK:*** Axorid.

Ondansetron (*BAN*, *rINN*) 昂丹司琼

GR-38032; Ondansétron; Ondansetrón; Ondansetroni; Ondansetronum. (±)-1,2,3,9-Tetrahydro-9-methyl-3-(2-methylimidazol-1-ylmethyl)-carbazol-4(9*H*)-one.

Ондансетрон

$C_{18}H_{19}N_3O$ = 293.4.
CAS — 99614-02-5; 116002-70-1.
ATC — A04AA01.
ATC Vet — QA04AA01.
UNII — 4AF302ESOS.

Pharmacopoeias. In *US.*

USP 33（Ondansetron） 白色至类白色粉末。略溶于水；极易溶于酸性溶液。

Ondansetron Hydrochloride (*BANM*, *USAN*, *rINNM*) 盐酸昂丹司琼

GR-C507-75; GR-C507/75; GR-38032F; Hidrocloruro de ondansetrón; Odanserin; Ondansétron, chlorhydrate d'; Ondansetron hydrochlorid; Ondansetronhydroklorid; Ondansetroni hydrochloridum; Ondansetronihydrokloridi; Ondansetrono hidrochloridas; Ondanstroni Hydrochloridum; Ondánszetronhidroklorid; SN-307.

Ондансетрона Гидрохлорид

$C_{18}H_{19}N_3O,HCl,2H_2O$ = 365.9.
CAS — 99614-01-4; 103639-04-9.
ATC — A04AA01.
ATC Vet — QA04AA01.
UNII — NMH84OZK2B.

Pharmacopoeias. In *Chin.*, *Eur.* (see p.vii), and *US.*

Ph. Eur. 6. 8（Ondansetron Hydrochloride Dihydrate） 白色或类白色粉末。略溶于水和乙醇；微溶于二氯甲烷；可溶于甲醇。避光。

UPS 33（Ondansetron Hydrochloride） 白色至灰白色粉末。略溶于水和乙醇；极微溶于丙酮、氯仿和乙酸乙酯；微溶于二氯甲烷和异丙醇；可溶于甲醇。应于 25℃（15～30℃）贮藏于密闭容器中。避光。

配伍禁忌 在聚丙烯注射器中盐酸昂丹司琼与高浓度地塞米松磷酸钠时混合不相容[1]。在 50ml 静脉输液容器中，较低浓度（昂丹司琼的浓度为 640μg/ml 和地塞米松磷酸钠浓度为 400μg/ml）的溶液冰箱储藏 30 天性质稳定。在 4℃或 23℃时，本品与其他多种药物在塑料注射器中贮藏 24h[2]；在室温下，本品与几种抗肿瘤药（如阿糖胞苷、达卡巴嗪、多柔比星、依托泊苷或甲氨蝶呤）在 PVC 输液袋中贮藏 48h 相容已有报道[3]。

1. Hagan RL, *et al.* Stability of ondansetron hydrochloride and dexamethasone sodium phosphate in infusion bags and syringes for 32 days. *Am J Health-Syst Pharm* 1996; **53:** 1431–5.
2. Stewart JT, *et al.* Stability of ondansetron hydrochloride and 12 medications in plastic syringes. *Am J Health-Syst Pharm* 1998; **55:** 2630–4.
3. Stewart JT, *et al.* Stability of ondansetron hydrochloride and five antineoplastic medications. *Am J Health-Syst Pharm* 1996; **53:** 1297–1300.

不良反应和注意事项

昂丹司琼及其他 5-HT_3 拮抗药可能引起头痛、颜面潮红或发热的感觉、呃逆以及便秘。偶见一过性肝酶升高。速发型超敏反应罕见，包括过敏性休克。胸痛、心律失常、低血压、心动过速及心动过缓罕有报道。快速静脉注射后发生的眩晕、一过性视觉障碍如视物模糊（或罕见的短暂失明）也有报道。静脉给予昂丹司琼极少发生一过性 ECG 改变，包括 QT 间隔延长。癫痫和运动障碍，包括锥体外系反应如肌张力障碍、运动障碍、动眼神经危象已有报道。皮疹和荨麻疹也有发生。注射部位反应也可能出现，插入栓剂后出现局部灼烧感常见。

对此类药物中的某几个品种发生过敏反应的患者，一般不应使用 5-HT_3 拮抗药。伴有亚急性肠阻塞或梗阻症状的患者应慎用此类药物。中度、重度肝损伤的患者，昂丹司琼应减量使用。

对心血管系统的影响 1992 年，报道了 4 例患者出现了可能与使用昂丹司琼相关的胸痛和（或）心律失常[1]，其中 2 例患者死亡。随后又有 3 例患者出现严重胸痛或心绞痛，因此停用昂丹司琼治疗。

当时制药商（*Glaxo*）尚无昂丹司琼与胸痛及心脏异常事件之间的因果关系的证据[2]。一项在 12 名健康受试者进行的研究表明，静脉给予昂丹司琼或格拉司琼后产生未有临床意义的心血管变化[3]。但是，自那以后，已有昂丹司琼引起低血压、冠状动脉痉挛和房颤的报道[4]，昂丹司琼[5]和多拉司琼[6]都能引起心肌缺血也有报道；在后一种情况下会导致急性心肌梗死。多拉司琼引起室上性心动过速可归因于该药与七氟醚相互作用[7]。多拉司琼诱导尖端扭转型室性心动过速也有发生[8]，已有多拉司琼过量导致 QTc 间期延长和低血压的报道[9]。另一项健康受试者的研究发现，多拉司琼主要改变表示心室去极化的 ECG 参数，然而昂丹司琼则主要影响心室的复极化[10]。然而，ECG 的改变为一过性且无症状。高剂量静脉给予格拉司琼药的一些研究[11～13]发现没有对脉搏、血压或 ECG 测量结果产生显著的不良反应。一篇关于 5-HT_3 拮抗药对心电图及心血管影响的综述[14]得出以下结论，尽管这类药物可引起轻度、一过性的 ECG 变化，这类药物的临床获益胜于发生任何临床意义心血管事件的理论风险。尽管如此，在英国，儿童禁用多拉司琼（详见**儿童用法**，第1647页）。

1. Ballard HS, *et al.* Ondansetron and chest pain. *Lancet* 1992; **340:** 1107.
2. Palmer JBD, Greenstreet YL. Ondansetron and chest pain. *Lancet* 1992; **340:** 1410.
3. Boike SC, *et al.* Cardiovascular effects of i.v. granisetron at two administration rates and of ondansetron in healthy adults. *Am J Health-Syst Pharm* 1997; **54:** 1172–6.
4. Havrilla PL, *et al.* Coronary vasospasm and atrial fibrillation associated with ondansetron therapy. *Ann Pharmacother* 2009; **43:** 532–6.
5. Bosek V, *et al.* Acute myocardial ischemia after administration of ondansetron hydrochloride. *Anesthesiology* 2000; **92:** 885–7.
6. Arole A, *et al.* Coronary vasospasm leading to an acute myocardial infarction after the administration of dolasetron. *J Clin Anesth* 2005; **17:** 72–4.
7. Higgins DJ, Bunker NJ. Dolasetron and peri-operative cardiac arrhythmia. *Anaesthesia* 2005; **60:** 936–7.

8. Turner S, *et al.* Dolasetron-induced torsades de pointes. *J Clin Anesth* 2007; **19:** 622–5.
9. Rochford M, *et al.* Dolasetron overdose resulting in prolonged QTc interval and severe hypotension: a case report and literature review. *Emerg Med J* 2007; **24:** 515–7.
10. Benedict CR, *et al.* Single-blind study of the effects of intravenous dolasetron mesylate versus ondansetron on electrocardiographic parameters in normal volunteers. *J Cardiovasc Pharmacol* 1996; **28:** 53–9.
11. Carmichael J, Harris AL. High-dose i.v. granisetron for the prevention of chemotherapy-induced emesis: cardiac safety and tolerability. *Anticancer Drugs* 2003; **14:** 739–44.
12. Carmichael J, Harris AL. The cardiovascular safety of high-dose intravenous granisetron in cancer patients receiving highly emetogenic chemotherapy. *Cancer Chemother Pharmacol* 2004; **53:** 123–8.
13. Aapro M, Bourke JP. Rapid intravenous administration of granisetron prior to chemotherapy is not arythmogenic [sic]: results of a pilot study. *Eur J Cancer* 2003; **39:** 927–31.
14. Navari RM, Koeller JM. Electrocardiographic and cardiovascular effects of the 5-hydroxytryptamine$_3$ receptor antagonists. *Ann Pharmacother* 2003; **37:** 1276–86.

对眼的影响 快速静脉注射昂丹司琼后引起视物模糊，并继发一过性失明已有报道[1]。眼震动危象可能是昂丹司琼引起椎体外系反应的部分症状，详见下文**对神经系统的影响**。

1. Cherian A, Maguire M. Transient blindness following intravenous ondansetron. *Anaesthesia* 2005; **60:** 938–9.

对肝脏的影响 虽然有报道表明，使用昂丹司琼后患者出现了肝转氨酶水平的异常[1]，但更严重的肝疾病症状仍非常罕见；然而，有1例出现严重黄疸与昂丹司琼化疗止吐相关的报道[2]。该患者改用格拉司琼后症状未再出现。

1. Lewandowski MJ, Chapman SA. Ondansetron-induced aminotransferase level elevation: case report and review of the literature. *Pharmacotherapy* 2008; **28:** 1542–6.
2. Verrill M, Judson I. Jaundice with ondansetron. *Lancet* 1994; **344:** 190–1.

对神经系统的影响 1例患者注射昂丹司琼90min后，出现了强直阵挛性发作和口吐白沫[1]，静脉给予地西泮后患者症状得到改善。在初期临床研究中，制药商就已观察到10名患者出现癫痫发作，但认为与上述病例不同的是所有患者均具备易感因素。还有1名乳腺癌转移患者静脉推注昂丹司琼，出现低血压、全身强直和阵挛性癫痫发作的报道[2]。虽然该患者的癫痫发作也可能与肿瘤脑转移有关，但作者认为昂丹司琼是可能的原因，因为患者止吐治疗改为甲氧氯普胺后无进一步问题。也有帕洛诺司琼引起癫痫发作的报道[3]。昂丹司琼作为化疗方案的一部分[4,5]或治疗手术后恶心、呕吐[5~8]，患者发生锥体外系不良反应已有报道。在1例患者[8]出现了一过性、多灶性的脑病。临床表现为阵挛、动眼神经危象、口下颌及四肢张力障碍，与器质性脑损伤相似，苯海拉明治疗效果不佳，但12h后该患者神经系统完全恢复正常。昂丹司琼和相关药物会诱发头痛，这种疼痛有时会与硬膜穿刺后头痛混淆[9]。

1. Sargent AI, *et al.* Seizure associated with ondansetron. *Clin Pharm* 1993; **12:** 613–15.
2. Sharma A, Raina V. Generalised seizures following ondansetron. *Ann Oncol* 2001; **12:** 131–2.
3. Zambelli A, *et al.* Seizure associated with palonosetron. *Support Care Cancer* 2009; **17:** 217.
4. Krstenansky PM, *et al.* Extrapyramidal reaction caused by ondansetron. *Ann Pharmacother* 1994; **28:** 280.
5. Mathews HG, Tancil CG. Extrapyramidal reaction caused by ondansetron. *Ann Pharmacother* 1996; **30:** 196.
6. Stonell C. An extrapyramidal reaction to ondansetron. *Br J Anaesth* 1998; **81:** 658.
7. Tolan MM, *et al.* Perioperative extrapyramidal reactions associated with ondansetron. *Anesthesiology* 1999; **90:** 340–1.
8. Ritter MJ, *et al.* Ondansetron-induced multifocal encephalopathy. *Mayo Clin Proc* 2003; **78:** 1150–2.
9. Sharma R, Panda A. Ondansetron-induced headache in a parturient mimicking postdural puncture headache. *Can J Anaesth* 2010; **57:** 187–8.

超敏反应 已有注射昂丹司琼患者出现过敏性休克的报道。FDA在1993年10月发表声明，FDA已收到24例类似严重不良反应的报道[1]，其中大部分发生于化疗第二或第三疗程首剂昂丹司琼后，其主要特征表现为荨麻疹、血管性水肿、低血压、支气管痉挛以及呼吸困难。还有报道1名之前从未暴露于昂丹司琼的患者也出现了相似反应[2]。一项皮肤试验的方案已被提出[3]。

已有报道表明5-HT$_3$拮抗药物之间存在交叉过敏[4]；2名曾对一种5-HT$_3$拮抗药出现轻度过敏反应的患者使用另一种同类药物后，发生了更严重的过敏反应。第1例患者，既往使用托烷司琼曾出现过哮喘，使用昂丹司琼后发生了严重急性哮喘、发绀以及意识丧失。第2例患者注射托烷司琼后，出现了皮肤瘙痒，而使用昂丹司琼后则出现了荨麻疹，随后追加一剂托烷司琼，5min后出现了过敏性休克。因此建议，对5-HT$_3$拮抗药中的某一种药物过敏患者，禁用此类其他药物替代。但是也有报道昂丹司琼过敏患者使用格拉司琼安全[5]，反之亦然[6]。

1. Chen M, *et al.* Anaphylactoid-anaphylactic reactions associated with ondansetron. *Ann Intern Med* 1993; **119:** 862.
2. Weiss KS. Anaphylactic reaction to ondansetron. *Arch Intern Med* 2001; **161:** 2263.
3. Fernando SL, Broadfoot AJ. Ondansetron anaphylaxis: a case report and protocol for skin testing. *Br J Anaesth* 2009; **102:** 285–6.
4. Kataja V, de Bruijn KM. Hypersensitivity reactions associated with 5-hydroxytryptamine$_3$-receptor antagonists: a class effect? *Lancet* 1996; **347:** 584–5.
5. Bousquet PJ, *et al.* Isolated urticaria to ondansetron and successful treatment with granisetron. *Allergy* 2005; **60:** 543–4.
6. Kanny G, *et al.* IgE-mediated allergy to granisetron and safe use of ondansetron. *J Allergy Clin Immunol* 2001; **108:** 1059–60.

药物相互作用

昂丹司琼似乎不能诱导或抑制细胞色素P450同工酶系统，但是它自身会被多种肝脏同工酶代谢，包括CYP3A4、CYP2D6和CYP1A2。美国注册药品信息称，这些同工酶的诱导剂或抑制剂可能改变昂丹司琼的清除率和半衰期，但是基于目前数据，不推荐调整剂量。英国注册药品信息称，一种同工酶被抑制时，通常其他酶可补偿，因此对昂丹司琼总清除率和剂量需要造成的变化很小或没有意义。已有CYP3A4强诱导剂（如苯妥英、卡马西平和利福平）增加昂丹司琼的清除，减少昂丹司琼血浆浓度的报道。

已有报道服用5-HT$_3$拮抗药患者发生一过性ECG改变（见上文），因此服用延长QT间期或心脏毒性药物（如蒽环类）的患者理论上需要慎用；但是似乎缺乏有意义相互作用的临床证据。

镇痛药 服用曲马多患者，给予5-HT$_3$受体拮抗药，如昂丹司琼后，镇痛效果降低的证据，详见第125页。

抗菌药 健康受试者给予利福平预处理后，口服昂丹司琼血浆药物浓度-时间曲线下面积降低65%，静脉给予昂丹司琼则减少48%[1]。利福平或其他可能抑制细胞色素P450同工酶CYP3A4的药物与昂丹司琼联合使用，后者的止吐效果将减弱。

1. Villikka K, *et al.* The effect of rifampin on the pharmacokinetics of oral and intravenous ondansetron. *Clin Pharmacol Ther* 1999; **65:** 377–81.

抗肿瘤药 回顾性研究提示，给予高剂量环磷酰胺和顺铂，同时给予包括昂丹司琼在内的止吐方案，环磷酰胺和顺铂的药动学参数会发生改变，相关内容详见第671页**胃肠药**。

药动学

血浆药物浓度达峰时间：口服昂丹司琼8mg约为1.5h，而直肠给药则约为6h。本品绝对生物利用度约为60%，这主要是由于肝首关效应所致。在老年受试者中，昂丹司琼生物利用度可能有一定程度增加（65%），并且清除率可能降低，推测与减少肝首关效应有关。

昂丹司琼在体内广泛分布；血浆中有70%～75%的药物与蛋白结合。它在肝中经多重酶途径代谢；昂丹司琼是细胞色素P450同工酶的作用底物，主要为CYP3A4，此外还有CYP1A2和CYP2D6。低于5%剂量的药物以原形经尿液排泄。

口服或注射昂丹司琼的终末清除半衰期约为3h，直肠给药则约为6h。老年患者或伴肾损伤的患者，其终末清除半衰期可延长达5h左右。一般认为这些差异尚未达到需要调整剂量的程度。然而，对于严重肝损伤患者，生物利用度可接近100%，同时清除率可显著降低，清除半衰期可长达15～32h；因此建议对此类患者应限定用药剂量（详见下文**在肝损伤中的用法**）。一般而言，与成人相比，儿童的清除率较高，虽然清除率存在年龄依赖性降低，即越年幼的儿童其清除率也越低已有报道。对小儿患者，按体重计算给药剂量可补偿这些变化同时使给药达到标准化。

1. Roila F, Del Favero A. Ondansetron clinical pharmacokinetics. *Clin Pharmacokinet* 1995; **29:** 95–109.
2. Figg WD, *et al.* Pharmacokinetics of ondansetron in patients with hepatic insufficiency. *J Clin Pharmacol* 1996; **36:** 206–15.
3. Van Den Berg CM, *et al.* Pharmacokinetics of three formulations of ondansetron hydrochloride in healthy volunteers: 24-mg oral tablet, rectal suppository, and iv infusion. *Am J Health-Syst Pharm* 2000; **57:** 1046–50.

用途和用法

昂丹司琼是一种5-HT$_3$拮抗药，具有止吐活性。它用于治疗细胞毒性化疗及放疗引起的**恶心和呕吐**。它也用于预防和治疗手术后恶心和呕吐。关于恶心和呕吐的治疗以及5-HT$_3$拮抗药的重要作用，详见第1622页。

昂丹司琼盐酸盐供肌内注射，或缓慢静脉注射，或静脉输注，其盐酸盐或碱基可供口服，碱基也可以直肠给药。盐酸昂丹司琼4.99mg约相当于昂丹司琼碱4mg。

昂丹司琼常用的给药方案有多种；一些典型示例如下。

对于高致吐性**化疗**，下列给药方案用于预防急性呕吐都同样有效：

- 治疗前即刻，单剂8mg，缓慢静脉或肌内注射。
- 或治疗前即刻，缓慢静脉或肌内注射8mg，随后持续静脉输注，1mg/h，不超过24h，或者随后间隔2～4h，给予8mg，2次。
- 或治疗前即刻单次静脉输注32mg，不低于15min。
- 或化疗前30min开始，按150μg/kg的剂量静脉输注约15min，首剂后4h和8h再分别重复给药1次。
- 或治疗前1～2h给予16mg直肠栓剂。
- 或单日化疗开始前30min，单次口服24mg。

化疗前静脉给予地塞米松磷酸钠20mg，可增强昂丹司琼治疗高致吐性化疗的效果。

与上述相似的治疗方案可预防急性呕吐伴有弱致吐性化疗和（或）**放疗**，应包括：

- 治疗前2h口服8mg，8～12h后再给予8mg。

为预防延迟性呕吐，上述给药方案应随后口服昂丹司琼8mg，每日2次，或者直肠给药16mg，每日1次，直到一个化疗疗程结束后5天。

为预防**术后恶心和呕吐**，成人可给予：

- 麻醉前1h口服16mg。
- 或麻醉前1h口服8mg，随后再给2次，每次8mg，给药间隔为8h。
- 或麻醉诱导期，单次肌内注射4mg或缓慢静脉注射4～8mg。

治疗术后恶心和呕吐时，推荐单次肌内注射或缓慢静脉注射4～8mg。

儿童剂量，详见下文。

中度或重度肝损伤的患者，推荐昂丹司琼每日总剂量不应超过8mg（详见下文）。

1. Perez EA. A risk-benefit assessment of serotonin 5-HT$_3$ receptor antagonists in antineoplastic therapy-induced emesis. *Drug Safety* 1998; **18:** 43–56.
2. Gregory RE, Ettinger DS. 5-HT$_3$ receptor antagonists for the prevention of chemotherapy-induced nausea and vomiting: a comparison of their pharmacology and clinical efficacy. *Drugs* 1998; **55:** 173–89.
3. Lindley C, Blower P. Oral serotonin type 3-receptor antagonists for prevention of chemotherapy-induced emesis. *Am J Health-Syst Pharm* 2000; **57:** 1685–97.
4. Culy CR, *et al.* Ondansetron: a review of its use as an antiemetic in children. *Paediatr Drugs* 2001; **3:** 441–79.
5. Gridelli C. 5-HT$_3$-receptor antagonists in the control of delayed-onset emesis. *Anticancer Res* 2003; 23: 2773–82.
6. Constenla M. 5-HT$_3$ receptor antagonists for prevention of late acute-onset emesis. *Ann Pharmacother* 2004; **38:** 1683–91.
7. Aapro M. 5-HT$_3$-receptor antagonists in the management of nausea and vomiting in cancer and cancer treatment. *Oncology* 2005; **69:** 97–109.
8. Anonymous. 5HT$_3$-receptor antagonists as antiemetics in cancer. *Drug Ther Bull* 2005; **43:** 57–62.

用法 持续皮下注入昂丹司琼已成功控制顽固性恶心和呕吐[1]。尽管对昂丹司琼注射剂较低的pH值有所顾虑，但注入部位的皮肤并未出现问题。用于化疗所致儿童呕吐的口服给药方案已有描述[2]，其疗效与静脉给药相似。

1. Mulvenna PM, Regnard CFB. Subcutaneous ondansetron. *Lancet* 1992; **339:** 1059.
2. Walker PC, *et al.* Promoting the use of oral ondansetron in children receiving cancer chemotherapy. *Am J Health-Syst Pharm* 2001; **58:** 598–602.

儿童用法 昂丹司琼可用于治疗儿童细胞毒性药物化疗和放疗引起的恶心和呕吐。也用于预防和治疗术后恶心和呕吐。昂丹司琼以盐酸盐形式静脉缓慢注射或输注或以盐酸盐或碱基盐口服。剂量以碱基形式表示。

美国批准治疗**化疗**诱导恶心和呕吐的6个月以上儿童的方案为：中至高致吐化疗前30min，昂丹司琼150μg/kg，静脉输注，首次剂量4～8h后重复一次。另外，4～11岁儿童，中至高致吐的化疗前30min，口服4mg，随后4h和8h再口服4mg。化疗结束后1～2天，口服4mg，每日3次。

在英国，昂丹司琼可用于6个月及以上儿童，可通过体重或体表面积计算剂量，每日体重计算剂量高于体表面积计算剂量。基于体表面积的经典方案：化疗前即刻，昂丹司琼5mg/m^2（最大剂量8mg），静脉给药；随后12h后，口服，最长5天；

- 6 个月以上，体表面积小于 0.6m^2 的儿童：每 12h 2mg。
- 6 个月以上，体表面积 0.6m^2 及以上的儿童：每 12h 4mg。
- 2 岁以上，体表面积 0.6～1.2m^2 的儿童：每 8h 或 12h 4mg。
- 2 岁以上，体表面积大于 1.2m^2 的儿童：每 8h 或 12h 8mg。

以体重计算时，化疗前即刻，静脉给予昂丹司琼 150μg/kg（最大剂量 8mg），每 4h 重复给药 1 次，最多 3 次。12h 后，口服给药，最长 5 天：

- 体重小于或等于 10kg：每 12h 2mg。
- 体重大于 10kg：每 12h 4mg。

任何一种给药途径，昂丹司琼每日剂量不能超过 32mg。

BNFC 2009 推荐，儿童化疗或放疗引起的恶心和呕吐剂量方案，依据年龄为：

- 1～12 岁：化疗前即刻，昂丹司琼首次静脉给药剂量为 5mg/m^2（最大剂量 8mg）；随后治疗期间，每 8～12h 重复 1 次，至少持续 24h；或者继续口服昂丹司琼 4mg，每 8～12h 1 次，最长 5 天；
- 12～18 岁：治疗前即刻，昂丹司琼首次静脉给予 8mg，然后或者治疗期间每 8～12h 重复 1 次，至少持续 24h；或者继续口服昂丹司琼 8mg，每 8～12h 1 次，最长 5 天。

昂丹司琼静脉给药疗效相似的口服方案已有叙述，详见上文**用法**。

预防和治疗 1 个月以上儿童**术后恶心和呕吐**，昂丹司琼 100μg/kg，静脉缓慢注射，最大剂量 4mg。

在肝损伤中的用法 注册药品信息建议，昂丹司琼用于中度或重度肝损伤患者时，其每日剂量不应超过 8mg。但肝损伤患者静脉给予这一剂量时，严重损伤者可表现为血药浓度-时间曲线下面积增加，同时终末血浆半衰期延长，而血浆清除率降低[1]。该研究作者，其中一部分为制药厂家（*Glaxo*）的工作人员，也认为严重肝损伤患者，昂丹司琼应限制每日只给 1 次。

1. Blake JC, *et al.* The pharmacokinetics of intravenous ondansetron in patients with hepatic impairment. *Br J Clin Pharmacol* 1993; **35:** 441–3.

神经性贪食症 神经性贪食症常采用劝告、支持、心理治疗以及抗抑郁药等联合治疗。初步报道显示昂丹司琼可能对治疗这一疾病有益[1,2]。

1. Faris PL, *et al.* Effect of decreasing afferent vagal activity with ondansetron on symptoms of bulimia nervosa: a randomised, double-blind trial. *Lancet* 2000; **355:** 792–7.
2. Fung SM, Ferrill MJ. Treatment of bulimia nervosa with ondansetron. *Ann Pharmacother* 2001; **35:** 1270–3.

疲乏 初步研究结果显示，使用 5-HT_3 受体拮抗药（如昂丹司琼和托烷司琼）治疗慢性疲劳可能有益[1]。有报道表明[2]，1 名慢性丙肝妇女口服昂丹司琼 4mg，每日 2 次可以消除疲乏。在一项纳入 36 名慢性丙肝患者的随机研究中，使用同样剂量的昂丹司琼持续治疗 1 个月，与安慰剂相比，15 天及 60 天（长于用药时间）疲乏评分显著改善[3]。研究者提醒，由于患者可察觉到便秘症状可能是治疗有效的一种反应，该研究有非盲化倾向。该结论需要更大规模的研究进一步证实。

1. Späth M, *et al.* Treatment of chronic fatigue syndrome with 5-HT_3 receptor antagonists—preliminary results. *Scand J Rheumatol* 2000; **113** (suppl): 72–7.
2. Jones EA. Relief from profound fatigue associated with chronic liver disease by long-term ondansetron therapy. *Lancet* 1999; **354:** 397.
3. Piche T, *et al.* Effect of ondansetron, a 5-HT_3 receptor antagonist, on fatigue in chronic hepatitis C: a randomised, double blind, placebo controlled study. *Gut* 2005; **54:** 1169–73.

胃肠炎 止吐药如昂丹司琼已经试用于减轻儿童急性肠胃炎期间的呕吐，一项系统性综述[1]发现昂丹司琼可以降低持续呕吐、需静脉输液和入院治疗的风险。但是另一项相似的系统性综述[2]发现，与安慰剂相比，支持使用昂丹司琼或甲氧氯普胺可以减轻呕吐的证据不足。同时也提及腹泻发生率增加，并被认为由本可以通过呕吐清除的体液和毒素所致。

1. DeCamp LR, *et al.* Use of antiemetic agents in acute gastroenteritis: a systematic review and meta-analysis. *Arch Pediatr Adolesc Med* 2008; **162:** 858–65.
2. Alhashimi D, *et al.* Antiemetics for reducing vomiting related to acute gastroenteritis in children and adolescents. Available in The Cochrane Database of Systematic Reviews; Issue 2. Chichester: John Wiley; 2009 (accessed 01/06/09).

疼痛 小规模交叉研究的初步结果显示[1]，口服昂丹司琼减轻纤维肌痛（一种常规镇痛药物疗效不佳的慢性疾病）比对乙酰氨基酚更有效。一项安慰剂对照研究表明，慢性神经性疼痛的患者单次静脉注射昂丹司琼，2h 后患者的疼痛评分明显降低[2]；这种疗效可能与本品对脊髓 5-HT_3 受体的作用有关。

也有关于其他 5-HT_3 拮抗药，如格拉司琼[3～5]和托烷司琼[6～8]，用于治疗疼痛综合征的研究。

1. Hrycaj P, *et al.* Pathogenetic aspects of responsiveness to ondansetron (5-hydroxytryptamine type 3 receptor antagonist) in patients with primary fibromyalgia syndrome—a preliminary study. *J Rheumatol* 1996; **23:** 1418–23.
2. McCleane GJ, *et al.* Does a single intravenous injection of the 5HT3 receptor antagonist ondansetron have an analgesic effect in neuropathic pain? A double-blinded, placebo-controlled cross-over study. *Anesth Analg* 2003; **97:** 1474–8.
3. Voog O, *et al.* Immediate effects of the serotonin antagonist granisetron on temporomandibular joint pain in patients with systemic inflammatory disorders. *Life Sci* 2000; **68:** 591–602.
4. Dubey PK, Prasad SS. Pain on injection of propofol: the effect of granisetron pretreatment. *Clin J Pain* 2003; **19:** 121–4.
5. Ernberg M, *et al.* Effects on muscle pain by intramuscular injection of granisetron in patients with fibromyalgia. *Pain* 2003; **101:** 275–82.
6. Farber L, *et al.* Short-term treatment of primary fibromyalgia with the 5-HT3-receptor antagonist tropisetron: results of a randomized, double-blind, placebo-controlled multicenter trial in 418 patients. *Int J Clin Pharmacol Res* 2001; **21:** 1–13.
7. Stratz T, *et al.* Local treatment of tendinopathies: a comparison between tropisetron and depot corticosteroids combined with local anesthetics. *Scand J Rheumatol* 2002; **31:** 366–70.
8. Spath M, *et al.* Efficacy and tolerability of intravenous tropisetron in the treatment of fibromyalgia. *Scand J Rheumatol* 2004; **33:** 267–70.

瘙痒 已有许多例静脉或口服给予昂丹司琼有效治疗胆汁郁积性瘙痒症（第1509页）的报道[1,2]，包括 1 例妊娠患者[3]。然而，对照研究[4～6]得到的结果不一致。与此相似的是，昂丹司琼是否对肾衰竭所致的瘙痒症[7～9]有益也尚未明确，同时，评价昂丹司琼用于阿片类所致瘙痒症的对照研究得出的结果也相互矛盾[10～15]。有些报道表明，昂丹司琼可以改善与某些皮肤疾病相关的瘙痒症[16]。其他 5-HT_3 拮抗药，如托烷司琼[9]以及多拉司琼[14]治疗瘙痒症已有研究。

1. Schwörer H, Ramadori G. Improvement of cholestatic pruritus by ondansetron. *Lancet* 1993; **341:** 1277.
2. Raderer M, *et al.* Ondansetron for pruritus due to cholestasis. *N Engl J Med* 1994; **330:** 1540.
3. Schumann R, Hudcova J. Cholestasis of pregnancy, pruritus and 5-hydroxytryptamine 3 receptor antagonists. *Acta Obstet Gynecol Scand* 2004; **83:** 861–2.
4. Müller C, *et al.* Treatment of pruritus in chronic liver disease with the 5-hydroxytryptamine receptor type 3 antagonist ondansetron: a randomized, placebo-controlled, double-blind cross-over trial. *Eur J Gastroenterol Hepatol* 1998; **10:** 865–70.
5. O'Donohue JW, *et al.* A controlled trial of ondansetron in the pruritus of cholestasis. *Aliment Pharmacol Ther* 2005; **21:** 1041–5.
6. Jones EA, *et al.* Ondansetron and pruritus in chronic liver disease: a controlled study. *Hepatogastroenterology* 2007; **54:** 1196–9.
7. Balaskas EV, *et al.* Histamine and serotonin in uremic pruritus: effect of ondansetron in CAPD-pruritic patients. *Nephron* 1998; **78:** 395–402.
8. Murphy M, *et al.* A randomized, placebo-controlled, double-blind trial of ondansetron in renal itch. *Br J Dermatol* 2003; **148:** 314–7.
9. Weisshaar E, *et al.* Antipruritic effects of two different 5-HT3 receptor antagonists and an antihistamine in haemodialysis patients. *Exp Dermatol* 2004; **13:** 298–304.
10. Borgeat A, Stirnemann H-R. Ondansetron is effective to treat spinal or epidural morphine-induced pruritus. *Anesthesiology* 1999; **90:** 432–6.
11. Korhonen AM, *et al.* Ondansetron does not prevent pruritus induced by low-dose intrathecal fentanyl. *Acta Anaesthesiol Scand* 2003; **47:** 1292–7.
12. Wells J, *et al.* Intrathecal fentanyl-induced pruritus during labour: the effect of prophylactic ondansetron. *Int J Obstet Anesth* 2004; **13:** 35–9.
13. Waxler B, *et al.* Prophylactic ondansetron does not reduce the incidence of itching induced by intrathecal sufentanil. *Can J Anesth* 2004; **51:** 685–9.
14. Iatrou CA, *et al.* Prophylactic intravenous ondansetron and dolasetron in intrathecal morphine-induced pruritus: a randomized, placebo-controlled study. *Anesth Analg* 2005; **101:** 1516–20.
15. Siddik-Sayyid SM, *et al.* Does ondansetron or granisetron prevent subarachnoid morphine-induced pruritus after cesarean delivery? *Anesth Analg* 2007; **104:** 421–4.
16. Zenker S, *et al.* Behandlung von Pruritus als Symptom von Hauterkrankungen mit dem Serotonin-Rezeptorantagonisten Ondansetron. *J Dtsch Dermatol Ges* 2003; **1:** 705–10.

精神疾病 昂丹司琼已试用于多种精神疾病包括精神分裂症[1～3]以及帕金森综合征患者的精神障碍的治疗[4]，还可能对缓解迟发性运动障碍有效[5]。有报道表明此药可减轻 Tourette 综合征（参见**抽搐**，第927页）的严重抽搐[6]，初步研究结果显示，本品对治疗强迫症[7]以及神经性贪食症（详见上文）有益。还有报道表明，本品用于治疗惊恐发作（第1054页）的研究正在进行中。关于精神分裂症、帕金森综合征以及强迫性障碍的更多常规治疗，分别详见第928页，第763页及第925页的内容。

1. White A, *et al.* Ondansetron in the treatment of schizophrenia. *Lancet* 1991; **337:** 1173.
2. Adler LE, *et al.* Improved P50 auditory gating with ondansetron in medicated schizophrenia patients. *Am J Psychiatry* 2005; **162:** 386–8.
3. Levkovitz Y, *et al.* The effect of ondansetron on memory in schizophrenic patients. *Brain Res Bull* 2005; **65:** 291–5.
4. Zoldan J, *et al.* Psychosis in advanced Parkinson's disease: treatment with ondansetron, a 5-HT_3 receptor antagonist. *Neurology* 1995; **45:** 1305–8.
5. Sirota P, *et al.* Use of the selective serotonin 3 receptor antagonist ondansetron in the treatment of neuroleptic-induced tardive dyskinesia. *Am J Psychiatry* 2000; **157:** 287–9.
6. Toren P, *et al.* Ondansetron treatment in Tourette's disorder: a 3-week, randomized, double-blind, placebo-controlled study. *J Clin Psychiatry* 2005; **66:** 499–503.
7. Pallanti S, *et al.* Ondansetron augmentation in treatment-resistant obsessive-compulsive disorder: a preliminary, single-blind, prospective study. *CNS Drugs* 2009; **23:** 1047–55.

药物依赖性 正在研究昂丹司琼治疗酒精依赖（第1551页）。然而，一项研究亚组分析后发现，仅在轻度饮酒者中出现了酒精消费的显著降低[1]。另一项研究[2]发现，服用昂丹司琼与安慰剂相比，早发酗酒（始于 25 岁之前）的患者中酒精消费有所降低，但是在迟发酗酒者中并未发现。进一步研究发现，昂丹司琼也能有效地改善早发酗酒者的情绪障碍，包括抑郁、焦虑及敌视[3]。在一项开放性试验中，酒精依赖的青少年（年龄在 14～20 岁）给予昂丹司琼，自我报告的酒精消费也有所减少[4]。

1. Sellers EM, *et al.* Clinical efficacy of the 5-HT_3 antagonist ondansetron in alcohol abuse and dependence. *Alcohol Clin Exp Res* 1994; **18:** 879–85.
2. Johnson BA, *et al.* Ondansetron for reduction of drinking among biologically predisposed alcoholic patients. *JAMA* 2000; **284:** 963–71.
3. Johnson BA, *et al.* Ondansetron reduces mood disturbance among biologically predisposed, alcohol-dependent individuals. *Alcohol Clin Exp Res* 2003; **27:** 1773–9.
4. Dawes MA, *et al.* A prospective, open-label trial of ondansetron in adolescents with alcohol dependence. *Addict Behav* 2005; **30:** 1077–85.

制剂

BP 2010: Ondansetron Injection; Ondansetron Tablets;
USP 33: Ondansetron Hydrochloride Oral Suspension; Ondansetron Injection; Ondansetron Oral Solution; Ondansetron Orally Disintegrating Tablets; Ondansetron Tablets.

专利制剂

Arg.: Cetron; Dantenk; Dismolan; Espasevit; Finaber; Finoxi†; Tiosalis; Zofran; ***Austral.:*** Ondaz; Onsetron; Zofran; ***Austria:*** Glaxosetron†; Ondanoglax†; Ondensan; Zofran; Zotrix; ***Belg.:*** Avessa; Zofran; ***Braz.:*** Ansentron; Injectrax; Modifical; Nausedron; Ontrax; Vonau; Zofran; ***Canad.:*** Zofran; ***Chile:*** Amilene; Gardoton; Izofran; Odanex; Oncoemet†; Trorix†; ***Cz.:*** Danemet; Emeset; Emetron†; Novetron; Ondemet; Setron†; Setronon; Zofran; ***Denm.:*** Hexatron†; Zofran; Zotrix; ***Fin.:*** Ondanavarra†; Ondanthouras†; Setrono†; Zofran; ***Fr.:*** Zophren; ***Ger.:*** Axisetron; cellondan; Zofran; ***Gr.:*** Biosetron; Cruzafen; Dentron; Fedral; Nofail; Odasen; Odnatron; Onda; Ondameton; Ondaren; Ondaseprol; Ondeton; Otredil; Setrodan; Trondamet; Vefron; Zetron; Zodatron; Zofron; Zophralen; ***Hong Kong:*** Zofran; ***Hung.:*** Antivom; Emetron; Ondagen; Zofran; ***India:*** Emeset; Periset; Vomiof; ***Indon.:*** Cedantron; Dantroxal; Entron; Frazon; Invomit; Kliran; Lametic; Narfoz; Odanostin; Ondavell; Onetic 4; Trovensis; Vomceran; Vometraz; Vometron; Zantron; Zofran; ***Irl.:*** Emital; Emizof; Zofran; ***Israel:*** Zofran; ***Ital.:*** Zofran; ***Malaysia:*** Osetron; Zofran; ***Mex.:*** Danac; Dosatron; Modifical; Nalisen; Nodanton; Onancen; Ondal; Precirux; Vosrym; Zofran; ***Neth.:*** Zofran; ***Norw.:*** Zofran; ***NZ:*** Onsetron; Zofran; ***Philipp.:*** Emistop; Emodan; Onset; Vometron; Zofran; ***Pol.:*** Atossa; Emetron; OndaLEK; Setronon; Zofran; ***Port.:*** Emetron; Morpar; Nausiend; Olmar; Otobrol; Zofran; ***Rus.:*** Emetron (Эметрон); Latran (Латран); Osetron (Осетрон); Setronon (Сетронон); Zofran (Зофран); ***S.Afr.:*** Danset; Dantron; Nausetron; Vomiz; Zofer; Zofran; ***Singapore:*** Zofran; ***Spain:*** Yatrox; Zofran; ***Swed.:*** Zofran; Zotrix; ***Switz.:*** Zofran; ***Thai.:*** Dantron; Emeset†; Onsia; Zetron; Zofran; ***Turk.:*** Zofer; Zofran; Zoltem; Zontron; Zophralen; ***UK:*** Ondemet; Zofran; ***Ukr.:*** Osetron (Осетрон); Setronon (Сетронон); ***USA:*** Zofran; ***Venez.:*** Dismolan; Emeset; Tructum; Zofran.

Oxapium Iodide (*rINN*) 奥沙碘铵

Ciclonium Iodide; Cyclonium Iodide; Ioduro de oxapio; Oxapii Iodidum; Oxapium, Iodure d'; SH-100. 1-(2-Cyclohexyl-2-phenyl-1,3-dioxolan-4-ylmethyl)-1-methylpiperidinium iodide.

Оксапия Йодид

$C_{22}H_{34}INO_2$ = 471.4.
CAS — 6577-41-9.
UNII — 682380CG4N.

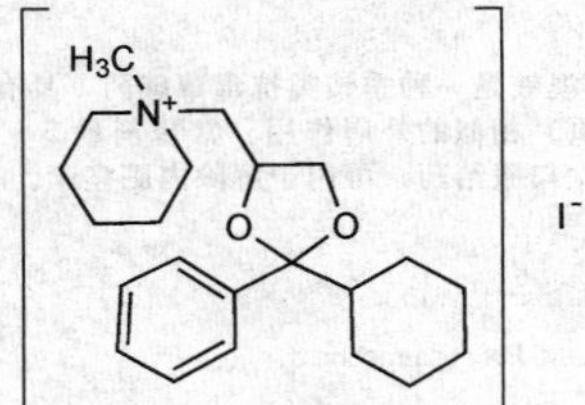

注：本品应与一种与解痉药无关的药物环隆溴铵区

别，第1637页。

Pharmacopoeias. In *Jpn.*

简介

奥沙碘铵是一种抗毒蕈碱药，作为解痉药用于治疗胃肠道疾病和肾结石。

制剂

专利制剂

Jpn: Esperan.

Oxyphencyclimine Hydrochloride (*BANM, rINNM*) 盐酸羟苄利明

Hidrocloruro de oxifenciclimina; Oksifensiklimin Hidroklorür; Oxyphencyclimine, Chlorhydrate d'; Oxyphencyclimini Hydrochloridum. 1,4,5,6-Tetrahydro-1-methylpyrimidin-2-ylmethyl α-cyclohexylmandelate hydrochloride.

Оксифенциклимина Гидрохлорид

$C_{20}H_{28}N_2O_3$,HCl = 380.9.

CAS — 125-53-1 (oxyphencyclimine); 125-52-0 (oxyphencyclimine hydrochloride).

ATC — A03AA01.

ATC Vet — QA03AA01.

UNII — GWO1432WOU.

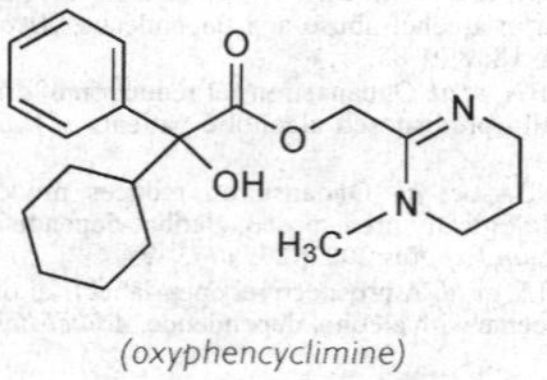

(oxyphencyclimine)

简介

盐酸羟苄利明是一种叔胺类抗毒蕈碱药，其作用与阿托品（第1176页）相似，可用作治疗消化性溃疡及解除胃肠道疾病的平滑肌痉挛的辅助药物。

制剂

专利制剂

Hong Kong: Daricon; ***Thai.:*** KB Duode; Oxyno†; Proclimine; Weicon.

多组分制剂 ***Hong Kong:*** Aluvit-U; Rudd-U†; ***Thai.:*** Bismocane; ***Turk.:*** Spazmo-Valibrin.

Oxyphenonium Bromide (*BAN, rINN*) 奥芬溴铵

Bromuro de oxifenonio; Oksyfenoniowy bromek; Oxphenonii Bromidum; Oxyphenonii Bromidum; Oxyphenonium Bromatum; Oxyphénonium, Bromure d'. 2-(α-Cyclohexylmandeloyloxy)ethyldiethylmethylammonium bromide.

Оксифенония Бромид

$C_{21}H_{34}BrNO_3$ = 428.4.

CAS — 14214-84-7 (oxyphenonium); 50-10-2 (oxyphenonium bromide).

ATC — A03AB03.

ATC Vet — QA03AB03.

UNII — S9421HWB3Z.

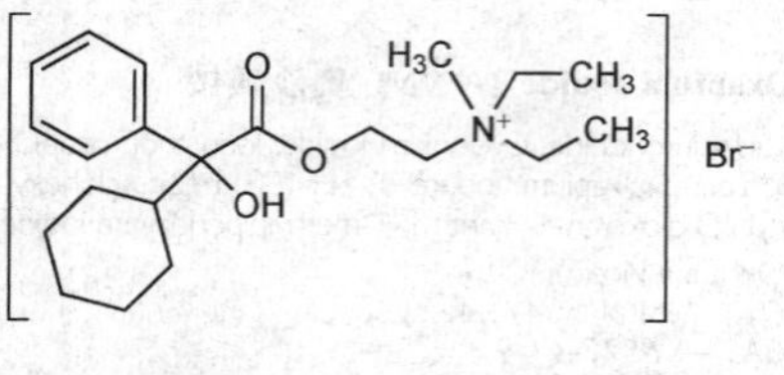

Pharmacopoeias. In *Pol.*

简介

奥芬溴铵是一种季铵类抗毒蕈碱药，具有与阿托品（第1176页）相似的外周作用。常规剂量5～10mg，每日3～4次口服给药，可用于解除内脏痉挛。

制剂

专利制剂

India: Antrenyl; ***Pol.:*** Spasmophen†.

多组分制剂 ***Cz.:*** Endiform†.

Palonosetron Hydrochloride (*USAN, rINNM*) 盐酸帕洛司琼

Hidrocloruro de palonosetrón; Palonosétron, Chlorhydrate de; Palonosetroni Hydrochloridum; RS-25259-197. (3aS)-2,3,3a,4,5,6-Hexahydro-2-[(3S)-3-quinuclidinyl]-1*H*-benz[*de*]isoquinolin-1-one hydrochloride.

Палоносетрона Гидрохлорид

$C_{19}H_{24}N_2O$,HCl = 332.9.

CAS — 135729-56-5 (palonosetron); 135729-55-4 (palonosetron hydrochloride); 135729-62-3 (palonosetron hydrochloride).

ATC — A04AA05.

ATC Vet — QA04AA05.

UNII — 23310D4119.

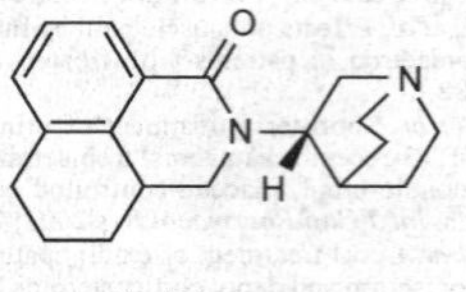

(palonosetron)

稳定性 浓度为5μg/ml和30μg/ml盐酸帕洛司琼在聚氯乙烯袋中与下列4种输液制备的溶液进行稳定性评价：5%葡萄糖、0.9%氯化钠、含5%葡萄糖的0.45%氯化钠、含5%葡萄糖的乳酸林格液。所有溶液在室温、不避光的条件下，至少48h可保持物理和化学稳定性，而冷藏稳定性可保持14天[1]。

帕洛司琼50μg/ml（以盐酸帕洛司琼计）与下列药物在模拟的Y型管合用时物理和化学性质均稳定[2,3]：

- 硫酸阿托品400μg/ml；
- 法莫替丁2mg/ml；
- 枸橼酸芬太尼50μg/ml；
- 肝素钠100IU/ml；
- 盐酸氢吗啡酮500μg/ml；
- 盐酸利多卡因10mg/ml；
- 硫酸吗啡15mg/ml；
- 盐酸派替丁10mg/ml；
- 氯化钾100mmol/l；
- 舒芬太尼12.5μg/ml（以枸橼酸舒芬太尼计）。

1. Trissel LA, Xu QA. Physical and chemical stability of palonosetron HCl in 4 infusion solutions. *Ann Pharmacother* 2004; **38:** 1608–11.
2. Trissel LA, *et al.* Physical and chemical stability of palonosetron hydrochloride with five opiate agonists during simulated Y-site administration. *Am J Health-Syst Pharm* 2007; **64:** 1209–13.
3. Kupiec TC, *et al.* Physical and chemical stability of palonosetron hydrochloride with five common parenteral drugs during simulated Y-site administration. *Am J Health-Syst Pharm* 2008; **65:** 1735–9.

不良反应和注意事项

详见第1677页昂丹司琼，尽管认为肝损伤患者不必减小剂量。腹泻、疲乏以及腹痛也会发生。便秘或亚急性肠梗阻既往史的患者使用帕洛司琼应进行监测。

对心血管系统的影响 5-HT_3拮抗药对心血管系统影响的讨论，详见第1677页昂丹司琼项下内容。

对神经系统的影响 有关帕洛司琼相关癫痫的论述，详见第1678页昂丹司琼项下内容。

药物相互作用

见昂丹司琼，第1678页。

药动学

口服帕洛司琼吸收很好，绝对生物利用度约97%，血浆浓度达峰时间约5h。帕洛司琼的分布容积为7～8L/kg，血浆蛋白结合率约为62%。约有50%的剂量经过肝细胞色素P450同工酶（特别是CYP2D6，还有CYP3A4以及CYP1A2）代谢。144h内，约有80%的剂量以帕洛司琼及其代谢产物的形式从尿中排出。据报道其平均终末消除半衰期约为40h。

1. Hunt TL, *et al.* Evaluation of safety and pharmacokinetics of consecutive multiple-day dosing of palonosetron in healthy subjects. *J Clin Pharmacol* 2005; **45:** 589–96.
2. Shah A, *et al.* Pharmacokinetic evaluation and safety profile of a 15-minute versus 30-second infusion of palonosetron in healthy subjects. *J Clin Pharmacol* 2006; **46:** 1139–45.

用途和用法

帕洛司琼是一种5-HT_3拮抗药，用于预防细胞毒性化疗药物引起的恶心和呕吐，以及预防手术后恶心和呕吐。帕洛司琼以盐酸盐给药，但剂量以碱基表示，盐酸帕洛司琼280.8μg约相当于帕洛司琼250μg。

预防中和高致吐肿瘤化疗初始和重复化疗相关的急性和迟发性恶心和呕吐，化疗前约30min，静脉给予250μg，注射时间超过30s。不推荐7天内重复给药。帕洛司琼也可口服预防中和高致吐肿瘤化疗初始和重复化疗相关的急性恶心和呕吐。化疗前约1h，口服500μg。

预防手术后恶心和呕吐，麻醉诱导前即刻，单剂75μg静脉给予，注射时间超过10s，疗效可持续至手术后24h。超过24h未显示有效。

1. Siddiqui MAA, Scott LJ. Palonosetron. *Drugs* 2004; **64:** 1125–32.
2. Tonini G, *et al.* New drugs for chemotherapy-induced nausea and vomiting: focus on palonosetron. *Expert Opin Drug Metab Toxicol* 2005; **1:** 143–9.
3. Celio L, *et al.* Clinical update on palonosetron in the management of chemotherapy-induced nausea and vomiting. *Tumori* 2008; **94:** 447–52.
4. Yang LPH, Scott LJ. Palonosetron: in the prevention of nausea and vomiting. *Drugs* 2009; **69:** 2257–78.
5. Navari RM. Palonosetron: a second generation 5-hydroxytryptamine 3 receptor antagonist. *Expert Opin Drug Metab Toxicol* 2009; **5:** 1577–86.
6. Ruhlmann C, Herrstedt J. Palonosetron hydrochloride for the prevention of chemotherapy-induced nausea and vomiting. *Expert Rev Anticancer Ther* 2010; **10:** 137–48.
7. Saito M, Tsukuda M. Review of palonosetron: emerging data distinguishing it as a novel 5-HT_3 receptor antagonist for chemotherapy-induced nausea and vomiting. *Expert Opin Pharmacother* 2010; **11:** 1003–14. Correction. *ibid.*; 1231.

制剂

专利制剂

Austria: Aloxi; ***Belg.:*** Aloxi; ***Braz.:*** Onicit; ***Chile:*** Onicit; ***Cz.:*** Aloxi; ***Denm.:*** Aloxi; ***Ger.:*** Aloxi; ***Gr.:*** Aloxi; ***Hung.:*** Aloxi; ***Indon.:*** Paloxi; ***Irl.:*** Aloxi; ***Israel:*** Paloxi; ***Ital.:*** Aloxi; ***Jpn:*** Aloxi; ***Mex.:*** Onicit; ***Neth.:*** Aloxi; ***Norw.:*** Aloxi; ***Pol.:*** Aloxi; ***Port.:*** Aloxi; ***S.Afr.:*** Onicit; ***Spain:*** Aloxi; ***Swed.:*** Aloxi; ***Switz.:*** Aloxi; ***Turk.:*** Aloxi; ***UK:*** Aloxi; ***USA:*** Aloxi; ***Venez.:*** Onicit.

Pantoprazole (*BAN, USAN, rINN*) 泮托拉唑

BY-1023; Pantopratsoli; Pantoprazol; Pantoprazolum; SKF-96022. 5-Difluoromethoxybenzimidazol-2-yl 3,4-dimethoxy-2-pyridylmethyl sulphoxide.

Пантопразол

$C_{16}H_{15}F_2N_3O_4S$ = 383.4.

CAS — 102625-70-7.

ATC — A02BC02.

ATC Vet — QA02BC02.

UNII — D8TST4O562.

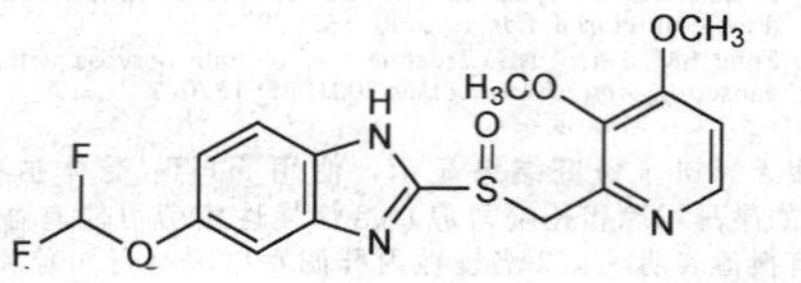

Pantoprazole Sodium (*BANM, USAN, rINNM*) 泮托拉唑钠

Natrii Pantoprazolum; Pantoprazol sódico; Pantoprazole sodique; Pantoprazolum natricum. Pantoprazole sodium sesquihydrate.

Натрий Пантопразол

$C_{16}H_{14}F_2N_3NaO_4S,1\frac{1}{2}H_2O$ = 432.4.

CAS — 138786-67-1 (anhydrous pantoprazole sodium); 164579-32-2 (pantoprazole sodium sesquihydrate).

ATC — A02BC02.

ATC Vet — QA02BC02.

UNII — 6871619Q5X.

Pharmacopoeias. In *Chin., Eur.* (see p.vii), and *US.*

Ph. Eur. 6.8 (Pantoprazole Sodium Sesquihydrate) 白色或类白色粉末。易溶于水和乙醇；几乎不溶于正己烷。避光。

USP 33 (Pantoprazole Sodium) 白色或灰白色粉末。易溶于水、脱水乙醇和甲醇；几乎不溶于二氯甲烷和正己烷。避光。

稳定性 泮托拉唑2mg/ml混悬剂在无菌水和碳酸氢钠溶液中，保存于琥珀色聚乙烯对苯二甲酸酯瓶，2～8℃，62天，物理和化学性质保持稳定。

1. Dentinger PJ, *et al.* Stability of pantoprazole in an extemporaneously compounded oral liquid. *Am J Health-Syst Pharm* 2002; **59:** 953–6.

不良反应和注意事项

详见奥美拉唑，第1673页。严重肝损伤患者的剂量

需要减少；应常规监测肝功能。肝酶升高时停止治疗。

不良反应发生率 泮托拉唑在英国上市后6个月的一项上市后监察研究报道显示，不良反应报道最多的为腹泻、恶心以及头痛。其他反应包括不适或疲乏、皮疹、其他胃肠紊乱、肌痛以及水肿[1]。

1. Wilton LV, *et al.* The pharmacovigilance of pantoprazole: the results of postmarketing surveillance on 11 541 patients in England. *Drug Safety* 2003; **26:** 121–32.

对血液系统的影响 泮托拉唑血小板减少症的报道，详见**奥美拉唑**（第1674页）。

对电解质的影响 使用质子泵抑制药（包括泮托拉唑）治疗期间血液电解质下降的论述，参见**奥美拉唑**（第1674页）。

对肾脏的影响 泮托拉唑相关间质性肾炎的报道，详见第1674页。

对皮肤的影响 有关泮托拉唑皮肤反应的描述，详见第1674页。

药物相互作用

详见**奥美拉唑**，第1676页。

泮托拉唑对地西泮无影响的参考文献，详见第960页**胃肠药**；对茶碱无影响的参考文献，详见第1106页。注册药品信息声明，服用泮托拉唑和华法林患者凝血酶原时间延长已有一些报道，但也有报告提示本品对华法林无影响，详见第1373页。由于甲氨蝶呤与泮托拉唑合用，而出现严重全身性肌痛和骨痛的报道，详见第715页**胃肠药**。

药动学

口服泮托拉唑吸收迅速，血浆药物浓度达峰时间2～2.5h。本品口服肠溶片剂的生物利用度约为77%，并且单次或多次给药没有差异。泮托拉唑血浆蛋白结合率约为98%。肝内广泛代谢，主要经细胞色素P450同工酶CYP2C19代谢为去甲泮托拉唑；少量药物也经CYP3A4、CYP2D6以及CYP2C9代谢。代谢产物主要（约80%）经尿排泄，剩余部分经胆汁由粪便排泄。终末消除半衰期约为1h，肝损伤的患者则延长；肝硬化患者的半衰期为3～6h。虽然已报道慢代谢者消除半衰期为3.5～10h（也参见**奥美拉唑的代谢**项下，第1676页），但每日1次的剂量也会出现最低蓄积量。

1. Pue MA, *et al.* Pharmacokinetics of pantoprazole following single intravenous and oral administration to healthy male subjects. *Eur J Clin Pharmacol* 1993; **44:** 575–8.
2. Kearns GL, *et al.* Single-dose pharmacokinetics of oral and intravenous pantoprazole in children and adolescents. *J Clin Pharmacol* 2008; **48:** 1356–65.

生物利用度 泮托拉唑的碳酸氢钠混悬剂吸收迅速，血浆峰浓度与片剂相当。但是，混悬剂生物利用度比片剂低约25%；碳酸氢钠使用量会影响生物利用度[1]。

1. Ferron GM, *et al.* Oral bioavailability of pantoprazole suspended in sodium bicarbonate solution. *Am J Health-Syst Pharm* 2003; **60:** 1324–9.

用途和用法

泮托拉唑是一种质子泵抑制药，其作用和用法与奥美拉唑（第1676页）相似。它以钠盐给药，但以碱基计量。泮托拉唑钠11.28mg约相当于10mg泮托拉唑。每日1次，晨服。

治疗**胃食管反流**（第1618页）时，泮托拉唑常用口服剂量为每次20～40mg，每日1次，治疗4周，必要时可长达8周；在美国，治愈糜烂性食管炎，允许疗程不超过16周。维持治疗时，可继续采用每日20～40mg的剂量。复发症状可根据需要每日给予20mg。

治疗**消化性溃疡**（第1624页），泮托拉唑常用剂量为每次40mg，每日1次。治疗十二指肠溃疡的疗程为2～4周，良性胃溃疡的疗程为4～8周。根除幽门螺杆菌时，三联治疗方案1周：泮托拉唑应与两种抗菌药合用。有效治疗方案包括泮托拉唑每次40mg，每日2次联合克拉霉素每次500mg，每日2次和阿莫西林每次1g，每日2次，或与克拉霉素联用每次250mg，每日2次以及甲硝唑每次400mg，每日2次。

预防**NSAIDs相关性溃疡**，患者可每日服用20mg。

治疗病理性过度分泌疾病，如**Zollinger-Ellison综合征**（第1625页），泮托拉唑初始剂量为每日80mg，根据需要调整剂量。每日剂量不超过240mg。每日剂量超过80mg，应分2次给药。

经胃肠外给药剂量

泮托拉唑也可用钠盐静脉给药，给药方式为缓慢注射或短时间推注，给药时间为2～15min。治疗消化性溃疡和胃食管反流，推荐剂量为每日40mg。治疗Zollinger-Ellison综合征，推荐剂量为每日80mg，分1次或2次给药；最大剂量不超过240mg，分次给药。患者应尽快调整为口服治疗。

肝损伤患者使用泮托拉唑应减少剂量（详见下文）。

1. Anonymous. Pantoprazole—a third proton pump inhibitor. *Drug Ther Bull* 1997; **35:** 93–4.
2. Poole P. Pantoprazole. *Am J Health-Syst Pharm* 2001; **58:** 999–1008.
3. Cheer SM, *et al.* Pantoprazole: an update of its pharmacological properties and therapeutic use in the management of acid-related disorders. *Drugs* 2003; **63:** 101–32.
4. Gisbert JP, *et al.* Pantoprazole based therapies in Helicobacter pylori eradication: a systematic review and meta-analysis. *Eur J Gastroenterol Hepatol* 2004; **16:** 89–99.
5. Lehmann FS, Beglinger C. Role of pantoprazole in the treatment of gastro-oesophageal reflux disease. *Expert Opin Pharmacother* 2005; **6:** 93–104.

用法 泮托拉唑加入0.9%氯化钠注射液10ml静脉给药2min与加入0.9%氯化钠注射液100ml给药15min的安全性、耐受性相似[1]。

1. Micalizzi M, *et al.* Comparative tolerability of 2- and 15-minute intravenous infusions of pantoprazole. *Am J Health-Syst Pharm* 2007; **64:** 1822–6.

在肝损伤中的用法 严重肝损伤患者使用泮托拉唑需减少剂量，或隔日给药。推荐最大剂量为20mg，或40mg隔日给药。肝损伤患者40mg以上剂量无研究，治疗期间应该监测肝酶水平，如果升高则应停药。

在肾损伤中的用法 大多数研究并未发现肾损伤患者泮托拉唑药动学的改变[1]，同时英国和美国注册药品信息均未推荐肾损伤者需调整剂量；然而，某些英国文献资料，包括*BNF 59*建议口服每日最大剂量40mg时应进行监测。

1. Cheer SM, *et al.* Pantoprazole: an update of its pharmacological properties and therapeutic use in the management of acid-related disorders. *Drugs* 2003; **63:** 101–132.

制剂

USP 33: Pantoprazole Sodium Delayed-Release Tablets.

专利制剂

Arg.: Gastromax; Pangest; Pantaltius; Pantocas; Pantop; Pantus; Peptazol; Sipar; Supracam; Ulserch†; ***Austral.:*** Somac; ***Austria:*** Pantoloc; Zurcal; ***Belg.:*** Pantozol; Zurcale; ***Braz.:*** Gastropan; Noprop†; Pantocal; Pantopaz†; Pantozol; Pantrat; Peptovit†; Ziprol; Zurcal; ***Canad.:*** Panto; Pantoloc; Tecta; ***Chile:*** Singastril†; Ulcemex; Zurcal; ***Cz.:*** Apo-Panto; Controloc; Nolpaza; Panogastin; Pantecta; Pantoloc; Pantozol; Pantul; Somac; ***Denm.:*** Pantoloc; ***Fin.:*** Somac; ***Fr.:*** Eupantol; Inipomp; Pantozol; ***Ger.:*** Pantozol; Rifun; ***Gr.:*** Controloc; Pantosec; Ulcened; Ulceron; Zurcazol; ***Hong Kong:*** Pantoloc; ***Hung.:*** Controloc; Gerprazol; Noacid; Nolpaza; Pafenon; Panogastin; Pantacid; Pantomed; Pazolexa; Zeladrol; Zimpax; ***India:*** Eracid; Pantodac; Pantop; Pantosec; Pentaloc; Praize; ***Indon.:*** Caprol; Panso; Pantozol; Pepzol; ***Irl.:*** Controloc Control; Nolpaza; Pantecta; Pantium; Pantoflux; Pantoloc; Pantozol Control; Pantup; Protium; Protizole; Somac; Zolepant; ***Israel:*** Controloc; ***Ital.:*** Pantecta; Pantopan; Pantorc; Peptazol; ***Malaysia:*** Controloc; ***Mex.:*** Panmicid; Pantozol; Peucetol; Prazolan; Supacid; Tecta; Tevozol; Zolpeptid; Zolpra; Zoltum; Zurcal; ***Neth.:*** Pantorc; Pantozol; ***Norw.:*** Somac; ***NZ:*** Pantocid; Somac; ***Philipp.:*** Pantazol; Pantocar; Pantoloc; Pantoprix; Ulcepraz; ***Pol.:*** Anesteloc; Contix; Controloc; IPP; Noacid; Nolpaza; Panogastin; Panzol; ***Port.:*** Apton; Panbrabene; Panrazol; Pantoc; Panzat; Pranzol; Praoz†; Prazomyl; Rarozol; Zamol; Zurcal; ***Rus.:*** Controloc (Контролок); Nolpaza (Нольпаза); Panum (Панум); Peptazol (Пептазол); Sunpraz (Санпраз); Zipantola (Зипантола); ***S.Afr.:*** Controloc; Pantocid; Pantoloc; Topzole; ***Singapore:*** Controloc; ***Spain:*** Anagastra; Pantecta; Pantocarm†; Ulcotenal; ***Swed.:*** Pantoloc; ***Switz.:*** Pantozol; Zurcal; ***Thai.:*** Controloc; ***Turk.:*** Gastrazol; Pandev; Panthec; Panto; Pantpas; Protech; Protinum; Protonex; Pulcet; Ulcoreks; ***UK:*** Pantoloc Control; Protium; ***Ukr.:*** Controloc (Контролок); Pantosandoz (Пантосандоз); Penta (Пента); Pulcet (Пульцет); ***USA:*** Protonix; ***Venez.:*** Pantop.

多组分制剂 ***Austral.:*** Somac-MA†; ***Austria:*** Helipac†; ***Ger.:*** ZacPac; ***India:*** Pantosec D; Praize-D; ***Malaysia:*** Klacid HP 7; ***Neth.:*** PantoPAC.

Pargeverine Hydrochloride (*rINNM*) 盐酸帕吉维林

Pargeverina, hidrocloruro de; Pargévérine, Chlorhydrate de; Pargeverini Hydrochloridum; Propinox Hydrochloride. 2-(Dimethylamino)ethyldiphenyl(2-propynyloxy)acetate hydrochloride.

Пargeверина Гидрохлорид

$C_{21}H_{23}NO_3,HCl = 373.9$.

CAS — 13479-13-5 (pargeverine); 2765-97-1 (pargeverine hydrochloride).

UNII — XT63P694CJ.

(pargeverine)

简介

帕吉维林有抗毒蕈碱作用和平滑肌松弛作用，用于治疗胃肠道和平滑肌痉挛。

制剂

专利制剂

Arg.: Becebuen Gotas; Nova Paratropina; Sertal; ***Chile:*** Bevitex; Bramedil; Pasmocalm†; Plazolit; Viadil; Viplan; Viproxil; ***Mex.:*** Bipasmin; Plidan; ***Port.:*** Vagopax; ***Venez.:*** Plidan.

多组分制剂 ***Arg.:*** Apasmo Compuesto; Becebuen Compuesto; Binvex; Espasmo Dolex; Nova Paratropina Compositum; Propalgin; Sertal Compuesto; ***Chile:*** Bramedil Compuesto; Scopanil; Viadil Compuesto; Viplan Compuesto; Viproxil Compuesto; ***Mex.:*** Firac Plus; Plidan Compuesto; ***Venez.:*** Dologinex; Plidan Compuesto.

Pentaerythritol 季戊四醇

Pentaeritritol; Tetramethylolmethane. 2,2-Bis(hydroxymethyl)-propane-1,3-diol.

Пентаэритритол

$C_5H_{12}O_4 = 136.1$.

CAS — 115-77-5.

ATC Vet — QA06AD14.

UNII — SU420W1S6N.

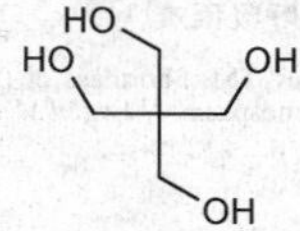

简介

季戊四醇是一种渗透性缓泻药，用于治疗便秘（第1616页），每日口服5～15g。

制剂

专利制剂

Fr.: Auxitrans; Hydrafuca†.

Peppermint Leaf 薄荷叶

Black Mint; Borsosmentalevél; Hoja de Menta; Hortelã-Pimenta; Liść mięty pieprzowej; List máty peprné; Menta piperita, hoja de; Menth. Pip.; Mentha Piperita; Menthae piperitae folium; Menthe Poivrée; Menthe poivrée, feuille de; Pepparmyntblad; Peppermint; Pfefferminzblätter; Piparmintunlehti; Pipirmėčių lapai; White Mint.

Листья Мяты Перечной

ATC Herb — HA03AW5039 (Mentha x piperita: leaf).

Pharmacopoeias. In *Eur.* (see p.vii), which also includes the dry extract. Also in *USNF.*

Ph. Eur. 6.8（Peppermint Leaf） 整片或切碎的干薄荷（Mentha piperita）叶，如为整片，精油含量不低于1.2%（v/w）；如为碎片，精油含量不低于0.9%（v/w）。有特殊性刺鼻和特殊芳香臭。避光。

USNF 28（Peppermint） 薄荷的干叶和花顶。有芳香特殊臭和辣味，可在口中产生清凉感觉。

Peppermint Oil 薄荷油

Aceite esencial de menta; Borsosmentaolaj; Essence de Menthe Poivrée; Essência de Hortelã-Pimenta; Menta piperita, aceite esencial de; Menthae piperitae aetheroleum; Menthae Piperitae Etheroleum; Menthe poivrée, huile essentielle de; Nane Yağı; Ol. Menth. Pip.; Olejek miętowy; Oleum Menthae Piperitae; Pepparmyntolja; Pfefferminzöl; Piparminttuöljy; Pipirmėčių eterinis aliejus; Silice máty peprné.

Масло Мяты Перечной

CAS — 8006-90-4.

ATC Herb — HD04AW5002 (Mentha x piperita: essential oil); HA03AW5038 (Mentha x piperita: essential oil).

UNII — AV092KU4JH.

Pharmacopoeias. In *Eur.* (see p.vii). Also in *USNF.*

Ph. Eur. 6.8（Peppermint Oil） 可通过薄荷开花植株新鲜的地上部分蒸馏获得。薄荷醇含量为30.0%～55.0%、薄荷酮14.0%～32.0%、醋酸薄荷酯2.8%～10.0%、桉叶素3.5%～14.0%、异薄荷酮1.5%～10.0%、薄荷呋喃1.0%～9.0%、柠檬精油1.0%～5.0%、长叶薄荷酮含量不超过4.0%，香芹酮不超过1.0%。桉叶素和柠檬油精含量比值大于2。

无色、淡黄色或淡黄绿色的液体，具有特殊臭，并伴有清凉感。易与乙醇和二氯甲烷混合。贮藏于密闭容器中。避光，阴凉贮藏。

USNF 28（Peppermint Oil） 挥发油，薄荷开花植株新鲜的地上部分经水蒸气蒸馏后，蒸馏液精馏，经部分分离薄荷醇。以酯计算的醋酸薄荷酯产量不低于5%，总薄荷醇，包括薄荷酯和游离薄荷醇不低于50%。

无色或淡黄色液体，有浓烈、刺鼻特殊臭和辣味，并在口腔吸入空气时，伴有清凉感。溶于70%乙醇（1∶3），溶液有淡乳白光。贮藏于密闭容器中，温度不超过40°。

贮藏 Pharmaceutical Society of Great Britain's Department of Pharmaceutical Sciences 发现 PVC 瓶中放入薄荷油后迅速软化、变形，因此不应放入 PVC 瓶中[1]。

1. Department of Pharmaceutical Sciences of the Pharmaceutical Society of Great Britain. Plastic medicine bottles of rigid PVC. *Pharm J* 1973; **210:** 100.

不良反应和处置

薄荷油可能具有刺激性，很少引起超敏反应。已报道的不良反应包括皮肤红斑丘疹、头痛、心动过缓、肌肉震颤和共济失调。烧心也有报道。

对心血管系统的影响 2名嗜好"薄荷"的患者发生了特发性心房纤颤。停止应用薄荷后，恢复正常心律[1]。

1. Thomas JG. Peppermint fibrillation. *Lancet* 1962; **i:** 222.

超敏反应 以薄荷或鹿蹄草为调味剂的牙膏可加重哮喘，产生哮鸣音和呼吸困难[1]。

1. Spurlock BW, Dailey TM. Shortness of (fresh) breath—toothpaste-induced bronchospasm. *N Engl J Med* 1990; **323:** 1845–6.

药物相互作用

当薄荷油和乙醇同用时，更容易发生不良反应。含薄荷油的肠溶衣胶囊不应在饭后立即服用或与抗酸药同服。有证据表明薄荷油可抑制细胞色素 P450 同工酶 CYP3A4，从而影响经此酶代谢药物的清除率。

1. Dresser GK, *et al.* Evaluation of peppermint oil and ascorbyl palmitate as inhibitors of cytochrome P4503A4 activity in vitro and in vivo. *Clin Pharmacol Ther* 2002; **72:** 247–55.

用途和用法

薄荷油为芳香性的祛风剂，可舒张胃肠道平滑肌，缓解胃肠胀气和绞痛。含有薄荷油的肠溶衣胶囊可用于缓解肠易激综合征或继发于其他疾病的胃肠道痉挛。常用口服剂量为每次0.2ml，每日3次（必要时可增加到0.4ml，每日3次），口服疗程2～3个月。应在餐前整粒吞服，不要咀嚼。

薄荷油也作为芳香剂，与其他挥发性药物制成制剂治疗呼吸道疾病。也可用于芳香治疗。

薄荷叶（制备薄荷油的原料）也可用作胃肠道的祛风剂和香料。

胃肠道疾病 薄荷脑（薄荷油的主要组成部分，见第2276）与钙通道阻滞药对平滑肌有相似作用，例如对人肠道的作用[1]。关于薄荷油在肠易激综合征（第1621页）中应用的综述中[2,3]，认为其益处是有证据支持的。

因薄荷油对胃肠道有松弛作用，故可缓解内镜检查的痉挛，给药方式为将溶解了的薄荷油通过内镜附属管道直接加入肠腔中。有报道认为：结肠镜检查时使用薄荷油有效[4]；上消化道内镜检查时使用薄荷油，可能比肌内注射丁基东莨菪碱更有效[5]。有人试用将薄荷油添加到钡灌肠剂中，似可减轻平滑肌痉挛[6,7]，降低静脉给予解痉药的需要[6]。

1. Grigoleit H-G, Grigoleit P. Pharmacology and preclinical pharmacokinetics of peppermint oil. *Phytomedicine* 2005; **12:** 612–16.
2. Pittler MH, Ernst E. Peppermint oil for irritable bowel syndrome: a critical review and metaanalysis. *Am J Gastroenterol* 1998; **93:** 1131–5.
3. Grigoleit H-G, Grigoleit P. Peppermint oil in irritable bowel syndrome. *Phytomedicine* 2005; **12:** 601–6.
4. Asao T, *et al.* An easy method for the intraluminal administration of peppermint oil before colonoscopy and its effectiveness in reducing colonic spasm. *Gastrointest Endosc* 2001; **53:** 172–7.
5. Hiki N, *et al.* Peppermint oil reduces gastric spasm during upper endoscopy: a randomized, double-blind, double-dummy controlled trial. *Gastrointest Endosc* 2003; **57:** 475–82.
6. Sparks MJW, *et al.* Does peppermint oil relieve spasm during barium enema? *Br J Radiol* 1995; **68:** 841–3.
7. Asao T, *et al.* Spasmolytic effect of peppermint oil in barium during double-contrast barium enema compared with Buscopan. *Clin Radiol* 2003; **58:** 301–5.

乳头疼痛 有证据表明哺乳妇女哺乳后局部应用薄荷水有助于防止乳头破裂和疼痛[1]。

1. Sayyah Melli M, *et al.* Effect of peppermint water on prevention of nipple cracks in lactating primiparous women: a randomized controlled trial. *Int Breastfeed J* 2007; **2:** 7.

制剂

BP 2010: Concentrated Peppermint Emulsion; Gastro-resistant Peppermint Oil Capsules; Peppermint Spirit;
USNF 28: Peppermint Water;
USP 33: Peppermint Spirit.

专利制剂

Austral.: Mintec; ***Austria:*** Colpermin; Medicalm; ***Cz.:*** China-Oel†; Colpermin; Gallentee†; Ki-Min-To†; Mata Piepoma†; Matovy; Nat Maty Pepme; ***Fr.:*** Locabiotal; ***Ger.:*** Chiana†; China-Oel†; Euminz; Inspirol Heilpflanzenol; Medacalm†; Mentacur†; spasmo gallo sanol N; Wildkrauterol special K; ***Gr.:*** Colpermin; ***Hong Kong:*** Colpermin; ***Hung.:*** China-Oil; Mentil; ***Irl.:*** Colpermin; ***Israel:*** China Oel; Colpermin; Po Sum On Medicated Oil; ***Ital.:*** Carmint; Mintoil; ***Mex.:*** Colpermin†; ***NZ:*** Mintec; ***Port.:*** Colominte; ***S.Afr.:*** Pepermentdruppels†; ***Singapore:*** Colpermin; ***Switz.:*** Chiana-Oel†; Colpermin; ***Thai.:*** Colpermin; Sahakarn Peppermint; ***Turk.:*** China Oel†; Colpermin; ***UK:*** Colpermin; Equilon Herbal; Mintec; Obbekjaers.

多组分制剂 ***Arg.:*** Arceligasol; Biliosan Compuesto†; Incaico Serenidad; Muelita; ***Austral.:*** Bosisto's Eucalyptus Inhalant; Crampeze Stomach Cramps; Digestaid; Digestive Aid; Goanna Heat Cream; Goanna Oil Liniment; Goanna Salve; Oralife Peppermint; PC Regulax†; Peritone; Psylli-Mucil Plus†; Vicks Vapodrops Blue Peppermints; ***Austria:*** Abfuhrtee St Severin; Amersan; Apozema; Baldracin; Bradosol; Emser Pastillen mit Menthol†; Eryval†; Eucarbon; Euka; Gallen- und Lebertee St Severin; Gallesyn neu; Gallesyn†; Iberogast; Kamillosan; Mag Kottas Krauterexpress Abfuhrtee†; Mentopin†; Midro Tee; Montalen†; Montana; Neo-Angin; Nerventee St Severin; Novocholin†; Parodontax; Sigman-Haustropfen; Spasmo Claim; Species nervinae†; The Chambard-Tee; Tiger Balsam Rot; ***Belg.:*** Olbas; ***Braz.:*** Antiphlogistine†; Camomila; Solvobil; ***Canad.:*** Amol; Anti Dyspepsia Digestive Aid; Cal Mo Dol; Calmapic; Clear Capsules; Digestol; Echinamide Cold and Cough; Eliminex; External Anti-Pain Oil; Floradix Kindervital; Formula T4; Honey Herb Cough Drops; Kaz; Magen- und Darmtee N; Original Herb Cough Drops; Pepsotol; Restorativ Glucosamine Muscle and Joint; Swiss Herb Cough Drops; Temple of Heaven; Tiger Balm Red; Tiger Balm Ultra†; Tiger Balm White; Vicks Vapo Steam; ***Chile:*** Agua del Carmen; Agua Melisa Carminativa; ***Cz.:*** Alvisan Neo; Amersan; Amol; Baldracin; Bio-Strath†; Blahungstee N†; Blasen- und Nierentee†; Bronchosan†; Cajova Smes pri Redukcni Diete†; Calmonal†; Cholagol; Contraspan†; Cynarosan†; Detska Cajova Smes; Detsky Caj s Hermankem; Dr Theiss Spitzwegerich Hustensaft†; Gynastan†; Hemoral†; Herbadent; Iberogast; Magen- und Darmtee N†; Mucoplant Jitrocelovy; Naturland Grosser Swedenbitter†; Neo-Angin; Neoseptolete; Nervova Cajova Smes; Persen; Pinosol; Projimava; Senalax; Septolete; Species Nervinae Planta; Species Pectorales Planta; Stoffwechseltee N†; Stomaran; Stopangin; The Salvat; Tiger Balm Rot†; Tormentan; Ungolen†; Urologicka Cajova Smes; Valofyt Neo†; Zaludecni Cajova Smes; Zlucnikova Cajova Smes; ***Fr.:*** Alkagin†; Aromadetox; Aromadigest; Aromasol; Aromavital; Azema; Cliptol Sport†; Diatisan; Elixir Bonjean; Gastrotisane; Gouttes aux Essences; Hepatoflorine; Hepatoum; Herbesan; Item Lentes†; Mediflor Digestive No 3; Ophtalmine; Pulmoll au menthol et a l'eucalyptus; Respirea; Santane C_6; Santane D_5; Santane F_{10}; Santane O1; Santane O_1 minceur; Santane R_8; Santane V_3; Tigridol; Tisane de Sante; ***Ger.:*** Amol Heilkrautergeist N; Bronchoforton; Carminativum Hofmann; Carminativum-Hetterich; Carmol Magen-Galle-Darm; Cholosom-Tee†; Dexa-Siozwo; Enteroplant; Ephepect-Pastillen N; Floradix Multipretten N; Gallexier; Gastrarctin N; Gastricholan-L; Gastrysat; Gutnacht†; Heumann Magentee Solu-Vetan; Heumann Verdauungstee Solu-Lipar; Hevert Stoffwechsel-Tee N; Hingfong-Essenz Hofmanns; Horvilan N†; Iberogast; Kamillosan Mundspray; Laryngsan; Lomatol†; Majocarmin-Tee†; Mint-Lysoform; Montana N; Nasulind; Nervencreme S†; Olbas; Optipect N†; Pascoventral; Repha-Os; Rheuma- und Schmerzsalbe; Salviathymol N; Siozwo; Stomachysat N†; Top-Sabona†; ***Hong Kong:*** Vita Coldycin Echinacea Plus; ***Hung.:*** Amol; Cholasyl; Enteroplant†; Fagifor†; Iberogast; Mensesyl; Mentachol; Montana; Pinosol; Pudin Haran; Rheuvit; Salus Multipretten; Septolete; Stompax; Szent Lukacs; ***India:*** Kamillosan-N; Sensur; ***Indon.:*** Balsam Sakti†; Best Balm†; Ika Sariawan; Lanagogum; Listerine Coolmint†; Nulacta; Nulacta Plus; OBH; Stomadon†; ***Irl.:*** Olbas; ***Israel:*** Davilla†; Jungborn; Lido Tea; Midro-Tea; ***Ital.:*** Altadrine Firming; Antipulmina†; Biocalm; Cadimint; Centeril H; Dentosan Azione Intensiva; Dentosan Mese; Dentosan Placca & Carie†; Emoform Alifresh; Flodolor; Florelax; Midro; Neuralta Migren; Pik Gel; Plurilac; Pumilene Vapo; Sclerovis H Plus; Sclerovis H†; Stimolfit†; Tisana Kelemata; Valda Propoli; ***Malaysia:*** Dandelion Complex†; Enzyme Digest; Neo-Healar†; ***Mex.:*** Balsamo Ifusa; Enterokan; ***Neth.:*** Herbesan; ***NZ:*** Oralife Peppermint; Snorenz; Toothache Drops†; ***Philipp.:*** Completia†; Kamillosan M; Listerine Coolmint; Lungcaire Plus; ***Pol.:*** Amol; Argol Grip; Argol Rheuma; Aromatol; Artecholin†; Artecholwex†; Cholavisol; Cholitol; Dentosept; Dentosept A; Diges-Tonic; Dyspepsin; Fortestomachicae; Gastrobonisol; Gastrosan fix; Guttae Stomachicae; Herbogastrin; Iberogast; Inhalol; Krople Zoladkowe; Melis-Tonic; Mentho-Paraffinol; Nervosan; Normosan; Olbas; Pectobonisol; Pelogel; Persen; Pinimentol; Pinosol†; Salviasept; Septolete; Septosan; Tabletki Przeciw Niestrawnosci; Tobacoff; ***Port.:*** Cholagutt†; Midro†; Servetinal†; ***Rus.:*** Bronchosan (Бронхосан); Cholagol (Холагол); Gastroguttal (Гастрогуттал); Herbion Drops for the Gallbladder (Гербион Капли Желчегонные); Inhalipt (Ингалипт); Olimetin (Олиметин)†; Parodontocide (Пародонтоцид); Passifit (Пассифит); Pectorales Species No 4 (Грудной Сбор 4); Persen (Персен); Phytonefrol (Фитонефрол); Pinosol (Пиносол); Sedativae Species No 2 (Седативный Сбор 2); Septogal (Септогал); Septolete (Септолете); Sleepex (Слипекс); Stopangin (Стопангин); Theraflex M (Терафлекс М); Valoserdin (Валосердин); ***S.Afr.:*** Alma; Clairo†; Oleum Rhinale Nasal Oil†; Oleum Salviae Comp†; ***Singapore:*** Enterokan†; Snoreeze; Stop Snoring; ***Spain:*** Co Bucal; Laxomax†; Natusor Aerofane†; Natusor Harpagosinol†; Natusor Hepavesical†; Natusor Renal†; Odontocromil c Sulfamida†; Piorlis; Regamint†; Sinus Inhalaciones; Solucion Schoum; Vitavox; ***Switz.:*** Antiphlogistine; Baldrisedon plus†; Baume de Chine Temple of Heaven blanc†; Boldocynara; Demo-Tussil; Echinarom; Enteroplant†; Flatulex; Huile Po-Ho A. Vogel; Iberogast; Kamillosan; Kernosan Huile de Massage; Kytta Gel†; Laxasan; Metabol; Muco-Dest†; Muco-Sana†; Muco-Trin†; Olbas; Parodontax†; Pasta boli; Penta; Phytomed Gastro†; PO-HO bleu; Sansilla†; Spagyrom; Tisane hepatique et biliaire; Tisane pour les problemes de prostate; Tisane pour les reins et la vessie; Tisane pour nourissons et enfants; Wiewohl; ***Thai.:*** Belacid; Bicobon; Carbomint; Caryopin; Delta Charcoal; Dumint; Gripe Mixture; Hot Ize; L-Dacin; Machto; Olympic Balm†; Peppermint Field; Pro ABS; Sahakarn Mist Stomachic; Siang Pure Oil; Solumag-D; Stomac†; U-Gesic Balm; ***Turk.:*** Bugumentol; Eucarbon; Mentoseptol; Neolet; Piyraleks; Sena-Oil; Snoreless; ***UK:*** Actonorm; Bio-Strath Artichoke Formula; Bio-Strath Valerian Formula; Bisma-Rex; Carbellon; Collis Browne's; Covonia Vapour Drops; De Witt's Antacid; Enzyme Digest; EP&C Essence; Fre-bre; Goodnight StopSnore; Hactos; Hill's Balsam Chesty Cough Pastilles; Hill's Balsam Extra Strong; Honey & Molasses; Jamaican Sarsaparilla; KLN; Life Drops; Migrastick; Nine Rubbing Oils; Olbas; PainEaze; Potters Strong Bronchial Catarrh Pastilles; Potters Sugar Free Cough Pastilles; Revitonil; Ricola; Slippery Elm Stomach Tablets; Snor-Away; Sudafed Inhalant Oil; Valonorm; Vesagex Heelbalm; Vocalzone; ***Ukr.:*** Angi Sept Dr Theiss (Анги Септ Др. Тайсс); Bronchosan (Бронхосан); Cholagol (Холагол); Corvaldinum (Корвалдин); Herbion Drops for the Gallbladder (Гербион Капли Желчегонные); Herbion Sedative Drops (Гербион Успокаивающие Капли); Iberogast (Иберогаст); Kofanol (Кофанол); Olesan (Олесан); Persen (Персен); Pinosol (Пиносол); Pinovit (Піновіт)†; Sedavit (Седавит); Septolete (Септолете); Stopangin (Стопангин); Theraflex M (Терафлекс М); Trivalumen (Тривалумен); Urolesan (Уролесан); ***USA:*** Dentiva; Flexall; Throat Discs.

顺势疗法制剂 ***Austral.:*** Cold & Flu Respatona Cough Relief†; ***Canad.:*** Cynara Complex; Lemon Balm; ***Fr.:*** Carominthe; Poconeol no 59; ***Switz.:*** Omida Gargaline†; ***UK:*** Catarrh Cream; Laxadoron; Medicinal Gargle; Oleum Rhinale.

Phenamazide Hydrochloride 盐酸非那齐特

Fenamazida, hidrocloruro de; Phenamacide Hydrochloride. (±)-α-Aminobenzeneacetic acid 3-methylbutyl ester hydrochloride.

Фенамацида Гидрохлорид

$C_{13}H_{19}NO_2,HCl = 257.8.$

CAS — 84580-27-8 (phenamazide); 31031-74-0 (phenamazide hydrochloride).

UNII — 6X7522VT4B.

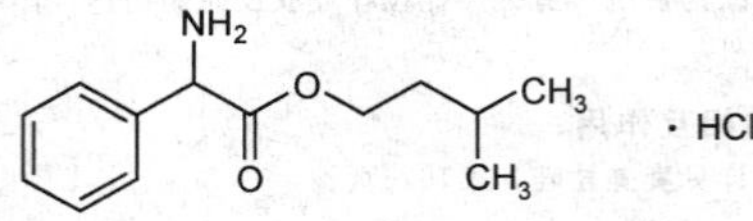

简介

盐酸非那齐特为抗毒蕈碱药，作用和阿托品相似（第1176页）。以盐酸盐形式给药，治疗内脏痉挛。

制剂

专利制剂

Ger.: Aklonin†.

Phenolphthalein（*BAN*，*rINN*）酚酞

Dihydroxyphthalophenone; Fenolftalein; Fenolftaleína; Fenolftaleínas; Fenoliftaleiini; Fenoloftaleina; Phénolphtaléine; Phenolphthaleinum; Phenolphthaleinum. 3,3-Bis(4-hydroxyphenyl)-phthalide.

Фенолфталеин

$C_{20}H_{14}O_4 = 318.3.$

CAS — 77-09-8.

ATC — A06AB04.

ATC Vet — QA06AB04.

UNII — 6QK969R2IF.

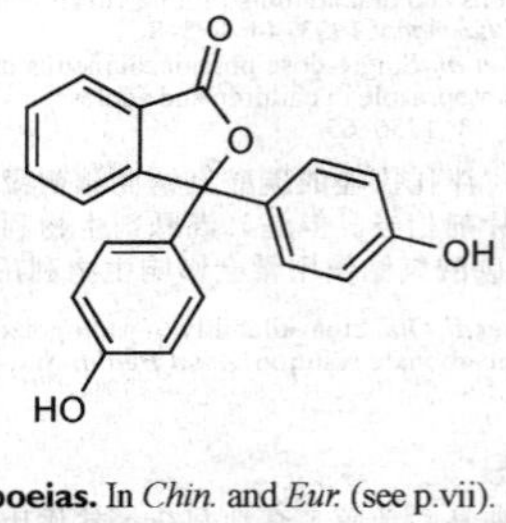

Pharmacopoeias. In *Chin.* and *Eur.* (see p.vii).

Ph. Eur. 6. 8（Phenolphthalein） 白色或类白色粉末。几乎不溶于水；可溶于乙醇。避光。

不良反应和注意事项

参见比沙可啶（第1631页），可发生超敏反应，通常为皮疹或丘疹。可使碱性尿液变成粉红色。非常高剂量的酚酞可诱发大鼠或小鼠肿瘤；但这不能成为导致人类肿瘤的证据，但由于对其长期应用安全性的担心，含有酚酞的产品在很多国家都已撤市。

对皮肤的影响 皮肤反应的报道包括固定型药疹[1,2]、多形红斑[1,3]和中毒性表皮坏死松解症[4,5]。

1. Baer RL, Harris H. Types of cutaneous reactions to drugs. *JAMA* 1967; **202:** 710–13.
2. Savin JA. Current causes of fixed drug eruptions. *Br J Dermatol* 1970; **83:** 546–9.
3. Shelley WB, *et al.* Demonstration of intercellular immunofluorescence and epidermal hysteresis in bullous fixed drug eruption due to phenolphthalein. *Br J Dermatol* 1972; **86:** 118–25.
4. Kar PK, *et al.* Toxic epidermal necrolysis in a patient induced by phenolphthalein. *J Indian Med Assoc* 1986; **84:** 189–93.
5. Artymowicz RJ, *et al.* Phenolphthalein-induced toxic epidermal necrolysis. *Ann Pharmacother* 1997; **31:** 1157–9.

过量 酚酞过量最常见催泻过度，可能需补充体液和电解质。然而，1名34岁男性发生急性胰腺炎，这可能与他意外服用2g酚酞有关。后来患者完全恢复，没有胰腺炎后遗症[1]。1名服毒患者服用了数量不明含酚酞的缓泻剂，出现弥散性血管内凝血、大面积肝损伤、肺水肿、肾衰竭和心肌损伤等多器官衰竭，但诊断可能存

在问题。尽管进行了重症监护，患者仍死亡[2]。

1. Lambrianides AL, Rosin RD. Acute pancreatitis complicating excessive intake of phenolphthalein. *Postgrad Med J* 1984; **60:** 491–2.
2. Sidhu PS, *et al.* Fatal phenolphthalein poisoning with fulminant hepatic failure and disseminated intravascular coagulation. *Hum Toxicol* 1989; **8:** 381–4.

药动学

口服酚酞后，15%以上经尿排泄。存在肠肝循环，吸收药物与葡萄糖醛酸结合分泌入胆汁中。消除可能需数天。

用途和用法

酚酞为二苯基甲烷类刺激性泻药，用于治疗便秘（第1616页），也用于肠道检查或外科手术前肠道排空。啮齿类动物致癌报道后，因为担心酚酞潜在致癌作用，许多国家已停止使用。

丸剂或片剂给药，在液状石蜡中呈乳状。黄酚酞为不纯品，用法同酚酞。

制剂

专利制剂

Arg.: Fructines; ***Cz.:*** Confetto Falqui†; ***Israel:*** Easylax; ***S.Afr.:*** Brooklax†; Dr Mackenzies Veinoids†; Laxador†; Laxene†; SB Strong-Lax†; Super-Tabs†; Surge†; ***Switz.:*** Reguletts†; ***Thai.:*** Phenolax; Regulim; ***Turk.:*** Alin; Laksafenol; ***Venez.:*** Agarolax†.

多组分制剂 ***Arg.:*** Cascara Sagrada Bouzen†; Genolaxante; Veracolate†; ***Austral.:*** Ford Pills†; ***Austria:*** Waldheim Abfuhrdragees forte; ***Belg.:*** Grains de Vals†; ***Braz.:*** Emagrex†; Fenogar†; Manolio†; Obesidex†; Obesifran†; Prisoventril†; ***Chile:*** Agarol†; Bulgarolax†; Fenokomp 39; Oblax A-1-1; ***Hung.:*** Artin†; Bilagit†; ***India:*** Jetomisol-P; ***Indon.:*** Laxadine†; ***Israel:*** Laxative Comp; Laxative†; ***Port.:*** Byl†; Doce Alivio; ***S.Afr.:*** Brooklax Pills†; Redupon†; SB 3 Triple Action Pills†; ***Spain:*** Laxante Bescansa Aloico; Mahiou†; ***Switz.:*** Paragar; ***Thai.:*** Anson; Emulax; Heroanson; Patarcolate; Taeniacide; Veracolate†; Zenda; ***Turk.:*** Fenolaks; Karboseptin; Musilaks; ***UK:*** Fam-Lax; ***USA:*** Agoral; ***Venez.:*** Agarol†.

Pipenzolate Bromide (*BAN*, *rINN*) 溴哌喷酯

Bromuro de pipenzolato; Pipenzolat Bromür; Pipenzolate, Bromure de; Pipenzolate Methylbromide; Pipenzolati Bromidum. 3-Benziloyloxy-1-ethyl-1-methylpiperidinium bromide.

Пипензолата Бромид

$C_{22}H_{28}BrNO_3$ = 434.4.

CAS — 13473-38-6 (pipenzolate); 125-51-9 (pipenzolate bromide).

ATC — A03AB14.

ATC Vet — QA03AB14.

UNII — JPX41DUS2B.

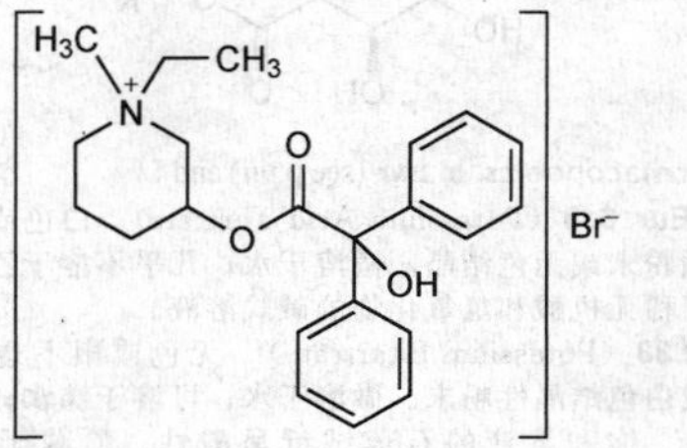

简介

溴哌喷酯为季铵类抗毒蕈碱药，外周作用和阿托品相似（第1176页），用于以平滑肌痉挛为主要症状的胃肠道疾病的辅助治疗。

制剂

专利制剂

Ger.: Cholspas; Ila-med m†; ***Hong Kong:*** Uni-Zolate; ***Mex.:*** Expal†; Pipzen; ***Turk.:*** Piptalin.

多组分制剂 ***Chile:*** Baldmin; Gasorbol; Sinpasmon; ***Hong Kong:*** Infant-Sed; ***Indon.:*** Piptal; ***Mex.:*** Espasal; Espasin†; Expal Compuesto; Finprob; ***Turk.:*** Asilon; Libkol; ***UAE:*** Alinal†.

Piperidolate Hydrochloride (*BANM*, *rINNM*) 盐酸哌立度酯

Hidrocloruro de piperidolato; Pipéridolate, Chlorhydrate de; Piperidolati Hydrochloridum. 1-Ethyl-3-piperidyl diphenylacetate hydrochloride.

Пиперидолата Гидрохлорид

$C_{21}H_{25}NO_2,HCl$ = 359.9.

CAS — 82-98-4 (piperidolate); 129-77-1 (piperidolate hydrochloride).

ATC — A03AA30.

ATC Vet — QA03AA30.

UNII — 57UA660ILV.

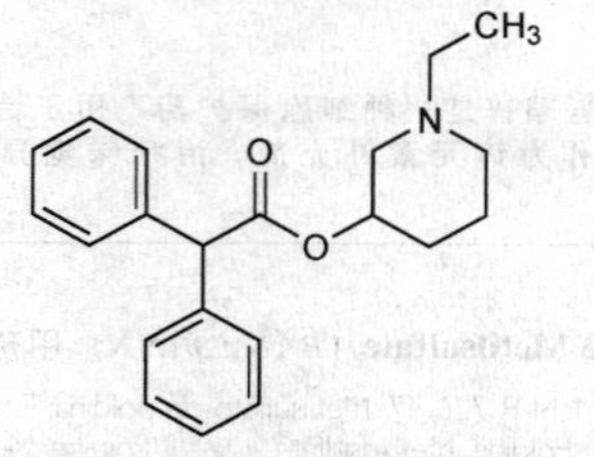

(*piperidolate*)

简介

盐酸哌立度酯为叔胺类抗毒蕈碱药，作用和阿托品类似（第1176页）。用于胃肠道疾病引起的平滑肌痉挛的对症治疗。

制剂

专利制剂

Jpn: Dactiran; ***Mex.:*** Dactil OB.

多组分制剂 ***Braz.:*** Dactil OB.

Pipethanate Ethobromide (*rINNM*) 乙溴哌沙酯

Ethylpipethanate Bromide; Etobromuro de pipetanato; Piperilate Ethobromide; Pipéthanate, Etobromure de; Pipethanati Ethobromidum. 1-(2-Benziloyloxyethyl)-1-ethylpiperidinium bromide.

Пипетаната Этобромид

$C_{23}H_{30}BrNO_3$ = 448.4.

CAS — 4546-39-8 (pipethanate); 23182-46-9 (pipethanate ethobromide).

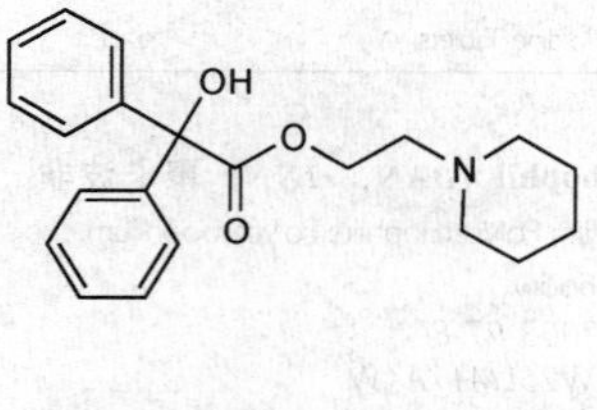

(*pipethanate*)

简介

乙溴哌沙酯为抗毒蕈碱药，作用和阿托品相似（第1176页）。用于内脏痉挛的对症治疗，每日口服剂量最大为160mg，分次服用。也用于肌内注射或静脉注射，剂量为每日10～20mg；也可直肠给药。

制剂

专利制剂

Chile: Nospasmin; ***Ital.:*** Spasmodil; ***Venez.:*** Flespan.

多组分制剂 ***Chile:*** Nospasmin Compuesto.

Pirenzepine Hydrochloride (*BANM*, *USAN*, *rINNM*) 盐酸哌仑西平

Hidrocloruro de pirenzepina; LS-519 (pirenzepine); LS-519-Cl2; Pirentsepiinidihydrokloridimonohydraatti; Pirenzepin-dihidrokloridmonohidrát; Pirenzepin-dihydrochlorid monohydrát; Pirenzepindihydrokloridmonohydrat; Pirenzépine, Chlorhydrate de; Pirenzépine (dichlorhydrate de) monohydraté; Pirenzepini dihydrochloridum monohydricum; Pirenzepini Hydrochloridum; Pirenzepino dihidrochloridas monohidratas. 5,11-Dihydro-11-(4-methylpiperazin-1-ylacetyl)pyrido[2,3-*b*][1,4]benzodiazepin-6-one dihydrochloride monohydrate.

Пирензепина Гидрохлорид

$C_{19}H_{21}N_5O_2,2HCl,H_2O$ = 442.3.

CAS — 28797-61-7 (pirenzepine); 29868-97-1 (pirenzepine hydrochloride).

ATC — A02BX03.

ATC Vet — QA02BX03.

UNII — 10YM403FLS.

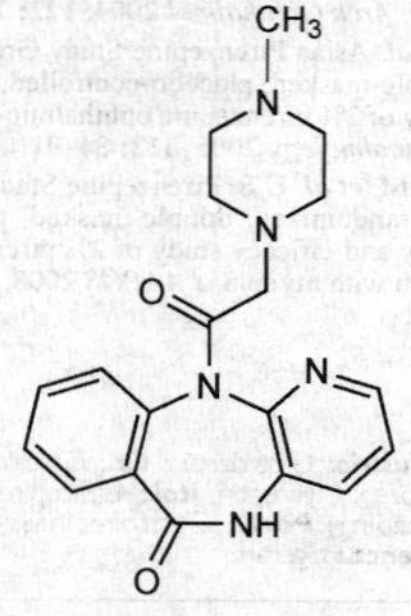

(*pirenzepine*)

Pharmacopoeias. In *Eur.* (see p.vii) and *Jpn.*

Ph. Eur. 6.8 （Pirenzepine Dihydrochloride Monohydrate; Pirenzepine Hydrochloride BP 2010） 白色或淡黄色结晶性粉末。易溶于水；极微溶于无水乙醇；几乎不溶于二氯甲烷；微溶于甲醇。10%水溶液的pH值为1.0～2.0。避光。

不良反应和注意事项

抗毒蕈不良反应，如口干和视物模糊已有报道，但发生频率比阿托品低（第1176页）。肾损伤，特别是终末期肾衰竭患者慎用。

对血液的影响 1位患者出现血小板减少，另1位患者出现粒细胞减少，可能与使用哌仑西平有关[1]。

1. Stricker BHC, *et al.* Blood disorders associated with pirenzepine. *BMJ* 1986; **293:** 1074.

药物相互作用

参见抗毒蕈碱药概述中药物相互作用（参见硫酸阿托品，第1176页）。

药动学

胃肠道吸收，生物利用度只有20%～30%；与食物同服，可下降到10%～20%。哌仑西平很少被代谢。10%的口服剂量以原形从尿液中排出，其余由粪便排出。

哌仑西平消除半衰期大约为12h，血浆蛋白结合率约为12%。很少通过血脑屏障，只有极少量可出现在乳汁中。

肾损伤 在肾损伤患者中，哌仑西平肾清除率和总的血浆清除率随肾损伤程度成比例明显降低[1,2]，半衰期从14h增加到20h[1～3]。哌仑西平的血浆浓度在透析期间可减少50%[2,3]。

1. Krakamp B, *et al.* Steady-state intravenous pharmacokinetics of pirenzepine in patients with hepatic insufficiency and combined renal- and hepatic insufficiency. *Eur J Clin Pharmacol* 1989; **36:** 71–3.
2. Krakamp B, *et al.* Steady-state intravenous pharmacokinetics of pirenzepine in patients with differing degrees of renal dysfunction. *Eur J Clin Pharmacol* 1989; **36:** 75–8.
3. MacGregor T, *et al.* Oral pharmacokinetics of pirenzepine in patients with chronic renal insufficiency, failure, and maintenance haemodialysis. *Eur J Clin Pharmacol* 1990; **38:** 405–6.

用途和用法

哌仑西平为选择性作用于M_1受体的叔胺盐类抗毒蕈碱药。对胃黏膜具有选择性作用，可引起胃酸分泌减少；也可减少胃泌素的分泌。治疗量很少对其他部位产生抗毒蕈碱作用。

盐酸哌仑西平用于消化性溃疡的治疗（第1624页），通常口服50mg，每日2～3次，用药4～6周。也可缓慢静注或肌内注射，剂量为每12h给予10mg。

近视 在儿童中开展了哌仑西平眼用凝胶减缓近视进展作用的研究[1～4]。在一项纳入353名近视儿童的研究中[3]，用2%哌仑西平凝胶每日1～2次滴入下眼睑内治疗1年，近视进展减缓与使用哌仑西平相关：在治疗第12个月，每日1次或2次应用哌仑西平儿童近视进展的平均值分别为0.70屈光度和0.47屈光度，而用安慰剂儿童为0.84屈光度。哌仑西平眼用凝胶通常耐受性很好，最常见的不良反应是眼睑内出现乳头或滤泡、调节异常，例如瞳孔放大或睫状肌麻痹。在55名未能完成研究的患者中，31名是因为不良反应发生所致。

1. Bartlett JD, *et al.* A tolerability study of pirenzepine ophthalmic gel in myopic children. *J Ocul Pharmacol Ther* 2003; **19:** 271–9.
2. Siatkowski RM, *et al.* US Pirenzepine Study Group. Safety and efficacy of 2% pirenzepine ophthalmic gel in children with myopia: a 1-year, multicenter, double-masked, placebo-controlled

parallel study. *Arch Ophthalmol* 2004; **122:** 1667–74.
3. Tan DTH, *et al.* Asian Pirenzepine Study Group. One-year multicenter, double-masked, placebo-controlled, parallel safety and efficacy study of 2% pirenzepine ophthalmic gel in children with myopia. *Ophthalmology* 2005; **112:** 84–91.
4. Siatkowski RM, *et al.* U.S. Pirenzepine Study Group. Two-year multicenter, randomized, double-masked, placebo-controlled, parallel safety and efficacy study of 2% pirenzepine ophthalmic gel in children with myopia. *J AAPOS* 2008; **12:** 332–9.

制剂

专利制剂

Arg.: Droxol†; ***Austria:*** Gastrozepin; ***Cz.:*** Gastrozepin†; ***Ger.:*** Gastrozepin; ***Gr.:*** Gastrozepin; Threptin; ***Ital.:*** Gastropiren†; ***Jpn:*** Gastrozepin; ***Neth.:*** Gastrozepin†; ***Port.:*** Gastrozepina†; ***Rus.:*** Gastrozepin (Гастроцепин); ***Venez.:*** Ligeral†.

Platyphylline Acid Tartrate 重酒石酸阔叶千里光碱

Platyphylline Bitartrate; Platyphyllini Hydrotartras. 1,2-Dihydro-12-hydroxysenecionan-11,16-dione hydrogen tartrate.

Платифиллина Битартрат

$C_{18}H_{27}NO_5,C_4H_6O_6$ = 487.5.

CAS — 480-78-4 (platyphylline); 1257-59-6 (platyphylline acid tartrate).

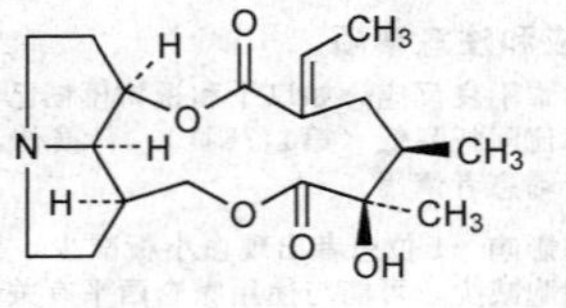

(platyphylline)

简介

重酒石酸阔叶千里光碱是一种吡咯双烷类碱，产自于阔叶千里光 *Senecio platyphyllus* 和其他千里光属。具有抗毒蕈碱样作用，在解痉剂中与罂粟碱合用。

Plaunotol (*rINN*) 普劳诺托

CS-684; Plaunotolum. (2*Z*,6*E*)-2-[(3*E*)-4,8-Dimethyl-3,7-nonadienyl]-6-methyl-2,6-octadiene-1,8-diol.

Плаунотол

$C_{20}H_{34}O_2$ = 306.5.

CAS — 64218-02-6.

UNII — MV715X4634.

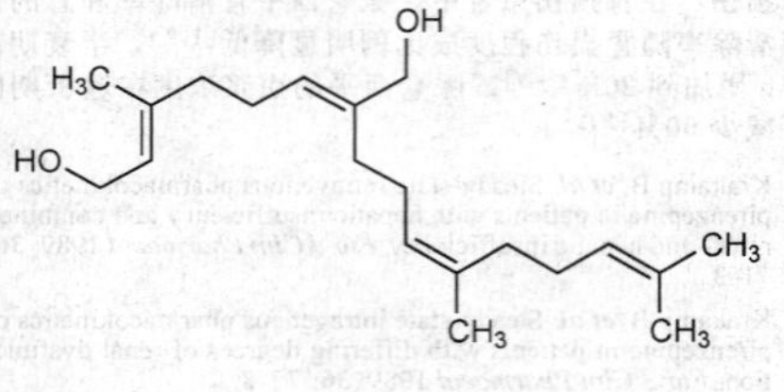

简介

普劳诺托是提取自泰国药用植物 plau-noi［巴豆 *Croton sublyratus*（大戟科）］的脂肪醇复合物。据报道具有细胞保护作用，用于治疗胃炎和消化性溃疡，口服每次 80mg，每日 3 次。

制剂

专利制剂

Jpn: Kelnac; ***Thai.:*** Kelnac†.

Polaprezinc (*rINN*) 聚普瑞锌

Polaprézinc; Polaprezincum; Z-103; Zinc-L-carnosine. *catena*-Poly{zinc-μ-[β-alanyl-L-histidinato(2-)-*N*,*N*^N,*O*:*N*^τ]}.

Полапрезинк

$(C_9H_{12}N_4O_3Zn)_n$.

CAS — 107667-60-7.

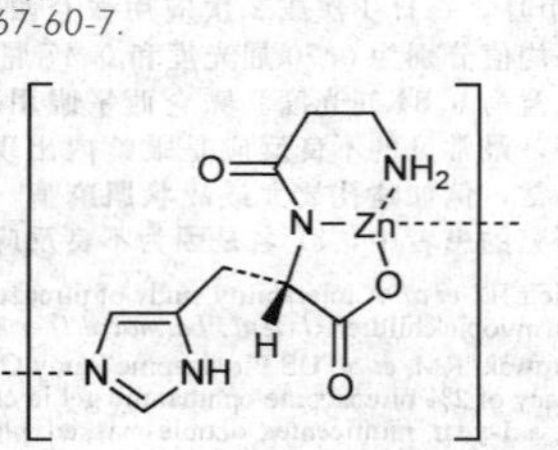

简介

聚普瑞锌是一种细胞保护药，用于治疗消化性溃疡及作为锌元素补充剂。治疗味觉异常正在研究中。

Poldine Metilsulfate (*BAN*, *pINN*) 甲硫泊尔定

IS-499; McN-R-726-47; Metilsulfato de poldina; Poldine Methosulphate; Poldine Methylsulfate (*USAN*); Poldine Methylsulphate; Poldine, Métilsulfate de; Poldini Metilsulfas. (*RS*)-2-Benziloyloxymethyl-1,1-dimethylpyrrolidinium methylsulphate.

Польдина Метилсульфат

$C_{21}H_{26}NO_3,CH_3O_4S$ = 451.5.

CAS — 596-50-9 (poldine); 545-80-2 (poldine metilsulfate).

ATC — A03AB11.

ATC Vet — QA03AB11.

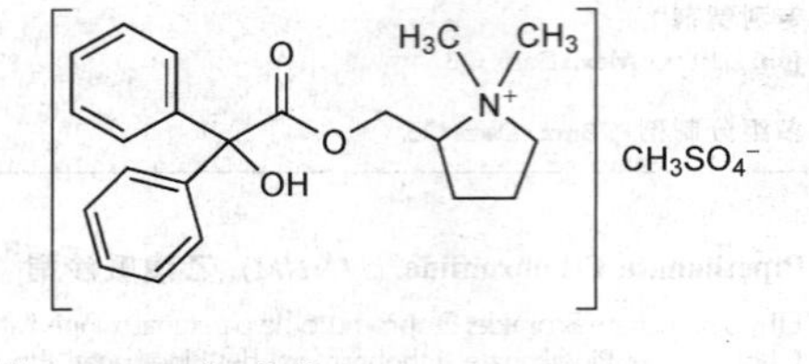

Pharmacopoeias. In *Br.*

BP 2010（Poldine Metilsulfate） 白色、无臭或微臭的结晶粉末。易溶于水；溶于乙醇；微溶于氯仿。1%水溶液的 pH 值为 5.0～7.0。

简介

甲硫泊尔定是季铵类抗毒蕈碱药，外周作用和阿托品相似（第1176页），用于治疗胃肠道疾病，包括消化性溃疡。

制剂

BP 2010: Poldine Tablets.

Polycarbophil (*BAN*, *rINN*) 聚卡波非

Policarbofilo; Polycarbophile; Polycarbophilum.

Поликарбофил

CAS — 9003-97-8.

UNII — W25LM17A4W.

Pharmacopoeias. In *US.*

USP 33（Polycarbophil） 为聚丙烯酸和二乙烯乙二醇交联而成，白色至乳白色颗粒，具有特殊、酯样臭。水中体积发生一定程度的胀大，胀大程度主要与 pH 值有关。不溶于水、普通有机溶剂、稀酸和碱。1%水混合物的 pH 值不大于 4.0。贮藏于密闭容器中。

Polycarbophil Calcium (*BANM*, *rINNM*) 聚卡波非钙

AHR-3260B; Calcii Polycarbophilum; Calcium Polycarbophil (*USAN*); HSR-237; Policarbofilo cálcico; Polycarbophile Calcique; Polycarbophilum Calcii; Polykarbofiilikalsium; Polykarbofilkalcium; Polykarbophilum Calcicum; WI-140.

Кальций Поликарбофил

CAS — 126040-58-2.

ATC — A06AC08.

ATC Vet — QA06AC08.

UNII — 8F049NKY49.

Pharmacopoeias. In *US.*

UPS 33（Calcium Polycarbophil） 白色至乳白色粉末，不溶于水、普通有机溶剂、稀酸和碱。干燥失重不超过 10%，干燥后计算含钙量为 18%～22%。贮藏于密闭容器中。

不良反应和注意事项

聚卡波非钙和卵叶车前子（第1657页）一样，可将钙离子释放入胃肠道，限制钙摄入的患者应避免使用。

存在肠梗阻或食管阻塞和便秘的危险，特别是此类容积性缓泻药无水吞服时更危险。因此，应用足够的液体送服，不应在就寝前服用。吞咽困难的患者应避免使用。

药物相互作用

聚卡波非钙中所含钙可发生典型钙盐的药物相互作用（第1597页），如减少四环素类药物胃肠道吸收；服药后 2h 内不应与抗菌药合用。还有报道聚卡波非钙会减少环丙沙星及吗替麦考酚酯的吸收。

用途和用法

聚卡波非钙和卵叶车前子（第1657页）有相同的特性，用作容积性缓泻药，调整粪便的硬度。服用后钙离子被胃酸中的氢离子代替，形成聚卡波非，可在肠道中产生吸水作用。

口服给药，通常剂量相当于聚卡波非 1g，根据需要给药，每日最多 4 次，至少 250ml 水送服。

聚卡波非可局部应用，用作阴道湿润药或眼润滑药。

1. Danhof IE. Pharmacology, toxicology, clinical efficacy, and adverse effects of calcium polycarbophil, an enteral hydrosorptive agent. *Pharmacotherapy* 1982; **2:** 18–28.
2. Toskes PP, *et al.* Calcium polycarbophil compared with placebo in irritable bowel syndrome. *Aliment Pharmacol Ther* 1993; **7:** 87–92.
3. Chiba T, *et al.* Colonic transit, bowel movements, stool form, and abdominal pain in irritable bowel syndrome by treatments with calcium polycarbophil. *Hepatogastroenterology* 2005; **52:** 1416–20.

制剂

专利制剂

Austral.: Replens; ***Braz.:*** Muvinor; ***Canad.:*** Equalactin; Fibre Laxative; Prodiem Bulk Fibre; Replens; ***Chile:*** Hidrogel; ***Ger.:*** Rephresh; Replens; ***Gr.:*** Fibercon; ***Ital.:*** Modula; Replens; ***Jpn:*** Colonel; ***Neth.:*** Fibercon†; ***Swed.:*** Replens; ***USA:*** Equalactin; Fiber-Lax; Fibercon; FiberNorm; Replens.

多组分制剂 ***UK:*** Feminesse.

Potassium Acid Tartrate 酒石酸氢钾

E336; Hydrogenvinan draselny; Kalii hydrogenotartras; Kaliovandenilio tartratas; Kalium Hydrotartaricum; Kálium-hidrogéntartarát; Kaliumvätetartrat; Kaliumvetytartraatti; Potassium Bitartrate (*USAN*); Potassium Hydrogen Tartrate; Potassium, hydrogénotartrate de; Potasu wodorowinian; Purified Cream of Tartar; Tartarus Depuratus; Tartrato ácido de potasio; Weinstein.

Кислый Виннокислый Калий

$C_4H_5KO_6$ = 188.2.

CAS — 868-14-4.

ATC — A12BA03.

ATC Vet — QA12BA03.

UNII — NPT6P8P3UU.

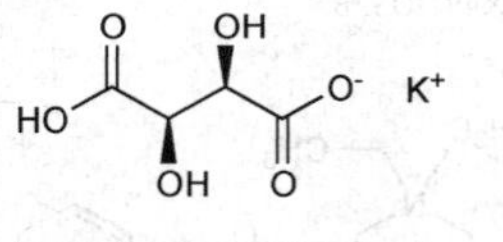

Pharmacopoeias. In *Eur.* (see p.vii) and *US.*

Ph. Eur. 6.8（Potassium Acid Tartrate） 白色或类白色结晶粉末或无色结晶。微溶于水；几乎不溶于乙醇。可溶于稀无机酸和氢氧化物的碱式溶液。

USP 33（Potassium Bitartrate） 无色或微不透明的结晶或白色结晶性粉末。微溶于水；可溶于沸水；极微于乙醇。饱和溶液的石蕊试纸呈酸性。贮藏于密闭容器中。

简介

酒石酸氢钾和碳酸氢钠合用制成栓剂可治疗便秘（第1616页），或肠道检查、外科手术之前排空肠道。在直肠中产生二氧化碳气体，可在 5～30min 内刺激排便。

酒石酸氢钾可用作食品添加剂和药用辅料。

酒石酸氢钾还作为补钾制剂中的一个组分，尽管补钾时通常更倾向于选择其他钾盐。钾盐的一般特性，详见第1605页。

制剂

BPC 1968: Effervescent Potassium Tablets.

专利制剂

多组分制剂 ***Austria:*** Lecicarbon; ***Braz.:*** Circanetten†; Varicell†; ***Ital.:*** Potassion; ***Mon.:*** Eductyl; ***Swed.:*** Relaxit; ***Thai.:*** Circanetten; ***USA:*** Ceo-Two.

顺势疗法制剂 ***Ger.:*** Phonix Silybum spag; Phonix Urtica-Arsenicum spag.

Potassium Sodium Tartrate 酒石酸钾钠

E337; Kalii natrii tartras; Kalio-natrio tartratas; Kalium Natrium Tartaricum; Kálium-nátrium-tartarát; Kaliumnatriumtartraatti; Kaliumnatriumtartrat; Potassium et de sodium, tartrate de; Rochelle Salt; Seignette Salt; Sodii et Potassii Tartras; Sodium Potassium Tartrate; Sodu potasu winian; Tartarus Natronatus; Tartrato de potasio y de sodio; Vinan draselno-sodný.

Виннокислый Калий-натрий

$C_4H_4KNaO_6,4H_2O$ = 282.2.

CAS — 304-59-6 (anhydrous sodium potassium tartrate); 6381-59-5 (sodium potassium tartrate tetrahydrate); 6100-16-9 (sodium potassium tartrate tetrahydrate).

UNII — QH257BPV3J.

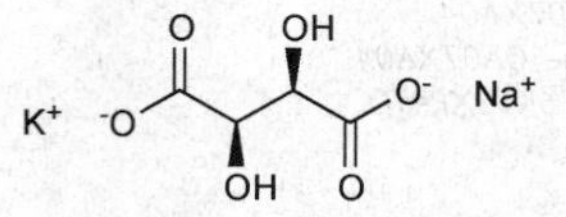

(anhydrous sodium potassium tartrate)

Pharmacopoeias. In *Eur.* (see p.vii) and *US.*

Ph. Eur. 6. 8 (Potassium Sodium Tartrate Tetrahydrate) 白色结晶性粉末或无色透明结晶。易溶于水；几乎不溶于乙醇。

USP 33 (Potassium Sodium Tartrate) 无色结晶或白色结晶性粉末，具有一种清凉咸味。在温暖干燥空气中可轻微风化，结晶通常覆盖有白色粉末。溶于水（1：1）；几乎不溶于乙醇。贮藏于密闭容器中。

简介

酒石酸钾钠可用作渗透性缓泻药（第1615页）。也用作食品添加剂。

钾盐的一般特性，参见第1605页。钠盐的一般特性，参见第1607页。

制剂

BPC 1973: Compound Effervescent Powder.

专利制剂

Gr.: Trigolax; Trilax.

多组分制剂 ***Austria:*** Laxalpin; ***Fr.:*** Romarene; ***Hung.:*** Samarin; ***Philipp.:*** Castoria; ***UK:*** Jaaps Health Salt.

Prifinium Bromide (*rINN*) 吡芬溴铵

Bromuro de prifinio; PDB; Prifinii Bromidum; Prifinium, Bromure de; Pyrodifenium Bromide. 3-Diphenylmethylene-1,1-diethyl-2-methylpyrrolidinium bromide.

Прифиния Бромид

$C_{22}H_{28}BrN$ = 386.4.

CAS — 10236-81-4 (prifinium); 4630-95-9 (prifinium bromide).

ATC — A03AB18.

ATC Vet — QA03AB18.

UNII — 3B7O9ZC520.

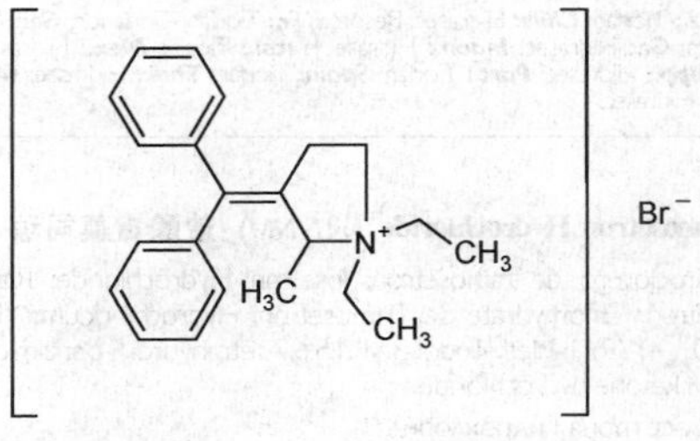

简介

吡芬溴铵为季铵类抗毒蕈碱药，具有同阿托品相似的外周作用（第1176页）。结构同甲硫二苯马尼相似（第2225页）。

吡芬溴铵用于缓解平滑肌痉挛。口服剂量通常每日90～180mg，分3次服用。也中皮下、肌注或静注，每次15mg，每日2～4次。还可通过直肠给药。

制剂

专利制剂

Fr.: Riabal†; ***Ital.:*** Riabal; ***Mex.:*** Anespas†; ***Rus.:*** Riabal (Риабал); ***Thai.:*** Riabal†; ***Ukr.:*** Riabal (Риабал).

Proglumide (*BAN, USAN, rINN*) 丙谷胺

CR-242; Proglumida; Proglumidum; W-5219; Xylamide. (±)-4-Benzamido-*N,N*-dipropylglutaramic acid.

Проглумид

$C_{18}H_{26}N_2O_4$ = 334.4.

CAS — 6620-60-6.

ATC — A02BX06.

ATC Vet — QA02BX06.

UNII — EPL8W5565D.

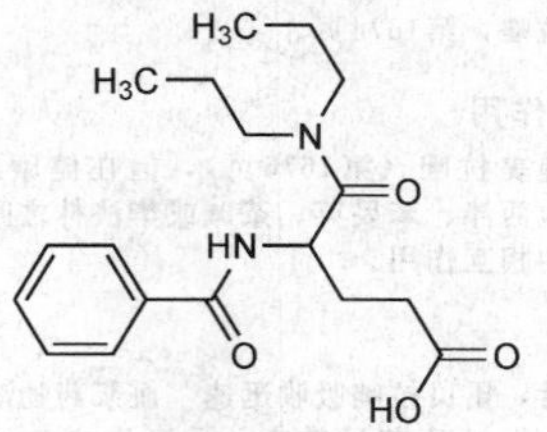

Pharmacopoeias. In *Chin.* and *Jpn.*

简介

丙谷胺是一种胃泌素受体拮抗药，具有抑制胃分泌的作用。口服、肌内或静脉注射用于治疗消化性溃疡（见第1624页）及其他胃肠道疾病。

制剂

专利制剂

Austria: Milid†; ***Ital.:*** Milid†; ***Port.:*** Milid†.

Propantheline Bromide (*BAN, rINN*) 溴丙胺太林

Bromuro de propantelina; Propanteliinibromidi; Propantelin Bromür; Propantelinbromid; Propantelin-bromid; Propantelino bromidas; Propanthéline, bromure de; Propanthelini bromidum; Propanthelinii Bromidum; Propanthelinium-bromid. Di-isopropylmethyl[2-(xanthen-9-ylcarbonyloxy)ethyl]ammonium bromide.

Пропантелина Бромид

$C_{23}H_{30}BrNO_3$ = 448.4.

CAS — 298-50-0 (propantheline); 50-34-0 (propantheline bromide).

ATC — A03AB05.

ATC Vet — QA03AB05.

UNII — UX9Z118X9F.

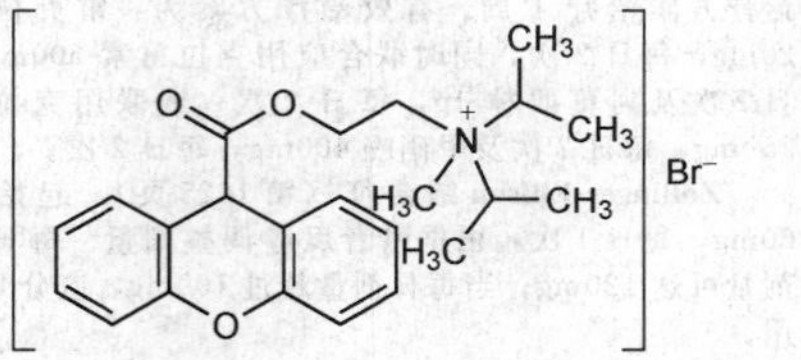

Pharmacopoeias. In *Chin., Eur.* (see p.vii), *Jpn,* and *US.*

Ph. Eur. 6. 8 (Propantheline Bromide) 白色或黄白色，有轻度吸湿性的粉末。极易溶于水、乙醇和二氯甲烷。贮藏于密闭容器中。

USP 33 (Propantheline Bromide) 白色或类白色，无臭结晶。极易溶于水、乙醇和氯仿；几乎不溶于乙醚和苯酚。

不良反应、处置和注意事项

参见硫酸阿托品，第1176页。局部应用丙胺太林引起接触性皮炎已有报道。

口腔和食管溃疡 据报道[1]1位95岁老年女性患者服用丙胺太林片时，药物停留在口腔中，口腔出现几处溃疡，并且再次服用丙胺太林时又出现口腔溃疡。

1. Huston GJ, *et al.* Anticholinergic drugs, buccal ulceration and mucosal potential difference. *Postgrad Med J* 1978; **54:** 331–2.

药物相互作用

参见抗毒蕈碱药概述中药物相互作用（参见硫酸阿托品，第1176页）。

药动学

丙胺太林在胃肠道吸收不完全，食物可减少其生物利用度；吸收前在小肠可充分代谢。据报道，口服单剂量后血浆清除半衰期为2～3h。丙胺太林代谢产物和不到10%原形经尿排除。作用的持续时间大约6h。

用途和用法

丙胺太林为季铵类抗毒蕈碱药，外周作用和阿托品相似（第1176页）。用于胃肠道痉挛时的解痉治疗（第1615页），并且用于辅助治疗消化性溃疡（第1624页）。通常口服起始剂量为15mg，每日3次，餐前30～60min服用，在睡前可服用30mg；有些患者服用剂量可达到每日120mg。老年患者，每次7.5mg，每日3次可能就足够了。儿童剂量，见下文。

丙胺太林可用于治疗成人尿失禁或遗尿和多汗（见下文），和上文提及的剂量相当。

儿童用法 溴丙胺太林可用于儿童缓解胃肠道平滑肌痉挛症状。*BNFC 2009* 建议1个月至12岁儿童，口服剂量300μg/kg（最大15mg），每日3～4次，至少饭前1h服用。年龄更大的儿童可采用成人剂量。

多汗症 有些抗毒蕈碱药，包括丙胺太林局部应用治疗多汗症（第1507页）。口服抗毒蕈碱药的不良反应一般会妨碍它们口服给药，尽管报道口服丙胺太林已成功治疗2名脊髓损伤的患者的多汗症[1]，并且有时也用于控制夜间多汗。*BNF 59* 注解丙胺太林可用于治疗糖尿病神经病变患者的味觉性出汗。

1. Canaday BR, Stanford RH. Propantheline bromide in the management of hyperhidrosis associated with spinal cord injury. *Ann Pharmacother* 1995; **29:** 489–92.

尿失禁 在英国，NICE指南不推荐女性尿失禁（第2100页）或膀胱活动过度患者使用丙胺太林，建议使用其他抗痉挛药物。

1. NICE. Urinary incontinence: the management of urinary incontinence in women (issued October 2006). Available at: http://www.nice.org.uk/nicemedia/pdf/CG40fullguideline.pdf (accessed 03/07/08)

制剂

BP 2010: Propantheline Tablets;
USP 33: Propantheline Bromide Tablets.

专利制剂

Austral.: Pro-Banthine; ***Canad.:*** Pro-Banthine†; ***Denm.:*** Ercoril; ***Gr.:*** Pro-Banthine; ***Hong Kong:*** Panbro; ***India:*** Pro-Banthine; ***Indon.:*** Pro-Banthine†; ***Irl.:*** Pro-Banthine; ***Mex.:*** Propantel†; ***NZ:*** Pro-Banthine; ***S.Afr.:*** Pro-Banthine; ***Singapore:*** Pro-Banthine; ***UK:*** Pro-Banthine; ***USA:*** Pro-Banthine.

多组分制剂 ***Gr.:*** Pro-Alusin-L; ***Indon.:*** Methaphyllin†; ***Ital.:*** Lexil.

Prucalopride (*BAN, rINN*) 泼卡必利

Prucaloprida; Prucalopridum. 4-Amino-5-chloro-2,3-dihydro-*N*-[1-(3-methoxypropyl)-4-piperidyl]-7-benzofurancarboxamide.

Прукалоприд

$C_{18}H_{26}ClN_3O_3$ = 367.9.

CAS — 179474-81-8.

ATC — A03AE04.

ATC Vet — QA03AE04.

UNII — 0A09IUW5TP.

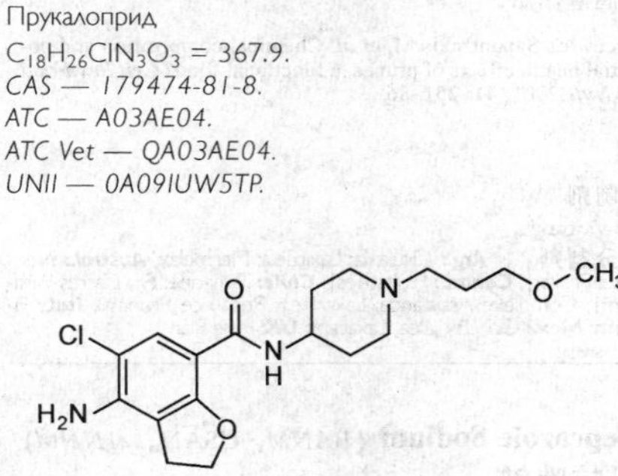

Prucalopride Hydrochloride (*BANM, USAN, rINNM*) 盐酸泼卡必利

Hidrocloruro de prucaloprida; Prucalopride, Chlorhydrate de; Prucalopridi Hydrochloridum; R-093877; R-93877. 4-Amino-5-chloro-2,3-dihydro-*N*-[1-(3-methoxypropyl)-4-piperidyl]-7-benzofurancarboxamide hydrochloride.

Прукалоприда Гидрохлорид

$C_{18}H_{26}ClN_3O_3$,HCl = 404.3.

CAS — 179474-80-7.

ATC — A03AE04.

ATC Vet — QA03AE04.

Prucalopride Succinate (*BAN, USAN, rINNM*) 琥珀酸泼卡必利

Prucalopride, Succinate de; Prucalopridi Succinas; R-108512; Succinato de prucaloprida. 4-Amino-5-chloro-2,3-dihydro-*N*-[1-(3-methoxypropyl)-4-piperidyl]-7-benzofurancarboxamide succinate (1:1).

Прукалоприда Суксинат

$C_{18}H_{26}ClN_3O_3,C_4H_6O_4$ = 486.0.

CAS — 179474-85-2.

ATC — A03AE04.

ATC Vet — QA03AE04.

简介

泼卡必利是一种选择性 5-HT_4 受体激动药，具有促动力作用，用于治疗女性一般泻药无法缓解的慢性便秘。以琥珀酸盐形式给药，但是剂量以碱基计算；琥珀酸泼卡必利 1.32mg 相当于泼卡必利 1mg。18 岁以上女性，口服常用剂量为每次 2mg，每日 1 次。65 岁以上老年患者起始剂量 1mg，每日 1 次，需要时增量至 2mg。肝损伤和肾损伤患者的用量见下文。

1. Camilleri M, *et al.* A placebo-controlled trial of prucalopride for severe chronic constipation. *N Engl J Med* 2008; **358:** 2344–54.
2. Quigley EM, *et al.* Clinical trial: the efficacy, impact on quality of life, and safety and tolerability of prucalopride in severe chronic constipation–a 12-week, randomized, double-blind, placebo-controlled study. *Aliment Pharmacol Ther* 2009; **29:** 315–28.
3. Tack J, *et al.* Prucalopride (Resolor) in the treatment of severe chronic constipation in patients dissatisfied with laxatives. *Gut* 2009; **58:** 357–65.
4. Frampton JE. Prucalopride. *Drugs* 2009; **69:** 2463–76.
5. Camilleri M, Deiteren A. Prucalopride for constipation. *Expert Opin Pharmacother* 2010; **11:** 451–61.

在肝损伤中的用法 由于缺乏肝损伤患者应用数据，注册药品信息推荐严重肝损伤患者（Child-Pugh 分类为 C）口服减量至 1mg，每日 1 次；轻、中度肝损伤患者无需调整剂量。

在肾损伤中的用法 泼卡必利主要通过肾脏排泄。尽管轻、中度肾损伤患者不需调整剂量，注册药品信息推荐重度肾损伤患者［肾小球滤过率＜30ml/(min · 1.73m²)］口服减量至 1mg，每日 1 次。

制剂

专利制剂

Ger.: Resolor; ***UK:*** Resolor.

Prune 洋李

Ameixa; Ciruela; Prunus.

Слива Домашняя (*Prunus domestica*)

UNII — S8O0119YLZ.

简介

洋李是杏梅（*Prunus domestica*）和其他种类李属（*Prunus*）植物（蔷薇科）的干燥、成熟果实。具有通便和润滑作用。

1. Stacewicz-Sapuntzakis M, *et al.* Chemical composition and potential health effects of prunes: a functional food? *Crit Rev Food Sci Nutr* 2001; **41:** 251–86.

制剂

专利制剂

Mex.: Viviolax†.

多组分制剂 ***Arg.:*** Cirulaxia; Laxiruela; Mermelax; ***Austral.:*** Neo-Cleanse; Prolax†; ***Canad.:*** Fruitatives†; ***Chile:*** Tamarine; ***Fr.:*** Carres Parapsyllium†; Complexe Assistance; Laxarine†; Resource Prunogil; ***Ital.:*** Fibranorm; ***Mex.:*** Ciruelax Jalea; Laxacaps; ***UK:*** Pure Plan.

Rabeprazole Sodium (*BANM, USAN, rINNM*) 雷贝拉唑钠

E-3810; LY-307640; Natrii Rabeprazolum; Rabeprazol sódico; Rabeprazol Sodyum; Rabéprazole sodique; Rabeprazolum natricum; Sodium Pariprazole. 2-({[4-(3-Methoxypropoxy)-3-methyl-2-pyridyl]methyl}sulfinyl)-1*H*-benzimidazole sodium.

Натрий Рабепразол

$C_{18}H_{20}N_3NaO_3S$ = 381.4.

CAS — 117976-89-3 (rabeprazole); 117976-90-6 (rabeprazole sodium).

ATC — A02BC04.

ATC Vet — QA02BC04.

UNII — 3L36P16U4R.

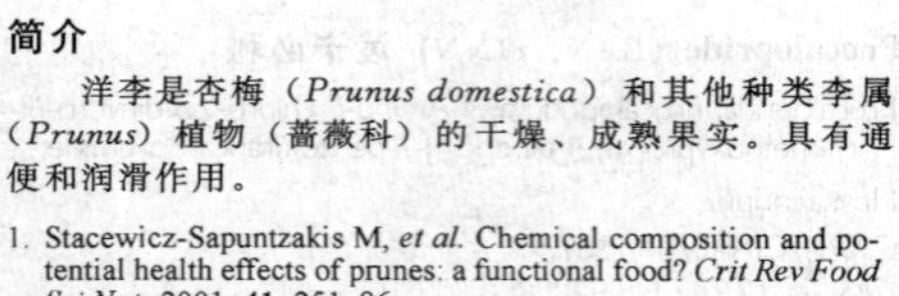

(rabeprazole)

不良反应和注意事项

参见奥美拉唑，第1673页。

对内分泌系统的影响 有关雷贝拉唑相关男性乳房发育症病例，参见奥美拉唑，第1674页。

对肾脏的影响 有关雷贝拉唑相关间质性肾炎的病例，参见第1674页。

对神经系统的影响 有关雷贝拉唑相关神经精神症状，参见奥美拉唑，第1674页。

药物相互作用

参见奥美拉唑（第1676页），但在健康志愿者中，未发现同地西泮、苯妥英、茶碱或华法林之间存在有临床意义的相互作用。

药动学

口服后，雷贝拉唑吸收迅速，血浆药物浓度达峰时间约为 3.5h。由于首过效应，肠溶片的口服生物利用度大约为 52%，而且在单次或重复给药后并无差异。雷贝拉唑血浆蛋白结合率约为 97%。大部分经肝细胞色素 P450 同工酶 CYP2C19 和 CYP3A4 代谢为硫醚、羧酸硫醚、砜和去甲基硫醚。代谢产物主要经尿排泄（约 90%），其余经粪便排泄。血浆半衰期约 1h，肝损伤时增加 2～3 倍，CYP2C19 慢代谢者（详见奥美拉唑项下代谢，第 1676 页）增加 1.6 倍，老年患者增加 30%。

1. Yasuda S, *et al.* Comparison of the kinetic disposition and metabolism of E3810, a new proton pump inhibitor, and omeprazole in relation to S-mephenytoin 4-hydroxylation status. *Clin Pharmacol Ther* 1995; **58:** 143–54.
2. Keane WF, *et al.* Rabeprazole: pharmacokinetics and tolerability in patients with stable, end-stage renal failure. *J Clin Pharmacol* 1999; **39:** 927–33.

用途和用法

雷贝拉唑为质子泵抑制药，作用和用法同奥美拉唑（第1676页）。雷贝拉唑钠制剂为肠溶片，通常早晨口服给药。

治疗严重（糜烂性或溃疡性）**胃食管反流**（第1618页）时，通常剂量为 20mg，每日 1 次，连续用 4～8 周；在美国，治愈糜烂性食管炎，允许继续服用 8 周。随后，根据患者反应进行维持治疗，每日剂量 10mg 或 20mg。对于无糜烂或溃疡的功能性疾病，每次 10mg 或 20mg，每日 1 次，共 4 周；在美国，允许再进行 1 次 4 周疗程，一旦症状缓解，可根据需要每日给予 10mg。

治疗活动性**消化性溃疡**（第1624页），每日 20mg，十二指肠溃疡疗程 4～8 周，胃溃疡用 6～12 周。根除幽门螺杆菌，雷贝拉唑钠与两种抗生素联合使用，**三联治疗**方案治疗 1 周。有效治疗方案为：雷贝拉唑钠 20mg，每日 2 次，同时联合应用克拉霉素 500mg，每日 2 次及阿莫西林 1g，每日 2 次；或联用克拉霉素 250mg，每日 2 次及甲硝唑 400mg，每日 2 次。

Zollinger-Ellison 综合征（第 1625 页），起始剂量 60mg，每日 1 次，根据患者反应调整剂量。每日最高剂量可达 120mg；当每日剂量超过 100mg，应分 2 次服用。

1. Prakash A, Faulds D. Rabeprazole. *Drugs* 1998; **55:** 261–7.
2. Anonymous. Rabeprazole. *Med Lett Drug Ther* 1999; **41:** 110–12.
3. Carswell CI, Goa KL. Rabeprazole: an update of its use in acid-related disorders. *Drugs* 2001; **61:** 2327–2356.
4. Pace F, *et al.* A review of rabeprazole in the treatment of acid-related diseases. *Ther Clin Risk Manag* 2007; **3:** 363–79.
5. Pallotta S, *et al.* Rabeprazole: a second-generation proton pump inhibitor in the treatment of acid-related disease. *Expert Rev Gastroenterol Hepatol* 2008; **2:** 509–22.
6. Dadabhai A, Friedenberg FK. Rabeprazole: a pharmacologic and clinical review for acid-related disorders. *Expert Opin Drug Safety* 2009; **8:** 119–26.
7. Baldwin CM, Keam SJ. Rabeprazole: a review of its use in the management of gastric acid-related diseases in adults. *Drugs* 2009; **69:** 1373–1401.

制剂

专利制剂

Arg.: Pariet; Rabec; ***Austral.:*** Pariet; ***Austria:*** Pariet; ***Belg.:*** Pariet; ***Braz.:*** Pariet; ***Canad.:*** Pariet; ***Chile:*** Gastrodine; ***Denm.:*** Pariet; ***Fin.:*** Pariet; ***Fr.:*** Pariet; ***Ger.:*** Pariet; ***Gr.:*** Pariet; ***Hong Kong:*** Pariet; ***Hung.:*** Pariet; Rabyprex; ***India:*** Odirab; Rabeloc; Rabicip; ***Indon.:*** Pariet; ***Irl.:*** Pariet; ***Ital.:*** Pariet; ***Jpn:*** Pariet; ***Malaysia:*** Pariet; ***Mex.:*** Pariet; ***Neth.:*** Pariet; ***Philipp.:*** Pariet; ***Pol.:*** Pariet; ***Port.:*** Pariet; ***Rus.:*** Pariet (Париет); ***S.Afr.:*** Pariet; ***Singapore:*** Pariet; ***Spain:*** Aciphex; Pariet; ***Swed.:*** Pariet; ***Switz.:*** Pariet; ***Thai.:*** Pariet; ***Turk.:*** Pariet; Prabex; Raneks; ***UK:*** Pariet; ***Ukr.:*** Barol (Барол); ***USA:*** Aciphex; ***Venez.:*** Pariet.

多组分制剂 ***Ukr.:*** Onristat (Онрістат)†.

Racecadotril (*BAN, rINN*) 消旋卡多曲

Acetorphan; Racécadotril; Racecadotrilo; Racecadotrilum. (±)-*N*-{2-[(Acetylthio)methyl]-1-oxo-3-phenylpropyl}glycine phenylmethyl ester; *N*-[(*RS*)-3-acetylthio-2-benzylpropanoyl]glycine benzyl ester; (±)-*N*-[α-(Mercaptomethyl)hydrocinnamoyl]glycine benzyl ester acetate.

Рацекадотрил

$C_{21}H_{23}NO_4S$ = 385.5.

CAS — 81110-73-8.

ATC — A07XA04.

ATC Vet — QA07XA04.

UNII — 76K53XP4TO.

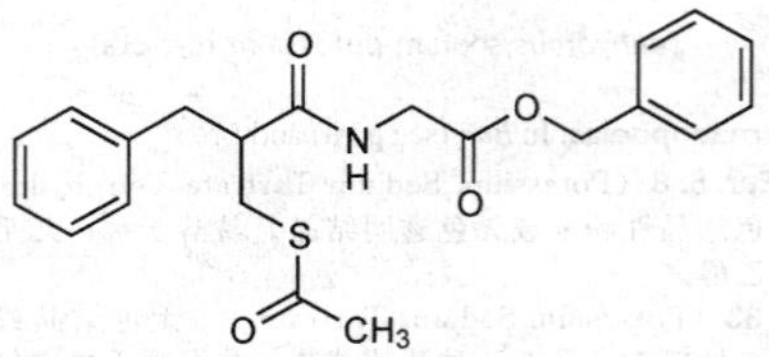

Pharmacopoeias. In *Eur.* (see p.vii).

Ph. Eur. 6.8（Racecadotril） 白色或类白色粉末。几乎不溶于水；易溶于甲醇和二氯甲烷。

简介

消旋卡多曲是脑啡肽酶抑制药，可抑制内源性阿片类物质的破坏，从而减少肠道分泌。口服给药，每次 100mg，每日 3 次，餐前服用，用于急性腹泻（第1617页）的对症治疗，疗程不超过 7 天。

已经开始研究 *S*-消旋卡多曲（sinorphan，依卡曲尔——详见利钠肽，第 1294 页）治疗高血压和心力衰竭。

1. Baumer P, *et al.* Effects of acetorphan, an enkephalinase inhibitor, on experimental and acute diarrhoea. *Gut* 1992; **33:** 753–8.
2. Roge J, *et al.* The enkephalinase inhibitor, acetorphan, in acute diarrhoea: a double-blind, controlled clinical trial versus Loperamide. *Scand J Gastroenterol* 1993; **28:** 352–4.
3. Beaugerie L, *et al.* Treatment of refractory diarrhoea in AIDS with acetorphan and octreotide: a randomized crossover study. *Eur J Gastroenterol Hepatol* 1996; **8:** 485–9.
4. Salazar-Lindo E, *et al.* Racecadotril in the treatment of acute watery diarrhea in children. *N Engl J Med* 2000; **343:** 463–7.
5. Matheson AJ, Noble S. Racecadotril. *Drugs* 2000; **59:** 829–35.
6. Alam NH, *et al.* Efficacy and tolerability of racecadotril in the treatment of cholera in adults: a double blind, randomised, controlled clinical trial. *Gut* 2003; **52:** 1419–23.
7. Wang H-H, *et al.* A blind, randomized comparison of racecadotril and loperamide for stopping acute diarrhea in adults. *World J Gastroenterol* 2005; **11:** 1540–3.
8. Szajewska H, *et al.* Systematic review: racecadotril in the treatment of acute diarrhoea in children. *Aliment Pharmacol Ther* 2007; **26:** 807–13.

制剂

专利制剂

Braz.: Tiorfan; ***Chile:*** Hidrasec; Resorcal; ***Fr.:*** Tiorfan; Tiorfanor; ***Ger.:*** Tiorfan; ***Gr.:*** Hidrasec; ***Indon.:*** Hidrasec†; ***Ital.:*** Tiorfix; ***Mex.:*** Hidrasec; ***Philipp.:*** Hidrasec; ***Port.:*** Tiorfan; ***Spain:*** Tiorfan; ***Thai.:*** Hidrasec; ***Venez.:*** Hidrasec.

Ramosetron Hydrochloride (*rINNM*) 盐酸雷莫司琼

Hidrocloruro de ramosetrón; Ibsetron Hydrochloride; Ramosétron, Chlorhydrate de; Ramosetroni Hydrochloridum; YM-060. (−)-(*R*)-1-Methylindol-3-yl 4,5,6,7-tetrahydro-5-benzimidazolyl ketone hydrochloride.

Рамосетрона Гидрохлорид

$C_{17}H_{17}N_3O,HCl$ = 315.8.

CAS — 132036-88-5 (ramosetron); 132907-72-3 (ramosetron hydrochloride).

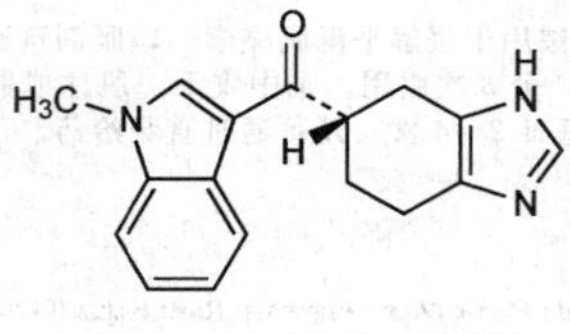

(ramosetron)

简介

雷莫司琼为 5-HT_3 受体拮抗药，一般特性与昂丹司琼类似（第1677页）。由于盐酸雷莫司琼具有止吐作

用，可用于治疗肿瘤化疗引起的恶心和呕吐，通常口服剂量为每次 100μg，每日 1 次；还可静脉给药每次 300μg，每日 1 次，需要时再次给药 300μg，达到每日最大剂量 600μg。雷莫司琼用于以腹泻为主要症状的肠易激综合征也在研究中。

腹泻 雷莫司琼已成功试用于对传统抗腹泻药无反应的糖尿病腹泻。

1. Murao S, Hosokawa H. Serotonin 5-HT3 receptor antagonist for treatment of severe diabetic diarrhea. *Diabetes Care* 2010; **33:** e38.

制剂

专利制剂

Indon.: Nasea; ***Jpn:*** Nasea; ***Philipp.:*** Nasea; ***Thai.:*** Nasea.

Ranitidine (*BAN*, *USAN*, *rINN*) 雷尼替丁

AH-19065; Ranitidiini; Ranitidin; Ranitidina; Ranitidinum. *NN*-Dimethyl-5-[2-(1-methylamino-2-nitrovinylamino)ethylthiomethyl]furfurylamine.

Ранитидин

$C_{13}H_{22}N_4O_3S$ = 314.4.

CAS — 66357-35-5.

ATC — A02BA02.

ATC Vet — QA02BA02.

UNII — 884KT10YB7.

Ranitidine Hydrochloride (*BANM*, *rINNM*) 盐酸雷尼替丁

AH-19065; Hidrocloruro de ranitidina; Ranitidiinihydrokloridi; Ranitidin Hidroklorür; Ranitidine, chlorhydrate de; Ranitidin-hidroklorid; Ranitidin-hydrochlorid; Ranitidinhydroklorid; Ranitidini hydrochloridum; Ranitidino hidrochloridas; Ranitydyny chlorowodorek.

Ранитидина Гидрохлорид

$C_{13}H_{22}N_4O_3S,HCl$ = 350.9.

CAS — 66357-59-3.

ATC — A02BA02.

ATC Vet — QA02BA02.

UNII — BK76465IHM.

Pharmacopoeias. In *Chin.*, *Eur.* (see p.vii), *Jpn*, and *US.*

Ph. Eur. 6. 8 (Ranitidine Hydrochloride) 白色或淡黄色结晶性粉末。可有多种形态。易溶于水；略溶或微溶于无水乙醇；极微溶于二氯甲烷。1%水溶液的 pH 值为 4.5～6.0。贮藏于密闭容器中。避光。

USP 33 (Ranitidine Hydrochloride) 白色或淡黄色，微臭的结晶粉末。对光线和潮湿敏感。极易溶于水；略溶于乙醇。1%水溶液的 pH 值为 4.5～6.0。贮藏于密闭容器中。避光。

稳定性和配伍禁忌 参考文献如下。

1. Chilvers MR, Lysne JM. Visual compatibility of ranitidine hydrochloride with commonly used critical-care medications. *Am J Hosp Pharm* 1989; **46:** 2057–8.
2. Wohlford JG, *et al.* More information on the visual compatibility of hetastarch with injectable critical-care drugs. *Am J Hosp Pharm* 1990; **47:** 297–8.
3. Williams MF, *et al.* In vitro evaluation of the stability of ranitidine hydrochloride in total parenteral nutrition mixtures. *Am J Hosp Pharm* 1990; **47:** 1574–9.
4. Galante LJ, *et al.* Stability of ranitidine hydrochloride at dilute concentration in intravenous infusion fluids at room temperature. *Am J Hosp Pharm* 1990; **47:** 1580–4.
5. Galante LJ, *et al.* Stability of ranitidine hydrochloride with eight medications in intravenous admixtures. *Am J Hosp Pharm* 1990; **47:** 1606–10.
6. Stewart JT, *et al.* Stability of ranitidine in intravenous admixtures stored frozen, refrigerated, and at room temperature. *Am J Hosp Pharm* 1990; **47:** 2043–6.
7. Montoro JB, Pou L. Comment on stability of ranitidine hydrochloride in total nutrient admixtures. *Am J Hosp Pharm* 1991; **48:** 2384.
8. Stewart JT, *et al.* Stability of ranitidine hydrochloride and seven medications. *Am J Hosp Pharm* 1994; **51:** 1802–7.
9. Crowther RS, *et al.* In vitro stability of ranitidine hydrochloride in enteral nutrient formulas. *Ann Pharmacother* 1995; **29:** 859–62.
10. Allwood MC, Martin H. Factors influencing the stability of ranitidine in TPN mixtures. *Clin Nutr* 1995; **14:** 171–6.

不良反应

参见**西咪替丁**，第1638页。与西咪替丁不同，雷尼替丁极少或没有抗雄性作用，尽管有男子乳腺发育和阳痿的个案报道。

1. Wormsley KG. Safety profile of ranitidine: a review. *Drugs* 1993; **46:** 976–85.
2. Mills JG, *et al.* The safety of ranitidine in over a decade of use. *Aliment Pharmacol Ther* 1997; **11:** 129–37.

脑膜炎 一名 30 岁男性患者应用雷尼替丁后发生 3 次无菌性脑膜炎[1]，每次停药后症状均立即缓解。

1. Durand JM, *et al.* Ranitidine and aseptic meningitis. *BMJ* 1996; **312:** 886. Correction. *ibid.*; 1392.

注意事项

参见**西咪替丁**，第1639页。

皮验 雷尼替丁对皮验的影响，参见**西咪替丁**，第1639页。

幽门螺杆菌试验 雷尼替丁对检测幽门螺杆菌尿素呼气试验的影响，参见**西咪替丁**，第1639页。

肝损伤 1 例肝硬化患者对 H_2 受体拮抗药耐药增加的报道见**西咪替丁**，第1639页。

卟啉病 尽管注册药品信息建议有急性卟啉病病史患者应避免应用雷尼替丁，但是有关雷尼替丁与卟啉病有相关性的报道十分罕见，且暂无定论，还有观点认为雷尼替丁是安全的。

1. Welsh Medicines Information Centre. Drugs that are considered to be safe for use in the acute porphyrias (issued August 2008). Available at: http://www.wmic.wales.nhs.uk/pdfs/porphyria/Porphyria_Safe_List_%202008_and_cover_letter.pdf (accessed 24/03/09)

妊娠 H_2 受体拮抗药在妊娠妇女中的应用，参见**西咪替丁**，第1639页。

肾损伤 有关雷尼替丁引起肾功能不全患者肌酐清除率下降的证据，参见下文**在肾损伤中的用法**项下。

药物相互作用

与西咪替丁不同（第1639页），雷尼替丁不会明显影响细胞色素 P450，因此被认为对其他代谢的药物影响很小。然而，与其他 H_2 受体拮抗药一样，对胃液 pH 值的影响会改变某些其他药物的吸收。

一篇比较雷尼替丁和西咪替丁药物相互作用的综述[1]如下。

1. Smith SR, Kendall MJ. Ranitidine versus cimetidine: a comparison of their potential to cause clinically important drug interactions. *Clin Pharmacokinet* 1988; **15:** 44–56.

酒精 H_2 受体拮抗药与酒精之间的相互作用都被认为无临床意义（参见1552页）。

抗酸药 关于抗酸药对 H_2 受体拮抗药生物利用度的影响，见**西咪替丁**，第1640页。

西沙必利 关于西沙必利对雷尼替丁生物利用度的介绍，见**西咪替丁**，第1640页。

硫糖铝 硫糖铝对 H_2 受体拮抗药生物利用度影响的相关信息，参见**西咪替丁**，第1640页。

药动学

雷尼替丁从胃肠道直接吸收入血，口服给药的血浆药物浓度达峰时间为 2～3h。食物对其吸收无明显影响。雷尼替丁口服生物利用度大约是 50%。雷尼替丁肌内注射后迅速吸收，血浆药物浓度达峰时间约为 15min。血浆蛋白结合率较低，约为 15%。清除半衰期是 2～3h，肾损伤患者半衰期延长。雷尼替丁在肝中代谢比例较低，代谢产物为 *N*-氧化物、*S*-氧化物和去甲雷尼替丁，其中 *N*-氧化物为主要代谢产物，但只占一次剂量的 4%～6%。24h 内大约 30%口服剂量和 70%的静脉剂量以原形经尿排泄，主要通过肾小管主动排泌；部分经粪便排泄。雷尼替丁可通过胎盘屏障，也可分布于乳汁。

乳汁中的分布 一项 1 名母亲多次给予雷尼替丁的研究表明：乳汁的药物浓度高于血浆；乳汁最低浓度为给药后 1～2h，最高浓度是在 12h 剂量间隔末期[1]。婴儿摄入的剂量无法可靠估算，因为乳汁血浆比是可变的。

1. Kearns GL, *et al.* Appearance of ranitidine in breast milk following multiple dosing. *Clin Pharm* 1985; **4:** 322–4.

肠肝循环 肠肝循环可能造成某些个体雷尼替丁血浆浓度出现第二次峰值。然而，在 3 名患者中，口服 300mg 24h 后只有 0.7%～2.6%分泌入胆汁，而静脉给予 50mg 后分泌入胆汁的为 0.3%～1.0%，提示并不存在明显肠肝循环[1]。

1. Klotz U, Walker S. Biliary excretion of H_2-receptor antagonists. *Eur J Clin Pharmacol* 1990; **39:** 91–2.

新生儿 新生儿出生第 1 个月内肾功能发育不完善，预计雷尼替丁的清除率可能减少。27 名足月新生儿单次静脉给予雷尼替丁 2.4mg/kg 后，采集血样检测，获得以下药动学数据：清除半衰期为 3.45h，总分布容积 1.52L/kg，总血浆清除率每分钟 5.02ml/kg[1]，所有新生儿肝肾功能都正常。在另一项对 13 名进行体外循环膜氧合足月新生儿的研究发现，静脉给予雷尼替丁 2mg/kg，消除半衰期为 6.61h。此剂量下胃 pH 值持续升高，作者建议这类人群间歇静脉给药间隔时间最好为 12h 或更长。另外，推荐每日连续静脉输注雷尼替丁 2mg/kg，维持初始升高的 pH 值[2]。也见下文**儿童用法**。

1. Fontana M, *et al.* Ranitidine pharmacokinetics in newborn infants. *Arch Dis Child* 1993; **68:** 602–3.
2. Wells TG, *et al.* Pharmacokinetics and pharmacodynamics of ranitidine in neonates treated with extracorporeal membrane oxygenation. *J Clin Pharmacol* 1998; **38:** 402–7.

用途和用法

雷尼替丁是组胺 H_2 受体拮抗药，作用和用途与西咪替丁相似（第1640页）。

雷尼替丁可口服或通过肌内注射或静脉注射等胃肠外途径给药。尽管多数制剂成分为盐酸雷尼替丁，但药效强度和剂量以碱基计算。盐酸雷尼替丁 111.6mg 相当于雷尼替丁 100mg。肾功能不全患者及儿童用药时需调整剂量。有关肾功能不全患者及儿童给药剂量的讨论见下文。

治疗良性**胃和十二指肠溃疡**（第1624页）：初始治疗，每日睡前口服 1 次，剂量 300mg，或每日 2 次（清晨和睡前服），剂量 150mg，疗程至少 4 周。十二指肠溃疡，每日 2 次，每次 300mg。合适的维持剂量是每日 150mg，睡前服。治疗 NSAID 相关溃疡，应服用雷尼替丁每次 150mg，每日 2 次；或睡前服用 300mg，连续治疗 8～12 周；治疗十二指肠溃疡需使用 300mg，每日 2 次，治疗 4 周（预防 NSAID 相关溃疡，英国注册药品信息推荐每日 150mg，每日 2 次，与 NSAID 药物同时口服；尽管未被批准，*BNF 59* 推荐给予 300mg 的高剂量，每日 2 次）。治疗手术后溃疡，给予 150mg，每日 2 次。

治疗与幽门螺杆菌感染相关十二指肠溃疡：雷尼替丁通常口服 300mg，每日 1 次，或 150mg，每日 2 次，作为三联治疗中的一个组成部分，联合口服阿莫西林 750mg、甲硝唑 500mg，均为每日 3 次，疗程 2 周。然后仍用雷尼替丁维持治疗 2 周。

治疗**胃食管反流**（第1618页）：口服每次 150mg，每日 2 次，或睡前服 300mg，疗程 8 周，或如有必要，疗程 12 周；严重病例剂量可能需要增加到 150mg，每日 4 次。疗程 12 周。治愈糜烂性食管炎的维持治疗，每次 150mg，每日 2 次。在病理性过度分泌状态，如 **Zollinger-Ellison 综合征**（第1625页），起始口服剂量通常为 150mg，每日 2～3 次，必要时可增加剂量；最高每日 6g。此外，可静脉输注，起始输注剂量每小时 1mg/kg；4h 后，如需要，输注速度可每小时增加 500μg/kg。必要时，静脉给药剂量可加至每小时 2.5mg/kg，滴速最快为 220mg/h。

上消化道**应激性溃疡**高危患者的治疗，可肠外给药，首先缓慢静脉注射 50mg 负荷剂量，然后连续静脉输注，每小时 125～250μg/kg。口喂养恢复后，可口服每日 2 次，每次 150mg。

全麻后**胃酸吸入综合征**高危患者的预防（第1616页），在诱导麻醉 2h 前，口服 150mg，最好手术前晚也口服 150mg；此外，也可在诱导麻醉前 45～60min，肌内注射或缓慢静脉注射 50mg。产科患者，分娩开始前口服 150mg，如需要可每隔 6h 重复给药。

治疗**慢性情绪性消化不良**（第1618页）口服 150mg，每日 2 次，连续 6 周。消化不良症状的短期缓解，给予 75mg，如需要可重复给药，最多每日 4 次。治疗 1 个周期，连续用药应不超过 2 周。

肠外给药剂量

通常雷尼替丁肌内注射或静脉注射的剂量是 50mg，可每隔 6～8h 重复给药；静脉注射速度应缓慢，不应少于 2min，而且应稀释到 20ml 含 50mg。间断静脉输注，在英国推荐剂量是 25mg/h，持续 2h，6～8h 重复 1 次。建议持续静脉输注速度为 6.25mg/h，但是对于 Zollinger-Ellison 综合征或应激性溃疡高危患者，可能速度需要更快（见上文）。

儿童用法 雷尼替丁用于治疗儿童十二指肠和胃溃疡以及预防重症患者发生应激性溃疡。儿童用法为批准适应证，尽管各国适应证、年龄范围及剂量可能不同。口服给药，英国批准适用人群为 3～11 岁儿童及体重大于 30kg 的儿童，美国批准为 1 个月～16 岁儿童。

治疗十二指肠及胃溃疡，常用口服剂量为每日 4～8mg/kg，分 2 次服用，最大剂量为每日 300mg。美国

注册药品信息推荐为每日 2～4mg/kg，每日最大剂量为150mg。

治疗胃食管反流，常用口服剂量为每日 5～10mg/kg，分 2 次服用，最大剂量为每日 600mg。

BNFC 2009 推荐 3～12 岁儿童口服剂量同英国注册药品信息用法，但是低年龄儿童的适应证对应剂量见下：

- 新生儿：尽管吸收不稳定，给予每次 2mg/kg，每日 3 次，最大剂量为每次 3mg/kg，每日 3 次；
- 1～6 个月：每日 1mg/kg，每日 3 次；最大剂量为每次 3mg/kg，每日 3 次；
- 6 个月～3 岁：每次 2～4mg/kg，每日 2 次。

同时推荐 12～18 岁儿童剂量同成人剂量，见上文**用途和用法**。

无法口服的儿童可静脉给予雷尼替丁。英国注册药品信息推荐，6 个月～11 岁儿童应用以下剂量：

治疗消化道溃疡及胃食管反流：

- 起始给予 2mg/kg 或 2.5mg/kg（最多 50mg），缓慢静脉注射，输注时间大于 10min；随后，每 6～8h 间歇静脉输注 1.5mg/kg；

  或
- 负荷剂量 450μg/kg，缓慢静脉注射 2min 以上；随后，持续静脉注射每小时 150μg/kg。

预防应激性溃疡：

- 每 6～8h 缓慢静脉注射 1mg/kg（最多 50mg），给药时间大于 2min；

  或
- 持续输注每小时 125～250μg/kg。

BNFC 2009 同样推荐对于所有适应证，根据年龄静脉给药剂量：

- 新生儿：每 6～8h 缓慢静脉注射 0.5～1mg/kg；
- 1 个月～18 岁：每 6～8h 静脉注射 1mg/kg（最多 50mg），缓慢静脉注射或滴速为 25mg/h，间歇输注。

在美国，雷尼替丁可静脉给予 1 个月～16 岁儿童治疗十二指肠溃疡。剂量为每日 2～4mg/kg，间隔时间 6～8h，分 2～4 次，缓慢静脉注射 5min 以上或间歇输注 20min 以上。

在肾损伤中的用法 一项在肾损伤程度不同患者中进行的研究发现，正常肾功能者雷尼替丁的平均终末半衰期为 2.09h，而肾损伤患者则延长到 4.23～8.45h，终末半衰期延长程度与肾小球滤过率衡量的肾损伤程度成比例[1]。根据这些研究结果，肾小球滤过率为 20ml/min 或更低的患者，推荐雷尼替丁给药剂量减半。因此，注册药品信息推荐：严重肾损伤患者，雷尼替丁的剂量应减少。肌酐清除率低于 50ml/min 患者，推荐每日口服 150mg，如必要每 12h 1 次，但应谨慎应用。必要时，维持治疗阶段减量至每日 150mg。

静脉外给药，不同国家推荐剂量各有不同。在英国，单次剂量可减少到 25mg；在美国，通常推荐剂量是 50mg，每 18～24h 1 次，谨慎增加，每隔 12h 给药 1 次，如需要，给药次数还可增加。

在 20 名常规透析患者中，每日雷尼替丁 150mg 可提供足够的血清浓度，而且无过度蓄积[2]。4h 透析期间，雷尼替丁血清浓度下降 50%，但是只有不到 3% 的剂量被清除，因此认为透析后没有必要补充剂量。在英国及美国，注册药品信息推荐调整给药时间，因此在透析结束时给药。

1. Dixon JS, *et al.* The effect of renal function on the pharmacokinetics of ranitidine. *Eur J Clin Pharmacol* 1994; **46:** 167–71.
2. Comstock TJ, *et al.* Ranitidine accumulation in patients undergoing chronic hemodialysis. *J Clin Pharmacol* 1988; **28:** 1081–5.

囊性纤维化 一项在 29 名囊性纤维化（第157页）患者中进行的研究表明，雷尼替丁比西沙必利能更有效的缓解消化不良的症状，并改善胃排空和扩张[1]。此疾病中应用这种抑制分泌药还可减少口服胰酶的失活。

1. Cucchiara S, *et al.* Ultrasound measurement of gastric emptying time in patients with cystic fibrosis and effect of ranitidine on delayed gastric emptying. *J Pediatr* 1996; **128:** 485–8.

免疫调节 雷尼替丁和西咪替丁相似（参见第1640页），有人提出雷尼替丁具有免疫调节作用。然而，在一项安慰剂对照研究中发现，雷尼替丁 300mg，每日 2 次对 HIV 感染患者 CD_4 细胞计数的绝对值或血浆 HIV RNA 无影响[1]。同样，雷尼替丁对胃癌患者无明显益处（参见**恶性肿瘤**，第1641页）。

1. Bartlett JA, *et al.* A placebo-controlled trial of ranitidine in patients with early human immunodeficiency virus infection. *J Infect Dis* 1998; **177:** 231–4.

皮肤病 参见西咪替丁（第1641页），曾试用于治疗多种皮肤病。皮质激素和一种保湿软膏局部使用治疗过敏性皮炎，口服雷尼替丁 300mg，每日 2 次，疗程最长达 16 周，可作为辅助药物有助于过敏性皮炎的治疗已有报道[1]。有一些雷尼替丁可改善银屑病的报道[2～4]，众所周知治疗效果很难评价，因为银屑病的病程具有慢性反复和时轻时重的特点，而其他药物均未显示出获益[5]。

1. Veien NK, *et al.* Ranitidine treatment of hand eczema in patients with atopic dermatitis: a double-blind placebo-controlled trial. *J Am Acad Dermatol* 1995; **32:** 1056–7.
2. Witkamp L, *et al.* An open prospective clinical trial with systemic ranitidine in the treatment of psoriasis. *J Am Acad Dermatol* 1993; **28:** 778–81.
3. Smith KC. Ranitidine useful in the management of psoriasis in a patient with acquired immunodeficiency syndrome. *Int J Dermatol* 1994; **33:** 220–1.
4. Kristensen JK, *et al.* Systemic high-dose ranitidine in the treatment of psoriasis: an open prospective clinical trial. *Br J Dermatol* 1995; **133:** 905–8.
5. Çetin L, *et al.* High-dose ranitidine is ineffective in the treatment of psoriasis. *Br J Dermatol* 1997; **137:** 1021–2.

制剂

BP 2010: Ranitidine Injection; Ranitidine Oral Solution; Ranitidine Tablets; ***USP 33:*** Ranitidine in Sodium Chloride Injection; Ranitidine Injection; Ranitidine Oral Solution; Ranitidine Tablets.

专利制剂

Arg.: Acidex; Adesial; Alivian; Aprical†; Ciscomax†; Dualid; Espaven; Faboacid-R; Fendibina; Gastrial; Gastrolets; Gastrosedol; Gastrozac; Lorbitidina; Luvier; Notrab; Prednocris; Ranimed; Ranitic†; Ranitral; Ranitul; Raticina; Reco; Reflux; Sustac; Taural; Teogrand; Tomag†; Ulcotenk; Urgis†; Vingional; Vizerul; Zantac; ***Austral.:*** Ausran; Heartburn Relief†; Rani 2; Ranihexal; Ranitic; Ranoxyl; Ulcaid; Zantac; ***Austria:*** Ranic; Raninorm; Ulsal; Zantac; Zantarac†; ***Belg.:*** Docraniti; Gastran; Ranitimed; Zantac; ***Braz.:*** Antagon; Antak; Antidin; Aziliv; Gastrat†; Label; Logat; Neosac; Nititom†; Prevulcer†; Rabiodina†; Radan†; Raniclor; Ranidin; Ranidina; Ranidine; Raniflex†; Ranitak†; Ranitil; Ranitin; Ranitinol; Ranition; Ranitrat†; Ranitzen†; Ranizol†; Ranytisan†; Rhanitak†; Tazepin†; Ulceridina; Ulcerit†; Ulcerocin; Ulcoren; Ultidin; Zadine†; Zylium; ***Canad.:*** Acid Reducer; Maximum Strength Acid Reducer without Prescription; Novo-Ranidine; Nu-Ranit; Zantac; ***Chile:*** Aciflux†; Ranicel†; Ranitax†; Tipac; Zantac; ***Cz.:*** Arnetin†; Histac; Raniberl†; Ranisan; Ranital; Ranitin†; Ulcosan; Ulran†; Zantac; ***Denm.:*** Kuracid; Ranicodan; Syrex; Zantac; ***Fin.:*** Esofex†; Inside; Ranicur†; Ranil†; Ranimex; Ranisan; Ranixal; Zantac; ***Fr.:*** Azantac; Raniplex†; ***Ger.:*** Junizac; Ran Lich; Raninerton; Rani-Puren; Rani†; Raniberl; Ranibeta; Ranibloc†; Ranicux; Ranidura T†; Ranimerck†; Raniprotect; Ranitab†; Ranitic; Ranitidoc; Sostril; Zantic; ***Gr.:*** Alphadine; Aova; Baroxal; Bindazac; Blumol; Brixoral; Ceftrinal; Epadoren; Ezopta; Galebiron; Gaproxen; Gertocalm; Lomadryl; Lumaren; Narigen; Nipodur; Nitised; Odanet; Ptinolin; Raniclon; Ranizac; Restopon; Ribolin; Rothonal; Semuele; Smaril; Soredine; Sveltanet; Synthomanet; Tupast; Ulcomet; Verlost; Yara; Zantac; Zoliden; Zurfix; ***Hong Kong:*** Gastril†; Hyzan; LAtac†; Lumeran; Novo-Ranidine†; Radin; Randac; Ranidine; Raniplex; Ranital; Ranolta†; Simetac†; Synitidine†; Ulticer; Uni-Rantac; Zantac; Zendhin; ***Hung.:*** Histac; Huma-Ranidine†; Ranitic; Ulceran; Ulcosin†; Umaren; Xanomel†; Zantac; ***India:*** Aciloc; Consec; Histac; R-Loc; Rantac; Ultac; Zinetac; ***Indon.:*** Acran; Aldin†; Anitid; Chopintac; Conranin; Fordin†; Gastridin; Hexer; Radin; Rancus; Ranilex; Ranin; Ranivell; Ranticid; Rantin; Ratan; Ratinal; Renatac; Scanarin; Titan; Tricker; Ulceranin; Wiacid; Xeradin; Zantac; Zantadin; Zantifar; Zenti; Zumaran†; ***Irl.:*** Bellran; Gertac; Ranitic; Ranopine; Xanomel†; Zantac; ***Israel:*** Zanidex; Zantac; ***Ital.:*** Dolilux; Duoran†; Raniben; Ranibloc; Ranidex; Ranidil; Sensigard; Ulcex; Zantac; ***Jpn:*** Zantac; ***Malaysia:*** Arnetin; Histac; Hyzan; Vesyca; X'tac; Zantac; Zendhin; ***Mex.:*** Acloral; Agrisen†; Aldivina; Anistal; Anticina†; Apoprin†; Avintac; Azantac; Bio-Gast; Cauteridol†; Credaxol; Dinaxin; Driges; Flatmed; Galidrin; Gastrec; Gastridin; Histac; Iqfadina; Katalem; Microdit†; Microtid; Midaven; Neugal†; Offentina; Phartidine; Radyn; Ranepal; Ranifarm; Ranifur; Raniger; Ranisen; Ranzil†; Raudil; Redacid; Sarcitec; Serranit; Serviradine; Sinhcloran; Syngasy; Terodul; Tianak; Ulcevit; Ulgastrin; Ulkodin; Ulmodhyl; Ulsaven; Ultran; Unitin; ***Neth.:*** Azantac; Zantac; ***Norw.:*** Inside Brus; Zantac; ***NZ:*** H_2RA; Peptisoothe; Zantac; ***Philipp.:*** Aceptin; Aciloc; Aciran; Alisazim; Ameket; Ceranid†; Clodine; Contracid; Dalycrid; Danitin; Diranite; Entac; Eu-Ran†; Gastrone; Ildecep; Incid; Increph; Intac; Loracid; Microtec; Mordek; Normaxid; Pep-Bloc; Peptica; RA Bloc; Ramadine; Randin; Ranitab; Ranitac; Ranitein; Ranivint; Rantizec; Rapidin; Raxide; Renfort; Rentsan; Ulcedrug; Ulcemed; Ulcepac; Ulceragon; Ulceral†; Ulcergo; Ulcerix; Ulci-Cure; Ulcin; Ulran; Zantac; Zantol; Zeltac; Zeptag; Zerdin; Zidaxim; ***Pol.:*** Gastranin Zdrovit; Novo-Ranidine; Raniberl; Ranic†; Ranigast; Ranimax; Ranisan; Ranitin; Riflux; Solvertyl; Zantac; ***Port.:*** Bloculcer; Efective; Gastridina; Gastrolav; Gastrulcer; Pep-Rani; Peptab; Peptifar†; Quardin†; Ran†; Ranitine; Stacer; Tecradina; Ulcecur†; Ulcerol†; Zantac; ***Rus.:*** Aciloc (Ацилок); Histac (Гистак); Ranigast (Ранигаст); Ranisan (Ранисан); Ranitine (Ранитин); Rantac (Рантак); Ulcodin (Улкодин); Ulran (Ульран); Zantac (Зантак); Zantin (Зантин); Zoran (Зоран); ***S.Afr.:*** Austac; GI-Tak†; Histak; R-Loc; Ranihexal; Ranit; Ranteen†; Ulcaid†; Ultak; Zantac; ***Singapore:*** Histac; Hyzan; Lumaren; Neoceptin-R; Ranidine; Ratic; Xanidine; Zantac; Zendhin; ***Spain:*** Alquen; Aracidina; Arcid; Ardoral; Coralen; Denulcer; Fagus; Lake†; Leiracid; Meticel†; Quantor†; Ran H2†; Ranidin; Ranix†; Ranuber; Rubiulcer†; Tanidina; Terposen; Toriol; Underacid†; Zantac; ***Swed.:*** Artonil; Inside; Rani-Q; Zantac; ***Switz.:*** Ranimed; Ranisifar†; Ulcidine; Zantic; ***Thai.:*** Aciloc; Histac; R-Loc; Ranicid; Ranid; Ranidine; Rantac; Rantodine; Ratic; Ratica; Utac; Xanidine; Zanamet; Zantac; Zantidon; Zardil†; ***Turk.:*** Ranitab; Ranitine; Raniver; Ranobel; Rozon†; Santanol†; Ulcuran; Zandid; Zantac; ***UAE:*** Rantag; ***UK:*** Gavilast; Ranitic; Ranitil; Rantec; Ranzac; Zantac; ***USA:*** Zantac; ***Venez.:*** Aplom; Enteral; Gastac; Ranibloc; Ranifesa†; Ranix†; Ranizan†; Retamin; Vizerul; Zantac; Zoran†.

多组分制剂 ***Arg.:*** Euciton Reflux; Gastrosedol Plus; Megalex; ***India:*** Aciloc RD; ***Mex.:*** Ergex; Pepti-Max.

Ranitidine Bismuth Citrate (*BAN*, *USAN*) 雷尼替丁枸橼酸铋

GR-122311X; Ranitidin Bizmut Sitrat; Ranitidin Bizmutreks; Ranitidina y bismuto, citrato de; Ranitidine Bismutrex. *N*-[2-({5-[(Dimethylamino)methyl]furfuryl}thio)-ethyl]-*N*′-methyl-2-nitro-1,1-ethenediamine, compound with bismuth(3+) citrate (1:1).

Ранитидин Висмут Цитрат

$C_{13}H_{22}N_4O_3S,C_6H_5BiO_7$ = 712.5.

CAS — 128345-62-0.

ATC — A02BA07.

ATC Vet — QA02BA07.

UNII — 7AJ51I17KG.

简介

雷尼替丁枸橼酸铋为雷尼替丁、铋和枸橼酸的复合物，它可在胃肠道释出雷尼替丁和铋，因此同时具有铋剂（第1632页）和雷尼替丁（第1687页）的作用。用于治疗溃疡性疾病（第1624页），雷尼替丁枸橼酸铋与抗菌药合用可清除幽门螺杆菌，并可用于预防溃疡性疾病复发。

口服剂量为 400mg，每日 2 次，治疗十二指肠溃疡，通常疗程 4～8 周；治疗良性胃溃疡，疗程为 8 周。雷尼替丁枸橼酸铋不用于维持治疗，1 个 12 个月的周期中，最多应用 16 周（2 个 8 周或 4 个 4 周）。幽门螺杆菌感染的十二指肠溃疡，雷尼替丁枸橼酸铋可作为 7 日三联治疗方案中的组成部分，通常同克拉霉素、阿莫西林和甲硝唑中的两种联用。此外，也可以用 14 日的二联治疗方案，雷尼替丁枸橼酸铋和阿莫西林或克拉霉素联用。在两种方案中，都应继续单独应用雷尼替丁枸橼酸铋，共 28 天。

舌和粪便变黑较常见，胃肠道功能紊乱、头痛、轻度贫血和可逆性肝酶变化也有报道。罕见不良反应包括超敏反应（包括过敏性休克）。中、重度肾损伤患者禁用。本品不适用于长期或维持治疗，因为有铋蓄积的危险。

1. Anonymous. Pylorid, H. pylori and peptic ulcer. *Drug Ther Bull* 1996; **34:** 69–70.
2. Chiba N, *et al.* Ranitidine bismuth citrate. *Can J Gastroenterol* 2001; **15:** 389–98.

消化性溃疡 尽管质子泵抑制药作为基本药物根除幽门螺杆菌的方案应用越来越普及（见第1624页），但作为替代方案，包含有雷尼替丁枸橼酸铋的治疗方案也有一些成功经验[1]。

1. Gisbert JP, *et al.* Systematic review and meta-analysis: proton pump inhibitor vs. ranitidine bismuth citrate plus two antibiotics in Helicobacter pylori eradication. *Helicobacter* 2005; **10:** 157–71.

制剂

专利制剂

Austria: Helirad†; Pylorisin; ***Belg.:*** Pylorid†; ***Braz.:*** Pylorid; ***Cz.:*** Eradipak†; ***Fin.:*** Pylorid; ***Gr.:*** Pylorid; ***Hung.:*** Pylorid†; ***Irl.:*** Pylorid†; ***Ital.:*** Elicodil†; Pylorid†; ***Mex.:*** Azanplus; ***Neth.:*** Pylorid†; ***Norw.:*** Pylorid†; ***Port.:*** Pylorid†; ***Spain:*** Pylorid†; ***Switz.:*** Pylorid†; ***Thai.:*** Pylorid; ***Turk.:*** Pylorid; ***UK:*** Pylorid†; ***Venez.:*** Pylorid.

多组分制剂 ***Austral.:*** Pylorid-KA†.

Rebamipide (*rINN*) 雷巴米特

Rebamipida; Rébamipide; Rebamipidum. (±)-α-(*p*-Chlorobenzamido)-1,2-dihydro-2-oxo-4-quinolinepropionic acid.

Ребамипид

$C_{19}H_{15}ClN_2O_4$ = 370.8.

CAS — 90098-04-7; 111911-87-6.

and enantiomer

简介

雷巴米特有细胞保护作用，用于治疗消化性溃疡（第1624页）和胃炎，通常每次口服 100mg，每日 3 次。也可直肠给药用于治疗肠道炎症。雷巴米特滴眼剂用于治疗干眼症正在研究中。

1. Makiyama K, *et al.* Efficacy of rebamipide enemas in active distal ulcerative colitis and proctitis: a prospective study report. *Dig Dis Sci* 2005; **50:** 2323–9.
2. Miyata M, *et al.* Successful treatment of severe pouchitis with rebamipide refractory to antibiotics and corticosteroids: a case report. *World J Gastroenterol* 2006; **12:** 656–8.
3. Miwa H, *et al.* Effect of a gastro-protective agent, rebamipide, on symptom improvement in patients with functional dyspepsia: a double-blind placebo-controlled study in Japan. *J Gastroenterol Hepatol* 2006; **21:** 1826–31.
4. Terano A, *et al.* Rebamipide Clinical Study Group. Rebamipide, a gastro-protective and anti-inflammatory drug, promotes gastric ulcer healing following eradication therapy for Helicobacter py-

lori in a Japanese population: a randomized, double-blind, placebo-controlled trial. *J Gastroenterol* 2007; **42:** 690–3.
5. Park SH, *et al.* Comparison of prevention of NSAID-induced gastrointestinal complications by rebamipide and misoprostol: a randomized, multicenter, controlled trial—STORM STUDY. *J Clin Biochem Nutr* 2007; **40:** 148–55.
6. Du Y, *et al.* Anti-inflammatory effects of rebamipide according to Helicobacter pylori status in patients with chronic erosive gastritis: a randomized sucralfate-controlled multicenter trial in China—STARS study. *Dig Dis Sci* 2008; **53:** 2886–95.
7. Sugai S, *et al.* Efficacy and safety of rebamipide for the treatment of dry mouth symptoms in patients with Sjögren's syndrome: a double-blind placebo-controlled multicenter trial. *Mod Rheumatol* 2009; **19:** 114–24.
8. Naito Y, Yoshikawa T. Rebamipide: a gastrointestinal protective drug with pleiotropic activities. *Expert Rev Gastroenterol Hepatol* 2010; **4:** 261–70.

制剂

专利制剂

Indon.: Mucosta; ***Jpn:*** Mucosta; ***Malaysia:*** Mucosta; ***Philipp.:*** Mucosta; ***Thai.:*** Mucosta.

Renzapride（*BAN*，*rINN*）伦扎必利

ATL-1251; AZM-112 (renzapride hydrochloride); BRL-24924A; Renzaprida; Renzapridum. (±)-*endo*-4-Amino-*N*-(1-azabicyclo[3.3.1]non-4-yl)-5-chloro-*o*-anisamide.

Рензаприд

$C_{16}H_{22}ClN_3O_2$ = 323.8.

CAS — 88721-77-1; 112727-80-7.

简介

伦扎必利是苯甲酰胺取代品，具有促进胃肠道蠕动的作用。也具有 5-HT_4 激动和 5-HT_3 拮抗的作用。伦扎必利治疗胃肠道疾病，包括肠易激综合征正在研究中。

1. Tack J, *et al.* Pilot study of the efficacy of renzapride on gastrointestinal motility and symptoms in patients with constipation-predominant irritable bowel syndrome. *Aliment Pharmacol Ther* 2006; **23:** 1655–65.
2. George AM, *et al.* Clinical trial: renzapride therapy for constipation-predominant irritable bowel syndrome—multicentre, randomized, placebo-controlled, double-blind study in primary healthcare setting. *Aliment Pharmacol Ther* 2008; **27:** 830–7.
3. Lembo AJ, *et al.* Clinical trial: renzapride treatment of women with irritable bowel syndrome and constipation - a double-blind, randomized, placebo-controlled, study. *Aliment Pharmacol Ther* 2010; **31:** 979–90.

Revaprazan（*rINN*）瑞伐拉赞

Révaprazan; Revaprazán; Revaprazanum. *N*-(4-Fluorophenyl)-4,5-dimethyl-6-[(1*RS*)-1-methyl-3,4-dihydroisoquinolin-2(1*H*)-yl]-pyrimidin-2-amine.

Ревапразан

$C_{22}H_{23}FN_4$ = 362.4.

CAS — 199463-33-7.

UNII — 5P184180P5.

Revaprazan Hydrochloride（*USAN*，*rINNM*）盐酸瑞伐拉赞

Hidrocloruro de revaprazán; Révaprazan, Chlorhydrate de; Revaprazani Hydrochloridum; SB-641257A; YH-1885. *N*-(4-Fluorophenyl)-5,6-dimethyl-4-[(1*RS*)-1-methyl-3,4-dihydroisoquinolin-2(1*H*)-yl]pyrimidin-2-amine hydrochloride.

Ревапразана Гидрохлорид

$C_{22}H_{23}FN_4,HCl$ = 398.9.

CAS — 178307-42-1.

UNII — 4DQ6T10R64.

简介

瑞伐拉赞是一种正在研发中的质子泵抑制药，用于治疗胃及十二指肠溃疡、功能性消化不良及胃食管反流。

1. Sorbera LA, *et al.* Revaprazan hydrochloride. *Drugs Of The Future* 2004; **29:** 455.
2. Yu K-S, *et al.* Pharmacokinetic and pharmacodynamic evaluation of a novel proton pump inhibitor, YH1885, in healthy volunteers. *J Clin Pharmacol* 2004; **44:** 73–82.

Rhubarb 大黄

Chinese Rhubarb; Korzeń rzewienia; Rabarbaro; Rabarbarų šaknys; Rabarberrot; Raparperinjuuri; Ravent; Rebarbaragyökértörzs; Reveňový kořen; Rhabarber; Rhei radix; Rhei Rhizoma; Rheum; Rhubarb Rhizome; Rhubarbe; Ruibarbo.

Ревень Аптечный

ATC Herb — HA06AB5015 (Rheum palmatum: root).

UNII — G280W4MW6E.

(rhein)

性状 印度大黄（喜马拉雅大黄）由 *Rheum emodi*，*R. webbianum* 的干燥根和茎或大黄的其他相关品种组成。

中国大黄由 *Rrhaponticum* 的干燥根和茎组成。可能作为大黄的掺杂物存在，药典中特异性的检测方法可确定其是否存在。人工培育的大黄来自 *R. rhaponticum*，其叶柄可食用。

Pharmacopoeias. In *Chin.*, *Eur.* (see p.vii), and *Jpn. Chin.* and *Jpn* also permit *Rheum tanguticum*, and *Jpn* also permits *R. coreanum*.

Ph. Eur. 6.8（大黄） *Rheum palmatum*、*R. officinale* 或二者杂交或混合品种的全部或地下干燥部分。地下部分常常分支，茎和大多具小根的皮已去除。以大黄干燥物计算 9-羟基蒽衍生物的含量不低于 2.2%，用大黄酸（$C_{15}H_8O_6$=284.2）表示。避光。

不良反应和注意事项

参见番泻叶，第1690页。

用途和用法

大黄为蒽醌类刺激性缓泻药，其作用与番泻叶相同（第1690页）。由于大黄含有棓酸衍生物和单宁酸，可产生收敛作用。

顺势疗法 大黄用于顺势疗法的药物也称为：Rheum；Rhei Radix；Rheum Palmatum；Rheum officinale。

制剂

BP 2010: Compound Rhubarb Tincture.

专利制剂

Cz.: Bukosan†; ***Ger.:*** Phyto-Strol; Phytoestrol N†; ***Pol.:*** Laxitab; Radirex; Rzewex†.

多组分制剂 ***Arg.:*** LX-30; Oralsone Topic; Parodium; Pyralvex; ***Austral.:*** Betaine Digestive Aid; Neo-Cleanse; ***Austria:*** Eucarbon; Eucarbon Herbal†; Novocholin†; Pyralvex; Sabatif†; Silberne; ***Belg.:*** Pyralvex; ***Braz.:*** Bilifel†; Bisuisan†; Boldopeptan†; Camomila; Eparema; Regulador Xavier N-2†; ***Canad.:*** Herbal Laxative; Herbalax†; Herbolax; Laxanat; Laxatil; Laxolax Phyto; Melange de Plantes Formula L1 Laxatif; Stomach Ease; Ultra-Lax; ***Chile:*** Parodium; ***Cz.:*** Abdomilon†; Cynarosan†; Dr Theiss Rheuma Creme†; Dr Theiss Schweden Krauter; Dr Theiss Schwedenbitter; Eucarbon; Pyralvex; Species Cholagogae Planta; Zlucnikova Cajova Smes; ***Fr.:*** Carres Parapsyllium†; Depuratum; Parodium; Pyralvex; Resource Rhubagil; Tisane D'Ars; ***Ger.:*** Pyralvex; ***Gr.:*** Pyralvex; ***Hong Kong:*** Hepatofalk†; Pyralvex†; ***Hung.:*** Bano Svedkeseru; Bolus Laxans; Eucarbon; ***Indon.:*** Pyralvex†; ***Irl.:*** Pyralvex; ***Israel:*** Davilla†; Encypalmed; Eucarbon; Novicarbon; ***Ital.:*** Alosen; Amaro Medicinale; Caramelle alle Erbe Digestive; Colax; Critichol†; Digelax†; Dis-Cinil Complex; Eparema; Eparema-Levul; Eucarbon; Eupatol; Lactolas; Lassatina†; Lassativi Vetegali; Magisbile†; Mepalax†; Neoform†; Puntualax†; Pyralvex; Stimolfit†; ***Jpn:*** Bofutsushosan; Daio-kanzo-to; Daisaikoto; Keishikashakuyakudaioto; Tokakujokito; ***Malaysia:*** Eucarbon; Eucarbon Herbal; ***Neth.:*** Pyralvex; ***Philipp.:*** Boie Carminative (Carminasen); Pyralvex; ***Pol.:*** Betasol; Diges-Tonic; Laxantol†; Rhelax; ***Port.:*** Pyralvex; ***Rus.:*** Parodium (Пародиум); ***S.Afr.:*** Eucarbon; Helmontskruie†; Lewensessens; Moultons Herbal Extract†; Pyralvex; Wonderkroonessens; ***Singapore:*** Pyralvex; ***Spain:*** Crislaxo; Laxante Bescansa Aloico; Menabil Complex†; Pyralvex; Solucion Schoum; ***Switz.:*** Creme pour herpes; Padma-Lax; Padmed Laxan; Phytovir; Pyralvex; Schweden-Mixtur H; ***Thai.:*** Pyralvex†; Rheum; Sahakarn Mist Stomachic; ***Turk.:*** Eucarbon; Karboseptin; Piraldyne; Pyralvex; ***UK:*** Acidosis; Digestive; Fam-Lax; Fam-Lax Senna; HRI Golden Seal Digestive; Indian Brandee; Jacksons Herbal Laxative; Pegina; Pyralvex; Rhuaka; Stomach Mixture; Wind & Dyspepsia Relief; ***Ukr.:*** Swedish Bitters Dr Theiss (Шведская Др Тайсс); ***Venez.:*** Cynascool; Natrossil; Orafilm†; Pinvex; Pyralvex†; Rheu-Tarx 1.

顺势疗法制剂 ***Austral.:*** Diarrhoea Relief Tablets†; Snore Eze; ***Canad.:*** Consolin†; Essigen; Vegetal Tonic; ***Fr.:*** Camilia; Momordica Complexe No 109; Tonique Vegetal; ***Ger.:*** Finil†; Salicort-R†.

Roxatidine Acetate Hydrochloride（*BANM*，*USAN*，*rINNM*）盐酸乙酰罗沙替丁

Hidrocloruro de acetato de roxatidina; Hoe-760; Hoe-062 (roxatidine); Pifatidine Hydrochloride; Roxatidine, Acétate Chlorhydrique de; Roxatidini Acetati Hydrochloridum; TZU-0460. *N*-{3-[(α-Piperidino-*m*-tolyl)oxy]propyl}glycolamide acetate monohydrochloride.

Роксатидина Ацетат Гидрохлорид

$C_{17}H_{26}N_2O_3,C_2H_2O,HCl$ = 384.9.

CAS — 78273-80-0 (roxatidine); 97900-88-4 (roxatidine hydrochloride); 78628-28-1 (roxatidine acetate); 93793-83-0 (roxatidine acetate hydrochloride).

ATC — A02BA06.

ATC Vet — QA02BA06.

UNII — 60426GOR1E.

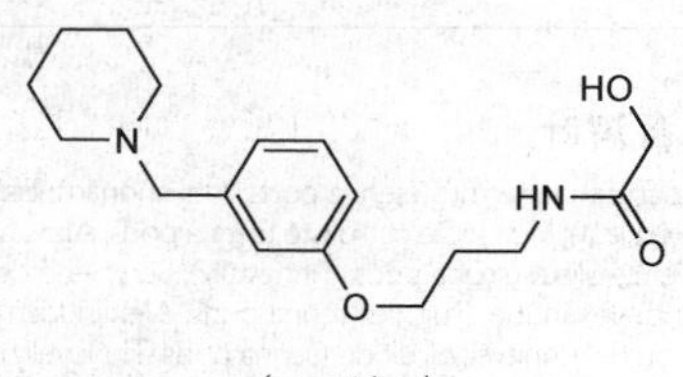

(roxatidine)

Pharmacopoeias. In *Jpn.*

稳定性 肠外营养液中，盐酸乙酰罗沙替丁的稳定性受贮藏温度、氨基酸含量及组成影响。

1. Oh J, *et al.* Stability of roxatidine acetate in parenteral nutrient solutions containing different amino acid formulations. *Am J Health-Syst Pharm* 2005; **62:** 289–91.

不良反应和注意事项

参见西咪替丁，第1638页。不同于西咪替丁，罗沙替丁无或仅有较弱的抗雄激素作用，尽管有性欲减退的个案报道。

药物相互作用

罗沙替丁与西咪替丁（第1639页）不同，罗沙替丁对细胞色素 P450 酶没有影响，因此认为对经过这条途径代谢作用的药物没有影响。然而，同其他 H_2 受体拮抗药一样，其对胃 pH 值的影响可能会改变吸收依赖酸性胃 pH 值药物的吸收。

药动学

盐酸乙酰罗沙替丁在胃肠道几乎完全且迅速吸收，口服给药血浆药物浓度达峰时间为 1～4h。它被肝、小肠和血浆中的酯酶迅速水解成活性的去乙酰代谢产物罗沙替丁。

90%以上的服用量以罗沙替丁或其他代谢产物经尿排泄。罗沙替丁的清除半衰期约为 6h，肾损伤时延长。

据报道少量罗沙替丁可通过胎盘，也可分布到乳汁中。

用途和用法

盐酸乙酰罗沙替丁为 H_2 受体拮抗药，作用和用途与西咪替丁相似（第1640页）。

治疗**消化性溃疡**，睡前口服 150mg 或 75mg，每日 2 次，疗程 4～6 周。如需要，可于睡前服 75mg 维持，以预防溃疡复发。治疗**胃食管反流**，推荐睡前服 150mg 或 75mg，每日 2 次，疗程 6～8 周。治疗胃炎，每日晚上服 75mg；治疗 **Zollinger-Ellison 综合征**，每次 75mg，每日 2 次。

麻醉前用药，麻醉前 1h 缓慢静脉输注盐酸乙酰罗沙替丁 75mg。另外还可在手术前 1 天晚上口服 75mg，并在诱导麻醉前 2h 重复 1 次；或手术前晚单次口服 150mg。

盐酸乙酰罗沙替丁也可静脉给药治疗**上消化道出血**，每次 75mg，每日 2 次，缓慢静脉注射或静脉输注。

肾损伤时的用量，参见下文。

1. Murdoch D. Roxatidine acetate: a review of its pharmacodynamic and pharmacokinetic properties, and its therapeutic potential in peptic ulcer disease and related disorders. *Drugs* 1991; **42:** 240–60.

在肾损伤中的用法 盐酸乙酰罗沙替丁的剂量在肾损伤患者中应减少。消化道溃疡或胃食管反流患者根据肌酐清除率（CC）建议的口服剂量为：

- CC 20～50ml/min：75mg，每日 1 次。
- CC＜20ml/min：每 2 天 75mg。

但是，6 名慢性肾衰竭、CC＜20ml/min 的患者研

究结果表明：推荐的隔日盐酸乙酰罗沙替丁 75mg 剂量不足以维持胃液 pH 值>4 的时间超过 6h。随后在 8 名患者中的研究显示：每日 75mg 的剂量耐受性较好并且有效[1]。

预防胃溃疡，基于 CC 推荐以下口服剂量：

- CC 20～50ml/min：每次 75mg，每 2 天 1 次；
- CC<20ml/min：每次 75mg，每周 2 次。

1. Gladziwa U, *et al.* Pharmacokinetics and pharmacodynamics of roxatidine in patients with renal insufficiency. *Br J Clin Pharmacol* 1995; **39:** 161–7.

制剂

专利制剂

Gr.: Roxane; ***India:*** Rotane; ***Ital.:*** Gastralgin; Neo H2; Roxit; ***Jpn:*** Altat; ***S.Afr.:*** Roxit†; ***Spain:*** Zarocs.

Senna 番泻叶

Alexandriai szenna termés (senna pods, Alexandrian); Listek senesu (senna leaf); Plod kasie ostrolisté (senna pods, Alexandrian); Plod kasie úzkolisté (senna pods, Tinnevelly); Sen; Séné de Khartoum ou d'Alexandrie, fruit de (senna pods, Alexandrian); Séné de l'Inde ou de Tinnevelly, fruit de (senna pods, Tinnevelly); Séné, feuille de (senna leaf); Sennabalja, alexandrinsk (senna pods, Alexandrian); Sennabalja, Tinnevelley- (senna pods, Tinnevelley); Sennae folium (senna leaf); Sennae fructus acutifoliae (senna pods, Alexandrian); Sennae fructus angustifoliae (senna pods, Tinnevelly); Sennanpalko, Aleksandrian (senna pods, Alexandrian); Sennanpalko, Tinnevelleyn (senna pods, Tinnevelley); Sennový list (senna leaf); Senų lapai (senna leaf); Senų vaisiai (senna pods, Alexandrian); Siauralapių senų vaisiai (senna pods, Tinnevelly); Sinameki; Szennalevél (senna leaf); Tinevelly szenna termés (senna pods, Tinnevelly).

Кассия Остролистная (Alexandrian senna); Сенна Остролистная (Alexandrian senna); Александрийский Лист (Alexandrian senna leaf)

CAS — 8013-11-4.
ATC — A06AB06.
ATC Vet — QA06AB06.
ATC Herb — HA06AB5017 (Senna alexandrina: fruit); HA06AB5018 (Senna alexandrina: leaf).

性状 市场销售的番泻叶来自尖叶番泻 *Cassia senna* (*C. acutifolia*)(豆科)，或者被称为亚历山大番泻或喀土穆番泻，而来自狭叶番泻 *Cassia angustifolia*（豆科）的称为印度番泻叶。

Pharmacopoeias. Senna fruit, from Alexandrian and Tinnevelly senna is included in *Eur.* (see p.vii), *Int.*, and *US.* Senna leaf, from Alexandrian or Tinnevelly senna or both, is included in *Chin., Eur., Int., Jpn,* and *US.*

Ph. Eur. 6.8（Senna Pods, Alexandrian; Sennae Fructus Acutifoliae; Alexandrian Senna Fruit BP 2010） 以番泻干燥物的番泻苷 B（$C_{42}H_{38}O_{20}$＝862.7）计算，番泻（尖叶番泻）的干燥果实含羟基蒽糖苷量不低于 3.4%。避光干燥贮藏。

Ph. Eur. 6.8（Senna Pods, Tinnevelly; Sennae Fructus Angustifoliae; Tinnevelly Senna Fruit BP 2010） 以番泻干燥物的番泻苷 B（$C_{42}H_{38}O_{20}$＝862.7）计算，狭叶番泻的干燥果实含羟基蒽糖苷量不低于 2.2%。避光干燥贮藏。

Ph. Eur. 6.8（Senna Leaf; Sennae Folium） 番泻（＝尖叶番泻）的干燥叶，有亚历山大或喀土穆番泻；或狭叶番泻，有印度番泻，或两个品种的混合物。以番茄干燥物的番泻苷 B（$C_{42}H_{38}O_{20}$＝862.7）计算，羟基蒽糖苷含量不低于 2.5%。避光干燥贮藏。

USP 33（Senna Leaf） 尖叶番泻的干燥叶子，市场可购到的为亚历山大番泻；或狭叶番泻，市场可购到的为印度番泻（豆科）。避光干燥贮藏。

USP 33（Senna Pods） 尖叶番泻（亚历山大番泻）或狭叶番泻（印度番泻）的干燥成熟果实。分别含有不低于 3.4%或 2.2%的羟基蒽糖苷（以番泻苷计）。避光干燥贮藏。

Sennosides 番泻苷

Senósidos.

Сеннозиды

CAS — 81-27-6 (sennoside A); 128-57-4 (sennoside B); 52730-36-6 (sennoside A, calcium salt); 52730-37-7 (sennoside B, calcium salt).

UNII — 1B5FPI42EN (sennosides A and B); 2F1O30GVXH (sennoside A); F887D1637W (sennoside B); 3FYP5M0IJX (calcium sennosides).

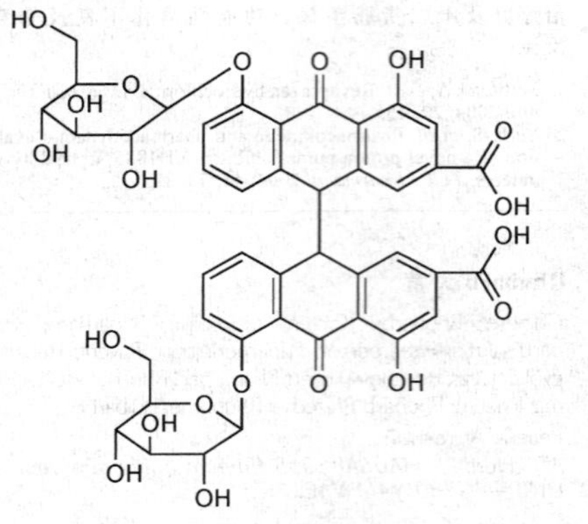

(sennoside A)

Pharmacopoeias. In *US.*

USP 33（Sennosides） 部分纯化的蒽醌糖苷天然混合物，存在番泻中，从尖叶番泻（*Cassia acutifolia*）或狭叶番泻（*Cassia angustifolia*）分离而来，为钙盐。棕色粉末。溶于水（1：35），溶于乙醇（1：2100），溶于氯仿（1：3700），溶于乙醚（1：6100）。10%水溶液的 pH 值为 6.3～7.3。

不良反应

番泻叶可引起轻度腹部不适，如绞痛或痉挛。长期应用或过量可导致腹泻，使水和电解质，特别是钾大量丢失；也有发生结肠弛缓性无功能的可能。蒽醌衍生物可使尿液在酸性 pH 值时显黄棕色，而在碱性 pH 值时呈红色。有长期应用导致可逆性结肠黑色素沉着病的报道。

滥用 长期应用或滥用番泻类缓泻药与手指杵状变[1～5]、低钾血症[3]、手足搐搦[1]、增生性骨关节病[4,5]、间断性尿排泌天冬氨酰氨基葡糖苷[2]、低丙种球蛋白血症[3]、可逆性恶病质[3]、肝炎[6]或肝衰竭[7]有关。一例个案报道，摄入过量番泻苷钙后引起的高钙血症，会导致肾钙质沉着的情况发生[5]。

1. Prior J, White I. Tetany and clubbing in patient who ingested large quantities of senna. *Lancet* 1978; **ii:** 947.
2. Malmquist J, *et al.* Finger clubbing and aspartylglucosamine excretion in a laxative-abusing patient. *Postgrad Med J* 1980; **56:** 862–4.
3. Levine D, *et al.* Purgative abuse associated with reversible cachexia, hypogammaglobulinaemia, and finger clubbing. *Lancet* 1981; **i:** 919–20.
4. Armstrong RD, *et al.* Hypertrophic osteoarthropathy and purgative abuse. *BMJ* 1981; **282:** 1836.
5. Lim AKH, *et al.* Anorexia nervosa and senna misuse: nephrocalcinosis, digital clubbing and hypertrophic osteoarthropathy. *Med J Aust* 2008; **188:** 121–2.
6. Beuers U, *et al.* Hepatitis after chronic abuse of senna. *Lancet* 1991; **337:** 372–3.
7. Vanderperren B, *et al.* Acute liver failure with renal impairment related to the abuse of senna anthraquinone glycosides. *Ann Pharmacother* 2005; **39:** 1353–7.

对肝脏的影响 报道 1 名患者饮用含有番泻苷的本草茶饮后发生肝炎。发现该患者为肝解毒反应慢代谢型，作者认为该类患者应慎用此种草本制剂，即使微量草本制剂。

1. Seybold U, *et al.* Senna-induced hepatitis in a poor metabolizer. *Ann Intern Med* 2004; **141:** 651.

超敏反应 有报道制造[1]或调配[2]番泻苷产品后发生哮喘及鼻炎的超敏反应。但是一项纳入 125 名参与生产缓泻药工人的研究显示，仅有 4 例发生职业性哮喘，尽管对番泻或卵叶车前草粉尘敏感的工人分别为 18 例和 9 例，其他气道、眼部及皮肤症状发生相对更多[3]。

报道 1 名服用番泻苷泻药 20 余年患者，有 2 年掌跖表面瘙痒、鳞状红斑病史。停药约 6 周后损伤减少，再次服用番泻苷 8 周后又出现[4]。但是，番泻苷皮肤试验和淋巴细胞刺激试验均为阴性。

1. Helin T, Mäkinen-Kiljunen S. Occupational asthma and rhinoconjunctivitis caused by senna. *Allergy* 1996; **51:** 181–4.
2. Baggaley P. A shared allergy. *Pharm J* 1997; **259:** 724.
3. Marks GB, *et al.* Asthma and allergy associated with occupational exposure to ispaghula and senna products in a pharmaceutical work force. *Am Rev Respir Dis* 1991; **144:** 1065–9.
4. Fujita Y, *et al.* A case of interstitial granulomatous drug reaction due to sennoside. *Br J Dermatol* 2004; **150:** 1035–7.

注意事项

恶心、呕吐、腹痛诊断不明或肠梗阻患者禁用番泻叶；感染性肠病患者慎用。一般应避免长期应用。

尽管蒽醌衍生物可分布于乳汁，但认为在常量母乳用量下，乳汁中的浓度不足以对乳儿造成影响（见下文）。

哺乳 在母亲应用番泻叶的母乳喂养婴儿中未见到不良反应发生，所以 American Academy of Pediatrics 认为[1]通常使用番泻叶和母乳喂养并不冲突。

1. American Academy of Pediatrics. The transfer of drugs and other chemicals into human milk. *Pediatrics* 2001; **108:** 776–89. [Retired May 2010] Correction. *ibid.*; 1029. Also available at: http://aappolicy.aappublications.org/cgi/content/full/pediatrics%3b108/3/776 (accessed 21/11/06)

结肠穿孔 早期报道中，用含总番泻苷 142mg 的番泻制剂进行结肠镜前的肠道准备，出现结肠穿孔和粪便性腹膜炎[1,2]，其中 1 例死亡[1]。1985 年，在英国含量高的制剂含量减半后只含有总番泻苷 72mg；随即该药就撤市了，尽管类似的活性更高的制剂在一些国家仍可获得。为减少结肠穿孔的危险，可疑结肠狭窄，炎性肠病或梗阻者早期禁用肠道刺激药[2]。

1. Galloway D, *et al.* Faecal peritonitis after laxative preparation for barium enema. *BMJ* 1982; **284:** 472.
2. Cave-Bigley D. Faecal peritonitis after laxative preparation for barium enema. *BMJ* 1982; **284:** 740.

妊娠 一项纳入 22843 名先天畸形婴儿、38151 名健康匹配（两组分别有 506 名和 937 名婴儿的母亲妊娠期间服用番泻苷治疗便秘）的回顾性病例对照研究发现，妊娠期使用番泻苷与畸形无关联[1]。

1. Ács N, *et al.* Senna treatment in pregnant women and congenital abnormalities in their offspring—a population-based case-control study. *Reprod Toxicol* 2009; **28:** 100–4.

药动学

蒽醌类泻药口服后部分吸收。吸收的蒽醌在肝中代谢。未吸收的番泻在结肠中被细菌分解，并释放出活性的游离蒽醌。蒽醌可经尿和粪便排泄，也可分布到乳汁。

用途和用法

番泻叶是蒽醌类刺激性缓泻药（第1615页），用于治疗便秘（第1616页）、肠道检查或手术前肠道排空。番泻苷被肠道细菌分解释放出活性蒽醌进入结肠，通常口服后 6～12h 起效。

治疗便秘，通常口服番泻片剂、颗粒剂或糖浆，某些国家还有栓剂。在英国，番泻制剂总番泻苷通常以番泻苷 B 计量。通常成人睡前单次口服 15～30mg（儿童剂量，见下文**儿童用法**）。在美国，通常成人剂量是 15～30mg，每日 1～2 次，剂量以总番泻苷含量表示。

肠道检查前排空肠道，手术前 1 天口服液体制剂，每次番泻苷 105～157.5mg（亦见上文**注意事项**项下的**结肠穿孔**）。

纯化番泻苷（番泻苷 A 和番泻苷 B）及其钙盐（番泻苷钙 A 和番泻苷钙 B）用法同番泻苷。

顺势疗法 番泻叶在顺势治疗中还被称为：Senna; Senna folium。

儿童用法 在英国，批准便秘儿童使用以下口服剂量：

- 2～6 岁：每次 3.75～7.5mg，每日 1 次，清晨服用；
- 6～12 岁：每次 7.5～15mg，每日 1 次，清晨或晚间服用；
- 12 岁以上：每次 15～30mg，每日 1 次，通常睡前给药。

另外，尽管未批准应用于 2 岁以下儿童，但是 *BNFC 2010/11* 允许给予 1 个月至 4 岁儿童，口服 2.5～10ml 糖浆剂（每 5ml 含番泻苷 7.5mg）。

制剂

BP 2010: Senna Liquid Extract; Senna Tablets; Standardised Senna Granules;
Ph. Eur.: Senna Leaf Dry Extract, Standardised;
USP 33: Senna Fluidextract; Senna Syrup; Sennosides Tablets.

专利制剂

Arg.: Ciruela Fibra†; Laxiruela; Laxiruela Ciruela Fibra†; Laxuave Sen; ***Austral.:*** Bekunis Tea†; Laxettes; Sennetabs; Senokot; ***Austria:*** Bekunis; Colonorm; Darmol; X-Prep; ***Belg.:*** Darlin; Fuca; Grains de Vals Senna; Midro†; Prunasine; Senokot; Transix†; ***Braz.:*** Senan; Sene; ***Canad.:*** Agarol Extra; Agarol with Sennosides; Bekunis; Ex-Lax†; Experience; Formula T1 Tea; Glysennid†; Herbal Laxative; Laxative Pills; Sennaprep†; Sennatab†; Senokot; Swiss Kriss; X-Prep†; ***Chile:*** Cholax; Naturlax; ***Cz.:*** Caj z Listu Senny; List Senny; Regulax†; Sennove Lusky; Tisasen†; X-Prep†; ***Denm.:*** Pursennid†; ***Fin.:*** Exprep; Pursennid; Sennapur†; ***Fr.:*** Pursennide; Senokot; Tisane des Familles; Tisane Franklin; X-Prep; ***Ger.:*** Abfuhrtee N†; Bekunis Instant; Bekunis-Krautertee N; Depuran; Heverto†; Liquidepur†; Midro Abfuhr; Midro Tee; Neda Fruchtewurfel; Ramend; Regulax N†; ***Gr.:*** Bekunis; Pursennid; X-Prep; ***Hong Kong:*** Senokot†; ***Hung.:*** Darmol; Regulax; Tisasen; X-Prep; ***India:*** Senade; Senalax; ***Irl.:*** Ex-Lax; Senokot; ***Israel:*** Bekunis; Ex-Lax; Florilax; Jungborn; Laxikal Forte; ***Ital.:*** Falquilax; Tisana Kelemata; X-Prep; ***Malaysia:*** Senokot; ***Mex.:*** Arsen†; Bekunis; C-Motil; Ciruelax Comp; Ciruelax TE†; Lagenbach; Senokot; X-Prep; ***Neth.:*** Bekunis Plantaardig; Bekunis Senna; Sennocol; X-Praep; ***Norw.:*** Senokot; X-Prep; ***NZ:*** Senokot; ***Philipp.:*** Laxen; Senokot; ***Pol.:*** Bekunis; Figura 1; Regulax; Senalax; Senefol; X-Prep†; Xenna; ***Port.:*** Bekunis; Bekunis Laxante Natural; Pursennide; Senolax; X-Prep; ***Rus.:*** Glaxenna (Глаксенна); Herbion Laksana (Гербион Лаксана); Senade (Сенаде); Senalex (Сеналекс); ***S.Afr.:*** Black Forest; Depuran; Gal†; Hamburg Tea; Sennalax†; Senokot; Soflax; X-Prep; ***Singapore:*** Senokot; ***Spain:*** Justelax; Laxante Bescansa Normal; Laxante Olan; Laxante Salud; Takata†; X-Prep; ***Swed.:*** Pursennid; ***Switz.:*** Bekunis; Darmol; Demodon Neo†; Fuca N; Grains de Vals Nouvelle formule; Irolax†; Kneipp Woerisetten S†; Knobel Comprimes N; Midro; Pursennide; Tisane laxative H nouvelle formulation†; X-Prep; ***Thai.:*** Senokot; ***Turk.:*** Pursennid; Roha-Lax; Sennalax; Senokot; X-M; ***UAE:*** Laxal; ***UK:*** Ex-Lax; Nylax with Senna; Senokot; Sure-Lax; ***Ukr.:*** Senadex (Сенадекс); Senalex (Сеналекс)†; ***USA:*** Black-Draught; Dosaflex; Dr Edwards Olive; Evac-U-Gen; Ex-Lax; Fletchers Castoria; Lax Pills; Little Tummys Laxative; Maximum Relief Ex-Lax; Senexon; Senna Smooth; Senna-Gen; Senokot; Senokotxtra; X-Prep†; ***Venez.:*** Laxovar; Senlax; Senokot.

多组分制剂　***Arg.:*** Agiolax; Candilax; Cirulaxia; Gelax; Kronolax†; Laxiruela; LX-30; Medilaxan; Rapilax Fibras; Yuyo; ***Austral.:*** Agiolax; Chemists Own Natural Laxative with Softener; Coloxyl with Senna; Combilax†; Neo-Cleanse; Prolax†; Sennesoft; Soflax; ***Austria:*** Abfuhrtee St Severin; Agiolax; Carilax†; Entschlackender Abfuhrtee EF-EM-ES; Eucarbon; Eucarbon Herbal†; Frugelletten; Herbelax†; Laxalpin; Laxolind†; Mag Kottas Krauterexpress Abfuhrtee†; Mag Kottas May-Cur-Tee†; Midro Tee; Neda Fruchtewurfel; Planta Lax; Pursennid; Sabatif†; The Chambard-Tee; ***Belg.:*** Agiolax; Depuratif des Alpes†; Tux†; ***Braz.:*** Agiolax; Circanetten†; Estomafitino†; Fitolax; Florlax†; Fontolax; Frutalax†; Laxarine†; Laxtam; Naturetti; Plantax†; Sene Composta†; Tamaril; Tamarine; Tamarix†; Varicell†; ***Canad.:*** Bekunis; Cholasyn II†; Control; Doulax; Eliminex; Fiber Plus; Formula B-1; Herba Tone; Herbal Laxative; Herbal Laxative plus Yogurt; Herbal Laxative†; Herbal Tabs; Herbalax†; Herbolax; Laxaco†; Laxanat; Laxolax; Linoforce; Melange de Plantes Formula L1 Laxatif; Metab Herbs; Metab Herbs No 1; Mucinum†; Prodiem Plus†; Senna-S; Senokot-S; Stomach Ease; Traditional Herbal Laxative; Ultra-Lax; ***Chile:*** Bilaxil; Instalax; Mielax†; Naturlax; Tamarine; Te Laxante†; ***Cz.:*** Abfuhr-Heilkrautertee†; Agiolax; Dr Theiss Rheuma Creme†; Dr Theiss Schweden Krauter; Dr Theiss Schwedenbitter; Eucarbon; Projimava; Reduktan; Senalax; ***Denm.:*** Figen†; ***Fin.:*** Agiolaxs; ***Fr.:*** Afra; Agiolax; Boldoflorine; Boribel Tisane No 13; Grains de Vals; Herbesan; Ideolaxyl; Laxilo; Mediflor Contre la Constipation Passagere No 7; Modane; Mucinum a l'Extrait de Cascara; Olivalax; Santane C_6; Tamarine; Tisane D'Ars; Tisane Garfield; Tisane Provencale no 1; Tisane Saint-Urbain; Yerbalaxa; ***Ger.:*** Agiolax; Alasenn; Klosterfrau Melissengeist; Ramend Krauter†; ***Gr.:*** Agiolax; Tamarine; ***Hong Kong:*** Agiolax; Mucinum; Mucinum Cascara†; ***Hung.:*** Agiolax; Bano Svedkeseru; Bolus Laxans; Eucarbon; Herbalax; Super Colon Cleanse; ***India:*** Pursennid-In†; ***Irl.:*** Agiolax; Pripsen†; ***Israel:*** Agiolax; Eucarbon; Jungborn; Lido Tea; Midro-Tea; Novicarbon; ***Ital.:*** Agiolax; Alosen; Colax; Combilax; Confetti Lassativi CM; Cuscutine; Eucarbon; Fibrolax Complex; Lactolas; Lassatina†; Midro; Ortisan; Pursennid; Stimolfit†; Tamarine; Tisana Kelemata; ***Malaysia:*** Agiolax; Eucarbon; Eucarbon Herbal; ***Mex.:*** Agiolax; Ciruelax Jalea; Fruticoline; Jarabe de Manzanas; Laxacaps; MD Lax; ***Neth.:*** Agiolax; Herbesan; Prunacolon; Prunasine; ***Norw.:*** Agiolax; Pursennid; ***NZ:*** Coloxyl with Senna; Laxsol; ***Philipp.:*** Boie Carminative (Carminasen); Castoria; ***Pol.:*** Agiolax; Laxamix†; Melisana Klosterfrau; Normosan; Senalax K; ***Port.:*** Agiolax; Bekunis; Midro†; Mucinum; Xarope de Macas Reinetas; ***S.Afr.:*** Agiolax; Clairo†; Eucarbon; ***Spain:*** Agiolax; Bekunis Complex; Crislaxo; Jarabe Manceau; Laxante Sanatorium; Laxomax†; Linomed; Modane; Natusor Malvasen†; Pruina; Puntual; Puntualex; Pursenid; Senalsor†; ***Swed.:*** Agiolax; ***Switz.:*** Agiolax; Dragees aux figues avec du sene; Fruttasan; Lapidar 10†; Linoforce; LinoMed; Phyto-Laxia; Phytolaxin†; Schweden-Mixtur H; Tisane laxative; Tisane Provencale no 1; Valverde Constipation dragees; Valverde Constipation sirop; ***Thai.:*** Agiolax; Circanetten; ***Turk.:*** Bekunis; Eucarbon; Karboseptin; ***UK:*** Athera; Califig; Cleansing Herbs; Dual-Lax Extra Strong; Dual-Lax Normal Strength; Fam-Lax Senna; Fibre Plus; Jacksons Herbal Laxative; Kas-Bah; Laxative Tablets; Lion Cleansing Herbs; Lustys Herbalene; Manevac; Modern Herbals Laxative; Modern Herbals Menopause; Natural Herb Tablets; Out-of-Sorts; Pripsen; Rhuaka; Senokot Dual Relief; Skin Cleansing; Tabritis; ***Ukr.:*** Swedish Bitters Dr Theiss (Шведская Др Тайсс); ***USA:*** Dok Plus; Ex-Lax Gentle Strength; Perdiem†; Peri-Colace; Senna Plus; Senna Prompt; Senna-S; Senokot-S; X-Prep Bowel Evacuant Kit-1†; ***Venez.:*** Agiolax; Fibralax†; Rheu-Tarx 1; Senokot con Docusato; Senokot con Fibra†.

顺势疗法制剂　***UK:*** Laxadoron.

Simeticone (*BAN*, *rINN*) 西甲硅油

Activated Dimethicone; Activated Dimethylpolysiloxane; Activated Dimeticone; Antifoam A; Antifoam AF; Simethicone (*USAN*); Simeticona; Siméticone; Simeticonum; Simetikon; Simetikonas; Simetikoni; Szimetikon.

Симетикон

CAS — 8050-81-5.

注：勿与二甲硅油（第1976页）混淆。

西甲硅油复方制剂可用下列名称表示。

- Simalcite *x/y* (*BAN*)——*x* 和 *y* 分别是西甲硅油和铝碳酸镁的 mg 数。

Pharmacopoeias. In *Eur.* (see p.vii) and *US.*

Ph. Eur. 6. 8 (Simeticone)　将 4%～7%的二氧化硅与聚合度 20～400 的二甲基硅醚聚合物混合制备而成。含二甲基硅醚聚合物 90.5%～99.0%。为灰白色、乳白色黏稠液体。几乎不溶于水和甲醇；极微溶于无水乙醇；西甲硅油同二氯甲烷、醋酸乙酯、丁酮和甲苯可部分混合。

USP 33 (Simeticone)　完全甲基化的直链硅氧烷聚合物，聚合物中包含重复的 $[—(CH_3)_2SiO—]_m$，末端为$[(CH_3)_3SiO—]$与二氧化硅混合物。聚二甲基硅氧烷的含量为 90.5%～99%，二氧化硅含量为 4%～7%。半透明、灰色的黏稠液体。不溶于水、乙醇和无水乙醇；液相可溶于氯仿（1∶10）、醚（1∶10）和苯酚（1∶10），留下二氧化硅残渣。贮藏于密闭容器中。

简介

西甲硅油为液态二甲硅油的混合物，含良好分散的二氧化硅以增强硅的消泡效果。西甲硅油口服后可降低胃肠道内气泡表面张力，使气泡相互合并，所以有助于气泡破裂。西甲硅油可改善肠胃胀气和腹部不适，而这些症状是消化不良（第1618页）和胃食管反流（第1618页）产生过多的胃肠道气体所致。每次 100～250mg，每日 3～4 次。治疗多种胃肠道疾病，与抗酸药同服。

儿童剂量，见下文。

西甲硅油有时也可作为胃肠道内镜或 X 线照相检查的消泡剂。

儿童用法　西甲硅油 20～40mg 饭前口服可缓解婴儿肠绞痛症状（详见**胃肠道痉挛**，第1618页）。

胃肠道疾病　西甲硅油在胃肠道疾病中的应用进行简要总结，结论是该药通常和抗酸药同服，但对于其是否可产生更好的疗效，无高质量证据支持。单独应用可缓解轻微的手术后和餐后症状，并且在上消化道内镜检查中可起辅助作用[1]。然而，有些人认为西甲硅油单用或联合抗酸药治疗嗳气、肠胃气胀或消化道气体过多导致的其他体征或症状的有效性缺乏强有力证据[2]。

1. Anonymous. Dimethicone for gastrointestinal symptoms? *Drug Ther Bull* 1986; **24:** 21–2.
2. Anonymous. Simethicone for gastrointestinal gas. *Med Lett Drugs Ther* 1996; **38:** 57–8.

制剂

BP 2010: Simeticone for Oral Use; Simeticone Suspension for Infants;
USP 33: Alumina, Magnesia, and Simethicone Oral Suspension; Alumina, Magnesia, and Simethicone Tablets; Alumina, Magnesia, Calcium Carbonate, and Simethicone Tablets; Calcium Carbonate, Magnesia, and Simethicone Tablets; Magaldrate and Simethicone Oral Suspension; Magaldrate and Simethicone Tablets; Simethicone Capsules; Simethicone Emulsion; Simethicone Oral Suspension; Simethicone Tablets.

专利制剂

Arg.: Aesim; Aflat; Carbogasol; Carbogasol Forte; Espaven Antigas; Factor AG; Metiorisan; Mylanta Gas; Simecon; ***Austral.:*** De-Gas; Infacol; Medefoam†; ***Austria:*** Antiflat; Disflatyl; Lefaxin; SAB Simplex; ***Belg.:*** Imonogas; ***Braz.:*** Anflat†; Dimetiliv; Dimezin; Espasmo Flatol; Finigas; Flagass; Flatex; Flatol; Flucolic; For Gas; Freegas†; Gastroflat; Gazyme; Luftal; Luftrin†; Meticone; Mylanta Plus; Mylicon; Nogas†; Sanagas; Silidron; ***Canad.:*** Gas-X; Infacol; Little Tummys Gas Relief; Ovol; Pediacol; Phazyme; Siligaz; Ultra Strength Ovol; Ultra Strength Phazyme; ***Chile:*** Flapex; Gasoff; ***Cz.:*** AeroOM; Ceolat†; Disflatyl†; Espumisan; Lefax; SAB Simplex; ***Denm.:*** Aeropax; Imogas; Mylicon; ***Fin.:*** Cuplaton; Disflatyl; Minifom; ***Fr.:*** Imonogas; Polysilane; Siligaz; ***Ger.:*** Aegrosan†; Ceolat; Elugan; Endo-Paractol; Espumisan; Ilio-Funkton; Imogas; Kompensan Dimeticon†; Lefax; Meteosan†; SAB Simplex; ***Gr.:*** Ceolat; Infacol; Infacolic; ***Hong Kong:*** Air-X†; Dentinox Colic Drops†; Disflatyl†; Gascon; Gasteel; Infacol; Ovol†; ***Hung.:*** Espumisan; Infacol; SAB Simplex; ***India:*** Dimol; Tricaine-MPS; ***Indon.:*** Aeroson†; Disflatyl; Flatunic†; Neolanta; ***Irl.:*** Dentinox Colic; Imogas; Infacol; ***Israel:*** Gazim X; Simicol; ***Ital.:*** Imogas; Meteosim; Mylicon; Mylicongas; Simecrin; Simetic; ***Malaysia:*** Cuplaton; Dentinox Colic Drops; Disflatyl; Gascoal; Gastyl; ***Mex.:*** Diflax†; Espaven Pediatrico; Liberan; ***Neth.:*** Aeropax; Setlers Windfree†; ***Norw.:*** Imogas; Minifom; Siloxan; ***NZ:*** De-Gas; Infacol; Medefoam†; ***Philipp.:*** Disflatyl; Restime; ***Pol.:*** Bobotic; Espumisan; Esputicon; Gastrosil; Infacol; Manti Gastop; Simet; ***Port.:*** Aero-Om; Disflat; Imogas; ***Rus.:*** Disflatyl (Дисфлатил); Espumisan (Эспумизан); SAB Simplex (САБ Симплекс); Simicol (Симикол); ***S.Afr.:*** Telament; ***Singapore:*** Cuplaton; Gascoal; Infacol†; RidWind; Simcone; ***Spain:*** Aero Red; Enterosilicona; ***Swed.:*** Minifom; ***Switz.:*** Disflatyl; Flatulex; Lefax†; Meteor; Polysilane; ***Thai.:*** Air-X; Airrox; Blow-X; Bubble Drops; Degas; Dioxyze; Disflatyl; Fax; Gas-mad; Gas-MM; Gas-X; Gassi; Gastyl; Logastin; Mylom; Ovol; Semeth; Sigas; Simcone; Simecon; Simetyl; Siticon; V cap; Vin; ***Turk.:*** Antiflat; Ceolat; Flatsil; Metsil; ***UAE:*** Salinal; ***UK:*** Dentinox Colic Drops; Infacol; Wind-Eze; ***Ukr.:*** Disflatyl (Дисфлатил); Espumisan (Эспумизан); Infacol (Інфакол); SAB Simplex (Саб Симплекс); ***USA:*** Baby Gas-X; Colicon; Degas†; Extra Strength Mintox Plus; Flatulex; Gas Relief; Gas-X; Maalox Anti-Gas†; Major-Con; Mylanta Gas; Mylicon; Phazyme; SonoRx†; ***Venez.:*** Antifom; Flatoril; Sicon†; Silicon†.

多组分制剂　***Arg.:*** Aci-Tip; Alplax Net; Aludrox II; Ansielix Digest; Asestor; Bigetric; Bil 13 Enzimatico; Bilagol; Biletan Enzimatico; Biluen Enzimatico; Carbogasol; Carbogasol Digestivo; Cistoquine Plus†; Dafne; Digenorflat; Digenormotil Plus†; Digesplen; Ditopax; Dom-Polienzim; Dracone; Estreptocarbocaftiazol; Euciton Stress; Eudon; Faboacid; Facilgest†; Factor AG Antiacido; Factor AG Antiespasmodico; Factor Bioenterico†; Factorine; Faradil; Faradil Enzimatico†; Faradil Novo; Gastop; Gastridin-E; Gastrimet Enzimatico†; Gastrimet†; Gastroge; Genolaxante; Hepadigenor†; Laxicona; Meteospasmyl; Moperidona AF; Moperidona Enzimatica; Mosar Enzimatico; Mosar Plus; Mucalan; Mylanta II; Mylanta Max; Mylanta Plus; Novodigt; Pankreoflat; Pankreoflat Sedante†; Pankreon Total; Paratropina Antigas; Pepsamar Duo; Polienzim; Praxis; Pulsar Enzimatico†; Pulsar Plus†; Regulane AF; Sidomal; Simecon Antiacido; Somasedan; Suspension Antiacida con Simeticona; Tensium Gastric; Vacuobil Plus; Vegestabil Digest; ***Austral.:*** Degas Extra†; Dexsal†; Diareze†; Gastrogel†; Gelusil†; Imodium Advanced; Mylanta; No Gas†; ***Austria:*** CO_2 Granulat†; Duplotrast Weinsaure; Duplotrast Z†; Helopanflat; Imodium Plus†; Laxbene; Pankreoflat; Purgazen; Sabatif†; ***Belg.:*** Gelusil Simethicone†; Imodium Plus; Kestomatine; Kestomatine Baby†; Sili-Met-San; ***Braz.:*** Aclorisan†; Alca-Luftal; Alcalone Plus; Algedrox; Alkagel; Andursil; Asilone; Digecap-Zimatico; Digeplus; Espasmacid†; Espasmo Colic†; Espasmo Dimetiliv; Espasmo Luftal; Espasmo Silidron; Essen; Estomagel; Flagass Baby; Gascol†; Gastran; Gastrobene; Gastrobion; Gastrol TC†; Gastroplus†; Gelusil; Hidroxogel; Kolampept; Kolantyl DMP; Maalox Plus; Magnesin†; Milax†; Milgex†; Pankreoflat; Pepsaplus; Pepsogel; Plasil Enzimatico; Primeral; Riopan Plus; Siludrox; Simeco Plus; Sintozima; ***Canad.:*** Almagel Plus; Antacid Plus; Antacid Plus Antiflatulant†; Antacid Regular with Anti-Gas; Carbosylane; Diovol Plus; Diovol Plus AF; Gastrocalm; Imodium Advanced; Maalox Antacid with Anti-gas; Maalox Extra Strength with Anti-gas; Maalox Plus†; Maalox Quick Dissolve with Antigas†; Mylanta; Rolaids Multi-Symptom; Rolaids Ultra; Stomaax Plus; ***Chile:*** Aerogastrol; Antiax; Digenil; Digespar; Disfrutab; Ditopax; Flapex E; Garceptol; Gaseofin†; Gasopax; Gasorbol; Maalox Plus; Mylanta; No-Ref; Nogastra; Nutrizima; Pangastren; Peptinal Forte†; Peptinal†; Simeco Plus†; ***Cz.:*** CO_2 Granulat†; E-Z-Gas†; Imodium Plus; Meteospasmyl; ***Denm.:*** Imodium Plus; ***Fin.:*** Imodium Plus; ***Fr.:*** Carbosylane; Carbosymag; Contracide†; Imodiumduo; Maalox Ballonnements; Meteospasmyl; Meteoxane; Notgaz; Pepsane; Polysilane Delalande; Rennie Deflatine; Zymoplex; ***Ger.:*** Barilux Brausetabletten†; Enzym-Lefax; Gallo Merz N†; Hevert-Enzym Comp; Imodium Plus; Meteozym; Pankreoflat; Paractol†; Rennie Defarin†; ***Gr.:*** Carbosylane; Elcolyt; Gastrovison; Imodium Plus; Maalox Plus; Simeco; Wesulc; Zivatar; ***Hong Kong:*** Actal Plus; Aluvit-U; Antacin-D; BF-Maschew; Colimix; Cycolsim; Dicymine Co; Diovol Plus; Disflatyl†; Enzyplex; Fedra-Gel-S; Gastrogel†; Gastromine†; Gelusil Plus; Hydrosil; Imodium Plus; Infant-Sed; Lantacid; Maalox Plus; Mylanta†; Mytancid†; Pankreoflat†; Silox-50†; Simegel†; Triloxane; Uni-Cycolac-SM; Uni-Magel-SM; Veragel; Vida Flatugel†; ***Hung.:*** Gastrobul†; Imodium Komplett†; Laxbene; Meteospasmyl; Pankreoflat; ***India:*** Acidin; Alucinol†; Aristogyl Plus; Aristogyl-F; Colimex; Colirid; Cyclopam; Digene; Digeplex-T; Diovol; Diovol Forte; Diovol Forte DGL; Disogel; Distenil; Entasid; Gastro MPS; Gelusil MPS; Logascid; Maglid; Maylox; Neopeptine; Nutrozyme; Pankreoflat; Paractol; Pepticaine; PFT; pH4; Polycrol; Rolac Plus; Siloxogene; Simeco; Solacid; Spasmonil; Ulgel; Visco; ***Indon.:*** Acitral; Actal Plus; Almacon; Aludonna D; Asidrat†; Berlosid; Berzymplex†; Biogastron†; Corsamag; Dexanta; Di-Gel; Elsazym; Enzyplex; Farmacrol; Flamints; Flatucid†; Flazymec; Gastran†; Gastrinal; Gastrucid; Gelusil MPS†; Gestabil; Gestamag; Lagesil; Lambucid†; Lexacrol; Librozym Plus†; Madrox†; Magalat; Magasida; Magnidicon†; Magtacid†; Magtral; Mepromaag; Mylanta†; Myllacid; Nudramag; Oskamag†; Pankreoflat; Plantacid; Poloxane; Polycrol; Polycrol 400; Polysilane; Progastric; Promag; Sanmag; Simeco†; Stop-Mag†; Stromag; Tomaag; Tri Act†; Tripanzym; Ulcid; Ultilox; Vitazym; Xepazym; ***Irl.:*** Asilone; Carbosylane; Imodium Plus; Maalox Plus; Rennie Deflatine; ***Israel:*** Carbosylane; Dentinox; Imodium Plus; Maalox Plus; Pankreoflat; Silain†; ***Ital.:*** Aerofagil†; Anacidol; Anti-Acido†; Carboyoghurt; Coligermina; Colinox; Contracide†; Duogas; Gastrotuss; Geffer; Maalox Plus; No-Gas; Nuleron; Pancreoflat†; Selg-Esse; Silisan; ***Jpn:*** The Guard Seichojo; ***Malaysia:*** Actal Plus†; Alucid; Belcid†; Colimix; Enzyplex†; Eviline; Gelusil Plus†; Gerskin; Maalox Plus; Macgel; Meteospasmyl; Pepfiz; Polysilane†; Simagel; Uphacol†; Zellox-II; ***Mex.:*** Alevian Duo; Alkagel Complex; Cidetox; Difarben; Digenor; Digenor Plus; Ditopax-F†; Ditopax†; Dixiflen; Espasal; Espasin†; Espaven; Espaven Alcalino; Espaven Enzimatico; Espaven MD; Espraden; Exhantil; Exhidrol; Expal Compuesto; Farcolan; Farmeban; Finprob; Gelan Plus; Gelar; Geldrox Plus; Gelpex; Gex; Imodium Plus; Libertrim SDP; Libertrim SII; Masedi; Meteospasmyl; Mylanta Plus†; Neo-Panlacticos Plus; Noax 3; Normex Plus; Ochozim; Onoton; Pankreoflat; Pepsane; Plasil Enzimatico; Plusgel; Pramigel; Primpesasy†; Riopan; Segel†; Selecto-D†; Ulgel; Wingel†; Zimeton; ***Neth.:*** Gastrobul; Imodium Combi; Maalox Plus; Rennie Deflatine; ***Norw.:*** Imodium Comp; ***NZ:*** Imodium Advanced; Mylanta; ***Philipp.:*** Esvical; Flacerant; Kremil-S; Maalox Plus; Monnax Plus; Osteo-D; Pankreoflat; Simeco; Spasmo-Canulase; ***Pol.:*** Imodium Plus; Manti; Meteospasmyl; Simet-Al†; Ulgamax; ***Port.:*** Di-Gel; Espasmo Canulase; Fermetone Composto; Gastropensan; Helopanflat; Imodium Plus; Kompensan-S; Maalox Plus; Modulanzime; Pankreoflat; Vingel†; ***Rus.:*** Almagel Neo (Алмагель Нео); Gestid (Гестид); Imodium Plus (Имодиум Плюс); Meteospasmyl (Метеоспазмил); Pankreoflat (Панкреофлат); Pepfiz (Пепфиз); Pepsane-R (Пепсан-Р); Relcer (Рельцер); Unienzyme с MPS (Юниэнзим с МПС); ***S.Afr.:*** Adco-Medigel; Gelusil S; Imodium Plus; Lo-Acid; Maalox Plus; Merasyn†; Microgel†; Pankreoflat; Pedimed†; Propan Gel-S; Spasmo-Canulase; ***Singapore:*** Actal Plus; Allumag MPS; Alumag Plus; Colimix; Dentinox Colic Drops; Disflatyl; Enzyplex†; Gelusil Plus†; Gerskin; Macgel; Meclosil; Meteospasmyl; Mylanta DS; Polysilic III; Veragel-DMS; Zellox-II; ***Spain:*** Aero Plus†; Aero Red Antiacido; Aero Red Complex; Aeroflat; Aerogel†; Alucol Silicona†; Clanzoflat; Flatoril; Gastroalgine†; Geloalumin†; Gelosim; Imodium Plus; Lupidon; Meteoril; Pankreoflat; Suxidina; ***Swed.:*** Imodium Plus; ***Switz.:*** Andursil; Carboticon; Combacid N; Drofaron; E-Z-Gas II; Fermento duodenal†; Flatulex; Imodium complex; Kestomatine Bebe†; Rennie Deflatine; Sili-Met-San†; Spasmo-Canulase; ***Thai.:*** Abella; Alticon; Aludon; Alutop; Amacone; Amco; Amico-L; Antacia-SM; Antacil; Belcid; Berclomine; Bowa; Burajel; Calthicon†; Caryopin; Cophargel; Cymine; Defomag†; Defomil; Dimedon; Diovol; Dissowel; Elzym; Enzymet; Enzyplex; Gasitone; Gastacin; Gaszym; Gelusil MPS†; Herogel; Imodium Plus†; Kremil; Kremil-S; L-Dacin; Maccrol; Machto; Mag 77; Magcol†; Magsenum-D; Malugel; Malugel-S; Mano; Margel; Meteospasmyl; Pepfiz; Polyenzyme-I; Polyenzyme-N; Polysilane†; RT Gen; Silomed; Simcomag; Simcomine; Simeco†; Solumag-D; Spasticone†; Stomac; TO Gel; Tocid; Ulcegel; Ulco; V Day Milk; Veragel; Voragas; Ziga-Gel; ***Turk.:*** Alujel; Asidal; Asidopan Plus; Asilon; Bismomagnesie; Calmy Plus; Fermento; Flaton; Hazmolin; Meteospasmyl; Pankreoflat; Protab†; Simelgat Plus; ***UAE:*** Alkasid; Moxal Plus; ***UK:*** Actonorm; Altacite Plus; Asilone; Bisodol Wind Relief; Boots Wind Relief; Carbex; Imodium Plus; Kolanticon; Maalox Plus; Remegel Wind Relief; Rennie Deflatine; Simeco; ***Ukr.:*** Meteospasmyl (Метеоспазмил); Pepsane (Пепсан); Relcer (Рельцер); ***USA:*** Advanced Formula Di-Gel; Alamag Plus; Almacone; Aludrox; Baby Orajel Tooth and Gum Cleanser; Baros; Di-Gel; E-Z-Gas II; Extra Strength Maalox Antacid/Anti-Gas†; Fast-Acting Mylanta†; Flatulex†; Gas Ban; Gas Ban DS; Gas-X with Maalox; Gaviscon Extra Strength Relief Formula; Gelusil; Imodium Advanced; Imodium Multi-Symptom Relief; Iosopan Plus; Lowsium Plus; Maalox Advanced; Maalox Anti-Gas Extra Strength†; Maalox Max; Maalox Maximum Strength Multi-Symptom; Maalox Plus Antacid Junior; Maalox Plus†; Maalox Regular Strength; Mi-Acid; Mintox Plus; Mygel; Mylagen; Mylanta; Riopan Plus; Rolaids Multi-Symptom; Rolaids Plus Gas Relief; RuLox Plus; Simaal Gel 2†; Sparkles; Tempo; Titralac Plus; Trial AG; Tums Plus; ***Venez.:*** Almag†; Carbargal; Carbargal con Atropina; Cremalon; Ditosil; Ditosil Plus; Elzym; Maalox Plus; Mylanta†; Mylantados†; Mylantamil†; Nutizym Compositum; Pankreosil; Stamyl; Valmecon†.

Used as an adjunct in: ***Austria:*** Prontobario; ***Canad.:*** Polibar Liquid; Polibar Plus; ***Cz.:*** Prontobario†; ***Spain:*** Bario Dif.

Smectites 蒙脱石

Смектиты

ATC — A07BC05 (diosmectite).

ATC Vet — QA07BC05 (diosmectite).

简介

蒙脱石是一种天然矿物黏性化合物，主要有硅酸铝，包括硅酸铝镁（第1939页）、皂土（第1941页）和漂白土（第1389页）。具有吸附性，有些产品如双八面体蒙脱石已被用于治疗腹泻。也可用作药剂学赋形剂，工业中也有应用。

1. Szajewska H, *et al.* Meta-analysis: smectite in the treatment of acute infectious diarrhoea in children. *Aliment Pharmacol Ther* 2006; **23:** 217–27.
2. Yen ZS, Lai MS. Smectite for acute diarrhoea in children. *Emerg Med J* 2006; **23:** 65–6.
3. Guarino A, *et al.* Clinical role of diosmectite in the management of diarrhea. *Expert Opin Drug Metab Toxicol* 2009; **5:** 433–40.
4. Dupont C, Vernisse B. Anti-diarrheal effects of diosmectite in the treatment of acute diarrhea in children: a review. *Paediatr Drugs* 2009; **11:** 89–99.

制剂

专利制剂

Cz.: Smecta; ***Fr.:*** Smecta; ***Ger.:*** Colina; ***Gr.:*** Smecta; ***Hong Kong:*** Smecta;

Hung.: Smecta; ***Ital.:*** Diosmectal; Nodia; ***Malaysia:*** Smecta; ***Pol.:*** Smecta; ***Rus.:*** Neosmektine (Неосмектин); Smecta (Смекта); ***Singapore:*** Smecta; ***Thai.:*** Smecta; ***Ukr.:*** Smecta (Смекта).

多组分制剂 ***Belg.:*** Barexal; ***Ger.:*** Colina Spezial.

Sodium Picosulfate (*BAN*, *rINN*) 匹可硫酸钠

DA-1773; LA-391; Natrii picosulfas; Natrii Picosulfas Monohydricus; Natrio pikosulfatas; Natriumpikosulfaatti; Natriumpikosulfat; Nátrium-pikoszulfát; Picosulfate de Sodium; Picosulfato de sodio; Picosulphol; Pikosíran sodný monohydrát; Sodium, picosulfate de; Sodium Picosulphate. Disodium 4,4′-(2-pyridylmethylene)di(phenyl sulphate).

Натрия Пикосульфат

$C_{18}H_{13}NNa_2O_8S_2,H_2O$ = 499.4.

CAS — 10040-45-6.

ATC — A06AB08.

ATC Vet — QA06AB08.

UNII — LR57574HN8.

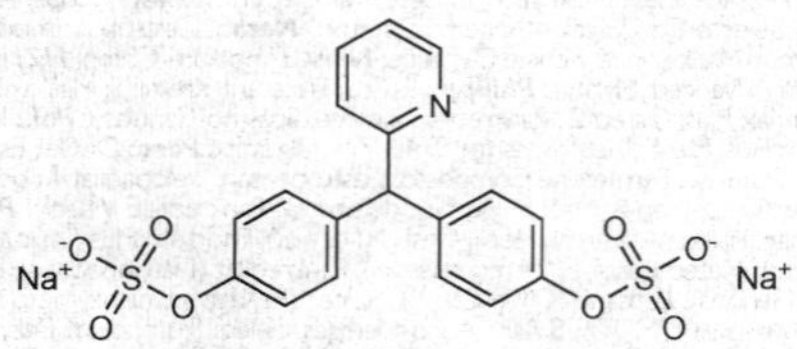

Pharmacopoeias. In *Eur.* (see p.vii) and *Jpn.*

Ph. Eur. 6. 8（Sodium Picosulfate） 白色或类白色，结晶粉末。易溶于水；微溶于乙醇。

不良反应和注意事项

参见**比沙可啶**，第1631页。

肠道排空 英国 National Patient Safety Agency 接到口服肠道清洁制剂使用不当造成的致死性和危害报告后发布了警告[1]。对由于液体摄入不适当或临床禁忌证时使用此类产品，造成电解质紊乱或脱水提出特别警示。澳大利亚 Adverse Drug Reactions Advisory Committee 告诫：低容量匹克硫酸钠溶液可引起严重脱水、低钠血症或其他电解质异常相关合并症。高危患者包括婴儿、老年人、体弱者和充血性心力衰竭或肾损伤患者[2]。高危患者应在医院内进行肠道准备[1,3,4]。严重肾损伤患者给予含镁制剂可能引起镁离子蓄积，应选择替代制剂。肠道清洁剂可能影响同时口服药物的吸收。建议肠道清洁剂与其他影响体液和电解质平衡药物合用时应谨慎[1]。

一名 64 岁女性患者合用匹克硫酸钠与枸橼酸镁后引起癫痫大发作，可能由低钠血症引起，该患者服用肠道制剂前电解质浓度正常。低癫痫阈值或潜在低钠血症应慎用匹克硫酸钠溶液[5]。

尽管建议炎性肠病患者中应慎用肠道清洁制剂，匹克硫酸钠联合枸橼酸镁被认为是一种对患该病的成人[6]和儿童[7]均安全、有效的制剂。炎性肠病患者耐受这类制剂，而且该制剂对其他慢性疾病者的症状无不良影响。患者应保持充分水化，疑似结肠中毒膨胀的患者则不应进行水化。

1. National Patient Safety Agency. Rapid Response Report: reducing risk of harm from oral bowel cleansing solutions (issued 19th February, 2009). Available at: http://www.npsa.nhs.uk/nrls/alerts-and-directives/rapidrr/reducing-risk-of-harm-from-oral-bowel-cleansing-solutions/ (accessed 08/06/09)
2. Adverse Drug Reactions Advisory Committee (ADRAC). Electrolyte disturbances with sodium picosulphate bowel cleansing products. *Aust Adverse Drug React Bull* 2002; **21:** 2. Also available at: http://www.tga.health.gov.au/adr/aadrb/aadr0202.pdf (accessed 03/07/08)
3. Lewis M, *et al.* Bowel preparation at home in elderly people. *BMJ* 1997; **314:** 74.
4. Hanning CD. Bowel preparation at home in elderly people. *BMJ* 1997; **314:** 74.
5. Frizelle FA, *et al.* Hyponatremia and seizures after bowel preparation: report of three cases. *Dis Colon Rectum* 2005; **48:** 393–6.
6. McDonagh AJG, *et al.* Safety of Picolax (sodium picosulphate-magnesium citrate) in inflammatory bowel disease. *BMJ* 1989; **299:** 776–7.
7. Evans M, *et al.* Safety of Picolax in inflammatory bowel disease. *BMJ* 1989; **299:** 1101–2.

药动学

与比沙可啶相同（第1631页），匹可硫酸钠可被肠道细菌代谢为活性化合物双（对-羟苯基）吡啶-2-甲烷。仅有少量口服匹可硫酸钠被吸收，随后随尿液排出。

用途和用法

匹可硫酸钠为刺激性缓泻药，它和比沙可啶（第1631页）类似，用于治疗便秘（第1616页）或肠道检查及手术前排空肠道。口服后其被结肠细菌代谢为活性代谢物，能够刺激肠道运动。通常在 6～12h 内起效，但同枸橼酸镁合用排空肠道时，可在 3h 内起效。

治疗便秘，通常在睡前服用，单次口服 5～10mg（儿童剂量，见下文）。

排空肠道，匹可硫酸钠 10mg 同枸橼酸镁（第页）合用，检查前 1 天晨起服用，下午可重复给药。

1. Hoy SM, *et al.* Sodium picosulfate/magnesium citrate: a review of its use as a colorectal cleanser. *Drugs* 2009; **69:** 123–36.

儿童用法 在英国，推荐用于治疗儿童**便秘**口服以下剂量匹克硫酸钠，通常晚间给药：

- 1 个月～4 岁：250μg/kg（最大剂量为 5mg）；
- 4～10 周岁：2.5～5mg；
- 10 岁以上：5～10mg。

用于**肠道清洁**，大多数英国注册药品信息推荐剂量与上文相同。另外，有些推荐儿童使用含匹克硫酸钠 10mg 的颗粒剂（含枸橼酸镁，第 1664 页），以 1 袋为单位推荐以下剂量：

- 1～2 岁：每次服用 1/4 袋，早晨、下午各 1 次；
- 2～4 岁：每次服用 1/2 袋，早晨、下午各 1 次；
- 4～9 岁：早晨服用 1 袋，下午服用 1/2 袋；
- 9 岁以上：每次服用 1 袋，早晨、下午各 1 次。

制剂

BP 2010: Compound Sodium Picosulfate Powder for Oral Solution; Sodium Picosulfate Oral Solution.

专利制剂

Arg.: Agarol; Cirulaxia; Dagol; Dulcolax; Factor Laxante; Feen-A-Mint; Gotalax; Granulax†; Kritel; Laxamin; Modaton; Modernel†; Opalino; Rapilax; Trali; Verilax; Yodolin; ***Austral.:*** Dulcolax SP; ***Austria:*** Agaffin; Agiopic; Guttalax; Laxasan; ***Belg.:*** Dulcolax Picosulphate; Fructines; Guttalax†; Laxoberon; Picolaxine; ***Braz.:*** Cronoplex; Diltin; Forlax; Guttalax; Picolax†; Rapilax; ***Chile:*** Aguala; Cronolax; Dulcolax; Guttalax; Laxantil; Laxoberal†; ***Cz.:*** Agiolax Pico; Darmol†; Guttalax; Laxygal; Progut; Regulax Pikosulfat; ***Denm.:*** Actilax; Laxoberal; Picolon; ***Fin.:*** Laxoberon; ***Fr.:*** Fructines; ***Ger.:*** Agiolax Pico; Darmol Pico; Darmol†; Dulcolax NP; Laxans-ratiopharm Pico; Laxoberal; Liquidepur mit Natriumpicosulfat; Regulax Picosulfat; ***Gr.:*** Guttalax; Laxatol; ***Hong Kong:*** Sur-Lax†; ***Hung.:*** Guttalax; Laxygal; ***India:*** Cremalax; ***Indon.:*** Laxoberon; ***Irl.:*** Agiolax Pico; Dulcolax; Laxoberal†; ***Ital.:*** Euchessina CM; Falquigut; Gocce Lassative Aicardi; Guttalax; ***Jpn:*** Laxoberon; ***Mex.:*** Anara; Laxoberon; ***Neth.:*** Dulcodruppels; Dulcopearls; ***Norw.:*** Laxoberal; ***Philipp.:*** Dulcolax SP; Laxoberal†; ***Port.:*** Fructines; Guttalax; Laxodal; Picolax; ***Rus.:*** Guttalax (Гутталакс); Laxigal (Лакигал); Slabicap (Слабикап); ***Spain:*** Contumax; Evacuol; Ezor; Gutalax; Lubrilax; Skilax; ***Swed.:*** Cilaxoral; Laxoberal; ***Switz.:*** Dulcolax Picosulfat; Fructines; Laxoberon; ***Turk.:*** Dulcolax; ***UK:*** Dulcolax; Laxoberal†; ***Ukr.:*** Agiolax Pico (Агиолакс Пико); Guttalax (Гутталакс); Picolax (Пиколакс); ***Venez.:*** Lasoberon.

多组分制剂 ***Arg.:*** Agarol; Cascara Sagrada Oligoplex; Natulax Plus; ***Austral.:*** Colonprep; Picoprep; Prep Kit-C; ***Belg.:*** Pilules de Vichy; ***Braz.:*** Agarol; ***Canad.:*** Pico-Salax; Picodan; ***Chile:*** Agarol; ***Fin.:*** CitraFleet; ***Irl.:*** CitraFleet; Picolax; ***Malaysia:*** Picoprep†; ***NZ:*** Picoprep; ***Port.:*** CitraFleet; ***S.Afr.:*** Picoprep; ***Spain:*** Emuliquen Laxante; ***Switz.:*** Laxasan; ***UK:*** CitraFleet; Picolax.

Anhydrous Sodium Sulfate 无水硫酸钠

Anhydrous Sodium Sulphate; Dried Sodium Sulphate; Exsiccated Sodium Sulphate; Natrii Sulfas; Natrii sulfas anhydricus; Natrio sulfatas, bevandenis; Natrium Sulfuricum Siccatum; Natriumsulfaatti, vedetön; Natriumsulfat, vattenfritt; Síran sodný; Sodium (sulfate de) anhydre; Sodu siarczan bezwodny; Sulfato de sodio anhidro; Vízmentes nátrium-szulfát.

Безводный Сульфат Натрия

Na_2SO_4 = 142.0.

CAS — 7757-82-6.

ATC — A06AD13; A12CA02.

ATC Vet — QA06AD13; QA12CA02.

UNII — 36KCS0R750.

Pharmacopoeias. In *Chin.*, *Eur.* (see p.vii), *Int.*, and *Viet.*

US includes a single monograph for both the anhydrous form and the decahydrate.

Ph. Eur. 6. 8（Sodium Sulphate, Anhydrous） 白色、吸湿性粉末。易溶于水。贮藏于密闭容器中。

USP 33（Sodium Sulfate） 含 10 分子结晶水或无水。水合物干燥失重 51%～57%，而无水形式干燥失重为 0.5%。大，无色，无臭透明结晶或粒状粉末。空气中迅速风化；33℃时，溶于其结晶水；大约 100℃时，失去全部结晶水。易溶于水；不溶于乙醇；溶于丙三醇。贮藏于密闭容器中，贮藏温度不超过 30℃。

Sodium Sulfate 硫酸钠

E514; Glauber's Salt; Natrii sulfas decahydricus; Natrii Sulphas; Natrio sulfatas dekahidratas; Natrium Sulfuricum Crystallisatum; Natriumsulfaattidekahydraatti; Natriumsulfatdekahydrat; Nátrium-szulfát-dekahidrát; Síran sodný dekahydrát; Sodium (sulfate de) décahydraté; Sodium Sulphate; Sodium Sulphate Decahydrate; Sodu siarczan dziesięciowodny; Sulfato de sodio.

Глауберова Соль; Сульфат Натрия

$Na_2SO_4,10H_2O$ = 322.2.

CAS — 7727-73-3 (sodium sulfate decahydrate).

ATC — A06AD13; A12CA02.

ATC Vet — QA06AD13; QA12CA02.

UNII — 0YPR65R21J.

Pharmacopoeias. In *Chin.*, *Eur.* (see p.vii), *Int.*, and *Viet.*

US includes a single monograph for both the anhydrous form and the decahydrate.

Ph. Eur. 6. 8（Sodium Sulphate Decahydrate; Sodium Sulphate BP 2010） 白色、结晶粉末或无色、透明结晶。易溶于水；几乎不溶于乙醇。大约 33℃时，部分溶于其自身结晶水。干燥失重 52.0%～57.0%。

USP 33（Sodium Sulfate） 含 10 分子结晶水或无水。水合物干燥失重 51%～57%，而无水形式干燥失重为 0.5%。大，无色，无臭透明结晶或粒状粉末。空气中迅速风化；33℃时，溶于其结晶水；大约 100°时，失去全部结晶水。易溶于水；不溶于乙醇；溶于丙三醇。贮藏于密闭容器中，贮藏温度不超过 30℃。

简介

硫酸钠为渗透性缓泻药（第1615页）。也可以高分子量聚乙二醇稀释溶液（约 0.5%）给药，手术或肠道检查前可迅速排空肠道（详见**聚乙二醇**，第2271页）。

硫酸钠也可作为食用色素的稀释剂。

钠盐的一般特性，详见第1607页。

制剂

USP 33: PEG 3350 and Electrolytes for Oral Solution; Sodium Sulfate Injection.

专利制剂

Austral.: Celloids SS 69†.

多组分制剂 ***Arg.:*** Magnesia Phosphorica I Oligoplex; ***Austral.:*** Duo Celloids SPSS†; Duo Celloids SSMP†; Duo Celloids SSPC†; Duo Celloids SSS†; Iron Compound†; Liv-Detox†; Silybum Complex†; ***Belg.:*** Moviprep; ***Canad.:*** Lithines du Dr Gustin; Normo Gastryl; ***Cz.:*** Fortrans; ***Denm.:*** Moviprep; ***Fin.:*** Moviprep; ***Fr.:*** Actisoufre; Digedryl; Fortrans; Hepargitol; Maalox Digestion Difficile; Moviprep; Normogastryl†; Oxyboldine; Sel D†; Tisane D'Ars; ***Gr.:*** Izetafin; ***Irl.:*** Moviprep; ***Ital.:*** Moviprep; ***Malaysia:*** Fortrans; ***Mex.:*** Cholal Modificado; ***Neth.:*** Moviprep; ***Philipp.:*** Neutrazid; ***Pol.:*** Fortrans; Sal Carolinum Factitium; Sal Ems Artificiale; Sal Ems Factitium; Sal Vichy Factitium; ***Port.:*** Fortrans; ***Rus.:*** Fortrans (Фортранс); ***Singapore:*** Fortrans; ***Spain:*** Darmen Salt; Digestovital†; Leberetic; Lebersal; Moviprep; Salcedol; ***Switz.:*** Moviprep; Padma-Lax; Padmed Laxan; ***Thai.:*** Ulgastrin; ***UK:*** Moviprep; ***Ukr.:*** Fortrans (Фортранс); ***USA:*** Triv; ***Venez.:*** Topdent†.

顺势疗法制剂 ***Austral.:*** Cold & Flu Respatona Flu & Fever Relief†; IBS Eze; ***Austria:*** Atma†; Galstena; Lobelia Med Complex†; Lymphomyosot; Tartephedreel; ***Canad.:*** Bioactiv N; Combinaison; Cynara Complex; Diamite; Homeo-Form P; Homeoknop Ikoplex 13; Hylands Bioplasma; Ikoplex 14; Lympatox; Melange; Nuage Bioplasma; Osteel; Psoriasis-Sulfur L12†; Rexorubia; Sore Throat L39†; ***Chile:*** Bioactiv N; Ikoplex No 10; Ikoplex No 13; Ikoplex No 14; Ikoplex No 17; Ikoplex No 2; Ikoplex No 7; Ikoplex No 8; Similibus; ***Cz.:*** Lymphomyosot; ***Fr.:*** Berberis Complexe No 83; Granules Boripharm no 8†; Hepatocynesine; Mercur Sol Complexe No 39; Rexorubia; Sulfur Complexe No 12; ***Ger.:*** A-Bomin; Acidumphos-Gastreu†; Asthma H†; Asthma-Bomin H†; Drufusan N; Flenin; Galloselect; Hepar-Hevert; Infihepan†; Lymphomyosot; Lymphomyosot N; Lymphtropfen S†; Rheuma-Gastreu R46†; ***Neth.:*** Lymfelite; ***Rus.:*** Atma (Атма); Galstena (Галстена); ***S.Afr.:*** Lymphomyosot; ***Ukr.:*** Lymphomyosot (Лімфоміозот)†; Lymphomyosot N (Лімфоміозот Н)†; ***Venez.:*** Lymphomyosot†.

Sodium Tartrate 酒石酸钠

Disodium L-Tartrate; E335 (sodium tartrate or monosodium tartrate); Sodu winian; Tartrato de sodio.

Виннокислый Натрий

$C_2H_4O_2(CO_2Na)_2,2H_2O$ = 230.1.

CAS — 868-18-8 (anhydrous sodium tartrate); 6106-24-7 (sodium tartrate dihydrate).

ATC — A06AD21.

ATC Vet — QA06AD21.

UNII — QTO9JB4MDD.

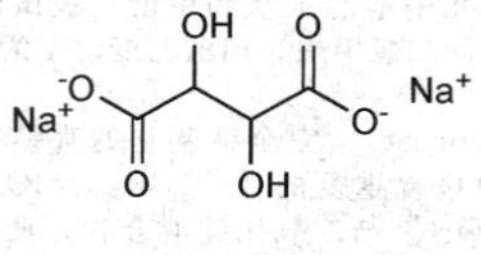

(anhydrous sodium tartrate)

Pharmacopoeias. In *USNF.*

USNF 28（Sodium Tartrate） 透明无色、无臭结晶。易溶于水；溶于乙醇。酒石酸钠 10%水溶液的 pH 值为 7～9。贮藏于密闭容器中。

简介

酒石酸钠也曾被用作渗透性的缓泻药，也可作为食

品添加剂。

钠盐的一般性质，详见第1607页。

制剂

专利制剂

Canad.: Limonade Asepta; ***Gr.:*** Alka-Coup.

Sofalcone (*pINN*) 索法酮

Sofalcona; Sofalconum; SU-88. {5-[(3-Methyl-2-butenyl)oxy]-2-{p-[(3-methyl-2-butenyl)oxy]cinnamoyl}phenoxy}acetic acid.

Софалькон

$C_{27}H_{30}O_6$ = 450.5.

CAS — 64506-49-6.

UNII — 2B668TJX8E.

简介

据报道索法酮有细胞保护作用，并用于治疗胃炎及消化性溃疡（第 1624 页）。剂量为每次 100mg，每日口服 3 次。

1. Isomoto H, *et al.* Sofalcone, a mucoprotective agent, increases the cure rate of Helicobacter pylori infection when combined with rabeprazole, amoxicillin and clarithromycin. *World J Gastroenterol* 2005; **11:** 1629–33.

制剂

专利制剂

Jpn: Solon.

Sterculia 梧桐胶

E416; Goma esterculia; Goma Karaya; Indian Tragacanth; Karaya; Karaya Gum; Sterculia Gum; Sterkülia; Tragacanto indio.

Камедь Карайи; Стеркулия Жгучая (*Sterculia urens*)

CAS — 9000-36-6.

ATC — A06AC03.

ATC Vet — QA06AC03.

ATC Herb — HA06AC5011 (Sterculia urens: gum).

UNII — 73W9IQY50Q.

Pharmacopoeias. In *Br.* and *Fr.*

BP 2010 (Sterculia) 从 *Sterculia urens* 和其他梧桐属植物获得的树胶。不规则或蠕虫状碎片，灰白色带有褐色或淡粉红色，具有类似乙酸臭。以乙酸计算的挥发酸含量不低于 14.0%（如果以粉末形式存在，则不低于 10.0%）。略溶于水，但在水中溶胀成均匀的、黏合的、胶状的团块。几乎不溶于乙醇。贮藏温度不超过 25°。

不良反应和注意事项

梧桐胶同卵叶车前子，参见第1657页。有肠道或食管阻塞和粪便嵌塞的风险，尤其当这种化合物在干燥时吞下。因此，通常梧桐胶应该与足量的液体一同服用，睡前即刻不应该服用。吞咽困难患者应避免使用。

用途和用法

梧桐胶与卵叶车前子（第1657页）用法类似，它可作为容积性缓泻药，调整粪便的软硬。它也作为治疗肥胖（第2069页），控制食欲的辅助药物，但缺少有效证据。通常口服含梧桐胶 62% 的颗粒剂，每次 1～2 袋，或者 1～2 匙（装满 5ml 一匙），每日 1～2 次，饭后服用。颗粒剂用大量清水冲服，不能咀嚼；也可洒在软性食品上服用，如酸奶。梧桐胶的糊或粉末可局部应用，保护皮肤、加封回肠造口和结肠造口的接头。它也用作牙齿的固定剂以及食品的乳化剂和稳定剂。

儿童用法 在英国，推荐口服含有 62% 梧桐胶的颗粒剂治疗儿童便秘，6～12 岁儿童剂量为半袋至 1 袋，或 5ml 量的一匙剂量，每日 1～2 次，饭后服用。12 岁以上儿童给药剂量同成人，参见上文**用途和用法**项下。颗粒用大量水溶解而不需咀嚼。也可洒在软食物中同时服下，如酸奶。

制剂

BP 2010: Sterculia Granules.

专利制剂

Austral.: Normafibe; ***Belg.:*** Normacol; ***Braz.:*** Corega; ***Canad.:*** Normacol; ***Fr.:*** Inolaxine†; Normacol; ***Ger.:*** Granamon†; ***Hong Kong:*** Normacol†; ***Irl.:*** Normacol; ***Ital.:*** Normacol; ***Neth.:*** Normacol; ***NZ:*** Normacol; ***S.Afr.:*** Normacol; ***Singapore:*** Normacol; ***Swed.:*** Inolaxol; ***Switz.:*** Colosan mite; Colosan travel; Inolaxine; Normacol; ***Thai.:*** Normacol†; ***UK:*** Normacol.

多组分制剂 ***Austral.:*** Alvercol†; Granocol†; Normacol Plus; ***Belg.:*** Normacol Antispasmodique†; Normacol Plus†; ***Fr.:*** Kaologeais; Karayal; Laxilo; Poly-Karaya; ***Hong Kong:*** Normacol Plus†; ***India:*** Kanormal†; ***Irl.:*** Normacol Plus; ***NZ:*** Granocol†; Normacol Plus; ***Port.:*** Normacol Plus; ***S.Afr.:*** Alvercol†; Normacol Plus; ***Singapore:*** Normacol Plus; ***Spain:*** Normacol Forte†; ***Switz.:*** Colosan plus; Normacol avec bourdaine nouvelle formule†; ***UK:*** Normacol Plus; ***Venez.:*** Polifix†.

顺势疗法制剂 ***Austral.:*** Elimitona Slim & Detox.

Sucralfate (*BAN, USAN, rINN*) 硫糖铝

Sucralfato; Sucralfatum; Sukralfaatti; Sükralfat; Sukralfat. Sucrose hydrogen sulphate basic aluminium salt; Sucrose octakis(hydrogen sulphate) aluminium complex; β-D-Fructofuranosyl-α-D-glucopyranoside octakis (hydrogen sulphate) aluminium complex.

Сукральфат

$C_{12}H_mAl_{16}O_nS_8$.

CAS — 54182-58-0.

ATC — A02BX02.

ATC Vet — QA02BX02.

UNII — XX73205DH5.

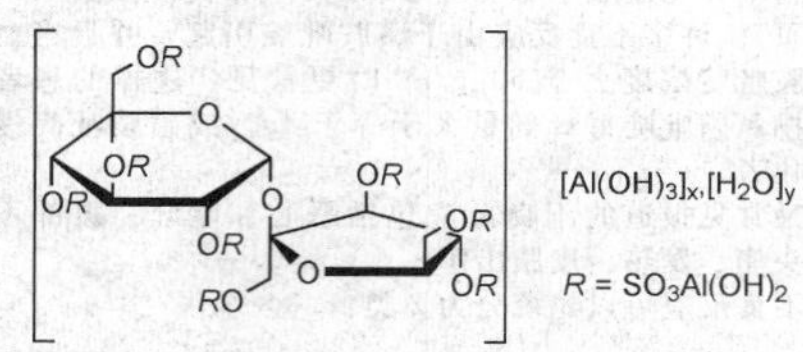

Pharmacopoeias. In *Chin., Jpn,* and *US.*

USP 33 (Sucralfate) 蔗糖八硫酸酯的碱性铝盐水化物。贮藏于密闭容器中。

不良反应和注意事项

硫糖铝最常见的不良反应是便秘，虽然腹泻、恶心、呕吐、胀气或胃不适也可能发生。其他不良反应包括口干、头晕、嗜睡、头痛、眩晕、腰痛、皮肤红疹。超敏反应，如瘙痒、水肿、荨麻疹、呼吸困难、鼻炎、喉痉挛及面部肿胀，也有报道。

肾损伤患者（详见下文）的应用应非常谨慎，因为铝的吸收和蓄积可能造成不良反应。

粪石形成 1999 年 3 月，英国 CSM 注意到全世界 7 例重症监护患者粪石形成与使用硫糖铝相关的报道[1]。因而建议重症患者慎用硫糖铝，因为粪石形成和肠梗阻的危险增大[1]。胃排空延迟或同时接受肠内营养患者的危险性可能增加。一项 French Pharmacovigilance System 的同期报道也建议，早产儿和未发育成熟的新生儿禁用硫糖铝[2]。

1. CSM/MCA. Bezoar formation with sulcralfate [sic] (Antepsin). *Current Problems* 1999; **25:** 6.
2. Guy C, Ollagnier M. Sucralfate et bézoard: bilan de l'enquête officielle de pharmacovigilance et revue de la littérature. *Therapie* 1999; **54:** 55–8.

肾损伤 硫糖铝在酸性条件下可以释放铝离子，这些铝离子可全身吸收。已经观察到[1,2]健康志愿者每天给予硫糖铝 4g，尿中排泄的铝量明显增加，提示铝的胃肠道吸收；慢性肾功能不全的患者与肾功能正常者相比，铝的血清、尿浓度明显高[3]；在急性肾衰竭儿童中也发现类似血中浓度升高现象[4]。肾功能正常患者使用硫糖铝的铝毒性不好预测，但是，肾功能终末期需要透析患者，已有癫痫发作、肌无力、骨痛[4]以及严重铝性脑病[5]的报道。肾损伤患者慎用硫糖铝，尤其是同时服用其他含铝制剂时更应慎重，并且应该监测这些患者铝中毒的体征[6]。

1. Robertson JA, *et al.* Sucralfate, intestinal aluminium absorption, and aluminium toxicity in a patient on dialysis. *Ann Intern Med* 1989; **111:** 179–81.
2. Allain P, *et al.* Plasma and urine aluminium concentrations in healthy subjects after administration of sucralfate. *Br J Clin Pharmacol* 1990; **29:** 391–5.
3. Burgess E, *et al.* Aluminum absorption and excretion following sucralfate therapy in chronic renal insufficiency. *Am J Med* 1992; **92:** 471–5.
4. Thorburn K, *et al.* Aluminum accumulation in critically ill children on sucralfate therapy. *Pediatr Crit Care Med* 2001; **2:** 247–9.
5. Withers DJ, *et al.* Encephalopathy in patient taking aluminium-containing agents, including sucralfate. *Lancet* 1989; **ii:** 674.
6. Hemstreet BA. Use of sucralfate in renal failure. *Ann Pharmacother* 2001; **35:** 360–4.

药物相互作用

硫糖铝可能影响其他药物的吸收，建议给予硫糖铝和其他非抗酸药应间隔 2h。据报道硫糖铝会影响其吸收的药物，包括西咪替丁、雷尼替丁、地高辛、氟喹诺酮类抗菌药物、酮康唑、左甲状腺素、苯妥英、四环素、奎尼丁、茶碱，可能还有华法林。建议硫糖铝与抗酸药服用的间隔为 30min。硫糖铝和肠内营养应间隔 1h。

药动学

硫糖铝口服经胃肠道吸收非常少。然而，它可能释放铝离子和硫酸化蔗糖，之后少量硫酸化蔗糖可能被吸收，主要经尿排泄。部分铝可能吸收（详见上文**肾损伤**）。

用途和用法

硫糖铝是一种细胞保护作用药物，在胃肠道酸性条件下，形成了与蛋白黏附的复合物。复合物覆盖在胃黏膜上。而且，据报道复合物与溃疡面有特异性的亲和性。硫糖铝也抑制了胃蛋白酶的作用和胆酸钠的吸附。

硫糖铝用于治疗消化性溃疡（第1624页）和慢性胃炎。口服给药，空腹或睡前服用。常用每次 1g，每日 4 次或每次 2g，每日 2 次，疗程 4～8 周；如果需要，每天最大剂量可增至 8g。如果治疗需要更长疗程，硫糖铝可最多服用 12 周。预防十二指肠溃疡的复发，适当的维持剂量是每次 1g，每日 2 次。

预防应激性溃疡的胃肠道出血，通常每次 1g，每日 6 次，每日最大剂量不超过 8g。

儿童剂量，见下文。

儿童用法 在英国，尽管硫糖铝未获得 15 岁以下儿童批准的适应证，但是 *BNFC 2009* 推荐治疗消化道溃疡疾病或预防重症监护儿童发生应激性溃疡，给予以下口服剂量（同时参见上文**粪石形成**）：

- 1 个月～2 岁：每次 250mg，每日 4～6 次；
- 2～12 岁：每次 500mg，每日 4～6 次；
- 12～15 岁：每次 1g，每日 4～6 次；
- 15～18 岁：给予成人剂量，见上文。

口服混悬剂会堵塞饲养管细孔，片剂应研碎分散于水中。

胃肠道出血 硫糖铝是一种有效预防及治疗重症患者应激诱导溃疡出血的药物，但是是否优先于 H_2 受体拮抗药仍有争议。一项研究显示，硫糖铝发生迟发性肺炎风险低于雷尼替丁[1]。另一项研究发现雷尼替丁减少出血风险比硫糖铝更有效，同时服用硫糖铝的患者肺炎发生率较低，但无显著性差异[2]。但是荟萃分析均发现与硫糖铝相比，雷尼替丁肺炎发生率增加，但是硫糖铝与安慰剂之间肺炎发生率无明显差异[3]。硫糖铝治疗出血有效性的研究数据并不充足，因此要求重新评估该药预防应激性溃疡的推荐意见。随后的指南得出结论为，硫糖铝与安慰剂相比，呼吸机相关性肺炎发生率无差异[4]。有关应激性溃疡及出血的进一步讨论，包括硫糖铝的应用，详见**消化性溃疡**，第1624页。还有一项研究提供证据显示，硫糖铝能够减少 NSAID 药物使用相关的胃肠道出血，尽管其并不预防药物引起的消化道侵蚀[5]。

一项评估预防性口服硫糖铝是否能够缓解急性放射性肠病症状的研究发现，与安慰剂相比，硫糖铝增加直肠出血风险，出血增加的原因不明[6]。

1. Prod'hom G, *et al.* Nosocomial pneumonia in mechanically ventilated patients receiving antacid, ranitidine, or sucralfate as prophylaxis for stress ulcer: a randomized controlled trial. *Ann Intern Med* 1994; **120:** 653–62.
2. Cook D, *et al.* A comparison of sucralfate and ranitidine for the prevention of upper gastrointestinal bleeding in patients requiring mechanical ventilation. *N Engl J Med* 1998; **338:** 791–7.
3. Messori A, *et al.* Bleeding and pneumonia in intensive care patients given ranitidine and sucralfate for prevention of stress ulcer: meta-analysis of randomised controlled trials. *BMJ* 2000; **321:** 1103–6.
4. Dodek P, *et al.* Evidence-based clinical practice guideline for the prevention of ventilator-associated pneumonia. *Ann Intern Med* 2004; **141:** 305–13.
5. Hudson N, *et al.* Effect of sucralfate on aspirin induced mucosal injury and impaired haemostasis in humans. *Gut* 1997; **41:** 19–23.
6. Kneebone A, *et al.* The effect of oral sucralfate on the acute proctitis associated with prostate radiotherapy: a double-blind, randomized trial. *Int J Radiat Oncol Biol Phys* 2001; **51:** 628–35.

胃食管反流 虽然硫糖铝已试用于治疗胃食管反流（第1618页），但研究结果不一致[1～3]。当妊娠妇女改变生活方式及调整饮食后仍无法缓解烧心感时，应考虑使用硫糖铝作为一线治疗药物。

1. Orlando RC. Sucralfate therapy and reflux esophagitis: an overview. *Am J Med* 1991; **91** (suppl 2A): 123S–124S.
2. Klinkenberg-Knol EC, *et al.* Pharmacological management of gastro-oesophageal reflux disease. *Drugs* 1995; **49:** 695–710.
3. Simon B, *et al.* Sucralfate gel versus placebo in patients with non-erosive gastro-oesophageal reflux disease. *Aliment Pharmacol Ther* 1996; **10:** 441–6.

口腔溃疡 硫糖铝漱口液治疗和预防癌症化疗引起口炎已有研究[1~3]，尽管任何药物获益的证据不一致（详见**黏膜炎**，第610页）。一项纳入 40 名患者，使用硫糖铝预防口炎的研究发现，可以评估的 23 名患者症状明显减轻[2]。因为漱口加重了化疗造成的呕吐，7 名患者撤离了研究。建议通过以下方法克服漱口后恶心的问题，因漱口混悬液的口味中性，漱口后不应吞咽下去，而且应在恶心停止后再漱口。然而，另一项纳入 80 名使用氟尿嘧啶的结肠直肠癌患者的研究则发现[4]，硫糖铝漱口液组和安慰剂组相比，自我报道的黏膜炎症状的减轻没有显著性差异。

据报道硫糖铝对复发性口疮性口炎有效（详见口腔溃疡，第1622页）。一项纳入 21 名复发性口疮性口炎的患者，为期 2 年的研究[5]发现，每天 4 次局部使用硫糖铝混悬液的疗效优于使用抗酸药（氢氧化铝合用氢氧化镁）或安慰剂。

Behcet 综合征患者（第1433页），局部给予硫糖铝散剂明显降低了口腔溃疡发病频率、愈合时间及疼痛；与安慰剂相比，生殖器溃疡愈合时间和疼痛也降低[6]。

1. Pfeiffer P, *et al.* A prospective pilot study on the effect of sucralfate mouth-swishing in reducing stomatitis during radiotherapy of the oral cavity. *Acta Oncol* 1990; **29:** 471–3.
2. Pfeiffer P, *et al.* Effect of prophylactic sucralfate suspension on stomatitis induced by cancer chemotherapy: a randomized, double-blind cross-over study. *Acta Oncol* 1990; **29:** 171–3.
3. Allison RR, *et al.* Symptomatic acute mucositis can be minimized or prophylaxed [sic] by the combination of sucralfate and fluconazole. *Cancer Invest* 1995; **13:** 16–22.
4. Nottage M, *et al.* Sucralfate mouthwash for prevention and treatment of 5-fluorouracil-induced mucositis: a randomized, placebo-controlled trial. *Support Care Cancer* 2003; **11:** 41–7.
5. Rattan J, *et al.* Sucralfate suspension as a treatment of recurrent aphthous stomatitis. *J Intern Med* 1994; **236:** 341–3.
6. Alpsoy E, *et al.* The use of sucralfate suspension in the treatment of oral and genital ulceration of Behçet disease: a randomized, placebo-controlled, double-blind study. *Arch Dermatol* 1999; **135:** 529–32.

皮肤溃疡 硫糖铝对于上皮伤口愈合的作用引起研究者兴趣[1]。已报道硫糖铝局部用药成功地治疗了恶性肿瘤相关[2]的出血性皮肤溃疡（第1511页）并且有助于静脉淤积性溃疡伤口的愈合[3,4]。提示硫糖铝与碱性成纤维细胞生长因子（bFGF）结合促进血管生成，并且可防止其降解[2]。也有报道开放性痔切除术后使用 7% 硫糖铝软膏可缓解疼痛并促进伤口愈合[5]。

1. Masuelli L, *et al.* Topical use of sucralfate in epithelial wound healing: clinical evidences and molecular mechanisms of action. *Recent Pat Inflamm Allergy Drug Discov* 2010; **4:** 25–36.
2. Regnard CFB. Control of bleeding in advanced cancer. *Lancet* 1991; **337:** 974.
3. Tsakayannis D, *et al.* Sucralfate and chronic venous stasis ulcers. *Lancet* 1994; **343:** 424–5.
4. Tumino G, *et al.* Topical treatment of chronic venous ulcers with sucralfate: a placebo controlled randomized study. *Int J Mol Med* 2008; **22:** 17–23.
5. Gupta PJ, *et al.* Topical sucralfate decreases pain after hemorrhoidectomy and improves healing: a randomized, blinded, controlled study. *Dis Colon Rectum* 2008; **51:** 231–4.

制剂

USP 33: Sucralfate Tablets.

专利制剂

Arg.: Antepsin; Netunal; Sucralmax; ***Austral.:*** Carafate; Ulcyte; ***Austria:*** Citogel†; Sucralan; Sucralbene; Sucramed; Ulceral†; Ulcogant; ***Belg.:*** Ulcogant; ***Braz.:*** Sucrafilm; ***Canad.:*** Novo-Sucralate; Sulcrate; ***Chile:*** Gastrocol†; Mulcatel; Sulcran; ***Cz.:*** Sucralan†; Ulcogant; Venter; ***Denm.:*** Antepsin; Hexagastron†; ***Fin.:*** Alsucral; Antepsin; ***Fr.:*** Keal; Ulcar; ***Ger.:*** Sucrabest; Sucraphil†; Ulcogant; ***Gr.:*** Dolisec; Melicide; Peptonorm; Sucrate; Ufarene; ***Hong Kong:*** Sucarit†; Ulsanic; ***Hung.:*** Alusulin; Ulcogant; Venter; ***India:*** Alfatet†; Sucrase; ***Indon.:*** Inpepsa; Musin; Neciblok; Propepsa; Ulcumaag; Ulsafate; Ulsicral; Ulsidex; ***Irl.:*** Antepsin; ***Israel:*** Ulsanic; ***Ital.:*** Antepsin; Citogel; Crafilm; Escudo; Gastrogel; Sucralfin; Sucramal; Sucrate; Sucroril; Sugar; Sugast; Suril; Ulcrast; ***Jpn:*** Ulcerlmin; ***Malaysia:*** Alsucral†; Ulcertec; ***Mex.:*** Apo-Lato; Duodenel; Unival; ***Neth.:*** Ulcogant; ***Norw.:*** Antepsin; ***NZ:*** Carafate; ***Philipp.:*** Iselpin; ***Pol.:*** Ulgastran; Venter; ***Port.:*** Calfate; Cinebil; Sucralum†; Ulcermate; Ulcermin; Ulcimer; ***Rus.:*** Venter (Вентер); ***S.Afr.:*** Ulcetab†; Ulsanic; ***Singapore:*** Alsucral; Ulcertec; ***Spain:*** Gastral†; Urbal; ***Swed.:*** Andapsin; ***Switz.:*** Ulcogant; ***Thai.:*** Sucral; Ulcefate; Ulcrafate; Ulsanic; ***Turk.:*** Antepsin†; ***UAE:*** Sucralose; ***UK:*** Antepsin; ***Ukr.:*** Venter (Вентер); ***USA:*** Carafate; ***Venez.:*** Cicalfate; Dip; Exinol; Ulciram; Ulcon.

多组分制剂 ***Chile:*** Cicalfate; ***Fr.:*** Cicalfate; ***Gr.:*** Profenil Complex.

Used as an adjunct in: ***Gr.:*** Vofen; ***Ital.:*** Ketodol.

Sulfasalazine (*BAN*, *USAN*, *rINN*) 柳氮磺吡啶

Salatsosulfapyridiini; Salazosulfapyridin; Salazosulfapyridine; Salazosulfapyridinum; Salicylazosulfapyridine; SI-88; Sulfasalatsiini; Sülfasalazin; Sulfasalazin; Sulfasalazina; Sulfasalazinas; Sulfasalazinum; Sulfasalazyna; Sulphasalazine; Szulfaszalazin. 4-Hydroxy-4′-(2-pyridylsulphamoyl)azobenzene-3-carboxylic acid.

Сульфасалазин

$C_{18}H_{14}N_4O_5S$ = 398.4.

CAS — 599-79-1.

ATC — A07EC01.

ATC Vet — QA07EC01.

UNII — 3XC8GUZ6CB.

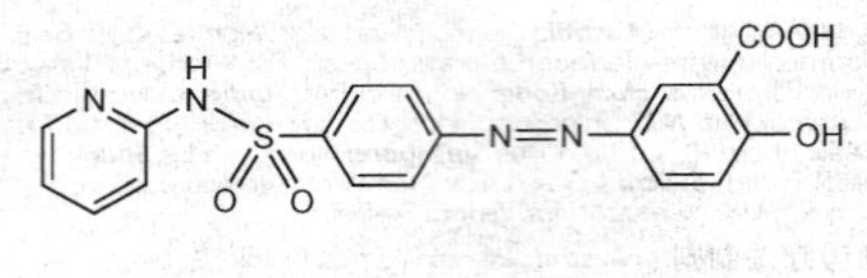

Pharmacopoeias. In *Chin.*, *Eur.* (see p.vii), *Int.*, *Jpn*, and *US.*

Ph. Eur. 6.8（Sulfasalazine） 鲜黄色或褐黄色细粉。几乎不溶于水和二氯甲烷；极微溶于乙醇；溶于碱性氢氧化物的稀溶液。避光。

USP 33（Sulfasalazine） 无臭、鲜黄色或褐黄色细末。几乎不溶于水、氯仿和乙醚；溶于乙醇（1∶2900），溶于甲醇（1∶1500）；易溶于碱性氢氧化物的水溶液。贮藏于密闭容器中。避光。

不良反应和注意事项

因为柳氮磺吡啶代谢生成磺胺吡啶和 5-氨基水杨酸（美沙拉秦），它的不良反应和注意事项类似于磺胺类药物（详见**磺胺甲噁唑**，第322页）和美沙拉秦（第1666页）。许多不良反应由于磺胺吡啶引起，并且当血清磺胺吡啶浓度大于 50μg/ml 时更常见，这样的患者多为柳氮磺吡啶每日剂量大于等于 4g，或磺胺吡啶慢乙酰化者。

最常见报道的不良反应包括恶心和呕吐、腹部不适、头痛、发热、皮肤出疹。

不良反应可以笼统分为 2 类：

- 剂量相关作用由乙酰化表型决定，很大程度可以预测，这类反应包括恶心和呕吐、头痛、溶血性贫血以及正铁血红蛋白血症。
- 超敏反应，它难以预测并且经常在治疗初始出现，这类反应包括、再生障碍性贫血、肝和肺功能不全、血管炎、自身免疫性溶血、中毒性表皮坏死松解症、Stevens-Johnson 综合征及嗜酸细胞增多全身症状药诊（DRESS）。

停用柳氮磺吡啶后可逆的少精液症也有报道。柳氮磺吡啶治疗可能造成皮肤、尿液和其他体液显橙黄色。有些柔软的隐形眼镜可能染色。中枢神经系统不良反应包括失眠、抑郁、幻觉、眩晕、惊厥、无菌性脑膜炎、共济失调、脑病、周围神经病及耳鸣。

具有磺胺类或水杨酸盐过敏史的患者禁用。因为引起核黄疸的危险性存在，小于 2 岁儿童也禁用。青少年类风湿关节炎儿童应用可能引起血清病样反应。严重过敏或哮喘患者应慎用。

治疗开始及治疗期间应定期监测血细胞计数，尤其初始 3 个月间。如果怀疑血恶液质，应该立即停止治疗并且检测血细胞计数。应该告诉患者及其监护者如何鉴别血液毒性的体征，并且建议如果出现诸如发热、咽喉痛、口腔溃疡、淤血进而出血，应该立即就医。G6PD 缺乏患者应慎用，因为有溶血性贫血的危险。

肝或肾损伤患者应慎用柳氮磺吡啶。肝功能应该在治疗的初 3 个月每月检测，同时建议定期监测肾功能。

炎性肠病[1]或风湿关节炎[2]患者使用柳氮磺吡啶发生相关不良反应的已有综述[2,3]。不良反应类型和发生率在两组患者相似[2]。虽然大多不良反应都轻微并且可以在治疗或减少剂量下继续治疗，有些患者因为不良反应而停止了治疗，这些患者，可以考虑脱敏方案[1,4,5]。**脱敏**不应对有诸如粒细胞缺乏、中毒性表皮坏死松解症、多形红斑、溶血等严重不良反应史或严重过敏反应史的患者实施[1,4,5]。不能耐受柳氮磺吡啶的炎性肠病患者，可以选择脱敏反应之外的方法，使用能够提供活性 5-氨基水杨酸成分而不含磺胺吡啶的药物，因为后者被认为与许多不良反应有关。这样的药物包括巴柳氮、美沙拉秦和奥沙拉秦；但是，有些患者仍会致敏，详见**美沙拉秦**项下（第1666页）。

1. Taffet SL, Das KM. Sulfasalazine: adverse effects and desensitization. *Dig Dis Sci* 1983; **28:** 833–42.
2. Amos RS, *et al.* Sulphasalazine for rheumatoid arthritis: toxicity in 774 patients monitored for one to 11 years. *BMJ* 1986; **293:** 420–3.
3. Farr M, *et al.* Side effect profile of 200 patients with inflammatory arthritides treated with sulphasalazine. *Drugs* 1986; **32** (suppl 1): 49–53.
4. Purdy BH, *et al.* Desensitization for sulfasalazine skin rash. *Ann Intern Med* 1984; **100:** 512–14.
5. Bax DE, Amos RS. Sulphasalazine in rheumatoid arthritis: desensitising the patient with a skin rash. *Ann Rheum Dis* 1986; **45:** 139–40.

哺乳 少量柳氮磺吡啶及其磺胺吡啶的各种代谢产物经乳汁排泄，乳汁中柳氮磺吡啶和总磺胺吡啶的浓度分别高达产妇血清浓度的 30% 和 50%[1]。已有母亲每天使用柳氮磺吡啶 3g，其婴儿发生血性腹泻的报道[2]。这位母亲是一个慢乙酰化代谢者，磺胺吡啶血药浓度相对高，导致了婴儿药物浓度过高。基于这个报道，American Academy of Pediatrics 认为哺乳的患者应该慎用柳氮磺吡啶[3]。然而，其他人认为健康婴儿的乳母，应该继续使用柳氮磺吡啶治疗[4]。一项纳入 17 对母婴小规模研究的结论为：孕妇和哺乳期妇女能够继续接受柳氮磺吡啶的治疗。这个研究发现：柳氮磺吡啶以及其主要代谢产物磺胺吡啶能够经乳汁转运到婴儿体内的数量可以忽略不计。然而作者告诫：这个结论不能应用于早产儿或具有溶血性疾病的幼儿[5]。

1. Khan AKA, Truelove SC. Placental and mammary transfer of sulphasalazine. *BMJ* 1979; **2:** 1553.
2. Branski D, *et al.* Bloody diarrhea—a possible complication of sulfasalazine transferred through human breast milk. *J Pediatr Gastroenterol Nutr* 1986; **5:** 316–17.
3. American Academy of Pediatrics. The transfer of drugs and other chemicals into human milk. *Pediatrics* 2001; **108:** 776–89. [Retired May 2010] Correction. *ibid.*; 1029. Also available at: http://aappolicy.aappublications.org/cgi/content/full/pediatrics%3b108/3/776 (accessed 28/02/06)
4. Peppercorn MA. Sulfasalazine and related new drugs. *J Clin Pharmacol* 1987; **27:** 260–5.
5. Esbjörner E, *et al.* Sulphasalazine and sulphapyridine serum levels in children to mothers treated with sulphasalazine during pregnancy and lactation. *Acta Paediatr Scand* 1987; **76:** 137–42.

对血液的影响 报道柳氮磺吡啶血液系统异常的不良反应占 19%[1]。1993 年 6 月，英国 CSM 收到 191 例中性粒细胞减少症、白细胞减少症或粒细胞减少症的报道（22 例死亡），44 例骨髓抑制或再生障碍性贫血的报道（13 例死亡）以及 30 例血小板减少症的报道（1 例死亡）[1]。

虽然最初认为磺胺吡啶部分引起血恶液质，后续的经验表明，氨基水杨酸盐也能引起血液学反应（详见**美沙拉秦**，第1666页）。使用柳氮磺吡啶治疗炎性肠病的患者发生血恶液质的概率估计为 0.6‰，但是风湿性关节炎患者接受柳氮磺吡啶治疗的发生率则约为 10 倍[2]。

柳氮磺吡啶抑制叶酸吸收，干扰其代谢，并可通过红细胞溶血增加叶酸的需要量[3,4]。这些反应在患有炎性肠病的患者通常并不明显，除非有其他引起叶酸缺乏的因素，如间发疾病或肠病恶化[3,4]。然而巨红细胞症、巨幼红细胞性贫血或全血细胞减少症相关的临床叶酸缺乏报道非常罕见[3,4]。使用柳氮磺吡啶相关的巨红细胞贫血在风湿性关节炎患者发生率则更高；已有 50 名开始使用柳氮磺吡啶治疗 3～4 个月的风湿性关节炎的患者，7 名出现此情况的报道[5]。柳氮磺吡啶对叶酸代谢的影响表现为剂量相关性，停药、剂量减少或叶酸补充可好转[3~5]；有时需要静脉注射亚叶酸[4]。虽然此影响存在潜在严重性，但它不是柳氮磺吡啶持续治疗的禁忌证[4,5]。

具有风湿性关节炎金疗法相关的白细胞减少症病史的患者禁用柳氮磺吡啶，因为可能发生类似反应[6]。

1. CSM/MCA. Sulphasalazine and fatal blood dyscrasias. *Current Problems* 1993; **19:** 6.
2. CSM/MCA. Blood dyscrasias and mesalazine. *Current Problems* 1995; **21:** 5–6.
3. Swinson CM, *et al.* Role of sulphasalazine in the aetiology of folate deficiency in ulcerative colitis. *Gut* 1981; **22:** 456–61.
4. Logan ECM, *et al.* Sulphasalazine associated pancytopenia may be caused by acute folate deficiency. *Gut* 1986; **27:** 868–72.
5. Prouse PJ, *et al.* Macrocytic anaemia in patients treated with sulphasalazine for rheumatoid arthritis. *BMJ* 1986; **293:** 1407.
6. Bliddal H, *et al.* Gold-induced leucopenia may predict a similar adverse reaction to sulphasalazine. *Lancet* 1987; **i:** 390.

对心血管系统的影响 有使用柳氮磺吡啶出现雷诺综合征的报道[1]，有使用含有美沙拉秦的柳氮磺吡啶发生心肌炎的报道[2]。有报道使用美沙拉秦的 1 名患者，出现心肌炎，而心肌炎导致致死性的心源性休克，因而建议如果出现心脏症状，应该用皮质激素代替柳氮磺吡啶或美沙拉秦[3]。也可参见**美沙拉秦**（第1666页）及**巴柳氮**（第1631页）项下内容。

1. Reid J, *et al.* Raynaud's phenomenon induced by sulphasalazine. *Postgrad Med J* 1980; **56:** 106–7.
2. Agnholt J, *et al.* Cardiac hypersensitivity to 5-aminosalicylic acid. *Lancet* 1989; **i:** 1135.
3. Kristensen KS, *et al.* Fatal myocarditis associated with mesalazine. *Lancet* 1990; **335:** 605.

对生育的影响 虽然有使用柳氮磺吡啶的男性其配偶成功怀孕的报道[1,2]，男性不育是柳氮磺吡啶治疗的一个公认的并发症。未接受柳氮磺吡啶治疗的炎性肠病患者的精子质量异常和不育与其无关，但是在使用导致不育的柳氮磺吡啶治疗后的患者中，发现了少精液症、精子活力减弱、精子形态的异常等[1~4]。使用柳氮磺吡啶治疗炎性肠病的 86% 男性出现少精液症[1]。精子特性和不孕在停用柳氮磺吡啶 2～3 个月后恢复，并且有一

些停用后成功妊娠的报道[1~3]。其机制很可能是由于磺胺吡啶对未成熟及成长中精子的直接毒性所致[2~4]。溃疡性肠病患者将柳氮磺吡啶换成美沙拉秦[4,5]或巴柳氮[6]后，有精子质量的提高以及成功妊娠的报道。但是，与柳氮磺吡啶类似，美沙拉秦引起可逆性不育也有报道[7]。

1. Birnie GG, *et al.* Incidence of sulphasalazine-induced male infertility. *Gut* 1981; **22:** 452–5.
2. Riley SA, *et al.* Sulphasalazine induced seminal abnormalities in ulcerative colitis: results of mesalazine substitution. *Gut* 1987; **28:** 1008–12.
3. Toovey S, *et al.* Sulphasalazine and male infertility: reversibility and possible mechanism. *Gut* 1981; **22:** 445–51.
4. Ó'Moráin C, *et al.* Reversible male infertility due to sulphasalazine: studies in man and rat. *Gut* 1984; **25:** 1078–84.
5. Cann PA, Holdsworth CD. Reversal of male infertility on changing treatment from sulphasalazine to 5-aminosalicylic acid. *Lancet* 1984; **i:** 1119.
6. McIntyre PB, Lennard-Jones JE. Reversal with balsalazide of infertility caused by sulphasalazine. *BMJ* 1984; **288:** 1652–3.
7. Chermesh I, Eliakim R. Mesalazine-induced reversible infertility in a young male. *Dig Liver Dis* 2004; **36:** 551–2.

对胃肠道的影响 有报道表明[1,2]，柳氮磺吡啶可加重溃疡性结肠炎，并很可能是由于水杨酸盐部分，而不是磺胺吡啶部分所致[3]。其他已报道的不良反应还包括肠绒毛萎缩[4]。

1. Schwartz AG, *et al.* Sulfasalazine-induced exacerbation of ulcerative colitis. *N Engl J Med* 1982; **306:** 409–12.
2. Ring FA, *et al.* Sulfasalazine-induced colitis complicating idiopathic ulcerative colitis. *Can Med Assoc J* 1984; **131:** 43–5.
3. Shanahan F, Targan S. Sulfasalazine and salicylate-induced exacerbation of ulcerative colitis. *N Engl J Med* 1987; **317:** 455.
4. Smith MA, *et al.* Angioimmunoblastic lymphadenopathy, sulphasalazine exposure and villous atrophy. *Postgrad Med J* 1985; **61:** 337–8.

对毛发的影响 1名溃疡性结肠炎患者开始每天应用柳氮磺吡啶2g或3g治疗后，出现了2次偶发的脱发[1]。每次停止治疗后，头发即恢复了正常生长，后来患者也成功脱敏。然而，另1名患者在应用柳氮磺吡啶治疗期间也出现了脱发症，但再次给药后未再复发[2]。在这个病例中，作者认为产后是引起脱发的原因，同时怀疑柳氮磺吡啶是否引起患者的脱发。也有2名患者使用美沙拉秦灌肠剂后出现脱发的报道[3]。但是也有使用柳氮磺吡啶治疗类风湿关节炎期间，全身毛发脱落减少的报道[4]。

1. Breen EG, Donnelly S. Alopecia associated with sulphasalazine (Salazopyrin). *BMJ* 1986; **292:** 802.
2. Fich A, Eliakim R. Does sulfasalazine induce alopecia? *J Clin Gastroenterol* 1988; **10:** 466.
3. Kutty PK, *et al.* Hair loss and 5-aminosalicylic acid enemas. *Ann Intern Med* 1982; **97:** 785–6.
4. Jawad ASM, Scott DGI. Remission of alopecia universalis during sulphasalazine treatment for rheumatoid arthritis. *BMJ* 1989; **298:** 675.

对肾脏的影响 英国注册药品信息建议，用药期间应摄入大量液体，并且避免与酸化尿液的药物合用，这可以降低结晶以及结石形成的发生率。有关柳氮磺吡啶与肾病综合征以及间质性肾炎相关的报道，详见第1666页**美沙拉秦**。

对胰腺的影响 截至1994年2月，英国CSM已收到6例柳氮磺吡啶与胰腺炎相关的报道[1]。也有美沙拉秦与胰腺炎相关的报道（详见第1667页的内容）。但是，一项以丹麦人口为主的大规模病例对照研究得出如下结论：无论是柳氮磺吡啶还是美沙拉秦，都与胰腺炎的危险性升高无关；同时，任何危险性增加可能与炎性肠病本身有关[2]。

1. CSM/MCA. Drug-induced pancreatitis. *Current Problems* 1994; **20:** 2–3.
2. Munk EM, *et al.* Inflammatory bowel diseases, 5-aminosalicylic acid and sulfasalazine treatment and risk of acute pancreatitis: a population-based case-control study. *Am J Gastroenterol* 2004; **99:** 884–8.

对呼吸系统的影响 尽管一项研究回顾性分析了50例柳氮磺吡啶所致的肺部并发症，但是认为肺毒性仍然是一种罕见的药物不良反应[1]。大多数报道：呼吸困难、咳嗽、肺浸润、发热以及嗜酸性粒细胞增多等症状通常在开始治疗后的最初几个月发生，但上述症状也可能几年之后出现[1~3]。虽然已有纤维化肺泡炎致死的病例报道[2]，但以上症状通常在停用柳氮磺吡啶后较易逆转，而是否需要皮质激素治疗仍须讨论[1]。使用美沙拉秦可引起相同的呼吸系统不良反应，详见第1667页的内容；既往对水杨酸盐、磺胺类有过敏史，或者对此类药物敏感性未知的患者发生以上呼吸系统不良反应也有报道[2,3]。已报道了1例类风湿关节炎患者接受柳氮磺吡啶治疗后，出现了梗阻性细支气管炎继发肺炎[4]；停用柳氮磺吡啶并开始应用皮质激素治疗后，临床症状得到了改善。

1. Parry SD, *et al.* Sulphasalazine and lung toxicity. *Eur Respir J* 2002; **19:** 756–64.
2. Wang KK, *et al.* Pulmonary infiltrates and eosinophilia associated with sulfasalazine. *Mayo Clin Proc* 1984; **59:** 343–6.
3. Jordan A, Cowan RE. Reversible pulmonary disease and eosinophilia associated with sulphasalazine. *J R Soc Med* 1988; **81:** 233–5.
4. Ulubaş B, *et al.* Bronchiolitis obliterans organizing pneumonia associated with sulfasalazine in a patient with rheumatoid arthritis. *Clin Rheumatol* 2004; **23:** 249–51.

对味觉的影响 1名使用柳氮磺吡啶治疗溃疡性结肠炎患者出现了金属味觉[1]，虽然疾病引起胃肠道吸收变化可能造成锌缺乏，这本身也可能与金属味觉的出现有关。还有一个报道中提到2名患者在应用柳氮磺吡啶治疗类风湿关节炎期间出现了可逆性的味觉损伤[2]。

1. Ogburn RM. Sulfamethazine-related dysgeusia. *JAMA* 1979; **241:** 837.
2. Marcus RW. Sulfasalazine induced taste disturbances. *J Rheumatol* 1991; **18:** 634–5.

狼疮 一项11名患者因柳氮磺吡啶所致狼疮的研究发现：磺胺吡啶慢乙酰化以及与原发性SLE相关的HLA单倍型患者更可能发病[1]。此外，长期治疗以及柳氮磺吡啶的剂量累积会引起持续性SLE和狼疮肾炎发生的危险性增加。美沙拉秦也可引起狼疮样综合征（详见第1667页）。

1. Gunnarsson I, *et al.* Predisposing factors in sulphasalazine-induced systemic lupus erythematosus. *Br J Rheumatol* 1997; **36:** 1089–94.

卟啉病 柳氮磺吡啶可能与卟啉病的急性发作相关，并认为卟啉病患者使用柳氮磺吡啶不安全。

妊娠 分娩时，柳氮磺吡啶及磺胺吡啶的代谢产物易于通过胎盘，导致脐带血清和产妇血清具有相似的药物浓度[1,2]。柳氮磺吡啶中的5-氨基水杨酸部分在脐带和产妇血清中的浓度均可忽略不计[1]。已有单个病例报道表明，妊娠期间使用柳氮磺吡啶可能与胎儿先天性畸形相关，如主动脉缩窄伴有室间隔缺损[3,4]以及泌尿生殖系统疾病[4]。临近分娩时给予柳氮磺吡啶，理论上也有引起新生儿核黄疸的危险性（详见第323页）。然而，考虑到柳氮磺吡啶及其代谢产物在脐带血中的特定浓度，一般认为由于产妇用药引起新生儿核黄疸的危险性还是非常低[2]。已有很多妊娠期间接受柳氮磺吡啶治疗，成功受孕并且无并发症的例子，一般大多意见倾向于有用药指征，整个妊娠期间可以继续柳氮磺吡啶的治疗[1,3~6]（也详见第1667页**美沙拉秦**）。应采用最小有效剂量，由于柳氮磺吡啶可能造成叶酸缺乏（详见上文**对血液的影响**），推荐补充叶酸[7]。

1. Khan AKA, Truelove SC. Placental and mammary transfer of sulphasalazine. *BMJ* 1979; **2:** 1553.
2. Järnerot G, *et al.* Placental transfer of sulphasalazine and sulphapyridine and some of its metabolites. *Scand J Gastroenterol* 1981; **16:** 693–7.
3. Hoo JJ, *et al.* Possible teratogenicity of sulfasalazine. *N Engl J Med* 1988; **318:** 1128.
4. Newman NM, Correy JF. Possible teratogenicity of sulphasalazine. *Med J Aust* 1983; **1:** 528–9.
5. Peppercorn MA. Sulfasalazine and related new drugs. *J Clin Pharmacol* 1987; **27:** 260–5.
6. Korelitz BI. Commentary: observations on sulfasalazine in Crohn's disease and ulcerative colitis. *J Clin Pharmacol* 1987; **27:** 265–6.
7. Byron MA. Treatment of rheumatic diseases. *BMJ* 1987; **294:** 236–8.

药物相互作用

柳氮磺吡啶与抗菌药合用可能减少柳氮磺吡啶转化为活性代谢产物（详见下文）。

已有柳氮磺吡啶可妨碍地高辛（第1218页）或叶酸（详见上文**对血液的影响**）胃肠道内吸收的报道。

抗菌药 由于柳氮磺吡啶的作用依赖经肠道细菌代谢的5-氨基水杨酸的释放，任何抑制肠道微生物群的药物均可减少此药活性代谢产物的生成。已经在合用利福平和乙胺丁醇的患者[1]，或合用氨苄西林受试者[2]中发现了这方面的证据。但是，并未观察到药物临床疗效降低。

1. Shaffer JL, Houston JB. The effect of rifampicin on sulphapyridine plasma concentrations following sulphasalazine administration. *Br J Clin Pharmacol* 1985; **19:** 526–8.
2. Houston JB, *et al.* Azo reduction of sulphasalazine in healthy volunteers. *Br J Clin Pharmacol* 1982; **14:** 395–8.

抗肿瘤药 上文提及的5-氨基水杨酸类药物，例如柳氮磺吡啶可抑制硫代嘌呤类抗肿瘤药的代谢，进而增加后者毒性，详见第715页**胃肠药**。

药动学

约有口服剂量15%的柳氮磺吡啶可从小肠吸收，但其中一部分随后经肠肝循环又经胆汁回到小肠。给药剂量的大部分都到达结肠，在肠道菌群的作用下药物结构中的偶氮键断裂，生成磺胺吡啶和5-氨基水杨酸（美沙拉秦）。曾经历结肠切除术患者的研究结果提示，总剂量的60%～90%经上述途径代谢，但代谢程度取决于肠道菌群的活性和肠道运输的速度。腹泻（如活动期炎性肠病）患者的药物代谢将减少。

少量柳氮磺吡啶原形药物吸收后，广泛与蛋白结合，随后又以原形的形式经尿排泄。本品能通过胎盘，可在乳汁中发现。

柳氮磺吡啶分子裂解之后，生成的磺胺吡啶有60%～80%被吸收，进而通过乙酰化、羟基化以及葡萄苷酸化作用而广泛代谢。给予相同剂量，慢乙酰化者的血浆磺胺吡啶的稳态峰值浓度高于快乙酰化者，同时前者发生不良反应的可能性可高出2～3倍。约有柳氮磺吡啶初始剂量的60%，以磺胺吡啶及其代谢产物的形式经尿排泄。磺胺吡啶与柳氮磺吡啶相似，吸收部分能通过胎盘，可在乳汁中发现。

5-氨基水杨酸（5-ASA）较少部分吸收。释出的5-ASA约有1/3被吸收，并且几乎全部乙酰化，然后经尿排泄。有关5-氨基水杨酸药动学的详情，详见第1667页**美沙拉秦**。

1. Klotz U. Clinical pharmacokinetics of sulphasalazine, its metabolites and other prodrugs of 5-aminosalicylic acid. *Clin Pharmacokinet* 1985; **10:** 285–302.

用途和用法

柳氮磺吡啶是氨苯磺胺，磺胺吡啶与5-氨基水杨酸（美沙拉秦）组成的化合物。通常认为，它的活性取决于经细菌代谢后在结肠释放出的5-氨基水杨酸部分，虽然原形柳氮磺吡啶其本身也具有部分抗炎作用。

治疗炎性肠病（第1620页），单独应用此药或作为皮质激素的辅助药物可治疗活动期溃疡性结肠炎，同时对维持缓解也有效。柳氮磺吡啶也可有效治疗活动性克罗恩病，尤其是结肠部位的病变，但该药对于维持缓解期的疗效未显示出相应价值。柳氮磺吡啶也可作为症状改善药，治疗严重或进展期类风湿关节炎（详见下文）。

在英国治疗**炎性肠病**，柳氮磺吡啶常用的初始剂量为每次口服1～2g，每日4次。然而，超过每日4g的剂量与毒性作用的风险性增加相关，因此在美国，常用剂量为每次1g，每日3～4次；同时推荐采用每次500mg，每6～12h给药一次的治疗方案，这样可减轻胃肠道不良反应的发生。肠溶片也可降低胃肠道不良反应的发生率。与前晚用药的间隔时间不应超过8h。溃疡性结肠炎缓解期，剂量可逐渐减少至每日2g，随后通常不定期地继续用药。

柳氮磺吡啶也可以栓剂经直肠给药，初始剂量每次1g，早晚各1次。3周后根据反应可逐渐减少剂量。作为口服治疗的辅助措施，可早晚经直肠给予柳氮磺吡啶0.5～1g。柳氮磺吡啶还可以灌肠剂的形式给药，用法为睡前一剂3g。

治疗**类风湿关节炎**，通常起始治疗第1周，每日口服肠溶衣片剂500mg，随后每周增加500mg，达到每日最大剂量3g，依据耐受性和治疗效果每日分2～4次服用。

儿童剂量，见下文。

儿童用法 对儿童炎性肠病，柳氮磺吡啶可单独或与皮质激素联合用于治疗活动性结肠溃疡及缓解维持。柳氮磺吡啶还可用于治疗活动期克罗恩病，特别是结肠病。但是缓解维持并未显示价值。本品还作为疾病调修药用于治疗青少年类风湿关节炎。

治疗活动性**炎性肠病**，2岁及以上儿童可每日口服柳氮磺吡啶40～60mg/kg，分次服用。结肠溃疡缓解后可减量至20～30mg/kg。

柳氮磺吡啶栓剂还可直肠给药，*BNFC 2009* 推荐依据儿童年龄给予以下剂量：

- 5～8周岁：每次500mg，每日2次；
- 8～12周岁：早晨500mg，晚间1g；
- 12～18周岁：每次0.5～1g，每日2次。

在美国，柳氮磺吡啶还被批准用于6岁及以上、水杨酸盐或其他NSAID类药物治疗无效的青少年**类风湿关节炎**（见下文）。每日口服30～50mg/kg，分2次服用，可增至每日最大剂量2g。为减少胃肠道不良反应，应服用肠溶片，初始剂量为计划维持剂量的1/4～1/3，然后每周增加剂量至1个月后达维持剂量。

在英国，尽管柳氮磺吡啶未被批准应用于青少年类风湿关节炎治疗，但是*BNFC 2009*建议：2～18岁青少年，初始1周，口服5mg/kg，每日2次；随后增至10mg/kg，每日2次，治疗1周；增加剂量至20mg/kg，每日2次，治疗1周。维持剂量20～25mg/kg，每日2次。建议每日最大剂量，2～12岁，每日2g；12～18岁，每日3g。

银屑病 在一项双盲、安慰剂对照、纳入 50 例中、重度斑块型银屑病（第1510页）患者的研究中，每日服用柳氮磺吡啶 3～4g，治疗 4 周后，临床改善显著优于安慰剂组，并且 8 周后有了进一步改善[1]。

详见下文**银屑病关节炎**项下的内容。

1. Gupta AK, *et al.* Sulfasalazine improves psoriasis: a double-blind analysis. *Arch Dermatol* 1990; **126:** 487–93.

坏疽性脓皮症 柳氮磺吡啶在有些国家批准用于坏疽性脓皮症（第1510页）的治疗，这是一种可能与炎性肠病相关的疾病状态，虽然已发表的关于该治疗有益的证据极少。

1. Shenefelt PD. Pyoderma gangrenosum associated with cystic acne and hidradenitis suppurativa controlled by adding minocycline and sulfasalazine to the treatment regimen. *Cutis* 1996; **57:** 315–9.

类风湿关节炎 柳氮磺吡啶被认为是一种有效治疗类风湿关节炎（第12页）的缓解病情抗风湿药（DMARD）。研究发现，与安慰剂相比，柳氮磺吡啶在关节触痛和肿胀、疼痛以及红细胞沉降率等方面临床作用获益[1,2]。短期对照研究的荟萃分析[3,4]提示，柳氮磺吡啶与甲氨蝶呤、肌内金剂（intramuscular gold）(金硫丁二钠）以及青霉胺疗效大致相当。其他综述[2,5]也指出，该药可能与羟氯喹和来氟米特疗效相当。虽然 DMARD 的方案存在地域性差异，但柳氮磺吡啶已经广泛用于初始治疗，尤其是严重程度略轻的疾病[5]。一项开放性研究[6]纳入了 200 名类风湿关节炎患者，随机分配进行柳氮磺吡啶或者金诺芬治疗，5 年后仍然继续服用柳氮磺吡啶治疗的患者约有 31%，而接受金诺芬治疗组仅有 15%。治疗 5 年后，接受柳氮磺吡啶治疗组在基线之上也有了明显改善，而金诺芬组治疗前后没有显著性差异。虽然有一项研究[7]并未发现有有力证据证实柳氮磺吡啶联合甲氨蝶呤治疗比单用两者之一更为有效，但其他研究则显示，柳氮磺吡啶联合甲氨蝶呤和羟氯喹治疗比单独使用甲氨蝶呤，或单用柳氮磺吡啶，或单用羟氯喹，或柳氮磺吡啶联合羟氯喹更为有效[8~10]。柳氮磺吡啶用于类风湿关节炎治疗的综述得出如下结论：联合治疗可能会对早期或进展期类风湿关节炎患者带来益处，但不同联合治疗方式的有效性及耐受性仍然需要进一步研究来确定[5]。

1. Suarez-Almazor ME, *et al.* Sulfasalazine for treating rheumatoid arthritis. Available in The Cochrane Database of Systematic Reviews; Issue 2. Chichester: John Wiley; 1998 (accessed 28/02/06).
2. Weinblatt ME, *et al.* Sulfasalazine treatment for rheumatoid arthritis: a metaanalysis of 15 randomized trials. *J Rheumatol* 1999; **26:** 2123–30.
3. Felson DT, *et al.* The comparative efficacy and toxicity of second-line drugs in rheumatoid arthritis. *Arthritis Rheum* 1990; **33:** 1449–61.
4. Capell HA, *et al.* Second line (disease modifying) treatment in rheumatoid arthritis: which drug for which patient? *Ann Rheum Dis* 1993; **52:** 423–8.
5. Plosker GL, Croom KF. Sulfasalazine: a review of its use in the management of rheumatoid arthritis. *Drugs* 2005; **65:** 1825–49.
6. McEntegart A, *et al.* Sulfasalazine has a better efficacy/toxicity profile than auranofin—evidence from a 5 year prospective, randomized trial. *J Rheumatol* 1996; **23:** 1887–90.
7. Dougados M, *et al.* Combination therapy in early rheumatoid arthritis: a randomised, controlled, double blind 52 week clinical trial of sulphasalazine and methotrexate compared with the single components. *Ann Rheum Dis* 1999; **58:** 220–5.
8. O'Dell JR, *et al.* Treatment of rheumatoid arthritis with methotrexate alone, sulfasalazine and hydroxychloroquine, or a combination of all three medications. *N Engl J Med* 1996; **334:** 1287–91.
9. O'Dell JR, *et al.* Treatment of rheumatoid arthritis with methotrexate and hydroxychloroquine, methotrexate and sulfasalazine, or a combination of the three medications: results of a two-year, randomized, double-blind, placebo-controlled trial. *Arthritis Rheum* 2002; **46:** 1164–70.
10. Dale J, *et al.* Combination therapy for rheumatoid arthritis: methotrexate and sulfasalazine together or with other DMARDs. *Nat Clin Pract Rheumatol* 2007; **3:** 450–8.

青少年特发性关节炎 青少年特发性关节炎（第11页）的一般治疗措施与类风湿关节炎相似，但有些抗风湿药在儿童中应用的经验还很有限。柳氮磺吡啶治疗青少年慢性关节炎的研究显示了明显改善；一篇文献综述发现，该治疗可带来益处的结论一致[1]。已报道不良反应与成人患者相似，除了一种血清病样反应，该反应大部分见于全身性发作患者，这可能是青少年关节炎唯一特有的反应[1]。

1. Brooks CD. Sulfasalazine for the management of juvenile rheumatoid arthritis. *J Rheumatol* 2001; **28:** 845–53.

脊椎关节病 **强直性脊柱炎** 已发现柳氮磺吡啶可有效治疗活动期强直性脊柱炎（第13页）[1]，但也有证据表明，柳氮磺吡啶治疗活动期疾病及周围关节症状比治疗慢性长期疾病更为有效[2~4]，磺胺吡啶似乎是活性作用部分，而非美沙拉秦[5]。柳氮磺吡啶治疗未分化脊柱关节炎和早期强直性脊柱炎后背疼痛并未优于安慰剂；但是，亚组分析发现无外周关节炎患者的有效性高于安慰剂[6]。

1. Ferraz MB, *et al.* Meta-analysis of sulfasalazine in ankylosing spondylitis. *J Rheumatol* 1990; **17:** 1482–6.
2. Clegg DO, *et al.* Comparison of sulfasalazine and placebo in the treatment of ankylosing spondylitis: a Department of Veterans Affairs Cooperative study. *Arthritis Rheum* 1996; **39:** 2004–12.
3. Clegg DO, *et al.* Comparison of sulfasalazine and placebo for the treatment of axial and peripheral articular manifestations of the seronegative spondyloarthropathies: a Department of Veterans Affairs cooperative study. *Arthritis Rheum* 1999; **42:** 2325–9.
4. Chen J, Liu C. Sulfasalazine for ankylosing spondylitis. Available in The Cochrane Database of Systematic Reviews; Issue 2. Chichester: John Wiley; 2005 (accessed 28/02/06).
5. Taggart A, *et al.* Which is the active moiety of sulfasalazine in ankylosing spondylitis? A randomized, controlled study. *Arthritis Rheum* 1996; **39:** 1400–5.
6. Braun J, *et al.* Efficacy of sulfasalazine in patients with inflammatory back pain due to undifferentiated spondyloarthritis and early ankylosing spondylitis: a multicentre randomised controlled trial. *Ann Rheum Dis* 2006; **65:** 1147–53.

银屑病关节炎 一项干预银屑病关节炎（见**脊椎关节病**，第13页）的综述[1]结论如下，已发表的证据表明，仅有两种有效治疗银屑病关节炎的药物，而柳氮磺吡啶就是其中之一（另一种为高剂量肠外给予甲氨蝶呤）。

有关银屑病的信息，详见上文。

1. Jones G, *et al.* Interventions for treating psoriatic arthritis. Available in The Cochrane Database of Systematic Reviews, Issue 3. Chichester: John Wiley; 2000 (accessed 29/04/05).

制剂

BP 2010: Gastro-resistant Sulfasalazine Tablets; Sulfasalazine Tablets;
USP 33: Sulfasalazine Delayed-release Tablets; Sulfasalazine Tablets.

专利制剂

Arg.: Azulfidine; Flogostop; ***Austral.:*** Pyralin; Salazopyrin; ***Austria:*** Colo-Pleon†; Salazopyrin; ***Belg.:*** Salazopyrine; ***Braz.:*** Azulfin; Salazoprin†; ***Canad.:*** Salazopyrin; ***Chile:*** Azulfidine; ***Cz.:*** Salazopyrin; ***Denm.:*** Salazopyrin; ***Fin.:*** Salazopyrin; ***Fr.:*** Salazopyrine; ***Ger.:*** Azulfidine; Colo-Pleon; Pleon RA; ***Gr.:*** Salopyrine; ***Hong Kong:*** Salazopyrin; ***Hung.:*** Salazopyrin; ***India:*** Saaz; Salazar; Sazo; ***Indon.:*** Lazafin; Sulcolon; ***Irl.:*** Salazopyrin; ***Israel:*** Salazopyrin; ***Ital.:*** Salazopyrin; ***Jpn:*** Azulfidine; ***Malaysia:*** Salazopyrin; ***Mex.:*** Azulfidina; ***Neth.:*** Salazopyrine; ***Norw.:*** Salazopyrin; ***NZ:*** Salazopyrin; ***Pol.:*** Salazopyrin; ***Port.:*** Salazopirina; ***S.Afr.:*** Salazopyrin; ***Singapore:*** Salazopyrin; ***Spain:*** Salazopyrina; ***Swed.:*** Salazopyrin; ***Switz.:*** Salazopyrin; ***Thai.:*** Salazopyrin; Saridine; ***Turk.:*** Salazopryn; ***UK:*** Salazopyrin; Sulazine; ***Ukr.:*** Salazopyrin (Салазопирин); ***USA:*** Azulfidine; ***Venez.:*** Azulfidine.

Sulglicotide（*BAN*，*rINN*）硫糖肽

Sulglicotida; Sulglicotidum; Sulglycotide.

Сульгликотид

CAS — 54182-59-1.
ATC — A02BX08.
ATC Vet — QA02BX08.

简介

硫糖肽是一种从猪十二指肠中提取出来的糖肽硫酸酯，具有细胞保护作用。它用于治疗消化性溃疡（第1624页）以及其他胃肠道疾病，常用口服剂量，每次200mg，每日 3 次。

制剂

专利制剂

Ital.: Gliptide; ***Venez.:*** Demucine†.

Tamarind 罗望子

Tamarindo; West Indian Tamarind.

Индийский Финик; Плоды Тамаринда; Тамаринд

ATC Herb — HA06AC5012 (Tamarindus indica: fruit).
UNII — 2U9H66X7VX.

Pharmacopoeias. In *Fr.*

简介

罗望子是植物 *Tamarindus indica*（Leguminosae）的果实，它是从易脆的外侧果皮部分分离出来并用糖或糖浆腌渍贮藏。它含有酒石酸、枸橼酸和苹果酸及其盐类。罗望子与番泻叶合用作为一种缓泻药。

制剂

专利制剂

Fr.: Delabarre.

多组分制剂 ***Arg.:*** Laxiruela; ***Austria:*** Frugelletten; Neda Fruchtewurfel; ***Braz.:*** Fitolax; Florlax†; Fontolax; Frutalax†; Laxarine†; Laxtam; Naturetti; Tamaril; Tamarine; Tamarix†; ***Chile:*** Bebe Dep; Tamarine; ***Fr.:*** Carres Parapsyllium†; Laxarine†; Tamarine; ***Gr.:*** Tamarine; ***Hung.:*** Tamarinlax; ***Ital.:*** Ortisan; Tamarine; ***Mex.:*** MD Lax; ***Spain:*** Dentomicin; Pruina; ***UK:*** Pure Plan.

顺势疗法制剂 ***Fr.:*** Tamarindus Complexe No 95.

Teduglutide（*BAN*，*USAN*，*rINN*）替度鲁肽

ALX-0600; [2-Glycine]-1-33-glucagon-like Peptide II; Teduglutida; Téduglutide; Teduglutidum.

Тедуглутид

$C_{164}H_{252}N_{44}O_{55}S$ = 3752.1.
CAS — 287714-30-1.
UNII — 7M19191IKG.

H－His－Gly－Asp－Gly－Ser－Phe－Ser－Asp－Glu－Met－(10)
－Asn－Thr－Ile－Leu－Asp－Asn－Leu－Ala－Ala－Arg－(20)
－Asp－Phe－Ile－Asn－Trp－Leu－Ile－Gln－Thr－Lys－(30)
－Ile－Thr－Asp－OH

注：替度鲁肽的商品名为 Gattex。

简介

替度鲁肽是一种人胰高血糖素样肽-2 类似物，用于治疗短肠综合征和克罗恩病正在研究中。

1. Mardini HE, de Villiers WJ. Teduglutide in intestinal adaptation and repair: light at the end of the tunnel. *Expert Opin Invest Drugs* 2008; **17:** 945–51.
2. Marier J-F, *et al.* Pharmacokinetics, safety, and tolerability of teduglutide, a glucagon-like peptide-2 (GLP-2) analog, following multiple ascending subcutaneous administrations in healthy subjects. *J Clin Pharmacol* 2008; **48:** 1289–99.
3. Marier J-F, *et al.* Population pharmacokinetics of teduglutide following repeated subcutanenous [sic] administrations in healthy participants and in patients with short bowel syndrome and Crohn's disease. *J Clin Pharmacol* 2010; **50:** 36–49.

Tegaserod Maleate（*BANM*，*USAN*，*rINNM*）马来酸替加色罗

HTF-919; Maleato de tegaserod; SDZ-HTF-919; Tégasérod, Maléate de; Tegaserodi Maleas. 1-{[(5-Methoxyindol-3-yl)methylene]amino}-3-pentylguanidine maleate.

Тегасерода Малеат

$C_{16}H_{23}N_5O,C_4H_4O_4$ = 417.5.
CAS — 145158-71-0 (tegaserod); 189188-57-6 (tegaserod maleate).
ATC — A03AE02.
ATC Vet — QA03AE02.
UNII — E5XNT3RF5A.

(tegaserod)

稳定性和相容性 替加色罗片剂压碎后在水及苹果汁中稳定，后者可改善药物口味。不推荐橙汁、牛奶或酸奶送服药，因药物在其中的不完全溶解或稳定性不确定[1]。

1. Carrier M-N, *et al.* Stability and compatibility of tegaserod from crushed tablets mixed in beverages and foods. *Am J Health-Syst Pharm* 2004; **61:** 1135–42.

不良反应和注意事项

替加色罗最常见的不良反应是胃肠道不适，包括腹痛、腹泻、恶心、呕吐以及肠胃气胀。腹泻一般发生于治疗的第 1 周，并且通常为一过性的，但也可能很严重。缺血性结肠炎也有报道。头痛、头晕、偏头痛、失眠、疲乏、腿痛或背痛以及关节病等也常有报道。其他不良反应包括心血管反应（如低血压和心律失常）、神经系统反应（如抑郁）以及其他胃肠道反应（如胆石症和消化不良）。

使用替加色罗后已有发生严重、有时致命的心血管缺血性事件（如心肌梗死、不稳定性心绞痛及卒中），由此替色加罗从许多国家撤市。心血管不良反应还可能包括低血压和心律失常。其他不良反应包括精神系统反应如抑郁，其他胃肠道反应如胆石病和消化不良。

具有心血管疾病史、肠梗阻、胆囊疾病、腹腔粘连、腹泻、严重肾损伤、中度至重度肝损伤的患者禁用。

1. Hasler WL, Schoenfeld P. Safety profile of tegaserod, a 5-HT_4 receptor agonist, for the treatment of irritable bowel syndrome.

Drug Safety 2004; 27: 619–31.
2. Quigley EM, *et al*. Safety and tolerability of tegaserod in patients with chronic constipation: pooled data from two phase III studies. *Clin Gastroenterol Hepatol* 2006; 4: 605–13.

对胃肠道的影响 接受替加色罗治疗的患者，偶见严重腹泻导致低血容量、低血压以及晕厥。某些患者需要入院接受补液治疗，同时应建议患者，一旦出现严重腹泻或者伴有眩晕或头晕症状，应停用该药物并就医治疗。此外，缺血性结肠炎也罕有报道，出现直肠出血、血性腹泻、新发腹痛或腹痛加重等症状患者，应立即停用此药[1]。2002 年 8 月～2004 年 3 月，FDA 指出，已经收到 20 例服用替加色罗的患者出现缺血性结肠炎的报道；其中 3 例患者，治疗仅几个月（7～13 个月）就发生了不良反应[2]。然而，制药商（*Novartis*）在回复中则提出，药物上市后监察的证据不支持缺血性结肠炎的发生率与肠易激综合征患者中的正常发生率相比有所增加，这些患者本身诊断为该疾病的风险就高于正常人，此外也没有任何明显的药理学机制可以解释这种不良反应[3]。

1. Novartis, Canada. Important safety update: diarrhea and ischemic colitis in patients using Zelnorm (tegaserod hydrogen maleate) (issued 28/04/04). Available at: http://www.hc-sc.gc.ca/dhp-mps/alt_formats/hpfb-dgpsa/pdf/medeff/zelnorm_hpc-cps_e.pdf (accessed 07/07/06)
2. Brinker AD, *et al*. Tegaserod and ischemic colitis. *N Engl J Med* 2004; 351: 1361–3.
3. Joelsson BE, *et al*. Tegaserod and ischemic colitis. *N Engl J Med* 2004; 351: 1363–4.

对心脏的影响 一项纳入 29 项研究的数据分析显示，服用替色加罗的 11614 名患者中有 13 名发生严重心血管缺血性事件，安慰剂组 7031 名患者中出现 1 例。事件包括不稳定性心绞痛、卒中和心肌梗死，其中致死性 1 例[1~3]。这些患者中大部分至少有一项心血管危险因子，但是也有部分患者开始替色加罗治疗时并未诊断心血管疾病或有危险因子[2]。服用替色加罗患者出现严重胸痛、呼吸困难、眩晕、突发意识衰弱、行走或说话困难或任何其他发生心肌梗死或卒中症状时应立刻就医。但是，一项大规模、观察性队列研究纳入美国全民医疗的 55000 多例患者，与匹配的对照相比，未发现替色加罗组发生心血管事件或卒中的危险增加[4]。

1. FDA Public Health Advisory. Tegaserod maleate (marketed as Zelnorm) (issued 30th March 2007). Available at: http://www.fda.gov/Drugs/DrugSafety/PublicHealthAdvisories/ucm051284.htm (accessed 15/07/10)
2. Novartis, Canada. Health Canada endorsed important safety information on Zelnorm (tegaserod hydrogen maleate) (issued 30th March 2007). Available at: http://www.hc-sc.gc.ca/dhp-mps/alt_formats/hpfb-dgpsa/pdf/medeff/zelnorm_hpc-cps_2_e.pdf (accessed 31/05/07)
3. Novartis, USA. Urgent: marketing and sales suspension notice for Zelnorm® tablets, 2-mg and 6-mg all lots within expiry (issued 30th March 2007). Available at: http://www.zelnorm.com/Dr_Doctor_Letter.pdf (accessed 31/05/07)
4. Loughlin J, *et al*. Tegaserod and the risk of cardiovascular ischemic events: an observational cohort study. *J Cardiovasc Pharmacol Ther* 2010; 15: 151–7.

药动学

替加色罗快速从胃肠道吸收，血浆浓度达峰时间为 1h。口服绝对生物利用度为 10%，食物可减少替加色罗的吸收。组织分布广泛，血浆蛋白结合率大约为 98%。进入体循环前，胃酸催化下水解，进而被氧化、葡萄苷酸化，产生了主要代谢产物，而代谢产物无活性；也发生直接葡萄苷酸化。口服剂量的三分之二以原形经粪便排泄，三分之一以主要代谢产物经尿排泄。替加色罗终末半衰期约 11h。

1. Appel-Dingemanse S. Clinical pharmacokinetics of tegaserod, a serotonin 5-HT_4 receptor partial agonist with promotile activity. *Clin Pharmacokinet* 2002; 41: 1021–42.

用途和用法

替加色罗为部分 5-HT_4 受体激动药，具有促动力作用。用于 55 岁以下妇女肠易激综合征的短期治疗（详见第1621页），特别是便秘型；也用于治疗年龄小于 55 岁女性的慢性、原发性便秘（详见第1616页）。

马来酸替加色罗口服给药，但是以替加色罗计算；马来酸替加色罗 8.31mg 相当于替加色罗 6mg。饭前服用，每次 6mg，每日 2 次。治疗肠易激综合征疗程最长为 12 周，应用 4 周后如仍无效应停药。

替加色罗因为其增大心力衰竭事件可能性，已在多个国家撤市（参见上文**对心脏的影响**）。

1. Evans BW, *et al*. Tegaserod for the treatment of irritable bowel syndrome and chronic constipation. Available in The Cochrane Database of Systematic Reviews; Issue 4. Chichester: John Wiley; 2007 (accessed 17/03/08).

制剂

专利制剂

Arg.: Altezerod; Coloserod; Procinet; Tegarod; Zelmac; **Austral.:** Zelmac†; **Braz.:** Zelmac; **Canad.:** Zelnorm†; **Chile:** Colonaid; Distimax†; Tegasir†; Ther†; Zelmac†; **Cz.:** Zelmac†; **Hong Kong:** Zelmac†; **India:** Tegibs; Tegod; **Indon.:** Zelmac; **Israel:** Zelmac†; **Malaysia:** Zelmac†; **Mex.:** Zelmac; **NZ:** Zelmac; **Philipp.:** Zelnorm†; **Rus.:** Zelmac (Зелмак); **S.Afr.:** Zelnorm†; **Singapore:** Zelmac; **Switz.:** Zelmac†; **Thai.:** Zelmac†; **Turk.:** Zelmac; **USA:** Zelnorm†; **Venez.:** Zelmac.

Tenatoprazole (*rINN*) 泰妥拉唑

Benatoprazole; Enatoprazole; Tenatoprazol; Ténatoprazole; Tenatoprazolum; TU-199. (±)-5-Methoxy-2-{[(4-methoxy-3,5-dimethyl-2-pyridyl)methyl]sulfinyl}-1*H*-imidazo[4,5-*b*]pyridine.

Тенатопразол

$C_{16}H_{18}N_4O_3S$ = 346.4.

CAS — 113712-98-4.

UNII — RE0689TX2K.

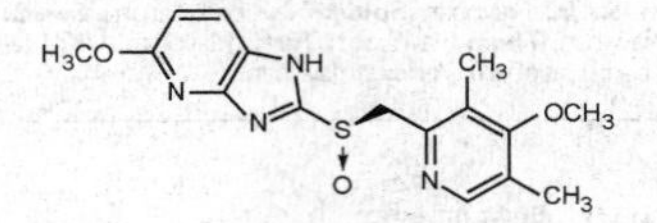

and enatiomer

简介

泰妥拉唑是一种质子泵抑制药，用于治疗胃食管反流正在研究中。

Teprenone (*rINN*) 替普瑞酮

E-671; Geranylgeranylacetone (5E,9E,13E isomer); Teprenona; Téprénone; Teprenonum. 6,10,14,18-Tetramethyl-5,9,13,17-nonadecatetraen-2-one, mixture of (5E,9E,13E) and (5Z,9E,13E) isomers.

Тепренон

$C_{23}H_{38}O$ = 330.5.

CAS — 6809-52-5 (teprenone); 3796-63-2 (5E,9E,13E isomer); 3796-64-3 (5Z,9E,13E isomer).

UNII — S8S8451A4O.

(5E)

(5Z)

5E : 5Z = 3 : 2

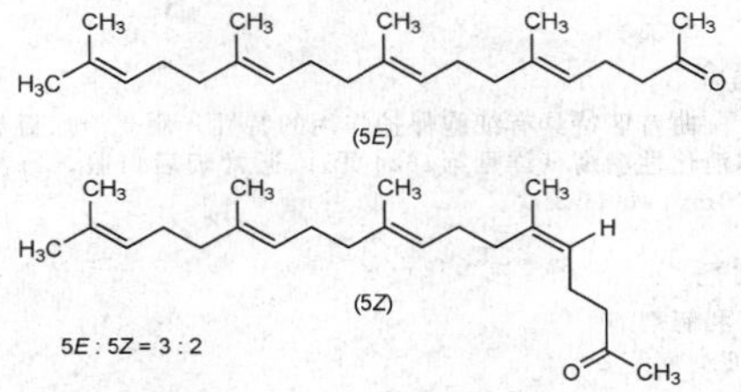

简介

替普瑞酮为细胞保护药，用于治疗胃炎和消化性溃疡（详见第1624页）。通常口服每次 50mg，每日 3 次。

制剂

专利制剂

Indon.: Purubex; **Jpn:** Selbex; **Philipp.:** Selbex; **Thai.:** Selbex.

Tiemonium Iodide (*BAN, rINN*) 替莫碘铵

Ioduro de tiemonio; TE-114; Tiemonii Iodidum; Tiémonium, Iodure de. 4-[3-Hydroxy-3-phenyl-3-(2-thienyl)propyl]-4-methylmorpholinium iodide.

Тиемония Йодид

$C_{18}H_{24}INO_2S$ = 445.4.

CAS — 6252-92-2 (tiemonium); 144-12-7 (tiemonium iodide).

ATC — A03AB17.

ATC Vet — QA03AB17.

UNII — FZ2LZ7U304.

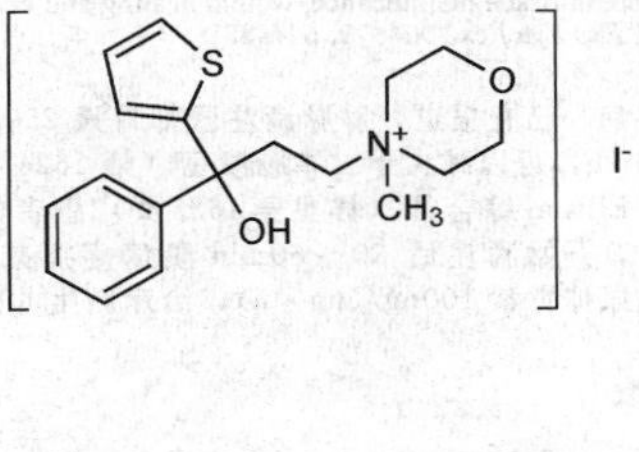

Tiemonium Metilsulfate 甲硫替莫铵

Tiemonio, metilsulfato de; Tiemonium Methylsulphate. 4-[3-Hydroxy-3-phenyl-3-(2-thienyl)propyl]-4-methyl-morpholinium methylsulphate.

Тиемония Метилсульфат

$C_{19}H_{27}NO_6S_2$ = 429.6.

CAS — 6504-57-0.

简介

替莫碘铵与甲硫替莫铵均为季铵类抗毒蕈碱药，同阿托品外周的作用相似（详见第1176页），用于解除内脏痉挛。

甲硫替莫铵口服，每日 100～300mg，分次服用；也可肌内或慢速静脉注射，或直肠用栓剂。

替莫碘胺使用类似。

制剂

专利制剂

Belg.: Visceralgine†; **Fr.:** Visceralgine; **Indon.:** Visceralgine.

多组分制剂 **Belg.:** Asodal†; **Fr.:** Colchimax; **Venez.:** Bort†.

Timepidium Bromide (*rINN*) 噻哌溴铵

Bromuro de timepidio; SA-504; Timepidii Bromidum; Timépidium, Bromure de. 3-[Di-(2-thienyl)methylene]-5-methoxy-1,1-dimethylpiperidinium bromide monohydrate.

Тимепидия Бромид

$C_{17}H_{22}BrNOS_2,H_2O$ = 418.4.

CAS — 35035-05-3.

ATC — A03AB19.

ATC Vet — QA03AB19.

UNII — 8R9E4766V4.

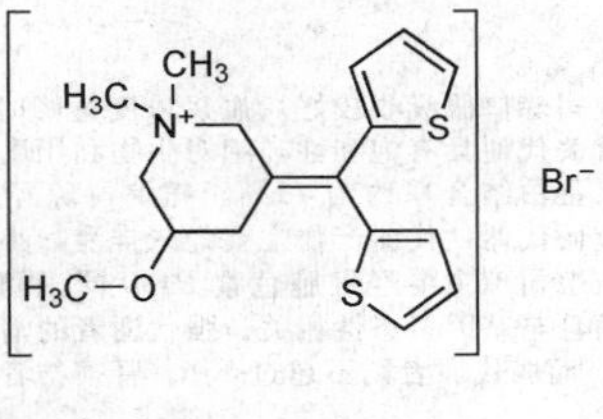

Pharmacopoeias. In *Jpn.*

简介

噻哌溴铵为季铵类抗毒蕈碱药，与阿托品外周的作用相似（详见第1176页）。用于解除内脏痉挛的症状，通常口服每次 30mg，每日 3 次。也可皮下、肌内、静脉注射 7.5mg。

尿中含噻哌溴铵的代谢产物可使尿液变红。

制剂

专利制剂

Indon.: Sesden; **Jpn:** Sesden; **Singapore:** Sesden.

Tropisetron (*BAN, rINN*) 托烷司琼

Tropisétron; Tropisetrón; Tropisetroni; Tropisetronum. 1α*H*,5α*H*-Tropan-3α-yl indole-3-carboxylate.

Трописетрон

$C_{17}H_{20}N_2O_2$ = 284.4.

CAS — 89565-68-4.

ATC — A04AA03.

ATC Vet — QA04AA03.

UNII — 6I819NIK1W.

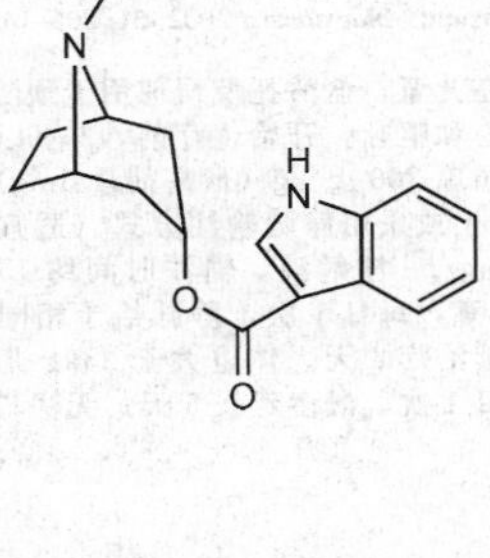

Tropisetron Hydrochloride (*BANM*, *rINNM*) **盐酸托烷司琼**

Hidrocloruro de tropisetrón; ICS-205-930; Tropisétron, chlorhydrate de; Tropisetroni hydrochloridum.

Трописетрона Гидрохлорид

$C_{17}H_{20}N_2O_2$,HCl = 320.8.

CAS — 105826-92-4.

ATC — A04AA03.

ATC Vet — QA04AA03.

Pharmacopoeias. In *Eur.* (see p.vii).

Ph. Eur. 6. 8 (Tropisetron Hydrochloride) 白色或类白色粉末。易溶于或溶于水；微溶于乙醇；极易溶于二氯甲烷。

不良反应和注意事项

参见昂丹司琼，第1677页。可能发生疲乏、腹痛、腹泻。高剂量、重复使用可出现幻视或使高血压患者血压升高；注意高剂量静脉使用可改变 ECG，例如 QT 间期延长。所以，心律失常或心脏传导异常患者慎用。驾驶或操作机器者也慎用。尽管肝、肾损伤者的清除率可能降低，但是无须调整剂量。

致癌性 制造商（*Novartis*, *UK*）报道，雄性小鼠使用大剂量托烷司琼后，肝肿瘤的发病率增加，但提示致癌可能具有种属和性别特异性。

对心血管系统的影响 关于 5-HT_3 受体拮抗药对心血管系统影响的讨论，见昂丹司琼（第1677页）。

药物相互作用

肝代谢酶的抑制剂或诱导剂均可影响托烷司琼的血浆浓度。注册药品信息认为这些改变未必与推荐剂量的临床疗效有关。

托烷司琼与抗心律失常药、β受体阻滞药或可能延长 QT 间期的药物包括可能引起电解质异常的药物联合使用时需慎重。（见昂丹司琼，第1678页）。

药动学

托烷司琼口服吸收较好。血浆浓度达峰时间为 3h。由于肝首关代谢具有饱和性，绝对生物利用度依剂量而异。血浆蛋白结合率约为 71%。托烷司琼经羟基化和结合反应而代谢，代谢产物主要经尿排泄，小量经粪便排泄。托烷司琼主要经细胞色素 P450 同工酶 CYP2D6 代谢，而且与基因多态性相关。强代谢者的消除半衰期约为 8h，而弱代谢者则不超过 45h。肾损伤者的清除率也会减少。

用途和用法

托烷司琼为 5-HT_3 受体拮抗药，与昂丹司琼（第1678页）止吐作用相似。可用来预防细胞毒药物引起的恶心和呕吐，也可用于治疗和预防手术后的恶心和呕吐（详见第1622页）。

托烷司琼以盐酸盐的形式缓慢静脉注射、静脉滴注或口服。给药剂量以托烷司琼的形式表示，盐酸托烷司琼 5.64mg 相当于托烷司琼 5mg。

预防细胞毒化疗药物相关的恶心和呕吐 化学疗法前即刻，单次缓慢静脉注射或滴注托烷司琼 5mg，注射速度不能少于 1min，可以连续注射；静脉滴注，可用适当的注射液（例如 0.9%氯化钠或 5%葡萄糖）100ml 稀释，滴注速度不能少于 15min；随后，每日早晨饭前 1h，口服托烷司琼 5mg，连续 5 天。

治疗手术后恶心和呕吐 麻醉结束 2h 内，成人给予托烷司琼 2mg，缓慢静脉注射（不少于 30s）或静脉滴注（历时 15min）。预防手术后恶心和呕吐，诱导麻醉前即刻给予相同剂量托烷司琼。

儿童剂量，见下文。

1. Lee CR, *et al.* Tropisetron: a review of its pharmacodynamic and pharmacokinetic properties, and therapeutic potential as an antiemetic. *Drugs* 1993; **46:** 925–43.
2. Simpson K, *et al.* Tropisetron: an update of its use in the prevention of chemotherapy-induced nausea and vomiting. *Drugs* 2000; **59:** 1297–1315.
3. Kranke P, *et al.* Tropisetron zur Prophylaxe von Übelkeit und Erbrechen in der postoperativen Phase: eine quantitative systematische Übersicht. *Anaesthesist* 2002; **51:** 805–14.

儿童用法 在儿童，盐酸托烷司琼用于预防细胞毒素化疗引起的恶心和呕吐。开始化疗前，2 岁以上儿童，静脉注射托烷司琼 200μg/kg（最高剂量 5mg），注射时间持续 1min 以上或采用静脉输注方式（适宜输液中，配成浓度为 50μg/ml 注射液，输注时间约 15min）。体重低于 25kg 儿童，每日 1 次，静脉给予相同剂量；必要时，最长持续治疗 4 天。体重大于 25kg 儿童，每日口服 5mg，每日 1 次，最多延长 5 天；无法口服时，可静脉给予 5mg。

疲乏 已有托烷司琼治疗慢性疲乏获益的报道，详见昂丹司琼的用途和用法项下内容，第1679页。

疼痛 参阅托烷司琼用于治疗各种疼痛症状，详见昂丹司琼的用途和用法项下内容，第1679页。

瘙痒 托烷司琼和其他 5-HT_3 拮抗药治疗瘙痒症已有研究（详见昂丹司琼，第1679页）。

制剂

专利制剂

Arg.: Navoban; ***Austral.:*** Navoban; ***Austria:*** Navoban; ***Belg.:*** Novaban; ***Braz.:*** Navoban†; ***Chile:*** Navoban; ***Cz.:*** Navoban†; ***Denm.:*** Navoban; ***Fin.:*** Navoban; ***Fr.:*** Navoban; ***Ger.:*** Navoban; ***Gr.:*** Navoban; ***Hong Kong:*** Navoban; ***Hung.:*** Navoban; ***Indon.:*** Navoban; Setrovel; ***Israel:*** Navoban†; ***Ital.:*** Navoban; ***Jpn:*** Navoban; ***Malaysia:*** Navoban; ***Mex.:*** Navoban; ***Neth.:*** Novaban; ***Norw.:*** Navoban; ***NZ:*** Navoban; ***Philipp.:*** Hensetron; Navoban; ***Pol.:*** Navoban; ***Port.:*** Navoban; ***Rus.:*** Navoban (Навобан); Tropindol (Трописндол); ***S.Afr.:*** Navoban; ***Spain:*** Navoban; Saronil; ***Swed.:*** Navoban; ***Switz.:*** Navoban; ***Thai.:*** Navoban†; ***Turk.:*** Navoban; ***UK:*** Navoban†; ***Ukr.:*** Navoban (Навобан); ***Venez.:*** Navoban.

Troxipide (*rINN*) **曲昔匹特**

Troxipida; Troxipidum. (±)-3,4,5-Trimethoxy-*N*-3-piperidylbenzamide.

Троксипид

$C_{15}H_{22}N_2O_4$ = 294.3.

CAS — 30751-05-4.

ATC — A02BX11.

ATC Vet — QA02BX11.

UNII — W6QJX1Q00Z.

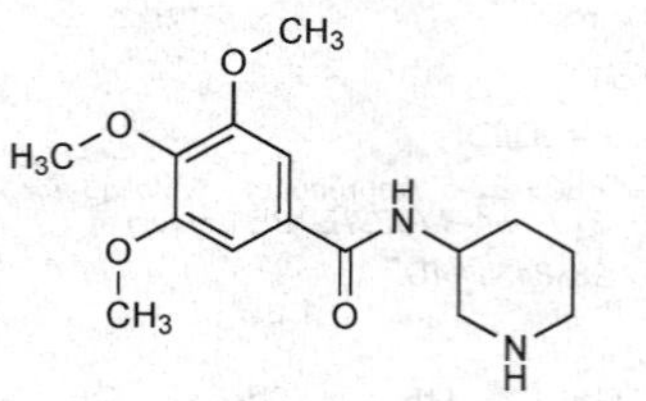

简介

曲昔匹特具有细胞保护作用的特性，用于治疗胃炎和消化性溃疡（详见第1624页）。通常饭后口服，每次 100mg，每日 3 次。

制剂

专利制剂

Jpn: Aplace.

Urogastrone 尿抑胃素

Anthelone; EGF-URO; Epidermal Growth Factor; Murodermina; Uroanthelone; Uroenterone; Urogastrona.

Урогастрон

CAS — 9010-53-1.

UNII — TZK30RF92W.

Pharmacopoeias. *Chin.* includes monographs for recombinant human epidermal growth factor suitable for external use.

用途

尿抑胃素是一种首次从人尿中分离出来的多肽，已确定有 β 和 γ 两种形式。由 53 个氨基酸构成的 β 型和 γ 型的区别在于：γ 型具有末端精氨酸残基。有报道确定 β 型与人表皮生长因子相同，故在文献中广泛使用这个术语。

尿抑胃素抑制胃酸分泌，曾尝试治疗消化性溃疡和其他胃肠道疾病，但是它在胃内迅速被破坏从而限制了其临床使用。

它具有极强的刺激细胞增殖作用，可促进创伤愈合。

1. Grazul-Bilska AT, *et al.* Wound healing: the role of growth factors. *Drugs Today* 2003; **39:** 787–800.
2. Klenkler B, Sheardown H. Growth factors in the anterior segment: role in tissue maintenance, wound healing and ocular pathology. *Exp Eye Res* 2004; **79:** 677–88.

胃肠道疾病 已有报道，静脉滴注尿抑胃素 250ng/kg，滴注时间 1h，可以减少十二指肠溃疡（第 1624 页）或 Zollinger-Ellison 综合征（详见第1625页）患者的胃酸分泌[1,2]，开始滴注后 30～60min 溃疡疼痛减轻[2]。静脉滴注尿抑胃素 100ng/(kg·h)，治疗新生儿微绒毛萎缩获得部分成功[3]，而治疗新生儿坏死性肠炎明显获益[4]。

人表皮生长因子治疗活动性、溃疡性结肠炎也显示了较好的前景。在一项小规模研究中[5]，患者每日接受含有重组人表皮生长因子（100ml 灌肠剂含 5μg）或安慰剂的灌肠剂，所有患者均口服美沙拉秦。2 周后，尿抑胃素组 12 名患者中 10 名症状缓解，而安慰剂组 12 名患者中仅有 1 名缓解，这种获益维持不超过 12 周。

1. Koffman CG, *et al.* Effect of urogastrone on gastric secretion and serum gastrin concentration in patients with duodenal ulceration. *Gut* 1982; **23:** 951–6.
2. Elder JB, *et al.* Effect of urogastrone in the Zollinger-Ellison syndrome. *Lancet* 1975; **ii:** 424–7.
3. Walker-Smith JA, *et al.* Intravenous epidermal growth factor/urogastrone increases small-intestinal cell proliferation in congenital microvillous atrophy. *Lancet* 1985; **ii:** 1239–40.
4. Sullivan PB, *et al.* Epidermal growth factor in necrotising enteritis. *Lancet* 1991; **338:** 53–4.
5. Sinha A, *et al.* Epidermal growth factor enemas with oral mesalamine for mild-to-moderate left-sided ulcerative colitis or proctitis. *N Engl J Med* 2003; **349:** 350–7.

创伤愈合 有关治疗伤口及溃疡的讨论，见第1511页。

一项纳入 61 名糖尿病足溃疡患者的随机、双盲研究中，无蛋白小牛血提取物制成的溃疡乳膏中加入 0.04%人表皮生长因子组与未加入人表皮生长因子组和加入 0.02%人表皮生长因子组相比，创伤愈合明显增加，创伤愈合时间也明显缩短[1]。局部用重组人表皮生长因子（0.02%）缓解疼痛及促进由药物引起的 Stevens-Johnsen 综合征患者剥脱皮肤的愈合已有报道[2]。

对创伤愈合速率的影响，在须移植 2 个部位皮肤的 12 名患者中开展的研究显示，含有磺胺嘧啶银的乳膏中加入重组人表皮生长因子（10μg/ml）与仅含有磺胺嘧啶银的乳膏相比，含有表皮生长因子的乳膏加速了所有患者的表皮再生率，100%愈合的平均时间缩短了 1.5 天[3]。停用乳膏后，随访时间最长超过 1 年，没有并发症或在愈合部位形成瘤的临床证据。

与此相比，角膜成形术患者接受含有重组人表皮生长因子 30μg/ml 或 100μg/ml 眼用溶液的研究发现，稀溶液对上皮形成没有影响，实际上浓溶液与愈合减缓有关[4]。

1. Tsang MW, *et al.* Human epidermal growth factor enhances healing of diabetic foot ulcers. *Diabetes Care* 2003; **26:** 1856–61.
2. Tsang MW, *et al.* The use of recombinant human epidermal growth factor (rhEGF) in a gentleman with drug-induced Steven Johnson syndrome. *Dermatol Online J* 2004; **10:** 25.
3. Brown GL, *et al.* Enhancement of wound healing by topical treatment with epidermal growth factor. *N Engl J Med* 1989; **321:** 76–9.
4. Dellaert MMMJ, *et al.* Influence of topical human epidermal growth factor on postkeratoplasty re-epithelialisation. *Br J Ophthalmol* 1997; **81:** 391–5.

制剂

多组分制剂 ***Chile:*** FCE.

Valethamate Bromide 戊沙溴铵

Valetamat Bromür; Valetamato, bromuro de. Diethylmethyl[2-(3-methyl-2-phenylvaleryloxy)ethyl]ammonium bromide.

Валетамата Бромид

$C_{19}H_{32}BrNO_2$ = 386.4.

CAS — 16376-74-2 (valethamate); 90-22-2 (valethamate bromide).

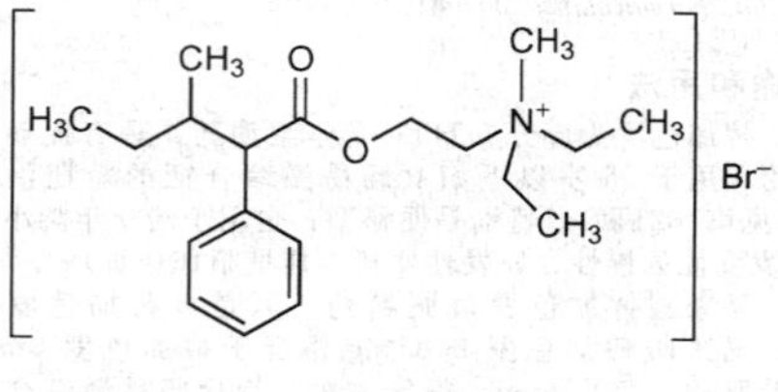

简介

戊沙溴铵为季铵类抗毒蕈碱药，与阿托品外周的作用相似（详见第1176页）。通过口服、注射或直肠给药对症治疗内脏痉挛。

制剂

专利制剂

India: Epidosin; Valosin; ***Indon.:*** Epidosin; ***Turk.:*** Epidosin.

多组分制剂 ***Turk.:*** Epidosin Compozitum.

Vedolizumab (*USAN*, *rINN*) **维多利单抗**

LDP-02; MLN-0002; MLN-02; Védolizumab; Vedolizumabum. Immunoglobulin G1, anti-(human integrin LPAM-1 (lymphocyte Peyer's patch adhesion molecule 1))(human-*Mus musculus* heavy chain), disulfide with human-*Mus musculus* κ-chain, dimer.

Ведолезумаб

CAS — 943609-66-3.

简介

维多利单抗是一种人源化的单克隆抗体，用于治疗炎性肠病正在研究中。

1. Feagan BG, *et al.* Treatment of active Crohn's disease with MLN0002, a humanized antibody to the α4β7 integrin. *Clin Gastroenterol Hepatol* 2008; **6:** 1370–7.
2. Soler D, *et al.* The binding specificity and selective antagonism of vedolizumab, an anti-α4β7 integrin therapeutic antibody in development for inflammatory bowel diseases. *J Pharmacol Exp Ther* 2009; **330:** 864–75.

Zaldaride (*rINN*) **扎达来特**

CGS-9343B (zaldaride maleate); Zaldarida; Zaldaridum. (±)-1-{1-[(4-Methyl-4*H*,6*H*-pyrrolo[1,2-*a*][4,1]benzoxazepin-4-yl)methyl]-4-piperidyl}-2-benzimidazolinone.

Зальдарид

$C_{26}H_{28}N_4O_2$ = 428.5.

CAS — 109826-26-8 (zaldaride); 109826-27-9 (zaldaride maleate).

UNII — GH66PET6S3.

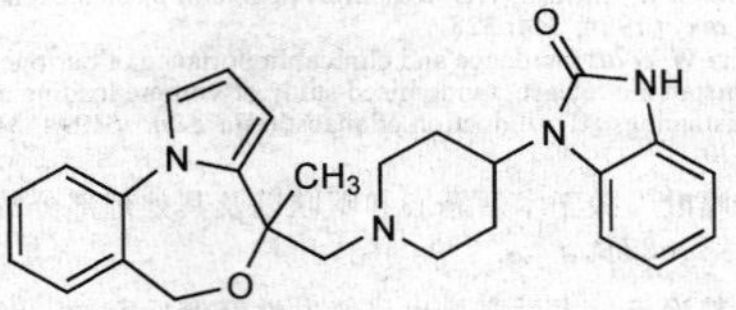

简介

扎达来特是一种钙调素拮抗药，马来酸扎达来特治疗腹泻已有研究。

腹泻 旅行者腹泻的研究已表明（详见第1617页），口服马来酸扎达来特每次 20mg，每日 4 次，可有效地治疗腹泻[1,2]。当未给负荷剂量时，其止泻作用较洛哌丁胺弱；但是，初始给予 40mg，随后 20mg，大约每 6h 给药 1 次与洛哌丁胺初始 4mg，接着每次大便不成形后，给予 2mg 的止泻效果相同[3]。

1. DuPont HL, *et al.* Zaldaride maleate, an intestinal calmodulin inhibitor, in the therapy of travelers' diarrhea. *Gastroenterology* 1993; **104:** 709–15.
2. Okhuysen PC, *et al.* Zaldaride maleate (a new calmodulin antagonist) versus loperamide in the treatment of traveler's diarrhea: randomized, placebo-controlled trial. *Clin Infect Dis* 1995; **21:** 341–4.
3. Silberschmidt G, *et al.* Treatment of travellers' diarrhoea: zaldaride compared with loperamide and placebo. *Eur J Gastroenterol Hepatol* 1995; **7:** 871–5.

全身麻醉药

本章包括用于全身麻醉诱导和维持的药物。全身麻醉药通过吸入或静脉给药，或者有时通过肌内注射来给予（见下表）。

可注射给予的麻醉药	吸入性的麻醉药
巴比妥类	卤族吸入麻醉药
美索比妥 Methohexital	氯仿 Chloroform
硫戊巴比妥 Thiamylal	地氟烷 Desflurane
硫喷妥 Thiopental	恩氟烷 Enflurane
	氟烷 Halothane
其他	异氟烷 Isoflurane
阿法多龙 Alfadolone	甲氧氟烷 Methoxyflurane
阿法沙龙 Alfaxolone	七氟烷 Sevoflurane
依托咪酯 Etomidate	三氯乙烯 Trichloroethylene
氯胺酮 Ketamine	其他
丙泮尼地 Propanidid	环丙烷 Cyclopropane
丙泊酚 Propofol	麻醉乙醚 Anaesthetic Ether
羟丁酸钠 Sodium Oxybate	氧化亚氮(笑气) Nitrous Oxide
替来他明 Tiletamine	氙 Xenon

全身麻醉药的不良反应和处置

全身麻醉中所使用的复杂给药方案可能在麻醉期间或麻醉后产生并发症。可能发生的与全身麻醉有关的不良反应包括：不自主的肌肉运动、呃逆、咳嗽、支气管痉挛、喉痉挛、呼吸抑制、低血压、心律失常和轻度低温。

全身麻醉之后，许多患者会有至少24h困倦和精神障碍，并且神志活动会有损害。在没有预防性给予止吐药的情况下，术后恶心常见，伴随或不伴随呕吐。恶心可能会持续两天，但是呕吐一般仅存在于第一天。其他相对常见的麻醉后作用包括：厌食、抑郁、乏力、头晕和头痛。已经注意到至少有10%的普通外科手术的老年患者有精神错乱，而行髋部骨折修复的老年患者发生率高达50%。

咽痛经常发生于那些气管内插管或者放置喉罩的患者。术前药造成的口干可以加重这种不适。为了保持气道通畅而进行的操作可能会导致术后下颌疼痛。

如果给予了神经肌肉阻滞药氯琥珀胆碱，可能会发生肌肉疼痛，具有代表性的包括颈部、肩部、和上腹部疼痛。在术后第二天通常会加重，且可以持续6天。腹腔镜手术后的肩部疼痛可在24h后缓解，疼痛的原因是二氧化碳在膈肌下蓄积。背痛可发生于硬膜外麻醉或者腰麻之后。尿潴留可发生于区域阻滞、膀胱镜检查或妇科手术之后，或者是在有前列腺症候群的患者。

恶性高热很少见（见**丹曲林**项下的**恶性高热**，第1807页），但却可以是由于吸入性麻醉药（主要是卤代烃类）诱发的全身麻醉的潜在致死性并发症。

有些麻醉药会引起心肌对β-肾上腺素能刺激的敏感。

对于麻醉师、牙科医师以及其他接触挥发性麻醉药的人员的潜在危险，已经开始引起关注。

1. Anonymous. Following up day case anaesthesia in general practice. *Drug Ther Bull* 1990; **28:** 81–2.
2. Rowbotham DJ, Smith G, eds. Postoperative nausea and vomiting. *Br J Anaesth* 1992; **69** (suppl 1): 1S–68S.
3. O'Keeffe ST, NiChonchubhair A. Postoperative delirium in the elderly. *Br J Anaesth* 1994; **73:** 673–87.
4. Marcantonio ER, *et al.* A clinical prediction rule for delirium after elective noncardiac surgery. *JAMA* 1994; **271:** 134–9.
5. Davies CJ, *et al.* Delayed adverse reactions to drugs used in anaesthesia. *Adverse Drug React Bull* 1995; **171:** 647–50.
6. Klafta JM, *et al.* Neurological and psychiatric adverse effects of anaesthetics: epidemiology and treatment. *Drug Safety* 1995; **13:** 281–95.
7. Fee JPH, Thompson GH. Comparative tolerability profiles of the inhaled anaesthetics. *Drug Safety* 1997; **16:** 157–70.

超敏反应 已经有使用**全麻药**后发生Ⅰ型超敏反应的报道[1,2]。对于大多数患者来说，组胺和其他介质（如前列腺素、白介素）的释放没有临床意义，但是在少数敏感患者可能会导致过敏反应。几年来，提出了许多危险致病因素和对麻醉管理的改进建议。在麻醉中使用的药物里，神经肌肉阻滞药的过敏反应发生率最高，其中氯琥珀胆碱最常见，然后是阿库氯铵[3]（见**氯琥珀胆碱**的**不良反应**项下，第1818页）。有些人认为[4]常规预防性使用组胺 H_1 受体拮抗药和 H_2 受体拮抗药应当是麻醉管理的一部分，但是其他人[3]认为最好避免联合使用已知能引起组胺释放的药物，如硫喷妥钠、氯琥珀胆碱和阿库氯铵。

1. McKinnon RP, Wildsmith JAW. Histaminoid reactions in anaesthesia. *Br J Anaesth* 1995; **74:** 217–28.
2. Sánchez Palacios A, *et al.* Reacciones alérgicas y pseudoalérgicas en las intervenciones quirúrgicas con anestesia general. *Allergol Immunopathol (Madr)* 2000; **28:** 24–36.
3. O'Connor B, Edwards ND. Reactions to gelatin plasma expanders. *Lancet* 1994; **344:** 328.
4. Lorenz W, *et al.* Incidence and clinical importance of perioperative histamine release: randomised study of volume loading and antihistamines after induction of anaesthesia. *Lancet* 1994; **343:** 933–40.

恶心和呕吐 关于术后恶心和呕吐以及其处理部分的讨论，见第1623页。

寒战及其治疗 术后寒战也称特发性麻醉后震颤，65%从全身麻醉中恢复过来的患者可以发生[1,2]，其病因学与体温调节的关系还不清楚[1,3,4]。术后寒战可能是与麻醉有关的更普遍的神经紊乱的一部分[1]。也可能发生于区域阻滞麻醉之后，特别是硬膜外麻醉之后，但是这可能是由不同机制产生的[3]。寒战期间的肌肉活动极大地增加代谢率、氧耗和心输出量，在合并心脏、呼吸紊乱的患者中可能引起并发症。它也可以绷紧手术缝合、提高眼内压、干扰血流动力学监测。

尽管术后寒战、体温与热量丢失之间的关系还不清楚，有必要对患者所处环境加温以及使用保温毯[1,3]。术后寒战有时可能是对低体温适当的体温调节反应[3]，在开始治疗之前，检查患者的体温并且采取适当的步骤避免低体温是非常重要的[1]。

有许多药物被尝试用于术后寒战的处理，包括中枢性呼吸兴奋药多沙普仑、α_2 受体兴奋药可乐定和阿片类镇痛药哌替啶[2,4,5]。综述已经讨论过[1~4]曾经试用的许多其他阿片类药物，包括吗啡、阿芬太尼、布托诺啡（环丁甲二羟吗喃，Butorphanol）、芬太尼和舒芬太尼，但是研究提示不是所有阿片类药物都有效，或者有些药物可能只有从硬膜外给予才有效。然而这可能是由于使用的剂量不足，而不是阿片类药物之间的真实差异[6]。也尝试过曲马多和奈福泮[2,5]。心脏手术之后，为了减少心血管应激而使用神经肌肉阻滞药[7]。维库溴铵可能比泮库溴铵更好，因为它不增加心肌做功，且并发症较少[8]。然而，因为抑制寒战，需要深度神经肌肉阻滞，需反复用药或者使用较大剂量的维库溴铵以防止复发。已经研究过的其他药物包括酮色林[2]、氯胺酮[9]和硫酸镁[2]。

1. Crossley AWA. Postoperative shivering. *Br J Hosp Med* 1993; **49:** 204–8.
2. Alfonsi P. Postanaesthetic shivering: epidemiology, pathophysiology, and approaches to prevention and management. *Drugs* 2001; **61:** 2193–2205.
3. Anonymous. Perioperative shivering. *Lancet* 1991; **338:** 547–8.
4. Kranke P, *et al.* Pharmacological treatment of postoperative shivering: a quantitative systematic review of randomized controlled trials. *Anesth Analg* 2002; **94:** 453–60.
5. Kranke P, *et al.* Single-dose parenteral pharmacological interventions for the prevention of postoperative shivering: a quantitative systematic review of randomized controlled trials. *Anesth Analg* 2004; **99:** 718–27.
6. Alfonsi P, *et al.* Fentanyl, as pethidine, inhibits post anaesthesia shivering. *Br J Anaesth* 1993; **70** (suppl 1): 38.
7. Cruise C, *et al.* Comparison of meperidine and pancuronium for the treatment of shivering after cardiac surgery. *Can J Anaesth* 1992; **39:** 563–8.
8. Dupuis J-Y, *et al.* Pancuronium or vecuronium for treatment of shivering after cardiac surgery. *Anesth Analg* 1994; **79:** 472–81.
9. Sharma DR, Thakur JR. Ketamine and shivering. *Anaesthesia* 1990; **45:** 252–3.

全身麻醉药的注意事项

有肾上腺皮质功能损害的患者，例如那些正在或者近期曾经使用皮质激素治疗的患者，可以随着麻醉的应激而发生低血压。术前和术后可能需要用皮质激素治疗。应用其他长期药物治疗如阿司匹林、口服抗凝血药、雌激素、单胺氧化酶抑制药（MAOIs）或锂剂等患者，在重大择期手术之前需要改变其用药剂量或者停药。

慢性疾病如糖尿病或高血压的患者，在麻醉之前要调整其治疗方案。对于有心脏、呼吸、肾脏或肝脏损伤的患者要谨慎使用麻醉药，对于老年或肥胖患者也要注意。

患者全麻之后至少24h不要从事危险的任务，如驾驶，也不要喝酒。

术中知晓 神经肌肉阻滞药的使用可以减少全身麻醉药的用量。但是还缺乏可靠方法检测完全神经肌肉阻滞的患者的意识与知晓，导致麻醉深度不足的麻痹患者在手术期间存在知晓[1,2]。控制这个问题的建议包括使用镇静药或遗忘药作为术前药、使用足够的静脉麻醉药行麻醉诱导、手术期间使用有效的镇痛技术、特别是使用足够浓度的吸入性麻醉气体。然而，即使使用了劳拉西泮或阿片类药物的患者仍然可能有回忆，而且还没有明确的措施可以避免麻痹患者知晓。一位评论家[3]认为应当对术中常规使用神经肌肉阻滞药的方法进行再次评估，因为现代的麻醉与镇痛药可以为大多数重大手术在无麻痹的情况下提供良好的手术环境。

1. Brighouse DI, Norman J. To wake in fright. *BMJ* 1992; **304:** 1327–8.
2. Jones JG. Memory of intraoperative events. *BMJ* 1994; **309:** 967–8.
3. Ponte J. Neuromuscular blockers during general anaesthesia. *BMJ* 1995; **310:** 1218–19.

全身麻醉药的药物相互作用

使用某些麻醉药可发生心肌对β肾上腺素能刺激的敏感反应，如果同时使用拟交感神经药（如肾上腺素和异丙肾上腺素），就可能会发生室颤。麻醉药与 *ACEI*、三环类抗抑郁药（它也会增加心律失常的危险）、单胺氧化酶抑制药（*MAOIs*）（也见**苯乙肼**的**注意事项**项下的**全身麻醉药**，第395页）、抗高血压药、抗精神病药或者β受体阻滞药等合用时，会导致降低血压作用的增强。竞争性神经肌肉阻滞药的作用可被吸入性麻醉药加强。麻醉药与其他 *CNS* 抑制药（如术前药等）合用，会产生对CNS的协同作用，有些时候应给予较少剂量的全身麻醉药。

1. Wood M. Pharmacokinetic drug interactions in anaesthetic practice. *Clin Pharmacokinet* 1991; **21:** 285–307.
2. Ransom ES, Mueller RA. Safety considerations in the use of drug combinations during general anaesthesia. *Drug Safety* 1997; **16:** 88–103.

全身麻醉药的用途

全身麻醉药抑制CNS并且引起意识消失感受不到疼痛。理想的麻醉药应当产生无意识、镇痛以及适合各种手术的肌肉松弛且代谢产物无活性并迅速清除。没有一种麻醉药可以在安全的浓度下满足所有这些要求，因此习惯上使用几种药物达到所需要的条件，同时将其毒性的危险降低到最小。

任何麻醉药的活性都依赖于它到达大脑的能力。使用吸入性麻醉药，必须有一个从肺泡腔到血液的转运，然后到达大脑。苏醒是麻醉药从大脑中排除的功能。可注射麻醉药的活性同样依赖其血脑屏障的穿透力，而反过来的苏醒受到其再分布与消除的影响。吸入性麻醉药的效力经常用"*肺泡最低有效浓度*"来表达，即MAC值。麻醉药的MAC值是在1个大气压下使50%的受试者对于伤害刺激没有运动反应时的浓度。专论里给定的数值以没有使用氧化亚氮为基础，因为后者可以减低MAC。其他因素包括年龄、体温，同时使用的药物如阿片类镇痛药也能影响MAC值。

1. Royston D, Cox F. Anaesthesia: the patient's point of view. *Lancet* 2003; **362:** 1648–58.
2. García-Miguel FJ, *et al.* Preoperative assessment. *Lancet* 2003; **362:** 1749–57.
3. Buhre W, Rossaint R. Perioperative management and monitoring in anaesthesia. *Lancet* 2003; **362:** 1839–46.
4. Kehlet H, Dahl JB. Anaesthesia, surgery, and challenges in postoperative recovery. *Lancet* 2003; **362:** 1921–8.
5. Sakai EM, *et al.* Inhalation anesthesiology and volatile liquid anesthetics: focus on isoflurane, desflurane, and sevoflurane. *Pharmacotherapy* 2005; **25:** 1773–88.
6. Stachnik J. Inhaled anesthetic agents. *Am J Health-Syst Pharm* 2006; **63:** 623–34. Correction. *ibid.*; 2436.
7. Nathan N, Odin I. Induction of anaesthesia: a guide to drug choice. *Drugs* 2007; **67:** 701–23.

麻醉 达到并保持适合手术的条件，涉及了许多药物。传统的全身麻醉可以分为几个步骤，包括：

- 术前药；
- 诱导麻醉；
- 肌肉松弛与插管；
- 维持麻醉；
- 镇痛；
- 复苏。

下面是在每一个阶段使用的典型药物的简单介绍。

关于**术前药**，苯二氮䓬类和一些酚噻嗪类（如异丙嗪或阿利马嗪）可用于镇静以及缓解焦虑患者的焦虑。也使用丁酰苯类（如氟哌利多）。苯二氮䓬类有遗忘和肌肉松弛的性质，当前的用药方法常使用短效的口服制剂。现在很少使用酚噻嗪类和丁酰苯类，尽管它们的抗呕吐作用可用于控制术后恶心呕吐（第1623页）。某些国家仍然把水合氯醛用作术前镇静药。巴比妥类已经基本不用了。对于儿童的镇静，口服途径经常优于注射方式，或者在一些特殊的环境下，可以使用经直肠的途径。

抗毒蕈碱类药（如阿托品、格隆铵以及东莨菪碱）可用于抑制由于气管内插管和某些麻醉药引起的过度支气管内分泌物和唾液的分泌，尽管现在已经不常使用了。抗毒蕈碱类药还可以作为术前药使用，以减低由药物（如氯琥珀胆碱、氟烷、丙泊酚）或者迷走神经刺激所引起的术中心动过缓和低血压。东莨菪碱也有一定的遗忘作用。

阿片类，包括吗啡及其衍生物、阿片全碱和哌替啶，已经广泛在术前使用以降低焦虑，使麻醉诱导平顺，减少总的麻醉药需求，并且在术中与术后提供缓解疼痛的作用。现在很少常规使用阿片类作为术前药，一般仅限于已经有疼痛的患者。然而，它们在诱导期间仍有一定作用（见下文）。

也要给予患者减低胃内容物反流和误吸危险的药物（见**吸入综合征**，第1616页），例如组胺 H_2-受体拮抗药西咪替丁和雷尼替丁以及质子泵抑制药奥美拉唑。手术期间可能需要心血管药物控制血压和抗心律失常。

诱导的目的是快速而平顺地产生麻醉。诱导可以通过静脉或吸入性麻醉药物，但是对于患者来说静脉诱导更加令人愉快。使用的静脉药物包括巴比妥类的硫喷妥、苯二氮䓬类的咪达唑仑以及其他麻醉药（如依托咪酯、丙泊酚或氯胺酮）。在诱导之前或诱导时给予小剂量的短效阿片类药物（如阿芬太尼、芬太尼或瑞芬太尼），可以减少某些麻醉药的诱导剂量，这种技术特别适于危重患者。

诱导之后，用迅速起作用的去极化神经肌肉阻滞药（如氯琥珀胆碱）产生**肌肉松弛**，以辅助患者的（气管内）**插管**。然后给予长效的竞争性神经肌肉阻滞药，以使腹部手术等操作能在较浅的麻醉中进行。见**麻醉**，第1810页。

麻醉的维持可以通过单独或复合使用吸入性麻醉药、静脉麻醉药或静脉阿片类药物来完成。

全身麻醉期间也可以给予阿片类镇痛药加强**镇痛**（见下文**麻醉技术**项下的**平衡麻醉**）。长效阿片类药物如吗啡或阿片全碱可引起术后呼吸抑制。短效阿片类药物芬太尼及其同源物阿芬太尼和舒芬太尼只引起较小的循环的改变，优于其他阿片类药物，特别是在心血管手术中。瑞芬太尼更有价值，因为其作用时间非常短。各种镇痛技术的结合，包括使用先期排空性镇痛（pre-emptive analgesia techniques），都正在用于外科疼痛的处置或正在研究过程中（见**术后镇痛**，第5页）。

手术结束时，有时要给药以便**逆转**麻醉期间使用的各种药物的作用，以加快复苏。竞争性神经肌肉阻滞药产生的神经肌肉阻滞，可以被抗胆碱酯酶药（如新斯的明和依酚铵）逆转，但是也需要阿托品和格隆铵以预防心动过缓和其他的毒蕈碱样作用。选择性肌松药结合剂sugammadex也用于神经肌肉阻滞的逆转，阿片类拮抗药纳洛酮已经用于逆转阿片类引起的呼吸抑制。然而，它也拮抗阿片类在术后镇痛中的镇痛作用。增加短效静脉阿片类镇痛药的应用可减少对纳洛酮的需求。氟马西尼是苯二氮䓬类拮抗药，用于逆转麻醉过程中苯二氮䓬类药物的中枢镇静作用。

麻醉技术 具有不同作用的药物均衡地结合经常用于提供全麻的各种要求，包括意识消失、肌肉松弛和镇痛。这种技术称为**平衡麻醉**，据报道这种技术能使术中的心血管抑制最小、让意识快速地恢复，并且术后不良反应（如恶心、呕吐以及亢奋）的发生率较低。阿片类药物通常是在麻醉诱导之前或诱导时给予，并且使用氧化亚氮复合静脉巴比妥类（如硫喷妥）进行麻醉诱导。然后追加小剂量阿片类药物，以保证术中达到和维持充分的镇痛（水平）。这种技术中一般使用的阿片类镇痛药包括吗啡、芬太尼、舒芬太尼和阿芬太尼，也使用了丙诺啡和纳布啡。

全静脉麻醉（TIVA）中，用一种或多种静脉麻醉药物完成麻醉的诱导与维持。它允许在不吸入氧气就会发生低氧血症的情况下使用高浓度的吸入氧，在不方便给予吸入性麻醉药的手术（如支气管镜检）时有优越性。TIVA 时的联合用药包括丙泊酚与阿芬太尼或芬太尼以及咪达唑仑与阿芬太尼。给予神经肌肉松弛药产生肌肉松弛，但是在进行机械通气的麻痹患者中评估麻醉深度是非常困难的，已经有在全静脉麻醉下术中知晓的报道（见上文**注意事项**中**术中知晓**项下）。

使用一种阿片类镇痛药与一种神经安定类药产生意识状态的改变称之为**神经安定镇痛术**，现在已经很大程度地废弃了。这种状态下的患者平静、对周围环境漠不关心，但是对指令有反应。这种技术以前被用于微小手术、内窥镜检查以及换药等的诊疗过程。神经安定镇痛术可以通过氧气中同时使用氧化亚氮而转变为**神经安定麻醉**，也可以加用肌松药。如果需要患者合作，神经安定麻醉特别有用，因为一旦停用氧化亚氮，意识马上恢复。最常使用的神经安定类药是氟哌利多，通常与芬太尼合用，尽管也可以使用其他阿片类药物。通过使用更新的药物，上述技术已发展为**清醒镇静**技术和**麻醉性监护**。

单独使用氯胺酮可以产生类似于安定镇痛术的**分离麻醉**状态，这时的患者似乎是清醒的，但是没有意识。产生明显的镇痛与遗忘，但是肌张力和应急反应增强。分离麻醉被认为适用于各种诊断过程、换药以及一些不需要肌肉松弛的小手术。

使用**局部麻醉药**的技术在第1767页讨论。

Alfadolone Acetate（*BANM*，*rINNM*）阿法多龙醋酸酯

Acetato de alfadolona; Alfadolone, Acétate d'; Alfadoloni Acetas; Alphadolone Acetate; GR-2/1574. 3α,21-Dihydroxy-5α-pregnane-11,20-dione 21-acetate.

Альфадолона Ацетат

$C_{23}H_{34}O_5$ = 390.5.

CAS — 14107-37-0 (alfadolone); 23930-37-2 (alfadolone acetate).

UNII — 00TN4GS00S.

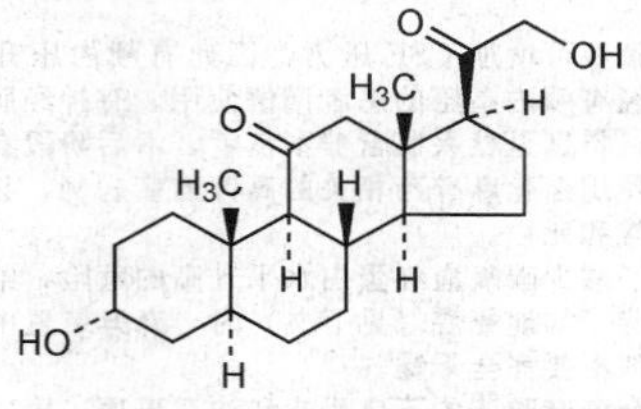

(alfadolone)

Pharmacopoeias. In *BP(Vet).*

BP（Vet）**2010**（Alfadolone Acetate） 白色至乳白色粉末。几乎不溶于水和石油醚；溶于乙醇；易溶于氯仿。

简介

阿法多龙醋酸酯可以提高阿法沙龙（见下文）的溶解性，有一定麻醉作用，约为阿法沙龙效力的一半。

Alfaxalone（*BAN*，*rINN*）阿法沙龙

Alfaksaloni; Alfaxalon; Alfaxalona; Alfaxalonum; Alphaxalone; GR-2/234. 3α-Hydroxy-5α-pregnane-11,20-dione.

Альфаксалон

$C_{21}H_{32}O_3$ = 332.5.

CAS — 23930-19-0.

ATC — N01AX05.

ATC Vet — QN01AX05.

UNII — BD07M97B2A.

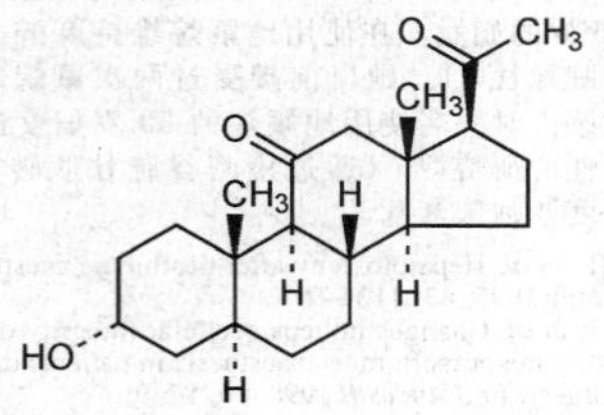

Pharmacopoeias. In *BP(Vet).*

BP（Vet）**2010**（Alfaxalone） 白色至乳白色粉末。几乎不溶于水与石油醚；溶于乙醇；易溶于氯仿。

简介

从前阿法沙龙与上文的阿法多龙醋酸酯"安泰酮"一起使用，作为全麻诱导与维持的静脉麻醉药物。

有与聚氧乙烯蓖麻油（作为载体）有关的不良反应，故通常不在人类使用阿法沙龙与阿法多龙醋酸酯。但仍然用作兽药。

卟啉病 阿法沙龙和阿法多龙与卟啉病的急性发作有关，一般认为对患有卟啉病的患者不安全。

Chloroform 氯仿

Chloroformio; Chloroformium Anesthesicum; Chloroformum; Chloroformum pro Narcosi; Cloroformo; Formil tricloruro; Trichlorometano; Tricloruro de metano; Tricloruro de metilo. Trichloromethane.

$CHCl_3$ = 119.4.

CAS — 67-66-3.

ATC — N01AB02.

ATC Vet — QN01AB02.

UNII — 7V31YC746X.

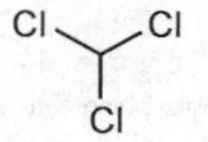

Pharmacopoeias. In *Br., Chin.,* and *Viet.*

BP 2010（Chloroform） 无色挥发性液体、有特殊臭。在60℃以下时，不多于5.0%（体积分数）蒸馏；60～62℃时，余下的蒸馏。它含有1.0%～2.0%（体积分数）的乙醇，允许以 50μg/ml 的戊烯替代乙醇。

微溶于水；可混溶于无水乙醇、乙醚、不挥发油和挥发油以及大多数其他有机溶剂中。贮藏于有玻璃塞子或者其他合适封闭装置的容器中。避光。标签应当指出它是否含乙醇或戊烯。

稳定性 氯仿暴露于空气以及见光的时候逐渐氧化，致使其被剧毒物质碳酰氯（光气）以及氯污染，加入少量乙醇可以很大程度地延缓这个氧化过程，乙醇也可以降解已经形成的任何碳酰氯。

有一个实验研究在各种贮藏条件下，氯仿从氯仿水以及6个经典 BPC 混合物中丢失情况[1]，然后推荐其贮藏期限：常温下氯仿溶液和无沉淀的混合物在完善密闭和完全充盈的容器中贮藏2个月；如果部分充盈或者定期打开，贮藏期限（shelf-life）不会超过2周；在完善密闭和完全充盈容器中，沉淀的混合物可以储存2个月，但是由于一般认为氯仿的损耗是由于经常打开容器，这种混合物就应当根据需要分别包好，最后再放入容器内。通常存放于室中的氯仿混合物的贮藏期限是2周。

1. Lynch M, *et al.* Chloroform as a preservative in aqueous systems: losses under "in-use" conditions and antimicrobial effectiveness. *Pharm J* 1977; **219:** 507–10.

贮藏 一般认为[1]如果使用周期超过6周，就不要使用 PVC 的瓶子贮藏；或者分制成为氯仿酊剂和吗啡酊剂；或者制成含有5%以上（即氯仿在混合物或者分制剂中的含量超过其水溶性）的水剂混合物；含氯仿和高浓度电解质的水剂混合物；或者氯仿液（BP）或含氯仿液的混合物。

1. Anonymous. Plastics medicine bottles of rigid PVC. *Pharm J* 1973; **210:** 100.

不良反应和注意事项

氯仿可抑制呼吸并造成低血压，可能发生心输出量减少和心律失常。中毒可导致呼吸以及心搏骤停。给予一次剂量6～24h之后，可发生延迟性肝及肾毒性，症状包括腹痛、呕吐以及后期的黄疸。

液态氯仿对皮肤及黏膜有刺激作用，如果溅落到上面可以导致灼伤。注意避免皮肤接触到氯仿，因为它可以穿透皮肤并产生全身性毒性。氯仿不易燃。注意不要在有火焰的地方有氯仿蒸气，因为会产生毒性气体。

在英国，药用产品的氯仿含量限制在0.5%［（质量分数）或（体积分数）］以下。由医生或牙医提供或者根据其处方给特殊患者用于麻醉的目的除外。

在美国，FDA 禁止在药品和化妆品中使用氯仿，因为有报道在动物身上有致癌性。在其他国家也已经不再广泛使用。

禁止在销售或出口到英格兰、威尔士及苏格兰的食物中掺杂氯仿。

也见**全身麻醉药的不良反应和注意事项**，第1700页。

哺乳 已经观察到接受氯仿的哺乳期妇女，其喂养的婴儿没有任何不良反应，American Academy of Pediatrics[1]因此认为它通常适于哺乳期患者。

1. American Academy of Pediatrics. The transfer of drugs and other chemicals into human milk. *Pediatrics* 2001; **108:** 776–89. [Retired May 2010] Correction. *ibid.*; 1029. Also available at: http://aappolicy.aappublications.org/cgi/content/full/pediatrics%3b108/3/776 (accessed 25/05/04)

卟啉病 氯仿与急性卟啉病发作有关，一般认为对于有卟啉病的患者不安全。

用途和用法

氯仿是用于吸入的挥发性卤化麻醉药，但是目前全

麻时最好使用更安全的药物。

氯仿可用作祛风药、调味剂和防腐剂。用于这些目的的时候，通常使用氯仿酒精（BP2010）或者倍量型氯仿水剂（BP2010）。但是混合后长期应用氯仿的安全性已受到怀疑。

另外，氯仿有发赤药作用。

氯仿也可用作溶剂。

麻醉 临床麻醉中已经全面综述了氯仿的使用[1]。

1. Payne JP. Chloroform in clinical anaesthesia. *Br J Anaesth* 1981; **53:** 11S–15S.

制剂

BP 2010: Chloroform and Morphine Tincture; Chloroform Spirit; Double-strength Chloroform Water.

多组分制剂 ***Belg.:*** Dentophar; ***Ital.:*** Esoform Alcolico; Esoform Jod 20 and 50†; Sekumatic; ***Rus.:*** Eludril (Элюдрил); Espol (Эспол); ***S.Afr.:*** Diphenhydramine Expectorant Syrup†; Mrs Johnsons American Soothing Syrup†; Neurotone†; SB Toothache Drops†; Tandpyndruppels†; Vicks Acta Plus†; ***Venez.:*** Fiometil†; Gamasol†; Iodex†; Rubefrict.

Cyclopropane (*rINN*) 环丙烷

Ciclopropano; Cyclopropanum; Trimethylene; Trimetileno.
Циклопропан
C_3H_6 = 42.08.
CAS — 75-19-4.
UNII — 99TB643425.

Pharmacopoeias. In *US.*

USP 33（Cyclopropane） 有特殊臭、辛辣口感的无色高度可燃气体。易溶于乙醇；溶于不挥发油。在15℃可溶于水（1∶2.7）。

稳定性 注：环丙烷与氧气或空气的混合物在一定浓度下有爆炸性。不要在有任何明火或者易产生火花的电子设备的情况下使用环丙烷。在可能产生静电的时候要特别注意。

贮藏和供应 环丙烷装在加压的金属瓶中。国家标准通常要求这种用于手术室的钢瓶有标签或标记。

不良反应和注意事项

与其他许多麻醉药相比，环丙烷抑制呼吸更严重。可发生喉痉挛、心律失常或肝损伤。环丙烷增加心脏对拟交感神经胺类药物的敏感性。已经有恶性高热的报道。常见不良反应有术后恶心、呕吐和头痛。

有支气管痉挛性哮喘和心血管紊乱的患者要小心使用。使用阿托品作为术前药有助于减少迷走神经张力。

见**全身麻醉药的不良反应和注意事项**，第1700页。

滥用 手术室内滥用挥发性麻醉药的4例死亡患者中，有2例归咎为环丙烷[1]。

1. Bass M. Abuse of inhalation anesthetics. *JAMA* 1984; **251:** 604.

恶性高热 恶性高热与环丙烷有关[1]。

1. Lips FJ, *et al.* Malignant hyperthermia triggered by cyclopropane during cesarean section. *Anesthesiology* 1982; **56:** 144–6.

药物相互作用

环丙烷麻醉期间，如果给予肾上腺素或其他拟交感神经药需要小心。使用环丙烷之后会引起竞争性神经肌肉阻滞药的作用加强。

见**全身麻醉药的药物相互作用**，第1700页。

用途和用法

环丙烷是通过吸入给予的麻醉药，用于镇痛、全身麻醉的诱导与维持。可使骨骼肌松弛，没有刺激性，可以快速诱导和恢复，但是很难使用并管理，因此一般更愿意使用其他麻醉药。由于有爆炸的危险，通常只是在密闭环路下给予。其最低肺泡有效浓度（MAC）值是9.2%（见**全身麻醉药的用途**，第1700页）。

Desflurane (*BAN*, *USAN*, *rINN*) 地氟烷

Desfluraani; Desfluran; Desflurano; Desfluranum; I-653. (±)-2-Difluoromethyl 1,2,2,2-tetrafluoroethyl ether.
Десфлуран
$C_3H_2F_6O$ = 168.0.
CAS — 57041-67-5.
ATC — N01AB07.
ATC Vet — QN01AB07.
UNII — CRS35BZ94Q.

Pharmacopoeias. In *Eur.* (see p.vii) and *US.*

Ph. Eur. 6.8（Deslflurane） 透明、无色、易变的高密度液体。沸点约22℃。几乎不溶于水；可混溶于无水酒精。贮藏于安装聚乙烯衬里瓶盖的玻璃瓶中，开启瓶子之前要冷藏于10℃以下。

USP 33（Desflurane） 25℃时贮藏于密闭的容器中，允许的偏差范围是15～30℃。每次使用之后要紧密地拧好盖子。避光。

不良反应和注意事项

与其他卤化麻醉药一样，可发生呼吸抑制、低血压和心律失常。地氟烷很少引起易感人群发生恶性高热。已知或怀疑易发生恶性高热的患者不要使用地氟烷麻醉。它使心肌对拟交感神经药的敏感性升高，但程度比氟烷或恩氟烷低。有术后恶心和呕吐的报道。

地氟烷对气道有刺激作用，可促发屏气、窒息、咳嗽、分泌物增加和喉痉挛。因此不建议用于儿科患者的诱导。

地氟烷可增加CSF压力，因此有颅内压升高危险或者已经有颅内高压的患者谨慎使用。有神经肌肉疾病的患儿，特别是杜兴肌营养不良者，术后阶段有非常罕见的与使用卤化麻醉药相关的高钾血症病例，甚至导致心律失常和死亡。

为了减少碳氧血红蛋白水平升高的危险，给予挥发性麻醉药，如地氟烷（见下文）时，麻醉装置中二氧化碳吸收剂不要完全干燥。

见**全身麻醉药的不良反应和注意事项**，第1700页。

二氧化碳吸收剂 麻醉期间，在使用二氧化碳吸收剂的呼吸回路中给予挥发性麻醉药，很少发生明显的碳氧血红蛋白血症[1]。这种作用只发生于吸收剂已经完全干燥的时候。使用氢氧化钡石灰（现在在英国禁止使用）作为吸收剂，会比钠石灰产生更多的一氧化碳，特别是含水量较低时。在英国还没有这方面并发症的报道。

1. CSM/MCA. Safety issues in anaesthesia: volatile anaesthetic agents and carboxyhaemoglobinaemia. *Current Problems* 1997; **23:** 7.

对心血管系统的影响 动物和人体研究综述表明[1]，地氟烷对心呼吸的作用类似异氟烷，在应激刺激期间使用地氟烷可较好地控制动脉血压。一项冠脉搭桥的人体研究[2]显示，使用地氟烷合并阿片类镇痛药芬太尼维持麻醉的时候，血液动力学的稳定状态适合于那些有心肌缺血危险的患者。

1. Warltier DC, Pagel PS. Cardiovascular and respiratory actions of desflurane: is desflurane different from isoflurane? *Anesth Analg* 1992; **75:** S17–S31.
2. Parsons RS, *et al.* Comparison of desflurane and fentanyl-based anaesthetic techniques for coronary artery bypass surgery. *Br J Anaesth* 1994; **72:** 430–8.

对肝脏的影响 尽管认为与其他卤化麻醉药（见**氟烷的不良反应**项下，第1705页）相比，其肝毒性较低，但是有一名65岁的妇女，在使用地氟烷维持麻醉之后出现延迟性肝脏毒性[1]。她以前接受过两次氟烷麻醉，可能导致敏感。对一名使用地氟烷的30岁妇女进行了肝细胞完整性的研究[2]（通过检测谷胱甘肽转移酶α），提示有轻度亚临床紊乱。

1. Martin JL, *et al.* Hepatotoxicity after desflurane anesthesia. *Anesthesiology* 1995; **83:** 1125–9.
2. Tiainen P, *et al.* Changes in hepatocellular integrity during and after desflurane or isoflurane anaesthesia in patients undergoing breast surgery. *Br J Anaesth* 1998; **80:** 87–9.

对呼吸道的影响 地氟烷对肺的刺激作用限制了其在麻醉诱导中的作用，特别是对于儿童。术前使用雾化的4%利多卡因不能减轻这个反应[1]，尽管预先给予静脉阿片类可减轻刺激[2]。

1. Bunting HE, *et al.* Effect of nebulized lignocaine on airway irritation and haemodynamic changes during induction of anaesthesia with desflurane. *Br J Anaesth* 1995; **75:** 631–3.
2. Kong CF, *et al.* Intravenous opioids reduce airway irritation during induction of anaesthesia with desflurane in adults. *Br J Anaesth* 2000; **85:** 364–7.

药物相互作用

竞争性神经肌肉阻滞药（如阿曲库铵）的作用可被地氟烷加强（见第1814页）。使用阿片类药物、苯二氮䓬类药物或者其他镇静药时需要降低地氟烷的剂量。地氟烷麻醉期间如果要给予患者肾上腺素或者其他拟交感神经药，要谨慎。

见**全身麻醉药的药物相互作用**项下，第1700页。

1. Dale O. Drug interactions in anaesthesia: focus on desflurane and sevoflurane. *Baillieres Clin Anaesthesiol* 1995; **9:** 105–17.

药动学

地氟烷的气血分配系数很低，作为吸入性麻醉药，它的吸收、分布和清除比其他卤化麻醉药（如异氟烷或氟烷等）都快，主要从肺中以原形排泄。可以通过皮肤少量弥散。吸入的地氟烷约有0.02%经肝脏代谢，在给予地氟烷的患者的血清和尿中可以检测到三氟醋酸。

1. Caldwell JE. Desflurane clinical pharmacokinetics and pharmacodynamics. *Clin Pharmacokinet* 1994; **27:** 6–18.
2. Eger EI. Physicochemical properties and pharmacodynamics of desflurane. *Anaesthesia* 1995; **50** (suppl): 3–8.
3. Wissing H, *et al.* Pharmacokinetics of inhaled anaesthetics in a clinical setting: comparison of desflurane, isoflurane and sevoflurane. *Br J Anaesth* 2000; **84:** 443–9.
4. Lu CC, *et al.* Pharmacokinetics of desflurane uptake into the brain and body. *Anaesthesia* 2004; **59:** 216–21.

用途和用法

地氟烷是挥发性卤化麻醉药，通过吸入给予。其结构上类似异氟烷，麻醉作用类似氟烷（第1705页）。肺泡最低有效浓度（MAC）值（见**全身麻醉药物的用途**，第1700页）范围从老年人的约6%，到婴儿的约11%。临床浓度它不易燃易爆，但是由于它的沸点很低，必须通过特殊的蒸发器给予，最好在密闭回路内使用。

地氟烷用于全身麻醉的诱导与维持（第1701页），但是由于其具有刺激性，建议不要用于儿童的诱导。用于诱导的4%～11%（体积分数）的浓度，通常在2～4min内产生满足手术要求的麻醉。浓度2%～6%（体积分数）合用氧化亚氮，或者2.5%～8.5%（体积分数）于氧气或高浓度氧气的空气中，可以用于维持麻醉。曾经使用过较高浓度的地氟烷，但最重要的是确保适当的氧合，不推荐使用超过17%（体积分数）的浓度。肝或肾损伤患者的使用浓度见下文。

与使用其他挥发性卤化麻醉药一样，需要追加神经肌肉阻滞药。据报道，麻醉恢复比其他卤化麻醉药快得多。

儿童用法 尽管不推荐地氟烷用于小儿的麻醉诱导，但它可用于这个组群的麻醉维持，给予的浓度和成人一样（见上文的**用途和用法**）。

在肝损伤或肾损伤中的用法 1%～4%（体积分数）地氟烷于氧气或氧化亚氮中已经用于慢性肾损伤或肝损伤的患者以及肾脏移植手术的麻醉。

麻醉 地氟烷的麻醉特点已经在许多综述中讨论[1～6]。其优点包括诱导和从麻醉中苏醒迅速，而且体内代谢极少，不可能导致终端器官中毒。使用地氟烷后，从麻醉中苏醒以及精神运动和认知功能的恢复都快于使用其他卤化挥发性麻醉药，如异氟烷等，可能也快于静脉麻醉药丙泊酚，这被认为在门诊患者治疗上有特殊的优势。但是目前的研究还没有发现地氟烷或其他全身麻醉药清除时间上有任何差异。此外，使用地氟烷后的恶心和呕吐发生率显著高于丙泊酚。地氟烷的刺激作用也限制了它在诱导期间的使用，特别是针对儿童，尽管它适合于这类患者、尤其适合新生儿的麻醉维持[4]。

1. Caldwell JE. Desflurane clinical pharmacokinetics and pharmacodynamics. *Clin Pharmacokinet* 1994; **27:** 6–18.
2. Patel SS, Goa KL. Desflurane: a review of its pharmacodynamic and pharmacokinetic properties and its efficacy in general anaesthesia. *Drugs* 1995; **50:** 742–67.
3. Young CJ, Apfelbaum JL. Inhalational anesthetics: desflurane and sevoflurane. *J Clin Anesth* 1995; **7:** 564–77.
4. Hatch DJ. New inhalation agents in paediatric anaesthesia. *Br J Anaesth* 1999; **83:** 42–9.
5. Umbrain V, *et al.* Desflurane: a reappraisal. *Acta Anaesthesiol Belg* 2002; **53:** 187–91.
6. Sakai EM, *et al.* Inhalation anesthesiology and volatile liquid anesthetics: focus on isoflurane, desflurane, and sevoflurane. *Pharmacotherapy* 2005; **25:** 1773–88.

癫痫持续状态 关于使用地氟烷在难治性癫痫持续状态的作用，见第450页。

制剂

专利制剂

Arg.: Suprane; ***Austral.:*** Suprane; ***Austria:*** Suprane; ***Canad.:*** Suprane; ***Chile:*** Suprane; ***Cz.:*** Suprane; ***Denm.:*** Suprane; ***Fin.:*** Suprane; ***Fr.:*** Suprane; ***Ger.:*** Suprane; ***Gr.:*** Suprane; ***Hong Kong:*** Suprane; ***Hung.:*** Suprane; ***Indon.:*** Suprane; ***Irl.:*** Suprane; ***Israel:*** Sulorane; ***Ital.:*** Suprane; ***Malaysia:*** Suprane; ***Mex.:*** Suprane†; ***Neth.:*** Suprane; ***Norw.:*** Suprane; ***NZ:*** Suprane; ***Philipp.:*** Suprane; ***Pol.:*** Suprane; ***Port.:*** Suprane; ***S.Afr.:*** Suprane; ***Singapore:*** Suprane; ***Spain:*** Suprane; ***Swed.:*** Suprane; ***Switz.:*** Suprane; ***Thai.:*** Suprane; ***Turk.:*** Suprane; ***UK:*** Suprane; ***USA:*** Suprane; ***Venez.:*** Suprane†.

Enflurane (*BAN*, *USAN*, *rINN*) 恩氟烷

Anaesthetic Compound No. 347; Compound 347; Enfluraani; Enfluran; Enflurano; Enfluranum; Methylflurether; NSC-115944. 2-Chloro-1,1,2-trifluoroethyl difluoromethyl ether; 2-Chloro-1-(difluoromethoxy)-1,1,2-trifluoroethane.

Энфлуран

$C_3H_2ClF_5O$ = 184.5.

CAS — 13838-16-9.

ATC — N01AB04.

ATC Vet — QN01AB04.

UNII — 91I69L5AY5.

Pharmacopoeias. In *Jpn* and *US.*

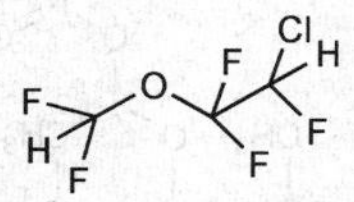

USP 33（Enflurane） 有略微甜味的无色透明挥发性液体。不易燃。蒸馏范围是55.5～57.5℃。微溶于水；可混溶于有机溶剂、脂肪和油脂。贮藏于温度低于40℃的密闭容器中。避光。

不良反应

与使用其他卤化麻醉药一样，有报道用恩氟烷时可发生呼吸抑制、低血压和心律失常，尽管心律失常的发生率低于氟烷。心肌对拟交感神经药的敏感性低于使用氟烷时。与氟烷相比，恩氟烷对CNS有刺激作用，在高浓度恩氟烷或存在低碳酸血症的时候可以发生惊厥。也有发生恶性高热的报道。可发生哮喘和支气管痉挛。据报道血清氟的浓度会增高，但很少出现肾损伤。肝酶的指标有改变，且有一些关于肝损伤的报道。术后可有寒战、恶心、呕吐。

见**全身麻醉药的不良反应**，第1700页。

对血液的影响 使用挥发性麻醉药的患者发生碳氧血红蛋白血症的情况将在下文的**注意事项**项下讨论。

对肾脏的影响 已经回顾过挥发性麻醉药的肾毒性作用[1]。尽管恩氟烷释放无机氟化物，但是对肾功能正常的患者是安全的。有轻度或中度肾损伤的患者已经使用过恩氟烷，没有造成任何进一步的恶化。使用异烟肼的患者，给予恩氟烷时血清氟化物增加，但是肾功能无变化。麻醉前应用单剂量双硫仑的患者会产生持续的、几乎是完全的恩氟烷代谢抑制，表现为血浆氟化物浓度和尿中氟化物排泄显著降低[2]。

1. Mazze RI. Nephrotoxicity of fluorinated anaesthetic agents. *Clin Anaesthesiol* 1983; **1:** 469–83.
2. Kharasch ED, *et al.* Clinical enflurane metabolism by cytochrome P450 2E1. *Clin Pharmacol Ther* 1994; **55:** 434–40.

对肝脏的影响 一篇对58例怀疑是恩氟烷性肝炎的综述[1]中指出，有24例可能由恩氟烷引起肝损伤。这些病例中23例的生化指标证实有肝损伤。15例患者的组织学报告有意义，且都显示有某些程度的肝细胞坏死和变性。

恩氟烷造成肝损伤的发生率似乎低于氟烷，其损伤特点类似。

另一篇综述[2]中，同样的病例又加上30个病例（共88例），结果得出了不同的结论。主要作者是恩氟烷生产厂商的顾问。在这些怀疑是恩氟烷肝炎的88例中，排除了30例，因为证据不足，认为43例有其他已知的可以造成肝损伤的因素。余下15例可能是恩氟烷性肝炎的病例，相比之下，以前认定的是24例。因而认为恩氟烷麻醉之后发生难以解释肝损伤的病例很少，因为发生率太低，不足以认定这其中的联系。这份研究没有鉴定出一致的病例结果。

见**氟烷的不良反应**项下，第1705页。

1. Lewis JH, *et al.* Enflurane hepatotoxicity: a clinicopathologic study of 24 cases. *Ann Intern Med* 1983; **98:** 984–92.
2. Eger EI, *et al.* Is enflurane hepatotoxic? *Anesth Analg* 1986; **65:** 21–30.

对呼吸的影响 总的来说，恩氟烷抑制呼吸比氟烷或异氟烷强[1,2]。

1. Quail AW. Modern inhalation anaesthetic agents: a review of halothane, isoflurane and enflurane. *Med J Aust* 1989; **150:** 95–102.
2. Merrett KL, Jones RM. Inhalational anaesthetic agents. *Br J Hosp Med* 1994; **52:** 260–3.

注意事项

恩氟烷应谨慎用于有惊厥性疾患的患者。高浓度恩氟烷可导致子宫松弛。为了使碳氧血红蛋白升高的发生率降低到最低，在使用恩氟烷等挥发性麻醉药时，麻醉装置中二氧化碳吸收剂不要完全干燥。

和其他卤化麻醉剂一样，已知有或怀疑会有恶性高热的患者不要用恩氟烷麻醉。有神经肌肉疾病的患儿特别是杜兴肌营养不良者，术后阶段有非常罕见的与使用卤代麻醉药相关的高钾血症的病例，甚至导致心律失常和死亡。

见**全身麻醉药的注意事项**，第1700页。

滥用 有一份致死病例的报道[1]，一名29岁麻醉护士将恩氟烷用到她下唇的单纯疱疹病灶上，被发现时她已经用完了整整一瓶250ml的恩氟烷。

1. Lingenfelter RW. Fatal misuse of enflurane. *Anesthesiology* 1981; **55:** 603.

二氧化碳吸收剂 通过带有二氧化碳吸收剂的呼吸回路给予挥发性麻醉药，麻醉期间发生碳氧血红蛋白血症非常罕见[1]。这种作用只见于吸收剂过度干燥的时候。使用氢氧化钡石灰（英国不允许使用）作为吸收剂，会比使用钠石灰产生更多的一氧化碳，特别是含水量较低的时候。到目前为止，英国还没有这种并发症的报道。

1. CSM/MCA. Safety issues in anaesthesia: volatile anaesthetic agents and carboxyhaemoglobinaemia. *Current Problems* 1997; **23:** 7.

卟啉病 有卟啉病的患者使用恩氟烷不安全，因为动物实验显示它有生卟啉作用。

药物相互作用

恩氟烷麻醉期间，如果要给予肾上腺素或其他拟交感神经药，建议要小心。恩氟烷可提高竞争性神经肌肉阻滞药（如阿曲库铵）的作用（第1814页）。

见**全身麻醉药的药物相互作用**，第1700页。

抗菌药 异烟肼对恩氟烷的脱氟作用见上文**不良反应**项下**对肾脏的影响**。

抗抑郁药 所观察到的2例恩氟烷诱发的癫痫发作显然可因阿米替林而加重[1]。有建议避免对服用三环抗抑郁药的患者使用恩氟烷，特别是有癫痫病史或过度通气或麻醉技术上需要使用高浓度恩氟烷的时候。

1. Sprague DH, Wolf S. Enflurane seizures in patients taking amitriptyline. *Anesth Analg* 1982; **61:** 67–8.

双硫仑 双硫仑对恩氟烷代谢的影响见上文**不良反应**项下**对肾脏的影响**。

药动学

恩氟烷通过吸入吸收，血/气分配系数低。主要是通过肺以原形排出。吸入的恩氟烷有10%经过肝脏代谢，主要变成无机氟化物。

1. Bengtson JP, *et al.* Uptake of enflurane and isoflurane during spontaneous and controlled ventilation. *Anaesth Intensive Care* 1992; **20:** 191–5.
2. Devchand D, *et al.* The uptake of enflurane during anaesthesia. *Anaesthesia* 1995; **50:** 491–5.

用途与用法

恩氟烷是挥发性卤化麻醉药，通过吸入给予，是异氟烷的同分异构体，麻醉作用与氟烷类似（第1705页）。恩氟烷的最低肺泡有效浓度（MAC）值（见**全身麻醉药的用途**项下，第1700页）的范围从中年人的1.7%到儿童的2.5%。通过有刻度的挥发罐给予恩氟烷，进行全身麻醉的诱导和维持（第1701页），也可以用亚麻醉剂量为产科或其他疼痛性的治疗提供镇痛。

为了避免CNS兴奋，建议在吸入恩氟烷之前给予短效巴比妥或其他静脉诱导药物。用恩氟烷诱导可单独使用氧气或氧气-氧化亚氮的混合物，一般情况下，使用2%～4.5%的恩氟烷浓度，7～10min内达到手术需要的麻醉。麻醉的维持浓度是0.5%～3%（体积分数）的恩氟烷复合于氧化亚氮-氧气中，自主呼吸期间浓度不要超过3%（体积分数）。尽管报道恩氟烷有肌肉松弛作用，但还是需要神经肌肉阻滞药。术后需要镇痛。

0.25%～1%（体积分数）的恩氟烷用于阴道分娩镇痛，而0.5%～1%（体积分数）用于剖宫产期间辅助其他全身麻醉药。

疼痛 亚麻醉剂量的恩氟烷可以为产科和其他疼痛性诊疗提供镇痛，尽管一项研究[1]称不能确定亚麻醉浓度的镇痛作用。

1. Tomi K, *et al.* Alterations in pain threshold and psychomotor response associated with subanaesthetic concentrations of inhalation anaesthetics in humans. *Br J Anaesth* 1993; **70:** 684–6.

制剂

专利制剂

Arg.: Enforan; Inhelthran†; ***Austria:*** Ethrane; ***Braz.:*** Enfluthane; Etrane; ***Indon.:*** Ethrane†; ***Irl.:*** Ethrane†; ***Israel:*** Alyrane; Ethrane†; ***Ital.:*** Ethrane†; ***Mex.:*** Enfran; Ethrane†; ***Neth.:*** Ethrane†; ***NZ:*** Ethrane†; ***Philipp.:*** Alyrane†; Endurane; Ethrane; ***Rus.:*** Ethrane (Этран)†; ***S.Afr.:*** Ethrane; ***Turk.:*** Ethrane; ***USA:*** Ethrane; ***Venez.:*** Ethrane.

Anaesthetic Ether 麻醉乙醚

Aether ad Narcosin; Aether anaesthetícus; Aether pro Narcosi; Aether Purissimus; Altatáshoz való éter; Anestesiaeetteri, narkoosieetteri; Anestetinis eteris; Diethyl Ether; Éter anestésico; Eter do narkozy; Éter etylowy; Éter Purísimo; Ether; Ether Anesthesicus; Éther anesthésique; Ether Anestheticus; Ether Ethylicus; Ether Ethylicus pro Narcosi; Ether k narkóze; Ethyl Ether; Narkoseter.

$(C_2H_5)_2O$ = 74.12.

CAS — 60-29-7.

ATC — N01AA01.

ATC Vet — QN01AA01.

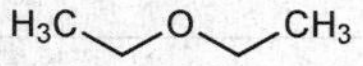

$H_3C\!\smile\!O\!\smile\!CH_3$

俗名 下列名称也用作各种形式麻醉乙醚的“俗名”（第Ⅶ页）或俚语：Sweet Vitriol。

Pharmacopoeias. In *Chin., Eur.* (see p.vii), *Int., Jpn, US,* and *Viet.*

Ph. Eur. 6.8（Ether，Anaesthetic） 麻醉乙醚其中加入了一定比例的非挥发性抗氧化剂。它的含量每升水不超过2g。是一种透明、无色、挥发性、高度易燃性、流动性很好的液体。蒸馏范围是34～35℃。

溶于水（1∶15）；可混溶于乙醇和脂肪油中。贮藏于8～15℃的密闭容器中。避光。容器中没有用完的乙醚会很快变质。标签中应说明加入的任何不挥发性抗氧化剂的名称和浓度。

USP 33（Ether） 由96%～98%的$C_4H_{10}O$构成，余下的是乙醇和水。用于麻醉的乙醚含水量不超过0.2%。无色、流变、高度易燃、高度挥发性的液体，带有特殊甜的刺激味道。由于空气和光的作用，慢慢氧化，形成过氧化物。其蒸气在与空气混合并遇到明火的时候，会在35℃发生爆炸。

溶于水（1∶12）；可混溶于乙醇、氯仿、二氯甲烷、石油醚、苯酚以及不挥发油和挥发性油；还可溶于盐酸。贮藏于部分充盈的密闭容器中，远离明火，而且周围温度不要超过40℃。避光。用于麻醉的乙醚必须保存在容量不超过3kg的密闭容器中，如果从原来的乙醚容器中取出时间超过24h，就不要用于麻醉。

标注 标签上应当指明它是适用于麻醉的。

稳定性 乙醚挥发性很强、易燃，其蒸气与氧气、氧化亚氮或者空气混合达到一定浓度的时候会爆炸。不要在有明火或者有任何可以产生火花的电子设备环境下使用乙醚。有静电产生的环境下要小心使用。

贮藏 Pharmaceutical Society of Great Britain's Department of Pharmaceutical Sciences发现，即使在很低的浓度下，游离的乙醚也会引起PVC的瓶子软化，导致弥散丢失[1]。

1. Anonymous. Plastics medicine bottles of rigid PVC. *Pharm J* 1973; **210:** 100.

不良反应

乙醚对呼吸道黏膜有刺激作用，刺激唾液分泌和支气管分泌物增加。可发生喉痉挛。乙醚引起血管扩张，导致严重的血压下降，并减少肾血流，还增加毛细血管出血。出血时间不变，但是凝血酶原时间（PT）延长。对于有些人群，乙醚可以引起恶性高热。有报道称其可以改变肝肾功能。有时发生惊厥。由于糖异生，可引起血糖增高。

长时间乙醚麻醉后恢复时间缓慢，术后呕吐常见。乙醚的急性过量表现为呼吸衰竭和心跳停止。

根据有关乙醚或乙醚蒸气的报道，任何组织长时间沾上乙醚的飞溅物，都会发生坏死。

见**全身麻醉药的不良反应**，第1700页。

注意事项

乙醚麻醉禁止用于糖尿病、肾功能损伤、CSF压升高以及严重肝脏疾病的患者。不建议给发热患者在湿热环境下使用，特别是儿童和使用过阿托品的患者，因为容易发生惊厥。

见**全身麻醉药的注意事项**，第1700页。

药物相互作用

比起大多数其他麻醉药，乙醚提高竞争性神经肌肉阻滞药的作用的程度更高。但是它没有像其他吸入麻醉药一样增强拟交感神经药（包括肾上腺素）的致心律失常作用。

见**全身麻醉药的药物相互作用**，第1700页。

用途和用法

乙醚是吸入性麻醉药。其肺泡最低有效浓度

（MAC）值是 1.92%（见**全身麻醉药的用途**，第1700页）。在许多国家仍然用乙醚进行全麻的诱导与维持，尽管在其他国家已经被替换成卤化麻醉药。它在各麻醉水平下均有呼吸刺激作用，特别是在最深的麻醉水平时。乙醚也有镇痛和肌肉松弛作用。术前应给予抗毒蕈碱药，如阿托品，以减少唾液和支气管分泌物。

溶剂乙醚在第1979页介绍。

制剂

专利制剂

S. Afr.: Hoffmans Druppels.

顺势疗法制剂 ***Fr.:*** Strophantus Compose; ***Ger.:*** Angioton S; Cor-Select†; Corselect N; Crataegus comp; Diacard; Gold-Komplex†.

Etomidate（*BAN*, *USAN*, *rINN*）依托咪酯

Etomidaatti; Etomidát; Etomidat; Etomidatas; Étomidate; Etomidato; Etomidatum; R-16659; R-26490 (etomidate sulfate). *R*-(+)-Ethyl 1-(α-methylbenzyl)imidazole-5-carboxylate.

Этомидат

$C_{14}H_{16}N_2O_2$ = 244.3.

CAS — 33125-97-2.

ATC — N01AX07.

ATC Vet — QN01AX07.

UNII — Z22628B598.

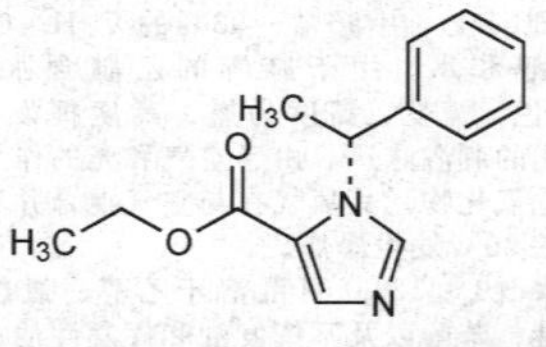

注：不要与"依地酸"（见**依地酸钠下的不当用法**，第1404页）混淆。

Pharmacopoeias. In *Chin.* and *Eur.* (see p.vii).

Ph. Eur. 6.8（Etomidate） 白色或类白色粉末。熔点约68℃。极微溶于水；易溶于乙醇和二氯甲烷。避光。

不良反应和注意事项

注射依托咪酯后常见兴奋现象，特别是不自主性肌阵挛样肌肉运动，有时很严重。预先给予阿片类镇痛药或短效苯二氮䓬类药物可以减少这种现象的发生。在手臂大静脉而不是手部静脉注射依托咪酯或者预先给予阿片类镇痛药，可以减少注射痛。很少发生惊厥，也很少发生喉痉挛和心律失常。有报道称可以发生超敏反应，包括过敏反应。与其他常用的诱导药物相比，依托咪酯很少引起低血压。

由于在麻醉维持期间依托咪酯抑制肾上腺皮质功能（见下文），它只用于麻醉诱导。另外，肾上腺皮质功能已经减退或有减退危险的患者不要使用依托咪酯。老年人使用依托咪酯易发生心脏抑制，因此须慎用，需要减量。肝硬化的患者也要减少依托咪酯的用量。有癫痫史的患者，应当谨慎。

也见**全身麻醉药的不良反应和注意事项**，第1700页。

对内分泌系统的影响 依托咪酯用于重症监护（ICU）患者的镇静与死亡率增加有关[1]。在英国，CSM 认为依托咪酯可引起血浆可的松浓度显著降低，对促肾上腺皮质激素刺激没有反应[2]。由于这个作用的结果，依托咪酯的使用仅限制于麻醉诱导。注册药品信息提示，硫喷妥诱导后所观察到的血浆可的松浓度升高，在使用依托咪酯诱导后延迟 3～6h。

一份研究比较了产妇在剖宫产之前接受依托咪酯和美索比妥对新生儿肾上腺皮质功能的影响[3]，结果提示没有证据要求禁止这些患者使用依托咪酯。然而，不管使用哪种麻醉药，均推荐尽早哺乳避免新生儿低血糖。

1. Ledingham IM, Watt I. Influence of sedation on mortality in critically ill multiple trauma patients. *Lancet* 1983; **i:** 1270.
2. Goldberg A. Etomidate. *Lancet* 1983; **ii:** 60.
3. Crozier TA, *et al.* Effects of etomidate on the adrenocortical and metabolic adaptation of the neonate. *Br J Anaesth* 1993; **70:** 47–53.

超敏反应 反应包括由依托咪酯造成的即刻广泛皮肤发红或荨麻疹[1]。也有报道[2,3]称注射依托咪酯后发生过敏反应。

1. Watkins J. Etomidate: an 'immunologically safe' anaesthetic agent. *Anaesthesia* 1983; **38** (suppl): 34–8.
2. Krumholz W, *et al.* Ein fall von anaphylaktoider reaktion nach gabe von etomidat. *Anaesthesist* 1984; **33:** 161–2.
3. Sold M, Rothhammer A. Lebensbedrohliche anaphylaktoide reaktion nach etomidat. *Anaesthesist* 1985; **34:** 208–10.

卟啉病 对于有卟啉病的患者，依托咪酯不安全，因为动物研究显示其有生卟啉作用。

药物相互作用

使用了抗精神病药、镇静药或阿片类药物的患者应当减少依托咪酯的用量。依托咪酯的催眠作用可以被其他镇静药加强。

见**全身麻醉药的药物相互作用**，第1700页。

钙通道阻滞药 有报道 2 例用过维拉帕米的患者注射依托咪酯后麻醉延长以及出现潮式呼吸（Cheyne-stokes）[1]。

1. Moore CA, *et al.* Potentiation of etomidate anesthesia by verapamil: a report of two cases. *Hosp Pharm* 1989; **24:** 24–5.

全身麻醉药 有报道丙泊酚和依托咪酯之间有协同作用，见第1712页。

药动学

注射之后，依托咪酯快速从 CNS 再分布到机体其他组织中，并且在肝和血浆中快速代谢。药动学复杂，被描述为 2 室和 3 室模型。依托咪酯有 76%与血浆蛋白结合。主要从尿中排出，有一些从胆汁分泌。可以透过胎盘，可分布进入乳汁。

1. Levron JC, Assoune P. Pharmacocinétique de l'étomidate. *Ann Fr Anesth Reanim* 1990; **9:** 123–6.
2. Sfez M, *et al.* Comparaison de la pharmacocinétique de l'étomidate chez l'enfant et chez l'adulte. *Ann Fr Anesth Reanim* 1990; **9:** 127–31.
3. Esener Z, *et al.* Thiopentone and etomidate concentrations in maternal and umbilical plasma, and in colostrum. *Br J Anaesth* 1992; **69:** 586–8.

用途和用法

依托咪酯是用于全身麻醉诱导的静脉麻醉药（第1701页）。麻醉诱导迅速，单次常规推荐剂量可维持6～10min。通常恢复迅速，没有宿醉效应。依托咪酯没有镇痛作用。用于麻醉诱导，可以应用的依托咪酯有常规剂型或乳化剂。

麻醉诱导时，常规剂量是 300μg/kg，缓慢给予，最好在上臂大静脉注入，尽管乳化剂 150μg/kg 的较低剂量就足够了。推荐老年人的最初剂量是 150～200μg/kg，随后根据作用调整用量。肝硬化的患者也应减量。儿童剂量比标准成人用量增加 30%，高于通常成人使用的乳化剂的用量。阿片类和苯二氮䓬类等术前药可减少肌阵挛性肌肉运动，阿片类也会减少注射部位疼痛。如果要行气管内插管，需给予神经肌肉阻滞药。

儿童用法 依托咪酯用于小儿的麻醉诱导，详细的剂量见上文**用途和用法**。

老年人用法 一份对老年人的研究[1]表明，尽管降低静脉注射依托咪酯的速率亦减低了诱导的速度，但是所需要的剂量也减低了。以 10mg/min 的速度给予 0.2%的依托咪酯溶液，诱导时间平均是 89.6s，平均剂量是 110μg/kg。在 40mg/min 速度下的相应值分别是诱导时间 47.7s 和平均用量 260μg/kg。

1. Berthoud MC, *et al.* Comparison of infusion rates of three i.v. anaesthetic agents for induction in elderly patients. *Br J Anaesth* 1993; **70:** 423–7.

麻醉 如果需要快速气管内插管，依托咪酯可与竞争性神经肌肉阻滞药一同用于诱导，它能减少维库溴铵的起效时间[1,2]。

1. Gill RS, Scott RPF. Etomidate shortens the onset time of neuromuscular block. *Br J Anaesth* 1992; **69:** 444–6.
2. Bergen JM, Smith DC. A review of etomidate for rapid sequence intubation in the emergency department. *J Emerg Med* 1997; **15:** 221–30.

癫痫持续状态 全身麻醉药可用于控制难治性强直-阵挛性癫痫持续状态（第450页）。通常使用短效的巴比妥类药物（如硫喷妥钠），但是也已试用其他麻醉药（如依托咪酯）[1]用于难治性惊厥性癫痫持续状态。然而，和一些其他麻醉药一样，有报道它在麻醉中使用与惊厥有关[2]，特别是有癫痫的患者。

1. Yeoman P, *et al.* Etomidate infusions for the control of refractory status epilepticus. *Intensive Care Med* 1989; **15:** 255–9.
2. Nicoll K, Callender J. Etomidate-induced convulsion prior to electroconvulsive therapy. *Br J Psychiatry* 2000; **177:** 373.

制剂

专利制剂

Austria: Hypnomidate; ***Belg.:*** Hypnomidate; ***Braz.:*** Hypnomidate; ***Cz.:*** Hypnomidate; ***Fr.:*** Hypnomidate; ***Ger.:*** Hypnomidate; ***Gr.:*** Hypnomidate; ***Mex.:*** Hypnomidate; ***Neth.:*** Hypnomidate; ***Pol.:*** Hypnomidate; ***Port.:*** Hypnomidato; ***S.Afr.:*** Hypnomidate; ***Spain:*** Hypnomidate; ***Turk.:*** Hypnomidate; ***UK:*** Hypnomidate; ***USA:*** Amidate.

Fospropofol Sodium（*rNNM*）磷丙泊酚钠

Fospropofol Disodium *(USAN)*; Fospropofol sódico; Fospropofol Sodique; GPI-15715; Natrii Fospropofolum; PQ-1002. [2,6-Bis(1-methylethyl)phenoxy]methyl disodium phosphate.

Натрий Фоспропофол

$C_{13}H_{19}Na_2O_5P$ = 332.2.

CAS — 258516-89-1 (fospropofol); 258516-87-9 (fospropofol sodium).

UNII — 30868AY0IF.

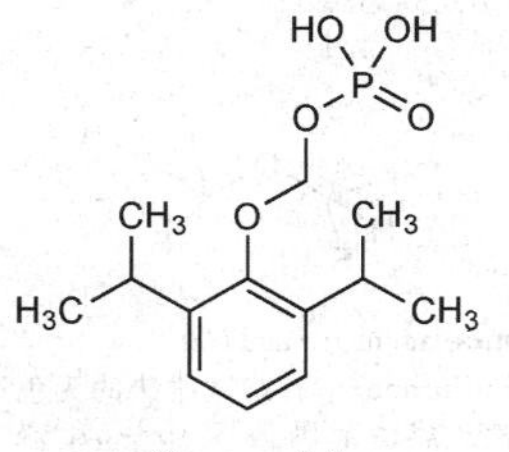

(fospropofol)

简介

磷丙泊酚是丙泊酚的前体（第1710页），静脉注射其钠盐后可以镇静（第929页），用于成年患者的诊疗过程。年龄 65 岁以下身体健康或轻微全身疾患的患者，初始注射量为 6.5mg/kg（最小 385mg，最大 577.5mg），随后以 1.6mg/kg 的剂量追加（最小 105mg，最大 140mg），给予频率不超过每 4 分钟一次。65 岁或 65 岁以上的患者，应用初始量 75%的用量（最小 297.5mg，最大 437.5mg），追加量为最小 70mg，最大 105mg。

1. Fechner J, *et al.* Pharmacokinetics and pharmacodynamics of GPI 15715 or fospropofol (Aquavan injection): a water-soluble propofol prodrug. In: Schüttler J, Schwilden H, eds. *Handb Exp Pharmacol: Modern Anesthetics.* Berlin: Springer-Verlag, 2008; **182:** 253–66.
2. Levitzky BE, Vargo JJ. Fospropofol disodium injection for the sedation of patients undergoing colonoscopy. *Ther Clin Risk Manag* 2008; **4:** 733–8.
3. Silvestri GA, *et al.* A phase 3, randomized, double-blind study to assess the efficacy and safety of fospropofol disodium injection for moderate sedation in patients undergoing flexible bronchoscopy. *Chest* 2009; **135:** 41–7.
4. Garnock-Jones KP, Scott LJ. Fospropofol. *Drugs* 2010; **70:** 469–77.

制剂

专利制剂

USA: Lusedra.

Halothane（*BAN*, *rINN*）氟烷

Alotano; Halotaani; Halotán; Halotan; Halotanas; Halotano; Halothan; Halothanum; Phthorothanum. *(RS)*-2-Bromo-2-chloro-1,1,1-trifluoroethane.

Галотан

$CHBrCl.CF_3$ = 197.4.

CAS — 151-67-7.

ATC — N01AB01.

ATC Vet — QN01AB01.

UNII — UQT9G45D1P.

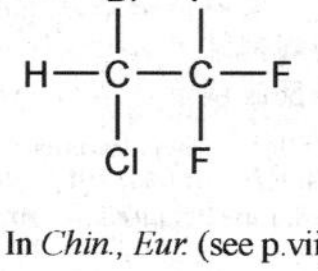

Pharmacopoeias. In *Chin., Eur.* (see p.vii), *Int., Jpn,* and *US.*

Ph. Eur. 6.8（Halothane） 透明、无色、流动、浓厚、不易燃的液体。蒸馏范围 49～51℃。微溶于水；混溶于无水乙醇和三氯乙烯。氟烷含有 0.01%（质量分数）的麝香草酚。贮藏于不超过 25℃的密闭容器中。避光。

USP 33（Halothane） 无色、易变、不易燃的沉重液体，有类氯仿臭。稳定剂麝香草酚按重量计算不低于 0.008%，也不高于 0.012%。含水量不超过 0.03%。蒸馏范围是 49～51℃。

微溶于水；混溶于乙醇、氯仿、乙醚以及不挥发油。贮藏于不超过 40℃的密闭容器中。避光。发药时只给予原装容器。

配伍禁忌 有水分的时候，氟烷和许多金属起反应。接

触氟烷蒸气或液体的橡胶和某些塑料会变质退化。

稳定性 氟烷含有 0.01%（质量分数）麝香草酚作为稳定剂，有些商业制剂可能也含有 0.00025%（质量分数）的氨水。麝香草酚不和氟烷一起挥发，因此在挥发罐里蓄积。在任何残留液体中呈黄色，褪色的氟烷应当丢弃。

不良反应

与其他卤化麻醉药一样，氟烷对心血管系统有抑制作用并降低血压，使用过量的表现是心动过缓和深度低血压。它也抑制呼吸，引起心律失常，有时可引起心搏停止。心脏对拟交感胺类的敏感性增强。

近些年，它对肝脏的不良影响限制了其使用（见下文），影响范围从肝功能障碍到致命性肝炎与坏死，反复使用后更为常见。

氟烷可引起恶心、呕吐和寒战。有发生恶性高热的报道。

见**全身麻醉药的不良反应**，第1700页。

1. Kharasch ED. Adverse drug reactions with halogenated anesthetics. *Clin Pharmacol Ther* 2008; **84:** 158–62.

对心血管系统的影响 使用氟烷发生心律失常的发生率高于使用恩氟烷或异氟烷。使用氟烷时注射肾上腺素而出现心律失常的阈值低于使用异氟烷或恩氟烷的时候。

一般认为儿童使用氟烷时心律失常很常见，因此在英国建议对于牙科等门诊治疗，低于 18 岁的患者不得使用氟烷。

对肾脏的影响 有报道氟烷麻醉后导致肾衰[1,2]，有时同时发生肝衰[2]。

1. Cotton JR, *et al.* Acute renal failure following halothane anesthesia. *Arch Pathol Lab Med* 1976; **100:** 628–9.
2. Gelman MN, Lichtenstein NS. Halothane-induced nephrotoxicity. *Urology* 1981; **17:** 323–7.

对肝脏的影响 认识到肝损伤是氟烷的不良反应已经有很多年了[1~3]。该反应可能很严重，致死率很高。

已知的肝毒性有两种类型，**类型Ⅰ**的肝功能只有轻微紊乱，表现为肝酶指标升高，使用氟烷的患者有30%可能发生这种情况[4]，如果测定谷胱甘肽 S 转移酶而不是血清转氨酶的活性[5]，发生率会更高。以后再次使用氟烷，并不一定发生相关的肝损伤[2,6]。

类型Ⅱ肝毒性很少见，可有大量肝细胞坏死，报道的发生率[2]范围是 1/2500～1/36000。类型Ⅱ肝毒性的特征临床表现有非特异性胃肠道不适、高热不退、黄疸、嗜酸粒细胞增多、血清自身抗体产生、皮疹、关节痛[1,3]。肝功能的生化检查显示出典型的肝细胞损伤，组织学表现是小叶中心型坏死[1]。以下几种**危险因素**显然可以发展成为严重毒害[1~3]，包括反复应用氟烷、曾经对氟烷有不良反应（黄疸、发热等）、女性、肥胖、中年、遗传因素、酶诱导作用和药物过敏史等。

氟烷肝毒性的**原因**一直有争论，类型Ⅰ反应可能源自氟烷代谢物的毒性产物受到遗传因素或肝脏氧供需之间平衡的影响，也包括体内细胞钙平衡的变化。类型Ⅱ反应更像是免疫介导的[1,2]。有人认为[4]氟烷代谢产生反应性代谢产物，在肝细胞的内质网内与蛋白以共价键结合。易感患者体内，这些代谢调节蛋白确能刺激免疫反应，导致肝脏损伤。研究[7,8]提示细胞色素 P450 同工酶 CYP2E1 在氟烷的代谢中起主要作用，而体内这种同工酶水平高的患者在接触氟烷之后易于发生免疫介导的肝脏损伤。

1978～1985 年，英国 CSM[9]收到另外 84 例肝毒性报告之后，制定了使用氟烷前要**注意的指南**。

- 仔细询问麻醉史以确定以前是否接触氟烷和以前对氟烷的反应。
- 至少 3 个月内应避免再次使用氟烷，除非有极其重要的临床情况。要强调的一点是两次接触之间间隔的 3 个月时间并不能防止肝毒性[2]。
- 患者接触氟烷之后有难以解释的黄疸或发热史，绝对禁止再次使用氟烷。

1997 年 CSM 又收到 15 例急性肝衰的病例，这些患者都需要行肝移植[10]，这之后再次重申了这份指南。

有人曾经讨论过对氟烷敏感的患者，**随后**需要使用挥发性麻醉药**麻醉**的问题[4]。尽管使用恩氟烷发生肝毒性的危险性少于氟烷，但是性质一样，有报道称部分患者显示出对二者交叉敏感。用异氟烷的肝毒性罕见，有人认为对氟烷敏感的大多数患者来说，异氟烷可以避免肝毒性作用。然而，另有一份报道[11]称，一例曾经接受两次异氟烷的患者，在用了氟烷之后出现肝功能异常。地氟烷的肝毒性（第1702页）可能也与对氟烷的敏感有关。

1. Rosenak D, *et al.* Halothane and liver damage. *Postgrad Med J* 1989; **65:** 129–35.
2. Neuberger JM. Halothane and hepatitis: incidence, predisposing factors and exposure guidelines. *Drug Safety* 1990; **5:** 28–38.
3. Ray DC, Drummond GB. Halothane hepatitis. *Br J Anaesth* 1991; **67:** 84–99.
4. Kenna JG, Neuberger JM. Immunopathogenesis and treatment of halothane hepatitis. *Clin Immunother* 1995; **3:** 108–24.
5. Allan LG, *et al.* Hepatic glutathione S-transferase release after halothane anaesthesia: open randomised comparison with isoflurane. *Lancet* 1987; **i:** 771–4.
6. Neuberger J, Williams R. Halothane anaesthesia and liver damage. *BMJ* 1984; **289:** 1136–9.
7. Kharasch ED, *et al.* Identification of the enzyme responsible for oxidative halothane metabolism: implications for prevention of halothane hepatitis. *Lancet* 1996; **347:** 1367–71.
8. Kenna JC, *et al.* Formation of the C[F]$_3$CO-protein antigens implicated in the pathogenesis of halothane hepatitis is catalyzed in human liver microsomes in vitro by CYP 2E1. *Br J Clin Pharmacol* 1997; **43:** 209.
9. CSM. Halothane hepatotoxicity. *Current Problems 18* 1986.
10. CSM/MCA. Safety issues in anaesthesia: reminder: hepatotoxicity with halothane. *Current Problems* 1997; **23:** 7.
11. Slayter KL, *et al.* Halothane hepatitis in a renal transplant patient previously exposed to isoflurane. *Ann Pharmacother* 1993; **27:** 101.

注意事项

氟烷性肝炎的危险促使英国 CSM 编写了关于其用途的指南（见上文**不良反应**项下**对肝脏的影响**）。还建议要告知患者所有药物反应的信息，而且这些告知情况要记录到患者的病历中。

英国要求不要对 18 岁以下的患者在门诊牙科治疗中使用氟烷。

氟烷可减弱妊娠期间子宫的肌肉张力，有增加产后出血的危险，一般不建议在产科使用。

建议使用阿托品作为术前药，以减少迷走张力并预防心动过缓和严重的低血压。

CSF 压高或脑血流增加情况下的使用，需要得到认可。嗜铬细胞瘤患者应慎用氟烷。

与使用其他卤化麻醉药一样，已知或怀疑易于发生恶性高热的患者，不要用氟烷麻醉。有神经肌肉疾病的患儿特别是杜兴肌营养不良者，术后阶段有非常罕见的与使用卤化麻醉药相关的高钾血症的病例，甚至导致心律失常和死亡。

见**全身麻醉药的注意事项**，第1700页。

滥用 一份关于挥发性麻醉药滥用的简短综述[1]发现，14 例摄入或吸入氟烷的患者，有 10 例已经死亡。另一例静脉注射氟烷的患者也死亡。另有报道[2]称，静脉注射氟烷之后发生了急性肺水肿的致死性后果。

1. Yamashita M, *et al.* Illicit use of modern volatile anaesthetics. *Can Anaesth Soc J* 1984; **31:** 76–9.
2. Berman P, Tattersal M. Self-poisoning with intravenous halothane. *Lancet* 1982; **i:** 340.

哺乳 接受氟烷的哺乳期妇女，没有发现其婴儿有任何不良影响，American Academy of Pediatrics 因此认为[1]它适合哺乳期使用。

一位在有氟烷环境的手术室里工作的麻醉师，乳汁中检测到微量氟烷[2]。

1. American Academy of Pediatrics. The transfer of drugs and other chemicals into human milk. *Pediatrics* 2001; **108:** 776–89. [Retired May 2010] Correction. *ibid.*; 1029. Also available at: http://aappolicy.aappublications.org/cgi/content/full/pediatrics%3b108/3/776 (accessed 25/05/04)
2. Coté CJ, *et al.* Trace concentrations of halothane in human breast milk. *Br J Anaesth* 1976; **48:** 541–3.

卟啉病 氟烷与卟啉病的急性发作有关，对卟啉病患者不安全。

药物相互作用

氟烷麻醉期间避免使用肾上腺素和大多数其他拟交感神经药以及茶碱，因为它们能引发心律失常，如果正在使用多巴胺类药物的患者使用了氟烷，也会增加心律失常的危险。竞争性神经肌肉阻滞药（如阿曲库铵）和神经节阻滞药（如樟磺咪芬）的作用可以被氟烷加强，必要时应减量。吗啡增强氟烷对呼吸的抑制作用。氯丙嗪也增强氟烷的呼吸抑制作用。氟烷可减弱麦角新碱和缩宫素对产妇子宫的作用。

见**全身麻醉药的药物相互作用**，第1700页。

抗癫痫药 关于与氟烷麻醉有关的苯妥英中毒的病例，见第475页。

苯二氮䓬类 有报道咪达唑仑可加强氟烷的麻醉作用[1]。

1. Inagaki Y, *et al.* Anesthetic interaction between midazolam and halothane in humans. *Anesth Analg* 1993; **76:** 613–17.

全身麻醉药 有报道氟烷可增加丙泊酚的血药浓度，见第1712页。

神经肌肉阻滞药 氟烷可增强阿曲库铵等神经肌肉阻滞药的神经肌肉阻滞作用，见第1814页。关于氟烷麻醉期间毒性增加的情况，见氯琥珀胆碱，第1819页。

三氯乙烷 有报道称 2 例患者反复用三氯乙烷出现慢性心脏毒性[1]，2 例都是在常规使用氟烷麻醉时病情恶化。

1. McLeod AA, *et al.* Chronic cardiac toxicity after inhalation of 1,1,1-trichloroethane. *BMJ* 1987; **294:** 727–9.

黄嘌呤 正在服用茶碱的患者行氟烷麻醉可能使心脏毒性增加，见第1107页。

药动学

氟烷通过吸入吸收。血中的溶解度较低，更容易溶解于脂肪组织的中性脂肪中，而不是脑细胞的磷脂中。吸入的氟烷约 80%经肺以原形排出。近 20%由肝氧化代谢，低氧的时候则是还原途径。尿中的代谢产物包括三氟醋酸和溴化及氯化盐（氧化途径）以及氟化盐（还原途径）。氟烷可通过胎盘，乳汁中可以检测到。

用途和用法

氟烷是挥发性卤化麻醉药。通过吸入给予。其最低肺泡有效浓度（MAC）值在老年人中为 0.64%（见**全身麻醉药的用途**，第1700页），在婴儿中为 1.08%。正常大气压与氧气混合时不易燃、不爆炸。对皮肤黏膜没有刺激，溅到组织上不会造成坏死。抑制唾液、支气管和胃液的分泌，并扩张细支气管。然而，由于其肝毒性的危险，使用已经减少。在英国，它只用于特定患者，而在其他国家如美国已经从市场中撤出了。

氟烷用于全身麻醉的诱导与维持（第1701页），通过标有刻度的挥发罐对吸入的挥发气体浓度进行严密的调控。

麻醉诱导时，最开始用 0.5%（体积分数）的氟烷，复合氧气或氧化亚氮加氧气。根据反应逐渐增加用量，最终达到浓度为 2%～4%（体积分数）。儿童诱导时使用的浓度是 1.5%～2%。需要 5min 才能达到手术的麻醉要求，而且诱导期间氟烷几乎不产生兴奋作用。更常用的方式是使用静脉药物的麻醉诱导。根据使用的气体流速麻醉的维持浓度为 0.5%～2%，低浓度通常适用于老年人。

只有在达到很深的麻醉时才会有适当的肌肉松弛，因此如果需要可给予神经肌肉阻滞药以增加肌肉松弛。

儿童用法 氟烷已用于小儿全麻的诱导与维持。然而在英国，现在主要是专业麻醉医师用于困难气道的处理，使用成人用量（详见上文**用途和用法**）。

制剂

专利制剂

Arg.: Ineltano; ***Austral.:*** Fluothane†; ***Braz.:*** Fluothane; ***Cz.:*** Narcotan†; ***Fr.:*** Fluothane†; ***Gr.:*** Fluothane; ***Hung.:*** Narcotan†; ***India:*** Fluothane; ***Indon.:*** Fluothane†; ***Israel:*** Fluothane†; ***NZ:*** Fluothane; ***Pol.:*** Narcotan†; ***S.Afr.:*** Fluothane†; ***Spain:*** Fluothane†; ***Swed.:*** Fluothane†; ***Turk.:*** Fluothane; ***USA:*** Fluothane†.

Isoflurane (*BAN, USAN, rINN*) 异氟烷

Compound 469; Isofluraani; Isofluran; Isoflurano; Isofluranum; Izoflurán; Izofluran; Izofluranas. 1-Chloro-2,2,2-trifluoroethyl difluoromethyl ether; 2-Chloro-2-(difluoromethoxy)-1,1,1-trifluoroethane.

Изофлуран

$C_3H_2ClF_5O$ = 184.5.

CAS — 26675-46-7.

ATC — N01AB06.

ATC Vet — QN01AB06.

UNII — CYS9AKD70P.

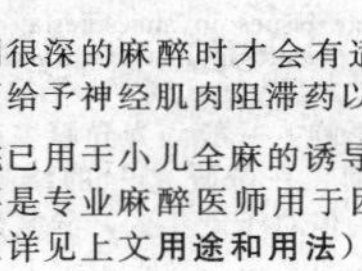

Pharmacopoeias. In *Eur.* (see p.vii), *Jpn,* and *US.*

Ph. Eur. 6.8 (Isoflurane) 透明、无色、流动性的高密度液体。沸点约 48℃。不易燃。几乎不溶于水；可混溶于无水乙醇和三氯乙烯。贮藏于密闭容器。避光。

USP 33 (Isoflurane) 透明、无色、低黏度液体，轻度刺激臭。沸点约 49℃。不溶于水；可混溶于常见的有机溶剂以及脂肪和油中。贮藏于 25℃以下的密闭容器中，温度允许范围是 15～30℃。

不良反应和注意事项

与其他卤化麻醉药一样，有呼吸抑制、低血压、心律失常以及恶性高热的报道。已知或可疑易发生恶性高

热的患者不要行异氟烷麻醉。异氟烷不同于氟烷和恩氟烷，心脏抑制少于其他任何药物，心率可能会有所增加。异氟烷使心肌对拟交感神经药敏感的程度低于氟烷和恩氟烷。异氟烷引起心律失常的发生率低于氟烷。术后有寒战、恶心和呕吐的报道。

异氟烷诱导作用不如氟烷平顺，与其辛辣刺激味道有关，可能会发生屏气、咳嗽和喉痉挛。有报道称可增加脑脊髓压力，因此慎用于颅内压升高的患者。有神经肌肉疾病的患儿特别是杜兴肌营养不良者，术后阶段有非常罕见的与使用卤化麻醉药相关的高钾血症的病例，甚至导致心律失常和死亡。异氟烷可松弛子宫肌肉，刮宫术或中止妊娠手术后可能出现出血增多。

为了降低发生碳氧血红蛋白升高的危险，在给予异氟烷等挥发性麻醉药的时候，麻醉回路中的二氧化碳吸收剂不要太干燥（见下文）。

见**全身麻醉药的不良反应和注意事项**，第1700页。

一篇比较异氟烷和氟烷用于门诊牙科小儿麻醉的文章[1]认为，异氟烷引发的心律失常比氟烷少，但是麻醉的平顺与麻醉质量方面氟烷更好。其他人[2]也发现异氟烷比氟烷的咳嗽、分泌唾液以及喉痉挛的发生率高，但觉得它仍可作为替代物。

异氟烷不良反应方面的更多信息来自用此药麻醉的扩大多中心研究[3,4]的报道与评论。

1. Cattermole RW, *et al.* Isoflurane and halothane for outpatient dental anaesthesia in children. *Br J Anaesth* 1986; **58:** 385–9.
2. McAteer PM, *et al.* Comparison of isoflurane and halothane in outpatient paediatric dental anaesthesia. *Br J Anaesth* 1986; **58:** 390–3.
3. Forrest JB, *et al.* A multi-centre clinical evaluation of isoflurane. *Can Anaesth Soc J* 1982; **29** (suppl): S1–S69.
4. Levy WJ. Clinical anaesthesia with isoflurane: a review of the multicentre study. *Br J Anaesth* 1984; **56:** 101S–112S.

二氧化碳吸收剂 在有二氧化碳吸收剂的循环呼吸系统给予挥发性麻醉药的麻醉期间，很少发生显著的碳氧血红蛋白血症[1]。这种作用只见于吸收剂过度干燥。使用氢氧化钡石灰（英国不允许使用）吸收剂比钠石灰产生更多的一氧化碳，特别在含水量较低的时候。迄今为止，英国没有这方面并发症的报道。

1. CSM/MCA. Safety issues in anaesthesia: volatile anesthetic agents and carboxyhaemoglobinaemia. *Current Problems* 1997; **23:** 7.

对心血管系统的影响 一般认为异氟烷产生的心血管抑制低于氟烷。然而，一份研究[1]的结果提示，对于年轻人这是属实的，但对于老年人，异氟烷的心脏抑制作用与氟烷相似。

1. McKinney MS, *et al.* Cardiovascular effects of isoflurane and halothane in young and elderly adult patients. *Br J Anaesth* 1993; **71:** 696–701.

脑血流 较高的异氟烷浓度下，脑血流的自主调节作用似乎被损害。一项健康受试者的研究[1]发现，异氟烷的麻醉水平从 1MAC 增加到 2MAC，脑血流增加，脑氧代谢减少。

1. Olsen KS, *et al.* Effect of 1 or 2 MAC isoflurane with or without ketanserin on cerebral blood flow autoregulation in man. *Br J Anaesth* 1994; **72:** 66–71.

冠脉循环 氟烷、恩氟烷和异氟烷都降低冠脉灌注压、冠脉血流、心室功能以及心肌氧耗。氟烷、恩氟烷对冠脉阻力有不同的作用，但是异氟烷扩张冠脉血管[1]。关于异氟烷潜在产生冠脉窃流作用以及这种作用对有缺血性心脏病患者是否有害，存在一些忧虑[2]。然而，尽管有各种相互矛盾的研究结果[3~6]，一份早期综述[7]确认，即使是有冠心病的高危患者，也可以安全地使用异氟烷，前提是血压和心率与基线浓度时的情况类似。随后的一份综述[8]认为，近期的研究支持选择异氟烷作为冠心病患者的麻醉药。

1. Quail AW. Modern inhalational anaesthetic agents: a review of halothane, isoflurane and enflurane. *Med J Aust* 1989; **150:** 95–102.
2. Stoelting RK. Anesthesiology. *JAMA* 1991; **265:** 3103–5.
3. Buffington CW, *et al.* The prevalence of steal-prone coronary anatomy in patients with coronary artery disease: an analysis of the coronary artery surgery study registry. *Anesthesiology* 1988; **69:** 721–7.
4. Inoue K, *et al.* Does isoflurane lead to a higher incidence of myocardial infarction and perioperative death than enflurane in coronary artery surgery? A clinical study of 1178 patients. *Anesth Analg* 1990; **71:** 469–74.
5. Slogoff S, *et al.* Steal-prone coronary anatomy and myocardial ischemia associated with four primary anesthetic agents in humans. *Anesth Analg* 1991; **72:** 22–7.
6. Stühmeier KD, *et al.* Isoflurane does not increase the incidence of intraoperative myocardial ischaemia compared with halothane during vascular surgery. *Br J Anaesth* 1992; **69:** 602–6.
7. Hogue CW, *et al.* Anesthetic-induced myocardial ischemia: the isoflurane-coronary steal controversy. *Coron Artery Dis* 1993; **4:** 413–19.
8. Agnew NM, *et al.* Isoflurane and coronary heart disease. *Anaesthesia* 2002; **57:** 338–47.

对肾脏的影响 见下文**药动学**项下的**代谢**。

对肝脏的影响 1981～1984 年间美国 FDA 收到 45 例与异氟烷有关的肝毒性报告，29 例由其他原因导致肝损伤。另外 16 个病例，异氟烷可能是损伤的原因之一，但是异氟烷与术后肝损伤之间的关系没有明确的可能性[1]。以后的少数肝毒性病例[2~7]，有时是致死性的[2,5,7]，提示异氟烷可能引发肝炎，尽管大大低于氟烷，但是和其他卤化麻醉药有交叉敏感性。

见**氟烷的不良反应**项下，第1705页。

1. Stoelting RK, *et al.* Hepatic dysfunction after isoflurane anesthesia. *Anesth Analg* 1987; **66:** 147–53.
2. Carrigan TW, Straughen WJ. A report of hepatic necrosis and death following isoflurane anesthesia. *Anesthesiology* 1987; **67:** 581–3.
3. Sinha A, *et al.* Isoflurane hepatotoxicity: a case report and review of the literature. *Am J Gastroenterol* 1996; **91:** 2406–9.
4. Hasan F. Isoflurane hepatotoxicity in a patient with a previous history of halothane-induced hepatitis. *Hepatogastroenterology* 1998; **45:** 518–22.
5. Turner GB, *et al.* Fatal hepatotoxicity after re-exposure to isoflurane: a case report and review of the literature. *Eur J Gastroenterol Hepatol* 2000; **12:** 955–9.
6. Malnick SDH, *et al.* Acute cholestatic hepatitis after exposure to isoflurane. *Ann Pharmacother* 2002; **36:** 261–3.
7. Ihtiyar E, *et al.* Fatal isoflurane hepatotoxicity without re-exposure. *Indian J Gastroenterol* 2006; **25:** 41–2.

对神经系统的影响 有报道未知神经系统异常且并没有行神经外科手术的患者在异氟烷麻醉诱导时出现相关的癫痫[1,2]。然而，行脑外科手术患者的回顾性分析提示，这种术后发生惊厥的情况更多是手术问题，而不是麻醉药的责任[3]。

见下文**用途和用法**中**癫痫持续状态**项下。

1. Poulton TJ, Ellingson RJ. Seizure associated with induction of anesthesia with isoflurane. *Anesthesiology* 1984; **61:** 471–6.
2. Hymes JA. Seizure activity during isoflurane anesthesia. *Anesth Analg* 1985; **64:** 367–8.
3. Christys AR, *et al.* Retrospective study of early postoperative convulsions after intracranial surgery with isoflurane or enflurane anaesthesia. *Br J Anaesth* 1989; **62:** 624–7.

对呼吸道的影响 一份主要关于成人气道的研究[1]发现，含有异氟烷的湿化麻醉药混合物可减少通常与异氟烷诱导有关的呼吸道并发症（如咳嗽、喉痉挛、屏气等）的发生。然而，对于儿童的类似研究没能证实这些发现[2]。

1. van Heerden PV, *et al.* Effect of humidification on inhalation induction with isoflurane. *Br J Anaesth* 1990; **64:** 235–7.
2. McAuliffe GL, *et al.* Effect of humidification on inhalation induction with isoflurane in children. *Br J Anaesth* 1994; **73:** 587–9.

对皮肤的影响 麻醉师接触异氟烷发生接触性皮炎的报道很罕见[1,2]。

1. Caraffini S, *et al.* Isoflurane: an uncommon cause of occupational airborne contact dermatitis. *Contact Dermatitis* 1998; **38:** 286.
2. Muncaster A, *et al.* Allergic contact dermatitis to isoflurane. *Br J Dermatol* 1999; **141:** (suppl 55): 96–7.

卟啉病 有卟啉病的患者，异氟烷不安全，因为动物研究显示它有生卟啉作用。

药物相互作用

异氟烷增强竞争性神经肌肉阻滞药（如阿曲库铵）的作用（第1814页）。异氟烷麻醉期间如果给予肾上腺素或其他拟交感神经，需谨慎。

见**全身麻醉药的药物相互作用**，第1700页。

全身麻醉药 有报道异氟烷可增加血浆丙泊酚的浓度，见第1711页。

药动学

异氟烷经吸入吸收。血/气分配系数低于恩氟烷或氟烷。主要从肺以原形排出。约 0.2%吸入的异氟烷被代谢，主要形成无机氟化物。

代谢 26 名用异氟烷镇静 24h 的患者，停止镇静后 12h 血浆氟化物浓度从平均 4.03nmol/ml 增加到 13.57nmol/ml[1]。一般认为这些氟化物浓度很低，不足以引起临床肾功能障碍。30 例异氟烷镇静达 127h 的患者（平均镇静 36h），镇静期间平均血浆氟化物离子浓度增加[2]，达到 20.01nmol/ml，而停止异氟烷之后 16h，血浆浓度继续增加，达到最大的平均浓度 25.34nmol/ml，此后，到第五天，增加的药物浓度逐渐回落到正常水平。尽管血浆氟化物浓度增加，但是生化与临床方面没有发现肾功能损伤的证据。一例需要镇静的破伤风患者，给予异氟烷镇静 34 天以维持机械通气，致使氟化物浓度持续在 50nmol/ml，最高达 87nmol/ml[3]。尽管认为这样的浓度有潜在肾毒性，但是没有发现对肾功能有临床影响。

1. Kong KL, *et al.* Isoflurane sedation for patients undergoing mechanical ventilation: metabolism to inorganic fluoride and renal effects. *Br J Anaesth* 1990; **64:** 159–62.
2. Spencer EM, *et al.* Plasma inorganic fluoride concentrations during and after prolonged (>24h) isoflurane sedation: effect on renal function. *Anesth Analg* 1991; **73:** 731–7.
3. Stevens JJWM, *et al.* Prolonged use of isoflurane in a patient with tetanus. *Br J Anaesth* 1993; **70:** 107–109.

用途和用法

异氟烷是通过吸入给予的挥发性卤化麻醉药，是恩氟烷的同分异构体，麻醉作用类似氟烷（第1706页）。老年人的异氟烷的最低肺泡有效浓度（MAC）值（见**全身麻醉药物的用途**，第1700页）是 1.05%，婴儿的 MAC 值为 1.87%。可用于全身麻醉的诱导与维持（第1701页），尽管经常使用静脉麻醉药进行诱导。异氟烷也以亚麻醉剂量用于产科镇痛以及其他疼痛治疗处理。

通过标有刻度的挥发罐给予异氟烷。如果用于诱导，异氟烷应当和氧气或者氧气复合氧化亚氮一同给予，开始用 0.5%（体积分数）的低浓度，然后逐渐增加浓度到 1.5%～3%（体积分数），10min 内达到一般手术的麻醉要求。其刺激性限制了诱导的速度。麻醉维持可以采用 1%～2.5%（体积分数）的异氟烷复合氧气加氧化亚氮，如果单纯复合氧气，异氟烷的浓度需要达到 1.5%～3.5%（体积分数）。0.5%～0.75%（体积分数）的异氟烷复合氧气加氧化亚氮的混合物适于维持剖宫产的麻醉。尽管报道异氟烷具有肌肉松弛的作用，但仍需要神经肌肉阻滞药。异氟烷麻醉恢复迅速。

儿童用法 异氟烷用于小儿的全麻诱导与维持，剂量同成人（见上文**用途和用法**）。

麻醉 *剖宫产术* 已经发现 0.8%（体积分数）辅助氧气加氧化亚氮的麻醉适用于患者的剖宫产手术[1]。有人认为[2]，过量使用异氟烷的技术可用于进一步减少患者的知晓。行剖宫产的患者先给予 2%（体积分数）的异氟烷 5min，再给予 1.5%（体积分数）的浓度 5min，然后维持浓度为 0.8%（体积分数），这样其动脉异氟烷浓度高于术中一直使用 1%（体积分数）浓度异氟烷的方法[2]。

1. Dwyer R, *et al.* Uptake of halothane and isoflurane by mother and baby during Caesarean section. *Br J Anaesth* 1995; **74:** 379–83.
2. McCrirrick A, *et al.* Overpressure isoflurane at Caesarean section: a study of arterial isoflurane concentrations. *Br J Anaesth* 1994; **72:** 122–4.

疼痛 异氟烷以亚麻醉剂量为产科以及其他治疗过程提供镇痛，但是研究[1,2]并不能确定在亚麻醉浓度下它所具有的镇痛作用。对 0.2%（体积分数）或 0.25%（体积分数）的异氟烷复合 50%（体积分数）氧化亚氮和 50%（体积分数）氧气的用法已经做过研究[3,4]。

1. Tomi K, *et al.* Alterations in pain threshold and psychomotor response associated with subanaesthetic concentrations of inhalation anaesthetics in humans. *Br J Anaesth* 1993; **70:** 684–6.
2. Roth D, *et al.* Analgesic effect in humans of subanaesthetic isoflurane concentrations evaluated by evoked potentials. *Br J Anaesth* 1996; **76:** 38–42.
3. Wee MYK, *et al.* Isoflurane in labour. *Anaesthesia* 1993; **48:** 369–72.
4. Bryden FM, *et al.* Isoflurane for removal of chest drains after cardiac surgery. *Br J Anaesth* 1994; **73:** 712P–713P.

镇静 *重症监护* 重症监护中提供镇静的各种药物在第929页讨论。异氟烷通常不用于此目的，但是一项 60 例需机械通气患者的 24h 对比研究[1]中，吸入混合于空气与氧气中 0.1%～0.6%（体积分数）的异氟烷的患者，达到满意镇静的比例高于连续输注 10～200μg/(kg·h) 咪哒唑仑的患者。给予异氟烷的患者恢复也较快。一例 3 岁重症肌无力小儿也成功使用了 5 天异氟烷，他合并有肺炎，需要呼吸机治疗[2]。但是有人担心长时间使用异氟烷会导致血浆氟化物浓度过高（见上文**药动学**中**代谢**）。

1. Kong KL, *et al.* Isoflurane compared with midazolam for sedation in the intensive care unit. *BMJ* 1989; **298:** 1277–80.
2. McBeth C, Watkins TGL. Isoflurane for sedation in a case of congenital myasthenia gravis. *Br J Anaesth* 1996; **77:** 672–4.

癫痫持续状态 全身麻醉可用于控制难治性强直-阵挛癫痫持续状态（第450页）。通常使用短效巴比妥类药物如硫喷妥钠。虽然癫痫与麻醉过程中使用异氟烷有关的报道很少（见上文**对神经系统的影响**项下），但异氟烷［典型浓度为 0.5%～1%（体积分数）］已经成功用于控制难治性惊厥性癫痫持续状态[1~3]。尽管有人认为异氟烷诱发的昏迷比硫喷妥钠诱发的昏迷好控制[4]，但是异氟烷的使用仅限于需要特殊的麻醉设备，并需要连续监测 EEG 的时候。

1. Meeke RI, *et al.* Isoflurane for the management of status epilepticus. *DICP Ann Pharmacother* 1989; **23:** 579–81.
2. Hilz MJ, *et al.* Isoflurane anaesthesia in the treatment of convulsive status epilepticus. *J Neurol* 1992; **239:** 135–7.
3. Mirsattari SM, *et al.* Treatment of refractory status epilepticus with inhalational anesthetic agents isoflurane and desflurane. *Arch Neurol* 2004; **61:** 1254–9.
4. Bauer J, Elger CE. Management of status epilepticus in adults. *CNS Drugs* 1994; **1:** 26–44.

制剂

专利制剂

Arg.: Forane; Zuflax; **Austral.:** AErrane; Forthane†; **Austria:** Forane; **Belg.:** Forene†; **Braz.:** Forane; Isoforine; **Canad.:** Forane; **Chile:** Forene; **Cz.:** AErrane; Forane; **Denm.:** Forene; **Fin.:** Forene; **Fr.:** AErrane; Forene; **Ger.:** Forene; **Gr.:** Forenium; **Hong Kong:** AErrane; Forane†; **Hung.:** AErrane; Forane; **Indon.:** AErrane; Forane†; Terrell; **Irl.:** AErrane; Forane; **Israel:** AErrane; Forane; **Ital.:** AErrane; Forane; **Malaysia:** Forane; **Mex.:** Forane; Lisorane†; Sofloran; **Neth.:** AErrane; Forene; **Norw.:** Forene; **NZ:** AErrane; Forane†; Forthane; **Philipp.:** AErrane; Florane; Forane; **Pol.:** AErrane; Forane; **Port.:** Forene; **Rus.:** Forane (Форан)†; **S.Afr.:** AErrane†; Forane; **Singapore:** Forane; **Spain:** AErrane; Forane; **Swed.:** Forene; **Switz.:** Forene; **Thai.:** AErrane; Forane; **Turk.:** AErrane; Forane; **UK:** AErrane; **USA:** Forane; Terrell; **Venez.:** Forene.

Ketamine Hydrochloride (*BANM*, *USAN*, *rINNM*) 盐酸氯胺酮

CI-581; CL-369; CN-52372-2; Hidrocloruro de ketamina; Ketamiinihydrokloridi; Ketamin Hidroklorür; Kétamine, chlorhydrate de; Ketamin-hidroklorid; Ketamin-hydrochlorid; Ketaminhydroklorid; Ketamini hydrochloridum; Ketamino hidrochloridas; Ketaminy chlorowodorek. (±)-2-(2-Chlorophenyl)-2-methylaminocyclohexanone hydrochloride.

Кетамина Гидрохлорид

$C_{13}H_{16}ClNO,HCl = 274.2$.

CAS — 6740-88-1 (ketamine); 1867-66-9 (ketamine hydrochloride).

ATC — N01AX03.

ATC Vet — QN01AX03.

UNII — O18YUO0183.

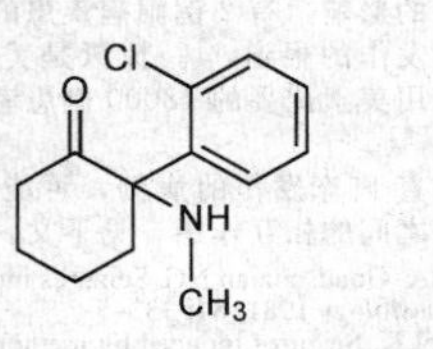

(ketamine)

俗名 下列名称也用作各种形式氯胺酮的"俗名"（见第vii页）或俚语：

Animal trank; Animal tranquilizer; Bump; Cat tranquilizer; Cat valium; Elephant tranquilizer; Green; Honey oil; Horse tranquilizer; Jet; Jet fuel; K; "K"; K wire; Kay Jay; K-blast; Keets; Keezy; Keller; Kellys day; Kenny; Ket; Keta; Ketaset; KFC; Kit kat; Kit-Kat; Kitty; KKK; Klarko K Kat; Klarky Kat; Kustard; Lady K; Naughty horsey; Old Man; Property of Sir John; Purple; Regretamine; Special K; Special "K"; Special la coke; Super acid; Super C; Super K; Tranquilizer; Triple K; Vetamine; Vitamin K; Wonky.

Pharmacopoeias. In *Chin., Eur.* (see p.vii), *Int., Jpn*, and *US.*

Ph. Eur. 6. 8（Ketamine Hydrochloride） 白色或类白色结晶粉末。易溶于水和甲醇；溶于乙醇。10%的水溶液pH值为3.5～4.1。避光。

USP 33（Ketamine Hydrochloride） 白色结晶粉末，轻微特异臭。溶于水（1∶4），溶于乙醇（1∶14），溶于无水乙醇和氯仿（1∶60），溶于甲醇（1∶6）；几乎不溶于乙醚。10%水溶液的pH值为3.5～4.1。贮藏于25℃条件下，允许温度范围为15～30℃。

配伍禁忌 盐酸氯胺酮和可溶的巴比妥类不能配伍。美国注册药品信息建议，在需要使用地西泮和氯胺酮的时候，应分别给予，不要用同样的设备混在一起。

Esketamine Hydrochloride (*BANM*, *rINNM*) 盐酸艾司氯胺酮

Esketamiinihydrokloridi; Eskétamine, Chlorhydrate d'; Esketamine, chlorhydrate de; Esketamin-hydrochlorid; Esketaminhydroklorid; Esketamini hydrochloridum; Esketamino hidrochloridas; Hidrocloruro de esketamina; S-Ketamine Hydrochloride.

Эскетамина Гидрохлорид

CAS — 33643 46 8 (esketamine).

ATC — N01AX14.

ATC Vet — QN01AX14.

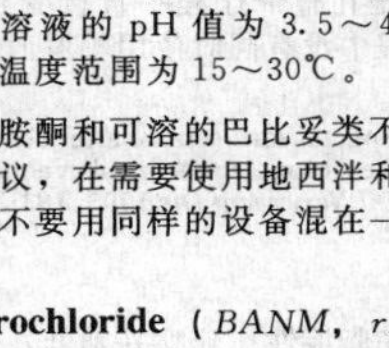

(esketamine)

Pharmacopoeias. In *Eur.* (see p.vii).

Ph. Eur. 6. 8（Esketamine Hydrochloride） 白色结晶粉末。易溶于水和甲醇；可溶于乙醇。10%水溶液的pH值为3.5～4.5。避光。

不良反应

氯胺酮麻醉恢复期间常出现急症反应，包括非常可怕而逼真的梦、混乱、幻觉和兴奋行为。儿童和老年人敏感性低一些。患者也可能有肌肉张力增高、有时类似癫痫发作。使用氯胺酮后血压和心率会一过性升高，很少发生低血压、心律失常和心动过缓。

快速静脉注射或大剂量注射之后可能发生呼吸抑制。有发生窒息和喉痉挛的情况。可发生复视和眼球震颤。也有发生恶心和呕吐、流泪、多涎以及眼内压与CSF压力增高的报道。有时发生一过性皮疹和注射部位疼痛。

见**全身麻醉药的不良反应**，第1700页。

对心血管系统的影响 有人提倡对特定患者在麻醉诱导期间使用氯胺酮，以维持或增加心血管的功能，因为氯胺酮增加血压和心率[1]。然而对于有严重疾患和心律失常的患者，氯胺酮会降低心肺功能[2]。

地西泮[2]或可乐定[3]可以减弱氯胺酮的某些心血管作用。

1. Waxman K, *et al.* Cardiovascular effects of anesthetic induction with ketamine. *Anesth Analg* 1980; **59:** 355–8.
2. Cabbabe EB, Behbahani PM. Cardiovascular reactions associated with the use of ketamine and epinephrine in plastic surgery. *Ann Plast Surg* 1985; **15:** 50–2.
3. Tanaka M, Nishikawa T. Oral clonidine premedication attenuates the hypertensive response to ketamine. *Br J Anaesth* 1994; **73:** 758–62.

对肝脏的影响 开始给予1mg/kg的氯胺酮后连续输注0.1%氯胺酮溶液，可发现发生肝酶指标的改变[1]。

1. Dundee JW, *et al.* Changes in serum enzyme levels following ketamine infusions. *Anaesthesia* 1980; **35:** 12–16.

对精神状态的影响 氯胺酮麻醉后精神紊乱差异很大，发生率从小于5%到高于30%[1]。见下文的滥用。

1. White PF, *et al.* Ketamine—its pharmacology and therapeutic uses. *Anesthesiology* 1982; **56:** 119–36.

对皮肤的影响 有报道[1]一名9个月婴儿，在使用15mg氯胺酮麻醉期间，出现Harlequin样皮肤变化。

1. Wagner DL, Sewell AD. Harlequin color change in an infant during anesthesia. *Anesthesiology* 1985; **62:** 695.

恶性高热 有报道一例患者使用氯胺酮后出现恶性高热[1]。

1. Rasore-Quartino A, *et al.* Forma atipica di ipertermia maligna: osservazione di un caso da ketamina. *Pathologica* 1985; **77:** 609–17.

注意事项

氯胺酮禁用于血压已经升高的高危患者，包括有高血压、子痫或先兆子痫、严重冠心病或心肌病、脑血管意外或脑外伤的患者。应监测高血压或心脏功能减退的患者的心脏功能。CSF压升高的患者慎用氯胺酮。氯胺酮可升高眼内压，眼外伤或眼内压升高的患者不要使用。

氯胺酮对咽喉部的反射抑制不可靠，应避免对咽部的机械刺激，除非使用肌肉松弛药。

有神经质或精神病的患者要谨慎使用氯胺酮。恢复阶段，保持最低程度的语言、触觉和视觉刺激，以降低出现突发反应的危险。

也见**全身麻醉药的注意事项**，第1700页。

滥用 美国的卫生保健工作者被提醒注意与滥用氯胺酮有关的危险可追溯到1979年[1]。英国也提出类似的关注[2]，即社交集会时滥用氯胺酮，经鼻或口服摄取氯胺酮。2006年，WHO专家委员会认为所掌握的氯胺酮的信息并不足以确保国际上的控制[3]。动物研究表明氯胺酮能产生依赖性，而所报道的人类的依赖性是有限的（见下文），尽管产生耐受，但是没有戒断症状的证据（见下文）。一些国家已经报道了氯胺酮滥用。

氯胺酮产生精神分离状态，导致幻觉以及离开身体或接近死亡的感受。它诱发一种无助的状态，使用者失去对周围环境的感知，加上其严重的协调能力丧失与深度镇痛作用，造成使用者处于巨大危险之中。而且，有些使用者经历一种不关注其生死的状态。氯胺酮有促使强制性反复使用的效力，以至于有报道使用者自己一天几次注射氯胺酮以延长作用时间。可以产生依赖性[4,5]、戒断综合征并且需要戒毒[5]。经常使用可产生长时间记忆损害[6]。其他不良反应包括报道的一名20岁男性自己静脉注射氯胺酮后出现急性肌张力不足的反应[7]。

对20例氯胺酮滥用后住院患者的系列报道显示[8]，最常见的症状包括焦虑、胸痛和心悸。常发生的并发症包括兴奋和横纹肌溶解。症状一般短暂，多数在患者5h之内即可出院。

有人[2]建议最好将寻求医疗看护的患者放在安静的光线昏暗的房间恢复，给予地西泮以治疗反应迟钝性恐慌（unresponsive panic）的发作，还有人建议应将这样的患者放在重症监护室密切监测[9]。还提议要静脉输液以预防横纹肌溶解症[8]。

长期和经常滥用氯胺酮可导致对尿路的不良影响[10～13]。患者会呈现排尿困难、尿频、尿急、尿失禁、耻骨上痛和血尿。有些病例体检表现出痉缩膀胱和溃疡性膀胱炎。并发症包括肾盂积水和肾损伤。

氯胺酮无臭、无味、无色，可被滥用，致使受害者无法自控，并且忘记所造成的性侵害与药物辅助性强奸[5]。

1. Anonymous. Ketamine abuse. *FDA Drug Bull* 1979; **9:** 24.
2. Jansen KLR. Non-medical use of ketamine. *BMJ* 1993; **306:** 601–2.
3. WHO. WHO expert committee on drug dependence: thirty-fourth report. *WHO Tech Rep Ser 942* 2006. Also available at: http://libdoc.who.int/trs/WHO_TRS_942_eng.pdf (accessed 06/08/08)
4. Jansen KLR, Darracot-Cankovic R. The nonmedical use of ketamine, part two: a review of problem use and dependence. *J Psychoactive Drugs* 2001; **33:** 151–8.
5. Smith KM, *et al.* Club drugs: methylenedioxymethamphetamine, flunitrazepam, ketamine hydrochloride, and γ-hydroxybutyrate. *Am J Health-Syst Pharm* 2002; **59:** 1067–76.
6. Curran HV, Monaghan L. In and out of the K-hole: a comparison of the acute and residual effects of ketamine in frequent and infrequent ketamine users. *Addiction* 2001; **96:** 749–60.
7. Felser JM, Orban DJ. Dystonic reaction after ketamine abuse. *Ann Emerg Med* 1982; **11:** 673–5.
8. Weiner AL, *et al.* Ketamine abusers presenting to the emergency department: a case series. *J Emerg Med* 2000; **18:** 447–51.
9. Gill PA. Non-medical use of ketamine. *BMJ* 1993; **306:** 1340.
10. Chu PSK, *et al.* 'Street ketamine'-associated bladder dysfunction: a report of ten cases. *Hong Kong Med J* 2007; **13:** 311–13.
11. Shahani R, *et al.* Ketamine-associated ulcerative cystitis: a new clinical entity. *Urology* 2007; **69:** 810–12.
12. Cottrell AM, *et al.* Urinary tract disease associated with chronic ketamine use. *BMJ* 2008; **336:** 973.
13. Chu PS-K, *et al.* The destruction of the lower urinary tract by ketamine abuse: a new syndrome? *BJU Int* 2008; **102:** 1616–22.

神经外科 尽管认为有颅内压升高危险的患者不要用氯胺酮，因而限制了其在神经外科的应用，有综述[1]却认为若采用控制呼吸以及GABA受体激动药，而不使用氧化亚氮，这组人群用氯胺酮后并没有表现出不良作用，动物研究的证据显示氯胺酮可能有神经保护作用。

1. Himmelseher S, Durieux ME. Revising a dogma: ketamine for patients with neurological injury? *Anesth Analg* 2005; **101:** 524–34.

药物相互作用

吸入性麻醉药（如乙醚和氟烷）及其他大脑抑制剂可延长氯胺酮的作用并使其恢复延迟。恢复延迟也发生于巴比妥类和（或）阿片类与氯胺酮合用的时候。建议氯胺酮不要与麦角新碱一同使用。

见**全身麻醉药的药物相互作用**，第1700页。

神经肌肉阻滞药 氯胺酮可提高氯筒箭毒碱或阿曲库铵的作用，见第1814页。

甲状腺药 关于左甲状腺素增加心血管的不良反应，见第2093页。

黄嘌呤 关于癫痫发作和心动过速可能与氯胺酮与茶碱之间的相互作用有关，见第1107页。

药动学

静脉推注氯胺酮后，表现为二相或三相清除模式。α相持续约45min，半衰期为10～15min。第一相表现为氯胺酮的麻醉作用，终止于氯胺酮从CNS到外周组织的再分布以及肝脏生物转化成为一个活性代谢产物去甲氯胺酮。其他代谢途径包括环己酮环羟基化和与葡糖醛酸的结合。β相的半衰期约2.5h。氯胺酮主要经尿以代谢产物的形式排出。可以通过胎盘。

1. Clements JA, Nimmo WS. Pharmacokinetics and analgesic effect of ketamine in man. *Br J Anaesth* 1981; **53:** 27–30.
2. Grant IS, *et al.* Pharmacokinetics and analgesic effects of IM and oral ketamine. *Br J Anaesth* 1981; **53:** 805–9.
3. Grant IS, *et al.* Ketamine disposition in children and adults. *Br J Anaesth* 1983; **55:** 1107–11. **14:** 144P.
4. Geisslinger G, *et al.* Pharmacokinetics and pharmacodynamics of ketamine enantiomers in surgical patients using a stereoselective analytical method. *Br J Anaesth* 1993; **70:** 666–71.
5. Malinovsky J-M, *et al.* Ketamine and norketamine plasma concentrations after iv, nasal and rectal administration in children. *Br J Anaesth* 1996; **77:** 203–7.

用途和用法

氯胺酮为可静脉注射、静脉输注或肌内注射的麻醉药。产生分离麻醉，表现为恍惚、健忘以及能持续到恢复期的明显镇痛。经常有肌张力增加，而且在整个或部

分麻醉期间患者眼睛依旧睁着。氯胺酮可用于诊断或者不需要骨骼肌肉松弛的短小手术的全身麻醉，也可用作麻醉诱导，与其他药物共同维持麻醉，用作麻醉辅助药物（第1701页）。亚麻醉剂量下，它有很好的镇痛能力。对于需要经常做麻醉的儿科患者特别有价值。恢复相对缓慢。

氯胺酮以盐酸盐的形式给予，但是剂量表达是按照碱基的等效量。盐酸氯胺酮1.15mg大约相当于1mg的氯胺酮。下述剂量常用于成人和儿童。

- 用于诱导，静脉注射剂量范围相当于1～4.5mg/kg氯胺酮，静脉给予2mg/kg，历时60s，通常在注射结束的30s内产生手术麻醉作用，作用持续5～10min。
- 肌内注射的初始剂量范围是6.5～13mg/kg，肌内注射10mg/kg后通常在3～4min内产生手术麻醉作用，持续12～25min。作为诊断以及其他疼痛不太严重的诊疗处理，肌内注射的初始剂量为4mg/kg。需要追加剂量以维持麻醉。
- 维持阶段，静脉或肌内追加剂量范围是半量或全部诱导剂量。
- 用于诱导的静脉输注，通常使用总量0.5～2mg/kg以及相应适当的输注速率。维持量要达到10～45μg/(kg·min)，要根据反应调节输注速率。

使用前应给予阿托品或其他适当的抗毒蕈碱药。术前可给予地西泮和其他苯二氮䓬类药物或者作为氯胺酮的辅助药物以减少紧急反应发生的概率。*S*-异构体艾司氯胺酮已经做了与麻醉使用类似的研究。

1. Hirota K, Lambert DG. Ketamine: its mechanism(s) of action and unusual clinical uses. *Br J Anaesth* 1996; **77:** 441–4.
2. Aroni F, *et al.* Pharmacological aspects and potential new clinical applications of ketamine: reevaluation of an old drug. *J Clin Pharmacol* 2009; **49:** 957–64.

用法 尽管盐酸氯胺酮通常经静脉或肌内给予，但是口服[1,2]和直肠[3]的用法已经成功用于儿童。也有报道和咪哒唑仑一同经鼻腔给予，用于需要麻醉的新生儿[4]。不幸的是，紧急情况下，这三种途径的镇静作用起效太慢，因此发明了氯胺酮的喷射注射器[5]，为儿童提供无创、无痛且快速的麻醉。经鼻和经皮肤的用法可用于疼痛处置（见下文），也尝试了口服、经直肠和皮下的途径[6]。

1. Tobias JD, *et al.* Oral ketamine premedication to alleviate the distress of invasive procedures in pediatric oncology patients. *Pediatrics* 1992; **90:** 537–41.
2. Gutstein HB, *et al.* Oral ketamine preanesthetic medication in children. *Anesthesiology* 1992; **76:** 28–33.
3. Lökken P, *et al.* Conscious sedation by rectal administration of midazolam or midazolam plus ketamine as alternatives to general anesthesia for dental treatment of uncooperative children. *Scand J Dent Res* 1994; **102:** 274–80.
4. Louon A, *et al.* Sedation with nasal ketamine and midazolam for cryotherapy in retinopathy of prematurity. *Br J Ophthalmol* 1993; **77:** 529–30.
5. Zsigmond EK, *et al.* A new route, jet-injection for anesthetic induction in children–ketamine dose-range finding studies. *Int J Clin Pharmacol Ther* 1996; **34:** 84–8.
6. Kronenberg RH. Ketamine as an analgesic: parenteral, oral, rectal, subcutaneous, transdermal and intranasal administration. *J Pain Palliat Care Pharmacother* 2002; **16:** 27–35.

儿童用法 氯胺酮用于儿童的全身麻醉，详见上文**用途和用法**下的剂量。

非酮症高甘氨酸血症 曾尝试将氯胺酮与士的宁合用于有非酮症高甘氨酸血症的新生儿（第2337页），而使神经功能得到改善，尽管运动发育仍不够令人满意[1]。有人认为氯胺酮可能通过阻滞*N*-甲基-D-天门冬氨酸（NMDA）受体起作用，这些受体在CNS被甘氨酸激活。

1. Tegtmeyer-Metadorf H, *et al.* Ketamine and strychnine treatment of an infant with nonketotic hyperglycinaemia. *Eur J Pediatr* 1995; **154:** 649–53.

疼痛 关于疼痛及其处置，见第4页。氯胺酮的镇痛作用可用于神经性疼痛或其他对常规镇痛药无效的疼痛（关于儿科院外患者处置中的应用，见第5页）。系统性综述[1,2]发现这种用途的证据有限，而对于术后疼痛也有其不同的价值[3～5]，但是有人认为[1]在标准镇痛药失败时，氯胺酮作为疼痛的第三线方案是合理的。皮下、肌内、静脉、硬膜外、鞘内、鼻内、经皮、经直肠以及口服等途径都尝试过[1,6]。氯胺酮也曾局部应用[7]

1. Hocking G, Cousins MJ. Ketamine in chronic pain management: an evidence-based review. *Anesth Analg* 2003; **97:** 1730–9.
2. Bell RF, *et al.* Ketamine as an adjuvant to opioids for cancer pain. Available in The Cochrane Database of Systematic Reviews; Issue 1. Chichester: John Wiley; 2003 (accessed 16/06/05).
3. Subramaniam K, *et al.* Ketamine as adjuvant analgesic to opioids: a quantitative and qualitative systematic review. *Anesth Analg* 2004; **99:** 482–95.
4. Elia N, Tramèr MR. Ketamine and postoperative pain—a quantitative systematic review of randomised trials. *Pain* 2005; **113:** 61–70.
5. Bell RF, *et al.* Perioperative ketamine for acute postoperative pain. Available in The Cochrane Database of Systematic Reviews; Issue 1. Chichester: John Wiley; 2006 (accessed 16/05/06).
6. Kronenberg RH. Ketamine as an analgesic: parenteral, oral, rectal, subcutaneous, transdermal and intranasal administration. *J Pain Palliat Care Pharmacother* 2002; **16:** 27–35.
7. Finch PM, *et al.* Reduction of allodynia in patients with complex regional pain syndrome: a double-blind placebo-controlled trial of topical ketamine. *Pain* 2009; **146:** 18–25.

癫痫持续状态 认为氯胺酮可用于难治性癫痫持续状态，见第450页。

制剂

BP 2010: Ketamine Injection;
USP 33: Ketamine Hydrochloride Injection.

专利制剂

Arg.: Cost; Inducmina†; Ketalar; Ketanest; ***Austral.:*** Ketalar; ***Austria:*** Ketanest; ***Belg.:*** Ketalar; ***Braz.:*** Ketalar; ***Canad.:*** Ketalar; ***Chile:*** Ketalar†; ***Cz.:*** Calypsol; Narkamon; ***Denm.:*** Ketalar†; ***Fin.:*** Ketalar; Ketanest; ***Ger.:*** Keta†; Ketanest; ***Gr.:*** Ketalar; ***Hong Kong:*** Ketalar; ***Hung.:*** Calypsol; ***India:*** Ketalar; Ketmin; ***Indon.:*** Anesject; Ivanes; Ketalar; KTM; ***Irl.:*** Ketalar; ***Israel:*** Ketalar; ***Malaysia:*** Ketava; ***Mex.:*** Ketalin; ***Neth.:*** Ketanest; ***Norw.:*** Ketalar; ***NZ:*** Ketalar; ***Philipp.:*** Ketaject†; Ketamax; Ketazol; Quetanex; ***Pol.:*** Calypsol; Ketanest; ***Port.:*** Ketalar; ***Rus.:*** Calypsol (Калипсол); ***S.Afr.:*** Brevinaze†; ***Spain:*** Ketolar; ***Swed.:*** Ketalar; ***Switz.:*** Ketalar; ***Thai.:*** Calypsol; Keta-Hameln†; Ketalar; ***Turk.:*** Ketalar; ***UK:*** Ketalar; ***Ukr.:*** Calypsol (Калипсол); ***USA:*** Ketalar; ***Venez.:*** Keiran.

Methohexital (*BAN*, *rINN*) 美索比妥

Méthohexital; Methohexitalum; Methohexitone; Metoheksitaali; Metohexital. (±)-5-Allyl-1-methyl-5-(1-methylpent-2-ynyl)barbituric acid; 1-Methyl-5-(1-methyl-2-pentynyl)-5-(2-propenyl)-2,4,6(1*H*,3*H*,5*H*)-pyrimidinetrione.

Метогекситал

$C_{14}H_{18}N_2O_3$ = 262.3.

CAS — 151-83-7; 18652-93-2.

ATC — N01AF01; N05CA15.

ATC Vet — QN01AF01; QN05CA15.

UNII — E5B8ND5IPE.

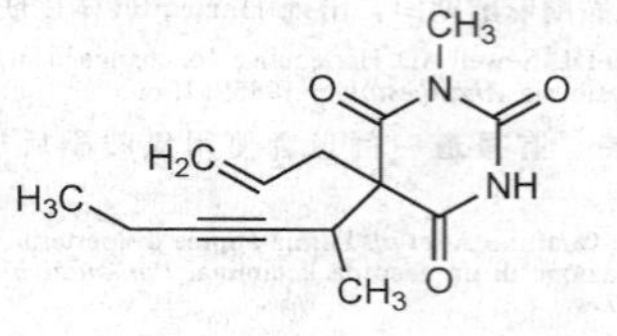

Pharmacopoeias. In *US.*

USP 33 (Methohexital) 一种白色至微黄白色结晶性粉末，无臭。熔点为92～96℃，但是自开始熔化至完全溶化的温度范围不超过3℃。极微溶于水；微溶于乙醇、氯仿和稀碱液。

Methohexital Sodium (*BANM*, *rINNM*) 美索比妥钠

Compound 25398; Enallynymalnatrium; Méthohexital Sodique; Methohexitone Sodium; Metohexital sódico; Natrii Methohexitalum.

Натрий Метогекситал

$C_{14}H_{17}N_2NaO_3$ = 284.3.

CAS — 309-36-4; 22151-68-4; 60634-69-7.

ATC — N01AF01; N05CA15.

ATC Vet — QN01AF01; QN05CA15.

UNII — 60200PNZ7Q.

Pharmacopoeias. *US* includes Methohexital Sodium for Injection.

USP 33 (Methohexital Sodium for Injection) 美索比妥钠与缓冲剂无水碳酸钠的冻干无菌混合物，由美索比妥、氢氧化钠和碳酸钠的水溶液制成。白色至近白色，基本无臭，有吸湿能力的粉末。5%水溶液的pH值为10.6～11.6。

配伍禁忌 美索比妥钠溶液和酸性物质不能配伍，后者包括一些抗菌药、抗精神病药、神经肌肉阻滞药、抗毒蕈碱药和镇痛药。常见不能配伍的药物包括：硫酸阿托品、盐酸哌替啶、碘甲筒箭毒、枸橼酸芬太尼、硫酸吗啡、乳酸喷他佐辛、硅酮、氯琥珀胆碱、氯筒箭毒碱和复方乳酸钠注射液。只有不含防腐剂的溶液可用于溶解美索比妥钠，如果稀释液含有抑菌成分，就可能发生沉淀。

稳定性 美索比妥钠注射用水溶液在室温下至少稳定6周，然而，溶解液贮藏不要超过24h，因为它们不含抑菌剂。溶于葡萄糖或氯化钠注射液后只能稳定约24h。

不良反应和注意事项

参见硫喷妥钠，第1714页。

与硫喷妥钠相比，兴奋现象更加常见，诱导也不够平顺。有癫痫病史的患者慎用美索比妥。

也可参见**全身麻醉药的不良反应和注意事项**，第1700页。

不良反应发生率 4379例患者使用美索比妥后的研究表明，其中2722例牙科患者全静脉的用量范围是20～560mg（平均151mg），治疗时间8～32min[1]。并发症包括用地西泮无法控制的坐立不安（292例）、呼吸并发症（214例）、恢复期间控制不住的哭泣（73例）、血栓性静脉炎（5例）伴随静脉疼痛（45例）、辗转反侧（22例）和过敏反应（10例）。

1. McDonald D. Methohexitone in dentistry. *Aust Dent J* 1980; **25:** 335–42.

哺乳 产妇服用美索比妥后，没有发现其母乳喂养的婴儿有不良反应。American Academy of Pediatrics因此认为它通常适用于哺乳期[1]。

9名哺乳期母亲全身麻醉后研究[2]，评估了母乳喂养的婴儿情况，从婴儿采血测得的美索比妥量低于诱导剂量的1%。研究期间，没有停止哺乳，且婴儿都没有嗜睡或镇静现象。

1. American Academy of Pediatrics. The transfer of drugs and other chemicals into human milk. *Pediatrics* 2001; **108:** 776–89. [Retired May 2010] Correction. *ibid.*; 1029. Also available at: http://aappolicy.aappublications.org/cgi/content/full/pediatrics%3b108/3/776 (accessed 26/05/04)
2. Borgatta L, *et al.* Clinical significance of methohexital, meperidine, and diazepam in breast milk. *J Clin Pharmacol* 1997; **37:** 186–92.

对神经系统的影响 有2例癫痫疾患的儿童用美索比妥诱导后惊厥发作的报道[1]。惊厥是美索比妥罕见的不良反应。使用美索比妥的48000例患者中只有3例发展成慢性惊厥[2]。

一份强直-阵挛发作的病例，可能是由于帕罗西汀和美索比妥之间的相互作用，见下文。

1. Rockoff MA, Goudsouzian NG. Seizures induced by methohexital. *Anesthesiology* 1981; **54:** 333–5.
2. Metriyakool K. Seizures induced by methohexital. *Anesthesiology* 1981; **55:** 718.

注射部位疼痛 美索比妥会引发剧痛，特别是使用手背静脉的时候。使用前臂静脉或者注射之前给予利多卡因，注射部位疼痛会减轻。

卟啉病 有卟啉病的患者，美索比妥不安全，因为动物研究提示其具有生卟啉作用。

麻醉反跳 一例6岁男孩，经直肠给予27.6mg/kg美索比妥诱导之后100min，发生麻醉反跳，伴有反射消失以及呼吸抑制[1]。

1. Kaiser H, Al-Rafai S. Wie sicher ist die rektale Narkoseeinleitung mit Methohexital in der Kinderanaesthesie? *Anaesthesist* 1985; **34:** 359–60.

药物相互作用

参见硫喷妥钠，第1714页。

抗抑郁药 一名42岁妇女，在做一个疗程的6次电休克治疗时，使用美索比妥麻醉后立刻出现全身强直-阵挛发作[1]。她在整个疗程一直接受帕罗西汀治疗，而在以前的疗程中没有同时使用帕罗西汀，故一直没有意外发生。

1. Folkerts H. Spontaneous seizure after concurrent use of methohexital anesthesia for electroconvulsive therapy and paroxetine: a case report. *J Nerv Ment Dis* 1995; **183:** 115–16.

药动学

美索比妥脂溶性比硫喷妥钠低，但是单次静脉注射的剂量足以在30s内进入大脑产生麻醉。经直肠给予美索比妥也能吸收，在5～11min产生作用。由于快速代谢和再分布到机体其他组织，从麻醉中恢复很快。美索比妥不像其他巴比妥类麻醉药那样蓄积在脂肪组织中。据报道其蛋白结合率约73%。美索比妥在肝脏通过去甲基和氧化快速代谢。消除半衰期是1.5～6h。美索比妥可以弥散通过胎盘，母乳中可以检测到。

1. Swerdlow BN, Holley FO. Intravenous anaesthetic agents: pharmacokinetic-pharmacodynamic relationships. *Clin Pharmacokinet* 1987; **12:** 79–110.
2. Le Normand Y, *et al.* Pharmacokinetics and haemodynamic effects of prolonged methohexitone infusion. *Br J Clin Pharmacol* 1988; **26:** 589–94.
3. Redke F, *et al.* Pharmacokinetics and clinical experience of 20-h infusions of methohexitone in intensive care patients with postoperative pyrexia. *Br J Anaesth* 1991; **66:** 53–9.
4. van Hoogdalem EJ, *et al.* Pharmacokinetics of rectal drug administration, part I: general considerations and clinical applications of centrally acting drugs. *Clin Pharmacokinet* 1991; **21:** 11–26.

用途和用法

美索比妥是短效巴比妥类麻醉药，作用类似硫喷妥

钠（第1715页），但是效力要强2～3倍。以钠盐形式给药，且麻醉效果与硫喷妥钠相似。麻醉诱导不如硫喷妥钠平顺，且可能有兴奋现象。作用时间短于硫喷妥钠，诱导后5～7min内恢复，尽管可能会持续昏睡一段时间。

与其他巴比妥类麻醉药一样，根据患者的状态和其他正在使用的药物的性质［见**硫喷妥钠的注意事项**（第1715页）以及**硫喷妥钠的药物相互作用**（第1715页）］，美索比妥的剂量差异很大。美索比妥钠通常以1%的溶液静脉给予。较高的浓度会显著增加不良反应的发生率。用于麻醉诱导的经典用量是50～120mg（用药范围是1～1.5mg/kg），以每5s 10mg（1%溶液，1ml）的速率给予。对于全身麻醉的维持，应当根据需要以每4～7min静脉给予美索比妥20～40mg或持续静脉输注0.2%的溶液，速率为3ml/min。

儿童的用量见下文。

儿童用法 尽管静脉给予最好只用于成人，但是在美国美索比妥钠允许肌内注射或经直肠途径用于1个月以上儿童：通常麻醉的诱导剂量是肌内注射6.6～10mg/kg，用5%的溶液或经直肠给予25mg/kg 1%的溶液。有些国家也给予儿童静脉注射美索比妥钠。

老年人用法 通常建议老年人使用巴比妥类麻醉药要减量。一项对老年患者的研究显示[1]，尽管降低了静脉注射速率以减慢诱导速度，所需要的剂量也减少。给予0.5%的美索比妥钠的速率为25mg/min，在平均83.8s进行了麻醉诱导，需要的剂量平均为560μg/kg。以100mg/min的速率给予，相应的诱导时间和平均用量分别为43.6s和1mg/kg。

1. Berthoud MC, *et al.* Comparison of infusion rates of three i.v. anaesthetic agents for induction in elderly patients. *Br J Anaesth* 1993; **70:** 423–7.

口腔科镇静 有些麻醉药用于口腔科诊疗期间的镇静（第929页）。美索比妥可用于口腔外科局麻下患者自控镇静[1]。对42例患者根据需要使用2.5mg美索比妥或5mg的丙泊酚后发现，美索比妥组术后嗜睡的程度较深。

1. Hamid SK, *et al.* Comparison of patient-controlled sedation with either methohexitone or propofol. *Br J Anaesth* 1996; **77:** 727–30.

制剂

USP 33: Methohexital Sodium for Injection.

专利制剂

Austral.: Brietal†; ***Austria:*** Brietal; ***Ger.:*** Brevimytal†; ***Neth.:*** Brietal; ***Pol.:*** Brietal†; ***Rus.:*** Brietal (Бриетал); ***USA:*** Brevital.

Methoxyflurane (*BAN, USAN, rINN*) 甲氧氟烷

Méthoxyflurane; Methoxyfluranum; Metoksifluraani; Metoxiflurán; Metoxifluirano; NSC-110432. 2,2-Dichloro-1,1-difluoro-1-methoxyethane; 2,2-Dichloro-1,1-difluoroethyl methyl ether.

Метоксифлуран

$C_3H_4Cl_2F_2O$ = 165.0.

CAS — 76-38-0.

ATC — N02BG09.

ATC Vet — QN02BG09.

UNII — 30905R807B.

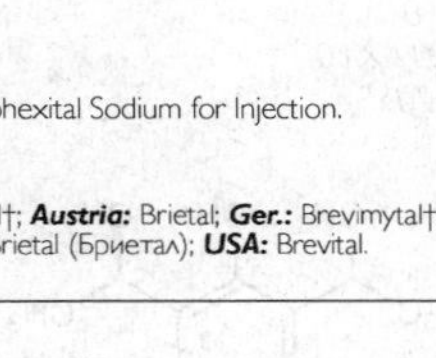

Pharmacopoeias. In *US.*

USP 33（Methoxyflurane） 透明、几乎无色、有特殊臭的低黏度液体。含有适宜的稳定剂。沸点约105℃。溶于水（1∶500）；可混溶于乙醇、丙酮、氯仿、乙醚以及不挥发油中。在不超过40℃的温度下贮藏于密闭容器中。避光。

不良反应

与其他卤化麻醉药一样，有呼吸抑制、低血压、恶性高热的报道。甲氧氟烷使心肌对拟交感神经药的敏感程度低于氟烷，心律失常罕见。

因为释放出的氟化物对远端小管的作用，甲氧氟烷以剂量相关的方式损伤肾功能，可引起多尿型或少尿型肾衰，草酸尿是显著特征。甲氧氟烷的肾毒性大于任何其他卤化麻醉药，原因为历经几天的缓慢代谢导致延长氟化物的产生，并代谢出其他可能的肾毒性物质。

偶尔也有一些肝功能障碍、黄疸和致命性肝坏死的报道。有些患者可出现头痛。也观察到心搏停止、胃肠道不良反应、精神错乱和延迟性术后嗜睡等。

见**全身麻醉药的不良反应**，第1700页。

注意事项

由于其潜在的肾毒性，甲氧氟烷的用途有限。不能用于需深度麻醉或者长于4h的外科手术的麻醉。甲氧氟烷禁用于有肾损伤的患者。麻醉期间要监测肾功能和尿量。

与其他卤化麻醉药一样，建议不要用于有肝损伤表现或以前用过卤化麻醉药后发热的患者。有神经肌肉疾病的儿童，特别是杜兴肌营养不良者，术后阶段有非常罕见的与使用卤化麻醉药相关的高钾血症病例，甚至导致心律失常和死亡。已知或怀疑易于发生恶性高热的患者，不要使用甲氧氟烷麻醉。任何有CSF压或脑血流升高的情况，应慎用。

麻醉回路的橡胶和钠石灰可以显著吸收甲氧氟烷。PVC塑料可以部分分解甲氧氟烷。

见**全身麻醉药的注意事项**，第1700页。

滥用 一名27岁的护士，患有进行性肾脏疾病、疼痛弥散和多灶性骨髓炎。原因可能是9年时间里经常处于甲氧氟烷的工作环境中[1]。另一例报道[2]，一名39岁内科医生出现肝炎，原因是失眠而重复使用亚麻醉浓度的甲氧氟烷，几乎每天1～2次吸入2ml的甲氧氟烷，持续6周。一个月差不多消耗了1瓶125ml的甲氧氟烷。

1. Klemmer PJ, Hadler NM. Subacute fluorosis: a consequence of abuse of an organofluoride anesthetic. *Ann Intern Med* 1978; **89:** 607–11.
2. Okuno T, *et al.* Hepatitis due to repeated inhalation of methoxyflurane in subanaesthetic concentrations. *Can Anaesth Soc J* 1985; **32:** 53–5.

卟啉病 有卟啉病的患者，甲氧氟烷不安全，因为动物和离体研究显示其有生卟啉作用。

药物相互作用

甲氧氟烷麻醉期间，如果要给予肾上腺素或其他拟交感神经药要加以小心。甲氧氟烷可加强竞争性神经肌肉阻滞药的作用。长期使用肝酶诱导药物可以促进甲氧氟烷的代谢，因此会增加肾毒性的危险。避免肾毒性药物和甲氧氟烷一起使用。

见**全身麻醉药的药物相互作用**，第1700页。

药动学

甲氧氟烷通过吸入吸收。血/气分配系数很高。甲氧氟烷的代谢程度高于其他吸入性麻醉药。50%～70%吸收的甲氧氟烷在肝代谢形成游离的氟化物、草酸、对氟甲氧基乙酸和二氯乙酸。甲氧氟烷极易溶解于脂肪组织中，且排泄很慢。一个剂量后的第2～4天达血浆氟化物峰值。甲氧氟烷可通过胎盘。

用途和用法

甲氧氟烷是挥发性卤化麻醉药，经吸入给予。最低肺泡有效浓度（MAC）值是0.16%（见**全身麻醉药物的用途**，第1700页），由于其蒸气压力低，甲氧氟烷全麻诱导慢。与氧气混合时推荐的浓度不易燃易爆。甲氧氟烷有很好的镇痛作用。在所使用的浓度下，不能产生适当的骨骼肌松弛。甲氧氟烷不能松弛子宫，分娩时对子宫收缩几乎没有影响。亚麻醉浓度下可用于镇痛或有疼痛的诊疗。麻醉剂量下主要用于全身麻醉的维持（第1701页），但因为它有肾毒性，建议选用更安全的麻醉药。

0.2%～0.7%（体积分数）浓度用于清醒患者的镇痛。推荐的间断自身给药的最大总剂量是甲氧氟烷液体6ml/天或15ml/周；不推荐连续使用。

制剂

专利制剂

Austral.: Penthrox; ***NZ:*** Penthrox.

Nitrous Oxide 氧化亚氮

Azote, Protoxyde d'; Azoto Protossido; Azotu(I) tlenek; Diazoto oksidas; Dikväveoxid; Dinitrogen Oxide; Dinitrogenii oxidum; Dinitrogén-oxid; Distickstoffmonoxid; Dityppioksidi; E942; Gas hilarante; Laughing Gas; Monóxido de dinitrógeno; Monóxido de nitrógeno; Nitrogen Monoxide; Nitrogen Oxide; Nitrogenii Monoxidum; Nitrogenii Oxidum; Nitrogenium Oxydulatum; Oxid dusný; Óxido nitroso; Oxyde Nitreux; Oxydum Nitrosum; Protóxido de ázoe; Protóxido de nitrógeno; Stickoxydul.

N_2O = 44.01.

CAS — 10024-97-2.

ATC — N01AX13.

ATC Vet — QN01AX13.

UNII — K50XQU1029.

$N{\equiv}N^{+}{-}O^{-}$

俗名 以下名称曾用作各种形式氧化亚氮的“俗名”（见第vii页）或俚语：

Bulb; Buzz bomb; Cartridges; Fall down; Gas; Going to the dentist; Grocery store high; Hippy crack; Hysteria; Laughing gas; Nang; Nie; Nigh; Nitro; Nitrogen; Nitrous; Noss; Pan; Shoot the breeze; Tanks; Whippet; Whippets; Wippets.

Pharmacopoeias. In *Chin., Eur.* (see p.vii), *Int., Jpn,* and *US.*

Ph. Eur. 6.8（Nitrous Oxide） 无色气体。20℃时在101kPa的压力下，1体积的氧化亚氮可以溶解于1.5体积的水中。遵照行业管理，在加压的条件下以液态方式贮存于适当的容器中。

BP 2010 指出氧化亚氮应当放在经过批准的金属瓶中，瓶身涂成蓝色，上面带有“氧化亚氮”的标签。另外，“氧化亚氮”或者其符号“N_2O”应当印在金属瓶上。

USP 33（Nitrous Oxide） 无色气体，无臭或没有味道。0℃且760mmHg的压力下，1L的质量约1.97g。20℃在760mmHg的压力下，1体积可以溶解于1.4体积的水中。易溶于乙醇；可溶于乙醚和油脂中。

易燃性 氧化亚氮可以助燃。

贮藏与供应 供给的氧化亚氮加压贮藏于金属瓶中。国家标准通常是针对手术的，这样的瓶子都有标签或标记。

装有50%氧化亚氮和50%氧气的钢瓶要避免冰冷，以防止两种气体分离。放在低于−7℃的钢瓶应当在室温下滚动，以确保相互混合，或者在不低于10℃的温度下水平位置贮存24h。

不良反应

使用氧化亚氮的主要并发症是因各种程度的缺氧所致。长时间使用会造成巨幼红细胞贫血和周围神经病变。也可能发生白细胞形成的抑制。由于氧化亚氮的弥散进入含有空气的室腔，会有增加压力和容积的危险。恶性高热的报道很罕见。

见**全身麻醉药的不良反应**，第1700页。

1. Louis-Ferdinand RT. Myelotoxic, neurotoxic and reproductive adverse effects of nitrous oxide. *Adverse Drug React Toxicol Rev* 1994; **13:** 193–206.
2. Donaldson D, Meechan JG. The hazards of chronic exposure to nitrous oxide: an update. *Br Dent J* 1995; **178:** 95–100.
3. Weimann J. Toxicity of nitrous oxide. *Best Pract Res Clin Anaesthesiol* 2003; **17:** 47–61.

对血液的影响 氧化亚氮和维生素B_{12}相互作用，阻断了作为辅酶的维生素B_{12}的甲基转移作用，导致甲硫氨酸（methionine）和四氢叶酸酯（tetrahydrofolate）的耗竭。代谢结果造成一种或两种物质的耗竭。氧化亚氮干扰DNA合成，妨碍骨髓中白细胞和红细胞的生成。经历24h麻醉浓度的氧化亚氮的患者，被发现骨髓中巨幼红细胞有变化，并损害粒细胞的生成。正常骨髓的患者，成熟粒细胞的储备正常情况下足够防止白细胞减少，直到接触氧化亚氮达到3天。接触氧化亚氮时间更长的患者，白细胞减少会继续发展，而接触氧化亚氮4天或4天以上者可能会导致粒细胞缺乏之症。一般情况下，健康的外科患者可以给予氧化亚氮达24h而没有伤害。使用氧化亚氮超过24h的时候，每天应给予两次亚叶酸，每次30mg，以保护造血系统。间断反复接触氧化亚氮少于3天，对DNA合成的影响会有积累，有报道多次反复短期接触之后有巨幼红细胞的骨髓改变[1]。长期使用氧化亚氮之后甲硫氨酸的耗竭主要与神经系统缺陷有关（见下文**对神经系统的影响**）。对大鼠研究也说明此药有胎儿毒性，见下文**注意事项**项下**妊娠**。

有缺陷风险因素的患者给予氧化亚氮麻醉前要考虑对维生素B_{12}的评估[2]。

1. Nunn JF. Clinical aspects of the interaction between nitrous oxide and vitamin B_{12}. *Br J Anaesth* 1987; **59:** 3–13.
2. MHRA/CHM. Nitrous oxide: neurological and haematological toxic effects, especially with prolonged use. *Drug Safety Update* 2008; **2** (5): 2. Available at: http://www.mhra.gov.uk/home/idcplg?IdcService=GET_FILE&dDocName=CON033503&RevisionSelectionMethod=LatestReleased (accessed 14/01/10)

对神经系统的影响 长期滥用氧化亚氮出现的神经系统疾病主要是脊髓神经病变和神经病变[1,2]。相似的影响也见于反复使用氧化亚氮后的住院患者。这些神经系统的影响被认为是由于氧化亚氮诱发的甲硫氨酸缺乏（见上文**对血液的影响**）。然而以前没有明显血液系统改变者也会发生神经系统影响，1例报道的滥用氧化亚氮的患者，其精神病患对维生素B_2治疗有反应[3]。

未诊断的亚临床维生素B_{12}（与甲硫氨酸合成有关的辅酶）缺乏的患者的神经系统表现，包括由于麻醉单

次使用氧化亚氮之后发生的亚急性脊髓退化[4,5]。据报道，1 例营养不良的患者在误用 10 天氧化亚氮自己治疗踝关节扭伤性疼痛，导致由于脊髓退行性变而致急性麻痹[6]

1. Miller MA, *et al.* Nitrous oxide "whippit" abuse presenting as clinical B12 deficiency and ataxia. *Am J Emerg Med* 2004; **22:** 124.
2. Doran M, *et al.* Toxicity after intermittent inhalation of nitrous oxide for analgesia. *BMJ* 2004; **328:** 1364–5.
3. Sethi NK, *et al.* Nitrous oxide "whippit" abuse presenting with cobalamin responsive psychosis. *J Med Toxicol* 2006; **2:** 71–4.
4. Schilling RF. Is nitrous oxide a dangerous anesthetic for vitamin B_{12}-deficient subjects? *JAMA* 1986; **255:** 1605–6.
5. Nestor PJ, Stark RJ. Vitamin B_{12} myeloneuropathy precipitated by nitrous oxide anaesthesia. *Med J Aust* 1996; **165:** 174.
6. Cartner M, *et al.* Paralysis caused by "nagging". *Med J Aust* 2007; **187:** 366–7.

恶性高热 一名 11 岁女孩在氧化亚氮复合氧气麻醉后发生恶性高热[1]，其父亲死于麻醉后恶性高热。

1. Ellis FR, *et al.* Malignant hyperpyrexia induced by nitrous oxide and treated with dexamethasone. *BMJ* 1974; **4:** 270–1.

注意事项

低氧性麻醉很危险，给予氧化亚氮的时候至少需复合 20%～30%的氧气。氧化亚氮可弥散到气体充盈的体腔内，当患者有腹胀、中耳阻塞、气胸或类似心包或腹腔等腔隙弥散的危险时，要特别注意。气脑造影术中或之后的患者也要注意。长时间使用氧化亚氮麻醉时要给氧，以防肺泡内氧浓度降低造成弥散性缺氧。见**全身麻醉药的注意事项**（第1700页）。除上述的注意事项之外，对于有意识障碍的头部外伤、颌面外伤、减压病或那些深度镇静患者，不要用氧化亚氮复合氧气的等容积混合物进行镇痛。

氧化亚氮容易被滥用。

滥用 "消遣"使用或滥用氧化亚氮已导致所谓"唠叨"，一些关于滥用氧化亚氮导致的不良反应，见上文**对神经系统的影响**。

驾驶 吸入氧化亚氮复合氧气混合物 15min 后，发现有至少 30min 的驾驶能力轻微损害[1]。

1. Moyes DG, *et al.* Driving after anaesthetics. *BMJ* 1979; **1:** 1425.

硬膜外麻醉 氧化亚氮可弥散到气体充盈的体腔，硬膜外麻醉时需向硬膜外注入气体以确定针头的位置，氧化亚氮会增加此气泡的体积[1]。这会导致局麻药的扩散不规律以至于镇痛不当。如果随后要给予氧化亚氮，应当限制注入空气的体积或使用其他麻醉技术来决定针头的位置。

1. Stevens R, *et al.* Fate of extradural air bubbles during inhalation of nitrous oxide. *Br J Anaesth* 1994; **72:** 482P–483P.

对使用者的危害 氧化亚氮用于镇痛或麻醉时，需要有效的清除系统和有效的通气以控制其污染。危险区域包括手术室、产房和牙科诊室[1~3]。职业性接触可导致严重的骨髓毒性以及神经系统伤害[1,2]。有报道接触高浓度氧化亚氮的女性牙科工作者生育能力减低[4]，这些妇女自然流产的发生率较高[5]。有人认为氧化亚氮也影响男性的生育能力[6]，一项研究发现职业性接触氧化亚氮的男性的妻子，自然流产发生呈剂量相关性增加[7]。

1. Brodsky JB, *et al.* Exposure to nitrous oxide and neurologic disease among dental professionals. *Anesth Analg* 1981; **60:** 297–301.
2. Sweeney B, *et al.* Toxicity of bone marrow in dentists exposed to nitrous oxide. *BMJ* 1985; **291:** 567–9.
3. Munley AJ, *et al.* Exposure of midwives to nitrous oxide in four hospitals. *BMJ* 1986; **293:** 1063–4. Correction. *ibid.*; 1280.
4. Rowland AS, *et al.* Reduced fertility among women employed as dental assistants exposed to high levels of nitrous oxide. *N Engl J Med* 1992; **327:** 993–7.
5. Rowland AS, *et al.* Nitrous oxide and fertility. *N Engl J Med* 1993; **328:** 284.
6. Brodsky JB. Nitrous oxide and fertility. *N Engl J Med* 1993; **328:** 284–5.
7. Cohen EN, *et al.* Occupational disease in dentistry and chronic exposure to trace anesthetic gases. *J Am Dent Assoc* 1980; **101:** 21–31.

妊娠 大鼠研究中氧化亚氮有胎儿毒性[1]。然而，回顾性综述[2]和个案报道[3]中未见氧化亚氮麻醉对人类胎儿的毒性作用，见上文**对使用者的危害**。

1. Lane GA, *et al.* Anesthetics as teratogens: nitrous oxide is fetotoxic, xenon is not. *Science* 1980; **210:** 899–901.
2. Aldridge LM, Tunstall ME. Nitrous oxide and the fetus: a review and the results of a retrospective study of 175 cases of anaesthesia for insertion of Shirodkar suture. *Br J Anaesth* 1986; **58:** 1348–56.
3. Park GR, *et al.* Normal pregnancy following nitrous oxide exposure in the first trimester. *Br J Anaesth* 1986; **58:** 576–7.

维生素 B_{12} 缺乏症 报道的与使用氧化亚氮有关的神经功能障碍的患者，有未诊断的亚临床维生素 B_{12} 缺乏症。见上文**对神经系统的影响**。

药物相互作用

氧化亚氮与吸入性麻醉药共同使用，加快后者从肺的摄取。这种现象称为第二气体作用（second gas effect）。这是由于氧化亚氮进入血液后不成比例吸收，导致增加第二气体的肺泡浓度。

使用大剂量阿片类如芬太尼复合氧化亚氮，可以导致心率和心输出量下降。

见**全身麻醉药的药物相互作用**，第1700页。

甲氨蝶呤 氧化亚氮与甲氨蝶呤联合使用可以增加一些甲氨蝶呤治疗的不良反应，见第716页。

药动学

吸入时氧化亚氮快速吸收。血/气分配系数低，大多数吸入的氧化亚氮快速以原形从肺清除，少部分通过皮肤弥散。

用途和用法

氧化亚氮是吸入给予的麻醉药，麻醉作用弱，肺泡最低有效浓度（MAC）值是 110%（见**全身麻醉药的用途**，第1700页）。有很强的镇痛作用和轻微的肌肉松弛作用。氧化亚氮必须和氧气一同给予，否则会发生缺氧。

氧化亚氮与氧气一同使用，用于全身麻醉的诱导与维持（第1701页）。然而现在主要是用于辅助其他吸入或静脉麻醉药，允许使用的浓度较低。与氧气合用，同样以亚麻醉浓度用于急救护理、产科和包括牙科等其他疼痛诊治过程的镇痛与镇静（第929页）。

为了维持麻醉，一般使用含有氧气的 50%～66%的氧化亚氮混合物。从氧化亚氮麻醉中恢复通常很快。

25%～50%（体积分数）的氧化亚氮/氧气混合气可用于镇痛，有些国家有现成的含有预先混合好的 50%氧化亚氮以及 50%（体积分数）氧气的气瓶。

儿童用法 氧化亚氮复合氧气用于儿童的全身麻醉和镇痛，剂量同成人（见上文**用途和用法**）。

酒精戒断综合征 急性酒精戒断的症状（第1551页）通常用苯二氮䓬类治疗，但是有报道氧化亚氮有相同的作用[1,2]。最近一项全面的综述[3]发现，尽管氧化亚氮对于治疗轻到中度（戒断）病例时快速有效，但由于所包括的研究样本量小，尚没有有力的证据支持其应用会优于镇静药。

1. Gillman MA, Lichtigfeld FJ. Analgesic nitrous oxide for alcohol withdrawal: a critical appraisal after 10 years' use. *Postgrad Med J* 1990; **66:** 543–6.
2. Alho H, *et al.* Long-term effects of and physiological responses to nitrous oxide gas treatment during alcohol withdrawal: a double-blind, placebo-controlled trial. *Alcohol Clin Exp Res* 2002; **26:** 1816–22.
3. Gillman MA, *et al.* Psychotropic analgesic nitrous oxide for alcoholic withdrawal states. Available in The Cochrane Database of Systematic Reviews; Issue 2. Chichester: John Wiley; 2007 (accessed 14/01/10).

疼痛 50%（体积分数）氧化亚氮与 50%（体积分数）氧气混合物可很好地缓解疼痛（见**镇痛药的选择**，第4页）却不丧失意识，适于自己给予。它已经广泛应用于牙科诊治期间的镇痛与镇静。也用于一些短小处置过程如换药[1,2]、静脉穿刺与活检[3]、分娩镇痛[4]、术后的疼痛处置[1]、术后理疗以及紧急情况下如救护车与住院情况中的急性疼痛[3,5,6]。终末期癌症的疼痛治疗时曾尝试超过 24h 持续吸入氧化亚氮与氧气[7]。然而，这种方式并不是常规[1]，另外，有人认为它会导致巨幼红细胞的骨髓改变。

1. Hull CJ. Control of pain in the perioperative period. *Br Med Bull* 1988; **44:** 341–56.
2. Gaukroger PB. Pediatric analgesia: which drug, which dose? *Drugs* 1991; **41:** 52–9.
3. Boulland P, *et al.* Mélange équimolaire oxygène-protoxyde d'azote (MEOPA): rappels théoriques et modalités pratiques d'utilisation. *Ann Fr Anesth Reanim* 2005; **24:** 1305–12.
4. Brownridge P. Treatment options for the relief of pain during childbirth. *Drugs* 1991; **41:** 69–80.
5. O'Sullivan Í, Benger J. Nitrous oxide in emergency medicine. *Emerg Med J* 2003; **20:** 214–17.
6. Faddy SC, Garlick SR. A systematic review of the safety of analgesia with 50% nitrous oxide: can lay responders use analgesic gases in the prehospital setting? *Emerg Med J* 2005; **22:** 901–8.
7. Fosburg MT, Crone RK. Nitrous oxide analgesia for refractory pain in the terminally ill. *JAMA* 1983; **250:** 511–13.

制剂

专利制剂

Cz.: Niontix; Pulmomix Forte†; **Denm.:** Niontix; **Fin.:** Niontix; **Swed.:** Niontix.

多组分制剂 **Canad.:** Alnox; Entonox; **Fr.:** Antasol; Entonox; Kalinox; Medimix†; Oxynox; **Irl.:** Entonox; **S.Afr.:** Entonox; **Switz.:** Kalinox; Medimix; **UK:** Entonox; Equanox.

Propanidid (*BAN, USAN, rINN*) 丙泮尼地

Bayer-1420; FBA-1420; Propanidide; Propanididum; TH-2180; WH-5668. Propyl 4-diethylcarbamoylmethoxy-3-methoxyphenylacetate.

Пропанидид

$C_{18}H_{27}NO_5$ = 337.4.

CAS — 1421-14-3.

ATC — N01AX04.

ATC Vet — QN01AX04.

UNII — AO82L471NS.

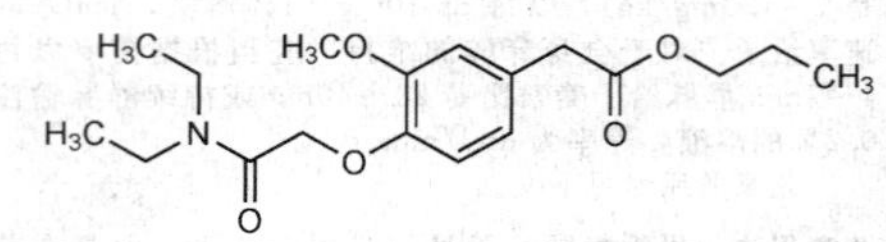

简介

丙泮尼地作为静脉麻醉药用于短期全身麻醉的快速诱导与维持。

丙泮尼地的商品化制剂提供的是溶解于聚乙氧基蓖麻油中的液体。与溶剂有关的过敏反应导致全面停止丙泮尼地的使用。

卟啉病 对于有卟啉病的患者，丙泮尼地不安全，尽管其生卟啉作用的实验室证据是矛盾的。

制剂

专利制剂

Arg.: Progray; ***Mex.:*** Panitol.

Propofol (*BAN, USAN, rINN*) 丙泊酚

Disoprofol; ICI-35868; Propofoli; Propofolis; Propofolum. 2,6-Diisopropylphenol; 2,6-Bis(1-methylethyl)phenol.

Пропофол

$C_{12}H_{18}O$ = 178.3.

CAS — 2078-54-8.

ATC — N01AX10.

ATC Vet — QN01AX10.

UNII — YI7VU623SF.

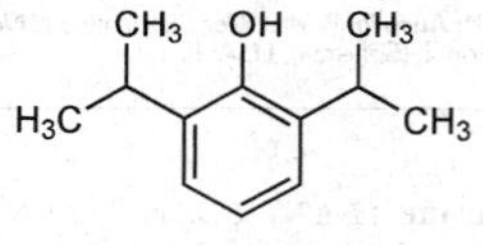

Pharmacopoeias. In *Eur.* (see p.vii) and *US.*

Ph. Eur. 6. 8（Propofol） 无色或淡黄色的澄清液体。极微溶于水；可混溶于己烷和甲醇；贮藏于惰性气体中。避光。

USP 33（Propofol） 澄清、无色至淡黄色液体。极微溶于水，极易溶于无水乙醇和甲醇。微溶于环己烷和异丙醇。在密闭容器里贮藏于惰性气体中。避光。

不良反应

早期丙泊酚研究使用的是聚二乙醇蓖麻油制剂配方，可引起过敏反应。这种制剂的新配方使用豆油和纯化的卵磷脂载体。此种制剂的不良反应包括注射部位疼痛，特别是注入小静脉的时候。在大静脉注射或者静脉给予利多卡因可减少注射部位疼痛。经常发生窒息，有报道 12%的患者发生 60s 以上的窒息。有肺水肿的个案报道。心血管不良反应包括血压下降和心动过缓。也有惊厥（有时发作延迟）和不自主运动的报道。罕见发热和胰腺炎。长时间使用后有报道发生尿液颜色改变。有过敏反应的报道。恢复期间可发生恶心、呕吐和头痛。

儿童长时间镇静而给予丙泊酚，可引起严重反应，有时可致命，见下文**不良反应发生率**。

见**全身麻醉药的不良反应**，第1700页。

不良反应发生率 1989 年 5 月，英国 CSM 发表评论，自从丙泊酚进入英国后共收到 268 例与丙泊酚有关的不良反应报告，这期间共有 200 万例患者使用了这种药物进行的麻醉[1]。这些报道包括：

- 惊厥（37 例，13 例已知是癫痫）；
- 不随意运动（16 例）；
- 角弓反张（10 例）；
- 过敏性反应（32 例）；

- 心搏停止（13 例）；
- 苏醒延迟（8 例）。

1992 年，CSM 指出与丙泊酚有关的**延迟性惊厥**的危险，对于日间手术的患者特别重要[2]。惊厥的发生例数很低（170 例），其中 31%惊厥的描述是延迟性的。

1992 年 6 月，CSM 指出丙泊酚用于重症监护的**儿童镇静**的危险[3]，在英国这种用法是禁忌的（这种禁忌不适用于上呼吸机的成人的镇静或将丙泊酚用于儿童的麻醉，见下文。手术或诊断过程中对儿童的镇静不是禁忌，但是没有批准使用，不推荐这样使用[4]）。

CSM 报告全世界有 66 例有关儿童镇静使用丙泊酚的严重不良反应的报道，有些随后导致死亡。这些儿童患有神经系统疾患、心脏病、肾病、高脂血症、肝脏肿大以及代谢性酸中毒。5 例死亡的已经向 CSM 报告。这 5 例儿童[5]的年龄是 4 周～6 岁，丙泊酚的剂量范围是 4～10.7mg/(kg·h)。他们都出现了代谢性酸中毒、缓慢性心律失常以及难以治愈的进行性心力衰竭。由其他人报道的最后一项与长时间、**大剂量**丙泊酚输注显著相关[6]。

相似的致死性不良反应的报道也见于**成人**，这些人有颅脑损伤、接受大剂量丙泊酚输注［大于 5mg/(kg·h)］的长时间镇静[7]。CSM 随后提醒不要超过所推荐的镇静剂量范围［最大为 4mg/(kg·h)］[8]。还有一份死亡病例报道，该患者患闭合性头部外伤，接受平均 4.1mg/(kg·h) 的丙泊酚输注的长时间镇静[9]。其他致死性报道包括 1 例脊髓损伤的成年患者，接受最大 2.6mg/(kg·h)［平均 1.9mg/(kg·h)］达 85h[10]，另一例多发骨折的成年患者接受 1.4～5.1mg/(kg·h) 的剂量达 88h[11]。

Australian Adverse Drug Reactions Advisory Committee[12]指出，2004 年 12 月收到报告，成年患者分别使用 30mg/h 和 100mg/h 丙泊酚输注约 24h，一名出现乳酸酸中毒，而另一名出现尖端扭转型室性心动过速。

术语**丙泊酚输注综合征**是用于描述危及生命的不良反应，其特征包括代谢性酸中毒、横纹肌溶解症、急性肾衰、肝脏肿大、高脂血症和心功能障碍[13,14]。

最近对丙泊酚安全使用的建议[15,16]重申全身麻醉的准备只能由经过培训的专业人士使用，而且应在有复苏设备的条件下行医疗应用。

1. CSM. Propofol—convulsions, anaphylaxis and delayed recovery from anaesthesia. *Current Problems 26* 1989.
2. CSM. Propofol and delayed convulsions. *Current Problems 35* 1992.
3. CSM. Serious adverse effects and fatalities in children associated with the use of propofol (Diprivan) for sedation. *Current Problems 34* 1992.
4. CSM/MCA. Clarification: propofol (Diprivan) infusion contraindication. *Current Problems* 2002; **28:** 6.
5. Parke TJ, *et al.* Metabolic acidosis and fatal myocardial failure after propofol infusion in children: five case reports. *BMJ* 1992; **305:** 613–16.
6. Bray RJ. Propofol infusion syndrome in children. *Paediatr Anaesth* 1998; **8:** 491–9.
7. Cremer OL, *et al.* Long-term propofol infusion and cardiac failure in adult head-injured patients. *Lancet* 2001; **357:** 117–18.
8. CSM/MCA. Long term, high dose propofol (Diprivan) infusion. *Current Problems* 2001; **27:** 6.
9. Ernest D, French C. Propofol infusion syndrome: report of an adult fatality. *Anaesth Intensive Care* 2003; **31:** 316–19.
10. Merz TM, *et al.* Propofol infusion syndrome—a fatal case at a low infusion rate. *Anesth Analg* 2006; **103:** 1050.
11. Eriksen J, Povey HMR. A case of suspected non-neurosurgical adult fatal propofol infusion syndrome. *Acta Anaesthesiol Scand* 2006; **50:** 117–19.
12. Adverse Drug Reactions Advisory Committee (ADRAC). Propofol: danger of prolonged and high infusion rates in ICU. *Aust Adverse Drug React Bull* 2004; **23:** 23–4. Also available at: http://www.tga.gov.au/adr/aadrb/aadr0412.htm (accessed 14/12/04)
13. Fodale V, La Monaca E. Propofol infusion syndrome: an overview of a perplexing disease. *Drug Safety* 2008; **31:** 293–303.
14. Orsini J, *et al.* Propofol infusion syndrome: case report and literature review. *Am J Health-Syst Pharm* 2009; **66:** 908–15.
15. American Society of Anesthesiologists. Statement on safe use of propofol (approved 27th October, 2004; amended 21st October, 2009). Available at: http://www.asahq.org/publicationsAndServices/standards/37.pdf (accessed 15/01/10)
16. Vargo JJ, *et al.* American Association for the Study of Liver Diseases, American College of Gasteroenterology, American Gastroenterological Association. Position statement: nonanesthesiologist administration of propofol for GI endoscopy. *Gastroenterology* 2009; **137:** 2161–7.

对心血管系统的影响 丙泊酚对心血管系统的主要影响是同时降低 20%～30%的收缩压和舒张压。使用其他静脉麻醉药经常见到的动脉血压下降之后的代偿性心动过速，用丙泊酚后则没有。丙泊酚也减低全身血管阻力、心输出量、心肌血流以及心肌氧耗。心动过缓可发生于术前使用抗毒蕈碱药的患者，有时也出现于深度麻醉下并导致心搏暂停[1]。尽管有这些心脏抑制作用，1.5～2.5mg/kg 的丙泊酚对于心血管系统健康的患者，一般不会引起不能接受的血液动力学变化。对于心脏外科手术的患者要关注其安全性[2]。

给予丙泊酚来持续镇静的 ICU 患者（特别是儿童）会有上述的缓慢性心律失常、进行性心力衰竭、以至于死亡等心脏不良反应。见上文的**不良反应发生率**。

1. Tramèr MR, *et al.* Propofol and bradycardia: causation, frequency and severity. *Br J Anaesth* 1997; **78:** 642–51.
2. Ginsberg R, Lippmann M. Haemodynamic effects of propofol. *Br J Anaesth* 1994; **72:** 370–1.

对脂质的影响 长时间输注丙泊酚可以增加血浆甘油三酯，在一例患者中这被认为是引起坏死性胰腺炎的原因[1]。

1. Metkus AP, *et al.* A firefighter with pancreatitis. *Lancet* 1996; **348:** 1702.

对心理功能的影响 有一些与使用丙泊酚有关的脱抑制性行为（disinhibited behaviour）或性趋向妄想（sexually orientated hallucinations）的无对照报道[1]，但是一项在亚麻醉剂量下的研究没能证明丙泊酚可导致兴奋或其他情绪的改变[2]。

1. Canaday BR. Amorous, disinhibited behaviour associated with propofol. *Clin Pharm* 1993; **12:** 449–51.
2. Whitehead C, *et al.* The subjective effects of low-dose propofol. *Br J Anaesth* 1994; **72** (suppl 1): 89.

对神经系统的影响 见下文的**注意事项**。

对呼吸的影响 见下文的**注意事项**。

超敏反应 与丙泊酚制剂使用的聚氧乙基蓖麻油相关的过敏反应促使人们将制剂变为使用豆油和蛋黄卵磷脂。有一组工作人员报道有一位患者在使用新配方乳剂时发生过敏性休克[1]。另有报道一例对鸡蛋和花生油过敏的儿童可能对这种制剂过敏[2]。

1. Laxenaire MC, *et al.* Anaphylactic shock due to propofol. *Lancet* 1988; **ii:** 739–40.
2. Hofer KN, *et al.* Possible anaphylaxis after propofol in a child with food allergy. *Ann Pharmacother* 2003; **37:** 398–401.

感染 1990 年 6 月～1993 年 2 月期间，美国 7 家医院有 62 例术后感染的患者是由于丙泊酚操作不当[1]。准备输注的操作不是无菌的，输注泵使用的注射器为几个患者重复使用。丙泊酚是由大豆脂肪乳剂配制的，此注射液不含抗菌防腐剂，尽管现在美国的这种配方含有抑制微生物的药物依地酸钠（见下文**用法**）。然而，任何一种配方都会有利于微生物生长。英国和美国的注册药品信息现在告诫丙泊酚制剂与使用方面无菌操作的重要性。当丙泊酚输注是按照常规无菌技术准备并给予时，微生物增殖不会有显著的临床意义[2]。

1. Bennett SN, *et al.* Postoperative infections traced to contamination of an intravenous anesthetic, propofol. *N Engl J Med* 1995; **333:** 147–54.
2. Farrington M, *et al.* Do infusions of midazolam and propofol pose an infection risk to critically ill patients? *Br J Anaesth* 1994; **72:** 415–17.

恶性高热 体外研究证实丙泊酚不会引发恶性高热[1]。有一份报道，19 例怀疑有恶性高热的患者使用丙泊酚安全[2]。

1. Denborough M, Hopkinson KC. Propofol and malignant hyperpyrexia. *Lancet* 1988; **i:** 191.
2. Harrison GG. Propofol in malignant hyperthermia. *Lancet* 1991; **337:** 503.

注射痛 药品信息建议使用利多卡因或阿芬太尼，以减少注射常规丙泊酚配方导致的疼痛（见下文**用法**），或者选择前臂和前肘窝等较大的静脉。研究指出甲氧氯普胺也有效[1]。疼痛被认为与水剂形式的丙泊酚的剂量成正比，而不是与乳剂的油脂成分成正比。有人认为利多卡因以及可能甲氧氯普胺的镇痛作用[2]是由于降低 pH 值的作用，导致更多的丙泊酚以油相的形式出现，但是一项研究显示电离子渗透疗法给予的利多卡因也减轻疼痛[3]，提示这不是唯一的机制。另一个减低疼痛的尝试是通过减少水化丙泊酚的量，这是一种含有中链和长链甘油三酯（丙泊酚乳剂）混合物的配方，被认为可促进丙泊酚分布到脂质相，在一些国家已经得到采纳。然而，成人[4]和儿童[5]的研究提示这种新配方减低疼痛的效果不如混合了利多卡因的常见长链制剂。

1. Ganta R, Fee JPH. Pain on injection of propofol: comparison of lignocaine with metoclopramide. *Br J Anaesth* 1992; **69:** 316–17.
2. Eriksson M, *et al.* Effect of lignocaine and pH on propofol-induced pain. *Br J Anaesth* 1997; **78:** 502–6.
3. Sadler PJ, *et al.* Iontophoretically applied lidocaine reduces pain on propofol injection. *Br J Anaesth* 1999; **82:** 432–4.
4. Adam S, *et al.* Propofol-induced injection pain: comparison of a modified propofol emulsion to standard propofol with premixed lidocaine. *Anesth Analg* 2004; **99:** 1076–9.
5. Nyman Y, *et al.* Propofol injection pain in children: a prospective randomized double-blind trial of a new propofol formulation versus propofol with added lidocaine. *Br J Anaesth* 2005; **95:** 222–5.

尿液颜色改变 据报道，一名 16 岁儿童在长时间输注丙泊酚期间，尿液呈墨绿色[1]。

1. Bodenham A, *et al.* Propofol infusion and green urine. *Lancet* 1987; **ii:** 740.

注意事项

已知对丙泊酚过敏的患者不要使用丙泊酚。低血容量症、癫痫或脂质代谢紊乱以及老年患者慎用丙泊酚。由于有与使用丙泊酚相关的延迟性惊厥的报道，建议对于使用丙泊酚的日间手术患者要特别关注。颅内压升高的患者使用丙泊酚时要缓慢给予，以避免随后的平均动脉压降低和顽固性脑灌注压减少。有人建议 ECT 时不要使用丙泊酚。建议使用抗毒蕈碱药的术前药，因为丙泊酚不引起迷走神经抑制。

丙泊酚可用于为重症监护中机械通气的成年患者提供持续镇静。注意患者脂质负荷的增加。如果镇静时间超过 3 天，需监测脂质浓度。年龄低于 16 岁的儿童不要采用这种丙泊酚镇静的方式（见上文的**不良反应发生率**）。剖宫产等产科手术不推荐用丙泊酚。

见**全身麻醉药的注意事项**，第1700页。

丙泊酚的无菌操作要求见下文**用法**和上文**感染**。

滥用 丙泊酚滥用[1～3]的参考文献如下。

1. Kranioti EF, *et al.* Lethal self administration of propofol (Diprivan): a case report and review of the literature. *Forensic Sci Int* 2007; **167:** 56–8.
2. Wischmeyer PE, *et al.* A survey of propofol abuse in academic anesthesia programs. *Anesth Analg* 2007; **105:** 1066–71.
3. Wilson C, *et al.* The abuse potential of propofol. *Clin Toxicol* 2010; **48:** 165–70.

CNS 作用 3 例给予丙泊酚患者的 EEG 见到癫痫活动[1]，有人认为它可能在 ECT 中有用，但是其他人[2,3]发现丙泊酚麻醉时惊厥发作的时间短于美索比妥麻醉。认为丙泊酚不要用于 ECT[4]，这也是英国注册药品信息中的建议。

有些人认为丙泊酚诱导时的异常运动与大脑皮质的惊厥活动没有关系[5,6]。这种情况多发生于使用低剂量丙泊酚时[6]，儿童诱导剂量从 3mg/kg 增加到 5mg/kg，这种现象就会消失。

1. Hodkinson BP, *et al.* Propofol and the electroencephalogram. *Lancet* 1987; **ii:** 1518.
2. Simpson KH, *et al.* Seizure duration after methohexitone or propofol for induction of anaesthesia for electroconvulsive therapy (ECT). *Br J Anaesth* 1987; **59:** 1323P–1324P.
3. Rampton AJ, *et al.* Propofol and electroconvulsive therapy. *Lancet* 1988; **i:** 296–7.
4. Anonymous. Addendum: propofol better avoided with ECT at present. *Drug Ther Bull* 1990; **28:** 72.
5. Borgeat A, *et al.* Spontaneous excitatory movements during recovery from propofol anaesthesia in an infant: EEG evaluation. *Br J Anaesth* 1993; **70:** 459–61.
6. Borgeat A, *et al.* Propofol and epilepsy: time to clarify. *Anesth Analg* 1994; **78:** 198–9.

对呼吸的损害 厂家已经声明[1]有些患者使用丙泊酚作为区域阻滞麻醉的镇静时，会出现心动过缓或低氧血症，或二者同时存在。用于内窥镜检查的镇静时也发现氧饱和度减低[2]。英国注册药品信息因此建议应当监测氧饱和度，而且随时可以给氧。

1. Arnold BDC. Sedation with propofol during regional anaesthesia. *Br J Anaesth* 1993; **70:** 112.
2. Patterson KW, *et al.* Propofol sedation for outpatient upper gastrointestinal endoscopy: comparison with midazolam. *Br J Anaesth* 1991; **67:** 108–11.

药物相互作用

与 CNS 抑制剂包括术前药合用时，丙泊酚的镇静作用、麻醉作用以及心脏呼吸抑制作用会加强。建议在给予阿片类药物之后给予丙泊酚，以便根据反应小心地调整丙泊酚的给药剂量。如果使用氧化亚氮或者卤化麻醉药，应当减少丙泊酚的用量。尽管丙泊酚对神经肌肉阻滞药的作用没有影响，但是使用丙泊酚复合阿曲库铵或者氯琥珀胆碱的时候会发生心动过缓和心跳骤停（见**不良反应**项下以及上文丙泊酚本身对心血管系统的影响）。

见**全身麻醉药的药物相互作用**，第1700页。

苯二氮䓬类 有报道丙泊酚和咪哒唑仑有协同作用[1～3]。

1. Short TG, Chui PT. Propofol and midazolam act synergistically in combination. *Br J Anaesth* 1991; **67:** 539–45.
2. McClune S, *et al.* Synergistic interaction between midazolam and propofol. *Br J Anaesth* 1992; **69:** 240–5.
3. Teh J, *et al.* Pharmacokinetic interactions between midazolam and propofol: an infusion study. *Br J Anaesth* 1994; **72:** 62–5.

可乐定 有报道[1]术前药使用可乐定可减少术中丙泊酚的需求量。

1. Guglielminotti J, *et al.* Effects of premedication on dose requirements for propofol: comparison of clonidine and hydroxyzine. *Br J Anaesth* 1998; **80:** 733–6.

胃肠药 使用甲氧氯普胺的患者，诱导时丙泊酚的需求量减少[1]。

1. Page VJ, Chhipa JH. Metoclopramide reduces the induction dose of propofol. *Acta Anaesthesiol Scand* 1997; **41:** 256–9.

全身麻醉药 有报道使用氟烷或异氟烷会增加丙泊酚

的血药浓度[1]。丙泊酚和依托咪酯之间有协同作用[2]。

1. Grundmann U, *et al.* Propofol and volatile anaesthetics. *Br J Anaesth* 1994; **72** (suppl 1): 88.
2. Drummond GB, Cairns DT. Do propofol and etomidate interact kinetically during induction of anaesthesia? *Br J Anaesth* 1994; **73:** 272P.

局部麻醉药 使用布比卡因[1]或利多卡因[1,2]之后，用于提供适当催眠[1]或镇静[2]的丙泊酚剂量减少。然而，利多卡因经常混合于丙泊酚乳剂中以减少注射部位疼痛，见下文的**用法**。

1. Ben-Shlomo I, *et al.* Hypnotic effect of iv propofol is enhanced by im administration of either lignocaine or bupivacaine. *Br J Anaesth* 1997; **78:** 375–7.
2. Mallick A, *et al.* Local anaesthesia to the airway reduces sedation requirements in patients undergoing artificial ventilation. *Br J Anaesth* 1996; **77:** 731–4.

阿片类药物 一项研究表明，与单纯使用氧化亚氮维持的患者相比，先期使用芬太尼的患者，其丙泊酚血药浓度较高[1]。然而，其他人没能确定这种相互作用[2]。

1. Cockshott ID, *et al.* Pharmacokinetics of propofol in female patients. *Br J Anaesth* 1987; **59:** 1103–10.
2. Dixon J, *et al.* Study of the possible interaction between fentanyl and propofol using a computer-controlled infusion of propofol. *Br J Anaesth* 1990; **64:** 142–7.

药动学

丙泊酚的药动学可用三室模型来描述。单次推注之后，有两个分布相。第一相的半衰期是 2～4min。随后是缓慢的、30～60min 半衰期的慢分布相。第二相发生明显的丙泊酚代谢。单次静脉推注或者持续输注后，麻醉作用的终止是由于从大脑到其他组织的大规模再分布以及代谢清除的作用。丙泊酚与血浆蛋白结合率为 95%。进行大规模肝脏代谢成为结合体，经尿排出。其消除半衰期是 3～12h，长时间使用，其半衰期延长。丙泊酚的药动学与性别、慢性肝硬化或慢性肾损伤无关。丙泊酚可通过胎盘屏障，并可分布进入乳汁。

1. Saint-Maurice C, *et al.* Pharmacokinetics of propofol in young children after a single dose. *Br J Anaesth* 1989; **63:** 667–70.
2. Kanto J, Gepts E. Pharmacokinetic implications for the clinical use of propofol. *Clin Pharmacokinet* 1989; **17:** 308–26.
3. Gin T, *et al.* Pharmacokinetics of propofol in women undergoing elective caesarean section. *Br J Anaesth* 1990; **64:** 148–53.
4. Servin F, *et al.* Pharmacokinetics of propofol infusions in patients with cirrhosis. *Br J Anaesth* 1990; **65:** 177–83.
5. Jones RDM, *et al.* Pharmacokinetics of propofol in children. *Br J Anaesth* 1990; **65:** 661–7.
6. Morgan DJ, *et al.* Pharmacokinetics of propofol when given by intravenous infusion. *Br J Clin Pharmacol* 1990; **30:** 144–8.
7. Gin T, *et al.* Disposition of propofol at caesarean section and in the postpartum period. *Br J Anaesth* 1991; **67:** 49–53.
8. Bailie GR, *et al.* Pharmacokinetics of propofol during and after long term continuous infusion for maintenance of sedation in ICU patients. *Br J Anaesth* 1992; **68:** 486–91.
9. Altmayer P, *et al.* Propofol binding in human blood. *Br J Anaesth* 1994; **72** (suppl 1): 86.
10. Oei-Lim VLB, *et al.* Pharmacokinetics of propofol during conscious sedation using target-controlled infusion in anxious patients undergoing dental treatment. *Br J Anaesth* 1998; **80:** 324–31.
11. Dawidowicz AL, *et al.* Free and bound propofol concentrations in human cerebrospinal fluid. *Br J Clin Pharmacol* 2003; **56:** 545–50.
12. Hiraoka H, *et al.* Kidneys contribute to the extrahepatic clearance of propofol in humans, but not lungs and brain. *Br J Clin Pharmacol* 2005; **60:** 176–82.
13. Nitsun M, *et al.* Pharmacokinetics of midazolam, propofol, and fentanyl transfer to human breast milk. *Clin Pharmacol Ther* 2006; **79:** 549–57.
14. Peeters MYM, *et al.* Disease severity is a major determinant for the pharmacodynamics of propofol in critically ill patients. *Clin Pharmacol Ther* 2008; **83:** 443–51.
15. Han T-H, *et al.* Propofol clearance and volume of distribution are increased in patients with major burns. *J Clin Pharmacol* 2009; **49:** 768–72.

用途和用法

丙泊酚是用于全身麻醉静脉诱导与维持的短效麻醉药（第1701页）。也用于诊治过程中成人的镇静（第929页）、局部或区域阻滞麻醉下手术中的镇静以及重症监护中行机械通气的成年患者的镇静。用于麻醉时，诱导与恢复都迅速。丙泊酚没有镇痛作用，需要辅助镇痛药。

使用的丙泊酚是 1% 或 2% 的乳剂。1% 的乳剂可以静脉注射或输注，而 2% 的乳剂只能输注。输注与注射前的准备应使用无菌操作，见下文的**用法**。

进行**麻醉诱导**时丙泊酚注射或输注的速度为 40mg/10s，老年患者、神经外科患者以及特别虚弱的患者，输注速率为 20mg/10s。多数 55 岁以下的成年人使用的麻醉剂量可以达到 1.5～2.5mg/kg；高危患者通常需要的剂量为 1～1.5mg/kg。

用于维持的时候，丙泊酚以 4～12mg/(kg・h) 的速率输注［或 3～6mg/(kg・h) 用于老年人以及体弱患者］，或者可以间断推注 20～50mg，避免为高危患者使用快速推注。

儿童剂量，见下文。

一种新型递药系统也可以用于成人的麻醉诱导与维持。这种双靶控输注系统（diprifusor target-controlled infusion system）允许以特殊的血药靶浓度控制麻醉诱导的速度和麻醉深度。对于 55 岁以下的患者，最初的诱导靶浓度范围是 4～8μg/ml；老年或体弱患者应当用较低的初始靶浓度，此后，应以 0.5～1μg/ml 的程度每隔 1min 逐渐增加，渐渐达到麻醉诱导的深度。麻醉维持的靶控浓度是 3～6μg/ml。

对于成年患者在诊断与手术过程中的**镇静**，最初 3～5min，输注 6～9mg/(kg・h)；或者按 0.5～1mg/kg 的剂量在 1～5min 期间缓慢注射。用于维持镇静的输注速率是 1.5～4.5mg/(kg・h)。高危患者通常需要减少 20% 的维持量。

对于行机械通气的成年患者的镇静，可以按 0.3～4mg/(kg・h) 的速率静脉输注丙泊酚。如果镇静时间超过 3 天，需要监测脂质浓度。

1. Langley MS, Heel RC. Propofol: a review of its pharmacodynamic and pharmacokinetic properties and use as an intravenous anaesthetic. *Drugs* 1988; **35:** 334–72.
2. Larijani GE, *et al.* Clinical pharmacology of propofol: an intravenous anesthetic agent. *DICP Ann Pharmacother* 1989; **23:** 743–9.
3. Bryson HM, *et al.* Propofol: an update of its use in anaesthesia and conscious sedation. *Drugs* 1995; **50:** 513–59.
4. Fulton B, Sorkin EM. Propofol: an overview of its pharmacology and a review of its clinical efficacy in intensive care sedation. *Drugs* 1995; **50:** 636–57.
5. Singh H, *et al.* Propofol for sedation during colonoscopy. Available in The Cochrane Database of Systematic Reviews; Issue 4. Chichester: John Wiley; 2008 (accessed 15/01/10).

用法 注射用丙泊酚是水包油型的乳剂。在打开并吸取丙泊酚的时候要保证严格的无菌技术，如在某些国家，肠道外产品不含有抗微生物的防腐剂，而这种介质可导致微生物的快速生长。配方中也要用无菌技术，因为微生物仍然有可能生长，如英国和美国就应用含有抗菌药依地酸钠的配方。含有 1% 丙泊酚的乳剂在使用之前可以用 5% 葡萄糖稀释，但是稀释的浓度不要低于 2mg/ml。2% 丙泊酚的乳剂不要稀释。使用 5μm 针孔的针头从安瓿中抽取丙泊酚乳剂，不会造成药剂显著丢失[1]。当稀释的乳剂吸着到聚氯乙烯（PVC）静脉导管时，可使丙泊酚浓度减低[1]。亦可通过 Y 型接头推入 1% 或 2% 的丙泊酚到快速输注的静脉液中，这个时候，5% 葡萄糖、0.9% 氯化钠以及葡萄糖与氯化钠复合的静脉液体都是相容的。

由于丙泊酚注射很痛，在使用前可以混入阿芬太尼或利多卡因。英国注册药品信息建议在使用之前，按照 1∶20 的比例在 1% 丙泊酚中混合 0.5%～1% 的利多卡因（不含防腐剂），类似的方法可混合阿芬太尼，阿芬太尼与 1% 丙泊酚的比例为 1∶20 或 1∶50。该建议反对给 2% 丙泊酚混合任何其他药物。

1. Bailey LC, *et al.* Effect of syringe filter and I.V. administration set on delivery of propofol emulsion. *Am J Hosp Pharm* 1991; **48:** 2627–30.

儿童用法 在英国，1 个月或 1 个月以上的儿童可以用丙泊酚进行麻醉诱导和维持。应当按体重和年龄调节剂量，要缓慢调整直到产生麻醉作用。多数 8 岁以上的儿童需要 2.5mg/kg 的诱导剂量；年龄较小的儿童需要更高的剂量，范围是 2.5～4mg/kg。按照 9～15mg/(kg・h) 的剂量静脉输注或者间断单次推注的方法适合于麻醉维持。2% 的丙泊酚乳剂只适于 3 岁以上的儿童。在美国，3 岁和 3 岁以上的儿童可以用丙泊酚进行麻醉诱导，而 2 个月以及 2 个月以上的患儿也可以用丙泊酚维持麻醉。剂量与英国的用法类似。

丙泊酚禁忌用于 16 岁及 16 岁以下儿童的镇静。

恶心和呕吐 一般认为丙泊酚引起术后的恶心和呕吐少于其他麻醉药[1,2]。但有一项综述[3]认为，使用丙泊酚时恶心和呕吐的减低是短暂的，而临床有意义的只是与诊治过程的麻醉维持相关的恶心和呕吐的风险。

也有报道指出[4～8]，以亚睡眠剂量使用时，丙泊酚有某种程度的止吐作用，然而，一份关于镇静剂量与非镇静（亚催眠）剂量对抗阿扑吗啡诱发呕吐的作用的研究[9]提示，任何止吐作用都可能是由于其镇静作用。

1. McCollum JSC, *et al.* The antiemetic action of propofol. *Anaesthesia* 1988; **43:** 239–40.
2. Woodward WM, *et al.* Comparison of post-operative nausea and vomiting after thiopentone/isoflurane or propofol infusion for 'bat-ear' correction in children. *Br J Anaesth* 1994; **72** (suppl 1): 92.
3. Tramèr M, *et al.* Propofol anaesthesia and postoperative nausea and vomiting: quantitative systematic review of randomized controlled studies. *Br J Anaesth* 1997; **78:** 247–55.
4. Borgeat A, *et al.* Adjuvant propofol for refractory cisplatin-associated nausea and vomiting. *Lancet* 1992; **340:** 679–80.
5. Törn K, *et al.* Effects of sub-hypnotic doses of propofol on the side effects of intrathecal morphine. *Br J Anaesth* 1994; **73:** 411–12.
6. Borgeat A, *et al.* Adjuvant propofol enables better control of nausea and emesis secondary to chemotherapy for breast cancer. *Can J Anaesth* 1994; **41:** 1117–19.
7. Ewalenko P, *et al.* Antiemetic effect of subhypnotic doses of propofol after thyroidectomy. *Br J Anaesth* 1996; **77:** 463–7.
8. Gan TJ, *et al.* Determination of plasma concentrations of propofol associated with 50% reduction in postoperative nausea. *Anesthesiology* 1997; **87:** 779–84.
9. Thörn S-E, *et al.* Propofol effects upon apomorphine induced vomiting. *Br J Anaesth* 1994; **72** (suppl 1): 90.

瘙痒 丙泊酚是众多尝试控制瘙痒的药物之一（第1509页）。亚睡眠剂量的丙泊酚表现出有抗瘙痒的作用。在治疗及预防与硬膜外和鞘内注射吗啡有关的皮肤瘙痒方面，有相互矛盾的结果[1～4]，尽管表现出可以解除与胆汁淤积有关的瘙痒[5]。有研究提示丙泊酚可以通过抑制脊柱的瘙痒信息的传递而起作用。

1. Borgeat A, *et al.* Subhypnotic doses of propofol relieve pruritus induced by epidural and intrathecal morphine. *Anesthesiology* 1992; **76:** 510–12.
2. Törn K, *et al.* Effects of sub-hypnotic doses of propofol on the side effects of intrathecal morphine. *Br J Anaesth* 1994; **73:** 411–12.
3. Warwick JP, *et al.* The effect of subhypnotic doses of propofol on the incidence of pruritus after intrathecal morphine for caesarean section. *Anaesthesia* 1997; **52:** 270–5.
4. Beilin Y, *et al.* Subhypnotic doses of propofol do not relieve pruritus induced by intrathecal morphine after cesarean section. *Anesth Analg* 1998; **86:** 310–3.
5. Borgeat A, *et al.* Subhypnotic doses of propofol relieve pruritus associated with liver disease. *Gastroenterology* 1993; **104:** 244–7.

癫痫持续状态 全身麻醉可以用于控制难治性强直-阵挛持续状态癫痫（第450页）。通常使用短效的巴比妥类如硫喷妥钠。也使用丙泊酚[1～4]，尽管对其有效性缺乏很好的控制性研究，另外，麻醉中使用丙泊酚时，可引起癫痫发作（见上文**注意事项**项下 **CNS 作用**），应慎用于癫痫患者。要牢记治疗对呼吸和大脑抑制的危险、长时间使用时脂质过量以及丙泊酚输注综合征。它可以诱发不自主运动，因此要加以小心，以区分是否是癫痫。除此以外，丙泊酚起效快，在持续输注时即保持其作用，停药时迅速恢复。一个通过 EEG 监测而提出的麻醉管理方案[2]是开始用静脉单次推注 1～2mg/kg 丙泊酚诱导，然后以 2～10mg/(kg・h) 输注。剂量应当逐渐减低，在癫痫发作停止后 12h 逐渐停止输注。老年人用小剂量。一份对有难治性持续癫痫状态患者进行丙泊酚与大剂量巴比妥比较的研究[5]指出，丙泊酚突然停止输注时，癫痫复发的概率比较高，而输注逐渐停止的则没有。

1. Brown LA, Levin GM. Role of propofol in refractory status epilepticus. *Ann Pharmacother* 1998; **32:** 1053–9.
2. Lowenstein DH, Alldredge BK. Status epilepticus. *N Engl J Med* 1998; **338:** 970–6.
3. Marik PE, Varon J. The management of status epilepticus. *Chest* 2004; **126:** 582–91.
4. van Gestel JPJ, *et al.* Propofol and thiopental for refractory status epilepticus in children. *Neurology* 2005; **65:** 591–2.
5. Stecker MM, *et al.* Treatment of refractory status epilepticus with propofol: clinical and pharmacokinetic findings. *Epilepsia* 1998; **39:** 18–26.

破伤风 丙泊酚镇静可用于治疗破伤风（第1811页）以控制痉挛和强直。

制剂

BP 2010: Propofol Injection;
USP 33: Propofol Injectable Emulsion.

专利制剂

Arg.: Diprivan; Fresofol; Gobbifol; Oleo-Lax; ***Austral.:*** Diprivan; Fresofol; Recofol†; ***Austria:*** Diprivan; ***Belg.:*** Diprivan; Propolipid; ***Braz.:*** Bioprofol†; Diprivan; Porpovan†; Profolen; Propoabbott; Propovan; Provive†; ***Canad.:*** Diprivan; ***Chile:*** Anefol; Diprivan; ***Cz.:*** Diprivan; Recofol†; ***Denm.:*** Diprivan; Propolipid; ***Fin.:*** Diprivan†; Propolipid; Recofol; ***Fr.:*** Diprivan; ***Ger.:*** Disoprivan; Recofol†; ***Gr.:*** Diprivan; Propogen; Recofol; ***Hong Kong:*** Diprivan; ***Hung.:*** Diprivan; Recofol†; ***India:*** Diprivan; ***Indon.:*** Diprivan; Fresofol; Recofol; Safol; Trivam; ***Irl.:*** Diprivan; Propoven; ***Israel:*** Diprivan; Diprofol; Recofol†; ***Ital.:*** Diprivan; ***Malaysia:*** Diprivan; Fresofol†; ***Mex.:*** Cryotol; Diprivan; Fresofol; Indufol; Propocam†; Provive; Recofol; ***Neth.:*** Diprivan; Recofol; ***Norw.:*** Diprivan; Propolipid; Recofol†; ***NZ:*** Diprivan; Fresofol; ***Philipp.:*** Diprifol; Diprivan; Fresofol; IV-Pro; Lipuro; ***Pol.:*** Abbofol; Diprivan; Plofed; ***Port.:*** Diprivan; Provive; ***Rus.:*** Diprivan (Диприван); Recofol (Рекофол); ***S.Afr.:*** Diprivan; Recofol; ***Singapore:*** Diprivan†; Recofol; ***Spain:*** Diprivan; Ivofol†; Recofol; ***Swed.:*** Diprivan; Propolipid; Recofol†; ***Switz.:*** Disoprivan; Recofol†; ***Thai.:*** Anepol; Anesvan; Fresofol; Pofol; Profol; Recofol; ***Turk.:*** Diprivan; Pofol; Recofol†; ***UK:*** Diprivan; Propoven; ***Ukr.:*** Diprofol (Дипрофол); ***USA:*** Diprivan; Propoven; ***Venez.:*** Anespro; Diprivan; Profol.

Sevoflurane (*BAN*, *USAN*, *rINN*) 七氟烷

BAX-3084; MR-654; Sevofluraani; Sevofluran; Sévoflurane; Sevoflurano; Sevofluranum. Fluoromethyl 2,2,2-trifluoro-1-(trifluoromethyl)ethyl ether; 1,1,1,3,3,3-Hexafluoro-2-(fluoromethoxy)-propane.

Севофлуран

$C_4H_3F_7O$ = 200.1.

CAS — 28523-86-6.

ATC — N01AB08.

ATC Vet — QN01AB08.
UNII — 38LVP0K73A.

Pharmacopoeias. In *Eur.* (see p.vii) and *US.*

Ph. Eur. 6.8（Sevoflurane） 清亮、无色、挥发性无刺激性液体。微溶于水；混溶于酒精。贮藏于密闭、不锈钢容器中。避光。

USP 33（Sevoflurane） 清亮、无色、挥发性、无刺激性液体。微溶于水；混溶于酒精、氯仿和乙醚。在20～25℃温度下贮藏于密闭容器中，温度允许范围是15～30℃。避光。

不良反应

与其他卤化麻醉药一样，七氟烷可引起心脏呼吸抑制、低血压和恶性高热。然而，七氟烷对心率的作用只见于较高浓度的时候，与其他卤化麻醉药相比，它对心律的影响极小。七氟烷促进对心肌对拟交感神经药的敏感程度弱于氟烷和恩氟烷。七氟烷的其他影响包括兴奋（特别是用于儿童的时候）、喉痉挛、咳嗽以及唾液较多。也发生过急性肾衰。术后有寒战、恶心和呕吐的报道。

见**全身麻醉药的不良反应**，第1700页。

对心血管系统的影响 七氟烷对心血管的影响与异氟烷类似（第1706页），但不产生冠脉窃血。七氟烷产生的心动过速少于异氟烷，提示其更适用于可能有心肌缺血的患者。

对肾脏的影响 关于七氟烷肾毒性的研究[1]没有发现肾功能损伤的证据，尽管有些患者在七氟烷麻醉之后血浆氟离子浓度高于 50nmol/ml（一般认为是肾毒性的水平）[2]，而临床经验倾向于支持这一点[3]。七氟烷没有肾毒性可能是由于肾内合成的氟离子浓度低[4]，相比之下，甲氧氟烷在肾脏的脱氟作用要强得多，这就是其众所周知的肾毒性作用。

通过二氧化碳吸收剂（见下文的**注意事项**）的七氟烷分解形成的成分 A，在大鼠身上有肾毒性[1]。然而，对行七氟烷麻醉的人体研究没有检测到术后有肾损伤，即使在麻醉回路中检测到了成分 A。

1. Malan TP. Sevoflurane and renal function. *Anesth Analg* 1995; **81:** S39–S45.
2. Kobayashi Y, *et al.* Serum and urinary inorganic fluoride concentrations after prolonged inhalation of sevoflurane in humans. *Anesth Analg* 1992; **74:** 753–7.
3. Gentz BA, Malan TP. Renal toxicity with sevoflurane: a storm in a teacup? *Drugs* 2001; **61:** 2155–62.
4. Kharasch ED, *et al.* Human kidney methoxyflurane and sevoflurane metabolism: intrarenal fluoride production as a possible mechanism of methoxyflurane nephrotoxicity. *Anesthesiology* 1995; **82:** 689–99.

对肝脏的影响 动物研究有肝毒性的迹象，但是人体研究发现七氟烷麻醉后肝细胞功能障碍的迹象并不比异氟烷麻醉后显著[1]。英国注册药品信息指出，有肝衰竭和肝坏死的售后报道。还有，七氟烷的代谢不同于其他卤化麻醉药，没有形成与肝脏毒性有关的代谢产物（见下文的**药动学**）。

1. Darling JR, *et al.* Comparison of the effects of sevoflurane with those of isoflurane on hepatic glutathione-S-transferase concentrations after body surface surgery. *Br J Anaesth* 1994; **73:** 268P.

对神经系统的影响 据报道，1 例小儿在七氟烷麻醉诱导期间出现四肢阵挛性和强直性癫痫样运动[1]。这或许与 CNS 惊厥活动有关，或者是由于肢体末端的肌阵挛。

1. Adachi M, *et al.* Seizure-like movements during induction of anaesthesia with sevoflurane. *Br J Anaesth* 1992; **68:** 214–15.

注意事项

与使用其他卤化麻醉药一样，已知或怀疑对恶性高热敏感的患者不要用七氟烷麻醉。

不要用于有与使用卤化麻醉有关的中到重度肝损害史的患者，谨慎用于存在肝部疾患的患者。七氟烷可减少妊娠期的子宫肌肉张力，因而在产科需谨慎使用，因为可能增加子宫出血的风险。尽管在正常人中，七氟烷对颅内压的影响很小，但其在颅内压升高者中的安全性还未确定，因此七氟烷应小心地与降颅压技术一同使用。用七氟烷的患者苏醒和恢复特别快，因此需早期行术后镇痛。有神经肌肉疾病的儿童，特别是杜兴肌营养不良者，术后阶段有罕见的与使用卤化麻醉药相关的高钾血症的病例，甚至可导致心律失常和死亡。

见**全身麻醉药的注意事项**，第1700页。

二氧化碳吸收剂 通过二氧化碳吸收剂（如钠石灰）造成七氟烷的分解导致形成壬氟烷 A（PIFE；化合物 A）以及痕量的化合物 B（PMFE；化合物 B）。化合物 A 在大鼠实验中已经证明有肾毒性（见上文**对肾脏的影响**）。即使短暂的暴露时间，如麻醉诱导所需要的时间，使用潮湿的钠石灰对于减少七氟烷降解都是很重要的，钠石灰中氢氧化钾的成分高会使这个变化更加严重[1]。

注册药品信息指出，如果使用氢氧化钡石灰而不是钠石灰作为二氧化碳吸收剂，成分 A 的量会增加。

用七氟烷时使用干燥二氧化碳吸收剂也与罕见的极热和麻醉装置冒烟或着火等情况有关[2]。

1. Funk W, *et al.* Dry soda lime markedly degrades sevoflurane during simulated inhalation induction. *Br J Anaesth* 1999; **82:** 193–8.
2. Abbott Laboratories, Canada. Important safety information regarding the use of Sevorane AF (sevoflurane) in conjunction with anesthesia machines. Available at: http://www.hc-sc.gc.ca/dhp-mps/alt_formats/hpfb-dgpsa/pdf/medeff/sevorane_hpc-cps-eng.pdf (accessed 08/08/08)

药物相互作用

七氟烷麻醉期间，如果使用肾上腺素或其他拟交感神经药需要小心。七氟烷加强竞争性神经肌肉阻滞药如阿曲库铵的作用（第1814页）。七氟烷的代谢物以及因此的毒性可以被诱导细胞色素 P450 同工酶 CYP2E1 的药物或药物成分等所加强，包括异烟肼和乙醇。

见**全身麻醉药的药物相互作用**，第1700页。

1. Dale O. Drug interactions in anaesthesia: focus on desflurane and sevoflurane. *Baillieres Clin Anaesthesiol* 1995; **9:** 105–17.

药动学

七氟烷经吸入吸收。血/气分配系数低。5%吸收的七氟烷经肝细胞色素 P450 同工酶 CYP2E1 代谢，去氟后成为其主要代谢物六氟异丙醇（hexafluoroisopropanol，HFIP）、无机氟化物和二氧化碳。HFIP 快速与葡糖醛酸结合，经尿排出。七氟烷可以通过胎盘。

1. Behne M, *et al.* Clinical pharmacokinetics of sevoflurane. *Clin Pharmacokinet* 1999; **36:** 13–26.

用途和用法

七氟烷是经吸入给予的挥发性卤化麻醉药。其最低肺泡有效浓度（MAC）值（见**全身麻醉药的用途**，第1700页）从老年人的 1.4%到新生儿的 3.3%。用于全身麻醉的诱导与维持（第1701页）。不燃烧。七氟烷没有刺激性气味，因此不会引起呼吸道刺激。有肌肉松弛的作用，可以满足没有神经肌肉阻滞药的手术。但它没有镇痛作用。

用有刻度的挥发罐给予七氟烷。吸入七氟烷之前应给予短效巴比妥类或其他静脉诱导药物。诱导时，有术前药的患者给予的七氟烷浓度可以达 5%（体积分数）复合氧气或者氧气加氧化亚氮的混合气体。用于儿童时，使用的浓度可以达 7%（体积分数）。未予术前药患者的诱导，使用的浓度可以达到 8%（体积分数）。七氟烷麻醉诱导快（手术麻醉低于 2min）而平顺，因为它没有刺激性气味。复合或不复合氧化亚氮的时候，麻醉维持的浓度可以达 0.5%～3%。

1. Patel SS, Goa KL. Sevoflurane: a review of its pharmacodynamic and pharmacokinetic properties and its clinical use in general anaesthesia. *Drugs* 1996; **51:** 658–700.
2. Smith I, *et al.* Sevoflurane—a long-awaited volatile anaesthetic. *Br J Anaesth* 1996; **76:** 435–45.
3. Grounds RM, Newman PJ. Sevoflurane. *Br J Hosp Med* 1997; **57:** 43–6.
4. Goa KL, *et al.* Sevoflurane in paediatric anaesthesia: a review. *Paediatr Drugs* 1999; **1:** 127–53.
5. Ghatge S, *et al.* Sevoflurane: an ideal agent for adult day-case anesthesia? *Acta Anaesthesiol Scand* 2003; **47:** 917–31.
6. Sakai EM, *et al.* Inhalation anesthesiology and volatile liquid anesthetics: focus on isoflurane, desflurane, and sevoflurane. *Pharmacotherapy* 2005; **25:** 1773–88.

儿童用法 七氟烷用于儿童的全身麻醉诱导与维持。详细用量见上文**用途和用法**。

制剂

专利制剂

Arg.: Eraldin; Sevorane; ***Austral.:*** Sevorane†; ***Austria:*** Sevorane; ***Belg.:*** Sevorane†; ***Braz.:*** Sevocris; Sevorane; ***Canad.:*** Sevorane; ***Chile:*** Sevorane; ***Cz.:*** Sevorane; ***Denm.:*** Sevorane; ***Fin.:*** Sevorane; ***Fr.:*** Sevorane; ***Ger.:*** Sevorane; ***Gr.:*** Sevorane; ***Hong Kong:*** Sevorane; ***Hung.:*** Sevorane; ***Indon.:*** Sevorane; Sojourn; ***Irl.:*** Sevorane; ***Israel:*** Sevorane; ***Ital.:*** Sevorane; ***Malaysia:*** Sevorane; ***Mex.:*** Floves; Sevorane; Sovener; ***Neth.:*** Sevorane; ***Norw.:*** Sevorane; ***NZ:*** Sevorane; ***Philipp.:*** Sevo; Sevorane; ***Pol.:*** Sevorane; ***Port.:*** Sevorane; ***Rus.:*** Sevorane (Севоран); ***S.Afr.:*** Ultane; ***Singapore:*** Sevorane; ***Spain:*** Sevorane; ***Swed.:*** Sevorane; ***Switz.:*** Sevorane; ***Thai.:*** Sevorane; ***Turk.:*** Sevorane; ***USA:*** Sojourn; Ultane; ***Venez.:*** Sevorane.

Sodium Oxybate (*USAN*) 羟丁酸钠

NSC-84223; Oxibato sódico; Sodium Gamma-hydroxybutyrate; Wy-3478. Sodium 4-hydroxybutyrate.

$C_4H_7NaO_3$ = 126.1.
CAS — 502-85-2.
UNII — 7G33012534.

俗名 下列名称曾用作各种形式的羟丁酸钠或 γ-羟丁酸盐的俗名（见第vii页）或俚语：

Blue nitro; Blue verve; Caps; Cherry Meth; Date rape drug; Drogue Du Cambriolage Sexuel Parfait; Easy lay; Everclear; EZLay; Fantasy; G; Gamma Oh; Gamma-OH; GBH; Georgia home boy; GHB; Goop; Great hormones at bedtime; Grievous bodily harm; G-riffic; Jib; Liquid E; Liquid ecstacy; Liquid ecstasy; Liquid G; Liquid X; Organic quaalude; Salty water; Scoop; Sleep; Sleep-500; Soap; Somatomax; Somatomax PM; Vita-G; Water.

Pharmacopoeias. In *Chin.*

不良反应

用于全身麻醉的时候，羟丁酸钠的不良反应包括诱导期间的异常肌肉运动和恶心呕吐。据报道有时会出现精神错乱，易出现心动过缓。呼吸可能减慢，有低钾血症的报道。

口服羟丁酸钠用于治疗昏睡病（narcolepsy）时最常见的不良反应是头痛、特别是女性多见的恶心。其他常见反应包括超敏反应、厌食、呕吐、腹泻、外周性水肿、异梦和梦魇、梦游、混淆、抑郁、焦虑、失眠、感觉异常、嗜睡、震颤、健忘、视物模糊、多汗、肌肉痉挛、夜遗尿、尿失禁、乏力、疲劳。血压也会升高。精神病、惊厥、幻觉、激动、高敏感和大便失禁等是少见的不良反应。罕见呼吸抑制。

见**全身麻醉药的不良反应**，第1700页。

对电解质平衡的影响 据报道有 4 例严重颅脑损伤的患者，用羟丁酸钠和替可克肽治疗期间出现严重的代谢紊乱[1]，包括高钠血症、低钾血症和代谢性酸中毒。

1. Béal JL, *et al.* Troubles métaboliques induits par l'association gamma-hydroxy butyrate de sodium et tétracosactide chez le traumatisé crânien. *Therapie* 1983; **38:** 569–71.

注意事项

有严重高血压、心动过缓、与心脏传导缺陷相关的病况、癫痫、惊厥、肾损伤或酗酒等患者，全身麻醉时不要使用羟丁酸钠。

口服羟丁酸钠治疗对于有琥珀酸半醛脱氢酶缺陷病的患者是禁忌的，这是一种代谢琥珀酸的酶。癫痫患者也忌用，因为其安全性和有效性还不肯定，有报道使用羟丁酸钠时出现了惊厥。

有抑郁或企图自杀史的患者，使用羟丁酸钠时要密切监护其抑郁状况。心衰、高血压或肾功能损伤的患者，需要考虑羟丁酸钠较高的钠含量（日剂量 4.5g 中含有 0.75g 的钠）。

停用羟丁酸钠的时候可以见到猝倒症频率增加的反跳症状。停药症状还包括在违法使用羟丁酸钠（见下文**滥用**）后出现失眠、头痛、头晕、焦虑、幻觉和精神紊乱。

见**全身麻醉药的注意事项**，第1700页。

滥用 有报道违法使用羟丁酸钠后出现急性中毒[1]，因此美国 FDA 发布了此药滥用的危险性警告[2]。一般它以各种名目的钠盐（见上文**俗名**）违法提供，作为塑身、减肥、致幻物质以及催眠药而进行促销。不良反应包括呕吐、嗜睡、健忘、张力过低、眩晕、呼吸抑制和不自主运动。也有报道有惊厥样活动、心动过缓、低血压和呼吸停止。2～96h 后症状自动缓解。但是有些国家报道有些患者需要住院及呼吸治疗，甚至死亡[3～5]。症状的严重性依赖于羟丁酸钠的用量以及同时使用的其他药物，如乙醇、苯二氮䓬类药物、大麻或苯丙胺。长时间大剂量使用，停药时可出现戒断综合征[6～8]。

另一份报道，摄取其化学衍生物 γ-丁酸内酯（gamma-butyrolactone，GBL）之后，出现 CNS 抑制[9]。滥用另一种衍生物 1,4-丁二醇（1,4-butanediol）也出现类似的症状[7]。滥用者停用这些药物后也出现相关戒断症状[8]。

1. CDC. Multistate outbreak of poisonings associated with illicit use of gamma hydroxy butyrate. *JAMA* 1991; **265:** 447–8.
2. FDA. Warning about GHB. *JAMA* 1991; **265:** 1802.
3. Anonymous. GBH death indicates increasing problem. *Pharm J* 1996; **256:** 441.
4. CDC. Gamma hydroxy butyrate use—New York and Texas, 1995–1996. *JAMA* 1997; **277:** 1511.
5. Caldicott DGE, *et al.* Fatalities associated with the use of γ-hydroxybutyrate and its analogues in Australasia. *Med J Aust* 2004; **181:** 310–13.
6. Galloway GP, *et al.* Physical dependence on sodium oxybate. *Lancet* 1994; **343:** 57.
7. Rodgers J, *et al.* Liquid ecstasy: a new kid on the dance floor. *Br J Psychiatry* 2004; **184:** 104–6.
8. Wojtowicz JM, *et al.* Withdrawal from gamma-hydroxybutyrate, 1,4-butanediol and gamma-butyrolactone: a case report and systematic review. *CJEM* 2008; **10:** 69–74.
9. LoVecchio F, *et al.* Butyrolactone-induced central nervous system depression after ingestion of RenewTrient, a "dietary supplement". *N Engl J Med* 1998; **339:** 847–8.

卟啉病 有卟啉病的患者用羟丁酸钠不安全，因为动物实验或体外研究证明其具有生卟啉作用。

药物相互作用

羟丁酸钠可增强阿片类镇痛药、巴比妥类药物、乙醇和竞争性神经肌肉阻滞药的作用。酒精、镇静类催眠药和其他抗精神病药可以加强羟丁酸钠的作用。对呼吸抑制的风险可被苯二氮䓬类药物加强。

见**全身麻醉药**的药物相互作用，第1700页。

药动学

羟丁酸钠口服后从胃肠道快速却不完全地吸收，绝对生物利用度约为25%。0.5～2h内达峰浓度。高脂饮食后吸收可能会延迟或减低。蛋白结合率低于1%。羟丁酸钠在肝中经GHB脱氢酶代谢成为琥珀酸半醛，后者由其他的酶——琥珀酸半醛脱氢酶转化为琥珀酸。琥珀酸进入三羧酸循环，代谢成为水和呼出的二氧化碳。不到5%的药物以原形从尿中排出，经粪便排出的很少。

1. Palatini P, *et al.* Dose-dependent absorption and elimination of gamma-hydroxybutyric acid in healthy volunteers. *Eur J Clin Pharmacol* 1993; **45:** 353–6.
2. Scharf MB, *et al.* Pharmacokinetics of gammahydroxybutyrate (GHB) in narcoleptic patients. *Sleep* 1998; **21:** 507–14.

用途和用法

羟丁酸钠有催眠作用，而其内源性形式γ-羟基丁酸（γ-氨基丁酸的分解代谢产物）增加大脑的多巴胺浓度。通常与阿片类镇痛药和精神安定药一同静脉给予，产生全身麻醉（第1701页）。还需要骨骼肌肉松弛药。口服羟丁酸钠用于昏睡病患者猝倒症的治疗，在美国也用于与昏睡病有关的白天睡眠过多的治疗。

全麻时，使用羟丁酸钠（与20%的酸等价）的溶液经静脉缓慢注射，一般使用剂量为60mg/kg，儿童用量通常为100mg/kg。麻醉维持时，追加剂量是初始量的一半。

治疗成人昏睡病时，最初口服剂量为每日4.5g，每日分2次服用。第一次在睡前至少饭后2～3h后应用，而第二次应当在2.5～4h后，也是在床上服用。两次剂量都应当是在睡前临时备好，每份药剂应用60ml水稀释。每隔2周初始剂量可以按每日1.5g（0.75g/剂）的增量逐步增加，最大剂量为每日9g。如果治疗停止连续14天以上，再次开始时应从最小剂量起。有肝损伤的患者建议酌减用量（见下文）。

1. Snead OC, Gibson KM. γ-Hydroxybutyric acid. *N Engl J Med* 2005; **352:** 2721–32. Correction. *ibid.* 2006; **354:** 537.
2. Benarroch EE. γ-Hydroxybutyric acid and its relevance in neurology. *Neurology* 2009; **72:** 282–6.

儿童用法 羟丁酸钠用于儿童的全身麻醉，使用剂量详见上述**用途和用法**。

在肝损伤中的用法 肝损伤患者开始的推荐口服剂量应减半（见上文**用途和用法**）。随后的剂量应根据其作用进行监测。

酒精戒断综合征 有报道γ-羟基丁酸有效地减少戒酒的症状（第1551页）[1]，因而可用于维持戒酒[2,3]。然而，随着关于滥用γ-羟基丁酸有关的CNS毒性的报道，其在（成瘾）药物滥用障碍的治疗上出现争议[4]。

1. Gallimberti L, *et al.* Gamma-hydroxybutyric acid for treatment of alcohol withdrawal syndrome. *Lancet* 1989; **ii:** 787–9.
2. Gallimberti L, *et al.* Gamma-hydroxybutyric acid in the treatment of alcohol dependence: a double blind study. *Alcohol Clin Exp Res* 1992; **16:** 673–6.
3. Addolorato G, *et al.* Maintaining abstinence from alcohol with γ-hydroxybutyric acid. *Lancet* 1998; **351:** 38.
4. Quinn DI, *et al.* Pharmacokinetic and pharmacodynamic principles of illicit drug use and treatment of illicit drug users. *Clin Pharmacokinet* 1997; **33:** 344–400.

发作性睡病 有发作性睡病的患者夜间给予羟丁酸钠是为了改善猝倒和白天睡眠过多[1～7]（第2069页）。

关于发作性睡病患者羟丁酸钠药动学，见上文。

1. Scharf MB, *et al.* The effects and effectiveness of γ-hydroxybutyrate in patients with narcolepsy. *J Clin Psychiatry* 1985; **46:** 222–5.
2. Mamelak M, *et al.* Treatment of narcolepsy with γ-hydroxybutyrate: a review of clinical and sleep laboratory findings. *Sleep* 1986; **9:** 285–9.
3. Scrima L, *et al.* Efficacy of gamma-hydroxybutyrate versus placebo in treating narcolepsy-cataplexy: double-blind subjective measures. *Biol Psychiatry* 1989; **26:** 331–43.
4. US Xyrem Multicenter Study Group. A randomized, double blind, placebo-controlled multicenter trial comparing the effects of three doses of orally administered sodium oxybate with placebo for the treatment of narcolepsy. *Sleep* 2002; **25:** 42–9.
5. US Xyrem Multicenter Study Group. A 12-month, open-label, multicenter extension trial of orally administered sodium oxybate for the treatment of narcolepsy. *Sleep* 2003; **26:** 31–5.
6. Xyrem® International Study Group. Further evidence supporting the use of sodium oxybate for the treatment of cataplexy: a double-blind, placebo-controlled study in 228 patients. *Sleep Med* 2005; **6:** 415–21.
7. Lemon MD, *et al.* Sodium oxybate for cataplexy. *Ann Pharmacother* 2006; **40:** 433–40.

制剂

专利制剂

Austria: Alcover; Xyrem; ***Canad.:*** Xyrem; ***Cz.:*** Xyrem; ***Denm.:*** Xyrem; ***Fr.:*** Gamma-OH; Xyrem; ***Ger.:*** Somsanit; Xyrem; ***Hung.:*** Alcover†; ***Irl.:*** Xyrem; ***Ital.:*** Alcover; Xyrem; ***Neth.:*** Xyrem; ***Norw.:*** Xyrem; ***Port.:*** Xyrem; ***Spain:*** Xyrem; ***Switz.:*** Xyrem; ***UK:*** Xyrem; ***USA:*** Xyrem.

Thiamylal Sodium 硫戊比妥钠

Tiamilal sódico. Sodium 5-allyl-5-(1-methylbutyl)-2-thiobarbiturate.

$C_{12}H_{17}N_2NaO_2S$ = 276.3.

CAS — 77-27-0 (thiamylal); 337-47-3 (thiamylal sodium).

UNII — T4L2P3KH7K.

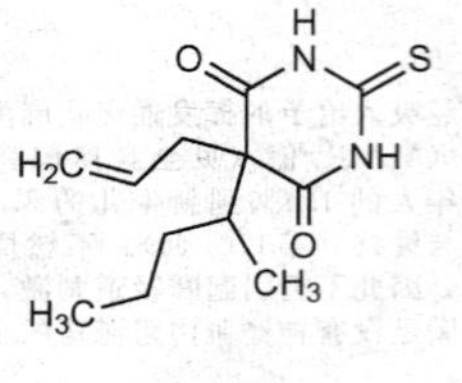

(thiamylal)

Pharmacopoeias. In *Jpn.*

简介

硫戊比妥钠是一种短效静脉巴比妥类麻醉药，效能稍强于硫喷妥钠（第1714页），作用和用途相似。可用于短时期的完全麻醉、全麻诱导或诱导睡眠状态。

制剂

专利制剂

Jpn: Citosol; Isozol.

Thiopental Sodium (*BANM, rINN*) 硫喷妥钠

Natrium Isopentylaethylthiobarbituricum (cum Natrio Carbonico); Penthiobarbital Sodique; Sodyum Tiopental; Sodyum Tiopenton; Soluble Thiopentone; Thiomebumalnatrium cum Natrii Carbonate; Thiopental et carbonate sodiques; Thiopental Sodique; Thiopental Sodium and Sodium Carbonate; Thiopental sodná sůl a uhličitan sodný; Thiopentalum Natricum; Thiopentalum natricum et natrii carbonas; Thiopentobarbitalum Solubile; Thiopentone Sodium; Tiopentaalinatrium; Tiopentaalinatrium ja natriumkarbonaatti; Tiopental sódico; Tiopentalio natrio druska ir natrio karbonatas; Tiopentalnatrium; Tiopentál-nátrium és nátrium-karbonát; Tiopentalnatrium och natriumkarbonat. Sodium 5-ethyl-5-(1-methylbutyl)-2-thiobarbiturate.

Тиопентал Натрий

$C_{11}H_{17}N_2NaO_2S$ = 264.3.

CAS — 76-75-5 (thiopental); 71-73-8 (thiopental sodium).

ATC — N01AF03; N05CA19.

ATC Vet — QN01AF03; QN05CA19.

UNII — 49Y44QZL70.

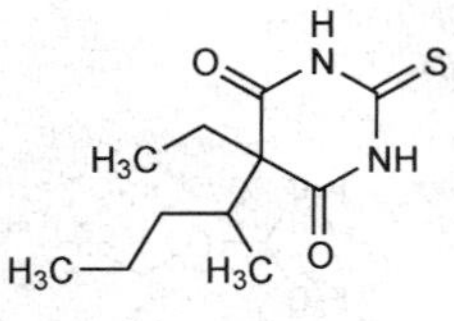

(thiopental)

注：名称"thiobabital"已经用于硫喷妥，也已经用于描述不同成分的巴比妥类。

Pharmacopoeias. In *Chin., Eur.* (see p.vii), *Int., Jpn, US,* and *Viet.* Some include thiopental sodium with, some without, anhydrous sodium carbonate; some only include a sterile mixture for injection.

Ph. Eur. 6.8（Thiopental Sodium and Sodium Carbonate；Thiopental Sodium BP 2010） 淡黄白色吸湿性粉末。含有84%～87%的硫喷妥和10.2%～11.2%钠。易溶于水；部分溶于无水乙醇。贮藏于密闭容器中。避光。

USP 33（Thiopental Sodium） 白色至米色结晶粉末，或淡黄白色至淡黄绿色吸湿性粉末。可能有难闻臭。其溶液用石蕊试纸检测呈现碱性，久置时降解，沸腾时发生沉淀。溶于水和乙醇；不溶于乙醚、石油醚和苯酚。贮藏于密闭容器中。

配伍禁忌 硫喷妥钠溶液与酸和氧化物质不能配伍，这些物质包括一些抗菌药、神经肌肉松弛药以及镇痛药。常见不能配伍的化合物包括硫酸阿米卡星、青霉素盐、头孢匹林钠、磷酸可待因、硫酸麻黄碱、枸橼酸芬太尼、格隆溴铵、硫酸吗啡、乳酸喷他佐辛、乙二磺酸丙氯拉嗪、氯琥珀胆碱盐和氯筒箭毒碱。溶液久置后降解、沸腾时沉淀。

稳定性 有报道在PVC和丙酸纤维素（cellulose propionate）给药系统发生硫喷妥损失[1,2]，但是另一项研究[3]没有发现严重损失。聚烯烃输液袋中没有发生吸收的报道[4]。

1. Kowaluk EA, *et al.* Interactions between drugs and polyvinyl chloride infusion bags. *Am J Hosp Pharm* 1981; **38:** 1308–14.
2. Kowaluk EA, *et al.* Interactions between drugs and intravenous delivery systems. *Am J Hosp Pharm* 1982; **39:** 460–7.
3. Martens HJ, *et al.* Sorption of various drugs in polyvinyl chloride, glass, and polyethylene-lined infusion containers. *Am J Hosp Pharm* 1990; **47:** 369–73.
4. Trissel LA, *et al.* Drug compatibility with new polyolefin infusion solution containers. *Am J Health-Syst Pharm* 2006; **63:** 2379–82.

不良反应和处置

参见**苯巴比妥**，第471页。

使用任何一种巴比妥类麻醉药，都可能发生兴奋现象，如咳嗽、呃逆、喷嚏和肌肉颤搐或抽搐，特别是麻醉诱导期间，但使用美索比妥的发生频率高于硫喷妥。诱导期间也发生咳嗽、喷嚏和喉痉挛或支气管痉挛。静脉注射浓度5%的硫喷妥钠溶液可导致血栓性静脉炎。巴比妥类麻醉药外渗可引起组织坏死。动脉内注射可引起严重动脉痉挛伴有烧灼痛，并引起前臂和手的长时间发白以及指（趾）末端坏疽。有超敏反应的报道。巴比妥类麻醉药可引起呼吸抑制。抑制心输出量，经常导致血压在最初有所下降，过量可导致循环衰竭。可发生心律失常。术后呕吐不常见，但是可发生寒战，并可能有持续性困倦、混淆和健忘。有头痛的报道。

见**全身麻醉药**的不良反应，第1700页。

超敏反应 有对硫喷妥过敏的报道[1,2]，尽管这样的反应很少。有一份溶血性贫血以及肾功能衰竭的报道[3]，患者曾经有过硫喷妥诱导的全身麻醉，产生相应的抗硫喷妥抗体。

1. Westacott P, *et al.* Anaphylactic reaction to thiopentone: a case report. *Can Anaesth Soc J* 1984; **31:** 434–8.
2. Moneret-Vautrin DA, *et al.* Simultaneous anaphylaxis to thiopentone and a neuromuscular blocker: a study of two cases. *Br J Anaesth* 1990; **64:** 743–5.
3. Habibi B, *et al.* Thiopental-related immune hemolytic anemia and renal failure: specific involvement of red-cell antigen I. *N Engl J Med* 1985; **312:** 353–5. Correction. *ibid.*; 1136.

动脉内注射 动脉内意外注射了硫喷妥钠产生严重的动脉痉挛伴有严重烧灼痛。可能发生麻醉、轻度瘫痪、麻痹和坏疽。治疗主要是对注射的硫喷妥进行稀释、预防和治疗动脉痉挛、预防血栓形成、血栓切开术以及维持良好血流的其他措施。有报道[1]在处理一名动脉内意外注射硫喷妥的患者时，动脉内使用尿激酶取得了成功。

1. Vangerven M, *et al.* A new therapeutic approach to accidental intra-arterial injection of thiopentone. *Br J Anaesth* 1989; **62:** 98–100.

注意事项

有窒息或呼吸道梗阻（如急性严重哮喘）的时候，或者不能保证气道通畅的时候，巴比妥类麻醉药是禁用的。

休克、脱水、低血容量、严重贫血、高钾血症、毒血症、重症肌无力、黏液水肿和其他代谢紊乱或者有严重肾脏疾患等患者应谨慎使用巴比妥类麻醉药。有心血管疾病、肌营养不良、肾上腺功能不全或颅内压增高的患者也要小心。老年人和严重肝病患者需要减量。

见**全身麻醉药的注意事项**，第1700页。

哺乳 接受硫喷妥的产妇哺乳后，其婴儿没有出现不良反应，American Academy of Pediatrics 因此认为[1]可以母乳喂养。

两组行硫喷妥诱导的 8 名妇女，乳汁与血浆的（硫喷妥）浓度比都小于 1，认为硫喷妥对婴儿的影响可以忽略不计[2]。

1. American Academy of Pediatrics. The transfer of drugs and other chemicals into human milk. *Pediatrics* 2001; **108:** 776–89. [Retired May 2010] Correction. *ibid.*; 1029. Also available at: http://aappolicy.aappublications.org/cgi/content/full/pediatrics%3b108/3/776 (accessed 26/05/04).
2. Andersen LW, *et al.* Concentrations of thiopentone in mature breast milk and colostrum following an induction dose. *Acta Anaesthesiol Scand* 1987; **31:** 30–2.

卟啉病 巴比妥类（包括硫喷妥钠）与卟啉病的急性发作有关，故卟啉病的患者使用不安全。

药物相互作用

经常饮酒或服用其他 CNS 抑制药物的患者，使用常规剂量巴比妥类麻醉药时，有时会有麻醉困难的现象，需要追加麻醉药。使用吩噻嗪类抗精神病药的患者，低血压的发生率较高。有些吩噻嗪类药物，特别是异丙嗪，也可以增强由巴比妥类麻醉药产生的兴奋现象，赛克力嗪也有类似的作用。阿片类镇痛药可以增强巴比妥类麻醉药的呼吸抑制作用，因而麻醉药的剂量需要适当减少。氧化亚氮的使用可以极大地减少巴比妥类麻醉药的需要量。使用磺胺异噁唑的患者对硫喷妥的需求量减少。

见**全身麻醉药的药物相互作用**，第1700页。

抗抑郁药 使用三环抗抑郁药或 *MAOIs* 的患者可以增强巴比妥类麻醉作用［分别见**阿米替林**的**注意事项**中**麻醉**项下（第356页）和**苯乙肼**（第392页）］。

抗精神病药 关于氟哌利多对硫喷妥的影响，见下文**胃肠药**。

阿司匹林 以前用过阿司匹林的患者，由于阿司匹林的蛋白结合程度高，表现出加深硫喷妥麻醉[1]。

1. Dundee JW, *et al.* Aspirin and probenecid pretreatment influences the potency of thiopentone and the onset of action of midazolam. *Eur J Anaesthesiol* 1986; **3:** 247–51.

胃肠药 甲氧氯普胺强力减少女性产生催眠作用的硫喷妥需求量，氟哌利多有相似的作用[1]。

1. Mehta D, *et al.* Metoclopramide decreases thiopental hypnotic requirement. *Anesth Analg* 1993; **77:** 784–7.

丙磺舒 丙磺舒是蛋白结合很高的药物，以前使用过的患者会加深硫喷妥麻醉[1]。

1. Dundee JW, *et al.* Aspirin and probenecid pretreatment influences the potency of thiopentone and the onset of action of midazolam. *Eur J Anaesthesiol* 1986; **3:** 247–51.

药动学

硫喷妥脂溶性高，静脉给予的是钠盐，在 30s 内在脑部达到致意识消失的浓度。经直肠给予硫喷妥钠时，8～10min 内起效，但是如果使用的是悬浮液而不是溶液时，药物吸收不确定。可再分布到其他组织，特别是脂肪组织，从麻醉中恢复非常快。大约 80% 的硫喷妥与血浆蛋白结合，尽管报道显示是一个广泛的范围。硫喷妥几乎完全在肝脏代谢，但因为它从脂肪储存中缓慢释出，代谢速率很慢。

它主要被代谢成为无活性的代谢物，但是有少量脱硫而成为戊巴比妥。反复给药或连续输注可以造成硫喷妥在脂肪组织中的蓄积，并因此导致麻醉时间延长及呼吸和心血管抑制。单次推注给予后硫喷妥的清除可以用三室曲线来描述。成人的消除半衰期是 10～12h，儿童为 6h。但是有报道肥胖患者和孕妇可达 26～28h。硫喷妥可以通过胎盘屏障并可以分布进入乳汁。

1. Gaspari F, *et al.* Elimination kinetics of thiopentone in mothers and their newborn infants. *Eur J Clin Pharmacol* 1985; **28:** 321–5.
2. Swerdlow BN, Holley FO. Intravenous anaesthetic agents: pharmacokinetic-pharmacodynamic relationships. *Clin Pharmacokinet* 1987; **12:** 79–110.
3. Esener Z, *et al.* Thiopentone and etomidate concentrations in maternal and umbilical plasma, and in colostrum. *Br J Anaesth* 1992; **69:** 586–8.
4. Gedney JA, Ghosh S. Pharmacokinetics of analgesics, sedatives and anaesthetic agents during cardiopulmonary bypass. *Br J Anaesth* 1995; **75:** 344–51.

用途和用法

硫喷妥是短效巴比妥类麻醉药。经静脉给予，通常用于全麻诱导（第1701页），但也可以作为单一的麻醉药用于维持短效诊疗过程的麻醉，以减少疼痛。麻醉中也用于辅助其他麻醉药的作用，如在平衡麻醉中的催眠剂。硫喷妥钠也可以静脉给予，用于控制难治性强直-阵挛癫痫持续状态以及需要降低颅内高压的神经外科患者。也可经直肠给予，作为基础麻醉。

硫喷妥通常没有兴奋作用，麻醉诱导很平顺。其肌肉松弛作用差，气管内插管之前必须给予肌肉松弛剂。硫喷妥镇痛作用也不佳，小剂量时甚至会降低痛阈。从中等剂量中恢复过来通常需要 10～30min，但是患者仍然会有几个小时感到困倦或混淆。大剂量、小剂量反复使用或持续应用会使苏醒显著延迟。

麻醉期间，根据患者的状态和同时使用的其他药物的性质，硫喷妥的剂量差异很大（见上文的**注意事项**以及**药物相互作用**项下的详细介绍）。硫喷妥通常静脉给予其钠盐，浓度一般为 2.5%，但偶尔会使用 5% 的浓度。英国注册药品信息上指出，麻醉诱导的典型剂量是在 10～15s 注射 100～150mg，根据患者的反应 30～60s 后重复应用。它还推荐最大剂量不要超过 500mg；孕妇使用的总量不要超过 250mg。有些国家建议先用 25～75mg 的试验剂量诱导，然后在 20～40s 后根据反应追加 50～75mg，一旦达到麻醉效果，则根据需要追加 25～50mg 药量。硫喷妥作为单一麻醉药时，可以根据需要反复给予一定剂量或者持续静脉输注 0.2% 或 0.4% 的溶液以维持麻醉。

为了**降低神经外科患者升高的颅内压**，在患者有适当通气的条件下，可以间歇性单次推注硫喷妥钠 1.5～3mg/kg（见下文的**脑血管疾病**）。曾经尝试过更大的剂量。

难治性强直-阵挛性**癫痫持续状态**推荐的剂量见下文的**癫痫持续状态**。

1. Russo H, Bressolle F. Pharmacodynamics and pharmacokinetics of thiopental. *Clin Pharmacokinet* 1998; **35:** 95–134.

儿童用法 关于儿童的麻醉诱导，英国注册药品信息建议按照 2～7mg/kg 的用量缓慢静脉注射（超过 10～15s），1min 后可以重复给予。

治疗癫痫持续状态时（见下文），*BNFC 2010/11* 建议新生儿的初始量可达 2mg/kg，或 1 个月龄至 18 岁的儿童可达 4mg/kg，缓慢静脉给予；对于所有患儿来说，可以随后行静脉输注，直到每小时 8mg/kg，根据反应调节。

静脉注射一般给予 2.5% 的溶液；*BNFC 2010/11* 推荐静脉输注给予 0.25% 的溶液。

老年人用法 一般推荐老年人巴比妥类麻醉药应当减量。一份老年患者的研究[1]证实，尽管减少了静脉注射的速率以降低诱导的速度，但所需要的剂量也减少。以 125mg/min 的速度给予 2.5% 的硫喷妥钠溶液行麻醉诱导，平均需要 90.8s 的时间，用量平均为 2.8mg/kg。按照 500mg/min 的速度给予，麻醉时间和用量分别为 40.8s 与 5mg/kg。

1. Berthoud MC, *et al.* Comparison of infusion rates of three i.v. anaesthetic agents for induction in elderly patients. *Br J Anaesth* 1993; **70:** 423–7.

麻醉 将硫喷妥加入到麻醉用药中时，神经肌肉阻滞药氯琥珀胆碱的某些不良反应会减少。有人认为硫喷妥有助于拮抗与使用氯琥珀胆碱行气管内插管相关的眼内压升高，见**麻醉**（第1810页）。

脑血管疾病 对于有颅内压升高危险的患者，巴比妥类被认为是合适的麻醉药，用于治疗有颅内高压或处于颅内压增高风险的患者。所使用的治疗性和预防性巴比妥类诱发的昏迷（常使用戊巴比妥或硫喷妥），用于保护颅脑损伤、卒中、Reye 综合征以及肝性脑病等神经系统损伤的患者免于缺血性伤害[1～3]。其原理包括巴比妥类降低升高的颅内压和降低脑组织代谢需求的能力。尽管硫喷妥保护患者免于心肺分流术的神经精神并发症[4]，脑复苏Ⅰ期临床实验研究小组（Brain Resuscitation Clinical Trial Ⅰ Study Group）在存活的心搏骤停昏迷患者中发现硫喷妥没有脑保护作用[5]。其他观察人员也没有发现硫喷妥诱发的昏迷对于严重分娩时窒息（asphyxia）的婴儿有任何好处[6]。1989 年的一个综述认为，尚没有令人信服的改善神经系统预后的证据，证明在导致全脑缺血的条件下这个过程的风险，尽管不需要诱发昏迷的巴比妥类的使用可能限制了其在降低对其他治疗无效的难治性颅内高压时的作用。在局部脑缺血的情况下使用巴比妥类药物，包括在心肺分流术期间保护局灶性神经并发症，仍然存在争议[1]。另一份系统性综述[7]得出相似的结论，指出尽管巴比妥类可以降低颅内压，其降血压作用可以抵消它对脑灌注的所有有益作用，可以说明为何对于任何临床上的好处还缺乏证据。

关于颅内高压的治疗方面的讨论，包括提到的巴比妥类的使用，见第1140页。

1. Rogers MC, Kirsch JR. Current concepts in brain resuscitation. *JAMA* 1989; **261:** 3143–7.
2. Lyons MK, Meyer FB. Cerebrospinal fluid physiology and the management of increased intracranial pressure. *Mayo Clin Proc* 1990; **65:** 684–707.
3. Woster PS, LeBlanc KL. Management of elevated intracranial pressure. *Clin Pharm* 1990; **9:** 762–72.
4. Nussmeier NA, *et al.* Neuropsychiatric complications after cardiopulmonary bypass: cerebral protection by a barbiturate. *Anesthesiology* 1986; **64:** 165–70.
5. Abramson NS, *et al.* Randomized clinical study of thiopental loading in comatose survivors of cardiac arrest. *N Engl J Med* 1986; **314:** 397–403.
6. Eyre JA, Wilkinson AR. Thiopentone induced coma after severe birth asphyxia. *Arch Dis Child* 1986; **61:** 1084–9.
7. Roberts I, Sydenham E. Barbiturates for acute traumatic brain injury. Available in The Cochrane Database of Systematic Reviews; Issue 3. Chichester: John Wiley; 1999 (accessed 16/06/05).

癫痫持续状态 全身麻醉药被用来控制难治性强直-阵挛性癫痫持续状态（第450页）。通常用短效巴比妥类如硫喷妥。

硫喷妥钠治疗癫痫持续状态的用量差异很大，应按当地的临床方案决定。注册药品信息和 *BNF 59* 建议静脉给予 2.5% 的溶液 75～125mg。其他方案提议先给一个初始量，然后间断追加或静脉输注。建议静脉给予 5mg/kg 的负荷剂量[1]。30min 后以 1～3mg/(kg・h) 的速率输注，以维持最大血药浓度为 60～100μg/ml[1]。有提议在癫痫活动发作停止后，至少给予 12h 的药物，然后慢慢停药[2]。恢复时间可能比较长[3]。

硫喷妥在儿童中的剂量见上文**儿童用药**。

1. O'Brien MD. Management of major status epilepticus in adults. *BMJ* 1990; **301:** 918.
2. Bauer J, Elger CE. Management of status epilepticus in adults. *CNS Drugs* 1994; **1:** 26–44.
3. Parviainen I, *et al.* High-dose thiopental in the treatment of refractory status epilepticus in intensive care unit. *Neurology* 2002; **59:** 1249–51.

制剂

BP 2010: Thiopental Injection;
USP 33: Thiopental Sodium for Injection.

专利制剂

Arg.: Bensulf; Hipnopento†; Pentothal†; ***Austral.:*** Pentothal†; ***Belg.:*** Pentothal; ***Braz.:*** Thionembutal; Thiopentax; ***Canad.:*** Pentothal; ***Chile:*** Penthotal†; ***Denm.:*** Pentothal; ***Fin.:*** Pentothal; ***Fr.:*** Pentothal; ***Ger.:*** Trapanal; ***Gr.:*** Pentothal; ***Hong Kong:*** Pentothal†; ***Hung.:*** Trapanal†; ***India:*** Anesthal; ***Indon.:*** Pentothal; ***Israel:*** Pentothal†; ***Ital.:*** Farmotal; Pentothal; ***Malaysia:*** Pentotex; ***Mex.:*** Pentarim; Pentothal; Sodipental; ***Neth.:*** Pentothal; ***Norw.:*** Pentothal; ***NZ:*** Intraval; ***Philipp.:*** Penthal; Pentobrim; Pentothal; ***Singapore:*** Pentothal; ***Spain:*** Pentothal; Tiobarbital; ***Swed.:*** Pentothal; ***Switz.:*** Pentothal; ***Thai.:*** Pentothal; ***Turk.:*** Ekipental; Pental; Pentothal; ***USA:*** Pentothal; ***Venez.:*** Pentothal†.

Tiletamine Hydrochloride (*BANM, USAN, rINNM*) 盐酸替来他明

CI-634; CL-399; CN-54521-2; Hidrocloruro de tiletamina; Tilétamine, Chlorhydrate de; Tiletamini Hydrochloridum. 2-Ethylamino-2-(2-thienyl)cyclohexanone hydrochloride.

Тилетамина Гидрохлорид

$C_{12}H_{17}NOS,HCl = 259.8.$

CAS — 14176-49-9 (tiletamine); 14176-50-2 (tiletamine hydrochloride).

UNII — 99TAQ2QWJI.

(tiletamine)

Pharmacopoeias. In *US* for veterinary use only.

USP 33（Tiletamine Hydrochloride） 白色至近白色结晶粉末。易溶于水；微溶于氯仿；几乎不溶于乙醚；溶于甲醇；易溶于 0.1mol/L 的盐酸。10% 水溶液的 pH 值为 3.0～5.0。贮藏于密闭容器中。

简介

替来他明的性能类似氯胺酮（第1707页），以其盐

酸盐形式与唑拉西泮（第1007页）一起作为兽药用于麻醉。

Trichloroethylene (*rINN*) 三氯乙烯

Trichlorethylene; Trichlorethylenum; Trichloroethene; Trichloroéthylène; Trichloroethylenum; Trichloroetylen; Tricloroetileno.

Трихлороэтилен

$CHCl:CCl_2$ = 131.4.

CAS — 79-01-6.

ATC — N01AB05.

ATC Vet — QN01AB05.

UNII — 290YE8AR51.

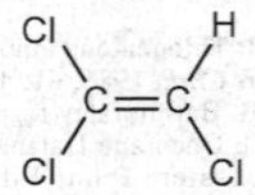

俗名 下面的名称曾被用作各种形式三氯乙烯的"俗名"（见第vii页）或俚语：Trichlo。

稳定性 注：用于麻醉目的的三氯乙烯含有 0.01%（质量浓度）的麝香草酚作为稳定剂，颜色为蓝色以利于鉴别。不易燃。

不良反应和注意事项

三氯乙烯增加呼吸频率减低呼吸深度，随后会造成窒息。心脏对 β-肾上腺素的敏感度会增加，可能致室性心律失常。

急性暴露于三氯乙烯，会出现头昏眼花、头晕、嗜睡、恶心和呕吐，可能有肝肾功能障碍。尽管更多的表现是暂时性意识消失，但是有死亡事故的发生。

慢性中毒可导致视觉障碍，不能耐受酒精，表现为短暂的面部和颈部发红（脱脂剂或三氯乙烯潮红），有时有行动障碍、听力受损、神经痛和轻度肝功能障碍。长时间接触三氯乙烯可引起皮炎、湿疹、灼伤和结膜炎。

经常吸入三氯乙烯气体的医护人员和工厂的工人中有致成瘾的报道。

如果用三氯乙烯作为麻醉剂，不要使用闭合回路装置，因为它与钠石灰起反应，产生毒性的最终产物，导致颅神经麻痹甚至致死。

见**全身麻醉药的不良反应和注意事项**，第1700页。

三氯乙烯毒性的综述如下[1~3]。

1. Health and Safety Executive. Trichloroethylene. *Toxicity Review* 6. London: HMSO, 1982.
2. WHO. Trichloroethylene. *Environmental Health Criteria 50.* Geneva: WHO, 1985. Available at: http://www.inchem.org/documents/ehc/ehc/ehc50.htm (accessed 26/05/04)
3. Davidson IWF, Beliles RP. Consideration of the target organ toxicity of trichloroethylene in terms of metabolite toxicity and pharmacokinetics. *Drug Metab Rev* 1991; **23:** 493–599.

滥用 与吸入挥发性物质包括三氯乙烯等有关的毒性已经有综述报道[1,2]。三氯乙烯可损伤肾脏、肝脏、心脏和肺。但是，年轻的健康受试者中，只是对于那些大量、长期滥用挥发性物质者才有器官毒性。

1. Marjot R, McLeod AA. Chronic non-neurological toxicity from volatile substance abuse. *Hum Toxicol* 1989; **8:** 301–6.
2. Anonymous. Solvent abuse: little progress after 20 years. *BMJ* 1990; **300:** 135–6.

致癌性 研究发现，小鼠长期接触大剂量三氯乙烯可以诱发肝细胞瘤，从此 FDA 禁止食物、药品和化妆品使用三氯乙烯。但是在大鼠和较大的动物中没有发现有类似的影响，流行病学研究也不能证明由于接触三氯乙烯，工人肝肿瘤的发生率、癌症发病率或死亡率会增高的现象。有认为三氯乙烯导致的致癌性是由于其中一种中间代谢产物水合氯醛，这种意见越来越关注于水合氯醛作为药物的长期使用，见第950页。

对肝脏的影响 职业性暴露于三氯乙烯后造成的肝脏毒性的参考文献[1,2]。也可见上文**致癌性**。

1. McCunney RJ. Diverse manifestations of trichloroethylene. *Br J Ind Med* 1988; **45:** 122–6.
2. Schattner A, Malnick SDH. Anicteric hepatitis and uveitis in a worker exposed to trichloroethylene. *Postgrad Med J* 1990; **66:** 730–1.

对皮肤的影响 一项 3 例患者职业性接触三氯乙烯出现硬皮病的报道[1]，其中 2 例还接触了三氯乙烷。

1. Flindt-Hansen H, Isager H. Scleroderma after occupational exposure to trichlorethylene and trichlorethane. *Acta Derm Venereol (Stockh)* 1987; **67:** 263–4.

药物相互作用

三氯乙烯的致心律失常作用可以被拟交感神经药如肾上腺素所加强。长期暴露于三氯乙烯后，饮酒时可导致皮肤发红（见上文**不良反应和注意事项**）。

也可见**全身麻醉药的药物相互作用**，第1700页。

药动学

三氯乙烯通过吸入和摄取快速吸收。可经皮肤吸收。有些吸入的三氯乙烯经肺缓慢排出，三氯乙烯主要经肝代谢，水合氯醛（第950页）是形成的第一个稳定的主要代谢产物，大多数再被代谢成为三氯乙醇和三氯醋酸，最后经尿排出。后者被用作工业性暴露的指示剂。三氯乙烯可通过胎盘。

用途和用法

三氯乙烯是一种经吸入给予的挥发性卤化麻醉药。有些国家用于浅麻醉的维持（第1701页），但是与其他卤化麻醉药相比，其麻醉效能弱，肌肉松弛作用差，最好选择更安全的麻醉药。也有用于辅助氧化亚氮/氧气或者氟烷麻醉。三氯乙烯有强大的镇痛作用，可以在亚麻醉浓度下为产科、创伤的急诊处理以及其他急性疼痛性诊疗提供镇痛。

工业上三氯乙烯是作为油和脂质的溶剂、去除金属上的油污以及干洗。它还被用于打字的修改液，但是大多数品牌已经不含有了。

Xenon 氙

Ksenon; Xénon; Xenón; Xenonum.

Ксенон

Xe = 131.293.

ATC — N01AX15.

ATC Vet — QN01AX15.

UNII — 3H3U766W84.

简介

氙是一种非爆炸性气体。60%～70%（体积分数）的氙与氧气混合可以用作全身麻醉药。

1. Lachmann B, *et al.* Safety and efficacy of xenon in routine use as an inhalational anaesthetic. *Lancet* 1990; **335:** 1413–15.
2. Yagi M, *et al.* Analgesic and hypnotic effects of subanaesthetic concentrations of xenon in human volunteers: comparison with nitrous oxide. *Br J Anaesth* 1995; **74:** 670–3.
3. Goto T, *et al.* Emergence times from xenon anaesthesia are independent of the duration of anaesthesia. *Br J Anaesth* 1997; **79:** 595–9.
4. Rossaint R, *et al.* Multicenter randomized comparison of the efficacy and safety of xenon and isoflurane in patients undergoing elective surgery. *Anesthesiology* 2003; **98:** 6–13.
5. Sanders RD, *et al.* Xenon: no stranger to anaesthesia. *Br J Anaesth* 2003; **91:** 709–17.
6. Bedi A, *et al.* Use of xenon as a sedative for patients receiving critical care. *Crit Care Med* 2003; **31:** 2470–7.
7. Preckel B, Schlack W. Xenon—cardiovascularly inert? *Br J Anaesth* 2004; **92:** 786–9.
8. Sanders RD, *et al.* Xenon: elemental anaesthesia in clinical practice. *Br Med Bull* 2005; **71:** 115–35.
9. Baskar N, Hunter JD. Xenon as an anaesthetic gas. *Br J Hosp Med* 2006; **67:** 658–61.

制剂

专利制剂

Neth.: LENOXe; ***Port.:*** LENOXe.

生长激素及其调节剂

人类的生长是受复杂的激素调控系统影响的。生长激素由垂体前叶的特定细胞（生长激素细胞）产生；其产生和分泌受下丘脑产生的释放-抑制激素，即生长抑素和生长激素释放激素（生长释素）的双重调控。而上述激素则依次受到多重刺激调控：多巴胺、5-羟色胺、低血糖、应激或情绪兴奋及摄入富含蛋白的饮食均能够刺激生长激素的释放，而葡萄糖、游离脂肪酸、胰岛素样生长因子和生长激素本身则对其产生起抑制作用。

生长激素通过与远处的生长激素受体的相互作用来发挥其在体内的作用；生长激素可直接发挥一些作用，如促进脂肪分解和糖异生；而另一些包括促合成和促生长的作用则需通过诱导胰岛素样生长因子（生长介素）产生来介导。

本章内容包括生长激素本身，即目前普遍应用的重组生长激素（第1718页）或合成的蛋氨酰类似物索吗托诺（第1718页）以及生长介素［如美卡舍明（第1726页）］。还包括下丘脑释放激素、生长释素（第1726页）及其类似物舍莫瑞林（第1726页）、下丘脑抑制激素、生长抑素（第1727页）及其类似物［如兰瑞肽（第1721页）和奥曲肽（第1721页）］、生长激素释放刺激物拉莫瑞林（第1725页）以及生长激素受体拮抗药培维索孟（第1725页）。它们在肢端肥大症和生长迟缓中的应用将在下文中详细讨论。

肢端肥大症和巨人症

肢端肥大症和巨人症通常是由于分泌性垂体腺瘤（生长激素瘤）分泌过多的生长激素导致的综合征。

由于儿童的长骨骨骺没有闭合，因此儿童生长激素过度分泌导致成比例的身高突长和骨骼粗大，被称为**巨人症**[1]。其他常见的体征包括肥胖、面貌粗大、不成比例的手足长大、手指和足趾粗大。青春期时升高的性腺激素可以使骨骺闭合，而伴发的低促性腺激素导致青春期延迟，因此使患者的终身高更高。如果生长激素的过度分泌持续至成人期，肢端肥大症的特征将与巨人症重叠。

生长激素的过度分泌首发在成人期被称为**肢端肥大症**。症状和体征的发展较慢，常被忽略甚至达数年。生长激素的浓度及其刺激肝脏产生的胰岛素样生长因子-Ⅰ（IGF-Ⅰ）的浓度均升高，有时是明显升高。面容变粗大，下颌长大（下颌前突），手足变大。神经受累所导致的周围神经病变和腕管综合征、关节病变、骨关节炎以及肌无力、糖耐量异常、高血压、左心室肥厚以及结节样甲状腺肿大都是常见的表现。白天嗜睡往往是由于夜间睡眠呼吸暂停。如果不治疗，肢端肥大症患者死亡率升高，其中主要是由于心血管疾病。

治疗 治疗的生化目标是使生长激素和IGF-Ⅰ的水平降至正常，从而减轻肢端肥大症患者的部分症状和体征，改善死亡率增加的危险[2,3]。生长激素水平通常通过葡萄糖耐量试验（OGTT）测定。血糖升高可以抑制正常人的生长激素水平，但是不能抑制肢端肥大症患者的生长激素水平。初诊时，糖耐量试验后生长激素浓度低于1μg/L可以除外肢端肥大症，这也被作为评价肢端肥大症患者治疗效果的目标。长期随访治疗后的肢端肥大症患者时也常常用随机样本的生长激素水平和24h生长激素平均值，这种情况下低于2.5μg/L往往作为目标浓度[4]。但是随着更加敏感的测定方法的出现，建议修改目标浓度，结果的分析必须结合使用的测定方法[5]。随机的IGF-Ⅰ水平应当降至同年龄和性别的正常值[4,6]。

对于大多数垂体肿瘤，**手术**仍是主要治疗方法[2,3,6]。手术的成功率依赖于手术技术和肿瘤的大小以及浸润程度。根据指南，微腺瘤的手术成功率（75%～95%）较大腺瘤（40%～68%）高[6]。

肢端肥大症患者的**药物治疗**适用于拒绝手术的患者（手术治愈可能性小）、手术存在较大风险者、有术后活动性疾病以及等待放疗发挥作用的患者（见下文[2,3,6]）。生长抑素类似物奥曲肽和兰瑞肽能够减少大多数患者的生长激素的分泌，但并不是在所有的患者中都具有持续降低和使生长激素水平恢复正常的作用[7,8]。报道的反应率各不相同，可使50%～55%患者的生长激素得到有效的抑制，使50%～65%患者的IGF-Ⅰ水平降至正常。生长抑素类似物也可以使肿瘤缩小，能够使约75%患者的肿瘤缩小超过20%，并使肢端肥大症患者的症状和体征得到改善，包括心脏结构和功能的改善。奥曲肽和兰瑞肽通过肌内注射的给药方式达到持续释放的效果[7]。奥曲肽似乎比兰瑞肽更有效，但是并没有比较所有类型的药物[8]。奥曲肽还可以皮下给药，但是必须每日3次，导致难以用于长期治疗。还有一些关于使用生长抑素类似物作为首选治疗的报道，但是如果有视力和神经受累仍建议首选手术治疗，因为药物治疗可能不能使肿瘤足够地缩小以缓解对视交叉的压迫[7,9]。有一些数据提示术前使用生长抑素类似物能够改善心血管、呼吸和代谢功能，从而减少手术相关的死亡率，改善缓解率，但尚需进一步的研究证实[6～8,10]。多巴胺能药物能够出乎意料地抑制一些肢端肥大症患者的生长激素，使患者症状改善。溴隐亭可以使不多于20%的患者的生长激素分泌受到抑制[9]。一项小规模研究发现喹高利特能使44%的患者的激素水平正常化，较溴隐亭和卡麦角林的治疗效果好[11]。但是后来的一项开放研究发现卡麦角林能够使40%的患者获得良好的反应[12]。多巴胺能药物通常与生长抑素联合治疗[6]，特别是对于合并高泌乳素血症的患者很有效[2,3,8]。培维索孟是一种生长激素受体拮抗药，可以用于其他治疗失败或不适合其他治疗方法的患者[2,3,8,13]，据报道能够降低IGF-Ⅰ水平，改善肢端肥大症的体征和症状，并且有良好的耐受性[14,15]。培维索孟不能降低生长激素水平，因此这些患者必须监测IGF-1水平[5]。也有报道在正接受生长抑素类似物治疗但IGF-Ⅰ水平仍持续升高的患者中加用培维索孟，以使其IGF-Ⅰ水平达到正常[16]。

肿瘤复发而不能再次接受手术治疗的患者可以选择**放射治疗**，术后有残留或药物治疗失败的患者也可以接受放疗[2,3,6,17]。虽然放射治疗能够降低90%的患者的生长激素水平[4]，但放射治疗起效的时间较慢且常导致垂体功能低下。一些医生为避免这些，而在术后仍选择继续药物治疗[6]。由于放射治疗后生长激素水平的下降需要数年，因此可以给予药物治疗直到放射治疗的作用令人满意为止[2,6]。

1. Eugster EA, Pescovitz OH. Gigantism. *J Clin Endocrinol Metab* 1999; **84:** 4379–84.
2. AACE Acromegaly Guidelines Task Force. American Association of Clinical Endocrinologists medical guidelines for clinical practice for the diagnosis and treatment of acromegaly. *Endocr Pract* 2004; **10:** 213–25.
Also available at: http://www.aace.com/pub/pdf/guidelines/AcromegalyGuidelines2004.pdf (accessed 05/07/06)
3. Melmed S. Acromegaly. *N Engl J Med* 2006; **355:** 2558–73. Correction. *ibid.* 2007; **356:** 879.
4. Giustina A, *et al.* Criteria for cure of acromegaly: a consensus statement. *J Clin Endocrinol Metab* 2000; **85:** 526–9.
5. Growth Hormone Research Society, Pituitary Society. Biochemical assessment and long-term monitoring in patients with acromegaly: statement from a joint consensus conference of the Growth Hormone Research Society and the Pituitary Society. *J Clin Endocrinol Metab* 2004; **89:** 3099–3102. Also available at: http://jcem.endojournals.org/cgi/reprint/89/7/3099.pdf (accessed 24/10/05)
6. Melmed S, *et al.* Acromegaly Consensus Group. Guidelines for acromegaly management: an update. *J Clin Endocrinol Metab* 2009; **94:** 1509–17.
7. Freda PU. Somatostatin analogs in acromegaly. *J Clin Endocrinol Metab* 2002; **87:** 3013–18.
8. Muller AF, van der Lely AJ. Pharmacological therapy for acromegaly: a critical review. *Drugs* 2004; **64:** 1817–38.
9. Sheppard MC. Primary medical therapy for acromegaly. *Clin Endocrinol (Oxf)* 2003; **58:** 387–99.
10. Ben-Shlomo A, Melmed S. The role of pharmacotherapy in perioperative management of patients with acromegaly. *J Clin Endocrinol Metab* 2003; **88:** 963–8.
11. Colao A, *et al.* Effect of different dopaminergic agents in the treatment of acromegaly. *J Clin Endocrinol Metab* 1997; **82:** 518–23.
12. Abs R, *et al.* Cabergoline in the treatment of acromegaly: a study in 64 patients. *J Clin Endocrinol Metab* 1998; **83:** 374–8.
13. Clemmons DR, *et al.* Optimizing control of acromegaly: integrating a growth hormone receptor antagonist into the treatment algorithm. *J Clin Endocrinol Metab* 2003; **88:** 4759–67.
14. Trainer PJ, *et al.* Treatment of acromegaly with the growth hormone-receptor antagonist pegvisomant. *N Engl J Med* 2000; **342:** 1171–7.
15. van der Lely AJ, *et al.* Long-term treatment of acromegaly with pegvisomant, a growth hormone receptor antagonist. *Lancet* 2001; **358:** 1754–9.
16. Neggers SJCMM, *et al.* Long-term efficacy and safety of combined treatment of somatostatin analogs and pegvisomant in acromegaly. *J Clin Endocrinol Metab* 2007; **92:** 4598–4601.
17. Merza Z. Modern treatment of acromegaly. *Postgrad Med J* 2003; **79:** 189–94.

生长迟缓

身高在人群中呈正态分布（钟形）。矮身材被定义为低于人群平均身高两个标准差以上，但是在确定矮身材的异常的标准时会有一些困难，在一定程度上这是由文化和生理标准共同决定的。但是某些特定的疾病常伴随着明显的生长迟缓，而这种生长迟缓较为严重并足以符合侏儒的定义。一些疾病伴随骨骼和软骨的生长障碍（骨骼发育不良），部分疾病导致不按比例生长，例如软骨发育不良的患者特征性的四肢短和大头。其他导致矮小的重要疾病还包括生长激素分泌不足（特发性生长激素缺乏），其中可能为独立的（孤立的生长激素缺乏）或作为垂体功能减退的一部分还伴随其他垂体激素的缺乏；对循环中生长激素抵抗，例如Laron型侏儒是由于生长激素受体突变；生长介素合成缺陷。其他导致矮小的内分泌疾病包括甲状腺功能减退、库欣综合征和Turner综合征。儿童期严重的慢性疾病也会导致生长迟缓（如哮喘、慢性肾衰竭或肝病），由于腹部疾病导致的吸收不良综合征导致营养不良也会使生长发生迟缓。

内分泌疾病导致的生长迟缓十分明显，因为它们通过恰当的替代疗法是可以治疗的。孤立的生长激素缺乏或生长激素和促性腺激素联合缺乏是最常见的先天垂体功能减退类型。缺乏很少是完全的，由于大多数矮小的孩子不是因为生长激素缺乏，因此应当注意**诊断**。虽然使用非生理方式刺激生长激素分泌的生长激素兴奋试验长期以来作为生长激素缺乏诊断的金标准，但仍有很多局限，一些人认为测定循环中的生长介素（胰岛素样生长因子，IGFs）和它们的结合蛋白更有意义[1]。不同的分析方法得到不同的结果，治疗应当在综合临床、身高、生化检查和影像学检查后确定[2,3]。

确诊**生长激素缺乏**的儿童应当接受替代治疗，皮下注射合成的人生长激素（somatropin，生长激素）或生长激素蛋氨酰类似物（人蛋氨生长素）。治疗能够改善骨密度[4,5]和生长速度[6,7]，最终的成人身高也会增加但得益程度还不是十分清楚。1973～1993年间，法国接受生长激素治疗儿童的队列研究提示最终的效果并不及期望的好，接受治疗的儿童仍是矮的[8]。但是一项美国的大规模地纳入11000例生长激素缺乏儿童的队列研究发现虽然治疗的患者仍然低于目标身高，但是其中部分患者确实达到了同年龄正常身高范围[9]。治疗的第一年生长速度最高，随后逐渐降低，4年后的生长速度与治疗前相比没有明显差异。进一步地针对法国1987～1996年注册患者队列研究发现[10]，无论是完成治疗的患者还是到达成人身高前停止治疗的患者，成人身高类似，而且生长激素严重缺乏的患者治疗反应好于非严重缺乏的患者。生长激素治疗方案数年来已经变化，通过最合适的治疗使得部分生长激素缺乏的儿童能够获得他们基因身高的潜能[7]。重要的预测因子是年龄，为了得到最佳治疗效果应当在青春发育前尽可能早治疗[2,7]。

多种垂体激素缺乏、生长激素合成的基因缺陷、严重的器质性生长激素缺乏，生长激素的治疗应当持续到成人。其他患者可能需要或不需要持续到成年，应当在患者达到成人身高后停止治疗1～3个月后重新测定[2,11,12]。需要继续治疗的患者，应当逐渐减少生长激素的剂量以保持IGF-Ⅰ在正常水平[11,12]。

生长释素（**生长激素释放激素**）或其类似物舍莫瑞林已经被试用于生长激素缺乏的患者以刺激生长激素的分泌。虽然已经有报道能够改善生长速度，但是还没有直接与生长激素作用比较的数据。一项大规模的舍莫瑞林研究[13]发现，与通常生长激素治疗的效果相比，舍莫瑞林治疗12个月有反应的患者较少，生长的反应较差。普拉莫瑞林是一个小的合成的生长激素释放肽，目前还在研究中[14,15]。

Laron侏儒（**生长激素抵抗或不敏感**）的患者由于是生长激素受体的缺陷所以传统的生长激素治疗是无效的。但是试用重组胰岛素样生长因子-Ⅰ，即美卡舍明治疗这种患者可能有效[16]。

有关生长激素治疗除了毫无争议的生长激素缺乏症以外的**矮小症**还有争论。已经有报道生长激素能够有效治疗慢性肾衰竭[17,18]儿童、特纳综合征的女童（见第2014页）、唐氏综合征的小患儿（年龄6个月～3岁）[19,20]和Prader-Willi综合征患者[21]（第2070页），这些患者都伴有严重的生长迟缓。但是一些评论者认为这种干预治疗实际上是美容性质的。没有发现潜在疾病的矮小症的治疗产生的风险和对最终身高的益处还不能确定[22]。小于胎龄儿的儿童通常会在2岁前追赶生长（catch-up growth）。没有追赶的患儿使用生长激素治疗能够促进追赶生长和改善儿童身高，但是缺乏成人身高的数据[23]。指南提示，生长激素可以用于治疗慢性肾衰竭[3,6,24]、Turner综合征[3,6,24]、Prader-Willi综合征[3,24]和小于胎龄儿出生的儿童[3,25]。但是还缺乏生长激素治疗其他一些疾病包括非生长激素缺乏性矮小、唐氏综合征伴随的生长迟缓等有益的证据。一些学者[6]认为，生长激素不应当用于体质性生长延迟的患者。最新的研究发现，生长激素治疗可改善SHOX（矮小身材同源盒基因）基因缺陷儿童的生长速度和身高[26]。SHOX基因在骨和软骨的形成中发挥作用，其突变和缺失与多种原因的矮小相关，如Leri-Weill软骨骨生成障碍，同时已了解其与Turner综合征的矮小和部分特发性矮小相关。

虽然性激素具有促进生长的作用，但是由于能够使青春发育前和青春期患儿的骨骺提前闭合而限制了它们的使用。但是对于体质性青春发育延迟（见第2012页）伴随生长延迟的患儿可以使用合成代谢的药物，例如男孩使用睾酮、氧雄龙，女孩使用雌激素。雌激素通常不用于特纳综合征女孩的促生长治疗，而是当达到满意的身高后作为促进发育的替代治疗（见第2014页）。

许多的其他药物都进行过治疗生长迟缓的研究。可乐定能够促进生长激素释放激素的分泌，曾经用于生长激素缺乏儿童或生长激素不缺乏的矮小儿童，治疗结果有争议且不令人满意[27~29]。促性腺激素释放激素类似物联合生长激素治疗非生长激素缺乏女孩，能够通过减慢骨成熟，延缓青春发育，从而改善成人身高[30]。然而，骨密度的损失可能抵消掉身高的微量增长[31]。锌缺乏也会导致生长障碍，补充锌有意义（第1900页）。

1. Rosenfeld RG, *et al.* Diagnostic controversy: the diagnosis of childhood growth hormone deficiency revisited. *J Clin Endocrinol Metab* 1995; **80:** 1532–40.
2. GH Research Society. Consensus guidelines for the diagnosis and treatment of growth hormone (GH) deficiency in childhood and adolescence: summary statement of the GH Research Society. *J Clin Endocrinol Metab* 2000; **85:** 3990–3. Also available at: http://www.ghresearchsociety.org/files/Eilat.pdf (accessed 04/10/05)
3. AACE Growth Hormone Task Force. American Association of Clinical Endocrinologists medical guidelines for clinical practice for growth hormone use in adults and children—2003 update. *Endocr Pract* 2003; **9:** 64–76. Also available at: http://www.aace.com/pub/pdf/guidelines/hgh.pdf (accessed 05/07/06)
4. van der Sluis IM, *et al.* Long-term effects of growth hormone therapy on bone mineral density, body composition, and serum lipid levels in growth hormone deficient children: a 6-year follow-up study. *Horm Res* 2002; **58:** 207–14.
5. Baroncelli GI, *et al.* Acquisition of bone mass in normal individuals and in patients with growth hormone deficiency. *J Pediatr Endocrinol Metab* 2003; **16:** 327–35.
6. Drug and Therapeutics Committee, Lawson Wilkins Pediatric Endocrine Society. Guidelines for the use of growth hormone in children with short stature. *J Pediatr* 1995; **127:** 857–67.
7. Harris M, *et al.* Growth hormone treatment in children: review of safety and efficacy. *Pediatr Drugs* 2004; **6:** 93–106.
8. Coste J, *et al.* Long term results of growth hormone treatment in France in children of short stature: population, register based study. *BMJ* 1997; **315:** 708–13.
9. Root AW, *et al.* Effect of long-term recombinant growth hormone therapy in children - the National Cooperative Growth Study, USA, 1985-1994. *J Pediatr Endocrinol Metab* 1998; **11:** 403–12.
10. Carel J-C, *et al.* Adult height after long term treatment with recombinant growth hormone for idiopathic isolated growth hormone deficiency: observational follow up study of the French population based registry. *BMJ* 2002; **325:** 70–3.
11. Wilson TA, *et al.* Update of guidelines for the use of growth hormone in children: the Lawson Wilkins Pediatric Endocrinology Society Drug and Therapeutics Committee. *J Pediatr* 2003; **143:** 415–21. Also available at: http://lwpes.org/policyStatements/sdarticle.pdf (accessed 09/12/08)
12. Clayton PE, *et al.* European Society for Paediatric Endocrinology. Consensus statement on the management of the GH-treated adolescent in the transition to adult care. *Eur J Endocrinol* 2005; **152:** 165–70. Also available at: http://www.ghresearchsociety.org/files/GHRS_2006_GH_transition.pdf (accessed 09/12/08)
13. Thorner M, *et al.* Once daily subcutaneous growth hormone-releasing hormone therapy accelerates growth in growth hormone-deficient children during the first year of therapy. *J Clin Endocrinol Metab* 1996; **81:** 1189–96.
14. Mericq V, *et al.* Effects of eight months treatment with graded doses of a growth hormone (GH)-releasing peptide in GH-deficient children. *J Clin Endocrinol Metab* 1998; **83:** 2355–60.
15. Gondo RG, *et al.* Growth hormone-releasing peptide-2 stimulates GH secretion in GH-deficient patients with mutated GH-releasing hormone receptor. *J Clin Endocrinol Metab* 2001; **86:** 3279–83.
16. Laron Z. Laron syndrome (primary growth hormone resistance or insensitivity): the personal experience 1958–2003. *J Clin Endocrinol Metab* 2004; **89:** 1031–44.
17. Haffner D, *et al.* Effect of growth hormone treatment on the adult height of children with chronic renal failure. *N Engl J Med* 2000; **343:** 923–30.
18. Vimalachandra D, *et al.* Growth hormone for children with chronic renal disease. Available in The Cochrane Database of Systematic Reviews; Issue 3. Chichester: John Wiley; 2006 (accessed 23/07/08).
19. Annerén G, *et al.* Normalized growth velocity in children with Down's syndrome during growth hormone therapy. *J Intellect Disabil Res* 1993; **37:** 381–7.
20. Annerén G, *et al.* Growth hormone treatment in young children with Down's syndrome: effects on growth and psychomotor development. *Arch Dis Child* 1999; **80:** 334–8.
21. Paterson WF, Donaldson MDC. Growth hormone therapy in the Prader-Willi syndrome. *Arch Dis Child* 2003; **88:** 283–5.
22. Bryant J, *et al.* Recombinant growth hormone for idiopathic short stature in children and adolescents. Available in The Cochrane Database of Systematic Reviews; Issue 3. Chichester: John Wiley; 2007 (accessed 23/07/08).
23. Lee PA, *et al.* International Small for Gestational Age Advisory Board consensus development conference statement: management of short children born small for gestational age, April 24–October 1, 2001. *Pediatrics* 2003; **111:** 1253–61.
24. NICE. Guidance on the use of human growth hormone (somatropin) in children with growth failure (issued May 2002). Available at: http://www.nice.org.uk/nicemedia/pdf/HGHinChild-42-ALS.pdf (accessed 20/08/08)
25. Clayton PE, *et al.* Management of the child born small for gestational age through to adulthood: a consensus statement of the International Societies of Pediatric Endocrinology and the Growth Hormone Research Society. *J Clin Endocrinol Metab* 2007; **92:** 804–10. Also available at: http://www.ghresearchsociety.org/files/2007_Consensus_SGA.pdf (accessed 09/12/08)
26. Blum WF, *et al.* Growth hormone is effective in treatment of short stature associated with short stature homeobox-containing gene deficiency: two-year results of a randomized, controlled, multicenter trial. *J Clin Endocrinol Metab* 2007; **92:** 219–28.
27. Pintor C, *et al.* Clonidine treatment for short stature. *Lancet* 1987; **i:** 1226–30.
28. Pescovitz OH, Tan E. Lack of benefit of clonidine treatment for short stature in a double-blind, placebo-controlled trial. *Lancet* 1988; **ii:** 874–7.
29. Allen DB. Effects of nightly clonidine administration on growth velocity in short children without growth hormone deficiency: a double-blind, placebo-controlled study. *J Pediatr* 1993; **122:** 32–6.
30. Saggese G, *et al.* Combination treatment with growth hormone and gonadotropin-releasing hormone analogs in short normal girls. *J Pediatr* 1995; **126:** 468–73.
31. Yanovski JA, *et al.* Treatment with a luteinizing hormone-releasing hormone agonist in adolescents with short stature. *N Engl J Med* 2003; **348:** 908–17.

Growth Hormone (*BAN*) ⊗ 生长激素

GH; Hormona del crecimiento; Hormone de croissance; Phyone; Somatotrophin; Somatotropin; Somatotropina; STH; Wachstumshormon.

Гормон Роста; Соматотропин

CAS — 9002-72-6.

Somatrem (*BAN, USAN, pINN*) ⊗ 索吗托诺

Met-HGH; Methionyl Human Growth Hormone; Somatremum.

Соматрем

$C_{995}H_{1537}N_{263}O_{301}S_8$ = 22 256.

CAS — 82030-87-3.

ATC — H01AC02.

ATC Vet — QH01AC02.

UNII — CU8D464EDW.

性状 索吗托诺是生长激素类似物，包含一个额外的蛋氨酰残基。它可以从细菌的重组DNA中合成。

牛蛋氨生长素（*BAN*）是含蛋氨酰的牛生长激素。

猪蛋氨生长素（*BAN*）是含蛋氨酰的猪生长激素。

Somatropin (*BAN, USAN, rINN*) ⊗ 生长激素

CB-311; HGH; Human Growth Hormone; LY-137998; Somatropiini; Somatropina; Somatropinas; Somatropine; Somatropinum; Szomatropin.

Соматропин

$C_{990}H_{1528}N_{262}O_{300}S_7$ = 22 125.

CAS — 12629-01-5.

ATC — H01AC01.

ATC Vet — QH01AC01.

UNII — NQX9KB6PCL.

性状 生长激素（somatropin）是合成的人生长激素，具有天然人生长激素主要成分（22K）的正常结构。它包括一条单独的191个氨基酸的多肽链，第53位和第165位氨基酸及第182位和第189位氨基酸之间分别有一个二硫键。出于标记目的，这些在括号内用小写字母表示的名字表明了生产的方法：(epr) 指通过酶的方法转化经细菌基因改良的重组DNA技术生成的前体；(rbe) 指经细菌基因改良的重组DNA技术生成；(rmc) 指转哺乳动物（小鼠）细胞基因工程技术生成。

牛度生长素（*BAN*）指合成的牛生长激素。

Pharmacopoeias. In *Chin., Eur.* (see p.vii), and *US.*

Ph. Eur. 6. 8 (Somatropin) 一种蛋白质，含有191个氨基酸残基的人垂体生成的生长激素的主要成分。白色或几乎白色的粉末，含不少于2.5U/mg。2～8℃贮藏于密闭容器中。

Ph. Eur. 6. 8 (Somatropin Concentrated Solution) 澄清或轻微浑浊的无色溶液。可以含有缓冲盐和其他辅助物质。贮藏在－20℃密闭容器中。避免反复冻融。

USP 33 (Somatropin) 包括191个氨基酸残基的蛋白质激素，其结构符合自人垂体提取的生长激素的主要成分。通过基于重组DNA技术的方法生成的冻干粉或总溶液。每毫克冻干粉含有不少于910μg的无水生长激素。总溶液包含的每毫克总蛋白质不少于910μg。

－25～－10℃贮藏于密闭容器中。

单位

按第一次国际标准（1987），1安瓿内含有4.4U人生长激素，包含1.75mg冻干的人生长激素、20mg甘氨酸、2mg甘露醇、2mg乳糖和2mg碳酸氢钠。

第二次人生长激素的国际标准（2000），rDNA来源的人生长激素的定义是每1安瓿内含有1.95mg蛋白质，每毫克含有活性成分3U。1mg无水的生长激素USP约等于3.0USP生长激素单位。商品化的制剂在每毫克含有的单位数量上会有些不同。

不良反应和注意事项

在一些患者身上已发现生长激素的抗体产生，但是抗体很少会影响生长。在注射部位可能产生发红、瘙痒、肿块或脂肪营养不良。已经发生过一过性剂量相关的体液潴留，包括外周水肿和腕管综合征。头痛、肌肉关节疼痛感觉异常以及数例良性颅内压增高也有所报道。虽然生长激素有致糖尿病作用，但大剂量急性用药和高血糖后低血糖现象相关的。对于已有耳部疾病和听力障碍风险增加的Turner综合征患者，生长激素治疗可能进一步增加其耳部疾病和中耳炎的风险。

生长激素治疗对于有活动性肿瘤或颅内病变的患者是禁忌的，如果有肿瘤生长的证据，应该停止使用。对于骨骺已经闭合的患者，生长激素不应再用于促进生长。脊柱侧弯患者在应用生长激素治疗过程中，随着快速生长脊柱侧弯病情有进展风险，因此在生长激素治疗过程中需进行监测。由于生长激素的促糖尿病作用，应小心应用于糖尿病患者，并有必要调整抗糖尿病治疗。对于增殖期或增殖前期糖尿病性视网膜病变的患者，生长激素是禁用的。生长激素治疗期间甲状腺功能减退症可能进展，并可能使治疗反应欠佳。生长激素治疗可能引起继发性肾上腺功能减退症，需要进行糖皮质激素替代治疗（亦见下文的**药物相互作用**）。生长激素不应用于严重肥胖或有严重呼吸道损伤的Prader-Willi综合征患者（见下文）。建议生长激素不应用于治疗急性分解状态，例如严重烧伤患者或其余重病患者。见下文**用途和用法**项下的**烧伤**。

1. Growth Hormone Research Society. Critical evaluation of the safety of recombinant human growth hormone administration: statement from the Growth Hormone Research Society. *J Clin Endocrinol Metab* 2001; **86:** 1868–70. Also available at: http://jcem.endojournals.org/cgi/reprint/86/5/1868.pdf (accessed 24/10/05)
2. Quigley CA, *et al.* Safety of growth hormone treatment in pediatric patients with idiopathic short stature. *J Clin Endocrinol Metab* 2005; **90:** 5188–96.
3. Bolar K, *et al.* Long-term safety of recombinant human growth hormone in Turner syndrome. *J Clin Endocrinol Metab* 2008; **93:** 344–51.
4. Bell J, *et al.* Long-term safety of recombinant human growth hormone in children. *J Clin Endocrinol Metab* 2010; **95:** 167–77.

滥用 由于生长激素在合成代谢方面的作用导致其在运动领域中存在滥用。然而，有限的研究资料表明，虽然生长激素能够增加瘦肉含量，但是它对力量及运动表现的影响微乎其微，甚至可能降低运动能力[1]。

1. Liu H, *et al.* Systematic review: the effects of growth hormone on athletic performance. *Ann Intern Med* 2008; **148:** 747–58.

良性颅内压增高 良性颅内压增高（假性脑瘤）已在用生长激素治疗的患者中有所报道[1,2]。在对一个上市后的数据库（1985～2000年）中由于各种原因接受生长激素治疗的约40000名儿童和青少年进行分析[3]后发现，良性颅内压增高较普通儿科人群更常见。在新开始使用生长激素治疗的患者中，良性颅内压增高发生率约为30/100000，且在肾衰竭和Turner综合征患者中更为常见。头痛和视盘水肿是最常见的症状和体征，但是并不是在所有患者身上都发生，且大多数病例通常在数月内发生，这种情况可在停用生长激素后有效缓解。少数患者可在良性颅内压增高缓解后尝试再次用药，且大多数可耐受原有用量的25%～50%。另一项数据指出[4]，良性颅内压升高的诊断可能与经常出现的头痛症状混淆，而头痛常发生于接受生长激素治疗的患者，上述症状均可自愈。

1. Malozowski S, *et al.* Growth hormone, insulin-like growth factor I, and benign intracranial hypertension. *N Engl J Med* 1993; **329:** 665–6.
2. Malozowski S, *et al.* Benign intracranial hypertension in children with growth hormone deficiency treated with growth hormone. *J Pediatr* 1995; **126:** 996–9.
3. Reeves GD, Doyle DA. Growth hormone treatment and pseudotumor cerebri: coincidence or close relationship? *J Pediatr Endocrinol Metab* 2002; **15** (suppl 2): 723–30.
4. Price DA, *et al.* Benign intracranial hypertension induced by growth hormone treatment. *Lancet* 1995; **345:** 458–9.

致癌性 尽管担心这一不良反应，但没有证据表明，颅

内肿瘤或 CNS 白血病患者放疗后继续使用生长激素治疗会增加复发率[1~3]。

有接受生长激素治疗的患者发生急性白血病的有关报道。1988 年，一个国际工作组总结了从 1959 年开始欧洲、北美洲、日本以及澳大利亚接受生长激素治疗患者发生急性白血病的案例，发现生长激素相关患者白血病的发病率是预期发病率的 2 倍[4]。得出结论生长激素缺乏患者发生白血病的概率增加与生长激素治疗相关，但这一点是否归咎于生长激素仍不明确。此后 1963～1982 年间，在美国进行的一项囊括 6284 名接受生长激素治疗患者的研究证明，这一群体发生白血病的概率增加 2.5 倍，但同时也指出许多患者同时具有发生白血病的其他危险因素[5]。研究表明生长激素缺乏本身就是白血病的一个危险因素，而且这一点可能比生长激素治疗与这些患者白血病发病率增高的关系更大[6]。如果其他的危险因素相对较小，则考虑正常激素的自然属性对生长激素缺乏患儿的影响，保留这一疗法是不合适而且也是不明智的[4]。有关幸存的儿童期肿瘤[3]或者特发性生长激素缺乏患者[7]的进一步大规模队列研究发现，使用生长激素与白血病发病率增高并无关系。

某些证据表明生长激素可能导致实体瘤发病率升高。儿童期肿瘤幸存者的队列研究发现，继发性实体瘤的发病率确实有所升高，但研究者认为这一危险与生长激素带来的益处相比似乎不足为道[3]。对于该组人群的延长随访也提示随着时间的延长风险的增长将逐渐减少[8]。另一组接受生长激素治疗特发性生长激素缺乏患者的队列研究表明结直肠癌的发病率和死亡率都有所增加[7]。

有关生长激素治疗相关恶性肿瘤的报道，包括两名 Bloom 综合征（一种罕见的染色体异常影响 DNA 复制的疾病）患儿，其中一名继发了 B 细胞非 Hodgkin 淋巴瘤，而另一名则罹患干细胞白血病[9]。

鼓励对接受生长激素治疗的患者进一步监测疗效和不良反应[10]。

1. Packer RJ, *et al.* Growth hormone replacement therapy in children with medulloblastoma: use and effect on tumor control. *J Clin Oncol* 2001; **19:** 480–7.
2. Swerdlow AJ, *et al.* Growth hormone treatment of children with brain tumors and risk of tumor recurrence. *J Clin Endocrinol Metab* 2000; **85:** 4444–9.
3. Sklar CA, *et al.* Risk of disease recurrence and second neoplasms in survivors of childhood cancer treated with growth hormone: a report from the Childhood Cancer Survivor Study. *J Clin Endocrinol Metab* 2002; **87:** 3136–41.
4. Fisher DA, *et al.* Leukaemia in patients treated with growth hormone. *Lancet* 1988; **i:** 1159–60.
5. Fradkin JE, *et al.* Risk of leukemia after treatment with pituitary growth hormone. *JAMA* 1993; **270:** 2829–32.
6. Rapaport R, *et al.* Relationship of growth hormone deficiency and leukemia. *J Pediatr* 1995; **126:** 759–61.
7. Swerdlow AJ, *et al.* Risk of cancer in patients treated with human pituitary growth hormone in the UK, 1959–85: a cohort study. *Lancet* 2002; **360:** 273–7.
8. Ergun-Longmire B, *et al.* Growth hormone treatment and risk of second neoplasms in the childhood cancer survivor. *J Clin Endocrinol Metab* 2006; **91:** 3494–8.
9. Brock PR, *et al.* Malignant disease in Bloom's syndrome children treated with growth hormone. *Lancet* 1991; **337:** 1345–6.
10. Ogilvy-Stuart AL, Gleeson H. Cancer risk following growth hormone use in childhood: implications for current practice. *Drug Safety* 2004; **27:** 369–82.

Creutzfeldt-Jakob 病 1985 年相继出现一些 40 岁以下接受人垂体提取的生长激素治疗的患者死于 Creutzfeldt-Jakob 病的报道，该生长激素已在一些国家获得注册，比如澳大利亚、加拿大、荷兰、英国以及美国等，导致该垂体提取的生长激素在这些国家的销售暂时停滞。目前，非垂体提取的生长激素制剂已经可以使用，不存在 Creutzfeldt-Jakob 病的有关成分。然而，由于 Creutzfeldt-Jakob 病的潜伏期较久，仍不断有早年使用垂体提取的生长激素的患者发病的报道[1~5]。

1. Brown P, *et al.* Iatrogenic Creutzfeldt-Jakob disease at the millennium. *Neurology* 2000; **55:** 1075–81.
2. Croes EA, *et al.* Creutzfeldt-Jakob disease 38 years after diagnostic use of human growth hormone. *J Neurol Neurosurg Psychiatry* 2002; **72:** 792–3.
3. Swerdlow AJ, *et al.* Creutzfeldt-Jakob disease in United Kingdom patients treated with human pituitary growth hormone. *Neurology* 2003; **61:** 783–91.
4. Hirst C. Iatrogenic Creutzfeldt-Jakob disease presenting 24 years after human growth hormone administration. *Br J Hosp Med* 2005; **66:** 592–3.
5. Furtner M, *et al.* Iatrogenic Creutzfeldt-Jakob disease 22 years after human growth hormone therapy: clinical and radiological features. *J Neurol Neurosurg Psychiatry* 2008; **79:** 229–31.

对糖代谢的影响 一项药物流行病学回顾性分析[1]发现，生长激素治疗的患儿，发生 2 型糖尿病的概率比未治疗的患儿高。研究者推测生长激素治疗可能促进高危人群 2 型糖尿病的发生，并建议具有糖尿病高危因素，如 Turner 综合征、Prader-Willi 综合征或者宫内发育迟缓的患者，定期监测血糖。有关生长激素的研究报道，使用生长激素后血浆中胰岛素、空腹或者餐后血糖以及糖化血红蛋白有轻微升高[2]。治疗过程中这些不良反应会渐渐消失，但并非都是可逆的，某些患者停用生长激素后，糖耐量降低或糖尿病不能恢复。

有报道称，一名 22 个月大婴儿在生长激素治疗后数周内发生非酮症性高血糖，导致患儿惊厥和代谢性酸中毒，高血糖纠正后患儿仍然死亡[3]。

1. Cutfield WS, *et al.* Incidence of diabetes mellitus and impaired glucose tolerance in children and adolescents receiving growth-hormone treatment. *Lancet* 2000; **355:** 610–13.
2. Jeffcoate W. Growth hormone therapy and its relationship to insulin resistance, glucose intolerance and diabetes mellitus: a review of recent evidence. *Drug Safety* 2002; **25:** 199–212.
3. Garg AK, Hyperglycemia during replacement growth hormone therapy. *J Pediatr* 1994; **125:** 329.

对免疫功能的影响 一般认为，生长激素和免疫系统相互作用，尽管并没有证据可以证明[1~4]。曾有报道，2 名因发育迟缓而接受生长激素治疗的儿童出现了急性肾移植排异反应[5]。这两名患儿移植肾的功能在生长激素治疗前数年内都保持稳定，但发生排异反应前数月连续接受生长激素治疗。因此建议移植受体在接受生长激素治疗前数月内，增加免疫抑制药物用量，并仔细监测移植脏器的功能。然而，此后的研究[6,7]却证明，生长激素的使用不影响排异反应的发生概率。

1. Church JA, *et al.* Immune functions in children treated with biosynthetic growth hormone. *J Pediatr* 1989; **115:** 420–3.
2. Rapaport R, Oleske J. Immune function during growth hormone therapy. *J Pediatr* 1990; **116:** 669–70.
3. Rekers-Mombarg LTM, *et al.* Immunologic studies in children with idiopathic short stature before and during growth hormone therapy. *Horm Res* 1995; **44:** 203–7.
4. Lebl J, *et al.* Immune system in adults with childhood-onset growth hormone deficiency: effect of growth hormone therapy. *Endocr Regul* 2000; **34:** 169–73.
5. Tydén G, *et al.* Acute renal graft rejection after treatment with human growth hormone. *Lancet* 1990; **336:** 1455–6.
6. Maxwell H, Rees L. Randomised controlled trial of recombinant human growth hormone in prepubertal and pubertal renal transplant recipients. *Arch Dis Child* 1998; **79:** 481–7.
7. Maxwell H, *et al.* Growth hormone and markers of immune function in children with renal transplants. *Pediatr Nephrol* 2000; **14:** 473–5.

对胰腺的影响 有报道称，1 名假性甲状旁腺功能低下合并生长激素缺乏的患者，在接受生长激素治疗后发生急性胰腺炎[1]。到目前为止，FDA 又报道了 10 例生长激素相关急性胰腺炎的案例。

1. Malozowski S, *et al.* Acute pancreatitis associated with growth hormone therapy for short stature. *N Engl J Med* 1995; **332:** 401–2.

对骨骼肌的影响 有报道称，2 名接受生长激素治疗的患者发生轻微的炎性肌病，主要症状为肌痛、肌无力[1]。推测该不良反应可能与制剂中用作防腐剂的 *m*-甲酚有关。

1. Yordam N. Myositis associated with growth hormone therapy. *J Pediatr* 1994; **125:** 671.

男性乳房发育 22 例病例报道生长激素治疗患者发生青春期前男性乳房发育[1]。

1. Malozowski S, Stadel BV. Prepubertal gynecomastia during growth hormone therapy. *J Pediatr* 1995; **126:** 659–61.

超敏反应 1 名患者发生全身荨麻疹后经脱敏治疗好转[1]。此后该患者每日使用生长激素注射无明显不适。

1. Walker SB, *et al.* Systemic reaction to human growth hormone treated with acute desensitization. *Pediatrics* 1992; **90:** 108–9.

铁缺乏 已有观点称[1]，生长激素治疗后由于血红蛋白生成增加，铁缺乏的患病率将会增加，因此接受生长激素治疗的患者需要考虑补充铁剂。

1. Vihervuori E, *et al.* Increases in hemoglobin concentration and iron needs in response to growth hormone treatment. *J Pediatr* 1994; **125:** 242–5.

Prader-Willi 综合征 美国某生长激素制造商发表声明，已知到 2003 年 4 月为止，有 7 例 Prader-Willi 综合征患儿接受生长激素治疗后发生死亡[1]。这些患儿具有以下一个或者多个危险因素：严重肥胖、有呼吸功能障碍或者睡眠暂停病史以及原因不明的呼吸系统感染。建议 Prader-Willi 患者在开始治疗前，评价上呼吸道梗阻情况。如果治疗过程中发生上述梗阻情况，比如打鼾等，则需要暂停治疗。生长激素禁用于严重肥胖或严重呼吸功能障碍患者，据此，美国修订了注册药品信息。推荐早期诊断、积极治疗呼吸系统感染。文献也有相关病例报道[2~4]。

患有 Prader-Willi 综合征的儿童，其呼吸系统疾病（如睡眠呼吸暂停、低通气和感染）的发生率较健康儿童要高[5]。一项纳入 25 名患者的前瞻性研究[6]表明，经过 6 周的生长激素治疗，大多数患者的睡眠相关的呼吸异常得到改善。然而，在 6 名患者组成的亚组中，阻塞性睡眠呼吸暂停和低通气的病情加重；其中 4 人出现上呼吸道感染和扁桃体肿大，2 人的 IGF-Ⅰ血清浓度高且有扁桃体肿大。

1. Pharmacia, USA. Safety alert: Genotropin (somatropin [rDNA origin] for injection) (issued May 2003). Available at: http://www.fda.gov/Safety/MedWatch/SafetyInformation/SafetyAlertsforHumanMedicalProducts/ucm168411.htm (accessed 12/08/10)
2. Eiholzer U, *et al.* Fatal outcome of sleep apnoea in PWS during the initial phase of growth hormone treatment: a case report. *Horm Res* 2002; **58** (suppl 3): 24–6.
3. Van Vliet G, *et al.* Sudden death in growth hormone-treated children with Prader-Willi syndrome. *J Pediatr* 2004; **144:** 129–31.
4. Craig ME, *et al.* Growth hormone treatment and adverse events in Prader-Willi syndrome: data from KIGS (the Pfizer International Growth Database). *Clin Endocrinol (Oxf)* 2006; **65:** 178–85.
5. Eiholzer U. Deaths in children with Prader-Willi syndrome: a contribution to the debate about the safety of growth hormone treatment in children with PWS. *Horm Res* 2005; **63:** 33–9.
6. Miller J, *et al.* Short-term effects of growth hormone on sleep abnormalities in Prader-Willi syndrome. *J Clin Endocrinol Metab* 2006; **91:** 413–17.

药物相互作用

大剂量糖皮质激素可能会抑制生长激素的促生长作用。接受口服雌激素替代治疗的女性其生长激素的剂量可能需要增加，同时当雌激素用药途径改变时也要相应调整生长激素的剂量。

药动学

生长激素皮下或者肌内注射吸收迅速，生物利用度为 60%～80%，数小时后达到血浆峰值浓度。静脉内注射半衰期约为 20～30min，但皮下或者肌内注射的半衰期为 3～5h，因为注射部位释放时间延长。生长激素在肝、肾代谢，通过胆汁排泄。

吸收 生长激素药动学研究发现，健康受试者采用两种不同的设备以相同的剂量透皮快速注射（transdermal jet injection），比传统的皮下注射吸收速度更快，血浆峰值浓度更高[1,2]。虽然这一结果不影响药物的吸收总量和生物学效应。在健康受试者中使用第三种设备[3]，其血浆浓度-时间的关系与传统注射方法类似。然而，对生长激素缺乏患儿的研究发现，与注射笔相比，该设备可能导致更多出血、疼痛以及注射部位淤血肿痛。

1. Verhagen A, *et al.* Pharmacokinetics and pharmacodynamics of a single dose of recombinant human growth hormone after subcutaneous administration by jet-injection: comparison with conventional needle-injection. *Eur J Clin Pharmacol* 1995; **49:** 69–72.
2. Agersø H, *et al.* Pharmacokinetics and pharmacodynamics of a new formulation of recombinant human growth hormone administered by ZomaJet 2 Vision, a new needle-free device, compared to subcutaneous administration using a conventional syringe. *J Clin Pharmacol* 2002; **42:** 1262–8.
3. Dörr HG, *et al.* Are needle-free injections a useful alternative for growth hormone therapy in children? Safety and pharmacokinetics of growth hormone delivered by a new needle-free injection device compared to a fine gauge needle. *J Pediatr Endocrinol Metab* 2003; **16:** 383–92.

用途和用法

生长激素是一种合成人生长激素，而人蛋氨生长素则是其蛋氨酰类似物。

生长激素是一种促合成激素，由垂体前叶分泌，不同种动物之间分子大小和氨基酸序列各异。生长激素促进骨骼、肌肉以及其他组织生长，刺激蛋白质合成，并影响脂肪和矿物质代谢。在糖类代谢方面有升糖的作用。生长激素呈脉冲式分泌，并受神经和以下激素水平的影响，包括下丘脑释放抑制激素（见**生长抑素**，第1727页）、下丘脑释放激素（见**生长释素**，第1726页）。睡眠、低血糖以及生理和心理压力均能导致生长激素释放增加。生长激素对骨骼生长的作用受生长介素的调控（第1725页）。

生长激素或者人蛋氨生长素用于生长激素缺乏导致身材矮小（垂体性侏儒）但骨骺端仍未闭合的患儿，并监测垂体功能。生长激素同样也用于患有其他发育迟缓性疾病的儿童，如与 Turner 综合征、Noonan 综合征、SHOX（矮小同源盒基因）缺失、慢性肾功能不全、出生体重低相关的发育迟缓或者一些特发性的身材矮小症。对 Prader-Willi 综合征患者，生长激素旨在改善生长和体质组成（也可见上文**不良反应**和**注意事项**项下）。对成人，生长激素用于明确的生长激素缺乏患者。同时也用于控制 AIDS 相关的消瘦甚至恶液质症状。在短肠综合征患者中，生长激素用于增加肠道对水、电解质以及特殊营养支持成分提供的营养素的吸收。

每名患者的剂量必须个体化。不同的制造商在评价生长激素 U/mg 值时有所差异，某些国家要求标注 mg 为剂量单位，其他则要求标注单位（U）或者两者同时标注。人蛋氨生长素与生长激素的给药剂量基本相同，但不再广泛应用。

对生长激素缺乏儿童，英国常规每日给药剂量为25～30μg/kg（0.07～0.1U/kg），或者0.7～1mg/m²（2～3U/m²）。虽然某些制剂注册可经肌内注射使用，但通常情况下还是以皮下注射使用为主，同时一些注册药品信息建议于夜间使用药物。其他国家使用的剂量也大致相同，而每周总用量可能分成3次、6次或7次给予。

对Turner综合征（性腺发育不全）患者，皮下注射剂量通常为每日45～50μg/kg（0.14U/kg），或者每日1.4mg/m²（4.3U/m²）。虽然日所需剂量可能更高，每日达67μg/kg。在*Noonan*综合征导致的生长迟缓的患者中生长激素的用量曾达每日66μg/kg。对于慢性肾功能不全或*SHOX*缺失所导致的生长迟缓儿童，生长激素的日剂量可在45～50μg/kg。

对于出生低体重儿生长迟缓的患儿，英国许可的日给药剂量为皮下注射35μg/kg（0.1U/kg），或者1mg/m²（3U/m²）。美国许可的剂量稍高，为每周480μg/kg，分成6～7次给药。

对特发性身材矮小症患儿，生长激素每周皮下注射，分成6～7次给药，总剂量为300～470μg/kg。

对Prader-Willi综合征患者，日给药剂量为皮下注射35μg/kg或1mg/m²，每日给药量不得超过2.7mg。

对成年生长激素缺乏患者，推荐剂量较小。每日皮下注射初始剂量不超过6μg/kg（0.018U/kg）。可根据患者的反应逐渐增加剂量，常用最大剂量为每日12.5μg/kg，另外，每日100～300μg（0.3～0.9U）的用药范围可以根据临床反应情况逐月增加，最大维持剂量不得超过每日1mg。年龄越大，所需剂量越小。英国推荐在开始治疗后9个月进行再评价。

对HIV相关消瘦甚至恶液质状态患者，生长激素剂量为每日100μg/kg，睡前皮下注射，最大剂量为每日6mg。对不良反应高风险患者，初始剂量可为隔日100μg/kg。

对短肠综合征患者，生长激素剂量为约每日100μg/kg皮下注射（最大剂量为每日8mg），连续4周。

儿童用法 生长迟缓儿童的生长激素使用剂量详见上文**用途和用法**。对于严重烧伤者的应用剂量见下文。

成人用法 成人一生中生长激素持续分泌，但随着年龄的增长，其分泌能力和激素的活性逐渐下降，并在保持骨骼和瘦体重方面起作用。据称对生长激素缺乏成年患者（常继发于垂体腺瘤或者腺瘤治疗后），用生长激素补充治疗可减少体内脂肪以及腹型肥胖，增加瘦体重，并改善脂质代谢[1～5]。可增加骨密度[1,3]，但许多研究没有严格对照，观察时间很短，而且对于骨密度的有利作用似乎不明显[6]。可增加力量，改善运动能力，但增加肌肉运动能力需要长时间生长激素治疗并配合体能训练[3]。生长激素缺乏对心脏结构和功能有负性作用，成人替代治疗对改善心功能各参数有积极的作用[7]。有相关报道称，替代治疗可提高生活质量[3]，但有一个研究[8]采用通用的标准化心理学量表对患者进行评估，发现替代治疗没有益处，另一个研究[9]则对垂体功能低下患者进行问卷调查，得出替代治疗具有长期收益的结论。目前尚无关于生长激素治疗能否减少该组患者死亡率的长期资料，但该治疗能减少患者发生心肌梗死的概率[10]。已发行关于成人生长激素缺乏患者使用生长激素治疗的指南[11～14]。

健康老年人使用生长激素方面的资料尚不健全。相当多的反对意见称生长激素治疗可能延缓甚至逆转衰老的代谢过程，还有部分人认为这部分患者发生不良反应的概率更高[15]。研究显示[16]，生长激素可以增加瘦体重，减少体内脂肪含量，但不一定改善功能，常见不良反应包括周围性水肿、腕管综合征、关节疼痛以及男性乳腺发育。

生长激素在成年患者中的其他使用方法，下文有详细讨论。

1. Götherström G, *et al.* A prospective study of 5 years of GH replacement therapy in GH-deficient adults: sustained effects on body composition, bone mass, and metabolic indices. *J Clin Endocrinol Metab* 2001; **86:** 4657–65.
2. Attanasio AF, *et al.* Human growth hormone replacement in adult hypopituitary patients: long-term effects on body composition and lipid status—3-year results from the HypoCCS Database. *J Clin Endocrinol Metab* 2002; **87:** 1600–6.
3. Verhelst J, Abs R. Long-term growth hormone replacement therapy in hypopituitary adults. *Drugs* 2002; **62:** 2399–2412.
4. Maison P, *et al.* Impact of growth hormone (GH) treatment on cardiovascular risk factors in GH-deficient adults: a metaanalysis of blinded, randomized, placebo-controlled trials. *J Clin Endocrinol Metab* 2004; **89:** 2192–9.
5. Götherström G, *et al.* A 10-year, prospective study of the metabolic effects of growth hormone replacement in adults. *J Clin Endocrinol Metab* 2007; **92:** 1442–5.
6. Davidson P, *et al.* Growth hormone replacement in adults and bone mineral density: a systematic review and meta-analysis. *Clin Endocrinol (Oxf)* 2004; **60:** 92–8.
7. Maison P, Chanson P. Cardiac effects of growth hormone in adults with growth hormone deficiency: a meta-analysis. *Circulation* 2003; **108:** 2648–52.
8. Baum HBA, *et al.* Effects of physiological growth hormone (GH) therapy on cognition and quality of life in patients with adult-onset GH deficiency. *J Clin Endocrinol Metab* 1998; **83:** 3184–9.
9. Rosilio M, *et al.* Long-term improvement of quality of life during growth hormone (GH) replacement therapy in adults with GH deficiency, as measured by questions on life satisfaction-hypopituitarism (QLS-H). *J Clin Endocrinol Metab* 2004; **89:** 1684–93.
10. Svensson J, *et al.* Malignant disease and cardiovascular morbidity in hypopituitary adults with or without growth hormone replacement therapy. *J Clin Endocrinol Metab* 2004; **89:** 3306–12.
11. AACE Growth Hormone Task Force. American Association of Clinical Endocrinologists medical guidelines for clinical practice for growth hormone use in adults and children—2003 update. *Endocr Pract* 2003; **9:** 64–76. Also available at: http://www.aace.com/pub/pdf/guidelines/hgh.pdf (accessed 05/07/06)
12. NICE. Human growth hormone (somatropin) in adults with growth hormone deficiency: Technology Appraisal 64 (issued August 2003). Available at: http://www.nice.org.uk/nicemedia/pdf/TA64_HGHadults_fullguidance.pdf (accessed 20/08/08)
13. Molitch ME, *et al.* Evaluation and treatment of adult growth hormone deficiency: an Endocrine Society clinical practice guideline. *J Clin Endocrinol Metab* 2006; **91:** 1621–34. Also available at: http://www.endo-society.org/guidelines/final/upload/042506_CG_HormoneBook.pdf (accessed 20/08/08)
14. Ho KKY. 2007 GH Deficiency Consensus Workshop Participants. Consensus guidelines for the diagnosis and treatment of adults with GH deficiency II: a statement of the GH Research Society in association with the European Society for Pediatric Endocrinology, Lawson Wilkins Society, European Society of Endocrinology, Japan Endocrine Society, and Endocrine Society of Australia. *Eur J Endocrinol* 2007; **157:** 695–700. Also available at: http://www.ghresearchsociety.org/files/2007_Consensus_AGHD.pdf (accessed 08/12/08)
15. Vance ML. Can growth hormone prevent aging? *N Engl J Med* 2003; **348:** 779–80.
16. Liu H, *et al.* Systematic review: the safety and efficacy of growth hormone in the healthy elderly. *Ann Intern Med* 2007; **146:** 104–15.

烧伤 有研究表明，在严重烧伤患者中，应用生长激素治疗可提高伤口愈合的速度。在一个小型研究[1]中，需要植皮的严重烧伤患儿，给予生长激素每日200μg/kg，肌注，以减少供体部位恢复时间以及住院时间，皮下注射生长激素每日100μg/kg不起作用[1]。有意见认为，生长激素治疗可能增加肥厚性瘢痕形成，但有一个研究[2]发现，出院后使用生长激素每日50μg/kg，连续1年，并没有上述表现。也有报道称，住院期间使用生长激素可以减轻患儿由烧伤导致的生长迟滞，对非生长高峰期烧伤的患儿作用尤为显著[3,4]。伤口愈合后连续使用生长激素治疗1年可以增加体重、线形生长、瘦体重以及骨矿物质含量[5]。目前在成人中已有证据表明可增加死亡率，因此制造商不建议将生长激素用于治疗严重疾病以及烧伤患者急性高分解代谢状态[6]。烧伤的处置详见第1505页。

1. Herndon DN, *et al.* Effects of recombinant human growth hormone on donor-site healing in severely burned children. *Ann Surg* 1990; **212:** 424–9.
2. de Oliveira GV, *et al.* Growth hormone effects on hypertrophic scar formation: a randomized controlled trial of 62 burned children. *Wound Repair Regen* 2004; **12:** 404–11.
3. Low JFA, *et al.* Effect of growth hormone on growth delay in burned children: a 3-year follow-up study. *Lancet* 1999; **354:** 1789.
4. Low JFA, *et al.* The effect of short-term growth hormone treatment on growth and energy expenditure in burned children. *Burns* 2001; **27:** 447–52.
5. Hart DW, *et al.* Attenuation of posttraumatic muscle catabolism and osteopenia by long-term growth hormone therapy. *Ann Surg* 2001; **233:** 827–34.
6. Takala J, *et al.* Increased mortality associated with growth hormone treatment in critically ill adults. *N Engl J Med* 1999; **341:** 785–92.

恶液质和脂肪营养不良 据报道[1,2]，在HIV受试者中，生长激素皮下注射可增加体重，减少机体消耗（第827页）。对生理功能、体重、瘦体重以及健康相关生活质量的衡量均有益处[3]。已有报道[4～8]，生长激素用于HIV相关脂肪营养不良并取得效果。

某些[9]但并非全部[10]研究发现，生长激素治疗可改善营养不良透析患者的代谢指数。

1. Schambelan M, *et al.* Recombinant human growth hormone in patients with HIV-associated wasting: a randomized, placebo-controlled trial. *Ann Intern Med* 1996; **125:** 873–82.
2. Moyle GJ, *et al.* Growth hormone improves lean body mass, physical performance, and quality of life in subjects with HIV-associated weight loss or wasting on highly active antiretroviral therapy. *J Acquir Immune Defic Syndr* 2004; **35:** 367–75.
3. Goldsmith DR, Wagstaff AJ. Mammalian cell-derived somatropin: a review of its use in the management of HIV-associated wasting. *Drugs* 2006; **66:** 387–401.
4. Lo JC, *et al.* The effects of recombinant human growth hormone on body composition and glucose metabolism in HIV-infected patients with fat accumulation. *J Clin Endocrinol Metab* 2001; **86:** 3480–7.
5. Tai VW, *et al.* Effects of recombinant human growth hormone on fat distribution in patients with human immunodeficiency virus-associated wasting. *Clin Infect Dis* 2002; **35:** 1258–62.
6. Kotler DP, *et al.* Effects of growth hormone on abnormal visceral adipose tissue accumulation and dyslipidemia in HIV-infected patients. *J Acquir Immune Defic Syndr* 2004; **35:** 239–52. Correction. *ibid.* 2006; **43:** 378–81.
7. Lo JC, *et al.* The effects of low-dose growth hormone in HIV-infected men with fat accumulation: a pilot study. *Clin Infect Dis* 2004; **39:** 732–5.
8. Grunfeld C, *et al.* Recombinant human growth hormone to treat HIV-associated adipose redistribution syndrome: 12 week induction and 24-week maintenance therapy. *J Acquir Immune Defic Syndr* 2007; **45:** 286–97.
9. Johannsson G, *et al.* Double-blind, placebo-controlled study of growth hormone treatment in elderly patients undergoing chronic hemodialysis: anabolic effect and functional improvement. *Am J Kidney Dis* 1999; **33:** 709–17.
10. Kotzmann H, *et al.* One-year growth hormone therapy improves granulocyte function without major effects on nutritional and anthropometric parameters in malnourished hemodialysis patients. *Nephron Clin Pract* 2003; **93:** c75–82.

心血管疾病 一些小规模非对照研究表明，生长激素可改善心衰症状（第1127页）[1]。在一项荟萃分析[2]中，共纳入了12个慢性心功能不全成人应用生长激素的研究，其中包括8个安慰剂对照研究，其分析也表明生长激素能够改善部分心血管参数；然而，个体治疗结果已被混合在一起，今后还需要针对长期应用高剂量生长激素做更深入的研究。一项小规模的非权威性研究[3]发现，扩张性心肌病儿童患者使用生长激素治疗6个月后，其心功能仅表现为有改善的趋势。对于一组癌症幸存儿童的回顾性分析[4]发现，针对生长激素缺乏而应用的生长激素治疗可使蒽环类抗菌药诱导的左室功能障碍得到部分改善，但随着生长激素治疗的停止，这种改善也随之消失。

1. Volterrani M, *et al.* Role of growth hormone in chronic heart failure: therapeutic implications. *Drugs* 2000; **60:** 711–19.
2. Le Corvoisier P, *et al.* Cardiac effects of growth hormone treatment in chronic heart failure: a meta-analysis. *J Clin Endocrinol Metab* 2007; **92:** 180–5.
3. McElhinney DB, *et al.* Recombinant human growth hormone treatment for dilated cardiomyopathy in children. Abstract: *Pediatrics* 2004; **114:** 1074–5.
Full version: http://pediatrics.aappublications.org/cgi/content/full/114/4/e452 (accessed 16/09/05)
4. Lipshultz SE, *et al.* Cardiac changes associated with growth hormone therapy among children treated with anthracyclines. *Pediatrics* 2005; **115:** 1613–22.

纤维肌痛 研究表明，纤维肌痛女性患者连续数月皮下注射生长激素可以改善症状[1,2]，纤维肌痛是一种表现为软组织风湿病（第13页），伴有低水平的IGF-Ⅰ。

1. Bennett RM, *et al.* A randomized, double-blind, placebo-controlled study of growth hormone in the treatment of fibromyalgia. *Am J Med* 1998; **104:** 227–31.
2. Cuatrecasas G, *et al.* Growth hormone as concomitant treatment in severe fibromyalgia associated with low IGF-1 serum levels: a pilot study. *BMC Musculoskelet Disord* 2007; **8:** 119. Available at: http://www.biomedcentral.com/content/pdf/1471-2474-8-119.pdf (accessed 08/04/09)

生长迟缓 生长激素是生长迟缓[1]（第1717页）的主要治疗药物，已有关于其正确使用的治疗指南[2～6]。

1. Harris M, *et al.* Growth hormone treatment in children: review of safety and efficacy. *Pediatr Drugs* 2004; **6:** 93–106.
2. Drug and Therapeutics Committee, Lawson Wilkins Pediatric Endocrine Society. Guidelines for the use of growth hormone in children with short stature. *J Pediatr* 1995; **127:** 857–67.
3. GH Research Society. Consensus guidelines for the diagnosis and treatment of growth hormone (GH) deficiency in childhood and adolescence: summary statement of the GH Research Society. *J Clin Endocrinol Metab* 2000; **85:** 3990–3. Also available at: http://www.ghresearchsociety.org/files/Eilat.pdf (accessed 04/10/05)
4. NICE. Guidance on the use of human growth hormone (somatropin) in children with growth failure: Technology Appraisal 42 (issued May 2002). Available at: http://www.nice.org.uk/nicemedia/pdf/HGHinChild-42-ALS.pdf (accessed 20/08/08)
5. Wilson TA, *et al.* Update of guidelines for the use of growth hormone in children: the Lawson Wilkins Pediatric Endocrinology Society Drug and Therapeutics Committee. *J Pediatr* 2003; **143:** 415–21. Also available at: http://lwpes.org/policyStatements/sdarticle.pdf (accessed 09/12/08)
6. AACE Growth Hormone Task Force. American Association of Clinical Endocrinologists medical guidelines for clinical practice for growth hormone use in adults and children—2003 update. *Endocr Pract* 2003; **9:** 64–76. Also available at: http://www.aace.com/pub/pdf/guidelines/hgh.pdf (accessed 05/07/06)

不孕症 生长激素可增加卵巢对促性腺激素的敏感性，提示生长激素可能可以治疗女性不孕症。但在促性腺激素基础上添加生长激素用以治疗不孕症的研究规模都比较小，使用不同的治疗方案以及疗效评价标准，并且患者不孕的原因也各不相同。关于对卵巢刺激反应不良的女性患者的研究提示了混合性的结果，对药物的反应取决于不孕症的原因。对多囊卵巢综合征女性患者的研究也显示相同的混合性结果。生长激素治疗对低促性腺激素性性腺功能低下[1]或被认为是低反应性的患者[2]效果较好，但对于卵巢对促性腺激素有正常反应的患者并没有附加的作用[1,2]。英国不孕症治疗指南[3]不建议使用生长激素治疗。生长激素同样也尝试用于对传统方法反应不良的男性不育患者，主要是促进精子生成，但这些研究的规模较小，只有部分研究取得了令人鼓舞的结果，其他的[4]都证明生长激素治疗男性不育疗效不佳[5,6]。

关于不孕症及其常规药物治疗的进一步讨论，见第2012页。

1. Artini PG, *et al.* Growth hormone cotreatment with gonadotropins in ovulation induction. *J Endocrinol Invest* 1996; **19:** 763–79.
2. Duffy JMN, *et al.* Growth hormone for in vitro fertilization. Available in The Cochrane Database of Systematic Reviews; Issue 1. Chichester: John Wiley; 2010 (accessed 28/04/10).
3. National Collaborating Centre for Women's and Children's Health/National Institute for Clinical Excellence. Fertility: assessment and treatment for people with fertility problems (issued February 2004). Available at: http://www.rcog.org.uk/files/rcog-corp/uploaded-files/NEBFertilityFull.pdf (accessed 12/08/10) or http://www.nice.org.uk/nicemedia/pdf/CG011fullguideline.pdf (accessed 24/07/08)
4. Shoham Z, *et al.* Cotreatment with growth hormone for induction of spermatogenesis in patients with hypogonadotropic hypogonadism. *Fertil Steril* 1992; **57:** 1044–51.
5. Ovesen PG, *et al.* Vaeksthormonbehandling af maend med nedsat saedkvalitet. *Ugeskr Laeger* 1998; **160:** 176–80.
6. Giagulli VA. Absence of effect of recombinant growth hormone to classic gonadotropin treatment on spermatogenesis of patients with severe hypogonadotropic hypogonadism. *Arch Androl* 1999; **43:** 47–53.

成骨不全 关于生长激素有可能对成骨不全患者有作用，见第1049页。

骨软化症 如第1049页所述，利用生长激素治疗低磷血症性软骨病患儿正在引起大家的注意。

Prader-Willi 综合征 生长激素对控制 Prader-Willi 综合征（第2070页）可能有效。生长激素能加快生长速度，并通过减少脂肪、增加肌肉量来改善体质构成。但对于这一治疗方案是否长期有效，目前信息有限。而生长激素对生长速度的治疗 1～3 年后逐渐减少。生长激素用于这一群体的患者时有特殊的适应证和注意事项（见上文**不良反应和注意事项**）。

1. Carrel AL, *et al.* Growth hormone improves body composition, fat utilization, physical strength and agility, and growth in Prader-Willi syndrome: a controlled study. *J Pediatr* 1999; **134:** 215–21.
2. Myers SE, *et al.* Sustained benefit after 2 years of growth hormone on body composition, fat utilization, physical strength and agility, and growth in Prader-Willi syndrome. *J Pediatr* 2000; **137:** 42–9.
3. Burman P, *et al.* Endocrine dysfunction in Prader-Willi syndrome: a review with special reference to GH. *Endocr Rev* 2001; **22:** 787–99.
4. Carrel AL, *et al.* Benefits of long-term GH therapy in Prader-Willi syndrome: a 4-year study. *J Clin Endocrinol Metab* 2002; **87:** 1581–5.
5. Whitman BY, *et al.* The behavioral impact of growth hormone treatment for children and adolescents with Prader-Willi syndrome: a 2-year, controlled study. Abstract: *Pediatrics* 2002; **109:** 308–9. Full version: http://pediatrics.aappublications.org/cgi/content/full/109/2/e35 (accessed 16/09/05)
6. Paterson WF, Donaldson MDC. Growth hormone therapy in the Prader-Willi syndrome. *Arch Dis Child* 2003; **88:** 283–5.
7. Carrel AL, *et al.* Growth hormone improves mobility and body composition in infants and toddlers with Prader-Willi syndrome. *J Pediatr* 2004; **145:** 744–9.
8. Craig ME, *et al.* Growth hormone treatment and adverse events in Prader-Willi syndrome: data from KIGS (the Pfizer International Growth Database). *Clin Endocrinol (Oxf)* 2006; **65:** 178–85.
9. Myers SE, *et al.* Two years of growth hormone therapy in young children with Prader-Willi syndrome: physical and neurodevelopmental benefits. *Am J Med Genet A* 2007; **143:** 443–8.
10. de Lind van Wijngaarden RFA, *et al.* Efficacy and safety of long-term continuous growth hormone treatment in children with Prader-Willi syndrome. *J Clin Endocrinol Metab* 2009; **94:** 4205–15.
11. Carrel AL, *et al.* Long-term growth hormone therapy changes the natural history of body composition and motor function in children with Prader-Willi syndrome. *J Clin Endocrinol Metab* 2010; **95:** 1131–6.

短肠综合征 联合使用生长激素、谷氨酸以及饮食调整可能会促进肠道吸收水电解质和其他营养素，以减少短肠综合征患者对全胃肠外营养的需求[1]。但是，研究产生矛盾的结论，疗效可能依赖于许多其他因素，如残留肠段的部位和长度、有无黏膜病变以及生长激素和谷氨酸的使用剂量[2]。

1. Keating GM, Wellington K. Somatropin (Zorbtive™) in short bowel syndrome. *Drugs* 2004; **64:** 1375–81.
2. Matarese LE, *et al.* Growth hormone, glutamine, and modified diet for intestinal adaptation. *J Am Diet Assoc* 2004; **104:** 1265–72.

兽医学以及农业中的用途 牛生长激素（牛 Somatropin，BST）能增加奶牛的产乳量。尽管在美国[1]这一用途已经得到认可，在欧盟却是明令禁止的，关于其对动物健康和人类食品安全的影响仍存在相当多的争议。

1. FDA. CVM Update. Update on human safety of BST (issued 5th February, 1999). Available at: http://www.fda.gov/AnimalVeterinary/NewsEvents/CVMUpdates/ucm130356.htm (accessed 12/08/10)

制剂

BP 2010: Somatropin Injection;
Ph. Eur.: Somatropin for Injection;
USP 33: Somatropin for Injection.

专利制剂

Arg.: Biotropin; Genotropin; HHT; Hutrope; Norditropin; Saizen; ***Austral.:*** Genotropin; Humatro-Pen†; Humatrope; Norditropin; NutropinAq; Omnitrope; Saizen; SciTropin; Zomacton; ***Austria:*** Genotropin; Humatrope; Norditropin; NutropinAq; Saizen; Zomacton; ***Belg.:*** Genotonorm; Humatrope; Norditropin; NutropinAq; Omnitrope; Zomacton; ***Braz.:*** Eutropin; Genotropin; Hormotrop; Humatrope; Norditropin; Saizen; Somatrop; ***Canad.:*** Humatrope; Nutropin; Protropin†; Saizen; Serostim; ***Chile:*** Genotonorm; HHT†; Humatrope; Hutrope; Norditropin; Saizen; ***Cz.:*** Genotropin; Humatrope; Norditropin; NutropinAq; Omnitrope; Saizen; Valtropin; Zomacton; ***Denm.:*** Genotropin; Humatrope; Norditropin; NutropinAq; Omnitrope; Zomacton; ***Fin.:*** Genotropin; Humatrope; Norditropin; NutropinAq; Saizen; Zomacton†; ***Fr.:*** Genotonorm; Maxomat; Norditropine; NutropinAq; Omnitrope; Saizen; Umatrope; Zomacton; ***Ger.:*** Genotropin; Humatrope; Norditropin; NutropinAq; Omnitrope; Saizen; Zomacton; ***Gr.:*** Genotropin; Humatrope; Norditropin; Nutropin; Saizen; Zomacton; ***Hong Kong:*** Genotropin; Humatrope†; Norditropin†; Saizen; SciTropin†; Serostim†; ***Hung.:*** Genotropin; Humatrope; Norditropin; NutropinAq; Saizen; Zomacton†; ***India:*** Saizen; ***Indon.:*** Eutropin; Genotropin; Norditropin; Saizen†; ***Irl.:*** Genotropin; Norditropin; Omnitrope; Saizen; Zomacton; ***Israel:*** Bio-Tropin; Genotropin; Norditropin; ***Ital.:*** Genotropin; Humatrope; Norditropin; Nutropin†; NutropinAq; Omnitrope; Saizen; Zomacton; ***Jpn:*** Growject; Norditropin; ***Malaysia:*** Genotropin; Norditropin; Saizen; ***Mex.:*** Cryo-Tropin; Genotropin; HHT†; Humatrope; Norditropin; Saizen; Serostim; ***Neth.:*** Genotropin; Humatrope; Norditropin; Nutropin; Zomacton; ***Norw.:*** Genotropin; Humatrope; Norditropin; NutropinAq; Saizen; Zomacton; ***NZ:*** Genotropin; Norditropin; Saizen; ***Philipp.:*** GenHeal; Humatrope†; Norditropin; Saizen; SciTropin; ***Pol.:*** Genotropin; Norditopin; ***Port.:*** Genotropin; Humatrope; Norditropin; NutropinAq; Omnitrope; Saizen; Valtropin; Zomacton; ***Rus.:*** Genotropin (Генотропин); Humatrope (Хуматроп); Norditropin (Нордитропин); Rastan (Растан); Saizen (Сайзен); ***S.Afr.:*** Genotropin; Humatrope; Norditropin; Saizen†; ***Singapore:*** Genotropin; Humatrope†; Norditropin; Saizen; SciTropin; ***Spain:*** Genotonorm; Humatrope; Norditropin; Nutropin; Omnitrope; Saizen; Zomacton; ***Swed.:*** Genotropin; Humatrope; Norditropin; NutropinAq; Omnitrope; Saizen; Zomacton; ***Switz.:*** Genotropin; Humatrope; Norditropine; Saizen; ***Thai.:*** Eutropin; GenHeal; Norditropin; Saizen†; ***Turk.:*** Genotropin; Humatrope; Norditropin; Saizen; Zomacton; ***UK:*** Genotropin; Humatrope; Norditropin; Nutropin; Saizen; Zomacton; ***Ukr.:*** Genotropin (Генотропин); Norditropin (Нордитропин); ***USA:*** Genotropin; Humatrope; Norditropin; Nutropin; Omnitrope; Saizen; Serostim; Tev-Tropin; Zorbtive; ***Venez.:*** Genotropin; Humatrope; Norditropin†; Saizen.

多组分制剂 ***Ukr.:*** Nutropin (Нутропин Aq).

Lanreotide (*BAN*, *rINN*) 兰瑞肽

Angiopeptin; BIM-23014; BN-52030; DC-13-116; Lanreotid; Lanreotida; Lanréotide; Lanreotidi; Lanreotidum. 3-(2-Naphthyl)-D-alanyl-L-cysteinyl-L-tyrosyl-D-tryptophyl-L-lysyl-L-valyl-L-cysteinyl-L-threoninamide cyclic (2→7)-disulfide.

Ланреотид

$C_{54}H_{69}N_{11}O_{10}S_2$ = 1096.3.

CAS — 108736-35-2.

ATC — H01CB03.

ATC Vet — QH01CB03.

UNII — 0G3DE8943Y.

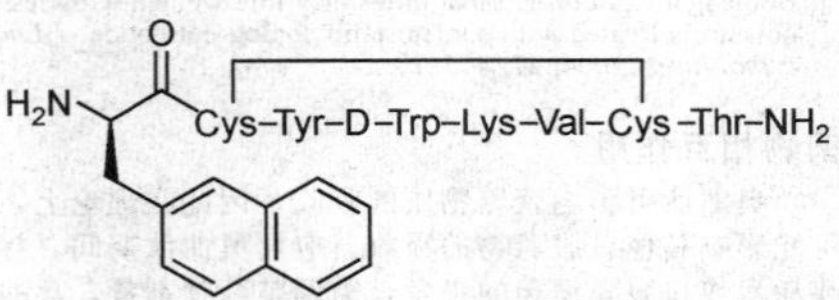

Lanreotide Acetate (*BANM*, *USAN*, *rINNM*) 醋酸兰瑞肽

Acetato de lanreotida; BIM-23014C; Lanréotide, Acétate de; Lanreotidi Acetas.

Ланреотида Ацетат

$C_{54}H_{69}N_{11}O_{10}S_2,x(C_2H_4O_2)$.

CAS — 127984-74-1.

ATC — H01CB03.

ATC Vet — QH01CB03.

UNII — IEU56G3J9C.

不良反应和注意事项

参见醋酸奥曲肽，第1722页。

药物相互作用

参见醋酸奥曲肽，第1722页。

药动学

兰瑞肽静脉注射的清除半衰期为 2.5h。兰瑞肽缓释剂皮下注射或肌内注射药物初始快速释放期过后，继之以慢速释放，表观半衰期为 5～30 天。绝对生物利用度在 50%～80%，与产品性质有关。

用途和用法

兰瑞肽是生长抑素类似物，与奥曲肽（第1722页）性质相似。长效制剂注射用于治疗肢端肥大症（第1717页）和促甲状腺激素腺瘤，也可用于控制神经内分泌肿瘤的症状，尤其是类癌综合征（第641页）。

兰瑞肽通常以醋酸盐形式使用，但剂量则以碱基表示。**肌内注射**缓释剂（*Somatulin LA*；*Ipsen*，*UK*）常规初始剂量相当于兰瑞肽每 14 天 30mg。用于治疗肢端肥大症和症状性神经内分泌肿瘤，必要时可将剂量增加至每 7～10 天 30mg；用于治疗促甲状腺激素腺瘤的剂量为每 10 天 30mg。

另一制剂（*Somatuline Autogel*；*Ipsen*，*UK*）用于治疗肢端肥大症和症状性神经内分泌肿瘤时可通过深部**皮下**注射。肢端肥大症的初始剂量为每 28 天 60mg，可用于初诊患者。对于已经接受过肌内注射制剂治疗的患者，可应用相当于每 28～30 天的兰瑞肽总剂量的皮下制剂单次给药。对治疗有反应的患者，兰瑞肽可逐渐减量至皮下注射维持量，即 120mg，最长可达每 56 天给药 1 次。病情未得到完全控制的患者，最大用药剂量可达每 28 天 120mg。应根据症状和生长激素及 IGF-Ⅰ浓度进行剂量调整。神经内分泌肿瘤患者，深部皮下注射制剂可每 28 天 60～120mg，并根据症状缓解程度调整剂量。在美国，对肢端肥大症患者，深部皮下注射剂（*Somatuline Depot*；*Tercica*，*USA*）的初始剂量为每 28 天 90mg，持续 3 个月，必要时调整为每 28 天 60～120mg。

肝肾功能损伤时的用药剂量见下文。

已尝试将兰瑞肽应用于冠脉成形术后再狭窄的预防（见**再灌注和血管重建操作**，第1140页）。

1. Wymenga ANM, *et al.* Efficacy and safety of prolonged-release lanreotide in patients with gastrointestinal neuroendocrine tumors and hormone-related symptoms. *J Clin Oncol* 1999; **17:** 1111–17.
2. Kuhn JM, *et al.* Evaluation of the treatment of thyrotropin-secreting pituitary adenomas with a slow release formulation of the somatostatin analog lanreotide. *J Clin Endocrinol Metab* 2000; **85:** 1487–91.
3. Ayuk J, *et al.* Long-term safety and efficacy of depot long-acting somatostatin analogs for the treatment of acromegaly. *J Clin Endocrinol Metab* 2002; **87:** 4142–6.
4. Caron P, *et al.* One-year follow-up of patients with acromegaly treated with fixed or titrated doses of lanreotide Autogel. *Clin Endocrinol (Oxf)* 2004; **60:** 734–40.
5. Ruszniewski P, *et al.* Rapid and sustained relief from the symptoms of carcinoid syndrome: results from an open 6-month study of the 28-day prolonged-release formulation of lanreotide. *Neuroendocrinology* 2004; **80:** 244–51.
6. Freda PU, *et al.* Long-acting somatostatin analog therapy of acromegaly: a meta-analysis. *J Clin Endocrinol Metab* 2005; **90:** 4465–73.
7. Croxtall JD, Scott LJ. Lanreotide Autogel®: a review of its use in the management of acromegaly. *Drugs* 2008; **68:** 711–23.

在肝肾损伤中的用法 严重慢性肾脏损伤需要血液透析的患者，其静脉注射兰瑞肽清除率下降[1]。但是，该研究的负责人建议，考虑兰瑞肽的治疗窗很宽，初始剂量应根据公式计算，后续治疗则根据患者反应调整。对于中重度肝损伤患者（Child-Pugh 分级 B 和 C），兰瑞肽的清除仅轻度降低[2]。

英国注册药品信息推荐，一种**皮下注射**制剂（*Somatuline Autogel*；*Ipsen*，*UK*）每 28 天给药 1 次，不需在肝肾损伤时进行剂量调整。美国生产的一种类似制剂（*Somatuline Depot*；*Tercica*，*USA*）建议在中重度肾损伤或肝损伤时，初始剂量为每 28 天深部皮下注射 60mg 而非 90mg，持续应用 3 个月，再根据需要进行剂量调整。另一种通常每 14 天**肌内注射**的制剂（*Somatuline LA*；*Ipsen*，*UK*）建议监测肝肾功能并在必要时进行剂量调整。

1. Barbanoj M, *et al.* Pharmacokinetics of the somatostatin analog lanreotide in patients with severe chronic renal insufficiency. *Clin Pharmacol Ther* 1999; **66:** 485–91.
2. Tomlinson B, *et al.* Pharmacokinetic profile of the somatostatin analogue lanreotide in individuals with chronic hepatic insufficiency. *Clin Pharmacokinet* 2006; **45:** 1003–11.

制剂

专利制剂

Arg.: Somatuline; ***Austral.:*** Somatuline; ***Austria:*** Somatuline; ***Belg.:*** Somatuline; ***Braz.:*** Somatuline†; ***Canad.:*** Somatuline; ***Cz.:*** Somatuline; ***Denm.:*** Ipstyl; ***Fin.:*** Somatuline; ***Fr.:*** Somatuline; ***Ger.:*** Somatuline; ***Gr.:*** Somatuline; ***Hong Kong:*** Somatuline; ***Hung.:*** Somatuline; ***Irl.:*** Somatuline; ***Israel:*** Somatuline; ***Ital.:*** Ipstyl; ***Neth.:*** Somatuline; ***Norw.:*** Ipstyl; ***Pol.:*** Somatuline; ***Port.:*** Somatulina; ***Rus.:*** Somatuline (Соматулин); ***Singapore:*** Somatuline; ***Spain:*** Somatulina; ***Swed.:*** Somatuline; ***Switz.:*** Somatuline; ***Turk.:*** Somatuline; ***UK:*** Somatuline; ***Ukr.:*** Somatuline (Соматулин); ***USA:*** Somatuline.

Octreotide Acetate (*BANM*, *USAN*, *rINNM*) 醋酸奥曲肽

Acetato de octreotida; Octréotide, Acétate d'; Octreotidi Acetas; SMS-201-995 (octreotide). 2-(D-Phenylalanyl-L-cystyl-L-phenylalanyl-D-tryptophyl-L-lysyl-L-threonyl-L-cystyl)-(2*R*,3*R*)-butane-1,3-diol acetate; D-Phenylalanyl-L-cysteinyl-L-phenylalanyl-D-tryptophyl-L-lysyl-L-threonyl-*N*-[(1*R*,2*R*)-2-hydroxy-1-(hydroxyme-

thyl)propyl]-L-cysteinamide cyclic (2→7) disulphide acetate.
Октреотида Ацетат
$C_{49}H_{66}N_{10}O_{10}S_2,xC_2H_4O_2$ = 1019.2 (octreotide).
CAS — 83150-76-9 (octreotide); 79517-01-4 (octreotide acetate).
ATC — H01CB02.
ATC Vet — QH01CB02.
UNII — 75R0U2568I.

OH
H_3C OH
D-Phe–Cys–Phe–D-Trp–Lys–Thr–Cys–NH

(octreotide)

配伍禁忌 有报道，含奥曲肽的全肠外营养液中，胰岛素的作用消失，这提示两者之间可能存在配伍禁忌[1]。制药商提醒，奥曲肽可能吸附于塑料制品，但在5℃或−20℃条件下，聚丙烯注射器中 200μg/ml 的醋酸奥曲肽溶液可稳定贮藏达 60 天[2]。

1. Rosen GH. Potential incompatibility of insulin and octreotide in total parenteral nutrient solutions. *Am J Hosp Pharm* 1989; **46:** 1128.
2. Ripley RG, *et al.* Stability of octreotide acetate in polypropylene syringes at 5 and −20°C. *Am J Health-Syst Pharm* 1995; **52:** 1910–11.

不良反应和注意事项

药物注射部位可发生一过性局部反应，系统性不良反应主要是胃肠道症状，包括食欲下降、恶心、呕吐、腹泻和脂肪泻、腹部不适和胀气。餐间或睡前用药可减轻上述消化道症状。少有超敏反应和脱发的报道。

长期治疗可引起胆囊结石，有零星报道，患者出现和停药相关的肝功能异常和胆绞痛。长期治疗患者应间隔 6～12 个月行胆囊结石检查。也有胰腺炎和肝功能异常报道，但不伴有胆汁淤积。可出现低血糖，尤其是胰岛素瘤患者，但也存在发生高血糖或糖耐量受损的风险。药物可能引起甲状腺功能减退，因此用药期间需监测甲状腺功能。分泌生长激素的垂体肿瘤在治疗期间可能出现体积增大，引起严重并发症。需要监测肿瘤增大的各种征象，如视野缺损。静脉用药时需心电监护。肝硬化或肾功能衰竭患者，因机体对药物的清除能力下降，需调整药物剂量。

女性肢端肥大症患者在经过奥曲肽治疗后，随着生长激素和 IGF-Ⅰ水平的下降，可能恢复生育能力。奥曲肽注册药品信息建议用药期间采取避孕措施，见下文**妊娠**。

对胆道的影响 奥曲肽可抑制胆囊收缩和胆汁分泌，引起胆囊结石和胆绞痛[1～5]。

1. Redfern JS, Fortuner WJ. Octreotide-associated biliary tract dysfunction and gallstone formation: pathophysiology and management. *Am J Gastroenterol* 1995; **90:** 1042–52.
2. Tauber JP, *et al.* The impact of continuous subcutaneous infusion of octreotide on gallstone formation in acromegalic patients. *J Clin Endocrinol Metab* 1995; **80:** 3262–6.
3. Hussaini SH, *et al.* Roles of gall bladder emptying and intestinal transit in the pathogenesis of octreotide induced gall bladder stones. *Gut* 1996; **38:** 775–83.
4. Trendle MC, *et al.* Incidence and morbidity of cholelithiasis in patients receiving chronic octreotide for metastatic carcinoid and malignant islet cell tumors. *Cancer* 1997; **79:** 830–4.
5. Moschetta A, *et al.* Severe impairment of postprandial cholecystokinin release and gall-bladder emptying and high risk of gallstone formation in acromegalic patients during Sandostatin LAR. *Aliment Pharmacol Ther* 2001; **15:** 181–5.

对糖代谢的影响 生长抑素类似物治疗肢端肥大症可引起患者糖耐量改变。一项包括 90 例患者的研究[1]显示，奥曲肽治疗 6 个月后，原来糖耐量正常的 55 例患者中，一半出现糖耐量异常或显性糖尿病。原来糖耐量受损的 24 例患者中，4 例出现糖耐量恶化，10 例糖耐量稳定，10 例糖耐量转为正常。原来为糖尿病的 11 例患者，在奥曲肽治疗后，8 例仍为糖尿病，1 例好转为糖耐量异常，2 例血糖转为正常。随后一项包含 24 例患者的研究[2]显示，奥曲肽或兰瑞肽治疗可使糖耐量保持稳定、恶化或改善。总体上讲，药物虽可改善胰岛素的敏感性，但减少胰岛素的分泌，使非糖尿病患者的糖代谢状态恶化。

有报道，1 例肢端肥大症伴胰岛素抵抗的糖尿病患者，在停止奥曲肽治疗后，出现糖代谢恶化，患者死于糖尿病酮症酸中毒[3]。

亦见下文**用途和用法**项下**糖尿病**和**高胰岛素血症**。

1. Koop BL, *et al.* Effect of octreotide on glucose tolerance in acromegaly. *Eur J Endocrinol* 1994; **130:** 581–6.
2. Baldelli R, *et al.* Glucose homeostasis in acromegaly: effects of long-acting somatostatin analogues treatment. *Clin Endocrinol (Oxf)* 2003; **59:** 492–9.
3. Abrahamson MJ. Death from diabetic ketoacidosis after cessation of octreotide in acromegaly. *Lancet* 1990; **336:** 318–19.

对毛发的影响 有报道，接受药物治疗的 7 例女性患者中，4 例出现弥漫性脱发。停药后，3 例患者头发恢复正常[1]。也可见其他类似报道。1 例男性患者换用兰瑞肽后，弥漫性脱发完全恢复正常[2]。

1. Jönsson A, Manhem P. Octreotide and loss of scalp hair. *Ann Intern Med* 1991; **115:** 913.
2. Lami M-C, *et al.* Hair loss in three patients with acromegaly treated with octreotide. *Br J Dermatol* 2003; **149:** 655–6.

对肝脏的影响 有 2 例肢端肥大症患者在皮下注射奥曲肽（每日 300μg）后出现肝炎[1,2]。2 例患者的转氨酶水平均在停药 1～2 个月后恢复正常，再次用药时重新升高。

1. Arosio M, *et al.* Acute hepatitis after treatment of acromegaly with octreotide. *Lancet* 1988; **ii:** 1498.
2. González-Martín JA, *et al.* Acute liver injury and octreotide. *Am J Gastroenterol* 1996; **91:** 2434–5.

对心理功能的影响 1 名女性肢端肥大症患者在奥曲肽治疗后的 2 个月内间断出现两次躁狂发作[1]。

1. Fernández-Real J-M, *et al.* Octreotide-induced manic episodes in a patient with acromegaly. *Ann Intern Med* 2006; **144:** 704.

对胰腺的影响 文献报道，奥曲肽[1～4]和兰瑞肽[4]与胰腺炎有关。研究提示，奥曲肽可能通过引起 Oddi 括约肌痉挛，使激活的胰酶引流受阻而导致胰腺炎[3]。

1. Fredenrich A, *et al.* Acute pancreatitis after short-term octreotide. *Lancet* 1991; **338:** 52–3.
2. Sadoul J-L, *et al.* Acute pancreatitis following octreotide withdrawal. *Am J Med* 1991; **90:** 763–4.
3. Bodemar G, Hjortswang H. Octreotide-induced pancreatitis: an effect of increased contractility of Oddi sphincter. *Lancet* 1996; **348:** 1668–9.
4. Cannavò S, *et al.* Octreotide and lanreotide treatment in active acromegaly. *J Clin Endocrinol Metab* 1997; **82:** 2376–7.

妊娠 有孕妇接受兰瑞肽[1]或奥曲肽[2～5]治疗的报道。大部分是用于治疗肢端肥大症，但有 1 例报道[5]为孕妇用奥曲肽治疗胰岛细胞增生症。大多数患者在妊娠早期停用生长抑素类似物，但有些患者一直用药直到分娩。尚无母亲并发症或新生儿先天性畸形的报道。

1. de Menis E, *et al.* Uneventful pregnancy in an acromegalic patient treated with slow-release lanreotide: a case report. *J Clin Endocrinol Metab* 1999; **84:** 1489.
2. Neal JM. Successful pregnancy in a woman with acromegaly treated with octreotide. *Endocr Pract* 2000; **6:** 148–50.
3. Fassnacht M, *et al.* Octreotide LAR® treatment throughout pregnancy in an acromegalic woman. *Clin Endocrinol (Oxf)* 2001; **55:** 411–15.
4. Mikhail N. Octreotide treatment of acromegaly during pregnancy. *Mayo Clin Proc* 2002; **77:** 297–8.
5. Boulanger C, *et al.* Normal pregnancy in a woman with nesidioblastosis treated with somatostatin analog octreotide. *J Endocrinol Invest* 2004; **27:** 465–70.

药物相互作用

奥曲肽可影响营养物质的吸收，因此在理论上，它可能影响其他口服药物的吸收。应用奥曲肽期间，接受胰岛素或口服降糖药的患者，需调整药物剂量。奥曲肽可提高溴隐亭的生物利用度。有人认为，β 受体阻滞药、钙通道阻滞药或其他影响液体和电解质平衡的药物，均需要调整剂量。

环孢素 奥曲肽可降低环孢素血浆浓度，见第1745页。

药动学

皮下注射奥曲肽后可很快吸收，25～40min 后达血浆药物浓度峰值，并分布于全身组织。循环中的奥曲肽 40%～65%与血浆蛋白结合。奥曲肽的药动学呈非线性曲线，大剂量时清除率下降。奥曲肽的血浆清除半衰期约 1.5h，老年人、肾损伤和肝硬化患者的半衰期延长。约 1/3 药物以原形由尿排出。奥曲肽可透过胎盘。

用途和用法

奥曲肽是生长抑素（第1727页）的八肽类似物，与生长抑素特性相似，但作用时间更长。

它以醋酸盐的形式用于神经内分泌肿瘤（如类癌、VIP 瘤和胰高血糖素瘤）的对症治疗。醋酸奥曲肽还用于肢端肥大症、预防胰腺术后并发症和其他疾病，如静脉曲张出血和 HIV 相关腹泻。还有研究此药在其他各种疾病中的应用，如倾倒综合征。

在治疗**分泌性肿瘤**时，醋酸奥曲肽皮下注射，初始剂量为 50μg，每日 1 次或 2 次，根据治疗反应逐渐加量。剂量可增加到每日 600μg，分 2～4 次给药。也有使用更大剂量的报道。治疗类癌时，如果用药一周未见效，不推荐继续用药。

如需快速起效，起始剂量可静脉给药。在英国，注册药品信息声明，药物需稀释后使用，稀释比例不小于 1∶1，或奥曲肽与生理盐水的比例不超过 1∶9。但是，美国的注册药品信息允许在紧急情况下静脉推注未经稀释的负荷剂量；或者用 50～200ml 0.9%氯化钠或 5%葡萄糖溶液稀释药物后，在 15～30min 内间断静脉输注。

一旦症状控制，可用 depot 制剂维持治疗，建议间隔 4 周肌内注射 20mg 作为起始剂量。在首次注射 depot 制剂后的 2 周，应继续保持皮下注射速效药物以控制症状。2 周后，如有必要，还可继续注射。depot 制剂的药物维持剂量在 2 个月或 3 个月后根据需要进行调整，每 4 周的剂量在 10～30mg。

在治疗**肢端肥大症**时，奥曲肽的常用剂量是 100～200μg，每日 3 次，皮下注射。在美国，药物初始剂量为 50μg，每日 3 次，以减少胃肠道不良反应。治疗 3 个月后，如生长激素水平无相应下降，临床症状无改善，应停药。一旦症状被控制，可应用 depot 制剂进行维持治疗。对于肢端肥大症患者，推荐每 4 周肌内注射 20mg 奥曲肽作为初始剂量，3 个月后将剂量调整到每 4 周 10～30mg。那些每 4 周注射 30mg 但症状控制不佳的患者，可增加剂量至 40mg。depot 制剂也可用于垂体瘤术前短期治疗。但最后一次用药至少在术前 3～4 周，以保证肿瘤切除术后 5～6 周的内分泌检查能够顺利进行。

预防**胰腺手术**后的并发症，皮下注射速效奥曲肽 100μg，每日 3 次，至少在术前 1h 开始用药，连续 7 天。

治疗肝硬化引起**静脉曲张出血**患者，奥曲肽静脉持续输注 25μg/h，连续 48h。剂量可增加到 50μg/h。对于那些再次出血的高危患者，最长可连续用药 5 天。食管或胃静脉曲张出血的儿童患者，奥曲肽的剂量见下文。

用于 **HIV 相关腹泻**的治疗，皮下注射奥曲肽 100μg，每日 3 次为起始剂量。如在 1 周后腹泻未好转，奥曲肽的剂量可增加到 250μg，每日 3 次。大剂量治疗 1 周后，若症状仍无好转，建议停用奥曲肽。

肝损伤时的用药剂量见下文。

1. Bloom SR, O'Shea D. Octreotide. *Prescribers' J* 1996; **36:** 120–4.
2. Lamberts SWJ, *et al.* Octreotide. *N Engl J Med* 1996; **334:** 246–54.

儿童用法 尽管在英国尚未批准用于儿童，但 *BNFC 2010/11* 包括以 1μg/(kg・h) 剂量持续静脉输注治疗年龄在 1 个月～18 岁的儿童，在治疗开始时可能需要更大的剂量，最大剂量为 50μg/h。一旦活动性出血停止，应在 24h 内逐渐减量。

奥曲肽在儿童中的其他用法见下文**高胰岛素血症**和**肥胖**。

在肝肾损伤中的用法 肝肾损伤时奥曲肽的清除率降低。美国注册药品信息提示在确诊为肝硬化或需要透析的肾功能衰竭患者，肌内注射奥曲肽 depot 制剂的初始剂量为每 4 周 10mg。肾损伤程度较轻的患者可以给予正常治疗剂量（见上文）。

肢端肥大症 尽管手术是最重要的治疗方法，但奥曲肽在肢端肥大症（第1717页）的治疗中仍发挥重要作用。它可降低生长激素水平，使 IGF-Ⅰ浓度恢复正常，缩小肿瘤体积，改善症状和体征[1～4]。有证据显示，它可改善患者受损的心功能[5～7]。奥曲肽可皮下注射，通常用这种给药途径来评价患者对药物的反应和耐受性。但是，由于需每日 3 次给药，患者难以耐受长期治疗。肌内注射缓释奥曲肽可有效维持治疗。奥曲肽取代手术[8,9]作为肢端肥大症的一线治疗方式，已引起临床医生的广泛兴趣。最近的荟萃分析[10]显示，生长抑素类似物作为治疗肢端肥大症的一线治疗方式，而不是辅助治疗方式，可最大程度地缩小肿瘤。

1. Vance ML, Harris AG. Long-term treatment of 189 acromegalic patients with the somatostatin analog octreotide: results of the International Multicenter Acromegaly Study Group. *Arch Intern Med* 1991; **151:** 1573–8.
2. Ezzat S, *et al.* Octreotide treatment of acromegaly: a randomized, multicenter study. *Ann Intern Med* 1992; **117:** 711–18.
3. van der Lely AJ, *et al.* A risk-benefit assessment of octreotide in the treatment of acromegaly. *Drug Safety* 1997; **17:** 317–24.
4. Freda PU. Somatostatin analogs in acromegaly. *J Clin Endocrinol Metab* 2002; **87:** 3013–18.
5. Colao A, *et al.* Cardiovascular effects of depot long-acting somatostatin analog Sandostatin LAR in acromegaly. *J Clin Endocrinol Metab* 2000; **85:** 3132–40.
6. Colao A, *et al.* Is the acromegalic cardiomyopathy reversible? Effect of 5-year normalization of growth hormone and insulin-like growth factor I levels on cardiac performance. *J Clin Endocrinol Metab* 2001; **86:** 1551–7.
7. McKeage K, *et al.* Octreotide long-acting release (LAR): a review of its use in the management of acromegaly. *Drugs* 2003; **63:** 2473–99.

8. Ayuk J, *et al.* Long-term safety and efficacy of depot long-acting somatostatin analogs for the treatment of acromegaly. *J Clin Endocrinol Metab* 2002; **87:** 4142–6.
9. Bevan JS, *et al.* Primary medical therapy for acromegaly: an open, prospective, multicenter study of the effects of subcutaneous and intramuscular slow-release octreotide on growth hormone, insulin-like growth factor-I, and tumor size. *J Clin Endocrinol Metab* 2002; **87:** 4554–63.
10. Freda PU, *et al.* Long-acting somatostatin analog therapy of acromegaly: a meta-analysis. *J Clin Endocrinol Metab* 2005; **90:** 4465–73.

心血管疾病 文献报道，奥曲肽治疗自主神经病变相关的餐后低血压和体位性低血压有效（第1460页）[1~6]。奥曲肽可改善肢端肥大症患者的心功能（见上文）。文献报道，奥曲肽可有效治疗原发性肥厚性心肌病[7,8]。奥曲肽对部分扩张性心肌病患者有效[9]。在心肌病方面的治疗见第1124页。

1. Hoeldtke RD, *et al.* Treatment of autonomic neuropathy with a somatostatin analogue SMS-201-995. *Lancet* 1986; **ii:** 602–5.
2. Hoeldtke RD, Israel BC. Treatment of orthostatic hypotension with octreotide. *J Clin Endocrinol Metab* 1989; **68:** 1051–9.
3. Woo J, *et al.* Treatment of severe orthostatic hypotension with the somatostatin analogue octreotide. *Aust N Z J Med* 1990; **20:** 822–3.
4. Bordet R, *et al.* Octreotide in the management of orthostatic hypotension in multiple system atrophy: pilot trial of chronic administration. *Clin Neuropharmacol* 1994; **17:** 380–3.
5. Hoeldtke RD, *et al.* Treatment of orthostatic hypotension with midodrine and octreotide. *J Clin Endocrinol Metab* 1998; **83:** 339–43.
6. Hoeldtke RD, *et al.* Treatment of autonomic neuropathy, postural tachycardia and orthostatic syncope with octreotide LAR. *Clin Auton Res* 2007; **17:** 334–40.
7. Günal AI, *et al.* Short term reduction of left ventricular mass in primary hypertrophic cardiomyopathy by octreotide injections. *Heart* 1996; **76:** 418–21.
8. Demirtaş E, *et al.* Effects of octreotide in patients with hypertrophic obstructive cardiomyopathy. *Jpn Heart J* 1998; **39:** 173–81.
9. Eryol NK, *et al.* The effects of octreotide in dilated cardiomyopathy: an open-label trial in 12 patients. *Jpn Heart J* 2004; **45:** 613–21.

乳糜性渗出 乳糜性渗出引起富含白细胞、甘油三酯和胆固醇的牛奶样淋巴液积累而形成积液。乳糜液在胸膜腔内积累而形成乳糜胸水，它常为恶性肿瘤或手术的并发症，也可为特发性。通常的治疗方案包括导管引流和饮食调整。如这些方法无效，可行手术治疗。有很多通过皮下注射或连续静脉输注奥曲肽而成功治疗乳糜胸的病例[1~7]，也有治疗无效的报道[8]。奥曲肽还用于乳糜腹水[9~11]和宫颈乳糜瘘管[12]的治疗。

1. Demos NJ, *et al.* Somatostatin in the treatment of chylothorax. *Chest* 2001; **119:** 964–6.
2. Cheung Y, *et al.* Octreotide for treatment of postoperative chylothorax. *J Pediatr* 2001; **139:** 157–9.
3. Ottinger JG. Octreotide for persistent chylothorax in a pediatric patient. *Ann Pharmacother* 2002; **36:** 1106–7.
4. Demos NJ. Octreotide in the treatment of chylothorax. *Chest* 2002; **121:** 2080–1.
5. Al-Zubairy SA, Al-Jazairi AS. Octreotide as a therapeutic option for management of chylothorax. *Ann Pharmacother* 2003; **37:** 679–82.
6. Evans J, *et al.* Chylous effusions complicating lymphoma: a serious event with octreotide as a treatment option. *Hematol Oncol* 2003; **21:** 77–81.
7. Makrilakis K, *et al.* Successful octreotide treatment of chylous pleural effusion and lymphedema in the yellow nail syndrome. *Ann Intern Med* 2004; **141:** 246–7.
8. Mikroulis D, *et al.* Octreotide in the treatment of chylothorax. *Chest* 2002; **121:** 2079–80.
9. Bhatia C, *et al.* Octreotide therapy: a new horizon in treatment of iatrogenic chyloperitoneum. *Arch Dis Child* 2001; **85:** 234–5.
10. Leong RWL, *et al.* Chylous ascites caused by portal vein thrombosis treated with octreotide. *J Gastroenterol Hepatol* 2003; **18:** 1211–13.
11. Hwang J-B, *et al.* Resolution of refractory chylous ascites after Kasai portoenterostomy using octreotide. *J Pediatr Surg* 2004; **39:** 1806–7.
12. Suver DW, *et al.* Somatostatin treatment of massive lymphorrhea following excision of a lymphatic malformation. *Int J Pediatr Otorhinolaryngol* 2004; **68:** 845–50.

库欣综合征 异位分泌 ACTH 的肿瘤可刺激皮质醇分泌，引起库欣综合征（第2282页）。很多异位肿瘤表达生长抑素受体，这提示生长抑素可能在某些肿瘤的诊断和治疗中发挥作用[1]。但是，生长抑素受体有 5 类[2,3]，即使同类肿瘤[3,5]，对奥曲肽治疗的反应也存在差异[4]。

1. de Herder WW, Lamberts SWJ. Is there a role for somatostatin and its analogs in Cushing's syndrome? *Metabolism* 1996; **45** (suppl): 83–5.
2. de Herder WW, Lamberts SWJ. Octapeptide somatostatin-analogue therapy of Cushing's syndrome. *Postgrad Med J* 1999; **75:** 65–6.
3. Uwaifo GI, *et al.* Is there a therapeutic role for octreotide in patients with ectopic Cushing's syndrome? *J Endocrinol Invest* 2003; **26:** 710–17.
4. Woodhouse NJY, *et al.* Acute and long-term effects of octreotide in patients with ACTH-dependent Cushing's syndrome. *Am J Med* 1993; **95:** 305–8.
5. Gill GV, *et al.* Carcinoid-associated ectopic ACTH syndrome with variable response to octreotide. *Postgrad Med J* 1999; **75:** 98–101.

糖尿病 文献报道，奥曲肽可加重糖耐量损害甚至引发糖尿病（见上文**不良反应**项下**对糖代谢的影响**）。它对血糖和胰岛素产生不同的影响[1,2]。研究发现，它可诱导残留胰岛素分泌功能的糖尿病患者的胰岛细胞发生休眠（第407页）。有研究认为，药物可治疗或预防糖尿病肾病[3,4]和糖尿病眼底病变[5~7]。有报道奥曲肽治疗糖尿病性腹泻获益，参见下文**胃肠道疾病**。

1. Björk E, *et al.* Induction of β-cell rest in type 1 diabetes. *Diabetes Care* 1998; **21:** 427–30.
2. Vondra K, *et al.* Somatostatin: beneficial effects on remission in young adult patients with newly diagnosed diabetes mellitus type 1. *Physiol Res* 2004; **53:** 115–17.
3. Serri O, *et al.* Somatostatin analogue, octreotide, reduces increased glomerular filtration rate and kidney size in insulin-dependent diabetes. *JAMA* 1991; **265:** 888–92.
4. Clemens A, *et al.* Octreotide (somatostatin analog) treatment reduces endothelial cell dysfunction in patients with diabetes mellitus. *Metabolism* 1999; **48:** 1236–40.
5. Grant MB, *et al.* The efficacy of octreotide in the therapy of severe nonproliferative and early proliferative diabetic retinopathy: a randomized controlled trial. *Diabetes Care* 2000; **23:** 504–9.
6. Boehm BO, *et al.* Octreotide reduces vitreous hemorrhage and loss of visual acuity risk in patients with high-risk proliferative diabetic retinopathy. *Horm Metab Res* 2001; **33:** 300–306.
7. Grant MB, Caballero S. Somatostatin analogues as drug therapies for retinopathies. *Drugs Today* 2002; **38:** 783–91.

诊断和试验 放射性同位素标记的奥曲肽或其他生长抑素类似物，如喷曲肽和地普奥肽，可用于各种表达生长抑素受体的恶性肿瘤的定位[1,2]。生长抑素受体显像是 Zollinger-Ellison 综合征最敏感的定位诊断方法[3]。

奥曲肽也用于库欣综合征的诊断，见上文。

1. Breeman WAP, *et al.* Somatostatin receptor-mediated imaging and therapy: basic science, current knowledge, limitations and future perspectives. *Eur J Nucl Med* 2001; **28:** 1421–9.
2. van der Lely AJ, *et al.* Octreoscan radioreceptor imaging. *Endocrine* 2003; **20:** 307–11.
3. Gibril F, *et al.* Somatostatin receptor scintigraphy: its sensitivity compared with that of other imaging methods in detecting primary and metastatic gastrinomas: a prospective study. *Ann Intern Med* 1996; **125:** 26–34.

眼病 有报道 2 例双侧囊样黄斑水肿患者用奥曲肽治疗有效[1,2]。其中 1 例患者中在两次停用奥曲肽后都引起疾病复发，再次用药症状好转[1]。

1. Kuijpers RWAM, *et al.* Treatment of cystoid macular edema with octreotide. *N Engl J Med* 1998; **338:** 624–6.
2. Hernaez-Ortega MC, *et al.* Sandostatin LAR for cystoid diabetic macular edema: a 1-year experience. *Diabetes Res Clin Pract* 2004; **64:** 71–2.

胃肠道疾病 生长抑素可抑制胃肠道合成和分泌各种活性物质。药物降低内脏器官动脉、门静脉和胃黏膜的血液供应。这些作用特点使奥曲肽可用于治疗多种胃肠道疾病，包括出血、难治性腹泻、瘘管、倾倒综合征、肠道梗阻引起的恶心呕吐（见下文**其他胃肠道疾病**）。

奥曲肽尤其适用于治疗内分泌肿瘤来源的类癌综合征（见**类癌综合征**，第641页）。

出血 治疗非静脉曲张性上消化道出血时，疗效常有差异。一项大规模多中心研究[1]显示，治疗上消化道溃疡引起的出血时，奥曲肽的疗效不优于安慰剂。一项包括生长抑素和奥曲肽的荟萃分析显示，奥曲肽治疗可能有效[2]。但随后的一项研究[3]显示，在内窥镜下用去甲肾上腺素进行止血治疗时，奥曲肽辅助治疗未显示出额外的益处，因此未被推荐用于溃疡相关的非静脉曲张引起的出血（第1624页）。

奥曲肽可用于静脉曲张引起的大出血（见**单乙醇胺**，第2285页）。一篇系统性综述[4]比较了生长抑素及其类似物和安慰剂或无药治疗在控制出血方面的疗效差异。结果发现，尽管奥曲肽治疗可带来少量益处，但是否值得用药尚存疑虑，而且治疗组的死亡率并无下降。有证据显示，在控制急性出血方面，奥曲肽和硬化剂的疗效相似[5]。一项荟萃分析[6]比较了奥曲肽和其他治疗方法（包括加压素、特利加压素、硬化剂或球囊压迫止血）对急性静脉曲张出血的疗效。结果显示，在预防再出血方面，奥曲肽的疗效和硬化剂治疗优于加压素和特利加压素，并与重要并发症的下降有关。但是，尚无证据显示，奥曲肽治疗与降低死亡率有关。另一篇系统性综述[7]也发现，硬化剂治疗并不优于其他药物治疗（包括奥曲肽），但与不良事件的发生率和严重程度增加有关。对照研究显示，输注奥曲肽 5 天联合内窥镜下结扎术[8]或联合硬化剂治疗[9,10]，可减少再出血的危险。另一项研究[11]显示，与单独硬化剂治疗相比，硬化剂联合输注奥曲肽 48h，可更加有效地控制出血。对近期有出血征象的患者，奥曲肽和硬化剂一样有效。但是，另一项研究[12]发现，硬化剂治疗后连续皮下注射奥曲肽 29 天，对早期发生再出血没有影响。对长期接受治疗的肝硬化门静脉高压患者[13]，奥曲肽治疗（常规联合硬化剂治疗）还可带来其他益处。

1. Christiansen J, *et al.* Placebo-controlled trial with the somatostatin analogue SMS 201-995 in peptic ulcer bleeding. *Gastroenterology* 1989; **97:** 568–74.
2. Imperiale TF, Birgisson S. Somatostatin or octreotide compared with H_2 antagonists and placebo in the management of acute nonvariceal upper gastrointestinal hemorrhage: a meta-analysis. *Ann Intern Med* 1997; **127:** 1062–71. Correction. *ibid.* 1998; **128:** 245.
3. Nikolopoulou VN, *et al.* The effect of octreotide as an adjunct treatment in active nonvariceal upper gastrointestinal bleeding. *J Clin Gastroenterol* 2004; **38:** 243–7.
4. Gøtzsche PC, Hróbjartsson A. Somatostatin analogues for acute bleeding oesophageal varices. Available in The Cochrane Database of Systematic Reviews; Issue 3. Chichester: John Wiley; 2008 (accessed 21/08/08).
5. Jenkins SA, *et al.* A multicentre randomised trial comparing octreotide and injection sclerotherapy in the management and outcome of acute variceal haemorrhage. *Gut* 1997; **41:** 526–33.
6. Corley DA, *et al.* Octreotide for acute esophageal variceal bleeding: a meta-analysis. *Gastroenterology* 2001; **120:** 946–54.
7. D'Amico G, *et al.* Emergency sclerotherapy versus vasoactive drugs for bleeding oesophageal varices in cirrhotic patients. Available in The Cochrane Database of Systematic Reviews; Issue 3. Chichester: John Wiley; 2010 (accessed 28/04/10).
8. Sung JJY, *et al.* Prospective randomised study of effect of octreotide on rebleeding from oesophageal varices after endoscopic ligation. *Lancet* 1995; **346:** 1666–9.
9. Besson I, *et al.* Sclerotherapy with or without octreotide for acute variceal bleeding. *N Engl J Med* 1995; **333:** 555–60.
10. Zuberi BF, Baloch Q. Comparison of endoscopic variceal sclerotherapy alone and in combination with octreotide in controlling acute variceal hemorrhage and early rebleeding in patients with low-risk cirrhosis. *Am J Gastroenterol* 2000; **95:** 768–71.
11. Freitas DS, *et al.* Octreotide in acute bleeding esophageal varices: a prospective randomized study. *Hepatogastroenterology* 2000; **47:** 1310–14.
12. Primignani M, *et al.* Sclerotherapy plus octreotide versus sclerotherapy alone in the prevention of early rebleeding from esophageal varices: a randomized, double-blind, placebo-controlled, multicenter trial. *Hepatology* 1995; **21:** 1322–7.
13. Jenkins SA, *et al.* Randomised trial of octreotide for long term management of cirrhosis after variceal haemorrhage. *BMJ* 1997; **315:** 1338–41.

腹泻 奥曲肽影响胃肠道分泌功能和食物通过小肠的时间，因此试用于治疗各种疾病相关的严重难治性腹泻。一项综述[1]显示，有关这方面的研究较少，尽管应用奥曲肽总体上显示出有效性，但疗效差异与腹泻的病因有关。有文献报道，奥曲肽对淀粉样变[2~4]、糖尿病[5~11]和骨髓移植[12,13]相关的腹泻治疗也有效。有报道，1 例微绒毛萎缩患者用奥曲肽治疗有效[14]，但其他报道未见疗效[15]。据报道，奥曲肽可有效治疗难治性 AIDS 相关性腹泻[16]，并在一些国家得到批准应用。但一项双盲对照研究显示，奥曲肽的疗效并不优于安慰剂[17]。对于短肠综合征、空肠造瘘术后和回肠造瘘术后的患者，奥曲肽可减少粪便体积[18]或食物通过空肠的时间[19]，增加通过小肠的时间[20]。奥曲肽用于治疗化疗引起的难治性腹泻，尤其当化疗药物中含有氟尿嘧啶[21,22]和伊立替康[23]时。一项小规模研究[24]显示，奥曲肽长效制剂可控制患者大部分时间的腹泻，并使部分患者获得进行下一步化疗的机会。

1. Szilagyi A, Shrier I. Systematic review: the use of somatostatin or octreotide in refractory diarrhoea. *Aliment Pharmacol Ther* 2001; **15:** 1889–97.
2. O'Connor CR, O'Dorisio TM. Amyloidosis, diarrhea, and a somatostatin analogue. *Ann Intern Med* 1989; **110:** 665–6.
3. Gilanders IA, *et al.* Octreotide therapy for diarrhoea. *Postgrad Med J* 1997; **73:** 62.
4. Jeong Y-S, *et al.* Successful treatment of protein-losing enteropathy due to AA amyloidosis with somatostatin analogue and high dose steroid in ankylosing spondylitis. *Clin Exp Rheumatol* 2000; **18:** 619–21.
5. Tsai S-T, *et al.* Diabetic diarrhea and somatostatin. *Ann Intern Med* 1986; **104:** 894.
6. Michaels PE, Cameron RB. Octreotide is cost-effective therapy in diabetic diarrhea. *Arch Intern Med* 1991; **151:** 2469.
7. Mourad FH, *et al.* Effective treatment of diabetic diarrhoea with somatostatin analogue, octreotide. *Gut* 1992; **33:** 1578–80.
8. Nakabayashi H, *et al.* Marked improvement of diabetic diarrhea with the somatostatin analogue octreotide. *Arch Intern Med* 1994; **154:** 1863–7.
9. Virally-Monod ML, *et al.* Variable efficacy of octreotide in diabetic diarrhea. *Diabetes Metab* 1996; **22:** 356–8.
10. Murao S, *et al.* Severe diabetic diarrhea successfully treated with octreotide, a somatostatin analogue. *Endocr J* 1999; **46:** 477–8.
11. Meyer C, *et al.* Octreotide treatment of severe diabetic diarrhoea. *Intern Med J* 2003; **33:** 617–8.
12. Crouch MA, *et al.* Octreotide acetate in refractory bone marrow transplant-associated diarrhea. *Ann Pharmacother* 1996; **30:** 331–6.
13. Ippoliti C, *et al.* Use of octreotide in the symptomatic management of diarrhea induced by graft-versus-host disease in patients with hematological malignancies. *J Clin Oncol* 1997; **15:** 3350–4.
14. Couper RTL, *et al.* Clinical response to the long acting somatostatin analogue SMS 201-995 in a child with congenital microvillus atrophy. *Gut* 1989; **30:** 1020–4.
15. Beck NS, *et al.* Microvillus inclusion disease in two Korean infants. *J Korean Med Sci* 1997; **12:** 452–6.
16. Montaner JSG, *et al.* Octreotide therapy in AIDS-related, refractory diarrhea: results of a multicentre Canadian-European study. *AIDS* 1995; **9:** 209–10.
17. Simon DM, *et al.* Multicenter trial of octreotide in patients with refractory acquired immunodeficiency syndrome-associated diarrhea. *Gastroenterology* 1995; **108:** 1753–60. Correction. *ibid.*; **109:** 1024.
18. Ladefoged K, *et al.* Effect of a long acting somatostatin ana-

logue SMS 201-995 on jejunostomy effluents in patients with severe short bowel syndrome. *Gut* 1989; **30:** 943–9.
19. Nightingale JMD, *et al.* Jejunal efflux in short bowel syndrome. *Lancet* 1990; **336:** 765–8.
20. Nehra V, *et al.* An open trial of octreotide long-acting release in the management of short bowel syndrome. *Am J Gastroenterol* 2001; **96:** 1494–8.
21. Goumas P, *et al.* Octreotide acetate in the treatment of fluorouracil-induced diarrhea. *Oncologist* 1998; **3:** 50–3.
22. Zidan J, *et al.* Octreotide in the treatment of severe chemotherapy-induced diarrhea. *Ann Oncol* 2001; **12:** 227–9.
23. Barbounis V, *et al.* Control of irinotecan-induced diarrhea by octreotide after loperamide failure. *Support Care Cancer* 2001; **9:** 258–60.
24. Rosenoff S. Resolution of refractory chemotherapy-induced diarrhea (CID) with octreotide long-acting formulation in cancer patients: 11 case studies. *Support Care Cancer* 2004; **12:** 561–70.

瘘管 奥曲肽用于治疗术后小肠瘘。各报道不尽相同。有些发现，药物可使瘘管排出物减少[1,2]，自发性瘘管闭合时间缩短[1]或不变[2]。有报道称奥曲肽可加快不同病因引起的皮肤胰瘘的愈合[3]，但也有报道[4]认为，奥曲肽不能有效预防胰管十二指肠切除术后胰瘘的形成。一篇系统性综述[5]对不同的研究方法和矛盾的结果进行评论，最后得出结论，术前应用奥曲肽可能预防胰腺手术并发症的发生，对于术后已出现的胰瘘，奥曲肽对减少瘘管排出物和缩短瘘管闭合时间的疗效有限。一项由5例克罗恩病患者组成的研究[6]显示，经8周大剂量奥曲肽治疗后，4例患者的肠道皮肤瘘管闭合。

1. Nubiola-Calonge P, *et al.* Blind evaluation of the effect of octreotide (SMS 201-995), a somatostatin analogue, on small-bowel fistula output. *Lancet* 1987; **ii:** 672–4.
2. Alivizatos V, *et al.* Evaluation of the effectiveness of octreotide in the conservative treatment of postoperative enterocutaneous fistulas. *Hepatogastroenterology* 2002; **49:** 1010–12.
3. Prinz RA, *et al.* Treatment of pancreatic cutaneous fistulas with a somatostatin analog. *Am J Surg* 1988; **155:** 36–42.
4. Barnett SP, *et al.* Octreotide does not prevent postoperative pancreatic fistula or mortality following pancreaticoduodenectomy. *Am Surg* 2004; **70:** 222–7.
5. Li-Ling J, Irving M. Somatostatin and octreotide in the prevention of postoperative pancreatic complications and the treatment of enterocutaneous pancreatic fistulas: a systematic review of randomized controlled trials. *Br J Surg* 2001; **88:** 190–9.
6. Lavy A, Yasin K. Octreotide for enterocutaneous fistulas of Crohn's disease. *Can J Gastroenterol* 2003; **17:** 555–8.

其他胃肠道疾病 奥曲肽治疗有效的其他胃肠道疾病包括：倾倒综合征[1,2]（第1618页）、反应性（或餐后）低血糖[3]以及蛋白丢失性肠病相关的小肠淋巴管扩张症[4,5]。奥曲肽可减轻肿瘤终末期患者因肠梗阻引起的恶心和呕吐症状[6,7]。*BNF 59* 写明，对姑息治疗患者，24h 皮下注射 300～600μg 奥曲肽（某些情况下可达 750μg 或更高剂量），可减少肠道分泌和患者呕吐。

1. Vecht J, *et al.* Long-term results of octreotide-therapy in severe dumping syndrome. *Clin Endocrinol (Oxf)* 1999; **51:** 619–24.
2. Li-Ling J, Irving M. Therapeutic value of octreotide for patients with severe dumping syndrome—a review of randomised controlled trials. *Postgrad Med J* 2001; **77:** 441–2.
3. Lehnert H, *et al.* Treatment of severe reactive hypoglycemia with a somatostatin analogue (SMS 201-995). *Arch Intern Med* 1990; **150:** 2401–2.
4. Klingenberg RD, *et al.* Type I intestinal lymphangiectasia treated successfully with slow-release octreotide. *Dig Dis Sci* 2003; **48:** 1506–9.
5. Lee HL, *et al.* Successful treatment of protein-losing enteropathy induced by intestinal lymphangiectasia in a liver cirrhosis patient with octreotide: a case report. *J Korean Med Sci* 2004; **19:** 466–9.
6. Ripamonti C, *et al.* The role of somatostatin and octreotide in bowel obstruction: pre-clinical and clinical results. *Tumori* 2001; **87:** 1–9.
7. Mystakidou K, *et al.* Comparison of octreotide administration vs conservative treatment in the management of inoperable bowel obstruction in patients with far advanced cancer: a randomized, double-blind, controlled clinical trial. *Anticancer Res* 2002; **22:** 1187–92.

高钙血症 有个别报道，奥曲肽可治疗恶性胰腺内分泌肿瘤[1～3]和肾上腺嗜铬细胞瘤[4]引起的甲状旁腺激素相关肽（恶性肿瘤相关高钙血症，见第1049页）升高所致的高钙血症。奥曲肽治疗使1例 VIP 瘤患者血钙和血管活性肠肽水平下降[5]。有2例分泌甲状旁腺激素相关肽的类癌患者均在奥曲肽治疗后出现甲状旁腺激素相关肽水平下降[6,7]，但只有1例患者的血钙水平得到控制[7]。奥曲肽使1例B细胞淋巴瘤患者血钙水平下降到正常水平[8]。以上提到的病例中，很多患者曾用双膦酸盐治疗无效。

1. Wynick D, *et al.* Treatment of a malignant pancreatic endocrine tumour secreting parathyroid hormone related protein. *BMJ* 1990; **300:** 1314–15.
2. Dodwell D, *et al.* Treatment of a pancreatic tumour secreting parathyroid hormone related protein. *BMJ* 1990; **300:** 1653.
3. Müssig K, *et al.* Somatostatin receptor expression in a parathyroid hormone-related peptide-secreting pancreatic neuroendocrine tumour causing severe hypercalcaemia. *Eur J Gastroenterol Hepatol* 2007; **19:** 719–23.
4. Harrison M, *et al.* Somatostatin analogue treatment for malignant hypercalcaemia. *BMJ* 1990; **300:** 1313–14. Correction. *ibid.*; **301:** 97 [dosage error].
5. Venkatesh S, *et al.* Somatostatin analogue: use in the treatment of vipoma with hypercalcaemia. *Am J Med* 1989; **87:** 356–7.
6. Mantzoros CS, *et al.* Intractable hypercalcaemia due to parathyroid hormone-related peptide secretion by a carcinoid tumour. *Clin Endocrinol (Oxf)* 1997; **46:** 373–5.
7. Barhoum M, *et al.* Intractable hypercalcemia due to a metastatic carcinoid secreting parathyroid hormone-related peptide and interleukin-6: response to octreotide. *Am J Med Sci* 1999; **318:** 203–5.
8. Pezzilli R, *et al.* Octreotide for the treatment of hypercalcemia related to B cell lymphoma. *Oncology* 1997; **54:** 517–18.

高胰岛素血症 和治疗反应性低血糖一样（见上文**其他胃肠道疾病**），短期和长期的奥曲肽治疗均可抑制异常的胰岛素释放，用于新生儿低血糖[1～4]和胰岛细胞增生症[5～7]。尽管在英国，奥曲肽未批准用于儿童，但 *BNFC 2010/11* 提供了奥曲肽在儿童中的使用剂量，用于治疗二氮嗪或葡萄糖医治无效的持续性高胰岛素血症引起的低血糖（第1389页）。新生儿起始剂量为2～5μg/kg，间隔6～8h皮下注射一次，根据治疗反应调整剂量。年龄在1个月～18岁的儿童，起始剂量为1～2μg/kg，间隔4～6h注射一次。在少数病例中，剂量可调整到7μg/kg，间隔4h给药一次。

奥曲肽还用于治疗奎宁引起的高胰岛素血症[8,9]。关于奥曲肽不良反应的研究，见上文**糖尿病**。

1. Kirk JMW, *et al.* Somatostatin analogue in short term management of hyperinsulinism. *Arch Dis Child* 1988; **63:** 1493–4.
2. DeClue TJ, *et al.* Linear growth during long-term treatment with somatostatin analog (SMS 201-995) for persistent hyperinsulinemic hypoglycemia of infancy. *J Pediatr* 1990; **116:** 747–50.
3. Thornton PS, *et al.* Short- and long-term use of octreotide in the treatment of congenital hyperinsulinism. *J Pediatr* 1993; **123:** 637–43.
4. Aynsley-Green A, *et al.* Practical management of hyperinsulinism in infancy. *Arch Dis Child Fetal Neonatal Ed* 2000; **82:** F98–F107.
5. Hindmarsh P, Brook CGD. Short-term management of nesidioblastosis using the somatostatin analogue SMS 201-995. *N Engl J Med* 1987; **316:** 221–2.
6. Delemarre-van de Waal HA, *et al.* Long-term treatment of an infant with nesidioblastosis using a somatostatin analogue. *N Engl J Med* 1987; **316:** 222–3.
7. Behrens R, *et al.* Unusual course of neonatal hyperinsulinaemic hypoglycaemia (nesidioblastosis). *Arch Dis Child* 1998; **78:** F156.
8. Phillips RE, *et al.* Effectiveness of SMS 201-995, a synthetic, long-acting somatostatin analogue, in treatment of quinine-induced hyperinsulinaemia. *Lancet* 1986; **i:** 713–16.
9. Phillips RE, *et al.* Hypoglycaemia and counterregulatory hormone responses in severe falciparum malaria: treatment with Sandostatin. *Q J Med* 1993; **86:** 233–40.

恶性肿瘤 关于奥曲肽治疗恶性肿瘤引起的胃肠道梗阻导致的恶心和呕吐，见上文**其他胃肠道疾病**。奥曲肽对一些肿瘤引起的疼痛也有效果（见下文**疼痛**）。奥曲肽或生长抑素的一种非常规用途，即联合促黑素、溴隐亭和维甲酸溶液（Di Bella regimen）治疗各种恶性肿瘤的晚期患者，已被证实无效[1,2]。

1. Italian Study Group for the Di Bella Multitherapy Trials. Evaluation of an unconventional cancer treatment (the Di Bella multitherapy): results of phase II trials in Italy. *BMJ* 1999; **318:** 224–8.
2. Buiatti E, *et al.* Results from a historical survey of the survival of cancer patients given Di Bella multitherapy. *Cancer* 1999; **86:** 2143–9.

肝细胞癌 一项由58例肝细胞癌（第635页）晚期患者组成的研究显示，与未治疗患者相比，奥曲肽治疗与生存时间延长有关[1]。进而有报道[2]，1例患者在奥曲肽治疗后，肿瘤缩小。另一项研究[3]显示，奥曲肽和他莫昔芬联合用药疗效优于氟尿嘧啶和丝裂霉素联合化疗。但是，其他奥曲肽治疗肝细胞癌晚期患者的研究并未显示出药物的有效性[4,5]。

1. Kouroumalis E, *et al.* Treatment of hepatocellular carcinoma with octreotide: a randomised controlled study. *Gut* 1998; **42:** 442–7.
2. Siveke JT, *et al.* Complete regression of advanced HCC with long acting octreotide. *Gut* 2003; **52:** 1531. Correction. *ibid.*; 1800.
3. Pan D-Y, *et al.* Tamoxifen combined with octreotide or regular chemotherapeutic agents in treatment of primary liver cancer: a randomized controlled trial. *Hepatobiliary Pancreat Dis Int* 2003; **2:** 211–15.
4. Yuen M-F, *et al.* A randomized placebo-controlled study of long-acting octreotide for the treatment of advanced hepatocellular carcinoma. *Hepatology* 2002; **36:** 687–91.
5. Lersch C, *et al.* Treatment of HCC with pravastatin, octreotide, or gemcitabine - a critical evaluation. *Hepatogastroenterology* 2004; **51:** 1099–1103.

脑膜瘤 有报道称，奥曲肽可抑制一小部分患者因脑膜瘤引起的头痛和视力异常[1～3]。初始剂量一般为100μg，每日3次皮下注射。但对于有些患者，因为有耐受性，剂量可增加到500μg，每日3次。尽管有1例患者在奥曲肽治疗后出现脑膜瘤体积缩小[1]，但其他报道未发现肿瘤缩小的证据[2,3]。一项前期研究[4]对奥曲肽在患有过表达生长抑素受体的复发性脑膜瘤的16名患者中的疗效进行了评价。在接受了最初3个治疗周期后，5名患者为部分反应，5名患者病情稳定，6名患者疾病进展；6个月时无进展生存率为44%（7名患者）。

1. Rünzi MW, *et al.* Successful treatment of meningioma with octreotide. *Lancet* 1989; **i:** 1074.
2. García-Luna PP, *et al.* Clinical use of octreotide in unresectable meningiomas: a report of three cases. *J Neurosurg Sci* 1993; **37:** 237–41.
3. Jaffrain-Rea M-L, *et al.* Visual improvement during octreotide therapy in a case of episellar meningioma. *Clin Neurol Neurosurg* 1998; **100:** 40–3.
4. Chamberlain MC, *et al.* Recurrent meningioma: salvage therapy with long-acting somatostatin analogue. *Neurology* 2007; **69:** 969–73. Correction. *ibid.* 2008; **70:** 325.

神经内分泌肿瘤 有关奥曲肽对于神经内分泌肿瘤和其他具有分泌功能肿瘤的作用，包括参考文献的内容，见第641页。

1. Öberg K, *et al.* Consensus report on the use of somatostatin analogs for the management of neuroendocrine tumors of the gastroenteropancreatic system. *Ann Oncol* 2004; **15:** 966–73.
2. Delaunoit T, *et al.* Somatostatin analogues in the treatment of gastroenteropancreatic neuroendocrine tumors. *Mayo Clin Proc* 2005; **80:** 502–6.

胸腺瘤 文献报道，1例皮质激素治疗无效的胸腺瘤伴有纯红细胞再生障碍性贫血患者，经奥曲肽和泼尼松治疗后，症状完全缓解。继续奥曲肽 500μg，皮下注射每日2次和泼尼松每日 200μg/kg 治疗，病情长期稳定[1]。一项由32例胸腺瘤并且奥曲肽显像阳性的患者组成的研究[2]显示，单独奥曲肽治疗（500μg，皮下注射，每日3次，持续1年）或联合泼尼松每日 600μg/kg 治疗，有一定疗效，2例患者完全缓解，10例患者对治疗有部分反应。

1. Palmieri G, *et al.* Successful treatment of a patient with a thymoma and pure red-cell aplasia with octreotide and prednisone. *N Engl J Med* 1997; **336:** 263–5. Correction. *ibid.*; 1039.
2. Loehrer PJ, *et al.* Octreotide alone or with prednisone in patients with advanced thymoma and thymic carcinoma: an Eastern Cooperative Oncology Group phase II trial. *J Clin Oncol* 2004; **22:** 293–9. Correction. *ibid.*; 2261.

胰岛细胞增生症 奥曲肽可用于胰岛细胞增生症，见上文**高胰岛素血症**。

肥胖 下丘脑性肥胖是下丘脑受损的并发症之一，继发于头部外伤、脑肿瘤、脑手术或放疗。有少数研究报道称，奥曲肽可改善下丘脑性肥胖患儿的体重和体重指数，调节胰岛素的分泌[1～3]。奥曲肽在治疗 Prader-Willi 综合征中的应用正在研究中（第2070页）[4]。

1. Lustig RH, *et al.* Hypothalamic obesity caused by cranial insult in children: altered glucose and insulin dynamics and reversal by a somatostatin agonist. *J Pediatr* 1999; **135:** 162–8.
2. Lustig RH, *et al.* Octreotide therapy of pediatric hypothalamic obesity: a double-blind, placebo-controlled trial. *J Clin Endocrinol Metab* 2003; **88:** 2586–92.
3. Tzotzas T, *et al.* Use of somatostatin analogues in obesity. *Drugs* 2008; **68:** 1963–73.
4. Haqq AM, *et al.* Circulating ghrelin levels are suppressed by meals and octreotide therapy in children with Prader-Willi syndrome. *J Clin Endocrinol Metab* 2003; **88:** 3573–6.

疼痛 6例阿片类镇痛药疗效不佳的癌性疼痛患者接受每日 120～480μg 的奥曲肽持续鞘膜内注射治疗[1]。所有患者疼痛都得到了很好缓解，3例报道疼痛完全消失。1例胃泌素瘤骨转移引起难治性骨骼疼痛的患者接受皮下注射奥曲肽 100μg，每日3次，疼痛得到持续缓解[2]。有报道，奥曲肽有效治疗增生性肺性骨关节病（副瘤综合征的表现之一，其他表现有骨膜炎、骨关节病和男性乳房发育，尤多见于鳞状细胞肺癌）引起的疼痛[3]。但一项关于治疗癌性疼痛的对照研究[4]显示，对于大部分患者，奥曲肽的疗效并不优于安慰剂（癌症疼痛的治疗指南见第6页）。有报道，奥曲肽减轻脑膜瘤（见上文）和垂体腺瘤（见上文**肢端肥大症**和下文**垂体腺瘤**）引起的头痛。

有2例患者采用鞘内注射奥曲肽以控制严重的难治性非恶性肿瘤性疼痛[5]。在5年的治疗中，奥曲肽治疗有助于缓解疼痛和减少阿片类镇痛药的剂量。但奥曲肽的剂量逐渐增加，提示患者对奥曲肽的镇痛作用耐受增加。1例患者的剂量为每日 648μg。

1. Penn RD, *et al.* Octreotide: a potent new non-opiate analgesic for intrathecal infusion. *Pain* 1992; **49:** 13–19.
2. Burgess JR, *et al.* Effective control of bone pain by octreotide in a patient with metastatic gastrinoma. *Med J Aust* 1996; **164:** 725–7.
3. Johnson SA, *et al.* Treatment of resistant pain in hypertrophic pulmonary osteoarthropathy with subcutaneous octreotide. *Thorax* 1997; **52:** 298–9.
4. De Conno F, *et al.* Subcutaneous octreotide in the treatment of pain in advanced cancer patients. *J Pain Symptom Manage* 1994; **9:** 34–8.
5. Paice JA, *et al.* Intrathecal octreotide for relief of intractable nonmalignant pain: 5-year experience with two cases. *Neurosurgery* 1996; **38:** 203–7.

胰腺疾病 奥曲肽曾用于治疗急性胰腺炎，但无效[1]。关于奥曲肽治疗胰腺内分泌肿瘤，见**神经内分泌肿瘤**项下（第641页），奥曲肽治疗胰瘘，见上文**胃肠道疾病**项下。

1. Uhl W, *et al.* A randomised, double blind, multicentre trial of octreotide in moderate to severe acute pancreatitis. *Gut* 1999; **45:** 97–104.

垂体腺瘤 奥曲肽用于治疗引起肢端肥大症（见上文）的垂体腺瘤，还用于治疗其他罕见的垂体腺瘤，如分泌促甲状腺素的腺瘤，常用于手术或放射治疗失败后。奥曲肽使大多数患者的促甲状腺素水平降低，从而恢复正常的甲状腺激素水平。至少1/3患者的肿瘤体积缩小[1~4]。奥曲肽还用于治疗其他罕见的腺瘤，如无临床表现的无功能腺瘤，但疗效不一。一些患者在用药后症状（如头痛）减轻，但肿瘤的体积未有变化[5]。

1. Chanson P, *et al.* Octreotide therapy for thyroid-stimulating hormone-secreting pituitary adenomas: a follow-up of 52 patients. *Ann Intern Med* 1993; **119:** 236–40.
2. Caron P, *et al.* Efficacy of the long-acting octreotide formulation (octreotide-Lar) in patients with thyrotropin-secreting pituitary adenomas. *J Clin Endocrinol Metab* 2001; **86:** 2849–53.
3. Beck-Peccoz P, Persani L. Medical management of thyrotropin-secreting pituitary adenomas. *Pituitary* 2002; **5:** 83–8.
4. Socin HV, *et al.* The changing spectrum of TSH-secreting pituitary adenomas: diagnosis and management in 43 patients. *Eur J Endocrinol* 2003; **148:** 433–42.
5. Colao A, *et al.* Somatostatin analogs in treatment of non-growth hormone–secreting pituitary adenomas. *Endocrine* 2003; **20:** 279–83.

胫前黏液水肿 胫前黏液水肿（黏多糖在胫骨前的皮下组织中堆积）和Graves病有关（见**甲状腺功能亢进症**，第2086页）。有文献报道，奥曲肽治疗有效。一例患者[1,2]在手术去除黏液水肿组织后，用奥曲肽治疗6个月，以防疾病复发。另一例患者在受损皮肤内注射奥曲肽[3]，病情得到改善和控制。但其他患者皮下注射奥曲肽无效[4]。

1. Derrick EK, *et al.* Successful surgical treatment of severe pretibial myxoedema. *Br J Dermatol* 1995; **133:** 317–18.
2. Felton J, *et al.* Successful combined surgical and octreotide treatment of severe pretibial myxoedema reviewed after 9 years. *Br J Dermatol* 2003; **148:** 825–6.
3. Shinohara M, *et al.* Refractory pretibial myxoedema with response to intralesional insulin-like growth factor 1 antagonist (octreotide): downregulation of hyaluronic acid production by the lesional fibroblasts. *Br J Dermatol* 2000; **143:** 1083–6.
4. Rotman-Pikielny P, *et al.* Lack of effect of long-term octreotide therapy in severe thyroid-associated dermopathy. *Thyroid* 2003; **13:** 465–70.

颅内压升高 关于奥曲肽试用于良性颅内压升高，见第1140页。

磺脲类抗糖尿病药过量 奥曲肽曾用于治疗严重难治性磺脲类抗糖尿病药诱导的低血糖症（见**不良反应的处置**，第441页）。

制剂

专利制剂

Arg.: Sandostatin; ***Austral.:*** Sandostatin; ***Austria:*** Sandostatin; ***Belg.:*** Sandostatine; ***Braz.:*** Sandostatin; ***Canad.:*** Sandostatin; ***Chile:*** Sandostatin; ***Cz.:*** Sandostatin; ***Denm.:*** Sandostatin; ***Fin.:*** Sandostatin; ***Fr.:*** Sandostatine; ***Ger.:*** Sandostatin; ***Gr.:*** Sandostatin; ***Hong Kong:*** Sandostatin; ***Hung.:*** Sandostatin; ***India:*** Sandostatin; ***Indon.:*** Sandostatin; ***Irl.:*** Sandostatin; ***Israel:*** Sandostatin; ***Ital.:*** Longastatina; Samilstin; Sandostatina; ***Malaysia:*** Sandostatin; ***Mex.:*** Cryostatin; Proclose; Sandostatina; ***Neth.:*** Sandostatine; ***Norw.:*** Sandostatin; ***NZ:*** Sandostatin; ***Philipp.:*** Sandostatin; ***Pol.:*** Sandostatin; ***Port.:*** Octrayne; Sandostatina; ***Rus.:*** Genfastat (Генфастат); Octride (Октрид); Sandostatin (Сандостатин); ***S.Afr.:*** Sandostatin; ***Singapore:*** Sandostatin; ***Spain:*** Sandostatin; ***Swed.:*** Sandostatin; ***Switz.:*** Sandostatine; ***Thai.:*** Octride; Sandostatin; ***Turk.:*** Sandostatin; ***UK:*** Sandostatin; ***Ukr.:*** Octrestatin (Октрестатин); Sandostatin (Сандостатин); ***USA:*** Sandostatin; ***Venez.:*** Sandostatin.

Pasireotide (*rINN*) 帕瑞肽

Pasireotida; Pasiréotide; Pasireotidum; SOM-230. Cyclo[(4R)-4-(2-aminoethylcarbamoyloxy)-L-prolyl-L-phenylglycyl-D-tryptophyl-L-lysyl-4-*O*-benzyl-L-tyrosyl-L-phenylalanyl-].

Пасиреотид

$C_{58}H_{66}N_{10}O_9$ = 1047.2.

CAS — 396091-73-9.

UNII — 98H1T17066.

简介

帕瑞肽是目前正在研究的一种用于治疗肢端肥大症、类癌肿瘤和库欣综合征的生长抑素类似物。

1. Boscaro M, *et al.* Treatment of pituitary-dependent Cushing's disease with the multireceptor ligand somatostatin analog pasireotide (SOM230): a multicenter, phase II trial. *J Clin Endocrinol Metab* 2009; **94:** 115–22.
2. Petersenn S, *et al.* Pasireotide (SOM230) demonstrates efficacy and safety in patients with acromegaly: a randomized, multicenter, phase II trial. *J Clin Endocrinol Metab* 2010; **95:** 2781–9.
3. Feelders RA, *et al.* Pasireotide alone or with cabergoline and ketoconazole in Cushing's disease. *N Engl J Med* 2010; **362:** 1846–8.

Pegvisomant (*USAN*, *rINN*) 培维索孟

B2036-PEG; Pegvisomantti; Pegvisomantum. 18-L-Aspartic acid-21-L-asparagine-120-L-lysine-167-L-asparagine-168-L-alanine-171-L-serine-172-L-arginine-174-L-serine-179-L-threonine growth hormone (human), reaction product with polyethylene glycol.

Пегвизомант

CAS — 218620-50-9.

ATC — H01AX01.

ATC Vet — QH01AX01.

UNII — N824AOU5XV.

不良反应和注意事项

应用培维索孟而报道的不良反应包括胃肠道不适、肝酶升高、流感样症状、乏力、注射部位反应、关节疼痛、肌痛、外周水肿、头痛、眩晕、嗜睡、颤抖、出汗、瘙痒、皮疹、睡眠障碍、高胆固醇血症、体重增加、高血糖、饥饿感和高血压。

应用培维索孟前应检查肝功能，在开始治疗的6个月内，间隔4～6周复查肝功能。在美国，推荐在接下来的6个月内，全面检查2次，在随后的1年内检查2次。

培维索孟的结构和生长激素相似，可引起测定的生长激素值偏高。

哺乳 培维索孟在乳汁中的分布已被检测（见下文**妊娠**）。

对皮肤的影响 有报道，患者在同一部位持续皮下注射培维索孟后会引起脂肪肥大[1,2]。培维索孟在这位患者中的疗效降低，但是在患者采用推荐的方法更换注射部位后，脂肪肥大获得缓解并且药物疗效也得到恢复[2]。

1. Maffei P, *et al.* Lipohypertrophy in acromegaly induced by the new growth hormone receptor antagonist pegvisomant. *Ann Intern Med* 2006; **145:** 310–12.
2. Marazuela M, *et al.* Pegvisomant-induced lipohypertrophy: report of a case with histopathology. *Ann Intern Med* 2007; **147:** 741–3.

妊娠 1名女性患者因肢端肥大症在妊娠期接受了培维索孟的治疗[1]。培维索孟的剂量在妊娠后1个月从每日皮下注射15mg增加至每日20mg，并且在妊娠的第3个月调整至每日25mg。胎儿的生长情况正常，并且在孕40周行剖宫产分娩1名正常女婴。这名婴儿在生后6个月时发育正常，并且很健康。基于母体和脐带血的采样结果表明，培维索孟不能或者非常少量通过胎盘。没有证据表明培维索孟可以大量分泌进乳汁，并且学者们认为，即使药物被婴儿摄取也会在胃内很快被水解。

有报道1名妇女在体外授精的单一周期内持续接受培维索孟治疗，直至妊娠试验阳性，药物对她的胎儿没有不良影响。这名孩子在1岁时仍很健康[2]。

1. Brian SR, *et al.* Treatment of acromegaly with pegvisomant during pregnancy: maternal and fetal effects. *J Clin Endocrinol Metab* 2007; **92:** 3374–7.
2. Qureshi A, *et al.* IVF/ICSI in a woman with active acromegaly: successful outcome following treatment with pegvisomant. *J Assist Reprod Genet* 2006; **23:** 439–42.

药物相互作用

培维索孟可提高胰岛素敏感性。对糖尿病患者，需减少胰岛素剂量或口服降糖药物，以避免低血糖。服用阿片类镇痛药的患者，需更高浓度的培维索孟，以达到合理抑制IGF-Ⅰ的目的。

药动学

培维索孟经皮下注射后缓慢吸收，33～77h达到血药浓度的峰值。药物在血中的清除速度缓慢，半衰期为74～172h。培维索孟在肾的清除率可以忽略不计。

用途和用法

培维索孟是由重组DNA合成的数个聚乙烯乙二醇聚合物通过共价链连接而成的蛋白分子。培维索孟是生长激素受体拮抗剂，用于治疗肢端肥大症（见下文）。皮下注射40～80mg负荷剂量，然后每日10mg。间隔4～6周测定IGF-Ⅰ水平，并据此以5mg增量递增来调整药物剂量。维持剂量不应超过每日30mg。

肢端肥大症 培维索孟适用于那些对手术、放疗或生长抑素类似物治疗效果不佳或不适于或无法耐受上述治疗的肢端肥大症患者（第1717页）。那些采用生长抑素类似物控制不佳的患者联合使用培维索孟的疗效观察仍在研究中。

1. Trainer PJ, *et al.* Treatment of acromegaly with the growth hormone-receptor antagonist pegvisomant. *N Engl J Med* 2000; **342:** 1171–7.
2. Herman-Bonert VS, *et al.* Growth hormone receptor antagonist therapy in acromegalic patients resistant to somatostatin analogs. *J Clin Endocrinol Metab* 2000; **85:** 2958–61.
3. van der Lely AJ, *et al.* Long-term treatment of acromegaly with pegvisomant, a growth hormone receptor antagonist. *Lancet* 2001; **358:** 1754–9.
4. Clemmons DR, *et al.* Optimizing control of acromegaly: integrating a growth hormone receptor antagonist into the treatment algorithm. *J Clin Endocrinol Metab* 2003; **88:** 4759–67.
5. Muller AF, *et al.* Growth hormone receptor antagonists. *J Clin Endocrinol Metab* 2004; **89:** 1503–11.
6. Feenstra J, *et al.* Combined therapy with somatostatin analogues and weekly pegvisomant in active acromegaly. *Lancet* 2005; **365:** 1644–6. Correction. *ibid.*; 1620.
7. Jehle S, *et al.* Alternate-day administration of pegvisomant maintains normal serum insulin-like growth factor-I levels in patients with acromegaly. *J Clin Endocrinol Metab* 2005; **90:** 1588–93.
8. Colao A, *et al.* Efficacy of 12-month treatment with the GH receptor antagonist pegvisomant in patients with acromegaly resistant to long-term, high-dose somatostatin analog treatment: effect on IGF-I levels, tumor mass, hypertension and glucose tolerance. *Eur J Endocrinol* 2006; **154:** 467–77.
9. Pivonello R, *et al.* Treatment with growth hormone receptor antagonist in acromegaly: effect on cardiac structure and performance. *J Clin Endocrinol Metab* 2007; **92:** 476–82. Correction. *ibid.*; 1605.
10. Neggers SJCMM, *et al.* Long-term efficacy and safety of combined treatment of somatostatin analogs and pegvisomant in acromegaly. *J Clin Endocrinol Metab* 2007; **92:** 4598–4601.

制剂

专利制剂

Arg.: Somavert; ***Austria:*** Somavert; ***Belg.:*** Somavert; ***Braz.:*** Somavert; ***Canad.:*** Somavert; ***Cz.:*** Somavert; ***Denm.:*** Somavert; ***Fin.:*** Somavert; ***Fr.:*** Somavert; ***Ger.:*** Somavert; ***Gr.:*** Somavert; ***Hung.:*** Somavert; ***Irl.:*** Somavert; ***Israel:*** Somavert; ***Ital.:*** Somavert; ***Mex.:*** Somavert; ***Neth.:*** Somavert; ***Norw.:*** Somavert; ***Port.:*** Somavert; ***Spain:*** Somavert; ***Swed.:*** Somavert; ***Switz.:*** Somavert; ***Turk.:*** Somavert; ***UK:*** Somavert; ***Ukr.:*** Somavert (Сомаверт); ***USA:*** Somavert.

Pralmorelin Dihydrochloride (*USAN*, *rINNM*) ⊗ 二盐酸帕莫瑞林

Dihidrocloruro de pralmorelina; GHRP-2 (pralmorelin); Growth Hormone-releasing Peptide-2 (pralmorelin); KP-102 (pralmorelin); Pralmoréline, Dichlorhydrate de; Pralmorelini Dihydrochloridum; WAY-GPA-748. D-Alanyl-3-(2-naphthyl)-D-alanyl-L-alanyl-L-tryptophyl-D-phenylalanyl-L-lysinamide dihydrochloride.

Пральморелина Дигидрохлорид

$C_{45}H_{55}N_9O_6$,2HCl = 890.9.

CAS — 158861-67-7 (pralmorelin); 158827-34-0 (pralmorelin dihydrochloride).

UNII — R4AVR27MM8.

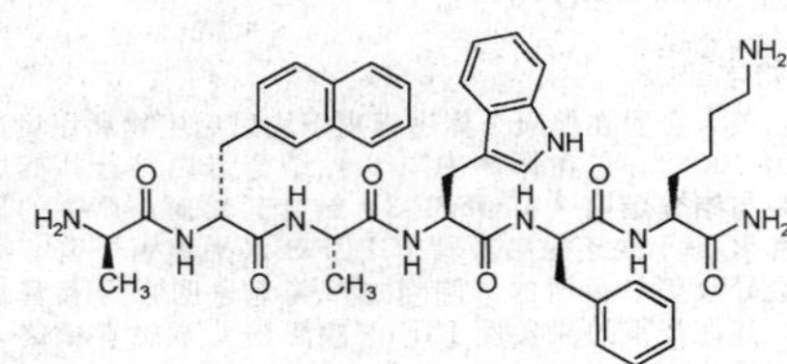

(pralmorelin)

简介

帕莫瑞林是一种刺激垂体释放生长激素的小的合成肽。这一药物用于生长激素缺乏症的诊断，并被试用于生长迟缓的治疗（第1717页）。

1. Mericq V, *et al.* Effects of eight months treatment with graded doses of a growth hormone (GH)-releasing peptide in GH-deficient children. *J Clin Endocrinol Metab* 1998; **83:** 2355–60.
2. Mahajan T, Lightman SL. A simple test for growth hormone deficiency in adults. *J Clin Endocrinol Metab* 2000; **85:** 1473–6.
3. Gondo RG, *et al.* Growth hormone-releasing peptide-2 stimulates GH secretion in GH-deficient patients with mutated GH-releasing hormone receptor. *J Clin Endocrinol Metab* 2001; **86:** 3279–83.

制剂

专利制剂

Jpn: GHRP.

Somatomedins ⊗ 生长介素

IGFs; Insulin-like Growth Factors; Somatomedinas; Sulphation Factors.

Соматомедины

性状 生长介素是一类与胰岛素有关的多肽类激素，通常被独立称为胰岛素样生长因子（IGFs），分子量为7000～8000。它们在肝、肾、肌肉和其他组织合成。

Mecasermin (*BAN*, *USAN*, *rINN*) ⊗ **美卡舍明**

CEP-151; FK-780; IGF-1; IGF-I; Insulin-like growth factor I (human); Mecasermina; Mécasermine; Mecaserminum; rhIGF-1; Somatomedin C; Somatomedina C.

Мекасермин

$C_{331}H_{512}N_{94}O_{101}S_7$ = 7648.6.

CAS — 68562-41-4; 67763-96-6.

ATC — H01AC03.

ATC Vet — QH01AC03.

UNII — 7GR9I2683O.

Mecasermin Rinfabate (*USAN*, *rINN*) ⊗ **林菲培美卡舍明**

Mecasermina rinfabato; Mécasermine Rinfabate; Mecaserminum Rinfabas; rhIGF-I/rhIGFBP-3. A complex of insulin-like growth factor I (human) with insulin-like growth factor-binding protein IGFBP-3 (human).

Меказермин Ринфабат

CAS — 478166-15-3.

ATC — H01AC05.

ATC Vet — QH01AC05.

不良反应和注意事项

由于生长介素的作用与生长激素相似，其不良反应也与生长激素相似（第1718页），这些不良反应均可见于美卡舍明和林菲培美卡舍明。低血糖是常见的，但是如果美卡舍明在进餐后20min内给药则可以避免低血糖症状。扁桃体肥大也会发生，患者应进行一些并发症的监控，比如打鼾、睡眠呼吸暂停、和慢性中耳漏等。面部软组织增厚也可发生。有报道，少数患者发生心肌肥大和瓣膜病变。尽管心脏病变与美卡舍明治疗的相关性并没有得到确认，仍然推荐采用超声心动图进行监测。注射部位也可能发生增生，但是可以通过适当更换注射部位来避免或缓解。

对眼的影响 关于糖尿病患者接受美卡舍明治疗后可增加视网膜病变风险的相关内容见下文**糖尿病**。

静脉用法 无低血糖的晕厥在静脉给予大剂量美卡舍明的患者中有报道，伴随一些其他情况，如抽搐、心搏停止、心动过缓、低血压或头晕[1]。在美卡舍明静脉给药的速度不应大于24μg/(kg·h)的建议提出后，这类报道即未再出现。关节痛、神经麻痹、低磷血症和呼吸困难也被认为与大剂量静脉用药有关[2]。美卡舍明目前采用皮下注射的方式给药（见下文**用途和用法**）。

1. Malozowski S, Stadel B. Risks and benefits of insulin-like growth factor. *Ann Intern Med* 1994; **121:** 549.
2. Usala A-L. Risks and benefits of insulin-like growth factor. *Ann Intern Med* 1994; **121:** 550.

药动学

美卡舍明在健康个体进行皮下注射后生物利用度几乎为100%。它在循环中与6种结合蛋白结合，其中80%与结合蛋白3（IGFBP-3）结合。然而，严重的原发性IGF-Ⅰ缺乏的患者其IGFBP-3水平显著下降，因此会导致美卡舍明的清除增加。美卡舍明在肝和肾代谢，其在严重的原发性IGF-Ⅰ缺乏的儿童患者中终末半衰期约6h。

在给严重的原发性IGF-Ⅰ缺乏的儿童皮下注射林菲培美卡舍明后，游离IGF-Ⅰ的半衰期延长到大约13h，IGFBP-3的半衰期可达到约54h。

用途和用法

生长介素是一组多肽类激素，其中一部分可以介导生长激素在机体内发挥作用。IGF-Ⅰ（美卡舍明）被认为与生长激素的很多合成代谢作用有关。它最初由肝分泌，主要受生长激素和胰岛素分泌的调节，IGF-Ⅰ也在其他组织分泌，它在这些组织中发挥局部激素（旁分泌）的作用。在循环中，IGF-Ⅰ几乎全部以蛋白结合形式存在，现已证实的有6种结合蛋白，其中一些结合蛋白的产生也受生长激素的调控。除了IGF-Ⅰ的合成代谢作用外，它在结构上与胰岛素有关，也有强大的引起低血糖的特点。

现可以使用的IGF-Ⅰ，比如美卡舍明，是DNA重组技术的产物。它用于治疗严重的原发性IGF-Ⅰ缺乏儿童的生长障碍（如Laron侏儒，是一种生长激素受体异常导致的内源性IGF-Ⅰ分泌缺陷，见下文**生长迟缓**）。它也可以用于生长激素基因缺失的儿童，这类患者产生生长激素中和抗体。然而，由于缺乏相关资料，不推荐在2岁以下的儿童中使用。美卡舍明的起始剂量为40～80μg/kg，每日2次皮下注射。1周后，如果该剂量可以耐受，则可以每次加量40μg/kg，最大剂量用至120μg/kg，每日2次。美卡舍明应在餐前或餐后20min内给药，以减少低血糖的发生。如果患者在使用推荐剂量过程中，尽管摄入适量的食物，仍有低血糖发生时，应该减少药物剂量。如患者因为任何原因不能进食，则需限制美卡舍明的剂量。

林菲培美卡舍明是一种由IGF-Ⅰ和它最主要的结合蛋白［胰岛素样生长因子结合蛋白-3（IGFBP-3）］组成的复合物。它在肌萎缩性脊髓侧索硬化症和强直性肌营养不良症中的应用还在研究中。

尽管IGF-Ⅱ在成人中的功能不明确，但是在胎儿的生长过程中发挥重要作用。它的结构与IGF-Ⅰ密切相关，但是不受生长激素的调控。

1. Laron Z. Somatomedin-1 (insulin-like growth factor-I) in clinical use: facts and potential. *Drugs* 1993; **45:** 1–8.
2. Bondy CA, *et al.* Clinical uses of insulin-like growth factor I. *Ann Intern Med* 1994; **124:** 593–601.
3. Le Roith D. Insulin-like growth factors. *N Engl J Med* 1997; **336:** 633–40.
4. Laron Z. Insulin-like growth factor 1 (IGF-1): a growth hormone. *Mol Pathol* 2001; **54:** 311–16.
5. Kemp SF, *et al.* Efficacy and safety of mecasermin rinfabate. *Expert Opin Biol Ther* 2006; **6:** 533–8.

儿童用法 关于美卡舍明在儿童中的使用剂量，见上文**用途和用法**和下文**生长迟缓**。

糖尿病 1型糖尿病（第407页）患者的循环胰岛素样生长因子Ⅰ（IGF-Ⅰ）水平低，这使得美卡舍明对于这类患者的治疗潜力受到相当多的关注[1]。随机研究[2,3]发现，美卡舍明40μg/kg，每日1次或2次皮下注射可在加用胰岛素治疗的同时在短期内改善代谢调控。在一部分患者中胰岛素用量可以减少[3]。然而，IGF-Ⅰ在糖尿病并发症的发生中的作用尚不明确，目前其在糖尿病视网膜病变中的促增殖作用已经受到一些关注[1]。现有报道，应用较高剂量的美卡舍明可导致视盘肿胀和视网膜病变的加重[3]。林菲培美卡舍明目前正被研究尝试用于限制不良反应，例如水肿、颌部疼痛、头痛、Bells瘫痪和视网膜水肿[4]。

美卡舍明也被报道用于提高胰岛素敏感性和降低严重的胰岛素抵抗综合征或2型糖尿病患者的胰岛素、葡萄糖和C肽的水平[1]。

1. Thrailkill KM. Insulin-like growth factor-I in diabetes mellitus: its physiology, metabolic effects, and potential clinical utility. *Diabetes Technol Ther* 2000; **2:** 69–80.
2. Acerini CL, *et al.* Randomised placebo-controlled trial of human recombinant insulin-like growth factor I plus intensive insulin therapy in adolescents with insulin-dependent diabetes mellitus. *Lancet* 1997; **350:** 1199–1204.
3. Thrailkill KM, *et al.* Cotherapy with recombinant human insulin-like growth factor I and insulin improves glycemic control in type 1 diabetes. *Diabetes Care* 1999; **22:** 585–92.
4. Clemmons DR, *et al.* The combination of insulin-like growth factor I and insulin-like growth factor-binding protein-3 reduces insulin requirements in insulin-dependent type 1 diabetes: evidence for in vivo biological activity. *J Clin Endocrinol Metab* 2000; **85:** 1518–24.

生长迟缓 美卡舍明用于治疗Laron侏儒（生长激素抵抗），即生长迟缓的一种类型（第1717页）。在这类患者中使用每日150～240μg/Kg的剂量，皮下注射，可刺激线性生长，使异常的生化指标恢复正常[1]。一项研究发现[2]，药物对于生长速度的影响在第一年内呈剂量依赖性。药物的有效性可持续至治疗后8年，但是生长速度会随着治疗的时间逐渐下降。在长期治疗中，生长激素和胰岛素会持续被抑制，可预防低血糖并能稳定血糖浓度[3]。胰岛素样生长因子结合蛋白3的产生也会增加，这可以延长美卡舍明的半衰期，进而使药物用量减少以避免用药过量和不良反应[3]。

也有其他综述[4]。

1. Laron Z. The essential role of IGF-I: lessons from the long-term study and treatment of children and adults with Laron syndrome. *J Clin Endocrinol Metab* 1999; **84:** 4397–4404.
2. Chernausek SD, *et al.* GH Insensitivity Syndrome Collaborative Group. Long-term treatment with recombinant insulin-like growth factor (IGF)-I in children with severe IGF-I deficiency due to growth hormone insensitivity. *J Clin Endocrinol Metab* 2007; **92:** 902–10.
3. Laron Z. Laron syndrome (primary growth hormone resistance or insensitivity): the personal experience 1958–2003. *J Clin Endocrinol Metab* 2004; **89:** 1031–44.
4. Collett-Solberg PF, Misra M. Drug and Therapeutics Committee of the Lawson Wilkins Pediatric Endocrine Society. The role of recombinant human insulin-like growth factor-I in treating children with short stature. *J Clin Endocrinol Metab* 2008; **93:** 10–18.

运动神经元疾病 美卡舍明现正被研究用于肌萎缩性脊髓侧索硬化症，这是一种运动神经元疾病（第2321页）。一项包括2个研究的分析结果表明，尚无足够的数据证实美卡舍明的临床有效性[1]。随后的一项研究也没有发现美卡舍明可以使患者获益[2]。

1. Mitchell JD, *et al.* Recombinant human insulin-like growth factor I (rhIGF-I) for amyotrophic lateral sclerosis/motor neuron disease. Available in The Cochrane Database of Systematic Reviews; Issue 4. Chichester: John Wiley; 2007 (accessed 21/08/08).
2. Sorenson EJ, *et al.* Subcutaneous IGF-1 is not beneficial in 2-year ALS trial. *Neurology* 2008; **71:** 1770–5.

骨质疏松症 美卡舍明[1]和林菲培美卡舍明[2]已被研究作为骨质疏松症（第1050页）情况下的骨形成刺激物。现已报道了一些其对于骨密度的有利作用。

1. Grinspoon S, *et al.* Effects of recombinant human IGF-I and oral contraceptive administration on bone density in anorexia nervosa. *J Clin Endocrinol Metab* 2002; **87:** 2883–91.
2. Boonen S, *et al.* Musculoskeletal effects of the recombinant human IGF-I/IGF binding protein-3 complex in osteoporotic patients with proximal femoral fracture: a double-blind, placebo-controlled pilot study. *J Clin Endocrinol Metab* 2002; **87:** 1593–9.

制剂

专利制剂

Belg.: Increlex; **Cz.:** Increlex; **Denm.:** Increlex; **Fr.:** Increlex; **Ger.:** Increlex; **Gr.:** Increlex; **Irl.:** Increlex; **Israel:** Increlex; **Neth.:** Increlex; **Pol.:** Increlex; **Port.:** Increlex; **Spain:** Increlex; **Swed.:** Increlex; **UK:** Increlex; **USA:** Increlex; Iplex†.

Somatorelin (*rINN*) ⊗ **生长释素**

GHRF; GHRH; GRF; GRF-44; Growth Hormone-releasing Factor (Human); Growth Hormone-releasing Hormone; Somatoliberin; Somatoreliini; Somatorelina; Somatoréline; Somatorelinum.

Соматорелин

$C_{215}H_{358}N_{72}O_{66}S$ = 5039.7.

CAS — 83930-13-6.

ATC — V04CD05.

ATC Vet — QV04CD05.

Sermorelin Acetate (*BANM*, *USAN*, *rINNM*) ⊗ **醋酸舍莫瑞林**

Acetato de sermorelina; GRF(1-29)NH_2 (sermorelin); Growth Hormone-releasing Factor (Human)-(1-29)-peptide Amide (sermorelin); Sermoréline, Acétate de; Sermorelini Acetas. Tyr-Ala-Asp-Ala-Ile-Phe-Thr-Asn-Ser-Tyr-Arg-Lys-Val-Leu-Gly-Gln-Leu-Ser-Ala-Arg-Lys-Leu-Leu-Gln-Asp-Ile-Met-Ser-Arg-NH_2 acetate hydrate.

Серморелина Ацетат

$C_{149}H_{246}N_{44}O_{42}S.xC_2H_4O_2.yH_2O$ = 3357.9 (sermorelin).

CAS — 86168-78-7 (sermorelin); 114466-38-5 (sermorelin acetate).

ATC — H01AC04; V04CD03.

ATC Vet — QH01AC04; QV04CD03.

UNII — 00IBG87IQW.

不良反应和注意事项

在注射醋酸舍莫瑞林后可能发生面部潮红和注射局部的疼痛。头痛、恶心和呕吐、味觉障碍和胸部紧缩感也有报道。在重复应用生长释素的情况下，机体可能产生抗体。

生长释素需慎用于癫痫患者。未控制的甲状腺功能减退症、肥胖、高血糖或血浆脂肪酸水平升高可能削弱机体对生长释素的反应。舍莫瑞林不能用于治疗那些生长激素对于刺激试验反应不充分的生长迟缓的儿童。一旦骨骺闭合，治疗即应当停止。

药物相互作用

影响生长激素分泌的药物会干扰生长释素或舍莫瑞林的诊断有效性，这类药物包括生长激素本身、生长抑素、胰岛素、皮质激素和环氧化酶抑制剂，例如阿司匹林和吲哚美辛。在应用可乐定和左旋多巴后生长激素的浓度可以升高。机体对生长释素或舍莫瑞林的反应也可被抗蕈毒碱药（如阿托品）和抗甲状腺药物（如丙基硫氧嘧啶）减弱。

用途和用法

生长释素是一种肽类，由下丘脑分泌，可促进垂体前叶释放生长激素。它以44-氨基酸多肽，40-氨基酸多肽，和37-氨基酸多肽的形式存在，44-氨基酸形式可以转化为较小的形式，但是据报道其所有的存在形式都是有活性的，其活性存在于前29个氨基酸残基。舍莫瑞林是一种根据生长释素的1～29个氨基酸序列合成的肽类。

醋酸舍莫瑞林用于诊断生长激素缺乏。常用剂量相当于舍莫瑞林1μg/kg空腹过夜后于次日晨起静脉注射。对舍莫瑞林的正常反应说明促生长激素细胞功能正常，但是不排除下丘脑功能紊乱导致的生长激素缺乏。因此，为了确立诊断，它必须和其他试验同时应用。醋酸生长释素的应用与其类似。

舍莫瑞林也被用于治疗儿童生长激素缺乏（见下文）。

舍莫瑞林还可辅助促性腺激素试用于诱导排卵，同时被研究用于治疗与 HIV 有关的消瘦。

诊断用途 生长释素（以其 40-氨基酸或 44-氨基酸形式）已被用于评估生长激素缺乏[1~3]。其通常的给药方式为单独静脉注射，剂量为 1μg/kg 或总量达到 200μg。其导致的正常或更高的血清生长激素浓度的增加可见于健康个体[1,2]和下丘脑肿瘤[3]的患者或肢端肥大症[2]患者，但不会见于垂体功能减退的患者[2]。一种人工合成的 29 个氨基酸序列的生长释素醋酸舍莫瑞林现可用于诊断生长激素缺乏之症。然而，由于其不能检验下丘脑-垂体轴，故该试验不能用于筛查，不应被用于常规的临床实践[4]。目前也有关于舍莫瑞林与合成的生长激素释放激素六肽联合应用的报道[5,6]。

1. Thorner MO, *et al.* Human pancreatic growth-hormone-releasing factor selectively stimulates growth-hormone secretion in man. *Lancet* 1983; **i:** 24–8. Correction. *ibid.*; 256.
2. Wood SM, *et al.* Abnormalities of growth hormone release in response to human pancreatic growth hormone releasing factor (GRF (1-44)) in acromegaly and hypopituitarism. *BMJ* 1983; **286:** 1687–91.
3. Grossman A, *et al.* Growth-hormone-releasing factor in growth hormone deficiency: demonstration of a hypothalamic defect in growth hormone release. *Lancet* 1983; **ii:** 137–8.
4. Hindmarsh PC, Swift PGF. An assessment of growth hormone provocation tests. *Arch Dis Child* 1995; **72:** 362–8.
5. Popovic V, *et al.* GH-releasing hormone and GH-releasing peptide-6 for diagnostic testing in GH-deficient adults. *Lancet* 2000; **356:** 1137–42.
6. Leal A, *et al.* A single growth hormone (GH) determination is sufficient for the diagnosis of GH-deficiency in adult patients using the growth hormone releasing hormone plus growth hormone releasing peptide-6 test. *Clin Endocrinol (Oxf)* 2002; **57:** 377–84.

生长迟缓 舍莫瑞林现已被研究用于生长激素缺乏（第1717页）的儿童，常用剂量为 30μg/kg，每日皮下注射。尽管有报道其可以加快生长速度[1~3]，但是直接将这些生长激素水平进行对比的数据仍然有限。一项关于舍莫瑞林的大规模研究[4]发现，与一般的应用生长激素治疗的结果相比，使用舍莫瑞林的患者其生长反应超过 12 个月的较少，而且生长反应较弱。

1. Neyzi O, *et al.* Growth response to growth hormone-releasing hormone(1—29)-NH_2 compared with growth hormone. *Acta Paediatr Suppl* 1993; **388:** 16–21.
2. Lanes R, *et al.* Long term therapy with a single daily subcutaneous dose of growth hormone releasing hormone (1-29) in prepubertal growth hormone deficient children. *J Pediatr Endocrinol* 1994; **7:** 303–8.
3. Ogilvy-Stuart AL, *et al.* Treatment of radiation-induced growth hormone deficiency with growth hormone-releasing hormone. *Clin Endocrinol (Oxf)* 1997; **46:** 571–8.
4. Thorner M, *et al.* Once daily subcutaneous growth hormone-releasing hormone therapy accelerates growth in growth hormone-deficient children during the first year of therapy. *J Clin Endocrinol Metab* 1996; **81:** 1189–96.

脂肪营养不良 在一项对 31 名 HIV 相关的脂肪营养不良的男性患者的安慰剂对照研究[1]中发现，经过舍莫瑞林 1mg，每日 2 次皮下注射治疗 12 周的患者，其胰岛素样生长因子Ⅰ（IGF-Ⅰ）浓度和身体组分测定均有改善。

1. Koutkia P, *et al.* Growth-hormone-releasing hormone in HIV-infected men with lipodystrophy: a randomized controlled trial. *JAMA* 2004; **292:** 210–18.

制剂

专利制剂

Austria: Geref†; ***Belg.:*** GHRH; ***Fin.:*** Geref†; ***Fr.:*** Stimu-GH; ***Ger.:*** GHRH; ***Gr.:*** Esfarase; Geref; ***Hong Kong:*** Geref†; ***Irl.:*** Geref†; ***Ital.:*** Geref; GHRH; ***Neth.:*** GHRH; ***Norw.:*** Geref†; ***Port.:*** Geref†; ***Spain:*** Geref†; ***Switz.:*** Geref†; GHRH; ***UK:*** Geref†; GHRH; ***USA:*** Geref†.

Somatostatin（*BAN*，*rINN*）生长抑素

GH-RIF; GHRIH; Growth-hormone-release-inhibiting Hormone; Somatostatiini; Somatostatina; Somatostatinas; Somatostatine; Somatostatinum; Somatotrophin-release-inhibiting Factor; Szomatosztatin. Ala-Gly-Cys-Lys-Asn-Phe-Phe-Trp-Lys-Thr-Phe-Thr-Ser-Cys cyclic (3→14) disulphide.

Соматостатин

$C_{76}H_{104}N_{18}O_{19}S_2$ = 1637.9.

CAS — 38916-34-6.

ATC — H01CB01.

ATC Vet — QH01CB01.

UNII — 6E20216Q0L.

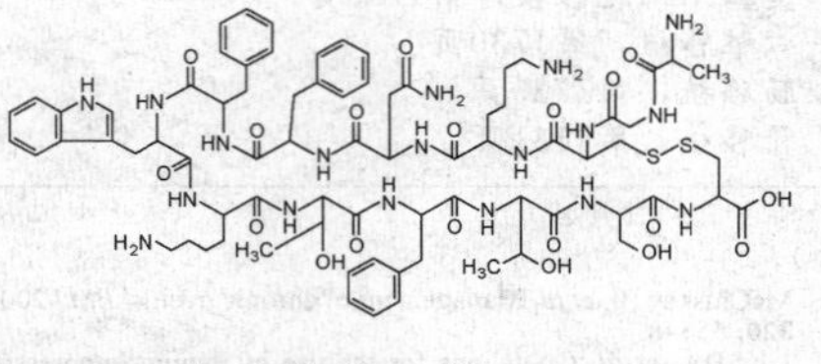

Pharmacopoeias. In *Eur.* (see p.vii).

Ph. Eur. 6.8（Somatostatin） 一种环形的四肽，具备抑制人类生长激素释放的下丘脑激素的结构。该药物为化学合成生产，含有不超过 15%（质量分数）的醋酸。为白色无定形粉末。易溶于水和醋酸；几乎不溶于二氯甲烷。2～8℃贮藏于密闭容器中。避光，防潮。

Somatostatin Acetate（*BANM*，*rINNM*）醋酸生长抑素

Acetato de somatostatina; Somatostatiiniasetaatti; Somatostatin Asetat; Somatostatinacetat; Somatostatine, Acétate de; Somatostatini Acetas.

Соматостатина Ацетат

ATC — H01CB01.

ATC Vet — QH01CB01.

不良反应和注意事项

腹部不适、面部潮红、恶心和心动过缓与药物输入过快有关。由于生长抑素半衰期短，其不良反应在停药或减量输入后通常是短暂的。由于生长抑素对肠道吸收有抑制作用，建议其与肠外营养同时应用。由于生长抑素可干扰胰岛素和胰高糖素的分泌，用药期间需监测血糖。

对肾脏的影响 生长抑素可以影响肾功能[1,2]，据报道可引起严重的水潴留和低钠血症[3]。

1. Walker BJ, *et al.* Somatostatin and water excretion. *Lancet* 1983; **i:** 1101–2.
2. Vora JP, *et al.* Effect of somatostatin on renal function. *BMJ* 1986; **292:** 1701–2.
3. Halma C, *et al.* Life-threatening water intoxication during somatostatin therapy. *Ann Intern Med* 1987; **107:** 518–20.

用途和用法

生长抑素是一种由下丘脑获得或人工合成的多肽。其自然存在形式是一个环形结构。虽然来自下丘脑的生长抑素是一条 14 个氨基酸的肽链，但是一些组织中也存在更长的、28 个氨基酸的肽链形式。生长抑素抑制生长激素（第1718页）自垂体前叶的释放。它同时也抑制垂体释放促甲状腺素（第2097页）和促肾上腺皮质激素（第1453页），抑制胰腺释放胰高糖素和胰岛素，并在调节十二指肠和胃的分泌功能中发挥作用。在 CNS 中，它发挥着感知疼痛的作用。它还被试用于各种不同的疾病，例如上消化道出血，包括静脉曲张出血（见单乙醇胺，第2285页）、胰岛素抵抗和治疗激素分泌性肿瘤及其他高分泌性疾病。然而，生长抑素的作用持续时间短，现已有几种它的类似物出现，以延长其活性并同时使它的抑制作用更特异。奥曲肽（第1721页）和兰瑞肽（第1721页）就是这一类类似物。

生长抑素通常以醋酸盐的形式给药。在治疗胃肠道出血，如急性食管静脉曲张出血时，给予生长抑素醋酸盐相当于生长抑素 250μg 的大剂量，历时 3～5min 以上静脉注射，随后以 250μg/h［约 3.5μg/(kg·h)］的速度持续输入，直至出血停止，通常需要 12～24h。药物输注可以继续 48～72h 以防止反复出血。在一些病例中，输液可最长持续 120h。

恶性肿瘤 生长抑素同褪黑素、麦角隐亭和视黄醇衍生物溶液（Di Bella 疗法）同时应用，对于治疗进展性的恶性疾病无效（见**奥曲肽的用途和用法项下恶性肿瘤**，第1724页）。

制剂

专利制剂

Austria: Somatin; Somatolan†; ***Belg.:*** Modustatine†; ***Braz.:*** Stilamin; ***Canad.:*** Stilamin; ***Cz.:*** Stilamin†; ***Fr.:*** Modustatine; ***Gr.:*** Atostan; Eklivan; Sadolin; Somabion; Somargen; Somaritin; Somastin; Sonafrine; Stilamin; ***Hong Kong:*** Stilamin; ***Hung.:*** Somatin†; Stilamin†; ***India:*** Somastin; Stilamin; ***Indon.:*** Stilamin†; ***Ital.:*** Etaxene; Ikestatina; Modustatina; Nastoren†; Resurmide; Stilamin; Zecnil†; ***Malaysia:*** Stilamin; ***Neth.:*** Stilamin†; ***S.Afr.:*** Stilamin; ***Singapore:*** Stilamin; ***Spain:*** Somonal; ***Switz.:*** Stilamin; ***Thai.:*** Etaxene; Stilamin; ***Turk.:*** Somatosan; Stilamin†; ***Venez.:*** Ikestatina; Stilamin.

Tesamorelin Acetate（*USAN*，*rINNM*）醋酸替莫瑞林

Acetato de tesamorelina; Tésamoréline, Acétate de; Tesamorelini Acetas; TH-9507. (3*E*)-Hex-3-enoylsomatoliberin (human) acetate.

Тезаморелина Ацетат

$C_{221}H_{366}N_{72}O_{67},xC_2H_4O_2$.

CAS — 901758-09-6.

UNII — LGW5H38VE3.

注：Egrifta 已被用作醋酸替莫瑞林的商品名。

简介

替莫瑞林是一种合成的生长释素类似物，它被应用于 HIV 相关的脂肪营养不良的治疗正在研究中。

1. Falutz J, *et al.* Metabolic effects of a growth hormone-releasing factor in patients with HIV. *N Engl J Med* 2007; **357:** 2359–70.
2. Falutz J, *et al.* Long-term safety and effects of tesamorelin, a growth hormone-releasing factor analogue, in HIV patients with abdominal fat accumulation. *AIDS* 2008; **22:** 1719–28.
3. Wang Y, Tomlinson B. Tesamorelin, a human growth hormone releasing factor analogue. *Expert Opin Invest Drugs* 2009; **18:** 303–10.
4. Falutz J, *et al.* Effects of tesamorelin, a growth hormone-releasing factor, in HIV-infected patients with abdominal fat accumulation: a randomized placebo-controlled trial with a safety extension. *J Acquir Immune Defic Syndr* 2010; **53:** 311–22.

Vapreotide（*BAN*，*USAN*，*rINN*）伐普肽

BMY-41606; RC-160; Vapreotida; Vapréotide; Vapreotidum. D-Phenylalanyl-L-cysteinyl-L-tyrosyl-D-tryptophyl-L-lysyl-L-valyl-L-cysteinyl-L-tryptophanamide cyclic (2→7)-disulfide.

Вапреотид

$C_{57}H_{70}N_{12}O_9S_2$ = 1131.4.

CAS — 103222-11-3.

ATC — H01CB04.

ATC Vet — QH01CB04.

UNII — 2PK59M9GFF.

D-Phe–Cys–Tyr–D-Trp–Lys–Val–Cys–Trp–NH_2

简介

伐普肽与奥曲肽（第1721页）相似，是生长抑素的类似物。它被用于多种疾病治疗的研究中，包括出血性食管血管曲张、胃肠道和胰腺瘘、肢端肥大症、类癌肿瘤和胰腺外科手术的术后并发症的预防。

1. Eriksson B, *et al.* The use of new somatostatin analogues, lanreotide and octastatin, in neuroendocrine gastro-intestinal tumours. *Digestion* 1996; **57** (suppl 1): 77–80.
2. Calès P, *et al.* Early administration of vapreotide for variceal bleeding in patients with cirrhosis. *N Engl J Med* 2001; **344:** 23–8.
3. Anonymous. Vapreotide: BMY 41606, RC 160, Sanvar. *Drugs R D* 2003; **4:** 326–30.

免疫抑制药

本章所述化合物用于自身免疫性疾病以及器官与组织移植治疗。一些其他重要的具有免疫抑制性质的药物见抗肿瘤药（第607页）和皮质激素（注：本章所指均为糖皮质激素，第1425页）。具体免疫抑制药的选择如下文所述。

免疫抑制药的选择

哮喘

免疫抑制药一般不用于治疗哮喘（第1072页）。有研究认为对于个别需要口服皮质激素类药物的慢性重症哮喘患者，合用免疫抑制药可抑制炎症并减少激素用量（皮质激素节约特性）。

血液病

有关免疫抑制药在再生障碍性贫血的用法，详见第1011页。

糖尿病

有关糖尿病及其治疗，包括使用免疫抑制药进行试验性治疗，见第407页，亦详见下文**胰腺移植**项下。

胃肠病

炎性肠病 多种免疫抑制药已试用于治疗炎性肠病（第1620页），并已获得了一些成功，但目前其主要的治疗药物仍是氨基水杨酸盐类和皮质激素。合用免疫抑制药可减少皮质激素剂量，即产生皮质激素节约效应（corticosteroid-sparing effect），对慢性活动性难治性胃肠疾病可能具有一定的治疗价值。

肝病

有关免疫抑制药中，尤其是硫唑嘌呤治疗慢性活动性肝炎的作用，详见第1434页。有关免疫抑制药在原发性胆汁性肝硬变的用法，详见第2354页，**熊脱氧胆酸**。

肺病

间质性肺病 糖皮质激素，通常与硫唑嘌呤合用（或偶与环磷酰胺合用），主要用于治疗各种间质性肺病（第1438页）。

神经性疾病

多发性硬化 免疫抑制药已试用于多发性硬化的治疗（第858页），但是有研究显示药物的毒性可能大于其疗效。

重症肌无力 重症肌无力患者需进行免疫抑制治疗时，通常使用皮质激素（第599页）。其他免疫抑制药，如硫唑嘌呤、环孢素、霉酚酸酯及他克莫司，主要用以减少皮质激素用量（皮质激素节约效应），亦可用于皮质激素禁忌使用或单用疗效不佳的患者。

眼病

免疫抑制药已成功地用于治疗某些炎症或免疫因素所致眼科疾病。可采用局部地、全身性地或眼内给予皮质激素治疗巩膜炎和眼葡萄膜炎（详见第1444页和第1446页），但当皮质激素疗效不佳或产生难以耐受的不良反应时，可用其他免疫抑制药，如硫唑嘌呤、环孢素或霉酚酸酯进行治疗。达克珠单抗（daclizumab）、来氟米特、西罗莫司及他克莫司亦已试用于葡萄膜炎的治疗。免疫抑制药对*Behcet*综合征（白塞病）、风湿性关节炎或*Wegener*肉芽肿病所致眼病亦可能具有一定治疗价值（详见第1433页、第12页及第1446页）。环孢素或硫唑嘌呤已与皮质激素合用于缓解 Cogan 综合征所致眼部及血管症状（第1435页）。环孢素局部用于角膜溃疡（第1747页）。

对*Graves*眼病，环孢素与口服糖皮质激素合用可作为有效的备选疗法。详见甲状腺功能亢进症（第2086页）。

1. McCluskey PJ, *et al.* Management of chronic uveitis. *BMJ* 2000; **320:** 555–8.
2. Jabs DA, *et al.* Guidelines for the use of immunosuppressive drugs in patients with ocular inflammatory disorders: recommendations of an expert panel. *Am J Ophthalmol* 2000; **130:** 492–513.
3. Kulkarni P. Review: uveitis and immunosuppressive drugs. *J Ocul Pharmacol Ther* 2001; **17:** 181–7.
4. Dunn JP. Review of immunosuppressive drug therapy in uveitis. *Curr Opin Ophthalmol* 2004; **15:** 293–8.
5. Hemady RK, *et al.* Immunosuppressive agents and nonsteroidal anti-inflammatory drugs for ocular immune and inflammatory disorders. *Ophthalmol Clin North Am* 2005; **18:** 511–28.
6. Jap A, Chee S-P. Immunosuppressive therapy for ocular diseases. *Curr Opin Ophthalmol* 2008; **19:** 535–40.

器官与组织移植

虽然若干年前外科手术技术已可将供体的器官和组织移植入宿主，但移植物并不能正常地存活很久。宿主的 CD4 T 细胞可识别出来自供体细胞的外来抗原。随后 CD4 细胞被抗原呈递细胞活化，分泌白细胞介素-2 并诱导 T 细胞增殖。活化的 T 细胞可增加 B 细胞、细胞毒 CD8 T 细胞和巨噬细胞的活性与功能，通过直接的细胞毒或间接地释放细胞因子作用，从而介导排斥反应。只有当 20 世纪 60 年代以来开发出能够减弱或抑制这种免疫反应的药物之后，移植术才真正开始成为切实可行的治疗手段。各种免疫抑制药具有多种不同的作用机制，故常联合用药以增强疗效。**皮质激素类**（糖皮质激素）可影响免疫级联反应中多个环节，包括抗原识别和淋巴因子的产生。**钙调磷酸酶抑制药**环孢素和他克莫司可通过抑制钙调磷酸酶活化，而防止形成细胞毒 T 细胞，该活化作用是辅助性 T 细胞释放白细胞介素-2 过程中的重要步骤，而多克隆或单克隆**抗体**如抗淋巴细胞免疫球蛋白及莫罗单抗-CD3 可与 T 细胞群结合并使之耗竭。巴利昔单抗和达克珠单抗则属于**白细胞介素-2 受体拮抗药**。**抗增殖药**如硫唑嘌呤和霉酚酸酯则通过防止淋巴细胞分化而发挥作用。西罗莫司和依维莫司是**增殖信号抑制药**，其作用是抑制 T 细胞对细胞因子的反应。

免疫抑制药物治疗可分为以下几个方面：

- 预防移植术后早期的排斥反应；
- 长期维持治疗以预防排斥反应的发生；
- 治疗急性排斥反应。

在造血干细胞移植时，供体细胞内一种具有攻击宿主组织的免疫活性组织亦随之被移植，导致移植物-抗宿主病，此时需用免疫抑制药物预防该情况的发生。

由于在手术后早期阶段移植的器官或组织能否发挥正常功能甚为关键，并且宿主最好能够具有较为长期的免疫耐受性，故免疫抑制药的初始剂量往往高于维持治疗的剂量。标准的给药方案通常是以环孢素或他克莫司为基础，联合应用皮质激素类和一种抗增殖药（即三联疗法）。有时亦可在三联标准方案中酌情增加单克隆或多克隆抗体以诱导免疫耐受（即四联疗法）。该方法通常仅用于个别有发生急性排斥危险性增加的患者，如儿童、既往接受过移植术、合并妊娠、多重输血或 HLA-匹配不佳的患者。该给药方法亦可延缓环孢素或他克莫司诱发的肾损害，并可用于皮质激素减量或撤药时。

尚未确定何种免疫抑制疗法更适合于妊娠的患者，从理论上来说对母亲和胎儿均具有风险，但目前一般移植受者均可成功妊娠。尽管与普通人群相比其致畸的影响尚未见明显增加，但该给药方法的影响仍需进一步评估。

由于对多数移植患者来说需要终生进行免疫抑制治疗，应考虑到在长期维持治疗过程中药物的毒性，感染、肿瘤、移植术后糖尿病、痛风、高脂血症以及骨质疏松症发生的风险。应尽可能减少给药剂量和给药种类。鉴于长期应用皮质激素类所致潜在的后遗症，故在维持治疗阶段应逐渐减量直至撤去皮质激素。移植术后心血管病是导致死亡和移植失败的主要原因之一。应根据移植术类型制订不同的免疫抑制治疗方案。

维持治疗中所给药物应在维持疗效以免发生急性排斥事件的同时，尽可能减少药物剂量。大剂量皮质激素以及多克隆或单克隆抗体常用作急性排斥事件发生时患者的援救治疗手段，虽然给药量的多少需要取决于排斥反应的严重程度，以及以往是否出现过类似排斥反应事件。

某一特定类型器官移植的免疫抑制治疗方案见下文中的详述。采用适当的免疫抑制药物治疗方案已可长期维持移植物的存活。然而，慢性排斥的并发症最终仍可能导致移植失败，故如何诱导对于供体器官发生特异性耐受仍然是许多研究的目标。在同种异体造血干细胞移植中，免疫抑制药的用药目的在于预防移植物-抗宿主病而非排斥反应，故免疫抑制药常可逐渐减量以至最终撤药。

近来有关动物器官移植给人可能性的研究引起了人们的兴趣，这需要通过遗传学修饰以减少补体介导的超急性排斥反应。如何制订相应的异种移植所需的免疫抑制药物治疗方案尚未明确。

有关免疫抑制反应和移植的综述文献如下。

1. Hong JC, Kahan BD. Immunosuppressive agents in organ transplantation: past, present, and future. *Semin Nephrol* 2000; **20:** 108–25.
2. Chapman LE, Bloom ET. Clinical xenotransplantation. *JAMA* 2001; **285:** 2304–6.
3. del Mar Fernández de Gatta M, *et al.* Immunosuppressive therapy for paediatric transplant patients: pharmacokinetic considerations. *Clin Pharmacokinet* 2002; **41:** 115–35.
4. Lee MA. Transplantation: drug aspects of immunosuppression. *Hosp Pharm* 2003; **10:** 201–3, 205, 207.
5. Tan HP, *et al.* Immunosuppressive preconditioning or induction regimens: evidence to date. *Drugs* 2006; **66:** 1535–45.
6. Golshayan D, Pascual M. Tolerance-inducing immunosuppressive strategies in clinical transplantation: an overview. *Drugs* 2008; **68:** 2113–30.
7. Tredger JM, *et al.* Calcineurin inhibitor sparing in paediatric solid organ transplantation: managing the efficacy/toxicity conundrum. *Drugs* 2008; **68:** 1385–1414.
8. Calne RY. Transplantation: current developments and future directions. *Rev Neurosci* 2009; **20:** 267–73.
9. Urschel S, *et al.* Immunosuppression armamentarium in 2010: mechanistic and clinical considerations. *Pediatr Clin North Am* 2010; **57:** 433–57.
10. Ekser B, Cooper DK. Overcoming the barriers to xenotransplantation: prospects for the future. *Expert Rev Clin Immunol* 2010; **6:** 219–30.

与移植相关的不良反应及其预防措施的综述文献如下。

1. Chan SE, *et al.* Treatment of hepatitis C in solid organ transplantation. *Drugs* 2004; **64:** 489–98.
2. Slifkin M, *et al.* Viral prophylaxis in organ transplant patients. *Drugs* 2004; **64:** 2763–92.
3. Buell JF, *et al.* Malignancy after transplantation. *Transplantation* 2005; **80** (suppl 2): S254–S264.
4. Stamp L, *et al.* Gout in solid organ transplantation: a challenging clinical problem. *Drugs* 2005; **65:** 2593–2611.
5. Smith JM, McDonald RA. Emerging viral infections in transplantation. *Pediatr Transplant* 2006; **10:** 838–43.
6. McKay DB, Josephson MA. Pregnancy in recipients of solid organs—effects on mother and child. *N Engl J Med* 2006; **354:** 1281–93.
7. Wheeler DC, Krentz AJ. New-onset diabetes after transplantation. *Br J Hosp Med* 2007; **68:** 190–4.
8. Gutierrez-Dalmau A, Campistol JM. Immunosuppressive therapy and malignancy in organ transplant recipients: a systematic review. *Drugs* 2007; **67:** 1167–98.
9. Morrissey PE, *et al.* Medication noncompliance and its implications in transplant recipients. *Drugs* 2007; **67:** 1463–81.
10. Parker A, *et al.* Haemato-oncology Task Force of the British Committee for Standards in Haematology and British Transplantation Society. Management of post-transplant lymphoproliferative disorder in adult solid organ transplant recipients – BCSH and BTS guidelines. *Br J Haematol* 2010;**149:** 693–705.

有关实验性操作规程的参考文献如下。

1. Devauchelle B, *et al.* First human face allograft: early report. *Lancet* 2006; **368:** 203–9.
2. Dubernard J-M, *et al.* Outcomes 18 months after the first human partial face transplantation. *N Engl J Med* 2007; **357:** 2451–60.
3. Ruan D, *et al.* Intervertebral disc transplantation in the treatment of degenerative spine disease: a preliminary study. *Lancet* 2007; **369:** 993–9.

4. Shores JT, *et al.* Composite tissue allotransplantation: hand transplantation and beyond. *J Am Acad Orthop Surg* 2010; **18:** 127–31.

角膜移植 有关免疫抑制治疗角膜移植排斥反应的内容，详见**角膜移植片排斥**项下内容（第1435页）。

造血干细胞移植 造血干细胞移植（HSCT）用于治疗各种（血液系统的）恶性肿瘤，尤其是白血病和淋巴瘤；也用于采用高剂量化疗药物治疗某些实体肿瘤时的骨髓救援，以及某些严重的骨髓造血障碍，如再生障碍性贫血和血红蛋白病[1,2]。

HSCT可经**自体移植**，即采集患者自身的干细胞，或经**同种异体**移植，即采集与（人体白细胞抗原）HLA类型尽可能相匹配的健康供者的干细胞[3,4]。造血干细胞也可取自：

- 骨髓（经典的骨髓移植，BMT）；
- 外周血（外周血干细胞移植，PBSCT）；
- 脐带血。

PBSCT可方便地采集，供者不需要住院治疗或全身麻醉，临床研究已显示，与骨髓移植（BMT）[2,5~7]相比，PBSCT可使中性粒细胞和血小板快速地植入。但异体PBSCT亦可能增加急性或慢性移植物-抗宿主病[1,2,6~10]的发生率（详见下文）。异体同源性PBSCT可减少复发率，改善无病生存率，但与骨髓移植BMT[6]相比，成人患者的总存活率相似。然而在小儿异体同源性PBSCT术后则死亡和治疗失败的发生率较高，虽然与异体同源性骨髓移植相比其复发率相似，重病状态以及应用集落刺激因子均疗效不佳[7]。采用脐带血使移植物的植入略有延迟[2,11~13]，因此致命性感染[2,11]的发生率可能增大，但移植物-抗宿主病的发生风险则减小[2,12,14]（见下文）。一项荟萃分析证实了这些现象[15]，但发现脐带血移植与无关的BMT相比，具有相似的复发率和存活率。因捐赠供体中干细胞总数常不能满足成人[1,2,5,13]移植所需，故该方法主要用于小儿的造血细胞移植。但脐带血用于成人移植日渐增多[16]。因移植的细胞数量与治疗预后相关，目前采用的策略是增加每单位脐带血中造血祖细胞的数量；其技术包括集中的或连续的脐带血移植，或用细胞因子刺激脐带血细胞使之增殖。采用脐带血与骨髓联合移植，以及降低密度方案亦正在研究之中[16~18]。

自体同种移植HSCT的移植物一般不存在问题，但骨髓或干细胞中可能存在异常的细胞克隆（如白血病细胞），能够通过移植而再植回患者，引起疾病复发[1]。异体同种HSCT（造血干细胞移植）需用免疫抑制药治疗约6个月[19]，以预防移植物-抗宿主病（见下文）直至达到新的免疫平衡。

通常患者需进行**术前准备**，即预先给予全身放射性照射治疗，或采用药物如环磷酰胺或白消安进行清髓化疗，亦常采用两种方法联合应用，以摧毁宿主骨髓细胞[5,20]。在自体同种（移植）疗程中，采集骨髓或外周血必须在术前准备之前进行。自供者采集抽出骨髓后，经留置管或直接经外周静脉输入受者。外周血干细胞最好使用化疗药及粒细胞或粒细胞-巨噬细胞集落刺激因子[1,2,5]进行动员，其后通过细胞分离方法收集。感染是移植后发病率和死亡率的主要原因之一，因此已经推荐使用抗微生物药[2,21,22]和正常的免疫球蛋白[21]，尽管对后者的疗效尚待评价[23]。随后的一项系统性综述[24]发现用免疫球蛋白预防对提高存活或预防感染并无益处，免疫球蛋白可增加肝小静脉闭塞病（veno-occlusive disease，VOD）的危险，但减少间质性肺炎的发生率。作者由此得出了上述证据并不支持HSCT时常规采用免疫球蛋白预防的结论。粒细胞集落刺激因子有时用于异体同种移植以加速造血功能的恢复。而一项荟萃分析未发现急性或慢性移植物-抗宿主病[25]的发生率增加的证据，但是一项大型的研究发现，对同种异体骨髓移植者给予成长因子后，延迟了血小板植入，增加了移植物-抗宿主病的发生率和死亡率，而这些影响在同种异体PBSCT（外周血干细胞移植）者中未观察到[26]。

除上述支持疗法外，接受同种异体移植的患者需给予免疫抑制药物治疗的目的在于预防**移植物抗宿主病**（GVHD）的发生。GVHD通常根据发病时间和临床表现分为急性或慢性两种[1,4,5,10,27~30]（习惯上将移植术后100天内发病作为急性，慢性者则是在此时间之后发病，虽然实际上发病时间多有所重叠）。

全身器官主要受到影响的是皮肤、肝、肺和胃肠道。无论急性或慢性症状均表现为斑丘疹，重症病例可发展为大疱性皮损，以及表皮坏死松解。肝病包括胆汁淤积性黄疸（常见于急性形式）和肝炎，症状需要与VOD相区别，这是由于移植术前准备中所用的药物所致（VOD可能是对抗凝血酶Ⅲ[31]或去纤苷[32,33]的反应所致）。已发现熊去氧胆酸有助于预防肝并发症的发生[34]。GVHD的胃肠道症状主要为严重的腹泻、腹痛。在慢性GVHD患者亦可见关节炎、黏膜炎、肺病（闭塞性细支气管炎）和硬皮病。

目前多数对于同种异体HSCT后预防GVHD的方法是以环孢素药物治疗为基础。虽然在许多环孢素治疗的患者仍可出现GVHD，但发病率大为减少而生存率有所改善。采用联合用药的方法亦已试用于预防GVHD的发生，尤其是环孢素或他克莫司与甲氨蝶呤联合应用，亦可与其他药物包括抗淋巴细胞免疫球蛋白、皮质激素、霉酚酸酯以及西罗莫司[9,19,35]等合用。在同种异体清髓性HSCT后，已发现预防性加用皮质激素类可适度降低严重的急性GVHD的发生率，但对存活并未见获益[36]。采用单克隆抗体可致T细胞耗竭，或减少循环中细胞因子的影响[9,28]且提示RNA干扰亦可能有潜在的作用[37]。

对于急性GVHD通常主要给予皮质激素（通常为甲泼尼龙），以达常规治疗直至症状控制之目的，随后逐渐减量。霉酚酸酯、抗淋巴细胞免疫球蛋白、白细胞介素-2受体抗体、依那西普以及英夫利昔单抗亦已试用于临床[2,9,19,38~40]。PUVA疗法和体外光化学疗法已用于临床[2,9,30]，而间叶干细胞（mesenchymal stem cells）注入法也在研究之中[9,30,41]。

慢性GVHD并无特定的标准疗法，大多数移植中心采用皮质激素与一种钙调磷酸酶抑制药（环孢素或他克莫司）合用的方法[2,10,19,30,42,43]。已被试用于救援治疗的药物包括霉酚酸酯、西罗莫司、达克珠单抗、沙立度胺、喷他斯汀、依那西普、英夫利昔单抗和利妥昔单抗[10,19,39,42]。PUVA疗法与体外光化学疗法亦已用于临床，具有良好的反应率[10,42]，在英国已发布了其应用指南[44]。间叶干细胞注入法也具有潜在的治疗前景[10]。建议采用奥曲肽治疗腹泻症状[45]。

供者T细胞与受者次要组织相容性抗原（minor histocompatibility antigens，MHA）反应可抑制异常细胞的生长，也可靶向性地作用于异常表达的蛋白，诱发“移植物抗肿瘤”效应，减少复发，在异体移植和GVHD发生发展的患者均可发生[1]。确实有许多异体移植后复发的白血病患者能通过加注供者淋巴细胞的方式控制病情[1]。因此，过强的免疫抑制治疗方案也并非总是可取的，接受了T细胞清除的骨髓移植白血病患者，即实际上是消除了GVHD，与常规预防方法相比并未有更好的存活率（因缺乏全部T细胞而使细胞植入量过于减少）。有研究考察了特异性供者骨髓T细胞耗竭作为预防GVHD的唯一方式[46]。一项多中心随机试验表明，与移植充满T细胞的骨髓相比，使骨髓T细胞耗竭能够减少但不能消除急性GVHD的影响，加速嗜中性粒细胞的恢复并减少毒性，然而3年无病生存率未见差异，这是由于某些患者较高的复发率，以及T细胞耗竭的骨髓移植受者[47]发生严重的感染而产生较大的影响所致。对“移植物抗恶性变”效应的考察使低剂量非清髓术前准备方案得以发展（可输入或不输入供者淋巴细胞），用于不能接受标准的冲击治疗[1~3,15,48~52]的中老年或更为敏感的患者。阿拉伯树胶酸一般用于减低（预处理）强度的术前准备治疗方案，常与其他药物如白消安或美法仑合用，或与低剂量全身照射合用[53]。这些降低-（预处理）强度方案因其安全性和有效应已被广泛应用[1]，然而，较低的死亡率的代价是较高的复发率[1]和植入不足[2]。

一种罕见的HSCT并发症为**移植相关血栓形成性微血管病**，可见血栓形成性血小板减少性紫癜，是由微血管病性溶血性贫血所致。已发现钙调磷酸酶抑制药与其发生有关，初始治疗应包括用其他免疫抑制药替换环孢素或他克莫司。有报道如采用达克珠单抗替换某种钙调磷酸酶抑制药可改善症状，去纤苷和利妥昔单抗亦已用于少数患者[54]。

放疗、化疗及免疫抑制药联合应用可致HSCT术后长期生存者发生**继发性恶性肿瘤**[1,55~58]。

经冠状动脉向心内注入造血干细胞以治疗心脏病的方法目前正在研究之中[59]，肌内注入以治疗周围血管病的方法亦已进行了研究[60]。HSCT对某些自身免疫性疾病的治疗作用也引起了人们的关注[60]。

1. Copelan EA. Hematopoietic stem-cell transplantation. *N Engl J Med* 2006; **354:** 1813–26.
2. Aschan J. Allogeneic haematopoietic stem cell transplantation: current status and future outlook. *Br Med Bull* 2006; **77-78:** 23–36.
3. Lennard AL, Jackson GH. Stem cell transplantation. *BMJ* 2000; **321:** 433–7.
4. Blazar BR, Murphy WJ. Bone marrow transplantation and approaches to avoid graft-versus-host disease (GVHD). *Philos Trans R Soc Lond B Biol Sci* 2005; **360:** 1747–67.
5. Léger CS, Nevill TJ. Hematopoietic stem cell transplantation: a primer for the primary care physician. *Can Med Assoc J* 2004; **170:** 1569–77.
6. Stem Cell Trialists' Collaborative Group. Allogeneic peripheral blood stem-cell compared with bone marrow transplantation in the management of hematologic malignancies: an individual patient data meta-analysis of nine randomized trials. *J Clin Oncol* 2005; **23:** 5074–87.
7. Eapen M, *et al.* Higher mortality after allogeneic peripheral-blood transplantation compared with bone marrow in children and adolescents: the Histocompatibility and Alternate Stem Cell Source Working Committee of the International Bone Marrow Transplant Registry. *J Clin Oncol* 2004; **22:** 4872–80.
8. Cutler C, *et al.* Acute and chronic graft-versus-host disease after allogeneic peripheral-blood stem-cell and bone marrow transplantation: a meta-analysis. *J Clin Oncol* 2001; **19:** 3685–91.
9. Bacigalupo A. Management of acute graft-*versus*-host disease. *Br J Haematol* 2007; **137:** 87–98.
10. Pérez-Simón JA, *et al.* Chronic graft-versus-host disease: Pathogenesis and clinical management. *Drugs* 2006; **66:** 1041–57.
11. Laughlin MJ, *et al.* Outcomes after transplantation of cord blood or bone marrow from unrelated donors in adults with leukemia. *N Engl J Med* 2004; **351:** 2265–75.
12. Rocha V, *et al.* Transplants of umbilical-cord blood or bone marrow from unrelated donors in adults with acute leukemia. *N Engl J Med* 2004; **351:** 2276–85.
13. Brunstein CG, *et al.* Expanding the role of umbilical cord blood transplantation. *Br J Haematol* 2007; **137:** 20–35.
14. Takahashi S, *et al.* Single-institute comparative analysis of unrelated bone marrow transplantation and cord blood transplantation for adult patients with hematologic malignancies. *Blood* 2004; **104:** 3813–20.
15. Hwang WYK, *et al.* A meta-analysis of unrelated donor umbilical cord blood transplantation versus unrelated donor bone marrow transplantation in adult and pediatric patients. *Biol Blood Marrow Transplant* 2007; **13:** 444–53.
16. Brunstein CG, Wagner JE. Cord blood transplantation for adults. *Vox Sang* 2006; **91:** 195–205.
17. Ballen KK. New trends in umbilical cord blood transplantation. *Blood* 2005; **105:** 3786–92.
18. Petropoulos D, Chan KW. Umbilical cord blood transplantation. *Curr Oncol Rep* 2005; **7:** 406–9.
19. Jacobsohn DA, Vogelsang GB. Novel pharmacotherapeutic approaches to prevention and treatment of GVHD. *Drugs* 2002; **62:** 879–89.
20. Aschan J. Risk assessment in haematopoietic stem cell transplantation: conditioning. *Best Pract Res Clin Haematol* 2007; **20:** 295–310.
21. CDC. Guidelines for preventing opportunistic infections among hematopoietic stem cell transplant recipients: recommendations of CDC, the Infectious Disease Society of America, and the American Society of Blood and Marrow Transplantation. *MMWR* 2000; **49** (RR-10): 1–128. Also available at: http://www.cdc.gov/mmwr/PDF/rr/rr4910.pdf (accessed 15/04/08)
22. Veys P, Owens C. Respiratory infections following haemopoietic stem cell transplantation in children. *Br Med Bull* 2002; **61:** 151–74.
23. Cordonnier C, *et al.* Should immunoglobulin therapy be used in allogeneic stem-cell transplantation? A randomized, double-blind, dose effect, placebo-controlled, multicenter trial. *Ann Intern Med* 2003; **139:** 8–18.
24. Raanani P, *et al.* Immunoglobulin prophylaxis in hematopoietic stem cell transplantation: systematic review and meta-analysis. *J Clin Oncol* 2009; **27:** 770–81.
25. Ho VT, *et al.* The effect of hematopoietic growth factors on the risk of graft-vs-host disease after allogeneic hematopoietic stem cell transplantation: a meta-analysis. *Bone Marrow Transplant* 2003; **32:** 771–5.
26. Ringdén O, *et al.* Treatment with granulocyte colony-stimulating factor after allogeneic bone marrow transplantation for acute leukemia increases the risk of graft-versus-host disease and death: a study from the Acute Leukemia Working Party of the European Group for Blood and Marrow Transplantation. *J Clin Oncol* 2004; **22:** 416–23.
27. Antin JH. Long-term care after hematopoietic-cell transplantation in adults. *N Engl J Med* 2002; **347:** 36–42.
28. Hiscott A, McLellan DS. Graft-versus-host disease in allogeneic bone marrow transplantation: the role of monoclonal antibodies in prevention and treatment. *Br J Biomed Sci* 2000; **57:** 163–9.
29. Socié G. Graft-versus-host disease—from the bench to the bedside? *N Engl J Med* 2005; **353:** 1396–7.
30. Ferrara JLM, *et al.* Graft-versus-host disease. *Lancet* 2009; **373:** 1550–61.
31. Morris JD, *et al.* Antithrombin-III for the treatment of chemotherapy-induced organ dysfunction following bone marrow transplantation. *Bone Marrow Transplant* 1997; **20:** 871–8.
32. Chopra R, *et al.* Defibrotide for the treatment of hepatic veno-occlusive disease: results of the European compassionate-use study. *Br J Haematol* 2000; **111:** 1122–9.
33. Richardson PG, *et al.* Multi-institutional use of defibrotide in 88 patients after stem cell transplantation with severe veno-occlusive disease and multisystem organ failure: response without significant toxicity in a high-risk population and factors predictive of outcome. *Blood* 2002; **100:** 4337–43.
34. Ruutu T, *et al.* Ursodeoxycholic acid for the prevention of hepatic complications in allogeneic stem cell transplantation. *Blood* 2002; **100:** 1977–83.
35. Takatsuka H, *et al.* Intestinal graft-versus-host disease: mechanisms and management. *Drugs* 2003; **63:** 1–15.
36. Quellmann S, *et al.* Corticosteroids for preventing graft-versus-host disease after allogeneic myeloablative stem cell transplantation. Available in The Cochrane Database of Systematic Reviews; Issue 3. Chichester: John Wiley; 2008 (accessed 24/09/09).
37. Fløisand Y, Sioud M. Recent advances in hematopoietic stem cell transplantation and perspectives of RNAi applications. *Methods Mol Biol* 2010; **629:** 507–23.
38. Couriel D, *et al.* Acute graft-versus-host disease: pathophysiology, clinical manifestations, and management. *Cancer* 2004; **101:** 1936–46.
39. Bruner RJ, Farag SS. Monoclonal antibodies for the prevention and treatment of graft-versus-host disease. *Semin Oncol* 2003; **30:** 509–19.
40. Ferrara JLM, Yanik G. Acute graft versus host disease: pathophysiology, risk factors, and prevention strategies. *Clin Adv Hematol Oncol* 2005; **3:** 415–9, 428.
41. Le Blanc K, *et al.* Treatment of severe acute graft-versus-host disease with third party haploidentical mesenchymal stem cells. *Lancet* 2004; **363:** 1439–41.
42. Bhushan V, Collins RH. Chronic graft-vs-host disease. *JAMA* 2003; **290:** 2599–2603.
43. Martin PJ, *et al.* Diagnosis and clinical management of chronic graft-versus-host disease. *Int J Hematol* 2004; **79:** 221–8.

44. Scarisbrick JJ, *et al.* Photopheresis Expert Group. U.K. consensus statement on the use of extracorporeal photopheresis for treatment of cutaneous T-cell lymphoma and chronic graft-versus-host disease. *Br J Dermatol* 2008; **158:** 659–78.
45. Kornblau S, *et al.* Management of cancer treatment-related diarrhea: issues and therapeutic strategies. *J Pain Symptom Manage* 2000; **19:** 118–29.
46. Soiffer RJ, *et al.* CD6+ donor marrow T-cell depletion as the sole form of graft-versus-host disease prophylaxis in patients undergoing allogeneic bone marrow transplant from unrelated donors. *J Clin Oncol* 2001; **19:** 1152–9. Correction. *ibid.*; 2583.
47. Wagner JE, *et al.* Effect of graft-versus-host disease prophylaxis on 3-year disease-free survival in recipients of unrelated donor bone marrow (T-cell Depletion Trial): a multi-centre, randomised phase II-III trial. *Lancet* 2005; **366:** 733–41.
48. Appelbaum FR. Hematopoietic cell transplantation as a form of immunotherapy. *Int J Hematol* 2002; **75:** 222–7.
49. Baron F, Storb R. Allogeneic hematopoietic cell transplantation following nonmyeloablative conditioning as treatment for hematologic malignancies and inherited blood disorders. *Mol Ther* 2006; **13:** 26–41.
50. Barrett AJ, Savani BN. Stem cell transplantation with reduced-intensity conditioning regimens: a review of ten years experience with new transplant concepts and new therapeutic agents. *Leukemia* 2006; **20:** 1661–72.
51. Buffart TE, *et al.* Reduced-intensity conditioning regimens in malignant haematological diseases. *Neth J Med* 2005; **63:** 43–51.
52. Sandmaier BM, *et al.* Reduced intensity conditioning for allogeneic hematopoietic cell transplantation: current perspectives. *Biol Blood Marrow Transplant* 2007; **13** (suppl 1): 87–97.
53. Carella AM. Treatment of hematological malignancies with allogeneic nonmyeloablative stem cell transplantation: conditioning regimens with fludarabine. *Hematol J* 2004; **5** (suppl 1): S68–S75.
54. Choi CM, *et al.* Thrombotic microangiopathy in haematopoietic stem cell transplantation: diagnosis and treatment. *Drugs* 2009; **69:** 183–98.
55. Rizzo JD, *et al.* Solid cancers after allogeneic hematopoietic cell transplantation. *Blood* 2009; **113:** 1175–83.
56. Baker KS, *et al.* New malignancies after blood or marrow stem-cell transplantation in children and adults: incidence and risk factors. *J Clin Oncol* 2003; **21:** 1352–8. Correction. *ibid.*; 3181.
57. Brown JR, *et al.* Increasing incidence of late second malignancies after conditioning with cyclophosphamide and total-body irradiation and autologous bone marrow transplantation for non-Hodgkin's lymphoma. *J Clin Oncol* 2005; **23:** 2208–14.
58. Cohen JM, *et al.* EBV-related disease following haematopoietic stem cell transplantation with reduced intensity conditioning. *Leuk Lymphoma* 2007; **48:** 256–69.
59. Rosenzweig A. Cardiac cell therapy—mixed results from mixed cells. *N Engl J Med* 2006; **355:** 1274–7.
60. Burt RK, *et al.* Clinical applications of blood-derived and marrow-derived stem cells for nonmalignant diseases. *JAMA* 2008; **299:** 925–36.

心脏移植 自从采用环孢素进行药物诱导治疗以来，心脏移植的治疗效果已取得了长足的进步，药物减少了排斥反应的影响而生存率得以提高[1]。一年生存率约为80%[1,2]。

通常**免疫抑制药方案**是环孢素或他克莫司、硫唑嘌呤或霉酚酸酯以及皮质激素的三联疗法[3~6]。有些移植中心也采用抗淋巴细胞免疫球蛋白（多克隆抗体）或莫罗单抗-CD3进行诱导治疗[4,7]。

诱导疗法可增加感染和淋巴细胞增殖性疾病的发生风险，但推迟初次排斥事件的发生，并使较高风险组产生对移植物的相容。环孢素亦可用于延缓移植术前肾功能较差[7]以及停用维持量皮质激素的患者发生初次排斥事件[8]。

莫罗单抗-CD3较之多克隆抗体所致的不良反应发生率更高。对莫罗单抗-CD3敏感性增强则可极大地增加血管排斥反应发生，由于莫罗单抗-CD3所致血管反应及剂量相关淋巴组织增生病，使得莫罗单抗-CD3的应用逐渐减少，一些赞成用多克隆制剂的人认为应淘汰莫罗单抗-CD3[7,9]。白介素-2受体拮抗药巴利昔单抗和达克珠单抗也可用于诱导疗法[2,7,10,11]。但达克珠单抗可致感染而增加死亡率，多数患者需将免疫抑制药与抗淋巴细胞药物合用以治疗移植后早期并发症[11]。白介素-2受体拮抗药则尚未发现与恶性肿瘤的发生风险相关[7]。阿伦单抗对心脏移植时诱导疗法的治疗前景正在研究之中[7,9]。

在心脏移植患者中尚未观察到他克莫司与环孢素疗效之间的任何显著性差异[9,12,13]，尽管有报道其可减少组织排斥反应的发生率[14,15]，且有证据表明在特定的非洲-加勒比族裔患者中环孢素较之他克莫司更易发生急性排斥反应[16]。提示对这些患者应采用他克莫司替代环孢素，因环孢素[17]可引起这些患者产生持久的排斥反应或不良反应，发生高脂血症或高血压[18]。环孢素的微乳化制剂与油基制剂相比较少发生排斥反应[19]。

采用霉酚酸酯替代三联疗法中的硫唑嘌呤，可减少心脏移植后第1年内死亡率和排斥的发生率[20]，一项回顾性综述[21]认为霉酚酸酯可改善心脏移植受者生存率。虽然霉酚酸（MPA）浓度越低越可能增加移植物排斥[22]，但对心脏移植术受者[23]术后监测MPA浓度超过一年并未见明显益处，且MPA水平亦可能受合用的免疫抑制药的影响，详见**霉酚酸的药物相互作用**项下**免疫抑制药**，第1753页。

对现有治疗方案进行种种改变，用不同药物替换或联合用药以减少给药剂量，从而减轻钙调磷酸酶抑制药和（或）皮质激素所致的不良反应。在移植后6周采用环磷酰胺替代硫唑嘌呤，减少了诱导治疗中抗-莫罗单抗-CD3抗体的生成[24]。一项在致敏的同种异体受者中进行的小型非随机试验表明[25]，静脉内推注环磷酰胺替代霉酚酸酯可减少移植后4个月排斥反应的发生。

另一类可以联合应用的药物是增殖信号抑制药，西罗莫司和依维莫司[2,9]，可降低钙调磷酸酶抑制药的剂量，因此可保护肾功能，然而，长期疗效的数据较为有限，且这些药物在儿科患者的应用经验尚少。一项小型的非盲研究表明西罗莫司与环孢素和皮质激素合用时显著减少急性排斥的发生率[26]。然而，在心脏移植患者由钙调磷酸酶抑制药改为这种联合给药方案时，可见西罗莫司与霉酚酸酯合用可致急性排斥反应的发生率超出预期[27]。

高剂量的皮质激素可增加远期心脏不良事件的发生，当患者手术后6个月时，停用皮质激素后感染或排斥反应发生率未见明显增加[28,29]。避免应用或尽早停用皮质激素的方案多数情况下是可行的，尤其是儿科心移植受者[9]。

在移植手术后早期，最重要的**致死因素**是感染和排斥事件[8,9]。其他移植后并发症包括右心室衰竭和心律失常[30]。复方磺胺甲噁唑可用于抗**肺囊虫**感染，更昔洛韦用以抗CMV[3]。通常采用皮质激素治疗排斥反应，而其他药物则用于发生皮质激素抵抗的病例[8]，包括抗淋巴细胞免疫球蛋白和莫罗单抗-CD3[4,29]。发生排斥反应复发时，可用他克莫司替代环孢素，霉酚酸酯则可替代硫唑嘌呤[4,5]。加用甲氨蝶呤，全淋巴照射和光分离置换法等方法亦均已试用过[8]。

在移植术后晚期，恶性肿瘤和冠心病则是最重要的问题[3,7,8]。有报道约有5%的儿科心脏移植受者发生移植术后淋巴组织增生病（lymphoproliferative disease，PTLD）[2,31]。对PTLD来说，最强的危险因素是移植后（发生的）的原发性EB病毒感染，虽然对该病毒血清反应阳性的小儿对这种并发症无需保护[2,9]。尽管采用化疗或免疫抑制药减量的方法，PTLD仍可致显著的发病率和死亡率，急性排斥反应亦可见于免疫抑制药减量时[2]。利妥昔单抗和细胞免疫疗法是新的PTLD治疗方法[9]。心脏异体移植物血管病变（也称为冠状动脉血管病变或慢性排斥）是主要的死亡原因之一，因而对该级联反应的预防是主要的治疗目的[2,3,9,32,33]。这种病变被认为主要是一种免疫球蛋白反应，但可被受者危险因素所加速，如年龄、性别、肥胖、高脂血症、高血压、吸烟、糖尿病、移植前心脏病、手术后CMV感染及免疫抑制反应本身，这正与供者危险因素相同，如年龄、性别和高血压[3,6,8,34,35]。长期应用钙调磷酸酶抑制药可致肾功能障碍，亦可导致高血压和高血脂，所有这些均可加重异体移植心脏的血管病变[33]。已将钙通道阻滞药用于减少冠状动脉疾病的发生率，但其并发症仍难以治疗[34]。推荐使用[36,37]HMG-CoA还原酶抑制药如普伐他汀和辛伐他汀治疗高脂血症；普伐他汀或阿托伐他汀已用于儿科心脏移植患者[2]。有证据表明他汀药物疗法可在相当程度上改善存活率[38]。烟酸衍生物类可用于单用[37]饮食控制不佳的高甘油三酯血症。补充抗氧化剂如维生素C或维生素E可减少移植术后动脉硬化的程度[39]，一项小型试验[40]表明ω3-脂酸改善和控制了伴有高血压的移植受者的血压。有人认为西罗莫司[26,41]和依维莫司[42]有益于预防成人心同种异体移植时的血管病变；但尚缺乏儿科心脏移植患者的数据[2,9]。由于同种异体心脏移植的血管病变而致移植失败时则往往需要进行再次移植术[33]。

不断进步的外科手术技术以及环孢素的应用也使心-肺联合移植获得成功，尽管尚需提高或改善免疫抑制疗法以预防闭塞性细支气管炎的发生，后者可能为慢性排斥反应[43]的表现之一。移植后早期排斥反应是闭塞性细支气管炎综合征发生发展的最重要风险因素，虽然其发病机制尚不清楚[44]。肺部感染[43]或氧化应激以及缺乏谷胱甘肽[44]亦可能是闭塞性细支气管炎综合征的加重或诱发因素。

所谓供体-特异性耐受，是指患者能持久地接受移植物而无须长期免疫抑制治疗，从而保存其体内尚存的免疫活性，这仍然是心脏移植治疗的终极目标[6,9]。

1. Hosenpud JD, *et al.* The registry of the International Society for Heart and Lung Transplantation: seventeenth official report—2000. *J Heart Lung Transplant* 2000; **19:** 909–31.
2. Schowengerdt KO. Advances in pediatric heart transplantation. *Curr Opin Pediatr* 2006; **18:** 512–17.
3. Deng MC. Cardiac transplantation. *Heart* 2002; **87:** 177–84.
4. Baran DA, *et al.* Current practices: immunosuppression induction, maintenance, and rejection regimens in contemporary post-heart transplant patient treatment. *Curr Opin Cardiol* 2002; **17:** 165–70.
5. Lindenfeld J, *et al.* Drug therapy in the heart transplant recipient: part II: immunosuppressive drugs. *Circulation* 2004; **110:** 3858–65.
6. Hunt SA. Taking heart—cardiac transplantation past, present, and future. *N Engl J Med* 2006; **355:** 231–5. Correction. *ibid.*; 967.
7. Uber PA, Mehra MR. Induction therapy in heart transplantation: is there a role? *J Heart Lung Transplant* 2007; **26:** 205–9.
8. Hunt SA. Current status of cardiac transplantation. *JAMA* 1998; **280:** 1692–8.
9. Webber SA, *et al.* Heart and lung transplantation in children. *Lancet* 2006; **368:** 53–69.
10. Rosenberg PB, *et al.* Induction therapy with basiliximab allows delayed initiation of cyclosporine and preserves renal function after cardiac transplantation. *J Heart Lung Transplant* 2005; **24:** 1327–31.
11. Hershberger RE, *et al.* Daclizumab to prevent rejection after cardiac transplantation. *N Engl J Med* 2005; **352:** 2705–13.
12. Crespo-Leiro MG. Calcineurin inhibitors in heart transplantation. *Transplant Proc* 2005; **37:** 4018–20.
13. Mehra MR, *et al.* Immunosuppression in cardiac transplantation: science, common sense and the heart of the matter. *Am J Transplant* 2006; **6:** 1243–5.
14. Kobashigawa JA, *et al.* Tacrolimus with mycophenolate mofetil (MMF) or sirolimus vs cyclosporine with MMF in cardiac transplant patients: 1-year report. *Am J Transplant* 2006; **6:** 1377–86.
15. Grimm M, *et al.* Superior prevention of acute rejection by tacrolimus vs cyclosporine in heart transplant recipients—a large European trial. *Am J Transplant* 2006; **6:** 1387–97.
16. Mehra MR, *et al.* A randomized comparison of an immunosuppressive strategy using tacrolimus and cyclosporine in black heart transplant recipients. *Transplant Proc* 2001; **33:** 1606–7.
17. De Bonis M, *et al.* Tacrolimus as a rescue immunosuppressant after heart transplantation. *Eur J Cardiothorac Surg* 2001; **19:** 690–5.
18. Taylor DO, *et al.* Suggested guidelines for the use of tacrolimus in cardiac transplant recipients. *J Heart Lung Transplant* 2001; **20:** 734–8.
19. Eisen HJ, *et al.* Safety, tolerability, and efficacy of cyclosporine microemulsion in heart transplant recipients: a randomized, multicenter, double-blind comparison with the oil-based formulation of cyclosporine—results at 24 months after transplantation. *Transplantation* 2001; **71:** 70–8.
20. Kobashigawa J, *et al.* A randomized active-controlled trial of mycophenolate mofetil in heart transplant recipients. *Transplantation* 1998; **66:** 507–15.
21. John R, *et al.* Long-term outcomes after cardiac transplantation: an experience based on different eras of immunosuppressive therapy. *Ann Thorac Surg* 2001; **72:** 440–9.
22. DeNofrio D, *et al.* Mycophenolic acid concentrations are associated with cardiac allograft rejection. *J Heart Lung Transplant* 2000; **19:** 1071–6.
23. Cantin B, *et al.* Mycophenolic acid concentrations in long-term heart transplant patients: relationship with calcineurin antagonists and acute rejection. *Clin Transplant* 2002; **16:** 196–201.
24. Taylor DO, *et al.* A prospective, randomized comparison of cyclophosphamide and azathioprine for early rejection prophylaxis after cardiac transplantation: decreased sensitization to OKT3. *Transplantation* 1994; **58:** 645–9.
25. Itescu S, *et al.* Intravenous pulse administration of cyclophosphamide is an effective and safe treatment for sensitized cardiac allograft recipients. *Circulation* 2002; **105:** 1214–19.
26. Keogh A, *et al.* Sirolimus in de novo heart transplant recipients reduces acute rejection and prevents coronary artery disease at 2 years: a randomized clinical trial. *Circulation* 2004; **110:** 2694–2700.
27. Roche, Canada. Higher than expected incidence of acute rejection in cardiac transplant patients switched from calcineurin inhibitors (CNI) to sirolimus in combination with Cellcept (mycophenolate mofetil) at 12 weeks post heart transplantation (issued 13th October 2006). Available at: http://www.hc-sc.gc.ca/dhp-mps/medeff/advisories-avis/prof/_2006/cellcept_hpc-cps-eng.php (accessed 17/07/08)
28. Oaks TE, *et al.* Steroid-free maintenance immunosuppression after heart transplantation. *Ann Thorac Surg* 2001; **72:** 102–6.
29. Lindenfeld J, *et al.* Drug therapy in the heart transplant recipient: part I: cardiac rejection and immunosuppressive drugs. *Circulation* 2004; **110:** 3734–40.
30. Boettger R, *et al.* Heart transplantation and altered drug response, Part II: pharmacologic management of post-transplantation complications. *Prog Cardiovasc Nurs* 2006; **21:** 219–22.
31. Webber SA, *et al.* Lymphoproliferative disorders after paediatric heart transplantation: a multi-institutional study. *Lancet* 2006; **367:** 233–9.
32. John R, *et al.* Factors affecting long-term survival (>10 years) after cardiac transplantation in the cyclosporine era. *J Am Coll Cardiol* 2001; **37:** 189–94.
33. Mehra MR. Contemporary concepts in prevention and treatment of cardiac allograft vasculopathy. *Am J Transplant* 2006; **6:** 1248–56.
34. Cotts WG, Johnson MR. The challenge of rejection and cardiac allograft vasculopathy. *Heart Fail Rev* 2001; **6:** 227–40.
35. Schmauss D, Weis M. Cardiac allograft vasculopathy: recent developments. *Circulation* 2008; **117:** 2131–41.
36. Bilchick KC, *et al.* Treatment of hyperlipidemia in cardiac transplant recipients. *Am Heart J* 2004; **148:** 200–10.
37. Wenke K. Management of hyperlipidaemia associated with heart transplantation. *Drugs* 2004; **64:** 1053–68.
38. Mehra MR, Raval NY. Metaanalysis of statins and survival in de novo cardiac transplantation. *Transplant Proc* 2004; **36:** 1539–41.
39. Fang JC, *et al.* Effect of vitamins C and E on progression of transplant-associated arteriosclerosis: a randomised trial. *Lancet* 2002; **359:** 1108–13.
40. Holm T, *et al.* Omega-3 fatty acids improve blood pressure control and preserve renal function in hypertensive heart transplant recipients. *Eur Heart J* 2001; **22:** 428–36.
41. Mancini D, *et al.* Use of rapamycin slows progression of cardiac transplantation vasculopathy. *Circulation* 2003; **108:** 48–53.
42. Eisen HJ, *et al.* Everolimus for the prevention of allograft rejection and vasculopathy in cardiac-transplant recipients. *N Engl J Med* 2003; **349:** 847–58.
43. Harringer W, Haverich A. Heart and heart-lung transplantation: standards and improvements. *World J Surg* 2002; **26:** 218–25.
44. Behr J, *et al.* Evidence for oxidative stress in bronchiolitis obliterans syndrome after lung and heart-lung transplantation. *Transplantation* 2000; **69:** 1856–60.

肠移植 小肠移植术，尤其在儿童[1]中开展得越来越多。肠同种异体移植物通常分为三种类型，即离体肠、肝与肠（联合移植）以及与多脏器（联合）移植，包括胰腺、胃、肝和肾[2~5]。肝与小肠联合移植常用于需胃肠道外营养，伴有不可逆性肠和肝功能衰竭的患者，而小肠单独移植则倾向用于伴有肠衰竭的，需胃肠道外营养的重症进行性并发症的患者，如复发的脓毒病和急性中央静脉通路缺失者[1,5~8]。多脏器移植最常用于弥漫性胃肠蠕动障碍[3,4]的患者。一般不移植结肠，是因其疗效不佳且易招致脓毒病[9]的发生。患者和移植物的总存活率取决于肠同种异体移植物和移植中心的类型，但存活率正逐渐增多，有报道表明移植术后5年生存率约为50%[1,10]。而近来在最有经验的移植中心其一年存活率可达90%以上，从而可改善长期生存率[10]。

标准的免疫抑制治疗方案以他克莫司和逐渐减量的皮质激素[1,2,9,11~14]为基础。在某些移植中心，采用无激素方案用于诱导治疗，而他克莫司用于维持治疗[5,14]。前列腺素类[8,9]如前列地尔可用于增强黏膜免疫抑制反应，并可改善内脏和肾血流。采用抗淋巴细胞免疫球蛋白或白介素-2受体抗体如巴利昔单抗和达克珠单抗进行诱导治疗可预防排斥反应[1,9,12,14~16]。亦可应用阿伦单抗[13,14,16]。

已在维持治疗方案中加用免疫抑制药。可用硫唑嘌呤[5,12]。亦可试用西罗莫司[1,4,8,9,15]，但与他克莫司单用相比较，将他克莫司与西罗莫司合用并未见更多临床获益[16]。霉酚酸酯由于其具有胃肠毒性且肠移植受者难以吸收，尤其是当发生排斥反应时，故对霉酚酸酯能否用于肠移植尚有争议[13,15,17]。

肠移植和急性排斥反应中常见的并发症，多表现为腹泻、发热及肠梗阻[1,2,5,9]。初始治疗用皮质激素类，大多数移植中心在用皮质激素类的同时，还增加他克莫司的剂量。抗淋巴细胞免疫球蛋白或莫罗单抗-CD3亦可用于重症或对皮质激素疗效不佳的患者[1,2,7,9,14,16]。硫唑嘌呤、西罗莫司或霉酚酸酯亦可用于排斥反应的辅助治疗[1,7]，尽管目前对霉酚酸酯能否用于肠移植仍存有争议（见前文）。慢性排斥反应，一般是由于晚期移植物功能不全所致，其治疗更为困难[1,9,17]。可试用英夫利昔单抗治疗[18]。

细菌、病毒和真菌感染亦常见于移植后期[1,2,9,17]，且可与排斥反应症状相混淆[4,17]。用抗菌药进行预防和治疗的方案与其他实体器官移植时相似。用口服不吸收的抗菌药进行选择性胃肠道净化的时机常选在移植术后第14日，即严重的排斥事件得以缓解的期间[11,12]。肠移植需给予高剂量的免疫抑制药，故显著增加了受者对移植后伴有EB病毒感染[1,2,4,6,17]的淋巴组织增生病的易感性。由于这些并发症的发生，很难采用更为强力的免疫抑制药控制排斥反应，因此已有研究[1,2,13,15]开始采用辅助骨髓输注的方法而诱导免疫耐受。亦可能发生移植物抗宿主病（见**造血干细胞移植**，第1729页）并可导致原发病的复发[2]。

1. Park BK. Intestinal transplantation in pediatric patients. *Prog Transplant* 2002; **12:** 97–115.
2. Kato T, *et al.* Intestinal and multivisceral transplantation. *World J Surg* 2002; **26:** 226–37.
3. Fryer JP. Intestinal transplantation: an update. *Curr Opin Gastroenterol* 2005; **21:** 162–8.
4. Abu-Elmagd KM. Intestinal transplantation for short bowel syndrome and gastrointestinal failure: current consensus, rewarding outcomes, and practical guidelines. *Gastroenterology* 2006; **130** (suppl 1): S132–S137.
5. Reyes JD. Intestinal transplantation. *Semin Pediatr Surg* 2006; **15:** 228–34.
6. Kaufman SS, *et al.* Indications for pediatric intestinal transplantation: a position paper of the American Society of Transplantation. *Pediatr Transplant* 2001; **5:** 80–7.
7. Benedetti E, *et al.* Surgical approaches and intestinal transplantation. *Best Pract Res Clin Gastroenterol* 2003; **17:** 1017–40.
8. Langnas AN. Advances in small-intestine transplantation. *Transplantation* 2004; **77** (suppl): S75–S78.
9. Ghanekar A, Grant D. Small bowel transplantation. *Curr Opin Crit Care* 2001; **7:** 133–7.
10. Fishbein TM. Intestinal transplantation. *N Engl J Med* 2009; **361:** 998–1008.
11. Abu-Elmagd K, Bond G. Gut failure and abdominal visceral transplantation. *Proc Nutr Soc* 2003; **62:** 727–37.
12. Flynn B, *et al.* Immunosuppressant strategies for intestinal transplantation: a review of a tolerogenic regimen. *Prog Transplant* 2005; **15:** 60–4.
13. Al-Hussaini A, *et al.* Immunosuppression in pediatric liver and intestinal transplantation: a closer look at the arsenal. *J Pediatr Gastroenterol Nutr* 2005; **41:** 152–65.
14. Horslen SP. Optimal management of the post-intestinal transplant patient. *Gastroenterology* 2006; **130** (suppl 1): S163–S169.
15. Pirenne J, *et al.* Recent advances and future prospects in intestinal and multi-visceral transplantation. *Pediatr Transplant* 2001; **5:** 452–6.
16. Middleton SJ, Jamieson NV. The current status of small bowel transplantation in the UK and internationally. *Gut* 2005; **54:** 1650–7.
17. Kaufman SS. Small bowel transplantation: selection criteria, operative techniques, advances in specific immunosuppression, prognosis. *Curr Opin Pediatr* 2001; **13:** 425–8.
18. Fishbein TM. The current state of intestinal transplantation. *Transplantation* 2004; **78:** 175–8.

肾移植 目前肾移植术已明确作为终末期肾病的最终治疗手段。尚没有一种能够被普遍接受的免疫抑制药治疗方案，不同的移植中心亦采用不同的治疗策略[1]以期达到最佳治疗效果。应根据患者情况采用个体化治疗措施。一些因素影响免疫抑制疗法的效果，包括供肾来源（活体或尸体肾）和HLA组织相容性（HLA）的程度、年龄、种族以及受者[1]的群体反应性抗体滴度。

越来越多被广泛采用的是**三联疗法**，即一种钙调磷酸酶抑制药（环孢素或他克莫司）、一种抗增殖药（硫唑嘌呤或霉酚酸酯）以及一种皮质激素（氢化泼尼松）[2,3]三种合用。三联疗法较为受到欢迎是因其中所用的肾毒性钙调磷酸酶抑制药的剂量较低，皮质激素可逐渐减量且某些患者[1]甚至可停用。

已有多种不同的三联治疗方案用于临床：

- 目前多采用霉酚酸酯替代硫唑嘌呤，以减少急性排斥的影响并减少发生慢性同种异体移植物衰竭的风险[4~6]的发生风险。但这一观点受到了质疑，因一项研究[7]发现霉酚酸酯对预防急性移植排斥几乎等于硫唑嘌呤。给予微乳化的环孢素和皮质激素，并根据环孢素血浆谷浓度判断给药量。作者发现以往的研究证实采用更为有效的霉酚酸酯可取代较老旧的标准的环孢素制剂，不排除对未达到环孢素靶浓度的患者，换用霉酚酸酯可能取得更好疗效的可能性。
- 他克莫司已可替代环孢素，因其预防急性排斥的作用，无论是比环孢素较老的油相制剂[4]还是新型的微乳化制剂[8,9]均具有更好的疗效。尽管研究显示该剂量既不改善患者也不改善移植物[10]的存活率。一项系统性综述[11]总结了他克莫司改善了移植物的存活，在移植后最初的6个月内移植失败减少了44%，急性排斥反应减少了将近1/3，且严重排斥反应减少了一半。但他克莫司浓度越高越不利于移植物存活。虽然他克莫司对心血管的风险预测更优于环孢素[8,12,13]，但是使患者发生糖尿病和神经毒性的不良反应[11]则为后者的2～3倍。故对钙调磷酸酶抑制药的选择主要取决于其不良反应的特点[10,14,15]。
- 有证据表明西罗莫司和环孢素[16]之间具有协同作用，且西罗莫司对环孢素为基本药物的给药方案亦具有相加作用，可减少急性排斥反应的发生[4,17]。将西罗莫司与他克莫司合用以替代环孢素则疗效更佳[4]。但西罗莫司可增加环孢素[2]和他克莫司的肾毒性[5]，且与全效量钙调磷酸酶抑制药合用时可显著降低异体移植物的存活率[18]。为减少慢性同种异体肾病（见下文），尤其钙调磷酸酶抑制药所致的肾毒性，有研究尝试采用西罗莫司与硫唑嘌呤或霉酚酸酯合用，以替代给药方案中的基本药物环孢素。有研究报道西罗莫司对排斥反应发生率和肾功能的影响较好，尽管西罗莫司可能增加心血管不良反应相关的发病率和死亡率，且其安全性尚未经确证。

序贯四联疗法，即以抗体为基础的诱导疗法，可于移植术后在三联疗法[2,14]的基础上应用，可给予抗淋巴细胞免疫球蛋白或莫罗单抗-CD3，以进行诱导治疗。通常一旦移植物开始发挥良好的功能即可停用抗体[1]。该疗法可延长患者的移植物远期存活并改善移植物功能[19]。

多克隆淋巴细胞-耗竭性抗体所致排斥反应的发生率较低，但尚缺乏其有益于移植物存活的证据；兔源性的抗淋巴细胞免疫球蛋白似乎优于马源性免疫球蛋白。由于莫罗单抗-CD3的耐受性较低且致淋巴组织增生性疾病的风险较高，故临床应用日趋减少[20]。更具特异性的白细胞介素-2受体抗体巴利昔单抗和达克珠单抗，既可减少排斥反应事件的发生率而又未见毒性反应的增加，故已广为应用[4~6,19~22]。阿伦单抗亦已用于临床，但该药物疗效的数据尚少[20,23,24]。

白介素-2受体抗体药因其较好的安全特性，故可考虑作为诱导治疗的一线选药[6]。然而虽然在兔抗淋巴细胞免疫球蛋白与白介素-2受体抗体的药效之间并未见差异性，但（由于）兔抗淋巴细胞免疫球蛋白在高风险患者中较少引发急性排斥反应，故对易感患者或接受二次移植的患者可作为首选药[20]。巴利昔单抗或达克珠单抗，用于以环孢素为基础的给药方案时，在英国推荐作为儿童和青少年肾移植的诱导疗法选药，而不必考虑其免疫性风险[15]。

由于免疫抑制药物疗法的开发和进步，皮质激素的作用开始受到质疑，这主要是由于其长期应用所致的不良反应[4,10,25,26]。有研究指出许多最初给予三联疗法的患者**停用**皮质激素是可行的[1,27]，可用白介素-2受体抗体完全取代皮质激素进行诱导治疗[26]。已开展了有关这种给药方式对移植物存活的远期影响[4,26,28,29]，以及其是否增加急性或慢性排斥反应的发生风险，有多高比例的患者需要重新进行激素治疗等问题的讨论。2009年的一篇系统性综述分析了30项研究[30]发现，采用无激素或停用激素的给药策略并未增加死亡率或移植失败现象，尽管急性排斥反应发生率有所增加。作者由此得出结论认为，在肾移植术后的数日内采用抗体诱导疗法，或移植术后3～6个月内未进行过诱导治疗的话，无激素或停用激素的方案是安全可行的。然而，进行个体化治疗甚为重要，应慎重确定高风险患者如非洲裔美国人、易感者、既往进行过移植手术的患者、既往发生过急性排斥反应事件者的给药方案。有人认为最好的方法是快速地停用诱导治疗方案中的皮质激素（高风险患者合用抗淋巴细胞免疫球蛋白），代之以钙调磷酸酶抑制药及霉酚酸酯[26]。亦有研究[29,31~35]考察了停用、减量或避免使用钙调磷酸酶抑制药的治疗方案。停用环孢素对于合用霉酚酸酯的患者较之合用硫唑嘌呤的患者疗效更佳[32]。但是，最有效的治疗方案仍在探索之中，其目的旨在益于使患者和移植物存活，同时使排斥反应和药物的不良反应减至最低限度[29]。目前仍缺乏长期疗效的数据[29,31,33]。

对**急性排斥**事件发生时的治疗可给予高剂量的皮质激素，或合用其他药物如抗淋巴细胞免疫球蛋白或莫罗单抗-CD3，可有效逆转排斥反应[1,2,14]。欧洲指南推荐采用抗体治疗对皮质激素产生抵抗的排斥反应或更为严重的事件[19]，但疗效仍待证实[1]。一些指南[6]建议他克莫司应替代环孢素；霉酚酸酯[4]，西罗莫司[36]以及胍立莫司[3,23]可有效地抑制急性排斥反应事件。环孢素和硫唑嘌呤则对已发生的排斥反应无效。白细胞介素-2受体抗体不能逆转已发生的急性排斥反应事件[3]。有证据表明无症状的CMV感染可能与迟发的急性排斥反应[37]相关，而更昔洛韦可改善CMV感染影响下的移植物功能。但增强或救援免疫抑制治疗反可招致患者感染，如CMV感染，该病毒本身即可致迟发性急性排斥反应，并参与了慢性排斥反应[38]。

目前认为严重的、反复发生的迟发性急性排斥反应是**慢性排斥反应**发生发展的主要的危险因素。临床表现为进行性的肾功能衰竭、高血压、低蛋白尿症，习惯上称为慢性同种异体性肾病[4]。亦见于长期应用钙调磷酸酶抑制药治疗以及免疫抑制药治疗不当的患者，而某些研究显示加用霉酚酸酯可延缓该病程[4]。有研究报道在给药方案中应用西罗莫司以减少或替代钙调磷酸酶抑制药[18,39~41]，可改善肾功能，但给予西罗莫司有可能则增加冠状动脉疾病的风险，尚缺乏西罗莫司长期临床疗效的研究结果。

虽然新的药物减少了急性排斥反应的发生率，但药物改善长期**移植物存活**[42~44]的支持证据尚不充分。1年尸体移植物存活率大约为88%，而10年[45]存活率约为60%。原发疾病的复发或新生（*de novo*）肾病亦可导致移植物功能不全[46]。己酮可可碱[47]和胍立莫司[48]可改善移植物的存活。

心血管疾病是肾移植患者[49]的主要**死亡**原因。皮质激素和环孢素可削弱内皮功能，导致高血压和高脂血症。西罗莫司亦可能导致高脂血症[49]。肾移植后[13,49]大约有60%的患者发生血脂代谢紊乱，推荐采用HMG-CoA还原酶抑制药（他汀类）并采用饮食控制作为第一线治疗方案[13]，而其他降血脂药[50]则建议仅在单靠改变生活方式而不能奏效时使用。如上所述，修订免疫抑制药治疗方案亦能奏效[13]。高血压可对75%以上肾移植受者产生影响并与早亡及移植物失功相关。有报道钙通道阻滞药可将移植物失功的风险较之安慰剂或未给药患者组减少大约25%，用钙通道阻滞药的患者的肾小球滤过率也高于平均值。这些效应似乎独立于高血压，因此提示钙通道阻滞药可应用于所有肾移植术后的患者。ACEI用于肾移植患者的证据尚少，其研究所得结果尚无定论。已有关于采用某种ACEI和（或）某种血管紧张素受体拮抗药使患者移植物失功风险降低的报道，提示及早采用某种ACEI对尚未见肾小球硬化症迹象的患者进行治疗，对肾功能可产生有益的疗效。然而，用某种ACEI治疗蛋白尿症则可能无法奏效，因为这样的患者已呈现肾损伤的表现[51]，一项系统性综述注意到，与钙通道阻滞药相比，ACEI对移植物功能具有一些有害的效应[52]。

高尿酸血症是肾移植受者中常见的问题[53]，环孢素的应用是移植术后新发作痛风的一个独立的危险因素[54]。西罗莫司的应用也与发病风险增加相关，而他克莫司和霉酚酸酯则具有较低的发病风险。血尿酸过多除对于移植物具有直接的有害效应外，还可增强钙调磷酸酶抑制药所致慢性肾功能障碍，并参与慢性异体移植物肾病的发生[53]。移植术后新发作痛风也可与高血压、心血管病及死亡相关[54]。

通过减少心脏、血管和感染并发症，排斥反应的发生率和死亡率得以改善，但**恶性肿瘤**所致的死亡率未见减少，且移植后30年内肿瘤的发生率约为100%[55]。与正常人群相比，肾移植受者恶性肿瘤的发生风险可升高3～5倍，在移植术受者中癌症的侵袭性更强，所发生的实体器官肿瘤具有较差的预后。最常见的恶性肿瘤包括非黑色素瘤性皮肤癌和移植术后淋巴组织增生性疾病（PTLD）[56,57]。尽管并非所有恶性肿瘤均为移植术或免疫抑制治疗所致，但无论是免疫抑制反应的持续时间还是强度均可与其发生风险的增加相关[57]。其他危险因素包括增龄、男性性别[58]、日光暴露及吸烟[56]。

目前尚难以评价各个药物对癌症风险的影响[56]。有些研究发现给予莫罗单抗-CD3 或钙调磷酸酶抑制药[58,59]可增加患者肿瘤的发生率；而认为硫唑嘌呤却并不像钙调磷酸酶抑制药那样可致癌发生[59]。有关霉酚酸酯的致癌效应资料尚不一致[56,59]。有报道认为增殖信号抑制药如西罗莫司和依维莫司的（致癌）危险比较小，这可能是由于其作用机制所致[56~60]。尽管尚需长期的数据证实，有研究提示对于高风险患者[57,58,60]或有卡波西肉瘤[6]的患者应考虑将钙调磷酸酶抑制药更换为增殖信号抑制药。

采用非清髓术前准备方案使患者逐渐产生对供体的特异性免疫**耐受**仍是肾移植术的最终目的[4,61]。

有报道在几名肾移植联合造血干细胞移植的患者中，研发了具有嵌合性和耐受性的可容许停用所有免疫抑制药的治疗方法[62,63]。

1. First MR. Clinical application of immunosuppressive agents in renal transplantation. *Surg Clin North Am* 1998; **78:** 61–76.
2. Fisher JS, *et al.* Kidney transplantation: graft monitoring and immunosuppression. *World J Surg* 2002; **26:** 185–93.
3. Luke PPW, Jordan ML. Contemporary immunosuppression in renal transplantation. *Urol Clin North Am* 2001; **28:** 733–50.
4. Pascual M, *et al.* Strategies to improve long-term outcomes after renal transplantation. *N Engl J Med* 2002; **346:** 580–90.
5. Halloran PF. Immunosuppressive drugs for kidney transplantation. *N Engl J Med* 2004; **351:** 2715–29. Correction. *ibid.* 2005; **352:** 1056.
6. Kälble A, *et al.* European Association of Urology. Guidelines on renal transplantation (updated March 2009). Available at: http://www.uroweb.org/fileadmin/tx_eauguidelines/2009/Full/Renal_Transplant.pdf (accessed 25/09/09)
7. Remuzzi G, *et al.* Mycophenolate mofetil versus azathioprine for prevention of acute rejection in renal transplantation (MYSS): a randomised trial. *Lancet* 2004; **364:** 503–12.
8. Margreiter R. Efficacy and safety of tacrolimus compared with ciclosporin microemulsion in renal transplantation: a randomised multicentre study. *Lancet* 2002; **359:** 741–6.
9. Tanabe K. Calcineurin inhibitors in renal transplantation: what is the best option? *Drugs* 2003; **63:** 1535–48. Correction. *ibid.*; 2234.
10. Hardinger KL, *et al.* Current and future immunosuppressive strategies in renal transplantation. *Pharmacotherapy* 2004; **24:** 1159–76.
11. Webster AC, *et al.* Tacrolimus versus cyclosporin as primary immunosuppression for kidney transplant recipients. Available in The Cochrane Database of Systematic Reviews; Issue 4. Chichester: John Wiley; 2005 (accessed 15/04/08).
12. Gaston RS. Maintenance immunosuppression in the renal transplant recipient: an overview. *Am J Kidney Dis* 2001; **38** (suppl 6): S25–S35. Correction. *ibid.* 2002; **39:** 898.
13. Mathis AS, *et al.* Drug-related dyslipidemia after renal transplantation. *Am J Health-Syst Pharm* 2004; **61:** 565–87.
14. NICE. Immunosuppressive therapy for renal transplantation in adults: Technology Appraisal 85 (issued September 2004). Available at: http://www.nice.org.uk/nicemedia/pdf/TA085guidance.pdf (accessed 15/04/08)
15. NICE. Immunosuppressive therapy for renal transplantation in children and adolescents: Technology Appraisal 99 (issued April 2006). Available at: http://www.nice.org.uk/nicemedia/pdf/TA099guidance.pdf (accessed 15/04/08)
16. Kahan BD, Kramer WG. Median effect analysis of efficacy versus adverse effects of immunosuppressants. *Clin Pharmacol Ther* 2001; **70:** 74–81.
17. MacDonald AS. A worldwide, phase III, randomized, controlled, safety and efficacy study of a sirolimus/cyclosporine regimen for prevention of acute rejection in recipients of primary mismatched renal allografts. *Transplantation* 2001; **71:** 271–80.
18. Samaniego M, *et al.* Drug insight: maintenance immunosuppression in kidney transplant recipients. *Nat Clin Pract Nephrol* 2006; **2:** 688–99.
19. EBPG Expert Group on Renal Transplantation. European best practice guidelines for renal transplantation (part 1). *Nephrol Dial Transplant* 2000; **15** (suppl 7): 1–85. Also available at: http://ndt.oxfordjournals.org/content/vol15/suppl_7/index.dtl (accessed 15/04/08)
20. Nashan B. Antibody induction therapy in renal transplant patients receiving calcineurin-inhibitor immunosuppressive regimens: a comparative review. *BioDrugs* 2005; **19:** 39–46.
21. Adu D, *et al.* Interleukin-2 receptor monoclonal antibodies in renal transplantation: meta-analysis of randomised trials. *BMJ* 2003; **326:** 789–91.
22. Webster AC, *et al.* Interleukin 2 receptor antagonists for kidney transplant recipients. Available in The Cochrane Database of Systematic Reviews; Issue 1. Chichester: John Wiley; 2010 (accessed 05/08/10).
23. Tedesco Silva H, *et al.* Immunotherapy for *de novo* renal transplantation: what's in the pipeline? *Drugs* 2006; **66:** 1665–84.
24. Ciancio G, *et al.* Induction therapy in renal transplantation : an overview of current developments. *Drugs* 2007; **67:** 2667–80.
25. Schulak JA. Steroid immunosuppression in kidney transplantation: a passing era. *J Surg Res* 2004; **117:** 154–62.
26. Bestard O, *et al.* Corticosteroid-sparing strategies in renal transplantation: are we still balancing rejection risk with improved tolerability? *Drugs* 2006; **66:** 403–14.
27. Gonin JM. Maintenance immunosuppression: new agents and persistent dilemmas. *Adv Ren Replace Ther* 2000; **7:** 95–116.
28. Magee CC, Pascual M. Update in renal transplantation. *Arch Intern Med* 2004; **164:** 1373–88.
29. Shapiro R. Low toxicity immunosuppressive protocols in renal transplantation. *Keio J Med* 2004; **53:** 18–22.
30. Pascual J, *et al.* Steroid avoidance or withdrawal for kidney transplant recipients. Available in The Cochrane Database of Systematic Reviews; Issue 1. Chichester: John Wiley; 2009 (accessed 25/09/09).
31. Offermann G. Immunosuppression for long-term maintenance of renal allograft function. *Drugs* 2004; **64:** 1325–38.
32. Thervet E, *et al.* Benefit-risk assessment of ciclosporin withdrawal in renal transplant recipients. *Drug Safety* 2004; **27:** 457–76.
33. Grinyó JM, Cruzado JM. Steroid or calcineurin inhibitor-sparing immunosuppressive protocols. *Contrib Nephrol* 2005; **146:** 30–42.
34. Barbari AG, *et al.* Calcineurin inhibitor-free protocols: risks and benefits. *Saudi J Kidney Dis Transpl* 2007; **18:** 1–23.
35. Ekberg H, *et al.* ELITE-Symphony Study. Reduced exposure to calcineurin inhibitors in renal transplantation. *N Engl J Med* 2007; **357:** 2562–75.
36. Hong JC, Kahan BD. Sirolimus rescue therapy for refractory rejection in renal transplantation. *Transplantation* 2001; **71:** 1579–84.
37. Reinke P, *et al.* Late-acute renal allograft rejection and symptomless cytomegalovirus infection. *Lancet* 1994; **344:** 1737–8.
38. Tanphaichitr NT, Brennan DC. Infectious complications in renal transplant recipients. *Adv Ren Replace Ther* 2000; **7:** 131–46.
39. Lo A. Strategies to prevent chronic allograft nephropathy in kidney transplantation: focus on calcineurin inhibitors. *Prog Transplant* 2004; **14:** 157–64.
40. Mulay AV, *et al.* Conversion from calcineurin inhibitors to sirolimus for chronic renal allograft dysfunction: a systematic review of the evidence. *Transplantation* 2006; **82:** 1153–62.
41. Yilmaz S, Sar A. Pathogenesis and management of chronic allograft nephropathy. *Drugs* 2008; **68** (suppl 1): 21–31.
42. Szczech LA, *et al.* The effect of antilymphocyte induction therapy on renal allograft survival: a meta-analysis of individual patient-level data. *Ann Intern Med* 1998; **128:** 817–26.
43. Ojo AO, *et al.* Mycophenolate mofetil reduces late renal allograft loss independent of acute rejection. *Transplantation* 2000; **69:** 2405–9.
44. Hariharan S, *et al.* Improved graft survival after renal transplantation in the United States, 1988 to 1996. *N Engl J Med* 2000; **342:** 605–12.
45. Andrews PA. Renal transplantation. *BMJ* 2002; **324:** 530–4.
46. Ponticelli C. Renal transplantation strengths and shortcomings. *J Nephrol* 2001; **14** (suppl 4): S1–S6.
47. Noel C, *et al.* Immunomodulatory effect of pentoxifylline during human allograft rejection: involvement of tumor necrosis factor-α and adhesion molecules. *Transplantation* 2000; **69:** 1102–7.
48. Amada N, *et al.* Prophylactic use of deoxyspergualin improves long-term graft survival in living related renal transplant recipients transfused with donor-specific blood. *Transplant Proc* 2001; **33:** 2256–7.
49. Boots JMM, *et al.* Effect of immunosuppressive agents on long-term survival of renal transplant recipients: focus on the cardiovascular risk. *Drugs* 2004; **64:** 2047–73.
50. Kasiske B, *et al.* National Kidney Foundation. Clinical practice guidelines for managing dyslipidemias in kidney transplant patients: a report from the Managing Dyslipidemias in Chronic Kidney Disease Work Group of the National Kidney Foundation Kidney Disease Outcomes Quality Initiative. *Am J Transplant* 2004; **4** (suppl): 13–53.
Also available at: http://www3.interscience.wiley.com/cgi-bin/fulltext/118820769/PDFSTART (accessed 17/07/08)
51. Barama AA. Mechanisms and management of proteinuria in kidney transplant patients. *Drugs* 2008; **68** (suppl 1): 33–9.
52. Cross NB, *et al.* Antihypertensive treatment for kidney transplant recipients. Available in The Cochrane Database of Systematic Reviews; Issue 3. Chichester: John Wiley; 2009 (accessed 25/09/09).
53. Perico N, *et al.* Hyperuricemia in kidney transplantation. *Contrib Nephrol* 2005; **147:** 124–31.
54. Abbott KC, *et al.* New-onset gout after kidney transplantation: incidence, risk factors and implications. *Transplantation* 2005; **80:** 1383–91.
55. Mathew TH. Optimal long-term immunotherapy protocols. *Transplant Proc* 1999; **31:** 1102–3.
56. Dantal J, Pohanka E. Malignancies in renal transplantation: an unmet medical need. *Nephrol Dial Transplant* 2007; **22** (suppl 1): i4–i10.
57. Campistol JM, *et al.* Use of proliferation signal inhibitors in the management of post-transplant malignancies—clinical guidance. *Nephrol Dial Transplant* 2007; **22** (suppl 1): i36–i41.
58. Kauffman HM, *et al.* Post-transplant *de novo* malignancies in renal transplant recipients: the past and present. *Transpl Int* 2006; **19:** 607–20.
59. Kapoor A. Malignancy in kidney transplant recipients. *Drugs* 2008; **68** (suppl 1): 11–19.
60. Pascual J. Post-transplant lymphoproliferative disorder—the potential of proliferation signal inhibitors. *Nephrol Dial Transplant* 2007; **22** (suppl 1): i27–i35.
61. Cosimi AB, Sachs DH. Mixed chimerism and transplantation tolerance. *Transplantation* 2004; **77:** 943–6.
62. Kawai T, *et al.* HLA-mismatched renal transplantation without maintenance immunosuppression. *N Engl J Med* 2008; **358:** 353–61.
63. Scandling JD, *et al.* Tolerance and chimerism after renal and hematopoietic-cell transplantation. *N Engl J Med* 2008; **358:** 362–8.

肝移植 已近年来肝移植的疗效和可靠性已取得了长足的进步，目前已将其作为急性和慢性肝衰竭的标准疗法，而无论其原发病的病因各异[1~3]或是否存在代谢紊乱[4]。患者和移植物的 1 年存活率约为 90%[2,4,5]。

由于肝脏可诱导一定的免疫耐受，故一般肝移植受者较之其他实体器官移植患者[6]给予较少的免疫抑制药即可。**免疫抑制治疗方案**一般是采用钙调磷酸酶抑制药（环孢素或他克莫司）与皮质激素、硫唑嘌呤或霉酚酸酯合用的三联疗法，以预防发生急性排斥事件[7~9]。亦可采用二联疗法即环孢素或他克莫司[8,10]，与皮质激素合用。亦有报道单独给予钙调磷酸酶抑制药的治疗方法，旨在完全停用或避免使用皮质激素[10]。

一篇综述总结了在肝移植中用无激素策略的疗效，即通过略微修改其免疫抑制药治疗方案，有 50% 以上患者可以避免使用激素；加用霉酚酸酯和（或）抗体诱导疗法，还可增加该百分比，尽管过度抑制免疫反应反而可能引发新的问题。虽然数据尚不够充分，皮质激素避免法不宜用于钙调磷酸酶抑制药单用时，也不宜用于钙调磷酸酶抑制药与硫唑嘌呤合用时；他克莫司与霉酚酸酯合用，或钙调磷酸酶抑制药与抗体合用或许是可行的。皮质激素避免法有益于儿童生长、糖尿病、脂质紊乱、CMV 感染及可能的其他感染[11]。一项 19 项研究的荟萃分析发现和以激素为基础的给药方案相比，无皮质激素方案并不增加死亡、移植失败或细菌感染的风险[12]。当皮质激素被其他免疫抑制药替代时，如白介素-2 受体抗体、抗淋巴细胞免疫球蛋白或霉酚酸酯，糖尿病和排斥反应的风险显著地降低，该方案即为无皮质激素方案。伴有潜在的自身免疫性肝炎或炎症性肠炎的患者可能相对难以控制皮质激素的停药[13]。

虽然有人认为各个钙调磷酸酶抑制药之间孰优孰劣尚无明确定论[14]，一项系统性回顾综述认为他克莫司在预防肝移植急性排斥反应的疗效优于环孢素。他克莫司在预防患者死亡和移植失败方面也略胜一筹，但其可增加移植后糖尿病的发生风险[15]。对环孢素不同剂型的研究发现，采用微乳化制剂可使排斥反应的发生率少于较老的油基制剂[5]。

硫唑嘌呤由于其可能的肝毒性[10]而在肝移植患者中的应用日趋减少。霉酚酸酯已用于替代硫唑嘌呤，以减少钙调磷酸酶抑制药或皮质激素的剂量，并可能预防排斥反应[2,8]。然而虽然采用霉酚酸酯替代钙调磷酸酶抑制药，以尝试改善肾功能[10]，但一项小型的研究提示这种单药治疗方案可增大排斥反应发生的风险[14]。对钙调磷酸酶抑制药逐渐减量直至停药的远期疗效仍有待确证[16]。西罗莫司在肝移植中的作用仍有待评估[3]。有报道称当西罗莫司与某种钙调磷酸酶抑制药[1,9]合用时，可减少[9]或停用[5]治疗方案中的他克莫司或环孢素，从而减少其毒性，但这种给药方法可能导致死亡率升高、移植失败以及肝动脉血栓。

采用抗淋巴细胞免疫球蛋白或莫罗单抗-CD3 进行诱导治疗，因可增加感染和淋巴组织增生病的发生率，一般是在发生皮质激素-抵抗性急性排斥反应时方考虑应用[2,4,8,9]。然而，采用抗淋巴细胞免疫球蛋白进行诱导治疗已日渐增多，因这种给药方式容许在移植后早期即可撤去钙调磷酸酶抑制药，故既可改善肾功能而又不至于增加排斥反应的发生风险[14]。白细胞介素-2 受体抗体如巴利昔单抗及达克珠单抗的应用也日渐增多[10]，最初的研究提示其可减少排斥事件的发生[8,9]。有研究提示这些抗体对伴有移植前肾损伤的患者有益，这可能是通过容许延迟诱导作用或降低了钙调磷酸酶抑制药的剂量所致[17]，尽管有报道完全撤去钙调磷酸酶抑制药可增加排斥反应的发生[14]。阿伦单抗的临床应用亦在研究之中[10,14,16]。

诱导完全的免疫**耐受**仍然是肝移植的终极（治疗）目标[10,18,19]。对于长期稳定的肝移植患者减少或停用免疫抑制药是可行的[6,20]。所谓"可诱导的免疫耐受"是指移植物功能稳定而无排斥反应症状亦无需免疫抑制治疗；"维持免疫耐受"是指用最小量的免疫抑制药使患者维持稳定的移植物功能[10,20]。虽然停用免疫抑制药而最终招致排斥反应发生的情况并不常见，但对其重新用药治疗后仍可逆转，少数患者可有移植失败。成功停药的标志是移植术后随访至少 2 年，以往排斥事件发生率降低，无自身免疫性原发性肝病，以及尽可能小量的移植术后免疫抑制用药[20]。

大多数**急性排斥**事件出现于（移植术）治疗后最初的 3～6 个月内[13]。早发性急性排斥并不影响患者或移植物的存活[6,21,22]，如果排斥反应的发生较为温和，还可增加存活率[1]。迟发性急性排斥反应，于移植 30 天后出现，可能与免疫抑制药的减量或停药有关[23]。有报道其预后更差，有半数患者发展为移植物失功[22]。皮质激素常作为第一线治疗急性排斥反应的药物[11,24]。对于皮质激素-抵抗性排斥反应，可用莫罗单抗-CD3 或抗淋巴细胞免疫球蛋白，并增加他克莫司的剂量，或用他克莫司替代环孢素亦可奏效[2,4,9]。白介素-2 受体抗体亦可应用。霉酚酸酯或西罗莫司加用于治疗频发性急性排斥反应[24]。**慢性排斥**反应几乎总是出现在一次或多次皮质激素-抵抗性急性排斥反应事件[22,23]之后，尽管其发生率低于 5%[5,22~24]，但却是难治性的。一般来说（对慢性排斥反应）用皮质激素无效，有报道用他克莫司替代环孢素则可奏效[22]，除他克莫司外尚可用霉酚酸酯，继而用白介素-2 受体抗体，西罗莫司则用于其他药物无效的患者[24]。

肝移植的主要**并发症**是移植后早期的感染，血管和胆汁并发症，原发疾病的复发（尤其是病毒性复发），以及免疫抑制药所致的不良反应[4,6,23,24]。

脓毒病是移植后早期死亡的重要原因[6,25,26]。伴有营养不良、暴发性肝衰竭或肾功能不全的患者发生的风险增大，须格外小心地使用免疫抑制药、更有效的抗菌药以及抗真菌药预防方案。

乙型肝炎感染的复发感染亦常见[27]，采用乙型肝炎免疫球蛋白和拉米夫定可改善患者的预后，常需合用抗病毒药治疗，并修改免疫抑制治疗方案[3,6,7,21,22]。

几乎所有的丙型肝炎感染[11,22,28]均可复发，可能对长期移植物存活产生影响[7,21,22]。皮质激素和莫罗单抗-CD3可致更为严重的丙型肝炎复发。可用干扰素-α加利巴韦林进行治疗[27~29]。

环孢素或他克莫司所致肾毒性可能是长期治疗中的重要问题[30]。移植后早期肾功能可影响患者的远期肾功能，因此移植后1个月和3个月时应监测血清肌酐浓度以预测药物毒性[7]。心血管并发症可继发于代谢紊乱之后，如糖尿病、高血压、高脂血症以及肥胖。减少或更换所用的钙调磷酸酶抑制药，停用皮质激素，或给予他汀类可降低移植后心血管风险[31~33]。长期应用免疫抑制药可致恶性肿瘤的发生[4,21,24]。

1. Raimondo ML, Burroughs AK. Single-agent immunosuppression after liver transplantation: what is possible? *Drugs* 2002; **62:** 1587–97.
2. Keeffe EB. Liver transplantation: current status and novel approaches to liver replacement. *Gastroenterology* 2001; **120:** 749–62.
3. Lopez PM, Martin P. Update on liver transplantation: indications, organ allocation, and long-term care. *Mt Sinai J Med* 2006; **73:** 1056–66.
4. Bramhall SR, *et al.* Liver transplantation in the UK. *World J Gastroenterol* 2001; **7:** 602–11.
5. Levy GA. Long-term immunosuppression and drug interactions. *Liver Transpl* 2001; **7** (suppl 1): S53–9.
6. Pirenne J, Koshiba T. Present status and future prospects in liver transplantation. *Int Surg* 1999; **84:** 297–304.
7. McMaster P, *et al.* Liver transplantation: changing goals in immunosuppression. *Transplant Proc* 1998; **30:** 1819–21.
8. Moser MAJ. Options for induction immunosuppression in liver transplant recipients. *Drugs* 2002; **62:** 995–1011.
9. Cohen SM. Current immunosuppression in liver transplantation. *Am J Ther* 2002; **9:** 119–25.
10. Beaudreuil S, *et al.* New aspect of immunosuppressive treatment in liver transplantation. How could you induce tolerance in liver transplantation? *Transpl Immunol* 2007; **17:** 98–107.
11. O'Grady JG. Corticosteroid-free strategies in liver transplantation. *Drugs* 2006; **66:** 1853–62.
12. Segev DL, *et al.* Steroid avoidance in liver transplantation: meta-analysis and meta-regression of randomized trials. *Liver Transpl* 2008; **14:** 512–25.
13. Everson GT, *et al.* Early steroid withdrawal in liver transplantation is safe and beneficial. *Liver Transpl Surg* 1999; **5** (suppl 1): S48–57.
14. Geissler EK, Schlitt HJ. Immunosuppression for liver transplantation. *Gut* 2009; **58:** 452–63.
15. Haddad E, *et al.* Cyclosporin versus tacrolimus for liver transplanted patients. Available in The Cochrane Database of Systematic Reviews; Issue 4. Chichester: John Wiley; 2006 (accessed 15/04/08).
16. Fung J, *et al.* Immunosuppression in liver transplantation: beyond calcineurin inhibitors. *Liver Transpl* 2005; **11:** 267–80.
17. Neuberger J. Developments in liver transplantation. *Gut* 2004; **53:** 759–68.
18. Bishop GA, McCaughan GW. Immune activation is required for the induction of liver allograft tolerance: implications for immunosuppressive therapy. *Liver Transpl* 2001; **7:** 161–72.
19. Goddard S, Adams DH. New approaches to immunosuppression in liver transplantation. *J Gastroenterol Hepatol* 2002; **17:** 116–26.
20. Lerut J, Sanchez-Fueyo A. An appraisal of tolerance in liver transplantation. *Am J Transplant* 2006; **6:** 1774–80.
21. Neuberger J. Liver transplantation. *J Hepatol* 2000; **32** (suppl 1): 198–207.
22. Burton JR, Rosen HR. Diagnosis and management of allograft failure. *Clin Liver Dis* 2006; **10:** 407–35.
23. Wiesner RH, Menon KVN. Late hepatic allograft dysfunction. *Liver Transpl* 2001; **7** (suppl 1): S60–73.
24. Muiesan P, *et al.* Liver transplantation in children. *J Hepatol* 2007; **46:** 340–8.
25. Blair JE, Kusne S. Bacterial, mycobacterial, and protozoal infections after liver transplantation—part I. *Liver Transpl* 2005; **11:** 1452–9.
26. Kusne S, Blair JE. Viral and fungal infections after liver transplantation—part II. *Liver Transpl* 2006; **12:** 2–11.
27. Rosen HR. Hepatitis B and C in the liver transplant recipient: current understanding and treatment. *Liver Transpl* 2001; **7** (suppl 1): S87–98.
28. Sponseller CA, Ramrakhiani S. Treatment of hepatitis B and C following liver transplantation. *Curr Gastroenterol Rep* 2002; **4:** 52–62.
29. Charlton M. Hepatitis C infection in liver transplantation. *Am J Transplant* 2001; **1:** 197–203.
30. Wilkinson A, Pham P-T. Kidney dysfunction in the recipients of liver transplants. *Liver Transpl* 2005; **11** (suppl 1): S47–S51.
31. Neal DAJ, Alexander GJM. Can the potential benefits of statins in general medical practice be extrapolated to liver transplantation? *Liver Transpl* 2001; **7:** 1009–14.
32. Reuben A. Long-term management of the liver transplant patient: diabetes, hyperlipidemia, and obesity. *Liver Transpl* 2001; **7** (suppl 1): S13–21.
33. Muñoz SJ, Elgenaidi H. Cardiovascular risk factors after liver transplantation. *Liver Transpl* 2005; **11** (suppl 1): S52–S56.

肺移植 肺移植作为终末期肺病的治疗手段已被普遍接受[1~4]，如肺动脉高压、肺泡纤维化、肺气肿以及肺纤维化，其1年生存率为70%以上[2]。其死亡率在移植后第1年最高，感染和移植失败可导致患者早期死亡[1,5]。

免疫抑制药物治疗通常采用三联疗法，即环孢素或他克莫司、硫唑嘌呤或日益使用的霉酚酸酯以及皮质激素三者合用[1~12]。一些移植中心也采用多克隆或单克隆抗体进行诱导治疗，尽管对其疗效尚有争议[10,12]。虽然诱导治疗可减少急性排斥反应的发生率和严重程度，并容许推迟钙调磷酸酶抑制药治疗的时间，但可增加感染和移植术后淋巴组织增生病的发生率[2,3,5,13]。抗淋巴细胞免疫球蛋白和莫罗单抗-CD3已用于肺移植，白细胞介素-2受体抗体巴利昔单抗和达克珠单抗的应用日渐增多[1,2,13]，尽管这些药物用于肺移植的经验尚少[14]。阿伦单抗在诱导疗法中的应用正在研究之中[1,2,10,11,13,14]，初步的结果显示其具有应用前景。皮质激素仍然是肺移植的主要治疗药物[5,10,11,13~15]，尽管无皮质激素给药方案已在研究之中，且已得到了鼓舞人心的结果，但仍需进一步研究[14,15]。西罗莫司已试用于肺移植，但仍不建议将其作为早期应用的基本免疫抑制药[1,2,11]，因其具有强的抗纤维化效应；西罗莫司也可引起肺毒性[10,11,13]。已报道发生了致命性支气管吻合开裂的病例，以及令人忧虑的伤口愈合并发症，故建议仅在初级呼吸道支气管创口完全愈合后应用西罗莫司，或移植后至少3个月以后再给予西罗莫司[12,13]。依维莫司用于肺移植联合用药方案也已在研究之中[11~14]。

急性排斥反应在肺移植术的发生较之其他实体器官移植则更为频繁[1,16]；早期报道可占患者数的60%～100%，目前其发生率已显著降低，其中接受诱导治疗的患者可降低至35%，未接受诱导治疗者则为45%[13]，尽管一些移植中心报道的发生率数值仍高达85%[16]。一般采用静脉内给予高剂量皮质激素的方法控制排斥反应的急性事件[3,7,13,16]。皮质激素难治性排斥反应需要进一步干预治疗，虽然意见尚未一致。有证据支持对持续发生的急性排斥反应患者可用他克莫司替换环孢素[13]。其他疗法包括给予单克隆或多克隆抗体、血浆置换法以及全淋巴细胞照射[13,16]。吸入法给予环孢素亦已用于治疗顽固性急性排斥反应[1,13]。

肺移植受者发生**感染**的风险增高，这是由于肺部防御机制受损的结果，在移植术后应常规给予抗菌药物[2]。具有CMV风险因素的患者应给予更昔洛韦[2,7,15]。目前尚无肺移植术后的标准化抗真菌预防方案，但一些移植中心采用口服唑类药物或吸入两性霉素的方法进行治疗[2]。呼吸道病毒感染在同种异体肺移植患者呈现高发[2,4,15]，并可参与慢性排斥反应的发生。主要的远期并发症及引起后期患者死亡的原因为**慢性排斥反应**，临床表现为闭塞性细支气管炎综合征（闭塞性细支气管炎）[1,2,7,16]。其特点为进行性的气道阻塞，40%以上的患者出现于移植后2年，存活5年[7]的患者发生率为60%～70%。该综合征在小儿与活体供肺移植术受者中的发生风险较低[5]。急性排斥反应发生的频率和严重程度是闭塞性细支气管炎发生发展的主要危险因素，但CMV感染、气道缺血以及HLA不匹配亦可导致排斥反应的发生[1,4,6,7,15~18]。目前尚无有效的治疗方法[4]，并且预后不良，在确诊的3年内其死亡率为40%[7]。常试用加大免疫抑制药剂量的方法进行治疗，但却使感染的风险增大[4]。一些移植中心更改维持治疗的给药方案，采用他克莫司替代环孢素、霉酚酸酯替代硫唑嘌呤、短期给予高剂量皮质激素等方法[13,16]。有报道用吸入环孢素的方法有益于提高患者生存率[13]。采用阿奇霉素维持治疗亦可改善肺功能[13,16,18]。他汀类药物可减少闭塞性细支气管炎综合征发展的风险[12]，而对总淋巴照射的疗效亦已进行了报道[16]。一旦发生慢性排斥反应的话则需要再次移植治疗[4,16]。

移植后淋巴组织增生性疾病（PTLD）可见于肺移植受者，常与原发性EB病毒感染相关[3,4,15]。在儿科患者中呈现高发病率，其范围从13%～20%。初始治疗包括降低免疫抑制药剂量，或采用利妥昔单抗进行化疗[3,15]。

诱导免疫耐受仍是肺移植治疗的终极目标[1,14]。

心-肺联合移植术亦已开展，内容见上文（**心脏移植**项下）。

1. Wilkes DS, *et al.* Lung transplantation: opportunities for research and clinical advancement. *Am J Respir Crit Care Med* 2005; **172:** 944–55.
2. Taylor JL, Palmer SM. Critical care perspective on immunotherapy in lung transplantation. *J Intensive Care Med* 2006; **21:** 327–44.
3. Huddleston CB. Pediatric lung transplantation. *Semin Pediatr Surg* 2006; **15:** 199–207.
4. Webber SA, *et al.* Heart and lung transplantation in children. *Lancet* 2006; **368:** 53–69.
5. Faro A, *et al.* American Society of Transplantation executive summary on pediatric lung transplantation. *Am J Transplant* 2007; **7:** 285–92.
6. Estenne M, Hertz MI. Bronchiolitis obliterans after human lung transplantation. *Am J Respir Crit Care Med* 2002; **166:** 440–4.
7. DeMeo DL, Ginns LC. Clinical status of lung transplantation. *Transplantation* 2001; **72:** 1713–24.
8. Knoop C, *et al.* Immunosuppressive therapy after human lung transplantation. *Eur Respir J* 2004; **23:** 159–71.
9. Snell GI, Westall GP. Immunosuppression for lung transplantation: evidence to date. *Drugs* 2007; **67:** 1531–9.
10. Bhorade SM, Stern E. Immunosuppression for lung transplantation. *Proc Am Thorac Soc* 2009; **6:** 47–53.
11. Korom S, *et al.* Immunosuppressive therapy in lung transplantation: state of the art. *Eur J Cardiothorac Surg* 2009; **35:** 1045–55.
12. Floreth T, Bhorade SM. Current trends in immunosuppression for lung transplantation. *Semin Respir Crit Care Med* 2010; **31:** 172–8.
13. Meyer NJ, Bhorade SM. Evolving immunosuppressive regimens for lung transplant recipients. *Semin Respir Crit Care Med* 2006; **27:** 470–9.
14. Bush EL, Lin SS. Lung transplantation: advances in immunosuppression. *Thorac Surg Clin* 2006; **16:** 421–33.
15. Wells A, Faro A. Special considerations in pediatric lung transplantation. *Semin Respir Crit Care Med* 2006; **27:** 552–60.
16. Knoop C, Estenne M. Acute and chronic rejection after lung transplantation. *Semin Respir Crit Care Med* 2006; **27:** 521–33.
17. Sharples LD, *et al.* Risk factors for bronchiolitis obliterans: a systematic review of recent publications. *J Heart Lung Transplant* 2002; **21:** 271–81.
18. Scott AIR, *et al.* Bronchiolitis obliterans syndrome: risk factors and therapeutic strategies. *Drugs* 2005; **65:** 761–71.

胰腺移植 对某些糖尿病患者而言可考虑行胰腺移植治疗。对绝大多数发生终末期糖尿病肾病的患者，胰腺是与肾脏一起联合移植的（胰腺-肾脏同时移植，SPK），这较之单独移植胰腺时移植物的存活率更佳[1~3]。但目前已越来越普遍[3]采用在肾（同种异体）移植之后进行胰腺移植（PAK），或单独进行胰腺移植（PTA），其生存率亦已接近联合移植术[2,4]。随着外科手术和移植物保存技术的发展，新的免疫抑制药亦不断地开发，更有助于改善存活率[1]。移植术后患者1年总生存率达到98%，移植物存活率达到78%[5]。

胰腺是具有高度免疫原性的器官，故需要给予更强的**免疫抑制**。其标准治疗方案常采用四联疗法[2,6,7]。即在诱导治疗之后，采用钙调磷酸酶抑制药（环孢素或他克莫司）、皮质激素及硫唑嘌呤或霉酚酸酯三者维持治疗[2,7,8]。诱导治疗减少排斥反应的发生率，并容许停用皮质激素类，但患者或移植物的存活率未见改变[6,7]。诱导治疗的给药方案因各移植中心而有所不同[9]，这也因胰腺移植手术方式的类型而异[10]。白细胞介素-2受体抗体如巴利昔单抗和达克珠单抗日渐受到好评。兔抗淋巴细胞免疫球蛋白亦可应用，但莫罗单抗-CD3的应用则日趋减少。阿伦单抗正在研究之中。

通常首选他克莫司以替代环孢素[2~4,6~8,10]，因其可使皮质激素快速减量或甚至完全停药，排斥反应的发生率较少，且可增加移植物存活并减少发生胰腺血栓症的风险。霉酚酸酯可作为硫唑嘌呤的首选替代药物[2,6,7,9,10]，因其可减少排斥反应的发生率，尽管患者和移植物的存活率相似[6,7,10]。及早停用皮质激素对胰腺移植是安全可行的[6,7]，并不增加排斥反应发生率，然而，由于需要略微提高钙调磷酸酶抑制药的剂量，因此增加了肾毒性发生的风险[7]。虽然西罗莫司对胰腺移植确切的作用仍有待于研究，但与低剂量钙调磷酸酶抑制药合用时，可减轻肾功能障碍[2]，或用于取代抗代谢药物[7,10]，或在不含钙调磷酸酶抑制药的维持给药方案中作为主要药物，或用于治疗排斥反应[7]。西罗莫司与他克莫司合用亦可使激素快速停药[10]。

采用皮质激素或抗淋巴细胞免疫球蛋白治疗排斥反应[2,7]。可用他克莫司替换环孢素，亦已试用西罗莫司替换他克莫司[2]。

胰腺移植促进了正常的碳水化合物代谢，并具有潜在的改善患者生存、减少糖尿病肾病发生的作用。但是，应注意到免疫抑制药作用时间过久所致**并发症**[11]，是否能引起植入的胰腺中胰岛细胞产生自身抗体，而引起糖尿病的问题（虽然必须要给予足量的免疫抑制药）[12]。胰腺移植受者中由免疫抑制药所致高脂血症的发生率似乎较其他器官移植为小[5]。与对其他实体器官移植时产生的效应相比，他克莫司在胰腺移植术后并不具有更高的致糖尿病作用，这可能是由于以下原因所致，例如在治疗糖尿病患者时对他克莫司的用药剂量更为谨慎，采用无激素的他克莫司给药方案，以及采用年轻供者来源的胰腺移植物，其对致糖尿病效应更具抵抗力[10]。

除完整胰腺移植外尚可进行**胰岛细胞**移植。尽管成功率很低[1,13]，移植后1年[3]的胰岛素非依赖性仅约为10%。但通过采用取自多个供者的精心制备的胰岛细胞并改进免疫抑制药的给药方案[14]，已使治疗效果取得了长足的进步。在这种称为"埃德蒙顿方案"的疗法中，完全不使用皮质激素以避免其致糖尿病作用。采用达克珠单抗进行诱导治疗后，再用西罗莫司和低剂量他克莫司[14]进行维持治疗。短期随访的数据显示胰岛移植[15]有助于不稳定型Ⅰ型糖尿病患者控制血糖。有研究报道采用"埃德蒙顿方案"[16]治疗1年后胰岛素非依赖性为80%，移植后5年则为10%[17]。因此，能否植入足量的胰岛B细胞团就成为移植成功的关键因素[9]。有报道在取自尸体供者的单个器官可见胰岛素非依赖性[18]。对"埃德蒙顿方案"进一步的研究证实，胰岛细胞移植术可成功地恢复Ⅰ型糖尿病患者内源性胰岛素的生成并使血糖稳定。胰岛素非依赖性在大多数病例可再次逐渐丧失，但如果患者能够耐受免疫抑制药治疗的话，失去了胰岛素非依赖性的持久胰岛功能也会给血糖控制带来益处。如果已尝试过所有其他试图使血糖得以稳定控制的方法但均无法奏效的话，胰岛移植对伴有严重的低血糖或不稳定的Ⅰ型糖尿病患者来说也许是最佳选择。探索使患者长期具有胰岛素非依赖性的方法，目前来说全胰腺移植是更好的选择[19]。内容亦见**糖尿病**项下，第407页。

诱导免疫耐受[3,5,11,20]，并探讨从胰腺干细胞或前体细胞中使B细胞再生的可能性[11,20,21]，降低免疫抑制治疗的毒性，并提高胰岛植入量[19]仍是胰岛移植研究中所关注的焦点。

1. Robertson RP, *et al.* Pancreas and islet transplantation for patients with diabetes. *Diabetes Care* 2000; **23:** 112–16.
2. Odorico JS, Sollinger HW. Technical and immunosuppressive advances in transplantation for insulin-dependent diabetes mellitus. *World J Surg* 2002; **26:** 194–211.
3. Bottino R, *et al.* Pancreas and islet cell transplantation. *Best Pract Res Clin Gastroenterol* 2002; **16:** 457–74.
4. Sutherland DER, *et al.* Lessons learned from more than 1,000 pancreas transplants at a single institution. *Ann Surg* 2001; **233:** 463–501.
5. Egidi FM. Management of hyperglycaemia after pancreas transplantation: are new immunosuppressants the answer? *Drugs* 2005; **65:** 153–66.
6. Demartines N, *et al.* An evidence-based analysis of simultaneous pancreas-kidney and pancreas transplantation alone. *Am J Transplant* 2005; **5:** 2688–97.
7. Schmied BM, *et al.* Immunosuppressive standards in simultaneous kidney-pancreas transplantation. *Clin Transplant* 2006; **20** (suppl 17): 44–50.
8. White SA, *et al.* Pancreas transplantation. *Lancet* 2009; **373:** 1808–17.
9. Hakim NS. Pancreatic transplantation for patients with type I diabetes. *Br J Hosp Med* 2006; **67:** 21–3.
10. Ming C-S, Chen Z-HK. Progress in pancreas transplantation and combined pancreas-kidney transplantation. *Hepatobiliary Pancreat Dis Int* 2007; **6:** 17–23.
11. Pipeleers D, *et al.* A view on beta cell transplantation in diabetes. *Ann N Y Acad Sci* 2002; **958:** 69–76.
12. Stratta RJ. Review of immunosuppressive usage in pancreas transplantation. *Clin Transplant* 1999; **13:** 1–12.
13. Cravedi P, *et al.* Successes and disappointments with clinical islet transplantation. *Adv Exp Med Biol* 2010; **654:** 749–69.
14. Shapiro AMJ, *et al.* Islet transplantation in seven patients with type 1 diabetes mellitus using a glucocorticoid-free immunosuppressive regimen. *N Engl J Med* 2000; **343:** 230–8.
15. Ryan EA, *et al.* Clinical outcomes and insulin secretion after islet transplantation with the Edmonton Protocol. *Diabetes* 2001; **50:** 710–19.
16. Ryan EA, *et al.* Successful islet transplantation: continued insulin reserve provides long-term glycemic control. *Diabetes* 2002; **51:** 2148–57.
17. Ryan EA, *et al.* Five-year follow-up after clinical islet transplantation. *Diabetes* 2005; **54:** 2060–9.
18. Hering BJ, *et al.* Single-donor, marginal-dose islet transplantation in patients with type 1 diabetes. *JAMA* 2005; **293:** 830–5. Correction. *ibid.*; 1594.
19. Shapiro AMJ, *et al.* International trial of the Edmonton protocol for islet transplantation. *N Engl J Med* 2006; **355:** 1318–30.
20. Shapiro AMJ, *et al.* Pancreatic islet transplantation in the treatment of diabetes mellitus. *Best Pract Res Clin Endocrinol Metab* 2001; **15:** 241–64.
21. García-Ocaña A, *et al.* Using β-cell growth factors to enhance human pancreatic islet transplantation. *J Clin Endocrinol Metab* 2001; **86:** 984–8.

肾病

皮质激素和免疫抑制药常用于治疗肾小球肾病（见1436页）。

类风湿关节炎

包括免疫抑制药在内缓解病情抗风湿药（DMARDs）可试用于类风湿关节炎患者（第12页）以改善疾病进程（延缓改善病情）。环孢素可奏效，但其不良反应成为其问题。降低其给药剂量可能有助于减少其肾毒性。将环孢素与甲氨蝶呤合用改善临床症状的效果优于单用甲氨蝶呤，后者仅对患者产生部分疗效，但一些研究认为联合甲氨蝶呤、环孢素以及关节腔内给予皮质激素等方法较之标准的DMARD疗法并未见更强效果。他克莫司在一些国家已被批准用于治疗难治性类风湿关节炎。

硫唑嘌呤具有较好的短期疗效，但与其他DMARDs相比较未见更佳疗效而其毒性则较强；而对风湿性脉管炎给予泼尼松疗效可能较好。霉酚酸酯对类风湿关节炎也许有效，但尚需进一步研究。

1. Drosos AA. Newer immunosuppressive drugs: their potential role in rheumatoid arthritis therapy. *Drugs* 2002; **62:** 891–907.
2. Kitahara K, Kawai S. Cyclosporine and tacrolimus for the treatment of rheumatoid arthritis. *Curr Opin Rheumatol* 2007; **19:** 238–45.

结节病

结节病（第1443页）需采用药物进行治疗时，通常采用皮质激素治疗。皮质激素对患者无效或无法耐受时，则给予免疫抑制药，但疗效不确定。

硬皮病

所谓硬皮病是一种罕见的多系统疾病，包括两种全身性硬化症，其中一种病变的特点是由于全身胶原增生致使多系统纤维化，另一种是皮肤局部的纤维化改变（硬斑病）但很少累及其他器官。在全身性硬化症中，其血管病变产生雷诺现象，通常先于皮肤改变之前出现；手与脸部，有时是肢体和躯干的皮肤发生水肿之后变得增厚致密，进行性地萎缩和挛缩。皮肤的改变可呈局限性的或呈更具侵袭和弥散性的特点。可见胃肠道运动性减少、吞咽困难、胃食管反流、关节炎、肌无力，心血管亦可受累。可发生肺病，伴有恶性高血压的肾衰竭，重者可致死亡[1~8]。

已经尝试采用多种手段治疗硬皮病[4,5]。对症治疗包括局部和全身用润肤剂和止痒剂。可局部、病灶内及全身性地给予皮质激素，尤其是在炎症反应的早期阶段。其他治疗包括局部和全身应用维生素D衍生物，局部给予他克莫司及咪喹莫特乳霜。口服给药包括环孢素、秋水仙碱、羟化氯喹、干扰素-γ、青霉胺、苯妥英及甲氨蝶呤。采用紫外线光照射的光线疗法，可合用或不合用补骨脂素，据报道这些疗法均可使患者获益。

一项对全身性硬皮病的小样本对照试验显示，现有的治疗手段对疾病的病理进程均未见显著影响，多数都属于对症治疗措施。免疫抑制药可能适用于弥漫性硬皮病的早期水肿阶段[1,6,9,10]。抗淋巴细胞免疫球蛋白已试用于该病早期阶段的诱导治疗[9]。已发现环孢素虽对皮肤和血管症状均为有益，但因其可致肾毒性和高血压而限制了应用[1,3,9,11,12]。他克莫司亦已被试用，虽然其不良反应也限制了应用[9,11,12]。在抗淋巴细胞免疫球蛋白之后应用霉酚酸酯可显著改善皮肤症状[12]。有研究[7]显示，环磷酰胺无论与皮质激素合用与否，均可改善皮肤增厚症状，稳定肺功能，并增加生存率，尤其在发病初期用药；但一项荟萃分析[13]认为尚无由全身性硬皮病所致间质性肺病的患者，用该药后肺功能得以改善的临床证据。其他新型免疫抑制治疗策略包括清髓后外周造血干细胞移植术（见**造血干细胞移植**，第1729页）[1,3,5,9,10]，用补骨脂素进行光化学疗法，以及用天然牛1型胶原诱导口服耐受[9]。利妥昔单抗的临床应用正在研究之中[10,12]。

青霉胺是广泛应用的抗纤维化药物，但其疗效并不确定。观察性研究发现该药可改善皮肤、肾脏、心脏及肺部的症状[14]，然而，其他研究发现青霉胺的常用剂量与低剂量相比并未见更显著疗效[1,9,15]，有人认为其并不比安慰剂更为有效[5]。干扰素-α和干扰素-γ亦可产生多种作用[5,9]，但后者对肺纤维化的疗效正在研究之中[3]。亦已研究了其他一些药物的抗纤维化特性，包括卤夫酮、米诺环素以及松弛肽[9,15]。有研究证实氧化应激参与了硬皮病的发病机制，故抗氧化剂如普罗布考亦可能有用[9]。其他已经研究过的药物包括伊马替尼[10]、氨基苯甲酸酯和胸腺五肽。

许多患者需要给予针对器官特异性症状的治疗。

- 可用润肤剂维持皮肤弹性[16]，全身抗组胺药可减轻痒感，该症状为硬皮病弥漫性皮损的早期发病特征[9]。甲氨蝶呤亦有一定疗效[1,3,5,7,9,15]。
- 大多数的治疗措施是针对其血管症状。对肾缺血的患者可考虑用ACEI进行标准治疗[3,5,6,17]，虽然30%的患者最终仍需肾替代治疗[9]。对进行性肺动脉高压的患者，可用前列腺素类如依前列腺素、伊洛前列素，或经静脉给予依前列醇[1,3,5,6,9]；亦有研究经皮下[6]或吸入法给药[3,5,6]。亦可用西地那非或波生坦[3,5~7,10]。有研究证实依前列腺素和波生坦可改善临床症状与生存率[3]。可治疗肺动脉高压的新药还包括安贝生坦[7,18]和西他生坦[6,7,18]。

雷诺现象的治疗（见**动脉痉挛性疾病**，第1147页）由于对非药理性治疗无反应，可给予钙通道阻滞药如硝苯地平或地尔硫䓬[1,3,16]。局部应用硝酸盐类，以及依前列腺素或伊洛前列素静脉给药可用于急性发作[1,3,6,9]。亦已试用口服伊洛前列素的方法但其疗效尚不确定[6]。波生坦可预防发生新的十二指肠溃疡但不能加速现有溃疡的恢复[3]。降钙素基因相关肽可考虑作为伊洛前列素的替代药物[1]。由于在雷诺现象患者血中发现高水平的5-羟色胺，故可用SSRIs和酮色林[1]。有报道亦可应用阿托伐他汀和西地那非[10,17]。在饮食中补充抗氧化维生素、鱼油、月见草油亦可能有益[1,9,19]。有报道乙酰半胱氨酸亦可用于雷诺现象[6,19]。

在明确诊断下的心脏受累症状[9]，可用ACEI或地高辛治疗[1]。

- 对肺纤维化常用环磷酰胺治疗[1,3,5,9,20]，并酌情考虑是否与糖皮质激素如泼尼松龙合用。目前尚无皮质激素单用于肺部硬皮病的证据，其高剂量有可能招致硬皮病肾功能急剧恶化，导致不可逆性肾功能衰竭[7]。如上文所述，干扰素-γ对硬皮病的应用正在研究之中。
- 对胃肠病患者，可用质子泵抑制药如奥美拉唑，有时与促胃动力药合用，对胃-食管相关症状非常有效，广谱抗菌药有助于抑制小肠细菌滋生[1,8,9]。

对硬皮病患者须小心使用NSAIDs和皮质激素，因其可招致肾功能恶化加剧及其他不良反应[1,9]。

1. Leighton C. Drug treatment of scleroderma. *Drugs* 2001; **61:** 419–27.
2. Jimenez SA, Derk CT. Following the molecular pathways toward an understanding of the pathogenesis of systemic sclerosis. *Ann Intern Med* 2004; **140:** 37–50.
3. Charles C, *et al.* Systemic sclerosis: hypothesis-driven treatment strategies. *Lancet* 2006; **367:** 1683–91.
4. Laxer RM, Zulian F. Localized scleroderma. *Curr Opin Rheumatol* 2006; **18:** 606–13.
5. Chung L, *et al.* Systemic and localized scleroderma. *Clin Dermatol* 2006; **24:** 374–92.
6. Kowal-Bielecka O. Targeting vascular disease in systemic sclerosis. *Endocr Metab Immune Disord Drug Targets* 2006; **6:** 401–7.
7. van Laar JM, *et al.* Scleroderma lung: pathogenesis, evaluation and current therapy. *Drugs* 2007; **67:** 985–96.
8. Herrick AL. Systemic sclerosis: an update for clinicians. *Br J Hosp Med* 2008; **69:** 464–70.
9. Denton CP, Black CM. Scleroderma and related disorders: therapeutic aspects. *Baillieres Best Pract Res Clin Rheumatol* 2000; **14:** 17–35.
10. Asano Y. Future treatments in systemic sclerosis. *J Dermatol* 2010; **37:** 54–70.
11. Morton SJ, Powell RJ. Cyclosporin and tacrolimus: their use in a routine clinical setting for scleroderma. *Rheumatology (Oxford)* 2000; **39:** 865–9.
12. Lafyatis R. Targeting fibrosis in systemic sclerosis. *Endocr Metab Immune Disord Drug Targets* 2006; **6:** 395–400.
13. Nannini C, *et al.* Effects of cyclophosphamide on pulmonary function in patients with scleroderma and interstitial lung disease: a systematic review and meta-analysis of randomized controlled trials and observational prospective cohort studies. *Arthritis Res Ther* 2008; **10:** R124. Correction. *ibid.* 2009; **11:** 408.
14. Derk CT, *et al.* A retrospective randomly selected cohort study of D-penicillamine treatment in rapidly progressive diffuse cutaneous systemic sclerosis of recent onset. *Br J Dermatol* 2008; **158:** 1063–8.
15. Matucci-Cerinic M, *et al.* Clinical trials in systemic sclerosis: lessons learned and outcomes. *Arthritis Res Ther* 2007; **9** (suppl 2): S7. Also available at: http://arthritis-research.com/content/pdf/ar2191.pdf (accessed 15/04/08)
16. Sontheimer RD. Skin manifestations of systemic autoimmune connective tissue disease: diagnostics and therapeutics. *Best Pract Res Clin Rheumatol* 2004; **18:** 429–62.
17. Moore SC, Hermes DeSantis ER. Treatment of complications associated with systemic sclerosis. *Am J Health-Syst Pharm* 2008; **65:** 315–21.
18. Kabunga P, Coghlan G. Endothelin receptor antagonism: role in the treatment of pulmonary arterial hypertension related to scleroderma. *Drugs* 2008; **68:** 1635–45.
19. Gaby AR. Natural remedies for scleroderma. *Altern Med Rev* 2006; **11:** 188–95.
20. Tashkin DP, *et al.* Scleroderma Lung Study Research Group. Cyclophosphamide versus placebo in scleroderma lung disease. *N Engl J Med* 2006; **354:** 2655–66.

皮肤和结缔组织病

免疫抑制药可用于各种皮肤和结缔组织病，包括Behcet综合征（第1433页）、湿疹（第1506页）、天疱疮和类天疱疮（第1509页）、多肌炎（第1442页）、银屑病（第1510页）、SLE（第1444页）以及各种血管炎综合征（第1446页），亦见上文有关**硬皮病**内容。

Abetimus Sodium (*USAN*, *rINNM*) 阿贝莫司钠

Abetimus sódico; Abétimus Sodique; LJP-394; Natrii Abetimusum.

Натрий Абетимус

CAS — 167362-48-3 (abetimus); 169147-32-4 (abetimus sodium).
ATC — L04AA22.
ATC Vet — QL04AA22.
UNII — F5Y7739G6U.

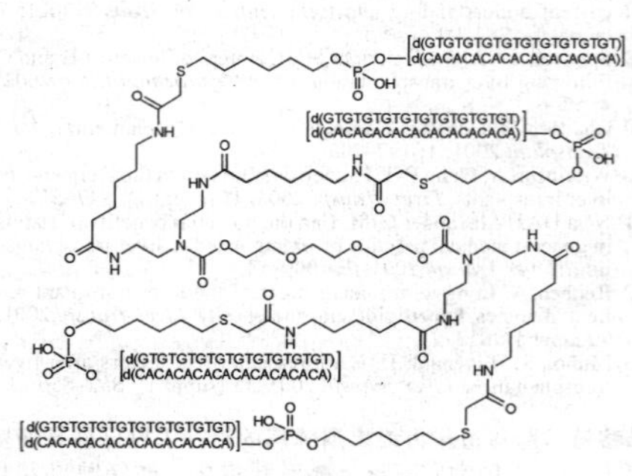

(abetimus)

注：名称Riquent已用作阿贝莫司钠的商品名。

简介

阿贝莫司钠是一种免疫调节药，通过阻止抗体形成双链DNA，而抑制抗体的产生。阿贝莫司已用于治疗SLE患者的狼疮肾炎，但其疗效并不令人满意。

1. Alarcón-Segovia D, *et al.* LJP 394 for the prevention of renal flare in patients with systemic lupus erythematosus: results from a randomized, double-blind, placebo-controlled study. *Arthritis Rheum* 2003; **48:** 442–54.
2. Cardiel MH. Abetimus sodium: a new therapy for delaying the time to, and reducing the incidence of, renal flare and/or major systemic lupus erythematosus flares in patients with systemic lupus erythematosus who have a history of renal disease. *Expert Opin Invest Drugs* 2005; **14:** 77–88.
3. Cardiel MH, *et al.* LJP 394-90-09 Investigator Consortium. Abetimus sodium for renal flare in systemic lupus erythematosus: results of a randomized, controlled phase III trial. *Arthritis Rheum* 2008; **58:** 2470–80.
4. Linnik MD, *et al.* Pharmacokinetics of high-dose abetimus sodium in normal subjects with specific assessment of effect on coagulation. *J Clin Pharmacol* 2008; **48:** 909–18.
5. Horowitz DM, Furie RA. Abetimus sodium: a medication for the prevention of lupus nephritis flares. *Expert Opin Pharmacother* 2009; **10:** 1501–7.

Antilymphocyte Immunoglobulins 抗淋巴细胞免疫球蛋白

Inmunoglobulinas antilinfocitarias.

Иммуноглобулины Антилимфоцитарные

ATC — L04AA03 (antilymphocyte immunoglobulin, horse); L04AA04 (antithymocyte immunoglobulin, rabbit).

ATC Vet — QL04AA03 (antilymphocyte immunoglobulin, horse); QL04AA04 (antithymocyte immunoglobulin, rabbit).

UNII — 475247QF1Z (equine thymocyte immunoglobulin); D7RD81HE4W (lapine thymocyte immunoglobulin).

性状 抗淋巴细胞免疫球蛋白是对人淋巴细胞的多克隆抗体，从免疫动物的纯化血清制得。所谓抗淋巴细胞免疫球蛋白（ALG；淋巴细胞免疫球蛋白）是指可拮抗所有淋巴细胞亚群的产物。所谓抗胸腺细胞免疫球蛋白（抗胸腺细胞丙种球蛋白，抗胸腺细胞球蛋白，ATG）是指特异性地拮抗 T 细胞（胸腺淋巴细胞或胸腺细胞）的产物。但实际上其命名并不完全一致，两种命名均倾向于只针对抗 T 细胞的抗体。该命名法通常包括了免疫球蛋白的动物来源，即抗胸腺细胞免疫球蛋白（马），或抗胸腺细胞免疫球蛋白（兔）。除了纯化的免疫球蛋白，天然血清（抗淋巴细胞血清和抗胸腺细胞血清，有时指淋巴细胞抗血清和胸腺细胞抗血清）也作为免疫抑制药使用。

Pharmacopoeias. *Eur.* (see p.vii) includes an anti-T lymphocyte immunoglobulin.

Ph. Eur. 6. 8（Anti-T Lymphocyte Immunoglobulin for Human Use，Animal；Immunoglobulinum Anti-T Lymphocytorum ex Animal ad Usum Humanum） 为含有免疫球蛋白的液体或冻干粉，采用人淋巴细胞抗原免疫动物，主要为兔或马，取其血浆或血清纯化后制得的抗体。具有减少免疫活性细胞尤其是 T 淋巴细胞数量和抑制其功能的特性。主要含有免疫球蛋白 G，亦可能含有拮抗其他淋巴细胞亚群及其他细胞的抗体。采用蒸馏水稀释后经静脉给药。避光。

不良反应和注意事项

抗淋巴细胞免疫球蛋白的一般不良反应包括发热、寒战，皮肤反应包括皮疹、瘙痒和风疹，这些可能是超敏反应的表现。约有 1% 的患者出现过敏反应，表现为呼吸困难，低血压，胸、背或腰痛。皮疹和关节痛也是血清病的表现。输液反应提示其属于某种细胞因子释放综合征，通常出现于首次用药时。该反应发生时偶可见严重的心肺功能障碍，包括急性呼吸困难综合征、肺水肿、心肌梗死及心动过速；亦有致死的报道。为尽可能减少输液反应的发生，首次给药应在 6h 内输注完毕。亦可有发热、瘙痒、皮疹、肌痛及关节痛等血清病表现，尤其见于具有再生障碍性贫血的患者。采用其他免疫抑制药可减少超敏反应的严重程度但可增加全身感染的发生危险，如 CMV 或单纯性疱疹。加强免疫抑制反应也可增加移植后淋巴组织增生病或其他恶性肿瘤的发生风险。

白细胞减少症或血小板减少症亦常见。虽然通常是短暂的，但如出现病情加重或延长的趋势，则应调整剂量，如仍不能控制症状，则应停药。其他不良反应包括头晕、倦怠、头痛、腹痛、胃肠功能紊乱、高血压、外周水肿、乏力、高钾血症以及心动过速。亦有肾毒性的报道。

应用免疫抑制药期间使用宫内节育器具可招致感染。应避免同时应用活疫苗。快速静脉输注可避免血栓性静脉炎。在静脉输注前应对患者进行皮肤试验以确定是否有可能发生过敏反应。如果出现局部皮肤阳性反应，即应考虑换药，有时尽管皮肤试验为阴性，患者仍可发生超敏反应。如果出现全身反应，不应继续给予抗淋巴细胞免疫球蛋白。治疗期间应严密观察并采取防治过敏反应的措施（见第1162页）。

对肾脏的影响 已有用抗淋巴细胞免疫球蛋白后发生急性肾衰竭的报道[1,2]。可发生持久的无尿而需血液透析治疗[2]。

1. Levine JM, *et al.* Antithymocyte globulin-induced acute renal failure. *Am J Kidney Dis* 1999; **34:** 1155.
2. Barakat RK, *et al.* Prolonged renal failure secondary to antithymocyte globulin treatment in severe aplastic anemia. *Ann Pharmacother* 2007; **41:** 895–8.

用途和用法

抗淋巴细胞免疫球蛋白属于源自动物血清的抗体，具有抗淋巴细胞作用，尤其是抗 T 淋巴细胞，从而抑制细胞介导的免疫反应。

该类药物可与现有免疫抑制药合用以治疗器官或组织移植患者的急性排斥反应。此外，亦可与其他免疫抑制药联合用于预防性给药。有关抗淋巴细胞免疫球蛋白对移植的作用，详见第1728页及以下。

抗淋巴细胞免疫球蛋白也用于治疗无法进行骨髓移植的再生障碍性贫血（第1011页）患者，并已试用于其他免疫性疾病。该类药物对于骨髓增生异常综合征的治疗作用尚在研究之中（第622页）

不同的抗淋巴细胞制剂其活性多有不同，即便同样制剂（的活性）亦可能有所不同。但是，通常其用于**移植**的每日剂量范围在马免疫球蛋白为 10～30mg/kg，而兔免疫球蛋白为 1～2.5mg/kg。对于**再生障碍性贫血**，马免疫球蛋白剂量范围为每日 10～20mg/kg，在不同国家给药方案各有不同。

儿童的给药剂量，见下文**儿童用法**。

抗淋巴细胞免疫球蛋白的给药是溶于 0.9% 氯化钠溶液（或其他适当稀释液）缓慢静脉输注。建议免疫球蛋白的最终稀释浓度为不超过 1mg/ml，给药速度为 4h 或以上，经在线过滤器过滤。

儿童用法 尽管儿童用药的数据尚少，但根据美国注册药品信息，马免疫球蛋白对儿童移植患者的剂量范围为每日 5～25mg/kg。兔免疫球蛋白对儿童的给药剂量与成人相同，见上文。

器官与组织移植 有关抗淋巴细胞免疫球蛋白在器官和组织移植中的应用已有综述[1]。虽然抗淋巴细胞免疫球蛋白产品可来源于不同种属动物，但移植治疗中多数使用的是源自兔的产品。在肾移植中（第1731页），兔抗淋巴细胞免疫球蛋白可有效地预防和治疗急性移植物排斥反应。已知源自兔的产品在治疗成人急性排斥反应和预防排斥反应复发时均较源自马的免疫球蛋白产品更为有效；二者的移植物存活率和感染发生率未见显著差异。采用兔抗淋巴细胞免疫球蛋白进行诱导治疗，在成人[2,3]和儿科[4,5]肾移植受者均已获得了成功。儿童中接受兔源性免疫球蛋白治疗者急性排斥反应的发生率较之接受马源性产品者为低[6]；但是 EB 病毒（EBV）感染的发生率在接受兔源性产品者中较高。患者和移植物存活率、慢性排斥反应发生率、EBV 性淋巴瘤或其他感染在二者之间未见显著差异性。

成人肾移植受者具有较高的急性排斥反应或移植物功能延迟的发生风险，用兔抗淋巴细胞免疫球蛋白进行诱导治疗可降低急性排斥反应的发生率和严重程度（但不影响移植物功能延迟），其效果与巴利昔单抗的诱导效果进行了比较。研究发现接受兔抗淋巴细胞免疫球蛋白的患者感染的发生率较巴利昔单抗高但 CMV 病的发生率较低；在移植 1 年后患者和移植物的存活率二者相似[7]。移植治疗 5 年后，抗淋巴细胞免疫球蛋白组急性排斥反应的发生率较低，而除急性排斥反应外，其他终点指标如移植物失功、死亡率、CMV 感染比率仍以免疫球蛋白治疗组为更低[8]。

用抗淋巴细胞免疫球蛋白进行诱导治疗，在其他实体器官移植中，如肝（第1732页）、胰腺（第1733页）、肾-胰腺、心（第1730页）及心-肺移植中均已显示良好的疗效，其排斥反应的发生率较低。在肺移植中的疗效尚无定论，因其可致较高的 CMV 感染发生率[9]。诱导治疗方案因各研究机构而异。

对造血干细胞移植术受者（第1729页），预先给予兔抗淋巴细胞免疫球蛋白的配型无关供体（MUD）的移植效果，可与那些得到配型相关供体（MRD）移植物，但未用兔抗淋巴细胞免疫球蛋白患者的移植效果相媲美；研究者认为这可能是由于抗淋巴细胞免疫球蛋白使得 MUD 受者表现出临床上相似于 MRD 受者的反应所致[10]。一项研究对抗淋巴细胞免疫球蛋白在造血干细胞移植术中的应用进行了综述，认为该药物可显著减少急性和慢性移植物抗宿主病（GVHD）的发生率和严重程度。这种保护效应取决于剂量、给药时间以及用药品牌。然而，抗淋巴细胞免疫球蛋白诱导治疗可延迟免疫重建并可致感染的发生风险增大；应用抗淋巴细胞免疫球蛋白是 EBV 复发的危险因素之一[11]。

1. Gaber AO, *et al.* Rabbit antithymocyte globulin (Thymoglobulin®): 25 years and new frontiers in solid organ transplantation and haematology. *Drugs* 2010; **70:** 691–732.
2. Hardinger KL. Rabbit antithymocyte globulin induction therapy in adult renal transplantation. *Pharmacotherapy* 2006; **26:** 1771–83.
3. Wong W, *et al.* Comparison of two dosages of thymoglobulin used as a short-course for induction in kidney transplantation. *Transpl Int* 2006; **19:** 629–35.
4. Ault BH, *et al.* Short-term outcomes of Thymoglobulin induction in pediatric renal transplant recipients. *Pediatr Nephrol* 2002; **17:** 815–18.
5. Hastings MC, *et al.* Five years' experience with thymoglobulin induction in a pediatric renal transplant population. *Pediatr Transplant* 2006; **10:** 805–10.
6. Khositseth S, *et al.* Thymoglobulin versus ATGAM induction therapy in pediatric kidney transplant recipients: a single-center report. *Transplantation* 2005; **79:** 958–63.
7. Brennan DC, *et al.* Rabbit antithymocyte globulin versus basiliximab in renal transplantation. *N Engl J Med* 2006; **355:** 1967–77.
8. Brennan DC, Schnitzler MA. Long-term results of rabbit antithymocyte globulin and basiliximab induction. *N Engl J Med* 2008; **359:** 1736–8.
9. Beiras-Fernandez A, *et al.* Induction of immunosuppression with polyclonal antithymocyte globulins: an overview. *Exp Clin Transplant* 2003; **1:** 79–84.
10. Duggan P, *et al.* Unrelated donor BMT recipients given pretransplant low-dose antithymocyte globulin have outcomes equivalent to matched sibling BMT: a matched pair analysis. *Bone Marrow Transplant* 2002; **30:** 681–6.
11. Bacigalupo A. Antithymocyte globulin for prevention of graft-versus-host disease. *Curr Opin Hematol* 2005; **12:** 457–62.

制剂

Ph. Eur.: Anti-T Lymphocyte Immunoglobulin for Human Use, Animal.

专利制剂

Arg.: Linfoglobulina†; Timoglobulina; ***Austral.:*** Atgam; ***Austria:*** Thymoglobuline; ***Belg.:*** ATG; Thymoglobuline; ***Braz.:*** Lymphoglobuline†; Thymoglobuline†; ***Canad.:*** Atgam; Thymoglobulin; ***Chile:*** Linfoglobulina†; Thymogam; Timoglobulina; ***Cz.:*** ATG; Lymphoglobuline†; Thymoglobuline; ***Denm.:*** Thymoglobuline; ***Fin.:*** Thymoglobuline; ***Fr.:*** Lymphoglobuline; Thymoglobuline; ***Ger.:*** Lymphoglobulin†; Tecelac†; Thymoglobulin; ***Gr.:*** ATG; Lymphoglobuline; Thymoglobuline; ***Hong Kong:*** ATG; Atgam; Lymphoglobuline†; Thymoglobuline; ***Hung.:*** Thymoglobulin; ***India:*** Thymoglobuline; ***Irl.:*** ATG; Thymoglobulin; ***Israel:*** ATG; Lymphoglobuline; Thymoglobuline; ***Ital.:*** Lymphoglobuline†; Thymoglobuline; ***Malaysia:*** Atgam; Lymphoglobuline†; Thymoglobuline; ***Mex.:*** Atgam; Tecelac; ***Neth.:*** ATG; Lymphoglobuline; Thymoglobuline; ***NZ:*** Atgam; ***Philipp.:*** Thymoglobuline; ***Pol.:*** ATG; Lymphoglobuline†; Tecelac†; Thymoglobuline; ***Port.:*** Timoglobulina; ***Rus.:*** Atgam (Атгам); ***S.Afr.:*** Atgam; Lymphoglobuline†; Thymoglobuline; ***Singapore:*** Atgam; Lymphoglobuline†; Thymoglobuline; ***Spain:*** Atege†; Atgam†; Linfoglobulina†; Timoglobulina; ***Swed.:*** ATG; Thymoglobuline; ***Switz.:*** ATG; Atgam†; Lymphoglobuline; Thymoglobuline; ***Thai.:*** ATG; Lymphoglobuline†; Thymoglobuline; ***Turk.:*** Lymphoglobuline; Thymoglobuline; ***UK:*** Thymoglobuline; ***Ukr.:*** Atgam (Атгам); ***USA:*** Atgam; ***Venez.:*** Atgam; Linfoglobulina†.

Azathioprine（*BAN*，*USAN*，*rINN*）硫唑嘌呤

Atsatiopriini; Azathioprin; Azathioprinum; Azatioprin; Azatioprina; Azatioprinas; Azatiopryna; BW-57322; NSC-39084. 6-(1-Methyl-4-nitroimidazol-5-ylthio)purine.

Азатиоприн

$C_9H_7N_7O_2S$ = 277.3.

CAS — 446-86-6.

ATC — L04AX01.

ATC Vet — QL04AX01.

UNII — MRK240IY2L.

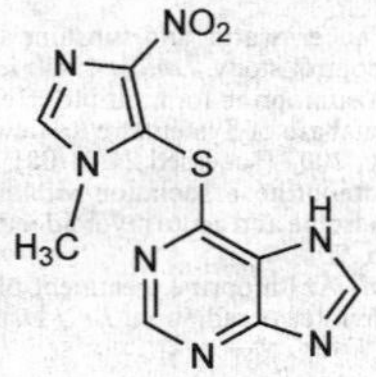

注：缩写 AZT 除表示硫唑嘌呤外，有时亦用于表示抗滤过性病毒的齐多夫定。

Pharmacopoeias. In *Chin.*, *Eur.* (see p.vii), *Int.*, *Jpn*, and *US.*

Ph. Eur. 6. 8（Azathioprine） 淡黄色粉末。几乎不溶于水和乙醇；溶于稀释的碱性溶液；略溶于稀释的无机酸。避光。

USP 33（Azathioprine） 淡黄色，无臭粉末。不溶于水；微溶于乙醇和氯仿；略溶于稀释的无机酸；溶于稀释的碱性溶液。贮藏于密闭容器中。避光。

不良反应

硫唑嘌呤可致剂量相关性骨髓抑制，该不良反应表现为白细胞减少，偶可见血小板减少或贫血，亦少见粒细胞缺乏、全血细胞缺乏或再生障碍性贫血。骨髓抑制一般为可逆性的，偶为迟发性的。亦可见大细胞，包括巨幼红细胞性贫血。先天性缺乏巯嘌呤-甲基转移酶（TPMT）的患者其骨髓毒性的风险增大。硫唑嘌呤亦可引起进行性肝损害；有研究提示胆汁淤积综合征是由于其巯嘌呤部分所致。偶可见发生迟发性或潜在性致命

的静脉闭塞性肝病。

硫唑嘌呤的其他不良反应包括胃肠功能紊乱，可逆性秃发、皮疹、肌肉和关节痛、发热、寒战、局限性肺炎、胰腺炎、心动过速、肾功能低下、低血压，这些反应可能是发生超敏反应的表现。偶可见 Stevens-Johnson 及中毒性表皮坏死松解症。

注射溶液制剂具有刺激性。

1. Lawson DH, *et al.* Adverse effects of azathioprine. *Adverse Drug React Acute Poisoning Rev* 1984; **3:** 161–71.

致癌性 免疫抑制药的应用，包括硫唑嘌呤在内，可使移植术受者[1]及炎症性肠炎病[2~4]、类风湿关节炎[5~7]患者对某些肿瘤的发生风险增大，如淋巴瘤或皮肤癌。炎性肠炎病患者发生淋巴瘤的风险低于移植受者，其部分原因可能是免疫抑制药的剂量较移植术剂量更低所致[8]。已对用巯嘌呤类（如硫唑嘌呤）治疗的炎性肠炎病患者的癌发生风险进行了评估，结果表明其癌发生风险5倍高于未接受巯嘌呤治疗的患者[4]；然而，其绝对的发病风险需累积超过10年以上，故在年轻患者中的发病率仍低于1%，且并不改变对采用该药物治疗的风险-获益比率的正面评价。风湿性疾病本身的恶性肿瘤发生风险就比较高，而一项研究表明在免疫抑制药治疗期间，包括硫唑嘌呤在内，则进一步增加了发病风险[6]。近来一项[9]关于硫唑嘌呤对多发性硬化治疗作用的系统性综述，在仔细地权衡（该药物治疗的）利害后，认为硫唑嘌呤可用以替代干扰素-β治疗，对于频繁复发的且需要皮质激素的患者而言，仍是一种合理的药物选择。文献中其他证据提示，硫唑嘌呤致癌性的远期风险可能与用药时间超过10年以上，且累积用量超过600g以上有关，因此建议其给药剂量不应超过此剂量。亦有研究提示当累积剂量超过140g以上时致癌风险增大；研究还提示，用硫唑嘌呤长期治疗且病情稳定的患者，突发血细胞进行性减少，则可能是骨髓抑制或白血病发生风险增大的一个信号[10]。

具有强阳光暴露史的免疫抑制治疗患者更有可能发生皮肤癌[8]。有研究报道硫唑嘌呤治疗可致皮肤对长波长的UVA产生光敏作用，导致皮肤癌的发生[11]，故建议在硫唑嘌呤治疗期间应尽量避免暴露于紫外线下并使用防晒遮光剂。

1. Kinlen LJ, *et al.* Collaborative United Kingdom-Australasian study of cancer in patients treated with immunosuppressive drugs. *BMJ* 1979; **2:** 1461–6.
2. Kandiel A, *et al.* Increased risk of lymphoma among inflammatory bowel disease patients treated with azathioprine and 6-mercaptopurine. *Gut* 2005; **54:** 1121–5.
3. Kwon JH, Farrell RJ. The risk of lymphoma in the treatment of inflammatory bowel disease with immunosuppressive agents. *Crit Rev Oncol Hematol* 2005; **56:** 169–78.
4. Beaugerie L, *et al.* CESAME Study Group. Lymphoproliferative disorders in patients receiving thiopurines for inflammatory bowel disease: a prospective observational cohort study. *Lancet* 2009; **374:** 1617–25.
5. Silman AJ, *et al.* Lymphoproliferative cancer and other malignancy in patients with rheumatoid arthritis treated with azathioprine: a 20 year follow up study. *Ann Rheum Dis* 1988; **47:** 988–92.
6. Asten P, *et al.* Risk of developing certain malignancies is related to duration of immunosuppressive drug exposure in patients with rheumatic diseases. *J Rheumatol* 1999; **26:** 1705–14.
7. Patel P, *et al.* Azathioprine induced Hodgkin lymphoma: a case report and review of literature. *Am J Clin Oncol* 2005; **28:** 427–8.
8. Boyle J, *et al.* Cancer, warts, and sunshine in renal transplant patients: a case-control study. *Lancet* 1984; **i:** 702–5.
9. Casetta I, *et al.* Azathioprine for multiple sclerosis. Available in The Cochrane Database of Systematic Reviews; Issue 4. Chichester: John Wiley; 2007 (accessed 24/01/08).
10. Kwong Y-L. Azathioprine: association with therapy-related myelodysplastic syndrome and acute myeloid leukemia. *J Rheumatol* 2010; **37:** 485–90.
11. Perrett CM, *et al.* Azathioprine treatment photosensitizes human skin to ultraviolet A radiation. *Br J Dermatol* 2008; **159:** 198–204.

对血液的影响 有报道接受巯嘌呤治疗的患者可发生嗜中性粒细胞减少症，是与红细胞中[1]其代谢物硫鸟嘌呤核苷酸的浓度呈负相关，提示检测红细胞[2]中该代谢物浓度或巯嘌呤-甲基转移酶（TPMT）活性[3~6]，可以预测给予巯嘌呤以及相关药物硫鸟嘌呤和硫唑嘌呤治疗的患者发生骨髓毒性的严重程度。但不是所有的研究都发现了这种相关性[7]，这类药物对骨髓的影响也许是多因素造成的[8,9]，其他酶活性降低如淋巴细胞5-核苷酸酶[10]，以及其他因素可能参与了毒性。一篇综述[9]考察了克罗恩病患者中的TPMT活性，提出应在硫唑嘌呤开始治疗时就进行TPMT活性的检测，以确定其骨髓抑制的严重程度。在巯基嘌呤治疗开始后的4个月，较低的TPMT活性与中性粒细胞数降低相关，杂合子的鉴定也许能够使药物治疗较为安全（详见下文的**治疗药物监测**）。但是对已进行了治疗的患者，TPMT并不能预测临床反应或毒性。治疗中如突发血细胞减少则提示可能是（血液系统）发生恶性变的一个警示信号，见上文**致癌性**。

硫唑嘌呤用药所致单纯红细胞发育不全较为少见，所报道的病例全部来自肾移植患者。一旦发生这种情况[11]，减量及使用红细胞生成素并不能奏效，但患者在停用硫唑嘌呤数周内可得以恢复。

1. Lennard L, *et al.* Childhood leukaemia: a relationship between intracellular 6-mercaptopurine metabolites and neutropenia. *Br J Clin Pharmacol* 1983; **16:** 359–63.
2. Maddocks JL, *et al.* Azathioprine and severe bone marrow depression. *Lancet* 1986; **i:** 156.
3. Schütz E, *et al.* Azathioprine-induced myelosuppression in thiopurine methyltransferase deficient heart transplant recipient. *Lancet* 1993; **341:** 436.
4. Lennard L, *et al.* Congenital thiopurine methyltransferase deficiency and 6-mercaptopurine toxicity during treatment for acute lymphoblastic leukaemia. *Arch Dis Child* 1993; **69:** 577–9.
5. Jackson AP, *et al.* Thiopurine methyltransferase levels should be measured before commencing patients on azathioprine. *Br J Dermatol* 1997; **136:** 133–4.
6. Black AJ, *et al.* Thiopurine methyltransferase genotype predicts therapy-limiting severe toxicity from azathioprine. *Ann Intern Med* 1998; **129:** 716–18.
7. Boulieu R, *et al.* Intracellular thiopurine nucleotides and azathioprine myelotoxicity in organ transplant patients. *Br J Clin Pharmacol* 1997; **43:** 116–18.
8. Soria-Royer C, *et al.* Thiopurine-methyl-transferase activity to assess azathioprine myelotoxicity in renal transplant recipients. *Lancet* 1993; **341:** 1593–4.
9. Lennard L. TPMT in the treatment of Crohn's disease with azathioprine. *Gut* 2002; **51:** 143–6.
10. Kerstens PJSM, *et al.* 5-Nucleotidase and azathioprine-related bone-marrow toxicity. *Lancet* 1993; **342:** 1245–6.
11. Agrawal A, *et al.* Azathioprine-induced pure red cell aplasia: case report and review. *Transplant Proc* 2004; **36:** 2689–91.

对肝脏的影响 一项有关药物所致肝毒性的综述[1]注意到硫唑嘌呤与肝小管胆汁淤积相关，其中妨碍胆汁流量的因素有肝实质细胞损伤、某几种肝血管病（包括肝血窦扩张、紫癜以及静脉闭塞病）。此后一项综述[2]将分组报道的病例分为三种综合征：即超敏反应、特发性胆汁淤积反应以及可能的内皮细胞损伤，是由于硫唑嘌呤成分中的咪唑和巯嘌呤在其发病机制中的不同作用所致。

1. Sherlock S. The spectrum of hepatotoxicity due to drugs. *Lancet* 1986; **ii:** 440–4.
2. Romagnuolo J, *et al.* Cholestatic hepatocellular injury with azathioprine: a case report and review of the mechanisms of hepatotoxicity. *Can J Gastroenterol* 1998; **12:** 479–83.

超敏反应 有2/5发生急性过敏反应的肾移植受者与硫唑嘌呤相关，其症状（间质性肾炎）起初被误认为发生了急性排斥反应[1]。另一项研究[2]报道了发生休克、发热、急性肾功能不全的患者被误诊为脓毒病，因此应用硫唑嘌呤治疗的4周内出现这些症状中的任何一种，建议考虑发生了超敏反应。其他已报道的超敏反应的临床表现包括倦怠、胃肠功能紊乱、肌痛、关节痛、发热、头痛及肝酶指数升高[3,4]。亦有皮肤损害的报道，具有斑丘疹的红斑最为常见，紫癜、荨麻疹、结节性红斑样损害亦已报道[4,5]。皮肤活检常显示白细胞破碎性血管炎特征[4]。Sweet综合征[6,7]及Stevens-Johnson综合征亦已有报道。有些发生超敏反应的病例对硫唑嘌呤的皮肤斑块试验却为阴性[3,5]，建议采用一种药物诱导的淋巴细胞刺激试验（该试验通过测定外周血淋巴细胞暴露于可疑药物时的增殖水平，用以评价淋巴细胞的抗原特异性反应），作为硫唑嘌呤超敏反应的灵敏而可靠的检测手段[5]。

对间接超敏反应亦有报道：过敏性接触性皮炎见于妻子服用硫唑嘌呤的男性生殖器。在她治疗期间，阴道分泌物可为黄色，提示有药物或其代谢物的分泌。该丈夫而非妻子对硫唑嘌呤斑块试验可呈现反应[8]。

1. Parnham AP, *et al.* Acute allergic reactions associated with azathioprine. *Lancet* 1996; **348:** 542–3.
2. Fields CL, *et al.* Hypersensitivity reaction to azathioprine. *South Med J* 1998; **91:** 471–4.
3. Hinrichs R, *et al.* Azathioprine hypersensitivity in a patient with peripheral demyelinating polyneuropathy. *Br J Dermatol* 2003; **148:** 1076–7.
4. Sinico RA, *et al.* Azathioprine hypersensitivity: report of two cases and review of the literature. *J Nephrol* 2003; **16:** 272–6.
5. Mori H, *et al.* Drug eruption caused by azathioprine: value of using the drug-induced lymphocytes stimulation test for diagnosis. *J Dermatol* 2004; **31:** 731–6.
6. el-Azhary RA, *et al.* Sweet syndrome as a manifestation of azathioprine hypersensitivity. *Mayo Clin Proc* 2008; **83:** 1026–30.
7. Yiasemides E, Thom G. Azathioprine hypersensitivity presenting as a neutrophilic dermatosis in a man with ulcerative colitis. *Australas J Dermatol* 2009; **50:** 48–51.
8. Cooper HL, *et al.* A case of conjugal azathioprine-induced contact hypersensitivity. *N Engl J Med* 2008; **359:** 1524–6.

注意事项

需要常规监测血象计数。伴有肾或肝损伤的患者更需进一步定期监测血细胞计数，同时减少给药剂量，亦应进行肝功能检测以判断是否发生了肝损害。应考虑检测患者巯嘌呤甲基转移酶（TPMT）活性。在应用免疫抑制药期间慎用宫内节育器以防发生感染。同样亦应避免应用活疫苗。孕妇应避免应用硫唑嘌呤（见下文）。

建议对多发性硬化患者所用硫唑嘌呤的累积给药剂量不应超过600g，见上文**致癌性**项下。

哺乳 在人初乳和服用硫唑嘌呤患者的乳汁中已发现低浓度的硫唑嘌呤[1]。因可致婴儿[1~3]发生潜在的免疫抑制反应，故不建议这些患者哺乳。但是，亦有报道[1,2]称在3例每日服用75mg或100mg剂量硫唑嘌呤的乳母所哺育的乳儿中有2例未见明显的免疫抑制反应。全部3例乳儿均为正常的血细胞计数，未见感染增加，生长比率亦在平均值之上。其中1例巯嘌呤的水平于给药后2日和哺乳[1]后2周检测到，另2例则未检测到[2]。在第3项研究中，从10名乳母（每日服用硫唑嘌呤75～150mg）中采集了31份母乳样本；仅在其中1名乳母样本中检测到低水平的巯嘌呤[3]。对所哺乳的新生儿随访28天的结果，并未见免疫抑制迹象，亦未在红细胞内检测出巯嘌呤及鸟嘌呤核苷酸。作者认为服用硫唑嘌呤的母亲不应停止给新生儿哺乳。然而作者告诫尚无数据显示巯嘌呤甲基转移酶（TPMT）活性（见下文**治疗药物监测**）对母乳中代谢物浓度的影响，因此应警惕TPMT缺陷的新生儿无法将已吸收进入乳汁的巯嘌呤代谢灭活，从而暴露于较高血药浓度水平。一项为期4个月的有关由服药乳母哺育的新生儿的研究显示[4]，新生儿全部为野生型TPMT基因型（具有正常TPMT酶活性），其体内未检测出通过乳汁获得的硫唑嘌呤暴露。作者还提醒当乳母摄入高剂量巯嘌呤或其TPMT酶活性降低时，有可能将更多药物传递给新生儿。有研究[5]注意到许多母乳喂养的新生儿出生前（在子宫内时）已经暴露于非常高的巯嘌呤浓度之中。

1. Coulam CB, *et al.* Breast-feeding after renal transplantation. *Transplant Proc* 1982; **14:** 605–9.
2. Grekas DM, *et al.* Immunosuppressive therapy and breast-feeding after renal transplantation. *Nephron* 1984; **37:** 68.
3. Sau A, *et al.* Azathioprine and breastfeeding—is it safe? *Br J Obstet Gynaecol* 2007; **114:** 498–501.
4. Gardiner SJ, *et al.* Exposure to thiopurine drugs through breast milk is low based on metabolite concentrations in mother-infant pairs. *Br J Clin Pharmacol* 2006; **62:** 453–6.
5. Moretti ME, *et al.* Breast-feeding during maternal use of azathioprine. *Ann Pharmacother* 2006; **40:** 2269–72.

妊娠 已发现在母亲服用硫唑嘌呤的胎儿血中含有低浓度的硫唑嘌呤和（或）其代谢物[1]。硫唑嘌呤在动物中可致畸形，并可使服用硫唑嘌呤的孕妇所生后代产生先天异常、染色体异常[2]、胎儿生长延迟[3,4]、出生低体重以及自发性流产。服药母亲的新生儿粒细胞减少症和血小板减少症亦已有报道[5]。队列研究发现母亲或双亲服用硫唑嘌呤可导致先天异常、围生期死亡率及早产发生风险增大[6,7]。然而，不利于出生的结果可能与其说与其基础疾病相关，倒不如与硫唑嘌呤或巯嘌呤用药相关[8]，某些人认为该药用于非活动性炎性肠病是安全的[9]；但有研究提示伴有活动性疾病，尤其是克罗恩病者，可能具有较高的自发性流产、早产或死胎的发生率[9]。考虑到所治疗的慢性病的严重性质，一般仍应服用硫唑嘌呤，虽然患者妊娠时不必或不宜停用硫唑嘌呤，但如可能在妊娠期内仍以避免用药为好。

1. de Boer NKH, *et al.* Azathioprine use during pregnancy: unexpected intrauterine exposure to metabolites. *Am J Gastroenterol* 2006; **101:** 1390–2.
2. The Registration Committee of the European Dialysis and Transplant Association. Successful pregnancies in women treated by dialysis and kidney transplantation. *Br J Obstet Gynaecol* 1980; **87:** 839–45.
3. Pirson Y, *et al.* Retardation of fetal growth in patients receiving immunosuppressive therapy. *N Engl J Med* 1985; **313:** 328.
4. Hou S. Retardation of fetal growth in patients receiving immunosuppressive therapy. *N Engl J Med* 1985; **313:** 328.
5. Davison JM, *et al.* Maternal azathioprine therapy and depressed haemopoiesis in the babies of renal allograft patients. *Br J Obstet Gynaecol* 1985; **92:** 233–9.
6. Nørgård B, *et al.* Azathioprine, mercaptopurine and birth outcome: a population-based cohort study. *Aliment Pharmacol Ther* 2003; **17:** 827–34.
7. Nørgård B, *et al.* The risk of congenital abnormalities in children fathered by men treated with azathioprine or mercaptopurine before conception. *Aliment Pharmacol Ther* 2004; **19:** 679–85.
8. Langagergaard V, *et al.* Birth outcome in women treated with azathioprine or mercaptopurine during pregnancy: a Danish nationwide cohort study. *Aliment Pharmacol Ther* 2007; **25:** 73–81.
9. Alstead EM, *et al.* Safety of azathioprine in pregnancy in inflammatory bowel disease. *Gastroenterology* 1990; **99:** 443–6.

药物相互作用

硫唑嘌呤的作用可被别嘌醇所增强，合用时硫唑嘌呤的剂量应减少至常用量的1/3～1/4。对于巯嘌呤甲基转移酶（TPMT）活性低下或缺如的患者应进一步减少剂量或换药治疗。

除别嘌醇外，硫唑嘌呤本身亦与下列药物发生相互作用：

- 竞争性神经肌肉阻滞药（拮抗，详见**免疫抑制药**，第1814页）；
- 疫苗（减少反应或发生感染，见第2122页）；
- 华法林（抑制，见**免疫抑制药**，第1374页）。

胃肠药 5-氨基水杨酸抑制巯嘌呤类代谢，如硫唑嘌呤，并增加其毒性，见**巯嘌呤**项下，第712页。

巯嘌呤 据美国 Safe Medication Practices 报道，1例既

往有克罗恩病病史的患者，经不同的医师分别给予了硫唑嘌呤和巯嘌呤治疗。患者发生了严重的骨髓抑制，严重的脓毒病，并最终死亡。许多药物信息软件程序并不能为这种潜在的药物合用风险提供警示[1]。

1. Institute for Safe Medication Practices. Duplication with azathioprine and mercaptopurine (issued 29 June, 2006). Available at: http://www.ismp.org/Newsletters/acutecare/articles/20060629_3.asp?ptr=y (accessed 15/01/08)

药动学

硫唑嘌呤口服经胃肠道吸收良好。口服或静脉给药后可从血液循环快速消失，并广泛地代谢为巯嘌呤（之后进一步代谢，见第712页）。硫唑嘌呤与巯嘌呤二者与血浆蛋白结合率均为30%。硫唑嘌呤给药剂量中约有10%脱去硫和嘌呤环生成1-甲基-4-硝基-5-巯基咪唑。不同患者间代谢物的生成比例有较大差异。代谢物与少量的硫唑嘌呤原形药以及巯嘌呤从尿中消除。硫唑嘌呤有低浓度分布于乳汁中。

治疗药物监测 虽然接受硫唑嘌呤治疗的患者的血浆中6-硫尿酸（巯嘌呤和硫唑嘌呤的无活性产物）浓度可快速地检测出，但对其进行治疗药物监测[1]的价值并不大。其活性部分是形成于细胞内的硫鸟嘌呤核苷酸（6-TGN），具有非常持久的半衰期[2]，且平均红细胞内浓度在个体间差异非常大[2]。其他无活性代谢物是由巯嘌呤甲基转移酶（TPMT）催化形成，该酶活性由遗传因素决定，在一般人群中呈三峰分布，即0.3%是低TPMT活性，11%为中等度活性，89%为正常的高活性。具有低或中活性（TPMT酶）的患者代谢向生成6-TGN的方向移动。

因高浓度6-TGN可致白细胞减少症，提示[3]应注意以下几点：

- 具有正常或高TPMT活性的患者应给予标准剂量的硫唑嘌呤或巯嘌呤；
- 中等TPMT活性者应减量；
- 低活性者则不应采用这两种药物治疗。

然而，对这些建议仍有争议[4]。血液学毒性并非总能用TPMT活性状态所解释，可能还有其他因素的参与[5]（见上文**对血液的影响**）。有研究认为TPMT遗传缺陷并不是巯嘌呤治疗的禁忌证；将初始剂量减至硫唑嘌呤标准剂量的10%～15%的方法已用于具有TPMT遗传缺陷的炎性肠病患者[5]。有部分患者其TPMT活性非常高，这些患者却似乎对标准剂量的药物反应更小，故推荐给予高于标准剂量的药物[6]。但对于治疗前检测TPMT状态的建议仍有争议[4,5]，有人认为在巯嘌呤开始治疗之前对TPMT评估是避免其潜在的致命性毒性的一个有说服力的依据[6]；虽然在英国已经越来越普遍，但不同的医学专门机构所用的测试方法不同其频率也会有所差异[7]。然而，TPMT单位和正常范围在不同实验室之间有所不同，这取决于所用的检测方法学[6]，因而TPMT基因型或表型检测并不能替代全血计数监测[4]。

由于红细胞中6-TGN浓度过低可致淋巴瘤和白血病的复发，一项在炎性肠病患者进行的小型研究[8]尝试确定了药物效应的治疗窗。尽管没有检测TPMT的基因型，但发现疗效与红细胞6-TGN水平相关。该研究认为对于6-TGN已达到目标治疗浓度，却仍有症状的患者，均应加用或换用其他免疫抑制药或采用外科手术治疗。然而，一项大型研究[9]未能明确疾病是否与6-TGN浓度相关，认为对6-TGN进行治疗药物监测可能还为时尚早。这可能是由于方法学上的差异，如分析技术的不同，会导致研究结果的不同。由于对6-TGN常规监测的作用仍然存在争议[4,10,11]，提示应对低中度TPMT活性者进行选择性的监测[3]。有研究认为6-TGN可用于评估治疗依从性，或用于吸收不良的病例[4]。

1. Chan GLC, *et al.* Pharmacokinetics of 6-thiouric acid and 6-mercaptopurine in renal allograft recipients after oral administration of azathioprine. *Eur J Clin Pharmacol* 1989; **36:** 265–71.
2. Chan GLC, *et al.* Azathioprine metabolism: pharmacokinetics of 6-mercaptopurine, 6-thiouric acid and 6-thioguanine nucleotides in renal transplant patients. *J Clin Pharmacol* 1990; **30:** 358–63.
3. Sandborn WJ. Rational dosing of azathioprine and 6-mercaptopurine. *Gut* 2001; **48:** 591–2.
4. Lichtenstein GR. Use of laboratory testing to guide 6-mercaptopurine/azathioprine therapy. *Gastroenterology* 2004; **127:** 1558–64.
5. Teml A, *et al.* Thiopurine treatment in inflammatory bowel disease: clinical pharmacology and implication of pharmacogenetically guided dosing. *Clin Pharmacokinet* 2007; **46:** 187–208.
6. Sanderson J, *et al.* Thiopurine methyltransferase: should it be measured before commencing thiopurine drug therapy? *Ann Clin Biochem* 2004; **41:** 294–302.
7. Anonymous. TPMT testing before azathioprine therapy? *Drug Ther Bull* 2009; **47:** 9–12.
8. Cuffari C, *et al.* Utilisation of erythrocyte 6-thioguanine metabolite levels to optimise azathioprine therapy in patients with inflammatory bowel disease. *Gut* 2001; **48:** 642–6.
9. Lowry PW, *et al.* Measurement of thiopurine methyltransferase activity and azathioprine metabolites in patients with inflammatory bowel disease. *Gut* 2001; **49:** 665–70.
10. Dubinsky MC. Monitoring of AZA/6-MP treatment in children with IBD is necessary. *Inflamm Bowel Dis* 2003; **9:** 386–8.
11. Griffiths AM. Monitoring of azathioprine/6-mercaptopurine treatment in children with IBD is not necessary. *Inflamm Bowel Dis* 2003; **9:** 389–91.

用途和用法

硫唑嘌呤是一种作用与巯嘌呤类似的（第711页）抗代谢免疫抑制药，其在体内可被转化成为巯嘌呤。该效应在给药几周后方可观察到。可经口服给药，但硫唑嘌呤钠盐不可缓慢静脉注射或静脉滴注给药。如输注给药，则需用0.9%氯化钠或5%葡萄糖稀释至0.25～2.5mg/ml浓度，并在30～60min以内输注完毕。

硫唑嘌呤作为免疫抑制药主要用于预防**器官和组织移植**排斥反应（第1728页）。用于此治疗目的剂量取决于具体的给药方案，口服或静注给药，其每日剂量范围为1～5mg/kg。给药初期给予较高剂量，之后根据临床反应和血液学耐受性（血常规检查结果）调整剂量。

硫唑嘌呤亦可用于**自身免疫性疾病**或具有自身免疫症状的疾病，见下文。硫唑嘌呤通常采用口服或静注给药，此时的给药剂量范围为每日1～3mg/kg。如治疗12周后仍未见改善，即应停止治疗。

对儿童的给药剂量，见下文**儿童用法**。

硫唑嘌呤与皮质激素（第1429页）合用时，可通过皮质激素节约效应而减少皮质激素用量。

给药期间应定期检查血常规计数，一旦出现骨髓抑制症状时硫唑嘌呤即应减量或撤药。检测巯嘌呤甲基转移酶（TPMT）活性可用于筛选具有血液学毒性风险的患者，尽管这种方法尚不能取代血计数监测。

儿童用法 英国注册药品信息建议对硫唑嘌呤可给予儿童与成人同样的用药剂量（见上文**用途与用法**），既可用于器官与组织移植又可用于自身免疫性疾病。BNFC 2010/11指南推荐，1个月至18岁儿童可口服或静脉给予每日1～3mg/kg的维持量用于抑制移**植排斥反应**；或将每日总给药量分2次给予。虽然尚无对**严重的溃疡性结肠炎或克罗恩病**的明确指南，BNFC 2010/11建议可给予2～18岁儿童口服每日剂量2mg/kg（如有必要可增至每日3mg/kg），根据治疗反应逐渐减至最低有效剂量；每日总给药量分2次给予。对伴有**自身免疫性**症状（如SLE和脉管炎）的患者，*BNFC 2010/11*建议，当皮质激素类药单用无效时，通常可用硫唑嘌呤，儿童年龄从1个月至18岁均可经口服给药，从最小剂量用起直用至成人剂量。

在肝肾损伤中的用法 英国注册药品信息指出，对照研究尚不支持所谓硫唑嘌呤毒性可增大肾损害的意见。但所用剂量应在正常剂量范围的较低端，亦应仔细监测血液学反应。美国注册药品信息也推荐低剂量，而对急性肾衰少尿期的患者，尤其是伴有肾小管坏死的尸体来源肾移植受者，硫唑嘌呤和（或）其代谢物的清除可延迟。

英国注册药品信息规定，肝功能障碍的患者可发生硫唑嘌呤代谢受损；应进行常规血计数和肝功能检测；一旦出现肝或造血毒性则应减少硫唑嘌呤剂量。

血液病 免疫抑制药如硫唑嘌呤偶可试用于其他方法疗效不佳的难治性自身免疫性溶血性贫血（第1012页），并可减少皮质激素用量。免疫抑制药作为终极手段，亦可用于特发性血小板减少性紫癜（第1437页）。硫唑嘌呤与皮质激素合用可试用于罕见的后天获得性血友病的治疗（第1016页）。

Cogan综合征 硫唑嘌呤与皮质激素已合用于严重的伴有大血管脉管炎的Cogan综合征（见第1435页）。

结缔组织和肌病 硫唑嘌呤亦可试用于控制Behcet综合征[1]（第1433页）和SLE[2]（第1444页）。对多肌炎（第1442页）的长期维持治疗[3]采用硫唑嘌呤与皮质激素合用较之单用皮质激素效果更好。但亦有证据显示甲氨蝶呤较之硫唑嘌呤对难治性多肌炎疗效更佳[4]。

1. Yazici H, *et al.* A controlled trial of azathioprine in Behçet's syndrome. *N Engl J Med* 1990; **322:** 281–5.
2. Abu-Shakra M, Shoenfeld Y. Azathioprine therapy for patients with systemic lupus erythematosus. *Lupus* 2001; **10:** 152–3.
3. Bunch TW. Prednisone and azathioprine for polymyositis: long-term followup. *Arthritis Rheum* 1981; **24:** 45–8.
4. Joffe MM, *et al.* Drug therapy of the idiopathic inflammatory myopathies; predictors of response to prednisone, azathioprine, and methotrexate and a comparison of their efficacy. *Am J Med* 1993; **94:** 379–87.

炎性肠病 硫唑嘌呤或其代谢物巯嘌呤，常用于慢性活动性炎性肠病（第1620页）的诱导治疗和维持治疗，尤其是对克罗恩病[1～3]。二者均具有有益的皮质激素节约效应。硫唑嘌呤亦可用于克罗恩病手术后的维持治疗[4]。硫唑嘌呤可作为一种有效的维持治疗药物，用于对美沙拉嗪和柳氮磺胺吡啶产生耐受性的顽固性溃疡性结肠炎患者；也适用于需要反复应用皮质激素的患者[5]。

有关连续应用硫唑嘌呤治疗4年后，其复发率和恶化发生率的研究结果并不一致。一项随机试验发现，在采用硫唑嘌呤治疗至少42个月已经临床缓解的克罗恩病患者，连续给予安慰剂的患者中的复发率高于连续给予硫唑嘌呤患者[6]。另一项对具有激素依赖性的克罗恩病患者的研究发现，持续的治疗常可使症状改善获得突破性进展，尤其是在硫唑嘌呤治疗48个月之后[7]。在一项对1176名炎性肠病患者的分析中，作者认为克罗恩病患者完全缓解3～4年后，可考虑终止硫唑嘌呤药物治疗，且不需要皮质激素调整需要量，但继续治疗仍有益于所有其他克罗恩病患者以及溃疡性大肠炎患者[8]。

口服硫唑嘌呤数月后方可见效[1]。有研究[9]报告静脉注射负荷剂量可使起效更快，但此后的研究尚无法证实该结果[10]。

1. Prefontaine E, *et al.* Azathioprine or 6-mercaptopurine for induction of remission in Crohn's disease. Available in The Cochrane Database of Systematic Reviews; Issue 6. Chichester: John Wiley; 2010 (accessed 14/07/10).
2. Prefontaine E, *et al.* Azathioprine or 6-mercaptopurine for maintenance of remission in Crohn's disease. Available in The Cochrane Database of Systematic Reviews; Issue 1. Chichester: John Wiley; 2009 (accessed 06/10/09).
3. Fraser AG, *et al.* The efficacy of azathioprine for the treatment of inflammatory bowel disease: a 30 year review. *Gut* 2002; **50:** 485–9.
4. Myrelid P, *et al.* Azathioprine as a postoperative prophylaxis reduces symptoms in aggressive Crohn's disease. *Scand J Gastroenterol* 2006; **41:** 1190–5.
5. Timmer A, *et al.* Azathioprine and 6-mercaptopurine for maintenance of remission in ulcerative colitis. Available in The Cochrane Database of Systematic Reviews; Issue 1. Chichester: John Wiley; 2007 (accessed 15/01/08).
6. Lémann M, *et al.* A randomized, double-blind, controlled withdrawal trial in Crohn's disease patients in long-term remission on azathioprine. *Gastroenterology* 2005; **128:** 1812–18.
7. Chebli JM, *et al.* Long-term results with azathioprine therapy in patients with corticosteroid-dependent Crohn's disease: open-label prospective study. *J Gastroenterol Hepatol* 2007; **22:** 268–74.
8. Holtmann MH, *et al.* Long-term effectiveness of azathioprine in IBD beyond 4 years: a European multicenter study in 1176 patients. *Dig Dis Sci* 2006; **51:** 1516–24.
9. Sandborn WJ, *et al.* An intravenous loading dose of azathioprine decreases the time to response in patients with Crohn's disease. *Gastroenterology* 1995; **109:** 1808–17.
10. Sandborn WJ, *et al.* Lack of effect of intravenous administration on time to respond to azathioprine for steroid-treated Crohn's disease: North American Azathioprine Study Group. *Gastroenterology* 1999; **117:** 527–35.

麻风病 硫唑嘌呤可作为皮质激素节约药物用于Ⅰ型麻风反应，见第168页。

肝病 硫唑嘌呤与皮质激素合用已广泛用于慢性活动性肝炎的诱导和维持缓解（第1434页）；这种联合疗法也可减少皮质激素的剂量，一般认为较之单用硫唑嘌呤效果更佳。硫唑嘌呤与皮质激素合用，使患者成功地维持缓解至少1年，之后再单独用硫唑嘌呤维持缓解（维持剂量为每日2mg/kg）[1]。在原发性胆汁性肝硬变的患者（第2354页），治疗结果较为可疑，早期的研究未发现硫唑嘌呤是否有效，虽然此后的研究发现该药物改善了生存率并推迟了发病[2]。

1. Johnson PJ, *et al.* Azathioprine for long-term maintenance of remission in autoimmune hepatitis. *N Engl J Med* 1995; **333:** 958–63.
2. Christensen E, *et al.* Beneficial effect of azathioprine and prediction of prognosis in primary biliary cirrhosis: final results of an international trial. *Gastroenterology* 1985; **89:** 1084–91.

肺病 皮质激素仍是各种类型间质性肺病（第1438页）的主要治疗药物。有些研究证实对先天性肺纤维化症采用联合硫唑嘌呤治疗可有一定获益[1]，但英国胸科协会建议[2]虽然以往推荐用药方案为甲泼尼松龙与硫唑嘌呤（剂量从每日2～3mg/kg，最大剂量用至每日150mg）合用，但这种给药方案目前仅在与口服乙酰半胱氨酸合用时方考虑应用，该方案仍有待于进一步试验予以证实。

1. Raghu G, *et al.* Azathioprine combined with prednisone in the treatment of idiopathic pulmonary fibrosis: a prospective double-blind, randomized, placebo-controlled clinical trial. *Am Rev Respir Dis* 1991; **144:** 291–6.
2. Wells AU, *et al.* Interstitial lung disease guideline: the British Thoracic Society in collaboration with the Thoracic Society of Australia and New Zealand and the Irish Thoracic Society. *Thorax* 2008; **63** (suppl 5): v1–v58. Also available at: http://www.brit-thoracic.org.uk/Portals/0/Clinical%20Information/DPLD/Guidelines/Thorax%20Sept%2008.pdf (accessed 12/01/10)

神经肌肉疾病 硫唑嘌呤亦可通过其皮质激素节约特性，用于需要采用皮质激素治疗的重症肌无力（第599页）患者。亦可用于皮质激素禁忌的或单用皮质激素疗效不佳时。因硫唑嘌呤显效需数月，故一般不单用。有报道称硫唑嘌呤对多发性硬化亦有效（第858页）。有研究认为硫唑嘌呤的毒性远大于其疗效，但亦有研究指出硫唑嘌呤在减少复发方面可能与新疗法如干扰素-β同样有效。建议硫唑嘌呤累积剂量不应超过600g，见上文**致癌性**。

眼病 有关硫唑嘌呤对各种视觉损害（如巩膜炎或眼葡

萄膜炎）的治疗方法，见1728页。

风湿性多肌痛 硫唑嘌呤用药目的在于产生皮质激素节约效应，可用于需皮质激素治疗的风湿性多肌痛患者（第1442页），以及皮质激素撤药困难者。

银屑病关节炎 硫唑嘌呤可用于严重的或进行性的银屑病关节炎（见**脊椎关节病**，第13页），当其关节炎无法采用物理疗法或 NSAIDs 控制时。

类风湿关节炎 硫唑嘌呤对类风湿关节炎虽有短期疗效（第12页），其毒性却较其他缓解病情性抗风湿药（DMARDs）[1]更为严重。但可用于对其他 DMARDs 无效时的重症患者，尤其是有关节外表现（如脉管炎）的患者[2]。

1. Suarez-Almazor ME, *et al.* Azathioprine for treating rheumatoid arthritis. Available in The Cochrane Database of Systematic Reviews; Issue 4. Chichester: John Wiley; 2000 (accessed 15/01/08).
2. Heurkens AHM, *et al.* Prednisone plus azathioprine treatment in patients with rheumatoid arthritis complicated by vasculitis. *Arch Intern Med* 1991; **151:** 2249–54.

结节病 细胞毒免疫抑制药如硫唑嘌呤已试用于对皮质激素疗效不佳或不能耐受的结节病患者（第1443页）。

皮肤病 与其他免疫抑制药相似，硫唑嘌呤已试用于各种难治性皮肤病，尤其是天疱疮和类天疱疮[1,2]（见下文）。可试用硫唑嘌呤治疗的皮肤病还包括过敏性湿疹[3~8]、结节性痒疹[9]、慢性光化学性皮炎[3,6]、脓皮病性肉芽肿[4]、多形红斑[4,10]、汗疱症、盘状银屑病[6]以及全身性疾病的皮肤表现（如皮肌炎和红斑狼疮）[2]。已制订了皮肤科应用硫唑嘌呤的用药指南[1]。建议用于治疗皮肤病的硫唑嘌呤剂量为每日 1～3mg/kg，根据疗效调整剂量。3 个月内治疗无效者应撤药。硫唑嘌呤不应用于巯嘌呤甲基转移酶（TPMT）活性非常低或缺如的皮肤病患者（见上文**治疗药物监测**），因其可诱发严重的骨髓抑制（见上文**对血液的影响**）。如需对低 TPMT 活性患者给予硫唑嘌呤，其剂量应为每日 0.5～1mg/kg，并对骨髓抑制进行监测。具有正常活性至高 TPMT 活性的患者应给予每日 1～3mg/kg 标准剂量范围中较高端的剂量，其中疗效不佳而又未见不良反应者，可考虑给予高于此剂量范围的药物。

1. Anstey AV, *et al.* British Association of Dermatologists Therapy, Guidelines and Audit Subcommittee. Guidelines for prescribing azathioprine in dermatology. *Br J Dermatol* 2004; **151:** 1123–32.
Also available at: http://www.bad.org.uk/Portals/_Bad/Guidelines/Clinical%20Guidelines/Azathioprine.pdf (accessed 15/01/08)
2. Patel AA, *et al.* Azathioprine in dermatology: the past, the present, and the future. *J Am Acad Dermatol* 2006; **55:** 369–89.
3. Younger IR, *et al.* Azathioprine in dermatology. *J Am Acad Dermatol* 1991; **25:** 281–6.
4. Tan BB, *et al.* Azathioprine in dermatology: a survey of current practice in the UK. *Br J Dermatol* 1997; **136:** 351–5.
5. Lear JT, *et al.* A retrospective review of the use of azathioprine in severe atopic dermatitis. *Br J Dermatol* 1996; **135** (suppl 47): 38.
6. Scerri L. Azathioprine in dermatological practice: an overview with special emphasis on its use in non-bullous inflammatory dermatoses. *Adv Exp Med Biol* 1999; **455:** 343–8.
7. Murphy L-A, Atherton D. A retrospective evaluation of azathioprine in severe childhood atopic eczema, using thiopurine methyltransferase levels to exclude patients at high risk of myelosuppression. *Br J Dermatol* 2002; **147:** 308–15.
8. Meggitt SJ, *et al.* Azathioprine dosed by thiopurine methyltransferase activity for moderate-to-severe atopic eczema: a double-blind, randomised controlled trial. *Lancet* 2006; **367:** 839–46.
9. Lear JT, *et al.* Nodular prurigo responsive to azathioprine. *Br J Dermatol* 1996; **134:** 1151.
10. Schofield JK, *et al.* Recurrent erythema multiforme: clinical features and treatment in a large series of patients. *Br J Dermatol* 1993; **128:** 542–5.

天疱疮和类天疱疮 皮质激素主要用于治疗天疱疮和类天疱疮的发疱（第1509页）。与其他免疫抑制药合用亦可用于疾病维持治疗并可减少皮质激素剂量，硫唑嘌呤通常以这种方式用于治疗寻常型天疱疮[1]。仅有少量证据提示硫唑嘌呤也可单用于轻症天疱疮的诱导缓解[1]。硫唑嘌呤同样也用于大疱性类天疱疮，但有关其疗效意见尚不一致[2]，用药指南提示仅当皮质激素无法减量至可接受剂量时方可应用[3]。

1. Harman KE, *et al.* British Association of Dermatologists. Guidelines for the management of pemphigus vulgaris. *Br J Dermatol* 2003; **149:** 926–37.
Also available at: http://www.bad.org.uk/Portals/_Bad/Guidelines/Clinical%20Guidelines/Pemphigus%20Vulgaris.pdf (accessed 15/01/08)
2. Walsh SRA, *et al.* Bullous pemphigoid: from bench to bedside. *Drugs* 2005; **65:** 905–26.
3. Wojnarowska F, *et al.* British Association of Dermatologists. Guidelines for the management of bullous pemphigoid. *Br J Dermatol* 2002; **147:** 214–21.
Also available at: http://www.bad.org.uk/Portals/_Bad/Guidelines/Clinical%20Guidelines/Bullous%20Pemphigoid.pdf (accessed 15/01/08)

脉管炎综合征 硫唑嘌呤已试用于脉管炎综合征，包括巨细胞动脉炎（第1436页）、显微镜下多血管炎（第1441页）、Churg-Strauss 综合征（第1434页）、Takayasu 动脉炎（第1445页）以及 Wegener 肉芽肿病（第1446页）。一般来说硫唑嘌呤最多用于维持皮质激素节约效应。环磷酰胺更倾向于在需要进行冲击疗法时作为首选药物，作为联合用药以诱导缓解。

制剂

BP 2010: Azathioprine Tablets;
USP 33: Azathioprine Oral Suspension; Azathioprine Sodium for Injection; Azathioprine Tablets.

专利制剂

Arg.: Imuran; ***Austral.:*** Azahexal; Azamun; Azapin; Imuran; Thioprine; ***Austria:*** Azaallen†; Azaglax; Glaxoprin†; Immunoprin; Imurek; ***Belg.:*** Imuran; ***Braz.:*** Aseroprin†; Imunen; Imuran; ***Canad.:*** Imuran; ***Chile:*** Azafalk†; Imuran; ***Cz.:*** Azaprine; Immunoprin; Imuran; ***Denm.:*** Imurel; ***Fin.:*** Azamun; Imuprin†; Imurel; ***Fr.:*** Imurel; ***Ger.:*** Aza-Q; Azafalk; Azaimun; Azathiodura†; Colinsan; Imurek; Zytrim; ***Gr.:*** Azapress; Imuran; ***Hong Kong:*** Imuran; ***Hung.:*** Imuran; ***India:*** Azoran; Imuran; Transimune; ***Indon.:*** Imuran; ***Irl.:*** Imuger; Imuran; ***Israel:*** Azopi; Imuran; ***Ital.:*** Azafor; Immunoprin; ***Malaysia:*** Imuran; ***Mex.:*** Azatrilem; Imuran; Satedon†; ***Neth.:*** Imuran; ***Norw.:*** Imurel; ***NZ:*** Azamun; Imuran; Thioprine; ***Philipp.:*** Imuran; ***Pol.:*** Imuran; ***Port.:*** Imuran; ***Rus.:*** Imuran (Имуран); ***S.Afr.:*** Azamun; Azapress; Imuran; Zaprine; ***Singapore:*** Imuran; ***Spain:*** Imurel; ***Swed.:*** Imurel; ***Switz.:*** Azaimun; Azarek; Imurek; ***Thai.:*** Imuprin; Imuran; ***Turk.:*** Imuran; ***UK:*** Immunoprin†; Imuran; ***USA:*** Azasan; Imuran; ***Venez.:*** Azaprin.

多组分制剂 ***Ger.:*** Azamedac.

Basiliximab (*BAN, USAN, rINN*) 巴利昔单抗

Basiliksimab; Basiliksimabi; Basiliximabum; chRFT5; SDZ-CHI-621. Immunoglobulin G1, anti-(human interleukin 2 receptor) (human-mouse monoclonal CHI621 γ1-chain), disulfide with human-mouse monoclonal CHI621 light chain, dimer.

Базиликсимаб

CAS — 179045-86-4.
ATC — L04AC02.
ATC Vet — QL04AC02.
UNII — 9927MT646M.

不良反应和注意事项

巴利昔单抗偶可出现严重急性超敏反应。这些超敏反应包括风疹、瘙痒、喷嚏、低血压、心动过速、心力衰竭、喘息、呼吸困难、支气管痉挛、肺水肿以及呼吸衰竭。毛细血管漏出综合征以及细胞因子释放综合征亦已见报道。初次用药和再次给药均可出现上述不良反应。在用巴利昔单抗开始治疗之后，如果过早地对患者停用其他免疫抑制药，则可增加超敏反应的发生风险。如发生严重的不良反应则应永久地停药。

巴利昔单抗采用静脉推注给药可致恶心、呕吐和局部反应（如疼痛）。

一般建议妊娠或哺乳期间应避免用巴利昔单抗；从开始治疗前直至停药后 4 个月均应避孕。

对葡萄糖耐量的影响 有研究提示[1]免疫抑制给药方案中的巴利昔单抗可致肾移植患者葡萄糖稳态受损。

1. Aasebø W, *et al.* Impaired glucose homeostasis in renal transplant recipients receiving basiliximab. *Nephrol Dial Transplant* 2010; **25:** 1289–93.

药动学

巴利昔单抗的消除半衰期在成人为 7 天，儿童约为 9 天。

用途和用法

巴利昔单抗是一种小鼠/人嵌合的单克隆抗体，与达克珠单抗相似（第1749页），其功能是作为白介素-2 受体拮抗药，通过与活化的 T 淋巴细胞表面的白介素-2 受体 α 链（CD25 抗原）结合，阻断 T 细胞与白介素-2 结合，从而阻断了 T 细胞增殖的信息。可预防肾移植患者急性移植物排斥反应事件的发生，并且在免疫抑制药疗法中与环孢素和皮质激素合用，亦可与硫唑嘌呤和霉酚酸酯合用。给药方式可采用静脉推注法，或采用 0.9%氯化钠或 5%葡萄糖溶液稀释成通常浓度的 400mg/ml，在 20～30min 内静脉输注。成人的推荐剂量为 20mg，手术前 2h 内给药，并于术后 4 天重复给药 1 次（儿童的给药剂量，见下文**儿童用法**）。如果发生移植物失功或发生严重超敏反应时，则第二次给药应予终止。

儿童用法 注册药品信息建议对 1 岁以上儿童静脉给予巴利昔单抗，可预防对同种异体肾移植急性排斥反应的发生，可在免疫抑制药疗法中与环孢素和皮质激素合用：

- 体重 35kg 以下者：移植术前 2h 内给药 10mg，术后 4 天给药 10mg；
- 体重 35kg 及以上者：移植术前 2h 内给药 20mg，术后 4 天给药 20mg（同成人，见上文**用途和用法**）。

给药方式可采用静脉推注法，或采用 0.9%氯化钠或 5%葡萄糖溶液稀释成通常浓度的 400μg/ml，在20～30min 以内静脉输注。

器官与组织移植 巴利昔单抗可用于诱导疗法以减少肾移植（第1731页）后急性排斥事件的发生率，患者中也包括儿科肾移植受者；通常是与环孢素和皮质激素合用于免疫抑制药疗法。一项小型研究发现巴利昔单抗与二联疗法药物（钙调磷酸酶抑制药和皮质激素）合用可显著地减少排斥事件的发生，但与三联疗法药物（含有霉酚酸）合用疗效则并不显著[1]。一项有关儿科肾移植受者的研究发现，将巴利昔单抗加入到以他克莫司为基本药物的疗法中是安全的，但未见排斥事件发生率的降低[2]。有研究认为抗淋巴细胞免疫球蛋白比巴利昔单抗对减少成人肾移植患者急性排斥事件的发生更为有效[3,4]，尽管有人认为巴利昔单抗在改善儿科患者的临床疗效方面超过抗淋巴细胞免疫球蛋白[5]，亦有人认为各药对移植物 12 个月存活率的影响均相似[6]。有综述[7~9]指出巴利昔单抗用于肾移植是安全而有效的，可减少急性排斥反应的发生率，但未必有益于移植物的长期存活。巴利昔单抗可使皮质激素安全地撤药，或用于无皮质激素免疫抑制疗法。

一项短期研究提示采用单剂量给药法与标准的两剂量给药法相比，二者对降低肾移植急性排斥反应同样有效[10]。

巴利昔单抗亦已试用于肝移植（第1732页）。研究发现与安慰剂相比，该药与二联疗法药物合用可减少成人患者移植术后第 1 年急性排斥反应发生率，其中包括丙型肝炎阳性患者[11]。在小型的儿科研究发现巴利昔单抗与二联疗法药物合用也减少急性移植物排斥的发生率[12,13]。采用巴利昔单抗和他克莫司的无皮质激素免疫抑制疗法，与皮质激素为基本药物的疗法相比，可显著地降低儿科肝移植术后 1 年急性排斥反应的发生率[14,15]。

巴利昔单抗已试用于预防心脏移植[16,17]、肺移植[18,19]和胰腺移植（见第1733页）。有研究报道其对于皮质激素抵抗性急性移植物抗宿主病（GVHD）；见**造血干细胞移植**，第1729页）有效[20]。

1. Lee BM, *et al.* Effect of basiliximab on renal allograft rejection within 1 year after transplantation. *Transplant Proc* 2006; **38:** 2025–8.
2. Grenda R, *et al.* A prospective, randomized, multicenter trial of tacrolimus-based therapy with or without basiliximab in pediatric renal transplantation. *Am J Transplant* 2006; **6:** 1666–72.
3. Heilman RL, *et al.* Acute rejection risk in kidney transplant recipients on steroid-avoidance immunosuppression receiving induction with either antithymocyte globulin or basiliximab. *Transplant Proc* 2006; **38:** 1307–13.
4. Brennan DC, *et al.* Rabbit antithymocyte globulin versus basiliximab in renal transplantation. *N Engl J Med* 2006; **355:** 1967–77.
5. Clark G, *et al.* Improved efficacy of basiliximab over antilymphocyte globulin induction therapy in paediatric renal transplantation. *Nephrol Dial Transplant* 2002; **17:** 1304–9.
6. Josephson MA. Rabbit antithymocyte globulin or basiliximab for induction therapy? *N Engl J Med* 2006; **355:** 2033–5.
7. Chapman TM, Keating GM. Basiliximab: a review of its use as induction therapy in renal transplantation. *Drugs* 2003; **63:** 2803–35.
8. Boggi U, *et al.* A benefit-risk assessment of basiliximab in renal transplantation. *Drug Safety* 2004; **27:** 91–106.
9. McKeage K, McCormack PL. Basiliximab: a review of its use as induction therapy in renal transplantation. *BioDrugs* 2010; **24:** 55–76.
10. Baquero A, *et al.* Basiliximab: a comparative study between the use of the recommended two doses versus a single dose in living donor kidney transplantation. *Transplant Proc* 2006; **38:** 909–10.
11. Neuhaus P, *et al.* Improved treatment response with basiliximab immunoprophylaxis after liver transplantation: results from a double-blind randomized placebo-controlled trial. *Liver Transpl* 2002; **8:** 132–42.
12. Ganschow R, *et al.* First experience with basiliximab in pediatric liver graft recipients. *Pediatr Transplant* 2001; **5:** 353–8.
13. Ganschow R, *et al.* Long-term results of basiliximab induction immunosuppression in pediatric liver transplant recipients. *Pediatr Transplant* 2005; **9:** 741–5.
14. Reding R, *et al.* Steroid-free liver transplantation in children. *Lancet* 2003; **362:** 2068–70.
15. Spada M, *et al.* Randomized trial of basiliximab induction versus steroid therapy in pediatric liver allograft recipients under tacrolimus immunosuppression. *Am J Transplant* 2006; **6:** 1913–21.
16. Segovia J, *et al.* A randomized multicenter comparison of basiliximab and muromonab (OKT3) in heart transplantation: SIMCOR study. *Transplantation* 2006; **81:** 1542–8.
17. Mattei MF, *et al.* Lower risk of infectious deaths in cardiac transplant patients receiving basiliximab versus anti-thymocyte globulin as induction therapy. *J Heart Lung Transplant* 2007; **26:** 693–9.
18. Hachem RR, *et al.* A comparison of basiliximab and anti-thymocyte globulin as induction agents after lung transplantation. *J Heart Lung Transplant* 2005; **24:** 1320–6.
19. Borro JM, *et al.* Comparative study of basiliximab treatment in lung transplantation. *Transplant Proc* 2005; **37:** 3996–8.
20. Funke VAM, *et al.* Therapy for severe refractory acute graft-versus-host disease with basiliximab, a selective interleukin-2 receptor antagonist. *Bone Marrow Transplant* 2006; **37:** 961–5.

皮肤病 有几例研究报道了巴利昔单抗成功地用于治疗银屑病[1~4]（第1510页）、慢性过敏性皮炎[5]（见**湿疹**，第1506页）、扁平苔藓[6]和获得性大疱性表皮松解症[7]（第1507页）。

1. Salim A, *et al.* Successful treatment of severe generalized pustular psoriasis with basiliximab (interleukin-2 receptor blocker). *Br J Dermatol* 2000; **143:** 1121–2.
2. Mrowietz U, *et al.* Treatment of severe psoriasis with anti-CD25 monoclonal antibodies. *Arch Dermatol* 2000; **136:** 675–6.
3. Owen CM, Harrison PV. Successful treatment of severe psoriasis with basiliximab, an interleukin-2 receptor monoclonal antibody. *Clin Exp Dermatol* 2000; **25:** 195–7.
4. Bell HK, Parslew RAG. Use of basiliximab as a cyclosporin-sparing agent in palmoplantar pustular psoriasis with myalgia as an adverse effect. *Br J Dermatol* 2002; **147:** 606–7.
5. Kägi MK, Heyer G. Efficacy of basiliximab, a chimeric anti-interleukin-2 receptor monoclonal antibody, in a patient with severe chronic atopic dermatitis. *Br J Dermatol* 2001; **145:** 350–1.
6. Rebora A, *et al.* Basiliximab is effective for erosive lichen planus. *Arch Dermatol* 2002; **138:** 1100–1.
7. Haufs MG, Haneke E. Epidermolysis bullosa acquisita treated with basiliximab, an interleukin-2 receptor antibody. *Acta Derm Venereol (Stockh)* 2001; **81:** 72.

制剂

专利制剂

Arg.: Simulect; ***Austral.:*** Simulect; ***Belg.:*** Simulect; ***Braz.:*** Simulect; ***Canad.:*** Simulect; ***Chile:*** Simulect; ***Cz.:*** Simulect; ***Denm.:*** Simulect; ***Fin.:*** Simulect; ***Fr.:*** Simulect; ***Ger.:*** Simulect; ***Gr.:*** Simulect; ***Hong Kong:*** Simulect; ***Hung.:*** Simulect; ***Irl.:*** Simulect; ***Israel:*** Simulect; ***Ital.:*** Simulect; ***Malaysia:*** Simulect; ***Mex.:*** Simulect; ***Neth.:*** Simulect; ***Norw.:*** Simulect; ***NZ:*** Simulect; ***Philipp.:*** Simulect; ***Pol.:*** Simulect; ***Port.:*** Simulect; ***Rus.:*** Simulect (Симулект); ***S.Afr.:*** Simulect; ***Singapore:*** Simulect; ***Spain:*** Simulect; ***Swed.:*** Simulect; ***Switz.:*** Simulect; ***Thai.:*** Simulect; ***Turk.:*** Simulect; ***UK:*** Simulect; ***Ukr.:*** Simulect (Симулект); ***USA:*** Simulect; ***Venez.:*** Simulect.

Belatacept (*USAN*, *rINN*) 培拉昔普

Bélatacept; Belataceptum; BMS-224818; LEA-29Y.

Белатацепт

CAS — 706808-37-9.

ATC — L04AA28.

UNII — E3B2GI648A.

简介

培拉昔普是阿巴昔普的衍生物（第 14 页）。属于一种融合蛋白及阻止 T 细胞活化的共刺激阻滞药。培拉昔普对实体器官抑制排斥反应的治疗作用正在研究之中。

1. Vincenti F, *et al.* Costimulation blockade with belatacept in renal transplantation. *N Engl J Med* 2005; **353:** 770–81.
2. Emamaullee J, *et al.* Costimulatory blockade with belatacept in clinical and experimental transplantation - a review. *Expert Opin Biol Ther* 2009; **9:** 789–96.
3. Vincenti F, *et al.* A phase III study of belatacept-based immunosuppression regimens versus cyclosporine in renal transplant recipients (BENEFIT study). *Am J Transplant* 2010; **10:** 535–46.
4. Durrbach A, *et al.* A phase III study of belatacept versus cyclosporine in kidney transplants from expanded criteria donors (BENEFIT-EXT study). *Am J Transplant* 2010; **10:** 547–57.

Belimumab (*USAN*, *rINN*) 贝利木单抗

Bélimumab; Belimumabum. Immunoglobulin G1, anti-(human cytokine BAFF) (human monoclonal LymphoStat-B heavy chain), disulfide with human monoclonal LymphoStat-B λ-chain, dimer.

Белимумаб

CAS — 356547-88-1.

ATC — L04AA26.

注：Benlysta 和 LymphoStat-B 均为贝利木单抗的商品名。

简介

贝利木单抗属于一种人源化单克隆抗体，可抑制 B 淋巴细胞刺激物（BLyS；一种自然发生的蛋白质，为 B 淋巴细胞生长所必需），其对于 SLE 及其他自身免疫性疾病的治疗作用正在研究之中。

1. Ding C. Belimumab, an anti-BLyS human monoclonal antibody for potential treatment of inflammatory autoimmune diseases. *Expert Opin Biol Ther* 2008; **8:** 1805–14.
2. Wallace DJ, *et al.* A phase II, randomized, double-blind, placebo-controlled, dose-ranging study of belimumab in patients with active systemic lupus erythematosus. *Arthritis Rheum* 2009; **61:** 1168–78.
3. Jacobi AM, *et al.* Effect of long-term belimumab treatment on B cells in systemic lupus erythematosus: extension of a phase II, double-blind, placebo-controlled, dose-ranging study. *Arthritis Rheum* 2010; **62:** 201–10.

Ciclosporin (*BAN*, *rINN*) 环孢素

27-400; Ciclosporina; Ciclosporina A; Ciclosporine; Ciclosporinum; Ciklosporin; Ciklosporinas; Cyclosporin; Cyclosporin A; Cyclosporine *(USAN)*; Cyklosporin; OL-27-400; Siklosporiini; Siklosporin. Cyclo{-[4-(*E*)-but-2-enyl-*N*,4-dimethyl-L-threonyl]-L-homoalanyl-(*N*-methylglycyl)-(*N*-methyl-L-leucyl)-L-valyl-(*N*-methyl-L-leucyl)-L-alanyl-D-alanyl-(*N*-methyl-L-leucyl)-(*N*-methyl-L-leucyl)-(*N*-methyl-L-valyl)-}.

Циклоспорин

$C_{62}H_{111}N_{11}O_{12}$ = 1202.6.

CAS — 59865-13-3.

ATC — L04AD01; S01XA18.

ATC Vet — QL04AD01; QS01XA18.

UNII — 83HN0GTJ6D.

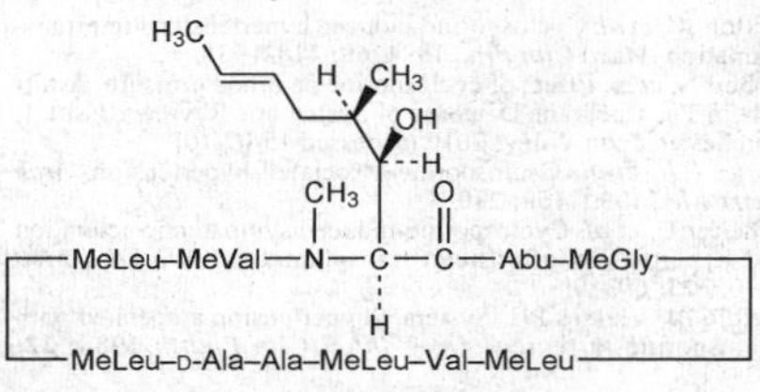

Cyclosporin A

Pharmacopoeias. In *Chin.*, *Eur.* (see p.vii), *Int.*, *Jpn*, and *US.*

Ph. Eur. 6.8（Ciclosporin） 环孢素是自真菌白僵菌属（＝*Tolypocladium inflatum* Gams）培养液或采用其他方法提取制得的产物。为白色或类白色的粉末。几乎不溶于水；易溶于脱水乙醇和二氯甲烷。贮藏于密闭容器中。避光。

USP33（Cyclosporine） 白色或类白色粉末。几乎不溶于水；溶于乙醇、丙酮、氯仿、二氯甲烷、乙醚、甲醇；微溶于饱和烃。贮藏于密闭容器中。避光。

配伍禁忌 增塑剂二乙基己基邻苯二甲酸盐是一种可致癌物，环孢素制剂中添加的聚氧乙烯蓖麻油赋形剂（polyethoxylated castor oil vehicle）[1]，可将这种致癌物从 PVC 容器中溶解并滤出。故这种环孢素制剂既不应通过 PVC 管给药，也不应贮藏于 PVC 容器。聚山梨醇酯 80。在其他的环孢素制剂中也是作为赋形剂，也可从 PVC 管[1]溶解并滤沥出上述致癌性增塑剂，基于同样原因对该制剂亦应引起警惕。英国注册药品信息则进一步建议采用无硅油和脂质的物质作为容器和瓶塞。

环孢素与霉酚酸之间的配伍禁忌，见**霉酚酸**的**配伍禁忌**项下，第1753页。

1. Pearson SD, Trissel LA. Leaching of diethylhexyl phthalate from polyvinyl chloride containers by selected drugs and formulation components. *Am J Hosp Pharm* 1993; **50:** 1405–9.

稳定性 环孢素经 5％葡萄糖或葡萄糖/氨基酸溶液稀释后可稳定超过 72h，室温避光条件下贮藏，稀释于脂肪乳中亦见相似的稳定性，但被 0.9％氯化钠稀释后仅稳定 8h[1]。环孢素在稀释剂中的混合性较差，当环孢素加入到混匀剂后需要强力振摇。环孢素口服溶液（山地明），于临用前混合成为糊状使用，其口服凝胶制剂在铝箔管中至少可稳定地[2]保存 31 天，于 2～37℃贮藏。

1. McLeod HL, *et al.* Stability of cyclosporin in dextrose 5%, NaCl 0.9%, dextrose/amino acid solution, and lipid emulsion. *Ann Pharmacother* 1992; **26:** 172–5.
2. Ghnassia LT, *et al.* Stability of cyclosporine in an extemporaneously compounded paste. *Am J Health-Syst Pharm* 1995; **52:** 2204–7.

不良反应和处置

肾毒性是环孢素主要的不良反应，表现为血清肌氨酐酸和尿素升高。该反应与药物血浆浓度相关，通常减量后可逆转。对肾移植受者来说由药物所致肾毒性与移植物排斥反应的区别往往较为困难。长期治疗过程中可能发生小肠纤维化。

其他常见的不良反应包括高血压、胃肠功能紊乱、疲劳、肝毒性、多毛症、齿龈增生、震颤、头痛、高脂血症、高钾血症、低血镁症、高尿酸血症、感觉异常以及肌肉痉挛和肌痛。较少见贫血症、血小板减少症、皮疹、体重增加、水肿、胰腺炎、肌病，神经病和高血糖症亦有报道。可发生肾小球毛细血管血栓，并可发展为移植物失功。脑病表现为抽搐、谵妄、视物模糊（包括失明）、运动障碍或精神障碍亦有报道。亦可见眼底水肿（包括视盘水肿），偶可出现继发于颅内高压的视力损伤。

静脉给药时可见过敏反应；提示是对静脉制剂中的聚乙烯蓖麻油赋形剂发生的反应。

包括环孢素在内的免疫抑制药治疗，可增加淋巴瘤或其他恶性肿瘤（尤其是皮肤癌）的发生率，故用药时应避免过度暴露于紫外线（UV）。亦可增加感染风险，包括潜伏的病毒感染。BK 病毒相关肾病可致肾移植物失功。

秃头症 虽然环孢素与多毛症相关的报道更多见，但接受环孢素[1]的患者亦可引起秃头症，甚至全部头发脱失的病例亦有报道[2,3]。

1. Davies MG, Bowers PW. Alopecia areata arising in patients receiving cyclosporin immunosuppression. *Br J Dermatol* 1995; **132:** 835–6.
2. Monti M, *et al.* Alopecia universalis in liver transplant patients treated with cyclosporin. *Br J Dermatol* 1995; **133:** 663–4.
3. Parodi A, *et al.* Alopecia universalis and cyclosporin A. *Br J Dermatol* 1996; **135:** 657.

钙调磷酸酶抑制药所致疼痛综合征 钙调磷酸酶抑制药所致疼痛综合征偶可发生于器官或组织移植术后，多与环孢素用药相关，而较少见于他克莫司。该综合征呈现从深部痛、休息痛，到突发剧痛，尤其是骨痛[1]等不同形式。某些病例疼痛类似于电休克，伴有或先于疼痛的剧烈瘙痒[2,3]；其中 1 例患者还可见进行性的痛觉过敏。负重区域通常受到影响，尤其是较低位肢体其疼痛一般为双侧和对称性的。疼痛发作与钙调磷酸酶抑制药的高血浆谷浓度相关。该综合征的机制尚不清，但有研究提示钙调磷酸酶抑制药引起血管改变干扰了骨（血）灌流，导致血管收缩和骨髓水肿[1,4]。抬高腿脚，减少或停用钙调磷酸酶抑制药可缓解疼痛[1]；将一种钙调磷酸酶抑制药更换为另一种也会有不同的结果[4]。对寻常的痛觉缺失的反应常少见，但钙通道阻滞药（如硝苯地平）可有一定缓解效果[1,4]。

1. Elder GJ. From marrow oedema to osteonecrosis: common paths in the development of post-transplant bone pain. *Nephrology (Carlton)* 2006; **11:** 560–7.
2. Noda Y, *et al.* Calcineurin-inhibitor-induced pain syndrome after bone marrow transplantation. *J Anesth* 2008; **22:** 61–3.
3. Kida A, *et al.* Incapacitating lower limb pain syndrome in cord blood stem cell transplant recipients with calcineurin inhibitor. *Pathol Oncol Res* 2004; **10:** 204–6.
4. Lavoratore SR, *et al.* Cyclosporine-induced pain syndrome in a child undergoing hematopoietic stem cell transplant. *Ann Pharmacother* 2009; **43:** 767–71.

致癌性 环孢素用于**器官移植**受者可致恶性肿瘤的发生率增加，尤其是淋巴瘤[1]、皮肤癌和卡波西肉瘤。制药厂商对此进行了一项研究，纳入了至 1984 年 2 月止接受环孢素治疗的 5550 例移植受者，其中 40 例发生了淋巴细胞增殖病，占全部病例的 0.7％，其病变范围为 0.2％～8％[2]。1991 年的一项有关采用环孢素治疗的 132 例儿科肝移植受者研究，发现其中 12 例发生了淋巴细胞增殖病，在移植后最初的 6 年其影响约为每年 2.8％，在 7 年后[3]累计其风险为将近 20％。有证据表明环孢素的致癌性与给药剂量[2,4]有关，并且当与其他强效免疫抑制药[2]合用时其致癌性进一步增高。此外，其致癌性尚呈现地域性，可能反映了环境诱因与遗传易感性的相互作用[5]。

有研究显示在 EB 病毒影响条件下淋巴瘤表现为 B 细胞增殖，该过程通常可被 T 细胞所预防，而环孢素[3]则可特异性地抑制 T 细胞。其结果是，往往是多克隆的，淋巴细胞增殖性肿瘤出现了消退，这是由于受累组织中促进（肿瘤因素）的消除以及免疫抑制药的减量或撤药所致，在大多数病例亦未发生移植物失功[6]。但是，应对这些情况加以高度警惕，因为反应性多克隆病可能演进成为单克隆性的，坦率地说就是恶性型，其临床表现与经典的非霍奇金淋巴瘤难以区别，其预后更差[3]。有趣的是，应用低剂量环孢素疗法可使特异性 T 细胞[7]维持正常的功能，得以清除 EB 病毒感染的 B 细胞，并较之早期的疗法减少了致癌性[4,7]。

接受环孢素治疗者发生皮肤癌的风险被日光暴露所进一步增加[8]。预防性地给予类 A 酸治疗可预防肾移植患者[9]发生皮肤癌。

没有明确的证据表明环孢素的致癌性大于其他免疫抑制药，虽然一项研究表明在 64 例接受环孢素治疗的移植患者中有 14 例发生了发育不良的皮肤损害，而与之相对比的是接受硫唑嘌呤[10]的 33 例患者中有 3 例发生。但一般难以进行这样的比较，因为许多移植患者往往接受多种免疫抑制药治疗。环孢素对**皮肤病**患者的安全性已有研究[11]。尽管有研究报道淋巴瘤及其他皮肤恶性肿瘤患者采用了环孢素进行治疗，一项历时 5 年的队列研究显示并未见淋巴瘤或体内恶性肿瘤发生风险增大。然而，有一种非黑色素瘤皮肤癌的风险有所增加，尤其是鳞状细胞癌，许多患者先前曾有过补骨脂素加紫外线 A（PUVA）、甲氨蝶呤或其他免疫抑制药的暴露（或用药）史。调整这些变量，与环孢素累积治疗 2 年以内相比，研究认为用环孢素累积治疗 2 年以上是非黑色素瘤皮肤癌风险增大的 3 个因素之一[3]。

1. Penn I. Cancers following cyclosporine therapy. *Transplantation* 1987; **43:** 32–5.
2. Beveridge T, *et al.* Lymphomas and lymphoproliferative lesions developing under cyclosporin therapy. *Lancet* 1984; **i:** 788.
3. Malatack JJ, *et al.* Orthotopic liver transplantation, Epstein-Barr virus, cyclosporine, and lymphoproliferative disease: a growing concern. *J Pediatr* 1991; **118:** 667–75.
4. Dantal J, *et al.* Effect of long-term immunosuppression in kidney-graft recipients on cancer incidence: randomised comparison of two cyclosporin regimens. *Lancet* 1998; **351:** 623–8.

5. Newstead CG. Assessment of risk of cancer after renal transplantation. *Lancet* 1998; **351:** 610–11.
6. Starzl TE, *et al.* Reversibility of lymphomas and lymphoproliferative lesions developing under cyclosporin-steroid therapy. *Lancet* 1984; **i:** 583–7.
7. Crawford DH, Edwards JMB. Immunity to Epstein-Barr virus in cyclosporin A-treated renal allograft recipients. *Lancet* 1982; **i:** 1469–70.
8. Stockfleth E, *et al.* Epithelial malignancies in organ transplant patients: clinical presentation and new methods of treatment. *Recent Results Cancer Res* 2002; **160:** 251–8.
9. Bavinck JN, *et al.* Prevention of skin cancer and reduction of keratotic skin lesions during acitretin therapy in renal transplant recipients: a double-blind, placebo-controlled study. *J Clin Oncol* 1995; **13:** 1933–8.
10. Shuttleworth D, *et al.* Epidermal dysplasia and cyclosporine therapy in renal transplant patients: a comparison with azathioprine. *Br J Dermatol* 1989; **120:** 551–4.
11. Behnam SM, *et al.* Review of cyclosporine immunosuppressive safety data in dermatology patients after two decades of use. *J Drugs Dermatol* 2005; **4:** 189–94.

容貌改变 对 11 例接受泼尼松和环孢素联合治疗的肾移植小儿随访 6 个月以上[1]，可见面部容貌明显地变得粗糙。类似的改变亦见于环孢素与苯妥英联合治疗时。1 名肺移植术后 13 岁的患者，采用含有环孢素的免疫抑制药疗法后，发生了毛囊受损而变得面部畸形，在换用他克莫司[2]后症状得以改善。相似地，2 名环孢素治疗所致嘴唇肥厚的儿科患者在换用了他克莫司治疗后症状有所改善[3]。1 例 58 岁的肾移植受者在长期接受环孢素治疗后发生了进行性容貌改变，包括鼻的肿胀变形（肥大性酒渣鼻）[4]，外科手术或物理切除多余组织可能改善容貌。

1. Reznik VM, *et al.* Changes in facial appearance during cyclosporin treatment. *Lancet* 1987; **i:** 1405–7.
2. Chastain MA, Millikan LE. Pilomatrix dysplasia in an immunosuppressed patient. *J Am Acad Dermatol* 2000; **43:** 118–22.
3. Cansick JC, Hulton S-A. Lip hypertrophy secondary to cyclosporin treatment. *Pediatr Nephrol* 2003; **18:** 710–11.
4. Brown S, *et al.* [Minerva picture]. *BMJ* 2005; **330:** 1218.

对血液的影响 红细胞增多症[1,2]和血小板增多症[3]均已见于环孢素治疗的患者，而这两种不良反应均可能与**血栓栓塞性并发症**相关。一项回顾性研究报道了在 90 名接受环孢素和皮质激素的肾同种异体移植患者，其中有 13 名患者发生了 17 件血栓栓塞性事件（肺栓塞、肾静脉血栓、深部-静脉血栓或痔血栓症），而同样 90 名接受硫唑嘌呤为基础药物疗法的患者中仅 1 例出现了表浅性血栓性静脉炎[4]。然而，其他学者对于环孢素较之硫唑嘌呤[5~7]治疗后使血栓栓塞性事件发生增多的观点尚持怀疑态度，一项研究发现结论恰恰相反[8]。

其他影响包括溶血性尿毒症综合征[9]和血小板减少症[10]或白细胞减少症[11]。移植后血栓性微血管病亦已见报道[12,13]。该综合征包括溶血性贫血和血小板减少症，须与肾移植受者的排斥反应相鉴别。这些患者具有血栓性微血管病史，复发的风险高，发病与环孢素治疗无关。

1. Tatman AJ, *et al.* Erythraemia in renal transplant recipients treated with cyclosporin. *Lancet* 1988; **i:** 1279.
2. Innes A, *et al.* Cyclosporin and erythraemia. *Lancet* 1988; **ii:** 285.
3. Itami N, *et al.* Thrombocytosis after cyclosporin therapy in child with nephrotic syndrome. *Lancet* 1988; **ii:** 1018.
4. Vanrenterghem Y, *et al.* Thromboembolic complications and haemostatic changes in cyclosporin-treated cadaveric kidney allograft recipients. *Lancet* 1985; **i:** 999–1002.
5. Bergentz S-E, *et al.* Venous thrombosis and cyclosporin. *Lancet* 1985; **ii:** 101–2.
6. Zazgornik J, *et al.* Venous thrombosis and cyclosporin. *Lancet* 1985; **ii:** 102.
7. Choudhury N, *et al.* Thromboembolic complications in cyclosporin-treated kidney allograft recipients. *Lancet* 1985; **ii:** 606.
8. Allen RD, *et al.* Venous thrombosis and cyclosporin. *Lancet* 1985; **ii:** 1004.
9. Bonser RS, *et al.* Cyclosporin-induced haemolytic uraemic syndrome in liver allograft recipient. *Lancet* 1984; **ii:** 1337.
10. Dejong DJ, Sayler DJ. Possible cyclosporine-associated thrombocytopenia. *DICP Ann Pharmacother* 1990; **24:** 1007.
11. Michel F, *et al.* Bone marrow toxicity of cyclosporin in a kidney transplant patient. *Lancet* 1986; **ii:** 394.
12. Pisoni R, *et al.* Drug-induced thrombotic microangiopathy: incidence, prevention and management. *Drug Safety* 2001; **24:** 491–501.
13. Bren A, *et al.* Follow-up of kidney graft recipients with cyclosporine-associated hemolytic-uremic syndrome and thrombotic microangiopathy. *Transplant Proc* 2005; **37:** 1889–91.

对心血管系统的影响 环孢素的主要心血管不良反应是**高血压**。该反应可能是严重的[1,2]，与剂量相关的[1~3]，尤其在心脏移植或心肺移植患者[4,5]常见。这可能是低血镁所致[6]。其机制可能参与了环孢素诱导的高血压，包括削弱钠消除[7]、升高交感神经活性[4,8]、影响肾前列腺素代谢[3]以及释放强烈的血管收缩药内皮素[10]直接损害内皮细胞[9]，这些作用都可能是由于钙调磷酸酶抑制作用[11]所致。这样，高血压可独立于肾毒性[3,8]而出现，难以采用常规抗高血压药进行治疗[7]。钙通道阻滞药正逐步成为移植术后[1,12]抗高血压的首选药物。重要的是选择一种不与环孢素发生相互作用的药物（见下文**药物相互作用**下的**心血管药**）[1]。亦可用 β 受体阻滞药。一般避免使用利尿药[12]。有关钙通道阻滞药改善环孢素肾毒性的作用，见**地尔硫䓬**（第1222页）、硝苯地平（第1303页）、**维拉帕米**（第1368页）的**移植**项下。高血压偶尔是不可逆性的[3,13]。

雷诺现象 环孢素所致雷诺现象已见报道[14]。相反地，亦有报道环孢素也可致红斑性肢痛病，伴有骨端疼痛性炎症性血管舒张[15]。其可能的血栓栓塞性并发症，见上文**对血液的影响**。

1. Textor SC, *et al.* Cyclosporine-induced hypertension after transplantation. *Mayo Clin Proc* 1994; **69:** 1182–93.
2. Robert N, *et al.* Effect of cyclosporine on blood pressure. Available in The Cochrane Database of Systematic Reviews; Issue 1. Chichester: John Wiley; 2010 (accessed 15/07/10).
3. Porter GA, *et al.* Cyclosporine-associated hypertension. *Arch Intern Med* 1990; **150:** 280–3.
4. Scherrer U, *et al.* Cyclosporine-induced sympathetic activation and hypertension after heart transplantation. *N Engl J Med* 1990; **323:** 693–9.
5. Weidle PJ, Vlasses PH. Systemic hypertension associated with cyclosporine: a review. *Drug Intell Clin Pharm* 1988; **22:** 443–51.
6. June CH, *et al.* Correlation of hypomagnesemia with the onset of cyclosporine-associated hypertension in marrow transplant patients. *Transplantation* 1986; **41:** 47–51.
7. Weinman EJ. Cyclosporine-associated hypertension. *Am J Med* 1989; **86:** 256–7.
8. Mark AL. Cyclosporine, sympathetic activity, and hypertension. *N Engl J Med* 1990; **323:** 748–50.
9. Zaal MJW, *et al.* Is cyclosporin toxic to endothelial cells? *Lancet* 1988; **ii:** 956–7.
10. Deray G, *et al.* Increased endothelin level after cyclosporine therapy. *Ann Intern Med* 1991; **114:** 809.
11. Koomans HA, Ligtenberg G. Mechanisms and consequences of arterial hypertension after renal transplantation. *Transplantation* 2001; **72:** S9–12.
12. Taler SJ, *et al.* Cyclosporin-induced hypertension: incidence, pathogenesis and management. *Drug Safety* 1999; **20:** 437–49.
13. Sennesael JJ, *et al.* Hypertension and cyclosporine. *Ann Intern Med* 1986; **104:** 729.
14. Deray G, *et al.* Cyclosporin and Raynaud phenomenon. *Lancet* 1986; **ii:** 1092–3.
15. Thami GP, Bhalla M. Erythromelalgia induced by possible calcium channel blockade by ciclosporin. *BMJ* 2003; **326:** 910.

对胃肠道的影响 有研究报道[1,2]增加环孢素（给药剂量）[1]或使其全血或血清治疗（药物浓度）升高[2]均可致严重的非特异性大肠炎。

1. Innes A, *et al.* Cyclosporin toxicity and colitis. *Lancet* 1988; **ii:** 957. Correction. *ibid.*; 1094.
2. Bowen JRC, Sahi S. Cyclosporin induced colitis. *BMJ* 1993; **307:** 484.

对葡萄糖耐量的影响 有证据表明环孢素，尤其是高剂量时，可减少胰岛素产生[1]，削弱葡萄糖耐量[2]，偶可致糖尿病[3,4]，尽管环孢素试用于治疗新发性糖尿病时可能有些效果（见下文**用途和用法**项下）。环孢素所致反应性高血糖在肾移植受者中约为 8%，与之相比较接受硫唑嘌呤治疗的患者的发生率约为 5%[4]。

1. Scott JP, Higenbottam TW. Adverse reactions and interactions of cyclosporin. *Med Toxicol* 1983; **3:** 107–27.
2. Gunnarsson R, *et al.* Deterioration in glucose metabolism in pancreatic transplant recipients given cyclosporin. *Lancet* 1983; **ii:** 571–2.
3. Bending JJ, *et al.* Diabetogenic effect of cyclosporin. *BMJ* 1987; **294:** 401–2.
4. Yagisawa T, *et al.* Deterioration in glucose metabolism in cyclosporine-treated kidney transplant recipients and rats. *Transplant Proc* 1986; **18:** 1548–51.

对肾脏的影响 环孢素所致肾毒性有两种截然不同的肾损伤形式[1,2]。

急性肾毒性是剂量相关的，且是可逆的[1~4]。肾毒性在环孢素开始用药后即很快出现，常表现为无症状的血清肌酐升高，调整药物剂量或停药后可迅速改善[2,5]。环孢素肾毒性与肾移植术后急性移植物排斥反应之间可能难以区别[5]。经静脉内给予极高剂量的环孢素（在 60h 内，每 24h 21mg/kg）可引起致命性急性肾小管坏死[6]；另一患者以 30mg/(kg·24h) 的剂量给药，于给药后 18h 发现了该不良反应（并采取了停药措施），肾小管坏死得以部分缓解[7]。

急性环孢素肾毒性可能与肾血管收缩和舒张失平衡相关，可导致肾内血管强烈收缩[1,2]。研究提示对肾素-血管紧张素系统的刺激[5]、自由基损伤[1,2]及交感神经系统的激活[1,5]在其中起了作用；大量的血管活性调节物质，包括前列腺素、血栓烷素、一氧化氮及内皮素-1 也可能参与其中[2,3]。然而，免疫抑制药治疗对血管活性因子影响机制的研究结果仍未明确[1~3]。

慢性肾毒性与环孢素的长期用药相关[2]。慢性环孢素肾毒性与慢性同种异体排斥反应或肾病之间可能难以区分[4,5]。肾小球滤过率降低，在移植术患者可能是不可逆的或仅为部分可逆的[3]。对心脏移植患者给予较高剂量环孢素较之肾移植者更易发展成为终末期肾衰竭[3]。一项以儿科心脏移植患者为对象的研究发现肾功能降低与早期环孢素用药相关[8]。然而，有研究报道在非移植患者，肾功能损害在停用环孢素后得以逆转[3,9]。长期随访并未显示这些患者有肾功能的进行性丧失[3]。慢性肾毒性也与典型的不可逆性组织学改变相关，如间质性纤维化[1~3]，这可能是继发于长时间的肾内血液动力学改变而产生的缺血性损害所致[3]。其机制尚未完全明确，慢性肾毒性可独立出现于急性肾功能障碍、给药剂量或环孢素血浓度等因素之外[4]。

一项回顾性研究显示，在采用环孢素治疗的 89 例儿科肝移植患者中有 24 例发生了获得性囊肿性肾病，而与此相比较，用他克莫司治疗的 146 例患者中仅有 2 例发生；这种差异在随访 5～10 年后愈加明显。用药所致肾损害亦可使肾囊肿发生风险增大。然而，其他因素如移植过程中的肾损伤、高血压，或暴露于其他肾毒性药物亦能造成环孢素与他克莫司所致肾囊肿形成之间的差异性。用环孢素治疗患者的发病率两倍多于用他克莫司同样多年治疗者，囊肿得以发育的时间更多。研究提示环孢素所致间质性纤维化可能是其引起囊肿性肾病的机制之一[10]。

已试用于改善移植患者环孢素所致肾毒性的药物包括钙通道阻滞药［见**地尔硫䓬**（第1222页）、**硝苯地平**（第1303页）以及**维拉帕米**（第1368页）下的**移植**］、可乐定、二氢麦角碱[11~13]、ω-3 甘油三酯[14]、米索前列醇和其他前列腺素同系物[15,16]以及西司他丁[17]。尽管这些药物的疗效已见报道，但采用微乳化制剂经水合作用给药、严密地监测环孢素的血药浓度、采用尽可能低剂量的间歇性给药方法，仍然是降低环孢素肾毒性的主要手段。如出现高血压则应用钙通道阻滞药（见上文**对心血管系统的影响**）。

1. Burdmann EA, *et al.* Cyclosporine nephrotoxicity. *Semin Nephrol* 2003; **23:** 465–76.
2. Cattaneo D, *et al.* Nephrotoxic aspects of cyclosporine. *Transplant Proc* 2004; **36** (suppl): 234S–239S.
3. Leaker B, Cairns HS. Clinical aspects of cyclosporin nephrotoxicity. *Br J Hosp Med* 1994; **52:** 529–34.
4. Vítko Š, Viklický O. Cyclosporine renal dysfunction. *Transplant Proc* 2004; **36** (suppl): 243S–247S.
5. Busauschina A, *et al.* Cyclosporine nephrotoxicity. *Transplant Proc* 2004; **36** (suppl): 229S–233S.
6. Shechter P. Acute tubular necrosis following high-dose cyclosporine A therapy. *Eur J Clin Pharmacol* 1996; **49:** 521–3.
7. Dussol B, *et al.* Acute tubular necrosis induced by high level of cyclosporine A in a lung transplant. *Transplantation* 2000; **70:** 1234–6.
8. Hornung TS, *et al.* Renal function after pediatric cardiac transplantation: the effect of early cyclosporin dosage. *Pediatrics* 2001; **107:** 1346–50.
9. Powles AV, *et al.* Renal function after 10 years' treatment with cyclosporin for psoriasis. *Br J Dermatol* 1998; **138:** 443–9.
10. Calvo-Garcia MA, *et al.* Acquired renal cysts after pediatric liver transplantation: association with cyclosporine and renal dysfunction. *Pediatr Transplant* 2008; **12:** 666–71.
11. Heinrichs DA, *et al.* The effects of co-dergocrine on cyclosporin A pharmacokinetics and pharmacodynamics. *Br J Clin Pharmacol* 1987; **24:** 117–18.
12. Nussenblatt RB, *et al.* Hydergine and cyclosporin nephrotoxicity. *Lancet* 1986; **i:** 1220–1.
13. Kho TL, *et al.* Hydergine and reversibility of cyclosporin nephrotoxicity. *Lancet* 1986; **ii:** 394–5.
14. Stoof TJ, *et al.* Does fish oil protect renal function in cyclosporin-treated psoriasis patients? *Br J Dermatol* 1990; **123:** 535.
15. Moran M, *et al.* Prevention of acute graft rejection by the prostaglandin E_1 analogue misoprostol in renal-transplant recipients treated with cyclosporine and prednisone. *N Engl J Med* 1990; **322:** 1183–8.
16. Di Palo FQ, *et al.* Role of a prostaglandin E_1 analogue in the prevention of acute graft rejection by cyclosporine. *N Engl J Med* 1990; **323:** 832.
17. Tejedor A, *et al.* Cilastatin protection against cyclosporin A-induced nephrotoxicity: clinical evidence. *Curr Med Res Opin* 2007; **23:** 505–13.

对脂质的影响 环孢素治疗可致显著的高脂血症，尤其是增加低密度脂蛋白胆固醇[1,2]和甘油三酯。有关脂蛋白（a）的增加亦已见报道[3]，但尚存在争议[4~6]。环孢素对移植术后血脂的影响大于硫唑嘌呤[7]或他克莫司[8]等已有报道。皮质激素与环孢素合用对脂质[9]的不良反应具有相加的作用。调血脂药可用于降低移植患者的高胆固醇血症。

1. Luke DR, *et al.* Longitudinal study of cyclosporine and lipids in patients undergoing bone marrow transplantation. *J Clin Pharmacol* 1990; **30:** 163–9.
2. Ballantyne CM, *et al.* Effects of cyclosporine therapy on plasma lipoprotein levels. *JAMA* 1989; **262:** 53–6.
3. Webb AT, *et al.* Does cyclosporin increase lipoprotein(a) concentrations in renal transplant recipients? *Lancet* 1993; **341:** 268–70.
4. Kronenberg F, *et al.* Cyclosporin and serum lipids in renal transplant recipients. *Lancet* 1993; **341:** 765.
5. Segarra A, *et al.* Cyclosporin and serum lipids in renal transplant recipients. *Lancet* 1993; **341:** 766.
6. Hunt BJ, *et al.* Does cyclosporin affect lipoprotein(a) concentrations? *Lancet* 1994; **343:** 119–20.
7. Van den Dorpel MA, *et al.* Conversion from cyclosporine A to azathioprine treatment improves LDL oxidation in kidney transplant recipients. *Kidney Int* 1997; **51:** 1608–12.
8. Taylor DO, *et al.* A randomized, multicenter comparison of tacrolimus and cyclosporine immunosuppressive regimens in cardiac transplantation: decreased hyperlipidemia and hypertension with tacrolimus. *J Heart Lung Transplant* 1999; **18:** 336–45.
9. Moore R, *et al.* Calcineurin inhibitors and post-transplant hyperlipidaemias. *Drug Safety* 2001; **24:** 755–66.

对神经系统的影响 环孢素对中枢神经系统（CNS）的不良反应包括震颤[1~4]、共济失调[1~3]、思维混乱[1,2,5]或焦虑[2]、精神抑郁[3]、头痛[2,5]、睡眠障碍[2]、昏睡[1,2,6,7]或昏迷[2,5~7]（1例患者持续昏迷了44天）[8]、抽搐[2,3,5,9~13]、白质脑病脱髓鞘病[2,8,9,13]、皮质盲视野缺损[2,9]、复视[14]、痉挛或肢体瘫痪[1,2]。视性眼阵挛（一种不自主、不随意的眼运动障碍）已见报道[13]。在1例已见报道的后部白质脑病病例中，患者发展成为不可逆性意志力丧失（指意愿活动的执行能力或判断能力损害；言语、活动、思维及情感反应减少）[15]；患者最初表现为食欲减少和活动减少等不易察觉的症状。有时会导致抽搐[11]，但并非总是出现[9,10]。

虽然神经毒性往往在开始治疗1个月内出现，但亦可见延迟出现，有报道1例患者的症状是在环孢素治疗3年后方才出现[16]。严重的CNS毒性发生率多有不同，从肾移植患者的0.1%到骨髓移植受者[12]的1.6%。有证据表明环孢素对神经的严重影响是由于总血清胆固醇浓度[2]降低所致，并在采用静脉内给药方式[2]时发生。神经毒性也与应用脂肪乳剂有关[17]。亦有关于低血镁症的报道[3]，但这也许正是肾毒性的表现[18]。抽搐可见于有癫痫[19]家族史、亚临床铝超载[20]或应用大剂量皮质激素[5,21,22]的患者。

其毒性机制尚不明确，可能是由于血脑屏障[10,12,23]紊乱相关，有研究提示其代谢物M-17或其他代谢物可能参与了神经毒性[6]。环孢素也可能选择性地毒害神经胶质细胞，而且通过钙调磷酸酶抑制作用改变交感神经的传出也可能介导了神经毒性[24]。

钙调磷酸酶抑制药所致疼痛综合征有时与环孢素用药相关，见上文。

1. Atkinson K, *et al.* Cyclosporine-associated central-nervous-system toxicity after allogeneic bone-marrow transplantation. *N Engl J Med* 1984; **310:** 527.
2. de Groen PC, *et al.* Central nervous system toxicity after liver transplantation: the role of cyclosporine and cholesterol. *N Engl J Med* 1987; **317:** 861–6.
3. Thompson CB, *et al.* Association between cyclosporin neurotoxicity and hypomagnesaemia. *Lancet* 1984; **ii:** 1116–20.
4. Munhoz RP, *et al.* Movement disorders secondary to long-term treatment with cyclosporine A. *Arq Neuropsiquiatr* 2005; **63:** 592–6.
5. Taque S, *et al.* Central neurotoxicity of cyclosporine in two children with nephrotic syndrome. *Pediatr Nephrol* 2004; **19:** 276–80.
6. Kunzendorf U, *et al.* Cyclosporin metabolites and central-nervous-system toxicity. *Lancet* 1988; **i:** 1223.
7. Lischke R, *et al.* Cyclosporine-related neurotoxicity in a patient after bilateral lung transplantation for cystic fibrosis. *Transplant Proc* 2004; **36:** 2837–9.
8. Berden JHM, *et al.* Severe central-nervous-system toxicity associated with cyclosporin. *Lancet* 1985; **i:** 219–20.
9. Hughes RL. Cyclosporine-related central nervous system toxicity in cardiac transplantation. *N Engl J Med* 1990; **323:** 420–1.
10. Gottrand F, *et al.* Cyclosporine neurotoxicity. *N Engl J Med* 1991; **324:** 1744–5.
11. Joss DV, *et al.* Hypertension and convulsions in children receiving cyclosporin A. *Lancet* 1982; **i:** 906.
12. Krupp P, *et al.* Encephalopathy associated with fat embolism induced by solvent for cyclosporin. *Lancet* 1989; **i:** 168–9.
13. Marchiori PE, *et al.* Cyclosporine A-induced ocular opsoclonus and reversible leukoencephalopathy after orthotopic liver transplantation: brief report. *Clin Neuropharmacol* 2004; **27:** 195–7.
14. Openshaw H. Eye movement abnormality associated with cyclosporin. *J Neurol Neurosurg Psychiatry* 2001; **70:** 809.
15. Nishie M, *et al.* Posterior encephalopathy subsequent to cyclosporin A presenting as irreversible abulia. *Intern Med* 2003; **42:** 750–5.
16. Welge-Lüssen UC, Gerhartz HH. Late onset of neurotoxicity with cyclosporin. *Lancet* 1994; **343:** 293.
17. De Klippel N. Cyclosporin leukoencephalopathy induced by intravenous lipid solution. *Lancet* 1992; **339:** 1114.
18. Allen RD, *et al.* Cyclosporin and magnesium. *Lancet* 1985; **i:** 1283–4.
19. Velu T, *et al.* Cyclosporin-associated fatal convulsions. *Lancet* 1985; **i:** 219.
20. Nordal KP, *et al.* Aluminium overload, a predisposing condition for epileptic seizures in renal-transplant patients treated with cyclosporin. *Lancet* 1985; **ii:** 153–4.
21. Durrant S, *et al.* Cyclosporin A, methylprednisolone, and convulsions. *Lancet* 1982; **ii:** 829–30.
22. Boogaerts MA, *et al.* Cyclosporin, methylprednisolone, and convulsions. *Lancet* 1982; **ii:** 1216–17.
23. Sloane JP, *et al.* Disturbance of blood-brain barrier after bone-marrow transplantation. *Lancet* 1985; **ii:** 280–1.
24. Bechstein WO. Neurotoxicity of calcineurin inhibitors: impact and clinical management. *Transpl Int* 2000; **13:** 313–26.

对骨骼肌的影响 有报道指出环孢素偶可致肌病[1~6]。制药厂商注意到截至1990年12月已报道的29例病例中，包括毒性或非特异性肌病或轻度感觉运动性神经病，一般呈剂量相关，当与洛伐他汀或秋水仙碱[7]合用时，可发生骨骼肌溶解症。骨骼肌溶解症也见于环孢素与其他他汀类合用时，见下文**药物相互作用**项下的**血脂调节药**。

1. Noppen M, *et al.* Cyclosporine and myopathy. *Ann Intern Med* 1987; **107:** 945–6.
2. Goy J-J. Myopathy as possible side-effect of cyclosporin. *Lancet* 1989; **i:** 1446–7.
3. Grezard O, *et al.* Cyclosporin-induced muscular toxicity. *Lancet* 1990; **335:** 177.
4. Fernandez-Sola J, *et al.* Reversible cyclosporin myopathy. *Lancet* 1990; **335:** 362–3.
5. Wahie S, Meggitt SJ. Myotoxicity occurring with ciclosporin in a patient with atopic dermatitis. *Br J Dermatol* 2005; **153:** 1238.
6. Khan S, *et al.* Musculoskeletal and myotoxic side-effects in a patient treated for psoriasis. *Br J Dermatol* 2006; **155:** 481.
7. Arellano F, Krupp P. Muscular disorders associated with cyclosporin. *Lancet* 1991; **337:** 915.

增生 环孢素可致齿龈肥大或齿龈增生已多有报道：一项综述[1]评估了移植患者中约有30%发生了齿龈增生，文献报道为7%～70%。一项大型研究[2]发现环孢素剂量和血药浓度对其所致齿龈增生发生中是最有意义的危险因素。义齿的存在可能加剧了该反应，良好的口腔卫生习惯可预防或减少齿龈增生[1]。应用硝苯地平（其本身可致齿龈增生）可加重齿龈增生[3]，一项肾移植的群体研究[4]发现氨氯地平比硝苯地平致齿龈增生作用更强。在环孢素减量或停药后齿龈增生可得以逆转，如仍不能奏效，则考虑外科手术切除增生部分[1]。有报道阿奇霉素[5~7]可改善增生。与此相似，甲硝唑对部分[8,9]患者可能也有一定疗效，但并非所有患者[10]。亦有报道[11,12]将环孢素换为他克莫司治疗后，齿龈增生获得明显改善，其中也包括用阿奇霉素[13]治疗无效的病例。

用环孢素治疗的患者中还可见舌乳头增大[14]和皮脂腺增生[15]。

1. Brunet L, *et al.* Gingival enlargement induced by drugs. *Drug Safety* 1996; **15:** 219–31.
2. Thomas DW, *et al.* Risk factors in the development of cyclosporine-induced gingival overgrowth. *Transplantation* 2000; **69:** 522–6.
3. Slavin J, Taylor J. Cyclosporin, nifedipine, and gingival hyperplasia. *Lancet* 1987; **ii:** 739.
4. James JA, *et al.* The calcium channel blocker used with cyclosporin has an effect on gingival overgrowth. *J Clin Periodontol* 2000; **27:** 109–15.
5. Juclgà A, *et al.* The use of azithromycin for cyclosporin-induced gingival overgrowth. *Br J Dermatol* 1998; **138:** 198–9.
6. Nash MM, Zaltzman JS. Efficacy of azithromycin in the treatment of cyclosporine-induced gingival hyperplasia in renal transplant recipients. *Transplantation* 1998; **65:** 1611–15.
7. Citterio F, *et al.* Azithromycin treatment of gingival hyperplasia in kidney transplant recipients is effective and safe. *Transplant Proc* 2001; **33:** 2134–5.
8. Wong W, *et al.* Resolution of cyclosporin-induced gingival hypertrophy with metronidazole. *Lancet* 1994; **343:** 986.
9. Cecchin E, *et al.* Treatment of cyclosporine-induced gingival hypertrophy. *Ann Intern Med* 1997; **126:** 409–10.
10. Aufricht C, *et al.* Oral metronidazole does not improve cyclosporine A-induced gingival hyperplasia. *Pediatr Nephrol* 1997; **11:** 552–5.
11. Thorp M, *et al.* The effect of conversion from cyclosporine to tacrolimus on gingival hyperplasia, hirsutism and cholesterol. *Transplantation* 2000; **69:** 1218–20.
12. James JA, *et al.* Reduction in gingival overgrowth associated with conversion from cyclosporin A to tacrolimus. *J Clin Periodontol* 2000; **27:** 144–8.
13. Vallejo C, *et al.* Resolution of cyclosporine-induced gingival hyperplasia resistant to azithromycin by switching to tacrolimus. *Haematologica* 2001; **86:** 110.
14. Silverberg NB, *et al.* Lingual fungiform papillae hypertrophy with cyclosporin A. *Lancet* 1996; **348:** 967.
15. Boschnakow A, *et al.* Ciclosporin A-induced sebaceous gland hyperplasia. *Br J Dermatol* 2003; **149:** 198–200.

超敏反应 研究发现在静脉输注环孢素的21例患者中有5例发生了超敏反应，是因输注液[1]中含有的聚乙烯蓖麻油赋形剂，使环孢素浓度混合不当所致。有研究指出是由于聚乙烯蓖麻油的首次推注引发了超敏反应。此后的研究指出，环孢素峰浓度升至其预期浓度的9倍，聚乙烯蓖麻油在输注液中的最初的10min仍尚未混匀[2]。在服用环孢素胶囊后发生了过敏性休克的病例亦已见报道。微乳制剂的基质含有玉米油和聚乙烯（40）氢化蓖麻油，与静脉注射制剂中的聚乙烯蓖麻油赋形剂有一定关系，可能是引起类似反应的原因[3]。

1. Liau M, *et al.* High incidence of anaphylactoid reactions to iv cyclosporin A caused by improper dissolution of Cremophor EL. *Clin Pharmacol Ther* 1995; **57:** 209.
2. Liau-Chu M, *et al.* Mechanism of anaphylactoid reactions: improper preparation of high-dose intravenous cyclosporine leads to bolus infusion of Cremophor EL and cyclosporine. *Ann Pharmacother* 1997; **31:** 1287–91.
3. Kuiper RAJ, *et al.* Cyclosporine-induced anaphylaxis. *Ann Pharmacother* 2000; **34:** 858–61.

高尿酸血症 环孢素可致显著的高尿酸血症[1~3]，可使患者（主要是男性）发生严重的痛风性关节炎[1~3]。这提示环孢素可特异性地减少尿酸清除，这是通过其肾非依赖性的机制而影响肾小球滤过[4,5]所致，但目前仍对此存有争议[6]。环孢素所致痛风的治疗难点在于其与NSAIDs之间的药物相互作用可导致肾毒性[5]的加重，且患者如果合用硫唑嘌呤与别嘌醇[7]的话也可能增加骨髓毒性。苯溴马隆是用于治疗高尿酸血症伴有肌酐清除大于25ml/min的肾移植受者的备选药物[8]。

1. Lin H-Y, *et al.* Cyclosporine-induced hyperuricemia and gout. *N Engl J Med* 1989; **321:** 287–92.
2. Kahl LE, *et al.* Gout in the heart transplant recipient: physiologic puzzle and therapeutic challenge. *Am J Med* 1989; **87:** 289–94.
3. Burack DA, *et al.* Hyperuricemia and gout among heart transplant recipients receiving cyclosporine. *Am J Med* 1992; **92:** 141–6.
4. Noordzij TC, *et al.* Cyclosporine-induced hyperuricemia and gout. *N Engl J Med* 1990; **322:** 335.
5. Farge D, *et al.* Hyperuricemia and gouty arthritis in heart transplant recipients. *Am J Med* 1990; **88:** 553.
6. Zürcher RM, *et al.* Hyperuricaemia in cyclosporin-treated patients: a GFR-related effect. *Nephrol Dial Transplant* 1996; **11:** 153–8.
7. Figg WD. Cyclosporine-induced hyperuricemia and gout. *N Engl J Med* 1990; **332:** 334–5.
8. Zürcher RM, *et al.* Excellent uricosuric efficacy of benzbromarone in cyclosporin-A-treated renal transplant patients: a prospective study. *Nephrol Dial Transplant* 1994; **9:** 548–51.

过量 有1例在用250mg（估计为6.25mg/kg）环孢素[1]注射的患者出现了焦虑、腹泻、呕吐和排汗、虚弱和不规则的脉搏。该患者随后发展为心房颤动，用地高辛治疗，在下一个36h出现了轻度肾功能不全的症状。2天后则未见不良反应。在另1例给予1g微乳口服环孢素制剂[2]的患者也偶然出现了心房纤颤。而第3例[3]给予25g环孢素超过8天的患者，则未见肾、肝或神经学毒性。有血压轻度增高和其他症状，包括口腔和手足末梢烧灼感、味觉障碍、面部发红以及胃肠功能紊乱。停用环孢素后2周内症状消失。

1例患者以30mg/h静脉给予环孢素，给药至13h时，发生了严重的脑水肿、脑干压迫，尽管停止了输注[4]，患者仍死亡。

虽然可经透析的环孢素极为微量，全血交换（治疗性红细胞单采术，在血浆交换之后进行）已用于处理不慎给予口服环孢素3.5g的患者；如药物服用过量发现太晚的话则采用活性炭吸附或洗胃的方法，而不宜单独进行血浆交换，因为环孢素在血浆和红细胞之间均可分布。有中毒性肾损害或肝中毒症状的患者，经此处理可得以恢复而无长期后遗症[5]。

给予极高剂量的环孢素可导致肾小管坏死，见上文中**对肾脏的影响**项下。

1. Wallemacq PE, Lesne ML. Accidental massive IV administration of cyclosporine in man. *Drug Intell Clin Pharm* 1985; **19:** 29–30.
2. LoVecchio FA, Goltz HR. Atrial fibrillation following acute overdose with oral cyclosporine. *Ann Pharmacother* 2000; **34:** 405.
3. Baumhefner RW, *et al.* Huge cyclosporin overdose with favourable outcome. *Lancet* 1987; **ii:** 332.
4. de Perrot M, *et al.* Massive cerebral edema after i.v. cyclosporin overdose. *Transplantation* 2000; **70:** 1259–60.
5. Kwon SU, *et al.* Successful whole blood exchange by apheresis in a patient with acute cyclosporine intoxication without long-term sequelae. *J Heart Lung Transplant* 2006; **25:** 483–5.

注意事项

对接受环孢素治疗的患者需常规监测肾和肝功能、血压、血清电解质（主要是钾和镁）。血脂亦应监测。移植患者必须进行血浆环孢素浓度监测。常需根据患者肾损害或其他影响环孢素血浆浓度的因素进行剂量调整。应警惕高尿酸血症的发生，静脉给药时应警惕以往接受过胃肠道外制剂中含聚乙烯蓖麻油的药物或发生过敏反应史的患者。

环孢素不应用于治疗过敏性皮炎、银屑病、或风湿性关节炎伴有持久顽固的肌酐升高、未控制的高血压、未控制的感染或恶性肿瘤患者。除非患者的癌症已经过治疗或其皮肤的癌前病变可接受环孢素作为银屑病的最终治疗手段。银屑病患者应避免接受紫外线照射，并应避免过多的日光暴露。环孢素可增加颅内高压的发生风险。

商品环孢素的口服制剂其生物利用度各不相同，患者应根据其具体的血浆药物浓度监测结果调整各自的剂量（剂量个体化）（见下文**用法**下的**口服**）。应小心使用子宫内节育器，因其在免疫抑制治疗期间可增加感染风险。免疫抑制药也可降低对疫苗的反应，一般应避免应用活疫苗，以免引起播散性感染，见下文**疫苗**。

哺乳 American Academy of Pediatrics认为环孢素可能抑制乳儿的免疫系统[1]。但是，一项对给婴儿[1]哺乳的给予环孢素母亲的研究[2]发现，婴幼儿所摄取的药物量在其血液中无法检测到。

另有1例母乳喂养的婴儿每日摄入环孢素的量为100μg/kg[3]。

1. American Academy of Pediatrics. The transfer of drugs and other chemicals into human milk. *Pediatrics* 2001; **108:** 776–89. [Retired May 2010] Correction. *ibid.*; 1029. Also available at: http://aappolicy.aappublications.org/cgi/content/full/pediatrics%3b108/3/776 (accessed 15/01/08)
2. Nyberg G, *et al.* Breast feeding during treatment with cyclosporine. *Transplantation* 1998; **65:** 253–5.
3. Thiru Y, *et al.* Successful breast feeding while mother was taking cyclosporin. *BMJ* 1997; **315:** 463.

卟啉病 环孢素对卟啉病患者可能具有危险性，因其在动物中可产生卟啉原。但据报道1例伴有急性间歇性卟啉病的患者移植术前与术后给予环孢素未见症状的恶化[1,2]。

1. Barone GW, *et al.* The tolerability of newer immunosuppressive medications in a patient with acute intermittent porphyria. *J Clin Pharmacol* 2001; **41:** 113–15.
2. Warholm C, Wilczek H. Renal transplantation in a case of acute intermittent porphyria. *J Clin Pharmacol* 2003; **43:** 1158–60.

妊娠 环孢素已成功地应用于妊娠妇女。但是一般而言与其他免疫抑制药相似，致胎儿成长延迟可能是重要的问题[1~4]。患者伴有高血压或移植物功能不全，更可能产生不良后果，因此患者应具有稳定的移植物功能，并在考虑妊娠[1,2]之前维持治疗。血清环孢素浓度可能在妊娠期间[2,3,5]降低，尽管需要频繁地监测血药浓度，妊娠对免疫状态的改变可能保护性地拮抗排斥事件[5]。环孢素的剂量应尽可能地降低以维持疗效，一项回顾性研究[5]建议每日剂量应低于5mg/kg。

有1例关于应用环孢素的母亲其婴儿出生后发现骨畸形，引起右腿发育不全的报道[6]。

1. Armenti VT, *et al.* Variables affecting birthweight and graft survival in 197 pregnancies in cyclosporine-treated female kidney transplant recipients. *Transplantation* 1995; **59:** 476–9.
2. Armenti VT, *et al.* National Transplantation Pregnancy Registry (NTPR): cyclosporine dosing and pregnancy outcome in female renal transplant recipients. *Transplant Proc* 1996; **28:** 2111–12.
3. Huynh LA, Min DI. Outcomes of pregnancy and the management of immunosuppressive agents to minimize fetal risks in organ transplant patients. *Ann Pharmacother* 1994; **28:** 1355–6.
4. Lamarque V, *et al.* Analysis of 629 pregnancy outcomes in transplant recipients treated with Sandimmun. *Transplant Proc* 1997; **29:** 2480.
5. Thomas AG, *et al.* The effect of pregnancy on cyclosporine levels in renal allograft patients. *Obstet Gynecol* 1997; **90:** 916–19.
6. Pujals JM, *et al.* Osseous malformation in baby born to woman on cyclosporin. *Lancet* 1989; **i:** 667.

药物相互作用

环孢素在肝脏中广泛代谢，血浆环孢素浓度可受肝酶诱导剂或竞争性抑制剂影响，尤其是细胞色素P450同工酶CYP3A4。例如卡马西平、奈韦拉平、苯妥英、苯巴比妥、利福平、圣约翰草和其他肝酶诱导剂均可导致环孢素的血浆浓度降低，而某些抗真菌药、大环内酯类抗菌药、HIV-蛋白酶抑制药、非核苷类逆转录酶抑制药、某些钙通道阻滞药、性激素、皮质激素以及西柚汁则增加环孢素的血浆药物浓度。在移植患者应经常检测血浆环孢素浓度，且于必要时调整环孢素剂量，尤其是当开始合用或撤去其他药物时。

与他汀类合用可能增加肌病或骨骼肌溶解症的发生风险。应避免合用保钾利尿药，因其可致高钾血症的发生，患者亦应避免从饮食中摄入过多的钾。与氨氯地平或硝苯地平合用可致齿龈增生。

在环孢素给药治疗期间，接种疫苗可能不易奏效，一般应避免给予活疫苗。

应警惕环孢素与其他肾毒性药物合用。

有关环孢素药物相互作用的参考文献如下。

1. Yee GC, McGuire TR. Pharmacokinetic drug interactions with cyclosporin. *Clin Pharmacokinet* 1990; **19:** 319–32 and 400–15.
2. Lake KD, Canafax DM. Important interactions of drugs with immunosuppressive agents used in transplant recipients. *J Antimicrob Chemother* 1995; **36** (suppl B): 11–22.
3. Campana C, *et al.* Clinically significant drug interactions with cyclosporin: an update. *Clin Pharmacokinet* 1996; **30:** 141–79.
4. Chan L-N. Drug-nutrient interactions in transplant recipients. *J Parenter Enteral Nutr* 2001; **25:** 132–41.

抗菌药 氨基糖苷类 环孢素[1,2]与氨基糖苷类合用可增加肾毒性已见报道。但是，一项回顾性研究分析了21例接受环孢素的同种异体骨髓移植患者，如出现发热和嗜中性粒细胞减少症时，合用了氨基糖苷类，较之未接受环孢素的20例自体骨髓移植受者，并未见较大的肾毒性发生，提示这些药物在小心的监测之下，能与环孢素合用[3]。

1. Termeer A, *et al.* Severe nephrotoxicity cause by the combined use of gentamicin and cyclosporine in renal allograft recipients. *Transplantation* 1986; **42:** 220–1.
2. Morales JM, *et al.* Reversible acute renal toxicity by toxic sinergic effect between gentamicin and cyclosporine. *Clin Nephrol* 1988; **29:** 272.
3. Chandrasekar PH, Cronin SM. Nephrotoxicity in bone marrow transplant recipients receiving aminoglycoside plus cyclosporine or aminoglycoside alone. *J Antimicrob Chemother* 1991; **27:** 845–9.

氯霉素 与氯霉素合用后环孢素浓度升高已见报道[1~3]。如果这些药物合用，则应监测环孢素谷浓度[3]。

1. Steinfort CL, McConachy KA. Cyclosporin-chloramphenicol drug interaction in a heart-lung transplant recipient. *Med J Aust* 1994; **161:** 455.
2. Bui LL, Huang DD. Possible interaction between cyclosporine and chloramphenicol. *Ann Pharmacother* 1999; **33:** 252–3.
3. Mathis AS, *et al.* Interaction of chloramphenicol and the calcineurin inhibitors in renal transplant recipients. *Transpl Infect Dis* 2002; **4:** 169–74.

氟喹诺酮类 有研究指出喹诺酮环丙沙星对环孢素的药动学并无影响[1~3]。然而，有报道在给予环丙沙星的患者，环孢素浓度未见改变而肾毒性有所增大[4]，另有研究则显示既有肾毒性增大又有环孢素浓度增加[5]。此外，一项小型病例对照研究提示环丙沙星可增加移植排斥反应[6]。有报道诺氟沙星减少儿科患者环孢素的清除并增加其血药浓度[7]，可能是通过抑制环孢素代谢所致。左氧氟沙星并不改变环孢素在健康者中的药动学[8]，但一项对肾移植患者的研究发现，左氧氟沙星部分地抑制环孢素代谢[9]；未见对环孢素的不良反应，亦未见对其前述治疗学浓度的影响。

1. Hooper TL, *et al.* Ciprofloxacin: a preferred treatment for legionella infections in patients receiving cyclosporin A. *J Antimicrob Chemother* 1988; **22:** 952–3.
2. Tan KKC, *et al.* Co-administration of ciprofloxacin and cyclosporin: lack of evidence for a pharmacokinetic interaction. *Br J Clin Pharmacol* 1989; **28:** 185–7.
3. Krüger HU, *et al.* Investigation of potential interaction of ciprofloxacin with cyclosporine in bone marrow transplant recipients. *Antimicrob Agents Chemother* 1990; **34:** 1048–52.
4. Elston RA, Taylor J. Possible interaction of ciprofloxacin with cyclosporin A. *J Antimicrob Chemother* 1988; **21:** 679–80.
5. Nasir M, *et al.* Interaction between ciclosporin and ciprofloxacin. *Nephron* 1991; **57:** 245–6.
6. Wrishko RE, *et al.* Investigation of a possible interaction between ciprofloxacin and cyclosporine in renal transplant patients. *Transplantation* 1997; **64:** 996–9.
7. McLellan RA, *et al.* Norfloxacin interferes with cyclosporine disposition in pediatric patients undergoing renal transplantation. *Clin Pharmacol Ther* 1995; **58:** 322–7.
8. Doose DR, *et al.* Levofloxacin does not alter cyclosporine disposition. *J Clin Pharmacol* 1998; **38:** 90–93.
9. Federico S, *et al.* Pharmacokinetic interaction between levofloxacin and ciclosporin or tacrolimus in kidney transplant recipients: ciclosporin, tacrolimus and levofloxacin in renal transplantation. *Clin Pharmacokinet* 2006; **45:** 169–75.

林可酰胺类 对2名肺移植患者口服给予氯林可霉素治疗肺部感染时，可使环孢素血药浓度降低，而每日所需剂量增加。对2名患者一旦停用氯林可霉素，则环孢素仍可用初始剂量给药。作者提示如采用这种联合用药方式，则应密切监测环孢素血药浓度[1]。

1. Thurnheer R, *et al.* Possible interaction between clindamycin and cyclosporin. *BMJ* 1999; **319:** 163.

大环内酯类 与红霉素[1~4]合用可使环孢素浓度显著升高已见报道。其机制可能是减少了环孢素的肝代谢以及增加其胃肠道吸收[5]所致。与此相似环孢素浓度升高还可见于与其他大环内酯类抗菌药合用后，包括克拉霉素[6~8]、交沙霉素[9,10]、麦迪霉素[11]、醋酸麦迪霉素[12]以及结构相关的链阳菌素类普那霉素[13]和奎奴普丁/达福普汀[14]。与罗红霉素[15]合用可见环孢素血浓度轻度增加。2例患者[16,17]与阿奇霉素合用后环孢素血药浓度增加，但一项对6例患者的研究未见影响[18]。合用螺旋霉素未见对环孢素[19,20]药动学的影响。

1. Ptachcinski RJ, *et al.* Effect of erythromycin on cyclosporine levels. *N Engl J Med* 1985; **313:** 1416–17.
2. Martell R, *et al.* The effects of erythromycin in patients treated with cyclosporine. *Ann Intern Med* 1986; **104:** 660–1.
3. Wadhwa NK, *et al.* Interaction between erythromycin and cyclosporine in a kidney and pancreas allograft recipient. *Ther Drug Monit* 1987; **9:** 123–5.
4. Gupta SK, *et al.* Cyclosporin-erythromycin interaction in renal transplant patients. *Br J Clin Pharmacol* 1989; **27:** 475–81.
5. Ignoffo RJ, Kim LE. Erythromycin and cyclosporine drug interaction. *DICP Ann Pharmacother* 1991; **25:** 30–1.
6. Ferrari SL, *et al.* The interaction between clarithromycin and cyclosporine in kidney transplant recipients. *Transplantation* 1994; **58:** 725–7.
7. Treille S, *et al.* Kidney graft dysfunction after drug interaction between clarithromycin and cyclosporin. *Nephrol Dial Transplant* 1996; **11:** 1192–3.
8. Sádaba B, *et al.* Concurrent clarithromycin and cyclosporin A treatment. *J Antimicrob Chemother* 1998; **42:** 393–5.
9. Kreft-Jais C, *et al.* Effect of josamycin on plasma cyclosporine levels. *Eur J Clin Pharmacol* 1987; **32:** 327–8.
10. Azanza JR, *et al.* Possible interaction between cyclosporine and josamycin: a description of three cases. *Clin Pharmacol Ther* 1992; **51:** 572–5.
11. Alfonso I, *et al.* Interaction between cyclosporine A and midecamycin. *Eur J Clin Pharmacol* 1997; **52:** 79–80.
12. Couet W, *et al.* Effect of ponsinomycin on cyclosporin pharmacokinetics. *Eur J Clin Pharmacol* 1990; **39:** 165–7.
13. Garraffo R, *et al.* Pristinamycin increases cyclosporin blood levels. *Med Sci Res* 1987; **15:** 461.
14. Stamatakis MK, Richards JG. Interaction between quinupristin/dalfopristin and cyclosporine. *Ann Pharmacother* 1997; **31:** 576–8.
15. Billaud EM, *et al.* Interaction between roxithromycin and cyclosporin in heart transplant patients. *Clin Pharmacokinet* 1990; **19:** 499–502.
16. Ljutic D, Rumboldt Z. Possible interaction between azithromycin and cyclosporin: a case report. *Nephron* 1995; **70:** 130.
17. Page RL, *et al.* Possible interaction between intravenous azithromycin and oral cyclosporine. *Pharmacotherapy* 2001; **21:** 1436–43.
18. Gómez E, *et al.* Interaction between azithromycin and cyclosporin? *Nephron* 1996; **73:** 724.
19. Vernillet L, *et al.* Lack of effect of spiramycin on cyclosporin pharmacokinetics. *Br J Clin Pharmacol* 1989; **27:** 789–94.
20. Kessler M, *et al.* Lack of effect of spiramycin on cyclosporin pharmacokinetics. *Br J Clin Pharmacol* 1990; **29:** 370–1.

青霉素类 1例合用萘夫西林[1]的患者出现环孢素血浆浓度减少。相反，另一项研究报道了环孢素与萘夫西林合用增加了肾毒性但未出现环孢素浓度增加[2]。据报道1例患者用替卡西林治疗后出现环孢素血药浓度升高[3]。

1. Veremis SA, *et al.* Subtherapeutic cyclosporine concentrations during nafcillin therapy. *Transplantation* 1987; **43:** 913–15.
2. Jahansouz F, *et al.* Potentiation of cyclosporine nephrotoxicity by nafcillin in lung transplant recipients. *Transplantation* 1993; **55:** 1045–8.
3. Lambert C, *et al.* Interaction ciclosporine-ticarcilline chez un transplanté rénal. *Presse Med* 1989; **18:** 230.

利福霉素类 已报道[1,3]有关合用利福平可使环孢素血药浓度显著减少[1~5]，并引起移植物排斥。虽然推测这可能是由于利福平诱导环孢素的肝脏代谢所致，但有研究提示利福平可能是减少了环孢素的吸收或诱导了肠代谢，导致其生物利用度的减少[6]。在另1例患者[7]，利福平的局部应用也与环孢素血药浓度减少相关；撤去利福平后环孢素浓度立即升高，提示其影响并不是由于利福平对酶的诱导。

1. Langhoff E, Madsen S. Rapid metabolism of cyclosporin and prednisone in kidney transplant patient receiving tuberculostatic treatment. *Lancet* 1983; **ii:** 1031.
2. Daniels NJ, *et al.* Interaction between cyclosporin and rifampicin. *Lancet* 1984; **ii:** 639.
3. Allen RDM, *et al.* Cyclosporin and rifampicin in renal transplantation. *Lancet* 1985; **i:** 980.
4. Freitag VL, *et al.* Effect of short-term rifampin on stable cyclosporine concentrations. *Ann Pharmacother* 1999; **33:** 871–2.
5. Zelunka EJ. Intravenous cyclosporine-rifampin interaction in a pediatric bone marrow transplant recipient. *Pharmacotherapy* 2002; **22:** 387–90.
6. Hebert MF, *et al.* Bioavailability of cyclosporine with concomitant rifampin administration is markedly less than predicted by hepatic enzyme induction. *Clin Pharmacol Ther* 1992; **52:** 453–7.
7. Renoult E, *et al.* Effect of topical rifamycin SV treatment on cyclosporin A blood levels in a renal transplant recipient. *Eur J Clin Pharmacol* 1991; **40:** 433–4.

链阳菌素类 与普那霉素和奎奴普丁/达福普汀合用治疗后出现环孢素血浓度增加（见上文的大环内酯类）。

磺胺类 静脉给药，而非口服，磺胺和甲氧苄啶合用可使环孢素浓度降低至治疗值[1,2]以下。口服磺胺嘧啶具有类似的影响[3]。相反，甲氧苄啶和复方磺胺甲噁唑可引起血清肌酐升高，因此可能参与了环孢素所致肾毒性[4,5]。

1. Wallwork J, *et al.* Cyclosporin and intravenous sulphadimidine and trimethoprim therapy. *Lancet* 1983; **i:** 366–7.
2. Jones DK, *et al.* Serious interaction between cyclosporin A and sulphadimidine. *BMJ* 1986; **292:** 728–9.
3. Spes CH, *et al.* Sulfadiazine therapy for toxoplasmosis in heart transplant recipients decreases cyclosporine concentration. *Clin Investig* 1992; **70:** 752–4.
4. Thompson JF, *et al.* Nephrotoxicity of trimethoprim and cotrimoxazole in renal allograft recipients treated with cyclosporine. *Transplantation* 1983; **36:** 204–6.
5. Ringden O, *et al.* Nephrotoxicity by co-trimoxazole and cyclosporin in transplanted patients. *Lancet* 1984; **i:** 1016.

替加环素 1名肾移植患者用替加环素进行抗菌治疗时可见环孢素血药浓度显著增高[1]，如患者呈现肾毒性迹象，则环孢素每日剂量应逐日递减50%。抗菌治疗3天后结束给药，而环孢素重新增至先前剂量以便维持治疗的有效血药浓度。

1. Stumpf AN, *et al.* High serum concentrations of ciclosporin related to administration of tigecycline. *Eur J Clin Pharmacol* 2009; **65:** 101–3.

抗抑郁药 对采用环孢素在内的免疫抑制药疗法的心脏移植患者给予氟西汀后，引起环孢素血药谷浓度显著升高，其浓度值约为治疗初始时的2倍，使环孢素[1]不得不减量。在撤去氟西汀后，环孢素血药浓度[2]下降，给药剂量得以增加。但一项在另外13名患者的研究发现，与氟西汀合用后未见任何环孢素浓度的改变。在心脏移植患者应用奈法唑酮[3]后，环孢素浓度几乎增加了10倍，有2例有关环孢素毒性的病例报道[4]认为是由于与奈法唑酮和氟伏沙明合用导致了在肾移植受者的药物间相互作用。对1名10岁非洲裔美国人心脏移植受者，开始给予安非拉酮治疗22天后，环孢素血药浓度有所降低。此后尽管增加了环孢素剂量，环孢素血药浓度仍进一步减少，需要另行增加环孢素剂量，最终不得不停用安非拉酮[5]。

1. Horton RC, Bonser RS. Interaction between cyclosporin and fluoxetine. *BMJ* 1995; **311:** 422.
2. Strouse TB, *et al.* Fluoxetine and cyclosporine in organ transplantation: failure to detect significant drug interactions or adverse clinical events in depressed organ recipients. *Psychosomatics* 1996; **37:** 23–30.
3. Wright DH, *et al.* Nefazodone and cyclosporine drug-drug interaction. *J Heart Lung Transplant* 1999; **18:** 913–15.
4. Vella JP, Sayegh MH. Interactions between cyclosporine and newer antidepressant medications. *Am J Kidney Dis* 1998; **31:** 320–3.
5. Lewis BR, *et al.* Pharmacokinetic interactions between cyclosporine and bupropion or methylphenidate. *J Child Adolesc Psychopharmacol* 2001; **11:** 193–8.

圣约翰草 圣约翰草可减少环孢素血浆水平[1]。这可导致移植患者[2]急性排斥事件的发生，故两种药物不应合用[3]。

1. Bauer S, *et al.* Alterations in cyclosporin A pharmacokinetics and metabolism during treatment with St John's wort in renal transplant patients. *Br J Clin Pharmacol* 2003; **55:** 203–11.

2. Ernst E. St John's wort supplements endanger the success of organ transplantation. *Arch Surg* 2002; **137:** 316–19.
3. CSM/MCA Reminder: St John's wort (Hypericum perforatum) interactions. *Current Problems* 2000; **26:** 6–7.

抗糖尿病药 有报道 6 位患者用格列本脲与环孢素合用后使环孢素稳态血药浓度增加了 57%，提示在二药合用时需调整给药剂量[1]。

有关环孢素对瑞格列奈的影响，见**瑞格列奈的药物相互作用**项下（第436页）。

1. Islam SI, *et al.* Possible interaction between cyclosporine and glibenclamide in posttransplant diabetic patients. *Ther Drug Monit* 1996; **18:** 624–6.

抗癫痫药 抗癫痫药卡马西平[1~3]、苯巴比妥[4]和苯妥英[5]均为肝细胞色素 P450 酶诱导剂，合用时可减少环孢素血药浓度。奥卡西平也减少伴有癫痫的肾移植受者的环孢素血药谷浓度；故应通过增加环孢素剂量校正其血药浓度。奥卡西平的剂量也随之减少，这是由于低钠血症所致，此后环孢素浓度仍然保持稳定[6]。丙戊酸钠与环孢素合用未见明显的药物间相互作用[1,2]。

1. Hillebrand G, *et al.* Valproate for epilepsy in renal transplant recipients receiving cyclosporine. *Transplantation* 1987; **43:** 915–16.
2. Schofield OMV, *et al.* Cyclosporin A in psoriasis: interaction with carbamazepine. *Br J Dermatol* 1990; **122:** 425–6.
3. Cooney GF, *et al.* Effects of carbamazepine on cyclosporine metabolism in pediatric renal transplant recipients. *Pharmacotherapy* 1995; **15:** 353–6.
4. Carstensen H, *et al.* Interaction between cyclosporin A and phenobarbitone. *Br J Clin Pharmacol* 1986; **21:** 550–1.
5. Freeman DJ, *et al.* Evaluation of cyclosporin-phenytoin interaction with observations on cyclosporin metabolites. *Br J Clin Pharmacol* 1984; **18:** 887–93.
6. Rösche J, *et al.* Possible oxcarbazepine interaction with cyclosporine serum levels: a single case study. *Clin Neuropharmacol* 2001; **24:** 113–16.

抗真菌药 咪唑类中的酮康唑是一种强力的肝细胞色素 P450 酶抑制剂，当酮康唑作为抗真菌药[1~4]加入到常规给药方案中时，可显著增加血中环孢素浓度。利用这种药物间相互作用，同样地应用钙通道阻滞药（见下文），使环孢素在较低给药剂量[5~8]时，其血药浓度达到了治疗所需的水平。但是，因这种方法可引起环孢素的药动学发生相当大的变化而未受好评[9]。当采用环孢素的微乳化制剂[10]（见下文**药动学**项下的**吸收**）与酮康唑合用时，并未见到环孢素的生物利用度得以改善，提示此时其生物利用度已经达到最大。环孢素血药浓度增加也见于与伊曲康唑合用时[11,12]，也提示这种药物相互作用方式类似于酮康唑[13]，可使环孢素给药剂量降低。伏立康唑也可增加对环孢素的暴露，且环孢素浓度应该严密地监测[14,15]。有一项独立的研究显示增加环孢素血浆浓度与咪康唑合用相关[16]。然而，虽然有研究报道了氟康唑[17,18]与环孢素之间也有这样的药物相互作用，但一项小型研究未能观察到二者之间任何显著性的相互作用[19,20]，提示这种相互作用可能仅在高剂量氟康唑[21]时发生，或者性别和种族也在其中起了作用[18]。

如果环孢素与两性霉素 B[22,23]合用则可增加肾毒性，而脂质体两性霉素 B 可能加剧环孢素神经毒性[24]亦已见报道。与灰黄霉素[25]合用可致环孢素浓度减少已见报道。与特比萘芬[26]合用亦可减少环孢素浓度。米卡芬净可在一定程度上抑制环孢素代谢，然而，在少数患者可致环孢素浓度显著增加[27]。

1. Ferguson RM, *et al.* Ketoconazole, cyclosporin metabolism, and renal transplantation. *Lancet* 1982; **ii:** 882–3.
2. Dieperink H, Møller J. Ketoconazole and cyclosporin. *Lancet* 1982; **ii:** 1217.
3. Shepard JH, *et al.* Cyclosporine-ketoconazole: a potentially dangerous drug-drug interaction. *Clin Pharm* 1986; **5:** 468.
4. Gomez DY, *et al.* The effects of ketoconazole on the intestinal metabolism and bioavailability of cyclosporine. *Clin Pharmacol Ther* 1995; **58:** 15–19.
5. First MR, *et al.* Concomitant administration of cyclosporin and ketoconazole in renal transplant recipients. *Lancet* 1989; **ii:** 1198–1201.
6. Keogh A, *et al.* Ketoconazole to reduce the need for cyclosporine after cardiac transplantation. *N Engl J Med* 1995; **333:** 628–33.
7. El-Husseini A, *et al.* Concomitant administration of cyclosporine and ketoconazole in idiopathic nephrotic syndrome. *Nephrol Dial Transplant* 2004; **19:** 2266–71.
8. El-Husseini A, *et al.* Co-administration of cyclosporine and ketoconazole in idiopathic childhood nephrosis. *Pediatr Nephrol* 2004; **19:** 976–81.
9. Frey FJ. Concomitant cyclosporin and ketoconazole. *Lancet* 1990; **335:** 109–10.
10. Akhlaghi F, *et al.* Pharmacokinetics of cyclosporine in heart transplant recipients receiving metabolic inhibitors. *J Heart Lung Transplant* 2001; **20:** 431–8.
11. Kramer MR, *et al.* Cyclosporine and itraconazole interaction in heart and lung transplant recipients. *Ann Intern Med* 1990; **113:** 327–9.
12. Leather H, *et al.* Pharmacokinetic evaluation of the drug interaction between intravenous itraconazole and intravenous tacrolimus or intravenous cyclosporin A in allogeneic hematopoietic stem cell transplant recipients. *Biol Blood Marrow Transplant* 2006; **12:** 325–34.
13. Florea NR, *et al.* Beneficial pharmacokinetic interaction between cyclosporine and itraconazole in renal transplant recipients. *Transplant Proc* 2003; **35:** 2873–7.
14. Romero AJ, *et al.* Effect of voriconazole on the pharmacokinetics of cyclosporine in renal transplant patients. *Clin Pharmacol Ther* 2002; **71:** 226–34.
15. Groll AH, *et al.* Pharmacokinetic interaction between voriconazole and ciclosporin A following allogeneic bone marrow transplantation. *J Antimicrob Chemother* 2004; **53:** 113–14.
16. Horton CM, *et al.* Cyclosporine interactions with miconazole and other azole-antimycotics: a case report and review of the literature. *J Heart Lung Transplant* 1992; **11:** 1127–32.
17. Collignon P, *et al.* Interaction of fluconazole with cyclosporin. *Lancet* 1989; **i:** 1262.
18. Mathis AS, *et al.* Sex and ethnicity may chiefly influence the interaction of fluconazole with calcineurin inhibitors. *Transplantation* 2001; **71:** 1069–75.
19. Krüger HU, *et al.* Absence of significant interaction of fluconazole with cyclosporin. *J Antimicrob Chemother* 1989; **24:** 781–6.
20. Ehninger G, *et al.* Interaction of fluconazole with cyclosporin. *Lancet* 1989; **ii:** 104–5.
21. López-Gil JA. Fluconazole-cyclosporine interaction: a dose-dependent effect? *Ann Pharmacother* 1993; **27:** 427–30.
22. Kennedy MS, *et al.* Acute renal toxicity with combined use of amphotericin B and cyclosporine after marrow transplantation. *Transplantation* 1983; **35:** 211–15.
23. Furrer K, *et al.* Nephrotoxicity of cyclosporine A and amphotericin B-deoxycholate as continuous infusion in allogenic stem cell transplantation. *Swiss Med Wkly* 2002; **132:** 316–20.
24. Ellis ME, *et al.* Is cyclosporin neurotoxicity enhanced in the presence of liposomal amphotericin B? *J Infect* 1994; **29:** 106–7.
25. Abu-Romeh SH, *et al.* Ciclosporin A and griseofulvin: another drug interaction. *Nephron* 1991; **58:** 237.
26. Lo ACY, *et al.* The interaction of terbinafine and cyclosporine A in renal transplant patients. *Br J Clin Pharmacol* 1997; **43:** 340–1.
27. Hebert MF, *et al.* Concomitant cyclosporine and micafungin pharmacokinetics in healthy volunteers. *J Clin Pharmacol* 2005; **45:** 954–60.

抗痛风药 1 名已数年接受维持剂量环孢素治疗的患者，当给药剂量为 175mg，每日 2 次时，相应地其全血药谷浓度约为 130ng/ml；当与每日剂量 200mg 的别嘌醇联合治疗 2 个月后，环孢素血药浓度则升至 410ng/ml[1]。停用别嘌醇数周后，环孢素血药浓度方才降至联合用药前的水平，且玫瑰花环再次激发形成。此后减小了环孢素剂量。在包含环孢素的免疫抑制给药方案中应用低剂量的别嘌醇的报道，见**器官和组织移植**，第527页。

英国注册药品信息认为秋水仙碱可增加环孢素血药浓度。

一项对 120 名伴有高尿酸血症的心脏移植受者的研究发现，磺吡酮降低了环孢素血药浓度，其中 2 名患者需要对急性排斥反应进行治疗[2]。

1. Gorrie M, *et al.* Allopurinol interaction with cyclosporin. *BMJ* 1994; **308:** 113.
2. Caforio ALP, *et al.* Sulfinpyrazone reduces cyclosporine levels: a new drug interaction in heart transplant recipients. *J Heart Lung Transplant* 2000; **19:** 1205–8.

抗疟药 环孢素血药浓度显著升高见于与氯喹合用的肾移植患者（当采用这种药物预防疟疾时）[1]。奎宁减少环孢素血药浓度已见报道[2]。

1. Finielz P, *et al.* Interaction between cyclosporin and chloroquine. *Nephron* 1993; **65:** 333.
2. Tan HW, Ch'ng SL. Drug interaction between cyclosporine A and quinine in a renal transplant patient with malaria. *Singapore Med J* 1991; **32:** 189–90.

抗肿瘤药 在采用环孢素治疗的银屑病患者中观察到预先[1]或同时[2]应用甲氨蝶呤可升高环孢素血药浓度并增加其对肾毒性和高血压的影响。相反，甲氨蝶呤已被有效地用于移植物抗宿主病[3]时环孢素的减量治疗。当静脉内给予高剂量美法仑（作为同种异体骨髓移植术[4]前准备的药物）后，再给予标准口服剂量的环孢素可引发严重的肾功能不全[4]。一项回顾性研究分析了同种异体造血干细胞移植患者摄入环孢素后发现，那些给予环磷酰胺术前准备的患者，环孢素平均血药浓度减少，而对于移植物抗宿主病未见影响[5]。

英国注册药品信息认为伊马替尼可增加环孢素血药浓度。

环孢素可增加血浆中多柔比星的浓度和毒性（见第682页），并已用于增加紫杉醇的口服吸收（见第728页）。有关环孢素对替尼泊苷和依托泊苷药动学的影响，分别见第749页和第686页。

环孢素及其同系物已作为抗肿瘤药应用，因其能够抑制参与多药耐药性的 P-糖蛋白细胞泵，从而使得细胞内其他抗肿瘤药浓度得以升高。

1. Powles AV, *et al.* Cyclosporin toxicity. *Lancet* 1990; **i:** 610.
2. Korstanje MJ, *et al.* Cyclosporine and methotrexate: a dangerous combination. *J Am Acad Dermatol* 1990; **23:** 320–1.
3. Stockschlaeder M, *et al.* A pilot study of low-dose cyclosporin for graft-versus-host prophylaxis in marrow transplantation. *Br J Haematol* 1992; **80:** 49–54.
4. Morgenstern GR, *et al.* Cyclosporin interaction with ketoconazole and melphalan. *Lancet* 1982; **ii:** 1342.
5. Nagamura F, *et al.* Effect of cyclophosphamide on serum cyclosporine levels at the conditioning of hematopoietic stem cell transplantation. *Bone Marrow Transplant* 2003; **32:** 1051–8.

减肥药 移植受者合用奥利司他后环孢素血药浓度降至治疗水平之下已见报道[1~3]。推测是由于奥利司他减少了环孢素的吸收所致[2]，二药合用时应至少间隔 2h。然而，进一步的研究显示[3]，尽管采用这种给药间隔，环孢素血药浓度仍然未达到治疗水平。研究认为奥利司他使患者出现了严重的腹泻，脂肪的吸收也随之减少，从而减少了环孢素吸收。

肾移植患者给予西布曲明时可致环孢素血药谷浓度增加[4]；因二药均经细胞色素 P450 同工酶 CYP3A4 代谢。

1. Nägele H, *et al.* Effect of orlistat on blood cyclosporin concentration in an obese heart transplant patient. *Eur J Clin Pharmacol* 1999; **55:** 667–9.
2. Colman E, Fossler M. Reduction in blood cyclosporine concentrations by orlistat. *N Engl J Med* 2000; **342:** 1141–2.
3. Barbaro D, *et al.* Obesity in transplant patients: case report showing interference of orlistat with absorption of cyclosporine and review of literature. *Endocr Pract* 2002; **8:** 124–6.
4. Clerbaux G, *et al.* Interaction between sibutramine and cyclosporine. *Am J Transplant* 2003; **3:** 906.

抗病毒药 有关环孢素与 HIV-蛋白酶抑制药沙喹那韦相互作用引起各自的药时曲线下面积升高的报道，见**茚地那韦**（第850页）。

联苯双酯 在 2 名接受环孢素维持剂量治疗的患者合用联苯双酯时，环孢素的全血谷浓度分别从 97.7ng/ml 减少至 49.0ng/ml，另一名从 127.5ng/ml 降至 45.0ng/ml。停用联苯双酯[1]后数周，环孢素血药浓度方回复至原水平。

1. Kim YS, *et al.* The effect of diphenyl-dimethyl-dicarboxylate on cyclosporine-A blood level in kidney transplants with chronic hepatitis. *Korean J Intern Med* 1997; **12:** 67–9.

心血管药物 ACEI 当 ACEI 与环孢素合用时，可增加高钾血症发生风险。有报道 2 例肾移植[1]患者用依那普利与环孢素合用时发生了急性肾衰竭。撤去 ACEI 后肾功能得以恢复。

1. Murray BM, *et al.* Enalapril-associated acute renal failure in renal transplants: possible role of cyclosporine. *Am J Kidney Dis* 1990; **16:** 66–9.

抗心律失常药 在器官移植的受者应用胺碘酮[1~3]后，引起环孢素血清浓度显著升高，尽管已减少了环孢素剂量。血清环孢素浓度升高同样地也见于普罗帕酮[4]与环孢素合用的患者。

1. Mamprin F, *et al.* Amiodarone-cyclosporine interaction in cardiac transplantation. *Am Heart J* 1992; **123:** 1725–6.
2. Egami J, *et al.* Increase in cyclosporine levels due to amiodarone therapy after heart and heart-lung transplantation. *J Am Coll Cardiol* 1993; **21:** 141A.
3. Chitwood KK, *et al.* Cyclosporine-amiodarone interaction. *Ann Pharmacother* 1993; **27:** 569–71.
4. Spes CH, *et al.* Ciclosporin-propafenone interaction. *Klin Wochenschr* 1990; **68:** 872.

抗凝血药 在 1 例采用环孢素维持治疗单纯红细胞再生障碍的患者，用华法林治疗深部静脉血栓后，引起了血液病的复发，环孢素血液浓度[1]也显著地降低。加大环孢素的剂量后重新控制了再障的发病，但引起了显著的凝血酶原活性增加，又需要增加华法林的剂量。结果提示[2,3]每一种药物都干扰了其他药物的活性。抗凝血药对患者的其他任何药物治疗的影响（包括苯巴比妥和叶酸）都是未知的，尽管已提示苯巴比妥可增加两种合用药物的代谢。另有研究[2]报道了 1 例患者长期应用华法林治疗深部血栓的患者，用环孢素开始治疗淋巴瘤的复发，随后需要更大剂量的华法林。1 名患者在醋硝香豆素与环孢素合用期间，不得不增加[3]环孢素的剂量，而在另 1 名患者则两种药物都被减量[4]。环孢素和抗凝血药之间的药物相互作用似乎是不可预知的[3]，取决于所合用的抗凝血药[2]。

1. Snyder DS. Interaction between cyclosporine and warfarin. *Ann Intern Med* 1988; **108:** 311.
2. Turri D, *et al.* Oral anticoagulants and cyclosporin A. *Haematologica* 2000; **85:** 893–4.
3. Borrás-Blasco J, *et al.* Interaction between cyclosporine and acenocoumarol in a patient with nephrotic syndrome. *Clin Nephrol* 2001; **55:** 338–40.
4. Campistol JM, *et al.* Interaction between ciclosporin A and Sintrom. *Nephron* 1989; **53:** 291–2.

抗血小板药 在单个的病例[1~3]观察到噻氯匹定减少环孢素血药浓度，但在 20 例心移植患者的研究未观察到环孢素与低剂量噻氯匹定[4]之间有任何的药物相互作用。有报道在长期用环孢素与他汀类联合治疗的患者，再加用氯吡格雷后，引发了横纹肌溶解症，见**他汀类药**，第1206页。

1. Birmelé B, *et al.* Interaction of cyclosporin and ticlopidine. *Nephrol Dial Transplant* 1991; **6:** 150–1.
2. Verdejo A, *et al.* Probable interaction between cyclosporin A and low dose ticlopidine. *BMJ* 2000; **320:** 1037.
3. Feriozzi S, *et al.* Treatment with ticlopidine is associated with reduction of cyclosporin A blood levels. *Nephron* 2002; **92:** 249–50.
4. Boissonnat P, *et al.* A drug interaction study between ticlopidine and cyclosporin in heart transplant recipients. *Eur J Clin Pharmacol* 1997; **53:** 39–45.

β受体阻滞药 在 21 例肾移植[1]和心脏移植[2]患者的治疗方案中加入卡维地洛后，使得环孢素血浆浓度升高。一项研究显示[1]患者间存在相当大的个体差异[1]，因此建议如果合用该类药物时，应对环孢素血药浓度进行仔细监测。

1. Kaijser M, *et al.* Elevation of cyclosporin A blood levels during carvedilol treatment in renal transplant patients. *Clin Transplant* 1997; **11:** 577–81.
2. Bader FM, *et al.* The effect of β-blocker use on cyclosporine level in cardiac transplant recipients. *J Heart Lung Transplant* 2005; **24:** 2144–7.

波生坦 环孢素与波生坦之间的药物相互作用是复杂的。如果两种药物合用的话，应降低环孢素浓度并且增加波生坦浓度，更多信息详见第1191页。

钙通道阻滞药 钙通道阻滞药中的地尔硫䓬[1~3]、乐卡地平、尼卡地平[4,5]和维拉帕米[6,7]均可升高环孢素血药浓度。提示可利用这样的药物间相互作用，在给予环孢素较低的剂量[8]时即可获得有效的血药浓度。此外，有证据表明，给予钙通道阻滞药可减轻环孢素所致肾毒性（见上文**对肾脏的影响**），常用于环孢素所致高血压（见上文**对心血管系统的影响**）。然而，有研究报道指出地尔硫䓬并不增加所有病例[9]中的环孢素浓度，需加以警惕；亦有研究发现与这些药物合用后改变了环孢素的代谢方式，其药动学在女性中的改变大于男性患者[10]。因此，与钙通道阻滞药合用的目的并不仅是改变环孢素药动学，而是更倾向于利用其对高血压和肾保护的作用。硝苯地平未见增加环孢素血药浓度[6]。一项研究显示硝苯地平与环孢素合用增加硝苯地平毒性，见免疫抑制药（第1300页）。其他钙通道阻滞药中未见对环孢素药动学产生影响的药物包括非洛地平[7,11]、伊拉地平[7,12]。胺碘酮可使环孢素血药浓度增加[13]亦已见报道。胺碘酮或硝苯地平与环孢素合用，可加重齿龈增生的不良反应，见上文**不良反应**中的**增生**项下。

1. Brockmöller J, *et al.* Pharmacokinetic interaction between cyclosporin and diltiazem. *Eur J Clin Pharmacol* 1990; **38:** 237–42.
2. Bourge RC, *et al.* Diltiazem-cyclosporine interaction in cardiac transplant recipients: impact on cyclosporine dose and medication costs. *Am J Med* 1991; **90:** 402–4.
3. Åsberg A, *et al.* Pharmacokinetic interactions between microemulsion formulated cyclosporine A and diltiazem in renal transplant recipients. *Eur J Clin Pharmacol* 1999; **55:** 383–7.
4. Todd P, *et al.* Nicardipine interacts with cyclosporin. *Br J Dermatol* 1989; **121:** 820.
5. Kessler M, *et al.* Influence of nicardipine on renal function and plasma cyclosporin in renal transplant patients. *Eur J Clin Pharmacol* 1989; **36:** 637–8.
6. Tortorice KL, *et al.* The effects of calcium channel blockers on cyclosporine and its metabolites in renal transplant patients. *Ther Drug Monit* 1990; **12:** 321–8.
7. Yildiz A, *et al.* Interaction between cyclosporine A and verapamil, felodipine, and isradipine. *Nephron* 1999; **81:** 117–18.
8. Sketris IS, *et al.* Effect of calcium-channel blockers on cyclosporine clearance and use in renal transplant patients. *Ann Pharmacother* 1994; **28:** 1227–31.
9. Jones TE, Morris RG. Diltiazem does not always increase blood cyclosporin concentration. *Br J Clin Pharmacol* 1996; **42:** 642–4.
10. Bleck JS, *et al.* Diltiazem increases blood concentrations of cyclized cyclosporine metabolites resulting in different cyclosporine metabolite patterns in stable male and female renal allograft recipients. *Br J Clin Pharmacol* 1996; **41:** 551–6.
11. Cohen DJ, *et al.* Influence of oral felodipine on serum cyclosporine concentrations. *Clin Transplant* 1994; **8:** 541–5.
12. Endresen L, *et al.* Lack of effect of the calcium antagonist isradipine on cyclosporine pharmacokinetics in renal transplant patients. *Ther Drug Monit* 1991; **13:** 490–5.
13. Schrama YC, Koomans HA. Interactions of cyclosporin A and amlodipine: blood cyclosporin A levels, hypertension and kidney function. *J Hypertens* 1998; **16** (suppl): S33–S38.

强心苷 有关环孢素对血清地高辛浓度的影响，见**地高辛的药物相互作用**项下的**免疫抑制药**，第1217页。

可乐定 1例进行性高血压的3岁儿童肾移植患者给予可乐定后，显著性地增加环孢素全血浓度，尽管减少了环孢素剂量[1]。撤去可乐定后环孢素浓度得以迅速下降。

1. Gilbert RD, *et al.* Interaction between clonidine and cyclosporine A. *Nephron* 1995; **71:** 105.

利尿药 该类药物增加肾毒性，而不改变环孢素血药浓度，见于加用美托拉宗[1]或阿米洛利及氯噻嗪[2]合用的个别患者。环孢素[3]与甘露醇合用的肾移植患者，可见严重的肾毒性，并引起移植物失功，撤去利尿药后移植物功能得以恢复。

1. Christensen P, Leski M. Nephrotoxic drug interaction between metolazone and cyclosporin. *BMJ* 1987; **294:** 578.
2. Deray G, *et al.* Enhancement of cyclosporin nephrotoxicity by diuretic therapy. *Clin Nephrol* 1989; **32:** 47.
3. Brunner FP, *et al.* Mannitol potentiates cyclosporine nephrotoxicity. *Clin Nephrol* 1986; **25** (suppl 1): S130–6.

血脂调节药 一项对10例肾移植受者的研究指出环孢素与普罗布考合用后，可显著减少其中的9名患者中环孢素的全血和血浆浓度，与单独用环孢素治疗相比较[1]。苯扎贝特与环孢素合用可增加环孢素血药浓度，同时引起肾毒性已见报道[2]。然而，亦有研究发现苯扎贝特可轻度降低环孢素的血药浓度[3]或对其无影响[4,5]，尽管在上述研究中发现血清肌酐均有所增加。对其他贝特类药效的研究结果也有不一致的报道：非诺贝特可降低环孢素血药浓度[6]及对其血药浓度无影响[7]，而吉非贝齐亦可降低[8]或不怎么改变[9]环孢素血药浓度。

一项研究报道辛伐他汀增加血中游离型的环孢素，引起轻度的环孢素表观清除率[10]的增加。一项研究显示[11]，在10例肾移植受者中的4例，阿托伐他汀增加环孢素血药浓度，但有研究认为其与环孢素合用时临床意义较小[12,13]。对环孢素浓度未见影响的有西立伐他汀[11,14]、氟伐他汀[15]、洛伐他汀[16]和普伐他汀[16,17]。一项文献综述提出在临床条件下他汀类与环孢素并不发生药物相互作用。然而，由于环孢素狭窄的治疗范围，这些药物合用会增加他汀类的全身暴露，可导致横纹肌溶解症的发生，作者建议是当开始用他汀类治疗时，监测环孢素血药浓度水平，并降低他汀类的给药剂量[18]。有关环孢素对他汀类血药浓度的影响以及横纹肌溶解症的影响，见**辛伐他汀的药物相互作用**项下的**免疫抑制药**，第1338页。

1. Gallego C, *et al.* Interaction between probucol and cyclosporine in renal transplant patients. *Ann Pharmacother* 1994; **28:** 940–3.
2. Hirai M, *et al.* Elevated blood concentrations of cyclosporine and kidney failure after bezafibrate in renal graft recipient. *Ann Pharmacother* 1996; **30:** 883–4.
3. Barbir M, *et al.* Maxepa versus bezafibrate in hyperlipidemic cardiac transplant recipients. *Am J Cardiol* 1992; **70:** 1596–1601.
4. Lipkin GW, Tomson CRV. Severe reversible renal failure with bezafibrate. *Lancet* 1993; **341:** 371.
5. Jespersen B, Tvedegaard E. Bezafibrate induced reduction of renal function in a renal transplant recipient. *Nephrol Dial Transplant* 1995; **10:** 702–3.
6. Boissonnat P, *et al.* The long-term effects of the lipid-lowering agent fenofibrate in hyperlipidemic heart transplant recipients. *Transplantation* 1994; **58:** 245–7.
7. de Lorgeril M, *et al.* Pharmacokinetics of cyclosporine in hyperlipidaemic long-term survivors of heart transplantation: lack of interaction with the lipid-lowering agent, fenofibrate. *Eur J Clin Pharmacol* 1992; **43:** 161–5.
8. Fehrman-Ekholm I, *et al.* Decreased cyclosporine levels during gemfibrozil treatment of hyperlipidemia after kidney transplantation. *Nephron* 1996; **72:** 483.
9. Pisanti N, *et al.* Lack of effect of gemfibrozil on cyclosporine blood concentrations in kidney-transplanted patients. *Am J Nephrol* 1998; **18:** 199–203.
10. Akhlaghi F, *et al.* Effect of simvastatin on cyclosporine unbound fraction and apparent blood clearance in heart transplant recipients. *Br J Clin Pharmacol* 1997; **44:** 537–42.
11. Renders L, *et al.* Efficacy and drug interactions of the new HMG-CoA reductase inhibitors cerivastatin and atorvastatin in CsA-treated renal transplant recipients. *Nephrol Dial Transplant* 2001; **16:** 141–6.
12. Åsberg A, *et al.* Bilateral pharmacokinetic interaction between cyclosporine A and atorvastatin in renal transplant recipients. *Am J Transplant* 2001; **1:** 382–6.
13. Taylor PJ, *et al.* Effect of atorvastatin on cyclosporine pharmacokinetics in liver transplant recipients. *Ann Pharmacother* 2004; **38:** 205–8.
14. Mück W, *et al.* Increase in cerivastatin systemic exposure after single and multiple dosing in cyclosporine-treated kidney transplant recipients. *Clin Pharmacol Ther* 1999; **65:** 251–61.
15. Goldberg R, Roth D. Evaluation of fluvastatin in the treatment of hypercholesterolemia in renal transplant recipients taking cyclosporine. *Transplantation* 1996; **62:** 1559–64.
16. Olbricht C, *et al.* Accumulation of lovastatin, but not pravastatin, in the blood of cyclosporine-treated kidney graft patients after multiple doses. *Clin Pharmacol Ther* 1997; **62:** 311–21.
17. Regazzi MB, *et al.* Altered disposition of pravastatin following concomitant drug therapy with cyclosporin A in transplant recipients. *Transplant Proc* 1993; **25:** 2732–4.
18. Åsberg A. Interactions between cyclosporin and lipid-lowering drugs: implications for organ transplant recipients. *Drugs* 2003; **63:** 367–78.

秋水仙碱 环孢素与秋水仙碱合用可引起肌病或横纹肌溶解症，见上文**不良反应**项下的**对骨骼肌的影响**。与环孢素合用后的不良反应和增加环孢素血药浓度的报道，见第529页。

皮质激素 有研究报告环孢素与皮质激素合用可增加这两种药物各自的血药浓度，但并非所有研究支持这一观点，见**免疫抑制药**（第1429页）。

胃肠药 对用环孢素治疗的肾移植患者给予西沙必利[1]或甲氧氯普胺[2]可升高环孢素峰浓度并增加其吸收速度。西咪替丁[3,4]、雷尼替丁[3]或法莫替丁[4]，并不改变环孢素的药动学。有文献综述[5]注意到虽然西咪替丁影响环孢素峰浓度，但尚未有证据支持二者间发生药动学的相互作用。环孢素与组胺 H_2 受体拮抗药之间通过药效学相互作用引起肾毒性增强，似乎也是不太可能的。

1. Finet L, *et al.* Effects of cisapride on the intestinal absorption of cyclosporine in renal transplant recipients. *Gastroenterology* 1991; **100:** A209.
2. Wadhwa NK, *et al.* The effect of oral metoclopramide on the absorption of cyclosporine. *Transplant Proc* 1987; **19:** 1730–3.
3. Barri YM, *et al.* Cimetidine or ranitidine in renal transplant patients receiving cyclosporine. *Clin Transplant* 1996; **10:** 34–8.
4. Shaefer MS, *et al.* Evaluation of the pharmacokinetic interaction between cimetidine or famotidine and cyclosporine in healthy men. *Ann Pharmacother* 1995; **29:** 1088–91.
5. Lewis SM, McCloskey WW. Potentiation of nephrotoxicity by H_2-antagonists in patients receiving cyclosporine. *Ann Pharmacother* 1997; **31:** 363–5.

西柚汁 西柚汁增加口服环孢素[1~4]的生物利用度，包括微乳制剂[5]，导致显著性地增加环孢素血药浓度，静脉给予环孢素则不受此影响。该作用可能是由于存在于西柚汁[3]中的物质抑制了小肠壁中的细胞色素P450酶，引起了短暂的环孢素代谢减少。虽然该影响提示西柚汁可能与钙通道阻滞药或酮康唑相似，可利用其减少环孢素[2]所需给药剂量，但有研究指出西柚汁的作用评价无法标准化，且其效应变异较大[6]。

柚子汁可增加环孢素生物利用度亦已见报道；柚子是与西柚相近的柑橘属水果[7]。

1. Proppe DG, *et al.* Influence of chronic ingestion of grapefruit juice on steady-state blood concentrations of cyclosporine A in renal transplant patients with stable graft function. *Br J Clin Pharmacol* 1995; **39:** 337–8.
2. Yee GC, *et al.* Effect of grapefruit juice on blood cyclosporin concentration. *Lancet* 1995; **345:** 955–6.
3. Hollander AAMJ, *et al.* The effect of grapefruit juice on cyclosporine and prednisone metabolism in transplant patients. *Clin Pharmacol Ther* 1995; **57:** 318–24.
4. Ducharme MP, *et al.* Disposition of intravenous and oral cyclosporine after administration with grapefruit juice. *Clin Pharmacol Ther* 1995; **57:** 485–91.
5. Ku Y-M, *et al.* Effect of grapefruit juice on the pharmacokinetics of microemulsion cyclosporine and its metabolite in healthy volunteers: does the formulation difference matter? *J Clin Pharmacol* 1998; **38:** 959–65.
6. Johnston A, Holt DW. Effect of grapefruit juice on blood cyclosporin concentration. *Lancet* 1995; **346:** 122–3.
7. Grenier J, *et al.* Pomelo juice, but not cranberry juice, affects the pharmacokinetics of cyclosporine in humans. *Clin Pharmacol Ther* 2006; **79:** 255–62.

免疫抑制药 巴利昔单抗[1]与环孢素合用于儿科肾移植患者可改变环孢素需要量已见报道，但未能发现其他药物是否也出现这样的效应[2]，是否存在药物间相互作用亦不清楚。

采用莫罗单抗-CD3治疗10例急性肾移植排斥反应，引起了环孢素平均血药谷浓度增加，尽管已减少了环孢素的剂量[3]。一旦莫罗单抗-CD3撤药，环孢素给药剂量不得不再次增加以达到合适的血药浓度。一项对肾移植受者接受环孢素治疗的回顾性研究[4]，无论是莫罗单抗-CD3还是抗淋巴细胞免疫球蛋白，均使环孢素血药谷浓度在手术后第5天有所升高。虽然对手术后第7天和第10天环孢素血药谷浓度的影响未见显著差异，环孢素剂量根据第5天血药浓度水平进行了调整。

有关环孢素对依维莫司、霉酚酸酯和西罗莫司药动学的影响，分别见第1750页、第1753页、和第1757页。

他克莫司抑制肝移植患者的环孢素体外[5]代谢，但不改变7名肝移植患者[6]静脉给药的环孢素药动学。然而当药物合用时，存在增加肾毒性的可能性，因此注册药品信息建议避免这样的用法。

1. Strehlau J, *et al.* Interleukin-2 receptor antibody-induced alterations of ciclosporin dose requirements in paediatric transplant recipients. *Lancet* 2000; **356:** 1327–8.
2. Vester U, *et al.* Basiliximab in paediatric liver-transplant recipients. *Lancet* 2001; **357:** 388–9.
3. Vrahnos D, *et al.* Cyclosporin levels during OKT3 treatment of acute renal allograft rejection. *Pharmacotherapy* 1991; **11:** 278.
4. Vasquez EM, Pollak R. OKT3 therapy increases cyclosporine blood levels. *Clin Transplant* 1997; **11:** 38–41.
5. Venkataramanan R, *et al.* Pharmacokinetics of FK 506 in transplant patients. *Transplant Proc* 1991; **23:** 2736–40.
6. Jain AB, *et al.* Pharmacokinetics of cyclosporine and nephrotoxicity in orthotopic liver transplant patients rescued with FK 506. *Transplant Proc* 1991; **23:** 2777–9.

甲氧沙林 一项药物动学研究结果显示，单次口服给予甲氧沙林可显著增加环孢素的口服生物利用度[1]。

1. Rheeders M, *et al.* Drug-drug interaction after single oral doses of the furanocoumarin methoxsalen and cyclosporine. *J Clin Pharmacol* 2006; **46:** 768–75.

哌甲酯 哌甲酯可致1名10岁非洲裔美国男孩环孢素血药浓度升高[1]，从而不得不减少哌甲酯的用药剂量。患者此前已停用了可减少环孢素血药浓度的安非拉酮。

1. Lewis BR, *et al.* Pharmacokinetic interactions between cyclosporine and bupropion or methylphenidate. *J Child Adolesc Psychopharmacol* 2001; **11:** 193–8.

NSAIDs 1例既往病情稳定的采用包括环孢素在内的免疫抑制药疗法的肾移植受者，合用舒林酸后，可见血清环孢素[1]谷浓度升高，伴有血清肌酐和尿素氮浓度少量增加。舒林酸或萘普生与环孢素合用治疗风湿性关节炎[2]时可增加肾损伤。将双氯芬酸与环孢素[3]合用后，虽然环孢素血药浓度并未见显著增加，但发生了肾毒性在其他患者已见报道。环孢素也可增加血浆双氯芬酸浓度，见第44页，一般来说，由于已知NSAIDs具有潜在的对肾功能的不良反应，如果这些药物需与环孢素合用时，建议对肾功能仔细进行监测，或改变其用药剂量。

1. Sesin GP, *et al.* Sulindac-induced elevation of serum cyclosporine concentration. *Clin Pharm* 1989; **8:** 445–6.
2. Altman RD, *et al.* Interaction of cyclosporine A and nonsteroidal anti-inflammatory drugs on renal function in patients with rheumatoid arthritis. *Am J Med* 1992; **93:** 396–402.
3. Branthwaite JP, Nicholls A. Cyclosporin and diclofenac interaction in rheumatoid arthritis. *Lancet* 1991; **337:** 252.

奥曲肽 在10例接受胰腺移植术的糖尿病患者中，合用奥曲肽[1]后，环孢素血药浓度显著地减少，提示如果这些药物与口服环孢素合用时，平均需要增量50%。

1. Landgraf R, *et al.* Effect of somatostatin analogue (SMS 201-995) on cyclosporine levels. *Transplantation* 1987; **44:** 724–5.

槲皮素 一项小型的在健康男性的研究表明，预先给予黄酮类的槲皮素可显著性地增加环孢素[1]峰浓度和生物利用度。

1. Choi JS, *et al.* Effect of quercetin on the pharmacokinetics of oral cyclosporine. *Am J Health-Syst Pharm* 2004; **61:** 2406–9.

维A酸类 在1例患者观察到阿维酸酯与环孢素合用后增加了环孢素全血浓度和肾毒性之后，体外研究结果表明，阿维酸酯抑制环孢素在肝微粒体的代谢，阿维A和异维A酸[1]亦是如此。但是另一项体外研究[2]未能发现这样的药物相互作用的证据。

1. Shah IA, *et al.* The effects of retinoids and terbinafine on the human hepatic microsomal metabolism of cyclosporin. *Br J Dermatol* 1993; **129:** 395–8.
2. Webber IR, Back DJ. Effect of etretinate on cyclosporin metabolism in vitro. *Br J Dermatol* 1993; **128:** 42–4.

性激素 有临床证据显示当达那唑[1]、甲睾酮[2]或炔诺酮[1]与环孢素合用时，可见环孢素血药浓度升高，并出现了肾毒性[1,2]和肝毒性[2]。女性口服避孕药（包括左炔诺孕酮和炔雌醇）与环孢素[3]合用时，可致严重的肝毒性，使环孢素血药浓度升高。而在开始进行环孢素治疗前摄入同样的避孕药则未见不良反应。

1. Ross WB, *et al.* Cyclosporin interaction with danazol and norethisterone. *Lancet* 1986; **i:** 330.
2. Møller BB, Ekelund B. Toxicity of cyclosporine during treatment with androgens. *N Engl J Med* 1985; **313:** 1416.
3. Deray G, *et al.* Oral contraceptive interaction with cyclosporin. *Lancet* 1987; **i:** 158.

托伐普坦 有关环孢素对托伐普坦血药浓度的影响，见第2348页。

熊脱氧胆酸 在1例伴有短肠综合征的心脏移植患者，熊脱氧胆酸通过增加环孢素的吸收[1]而升高环孢素血药浓度。一项研究试图明确这种相互作用在心移植后是否有助于环孢素达到治疗浓度，给予1名空肠回肠旁路术的患者环孢素后，熊脱氧胆酸合用与否并未影响环孢素生物利用度[2]出现显著差异。在肝移植患者进行的小型研究表明环孢素药动学未见改变，当给予单剂量熊脱氧胆酸[3]后，环孢素的需要量在给予熊脱氧胆酸和安慰剂组[4]的患者之间未见任何不同。另一项在12例肝移植患者中进行的研究，发现其中6例胆汁淤积性肝功能障碍者，可增加环孢素的吸收率，但峰浓度和生物利用度未见显著改变[5]。在一项采用环孢素微乳制剂治疗肝移植患者的研究发现，熊脱氧胆酸减少9例无胆汁淤积患者的环孢素吸收速率和生物利用度，但在3名胆汁淤积患者[6]增加吸收率和生物利用度。英国注册药品信息表明熊去氧胆酸与环孢素微乳化制剂合用可增加环孢素浓度。

1. Gutzler F, *et al.* Ursodeoxycholic acid enhances the absorption of cyclosporine in a heart transplant patient with short bowel syndrome. *Transplant Proc* 1992; **24:** 2620–1.
2. Kino KJ, Wittkowsky AK. Influence of bile acid replacement on cyclosporine absorption in a patient with jejunoileal bypass. *Pharmacotherapy* 1995; **15:** 350–2.
3. Maboundou CW, *et al.* A single dose of ursodiol does not affect cyclosporine absorption in liver transplant patients. *Eur J Clin Pharmacol* 1996; **50:** 335–7.
4. Söderdahl G, *et al.* Ursodeoxycholic acid increased bile flow and affects bile composition in the early postoperative phase following liver transplantation. *Transpl Int* 1998; **11** (suppl): S231–S238.
5. Al-Quaiz MN, *et al.* Variable effect of ursodeoxycholic acid on cyclosporin absorption after orthotopic liver transplantation. *Transpl Int* 1994; **7:** 190–4.
6. Caroli-Bosc F-X, *et al.* Ursodeoxycholic acid modulates cyclosporin A oral absorption in liver transplant recipients. *Fundam Clin Pharmacol* 2000; **14:** 601–9.

疫苗 接种免疫可降低环孢素的疗效，故免疫抑制治疗的患者不应合用活病毒疫苗[1]。在环孢素治疗期间合用疫苗，其中的抗原类可诱导耐受，反而可引起对拟预防疾病易感性的增加。

1. Grabenstein JD, Baker JR. Comment: cyclosporine and vaccination. *Drug Intell Clin Pharm* 1985; **19:** 679–80.

维生素 大剂量水溶性维生素E可致环孢素吸收增多，见下文中**药动学**项下**吸收**。

药动学

环孢素的药动学差异大，较难评价。因检测方法不同，浓度测定结果亦有差异，严格说来不同方法所得测定值不具可比性。

环孢素传统剂型的胃肠道吸收不规律且不完全。口服微乳剂型吸收力增强，吸收更快速且完全，给药后1.5～2h达到峰浓度。

环孢素在机体内广泛分布。血液分布呈现浓度依赖性，41%～58%药物与红细胞结合，10%～20%与白细胞结合；其余药物分布于血浆，约90%与血浆蛋白结合，主要结合于脂蛋白。环孢素可结合于血细胞，故其全血浓度高于血浆浓度，两者不具可比性；据报道，口服1mg环孢素后血浆峰浓度约为1ng/ml（特异性HPLC检测），口服1mg环孢素后全血浓度约为1.4～2.7ng/ml。据报道环孢素可透过胎盘屏障，亦可分布于乳汁。

环孢素从血液中清除呈现双相性。据报道，口服给药后终末相清除半衰期为5～20h；儿童体内清除更加迅速。

环孢素在肝脏中广泛代谢，主要通过胆汁分泌从粪便中排出。据报道，给药剂量中约6%经由尿液排出，其中原形药不足0.1%。

1. Mendonza AE, *et al.* Blood and plasma pharmacokinetics of ciclosporin in diabetic kidney transplant recipients. *Clin Pharmacokinet* 2008; **47:** 733–42.
2. Xiaoli D, Qiang F. Population pharmacokinetic study of cyclosporine in patients with nephrotic syndrome. *J Clin Pharmacol* 2009; **49:** 782–8.

吸收 进餐时服药可增加环孢素传统口服剂型的生物利用度，但仅高脂食物影响显著[1]；进餐同时添加胆汁酸，亦可适当增加环孢素吸收量[2]。亦有报道聚乙二醇衍生物微胶粒型维生素E可明显增加环孢素吸收量[3,4]。

因存在口服吸收不规律的问题，已开发口服微乳剂型，可明显提高且更易预测环孢素生物利用度[5～8]，特别用于胆汁分泌受阻的肝移植患者[5]。应注明，该产品制剂实际含有维生素E化合物。

但与预先设想完全不同，一项研究[9]提示环孢素传统剂型吸收相当充分，其低生物利用度是由于肠道内细胞色素P450酶介导的广泛代谢作用（详见下文**代谢**项下）。若确实如此，观察到微乳剂型生物利用度增加，可能并非通过促进药物吸收，而更多为保护药物免受肠道代谢。

眼部用药后环孢素吸收量极少；药物集聚于眼表和角膜，可达到发挥局部免疫调节作用所需浓度。角膜药物浓度受到所用赋形剂的影响，而进入眼内药物较少。认为在人眼内代谢极少或未见代谢[10]。

1. Gupta SK, *et al.* Effect of food on the pharmacokinetics of cyclosporine in healthy subjects following oral and intravenous administration. *J Clin Pharmacol* 1990; **30:** 643–53.
2. Lindholm A, *et al.* The effect of food and bile acid administration on the relative bioavailability of cyclosporin. *Br J Clin Pharmacol* 1990; **29:** 541–8.
3. Sokol RJ, *et al.* Improvement of cyclosporin absorption in children after liver transplantation by means of water-soluble vitamin E. *Lancet* 1991; **338:** 212–15.
4. Chang T, *et al.* The effect of water-soluble vitamin E on cyclosporine pharmacokinetics in healthy volunteers. *Clin Pharmacol Ther* 1996; **59:** 297–303.
5. Trull AK, *et al.* Absorption of cyclosporin from conventional and new microemulsion oral formulations in liver transplant recipients with external biliary diversion. *Br J Clin Pharmacol* 1995; **39:** 627–31.
6. van den Borne BEEM, *et al.* Relative bioavailability of a new oral form of cyclosporin A in patients with rheumatoid arthritis. *Br J Clin Pharmacol* 1995; **39:** 172–5.
7. Friman S, Bäckman L. A new microemulsion formulation of cyclosporin: pharmacokinetic and clinical features. *Clin Pharmacokinet* 1996; **30:** 181–93.
8. Schädeli F, *et al.* Population pharmacokinetic model to predict steady-state exposure to once-daily cyclosporin microemulsion in renal transplant recipients. *Clin Pharmacokinet* 2002; **41:** 59–69.
9. Wu C-Y, *et al.* Differentiation of absorption and first-pass gut and hepatic metabolism in humans: studies with cyclosporine. *Clin Pharmacol Ther* 1995; **58:** 492–7.
10. Tang-Liu DD-S, Acheampong A. Ocular pharmacokinetics and safety of ciclosporin, a novel topical treatment for dry eye. *Clin Pharmacokinet* 2005; **44:** 247–61.

儿童 对儿科肾移植受者的药动学研究发现，8岁儿童对环孢素的清除率（给药量根据体重调整）较高，约为25%，而在更年长儿童或成人则较低，其清除率在4个月至2岁儿童为最高，此后随年龄增加而逐渐下降，至12岁时达到成人水平。由于环孢素的生物利用度和分布容积（给药量根据体重调整）在所有年龄组均相似，故估计其血浆半衰期在较为年幼患者中缩短20%。研究者提示8岁前儿童需按体重给予更高剂量的环孢素而给药间隔应更短，方能达到更年长患者同样的血药浓度暴露[1]。

一项有关儿科造血干细胞移植受者的研究[2]，却并未发现在体重、身高、年龄、或肾小球滤过率与清除率、或体内分布值之间的相关性。这使得作者对常规给药方案，即根据体重确定初始剂量，然后再根据环孢素血药谷浓度调整剂量的策略（亦可见下文**儿童用法**）产生了质疑。作者提示初始经静脉给药（儿童体重在10～20kg给环孢素剂量为每日40mg，20～35kg为每日60mg，35～60kg则为每日80mg），之后应根据环孢素血药浓度（谷浓度及给药后2～3h点血药浓度）计算血药浓度-时间曲线下面积（AUC）并调整给药量。虽然尚未确定对预防移植物抗宿主病的最佳AUC，但认为靶AUC约为每升3.5h/mg较为合适[2]。监测环孢素血药浓度的策略仍在研究之中，见下文。

1. Fanta S, *et al.* Developmental pharmacokinetics of ciclosporin—a population pharmacokinetic study in paediatric renal transplant candidates. *Br J Clin Pharmacol* 2007; **64:** 772–84. Correction. *ibid.* 2008; **65:** 973.
2. Willemze AJ, *et al.* Ciclosporin kinetics in children after stem cell transplantation. *Br J Clin Pharmacol* 2008; **66:** 539–45.

分布 环孢素的分布特性具有重要的临床意义，器官移植术后环孢素与全血和血浆的结合对确定其免疫活性甚为重要[1]。未结合型环孢素的浓度与肾和心同种异体移植物排斥反应的相关性较之总血药浓度（结合型与非结合型）更具重要意义。

1. Akhlaghi F, Trull AK. Distribution of cyclosporin in organ transplant recipients. *Clin Pharmacokinet* 2002; **41:** 615–37.

种族和性别 研究提示，环孢素药动学具有依赖于性别的种族间差异[1]。静脉及口服给予环孢素（微乳剂型）后，非洲裔美国女性药物清除率高于非洲裔美国男性和白人女性。不同种族男性或白人男性和女性之间，药物清除率未见明显差异。非洲裔美国人总体生物利用度亦低于白人。然而，其他研究[2,3]未发现相对生物利用度的种族间差异。

肝脏内细胞色素P450同工酶CYP3A及肠道P-糖蛋白活性差异可能导致环孢素体内处置的个体差异，推测其种族差异产生的原因[4]可能为CYP3A5酶多态性表达。但大多数研究[5,6]表明，CYP3A4或CYP3A5基因型与环孢素药动学相关性较小或未见相关，仅一项研究发现口服环孢素后CYP3A4等位基因变异患者清除率显著升高，但程度较小[7]。然而，该研究亦发现，无论受者CYP3A基因型如何，黑人和亚洲人移植受者口服清除率均低于白人，与既往文献报道显然不同。作者评论认为，大多数既往研究集中于旧式油相剂型，而环孢素微乳剂型药动学未见明显种族差异[7]。移植受者的基因型检测被认为不大可能用于优化环孢素临床给药剂量[6,7]。

1. Min DI, *et al.* Gender-dependent racial difference in disposition of cyclosporine among healthy African American and white volunteers. *Clin Pharmacol Ther* 2000; **68:** 478–86.
2. Stein CM, *et al.* Cyclosporine pharmacokinetics and pharmacodynamics in African American and white subjects. *Clin Pharmacol Ther* 2001; **69:** 317–23.
3. Pollak R, *et al.* Cyclosporine bioavailability of Neoral and Sandimmune in white and black de novo renal transplant recipients. *Ther Drug Monit* 1999; **21:** 661–3.
4. Yates CR, *et al.* The effect of CYP3A5 and MDR1 polymorphic expression on cyclosporine oral disposition in renal transplant patients. *J Clin Pharmacol* 2003; **43:** 555–64.
5. Hesselink DA, *et al.* Genetic polymorphisms of the CYP3A4, CYP3A5, and MDR-1 genes and pharmacokinetics of the calcineurin inhibitors cyclosporine and tacrolimus. *Clin Pharmacol Ther* 2003; **74:** 245–54.
6. Anglicheau D, *et al.* CYP3A5 and MDR1 genetic polymorphisms and cyclosporine pharmacokinetics after renal transplantation. *Clin Pharmacol Ther* 2004; **75:** 422–33.
7. Hesselink DA, *et al.* Population pharmacokinetics of cyclosporine in kidney and heart transplant recipients and the influence of ethnicity and genetic polymorphisms in the MDR-1, CYP3A4, and CYP3A5 genes. *Clin Pharmacol Ther* 2004; **76:** 545–56.

代谢 体外[1]及体内[2～4]研究结果提示，环孢素口服生物利用度低是由于胃肠道内首关效应代谢产生，而肝脏贡献较小。

1. Tjia JF, *et al.* Cyclosporin metabolism by the gastrointestinal mucosa. *Br J Clin Pharmacol* 1991; **31:** 344–6.
2. Kolars JC, *et al.* First-pass metabolism of cyclosporin by the gut. *Lancet* 1991; **338:** 1488–90.
3. Hoppu K, *et al.* Evidence for pre-hepatic metabolism of oral cyclosporine in children. *Br J Clin Pharmacol* 1991; **32:** 477–81.
4. Wu C-Y, *et al.* Differentiation of absorption and first-pass gut and hepatic metabolism in humans: studies with cyclosporine. *Clin Pharmacol Ther* 1995; **58:** 492–7.

治疗药物监测 是否有必要进行环孢素治疗浓度监测得到了广泛争论，亦提出使用何种检测方法以及测定全血或血浆中药物浓度的问题。

采用特异性单克隆抗体放免法检测环孢素以前，高效液相色谱法（HPLC）优势为特异性检测母药浓度，故有人建议该方法为首选[1,2]。但高效液相色谱法操作过程复杂、无法普遍适用，且检测时间长于放免法[1,3～5]。目前特异性单克隆抗体放免法得到了广泛应用；比较特异性及非特异性放免法、高效液相色谱法和多克隆荧光偏振免疫测定法（FPIA）研究发现，特异性检测全血药物浓度与临床事件相关性最好[6]。

由于环孢素在血细胞与血浆之间分布呈现温度依赖性[7]，37℃时血浆浓度可为21℃时的两倍。因此，样本贮藏及处理温度可明显影响血浆浓度检测结果。故首选测定全血药物浓度[1,3,4,8]。但大量临床研究特别是早期研究中均为血浆或血清浓度，故文献数据资料难以进行比较。即使采用相同检测技术[10]，不同实验室之间结果仍存在明显差异[9,10]，同时环孢素体内代谢存在昼夜节律性，故应于日内同一时间点采集样本[11]，因而使问题更加复杂化。由于环孢素浓度在早晨一般较傍晚为高，提示早晨可能是治疗药物监测的最佳时机[12]。

如上所述浓度测定存在困难，造成检测结果差异，故难以准确得到环孢素血药浓度与治疗疗效和毒性反应的相关性[1,3~5]，建议给予低剂量环孢素时（如用于治疗银屑病）[13]不必进行治疗药物浓度监测（提供患者临床状况及监测肾功能即可）。但另有研究认为除其他相关监测外，常规进行环孢素血药谷浓度监测[14]始终是至关重要的。对儿童造血干细胞受者的研究发现，环孢素谷浓度与急性移植物抗宿主病（GVHD）严重程度明显相关：环孢素谷浓度越低，移植术后早期GVHD越严重[15]。推荐肾移植术后第1个月内，环孢素特异性全血谷浓度[16]不应小于150ng/ml，尽管随后较低浓度亦可接受；推荐肝移植术后3个月内，环孢素谷浓度为250～300ng/ml。

其他环孢素治疗监测方法包括测定血药浓度-时间曲线下面积（AUC）的、有限采样方案以及贝叶斯（Bayesian）预测分析[14,17~22]。但上述方法亦具有局限性，如经常要在患者不宜时间段内采样，并涉及复杂的运算过程。

环孢素服药后最初1～2h内，达到抑制钙调磷酸酶最大作用，设想服药最初4h AUC或给药后2h时间点血药浓度（C_2）可能优于谷浓度（C_0）或12h AUC[23]，用以预测免疫抑制疗效。一项大规模、肝移植受者研究[24]发现，C_2监测优于C_0，可减少排斥反应的发生率和严重程度。同时指明，上述结果不一定能用于推及其他类型移植患者，且高浓度时的环孢素样品采集分析需非常精准[25]。肺移植受者研究发现，测定C_0而非C_2或C_6与急性肺同种异体移植物排斥反应发病风险相关[26]。但一些研究提示，预测肾移植[27]及心脏移植[28]受者排斥反应的发生，C_2监测优于C_0。儿童肾移植受者研究发现[23]，预测吸收相环孢素暴露量，C_2监测优于C_0。

C_2被广为看作是预测服药最初4h内环孢素暴露量的最佳采样时间点。上述研究数据来源于成人肾、肝、心、肺移植受者以及儿童肾、肝移植患者；患者均服用环孢素微乳剂型[29~31]。C_2监测亦用于鉴别环孢素高、中、低吸收者。鉴别低吸收者时，另需进行C_2时间点之后的浓度监测，用以区分慢吸收者与真正低吸收者[29,30]。国际共识组推荐对于接受环孢素微乳剂型治疗的成人肾移植、肝移植患者，移植术后不同时间点目标C_2浓度如下[29]。

成人肾移植受者：

- 移植术后1个月：C_2为1.5～2μg/ml（应在移植术后3～5天内达到该浓度，以获得临床最大收益）；
- 移植术后2个月：C_2为1.5μg/ml；
- 移植术后3个月：C_2为1.3μg/ml；
- 移植术后4～6个月：C_2为1.1μg/ml；
- 移植术后7～12个月：C_2为900ng/ml；
- 移植术后12个月或以上：C_2为800ng/ml。

成人肝移植受者：

- 移植术后0～6个月：C_2为1μg/ml（在移植术后3～5天内开始达到，以获得临床最大收益）；
- 移植术后6～12个月：C_2为800ng/ml；
- 移植术后12个月以上：C_2为600ng/ml。

目前尚缺乏数据表明环孢素浓度监测的长期临床收益，如用于预防排斥反应和评价总体用药安全性；其他类型移植患者的目标浓度亦有待明确。2h时间点前后15min的“时间窗”提供了可接受范围（10%）的误差限，故应在上述时间段内进行C_2样本采集[29]。来自稳定肾移植受者持续3年的C_2监测前瞻性研究提示，C_2监测法可用于控制高血压、血脂紊乱，亦可用于预防慢性肾同种异体移植物功能不良，从而获得临床收益[32]。随后在一项对心脏移植患者C_2监测的研究发现[33]，较高的C_2浓度与较低的急性细胞排斥事件发生相关。然而，在肾移植患者[34,35]，C_2浓度并不能预测排斥反应的发生。一项多中心、追溯性的法国研究[36]指出，对肾移植患者监测C_0，大多数患者的C_2浓度低于国际共识组所推荐的目标浓度范围，作者提示较低的C_2范围即可在移植后早期及长期给予白介素-2受体抗体期间达到靶向（治疗的）目的，但对基于C_2监测的环孢素最佳治疗窗需要更明确的界定。一项在肝移植患者中采用有限取样策略的综述[37]认为，C_2监测可能好于C_0监测以改善移植后早期急性排斥反应发生率，但证据的说服力尚不够充分，需要进一步精心设计试验。一项综述认为同种异体干细胞移植术后[38]，如对环孢素血药浓度进行监测，这些患者中C_2监测可能较之谷浓度监测更好，但也指出仍应确定最佳的策略并需进行随机的研究。

不同检测系统得到环孢素血药浓度测定值亦具有差异已经受到关注，故目标监测浓度范围必须指明特定检测方法。大多数移植中心已建立了包含所用检测方法的环孢素目标浓度范围。一项包括放免法、HPLC、FPIA等5种不同检测方法的研究[39]发现，不同检测方法C_0测定值确有差异，但C_2测定值未见统计学显著差异，故可能不具有临床意义。在上述两个时间点，环孢素母药与代谢产物比例不同，认为是导致结果不一致的原因。作者认为，若采用C_2浓度监测，无论使用何种检测方法均可采用同一个目标治疗范围。

1. Ptachcinski RJ, *et al.* Cyclosporine concentration determinations for monitoring and pharmacokinetic studies. *J Clin Pharmacol* 1986; **26:** 358–66.
2. Varghese Z, *et al.* How to measure cyclosporin. *Lancet* 1984; **i:** 1407–8.
3. Faynor SM, *et al.* Therapeutic drug monitoring of cyclosporine. *Mayo Clin Proc* 1984; **59:** 571–2.
4. Burkle WS. Cyclosporine pharmacokinetics and blood level monitoring. *Drug Intell Clin Pharm* 1985; **19:** 101–5.
5. Rodighiero V. Therapeutic drug monitoring of cyclosporin: practical applications and limitations. *Clin Pharmacokinet* 1989; **16:** 27–37.
6. Lindholm A, *et al.* A prospective study of cyclosporine concentration in relation to its therapeutic effect and toxicity after renal transplantation. *Br J Clin Pharmacol* 1990; **30:** 443–52.
7. Dieperink H. Temperature dependency of cyclosporin plasma levels. *Lancet* 1983; **i:** 416.
8. Bandini G, *et al.* Measuring cyclosporin in plasma. *Lancet* 1983; **i:** 762.
9. Moyer TP. Measurement of cyclosporine: a challenge to the professional laboratory organizations. *Ther Drug Monit* 1985; **7:** 123–4.
10. Johnston A, *et al.* The United Kingdom Cyclosporin Quality Assessment Scheme. *Ther Drug Monit* 1986; **8:** 200–204.
11. Venkataramanan R, *et al.* Diurnal variation in cyclosporine kinetics. *Ther Drug Monit* 1986; **8:** 380–1.
12. Baraldo M, Furlanut M. Chronopharmacokinetics of ciclosporin and tacrolimus. *Clin Pharmacokinet* 2006; **45:** 775–88.
13. Heydendael VMR, *et al.* Cyclosporin trough levels: is monitoring necessary during short-term treatment in psoriasis? A systematic review and clinical data on trough levels. *Br J Dermatol* 2002; **147:** 122–9.
14. Dumont RJ, Ensom MHH. Methods for clinical monitoring of cyclosporin in transplant patients. *Clin Pharmacokinet* 2000; **38:** 427–47.
15. Martin P, *et al.* Relationship between CsA trough blood concentration and severity of acute graft-versus-host disease after paediatric stem cell transplantation from matched-sibling or unrelated donors. *Bone Marrow Transplant* 2003; **32:** 777–84.
16. Lindholm A. Therapeutic monitoring of cyclosporin—an update. *Eur J Clin Pharmacol* 1991; **41:** 273–83.
17. David O, Johnston A. Limited sampling strategies. *Clin Pharmacokinet* 2000; **39:** 311–13.
18. Leger F, *et al.* Maximum A Posteriori Bayesian estimation of oral cyclosporin pharmacokinetics in patients with stable renal transplants. *Clin Pharmacokinet* 2002; **41:** 71–80.
19. Bourgoin H, *et al.* Bayesian estimation of cyclosporin exposure for routine therapeutic drug monitoring in kidney transplant patients. *Br J Clin Pharmacol* 2005; **59:** 18–27.
20. Tokui K, *et al.* Dose adjustment strategy for oral microemulsion formulation of cyclosporine: population pharmacokinetics-based analysis in kidney transplant patients. *Ther Drug Monit* 2004; **26:** 287–94.
21. Saint-Marcoux F, *et al.* Patient characteristics influencing ciclosporin pharmacokinetics and accurate Bayesian estimation of ciclosporin exposure in heart, lung and kidney transplant patients. *Clin Pharmacokinet* 2006; **45:** 905–22.
22. Willemze AJ, *et al.* Ciclosporin kinetics in children after stem cell transplantation. *Br J Clin Pharmacol* 2008; **66:** 539–45.
23. Weber LT, *et al.* Cyclosporin A absorption profiles in pediatric renal transplant recipients predict the risk of acute rejection. *Ther Drug Monit* 2004; **26:** 415–24.
24. Levy G, *et al.* Improved clinical outcomes for liver transplant recipients using cyclosporine monitoring based on 2-hr post-dose levels (C_2). *Transplantation* 2002; **73:** 953–9.
25. Holt DW. Cyclosporine monitoring based on C_2 sampling. *Transplantation* 2002; **73:** 840–1.
26. Trull A, *et al.* Randomized, trough blood cyclosporine concentration-controlled trial to compare the pharmacodynamics of Sandimmune and Neoral in de novo lung transplant recipients. *Ther Drug Monit* 1999; **21:** 17–26.
27. Pescovitz MD, *et al.* Two-hour post-dose cyclosporine level is a better predictor than trough level of acute rejection of renal allografts. *Clin Transplant* 2002; **16:** 378–82.
28. Solari SG, *et al.* Cyclosporine monitoring with 2-hour postdose levels in heart transplant recipients. *Ther Drug Monit* 2005; **27:** 417–21.
29. Levy G, *et al.* Patient management by Neoral C_2 monitoring: an international consensus statement. *Transplantation* 2002; **73** (suppl): S12–S18.
30. Nashan B, *et al.* Use of Neoral C_2 monitoring: a European consensus. *Transpl Int* 2005; **18:** 768–78.
31. Trevillian P. Caring for Australians with Renal Impairment (CARI). The CARI guidelines. Calcineurin inhibitors in renal transplantation: therapeutic drug monitoring. *Nephrology (Carlton)* 2007; **12** (suppl 1): S57–S65.
32. Citterio F, *et al.* Results of a three-year prospective study of C_2 monitoring in long-term renal transplant recipients receiving cyclosporine microemulsion. *Transplantation* 2005; **79:** 802–6.
33. Delgado DH, *et al.* Monitoring of cyclosporine 2-hour post-dose levels in heart transplantation: improvement in clinical outcomes. *J Heart Lung Transplant* 2005; **24:** 1343–6.
34. Gotti E, *et al.* Blood cyclosporine level soon after kidney transplantation is a major determinant of rejection: insights from the Mycophenolate Steroid-Sparing Trial. *Transplant Proc* 2005; **37:** 2037–40.
35. Einecke G, *et al.* Limitations of C_2 monitoring in renal transplant recipients. *Nephrol Dial Transplant* 2005; **20:** 1463–70.
36. Loichot C, *et al.* Cyclosporine monitoring in renal transplant recipients with induction therapy: C_2 levels in patients monitored on C_0. *Fundam Clin Pharmacol* 2006; **20:** 91–6.
37. Marin JG, *et al.* Is C2 monitoring or another limited sampling strategy superior to C0 monitoring in improving clinical outcomes in adult liver transplant recipients? *Ther Drug Monit* 2006; **28:** 637–42.
38. Duncan N, Craddock C. Optimizing the use of cyclosporin in allogeneic stem cell transplantation. *Bone Marrow Transplant* 2006; **38:** 169–74.
39. Johnston A, *et al.* Monitoring cyclosporin in blood: between-assay differences at trough and 2 hours post-dose (C2). *Ther Drug Monit* 2003; **25:** 167–73.

用途和用法

环孢素为特异性作用于淋巴细胞的强效免疫抑制药，主要作用于辅助性T细胞。环孢素与受体蛋白亲环蛋白形成一种复合物，这种复合物结合并抑制钙调磷酸酶活性，因该酶活化作用是释放白介素-2等淋巴因子的重要步骤，故环孢素可导致细胞免疫反应受到抑制。不同于环磷酰胺等细胞毒性免疫抑制药，环孢素对骨髓影响较小。

环孢素通常与皮质激素合用（亦常与其他免疫抑制药合用），用于预防器官、组织移植术后的移植物排斥反应，或用于控制先前接受其他免疫抑制药治疗患者的移植物排斥反应。环孢素亦用于治疗严重的特应性皮炎、银屑病或类风湿关节炎，通常用于常规治疗无效或不适用时，亦用于治疗肾病综合征。

环孢素已试用于治疗其他自身免疫因素所致的疾病，如下文对照参考文献所示：包括如再生障碍性贫血、哮喘、Behcet综合征、慢性活动性肝炎、多发性硬化、重症肌无力、结节病、巩膜炎或葡萄膜炎、硬皮病及各种皮肤损害。

环孢素可作为液体填充胶囊或油溶液剂口服，服药前即刻以牛奶或果汁（不可为西柚汁）稀释可提高口感。许多国家采用微乳剂型，可提高生物利用度。对不同口服制剂之间更换给药方式的建议见下文**用法**下的**口服**。环孢素每日给药剂量可分2次服用，尽管传统剂型有时为日剂量单次服用。

在**器官移植**中，环孢素初始口服给药剂量通常为每日10～15mg/kg，在移植术前4～12h开始服用，持续1～2周；若与其他免疫抑制药合用（如合用皮质激素或作为三联疗法、四联疗法的一部分），则环孢素初始给药剂量可减少。随后可逐渐减量至维持剂量每日2～6mg/kg。

应常规监测肾功能、血压以及环孢素血药浓度（详见上文**治疗药物监测**项下），必要时调整给药剂量。肝功能亦应进行监测。

当患者无法口服给药时亦可采用静脉给药方式，静脉给药剂量为口服剂量的1/3。使用0.9%氯化钠或5%葡萄糖溶液，以1∶20～1∶100比例稀释5%环孢素浓缩液，至环孢素终浓度为0.05%～0.25%，缓慢静脉输注2～6h。因聚乙烯蓖麻油赋形剂可能产生过敏样反应，患者应尽快改用口服治疗。

用于**骨髓移植**术后预防移植物排斥反应，及预防和治疗移植物抗宿主病，推荐初始静脉给药剂量为每日3～5mg/kg，治疗起始于移植术前当日，持续至2周，其后改为口服给药维持治疗，剂量可定为每日12.5mg/kg。若初始即为口服治疗，则推荐剂量为每日12.5～15mg/kg，维持剂量为每日12.5mg/kg。以维持剂量持续治疗至少3～6个月，然后逐渐减量至完全停药；上述过程在移植术后可持续1年时间。

环孢素吸入给药用于预防、治疗肺移植术后移植物排斥反应，在一些国家正在研究中。

采用硅酮基质目镜植入使环孢素（LX-201）持久稳定地释放，以预防角膜移植排斥反应的方法正在研究之中。

用于治疗**银屑病**，环孢素常规初始给药剂量为每日2.5mg/kg（最大剂量英国推荐为每日5mg/kg，美国为每日4mg/kg），分2次口服，一旦症状减轻则减量至最低有效维持剂量。若使用最大剂量治疗6周，疗效仍不满意，则应停止治疗。用于治疗严重**特应性皮炎**，可使用类似剂量范围，疗程最长8周。

用于治疗**类风湿关节炎**，环孢素初始口服剂量为2.5mg/kg，分2次给予，疗程为6周或8周。若临床疗效不满意，可逐渐增量至最大剂量每日4mg/kg；若持续治疗3～4个月后未见疗效，应停止治疗。

用于治疗继发于肾小球肾病（微小病变肾病、局灶性肾小球硬化）或膜性肾病的**肾病综合征**，环孢素给药剂量取决于患者年龄和肾功能情况。对于正常肾功能患者用以诱导症状缓解，成人每日5mg/kg，分2次口服。对于肾功能不全患者，初始给药剂量不应超过每日2.5mg/kg。若持续治疗3个月后（膜性肾病患者治疗6个月）未见疗效，应停止治疗。对于治疗反应良好的患者，维持剂量应逐渐减量至最低有效剂量。

儿童给药剂量，见下文**儿童用法**。

0.05%环孢素滴眼剂可用于治疗眼炎相关的**干眼症**。一种环孢素外用乳剂正在研究之中，旨在用以治疗春季角膜结膜炎，即慢性过敏性结膜炎的一种严重形式。

环孢素对于引起多药耐药现象的P-糖蛋白细胞泵具有抑制作用，故已经与抗肿瘤药合用，以提高抗肿瘤药细胞内浓度。不具免疫抑制作用的环孢素类似物如伐司朴达（第2356页）用于逆转多药耐药现象，目前亦在研究中。

用法 研究提示，根据 mg/kg 计算得到的给药剂量，可能并非达到预期环孢素血药浓度的最好方法[1]（亦详见上文**治疗药物监测**项下）。一项 1071 名肾移植受者的回顾性研究提示，环孢素血药浓度与患者体重未见明显相关，但可根据下述公式计算血药谷浓度的最佳预测值：

血药浓度(ng/ml)＝剂量(mg/d)×[1.34＋0.00011×移植术后天数－0.0049×身高(cm)]

前瞻性研究表明，上述公式可用于预测环孢素血药谷浓度；从移植术后第 7 天开始，环孢素目标谷浓度预测值约为每日给药剂量（mg）的 0.3 倍。

1. Bock HA, *et al.* Weight-independent dosing of cyclosporine—an alternative to the mg/kg doctrine. *Transplantation* 1994; **57:** 1484–9.

吸入给药 环孢素雾化吸入已证明可有效[1,2]控制肺移植（第1733页）急性移植物排斥反应。溶于丙二醇或乙醇[3]，雾化给药剂量为每日 300mg。环孢素的肺透过性已有综述[3,4]。一项研究发现，移植术后接受治疗 2 年以上的 15 名受试者中，环孢素雾化吸入剂量与肺功能改善呈现正相关[5]。在一项病例对照研究中[6]，环孢素雾化治疗可提高患有闭塞性细支气管炎的肺移植受者生存率。在一项随机对照研究中，环孢素预防性雾化吸入不能改善急性排斥反应的发病率，但可提高无慢性排斥反应患者生存率及总生存率[7]。

一种环孢素的吸入性干粉制剂已在研发之中，采用该丙二醇新制剂治疗局部炎症的可行性和有效性需要进一步研究[8]。

1. Keenan RJ, *et al.* Efficacy of inhaled cyclosporine in lung transplant recipients with refractory rejection: correlation of intragraft cytokine gene expression with pulmonary function and histologic characteristics. *Surgery* 1995; **118:** 385–91.
2. Iacono AT, *et al.* Dose-related reversal of acute lung rejection by aerosolized cyclosporine. *Am J Respir Crit Care Med* 1997; **155:** 1690–8.
3. Klyashchitsky BA, Owen AJ. Nebulizer-compatible liquid formulations for aerosol pulmonary delivery of hydrophobic drugs: glucocorticoids and cyclosporine. *J Drug Target* 1999; **7:** 79–99.
4. Corcoran TE. Inhaled delivery of aerosolized cyclosporine. *Adv Drug Deliv Rev* 2006; **58:** 1119–27.
5. Corcoran TE, *et al.* Preservation of post-transplant lung function with aerosol cyclosporin. *Eur Respir J* 2004; **23:** 378–83.
6. Iacono AT, *et al.* Aerosol cyclosporin therapy in lung transplant recipients with bronchiolitis obliterans. *Eur Respir J* 2004; **23:** 384–90.
7. Iacono AT, *et al.* A randomized trial of inhaled cyclosporine in lung-transplant recipients. *N Engl J Med* 2006; **354:** 141–50.
8. Zijlstra GS, *et al.* Characterization of a cyclosporine solid dispersion for inhalation. *AAPS J* 2007; **9:** E190–E199.

眼用 局部用的环孢素浓度范围从 0.05%～2%，对各种眼表疾病障碍均有效[1,2]，尤其是干眼症（见下文）及遗传性过敏性角膜结膜炎。也可用于角膜溃疡、青光眼（见下文）、角膜同种异体排斥反应的辅助治疗，以及用于移植物抗宿主病的眼科表现。

硅酮基质目镜植入可使环孢素（LX-201）持久稳定地释放，以预防角膜移植排斥反应，该方法正在研究之中。

1. Tatlipinar S, Akpek EK. Topical ciclosporin in the treatment of ocular surface disorders. *Br J Ophthalmol* 2005; **89:** 1363–7.
2. Foulks GN. Topical cyclosporine for treatment of ocular surface disease. *Int Ophthalmol Clin* 2006; **46:** 105–22.

口服 环孢素的微乳剂型已有综述文献[1,2]。不同的环孢素口服制剂，如果没有进行仔细的血药浓度监测的话，不能互相换用，以避免其生物利用度发生改变。如果换用不同的制剂，则应检测环孢素血药浓度及移植物功能，以及患者是否发生了不良反应[3]。*BNF 59* 建议采用商品名开具处方以避免无意间造成混用。

在开发了环孢素的口服微乳剂型以后，患者从根据体重 1∶1 给予口服制剂，改为根据环孢素血药浓度监测结果给药并进行之后的剂量调整。这样做的结果一般良好，尽管有关于发生了肾毒性，或曾经稳定的移植物发生了排斥反应[4～7]的报道，一项荟萃分析[8]认为，在再次移植受者，微乳剂型已显著地减少了排斥反应的发生，并且，在肝移植受者，显著地减少了不良事件的发生。新型微乳剂型（新山地明）的注册药品信息建议改变这种根据 1∶1 进行常规制剂的给药方式，而用根据监测环孢素血药浓度、血清肌酐及血压的结果来进行微乳剂型的给药，并在合适的时候进行剂量调整。

1. Noble S, Markham A. Cyclosporin: a review of the pharmacokinetic properties, clinical efficacy and tolerability of a microemulsion-based formulation (Neoral). *Drugs* 1995; **50:** 924–41.
2. Dunn CJ, *et al.* Cyclosporin: an updated review of the pharmacokinetic properties, clinical efficacy and tolerability of a microemulsion-based formulation (Neoral®) in organ transplantation. *Drugs* 2001; **61:** 1957–2016.
3. MHRA/CHM. Drug safety advice. Ciclosporin: must be prescribed and dispensed by brand name. *Drug Safety Update* 2009; **3** (5): 2–3. Available at: http://www.mhra.gov.uk/home/idcplg?IdcService=GET_FILE&dDocName=CON065445&RevisionSelectionMethod=LatestReleased (accessed 11/06/10)
4. Bennett WM, *et al.* Which cyclosporin formulation? *Lancet* 1996; **348:** 205.
5. Olyaei AJ, *et al.* Switching between cyclosporin formulations: what are the risks? *Drug Safety* 1997; **16:** 366–73.
6. Filler G, Ehrich J. Which cyclosporin formulation? *Lancet* 1996; **348:** 1176–7.
7. Gennery A, *et al.* Which cyclosporin formulation? *Lancet* 1996; **348:** 1177.
8. Shah MB, *et al.* A meta-analysis to assess the safety and tolerability of two formulations of cyclosporine: Sandimmune and Neoral. *Transplant Proc* 1998; **30:** 4048–53.

儿童用法 英国注册药品信息指出，虽然在儿童中用环孢素的经验尚属有限，已有 3 个月大的移植患者接受了药品信息所推荐的与成人同样剂量的药物（见上文**用途和用法**）。然而，在上述推荐的剂量范围内，儿童似乎更易发生脱水、抽搐和高血压。这些反应致使不得不减量。

与此相比，美国注册药品信息指出，虽然在儿童中尚缺乏用药经验，6 个月和 1 岁大的移植受者分别接受了标准制剂和微乳剂型，未见异常的不良反应，一般来说儿童对标准制剂的需要量和耐受量均高于成人。

BNFC 2010/11 建议用于器官移植时应参考当地治疗方案的详细资料。对于治疗**银屑病**和**遗传性过敏性皮炎**的剂量，建议根据 *BNFC 2010/11* 中对自 1 个月大起的儿童给予成人同等的剂量（见上文**用途和用法**）。

在**肾病综合征**的治疗中，英国注册药品信息规定，如果肾功能正常，儿童可给予每日口服 6mg/kg 剂量，分为 2 次给药。肾功能不全患者每日剂量不应超过 2.5mg/kg。*BNFC 2010/11* 详细规定了从 1 个月大起儿童的用法。

虽然环孢素在英国尚未被批准用于**溃疡性结肠炎**，*BNFC 2010/11* 推荐对儿童进行难治性疾病的初始治疗之后，应根据环孢素血药浓度和对药物的反应调整剂量。

- 2～18 岁的口服剂量：2mg/kg，每日 2 次（最大剂量 5mg/kg，每日 2 次）；
- 3～18 岁的静脉输注剂量：0.5～1mg/kg，每日 2 次。

给药方案为采用初始给予固定的剂量，而后进一步调整剂量，建议根据血药浓度-时间曲线下面积（AUC）调整给药量，见上文**药动学**项下的**儿童**。

哮喘 环孢素可能为某些难治性哮喘患者（第1072页）的潜在治疗用药。一项对照研究[1]发现，需长期口服皮质激素治疗的严重慢性哮喘患者，其治疗方案中加用环孢素初始剂量为每日 5mg/kg，与加用安慰剂相比可明显改善肺功能，降低病情恶化的发生率。曾被视为“不可逆性”的气道阻塞亦可得到改善，故上述结果耐人寻味。同一研究中心[2]随后发现，39 名严重依赖皮质激素的哮喘患者，口服低剂量环孢素（初始剂量为每日 5mg/kg）可降低泼尼松龙的给药剂量，平均值从每日 10mg 降至 3.5mg。但一项系统性综述[3]认为，考虑到环孢素不良反应，其临床收益尚有争议。

1. Alexander AG, *et al.* Trial of cyclosporin in corticosteroid-dependent chronic severe asthma. *Lancet* 1992; **339:** 324–8.
2. Lock SH, *et al.* Double-blind, placebo-controlled study of cyclosporin A as a corticosteroid-sparing agent in corticosteroid-dependent asthma. *Am J Respir Crit Care Med* 1996; **153:** 509–14.
3. Evans DJ, *et al.* Cyclosporin as an oral corticosteroid sparing agent in stable asthma. Available in The Cochrane Database of Systematic Reviews; Issue 4. Chichester: John Wiley; 2000 (accessed 15/01/08).

Behcet 综合征 环孢素已试用于治疗 Behcet 综合征，详见第1433页。

血液病 在原发性获得性红细胞再生障碍性贫血（见正细胞-正常色素性贫血，第1012页），环孢素被认为在诱导治疗方案中与皮质激素单用，或与皮质激素加环磷酰胺合用同样有效，有研究认为其可作为复发性疾病的一线治疗[1]。

环孢素通常与抗淋巴细胞免疫球蛋白联合用于治疗无法进行骨髓移植的再生障碍性贫血患者（见第1011页）。

1. Sawada K, *et al.* Acquired pure red cell aplasia: updated review of treatment. *Br J Haematol* 2008; **142:** 505–14.

Cogan 综合征 环孢素合用皮质激素，已用于治疗伴有大血管炎的严重 Cogan 综合征（详见第1435页）。

角膜溃疡 研究表明，板层角膜移植术合用 1%环孢素滴眼剂可有效治疗 Mooren 溃疡；Mooren 溃疡为一种可能源于自身免疫的难治性角膜病，可导致失明[1]。单独局部使用环孢素，亦可用于[2]治疗类风湿疾病相关的无菌性角膜溃疡患者。

1. Chen J, *et al.* Mooren's ulcer in China: a study of clinical characteristics and treatment. *Br J Ophthalmol* 2000; **84:** 1244–9.
2. Gottsch JD, Akpek EK. Topical cyclosporin stimulates neovascularization in resolving sterile rheumatoid central corneal ulcers. *Trans Am Ophthalmol Soc* 2000; **98:** 81–90.

皮肌炎 见下文**多肌炎和皮肌炎**。

糖尿病 免疫抑制药已试用于治疗新近诊断的糖尿病（第407页），用以延长所谓“蜜月期”。如上所述，环孢素虽然具有一定的疗效[1～3]，但其毒性限制了其应用[4]。

1. Bougneres PF, *et al.* Factors associated with early remission of type 1 diabetes in children treated with cyclosporine. *N Engl J Med* 1988; **318:** 663–70.
2. The Canadian-European Randomized Control Trial Group. Cyclosporin-induced remission of IDDM after early intervention: association of 1 yr of cyclosporin treatment with enhanced insulin secretion. *Diabetes* 1988; **37:** 1574–82.
3. Carel JC, *et al.* Cyclosporine delays but does not prevent clinical onset in glucose intolerant pre-type 1 diabetic children. *J Autoimmun* 1996; **9:** 739–45.
4. Parving H-H, *et al.* Cyclosporine nephrotoxicity in type 1 diabetic patients: a 7-year follow-up study. *Diabetes Care* 1999; **22:** 478–83.

干眼症 用环孢素局部制剂[1～3]，可有益于干燥性角膜结膜炎（**干眼症**，见第1959页）。研究发现环孢素 0.05%及 0.1%是最合适的制剂，因为在更高浓度并未见更为有效[4]，两种浓度制剂的疗效均好于安慰剂[5]。

有报道环孢素局部制剂对移植物抗宿主病所继发的干眼症状亦有效[6]。

1. Laibovitz RA, *et al.* Pilot trial of cyclosporine 1% ophthalmic ointment in the treatment of keratoconjunctivitis sicca. *Cornea* 1993; **12:** 315–23.
2. Wilson SE, Perry HD. Long-term resolution of chronic dry eye symptoms and signs after topical cyclosporine treatment. *Ophthalmology* 2007; **114:** 76–9.
3. Ridder WH. Ciclosporin use in dry eye disease patients. *Expert Opin Pharmacother* 2008; **9:** 3121–8.
4. Stevenson D, *et al.* Efficacy and safety of cyclosporin A ophthalmic emulsion in the treatment of moderate-to-severe dry eye disease: a dose-ranging, randomized trial. *Ophthalmology* 2000; **107:** 967–74.
5. Sall K, *et al.* Two multicenter, randomized studies of the efficacy and safety of cyclosporine ophthalmic emulsion in moderate to severe dry eye disease. *Ophthalmology* 2000; **107:** 631–9.
6. Lelli GJ, *et al.* Ophthalmic cyclosporine use in ocular GVHD. *Cornea* 2006; **25:** 635–8.

湿疹 环孢素作为辅助用药可有效治疗特应性湿疹（特应性皮炎）（详见第1506页）[1～3]。通常适用于所有常规疗法均无效的严重病患，进行短期治疗（直至 8 周），但亦有报道成人患者可长期用药治疗[4]。研究亦提示[5]甚至接受短期治疗患者中，病情亦可能得到长期缓解。环孢素已用于患儿的短期治疗[6,7]和持续治疗[8]。一项综合了上述大多数研究结果的系统性综述和荟萃分析[9]认为，在环孢素治疗 6～8 周后疾病严重性的平均临床改善约为 55%，但真实的临床获益可能稍有些偏低，这是由于发表偏倚所致。给予较高的 4～5mg/kg 初始剂量可致更快速的反应，其平均临床获益在 2 周之后，在此剂量的获益率约为 40%。在一项小规模、开放式、交叉研究中[10]，综合考虑患者耐受性及疗效，认为环孢素微乳剂型等效于或优于传统剂型。亦有报道环孢素可用于治疗 Darier 病相关的严重湿疹化[11]（详见第1506页）。

1. van Joost T, *et al.* Cyclosporin in atopic dermatitis: a multicentre placebo-controlled study. *Br J Dermatol* 1994; **130:** 634–40.
2. Munro CS, *et al.* Maintenance treatment with cyclosporin in atopic eczema. *Br J Dermatol* 1994; **130:** 376–80.
3. Granlund H, *et al.* Cyclosporin in atopic dermatitis: time to relapse and effect of intermittent therapy. *Br J Dermatol* 1995; **132:** 106–12.
4. Berth-Jones J, *et al.* Long-term efficacy and safety of cyclosporin in severe adult atopic dermatitis. *Br J Dermatol* 1997; **136:** 76–81.
5. Granlund H, *et al.* Long-term follow-up of eczema patients treated with cyclosporine. *Acta Derm Venereol (Stockh)* 1998; **78:** 40–3.
6. Zaki I, *et al.* Treatment of severe atopic dermatitis in childhood with cyclosporin. *Br J Dermatol* 1996; **135** (suppl 48): 21–4.
7. Berth-Jones J, *et al.* Cyclosporine in severe childhood atopic dermatitis: a multicenter study. *J Am Acad Dermatol* 1996; **34:** 1016–21.
8. Harper JI, *et al.* Cyclosporin for severe childhood atopic dermatitis: short course versus continuous therapy. *Br J Dermatol* 2000; **142:** 52–8.
9. Schmitt J, *et al.* Cyclosporin in the treatment of patients with atopic eczema—a systematic review and meta-analysis. *J Eur Acad Dermatol Venereol* 2007; **21:** 606–19.
10. Chawla M, *et al.* Comparison of the steady state pharmacokinetics of two formulations of cyclosporin in patients with atopic dermatitis. *Br J Dermatol* 1996; **135** (suppl 48): 9–14.
11. Shahidullah H, *et al.* Darier's disease: severe eczematization successfully treated with cyclosporin. *Br J Dermatol* 1994; **131:** 713–16.

青光眼 局部使用环孢素作为辅助用药，可减少瘢痕组织形成，改善青光眼过滤术的临床预后，疗效令人鼓舞[1]。研究提示[2]，局部使用 0.5%环孢素可替代局部用皮质激素，用于治疗角膜移植术后青光眼。

1. Turaçli E, *et al.* A comparative clinical trial of mitomycin C and cyclosporin A in trabeculectomy. *Eur J Ophthalmol* 1996; **6:** 398–401.
2. Perry HD, *et al.* Topical cyclosporin A in the management of postkeratoplasty glaucoma. *Cornea* 1997; **16:** 284–8.

肾小球肾病 环孢素已试用于治疗多种肾小球肾病（第1436页），但因顾忌肾毒性发生，故需慎用。尽管如此，患有皮质激素耐药的微小肾病变肾病[1,2]、局灶性肾小球硬化症[1～3]及膜性肾病[4～6]患者已观察到对环孢素治疗的反应性。有国际专题研讨会认为[7]环孢素治疗对皮质激素依赖性或抵抗性微小肾病变肾病及皮质激素抵抗性局灶性肾小球硬化的成人与儿童患者，均可有效地减轻蛋白尿症状，从而长期保留肾功能。这些证据支持了环孢素可作为膜性肾病、局灶性肾小球硬化症及采用细胞毒药物治疗 12 周后无效的微小肾病变肾病的一线选择用药的观点。

1. Nyrop M, Olgaard K. Cyclosporin A treatment of severe steroid resistant nephrotic syndrome in adults. *J Intern Med* 1990; **227:** 65–8.
2. Niaudet P, *et al.* Steroid-resistant idiopathic nephrotic syndrome and ciclosporin. *Nephron* 1991; **57:** 481.
3. Chishti AS, *et al.* Long-term treatment of focal segmental glomerulosclerosis in children with cyclosporine given as a single daily dose. *Am J Kidney Dis* 2001; **38:** 754–60.
4. Cattran DC, *et al.* A controlled trial of cyclosporine in patients with progressive membranous nephropathy. *Kidney Int* 1995; **47:** 1130–5.
5. Cattran DC, *et al.* Cyclosporine in patients with steroid-resistant membranous nephropathy: a randomized trial. *Kidney Int* 2001; **59:** 1484–90.
6. Goumenos DS. What have we learned from the use of ciclosporin A in the treatment of nephrotic patients with idiopathic membranous nephropathy? *Expert Opin Pharmacother* 2008; **9:** 1695–1704.
7. Cattran DC, *et al.* Cyclosporin in idiopathic glomerular disease associated with the nephrotic syndrome: workshop recommendations. *Kidney Int* 2007; **72:** 1429–47.

肝炎 用于治疗慢性活动性肝炎（第1434页），一些证据提示环孢素可作为备选治疗药物用于单用皮质激素或硫唑嘌呤疗效不满意的严重自身免疫（非病毒性）性疾病患者。

组织细胞综合征 如第619页讨论中所提及，环孢素已试用于治疗进展型朗格汉斯细胞组织增生症患者。

炎性肠病 环孢素作为二线药物，已试用治疗炎性肠病并取得成功（第1620页）。高剂量环孢素静脉给药已表明对治疗顽固性溃疡性结肠炎[1]具有一定的疗效。一项综述[2]得出结论，环孢素静脉给药可作为手术疗法的备选治疗方案，提供给某些患者。初始治疗剂量应为每日 2mg/kg，有效剂量可为每日 4mg/kg。一项仅含有 2 项研究的系统性综述[3]认为，环孢素短期给药仅可用于择期手术，但尚缺乏强有力证据的支持。

环孢素用于治疗克罗恩病的临床疗效尚未明确。一项系统性综述认为[4]，口服较低剂量环孢素（每日 5mg/kg）用于克罗恩病缓解病情的疗效并不理想。虽然有研究提示口服较高剂量或静脉输注环孢素可能是有益的，但因环孢素可致肾毒性的风险及尚有其他已经过验证的药物可供选用，故并不考虑将环孢素作为长期应用的备选药物。

1. Loftus CG, *et al.* Cyclosporin for refractory ulcerative colitis. *Gut* 2003; **52:** 172–3.
2. Pham CQD, *et al.* Cyclosporine for severe ulcerative colitis. *Ann Pharmacother* 2006; **40:** 96–101.
3. Shibolet O, *et al.* Cyclosporine A for induction of remission in severe ulcerative colitis. Available in The Cochrane Database of Systematic Reviews; Issue 1. Chichester: John Wiley; 2005 (accessed 15/01/08).
4. McDonald JWD, *et al.* Cyclosporine for induction of remission in Crohn's disease. Available in The Cochrane Database of Systematic Reviews; Issue 2. Chichester: John Wiley; 2005 (accessed 15/01/08).

间质性肺病 环孢素用于治疗先天性肺纤维化已见报道（见**间质性肺病**，第1438页），尽管其用药数据尚十分有限。

麻风病 环孢素可用于治疗麻风病患者的Ⅰ型麻风反应，见第168页。

扁平苔藓 扁平苔藓是一种常用皮质激素治疗的皮肤病（详见第1507页），但亦可使用环孢素治疗。服用相对小剂量（3～5mg/kg 口服）的环孢素可使严重扁平苔藓[1]病情得到有效缓解，但治疗过程中可能伴有高血压及肾功能损害发生。局部使用环孢素已试用于治疗口扁平苔藓，但结果差异较大[2~8]。一项类似研究中，使用环孢素漱口剂或口部外用皮质激素药膏，未见长期临床获益[7]。

1. Pigatto PD, *et al.* Cyclosporin A for treatment of severe lichen planus. *Br J Dermatol* 1990; **121:** 121–3.
2. Eisen D, *et al.* Cyclosporin wash for oral lichen planus. *Lancet* 1990; **335:** 535–6.
3. Eisen D, *et al.* Effect of topical cyclosporine rinse on oral lichen planus: a double-blind analysis. *N Engl J Med* 1990; **323:** 290–4.
4. Levell NJ, *et al.* Lack of effect of cyclosporin mouthwash in oral lichen planus. *Lancet* 1991; **337:** 796–7.
5. Ho VC, Conklin RJ. Effect of topical cyclosporine rinse on oral lichen planus. *N Engl J Med* 1991; **325:** 435.
6. Porter SR, *et al.* The efficacy of topical cyclosporin in the management of desquamative gingivitis due to lichen planus. *Br J Dermatol* 1993; **129:** 753–5.
7. Sieg P, *et al.* Topical cyclosporin in oral lichen planus: a controlled, randomized prospective trial. *Br J Dermatol* 1995; **132:** 790–4.
8. Conrotto D, *et al.* Ciclosporin vs. clobetasol in the topical management of atrophic and erosive oral lichen planus: a double-blind, randomized controlled trial. *Br J Dermatol* 2006; **154:** 139–45.

狼疮肾炎 环孢素已试用于治疗 SLE（第 1444 页）特别是狼疮肾病[1~6]，但需开展对照研究。

1. Fu LW, *et al.* Clinical efficacy of cyclosporin A Neoral in the treatment of paediatric lupus nephritis with heavy proteinuria. *Br J Rheumatol* 1998; **37:** 217–21.
2. Tam LS, *et al.* Long-term treatment of lupus nephritis with cyclosporin A. *Q J Med* 1998; **91:** 573–80.
3. Hallegua D, *et al.* Cyclosporine for lupus membranous nephritis: experience with ten patients and review of the literature. *Lupus* 2000; **9:** 241–51.
4. Fujinaga S, *et al.* Treatment of steroid-resistant membranous lupus nephritis with plasmapheresis and low-dose cyclosporine. *Pediatr Nephrol* 2007; **22:** 616–17.
5. Rihova Z, *et al.* Treatment of lupus nephritis with cyclosporine—an outcome analysis. *Kidney Blood Press Res* 2007; **30:** 124–8.
6. Ogawa H, *et al.* Prospective study of low-dose cyclosporine A in patients with refractory lupus nephritis. *Mod Rheumatol* 2007; **17:** 92–7.

多发性硬化 如第858页所提及，免疫抑制药如环孢素用于治疗多发性硬化患者具有一定的疗效。但研究得出结论，所需有效剂量产生的毒性反应远大于其极小的治疗效果。

肌营养不良 一项研究发现，患有 Duchenne 肌营养不良（第1440页）的 15 名男孩，口服给予环孢素每日 5mg/kg 分次服用，根据环孢素血清谷浓度调整用药剂量，治疗过程中肌力产生得到改善，然而一旦停药则肌力再次下降[1]。上述疗效是否具有临床意义，仍有待于进一步研究明确。

1. Sharma KR, *et al.* Cyclosporine increases muscular force generation in Duchenne muscular dystrophy. *Neurology* 1993; **43:** 527–32.

重症肌无力 环孢素可作为硫唑嘌呤的备选用药，用于治疗重症肌无力（第599页），可达到皮质激素节约效应[1]，或在患者无法耐受或对皮质激素和硫唑嘌呤[2~4]治疗无反应时使用。环孢素与硫唑嘌呤[5]疗效相似，且起效更快，但伴有肾毒性等严重不良反应限制了其应用。

1. Tindall RSA, *et al.* A clinical therapeutic trial of cyclosporine in myasthenia gravis. *Ann N Y Acad Sci* 1993; **681:** 539–51.
2. Bonifati DM, Angelini C. Long-term cyclosporine treatment in a group of severe myasthenia gravis patients. *J Neurol* 1997; **244:** 542–7.
3. Ciafaloni E, *et al.* Retrospective analysis of the use of cyclosporine in myasthenia gravis. *Neurology* 2000; **55:** 448–50.
4. Lavrnic D, *et al.* Cyclosporine in the treatment of myasthenia gravis. *Acta Neurol Scand* 2005; **111:** 247–52.
5. Schalke BCG, *et al.* Ciclosporin A vs azathioprine in the treatment of myasthenia gravis: final results of a randomized, controlled double-blind clinical trial. *Neurology* 1988; **38** (suppl 1): 135.

器官与组织移植 环孢素可显著提高器官、组织移植术的成功率，作为主要的治疗药物用于预防实体器官移植物排斥反应、骨髓移植术后移植物抗宿主病。对于器官、组织移植的更详尽讨论以及环孢素的作用详见第1728页。环孢素亦偶用于皮质激素单用无效的角膜移植片排斥高发生风险的患者（第1435页）。采用目镜植入使环孢素（LX-201）持久稳定地释放，以预防角膜移植排斥反应的方法正在研究之中。目前尚在研究环孢素吸入治疗用于肺移植患者，详见第1733页及**用法**项下。

关于移植术后环孢素用药治疗，选择部分参考文献如下。

1. Frei UA, *et al.* Randomized, double-blind, one-year study of the safety and tolerability of cyclosporine microemulsion compared with conventional cyclosporine in renal transplant patients. *Transplantation* 1998; **65:** 1455–60.
2. Eisen HJ, *et al.* Safety, tolerability, and efficacy of cyclosporine microemulsion in heart transplant recipients: a randomized, multicenter, double-blind comparison with the oil-based formulation of cyclosporine—results at 24 months after transplantation. *Transplantation* 2001; **71:** 70–78.
3. Thervet E, *et al.* Benefit-risk assessment of ciclosporin withdrawal in renal transplant recipients. *Drug Safety* 2004; **27:** 457–76.
4. Hesselink DA, *et al.* The use of cyclosporine in renal transplantation. *Transplant Proc* 2004; **36** (suppl): 99S–106S.
5. Pape L, *et al.* Cyclosporine in pediatric kidney transplantation. *Transplant Proc* 2004; **36** (suppl): 203S–207S.
6. Banner NR, Yacoub MH. Cyclosporine in thoracic organ transplantation. *Transplant Proc* 2004; **36** (suppl): 302S–308S.
7. Patel JK, Kobashigawa JA. Cardiac transplant experience with cyclosporine. *Transplant Proc* 2004; **36** (suppl): 323S–330S.
8. Johnston A, *et al.* Potential clinical implications of substitution of generic cyclosporine formulations for cyclosporine microemulsion (Neoral) in transplant recipients. *Eur J Clin Pharmacol* 2004; **60:** 389–95.
9. Schrem H, *et al.* Update on liver transplantation using cyclosporine. *Transplant Proc* 2004; **36:** 2525–31.
10. Duncan N, Craddock C. Optimizing the use of cyclosporin in allogeneic stem cell transplantation. *Bone Marrow Transplant* 2006; **38:** 169–74.

天疱疮 常用皮质激素治疗天疱疮（详见第1509页），但环孢素亦试用于治疗少数寻常型天疱疮患者，疗效具有差异[1~4]。一项小规模、随机试验研究[5]中，皮质激素合用环孢素治疗未见优于单用皮质激素治疗。

1. Luisi AF, Stoukides CA. Cyclosporine for the treatment of pemphigus vulgaris. *Ann Pharmacother* 1994; **28:** 1183–5.
2. Vardy DA, Cohen AD. Cyclosporine therapy should be considered for maintenance of remission in patients with pemphigus. *Arch Dermatol* 2001; **137:** 505.
3. Gooptu C, Staughton RCD. Use of topical cyclosporin in oral pemphigus. *J Am Acad Dermatol* 1998; **38:** 860–1.
4. Olszewska M, *et al.* Efficacy and safety of cyclophosphamide, azathioprine, and cyclosporine (ciclosporin) as adjuvant drugs in pemphigus vulgaris. *Am J Clin Dermatol* 2007; **8:** 85–92.
5. Ioannides D, *et al.* Ineffectiveness of cyclosporine as an adjuvant to corticosteroids in the treatment of pemphigus. *Arch Dermatol* 2000; **136:** 868–72.

多肌炎和皮肌炎 环孢素用于治疗顽固性多肌炎和皮肌炎具有一定疗效[1,2]（详见第1442页）。

1. Qushmaq KA, *et al.* Cyclosporin A in the treatment of refractory adult polymyositis/dermatomyositis: population based experience in 6 patients and literature review. *J Rheumatol* 2000; **27:** 2855–9.
2. Kim H-J, *et al.* Dermatomyositis, complicated with pneumomediastinum, successfully treated with cyclosporine A: a case report and review of literature. *Rheumatol Int* 2009; **29:** 1101–4.

原发性胆汁性肝硬变 据报道，环孢素用于治疗原发性胆汁性肝硬变（第2354页）具有一定的疗效，但存在毒性反应的问题。一项系统性综述[1]认为，尽管瘙痒和肝脏生化数值有所改善，环孢素并不能延缓疾病的进程，故除临床研究外不推荐使用。

1. Gong Y, *et al.* Cyclosporin A for primary biliary cirrhosis. Available in The Cochrane Database of Systematic Reviews; Issue 3. Chichester: John Wiley; 2007 (accessed 15/01/08).

银屑病 环孢素用于治疗严重顽固性银屑病（第1510页），可诱导病情缓解或预防病情复发。据报道该病所有的临床表现[1]均对环孢素有反应，包括妊娠脓疱性银屑病[2~4]。治疗儿童严重的难治性银屑病亦已见临床获益[1,5]，尽管对其潜在的累积毒性的观察尚属有限。

在一些研究中，给予环孢素每日 2.5～5mg/kg，持续治疗 12 周，可使大多数严重斑块状银屑病[6]患者病情得到明显改善。间歇给药法使得环孢素累积给药量较少，从而降低肾毒性或高血压发病率[7]。英国推荐使用环孢素治疗银屑病[8]：对于病情稳定的重症患者，建议初始给药剂量为每日 2.5mg/kg，根据临床疗效每隔 2～4 周增量为每日 0.5～1mg/kg，最大剂量为每日 5mg/kg。治疗维持约 12 周，推荐局部用药辅助治疗。一旦病情缓解则应停用环孢素，若患者病情复发，则以前次有效剂量重新开始治疗。若病情急性发作，可使用更高初始剂量（最大为每日 5mg/kg）的环孢素，待症状缓解后逐渐减量。治疗前和治疗中应进行患者肾功能、血压监测。少数患者需要长期持续治疗，疗程最长为 2 年，建议每年进行患者肾小球滤过率评价。大多数研究中，维持剂量每日＜3.5mg/kg。

一项综述[1,9]得出结论，使用环孢素短期治疗银屑病患者，无需进行常规治疗药物浓度监测（详见上文**药动学**项下）。但对于给药剂量超过每日 3mg/kg、或具有肾功能损害风险的患者，认为仍有必要监测环孢素血药谷浓度[9]。亦应对依从性差，或可能发生药物相互作用的患者进行药物浓度监测[1]。

1. Berth-Jones J. The use of ciclosporin in psoriasis. *J Dermatol Treat* 2005; **16:** 258–77.
2. Edmonds EVJ, *et al.* Pustular psoriasis of pregnancy treated with ciclosporin and high-dose prednisolone. *Clin Exp Dermatol* 2005; **30:** 709–10.
3. Kura MM, Surjushe AU. Generalized pustular psoriasis of pregnancy treated with oral cyclosporin. *Indian J Dermatol Venereol Leprol* 2006; **72:** 458–9.
4. Kapoor R, Kapoor JR. Cyclosporine resolves generalized pustular psoriasis of pregnancy. *Arch Dermatol* 2006; **142:** 1373–5.
5. Pereira TM, *et al.* Cyclosporin A treatment in severe childhood psoriasis. *J Eur Acad Dermatol Venereol* 2006; **20:** 651–6.
6. Faerber L, *et al.* Cyclosporine in severe psoriasis: results of a meta-analysis in 579 patients. *Am J Clin Dermatol* 2001; **2:** 41–7.
7. Ho VC. The use of ciclosporin in psoriasis: a clinical review. *Br J Dermatol* 2004; **150** (suppl. 67): 1–10.
8. Griffiths CEM, *et al.* Ciclosporin in psoriasis clinical practice: an international consensus statement. *Br J Dermatol* 2004; **150** (suppl. 67): 11–23.
9. Heydendael VMR, *et al.* Cyclosporin trough levels: is monitoring necessary during short-term treatment in psoriasis? A systematic review and clinical data on trough levels. *Br J Dermatol* 2002; **147:** 122–9.

银屑病关节炎 一项研究[1]表明，服用低剂量环孢素可有效改善银屑病关节炎患者的关节主述症状（详见第13页**脊柱关节病**项下），另有研究[2]发现，使用环孢素比柳氮磺胺吡啶疗效更佳。环孢素在银屑病关节炎中的应用已有综述[3]。

1. Mahrle G, *et al.* Anti-inflammatory efficacy of low-dose cyclosporin A in psoriatic arthritis: a prospective multicentre study. *Br J Dermatol* 1996; **135:** 752–7.
2. Salvarani C, *et al.* A comparison of cyclosporine, sulfasalazine, and symptomatic therapy in the treatment of psoriatic arthritis. *J Rheumatol* 2001; **28:** 2274–82.
3. Salvarani C, *et al.* Multidisciplinary focus on cyclosporin A. *J Rheumatol Suppl* 2009; **83:** 52–5.

坏疽性脓皮症 据报道[1~6]，坏疽性脓皮症患者对环孢素治疗具有反应性（第1510页）。

1. Sassolas B, *et al.* Pyoderma gangrenosum with pathergic phenomenon in pregnancy. *Br J Dermatol* 2000; **142:** 827–8.
2. Vena GA, Cassano N. Can we still suggest the topical cyclosporin treatment in cutaneous disorders? *J Eur Acad Dermatol Venereol* 2001; **15:** 18–19.
3. Schöfer H, Baur S. Successful treatment of postoperative pyoderma gangrenosum with cyclosporin. *J Eur Acad Dermatol Venereol* 2002; **16:** 148–51.

4. Patrone P, *et al.* Pyoderma gangrenosum of the scalp treated with cyclosporine A. *Int J Dermatol* 2002; **41:** 916–18.
5. Park H-J, *et al.* Recalcitrant oral pyoderma gangrenosum in a child responsive to cyclosporine. *J Dermatol* 2003; **30:** 612–16.
6. Hasselmann DO, *et al.* Pyoderma gangrenosum: clinical presentation and outcome in 18 cases and review of the literature. *J Dtsch Dermatol Ges* 2007; **5:** 560–4.

再灌注和血管重建操作 环孢素作为辅助治疗，限制急性心肌梗死的再灌注损伤（第1140页）。一项随机对照试验研究[1]表明，以肌酸激酶释放和核磁共振成像为测量指标，经皮冠状动脉介入治疗前给予环孢素，可减少心肌梗死面积，但肌钙蛋白释放不受影响。

1. Piot C, *et al.* Effect of cyclosporine on reperfusion injury in acute myocardial infarction. *N Engl J Med* 2008; **359:** 473–81.

类风湿关节炎 各种缓解病情抗风湿药（DMARDs）可用于治疗类风湿关节炎（第12页），用以减缓疾病进程。环孢素治疗活动性疾病具有反应性[1～4]，有证据表明环孢素可减缓疾病放射学进展[4]，亦可缓解患者症状；一篇系统性综述[5]得出结论，环孢素用于短期治疗（至1年）进展型疾病，具有重要的临床收益。已有关注环孢素产生肾毒性反应[1]，但低剂量治疗方案可有助于减少肾毒性的发生。

环孢素亦与其他 DMARDs 合用。据报道环孢素合用甲氨蝶呤，对于单用甲氨蝶呤治疗无反应患者具有一定的疗效[6]，但一些研究者发现，合用甲氨蝶呤、环孢素和关节内皮质激素未见优于 DMARD 标准治疗方案[7]。另一些人认为单用环孢素疗效有限，而与甲氨蝶呤合用是控制疾病快速侵袭的最佳选择之一[8]。

国际共识推荐，环孢素治疗类风湿关节炎[9]，考虑可用于 DMARDs 候选治疗患者，患者亦无恶性肿瘤、难治性高血压、肾功能损害、血细胞减少或明显肝功能损害发病风险。他们推荐初始给药剂量为每日 2.5～3mg/kg，必要时治疗 4～8 周后增加剂量，每隔 1～2 个月增量 0.5～1mg/kg，最大剂量为每日 5mg/kg，若剂量超过每日 4mg/kg，需特殊注意。一旦患者病情稳定并持续至少 3 个月，应予以减量，每隔 1 个月或 2 个月减量每日 0.5mg/kg，至最低有效剂量。若使用最大耐受剂量治疗 3 个月，仅呈现部分疗效，应考虑使用其他替代药物治疗或合用其他药物；若使用最大耐受剂量治疗 3 个月后仍无反应性，应停用环孢素。治疗前和治疗中应慎重监测患者。

研究已表明，使用环孢素可达到皮质激素节约效应，用于控制青春期原发性关节炎[10]。据报道，甲氨蝶呤合用环孢素对顽固性青春期原发性关节炎有明显的临床改善疗效[11]。

1. Yocum DE, *et al.* Cyclosporin A in severe, treatment-refractory rheumatoid arthritis: a randomized study. *Ann Intern Med* 1988; **109:** 863–9.
2. Tugwell P, *et al.* Low-dose cyclosporin versus placebo in patients with rheumatoid arthritis. *Lancet* 1990; **335:** 1051–5.
3. Landewé RBM, *et al.* A randomized, double-blind, 24-week controlled study of low-dose cyclosporine versus chloroquine for early rheumatoid arthritis. *Arthritis Rheum* 1994; **37:** 637–43.
4. Førre Ø, *et al.* Radiologic evidence of disease modification in rheumatoid arthritis patients treated with cyclosporine: results of a 48-week multicenter study comparing low-dose cyclosporine with placebo. *Arthritis Rheum* 1994; **37:** 1506–12.
5. Wells GA, *et al.* Cyclosporine for treating rheumatoid arthritis. Available in The Cochrane Database of Systematic Reviews; Issue 2. Chichester: John Wiley; 1998 (accessed 15/01/08).
6. Tugwell P, *et al.* Combination therapy with cyclosporine and methotrexate in severe rheumatoid arthritis. *N Engl J Med* 1995; **333:** 137–41.
7. Proudman SM, *et al.* Treatment of poor-prognosis early rheumatoid arthritis. *Arthritis Rheum* 2000; **43:** 1809–19.
8. Gremese E, Ferraccioli GF. Benefit/risk of cyclosporine in rheumatoid arthritis. *Clin Exp Rheumatol* 2004; **22** (suppl 35): S101–S107.
9. Panayi GS, Tugwell P. The use of cyclosporin A microemulsion in rheumatoid arthritis: conclusions of an international review. *Br J Rheumatol* 1997; **36:** 808–11.
10. Gerloni V, *et al.* Efficacy and safety profile of cyclosporin A in the treatment of juvenile chronic (idiopathic) arthritis: results of a 10-year prospective study. *Rheumatology (Oxford)* 2001; **40:** 907–13.
11. Ravelli A, *et al.* Combination therapy with methotrexate and cyclosporine A in juvenile idiopathic arthritis. *Clin Exp Rheumatol* 2002; **20:** 569–72.

结节病 皮质激素常用于治疗症状性结节病（第1443页），其他药物实为二线药物；环孢素是多种已试用于治疗结节病的多种免疫抑制药之一，但研究结果具有差异。

巩膜炎 环孢素单独使用或合用皮质激素可用于治疗巩膜炎（详见第1444页）。

硬皮病 少数报道表明，环孢素对硬皮病患者有效（第1734页）。

中毒性表皮坏死松解症 据报道，肠道[1]及静脉[2]给予环孢素对中毒性表皮坏死松解症有效[1～4]；通常与皮质激素合用[3,4]。

1. Arévalo JM, *et al.* Treatment of toxic epidermal necrolysis with cyclosporin A. *J Trauma* 2000; **48:** 473–8.
2. Hashim N, *et al.* Early cyclosporine treatment of incipient toxic epidermal necrolysis induced by concomitant use of lamotrigine and sodium valproate. *Acta Derm Venereol* 2004; **84:** 90–1.
3. Aihara Y, *et al.* Toxic epidermal necrolysis in a child successfully treated with cyclosporin A and methylprednisolone. *Pediatr Int* 2007; **49:** 659–62.
4. Rai R, Srinivas CR. Suprapharmacologic doses of intravenous dexamethasone followed by cyclosporine in the treatment of toxic epidermal necrolysis. *Indian J Dermatol Venereol Leprol* 2008; **74:** 263–5.

眼葡萄膜炎 环孢素用于治疗眼葡萄膜炎，详见第1446页。

血管炎综合征 环孢素用于治疗 Takayasu 动脉炎和 Wegener 肉芽肿病，分别详见第1445页和第1446页。

制剂

USP 33: Cyclosporine Capsules; Cyclosporine Injection; Cyclosporine Oral Solution.

专利制剂

Arg.: Cermox; Lacrinmune; Restasis; Sandimmun; Sigmasporin; ***Austral.:*** Cicloral; Cysporin; Neoral; Sandimmun; ***Austria:*** Cicloralhexal; Neoimmun; Sandimmun; ***Belg.:*** Neoral-Sandimmun; Sandimmun; ***Braz.:*** Gengraf; Restasis; Sandimmun; Sigmasporin; Zinograf†; ***Canad.:*** Neoral; Sandimmune; ***Chile:*** Gengraf; Modusik-A; Restasis; Sandimmun; ***Cz.:*** Consupren†; Cyclaid; Equoral; Sandimmun; Sigmasporon; ***Denm.:*** Sandimmun; ***Fin.:*** Sandimmun; ***Fr.:*** Neoral; Sandimmun; ***Ger.:*** Cicloral; Immunosporin; Sandimmun; ***Gr.:*** Imunofar; Restasis; Sandimmun; ***Hong Kong:*** Gengraf†; Sandimmun; ***Hung.:*** Sandimmun; ***India:*** Imusporin; Panimun Bioral; Sandimmun; ***Indon.:*** Sandimmun; ***Irl.:*** Deximune; Neoral; Sandimmun; ***Israel:*** Deximune; Restasis; Sandimmun; Sangcya; ***Ital.:*** Sandimmun; ***Jpn:*** Papilock; ***Malaysia:*** Gengraf†; Sandimmun; ***Mex.:*** Immulem; Modusik-A; Restasis; Sandimmun; Supremunn; ***Neth.:*** Neoral; Sandimmune; ***Norw.:*** Sandimmun; ***NZ:*** Gengraf; Neoral; Sandimmun; ***Philipp.:*** Arpimune; Restasis; Sandimmun; ***Pol.:*** Equoral; Sandimmun; ***Port.:*** Ciclostar; Sandimmun; ***Rus.:*** Consupren (Консупрен)†; Equoral (Экорал); Orgasporin (Оргаспорин); Panimun Bioral (Панимун Биорал); Sandimmun (Сандиммун); ***S.Afr.:*** Ciclohexal; Sandimmun; ***Singapore:*** Gengraf; Sandimmun; ***Spain:*** Sandimmun; ***Swed.:*** Sandimmun; ***Switz.:*** Ciclosol; Sandimmun; ***Thai.:*** Consupren†; Equoral; Gengraf†; Panimun Bioral; Restasis; Sanda; Sandimmun; ***Turk.:*** Gengraf; Restasis; Sandimmun; ***UAE:*** Sigmasporin; ***UK:*** Deximune; Neoral; Sandimmun; ***Ukr.:*** Cicloral (Циклорал)†; Sandimmun (Сандиммун Неорал); ***USA:*** Gengraf; Neoral; Restasis; Sandimmune; ***Venez.:*** Imusporin; Restasis; Sandimmun.

Daclizumab (*BAN*, *USAN*, *rINN*) 达克珠单抗

Dacliximab; Daclizumabum; Daklitsumabi; Daklizumab; Humanised Anti-Tac Antibody; Ro-24-7375. Immunoglobulin G 1, (human-mouse monoclonal 1H4 γ-chain, anti-human interleukin 2 receptor), disulfide with human-mouse monoclonal clone 1H4 light chain, dimer.

Даклизумаб

CAS — 152923-56-3.
ATC — L04AC01.
ATC Vet — QL04AC01.
UNII — CUJ2MVI71Y.

不良反应和注意事项

达克珠单抗少见发生严重急性过敏反应。少见发生过敏类型的反应，如皮疹、荨麻疹、瘙痒、低血压、低氧、心动过速、心脏骤停、哮喘、呼吸困难、支气管痉挛、肺水肿、外周组织水肿、喉头水肿以及呼吸衰竭。有报道注射部位反应可见于初次给药以及后续治疗。一旦发生严重过敏反应，则不应再给药。

对心脏的影响 有 1 例使用达克珠单抗引起窦性心动过缓[1]的报道。

1. Bassily-Marcus A, *et al.* Sinus bradycardia associated with daclizumab in liver transplant recipients: report of 3 cases. *Exp Clin Transplant* 2008; **6:** 80–3.

对死亡率的影响 有报道，心脏移植患者接受达克珠单抗合用环孢素、霉酚酸酯和皮质激素的免疫抑制疗法，会增加死亡率。其中有些死亡伴有严重感染和使用了抗淋巴细胞免疫球蛋白[1,2]。

1. Roche, USA. Zenapax (daclizumab) (issued August 2003). Available at: http://www.fda.gov/Safety/MedWatch/SafetyInformation/SafetyAlertsforHumanMedicalProducts/ucm168401.htm (accessed 05/08/10)
2. Hershberger RE, *et al.* Daclizumab to prevent rejection after cardiac transplantation. *N Engl J Med* 2005; **352:** 2705–13.

药动学

成人移植术后患者的推荐达克珠单抗治疗方案（详见下文）中，应使血清浓度足以饱和白介素-2 受体，并持续 90 天以上。儿童患者则应持续 120 天。达克珠单抗的终末相清除半衰期范围为 11～38 天。

用途和用法

达克珠单抗是人源化鼠单克隆抗体，作为白介素-2 受体拮抗药，结合于活化 T 淋巴细胞表面的白介素-2 受体 α 链（CD25 抗原，Tac 亚单位），从而发挥作用。可用于预防肾移植术后急性移植物排斥反应，作为包括环孢素、皮质激素的三联免疫抑制疗法之一。术前 24h 内开始给药，给药剂量为 1mg/kg，静脉输注 15min 以上，每隔 2 周重复给药 1 次，共计给药 5 次。使用 0.9%氯化钠 50ml 稀释所需给药剂量，于中央静脉或外周静脉输注。达克珠单抗亦研究用于其他类型移植术后（详见下文）及各种自身免疫因素所致疾病患者，发挥免疫抑制效果。

儿童用法 1 岁及以上儿童达克珠单抗用量和成人相同（见上文**用途和用法**）。

多发性硬化 据报道，复发型多发性硬化或复发型恶性多发性硬化患者临床试用达克珠单抗（单用或与 β-干扰素合用）有效，并可减少新的病变（MRI 检测）[1～8]。

1. Bielekova B, *et al.* Humanized anti-CD25 (daclizumab) inhibits disease activity in multiple sclerosis patients failing to respond to interferon β. *Proc Natl Acad Sci U S A* 2004; **101:** 8705–8.
2. Rose JW, *et al.* Treatment of multiple sclerosis with an anti-interleukin-2 receptor monoclonal antibody. *Ann Neurol* 2004; **56:** 864–7.
3. Rose JW, *et al.* Daclizumab phase II trial in relapsing and remitting multiple sclerosis: MRI and clinical results. *Neurology* 2007; **69:** 785–9.
4. Martin R. Humanized anti-CD25 antibody treatment with daclizumab in multiple sclerosis. *Neurodegener Dis* 2008; **5:** 23–6.
5. Ali EN, *et al.* Daclizumab in treatment of multiple sclerosis patients. *Multiple Sclerosis* 2009; **15:** 272–4.
6. Kim SE. Daclizumab treatment for multiple sclerosis. *Pharmacotherapy* 2009; **29:** 227–35.
7. Bielekova B, *et al.* Effect of anti-CD25 antibody daclizumab in the inhibition of inflammation and stabilization of disease progression in multiple sclerosis. *Arch Neurol* 2009; **66:** 483–9.
8. Wynn D, *et al.* CHOICE investigators. Daclizumab in active relapsing multiple sclerosis (CHOICE study): a phase 2, randomised, double-blind, placebo-controlled, add-on trial with interferon beta. *Lancet Neurol* 2010; **9:** 381–90.

眼部疾病 有报道，达克珠单抗对所有常规治疗无效的眼部炎症有效[1]，包括巩膜炎、眼瘢痕性类天疱疮和葡萄膜炎。

1. Papaliodis GN, *et al.* Treatment of ocular inflammatory disorders with daclizumab. *Ophthalmology* 2003; **110:** 786–9.

器官和组织移植 达克珠单抗诱导治疗可减少肾移植术后急性排斥反应发生率（见第1731页）[1～4]；通常采用的免疫抑制疗法包括达克珠单抗、钙调神经蛋白抑制药和皮质激素。

已有使用皮质激素成功撤药和不使用皮质激素的达克珠单抗疗法的报道[5]。肾移植术后，使用达克珠单抗而不用环孢素的尝试未获成功，因为达克珠单抗组总的急性排斥反应率很高[6]。但是，对于标准维持疗法依从性不好的患者，可延长应用达克珠单抗的单一疗法以避免排斥反应[7]。

达克珠单抗已研究用于预防心脏[8]、肝[9,10]、肺[11]移植术后（详见第1730页）急性排斥反应的发生，但心脏移植患者用药后死亡率增加[12]（详见上文**对死亡率的影响**）。

达克珠单抗亦试用于治疗急性移植物抗宿主病（GVHD；详见**造血干细胞移植**，第1729页）。然而，对于皮质激素难治性急性 GVHD，一些人认为达克珠单抗不失为一种可行的选择[13]，但另一些人发现达克珠单抗与皮质激素合用治疗急性 GVHD，明显降低患者存活率[14]。

目前尚缺乏肾移植术后，对于达克珠单抗给药 2 次与标准给药 5 次进行直接比较的对照研究；尽管如此，许多中心采用给药 2 次治疗方案[15]。在一项小规模、回顾性分析[16]中，肾-胰联合移植受者（见**胰腺移植**，第1733页）接受达克珠单抗给药 1～3 次，加用三联疗法（他克莫司、皮质激素和霉酚酸酯），与达克珠单抗给药 4～5 次相比，患者排斥反应发病率明显增高。患者生存率或移植物存活率未见差异。一项更大规模、多中心研究[17,18]发现，肾-胰联合移植受者每隔 14 天给予达克珠单抗，给药 2 次与标准给药 5 次方案相比，排斥反应发病率相似；给药 2 次疗法能够延迟移植后排斥反应发生平均时间，但达克珠单抗并不增加 3 年移植物存活率。一项小规模对比研究发现[19]，心脏移植患者使用达克珠单抗 2 次给药至少和 5 次给药方案同样有效，两者死亡率没有明显差别。对肝移植患者，一种新的 3 次给药方案正在研究中[20]。

1. Vincenti F, *et al.* Interleukin-2-receptor blockade with daclizumab to prevent acute rejection in renal transplantation. *N Engl J Med* 1998; **338:** 161–5.
2. Nashan B, *et al.* Reduction of acute renal allograft rejection by daclizumab. *Transplantation* 1999; **67:** 110–15.
3. Bumgardner GL, *et al.* Results of 3-year phase III clinical trials with daclizumab prophylaxis for prevention of acute rejection after renal transplantation. *Transplantation* 2001; **72:** 839–45.
4. Ciancio G, *et al.* Daclizumab induction, tacrolimus, mycophenolate mofetil and steroids as an immunosuppression regimen for primary kidney transplant recipients. *Transplantation* 2002; **73:** 1100–6.
5. ter Meulen CG, *et al.* Steroid-withdrawal at 3 days after renal transplantation with anti-IL-2 receptor α therapy: a prospective, randomized, multicenter study. *Am J Transplant* 2004; **4:** 803–10.
6. Åsberg A, *et al.* Calcineurin inhibitor avoidance with daclizumab, mycophenolate mofetil, and prednisolone in DR-matched de novo kidney transplant recipients. *Transplantation* 2006; **82:** 62–8.
7. Chaudhuri A, *et al.* Extended daclizumab monotherapy for rejection-free survival in non-adherent adolescent recipients of renal allografts. *Pediatr Transplant* 2009; **13:** 927–32.
8. Beniaminovitz A, *et al.* Prevention of rejection in cardiac transplantation by blockade of the interleukin-2 receptor with a monoclonal antibody. *N Engl J Med* 2000; **342:** 613–19.
9. Niemeyer G, *et al.* Long-term safety, tolerability and efficacy of daclizumab (Zenapax®) in a two-dose regimen in liver transplant recipients. *Am J Transplant* 2002; **2:** 454–60.

10. Figueras J, *et al.* Daclizumab induction and maintenance steroid-free immunosuppression with mycophenolate mofetil and tacrolimus to prevent acute rejection of hepatic allografts. *Transpl Int* 2006; **19:** 641–8.
11. Garrity ER, *et al.* Low rate of acute lung allograft rejection after the use of daclizumab, an interleukin 2 receptor antibody. *Transplantation* 2001; **71:** 773–7.
12. Hershberger RE, *et al.* Daclizumab to prevent rejection after cardiac transplantation. *N Engl J Med* 2005; **352:** 2705–13.
13. Bordigoni P, *et al.* Daclizumab, an efficient treatment for steroid-refractory acute graft-versus-host disease. *Br J Haematol* 2006; **135:** 382–5.
14. Lee SJ, *et al.* Effect of up-front daclizumab when combined with steroids for the treatment of acute graft-versus-host disease: results of a randomized trial. *Blood* 2004; **104:** 1559–64.
15. van Gelder T, *et al.* Anti-interleukin-2 receptor antibodies in transplantation: what is the basis for choice? *Drugs* 2004; **64:** 1737–41.
16. Bruce DS, *et al.* Multicenter survey of daclizumab induction in simultaneous kidney-pancreas transplant recipients. *Transplantation* 2001; **72:** 1637–43.
17. Stratta RJ, *et al.* One-year outcomes in simultaneous kidney-pancreas transplant recipients receiving an alternative dosing regimen of daclizumab. *Transplant Proc* 2004; **36:** 1080–1.
18. Stratta RJ, *et al.* A prospective, randomized, multicenter study evaluating the safety and efficacy of two dosing regimens of daclizumab compared to no antibody induction in simultaneous kidney-pancreas transplantation: results at 3 years. *Transplant Proc* 2005; **37:** 3531–4.
19. Ortiz V, *et al.* Induction therapy with daclizumab in heart transplantation—how many doses? *Transplant Proc* 2006; **38:** 2541–3.
20. Washburn WK, *et al.* A novel three-dose regimen of daclizumab in liver transplant recipients with hepatitis C: a pharmacokinetic and pharmacodynamic study. *Liver Transpl* 2006; **12:** 585–91.

皮肤病 已有报道，达克珠单抗对银屑病（见第1570页）[1,2]、寻常型天疱疮[3]、类天疱疮[4]（见**天疱疮和类天疱疮**，第1509页）以及后天性大疱性表皮松解症[5]（见第1507页）治疗有效。据报道，达克珠单抗对成人T细胞性白血病/淋巴瘤的皮肤表现也有作用[6]。

1. Wohlrab J, *et al.* Treatment of recalcitrant psoriasis with daclizumab. *Br J Dermatol* 2001; **144:** 209–10.
2. Dichmann S, *et al.* Humanized monoclonal anti-CD25 antibody as a novel therapeutic option in HIV-associated psoriatic erythroderma. *J Am Acad Dermatol* 2002; **47:** 635–6.
3. Renkl A, *et al.* A novel therapeutic option in pemphigus vulgaris: humanized monoclonal anti-CD25 antibody. *Br J Dermatol* 2004; **150:** 1220–2.
4. Mockenhaupt M, *et al.* Daclizumab: a novel therapeutic option in severe bullous pemphigoid. *Acta Derm Venereol* 2005; **85:** 65–6.
5. Egan CA, *et al.* Treatment of epidermolysis bullosa acquisita with the humanised anti-Tac mAb daclizumab. *Clin Immunol* 2001; **101:** 146–51.
6. Osborne GEN, *et al.* Novel treatment of Sézary-like syndrome due to adult T-cell leukaemia/lymphoma with daclizumab (humanized anti-interleukin-2 receptor α antibody). *Br J Dermatol* 2006; **155:** 617–20.

制剂

专利制剂

Arg.: Zenapax; ***Austral.:*** Zenapax; ***Austria:*** Zenapax; ***Belg.:*** Zenapax†; ***Braz.:*** Zenapax; ***Canad.:*** Zenapax; ***Chile:*** Zenapax; ***Cz.:*** Zenapax†; ***Denm.:*** Zenapax; ***Fin.:*** Zenapax†; ***Fr.:*** Zenapax†; ***Ger.:*** Zenapax; ***Gr.:*** Zenapax; ***Hong Kong:*** Zenapax; ***Hung.:*** Zenapax; ***Irl.:*** Zenapax; ***Israel:*** Zenapax; ***Ital.:*** Zenapax; ***Mex.:*** Zenapax; ***Neth.:*** Zenapax; ***NZ:*** Zenapax; ***Philipp.:*** Zenapax; ***Pol.:*** Zenapax†; ***Port.:*** Zenapax†; ***S.Afr.:*** Zenapax; ***Singapore:*** Zenapax; ***Spain:*** Zenapax; ***Swed.:*** Zenapax; ***Switz.:*** Zenapax; ***Thai.:*** Zenapax; ***Turk.:*** Zenapax; ***UK:*** Zenapax†; ***Ukr.:*** Zenapax (Зенапакс)†; ***USA:*** Zenapax†; ***Venez.:*** Zenapax.

Everolimus (*USAN*, *rINN*) 依维莫司

Évérolimus; Everolimús; Everolimusum; NVP-RAD-001; RAD-001; SDZ-RAD; SDZ-RAD-666. (3*S*,6*R*,7*E*,9*R*,10*R*,12*R*,14*S*,15*E*,17*E*,19*E*,21*S*,23*S*,26*R*,27*R*,34a*S*)-9,10,12,13,14,21,22,23,24,25,26,27,32,33,34,34a-Hexadecahydro-9,27-dihydroxy-3-{(1*R*)-2-[(1*S*,3*R*,4*R*)-4-(2-hydroxyethoxy)-3-methoxycyclohexyl]-1-methylethyl}-10,21-dimethoxy-6,8,12,14,20,26-hexamethyl-23,27-epoxy-3*H*-pyrido[2,1-*c*][1,4]oxaazacyclohentriacontine-1,5,11,28,29(4*H*,6*H*,31*H*)-pentone.

Эверолимус

$C_{53}H_{83}NO_{14}$ = 958.2.

CAS — *159351-69-6.*

ATC — *L01XE10; L04AA18.*

ATC Vet — *QL01XE10; QL04AA18.*

UNII — *9HW64Q8G6G.*

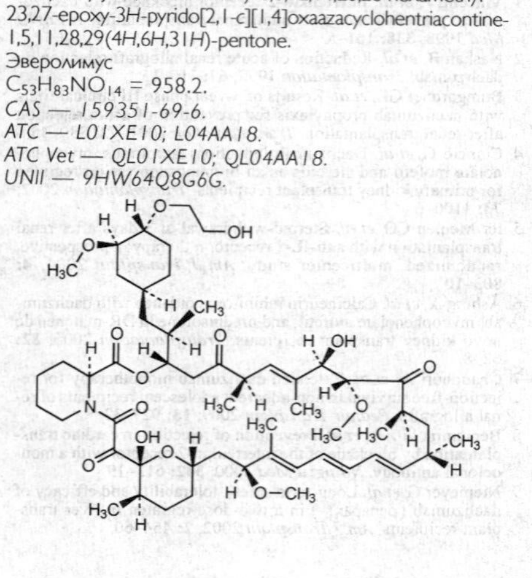

不良反应

不良反应同**西罗莫司**，见第1757页。

依维莫司的其他不良反应包括脱水、疲劳、糖尿病、胸痛、心衰、味觉障碍、失眠、结膜炎、指甲损害、咯血、呼吸困难以及皮肤病（如瘙痒、掌足红肿综合征和痤疮样皮炎）。

治疗期间应检测基础肾功能、空腹血糖浓度和全血细胞计数并定期复查上述指标。

对肺的影响 西罗莫司的显著不良反应是肺毒性（第1757页），依维莫司也有类似的不良反应[1]。

1. Expósito V, *et al.* Everolimus-related pulmonary toxicity in heart transplant recipients. *J Heart Lung Transplant* 2008; **27:** 797–800.

药物相互作用

依维莫司是细胞色素P450同工酶CYP34A的底物，也是P-糖蛋白的底物和中度抑制剂。依维莫司血浆浓度可能会受CYP34A或P-糖蛋白的诱导剂或竞争性抑制剂影响。当给予CYP34A/P-糖蛋白抑制剂（环孢素、酮康唑、红霉素、维拉帕米）会增强依维莫司药效。注册药品信息建议避免同时使用依维莫司和CYP34A/P-糖蛋白抑制剂；如果与CYP34A中度抑制剂合用，应该减少依维莫司剂量。CYP34A/P-糖蛋白强诱导剂可降低依维莫司药效，如果必须合用，则应增加依维莫司剂量。有关依维莫司剂量的调整见下文**用途和用法**。

体外试验提示依维莫司常规口服剂量所达到的系统浓度不太可能抑制P-糖蛋白、CYP34A或CYP2D6。但理论上，合用依维莫司可能影响CYP34A或P-糖蛋白底物的生物利用度。

应避免与活疫苗合用。

1. Kovarik JM, *et al.* Everolimus drug interactions: application of a classification system for clinical decision making. *Biopharm Drug Dispos* 2006; **27:** 421–6.

免疫抑制药 合用环孢素，依维莫司的生物利用度明显增加[1]，如果环孢素剂量改变，则应调整依维莫司剂量（见下文**用法**）。

与之相反，一项小规模研究提示，他克莫司似乎对依维莫司血药浓度影响不大，与他克莫司合用，依维莫司剂量可能高于与环孢素合用时的剂量，以达到依维莫司治疗的血药浓度[2]。

1. Kovarik JM, *et al.* Differential influence of two cyclosporine formulations on everolimus pharmacokinetics: a clinically relevant pharmacokinetic interaction. *J Clin Pharmacol* 2002; **42:** 95–9.
2. Kovarik JM, *et al.* Differential pharmacokinetic interaction of tacrolimus and cyclosporine on everolimus. *Transplant Proc* 2006; **38:** 3456–8.

酮康唑 一项12名健康志愿者的药动学研究表明[1]，酮康唑可使依维莫司峰浓度平均增加3.9倍；血药浓度-时间曲线下面积亦增加近15倍。依维莫司半衰期明显延长，药物清除率下降。因酮康唑为细胞色素P450同工酶3A4和P-糖蛋白的共同抑制药，作者设定双方面因素均可参与上述药物相互作用。酮康唑与依维莫司相互作用被认为具有临床意义，因此作者建议避免同时使用上述两种药物。

1. Kovarik JM, *et al.* Blood concentrations of everolimus are markedly increased by ketoconazole. *J Clin Pharmacol* 2005; **45:** 514–18.

利福平 一项药动学研究表明[1]，利福平可增加依维莫司清除率，减少依维莫司暴露量约63%。

1. Kovarik JM, *et al.* Effect of rifampin on apparent clearance of everolimus. *Ann Pharmacother* 2002; **36:** 981–5.

维拉帕米 维拉帕米可增加依维莫司的生物利用度；依维莫司半衰期基本不变。两种药物合用时，依维莫司应减量，但应根据血药浓度值及临床监测情况确定给药剂量。依维莫司亦对维拉帕米血药浓度产生影响，但机制不清；应依照血压监测值调整维拉帕米给药剂量[1]。

1. Kovarik JM, *et al.* Pharmacokinetic interaction between verapamil and everolimus in healthy subjects. *Br J Clin Pharmacol* 2005; **60:** 434–7.

药动学

依维莫司口服1～2h后，达到血浆峰浓度。血浆蛋白结合率约为74%。依维莫司主要在肝脏代谢，部分在胃肠道代谢；依维莫司是P-糖蛋白和细胞色素P450同工酶CYP34A的底物。大部分代谢物经粪便排出，少量经尿液排出。依维莫司平均消除半衰期大约30h。

1. Kovarik JM, *et al.* Clinical development of an everolimus pediatric formulation: relative bioavailability, food effect, and steady-state pharmacokinetics. *J Clin Pharmacol* 2003; **43:** 141–7.
2. Kirchner GI, *et al.* Clinical pharmacokinetics of everolimus. *Clin Pharmacokinet* 2004; **43:** 83–95.

治疗药物监测 注册药品信息推荐常规进行依维莫司全血药物浓度监测。当肾移植及心脏移植患者依维莫司谷浓度≥3ng/ml时，急性排斥反应发生率降低；谷浓度上限推荐为8ng/ml。认为对于肝功能不全患者（详见下文**用途**项下），以及进行环孢素制剂或剂量调整时（详见下文**用法**项下），血药浓度监测尤为重要。

1. Kovarik JM, *et al.* Exposure-response relationships for everolimus in de novo kidney transplantation: defining a therapeutic range. *Transplantation* 2002; **73:** 920–5.
2. Kovarik JM, *et al.* Everolimus therapeutic concentration range defined from a prospective trial with reduced-exposure cyclosporine in de novo kidney transplantation. *Ther Drug Monit* 2004; **26:** 499–505.
3. Starling RC, *et al.* Therapeutic drug monitoring for everolimus in heart transplant recipients based on exposure-effect modeling. *Am J Transplant* 2004; **4:** 2126–31.
4. Lorber MI, *et al.* Therapeutic drug monitoring for everolimus in kidney transplantation using 12-month exposure, efficacy, and safety data. *Clin Transplant* 2005; **19:** 145–52.
5. Mabasa VH, Ensom MH. The role of therapeutic monitoring of everolimus in solid organ transplantation. *Ther Drug Monit* 2005; **27:** 666–76.
6. Kovarik JM, *et al.* Everolimus in pulmonary transplantation: pharmacokinetics and exposure-response relationships. *J Heart Lung Transplant* 2006; **25:** 440–6.

用途和用法

依维莫司是西罗莫司（第1758页）的衍生物。作为增殖信号抑制药，用于预防肾移植、心脏移植术后患者移植物排斥反应发作，作为包括环孢素（微乳制剂）、皮质激素的三联免疫抑制疗法之一。用于经血管内皮生长因子靶向药物舒尼替尼或索拉非尼治疗失败后的晚期肾细胞癌治疗（第634页）。

对于肾或心脏移植术后需要**免疫抑制**患者，依维莫司的推荐口服剂量为每次750μg，每日2次，移植术后尽可能早地开始服用，同时给予环孢素（见下文**用法**）。

对**晚期肾细胞癌**，依维莫司的推荐口服剂量为10mg，每日1次。若发生药物毒性，剂量减少为每次5mg，每日1次；或停药后重新开始，每次5mg，每日1次。当依维莫司合用细胞色素P450同工酶CYP34A的强诱导剂时，注册药品信息建议从合用诱导剂开始，依维莫司剂量可以每次增加5mg，经过4～8天，增加至20mg，每日1次，一旦诱导剂停用，依维莫司减量至原来的剂量。当依维莫司合用CYP34A中度诱导剂或P-糖蛋白抑制剂时，英国注册药品信息建议依维莫司减量为5mg，每日1次，或5mg隔天1次，同时密切监测不良反应。

肝功能损害患者应减少依维莫司剂量，见下文。

依维莫司正在被研发用于类癌和类似神经内分泌肿瘤的治疗。

依维莫司洗脱支架已开发用于减少冠状动脉支架置入术后再狭窄的发生。

用法 依维莫司可与环孢素和皮质激素合用。建议移植术后1个月，环孢素用药减量。因环孢素与依维莫司存在相互作用，环孢素剂量调整影响依维莫司暴露量，注册药品信息中推荐同时进行两种药物浓度监测，以减少移植物排斥反应的发病风险。在环孢素减量前，依维莫司全血浓度至少应为3ng/ml（详见上文**治疗药物浓度监测**项下，以及**环孢素**，第1745页）。

肾移植术后，测定给药后2h环孢素浓度，用以调整环孢素给药剂量达到下述目标血药浓度范围：

- 0～4周：1000～1400ng/ml；
- 5～8周：700～900ng/ml；
- 9～12周：550～650ng/ml；
- 13～52周：350～450ng/ml。

心脏移植术后，上述环孢素浓度范围可校正为环孢素血药谷浓度。

在肝损伤中的用法 中度肝损伤患者依维莫司清除率明显降低[1]。对于肾或心脏移植术后肝功能轻至中度损害（肝功能Child-Pugh分级A或B），需要免疫抑制患者，注册药品信息建议依维莫司口服剂量应减少50%，根据治疗药物监测进一步调整剂量（见上文**药动学**项下）。对于重症肝损伤患者，未进行依维莫司相关研究。注册药品信息建议中度肝损伤（肝功能Child-Pugh分级B）的肾细胞癌患者推荐依维莫司口服剂量减少为5mg，每日1次。因缺乏应用经验，不推荐依维莫司用于重症肝损伤患者。

1. Kovarik JM, *et al.* Influence of hepatic impairment on everolimus pharmacokinetics: implications for dose adjustment. *Clin Pharmacol Ther* 2001; **70:** 425–30.

恶性肿瘤 依维莫司在肾细胞癌和其他恶性肿瘤中应用的参考文献如下。

1. Motzer RJ, *et al.* RECORD-1 Study Group. Efficacy of everolimus in advanced renal cell carcinoma: a double-blind, randomised, placebo-controlled phase III trial. *Lancet* 2008; **372:** 449–56.
2. Lévy A, *et al.* Everolimus (RAD001) et tumeurs solides: le point en 2008. *Bull Cancer* 2008; **95:** 1205–11.
3. Gridelli C, *et al.* The potential role of mTOR inhibitors in non-small cell lung cancer. *Oncologist* 2008; **13:** 139–47.
4. Oudard S, *et al.* Everolimus (RAD001): an mTOR inhibitor for the treatment of metastatic renal cell carcinoma. *Expert Rev Anticancer Ther* 2009; **9:** 705–17.
5. Garnock-Jones KP, Keating GM. Everolimus: in advanced renal cell carcinoma. *Drugs* 2009; **69:** 2115–24.
6. Yao JC, *et al.* Daily oral everolimus activity in patients with met-

astatic pancreatic neuroendocrine tumors after failure of cytotoxic chemotherapy: a phase II trial. *J Clin Oncol* 2010; **28:** 69–76.

器官与组织移植 参考文献如下。

1. Eisen HJ, *et al.* Everolimus for the prevention of allograft rejection and vasculopathy in cardiac-transplant recipients. *N Engl J Med* 2003; **349:** 847–58.
2. Vitko S, *et al.* Everolimus with optimized cyclosporine dosing in renal transplant recipients: 6-month safety and efficacy results of two randomized studies. *Am J Transplant* 2004; **4:** 626–35.
3. Nashan B, *et al.* Everolimus and reduced-exposure cyclosporine in de novo renal-transplant recipients: a three-year phase II, randomized, multicenter, open-label study. *Transplantation* 2004; **78:** 1332–40.
4. Lorber MI, *et al.* Everolimus versus mycophenolate mofetil in the prevention of rejection in de novo renal transplant recipients: a 3-year randomized, multicenter, phase III study. *Transplantation* 2005; **80:** 244–52.
5. Vitko S, *et al.* Three-year efficacy and safety results from a study of everolimus versus mycophenolate mofetil in de novo renal transplant patients. *Am J Transplant* 2005; **5:** 2521–30. Correction. *ibid.* 2006; **6:** 243.
6. Pascual J. Everolimus in clinical practice—renal transplantation. *Nephrol Dial Transplant* 2006; **21** (suppl 3): iii18–iii23.
7. Webster AC, *et al.* Target of rapamycin inhibitors (TOR-I; sirolimus and everolimus) for primary immunosuppression in kidney transplant recipients. Available in The Cochrane Database of Systematic Reviews; Issue 2. Chichester: John Wiley; 2006 (accessed 18/02/08).
8. Dunn C, Croom KF. Everolimus: a review of its use in renal and cardiac transplantation. *Drugs* 2006; **66:** 547–70.
9. Snell GI, *et al.* Everolimus versus azathioprine in maintenance lung transplant recipients: an international, randomized, double-blind clinical trial. *Am J Transplant* 2006; **6:** 169–77.
10. Levy G, *et al.* Safety, tolerability, and efficacy of everolimus in de novo liver transplant recipients: 12- and 36-month results. *Liver Transpl* 2006; **12:** 1640–8.
11. Chapman JR, *et al.* Proliferation signal inhibitors in transplantation: questions at the cutting edge of everolimus therapy. *Transplant Proc* 2007; **39:** 2937–50.
12. Viganò M, *et al.* RAD B253 Study Group. Prevention of acute rejection and allograft vasculopathy by everolimus in cardiac transplants recipients: a 24-month analysis. *J Heart Lung Transplant* 2007; **26:** 584–92.
13. Hill JA, *et al.* A lower incidence of cytomegalovirus infection in de novo heart transplant recipients randomized to everolimus. *Transplantation* 2007; **84:** 1436–42.
14. Chan L, *et al.* CRADUS09 Study Group. Multicenter, randomized study of the use of everolimus with tacrolimus after renal transplantation demonstrates its effectiveness. *Transplantation* 2008; **85:** 821–6.
15. Salvadori M, *et al.* Everolimus with very low-exposure cyclosporine a in de novo kidney transplantation: a multicenter, randomized, controlled trial. *Transplantation* 2009; **88:** 1194–1202.
16. Koch M. Everolimus in liver and lung transplantation. *Drugs Today* 2009; **45:** 11–20.

银屑病 对常规治疗无效的银屑病可用依维莫司和环孢素治疗。症状于治疗 4 周后获改善，但病情发展至白细胞减少，治疗必须停止[1]。

1. Frigerio E, *et al.* Severe psoriasis treated with a new macrolide: everolimus. *Br J Dermatol* 2007; **156:** 372–4.

再灌注和血管重建操作 依维莫司洗脱支架使用方法的参考文献如下。

1. Grube E, Buellesfeld L. Everolimus for stent-based intracoronary applications. *Rev Cardiovasc Med* 2004; **5** (suppl): S3–S8.
2. Tsuchiya Y, *et al.* Effect of everolimus-eluting stents in different vessel sizes (from the pooled FUTURE I and II trials). *Am J Cardiol* 2006; **98:** 464–9.
3. Ormiston JA, *et al.* First-in-human implantation of a fully bioabsorbable drug-eluting stent: the BVS poly-L-lactic acid everolimus-eluting coronary stent. *Catheter Cardiovasc Interv* 2007; **69:** 128–31.
4. Beijk MA, Piek JJ. XIENCE V everolimus-eluting coronary stent system: a novel second generation drug-eluting stent. *Expert Rev Med Devices* 2007; **4:** 11–21.
5. Stone GW, *et al.* SPIRIT III Investigators. Comparison of an everolimus-eluting stent and a paclitaxel-eluting stent in patients with coronary artery disease: a randomized trial. *JAMA* 2008; **299:** 1903–13.
6. Biondi-Zoccai G, *et al.* Percutaneous coronary intervention with everolimus-eluting stents (Xience V): systematic review and direct-indirect comparison meta-analyses with paclitaxel-eluting stents (Taxus) and sirolimus-eluting stents (Cypher). *Minerva Cardioangiol* 2008; **56:** 55–65.
7. Stone GW, *et al.* SPIRIT III Investigators. Randomized comparison of everolimus-eluting and paclitaxel-eluting stents: two-year clinical follow-up from the clinical evaluation of the Xience V everolimus eluting coronary stent system in the treatment of patients with de novo native coronary artery lesions (SPIRIT) III trial. *Circulation* 2009; **119:** 680–6.
8. Serruys PW, *et al.* A bioabsorbable everolimus-eluting coronary stent system (ABSORB): 2-year outcomes and results from multiple imaging methods. *Lancet* 2009; **373:** 897–910.

制剂

专利制剂

Arg.: Certican; **Austral.:** Afinitor; Certican; **Austria:** Certican; **Belg.:** Certican; **Braz.:** Certican; **Chile:** Certican; **Cz.:** Afinitor; Certican; **Denm.:** Certican; **Fin.:** Certican; **Fr.:** Afinitor; Certican; **Ger.:** Certican; **Gr.:** Certican; **Hong Kong:** Certican; **Hung.:** Certican; **Indon.:** Certican; **Irl.:** Afinitor; **Israel:** Certican; **Ital.:** Certican; **Malaysia:** Certican; **Mex.:** Certican; **Neth.:** Certican; **Norw.:** Certican; **Pol.:** Certican; **Port.:** Certican; **Rus.:** Certican (Сертикан); **S.Afr.:** Certican; **Spain:** Certican; **Swed.:** Certican; **Switz.:** Certican; **Thai.:** Certican; **Turk.:** Certican; **UK:** Afinitor; **Ukr.:** Sertikan (Сертикан); **USA:** Afinitor; Zortress; **Venez.:** Certican.

Gusperimus Hydrochloride (*rINNM*) 盐酸胍立莫司

BMS-181173; BMY-42215-1; Deoxyspergualin Hydrochloride; 15-Deoxyspergualin Hydrochloride; Gusperimus, Chlorhydrate de; Gusperimus Trihydrochloride (*USAN*); Gusperimusi Hydrochloridum; Hidrocloruro de gusperimús; NKT-01; NSC-356894. (±)-N-[({4-[(3-Aminopropyl)amino]butyl}carbamoyl)hydroxymethyl]-7-guanidinoheptanamide trihydrochloride.

Гусперимуса Гидрохлорид

$C_{17}H_{37}N_7O_3,3HCl = 496.9.$

CAS — 104317-84-2 (gusperimus); 89149-10-0 (gusperimus); 85468-01-5 (gusperimus hydrochloride).

ATC — L04AA19.

ATC Vet — QL04AA19.

UNII — QZ54144IOO.

(gusperimus)

简介

胍立莫司是一种胍类衍生物，可抑制细胞和抗体介导免疫反应。用于治疗肾移植物排斥反应，亦已研究用于治疗移植物抗宿主病和 Wegener 肉芽肿病。关于其对肾移植术后急性移植物排斥反应的逆转作用，详见第1731页。

常用为盐酸胍立莫司。盐酸胍立莫司推荐用药剂量为每日 3～5mg/kg，静脉输注 3h 以上，持续治疗 7 天，用于治疗急性肾移植物排斥反应。必要时治疗可延长 3 天。

据报道，胍立莫司不良反应包括骨髓抑制、面肌及四肢麻木、头痛、胃肠功能紊乱、肝酶指标变化及颜面潮红。胍立莫司血浆浓度急剧升高可导致呼吸抑制，故应避免快速注射。

1. Ramos EL, *et al.* Deoxyspergualin: mechanism of action and pharmacokinetics. *Transplant Proc* 1996; **28:** 873–5.
2. Tanabe K, *et al.* Effect of deoxyspergualin on the long-term outcome of renal transplantation. *Transplant Proc* 2000; **32:** 1745–6.
3. Amada N, *et al.* Prophylactic use of deoxyspergualin improves long-term graft survival in living related renal transplant recipients transfused with donor-specific blood. *Transplant Proc* 2001; **33:** 2256–7.
4. Birck R, *et al.* 15-Deoxyspergualin in patients with refractory ANCA-associated systemic vasculitis: a six-month open-label trial to evaluate safety and efficacy. *J Am Soc Nephrol* 2003; **14:** 440–7.
5. Schmitt WH, *et al.* Prolonged treatment of refractory Wegener's granulomatosis with 15-deoxyspergualin: an open study in seven patients. *Nephrol Dial Transplant* 2005; **20:** 1083–92.
6. Amada N, *et al.* Deoxyspergualin prophylaxis with tacrolimus further improves long-term graft survival in living-related renal-transplant recipients transfused with donor-specific blood. *Transplant Proc* 2005; **37:** 927–9.
7. Nojima M, *et al.* Combined therapy of deoxyspergualin and plasmapheresis: a useful treatment for antibody-mediated acute rejection after kidney transplantation. *Transplant Proc* 2005; **37:** 930–3.
8. Kawagishi N, *et al.* Usage of deoxyspergualin on steroid-resistant acute rejection in living donor liver transplantation. *Tohoku J Exp Med* 2006; **208:** 225–33.
9. Flossmann O, *et al.* Deoxyspergualin in relapsing and refractory Wegener's granulomatosis. *Ann Rheum Dis* 2009; **68:** 1125–30.
10. Floßmann O, Jayne DRW. Long-term treatment of relapsing Wegener's granulomatosis with 15-deoxyspergualin. *Rheumatology (Oxford)* 2010; **49:** 556–62.

制剂

专利制剂

Cz.: Spanidin; **Jpn:** Spanidin.

Inolimomab (*rINN*) 伊诺莫单抗

BT-563; Inolimomabum. Immunoglobulin G1, anti-(human interleukin 2 receptor α-chain) (mouse monoclonal B-B10 γ1-chain), disulfide with mouse monoclonal B-B10 κ-chain, dimer.

Инолимомаб

CAS — 152981-31-2.

简介

伊诺莫单抗为一种与达克珠单抗（第1749页）类似的鼠/人源性单克隆抗体，作为白介素-2 受体拮抗药，作用于活化 T 淋巴细胞表面白介素-2 受体的 α 链（CD25）。正研究用于器官移植术后治疗移植物抗宿主病。

1. Winkler M. Inolimomab (OPi). *Curr Opin Investig Drugs* 2002; **3:** 1464–7.
2. Wabbijn M, *et al.* Ten-year follow-up of recipients of a kidney or heart transplant who received induction therapy with a monoclonal antibody against the interleukin-2 receptor. *Exp Clin Transplant* 2004; **2:** 201–7.
3. Bay JO, *et al.* Inolimomab in steroid-refractory acute graft-versus-host disease following allogeneic hematopoietic stem cell transplantation: retrospective analysis and comparison with other interleukin-2 receptor antibodies. *Transplantation* 2005; **80:** 782–8.
4. Bonaros N, *et al.* Ten-year follow-up of a prospective, randomized trial of BT563/bb10 versus anti-thymocyte globulin as induction therapy after heart transplantation. *J Heart Lung Transplant* 2006; **25:** 1154–63.
5. Piñana JL, *et al.* Encouraging results with inolimomab (anti-IL-2 receptor) as treatment for refractory acute graft-versus-host disease. *Biol Blood Marrow Transplant* 2006; **12:** 1135–41.
6. Dartois C, *et al.* Exposure-effect population model of inolimomab, a monoclonal antibody administered in first-line treatment for acute graft-versus-host disease. *Clin Pharmacokinet* 2007; **46:** 417–32.

Mizoribine (*rINN*) 咪唑立宾

HE-69; Mizoribina; Mizoribinum. 5-Hydroxy-1-β-D-ribofuranosylimidazole-4-carboxamide.

Мизорибин

$C_9H_{13}N_3O_6 = 259.2.$

CAS — 50924-49-7.

UNII — 4JR41A1OVP.

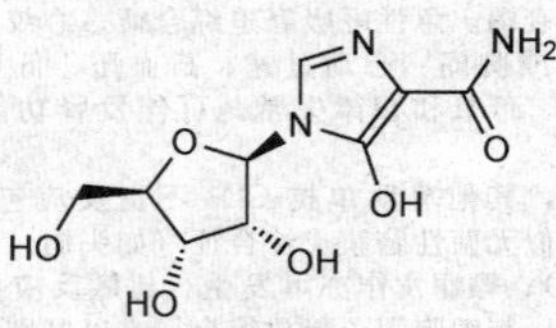

Pharmacopoeias. In *Jpn.*

简介

咪唑立宾是口服免疫抑制药，用于治疗肾移植术后排斥反应、原发性肾小球疾病相关肾病综合征、狼疮肾炎、类风湿关节炎。

不良反应包括骨髓抑制、高尿酸血症、胃肠功能紊乱和超敏反应。亦见有 Stevens-Johnson 综合征的报道。

用法 尽管肾移植术后，咪唑立宾口服推荐剂量为每日 1～3mg/kg，高剂量（每日大于 5mg/kg）应用普遍。同样，原发性肾小球疾病相关肾病综合征患者或狼疮肾炎和类风湿关节炎患者，推荐口服剂量为 50mg，每日 3 次，但高剂量疗法正在研究中。

1. Tanabe K, *et al.* Long-term results in mizoribine-treated renal transplant recipients: a prospective, randomized trial of mizoribine and azathioprine under cyclosporine-based immunosuppression. *Transplant Proc* 1999; **31:** 2877–9.
2. Yoshioka K, *et al.* A multicenter trial of mizoribine compared with placebo in children with frequently relapsing nephrotic syndrome. *Kidney Int* 2000; **58:** 317–24.
3. Yokota S. Mizoribine: mode of action and effects in clinical use. *Pediatr Int* 2002; **44:** 196–8.
4. Takei S. Mizoribine in the treatment of rheumatoid arthritis and juvenile idiopathic arthritis. *Pediatr Int* 2002; **44:** 205–9.
5. Honda M. Nephrotic syndrome and mizoribine in children. *Pediatr Int* 2002; **44:** 210–6.
6. Nagaoka R, *et al.* Mizoribine treatment for childhood IgA nephropathy. *Pediatr Int* 2002; **44:** 217–23.
7. Tsuzuki K. Role of mizoribine in renal transplantation. *Pediatr Int* 2002; **44:** 224–31.
8. Shibasaki T, *et al.* A randomized open-label comparative study of conventional therapy versus mizoribine onlay therapy in patients with steroid-resistant nephrotic syndrome (postmarketing survey). *Clin Exp Nephrol* 2004; **8:** 117–26.
9. Akiyama T, *et al.* Mizoribine in combination therapy with tacrolimus for living donor renal transplantation: analysis of a nationwide study in Japan. *Transplant Proc* 2005; **37:** 843–5.
10. Tanaka H, *et al.* Long-term mizoribine intermittent pulse therapy for young patients with flare of lupus nephritis. *Pediatr Nephrol* 2006; **21:** 962–6.
11. Tanaka E, *et al.* Acceptability and usefulness of mizoribine in the management of rheumatoid arthritis in methotrexate-refractory patients and elderly patients, based on analysis of data from a large-scale observational cohort study. *Mod Rheumatol* 2006; **16:** 214–19.
12. Sugitani A, *et al.* Revival of effective and safe high-dose mizoribine for the kidney transplantation. *Clin Transplant* 2006; **20:** 590–5.
13. Kawasaki Y, *et al.* Efficacy of single dose of oral mizoribine pulse therapy two times per week for frequently relapsing nephrotic syndrome. *J Nephrol* 2007; **20:** 52–6.
14. Stypinski D, *et al.* Safety, tolerability and pharmacokinetics of higher-dose mizoribine in healthy male volunteers. *Br J Clin Pharmacol* 2007; **63:** 459–68.

制剂

专利制剂

Jpn: Bredinin.

Muromonab-CD3 (*USAN*, *rINN*) 莫罗单抗-CD3

Muromonabum-CD3; OKT3.

Муромонаб-CD3

ATC — *L04AA02.*

ATC Vet — *QL04AA02.*

UNII — *JGA39ICE2V.*

性状 一种鼠类单克隆抗体，由纯化的免疫球蛋白 IgG_{2a} 组成，包括一条分子量约50000D的重链以及一条分子量约25000D的轻链。

Pharmacopoeias. In *Chin.*

不良反应、处置和注意事项

多数患者发生急性细胞因子释放综合征，典型发作时间为最初几次莫罗单抗-CD3 用药后 30～60min（也可能稍后发生）。连续用药后，药物不良反应发生率、严重程度呈现下降趋势，同时预防性皮质激素用药可减少最初不良反应的发生（详见下文**用途和用法**）。经常报道综合征多为轻微的、自限性流感样病症，少见为严重威胁生命的休克样反应，包括严重的心血管和中枢神经系统症状。典型的细胞因子释放综合征临床表现包括：高热、发冷或寒战、头痛、震颤、胃肠功能紊乱、肌痛和全身无力。也可发生皮疹和瘙痒。心肺方面包括：窒息、呼吸困难、支气管痉挛或哮喘、呼吸急促、呼吸骤停或衰竭、急性呼吸窘迫综合征、心绞痛、心肌梗死、胸痛或胸闷、心动过速、高血压、低血压、心衰、肺水肿、低氧和心律失常。可伴发肾功能可逆性损害。

据报道，其他莫罗单抗-CD3 不良反应包括脑病、脑水肿、类似无菌性脑膜炎综合征（如头痛、发热、颈强直、畏光）；癫痫发作亦可发生。超敏反应如过敏反应曾有报道，与细胞因子释放综合征难以鉴别。

与其他强效免疫抑制药相似，莫罗单抗-CD3 治疗可增加重症感染及某些恶性肿瘤的发生。因感染患病风险增加，故免疫抑制治疗中应慎用宫内节育器。由于相同原因，应避免使用活菌疫苗。

莫罗单抗-CD3 不应用于伴有预先发热、难治性高血压以及对鼠源制品高度敏感的患者。既往癫痫发作病史患者亦不应使用莫罗单抗-CD3。由于液体超载与细胞因子释放综合征引起肺水肿患病风险增加具有相关性，故下述患者禁忌使用莫罗单抗-CD3 治疗，如治疗前一周内患者体重增加＞3%，或 X 线影像表明液体超载征象。由于可产生针对莫罗单抗-CD3 的抗体，故莫罗单抗-CD3 反复给药可使其药效降低。莫罗单抗-CD3 治疗患儿后，严重不良反应的发生风险增加。

对血液的影响 *血栓形成* 连续 93 名肾移植受者研究中，使用高剂量莫罗单抗-CD3（每日 10mg）作为免疫抑制治疗方案之一[1]，其中 9 名受者出现移植物内血栓形成。包括 1 名肾动脉内血栓形成患者，3 名肾静脉内血栓形成，其余为肾小球毛细血管内血栓形成及类似溶血性尿毒症综合征的血栓形成性微血管病。作者认为莫罗单抗-CD3 具有促凝血效应，可能由肿瘤坏死因子释放所介导；上述效应亦见于接受莫罗单抗-CD3 传统剂量（每日 5mg）治疗的 3 名患者中。另有研究[2]亦报道，接受传统剂量莫罗单抗-CD3 治疗患者，其急性血管内血栓形成发病率明显增加。然而其他研究[3]中，莫罗单抗-CD3 每日 5mg 治疗急性排斥反应时，虽然有证据表明药物引起凝血功能活化，但与血栓形成不良反应未见相关性。美国注册药品信息标明这种不良反应与剂量的关系仍不清楚，但若超过推荐剂量，发生不良反应风险相对更大。

1. Abramowicz D, *et al.* Induction of thromboses within renal grafts by high-dose prophylactic OKT3. *Lancet* 1992; **339:** 777–8.
2. Gomez E, *et al.* Main graft vessels thromboses due to conventional-dose OKT3 in renal transplantation. *Lancet* 1992; **339:** 1612–13.
3. Raasveld MHM, *et al.* Thromboembolic complications and dose of monoclonal OKT3 antibody. *Lancet* 1992; **339:** 1363–4.

对耳的影响 使用莫罗单抗-CD3 治疗后，双侧感音神经性听力丧失曾有发生。一组病例中，7 名患者中有 5 名受累，听力丧失平均为 18dB[1]。耳鸣亦可发生[1,2]。上述症状通常为可逆性[1,2]，但 1 名患者 6 个月后仍表现为听力受损[3]。

1. Hartnick CJ, *et al.* Reversible sensorineural hearing loss following administration of muromonab-CD3 (OKT3) for cadaveric renal transplant immunosuppression. *Ann Otol Rhinol Laryngol* 2000; **109:** 45–7.
2. Hartnick CJ, *et al.* Reversible sensorineural hearing loss after renal transplant immunosuppression with OKT3 (muromonab-CD3). *Ann Otol Rhinol Laryngol* 1997; **106:** 640–2.
3. Michals M, *et al.* Hearing loss associated with muromonab-CD3 therapy. *Clin Pharm* 1988; **7:** 867–8.

对神经系统的影响 曾有报道，2 名尿毒症肾移植受者接受莫罗单抗-CD3 治疗后出现癫痫大发作[1]。移植物功能延迟可导致尿毒素累积，尿毒素结合于免疫抑制药释放细胞因子，从而对中枢神经系统产生影响。据报道，癫痫发作及脑病曾发生于肾移植术后接受莫罗单抗-CD3治疗的同胞中，并可使其中一人更易产生环孢素神经毒性[2]。心脏移植术后给予莫罗单抗-CD3 患者可出现神经系统症状，特征为无动性缄默、睑痉挛、命名性失语和精神错乱；停药后症状消除[3]。

生产商已警告，使用莫罗单抗-CD3 治疗患儿，可使神经系统不良反应患病风险增加，特别是脑水肿可导致胎儿脑疝形成。自 1986 年至 2004 年 5 月，据报道全球共有 9 名患儿发生脑水肿，其中 6 例致死。脑疝可在注射后数小时至 1 天内发生。脑疝征象包括突发性重度头痛、癫痫发作、精神功能受损、困倦、嗜睡以及昏迷[4]。

1. Seifeldin RA, *et al.* Generalized seizures associated with the use of muromonab-CD3 in two patients after kidney transplantation. *Ann Pharmacother* 1997; **31:** 586–9.
2. Thaisetthawatkul P, *et al.* Muromonab-CD3-induced neurotoxicity: report of two siblings, one of whom had subsequent cyclosporin-induced neurotoxicity. *J Child Neurol* 2001; **16:** 825–31.
3. Pittock SJ, *et al.* OKT3 neurotoxicity presenting as akinetic mutism. *Transplantation* 2003; **75:** 1058–60.
4. Janssen-Ortho, Canada. Important new safety information on Orthoclone OKT*3 (muromonab-CD3) (issued 17 May 2004). Available at: http://www.hc-sc.gc.ca/dhp-mps/alt_formats/hpfb-dgpsa/pdf/medeff/orthoclone_okt3_pa-ap-eng.pdf (accessed 18/02/08)

药动学

治疗药物监测 美国注册药品信息规定莫罗单抗-CD3 的血浆浓度可用 ELISA 测定。器官移植受体研究发现，小于 10 岁患者的血药浓度较 10～50 岁患者更高。随后的临床经验显示莫罗单抗-CD3 血浆浓度等于或大于 800ng/ml 可阻断 T 细胞功能。T 细胞清除减少或莫罗单抗-CD3 血浆浓度降低可作为调整莫罗单抗-CD3 剂量或停止治疗的依据。

推荐成人应定期监测，以确保血浆莫罗单抗-CD3 浓度达到或超过 800ng/ml，或 CD3 阳性细胞少于 25 个/mm^3。儿科患者 CD3 阳性淋巴细胞计数高于成人，往往需要增加莫罗单抗-CD3 剂量来达到相同的 CD3 阳性细胞清除率和治疗血清浓度；儿童应每天监测 T 细胞清除率和莫罗单抗-CD3 血浆浓度。

用途和用法

莫罗单抗-CD3 为针对人类 T 淋巴细胞抗原 T3（CD3）的鼠源性单克隆抗体，T3（CD3）抗原对于抗原识别和免疫应答至关重要；故莫罗单抗-CD3 可特异性阻断 T 淋巴细胞生成及其功能，并不影响骨髓即可发挥免疫抑制效果。

莫罗单抗-CD3 用于器官移植受者，治疗急性同种异体移植物排斥反应，静脉注射剂量为每日 5mg，治疗 10～14 日。儿童剂量见下文**儿童用法**。其他免疫抑制治疗药物需减量。莫罗单抗-CD3 初始数次用药后，因存在细胞因子释放综合征及超敏反应患病风险，故应对患者严密监护。莫罗单抗-CD3 首次用药前 1～4h，可预先静脉给予甲泼尼龙琥珀酰钠，用药剂量为 8mg/kg。对乙酰氨基酚和抗组胺药亦可与莫罗单抗-CD3 合用，以减少早期不良反应发生。

莫罗单抗-CD3 亦已尝试用于移植物排斥反应，作为预防用药之一。莫罗单抗-CD3 用于治疗、预防移植物排斥反应，详见**器官和组织移植**项下内容，第 1728页。

1. ten Berge IJM, *et al.* Guidelines for optimal use of muromonab CD3 in transplantation. *BioDrugs* 1999; **11:** 277–84.
2. Flechner SM. A randomized prospective trial of low-dose OKT3 induction therapy to prevent rejection and minimize side effects in recipients of kidney transplants. *Transplantation* 2000; **69:** 2374–81.
3. Henry ML, *et al.* A randomized prospective trial of OKT3 induction in the current immunosuppression era. *Clin Transplant* 2001; **15:** 410–14.
4. Benfield MR, *et al.* A randomized multicenter trial of OKT3 mAbs induction compared with intravenous cyclosporine in pediatric renal transplantation. *Pediatr Transplant* 2005; **9:** 282–92.
5. Knop S, *et al.* OKT3 muromonab as second-line and subsequent treatment in recipients of stem cell allografts with steroid-resistant acute graft-versus-host disease. *Bone Marrow Transplant* 2005; **36:** 831–7.
6. Sevmis S, *et al.* OKT3 treatment for steroid-resistant acute rejection in kidney transplantation. *Transplant Proc* 2005; **37:** 3016–18.
7. Wilmot I, *et al.* OKT3 treatment in refractory pediatric heart transplant rejection. *J Heart Lung Transplant* 2005; **24:** 1793–7.
8. Knop S, *et al.* Treatment of steroid-resistant acute GVHD with OKT3 and high-dose steroids results in better disease control and lower incidence of infectious complications when compared to high-dose steroids alone: a randomized multicenter trial by the EBMT Chronic Leukemia Working Party. *Leukemia* 2007; **21:** 1830–3.

用法 *口服* 有研究表明，口服莫罗单抗-CD3，每日 0.2～5mg（单用或与 β-葡糖神经酰胺糖脂合用）似乎有一些作用[1]。

1. Ilan Y, *et al.* Oral administration of OKT3 monoclonal antibody to human subjects induces a dose-dependent immunologic effect in T cells and dendritic cells. *J Clin Immunol* 2010; **30:** 167–77.

儿童用法 用于儿童急性同种异体排斥反应，莫罗单抗-CD3 推荐起始剂量如下：

- 体重≤30kg：每日 2.5mg；
- 体重＞30kg：每日 5mg。

静脉给药 10～14 天。

儿科患者 CD3 淋巴细胞计数比成人更高，往往需要将剂量上调。起始剂量之后，以 2.5mg 的增量调整剂量来达到 T 细胞清除（CD3 阳性细胞少于 25 个/mm^3），并确保达到莫罗单抗-CD3 治疗血清浓度（800ng/ml 或更高，见上文**治疗药物浓度监测**）。

制剂

专利制剂

Austral.: Orthoclone OKT3; ***Belg.:*** Orthoclone OKT3; ***Braz.:*** Orthoclone OKT3; ***Canad.:*** Orthoclone OKT3†; ***Cz.:*** Cedetrin-T†; Orthoclone OKT3†; ***Fin.:*** Orthoclone OKT3†; ***Fr.:*** Orthoclone OKT3; ***Ger.:*** Orthoclone OKT3; ***Gr.:*** Orthoclone; ***Israel:*** Orthoclone OKT3; ***Ital.:*** Orthoclone OKT3; ***Malaysia:*** Orthoclone OKT3†; ***Mex.:*** Ior-T3; Orthoclone OKT3; ***Neth.:*** Orthoclone OKT3; ***Norw.:*** Orthoclone OKT3; ***NZ:*** Orthoclone OKT3; ***Port.:*** Orthoclone OKT3; ***S.Afr.:*** Orthoclone†; ***Singapore:*** Orthoclone OKT3; ***Swed.:*** Orthoclone OKT3; ***Switz.:*** Orthoclone OKT3; ***Thai.:*** Orthoclone OKT3†; ***Turk.:*** Orthoclone OKT3†; ***USA:*** Orthoclone OKT3; ***Venez.:*** OKT3.

Mycophenolate 霉酚酸酯

ATC — *L04AA06.*

ATC Vet — *QL04AA06.*

Mycophenolic Acid (*BAN*, *USAN*, *rINN*) 霉酚酸

Acide Mycophénolique; Ácido micofenólico; Acidum Mycophenolicum; Lilly-68618; MPA; NSC-129185. (*E*)-6-(4-Hydroxy-6-methoxy-7-methyl-3-oxo-5-phthalanyl)-4-methyl-4-hexenoic acid.

Микофеноловая Кислота

$C_{17}H_{20}O_6$ = 320.3.

CAS — *24280-93-1.*

ATC — *L04AA06.*

ATC Vet — *QL04AA06.*

UNII — *HU9DX48N0T.*

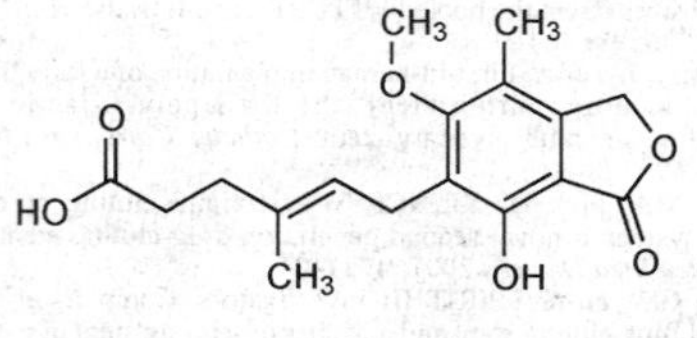

Mycophenolate Mofetil (*BANM*, *USAN*, *rINNM*) 霉酚酸酯

Micofenolato de mofetilo; Mikofenolat Mofetil; Mikofenolato mofetilis; Mofetilis Mycophenolas; Mofetil-mykofenolát; Mycophenolas Mofetil; Mycophenolas Mofetilum; Mycophenolasmofetil; Mycophénolate mofétil; Mycophénolate, Mofétil de; Mycophenolate Morpholinoethyl; Mykofenolaattimofetiili; Mykofenolatmofetil; RS-61443. 2-Morpholinoethyl (*E*)-6-(4-hydroxy-6-methoxy-7-methyl-3-oxo-5-phthalanyl)-4-methyl-4-hexenoate.

Микофенолата Мофетил

$C_{23}H_{31}NO_7$ = 433.5.

CAS — *115007-34-6.*

ATC — *L04AA06.*

ATC Vet — *QL04AA06.*

UNII — *9242ECW6R0.*

Pharmacopoeias. In *Eur.* (see p.vii) and *US.*

Ph. Eur. 6.8（Mycophenolate Mofetil） 白色或类白色结晶性粉末。熔点约为 96°。几乎不溶于水；微溶于无水乙醇；易溶于丙酮。避光。

USP 33（Mycophenolate Mofetil） 白色或类白色结晶粉末。微溶于水；略溶于乙醇；溶于甲醇；易溶于丙

酮。贮藏于密闭容器中。

Mycophenolate Mofetil Hydrochloride (*BANM, USAN, rINNM*) **盐酸霉酚酸酯**

Hidrocloruro del micofenolato de mofetilo; Mycophénolate, Mofétil Chlorhydrate de; Mycophenolati Mofetili Hydrochloridum; RS-61443-190. 2-Morpholinoethyl (*E*)-6-(4-hydroxy-6-methoxy-7-methyl-3-oxo-5-phthalanyl)-4-methyl-4-hexenoate hydrochloride.

Микофеноловой Мофетила Гидрохлорид

$C_{23}H_{31}NO_7,HCl = 470.0.$

CAS — 116680-01-4.

ATC — L04AA06.

ATC Vet — QL04AA06.

UNII — UXH81S8ZVB.

配位禁忌 盐酸霉酚酸酯与下述含临床相关药品浓度的溶液，在模拟Y型输液装置中，直到4h，具有物理兼容和化学稳定性：头孢吡肟、多巴胺、去甲肾上腺素、他克莫司和万古霉素。但是，合用环孢素和霉酚酸酯则会起泡并且化学不稳定[1]。

1. Cochran BG, *et al.* Physical compatibility and chemical stability of mycophenolate mofetil during simulated Y-site administration with commonly coadministered drugs. *Am J Health-Syst Pharm* 2007; **64:** 1410–14.

稳定性 英国和美国注册药品信息标明混合后的霉酚酸酯口服混悬液可于室温（15～30℃）或冰箱（2～8℃）最多保存60天；不能冻存。

英国输液用盐酸霉酚酸酯溶液注册药品信息标明混合和稀释3h内启用；溶液可室温（15～30℃）保存。一项研究发现，浓度等同于霉酚酸酯1mg/ml、5mg/ml、10mg/ml的盐酸霉酚酸酯溶液于4℃或25℃储存于PVC输液袋中可稳定保存7天[1]。但需注意，未避光25℃贮藏时，PVC输液袋内可发生进行性褪色，褪色来源需进一步研究加以确认。

1. Certain E, *et al.* Stability of i.v. mycophenolate mofetil in 5% dextrose injection in polyvinyl chloride infusion bags. *Am J Health-Syst Pharm* 2002; **59:** 2434–9.

Mycophenolate Sodium (*BANM, USAN, rINNM*) **霉酚酸酯钠**

ERL-080; Micofenolato sódico; Mycophénolate de Sodium; Natrii Mycophenolas. Sodium 4(*E*)-6-(4-hydroxy-6-methoxy-7-methyl-3-oxo-1,3-dihydroisobenzofuran-5-yl)-4-methylhex-4-enoate.

Натрий Микофеноловая

$C_{17}H_{19}NaO_6 = 342.3.$

CAS — 37415-62-6.

ATC — L04AA06.

ATC Vet — QL04AA06.

UNII — WX877SQI1G.

不良反应、处置和注意事项

霉酚酸酯与胃肠功能紊乱相关，尤其是腹泻、呕吐；曾发生胃肠道出血、穿孔。免疫抑制药包括霉酚酸酯治疗，伴发淋巴瘤和其他恶性肿瘤风险增加，尤其在治疗期间，应避免过多地暴露于紫外光。感染风险也增加，包括潜伏病毒感染的激活，其中有JC病毒相关的进行性多病灶脑白质病（已有死亡报道），以及导致肾移植物失功的BK病毒相关肾病。常见白细胞减少、血小板减少和贫血，有报道发生再生障碍性贫血和骨髓抑制，有时可导致死亡。纯红细胞再生障碍性贫血也有发生。推荐治疗中进行全血细胞计数检查。若出现重症中性粒细胞减少则需终止治疗。无功能损害的异常中性粒细胞形态，包括获得性Pelger-Huët异常的个别案例有报道。其他报道的不良反应包括乏力、发热、疼痛、头痛、肾脏损害、高血压或低血压、高血糖、电解质和血脂紊乱、四肢水肿、胸腔积液、呼吸困难、咳嗽、痤疮、皮疹、脱发、眩晕、失眠或嗜睡、感觉异常及震颤、烦躁、抑郁、焦虑、心动过速和关节痛也常见。也有报道肝功能检查异常。超敏反应如血管性水肿和过敏反应曾有发生。胰腺炎、肝炎、结肠炎和齿龈增生曾见报道。间质性肺病包括致死性肺纤维化罕见。霉酚酸酯对动物具有致畸作用。有报道，母亲服用霉酚酸酯后，婴幼儿发生畸形尤其是外耳和其他面部畸形（见下文）。

伴有重症肾功能损害、胃肠道活动性疾病患者，应慎用霉酚酸酯。免疫抑制治疗中因感染患病风险增加，应慎用宫内节育器。由于相同原因，免疫抑制治疗患者应避免使用活菌疫苗。

霉酚酸酯与霉酚酸钠药动学不同，故两种药物互换、替代治疗时应加以区别对待。

对血液的影响 霉酚酸酯与纯红细胞再生障碍性贫血相关，2009年4月全球有14例报道[1]。有些患者应用的其他药物也加重纯红细胞再生障碍性贫血。当霉酚酸酯减量或撤药后，16例患者逆转。

1. MHRA/CHM. Mycophenolate mofetil: pure red cell aplasia. *Drug Safety Update* 2009; **2** (12): 8. Available at: http://www.mhra.gov.uk/home/idcplg?IdcService=GET_FILE&dDocName=CON051771&RevisionSelectionMethod=LatestReleased (accessed 14/10/09)

对胃肠道的影响 霉酚酸酯的胃肠道不良反应，主要表现为刺激症状，包括腹泻、腹痛、恶心及呕吐、厌食、消化不良，偶见胃肠道出血或穿孔[1]。与成人相比，儿童胃肠道不良反应的发生率似乎更高。有证据表明，不良反应与药物血浆峰浓度值相关。

一篇综述对两种剂型不良反应表现谱进行比较研究发现，肠溶霉酚酸钠和霉酚酸酯胃肠道不良反应的发生率相近。尚需指明，所见霉酚酸酯引起的胃肠功能紊乱的病理生理学机制复杂，尚未完全明确。研究发现，腹泻发生率增加伴随霉酚酸（MPA）浓度升高，原因可能为霉酚酸直接作用于肠道上皮细胞，抑制次黄苷酸脱氢酶活性。虽然肠溶剂型的霉酚酸（MPA）暴露量更高，但研究表明霉酚酸钠胃肠道不良反应未见明显增加；肠溶衣剂型可能削弱了MPA对上消化道上皮细胞的直接影响[2]。两项研究发现，患者将霉酚酸酯换为肠溶霉酚酸酯钠，换药后，胃肠道不良反应降低[3,4]。

1. Behrend M. Adverse gastrointestinal effects of mycophenolate mofetil: aetiology, incidence and management. *Drug Safety* 2001; **24:** 645–63.
2. Behrend M, Braun F. Enteric-coated mycophenolate sodium: tolerability profile compared with mycophenolate mofetil. *Drugs* 2005; **65:** 1037–50.
3. Calvo N, *et al.* Renal transplant patients with gastrointestinal intolerability to mycophenolate mofetil: conversion to enteric-coated mycophenolate sodium. *Transplant Proc* 2006; **38:** 2396–7.
4. Boswell A, *et al.* Conversion from mycophenolate mofetil to enteric-coated mycophenolate sodium in patients with gastrointestinal side effects: case studies. *Prog Transplant* 2006; **16:** 138–40.

处置 英国注册药品信息警示如需碾碎霉酚酸酯钠肠溶薄膜衣片剂，应避免吸入或皮肤直接接触碾碎的药物粉末。

感染 两项小规模研究[1,2]发现，服用霉酚酸酯后，CMV感染发病风险未见增加。但与CMV病（定义为CMV感染及病毒综合征征象）发病率[1]增加及严重程度[2]相关。接受霉酚酸酯治疗患者，因CMV病而受累的器官数目亦增加[2]。

一项回顾性研究[3]发现，包括霉酚酸酯和他克莫司的用药治疗方案可为CMV病进展的独立风险因素，而并非霉酚酸酯用药剂量。作者解释原因为，霉酚酸酯与他克莫司合用疗法较其他用药方案总体免疫抑制疗效更强，或由于霉酚酸酯与他克莫司合用是CMV疾病进展的特异风险因素。必须考虑到霉酚酸酯代谢产物MPA的药动学特征，以及与他克莫司相互作用，进一步研究中亦需考察MPA浓度水平（详见下文**药物相互作用**项下**免疫抑制药**）。

与上述研究结果相反，另一项回顾性研究[4]发现，虽然未见患有CMV病患者，但使用霉酚酸酯是预先为CMV抗原血清阳性患者CMV感染进展的独立风险因素。

一项研究中，对肾移植患者服用霉酚酸酯及肠溶霉酚酸钠不良反应进行了比较，总体感染发病率相近。但服用霉酚酸钠患者，重症感染发生明显减少。两组患者CMV感染发病率均很低且相近[5]。

2008年2月，药品生产商同意EMEA的警告[6]：抗移植物排斥反应或系统性红斑狼疮患者服用霉酚酸酯（*CellCept*，*Roche*），个别病例发生进行性多病灶脑白质病（PML），有时是致命的；服用霉酚酸酯而出现神经症状加重的患者应考虑PML的诊断。进展为PML的患者应考虑减少整个的免疫抑制药，但同时提醒免疫抑制药减量会使移植术患者冒移植物被排斥的风险。

包括霉酚酸酯和尤其还含有他克莫司的疗法，与增加患BK病毒相关肾病风险有关[7]，虽然这种相关性可能因强烈的免疫抑制而非霉酚酸酯本身所致[8,9]。

1. ter Meulen CG, *et al.* The influence of mycophenolate mofetil on the incidence and severity of primary cytomegalovirus infections and disease after renal transplantation. *Nephrol Dial Transplant* 2000; **15:** 711–14.
2. Sarmiento JM, *et al.* Mycophenolate mofetil increases cytomegalovirus invasive organ disease in renal transplant patients. *Clin Transplant* 2000; **14:** 136–8.
3. Kuypers DRJ, *et al.* Role of immunosuppressive drugs in the development of tissue-invasive cytomegalovirus infection in renal transplant recipients. *Transplant Proc* 2002; **34:** 1164–70.
4. Hambach L, *et al.* Increased risk of complicated CMV infection with the use of mycophenolate mofetil in allogeneic stem cell transplantation. *Bone Marrow Transplant* 2002; **29:** 903–6.
5. Budde K, *et al.* Enteric-coated mycophenolate sodium can be safely administered in maintenance renal transplant patients: results of a 1-year study. *Am J Transplant* 2003; **4:** 237–43.
6. Roche, UK. Reports of progressive multifocal leukoencephalopathy (PML) in CellCept® (mycophenolate mofetil) treated patients (issued 18th February 2008). Available at: http://www.mhra.gov.uk/home/idcplg?IdcService=GET_FILE&dDocName=CON014106&RevisionSelectionMethod=Latest (accessed 19/05/08)
7. Ritter ML, Pirofski L. Mycophenolate mofetil: effects on cellular immune subsets, infectious complications, and antimicrobial activity. *Transpl Infect Dis* 2009; **11:** 290–7.
8. Hirsch HH, *et al.* Polyomavirus-associated nephropathy in renal transplantation: interdisciplinary analyses and recommendations. *Transplantation* 2005; **79:** 1277–86.
9. Manitpisitkul W, *et al.* Maintenance immunosuppressive agents as risk factors for BK virus nephropathy: a case-control study. *Transplantation* 2009; **88:** 83–8.

妊娠 有报道，服用霉酚酸酯的妇女发生自然流产和新生儿畸形[1~3]。霉酚酸酯制造商（*Roche*，*USA*）警告妊娠期间服用该药物可能与头3个月流产、先天畸形，尤其是外耳和其他面部畸形（如唇腭裂），以及远端肢体、心、食管和肾异常的发生风险增高相关[1]。有生育能力的妇女应在开始服用霉酚酸酯1周内，其妊娠试验为阴性。服用霉酚酸酯的妇女在治疗开始前至少4周应采取有效的避孕措施，直至停药后6周。

1. Roche, USA. Important changes in the CellCept® (mycophenolate mofetil) prescribing information—use of CellCept is associated with increased pregnancy loss and congenital malformations/change from pregnancy category C to pregnancy category D (issued October 2007). Available at: http://www.fda.gov/downloads/Safety/MedWatch/SafetyInformation/SafetyAlertsforHumanMedicalProducts/UCM154077.pdf (accessed 05/08/10)
2. Anderka MT, *et al.* Reviewing the evidence for mycophenolate mofetil as a new teratogen: case report and review of the literature. *Am J Med Genet A* 2009; **149A:** 1241–8.
3. Merlob P, *et al.* Tetrada of the possible mycophenolate mofetil embryopathy: a review. *Reprod Toxicol* 2009; **28:** 105–8.

药物相互作用

霉酚酸酯可与其他经由肾小管主动分泌的药物竞争，其中任何一种药物浓度均可升高。抑酸药（MPA）或消胆胺可使霉酚酸酯吸收量减少。详见上文关于活菌疫苗的使用注意事项。

抑酸药 虽然霉酚酸酯合用混合抑酸药（氢氧化铝和氢氧化镁）或进餐，均可使MPA血浆峰浓度降低，但与个体差异相比上述影响较小，故认为可能不具有显著的临床意义[1]。

英国霉酚酸钠注册药品信息中提到，虽然含镁/铝抑酸药可减少MPA暴露量及血浆峰浓度，但可间断使用，治疗偶发性消化不良时；不推荐长期使用抑酸药。

1. Bullingham R, *et al.* Effects of food and antacid on the pharmacokinetics of single doses of mycophenolate mofetil in rheumatoid arthritis patients. *Br J Clin Pharmacol* 1996; **41:** 513–16.

抗菌药 选择性肠道清除细菌污染疗法含妥布霉素、头孢呋肟和抗真菌药制霉菌素，该疗法明显抑制MPA的肝肠循环，因此降低肝移植患者的霉酚酸酯生物利用度[1]。健康人群服用霉酚酸酯后，同时给予氟哌酸、甲硝唑或两种药物合用，可减少霉酚酸酯和葡萄糖醛酸结合型霉酚酸酯暴露量（见下文**代谢**）。这种抗菌作用似乎是附加的[2]。服用霉酚酸酯肾移植术后稳定的患者，给予其环丙沙星或阿莫西林合用克拉维酸，患者MPA浓度很快降低；停止抗菌药治疗3天内，MPA浓度恢复至基线水平，若连续给予抗菌药14天，这种效应减弱[3]。心-肺移植受者中，利福平可明显降低霉酚酸暴露量，可能由于诱导霉酚酸酯葡萄糖醛酸化过程所致[4]。一项研究证实，肾移植受者给予利福平可降低MPA暴露量，其机制为诱导葡萄糖醛酸化过程和抑制肝肠循环[5]。

1. Schmidt LE, *et al.* The effect of selective bowel decontamination on the pharmacokinetics of mycophenolate mofetil in liver transplant recipients. *Liver Transpl* 2001; **7:** 739–42.
2. Naderer OJ, *et al.* The influence of norfloxacin and metronidazole on the disposition of mycophenolate mofetil. *J Clin Pharmacol* 2005; **45:** 219–26.
3. Borrows R, *et al.* The magnitude and time course of changes in mycophenolic acid 12-hour predose levels during antibiotic therapy in mycophenolate mofetil-based renal transplantation. *Ther Drug Monit* 2007; **29:** 122–6.
4. Kuypers DRJ, *et al.* Drug interaction between mycophenolate mofetil and rifampin: possible induction of uridine diphosphate-glucuronosyltransferase. *Clin Pharmacol Ther* 2005; **78:** 81–8.
5. Naesens M, *et al.* Rifampin induces alterations in mycophenolic acid glucuronidation and elimination: implications for drug exposure in renal allograft recipients. *Clin Pharmacol Ther* 2006; **80:** 509–21.

免疫抑制药 研究发现，肾移植受者环孢素治疗停药后，霉酚酸（MPA）血清浓度增加[1,2]，故推测环孢素可抑制MPA肠肝再循环。与之相反[3,4]，他克莫司治疗可使MPA血清浓度增加，显然通过抑制霉酚酸转化为葡萄糖醛酸型霉酚酸（MPAG）。虽然上述研究受到质疑[5]，但已指出药物相互作用的影响无法排除[6]。据报道，肾移植受者接受包括他克莫司、霉酚酸酯等三联疗法后，CMV病发病率增加[7]。参照一项患儿研究[8]，合用环孢素时霉酚酸酯推荐初始剂量为600mg/m² 每日2次，合用他克莫司则为300mg/m² 每日2次；若未合用钙调神经磷酸酶抑制药，则建议为500mg/m²

每日2次。同时推荐根据治疗药物浓度监测调整用药剂量。但是，MPA浓度的改变可能是剂量依赖性的；一项药动学研究[9]提示环孢素给药方案（标准剂量，低剂量或初始剂量治疗停药6个月之后）影响暴露量，随着环孢素暴露量减少，MPA暴露量倾向于增加。合用他克莫司时，MPA暴露量随着霉酚酸酯剂量变化而改变，而MPA谷浓度无法全面反映上述改变（见下文**治疗药物浓度监测**）[10]。另有研究发现，肾移植术后早期患者合用环孢素微乳剂型或他克莫司时，MPA及MPAG药动学呈现明显的个体差异。环孢素治疗组患者个体差异明显大于他克莫司治疗组患者，其MPA总体平均浓度值约为他克莫司治疗组患者50%[11]。一项随机的交叉试验比较了肠溶霉酚酸酯钠合用环孢素微乳剂型或他克莫司稳定肾移植受者，对MPA药动学的影响[12]，与合用环孢素相比，霉酚酸酯钠合用他克莫司使总体MPA暴露量适度增加，峰浓度降低，MPAG和葡萄糖醛酸酰基代谢产物总暴露量减少。上述结果没有统计学显著差异，基于此，作者建议稳定肾移植患者使用两种神经钙蛋白抑制药相互替代治疗时，不必调整霉酚酸酯钠剂量。但作者建议应以依据药动学数据和临床状况，进行霉酚酸酯钠剂量调整。

英国注册药品信息标明环孢素降低MPA暴露量，二者合用可能降低MPA浓度。霉酚酸酯钠下降程度尚未明确，由霉酚酸酯的数据推测，可能大约为20%。但因疗效研究中可利用两者合用效果，故不必进行剂量调整。如果合用环孢素的治疗中断或停止，MPA大约预期增加30%，应依据免疫抑制治疗方案重新评估剂量。合用他克莫司时，未见霉酚酸酯钠剂量调整的评论，英国霉酚酸酯钠注册药品信息标明，当他克莫司被环孢素取代时，稳定肾移植患者MPA暴露量增加，MPAG减少。

药动学研究发现，与环孢素合用霉酚酸酯相比，西罗莫司合用霉酚酸酯增加MPA暴露量[13,14]，减少MPAG暴露量[15]。故对于西罗莫司合用霉酚酸酯治疗的移植受者，推荐进行MPA的治疗药物浓度监测[13,14]；由于与合用环孢素治疗相比，合用西罗莫司治疗患者，相同剂量霉酚酸酯使MPA暴露量平均增加50%，故当环孢素与西罗莫司替换治疗时，需要用药指南指导[14]。

1. Smak Gregoor PJH, *et al.* Effect of cyclosporine on mycophenolic acid trough levels in kidney transplant recipients. *Transplantation* 1999; **68:** 1603–6.
2. Shipkova M, *et al.* Effect of cyclosporine withdrawal on mycophenolic acid pharmacokinetics in kidney transplant recipients with deteriorating renal function: preliminary report. *Ther Drug Monit* 2001; **23:** 717–21.
3. Zucker K, *et al.* Unexpected augmentation of mycophenolic acid pharmacokinetics in renal transplant patients receiving tacrolimus and mycophenolate mofetil in combination therapy, and analogous in vitro findings. *Transpl Immunol* 1997; **5:** 225–32.
4. Hübner GI, *et al.* Drug interaction between mycophenolate mofetil and tacrolimus detectable within therapeutic mycophenolic acid monitoring in renal transplant patients. *Ther Drug Monit* 1999; **21:** 536–9.
5. van Gelder T, *et al.* Drug interaction between mycophenolate mofetil and tacrolimus detectable within therapeutic mycophenolic acid monitoring in renal transplant patients. *Ther Drug Monit* 2000; **22:** 639.
6. Hübner GI, Sziegoleit W. Drug interaction between mycophenolate mofetil and tacrolimus detectable within therapeutic mycophenolic acid monitoring in renal transplant patients. *Ther Drug Monit* 2000; **22:** 498–9.
7. Kuypers DRJ, *et al.* Role of immunosuppressive drugs in the development of tissue-invasive cytomegalovirus infection in renal transplant recipients. *Transplant Proc* 2002; **34:** 1164–70.
8. Filler G, *et al.* Pharmacokinetics of mycophenolate mofetil are influenced by concomitant immunosuppression. *Pediatr Nephrol* 2000; **14:** 100–104.
9. Kuypers DR, *et al.* Mycophenolic acid exposure after administration of mycophenolate mofetil in the presence and absence of ciclosporin in renal transplant recipients. *Clin Pharmacokinet* 2009; **48:** 329–41.
10. Kuypers DRJ, *et al.* Long-term changes in mycophenolic acid exposure in combination with tacrolimus and corticosteroids are dose dependent and not reflected by trough plasma concentration: a prospective study in 100 de novo renal allograft recipients. *J Clin Pharmacol* 2003; **43:** 866–80.
11. Atcheson BA, *et al.* Mycophenolic acid pharmacokinetics and related outcomes early after renal transplant. *Br J Clin Pharmacol* 2005; **59:** 271–80.
12. Kaplan B, *et al.* Randomized calcineurin inhibitor cross over study to measure the pharmacokinetics of co-administered enteric-coated mycophenolate sodium. *Clin Transplant* 2005; **19:** 551–8.
13. Büchler M, *et al.* Higher exposure to mycophenolic acid with sirolimus than with cyclosporine cotreatment. *Clin Pharmacol Ther* 2005; **78:** 34–42.
14. Picard N, *et al.* A comparison of the effect of ciclosporin and sirolimus on the pharmokinetics [sic] of mycophenolate in renal transplant patients. *Br J Clin Pharmacol* 2006; **62:** 477–84.
15. Pescovitz MD, *et al.* Pharmacokinetics, safety, and efficacy of mycophenolate mofetil in combination with sirolimus or ciclosporin in renal transplant patients. *Br J Clin Pharmacol* 2007; **64:** 758–71.

铁剂 一项7名健康受试者研究中，铁剂可使霉酚酸酯口服给药后吸收明显降低[1]：霉酚酸平均血清峰浓度从20.1mg/ml降至1.3mg/ml。但与此相反，一项16名健康受试者研究发现，铁剂与霉酚酸酯之间没有相互作用[2]，两项肾移植患者研究发现，铁剂对霉酚酸酯的吸收无明显影响[3,4]。

1. Morii M, *et al.* Impairment of mycophenolate mofetil absorption by iron ion. *Clin Pharmacol Ther* 2000; **68:** 613–6.
2. Ducray PS, *et al.* Absence of an interaction between iron and mycophenolate mofetil absorption. *Br J Clin Pharmacol* 2005; **62:** 492–5.
3. Mudge DW, *et al.* The effect of oral iron admiinistration [sic] on mycophenolate mofetil absorption in renal transplant recipients: a randomized, controlled trial. *Transplantation* 2004; **77:** 206–9.
4. Lorenz M, *et al.* Ferrous sulfate does not affect mycophenolic acid pharmacokinetics in kidney transplant patients. *Am J Kidney Dis* 2004; **43:** 1098–1103.

药动学

霉酚酸酯在胃肠道快速、广泛吸收；肠溶霉酚酸钠亦可被广泛吸收。霉酚酸酯经过首过效应代谢转化为具有活性的霉酚酸（MPA）。MPA经过肠肝再循环，其血浆药物浓度可见再度升高；据报道，上述特点出现在霉酚酸酯给药后6～12h，以及霉酚酸钠给药后6～8h。MPA经葡萄糖醛酸化代谢转化为无活性葡萄糖醛酸霉酚酸。大部分霉酚酸酯给药剂量以上述葡萄糖醛酸结合形式，极少量以MPA形式由尿中排出体外；约6%给药剂量可于粪便中发现。霉酚酸（MPA）97%结合于血浆白蛋白。据报道，霉酚酸酯口服、静脉给药后，MPA平均半衰期分别为17.9h、16.6h；据报道使用霉酚酸钠后，MPA半衰期约为12h。

1. Bullingham RES, *et al.* Clinical pharmacokinetics of mycophenolate mofetil. *Clin Pharmacokinet* 1998; **34:** 429–55.
2. Staatz CE, Tett SE. Clinical pharmacokinetics and pharmacodynamics of mycophenolate in solid organ transplant recipients. *Clin Pharmacokinet* 2007; **46:** 13–58.
3. Filler G, *et al.* Pharmacokinetics of mycophenolate mofetil and sirolimus in children. *Ther Drug Monit* 2008; **30:** 138–42.
4. Lévesque E, *et al.* Pharmacokinetics of mycophenolate mofetil and its glucuronide metabolites in healthy volunteers. *Pharmacogenomics* 2008; **9:** 869–79.
5. de Winter BCM, *et al.* Population pharmacokinetics of mycophenolic acid: a comparison between enteric-coated mycophenolate sodium and mycophenolate mofetil in renal transplant recipients. *Clin Pharmacokinet* 2008; **47:** 827–38.
6. Sam W-J, *et al.* Population pharmacokinetics of mycophenolic acid and its 2 glucuronidated metabolites in kidney transplant recipients. *J Clin Pharmacol* 2009; **49:** 185–95.
7. Barraclough KA, *et al.* Pharmacogenetic influences on mycophenolate therapy. *Pharmacogenomics* 2010; **11:** 369–90.

生物利用度 一项肾移植患者研究发现，单剂量霉酚酸钠640mg和720mg与1g霉酚酸酯具有生物等效性。720mg霉酚酸钠与1g霉酚酸酯的MPA暴露量最为接近[1]。作者注明，该项研究中均为合用环孢素治疗患者，故上述两种剂型MPA暴露量的生物等效性结果，未必适用于合用其他免疫抑制药治疗的患者。对稳定肾移植受者的3项研究综合分析得出结论，这些患者使用霉酚酸酯和肠溶型霉酚酸酯钠，其霉酚酸酯暴露量相等[2]。

1. Arns W, *et al.* Enteric-coated mycophenolate sodium delivers bioequivalent MPA exposure compared with mycophenolate mofetil. *Clin Transplant* 2005; **19:** 199–206.
2. Johnston A, *et al.* Bioequivalence of enteric-coated mycophenolate sodium and mycophenolate mofetil: a meta-analysis of three studies in stable renal transplant recipients. *Transplantation* 2006; **82:** 1413–18.

造血干细胞移植 药动学研究提示，与肾移植受者参考相比，成人[1]和儿童[2]造血干细胞（HSCT）移植受者服用霉酚酸酯，其霉酚酸暴露量更低，虽然成人每日剂量加大了33%，但发现儿童霉酚酸暴露量与成人相似[2]。

1. van Hest RM, *et al.* Pharmacokinetics of mycophenolate mofetil in hematopoietic stem cell transplant recipients. *Ther Drug Monit* 2007; **29:** 353–60.
2. Jacobson P, *et al.* Higher mycophenolate dose requirements in children undergoing hematopoietic cell transplant (HCT). *J Clin Pharmacol* 2008; **48:** 485–94.

代谢 霉酚酸酯在机体内快速去酯化代谢为具有活性的霉酚酸（MPA），继续在胃肠道、肝脏、肾脏转化为无活性葡萄糖醛酸霉酚酸（MPAG）。MPAG转化过程被认为是最重要的限速步骤[1]。MPA可进行肠肝循环，即MPAG在肝脏形成经由胆汁排泄，在胃肠道可逆性转化为MPA。体外试验表明，活性后续代谢产物葡萄糖醛酸酰基可抑制人次黄嘌呤核苷酸脱氢酶[1,2]，亦可能参与治疗血药浓度监测（详见下文）。肾、肝功能正常患者中，MPA与白蛋白广泛结合，但其结合能力在移植患者中可受到一些因素影响，如低白蛋白血症、高胆红素血症及尿毒症。MPAG蓄积可使非结合型MPA增加，MPA清除率进一步增加[2]。

一项交叉研究中，通过比较霉酚酸酯和霉酚酸钠[3]的代谢过程发现，霉酚酸钠的MPA起始吸收相延迟，与其肠溶衣剂型研究结果一致。但认为两种剂型的MPA暴露量具有生物等效性、MPA代谢未见显著差异。目前确认MPAG为MPA的主要代谢产物，同时作者认为葡萄糖醛酸酰基暴露量亦足以产生潜在的免疫抑制效应及毒性反应。

1. Shaw LM, *et al.* Pharmacokinetic, pharmacodynamic, and outcome investigations as the basis for mycophenolic acid therapeutic drug monitoring in renal and heart transplant patients. *Clin Biochem* 2001; **34:** 17–22.
2. Shaw LM, *et al.* Current issues in therapeutic drug monitoring of mycophenolic acid: report of a roundtable discussion. *Ther Drug Monit* 2001; **23:** 305–15.
3. Tedesco-Silva H, *et al.* Mycophenolic acid metabolite profile in renal transplant patients receiving enteric-coated mycophenolate sodium or mycophenolate mofetil. *Transplant Proc* 2005; **37:** 852–5.

治疗药物监测 霉酚酸（MPA）浓度可与药物疗效和毒性反应相关[1]。低浓度MPA患者中，移植术后排斥反应[2~5]、移植物抗宿主病[5]发病风险增加；亦有证据表明，高浓度MPA与药物不良反应增加相关[4,6]。据报道，霉酚酸酯用药剂量不变，其MPA暴露量却有差异[7,8]，同时其他免疫抑制药亦可影响MPA浓度，详见上文**药物相互作用**项下。故认为有必要对霉酚酸酯治疗浓度进行监测[1]。

检测MPA浓度方法包括高效液相色谱法（HPLC）和酶放大免疫分析技术（EMIT）。但与HPLC方法相比，EMIT方法中MPA葡萄糖酰基代谢产物（详见上文**代谢**）和MPA具有交叉反应，故测定浓度值偏高[8,9]。据报道，使用EMIT检测会高估MPA暴露量为24%～35%，以肾移植受者术后早期的偏差最大。但儿科肾移植患者EMIT检测的诊断效果与HPLC类似，这群儿科患者的MPA分析结果可被认可[8]。另有建议检测方法可直接测定次黄嘌呤核苷酸脱氢酶的活性（详见上文**代谢**），但该方法检测结果不稳定[10]。

一项综述[8]得出结论，一些研究表明MPA谷浓度与急性同种异体移植物排斥反应存在相关性，而MPA血药浓度-时间曲线下面积（AUC）为排斥反应发生率的预测指标，但两者均有局限性。简约AUC包括更多血药浓度实测值，故可能更加适合，推荐MPA谷浓度为1～3.5mg/L。对于儿科移植受者，采用EMIT分析检测的初始谷浓度推荐值在1.6～3.5mg/L[11]。但需指出[12]，移植术后不同的患者群，不同时间点，其有效血药浓度范围可能不同；所合用的药物也会影响有效血药浓度范围。以下是向服用霉酚酸酯的移植患者推荐的靶浓度[13]。

- 移植术后最初30天内，HPLC检测的MPA血药浓度-时间曲线下面积（AUC）为30～60mg×h/L；
- 接受以环孢素为基础治疗方案的肾移植受者，其由HPLC检测的MPA $C_0 \geqslant 1.3$mg/L；
- 接受以他克莫司为基础治疗方案的肾移植受者，其由HPLC检测的MPA $C_0 \geqslant 1.9$mg/L；
- 心脏移植受者，其由EMIT检测的MPA $C_0 \geqslant 2$mg/L，或由HPLC检测的MPAC_0在1.2～3.5mg/L；
- 没有明确可推荐的肝移植受者靶浓度；是否类似于肾移植靶浓度需要获得更多的数据来分析。

有人认为霉酚酸酯治疗期间，霉酚酸酯谷浓度监测的意义未经证实，考虑到缺乏儿科肾移植患者和心脏及肝移植患者的数据，符合推荐的MPA靶浓度范围并不能保证临床结果得到改善[14]。

同时指出，由于药动学性质不同，霉酚酸酯开发的算法不能用于霉酚酸钠治疗的患者[15]。

在肾或肝功能损害患者中，测定游离型MPA浓度具有更大意义，由于MPA结合力可受到如低蛋白血症和肾功能异常因素的影响[9]。肝移植患者中，随着白蛋白浓度增加、胆红素浓度降低，MPA血浆蛋白结合力增高，使得游离型MPA浓度下降，因而药动学个体内/间差异变大[16]。一项群体药动学研究认为，测定MPA药动学的复杂性被低估了[17]。据报道，贝叶斯预测分析仅用3个样本可准确预测MPA暴露量[18~20]。

一项6名银屑病患者研究得出结论，MPA谷浓度（EMIT测定法）无法预测药物疗效或毒性反应，却有助于依从性评估[21]。

有关合用他克莫司患者MPA谷浓度不足以反映其药物暴露量，详见上文**药物相互作用**下的**免疫抑制药**。

1. Mourad M, *et al.* Therapeutic monitoring of mycophenolate mofetil in organ transplant recipients: is it necessary? *Clin Pharmacokinet* 2002; **41:** 319–27.
2. van Gelder T, *et al.* A randomized double-blind, multicenter plasma concentration controlled study of the safety and efficacy of oral mycophenolate mofetil for the prevention of acute rejection after kidney transplantation. *Transplantation* 1999; **68:** 261–6.
3. DeNofrio D, *et al.* Mycophenolic acid concentrations are associated with cardiac allograft rejection. *J Heart Lung Transplant* 2000; **19:** 1071–6.
4. Tredger JM, *et al.* Monitoring mycophenolate in liver transplant recipients: toward a therapeutic range. *Liver Transpl* 2004; **10:** 492–502.
5. Jacobson P, *et al.* Relationship of mycophenolic acid exposure to clinical outcome after hematopoietic cell transplantation. *Clin Pharmacol Ther* 2005; **78:** 486–500.
6. Mourad M, *et al.* Correlation of mycophenolic acid pharmacokinetic parameters with side effects in kidney transplant patients treated with mycophenolate mofetil. *Clin Chem* 2001; **47:** 88–94.
7. David-Neto E, *et al.* The need of mycophenolic acid monitoring in long-term renal transplants. *Clin Transplant* 2005; **19:** 19–25.
8. Jeong H, Kaplan B. Therapeutic monitoring of mycophenolate mofetil. *Clin J Am Soc Nephrol* 2007; **2:** 184–91.

9. Shaw LM, *et al.* Current issues in therapeutic drug monitoring of mycophenolic acid: report of a roundtable discussion. *Ther Drug Monit* 2001: **23:** 305–15.
10. Shaw LM, *et al.* Monitoring of mycophenolic acid in clinical transplantation. *Ther Drug Monit* 2002; **24:** 68–73.
11. Filler G. Value of therapeutic drug monitoring of MMF therapy in pediatric transplantation. *Pediatr Transplant* 2006; **10:** 707–11.
12. Venkataramanan R, Shaw LM. Therapeutic monitoring of mycophenolic acid in liver transplant patients. *Liver Transpl* 2004; **10:** 503–5.
13. van Gelder T, *et al.* Therapeutic drug monitoring of mycophenolate mofetil in transplantation. *Ther Drug Monit* 2006; **28:** 145–54.
14. Kaplan B. Mycophenolic acid trough level monitoring in solid organ transplant recipients treated with mycophenolate mofetil: association with clinical outcome. *Curr Med Res Opin* 2006; **22:** 2355–64.
15. Oellerich M, Armstrong VW. The role of therapeutic drug monitoring in individualizing immunosuppressive drug therapy: recent developments. *Ther Drug Monit* 2006; **28:** 720–5.
16. Pisupati J, *et al.* Intraindividual and interindividual variations in the pharmacokinetics of mycophenolic acid in liver transplant patients. *J Clin Pharmacol* 2005; **45:** 34–41.
17. Shum B, *et al.* Population pharmacokinetic analysis of mycophenolic acid in renal transplant recipients following oral administration of mycophenolate mofetil. *Br J Clin Pharmacol* 2003; **56:** 188–97.
18. Le Guellec C, *et al.* Population pharmacokinetics and Bayesian estimation of mycophenolic acid concentrations in stable renal transplant patients. *Clin Pharmacokinet* 2004; **43:** 253–66.
19. Zahr N, *et al.* Pharmacokinetic study of mycophenolate mofetil in patients with systemic lupus erythematosus and design of Bayesian estimator using limited sampling strategies. *Clin Pharmacokinet* 2008; **47:** 277–84.
20. Saint-Marcoux F, *et al.* Pharmacokinetic modelling and development of Bayesian estimators for therapeutic drug monitoring of mycophenolate mofetil in reduced-intensity haematopoietic stem cell transplantation. *Clin Pharmacokinet* 2009; **48:** 667–75.
21. Daudén E, *et al.* Plasma trough levels of mycophenolic acid do not correlate with efficacy and safety of mycophenolate mofetil in psoriasis. *Br J Dermatol* 2004; **150:** 132–5.

用途和用法

霉酚酸是来源于匍匐茎青霉菌（*Penicillium stoloniferum*）的免疫抑制药，亦为次黄嘌呤核苷酸脱氢酶可逆性抑制药，故通过抑制嘌呤合成具有潜在的 T 淋巴细胞、B 淋巴细胞抑制效应。与其他免疫抑制药合用，用于预防移植物排斥反应，亦试用于治疗自身免疫性疾病或免疫介导炎症因素所致的疾病。

主要用法包括吗啉代乙基衍生物、霉酚酸酯或其盐酸盐；两者剂量均表达为霉酚酸酯。盐酸霉酚酸酯 1.08g 与霉酚酸酯约 1g 具有等效性。一些国家亦使用肠溶衣剂型霉酚酸钠（霉酚酸钠盐）。剂量表达为霉酚酸；霉酚酸钠 769mg 与 720mg 霉酚酸具有等效性。

对于最初无法接受口服治疗患者，霉酚酸酯可静脉输注用药至 14 天。静脉输注为盐酸盐形式。溶于 5% 葡萄糖溶液，使终浓度等效于 6mg/ml 霉酚酸酯，经由中央静脉或外周静脉输注 2h 以上。

用于预防成人急性**肾**移植物排斥反应，霉酚酸酯传统剂型用药剂量为 1g，每日 2 次口服，通常于移植术后 72h 内服用；亦可使用等效剂量进行静脉输注，但通常于移植术后 24h 内给予。

霉酚酸钠肠溶衣剂型亦用于预防急性肾移植物排斥反应，成人用药剂量等效于霉酚酸 720mg，每日 2 次；两种剂型互换、替代治疗时，需加以区别对待。

用于预防成人**心脏**移植物排斥反应，移植术后 5 日内给予霉酚酸酯 1.5g，每日 2 次口服，或以等效剂量进行静脉输注。

用于预防成人**肝**移植排斥反应，移植术后最初 4 日内，静脉输注霉酚酸酯 1g，每日 2 次等效剂量，一旦患者可接受则后续改为口服给药 1.5g，每日 2 次。

有关儿童器官移植使用霉酚酸的剂量见下文**儿童用法**。

患者应定期检查血细胞计数；如果发生中性粒细胞减少，则应中断霉酚酸治疗，减量或停药。

儿童用法 英国批准年满 2 岁儿童可口服霉酚酸酯，美国则为满 3 个月大即可口服。年满 18 岁患者预防**肾脏**移植物排斥反应，使用霉酚酸酯推荐剂量为 600mg/m²，每日 2 次，可增至最大量 1g，每日 2 次。体表面积 1.25～1.5m² 患者可给予 750mg，每日 2 次，然而若体表面积大于 1.5m²，可给予与成人相同的剂量（见上文**用途和用法**）。在英国，*BNFC 2010/11* 允许 1 个月至 18 岁患儿，按体表面积 600mg/m² 口服给药，每日 2 次，或与环孢素和皮质激素合用静脉输注，但与他克莫司和皮质激素合用，其推荐剂量为 300mg/m²，每日 2 次，上述两种情况下最大剂量均为每日 2g。

英国注册药品信息显示尚无儿科心脏和肝移植患者的数据。但对于预防 1 个月至 18 岁儿童**肝**移植物排斥反应，*BNFC* 2010/11 推荐霉酚酸酯剂量为 10mg/kg，每日 2 次，口服或静脉输注。可增量至 20mg/kg，每日 2 次，最大剂量为每日 2g。无论合用环孢素和皮质激素还是合用他克莫司和皮质激素，用药剂量均一致。

霉酚酸酯可用于儿科**造血干细胞**移植（HSCT）受者，往往合用钙调神经磷酸酶抑制药，如环孢素。尚无儿科 HSCT 患者用药剂量指南，但发现霉酚酸酯的暴露量不同于其他移植受者。

霉酚酸酯也用于儿童重症顽固性湿疹，见下文。

在肝损伤中的用法 英国和美国注册药品信息称患重症肝实质疾病的肾移植受者无需调整霉酚酸酯剂量。但对于不同病原学的肝脏疾病是否需要进行剂量调整尚未知。尚无患重症肝实质疾病的心脏移植受者的数据。

英国注册药品信息显示肝损伤肾移植患者无需调整霉酚酸酯钠剂量。

在肾损伤中的用法 英国和美国注册药品信息称严重慢性肾功能损害患者的霉酚酸暴露量增加。虽然移植肾功能延迟恢复患者平均 MPA 浓度与那些没有移植肾功能延迟恢复的移植患者不相上下，如果肾移植功能延迟恢复，MPA 浓度可能会短暂升高。但这些患者似乎并不需要调整剂量。美国和英国注册药品信息称重症慢性肾功能损害［GFR＜25ml/(min·1.73m²)］的肾移植患者，霉酚酸酯口服或静脉给药剂量应避免超过 1g，每日 2 次。英国注册药品信息推荐这些患者霉酚酸酯钠每日的剂量不应超过 1.44g。这些移植肾功能延迟恢复患者无需调整霉酚酸酯剂量。尚无重症慢性肾功能损害的心脏或肝移植受者的数据。

慢性活动性肝炎 对于无法耐受或硫唑嘌呤和其他标准疗法[1,2]不敏感的自身免疫性肝炎（第1434页）患者，可使用霉酚酸酯治疗[1～5]。

1. Richardson PD, *et al.* Mycophenolate mofetil for maintenance of remission in autoimmune hepatitis in patients resistant to or intolerant of azathioprine. *J Hepatol* 2000; **33:** 371–5.
2. Devlin SM, *et al.* Mycophenolate mofetil for the treatment of autoimmune hepatitis in patients refractory to standard therapy. *Can J Gastroenterol* 2004; **18:** 321–6.
3. Inductivo-Yu I, *et al.* Mycophenolate mofetil in autoimmune hepatitis patients not responsive or intolerant to standard immunosuppressive therapy. *Clin Gastroenterol Hepatol* 2007; **5:** 799–802.
4. Hennes EM, *et al.* Mycophenolate mofetil as second line therapy in autoimmune hepatitis? *Am J Gastroenterol* 2008; **103:** 3063–70.
5. Aw MM, *et al.* Mycophenolate mofetil as rescue treatment for autoimmune liver disease in children: a 5-year follow-up. *J Hepatol* 2009; **51:** 156–60.

湿疹 霉酚酸酯用于中至重度顽固性湿疹安全、有效（见第1506页）。标准口服剂量为成人每日 1～2g，儿童每日 30～50mg/kg（或 1.2g/m²）[1～3]。

1. Neuber K, *et al.* Treatment of atopic eczema with oral mycophenolate mofetil. *Br J Dermatol* 2000; **143:** 385–91.
2. Grundmann-Kollmann M, *et al.* Mycophenolate mofetil is effective in the treatment of atopic dermatitis. *Arch Dermatol* 2001; **137:** 870–3.
3. Heller M, *et al.* Mycophenolate mofetil for severe childhood atopic dermatitis: experience in 14 patients. *Br J Dermatol* 2007; **157:** 127–32.

眼病 霉酚酸酯用于治疗慢性炎症性眼病患者疗效的回顾性评价发现，可有效控制炎症反应，同时产生有益的皮质激素减量效果[1,2]。据报道[3～8]，霉酚酸酯单独或辅助应用对治疗难治性眼葡萄膜炎有益（见第1446页）。儿童口服剂量为 600mg/m²，每日 2 次；或 1g，每日 2 次；后者剂量也适用于成人葡萄膜炎。一些研究提示，对于最初使用硫唑嘌呤治疗无效患者，使用霉酚酸酯亦可能疗效不佳[5]。霉酚酸酯用于葡萄膜炎相关结节病的治疗情况见下文。

1. Baltatzis S, *et al.* Mycophenolate mofetil as an immunomodulatory agent in the treatment of chronic ocular inflammatory disorders. *Ophthalmology* 2003; **110:** 1061–5.
2. Thorne JE, *et al.* Mycophenolate mofetil therapy for inflammatory eye disease. *Ophthalmology* 2005; **112:** 1472–7.
3. Zierhut M, *et al.* Immunsuppressive Therapie mit Mycophenolat Mofetil (CellCept®) in der Behandlung der Uveitis. *Ophthalmologe* 2001; **98:** 647–51.
4. Greiner K, *et al.* Effizienz von Mycophenolat-Mofetil bei der Therapie der intermediären und posterioren Uveitis. *Ophthalmologe* 2002; **99:** 691–4.
5. Lau CH, *et al.* Long-term efficacy of mycophenolate mofetil in the control of severe intraocular inflammation. *Clin Experiment Ophthalmol* 2003; **31:** 487–91.
6. Siepmann K, *et al.* Mycophenolate mofetil is a highly effective and safe immunosuppressive agent for the treatment of uveitis: a retrospective analysis of 106 patients. *Graefes Arch Clin Exp Ophthalmol* 2006; **244:** 788–94.
7. Doycheva D, *et al.* Mycophenolate mofetil in the treatment of uveitis in children. *Br J Ophthalmol* 2007; **91:** 180–4.
8. Teoh SC, *et al.* Mycophenolate mofetil for the treatment of uveitis. *Am J Ophthalmol* 2008; **146:** 752–60.

肾小球肾病 有报道[1～10]，一般成人霉酚酸酯口服剂量为每日 1～2g，对各种类型肾小球肾病有益（见第1436页）；对儿童肾病综合征，霉酚酸酯具有显著地节约皮质激素、降低复发率[5,11]、有益于肾功能[8,12]的作用。

1. Choi MJ, *et al.* Mycophenolate mofetil treatment for primary glomerular diseases. *Kidney Int* 2002; **61:** 1098–1114.
2. Karim MY, Abbs IC. Mycophenolate mofetil in nonlupus glomerulonephropathy. *Lupus* 2005; **14** (suppl): s39–s41.
3. Segarra A, *et al.* Efficacy and safety of 'rescue therapy' with mycophenolate mofetil in resistant primary glomerulonephritis—a multicenter study. *Nephrol Dial Transplant* 2007; **22:** 1351–60.
4. Moudgil A, *et al.* Mycophenolate mofetil therapy in frequently relapsing steroid-dependent and steroid-resistant nephrotic syndrome of childhood: current status and future directions. *Pediatr Nephrol* 2005; **20:** 1376–81.
5. Hogg RJ, *et al.* Mycophenolate mofetil in children with frequently relapsing nephrotic syndrome: a report from the Southwest Pediatric Nephrology Study Group. *Clin J Am Soc Nephrol* 2006; **1:** 1173–8.
6. Afzal K, *et al.* Treatment with mycophenolate mofetil and prednisolone for steroid-dependent nephrotic syndrome. *Pediatr Nephrol* 2007; **22:** 2059–65.
7. Okada M, *et al.* Mycophenolate mofetil therapy for children with intractable nephrotic syndrome. *Pediatr Int* 2007; **49:** 933–7.
8. Cailliez M, *et al.* Le mycophénolate mofétil améliore la fonction rénale et l'imprégnation cortisonique au cours du syndrome néphrotique corticodépendant de l'enfant. Une étude de cohorte. *Nephrol Ther* 2008; **4:** 15–20.
9. Dorresteijn EM, *et al.* Mycophenolate mofetil versus cyclosporine for remission maintenance in nephrotic syndrome. *Pediatr Nephrol* 2008; **23:** 2013–20.
10. Fujinaga S, *et al.* Mycophenolate mofetil therapy for childhood-onset steroid dependent nephrotic syndrome after long-term cyclosporine: extended experience in a single center. *Clin Nephrol* 2009; **72:** 268–73.
11. Bagga A, *et al.* Mycophenolate mofetil and prednisolone therapy in children with steroid-dependent nephrotic syndrome. *Am J Kidney Dis* 2003; **42:** 1114–20.
12. Gellermann J, Querfeld U. Frequently relapsing nephrotic syndrome: treatment with mycophenolate mofetil. *Pediatr Nephrol* 2004; **19:** 101–4.

特发性血小板减少性紫癜 据报道[1～4]，霉酚酸酯有益于治疗少数难治性特发性血小板减少性紫癜患者（第1437页）。

1. Howard J, *et al.* Mycophenolate mofetil for the treatment of refractory auto-immune haemolytic anaemia and auto-immune thrombocytopenia purpura. *Br J Haematol* 2002; **117:** 712–15.
2. Hou M, *et al.* Mycophenolate mofetil (MMF) for the treatment of steroid-resistant idiopathic thrombocytopenic purpura. *Eur J Haematol* 2003; **70:** 353–7.
3. Kotb R, *et al.* Efficacy of mycophenolate mofetil in adult refractory auto-immune cytopenias: a single center preliminary study. *Eur J Haematol* 2005; **75:** 60–64.
4. Provan D, *et al.* Efficacy of mycophenolate mofetil as single-agent therapy for refractory immune thrombocytopenic purpura. *Am J Hematol* 2006; **81:** 19–25.

炎性肠病 已研究霉酚酸酯可作为治疗克罗恩病的硫唑嘌呤的替代用药（详见**炎性肠病**，第1620页）。一项随机研究中，比较了 70 名中度、重症克罗恩病患者合用皮质激素与霉酚酸酯或硫唑嘌呤的治疗效果。作者得出结论，霉酚酸酯疗法比硫唑嘌呤疗法的临床疗效出现更早，故对于硫唑嘌呤、巯嘌呤过敏或无反应的患者应考虑使用霉酚酸酯治疗[1]。但研究提示[2]，因已知硫唑嘌呤疗效具有延迟性，则临床试验周期太短，可能无法得出确定结论。据报道[3]，口服霉酚酸酯 1g，每日 2 次，治疗 3 个月后，6 名重症克罗恩病患者，其中 5 名病情好转，但疗效持续不足 6 个月[4]。其他研究亦指出，病情复发或疗效丧失相对常见[5,6]；虽然使用霉酚酸酯治疗硫唑嘌呤无法耐受或无反应患者可具有一定的疗效[7,8]，但硫唑嘌呤仍为首选的免疫抑制药，因其预防疾病发作效果更佳[2]。

1. Neurath MF, *et al.* Randomised trial of mycophenolate mofetil versus azathioprine for treatment of chronic active Crohn's disease. *Gut* 1999; **44:** 625–8.
2. Miehsler W, *et al.* Is mycophenolate mofetil an effective alternative in azathioprine-intolerant patients with chronic active Crohn's disease? *Am J Gastroenterol* 2001; **96:** 782–7.
3. Florin THJ, *et al.* Treatment of steroid refractory inflammatory bowel disease (IBD) with mycophenolate mofetil (MMF). *Aust N Z J Med* 1998; **28:** 344–5.
4. Radford-Smith GL, *et al.* Mycophenolate mofetil in IBD patients. *Lancet* 1999; **354:** 1386–7.
5. Ford AC, *et al.* Mycophenolate mofetil in refractory inflammatory bowel disease. *Aliment Pharmacol Ther* 2003; **17:** 1365–9.
6. Wenzl HH, *et al.* Mycophenolate mofetil for Crohn's disease: short-term efficacy and long-term outcome. *Aliment Pharmacol Ther* 2004; **19:** 427–34.
7. Palaniappan S, *et al.* Mycophenolate mofetil therapy for refractory inflammatory bowel disease. *Inflamm Bowel Dis* 2007; **13:** 1488–92.
8. Tan T, Lawrance IC. Use of mycophenolate mofetil in inflammatory bowel disease. *World J Gastroenterol* 2009; **15:** 1594–9.

多发性硬化 在小规模、非盲研究中，患有多发性硬化（第858页）的 7 名患者，其中 5 名受益于霉酚酸酯治疗；据报道，3 名患者运动功能得到改善[1]。一项回顾性综述[2]报道，79 名接受霉酚酸酯治疗（可作为辅助用药或单用治疗）的患者中，12 名作为辅助用药患者的主观症状得到改善。霉酚酸酯与干扰素 β-1α 作为联合治疗已试用于临床[3]。

1. Ahrens N, *et al.* Mycophenolate-mofetil in the treatment of refractory multiple sclerosis. *J Neurol* 2001; **248:** 713–14.
2. Frohman EM, *et al.* Mycophenolate mofetil in multiple sclerosis. *Clin Neuropharmacol* 2004; **27:** 80–83.
3. Vermersch P, *et al.* G-SEP (Groupe septentrional d'études et de prise en charge de la sclérose en plaques). Combination of IFN β-1a (Avonex®) and mycophenolate mofetil (Cellcept®) in multiple sclerosis. *Eur J Neurol* 2007; **14:** 85–9.

重症肌无力 霉酚酸酯治疗重症肌无力已有研究（第599页），但对照研究显示似乎无效[1,2]。

1. Sanders DB, *et al.* An international, phase III, randomized trial of mycophenolate mofetil in myasthenia gravis. *Neurology* 2008; **71:** 400–6.

2. Muscle Study Group. A trial of mycophenolate mofetil with prednisone as initial immunotherapy in myasthenia gravis. *Neurology* 2008; **71:** 394–9.

器官与组织移植 霉酚酸酯用于预防肾（第1731页）、心脏（第1730页）、肝（第1732页），亦用于肺（第1733页）、胰腺（第1733页）、肠（第1730页）移植术后的移植物排斥反应。但是，一项小规模研究显示，接受含有钙调神经磷酸酶抑制药、霉酚酸酯和皮质激素标准免疫移植治疗的心脏移植受者，更换为西罗莫司合用霉酚酸酯治疗，急性排斥反应发生率增加。可能西罗莫司和霉酚酸酯的靶浓度不能够维持适度的免疫抑制。霉酚酸酯已作为硫唑嘌呤备选或替代用药，可降低排斥反应的发生率。亦已试用于预防骨髓移植术后（详见第1729页**造血干细胞移植**）的移植物抗宿主病。

霉酚酸酯用于移植术后的部分参考文献如下。

1. European Mycophenolate Mofetil Cooperative Study Group. Placebo-controlled study of mycophenolate mofetil combined with cyclosporin and corticosteroids for prevention of acute rejection. *Lancet* 1995; **345:** 1321–5.
2. Halloran P, *et al.* Mycophenolate mofetil in renal allograft recipients: a pooled efficacy analysis of three randomized, double-blind, clinical studies in prevention of rejection. *Transplantation* 1997; **63:** 39–47. Correction. *ibid.*; 618.
3. Mathew TH. A blinded, long-term, randomized multicenter study of mycophenolate mofetil in cadaveric renal transplantation: results at three years. *Transplantation* 1998; **65:** 1450–4. Correction. *ibid.*; **66:** 817.
4. Oh JM, *et al.* Comparison of azathioprine and mycophenolate mofetil for the prevention of acute rejection in recipients of pancreas transplantation. *J Clin Pharmacol* 2001; **41:** 861–9.
5. Salvadori M, *et al.* Enteric-coated mycophenolate sodium is therapeutically equivalent to mycophenolate mofetil in de novo renal transplant patients. *Am J Transplant* 2003; **4:** 231–6.
6. Sollinger HW. Mycophenolates in transplantation. *Clin Transplant* 2004; **18:** 485–92.
7. Remuzzi G, *et al.* Mycophenolate mofetil versus azathioprine for prevention of acute rejection in renal transplantation (MYSS): a randomised trial. *Lancet* 2004; **364:** 503–12.
8. Budde K, *et al.* Safety and efficacy after conversion from mycophenolate mofetil to enteric-coated mycophenolate sodium: results of a 1-year extension study. *Transplant Proc* 2005; **37:** 912–15.
9. Curran MP, Keating GM. Mycophenolate sodium delayed release: prevention of renal transplant rejection. *Drugs* 2005; **65:** 799–805.
10. Manzia TM, *et al.* Use of mycophenolate mofetil in liver transplantation: a literature review. *Transplant Proc* 2005; **37:** 2616–17.
11. Ciancio G, *et al.* Review of major clinical trials with mycophenolate mofetil in renal transplantation. *Transplantation* 2005; **80** (suppl 2): S191–S200.
12. Srinivas TR, *et al.* The impact of mycophenolate mofetil on long-term outcomes in kidney transplantation. *Transplantation* 2005; **80** (suppl 2): S211–S220.
13. Kobashigawa JA, Meiser BM. Review of major clinical trials with mycophenolate mofetil in cardiac transplantation. *Transplantation* 2005; **80** (suppl 2): S235–S243.
14. Kaplan B. Enteric-coated mycophenolate sodium (Myfortic®): an overview of current and future use in transplantation. *Drugs* 2006; **66** (suppl 2): 1–8.
15. Kobashigawa JA, *et al.* Similar efficacy and safety of enteric-coated mycophenolate sodium (EC-MPS, Myfortic) compared with mycophenolate mofetil (MMF) in de novo heart transplant recipients: results of a 12-month, single-blind, randomized, parallel-group, multicenter study. *J Heart Lung Transplant* 2006; **25:** 935–41.
16. Zimmerhackl LB, *et al.* Mycophenolate mofetil (Cellcept) in pediatric renal transplantation. *Transplant Proc* 2006; **38:** 2038–40.
17. Schmeding M, *et al.* Mycophenolate mofetil in liver transplantation—is monotherapy safe? *Clin Transplant* 2006; **20** (suppl 17): 75–9.
18. Sanford M, Keating GM. Enteric-coated mycophenolate sodium: a review of its use in the prevention of renal transplant rejection. *Drugs* 2008; **68:** 2505–33.

天疱疮及类天疱疮 霉酚酸酯用于治疗天疱疮及类天疱疮已获得成功（第1509页），可合用泼尼松龙[1~3]或单独使用[4]。随机、非盲研究发现，霉酚酸酯作为辅助药，辅助咪唑硫嘌呤治疗天疱疮（寻常型和落叶型）[5]和类天疱疮[6]有效；均有皮质激素节约作用，合用霉酚酸酯有减少不良反应的趋势。

1. Enk AH, Knop J. Mycophenolate is effective in the treatment of pemphigus vulgaris. *Arch Dermatol* 1999; **135:** 54–6.
2. Williams JV, *et al.* Use of mycophenolate mofetil in the treatment of paraneoplastic pemphigus. *Br J Dermatol* 2000; **142:** 506–8.
3. Powell AM, *et al.* An evaluation of the usefulness of mycophenolate mofetil in pemphigus. *Br J Dermatol* 2003; **149:** 138–45.
4. Bredlich R-O, *et al.* Mycophenolate mofetil monotherapy for pemphigus vulgaris. *Br J Dermatol* 1999; **141:** 934.
5. Beissert S, *et al.* A comparison of oral methylprednisolone plus azathioprine or mycophenolate mofetil for the treatment of pemphigus. *Arch Dermatol* 2006; **142:** 1447–54.
6. Beissert S, *et al.* A comparison of oral methylprednisolone plus azathioprine or mycophenolate mofetil for the treatment of bullous pemphigoid. *Arch Dermatol* 2007; **143:** 1536–42.

多发性肌炎和皮肌炎 据报道，霉酚酸酯有助于治疗难治性多发性肌炎和皮肌炎（详见第1442页），可允许逐渐减少皮质激素用量[1~3]。另有研究发现，尽管10名患者其中6名病情有所改善，但3名患者发生机会感染，其中1名死亡。虽然作者承认上述情况可能有其他因素参与，仍建议慎用霉酚酸治疗皮肌炎[4]。

1. Gelber AC, *et al.* Mycophenolate mofetil in the treatment of severe skin manifestations of dermatomyositis: a series of 4 cases. *J Rheumatol* 2000; **27:** 1542–5.
2. Majithia V, Harisdangkul V. Mycophenolate mofetil (CellCept): an alternative therapy for autoimmune inflammatory myopathy. *Rheumatology (Oxford)* 2005; **44:** 386–9.
3. Edge JC, *et al.* Mycophenolate mofetil as an effective corticosteroid-sparing therapy for recalcitrant dermatomyositis. *Arch Dermatol* 2006; **142:** 65–9.
4. Rowin J, *et al.* Mycophenolate mofetil in dermatomyositis: is it safe? *Neurology* 2006; **66:** 1245–7.

原发性胆汁性肝硬变 虽然初期报道中[1]，霉酚酸酯有助于治疗原发性胆汁性肝硬变（第2354页），但一项小规模研究中，使用霉酚酸酯治疗对于熊脱氧胆酸反应不全患者未见临床收益[2]。

1. Jones EA. Rationale for trials of long-term mycophenolate mofetil therapy for primary biliary cirrhosis. *Hepatology* 2002; **35:** 258–62.
2. Talwalkar JA, *et al.* Mycophenolate mofetil for the treatment of primary biliary cirrhosis in patients with an incomplete response to ursodeoxycholic acid. *J Clin Gastroenterol* 2005; **39:** 168–71.

银屑病 霉酚酸酯用于治疗几例使用常规疗法难治性银屑病患者已获得成功（第1510页）[1~3]，尽管对比研究发现疗效不如环孢素[4]。局部用药（如2%霜剂）目前正在研究中[5]。

1. Grundmann-Kollmann M, *et al.* Treatment of chronic plaque-stage psoriasis and psoriatic arthritis with mycophenolate mofetil. *J Am Acad Dermatol* 2000; **42:** 835–7.
2. Geilen CC, *et al.* Mycophenolate mofetil as a systemic antipsoriatic agent: positive experience in 11 patients. *Br J Dermatol* 2001; **144:** 583–6.
3. Zhou Y, *et al.* Mycophenolate mofetil (CellCept®) for psoriasis: a two-center, prospective, open-label clinical trial. *J Cutan Med Surg* 2003; **7:** 193–7.
4. Beissert S, *et al.* A comparison of mycophenolate mofetil with ciclosporine for the treatment of chronic plaque-type psoriasis. *Dermatology* 2009; **219:** 126–32.
5. Wohlrab J, *et al.* Topical application of mycophenolate mofetil in plaque-type psoriasis. *Br J Dermatol* 2001; **144:** 1263–4.

类风湿关节炎 霉酚酸酯已试用于治疗类风湿关节炎（第12页）；据报道提示，可有效抑制滑液炎症[1]。

1. McMurray RW, Harisdangkul V. Mycophenolate mofetil: selective T cell inhibition. *Am J Med Sci* 2002; **323:** 194–6.

结节病 霉酚酸酯作为辅助用药，已成功治疗黏膜皮肤的结节病（第1443页）[1]和神经类肉瘤病[2,3]。据报道，霉酚酸酯用于青少年肾病具有显著皮质激素节约效应[4]，治疗重症复发性皮质激素依赖胃肠道结节病有效[5]。也用于结节病相关性葡萄膜炎[6]。

1. Kouba DJ, *et al.* Mycophenolate mofetil may serve as a steroid-sparing agent for sarcoidosis. *Br J Dermatol* 2003; **148:** 147–8.
2. Chaussenot A, *et al.* Neurosarcoïdose et mycophénolate mofétil. *Rev Neurol (Paris)* 2007; **163:** 471–5.
3. Moravan M, Segal BM. Treatment of CNS sarcoidosis with infliximab and mycophenolate mofetil. *Neurology* 2009; **72:** 337–40.
4. Moudgil A, *et al.* Successful steroid-sparing treatment of renal limited sarcoidosis with mycophenolate mofetil. *Pediatr Nephrol* 2006; **21:** 281–5.
5. O'Connor AS, *et al.* Pancreatitis and duodenitis from sarcoidosis: successful therapy with mycophenolate mofetil. *Dig Dis Sci* 2003; **48:** 2191–5.
6. Bhat P, *et al.* Mycophenolate mofetil therapy for sarcoidosis-associated uveitis. *Ocul Immunol Inflamm* 2009; **17:** 185–90.

硬皮病 有报道霉酚酸对硬皮病患者有作用（第1734页）。

1. Nihtyanova SI, *et al.* Mycophenolate mofetil in diffuse cutaneous systemic sclerosis—a retrospective analysis. *Rheumatology (Oxford)* 2007; **46:** 442–5.
2. Vanthuyne M, *et al.* A pilot study of mycophenolate mofetil combined to intravenous methylprednisolone pulses and oral low-dose glucocorticoids in severe early systemic sclerosis. *Clin Exp Rheumatol* 2007; **25:** 287–92.
3. Shenin M, *et al.* The use of mycophenolate mofetil for the treatment of systemic sclerosis. *Endocr Metab Immune Disord Drug Targets* 2008; **8:** 11–14.

系统性红斑狼疮 研究发现，用于治疗中国弥漫增生性狼疮肾炎（详见第1444页**系统性红斑狼疮**）患者，口服霉酚酸酯合用泼尼松龙12个月，与口服环磷酰胺合用泼尼松龙6个月、随后硫唑嘌呤合用泼尼松龙6个月疗法相比，疗效相同[1]。但一些研究[2,3]对上述结果推广于其他患者持谨慎态度，由于该研究比较了霉酚酸酯和口服环磷酰胺疗法，而未进行环磷酰胺静脉冲击疗法的比较，静脉冲击治疗为弥漫增生性疾病标准疗法。亦认为，预后不良患者被排除或忽视于研究外，同时随访时间短。但一项非双盲、持续24周的研究[4]中，口服霉酚酸酯作为活动性狼疮肾炎诱导治疗用药，与环磷酰胺间歇静脉注射相比，可更有效地诱导病情完全缓解，且患者耐受性更佳。亦有报道霉酚酸酯有益于治疗各类难治性狼疮肾炎，如增生性肾病、膜性肾病[5~7]，一些研究认为霉酚酸酯为较好的替代治疗药物[8,9]。一篇综述[10]得出结论，使用环磷酰胺诱导、随后使用硫唑嘌呤或霉酚酸酯维持治疗的支持数据尚有限；荟萃分析得出结论，每日口服霉酚酸酯平均或中等剂量1~2g较静脉注射或口服环磷酰胺有效[11]。与环磷酰胺相比，霉酚酸能更有效地在诱导治疗过程中诱导病情缓解[12]。但是不同种族和民族差异对红斑狼疮的影响仍未明确，研究发现注册的不同民族人群明显影响治疗结果[13]。而且，应该指出，一项荟萃分析中的研究对象还相对还有肾功能，但结果不能推广至中重度肾功能损害和急进型肾小球肾炎患者[14]。鉴于儿童应用霉酚酸的数据有限，另一篇综述从成人数据得出结论，对于新诊断为轻中度肾炎和肾功能完好的患者，在其诱导期，霉酚酸可替代静脉用环磷酰胺[15]。也不影响患者将来的生育。但是霉酚酸诱导治疗的最佳剂量和疗程仍不清楚。

虽然霉酚酸酯对少数重症难治性皮肤病无效[18]，它已用于控制系统性红斑狼疮肾外表现[16,17]。

据报道，对标准疗法无效的患者，口服霉酚酸钠每日1.44g治疗亚急性皮肤型红斑狼疮有效[19]。

1. Chan TM, *et al.* Efficacy of mycophenolate mofetil in patients with diffuse proliferative lupus nephritis. *N Engl J Med* 2000; **343:** 1156–62.
2. Falk RJ. Treatment of lupus nephritis—a work in progress. *N Engl J Med* 2000; **343:** 1182–3.
3. Karassa FB, Isenberg DA. Efficacy of mycophenolate mofetil in patients with diffuse proliferative lupus nephritis. *N Engl J Med* 2001; **344:** 382–3. Correction. *ibid.*; 1176.
4. Ginzler EM, *et al.* Mycophenolate mofetil or intravenous cyclophosphamide for lupus nephritis. *N Engl J Med* 2005; **353:** 2219–28.
5. Kingdon EJ, *et al.* The safety and efficacy of MMF in lupus nephritis: a pilot study. *Lupus* 2001; **10:** 606–11.
6. Kapitsinou PP, *et al.* Lupus nephritis: treatment with mycophenolate mofetil. *Rheumatology (Oxford)* 2004; **43:** 377–80.
7. Spetie DN, *et al.* Mycophenolate therapy of SLE membranous nephropathy. *Kidney Int* 2004; **66:** 2411–15.
8. Ginzler EM, Aranow C. Mycophenolate mofetil in lupus nephritis. *Lupus* 2005; **14:** 59–64.
9. Pisoni CN, *et al.* Mycophenolate mofetil in systemic lupus erythematosus: efficacy and tolerability in 86 patients. *J Rheumatol* 2005; **32:** 1047–52.
10. Lenz O, *et al.* Defining the role of mycophenolate mofetil in the treatment of proliferative lupus nephritis. *Drugs* 2005; **65:** 2429–36.
11. Moore RA, Derry S. Systematic review and meta-analysis of randomised trials and cohort studies of mycophenolate mofetil in lupus nephritis. *Arthritis Res Ther* 2006; **8:** R182.
12. Walsh M, *et al.* Mycophenolate mofetil for induction therapy of lupus nephritis: a systematic review and meta-analysis. *Clin J Am Soc Nephrol* 2007; **2:** 968–75.
13. Dooley MA. Mycophenylate [sic] mofetil: what role in the treatment of lupus? *Lupus* 2006; **15:** 179–82.
14. Contreras G, Sosnov J. Role of mycophenolate mofetil in the treatment of lupus nephritis. *Clin J Am Soc Nephrol* 2007; **2:** 879–82.
15. Paredes A. Can mycophenolate mofetil substitute cyclophosphamide treatment of pediatric lupus nephritis? *Pediatr Nephrol* 2007; **22:** 1077–82.
16. Karim MY, *et al.* Mycophenolate mofetil for systemic lupus erythematosus refractory to other immunosuppressive agents. *Rheumatology (Oxford)* 2002; **41:** 876–82.
17. Pisoni CN, *et al.* Mycophenolate mofetil and systemic lupus erythematosus: an overview. *Lupus* 2005; **14** (suppl): s9–s11.
18. Pisoni CN, *et al.* Skin manifestations of systemic lupus erythematosus refractory to multiple treatment modalities: poor results with mycophenolate mofetil. *Clin Exp Rheumatol* 2005; **23:** 393–6.
19. Kreuter A, *et al.* Mycophenolate sodium for subacute cutaneous lupus erythematosus resistant to standard therapy. *Br J Dermatol* 2007; **156:** 1321–7.

血管炎综合征 霉酚酸酯已试用于治疗多种血管炎综合征，如Churg-Strauss综合征（第1434页）、结节性多动脉炎和镜下多发脉管炎（第1441页）、Takayasu动脉炎（第1445页）和Wegener芽肿病（第1446页）。

制剂

专利制剂

Arg.: CellCept; Imuxgen; Munotras; Mycoldosa; Myfortic; ***Austral.:*** CellCept; Myfortic; ***Austria:*** CellCept; Myfortic; ***Belg.:*** CellCept; Myfortic; ***Braz.:*** CellCept; Myfortic; Refrat†; ***Canad.:*** CellCept; Myfortic; ***Chile:*** CellCept; Myfortic; ***Cz.:*** CellCept; Limfocept; Mophecen; Myfenax; Myfortic; Mygref; ***Denm.:*** CellCept; Myfortic; ***Fin.:*** CellCept; Myfortic; ***Fr.:*** CellCept; Myfortic; ***Ger.:*** CellCept; Myfortic; ***Gr.:*** CellCept; Myfenax; Myfortic; ***Hong Kong:*** CellCept; Myfortic; ***Hung.:*** CellCept; Myfenax; Myfortic; Presumin; ***India:*** Cellmune; Mycept; ***Indon.:*** CellCept; Myfortic; ***Irl.:*** CellCept; Mycolat; Myfenax; Myfortic; ***Israel:*** CellCept; Myfortic; ***Ital.:*** CellCept; Myfortic; ***Jpn:*** CellCept; ***Malaysia:*** CellCept; Myfortic; ***Mex.:*** CellCept; Lanfetil; Myfortic; Tevacept; ***Neth.:*** CellCept; Myfortic; ***Norw.:*** CellCept; Myfortic; ***NZ:*** CellCept; ***Philipp.:*** CellCept; Myfortic; Renocell; ***Pol.:*** CellCept; Myfortic; ***Port.:*** CellCept; Myfenax; Myfortic; ***Rus.:*** CellCept (Селсепт); Myfortic (Майфортик); Mysept (Майсепт); ***S.Afr.:*** CellCept; Myfortic; ***Singapore:*** CellCept; Myfortic; ***Spain:*** CellCept; Myfortic; ***Swed.:*** CellCept; Myfortic; ***Switz.:*** CellCept; Myfortic; ***Thai.:*** CellCept; Myfortic; ***Turk.:*** CellCept; Myfortic; ***UK:*** CellCept; Myfortic; ***Ukr.:*** CellCept (Селсепт)†; Myfortic (Мифортик); ***USA:*** CellCept; Myfortic; ***Venez.:*** CellCept; Myfortic.

Reparixin (*USAN*, *rINN*) 来帕立新

DF-1681Y; Reparixina; Réparixine; Reparixinum; Repertaxin. (2*R*)-2-[4-(2-Methylpropyl)phenyl]-*N*-methylsulfonylpropanamide.

Репариксин

$C_{14}H_{21}NO_3S$ = 283.4.
CAS — *266359-83-5.*
UNII — *U604E1NB3K.*

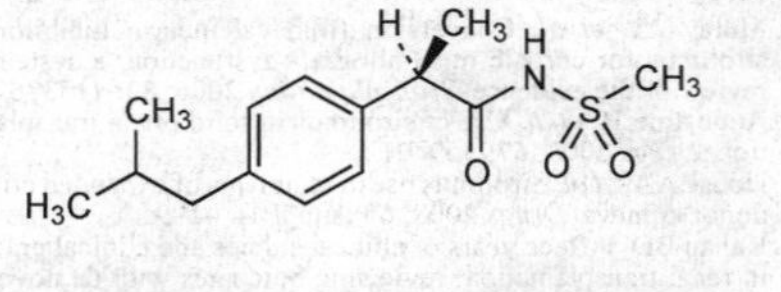

Reparixin Lysine (*rINNM*) **赖氨酰来帕立新**

Reparixin L-Lysine; Reparixina lisina; Réparixine Lysine; Reparixinum Lysinum; Repertaxin L-Lysine. Reparixin compound with L-lysine (1:1); .

Репариксин Лизин

$C_{14}H_{21}NO_3S,C_6H_{14}N_2O_2$; = 429.6.
CAS — *266359-93-7.*

简介

来帕立新是白介素-8 抑制药。来帕立新和赖氨酰来帕立新用于预防器官移植术后移植物功能延迟目前正在研究中。

Sirolimus (*BAN*, *USAN*, *rINN*) **西罗莫司**

AY-22989; AY-022989; NSC-226080; Rapamicina; Rapamycin; Sirolimús; Sirolimusum; Sirolimuusi; Wy-090217. (3S,6R,7E,9R,10R,12R,14S,15E,17E,19E,21S,23S,26R,27R,34aS)-9,10,12,13,14,21,22,23,24,25,26,27,32,33,34,34a-Hexadecahydro-9,27-dihydroxy-3-{(1R)-2-[(1S,3R,4R)-4-hydroxy-3-methoxycyclohexyl]-1-methylethyl}-10,21-dimethoxy-6,8,12,14,20,26-hexamethyl-23,27-epoxy-3H-pyrido[2,1-c][1,4]oxaazacyclohentriacontine-1,5,11,28,29(4H,6H,31H)-pentone.

Сиролимус

$C_{51}H_{79}NO_{13}$ = 914.2.
CAS — *53123-88-9.*
ATC — *L04AA10.*
ATC Vet — *QL04AA10.*
UNII — *W36ZG6FT64.*

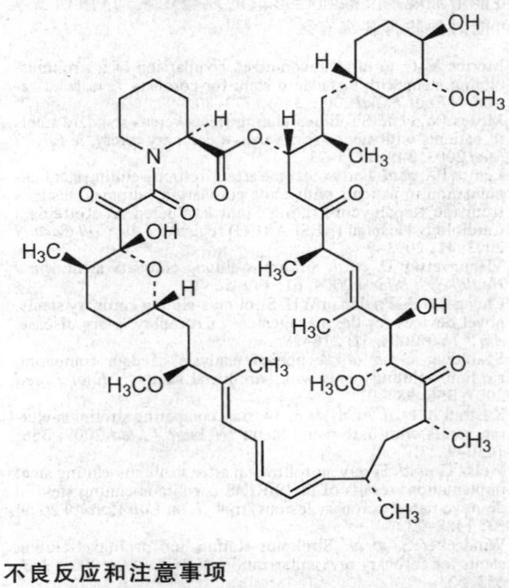

不良反应和注意事项

西罗莫司最常见不良反应包括四肢水肿、淋巴囊肿、低钾血症、低磷酸盐血症、高脂血症、高胆固醇血症、高甘油三酯血症、高糖血症、心动过速、静脉血栓形成、胃肠功能紊乱、口腔炎、关节痛、鼻出血、痤疮、皮疹、骨坏死、发热、高血压、头痛和包括腹痛在内的疼痛。贫血、血小板减少症、白细胞减少症也常见。

免疫抑制包括西罗莫司治疗会加大淋巴瘤和其他恶性肿瘤尤其是皮肤肿瘤的发生率，治疗期间应避免过多的紫外线暴露。也会增加感染风险，例如激活潜在的病毒感染，包括 JC 病毒相关的进行性多病灶脑白质病（PML），以及 BK 病毒相关肾病，可导致肾移植物失功。移植术后头 1 年推荐抗菌预防对抗肺孢子菌性肺炎，移植术后头 3 个月推荐抗菌治疗抗 CMV。

可发生血栓性血小板减少性紫癜和溶血性尿毒症综合征。超敏反应如过敏反应、血管性水肿、剥脱性皮炎和过敏性脉管炎亦可发生。有积液报道，如淋巴水肿、胸膜积液和心包积液。肺栓塞、肺出血、胰腺炎、肺泡蛋白沉积症罕见。可发生肾损害、蛋白尿、局灶节段性肾小球硬化或肾病综合征。应监测肾功能，尤其合用环孢素。移植物功能延迟恢复患者，西罗莫司可能会延迟肾功能恢复。有肝毒性报道，致死性肝坏死罕见。肝移植受者使用西罗莫司进行免疫抑制治疗，与死亡率增加、移植物失功和肝动脉血栓形成有关，因此不推荐在这些患者中应用。间质性肺病曾有报道，包括一些致死病例，虽然西罗莫司停药或减量后其他患者病情缓解。

有报道使用西罗莫司后，移植术后伤口愈合异常，尤其是那些 BMI 大于 $30kg/m^2$ 的患者；肺移植患者可发生支气管吻合口开裂，包括一些致死病例，故不推荐使用于这些患者。

免疫抑制药可降低接种疫苗的反应性，应避免使用活菌疫苗。免疫抑制治疗中感染风险增加，故慎用宫内节育器。

使用西罗莫司洗脱支架时，超敏反应、亚急性血栓形成曾有发生，已有致死病例报道。

对肾脏的影响 西罗莫司与蛋白尿和肾功能异常相关。有一篇综述[1]认为大量证据提示蛋白尿因慢性肾小球损伤患者停用其他免疫抑制药，由肾小球血液动力学机制介导，就像那些慢性移植物失功患者。西罗莫司是否直接引起蛋白尿和（或）直接介导肾小球毒性仍不清楚，需要更进一步研究。

1. Rangan GK. Sirolimus-associated proteinuria and renal dysfunction. *Drug Safety* 2006; **29:** 1153–61.

对肝脏的影响 一篇 488 例患者的回顾性综述认为，去髓性异基因干细胞移植后为预防移植物抗宿主病，使用含西罗莫司疗法会增加肝小静脉闭塞病的发生率。如果使用环磷酰胺和全身照射预处理，西罗莫司合用甲氨蝶呤会进一步增加发生率。西罗莫司合用以白消安为基础的预处理方案，则发生率极高[1]。

1. Cutler C, *et al.* Sirolimus is associated with veno-occlusive disease of the liver after myeloablative allogeneic stem cell transplantation. *Blood* 2008; **112:** 4425–31.

对肺的影响 据报道西罗莫司有肺毒性[1~9]，如间质性肺炎和肺泡出血[5,10,11]。与移植后即使用西罗莫司相比，由钙调神经磷酸酶抑制药换用西罗莫司的患者，其间质性肺炎发生率可能更高[6]。可能的风险因素包括使用负荷剂量、后期使用西罗莫司（与最初使用西罗莫司相比）以及更高的西罗莫司剂量和谷浓度；其他的风险因素包括同种异体移植物功能异常，高血容量和男性化[7]。有报道 1 岁心脏移植受者使用西罗莫司 3 天后发生急性呼吸窘迫[12]。亦有报道肾移植患者使用西罗莫司 2 年后发生肺泡蛋白沉积症；停用西罗莫司后症状得到明显好转[13]。

依维莫司有与此相似的毒性（第 1750 页）。

1. Morelon E, *et al.* Interstitial pneumonitis associated with sirolimus therapy in renal-transplant recipients. *N Engl J Med* 2000; **343:** 225–6.
2. Singer SJ, *et al.* Interstitial pneumonitis associated with sirolimus therapy in renal-transplant recipients. *N Engl J Med* 2000; **343:** 1815–16.
3. Morelon E, *et al.* Characteristics of sirolimus-associated interstitial pneumonitis in renal transplant patients. *Transplantation* 2001; **72:** 787–90.
4. Lennon A, *et al.* Interstitial pneumonitis associated with sirolimus (rapamycin) therapy after liver transplantation. *Transplantation* 2001; **72:** 1166–7.
5. Pham P-T T, *et al.* Sirolimus-associated pulmonary toxicity. *Transplantation* 2004; **77:** 1215–20.
6. Champion L, *et al.* Brief communication: sirolimus-associated pneumonitis: 24 cases in renal transplant recipients. *Ann Intern Med* 2006; **144:** 505–9.
7. Morath C, *et al.* Four cases of sirolimus-associated interstitial pneumonitis: identification of risk factors. *Transplant Proc* 2007; **39:** 99–102.
8. Garcia-Luque A, *et al.* Sirolimus-associated pneumonitis in heart transplant recipients. *Ann Pharmacother* 2008; **42:** 1143–5.
9. Feagans J, *et al.* Interstitial pneumonitis in the transplant patient: consider sirolimus-associated pulmonary toxicity. *J La State Med Soc* 2009; **161:** 166–72.
10. Vlahakis NE, *et al.* Sirolimus-associated diffuse alveolar hemorrhage. *Mayo Clin Proc* 2004; **79:** 541–5.
11. Khalife WI, *et al.* Sirolimus-induced alveolar hemorrhage. *J Heart Lung Transplant* 2007; **26:** 652–7.
12. Das BB, *et al.* Acute sirolimus pulmonary toxicity in an infant heart transplant recipient: case report and literature review. *J Heart Lung Transplant* 2007; **26:** 296–8.
13. Pedroso SL, *et al.* Pulmonary alveolar proteinosis: a rare pulmonary toxicity of sirolimus. *Transpl Int* 2007; **20:** 291–6.

对神经系统影响 有报道，使用西罗莫司后发生后部可逆性脑病（涉及大脑后部白质水肿的神经中毒状况，特征为头痛、意识模糊和视力障碍）[1,2]。

1. Bodkin CL, Eidelman BH. Sirolimus-induced posterior reversible encephalopathy. *Neurology* 2007; **68:** 2039–40.
2. Moskowitz A, *et al.* Posterior reversible encephalopathy syndrome due to sirolimus. *Bone Marrow Transplant* 2007; **39:** 653–4.

血栓形成 自 2003 年获批准上市后不久，有一类报道认为，亚急性血栓形成与使用西罗莫司洗脱支架相关[1]。但后续研究[2]及 2063 名患者追加数据[3]提示，与裸金属支架相比，使用西罗莫司洗脱支架与亚急性血栓形成发病风险的额外增加未见相关性。

1. Muni NI, Gross TP. Problems with drug-eluting coronary stents—the FDA perspective. *N Engl J Med* 2004; **351:** 1593–5.
2. Jeremias A, *et al.* Stent thrombosis after successful sirolimus-eluting stent implantation. *Circulation* 2004; **109:** 1930–2.
3. FDA. FDA public health web notification: final update of information for physicians on sub-acute thromboses (SAT) and hypersensitivity reactions with use of the Cordis CYPHER™ sirolimus-eluting coronary stent (issued 18th October 2004). Available at: http://www.fda.gov/MedicalDevices/Safety/AlertsandNotices/PublicHealthNotifications/UCM062120 (accessed 05/08/10)

药物相互作用

细胞色素 P450 同工酶 CYP3A4 抑制药，如酮康唑、HIV-蛋白酶抑制药、非核苷逆转录酶抑制药地拉夫定及地尔硫䓬可使西罗莫司血浆浓度升高。相反，该同工酶诱导药如奈韦拉平、利福平，可使西罗莫司血浆浓度降低。故使用西罗莫司时，不应合用 CYP3A4 和（或）P-糖蛋白强效抑制药及诱导药。西柚汁不应与西罗莫司同时服用。环孢素可影响西罗莫司吸收速度和吸收程度，两者合用时推荐相隔 4h 服用。西罗莫司与钙调神经磷酸酶抑制药合用时，亦可增加钙调神经磷酸酶抑制药诱导不良反应发生风险，如溶血性尿毒症综合征、血栓性血小板减少性紫癜或血栓性微血管病。罕见病例中，西罗莫司合用 ACEI 可导致类血管神经性水肿反应。西罗莫司合用 ACEI 可增加血管性水肿的风险。关于使用活菌疫苗注意事项详见上文。

免疫抑制药 西罗莫司与环孢素同时服用，与相隔 4h 分开服用相比，西罗莫司浓度和血药浓度-时间曲线下面积明显增高[1,2]，故提示西罗莫司与环孢素具有协同效应[3]。该效应使得环孢素减量[4]或早期撤药[5]成为可能，从而可改善肾功能、减少肾毒性发生。但关于血栓形成反应发生风险增加，详见上文**药物相互作用**。

西罗莫司可能降低他克莫司血浓度。

1. Kaplan B, *et al.* The effects of relative timing of sirolimus and cyclosporine microemulsion formulation coadministration on the pharmacokinetics of each agent. *Clin Pharmacol Ther* 1998; **63:** 48–53.
2. Zimmerman JJ, *et al.* Pharmacokinetic interactions between sirolimus and microemulsion cyclosporine when orally administered jointly and 4 hours apart in healthy volunteers. *J Clin Pharmacol* 2003; **43:** 1168–76.
3. Kahan BD, Kramer WG. Median effect analysis of efficacy versus adverse effects of immunosuppressants. *Clin Pharmacol Ther* 2001; **70:** 74–81.
4. Reitamo S, *et al.* Efficacy of sirolimus (rapamycin) administered concomitantly with a subtherapeutic dose of cyclosporin in the treatment of severe psoriasis: a randomized controlled trial. *Br J Dermatol* 2001; **145:** 438–45.
5. Johnson RWG, *et al.* Sirolimus allows early cyclosporine withdrawal in renal transplantation resulting in improved renal function and lower blood pressure. *Transplantation* 2001; **72:** 777–86.

药动学

西罗莫司口服溶液剂服用后吸收迅速，血药浓度达峰时间约为 2h。食物特别是高脂食物可不同程度影响西罗莫司吸收过程。西罗莫司与血浆蛋白广泛结合。经由细胞色素 P450 同工酶 CYP3A4 代谢。代谢过程包括去甲基化或羟基化过程，大部分药物由粪便排泄，仅 2%药物由尿液排出。健康人群中，片剂单次给药的生物利用度约高于口服溶液剂 27%，口服溶液剂生物利用度仅约为 14%。但肾移植受者中上述差别并不明显，故两种剂型交替使用时，注册药品信息推荐谷浓度被验证 1～2 周后，给予相同剂量。据报道，稳定肾移植患者多次口服给药后终末半衰期大约为 62h；男性半衰期明显较女性长（男性 72h，女性 61h）。

1. Mahalati K, Kahan BD. Clinical pharmacokinetics of sirolimus. *Clin Pharmacokinet* 2001; **40:** 573–85.

遗传因素 与纯合子 CYP3A5 ∗ 3 患者相比，至少有一个 CYP3A5 ∗ 1 等位基因的肾移植受者，其西罗莫司暴露量更低，具有 CYP3A5 ∗ 1 和 CYP3A5 ∗ 3 基因型的患者需要的每日口服剂量明显更大，才能在稳定状态下达到与 ∗ 3/ ∗ 3 基因型同样的血药浓度[1]。检测细胞色素 P450 同工酶多态性有助于西罗莫司个体化用药。

1. Le Meur Y, *et al.* CYP3A5*3 influences sirolimus oral clearance in de novo and stable renal transplant recipients. *Clin Pharmacol Ther* 2006; **80:** 51–60.

治疗药物监测 西罗莫司的免疫抑制效价、不良反应的发生和严重性与血药浓度有关[1]。西罗莫司谷浓度与浓度-时间曲线下面积（AUC）相关性也好；因此谷浓度是西罗莫司暴露量的一个有效的替代标志[2]。当西罗莫司合用环孢素，西罗莫司全血谷浓度在 4～12ng/ml，有助于防止急性排斥反应和不良事件。黑人患者需要更高剂量的西罗莫司才能达到与非黑人患者相同的暴露量。推荐谷浓度在范围的更高点，以降低排斥的风险[3]。当环孢素治疗停止，推荐西罗莫司的有效谷浓度为 12～20ng/ml（见下文**用途和用法**）

因药物半衰期相对较长（大约 60h），不必每天监测西罗莫司的血药浓度。并且，由于术后生理改变和合用的其他免疫抑制药剂量的调整，西罗莫司浓度在移植早期易变。首次取样应在起始负荷剂量后 4 天或更晚些，随后在第 1 个月的每周以及第 2 个月的每两周取样[3]。变更西罗莫司或环孢素剂量，或变更相对给药时间也需要监测血药浓度[2,3]。

虽然考虑患者可同时接受 CYP3A4 和（或）P-糖蛋白诱导药或抑制药，但在最初 2 个月剂量调整好后，不必进行常规治疗药物浓度监测。对于具有排斥反应高风险、显示毒性症状或依从性差的患者则有必要监测血药浓度[3]。有肝脏疾病、高脂血症或白细胞减少症患者也应监测血药浓度[2]。儿童需要监测血药浓度[3]。注册药品信息推荐基于色谱分析法测定西罗莫司 24h 谷浓度，不可互换为免疫分析法的测定值。

接受不含钙调神经磷酸酶抑制药免疫抑制治疗方案的肾移植受者，给药后 4h 内采用两个时间点的有限采样法有助于预测西罗莫司暴露量[4]。贝叶斯预测法也可精确预测西罗莫司药动学[5,6]。

1. Mahalati K, Kahan BD. Clinical pharmacokinetics of sirolimus. *Clin Pharmacokinet* 2001; **40:** 573–85.
2. Oellerich M, Armstrong VW. The role of therapeutic drug monitoring in individualizing immunosuppressive drug therapy: recent developments. *Ther Drug Monit* 2006; **28:** 720–5.
3. Stenton SB, *et al.* Sirolimus: the evidence for clinical pharmacokinetic monitoring. *Clin Pharmacokinet* 2005; **44:** 769–86.
4. Cattaneo D, *et al.* Limited sampling strategies for the estimation of sirolimus daily exposure in kidney transplant recipients on a calcineurin inhibitor-free regimen. *J Clin Pharmacol* 2009; **49:** 773–81.
5. Dansirikul C, *et al.* A Bayesian approach for population pharmacokinetic modelling of sirolimus. *Br J Clin Pharmacol* 2006; **62:** 420–34.
6. Djebli N, *et al.* Sirolimus population pharmacokinetic/pharmacogenetic analysis and Bayesian modelling in kidney transplant recipients. *Clin Pharmacokinet* 2006; **45:** 1135–48.

用途和用法

西罗莫司是来源于 *hygroscopicus* 链霉菌属的大环内酯类化合物，具有强效免疫抑制效果。西罗莫司与其结合蛋白（FK 结合蛋白-12；FKBP-12；FKPB-12）组成复合体抑制哺乳动物雷帕霉素靶蛋白（mTOR）的激活，mTOR 为细胞周期进程的关键调节性激酶，因此抑制细胞因子驱动的 T 细胞增殖。

西罗莫司用于防止肾移植的移植物排斥反应（第1731页），正在研究将其应用于诱导缓解某些自身免疫性疾病，西罗莫司释放支架可用于减少冠脉支架安置术后的在狭窄。也用于治疗严重间歇性跛行和胭以远动脉病变所致下肢严重缺血（最严重的下肢动脉性疾病形式）。

用以预防移植物排斥反应，移植术后应尽早使用西罗莫司，并合用环孢素及皮质激素。负荷剂量为 6mg 口服，维持剂量为每日 2mg，于环孢素服药 4h 后给予。对于体重<40kg，年龄为≥13 岁患者，推荐负荷剂量为 $3mg/m^2$，随后初始维持剂量为每日 $1mg/m^2$。建议应进行西罗莫司剂量调整，以达到全血谷浓度为 4～12ng/ml（液相色谱检测法），同时环孢素和皮质激素应逐渐减量。服药 2～3 个月后，环孢素应在 4～8 周内逐渐停药，调整西罗莫司剂量至谷浓度为 12～20ng/ml。在美国，环孢素用药可持续 4 个月；移植术后第 1 年，西罗莫司推荐谷浓度为 16～24ng/ml；之后谷浓度为 12～20ng/ml。高免疫风险［如加勒比黑人患者，和（或）重复肾移植患者，和（或）高群体反应性抗体水平患者］患者，移植术后第 1 年，西罗莫司应合用环孢素和皮质激素。推荐负荷剂量可达 15mg，随后采用每日 5mg 的最初维持量；此后据全血谷浓度调整剂量。对于环孢素撤药失败或不能尝试撤药患者，西罗莫司用药不能超过移植术后 3 个月。

更多儿童用药和肝损害患者剂量方面的资料见下文。

西罗莫司已证明具有抗真菌、抗肿瘤特性。用于基因治疗中的基因调控作用正在研究中。

用法 一项肾移植受者研究认为，西罗莫司片剂和口服液疗效相等[1]。注册药品信息标明 2mg 口服液与 2mg 口服片剂等效，因而可以互换，但更高剂量的口服液是否和同样剂量片剂临床上等效尚不清楚。当患者在这两种剂型之间互换时，推荐使用同样剂量并于 1～2 周后核实西罗莫司谷浓度；当在不同抗张强度片剂间换用时，也应检测谷浓度。

1. Mathew TH, *et al.* A comparative study of sirolimus tablet versus oral solution for prophylaxis of acute renal allograft rejection. *J Clin Pharmacol* 2006; **46:** 76–87.

儿童用法 在美国，西罗莫司不能用于 13 岁以下儿童。年满 13 岁及以上儿童，体重小于 40kg 者，见上文**用途和用法**。在英国，18 岁方可用西罗莫司，*BNFC 2010/11* 建议对于儿童使用剂量的详情要咨询当地治疗规定；来自 NICE 的官方指导推荐，只有当不耐受钙调神经磷酸酶抑制药而必须撤药时，才在儿童和青少年中将西罗莫司用作免疫抑制治疗方案的药物成分之一[1]。

1. NICE. Immunosuppressive therapy for renal transplantation in children and adolescents (Technology Appraisal 99, issued April 2006). Available at: http://www.nice.org.uk/nicemedia/pdf/TA099guidance.pdf (accessed 07/02/08)

在肝损伤中的用法 轻度至中度肝损伤患者（肝功能 Child-Pugh 分级 A 或 B）西罗莫司暴露量和半衰期均增加；注册药品信息标明不必对肝损害患者调整负荷剂量，但应密切监测这些患者的全血谷浓度。美国注册药品信息标明，美国和英国轻度至中度肝损伤患者的维持量应减少大约 1/3；注册药品信息推荐严重肝损伤患者剂量减少约一半。一项有关 9 例重症肝损伤患者（肝功能 Child-Pugh 分级 C）的研究[1]表明，起始剂量减少约 60%，随后这些患者监测的治疗药物浓度才可能是合适的。

1. Zimmerman JJ, *et al.* Pharmacokinetics of sirolimus (rapamycin) in subjects with severe hepatic impairment. *J Clin Pharmacol* 2008; **48:** 285–92.

炎性肠病 对英夫利昔单抗无反应的患者可加西罗莫司治疗重度克罗恩病。口服西罗莫司的起始剂量为每日 2mg，调整剂量为每日 4mg，以维持血清谷浓度于 5ng/ml；每隔 6 周连续输注英夫利昔单抗。西罗莫司应用 8 周后，明显改善症状、炎性标志和内镜图像。经过 12 周治疗后，输注英夫利昔单抗的间隔期可增加至 8 周。治疗 6 个月后停用西罗莫司，输注 8 周英夫利昔单抗以维持病情缓解[1]。

1. Massey DCO, *et al.* Use of sirolimus (rapamycin) to treat refractory Crohn's disease. *Gut* 2008; **57:** 1294–6.

卡波西肉瘤 因移植受者接受长期免疫抑制治疗，故较易发生卡波西肉瘤（第642页）。15 名肾移植受者，活检证实患有卡波西肉瘤，则停用环孢素和霉酚酸酯、启用西罗莫司治疗。1 个月后，12 名患者皮肤损害出现逆转；6 个月后，卡波西肉瘤活检标本呈现阴性[1]。虽然停用环孢素或霉酚酸酯后卡波西肉瘤可痊愈[2]，但西罗莫司亦可具有不同于其免疫抑制疗效的抗肿瘤效果[1]。与连续使用西罗莫司和环孢素治疗患者相比，在第 3 个月环孢素撤药后，接受西罗莫司治疗方案的肾移植受者，其移植术后 5 年皮肤和非皮肤恶性肿瘤发生率减少[3]。

1. Stallone G, *et al.* Sirolimus for Kaposi's sarcoma in renal-transplant recipients. *N Engl J Med* 2005; **352:** 1317–23.
2. Dantal J, Soulillou J-P. Immunosuppressive drugs and the risk of cancer after organ transplantation. *N Engl J Med* 2005; **352:** 1371–3.
3. Campistol JM, *et al.* Sirolimus therapy after early cyclosporine withdrawal reduces the risk for cancer in adult renal transplantation. *J Am Soc Nephrol* 2006; **17:** 581–9.

淋巴管平滑肌增生症 1 名患者右肺移植术后，用西罗莫司治疗淋巴管平滑肌增生症，其左肺功能得到改善[1]。第2045页**呼吸系统疾病**提及甲羟孕酮治疗此罕见疾病。

1. Egan JJ, *et al.* Sirolimus for lymphangioleiomyomatosis lesions. *N Engl J Med* 2008; **358:** 1963–4.

器官与组织移植 西罗莫司最初作为基于钙调神经磷酸酶抑制药治疗方案的辅助药，用于预防肾移植的移植物排斥反应（第1731页）。虽然缺乏长期数据和不清楚高风险患者环孢素撤药的安全性，也不推荐，但因皮质激素或钙调神经磷酸酶抑制药撤药，使用西罗莫司越来越多。虽然不清楚其安全性，西罗莫司已被研究用于肝（第1732页）、心脏（第1730页）、胰腺（第1733页）和肺（第1733页）移植，见上文**不良反应**和**注意事项**。与没有给予白介素-2 受体抗体相比，再次肾移植患者使用西罗莫司、霉酚酸酯和皮质激素，再给予白介素-2 受体抗体，会增加排斥反应风险。一项心脏移植受者的小规模研究表明，从含钙调神经磷酸酶抑制药、霉酚酸酯和皮质激素的标准免疫抑制治疗转换为西罗莫司合用霉酚酸酯，其急性排斥反应的发生率增加。西罗莫司与霉酚酸的有效血药浓度可能不足以维持适度的免疫抑制。

一些有关移植中应用西罗莫司选定的参考文献如下。

1. Vasquez EM. Sirolimus: a new agent for prevention of renal allograft rejection. *Am J Health-Syst Pharm* 2000; **57:** 437–51.
2. Kahan BD. Efficacy of sirolimus compared with azathioprine for reduction of acute renal allograft rejection: a randomised multicentre study. *Lancet* 2000; **356:** 194–202.
3. Ingle GR, *et al.* Sirolimus: continuing the evolution of transplant immunosuppression. *Ann Pharmacother* 2000; **34:** 1044–55.
4. Johnson RW. Sirolimus (Rapamune) in renal transplantation. *Curr Opin Nephrol Hypertens* 2002; **11:** 603–7.
5. Radovancevic B, Vrtovec B. Sirolimus therapy in cardiac transplantation. *Transplant Proc* 2003; **35** (suppl): 171S–176S.
6. Trotter JF. Sirolimus in liver transplantation. *Transplant Proc* 2003; **35** (suppl): 193S–200S.
7. MacDonald AS. Rapamycin in combination with cyclosporine or tacrolimus in liver, pancreas, and kidney transplantation. *Transplant Proc* 2003; **35** (suppl): 201S–208S.
8. Neff GW, *et al.* Ten years of sirolimus therapy in orthotopic liver transplant recipients. *Transplant Proc* 2003; **35** (suppl): 209S–216S.
9. Dupont P, Warrens AN. The evolving role of sirolimus in renal transplantation. *Q J Med* 2003; **96:** 401–9.
10. Kahan BD. Sirolimus: a ten-year perspective. *Transplant Proc* 2004; **36:** 71–5.
11. Lo A, *et al.* Comparison of sirolimus-based calcineurin inhibitor-sparing and calcineurin inhibitor-free regimens in cadaveric renal transplantation. *Transplantation* 2004; **77:** 1228–35.
12. Kuypers DRJ. Benefit-risk assessment of sirolimus in renal transplantation. *Drug Safety* 2005; **28:** 153–81.
13. Mehrabi A, *et al.* The role and value of sirolimus administration in kidney and liver transplantation. *Clin Transplant* 2006; **20** (Suppl 17): 30–43.
14. Mulay AV, *et al.* Conversion from calcineurin inhibitors to sirolimus for chronic renal allograft dysfunction: a systematic review of the evidence. *Transplantation* 2006; **82:** 1153–62.
15. Augustine JJ, *et al.* Use of sirolimus in solid organ transplantation. *Drugs* 2007; **67:** 369–91.
16. House AA, *et al.* Sirolimus use in recipients of expanded criteria donor kidneys. *Drugs* 2008; **68** (suppl 1): 41–9.
17. Kahan BD. Fifteen years of clinical studies and clinical practice in renal transplantation: reviewing outcomes with de novo use of sirolimus in combination with cyclosporine. *Transplant Proc* 2008; **40** (suppl): S17–S20.
18. Campistol JM, *et al.* Practical recommendations for the early use of m-TOR inhibitors (sirolimus) in renal transplantation. *Transpl Int* 2009; **22:** 681–7.
19. Flechner SM. Sirolimus in kidney transplantation indications and practical guidelines: de novo sirolimus-based therapy without calcineurin inhibitors. *Transplantation* 2009; **87** (8 suppl): S1–S6.
20. Patel SJ, *et al.* Considerations in sirolimus use in the early and late post-transplant periods. *Expert Opin Drug Safety* 2009; **8:** 421–34.

银屑病 全身[1,2]或局部[3,4]用药，西罗莫司已试用于治疗银屑病（第1510页）。

1. Reitamo S, *et al.* A double-blind study in patients with severe psoriasis to assess the clinical activity and safety of rapamycin (sirolimus) alone or in association with a reduced dose of cyclosporine. *Br J Dermatol* 1999; **141:** 978–9.
2. Reitamo S, *et al.* Efficacy of sirolimus (rapamycin) administered concomitantly with a subtherapeutic dose of cyclosporin in the treatment of severe psoriasis: a randomized controlled trial. *Br J Dermatol* 2001; **145:** 438–45.
3. Ormerod AD, *et al.* Penetration, safety and efficacy of the topical immunosuppressive sirolimus in psoriasis. *Br J Dermatol* 1999; **141:** 975.
4. Ormerod AD, *et al.* Treatment of psoriasis with topical sirolimus: preclinical development and a randomized, double-blind trial. *Br J Dermatol* 2005; **152:** 758–64.

再灌注和血管重建操作 再狭窄是经皮冠状动脉血管重建术后的特殊难题（第1140页），各种药物被试用以预防其发生。释放西罗莫司的冠脉洗脱支架能有效降低再狭窄[1～8]而被广泛应用。根据临床疗效和再狭窄发生率，西罗莫司释放支架优于紫杉醇释放支架[9～14]，虽然并非所有研究显示此差别[15]。尽管证据有争议[17]，以及在复杂血管介入中的作用未明[18,19]，药物释放支架可能增加晚期支架血栓形成的风险[16]。口服西罗莫司可能对预防再狭窄有效[20～23]。

1. Morice M-C, *et al.* A randomized comparison of a sirolimus-eluting stent with a standard stent for coronary revascularization. *N Engl J Med* 2002; **346:** 1773–80.
2. Moses JW, *et al.* Sirolimus-eluting stents versus standard stents in patients with stenosis in a native coronary artery. *N Engl J Med* 2003; **349:** 1315–23.
3. Lemos PA, *et al.* Early outcome after sirolimus-eluting stent implantation in patients with acute coronary syndromes: insights from the Rapamycin-Eluting Stent Evaluated At Rotterdam Cardiology Hospital (RESEARCH) registry. *J Am Coll Cardiol* 2003; **41:** 2093–9.
4. Vishnevetsky D, *et al.* Sirolimus-eluting coronary stent. *Am J Health-Syst Pharm* 2004; **61:** 449–56.
5. Cheng-Lai A, Frishman WH. Sirolimus-eluting coronary stents: novel devices for the management of coronary artery disease. *Am J Ther* 2004; **11:** 218–28.
6. Spaulding C, *et al.* A pooled analysis of data comparing sirolimus-eluting stents with bare-metal stents. *N Engl J Med* 2007; **356:** 989–97.
7. Kastrati A, *et al.* Analysis of 14 trials comparing sirolimus-eluting stents with bare-metal stents. *N Engl J Med* 2007; **356:** 1030–9.
8. Weisz G, *et al.* Five-year follow-up after sirolimus-eluting stent implantation: results of the SIRIUS (sirolimus-eluting stent in de-novo native coronary lesions) trial. *J Am Coll Cardiol* 2009; **53:** 1488–97.
9. Windecker S, *et al.* Sirolimus-eluting and paclitaxel-eluting stents for coronary revascularization. *N Engl J Med* 2005; **353:** 653–62.
10. Dibra A, *et al.* Paclitaxel-eluting or sirolimus-eluting stents to prevent restenosis in diabetic patients. *N Engl J Med* 2005; **353:** 663–70.
11. Hofma SH, *et al.* One year clinical follow up of paclitaxel eluting stents for acute myocardial infarction compared with sirolimus eluting stents. *Heart* 2005; **91:** 1176–80.
12. Stettler C, *et al.* Outcomes associated with drug-eluting and bare-metal stents: a collaborative network meta-analysis. *Lancet* 2007; **370:** 937–48.
13. Lee S-W, *et al.* A randomized comparison of sirolimus- versus paclitaxel-eluting stent implantation in patients with diabetes mellitus: 2-year clinical outcomes of the DES-DIABETES trial. *J Am Coll Cardiol* 2009; **53:** 812–13.
14. Zhang F, *et al.* Meta-analysis of five randomized clinical trials comparing sirolimus- versus paclitaxel-eluting stents in patients with diabetes mellitus. *Am J Cardiol* 2010; **105:** 64–8.
15. Galløe AM, *et al.* SORT OUT II Investigators. Comparison of paclitaxel- and sirolimus-eluting stents in everyday clinical practice: the SORT OUT II randomized trial. *JAMA* 2008; **299:** 409–16.
16. Stone GW, *et al.* Safety and efficacy of sirolimus- and paclitaxel-eluting coronary stents. *N Engl J Med* 2007; **356:** 998–1008.
17. Mauri L, *et al.* Stent thrombosis in randomized clinical trials of drug-eluting stents. *N Engl J Med* 2007; **356:** 1020–9.
18. Beohar N, *et al.* Outcomes and complications associated with off-label and untested use of drug-eluting stents. *JAMA* 2007; **297:** 1992–2000.
19. Win HK, *et al.* Clinical outcomes and stent thrombosis following off-label use of drug-eluting stents. *JAMA* 2007; **297:** 2001–9.

20. Hausleiter J, *et al.* Randomized, double-blind, placebo-controlled trial of oral sirolimus for restenosis prevention in patients with in-stent restenosis: the Oral Sirolimus to Inhibit Recurrent In-stent Stenosis (OSIRIS) trial. *Circulation* 2004; **110:** 790–5.
21. Waksman R, *et al.* Oral rapamycin to inhibit restenosis after stenting of de novo coronary lesions: the Oral Rapamune to Inhibit Restenosis (ORBIT) study. *J Am Coll Cardiol* 2004; **44:** 1386–92.
22. Rodriguez AE, *et al.* ORAR II Investigators. Oral rapamycin after coronary bare-metal stent implantation to prevent restenosis: the Prospective, Randomized Oral Rapamycin in Argentina (ORAR II) Study. *J Am Coll Cardiol* 2006; **47:** 1522–9.
23. Rodriguez AE, *et al.* Role of oral rapamycin to prevent restenosis in patients with de novo lesions undergoing coronary stenting: results of the Argentina single centre study (ORAR trial). *Heart* 2005; **91:** 1433–7.

眼葡萄膜炎 据报道，西罗莫司对难治性眼葡萄膜炎患者有效[1]。

1. Shanmuganathan VA, *et al.* The efficacy of sirolimus in the treatment of patients with refractory uveitis. *Br J Ophthalmol* 2005; **89:** 666–9.

制剂

专利制剂

Arg.: Rapamune; ***Austral.:*** Rapamune; ***Austria:*** Rapamune; ***Belg.:*** Rapamune; ***Braz.:*** Rapamune; ***Canad.:*** Rapamune; ***Chile:*** Rapamune; ***Cz.:*** Rapamune; ***Denm.:*** Rapamune; ***Fin.:*** Rapamune; ***Fr.:*** Rapamune; ***Ger.:*** Rapamune; ***Gr.:*** Rapamune; ***Hong Kong:*** Rapamune; ***Hung.:*** Rapamune; ***India:*** Rapamune; ***Irl.:*** Rapamune; ***Israel:*** Rapamune; ***Ital.:*** Rapamune; ***Malaysia:*** Rapamune; ***Mex.:*** Rapamune; Renacept; ***Neth.:*** Rapamune; ***Norw.:*** Rapamune; ***NZ:*** Rapamune; ***Philipp.:*** Rapamune; ***Pol.:*** Rapamune; ***Port.:*** Rapamune; ***Rus.:*** Rapamune (Рапамун); ***S.Afr.:*** Rapamune; ***Singapore:*** Rapamune; ***Spain:*** Rapamune; ***Swed.:*** Rapamune; ***Switz.:*** Rapamune; ***Thai.:*** Rapamune; ***Turk.:*** Rapamune; ***UK:*** Rapamune; ***USA:*** Rapamune; ***Venez.:*** Rapamune.

Tacrolimus (*BAN, USAN, rINN*) 他克莫司

FK-506; FR-900506; Tacrolimús; Tacrolimusum; Takrolimus Takrolimuusi; Tsukubaenolide. (−)-(3*S*,4*R*,5*S*,8*R*,9*E*,12*S*,14*S*,15*R*,16*S*,18*R*,19*R*,26a*S*)-8-Allyl-5,6,8,11,12,13,14,15,16,17,18,19,24,25,26,26a-hexadecahydro-5,19-dihydroxy-3-{(*E*)-2-[(1*R*,3*R*,4*R*)-4-hydroxy-3-methoxycyclohexyl]-1-methylvinyl}-14,16,-dimethoxy-4,10,12,18-tetramethyl-15,19-epoxy-3*H*-pyrido[2,1-*c*][1,4]oxaazacyclotricosine-1,7,20,21(4*H*,23*H*)-tetrone monohydrate.

Такролимус

$C_{44}H_{69}NO_{12},H_2O = 822.0$.

CAS — 104987-11-3 (anhydrous tacrolimus); 109581-93-3 (tacrolimus monohydrate).

ATC — D11AH01; L04AD02.

ATC Vet — QD11AH01; QL04AD02.

UNII — WM0HAQ4WNM (tacrolimus); Y5L2157C4J (anhydrous tacrolimus).

不良反应、处置和注意事项

西罗莫司全身用药最常见的不良反应包括震颤、头痛、感觉异常、恶心、腹泻、高血压、失眠和肾损害。血清电解质紊乱，特别是高钾血症以及高血糖症（包括糖尿病）常见。高脂血症、高胆固醇血症和高甘油三酯血症常见。贫血、白细胞减少症和血小板减少症亦常发生。其他常见不良反应包括情绪改变、焦虑、意识模糊、外周神经病变和惊厥；便秘、消化不良、胃肠穿孔和溃疡、呼吸困难、实质肺疾病、胸膜积液、咽炎、咳嗽、鼻塞和炎症；脱发、痤疮、皮疹、瘙痒、关节痛、肌痉挛、衰弱、发热性疾病、水肿、腹水和肝功能异常。

血栓栓塞和缺血、心动过速常见；室性心律失常、心搏骤停、心衰、心悸和心电图改变少见。他克莫司可能延长 QT 间期。心肌病包括心室肥大已有报道；大多数是可逆的，主要是在他克莫司血药浓度大大高于推荐的最大水平时发生。凝血功能障碍、中性粒细胞减少和全血细胞减少、哮喘、急性呼吸窘迫综合征、低蛋白血症、痛经、子宫出血、四肢深静脉血栓、肠麻痹、急慢性胰腺炎、腹膜炎、溶血性尿毒症综合征有发生。罕见血栓性血小板减少性紫癜、低凝血酶原血症和多毛症。中毒性表皮坏死松解症、Stevens-Johnson 综合征、肝动脉血栓和静脉阻塞性肝病也很少发生。

据报道，他克莫司的中枢神经系统不良反应包括昏迷、麻痹、中枢神经系统出血、健忘症、演讲和语言能力异常。治疗期间也可能发生后部可逆性脑病综合征（PRES），其症状包括头痛、精神状态改变、癫痫和视力障碍。有 PRES 症状的患者应做 MRI，如诊断确立，应停用他克莫司。多数患者通过控制血压等支持治疗可以恢复。

他克莫司注射剂使用聚氧乙烯蓖麻油制备，曾有类过敏反应发生；预防性使用抗组胺药可以减少这种风险。当口服给药时，区分缓释剂型和速释剂型很重要，这两者间的混淆可导致严重不良反应。

肝功能受损患者必要时予以减量。此前伴有肾功能受损患者亦应慎用，并建议该类患者酌情减量。推荐对所有患者进行他克莫司血药浓度监测，尤其发生腹泻时，血药浓度会明显受影响。应常规监测肝脏和肾脏功能、血压、血糖、电解质、血液学和心功能，以及神经病学和视力、凝血值和血浆蛋白。

免疫抑制如他克莫司治疗增加 EBV-相关淋巴细胞增殖性疾病、淋巴瘤和其他恶性肿瘤，尤其皮肤肿瘤的发生率。治疗期间，尤其是他克莫司局部用药，应避免过度暴露于紫外线（见下文）。也会增加感染风险，如潜伏病毒感染的激活，包括 JC 病毒相关的进行性多病灶脑白质病和 BK 病毒相关肾病，均可导致死亡。在免疫抑制治疗期间，因感染风险增加，应慎用官内节育器。免疫抑制可能降低对疫苗的反应，应避免使用活疫苗。他克莫司可能影响视力和神经功能，故受累患者不应驾驶或从事危险性机械操作。

他克莫司**局部用药**与局部刺激症状，如烧灼感、瘙痒和皮肤病（包括痤疮、酒糟鼻和增加单纯性疱疹、带状疱疹感染、毛囊炎和脓疱病）的发病率有关。也有报道出现淋巴结病、头痛和"流感样"症状。饮酒后可出现颜面潮红和皮肤刺激症状，应尽量减少皮肤日光暴露量，避免使用人工紫外线光源。

开始他克莫司局部用药前应治疗皮肤感染。避免在免疫功能低下或可能增加他克莫司全身吸收因素存在的患者中使用。皮肤癌前病变或恶性肿瘤患者也不应使用；某些皮肤恶性肿瘤可能和湿疹相似。

哺乳 他克莫司可进入乳汁。对 1 名接受他克莫司口服每日 0.1mg/kg 治疗的肝移植受者，有研究测定了其乳汁中药物浓度。作者预测，经母亲体重校正后给药剂量（每日 0.06mg/kg）中，仅有 0.06% 被婴儿服用。2.5 月龄婴儿未见不良反应[1]。注册药品信息建议使用他克莫司的妇女应避免哺乳。

1. French AE, *et al.* Milk transfer and neonatal safety of tacrolimus. *Ann Pharmacother* 2003; **37:** 815–18.

钙调神经磷酸酶抑制药诱导的疼痛综合征 对钙调神经磷酸酶抑制药诱导的疼痛综合征的讨论见第1739页环孢素。

致癌性 他克莫司全身用药可增加恶性肿瘤发病风险。动物致癌性研究也报道，钙调神经磷酸酶抑制药、他克莫司和吡美莫司局部用药后恶性肿瘤发生率增加。截止至 2004 年 12 月，FDA 已接到 19 例淋巴瘤或皮肤肿瘤报告，与他克莫司局部用药相关，其中 4 例为先前罹患恶性肿瘤复发或恶化，另有 3 例混杂其他可能患病危险因素。同一日期，FDA 也收到 10 例吡美莫司局部用药患者发生恶性肿瘤，包括 6 例皮肤肿瘤。虽然目前尚未明确局部用药可引起的潜在全身免疫抑制作用，以及上述病例中他克莫司的作用，但 FDA 推荐钙调神经磷酸酶抑制药局部用药应仅为短期、间歇治疗湿疹的二线药物。且不应用于免疫妥协患者或年龄<2 周岁患儿[1,2]。欧盟亦发出类似警告[3]。但是对上述这些药物局部用药是否伴有恶性肿瘤的风险，有一些争议，数个研究小组[4~6]检查了 FDA 引用的证据，发现人局部用药后，其血浆药物浓度往往很低或检测不出，检测对儿童免疫抑制反应和延迟性高敏反应显示无全身免疫抑制的迹象。与一般人群相比，临床研究显示无恶性肿瘤增加的证据，没有一例与淋巴瘤类似的通常有的外观和组织学表现，这种淋巴瘤与全身免疫抑制相关。他们得出结论，基于现有数据，钙调神经磷酸酶抑制药局部用药引起癌症的风险是理论上的，并且尚不清楚。一项有关皮肤癌风险的综述[7]发现，源自啮齿类动物的研究没有决定性证据表明钙调神经磷酸酶抑制药局部用药与皮肤癌增加或增强 UV 相关免疫抑制和致癌性相关。人类研究也没有增加皮肤癌风险的证据。总的来说，一致同意任何判断因他克莫司和吡美莫司局部用药伴发的致癌风险，仍需要长期的数据。有人认为在获得长期安全性数据之前，钙调神经磷酸酶抑制药局部用药应该慎重[8]：

- 年龄小于 2 岁儿童不用；
- 连续用药不超过 6 周，停药期达到 2 周；
- 免疫功能受损患者不用；
- 肿瘤患者不用；
- 有引起全身吸收增加倾向的皮肤病患者不用。

也鼓励患者在所有日光暴露的皮肤处每天使用广谱防晒化妆品。

1. FDA. Information for healthcare professionals: tacrolimus (marketed as Protopic) (issued June 2006). Available at: http://www.fda.gov/Drugs/DrugSafety/PostmarketDrugSafetyInformationforPatientsandProviders/ucm126497.htm (accessed 05/08/10)
2. FDA. Alert for healthcare professionals: pimecrolimus (marketed as Elidel) (issued June 2006). Available at: http://www.fda.gov/Drugs/DrugSafety/PostmarketDrugSafetyInformationforPatientsandProviders/ucm153525.htm (accessed 05/08/10)
3. CSM/MHRA. Topical tacrolimus (Protopic) and pimecrolimus (Elidel): reports of malignancies. *Current Problems* 2006; **31:** 1–2.
4. Fonacier L, *et al.* Report of the Topical Calcineurin Inhibitor Task Force of the American College of Allergy, Asthma and Immunology and the American Academy of Allergy, Asthma and Immunology. *J Allergy Clin Immunol* 2005; **115:** 1249–53.
5. Bieber T, *et al.* Consensus statement on the safety profile of topical calcineurin inhibitors. *Dermatology* 2005; **211:** 77–8.
6. Berger TG, *et al.* The use of topical calcineurin inhibitors in dermatology: safety concerns. Report of the American Academy of Dermatology Association Task Force. *J Am Acad Dermatol* 2006; **54:** 818–23.
7. Ring J, *et al.* Review of the potential photo-cocarcinogenicity of topical calcineurin inhibitors: position statement of the European Dermatology Forum. *J Eur Acad Dermatol Venereol* 2005; **19:** 663–71.
8. Ring J, *et al.* The US FDA 'black box' warning for topical calcineurin inhibitors: an ongoing controversy. *Drug Safety* 2008; **31:** 185–98.

对血液的影响 服用他克莫司治疗患者，因红细胞生成受到选择性抑制可发生重症贫血，若使用环孢素替代他克莫司治疗则病情可得到缓解[1]。更广泛的骨髓抑制[2]、抑制术后血栓形成微血管病[3]以及纯红细胞再生障碍性贫血[4]亦有报道。肝移植受者可发生发育不良[5]，其特点为环孢素替换他克莫司后可慢慢地完全恢复。

1. Winkler M, *et al.* Anaemia associated with FK 506 immunosuppression. *Lancet* 1993; **341:** 1035–6.
2. de-la-Serna-Higuera C, *et al.* Tacrolimus-induced bone marrow suppression. *Lancet* 1997; **350:** 714–15.
3. Trimarchi HM, *et al.* FK506-associated thrombotic microangiopathy: report of two cases and review of the literature. *Transplantation* 1999; **67:** 539–44.
4. Misra S, *et al.* Red cell aplasia in children on tacrolimus after liver transplantation. *Transplantation* 1998; **65:** 575–7.
5. Nosari A, *et al.* Bone marrow hypoplasia complicating tacrolimus (FK506) therapy. *Int J Hematol* 2004; **79:** 130–2.

对糖代谢的影响 免疫抑制药的致糖尿病作用使实体器官移植术后糖尿病发生较为常见[1,2]。使用他克莫司治疗后，成人肾移植受者[3]及患儿[4]糖尿病发病率增加。但一项回顾性综述[2]发现，使用他克莫司或环孢素治疗，其糖尿病发病率未见明显差异，相反却发现未使用抗增殖剂与糖尿病发生相关。一项肝移植受者回顾性研究发现，虽然患者服用他克莫司后糖尿病发病率增高，但丙型肝炎感染是糖尿病发生唯一的预测因子[1]。相反，一项荟萃分析[5]发现，实体器官移植术后，接受他克莫司治疗的患者，其新发糖尿病（NODM）发生率明显高于那些接受环孢素的患者。一项观察研究[6]证实了此发现，并发现尽管在此研究中皮质激素剂量相对较高，但糖尿病发生与皮质激素剂量无关。一项回顾性研究发现[7]，他克莫司较环孢素具有更多的致糖尿病作用，甚至在合用他克莫司的皮质激素剂量低时。一项 8839 例患者数据的分析[8]发现，高剂量他克莫司的 NODM 风险最大，但与环孢素相比，即使他克莫司剂量更低，这种增高的风险仍持续存在。高剂量皮质激素增强他克莫司致糖尿病作用，但即使他克莫司和皮质激素最低剂量组，其 NODM 发生率高于所有环孢素组。对于环孢素的任何剂量来讲，皮质激素剂量和 NODM 无关。一项小规模回顾性研究[9]发现，他克莫司更换为环孢素可明显改善糖代谢，甚至可以逆转绝大部分患者的糖尿病。

1. AlDosary AA, *et al.* Post-liver transplantation diabetes mellitus: an association with hepatitis C. *Liver Transpl* 2002; **8:** 356–61.
2. First MR, *et al.* Posttransplant diabetes mellitus in kidney allograft recipients: incidence, risk factors, and management. *Transplantation* 2002; **73:** 379–86.
3. Pirsch JD, *et al.* A comparison of tacrolimus (FK506) and cyclosporine for immunosuppression after cadaveric renal transplantation. *Transplantation* 1997; **63:** 977–83.
4. Al-Uzri A, *et al.* Posttransplant diabetes mellitus in pediatric renal transplant recipients: a report of the North American Pediatric Renal Transplant Cooperative Study (NAPRTCS). *Transplantation* 2001; **72:** 1020–4.
5. Heisel O, *et al.* New onset diabetes mellitus in patients receiving calcineurin inhibitors: a systematic review and meta-analysis. *Am J Transplant* 2004; **4:** 583–95.
6. Kamar N, *et al.* Diapason Study Group. Diabetes mellitus after kidney transplantation: a French multicentre observational study. *Nephrol Dial Transplant* 2007; **22:** 1986–93.
7. Hoitsma AJ, Hilbrands LB. Relative risk of new-onset diabetes during the first year after renal transplantation in patients receiving tacrolimus or cyclosporine immunosuppression. *Clin Transplant* 2006; **20:** 659–64.

8. Burroughs TE, *et al.* Influence of early posttransplantation prednisone and calcineurin inhibitor dosages on the incidence of new-onset diabetes. *Clin J Am Soc Nephrol* 2007; **2:** 517–23.
9. Bouchta NB, *et al.* Conversion from tacrolimus to cyclosporin is associated with a significant improvement of glucose metabolism in patients with new-onset diabetes mellitus after renal transplantation. *Transplant Proc* 2005; **37:** 1857–60.

对心血管系统的影响 在器官移植（小肠或肝脏）[1]术后，接受他克莫司治疗患儿曾发生肥厚性心肌病，一些患儿出现心衰。一旦减量或停药，症状得到极大改善。类似病例亦见于1名成年尸检患者[2]，UK CSM[3]报道截止至1995年7月，全球范围内共有29个上述病例报告。推荐对接受他克莫司治疗患者进行超声心动图监测，伴有心肌肥大改变患者应减量或撤药[3]。

但成人原位肝移植术后，超声心电图异常相当常见，与使用他克莫司治疗未见明显相关性[4]，一项回顾性分析总结，他克莫司并非成人移植受者肥厚性心肌病的风险因素[5]。

肾移植术后接受他克莫司静脉用药治疗10名患儿中，其中5名证明患有重症高血压。使用拉贝洛尔静脉用药治疗对所有患者均有效。相反，同一治疗中心的11名接受环孢素治疗患儿中均未发现高血压[6]。但一篇综述[7]总结，肾移植受者使用他克莫司治疗后高血压发病率低于环孢素治疗患者，故心血管疾病发病风险较低，最终可延长移植物存活时间。

1. Atkison P, *et al.* Hypertrophic cardiomyopathy associated with tacrolimus in paediatric transplant patients. *Lancet* 1995; **345:** 894–6.
2. Natazuka T, *et al.* Immunosuppressive drugs and hypertrophic cardiomyopathy. *Lancet* 1995; **345:** 1644.
3. CSM/MCA. Tacrolimus (Prograf) and hypertrophic cardiomyopathy in transplant patients. *Current Problems* 1995; **21:** 6.
4. Dollinger MM, *et al.* Tacrolimus and cardiotoxicity in adult liver transplant recipients. *Lancet* 1995; **346:** 507.
5. Coley KC, *et al.* Lack of tacrolimus-induced cardiomyopathy. *Ann Pharmacother* 2001; **35:** 985–9.
6. Booth CJ, *et al.* Intravenous tacrolimus may induce severe hypertension in renal transplant recipients. *Arch Dis Child* 1999; **80** (suppl 1): A27.
7. Koomans HA, Ligtenberg G. Mechanisms and consequences of arterial hypertension after renal transplantation. *Transplantation* 2001; **72** (suppl): S9–12.

对肾脏的影响 研究提示，与接受环孢素治疗肝移植患者相比，接受他克莫司治疗患者中肾毒性发生更值得关注[1]。特别是移植术后第1周静脉给予他克莫司，与20名患者中4名出现急性肾功能衰竭相关。同时，1年随访中发现他克莫司治疗组患者肾小球滤过率（GFR）略降低。一项小规模接受他克莫司治疗[2]的肾、肝移植受者研究中，比较了移植术后不同阶段GFR和有效肾血浆流量（ERPF）。在肾移植患者中，GFR低于正常值，但在移植术后有所升高，3个月后保持稳定。但移植术后3个月，ERPF显著降低。在肝移植受者中，GFR、ERPF均低于正常值，但移植术后1年内无变化。

1. Porayko MK, *et al.* Nephrotoxic effects of primary immunosuppression with FK-506 and cyclosporine regimens after liver transplantation. *Mayo Clin Proc* 1994; **69:** 105–11.
2. Agarwala S, *et al.* Evaluation of renal function in transplant patients on tacrolimus therapy. *J Clin Pharmacol* 2002; **42:** 798–805.

对神经系统的影响 虽然他克莫司诱发的很多神经毒性症状与环孢素诱导的相似（第1741页），有些症状如头痛、震颤和睡眠障碍，似乎他克莫司多见，肝移植受者中，他克莫司诱发的神经毒性发生率更高[1]。

据报道，2名接受他克莫司治疗患者中，出现重症外周神经病变合并大脑功能障碍征象[2]。其他中枢神经系统影响中，他克莫司亦与语言功能异常相关，包括1名患者出现严重构音障碍和缄默症[3~6]；某种程度言语功能障碍，如1例患者[3]明显的挪威口音，可能长久存在[3,5]。

据报道，使用他克莫司发生脑病，有时可引发后脑白质脑病综合征（RPLS）[7~11]。症状表现为急性严重头痛、癫痫、皮质盲、定向力障碍和高血压。

肝移植受者使用他克莫司可引起Miller Fisher综合征，即为吉兰-巴雷综合征的一种变异[12]。临床表现包括共济失调、眼肌麻痹和反射消失。

1. Bechstein WO. Neurotoxicity of calcineurin inhibitors: impact and clinical management. *Transpl Int* 2000; **13:** 313–26.
2. Ayres RCS, *et al.* Peripheral neurotoxicity with tacrolimus. *Lancet* 1994; **343:** 862–3.
3. Boeve BF, *et al.* Dysarthria and apraxia of speech associated with FK-506 (tacrolimus). *Mayo Clin Proc* 1996; **71:** 969–72.
4. Bronster DJ, *et al.* Tacrolimus-associated mutism after orthotopic liver transplantation. *Transplantation* 2000; **70:** 979–82.
5. Sokol DK, *et al.* Tacrolimus (FK506)-induced mutism after liver transplant. *Pediatr Neurol* 2003; **28:** 156–8.
6. Chegounchi M, *et al.* Progressive neurological disease induced by tacrolimus in a renal transplant recipient: case presentation. *BMC Nephrol* 2006; **7:** 7.
7. Kiemeneij IM, *et al.* Acute headache as a presenting symptom of tacrolimus encephalopathy. *J Neurol Neurosurg Psychiatry* 2003; **74:** 1126–7.
8. Nakazato T, *et al.* Reversible posterior leukoencephalopathy syndrome associated with tacrolimus therapy. *Intern Med* 2003; **42:** 624–5.
9. Frühauf NR, *et al.* Late onset of tacrolimus-related posterior leukoencephalopathy after living donor liver transplantation. *Liver Transpl* 2003; **9:** 983–5.
10. Schuuring J, *et al.* Severe tacrolimus leukoencephalopathy after liver transplantation. *Am J Neuroradiol* 2003; **24:** 2085–8.
11. Lavigne CM, *et al.* Tacrolimus leukoencephalopathy: a neuropathologic confirmation. *Neurology* 2004; **63:** 1132–3.
12. Kaushik P, *et al.* Miller Fisher variant of Guillain-Barré syndrome requiring a cardiac pacemaker in a patient on tacrolimus after liver transplantation. *Ann Pharmacother* 2005; **39:** 1124–7.

对骨骼肌的影响 1名骨髓移植术后接受他克莫司治疗的18个月龄患儿，发生了重症急性骨骼肌溶解症，引起致死性急性肾功能衰竭[1]。有报道，服用他克莫司和单克隆抗体的肾移植患者发生癫痫、重症横纹肌溶解症和肾衰[2]。

1. Hibi S, *et al.* Severe rhabdomyolysis associated with tacrolimus. *Lancet* 1995; **346:** 702.
2. Fontana I, *et al.* Severe rhabdomyolysis and acute renal failure in a kidney transplant patient treated with tacrolimus and chimaeric CD25 monoclonal antibody. *Transplant Proc* 2004; **36:** 711–2.

对皮肤的影响 接受长期（9个月至4年）局部使用0.1%他克莫司治疗湿疹的3名患儿，出现了皮肤着色斑（小色素斑痣）。皮肤损害主要集中于他克莫司局部用药部位。虽然停用他克莫司，但观察6~18个月后皮肤着色斑仍持续存在。作者注明，注册药品适应证并不包括上述他克莫司用法，该研究发现的临床意义尚不清楚[1]。

1. Hickey JR, *et al.* Does topical tacrolimus induce lentigines in children with atopic dermatitis? A report of three cases. *Br J Dermatol* 2005; **152:** 152–4.

肝炎 有关建议丙型肝炎患儿使用他克莫司需减量，详见下文**用法**。

感染 有报道接受他克莫司合用霉酚酸酯疗法的肾移植受者中，CMV病发病率增加，详见**药物相互作用**项下，第1753页。

过量 据报道[1]12例他克莫司急性过量中，过量剂量为处方剂量的30倍。3名患者为无症状性，但7名患者出现短暂性轻度肾、肝功能损害、恶心及轻度手震颤。1名患者出现肾衰、组织胞浆菌病及败血症，于承认过量服用48h后发生。1名患者结局未知。当他克莫司浓度恢复正常后，8名症状性患者全部恢复。未推荐特殊疗法，但对患者实施了洗胃、口服药用炭及苯妥英治疗。苯妥英治疗既用于防止癫痫发作，又可通过细胞色素P450酶诱导作用，增加他克莫司代谢。患者应受到严密监护，如已知的他克莫司毒性反应征象和症状。另有5例[2]患者报道中，他克莫司急性服用患者耐受性良好，采用非手术疗法足以控制。

1. Curran CF, *et al.* Acute overdoses of tacrolimus. *Transplantation* 1996; **62:** 1376.
2. Mrvos R, *et al.* Tacrolimus (FK 506) overdose: a report of five cases. *J Toxicol Clin Toxicol* 1997; **35:** 395–9.

卟啉病 使用他克莫司患者发生卟啉病的数据有限。有报道，1例急性间歇性卟啉病患者肾移植前使用他克莫司5天，移植术后使用他克莫司维持量，卟啉病未见恶化[1]。

1. Barone GW, *et al.* The tolerability of newer immunosuppressive medications in a patient with acute intermittent porphyria. *J Clin Pharmacol* 2001; **41:** 113–5.

妊娠 他克莫司可透过胎盘。注册药品信息标明，虽然动物研究显示他克莫司全身吸收，有堕胎和致畸作用，但有限的人类研究数据显示，与其他免疫抑制药相比，没有证据表明影响妊娠过程中和妊娠结果的不良反应会增加。但是使用他克莫司与新生儿高钾血症和新生儿肾功能异常有关，此高钾血症似乎可自动恢复正常；新生儿应监测潜在的不良反应。

没有充足的妊娠期他克莫司局部用药的数据。

1. Kainz A, *et al.* Review of the course and outcome of 100 pregnancies in 84 women treated with tacrolimus. *Transplantation* 2000; **70:** 1718–21.
2. Jain AB, *et al.* Pregnancy after liver transplantation with tacrolimus immunosuppression: a single center's experience update at 13 years. *Transplantation* 2003; **76:** 827–32.
3. Baumgart DC, *et al.* Uneventful pregnancy and neonatal outcome with tacrolimus in refractory ulcerative colitis. *Gut* 2005; **54:** 1822–3.

药物相互作用

若他克莫司与其他潜在肾毒性药物合用，可导致肾毒性增加：故应避免合用环孢素。同样的，应避免同时使用神经毒性药物。使用他克莫司的患者也应避免高钾摄取或保钾利尿药。他克莫司与血浆蛋白广泛结合，因此可能与其他血浆蛋白结合率高的药物发生相互作用。

他克莫司代谢通过细胞色素P450同工酶CYP3A4，故CYP3A4抑制药可使他克莫司血药浓度升高，如吡咯类抗真菌药、溴隐亭、钙通道阻滞药、西咪替丁、某些糖皮质激素、环孢素、达那唑、HIV-蛋白酶抑制药、大环内酯类抗微生物药及甲氧氯普胺。西柚汁亦可抑制他克莫司代谢，故不应同时服用。同理，CYP3A4诱导药（如卡马西平、苯巴比妥、苯妥英、利福平和圣约翰草）可使他克莫司血药浓度降低。西罗莫司也降低他克莫司血药浓度。皮质激素可增加或减少他克莫司浓度。奈韦拉平和非核苷类逆转录酶抑制药（NNRTI）地拉韦啶也可能影响他克莫司浓度。有关警告接受免疫治疗患者使用活菌疫苗的注意事项，详见上文**不良反应和注意事项**。

局部使用他克莫司治疗患者饮酒后，可出现颜面潮红或皮肤刺激表现。

细胞色素P450同工酶CYP3A亚家族及P-糖蛋白，参与他克莫司药动学过程[1]。已知与上述系统相互作用的药物可能影响他克莫司浓度，主要影响口服生物利用度而非清除率[2]。体外研究[3]发现，下列药物可抑制人肝微粒体CYP3A对他克莫司的代谢，如溴隐亭、皮质酮、地塞米松、麦角胺、红霉素、炔雌醇、交沙霉素、酮康唑、咪康唑、咪达唑仑、硝苯地平、奥美拉唑、他莫昔芬、醋竹桃霉素及维拉帕米。下列药物对他克莫司代谢未见影响，如阿司匹林、两性霉素B、卡托普利、头孢噻肟、环丙沙星、双氯芬酸、地尔硫䓬、强力霉素、呋塞米、格列本脲、米帕明、利多卡因、对乙酰氨基酚、泼尼松龙、孕酮、雷尼替丁、磺胺甲异噁唑、甲氧苄啶或万古霉素。

1. van Gelder T. Drug interactions with tacrolimus. *Drug Safety* 2002; **25:** 707–12.
2. Christians U, *et al.* Mechanisms of clinically relevant drug interactions associated with tacrolimus. *Clin Pharmacokinet* 2002; **41:** 813–51.
3. Christians U, *et al.* Identification of drugs inhibiting the in vitro metabolism of tacrolimus by human liver microsomes. *Br J Clin Pharmacol* 1996; **41:** 187–90.

抗菌药 据报道，**红霉素**可使他克莫司血浆浓度增加[1]；其相互作用伴随肾毒性征象。他克莫司与*克拉红霉素*亦有类似的相互作用[2,3]。大环内酯类对他克莫司体外代谢的影响，参照上文。

研究发现，*利福平*治疗可使他克莫司浓度显著降低[4,5]。药动学研究发现，利福平可诱导肝脏及肠道中他克莫司代谢，可通过诱导细胞色素P450同工酶CYP3A亚家族、P-糖蛋白[6]实现。*甲硝唑*[7,8]、*氯霉素*[9,10]可增加他克莫司血药浓度。可通过抑制他克莫司代谢实现，上述任一药物与他克莫司合用时，免疫抑制药需减量。一项药动学研究[11]发现，*左氧氟沙星*部分抑制他克莫司代谢，推荐当两药合用，应监测药物浓度。

*达福普汀*亦可使他克莫司血浆浓度增加。

1. Jensen C, *et al.* Interaction between tacrolimus and erythromycin. *Lancet* 1994; **344:** 825.
2. Wolter K, *et al.* Interaction between FK 506 and clarithromycin in a renal transplant patient. *Eur J Clin Pharmacol* 1994; **47:** 207–8.
3. Ibrahim RB, *et al.* Tacrolimus-clarithromycin interaction in a patient receiving bone marrow transplantation. *Ann Pharmacother* 2002; **36:** 1971–2.
4. Furlan V, *et al.* Interactions between FK506 and rifampicin or erythromycin in pediatric liver recipients. *Transplantation* 1995; **59:** 1217–18.
5. Chenhsu R-Y, *et al.* Renal allograft dysfunction associated with rifampin-tacrolimus interaction. *Ann Pharmacother* 2000; **34:** 27–31.
6. Hebert MF, *et al.* Effects of rifampin on tacrolimus pharmacokinetics in healthy volunteers. *J Clin Pharmacol* 1999; **39:** 91–6.
7. Herzig K, Johnson DW. Marked elevation of blood cyclosporin and tacrolimus levels due to concurrent metronidazole therapy. *Nephrol Dial Transplant* 1999; **14:** 521–3.
8. Page RL, *et al.* Potential elevation of tacrolimus trough concentrations with concomitant metronidazole therapy. *Ann Pharmacother* 2005; **39:** 1109–13.
9. Schulman SL, *et al.* Interaction between tacrolimus and chloramphenicol in a renal transplant recipient. *Transplantation* 1998; **65:** 1397–8.
10. Mathis AS, *et al.* Interaction of chloramphenicol and the calcineurin inhibitors in renal transplant recipients. *Transpl Infect Dis* 2002; **4:** 169–74.
11. Federico S, *et al.* Pharmacokinetic interaction between levofloxacin and ciclosporin or tacrolimus in kidney transplant recipients: ciclosporin, tacrolimus and levofloxacin in renal transplantation. *Clin Pharmacokinet* 2006; **45:** 169–75.

抗抑郁药 1名服用*圣约翰草*患者，他克莫司谷浓度显著降低，停用圣约翰草后，浓度回复至先前水平[1]。圣约翰草可诱导细胞色素P450同工酶CYP3A4，使他克莫司代谢增加。一项药动学[2]研究证实了该结果，发现他克莫司清除率增加；作者得出结论，上述相互作用对移植受者的潜在后果为排斥反应、移植物失功。

1. Bolley R, *et al.* Tacrolimus-induced nephrotoxicity unmasked by induction of the CYP3A4 system with St John's wort. *Transplantation* 2002; **73:** 1009.
2. Hebert MF, *et al.* Effects of St. John's wort (Hypericum perforatum) on tacrolimus pharmacokinetics in healthy volunteers. *J Clin Pharmacol* 2004; **44:** 89–94.

抗癫痫药 有关他克莫司对苯妥英的影响，详见**苯妥英**中**免疫抑制药**，第478页。

抗真菌药 据报道，服用克霉唑[1]、氟康唑[2]或伏立康唑[3]患者，他克莫司血浆浓度升高；若与吡咯类抗真菌药合用，他克莫司可能需减量。一项他克莫司和酮康唑研究提示，与吡咯类合用时他克莫司口服生物利用度增加，平均值从14%升至30%，原因可能为肠道细胞色素P450同工酶CYP3A4代谢活性降低，或抑制肠道P糖蛋白介导外排作用而增加药物吸收，但肝脏代谢影响较小[4]。同理，研究发现与伊曲康唑合用时，他克莫司用药剂量需减少50%[5]。建议对上述相互作用加以利用，从而降低免疫抑制治疗费用[6]。另一项伊曲康唑合用他克莫司的研究[7]中，1例患者需要增加他克莫司剂量20%，3例患者不需要调整剂量，5例患者需要减少他克莫司剂量，减少范围为20%～76.5%。作者推论剂量减少的程度依赖于他克莫司起始血浆浓度和有效终浓度。

1. Mieles L, *et al.* Interaction between FK506 and clotrimazole in a liver transplant recipient. *Transplantation* 1991; **52:** 1086–7.
2. Mañez R, *et al.* Fluconazole therapy in transplant recipients receiving FK506. *Transplantation* 1994; **57:** 1521–3.
3. Venkataramanan R, *et al.* Voriconazole inhibition of the metabolism of tacrolimus in a liver transplant recipient and in human liver microsomes. *Antimicrob Agents Chemother* 2002; **46:** 3091–3.
4. Floren LC, *et al.* Tacrolimus oral bioavailability doubles with coadministration of ketoconazole. *Clin Pharmacol Ther* 1997; **62:** 41–9.
5. Capone D, *et al.* Effects of itraconazole on tacrolimus blood concentrations in a renal transplant recipient. *Ann Pharmacother* 1999; **33:** 1124–5.
6. Kramer MR, *et al.* Dose adjustment and cost of itraconazole prophylaxis in lung transplant recipients receiving cyclosporine and tacrolimus (FK506). *Transplant Proc* 1997; **29:** 2657–9.
7. Leather H, *et al.* Pharmacokinetic evaluation of the drug interaction between intravenous itraconazole and intravenous tacrolimus or intravenous cyclosporin A in allogeneic hematopoietic stem cell transplant recipients. *Biol Blood Marrow Transplant* 2006; **12:** 325–34.

抗病毒药 他克莫司剂量有必要减少10～50倍以维持其治疗谷浓度，6名接受基于他克莫司免疫抑制疗法的HIV阳性肝移植受者，移植术后启用包含HIV-蛋白酶抑制药的抗逆转录病毒治疗[1]。该效应在服用奈非那韦比那地那韦更显著。相反，4名HIV阳性肾移植受者，接受无HIV-蛋白酶抑制药的抗逆转录病毒治疗，仅需给予他克莫司常规剂量。作者告诫，一些HIV-蛋白酶抑制药既为细胞色素P450同工酶CYP3A4诱导剂，亦为其抑制药。与他克莫司合用时，抑制效应占主导，但若骤然停用HIV-蛋白酶抑制药，CYP3A4诱导状态仍存在，他克莫司浓度可忽然降低；曾有1例患者发生上述情况。因此，作者得出结论，接受他克莫司治疗的移植受者，当启用或停用HIV-蛋白酶抑制药时，需谨慎并时常监测他克莫司浓度。

有报道，HIV阳性肝移植受者加用洛匹那韦/利托那韦后，显著增加他克莫司血浓度[2~4]。有些患者不需要进一步他克莫司治疗可达3周，甚至肝功能正常；对于肝功能异常患者，使用他克莫司1mg提供有效浓度达5周，1例患者引入洛匹那韦/利托那韦，而不增加他克莫司剂量，在以后几天，他克莫司浓度增加。作者推荐开始洛匹那韦/利托那韦治疗前一天，他克莫司剂量应预先减少至少50%，以后几天停药他克莫司。其后的治疗以监测他克莫司治疗药物的血浓度来指导[3]。进行洛匹那韦/利托那韦治疗的患者，其他克莫司常规剂量为每周0.5～1mg[2,3]。相反地，依非韦伦对他克莫司的药动学没有明显影响[4]。

1. Jain AKB, *et al.* The interaction between antiretroviral agents and tacrolimus in liver and kidney transplant patients. *Liver Transpl* 2002; **8:** 841–5.
2. Schonder KS, *et al.* Tacrolimus and lopinavir/ritonavir interaction in liver transplantation. *Ann Pharmacother* 2003; **37:** 1793–6.
3. Jain AB, *et al.* Effect of coadministered lopinavir and ritonavir (Kaletra) on tacrolimus blood concentration in liver transplantation patients. *Liver Transpl* 2003; **9:** 954–60.
4. Teicher E, *et al.* Effect of highly active antiretroviral therapy on tacrolimus pharmacokinetics in hepatitis C virus and HIV coinfected liver transplant recipients in the ANRS HC-08 study. *Clin Pharmacokinet* 2007; **46:** 941–52.

钙通道阻滞药 一项持续1年的回顾性研究[1]中，与28名单独给予他克莫司患者相比，22名合用硝苯地平治疗的肝移植受者中，所需他克莫司用药剂量显著降低。

据报道，1例肝移植患者在开始地尔硫䓬治疗后不久，就可出现他克莫司毒性[2]。

1. Seifeldin RA, *et al.* Nifedipine interaction with tacrolimus in liver transplant recipients. *Ann Pharmacother* 1997; **31:** 571–5.
2. Hebert MF, Lam AY. Diltiazem increases tacrolimus concentrations. *Ann Pharmacother* 1999; **33:** 680–2.

达那唑 1名接受达那唑和免疫抑制药治疗的患者中，出现肾毒性和震颤，并与他克莫司浓度升高相关[1]。上述效应可能由于他克莫司代谢受到抑制。

1. Shapiro R, *et al.* FK 506 interaction with danazol. *Lancet* 1993; **341:** 1344–5.

五味子甲素 12例健康志愿者接受13天SchE（*Hezheng Pharmaceutical Company，China*）（五味子属的华中五味子提取物，含五味子甲素）治疗，其他克莫司平均血药浓度从22.2ng/ml升至66.4ng/ml[1]。此研究中，他克莫司浓度-时间曲线下面积（AUC）升高164.2%，而口服给药消除率下降49%。提示华中五味子组分可能是细胞色素P450同工酶CYP3A4和（或）P-糖蛋白的抑制剂。

1. Xin H-W, *et al.* Effects of *Schisandra sphenanthera* extract on the pharmacokinetics of tacrolimus in healthy volunteers. *Br J Clin Pharmacol* 2007; **64:** 469–75.

胃肠药 2名肾移植受者启用兰索拉唑后，他克莫司谷浓度显著升高，停药后他克莫司谷浓度恢复正常[1,2]。其中1名患者随后改用雷贝拉唑治疗，对他克莫司浓度未见影响[2]。一项健康人群研究[3]亦见类似明显影响，兰索拉唑可使他克莫司浓度升高，其清除率降低，但研究发现该相互作用的程度依赖于或至少部分依赖于患者的遗传背景。作者设想，在某些种族人群中，上述相互作用的发生风险可能更高。相反，雷贝拉唑较少受到遗传背景的影响，对他克莫司药动学影响最小；对于具有细胞色素P450同工酶CYP2C19基因变异的他克莫司治疗患者，作者认为雷贝拉唑是比兰索拉唑更安全的质子泵抑制药。一项体外研究提示，奥美拉唑可抑制他克莫司的代谢[4]，尽管一项研究报告，奥美拉唑与他克莫司在肾移植受体患者无临床相关性[5]，但儿科肝移植患者启用奥美拉唑治疗会增高他克莫司浓度[6]。

1. Takahashi K, *et al.* Lansoprazole-tacrolimus interaction in Japanese transplant recipient with CYP2C19 polymorphism. *Ann Pharmacother* 2004; **38:** 791–4.
2. Homma M, *et al.* Effects of lansoprazole and rabeprazole on tacrolimus blood concentration: case of a renal transplant recipient with CYP2C19 gene mutation. *Transplantation* 2002; **73:** 303–4.
3. Itagaki F, *et al.* Effect of lansoprazole and rabeprazole on tacrolimus pharmacokinetics in healthy volunteers with CYP2C19 mutations. *J Pharm Pharmacol* 2004; **56:** 1055–9.
4. Christians U, *et al.* Identification of drugs inhibiting the in vitro metabolism of tacrolimus by human liver microsomes. *Br J Clin Pharmacol* 1996; **41:** 187–90.
5. Pascual J, *et al.* Interaction between omeprazole and tacrolimus in renal allograft recipients: a clinical-analytical study. *Transplant Proc* 2005; **37:** 3752–3.
6. Moreau C, *et al.* Interaction between tacrolimus and omeprazole in a pediatric liver transplant recipient. *Transplantation* 2006; **81:** 487–8.

免疫抑制药 西罗莫司可降低他克莫司血浓度；稳定肾移植受者合用此两药，平均他克莫司暴露量和谷浓度较他克莫司单独用药降低约30%。他克莫司可抑制环孢素的体外代谢，其肾毒性可能增加（详见**环孢素**项下，第1744页）。他克莫司亦可使**霉酚酸酯**代谢物之一霉酚酸的浓度增加（详见**霉酚酸酯**项下，第1753页），若合用感染风险可能增加。

药动学

据报道，他克莫司口服给药后吸收不稳定。口服生物利用度差异显著；其平均值差异20%～25%。餐后尤其高脂餐后，他克莫司吸收率和程度降低。局部使用他克莫司后，系统暴露量很少或几乎没有（详见下文吸收）。静脉给药后广泛分布于组织中，血液中广泛与红细胞结合，红细胞结合变异可解释大部分药动学差异。血浆中约99%结合于血浆蛋白。他克莫司在肝脏中广泛代谢，主要为细胞色素P450同工酶CYP3A4代谢，从胆汁中排泄，几乎全部为代谢物。部分药物代谢亦可发生在胃肠道。代谢也可发生于小肠壁。据报道，全血清除半衰期在健康人群平均为43h，在移植患者约为12～16h。

1. Gruber SA, *et al.* Pharmacokinetics of FK506 after intravenous and oral administration in patients awaiting renal transplantation. *J Clin Pharmacol* 1994; **34:** 859–64.
2. Jusko WJ, *et al.* Pharmacokinetics of tacrolimus in liver transplant patients. *Clin Pharmacol Ther* 1995; **57:** 281–90.
3. Venkataramanan R, *et al.* Clinical pharmacokinetics of tacrolimus. *Clin Pharmacokinet* 1995; **29:** 404–30.
4. Wallemacq PE, Verbeeck RK. Comparative clinical pharmacokinetics of tacrolimus in paediatric and adult patients. *Clin Pharmacokinet* 2001; **40:** 283–95.
5. Bekersky I, *et al.* Comparative tacrolimus pharmacokinetics: normal versus mildly hepatically impaired subjects. *J Clin Pharmacol* 2001; **41:** 628–35.
6. Reding R, *et al.* Efficacy and pharmacokinetics of tacrolimus oral suspension in pediatric liver transplant recipients. *Pediatr Transplant* 2002; **6:** 124–6.
7. Staatz CE, Tett SE. Clinical pharmacokinetics and pharmacodynamics of tacrolimus in solid organ transplantation. *Clin Pharmacokinet* 2004; **43:** 623–53.
8. Kuypers DRJ, *et al.* Time-related clinical determinants of long-term tacrolimus pharmacokinetics in combination therapy with mycophenolic acid and corticosteroids: a prospective study in one hundred de novo renal transplant recipients. *Clin Pharmacokinet* 2004; **43:** 741–62.
9. Iwasaki K. Metabolism of tacrolimus (FK506) and recent topics in clinical pharmacokinetics. *Drug Metab Pharmacokinet* 2007; **22:** 328–35.
10. Antignac M, *et al.* Population pharmacokinetics and bioavailability of tacrolimus in kidney transplant patients. *Br J Clin Pharmacol* 2007; **64:** 750–7.

吸收 婴幼儿单用0.1%他克莫司药膏局部用药治疗慢性皮炎，引起他克莫司高血清浓度（24ng/ml）。7天后他克莫司浓度降低，此后单次使用较小剂量0.03%他克莫司软膏，则血清浓度再度升高。作者警告，幼儿及皮肤屏障功能降低患者中不应使用[1]。另有报道[2]1名红皮病患者中，周身大面积使用0.1%他克莫司软膏后，观察到他克莫司血药浓度升高；再次建议皮肤屏障功能受损时应慎用。

1. Kameda G, *et al.* Unexpected high serum levels of tacrolimus after a single topical application in an infant. *J Pediatr* 2003; **143:** 280. Correction. *ibid.*; 462.
2. Teshima D, *et al.* Increased topical tacrolimus absorption in generalized leukemic erythroderma. *Ann Pharmacother* 2003; **37:** 1444–7.

生物利用度 食物种类和进餐时间可影响他克莫司的生物利用度。与禁食状态相比，食物尤其高脂食物可使其生物利用度明显降低[1]。进餐1.5h后服用他克莫司亦可使其吸收明显降低[2]。英国注册药品信息标明他克莫司应空腹给药，或饭前1h或饭后2～3h，以达到最大吸收。现认为他克莫司胃肠代谢广泛，可明显影响其生物利用度[3]。其代谢差异可解释生物利用度明显的种族差异[4]。

1. Bekersky I, *et al.* Effect of low- and high-fat meals on tacrolimus absorption following 5 mg single oral doses to healthy human subjects. *J Clin Pharmacol* 2001; **41:** 176–82.
2. Bekersky I, *et al.* Effect of time of meal consumption on bioavailability of a single oral 5 mg tacrolimus dose. *J Clin Pharmacol* 2001; **41:** 289–97.
3. Tuteja S, *et al.* The effect of gut metabolism on tacrolimus bioavailability in renal transplant recipients. *Transplantation* 2001; **71:** 1301–7.
4. Mancinelli LM, *et al.* The pharmacokinetics and metabolic disposition of tacrolimus: a comparison across ethnic groups. *Clin Pharmacol Ther* 2001; **69:** 24–31.

遗传因素 与CYP3A5＊1等位基因携带者相比，CYP3A5＊3纯合子肾移植受者达到他克莫司有效谷浓度所需剂量更低[1]。CYP3A5＊1等位基因携带者他克莫司清除率高于纯合子25%～45%[2]。移植术前检测细胞色素P450同工酶的基因型可确定患者所冒的免疫抑制不足或毒性的风险。

1. Hesselink DA, *et al.* Genetic polymorphisms of the CYP3A4, CYP3A5, and MDR-1 genes and pharmacokinetics of the calcineurin inhibitors cyclosporine and tacrolimus. *Clin Pharmacol Ther* 2003; **74:** 245–54.
2. Utecht KN, *et al.* Effects of genetic polymorphisms on the pharmacokinetics of calcineurin inhibitors. *Am J Health-Syst Pharm* 2006; **63:** 2340–8.

治疗药物监测 他克莫司谷浓度和系统暴露量有很好的相关性，而在其他时间点的分析没有意义[1]。但是似乎他克莫司浓度在早晨比在夜晚更高，有人建议早晨是治疗药物监测最佳点[2]。

微粒子酶免疫测定法（EIA）和酶联免疫吸附测定法（ELISA）均可用于他克莫司全血浓度测定。一项肝移植受者研究[3]发现，他克莫司谷浓度ELISA法测定值升高，与急性排斥反应发病风险降低而肾毒性发生风险升高具有相关性。为尽量减少肾毒性，作者建议他克莫司血药谷浓度应低于15ng/ml。数项研究显示不良反应更与他克莫司浓度而非剂量相关，但浓度与移植物排斥反应关系尚不明确，建议检测未结合的他克莫司浓度而非全血浓度，可能更与排斥反应相关[4]。

注册药品信息标明移植术后期间，应监测他克莫司血谷浓度；应在下一次剂量前抽血检测。若不立即进行分析，样本可室温储存，或储存于冰箱可在7天内分析；如果样本需要长期保存，可－20℃冻存，达12个月。基于临床需要可经常检测；推荐移植术后早期可每周检测2次，随后维持治疗期间可定期检测。虽然需要几天才可显现明显变化，但剂量调整后也应监测谷浓度。若免疫抑制治疗方案改变或合用其他可能改变他克莫司血浓度的药物，发生毒性或排斥反应征兆，也应监测。如果血浓度维持20ng/ml以下，大部分患者顺利完成治疗。实际上，在移植术后早期，肝移植受者全血谷浓度通常在5～10ng/ml范围；肾和心脏移植受者全血谷浓度在10～20ng/ml范围。肝、肾、心脏移植患者维持治疗期间，其血浓度通常在5～15ng/ml范围。

贝叶斯预测分析[5,6]和有限抽样法[7]（给药前立即和给药后1.5h抽样）也用于预测他克莫司暴露量。

英国注册药品信息标明，就标准配方（*Prograf*，*Astellas*）和缓释制剂配方（*Advagrat*，*Astollas*）而言，他克莫司谷浓度和系统暴露量的关系相似，虽然这两种配方药不可互换（见下文**口服制型**）。

1. Oellerich M, Armstrong VW. The role of therapeutic drug monitoring in individualizing immunosuppressive drug therapy: recent developments. *Ther Drug Monit* 2006; **28:** 720–5.
2. Baraldo M, Furlanut M. Chronopharmacokinetics of ciclosporin and tacrolimus. *Clin Pharmacokinet* 2006; **45:** 775–88.
3. Venkataramanan R, *et al.* Clinical utility of monitoring tac-

rolimus blood concentrations in liver transplant patients. *J Clin Pharmacol* 2001; **41:** 542–51.
4. Zahir H, *et al.* Factors affecting variability in distribution of tacrolimus in liver transplant recipients. *Br J Clin Pharmacol* 2004; **57:** 298–309.
5. Fukudo M, *et al.* Forecasting of blood tacrolimus concentrations based on the Bayesian method in adult patients receiving living-donor liver transplantation. *Clin Pharmacokinet* 2003; **42:** 1161–78.
6. Fukudo M, *et al.* Prospective evaluation of the Bayesian method for individualizing tacrolimus dose early after living-donor liver transplantation. *J Clin Pharmacol* 2009; **49:** 789–97.
7. Mathew BS, *et al.* A limited sampling strategy for tacrolimus in renal transplant patients. *Br J Clin Pharmacol* 2008; **66:** 467–72.

用途和用法

他克莫司是来源于 *tsukubaensis* 链茵属的强效大环内酯类（巨内酰胺）免疫抑制药，作用与环孢素类似（见1746页）。他克莫司结合于细胞内蛋白：FKBP-12，然后与钙、钙调节蛋白和钙调神经磷酸激酶形成复合物，抑制钙调神经磷酸激酶活性。可影响细胞因子产生，如白介素-2，并抑制 T 淋巴细胞活化，引起免疫抑制。

用于器官抑制患者预防或控制排斥反应，见下文**器官与组织移植**项下的交叉参考文献。他克莫司已试用于治疗少数患有难治性自身免疫性疾病或免疫系统介导疾病患者；一些国家已批准用于使用常规疗法无效的重症肌无力、类风湿关节炎和皮质激素治疗无效或禁忌的狼疮肾炎。他克莫司也可局部使用，治疗中度至重度特应性湿疹。

他克莫司释放支架已被用于冠状动脉支架安置术后再狭窄。

英国注册药品信息推荐，为达到最大吸收程度，口服他克莫司应空腹或于进餐前或进餐后 2～3h 服用。

用于**移植**术后，英国推荐每日分 2 次口服的速释剂型初始剂量如下：

- 肝移植：完成手术后约 12h 开始服用 100～200μg/kg；
- 肾移植：完成手术后 24h 内，开始服用 200～300μg/kg；
- 心脏移植：抗体诱导后、完成手术后 5 天内及患者病情稳定，75μg/kg。

无其他器官功能异常患者也可采用另一种方法，移植术后 12h 内，给予他克莫司，每日口服的初始剂量为 2～4mg，合用霉酚酸酯和皮质激素，或合用西罗莫司和皮质激素。

如果患者病情不允许口服给药，可经静脉进行初始给药，24h 连续滴注，建议每日成人初始剂量为：

- 肝移植：10～50μg/kg；
- 肾移植：50～100μg/kg；
- 心脏移植：10～20μg/kg。

对于排斥反应治疗，加大他克莫司剂量，辅助皮质激素治疗，短期应用单抗或多抗。从别的免疫抑制药转换到他克莫司治疗的肝、肾移植受者，应以推荐的初期免疫抑制药初始口服剂量开始，心脏移植患者换用他克莫司，推荐初始剂量为每日 150μg/kg，分 2 次口服。欧盟推荐的治疗其他移植排斥反应剂量所依据的数据有限。每日口服他克莫司初始剂量如下：

- 肺移植：100～150μg/kg；
- 胰腺移植：200μg/kg；
- 小肠移植：300μg/kg。

在美国，推荐成人每日口服初始剂量如下，分 2 次口服：

- 肝移植：100～150μg/kg，于移植术后 6h 启用；
- 肾移植：合用咪唑硫嘌呤时为 200μg/kg，或合用霉酚酸酯及白介素-2 受体拮抗药时为 100μg/kg，于移植术后 24h 内启用，如果有必要，可延迟至肾功能恢复再用；
- 心脏移植：75μg/kg，于移植术后 6h 启用。

对大多数移植患者推荐初始口服治疗。如果需要静脉给予他克莫司，推荐移植术后 6h 启用，每日他克莫司连续输注初始剂量为：

- 肝移植：30～50μg/kg；
- 肾移植：30～50μg/kg；
- 心脏移植：10μg/kg。

移植术后期间，他克莫司剂量往往会降低；某些患者停用其他免疫抑制治疗，采用他克莫司单一治疗，或以他克莫司为主的两药联合的双重治疗。不同患者的维持量应按全血谷浓度进行调整；建议多数患者全血谷浓度小于剂量 20ng/ml，其维持疗效满意（详见上文**治疗药物监测**）。

一些国家已有他克莫司缓释剂型，用于预防成人肝或肾移植中的排除反应以及移植物排斥反应的治疗。缓释剂型的初始每日剂量与欧盟推荐的每日 2 次速释剂型相同，每日 1 次，早晨服用。患者每日 2 次的速释剂型维持治疗，也可转换为每日 1 次的缓释剂型胶囊，两者每日的剂量相同。但是速释剂型与缓释剂型不可互换，应监测他克莫司谷浓度以确保能够维持二者相似的系统暴露量，见下文**口服剂型**。

儿科移植受者的使用剂量见下文**儿童用法**。

用于治疗**特应性湿疹**，对于常规治疗无效或无法适用患者，可使用 0.03％或 0.1％他克莫司软膏每日 2 次治疗；应尽可能使用较低浓度或降低使用频率。儿童的治疗见下文**儿童用法**。应持续治疗直至体征和症状消退。

在英国，患儿可每日 2 次使用，持续治疗 3 周；后应减至每日 1 次使用。成人及患儿均应持续治疗，直至体征、症状缓解。英国注册药品信息中推荐，若治疗 2 周后未见好转征象，应考虑其他治疗方案；在美国，若治疗 6 周内临床症状未见改善，应再次检查以确证特应性湿疹诊断。在英国，他克莫司也被批准用于维持治疗；对长达 6 周，每日 2 次治疗有反应的患者，可应用 0.1％他克莫司软膏每周 2 次，每次应用 2～3 天，达 12 个月。皮肤发红期间，可重新应用每日 2 次的治疗。

1. Winkler M, Christians U. A risk-benefit assessment of tacrolimus in transplantation. *Drug Safety* 1995; **12:** 348–57.
2. Plosker GL, Foster RH. Tacrolimus: a further update of its pharmacology and therapeutic use in the management of organ transplantation. *Drugs* 2000; **59:** 323–89.
3. Skaehill PA. Tacrolimus in dermatologic disorders. *Ann Pharmacother* 2001; **35:** 582–8.
4. Woo DK, James WD. Topical tacrolimus: a review of its uses in dermatology. *Dermatitis* 2005; **16:** 6–21.
5. Simpson D, Noble S. Tacrolimus ointment: a review of its use in atopic dermatitis and its clinical potential in other inflammatory skin conditions. *Drugs* 2005; **65:** 827–58.
6. First MR, Fitzsimmons WE. Modified release tacrolimus. *Yonsei Med J* 2004; **45:** 1127–31.
7. Wente MN, *et al.* Review of the clinical experience with a modified release form of tacrolimus [FK506E (MR4)] in transplantation. *Clin Transplant* 2006; **20** (suppl 17): 80–4.
8. Chisholm MA, Middleton MD. Modified-release tacrolimus. *Ann Pharmacother* 2006; **40:** 270–5.
9. Cross SA, Perry CM. Tacrolimus once-daily formulation: in the prophylaxis of transplant rejection in renal or liver allograft recipients. *Drugs* 2007; **67:** 1931–43.
10. First MR. First clinical experience with the new once-daily formulation of tacrolimus. *Ther Drug Monit* 2008; **30:** 159–66.

用法 据报道为达到目标谷浓度 10～15ng/ml，所需他克莫司平均用药剂量，7 名黑人肾移植受者比 20 名此类白人或亚裔患者高出 96％[1]（有关种族因素影响他克莫司生物利用度，详见上文**药动学**项下）。

为获得同样的血浓度，通常儿童要求的剂量高于成人（见下文**儿童用法**）。有限证据表明，丙型肝炎患儿平均所需他克莫司用药剂量，为无丙型肝炎患儿的 1/3[2]。

1. Andrews PA, *et al.* Racial variation in dosage requirements of tacrolimus. *Lancet* 1996; **348:** 1446.
2. Moreno M, *et al.* Monitoring of tacrolimus as rescue therapy in pediatric liver transplantation. *Ther Drug Monit* 1998; **20:** 376–9.

口服剂型 给予错误的口服剂型可引发严重不良反应，包括毒性和急性排斥反应[1]。传统剂型为速释剂型，每日 2 次，不能互换为缓释剂型，也不准许用于与缓释剂型相同的适应证，有些国家已有每日 1 次的剂型。除非监测他克莫司浓度以及特别监管下，患者不应在两种剂型间互换。

1. MHRA/CHM. Tacrolimus (Advagraf and Prograf): risk of serious medication errors. *Drug Safety Update* 2009; **2** (6): 4. Available at: http://www.mhra.gov.uk/home/idcplg?IdcService=GET_FILE&dDocName=CON035990&RevisionSelectionMethod=LatestReleased (accessed 18/01/10)

儿童用法 在英国，儿科**移植**患者的初始**口服**剂量，每日分为 2 次服用：

- 肝移植：300μg/kg，术后约 12h 开始使用；
- 肾移植：300μg/kg，术后 24h 内启用；青少年用较低剂量 200μg/kg，防止过高的谷浓度；
- 心脏移植：抗体诱导后，100～300μg/kg。

若患者状况不允许口服，可启用**静脉**治疗，连续 24h 输注；静脉治疗用药可达 7 天，但只要临床允许，应尽快转为口服治疗，静脉用药剂量如下：

- 肝移植：50μg/kg；
- 肾移植：75～100μg/kg。

无抗体诱导的心脏移植患者可启用静脉给药，每日 30～50μg/kg，连续 24h 输注。停用静脉输注后 8～12h，应开始口服给药，每日剂量为 300μg/kg，分 2 次服用。

肝和肾移植术后排斥反应治疗与成人相同（见上文**用途和用法**）。转为他克莫司治疗的儿科心脏移植患者，推荐初始口服剂量为每日 200～300μg/kg，分 2 次服用。

在美国，儿童推荐每日口服剂量如下，分 2 次服用：

- 肝移植：150～200μg/kg，移植术后约 6h 启用。

静脉给药剂量与成人相同（见上文**用途和用法**）。

按全血谷浓度调整剂量（见上文**治疗药物监测**）；为获得相同浓度，儿童往往需要剂量高于成人每千克 1.5～2 倍。

对常规治疗无效或无法适用的**特应性湿疹**儿童患者，推荐治疗计划如下：

- 2～16 岁：薄薄地涂抹 0.03％软膏，每日 2 次，达 3 周。之后，在英国，则减量为每日 1 次，直到病灶清除。尽管 0.1％软膏曾被人应用（见下文**湿疹**），但不准许 16 岁以下儿童使用。

儿童长期使用更高浓度剂型发生雀斑见上文**不良反应**项下**对皮肤的影响**。

- 16 岁及以上：与成人相同（见上文**用途和用法**）。

治疗持续时间同成人（见上文**用途和用法**）。

在英国，他克莫司也被批准用于维持治疗；对长达 6 周，每日 2 次治疗有反应的儿童患者，可应用 0.03％他克莫司软膏每周 2 次，每次应用 2～3 天，达 12 个月。皮肤发红期间，可重新应用每日 2 次的治疗。

湿疹 研究发现，他克莫司短期局部使用，可安全、有效[1～4]治疗中度至重度特应性湿疹（第1506页）。对于成人患者，所有病损区域使用 0.1％他克莫司软膏，其疗效与 0.1％丁酸氢化可的松软膏相似[5]，比 0.005％氟替卡松软膏（用于面部）[6]或 0.1％丁酸氢化可的松软膏（用于躯干和四肢）合用 1％醋酸氢化可的松软膏（用于头颈）更有效[7]。19 名患有面部特应性湿疹患者，其中 18 名对 0.03％他克莫司软膏产生抗药性[8]，改用 0.03％洗剂后疗效明显提高，6 名患者对商品化软膏成分白凡士林呈现皮肤接触试验阳性。一项荟萃分析得出结论，用于治疗湿疹，局部用 0.1％他克莫司与局部用强效皮质激素疗效相当，比局部用弱效皮质激素更有效；然而，他克莫司明显比皮质激素更易产生皮肤发热症状[9]。另一项荟萃分析[10]发现，0.03％和 0.1％他克莫司软膏应用于儿科湿疹患者，均比局部应用 1％醋酸氢化可的松或 1％吡美莫司能更有效地缓解病情。但是这两种他克莫司浓度的制剂没有明显的效价差别。

一项小规模、非盲研究提示，长期间歇使用他克莫司软膏可逆转局部用皮质激素诱导产生的皮肤萎缩现象[11]。其他研究中[12,13]，成人和儿童（2～15 岁）特应性湿疹患者每日 2 次，连续或间歇性地使用 0.1％他克莫司软膏治疗 4 年。尽管约一半患者在研究早期撤药，没有迹象表明长期使用他克莫司会增加不良反应风险，也没有迹象表明增加他克莫司暴露量期间皮肤感染风险会增加。

0.03％他克莫司软膏，每周 2～3 次的维持治疗 12 个月，对于防止儿童湿疹恶化也有效[14,15]。

但考虑到他克莫司潜在致癌性（详见上文**不良反应**项下），总体来说应避免长期局部使用。

1. Gianni LM, Sulli MM. Topical tacrolimus in the treatment of atopic dermatitis. *Ann Pharmacother* 2001; **35:** 943–6.
2. Allen BR. Tacrolimus ointment: its place in the therapy of atopic dermatitis. *J Allergy Clin Immunol* 2002; **109:** 401–3.
3. Anonymous. Topical tacrolimus—a role in atopic dermatitis? *Drug Ther Bull* 2002; **40:** 73–5.
4. Fleischer AB, Boguniewicz M. An approach to pruritus in atopic dermatitis: a critical systematic review of the tacrolimus ointment literature. *J Drugs Dermatol* 2010; **9:** 488–98.
5. Reitamo S, *et al.* Efficacy and safety of tacrolimus ointment compared with that of hydrocortisone butyrate ointment in adult patients with atopic dermatitis. *J Allergy Clin Immunol* 2002; **109:** 547–55.
6. Doss N, *et al.* Superiority of tacrolimus 0.1% ointment compared with fluticasone 0.005% in adults with moderate to severe atopic dermatitis of the face: results from a randomized, double-blind trial. *Br J Dermatol* 2009; **161:** 427–34.
7. Reitamo S, *et al.* A multicentre, randomized, double-blind, controlled study of long-term treatment with 0.1% tacrolimus ointment in adults with moderate to severe atopic dermatitis. *Br J Dermatol* 2005; **152:** 1282–9.
8. Sugiura H, *et al.* An open study of a lotion formulation to improve tolerance of tacrolimus in facial atopic dermatitis. *Br J Dermatol* 2001; **145:** 795–8.
9. Ashcroft DM, *et al.* Efficacy and tolerability of topical pimecrolimus and tacrolimus in the treatment of atopic dermatitis: meta-analysis of randomised controlled trials. *BMJ* 2005; **330:** 516–22.
10. Yan J, *et al.* Meta-analysis of tacrolimus ointment for atopic dermatitis in pediatric patients. *Pediatr Dermatol* 2008; **25:** 117–20.
11. Kyllönen H, *et al.* Effects of 1-year intermittent treatment with topical tacrolimus monotherapy on skin collagen synthesis in patients with atopic dermatitis. *Br J Dermatol* 2004; **150:** 1174–81.
12. Hanifin JM, *et al.* US Tacrolimus Ointment Study Group. Efficacy and safety of tacrolimus ointment treatment for up to 4 years in patients with atopic dermatitis. *J Am Acad Dermatol* 2005; **53** (suppl 2): S186–S194.
13. Reitamo S, *et al.* 0.1% Tacrolimus Ointment Long-term Follow-up Study Group. A 4-year follow-up study of atopic dermatitis therapy with 0.1% tacrolimus ointment in children and adult patients. *Br J Dermatol* 2008; **159:** 942–51.
14. Thaçi D, *et al.* European Tacrolimus Ointment Study Group. Proactive disease management with 0.03% tacrolimus ointment for children with atopic dermatitis: results of a randomized, multicentre, comparative study. *Br J Dermatol* 2008; **159:** 1348–56.
15. Paller AS, *et al.* US Tacrolimus Ointment Study Group. Three times weekly tacrolimus ointment reduces relapse in stabilized atopic dermatitis: a new paradigm for use. *Pediatrics* 2008; **122:** e1210–e1218.

脑炎 与回溯性未经治疗对照组比较，7 例 Rasmussen 脑炎（一种进行性神经障碍，有自身免疫源性）患者经他克莫司治疗后，就神经功能和大脑半侧萎缩发生率而言，预后较好，但对癫痫预后无影响[1]。对照组患者有更多严重疾病，但由于仅 1 例患者使用他克莫司表现出认知下降，因而治疗组没有任何患者需要做大脑半球切除术。作者推论前瞻性研究更有意义。

1. Bien CG, *et al.* An open study of tacrolimus therapy in Rasmussen encephalitis. *Neurology* 2004; **62:** 2106–9.

肾小球肾病 据报道[1~5]，他克莫司诱导肾小球肾病患者病情缓解有效（第1436页）。也用于首次发病的单一用药治疗，以及对标准治疗无效患者和皮质激素依赖性疾病。但是，有报道一项小规模纵向研究[6]发现，虽然对某些患儿有益，但对环孢素疗效不好的儿童重症皮质激素依赖性肾病综合征患者，给予他克莫司无助于病情的控制。

1. Segarra A, *et al.* Combined therapy of tacrolimus and corticosteroids in cyclosporin-resistant or -dependent idiopathic focal glomerulosclerosis: a preliminary uncontrolled study with prospective follow-up. *Nephrol Dial Transplant* 2002; **17:** 655–62.
2. Duncan N, *et al.* Treatment of focal and segmental glomerulosclerosis in adults with tacrolimus monotherapy. *Nephrol Dial Transplant* 2004; **19:** 3062–7.
3. Westhoff TH, *et al.* Tacrolimus in steroid-resistant and steroid-dependent nephrotic syndrome. *Clin Nephrol* 2006; **65:** 393–400.
4. Bhimma R, *et al.* Management of steroid-resistant focal segmental glomerulosclerosis in children using tacrolimus. *Am J Nephrol* 2006; **26:** 544–51.
5. Praga M, *et al.* Grupo Español de Estudio de la Nefropatía Membranosa. Tacrolimus monotherapy in membranous nephropathy: a randomized controlled trial. *Kidney Int* 2007; **71:** 924–30.
6. Sinha MD, *et al.* Treatment of severe steroid-dependent nephrotic syndrome (SDNS) in children with tacrolimus. *Nephrol Dial Transplant* 2006; **21:** 1848–54.

肝炎 对于自身免疫性慢性活动性肝炎（第1434页）患者，一些证据提示，他克莫司可作为一种替代疗法，用于单用皮质激素或合用硫唑嘌呤均无法获得满意疗效时。

鱼鳞病 有关使用他克莫司治疗鱼鳞病，详见1507页。

炎性肠病 据报道炎性肠病（IBD，第1620页）患者对他克莫司具有反应性。口服[1~3]、静脉[1]或局部[4]给予他克莫司，可用于治疗使用标准疗法难以治愈的溃疡性结肠炎[1,3]、克罗恩病[1~3,5,6]患者。但需进一步开展对照试验以确证。一篇系统性综述[7]总结了 286 例患者使用他克莫司的 23 例报道，得出结论：虽然证据不足并且还需要与英夫利昔单抗的对照研究，口服他克莫司对重症活动性克罗恩病仍是一种合理和有效的治疗方法。他克莫司也可试用于皮质激素无效的 IBD 患者。静脉用药不见得比口服用药好；某些病例可局部使用他克莫司。

1. Fellermann K, *et al.* Tacrolimus: a new immunosuppressant for steroid refractory inflammatory bowel disease. *Transplant Proc* 2001; **33:** 2247–8.
2. Ierardi E, *et al.* Oral tacrolimus long-term therapy in patients with Crohn's disease and steroid resistance. *Aliment Pharmacol Ther* 2001; **15:** 371–7.
3. Bousvaros A, *et al.* Oral tacrolimus treatment of severe colitis in children. *J Pediatr* 2000; **137:** 794–9.
4. Ogata H, *et al.* A randomised dose finding study of oral tacrolimus (FK506) therapy in refractory ulcerative colitis. *Gut* 2006; **55:** 1255–62. Correction. *ibid.*; 1684. [dosage error in abstract]
5. Casson DH, *et al.* Topical tacrolimus may be effective in the treatment of oral and perineal Crohn's disease. *Gut* 2000; **47:** 436–40.
6. Hart AL, *et al.* Topical tacrolimus in the treatment of perianal Crohn's disease: exploratory randomized controlled trial. *Inflamm Bowel Dis* 2007; **13:** 245–53.
7. Gonzalez-Lama Y, *et al.* The role of tacrolimus in inflammatory bowel disease: a systematic review. *Dig Dis Sci* 2006; **51:** 1833–40.

重症肌无力 对常规治疗无效或使用标准治疗禁忌患者，他克莫司可有效控制重症肌无力病情（第599页）[1,2]。一项非盲研究中，79 名胸腺切除重症肌无力患者，使用高剂量泼尼松与环孢素联合治疗，其中环孢素改用他克莫司替代治疗。他克莫司初始剂量为每日 100μg/kg，分 2 次给予；后续剂量调整使血浆浓度达到 7～8ng/ml，每日所需他克莫司剂量为 6～10mg。1 年后剂量减量使药物浓度约为 6ng/ml。患者中除 2 名外泼尼松均减量至最终撤药；73 名患者接受他克莫司持续治疗 3 年以上。所有患者均能恢复正常日常活动[3]。一些国家批准使用他克莫司治疗重症肌无力，通常口服剂量为 3mg，每日 1 次。另一项小规模研究报道，上述剂量可减少皮质激素用量；长期连续治疗，疗效可维持达 3 年[4]。有人认为他克莫司治疗合并胸腺瘤重症肌无力疗效比无胸腺瘤重症肌无力好[5]。

他克莫司也作为一线用药辅助泼尼松龙治疗；据报道可减少每日泼尼松龙剂量，并为血浆置换和静脉大剂量给予甲泼尼龙所需[6]。

1. Evoli A, *et al.* Successful treatment of myasthenia gravis with tacrolimus. *Muscle Nerve* 2002; **25:** 111–14.
2. Shimojima Y, *et al.* Tacrolimus in refractory patients with myasthenia gravis: coadministration and tapering of oral prednisolone. *J Clin Neurosci* 2006; **13:** 39–44.
3. Ponseti JM, *et al.* Long-term results of tacrolimus in cyclosporine- and prednisone-dependent myasthenia gravis. *Neurology* 2005; **64:** 1641–3.
4. Tada M, *et al.* Long-term therapeutic efficacy and safety of low-dose tacrolimus (FK506) for myasthenia gravis. *J Neurol Sci* 2006; **247:** 17–20.
5. Mitsui T, *et al.* Beneficial effect of tacrolimus on myasthenia gravis with thymoma. *Neurologist* 2007; **13:** 83–6.
6. Nagane Y, *et al.* Efficacy of low-dose FK506 in the treatment of Myasthenia gravis—a randomized pilot study. *Eur Neurol* 2005; **53:** 146–50.

眼病 有关他克莫司治疗各种眼病如眼葡萄膜炎，详见第1446页。

器官与组织移植 他克莫司已用于初期免疫抑制治疗及控制移植物排斥反应。最初他克莫司大多用于肝移植（第1732页），亦用于心脏移植（第1730页）、肾移植（第1731页）、肺移植（第1733页）、胰腺移植（第1733页）及肠移植（第1730页）。他克莫司亦已试用于预防骨髓移植术后（详见**造血干细胞移植**，第1729页）移植物抗宿主病。

有关移植术后他克莫司治疗，选择几篇参考文献如下。

1. European FK506 Multicentre Liver Study Group. Randomised trial comparing tacrolimus (FK506) and cyclosporin in prevention of liver allograft rejection. *Lancet* 1994; **344:** 423–8.
2. The US Multicenter FK506 Liver Study Group. A comparison of tacrolimus (FK506) and cyclosporine for immunosuppression in liver transplantation. *N Engl J Med* 1994; **331:** 1110–15.
3. Gruessner RW. Tacrolimus in pancreas transplantation: a multicenter analysis. *Clin Transplant* 1997; **11:** 299–312.
4. Gruessner RWG, *et al.* Suggested guidelines for the use of tacrolimus in pancreas/kidney transplantation. *Clin Transplant* 1998; **12:** 260–2.
5. Margreiter R. Efficacy and safety of tacrolimus compared with ciclosporin microemulsion in renal transplantation: a randomised multicentre study. *Lancet* 2002; **359:** 741–6.
6. O'Grady JG, *et al.* Tacrolimus versus microemulsified ciclosporin in liver transplantation: the TMC randomised controlled trial. *Lancet* 2002; **360:** 1119–25.
7. Scott LJ, *et al.* Tacrolimus: a further update of its use in the management of organ transplantation. *Drugs* 2003; **63:** 1247–97.
8. Kelly D, *et al.* Tacrolimus and steroids versus ciclosporin microemulsion, steroids, and azathioprine in children undergoing liver transplantation: randomised European multicentre trial. *Lancet* 2004; **364:** 1054–61.
9. Webster AC, *et al.* Tacrolimus versus ciclosporin as primary immunosuppression for kidney transplant recipients: meta-analysis and meta-regression of randomised trial data. *BMJ* 2005; **331:** 810–14.
10. McCormack PL, *et al.* Tacrolimus: in heart transplant recipients. *Drugs* 2006; **66:** 2269–79.
11. Haddad E, *et al.* Cyclosporin versus tacrolimus for liver transplanted patients. Available in The Cochrane Database of Systematic Reviews; Issue 4. Chichester: John Wiley; 2006 (accessed 18/03/08).
12. Wente MN, *et al.* Review of the clinical experience with a modified release form of tacrolimus [FK506E (MR4)] in transplantation. *Clin Transplant* 2006; **20** (suppl 17): 80–4.
13. Patel JK, Kobashigawa JA. Tacrolimus in heart transplant recipients: an overview. *BioDrugs* 2007; **21:** 139–43.
14. Joseph A, *et al.* Tacrolimus immunosuppression in high-risk corneal grafts. *Br J Ophthalmol* 2007; **91:** 51–5.
15. Bowman LJ, Brennan DC. The role of tacrolimus in renal transplantation. *Expert Opin Pharmacother* 2008; **9:** 635–43.
16. Wallemacq P, *et al.* Opportunities to optimize tacrolimus therapy in solid organ transplantation: report of the European consensus conference. *Ther Drug Monit* 2009; **31:** 139–52.
17. Fortune K, Couriel D. Tacrolimus in hematopoietic stem cell transplantation. *Expert Opin Drug Metab Toxicol* 2009; **5:** 835–41.

银屑病 研究表明，口服[1]或局部[2~7]给予他克莫司可有效治疗银屑病（第1510页）。

1. The European FK 506 Multicentre Psoriasis Study Group. Systemic tacrolimus (FK 506) is effective for the treatment of psoriasis in a double-blind, placebo-controlled study. *Arch Dermatol* 1996; **132:** 419–23.
2. Remitz A, *et al.* Tacrolimus ointment improves psoriasis in a microplaque assay. *Br J Dermatol* 1999; **141:** 103–7.
3. Clayton TH, *et al.* Topical tacrolimus for facial psoriasis. *Br J Dermatol* 2003; **149:** 419–20.
4. Brune A, *et al.* Tacrolimus ointment is effective for psoriasis on the face and intertriginous areas in pediatric patients. *Pediatr Dermatol* 2007; **24:** 76–80.
5. Liao YH, *et al.* Comparison of cutaneous tolerance and efficacy of calcitriol 3 μg g⁻¹ ointment and tacrolimus 0.3 mg g⁻¹ ointment in chronic plaque psoriasis involving facial or genitofemoral areas: a double-blind, randomized controlled trial. *Br J Dermatol* 2007; **157:** 1005–12.
6. Vissers WHPM, *et al.* Topical treatment of mild to moderate plaque psoriasis with 0.3% tacrolimus gel and 0.5% tacrolimus cream: the effect on SUM score, epidermal proliferation, keratinization, T-cell subsets and HLA-DR expression. *Br J Dermatol* 2008; **158:** 705–12.
7. Bissonnette R, *et al.* Efficacy and tolerability of topical tacrolimus ointment for the treatment of male genital psoriasis. *J Cutan Med Surg* 2008; **12:** 230–4.

坏疽性脓皮症 据报道，口服[1~3]、局部给药[4~9]或两者给药方式兼用[10,11]他克莫司，治疗坏疽性脓皮症（第1510页）患者具有反应性。一项小规模研究[12]发现，治疗口缘坏疽性脓皮症，局部用 0.3%他克莫司羧甲纤维素钠糊剂（carmellose sodium paste）比 0.05%丙酸氯倍米松更有效。

据报道，他克莫司直接用于坏疽性脓皮症患者的溃疡部位，经身体吸收的他克莫司血浓度等同于口服剂量后达到的血浓度[13,14]；皮肤大面积局部应用他克莫司或皮肤屏障损害的患者，需要监测血药浓度。

1. Abu-Elmagd K, *et al.* Resolution of severe pyoderma gangrenosum in a patient with streaking leukocyte factor disease after treatment with tacrolimus (FK 506). *Ann Intern Med* 1993; **119:** 595–8.
2. D'Incà R, *et al.* Tacrolimus to treat pyoderma gangrenosum resistant to cyclosporine. *Ann Intern Med* 1998; **128:** 783–4.
3. Lyon CC, *et al.* Recalcitrant pyoderma gangrenosum treated with systemic tacrolimus. *Br J Dermatol* 1999; **140:** 562–4.
4. Schuppe H-C, *et al.* Topical tacrolimus for pyoderma gangrenosum. *Lancet* 1998; **351:** 832.
5. Reich K, *et al.* Topical tacrolimus for pyoderma gangrenosum. *Br J Dermatol* 1998; **139:** 755–7.
6. Vidal D, Alomar A. Successful treatment of periostomal pyoderma gangrenosum using topical tacrolimus. *Br J Dermatol* 2004; **150:** 387–8.
7. Lally A, *et al.* Penile pyoderma gangrenosum treated with topical tacrolimus. *Arch Dermatol* 2005; **141:** 1175–6.
8. Chiba T, *et al.* Topical tacrolimus therapy for pyoderma gangrenosum. *J Dermatol* 2005; **32:** 199–203.
9. Kontos AP, *et al.* An open-label study of topical tacrolimus ointment 0.1% under occlusion for the treatment of pyoderma gangrenosum. *Int J Dermatol* 2006; **45:** 1383–5.
10. Jolles S, *et al.* Combination oral and topical tacrolimus in therapy-resistant pyoderma gangrenosum. *Br J Dermatol* 1999; **140:** 564–5.
11. Deckers-Kocken JM, Pasmans SG. Successful tacrolimus (FK506) therapy in a child with pyoderma gangrenosum. *Arch Dis Child* 2005; **90:** 531.
12. Lyon CC, *et al.* Topical tacrolimus in the management of peristomal pyoderma gangrenosum. *J Dermatol Treat* 2001; **12:** 13–17.
13. Ghislain P-D, *et al.* Efficacy and systemic absorption of topical tacrolimus used in pyoderma gangrenosum. *Br J Dermatol* 2004; **150:** 1052–3.
14. Pitarch G, *et al.* Systemic absorption of topical tacrolimus in pyoderma gangrenosum. *Acta Derm Venereol* 2006; **86:** 64–5.

再灌注和血管重建操作 有关他克莫司-释放支架应用的文献如下。

1. García-Tejada J, *et al.* Carbo-stent liberador de tacrolimus Janus®: resultados inmediatos y seguimiento clínico a medio plazo. *Rev Esp Cardiol* 2007; **60:** 197–200.
2. Han Y-L, *et al.* Midterm outcomes of prospective, randomized, single-center study of the Janus tacrolimus-eluting stent for treatment of native coronary artery lesions. *Chin Med J (Engl)* 2007; **120:** 552–6.
3. Tamburino C, *et al.* Real world safety and efficacy of the Janus Tacrolimus-Eluting stent: long-term clinical outcome and angiographic findings from the Tacrolimus-Eluting STent (TEST) registry. *Catheter Cardiovasc Interv* 2009; **73:** 243–8.
4. Onuma Y, *et al.* MAHOROBA, first-in-man study: 6-month results of a biodegradable polymer sustained release tacrolimus-eluting stent in de novo coronary stenoses. *Eur Heart J* 2009; **30:** 1477–85.

类风湿关节炎 在一项小规模、非盲研究[1]中，12 名患有类风湿关节炎（第12页）的患者，服用其他缓解病情抗风湿药如环孢素未见疗效，但 7 名患者服用他克莫司治疗 6 个月后疗效显著，其中 4 名患者治疗 2 年后疗效持续存在。在一项更大规模、对照试验研究[2]中，甲氨蝶呤耐药的类风湿关节炎患者服用他克莫司治疗后，活动性疾病得到改善。与之类似，一项非盲、多中心研究中，80 名活动性疾病患者单用甲氨蝶呤反应不佳，甲氨蝶呤治疗加用他克莫司每日 3mg 口服，可使临床疗效提高近一半。认为上述疗法总体耐受性良好[3]。在一些国家已批准用于治疗难治性类风湿关节炎，他克莫司口服剂量为每次 3mg，每日 1 次；老年患者用药剂量可为 1.5mg 每日 1 次[4,5]。

1. Gremillion RB, *et al.* Tacrolimus (FK506) in the treatment of severe, refractory rheumatoid arthritis: initial experience in 12 patients. *J Rheumatol* 1999; **26:** 2332–6.
2. Furst DE, *et al.* Efficacy of tacrolimus in rheumatoid arthritis patients who have been treated unsuccessfully with methotrexate: a six-month, double-blind, randomized, dose-ranging study. *Arthritis Rheum* 2002; **46:** 2020–8.
3. Kremer JM, *et al.* Tacrolimus in rheumatoid arthritis patients receiving concomitant methotrexate: a six-month, open-label study. *Arthritis Rheum* 2003; **48:** 2763–8.
4. Curran MP, Perry CM. Tacrolimus: in patients with rheumatoid arthritis. *Drugs* 2005; **65:** 993–1001.
5. Kawai S, Yamamoto K. Safety of tacrolimus, an immunosuppressive agent, in the treatment of rheumatoid arthritis in elderly patients. *Rheumatology (Oxford)* 2006; **45:** 441–4.

硬皮病 据报道，硬皮病（第1734页）患者对他克莫司治疗具有反应性。

皮肤病 局部给予他克莫司用于治疗各种皮肤病。除了已获得许可用于湿疹（见上文），还用于银屑病和坏疽性脓皮症（见上文）的治疗。据报道，对于环状肉芽肿[1,2]、硬化性苔藓[3]、线状苔藓[4]、白糠疹[5]、苔藓性糠疹[6]、脂溢性皮炎[7]，以及血管淋巴结样增生症的皮肤症状[8]、原发性胆汁性肝硬化所致瘙痒症[9]，面部皮肤红斑狼疮的治疗均有益[10]。

1. Harth W, Linse R. Topical tacrolimus in granuloma annulare and necrobiosis lipoidica. *Br J Dermatol* 2004; **150:** 792–4.
2. Jain S, Stephens CJM. Successful treatment of disseminated granuloma annulare with topical tacrolimus. *Br J Dermatol* 2004; **150:** 1042–3.
3. Hengge UR, *et al.* Multicentre, phase II trial on the safety and efficacy of topical tacrolimus ointment for the treatment of lichen sclerosus. *Br J Dermatol* 2006; **155:** 1021–8.
4. Sorgentini C, *et al.* Lichen striatus in an adult: successful treatment with tacrolimus. *Br J Dermatol* 2004; **150:** 776–7.
5. Rigopoulos D, *et al.* Tacrolimus ointment 0.1% in pityriasis alba: an open-label, randomized, placebo-controlled study. *Br J Dermatol* 2006; **155:** 152–5.
6. Simon D, *et al.* Successful treatment of pityriasis lichenoides with topical tacrolimus. *Br J Dermatol* 2004; **150:** 1033–5.
7. Braza TJ, *et al.* Tacrolimus 0.1% ointment for seborrhoeic dermatitis: an open-label pilot study. *Br J Dermatol* 2003; **148:** 1242–4.
8. Mashiko M, *et al.* A case of angiolymphoid hyperplasia with eosinophilia successfully treated with tacrolimus ointment. *Br J Dermatol* 2006; **154:** 803–4.
9. Aguilar-Bernier M, *et al.* Successful treatment of pruritus with topical tacrolimus in a patient with primary biliary cirrhosis. *Br J Dermatol* 2005; **152:** 808–9.
10. Tzung T-Y, *et al.* Tacrolimus vs. clobetasol propionate in the treatment of facial cutaneous lupus erythematosus: a randomized, double-blind, bilateral comparison study. *Br J Dermatol* 2007; **156:** 191–2.

制剂

专利制剂

Arg.: Prograf; Protopic; Tacraf†; Tacro-Tic; Tacroinmun; ***Austral.:*** Prograf; ***Austria:*** Prograf; Protopic; ***Belg.:*** Prograf; Protopic; ***Braz.:*** Prograf; Protopic; ***Canad.:*** Advagraf; Prograf; Protopic; ***Chile:*** Cromidin; Prograf; Protopic; T-Inmun; ***Cz.:*** Advagraf; Modigraf; Prograf; Protopic; Protopy†; ***Denm.:*** Advagraf; Prograf; Protopic; ***Fin.:*** Prograf; Protopic; ***Fr.:*** Advagraf; Modigraf; Prograf; Protopic; ***Ger.:*** Advagraf; Prograf; Protopic; ***Gr.:*** Advagraf; Prograf; Protopic; ***Hong Kong:*** Advagraf; Prograf; Protopic; ***Hung.:*** Advagraf; Prograf; Protopic; ***India:*** Mustopic; PanGraf; Tacroz; ***Indon.:*** Prograf; Protopic; ***Irl.:*** Advagraf; Prograf; Protopic; ***Israel:*** Prograf; Protopic; ***Ital.:*** Advagraf; Prograf; Protopic; ***Jpn:*** Graceptor; Prograf; Protopic; ***Malaysia:*** Prograf; Protopic; ***Mex.:*** Framebin; Limustin; Proalid; Prograf; Protopic; Traderma; ***Neth.:*** Prograf; Prograft; Protopic; Protopy†; ***Norw.:*** Advagraf; Prograf; Protopic; ***NZ:*** Prograf; Protopic; ***Philipp.:*** Prograf; Protopic; ***Pol.:*** Advagraf; Prograf; Protopic; ***Port.:*** Advagraf; Prograf; Protopic; Protopy†; ***Rus.:*** Prograf (Програф); ***S.Afr.:*** Prograf; Protopic; ***Singapore:*** Prograf; Protopic; ***Spain:*** Advagraf; Prograf; Protopic; ***Swed.:*** Advagraf; Prograf; Protopic; ***Switz.:*** Prograf; Protopic; ***Thai.:*** Prograf; Protopic; ***Turk.:*** Prograf; Protopic; ***UK:*** Adoport; Advagraf; Modigraf; Prograf; Protopic; ***Ukr.:*** Prograf (Програф); ***USA:*** Prograf; Protopic; ***Venez.:*** Prograf.

Umirolimus (*USAN*) 佑米莫司

Biolimus; TRM-986; Umirolimús; Umirolimusum. (3S,6R,7E,9R,10R,12R,14S,15E,17E,19E,21S,23S,26R,27R,34aS)-3-{(1R)-2-[(1S,3R,4R)-4-(2-Ethoxyethoxy)-3-methoxycyclohexyl]-1-methylethyl}-9,27-dihydroxy-10,21-dimethoxy-6,8,12,14,20,26-hexamethyl-3,4,9,10,12,13,14,21,22,23,24,25,26,27,32,33,34,34a-octadecahydro-23,27-epoxy-5H-pyrido[2,1-c][1,4]oxazacyclohentriacontine-1,5,11,28,29(6H,31H)-pentone.

Биолимус

$C_{55}H_{87}NO_{14}$ = 986.3.

CAS — 851536-75-9.

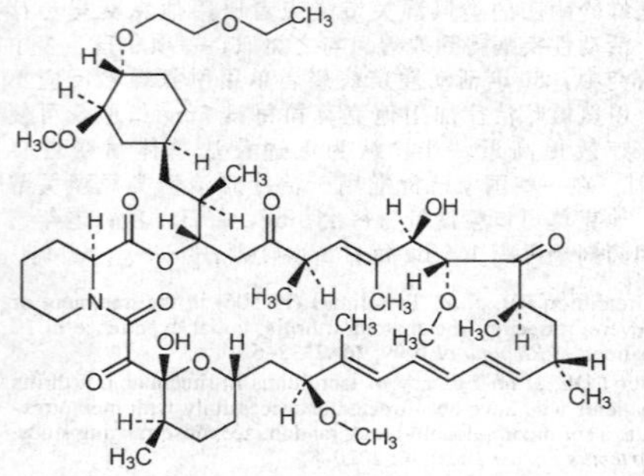

注：名称 Biolimus A9 和 BA9 已用作佑米莫司商品名。

简介

佑米莫司是西罗莫司（第1757页）类似物，佑米莫司-释放支架已被开发为减少冠状动脉支架置入术后再狭窄。

1. Windecker S, *et al.* Biolimus-eluting stent with biodegradable polymer versus sirolimus-eluting stent with durable polymer for coronary revascularisation (LEADERS): a randomised non-inferiority trial. *Lancet* 2008; **372:** 1163–73.
2. Ostojic M, *et al.*. The pharmacokinetics of Biolimus A9 after elution from the Nobori stent in patients with coronary artery disease: the NOBORI PK study. *Catheter Cardiovasc Interv* 2008; **72:** 901–8.
3. Verheye S, *et al.* 9-month clinical, angiographic, and intravascular ultrasound results of a prospective evaluation of the Axxess self-expanding biolimus A9-eluting stent in coronary bifurcation lesions: the DIVERGE (Drug-Eluting Stent Intervention for Treating Side Branches Effectively) study. *J Am Coll Cardiol* 2009; **53:** 1031–9.
4. Wykrzykowska JJ, *et al.* Biolimus-eluting biodegradable polymer versus sirolimus-eluting permanent polymer stent performance in long lesions: results from the LEADERS multicentre trial substudy. *EuroIntervention* 2009; **5:** 310–17.
5. Wykrzykowska JJ, *et al.* Impact of vessel size on angiographic and clinical outcomes of revascularization with biolimus-eluting stent with biodegradable polymer and sirolimus-eluting stent with durable polymer: the LEADERS trial substudy. *JACC Cardiovasc Interv* 2009; **2:** 861–70.

Voclosporin (*USAN*, *rINN*) 伏孢素

ISA-247; ISATX-247; LX-211; R-1524; Voclosporina; Voclosporine; Voclosporinum. Cyclo{L-alanyl-D-alanyl-N-methyl-L-leucyl-N-methyl-L-leucyl-N-methyl-L-valyl-[(2S,3R,4R,6E)-3-hydroxy-4-methyl-2-(methylamino)nona-6,8-dienoyl]-(2S)-2-aminobutanoyl-N-methylglycyl-N-methyl-L-leucyl-L-valyl-N-methyl-L-leucyl}.

Воклоспорин

$C_{63}H_{111}N_{11}O_{12}$ = 1214.6.

CAS — 515814-01-4.

ATC — L04AD03.

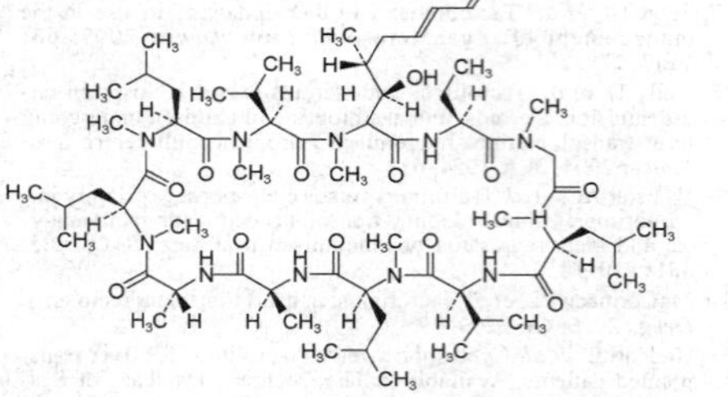

简介

伏孢素是环孢素（第1739页）类似物，治疗葡萄膜炎、银屑病以及防止器官移植的排斥。

1. Dumont FJ. ISAtx-247 (Isotechnika/Roche). *Curr Opin Investig Drugs* 2004; **5:** 542–50.
2. Anonymous. ISA 247: trans-ISA 247, trans-R 1524, ISA(TX)247, ISAtx 247, ISATx247, LX 211, LX211, R 1524, R-1524. *Drugs R D* 2007; **8:** 103–12.
3. Papp K, *et al.* Efficacy of ISA247 in plaque psoriasis: a randomised, multicentre, double-blind, placebo-controlled phase III study. *Lancet* 2008; **371:** 1337–42.
4. Anglade E, *et al.* A new agent for the treatment of noninfectious uveitis: rationale and design of three LUMINATE (Lux Uveitis Multicenter Investigation of a New Approach to Treatment) trials of steroid-sparing voclosporin. *Clin Ophthalmol* 2008; **2:** 693–702.
5. Deuter CME. Systemisches Voclosporin bei Uveitis. *Ophthalmologe* 2010; **107:** 672–5.

Zotarolimus (*USAN*, *rINN*) 佐他莫司

ABT-578; Zotarolimusum. (3S,6R,7E,9R,10R,12R,14S,15E,17E,19E,21S,23S,26R,27R,34aS)-9,27-Dihydroxy-10,21-dimethoxy-3-{(2R)-1-[(1S,3R,4S)-3-methoxy-4-(1H-tetrazol-1-yl)cyclohexyl]-propan-2-yl}-6,8,12,14,20,26-hexamethyl-3,4,9,10,12,13,14,21,22,23,24,25,26,27,32,33,34,34a-octadecahydro-5H-23,27-epoxypyrido[2,1-c][1,4]oxaazahentriacontine-1,5,11,28,29(6H,31H)-pentone.

Зотаролимус

$C_{52}H_{79}N_5O_{12}$ = 966.2.

CAS — 221877-54-9.

UNII — H4GXR80IZE.

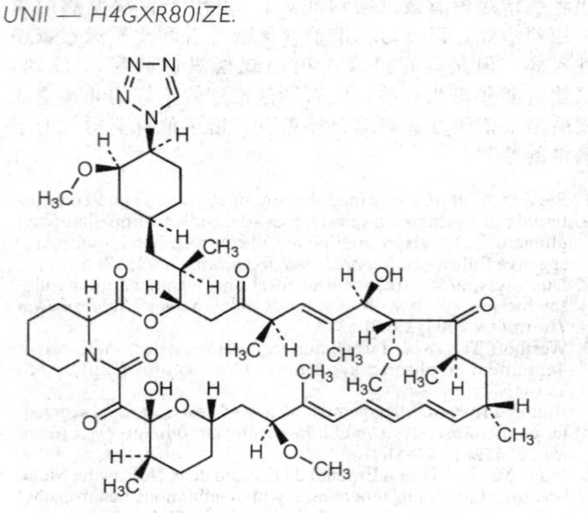

简介

佐他莫司是一种西罗莫司（第1757页）类似物，经皮冠脉支架置入术后作为药物洗脱支架用于降低再狭窄的发生。

再灌注和血管重建操作 有关佐他莫司-释放支架应用的文献如下。

1. Burke SE, *et al.* Zotarolimus (ABT-578) eluting stents. *Adv Drug Deliv Rev* 2006; **58:** 437–46.
2. Fajadet J, *et al.* ENDEAVOR II Investigators. Randomized, double-blind, multicenter study of the Endeavor zotarolimus-eluting phosphorylcholine-encapsulated stent for treatment of native coronary artery lesions: clinical and angiographic results of the ENDEAVOR II trial. *Circulation* 2006; **114:** 798–806.
3. Kandzari DE, Leon MB. Overview of pharmacology and clinical trials program with the zotarolimus-eluting endeavor stent. *J Interv Cardiol* 2006; **19:** 405–13.
4. Korovesis S, *et al.* Subacute thrombosis following implantation of zotarolimus-eluting stent. *Hellenic J Cardiol* 2006; **47:** 310–2.
5. Kandzari DE, *et al.* ENDEAVOR III Investigators. Comparison of zotarolimus-eluting and sirolimus-eluting stents in patients with native coronary artery disease: a randomized controlled trial. *J Am Coll Cardiol* 2006; **48:** 2440–7.
6. Chen Y-W, *et al.* Zotarolimus, a novel sirolimus analogue with potent anti-proliferative activity on coronary smooth muscle cells and reduced potential for systemic immunosuppression. *J Cardiovasc Pharmacol* 2007; **49:** 228–35.
7. Gershlick A, *et al.* ENDEAVOR Investigators. Zotarolimus-eluting stents in patients with native coronary artery disease: clinical and angiographic outcomes in 1,317 patients. *Am J Cardiol* 2007; **100** (suppl 2): S45–S55.
8. Meredith IT, *et al.* Four-year clinical follow-up after implantation of the endeavor zotarolimus-eluting stent: ENDEAVOR I, the first-in-human study. *Am J Cardiol* 2007; **100** (suppl 2): S56–S61.
9. Jain AK, *et al.* Real-world safety and efficacy of the endeavor zotarolimus-eluting stent: early data from the E-Five Registry. *Am J Cardiol* 2007; **100** (suppl 2): S77–S83.
10. Brugaletta S, *et al.* Zotarolimus for the treatment of coronary artery disease: pathophysiology, DES design, clinical evaluation and future perspective. *Expert Opin Pharmacother* 2009; **10:** 1047–58.
11. Meredith IT, *et al.* RESOLUTE Investigators. Clinical and angiographic results with the next-generation resolute stent system: a prospective, multicenter, first-in-human trial. *JACC Cardiovasc Interv* 2009; **2:** 977–85.
12. Meredith IT, *et al.* ENDEAVOR I Investigators. Five-year clinical follow-up after implantation of the endeavor zotarolimus-eluting stent: ENDEAVOR I, first-in-human study. *Catheter Cardiovasc Interv* 2009; **74:** 989–95.

局部麻醉药

局部麻醉药（简称局麻药）通过阻止或减少邻近其应用或注射部位的神经冲动传导而产生可逆性功能或感觉丧失。因为它们的作用方式是减少神经细胞膜对钠离子的通透性，所以也有膜稳定作用。

大多数临床应用的局麻药都有相同的化学结构：一个氨基通过酯键或酰胺键与一个芳香族残基相连。连接的类型决定了药物的性质。

局麻药的分类见表1。

表1 局麻药的分类

酰胺类	酯类
阿替卡因	苯甲酸酯
布比卡因	阿米卡因
辛可卡因	可卡因
乙基对哌啶基	丙泮卡因
乙酰氨基苯甲酸	
依替卡因	间氨基苯甲酸酯
左布比卡因	丙美卡因
利多卡因	对氨基苯甲酸酯
甲哌卡因	苯佐卡因
奥昔卡因	氨基苯甲酸丁酯
丙胺卡因	氯普鲁卡因
罗哌卡因	奥布卡因
托利卡因	对乙氧卡因
三甲卡因	普鲁卡因
其他	丙氧卡因
达克罗宁	丁卡因
氯乙烷	三卡因
凯托卡因	
麦替卡因	
普莫卡因	
奎尼卡因	

不良反应

局部麻醉后的明显不良反应可由药物本身或技术失误引起，也可能是交感神经系统阻滞的结果。如果局麻药被摄取入循环的速度超过了药物的降解速度，可导致血浆浓度升高，进而产生全身性不良作用。上述情况可发生于：

- 意外的血管内注射。
- 药物剂量过大或注射速度过快。
- 大量局麻药从黏膜或破损的皮肤吸收。
- 大量局麻药从炎症部位或血管丰富的部位吸收。

局麻药的全身毒性主要累及CNS和心血管系统。CNS兴奋可表现为不安、兴奋、紧张、感觉异常、头晕、耳鸣、视物模糊、恶心和呕吐、肌肉抽搐和震颤、惊厥。舌和口周麻木、头晕后镇静可为全身毒性的早期症状。如果发生兴奋，可为暂时性的，随后则出现抑制，表现为困倦、呼吸衰竭和昏迷。对心血管系统的作用可为心肌抑制和外周血管扩张，导致低血压和心动过缓，心律失常和心跳骤停也可发生。脊柱和硬膜外麻醉常伴有低血压，分娩妇女的体位不当也是一个影响因素。

罕见超敏反应，一般仅限于酯类局麻药。在酯类和酰胺类局麻药之间没有交叉过敏。曾有过局麻药特异体质。对局麻药制剂中的防腐剂的超敏反应也有发生。

某些局麻药引起正铁血红蛋白血症，在分娩过程中应用局麻药后曾发生胎儿中毒，是因为药物弥散通过胎盘或者是由意外的胎儿注射引起。

眼睛部位应用局部麻醉药时间过长可引起角膜损伤。

不良反应也可由与局麻药同时应用的血管收缩药引起。

1. McCaughey W. Adverse effects of local anaesthetics. *Drug Safety* 1992; **7:** 178–189.
2. Berde CB. Toxicity of local anesthetics in infants and children. *J Pediatr* 1993; **122** (suppl): S14–S20.
3. Naguib M, *et al.* Adverse effects and drug interactions associated with local and regional anaesthesia. *Drug Safety* 1998; **18:** 221–50.
4. Dalens BJ, Mazoit J-X. Adverse effects of regional anaesthesia in children. *Drug Safety* 1998; **19:** 251–68.
5. Cox B, *et al.* Toxicity of local anaesthetics. *Best Pract Res Clin Anaesthesiol* 2003; **17:** 111–36.
6. Fuzier R, *et al.* French Association of Regional Pharmacovigilance Centres. Adverse drug reactions to local anaesthetics: a review of the French pharmacovigilance database. *Drug Safety* 2009; **32:** 345–56.

中枢阻滞的不良反应 中枢神经阻滞（见下文**局部麻醉技术**项下）包括脊柱麻醉（腰麻）和硬膜外阻滞，应用非常广泛，某些不良反应与这种技术特别相关。因为硬膜外阻滞时应用的剂量更大，全身作用（见上文**不良反应**）的可能性比脊柱阻滞更大。

阻滞水平的过度扩散或硬膜外阻滞时意外穿破硬膜引起全脊髓麻醉可造成意识丧失、低血压和呼吸停止。扩散到颈部的情况极少，通常伴有恶心、躁动和低血压。

低血压（与继发于交感神经阻滞的静脉扩张和心输出量下降有关）是这种技术最常见的心血管作用，对妊娠患者可能特别麻烦。其他心血管并发症包括心动过缓或心脏传导阻滞，在腰麻后也有意外心跳骤停的报道。

硬膜穿破后头痛（见下文**不良反应的处置**）可能是与这些操作有关的最常见**神经并发症**，可伴有耳鸣或畏光。少数情况下，腰麻后头痛可由脑膜炎引起。背痛是硬膜外麻醉、腰麻或全麻后的常见术后并发症。颅神经病变和在低频范围内可逆性听力丧失的发生率较低，通常累及双耳，在腰麻后罕有报道。与这些阻滞有关的罕见神经并发症还包括蛛网膜炎引起的截瘫、血肿或脓肿引起的脊髓创伤或压迫。累及腰、臀和大腿的暂时性根性刺激可在腰麻后24h内发生，通常在一周内恢复。马尾综合征也是一种罕见并发症，症状包括尿潴留、会阴部感觉丧失、性功能丧失、便失禁，可在腰麻后持续数月。有证据表明，虽然发生率很低，但利多卡因腰麻后的神经毒性并发症的发生率要比其他常用局麻药更高，例如布比卡因和丁卡因。用利多卡因连续腰麻后的持续腰骶神经病变发生率可高达1/200。

围手术期寒战与硬膜外阻滞有关。

1. Kalmanovitch DVA, Simmons P. Post-anaesthetic complications in the home. *Prescribers' J* 1988; **28:** 124–31.
2. Wildsmith JAW, Lee JA. Neurological sequelae of spinal anaesthesia. *Br J Anaesth* 1989; **63:** 505–7.
3. Parnass SM, Schmidt KJ. Adverse effects of spinal and epidural anaesthesia. *Drug Safety* 1990; **5:** 179–94.
4. Anonymous. Perioperative shivering. *Lancet* 1991; **338:** 547–8.
5. Broome IJ. Hearing loss and dural puncture. *Lancet* 1993: **341:** 667–8.
6. Russell R, *et al.* Assessing long term backache after childbirth. *BMJ* 1993; **306:** 1299–1303.
7. Harding SA, *et al.* Meningitis after combined spinal-extradural anaesthesia in obstetrics. *Br J Anaesth* 1994; **73:** 545–7.
8. Gielen M. Spinal anaesthesia: hearing loss, failure, transient radicular irritation. *Anaesthesia* 1998; **53** (suppl 2): 23–5.
9. Horlocker TT, Wedel DJ. Neurologic complications of spinal and epidural anesthesia. *Reg Anesth Pain Med* 2000; **25:** 88–98.
10. Johnson ME. Potential neurotoxicity of spinal anesthesia with lidocaine. *Mayo Clin Proc* 2000; **75:** 921–32.
11. Zaric D, Pace NL. Transient neurologic symptoms (TNS) following spinal anaesthesia with lidocaine versus other local anaesthetics. Available in The Cochrane Database of Systematic Reviews; Issue 2. Chichester: John Wiley; 2009 (accessed 24/12/09).

对耳的影响 曾有报道外耳[1]或中耳[2]内应用局麻药后出现一些症状，如眩晕、恶心、眼球震颤，可由局麻药穿透进入内耳引起。与腰麻有关的听力丧失见上文**中枢阻滞的不良反应**。

1. Raine NMN, Whittet HB. Emla cream and induced vertigo. *Br J Hosp Med* 1994; **51:** 614–15.
2. Blair Simmons F, *et al.* Lidocaine in the middle ear: a unique cause of vertigo. *Arch Otolaryngol* 1973; **98:** 42–3.

对关节的影响 2006年至2008年间，FDA[1]收到35例患者术后经塑料输注器非正规关节内持续输注局麻药，发生软骨溶解的报告（主要在肩关节）。这其中，30名接受布比卡因（附加或不附加肾上腺素），2名接受罗哌卡因和布比卡因，2名单次注射布比卡因后关节内输注利多卡因，平均输注时间是48～72h。软骨溶解症状早的可出现于输注后2个月（平均5个月），平均在输注后8.5个月确诊，随后又收到另外4个报告。Health Canada也收到类似报告[2]。

1. FDA. Information for healthcare professionals: chondrolysis reported with continuously infused local anesthetics (marketed as bupivacaine, chlorprocaine, lidocaine, mepivacaine, procaine and ropivacaine) (issued 13th November, 2009). Available at: http://www.fda.gov/Drugs/DrugSafety/PostmarketDrugSafetyInformationforPatientsandProviders/ucm190302.htm (accessed 06/08/10)
2. Health Canada. Local anesthetic infusion with postoperative pain pumps and articular chondrolysis. *Can Adverse React News* 2009; **19** (1): 1–2. Also available at: http://www.hc-sc.gc.ca/dhp-mps/medeff/bulletin/carn-bcei_v19n1-eng.php#a1 (accessed 24/12/09)

对伤口愈合的影响 文献综述[1]发现，局麻药的局部浸润对于伤口愈合的头2个阶段有不良作用。对愈合伤口张力的作用大小还需进一步确定。

1. Brower MC, Johnson ME. Adverse effects of local anesthetic infiltration on wound healing. *Reg Anesth Pain Med* 2003; **28:** 233–40.

超敏反应 局麻药可引发Ⅰ型或Ⅳ型超敏反应。对局麻药的Ⅰ型反应（如过敏反应）一般罕见。酯类局麻药的发生率要高于酰胺类，可能是因为前者代谢成对氨基苯甲酸（PABA）。但是，严重或致命性反应不仅与酯类局麻药（如丁卡因[1]和普鲁卡因[2]）有关，也与酰胺类局麻药（利多卡因[3~7]和丙胺卡因[3]）有关。不耐受也可能是用甲哌卡因进行宫颈旁麻醉时发生患者死亡的原因[8]。齿科麻醉中的低血压通常是一种血管迷走神经反应，与应用的局麻药类型无关，可通过应用地西泮来预防。局部应用局麻药后致敏的患者在全身应用后可发生过敏反应[9]。诸如苯佐卡因或丁卡因等药物的锭剂或喷喉应用也可使患者致敏[10]。

诊断为对局麻药过敏的某些患者可对制剂中的防腐剂起反应[11]。在某些酯类局麻药和含有对氨基苯甲酸或相关成分[12]的外用制剂（如遮光剂）之间也可发生交叉过敏反应。皮试对于将来需应用局麻的患者或病史中不能排除过敏反应可能性的患者可能有益。但是，皮试本身能引起严重的过敏反应[9,13]。

对局麻药的Ⅳ型反应（即迟发反应）虽然罕见，但也有过报道[14~17]。

通过斑片试验判定对局麻药过敏发生率的报道见下文各药物专论。

1. Moriwaki K, *et al.* A case report of anaphylactic shock induced by tetracaine used for spinal anesthesia. *Masui* 1986; **35:** 1279–84.
2. MacLachlan D, Forrest AL. Procaine and malignant hyperthermia. *Lancet* 1974; **i:** 355.
3. Fisher MM, Pennington JC. Allergy to local anaesthesia. *Br J Anaesth* 1982; **54:** 893–4.
4. Howard JJ, *et al.* Adult respiratory distress syndrome following administration of lidocaine. *Chest* 1982; **81:** 644–5.
5. Promisloff RA, DuPont DC. Death from ARDS and cardiovascular collapse following lidocaine administration. *Chest* 1983; **83:** 585.
6. Ruffles SP, Ayres JG. Fatal bronchospasm after topical lignocaine before bronchoscopy. *BMJ* 1987; **294:** 1658–9.
7. Ball IA. Allergic reactions to lignocaine. *Br Dent J* 1999; **186:** 224–6.
8. Grimes DA, Cates W. Deaths from paracervical anesthesia used for first-trimester abortion, 1972–1975. *N Engl J Med* 1976; **295:** 1397–9.
9. Mulvey PM. Allergy to local anaesthetics. *Med J Aust* 1980; **1:** 386.
10. Verbov J. Drug eruptions. *Practitioner* 1979; **222:** 400–9.
11. Wildsmith JAW, *et al.* Alleged allergy to local anaesthetic drugs. *Br Dent J* 1998; **184:** 507–10.
12. Parnass SM, Schmidt KJ. Adverse effects of spinal and epidural anesthesia. *Drug Safety* 1990; **5:** 179–94.
13. Brown DT, *et al.* Allergic reaction to an amide local anaesthetic. *Br J Anaesth* 1981; **53:** 435–7.
14. Klein CE, Gall H. Type IV allergy to amide-type local anesthetics. *Contact Dermatitis* 1991; **25:** 45–8.
15. Craft DV, Good RP. Delayed hypersensitivity reaction of the knee after injection of arthroscopy portals with bupivacaine (Marcaine). *Arthroscopy* 1994; **10:** 305–8.
16. Bircher AJ, *et al.* Delayed-type hypersensitivity to subcutaneous lidocaine with tolerance to articaine: confirmation by in vivo and in vitro tests. *Contact Dermatitis* 1996; **34:** 387–9.
17. Ban M, Hattori M. Delayed hypersensitivity due to epidural block with ropivacaine. *BMJ* 2005; **330:** 229.

正铁血红蛋白血症 几种局麻药曾引起正铁血红蛋白血症，包括丁卡因[1]、苯佐卡因[1~6]和利多卡因[1,7]，但丙胺卡因引起的更常见[8~11]。正铁血红蛋白血症可发生于局部注射或表面麻醉后。这种反应可能是因为药物结构中有一个苯胺基团，如果是利多卡因和丙胺卡因，则是因为代谢成类苯胺结构。正铁血红蛋白血症可发生于常规剂量下，也可在局麻药中毒浓度下发生[1,10]，丙胺卡因的剂量达到8mg/kg或更大（超过最大推荐剂量）时通常可引起症状[12]。

正铁血红蛋白血症曾发生于表面应用丙胺卡因和利多卡因的合剂后[8,11]。虽然在婴儿[13,14]和儿童[15]应用这种混合物后正铁血红蛋白的浓度升高一般很小，但是某些婴儿可在出生后的前3个月内因为酶的能力有限而特别容易诱发正铁血红蛋白血症[13]。有些国家，包括英国和美国，乳膏被批准在新生儿中有限使用（见**利多卡因下的表面麻醉**，第1779页）。

与某些药物合用，例如磺胺类[8]或抗疟药[12]，可诱发正铁血红蛋白血症。有血红蛋白变异或6-磷酸葡萄糖脱氢酶（G6PD）缺乏症的患者发生正铁血红蛋白血症的危险性也增高[1]。

1. Olson ML, McEvoy GK. Methemoglobinemia induced by local anesthetics. *Am J Hosp Pharm* 1981; **38:** 89–93.
2. Rodriguez LF, *et al.* Benzocaine-induced methemoglobinemia: report of a severe reaction and review of the literature. *Ann Pharmacother* 1994; **28:** 643–9.
3. Tush GM, Kuhn RJ. Methemoglobinemia induced by an over-

the-counter medication. *Ann Pharmacother* 1996; **30:** 1251–4.
4. LeClaire AC, *et al.* Methemoglobinemia secondary to topical benzocaine use in a lung transplant patient. *Ann Pharmacother* 2005; **39:** 373–6.
5. FDA. FDA Public Health Advisory: benzocaine sprays marketed under different names, including Hurricaine, Topex, and Cetacaine (issued 10th February, 2006). Available at: http://www.fda.gov/Drugs/DrugSafety/PublicHealthAdvisories/ucm124350.htm (accessed 06/08/10)
6. Dahshan A, Donovan GK. Severe methemoglobinemia complicating topical benzocaine use during endoscopy in a toddler: a case report and review of the literature. Abstract: *Pediatrics* 2006; **117:** 1415–16. Full version: http://pediatrics.aappublications.org/cgi/reprint/117/4/e806 (accessed 24/12/09)
7. Karim A, *et al.* Methemoglobinemia complicating topical lidocaine used during endoscopic procedures. *Am J Med* 2001; **111:** 150–3.
8. Jakobson B, Nilsson A. Methemoglobinemia associated with a prilocaine-lidocaine cream and trimetoprim-sulphamethoxazole: a case report. *Acta Anaesthesiol Scand* 1985; **29:** 453–5.
9. Mandel S. Methemoglobinemia following neonatal circumcision. *JAMA* 1989; **261:** 702.
10. Knobeloch L, *et al.* CDC. Prilocaine-induced methemoglobinemia—Wisconsin, 1993. *MMWR* 1994; **43:** 655–7.
11. Parker JF, *et al.* EMLA toxicity after application for allergy skin testing. *Pediatrics* 2004; **113:** 410–11.
12. Reynolds F. Adverse effects of local anaesthetics. *Br J Anaesth* 1987; **59:** 78–95.
13. Nilsson A, *et al.* Inverse relationship between age-dependent erythrocyte activity of methaemoglobin reductase and prilocaine-induced methaemoglobinaemia during infancy. *Br J Anaesth* 1990; **64:** 72–6.
14. Brisman M, *et al.* Methaemoglobin formation after the use of EMLA cream in term neonates. *Acta Paediatr* 1998; **87:** 1191–4.
15. Frayling IM, *et al.* Methaemoglobinaemia in children treated with prilocaine-lignocaine cream. *BMJ* 1990; **301:** 153–4.

妊娠 在上文**中枢阻滞的不良反应**中曾提到，对分娩期间接受硬膜外或脊柱阻滞镇痛的患者来说，低血压特别麻烦。而且，分娩期间接受硬膜外镇痛的患者发热的危险增加，可导致胎儿损害[1]。

因为对胎儿的严重不良反应，宫颈旁阻滞不常应用。

1. Fusi L, *et al.* Maternal pyrexia associated with the use of epidural analgesia in labour. *Lancet* 1989; **i:** 1250–2.

不良反应的处置

一旦出现胃肠外应用局麻药的中毒征象即应停止注射，某些情况下也可应用止血带来限制更多的全身吸收。无论用药途径如何，接下来的处置都是支持疗法。如果出现全身反应，应采取措施以维持循环和呼吸，控制惊厥。必须保证气道通畅并给氧，必要时辅助通气。应通过静脉输液来维持循环。严重低血压的治疗可应用血管加压素，虽然可有 CNS 兴奋的危险。麻黄碱适于腰麻或硬膜外阻滞引起的低血压，特别是在妊娠时。心脏毒性可能是顽固性的，特别是某些局麻药，如布比卡因（建议用脂肪性乳剂，见**大豆油**，第1867页）。应用缩宫药物的患者不应使用血管加压素。惊厥可通过静脉应用苯二氮䓬类药物控制，如地西泮，虽然这些药物也可抑制呼吸和循环。静脉应用苯巴比妥用于持续惊厥。正铁血红蛋白血症可用静脉注射亚甲蓝治疗。

硬膜穿刺后头痛 在腰麻或中枢神经阻滞等操作过程中穿破硬膜后的头痛是由 CSF 漏出引起的。应用小而钝的穿刺针可显著降低发生率，因为在硬膜上的破孔更小，而且硬膜纤维是被分开而非切割的。

如果必须治疗，保守疗法（如镇痛药和水化）可在 1～2 天内缓解大多数轻度头痛患者的症状。卧床休息不会减少发生率，但是一旦头痛发生，患者会在休息时感觉头痛减轻。如果头痛持续 24h，硬膜外注射盐水或右旋糖酐 40，或静脉内应用咖啡因和苯甲酸钠等措施可有效缓解头痛，口服咖啡因也有效。但是，虽然缺乏良好的证据支持，硬膜外注射自体血在穿破的硬膜上形成血补片可能是最常用的方法。曾有非对照研究报道成功应用促肾上腺皮质激素或替可克肽缓解头痛，但这种用舒马曲坦得到的头痛缓解未能在对照研究中得到证实。

1. Choi A, *et al.* Pharmacologic management of postdural puncture headache. *Ann Pharmacother* 1996; **30:** 831–9.
2. Broadley SA, Fuller GN. Lumbar puncture needn't be a headache. *BMJ* 1997; **315:** 1324–5.
3. Serpell MG, *et al.* Prevention of headache after lumbar puncture: questionnaire survey of neurologists and neurosurgeons in United Kingdom. *BMJ* 1998; **316:** 1709–10.
4. Evans RW, *et al.* Assessment: prevention of post-lumbar puncture headaches: report of the Therapeutics and Technology Assessment Subcommittee of the American Academy of Neurology. *Neurology* 2000; **55:** 909–14. Also available at: http://www.neurology.org/cgi/reprint/55/7/909.pdf (accessed 11/08/08)
5. Boonmak P, Boonmak S. Epidural blood patching for preventing and treating post-dural puncture headache. Available in The Cochrane Database of Systematic Reviews; Issue 1. Chichester: John Wiley; 2010 (accessed 06/08/10).
6. Turnbull DK, Shepherd DB. Post-dural puncture headache: pathogenesis, prevention and treatment. *Br J Anaesth* 2003; **91:** 718–29.
7. Armon C, Evans RW. Addendum to assessment: prevention of post-lumbar puncture headaches: report of the Therapeutics and Technology Assessment Subcommittee of the American Academy of Neurology. *Neurology* 2005; **65:** 510–12. Also available at: http://www.neurology.org/cgi/reprint/65/4/510.pdf (accessed 11/08/08)

注意事项

已知过敏者禁用各种局麻药。但是，用不同化学类型的局麻药有可能避免过敏反应。如果肠胃外应用局麻药，应做好复苏准备。

完全性心脏传导阻滞的患者不应使用局麻药。老年患者、虚弱者、儿童、心功能或呼吸功能受损、休克、肝脏受损、癫痫患者应谨慎用药。重症肌无力的患者对局麻药特别敏感。酯类局麻药禁用于血浆胆碱酯酶浓度低的患者。硬膜外阻滞或腰麻等技术在有脑脊髓疾病、心源性或低血容量性休克、凝血状态改变的患者中不应使用。因为 CNS 有可能被感染，在穿刺部位或周围有皮肤化脓性感染时也不应使用这些技术。

因为局麻药吸收过快时有全身不良反应的危险，所以不应把药物注射入或应用于炎症或感染组织或受损的皮肤、黏膜部位。同样原因，注射速度也不应过快，同时要注意防止意外血管内注射。局麻药摄取入循环产生不良反应的危险可通过加入肾上腺素产生血管收缩作用而减少，但应使用最低有效浓度的肾上腺素。但是，在肢体末端（如手指）不应使用含肾上腺素的溶液，因为引起的广泛缺血可导致坏疽。甲哌卡因和丙胺卡因在低浓度时产生的血管扩张作用小于其他麻醉药，适用于不能加用血管收缩剂时（也可见下文**作用**）。

当应用于口腔和咽喉时，局麻药可影响吞咽功能，增加误吸的危险。在喉镜或气管镜检查等操作中应用局麻药的患者应注意在麻醉后至少 3～4h 内不要饮食。

长时间应用局麻药进行表面麻醉可损害角膜，特别是可卡因。应警告患者在麻醉消退前不要揉或触摸眼睛，应保护被麻醉眼以免受到灰尘和细菌污染。

局麻药可有耳毒性，不应滴入中耳。

应避免长时间或大范围应用局麻药于皮肤。

中枢阻滞的注意事项 在极少数情况下，硬膜外阻滞或腰麻可因血肿或脓肿而导致截瘫，所以不适于已有神经疾病穿刺部位感染、血液学疾病、正在接受阿司匹林或全量抗凝血药治疗的患者。如果计划行中枢阻滞，应在手术前的适当时间停用这些治疗。对于这种患者有必要权衡停止抗凝与出血危险之间的利弊。给予小剂量抗凝血药治疗以防止术后深静脉血栓的患者是否可行硬膜外阻滞或腰麻仍有争议。有关讨论和推荐详见**脊柱麻醉**（第1254页）。

美国的一项针对 891 名患者的研究发现[1]，妊娠期间小剂量阿司匹林与安慰剂相比并不增加硬膜外麻醉期间发生出血并发症的危险，据此认为不必在分娩前停用阿司匹林 7～10 天。

1. Sibai BM, *et al.* Low-dose aspirin in correlation between bleeding time and maternal-neonatal bleeding complications. *Am J Obstet Gynecol* 1995; **172:** 1553–7.

应用不当 FDA[1]已经表示要关注局部局麻药的应用不当，例如利多卡因凝胶可导致过多的全身性吸收并引起危及生命的不良反应，如心律不齐、惊厥、呼吸困难和昏迷。这样的使用包括用量太多、用在大面积的皮肤上或用在发炎或破损的皮肤上，或敷在皮肤上包扎或应用后用热垫加温。自从 2 例激光脱毛前由于不适当使用利多卡因和丁卡因复合乳剂而致死的病例被报道之后[3]，FDA[2]已经警告反对标准化成分的乳剂的使用，这些乳剂所含局麻药量大，且/或者是复合型的。关节内输注应用不当的细节，见上文**对关节的影响**。

1. FDA. Public Health Advisory: potential hazards of skin products containing numbing ingredients for relieving pain from mammography and other medical tests and conditions (issued 16th January, 2009). Available at: http://www.fda.gov/Drugs/DrugSafety/PublicHealthAdvisories/ucm110625.htm (accessed 26/05/10)
2. FDA. News Release: FDA warns five firms to stop compounding topical anesthetic creams (issued 5th December, 2006). Available at: http://www.fda.gov/NewsEvents/Newsroom/PressAnnouncements/2006/ucm108793.htm (accessed 26/05/10)
3. FDA. Public Health Advisory: life-threatening side effects with the use of skin products containing numbing ingredients for cosmetic procedures (issued 6th February, 2007). Available at: http://www.fda.gov/Drugs/DrugSafety/PublicHealthAdvisories/ucm054718.htm (accessed 26/05/10)

快速耐受 如果镇痛消失和再次注射之间的间隔时间超过 10min，硬膜外连续注射 2%利多卡因、甲哌卡因或丙胺卡因的效果随每次注射减少 25%～30%，如果间隔时间小于 10min 则麻醉效果增强[1]。与长时间硬膜外应用所有局麻药有关的快速耐受也有综述[2]。

1. Bromage PR, *et al.* Tachyphylaxis in epidural analgesia 1: augmentation and decay of local anesthesia. *J Clin Pharmacol* 1969; **9:** 30–8.
2. Mogensen T. Tachyphylaxis to epidural local anaesthetics. *Dan Med Bull* 1995; **42:** 141–6.

试验剂量 硬膜外阻滞时推荐应用试验剂量以防止意外静脉内或鞘内注射，但是阴性结果也应谨慎对待[1]。穿刺针意外置入血管内比意外置入蛛网膜下腔更难以发现。试验剂量中加入肾上腺素用来辅助发现血管内注射，但是有些人认为价值不大[2,3]。

1. Scott DB. Test doses in extradural block. *Br J Anaesth* 1988; **61:** 129–30.
2. Thornburn J. Limitations of adrenaline test doses in obstetric patients undergoing extradural anaesthesia. *Br J Anaesth* 1989; **62:** 578–81.
3. Narchi P, *et al.* Heart rate response to an iv test dose of adrenaline and lignocaine with and without atropine pretreatment. *Br J Anaesth* 1991; **66:** 583–6.

药物相互作用

抗胆碱酯酶药可抑制酯类局麻药的代谢，增加全身中毒的危险。

水解成对氨基苯甲酸的酯类局麻药（如丁卡因、苯佐卡因或普鲁卡因）可拮抗氨基苯甲酸或磺胺类药的活性。被血浆胆碱酯酶水解的酯类局麻药（如普鲁卡因和可卡因）可竞争性增强氯琥珀胆碱的神经肌肉阻滞活性，酰胺类局麻药利多卡因有类似作用。

酰胺类局麻药（如布比卡因、左布比卡因、利多卡因或罗哌卡因）与抗心律失常药同时应用可增加心肌抑制的危险。

如果分娩期间硬膜外或宫颈旁阻滞应用含肾上腺素的局麻药，产后应用缩宫药物可导致严重高血压。虽然尚无临床证据证实含肾上腺素局麻药与 MAOIs 或三环抗抑郁药之间有危险的相互作用，还是应非常谨慎以免意外的静脉内注射局麻药制剂。

有关局麻药和其他药物之间相互作用的详细情况见各药物专论。

药动学

大多数局麻药容易从黏膜和破损皮肤吸收。局麻药是弱碱，在组织 pH 下能弥散通过结缔组织和细胞膜，到达神经并发生离子化。

酯类局麻药大部分在血浆中被酯酶水解，小部分在肝脏中代谢。腰麻药的作用可持续直到药物被摄入血循环，因为脑脊髓液中的酯酶很少。

酰胺类局麻药在肝中代谢，一部分在肾。大多数酯类局麻药的蛋白结合很少，而酰胺类的蛋白结合很多。

1. Tucker GT. Pharmacokinetics of local anaesthetics. *Br J Anaesth* 1986; **58:** 717–31.
2. Burm AGL. Clinical pharmacokinetics of epidural and spinal anaesthesia. *Clin Pharmacokinet* 1989; **16:** 283–311.
3. Smith C. Pharmacology of local anaesthetic agents. *Br J Hosp Med* 1994; **52:** 455–60.
4. Mazoit J-X, Dalens BJ. Pharmacokinetics of local anaesthetics in infants and children. *Clin Pharmacokinet* 2004; **43:** 17–32.

用途和用法

局麻药通过防止沿神经纤维和在神经末梢的冲动生成和传导而产生作用，去极化和离子交换被抑制。这种作用是可逆的。用于局部缓解疼痛、防止各种内外科情况（见下文）的疼痛和不适。一般来说，疼痛消失（镇痛）发生于感觉和自主功能消失（麻醉）和运动功能消失（麻痹）之前，但也取决于应用的药物和用药部位。

局麻药的药效、起效速度和作用持续时间各不相同。麻醉药在起效前必须以非离子化形式穿过脂蛋白神经鞘，因此脂溶性高的药物比脂溶性低者效能更强、作用持续时间更长、起效更快。蛋白结合最多的药物作用时间最长。

局麻药的效能在传统上以普鲁卡因为基准，后者效能很低。氯普鲁卡因、利多卡因、甲哌卡因和丙胺卡因的强度相似或比普鲁卡因稍强。依替卡因的效能中等，布比卡因和罗哌卡因的效能强，丁卡因则非常强效。

起效速度和作用时间也取决于所用技术（见下文的**局部麻醉技术**）、阻滞类型和用药部位。

加入血管收缩剂可增加局麻药的起效速度和作用时间，减少局麻药从注射部位摄入循环。一般推荐含肾上腺素浓度 1：20 万的溶液，虽然更高浓度（例如 1：8 万）可用于药物总剂量小的牙科手术。肾上腺素的注射总量不应超过 500μg，虽然随注射部位不同肾上腺素的吸收量也变化很大，有些人认为最大剂量应为 200μg。其他血管收缩剂也可应用，包括去甲肾上腺素，但英国的 2002 年 *Dental Practitioner's Formulary* 认为不应使用去甲肾上腺素，因为并无优点，在浓度相对较高时偶尔与严重高血压事件相关。在肢体末端（例如指、趾）产生神经阻滞时不应使用血管收缩药，因为可能发生坏疽。血管收缩药也曾被加入腰麻药中，但不推荐使用，因为有减少脊髓血供的危险。

局麻药一般为水溶性盐酸盐的酸性溶液。溶液碱化或碳酸盐形式可加快起效速度（见下文*溶液的 pH*）。

局麻药的剂量取决于注射部位和所应用的技术。应使用最小有效剂量和最低有效浓度。老年人、儿童、虚弱患者、心脏病患者通常需要较小剂量。有肝脏疾病者也应减少剂量。在神经阻滞和椎管内阻滞时要特别注意技术问题。中枢神经阻滞［如硬膜外阻滞（包括骶管阻滞）和腰麻］的注射液中不应含有防腐剂。

作用 局麻药的内在血管活性性能影响其从作用部位清除的速度，从而影响其作用时间。在皮内注射后[1]，酯类局麻药（如丁卡因和普鲁卡因）比酰胺类局麻药（如辛可卡因、利多卡因、甲哌卡因、丙胺卡因）更可能产生血管扩张作用。但是，可卡因与其他酯类局麻药不同，它可产生血管收缩作用。酰胺类局麻药也能产生血管收缩作用，但是除了丙胺卡因外，这种血管收缩作用一般随浓度增加而下降[1,2]。在一项研究中，利多卡因和布比卡因在较高浓度下产生的血管扩张作用大于血管收缩[2]。甲哌卡因在皮内注射后[1]产生的血管收缩作用比利多卡因、辛可卡因或丙胺卡因更强、更持久，但这种更强的血管活性并不总是很明显[3]。

1. Willatts DG, Reynolds F. Comparison of the vasoactivity of amide and ester local anaesthetics: an intradermal study. *Br J Anaesth* 1985; **57:** 1006–11.
2. Aps C, Reynolds F. The effect of concentration on vasoactivity of bupivacaine and lignocaine. *Br J Anaesth* 1976; **48:** 1171–4.
3. Goebel WM, *et al.* Comparative circulatory levels of 2 per cent mepivacaine and 2 per cent lignocaine. *Br Dent J* 1980; **148:** 261–4.

用法 局麻药的全身毒性作用与血浓度有关。因为不同注射部位的吸收差异很大，不考虑用药部位而推荐单次最大剂量是没有意义的[1,2]。如果利多卡因的毒性作用需要血浆浓度达到 5μg/ml，则肋间注射 300mg、硬膜外 500mg、臂丛 600mg 或皮下 1g 可达到这一浓度。加入肾上腺素后峰浓度的降低也取决于注射部位。而且，大多数严重中毒的病例不是由过量引起的，而是意外血管内注射或注射过快造成的。

1. Scott DB. "Maximum recommended doses" of local anaesthetic drugs. *Br J Anaesth* 1989; **63:** 373–4.
2. Scott DB. Safe use of lignocaine. *BMJ* 1989; **299:** 56.

碳酸盐溶液 一些综述讨论了用局麻药的碳酸盐溶液代替通常的盐酸盐[1~3]。虽然一些早期研究认为布比卡因、利多卡因或丙胺卡因的碳酸盐溶液起效更早、硬膜外或臂丛阻滞的效果更好，但不是所有的后续研究都支持这些结果。一种制备碳酸盐溶液的方法曾被发表[4]，但在一些国家已有布比卡因或利多卡因碳酸盐溶液的专利制剂。

1. Covino BG. Pharmacology of local anaesthetic agents. *Br J Anaesth* 1986; **58:** 701–16.
2. Burm AGL. Clinical pharmacokinetics of epidural and spinal anaesthesia. *Clin Pharmacokinet* 1989; **16:** 283–311.
3. Carrie LES. Extradural, spinal or combined block for obstetric surgical anaesthesia. *Br J Anaesth* 1990; **65:** 225–33.
4. Bromage PR. Improved conduction blockade in surgery and obstetrics: carbonated local anesthetics. *Can Med Assoc J* 1967; **97:** 1377–84.

溶液的 pH 与局麻药浸润有关的疼痛可用碳酸氢钠缓冲溶液调至生理 pH 来减轻[1,2]。虽然缓冲本身不会影响麻醉的效果[2]，但溶液的碱化可降低局麻药的溶解度，引起沉淀[2~4]。为了增强稳定性，局麻药溶液通常在酸性 pH 下制备，因此推荐如果溶液被缓冲应马上使用[2]（含肾上腺素的溶液需酸性 pH）。

为了减少局部静脉刺激和血栓性静脉炎[5]、加快起效速度和延长阻滞时间[6]，也有报道对静脉内区域麻醉的溶液进行相似的 pH 调节。但是，利多卡因在碱性 pH 下能降低表面张力而改变悬滴大小，如果这种溶液是通过计滴装置而非容量泵输注，则有可能使剂量减少[7]。有报道碱化溶液用于剖宫产的硬膜外阻滞，起效更快、阻滞更深[8]。

碱化通过增加脂溶性非离子化游离碱基的比例也曾用于加速外周神经阻滞的起效[9]，但是用于硬膜外阻滞的效果多变[10,11]。

1. McKay W, *et al.* Sodium bicarbonate attenuates pain on skin infiltration with lidocaine, with or without epinephrine. *Anesth Analg* 1987; **66:** 572–4.
2. Cristoph RA, *et al.* Pain reduction in local anesthetic administration through pH buffering. *Ann Emerg Med* 1988; **17:** 117–20.
3. Nakano NI. Temperature-dependent aqueous solubilities of lidocaine, mepivacaine, and bupivacaine. *J Pharm Sci* 1979; **68:** 667–8.
4. Bourget P, *et al.* Factors influencing precipitation of pH-adjusted bupivacaine solutions. *J Clin Pharm Ther* 1990; **15:** 197–204.
5. Yudenfreund SM, *et al.* pH-Buffered 2-chloroprocaine for intravenous regional anesthesia. *DICP Ann Pharmacother* 1989; **23:** 614–15.
6. Armstrong P, *et al.* Effect of alkalinization of prilocaine on IV regional anaesthesia. *Br J Anaesth* 1989; **63:** 625P–626P.
7. Leor R, *et al.* The influence of pH on the intravenous delivery of lidocaine solutions. *Eur J Clin Pharmacol* 1990; **39:** 521–3.
8. Fernando R, Jones HM. Comparison of plain and alkalinized local anaesthetic mixtures of lignocaine and bupivacaine for elective extradural caesarean section. *Br J Anaesth* 1991; **67:** 699–703.
9. Coventry DM, Todd JG. Alkalinization of bupivacaine for sciatic nerve blockade. *Br J Anaesth* 1989; **62:** 227P.
10. Burm AGL. Clinical pharmacokinetics of epidural and spinal anaesthesia. *Clin Pharmacokinet* 1989; **16:** 283–311.
11. Carrie LES. Extradural, spinal or combined block for obstetric surgical anaesthesia. *Br J Anaesth* 1990; **65:** 225–33.

肛门直肠病症 见下文的**表面麻醉**。

咳嗽 在严重的难治性咳嗽（第1476页）病例，包括恶性肿瘤引起的咳嗽，曾通过吸入给予局麻药，如利多卡因或布比卡因[1~4]。抑制咳嗽是通过对感觉受体的间接外周作用而产生的，但是因为所有的保护性肺反射都可丧失，还可引起支气管痉挛，故雾化局麻药应仅在受控情况下应用。吞咽反射也可暂时丧失。

也尝试静脉给予利多卡因以预防芬太尼诱导的咳嗽[5~7]。

1. Howard P, *et al.* Lignocaine aerosol and persistent cough. *Br J Dis Chest* 1977; **71:** 19–24.
2. Stewart CJ, Coady TJ. Suppression of intractable cough. *BMJ* 1977; **i:** 1660–1.
3. Sanders RV, Kirkpatrick MB. Prolonged suppression of cough after inhalation of lidocaine in a patient with sarcoid. *JAMA* 1984; **252:** 2456–7.
4. Brown RC, Turton CWG. Cough and angiotensin converting enzyme inhibition. *BMJ* 1988; **296:** 1741.
5. Lin C-S, *et al.* Intravenous lidocaine and ephedrine, but not propofol, suppress fentanyl-induced cough. *Can J Anesth* 2004; **51:** 654–9.
6. Pandey CK, *et al.* Intravenous lidocaine suppresses fentanyl-induced coughing: a double-blind, prospective, randomized placebo-controlled study. *Anesth Analg* 2004; **99:** 1696–8.
7. Pandey CK, *et al.* Intravenous lidocaine 0.5 mg.kg-1 effectively suppresses fentanyl-induced cough. *Can J Anesth* 2005; **52:** 172–5.

内镜检查 局麻药（如利多卡因）有时在内镜检查前应用以改善患者的舒适度，使内镜通过顺利。在有关内镜检查中应用的药物讨论中提到过（见第929页），一些人认为，只有因为阿片类或苯二氮䓬类术前用药效果不佳而不愿意接受镇静的患者才需要在胃肠内镜等操作中应用局麻药。

1. Chuah SY, *et al.* Topical anaesthesia in upper gastrointestinal endoscopy. *BMJ* 1991; **303:** 695.
2. Jameson JS, *et al.* Topical anaesthesia improves toleration for upper gastrointestinal endoscopy. *Gut* 1992; **33** (suppl): S51.
3. Randell T, *et al.* Topical anaesthesia of the nasal mucosa for fibreoptic airway endoscopy. *Br J Anaesth* 1992; **68:** 164–7.

口腔溃疡 局麻药在处理口腔溃疡中的作用见第1622页。

疼痛 疼痛及其一般处置的讨论见第4页，局麻药用于很多情况下的疼痛处理，通常为局部注射或表面麻醉，但有时在静脉内区域麻醉等技术中也静脉内应用。静脉内区域麻醉是指持续输注局麻药（如利多卡因）以产生全麻，但是这种技术有潜在的危险，已经很少应用。

神经阻滞 神经阻滞通过暂时抑制传导或破坏神经而阻断疼痛信号的神经传递，产生镇痛作用。神经阻滞在处理解剖定位清楚的急性或慢性疼痛时可单独应用或与镇痛药合用，尤其是在常规疗法对疼痛无效或控制不佳时。用药途径和应用方法取决于要阻滞的部位，但可包括外周神经阻滞、自主神经阻滞（如交感神经阻滞和腹腔神经丛阻滞）和中枢神经阻滞［如硬膜外（包括骶管阻滞）和脊柱阻滞］。在需要暂时效果时应用**局麻药**。**神经松解药**（如苯酚或乙醇）或神经冻结（冷止痛法）产生更持久的阻滞作用，但即使这样，作用持续时间也不超过几个月，而且会产生各种与疼痛缓解关联不大的非选择性神经损害，有些人认为并发症的危险超过了可能获得的益处[1]。

随着对常规镇痛药应用的改进，神经阻滞在*癌症治疗*（见**癌症疼痛**，第6页）中的应用已减少。一些人认为神经阻滞的价值仅限于预计寿命 3 个月或更短的患者[2]，其在癌症治疗中的主要好处是快速产生最大程度的疼痛缓解。但是，其他人认为化学和热力神经松解能长期控制严重的癌性疼痛而无不良反应[3]。神经松解药阻滞在累及内脏或躯干的癌性疼痛综合征的治疗中特别有价值，但很少用于四肢疼痛的治疗[4]。躯体神经阻滞对神经性疼痛一般无效，甚至可能加重[1]，但是用乙醇或苯酚阻滞内脏神经或腹腔丛能有效缓解胰腺、胃、小肠、胆囊或其他腹腔脏器的癌症引起的严重难治性疼痛，尤其是在癌症尚未扩散到腹膜壁层时[5]。

先应用局麻药然后进行类似的神经松解剂阻滞也用于慢性胰腺炎、胆囊切除后综合征或者内科和外科疗法不能缓解的其他慢性腹部脏器疾病的*严重难治性疼痛*。

与**阿片类**合用或单独应用局麻药进行中枢神经阻滞用于*治疗急性疼痛*，例如分娩疼痛（第8页）和术后疼痛（第5页）（也包括儿童）（第5页），有时也用于癌性疼痛[1,6]。

通过重复注射局麻药或神经松解药进行交感神经阻滞用于交感性疼痛。如果仅累及单个肢体，也可应用静脉内区域交感阻滞[1]，胍乙啶是曾使用过的一种药物[7]。

与**皮质激素**合用或单独注射局麻药常用于局部疼痛关节阻滞。神经阻滞也用于阻滞局麻药疼痛引发区[8]（如术后或创伤后神经瘤形成）和局灶性肌肉疼痛。

神经阻滞在治疗腰背痛中的作用见第8页。

1. Hanks GW, Justins DM. Cancer pain: management. *Lancet* 1992; **339:** 1031–6.
2. WHO. Cancer pain relief and palliative care: report of a WHO expert committee. *WHO Tech Rep Ser 804*, 1990. Also available at: http://libdoc.who.int/trs/WHO_TRS_804.pdf (accessed 11/08/08)
3. American Society of Anesthesiologists Task Force on Pain Management, Cancer Pain Section. Practice guidelines for cancer pain management. *Anesthesiology* 1996; **84:** 1243–7. Also available at: http://www.asahq.org/publicationsAndServices/cancer.html (accessed 11/08/08)
4. Marshall KA. Managing cancer pain: basic principles and invasive treatments. *Mayo Clin Proc* 1996; **71:** 472–7.
5. Bonica JJ. Management of pain with regional analgesia. *Postgrad Med J* 1984; **60:** 897–904.
6. Hunt R, Massolino J. Spinal bupivacaine for the pain of cancer. *Med J Aust* 1989; **150:** 350.
7. Hannington-Kiff JG. Relief of causalgia in limbs by regional intravenous guanethidine. *BMJ* 1979; **2:** 367–8.
8. Foley KM. The treatment of cancer pain. *N Engl J Med* 1985; **313:** 84–95.

疱疹后神经痛 局麻药在治疗疱疹后神经痛中的作用见第10页。

早泄 在早泄（第2100页）的治疗中，阴茎外用含2.5%利多卡因和 2.5%丙胺卡因的乳膏以降低敏感性。乳膏通常用于阴茎，用避孕套包覆一段时间，然后在性交前清洗掉。据报道，与安慰剂相比能延长阴道内射精潜伏期[1]，一项对不同用药时间的研究发现[2]，用药时间以 20min 最理想。延长应用时间会引起阴茎麻木造成的不能勃起和射精延迟。也有报道残余麻醉药能减低女伴的阴道敏感性[1]。

1. Busato W, Galindo CC. Topical anaesthetic use for treating premature ejaculation: a double-blind, randomized, placebo-controlled study. *BJU Int* 2004; **93:** 1018–21.
2. Atikeler MK, *et al.* Optimum usage of prilocaine-lidocaine cream in premature ejaculation. *Andrologia* 2002; **34:** 356–9.

软组织风湿病 治疗软组织风湿病时局麻药的辅助应用见第13页。

肌强直 肌强直的处置（第1798页）涉及物理治疗和应用解痉挛药物。其他治疗方法包括应用局麻药进行神经阻滞，能改善痉挛状态，但一般仅在进一步肌肉松弛不会增加无力时才应用。

口吃 局麻药也曾试用于口吃的治疗（第971页）。

局部麻醉技术

局麻药应用于几种技术，按麻醉水平从低到高依次为：

- 表面或外用麻醉；
- 浸润麻醉；
- 区域神经阻滞，包括外周神经阻滞、交感神经阻滞和中枢神经阻滞，中枢神经阻滞又包括硬膜外和脊柱（鞘内或蛛网膜下腔）阻滞。

局麻药也可静脉给药用于四肢的区域麻醉。

浸润麻醉

通过在手术区域内或其周围直接注射局麻药（如利多卡因或布比卡因）而产生浸润麻醉，而不是区分具体的神经。所用药物不应吸收过快，否则麻醉会很快消退。某些局麻药需要加用低浓度血管收缩剂，可延长浸润麻醉的持续时间、降低局麻药血浆峰浓度。浸润麻醉广泛用于牙科。

小范围的浸润麻醉需要相对大量的局麻药，对于小手术这不是问题，但在更广泛区域需要麻醉时却是个问题。阻滞支配该区域的特定神经可减少局麻药总量、延长麻醉时间。这可在几个水平上进行。在*区域阻滞麻醉*中，在需要麻醉的区域周围的神经附近皮下注射局麻药可阻滞感觉神经通路。这是浸润麻醉的一种形式，但该技术麻醉特定区域所需的药物较少。

静脉内区域麻醉

静脉内区域麻醉（Bier 阻滞）是在驱血和应用止血带后，在相应的肢体静脉中注入局麻药的稀释溶液，产生其远端的麻醉。注射后必须保持阻断动脉血流至少20min。不能应用肾上腺素。静脉内区域麻醉可用于术后疼痛不明显的短小手术，如骨折的手法治疗和肢体的小手术。虽然操作正确时这种技术是安全的，但也有并发症，应用布比卡因曾发生过死亡。首选药物是丙胺卡因。应做好复苏准备。

区域神经阻滞

区域神经阻滞麻醉是在较大神经或脊神经根水平的特异性阻滞，包括外周神经阻滞、交感神经阻滞、中枢神经阻滞（包括硬膜外和脊柱阻滞）。神经阻滞用于疼痛治疗的讨论见上文**神经阻滞**。

中枢神经阻滞　中枢神经阻滞包括硬膜外和脊柱阻滞。

硬膜外阻滞广泛用于外科和产科手术中提供镇痛或麻醉，该技术是在腰、骶（骶尾阻滞）、胸或颈部的硬膜外腔内单独或与小剂量阿片类镇痛药合并注射局麻药（如利多卡因、布比卡因或罗哌卡因）。通过应用追加剂量或持续输注药物，硬膜外腔内置入导管能延长镇痛或麻醉时间。有时加用血管收缩剂以减少局麻药的全身吸收。在开始硬膜外麻醉之前推荐在预期注射部位注射试验剂量以保证负荷剂量不会意外注入血管或蛛网膜下腔内。

脊髓阻滞（腰麻，也称蛛网膜下腔或鞘内阻滞）通过在蛛网膜下腔内注入适当药物（如布比卡因）溶液，引起药物接触到的神经暂时麻痹。在下半身手术中可用于产生脊髓麻醉。曾加入血管收缩剂以延长阻滞时间，但并不总是有效，而且有减少脊髓血供的危险，因此不推荐使用。麻醉平面取决于许多因素，包括所用麻醉药溶液的密度和患者的体位。

中枢阻滞的不良反应和注意事项见上文。

外周神经阻滞　外周神经阻滞麻醉是在支配需麻醉区域的外周神经或神经丛内或其周围注射局麻药，运动纤维和感觉神经都被阻滞。臂丛阻滞广泛用于手臂的手术，虽然坐骨神经和股神经联合阻滞可用于膝以下部位的手术，但下肢阻滞较复杂。其他外周神经阻滞是最高级专业技术，如头、颈部、肋间或椎旁阻滞。利多卡因、丙胺卡因、布比卡因或罗哌卡因都已广泛用于外周神经阻滞。肾上腺素常作为血管收缩剂加入到溶液中。

阴部神经阻滞（通常用丙胺卡因）可用于产科的产钳分娩之前，但是正如**分娩疼痛**（第8页）所述，宫颈旁局麻药阻滞技术因为对胎儿的严重不良作用发生率高而很少被采用。

交感神经阻滞　交感神经阻滞（例如星状神经节阻滞和腰交感切除）用于一些疼痛情况和血管疾病的治疗（见**复合区域疼痛综合征**，第7页）。应用局麻药（如利多卡因或布比卡因）可获得暂时阻滞，但应用神经松解剂可产生持久阻滞，如苯酚（见**疼痛**，第1579页）或乙醇（见**疼痛**，第1552页）。

表面麻醉

表面或局部麻醉阻滞皮肤或黏膜内的感觉神经末梢。许多局麻药都是有效的表面麻醉药，值得注意的是普鲁卡因例外。大多数局麻药对完整皮肤的穿透性都很差，而经黏膜吸收速度快。但是，完整皮肤应用利多卡因和丙胺卡因的合剂可获得可靠的经皮麻醉（见**利多卡因的表面麻醉**，第1779页）。合剂可为各种内科或外科的小手术提供表面麻醉。丁卡因也能提供可靠的经皮麻醉。局麻药穿透皮肤的其他方法包括利多卡因的经皮贴剂、单纯利多卡因或与丁卡因复合的贴剂和与利多卡因和肾上腺素合用的离子电渗药物输送系统。皮肤和皮下组织的麻醉也在上文**浸润麻醉**中讨论过。

表面麻醉有一些特殊应用，包括眼科手术中的角膜麻醉、气管插管和支气管镜检之前的咽喉麻醉。呼吸道吸收局麻药很快，必须注意避免给予中毒剂量。应用局麻药麻醉尿道时也必须十分小心，如果有创伤，则药物可快速吸收而引起严重不良反应。

治疗痔（第1619页）的外用制剂中已含有局麻药，用以缓解疼痛，但是缺乏有效性的证据。类似应用还包括缓解肛门瘙痒和肛裂疼痛。应避免直肠黏膜过多应用局麻药，因为药物能被吸收，应用时间推荐不超过几天以防止肛门皮肤过敏。表面制剂中有时包含局麻药以缓解瘙痒（第1509页），但是仅边缘有效，偶尔能引起致敏作用。局麻药在发赤药和局部镇痛中的应用见第6页。

Amylocaine Hydrochloride (*BANM*) 盐酸阿米卡因

Amilocaína, hidrocloruro de; Amyleinii Chloridum; Amylocain. Hydrochlor.; Chlorhydrate d'Amyléine. (*RS*)-1-(Dimethylaminomethyl)-1-methylpropyl benzoate hydrochloride.

Амилокаина Гидрохлорид

$C_{14}H_{21}NO_2$,HCl = 271.8.

CAS — 532-59-2 (amylocaine hydrochloride); 644-26-8 (amylocaine hydrochloride).

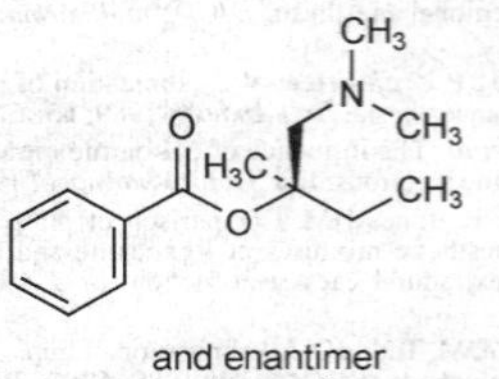

and enantimer

(amylocaine)

简介

阿米卡因是一种苯甲酸酯，是一种局麻药（第1765页），主要以盐酸盐的形式用于一系列皮肤或黏膜制剂中。也用于缓解肛门直肠病变疼痛的制剂中，镇咳的口服复方制剂中也含有阿米卡因。

制剂

专利制剂

Fr.: Dolodent.

多组分制剂　***Belg.:*** Dentophar; Odonto-Baby†; Rectovasol; ***Braz.:*** Fonergin; Hemodotti; ***Cz.:*** Avenoc; ***Fr.:*** Avenoc; Dentobaume; Elenol†; Paracamf; Parkipan†; Pulmoll; Sedaplaie; ***Hong Kong:*** Frazoline†; ***Ital.:*** Dentinale; Proctosedyl; ***Mon.:*** Bronchodermine; ***Thai.:*** Bacal; Basina; Biochin†; Citacin; Izac; Lobacin; Medcin; Mybacin; Novacin.

顺势疗法制剂　***Canad.:*** Avenoc; ***Port.:*** Avenoc.

Articaine Hydrochloride（*BANM*，*USAN*，*rINNM*）盐酸阿替卡因

40045; Articaïne, chlorhydrate d'; Articaini hydrochloridum; Artikaiinihydrokloridi; Artikain Hidroklorür; Artikain-hidroklorid; Artikain-hydrochlorid; Artikainhydroklorid; Artikaino hidrochloridas; Carticaine Hydrochloride; Carticaini Hydrochloridum; Hidrocloruro de articaína; Hoe-045; Karticainhydroklorid; Kartikaiinihydrokloridi; Kartikain Hidroklorür. Methyl 4-methyl-3-(2-propylaminopropionamido)thiophene-2-carboxylate hydrochloride.

Артикаина Гидрохлорид

$C_{13}H_{20}N_2O_3S$,HCl = 320.8.

CAS — 23964-58-1 (articaine); 23964-57-0 (articaine hydrochloride).

ATC — N01BB08.

ATC Vet — QN01BB08.

UNII — QS9014Q792.

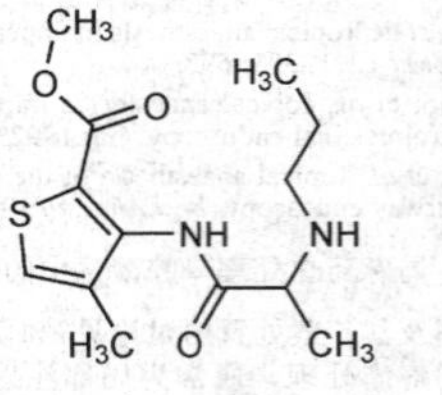

(articaine)

Pharmacopoeias. In *Eur.* (see p.vii) and *US.*

Ph. Eur. 6.8（Articaine Hydrochloride）　白色或类白色结晶性粉末。易溶于水和乙醇。1%水溶液的 pH 值为4.2～5.2。避光。

USP 33（Articaine Hydrochloride）　白色或类白色结晶性粉末。易溶于水和乙醇。避光。

简介

盐酸阿替卡因是一种酰胺类局麻药（第1765页）。含或不含肾上腺素的1%或2%溶液用于浸润麻醉和区域麻醉。含肾上腺素的4%盐酸阿替卡因溶液也类似地用于牙科。含葡萄糖的5%盐酸阿替卡因高浓度溶液用于腰麻。

卟啉病　在有卟啉病的患者中，盐酸阿替卡因被认为是不安全的，因为体外研究显示其具有生卟啉作用。

制剂

专利制剂

Austral.: Bucanest; Deltazine; Septanest; ***Austria:*** Septanest; Ubistesin; Ultracain Dental; ***Belg.:*** Ubistesin†; ***Canad.:*** Astracaine; Septanest; Ultracaine D-S; Zorcaine; ***Cz.:*** Septanest S; Supracain; Ubistesin; Ultracain D-S†; Ultracain†; ***Denm.:*** Septanest; Septocaine; Ubistesin; ***Fin.:*** Septocaine; Ubistesin; Ultracain D-Suprarenin; ***Fr.:*** Alphacaine; Articadent; Bucanest; Deltazine; Predesic†; Primacaine; Septanest; Ubistesin Adrenalinee; ***Ger.:*** Ubistesin; Ultracain; Ultracain D-S; Ultracain Suprarenin†; ***Gr.:*** Artikamine; Septanest; Ubistesin; ***Hong Kong:*** Ubistesin; ***Hung.:*** Ubistesin; Ultracain D-S; ***Irl.:*** Espestesin; ***Israel:*** Ubistesin; ***Ital.:*** Alfacaina; Cartidont; Citocartin; Sartican; Septanest; Ubistesin†; ***Neth.:*** Septanest; Ubistesin; Ultracain D-S; ***Norw.:*** Septocaine; ***NZ:*** Septanest; Ubistesin; ***Port.:*** Alphacaine†; Artinibsa; Artinostrum; Meganest; Septanest; Ubistesin; ***Rus.:*** Ultracain (Ультракаин); ***Spain:*** Articaina C/E†; Artinibsa; Meganest; Ultracain; ***Swed.:*** Ubistesin; ***Switz.:*** Alphacaine; Rudocaine; Septanest; Ubistesin; Ultracaine D-S; ***Turk.:*** Ultracain; ***UK:*** Septanest; ***Ukr.:*** Artifrin (Артифрин); Ultracain D-S (Ультракаин Д-С); ***USA:*** Septocaine.

Benzocaine（*BAN*，*rINN*）苯佐卡因

Anaesthesinum; Anestezin; Anesthamine; Bensokain; Bentsokaiini; Benzocaína; Benzocaïne; Benzocainum; Benzokain; Benzokaina; Benzokainas; Ethoform; Éthoforme; Ethyl Aminobenzoate; Ethylis Aminobenzoas. Ethyl 4-aminobenzoate.

Бензокаин

$C_9H_{11}NO_2$ = 165.2.

CAS — 94-09-7.

ATC — C05AD03; D04AB04; N01BA05; R02AD01.

ATC Vet — QC05AD03; QD04AB04; QN01AX92.

UNII — U3RSY48JW5.

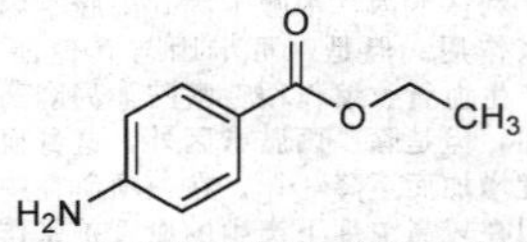

俗名　下列词语曾用作不同形式苯佐卡因的"俗名"（第vii页）或俚语：

Coco snow; Procrystal; Pro-crystal.

Pharmacopoeias. In *Chin.*, *Eur.* (see p.vii), *Int.*, *Jpn*, and *US.*

Ph. Eur. 6.8（Benzocaine）　无色晶体或白色结晶性粉末。熔点89～92℃。极微溶于水；易溶于乙醇。避光。

USP 33（Benzocaine）　白色小晶体或白色、无臭结晶性粉末。熔点88～92℃。溶于水（1∶2500），溶于乙醇（1∶5），溶于氯仿（1∶2），溶于乙醚（1∶4），溶于杏仁油或橄榄油［1∶（30～50）］；溶于稀酸。

不良反应和处置

参见局部麻醉药（第1765页）。

滥用　苯佐卡因曾用作违禁可卡因制作中的掺杂物或调节剂，可卡因过量后，其中的苯佐卡因成分可引起诸如正铁血红蛋白血症等不良反应[1]。

1. McKinney CD, *et al.* Benzocaine-adultered street cocaine in association with methemoglobinemia. *Clin Chem* 1992; **38:** 596–7.

超敏反应　患者进行苯佐卡因斑片试验的阳性反应率为3.3%～5.9%[1,2]。国际接触性皮炎研究组曾推荐苯佐卡因斑片试验作为对局麻药接触性超敏反应的指标。但是，在对苯佐卡因合用丁卡因和辛可卡因有阳性反应的40名患者中，发现有21人对单独应用苯佐卡因并不过敏[3]。

1. Rudzki E, Kleniewska D. The epidemiology of contact dermatitis in Poland. *Br J Dermatol* 1970; **83:** 543–5.
2. Bandmann H-J, *et al.* Dermatitis from applied medicaments. *Arch Dermatol* 1972; **106:** 335–7.
3. Beck MH, Holden A. Benzocaine—an unsatisfactory indicator of topical local anaesthetic sensitization for the UK. *Br J Dermatol* 1988; **118:** 91–4.

注意事项

参见局部麻醉药（第1766页）。

药物相互作用

与局麻药有关的药物相互作用见第1766页。

药动学

参见局部麻醉药（第1766页）。

用途和用法

苯佐卡因为一种对氨基苯甲酸酯，是一种用于表面麻醉的局麻药（第1768页）。其效能低，全身毒性小。苯佐卡因常与其他药物（如镇痛药、消毒药、抗菌药、抗真菌药和止痒药）合用于暂时局部缓解与牙科、口咽疾病、痔、肛门瘙痒、耳痛有关的疼痛。

Lozenges 中含有的苯佐卡因通常剂量可达10mg，用于缓解咽痛。含苯佐卡因浓度达20%的凝胶、软膏、溶液和喷雾剂用于口腔和咽喉的表面麻醉。苯佐卡因在滴耳剂、乳剂、软膏、洗剂、溶液、喷雾剂、凝胶、栓剂中的浓度可达20%，用于表面镇痛和麻醉。

苯佐卡因也以盐酸盐的形式应用。

肥胖　曾有报道[1]，尽管某些抑制食欲的非处方药中含有苯佐卡因，但是其在肥胖中的应用价值还没有充足证据（第2069页）。

1. Anonymous. A nasal decongestant and a local anesthetic for weight control? *Med Lett Drugs Ther* 1979; **21:** 65–6.

制剂

USP 33: Antipyrine and Benzocaine Otic Solution; Antipyrine, Benzocaine, and Phenylephrine Hydrochloride Otic Solution; Benzocaine and Menthol Topical Aerosol; Benzocaine Cream; Benzocaine Gel; Benzocaine Lozenges; Benzocaine Ointment; Benzocaine Otic Solution; Benzocaine Topical Aerosol; Benzocaine Topical Solution; Benzocaine, Butamben, and Tetracaine Hydrochloride Gel; Benzocaine, Butamben, and Tetracaine Hydrochloride Ointment; Benzocaine, Butamben, and Tetracaine Hydrochloride Topical Aerosol; Benzocaine, Butamben, and Tetracaine Hydrochloride Topical Solution.

专利制剂

Arg.: Lanacaina†; Lodoc; ***Austral.:*** Applicaine†; ***Austria:*** Anaestherit; ***Braz.:*** Solarcaine; ***Canad.:*** Anbesol; Anbesol Baby†; Anbesol Extra Strength†; Baby Orajel; Comfortcaine; Dermine; First Aid Spray; Maintain†; ManDelay; Oragard-B; Orajel; Outgro†; Swabplus Insect Bite Relief; Swabplus Mouth Pain Relief; Swabplus Teething pain Relief; Ultracare; Zilactin Baby†; Zilactin Tooth & Gum Pain Reliever†; Zilactin Toothache Swab†; Zilactin-B†; ***Chile:*** Anbesol†; BBdent Gel Topico; Dentispray; Foille; Kalmafta; ***Cz.:*** Babydent†; ***Fr.:*** Prothyl; Topex; ***Ger.:*** Anaesthesin; Anaesthesin N; Labocane; Subcutin N†; ***Hung.:*** Babydent†; ***Irl.:*** Burneze; Lanacane; ***Israel:*** Anadent; Baby Gel; Lanacane; Maintain; Oramed; ***Mex.:*** Auralyt; Gomas Garde B; Graneodin B; ***NZ:*** Solarcaine†; ***Pol.:*** Baby Orajel†; Orajel†; ***Port.:*** Dentispray; Topigel; ***Rus.:*** Relief Advance (Релиф Адванс); ***S.Afr.:*** Kiddigum†; ***Spain:*** Dentispray; Hurricaine; Lanacane; Nani Pre Dental; Topispray; ***Turk.:*** Undo-Pate; ***UK:*** AAA; Burneze; Lanacane; Orajel; Ultra Chloraseptic; Ultracare; ***Ukr.:*** Babydent (Бебидент); ***USA:*** Americaine Anesthetic†; Americaine†; Anbesol Jr; Baby Anbesol; Baby Orajel; Benz-O-Sthetic; Benzodent; Cepacol Dual Relief Sore Throat Spray; Chigger-Tox; Dent's Extra Strength Toothache Gum; Dent's Maximum Strength Toothache Drops; Dent-O-Kain; Dermoplast; Detane†; Hurricaine; Lanacane; Medicone; Mycinettes; Numzident†; Orabase Baby; Orabase Dental; Orabase-B; Orajel; OraMagic Plus; Otocain; SensoGARD; Trocaine; Zilactin-B Medicated.

多组分制剂 ***Arg.:*** Adermicina; Adermicina A; Algiodent; Anginotrat; Aseptobron Caramelos; Aseptobron N; Athos-B; Bagociletas; Balsamina; Bebederm; Bucoangin N; Bucotricin; Caext; Callicida; Caramelos Antibioticos; Caramelos Antibioticos Lefmar; Caramelos Oriental; Carnot Colutorio; Cartiflex; Cedric Pocket; Cerax; Collubiazol; Collubiazol N; Coltix†; Cristalomicina; Dermo Vagisil Crema; Dermosan†; Detebencil; Dotrin; Esculeol P; Esmedent con Fluor†; Expectosan Caramelos; Fanaletas; Filotricin A; Fonergine; Gargaletas; Graneodin; Graneodin N; Gripaben Caramelos; Hexa-Defital†; Leroid†; Lyndan; Muco-Anestyl†; Mucobase; Muelita; Nene Dent; Neo Coltirot; No-Tos Pocket; Oralsone C; Otocalmia; Otoseptil; Pastillas Lorbi; Pastillas Medex; Pulmosan Caramelos; Salicrem; Sapucai†; Suavisan N; Suavisan†; Sulfanoral T; Tavinex; ***Austral.:*** Animine†; Auralgan; Ayrton's Chilblain†; Cepacaine; Cepacol Cough; Cepacol Plus; Le Trim-BM†; Nyal Toothache Drops†; Oral-Eze; Rectinol; ***Austria:*** Dequalinetten; Dorithricin; Herposicc; Sulgan 99; Tyrothricin comp; Tyrothricin compositum†; ***Belg.:*** Transvane; ***Braz.:*** Albicon; Amidalin†; Amigdagen; Amigdamicin†; Andolba; Anginotricin; Bromil; Cepacaina; Cetildrops†; Claudemor; Dentalivio†; Dequadin; Fenotricin†; Gargotan†; Gingilone; Larintil†; Malvatricin Pastilhas; Malvona†; Mentozil†; Mirorroidin†; Neopiridin; Otovix†; Passilin†; Predmicin; Sanilin; Senol†; Silencium; Traumac; ***Canad.:*** Anbesol Maximum Strength†; Antibiotic Cold Sore Ointment; Auralgan; Bionet; Burn O Sol; Cepacol Extra Strength; Cetacaine; Chloraseptic Lozenges†; Cora Caine; Dermoplast; Kank-A; Lanacane Anti-Bacterial First Aid; Lanacane Medicated Cream; One Touch; Onrectal; Orajel Denture Plus; Orajel Mouth Sore Medicine; Orajel Ultra Canker Sore; Osmopak-Plus†; Oxipor; Rectogel; Rectogel HC; Solarcaine; Sore Throat Lozenges; Tanac; Thermo-Gel; Throat Lozenges; Vagisil; ZAP; ***Chile:*** Aucusik; Cariamyl; Kank-Eze; Konirub†; Lerfimin; Medikem†; Otandrol; Softcain; Solarcaine Spray Aerosol; ***Cz.:*** Dr Rentschler Halstabletten†; Herbadent; Hexoral; Hexoraletten N†; ***Denm.:*** Dolodent; Hexokain; ***Fin.:*** Bafucin; Toncils; ***Fr.:*** Enzymicine; Flexicones; Neocones; Nestosyl; Paracamf; Phlebocreme; Phlebosup; Sedorrhoide; ***Ger.:*** Anaesthesin-Rivanol†; Combustin Heilsalbe†; Dolo-Dobendan; Dorithricin; Dorithricin Original†; Eulatin NN†; Hexoraletten N; Tyrosolvetten†; ***Gr.:*** Bisoral; Hemorroidal; Hemorroidal-H; Myalgesic; Neo-Otil; Otil; Terramycin w Polymyxin Otic; ***Hong Kong:*** Borraginol-N; Liqualon; Pharynx; Savoy Burn Relief; Tyricine; Tyrocaine†; Tyrothricin Co†; ***Hung.:*** Almagel A†; Dorithricin; ***India:*** Chloromycetin Ear Drops; Clearwax; Desol; Healex; Nit-N-Mite†; Paraxin Ear†; Perfocyn†; Proctosedyl; Scaboma; Tytin; Waxolve†; ***Indon.:*** Benzomid; Borraginol-N; Borraginol-S; FG Ointment†; Otolin; ***Irl.:*** Aidex; Dequacaine; Merocaine; Rinstead; Tyrozets; Wasp-Eze; ***Israel:*** Dentin; Gingisan†; Hemo; Kalgaron; Kank-A; Noxacorn; Otomycin; Proctozorin-N; Pronestin; Rafathricin with Benzocaine; Rectozorin; ***Ital.:*** Antiscabbia Candioli al DDT Terapeutico†; Antiscabbia CM; Boma; Dentosedina; Fialetta Odontalgica Dr Knapp; Foille Scottature; Foille Sole; Golamixin; Labocaina; Pinselina Knapp; Prepacort H; Proctidol†; Proctosedyl; Proctosoll; ***Malaysia:*** Cetylpyridinium B; Horf; Pharynx; ***Mex.:*** Cepacaina; Cloran Otico; Graneodin D; Graneodin D Mentol; Ofodex; Otifar; Sodrimax; Soldrin; Sufrexal P; Trociletas B; ***NZ:*** Auralgan; Cepacaine; Cepacol Anaesthetic†; Cepacol Cough Discs; Lanacane; Solarcaine†; Toothache Drops†; ***Philipp.:*** Auralgan; United Home Burn Ointment; ***Pol.:*** Dentosept A; Dermopur; Hemorol; Icy Rub; Puder Plynny; Puder Plynny z Anestezyna; Pudroderm; Pudrospan; Rectosec; Sanofil; Sapoven AT; Savarix; Septolete Plus; Variderm; ***Port.:*** Afonina; Anginova; Dek; Dropcina; Gretalvite; Halitol†; Medifon; Mentocaina R; Otoceril; Solpic†; Tantum Verde; ***Rus.:*** Almagel A (Алмагель А); Anaesthesol (Анестезол); Genferon (Генферон); Heparin Ointment (Гепариновая Мазь); Hexoral (Гексорал); Nigepan (Нигепан); Olestesin (Олестезин); Proctosedyl (Проктоседил); Proctosedyl M (Проктоседил М); Septolete Plus (Септолете Плюс); ***S.Afr.:*** AAA†; Adco-Otised; Auralyt†; Aurasept†; Aurone Forte; Benzet†; Calasthetic; Cepacaine; Cepacol Cough Discs; Cetoxol†; Covancaine; Covotop†; Endcol Lozenges†; Histamed†; Medi-Kain†; Medi-Keel A; Orochlor; Oto-Phen Forte†; Oxipor VHC†; Prodol†; Trochain†; Viodor; ***Singapore:*** Dorithricin; Pharynx; ***Spain:*** Angileptol; Antihemorroidal; Bucodrin; Bucometasana; Bucospray; Callicida Rojo; Callivoro Marthand; Callix; Caltoson Balsamico; Cicatral; Cremsol; Dentikrisos; Diformiltricina; Drill; Edifaringen; Faringenilo; Faringesic; Gargaril; Garydol; Gradin Del D Andreu†; Grietalgen; Hemoal; Hibitane; Mastiol; Miozets; Nasopomada; Neo Analsona†; Otocerum; Otonina†; Otosedol Biotico†; Pastillas Koki Mentol Tirotricina; Phonal; Sedofarin; Topicaina†; Tos Mai; ***Swed.:*** Bafucin; ***Switz.:*** Benzocaine PD; Neocones; ***Thai.:*** Doproct; Iwazin; Sigatricin; Tonsilon; Trocacin; Troneo; ***Turk.:*** Emedur; Kataljin; Kortos; Ma-Ka-Ta; ***UK:*** Anthisan Plus; Dequacaine; Merocaine; Rinstead; Solarcaine; Tyrozets; Wasp-Eze; ***Ukr.:*** Bellalgin (Беллалгин); Bellasthesin (Белластезин); Otisol (Отизол); Proctosedyl (Проктоседил); Relief Advans (Релиф Адванс); Septolete Plus (Септолете Плюс); Tos-Mai (Тос-Май); ***USA:*** AABP; Aerocaine†; Allergen; Americaine First Aid†; Anbesol; Anbesol Cold Sore Therapy; Auralgan; Auroguard Otic; Babee; Bicozene; Boil Ease; Boyol Salve; Calamycin; Cepacol Anesthetic†; Cepacol Dual Relief Sore Throat + Cough; Cepacol Maximum Strength Sore Throat; Cepacol Sore Throat + Coating Relief Maximum Numbing; Cepacol Sore Throat Maximum Numbing; Cepacol Ultra Sore Throat Plus Cough; Cetacaine; Chigg Away; Chiggerex; Chloraseptic Sore Throat; Cough-X; Cy-Gesic; Cylex; Dentapaine; Dermacoat; Dermasept Antifungal; Dermoplast Antibacterial; Double-Action Toothache Kit; Ear-Gesic; Foille; Fungi-Nail; Hem-Prep; Kank-A; Legatrin Rub; Lipmagik; Maximum Strength Anbesol; Neotic; Numzit†; Orabase Lip; Orajel Mouth Aid; Orajel PM; Orasept; Orasol; Otic Edge; Otocalm†; Pazo; Rectagene Medicated Rectal Balm; Rid-a-Pain; Solarcaine; Soothaderm; Sting-Eze; Sting-Kill; Tanac; Tanac Dual Core; Therevac Plus; Tigan†; Toothache Gel; Triban†; TriOxin; Tympagesic†; Unguentine Maximum Strength; Vagi-Gard Medicated Cream; Vagisil; Z-Xtra; ***Venez.:*** Claudemor†; Otan; Otofrin†.

Bupivacaine Hydrochloride (*BANM, USAN, rINNM*) 盐酸布比卡因

AH-2250; Bupivacaïne, chlorhydrate de; Bupivacaini hydrochloridum; Bupivacaini Hydrochloridum Monohydricum; Bupivakaiinihydrokloridi; Bupivakain Hidroklorür; Bupivakain-hidroklorid; Bupivakain-hydrochlorid monohydrát; Bupivakainhydroklorid; Bupivakaino hidrochloridas; Bupiwakainy chlorowodorek; Hidrocloruro de bupivacaína; LAC-43; Win-11318. (±)-(1-Butyl-2-piperidyl)formo-2′,6′-xylidide hydrochloride monohydrate.

Бупивакаина Гидрохлорид

$C_{18}H_{28}N_2O,HCl,H_2O$ = 342.9.

CAS — 2180-92-9 (bupivacaine); 18010-40-7 (anhydrous bupivacaine hydrochloride); 14252-80-3 (bupivacaine hydrochloride monohydrate); 73360-54-0 (bupivacaine hydrochloride monohydrate).

ATC — N01BB01.

ATC Vet — QN01BB01.

UNII — 7TQO7W3VT8.

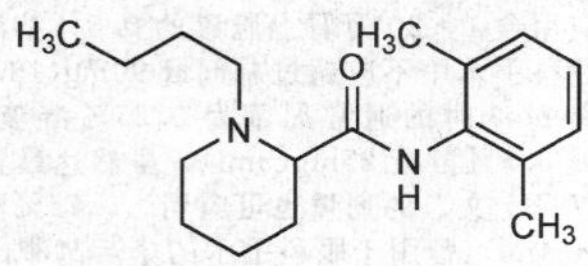

(bupivacaine)

Pharmacopoeias. In *Chin., Eur.* (see p.vii), *Int.*, and *US.*

Ph. Eur. 6.8 (Bupivacaine Hydrochloride) 一种白色结晶性粉末或无色晶体。溶于水；易溶于乙醇。避光。

USP 33 (Bupivacaine Hydrochloride) 一种白色、无臭结晶性粉末。易溶于水和乙醇；微溶于丙酮和氯仿。1%水溶液的 pH 为 4.5～6.0。

溶液的稳定性 pH 对局麻药溶液的稳定性和与注射有关的疼痛的作用见第1767页。

布比卡因和芬太尼的混合溶液（含或不含肾上腺素）的稳定性，见芬太尼项下（第54页）。

不良反应和处置

参见**局部麻醉药**（第1765页）。

布比卡因比其他局麻药的心脏毒性更大。布比卡因引起的心跳骤停对电除颤不敏感，需要长时间的努力才能成功复苏。据报道输注脂肪乳剂可能有益，并提示可以用此方案。见**大豆油**项下的**心脏毒性**，第1868页。

布比卡因血浆浓度的毒性阈值参见下文**药动学**项下**吸收**。

对心血管系统的影响 布比卡因[1,2]和依替卡因[2]比大多数其他常用局麻药的心脏毒性更大，显著的心血管抑制可发生于血浆浓度仅轻度高于可引起 CNS 毒性者[2]。可发生死亡。意外血管内注射后可很快同时发生癫痫和心血管虚脱，即使立即给予氧合及血压支持也可能无法防止心跳骤停[2]。可发生对除颤的正常方法不敏感的心室颤动。因为利多卡因和其他局麻药对 CNS 有相加作用，治疗诱发的心律失常时，溴苄胺可能优于利多卡因[1]。也有报道，1 名青春期患者在进行清创时，布比卡因溶液全身吸收后发生癫痫和致命性心室颤动[3]。静脉区域麻醉应用布比卡因后发生致命的心脏毒性，可能是因为越过止血带的渗漏，这种技术应避免使用布比卡因[1]。产科患者硬膜外麻醉时应用 0.75%溶液也发生过死亡，这一浓度不再推荐用于产科麻醉。见下文**用途和用法**项下**分娩疼痛**。

1. Anonymous. Cardiotoxicity of local anaesthetic drugs. *Lancet* 1986; **ii:** 1192–4.
2. Albright GA. Cardiac arrest following regional anesthesia with etidocaine or bupivacaine. *Anesthesiology* 1979; **51:** 285–7.
3. Yan AC, Newman RD. Bupivacaine-induced seizures and ventricular fibrillation in a 13-year-old girl undergoing wound debridement. *Pediatr Emerg Care* 1998; **14:** 354–5.

对眼的影响 一名 47 岁女性[1]在应用 0.5%布比卡因进行骶尾阻滞后，发生双侧视网膜出血。3 个月后，出血清除，视力恢复正常。

1. Ling C, *et al.* Bilateral retinal haemorrhages following epidural injection. *Br J Ophthalmol* 1993; **77:** 316–17.

阻滞延长 区域麻醉中应用布比卡因可导致阻滞延长[1,2]。

1. Pathy GV, Rosen M. Prolonged block with recovery after extradural analgesia for labour. *Br J Anaesth* 1975; **47:** 520–2.
2. Brockway MS, *et al.* Prolonged brachial plexus block with 0.42% bupivacaine. *Br J Anaesth* 1989; **63:** 604–5.

注意事项

参见**局部麻醉药**（第1766页）。

布比卡因禁用于静脉区域麻醉（Bier 阻滞）和产科的宫颈旁阻滞。0.75%溶液禁用于产科的硬膜外阻滞。

肾损伤 0.75%布比卡因 3ml 用于伴有慢性肾衰的患者，腰麻的起效时间比对照患者更快、持续时间更短[1]。

1. Orko R, *et al.* Subarachnoid anaesthesia with 0.75% bupivacaine in patients with chronic renal failure. *Br J Anaesth* 1986; **58:** 605–9.

药物相互作用

与局麻药有关的药物相互作用见第1766页。

抗心律失常药 当布比卡因与抗心律失常药同时应用时，发生心肌抑制的危险增加。

β 受体阻滞药 在 6 名健康受试者体内，普萘洛尔使布比卡因清除降低[1] 35%。如果这些药物同时应用，有增加布比卡因毒性的危险。

1. Bowdle TA, *et al.* Propranolol reduces bupivacaine clearance. *Anesthesiology* 1987; **66:** 36–8.

钙通道阻滞药 理论上，服用钙通道阻滞药可增强布比卡因对心脏的不良反应的危险，但缺乏临床证据。

组胺 H_2 受体拮抗药 有关组胺 H_2 受体拮抗剂对布比卡因药动学影响的研究结果有很多。一组研究者[1]发现，西咪替丁预治疗可降低布比卡因的清除，而另一些研究者未发现其对药动学的显著影响[2,3]。与之相似，雷尼替丁预治疗或者可增加布比卡因的血浆浓度[4]，或者没有显著影响[3]。

1. Noble DW, *et al.* Effects of H-2 antagonists on the elimination of bupivacaine. *Br J Anaesth* 1987; **59:** 735–7.
2. Pihlajamäki KK. Lack of effect of cimetidine on the pharmacokinetics of bupivacaine in healthy subjects. *Br J Clin Pharmacol* 1988; **26:** 403–6.
3. Flynn RJ, *et al.* Does pretreatment with cimetidine and ranitidine affect the disposition of bupivacaine? *Br J Anaesth* 1989; **62:** 87–91.
4. Wilson CM. Plasma bupivacaine concentrations associated with extradural anaesthesia for caesarean section: influence of pretreatment with ranitidine. *Br J Anaesth* 1986; **58:** 1330P–1331P.

局部麻醉药 布比卡因对利多卡因和甲哌卡因蛋白结合力的影响，分别见第1777页和第1779页。

药动学

布比卡因与血浆蛋白结合约 95%，报道的半衰期在成人为 1.5～5.5h，新生儿约为 8h。布比卡因在肝中代谢，主要以代谢产物的形式从尿中排泄，仅 5%～6%以原形排泄。

布比卡因少量分布于乳汁。可通过胎盘，但胎儿体内药物浓度与母体的药物浓度的比例相对较低。布比卡因也可进入 CSF。

也可见**局部麻醉药**第1766页。

吸收 一些研究者[1]认为，布比卡因血浆浓度的中毒阈值为 2～4μg/ml，无水盐酸布比卡因的最大单次推荐剂量在英国为 150mg（约等于 2mg/kg）。头颈部区域麻醉应用平均总剂量 3.4mg/kg 布比卡因时可产生平均血浆峰浓度 3.56μg/ml（联用肾上腺素）和 4.95μg/ml（不联用肾上腺素），而不产生毒性[2]。与之相似，胸膜内应用 0.5%布比卡因 2.5mg/kg 可产生平均血浆峰浓度 2.57μg/ml 和 3.22μg/ml（分别联用肾上腺素和不联用肾上腺素），而不产生毒性[3]。进一步研究[4]在行胆囊切除术的患者中进行，72h 持续胸膜间输注含肾上腺素的布比卡因，结果发现稳态血浆浓度有明显个体变异（范围为 1.3～3.2μg/ml，平均 2.1μg/ml），无任何不良反应。应用布比卡因 2mg/kg 进行双侧肋间神经阻滞产生的血药浓度也在推测的毒性范围内而无不良反应，但是这种阻滞方法应用肾上腺素并不能可靠地降低布比卡因的血浆浓度[5]。

应用 0.25%布比卡因 10ml 或 20ml 进行星状神经节阻滞后产生的平均血浆浓度峰值分别为 340ng/ml 和

470ng/ml[6]。应用0.5%布比卡因3mg/kg（合用或不合用肾上腺素）进行坐骨神经和股神经阻滞时产生的平均血浆浓度峰值低于800ng/ml[7]。

膝关节镜检查期间在关节内注射的布比卡因从滑膜快速吸收，但在用含量达200mg的等张溶液进行压力控制灌洗后，血浆浓度并未超过350ng/ml[8]。虽然一组研究者发现关节内注射0.5%溶液30ml进行关节镜检查后，布比卡因的最大血浆浓度为875ng/ml，但他们建议可能应加入肾上腺素以减少吸收[9]。

1. Tucker GT. Pharmacokinetics of local anaesthetics. *Br J Anaesth* 1986; **58:** 717–31.
2. Neill RS, Watson R. Plasma bupivacaine concentrations during combined regional and general anaesthesia for resection and reconstruction of head and neck carcinomata. *Br J Anaesth* 1984; **56:** 485–92.
3. Gin T, *et al.* Effect of adrenaline on venous plasma concentrations of bupivacaine after interpleural administration. *Br J Anaesth* 1990; **64:** 662–6.
4. Kastrissios H, *et al.* The disposition of bupivacaine following a 72h interpleural infusion in cholecystectomy patients. *Br J Clin Pharmacol* 1991; **32:** 251–4.
5. Bodenham A, Park GR. Plasma concentrations of bupivacaine after intercostal nerve block in patients after orthotopic liver transplantation. *Br J Anaesth* 1990; **64:** 436–41.
6. Hardy PAJ, Williams NE. Plasma concentrations of bupivacaine after stellate ganglion block using two volumes of 0.25% bupivacaine plain solution. *Br J Anaesth* 1990; **65:** 243–4.
7. Misra U, *et al.* Plasma concentrations of bupivacaine following combined sciatic and femoral 3 in 1 nerve blocks in open knee surgery. *Br J Anaesth* 1991; **66:** 310–13.
8. Debruyne D, *et al.* Monitoring serum bupivacaine levels during arthroscopy. *Eur J Clin Pharmacol* 1985; **27:** 733–5.
9. Butterworth JF, *et al.* Effect of adrenaline on plasma concentrations of bupivacaine following intra-articular injection of bupivacaine for knee arthroscopy. *Br J Anaesth* 1990; **65:** 537–9.

表面麻醉 布比卡因表面应用后的吸收研究。

1. McBurney A, *et al.* Absorption of lignocaine and bupivacaine from the respiratory tract during fibreoptic bronchoscopy. *Br J Clin Pharmacol* 1984; **17:** 61–6.

妊娠 母体注射后，布比卡因通过胎盘的程度小于利多卡因或甲哌卡因。据报道，布比卡因的胎儿与母体浓度比例为0.2～0.4[1,2]，而利多卡因和甲哌卡因则为0.5～0.7[2,3]。布比卡因与这些其他药物相比，较大的蛋白结合程度不仅限制了布比卡因通过胎盘的量，而且减少了胎儿循环中游离药物的相对量[2]（见下文**蛋白结合**）。注射液中加入肾上腺素并不影响布比卡因的胎盘转运率[4]。新生儿测定的β相半衰期为25h，而母体则为1.25h，提示新生儿代谢布比卡因的能力差[5]。

1. Denson DD, *et al.* Serum bupivacaine concentrations in term parturients following continuous epidural analgesia for labor and delivery. *Ther Drug Monit* 1984; **6:** 393–8.
2. Blogg CE, Simpson BR. Obstetric analgesia and the newborn baby. *Lancet* 1974; **i:** 1283.
3. Poppers PJ. Evaluation of local anaesthetic agents for regional anaesthesia in obstetrics. *Br J Anaesth* 1975; **47:** 322–7.
4. Reynolds F, *et al.* Effect of time and adrenaline on the feto-maternal distribution of bupivacaine. *Br J Anaesth* 1989; **62:** 509–14.
5. Caldwell J, *et al.* Pharmacokinetics of bupivacaine administered epidurally during childbirth. *Br J Clin Pharmacol* 1976; **3:** 956P–957P.

蛋白结合 血液中的两种主要的布比卡因结合蛋白是α_1酸性糖蛋白（在低浓度时起主要作用）和白蛋白（在高浓度时起主要作用）。pH从7.4降到7.0可减少α_1酸性糖蛋白与布比卡因的亲和力，但是对白蛋白的亲和力没有影响[1]。布比卡因的蛋白结合在妊娠期间减少，但游离布比卡因的浓度增加不可能引起临床上CNS或心血管毒性危险的显著增加[2]。

因为胎儿血浆中含有的α_1酸性糖蛋白很少，布比卡因的结合力降低，使母体和胎儿的血浆浓度在分娩时存在差异[3]（见上文**妊娠**）。

无并发疾病的老龄化不影响布比卡因的蛋白结合[4]。

1. Denson D, *et al.* Alpha$_1$-acid glycoprotein and albumin in human serum bupivacaine binding. *Clin Pharmacol Ther* 1984; **35:** 409–15.
2. Denson DD, *et al.* Bupivacaine protein binding in the term parturient: effects of lactic acidosis. *Clin Pharmacol Ther* 1984; **35:** 702–9.
3. Petersen MC, *et al.* Relationship between the transplacental gradients of bupivacaine and α_1-acid glycoprotein. *Br J Clin Pharmacol* 1981; **12:** 859–62.
4. Veering BT, *et al.* Age does not influence the serum protein binding of bupivacaine. *Br J Clin Pharmacol* 1991; **32:** 501–3.

用途和用法

盐酸布比卡因是一种作用和用途与第1766页所述者相似的酰胺类局麻药。作用起效慢，持续时间长。加入血管收缩药可增加作用的起效速度和持续时间，减少从注射部位吸收入循环的量。反复应用可发生慢性蓄积。主要用于浸润麻醉和区域神经阻滞，特别是硬膜外阻滞，但是禁用于产科的宫颈旁阻滞和静脉区域麻醉（Bier阻滞）。0.75%溶液禁用于产科的硬膜外阻滞。（**局部麻醉技术**的讨论见第1767页）。

布比卡因是一种消旋混合物，但是也应用S(−)-同分异构体左布比卡因（第1775页）。某些国家也应用布比卡因的碳酸盐溶液注射液（第1767页）。

推荐剂量的布比卡因可产生完全性感觉阻滞，但是所用布比卡因溶液的浓度影响运动阻滞的程度。0.25%溶液一般产生不完全运动阻滞，0.5%溶液通常产生运动阻滞和一定程度的肌肉松弛，0.75%溶液可获得完全运动阻滞和肌肉松弛。

所用布比卡因的剂量取决于注射部位和麻醉技术以及患者的状态。布比卡因以一水盐酸化物的形式用药，虽然剂量是以无水盐酸化物来表达的。一水盐酸布比卡因10.55mg相当于无水盐酸布比卡因10mg。在英国，盐酸布比卡因的常用推荐**最大单次剂量**为150mg，合用或不合用肾上腺素，必要时每2h再应用50mg。在美国，推荐的最大单次剂量为175mg单纯制剂或225mg含肾上腺素制剂，间隔时间不少于3h可重复用药，但每日总剂量不应超过400mg。老年人、儿童（见下文）、虚弱患者和伴有心脏病或肝病者应减少剂量。

在开始硬膜外阻滞之前，应给予布比卡因试验剂量（最好合用肾上腺素）以发现意外的血管内注射。随后的剂量应小幅增加。

含或不含肾上腺素的溶液可用于大多数**局部麻醉技术**和操作，除了牙科浸润外，后者在溶液中加入肾上腺素（见下文）。

- *浸润麻醉*时通常应用0.25%盐酸布比卡因溶液，剂量可达推荐最大剂量（见上文）。如果需要较长时间的麻醉，如在上颌骨和下颌骨区域的牙科或外科手术时，可应用含1∶20万肾上腺素的0.5%溶液，但是在一次牙科手术中不应超过总剂量90mg(18ml)。
- *外周神经阻滞*时的通常剂量为0.25%溶液12.5mg（5ml）或0.5%溶液25mg(5ml)，虽然达最大单次推荐剂量（见上文）的剂量也可应用。0.75%溶液15～30mg(2～4ml) 曾用于眼科手术的*球后阻滞*。
- *交感神经阻滞*时推荐应用0.25%溶液50～125mg(20～50ml)。
- *硬膜外阻滞*用于手术时，可应用0.25%盐酸布比卡因溶液25～50mg(10～20ml)，或0.5%溶液50～100mg(10～20ml)。0.75%溶液单次剂量75～150mg(10～20ml) 也用于非产科手术腰部硬膜外阻滞的诱导。*骶尾阻滞*用于手术时，可应用0.25%溶液37.5～75mg(15～30ml)，或0.5%溶液75～150mg(15～30ml)。在处理**急性疼痛**时，可硬膜外推注或持续注射布比卡因。用于*分娩镇痛*时，推荐腰部阻滞推注0.25%溶液15～30mg(6～12ml)，或0.375%溶液22.5～45mg(6～12ml)。或0.5%溶液30～60mg(6～12ml)。或者采用输注的方式，用0.1%的溶液每小时10～15mg(10～15ml)，或使用0.125%的溶液10～15mg(8～12ml) 用于腰部阻滞。分娩镇痛时也可单次骶尾注射布比卡因，推荐剂量为0.25%溶液25～50mg(10～20ml)，或0.375%溶液37.5～75mg(10～20ml)，或0.5%溶液50～100mg(10～20ml)。用于*术后镇痛*时，可硬膜外输注0.1%溶液每小时4～15mg(4～15ml)，或0.125%溶液每小时5～15mg(4～12ml)。
- 不含肾上腺素的高密度盐酸布比卡因溶液可用于腰麻。0.5%制剂的用量为10～20mg(2～4ml)。

作用 在行前臂或手部的手术患者进行臂丛阻滞时，0.25%布比卡因溶液40ml中加入0.2mmol氯化钾可使感觉消失的起效比相同剂量的单纯布比卡因更快[1]。

玻璃酸酶不增加0.5%布比卡因进行臂丛阻滞的起效速度，无论是否加入肾上腺素，但可缩短麻醉的持续时间[2]。

脂质体包裹的布比卡因能延长术后的镇痛作用而无运动阻滞[3,4]。

布比卡因与一些其他局麻药的血管活性比较见第1767页。

1. Parris MR, Chambers WA. Effects of the addition of potassium to prilocaine or bupivacaine: studies on brachial plexus blockade. *Br J Anaesth* 1986; **58:** 297–300.
2. Keeler JF, *et al.* Effect of addition of hyaluronidase to bupivacaine during axillary brachial plexus block. *Br J Anaesth* 1992; **68:** 68–71.
3. Boogaerts S, *et al.* Epidural administration of liposomal bupivacaine for the management of postsurgical pain. *Br J Anaesth* 1993; **70:** (suppl 1): 104.
4. Boogaerts JG, *et al.* Pharmacokinetic-pharmacodynamic specific behaviour of liposome-associated bupivacaine in humans. *Br J Anaesth* 1995; **74** (suppl 1): 74.

儿童用法 *BNFC 2010/11*推荐应当根据生理状态和手术的性质调整儿童布比卡因的用量。

术中在伤口处注射最大剂量达1.5mg/kg的0.25%布比卡因（含肾上腺素）曾用于控制婴儿幽门肌切开术引起的术后疼痛，可减弱单独应用全麻引起的一些心脏和呼吸作用[1]。0.5%布比卡因2.5mg/岁曾用于行疝切开术的儿童髂腹股沟神经阻滞[2]。一项在行腹部手术的婴儿中进行的研究[3]发现，硬膜外输注布比卡因可产生与静脉输注吗啡相当的镇痛。对于特别容易发生呼吸抑制的新生儿和小婴儿，认为布比卡因可能优于吗啡，但是较大的儿童可能需要额外的镇静或镇痛以防止术后躁动。

1. McNicol LR, *et al.* Peroperative bupivacaine for pyloromyotomy pain. *Lancet* 1990; **335:** 54–5.
2. Smith BAC, Jones SEF. Analgesia after herniotomy in a paediatric day unit. *BMJ* 1982; **285:** 1466.
3. Wolf AR, Hughes D. Pain relief for infants undergoing abdominal surgery: comparison of infusions of IV morphine and extradural bupivacaine. *Br J Anaesth* 1993; **70:** 10–16.

分娩疼痛 分娩疼痛治疗（包括局麻药的应用）的讨论见第8页。

近1000名患者的早期经验提示，含肾上腺素的0.5%布比卡因8ml是分娩期间硬膜外阻滞的理想剂量[1]，镇痛持续约2h。降低浓度至0.25%可缩短分娩后感觉和运动神经阻滞的持续时间。另外一些研究[2]发现，当每90min应用常规"最大"剂量500μg/kg时，0.375%布比卡因是硬膜外镇痛的最适宜浓度，但是，在初产妇女中应用低剂量0.25%布比卡因进行硬膜外镇痛可降低产钳分娩的发生率、减少缩宫素用量[3]。虽然与舒芬太尼[4]合用的更低浓度布比卡因（0.0625%）可产生与单独应用0.125%布比卡因相似的镇痛，但第二产程的持续时间和器械分娩与剖宫产的发生率并未减少。应用含0.005%二醋吗啡的0.0625%布比卡因可获得相似结果，二醋吗啡在许多患者中引起的瘙痒和嗜睡很麻烦[5]。然而，一项英国的大样本研究[6,7]将每小时单次给予0.25%布比卡因10ml的传统硬膜外方案与使用0.1%布比卡因复合2μg/ml芬太尼的两种小剂量用药方法进行比较，发现小剂量技术至少是有效的，且使用器械分娩的发生率低。

腰麻复合硬膜外阻滞，在开始硬膜外用药之前，也在鞘内先注射布比卡因或布比卡因复合阿片类药物[6～9]，发现效果极好[7]，尽管在使用小剂量硬膜外技术时可能没有优势[10]。

含有布比卡因药物的单独鞘内注射也用于分娩镇痛[11,12]，尽管通常是剖宫产手术的麻醉和术后镇痛的常规方法，剖宫产时也尝试将布比卡因复合利多卡因用于硬膜外麻醉，目的是减少布比卡因用量并减少心脏毒性[13]。

1. Crawford JS. Lumbar epidural block in labour: a clinical analysis. *Br J Anaesth* 1972; **44:** 66–74.
2. Purdy G, *et al.* Continuous extradural analgesia in labour: comparison between "on demand" and regular "top-up" injections. *Br J Anaesth* 1987; **59:** 319–24.
3. Turner MJ, *et al.* Primiparous women using epidural analgesia. *BMJ* 1990; **300:** 123.
4. Auroy Y, Benhamou D. Extradural analgesia for labour: 0.125% bupivacaine vs 0.0625% bupivacaine with 0.2 micrograms mL^{-1} sufentanil. *Br J Anaesth* 1995; **74** (suppl 1): 105–6.
5. Bailey CR, *et al.* Diamorphine-bupivacaine mixture compared with plain bupivacaine for analgesia. *Br J Anaesth* 1994; **72:** 58–61.
6. Comparative Obstetric Mobile Epidural Trial (COMET) Study Group UK. Effect of low-dose mobile versus traditional epidural techniques on mode of delivery: a randomised controlled trial. *Lancet* 2001; **358:** 19–23.
7. Comparative Obstetric Mobile Epidural Trial (COMET) Study Group UK. Randomized controlled trial comparing traditional with two "mobile" epidural techniques: anesthetic and analgesic efficacy. *Anesthesiology* 2002; **97:** 1567–75.
8. Stacey RGW, *et al.* Single space combined spinal-extradural technique for analgesia in labour. *Br J Anaesth* 1993; **71:** 499–502.
9. Collis RE, *et al.* Randomised comparison of combined spinal-epidural and standard epidural analgesia in labour. *Lancet* 1995; **345:** 1413–16.
10. Simmons SW, *et al.* Combined spinal-epidural versus epidural analgesia in labour. Available in The Cochrane Database of Systematic Reviews; Issue 3. Chichester: John Wiley; 2007 (accessed 01/02/08).
11. Kestin IG, *et al.* Analgesia for labour and delivery using incremental diamorphine and bupivacaine via a 32-gauge intrathecal catheter. *Br J Anaesth* 1992; **68:** 244–7.
12. McHale S, *et al.* Continuous subarachnoid infusion of 0.125% bupivacaine for analgesia during labour. *Br J Anaesth* 1992; **69:** 634–6.
13. Howell P, *et al.* Comparison of four local extradural anaesthetic solutions for elective Caesarean section. *Br J Anaesth* 1990; **65:** 648–53.

制剂

BP 2010: Bupivacaine and Adrenaline Injection; Bupivacaine and Fentanyl Injection; Bupivacaine Heavy Injection; Bupivacaine Injection;
USP 33: Bupivacaine Hydrochloride in Dextrose Injection; Bupivacaine Hydrochloride Injection.

专利制剂

Arg.: Bupicaina; Bupigobbi; Bupinex; Caina G; Duracaine; ***Austral.:*** Marcain; ***Austria:*** Bucain; Carbostesin; Dolanaest; ***Belg.:*** Marcaine; ***Braz.:*** Bupiabbott; Bupiabbott Plus; Bupstesic; Marcaina; Neocaina; ***Canad.:*** Marcaine; Sensorcaine; Vivacaine; ***Chile:*** Duracaine†; ***Cz.:*** Marcaine; ***Denm.:*** Marcain; ***Fin.:*** Bicain; Marcain; ***Fr.:*** Bupiforan; Marcaine†; ***Ger.:*** Bucain; Carbostesin; Dolanaest; ***Gr.:*** Marcaine; ***Hong Kong:*** Marcain; ***Hung.:*** Bucaine; Marcain; ***India:*** Marcain; Sensorcaine; ***Indon.:*** Bucain; Bunascan; Buvanest; Decain; Marcain; Recain; Regivell; ***Irl.:*** Marcain; ***Israel:*** Kamacaine; Marcaine; ***Ital.:*** Bupibil; Bupicain; Bupiforan; Bupisen; Bupisolver; Bupixamol; Marcaina; ***Malaysia:*** Marcain; ***Mex.:*** Buvacaina; ***Neth.:*** Bupiforan†; Marcaine; ***Norw.:*** Marcain; ***NZ:*** Marcain; ***Philipp.:*** Marcaine; Senpivac; Sensorcaine; ***Pol.:*** Marcaine; ***Port.:*** Bupinostrum; Marcaina; ***Rus.:*** Anekain (Анекаин); Bupicaine (Бупикаин)†; Marcain (Маркаин); ***S.Afr.:*** Macaine; Regibloc†; ***Singapore:*** Marcain; ***Spain:*** Inibsacain; Svedocain†; ***Swed.:*** Marcain; ***Switz.:*** Carbostesin; Duracain; ***Thai.:*** Marcaine; ***Turk.:*** Marcaine; ***UK:*** Marcain; ***Ukr.:*** Bucain (Букаин); ***USA:*** Marcaine; Sensorcaine; ***Venez.:*** Duracaina.

多组分制剂 ***Austral.:*** Marcain with Fentanyl; ***Fin.:*** Solomet c bupivacain hydrochlorid; ***NZ:*** Bupafen; Marcain with Fentanyl; ***USA:*** Duocaine.

Butyl Aminobenzoate 氨基苯甲酸丁酯

Butamben *(USAN)*; Butilaminobenzoato; Butoforme. Butyl 4-aminobenzoate.

Бутиламинобензоат

$C_{11}H_{15}NO_2 = 193.2.$

CAS — 94-25-7.

UNII — EFW857872Q.

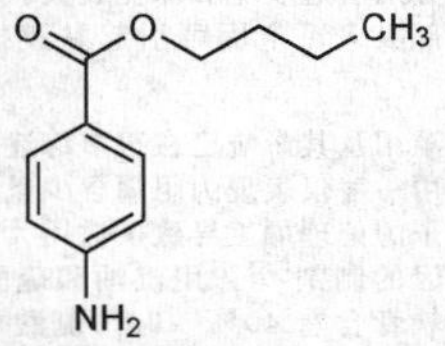

Pharmacopoeias. In *Fr.* and *US.*

USP 33 (Butamben) 白色无臭的结晶性粉末。熔点为57～59℃。溶于水（1：7000）；溶于乙醇、乙醚、氯仿、不挥发性油和稀酸。在水中煮沸时缓慢水解。

Butyl Aminobenzoate Picrate 氨基苯甲酸丁酯苦味酸盐

Abbott-34842; Butamben Picrate *(USAN)*; Butilaminobenzoato, picrato de.

$(C_{11}H_{15}NO_2)_2,C_6H_3N_3O_7 = 615.6.$

CAS — 577-48-0.

UNII — D4ZFB7ZH5Y.

简介

氨基苯甲酸丁酯为一种对氨基苯甲酸酯，是一种用于皮肤和黏膜表面麻醉的局麻药（第1765页）。也用于缓解肛门直肠病变引起的疼痛和瘙痒。5%或10%氨基苯甲酸丁酯混悬液曾硬膜外应用。

氨基苯甲酸丁酯苦味酸盐的软膏用于皮肤。

1. Korsten HH, *et al.* Long-lasting epidural sensory blockade by n-butyl-p-aminobenzoate in the terminally ill intractable cancer pain patient. *Anesthesiology* 1991; **75:** 950–60.
2. Armstrong DG, Kanat IO. Analgesic efficacy of topical butamben picrate. *J Am Podiatr Med Assoc* 1995; **85:** 738–40.
3. Shulman M, *et al.* Nerve blocks with 5% butamben suspension for the treatment of chronic pain syndromes. *Reg Anesth Pain Med* 1998; **23:** 395–401.

制剂

USP 33: Benzocaine, Butamben, and Tetracaine Hydrochloride Gel; Benzocaine, Butamben, and Tetracaine Hydrochloride Ointment; Benzocaine, Butamben, and Tetracaine Hydrochloride Topical Aerosol; Benzocaine, Butamben, and Tetracaine Hydrochloride Topical Solution; Erythromycin Ethylsuccinate Injection.

专利制剂

Braz.: Unguento Picrato de Butesin.

多组分制剂 ***Canad.:*** Cetacaine; ***Chile:*** Butesin†; ***Fr.:*** Nestosyl; Preparation H†; ***India:*** Proctosedyl; ***Ital.:*** Prurex; ***Rus.:*** Proctosedyl (Проктоседил); Proctosedyl M (Проктоседил M); ***Spain:*** Alvogil; Topicaina†; ***Switz.:*** Alvogyl; ***Ukr.:*** Proctosedyl (Проктоседил); ***USA:*** Cetacaine.

顺势疗法制剂 ***Fr.:*** Homeodose†.

Chloroprocaine Hydrochloride（*rINNM*）盐酸氯普鲁卡因

Chloroprocaïne, Chlorhydrate de; Chloroprocaini Hydrochloridum; Hidrocloruro de cloroprocaína. 2-Diethylaminoethyl 4-amino-2-chlorobenzoate hydrochloride.

Хлоропрокаина Гидрохлорид

$C_{13}H_{19}ClN_2O_2,HCl = 307.2.$

CAS — 133-16-4 (chloroprocaine); 3858-89-7 (chloroprocaine hydrochloride).

ATC — N01BA04.

ATC Vet — QN01BA04.

UNII — LT7Z1YW11H.

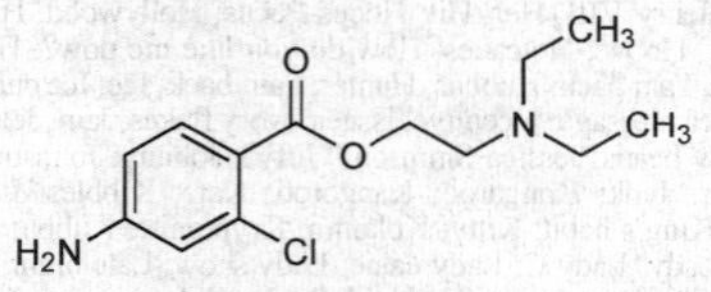

(chloroprocaine)

Pharmacopoeias. In *US.*

USP 33（Chloroprocaine Hydrochloride） 白色、无臭结晶性粉末。溶于水（1：20），溶于乙醇（1：100）；极微溶于氯仿；几乎不溶于乙醚。溶液用石蕊检测呈酸性。

溶液的 pH pH对局麻药溶液稳定性的影响和与注射有关的疼痛见第1767页。

不良反应、处置和注意事项

参见**局部麻醉药**（第1765页）。氯普鲁卡因不适用于静脉区域麻醉（Bier 阻滞），因为这样应用时的血栓性静脉炎发生率高。因为潜在的神经毒性，也禁用于腰麻。

药物相互作用

与局麻药有关的药物相互作用见第1766页。

药动学

氯普鲁卡因在循环中被血浆胆碱酯酶迅速水解。成人的半衰期为19～26s。主要以代谢产物的形式在尿中排泄。

也可见**局部麻醉药**（第1766页）。

用途和用法

氯普鲁卡因为一种对氨基苯甲酸酯，是一种作用和用途与第1766页所述相似的局麻药，特性与普鲁卡因相似（第1781页）。作用起效快（6～12min），持续时间短（1h）。

氯普鲁卡因的盐酸盐用于浸润、外周神经阻滞和包括腰部和骶部硬膜外阻滞在内的中枢神经阻滞。必要时，可与肾上腺素（1：20万）合用以延缓吸收和减少毒性。氯普鲁卡因不是一种有效的表面麻醉药。不应用于腰麻（**局部麻醉技术**的讨论见第1767页）。

氯普鲁卡因的应用剂量取决于注射部位和采用的麻醉技术。不含肾上腺素的盐酸氯普鲁卡因**最大单次剂量**在成人不应超过800mg，与肾上腺素（1：20万）合用时的最大单次剂量不应超过1g。在开始硬膜外阻滞之前，应给予氯普鲁卡因试验剂量，最好合用肾上腺素，以发现意外的血管内注射。各种麻醉技术的剂量如下：

- 下颌神经阻滞：2%溶液40～60mg(2～3ml)。
- 眶下神经阻滞：2%溶液10～20mg(0.5～1ml)。
- 臂丛阻滞：2%溶液600～800mg(30～40ml)。
- 指神经阻滞：不含肾上腺素的1%溶液30～40mg(3～4ml)。
- 产科阴部神经阻滞时，建议每侧的剂量为2%溶液200mg(10ml)，宫颈旁阻滞时的剂量为4个部位中每个应用1%溶液30mg(3ml)。
- 腰部硬膜外阻滞：每个欲麻醉的节段应用2%溶液40～50mg(2～2.5ml)或3%溶液60～75mg(2～2.5ml)，通常的总剂量为300～750mg，间隔40～50min给予较小的重复剂量。
- 骶尾阻滞：可应用2%溶液300～500mg(15～25ml)或3%溶液450～750mg(15～25ml)，间隔40～60min可重复。

儿童、老年人或虚弱患者、伴有心脏病或肝病者应减少剂量。儿童的浸润麻醉推荐应用0.5%～1%的浓度，神经阻滞应用1%～1.5%。

儿童用法 氯普鲁卡因在儿童中使用的详细简介见上文。

制剂

USP 33: Chloroprocaine Hydrochloride Injection.

专利制剂

Canad.: Nesacaine; ***Switz.:*** Ivracain; Nesacain†; ***USA:*** Nesacaine.

Cinchocaine（*BAN*，*rINN*）辛可卡因

Cincainum; Cinchocaïne; Cinchocainum; Cincocaína; Cinkokain; Dibucaine; Sinkokaiini. 2-Butoxy-*N*-(2-diethylaminoethyl)cinchoninamide; 2-Butoxy-*N*-(2-diethylaminoethyl)quinoline-4-carboxamide.

Цинхокаин

$C_{20}H_{29}N_3O_2 = 343.5.$

CAS — 85-79-0.

ATC — C05AD04; D04AB02; N01BB06; S01HA06.

ATC Vet — QC05AD04; QD04AB02; QN01BB6; QS01HA06.

UNII — L6JW2TJG99.

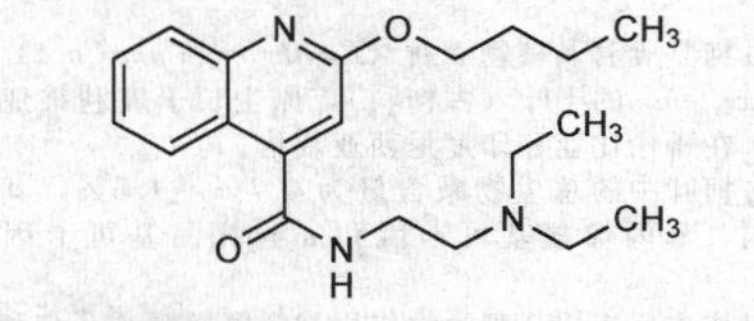

Pharmacopoeias. In *US.*

USP 33（Dibucaine） 白色至近白色的粉末，有轻微特征臭。熔点为62.5～66℃。溶于水（1：4600），溶于乙醇（1：0.7），溶于氯仿（1：0.5），溶于乙醚（1：1.4）；溶于1mol/L盐酸。遇光后变黑。贮藏于密闭容器中。避光。

Cinchocaine Hydrochloride（*BANM*，*rINNM*）盐酸辛可卡因

Cincaini Chloridum; Cinchocaïne, chlorhydrate de; Cinchocaini hydrochloridum; Cinchokain-hidroklorid; Cinchokain-hydrochlorid; Cinchokaino hidrochloridas; Cinkokainhydroklorid; Dibucaine Hydrochloride; Dibucainium Chloride; Hidrocloruro de cincocaína; Percainum; Sinkokaiinihydrokloridi; Sinkokain Hidroklorür; Sovcainum.

Цинхокаина Гидрохлорид

$C_{20}H_{29}N_3O_2,HCl = 379.9.$

CAS — 61-12-1.

ATC — C05AD04; D04AB02; N01BB06; S01HA06.

ATC Vet — QC05AD04; QD04AB02; QN01BB06; QS01HA06.

UNII — Z97702A5DG.

注：这种化合物最初上市时的名称为辛可卡因（Percaine），但是因为与普鲁卡因（Procaine）混淆而发生过意外。

Pharmacopoeias. In *Eur.* (see p.vii), *Jpn*, and *US.*

Ph. Eur. 6. 8（Cinchocaine Hydrochloride） 白色或类白色结晶性粉末或无色晶体；具有吸湿性。极易结块。极易溶于水；易溶于乙醇、丙酮和二氯甲烷。2%水溶液的pH值为5.0～6.0。贮藏于密闭容器中。避光。

USP 33（Dibucaine Hydrochloride） 无色或白色至近白色结晶，或白色至近白色结晶性粉末。无臭，略有吸湿性，遇光后变黑。易溶于水、乙醇、丙酮和氯仿。溶液的pH值约为5.5。贮藏于密闭容器中。避光。

简介

辛可卡因是一种酰胺类局麻药（第1765页），现在一般仅用于表面麻醉。它是最强效、毒性最大的长效局麻药之一，胃肠道外应用限于腰麻。

表面麻醉曾应用碱基或盐酸盐辛可卡因，软膏和乳剂中的含量达1%，栓剂用于暂时缓解与皮肤和肛门直肠病变有关的疼痛和瘙痒。苯甲酸辛可卡因也曾局部应用。

作用 辛可卡因与一些其他局麻药的血管活性比较见第1767页。

血浆胆碱酯酶缺乏 辛可卡因在确定血浆胆碱酯酶活性中的应用见**氯琥珀胆碱**的**注意事项**项下，第1819页。

制剂

USP 33: Dibucaine Cream; Dibucaine Hydrochloride Injection; Dibucaine Ointment.

专利制剂

Braz.: Nupercainal; ***Canad.:*** Nupercainal; ***Denm.:*** Cincain; ***Ger.:*** Dolo-Posterine N; ***Gr.:*** Nupercainal; ***India:*** Nupercainal†; ***Port.:*** Nupercainal; ***Swed.:*** Cincain; ***UK:*** Nupercainal; ***USA:*** Nupercainal.

多组分制剂 ***Arg.:*** Procto Venart; Proctyl; Scheriproct; Ultraproct; ***Austral.:*** Proctosedyl; Rectinol; Rectinol HC†; Scheriproct; Ultraproct†; ***Austria:*** Ciloprin cum Anaesthetico†; Scheriproct; Ultraproct†; ***Belg.:*** Scheriproct; Trihistalex; Ultraproct; ***Braz.:*** Proctyl; Senol†; Ultraproct; ***Canad.:*** Nupercainal; Proctol; Proctomyxin HC; Proctosedyl; ratio-Proctosone; ***Chile:*** Scheriproct; Ultraproct; ***Cz.:*** Aviril H†; Faktu; Otobacid N; Proctosedyl†; Proctospre†; Spofax; ***Denm.:*** Proctosedyl; ***Fin.:*** Ciloprin cum Anaesthetico†; Proctosedyl; Scheriproct; ***Fr.:*** Deliproct; Ultraproct; ***Ger.:*** Faktu; Otobacid N; Proctospre†; ***Gr.:*** Hemorrocort; Proctosedyl-N; Scheriproct Neo; ***Hong Kong:*** Borraginol-N; Decatylen; Faktu; Proctosone†; Ultraproct†; ***India:*** Otogesic; ***Indon.:*** Borraginol-N; Faktu; Ultraproct†; ***Irl.:*** Proctosedyl; Scheriproct; Ultraproct; ***Ital.:*** Ultraproct; ***Jpn:*** Una A; Una A Gel†; ***Malaysia:*** Decatylen; Proctosedyl; Proctosone†; ***Mex.:*** Proctoacid; Scheriproct; Ultraproct; ***Neth.:*** Proctosedyl; ***Norw.:*** Proctosedyl; Scheriproct; ***NZ:*** Proctosedyl; Ultraproct; ***Philipp.:*** Faktu; Proctosedyl; Ultraproct; ***Pol.:*** Proctosone; ***Port.:*** Decatyleno; Faktu; Scheriproct; ***Rus.:*** Ultraproct (Ультрапрокт); ***S.Afr.:*** Medi-Keel A; Proctosedyl; Scheriproct; ***Singapore:*** Decatylen; Proctosedyl; ***Spain:*** Anestesia Loc Braun S/A; Ruscus; Scheriproct†; ***Swed.:*** Proctosedyl†; Scheriproct N; ***Switz.:*** Ciloprin ca†; Decatylene Neo; Faktu; Locaseptil-Neo; Scheriproct; ***Thai.:*** Proctosedyl; Scheriproct†; ***Turk.:*** Ultraproct; ***UAE:*** Supraproct-S; ***UK:*** Proctosedyl; Scheriproct; Ultraproct; Uniroid-HC; ***Ukr.:*** Decatylen (Декатилен); Ultraproct (Ультрапрокт); ***USA:*** Corticaine†; ***Venez.:*** Scheriproct.

Coca⊗古柯

Coca Leaves; Hoja de Coca.

Кока

简介

古柯是古柯属植物古柯（*Erythroxy Lum Coca*）或 *E. truxillense* 的干叶（古柯科），原生长于玻利维亚和秘鲁，在哥伦比亚和印度尼西亚栽培。

古柯叶中的总生物碱含量为 0.7%～1.5%，其中可卡因、苯丙烯盐基可卡因和 α 异托品基可卡因最重要。

以往主要应用其刺激性作用和缓解胃痛、恶心和呕吐，但是在现代医学中已没有其地位。在南美仍有咀嚼古柯叶的做法。

制剂

顺势疗法制剂 ***Fr.:*** Tabacum Compose.

Cocaine（*BAN*）⊗可卡因

Cocaína; Cocaina; Cocainum; Kokaiini; Kokain; Methyl Benzoylecgonine. (1*R*,2*R*,3*S*,5*S*)-2-(Methoxycarbonyl)tropan-3-yl benzoate.

Кокаин

$C_{17}H_{21}NO_4$ = 303.4.

CAS — 50-36-2.

ATC — N01BC01; R02AD03; S01HA01; S02DA02.

ATC Vet — QN01BC01; QR02AD03; QS01HA01; QS02DA02.

UNII — I5Y540LHVR.

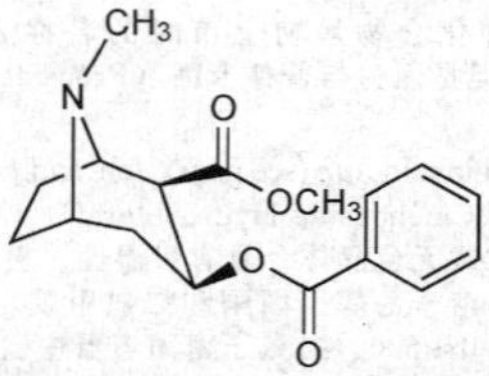

俗名 下列术语曾用作各种形式可卡因的"俗名"（第vii页）或俚语：

24-7; 151; 256; A1-Yola; All-American drug; Angie; Apple jacks; Aspirin; Aunt; Aunt Nora; Baby T; Bad; Badrock; Bahsay; Baise; Ball; Balls Mahoney; Bane; Barbs; Basa; Base; Baseball; Basing; Basuco; Batman; Bazooka; Bazulco; Beak; Beam; Beamers; Beans; Beat; Beautiful boulders; Bebe; Beemers; Berni; Bernice; Bernie; Bernie's flakes; Bernie's gold dust; Big bloke; Big C; Big flake; Big rush; Bill blass; Billie hoke; Bing; Bing Crosby; Bings; Birdie powder; Biscuits; Bjs; BJ's; B.J.'s; Black rock; Blanca; Blanco; Blast; Blizzard; Blotter; Blow; Blowcaine; Blowout; Blue; Bobo; Bogota Bullion; Bolivian; Bolivian marching powder; Bollo; Bolo; Bomb; Bonecrusher; Bones; Booger; Booger Sugar; Boost; Booth; Bopper; Botray; Boubou; Boulder; Boulya; Bouncing powder; Boutros; Boy; Branco; Breakfast of champions; Brick; Brooke Shields; Bubble gum; Bugar sugar; Buger sugar; Bullia capital; Bullion; Bump; Bumper; Bunk; Burese; Burnese; Bush; Butler; Butter; Butter Sandwich; Butter Sandwiches; Butu; C; Cabello; Cadillac; Caine; Cakes; California cornflakes; Came; Candy; Candy C; Candy cane; Candy sugar; Candycaine; Cane; Cap; Caps; Capsula; Carnie; Carrie; Carrie Nation; Casper; Casper the ghost; Cat's pee; Caviar; CDs; C-dust; Cecil; C-game; Cha; Chabbie; Chach; Chalk; Champagne; Champagne of drugs; Chan; Chandi; Chang; Charlie; Charlie girl; Chaz; Cheap basing; Cheddar; Cheese; Chemical; Chewies; Chez; Chinese Sky Candy; Ching; Chippy; Choe; Cholly; Climax; Cloud; Cloud nine; Coc; Co-caee-na; Coca; Coca-Cola; Coco; Coconut; Cokane; Coke; Cola; Colombian Dancing Dust; Colombian Foot Soldiers; Colombian Marching Powder; Colombo; Colorado; Combol; Cookie; Cookies; Coover; Coovers; Corine; Cornbread; Corrine; Corrinne; Crack; Crackers; Crank; Crib; Crill; Cristaux; Crow; Crumbs; Crunch & Munch; Crusty treats; Crystal; Cubes; Cuch; Dama blanca; Demo; Demolish; Devil drug; Devil's dandruff; Devilsmoke; Dice; Dime; Dime special; Dip; Dirty basing; Divits; DOA; Double bubble; Double yoke; Dream; Duct; Dust; Dutch Bliss; Eastside player; Egg; Eggs; El Perico; Electric koolaid; Esnortiar; Eve; Everclear; Eye opener; Eye openers; Famous dimes; Farlopa; Fast white lady; Fat bags; Fifty-one; Fish scales; Flake; Flave; Florida snow; Foo Foo; Foo foo stuff; Foo-foo dust; Foolish powder; Freebase; Freeze; French fries; Fries; Friskie powder; Fry; Gak; Garbage rock; Gas; Gear; Geek; Get your own; Gift-of-the-sun; Gift-of-the-sun-god; Gin; Girl; Girlfriend; Glad stuff; Glo; Gold; Gold dust; Gold star; Golf ball; Golf balls; Gooka; Gravel; Green gold; Grit; Grits; Groceries; Gulosa; Gutter glitter; Hail; Half track; Hamburger; Hamburger helper; Hamburgers; Handball; Happy dust; Happy powder; Happy trails; Hard; Hard ball; Hard line; Hard rock; Hardball; Have a dust; Haven dust; Heaven; Heaven dust; Heavy stuff; Hell; Henry VIII; Her; Hit; Hocus-Pocus; Hollywood; Homer; Hooter; Hoove; Hotcakes; How do you like me now?; Hubba; Hubba, I am back; Hubbas; Hunter; I am back; Ice; Ice cube; Icing; Inca message; Incentive; Issues; Ivory flakes; Jam; Jejo; Jelly; Jelly beans; Jessica Simpson; "Jiffy"; Johnny; Johnson; Joy powder; Junk; Kangaroo; Kangoroo; Kate; Kibbles & Bits; King; King's habit; Kitty; Kokomo; Kryptonite; Kubba; Kubs; Kuff; Lady; Lady C; Lady caine; Lady snow; Late night; Leaf; Lido; Line; Lines; Liquid lady; Llello; Love; Love affair; Lucifer Left-Nostril; Ma'a; Mama coca; Marching dust; Marching powder; Mayo; Merca; Merck; Merk; Mighty white; Mix; Mixed jive; Mobbeles; Mojo; Monster; Mosquitos; Movie star drug; Mr. B.; Mujer; Munch; Neige; Neve; New addition; Nieve; Nighttrain; Nose; Nose candy; Nose powder; Nose stuff; Nuggets; Number 3; One-fifty-one; One-to-one; Oyster stew; Pala; Paradise; Paradise white; Pariba; Parlay; Partying; Pasta; Paste; Patico; Pearl; Pebbles; Pee Wee; Pepsi; Percia; Percio; Perico; Peruvian; Peruvian flake; Peruvian lady; Peruvian Marching Powder; P.F.; Picnic in Stevenage; Piece; Piedra; Piedras; Pile; Piles; Pimp; Polvo blanco; Pony; Pop; Powder; Powder diamonds; Press; Prime time; Primo; Product; Purple caps; Purple haze; Quick; Quik; Quill; Race horse Charlie; Racehorse Charlie; Railers; Rane; Raw; Ready rock; Real tops; Red caps; Regular "P"; Rest in peace; Ringer; Ringers; Roca; Rock; Rock attack; Rocks; Rocks of hell; Rocky III; Rooster; Rox; Roxanne; Royalty; Roz; Rush; Schmeck; Schoolboy; Schoolcraft; Scorpion; Scottie; Scotty; Scrabble; Scramble; Scruples; Serpico 21; Seven-Up; Sevenup; Shabu; Shake; She; Sherms; Shit; Shnazzle; Shneg; Shootin' Caine; Showbiz Sherbert; Shrile; Sightball; Skeeter; Skeezell; Slab; Sleet; Sleigh ride; Smack; Smoke; Snai; Sniff; Snort; Snow; Snow bird; Snow coke; Snow cone; Snow soke; Snow toke; Snow Train; Snow white; Snowcones; Soap; Society high; Soda; Soft; Soup; Space; Space dust; Speed; Speed boat; Square time Bob; Squares; Squib; Squirrel; Star; Star dust; Star-spangled powder; Stardust; Stone; Stones; Strawberry; Street Caviar; Studio fuel; Suga buga; Sugar; Sugar block; Sugar boogers; Super cloud; Sutta; Sweet stuff; Swell up; T; Talco; Tardust; Teenager; Teeth; Tension; The champagne of stimulants; The devil; The great white hope; Thing; Tissue; Tony; Toot; Tootie; Top gun; Topo; Tornado; Toss up; Toss-ups; Trails; Trey; Troop; Turkey; Turtle stuff; Tutti-frutti; Tweaks; Twenty rock; Twinkie; Ultimate; Uptown; Uzi; Wacky dust; Wash; Washed rock; Wave; Weasel dust; Whack; White; White ball; White boy; White cloud; White Devil; White dragon; White dust; White ghost; White girl; White horse; White lade; White lady; White Lion; White mosquito; White Pony; White powder; White stuff; White sugar; White tornado; Whites; Whiz bang; Window pane; Wings; Witch; Woolies; Wrecking crew; Yada; Yadidi; Yahoo; Yak; Yale; Yam; Yams; Ya Yo; Yao; Yay; Yayo; Yayoo; Yay-yo; Yeah-O; Yeaho; Yee Yoo; Yeo; Yeyo; Yimyom; Yiz; Yola; Zing; Zip; Zulu.

Pharmacopoeias. In *Br.* and *US.*

BP 2010（Cocaine） 可从古柯属古柯或其他古柯属物种的叶子中提取或人工合成。无色晶体或白色结晶性粉末。有轻度挥发性。熔点为 96～98℃。几乎不溶于水；易溶于乙醇和乙醚；极易溶于氯仿；溶于花生油；微溶于液状石蜡。

USP 33（Cocaine） 无色至白色结晶或白色结晶性粉末。熔点 96～98℃。溶于水（1∶600），溶于乙醇（1∶7），溶于氯仿（1∶1），溶于乙醚（1∶3.5），溶于橄榄油（1∶12），溶于液状石蜡［1∶(80～100)］。饱和水溶液用石蕊检测呈碱性。避光。

Cocaine Hydrochloride（*BANM*）⊗盐酸可卡因

Chloridrato de Cocaína; Cocaína, hidrocloruro de; Cocaïne, chlorhydrate de; Cocaine Hydrochlor.; Cocaini hydrochloridum; Cocainium Chloratum; Kokaiinihydrokloridi; Kokain-hidroklorid; Kokain-hydrochlorid; Kokainhydroklorid; Kokaino hidrochloridas; Kokainy chlorowodorek.

$C_{17}H_{21}NO_4$,HCl = 339.8.

CAS — 53-21-4.

ATC — N01BC01; R02AD03; S01HA01; S02DA02.

ATC Vet — QN01BC01; QR02AD03; QS01HA01; QS02DA02.

UNII — XH8T8T6WZH.

注：CCN 是 BP 2010 批准的代码，用于含单位剂量盐酸可卡因的滴眼剂，该包装太小，无法容纳所有的标签信息。

Pharmacopoeias. In *Chin., Eur.* (see p.vii), *Jpn, US,* and *Viet.*

Ph. Eur. 6.8（Cocaine Hydrochloride） 具有吸湿性的无色晶体或白色结晶性粉末。熔点约为 197℃，伴有分解。极易溶于水；易溶于乙醇。防潮、避光。

USP 33（Cocaine Hydrochloride） 无色晶体或白色结晶性粉末。溶于水（1∶0.5），溶于乙醇（1∶3.5），溶于氯仿（1∶15）；溶于甘油；不溶于乙醚。避光。

溶液的稳定性 *碱* 盐酸可卡因溶液受碱的不利影响。

苯酚 因为对盐酸可卡因溶液与苯酚配伍禁忌的矛盾数据有疑问，进行了一项稳定性研究[1]。一些药师报道，用苯酚保存的盐酸可卡因滴眼剂没有物理配伍禁忌。1973 年 BPC 记载，盐酸可卡因与苯酚不能配伍，但是建议盐酸可卡因可用氯甲酚保存。研究发现，含 5%盐酸可卡因和 0.5%苯酚的水溶液在 0～37℃下贮藏一年并无物理配伍禁忌的表现，但是 pH 有下降，温度较高时的变化最大，提示有化学变化。推荐这种溶液应在阴凉处贮藏。

1. *PSGB Lab Report P/75/14* 1975.

不良反应

可卡因的治疗性应用现已非常有限，许多不良反应的报道发生于滥用的情况。但是，全身和局部反应在用作表面麻醉药后都可发生。虽然某些反应与其他局麻药相似（第1765页），可卡因的强效间接拟交感作用与其他药物不同。其刺激 CNS 引起兴奋、瞳孔扩大、心动过速、高血压、幻觉、张力亢进和反射亢进。可发生惊厥、昏迷和代谢性酸中毒。可卡因过量时，CNS 刺激和交感活动过度的症状非常显著。单次口服剂量 1g 可致命，但是某些人对可卡因有特异性反应，仅静脉应用 10mg 后即可发生严重毒性反应。小剂量的全身吸收可减慢心率，但是剂量增加可发生心动过速、高血压和心室颤动。

高浓度可卡因不应在局部应用，因为除了有吸收后的全身毒性危险外，还可发生持续的局部损害。

角膜局部应用可卡因能引起角膜损害，发生云斑、点蚀、腐肉形成，偶尔可发生溃疡。曾有报道，鼻腔或口腔局部应用分别引起嗅觉和味觉丧失。

长时间鼻部吸入可卡因可引起黏膜损害或鼻中隔穿孔。

滥用 可卡因滥用及其影响已在很多综述中讨论[1～6]。

可卡因滥用一度仅表现为咀嚼含少量可卡因的古柯叶，但是，叶子的处理加工导致了滥用大量更危险的含更高浓度可卡因的制剂[7]。用汽油和硫酸浸渍古柯叶制造出的古柯软膏含有 40%～90%硫酸可卡因，与烟草或大麻一起吸入。用盐酸处理古柯软膏则生成盐酸可卡因，单独或与二醋吗啡一起通过静脉注射滥用，或通过经鼻吸入以达到鼻吸收。通过吸烟滥用的生物碱可卡因（可卡因碱，"游离碱"）的生成是用碱处理盐酸可卡因，然后加热（以形成"裂化"可卡因）或从乙醚或另一种有机溶剂中提取碱。可卡因提取的途径决定了其吸收的速度和程度，进而决定了滥用的可能性，虽然一旦可卡因被吸收，则药动学与用药途径无关。静脉注射盐酸可卡因和吸入可卡因碱比鼻内盐酸可卡因的滥用可能性更大，因为作用速度更快、强度更大。

可卡因滥用的心理作用可描述为一个周期，开始是欣快感，然后是烦躁不安，最后是精神分裂症样精神病[7,8]。欣快可伴有其他刺激症状，如性唤起、厌食、失眠、兴奋过度、多语和夸张，使用者可出现躁狂。短时间后，这些感觉被烦躁不安的症状替代，包括相当焦虑、恐惧、抑郁、淡漠、易激惹和多疑。重复应用可改善烦躁不安，因此使用者需持续用药以获得相对好的感觉，但是重复用药会减轻作用的强度[7]。在欣快和烦躁期间，使用者可有很多躯体症状，包括心悸、头痛、头晕、胃肠道反应、多汗、震颤、心动过速、高血压、发热和肌阵挛反射。反复用药后也可发生癫痫。长期滥用者最终可发生心理衰退，导致心理功能丧失、强迫性精神障碍、自杀观念、精神变态性疾病，最终出现类似于急性偏执型精神分裂症的精神病，与应用苯丙胺所见者相似[7,8]。症状可包括偏执狂、定型行为、错觉、冲动控制丧失、暴力和幻视、幻嗅、幻听、幻味和幻触。过量能导致死亡，原因为癫痫持续状态、高热、室速、心跳骤停或呼吸骤停[7]。

有关可卡因滥用的不良反应，包括妊娠期间应用的影响，见下文。

1. Johanson C-E, Fischman MW. The pharmacology of cocaine related to its abuse. *Pharmacol Rev* 1989; **41:** 3–52.
2. Warner EA. Cocaine abuse. *Ann Intern Med* 1993; **119:** 226–35.
3. Strang J, *et al.* Cocaine in the UK—1991. *Br J Psychiatry* 1993; **162:** 1–13.
4. Das G. Cocaine abuse in North America: a milestone in history. *J Clin Pharmacol* 1993; **33:** 296–310.
5. Hatsukami DK, Fischman MW. Crack cocaine and cocaine hydrochloride: are the differences myth or reality? *JAMA* 1996; **276:** 1580–8.
6. Brownlow HA, Pappachan J. Pathophysiology of cocaine abuse. *Eur J Anaesthesiol* 2002; **19:** 395–414.
7. Arif A, ed. *Adverse health consequences of cocaine abuse.* Geneva: WHO, 1987.
8. Leikin JB, *et al.* Clinical features and management of intoxication due to hallucinogenic drugs. *Med Toxicol Adverse Drug Exp* 1989; **4:** 324–50.

掺假 有关摄入掺有苯佐卡因的可卡因引起正铁血红蛋白血症的报道见**苯佐卡因**的**不良反应**项下的**滥用**（第1768页）。滥用了掺左旋咪唑导致严重嗜中性粒细胞减少症和粒细胞缺乏症的报道，见**左旋咪唑**的**注意事项**，第140页。

哺乳 American Academy of Pediatrics[1]认为，如果哺

乳的母亲滥用可卡因，可引起婴儿中毒的表现，特别是腹泻、呕吐、易激惹、癫痫和颤抖。

曾有报道，一名鼻内应用可卡因的母亲授乳后婴儿发生急性中毒[2]。

1. American Academy of Pediatrics. The transfer of drugs and other chemicals into human milk. *Pediatrics* 2001; **108:** 776–89. [Retired May 2010] Correction. *ibid.*; 1029. Also available at: http://aappolicy.aappublications.org/cgi/content/full/pediatrics%3b108/3/776 (accessed 02/06/04)
2. Chasnoff IJ, *et al.* Cocaine intoxication in a breast-fed infant. *Pediatrics* 1987; **80:** 836–8.

对血液的影响 6例滥用可卡因的男性发生严重血小板减少症[1]。6人中5位静脉使用可卡因，第6位吸入可卡因。

1. Leissinger CA. Severe thrombocytopenia associated with cocaine use. *Ann Intern Med* 1990; **112:** 708–10.

对心血管系统的影响 潜在心脏疾病与可卡因引起的心脏作用之间没有关联，不论滥用的途径如何，都能发生心脏事件[1]。可卡因引起的心血管毒性与个体敏感性有关，因此不可预测，也不是剂量依赖性的[2]。血浆胆碱酯酶缺乏的患者有发生猝死的特别危险[3]。心血管疾病的其他危险因素（如吸烟或已存在的动脉粥样硬化）可加剧可卡因的心脏毒性[4~6]。可卡因阻断肾上腺素能神经末梢对儿茶酚胺的再摄取，从而产生心血管系统的交感神经刺激。儿茶酚胺的蓄积使心肌容易发生心律失常[7]和窦性心动过速、室上性或室性心动过速、心肌炎，可突然发生心律失常性死亡[7~9]。严重高血压能导致脑血管意外，年轻成年人即使在没有其他诱病情况时也可发生卒中[10,11]。然而，可卡因诱发卒中的确切机制仍不清楚，其他相关的影响包括血管痉挛、大脑血管炎、血小板凝聚加重和心源性脑栓塞[12]。主动脉夹层和主动脉破裂也可发生[6]。在美国城镇医院，伴有非创伤性胸痛的急诊入院患者中，高达25%的患者尿中可检测出可卡因或其代谢产物，但是仅有少数患者有心肌梗死[6]，因为没有心肌梗死体征的胸痛也常发生[8]。在可卡因停药期间，也有表现为ST段抬高的无症状心肌缺血的报道[13]。这些变化的机制可能是多方面的，包括心肌需氧量增加、冠状血管收缩、血小板聚集增强和血栓形成[6,14]。可卡因的直接血管收缩作用可引起延迟或复发的血管收缩，归因于其活性代谢产物苯甲酰芽子碱和乙甲芽子碱[6]。

血管收缩作用也可在手指、脚趾、脊髓[8]、脾脏[15]和小肠[16]引起缺血。肾缺血和梗死也可发生[17,18]。报道的其他心血管作用包括扩张性心肌病和早产性动脉粥样硬化[6]。

已经发布了与可卡因相关的胸痛和心肌梗死处理的指南[19]。

1. VanDette JM, Cornish LA. Medical complications of illicit cocaine use. *Clin Pharm* 1989; **8:** 401–11.
2. Thadani PV. Cardiovascular toxicity of cocaine: underlying mechanisms. *J Appl Cardiol* 1990; **5:** 317–20.
3. Cregler LL, Mark H. Medical complications of cocaine abuse. *N Engl J Med* 1986; **315:** 1495–1500.
4. Moliterno DJ, *et al.* Coronary-artery vasoconstriction induced by cocaine, cigarette smoking, or both. *N Engl J Med* 1994; **330:** 454–9.
5. Higgins ST, *et al.* Influence of cocaine use on cigarette smoking. *JAMA* 1994; **272:** 1724.
6. Lange RA, Hillis LD. Cardiovascular complications of cocaine use. *N Engl J Med* 2001; **345:** 351–8. Correction. *ibid.*; 1432.
7. Loper KA. Clinical toxicology of cocaine. *Med Toxicol Adverse Drug Exp* 1989; **4:** 174–85.
8. Anonymous. Acute reactions to drugs of abuse. *Med Lett Drugs Ther* 1990; **32:** 92–4.
9. Bauman JL, *et al.* Cocaine-related sudden cardiac death: a hypothesis correlating basic science and clinical observations. *J Clin Pharmacol* 1994; **34:** 902–11.
10. Kaku DA, Lowenstein DH. Emergence of recreational drug abuse as a major risk factor for stroke in young adults. *Ann Intern Med* 1990; **113:** 821–7.
11. Levine SR, *et al.* Cerebrovascular complications of the use of the "crack" form of alkaloidal cocaine. *N Engl J Med* 1990; **323:** 699–704.
12. Treadwell SD, Robinson TG. Cocaine use and stroke. *Postgrad Med J* 2007; **83:** 389–94.
13. Nademanee K, *et al.* Myocardial ischemia during cocaine withdrawal. *Ann Intern Med* 1989; **111:** 876–80.
14. Rezkalla SH, Kloner RA. Cocaine-induced acute myocardial infarction. *Clin Med Res* 2007; **5:** 172–6.
15. Novielli KD, Chambers CV. Splenic infarction after cocaine use. *Ann Intern Med* 1991; **114:** 251–2.
16. Freudenberger RS, *et al.* Intestinal infarction after intravenous cocaine administration. *Ann Intern Med* 1990; **113:** 715–16.
17. Sharff JA. Renal infarction associated with intravenous cocaine use. *Ann Emerg Med* 1984; **13:** 1145–7.
18. Bemanian S, *et al.* Cocaine-induced renal infarction: report of a case and review of the literature. *BMC Nephrol* 2005; **6:** 10. Available at: http://www.biomedcentral.com/1471-2369/6/10 (accessed 22/06/06)
19. McCord J, *et al.* Management of cocaine-associated chest pain and myocardial infarction: a scientific statement from the American Heart Association Acute Cardiac Care Committee of the Council on Clinical Cardiology. *Circulation* 2008; **117:** 1897–1907. Also available at: http://www.circ.ahajournals.org/cgi/reprint/117/14/1897 (accessed 21/12/09)

对CNS的影响 少数可卡因滥用者在长时间狂欢后可发生伴有深昏迷的严重CNS抑制[1]。

1. Roberts JR, Greenberg MI. Cocaine washout syndrome. *Ann Intern Med* 2000; **132:** 679–80.

对肾脏的影响 关于与可卡因滥用有关的横纹肌溶解后的肾衰，见下文对肌肉的影响。曾有一例16岁女孩在可卡因滥用后发生急性肾衰的报道[1]，但是没有横纹肌溶解的证据。

关于可卡因滥用引起的肾缺血和梗死，见上文对心血管系统的影响。

1. Leblanc M, *et al.* Cocaine-induced acute renal failure without rhabdomyolysis. *Ann Intern Med* 1994; **121:** 721–2.

对肺的影响 吸入游离碱可导致肺部并发症，而可卡因滥用的其他方法则未遇到。相关的不良反应包括肺水肿、过敏性肺炎、肺出血、闭塞性细支气管炎、肺功能异常、纵隔气肿和气胸[1]。哮喘的严重或致命性恶化也有报道[2]。

1. Ettinger NA, *et al.* A review of the respiratory effects of smoking cocaine. *Am J Med* 1989; **87:** 664–8.
2. Rubin RB, Neugarten J. Cocaine-associated asthma. *Am J Med* 1990; **88:** 438–9.

对口的影响 可卡因的滥用可产生严重的口腔不良反应，包括上颚穿孔（通常是鼻中隔穿孔之后）、牙周炎和牙齿糜烂[1]。

1. Brand HS, *et al.* Cocaine and oral health. *Br Dent J* 2008; **204:** 365–9.

对肌肉的影响 横纹肌溶解（有时进展至肾衰）与吸入游离碱或注射盐酸可卡因有关[1~3]。

1. Roth D, *et al.* Acute rhabdomyolysis associated with cocaine intoxication. *N Engl J Med* 1988; **319:** 673–7.
2. Herzlich BC, *et al.* Rhabdomyolysis related to cocaine abuse. *Ann Intern Med* 1988; **109:** 335–6.
3. Pogue VA, Nurse HM. Cocaine-associated acute myoglobinuric renal failure. *Am J Med* 1989; **86:** 183–6.

对性功能的影响 滥用可卡因的初始欣快感可伴有性唤起，可发生性功能障碍[1]，男性不育曾有报道[2]。与可卡因滥用有关的阴茎异常勃起也可发生[3]。

1. Cregler LL, Mark H. Medical complications of cocaine abuse. *N Engl J Med* 1986; **315:** 1495–1500.
2. Bracken MB, *et al.* Association of cocaine use with sperm concentration, motility, and morphology. *Fertil Steril* 1990; **53:** 315–22.
3. Altman AL, *et al.* Cocaine associated priapism. *J Urol* 1999; **161:** 1817–18.

对皮肤的影响 一名年轻男性在鼻内滥用可卡因后发生荨麻疹性血管炎[1]。

1. Hofbauer GFL, *et al.* Uritcarial vasculitis following cocaine use. *Br J Dermatol* 1999; **141:** 600–601.

过量 可卡因滥用引起致命性过量的参考文献如下。

1. Greenland VC, *et al.* Vaginally administered cocaine overdose in a pregnant woman. *Obstet Gynecol* 1989; **74:** 476–7.
2. Peretti FJ, *et al.* Cocaine fatality: an unexplained blood concentration in a fatal overdose. *Forensic Sci Int* 1990; **48:** 135–8.
3. Karch SB, *et al.* Relating cocaine blood concentrations to toxicity–an autopsy study of 99 cases. *J Forensic Sci* 1998; **43:** 41–5.

妊娠 妊娠期间滥用可卡因的影响曾有综述[1~4]。妊娠期间滥用可卡因的妇女发生自发性流产[5]、胎盘早剥[6,7]、相关的死产[8]和早产[9~11]及其他出生并发症[9~11]的危险增加。这些影响可能是因为可卡因的血管收缩作用使母体血压升高、胎盘血流量减少[12]。妊娠期间的子宫破裂[13]和异位妊娠破裂[14]也与可卡因有关。母亲滥用可卡因的新生儿发生宫内生长迟滞的危险增加，可能出现低出生体重、小头和身短[6,8~10,15~17]。可卡因可能具有致畸性，与可卡因滥用有关的先天性异常包括心血管异常[9,18,19]、短肢缺陷[20]、肠闭锁或梗死[20]、颅骨缺损[8]、生殖-泌尿道异常[21]。也可发生神经行为缺陷[22]和暂时性CNS易激惹[23]的表现。一些研究者[24,25]发现了对认知的影响和运动延迟，而另一些研究者发现了对唤醒和注意力控制的影响而非认知过程[26,27]。可卡因能增加新生儿的脑血流量[28]，母亲在临近分娩时服用可卡因的新生儿可发生脑梗死和相关的癫痫[29]。有关脑室内出血危险的证据相互矛盾[7,25]。

1. Slutsker L. Risks associated with cocaine use during pregnancy. *Obstet Gynecol* 1992; **79:** 778–89.
2. Volpe JJ. Effects of cocaine use on the fetus. *N Engl J Med* 1992; **327:** 399–407. Correction. *ibid.*; 1039.
3. Wiggins RC. Pharmacokinetics of cocaine in pregnancy and effects on fetal maturation. *Clin Pharmacokinet* 1992; **22:** 85–93.
4. Fajemirokun-Odudeyi O, Lindow SW. Obstetric implications of cocaine use in pregnancy: a literature review. *Eur J Obstet Gynecol Reprod Biol* 2004; **112:** 2–8.
5. Chasnoff IJ, *et al.* Cocaine use in pregnancy. *N Engl J Med* 1985; **313:** 666–9.
6. Dombrowski MP, *et al.* Cocaine abuse is associated with abruptio placentae and decreased birth weight, but not shorter labor. *Obstet Gynecol* 1991; **77:** 139–41.
7. Dusick AM, *et al.* Risk of intracranial hemorrhage and other adverse outcomes after cocaine exposure in a cohort of 323 very low birth weight infants. *J Pediatr* 1993; **122:** 438–45.
8. Bingol N, *et al.* Teratogenicity of cocaine in humans. *J Pediatr* 1987; **110:** 93–6.
9. Little BB, *et al.* Cocaine abuse during pregnancy: maternal and fetal implications. *Obstet Gynecol* 1989; **73:** 157–60.
10. Mastrogiannis DS, *et al.* Perinatal outcome after recent cocaine usage. *Obstet Gynecol* 1990; **76:** 8–11.
11. Spence MR, *et al.* The relationship between recent cocaine use and pregnancy outcome. *Obstet Gynecol* 1991; **78:** 326–9.
12. Farrar HC, Kearns GL. Cocaine: clinical pharmacology and toxicology. *J Pediatr* 1989; **115:** 665–75.
13. Gonsoulin W, *et al.* Rupture of unscarred uterus in primigravid woman in association with cocaine abuse. *Am J Obstet Gynecol* 1990; **163:** 526–7.
14. Thatcher SS, *et al.* Cocaine use and acute rupture of ectopic pregnancies. *Obstet Gynecol* 1989; **74:** 478–9.
15. Zuckerman B, *et al.* Effects of maternal marijuana and cocaine use on fetal growth. *N Engl J Med* 1989; **320:** 762–8.
16. Chasnoff IJ, *et al.* Temporal patterns of cocaine use in pregnancy: perinatal outcome. *JAMA* 1989; **261:** 1741–4.
17. Little BB, Snell LM. Brain growth among fetuses exposed to cocaine in utero: asymmetrical growth retardation. *Obstet Gynecol* 1991; **77:** 361–4.
18. Lipshultz SE, *et al.* Cardiovascular abnormalities in infants prenatally exposed to cocaine. *J Pediatr* 1991; **118:** 44–51.
19. Shaw GM, *et al.* Maternal use of cocaine during pregnancy and congenital cardiac anomalies. *J Pediatr* 1991; **118:** 167–8.
20. Hoyme HE, *et al.* Prenatal cocaine exposure and fetal vascular disruption. *Pediatrics* 1990; **85:** 743–7.
21. Chávez GF, *et al.* Maternal cocaine use during early pregnancy as a risk factor for congenital urogenital anomalies. *JAMA* 1989; **262:** 795–8.
22. Singer LT, *et al.* Neurobehavioural sequelae of fetal cocaine exposure. *J Pediatr* 1991; **119:** 667–72.
23. Doberczak TM, *et al.* Neonatal neurologic and electroencephalographic effects of intrauterine cocaine exposure. *J Pediatr* 1988; **113:** 354–8.
24. Azuma SD, Chasnoff IJ. Outcome of children prenatally exposed to cocaine and other drugs: a path analysis of three-year data. *Pediatrics* 1993; **92:** 396–402.
25. Singer LT, *et al.* Increased incidence of intraventricular hemorrhage and developmental delay in cocaine-exposed, very low birth weight infants. *J Pediatr* 1994; **124:** 765–71.
26. Mayes LC, *et al.* Information processing and developmental assessments in 3-month-old infants exposed prenatally to cocaine. *Pediatrics* 1995; **95:** 539–45.
27. Ackerman JP, *et al.* A review of the effects of prenatal cocaine exposure among school-aged children. *Pediatrics* 2010; **125:** 554–65.
28. van der Bor M, *et al.* Increased cerebral blood flow velocity in infants of mothers who abuse cocaine. *Pediatrics* 1990; **85:** 733–6.
29. Chasnoff IJ, *et al.* Perinatal cerebral infarction and maternal cocaine use. *J Pediatr* 1986; **108:** 456–9.

不良反应的处置

参见**局部麻醉药**（第1766页）。

可卡因过量 在紧急处理可卡因过量时，总目标是建立充足的通气和支持循环。如果怀疑口服大量药物，应排空胃并给予活性炭。如果是注射应用药物，可使用止血带以限制吸收。吞服含可卡因的包裹进行走私的患者可给予泻药，但是如果出现中毒表现则可能需要外科干预。

静脉应用地西泮进行镇静足以处理可卡因过量的症状。对于高血压和快速心律失常，应用苯二氮䓬类药物镇静也是适当的初始治疗，因为过度的交感张力主要是由中枢介导的。如果高血压持续无变化，应静脉点滴药物；使用钙通道阻滞药，如可以选择地尔硫䓬、尼卡地平或维拉帕米。没有心肌缺血证据的高血压患者也可以尝试用酚妥拉明或硝普钠，避免使用纯β受体阻滞药，因为可以造成高血压合并冠脉血管痉挛的相矛盾的风险。可能原因是可卡因无抵抗的α-肾上腺素能刺激作用。然而，可以考虑使用β受体阻滞药拉贝洛尔，它有α-肾上腺素能和β-肾上腺素能双重作用（关于β受体阻滞药在可卡因诱导的心肌缺血中使用上的讨论，见**β受体阻滞药的注意事项下可卡因的毒性**，第1183页）。胸痛一开始可以用地西泮或口腔、舌下含用硝酸酯类药，也可给予阿司匹林。持续性疼痛需要钙通道阻滞药维拉帕米或静脉给予硝酸酯类治疗。维拉帕米可用于窄波心动过速的治疗，宽波心动过速可用碳酸氢钠治疗，利多卡因可用于治疗没有反应的患者。但这关系到利多卡因在治疗可卡因诱导的心律失常中的使用的顾虑，因为利多卡因可能增强其毒性。处理癫痫时应使用地西泮，但是如果不能控制则尝试丙泊酚或苯妥英。体温过高应使用物理降温治疗，但是也可能需要应用丹曲林。应用苯二氮䓬类控制焦虑和激动与快速降温合用，也对减少高热患者的产热有效。必要时，应监测和治疗代谢性酸中毒。短效巴比妥类或苯二氮䓬类可用于焦虑不安，但是应避免应用降低癫痫阈值或加重高热的药物（如吩噻嗪或氟哌啶醇）。

1. Loper KA. Clinical toxicology of cocaine. *Med Toxicol Adverse Drug Exp* 1989; **4:** 174–85.
2. Ramrakha P, Barton I. Drug smuggler's delirium. *BMJ* 1993; **306:** 470–1.
3. Anonymous. Acute reactions to drugs of abuse. *Med Lett Drugs Ther* 1996; **38:** 43–6.

4. Farrar HC, Kearns GL. Cocaine: clinical pharmacology and toxicology. *J Pediatr* 1989; **115:** 665–75.
5. Hollander JE. The management of cocaine-associated myocardial ischemia. *N Engl J Med* 1995; **333:** 1267–72.

可卡因戒断综合征 可卡因能产生心理依赖性，但是不引起较大的躯体戒断综合征。可卡因滥用和依赖的治疗已有综述[1~3]。逐渐停药没有好处，突然停药对患者最好[1,4]。与可卡因停药有关的3个主要精神病性并发症是焦虑不安、严重抑郁和精神病症状[1]。在开始时用心理社会性治疗来处理这些并发症。但是依赖性较严重的患者或心理社会性治疗无效者应考虑药物治疗。焦虑不安用地西泮治疗最好，普萘洛尔也可用于更顽固的病例。可卡因戒断急性期的抑郁症状通常短暂，除了密切观察外不需治疗。地昔帕明的治疗效果不明确，对伴有严重抑郁的前驱或后续症状的患者最有益[3]。曲唑酮和丙米嗪也曾试用，但不良反应比地昔帕明更多[3]。一项系统性综述[5]认为，没有证据支持抗抑郁药在治疗可卡因依赖上的应用。抗精神病药（如氯丙嗪、氟哌啶醇、丙嗪）成功地用于治疗伴有与可卡因依赖有关的精神病症状的患者[1]。然而，一项7份子样本研究的系统性综述[6]认为，没有证据支持抗精神病药在治疗可卡因依赖性的应用，这些研究的药物有氟哌啶醇、奥氮平和利培酮。

曾试用几种药物维持可卡因戒断[1]。锂剂可有助于伴有双相型障碍或循环型情感性人格的患者。哌甲酯可有助于注意力缺陷障碍的患者，但是药物本身也有可能滥用。吩噻嗪衍生物试用于控制冲动行为和减少可卡因成瘾性，尽管不良反应可妨碍其被接受。据报道卡马西平可抑制可卡因成瘾性，但后来的试验不支持这点[3]。再者，一项系统性综述[7]认为尚没有证据支持抗惊厥药（即卡马西平、加巴喷丁、拉莫三嗪、苯妥英、噻加宾、托比酯和丙戊酸钠）在可卡因依赖性治疗上的应用。丁丙诺啡曾被研究用于依赖可卡因和阿片类的患者，抑制这两种药物的应用[3]。抗焦虑药或抗抑郁药被认为不可用于维持戒断[3]。如果患者复发，MAOIs（如苯乙肼）曾用于引起不愉快的反应，方式与双硫仑在乙醇滥用中的应用相似[8]。双硫仑本身也曾试用并获得一些成功（见下文）。

有证据显示，应用可卡因可影响CNS功能的多巴胺能调节，与多巴胺系统相关作用的几种药物曾试用于治疗可卡因滥用和依赖[3,9]。大多数药物的结果令人失望或不明确，尽管双硫仑和司来吉兰可能值得进一步研究[9]。

正在研究卡介苗对可卡因依赖的治疗作用。

1. Arif A, ed. *Adverse health consequences of cocaine abuse*. Geneva: WHO, 1987.
2. Kleber HD. Pharmacotherapy, current and potential, for the treatment of cocaine dependence. *Clin Neuropharmacol* 1995; **18** (suppl 1): S96–S109.
3. Mendelson JH, Mello NK. Management of cocaine abuse and dependence. *N Engl J Med* 1996; **334:** 965–72.
4. DoH (England) and the devolved administrations (2007). *Drug misuse and dependence: UK guidelines on clinical management* (updated September 2007). London: Department of Health (England), the Scottish Government, Welsh Assembly Government and Northern Ireland Executive. Also available at: http://www.nta.nhs.uk/uploads/clinical_guidelines_2007.pdf (accessed 06/08/10)
5. de Lima MS, *et al.* Antidepressants for cocaine dependence. [Withdrawn]. Available in The Cochrane Database of Systematic Reviews; Issue 2. Chichester: John Wiley; 2003 (accessed 17/08/10).
6. Amato L, *et al.* Antipsychotic medications for cocaine dependence. Available in The Cochrane Database of Systematic Reviews; Issue 3. Chichester: John Wiley; 2007 (accessed 21/12/09).
7. Minozzi S, *et al.* Anticonvulsants for cocaine dependence. Available in The Cochrane Database of Systematic Reviews; Issue 2. Chichester: John Wiley; 2008 (accessed 21/12/09).
8. Brewer C. Cocaine and crack. *BMJ* 1989; **299:** 792.
9. Gorelick DA, *et al.* Agents in development for the management of cocaine abuse. *Drugs* 2004; **64:** 1547–73.

注意事项

参见**局部麻醉药**（第1766页）。

因为一些患者对可卡因非常敏感，建议在黏膜用药前给予试验剂量。可卡因不应应用在破损黏膜上，因为吸收增强有引起全身毒性的危险。可卡因的眼科制剂不应长时间应用于眼，因为对角膜的损害不但可由可卡因的局部作用引起，还可由保护性眼睑反射的丧失引起。与其他散瞳药一样，可卡因也有在易感患者中诱发闭角型青光眼的危险。应用可卡因表面麻醉的患者应监测可能的心血管反应。伴有高血压、心血管疾病或甲状腺毒症的患者应用可卡因时应特别小心。不推荐在妊娠期或哺乳期应用可卡因。

滥用 可卡因容易滥用。见上文**不良反应**。

Gilles de la Tourette 综合征 一名27岁男性10年来的Gilles de la Tourette综合征已用氟哌啶醇得到良好控制，在鼻内应用可卡因后引发该综合征[1]。

1. Mesulam M-M. Cocaine and Tourette's syndrome. *N Engl J Med* 1986; **315:** 398.

重症肌无力 有报道，一名患者的重症肌无力因可卡因滥用而诱发并恶化[1]。

1. Berciano J, *et al.* Myasthenia gravis unmasked by cocaine abuse. *N Engl J Med* 1991; **325:** 892.

卟啉病 可卡因与卟啉病的急性发作有关，在患有卟啉病的患者中应用被认为是不安全的。

药物相互作用

与局麻药有关的相互作用见第1766页。

可卡因和肾上腺素可增强彼此的拟交感作用，最好不要同时应用。可卡因与能加强儿茶酚胺作用的其他药物（如胍乙啶或MAOIs）合用时应谨慎。

肾上腺素 在一项报道[1]中，3例心律失常与应用含可卡因25%和肾上腺素0.18%糊剂进行鼻黏膜局部麻醉有关，鼻黏膜应用的可卡因剂量为2.5～4.5mg/kg。健康成人单独应用可卡因的最大推荐剂量为1.5mg/kg。

1. Nicholson KEA, Rogers JEG. Cocaine and adrenaline paste: a fatal combination? *BMJ* 1995; **311:** 250–1.

乙醇 有乙醇存在时，可卡因被代谢成其乙基同系物乙基苯酰芽子碱[1]。乙基苯酰芽子碱具有与可卡因相同的刺激作用，但半衰期更长，动物研究提示其毒性比可卡因更大。但是，一篇文献综述认为可卡因与乙醇合用不会因为两种药物的作用叠加而引起比预期更多的心血管问题[2]。

1. Randall T. Cocaine, alcohol mix in body to form even longer lasting, more lethal drug. *JAMA* 1992; **267:** 1043–4.
2. Pennings EJM, *et al.* Effects of concurrent use of alcohol and cocaine. *Addiction* 2002; **97:** 773–83.

β受体阻滞药 在一项安慰剂对照研究中发现，普萘洛尔可加强鼻内应用可卡因后引起的冠状血管收缩作用[1]。因为应用普萘洛尔处理与可卡因过量有关的心律失常时有反常性高血压的危险，有些人更愿意应用拉贝洛尔（见上文**不良反应的处置**）。

1. Lange RA, *et al.* Potentiation of cocaine-induced coronary vasoconstriction by beta-adrenergic blockade. *Ann Intern Med* 1990; **112:** 897–903.

氟哌啶醇 氟哌啶醇对可卡因滥用者的影响，见**氯丙嗪**项下（第946页）。

药动学

因为可卡因产生血管收缩作用，从某些部位的吸收缓慢，但是包括黏膜和胃肠道的所有用药部位都能吸收，伴有炎症时吸收可增强。吸入的可卡因吸收迅速。

可卡因被血浆酯酶和肝酯酶快速代谢成芽子碱甲酯。自发水解可产生另一种主要代谢产物苯甲酰芽子碱。可卡因也可去甲基生成活性代谢产物去甲可卡因，后者并未排泄而是被进一步代谢。可卡因的血浆半衰期个体差异很大，可能是因为酯酶活性不同。

可卡因及其代谢产物在尿中排泄，约10%以原形排泄，用药后几天甚至几周仍可在尿中检测到。可卡因能通过血脑屏障，在CNS中蓄积。可卡因在脑中不进行快速代谢，急性中毒后的CNS浓度显著超过血浆浓度。

可卡因能通过胎盘，在新生儿的头发中检测出其代谢产物，可用于说明宫内接触。可卡因能分布于乳汁中。

也可见**局部麻醉药**（第1766页）。

1. Busto U, *et al.* Clinical pharmacokinetics of non-opiate abused drugs. *Clin Pharmacokinet* 1989; **16:** 1–26.
2. Graham K, *et al.* Determination of gestational cocaine exposure by hair analysis. *JAMA* 1989; **262:** 3328–30.
3. Burke WM, Ravi NV. Urinary excretion of cocaine. *Ann Intern Med* 1990; **112:** 548–9.
4. Ravi NV, Burke WM. Cocaine and traffic accident fatalities in New York City. *JAMA* 1990; **263:** 2887.
5. Schenker S, *et al.* The transfer of cocaine and its metabolites across the term human placenta. *Clin Pharmacol Ther* 1993; **53:** 329–39.

吸收 吸入的可卡因从肺脉管系统快速吸收，起效速度与静脉注射相似[1]。血管收缩作用使黏膜吸收延迟，鼻黏膜应用10%盐酸可卡因溶液1.5～2mg/kg后15～120min的血浆浓度峰值达474ng/ml[2,3]，几小时后鼻中仍可发现可卡因，可造成全身吸收延长[2]。在一项研究中，鼻部手术之前鼻腔黏膜应用含肾上腺素的25%盐酸可卡因糊剂500mg或含肾上腺素的10%可卡因溶液（Moffett溶液）200mg后，估计仅有总剂量的5%从鼻黏膜吸收，血药浓度不足以引起毒性[4]（见上文**药物相互作用项下的肾上腺素**）。口腔应用可卡因后50～90min，血清浓度达到峰值，与鼻部应用者相似[3]。

1. Farrar HC, Kearns GL. Cocaine: clinical pharmacology and toxicology. *J Pediatr* 1989; **115:** 665–75.
2. Van Dyke C, *et al.* Cocaine: plasma concentrations after intranasal application in man. *Science* 1976; **191:** 859–61.
3. Van Dyke C, *et al.* Oral cocaine: plasma concentrations and central effects. *Science* 1978; **200:** 211–13.
4. Quiney RE. Intranasal topical cocaine: Moffett's method or topical cocaine paste? *J Laryngol Otol* 1986; **100:** 279–83.

用途和用法

可卡因为一种苯甲酸酯，是一种作用和用途与第1766页所述者相似的局麻药。用于表面麻醉，但是因为全身不良反应和有可能滥用，目前的应用几乎仅限于耳鼻喉的手术。在眼科中的应用因其角膜毒性而几乎被其他药物取代，虽然仍可用于角膜上皮的去除或清创。可卡因也阻滞肾上腺素能神经末梢对儿茶酚胺的摄取，增强后者的作用。其拟交感作用引起心动过速、外周血管收缩、血压升高和瞳孔扩大。可卡因与拟交感药（如肾上腺素）合用可增加心律失常的危险。尽管有此危险，一些人仍在耳鼻喉手术中应用这种组合以改善术野和减少吸收。

应用于黏膜时，表面麻醉作用很快出现，持续30min或更长时间，取决于所用可卡因的浓度、剂量和组织的血管供应。

盐酸可卡因用在水溶液中，1.12g盐酸可卡因约相当于1g可卡因。浓度达4%的溶液用于眼科（眼科使用要考虑的注意事项见上文）。

耳鼻喉手术中，含量高达10%的可卡因溶液用于鼻黏膜。含量达25%的可卡因软膏也曾应用。

为了避免全身反应，健康成人鼻黏膜用药的常用最大推荐总剂量为1.5mg/kg。仅应由熟悉注意事项者应用，以减少吸收和心律失常的危险。

可卡因与二醋吗啡或吗啡合用于缓解严重疼痛，尤其在晚期疾病，但是这种用法现在已过时。

可卡因溶液绝不应注射用药，其他局麻药的效果相同而且更为安全。

1. Middleton RM, Kirkpatrick MB. Clinical use of cocaine: a review of the risks and benefits. *Drug Safety* 1993; **9:** 212–17.
2. Latorre F, Klimek L. Does cocaine still have a role in nasal surgery? *Drug Safety* 1999; **20:** 9–13.

制剂

BP 2010: Adrenaline and Cocaine Intranasal Solution; Cocaine Eye Drops; Cocaine Paste;
USP 33: Cocaine and Tetracaine Hydrochlorides and Epinephrine Topical Solution; Cocaine Hydrochloride Tablets for Topical Solution.

Dyclonine Hydrochloride（*BANM*，*rINNM*）盐酸达克罗宁

Dyclocaine Hydrochloride; Dyclocaini Chloridum; Dyclonine, Chlorhydrate de; Dyclonini Hydrochloridum; Hidrocloruro de diclonina. 4′-Butoxy-3-piperidinopropiophenone hydrochloride.

Диклонина Гидрохлорид

$C_{18}H_{27}NO_2$,HCl = 325.9.

CAS — 586-60-7 (dyclonine); 536-43-6 (dyclonine hydrochloride).

ATC — N01BX02; R02AD04.

ATC Vet — QN01BX02; QR02AD04.

UNII — ZEC193879Q.

(dyclonine)

Pharmacopoeias. In *US*.

USP 33（Dyclonine Hydrochloride） 白色结晶或白色结晶性粉末，有轻微臭。溶于水（1∶60），溶于乙醇（1∶24），溶于氯仿（1∶2.3）；溶于丙酮；几乎不溶于乙醚和己烷。1%水溶液的pH值为4.0～7.0。贮藏于密闭容器中。避光。

简介

盐酸达克罗宁是一种局麻药，用于皮肤和黏膜表面的局部麻醉（第1765页）。含量达3mg的Lozenges和用于喷喉的含0.1%的盐酸达克罗宁曾用于暂时缓解与咽痛或口腔刺激有关的疼痛，不应注射用药或应用于眼；也使用凝胶类产品。可引起用药部位刺激。

制剂

USP 33: Dyclonine Hydrochloride Gel; Dyclonine Hydrochloride Topical Solution.

专利制剂

Canad.: Cepacol Spray; Sucrets; Sucrets for Kids; Sucrets Vapor; ***USA:*** Sucrets Childrens Formula; Sucrets Original Formula Sore Throat Wild Cherry; Sucrets Throat Spray.

多组分制剂 ***Canad.:*** Sucrets Complete; Tanac†; ***USA:*** Cepacol Maximum Strength Sore Throat; Skin Shield; Sucrets Complete; Sucrets Maximum Strength Sore Throat; Tanac.

Ethyl Chloride 氯乙烷

Aethylium Chloratum; Chlorethyl; Cloruro de etilo; Ethyli Chloridum; Ethylis Chloridum; Etylklorid; Etylu chlorek; Etyylikloridi; Hydrochloric Ether; Monochlorethane. Chloroethane.

Хлористый Этил; Этилхлорид

C_2H_5Cl = 64.51.
CAS — 75-00-3.
ATC — N01BX01.
ATC Vet — QN01BX01.
UNII — 46U771ERWK.

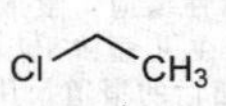

Pharmacopoeias. In *Pol.* and *US.*

USP 33 (Ethyl Chloride) 无色、流动性、低温或压力下极易挥发的液体，有特殊的乙醚臭。沸点为 12～13℃。微溶于水；易溶于乙醇和乙醚。贮藏于密闭容器中，最好密封。

稳定性 氯乙烷高度易燃，气体与 5%～15%空气的混合物具有爆炸性。

不良反应和注意事项

参见氯仿（第1701页）。

皮肤过敏罕有发生。手术后冰冻组织的融化可产生疼痛，长时间皮肤上喷洒能引起化学性冻疮。冰冻也可使活检标本的组织学结构变形。破损皮肤或黏膜上不应使用氯乙烷。

用途和用法

因为氯乙烷的沸点低，而且蒸发时产生低温，所以氯乙烷作为局麻药仅用于微小手术，但是一般并不推荐这种用途。也局部用于缓解疼痛和测试区域麻醉的效果。氯乙烷以往曾用作吸入麻醉药，但是现代麻醉中已不应用。

制剂

专利制剂

Ger.: Chloraethyl Dr Henning; WariActiv†; ***Hong Kong:*** WariActiv; ***Hung.:*** Chloraethyl†; ***Israel:*** Chloraethyl Dr Henning; ***Mex.:*** Traumazol; ***Spain:*** Cloretilo Chemirosa; ***Switz.:*** Chlorethyl; ***UK:*** Cryogesic.

多组分制剂 ***USA:*** Fluro-Ethyl†.

Ethyl *p*-Piperidinoacetylaminobenzoate 乙基 *p*-哌啶乙酰基氨基苯甲酸酯

EPAB; *p*-Piperidinoacetilaminobenzoato de etilo; SA-7. 4-[(1-Piperidinylacetyl)amino]benzoic acid ethyl ester.

$C_{16}H_{22}N_2O_3$ = 290.4.
CAS — 41653-21-8.
UNII — 6M452G7O1F.

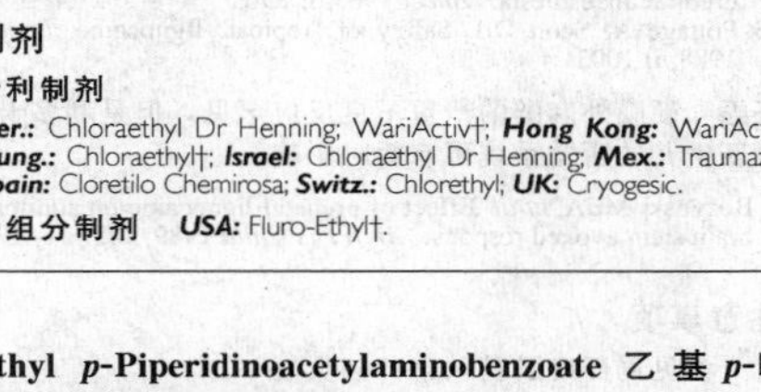

注：名称 NichIcaine 已被用作乙基 *p*-哌啶乙酰基氨基苯甲酸酯的商标。

简介

乙基 *p*-哌啶乙酰基氨基苯甲酸酯是一种酰胺类局麻药（第1765页），口服用于缓解胃炎的症状。

制剂

专利制剂

Jpn: Sulcain.

Etidocaine (*BAN, USAN, rINN*) 依替卡因

Etidocaína; Étidocaïne; Etidocainum; Etidokaiini; Etidokain. (±)-2-(*N*-Ethylpropylamino)-butyro-2′,6′-xylidide.

Этидокаин

$C_{17}H_{28}N_2O$ = 276.4.
CAS — 36637-18-0.
ATC — N01BB07.
ATC Vet — QN01BB07.
UNII — I6CQM0F31V.

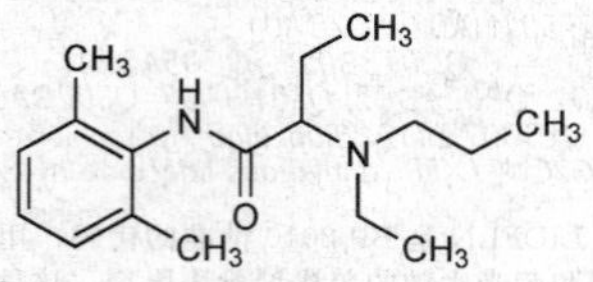

Etidocaine Hydrochloride (*BANM, rINNM*) 盐酸依替卡因

Étidocaïne, Chlorhydrate d'; Etidocaini Hydrochloridum; Hidrocloruro de etidocaína; W-19053.

Этидокаина Гидрохлорид

$C_{17}H_{28}N_2O,HCl$ = 312.9.
CAS — 36637-19-1.
ATC — N01BB07.
ATC Vet — QN01BB07.
UNII — G6N3B3U8E6.

简介

盐酸依替卡因是酰胺类局部麻醉药，其作用和用途类似于第1766页所描述，依替卡因用于浸润麻醉、外周神经阻滞和硬膜外阻滞，通常加入 1：200000 的肾上腺素（**局部麻醉技术**的讨论，见第1767页）。

对心血管系统的影响 有关依替卡因心脏毒性的讨论见**盐酸左布比卡因的不良反应**项下（第1769页）。

卟啉病 依替卡因在患卟啉病的患者中不安全，因为动物实验显示依替卡因能生成卟啉。

妊娠 依替卡因在母体注射后，快速通过胎盘[1]，但转运程度低于包括布比卡因在内的其他局麻药[2]。胎儿与母体的药物浓度比例有变异，但通常可高达约 0.35[1,2]。某些代谢产物的转运程度要高于其母体化合物[1]。依替卡因的蛋白结合率很高，但妊娠妇女血浆中的未结合药物比例在分娩期间升高[1]。胎儿血浆中的依替卡因蛋白结合也减少[3]。虽然新生儿能代谢依替卡因，但要弱于成人，有报道新生儿的平均消除半衰期为 6.42h[3]。

1. Morgan DJ, *et al.* Disposition and placental transfer of etidocaine in pregnancy. *Eur J Clin Pharmacol* 1977; **12:** 359–65.
2. Poppers PJ. Evaluation of local anaesthetic agents for regional anaesthesia in obstetrics. *Br J Anaesth* 1975; **47:** 322–7.
3. Morgan D, *et al.* Pharmacokinetics and metabolism of the anilide local anaesthetics in neonates: 11: etidocaine. *Eur J Clin Pharmacol* 1978; **13:** 365–71.

Ketocaine Hydrochloride (*rINNM*) 盐酸凯托卡因

Chetocaina Cloridrata; Hidrocloruro de ketocaína; Kétocaïne, Chlorhydrate de; Ketocaini Hydrochloridum. 2′-(2-Di-isopropylaminoethoxy)butyrophenone hydrochloride.

Кетокаина Гидрохлорид

$C_{18}H_{29}NO_2,HCl$ = 327.9.
CAS — 1092-46-2 (ketocaine); 1092-47-3 (ketocaine hydrochloride).

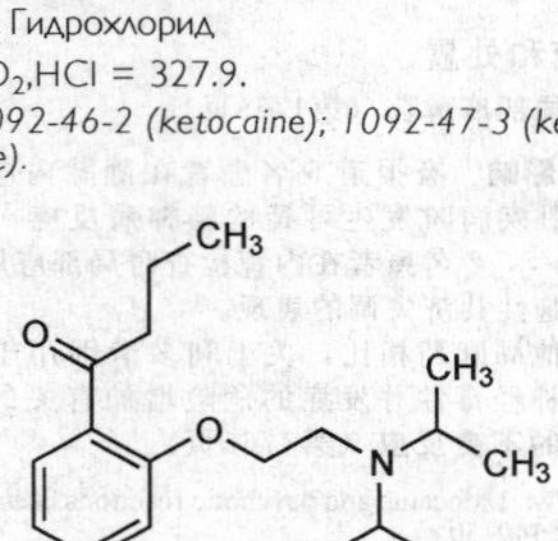

(ketocaine)

简介

盐酸凯托卡因是一种局麻药（第1765页），以栓剂或软膏的形式在肛门直肠疾病中用作表面麻醉药。

制剂

多组分制剂 ***Ital.:*** Proctolyn.

Levobupivacaine (*BAN, rINN*) 左布比卡因

S(−)-Bupivacaine; Levobupivacaína; Lévobupivacaïne; Levobupivacainum; Levobupivakaiini; Levobupivakain. (*S*)-1-Butyl-2-piperidylformo-2′,6′-xylidide.

Левобупивакаин

$C_{18}H_{28}N_2O$ = 288.4.
CAS — 27262-47-1.
ATC — N01BB10.
ATC Vet — QN01BB10.
UNII — A5H73K9U3W.

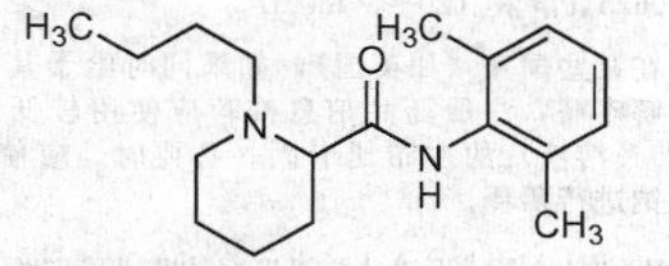

Levobupivacaine Hydrochloride (*BANM, USAN, rINNM*) 盐酸左布比卡因

Hidrocloruro de levobupivacaína; Lévobupivacaïne, Chlorhydrate de; Levobupivacaini Hydrochloridum; Levobupivakain Hidroklorür.

Левобупивакаина Гидрохлорид

$C_{18}H_{28}N_2O,HCl$ = 324.9.
CAS — 27262-48-2.
ATC — N01BB10.
ATC Vet — QN01BB10.
UNII — J998RDZ51I.

不良反应、处置和注意事项

参见局部麻醉药（第1765页）。

左布比卡因禁用于静脉区域麻醉（Bier 阻滞）和产科的宫颈旁阻滞。0.75%溶液也禁用于产科的硬膜外阻滞。

对心血管系统的影响 有资料提示[1]，左布比卡因引起心脏毒性的危险要小于布比卡因（布比卡因对心血管系统的影响，见第1769页）。

1. Mather LE, Chang DH. Cardiotoxicity with modern local anaesthetics: is there a safer choice? *Drugs* 2001; **61:** 333–42.

药物相互作用

与局麻药相关的药物相互作用见第1766页。酶诱导药物（如利福平）可降低左布比卡因的血浆浓度。左布比卡因被细胞色素 P450 同工酶 CYP3A4 和 CYP1A2 代谢，这些同工酶的底物或抑制剂在理论上有可能对左布比卡因的血浆浓度有不良影响。

药动学

左布比卡因的药动学与布比卡因（消旋形式）相似（第1769页）。至少 97%左布比卡因与血浆蛋白结合。静脉用药后的平均半衰期约为 80min。左布比卡因被广泛代谢，代谢产物主要在尿液中排泄，小量可从粪便中排泄。3-羟左布比卡因是主要代谢产物，由细胞色素 P450 同工酶 CYP1A2 介导其形成，同工酶 CYP3A4 也参与左布比卡因的代谢。

用途和用法

左布比卡因是一种酰胺类局麻药，作用和用途与第1766页所述者相似。它是布比卡因的 *S*-对映体（第1770页）。左布比卡因以盐酸盐形式用于浸润麻醉和包括硬膜外阻滞在内的区域神经阻滞，但是，禁用于产科宫颈旁阻滞和静脉区域麻醉（Bier 阻滞）。0.75%溶液也禁用于产科硬膜外阻滞（**局部麻醉技术**的讨论见第1767页）。

盐酸左布比卡因与 0.0625%～0.75%左布比卡因的溶液相当。剂量取决于注射部位和所用技术以及患者的状态。推荐的最大单次剂量为 150mg。每日总剂量不应超过 400mg。在用左布比卡因开始硬膜外阻滞之前，应给予适当的局麻药作为试验剂量，最好加用肾上腺素，以发现意外的血管内注射。随后的左布比卡因剂量应小量递增。左布比卡因的剂量在老年人、体弱者或急性疾病患者中应减少。

- 左布比卡因用于*外科麻醉*的*硬膜外阻滞*剂量为 0.5%溶液 50～100mg（10～20ml），或 0.75%溶液 75～150mg（10～20ml）；用于剖宫产的剂量为 0.5%溶液 75～150mg（15～30ml）。*脊柱阻滞*的剂量为 0.5%溶液 15mg（3ml）。
- 用于*外周神经阻滞*的剂量为 0.25%或 0.5%溶液 2.5～150mg，容量不应超过 40ml。

- 用于浸润麻醉的剂量可达0.25%溶液150mg(60ml)。用于眼科手术的球周阻滞剂量为0.75%溶液37.5～112.5mg(5～15ml)。12岁以下**儿童**进行髂腹股沟或髂腹下阻滞的剂量为0.25%或0.5%溶液0.625～2.5mg/kg(0.25～0.5ml/kg)。
- 在处理**急性疼痛**时，可硬膜外推注给予单次剂量左布比卡因或持续输注。分娩镇痛时，单次给予推注0.25%的溶液15～50mg(6～20ml)。或者输注每小时5～12.5mg的剂量，如0.125%溶液（4～10ml/h）或0.0625%溶液（8～20ml/h）。用于术后镇痛，按照12.5～18.75mg/h的剂量行硬膜外输注，如0.25%的溶液（5～7ml/h），0.125%溶液（10～15ml/h）或0.0625%溶液（20～30ml/h）。

在某些国家（如英国），如果同时给予其他镇痛药来缓解疼痛，注册药品信息推荐应使用较低浓度（如0.125%溶液）的左布比卡因。必要时，应使用0.9%氯化钠进行稀释。

1. Foster RH, Markham A. Levobupivacaine: a review of its pharmacology and use as a local anaesthetic. *Drugs* 2000; **59:** 551–79.
2. Sanford M, Keating GM. Levobupivacaine: a review of its use in regional anaesthesia and pain management. *Drugs* 2010; **70:** 761–91.

作用 一项在分娩妇女中进行的对比硬膜外布比卡因和左布比卡因的研究[1]发现，左布比卡因具有98%的外消旋化合物效能，在临床上没有显著性差异。但是，布比卡因溶液的浓度是以盐酸盐的形式表达的，而左布比卡因溶液的浓度是以游离碱基的形式表达的。当浓度以摩尔当量的形式计算时，左布比卡因的效能要比外消旋布比卡因低13%。在评估比较性研究时应记住表达的差别。

1. Lyons G, *et al.* Epidural pain relief in labour: potencies of levobupivacaine and racemic bupivacaine. *Br J Anaesth* 1998; **81:** 899–901.

儿童用法 *BNFC 2010/11* 推荐儿童左布比卡因的用量应根据生理状态和手术的特性进行调整。

儿童髂腹股沟或髂下股阻滞的盐酸左布比卡因准许用量，见上文。

制剂

专利制剂

Austral.: Chirocaine; ***Austria:*** Chirocaine; ***Belg.:*** Chirocaine; ***Braz.:*** Novabupi; ***Chile:*** Chirocaina; ***Cz.:*** Chirocaine; ***Fin.:*** Chirocaine; ***Fr.:*** Chirocaine; ***Gr.:*** Chirocaine; ***Hong Kong:*** Chirocaine; ***Hung.:*** Chirocaine†; ***Irl.:*** Chirocaine; ***Ital.:*** Chirocaine; ***Mex.:*** Quirocaine†; ***Neth.:*** Chirocaine; ***Norw.:*** Chirocaine†; ***NZ:*** Chirocaine†; ***Philipp.:*** SensiBloq; ***Port.:*** Chirocaine; ***S.Afr.:*** Chirocaine; ***Singapore:*** Chirocaine; ***Spain:*** Chirocane; ***Swed.:*** Chirocaine; ***Switz.:*** Chirocaine; ***Turk.:*** Chirocaine; ***UK:*** Chirocaine; ***USA:*** Chirocaine†; ***Venez.:*** Chirocaina.

Lidocaine（*BAN*, *rINN*）利多卡因

Lidocaína; Lidocaïne; Lidocainum; Lidokaiini; Lidokain; Lidokaina; Lidokainas; Lignocaína; Lignocaine. 2-Diethylaminoaceto-2′,6′-xylidide.

Лидокаин

$C_{14}H_{22}N_2O$ = 234.3.

CAS — 137-58-6.

ATC — C01BB01; C05AD01; D04AB01; N01BB02; R02AD02; S01HA07; S02DA01.

ATC Vet — QC01BB01; QC05AD01; QD04AB01; QN01BB02; QR02AD02; QS01HA07; QS02DA01.

UNII — 98PI200987.

Pharmacopoeias. In *Eur.* (see p.vii), *Int.*, *Jpn*, and *US.*

Ph. Eur. 6. 8（Lidocaine） 白色或类白色结晶性粉末。熔点66～70℃。几乎不溶于水；极易溶于乙醇和二氯甲烷。

USP 33（Lidocaine） 白色至微黄色结晶性粉末，有特殊臭。熔点66～69℃。几乎不溶于水；极易溶于乙醇和氯仿；易溶于乙醚和苯酚；溶于油。

共熔混合物 利多卡因与丙胺卡因形成一种混合物，熔点低于每种成分。这种共熔混合物用于局部用药的制备。

Lidocaine Hydrochloride（*BANM*, *rINNM*）盐酸利多卡因

Hidrocloruro de lidocaína; Hidrocloruro de lignocaína; Lidocaïne, chlorhydrate de; Lidocaini hydrochloridum; Lidocaini Hydrochloridum Monohydricum; Lidokaiinihydrokloridi; Lidokain Hidroklorür; Lidokain-hidroklorid; Lidokain-hydrochlorid monohydrát; Lidokainhydroklorid; Lidokaino hidrochloridas; Lidokainy chlorowodorek; Lignoc. Hydrochlor.; Lignocaine Hydrochloride; Lignokain Hidroklorür.

Лидокаина Гидрохлорид

$C_{14}H_{22}N_2O,HCl,H_2O$ = 288.8.

CAS — 73-78-9 (anhydrous lidocaine hydrochloride); 6108-05-0 (lidocaine hydrochloride monohydrate).

ATC — C01BB01; C05AD01; D04AB01; N01BB02; R02AD02; S01HA07; S02DA01.

ATC Vet — QC01BB01; QC05AD01; QD04AB01; QN01BB02; QR02AD02; QS01HA07; QS02DA01.

UNII — V13007Z41A (lidocaine hydrochloride monohydrate); EC2CNF7XFP (anhydrous lidocaine hydrochloride).

注：LIDFLN是BP 2010批准的代码，用于含盐酸利多卡因和荧光素钠的单次剂量滴眼剂，这种单个容器太小，无法容纳所有的标签信息。

Pharmacopoeias. In *Chin.*, *Eur.* (see p.vii), *Int.*, *US*, and *Viet.*

Ph. Eur. 6. 8（Lidocaine Hydrochloride） 白色结晶性粉末。熔点74～79℃。极易溶于水；易溶于乙醇。0.5%水溶液的pH值为4.0～5.5。避光。

USP 33（Lidocaine Hydrochloride） 白色、无臭结晶性粉末。熔点74～79℃。极易溶于水和乙醇；溶于氯仿；不溶于乙醚。

配伍禁忌 有报道盐酸利多卡因溶液与两性霉素B[1]、磺胺嘧啶钠[2]、美索比妥钠[2]、头孢唑林钠[3]或苯妥英钠[4]不能配伍。

酸稳定性药物（如盐酸肾上腺素、酒石酸去甲肾上腺素或异丙肾上腺素）在与盐酸利多卡因混合后几小时内开始变质，因为利多卡因溶液可使混合溶液的pH升高，超过了上述药物保持稳定性的最大pH。这种临时制作的混合物应在制备后马上使用[5]。

1. Whiting DA. Treatment of chromoblastomycosis with high local concentrations of amphotericin B. *Br J Dermatol* 1967; **79:** 345–51.
2. Riley BB. Incompatibilities in intravenous solutions. *J Hosp Pharm* 1970; **28:** 228–40.
3. Kleinberg ML, *et al.* Stability of antibiotics frozen and stored in disposable hypodermic syringes. *Am J Hosp Pharm* 1980; **37:** 1087–8.
4. Kirschenbaum HL, *et al.* Stability and compatibility of lidocaine hydrochloride with selected large-volume parenterals and drug additives. *Am J Hosp Pharm* 1982; **39:** 1013–15.
5. Parker EA. Xylocaine hydrochloride 2% injection. *Am J Hosp Pharm* 1971; **28:** 805.

溶液的pH pH对表面张力和输注利多卡因溶液的影响见**用途和用法**中的**用法**（第1767页）。对局麻药溶液的稳定性的作用和与注射有关的疼痛见第1767页。

稳定性 虽然在热带条件下，盐酸利多卡因和肾上腺素注射液中的利多卡因含量在运输和贮藏期间没有下降，但是某些样品中的肾上腺素含量在几个月后几乎降至零，因此，在热带应考虑分开供应干粉和溶剂[1]。

有报道贮藏在PVC容器中的缓冲的心脏停搏液中的利多卡因含量在室温时有下降[2]，而贮藏在4℃时则无下降。这种下降可能是因为利多卡因pH依赖性地吸附在塑料上，在利多卡因溶液贮藏在玻璃瓶中时不发生。

1. Abu-Reid IO, *et al.* Stability of drugs in the tropics: a study in Sudan. *Int Pharm J* 1990; **4:** 6–10.
2. Lackner TE, *et al.* Lidocaine stability in cardioplegic solution stored in glass bottles and polyvinyl chloride bags. *Am J Hosp Pharm* 1983; **40:** 97–101.

不良反应和处置

参见**局部麻醉药**（第1765页）。

对CNS的影响 有报道6名患者在静脉内应用利多卡因治疗心脏疾病时发生可疑的精神病反应[1]。在另一个病例中[2]，2名患者在内镜检查时局部应用利多卡因后出现大脑性共济失调的表现。

与其他局麻药相比，关于利多卡因用于脊柱麻醉时可能与神经毒性并发症的危险增加有关的意见，见**中枢阻滞的不良反应**（第1765页）。

1. Turner WM. Lidocaine and psychotic reactions. *Ann Intern Med* 1982; **97:** 149–50.
2. Perney P, *et al.* Transitory ataxia related to topically administered lidocaine. *Ann Pharmacother* 2004; **38:** 828–30.

对皮肤的影响 一名儿童在牙科手术中局部浸润利多卡因后发生上唇红斑和色素沉着，被认为是一种固定性药疹[1]。红斑也可发生于局部应用某些利多卡因制剂（例如经皮贴片）后，而皮肤在应用利多卡因/丙胺卡因共熔混合物后经常发生暂时性黄化[2]。有报道使用利多卡因喷雾之后，可同时发生结节性红斑和多形性红斑，局部注射利多卡因后会使之进一步加重[4]。

真正的超敏反应（包括皮炎）罕见（见**超敏反应**，第1765页），但确有发生[3]。

1. Curley RK, *et al.* An unusual cutaneous reaction to lignocaine. *Br Dent J* 1987; **162:** 113–14.
2. Villada G, *et al.* Local blanching after epicutaneous application of EMLA cream: a double-blind randomized study among 50 healthy volunteers. *Dermatologica* 1990; **181:** 38–40.
3. Rodriguez-Carreón AA, *et al.* Simultaneous erythema nodosum and erythema multiforme after local lidocaine injection. *Ann Pharmacother* 2008; **42:** 127–30.
4. Bircher AJ, *et al.* Delayed-type hypersensitivity to subcutaneous lidocaine with tolerance to articaine: confirmation by in vivo and in vitro tests. *Contact Dermatitis* 1996; **34:** 387–9.

过量 利多卡因中毒的最严重反应是对CNS和心血管系统的作用，过量能导致严重低血压、心搏暂停、心动过缓、呼吸暂停、癫痫、昏迷、心跳骤停、呼吸骤停和死亡。利多卡因中毒相对常见，可发生于静脉维持输注控制不佳或意外注射高浓度溶液后的急性过量。但是，区域麻醉期间的意外血管内注射或治疗心律失常时注射过快（特别是在循环功能不全的患者），或心衰、肝病、老年、与其他药物相互作用引起的药物清除率下降是更常见的原因[1]。在皮下注射药物过多后也有癫痫发作的报道[2]。虽然利多卡因的生物利用度低，但口服[1]后足以造成严重的毒性反应，食入局部麻醉药和口腔内应用黏性制剂后，在儿童[3~7]和成人[8~10]中都有CNS作用、癫痫和死亡的报道。用4%利多卡因溶液含漱后也发生过死亡[11]。利多卡因从黏膜吸收，在尿道[12]或直肠[13]滴注利多卡因制剂后曾有严重毒性反应的报道。

1. Denaro CP, Benowitz NL. Poisoning due to class 1B antiarrhythmic drugs: lignocaine, mexiletine and tocainide. *Med Toxicol Adverse Drug Exp* 1989; **4:** 412–28.
2. Pelter MA, *et al.* Seizure-like reaction associated with subcutaneous lidocaine injection. *Clin Pharm* 1989; **8:** 767–8.
3. Sakai RI, Lattin JE. Lidocaine ingestion. *Am J Dis Child* 1980; **134:** 323.
4. Rothstein P, *et al.* Prolonged seizures associated with the use of viscous lidocaine. *J Pediatr* 1982; **101:** 461–3.
5. Mofenson HC, *et al.* Lidocaine toxicity from topical mucosal application. *Clin Pediatr (Phila)* 1983; **22:** 190–2.
6. Giard MJ, *et al.* Seizures induced by oral viscous lidocaine. *Clin Pharm* 1983; **2:** 110.
7. Amitai Y, *et al.* Death following accidental lidocaine overdose in a child. *N Engl J Med* 1986; **314:** 182–3.
8. Fruncillo RJ, *et al.* CNS toxicity after ingestion of topical lidocaine. *N Engl J Med* 1982; **306:** 426–7.
9. Parish RC, *et al.* Seizures following oral lidocaine for esophageal anesthesia. *Drug Intell Clin Pharm* 1985; **19:** 199–201.
10. Geraets DR, *et al.* Toxicity potential of oral lidocaine in a patient receiving mexiletine. *Ann Pharmacother* 1992; **26:** 1380–1.
11. Zuberi BF, *et al.* Lidocaine toxicity in a student undergoing upper gastrointestinal endoscopy. *Gut* 2000; **46:** 435.
12. Dix VW, Tresidder GC. Collapse after use of lignocaine jelly for urethral anaesthesia. *Lancet* 1963; **i:** 890.
13. Pottage A, Scott DB. Safety of "topical" lignocaine. *Lancet* 1988; **i:** 1003.

妊娠 硬膜外麻醉的严重不良反应罕见，但是利多卡因对新生儿的听觉系统可有暂时影响[1]。

1. Bozynski MEA, *et al.* Effect of prenatal lignocaine on auditory brain stem evoked response. *Arch Dis Child* 1989; **64:** 934–8.

注意事项

参见**局部麻醉药**（第1766页）。

一般来说，伴低血容量、心脏阻滞或其他传导障碍的患者不应给予利多卡因，伴充血性心力衰竭、心动过缓或呼吸抑制的患者应谨慎使用。利多卡因在肝内代谢，有肝损伤的患者必须谨慎用药。在肝血流量减少的情况下（如心脏和循环衰竭），利多卡因的血浆半衰期可延长。在肾损伤的患者中，利多卡因的代谢产物可蓄积。

肌内注射利多卡因可升高肌酸磷酸激酶的浓度，会干扰急性心肌梗死的诊断。

哺乳 应用利多卡因的母亲母乳喂养的婴儿未见不良反应，American Academy of Pediatrics[1]因此认为通常可以母乳喂养。

1. American Academy of Pediatrics. The transfer of drugs and other chemicals into human milk. *Pediatrics* 2001; **108:** 776–89. [Retired May 2010] Correction. *ibid.*; 1029. Also available at: http://aappolicy.aappublications.org/cgi/content/full/pediatrics%3b108/3/776 (accessed 02/06/04)

脑血管障碍 在健康受试者中，静脉输注5mg/kg利多卡因30min以上使脑血流量减少12%，虽然在60min内恢复正常[1]。糖尿病患者的脑血流量低于健康受试者，但是不受利多卡因输注的影响，说明脑血管的反应性下降。

1. Kastrup J, *et al.* Intravenous lidocaine and cerebral blood flow: impaired microvascular reactivity in diabetic patients. *J Clin Pharmacol* 1990; **30:** 318–23.

卟啉病 利多卡因在卟啉病患者中不安全，因为动物实验显示其具有生卟啉作用。

肾损伤 利多卡因的药动学及其代谢产物一乙基甘油二甲基苯胺在长期血液透析的肾衰患者中不受影响，但是在输注12h或更长时间后，代谢产物甘氨酸二甲代苯胺

可发生蓄积[1]。后来，一项针对健康个体、中度或重度肾损伤的患者以及无肾脏需行血液透析的患者的药动学研究[2]，发现中度或严重肾损伤患者利多卡因清除率平均分别降低18%和49%，但行血液透析的患者无变化，然而，肾损伤患者利多卡因清除率上的个体间差异还是相当显著。作者认为可在正常范围内低限输注利多卡因，并且密切监测其毒性，没必要减少其用量负荷。已有数据可以预测血液透析期间利多卡因和甘氨酸二甲代苯胺的消除量[3,4]。利多卡因在血液滤过期间并无消除[5]。

1. Collinsworth KA, *et al.* Pharmacokinetics and metabolism of lidocaine in patients with renal failure. *Clin Pharmacol Ther* 1975; **18:** 59–64.
2. De Martin S, *et al.* Differential effect of chronic renal failure on the pharmacokinetics of lidocaine in patients receiving and not receiving hemodialysis. *Clin Pharmacol Ther* 2006; **80:** 597–606.
3. Gibson TP, Nelson HA. Drug kinetics and artificial kidneys. *Clin Pharmacokinet* 1977; **2:** 403–26.
4. Lee CC, Marbury TC. Drug therapy in patients undergoing haemodialysis: clinical pharmacokinetic considerations. *Clin Pharmacokinet* 1984; **9:** 42–66.
5. Saima S, *et al.* Negligible removal of lidocaine during arteriovenous hemofiltration. *Ther Drug Monit* 1990; **12:** 154–6.

吸烟 吸烟对利多卡因治疗的影响还不清楚。患者数量不多的研究发现全身性生物利用度减少，提示对药物代谢活动的诱导[1]和对蛋白结合的矛盾作用[2,3]。

1. Huet P-M, Lelorier J. Effects of smoking and chronic hepatitis B on lidocaine and indocyanine green kinetics. *Clin Pharmacol Ther* 1980; **28:** 208–15.
2. McNamara PJ, *et al.* Effect of smoking on binding of lidocaine to human serum proteins. *J Pharm Sci* 1980; **69:** 749–51.
3. Davis D, *et al.* The effects of age and smoking on the plasma protein binding of lignocaine and diazepam. *Br J Clin Pharmacol* 1985; **19:** 261–5.

药物相互作用

与局麻药有关的药物相互作用见第1766页。

普萘洛尔和西咪替丁可降低利多卡因的消除（见下文**抗癫痫药**）。利多卡因的心脏抑制作用与β受体阻滞药和其他抗心律失常药有相加作用。相加的心脏作用也可发生于利多卡因与静脉苯妥英一起应用时，但是，长期应用苯妥英和其他酶诱导药可增加利多卡因的需要量（见下文）。乙酰唑胺、袢利尿药和噻嗪类产生的低钾血症可拮抗利多卡因的作用。

抗心律失常药 有报道一名服用美西律的患者，应用含利多卡因的口服制剂后出现利多卡因毒性[1]。静脉利多卡因与阿义马林[2]、胺碘酮[3,4]或妥卡尼[5]合用的患者，有发生癫痫或心脏衰竭和心跳骤停的个案报道[1]。有报道一名接受利多卡因和普鲁卡因胺治疗的患者发生谵妄[6]。

1. Geraets DR, *et al.* Toxicity potential of oral lidocaine in a patient receiving mexiletine. *Ann Pharmacother* 1992; **26:** 1380–1.
2. Bleifeld W. Side effects of antiarrhythmic drugs. *Naunyn Schmiedebergs Arch Pharmacol* 1971; **269:** 282–97.
3. Siegmund JB, *et al.* Amiodarone interaction with lidocaine. *J Cardiovasc Pharmacol* 1993; **21:** 513–15.
4. Keidar S, *et al.* Sinoatrial arrest due to lidocaine injection in sick sinus syndrome during amiodarone administration. *Am Heart J* 1982; **104:** 1384–5.
5. Forrence E, *et al.* A seizure induced by concurrent lidocaine-tocainide therapy—is it just a case of additive toxicity? *Drug Intell Clin Pharm* 1986; 20: 56–9.
6. Ilyas M, *et al.* Delirium induced by a combination of anti-arrhythmic drugs. *Lancet* 1969; **ii:** 1368–9.

抗癫痫药 对健康个体和癫痫患者[1,2]的研究提示，长期应用诸如苯妥英或巴比妥酸盐的药物可因对药物代谢微粒体酶的诱导作用而增加利多卡因的需要量。苯妥英也能增加 α_1 酸性糖蛋白的血浆浓度，因而减少血浆中利多卡因的游离部分[3]。

静脉苯妥英可危险地增强利多卡因的心脏抑制药作用[4]。

1. Heinonen J, *et al.* Plasma lidocaine levels in patients treated with potential inducers of microsomal enzymes. *Acta Anaesthesiol Scand* 1970; **14:** 89–95.
2. Perucca E, Richens A. Reduction of oral bioavailability of lignocaine by induction of first pass metabolism in epileptic patients. *Br J Clin Pharmacol* 1979; **8:** 21–31.
3. Routledge PA, *et al.* Lignocaine disposition in blood in epilepsy. *Br J Clin Pharmacol* 1981; **12:** 663–6.
4. Wood RA. Sinoatrial arrest: an interaction between phenytoin and lignocaine. *BMJ* 1971; **1:** 645.

β受体阻滞药 普萘洛尔显著增加利多卡因的血浆浓度[1~4]，因为利多卡因从血浆中的清除减少。纳多洛尔[3]和美托洛尔[2]也有类似的相互作用，虽然美托洛尔在另一项研究[5]中未改变利多卡因的药动学。利多卡因的肝代谢降低可因为心输出量减少引起的肝血流量下降或者是由肝微粒体酶的直接抑制所引起[6]。因此，应用缺乏内源性拟交感神经活性、对心输出量有较大影响或对微粒体氧化酶作用更大的脂溶性更高的药物时最可能显著降低利多卡因的清除。普萘洛尔引起的清除减少主要是因为对代谢的直接抑制而非降低肝血流量[4]。

尽管有些注册药品信息建议使用β受体阻滞药时应减少利多卡因注射液的用量，其他人则认为反复给予大剂量利多卡因会造成中毒性血浆药物浓度的发生，这种相互作用在使用所推荐剂量的利多卡因进行治疗时，是没有临床意义的。

1. Ochs HR, *et al.* Reduction in lidocaine clearance during continuous infusion and by coadministration of propranolol. *N Engl J Med* 1980; **303:** 373–7.
2. Conrad KA, *et al.* Lidocaine elimination: effects of metoprolol and of propranolol. *Clin Pharmacol Ther* 1983; **33:** 133–8.
3. Schneck DW, *et al.* Effects of nadolol and propranolol on plasma lidocaine clearance. *Clin Pharmacol Ther* 1984; **36:** 584–7.
4. Bax NDS, *et al.* The impairment of lignocaine clearance by propranolol—major contribution from enzyme inhibition. *Br J Clin Pharmacol* 1985; **19:** 597–603.
5. Miners JO, *et al.* Failure of 'therapeutic' doses of β-adrenoceptor antagonists to alter the disposition of tolbutamide and lignocaine. *Br J Clin Pharmacol* 1984; **18:** 853–60.
6. Tucker GT, *et al.* Effects of β-adrenoceptor antagonists on the pharmacokinetics of lignocaine. *Br J Clin Pharmacol* 1984; **17** (suppl 1): 21S–28S.

组胺 H_2 受体拮抗药 有关西咪替丁与利多卡因之间相互作用的研究[1~4]有很多，但各研究之间的差异使得对结果的临床意义的解释很困难。西咪替丁可降低利多卡因的肝代谢；也可通过降低肝血流量而减少利多卡因的消除。有报道利多卡因的血浆浓度显著增加。蛋白结合力的变化一般不重要，但游离利多卡因浓度的增加可部分保护伴有 α_1 酸性糖蛋白水平升高的心肌梗死患者[5]。因为不可能确定有危险的患者，所以应用这两种药物的所有患者都应密切监测中毒的征象。有些注册药品信息建议使用西咪替丁时应减少利多卡因注射剂量，然而其他人则认为反复给予大剂量利多卡因造成中毒性血浆药物浓度的发生，这种相互作用在使用所推荐剂量的利多卡因进行治疗时，是没有临床意义的。最好换用其他的组胺 H_2 受体拮抗药。在健康受试者的研究中，雷尼替丁或者对利多卡因的动力学[6]没有影响，或者产生与肝血流量少量减少相一致的变化[7]。

1. Feely J, *et al.* Increased toxicity and reduced clearance of lidocaine by cimetidine. *Ann Intern Med* 1982; **96:** 592–4.
2. Knapp AB, *et al.* The cimetidine-lidocaine interaction. *Ann Intern Med* 1983; **98:** 174–7.
3. Bauer LA, *et al.* Cimetidine-induced decrease in lidocaine metabolism. *Am Heart J* 1984; **108:** 413–15.
4. Patterson JH, *et al.* Influence of a continuous cimetidine infusion on lidocaine plasma concentrations in patients. *J Clin Pharmacol* 1985; **25:** 607–9.
5. Berk SI, *et al.* The effect of oral cimetidine on total and unbound serum lidocaine concentrations in patients with suspected myocardial infarction. *Int J Cardiol* 1987; **14:** 91–4.
6. Feely J, Guy E. Lack of effect of ranitidine on the disposition of lignocaine. *Br J Clin Pharmacol* 1983; **15:** 378–9.
7. Robson RA, *et al.* The effect of ranitidine on the disposition of lignocaine. *Br J Clin Pharmacol* 1985; **20:** 170–3.

局麻药 虽然几种药物能减少结合到 α_1 酸性糖蛋白的利多卡因量，但只有布比卡因产生的取代作用被认为有可能具有临床意义[1]。

对于应用利多卡因治疗可卡因引起的心律失常，因利多卡因可增强毒性而有顾虑[2]。

1. Goolkasian DL, *et al.* Displacement of lidocaine from serum α_1-acid glycoprotein binding sites by basic drugs. *Eur J Clin Pharmacol* 1983; **25:** 413–17.
2. Hollander JE. The management of cocaine-associated myocardial ischemia. *N Engl J Med* 1995; **333:** 1267–72.

神经肌肉阻滞药 神经肌肉阻滞药与包括利多卡因在内的抗心律失常药之间可能发生的相互作用见**阿曲库铵**（第1814页）。

口服避孕药 有关口服避孕药对利多卡因蛋白结合力的影响，见下文**药动学**中的**蛋白结合**。

药动学

利多卡因容易从胃肠道、黏膜和破损皮肤吸收。完整皮肤则吸收很少。容易从包括肌肉在内的注射部位吸收。

静脉注射的利多卡因可迅速并广泛分布到灌注丰富的组织中，然后再分布到骨骼肌和脂肪组织中。利多卡因与血浆蛋白结合，包括 α_1 酸性糖蛋白（AAG）。结合的程度变异很大，但约为66%。利多卡因的血浆蛋白结合部分取决于利多卡因和 AAG 的浓度。AAG 浓度的任何变化都能显著影响利多卡因的血浆浓度（见下文**蛋白结合**）。

静脉注射后，血浆浓度很快下降，初始半衰期小于30min，消除半衰期为1～2h，但是如果持续输注超过24h或者肝血流量下降，则消除半衰期延长。

利多卡因大部分在肝中代谢，肝功能或肝血流量的任何改变都对其药动学和所需剂量有显著影响。口服后的首关代谢广泛，生物利用度约为35%。肝代谢迅速，约90%应用的药物脱烷烃生成一乙基甘油二甲基苯胺和甘氨酸二甲代苯胺。这两种代谢产物都参与利多卡因的治疗和毒性作用，因其半衰期比利多卡因长，长期输注时会发生蓄积，特别是甘氨酸二甲代苯胺。进一步代谢生成的代谢产物和少于10%的原形利多卡因在尿液中排泄。在伴有心衰、乙醇性肝病或者慢性或病毒性肝炎的患者中利多卡因的消除率下降。改变肝血流量或诱导药物代谢微粒体酶的药物也能影响利多卡因的清除（见上文**药物相互作用**）。肾损伤不影响利多卡因的消除，但是其活性代谢产物能发生蓄积。

利多卡因能穿过胎盘和血脑屏障，可分布到乳汁中。

见**局部麻醉药**（第1766页）。

1. Nattel S, *et al.* The pharmacokinetics of lignocaine and β-adrenoceptor antagonists in patients with acute myocardial infarction. *Clin Pharmacokinet* 1987; **13:** 293–316.

吸收 *表面用药* 患者在内窥镜检查[1]前含漱2%黏稠溶液15ml（300mg）后吐掉，利多卡因血清浓度通常很低而无法测定，平均血清浓度峰值低于气管内喷雾[2]100mg利多卡因后引起毒性反应的浓度峰值。利多卡因的相对生物利用度在上呼吸道应用后要高于下呼吸道用药后[3]。在支气管镜检查前应用下列药物后，利多卡因的血浆浓度在可接受的低水平：含漱4%利多卡因溶液30s，口咽部喷雾2%溶液，口咽部和鼻腔应用2%凝胶，经支气管镜注射1%溶液[4]。但是，在应用利多卡因含漱液后有一例死亡的报道（见上文**过量**）。利多卡因的鼻内吸收变异也很大[5]。在支气管镜检查时，经雾化器吸入利多卡因而不是直接喷雾可使血清浓度峰值较低[6]。

利多卡因经完整皮肤的吸收一般很少。但是，有证据表明早产婴儿皮肤用药后的吸收可较高[7]。

1. Fazio A, *et al.* Lidocaine serum concentrations following endoscopy. *Drug Intell Clin Pharm* 1987; **21:** 752–3.
2. Scott DB, *et al.* Plasma lignocaine concentrations following endotracheal spraying with an aerosol. *Br J Anaesth* 1976; **48:** 899–902.
3. McBurney A, *et al.* Absorption of lignocaine and bupivacaine from the respiratory tract during fibreoptic bronchoscopy. *Br J Clin Pharmacol* 1984; **17:** 61–6.
4. Ameer B, *et al.* Systemic absorption of topical lidocaine in elderly and young adults undergoing bronchoscopy. *Pharmacotherapy* 1989; **9:** 74–81.
5. Scavone JM, *et al.* The bioavailability of intranasal lignocaine. *Br J Clin Pharmacol* 1989; **28:** 722–4.
6. Labedzki L, *et al.* Reduced systemic absorption of intrabronchial lidocaine by high-frequency nebulization. *J Clin Pharmacol* 1990; **30:** 795–7.
7. Barrett DA, Rutter N. Percutaneous lignocaine absorption in newborn infants. *Arch Dis Child* 1994; **71:** F122–F124.

蛋白结合 利多卡因与血浆蛋白 α_1 酸性糖蛋白（AAG）的结合程度很高，后者在创伤、手术、烧伤、心肌梗死、慢性炎性疾病（如克罗恩病）和癌症时升高。因此，蛋白结合在这些情况下可显著增加，在新生儿、肾病综合征和肝病时因 AAG 浓度低于正常而减少。这导致利多卡因的游离部分在不同情况下可有8倍的差异[1]。测定游离药物浓度比测定总血浆浓度能更好地指导药物用量[2]。雌二醇[3]也能降低 AAG 浓度，使利多卡因的游离部分在女性要高于男性，妊娠期间和服用口服避孕药的女性可进一步升高[3,4]。蛋白结合也可受其他药物治疗或吸烟的影响（见上文**药物相互作用**项下的**抗癫痫药**和**注意事项**项下的**吸烟**）。

1. Routledge PA. Pharmacological terms: protein binding. *Prescribers' J* 1988; **28:** 34–5.
2. Shand DG. α_1-Acid glycoprotein and plasma lidocaine binding. *Clin Pharmacokinet* 1984; **9** (suppl 1): 27–31.
3. Routledge PA, *et al.* Sex-related differences in the plasma protein binding of lignocaine and diazepam. *Br J Clin Pharmacol* 1981; **11:** 245–50.
4. Wood M, Wood AJJ. Changes in plasma drug binding and α_1-acid glycoprotein in mother and newborn infant. *Clin Pharmacol Ther* 1981; **29:** 522–6.

用途和用法

利多卡因是一种酰胺类局麻药，作用和用途与第1766页所述相似。用于浸润麻醉和区域神经阻滞。作用起效快，在几分钟内即可获得麻醉效果，作用持续时间中等。加入血管收缩药可增加利多卡因的起效速度和作用持续时间，减少从注射部位吸收入循环。一般应用盐酸盐。盐酸利多卡因水化物1.23g或无水盐酸利多卡因1.16g与1g利多卡因相当。一些国家也用利多卡因的碳酸盐溶液作注射液（第1767页）。利多卡因也是一种有效的表面麻醉药，但应用于黏膜表面后可快速而广泛地吸收，产生全身反应。用于表面和浸润麻醉的利多卡因制剂中曾加入玻璃酸酶（第2254页），但可增强全身吸收（**局部麻醉技术**的讨论见第1767页）。

某些注射液（如长效皮质激素）中含有利多卡因以防止疼痛、瘙痒和其他局部刺激。某些抗菌药的肌内注射液中也含有利多卡因钠以减少注射疼痛。

利多卡因也是Ⅰb类抗心律失常药，用于治疗室性心律失常，尤其是发生于心肌梗死后者。静脉输注用于治疗难治性癫痫持续状态。

在局部麻醉中的应用

用于局部麻醉的盐酸利多卡因剂量取决于注射部位和麻醉类型。英国的注册药品信息中，特定手术并不总是有特殊规定的剂量，虽然美国的药品信息中常包含这些（见下文）。当与肾上腺素合用时，建议的盐酸利多卡因**最大单次剂量**为500mg，不用肾上腺素时，推荐的最大单次剂量在英国为200mg，在美国为300mg，脊柱麻醉例外（见下文）。含1：20万肾上腺素的盐酸利多卡因溶液用于浸润麻醉和包括硬膜外阻滞在内的神经阻滞。除了牙科外（广泛应用含1：8万肾上腺素的盐酸利多卡因溶液），很少需要更高浓度的肾上腺素。儿童、老年人和虚弱患者的剂量应减少。在开始硬膜外阻滞之前，应给予试验剂量，最好与肾上腺素合用，以发现意外的血管内或蛛网膜下腔用药。

下面是用于不同**局部麻醉过程**的美国推荐剂量。

- 经皮浸润麻醉，5～300mg（0.5%溶液1～60ml，或1%溶液0.5～30ml）。
- 外周神经阻滞的剂量取决于途径。臂丛阻滞应用1.5%溶液225～300mg(15～20ml)；牙神经阻滞应用2%溶液20～100mg（1～5ml）；肋间神经阻滞应用1%溶液30mg(3ml)；宫颈旁阻滞应用1%溶液每侧100mg(10ml)，重复剂量间隔时间不少于90min；椎旁阻滞应用1%溶液30～50mg(3～5ml)；阴部神经阻滞推荐剂量为1%溶液每侧100mg(10ml)；球后阻滞可应用4%溶液120～200mg(3～5ml)。
- 交感神经阻滞推荐应用1%溶液；颈部阻滞的剂量为50mg(5ml)，腰部阻滞的剂量为50～100mg(5～10ml)。
- 硬膜外麻醉时，麻醉每节皮区需要2～3ml溶液，但通常的总剂量和推荐浓度为：腰部硬膜外应用1%溶液250～300mg(25～30ml)，1.5%溶液225～300mg(15～20ml)，或2%溶液200～300mg(10～15ml)；胸部硬膜外可应用1%溶液200～300mg(20～30ml)。产科骶尾部镇痛时应用1%溶液200～300mg(20～30ml)，外科骶尾部镇痛时可应用1.5%溶液225～300mg(15～20ml)。持续硬膜外或骶管麻醉时，最大剂量的重复间隔时间不应少于90min。
- 7.5%葡萄糖溶液中的1.5%或5%盐酸利多卡因高密度溶液可用于脊柱麻醉，不应使用肾上腺素。5%溶液50mg(1ml）和1.5%溶液9～15mg(0.6～1ml)用于正常引导分娩。5%溶液75mg(1.5ml）用于剖宫产，75～100mg(1.5～2ml）用于其他外科手术。
- 静脉区域麻醉时应用不含肾上腺素的0.5%溶液50～300mg(10～60ml)，成人的最大推荐剂量为4mg/kg。

利多卡因用于**表面麻醉**的剂型有很多。

- 利多卡因软膏用于皮肤和黏膜的麻醉，最大推荐总剂量为24h内5%软膏20g（相当于1g利多卡因）。
- 4%的泡沫剂可以用于每日在皮肤表面涂抹3～4次，以缓解细小切割伤或烧伤、擦伤、晒伤和虫咬伤所导致的疼痛。
- 利多卡因凝胶用于泌尿道的麻醉，不同国家的推荐剂量差异很大。英国的厂家建议在检查前几分钟尿道内注入2%盐酸利多卡因凝胶120～220mg（6～11ml)。在美国应用的剂量是这样：女性在检查前几分钟尿道内应用2%凝胶盐酸利多卡因60～100mg；男性在插入导管前应用100～200mg，在尿道探查或膀胱镜检查前应用600mg。

2%的凝胶也可用于气管内插管时的麻醉润滑作用，就在使用前，在气管内导管外表面使用中等用量。

含有2.5%利多卡因碱和2.5%丙胺卡因碱的共熔胶（eutecticgel）可用于刮牙和（或）根面平整术的牙周袋的麻醉。局部1.7g或少一些，足可用于四分之一齿列，每个疗程最大推荐用量是8.5g。

- 局部溶液用于口腔、咽喉和上胃肠道黏膜的表面麻醉。处理口腔和咽喉的疼痛可应用2%溶液300mg(15ml）冲洗，对于咽部疼痛可含漱溶液，必要时吞咽下去。重复用药间隔时间不应少于3h。美国的口腔局部麻醉药溶液每日最大推荐剂量为2.4g。在支气管镜检查、支气管造影、喉镜检查、食管镜检查、气管内插管、口腔和咽喉活检之前应用4%溶液40～200mg(1～5ml)。10%利多卡因喷雾也曾用于黏膜以防止各种操作期间的疼痛，包括耳鼻喉科、牙科、呼吸道和胃肠道内置入器械、产科应用。剂量取决于要麻醉部位的范围，10～50mg对于牙科和耳鼻喉科一般足够，对于其他手术，24h的最大剂量为200mg。喉气管麻醉应用4%盐酸利多卡因溶液单次剂量160mg，喷雾或滴入喉和气管的管腔内。
- 利多卡因栓剂、喷雾、软膏和乳剂可直肠给药，用于治疗痔和其他肛周疼痛情况。
- 含4%盐酸利多卡因和荧光素钠的滴眼剂用于眼压测量。

用于眼科手术表面麻醉的眼用凝胶含有3.5%盐酸利多卡因。

- 含利多卡因2.5%和丙胺卡因2.5%的共熔混合物以封闭敷料下的乳剂形式用于需针刺的操作、局部病变的外科治疗和分离皮肤移植之前产生皮肤表面麻醉。与在切除生殖器疣之前的应用相似，但是没有封闭敷料（见下文**表面麻醉**项下）。
- 皮肤用药的其他方法包括5%利多卡因透皮贴剂，用于治疗与疱疹后神经痛有关的疼痛的症状缓解，离子电渗药物输送系统包含利多卡因和肾上腺素。也使用含70mg利多卡因和70mg丁卡因的透皮贴剂，用于表面麻醉。

用于心律失常

用于治疗**室性心律失常**时，利多卡因以盐酸盐形式静脉用药。当直流电击（合并肾上腺素）无法恢复正常节律时，利多卡因可用于室颤和无脉性室速引起的心跳骤停复苏的晚期生命支持。成人的通常剂量为1～1.5mg/kg，必要时可重复给药，最大总剂量为3mg/kg。如果没有静脉通路，可采用气管内给药途径，虽然剂量可能大于静脉用药，但是明确的气管内剂量还未确定。

利多卡因也用于患者情况更稳定的其他室性心律失常。在这些情况下，盐酸利多卡因通常先给予负荷剂量，然后持续输注。常用剂量为50～100mg或1～1.5mg/kg，以每分钟25～50mg的速度直接静脉注射。如果在给予此负荷剂量5～10min之内无效，可重复一次或两次，直至最大剂量达到1h内200～300mg。在负荷剂量后，通常推荐持续静脉输注，剂量为每分钟1～4mg。很少需要持续输注24h以上，但在需要较长时间输注时，需减少剂量以避免半衰期延长引起的可能毒性。老年人和伴有心衰或肝病的患者需减少剂量。

在紧急情况下，也可三角肌肌内注射盐酸利多卡因治疗心律失常，剂量为300mg，必要时在60～90min后可重复。

作用 利多卡因与一些其他局麻药的血管活性比较见第1767页。

儿童用法 *BNFC 2010/11* 建议儿童利多卡因的用量应根据生理状况和手术的特性进行调整。

烧伤 有报道一些Ⅱ度烧伤的患者静脉应用利多卡因可缓解疼痛[1]。

1. Jönsson A, *et al.* Inhibition of burn pain by intravenous lignocaine infusion. *Lancet* 1991; **338:** 151–2.

心律失常 利多卡因是Ⅰb类抗心律失常药（第1115页），可用于治疗室性心律失常，包括与心跳骤停和心肌梗死有关者，尽管通常更愿意用其他药物（见**心律失常**，第1121页）。通常静脉用药（见上文）。应用利多卡因可终止某些类型的室性心动过速，总体治疗选择见**心律失常**（第1121页）。利多卡因也可在高级心脏生命支持期间应用（第1117页）。

对于已证实或怀疑心肌梗死的患者，利多卡因被认为是室颤的预防用药。但是，一些研究发现其具有保护性作用[1,2]，而另一些研究未发现死亡率有降低，甚至反而有升高[3,4]，因此一般不再推荐。

应用利多卡因有时候可见的死亡率升高可能与治疗的持续时间有关。一项研究[5]发现，应用静脉推注利多卡因后持续输注40h以预防室性心律失常的患者发生心衰的概率要高于应用静脉推注后持续输注8h者。

1. Horwitz RI, Feinstein AR. Improved observational method for studying therapeutic efficacy: suggestive evidence that lidocaine prophylaxis prevents death in acute myocardial infarction. *JAMA* 1981; **246:** 2455–9.
2. Koster RW, Dunning AJ. Intramuscular lidocaine for prevention of lethal arrhythmias in the prehospitalization phase of acute myocardial infarction. *N Engl J Med* 1985; **313:** 1105–10.
3. MacMahon S, *et al.* Effects of prophylactic lidocaine in suspected acute myocardial infarction: an overview of results from the randomized, controlled trials. *JAMA* 1988; **260:** 1910–16.
4. Hine LK, *et al.* Meta-analytic evidence against prophylactic use of lidocaine in acute myocardial infarction. *Ann Intern Med* 1989; **149:** 2694–8.
5. Pharand C, *et al.* Lidocaine prophylaxis for fatal ventricular arrhythmias after acute myocardial infarction. *Clin Pharmacol Ther* 1995; **57:** 471–8.

呃逆 难治性呃逆的处理见**氯丙嗪**项下（第947页）。利多卡因是大量试用于治疗呃逆而无明确疗效的药物之一。静脉给药或口服2%黏稠液体。雾化利多卡因也曾试用[1]。

1. Neeno TA, Rosenow EC. Intractable hiccups: consider nebulized lidocaine. *Chest* 1996; **110:** 1129–30.

插管 利多卡因用于减轻诸如气管插管等操作引起的血压增高反应和眼内压升高的结果有矛盾[1～5]。有关这样问题的详细讨论见**麻醉**项下（第1810页）。

1. Tam S, *et al.* Attenuation of circulatory responses to endotracheal intubation using intravenous lidocaine: a determination of the optimal time of injection. *Can Anaesth Soc J* 1985; **32:** S65.
2. Murphy DF, *et al.* Intravenous lignocaine pretreatment to prevent intraocular pressure rise following suxamethonium and tracheal intubation. *Br J Ophthalmol* 1986; **70:** 596–8.
3. Drenger B, Pe'er J. Attenuation of ocular and systemic responses to tracheal intubation by intravenous lignocaine. *Br J Ophthalmol* 1987; **71:** 546–8.
4. Miller CD, Warren SJ. IV lignocaine fails to attenuate the cardiovascular response to laryngoscopy and tracheal intubation. *Br J Anaesth* 1990; **65:** 216–19.
5. Mostafa SM, *et al.* Effects of nebulized lignocaine on the intraocular pressure responses to tracheal intubation. *Br J Anaesth* 1990; **64:** 515–17.

偏头痛和丛集性头痛 尽管受到很多关注，但迄今为止利多卡因在治疗偏头痛（第587页）或丛集性头痛（第587页）方面仍无建树。利多卡因曾试用于偏头痛的紧急胃肠道外治疗，但是在一项与二氢麦角胺或氯丙嗪的对比研究中发现，其效果要弱于后两者[1]。一些研究者发现，鼻内滴注利多卡因对于某些急性偏头痛的患者能快速缓解头痛（尽管早期复发常见）[2]，而其他研究者发现其无效[3]。也有报道在丛集性头痛患者的丛集期间，利多卡因可有效终止个别头痛的发作[4,5]。但是，大多数患者不能获得完全性疼痛缓解。

1. Bell R, *et al.* A comparative trial of three agents in the treatment of acute migraine headache. *Ann Emerg Med* 1990; **19:** 1070–82.
2. Maizels M, *et al.* Intranasal lidocaine for treatment of migraine: a randomized, double-blind, controlled trial. *JAMA* 1996; **276:** 319–21.
3. Blanda M, *et al.* Intranasal lidocaine for the treatment of migraine headache: a randomized, controlled trial. *Acad Emerg Med* 2001; **8:** 337–42.
4. Kittrelle JP, *et al.* Cluster headache: local anesthetic abortive agents. *Arch Neurol* 1985; **42:** 496–8.
5. Robbins L. Intranasal lidocaine for cluster headache. *Headache* 1995; **35:** 83–4.

神经性疼痛综合征 利多卡因可用于某些类型的神经性疼痛综合征的治疗（第9页）。应用5%利多卡因透皮贴剂可显著缓解疱疹后神经痛[1～3]，尽管一项系统性综述[4]发现建议其作为一线治疗的证据不充分；静脉利多卡因[5]和利多卡因与丙胺卡因的共熔混合物（见下文表面麻醉）也有效。曾试用静脉利多卡因治疗的其他综合征包括糖尿病性神经病变[6]和与卒风或脊髓损伤有关的中枢性神经性疼痛[7]。

1. Rowbotham MC, *et al.* Lidocaine patch: double-blind controlled study of a new treatment method for post-herpetic neuralgia. *Pain* 1996; **65:** 39–44.
2. Comer AM, Lamb HM. Lidocaine patch 5%. *Drugs* 2000, **59:** 245–9.
3. Davies PS, Galer BS. Review of lidocaine patch 5% studies in the treatment of postherpetic neuralgia. *Drugs* 2004; **64:** 937–47.
4. Khaliq W, *et al.* Topical lidocaine for the treatment of postherpetic neuralgia. Available in The Cochrane Database of Systematic Reviews; Issue 2. Chichester: John Wiley; 2007 (accessed 22/04/08).
5. Attal N, *et al.* Systemic lidocaine in pain due to peripheral nerve injury and predictors of response. *Neurology* 2004; **62:** 218–25.
6. Kastrup J, *et al.* Treatment of chronic painful diabetic neuropathy with intravenous lidocaine infusion. *BMJ* 1986; **292:** 173.
7. Attal N, *et al.* Intravenous lidocaine in central pain: a double-blind, placebo-controlled, psychophysical study. *Neurology* 2000; **54:** 564–74.

胸膜剥脱术 向胸膜内滴注1%利多卡因溶液，剂量最高可达300mg，以缓解与胸膜剥脱术[1～3]中应用四环素有关的严重胸痛。虽然剂量越大作用越显著[2]，但在剂量为3mg/kg或更低时不太可能达到毒性血浆浓度[3]。

1. Harbecke RG. Intrapleurally given tetracycline with lidocaine. *JAMA* 1980; **244:** 1899–1900.
2. Sherman S, *et al.* Optimum anesthesia with intrapleural lidocaine during chemical pleurodesis with tetracycline. *Chest* 1988; **93:** 533–6.
3. Wooten SA, *et al.* Systemic absorption of tetracycline and lidocaine following intrapleural instillation. *Chest* 1988; **94:** 960–3.

癫痫持续状态 盐酸利多卡因可用于控制传统治疗无效的癫痫持续状态（第450页），特别是伴有呼吸疾病者。作用起效快，但时效短，可能需要连续输注[1]。还应注意的是，产生高血浆浓度的利多卡因剂量能导致 CNS 毒性，包括癫痫发作[1]。与长时间利多卡因治疗后撤药有关的癫痫复发可能是因为利多卡因的抑制作用减少时，蓄积的代谢产物对神经系统有兴奋作用[2]。

利多卡因代替地西泮用于伴有肺储备受限或对静脉地西泮没有反应的 36 名患者的 42 次癫痫持续发作[3]。利多卡因单次静脉剂量 1.5～2mg/kg（通常剂量为 100mg）在 2min 内给予。如果对初次剂量没有反应（11 次发作）或者癫痫复发（19 次发作），则此剂量重复一次。然后，在第二次剂量后癫痫复发的 7 次发作中以每小时 3～4mg/kg 的速度持续输注利多卡因。其中 5 例有阳性反应。对初次剂量没有反应的 11 次发作对第二次剂量或连续输注也没有反应。在对 37 名癫痫持续状态的儿童进行的另一项回顾性分析中[4]，利多卡因仅在 53 次发作中的 19 次有效。但是，利多卡因在一些其他药物无效的病例中有效，而有反应的患者则起效很快（在给药后 5min 之内）。

1. Bauer J, Elger CE. Management of status epilepticus in adults. *CNS Drugs* 1994; **1:** 26–44.
2. Wallin A, *et al.* Lidocaine treatment of neonatal convulsions, a therapeutic dilemma. *Eur J Clin Pharmacol* 1989; **36:** 583–6.
3. Pascual J, *et al.* Role of lidocaine (lignocaine) in managing status epilepticus. *J Neurol Neurosurg Psychiatry* 1992; **55:** 49–51.
4. Hamano S-I, *et al.* Intravenous lidocaine for status epilepticus during childhood. *Dev Med Child Neurol* 2006; **48:** 220–2.

表面麻醉 共熔混合物 含 2.5%利多卡因和 2.5%丙胺卡因共熔混合物的乳剂应用于完整皮肤时能产生局部麻醉作用。在成人和儿童，小内科或外科操作中有价值[1～3]，例如静脉穿刺、静脉或动脉内置管、球后注射、腰穿、传染性软疣病变刮除术、生殖器疣切除、植皮术、激光治疗、体外震波碎石术、包皮粘连松解、包皮环切术等。利多卡因也曾在耳科手术的准备中试用于鼓膜的麻醉药，如鼓膜切开术和鼓膜置管术，但其有潜在耳毒性，在有穿孔时不应使用。带状疱疹后神经痛（第10页）也有一些治疗成功的病例[4,5]。

共熔乳剂通常在封闭敷料下应用于皮肤至少 60min，虽然有建议对于 1～5 岁儿童 30min 就足够[6]。厂家建议最长应用时间为 5h。作用的起效和持续时间受用药部位的影响[2]。当用于生殖器疣切除时，不需要封闭敷料，厂家建议的用药时间为 5～10min。当用于生殖器黏膜时，麻醉水平在 10～15min 后开始下降，所有操作都应立即开始。

利多卡因和丙胺卡因的共熔混合物也用于新生儿，以减少穿刺操作的疼痛[7]和用于包皮环切术[8]，看起来安全而有效。然而，大家一直担心过多吸收（特别是丙胺卡因）可能导致正铁血红蛋白血症（第1765页），尽管如此，在包括英国和美国的一些国家中，乳剂被批准用于孕龄至少 37 周的新生儿，对于 3 个月或以下的婴儿应监测正铁血红蛋白值，正在接受正铁血红蛋白诱导药物的 1 岁以下婴儿不应使用。

共熔乳剂中的两种药物穿过完整皮肤的全身吸收很少[6]，即使在长期或广泛应用后[9]。但是，不应在伤口或黏膜上使用（除了成人的生殖器疣），特应性皮炎也不应使用。不应在眼部或其附近使用，因为可引起角膜刺激，也不应在中耳滴注。在伴有贫血或者先天性或获得性正铁血红蛋白血症的患者中应谨慎使用。应用后可有暂时性苍白、发红和水肿。

一些研究认为，4%丁卡因局部凝胶制剂能产生比上述利多卡因和丙胺卡因乳剂更长和更快的麻醉（见丁卡因的用途和用法项下的**表面麻醉**，第1784页）。还认为[10]局部应用的丁卡因优于利多卡因和丙胺卡因的共熔混合物，后者必须应用至少 1h，可引起应用部位的血管收缩，使静脉穿刺困难。

使用利多卡因与丙胺卡因共熔混合物用于治疗成人早泄的参考文献，见第1767页。

1. Lee JJ, Rubin AP. Emla cream and its current uses. *Br J Hosp Med* 1993; **50:** 463–6.
2. Buckley MM, Benfield P. Eutectic lidocaine/prilocaine cream: a review of the topical anaesthetic/analgesic efficacy of a eutectic mixture of local anaesthetics (EMLA). *Drugs* 1993; **46:** 126–51.
3. Koren G. Use of the eutectic mixture of local anesthetics in young children for procedure-related pain. *J Pediatr* 1993; **122** (suppl): S30–S35.
4. Litman SJ, *et al.* Use of EMLA cream in the treatment of post-herpetic neuralgia. *J Clin Anesth* 1996; **8:** 54–7.
5. Kost RG, Straus SE. Postherpetic neuralgia—pathogenesis, treatment, and prevention. *N Engl J Med* 1996; **335:** 32–42.
6. Hanks GW, White I. Local anaesthetic creams. *BMJ* 1988; **297:** 1215–16.
7. Gourrier E, *et al.* Use of EMLA® cream in a department of neonatology. *Pain* 1996; **68:** 431–4.
8. Brady-Fryer, B *et al.* Pain relief for neonatal circumcision. Available in The Cochrane Database of Systematic Reviews; Issue 3. Chichester: John Wiley; 2004 (accessed 16/06/05).
9. Scott DB. Topical anaesthesia of intact skin. *Br J Parenter Ther* 1986; **7:** 134–5.
10. Russell SCS, Doyle E. Paediatric anaesthesia. *BMJ* 1997; **314:** 201–3.

耳鸣 耳鸣是一种起自或似乎起自头部内的噪声感觉。

客观性耳鸣是可被其他人听到，起自听觉系统以外的病变。主观性耳鸣来自听觉系统的内部，只能被患者听到。嵌塞的耵聍是耳鸣的一种简单的可治愈病因。耳鸣常与颅脑损伤、眩晕和听力丧失（包括年龄相关性和噪声引起的听力丧失）有关。耳鸣也可为潜在疾病的一个症状，如梅尼埃病（可能与焦虑或抑郁性疾病有关），或者是药物毒性的表现（如阿司匹林或奎尼丁毒性）。在这种病例中，潜在疾病的治疗或停用相关药物可解决耳鸣。

耳鸣的治疗很困难，虽然安慰和忠告常能有效地帮助患者忍受这种情况。人造噪声或者听力辅助（如果耳鸣与听力丧失有关）也有应用，手术很少需要。已证实静脉利多卡因可有效减少或消除耳鸣，但效果仅持续几个小时，因此对大多数患者不实用。迄今为止，尚未找到一种有效的口服利多卡因类似物。其他曾试用的药物包括苯二氮䓬类（如阿普唑仑和氯硝西泮）、抗癫痫药卡马西平和苯妥英、三环抗抑郁药、袢利尿药呋塞米，但是不良反应限制了这些药物的应用。也曾试用银杏，但对其价值有疑问。

1. Luxon LM. Tinnitus: its causes, diagnosis, and treatment. *BMJ* 1993; **306:** 1490–1.
2. Robson AK, Birchall JP. Management of tinnitus. *Prescribers' J* 1994; **34:** 1–7.
3. Coles RRA. Drug treatment of tinnitus in Britain. In: Reich GE, Vernon JA, eds. *Proceedings of the fifth international tinnitus seminar.* Portland: American Tinnitus Association, 1995.
4. Vesterager V. Tinnitus—investigation and management. *BMJ* 1997; **314:** 728–31.
5. Simpson JJ, Davies WE. Recent advances in the pharmacological treatment of tinnitus. *Trends Pharmacol Sci* 1999; **20:** 12–18.
6. Dobie RA. A review of randomized clinical trials in tinnitus. *Laryngoscope* 1999; **109:** 1202–11.
7. Lockwood AH, *et al.* Tinnitus. *N Engl J Med* 2002; **347:** 904–10.

制剂

BP 2010: Lidocaine and Adrenaline Injection; Lidocaine and Chlorhexidine Gel; Lidocaine Gel; Lidocaine Injection; Lidocaine Ointment; Sterile Lidocaine Solution;
USP 33: Lidocaine and Prilocaine Cream; Lidocaine Hydrochloride and Dextrose Injection; Lidocaine Hydrochloride and Epinephrine Injection; Lidocaine Hydrochloride Injection; Lidocaine Hydrochloride Jelly; Lidocaine Hydrochloride Oral Topical Solution; Lidocaine Hydrochloride Topical Solution; Lidocaine Ointment; Lidocaine Oral Topical Solution; Lidocaine Topical Aerosol; Neomycin and Polymyxin B Sulfates and Lidocaine Cream; Neomycin and Polymyxin B Sulfates, Bacitracin Zinc, and Lidocaine Ointment; Neomycin and Polymyxin B Sulfates, Bacitracin, and Lidocaine Ointment.

专利制剂

Arg.: Fidecaina; Gobbicaina; Indican; Lafecaina; Larjancaina; LMX 4; Regiocaina; Solvente Indoloro; Xylocaina; ***Austral.:*** Nurocain†; Stud 100; Xylocaine; Xylocaine Special Adhesive; Xylocard; ***Austria:*** Lidocorit; Neo-Xylestesin; Neo-Xylestesin forte†; Xylanaest; Xylocain; Xylocard; Xyloneural; ***Belg.:*** Linisol†; Versatis; Xylocaine; Xylocaine Visqueuse; Xylocard; ***Braz.:*** Dermomax; Gel-Lido; Lidial; Lidocabbott; Lidocalm†; Lidoflex; Lidogel; Lidogeyer†; Lidospray; Lidoston; Xylestesin; Xylocaina; ***Canad.:*** After Sun; Afterburn; Banana Boat Soothacaine; Band Aid Antiseptic; Betacaine; Burn Cream; Burn Relief; Caribbean Breeze Burn Relief; Lidodan; Lidomax; Octocaine; Pre-Wax; Preattached; Safetec Burn; Safetec Sting Relief; Smartshield After Sun; Solarcaine Lidocaine; Soothing Gel; Water-Jel; Xylocaine; Xylocard; Zilactin-L†; ***Chile:*** Calmante de Denticion†; Dentaliv†; Dimecaina; Exido; Gelcain; Odongel; Prolong; Solin; Versatis; Xylocaina; ***Cz.:*** Trachisan; Xylestesin-A†; Xylestesin†; Xylocaine; ***Denm.:*** Xylocain; Xyloplyin; ***Fin.:*** Lidocard; Xylocain; ***Fr.:*** Biodicaine; Dynexan; Lidrian; Mesocaine; Pressicaine; Pressicaine N; Versatis; Xylocaine; Xylocard; Xylocontact; Xylonor; Xylorolland; Ziacaine; ***Ger.:*** Gelicain; Haemo-Exhirud Bufexamac; Heweneural; Licain; Lidesthesin; Lidocard; Lidoject; LidoPosterine; Posterisan akut; Rowo-629†; Trachisan Halsschmerztabletten; Versatis; Xylocain; Xylocain (Kardiologie); Xylocitin; Xylocitin cor; Xyloneural; ***Gr.:*** Ecocain; Lidocosil; Lidoderm; Lidonet; Lignospan; Narcodon; Neo-Lidocaton; Osagel; Sensolid; Utiblack; Xylestesin; Xylestesin-A; Xylestesin-S Special; Xylocaine; Xylol; Xylonor Noradrenaline; Xylozan; ***Hong Kong:*** Lidocaton; Xylestesin-A; Xylocaine; ***India:*** Gesicain; Tivision†; Xylocaine; Xylocard; ***Indon.:*** Extracaine†; Garianes†; Lidodex; Lidonest†; Pehacain; Xylocaine; ***Irl.:*** Lignospan; Xylocaine; ***Israel:*** After Burn; Betacaine; Esracain; LidoPen†; Stud 100; Xylocaine; ***Ital.:*** Basicaina; Ecocain; Lident Adrenalina†; Lident Andrenor†; Lidofast; Lidomol†; Lidosen; Lidrian; Luan; Odontalg†; Ortodermina; Xilo-Mynol; Xylocaina; Xylonor; Xyloplyina; ***Jpn:*** Penles; ***Malaysia:*** Denkan; Xylocaine; ***Mex.:*** Betacaine†; Hipoden; Pharmacaine; Pisacaina; Sensipharma; Sunicaine; Undorlan; Unicaine; Uvega; Xylocaina; ***Neth.:*** Dentinox; Lepan†; Lignospan; Nolaid; Otalgan; Trachisan; Unguentum contra haemorrhoides PCH; Xylocaine; ***Norw.:*** Xylocain; ***NZ:*** Virasolve; Xylestesin-A; Xylocaine; Xylocard; ***Philipp.:*** Dentocaine; Enducaine; Epicaine; Lygnonex; Nobucaine; Xylocaine; Xylocard†; ***Pol.:*** Lidoposterin; Xylocaine; ***Port.:*** Lidoject; Lidonostrum; Lincaina; Octocaine; Xilonibsa; Xylocaina; Xylocard†; ***Rus.:*** Gelicain (Геликаин); Licaine (Ликаин); Lidochlor (Лидохлор); Luan (Луан); Versatis (Версатис); ***S.Afr.:*** Peterkaien†; Remicaine; Remicard; Xylocaine; Xylotox; ***Singapore:*** Dube†; Xylocaine; Xylocard; ***Spain:*** Dermovagisil; Octocaine; Xilonibsa; Xylocaina; Xylonor 2% Sin Vasoconst; Xylonor Especial; ***Swed.:*** Xylocain; Xylocard; ***Switz.:*** Dynexan nouvelle formule; Kenergon; Neo-Sinedol; Neurodol Tissugel; Rapidocaine; Sedagul; Solarcaine; Xylesine; Xylocain; Xylocard; Xyloneural; Xyloplyin†; ***Thai.:*** Docaine; Drocanil-A; LD-Caine; Lido Spray†; Lidocation†; Lidocaton†; Locana; Medicaine; Neo-Lidocaton†; Udocaine; Xylocaine; Xylocard†; ***Turk.:*** Anestol; Aritmal; Jetmonal; Jetokain; Jetosel; Ksilidin; Laconest; Lidestol; Lidobag; Lidosel; Lokalen; Monocain; Xylocain; ***UAE:*** Ecocain; ***UK:*** Dequaspray; Laryng-O-Jet; LMX 4; LMX4; Premjact; Stud; Vagisil; Versatis; Xylocaine; ***Ukr.:*** Versatis (Версатис); ***USA:*** Akten; Anestacon; Anestafoam; Dentipatch†; Dilocaine; Dr Scholl's Cracked Heel Relief; Duo-Trach Kit; L-M-X4; LidaMantle; Lidoderm; LidoPen; Lidosense†; Lidosite†; LTA; Nervocaine; Octocaine; Regenecare; Xylocaine; Zingo†; ***Venez.:*** Cifarcaina; Farmacaina; Nenedent; Xylocaina†.

Mepivacaine Hydrochloride (*BANM, rINNM*) 盐酸甲哌卡因

Hidrocloruro de mepivacaína; Mépivacaïne, chlorhydrate de; Mepivacaini Chloridum; Mepivacaini hydrochloridum; Mepivakaiinihydrokloridi; Mepivakain-hidroklori d; Mepivakain-hydrochlorid; Mepivakainhydroklorid; Mepivakaino hidrochloridas. (1-Methyl-2-piperidyl)formo-2′,6′-xylidide hydrochloride.

Мепивакаина Гидрохлорид

$C_{15}H_{22}N_2O,HCl$ = 282.8.

CAS — 96-88-8 (mepivacaine); 22801-44-1 ((±)-mepivacaine); 1722-62-9 (mepivacaine hydrochloride).

ATC — N01BB03.

ATC Vet — QN01BB03.

UNII — 4VFX2L7EM5.

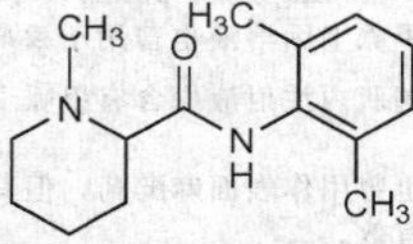

(mepivacaine)

Pharmacopoeias. In *Eur.* (see p.vii), *Jpn*, and *US*.

Ph. Eur. 6.8（Mepivacaine Hydrochloride） 白色结晶性粉末。易溶于水和乙醇；极微溶于二氯甲烷。2%水溶液的 pH 值为 4.0～5.0。

USP 33（Mepivacaine Hydrochloride） 白色、无臭结晶性固体。易溶于水和甲醇；极微溶于氯仿；几乎不溶于乙醚。2%水溶液的 pH 值约为 4.5。

溶液的 pH pH 对局麻药溶液稳定性的影响和与局麻药注射有关的疼痛方面的讨论见第1767页。

不良反应、处置和注意事项

参见局部麻醉药（第1765页）。

卟啉病 对于有卟啉病的患者，甲哌卡因被认为是不安全的，因为体外实验表明其具有生卟啉作用。

药物相互作用

与局麻药有关的药物相互作用见第1766页。

局部麻醉药 体外研究表明，布比卡因显著减少甲哌卡因与 α_1 酸性糖蛋白的结合[1]。

1. Hartrick CT, *et al.* Influence of bupivacaine on mepivacaine protein binding. *Clin Pharmacol Ther* 1984; **36:** 546–50.

药动学

约 78%甲哌卡因与血浆蛋白结合。成人血浆半衰期为 2～3h，新生儿约为 9h。在肝中快速代谢，10%以下的剂量以原形从尿中排泄。50%以上的剂量以代谢产物形式排泄到胆汁中，但可能会进行肠肝循环，仅少量出现在粪便中。几种代谢产物也经肾排泄，包括羟基化合物和 *N*-脱甲基化合物 2′,6′-哌啶甲酰胺的葡糖醛酸结合物。甲哌卡因可穿过胎盘。

也可见局部麻醉药（第1766页）。

妊娠 母体应用甲哌卡因后，大量转移穿过胎盘，胎儿与母体的药物浓度[1]比例约为 0.7。尽管新生儿代谢甲哌卡因的能力非常有限，仍能清除这种药物[2]。

1. Lurie AO, Weiss JB. Blood concentration of mepivacaine and lidocaine in mother and baby after epidural anesthesia. *Am J Obstet Gynecol* 1970; **106:** 850–6.
2. Meffin P, *et al.* Clearance and metabolism of mepivacaine in the human neonate. *Clin Pharmacol Ther* 1973; **14:** 218–25.

用途和用法

盐酸甲哌卡因是一种酰胺类局麻药，作用和用途与第1766页所述者相似。主要用于浸润麻醉、外周神经阻滞和硬膜外阻滞（**局部麻醉技术**的讨论见第1767页）。甲哌卡因的起效很快，作用持续时间中等。加用血管收缩药可提高起效速度和作用持续时间，减少从注射部位吸收入循环的量。

盐酸甲哌卡因的剂量因注射部位和**局部麻醉操作**的不同而不同。盐酸甲哌卡因的成人**单次最大剂量**一般不应超过 400mg，24h 内的总剂量不应超过 1g。老年人、虚弱患者、心脏或肝损伤的患者应减少剂量。3 岁以下或体重小于 14kg（30 磅）的儿童应使用小于 2%的浓度；儿童的剂量不应超过 5～6mg/kg。

- 浸润麻醉可应用剂量达 400mg 的 1%（40ml）溶液或 0.5%（80ml）溶液。牙科浸润和神经阻滞应用含血管收缩剂的 2%溶液或 3%单纯溶液。颌部单一部位的麻醉应用 2%溶液 36mg（1.8ml）或 3%溶液 54mg

(1.8ml)。全口腔的麻醉应用 2%溶液 180mg(9ml) 或 3%溶液 270mg(9ml)。单次牙科手术应建议不要超过 400mg。

- 外周神经阻滞（即颈丛、臂丛、肋间和阴部神经阻滞）可应用 1%溶液 50～400mg(5～40ml) 或 2%溶液 100～400mg(5～20ml)。阴部神经阻滞时，每侧注射一半剂量。宫颈旁阻滞时建议每侧应用剂量可达 1%溶液 100mg（10ml），两侧的间隔时间为 5min。间隔至少 90min 后可重复一次。联合应用宫颈旁阻滞和阴部神经阻滞时每侧可注射剂量达 1%溶液 150mg（15ml）。针对疼痛的治疗性神经阻滞时可应用 1%溶液 10～50mg(1～5ml) 或 2%溶液 20～100mg(1～5ml)。
- 硬膜外阻滞的常用剂量为：1%溶液 150～300mg(15～30ml)、1.5%溶液 150～375mg(10～25ml) 或 2%溶液 200～400mg(10～20ml)。不含肾上腺素的高密度盐酸甲哌卡因溶液也曾用于腰麻。

其他药物的肌内注射液中含有甲哌卡因以减少注射部位的疼痛。

甲哌卡因也曾用作表面麻醉药，但其他局麻药（如利多卡因）更有效。

作用 甲哌卡因与其他局麻药的血管活性比较见第 1767页。

儿童用法 盐酸甲哌卡因在儿童的应用和用量，见上文。

制剂

USP 33: Mepivacaine Hydrochloride and Levonordefrin Injection; Mepivacaine Hydrochloride Injection.

专利制剂

Arg.: Mepigobbi; ***Austral.:*** Carbocaine†; ***Austria:*** Mepinaest; Scandicain; Scandonest; ***Belg.:*** Scandicaine; ***Canad.:*** Carbocaine; Isocaine; Polocaine; Scandonest; ***Cz.:*** Mepivastesin; Scandonest; ***Denm.:*** Carbocain; Carboplyin†; Scandonest; ***Fr.:*** Carbocaine; Scandicaine; ***Ger.:*** Meaverin; Mecain; Mepihexal; Mepivastesin; Scandicain; ***Gr.:*** Mepivakate; Mepivastesin; Optocain; Scandonest; Tevacaine; ***Hong Kong:*** Mepicaton; Mepivastesin; ***Irl.:*** Scandonest; ***Israel:*** Mepivastesin; ***Ital.:*** Carbocaina; Carboplyina; Carbosen; Mepi-Mynol; Mepibil; Mepicain; Mepident†; Mepiforan; Mepisolver; Mepivamol; Mepivirgi; Optocain; Pericaina; Scandonest; ***Neth.:*** Scandicaine; Scandonest; ***Norw.:*** Carbocain; Scandonest; ***Port.:*** Isogaine; Mepivastesin; Scandinibsa; Scandonest; ***S.Afr.:*** Carbocaine; ***Spain:*** Isogaine; Scandinibsa; ***Swed.:*** Carbocain; ***Switz.:*** Scandicain; Scandonest; ***Thai.:*** Mepicaton†; ***USA:*** Carbocaine; Carbocaine with Neo-Cobefrin; Isocaine; Polocaine.

多组分制剂 ***Ger.:*** Meaverin†.

Used as an adjunct in: ***Austria:*** Estradurin; ***Belg.:*** Estradurine; ***Denm.:*** Estradurin; ***Fin.:*** Estradurin; ***Ger.:*** Estradurin†; ***Jpn:*** Amasulin; Bestcall; Lilacillin†; Pansporin; Takesulin; ***Malaysia:*** Nevramin†; ***Neth.:*** Estradurin†; ***Norw.:*** Estradurin; ***Singapore:*** Nevramin; ***Swed.:*** Estradurin; ***Switz.:*** Estradurin; ***Thai.:*** Nevramin; ***Ukr.:*** Estradurin (Эстрадурин).

Myrtecaine（*rINN*）麦替卡因

Mirtecaína; Myrtécaïne; Myrtecainum; Nopoksamin; Nopoxamine. 2-[2-(10-Norpin-2-en-2-yl)ethoxy]triethylamine.

Миртекаин

$C_{17}H_{31}NO$ = 265.4.

CAS — 7712-50-7.

UNII — 9902116282.

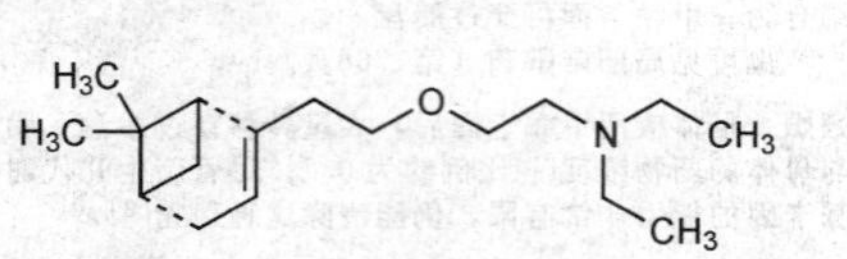

简介

麦替卡因是一种局麻药（第1765页），以发赤药制剂中的碱基或十二烷基硫酸盐的形式局部应用，以治疗肌肉和关节痛。十二烷基硫酸麦替卡因也用于含抗酸药的制剂中，以缓解胃肠道疾病的症状。

制剂

多组分制剂 ***Arg.:*** Algesal; Flexicamin Crema†; ***Austria:*** Acidrine; Algesal; Latesyl; Rheugesal; ***Chile:*** Sinacid; ***Cz.:*** Algesal; ***Fr.:*** Acidrine; Algesal Suractive; ***Ger.:*** Algesal; ***Gr.:*** Algesal Suractive; ***Hung.:*** Algesal; ***Indon.:*** Acidrine; Algesal Superactive; ***Ital.:*** Acidrine; ***Neth.:*** Algesal Forte; ***Port.:*** Algesal; Latesil; ***Spain:*** Algesal; ***Switz.:*** Algesal†; Algesalona†; ***Turk.:*** Acidrine; Algesal Suractive; ***Venez.:*** Lemazol.

Oxetacaine（*BAN*，*rINN*）奥昔卡因

Oksetakaiini; Oksetakain; Oxetacaína; Oxétacaïne; Oxetacainum; Oxetakain; Oxethazaine (*USAN*); Wy-806. 2,2′-(2-Hydroxyethylimino)bis[*N*-(αα-dimethylphenethyl)-*N*-methylacetamide].

Оксетакаин

$C_{28}H_{41}N_3O_3$ = 467.6.

CAS — 126-27-2 (oxetacaine); 13930-31-9 (oxetacaine hydrochloride).

ATC — C05AD06.

ATC Vet — QC05AD06.

UNII — IP8QT76V17.

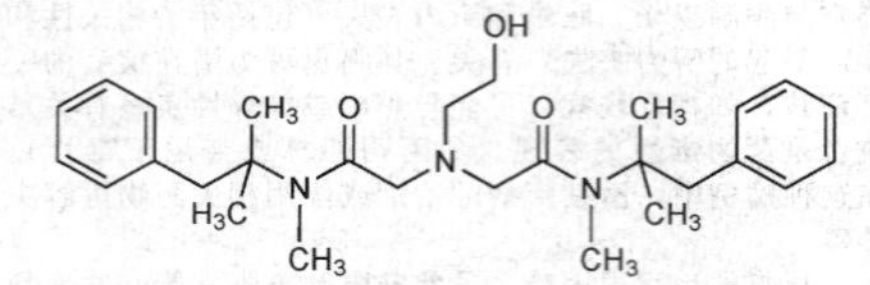

Pharmacopoeias. In *Br.* and *Jpn.*

BP 2010（Oxetacaine） 白色或类白色粉末。几乎不溶于水；易溶于甲醇；极易溶于氯仿；溶于乙酸乙酯。

简介

奥昔卡因是一种长效酰胺类局麻药（第1765页）。与抗酸药一起口服用于缓解胃食管反流的症状（第1618页）。也以盐酸盐的形式在软膏和栓剂中使用，以缓解痔引起的疼痛。

制剂

专利制剂

India: Tricaine-MPS; ***Ital.:*** Emoren; ***Jpn:*** Strocain.

多组分制剂 ***Arg.:*** Mucaine; ***Austral.:*** Mucaine†; ***Austria:*** Tepilta; ***Belg.:*** Muthesa†; ***Braz.:*** Droxaine; ***Canad.:*** Mucaine; ***Chile:*** Mucaine†; ***Cz.:*** Muthesa Compositum†; ***Fr.:*** Mutesa; ***Ger.:*** Tepilta; ***Gr.:*** Oxaine-M; ***Hong Kong:*** Antacaine; Gastrocaine; Milzine†; Mucaine†; Oxema Improved†; Strocain; ***India:*** Mucaine; Pepticaine; ***Ital.:*** Gastrodue†; ***Philipp.:*** Geltazine; ***S.Afr.:*** Mucaine; ***Singapore:*** Mucaine†; Strocain; ***Spain:*** Natrocitral†; Roberfarin; ***Switz.:*** Muthesa†; ***Thai.:*** Mucaine†; Strocain; ***Turk.:*** Mucaine.

Oxybuprocaine Hydrochloride（*BANM*，*rINNM*）盐酸奥布卡因

Benoxinate Hydrochloride; Hidrocloruro de oxibuprocaína; Oksibuprokaiinihydrokloridi; Oksibuprokain Hidroklorür; Oksibuprokaino hidrochloridas; Oxibuprokain-hidroklorid; Oxibuprokainhydroklorid; Oxybuprocaïne, chlorhydrate d'; Oxybuprocaini hydrochloridum; Oxybuprokain hydrochlorid. 2-Diethylaminoethyl 4-amino-3-butoxybenzoate hydrochloride.

Оксибупрокаина Гидрохлорид

$C_{17}H_{28}N_2O_3$,HCl = 344.9.

CAS — 99-43-4 (oxybuprocaine); 5987-82-6 (oxybuprocaine hydrochloride).

ATC — D04AB03; S01HA02.

ATC Vet — QD04AB03; QS01HA02.

UNII — 0VE4U49K15.

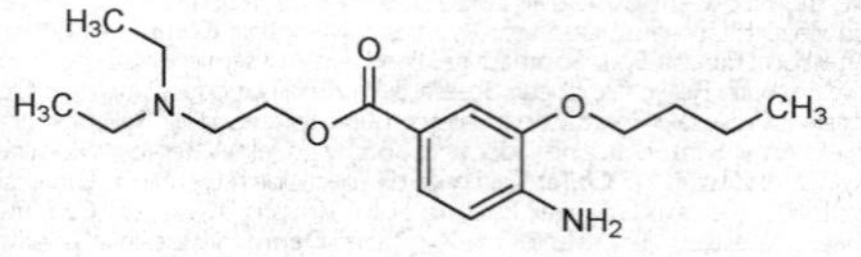

(oxybuprocaine)

注：BNX 是 BP 2010 批准的代码，用于含单位剂量盐酸奥布卡因的滴眼剂，该包装太小，无法容纳所有的标签信息。

Pharmacopoeias. In *Eur.* (see p.vii), *Jpn*, and *US.*

Ph. Eur. 6.8（Oxybuprocaine Hydrochloride） 白色结晶性粉末或无色晶体。表现为同质多晶。极易溶于水；易溶于乙醇。10%水溶液的 pH 值为 4.5～6.0。避光。

USP 33（Benoxinate Hydrochloride） 白色或微灰白色结晶或结晶性粉末，无臭或有轻微特征臭。溶于水（1：0.8），溶于乙醇（1：2.6），溶于氯仿（1：2.5）；不溶于乙醚。1%水溶液的 pH 值为 5.0～6.0。

不良反应、处置和注意事项

参见局部麻醉药（第1765页）。

对眼的影响 2 名患者在眼科小手术应用 0.4%或 1%盐酸奥布卡因局部麻醉后，发生纤维蛋白性虹膜炎和中度角膜肿胀[1]。该作用可能是因为药物不慎进入前室所致。

1. Haddad R. Fibrinous iritis due to oxybuprocaine. *Br J Ophthalmol* 1989; **73:** 76–7.

药物相互作用

与局麻药有关的药物相互作用见第1766页。

用途和用法

奥布卡因为一种对氨基苯甲酸酯，是一种作用和用途与第1766页所述者相似的局麻药。用于表面麻醉（第1768页）。据报道，治疗浓度应用于结膜时刺激性弱于丁卡因。

0.4%盐酸奥布卡因溶液用于短的眼科手术。一滴溶液滴入结膜囊可麻醉眼表面，60s 后足以进行眼压测量，90s 后再滴一滴可为佩戴隐形眼镜提供足够的麻醉。间隔 90s 滴入 3 滴可在 5min 后为去除角膜上皮异物或经结膜切开睑板腺囊肿提供充足的麻醉。角膜的敏感性在约 1h 后恢复正常。

1%盐酸奥布卡因用于耳鼻喉的表面麻醉。

制剂

BP 2010: Oxybuprocaine Eye Drops;
USP 33: Benoxinate Hydrochloride Ophthalmic Solution; Fluorescein Sodium and Benoxinate Hydrochloride Ophthalmic Solution.

专利制剂

Austria: Benoxinat; Novain; ***Belg.:*** Unicaine; ***Braz.:*** Oxinest; ***Cz.:*** Benoxi; Novesin†; ***Fin.:*** Oftan Obucain; ***Fr.:*** Cebesine; ***Ger.:*** Benoxinat SE†; Conjuncain-EDO; Novesine; ***Hung.:*** Humacain; ***India:*** Bendzon†; ***Israel:*** Localin; ***Ital.:*** Novesina; ***Philipp.:*** Oxyben†; ***Port.:*** Anestocil; ***Rus.:*** Inokain (Инокаин); ***S.Afr.:*** Novesin; ***Singapore:*** Novesin†; ***Spain:*** Prescaina; ***Switz.:*** Cebesin; Novesin; ***Thai.:*** Novesin†; ***Turk.:*** Benoxinate; Novesin; ***Ukr.:*** Inokain (Инокаин).

多组分制剂 ***Austral.:*** Fluress†; ***Austria:*** Flurekain; ***Canad.:*** Fluress; ***Cz.:*** Thilorbin†; ***Fin.:*** Oftan Flurekain; ***Fr.:*** Collu-Blache; Desomedine; ***Ger.:*** Thilorbin; ***Gr.:*** Collu-Blache; ***Mex.:*** Mentalgina; ***NZ:*** Fluress†; ***Port.:*** Fluotest; Mebocaina; ***Rus.:*** Grammidin with Anesthetic Neo (Граммидин с АнестетикОм Нео); ***Spain:*** Anestesico Doble; Fluotest; ***Swed.:*** Fluress; ***Switz.:*** Collu-Blache; Mebucaine; ***UAE:*** B-Cool; ***Ukr.:*** Grammidin with Anaesthetic Neo (Граммидин С Анестетиком Нео); ***USA:*** Flu-Oxinate†; Fluorox; Flurate†; Fluress; Flurox.

Pramocaine Hydrochloride（*BANM*，*rINNM*）盐酸普莫卡因

Hidrocloruro de pramocaína; Pramocaïne, Chlorhydrate de; Pramocaini Hydrochloridum; Pramoksiinihydrokloridi; Pramoxine Hydrochloride; Pramoxinhydroklorid; Pramoxini Hydrochloridum; Pramoxinium Chloride. 4-[3-(4-Butoxyphenoxy)propyl]morpholine hydrochloride.

Прамокаина Гидрохлорид

$C_{17}H_{27}NO_3$,HCl = 329.9.

CAS — 140-65-8 (pramocaine); 637-58-1 (pramocaine hydrochloride).

ATC — C05AD07; D04AB07.

ATC Vet — QC05AD07; QD04AB07.

UNII — 88AYB867L5.

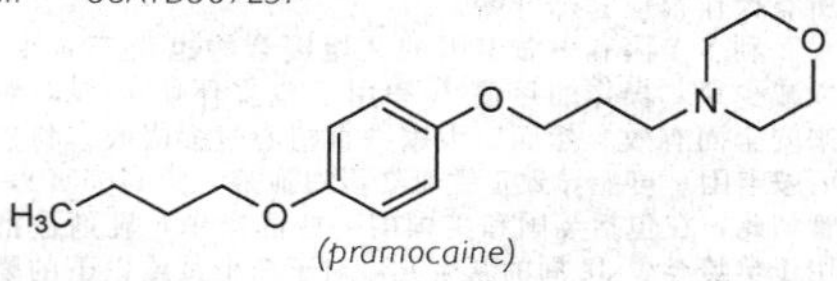

(pramocaine)

Pharmacopoeias. In *US.*

USP 33（Pramoxine Hydrochloride） 白色或类白色的结晶性粉末，可有微弱芳香臭。易溶于水和乙醇；溶于氯仿（1：35）；极微溶于乙醚。1%水溶液的 pH 值约为 4.5。贮藏于密闭容器中。

简介

盐酸普莫卡因是一种用于表面麻醉的局麻药（第1765页）。单独使用或与皮质激素和其他药物合用，通常的浓度为 1%，很多配方用于缓解与皮肤小问题和肛门直肠病症有关的疼痛和瘙痒。局部应用的初期可有烧灼或螫刺感。鼻或眼部不应使用。碱基的应用相似。

制剂

USP 33: Neomycin and Polymyxin B Sulfates and Pramoxine Hydrochloride Cream; Pramoxine Hydrochloride Cream; Pramoxine Hydrochloride Jelly.

专利制剂

Canad.: Dermoplast Poison Ivy Treatment; ***Fr.:*** Tronothane; ***Israel:*** Anti Itch†; Sarmed; ***Ital.:*** Tronotene; ***S.Afr.:*** Anugesic; ***Spain:*** Balsabit; Pramox; ***Thai.:*** Primoly; ***USA:*** Campho-Phenique Cold Sore Treatment & Scab Relief; Fleet Pain Relief; Pramox; Prax; Proctofoam; Sarna Sensitive Anti-Itch; Tronothane; Vagisil.

多组分制剂 ***Arg.:*** Anusol Duo; Anusol Duo S; Anusol-A; Milorix; Tocorectal; ***Belg.:*** Nestosyl; ***Canad.:*** Anugesic-HC; Anusol Plus; Anuzinc HC Plus; Anuzinc Plus; Aveeno Anti-Itch; Caladryl; Gold Bond Medicated; Hemorrhoid Ointment; Onguent Hemorrhoidal; Polysporin Itch Relief; Polysporin Lip Treatment; PrameGel; Pramox HC; Proctodan-HC; Proctofoam-HC; Sarna-P; ***Chile:*** Caladryl Clear; ***Irl.:*** Anugesic-HC; Proctofoam-HC; ***Israel:*** Epifoam; Hemorid; Procto-Glyvenol†; Proctofoam-HC; ***Ital.:*** Proctofoam-HC; ***Mex.:*** Caladryl Clear; Soyaloid Apruri; ***Neth.:*** Nestosyl; ***S.Afr.:*** Anugesic†; ***Turk.:*** Hipokort Arti; ***UK:*** Anugesic-HC; Proctofoam-HC; ***USA:*** 1 + 1-F; AmLactin AP†; Analpram E; Analpram-HC; Anusol; Aveeno Anti-Itch; Bactine Pain Relieving Cleansing†; Betadine Plus First Aid Antibiotics & Pain Reliever†; Bite & Itch Lotion; Caladryl; Caladryl Clear; Cortamox; Cortane-B; Cortic ND; Cyotic; EndaRoid; Enzone; Epifoam; Gold Bond Intensive Healing; HC Pram; HC Pramoxine; Hemorid For Women; Mediotic-HC; Neosporin + Pain Relief; Novacort; Oti-Med†; Oticin; Oticin HC; Oto-End; Otomar-HC; Phicon; Phicon-F; PrameGel; Pramosone; PramOtic; Preparation H; Proctofoam-HC; Sarna Ultra; Summers Eve Anti-Itch; Tri-Biozene; Tri-Otic†; Tronolane; Tucks; Zinotic; Zone-A; Zoto-HC; ZyPram.

Prilocaine (*BAN, USAN, rINN*) **丙胺卡因**

Prilocaína; Prilocaïne; Prilocainum; Prilokaiini; Prilokain; Prilokainas. 2-Propylaminopropiono-o-toluidide.

Прилокаин

$C_{13}H_{20}N_2O$ = 220.3.

CAS — 721-50-6.

ATC — N01BB04.

ATC Vet — QN01BB04.

UNII — 046O35D44R.

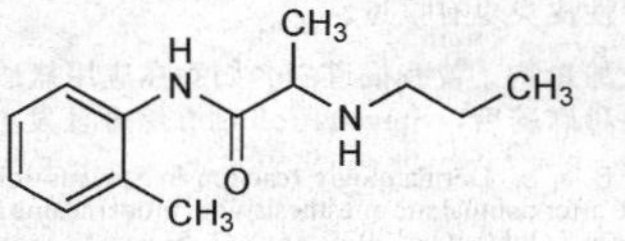

Pharmacopoeias. In *Eur.* (see p.vii) and *US.*

Ph. Eur. 6. 8 (Prilocaine) 白色或类白色的结晶性粉末。熔点为 36～39℃。微溶于水；极易溶于乙醇和丙酮。

USP 33 (Prilocaine) 白色或类白色的粉末或晶体凝聚物。熔点为 36～39℃。微溶于水；极易溶于乙醇和丙酮。25℃以下贮藏。

共熔混合物 丙胺卡因与利多卡因形成一种混合物，其熔点低于混合物中任一种组分。这种共熔混合物用于局部用药的制备。

Prilocaine Hydrochloride (*BANM, USAN, rINNM*) **盐酸丙胺卡因**

Astra-1512; Hidrocloruro de prilocaína; L-67; Prilocaïne, chlorhydrate de; Prilocaini hydrochloridum; Prilokaiinihydrokloridi; Prilokain Hidroklorür; Prilokain hydrochlorid; Prilokain-hidroklorid; Prilokainhydroklorid; Prilokaino hidrochloridas; Propitocaine Hydrochloride.

Прилокаина Гидрохлорид

$C_{13}H_{20}N_2O,HCl$ = 256.8.

CAS — 721-50-6 (prilocaine); 1786-81-8 (prilocaine hydrochloride).

ATC — N01BB04.

ATC Vet — QN01BB04.

UNII — MJW015BAPH.

Pharmacopoeias. In *Eur.* (see p.vii) and *US.*

Ph. Eur. 6. 8 (Prilocaine Hydrochloride) 白色结晶性粉末或无色晶体。熔点为 168～171℃。易溶于水和乙醇；极微溶于丙酮。

USP 33 (Prilocaine Hydrochloride) 白色无臭结晶性粉末。熔点为 166～169℃。溶于水（1：3.5），溶于乙醇（1：4.2），溶于氯仿（1：175）；极微溶于丙酮；几乎不溶于乙醚。

溶液的 pH pH 对局麻药溶液的稳定性的影响和与注射有关的疼痛见第1767页。

不良反应、处置和注意事项

参见**局部麻醉药**（第1765页）。

与大多数酰胺类局麻药相比，丙胺卡因的毒性相对不大。但是，剂量相关性正铁血红蛋白血症和发绀（由代谢产物邻甲苯胺引起）在丙胺卡因的发生率与其他局麻药相比最高（见**正铁血红蛋白血症**，第1765页）。症状通常发生于盐酸丙胺卡因的剂量超过约 8mg/kg 时，但是年幼者更敏感。正铁血红蛋白血症曾见于母亲在分娩之前不久应用丙胺卡因的新生儿，在长时间表面局部丙胺卡因/利多卡因共熔混合物的儿童中也有报道［见**利多卡因**中的**表面麻醉**项下（第1779页）应用这种共熔混合物时应遵守的注意事项］。正铁血红蛋白血症可通过吸氧治疗，必要时可注射亚甲蓝。

丙胺卡因禁用于产科的宫颈旁阻滞。

伴有贫血、先天性或获得性正铁血红蛋白血症、心脏或呼吸衰竭、缺氧的患者应避免应用丙胺卡因。

对 CNS 的影响 与 CNS 毒性有关的丙胺卡因血清浓度见下文**药动学**中的**吸收**项下。

卟啉病 丙胺卡因曾与卟啉病的急性发作有关，在卟啉病患者中被认为是不安全的。

药物相互作用

与局麻药有关的药物相互作用见第1766页。

在接受其他已知能引起正铁血红蛋白血症的药物（例如磺胺类药物，如复方磺胺甲噁唑中的磺胺甲噁唑）的患者中，正铁血红蛋白血症可在应用较低剂量丙胺卡因时发生。

神经肌肉阻滞药 美维库铵（*Mivacurium*）与丙胺卡因之间的可能相互作用见**阿曲库铵**项下（第1814页）。

药动学

据报道，55%丙胺卡因与血浆蛋白结合。主要在肝中快速代谢，肾中也有代谢，主要以代谢产物形式在尿中排泄。在尿中排泄的主要代谢产物之一是邻甲苯胺，后者被认为大剂量应用后能引起可见的正铁血红蛋白血症。丙胺卡因通过胎盘，长时间硬膜外麻醉期间可引起胎儿正铁血红蛋白血症。可分布至乳汁中。

也可见**局部麻醉药**（第1766页）。

吸收 应用盐酸丙胺卡因 1%溶液 8.5ml 进行球后和面神经阻滞后的峰值血清浓度低于可引起 CNS 毒性的 20μg/ml[1]。

1. Goggin M, *et al.* Serum concentrations of prilocaine following retrobulbar block. *Br J Anaesth* 1990; **64:** 107–9.

用途和用法

丙胺卡因是一种酰胺类局麻药，作用和用途与第1766页所述者相似。与利多卡因的麻醉效能相似。但是，起效较慢，血管扩张活性较低，作用持续时间稍长，毒性也较低。盐酸丙胺卡因 0.5%、1%和 2%溶液用于浸润麻醉和神经阻滞。1%溶液也用于硬膜外镇痛，2%溶液用于硬膜外麻醉。静脉区域麻醉应用 0.5%溶液。含血管收缩药非来加压素（第2233页）的 3%溶液或单纯 4%溶液用于牙科手术。含 1：20 万肾上腺素的 4%溶液在某些国家也用于牙科。丙胺卡因的碳酸盐溶液也曾在某些国家试用于硬膜外和臂丛神经阻滞（见**用法**项下，第1767页）。丙胺卡因与利多卡因的共熔混合物用于表面麻醉（**局部麻醉技术**的讨论见第1767页）。

用于各种**局部麻醉技术**的剂量因注射部位和所用技术的不同而异。盐酸丙胺卡因的成人**最大推荐单次剂量**在单用时为 400mg，与苯赖加压素合用时为 300mg。老年人或虚弱患者的剂量应减少。6 个月以上儿童的剂量可达 5mg/kg。牙科浸润或牙神经阻滞的常用成人剂量为不含苯赖加压素的 4%盐酸丙胺卡因溶液 40～80mg（1～2ml）；10 岁以下儿童一般需要 40mg(1ml)。含肾上腺素（1：20 万）的 4%溶液相似剂量可用于大多数常规牙科手术。含苯赖加压素 0.03IU/ml 的盐酸丙胺卡因常用成人剂量为 3%溶液 30～150mg(1～5ml)；10 岁以下儿童一般需要 30～60mg(1～2ml)。

2.5%丙胺卡因碱与 2.5%利多卡因碱组成的共熔混合物（见**利多卡因**项下的**表面麻醉**，第1779页）以乳膏的形式用在封闭敷料下，产生的皮肤表面麻醉用于需要针刺的操作、局部病变的外科治疗和分离植皮前。在去除生殖器疣之前的应用相似，但没有封闭敷料。它也做成共熔胶，用于刮牙或根面平整术期间的牙周袋麻醉，局部应用，1.7g 或少一些，就足以用于四分之一齿列，每个疗程最大推荐量是 8.5g。

作用 丙胺卡因的血管活性与其他局麻药的比较见第1767页。

儿童用法 *BNFC 2010/11* 建议儿童的丙胺卡因用量应该根据生理状态和手术的特性进行调整。

丙胺卡因在儿童的用法和用量，见上文。

浸润麻醉 3%丙胺卡因注射液 60mg 用于上前磨牙区域的浸润麻醉时，加用苯赖加压素 0.03IU/ml 并不降低丙胺卡因的血浆浓度[1]。

1. Cannell H, Whelpton R. Systemic uptake of prilocaine after injection of various formulations of the drug. *Br Dent J* 1986; **160:** 47–9.

制剂

BP 2010: Prilocaine Injection;

USP 33: Lidocaine and Prilocaine Cream; Prilocaine and Epinephrine Injection; Prilocaine Hydrochloride Injection.

专利制剂

Austral.: Citanest; ***Belg.:*** Citanest; ***Braz.:*** Citanest com Octapressin; Citocaina; ***Canad.:*** Citanest; ***Denm.:*** Citanest Octapressin; ***Fin.:*** Citanest Octapressin; ***Ger.:*** Xylonest; ***Hong Kong:*** Citanest Octapressin; ***Ital.:*** Citanest con Octapressin†; ***Mex.:*** Pristesin F; ***Neth.:*** Citanest; Citanest Octapressine; ***Norw.:*** Citanest Octapressin; ***NZ:*** Citanest; ***Spain:*** Citanest Octapressin†; Citanest†; ***Swed.:*** Citanest; Citanest Octapressin; ***Switz.:*** Citanest Octapressin†; Xylonest; ***Turk.:*** Citanest; Citanest Octapressin†; ***UK:*** Citanest; Citanest with Octapressin; Prilotekal; ***USA:*** Citanest.

多组分制剂 ***Arg.:*** Emla; ***Austral.:*** Emla; ***Austria:*** Emla; Oraqix; ***Belg.:*** Emla; ***Braz.:*** Emla; ***Canad.:*** Emla; ***Chile:*** Eutecaina; ***Cz.:*** Emla; ***Denm.:*** Emla; Oraqix; Tapin; ***Fin.:*** Emla; Oraqix; ***Fr.:*** Anesderm; Emla; Emlapatch; Oraqix; ***Ger.:*** Emla; Oraqix; ***Gr.:*** Emla; Funis; Prinex; Xylocream; ***Hong Kong:*** Emla; ***Indon.:*** Emla; Estesia; Topsy†; ***Irl.:*** Emla; Oraqix; ***Israel:*** Duo-Caine; Emla; ***Ital.:*** Emla; Oraqix; ***Malaysia:*** Emla; ***Mex.:*** Emla; ***Neth.:*** Emla; Oraqix; ***Norw.:*** Emla; Oraqix; ***NZ:*** Emla; Oraqix; ***Philipp.:*** Emla; Emlocaine; ***Pol.:*** Emla; ***Port.:*** Emla; Oraqix; ***Rus.:*** Emla (Эмла); ***S.Afr.:*** Emla; Topla; ***Singapore:*** Emla; ***Spain:*** Emla; ***Swed.:*** Emla; Oraqix; ***Switz.:*** Emla; Oraqix; ***Thai.:*** Emla; ***Turk.:*** Emla; ***UK:*** Emla; Oraqix; ***Ukr.:*** Emla (Эмла); ***USA:*** Emla.

Procaine Hydrochloride (*BANM, rINNM*) **盐酸普鲁卡因**

Allocaine; Ethocaine Hydrochloride; Hidrocloruro de procaína; Novocainum; Procaïne, chlorhydrate de; Procaini hydrochloridum; Procainii Chloridum; Procainium Chloride; Prokaiinihydrokloridi; Prokain Hidroklorür; Prokain-hidroklorid; Prokain-hydrochlorid; Prokainhydroklorid; Prokaino hidrochloridas; Prokainy chlorowodorek; Syncaine. 2-Diethylaminoethyl 4-aminobenzoate hydrochloride.

Прокаина Гидрохлорид

$C_{13}H_{20}N_2O_2,HCl$ = 272.8.

CAS — 59-46-1 (procaine); 51-05-8 (procaine hydrochloride).

ATC — C05AD05; N01BA02; S01HA05.

ATC Vet — QC05AD05; QN01BA02; QS01HA05.

UNII — 95URV01IDQ.

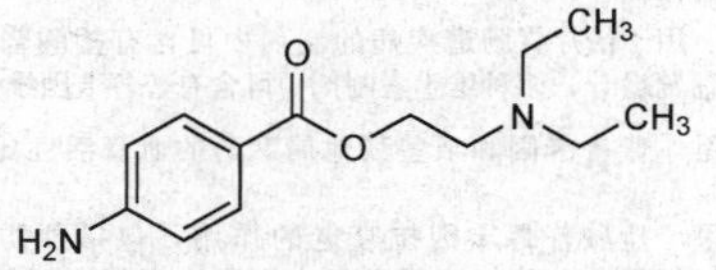

(procaine)

Pharmacopoeias. In *Chin., Eur.* (see p.vii), *Int., Jpn, US,* and *Viet.*

Ph. Eur. 6. 8 (Procaine Hydrochloride) 白色结晶性粉末或无色晶体。极易溶于水，溶于乙醇。2%水溶液的 pH 值为 5.0～6.5。避光。

USP 33 (Procaine Hydrochloride) 无臭、白色小晶体或白色结晶性粉末。溶于水（1：1），溶于乙醇（1：15）；微溶于氯仿；几乎不溶于乙醚。

配伍禁忌 据报道，盐酸普鲁卡因与氨茶碱、巴比妥类、硫酸镁、苯妥英钠、碳酸氢钠和两性霉素 B 不能配伍。

溶液的稳定性 普鲁卡因在含镁、钠、钾和钙盐的心脏停搏液中的降解是温度依赖性的[1]。溶液在 6℃贮藏温度下的保存期限是 5 周，当贮藏温度为 −10℃时增加到 9 周。在液面上部用二氧化碳代替氮气并不影响普鲁卡因的稳定性。

1. Synave R, *et al.* Stability of procaine hydrochloride in a cardioplegic solution containing bicarbonate. *J Clin Hosp Pharm* 1985; **10:** 385–8.

不良反应、处置和注意事项

参见**局部麻醉药**（第1765页）。

对心血管系统的影响 一名患者在输注 600mg 普鲁卡因治疗恶性高热后，发生严重低血压，导致心跳骤停和死亡[1]。

1. MacLachlan D, Forrest AL. Procaine and malignant hyperthermia. *Lancet* 1974; **i:** 355.

超敏反应 600 名伴有皮炎或湿疹的患者用 2%盐酸普鲁卡因水溶液进行斑片试验，4.8%有阳性反应[1]。

包括与普鲁卡因和其他局麻药有关的过敏反应的超敏反应报道见**局部麻醉药**的**不良反应**项下（第1765页）。

1. Rudzki E, Kleniewska D. The epidemiology of contact dermatitis in Poland. *Br J Dermatol* 1970; **83:** 543–5.

系统性红斑狼疮 曾患有普鲁卡因胺诱导的系统性红斑狼疮的患者应用普鲁卡因进行局部麻醉的有限的理论性危险在几年前提出[1～3]。

1. Dubois EL. Procaine anesthesia after procainamide-induced systemic erythematosus. *JAMA* 1977; **238:** 2201.
2. Alarcón-Segovia D. Procaine anesthesia after procainamide-induced systemic erythematosus. *JAMA* 1977; **238:** 2201.
3. Lee SL. Procaine anesthesia after procainamide-induced systemic erythematosus. *JAMA* 1977; **238:** 2201.

药物相互作用

与局麻药有关的药物相互作用见第1766页。

利尿药 与乙酰唑胺合用可延长普鲁卡因的血浆半衰期[1]。

1. Calvo R, *et al.* Effects of disease and acetazolamide on procaine hydrolysis by red blood cell enzymes. *Clin Pharmacol Ther* 1980; **27:** 179–83.

药动学

普鲁卡因很少从黏膜吸收，通常胃肠道外给药。它很快被血浆胆碱酯酶水解成对氨基苯甲酸和二乙氨基乙醇，部分普鲁卡因也可在肝中代谢。只有约 6%与血浆蛋白结合。约 80%对氨基苯甲酸以原形或结合形式从尿中排泄。约 30%二乙氨基乙醇在尿中排泄，其余的在肝中代谢。

也可见**局部麻醉药**，第1766页。

用途和用法

盐酸普鲁卡因为一种对氨基苯甲酸酯，是一种作用和用途与第1766页所述者相似的局麻药。因为普鲁卡因对完整黏膜的穿透性很差，所以表面应用无效，主要是注射用药，虽然一般已被利多卡因和其他局麻药取代。普鲁卡因的作用起效慢，持续时间短。具有血管扩张活性，所以可加用血管收缩药以延缓吸收和延长作用持续时间。普鲁卡因主要用于浸润麻醉、外周神经阻滞和腰麻（**局部麻醉技术**的讨论见第1767页。）普鲁卡因也用于心脏停搏液，在心脏手术期间保护心肌。

盐酸普鲁卡因的给药浓度是0.5%～2%。用药量依赖于注射部位、实施的手术以及患者的状况。

盐酸普鲁卡因曾与丙氧卡因合用于牙科。

普鲁卡因形成溶解度很差的盐或与某些药物结合，例如青霉素，用于延长其注射后的作用时间。也可减轻注射疼痛。

用于治疗胃肠道疾病的制剂中可含有盐酸普鲁卡因-*N*-葡萄糖苷，多种维生素制剂中可含有普鲁卡因维生素C。

作用 普鲁卡因和某些其他局麻药的血管活性比较见第1767页。

痴呆 盐酸普鲁卡因抗衰老的作用，包括预防疾病痴呆（第342页）和认知障碍已经应用了许多年，但其价值并未得到认可。一项系统性综述[1]发现尚不有其有效的证据，有些严重不良反应与其长时间使用有关。

1. Szatmári S, Bereczki D. Procaine treatments for cognition and dementia. Available in The Cochrane Database of Systematic Reviews; Issue 4. Chichester: John Wiley; 2008 (accessed 23/12/09).

制剂

USP 33: Procaine and Tetracaine Hydrochlorides and Levonordefrin Injection; Procaine Hydrochloride and Epinephrine Injection; Procaine Hydrochloride Injection; Propoxycaine and Procaine Hydrochlorides and Levonordefrin Injection; Propoxycaine and Procaine Hydrochlorides and Norepinephrine Bitartrate Injection.

专利制剂

Arg.: Endocaina†; Fadacaina; Procanest†; ***Austria:*** Geroaslan H3; Gerovital H3; Novanaest; ***Canad.:*** Novocain†; ***Ger.:*** Hewedolor Procain; Lophakomp-Procain; Novocain†; Pasconeural-Injektopas; ***Hong Kong:*** Gerovital H3†; ***Ital.:*** Lenident; ***USA:*** Novocain†; ***Venez.:*** Artrocel; Bioquel; Genaplex.

多组分制剂 ***Arg.:*** 6 Copin; Dastonil; Gingeron; KH3; Levantol Procaina; Longevital; Muco-Anestyl†; Otalex G; Otonorthia; Sicadentol Plus†; ***Austral.:*** Cardioplegia Concentrate; ***Austria:*** Aslavital†; Causat†; Gerontin†; KH3; Zellaforte plus†; ***Braz.:*** Aftine; Algidente†; Bismu-Jet; Claudemor; Colutoide; Dentisan; Fonergin; Otoloide; Oturga; Passaja†; Pradente†; Timpanol†; Usedent†; ***Chile:*** Betonvit†; Biocord; Biocord-E; Diltotal; Pantiban; ***Cz.:*** Solutan†; Solutio Thomas cum Procaino; ***Denm.:*** Kardioplex; ***Fr.:*** Otylol; ***Ger.:*** Cardioplegin N†; Gero H3 Aslan; Hewedolor plus Coffein; Ney-Pulpin N (Revitorgan-Dilutionen N Nr 10)†; Otalgan; Procaneural†; ***Gr.:*** Cardioplegia; ***Hong Kong:*** Cardioplegia; KH3†; ***Hung.:*** Hemorid; Noditran†; Trypsin†; ***Indon.:*** Cardioplegia; ***Irl.:*** Cardioplegia; ***Ital.:*** Dentosedina; Ginvapast; Mios†; Neo-Ustiol; Otalgan; Otomidone; Otopax; Ustiosan; ***Malaysia:*** Cardioplegia; ***NZ:*** KH3; ***Rus.:*** Ottoslavin (Оттославин); Solutan (Солутан)†; ***S.Afr.:*** Universal Earache Drops†; ***Singapore:*** Cardioplegia; ***Spain:*** Anestesia Loc Braun S/A; Co Bucal; Coliriocilina Adren Astr; Dentol Topico†; Eupnol; Kanafosal; Kanafosal Predni; Neocolan; Nulacin Fermentos; Oftalmol Ocular; Otalgan†; Otosedol; ***Switz.:*** Anaestalgin; Ginvapast; Otalgan; Otosan; ***Thai.:*** Cardioplegia; KH3†.

Used as an adjunct in: ***Arg.:*** Betametasona B12; ***Braz.:*** Cianotrat-Dexa; Dexa-Neuriberi†; Dexacobal; Dexador; Dexagil; Dexaneurin; ***Ger.:*** Eukalisan N; ***Singapore:*** Alinamin B12†.

顺势疗法制剂 ***Ger.:*** Formicain†; NeyChon Nr 68; NeyChondrin (Revitorgan-Lingual Nr. 68)†; NeyChondrin N (Revitorgan-Dilutionen N Nr 68)†; NeyGero Nr 64; NeyGeront (Revitorgan-Lingual Nr 64)†; NeyGeront N (Revitorgan-Dilutionen N Nr 64)†; NeyGeront Vitalkapsein A; NeyGeront-Vitalkapseln†.

Propanocaine Hydrochloride（*rINNM*）盐酸丙泮卡因

467D$_3$; Hidrocloruro de propanocaína; Propanocaïne, Chlorhydrate de; Propanocaini Hydrochloridum. 3-Diethylamino-1-phenylpropyl benzoate hydrochloride.

Пропанокаина Гидрохлорид

$C_{20}H_{25}NO_2,HCl = 347.9.$

CAS — 493-76-5 (propanocaine); 1679-79-4 (propanocaine hydrochloride).

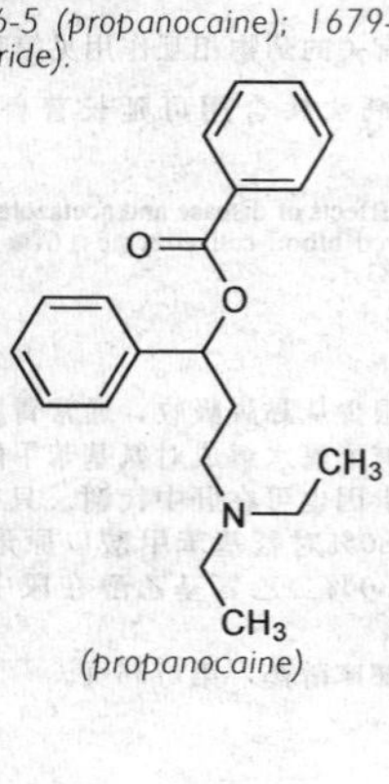

(propanocaine)

简介

盐酸丙泮卡因为一种苯甲酸酯，是一种用于表面麻醉的局麻药（第1765页）。

制剂

多组分制剂 ***Spain:*** Detraine.

Propoxycaine Hydrochloride（*rINNM*）盐酸丙氧卡因

Hidrocloruro de propoxicaína; Propoxycaïne, Chlorhydrate de; Propoxycaini Hydrochloridum; Propoxycainium Chloride. 2-Diethylaminoethyl 4-amino-2-propoxybenzoate hydrochloride.

Пропоксикаина Гидрохлорид

$C_{16}H_{26}N_2O_3,HCl = 330.9.$

CAS — 86-43-1 (propoxycaine); 550-83-4 (propoxycaine hydrochloride).

UNII — K490D39G46.

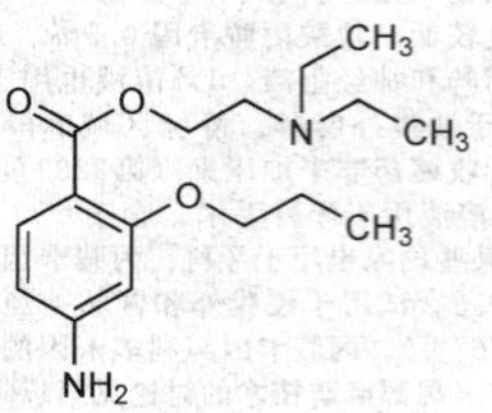

(propoxycaine)

Pharmacopoeias. In *US.*

USP 33（Propoxycaine Hydrochloride） 一种白色、无臭晶状固体。长期暴露于光线和空气时褪色。溶于水（1∶2），溶于乙醇（1∶10），溶于乙醚（1∶80），几乎不溶于丙酮和氯仿。2%水溶液的pH值约为5.4。避光。

简介

盐酸丙氧卡因为一种对氨基苯甲酸酯，是一种局麻药（第1765页）。与盐酸普鲁卡因和血管收缩药合用于牙科手术时的浸润麻醉和神经阻滞。丙氧卡因比普鲁卡因的起效更快，作用持续时间更长。

制剂

USP 33: Propoxycaine and Procaine Hydrochlorides and Levonordefrin Injection; Propoxycaine and Procaine Hydrochlorides and Norepinephrine Bitartrate Injection.

Proxymetacaine Hydrochloride（*BANM*, *rINNM*）盐酸丙美卡因

Hidrocloruro de proximetacaína; Proksimetakain Hidroklorür; Proparacaine Hydrochloride; Proparakain Hidroklorür; Proxymétacaïne, Chlorhydrate de; Proxymetacaini Hydrochloridum. 2-Diethylaminoethyl 3-amino-4-propoxybenzoate hydrochloride.

Проксиметакаина Гидрохлорид

$C_{16}H_{26}N_2O_3,HCl = 330.9.$

CAS — 499-67-2 (proxymetacaine); 5875-06-9 (proxymetacaine hydrochloride).

ATC — S01HA04.

ATC Vet — QS01HA04.

UNII — U96OL57GOY.

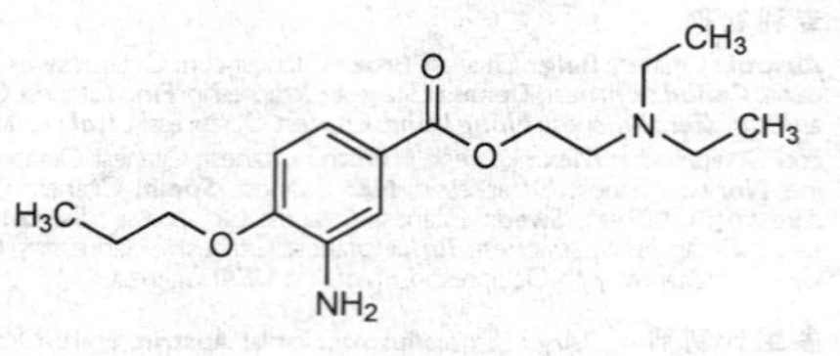

(proxymetacaine)

注：PROX是BP 2010批准的代码，用于含盐酸丙美卡因的单次剂量滴眼剂，这种单个容器太小，无法容纳所有的标签信息。PROXFLN是相似的代码，批准用于含盐酸丙美卡因和荧光素钠的滴眼剂。

Pharmacopoeias. In *Br.* and *US.*

BP 2010（Proxymetacaine Hydrochloride） 一种白色或类白色、无臭或几乎无臭的结晶性粉末。溶于水和氯仿；极易溶于无水乙醇；几乎不溶于乙醚。1%水溶液的pH值为5.7～6.4。避光。

USP 33（Proparacaine Hydrochloride） 一种白色至米色或微浅黄色无臭结晶性粉末。溶于水、温乙醇和甲醇；不溶于乙醚和苯酚。

不良反应、处置和注意事项

参见**局部麻醉药**（第1765页）。

对丙美卡因的严重速发型角膜反应偶有发生。变应性接触性皮炎也有报道。

对皮肤的影响 曾有报道一名妇女在应用盐酸丙美卡因进行眼科麻醉后，Stevens-Johnson综合征发生恶化[1]。

1. Ward B, *et al.* Dermatologic reaction in Stevens-Johnson syndrome after ophthalmic anesthesia with proparacaine hydrochloride. *Am J Ophthalmol* 1978; **86:** 133–5.

药物相互作用

与局麻药有关的药物相互作用见第1766页。

药动学

见**局部麻醉药**（第1766页）。

用途和用法

盐酸丙美卡因为一种对氨基苯甲酸酯，是一种作用和用途与第1766页所述者相似的局麻药。0.5%溶液用于眼科的表面麻醉（第1768页）。丙美卡因的效能与同等浓度的丁卡因相似，在约20s内起效。作用的持续时间为15min或更长。滴入1滴或2滴后30s可进行眼压测量。去除角膜异物或缝线时，每5～10min滴入1滴或2滴，可重复3次，或在操作前2～3min滴入1滴或2滴。麻醉需较深时（例如白内障摘除），每5～10min滴入1滴，可重复5～7次。

三叉神经痛 无对照性研究报道丙美卡因滴眼剂可缓解卡马西平无效的三叉神经痛（第10页）[1,2]。但是，对照性研究未表现出任何疗效[3]。

1. Zavon MR, Fichte CM. Trigeminal neuralgia relieved by ophthalmic anesthetic. *JAMA* 1991; **265:** 2807.
2. Zavon MR, Fichte CM. Trigeminal neuralgia relieved by optical anesthesia. *JAMA* 1991; **266:** 1649.
3. Kondziolka D, *et al.* The effect of single-application topical ophthalmic anesthesia in patients with trigeminal neuralgia: a randomized double-blind placebo-controlled trial. *J Neurosurg* 1994; **80:** 993–7.

制剂

BP 2010: Proxymetacaine Eye Drops;
USP 33: Fluorescein Sodium and Proparacaine Hydrochloride Ophthalmic Solution; Proparacaine Hydrochloride Ophthalmic Solution.

专利制剂

Arg.: Anestalcon; Poencaina; ***Austral.:*** Alcaine; Ophthetic†; ***Belg.:*** Alcaine; ***Braz.:*** Anestalcon; Visonest; ***Canad.:*** Ak-Taine; Alcaine; Diocaine; Ophthetic; ***Chile:*** Anestalcon; ***Ger.:*** Proparakain-POS; ***Gr.:*** Alcaine; ***Hong Kong:*** Alcaine; ***Malaysia:*** Alcaine; ***Mex.:*** Alcaine; ***Norw.:*** Alcaine; ***NZ:*** Ophthetic†; ***Philipp.:*** Alcaine; ***Pol.:*** Alcaine; ***Rus.:*** Alcaine (Алкаин)†; ***Singapore:*** Alcaine; ***Switz.:*** Alcaine; ***Turk.:*** Alcaine; Opticaine†; ***Ukr.:*** Alcain (Алкаин); ***USA:*** Ak-Taine; Alcaine; Ocu-Caine; Ophthetic; Parcaine; ***Venez.:*** Alcaine; Oftaine†; Poencaina.

多组分制剂 ***Canad.:*** Fluoracaine; ***USA:*** Fluoracaine; Fluorocaine.

Quinisocaine Hydrochloride（*BANM*, *rINNM*）盐酸奎尼卡因

Chinisocainum Hydrochloride; Dimethisoquin Hydrochloride (*USAN*); Dimethisoquinium Chloride; Hidrocloruro de quinisocaína; Quinisocaïne, Chlorhydrate de; Quinisocaini Hydrochloridum. 2-(3-Butyl-1-isoquinolyloxy)-*NN*-dimethylethylamine hydrochloride.

Хинизокаина Гидрохлорид

$C_{17}H_{24}N_2O,HCl = 308.8.$

CAS — 86-80-6 (quinisocaine); 2773-92-4 (quinisocaine hydrochloride).

ATC — D04AB05.

ATC Vet — QD04AB05.

UNII — SMP2689462.

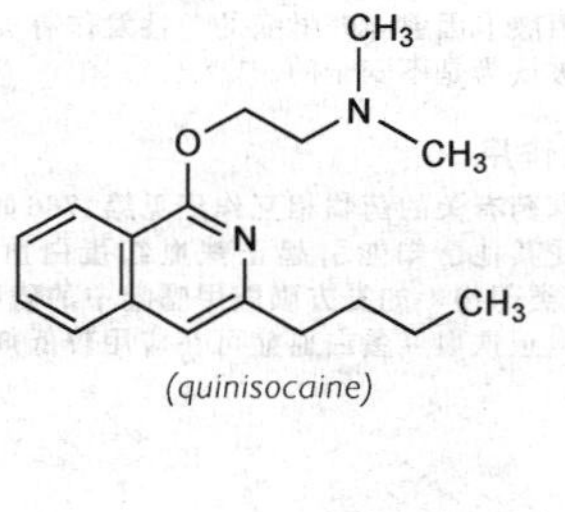

(quinisocaine)

简介

盐酸奎尼卡因是一种用于表面麻醉的局麻药（第1765页），以0.5%软膏或乳剂或者栓剂的形式，用于缓解瘙痒、肛门生殖器或肛门直肠刺激和轻微皮肤病。它也被制成栓剂使用。

制剂

专利制剂

Fr.: Quotane; **Ger.:** Haenal; **Switz.:** Isochinol.

多组分制剂 **Fr.:** Rectoquotane.

Ropivacaine Hydrochloride（*BANM*, *rINNM*）盐酸罗哌卡因

AL-281; Hidrocloruro de ropivacaína; Ropivacaïne, chlorhydrate de; Ropivacaini hydrochloridum; Ropivakaiinihydrokloridi; Ropivakain Hidroklorür; Ropivakainhydroklorid. (S)-2′,6′-Dimethyl-1-propylpiperidine-2-carboxanilide hydrochloride monohydrate.

Ропивакаина Гидрохлорид

$C_{17}H_{26}N_2O,HCl,H_2O$ = 328.9.

CAS — 84057-95-4 (ropivacaine); 98717-15-8 (anhydrous ropivacaine hydrochloride); 132112-35-7 (ropivacaine hydrochloride monohydrate).

ATC — N01BB09.

ATC Vet — QN01BB09.

UNII — V910P86109 (ropivacaine hydrochloride monohydrate); 35504LBE2T (anhydrous ropivacaine hydrochloride).

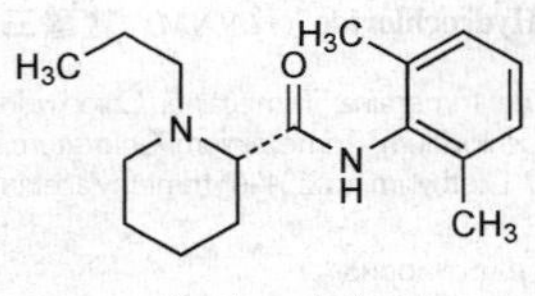

(ropivacaine)

Pharmacopoeias. In *Eur.* (see p.vii) and *US.*

Ph. Eur. 6.8（Ropivacaine Hydrochloride） 一种白色或近白色结晶性粉末。溶于水和酒精；微溶于二氯甲烷。2%水溶液的pH值为4.5～6.0。

USP 33（Ropivacaine Hydrochloride） 一种白色结晶性粉末。溶于水。1%水溶液的pH值为4.5～6.0。

不良反应、处置和注意事项

参见局部麻醉药（第1765页）。

罗哌卡因禁用于静脉区域麻醉（Bier阻滞）和产科的宫颈旁阻滞。

对心血管系统的影响 罗哌卡因的结构与布比卡因有关，但是多方面动物研究的数据表明，罗哌卡因的心脏毒性小于布比卡因[1]。一项在12名健康男性志愿者中进行的研究[2]结果支持这些数据。在可产生CNS症状的剂量下，罗哌卡因引起的心血管变化（例如传导和舒张功能抑制）小于布比卡因。

1. Cederholm I. Preliminary risk-benefit analysis of ropivacaine in labour and following surgery. *Drug Safety* 1997; **16:** 391–402.
2. Knudsen K, *et al.* Central nervous and cardiovascular effects of i.v. infusions of ropivacaine, bupivacaine and placebo in volunteers. *Br J Anaesth* 1997; **78:** 507–14.

药物相互作用

与局麻药有关的药物相互作用见第1766页。

罗哌卡因与全麻药、阿片类镇痛药或结构与酰胺类局麻药有关的药物（如某些抗心律失常药）同时应用可加重不良反应。

罗哌卡因被细胞色素P450同工酶CYP1A2代谢，抑制这种同工酶或作为这种酶的底物的其他药物与罗哌卡因之间可有相互作用。应用强效CYP1A2抑制药的患者应避免长时间应用罗哌卡因。酶诱导药物（如利福平）可减少罗哌卡因的血浆浓度。

药动学

约94%罗哌卡因与血浆蛋白结合。终末消除半衰期为1.8h。在肝中广泛代谢，主要是细胞色素P450同工酶CYP1A2介导的芳香基羟化，同工酶CYP3A4在罗哌卡因的代谢中作用很小。代谢产物主要在尿中排泄，约1%药物以原形排出。某些代谢产物也有局麻药作用，但是弱于罗哌卡因。罗哌卡因可通过胎盘。

也可见局部麻醉药（第1766页）。

用途和用法

盐酸罗哌卡因是一种作用和用途与第1766页所述者相似的酰胺类局麻药。它是一种长效局麻药，虽然起效和作用持续时间取决于注射部位。血管收缩药（如肾上腺素）对其没有影响。罗哌卡因用于硬膜外阻滞、外周神经阻滞、浸润麻醉和区域阻滞，但禁忌用于产科宫颈旁阻滞和静脉区域麻醉（Bier阻滞）（**局部麻醉技术**的讨论见第1767页）。大剂量的罗哌卡因产生外科麻醉，而小剂量用于处理急性疼痛，例如分娩疼痛（第8页）和术后镇痛（第5页）。

与布比卡因相似（第1769页），罗哌卡因也对神经纤维有不同的阻滞效应，在最低浓度时有良好的感觉和运动阻滞分离。罗哌卡因产生的感觉阻滞起效和持续时间一般与布比卡因的相似，但是运动阻滞的起效常较慢、持续时间较短、作用强度较小。

盐酸罗哌卡因的应用浓度为0.2%～1%。剂量取决于注射部位和所用技术以及患者的状态。老年人、急性患者或虚弱患者的剂量应减少。在应用罗哌卡因开始硬膜外阻滞之前，应给予含肾上腺素的利多卡因试验剂量，以发现意外的血管内用药。

- 用于**外科麻醉**时，腰部硬膜外阻滞的盐酸罗哌卡因剂量为0.5%溶液75～150mg(15～30ml)，或0.75%溶液112.5～187.5mg(15～25ml)，或1%溶液150～200mg(15～20ml)；剖宫产的剂量为0.5%溶液100～150mg(20～30ml)，或0.75%溶液112.5～150mg(15～20ml)。用于术后镇痛的胸部硬膜外阻滞剂量为0.5%溶液25～75mg(5～15ml)，或0.75%溶液37.5～112.5mg(5～15ml)。应用的实际剂量取决于注射的水平。
- 用于较大神经（如臂丛）的外周神经阻滞时，典型剂量为0.5%溶液175～250mg(35～50ml)。0.75%溶液225～300mg(30～40ml)也曾推荐用于臂神经丛阻滞。
- 用于浸润麻醉和区域阻滞时，应用剂量可达0.5%溶液200mg(40ml)，或0.75%溶液225mg(30ml)。
- 在处理**急性疼痛**时，硬膜外阻滞应用0.2%盐酸罗哌卡因溶液（浸润时可用0.5%溶液）。腰部硬膜外阻滞的剂量为先应用20～40mg(10～20ml)，然后应用20～30mg(10～15ml)，间隔时间不短于30min。或者，持续硬膜外输注每小时12～20mg(6～10ml)。如果需要额外的疼痛缓解，可应用的剂量达每小时28mg(14ml)。胸部硬膜外阻滞的剂量为持续输注每小时12～28mg(6～14ml)。
- 用于浸润麻醉的剂量为0.2%溶液2～200mg(1～100ml)，或0.5%溶液5～200mg(1～40ml)。
- 新生儿、婴儿和12岁以下的儿童可应用罗哌卡因处理围手术期和术后疼痛。应用0.2%溶液2mg/kg(1ml/kg)可获得骶尾部硬膜外阻滞。

1. Markham A, Faulds D. Ropivacaine: a review of its pharmacology and therapeutic use in regional anaesthesia. *Drugs* 1996; **52:** 429–49.
2. McClure JH. Ropivacaine. *Br J Anaesth* 1996; **76:** 300–307.
3. Morton C. Ropivacaine. *Br J Hosp Med* 1997; **58:** 97–100.
4. Stienstra R. The place of ropivacaine in anesthesia. *Acta Anaesthesiol Belg* 2003; **54:** 141–8.
5. Zink W, Graf BM. Benefit-risk assessment of ropivacaine in the management of postoperative pain. *Drug Safety* 2004; **27:** 1093–1114.
6. Simpson D, *et al.* Ropivacaine: a review of its use in regional anaesthesia and acute pain management. *Drugs* 2005; **65:** 2675–2717.

儿童用法 *BNFC 2010/11* 建议，儿童的罗哌卡因用量应根据生理状态和手术的特性进行调整。

制剂

USP 33: Ropivacaine Hydrochloride Injection.

专利制剂

Arg.: Naropin; **Austral.:** Naropin; **Austria:** Naropin; **Belg.:** Naropin; **Braz.:** Naropin; Ropi; **Canad.:** Naropin; **Chile:** Naropin; **Cz.:** Naropin; **Denm.:** Naropin; **Fin.:** Naropin; **Fr.:** Naropeine; **Ger.:** Naropin; **Gr.:** Naropeine; **Hong Kong:** Naropin; **Hung.:** Naropin; **Indon.:** Naropin; **Irl.:** Naropin; **Israel:** Naropt; Naropin; **Ital.:** Naropina; **Malaysia:** Naropin; **Mex.:** Naropin; Ropiconest; **Neth.:** Naropin; **Norw.:** Naropin; **NZ:** Naropin; **Philipp.:** Naropin; **Pol.:** Naropin; **Port.:** Naropeine; **Rus.:** Naropin (Наропин); **S.Afr.:** Naropin; **Singapore:** Naropin; **Spain:** Naropin; **Swed.:** Narop; **Switz.:** Naropin; **Turk.:** Naropin; **UK:** Naropin; **USA:** Naropin; **Venez.:** Naropin†.

多组分制剂 **Austral.:** Naropin with Fentanyl; **NZ:** Naropin with Fentanyl.

Tetracaine（*BAN*, *rINN*）丁卡因

Amethocaine; Tetracaína; Tétracaïne; Tetracainum; Tetrakaiini; Tetrakain. 2-Dimethylaminoethyl 4-butylaminobenzoate.

Тетракаин

$C_{15}H_{24}N_2O_2$ = 264.4.

CAS — 94-24-6.

ATC — C05AD02; D04AB06; N01BA03; S01HA03.

ATC Vet — QC05AD02; QD04AB06; QN01BA03; QS01HA03.

UNII — 0619F35CGV.

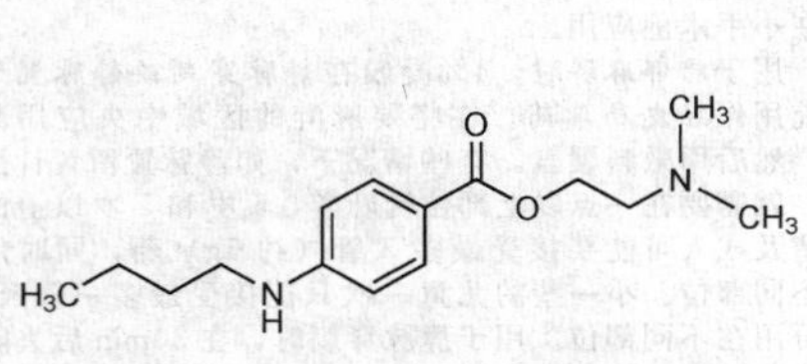

Pharmacopoeias. In *US.*

USP 33（Tetracaine） 一种白色或淡黄色蜡状固体。熔点41～46℃。极微溶于水；溶于乙醇（1∶5），溶于氯仿或乙醚（1∶2），溶于苯酚。贮藏于密闭容器中。避光。

Tetracaine Hydrochloride（*BANM*, *rINNM*）盐酸丁卡因

Amethocaine Hydrochloride; Dicainum; Hidrocloruro de tetracaína; Tétracaïne, chlorhydrate de; Tetracaini hydrochloridum; Tetracainii Chloridum; Tetrakaiinihydrokloridi; Tetrakain Hidroklorür; Tetrakain hydrochlorid; Tetrakainhidroklorid; Tetrakainhydroklorid; Tetrakaino hidrochloridas; Tetrakainy chlorowodorek.

Тетракаина Гидрохлорид

$C_{15}H_{24}N_2O_2,HCl$ = 300.8.

CAS — 136-47-0.

ATC — C05AD02; D04AB06; N01BA03; S01HA03.

ATC Vet — QC05AD02; QD04AB06; QN01BA03; QS01HA03.

UNII — 5NF5D4OPCI.

注：TET是BP 2010批准的代码，用于含盐酸丁卡因的单次剂量滴眼剂，这种单个容器太小，无法容纳所有的标签信息。

Pharmacopoeias. In *Chin., Eur.* (see p.vii), *Int., Jpn, US,* and *Viet.*

Ph. Eur. 6.8（Tetracaine Hydrochloride） 一种白色、轻微吸湿性、多晶型、结晶性粉末。易溶于水；溶于乙醇。1%水溶液的pH值为4.5～6.5。避光。

USP 33（Tetracaine Hydrochloride） 一种精细、白色、无臭、吸湿性、多晶型、结晶性粉末。极易溶于水；溶于乙醇；不溶于乙醚和苯酚。溶液用石蕊检测呈中性。贮藏于密闭容器中。避光。

不良反应和处置

参见局部麻醉药（第1765页）。

丁卡因的全身毒性高。丁卡因从黏膜的吸收迅速，不良反应可突然发生而无前兆或惊厥，可发生死亡。

丁卡因用于眼部时可有刺痛感。局部应用时，用药部位常可见轻度红斑。轻微水肿或瘙痒少见。可发生皮肤起疱。

尿道狭窄 有报道[1]经尿道手术后尿道狭窄的发生率突然增加，可能是因为润滑凝胶中的盐酸丁卡因浓度从0.1%增加到3%。

1. Pansadoro V. Role of local anaesthetics in urethral strictures after transurethral surgery. *Lancet* 1990; **336:** 64.

注意事项

参见局部麻醉药（第1766页）。

炎症、创伤或血管丰富的表面不应使用丁卡因。支气管镜检查或膀胱镜检查时的麻醉不应使用丁卡因，因为利多卡因更安全。

药物相互作用

与局麻药有关的药物相互作用见第1766页。

药动学

见局部麻醉药项下（第1766页）。完整皮肤应用4%凝胶后，生物利用度约为15%，平均吸收和消除半衰期约为75min。

用途和用法

丁卡因为一种对氨基苯甲酸酯，是一种作用和用途与第1766页所述者相似的强效局麻药。用于表面麻醉和腰麻，全身毒性限制了其在其他局部麻醉技术中的

应用。

丁卡因一般用作盐酸盐溶液和乳剂，在凝胶或软膏中为碱基。

用于眼部麻醉时，应用含0.5%～1%盐酸丁卡因的溶液，也用含0.5%丁卡因的软膏。滴入0.5%溶液可在25s内产生麻醉作用，持续15min或更长时间，适于在小手术前应用。

用于局部麻醉时，4%凝胶在静脉穿刺或静脉置管之前用作经皮局麻药。在将要麻醉的区域中央应用凝胶，然后用敷料覆盖。有些情况下，如静脉置留置针困难，就需要在一点以上部位行麻醉，5岁和5岁以上的儿童及成人可能要接受最多5管（约5g）药，同时用在不同部位。小一些的儿童一次只能接受最多一管药，但可用在不同部位。用于静脉穿刺时，在30min后去除凝胶和敷料；用于静脉置管时，在45min后去除。单次用药一般提供4～6h的麻醉。注册药品信息指出，这种方法不适于早产婴儿或小于1个月的婴儿。然而，*BNFC 2010/11* 建议这种方法可用于新生儿。含有70mg丁卡因和70mg利多卡因的透皮贴剂，可以为要行针刺和可能行表皮手术的完整皮肤行表面麻醉。乳剂和软膏也用于肛门或直肠的疼痛。

喷雾或锭剂盐酸丁卡因也曾用于口腔。

盐酸丁卡因也曾用于腰麻，通常为0.5%溶液。

作用 丁卡因与某些其他局麻药的血管活性比较见第1767页。

儿童用法 盐酸丁卡因作为经皮局麻药用于儿童，见上文，也见下文**表面麻醉**。

腰麻 一项40名患者的研究[1]表明，对于腰麻下行剖宫产的患者（见**中枢神经阻滞**，第1768页），12mg或14mg丁卡因的术中镇痛优于8mg或10mg，不引起阻滞的过度扩散。

1. Hirabayashi Y, *et al.* Visceral pain during Caesarean section: effect of varying dose of spinal amethocaine. *Br J Anaesth* 1995; **75:** 266–8.

表面麻醉 4%丁卡因局部凝胶制剂可提供比利多卡因和丙胺卡因共熔混合物更为快速和长效的表面麻醉（第1768页）[1,2]。在一项双盲、安慰剂对照研究[3]中，丁卡因凝胶制剂在减轻激光治疗胎痣引起的疼痛方面明显优于共熔混合物。在需要静脉置管的儿童中进行的一项对比研究[4]和一项系统性综述[5]中也有相似发现，虽然其他研究对丁卡因凝胶在外周置入中心导管时的疗效仍有疑问[6]。同一制剂在加入透皮贴片时也有效[7]。含利多卡因和丁卡因混合物的贴片也曾试用[8,9]。而且作为在相应针刺或可能行表皮手术的完整皮肤做表面麻醉，在一些国家是允许的。

有报道在儿童黏膜表面应用丁卡因、肾上腺素和可卡因混合物后发生癫痫和死亡[10]。血管丰富的表面禁用丁卡因制剂。已发现含利多卡因、肾上腺素和丁卡因混合物的凝胶是含可卡因制剂的有效替代品[11]。

丁卡因也被加入到黏膜黏性聚合物膜中，以缓解放疗和抗肿瘤治疗引起的口腔病变疼痛[12]。脂质体包裹的丁卡因也可提供充足的表面麻醉[13]。

1. McCafferty DF, *et al.* In vivo assessment of percutaneous local anaesthetic preparations. *Br J Anaesth* 1989; **62:** 17–21.
2. Rømsing J, *et al.* Tetracaine gel vs EMLA cream for percutaneous anaesthesia in children. *Br J Anaesth* 1999; **82:** 637–8.
3. McCafferty DF, *et al.* Effect of percutaneous local anaesthetics on pain reduction during pulse dye laser treatment of portwine stains. *Br J Anaesth* 1997; **78:** 286–9.
4. Arrowsmith J, Campbell C. A comparison of local anaesthetics for venepuncture. *Arch Dis Child* 2000; **82:** 309–10.
5. Lander JA, *et al.* EMLA and amethocaine for reduction of children's pain associated with needle insertion. Available in The Cochrane Database of Systematic Reviews; Issue 3. Chichester: John Wiley; 2006 (accessed 23/04/08).
6. Lemyre B, *et al.* How effective is tetracaine 4% gel, before a peripherally inserted central catheter, in reducing procedural pain in infants: a randomized double-blind placebo controlled trial. *BMC Med* 2006; **4:** 11. Available at: http://www.biomedcentral.com/content/pdf/1741-7015-4-11.pdf (accessed 21/06/06)
7. McCafferty DF, Woolfson AD. New patch delivery system for percutaneous local anaesthesia. *Br J Anaesth* 1993; **71:** 370–4.
8. Berman B, *et al.* Self-warming lidocaine/tetracaine patch effectively and safely induces local anesthesia during minor dermatologic procedures. *Dermatol Surg* 2005; **31:** 135–8.
9. Schecter AK, *et al.* Randomized, double-blind, placebo-controlled study evaluating the lidocaine/tetracaine patch for induction of local anesthesia prior to minor dermatologic procedures in geriatric patients. *Dermatol Surg* 2005; **31:** 287–91.
10. Wong S, Hart LL. Tetracaine/adrenaline/cocaine for local anesthesia. *DICP Ann Pharmacother* 1990; **24:** 1181–3.
11. Ernst AA, *et al.* Lidocaine adrenaline tetracaine gel versus tetracaine adrenaline cocaine gel for topical anesthesia in linear scalp and facial lacerations in children aged 5 to 17 years. *Pediatrics* 1995; **95:** 255–8.
12. Yotsuyanagi T, *et al.* Mucosa-adhesive film containing local analgesic. *Lancet* 1985; **ii:** 613.
13. Fisher R, *et al.* Topical anaesthesia of intact skin: liposome-encapsulated tetracaine vs EMLA. *Br J Anaesth* 1998; **81:** 972–3.

制剂

BP 2010: Tetracaine Eye Drops;
USP 33: Benzocaine, Butamben, and Tetracaine Hydrochloride Gel; Benzocaine, Butamben, and Tetracaine Hydrochloride Ointment; Benzocaine, Butamben, and Tetracaine Hydrochloride Topical Aerosol; Benzocaine, Butamben, and Tetracaine Hydrochloride Topical Solution; Cocaine and Tetracaine Hydrochlorides and Epinephrine Topical Solution; Procaine and Tetracaine Hydrochlorides and Levonordefrin Injection; Tetracaine and Menthol Ointment; Tetracaine Hydrochloride Cream; Tetracaine Hydrochloride for Injection; Tetracaine Hydrochloride in Dextrose Injection; Tetracaine Hydrochloride Injection; Tetracaine Hydrochloride Ophthalmic Solution; Tetracaine Hydrochloride Topical Solution; Tetracaine Ointment; Tetracaine Ophthalmic Ointment.

专利制剂

Arg.: Tray-Tet†; ***Braz.:*** Anestesico; ***Canad.:*** Ametop; Cepacol Viractin†; Pontocaine; Viractin; ***Fr.:*** Solutricine Maux de Gorge; ***Ger.:*** Ophtocain N; ***Hong Kong:*** Ametop†; ***Irl.:*** Ametop; ***Mex.:*** Ponti; ***Philipp.:*** Pontocaine; ***Port.:*** Lubrificante Anestesico; ***S.Afr.:*** Covostet; ***Spain:*** Anestesia Topi Braun C/A; Anestesia Topi Braun S/A; Anestesico; Hemonet; Lubricante Urologico; ***Swed.:*** Tetrakain; ***UK:*** Ametop; Anethaine; ***USA:*** Cepacol Viractin Cold Sore Treatment†; Pontocaine.

多组分制剂 ***Arg.:*** Bagociletas con Anestesia†; Clevosan; Drill; ***Austria:*** Dynexan; Herviros; Neocones†; ***Belg.:*** Hexomedine; ***Braz.:*** Anestesiol†; Hexomedine; Oto-Betnovate; Oto-Biotic†; Um Instante†; ***Canad.:*** Cetacaine; One Touch; ZAP; ***Cz.:*** Drill; Rapyden; ***Fr.:*** Aphtoral; Cantalene; Codetricine vitamine C†; Drill; Eludril; Ergix mal de gorge; Hexomedine†; Oromedine; Otylol; Rapydan; Solutricine Maux de Gorge†; ***Ger.:*** Acoin; Gingicain D; ***Gr.:*** Buccasept; Rapydan; ***Hung.:*** Drill; ***Irl.:*** Rapydan; ***Israel:*** Anaesthetic Ear Drops; Otidin; ***Ital.:*** Corizzina†; Donalg; Odongi; Recto-Reparil; Ruscoroid; ***Neth.:*** Rapydan; ***NZ:*** Topicaine; ***Pol.:*** Ruskorex; ***Port.:*** Anucet; Colircusi Anestesico†; Drill; Hemofissural; Rapydan; Xilonibsa†; ***Rus.:*** Drill (Дрилл)†; Novosept (Новосепт Форте); ***S.Afr.:*** Dynexan; ***Spain:*** Anestesico Doble; Blastoestimulina; Dentikrisos; Neocones; Otogen Calmante; Resorborina; Topicaina†; Vinciseptil Otico; ***Swed.:*** Rapydan; ***Switz.:*** Angidine; Eludril; Mucosan; Tyrothricine + Gramicidine; ***Turk.:*** Dervanol; Hemoralgine; Otimisin; ***UK:*** Eludril; Rapydan†; ***USA:*** Cetacaine; Pliaglis; Stypto-Caine; Synera.

Tolycaine Hydrochloride（*BANM, rINNM*）盐酸托利卡因

Hidrocloruro de tolicaína; Tolycaïne, Chlorhydrate de; Tolycaini Hydrochloridum. Methyl 2-(2-diethylaminoacetamido)-*m*-toluate hydrochloride.

Толикаина Гидрохлорид

$C_{15}H_{22}N_2O_3,HCl = 314.8.$

CAS — 3686-58-6 (tolycaine); 7210-92-6 (tolycaine hydrochloride).

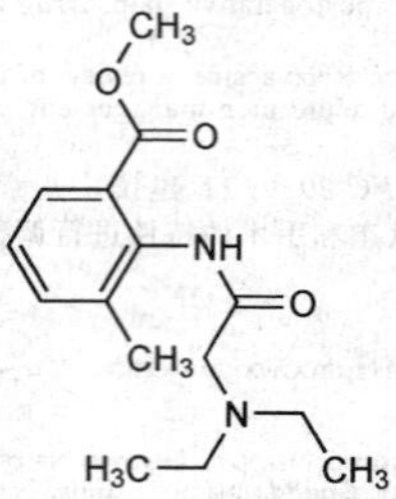

(tolycaine)

简介

盐酸托利卡因是一种酰胺类局麻药（第1765页），在一些制剂中用来减少注射疼痛。

制剂

专利制剂

Used as an adjunct in: ***Ger.:*** Tardocillin.

Tricaine Mesilate 甲磺酸三卡因

Metacaine Mesylate; Tricaína, mesilato de; Tricaine Mesylate; TS-222. Ethyl 3-aminobenzoate methanesulphonate.

$C_{10}H_{15}NO_5S = 261.3.$

CAS — 886-86-2.

ATC Vet — QN01AX93.

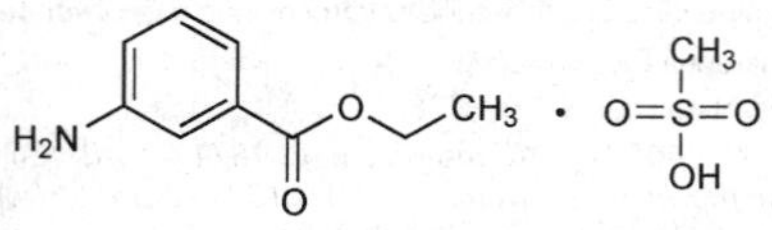

简介

甲磺酸三卡因是一种苯佐卡因（第1768页）同分异构体的衍生物，虽然曾作为局麻药用于人体，但现在主要用作鱼类和其他冷血动物的麻醉药和镇静药。

Trimecaine Hydrochloride（*rINNM*）盐酸三甲卡因

Hidrocloruro de trimecaína; Trimécaïne, Chlorhydrate de; Trimecaini Hydrochloridum; Trimecainium Chloratum; Trimekainhydrochlorid. 2-Diethylamino-2′,4′,6′-trimethylacetanilide hydrochloride.

Тримекаина Гидрохлорид

$C_{15}H_{24}N_2O,HCl = 284.8.$

CAS — 616-68-2 (trimecaine); 1027-14-1 (trimecaine hydrochloride).

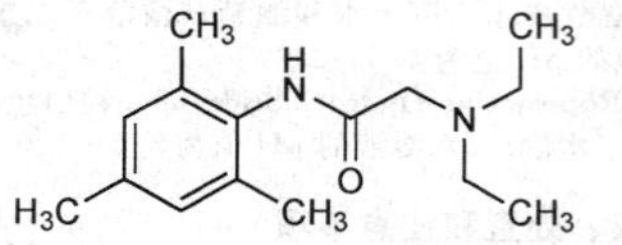

(trimecaine)

简介

盐酸三甲卡因是一种酰胺类局麻药（第1765页），局部应用和注射，并在一些制剂中用来减少注射痛。

制剂

专利制剂

Cz.: Mesocain.

多组分制剂 ***Cz.:*** Mesocain; Septonex Plus; ***Rus.:*** Levosin (Левосин); Simetrid (Симетрид).

Used as an adjunct in: ***Austria:*** Ketazon†.

缩瞳药、散瞳药和抗青光眼药

本章节包括一系列眼科用药物，它们可改变眼调节、引起瞳孔散大和睫状肌麻痹、或用于治疗青光眼。用于此类目的或其他眼病而具有其他主要作用的药物将在其他章节介绍。

青光眼和高眼压

眼内房水生成和排出的不均衡造成眼内压增高。房水由睫状体分泌，流至后房，通过瞳孔进入前房，眼内大约75%的房水通过小梁网进入Schlemm管，然后流到表层巩膜静脉，其余由葡萄膜-巩膜途径排出，通过睫状肌最终留到表层巩膜组织中。

术语**高眼压**用于描述在无视神经损伤迹象的情况下，眼内压高于21mmHg的正常值高限。术语**青光眼**用于描述一组症状，特点是眼底杯盘比增大、视神经损伤，导致渐进和不可逆的视力丧失。青光眼是最常见的致盲原因之一。

眼内压增高是青光眼的重要危险因素，也是唯一能够改变的因素，因此，当前治疗青光眼的目标是降低眼内压。眼内压不仅要降至正常水平，还要降到视神经损伤终止的水平[1~7]。很多患者多年来眼内压一直很高，但无青光眼的症状。这些患者是否从降眼内压中得到长期益处，还值得怀疑。但是，最近的随机分组试验显示[8,9]，局部降眼压治疗对预防和延迟高眼压开角青光眼的发作有效。而且，另一研究发现[10,11]，降低眼内压可减慢青光眼的进展。一项荟萃分析也证实[12]，降低眼内压可减少那些长期高眼压或新确诊为青光眼的患者视野丢失的危险。同样的，一篇系统性综述[13]推断，局部降低眼内压对视野有保护作用。某些机构[14]，包括英国的NICE[15]在内的一些研究认为，只有眼内压升高的高危患者需要治疗；这些危险因素包括角膜中央厚度薄、杯盘比大、老年、眼内压波动及致盲家庭史。实际上，很多眼科医生考虑眼内压高于30mmHg时才治疗。青光眼可在眼内压正常的患者中发生和进展（正常眼压青光眼）。

与青光眼有关的眼内压增高通常是由于房水从眼内排出减少。青光眼分为开角和闭角是根据管道阻塞的机制，可能是急性的或慢性的。青光眼还分为原发性和继发性。**原发青光眼**与外流直接阻塞有关，而**继发青光眼**是有些疾病或外伤的结果。

最常见的青光眼是**慢性开角青光眼**（单纯青光眼，宽房角青光眼），是由于通过小梁网管道的阻塞。眼内压逐渐升高，但无症状，直到有明显和严重的损伤发生。通常双眼受累。危险因素包括老年、糖尿病、非洲裔加勒比种族、青光眼家族史和近视。**类固醇青光眼**可产生于使用含有可的松的眼药数周、易患开角青光眼的患者。全身使用可的松危险性较小。

比较而言，**闭角青光眼**（窄角青光眼）常常发生为急诊。患者常由于眼内压的快速升高而有眼痛、眼红、流泪、恶心及呕吐等症状。可能是房水进入前房受阻，升高的眼内压将虹膜挤向小梁网，外流受限，进一步升高眼内压。这种情况经常发生于远视患者，他们前房较浅、滤过角较窄。扩瞳药在这些患者中禁用，因为瞳孔的扩大会促使窄角青光眼的急性发作。见**托品卡胺**项下的**青光眼**（第1797页）。

抗青光眼药

用于治疗青光眼的药物可通过一系列机制降低眼内压，它们的作用常是协同的[1,3~5,16~18]。除少量全身应用，大部分局部应用。

- *β受体阻滞药*抑制睫状体上皮细胞的β受体，可减少房水的分泌。人们习惯将它作为早期和维持治疗开角和其他慢性青光眼及高眼压的首选药。当需进一步降低眼内压时，可与其他药物合用。它优于缩瞳药（见下文），对瞳孔和眼调节没有影响。而且，一日一次或两次给药可改善症状。它比缩瞳药易耐受，但可产生全身作用，它的安全性，特别是对老年人，已被怀疑[19,20]。心血管选择性β受体阻滞药比非选择性β受体阻滞药可较少引起肺部的副作用，如支气管收缩。研究表明，单独使用β受体阻滞药在降眼内压方面与肾上腺素有相同的作用，如果使用了非选择性的β受体阻滞剂（见下文），则无法获得额外的降眼压作用。但荟萃分析显示，噻吗洛尔比贝它洛尔更有效[21]。
- 局部应用*前列腺素类似物*如比马前列素、拉坦前列素、他氟前列素和曲伏前列素，通过增加葡萄膜-巩膜外流降低眼内压。它们单独使用或作为辅助药在治疗高眼压和开角青光眼中，逐渐成为首选药。一项对常用抗青光眼药的荟萃分析显示，比马前列素、曲伏前列素和拉坦前列素在降眼压方面最有效[21]。只需要每日给一次，并能够很好地耐受。不影响瞳孔和眼调节，但可引起不可逆的虹膜棕色色素的增加，这个作用的长期意义不明。乌诺前列酮，需要每日2次，比其他前列腺素类似物作用小[22]。
- *拟副交感神经缩瞳药*可收缩瞳孔和开放小梁网来增加小梁的排水。但是，这会引起患者视物模糊、眉弓疼，特别对年轻患者。如果中心视力不好，小瞳孔可引起其他问题。拟副交感神经缩瞳药可造成葡萄膜-巩膜排出减少，使房角退缩的患者的眼压反常增加。有炎症时，最好不用，因为可造成瞳孔和晶状体的粘连（后粘连）。局部缩瞳药曾经是治疗青光眼的支柱药，由于眼部副作用和多次给药方式限制它的使用。毛果芸香碱是最常用的缩瞳药，并用于治疗开角青光眼和慢性青光眼。当需进一步降低眼内压时，可与其他药合用。当毛果芸香碱耐药或不耐受时，有时使用卡巴胆碱。毒扁豆碱比毛果芸香碱有效，但耐受性较差，现在很少使用；其可与毛果芸香碱合用且很少单独使用。作用较强并且长效的抗胆碱酯酶缩瞳药如依可酯能造成瞳孔阻滞，引发闭角青光眼。通常用于对其他抗青光眼治疗难控制的患者或眼内晶状体已被去除的患者（无晶体患者）。毛果芸香碱也用于手术或激光治疗前的闭角青光眼的急诊治疗。
- *碳酸酐酶抑制剂*如乙酰唑胺可通过独特利尿作用减少房水的生成。它们被用作闭角青光眼急诊处理的组成部分，在手术和激光治疗前快速降低眼内压。在对标准治疗反应差的患者中，全身治疗也用于开角青光眼和其他慢性青光眼，但许多患者不能耐受长期治疗。局部碳酸酐酶抑制剂如多佐胺或布林唑胺产生较弱的副作用。它们与其他局部药物使用方法相同，单独或作为辅助药物用于治疗对一线药物耐受和无效的患者。
- 局部应用*α_2肾上腺素受体激动剂*如阿拉可乐定和溴莫尼定通过减少房水的生成来降低眼内压。阿拉可乐定单独或作为辅助药用于控制与手术有关的眼压升高，治疗其他药物不能充分控制、短期不能进行激光或手术治疗的患者。快速耐受和眼部刺激限制了它们长期使用。溴莫尼定也有相似作用。可乐定在一些国家一直在使用。
- 其他局部*拟交感神经药*如地匹福林通过小梁网和葡萄膜-巩膜增加房水的外流，同时降低房水生成率。它们用于开角青光眼和其他慢性青光眼，当需进一步降低眼压时，可使用β受体阻滞药（但如果使用非选择性β受体阻滞药则无累加作用）[23]。如果用于闭角青光眼，当瞳孔散大时，它们可诱发急性发作。肾上腺素可引起眼部刺激和全身效应，现在较少使用。地匹福林通过角膜中的酯酶而转化为肾上腺素，眼部副作用少于肾上腺素，现在也较少使用。哌乙啶是肾上腺素能神经元阻断剂，可降低房水的分泌，单独或联合使用，可以延长肾上腺素的作用，长期使用可引起纤维化和角膜变化。
- *渗透性利尿药*可减少玻璃体的体积，能显著降低眼内压。当手术前需快速降低眼内压时，它们被短期应用。静脉注射甘露醇和尿素比口服甘油和异山梨醇起效快。
- 一些其他药也局部应用治疗青光眼和高眼压。α肾上腺阻滞药达哌唑在一些国家使用。

青光眼的诊断

开角青光眼早期无症状，用图像方法进行早期检测非常重要[24]。单测眼压是一个差的诊断方法，视神经的直接检查加上视野和眼压描记较为可靠[1,3~5]。将患者放入暗室进行鉴别的诱发试验，有发生闭角青光眼的危险。短效散瞳药虽然经常使用，但也不是没有危险。对使用去氧肾上腺素和毛果芸香碱做诱发试验的患者长期观察显示，这个试验既不敏感也不特异[25]。

青光眼的治疗

开角青光眼或高眼压首先使用局部β受体阻滞药或越来越多使用前列腺素类似物。有时需要合用这些药物或加入其他药如局部α_2肾上腺素受体激动剂或局部碳酸酐酶抑制剂来控制眼压。缩瞳药通常作为三线药。每种药在合用前，最好单独试用。

如需进一步降低眼内压，应全身应用碳酸酐酶抑制剂，但长期治疗难以耐受。如果不成功，通常进行手术（小梁切除术）或激光治疗（小梁成形术）。虽然激光治疗是短效的[27]，但它的治疗效果与局部药物治疗相同[26]。对不能使用滴眼药或手术延期或禁用滴眼药的老年人的初期治疗是有效的[1]。由于这些药物有潜在的副作用，人们建议，在使用缩瞳剂和口服碳酸酐酶抑制剂前先进行激光治疗[5]。虽然进行局部治疗但有可能进展是为视力丧失者或疾病晚期者，应当进行以氟尿嘧啶或丝裂霉素增强的手术治疗[15]（见下文）。英国的早期研究同样显示，在降低眼内压和保护视力方面，早期手术好于药物和激光治疗[27]。但是，后来的研究表明[28]，对新确诊患者进行手术与药物治疗在视野丧失进展方面无差异。一篇系统性综述也发现，通过5年的观察，轻度早期开角青光眼的初期治疗，药物和小梁切除术作用相同，而小梁切除术具有眼不适、白内障和视力降低的危险[29]。欧洲提倡早期手术，特别对年轻患者，但现在很少用作首选治疗方式[4]。

在24~48h内必须对闭角青光眼急性发作进行治疗，如治疗不及时，可发生虹膜和角膜的粘连（周边前粘连），造成小梁网的损伤。慢性闭角青光眼因眼内压持续增高而加重，最终导致视力丧失（绝对期青光眼）。早期治疗的目的是使眼内压快速下降。用缩瞳药如毛果芸香碱局部应用收缩瞳孔，同时口服或静脉注射碳酸酐酶抑制剂如乙酰唑胺。也可静脉注射渗透性利尿剂如甘露醇和尿素或口服甘油或异山梨醇。当眼内压降低足够时，双眼需进行激光治疗和手术治疗以增加房水排出。如手术后还需药物局部治疗，通常与开角青光眼治疗相同。β受体阻滞药，或与肾上腺素合用，优于毛果芸香碱，后者使用时有后粘连的危险。

青光眼滤过手术如小梁切除术，在降低眼内压方面非常有效，但某些患者如儿童、非洲裔加勒比人和以前做过手术的人，有较高的失败率，通常导致瘢痕组织形成[30]。瘢痕形成与成纤维细胞的增殖有关。结膜下注射抗增殖药物如氟尿嘧啶可降低手术失败率，但可增加上皮细胞毒性和造成结膜伤口漏[30]。一研究小组报告[31]，根据使用氟尿嘧啶患者的长期随防，推荐对有眼科手术史的患者，在手术中使用。但是，后期发生的结膜漏的危险性增加与药物使用量有关，建议对预后较好的眼慎用。手术中局部单次使用丝裂霉素C可替代多次注射氟尿嘧啶。成功率比使用氟尿嘧啶提高，但有影响视力的副作用[32]。抗增殖药的长期安全性还不能确定。

术后高眼压可发生于前节手术或小梁成形术中，乙酰胆碱或卡巴胆碱直接滴入前房（房内滴注），在手术中使用，降低术后早期眼内压的升高，如白内障手术。乙酰胆碱的短效作用有优势，因为长时间缩瞳与术后疼痛有关。但是，一些人考虑卡巴胆碱是更有效的药物[33,34]。包括β受体阻滞药、毛果芸香碱、阿拉可乐定和碳酸酐酶抑制剂在内的标准抗青光眼药已用于预防术后高眼压。

1. Anonymous. The management of primary open angle glaucoma. *Drug Ther Bull* 1997; **35:** 4–6.
2. Coleman AL. Glaucoma. *Lancet* 1999; **354:** 1803–10.
3. Distelhorst JS, Hughes GM. Open-angle glaucoma. *Am Fam Physician* 2003; **67:** 1937–44.
4. Weinreb RN, Khaw PT. Primary open-angle glaucoma. *Lancet* 2004; **363:** 1711–20.
5. Lee DA, Higginbotham EJ. Glaucoma and its treatment: a review. *Am J Health-Syst Pharm* 2005; **62:** 691–9.
6. Kwon YH, *et al.* Primary open-angle glaucoma. *N Engl J Med* 2009; **360:** 1113–24.
7. Canadian Ophthalmological Society Glaucoma Clinical Practice Guideline Expert Committee. Canadian Ophthalmological Society evidence-based clinical practice guidelines for the management of glaucoma in the adult eye. *Can J Ophthalmol* 2009; **44** (suppl 1): S7–S93.
8. Kass MA, *et al.* The Ocular Hypertension Treatment Study: a randomized trial determines that topical ocular hypotensive medication delays or prevents the onset of primary open-angle glaucoma. *Arch Ophthalmol* 2002; **120:** 701–13.
9. Higginbotham EJ, *et al.* The Ocular Hypertension Treatment Study: topical medication delays or prevents primary open-angle glaucoma in African American individuals. *Arch Ophthalmol* 2004; **122:** 813–20.
10. Heijl A, *et al.* Reduction of intraocular pressure and glaucoma progression: results from the Early Manifest Glaucoma Trial. *Arch Ophthalmol* 2002; **120:** 1268–79.

11. Leske MC, *et al.* Factors for glaucoma progression and the effect of treatment: the Early Manifest Glaucoma Trial. *Arch Ophthalmol* 2003; **121:** 48–56.
12. Maier PC, *et al.* Treatment of ocular hypertension and open angle glaucoma: meta-analysis of randomised controlled trials. *BMJ* 2005; **331:** 134–6.
13. Vass C, *et al.* Medical interventions for primary open angle glaucoma and ocular hypertension. Available in The Cochrane Database of Systematic Reviews; Issue 4. Chichester: John Wiley; 2007 (accessed 10/06/08).
14. Higginbotham EJ. Treating ocular hypertension to reduce glaucoma risk: when to treat? *Drugs* 2006; **66:** 1033–9.
15. National Collaborating Centre for Acute Care/NICE. Glaucoma: diagnosis and management of chronic open angle glaucoma and ocular hypertension (issued April 2009). Available at: http://www.nice.org.uk/nicemedia/pdf/CG85FullGuideline.pdf (accessed 23/02/10)
16. Alward WLM. Medical management of glaucoma. *N Engl J Med* 1998; **339:** 1298–1307.
17. Hoyng PFJ, van Beek LM. Pharmacological therapy for glaucoma. *Drugs* 2000; **59:** 411–34.
18. Khaw PT, *et al.* Glaucoma—2: Treatment. *BMJ* 2004; **328:** 156–8.
19. O'Donoghue E. β Blockers and the elderly with glaucoma: are we adding insult to injury? *Br J Ophthalmol* 1995; **79:** 794–6.
20. Diggory P, Franks W. Medical treatment of glaucoma—a reappraisal of the risks. *Br J Ophthalmol* 1996; **80:** 85–9.
21. van der Valk R, *et al.* Intraocular pressure-lowering effects of all commonly used glaucoma drugs: a meta-analysis of randomized clinical trials. *Ophthalmology* 2005; **112:** 1177–85.
22. Alexander CL, *et al.* Prostaglandin analog treatment of glaucoma and ocular hypertension. *Ann Pharmacother* 2002; **36:** 504–11.
23. Sorensen SJ, Abel SR. Comparison of the ocular beta-blockers. *Ann Pharmacother* 1996; **30:** 43–54.
24. Khaw PT, *et al.* Glaucoma—1: Diagnosis. *BMJ* 2004; **328:** 97–9. Correction. *ibid.*; 762.
25. Wishart PK. Does the pilocarpine phenylephrine provocative test help in the management of acute and subacute angle closure glaucoma? *Br J Ophthalmol* 1991; **75:** 284–7.
26. Glaucoma Laser Trial Research Group. The glaucoma laser trial (GLT) and glaucoma laser trial follow-up study: 7. results. *Am J Ophthalmol* 1995; **120:** 718–31.
27. Migdal C, *et al.* Long-term functional outcome after early surgery compared with laser and medicine in open-angle glaucoma. *Ophthalmology* 1994; **101:** 1651–7.
28. Lichter PR, *et al.* Interim clinical outcomes in the Collaborative Initial Glaucoma Treatment Study comparing initial treatment randomized to medications or surgery. *Ophthalmology* 2001; **108:** 1943–53.
29. Burr J, *et al.* Medical versus surgical interventions for open angle glaucoma. Available in The Cochrane Database of Systematic Reviews; Issue 2. Chichester: John Wiley; 2004 (accessed 17/03/06).
30. Khaw PT, *et al.* 5-Fluorouracil and beyond. *Br J Ophthalmol* 1991; **75:** 577–8.
31. The Fluorouracil Filtering Surgery Study Group. Five-year follow-up of the Fluorouracil Filtering Surgery Study. *Am J Ophthalmol* 1996; **121:** 349–66.
32. Khaw PT. Antiproliferative agents and the prevention of scarring after surgery: friend or foe? *Br J Ophthalmol* 1995; **79:** 627.
33. Ruiz RS, *et al.* Effects of carbachol and acetylcholine on intraocular pressure after cataract extraction. *Am J Ophthalmol* 1989; **107:** 7–10.
34. Hollands RH, *et al.* Control of intraocular pressure after cataract extraction. *Can J Ophthalmol* 1990; **25:** 128–32.

瞳孔散大和睫状肌麻痹

能够散大瞳孔的药物（散瞳药）和使眼调节麻痹的药物（睫状肌麻痹药）局部用于眼科检查和其他方面。也常用于眼的炎症治疗和预防晶状体和虹膜粘连的形成（见葡萄膜炎，第1446页）和斜视（见下文）。

瞳孔散大需抗胆碱药造成瞳孔收缩肌麻痹，或拟交感神经药刺激瞳孔扩大肌。睫状肌麻痹是抗毒蕈碱药的作用而不是拟交感神经药的作用。

用于眼科的抗毒蕈碱药在起效时间和维持时间有所不同。阿托品在40min产生散瞳，可维持7天，1～3h产生睫状肌麻痹，6～12天恢复眼调节。东莨菪碱比阿托品维持时间短，作用可维持3～7天。眼科首选后马托品、环喷托酯和托吡卡胺，他们比阿托品起效快、作用维持时间短。托吡卡胺6h恢复，环喷托酯24h恢复，后马托品3天恢复。后马托品的睫状肌麻痹是不完全的，特别是对幼童（他们常对后马托品耐药）。环喷托酯和阿托品可以使用。

局部常用的拟交感神经药为去氧肾上腺素，但一些国家也用羟苯丙胺。它们常与抗毒蕈碱药合用以增加散瞳，特别是对单独使用抗毒蕈碱药反应较弱的人，如虹膜颜色深或患糖尿病的人，或者正接受长期缩瞳治疗的人。肾上腺素已在眼科中用于维持散瞳。

局部麻醉药可卡因有独立的瞳孔散大作用，由于担心对角膜有毒性而目前在眼科中使用较少。

手术中常出现缩瞳（瞳孔收缩）以对抗常规的散瞳药，可能是由于前列腺素和其他与创伤相关物质的释放。NSAIDs是前列腺素合成酶抑制剂，在术前使用以预防和减少手术中的缩瞳。它们不具有内在的瞳孔散大作用。

瞳孔散大的逆转

局部应用缩瞳药有时用于手术后和眼科检查后散大瞳孔的缩小，但一般不在日常临床中使用。毛果芸香碱可抵消局部拟交感神经药如去氧肾上腺素和羟苯丙胺的散瞳作用，但对抗毒蕈碱药如后马托品的散瞳作用无效，用于对抗托吡卡胺的作用时可造成视力损害。而且，毛果芸香碱可造成敏感患者的闭角青光眼。达哌唑对拟交感神经药缩瞳的逆转作用比毛果芸香碱安全，在对抗托吡卡胺引起的散瞳有一定的作用。它能够增强睫状肌麻痹药使用后的眼调节的恢复。

通常，虹膜颜色深的患者比虹膜颜色浅的患者瞳孔散大逆转的速度慢。

斜视

斜视有时指斜眼，是眼视轴协调的缺失，因此，眼通常内转（内斜视）或外转（外斜视）。可能由于眼外肌与眼附着的生理缺陷、以及眼外肌的麻痹、痉挛或过度活动而造成斜视。儿童方面，如对引起视网膜无法形成清晰图像的斜视或其他情况不加治疗，可造成视力损害（弱视）。

斜视的治疗包括眼的锻炼，方法是限制使用健眼，强迫使用患眼。使用眼罩或利用眼镜和睫状肌麻痹药阿托品的压抑疗法来完成。但是，长期使用阿托品可产生全身毒性。外科手术可能是必要的。外眼注射肉毒素A可减弱眼外肌过度活动，目标是眼外肌强度的重新排列。重复注射可能是必须的。长效拟副交感神经缩瞳药如地美卡林、异氟磷和依可酯由于其过度调节的特性，用于内斜视的诊断和治疗。中枢神经药如左旋多巴和胞磷胆碱也被研究。必须谨慎使用各种治疗方法，以防健眼造成弱视。

1. Chatzistefanou KI, Mills MD. The role of drug treatment in children with strabismus and amblyopia. *Paediatr Drugs* 2000; **2:** 91–100.
2. Donahue SP. Pediatric strabismus. *N Engl J Med* 2007; **356:** 1040–7.

Aceclidine (*USAN*, *rINN*) 醋克利定

Aceclidina; Acéclidine; Aceclidinum. 1-Azabicyclo[2.2.2]octan-3-ol acetate; 3-Quinuclidinol acetate; 3-Acetoxyquinuclidine.

Ацеклидин

$C_9H_{15}NO_2$ = 169.2.

CAS — 827-61-2.

ATC — S01EB08.

ATC Vet — QS01EB08.

UNII — 0578K3ELIO.

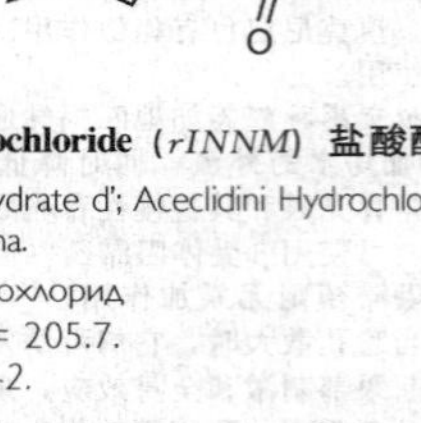

Aceclidine Hydrochloride (*rINNM*) 盐酸醋克利定

Acéclidine, Chlorhydrate d'; Aceclidini Hydrochloridum; Hidrocloruro de aceclidina.

Ацеклидина Гидрохлорид

$C_9H_{15}NO_2,HCl$ = 205.7.

CAS — 6109-70-2.

ATC — S01EB08.

ATC Vet — QS01EB08.

UNII — 3B22O325Q6.

简介

盐酸醋克利定是一种拟副交感神经缩瞳药（见毛果芸香碱，第1795页），是胆碱能受体激动剂，其滴眼液已用于降低青光眼患者的眼压。

用途 醋克利定已试用于缓解激光屈光手术后夜间视力障碍[1]。

1. Randazzo A, *et al.* Pharmacological management of night vision disturbances after refractive surgery: results of a randomized clinical trial. *J Cataract Refract Surg* 2005; **31:** 1764–72.

制剂

专利制剂

Gr.: Glaucostat; Glaunorm; ***Ital.:*** Glaunorm; ***Neth.:*** Glaucocare†; ***Port.:*** Glaucostat†.

多组分制剂 ***Ital.:*** Glautimol.

Acetazolamide (*BAN*, *rINN*) ⊗乙酰唑胺

Acetazolam; Acetazolamid; Acetazolamida; Acetazolamidas; Acétazolamide; Acetazolamidum; Asetatsoliamidi; Asetazolamid. 5-Acetamido-1,3,4-thiadiazole-2-sulphonamide; *N*-(5-Sulphamoyl-1,3,4-thiadiazol-2-yl)acetamide.

Ацетазоламид

$C_4H_6N_4O_3S_2$ = 222.2.

CAS — 59-66-5.

ATC — S01EC01.

ATC Vet — QS01EC01.

UNII — O3FX965V0I.

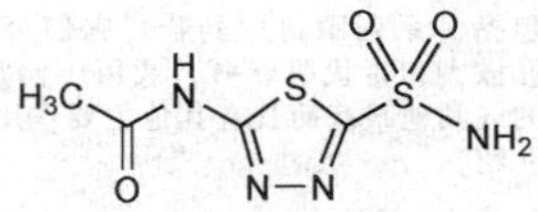

Pharmacopoeias. In *Chin.*, *Eur.* (see p.vii), *Int.*, *Jpn*, and *US.*

Ph. Eur. 6. 8（Acetazolamide） 白色或类白色结晶粉末。极微溶于水；微溶于乙醇；溶于稀碱溶液。

USP 33（Acetazolamide） 白色至微黄白色、无臭结晶粉末。极微溶于水；可溶于沸水中；微溶于乙醇。贮藏于密闭容器中。

Acetazolamide Sodium (*BANM*, *rINNM*) ⊗乙酰唑胺钠

Acetazolamida sódica; Acétazolamide Sodique; Natrii Acetazolamidum; Sodium Acetazolamide.

Натрий Ацетазоламид

$C_4H_5N_4NaO_3S_2$ = 244.2.

CAS — 1424-27-7.

ATC — S01EC01.

ATC Vet — QS01EC01.

UNII — 429ZT169UH.

稳定性 乙酰唑胺钠的5%葡萄糖溶液或0.9%氯化钠溶液在25℃可稳定5天，活性丧失少于7.2%[1]；5℃贮藏44天，活性下降少于6%。pH稍下降，可能是由于乙酰唑胺分解时产生乙酸。在－10℃贮藏44天，两种溶液中活性下降少于3%，结果与在自来水和微波炉中解冻的标本相近。

乙酰唑胺片剂用70%山梨醇溶液配制的25mg/ml的口服混悬液在5℃、22℃和30℃至少稳定79天。建议溶液保持pH 4～5，贮藏在琥珀色玻璃瓶中[2]。

1. Parasrampuria J, *et al.* Stability of acetazolamide sodium in 5% dextrose or 0.9% sodium chloride injection. *Am J Hosp Pharm* 1987; **44:** 358–60.
2. Alexander KS, *et al.* Stability of acetazolamide in suspension compounded from tablets. *Am J Hosp Pharm* 1991; **48:** 1241–4.

不良反应

乙酰唑胺的常见不良反应有不适、疲劳、沮丧、兴奋、头痛、体重下降和胃肠道反应。特别是高剂量时，常见嗜睡和与脸、四肢麻木、刺痛有关的感觉异常。多尿可能是棘手的，连续治疗数天后减轻。治疗中可产生酸中毒，一般较轻，但严重的代谢性酸中毒偶有报道，特别发生于老年人、糖尿病患者和肾损害患者。低钠血症和低钾血症的电解质失调也有发生，低钾血症通常是暂时的，很少有临床意义。

血液异常较少发生，主要包括再生障碍性贫血、粒细胞缺少症、白细胞减少症、血小板减少症、血小板减少性紫癜。乙酰唑胺可导致尿结晶、肾结石、肾绞痛、肾损害，可能由超敏反应引起。

其他不良反应包括超敏性皮肤反应、发热、口渴、头晕、共济失调、易怒、意识混乱、性欲降低、血尿、糖尿、肾衰竭、肝功能异常、食欲缺乏、味觉改变、暂时性近视、耳鸣和听觉障碍，少见的不良反应包括对光线敏感、肝性或胆汁性黄疸、肌无力性麻痹和抽搐。

由于碱性溶液存在，可产生肌内注射疼痛。

对血液的影响 已有报道服用乙酰唑胺患者出现严重而致命的血液异常。到1989年，美国药物引起眼不良反应注册处[1]收到可能由于碳酸酐酶抑制剂引起的血液反应139例，50例（36%）是致命的。大多数死亡病例是再生障碍性贫血，超过半数的反应发生在治疗的前6个月。在对服用碳酸酐酶抑制剂定期血液分析的价值有争议[2~7]，注册药品信息中应告诫。美国National Registry推荐[8]，使用前和使用6个月时必须进行血液分析。

1. Fraunfelder FT, Bagby GC. Possible hematologic reactions associated with carbonic anhydrase inhibitors. *JAMA* 1989; **261:** 2257.
2. Alm A, *et al.* Monitoring acetazolamide treatment. *Acta Ophthalmol (Copenh)* 1982; **60:** 24–34.
3. Miller RD. Hematologic reactions to carbonic anhydrase inhibitors. *Am J Ophthalmol* 1985; **100:** 745–6.
4. Johnson T, Kass MA. Hematologic reactions to carbonic anhydrase inhibitors. *Am J Ophthalmol* 1986; **101:** 128–9.
5. Zimran A, Beutler E. Can the risk of acetazolamide-induced aplastic anemia be decreased by periodic monitoring of blood cell counts? *Am J Ophthalmol* 1987; **104:** 654–8.

6. Lichter PR. Carbonic anhydrase inhibitors, blood dyscrasias, and standard-of-care. *Ophthalmology* 1988; **95:** 711–12.
7. Mogk LG, Cyrlin MN. Blood dyscrasias and carbonic anhydrase inhibitors. *Ophthalmology* 1988; **95:** 768–71.
8. Fraunfelder FT, *et al.* Hematologic reactions to carbonic anhydrase inhibitors. *Am J Ophthalmol* 1985; **100:** 79–81.

对电解质平衡的影响 有报道乙酰唑胺在老年人、糖尿病患者和肾损害患者可引起有临床症状的代谢性酸中毒[1~6]，老年人血浆乙酰唑胺浓度升高，原因是肾功能下降，9例青光眼患者中有6人与高血氯代谢性酸中毒有关[7]。对4个老年人单剂量研究发现[8]，乙酰唑胺的清除率下降与肾功能有关。应在乙酰唑胺治疗前和治疗中测定尿素和电解质，特别是老年人和其他患者如糖尿病患者，他们都存在肾损害。

1. Maisey DN, Brown RD. Acetazolamide and symptomatic metabolic acidosis in mild renal failure. *BMJ* 1981; **283:** 1527–8.
2. Goodfield M, *et al.* Acetazolamide and symptomatic metabolic acidosis in mild renal failure. *BMJ* 1982; **284:** 422.
3. Reid W, Harrower ADB. Acetazolamide and symptomatic metabolic acidosis in mild renal failure. *BMJ* 1982; **284:** 1114.
4. Heller I, *et al.* Significant metabolic acidosis induced by acetazolamide: not a rare complication. *Arch Intern Med* 1985; **145:** 1815–17.
5. Parker WA, Atkinson B. Acetazolamide therapy and acid-base disturbance. *Can J Hosp Pharm* 1987; **40:** 31–4.
6. Zaidi FH, Kinnear PE. Acetazolamide, alternate carbonic anhydrase inhibitors and hypoglycaemic agents: comparing enzymatic with diuresis induced metabolic acidosis following intraocular surgery in diabetes. *Br J Ophthalmol* 2004; **88:** 714–15.
7. Chapron DJ, *et al.* Acetazolamide blood concentrations are excessive in the elderly: propensity for acidosis and relationship to renal function. *J Clin Pharmacol* 1989; **29:** 348–53.
8. Chapron DJ, *et al.* Influence of advanced age on the disposition of acetazolamide. *Br J Clin Pharmacol* 1985; **19:** 363–71.

对内分泌功能的影响 一名2岁半女孩因先天性青光眼用乙酰唑胺治疗16个月后发生多毛症[1]，但无男性化的现象。

1. Weiss IS. Hirsutism after chronic administration of acetazolamide. *Am J Ophthalmol* 1974; **78:** 327–8.

对肾脏的影响 碳酸酐酶抑制剂治疗3名1型糖尿病患者肾病和青光眼期间，肾小球滤过率严重下降[1]。停药时，肾功能恢复。

1. Skøtt P, *et al.* Effect of carbonic anhydrase inhibitors on glomerular filtration rate in diabetic nephropathy. *BMJ* 1987; **294:** 549.

对肝脏的影响 与使用乙酰唑胺有关的肝脏损害，见超敏反应（见下文）。

对皮肤的影响 在乙酰唑胺治疗期间出现皮疹、包括严重的皮肤反应如多形性红斑、Steven-Johnson 综合征、中毒性表皮坏死松解症。事实上，乙酰唑胺是一种磺胺衍生物，是引起这些反应的原因。光敏感性较少被注意。

红斑痤疮的严重恶化发生在口服乙酰唑胺治疗青光眼患者，停药时红斑消失，再次使用时又出现[1]。

1. Shah P, *et al.* Severe exacerbation of rosacea by oral acetazolamide. *Br J Dermatol* 1993; **129:** 647–8.

皮肤溃烂 静脉注射乙酰唑胺出现皮肤溃烂，导致严重溃疡，需外科手术修复损伤[1]。人们建议在溃疡周围皮下注射1～2ml 3.8%枸橼酸钠，以中和乙酰唑胺注射液的碱性作用。

1. Callear A, Kirkby G. Extravasation of acetazolamide. *Br J Ophthalmol* 1994; **78:** 731.

超敏反应 一名54岁男性青光眼患者，每日用乙酰唑胺500mg治疗26天，造成红斑皮疹、昏迷、脱水、明显黄疸、外周循环衰竭，死于肝性或胆汁性黄疸伴肝昏迷和无尿症[1]，人们怀疑是乙酰唑胺引起的超敏反应和肝炎造成的。

一名先前没有服用过乙酰唑胺的患者口服一次的剂量后出现过敏反应[2]，但该患者对磺胺药有超敏性，此反应可能由交叉过敏性引起。

1. Kristinsson A. Fatal reaction to acetazolamide. *Br J Ophthalmol* 1967; **51:** 348–9.
2. Tzanakis N, *et al.* Anaphylactic shock after a single oral intake of acetazolamide. *Br J Ophthalmol* 1998; **82:** 588.

注意事项

乙酰唑胺在钠钾缺乏、高血氯酸中毒、艾迪生病、肾上腺皮质功能减退症和明显肝肾损害时禁用。在肝功能低下患者有诱发肝病的可能。不要用于慢性闭角青光眼，可能使病情恶化。因为乙酰唑胺是磺胺药，不能用于有磺胺过敏史的患者。

用于有酸中毒倾向或糖尿病患者应小心，严重的代谢性酸中毒可发生于老年人、肾损害、肺梗阻、肺气肿的患者，乙酰唑胺可增加糖尿病患者高糖血症的危险。

长期治疗的患者应定期监测血浆电解质和血球计数，应注意皮肤红斑。乙酰唑胺可使动物致畸。

一些不良反应如嗜睡和近视可影响患者从事技术性工作，如驾驶。

哺乳 乳汁中已检测出乙酰唑胺[1]，但没有报道服药母亲喂养的婴儿发生不良反应，American Academy of Pediatrics 认为可进行母乳喂养[2]。

1. Söderman P, *et al.* Acetazolamide excretion into human breast milk. *Br J Clin Pharmacol* 1984; **17:** 599–600.
2. American Academy of Pediatrics. The transfer of drugs and other chemicals into human milk. *Pediatrics* 2001; **108:** 776–89. [Retired May 2010] Correction. *ibid.*; 1029. Also available at: http://aappolicy.aappublications.org/cgi/content/full/pediatrics%3b108/3/776 (accessed 17/03/06)

糖尿病 对于糖尿病和代谢性酸中毒的讨论，见上文**对电解质平衡的影响**。

对于与碳酸酐酶抑制剂有关的糖尿病肾病的肾脏功能退化，见**对肾脏的影响**（见上文）。

老年人 对222位青光眼患者回顾性综述[1]指出，那些小于40岁的患者对碳酸酐酶抑制剂治疗的耐受性好于老年人，对4名老年人单剂量研究显示[2]，血浆中清除乙酰唑胺的能力与肌酐的清除相关，因此老年人乙酰唑胺清除能力下降。老年人的血浆蛋白结合下降，这些因素是使乙酰唑胺在老年人的红细胞中聚集。

12名用乙酰唑胺治疗青光眼和代谢性碱中毒老年人，9人血浆浓度超过**治疗范围**（5～10μg/ml）[3]，9名青光眼患者中6人发生高血氯代谢性酸中毒，血浆浓度的升高可能与年龄相关性肾功能下降有关，建议老年人减少用量。

对于老年人使用乙酰唑胺有关的有症状代谢性酸中毒的报道，见**对电解质平衡的影响**（见上文）。

1. Shrader CE, *et al.* Relationship of patient age and tolerance to carbonic anhydrase inhibitors. *Am J Ophthalmol* 1983; **96:** 730–3.
2. Chapron DJ, *et al.* Influence of advanced age on the disposition of acetazolamide. *Br J Clin Pharmacol* 1985; **19:** 363–71.
3. Chapron DJ, *et al.* Acetazolamide blood concentrations are excessive in the elderly: propensity for acidosis and relationship to renal function. *J Clin Pharmacol* 1989; **29:** 348–53.

对实验室检测的干扰 乙酰唑胺干扰高效液相方法对茶碱的测定，导致不必要地剂量降低，可使新生儿呼吸暂停恶化[1]。其他研究人员指出[2]，干扰发生在用溶剂提取方法中，对用其他方法测定茶碱没有干扰。

1. Mecrow IK, Goldie BP. Acetazolamide interferes with theophylline assay. *Lancet* 1987; **i:** 558.
2. Kelsey HC, *et al.* Interference by acetazolamide in theophylline assay depends on the method. *Lancet* 1987; **ii:** 403.

肾损伤 对于肾损伤患者的代谢性酸中毒的介绍，见上文**对电解质平衡的影响**。

药物相互作用

乙酰唑胺碱化尿液减少尿液排出，可增加苯丙胺、麻黄素和奎尼丁等药物作用。反之，尿碱性可降低乌洛托品及其化合物的作用。乙酰唑胺可增强抗癫痫药引起的骨软化。乙酰唑胺与阿司匹林一同使用，可导致严重的酸中毒，增加中枢神经系统的毒性。乙酰唑胺可影响体液和电解质平衡，导致与噻嗪类利尿药相似的相互作用（见**氢氯噻嗪**，第1260页）。但是，它不同于噻嗪类，乙酰唑胺增加锂的排出。

抗酸药 碳酸氢钠治疗可增加口服乙酰唑胺患者肾结石危险性[1]。

1. Rubenstein MA, Bucy JG. Acetazolamide-induced renal calculi. *J Urol (Baltimore)* 1975; **114:** 610–12.

抗癫痫药 与苯妥英等其他抗癫痫药同服乙酰唑胺导致严重骨软化（见**利尿药**，第477页），乙酰唑胺可增加卡马西平的血清浓度（见**利尿药**，第455页）。

抗肿瘤药 由口服乙酰唑胺造成患者尿碱化，可提高甲氨蝶呤尿中溶解度，增加排出，可用于降低甲氨蝶呤的肾毒性（见**对肾脏的影响**，第713页）。

苯二氮䓬类 患有急性高山病的登山者通气下降，认为是由于乙酰唑胺对三唑仑的增强作用[1]。

1. Masuyama S, *et al.* 'Ondine's Curse': side effect of acetazolamide? *Am J Med* 1989; **86:** 637.

局麻药 乙酰唑胺对普鲁卡因的作用，见第1781页。

水杨酸盐 水杨酸盐可从血浆蛋白结合点置换乙酰唑胺，同时降低其肾脏清除率[1]，导致血浆中浓度增高。而且，由乙酰唑胺产生的酸中毒可提高水杨酸盐的毒性，因为它可增加水杨酸盐的组织穿透力[2]。肾功能正常的患者同时服乙酰唑胺和水杨酸盐，可造成严重的代谢性酸中毒[3]。

尽量避免同时服乙酰唑胺和水杨酸盐，特别是存在肾功能低下的情况时。如果合用，应密切监测患者中枢神经系统毒性症状，如无精神、意识混乱、嗜睡、耳鸣和厌食。

1. Sweeney KR, *et al.* Toxic interaction between acetazolamide and salicylate: case report and a pharmacokinetic explanation. *Clin Pharmacol Ther* 1986; **40:** 518–24.
2. Anderson CJ, *et al.* Toxicity of combined therapy with carbonic anhydrase inhibitors and aspirin. *Am J Ophthalmol* 1978; **86:** 516–19.
3. Cowan RA, *et al.* Metabolic acidosis induced by carbonic anhydrase inhibitors and salicylates in patients with normal renal function. *BMJ* 1984; **289:** 347–8.

药动学

乙酰唑胺可迅速被胃肠道吸收，血浆峰浓度出现在服药后2h，血浆半衰期为3～6h，它与碳酸酐酶紧密结合，大量存在于含有此酶的组织中，特别是红细胞和肾皮质，可紧密结合血浆蛋白，以原形从尿排出。母乳中可检出。

1. Lehmann B, *et al.* The pharmacokinetics of acetazolamide in relation to its use in the treatment of glaucoma and to its effects as an inhibitor of carbonic anhydrases. *Adv Biosci* 1969; **5:** 197–217.

用途和用法

乙酰唑胺是碳酸酐酶抑制剂，有弱的利尿作用，主要用于治疗青光眼（见下文），其他适应证包括癫痫（见下文）和高原病（见下文）。

乙酰唑胺与眼内碳酸酐酶结合，可减少房水生成，因此降低眼内压。用于术前对闭角**青光眼**的控制或治疗开角青光眼的辅助药物，治疗青光眼通常的剂量是每日口服250mg～1g，分多次给药，每日总量必须大于250mg。改良缓释制剂也可使用。

乙酰唑胺单独或与其他抗癫痫药合用，治疗多种形式的**癫痫**，口服剂量每日250mg～1g，多次给药。

当不能口服时，乙酰唑胺以钠盐形式肠道外给药，275mg乙酰唑胺钠相当于250mg乙酰唑胺，可肌内注射，但由于溶液偏碱性，首选静脉注射，剂量与口服相同。

乙酰唑胺也用于预防和改善**高原病的症状**，如果严重症状如脑水肿和肺水肿发生，快速消除水肿是必需的，常用多次口服，每日500mg～1g，最好在登高前24～48h服用，如必须控制高原病症状，还需继续服用48h。也可用缓释制剂。

儿童剂量的详细内容，见下文。

乙酰唑胺也可提高重碳酸盐和阳离子的排出，主要是钠和钾，以抑制肾小管碳酸酐酶的催化反应，促进碱性利尿。当口服即刻释放的制剂，在60～90min起效，持续8～12h。连续使用可造成代谢性酸中毒和利尿作用的消失。虽然乙酰唑胺是利尿剂，但它大部分被噻嗪和呋塞米所替代。**利尿**时通常用250～375mg口服，一日一次或隔日一次，间歇治疗可产生持续作用。

胃肠道外给药也使用相似的剂量。

儿童用法 乙酰唑胺单独或与其他抗癫痫药合用，可治疗多种形式的癫痫。英国注册药品信息建议，儿童每日口服剂量为8～30mg/kg（最大剂量为750mg），分次服用。或者，*BNFC 2010/11* 推荐对新生儿和小于12岁的儿童，初始口服剂量为2.5mg/kg，每日2～3次；然后可提高至维持剂量5～7mg/kg，每日2～3次（每日最大剂量为750mg）。稍大的儿童可给予成人常规剂量（见上文）。

虽然未被授权，*BNFC 2010/11* 建议乙酰唑胺可用于开角和继发性**青光眼**的治疗，或用于闭角青光眼的围手术期。1个月至12岁儿童可每日口服5mg/kg，分2～4次给药，根据反应进行调整，每日最大剂量为750mg。稍大的儿童可给予成人常规剂量（见上文）。

BNFC 2010/11 同样建议，乙酰唑胺可用于降低1个月至12岁儿童的**颅内压的升高**，初始剂量为8mg/kg，每日3次，如有必要，剂量可提高至最大剂量每日100mg/kg。

当口服给药不能达到要求时，可缓慢静脉注射上述药物剂量。

老年人用法 建议对老年人减少剂量，见上文**注意事项**。

癫痫 乙酰唑胺可作为治疗癫痫（第446页）替代药或一线药的辅助药，用于治疗复杂的伴有或不伴有继发性泛化的顽固局部癫痫发作。它也对其他复杂形式的癫痫病有效，包括非典型失神发作、强直性发作、非张力性发作、肌阵挛性发作和月经相关性发作（经期性癫痫）[1~5]，作用原理是抑制了中枢神经系统神经节细胞的碳酸酐酶[6]。对于长期使用乙酰唑胺的最大缺点是快速耐受[6]，但作为其他抗癫痫药的辅助药时，其耐受性可推迟或预防。乙酰唑胺已成功用于治疗 1 岁儿童的癫痫发作[5]。

1. Resor SR, Resor LD. Chronic acetazolamide monotherapy in the treatment of juvenile myoclonic epilepsy. *Neurology* 1990; **40:** 1677–81.
2. Reiss WG, Oles KS. Acetazolamide in the treatment of seizures. *Ann Pharmacother* 1996; **30:** 514–19.
3. Hoddevik GH. Acetazolamid—verdt en renessanse i epilepsibehandlingen? *Tidsskr Nor Laegeforen* 2000; **120:** 1042–5.
4. Lim LL, *et al.* Acetazolamide in women with catamenial epilepsy. *Epilepsia* 2001; **42:** 746–9.
5. Katayama F, *et al.* Long-term effectiveness and side effects of acetazolamide as an adjunct to other anticonvulsants in the treatment of refractory epilepsies. *Brain Dev* 2002; **24:** 150–4.
6. Rogawski MA, Porter RJ. Antiepileptic drugs: pharmacological mechanisms and clinical efficacy with consideration of promising developmental stage compounds. *Pharmacol Rev* 1990; **42:** 223–86.

青光眼 乙酰唑胺口服或非胃肠给药用于闭角青光眼的急性发作（第1785页），或降低手术造成的眼内压升高[1,2]。其长期口服用于原发或继发开角青光眼，通常作为二线药，常与局部 β 受体阻滞药合用。虽然局部应用碳酸酐酶抑制剂如多佐胺可较好的耐受，但 50% 的口服患者由于不良反应不能耐受[3]。修改给药方案以降低乙酰唑胺的不良反应。单剂量研究显示[4]，大于 63mg 的乙酰唑胺对高眼压患者不再产生更大的降压效果。另一项研究报道[5]，250mg 乙酰唑胺片剂每日 2 次可足够控制眼内压，比 250mg 每日 4 次较少产生不良反应，同时认为口服缓释药物（500mg，每日 2 次）无优势。一项开角青光眼研究显示[6]，大多数患者每晚服用片剂或缓释剂 500mg 一次，可足够控制眼压，晚上服用比早晨服用可减轻不良反应的严重性，可能有助于用药的依从性。

1. Ladas ID, *et al.* Prophylactic use of acetazolamide to prevent intraocular pressure elevation following Nd-YAG laser posterior capsulotomy. *Br J Ophthalmol* 1993; **77:** 136–8.
2. Edmunds B, Canning CR. The effect of prophylactic acetazolamide in patients undergoing extensive retinal detachment repair. *Eye* 1996; **10:** 328–30.
3. Hurvitz LM, *et al.* New developments in the drug treatment of glaucoma. *Drugs* 1991; **41:** 514–32.
4. Friedland BR, *et al.* Short-term dose response characteristics of acetazolamide in man. *Arch Ophthalmol* 1977; **95:** 1809–12.
5. Ledger-Scott M, Hurst J. Comparison of the bioavailability of two acetazolamide formulations. *Pharm J* 1985; **235:** 451.
6. Joyce PW, Mills KB. Comparison of the effect of acetazolamide tablets and sustets on diurnal intraocular pressure in patients with chronic simple glaucoma. *Br J Ophthalmol* 1990; **74:** 413–16.

高原病 乙酰唑胺是预防高原病最常用的药物（第1129页）。它可促进适应环境的过程，减少急性高山病的危险性，减少相关症状，如头痛、恶心、呕吐和无精神。最佳剂量还不清楚。一系列回顾性研究显示[1]，每日 750mg 可有效预防急性高山病，但 500mg 无效。这个结论受到批评，随后的对照研究发现[2]，125mg 乙酰唑胺每日 2 次可降低 50% 高山病危险性。虽然经验有限，它一旦使用，有益于缓解症状。但它不能预防和治疗肺水肿和脑水肿。

1. Dumont L, *et al.* Efficacy and harm of pharmacological prevention of acute mountain sickness: quantitative systematic review. *BMJ* 2000; **321:** 267–72.
2. Basnyat B, *et al.* Efficacy of low-dose acetazolamide (125 mg BID) for the prophylaxis of acute mountain sickness: a prospective, double-blind, randomized, placebo-controlled trial. *High Alt Med Biol* 2003; **4:** 45–52.

黄斑水肿 治疗与葡萄膜炎有关的黄斑变性，见**葡萄膜炎**（第1446页）。

梅尼埃病 对于梅尼埃病（第537页），迷路中发现高浓度的碳酸酐酶和乙酰唑胺；一种碳酸酐酶抑制剂已用于诊断和治疗[1]。500mg 静脉注射对波动性梅尼埃病有诊断作用[1]。口服给药不特别有效，与不良反应的高发生率有关[2]。

1. Brookes GB. Ménière's disease: a practical approach to management. *Drugs* 1983; **25:** 77–89.
2. Brookes GB, Booth JB. Oral acetazolamide in Ménière's disease. *J Laryngol Otol* 1984; **98:** 1087–95.

神经肌肉失调 乙酰唑胺对多种神经肌肉失调有益，包括低血钾周期性瘫痪（第1592页），对 2 名严重麻痹患者每日 375～500mg 有效，耐受性较好[1]。对 5 位其他患者初步观察发现，有 3 位明显改善。进一步研究显示[2]，12 位患者，儿童每日给予 3 次 125mg，成人每日给予 2～6 次 250mg，12 人中 10 人症状明显改善，可维持 43 个月。对于发作间的慢性衰弱，10 人中有 8 人改善。

乙酰唑胺可减少高血钾周期性瘫痪患者的经常性发作（第1592页），它也用于阵发性共济失调[3]。

1. Resnick JS, *et al.* Acetazolamide prophylaxis in hypokalemic periodic paralysis. *N Engl J Med* 1968; **278:** 582–6.
2. Griggs RC, *et al.* Acetazolamide treatment of hypokalemic periodic paralysis: prevention of attacks and improvement of persistent weakness. *Ann Intern Med* 1970; **73:** 39–48.
3. Melberg A, *et al.* Loss of control after a cup of coffee. *Lancet* 1997; **350:** 1220.

颅内压升高 乙酰唑胺用于降低升高的颅内压（第1140页），在治疗特发性颅内高压方面占主要地位。也用于治疗**免疫受损**且由于隐球菌脑膜炎造成慢性颅内压升高[1]的患者，尽管在一项对照实验中由于两性霉素的附带毒性造成严重不良事件而提前中止[2]。长期应用乙酰唑胺已成功治疗 2 位免疫正常且因真菌性脑膜炎而引起的颅内压增高的患者[3]。

1. Johnston SRD, *et al.* Raised intracranial pressure and visual complications in AIDS patients with cryptococcal meningitis. *J Infect* 1992; **24:** 185–9.
2. Newton PN, *et al.* A randomized, double-blind, placebo-controlled trial of acetazolamide for the treatment of elevated intracranial pressure in cryptococcal meningitis. *Clin Infect Dis* 2002; **35:** 769–72.
3. Patel S, *et al.* Acetazolamide therapy and intracranial pressure. *Clin Infect Dis* 2002; **36:** 538.

制剂

BP 2010: Acetazolamide Tablets;
USP 33: Acetazolamide for Injection; Acetazolamide Tablets.

专利制剂

Arg.: Diamox; ***Austral.:*** Diamox; ***Austria:*** Diamox; ***Belg.:*** Diamox; ***Braz.:*** Diamox; Zolamox†; ***Canad.:*** Diamox; ***Cz.:*** Diluran; ***Denm.:*** Diamox; ***Fin.:*** Diamox; Odemin; ***Fr.:*** Defiltran; Diamox; ***Ger.:*** Acemit; Diamox; Diuramid†; Glaupax; ***Gr.:*** Diamox; ***Hong Kong:*** Diamox†; ***Hung.:*** Huma-Zolamide; ***India:*** Diamox; ***Indon.:*** Diamox†; ***Irl.:*** Diamox; ***Israel:*** Uramox; ***Ital.:*** Diamox; ***Mex.:*** Aceta-Diazol; Akezol; ***Neth.:*** Diamox; ***Norw.:*** Diamox; ***NZ:*** Diamox; ***Philipp.:*** Cetamid; Diamox†; Optamide; Zolmide; ***Pol.:*** Diuramid; ***Port.:*** Carbinib; ***Rus.:*** Diacarb (Диакарб); ***S.Afr.:*** Azomid; Diamox; ***Singapore:*** Diamox; ***Spain:*** Edemox; ***Switz.:*** Diamox; Glaupax; ***Thai.:*** Diamox; Medene; ***Turk.:*** Diazomid; ***UK:*** Diamox; ***Ukr.:*** Diacarb (Диакарб); ***USA:*** Diamox; ***Venez.:*** Diamox†.

Acetylcholine Chloride（*BAN*，*rINN*）氯乙酰胆碱

Aceticholino chloridas; Acetilkolin-klorid; Acetylcholin chlorid; Acétylcholine, chlorure d'; Acetylcholini chloridum; Acetylkolinklorid; Acetylocholiny chlorek; Asetilkolin Klorür; Asetyylikoliinikloridi; Cloruro de acetilcolina. (2-Acetoxyethyl)trimethylammonium chloride.

Ацетилхолина Хлорид

$C_7H_{16}ClNO_2$ = 181.7.

CAS — 51-84-3 (acetylcholine); 60-31-1 (acetylcholine chloride).

ATC — S01EB09.

ATC Vet — QS01EB09.

UNII — AF73293C2R.

Pharmacopoeias. In *Eur.* (see p.vii) and *US.*

Jpn includes Acetylcholine Chloride for Injection.

Ph. Eur. 6.8（Acetylcholine Chloride） 易吸湿、白色或近白色结晶粉末或无色结晶。极易溶于水；易溶于乙醇；微溶于二氯甲烷。避光。

USP 33（Acetylcholine Chloride） 白色或灰白色结晶或结晶粉末。极易溶于水；易溶于乙醇；不溶于乙醚。可被热水和碱分解。贮藏于密闭容器中。

不良反应

由于它在体内可被胆碱酯酶快速水解，正常情况下，乙酰胆碱的毒性相对较低。

胆碱酯的全身不良反应包括恶心、呕吐、腹痛、脸红、发汗、流涎、流泪、流涕、打嗝、腹泻、尿频、头痛、心动过缓、外周血管扩张导致低血压和支气管收缩。

眼局部应用胆碱酯造成的眼不良反应包括角膜水肿、混浊和代谢失调、持续性大泡角膜病变、视网膜脱离和术后虹膜炎。

不良反应的处置

硫酸阿托品可静脉、肌肉或皮下给药控制胆碱酯的毒蕈碱和大部分烟碱作用，支持治疗也是必需的。

注意事项

胆碱酯在胃肠或尿路梗阻中禁止全身性使用，增加胃肠或尿路的肌肉张力时也应禁用。它也禁用于哮喘和气道阻塞，禁用于心血管疾病包括心动过缓、传导阻滞、近期心肌梗死，禁用于低血压、迷走神经兴奋、癫痫、帕金森病、甲状腺功能亢进症、消化性溃疡和妊娠。当非常严重的毒蕈碱样不良反应可能出现时，不要静脉或肌内注射胆碱酯，用阿托品做急诊治疗。

虽然乙酰胆碱在体内快速水解，胆碱酯的眼局部应用也可出现全身不良反应，虽然少见，但在上述情况时应注意。

药物相互作用

同新斯的明，第602页。乙酰胆碱体内由胆碱酯酶水解，如给予抗胆碱酯酶药，其作用明显延长和加强。

β 受体阻滞药 据报道[1]，一位患者口服美托洛尔同时又球内注射氯乙酰胆碱后出现严重的支气管哮喘，并伴有肺水肿。

1. Rasch D, *et al.* Bronchospasm following intraocular injection of acetylcholine in a patient taking metoprolol. *Anesthesiology* 1983; **59:** 583–5.

NSAIDs 根据氯乙酰胆碱眼用制剂注册药品信息，乙酰胆碱和卡巴胆碱局部与 NSAIDs 共用时失效。

用途和用法

乙酰胆碱是体内具有广泛作用的内源性化学递质（见下文），它常用做缩瞳药，降低术后眼内压的升高，这些手术包括白内障手术、穿透性角膜移植、虹膜切除和其他前节手术（第1785页），但局部使用时无效，因为它在穿透角膜之前被快速水解。0.5～2ml 的新鲜配制的 1% 溶液注入前房（房内滴注），数秒后出现缩瞳，可持续 20min，如需延长缩瞳时间，可再次使用。

作用 乙酰胆碱是一种高效季铵类副交感神经药，其作用是暂时的，因为它很快被胆碱酯酶破坏。它从节后副交感神经释放，也从一些节后交感神经释放，产生外周毒蕈碱样作用。它是血管舒张药、心脏镇静药、迷走神经和副交感神经系统的刺激剂，同时对平滑肌有紧张作用。它也能增加流泪、流涎和其他分泌。乙酰胆碱所有毒蕈碱样作用可被阿托品中止。

乙酰胆碱同样具有烟碱样作用，因此是骨骼肌、自律节细胞和肾上腺髓质的刺激剂。它对骨骼肌的烟碱样作用可被竞争性神经肌肉阻滞药所阻滞，也可被大剂量乙酰胆碱或乙酰胆碱本身的释放所阻滞，氯琥珀胆碱已用此作用方式用于临床（第1820页）。

模拟或增加体内乙酰胆碱作用的药物为**拟副交感神经药**，药理学上明显分为两组：

- **胆碱能激动药**，如氨甲酰甲胆碱、卡巴胆碱、醋甲胆碱和毛果芸香碱，它们直接作用于效应细胞，模拟乙酰胆碱的作用，它们有时被称为拟胆碱药或真副交感药。有些如氨甲酰甲胆碱、卡巴胆碱和醋甲胆碱为胆碱酯。
- **抗胆碱酯酶药**（胆碱酯酶抑制药），它可抑制胆碱酯酶对乙酰胆碱的酶催化水解，因此可延长和增加体内作用，根据从开始起效至酶活力恢复随后与药物结合所需时间的长短进行分类。"可逆性"抗胆碱酯酶药如安贝铵、新斯的明、毒扁豆碱和吡斯的明，可产生数小时的酶抑制作用。"不可逆"抗胆碱酯酶药如异氟磷和依可酯产生特别长效的抑制，胆碱酯酶的恢复依赖于新酶的合成。作用于中枢的不可逆抗胆碱酯酶药包括多奈培齐、加兰他敏、利伐斯的明和他可林。

氨磺磷和胍乙啶可增加乙酰胆碱从神经末梢释放，也具有相似的作用。

诊断和检测 *自主神经系统功能障碍* 乙酰胆碱用于糖尿病患者的自主神经病变的出汗点测定[1]。脚背的一块区域用碘和淀粉着色，然后皮下注射乙酰胆碱到区域的中心部位，对乙酰胆碱反应产生汗液与碘或淀粉反应产生与汗腺孔有关的清晰的黑点，正常反应有独特的黑点分布，而糖尿病性自主神经病变时，没有黑点或分布不同程度变化。相似的测定用于交感神经功能[2]，可预测侧枝缺血患者的腰交感神经切断的成功率。

1. Ryder REJ, *et al.* Acetylcholine sweatspot test for autonomic denervation. *Lancet* 1988; **i:** 1303–5.
2. Altomare DF. Acetylcholine sweat test: an effective way to select patients for lumbar sympathectomy. *Lancet* 1994; **344:** 976–8.

制剂

USP 33: Acetylcholine Chloride for Ophthalmic Solution.

专利制剂

Austral.: Miochol; ***Belg.:*** Miochole; ***Canad.:*** Miochol-E; Miogan; ***Chile:*** Miochol-E†; ***Fin.:*** Miochol-E; ***Fr.:*** Miochole; ***Ger.:*** Miochol-E; ***Gr.:*** Miochol-E; ***Hong Kong:*** Miochol-E; ***Indon.:*** Miochol-E; ***Irl.:*** Miochol-E; ***Israel:*** Miochol; Miochol-E; ***Ital.:*** Miochol-E; Miovisin; ***Mex.:*** Iloc; ***Neth.:*** Miochol; ***NZ:*** Miochol; ***Port.:*** Miochol; ***S.Afr.:*** Covochol; Miochol; ***Singapore:*** Miochol-E†; ***Swed.:*** Miochol-E; ***Switz.:*** Miochol; ***Turk.:*** Miochol-E; ***UK:*** Miochol; ***USA:*** Miochol.

Apraclonidine Hydrochloride (*BANM*, *USAN*, *rINNM*) 盐酸阿拉可乐定

AL-02145 (apraclonidine); *p*-Aminoclonidine Hydrochloride; Aplonidine Hydrochloride; Apraclonidine, chlorhydrate d'; Apraclonidini hydrochloridum; Hidrocloruro de aminoclonidina; Hidrocloruro de aplonidina; Hidrocloruro de apraclonidina; NC-14. 2-[(4-Amino-2,6-dichlorophenyl)imino]imidazolidine hydrochloride; 2,6-Dichloro-N^1-imidazolidin-2-ylidene-*p*-phenylenediamine hydrochloride.

Апраклонидина Гидрохлорид

$C_9H_{10}Cl_2N_4$,HCl = 281.6.

CAS — 66711-21-5 (apraclonidine); 73218-79-8 (apraclonidine hydrochloride).

ATC — S01EA03.

ATC Vet — QS01EA03.

UNII — D2VW67N38H.

(apraclonidine)

注：APR 是 BP 2010 批准的单剂量盐酸阿拉可乐定滴眼液代码。由于单个包装太小，不能将所有信息标注。

Pharmacopoeias. In *US.*

USP 33 (Apraclonidine Hydrochloride)　白色或近白色、无味或几乎无味的粉末。溶于水（1∶34）、乙醇（1∶74）、甲醇（1∶13）；不溶于氯仿、乙酸乙酯和己烷中。1%水溶液的 pH 值为 5～6.6。贮藏于密闭容器中。避光。

不良反应和注意事项

围手术期滴注阿拉可乐定至眼内后的不良反应包括充血、睑退缩和散瞳，一些患者眼内压急剧下降。常规滴注可发生眼不耐受反应，特点是充血、眼痒、流泪增加、眼不适和睑结膜水肿，如果这些症状出现，治疗必须停止。其他不良反应包括口干和鼻干、结膜炎、结膜灼热、视物模糊、神经衰弱、头痛和味觉异常。

眼使用后全身吸收，可导致与可乐定一样的不良反应（第1202页）。报道有心血管的作用，因此阿拉可乐定用于严重的心血管疾病如高血压和有迷走神经发作史的患者需小心。可出现嗜睡，如患病，不应驾驶或操作机器。抑郁很少与阿拉可乐定的使用有关，但抑郁症患者应小心使用。

药物相互作用

阿拉可乐定眼局部应用后可全身吸收，药物相互作用的理论可能性与已报道的可乐定相似（第1203页）。阿拉可乐定对循环中儿茶酚胺的作用未知，注册药品信息建议，MAOIs 不要与阿拉可乐定一同使用。三环类及相关抗抑郁药和全身拟交感神经药也应避免一同使用，或小心使用。

用途和用法

阿拉可乐定是由可乐定衍生而来的 α_2 受体激动药（第1202页）。滴入眼内，可降低眼压，常在眼科手术中使用，在治疗青光眼时作为辅助药物（第1785页）。降眼压作用在用药后 1h 起效，最大作用大约在 3～5h。

阿拉可乐定以盐酸盐形式使用，但眼科溶液的浓度一般指碱基浓度。11.5mg 盐酸阿拉可乐定与 10mg 阿拉可乐定相当。

为控制和预防前节激光手术后眼压升高，术前 1h 1%溶液滴入眼内，术后立即再次滴入。

0.5%溶液 1 天 3 次，用于常规治疗不能控制的眼内压升高患者的短期辅助治疗。

阿拉可乐定用一段时间后会失效（快速抗药反应），在绝大部分患者中维持不超过 1 个月。

制剂

USP 33: Apraclonidine Ophthalmic Solution.

专利制剂

Austral.: Iopidine; ***Austria:*** Iopidine; ***Belg.:*** Iopidine; ***Braz.:*** Iopidine†; ***Canad.:*** Iopidine; ***Cz.:*** Iopidine†; ***Denm.:*** Iopidine; ***Fin.:*** Iopidine; ***Fr.:*** Iopidine; ***Ger.:*** Iopidine; ***Gr.:*** Iopidine; ***Hong Kong:*** Iopidine; ***India:*** Alfadrops; ***Irl.:*** Iopidine; ***Israel:*** Iopidine; ***Ital.:*** Iopidine; ***Jpn:*** Iopidine; ***Malaysia:*** Iopidine†; ***Mex.:*** Iopidine; ***Neth.:*** Iopidine; ***Norw.:*** Iopidine; ***NZ:*** Iopidine†; ***Port.:*** Iopidine; ***S.Afr.:*** Iopidine; ***Singapore:*** Iopidine; ***Spain:*** Iopimax; ***Swed.:*** Iopidine; ***Switz.:*** Iopidine; ***Turk.:*** Iopidine; ***UK:*** Iopidine; ***USA:*** Iopidine; ***Venez.:*** Iopidine†.

Befunolol Hydrochloride (*rINNM*) ⊗盐酸苯呋洛尔

Béfunolol, Chlorhydrate de; Befunololi Hydrochloridum; BFE-60; Hidrocloruro de befunolol. 7-[2-Hydroxy-3-(isopropylamino)propoxy]-2-benzofuranyl methyl ketone hydrochloride.

Бефунолола Гидрохлорид

$C_{16}H_{21}NO_4$,HCl = 327.8.

CAS — 39552-01-7 (befunolol); 39543-79-8 (befunolol hydrochloride).

ATC — S01ED06.

ATC Vet — QS01ED06.

UNII — B03Z2VY37I.

(befunolol)

简介

苯呋洛尔是 β 受体阻滞药（第1181页），其盐酸盐用于高眼压和开角青光眼的治疗（第1785页），0.25%、0.5%或 1%的盐酸苯呋洛尔滴眼液，每日使用 2 次。

制剂

专利制剂

Ital.: Betaclar; ***Jpn:*** Bentos; ***Mon.:*** Bentos†.

Bimatoprost (*BAN*, *USAN*, *rINN*) 比马前列素

AGN-192024; Bimatoprostum. (*Z*)-7-{(1*R*,2*R*,3*R*,5*S*)-3,5-Dihydroxy-2-[(1*E*,3*S*)-3-hydroxy-5-phenyl-1-pentenyl]cyclopentyl}-*N*-ethyl-5-heptenamide.

Биматопрост

$C_{25}H_{37}NO_4$ = 415.6.

CAS — 155206-00-1.

ATC — S01EE03.

ATC Vet — QS01EE03.

UNII — QXS94885MZ.

不良反应和注意事项

同拉坦前列素（第1793页），眼痒常见，高血压和头痛也常发生。有报道可引起心动过缓和血压低，有低心率和低血压倾向的患者慎用。有报道少数早先角膜浸润和眼部感染病例复发，有明显眼部病毒感染（如单纯疱疹病毒）、葡萄膜炎和虹膜炎的患者慎用。

药动学

少量比马前列素从滴眼液中吸收，10min 血中出现峰浓度。比马前列素由氧化、脱乙基和葡糖苷酸的反应代谢，主要由尿排出，大约 25%存在于排泄物中。消除半衰期为 45min。

用途和用法

比马前列素是人工合成的前列素类药，其脂肪酸胺的结构与地诺前列素（前列素 $F_{2\alpha}$）相似。用于青光眼和高眼压的降低眼内压（第1785页）。降眼压开始于用药后 4h，8～12h 作用最强，其作用可持续 24h。每日只需晚上使用 0.01%或 0.03%的眼用溶液 1 次。

比马前列素也用于治疗睫毛的少毛症，0.03%滴眼液每晚用一次，滴在双眼上睑睫毛根部的皮肤上。

1. Williams RD, *et al.* Bimatoprost Study Group. Long-term efficacy and safety of bimatoprost for intraocular pressure lowering in glaucoma and ocular hypertension: year 4. *Br J Ophthalmol* 2008; **92:** 1387–92.
2. Patil AJ, *et al.* Bimatoprost - a review. *Expert Opin Pharmacother* 2009; **10:** 2759–68.
3. Katz LJ, *et al.* Twelve-month, randomized, controlled trial of bimatoprost 0.01%, 0.0125%, and 0.03% in patients with glaucoma or ocular hypertension. *Am J Ophthalmol* 2010; **149:** 661–671.

制剂

专利制剂

Arg.: Lumigan; ***Austral.:*** Lumigan; ***Austria:*** Lumigan; ***Belg.:*** Lumigan; ***Braz.:*** Lumigan; ***Canad.:*** Lumigan; ***Chile:*** Lumigan; ***Cz.:*** Lumigan; ***Denm.:*** Lumigan; ***Fin.:*** Lumigan; ***Fr.:*** Lumigan; ***Ger.:*** Lumigan; ***Gr.:*** Lumigan; ***Hong Kong:*** Lumigan; ***Hung.:*** Lumigan; ***India:*** Lumigan; ***Irl.:*** Lumigan; ***Israel:*** Lumigan; ***Ital.:*** Lumigan; ***Jpn:*** Lumigan; ***Malaysia:*** Lumigan†; ***Mex.:*** Lumigan; ***Neth.:*** Lumigan; ***Norw.:*** Lumigan; ***NZ:*** Lumigan; ***Philipp.:*** Lumigan; ***Pol.:*** Lumigan; ***Port.:*** Lumigan; ***S.Afr.:*** Lumigan; ***Singapore:*** Lumigan; ***Spain:*** Lumigan; ***Swed.:*** Lumigan; ***Switz.:*** Lumigan; ***Thai.:*** Lumigan; ***Turk.:*** Lumigan; ***UK:*** Lumigan; ***USA:*** Latisse; Lumigan; ***Venez.:*** Lumigan.

多组分制剂　***Arg.:*** Ganfort; ***Austral.:*** Ganfort; ***Austria:*** Ganfort; ***Chile:*** Ganfort; ***Cz.:*** Ganfort; ***Denm.:*** Ganfort; ***Fr.:*** Ganfort; ***Ger.:*** Ganfort; ***Gr.:*** Ganfort; ***Hong Kong:*** Ganfort; ***Hung.:*** Ganfort; ***Irl.:*** Ganfort; ***Ital.:*** Ganfort; ***Mex.:*** Ganforti; ***Neth.:*** Ganfort; ***Norw.:*** Ganfort; ***Philipp.:*** Ganfort; ***Pol.:*** Ganfort; ***Port.:*** Ganfort; ***Spain:*** Ganfort; ***Swed.:*** Ganfort; ***Switz.:*** Ganfort; ***UK:*** Ganfort.

Brimonidine Tartrate (*BANM*, *USAN*, *rINNM*) 酒石酸溴莫尼定

AGN-190342-LF; Brimonidin Tartrat; Brimonidine, Tartrate de; Brimonidini Tartras; Tartrato de brimonidina; UK-14304-18. 5-Bromo-6-(2-imidazolin-2-ylamino)quinoxaline D-tartrate.

Бримонидина Тартрат

$C_{11}H_{10}BrN_5$,$C_4H_6O_6$ = 442.2.

CAS — 59803-98-4 (brimonidine); 79570-19-7 (brimonidine tartrate).

ATC — S01EA05.

ATC Vet — QS01EA05.

UNII — 4S9CL2DY2H.

(brimonidine)

不良反应和注意事项

同盐酸阿拉可乐定（第1789页）。

儿童　有报道儿童用溴莫尼定滴眼液治疗出现全身不良反应，有时很严重[1]。在一项研究中[2]，报道 83 位儿童给予辅助治疗的溴莫尼定中 70 人出现不良反应，最常见的不良反应是无精神和极度困乏，其他不良反应包括眼刺激和视物模糊。少数病例出现体温降低，主要发生在较大儿童中。中枢神经系统抑制作用如发绀和呼吸困难少见，最常发生于 6 岁以下或体重 20kg 以下的儿童。此组患者可考虑用替代治疗。在英国，注册药品信息表明，新生儿和 2 岁以下婴儿禁止使用，不推荐 12 岁以下的儿童使用。

1. Sztajnbok J. Failure of naloxone to reverse brimonidine-induced coma in an infant. *J Pediatr* 2002; **140:** 485–6.
2. Al-Shahwan S, *et al.* Side-effect profile of brimonidine tartrate in children. *Ophthalmology* 2005; **112:** 2143–8.

药物相互作用

同盐酸阿拉可乐定（第1789页）。

用途和用法

溴莫尼定是 α_2 肾上腺受体激动药，作用和使用方法同阿拉可乐定（第1789页）。它用于开角青光眼和高眼压患者（见下文），作为局部 β 受体阻滞药的替代或辅助治疗。它也用于不能被其他单一药物如拉坦前列素和曲伏前列素控制的眼压升高的辅助治疗。降压的最大效果出现在局部用药后的 2h。

在治疗青光眼和高眼压中，0.1%、0.15%和 0.2%的溴莫尼定滴眼液一天使用 2～3 次。

青光眼　溴莫尼定在青光眼和眼压升高（第1785页）中使用的参考文献如下[1～4]。

1. Frampton JE. Topical brimonidine 0.2%/timolol 0.5% ophthalmic solution: in glaucoma and ocular hypertension. *Drugs Aging* 2006; **23:** 753–61.
2. Fung AT, *et al.* Meta-analysis of randomised controlled trials comparing latanoprost with brimonidine in the treatment of open-angle glaucoma, ocular hypertension or normal-tension glaucoma. *Br J Ophthalmol* 2007; **91:** 62–8.
3. Katz LJ, *et al.* Efficacy and safety of brimonidine and dorzolamide for intraocular pressure lowering in glaucoma and ocular hypertension. *Curr Med Res Opin* 2007; **23:** 2971–83.
4. Fudemberg SJ, *et al.* Efficacy, safety, and current applications of brimonidine. *Expert Opin Drug Safety* 2008; **7:** 795–9.

制剂

专利制剂

Arg.: Alphagan; Brimo-Klonal; Brimopress; Oftalmotonil; **Austral.:** Alphagan; Enidin; **Austria:** Alphagan; **Belg.:** Alphagan; **Braz.:** Alphagan; **Canad.:** Alphagan; **Chile:** Agglad Ofteno; Alphagan; Brimopress; **Cz.:** Alphagan; Luxfen; **Denm.:** Alphagan; **Fin.:** Alphagan; **Fr.:** Alphagan; **Ger.:** Alphagan; **Gr.:** Alphagan; Benil; Brimodine; Brinal; Brinidin; Pharmexin; **Hong Kong:** Alphagan; **Hung.:** Alphagan†; **India:** Brimodin; Iobrim; **Irl.:** Alphagan; Brimon; **Israel:** Alphagan; **Ital.:** Alphagan; **Malaysia:** Alphagan†; **Mex.:** Agglad; Alphagan; Briop; Nor-Tenz; **Neth.:** Alphagan; **Norw.:** Alphagan; **NZ:** Alphagan; **Philipp.:** Alphagan; **Pol.:** Alphagan; **Port.:** Alphagan; Bglau; **S.Afr.:** Alphagan; **Singapore:** Alphagan; **Spain:** Alphagan; **Swed.:** Alphagan; **Switz.:** Alphagan; **Thai.:** Alphagan; **Turk.:** Alphagan; **UK:** Alphagan; **USA:** Alphagan; **Venez.:** Agglad Ofteno; Alphagan.

多组分制剂 **Arg.:** Combigan; Timobrim; **Austral.:** Combigan; **Austria:** Combigan; **Belg.:** Combigan; **Braz.:** Combigan; **Canad.:** Combigan; **Chile:** Combigan; **Cz.:** Combigan; **Denm.:** Combigan; **Fin.:** Combigan; **Fr.:** Combigan; **Ger.:** Combigan; **Gr.:** Combigan; **Hung.:** Combigan; **Irl.:** Combigan; **Israel:** Combigan; **Ital.:** Combigan; **Mex.:** Combigan-D; Krytantek; **Neth.:** Combigan; **Norw.:** Combigan; **NZ:** Combigan; **Pol.:** Combigan; **Port.:** Combigan; **S.Afr.:** Combigan; **Spain:** Combigan; **Swed.:** Combigan; **Switz.:** Combigan; **Thai.:** Combigan; **UK:** Combigan; **USA:** Combigan.

Brinzolamide (*BAN, USAN, rINN*) ⊗ 布林唑胺

AL-4862; Brintsolamidi; Brinzolamid; Brinzolamida; Brinzolamidum. (*R*)-4-(Ethylamino)-3,4-dihydro-2-(3-methoxypropyl)-2*H*-thieno[3,2-e]-1,2-thiazine-6-sulfonamide 1,1-dioxide.

Бринзоламид

$C_{12}H_{21}N_3O_5S_3$ = 383.5.

CAS — 138890-62-7.

ATC — S01EC04.

ATC Vet — QS01EC04.

UNII — 9451Z89515.

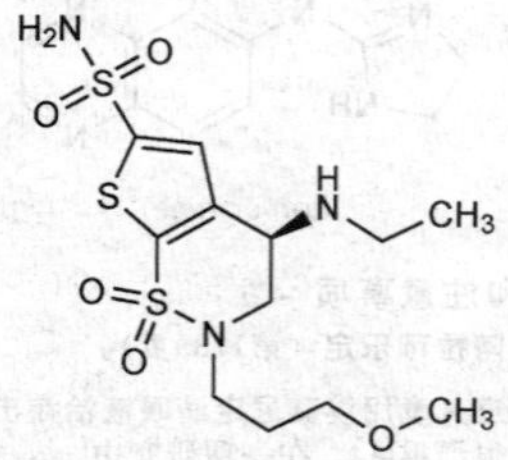

Pharmacopoeias. In *US.*

USP 33 (Brinzolamide) 白色或纯白色粉末。不溶于水；微溶于乙醇和甲醇。

不良反应和注意事项

同多佐胺，第1791页。

对眼的影响 2名患者长期使用1%的布林唑胺滴眼液，造成角膜水肿[1]，停药后2名患者恢复。

1. Zhao JC, Chen T. Brinzolamide induced reversible corneal decompensation. *Br J Ophthalmol* 2005; **89:** 389–90.

用途和用法

布林唑胺为碳酸酐酶抑制剂，其作用和用途与多佐胺相似（第1791页）。它单独或作为局部β受体阻滞药或前列素类药的辅助用药，用于降低开角青光眼和高眼压患者的眼内压（第1785页）。1%眼用混悬液每日使用2～3次。

青光眼 参考文献如下。

1. Cvetkovic RS, Perry CM. Brinzolamide: a review of its use in the management of primary open-angle glaucoma and ocular hypertension. *Drugs Aging* 2003; **20:** 919–47.
2. Iester M. Brinzolamide. *Expert Opin Pharmacother* 2008; **9:** 653–62.

制剂

USP 33: Brinzolamide Ophthalmic Suspension.

专利制剂

Arg.: Azopt; **Austral.:** Azopt; **Austria:** Azopt; **Belg.:** Azopt; **Braz.:** Azopt; **Canad.:** Azopt; **Chile:** Azopt; **Cz.:** Azopt; **Denm.:** Azopt; **Fin.:** Azopt; **Fr.:** Azopt; **Ger.:** Azopt; **Gr.:** Azopt; **Hong Kong:** Azopt; **Hung.:** Azopt; **Indon.:** Azopt; **Irl.:** Azopt; **Israel:** Azopt; **Ital.:** Azopt; **Malaysia:** Azopt; **Mex.:** Azopt; **Neth.:** Azopt; **Norw.:** Azopt; **NZ:** Azopt; **Philipp.:** Azopt; **Pol.:** Azopt; **Port.:** Azopt; **Rus.:** Azopt (Азопт); **S.Afr.:** Azoptic; **Singapore:** Azopt; **Spain:** Azopt; **Swed.:** Azopt; **Switz.:** Azopt; **Thai.:** Azopt; **Turk.:** Azopt; **UK:** Azopt; **Ukr.:** Azopt (Азопт); **USA:** Azopt; **Venez.:** Azopt.

多组分制剂 **Cz.:** Azarga; **Fr.:** Azarga; **Gr.:** Azarga; **Irl.:** Azarga; **Pol.:** Azarga; **Port.:** Azarga; **UK:** Azarga.

Carbachol (*BAN, rINN*) 卡巴胆碱

Carbach.; Carbacholi Cloridum; Carbacholine; Carbacholum; Carbacholum Chloratum; Carbacol; Choline Chloride Carbamate; Karbachol; Karbacholis; Karbakol; Karbakoli; Karbaminocholiny chlorek. *O*-Carbamoylcholine chloride; (2-Carbamoyloxyethyl)trimethylammonium chloride.

Карбахол

$C_6H_{15}ClN_2O_2$ = 182.6.

CAS — 51-83-2.

ATC — N07AB01; S01EB02.

ATC Vet — QA03AB92; QN07AB01; QS01EB02.

UNII — 8Y164V895Y.

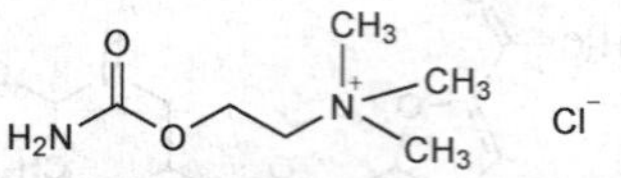

注：CAR是英国药典2005版批准的单剂量卡巴胆碱滴眼液代码。由于单个包装太小，不能将所有信息标注。

Pharmacopoeias. In *Chin., Eur.* (see p.vii), and *US.*

Ph. Eur. 6. 8 (Carbachol) 白色或类白色结晶易吸湿的粉末。微溶于水；略溶于乙醇；几乎不溶于已酮。贮藏于密闭容器中。避光。

USP 33 (Carbachol) 白色粉末。易溶于水；略溶于酒精；几乎不溶于氯仿和乙醚。贮藏于密闭容器中。

配伍禁忌 氯甲酚（0.025%～0.1%）和三氯叔丁醇（0.5%）两者都与卡巴胆碱（0.8%）的氯化钠（0.69%）溶液有配伍禁忌。加热或放置时间长可形成沉淀[1]。

1. *PSGB Lab Report No.911* 1962.

不良反应、处置和注意事项

同氯乙酰胆碱（第1788页）中有关胆碱酯的描述。卡巴胆碱有很强的烟碱作用，当用阿托品抵抗胆碱毒蕈碱样作用时，此作用可呈现。

卡巴胆碱可产生不良反应，当用于眼时，需要与其他缩瞳药如毛果芸香碱（第1795页）一样特别注意。但其可能会产生更严重的睫状肌痉挛。

对胃肠道的影响 有报道，皮下注射卡巴胆碱用于缓解尿潴留时，出现致命的食管破裂[1]。

1. Cochrane P. Spontaneous oesophageal rupture after carbachol therapy. *BMJ* 1973; **1:** 463–4.

过量 一名36岁人故意使用30～40mg卡巴胆碱中毒后，出现大量流汗、肠痉挛、大量腹泻、体温下降、低血压和心动过缓等致命症状[1]。此患者的10岁儿子服用同样剂量的卡巴胆碱中毒死亡。

1. Sangster B, *et al.* Two cases of carbachol intoxication. *Neth J Med* 1979; **22:** 27–8.

药物相互作用

NSAIDs 根据英国氯乙酰胆碱注册药品信息，乙酰胆碱和卡巴胆碱与NSAIDs局部共用时失效。

用途和用法

卡巴胆碱是一种胆碱酯，是季铵类拟副交感神经药，与乙酰胆碱一样具有毒蕈碱样和烟碱样作用（第1788页）。它不被胆碱酯酶降解，其作用时间比乙酰胆碱长。

卡巴胆碱具有缩瞳作用，通常在眼科手术中眼内给予，用于缩瞳以及降低术后升高的眼内压。少于0.5ml的0.01%溶液滴入前房（房内滴注）。最大的缩瞳作用在滴注后2～5min，降眼内压的作用可持续24h。

含有3%的卡巴胆碱滴眼液已用于青光眼以降低眼内压，通常与其他缩瞳药一样（见下文），每日3次。缩瞳发生在滴眼后的10～20min，可持续4～8h，眼内压的降低可持续8h。

卡巴胆碱已用于治疗尿潴留，包括术后尿潴留。一些国家用于治疗胃肠动力减少。

口干 卡巴胆碱替代毛果芸香碱治疗放射引起的口干[1]，口干的详细治疗在第1945页讨论。

1. Joensuu H. Treatment for post-irradiation xerostomia. *N Engl J Med* 1994; **330:** 141–2.

青光眼和高眼压 当对毛果芸香碱耐药或耐受时，卡巴胆碱可替代其治疗青光眼（第1785页）。也可滴入前房（房内滴注）减少与眼科手术有关的术后眼内压的升高，一些人发现它比乙酰胆碱有效[1,2]。

1. Ruiz RS, *et al.* Effects of carbachol and acetylcholine on intramuscular pressure after cataract extraction. *Am J Ophthalmol* 1989; **107:** 7–10.
2. Hollands RH, *et al.* Control of intraocular pressure after cataract extraction. *Can J Ophthalmol* 1990; **25:** 128–32.

制剂

USP 33: Carbachol Intraocular Solution; Carbachol Ophthalmic Solution.

专利制剂

Arg.: Miostat; **Austral.:** Miostat†; **Belg.:** Miostat; **Braz.:** Miostat†; **Canad.:** Miostat; **Cz.:** Jestryl†; Miostat; **Fr.:** Miostat; **Ger.:** Carbamann; **Hung.:** Miostat; **Israel:** Miostat; **Ital.:** Mioticol; **Malaysia:** Miostat; **Neth.:** Miostat; **NZ:** Miostat; **Philipp.:** Miostat; **Pol.:** Miostat; **Singapore:** Miostat; **Swed.:** Isopto Karbakolin; Miostat; **Switz.:** Miostat; **Thai.:** Miostat; **Turk.:** Miostat; **USA:** Carbastat†; Miostat; **Venez.:** Miostat†.

多组分制剂 **Ital.:** Mios†.

Cyclopentolate Hydrochloride (*BANM, rINNM*) 盐酸环喷托酯

Ciklopentolát-hidroklorid; Ciklopentolato hidrochloridas; Clorídrato de Ciclopentolato; Cyclopentolate, chlorhydrate de; Cyclopentolati hydrochloridum; Cyklopentolát hydrochlorid; Cyklopentolathydroklorid; Hidrocloruro de ciclopentolato; Siklopentolat Hidroklorür; Syklopentolaattihydrokloridi. 2-Dimethylaminoethyl 2-(1-hydroxycyclopentyl)-2-phenylacetate hydrochloride.

Циклопентолата Гидрохлорид

$C_{17}H_{25}NO_3,HCl$ = 327.8.

CAS — 512-15-2 (cyclopentolate); 5870-29-1 (cyclopentolate hydrochloride).

ATC — S01FA04.

ATC Vet — QS01FA04.

UNII — 736I6971TE.

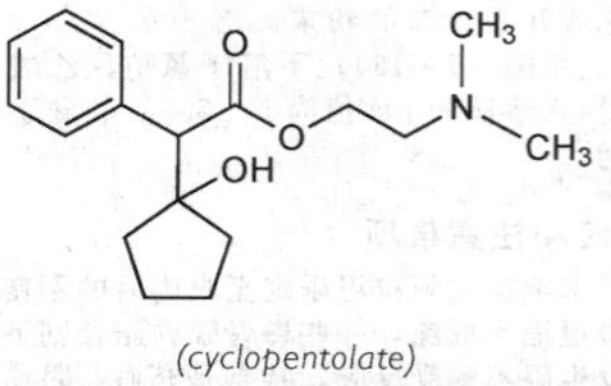

(cyclopentolate)

注：CYC是BP2005批准使用的盐酸环喷托酯一次性滴眼液的代码，由于单个包装太小，不能将所有信息标注。同样，PHNCYC是盐酸苯肾上腺素和盐酸环喷托酯滴眼液的代码。

Pharmacopoeias. In *Eur.* (see p.vii), *Jpn,* and *US.*

Ph. Eur. 6. 8 (Cyclopentolate Hydrochloride)，白色结晶粉末。极易溶于水；乙醇中自由溶解。1%水溶液的pH值为4.5～5.5。

USP 33 (Cyclopentolate Hydrochloride)，白色结晶粉末，有特殊性气味。极易溶于水；易溶于乙醇；不溶于乙醚；1%水溶液的pH值为4.5～5.5。贮藏于8℃以下的密闭容器中。

不良反应、处置和注意事项

同硫酸阿托品（第1176页）。

盐酸环喷托酯滴眼液可引起一过性刺激。

滥用 盐酸环喷托酯滴眼液已被滥用[1]，2名患者每日将200～400滴盐酸环喷托酯滴入双眼内，连续使用4个月，一名患者可能是由于药物的中枢神经系统作用，在停药时出现严重的恶心、呕吐、虚弱和战栗。

1. Sato EH, *et al.* Abuse of cyclopentolate hydrochloride (Cyclogyl) drops. *N Engl J Med* 1992; **326:** 1363–4.

超敏反应 2名儿童滴用1%盐酸环喷托酯后，短期内出现超敏反应[1]，2例脸部都出现皮疹，其中一例皮疹扩散至四肢，伴随轻微的呼吸困难。

1. Jones LWJ, Hodes DT. Possible allergic reactions to cyclopentolate hydrochloride: case reports with literature review of uses and adverse reactions. *Ophthalmic Physiol Opt* 1991; **11:** 16–21.

全身毒性 66名患者（男29人，女37人）接受2%环喷托酯滴眼液治疗，10人出现轻度至中度的全身毒性，10人中9人为女性[1]。毒性症状包括身体疲劳、恶心、头晕眼花、情感态度变化、无缘无故的流泪和平衡失调，心动过速也常出现，但血压无明显的变化。1h至数天可自行恢复。

和阿托品一样，建议环喷托酯滴眼液不要用于妊娠3个月内，原因是可能与弱视的发展有关。新生儿眼部给予环喷托酯出现全身毒性也有报道[2]。

一名4岁的脑瘫及截瘫男童在使用一滴1%环喷托酯溶液滴眼散瞳70min后，出现强直-阵挛性癫痫发作、脸红和心动过速[3]。这个儿童无惊厥史，曾使用过2次1%环喷托酯滴眼液而无反应。在最近一个病例中[4]，一名23个月大小的男孩在使用1%环喷托酯和10%肾上腺素后，出现强直-阵挛性癫痫发作，持续

30min。每种药双眼每 5min 滴 1 滴，共滴 3 次，最后 1 次 45min 后出现癫痫发作。发现这位儿童拟胆碱酯酶活性较低，此癫痫可能与环喷托酯的代谢有关。

1. Awan KJ. Adverse systemic reactions of topical cyclopentolate hydrochloride. *Ann Ophthalmol* 1976; **8:** 695–8.
2. Bauer CR, *et al.* Systemic cyclopentolate (Cyclogyl) toxicity in the newborn infant. *J Pediatr* 1973; **92:** 501–5.
3. Fitzgerald DA, *et al.* Seizures associated with 1% cyclopentolate eyedrops. *J Paediatr Child Health* 1990; **26:** 106–7.
4. Demayo AP, Reidenberg MM. Grand mal seizure in a child 30 minutes after Cyclogyl (cyclopentolate hydrochloride) and 10% Neo-Synephrine (phenylephrine hydrochloride) eye drops were instilled. Abstract: *Pediatrics* 2004; **113:** 1390–1. Full version: http://pediatrics.aappublications.org/cgi/reprint/113/5/e499 (accessed 24/11/05)

药物相互作用

同一般抗胆碱药（见硫酸阿托品，第1176页）。

用途和用法

盐酸环喷托酯是叔胺类抗胆碱药，其作用与阿托品相似（第1177页），眼科诊断过程中用来散瞳和睫状肌麻痹（第1786页），也用于治疗葡萄膜炎和虹膜炎（第1444页）。它比阿托品起效快，但作用时间短，最大散瞳作用出现在使用后的 30～60min，可持续 24h 或对有些患者时间更长。最大的睫状肌麻痹作用出现在 25～75min，6～24h 眼调节恢复。

滴加 0.5%盐酸环喷托酯滴眼液，如有必要，5～15min 重复一次，用于诊断，通常对成人已足够。也可使用较高浓度。

0.5%盐酸环喷托酯眼用溶液最多一天 4 次可治疗葡萄膜炎和虹膜炎。

色素深的眼对瞳孔散大有更多的抵抗作用，需用 1%的溶液。

儿童剂量的详细内容见下文。

儿童用法 为了对儿童进行诊断，滴加 1%的盐酸环喷托酯滴眼液通常已足够，如有必要，5～15min 后重复使用。高浓度的制剂也使用过。建议浓度超过 0.5%盐酸环喷托酯滴眼液不要用于新生儿，怀孕最初的 3 个月不能使用盐酸环喷托酯。

BNFC 2010/11 建议，治疗葡萄膜炎使用 0.5%盐酸环喷托酯滴眼液，每日 2～4 次。色素深的眼使用 1%滴眼液。

制剂

BP 2010: Cyclopentolate Eye Drops;
USP 33: Cyclopentolate Hydrochloride Ophthalmic Solution.

专利制剂

Arg.: Ciclopenal; ***Austral.:*** Cyclogyl; ***Belg.:*** Cyclogyl; Cyclopentol†; ***Braz.:*** Ciclolato; Cicloplegico; ***Canad.:*** Ak-Pentolate; Cyclogyl; Diopentolate; ***Chile:*** Cyclogyl; ***Cz.:*** Cyclogyl†; ***Denm.:*** Cyclogyl; ***Fin.:*** Oftan Syklo; ***Fr.:*** Skiacol; ***Ger.:*** Zykolat-EDO; ***Gr.:*** Cyclogyl; ***Hong Kong:*** Cyclogyl; ***Hung.:*** Humapent; ***India:*** Bell Pentolate†; Cyclate; Cyclogyl; ***Irl.:*** Mydrilate; ***Ital.:*** Ciclolux; ***Malaysia:*** Colircusi Cicloplejico; Cyclogyl; ***Mex.:*** Refractyl; ***Neth.:*** Cyclogyl; Cyclomydril†; ***NZ:*** Cyclogyl; ***Port.:*** Cicloplegicedol; Midriodavi; ***Rus.:*** Cyclomed (Цикломед); ***S.Afr.:*** Cyclogyl; ***Singapore:*** Cyclogyl; ***Spain:*** Ciclopegic; Cicloplejico; ***Swed.:*** Cyclogyl; ***Switz.:*** Cyclogyl; ***Thai.:*** Cyclogyl; ***Turk.:*** Siklomid; Sikloplejin; ***UK:*** Mydrilate; ***Ukr.:*** Cyclomed (Цикломед); ***USA:*** Ak-Pentolate; Cyclogyl; Ocu-Pentolate; Pentolair†; ***Venez.:*** Cicloftal†; Cyclogyl.

多组分制剂 ***Israel:*** Cyclopentolate†; ***Malaysia:*** Cyclomydril; ***S.Afr.:*** Cyclomydril; ***Singapore:*** Cyclomydril; ***USA:*** Cyclomydril.

Dapiprazole Hydrochloride（*USAN*，*rINNM*）盐酸达哌唑

AF-2139; Dapiprazole, Chlorhydrate de; Dapiprazoli Hydrochloridum; Hidrocloruro de dapiprazol. 5,6,7,8-Tetrahydro-3-[2-(4-o-tolyl-1-piperazinyl)ethyl]-s-triazolo[4,3-*a*]pyridine monohydrochloride.

Дапипразола Гидрохлорид

$C_{19}H_{27}N_5,HCl = 361.9.$

CAS — 72822-12-9 (dapiprazole); 72822-13-0 (dapiprazole hydrochloride).

ATC — S01EX02.

ATC Vet — QS01EX02.

UNII — DS9UJN110X.

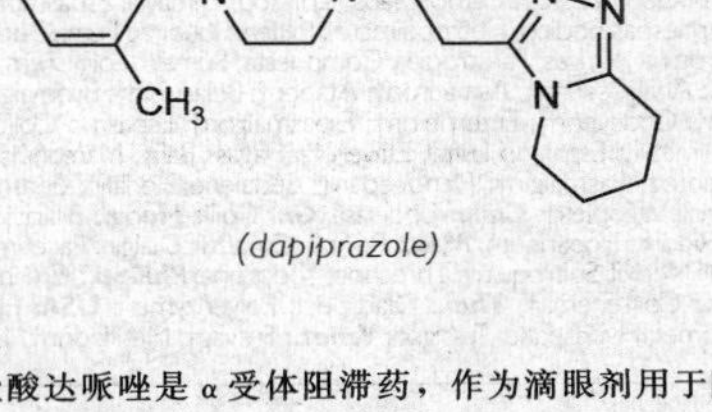

(dapiprazole)

简介

盐酸达哌唑是 α 受体阻滞药，作为滴眼剂用于瞳孔散大的恢复。在一些国家也用于青光眼的处置。

制剂

专利制剂

Austria: Benglau; ***Gr.:*** Glamidolo; ***Ital.:*** Glamidolo; ***USA:*** Rev-Eyes†.

Demecarium Bromide（*BAN*，*rINN*）地美溴铵

BC-48; Bromuro de demecario; Demecarii Bromidum; Démécarium, Bromure de; Demekariumbromid; Demekariumbromidi. *N,N'*-Decamethylenebis(*N,N,N*-trimethyl-3-methylcarbamoyloxyanilinium) dibromide.

Демекария Бромид

$C_{32}H_{52}Br_2N_4O_4 = 716.6.$

CAS — 16505-84-3 (demecarium); 56-94-0 (demecarium bromide).

ATC — S01EB04.

ATC Vet — QS01EB04.

UNII — 61D5V4OKTP.

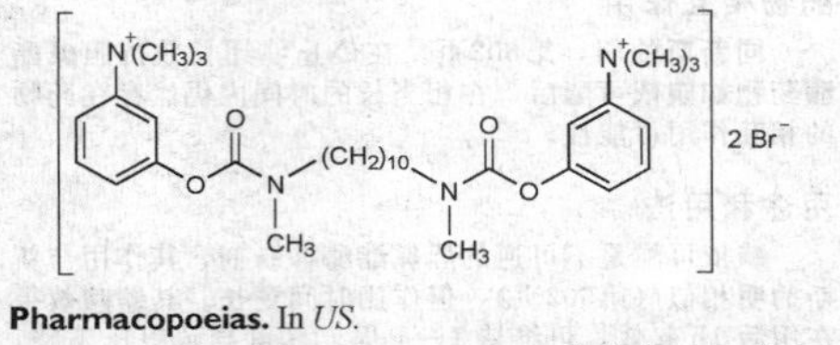

Pharmacopoeias. In *US.*

USP 33（Demecarium Bromide） 一种白色或淡黄色，微吸湿性的，结晶样粉末。易溶解于水和乙醇；略溶于丙酮；可溶于醚。1%水溶液的 pH 值为 5.0～7.0。贮藏于密闭容器中，避光。

简介

地美溴铵是一种季铵复合物，是胆碱酯酶可逆的抑制剂，与碘依可酯（第1792页）相似，有很长的作用持续时间。其 0.125%和 0.25%的滴眼液已经用于开角型青光眼的治疗和调节性内斜视的诊断和处理中。

制剂

USP 33: Demecarium Bromide Ophthalmic Solution.

Diclofenamide（*BAN*，*rINN*）⊗双氯非那胺

Dichlorphenamide; Diclofenamida; Diclofénamide; Diclofenamidum; Diklofenamid; Diklofenamidi. 4,5-Dichlorobenzene-1,3-disulphonamide.

Диклофенамид

$C_6H_6Cl_2N_2O_4S_2 = 305.2.$

CAS — 120-97-8.

ATC — S01EC02.

ATC Vet — QS01EC02.

UNII — VVJ6673MHY.

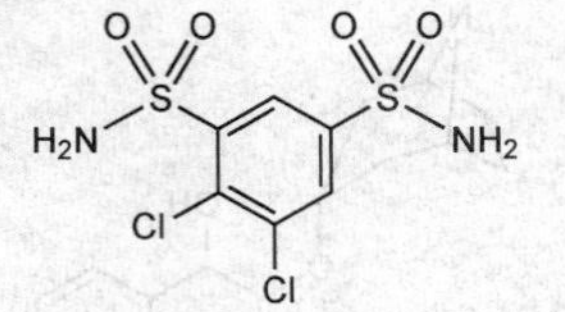

Pharmacopoeias. In *Chin.*, *Jpn*, and *US.*

简介

双氯非那胺是一种碳酸酐酶抑制剂，与乙酰唑胺有相似的性质（第1786页）。当口服时，在 1h 内起效，药效持续 6～12h。

双氯非那胺用于降低青光眼眼压（第1785页）。常用起始剂量口服为 100mg，每 6～12h 服用直到获得理想反应，之后 50mg 维持剂量每 8h 1 次。双氯非那胺钠已经被用于注射给药。

双氯非那胺可能对高钾血症和低钾血症性周期性麻痹有效。

制剂

USP 33: Dichlorphenamide Tablets.

专利制剂

Belg.: Oratrol†; ***Cz.:*** Oratrol†; ***Gr.:*** Oratrol; ***Ital.:*** Antidrasi†; Fenamide; Glaumid†; ***Spain:*** Glauconide.

Dorzolamide Hydrochloride（*BANM*，*USAN*，*rINN*）⊗盐酸多佐胺

Dorzolamid Hidroklorür; Dorzolamide, chlorhydrate de; Dorzolamidi hydrochloridum; Hidrocloruro de dorzolamida; L-671152 (dorzolamide); MK-507; MK-0507. (4*S*,6*S*)-4-(Ethylamino)-5,6-dihydro-6-methyl-4*H*-thieno[2,3-*b*]thiopyran-2-sulphonamide 7,7-dioxide hydrochloride.

Дорзоламида Гидрохлорид

$C_{10}H_{16}N_2O_4S_3,HCl = 360.9.$

CAS — 120279-96-1 (dorzolamide); 130693-82-2 (dorzolamide hydrochloride).

ATC — S01EC03.

ATC Vet — QS01EC03.

UNII — QZO5366EW7.

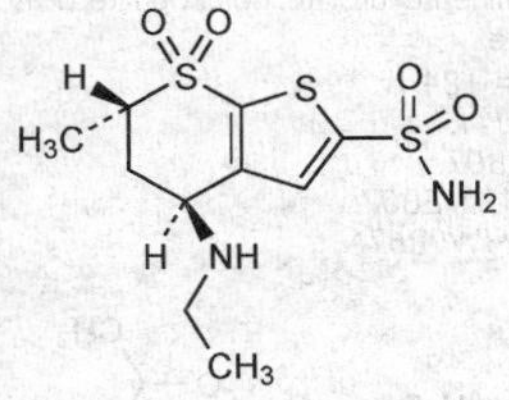

(dorzolamide)

Pharmacopoeias. In *Eur.* (see p.vii) and *US.*

Ph. Eur. 6.8（Dorzolamide Hydrochloride） 白色或类白色结晶样粉末。溶于水；极微溶于无水乙醇；微溶于甲醇。呈多形性。

USP 33（Dorzolamide Hydrochloride） 一种白色或近白色结晶样粉末。可溶于水。15～30℃贮藏。避光。

不良反应和注意事项

眼部不良反应可发生于用多佐胺眼药水，包括结膜炎、角膜炎、烧灼感或刺痛，眼睑炎症或刺激症状，以及视物模糊。有报道在原来就有慢性角膜缺损和（或）内眼手术史的患者中可发生角膜水肿和不可逆的角膜失代偿。低内皮细胞计数的患者发生角膜水肿的可能性也增加。因此，在这些患者中，多佐胺滴眼液的使用应谨慎。多佐胺也可被全身吸收导致不良反应，注意事项和药物相互作用与乙酰唑胺相似（见第1786页）。其他有报道的不良反应是头痛、苦味感、鼻出血、疲劳和恶心。

注意事项

将多佐胺局部用于眼部时可发生全身吸收，理论上，其药物相互作用与乙酰唑胺（第1787页）报道的药物相互作用相似。

药动学

将多佐胺局部用于眼部时可发生全身吸收。因多佐胺可结合到碳酸酐酶上，所以长期使用可在红细胞中蓄积，约 33%与血浆蛋白结合。多佐胺仅形成一个 *N*-去乙基代谢物，该代谢物活性更小，也可在红细胞中蓄积，主要与其中的活性相对小的碳酸酐酶同工酶结合。尽管多佐胺主要以原形从尿中排出，其代谢物也从尿中排出。

1. Martens-Lobenhoffer J, Banditt P. Clinical pharmacokinetics of dorzolamide. *Clin Pharmacokinet* 2002; **41:** 197–205.

用途和用法

多佐胺是一种碳酸酐酶抑制剂，具有与乙酰唑胺一些相似的作用（第1787页）。用于开角型青光眼，假剥脱性青光眼和高眼压症的处理（第1785页），可单独应用或者作为局部 β 受体阻滞药的辅助用药。

多佐胺用作滴眼剂含有相当于 2%基线浓度的盐酸多佐胺。对于单一用药治疗，通常每日 3 次，当与 β 受体阻滞药联合使用时，建议每日 2 次使用。

1. Lesk MR, *et al.* Effectiveness and safety of dorzolamide-timolol alone or combined with latanoprost in open-angle glaucoma or ocular hypertension. *Ann Pharmacother* 2008; **42:** 498–504.
2. Katz LJ, *et al.* Efficacy and safety of brimonidine and dorzolamide for intraocular pressure lowering in glaucoma and ocular hypertension. *Curr Med Res Opin* 2007; **23:** 2971–83.

制剂

专利制剂

Arg.: Dorlamida; Trusopt; ***Austral.:*** Trusopt; ***Austria:*** Trusopt; ***Belg.:*** Trusopt; ***Braz.:*** Ocupress; Trusopt; ***Canad.:*** Trusopt; ***Chile:*** Glaucotensil; Trusopt; ***Cz.:*** Trusopt; ***Denm.:*** Trusopt; ***Fin.:*** Trusopt; ***Fr.:*** Trusopt; ***Ger.:*** Trusopt; ***Gr.:*** Optodrop; Trusopt; ***Hong Kong:*** Trusopt; ***Hung.:*** Trusopt; ***India:*** Dorzox; ***Irl.:*** Trusopt; ***Israel:*** Trusopt; ***Ital.:*** Trusopt; ***Malaysia:*** Trusopt; ***Mex.:*** Trusopt; ***Neth.:*** Trusopt; ***Norw.:*** Trusopt; ***NZ:*** Trusopt; ***Philipp.:*** Trusopt; ***Pol.:*** Rozalin; Trusopt; ***Port.:*** Proglau; Trusopt; ***Rus.:*** Trusopt (Трусопт); ***S.Afr.:*** Trusopt; ***Singapore:*** Trusopt; ***Spain:*** Trusopt; ***Swed.:*** Trusopt; ***Switz.:*** Trusopt; ***Thai.:*** Trusopt; ***Turk.:*** Trusopt; ***UK:*** Trusopt; ***USA:*** Trusopt; ***Venez.:*** Dorzol; Glaucotensil D; Trusopt.

多组分制剂 ***Arg.:*** Alviapres; Cosopt; Dorlamida T; Glaucotensil TD; Timed D; Zopirol DM; ***Austral.:*** Cosopt; ***Austria:*** Cosopt; Timsopt†; ***Belg.:*** Cosopt; ***Braz.:*** Cosopt; ***Canad.:*** Cosopt; ***Chile:*** Cosopt; Dorsof T; Glaucotensil T; Glausolets Plus; Tiof Plus; ***Cz.:*** Cosopt; ***Denm.:*** Cosopt; ***Fin.:*** Cosopt; ***Fr.:*** Cosopt; ***Ger.:*** Cosopt; ***Gr.:*** Cosopt; Optodrop-Co; Tesol; ***Hong Kong:*** Cosopt; ***Hung.:*** Cosopt; Glamzolid; ***Irl.:*** Cosopt; ***Israel:*** Cosopt; ***Ital.:*** Cosopt; ***Malaysia:*** Cosopt; ***Mex.:*** Cosopt; Krytantek; Trovost; ***Neth.:*** Cosopt; ***Norw.:*** Cosopt; ***NZ:*** Cosopt; ***Philipp.:*** Cosopt; ***Pol.:*** Cosopt; ***Port.:*** Cosopt; Timosopt; ***Rus.:*** Cosopt (Косопт); Dorzopt (Дорзопт); ***S.Afr.:*** Cosopt; ***Singapore:*** Cosopt; ***Spain:*** Cosopt; ***Swed.:*** Cosopt; ***Switz.:*** Cosopt; ***Thai.:*** Cosopt; ***Turk.:*** Cosopt; ***UK:*** Cosopt; ***USA:*** Cosopt; ***Venez.:*** Cosopt; Dobet; Glaucotensil T.

Dyflos (*BAN*) 异氟磷

DFP; Diflos; Difluorophate; Di-isopropil fluorofosfato; Di-isopropyl Fluorophosphate; Di-isopropylfluorophosphonate; Fluostigmina; Fluostigmine; Isoflurofato; Isoflurophate. Di-isopropyl phosphorofluoridate.

$C_6H_{14}FO_3P$ = 184.1.
CAS — 55-91-4.
ATC — S01EB07.
ATC Vet — QS01EB07.
UNII — 12UHW9R67N.

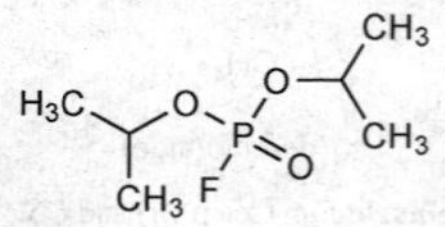

Pharmacopoeias. In *US.*

USP 33 (Dyflos) 一种透明，无色或者微黄色液体。相对密度约 1.05。略溶于水；溶于酒精和植物油。在潮湿环境下随着氟化氢的释放可被分解。8～15℃贮藏于密闭容器中。

简介

异氟磷是一种胆碱酯酶不可逆的抑制剂，有一些与碘依可酯（见下文）相似的作用，主要用于开角型青光眼的治疗，尤其是在无晶体眼和当其他药物作用不充分时。常用剂型为 0.025%的眼膏。也用于调节性内斜视的诊断和处理中。

管理 异氟磷的蒸汽有剧毒。当处理异氟磷时，眼睛、鼻子和嘴都要进行保护并且应当避免接触皮肤。用肥皂和水清洗可以从皮肤上去除异氟磷。被其污染的材料应在 2%的氢氧化钠水溶液中浸泡数小时。

制剂

USP 33: Isoflurophate Ophthalmic Ointment.

Ecothiopate Iodide (*BAN*, *rINN*) 碘依可酯

Echothiophate Iodide; Ecostigmine Iodide; Écothiopate, Iodure d'; Ecothiopati Iodidum; Ekotiopaattijodidi; Ekotiopatjodid; Ioduro de ecotiopato; MI-217. (2-Diethoxyphosphinylthioethyl)trimethylammonium iodide.

Экотиопата Йодид

$C_9H_{23}INO_3PS$ = 383.2.
CAS — 6736-03-4 (ecothiopate); 513-10-0 (ecothiopate iodide).
ATC — S01EB03.
ATC Vet — QS01EB03.
UNII — BA9QH3P00T.

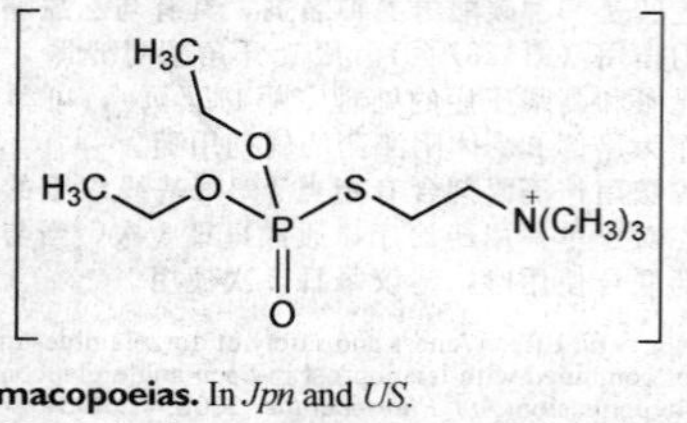

Pharmacopoeias. In *Jpn* and *US.*

USP 33 (Echothiophate Iodide) 一种白色、结晶样的、吸湿性的固体，有轻微的硫醇样气味。溶于水（1∶1），溶于无水乙醇（1∶25），溶于甲醇（1∶3）。不溶于其他有机溶剂。其水溶液 pH 值约为 4。最好在 0℃以下贮藏于密闭容器中。避光。

不良反应

同新斯的明，见第601页。关于缩瞳的不良反应，见**毛果芸香碱**，第1795页。

碘依可酯是一种胆碱酯酶不可逆的抑制剂，其作用甚至其不良反应都可能被延长。

用碘依可酯滴眼液或其他长效抗胆碱酯酶药物治疗后，血浆和红细胞中的胆碱酯酶减少，全身毒性比短时效的缩瞳药更加常见。急性虹膜炎、视网膜脱离、急性青光眼角膜后沉积物也有时会发生，长期用药后虹膜囊肿（尤其是儿童）和晶体混浊也会发生。

不良反应的处置

对于治疗全身中毒反应，可以注射用作有机磷杀虫药解毒剂的硫酸阿托品和氯解磷定（第1401页）。结膜下注射解磷定已经被用于治疗严重的眼部不良反应。必要时应使用支持治疗包括辅助通风等。

为了防止或者减少使用碘依可酯滴眼液患者虹膜囊肿的发生，可同时使用新福林滴眼液。

注意事项

同新斯的明，第601页。关于缩瞳的注意事项，可见**毛果芸香碱**（第1795页）。

总之，作为具有长效抗胆碱酯酶作用，只有在其他药物被证实作用无效时，碘依可酯才应当被使用。对碘过敏者不应当使用。

药物相互作用

同新斯的明，第602页。在停止使用长效抗胆碱酯酶药物如碘依可酯后，在相当长的时间内仍然存在药物的相互作用可能性。

用途和用法

碘依可酯是不可逆的胆碱酯酶抑制剂，其作用与新斯的明相似（第602页），但作用时间更长。其缩瞳效果在用后 1h 起效，可维持 1～4 周。其可导致眼压下降，在用后 24h 达到最高峰，可持续数天到数周。

碘依可酯主要用于治疗开角型青光眼（第1785页），尤其是在无晶体眼患者和当其他药物作用不充分时。滴眼液浓度为 0.125%。尽管可以每日 1 次用药或隔日用药，但注册药品信息表明考虑到眼压日间波动，每日 2 次的剂量是优选的。建议睡眠时使用每日 1 次的单次剂量或每日 2 次剂量中的单次剂量。

碘依可酯滴眼液也可用于调节性内斜视的诊断和治疗。

制剂

USP 33: Echothiophate Iodide for Ophthalmic Solution.

专利制剂

USA: Phospholine Iodide.

Homatropine (*BAN*) 后马托品

Homatropiini; Homatropin; Homatropina; Homatropinum. (1*R*,3*r*,5*S*)-Tropan-3-yl (*RS*)-mandelate.

$C_{16}H_{21}NO_3$ = 275.3.
CAS — 87-00-3.
ATC — S01FA05.
ATC Vet — QS01FA05.
UNII — 8QS6WCL55Z.

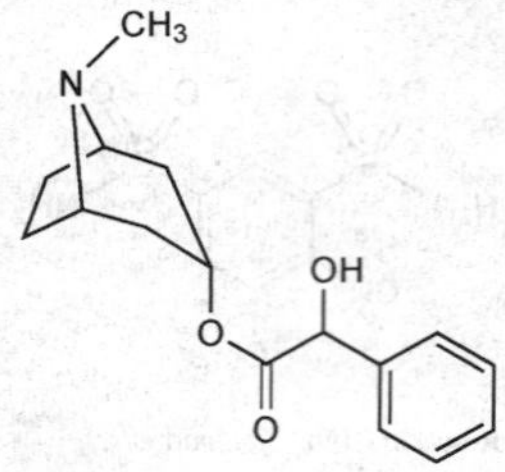

Homatropine Hydrobromide (*BANM*) 氢溴酸后马托品

Homatr. Hydrobrom.; Homatropiinihydrobromidi; Homatropina, hidrobromuro de; Homatropine, bromhydrate d'; Homatropin-hidrobromid; Homatropinhydrobromid; Homatropin-hydrobromid; Homatropini hydrobromidum; Homatropinium Bromide; Homatropino hidrobromidas; Homatropinum Bromatum; Homatropiny bromowodorek; Omatropina Bromidrato; Oxtolyltropine Hydrobromide; Tropyl Mandelate Hydrobromide.

$C_{16}H_{21}NO_3$,HBr = 356.3.
CAS — 51-56-9.
ATC — S01FA05.
ATC Vet — QS01FA05.
UNII — BEW7469QZ0.

注：HOM 是 BP 2005 版批准的单剂量氢溴酸后马托品滴眼液的代码，由于单个包装太小，不能将所有信息标注。

Pharmacopoeias. In *Eur.* (see p.vii), *Int.*, *Jpn*, and *US.*

Ph. Eur. 6.8 (Homatropine Hydrobromide)，一种白色或类白色结晶样粉末或者无色的结晶。易溶于水；略溶于乙醇。5%水溶液 pH 值为 5.5～6.5，避光。

USP 33 (Homatropine Hydrobromide)，白色结晶或者一种白色结晶样粉末。溶于水（1∶6），溶于乙醇（1∶40），溶于氯仿（1∶420）；不溶于乙醚。2%水溶液的 pH 值为 5.7～7.0。贮藏于密闭容器中。避光。

Homatropine Methylbromide (*BANM*, *rINN*) 溴甲后马托品

Homatropiinimetyylibromidi; Homatropine Methobromide; Homatropine, méthylbromure d'; Homatropini methylbromidum; Homatropin-methylbromid; Homatropin-metilbromid; Homatropinmetylbromid; Homatropino metilbromidas; Methylhomatropinium Bromatum; Methylhomatropinium Bromide; Metilbromuro de homatropina. (1*R*,3*r*,5*S*)-3-[(±)-Mandeloyloxy]-8-methyltropanium bromide.

Гоматропина Метилбромид

$C_{16}H_{21}NO_3$,CH_3Br = 370.3.
CAS — 80-49-9.
UNII — 68JRS2HC1C.

Pharmacopoeias. In *Eur.* (see p.vii), *Int.*, and *US.*

Ph. Eur. 6.8 (Homatropine Methylbromide)，一种白色或类白色结晶样粉末或者无色的结晶。易溶于水；可溶于乙醇。5%水溶液 pH 值为 5.5～6.5，避光。

USP 33 (Homatropine Methylbromide)，一种白色，无臭粉末，暴露于光线下颜色缓慢变黑。极易溶于水；易溶于乙醇和含有约 20%水的丙酮中；几乎不溶于丙酮和乙醚。1%水溶液的 pH 值为 4.5～6.5，贮藏于密闭容器中。避光。

不良反应、处置和注意事项

同硫酸阿托品（第1176页）。

眼科应用 在使用后马托品滴眼液后，抗毒蕈碱的毒性（包括共济失调，烦乱不安，兴奋，幻觉）在儿童[1]和老人[2,3]已经有报道。

1. Hoefnagel D. Toxic effects of atropine and homatropine eyedrops in children. *N Engl J Med* 1961; **264:** 168–71.
2. Reid D, Fulton JD. Tachycardia precipitated by topical homatropine. *BMJ* 1989; **299:** 795–6.
3. Tune LE, *et al.* Anticholinergic delirium caused by topical homatropine ophthalmologic solution: confirmation by anticholinergic radioreceptor assay in two cases. *J Neuropsychiatr Clin Neurosci* 1992; **4:** 195–7.

药物相互作用

大体同抗毒蕈碱的毒性（见**硫酸阿托品**，第1176页）。

用途和用法

后马托品是一种抗毒蕈碱的叔胺，和阿托品有相似的作用（第1177页）。其作为氢溴化物应用，也是一种叔胺，来产生瞳孔散大和睫状体麻痹作用（第1786页）；其作用与阿托品相比，更加迅速并且持续时间更短，但是其效果较弱，睫状肌麻痹效果也相对较弱。一般而言，在 30～60min 之间起效，在 1～3 天内恢复。氢溴后马托品通常是用作 1%、2%或 5%的滴眼液。为了确定屈光状态，必要时可在 5～10min 后重复滴用。在治疗葡萄膜炎中（第1446页），眼药水应当每日滴 2 次或 3 次，必要时可增加至每 3～4h 1 次。

在胃肠道痉挛和消化道溃疡疾病的辅助治疗中，后马托品已经被用作溴甲季胺衍生物。其甲溴化物也已经被用于治疗咳嗽的制剂中。

儿童用法 *BNFC 2010/11* 建议对年龄在 3 个月至 2 岁的儿童的葡萄膜炎，使用含有 0.5%的氢溴酸后马托品的滴眼液应每日或隔日 1 次，根据反应调整剂量；年龄更大一些的儿童可用 1%～2%的滴眼液，每日 2 次，根据反应调整剂量。

制剂

BP 2010: Homatropine Eye Drops;
USP 33: Homatropine Hydrobromide Ophthalmic Solution; Homatropine Methylbromide Tablets; Hydrocodone Bitartrate and Homatropine Methylbromide Tablets.

专利制剂

Arg.: Antiespasmodico; Dallapasmo; Espasmotropin; Paratropina; ***Braz.:*** Espasmo Flatol; Novatropina; ***Gr.:*** Nopar; ***Mex.:*** Homogrin; Infafren Simple; Pasmolit†; ***Philipp.:*** Lesopen; ***Spain:*** Homatrop; ***Venez.:*** Litropina.

多组分制剂 ***Arg.:*** Antispasmina; Asestor; Bellatotal; Bibol Leloup; Biliosan Compuesto†; Carbon Tabs; Colistop; Dimaval; Espasmofin; Factor AG Antiespasmodico; Hepatodirectol; Ibufem; Ibupirac Fem; Opoenterol†; Paratropina Antigas; Paratropina Compuesta; Sumal; Teprix Fem; Zimerol; ***Braz.:*** Analgosedan†; Asmatiron†; Atapect†; Belacodid†; Bromalgina†; Calmazin†; Codeverin†; Enterobion†; Espasmalgon†; Espasmo Colic†; Espasmo Dimetiliv; Espasmo Luftal; Etaverol†; Flagass Baby; Marsonil†; Migrane; Naquinto†; Pasmalgin†; Plenocedan†; Sedalene; Sedalin; Spasmotropin; Tropinal; Vagoplex†; ***Chile:*** Codelasa; ***Gr.:*** Colik; ***Hung.:*** Bilagit†; Neo-Bilagit; Ridol†; Troparinum; ***Mex.:*** Bontal; Coralzul; Dialgin; Facetin-D; Neopecsul; Neoxil; Sultroquin†; Threchop; Yodozona; ***Philipp.:*** Creamalin HM; ***Spain:*** Cortenema†; ***Thai.:*** Diaropect; Polyenzyme-I; ***USA:*** Hycodan†; Hydromet; Hydropane; Tussigon; ***Venez.:*** Frevag†; Metilfedrin†.

Latanoprost (*BAN*, *USAN*, *rINN*) 拉坦前列素

Latanoprostum; Latanoprostum; PhXA-41; XA-41. Isopropyl (*Z*)-7-{(1*R*,2*R*,3*R*,5*S*)-3,5-dihydroxy-2-[(3*R*)-3-hydroxy-5-phenylpentyl]cyclopentyl}-5-heptenoate.

Латанопрост

$C_{26}H_{40}O_5$ = 432.6.

CAS — 130209-82-4.

ATC — S01EE01.

ATC Vet — QS01EE01.

UNII — 6Z5B6HVF6O.

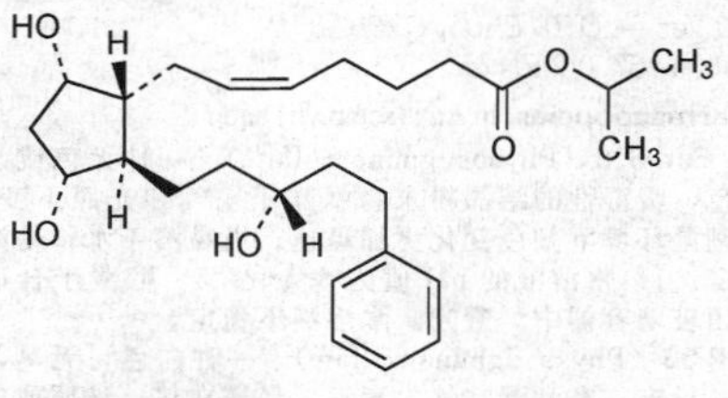

不良反应和注意事项

拉坦前列素滴眼液可使黑色素细胞中黑色素物质增加，从而导致虹膜褐色色素数量逐渐增加。这种眼部颜色变化在混合颜色虹膜的患者中最明显，在一些患者中，这种改变永久存在。虹膜色素沉着常发生在治疗的第一个 8 个月，在第二年或第三年很少发生，治疗四年后不会发生。可出现睫毛变黑、变粗和变长，停药后可恢复。眼睑皮肤变黑报道较少。眼部刺激症状，结膜充血，一过性点状角膜上皮糜烂和眼睑水肿也可出现；也很少有关于虹膜炎和（或）葡萄膜炎和黄斑水肿的报道。也可出现全身不良反应，更多的细节见下面内容。也有报道出现眩晕、头痛、关节痛和肌痛。

对眼的影响 拉坦前列素与眼部的各种不良反应有关，包括黄斑囊样水肿[1]和双侧视盘水肿[2]的病例报告。注册药品信息指出黄斑水肿的病例报告主要发生在无晶体眼的患者，后囊破裂的假晶体眼患者或前房型人工晶体眼患者，或者是那些有发生黄斑囊样水肿危险的患者如糖尿病视网膜病变或视网膜静脉阻塞患者。

在拉坦前列素治疗过程中，2 名患者发生单纯疱疹病毒树枝状角膜炎[3]。作者提出拉坦前列素引起的角膜生物化学变化使其易患疱疹性角膜炎。

1. Wardrop DRA, Wishart PK. Latanoprost and cystoid macular oedema in a pseudophake. *Br J Ophthalmol* 1998; **82:** 843–4.
2. Stewart O, *et al.* Bilateral optic disc oedema associated with latanoprost. *Br J Ophthalmol* 1999; **83:** 1092–3.
3. Ekatomatis P. Herpes simplex dendritic keratitis after treatment with latanoprost for primary open angle glaucoma. *Br J Ophthalmol* 2001; **85:** 1008–9.

全身作用 使用拉坦前列素滴眼液与全身不良反应的发生有关。在一个拉坦前列素相关的 2 例高血压患者的病例报告中[1]，作者提到其他的不良事件包括身体周边和面部的水肿，呼吸困难、哮喘加剧、心动过速、胸痛或心绞痛也有报道。另一个病例报告也提到心绞痛恶化[2]。尽管在一项包括 24 名稳定哮喘患者的研究中发现拉坦前列素滴眼液对肺功能或哮喘症状没有影响，但是英国注册药品信息建议在严重哮喘患者或体弱哮喘患者中使用拉坦前列素要谨慎[3]。

1. Peak AS, Sutton BM. Systemic adverse effects associated with topically applied latanoprost. *Ann Pharmacother* 1998; **32:** 504–5.
2. Mitra M, *et al.* Exacerbation of angina associated with latanoprost. *BMJ* 2001; **323:** 783.
3. Hedner J, *et al.* Latanoprost and respiratory function in asthmatic patients: randomized, double-masked, placebo-controlled crossover evaluation. *Arch Ophthalmol* 1999; **117:** 1305–9.

药物相互作用

有报道称，在同时眼内使用 2 种前列腺素类似物，眼内压矛盾性增高。英国注册药品信息不推荐同时使用 2 种或 2 种以上前列腺素类似物或衍生物。

用途和用法

拉坦前列素是一种合成的地诺前列素（前列腺素 $F_{2\alpha}$）的类似物，用来降低开角型青光眼和高眼压症患者（第1785页）的眼压。点药 3～4h 后眼压开始下降，8～12h 后达到高峰。眼压下降持续至少 24h。0.005％眼溶液每日 1 次，最好晚间应用。

1. Patel SS, Spencer CM. Latanoprost: a review of its pharmacological properties, clinical efficacy and tolerability in the management of primary open-angle glaucoma and ocular hypertension. *Drugs Aging* 1996; **9:** 363–78.
2. Einarson TR, *et al.* Meta-analysis of the effect of latanoprost and brimonidine on intraocular pressure in the treatment of glaucoma. *Clin Ther* 2000; **22:** 1502–15.
3. Zhang WY, *et al.* Meta-analysis of randomised controlled trials comparing latanoprost with timolol in the treatment of patients with open angle glaucoma or ocular hypertension. *Br J Ophthalmol* 2001; **85:** 983–90.
4. Feldman RM. An evaluation of the fixed-combination of latanoprost and timolol for use in open-angle glaucoma and ocular hypertension. *Expert Opin Pharmacother* 2004; **5:** 909–21.
5. Bayer A, *et al.* Clinical predictors of latanoprost treatment effect. *J Glaucoma* 2005; **14:** 260–3.
6. Nagar M, *et al.* A randomised, prospective study comparing selective laser trabeculoplasty with latanoprost for the control of intraocular pressure in ocular hypertension and open angle glaucoma. *Br J Ophthalmol* 2005; **89:** 1413–17.
7. Diestelhorst M, Larsson LI. European-Canadian Latanoprost Fixed Combination Study Group. A 12-week, randomized, double-masked, multicenter study of the fixed combination of latanoprost and timolol in the evening versus the individual components. *Ophthalmology* 2006; **113:** 70–6.
8. Fung AT, *et al.* Meta-analysis of randomised controlled trials comparing latanoprost with brimonidine in the treatment of open-angle glaucoma, ocular hypertension or normal-tension glaucoma. *Br J Ophthalmol* 2007; **91:** 62–8.
9. Varma R, *et al.* Using diurnal intraocular pressure fluctuation to assess the efficacy of fixed-combination latanoprost/timolol versus latanoprost or timolol monotherapy. *Br J Ophthalmol* 2010; **94:** 80–4.

制剂

专利制剂

Arg.: Glaucostat; Klonaprost; Latanoflax; Louten; Paraiop†; Tanamof; Xalatan; ***Austral.:*** Xalatan; ***Austria:*** Xalatan; ***Belg.:*** Xalatan; ***Braz.:*** Xalatan; ***Canad.:*** Xalatan; ***Chile:*** Gaap Ofteno; Gaax; Latof; Louten; Xalatan; ***Cz.:*** Solusin; Unilat; Xalatan; Xaloptic; ***Denm.:*** Xalatan; ***Fin.:*** Xalatan; ***Fr.:*** Xalatan; ***Ger.:*** Xalatan; ***Gr.:*** Latandrops; Xalatan; ***Hong Kong:*** Xalatan; ***Hung.:*** Xalatan; ***India:*** 9PM; ***Indon.:*** Xalatan; ***Irl.:*** Proxal; Xalatan; ***Israel:*** Xalatan; ***Ital.:*** Xalatan; ***Malaysia:*** Xalatan; ***Mex.:*** Algun; Gaap Ofteno; Kevixkeni; Latsol; Pioprost; Xalatan; ***Neth.:*** Xalatan; ***Norw.:*** Xalatan; ***NZ:*** Xalatan; ***Philipp.:*** Xalatan; ***Pol.:*** Xalatan; ***Port.:*** Xalatan; ***Rus.:*** Xalatan (Ксалатан); ***S.Afr.:*** Xalatan; ***Singapore:*** Xalatan; ***Spain:*** Xalatan; ***Swed.:*** Xalatan; ***Switz.:*** Xalatan; ***Thai.:*** Xalatan; ***Turk.:*** Xalatan; ***UK:*** Xalatan; ***Ukr.:*** Xalatan (Ксалатан); ***USA:*** Xalatan; ***Venez.:*** Gaap Ofteno; Laprost; Latanopress; Xalatan.

多组分制剂 ***Arg.:*** Louten T; Ocuprostim; Xalacom; ***Austral.:*** Xalacom; ***Austria:*** Xalacom; ***Belg.:*** Xalacom; ***Braz.:*** Xalacom; ***Canad.:*** Xalacom; ***Chile:*** Gaax T; Latof-T; Xalacom; ***Cz.:*** Xalacom; ***Denm.:*** Xalcom; ***Fin.:*** Xalcom; ***Fr.:*** Xalacom; ***Ger.:*** Xalacom; ***Gr.:*** Xalacom; ***Hong Kong:*** Xalacom; ***Hung.:*** Xalacom; ***Indon.:*** Xalacom; ***Irl.:*** Xalacom; ***Israel:*** Xalacom; ***Ital.:*** Xalacom; ***Malaysia:*** Xalacom; ***Mex.:*** Xalacom; ***Neth.:*** Xalacom; ***Norw.:*** Xalcom; ***NZ:*** Xalacom; ***Philipp.:*** Xalacom; ***Pol.:*** Xalacom; ***Port.:*** Tavu; Xalacom; ***Rus.:*** Xalacom (Ксалаком); ***S.Afr.:*** Xalacom; ***Singapore:*** Xalacom; ***Spain:*** Xalacom; ***Swed.:*** Xalcom; ***Switz.:*** Xalacom; ***Thai.:*** Xalacom; ***Turk.:*** Xalacom; ***UK:*** Xalacom; ***Ukr.:*** Xalacom (Ксалаком); ***Venez.:*** Xalacom.

Levobunolol Hydrochloride (*BANM*, *USAN*, *rINNM*) ⊗盐酸左布诺洛尔

(–)-Bunolol Hydrochloride; *l*-Bunolol Hydrochloride; Hidrocloruro de levobunolol; Lévobunolol, Chlorhydrate de; Levobunolol Hidroklorür; Levobunololhydroklorid; Levobunololi Hydrochloridum; Levobunololihydrokloridi; W-7000A. (–)-5-(3-*tert*-Butylamino-2-hydroxypropoxy)-1,2,3,4-tetrahydronaphthalen-1-one hydrochloride.

Левобунолола Гидрохлорид

$C_{17}H_{25}NO_3,HCl$ = 327.8.

CAS — 47141-42-4 (levobunolol); 27912-14-7 (levobunolol hydrochloride).

ATC — S01ED03.

ATC Vet — QS01ED03.

UNII — O90S49LDHH.

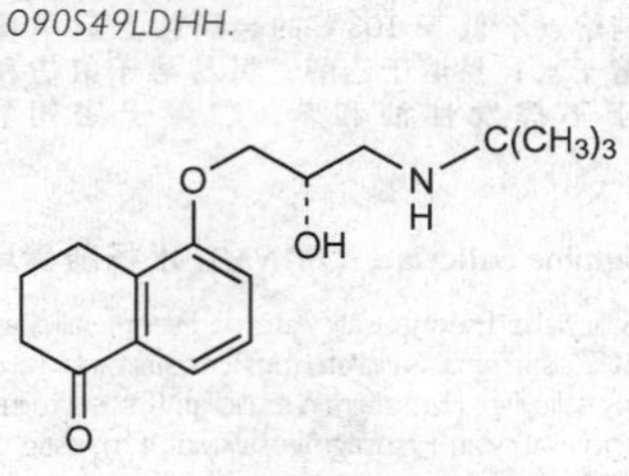

(levobunolol)

Pharmacopoeias. In *Br.* and *US.*

BP 2010（Levobunolol Hydrochloride） 一种白色或者粉白色结晶粉末。易溶于水；略溶于乙醇。5％水溶液的 pH 值为 4.5～6.5。避光。

USP 29（Levobunolol Hydrochloride） 一种白色无味结晶粉末。溶于水和甲醇；微溶于乙醇和氯仿。5％水溶液的 pH 值为 4.5～6.5。

不良反应、处置和注意事项

同 β 受体阻滞药（第1182页）。

药物相互作用

与 β 受体阻滞药相关的药物相互作用在第1184页进行讨论。

药动学

有报道在眼局部应用后发生全身吸收的情况。在使用口服剂量后，左布诺洛尔快速的而且几乎是完全地从胃肠道吸收。在肝脏进行充分代谢，其主要代谢产物二氢左布诺洛尔据报道仍具有 β 受体阻滞活性。代谢产物和一些未发生变化的药物从尿液排泄。

用途和用法

左布诺洛尔是一种非心脏选择性 β 受体阻滞药（第1181页）。据报道其缺乏内在拟交感活性并且没有明显的膜稳定性。

左布诺洛尔已经被用作盐酸盐来降低开角型青光眼和高眼压症中升高的眼压（第1785页）。滴眼后 1h 开始起效，2～6h 作用达到最高峰，作用可维持长达 24h。盐酸左布诺洛尔通常用作 0.5％的滴眼液，每日 1 次或 2 次点眼，或者是使用 0.25％的滴眼液每日 2 次点眼。

制剂

BP 2010: Levobunolol Eye Drops;
USP 33: Levobunolol Hydrochloride Ophthalmic Solution.

专利制剂

Arg.: Betagan; Levunolol†; ***Austral.:*** Betagan†; ***Austria:*** Vistagan; ***Belg.:*** Betagan; ***Braz.:*** B-Tablock; Betagan; ***Canad.:*** Betagan; ***Chile:*** Betagen; ***Cz.:*** Vistagan; ***Denm.:*** Betagan†; ***Fr.:*** Betagan; ***Ger.:*** Vistagan; ***Gr.:*** Pentila; Vistagan; ***Hong Kong:*** Betagan; ***Hung.:*** Vistagan; ***Irl.:*** Betagan; ***Israel:*** Betagan†; ***Ital.:*** Vistagan; ***Malaysia:*** Betagan†; ***Mex.:*** Betagan; ***Neth.:*** Betagan; ***NZ:*** Betagan; ***Port.:*** Betagan; ***S.Afr.:*** Betagan; ***Singapore:*** Betagan; ***Spain:*** Betagan; ***Switz.:*** Vistagan; ***Thai.:*** Betagan; ***Turk.:*** Betagan; ***UK:*** Betagan; ***USA:*** Ak-Beta; Betagan; ***Venez.:*** Vistagan.

多组分制剂 ***Canad.:*** Probeta.

Methazolamide (*BAN*, *rINN*) ⊗醋甲唑胺

Metazolamida; Méthazolamide; Methazolamidum. *N*-(4-Methyl-2-sulphamoyl-Δ^2-1,3,4-thiadiazolin-5-ylidene)acetamide.

Метазоламид

$C_5H_8N_4O_3S_2$ = 236.3.

CAS — 554-57-4.

ATC — S01EC05.

ATC Vet — QS01EC05.

UNII — W733B0S9SD.

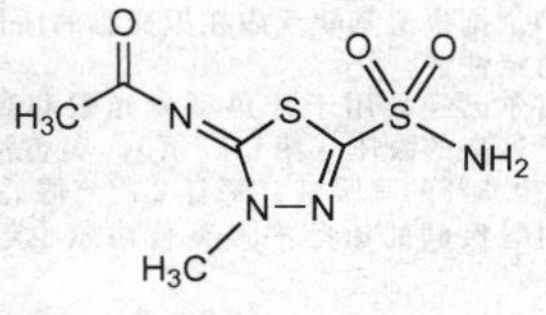

Pharmacopoeias. In *US.*

USP 33（Methazolamide） 一种白色或微黄色结晶粉末，有微臭。极易溶于水和乙醇；微溶于丙酮；溶于二甲基酰胺。避光。

不良反应和注意事项

同乙酰唑胺（第1786页）。

超敏反应 在一例患者中发生胆汁郁积性肝炎，伴有黄疸、皮疹和继发的全红细胞发育不全，都与醋甲唑胺有关[1]。药物导致的超敏反应被怀疑是发生反应的原因。

1. Krivoy N, *et al.* Methazolamide-induced hepatitis and pure RBC aplasia. *Arch Intern Med* 1981; **141:** 1229–30.

药动学

醋甲唑胺从胃肠道吸收要比乙酰唑胺慢。有报道认为其不与血浆蛋白完全结合，半衰期约为 14h，剂量的 15％～30％从尿道排泄，其余部分的去路仍不清楚。

用途和用法

醋甲唑胺是一种碳酸酐酶抑制剂，与乙酰唑胺有相似的作用（第1787页）。用于青光眼（第1785页）的治疗，口服剂量为 50～100mg，每日 2～3 次。其作用不如乙酰唑胺迅速，但效果更加持久，持续 10～18h。

醋甲唑胺利尿作用不如乙酰唑胺明显。

制剂

USP 33: Methazolamide Tablets.

专利制剂

USA: MZM†.

Metipranolol (*BAN*, *USAN*, *rINN*) ⊗美替洛尔

BMOI-004; Methypranolol; Métipranolol; Metipranololum; VUAB-6453 (SPOFA); VUFB-6453. 1-(4-Acetoxy-2,3,5-trimethylphenoxy)-3-isopropylaminopropan-2-ol; 4-(2-Hydroxy-3-isopropylaminopropoxy)-2,3,6-trimethylphenyl acetate.

Метипранолол

$C_{17}H_{27}NO_4$ = 309.4.

CAS — 22664-55-7.

ATC — S01ED04.

ATC Vet — QS01ED04.

UNII — X39AL81KEB.

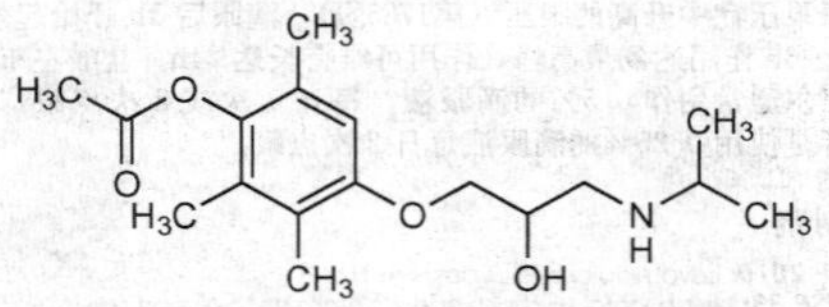

注：MPR 是 BP 2010 批准的单剂量美替洛尔滴眼液代码。由于单个包装太小，不能将所有信息标注。

Pharmacopoeias. In *Br.*

BP 2010（Metipranolol） 一种白色结晶粉末。几乎不溶于水；溶于乙醇、丙酮和甲醇；溶解于稀释的无机酸中。2.5%水混悬溶液滤液的 pH 值为 9.0～10.0。避光。

不良反应、处置和注意事项

同 β 受体阻滞药（第1182页）。

结膜炎、结膜白斑、一过性刺痛以及其他眼部不良反应已经有报道与美替洛尔滴眼液有关。肉芽肿性前葡萄膜炎报道较少。在英国报道有较高的发生率可能与在美替洛尔滴眼液最终容器中放射灭菌所引起的变化有关，但这种制剂已不再使用。

药物相互作用

与 β 受体阻滞药相关的药物相互作用见第1184页中讨论。

用途和用法

美替洛尔是一种非心脏选择性 β 受体阻滞药（第1181页）。据报道其缺乏内在拟交感的活性并且没有明显的膜稳定性。

美替洛尔已经被用于开角型青光眼和高眼压症治疗，来降低升高的眼压（第1785页）。美替洛尔通常用作 0.1%或 0.3%的滴眼液，每日 2 次点眼。

在心血管疾病的治疗中，美替洛尔也已经被口服使用。

制剂

BP 2010: Metipranolol Eye Drops.

专利制剂

Austria: Beta-Ophtiole; **Belg.:** Beta-Ophtiole; **Cz.:** Trimepranol; **Ger.:** Betamann; **Ital.:** Turoptin; **Mon.:** Betanol; **Neth.:** Beta-Ophtiole; **Philipp.:** Beta-Ophtiole; **Pol.:** Betamann; **Port.:** Beta-Ophtiole; **S.Afr.:** Beta-Ophtiole; **Singapore:** Beta-Ophtiole; **Switz.:** Turoptin†; **Thai.:** Beta-Ophtiole†; **Turk.:** Turoptin; **USA:** OptiPranolol.

多组分制剂 **Austria:** Betacarpin; **Belg.:** Normoglaucon; **Cz.:** Trimecryton†; **Ger.:** Normoglaucon; Tri-Torrat†; **Gr.:** Beta Opthiole; Ripix; **Ital.:** Ripix†; **Neth.:** Normoglaucon; **Pol.:** Normoglaucon; **Port.:** Normoglaucon†; **Switz.:** Ripix†; **Thai.:** Normoglaucon†.

Nipradilol (*rINN*) ⊗尼普地洛

K-351; Nipradilolum; Nipradolol. 8-[2-Hydroxy-3-(isopropylamino)propoxy]-3-chromanol 3-nitrate.

Нипрадилол

$C_{15}H_{22}N_2O_6$ = 326.3.

CAS — 81486-22-8.

UNII — FVM336I71Y.

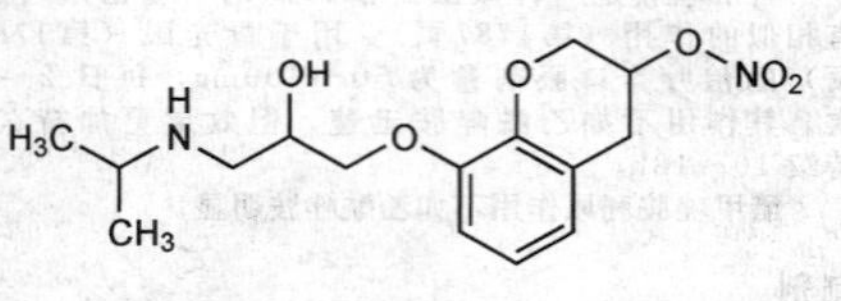

简介

尼普地洛是一种非心脏选择性 β 受体阻滞药（第1181页）。据报道其有直接的血管扩张活性。其用于青光眼和高眼压症（第1785页）的治疗；含有 0.05%尼普地洛的滴眼液每日 2 次点眼。

制剂

专利制剂

Jpn: Hypadil.

Paraoxon 对硝苯磷酯

E-600. Diethyl *p*-nitrophenyl phosphate.

$C_{10}H_{14}NO_6P$ = 275.2.

CAS — 311-45-5.

ATC — S01EB10.

ATC Vet — QS01EB10.

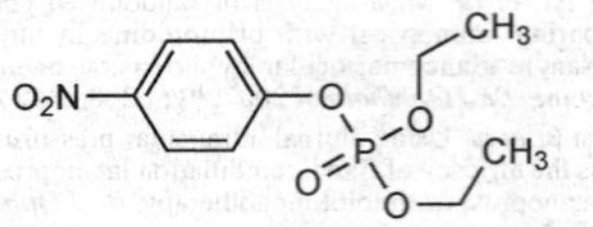

简介

对硝苯磷酯是胆碱酯酶活性强效抑制剂，已经和其他缩瞳药用于青光眼的治疗。其是有机磷杀虫剂对硫磷（第1931页）的活性代谢产物，因此可以产生相似的毒性，但是作用更加迅速。

制剂

多组分制剂 **Ital.:** Miost.

Physostigmine (*BAN*) 毒扁豆碱

Eserina; Eserine; Fisostigmina; Fysostigmiini; Fysostigmin; Physostigminum. (3a*S*,8a*R*)-1,2,3,3a,8,8a-Hexahydro-1,3a,8-trimethylpyrrolo[2,3-*b*]indol-5-yl methylcarbamate.

$C_{15}H_{21}N_3O_2$ = 275.3.

CAS — 57-47-6.

ATC — S01EB05; V03AB19.

ATC Vet — QA03AX90; QA03FA90; QS01EB05; QV03AB19.

UNII — 9U1VM840SP.

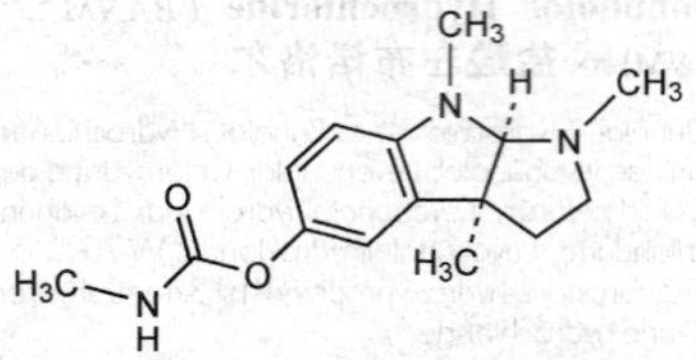

性状 从毒扁豆 *physostigma venenosum* 的种子获得的生物碱。

Pharmacopoeias. In *US.*

USP 33（Physostigmine） 一种通常从豆科 *physostigma venenosum* 干燥成熟的种子中获得的生物碱。是一种白色、无味、微结晶样的粉末，在暴露于热、光或空气、或与熔点不低于 103℃的金属接触后呈现红色外观。微溶于水；易溶于乙醇；极易溶于氯仿和二氯甲烷；溶于不挥发性油和苯。贮藏于密闭容器中。避光。

Physostigmine Salicylate (*BANM*) 水杨酸毒扁豆碱

Eserine Salicylate; Ésérine, salicylate d'; Eserini salicylas; Ezerino salicilatas; Fisostigmina, salicilato de; Fizostigmino salicilatas; Fizostygminy salicylan; Fizosztigmin-szalicilát; Fysostigmiinisalisylaatti; Fysostigminsalicylat; Fysostigmin-salicylát; Physostig. Sal.; Physostigmine Monosalicylate; Physostigmini salicylas.

$C_{15}H_{21}N_3O_2,C_7H_6O_3$ = 413.5.

CAS — 57-64-7.

ATC — S01EB05; V03AB19.

ATC Vet — QS01EB05; QV03AB19.

UNII — 2046ZRO9VU.

Pharmacopoeias. In *Eur.* (see p.vii), *Int.*, and *US.*

Ph. Eur. 6.8（Physostigmine Salicylate） 无色或几乎无色的结晶。暴露于空气和光线下变红，当在潮湿环境下颜色变化更加迅速。略溶于水；溶于乙醇。0.9%水溶液的 pH 值为 5.1～5.9。贮藏于密闭容器中。避光。溶液不稳定。

USP 33（Physostigmine Salicylate） 白色，发亮，无味结晶或者白色粉末。暴露于热、光或空气或与微量金属长期接触后变红。溶于水（1∶75），溶于乙醇（1∶16），溶于氯仿（1∶6），溶于乙醚（1∶250）。25℃贮藏于密闭容器中，允许温度范围为 15～30℃。避光。

稳定性 见下文。

Physostigmine Sulfate 硫酸毒扁豆碱

Ésérine, sulfate d'; Eserine Sulphate; Eserini Sulfas; Ezerino sulfatas; Fisostigmina, sulfato de; Fizostigmino sulfatas; Fizosztigmin-szulfát; Fysostigmiinisulfaatti; Fysostigminsulfat; Fysostigmin-sulfát; Physostig. Sulph.; Physostigmine Sulphate (*BANM*); Physostigmini sulfas; Sulfato de eserina.

$(C_{15}H_{21}N_3O_2)_2,H_2SO_4$ = 648.8.

CAS — 64-47-1.

ATC — S01EB05; V03AB19.

ATC Vet — QS01EB05; QV03AB19.

UNII — G63V2J2N71.

Pharmacopoeias. In *Eur.* (see p.vii) and *US.*

Ph. Eur. 6.8（Physostigmine Sulfate） 一种无色或几乎无色，吸湿性的结晶粉末。暴露于空气和光照下变红。在潮湿环境下颜色变化更加迅速。极易溶于水；易溶于乙醇。1%水溶液的 pH 值为 3.5～5.5。贮藏于合适的密闭玻璃容器中。避光。水溶液不稳定。

USP 33（Physostigmine Sulfate） 一种白色，无臭，微结晶粉末。在潮湿空气中潮解，暴露在热，光照或空气或者长时间接触微量金属后变红。溶于水（1∶4），溶于乙醇（1∶0.4），溶于乙醚（1∶1200）。贮藏于密闭容器中。避光。

稳定性 在水溶液中，毒扁豆碱水解为氧化毒扁豆碱，之后氧化成为红色复合物红毒扁豆碱和其他有颜色的产物。注射用或眼用溶液如果颜色发生变化，不应当使用。

不良反应、处置和注意事项

同新斯的明全身作用，见第601页，尽管通常更加严重。毒扁豆碱通过血脑屏障，因此可产生中枢神经作用。

对于局部缩瞳药的不良反应和注意事项，也可见毛果芸香碱（第1795页）。当眼部长期应用时，毒扁豆碱不能被很好耐受，也许会产生结膜滤泡。超敏反应也很常见。过度使用含有毒扁豆碱的眼膏会导致深肤色患者睑缘脱色素。

过量 对于毒扁豆碱引起的全身毒性，通常建议进行对症和支持治疗，包括必要时使用地西泮和阿托品。然而在一个早期的报道中，在一例服用 1g 毒扁豆碱的患者产生心动过速和多灶性心室异位搏动后，不得不放弃使用阿托品[1]。在一例相似的严重中毒的患者，除了频繁静脉应用阿托品，缓慢静脉注射普萘洛尔 5mg 降低了高速脉搏和不规律脉搏[2]。

1. Cumming G, *et al.* Treatment and recovery after massive overdosage of physostigmine. *Lancet* 1968; **ii:** 147–9.
2. Valero A. Treatment of severe physostigmine poisoning. *Lancet* 1968; **ii:** 459–60.

药物相互作用

同新斯的明，第602页。

药动学

毒扁豆碱易于从胃肠道，结膜下组织和黏膜吸收，在体内主要由胆碱酯酶的酯链水解作用被破坏。胃肠外用药的剂量可在 2h 内被破坏。其可通过血脑屏障，几乎不从尿液排泄。

少量研究表明在口服达 4mg 剂量的水杨酸毒扁豆碱后其吸收和代谢存在明显的个体间差异，也许是因为可饱和的系统前代谢（saturable presystemic metabolism）[1～3]。5 例患者中有 3 例口服生物利用度在 5.2%～11.7%。

在一项研究中[4]，在 6 例患者中经皮肤装置单次应用毒扁豆碱，平均绝对生物利用度为 36%（范围 12.6%～53.2%）。与口服水杨酸毒扁豆碱水溶液相比，绝对生物利用度个体间变异降低了约 30%。去除了经皮肤装置后，仍然有毒扁豆碱的持续吸收，表明皮肤有药物储存作用。

在一项患有阿尔茨海默病的 9 例患者的研究中[5]，报道静脉应用水杨酸毒扁豆碱平均清除半衰期为 16.4min。胆碱酯酶抑制剂比其所提出的清除半衰期更加延长。

1. Gibson M, *et al.* Physostigmine concentrations after oral doses. *Lancet* 1985; **i:** 695–6.
2. Sharpless NS, Thal LJ. Plasma physostigmine concentrations after oral administration. *Lancet* 1985; **i:** 1397–8.
3. Whelpton R, Hurst P. Bioavailability of oral physostigmine. *N Engl J Med* 1985; **313:** 1293–4.
4. Walker K, *et al.* Pharmacokinetics of physostigmine in man following a single application of a transdermal system. *Br J Clin Pharmacol* 1995; **39:** 59–63.
5. Asthana S, *et al.* Clinical pharmacokinetics of physostigmine in patients with Alzheimer's disease. *Clin Pharmacol Ther* 1995; **58:** 299–309.

用途和用法

毒扁豆碱是可逆的胆碱酯酶活性的叔胺抑制剂，与新斯的明有相似的作用（第602页）。毒扁豆碱已经被应用，单独应用或者更加通常的是与其他缩瞳药物如毛果芸香碱联合应用，来降低青光眼眼压；常以含水杨酸盐的滴眼液或含硫酸盐的眼膏使用。其比毛果芸香碱有更强效的缩瞳效果，但长期应用通常不能耐受。

毒扁豆碱通过血脑屏障并且已经被用于逆转过量应用抗毒蕈碱作用的药物后所产生的中枢以及末梢效应，但是通常不建议使用这种治疗。

抗毒蕈碱毒性 因为毒扁豆碱能穿过血脑屏障，其已经被用于逆转具有抗毒蕈碱作用的药物包括三环抗抑郁药、抗组胺药、一些止吐剂、一些抗震颤麻痹的药物以及吩噻嗪等药物所产生的中枢毒性效应。然而，评论者都同意这种观点即总体上这种用药方法是不适当的而且是危险的。毒扁豆碱似乎不会影响三环类抗抑郁药毒性的死亡率[1]，而且其应用能导致严重的心脏和呼吸效应[2,3]以及导致惊厥[3,4]。

1. Aquilonius S-M, Hedstrand U. The use of physostigmine as an antidote in tricyclic anti-depressant intoxication. *Acta Anaesthesiol Scand* 1978; **22:** 40–5.
2. Newton RW. Physostigmine salicylate in the treatment of tricyclic antidepressant overdosage. *JAMA* 1975; **231:** 941–3.
3. Caine ED. Anticholinergic toxicity. *N Engl J Med* 1979; **300:** 1278.
4. Knudsen K, Heath A. Effects of self poisoning with maprotiline. *BMJ* 1984; **288:** 601–3.

巴氯芬过量 关于巴氯芬过量的治疗中使用毒扁豆碱的参考文献，见第1799页。

小脑性共济失调 双盲对照研究表明在一些小脑共济失调包括脊髓小脑变性的遗传性疾病如 Friedreich 共济失调的患者中，毒扁豆碱能够产生全身症状改善[1,2]。然而，在另一项研究中没有表明，使用毒扁豆碱治疗对于小脑共济失调患者会产生任何显著改善[3]。

1. Rodriguez-Budelli MM, *et al.* Action of physostigmine on inherited ataxias. *Adv Neurol* 1978; **21:** 195–202.
2. Aschoff JC, *et al.* Physostigmin in der Behandlung von Kleinhirnataxien. *Nervenarzt* 1996; **67:** 311–18.
3. Wessel K, *et al.* Double-blind crossover study with physostigmine in patients with degenerative cerebellar diseases. *Arch Neurol* 1997; **54:** 397–400.

痴呆 在阿尔茨海默病的症状治疗中，已经对毒扁豆碱进行了研究（见**痴呆**，第342页）。然而，一篇系统性综述推论其有效性的证据有限，所显示出的优点并不能让人信服[1]。在阿尔茨海默病治疗中口服毒扁豆碱的小样本早期研究没有得出确切结论。在使用控制释放毒扁豆碱的大样本多中心研究发现在认知和眼球功能方面，其能产生一些改善，但是胃肠道不良反应非常普遍导致较高的失访率[2]。

1. Coelho Filho JM, Birks J. Physostigmine for dementia due to Alzheimer's disease. Available in The Cochrane Database of Systematic Reviews; Issue 2. Chichester: John Wiley; 2001 (accessed 17/03/06).
2. Thal LJ, *et al.* A 24-week randomized trial of controlled-release physostigmine in patients with Alzheimer's disease. *Neurology* 1999; **52:** 1146–52.

制剂

USP 33: Physostigmine Salicylate Injection; Physostigmine Salicylate Ophthalmic Solution; Physostigmine Sulfate Ophthalmic Ointment.

专利制剂

Austria: Anticholium; ***Cz.:*** Anticholium; ***Ger.:*** Anticholium; ***Gr.:*** Anticholium; ***USA:*** Antilirium†.

多组分制剂 ***India:*** Bi-Miotic†.

Pilocarpine (*BAN*) 毛果芸香碱

Pilocarpina; Pilocarpinum; Pilokarpiini; Pilokarpin. (3*S*,4*R*)-3-Ethyldihydro-4-[(1-methyl-1*H*-imidazol-5-yl)methyl]furan-2(3*H*)-one.

$C_{11}H_{16}N_2O_2$ = 208.3.

CAS — 92-13-7.

ATC — N07AX01; S01EB01.

ATC Vet — QN07AX01; QS01EB01.

UNII — 01MI4Q9DI3.

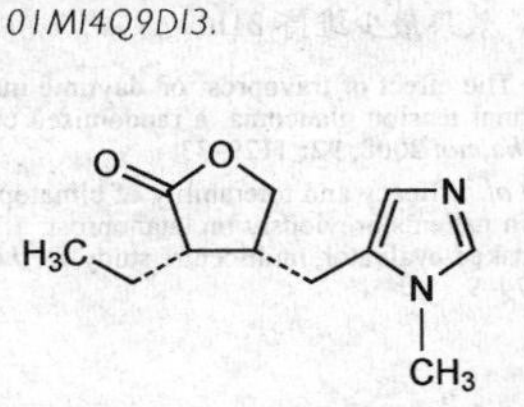

性状 从毛果芸香，小型叶毛果芸香属（芸香科）和其他毛果芸香物种的叶子中获得的一种生物碱。

Pharmacopoeias. In *US.*

USP 33 (Pilocarpine) 一种黏稠的、非常吸湿性的油状液体或结晶。M. P. 约 34℃。溶于水、乙醇和氯仿；略溶于乙醚和苯；几乎不溶于石油醚。贮藏于低于 8℃的密闭容器中。避光。

Pilocarpine Borate 硼酸毛果芸香碱

Pilocarpina, borato de.

$C_{11}H_{16}N_2O_2,xBH_3O_3$.

CAS — 16509-56-1.

ATC — N07AX01; S01EB01.

ATC Vet — QN07AX01; QS01EB01.

Pilocarpine Hydrochloride (*BANM*) 盐酸毛果芸香碱

Pilocarp. Hydrochlor.; Pilocarpina, hidrocloruro de; Pilocarpine, chlorhydrate de; Pilocarpine Monohydrochloride; Pilocarpini Chloridum; Pilocarpini hydrochloridum; Pilocarpinium Chloratum; Pilokarpiinihydrokloridi; Pilokarpin Hidroklorür; Pilokarpin-hidroklorid; Pilokarpin-hydrochlorid; Pilokarpinhydroklorid; Pilokarpino hidrochloridas; Pilokarpiny chlorowodorek.

$C_{11}H_{16}N_2O_2$,HCl = 244.7.

CAS — 54-71-7.

ATC — N07AX01; S01EB01.

ATC Vet — QN07AX01; QS01EB01.

UNII — 0WW6D218XJ.

注：PIL 是 BP 2010 批准的单剂量盐酸毛果芸香碱滴眼液代码。由于单个包装太小，不能将所有信息标注。

Pharmacopoeias. In *Eur.* (see p.vii), *Int.*, *Jpn*, and *US.*

Ph. Eur. 6. 8 (Pilocarpine hydrochloride) 吸湿性的无色结晶，或白色或几乎白色的结晶粉末。极易溶于水和乙醇。5%水溶液的 pH 值为 3.5～4.5，贮藏于密闭容器中。避光。

USP 33 (Pilocarpine hydrochloride) 无色、半透明的、无味、吸湿性的晶体。溶于水（1：0.3），溶于乙醇（1：3），溶于氯仿（1：360）；不溶于乙醚。其溶液在石蕊中呈酸性。贮藏于密闭容器中。避光。

稳定性 盐酸毛果芸香碱口服溶液，从粉末或滴眼液中制备，缓冲到 pH 值 5.5，发现可在 25℃环境 60 天保持稳定，4℃环境 90 天保持稳定[1]。

1. Fawcett JP, *et al.* Formulation and stability of pilocarpine oral solution. *Int J Pharm Pract* 1994; **3:** 14–18.

Pilocarpine Nitrate (*BANM*) 硝酸毛果芸香碱

Pilocarp. Nit.; Pilocarpina, nitrato de; Pilocarpine Mononitrate; Pilocarpine, nitrate de; Pilocarpini nitras; Pilocarpinii Nitras; Pilocarpinium Nitricum; Pilokarpiininitraatti; Pilokarpinnitrat; Pilokarpin-nitrát; Pilokarpino nitratas.

$C_{11}H_{16}N_2O_2$,HNO_3 = 271.3.

CAS — 148-72-1.

ATC — N07AX01; S01EB01.

ATC Vet — QN07AX01; QS01EB01.

UNII — M20T465H6J.

注：PIL 是 BP 2010 批准的单剂量硝酸毛果芸香碱滴眼液代码。由于单个包装太小，不能将所有信息标注。

Pharmacopoeias. In *Chin.*, *Eur.* (see p.vii), *Int.*, *US*, and *Viet.*

Ph. Eur. 6. 8 (Pilocarpine Nitrate) 无色结晶，或白色或几乎白色结晶粉末。易溶于水；略溶于乙醇。5%水溶液的 pH 值为 3.5～4.5。避光。

USP 33 (Pilocarpine Nitrate) 发亮白色结晶。溶于水（1：4），溶于乙醇（1：75）；不溶于氯仿和乙醚。其溶液在石蕊中呈酸性。贮藏于密闭容器中。避光。

不良反应、处置和注意事项

全身反应和注意事项同**新斯的明**（第601页）。

在毛果芸香碱的口服使用中，发汗是一个常见问题。需要注意的是在过度发汗的患者和不能维持充足的液体摄入的患者，应避免脱水。反常高血压和便秘、意识错乱和小便次数增加也已经有报道。注册药品信息提出当急性虹膜炎或闭角型青光眼患者发生不良瞳孔缩小时，不应当使用。视物模糊或眩晕可以影响一些熟练作业的操作如开车。此外，对认知或精神异常患者，肾结石或肾脏损害或有胆汁异常的患者，在使用毛果芸香碱时应当慎重。肝脏受损的患者应当减量（见下文在**肝损伤中的用法**）。

在眼部应用后，毛果芸香碱通常能比胆碱酯酶抑制剂更好的耐受，但和其他缩瞳药一样可产生睫状肌痉挛、眼疼和刺激症状、视物模糊、流泪、近视和眶上神经疼。结膜血管充血、浅层角膜炎、玻璃体出血以及加重瞳孔阻滞均有报道。长期应用后会产生晶体混浊。当全身毒性的症状出现时，应停止使用缩瞳药物治疗。

缩瞳药的禁忌证是一些不希望出现瞳孔缩小的疾病，如急性虹膜炎、急性葡萄膜炎、前部葡萄膜炎和某些类型的继发性青光眼。在眼前部急性炎症的疾病应避免使用缩瞳药物。如果可能的话，在眼部手术之前应停止使用长效的缩瞳药，因为有增加出血的危险。在有视网膜脱离病史的患者和患有近视的年轻患者，应非常谨慎使用缩瞳药物。在角膜和结膜受损的患者，也需要小心使用缩瞳药物。瞳孔缩小会导致视物模糊和暗适应困难，在夜间行车或在光线欠佳的环境下执行危险任务时，小心谨慎是必要的。佩戴软性角膜接触镜的患者不应当使用缩瞳药物。

哮喘 值得提醒的是在可疑患者中局部使用缩瞳药会加速支气管痉挛[1]。然而，有报道卡巴胆碱所导致支气管痉挛的严重程度轻于噻吗洛尔。支气管痉挛的并发症在使用毛果芸香碱时非常不易发生，但确实已有报道。因为在诊断潜伏性哮喘中应用乙酰甲胆碱吸入来诱导支气管痉挛，因此在乙酰甲胆碱眼部使用前应考虑到加重哮喘的危险。

1. Prakash UBS, *et al.* Pulmonary complications from ophthalmic preparations. *Mayo Clin Proc* 1990; **65:** 521–9.

痴呆 在阿尔茨海默病的痴呆型患者，使用毛果芸香碱滴眼液可诱导或加剧中枢神经症状[1,2]。

1. Reyes PF, *et al.* Mental status changes induced by eye drops in dementia of the Alzheimer type. *J Neurol Neurosurg Psychiatry* 1987; **50:** 113–15.
2. Fraunfelder FT, Morgan R. The aggravation of dementia by pilocarpine. *JAMA* 1994; **271:** 1742–3.

青光眼 缩瞳药通常通过降低房水从前房角小梁网外流的阻力来降低眼压。然而，缩瞳药也表现出了减少葡萄膜巩膜外流，这样会在严重的小梁网外流受损的患者中导致反常眼压升高，就像在外伤后房角后退性青光眼的患者中所报道的[1]。有人建议在行青光眼滤过性手术之后应避免使用毛果芸香碱，因为其缩瞳作用能够增加瞳孔后粘连的发生。如果需要控制眼压，通常局部 β 受体阻滞药是足够的[2]。毛果芸香碱导致的瞳孔缩小可导致慢性开角型青光眼患者的视野明显恶化[3]。在选择青光眼的治疗时，这应当被重点考虑，尤其是当患者视野丢失接近法律允许驾驶的最小范围时。在 53 例长期接受毛果芸香碱凝胶治疗的患者中，15 例发生角膜芸雾状混浊，13 例患者至少存在 2 年，尽管患者无症状，但长期效果尚不知晓[4]。许多使用凝胶的患者也发生浅层点状角膜炎，通常在治疗过程中自发消失。

1. Bleiman BS, Schwartz AL. Paradoxical intraocular pressure response to pilocarpine: a proposed mechanism and treatment. *Arch Ophthalmol* 1979; **97:** 1305–6.
2. Phillips CI, *et al.* Posterior synechiae after glaucoma operations: aggravation by shallow anterior chamber and pilocarpine. *Br J Ophthalmol* 1987; **71:** 428–32.
3. Webster AR, *et al.* The effect of pilocarpine on the glaucomatous visual field. *Br J Ophthalmol* 1993; **77:** 721–5.
4. Johnson DH, *et al.* Corneal changes during pilocarpine gel therapy. *Am J Ophthalmol* 1986; **101:** 13–15.

超敏反应 也有报道一例患者使用毛果芸香碱滴眼液治疗青光眼发生累及眼睑的接触性荨麻疹[1]。

1. O'Donnell BF, Foulds IS. Contact allergic dermatitis and contact urticaria due to topical ophthalmic preparations. *Br J Ophthalmol* 1993; **77:** 740–1.

视网膜脱离 有很多报道提到使用缩瞳药是视网膜脱离的一个原因，但是有关这个问题的一些述评得出结论即还没有实际的证据来支持这种相关性[1,2]。然而，有证据表明视网膜脱离在使用强效缩瞳药后更容易发生。此外，近视患者或已经有视网膜损害的患者似乎危险性更高，即使是低浓度的相对缓和的缩瞳药如 1%毛果芸香碱也有加速视网膜脱离的可能性。

1. Alpar JJ. Miotics and retinal detachment: a survey and case report. *Ann Ophthalmol* 1979; **11:** 395–401.
2. Beasley H, Fraunfelder FT. Retinal detachments and topical ocular miotics. *Ophthalmology* 1979; **86:** 95–8.

全身吸收 眼科使用毛果芸香碱的全身不良反应被认为是罕见的，而且毒性报道主要发生在手术前经过急性闭角型青光眼的治疗而且使用了相对高浓度药物的老年患者[1,2]。在这些患者停止应用缩瞳药也许是不可行的。在一个报道中，一例患者出现精神反应[2]，毛果芸香碱继续使用，但是指导了患者如何压迫泪道来减少吸收，同时也给予了非典型的具有抗毒蕈碱效应的抗精神药物（利培酮）治疗。

1. Everitt DE, Avorn J. Systemic effects of medications used to treat glaucoma. *Ann Intern Med* 1990; **112:** 120–5.
2. Sirois FJ. Pilocarpine psychosis. *Psychosomatics* 2005; **46:** 88.

药物相互作用

同新斯的明（第602页）。

药动学

有报道反复口服剂量分别为5mg和10mg的盐酸毛果芸香碱后，其平均清除半衰期为0.76～1.35h。毛果芸香碱的失活被认为是发生在神经突触，也有可能在血浆。大约一次口服剂量的30%从尿液排泄，其中含有毛果芸香碱和其失活的代谢产物包括毛果芸香碱酸，剩余70%的代谢过程尚不知晓。动物研究资料表明毛果芸香碱可以与血浆中相似的浓度分布到乳汁中。

用途和用法

毛果芸香碱是一种直接作用的拟副交感神经的叔胺药，有乙酰胆碱的抗毒蕈碱作用（第1788页）。主要用于治疗青光眼（第1785页）和干眼症（第1959页）或者口干（见下文）。其也已经被用作发汗药用于囊性纤维化和麻风病的诊断试验（见下文）。毛果芸香碱眼局部应用通过瞳孔括约肌收缩产生瞳孔缩小，睫状肌收缩产生调节增加。瞳孔缩小也会打开小梁网而加速房水排出，降低眼压。使用滴眼液10～30min后发生瞳孔缩小，持续4～8h，眼压下降最高峰发生在用药后75min，眼压下降通常持续4～14h。

毛果芸香碱用于治疗开角型**青光眼**（也见上文**不良反应**项下的**青光眼**），通常和β受体阻滞药或拟交感神经药物联合应用。其用作盐酸盐或硝酸盐，通常作为0.5%或4%的滴眼液，根据反应情况，可用到每日4次。也有含6%以上盐酸盐的溶液，在虹膜色素重的患者有时需要更强效的作用。4%的眼用凝胶也都已经被使用。毛果芸香碱也可在手术前使用，作为闭角型青光眼急性发作急诊治疗的一部分。

毛果芸香碱的缩瞳作用已经被用作拮抗眼部以及眼手术过程中拟交感神经的瞳孔散大作用。毛果芸香碱硼酸盐和其盐酸盐和硝酸盐有相似的应用。

盐酸毛果芸香碱已经用于头颈部恶性肿瘤放射治疗后**口干**的治疗。在只有残留唾液腺功能的患者，增加了唾液分泌。起始口服剂量为5mg，每日3次，餐中或餐后马上服用，如果需要的话在4周后缓慢增加用量直到获得足够反应，最大剂量为10mg，每日3次。口服5mg，每日4次的剂量用于治疗Sjögren综合征患者的**干眼症**或口干，剂量可增加至最高每日30mg。治疗3个月后如果没有改善应停止治疗，对于肝脏损害患者的剂量，见下文。

在肝损伤中的用法 英国注册药品信息建议在中度至重度肝硬化患者，口服毛果芸香碱每日剂量应当减量。如果能耐受，剂量可逐渐增加至5mg，每日3次。

在美国，注册药品信息建议在中度肝损伤的患者，毛果芸香碱的起始口服剂量应当为5mg，每日2次（Child-Pugh分级B）。在重度肝损伤的患者由于缺少药动学研究不建议使用（Child-Pugh分级C）。

诊断和试验 **囊性纤维化** 在囊性纤维化患者的汗液中有异常高浓度的钠和氯，这点已经用于该疾病的诊断，作为测试的一部分，毛果芸香碱离子电渗疗法已经作为测试的一部分，被用于促进发汗[1]。尽管针对囊性纤维化导致突变的新生儿基因筛查现在是有可能的，但是应用毛果芸香碱离子电渗疗法发汗试验仍是诊断的金标准，而且能够避免发生诊断错误的微小可能性[2,3]。美国指南[3]指出汗液电解质在出生后的24h内可短暂升高，但如果能获得足够多的样本，发汗试验应从48h开始。

1. Gibson LE, Cooke RE. A test for concentration of electrolytes in sweat in cystic fibrosis of the pancreas utilizing pilocarpine by iontophoresis. *Pediatrics* 1959; **23:** 545–9.
2. Parad RB, *et al.* Sweat testing infants detected by cystic fibrosis newborn screening. *J Pediatr* 2005; **147** (suppl): S69–S72.
3. LeGrys VA, *et al.* Diagnostic sweat testing: the Cystic Fibrosis Foundation guidelines. *J Pediatr* 2007; **151:** 85–9.

麻风 皮内注射硝酸毛果芸香碱诱导汗液分泌已经被用于评价麻风皮肤损害的患者的皮肤神经功能状态[1]。

1. Joshi PB. Pilocarpine test in assesment of therapeutic efficacy in maculoanaesthetic leprosy. *Lepr India* 1976; **48:** 55–60.

口干 毛果芸香碱在治疗头颈放疗导致的口干中被用作催涎剂（第1945页）[1,2]，尽管其优点并不是完全与唾液的保存有关[3,4]。一项基于3项研究的系统性综述[5]发现支持此用法的证据有限；虽然半数数患者对毛果芸香碱有反应，但有一些患者用药12周也未有反应，而且不良反应常见。毛果芸香碱也可用于药物导致的口干的治疗中[6]，以及自身免疫性疾病、Sjögren综合征患者口干和眼干的治疗中[1,7～10]。

1. Wiseman LR, Faulds D. Oral pilocarpine: a review of its pharmacological properties and clinical potential in xerostomia. *Drugs* 1995; **49:** 143–55.
2. Taylor SE. Efficacy and economic evaluation of pilocarpine in treating radiation-induced xerostomia. *Expert Opin Pharmacother* 2003; **4:** 1489–97.
3. Gorsky M, *et al.* The efficacy of pilocarpine and bethanechol upon saliva production in cancer patients with hyposalivation following radiation therapy. *Oral Surg Oral Med Oral Pathol Oral Radiol Endod* 2004; **97:** 190–5.
4. Gornitsky M, *et al.* Double-blind randomized, placebo-controlled study of pilocarpine to salvage salivary gland function during radiotherapy of patients with head and neck cancer. *Oral Surg Oral Med Oral Pathol Oral Radiol Endod* 2004; **98:** 45–52.
5. Davies AN, Shorthose K. Parasympathomimetic drugs for the treatment of salivary gland dysfunction due to radiotherapy. Available in The Cochrane Database of Systematic Reviews; Issue 3. Chichester: John Wiley; 2007 (accessed 10/06/08).
6. Götrick B, *et al.* Oral pilocarpine for treatment of opioid-induced oral dryness in healthy adults. *J Dent Res* 2004; **83:** 393–7.
7. Nelson JD, *et al.* Oral pilocarpine for symptomatic relief of keratoconjunctivitis sicca in patients with Sjögren's syndrome. *Adv Exp Med Biol* 1998; **438:** 979–83.
8. Vivino FB, *et al.* Pilocarpine tablets for the treatment of dry mouth and dry eye symptoms in patients with Sjögren syndrome: a randomized, placebo-controlled, fixed-dose, multicenter trial. *Arch Intern Med* 1999; **159:** 174–81.
9. Tsifetaki N, *et al.* Oral pilocarpine for the treatment of ocular symptoms in patients with Sjögren's syndrome: a randomised 12 week controlled study. *Ann Rheum Dis* 2003; **62:** 1204–7.
10. Baudouin C, *et al.* Traitements actuels de la xérophtalmie dans le syndrome de Gougerot-Sjögren. *Rev Med Interne* 2004; **25:** 376–82.

瞳孔散大的恢复 毛果芸香碱也用于治疗手术和眼科检查后瞳孔散大的恢复，但是其他的缩瞳药可能更好（见第1786页）。其抵抗拟交感神经如新福林和羟苯丙胺的散瞳作用[1]，但是对于抗毒蕈碱药物如后马托品产生的瞳孔散大无效[1]，而且联合应用时会进一步损害视力[2]。此外在可疑患者，有发生毛果芸香碱导致（引发）闭角型青光眼的风险（见上文**注意事项**下的**青光眼**以及**托品卡胺**下的**青光眼**，第1797页）。

1. Anastasi LM, *et al.* Effect of pilocarpine in counteracting mydriasis. *Arch Ophthalmol* 1968; **79:** 710–15.
2. Nelson ME, Orton HP. Counteracting the effects of mydriatics: does it benefit the patient? *Arch Ophthalmol* 1987; **105:** 486–9.

制剂

BP 2010: Pilocarpine Hydrochloride Eye Drops; Pilocarpine Nitrate Eye Drops;
USP 33: Pilocarpine Hydrochloride Ophthalmic Solution; Pilocarpine Hydrochloride Tablets; Pilocarpine Nitrate Ophthalmic Solution; Pilocarpine Ocular System.

专利制剂

Arg.: Isopto Carpina; Klonocarpina; Omaclopil; Pilocarpol†; Pilomed†; Sonadryl; Tensiocap†; Wetol; Xao Pil†; ***Austral.:*** Isopto Carpine; Pilopt; PV Carpine; ***Austria:*** Pilorcarpin Puroptal; Salagen; ***Belg.:*** Isopto Carpine; Pilo; Salagen; ***Braz.:*** Isopto Carpine; Pilocan; ***Canad.:*** Akarpine; Diocarpine; Isopto Carpine; Pilopine HS; Salagen; ***Chile:*** Pilogel; ***Cz.:*** Pilogel; Pilopos; Pilotonina†; Salagen†; ***Fin.:*** Isopto Carpine; Salagen; ***Fr.:*** Pilo; Salagen; ***Ger.:*** Borocarpin-S†; Pilo-Stulln†; Pilocarpol†; Pilomann; Pilomann-Ol; Pilopos; Salagen; Spersacarpin; ***Gr.:*** Cidren; Dispercarpine; Isopto Carpine; Pilocollyre; Pilofar; Pilogel; Pilotina; Prothenol; Saglion; Salagen; Salivoral; Sumario; Ugetin; Xerocarp; ***Hong Kong:*** Isopto Carpine; Salagen; ***Hung.:*** Humacarpin; Pilogel†; Salagen; ***India:*** Carpo-Miotic†; Locarp; Pilocar; ***Indon.:*** Miokar; ***Irl.:*** Isopto Carpine†; Pilogel; Salagen†; ***Israel:*** Glaucocarpine†; Mi-Pilo; Salagen; ***Ital.:*** Dropilton; Pilogel†; Pilotonina†; Salagen; ***Malaysia:*** Isopto Carpine; ***Mex.:*** Caliprene†; Pil; Pilo; ***Neth.:*** Isopto Carpine†; Pilogel; Salagen; ***Norw.:*** Isopto Carpine; Pilo†; ***NZ:*** Isopto Carpine†; Ocusert†; Pilopt; ***Philipp.:*** Isopto Carpine; ***Port.:*** Pilocarcil†; Piloplex†; Salagen; ***Rus.:*** Oftan Pilocarpin (Офтан Пилокарпин); ***S.Afr.:*** Isopto Carpine; Pilogel; ***Singapore:*** Isopto Carpine; Pilogel; Salagen; ***Spain:*** Isopto Carpina; Salagen; ***Swed.:*** Salagen; ***Switz.:*** Salagen; Spersacarpine; ***Thai.:*** Isopto Carpine; Salagen; ***Turk.:*** Pilogel; Pilokarsol; Pilosed; Salagen; ***UK:*** Pilogel; Salagen; ***USA:*** Adsorbocarpine†; Akarpine†; Isopto Carpine†; Ocu-Carpine†; Ocusert†; Pilocar†; Pilopine HS; Piloptic†; Pilopto-Carpine†; Pilostat†; Salagen; ***Venez.:*** Isopto Carpina†; Pilocar.

多组分制剂 ***Arg.:*** Amplus; Glaucocin†; Glaucotensil; Pilotim†; ***Austral.:*** Timpilo†; ***Austria:*** Betacarpin; Fotil; Normastigmin mit Pilocarpin; Pilostigmin Puroptal†; Thiloadren; Timpilo†; ***Belg.:*** Carteopil; Normoglaucon; ***Cz.:*** Fotil; Glauko Biciron†; Ipecarin†; Timpilo†; ***Denm.:*** Fotil; Timpilo†; ***Fin.:*** Fotil; Timpilo†; ***Fr.:*** Carpilo†; Pilobloq; ***Ger.:*** Fotil; Glauko Biciron; Normoglaucon; Syncarpin-N†; Thiloadren N†; Timpilo†; TP-Ophtal; ***Gr.:*** Dropiltim; Fotil; Ripix; Ryvina; T+P; Thilocombin; Timpilo; Yvano; ***Hong Kong:*** Timpilo†; ***Hung.:*** Fotil; ***India:*** Bi-Miotic†; ***Israel:*** Timpilo; ***Ital.:*** Equiton; Mios†; Pilobloc; Pilodren†; Ripix†; Timicon; ***Neth.:*** Fotil; Normoglaucon; ***Norw.:*** Fotil; Timpilo†; ***NZ:*** Timpilo; ***Philipp.:*** Fotil; ***Pol.:*** Fotil; Normoglaucon; ***Port.:*** Fotil†; Normoglaucon†; Timoglau Plus; ***Rus.:*** Fotil (Фотил); Proxocarpine (Проксокарпин); ***Singapore:*** Timpilo†; ***Swed.:*** Fotil; Timpilo†; ***Switz.:*** Arteopilo; Fotil†; Ripix†; Timpilo†; ***Thai.:*** Fotil†; Normoglaucon†.

Tafluprost (*BAN*, *USAN*, *rINN*) 他氟前列素

AFP-168; DE-085; MK-2452; Tafluprostum. Isopropyl (5*Z*)-7-{(1*R*,2*R*,3*R*,5*S*)-2-[(1*E*)-3,3-difluoro-4-phenoxybut-1-enyl]-3,5-dihydroxycyclopentyl}hept-5-enoate.

Тафлупрост

$C_{25}H_{34}F_2O_5$ = 452.5.
CAS — *209860-87-7.*
ATC — *S01EE05.*
ATC Vet — *QS01EE05.*
UNII — *1O6WQ6T7G3.*

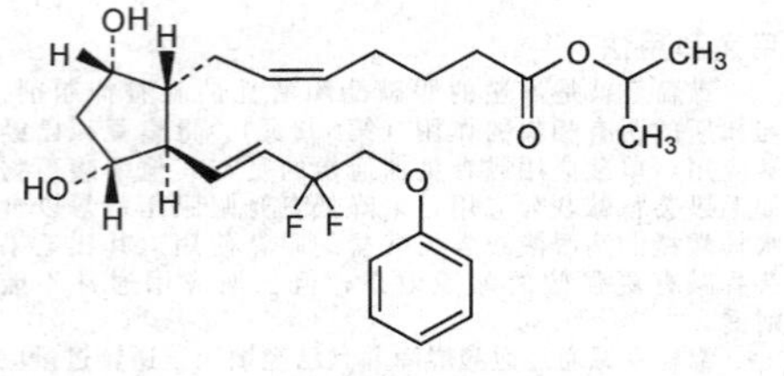

简介

他氟前列素是一种合成的地诺前列素（前列腺素$F_{2\alpha}$）类似物，可降低眼压以治疗开角型青光眼和高眼压症（第1785页），单独使用或作为局部β受体阻滞药的辅助用药。滴注2～4h后眼压开始降低，12h后降到最低；眼压降低可持续至少24h。可滴注0.0015%的滴眼液，每日1次，最好夜间应用。

1. Hamacher T, *et al.* Efficacy and safety levels of preserved and preservative-free tafluprost are equivalent in patients with glaucoma or ocular hypertension: results from a pharmacodynamics analysis. *Acta Ophthalmol Suppl (Oxf)* 2008; **242:** 14–19.
2. Egorov E, *et al.* Adjunctive use of tafluprost with timolol provides additive effects for reduction of intraocular pressure in patients with glaucoma. *Eur J Ophthalmol* 2009; **19:** 214–22.

制剂

专利制剂

Cz.: Taflotan; ***Denm.:*** Taflotan; ***Fin.:*** Taflotan; ***Norw.:*** Taflotan; ***Swed.:*** Taflotan; ***UK:*** Saflutan.

Travoprost (*BAN*, *USAN*, *rINN*) 曲伏前列素

AL-6221; Travoprosti; Travoprostum. Isopropyl (*Z*)-7-((1*R*,2*R*,3*R*,5*S*)-3,5-dihydroxy-2-{(1*E*,3*R*)-3-hydroxy-4-[(α,α,α-trifluoro-*m*-tolyl)oxy]-1-butenyl}cyclopentyl)-5-heptenoate.

Травопрост

$C_{26}H_{35}F_3O_6$ = 500.5.
CAS — *157283-68-6.*
ATC — *S01EE04.*
ATC Vet — *QS01EE04.*
UNII — *WJ68R08KX9.*

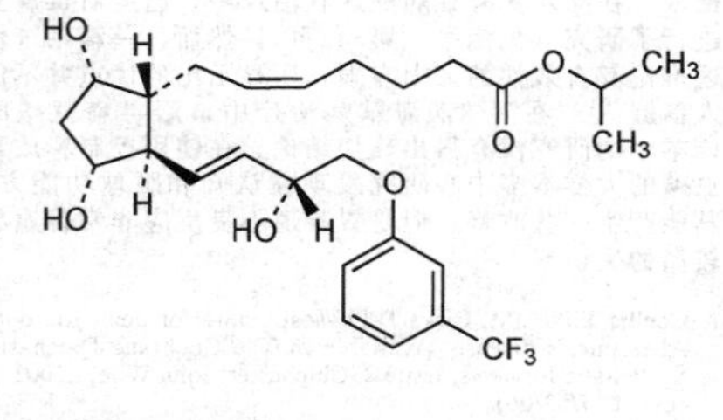

Pharmacopoeias. In *US.*

USP 33（Travoprost） 纯净、无色、黏稠的油。不溶于水。−25～−15℃贮藏于密闭的充满氮气的容器中。避光。

不良反应和注意事项

同拉坦前列素（第1793页）。

对眼的影响 眼部手术后重新使用曲伏前列素3周后的一名老年女性患者发生严重的虹膜炎和角膜水肿[1]，再次给药呈阳性结果。作者提到英国心理卫生研究所（MHRA）也碰到另外一例与曲伏前列素相关的葡萄膜炎。

1. Kumarasamy M, Desai SP. Anterior uveitis is associated with travoprost. *BMJ* 2004; **329:** 205.

用途和用法

曲伏前列腺素是一种合成的地诺前列腺素（前列腺素$F_{2\alpha}$）的类似物。其用于开角型青光眼和高眼压症的治疗（第1785页），用作0.004%的滴眼液，每日1次，最好夜间应用。用药后大约2h眼压开始下降，12h后达到最高峰，效果最少维持24h。

1. Ang GS, *et al.* The effect of travoprost on daytime intraocular pressure in normal tension glaucoma: a randomised controlled trial. *Br J Ophthalmol* 2008; **92:** 1129–33.
2. Kammer JA, *et al.* Efficacy and tolerability of bimatoprost versus travoprost in patients previously on latanoprost: a 3-month, randomised, masked-evaluator, multicentre study. *Br J Ophthalmol* 2010; **94:** 74–9.

制剂

USP 33: Travoprost Ophthalmic Solution.

专利制剂

Arg.: Arvo; Glaucoprost; Travatan; **Austral.:** Travatan; **Austria:** Travatan; **Belg.:** Travatan; **Braz.:** Travatan; **Canad.:** Travatan; **Chile:** Travatan; **Cz.:** Travatan; **Denm.:** Travatan; **Fin.:** Travatan; **Fr.:** Travatan; **Ger.:** Travatan; **Gr.:** Travatan; **Hong Kong:** Travatan; **Hung.:** Travatan; **Indon.:** Travatan; **Irl.:** Travatan; **Israel:** Travatan; **Ital.:** Travatan; **Malaysia:** Travatan; **Mex.:** Travatan; **Neth.:** Travatan; **Norw.:** Travatan; **NZ:** Travatan; **Philipp.:** Travatan; **Pol.:** Travatan; **Port.:** Travatan; **Rus.:** Travatan (Траватан); **S.Afr.:** Travatan; **Singapore:** Travatan; **Spain:** Travatan; **Swed.:** Travatan; **Switz.:** Travatan; **Thai.:** Travatan; **Turk.:** Travatan; **UK:** Travatan; **Ukr.:** Travatan (Траватан)†; **USA:** Travatan; **Venez.:** Travatan.

多组分制剂 **Arg.:** DuoTrav; **Austria:** DuoTrav; **Belg.:** DuoTrav; **Canad.:** DuoTrav; **Chile:** DuoTrav; **Cz.:** DuoTrav; **Denm.:** DuoTrav; **Fr.:** DuoTrav; **Ger.:** DuoTrav; **Gr.:** DuoTrav; **Hong Kong:** DuoTrav; **Hung.:** DuoTrav; **Irl.:** DuoTrav; **Ital.:** DuoTrav; **Neth.:** DuoTrav; **Norw.:** DuoTrav; **NZ:** DuoTrav; **Philipp.:** DuoTrav; **Pol.:** DuoTrav; **Port.:** DuoTrav; **S.Afr.:** DuoTrav; **Spain:** DuoTrav; **Swed.:** DuoTrav; **Switz.:** DuoTrav; **Turk.:** DuoTrav; **UK:** DuoTrav.

Tropicamide (*BAN, USAN, rINN*) 托品卡胺

Bistropamide; Ro-1-7683; Tropicamida; Tropicamidum; Tropikamid; Tropikamidas; Tropikamidi. *N*-Ethyl-*N*-(4-pyridylmethyl)tropamide; (2*RS*)-*N*-Ethyl-3-hydroxy-2-phenyl-*N*-(pyridin-4-ylmethyl)propanamide.

Тропикамид

$C_{17}H_{20}N_2O_2$ = 284.4.

CAS — 1508-75-4.

ATC — S01FA06.

ATC Vet — QS01FA06.

UNII — N0A3Z5XTC6.

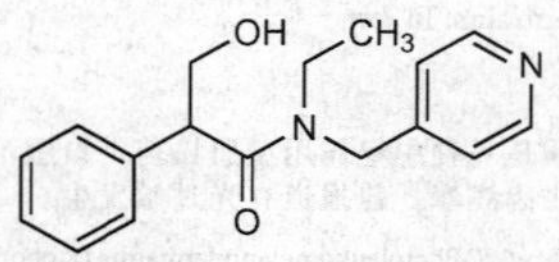

注：TRO 是 BP 2010 批准的单剂量托品卡胺滴眼液代码。由于单个包装太小，不能将所有信息标注。

Pharmacopoeias. In *Chin., Eur.* (see p.vii), *Int., Jpn,* and *US.*

Ph. Eur. 6.8（Tropicamide） 白色或几乎白色结晶粉末。M. P. 为 95～98℃。微溶于水；易溶于乙醇和二氯甲烷。避光。

USP 33（Tropicamide） 白色结晶粉末，无臭或仅有轻微气味。M. P. 为 96～100℃。微溶于水；易溶于氯仿和强酸溶液。贮藏于密闭容器中。避光。

不良反应、处置和注意事项

同硫酸阿托品（第1176页）。

1. Vuori M-L, *et al.* Systemic absorption and anticholinergic activity of topically applied tropicamide. *J Ocul Pharmacol* 1994; **10:** 431–7.

青光眼 在有青光眼或有青光眼发作倾向的患者，使用散瞳药时要考虑到容易诱发急性发作。经过批准的药物信息通常禁忌用于此类患者。然而，一个系统述评推论实际上开角型病史的青光眼患者散瞳时不会倾向于急性房角关闭，尤其当用托品卡胺散瞳时安全，应当对所有需要进行全面的视网膜检查的患者推荐[1]。相反，使用毛果芸香碱来恢复散大的瞳孔有潜在的危害。

1. Pandit RJ, Taylor R. Mydriasis and glaucoma: exploding the myth. A systematic review. *Diabet Med* 2000; **17:** 693–9.

药物相互作用

同一般的抗毒蕈碱药物（见硫酸阿托品，第1176页）。

用途和用法

托品卡胺是一种抗毒蕈碱叔胺，和阿托品有相似的作用（第1177页）。用作滴眼液产生瞳孔散大和睫状肌麻痹（第1786页）。与阿托品相比，其起效更快，作用时间更短，使用后 20～40min 产生瞳孔散大的效果，通常持续 6h。睫状肌麻痹在 30min 内达到高峰，但持续时间短，正常在 6h 内恢复完全的调节作用。有报道托品卡胺在儿童产生不完全睫状肌麻痹。

为了产生**瞳孔散大**，在眼部检查前 15～20min 点 0.5%的滴眼液。为了产生**睫状肌麻痹**，使用 1%的滴眼液，5min 后重复使用，为了延长效果，20～30min 后进一步点药是必需的。

痴呆 托品卡胺已经被研究用于阿尔茨海默病的鉴别诊断中（见**痴呆**，第342页）。在有阿尔茨海默病症状和体征的患者中点用托品卡胺滴眼液后产生过度瞳孔散大反应[1]。然而，一项在相似的患者和健康人群中进行的双盲安慰剂对照研究表明对于阿尔茨海默病这并非可靠的诊断试验[2]。

1. Gómez-Tortosa E, *et al.* Pupil response to tropicamide in Alzheimer's disease and other neurodegenerative disorders. *Acta Neurol Scand* 1996; **94:** 104–9.
2. Graff-Radford NR, *et al.* Tropicamide eyedrops cannot be used for reliable diagnosis of Alzheimer's disease. *Mayo Clin Proc* 1997; **72:** 495–504.

制剂

BP 2010: Tropicamide Eye Drops;
USP 33: Tropicamide Ophthalmic Solution.

专利制剂

Arg.: Mydril; **Austral.:** Mydriacyl; **Austria:** Mydral†; Mydriaticum; **Belg.:** Mydriacyl; Tropicol; **Braz.:** Ciclomidrin; Mydriacyl; Tropinom; **Canad.:** Diotrope; Mydriacyl; Tropicacyl; **Chile:** Mydriacyl; **Cz.:** Mydriacyl†; Mydrum; Unitropic; **Denm.:** Mydriacyl; **Fr.:** Mydriaticum; **Ger.:** Mydriaticum; Mydrum; **Gr.:** Tropixal; **Hong Kong:** Mydriacyl; **Hung.:** Mydrum; **India:** Tmide; Tropicot; **Indon.:** Midric; **Irl.:** Mydriacil; **Israel:** Mydramide; **Ital.:** Tropimil; Visumidriatic; **Malaysia:** Mydriacyl; **Mex.:** Myriacyl; **Norw.:** Mydrian†; **NZ:** Mydriacyl; **Philipp.:** Mydriacyl; **Port.:** Tropicil Top; **Rus.:** Mydriacyl (Мидриацил); Mydrum (Мидрум); **S.Afr.:** Mydriacyl; Mydriaticum†; **Singapore:** Mydriacyl; **Swed.:** Mydriacyl; **Switz.:** Mydriaticum; **Thai.:** Mydriacyl; **Turk.:** Tropamid; **UK:** Mydriacyl; **Ukr.:** Mydriacil (Мидриацил); **USA:** Mydral; Mydriacyl; Ocu-Tropic; Opticyl; Tropicacyl; **Venez.:** Mydriacyl; Mydrox†.

多组分制剂 **Arg.:** Fotorretin; Sensu; Tropioftal F; **Canad.:** Diophenyl-T; **Fr.:** Mydriasert; **Hong Kong:** Mydrin-P; **India:** Itrop Plus; Tropico Plus†; **Ital.:** Visumidriatic Fenilefrina; **Mex.:** Augex; **Neth.:** Mydriasert; **Philipp.:** Sanmyd-P; **Port.:** Mydriasert; **USA:** Paremyd; **Venez.:** Dyfrin†; Fotorretin.

Unoprostone Isopropyl (*rINNM*) 乌诺前列酮

Isopropyl Lunoprostone; Isopropyl Unoprostone; UF-021; Unoprostona de isopropilo; Unoprostone, Isopropyle d'; Unoprostoni Isopropylas. Isopropyl (+)-(*Z*)-7-[(1*R*,2*R*,3*R*,5*S*)-3,5-Dihydroxy-2-(3-oxodecyl)cyclopentyl]-5-heptenoate.

Унопростона Изопропил

$C_{25}H_{44}O_5$ = 424.6.

CAS — 120373-36-6 (unoprostone); 120373-24-2 (unoprostone isopropyl).

ATC — S01EE02.

ATC Vet — QS01EE02.

UNII — 5M161S5O5P.

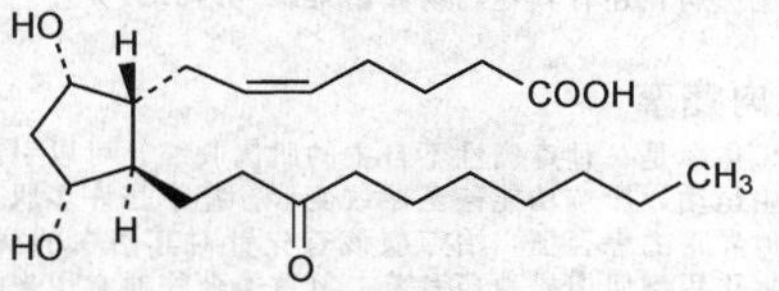

(unoprostone)

简介

乌诺前列酮，类似拉坦前列素（第1793页），是一种合成的地诺前列腺素（前列腺素 $F_{2\alpha}$）类似物。用作异丙酯（isopropyl ester）来治疗青光眼和高眼压症（第1785页）。含有乌诺前列酮异丙基的 0.12%或 0.15%的滴眼液每日 2 次点用。

1. de Arruda Mello PA, *et al.* Safety of unoprostone isopropyl as mono- or adjunctive therapy in patients with primary open-angle glaucoma or ocular hypertension. *Drug Safety* 2002; **25:** 583–97.
2. Chiba T, *et al.* Comparison of iridial pigmentation between latanoprost and isopropyl unoprostone: a long term prospective comparative study. *Br J Ophthalmol* 2003; **87:** 956–9.
3. Stewart WC, *et al.* The safety and efficacy of unoprostone 0.15% versus brimonidine 0.2%. *Acta Ophthalmol Scand* 2004; **82:** 161–5.

制剂

专利制剂

Arg.: Rescula; **Austria:** Rescula†; **Braz.:** Rescula; **Chile:** Rescula†; **Cz.:** Rescula†; **Hung.:** Rescula†; **Jpn:** Rescula; **Mex.:** Rescula; **Neth.:** Rescula†; **Philipp.:** Rescula; **Switz.:** Rescula†; **Thai.:** Rescula; **Venez.:** Rescula.

肌松药

本章讨论的肌松药可以应用于骨骼肌和神经肌肉异常的情况下。主要分为两种类型：

- **中枢作用型**——此类药物一般选择性地作用于 CNS，主要用以缓解疼痛性肌肉痉挛或骨骼肌及神经肌肉异常时的肌强直。其作用机制可能与其 CNS 抑制功能有关。代表药物是巴氯芬和替扎尼定。
- **直接作用型**——丹曲林是直接作用于骨骼肌的药物，主要用于缓解各种情况引起的肌肉僵直状态。

同时介绍的还有 **A 型和 B 型肉毒毒素**，它们可以抑制运动神经末梢乙酰胆碱的释放。

某些苯二氮䓬类药物也用于治疗肌肉痉挛，详见**地西泮**项下，第957页。

其他阻断神经肌肉接头传导并可辅助全身麻醉的药物将在**神经肌肉阻滞药**章节讨论，第1810页。

用于松弛平滑肌的药物包括各种解痉药（第1615页），通过其抗毒蕈碱作用或直接平滑肌作用来治疗胃肠道疾病，还有其他药物如罂粟碱（第2111页）。

肌肉痉挛

肌痉挛是一种疼痛性不自主的肌肉收缩，可以引起不自主运动，影响功能甚至导致变形。痉挛是许多肌肉和其他异常的综合征，治疗应该首先针对其潜在的病因。中枢作用型肌肉松弛药和苯二氮䓬类药物通常用来治疗由于局部创伤或骨骼肌肉及关节异常引起的肌肉痉挛如肌僵直。肌僵直是一种反射性的肌肉痉挛，使肌肉强直收缩，是为防止受损部位运动并带来进一步损害的保护机制。急性腰背痛（第8页）可以使用短效的肌肉松弛药治疗。

痛性痉挛是一种静止时突然发生的肌肉痉挛，通常持续数秒或数分钟。常见原因包括剧烈运动、大量出汗、腹泻、呕吐、药物或者血液透析后造成的脱水和低钠血症（见**血液透析引发的痛性痉挛**，第1593页）。孕妇、老年人和外周血管疾病患者均易在夜间发生腿或脚的痛性痉挛，其原因尚不清楚。

有综述总结了肌肉痛性痉挛的治疗[1~3,10]。奎宁是传统的治疗夜间痛性痉挛的药物，但是对于其疗效和可能的不良反应仍有争论，尤其在老年人中。荟萃分析[4,5]显示，尽管奎宁对于非卧床患者夜间痛性痉挛有一定疗效，但是应注意其有产生严重不良反应的危险，使用奎宁后至少要密切观察 4 周，同时评估其疗效，在英国，每治疗 3 个月后要求停药观察是否需要继续治疗[6]。美国 FDA 已经禁止奎宁用于夜间痛性痉挛的治疗[7,8]。目前尚无证据支持使用其他药物进行治疗[1~3,7,10]。

有系统性综述认为，镁剂（乳酸盐和枸橼酸盐）对妊娠期腿部痛性痉挛有疗效[9]，而钙剂无效。虽然早期的证据显示使用氯化钠会有帮助，但是需要使用大剂量，因而伴有显著的心血管风险。

1. McGee SR. Muscle cramps. *Arch Intern Med* 1990; **150:** 511–18.
2. Butler JV, *et al.* Nocturnal leg cramps in older people. *Postgrad Med J* 2002; **78:** 596–8.
3. Katzberg HD, *et al.* Assessment: symptomatic treatment for muscle cramps (an evidence-based review): report of the Therapeutics and Technology Assessment Subcommittee of the American Academy of Neurology. *Neurology* 2010; **74:** 691–6. Also available at: http://www.neurology.org/cgi/reprint/74/8/691.pdf (accessed 09/07/10)
4. Man-Son-Hing M, Wells G. Meta-analysis of efficacy of quinine for treatment of nocturnal leg cramps in elderly people. *BMJ* 1995; **310:** 13–17.
5. Man-Son-Hing M, *et al.* Quinine for nocturnal leg cramps: a meta-analysis including unpublished data. *J Gen Intern Med* 1998; **13:** 600–606.
6. Anonymous. Quinine for nocturnal leg cramps? *Drug Ther Bull* 1996; **34:** 7–8.
7. FDA. Drug products for the treatment and/or prevention of nocturnal leg muscle cramps for over-the-counter human use. *Fed Regist* 1994; **59:** 43234–52.
8. Nightingale SL. Quinine for nocturnal leg cramps. *ACP J Club* 1995; **123:** 86.
9. Young GL, Jewell D. Interventions for leg cramps in pregnancy. Available in The Cochrane Database of Systematic Reviews; Issue 1. Chichester: John Wiley; 2002 (accessed 16/06/05).
10. Guay DR. Are there alternatives to the use of quinine to treat nocturnal leg cramps? *Consult Pharm* 2008; **23:** 141–56.

肌强直

术语肌强直泛指由 CNS 疾病导致的各种运动控制异常，包括肌张力增高、过度的牵张反射、随意运动受损、无力、丧失运动灵巧性、异常的姿态和笨拙的步态。对于某些患者，肌肉痉挛和疼痛比运动受限更痛苦。其他并发症包括挛缩、褥疮和感染。肌强直是一种神经系统表现，可见于多发性硬化、脑性瘫痪、头颅外伤和卒中，尤其在存在脊髓病变的情况下。

严重的肌强直很难处理，而轻中度的肌强直可以通过保守治疗而有效控制，有些患者甚至可以借助肌强直获得姿势控制并进行监护，也并未增加残疾的概率。

目前已经有多种治疗肌强直的方法[1~11]。主要的治疗方法是物理治疗结合解痉药，而后者的疗效证据很少[9,12,13]。巴氯芬、丹曲林、地西泮和替扎尼定是常用的药物，它们通过不同的机制发挥作用，具体机制尚不清楚。

巴氯芬被认为是在脊髓及其以上水平起作用，通过激动 GABA（γ-氨基丁酸）受体而产生强烈的神经抑制作用。地西泮也是通过增强对 GABA 的反应而在中枢起效。相反，丹曲林则是直接作用于肌肉，可能是通过影响肌肉细胞从内质网释放钙离子。替扎尼定是中枢作用型肌松药和 α 肾上腺素能激动剂，可能在脊髓及其以上水平抑制突触前兴奋性神经元的活性[7]。与巴氯芬合用会有协同作用，可以减少两种药物的用量，而由于有潜在的药物相互作用，故不主张与苯二氮䓬类合用。所有药物都可以口服给药，对于严重慢性肌强直可以鞘内注射巴氯芬[10,14,15]，蛛网膜下腔注射给药可以迅速在相应脊髓阶段起效并且使用剂量较口服少。有报道[16]称，接受长期鞘内注射巴氯芬的患者在停止治疗后，有些患者没有复发症状，另一些患者则可以减少治疗剂量。

对肌强直有作用的其他药物或正在研究的药物包括其他苯二氮䓬类、可乐定、加巴喷丁和美金刚。

其他治疗方法包括使用局麻药进行神经阻滞，只有在进一步的肌肉松弛不会增加残疾的情况下可以使用。对于持续的顽固性疼痛可以注射乙醇或苯酚进行化学性神经松解术。在卒中后或脊髓受伤患者及脑瘫儿童局部注射 A 型肉毒毒素可以显著改善肢体肌强直[17~19]，这种短暂疗效优于化学性神经松解术，但由于需要常规注射限制其在儿童的应用[17]。对于脑瘫的儿童，一项系统性综述没有发现有足够的证据支持或反对这样用于下肢痉挛，而另一项系统性综述[21]发现使用肉毒素 A 作为专业治疗的辅助措施，可有效地处理上肢痉挛。

还有一些非药物性治疗方法，如经皮神经电刺激和脊髓背根电刺激，用振动来刺激强直肌肉以改善随意活动，低温以减少外周感受器的信号传入以及矫形外科和神经外科手术治疗。

1. Young RR. Spasticity: a review. *Neurology* 1994; **44** (suppl 9): S12–S20.
2. Ko CK, Ward AB. Management of spasticity. *Br J Hosp Med* 1997; **58:** 400–5.
3. Kita M, Goodkin DE. Drugs used to treat spasticity. *Drugs* 2000; **59:** 487–95.
4. Anonymous. The management of spasticity. *Drug Ther Bull* 2000; **38:** 44–6.
5. Bhakta BB. Management of spasticity in stroke. *Br Med Bull* 2000; **56:** 476–85.
6. Burchiel KJ, Hsu FPK. Pain and spasticity after spinal cord injury: mechanisms and treatment. *Spine* 2001; **26** (suppl): S146–S160.
7. Ward AB. A summary of spasticity management – a treatment algorithm. *Eur J Neurol* 2002; **9** (suppl 1): 48–52.
8. Abbruzzese G. The medical management of spasticity. *Eur J Neurol* 2002; **9** (suppl 1): 30–4.
9. Montané E, *et al.* Oral antispastic drugs in nonprogressive neurologic diseases: a systematic review. *Neurology* 2004; **63:** 1357–63.
10. Verrotti A, *et al.* Pharmacotherapy of spasticity in children with cerebral palsy. *Pediatr Neurol* 2006; **34:** 1–6.
11. Delgado MR, *et al.* Practice parameter: pharmacologic treatment of spasticity in children and adolescents with cerebral palsy (an evidence-based review): report of the Quality Standards Subcommittee of the American Academy of Neurology and the Practice Committee of the Child Neurology Society. *Neurology* 2010; **74:** 336–43. Also available at: http://www.neurology.org/cgi/reprint/74/4/336.pdf (accessed 09/07/10)
12. Taricco M, *et al.* Pharmacological interventions for spasticity following spinal cord injury. Available in The Cochrane Database of Systematic Reviews; Issue 2. Chichester: John Wiley; 2000 (accessed 16/06/05).
13. Shakespeare DT, *et al.* Anti-spasticity agents for multiple sclerosis. Available in The Cochrane Database of Systematic Reviews; Issue 4. Chichester: John Wiley; 2003 (accessed 16/06/05).
14. McLean BN. Intrathecal baclofen in severe spasticity. *Br J Hosp Med* 1993; **49:** 262–7.
15. Anonymous. Intrathecal baclofen for spasticity. *Med Lett Drugs Ther* 1994; **36:** 21–2.
16. Dressnandt J, Conrad B. Lasting reduction of severe spasticity after ending chronic treatment with intrathecal baclofen. *J Neurol Neurosurg Psychiatry* 1996; **60:** 168–73.
17. Neville B. Botulinum toxin in the cerebral palsies. *BMJ* 1994; **309:** 1526–7.
18. Fried GW, Fried KM. Spinal cord injury and use of botulinum toxin in reducing spasticity. *Phys Med Rehabil Clin N Am* 2003; **14:** 901–10.
19. Preiss RA, *et al.* The effects of botulinum toxin (BTX-A) on spasticity of the lower limb and on gait in cerebral palsy. *J Bone Joint Surg Br* 2003; **85:** 943–8.
20. Ade-Hall RA, Moore AP. Botulinum toxin type A in the treatment of lower limb spasticity in cerebral palsy. Available in The Cochrane Database of Systematic Reviews; Issue 1. Chichester: John Wiley; 2000 (accessed 07/05/08).
21. Hoare BJ, *et al.* Botulinum toxin A as an adjunct to treatment in the management of the upper limb in children with spastic cerebral palsy (UPDATE). Available in The Cochrane Database of Systematic Reviews; Issue 1. Chichester: John Wiley; 2010 (accessed 28/01/10).

Afloqualone (*rINN*) 氟喹酮

Aflocualona; Afloqualonum; HQ-495. 6-Amino-2-fluoromethyl-3-o-tolylquinazolin-4(3*H*)-one.

Афлоквалон

$C_{16}H_{14}FN_3O = 283.3.$

CAS — 56287-74-2.

UNII — C04U2C8ORZ.

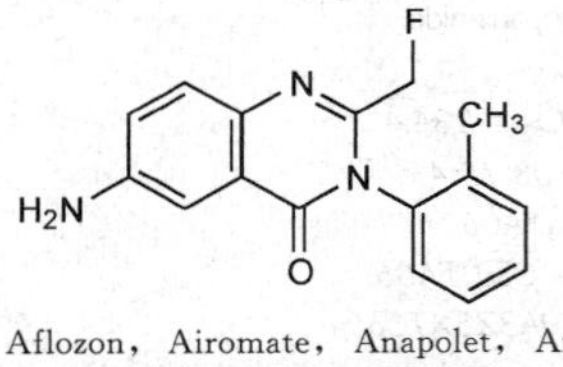

注：Aflozon，Airomate，Anapolet，Anmetolon，Arostowa 以及 Ohsiat 被用作氟喹酮的商标。

Pharmacopoeias. In *Jpn.*

简介

氟喹酮是一种中枢作用型肌松药，口服治疗各种骨骼肌源性肌肉痉挛。曾报道有光过敏发生。

1. Ishikawa T, *et al.* Photoleukomelanodermatitis (Kobori) induced by afloqualone. *J Dermatol* 1994; **21:** 430–3.

制剂

Jpn: Arofuto.

Baclofen (*BAN, USAN, rINN*) 巴氯芬

Aminomethyl Chlorohydrocinnamic Acid; Ba-34647; Baclofène; Baclofeno; Baclofenum; Baklofeeni; Baklofén; Baklofen; Baklofenas. β-Aminomethyl-*p*-chlorohydrocinnamic acid; (*RS*)-Amino-3-(4-chlorophenyl)butyric acid.

Баклофен

$C_{10}H_{12}ClNO_2 = 213.7.$

CAS — 1134-47-0.

ATC — M03BX01.

ATC Vet — QM03BX01.

UNII — H789N3FKE8 (baclofen); NYU6UTW25B (R-baclofen); 3OHN4989XM (S-baclofen).

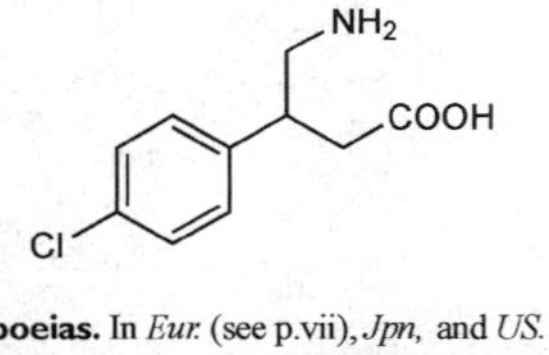

Pharmacopoeias. In *Eur.* (see p.vii), *Jpn,* and *US.*

Ph. Eur. 6.8 (Baclofen) 白色或类白色的粉末。具多晶形。微溶于水；极微溶于乙醇；几乎不溶于丙酮。可溶解于无机酸或稀释的碱溶液中。

USP 33 (Baclofen) 白色至米色的无臭或几乎无臭结晶性粉末。微溶于水；极微溶于甲醇；不溶于氯仿。贮藏于密闭容器中。

不良反应

巴氯芬的不良反应如镇静、嗜睡和恶心常是短暂的且剂量相关的。逐渐增加剂量或者控制剂量可以减少不良反应。

其他常见的不良反应包括眩晕、倦怠、漠然、意识错乱、疲劳、肌肉痛及无力和低血压。其他不良反应包括欣快、幻觉、抑郁、头痛、耳鸣、惊厥、感觉异常、言语不清、口干、味觉改变、呕吐、腹泻或便秘、共济失调、眼球震颤、震颤、失眠、视觉障碍、皮疹、瘙痒、多汗、排尿困难、呼吸或循环系统抑制、血糖变化、肝功能改变以及肌强直加剧。有少量低体温的报道。鞘内注射巴氯芬会导致勃起和射精障碍，停止治疗后可以恢复。

药物过量会导致肌张力降低、低体温、困倦、呼吸抑制、昏迷和惊厥（见下文）。

突然停止给予巴氯芬会引发戒断综合征（见下文**注意事项**）。

对神经系统的影响 曾报道在没有癫痫发作病史的患者中使用巴氯芬，出现癫痫并发展为癫痫持续状态[1]，巴氯芬的使用剂量是每日 80mg，在逐渐停药并使用抗癫痫药物后症状消失。

1. Rush JM, Gibberd FB. Baclofen-induced epilepsy. *J R Soc Med* 1990; **83:** 115–16.

不良反应的处置

巴氯芬过量的处置是对症治疗。巴氯芬过量时，胃部除污处理的价值还不清楚，1h 之内服 3mg/kg 巴氯芬以上者可以考虑口服活性炭，严重患者可以考虑血液透析和血滤。自服药后要持续观察 6h。使用毒扁豆碱治疗鞘内注射巴氯芬过量的方法见下文。

过量 对于服用 420mg 巴氯芬且洗胃无效的患者，应静脉注射 600μg 的硫酸阿托品并且利尿[1]。可以缓解心动过缓、低血压、低温和呼吸功能抑制且不需要进一步治疗。有文献报道了抢救 8 名服用巴氯芬过量中毒青少年的经历，他们服用的剂量在 60mg 至超过 600mg[2]。

鞘内注射巴氯芬意外过量会引起呼吸抑制、迟钝、昏迷、肌力减弱和呕吐[3]。对于没有循环抑制的轻度鞘内注射过量的患者，常使用毒扁豆碱治疗，尽管目前常认为使用毒扁豆碱解毒是危险的（见**抗毒蕈碱中毒**，第1795页）。静脉给予毒扁豆碱 1～2mg(>5min)，如果需要 30～60min 后可重复[3,4]。对于鞘内给予 10mg 巴氯芬这样严重过量的患者使用毒扁豆碱治疗是无效的[5]，必须进行呼吸支持等待恢复[4]。如果在过量给药后迅速予腰椎穿刺放出 30～50ml 脑脊液可以降低鞘内巴氯芬的浓度。

1. Ferner RE. Atropine treatment for baclofen overdose. *Postgrad Med J* 1981; **57:** 580–1.
2. Perry HE, *et al.* Baclofen overdose: drug experimentation in a group of adolescents. *Pediatrics* 1998; **101:** 1045–8.
3. Müller-Schwefe G, Penn RD. Physostigmine in the treatment of intrathecal baclofen overdose. *J Neurosurg* 1989; **71:** 273–5.
4. Penn RD, Kroin JS. Failure of physostigmine in treatment of acute severe intrathecal baclofen intoxication. *N Engl J Med* 1990; **322:** 1533–4.
5. Saltuari L, *et al.* Failure of physostigmine in treatment of acute severe intrathecal baclofen intoxication. *N Engl J Med* 1990; **322:** 1533.

注意事项

巴氯芬可以刺激胃酸分泌，因此对于有溃疡病史者应慎用，对活动型溃疡的患者应禁用。对于有严重精神异常、癫痫或惊厥的患者也应慎用，因为巴氯芬会加重这些疾病。对于肝病患者应密切监测肝功能，肾损伤的患者谨慎应用巴氯芬，应减少剂量（详见下文**肾损伤**）。对于呼吸功能不全的患者也应慎用。对于糖尿病患者应密切观察血糖浓度升高。老年患者更易发生各种不良反应，而且有脑血管疾病的患者对巴氯芬耐受性差，都应在使用时注意。对于需要借助肌强直维持姿态或改进功能的患者使用巴氯芬时也要注意。膀胱括约肌张力高的患者尿潴留会加重。巴氯芬可以导致困倦，因此使用者不能驾驶或操作机器。

突然停止使用巴氯芬会导致戒断综合征并加剧肌强直，应在至少 1～2 周内逐渐减量，如有戒断综合征出现则应延长停药期。

麻醉 有报道，在 3 名准备全身麻醉下行胸科手术的患者，术前 90min 口服 30mg 巴氯芬后出现急性心动过缓和低血压，而给予安慰剂的 3 位患者则未发生[1]。其中 2 位患者给予阿托品和麻黄素后缓解了心动过缓和低血压，另一名患者发生了短暂的心脏骤停。巴氯芬可能会影响全身麻醉和手术时循环系统的自主调节。

1. Sill JC, *et al.* Bradycardia and hypotension associated with baclofen used during general anaesthesia. *Anesthesiology* 1986; **64:** 255–8.

哺乳 巴氯芬在乳汁中的浓度很低[1]。英国注册药品信息声明在哺乳的婴儿中未发现不良作用。American Academy of Pediatrics 也认为巴氯芬适用于哺乳患者，在这些哺乳患者的婴儿中未发现不良反应[2]。

1. Eriksson G, Swahn C-G. Concentrations of baclofen in serum and breast milk from a lactating woman. *Scand J Clin Lab Invest* 1981; **41:** 185–7.
2. American Academy of Pediatrics. The transfer of drugs and other chemicals into human milk. *Pediatrics* 2001; **108:** 776–89. [Retired May 2010] Correction. *ibid.*; 1029. Also available at: http://aappolicy.aappublications.org/cgi/content/full/pediatrics%3b108/3/776 (accessed 23/06/04)

消化性溃疡 有研究发现，对 10 名健康受试者静脉给予 600μg/kg 的巴氯芬，可以刺激胃酸分泌[1]。

1. Pugh S, *et al.* Clinical and experimental significance of the newly discovered activity of baclofen (PCP-GABA) as a stimulant of gastric acid secretion. *Gut* 1985; **26:** A545.

卟啉病 体外实验发现，巴氯芬会具有生卟啉作用，因此对于卟啉病患者是不安全的。

妊娠和新生儿 一名接受鞘内注射巴氯芬治疗的妇女曾妊娠成功妊娠两次，没有致畸的证据，而且儿童的神经发育也是正常的[1]。但有另一名妊娠期间口服巴氯芬的妇女的婴儿在一周大时发生了惊厥[2]，而且对抗癫痫药、利多卡因、维生素 B_6 均不敏感，顽固的惊厥在给予巴氯芬 30min 后终止。

1. Calderón Muñoz F, *et al.* Pregnancy outcome in a woman exposed to continuous intrathecal baclofen infusion. *Ann Pharmacother* 2000; **34:** 956.
2. Ratnayaka BDM, *et al.* Neonatal convulsions after withdrawal of baclofen. *BMJ* 2001; **323:** 85.

肾损伤 有报道称巴氯芬对严重肾损伤的患者具有肾毒性[1]。大多数患者每日服用 15mg 或更多巴氯芬，但其中一名患者每日只服用 5mg 的推荐剂量，在 4 天后仍然出现了肾毒性症状。

1. Chen K-S, *et al.* Baclofen toxicity in patients with severely impaired renal function. *Ann Pharmacother* 1997; **31:** 1315–20.

呼吸系统病症 巴氯芬在敏感患者中可能导致支气管痉挛，一名哮喘患者在两个不同时期使用巴氯芬后出现了症状严重的支气管痉挛[1]，另一名有运动诱发呼吸困难及哮喘病史的患者在使用巴氯芬后出现支气管对乙酰甲胆碱的高反应性状态。

1. Dicpinigaitis PV, *et al.* Baclofen-induced bronchoconstriction. *Ann Pharmacother* 1993; **27:** 883–4.

撤药 突然停止口服巴氯芬后会出现一系列精神症状包括幻觉、偏执狂、妄想、精神病、焦虑、意识错乱、激动[1～5]，重新用药后消退。也有惊厥的报道[6]。突然停止鞘内注射巴氯芬会出现高热、精神状态改变、肌强直严重反弹、肌肉强直甚至横纹肌溶解、多器官功能衰竭以及死亡[7～9]。

1. Lees AJ, *et al.* Hallucinations after withdrawal of baclofen. *Lancet* 1977; **i:** 858.
2. Stein R. Hallucinations after sudden withdrawal of baclofen. *Lancet* 1977; **ii:** 44–5.
3. Harrison SA, Wood CA. Hallucinations after preoperative baclofen discontinuation in spinal cord injury patients. *Drug Intell Clin Pharm* 1985; **19:** 747–9.
4. CSM/MCA. Severe withdrawal reactions with baclofen. *Current Problems* 1997; **23:** 3.
5. Leo RJ, Baer D. Delirium associated with baclofen withdrawal: a review of common presentations and management strategies. *Psychosomatics* 2005; **46:** 503–7.
6. Barker I, Grant IS. Convulsions after abrupt withdrawal of baclofen. *Lancet* 1982; **ii:** 556–7.
7. Grenier B, *et al.* Hyperthermie grave liée à un sevrage brutal de baclofène administré de façon continue par voie intrathécale. *Ann Fr Anesth Reanim* 1996; **15:** 659–62.
8. Green LB, Nelson VS. Death after acute withdrawal of intrathecal baclofen: case report and literature review. *Arch Phys Med Rehabil* 1999; **80:** 1600–4.
9. Coffey RJ [Medtronic]. Important drug warning (issued April 2002).
Available at: http://www.fda.gov/downloads/Safety/MedWatch/SafetyInformation/SafetyAlertsforHumanMedicalProducts/UCM170907.pdf (accessed 22/01/10)

药物相互作用

乙醇以及其他 CNS 抑制剂会加强巴氯芬的 CNS 作用，故应避免使用。服用锂剂的患者运动亢进的症状会严重加剧。服用三环类抗抑郁药的患者使用巴氯芬会加重无力，而服用降压药的患者则其降压作用会加强。布洛芬（见下文）及其他可以导致肾功能不全的药物会减少巴氯芬的排泄而产生毒性。

多巴胺能类 对于服用左旋多巴治疗帕金森病的患者使用巴氯芬而产生不良反应，见**左旋多巴**项下，第778页。

NSAIDs 有报道称，老年患者在同时使用布洛芬和巴氯芬后出现毒性[1]。这是由于布洛芬引起肾功能不全而影响巴氯芬的排泄。

1. Dahlin PA, George J. Baclofen toxicity associated with declining renal clearance after ibuprofen. *Drug Intell Clin Pharm* 1984; **18:** 805–8.

药动学

巴氯芬口服后经胃肠道迅速且几乎完全吸收，0.5～3h 后达到血浆浓度峰值，但是速率和峰值个体差异很大，甚至变化与剂量相反。口服后巴氯芬可以通过血脑屏障，CSF 中的药物浓度约是血浆浓度的 12%，大约 30% 的巴氯芬与血浆蛋白结合，70%～80% 以原形从尿中排出，15% 在肝中代谢。巴氯芬的消除半衰期在血浆中为 3～4h，在 CSF 中为 1～5h。巴氯芬可以通过胎盘和分布到乳汁中。

吸收 一项交叉研究中 5 名健康受试者通宵禁食和正常进食早餐后口服巴氯芬 20mg，结果发现巴氯芬都能迅速吸收，而且进食与否对吸收的速率和程度没有显著影响[1]。因此没有必要修改目前餐后服用巴氯芬以减少胃肠道不良反应的方法。

1. Peterson GM, *et al.* Food does not affect the bioavailability of baclofen. *Med J Aust* 1985; **142:** 689–90.

用途和用法

巴氯芬是一种 γ-氨基丁酸（第2239页）的类似物，是中枢作用型肌松药。它妨碍兴奋性神经递质的释放，并在脊髓水平抑制单突触和多突触传递。也可能在脊髓以上水平导致 CNS 抑制。巴氯芬是缓解由于各种原因造成的严重慢性肌强直状态的常用药物。

巴氯芬分次口服，最好进食或喝牛奶的时候或之后服用。巴氯芬初始剂量是每日 15mg，根据反应逐渐加量。建议是 5mg，每日 3 次，服用 3 天，增加到 10mg，每日 3 次，服用 3 天，然后逐渐增加到 20mg，每日 3 次，或增加到得到满意的治疗效果。更高剂量也使用过。通常不建议每日超过 80～100mg，虽然曾对密切监护的患者使用高达每日 150mg 的剂量。

虽然最终的维持剂量可能和年轻成人在一样的范围内，但老年人应该使用更低的初始剂量。对肾损伤的患者的剂量详见下文。

如果在达到最大剂量的 6 周内没有达到效果，可能应该逐渐撤药。

对肌强直的患者不耐受口服巴氯芬或口服无效，也可持续鞘内输注。开始鞘内治疗前，任何解痉治疗应该逐渐放弃以免过量或发生药物相互作用。给予鞘内治疗的试验剂量以确定置入控制性输注泵是否有益处。在有经验的中心严密监测筛查和置入输注泵后的患者是很重要的，应备有复苏设备应急。

给予 25μg 或 50μg 超过至少 1min 的试验剂量，每隔一段时间（不小于 24h）增加 25μg，直到达到 100μg 的剂量或者达到 4～8h 的阳性反应。对高达 100μg 的试验剂量无反应的患者应认为对鞘内治疗无效。

阳性反应持续超过 8～12h 的患者所需要的产生反应的试验剂量可以是 24h 输注，如果对试验剂量的反应持续 8～12h 或更少，就应给予相当于两倍试验剂量的剂量。每日剂量可以根据需要调整。脊髓病因的强直，维持剂量范围为每日 10μg～2mg，大部分患者每日 300～800μg 足以维持。起因大脑疾患的强直，维持量范围是每日 22μg～1.4mg，到 12 个月时平均达到每日 276μg，24 个月时每日 307μg。

儿童剂量详见下文。

儿童用法 巴氯芬是缓解儿童各种因素导致严重慢性强直症状的常用药物，英国注册药品信息建议最初口服量为每日 300μg/kg，最好每日 4 次分服，大约每隔 3 天逐渐加量，直到获得所需的治疗作用；维持量为每日 750μg/kg～2mg/kg，或者根据年龄按以下方案给予每日维持量：

- 1～2 岁：10～20mg；
- 2～6 岁：20～30mg；
- 6～8 岁：30～40mg；
- 8 岁以上：最大到 60mg。

10 岁及 10 岁以上儿童可以给予一般的成人用量（见上文**用途和用法**）

治疗大脑病变所致严重慢性痉挛强直、对口服巴氯芬不耐受或没反应的儿童时，也可以连续鞘内注射输注巴氯芬。4～18 岁儿童建议的初始试验剂量是 25μg（更多剂量信息见上文），12 岁以下每日维持量是 24μg～1.2mg（每日平均 275μg），大龄儿童一般采用成人控制大脑病因强直的维持量（见上文**用途和用法**）。18 岁以下脊髓病因的强直儿童不推荐鞘内注射巴氯芬。

在肾损伤中的用法 对肾损伤或接受慢性血透治疗的患者的巴氯芬的剂量应该减少，英国注册药品信息已经建议每日口服 5mg（但详见上文**注意事项**）。

戒酒综合征 一项小型研究[1]发现巴氯芬可用于戒酒。

1. Addolorato G, *et al.* Effectiveness and safety of baclofen for maintenance of alcohol abstinence in alcohol-dependent patients with liver cirrhosis: randomised, double-blind controlled study. *Lancet* 2007; **370:** 1915–22.

肌张力障碍 有报道患有多种形式的肌张力障碍（第779页）的患者使用巴氯芬[1～5]后改善，虽然也有一名患者使用巴氯芬治疗后恶化的报道[6]。

1. Narayan RK, *et al.* Intrathecal baclofen for intractable axial dystonia. *Neurology* 1991; **41:** 1141–2.
2. Greene PE, Fahn S. Baclofen in the treatment of idiopathic dystonia in children. *Mov Disord* 1992; **7:** 48–52.
3. van Hilten BJ, *et al.* Intrathecal baclofen for the treatment of dystonia in patients with reflex sympathetic dystrophy. *N Engl J Med* 2000; **343:** 625–30.
4. Albright AL, *et al.* Intrathecal baclofen for generalized dystonia. *Dev Med Child Neurol* 2001; **43:** 652–7.
5. Jaffe MS, Nienstedt LJ. Intrathecal baclofen for generalized dystonia: a case report. *Arch Phys Med Rehabil* 2001; **82:** 853–5.
6. Silbert PL, Stewart-Wynne EG. Increased dystonia after intrathecal baclofen. *Neurology* 1992; **42:** 1639–40.

胃食管反流 有试图[1,2]使用巴氯芬治疗胃食管反流（第1618页）的患者。可能通过抑制短暂的括约肌松弛来控制胃食管反流。虽然研究都报道了反流症状的减少，对酸性反流综合征却没有效果。然而，随后一项研究[3]表明对酸性反流有阳性效果。有研究认为，虽然巴氯芬有效但其对 CNS 的副作用提示应因此发展新型 GABA-B 兴奋药[4]。

1. Van Herwaarden MA, *et al.* The effect of baclofen on gastro-oesophageal reflux, lower oesophageal sphincter function and reflux symptoms in patients with reflux disease. *Aliment Pharmacol Ther* 2002; **16:** 1655–62.
2. Zhang Q, *et al.* Control of transient lower oesophageal sphincter relaxations and reflux by the $GABA_B$ agonist baclofen in patients with gastro-oesophageal reflux disease. *Gut* 2002; **50:** 19–24.
3. Ciccaglione AF, Marzio L. Effect of acute and chronic administration of the $GABA_B$ agonist baclofen on 24 hour pH metry and symptoms in control subjects and in patients with gastro-oesophageal reflux disease. *Gut* 2003; **52:** 464–70.
4. Tonini M, *et al.* Progress with novel pharmacological strategies for gastro-oesophageal reflux disease. *Drugs* 2004; **64:** 347–61.

呃逆 每日分次口服巴氯芬 10～80mg 治疗其他药物控制不好的难治性呃逆（第947页）。也可与加巴喷丁合用。

1. Burke AM, *et al.* Baclofen for intractable hiccups. *N Engl J Med* 1988; **319:** 1354.
2. Lance JW, Bassil GT. Familial intractable hiccup relieved by baclofen. *Lancet* 1989; **ii:** 276–7.
3. Yaqoob M, *et al.* Baclofen for intractable hiccups. *Lancet* 1989; **ii:** 562–3.
4. Ramirez FC, Graham DY. Treatment of intractable hiccup with baclofen: results of a double-blind randomized, controlled, cross-over study. *Am J Gastroenterol* 1992; **87:** 1789–91.
5. Ramirez FC, Graham DY. Hiccups, compulsive water drinking, and hyponatremia. *Ann Intern Med* 1993; **118:** 649.
6. Walker P, *et al.* Baclofen, a treatment for chronic hiccup. *J Pain Symptom Manage* 1998; **16:** 125–32.
7. Hernández JL, *et al.* Gabapentin for intractable hiccup. *Am J Med* 2004; **117:** 279–81.

偏头痛和丛集性头痛 巴氯芬对三叉神经痛或多种形式的神经源性疼痛的有效性表明其对偏头痛和丛集性头痛有效。初步研究确认了这些支持巴氯芬的假说对预防偏头痛[1]（第587页）和对丛集性头痛（第587页）的治疗[2]是很重要的。

1. Hering-Hanit R. Baclofen for prevention of migraine. *Cephalalgia* 1999; **19:** 589–91.
2. Hering-Hanit R, Gadoth N. The use of baclofen in cluster headache. *Curr Pain Headache Rep* 2001; **5:** 79–82.

疼痛 像一些其他的肌松药一样，巴氯酚用于与肌肉痉挛或肌强直相关的疼痛疾病的治疗（见下文）。肌松药用于例如急性腰背痛的情况参考（第8页）。巴氯芬似乎没有传统的镇痛活性[1]，但是可增强阿片类镇痛药的镇痛作用[2]，并被用于神经源性疼痛的辅助药[3,4]，特别是三叉神经痛[5]（第10页）。

1. Terrence CF, *et al.* Is baclofen an analgesic? *Clin Neuropharmacol* 1983; **6:** 241–5.
2. Panerai AE, *et al.* Baclofen prolongs the analgesic effect of fentanyl in man. *Br J Anaesth* 1985; **57:** 954–5.
3. Fromm GH. Baclofen as an adjuvant analgesic. *J Pain Symptom Manage* 1994; **9:** 500–9.
4. Slonimski M, *et al.* Intrathecal baclofen in pain management. *Reg Anesth Pain Med* 2004; **29:** 269–76.
5. Fromm GH, *et al.* Baclofen in the treatment of trigeminal neuralgia: double-blind study and long-term follow-up. *Ann Neurol* 1984; **15:** 240–4.

肌强直 巴氯芬是用于治疗肌强直（第1798页）的主要药物之一。用于减少肌肉痉挛和疼痛尤其是脊髓损伤疾病，例如多发硬化或截瘫。巴氯芬也被用于治疗脑源性肌强直。然而，有些人认为存在一些不充分资料反对或支持口服或鞘内持续注射巴氯芬，以控制脑瘫儿童或青少年的强直。[1]

每日口服 30～80mg 的剂量通常是很好耐受的[2]，但是患有严重肌强直的患者在出现反应之前常常需要更大的巴氯芬剂量，结果一些可能不能有反应，因为不良反应限制了剂量的增加。因此，有时试着鞘内给予巴氯芬来产生比口服吸收更高的 CNS 浓度[2~4]。可以鞘内给予负荷剂量或持续输注，输注可能对减少过量的风险更适合[5]。因为患者在开始持续输注前筛查反应了，所以结果通常很好[2]。

能改善肌强直的鞘内用药剂量个体间差异很大（见上文**用途和用法**）。可以增加夜间巴氯芬的剂量以阻止影响睡眠的肌强直。

虽然有关对鞘内巴氯芬作用的耐受性的报道引起了怀疑[6]，是否能维持长期益处，但许多研究者已获得了长期有效性[7~10]。而且一些接受长期鞘内注射巴氯芬的患者能停止治疗而没有肌强直复发的症状，其他患者能减少需要的剂量[11]。

1. Delgado MR, *et al.* Practice parameter: pharmacologic treatment of spasticity in children and adolescents with cerebral palsy (an evidence-based review): report of the Quality Standards Subcommittee of the American Academy of Neurology and the Practice Committee of the Child Neurology Society. *Neurology* 2010; **74:** 336–43. Also available at: http://www.neurology.org/cgi/reprint/74/4/336.pdf (accessed 09/07/10)
2. Dario A, Tomei G. A benefit-risk assessment of baclofen in severe spinal spasticity. *Drug Safety* 2004; **27:** 799–818.
3. McLean BN. Intrathecal baclofen in severe spasticity. *Br J Hosp Med* 1993; **49:** 262–7.
4. Anonymous. Intrathecal baclofen for spasticity. *Med Lett Drugs Ther* 1994; **36:** 21–2.
5. Penn RD, Kroin JS. Intrathecal baclofen. *N Engl J Med* 1989; **321:** 1414–15.
6. Lewis KS, Mueller WM. Intrathecal baclofen for severe spasticity secondary to spinal cord injury. *Ann Pharmacother* 1993; **27:** 767–74.
7. Penn RD, *et al.* Intrathecal baclofen for severe spinal spasticity. *N Engl J Med* 1989; **320:** 1517–21.
8. Azouvi P, *et al.* Intrathecal baclofen administration for control of severe spinal spasticity: functional improvement and long-term follow-up. *Arch Phys Med Rehabil* 1996; **77:** 35–9.
9. Dario A, *et al.* Long-term intrathecal baclofen infusion in supraspinal spasticity of adulthood. *Acta Neurol Scand* 2002; **105:** 83–7.
10. Campbell WM, *et al.* Long-term safety and efficacy of continuous intrathecal baclofen. *Dev Med Child Neurol* 2002; **44:** 660–5.
11. Dressnandt J, Conrad B. Lasting reduction of severe spasticity after ending chronic treatment with intrathecal baclofen. *J Neurol Neurosurg Psychiatry* 1996; **60:** 168–73.

僵人综合征 曾有些无对照病例报道[1]认为，对僵人综合征（见**肌肉痉挛**项下，第964页）的患者鞘内注射巴氯芬有效，没有足够的其他药物或口服巴氯芬对照。然而，一项双盲安慰剂对照的研究[2]中，3 名鞘内注射巴氯芬的患者中只有 1 名临床效果改善了。

1. Stayer C, *et al.* Intrathecal baclofen therapy for stiff-man syndrome and progressive encephalomyelopathy with rigidity and myoclonus. *Neurology* 1997; **49:** 1591–7.
2. Silbert PL, *et al.* Intrathecal baclofen therapy in stiff-man syndrome: a double-blind, placebo-controlled trial. *Neurology* 1995; **45:** 1893–7.

迟发性运动障碍 巴氯芬是用于抗精神病药物诱导的迟发性运动障碍（见**锥体外系障碍**，第943页）的多种药物之一，但是其有效性还不清楚。一项系统性综述[1]发现，巴氯芬和其他 γ-氨基丁酸拮抗药对治疗抗精神病药物诱导的迟发性运动障碍的有效性不确定且不能被人信服。综述也指出了使用这些药物造成的不良反应可能多于益处。

1. Rathbone J, *et al.* Gamma-aminobutyric acid agonists for neuroleptic-induced tardive dyskinesia. Available in The Cochrane Database of Systematic Reviews; Issue 4. Chichester: John Wiley; 2004 (accessed 20/10/05).

破伤风 对破伤风的治疗在第1811页和第186页中描述。用持续鞘内输注[1~5]巴氯芬见到了有益反应，通常剂量是每日 1～2mg[1,5]。然而，一些严重的破伤风鞘内巴氯芬的治疗范围可能非常窄，并且有报道[6]在增加剂量每日从 1.2～2mg 后发生深度昏迷并丧失自主呼吸和反射。没有通气支持时发生这种不良反应可能是致命的。为了避免内在椎管内导管继发感染的风险，也曾使用间断鞘内巴氯芬治疗[7,8]。

1. Müller H, *et al.* Intrathecal baclofen in tetanus. *Lancet* 1986; **i:** 317–18.
2. Dressnandt J, *et al.* Intrathecal baclofen in tetanus: four cases and a review of reported cases. *Intensive Care Med* 1997; **23:** 896–902.
3. Engrand N, *et al.* The efficacy of intrathecal baclofen in severe tetanus. *Anesthesiology* 1999; **90:** 1773–6.
4. Boots RJ, *et al.* The treatment of tetanus with intrathecal baclofen. *Anaesth Intensive Care* 2000; **28:** 438–42.
5. Santos ML, *et al.* Intrathecal baclofen for the treatment of tetanus. *Clin Infect Dis* 2004; **38:** 321–8.
6. Romijn JA, *et al.* Reversible coma due to intrathecal baclofen. *Lancet* 1986; **ii:** 696.
7. Demaziere J, *et al.* Intermittent intrathecal baclofen for severe tetanus. *Lancet* 1991; **337:** 427.
8. Saissy JM, *et al.* Treatment of severe tetanus by intrathecal injections of baclofen without artificial ventilation. *Intensive Care Med* 1992; **18:** 241–4.

Tourette 综合征 一项小规模研究中患有 Tourette 综合征（见**局部抽搐症**项下，第927页）的儿童使用巴氯芬治疗比安慰剂有改善[1]。

1. Singer HS, *et al.* Baclofen treatment in Tourette syndrome: a double-blind, placebo-controlled, crossover trial. *Neurology* 2001; **56:** 599–604.

尿失禁 巴氯芬用于治疗继发于脊髓损伤的尿失禁和尿潴留（第2100页）有某些益处。

1. Hachen HJ, Krucker V. Clinical and laboratory assessment of the efficacy of baclofen (Lioresal®) on urethral sphincter spasticity in patients with traumatic paraplegia. *Eur Urol* 1977; **3:** 237–40.
2. Leyson JFJ, *et al.* Baclofen in the treatment of detrusor-sphincter dyssynergia in spinal cord injury patients. *J Urol (Baltimore)* 1980; **124:** 82–4.
3. Kums JJM, Delhaas EM. Intrathecal baclofen infusion in patients with spasticity and neurogenic bladder disease. *World J Urol* 1991; **9:** 153–6.

制剂

BP 2010: Baclofen Oral Solution; Baclofen Tablets;
USP 33: Baclofen Oral Suspension; Baclofen Tablets.

专利制剂

Arg.: Baclodox†; Bafen; Lioresal; ***Austral.:*** Baclo†; Clofen; Lioresal; Stelax; ***Austria:*** Lioresal; ***Belg.:*** Lioresal; ***Braz.:*** Baclon; Lioresal; ***Canad.:*** Lioresal; Nu-Baclo; ***Chile:*** Cetril; Lioresyl; ***Denm.:*** Lioresal; ***Fin.:*** Baclon†; Baclopar†; Lioresal; ***Fr.:*** Lioresal; ***Ger.:*** Lebic; Lioresal; ***Gr.:*** Glasbor; Jofen; Lioresal; Miorel; Vioridon; ***Hong Kong:*** Clofen; Lioresal; Stelax; ***Hung.:*** Lioresal; ***India:*** Lioresal; Parafon DSC; ***Indon.:*** Lioresal; ***Irl.:*** Baclopar; Lioresal; ***Israel:*** Baclosal; Lioresal; ***Ital.:*** Lioresal; ***Malaysia:*** Clofen; Lioresal; ***Neth.:*** Lioresal; ***Norw.:*** Lioresal; ***NZ:*** Lioresal; Pacifen; ***Philipp.:*** Lioresal; Onelaxant-R; ***Pol.:*** Lioresal; ***Port.:*** Lioresal; ***Rus.:*** Baclosan (Баклосан); ***S.Afr.:*** Lioresal; ***Singapore:*** Lioresal; ***Spain:*** Lioresal; ***Swed.:*** Lioresal; ***Switz.:*** Lioresal; ***Thai.:*** Baclosal; Fenisal; Liobac; Lioresal; ***Turk.:*** Lioresal; ***UK:*** Baclospas†; Lioresal; Lyflex; ***USA:*** Kemstro; Lioresal; ***Venez.:*** Lioresal.

Botulinum Toxins 肉毒素

Toxinas botulínicas.
ATC — M03AX01.
ATC Vet — QM03AX01.

性状 肉毒素 A 和肉毒素 B 是由*梭状芽孢杆菌*产生的神经毒素。它们是蛋白质，包含一条被认为是负责结合至靶细胞及通过细胞膜使毒素异位的重链，通过一条二硫键连接到一条负责毒素活性的轻链上。

Botulinum A Toxin 肉毒素 A

Botuliinitoksiini tyyppi A; Botulinum A Toksini; Toxin typ A mot botulism; Toxina botulínica A; Toxine botulinique type A; Toxinum botulinicum typum A.
UNII — E211KPY694.

Ph. Eur. 6.8（Botulinum Toxin Type A for Injection; Toxinum Botulinicum Typum A ad Injectabile） 一种干燥制剂，包含纯化肉毒素神经毒 A，可以血细胞凝集素复合物或非毒性蛋白的形式存在，由*梭状芽孢杆菌* A 型的适合的菌株制备。

Botulinum B Toxin 肉毒素 B

Botulinum B Toksini; Botulinum Toxin Type B; Toxina botulínica B.
UNII — 0Y70779M1F.

单位

制剂所含肉毒素 A 和肉毒素 B 的量以单位来表达，同样的适应证，其市售制剂的剂量可不同，一种制剂的单位不可能对应于其他制剂。

不良反应

注射肉毒素有可能发生一过性烧灼感、注射部位损伤和局部无力。有报道在远离注射部位的地方发生肉毒素播散相关的不良反应。有时在非常罕见的病例中，表现为显著的虚弱或致死性预后。注射过深或位置错误可能用治疗剂量就可导致临近肌肉组麻痹，额外的剂量可麻痹远端的肌肉。过量可产生广泛的麻痹。

偶尔曾有关于超敏反应（如皮疹和流感样症状）的报道。也有罕见的关于心血管不良反应的报道，包括心律失常和心肌梗死以及癫痫发作或惊厥，特别是在易感人群中。

- **眼部肌肉附近注射后**，例如治疗眼睑痉挛、偏侧痉挛或斜视，最常见的不良反应是上睑下垂、流泪、畏光、眼刺激症状和睑部肿胀。一些患者可能不能完全闭合眼睑。其他报道的不良反应包括睑外翻和睑内翻以及复视。患者瞬目减少，可造成干眼症、角膜炎和角膜损伤。有报道发生闭角型青光眼。治疗水平斜视的患者也有出现垂直偏差。治疗斜视时眼部针的穿刺导致了玻璃体和眼球后的出血。
- 吞咽困难是治疗痉挛性斜颈**注射于颈部肌肉后**最常见的不良反应，严重受累的患者（*重要*，也可见下文**注意事项**项下）可能会有唾液误吸的风险。也可能发生口腔干燥、声带麻痹和颈部肌肉无力。广泛无力、不适、恶心和视力障碍也偶有报道。其他罕见的反应包括困倦、麻木、四肢强直、上睑下垂和头痛。罕见发生大剂量使用后的呼吸困难。
- **注射至下肢**用于治疗大脑瘫痪，相关的最常见的不良反应包括摔倒、腿痛以及局部和全身的无力，也有报道发生昏睡和腿部痛性痉挛。
- **注射至上肢**用于治疗卒中相关的肌强直，常见不良反应是手臂疼痛、吞咽困难、肌肉无力和张力亢进。有报道在治疗腋窝多汗症注射后一个月之内发生可感知的非腋窝性出汗，也有发生轻度短暂的手臂无力。
- 头痛是治疗眉间（皱眉）皱纹而**在前额注射后**最常见的不良反应。其他经常报道的不良反应包括上睑下垂、面痛、肌肉无力和恶心。

1. Klein AW. Complications and adverse reactions with the use of botulinum toxin. *Dis Mon* 2002; **48:** 336–56.

不良反应发生率 有人认为肉毒素 A 制剂之间的差别

不能仅限于剂量数值的调整[1]。文献综述认为不良反应的发生率也会有差别。有报道的痉挛性斜颈的患者使用 *Dysport* 后吞咽困难的发生率（28%和 44%）比使用 *Botox* 的高（9.5%～17%）。这种差别可能与不能通过用于确定制剂效应的老鼠致死率生物学鉴定法区别开的生物活性差别有关。

2009 年 2 月 Australian Adverse Drug Reactions Advisory Committee 报告[2]自 1994 年中期开始共接到 45 例与肉毒素 A 相关不良反应的报告，36 例女性和 9 例男性，年龄 2～79 岁（平均 45 岁）；都不是致命性的。最常见的反应（16 例）是肌无力，在注射部位附近或远离注射部位的地方。有 8 份吞咽困难的报告，3 例报告是呼吸衰竭或窒息，7 例全身肌无力。其他反应包括红斑或其他过敏反应（10 份报告），复视（6 份）和乏力（4 份）。

1. Borodic G. Therapeutic botulinum toxin. *Lancet* 1994; **344:** 1370.
2. Adverse Drug Reactions Advisory Committee (ADRAC). Adverse reactions with botulinum toxin A (Botox, Dysport). *Aust Adverse Drug React Bull* 2009; **28:** 2. Also available at: http://www.tga.health.gov.au/adr/aadrb/aadr0902.pdf (accessed 27/01/10)

血管肉瘤 有人认为[1]，在一名 66 岁老年人中治疗眼睑痉挛使用的肉毒素 A 注射液可能作为其血管肉瘤的诱发因素。

1. Kárpáti S, *et al.* Human herpesvirus type 8-positive facial angiosarcoma developing at the site of botulinum toxin injection for blepharospasm. *Br J Dermatol* 2000; **143:** 660–2.

抗体形成 在延长使用肉毒素 A[1]后，发现了减少或消除治疗效果的中和抗体。一项 1994 年的综述[2]认为，对于重复注射后的抗体的发展已有越来越多的关注，因为许多有使用肉毒素指征的情况的治疗不明确。有报道在高剂量下（如治疗痉挛性斜颈）比低剂量下（如治疗眼睑痉挛）更容易形成抗体。抗体的存在似乎与每次注射的剂量、每次注射的肉毒素蛋白的数量、注射的数目和注射的频率相关。

使用肉毒素 B 后也开发了其抗体。但肉毒素 B 与肉毒素 A 有抗原差异性，可能对在治疗中对肉毒素 A 的抗体制剂产生抵抗的患者有益[3]。肉毒素 F 也有抗原差异性，并正在以相似的方式对其进行研究。

1. Hambleton P, *et al.* Antitoxins and botulinum toxin treatment. *BMJ* 1992; **304:** 959–60.
2. Borodic GE, Pearce LB. New concepts in botulinum toxin therapy. *Drug Safety* 1994; **11:** 145–52.
3. Brin MF, *et al.* Safety and efficacy of NeuroBloc (botulinum toxin type B) in type A-resistant cervical dystonia. *Neurology* 1999; **53:** 1431–8.

胆绞痛 一名 43 岁没有既往胆囊病史的妇女在治疗眼睑痉挛的 3 个阶段中使用肉毒素 A 后，每次都有胆绞痛单次发作[1]。肉毒素 A 可能有阻滞乙酰胆碱释放的全身作用，导致了胆囊运动减弱伴排空延迟和淤积。

1. Schnider P, *et al.* Gallbladder dysfunction induced by botulinum A toxin. *Lancet* 1993; **342:** 811–12.

吞咽困难 1993 年 11 月，英国 CSM 接到 4 份关于治疗斜颈在颈部肌肉注射肉毒素 A 后发生严重吞咽困难窒息的报告[1]。吞咽困难发生在注射后 5～7 天，其中一名患者在注射后持续 6 周。吞咽困难导致胃内容物误吸至肺，一名既往有不良肺功能的患者死于支气管肺炎。报道认为，吞咽困难也是患有痉挛性斜颈患者使用肉毒素 B 后最常见的不良反应[2]。

更多有关吞咽困难不良反应的文献分别见上文的**不良反应发生率**和下文的**全身性影响**。

1. CSM/MCA. Reminder: botulinum type A toxin (Dysport)—severe dysphagia with unlicensed route of administration. *Current Problems* 1993; **19:** 11.
2. Lew MF, *et al.* The safety and efficacy of botulinum toxin type B in the treatment of patients with cervical dystonia: summary of three controlled clinical trials. *Neurology* 2000; **55** (suppl 5): S29–S35.

对眼的影响 有报道一名 83 岁妇女在使用一系列肉毒素 A 注射液治疗眼睑痉挛后发生急性闭角型青光眼[1]。有报道一名 70 岁男性在使用肉毒素 A 注射至左侧下直肌后出现眼外肌肉损伤[2]。

1. Corridan P, *et al.* Acute angle-closure glaucoma following botulinum toxin injection for blepharospasm. *Br J Ophthalmol* 1990; **74:** 309–10.
2. Mohan M, *et al.* Permanent extraocular muscle damage following botulinum toxin injection. *Br J Ophthalmol* 1999; **83:** 1309–10.

全身性影响 2008 年 2 月，FDA 称[1]接到多份与从注射部位肉毒素播散相关的全身性不良反应的报告，所描述的症状包括吞咽困难、上睑下垂、下肢无力且麻木，以及呼吸功能不全。最严重的病例，最终入院并死亡，多数发生于脑瘫患儿，需要治疗肢体痉挛；用药剂量范围是 6.25～32U/kg 的 *Botox* 制剂的肉毒素 A 和 388～625U/kg 的 *Mgobloc* 制剂的肉毒素 B，成年人没有死亡的报告，其用药范围是 100～700U 的 *Botox* 和 10000～20000U 的 *Myobloc*。

2009 年 4 月，一份随后来自 FDA 的报告添加上所报道[2]的成年人病例大多数发生于痉挛或痉挛性斜颈的治疗期间。FDA 已经知道有几例成年人死亡，但是这与肉毒素使用的因果关系还没有确定，因为患者已存在的问题、与肉毒素播散相关的严重不良反应的不确定报告，已经在使用 *Botox* 治疗眉间线皱纹或严重的原发性腋窝多汗症时得到认证。

相似的症例也被其他国家报道[3]，见上文**不良反应发生率与吞咽困难**。

1. FDA. Early communication about an ongoing safety review of Botox and Botox Cosmetic (botulinum toxin type A) and Myobloc (botulinum toxin type B) (issued 8th February, 2008). Available at: http://www.fda.gov/Drugs/DrugSafety/PostmarketDrugSafetyInformationforPatientsandProviders/DrugSafetyInformationforHeathcareProfessionals/ucm070366.htm (accessed 28/01/10)
2. FDA. Follow-up to the February 8, 2008, early communication about an ongoing safety review of Botox and Botox Cosmetic (botulinum toxin type A) and Myobloc (botulinum toxin type B) (issued April 2009). Available at: http://www.fda.gov/Drugs/DrugSafety/PostmarketDrugSafetyInformationforPatientsandProviders/DrugSafetyInformationforHeathcareProfessionals/ucm143819.htm (accessed 28/01/10)
3. Health Canada. Botulinum toxin type A (Botox) and distant toxin spread. *Can Adverse React News* 2008; **18** (4): 1–2. Also available at: http://www.hc-sc.gc.ca/dhp-mps/alt_formats/ hpfb-dgpsa/pdf/medeff/carn-bcei_v18n4-eng.pdf (accessed 28/01/10)

不良反应的处置

人工泪液的使用可能缓解角膜炎和干眼症。过量使用后需要支持治疗。应该监测患者数天看有无麻痹症状，可能需要人工呼吸。因为一旦结合至神经末梢，肉毒素的效果是不可逆的，所以有人怀疑特殊肉毒抗毒素（第2127页）是否有用，除非在过量后迅速给予。

注意事项

肉毒素禁用于肌肉活性广泛障碍，如重症肌无力。像其他生物制品一样，应该考虑肉毒素造成过敏的可能。有神经系统疾病、吞咽困难或误吸病史的患者，应非常谨慎地给予肉毒素。患者或其护理人员，如果出现吞咽或讲话有问题，或者发展到呼吸障碍，应当寻求紧急医疗救助。

只能由经过认证和训练的专家使用肉毒素。注射液必须仔细制作，特别是那些用于颈部的，以避免非故意的麻痹，相关解剖和任何因为既往手术造成的改变必须在注射前弄清。如果在任何要注射的部位存在感染则不应使用肉毒素。

肉毒素对妊娠的效果还不清楚，有报道在兔中发生胎儿畸形和流产，注册药品信息建议，肉毒素不应用于妊娠妇女。哺乳也被认为是禁忌：不清楚肉毒素是否会分布至母乳。

当注射至眼部周围肌肉时，例如治疗眼睑痉挛、半面痉挛或斜视、瞬目减少能导致角膜暴露、持续上皮损伤和角膜溃疡，特别是对患有第七对脑神经疾病的患者。应该仔细检查先治疗的眼睛的角膜感知功能，避免注射至下眼睑和任何能导致上皮损伤的暴力治疗。

管理 残余的肉毒素 A 或溢出应该通过高压灭菌法或使用稀释的次氯酸盐溶液（0.5%）灭活。肉毒素 B 可通过类似的方法去污，也可使用强腐蚀性溶液。

药物相互作用

肉毒素的作用理论上可被氨基糖苷类药物或大观霉素所增强。与其他具有神经肌肉阻滞活性的药物也可发生药物相互作用，包括林可酰胺类抗生素、多黏菌素类、四环素类和肌松药。

用途和用法

肉毒素通过抑制钙离子介导的运动神经末梢处乙酰胆碱释放产生神经肌肉阻滞作用，造成终板电位减小和随后的受累肌肉的弛缓性麻痹。麻痹持续直到新的神经末梢形成，通常在 2～4 个月内。

肉毒素 A 以与血细胞凝集素的复合物使用，局部注射治疗半面痉挛、眼睑痉挛、痉挛性斜颈、儿童脑源性瘫痪的下肢肌强直和成人卒中相关的上肢肌强直。肉毒素 A 也用于治疗斜视和多汗症，也被批准用于治疗 65 岁以上成人的眉间（皱眉）皱纹。肉毒素 A 也被研究用于治疗许多其他疾病。以下是可以在英国和美国使用的肉毒素 A 制剂：

- *Azzalure*（*Galderma*，*UK*）：肉毒素 A-血凝素复合物；
- *Botox*（*Allergan*，*UK*）：描述为肉毒素 A 蛋白复合物；
- *Botox*/*Botox Cosmetic*（*Allergan*，*USA*）：描述为奥种肉毒杆菌 A 毒素；
- *Dysport*（*Ipsen*，*UK*）：描述为肉毒素 A-血凝素复合物；
- *Dysport*（*Ipsen*，*UK*）：描述为阿波毒素 A 复合物；
- *Vistabel*（*Allergan*，*UK*）：描述为肉毒素 A；
- *Xeomin*（*Merz*，*UK*）：描述为肉毒素 A；
- *Xeomin*（*Merz*，*USA*）：描述为肉毒素类型 A

肉毒素 B 也用于治疗痉挛性斜颈以及通过抗原的荧光分析分离后有可能用于对肉毒素 A 治疗后产生抗体的患者。以下是在英国和美国使用的肉毒素 B 制剂：

- *Myobloc*（*Solstice*，*USA*）：描述为 rimabotulinumtoxinB；
- *NeuroBloc*（*Eisai*，*UK*）：描述为肉毒素 B。

肉毒素 A 和肉毒素 B 的剂量以单位来表达，制剂间并没有标准化（见上文单位项下）。因此剂量依每种制剂而定，下文有详细介绍。

肉毒素 F 用于治疗类似的神经肌肉疾病正在研究中。

1. Borodic GE, Pearce LB. New concepts in botulinum toxin therapy. *Drug Safety* 1994; **11:** 145–52.
2. Hughes AJ. Botulinum toxin in clinical practice. *Drugs* 1994; **48:** 888–93.
3. Cheng CM, *et al.* Unlabeled uses of botulinum toxins: a review, part 1. *Am J Health-Syst Pharm* 2006; **63:** 145–52.
4. Cheng CM, *et al.* Unlabeled uses of botulinum toxins: a review, part 2. *Am J Health-Syst Pharm* 2006; **63:** 225–32.
5. Simpson DM, *et al.* Assessment: botulinum neurotoxin for the treatment of movement disorders (an evidence-based review)—report of the Therapeutics and Technology Assessment Subcommittee of the American Academy of Neurology. *Neurology* 2008; **70:** 1699–1706.
6. Naumann M, *et al.* Assessment: botulinum neurotoxin in the treatment of autonomic disorders and pain (an evidence-based review): report of the Therapeutics and Technology Assessment Subcommittee of the American Academy of Neurology. *Neurology* 2008; **70:** 1707–14.

弛缓不能 弛缓不能（见**食管动力疾病**项下，第 1624 页）的选择治疗是机械性扩张食管下段括约肌，或如有必要进行手术，但是近来更多的注射肉毒素 A[1～3]发现是有效的。然而，一项系统性综述[4]发现治疗 1 年以后，接受肉毒素 A 的患者 43 人中只有 11 人（占 26%）症状减轻，相比之下，接受机械性扩张的患者 47 人中有 33 人（占 70%）症状缓解。建议对被认为机械性扩张或手术有风险的患者使用肉毒素 A 会更好[3,5]。另一项研究[6]证明，括约肌内注射肉毒素 A 对治疗弛缓不能短期和中期是安全有效的，虽然有一名患者出现与剂量相关的无力。

1. Pasricha PJ, *et al.* Intrasphincteric botulinum toxin for the treatment of achalasia. *N Engl J Med* 1995; **332:** 774–8. Correction. *ibid.*; **333:** 75.
2. Cuillière C, *et al.* Achalasia: outcome of patients treated with intrasphincteric injection of botulinum toxin. *Gut* 1997; **41:** 87–92.
3. da Silveira EBV, Rogers AI. Treatment of achalasia with botulinum A toxin. *Am J Ther* 2002; **9:** 157–61.
4. Leyden JE, *et al.* Endoscopic pneumatic dilation versus botulinum toxin injection in the management of primary achalasia. Available in The Cochrane Database of Systematic Reviews; Issue 4. Chichester: John Wiley; 2006 (accessed 27/01/10).
5. Spiess AE, Kahrilas PJ. Treating achalasia: from whalebone to laparoscope. *JAMA* 1998; **280:** 638–42.
6. Annese V, *et al.* A multicentre randomised study of intrasphincteric botulinum toxin in patients with oesophageal achalasia. *Gut* 2000; **46:** 597–600.

肛裂 肛裂是远端和肛管表浅黏膜裂开，伴有大便疼痛、直肠出血和肛门括约肌痉挛。愈合通常是平静的，可使用麦麸和大块泻药以及局麻药缓解疼痛的保守治疗。手术治疗用于慢性患者但是与长期失禁和复发高发生率相关。虽然一项系统性综述认为，手术比可选择的药物治疗更有效[1,2]。其中的一些已经被研究了[3～6]。因为肛门内括约肌的高渗透性可能与慢性肛裂发生的病理生理学有关，局部注射肉毒素 A 用于使这些括约肌的麻痹[7～9]。对大部分患者效应持续似乎足够长可使肛裂愈合，虽然一些可能复发，一项长期随访试验[10]包括了 57 名完全愈合的患者，发现一旦肉毒素的作用消失就会有高的复发率（41.5%）。暂时的失禁是治疗中有报道的唯一的不良反应。

局部应用硝酸盐类药物可以松弛肛门括约肌，许多研究[11～13]报道了局部应用硝酸甘油的益处，虽然安慰剂较高的自主缓解让人怀疑一些研究中益处的程度[1,12]。对 10 名使用硝酸甘油治疗的患者的随访[14]表明，24～38 个月后大部分不会有更多的问题或偶尔复发，这些复发使用局部制剂即可。二硝酸异山梨醇软膏被试用，与肉毒素 A 合用可能有效[15]。

局部钙拮抗剂也似乎有效。地尔硫䓬[16～18]和硝苯地平[19,20]似乎有效，有证据证明它们比局部硝酸甘油更有效[19,20]。硝苯地平可与肉毒素合用[20]，也可口服[21]。

1. Nelson R. A systematic review of medical therapy for anal fissure. *Dis Colon Rectum* 2004; **47:** 422–31.
2. Nelson R. Non surgical therapy for anal fissure. Available in The Cochrane Database of Systematic Reviews; Issue 4. Chichester: John Wiley; 2006 (accessed 08/05/08).
3. Cook TA, *et al.* The pharmacology of the internal anal sphincter and new treatments of ano-rectal disorders. *Aliment Pharmacol Ther* 2001; **15:** 887–98.
4. American Gastroenterological Association. American Gastroenterological Association medical position statement: diagnosis and care of patients with anal fissure. *Gastroenterology* 2003; **124:** 233–4.

5. Madoff RD, Fleshman JW. AGA technical review on the diagnosis and care of patients with anal fissure. *Gastroenterology* 2003; **124:** 235–45.
6. Wray D, *et al.* Anal fissure: a review. *Br J Hosp Med* 2008; **69:** 455–8.
7. Jost WH, Schimrigk K. Botulinum toxin in therapy of anal fissure. *Lancet* 1995; **345:** 188–9.
8. Maria G, *et al.* A comparison of botulinum toxin and saline for the treatment of chronic anal fissure. *N Engl J Med* 1998; **338:** 217–20.
9. Jost WH. Ten years' experience with botulin toxin in anal fissure. *Int J Colorectal Dis* 2002; **17:** 298–302.
10. Minguez M, *et al.* Long-term follow-up (42 months) of chronic anal fissure after healing with botulinum toxin. *Gastroenterology* 2002; **123:** 112–17.
11. Lund JN, Scholefield JH. A randomised, prospective, double-blind, placebo-controlled trial of glyceryl trinitrate ointment in treatment of anal fissure. *Lancet* 1997; **349:** 11–14. Correction. *ibid.:* 656.
12. Bailey HR, *et al.* Fissure Study Group. A study to determine the nitroglycerin ointment dose and dosing interval that best promote the healing of chronic anal fissures. *Dis Colon Rectum* 2002; **45:** 1192–9.
13. Scholefield JH, *et al.* A dose finding study with 0.1%, 0.2%, and 0.4% glyceryl trinitrate ointment in patients with chronic anal fissures. *Gut* 2003; **52:** 264–9.
14. Lund JN, Scholefield JH. Follow-up of patients with chronic anal fissure treated with topical glyceryl trinitrate. *Lancet* 1998; **352:** 1681.
15. Lysy J, *et al.* Topical nitrates potentiate the effect of botulinum toxin in the treatment of patients with refractory anal fissure. *Gut* 2001; **48:** 221–4.
16. Jonas M, *et al.* A randomized trial of oral vs topical diltiazem for chronic anal fissures. *Dis Colon Rectum* 2001; **44:** 1074–8.
17. Jonas M, *et al.* Diltiazem heals glyceryl trinitrate-resistant chronic anal fissures: a prospective study. *Dis Colon Rectum* 2002; **45:** 1091–5.
18. Bielecki K, Kolodziejczak M. A prospective randomized trial of diltiazem and glyceryltrinitrate ointment in the treatment of chronic anal fissure. *Colorectal Dis* 2003; **5:** 256–7.
19. Ezri T, Susmallian S. Topical nifedipine vs. topical glyceryl trinitrate for treatment of chronic anal fissure. *Dis Colon Rectum* 2003; **46:** 805–8.
20. Tranqui P, *et al.* Nonsurgical treatment of chronic anal fissure: nitroglycerin and dilatation versus nifedipine and botulinum toxin. *Can J Surg* 2006; **49:** 41–5.
21. Cook TA, *et al.* Oral nifedipine reduces resting anal pressure and heals chronic anal fissure. *Br J Surg* 1999; **86:** 1269–73.

肛门痉挛 肛门痉挛是在排便时发生的肛门括约肌的不适当收缩的状态，似乎是张力障碍的一种形式。

使用肉毒素 A 的治疗研究了 7 名主要因为肛门痉挛而顽固性便秘的患者[1]。使用肌电图描记的探针双侧注射毒素至耻骨直肠肌，研究期间如果需要，允许患者继续服用泻药。所有患者除了其中一名以外，症状均改善了，虽然有两名患者不能被认为治疗成功，因为他们发生了大便失禁，4 名患者临床结果十分理想。然而，其他一项 24 名患者的研究发现，肉毒素 A 的临床有效性是有限的，需要进一步试验，确定其在治疗肛门痉挛中的作用[2]。

1. Hallan RI, *et al.* Treatment of anismus in intractable constipation with botulinum A toxin. *Lancet* 1988; **ii:** 714–17.
2. Ron Y, *et al.* Botulinum toxin type-A in therapy of patients with anismus. *Dis Colon Rectum* 2001; **44:** 1821–6.

眼睑痉挛 眼睑痉挛是局部张力障碍，表现为伴有重复无意识的瞬目，由眼轮匝肌痉挛造成，可造成功能性失明。眼睑痉挛通常与其他头部和颈部张力障碍有关，例如 Meige 综合征是患者的口周肌肉发生不自主挛缩。口服药物治疗用于治疗全身张力障碍（第779页）通常是无效的，手术（面神经抽出术）通常伴随之后的复发痉挛[1]。局部注射肉毒素 A 至眼轮匝肌能模拟肌肉去神经手术的效果，并有报道[2~6]认为对超过 70% 的患者有效，它们一般被考虑[7]为所要选择的治疗手段。有报道症状改善持续大约 9～15 周，多次注射后没有明显的持续时间增加。在一项回顾研究中，患者患有眼睑痉挛和 Meige 综合征，使用肉毒素 A 治疗 11 年仍然对大部分患者有效[4]。

眼睑痉挛的患者注射肉毒素 A 至上下眼睑的眼轮匝肌，如果痉挛干扰视力可能额外注射至眉毛和上睑区域。肉毒素 A 的剂量以单位来表达，制剂间并没有标准化。因此每种制剂的剂量是特异的。

- *Botox*(*Allergan*, *UK*) 的制剂肌注的初始剂量是每个部位 1.25～2.5U，直到每只眼总的剂量高达 25U。通常在 3 天内有效果，1～2 周后达峰，每次治疗持续大约 3 个月。如果疗效持续少于 2 个月，剂量可能需要增加至每个部位最高 5U，但在 12 周内总的剂量不应该超过 100U。超过每 3 个月使用没有更好的效果。*Botox*(*Allergan*) 在美国可获得，剂量类似，虽然允许更高的累计剂量，30 天内最多 200U。
- *Xeomin* (*Merz*, *UK*) 的制剂是肌内注射药物。每个注射部位初始剂量是 1.25～2.5U，总量可达每只眼睛 25U，作用通常在 4 天内起效，每次治疗持续 3～4 个月，如果治疗反应少于 2 个月，剂量可以增加，每个部位增加 5U，但 12 周内总量不得超过 100U，每隔 3 个月给予更多药物不会获得额外益处。*Xeomin* (*Merz*) 也在美国应用，用于以前使用 *Botox* 治疗的患者，两只眼总的最初用量不许超过 70U。
- *Dysport*(*Ipsen*, *UK*) 的制剂初始剂量是每只眼总共 120U，皮下注射每只眼 20～40U。随后需要减少总剂量到每只眼 60～80U。使用该制剂后症状的缓解可能在 2～4 天内出现，2 周内达到最大的效果。*Dysport* 注射液应该每 12 周或根据需要重复使用。

1. Kennedy RH, *et al.* Treatment of blepharospasm with botulinum toxin. *Mayo Clin Proc* 1989; **64:** 1085–90.
2. Grandas F. Blepharospasm: a review of 264 patients. *J Neurol Neurosurg Psychiatry* 1988; **51:** 767–72.
3. Elston JS. The management of blepharospasm and hemifacial spasm. *J Neurol* 1992; **239:** 5–8.
4. Mauriello JA, *et al.* Treatment selections of 239 patients with blepharospasm and Meige syndrome over 11 years. *Br J Ophthalmol* 1996; **80:** 1073–6.
5. Defazio G, Livrea P. Primary blepharospasm: diagnosis and management. *Drugs* 2004; **64:** 237–44.
6. Costa J, *et al.* Botulinum toxin type A therapy for blepharospasm. Available in The Cochrane Database of Systematic Reviews; Issue 2. Chichester: John Wiley; 2004 (accessed 28/03/06).
7. Hallett M, *et al.* Update on blepharospasm: report from the BEBRF International Workshop. *Neurology* 2008; **71:** 1275–82.

美容用途 肉毒素 A 用于化妆品治疗面部线条和皱纹及年龄相关的颈部退化[1~5]。

用于暂时改善中度至重度眉间（皱眉）皱纹，可每个皱眉肌注射两倍剂量肉毒素 A（中央的眉毛上不小于 1cm 部位），一倍剂量注射于降眉间肌。肉毒素 A 的剂量以单位表达，制剂间并没有标准化。对于每种特殊制剂，其用量都有其特殊性：

- *Botox Cosmetic*（*Allergan*, *USA*）制剂在 5 个部位的每个部位注射 4U，总量 20U，1～2 天内起效。第 1 周内增加强度；每次治疗作用持续 3～4 个月，由于安全性和有效性还未进行评估，不建议给予更频繁的用量，类似剂量用法的制剂（*Vistabel*, *Allergan*, *UK*）也在英国应用。
- *Dysport*（*Ipsen*, *USA*）制剂在 5 个部位的每个点给予 10U，总量 50U，每次治疗作用可持续达 4 个月，不需要每隔 3 个月给予更频繁治疗。
- *Azzalure*（*Galderma*, *UK*）制剂也这样应用，5 个部位的每个点给予 10U，总量 50U，每次治疗作用持续 4 个月有时达 5 个月，治疗间隔频率不要超过每 3 个月 1 次。

1. Olver JM. Botulinum toxin A treatment of overactive corrugator supercilii in thyroid eye disease. *Br J Ophthalmol* 1998; **82:** 528–33.
2. Song KH. Botulinum toxin type A injection for the treatment of frown lines. *Ann Pharmacother* 1998 **32:** 1365–7.
3. Anonymous. Cosmetic use of botulinum toxin. *Med Lett Drugs Ther* 1999; **41:** 63–4.
4. Anonymous. Botulinum toxin (Botox Cosmetic) for frown lines. *Med Lett Drugs Ther* 2002; **44:** 47–8.
5. Carruthers A. Botulinum toxin type A: history and current cosmetic use in the upper face. *Dis Mon* 2002; **48:** 299–322.

胃动力不足 有报道对胃动力不足（第1617页）注射肉毒素 A 后有一些益处。在一项开放式研究[1]中，6 名糖尿病合并胃轻瘫的患者使用肉毒素 A 治疗后胃排空改善。一文献搜索[2]只发现病例报告、病例系列和使用肉毒素 A 对于胃轻瘫的开放标签研究。

1. Ezzeddine D, *et al.* Pyloric injection of botulinum toxin for treatment of diabetic gastroparesis. *Gastrointest Endosc* 2002; **55:** 920–3.
2. DeSantis ERH, Huang S. Botulinum toxin type A for treatment of refractory gastroparesis. *Am J Health-Syst Pharm* 2007; **64:** 2237–40.

手部张力障碍 手部张力障碍或手部肌肉痉挛是局部张力障碍（第779页）的一种形式。更常报道于从事手部重复劳动的患者，如作家、打字员和音乐家。传统治疗常用抗毒蕈碱药物，虽然成功率有限，但是肉毒素越来越成为一线治疗选择[1]。一项双盲研究报道，使用肉毒素 A 肌注后，较安慰剂 10 名患者中有 8 名有更明显的主观局部手部张力障碍改善，6 名患者有肌肉力量的客观改善[2]。然而，有报道[3]两名注射肉毒素 A 治疗作家的肌肉痉挛，患者出现肩部疼痛和严重无力类似于神经痛性肌萎缩。认为如果在首次注射肉毒素 A 后肩部或上臂出现无法解释的疼痛，禁忌进一步治疗。

1. Karp BI. Botulinum toxin treatment of occupational and focal hand dystonia. *Mov Disord* 2004; **19 (suppl 8):** S116–S119.
2. Cole R, *et al.* Double-blind trial of botulinum toxin for treatment of focal hand dystonia. *Mov Disord* 1995; **10:** 466–71.
3. Sheean GL, *et al.* Pain and remote weakness in limbs injected with botulinum toxin A for writer's cramp. *Lancet* 1995; **346:** 154–6.

头痛 肉毒素 A 治疗头痛最早是在观察使用药物治疗动态面部皱纹的患者的不良反应时碰巧发现的副作用。一项事后研究的综述[1]总结到可以证明对预防偏头痛（第587页）的疗效，小部分在偏头痛发作急性期期间接受该治疗后也表现出疼痛缓解。然而，其他综述[2,3]已得出结论，尽管有希望性的初始结果，但是从对照性研究中只有有限的证据支持用肉毒素治疗偏头痛，最近使用严格纳入标准，研究显示用肉毒素 A 的慢性偏头痛已呈现阳性结果[8]，在英国，肉毒素 A 是 *Botox*（*Allergan*, *UK*）制剂，准许用于预防慢性偏头痛患者的头痛，这种头痛定义为每个月至少 15 天头痛，其中至少 8 天有偏头痛，推荐的总剂量经肌肉给予的是 155～195U，在头部特殊部位和颈部肌肉至少 7 个地方分别给予：前额 4 个以上部位总计 20U；皱眉肌：2 个以上部位总计 10U；降眉间肌：1 个部位总计 5U；枕肌：6～8 个部位总计 30～40U；颞肌：8～10 个部位总计 40～50U；斜方肌：6～10 个以上部位总计 30～50U；颈部脊柱穿肌群，4 个以上部位总计 20U。每 12 周可重复注射，在评估紧张性头痛的研究中得出与之相矛盾的报告（第588页）[2,4~6]然而在原始综述中，其所强调的重要发现是要将肉毒素 A 注射到疼痛或触发疼痛的部位，而不是按照标准化的基础，而这将是日后的研究所要考虑的，在丛集性头痛的病例中表现出改善（第587页），而且有些患者的头痛还导致颈部疾病。

使用肉毒素 B 治疗偏头痛和紧张性头痛也有一些益处[7]。

1. Göbel H, *et al.* Evidence-based medicine: botulinum toxin A in migraine and tension-type headache. *J Neurol* 2001; **248** (suppl 1): 34–8.
2. Schulte-Mattler WJ, Martinez-Castrillo JC. Botulinum toxin therapy of migraine and tension-type headache: comparing different botulinum toxin preparations. *Eur J Neurol* 2006; **13** (suppl 1): 51–4.
3. Gupta VK. Botulinum toxin a treatment for migraine? A systematic review. *Pain Med* 2006; **7:** 386–94.
4. Ondo WG, *et al.* Botulinum toxin A for chronic daily headache: a randomized, placebo-controlled, parallel design study. *Cephalalgia* 2004; **24:** 60–5.
5. Schulte-Mattler WJ, *et al.* Treatment of chronic tension-type headache with botulinum toxin A: a randomized, double-blind, placebo-controlled multicenter study. *Pain* 2004; **109:** 110–14.
6. Rozen D, Sharma J. Treatment of tension-type headache with Botox: a review of the literature. *Mt Sinai J Med* 2006; **73:** 493–8.
7. Fadeyi MO, Adams QM. Use of botulinum toxin type B for migraine and tension headaches. *Am J Health-Syst Pharm* 2002; **59:** 1860–2.
8. Ashkenazi A. Botulinum toxin type a for chronic migraine. *Curr Neurol Neurosci Rep* 2010; **10:** 140–6.

半面痉挛 半面痉挛是以无意识单侧受面神经支配的肌肉同步收缩为特征的疾病。痉挛通常以眼部或口周肌肉颤搐开始，但是随着疾病进展频率会增加并蔓延到余下面部肌肉。半面痉挛可通过手术改善但是有发生不可逆麻痹的风险。几乎没有药物对治疗半面痉挛有效，但是有报道卡马西平有时有用。报道显示，注射肉毒素 A 可能对至少 75% 患者缓解症状有效，但是似乎没有任何与其他治疗方法相比较的研究。大部分患者需要每 3～4 个月重复注射，但是似乎能维持长期有效。用于治疗半面痉挛的肉毒素 A 的剂量和那些用于眼睑痉挛（见上文）的剂量相似，但是可能需要肌电图描记为指导的探针来确定口周的小肌肉。

1. Elston JS. The management of blepharospasm and hemifacial spasm. *J Neurol* 1992; **239:** 5–8.
2. Chen R-S, *et al.* Botulinum toxin A injection in the treatment of hemifacial spasm. *Acta Neurol Scand* 1996; **94:** 207–11.
3. Boghen DR, Lesser RL. Blepharospasm and hemifacial spasm. *Curr Treat Options Neurol* 2000; **2:** 393–400.
4. Jost WH, Kohl A. Botulinum toxin: evidence-based medicine criteria in blepharospasm and hemifacial spasm. *J Neurol* 2001; **248** (suppl 1): 21–4.
5. Defazio G, *et al.* Botulinum toxin A treatment for primary hemifacial spasm: a 10-year multicenter study. *Arch Neurol* 2002; **59:** 418–20.
6. Costa J, *et al.* Botulinum toxin type A therapy for hemifacial spasm. Available in The Cochrane Database of Systematic Reviews; Issue 1. Chichester: John Wiley; 2005 (accessed 28/03/06).

多汗症 多种药物和手术技术被用于治疗多汗症（第1507 页）。肉毒素 A 用于治疗面部多汗症因为其能阻滞神经末梢支配的汗腺的胆碱能传递。对患有严重抵抗性面部多汗症的患者使用真皮内[1,2]或皮下[3,4]注射的研究结果令人鼓舞，来自于两项大规模多中心研究[5,6]的结果证实，真皮内注射肉毒素 A 对治疗腋窝多汗症是有效而耐受良好的。在英国，使用 *Botox*(*Allergan*, *UK*) 制剂治疗该病，每侧腋窝皮内注射 50U 的剂量，平均分布于 1～2cm 间隔的多个部位。临床改善通常发生在注射后 1 周内，并可持续 4～7 个月，一旦先前注射的效果消退后可能需要重复注射。*Botox*(*Allergan*) 也可在美国获得，用于治疗腋窝多汗症，剂量相似。

一些专家[7]更喜欢使用真皮内注射治疗手掌多汗症，以减少报道的皮下注射后发生可逆的手部小肌肉无力的风险。

1. Naumann M, *et al.* Focal hyperhidrosis: effective treatment with intracutaneous botulinum toxin. *Arch Dermatol* 1998; **134:** 301–4.
2. Schnider P, *et al.* Treatment of focal hyperhidrosis with botulinum toxin type A: long-term follow-up in 61 patients. *Br J Dermatol* 2001; **145:** 289–93.
3. Schnider P, *et al.* Double-blind trial of botulinum A toxin for the treatment of focal hyperhidrosis of the palms. *Br J Dermatol* 1997; **136:** 548–52.

4. Schnider P, *et al.* Uses of botulinum toxin. *Lancet* 1997; **349:** 953.
5. Heckmann M, *et al.* Botulinum toxin A for axillary hyperhidrosis (excessive sweating). *N Engl J Med* 2001; **344:** 488–93.
6. Naumann M, *et al.* Botulinum toxin type A in treatment of bilateral primary axillary hyperhidrosis: randomised, parallel group, double blind, placebo controlled trial. *BMJ* 2001; **323:** 596–9.
7. Heckmann M, *et al.* Optimizing botulinum toxin therapy for hyperhidrosis. *Br J Dermatol* 1998; **138:** 553–4.

多泪症　肉毒素 A 对治疗多泪症（鳄鱼的眼泪）可能有效[1,2]。

1. Riemann R, *et al.* Successful treatment of crocodile tears by injection of botulinum toxin into the lacrimal gland: a case report. *Ophthalmology* 1999; **106:** 2322–4.
2. Keegan DJ, *et al.* Botulinum toxin treatment for hyperlacrimation secondary to aberrant regenerated seventh nerve palsy or salivary gland transplantation. *Br J Ophthalmol* 2002; **86:** 43–6.

喉部张力障碍　肉毒素 A 被试用于治疗痉挛性发音困难[1～3]、局部喉部张力障碍[4]和全喉切除术后非功能性痉挛[5]也有使用肉毒素 B[6]。

1. Whurr R, *et al.* Meta-analysis of botulinum toxin treatment of spasmodic dysphonia: a review of 22 studies. *Int J Lang Commun Disord* 1998; **33** (suppl): 327–9.
2. Gibbs SR, Blitzer A. Botulinum toxin for the treatment of spasmodic dysphonia. *Otolaryngol Clin North Am* 2000; **33:** 879–94.
3. Watts C, *et al.* Botulinum toxin injections for the treatment of spasmodic dysphonia. Available in The Cochrane Database of Systematic Reviews; Issue 3. Chichester: John Wiley; 2004 (accessed 07/05/08).
4. Marion M-H, *et al.* Stridor and focal laryngeal dystonia. *Lancet* 1992; **339:** 457–8.
5. Crary MA, *et al.* Using botulinum toxin A to improve speech and swallowing function following total laryngectomy. *Arch Otolaryngol Head Neck Surg* 1996; **122:** 760–3.
6. Sataloff RT, *et al.* Botulinum toxin type B for treatment of spasmodic dysphonia: a case report. *J Voice* 2002; **16:** 422–4.

排尿疾病　先前的结果[1]表明，逼尿肌注射肉毒素 A 可增加功能性膀胱容量和修复脊髓损伤且对抗毒蕈碱药物有抵抗的尿失禁患者的节制力（第2100页）。在对患有因脊髓脊膜突出的逼尿肌反射亢进的儿童进行的研究中发现了类似的结果[2]。

也有试用肉毒素 A 治疗其他膀胱功能障碍[3,4]。综述[5,6]认为，尽管有一些证据认为将肉毒素注入逼尿肌壁可改善过度活跃的膀胱症状，但还需做进一步研究作保证。

在几项小规模研究中[7,8]，有报道对前列腺注射肉毒素 A 能缓解与前列腺增生相关的尿潴留（第2098页）的症状。

1. Schurch B, *et al.* Botulinum-A toxin for treating detrusor hyperreflexia in spinal cord injured patients: a new alternative to anticholinergic drugs? Preliminary results. *J Urol (Baltimore)* 2000; **164:** 692–7.
2. Schulte-Baukloh H, *et al.* Efficacy of botulinum-A toxin in children with detrusor hyperreflexia due to myelomeningocele: preliminary results. *Urology* 2002; **59:** 325–7.
3. Phelan MW, *et al.* Botulinum toxin urethral sphincter injection to restore bladder emptying in men and women with voiding dysfunction. *J Urol (Baltimore)* 2001; **165:** 1107–10.
4. Smith CP, *et al.* Botulinum toxin in urology: evaluation using an evidence-based medicine approach. *Nat Clin Pract Urol* 2004; **1:** 31–7.
5. Schurch B. Botulinum toxin for the management of bladder dysfunction. *Drugs* 2006; **66:** 1301–18.
6. Duthie J, *et al.* Botulinum toxin injections for adults with overactive bladder syndrome. Available in The Cochrane Database of Systematic Reviews; Issue 3. Chichester: John Wiley; 2007 (accessed 07/05/08).
7. Maria G, *et al.* Relief by botulinum toxin of voiding dysfunction due to benign prostatic hyperplasia: results of a randomized, placebo-controlled study. *Urology* 2003; **62:** 259–65.
8. Kuo H-C. Prostate botulinum A toxin injection—an alternative treatment for benign prostatic obstruction in poor surgical candidates. *Urology* 2005; **65:** 670–4.

眼球震颤　手术、矫正眼镜和药物治疗都试用于治疗眼球震颤（眼球的快速无意识活动）。眼球后注射肉毒素 A 能改善获得性或先天性眼球震颤的患者的症状[1～4]。6 名患有获得性眼球震颤的患者视力分辨能力有改善，眼球震颤的幅度减少了，但是频率一般没有改变，而重复注射的需要和不良反应（如复视）都限制了患者的可接受性[1]。

1. Repka MX, *et al.* Treatment of acquired nystagmus with botulinum neurotoxin A. *Arch Ophthalmol* 1994; **112:** 1320–4.
2. Carruthers J. The treatment of congenital nystagmus with Botox. *J Pediatr Ophthalmol Strabismus* 1995; **32:** 306–8.
3. Lennerstrand G, *et al.* Treatment of strabismus and nystagmus with botulinum toxin type A: an evaluation of effects and complications. *Acta Ophthalmol Scand* 1998; **76:** 27–37.
4. Stahl JS, *et al.* Medical treatment of nystagmus and its visual consequences. *J R Soc Med* 2002; **95:** 235–7.

眼科手术　上睑下垂是使用肉毒素 A（见上文**不良反应**）的常见不良反应。肉毒素产生的治疗性上睑下垂用于接受表层人工角膜成形术的患者的辅助治疗，因为它能促进移植物在上皮的稳定性[1]。

1. Freegard T, *et al.* Therapeutic ptosis with botulinum toxin in epikeratoplasty. *Br J Ophthalmol* 1993; **77:** 820–2.

疼痛　有无对照报道关于使用肉毒素 A 治疗疼痛疾病，如胆囊切除术后 Oddi 括约肌功能障碍造成的疼痛[1]和缓解颞下颌关节功能障碍[2]相关的口面部疼痛面部麻痹症[3]。从一项开放式研究[4]中发现了有希望的结果，其中研究了肉毒素治疗 14 名慢性顽固性网球肘患者。在独立性研究[5]中也发现了其缓解其他慢性疾病，如腰背痛和肌筋膜疼痛的有效性和改善功能的作用。一项小的试点研究[6]发现肉毒素 A 减少足部的糖尿病病理性疼痛。疼痛的一般治疗在第　4页、胆绞痛和肾绞痛（第6页）、糖尿病性神经病（第 7 页）、腰背痛（第8页）、口面痛（第9页）和软组织风湿病（第13页）中讨论。

1. Pasricha PJ, *et al.* Intrasphincteric injection of botulinum toxin for suspected sphincter of Oddi dysfunction. *Gut* 1994; **35:** 1319–21.
2. Girdler NM. Use of botulinum toxin to alleviate facial pain. *Br J Hosp Med* 1994; **52:** 363.
3. Girdler NM. Uses of botulinum toxin. *Lancet* 1997; **349:** 953.
4. Morré HHE, *et al.* Treatment of chronic tennis elbow with botulinum toxin. *Lancet* 1997; **349:** 1746.
5. Lang AM. Botulinum toxin therapy for myofascial pain disorders. *Curr Pain Headache Rep* 2002; **6:** 355–60.
6. Yuan R-Y, *et al.* Botulinum toxin for diabetic neuropathic pain: a randomized double-blind crossover trial. *Neurology* 2009; **72:** 1473–8.

流涎　肉毒素治疗脑瘫[1]和帕金森病[2]相关的流涎和垂涎可能有效。一份综述[3]发现肉毒素 A 可安全有效地治疗流涎，然而还需进一步研究作保证。

1. Jongerius PH, *et al.* Effect of botulinum toxin in the treatment of drooling: a controlled clinical trial. *Pediatrics* 2004; **114:** 620–7.
2. Ondo WG, *et al.* A double-blind placebo-controlled trial of botulinum toxin B for sialorrhea in Parkinson's disease. *Neurology* 2004; **62:** 37–40.
3. Benson J, Daugherty KK. Botulinum toxin A in the treatment of sialorrhea. *Ann Pharmacother* 2007; **41:** 79–85.

痉挛性斜颈　痉挛性斜颈（颈部张力障碍）是一种局部张力障碍（第779页），以颈部肌肉张力障碍性痉挛造成头部痉挛性旋转为特征。头部可旋转至一侧（斜颈）、伸展（颈后倾）或弯曲（颈项前屈）。痉挛可反复发生或持续存在。痉挛性斜颈对药物治疗的反应通常不好，手术也有潜在严重并发症的可能。肌注肉毒素可能有效，但是明显有一部分患者发生的吞咽困难可能有严重后果（见上文**不良反应**）。其他不良反应包括昏睡、局部无力、眩晕和发声困难。

当向受累肌肉局部注射肉毒素时，肌电图描记的探针可能有用。多处注射允许更均匀接触张力障碍肌肉神经支配的区域，大肌肉特别重要。不建议双侧注射胸锁乳突肌，因为使不良反应风险的增加，特别是吞咽困难。肌肉少的患者可能需要减少剂量。

肉毒素的剂量以单位表达，制剂间并没有标准化。因此*每种制剂的剂量是特异性的*。

在英国，肉毒素 A 以 *Dysport*(*Ipsen*, *UK*) 制剂的常用初始剂量是大部分活性颈部肌肉分 2～3 次给予 500U。

- *旋转性斜颈*，开始给予头夹肌（颊/头旋转同侧方向）350U 和胸锁乳突肌（旋转的对侧）150U。
- *斜颈症*，开始给予同侧头夹肌 350U 和同侧胸锁乳突肌 150U；如果合并肩部提起，可能也需要治疗同侧斜方肌或肩胛提肌；如果有 3 块肌肉需要治疗，头夹肌注射 300U、胸锁乳突肌注射 100U 以及第三块肌肉 100U。
- *颈后倾*，每个头夹肌注射 250U，双侧斜方肌注射 6 周后每个肌肉最高达 250U 的剂量，双侧夹肌注射可增加颈部肌肉无力的风险。

随后剂量可在 250～1000U 的范围内，虽然可使用更高剂量，但伴随不良反应的增加（如吞咽困难），不建议使用高于 1000U 的剂量。初始效果通常在 1 周内出现，通常需要每 12 周或根据需要重复注射。在美国也使用类似剂量方案的制剂（*Oysport*; *Ipsen*, *USA*）。

英国用于痉挛性斜颈的肉毒素是 *Xeomin*（*Merz*, *UK*）制剂。注册药品信息推荐所用剂量应符合个体患者的需求量身设定。临床实践中，最大剂量通常不超过 200U，最大 300U，任何一处注射部位不应超过 50U，限制注射至胸锁乳突肌的剂量少于 100U 可降低吞咽困难的风险，通常在 1 周内观察到初始作用，每次治疗作用持续 3～4 个月，如果需要，至少在 10 周时重复注射，*Xeomin*（*Merz*）也在美国用于治疗痉挛性斜颈。

在英国，肉毒素 A 以 *Botox*(*Allergan*, *UK*) 制剂推荐剂量列在下文，但是注册药品信息声明，临床实践中最大总剂量通常不超过 200U。任何一处注射部位不应超过 50U，限制注射至胸锁乳突肌的剂量少于 100U 可降低吞咽困难的风险。

- Ⅰ型（头部转向提肩一侧）——胸锁乳突肌：总剂量 50～100U 分开注射至至少 2 个部位；肩胛提肌：总剂量 50U 至 1～2 个部位；斜角肌：总剂量 25～50U 至 1～2 个部位；头夹肌：总剂量 25～75U 至 1～3 个部位；斜方肌：总剂量 25～100U 至 1～8 个部位。
- Ⅱ型（只有头旋转）——胸锁乳突肌：总剂量 25～100U 分开注射至至少 2 个部位，如果使用超过 25U。
- Ⅲ型（头部倾向提肩侧）——胸锁乳突肌：总剂量 25～100U 分开注射至至少 2 个部位，如果使用超过 25U；肩胛提肌：总剂量 25～100U 注射至至少 2 个部位；斜角肌：总剂量 25～75U 至少 2 个部位；斜方肌：总剂量 25～100U 至 1～8 个部位。
- Ⅳ型（双侧颈后肌随着面部提起而痉挛）——头夹肌和颈夹肌：总剂量 50～200U 至 2～8 个部位，包括双侧颈部。

肉毒素 A 以 *Botox*(*Allergan*, *USA*) 制剂也可在美国获得，用于治疗痉挛性斜颈。注册药品信息建议剂量应个体化。

在英国，肉毒素 B 以 *NeuroBloc*(*Eisai*, *UK*) 制剂常用初始剂量是 5000～10000U，肌注 2～4 个部位或更多受累肌肉。

肉毒素 B 以 *Myobloc*(*Solstice*, *USA*) 制剂也可在美国获得。初始剂量是 2500～5000U，分次肌注于受累肌肉。注册药品信息建议，没有既往耐受肉毒素病史的患者应从更低的剂量开始。

1. Blackie JD, Lees AJ. Botulinum toxin treatment in spasmodic torticollis. *J Neurol Neurosurg Psychiatry* 1990; **53:** 640–3.
2. Greene P, *et al.* Double-blind, placebo-controlled trial of botulinum toxin injections for the treatment of spasmodic torticollis. *Neurology* 1990; **40:** 1213–18.
3. Anderson TJ, *et al.* Botulinum toxin treatment of spasmodic torticollis. *J R Soc Med* 1992; **85:** 524–9.
4. Brans JWM, *et al.* Botulinum toxin versus trihexyphenidyl in cervical dystonia: a prospective, randomized, double-blind controlled trial. *Neurology* 1996; **46:** 1066–72.
5. Brin MF, *et al.* Safety and efficacy of NeuroBloc (botulinum toxin type B) in type A-resistant cervical dystonia. *Neurology* 1999; **53:** 1431–8.
6. Brashear A, *et al.* Safety and efficacy of NeuroBloc (botulinum toxin B) in type A-resistant cervical dystonia. *Neurology* 1999; **53:** 1439–46.
7. Velickovic M, *et al.* Cervical dystonia: pathophysiology and treatment options. *Drugs* 2001; **61:** 1921–43.
8. Figgitt DP, Noble S. Botulinum toxin B: a review of its therapeutic potential in the management of cervical dystonia. *Drugs* 2002; **62:** 705–22.
9. Dressler D, *et al.* Botulinum toxin type B in antibody-induced botulinum toxin type A therapy failure. *J Neurol* 2003; **250:** 967–9. Correction. *ibid.*; 1263–5.
10. Walker FO. Botulinum toxin therapy for cervical dystonia. *Phys Med Rehabil Clin N Am* 2003; **14:** 749–66.
11. Lew MF. Duration of effectiveness of botulinum toxin type B in the treatment of cervical dystonia. *Adv Neurol* 2004; **94:** 211–15.
12. Jankovic J. Treatment of cervical dystonia with botulinum toxin. *Mov Disord* 2004; **19** (suppl 8): S109–S115.
13. Costa J, *et al.* Botulinum toxin type B for cervical dystonia. Available in The Cochrane Database of Systematic Reviews; Issue 4. Chichester: John Wiley; 2004 (accessed 28/03/06).
14. Costa J, *et al.* Botulinum toxin type A therapy for cervical dystonia. Available in The Cochrane Database of Systematic Reviews; Issue 1. Chichester: John Wiley; 2005 (accessed 28/03/06).
15. Comella CL, *et al.* Comparison of botulinum toxin serotypes A and B for the treatment of cervical dystonia. *Neurology* 2005; **65:** 1423–9.
16. Costa J, *et al.* Botulinum toxin type A versus anticholinergics for cervical dystonia. Available in The Cochrane Database of Systematic Reviews; Issue 1. Chichester: John Wiley; 2005 (accessed 07/05/08).

肌强直　痉挛状态的主要治疗在第1798页讨论，为物理治疗合用抗痉挛药物。化学性神经松解术只应用于存在顽固性持续疼痛的患者。局部注射肉毒素 A 作为化学性神经松解术的替代，被用于治疗多发性硬化[1]、卒中患者[1～6]和脑瘫儿童[7～14]的肢体肌强直。关于脑瘫的儿童，一份综述[15]发现支持和反对用于下肢痉挛的不充分证据，然而另一份综述[16]发现用肉毒素 A 作为有效处理上肢痉挛的工作疗法的辅助手段。肉毒素 B 也有使用[12,17]。

肉毒素 A 的剂量以单位[illegible]表达，制剂间没有标准化。因此每种制剂的剂量是特异性的。肉毒素 A 用于治疗[illegible]儿童[illegible]相关的[illegible]力性马蹄足足畸形。

- 建议超过 2 岁的儿童用肉毒素 A *Botox*(*Allergan*, *UK*) 制剂总剂量为 4U/kg，注射至腓肠肌的中间和侧方的每 2 个部位。当双下肢注射时则总剂量应该分成两份。临床改善通常发生在前 2 周内。不应该少于每 2 [illegible]。
- [illegible] 2 岁[illegible] A *Dysport*(*Ipsen*, *UK*) [illegible]20U/kg[illegible]分至两侧腓肠肌。主要[illegible]。每个[illegible]剂量不应该超过 1000U。临床改善通常发生在前 2 周内。不应该少于每 12 周重复使用。

肉毒素 A 也用于[illegible]成人上肢肌强直。

- 治疗卒中相关的上肢肌强直，肉毒素 A *Botox*(*Allergan*, *UK*) 制剂的[illegible]剂量和注射部位应根据受累肌肉、痉挛状态的严重性和局部无力的表现个体化调整。厂商建议[illegible]肌、[illegible]肌、桡侧腕屈肌或尺侧腕屈肌总剂量 50U，拇[illegible]和拇屈肌总剂量 20U。

临床试验中，任何治疗期间累计剂量不会超过360U。制剂 *Botox*（*Allergan*，*USA*）肉毒素也在美国使用，用于治疗上臂痉挛，剂量应按每个患者的需求个性化处理。

- 制剂 *Xeomin*（*Merz*，*UK*）用于治疗卒中后上肢痉挛，初始用量范围是10～80U，要个性化处理；每个疗程总量不要超过400U，4周内可以见到临床上的改观，重复治疗至少要等上12周。
- 治疗手臂局部痉挛状态，推荐的肉毒素A *Dysport*（*Ipsen*，*UK*）制剂的总剂量为1000U，分开给予：150U注射至指深屈肌、尺侧腕屈肌和桡侧腕屈肌；150～250U注射至指浅屈肌；300～400U至肱二头肌。所有肌肉除了肱二头肌应该注射两个部位外都应在一个部位注射。推荐对那些靶肌肉较小的、肱二头肌不能注射或接受多水平注射的患者使用较低剂量。临床改善通常发生在前2周内。

1. Sheean G. Botulinum toxin treatment of adult spasticity: a benefit-risk assessment. *Drug Safety* 2006; **29:** 31–48.
2. Simpson DM, *et al.* Botulinum toxin type A in the treatment of upper extremity spasticity: a randomized, double-blind, placebo-controlled trial. *Neurology* 1996; **46:** 1306–10.
3. Bhakta BB, *et al.* Use of botulinum toxin in stroke patients with severe upper limb spasticity. *J Neurol Neurosurg Psychiatry* 1996; **61:** 30–5.
4. Burbaud P, *et al.* A randomised, double blind, placebo controlled trial of botulinum toxin in the treatment of spastic foot in hemiparetic patients. *J Neurol Neurosurg Psychiatry* 1996; **61:** 265–9.
5. Brashear A, *et al.* Intramuscular injection of botulinum toxin for the treatment of wrist and finger spasticity after a stroke. *N Engl J Med* 2002; **347:** 395–400.
6. Shaw L, Rodgers H. Botulinum toxin type A for upper limb spasticity after stroke. *Expert Rev Neurother* 2009; **9:** 1713–25.
7. Zelnik N, *et al.* The role of botulinum toxin in the treatment of lower limb spasticity in children with cerebral palsy—a pilot study. *Isr J Med Sci* 1997; **33:** 129–33.
8. Carr LJ, *et al.* Position paper on the use of botulinum toxin in cerebral palsy. *Arch Dis Child* 1998; **79:** 271–3.
9. Fehlings D, *et al.* An evaluation of botulinum-A toxin injections to improve upper extremity function in children with hemiplegic cerebral palsy. *J Pediatr* 2000; **137:** 331–7.
10. Ubhi T, *et al.* Randomised double blind placebo controlled trial of the effect of botulinum toxin on walking in cerebral palsy. *Arch Dis Child* 2000; **83:** 481–7.
11. Koman LA, *et al.* Botulinum toxin type A neuromuscular blockade in the treatment of equinus foot deformity in cerebral palsy: a multicenter, open-label clinical trial. *Pediatrics* 2001; **108:** 1062–71.
12. Berweck S, Heinen F. Use of botulinum toxin in pediatric spasticity (cerebral palsy). *Mov Disord* 2004; **19** (suppl 8): S162–S167.
13. Bjornson K, *et al.* Botulinum toxin for spasticity in children with cerebral palsy: a comprehensive evaluation. *Pediatrics* 2007; **120:** 49–58.
14. Moore AP, *et al.* Two-year placebo-controlled trial of botulinum toxin A for leg spasticity in cerebral palsy. *Neurology* 2008; **71:** 122–8.
15. Ade-Hall RA, Moore AP. Botulinum toxin type A in the treatment of lower limb spasticity in cerebral palsy. Available in The Cochrane Database of Systematic Reviews; Issue 1. Chichester: John Wiley; 2000 (accessed 07/05/08).
16. Hoare BJ, *et al.* Botulinum toxin A as an adjunct to treatment in the management of the upper limb in children with spastic cerebral palsy (UPDATE). Available in The Cochrane Database of Systematic Reviews; Issue 1. Chichester: John Wiley; 2010 (accessed 27/01/10).
17. Brashear A, *et al.* Botulinum toxin type B in upper-limb poststroke spasticity: a double-blind, placebo-controlled trial. *Arch Phys Med Rehabil* 2004; **85:** 705–9.

僵人综合征 患有僵人综合征（见**肌肉痉挛**，第964页）的患者使用肉毒素A注射至受累的脊柱旁肌肉后，出现明显的行动的改善和疼痛的缓解[1]。另一例病例报道[2]中有报道，2名肉毒素治疗后的患者的肌肉强直和痉挛改善，治疗的3天内肌肉痉挛减少了。也发现在每次注射后肉毒素的持续作用延长，只有一些逐渐恢复的疼痛性痉挛。

1. Davis D, Jabbari B. Significant improvement of stiff-person syndrome after paraspinal injection of botulinum toxin A. *Mov Disord* 1993; **8:** 371–3.
2. Liguori R, *et al.* Botulinum toxin A improves muscle spasms and rigidity in stiff-person syndrome. *Mov Disord* 1997; **12:** 1060–3.

斜视 肉毒素A用于治疗减弱眼外肌的过度活动的斜视（第1786页）矫正手术的可替代或辅助用药。不是所有患者都对肉毒素A有反应，有反应的许多患者需要多于一次注射才有能维持疗效。肉毒素A似乎不会比传统手术提供更好的矫正程度，建议应该对手术无反应或不合适手术的患者准备使用肉毒素。在美国，肉毒素A *Botox*（*Allergan*，*USA*）制剂治疗12岁或以上儿童斜视的适应证。取决于偏离的方向和需矫正的程度，建议注射至任何一条眼外肌肉的 *Botox* 的初始剂量范围在1.25～5U。通常在前两天内出现麻痹和第一周内出现强度增加。麻痹持续2～6周，并在接下来的2～6周逐渐恢复。建议注射后7～14天复查评价给予剂量的效果。如果需要治疗残余的或复发的斜视，患者或者使用先前的剂量，如果反应判定足够，或者使用高达两倍于先前的剂量，如果麻痹不完全，任何一条肌肉注射不应超过25U。先前剂量效果消退前不应该重复注射。注射液应该用新配制的0.9%氯化钠溶液稀释，使得每条肌肉给予的剂量在0.05～0.15ml。注射时也应该使用肌电图描计的探针指导来辅助靶肌肉的位置。

1. Biglan AW, *et al.* Management of strabismus with botulinum A toxin. *Ophthalmology* 1989; **96:** 935–43.
2. Carruthers JDA, *et al.* Botulinum vs adjustable suture surgery in the treatment of horizontal misalignment in adult patients lacking fusion. *Arch Ophthalmol* 1990; **108:** 1432–5.
3. Lyons CJ, *et al.* Botulinum toxin therapy in dysthyroid strabismus. *Eye* 1990; **4:** 538–42.
4. McNeer KW. An investigation of the clinical use of botulinum toxin A as a postoperative adjustment procedure in the therapy of strabismus. *J Pediatr Ophthalmol Strabismus* 1990; **27:** 3–9.
5. Scott AB, *et al.* Botulinum treatment of childhood strabismus. *Ophthalmology* 1990; **97:** 1434–8.
6. Petitto VB, Buckley EG. Use of botulinum toxin in strabismus after retinal detachment surgery. *Ophthalmology* 1991; **98:** 509–13.
7. Elston J. Is botulinum toxin helpful in squint management? *Br J Ophthalmol* 1998; **82:** 105.
8. Tejedor J, Rodríguez JM. Early retreatment of infantile esotropia: comparison of reoperation and botulinum toxin. *Br J Ophthalmol* 1999; **83:** 783–7.
9. Dawson EL, Lee JP. Does botulinum toxin have a role in the treatment of small-angle esotropia? *Strabismus* 2004; **12:** 257–60.
10. Dawson EL, *et al.* Does botulinum toxin have a role in the treatment of secondary strabismus? *Strabismus* 2005; **13:** 71–3.
11. Rowe FJ, Noonan CP. Botulinum toxin for the treatment of strabismus. Available in The Cochrane Database of Systematic Reviews; Issue 2. Chichester: John Wiley; 2009 (accessed 27/01/10).

口吃 肉毒素可能有助于治疗口吃（第971页）[1,2]。

1. Brin MF, *et al.* Laryngeal botulinum toxin injections for disabling stuttering in adults. *Neurology* 1994; **44:** 2262–6.
2. Cordivari C, *et al.* New therapeutic indications for botulinum toxins. *Mov Disord* 2004; **19** (suppl 8): S157–S161.

Tourette综合征 患有Tourette综合征（见**局部抽搐症**，第927页）的患者使用肉毒素A治疗后出现局部抽搐的改善[1,2]。

1. Kwak CH, *et al.* Botulinum toxin in the treatment of tics. *Arch Neurol* 2000; **57:** 1190–3.
2. Marras C, *et al.* Botulinum toxin for simple motor tics: a randomized, double-blind, controlled clinical trial. *Neurology* 2001; **56:** 605–10.

震颤 局部注射肉毒素A[1～4]试用于治疗不能对传统治疗有反应的特发性震颤（第1186页）。肉毒素A注射成功应用于治疗特发性上颚震颤[5～7]和相关的症状（如不适的耳响）。

1. Henderson JM, *et al.* Botulinum toxin A in non-dystonic tremors. *Eur Neurol* 1996; **36:** 29–35.
2. Jankovic J, *et al.* A randomized, double-blind, placebo-controlled study to evaluate botulinum toxin type A in essential hand tremor. *Mov Disord* 1996; **11:** 250–6.
3. Pacchetti C, *et al.* Botulinum toxin treatment for functional disability induced by essential tremor. *Neurol Sci* 2000; **21:** 349–53.
4. Brin MF, *et al.* A randomized, double masked, controlled trial of botulinum toxin type A in essential hand tremor. *Neurology* 2001; **56:** 1523–8.
5. Deuschl G, *et al.* Ear click in palatal tremor: its origin and treatment with botulinum toxin. *Neurology* 1991; **41:** 1677–9.
6. Jamieson DRS, *et al.* Ear clicks in palatal tremor caused by activity of the levator veli palatini. *Neurology* 1996; **46:** 1168–9.
7. Cho JW, *et al.* Case of essential palatal tremor: atypical features and remarkable benefit from botulinum toxin injection. *Mov Disord* 2001; **16:** 779–82.

阴道痉挛 有关于一名患者使用肉毒素注射至阴道壁肌肉后，超过24个月的阴道痉挛缓解（阴道或肛门周围肌肉疼痛的无意识发作甚至阻碍性交）的报道[1]。

1. Brin MF, Vapnek JM. Treatment of vaginismus with botulinum toxin injections. *Lancet* 1997; **349:** 252–3.

制剂

Ph. Eur.: Botulinum Toxin Type A for Injection.

专利制剂

Arg.: Botox; Dysport; Xeomin; ***Austral.:*** Botox; Dysport; ***Austria:*** Botox; Dysport; NeuroBloc; ***Belg.:*** Botox; Dysport; Vistabel; ***Braz.:*** Botox; Dysport; Prosigne; ***Canad.:*** Botox; ***Chile:*** Dyslor†; ***Cz.:*** Botox; Dysport; NeuroBloc; Vistabel; ***Denm.:*** Botox; Dysport; Vistabel; Xeomin; ***Fin.:*** Botox; Dysport; Vistabel; ***Fr.:*** Botox; Dysport; NeuroBloc; Vistabel; Xeomin; ***Ger.:*** Botox; Dysport; NeuroBloc; Xeomin; ***Gr.:*** Botox; Dysport; NeuroBloc; Vistabel; ***Hong Kong:*** Botox; BTXA; Dysport; ***Hung.:*** Botox; Dysport; Vistabel; ***Indon.:*** Lanzox; ***Irl.:*** Botox; Dysport; NeuroBloc; Vistabel; ***Israel:*** Botox; Dysport; ***Ital.:*** Botox; Dysport; NeuroBloc; Vistabex; ***Jpn:*** Botox; ***Malaysia:*** Botox; Dysport; ***Mex.:*** Antipar; Botox; Dysport; Xeomeen; ***Neth.:*** Botox; Dysport; NeuroBloc; Vistabel; ***Norw.:*** Botox; Dysport; Vistabel; Xeomin; ***NZ:*** Botox; Dysport; ***Philipp.:*** Botox; Dysport; ***Pol.:*** Botox; Dysport; Xeomin; ***Port.:*** Azzalure; Botox; Dysport; NeuroBloc; Vistabel; Xeomin; ***Rus.:*** Botox (Ботокс); Dysport (Диспорт); Lantox (Лантокс); Xeomin (Ксеомин); ***S.Afr.:*** Botox; Dysport; ***Singapore:*** Botox; Dysport; ***Spain:*** Botox; Dysport; NeuroBloc; Vistabel; ***Swed.:*** Botox; Dysport; Vistabel; Xeomin; ***Switz.:*** Botox; Dysport; Vistabel; ***Thai.:*** Botox; Dysport; ***Turk.:*** Botox; Dysport; ***UK:*** Azzalure; Botox; Dysport; NeuroBloc; Vistabel; Xeomin; ***Ukr.:*** Dysport (Диспорт); ***USA:*** Botox; Dysport; Myobloc; Xeomin; ***Venez.:*** Botox; Dysport.

Carisoprodol（*BAN*，*rINN*）卡立普多

Carisoprodolum; Isopropylmeprobamate; Karisoprodol; Karisoprodoli; Karizoprodol; Karizoprodolis. 2-Methyl-2-propyltrimethylene carbamate isopropylcarbamate.

Каризопродол

$C_{12}H_{24}N_2O_4$ = 260.3.

CAS — 78-44-4.

ATC — M03BA02.

ATC Vet — QM03BA02.

UNII — 21925K482H.

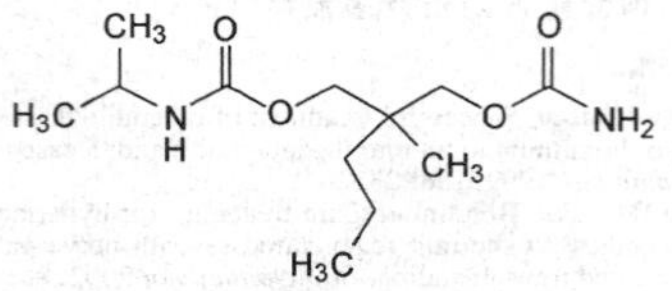

Pharmacopoeias. In *Eur.* (see p.vii) and *US.*

Ph. Eur. 6.8（Carisoprodol） 一种白色或类白色的细微粉末。熔点92～95℃。极微溶于水；易溶于乙醇、丙酮和二氯甲烷。

USP 33（Carisoprodol） 一种白色结晶性粉末，有轻微的特异臭。熔点91～94℃。溶于水（1：2083），溶于乙醇和丙酮（1：2.5），溶于氯仿（1：2.3）。贮藏于密闭容器中。

药物依赖和戒断、不良反应、处置和注意事项

参见**甲丙氨酯**，第976页。

报道卡立普多最常见的不良反应是嗜睡、眩晕和头痛，镇静作用可影响熟练性任务的实行，受影响的患者，不能驾驶或操作机器。弱代谢者（细胞色素P450同工酶代谢缺失）嗜睡的风险更高。

以前没有使用过卡立普多的患者会在几分钟内发生一种非特异性的反应。这种反应罕见，包括过敏性休克、晕厥、心动过速、意识错乱、短暂性四肢瘫痪、支气管痉挛。与其代谢产物甲丙氨酯可发生交叉反应。

过量可导致发作、木僵、昏迷、休克、呼吸抑制和罕见的死亡。

卡立普多应谨慎给予肝损伤或肾损伤的患者。

已有报道长时间使用卡立普多药物依赖和滥用药物的病例，特别是有成瘾病史的患者，在长时间使用或大剂量使用突然停止治疗也会发生戒断反应。卡立普多滥用和成瘾增加的风险，与精神状态改变和心理性肌肉运动损害的风险一样，已经导致EMEA和一些其他权威建议暂停其在市场上使用，而在美国，推荐其应用限制于2～3周。

滥用 源自挪威的处方资料库分析[1]发现卡立普多是以较大剂量使用而不是按照推荐的要求，提示其成为滥用药物的可能。随后挪威药监局和EMEA建议暂停其使用（见上文）与卡立普多滥用相关的还有一些遗忘作用的个例报道[2,3]。

1. Bramness JG, *et al.* Carisoprodol use and abuse in Norway: a pharmacoepidemiological study. *Br J Clin Pharmacol* 2007; **64:** 210–18.
2. Hussain HM, *et al.* Carisoprodol-induced amnestic state and nocturnal blackouts. *Aust N Z J Psychiatry* 2008; **42:** 909–11.
3. Gupta A, *et al.* Carisoprodol-induced amnestic state. *Indian J Psychiatry* 2008; **50:** 72–3.

哺乳 卡立普多可分布至母乳，达到母体血浆浓度2～4倍的浓度。有一份病例报告[1]，母亲在怀孕前和妊娠期间及1个月的单纯哺育期每日服用2.8g卡立普多，婴儿只有轻度镇静而没有其他不良反应，在哺乳期间婴儿卡立普多和甲丙氨酯的最大药量为母亲体重校对剂量的6.9%。美国注册药品信息指出，哺乳期母亲应谨慎使用卡立普多。

1. Briggs GG, *et al.* High-dose carisoprodol during pregnancy and lactation. *Ann Pharmacother* 2008; **42:** 898–901.

依赖性 有关于卡立普多依赖性的报道，可能因为其代谢成甲丙氨酯[1,2]（见第976页）。突然停药的症状包括寒冷、战栗、肌痛、肌肉痉挛、失眠、易怒、焦虑和幻觉[1,3]。一个病例中患者出现甲丙氨酯戒断症状[1]，使用逐步减少甲丙氨酯剂量的方案可消除这一症状。

依赖性可能更常发生在大剂量或延长使用卡立普多的情况下，特别是既往有酒精或药物依赖或那些明显人格障碍的患者。一组专家[2]发现，大剂量使用卡立普多后既往有物质依赖的患者可能发生这种情况是那些没有这种病史的患者的两倍。

卡立普多依赖性的风险已经导致EMEA和一些其他权威机构建议暂停其在市场上的应用（见上文）。

1. Luehr JG, *et al.* Mail-order (veterinary) drug dependence. *JAMA* 1990; **263:** 657.
2. Reeves RR, *et al.* Carisoprodol (Soma): abuse potential and physician unawareness. *J Addict Dis* 1999; **18:** 51–6.
3. Reeves RR, Burke RS. Carisoprodol: abuse potential and withdrawal syndrome. *Curr Drug Abuse Rev* 2010; **3:** 33–8.

卟啉病 卡立普多与卟啉病急性发作有关，被认为对卟啉病患者是不安全的。

药物相互作用

卡立普多的 CNS 作用可能被乙醇或其他 CNS 抑制剂所增强。

卡立普多可引起肝脏酶诱导，因此它可能影响某些药物的代谢，卡立普多的代谢受细胞色素 P450 同工酶 CYP2C19 的调节，抑制或诱导此同工酶的其他药物的使用可导致卡立普多血浆浓度的改变，但缺乏资料数据。

药动学

卡立普多由胃肠道吸收。用药后 1.5～2h 后出现血浆峰浓度，它主要由细胞色素 P450 同工酶 CYP2C19 在肝脏代谢，表现为遗传多样性，代谢产物包括甲丙氨酯经尿排出（第977页），卡立普多的终末半衰期大约为 2h。可微量分布至母乳中。

1. Olsen H, *et al.* Carisoprodol elimination in humans. *Ther Drug Monit* 1994; **16:** 337–40.

用途和用法

卡立普多是中枢作用型骨骼肌松弛药，作用机制不是完全清楚，但是可能与镇静作用相关。口服后约 30min 内起效并持续作用 4～6h。用作合并肌骨骼疾病的疼痛性肌肉痉挛（第1798页）短期对症治疗的辅助用药。常规口服剂量是 250～350mg，每日口服 3～4 次。最多用 2～3 周。推荐老年人使用常规剂量的一半或更少。也与镇痛药用于复方制剂。

由于增加滥用和成瘾的风险，如同改变精神状态和心理性肌肉运动损害的风险一样，EMEA 和一些其他权威机构已经建议暂停卡立普多在市场上的应用。

制剂

USP 33: Carisoprodol and Aspirin Tablets; Carisoprodol Tablets; Carisoprodol, Aspirin, and Codeine Phosphate Tablets.

专利制剂

Arg.: Listaflex; ***Denm.:*** Somadril†; ***Gr.:*** Artifar; Soma; ***India:*** Carisoma; ***Mex.:*** Somacid; ***Norw.:*** Somadril†; ***Spain:*** Mio Relax†; ***Swed.:*** Somadril†; ***Thai.:*** Somagin; ***UK:*** Carisoma†; ***USA:*** Soma.

多组分制剂 ***Arg.:*** Algiseda; Flexicamin; Flexicamin A; Flexicamin B12; Flogiatrin; Flogiatrin B12; Listaflex Forte; Naprontag Flex; Naprux Disten; Rumisedan Fuerte†; Solocalm Plus; Solocalm-Flex; ***Braz.:*** Algi-Butazolon†; Algi-Tanderil†; Beserol; Cedrilax†; Diclofetamol; Dorilax; Flexalgin; Mio-Citalgan; Mioflex; Mioflex A; Mionevrix; Paceflex†; Sanilax; Sedilax; Tandene; Tanderalgin; Tandriflan; Tandrilax; Torsilax; Trilax†; ***Cz.:*** Scutamil C†; ***Fin.:*** Somadril Comp†; ***Gr.:*** Relacton; Relacton-C†; ***Hung.:*** Scutamil C†; ***India:*** Carisoma Compound; Somaflam; ***Indon.:*** New Skelan; Somadril Compound; ***Ital.:*** Soma Complex†; ***Mex.:*** Blocacid; Caridoxen; Caxidol; Contraxen; Dolaren; Dorsal; Duoflex; Empatil; Naxodol; Profenlax; Somalgesic; ***Spain:*** Relaxibys†; ***Swed.:*** Somadril Comp†; ***Thai.:*** Alaxan†; Asialax†; Cariso-Co; Carisoma Compound†; Caritasone; Cenpadol†; Muscelax; Myophen†; Pasodol; Polixan; Raxsoma; ***USA:*** Sodol Compound; Soma Compound with Codeine†; Soma Compound†; ***Venez.:*** Cotar†; Flexidone†; Praxona.

Chlorphenesin Carbamate (*BANM, USAN, pINN M*) 氯苯甘油氨酯

Carbamato de clorfenesina; Chlorphénésine, Carbamate de; Chlorphenesini Carbamatum; U-19646. 3-(4-Chlorophenoxy)propane-1,2-diol 1-carbamate.

Хлорфенезина Карбамат

$C_{10}H_{12}ClNO_4$ = 245.7.

CAS — 104-29-0 (chlorphenesin); 886-74-8 (chlorphenesin carbamate).

UNII — 57U5YI11WP.

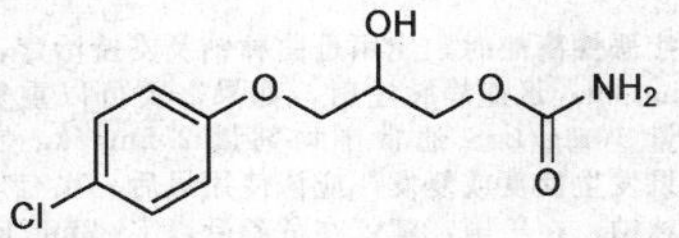

Pharmacopoeias. In *Jpn.*

简介

氯苯甘油氨酯是中枢作用型骨骼肌松弛药，类似于美芬新（第1807页）。作用模式可能与对 CNS 的广泛抑制作用相关。用作合并肌骨骼疾病的疼痛性肌肉痉挛（第1798页）短期对症治疗的辅助用药。常规的初始剂量是 250mg，每日 3 次口服，并根据反应调整剂量。建议使用氯苯甘油氨酯不应该超过 8 周。

氯苯甘醚（第504页）可用作抗真菌药。

制剂

专利制剂

Jpn: Rinlaxer; ***USA:*** Maolate†.

Chlorzoxazone (*BAN, rINN*) 氯唑沙宗

Chlorobenzoxazolinone; Chlorzoxazonum; Clorzoxazona; Klooritsoksatsoni; Klorzoksazon; Klorzoxazon. 5-Chlorobenzoxazol-2(3*H*)-one.

Хлорзоксазон

$C_7H_4ClNO_2$ = 169.6.

CAS — 95-25-0.

ATC — M03BB03.

ATC Vet — QM03BB03.

UNII — H0DE420U8G.

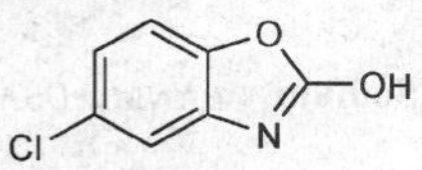

Pharmacopoeias. In *US.*

USP 33 (Chlorzoxazone) 一种白色或类白色、几乎无臭的结晶性粉末。微溶于水；几乎不溶于乙醇、异丙醇和甲醇；溶于氢氧化物和氨的碱溶液。贮藏于密闭容器中。

不良反应和处置

氯唑沙宗最常见的不良反应是困倦和头晕。也可能有胃肠道刺激，罕见出现胃肠出血报道。其他发生的反应包括头痛、过度刺激和罕见的过敏反应，包括皮疹、淤点、淤斑、荨麻疹和瘙痒，发生血管性水肿和过敏反应十分罕见。一些使用氯唑沙宗的患者发生了黄疸和可疑因为该药造成的肝损伤。

过量后可能出现胃肠道紊乱、困倦、头晕、头痛、抑郁和滞缓现象，紧随明显的肌张力消失、血压和呼吸抑制。应考虑灌洗胃，之后使用活性炭和支持治疗。

对肝脏的影响 肝毒性（有时是致命的）与氯唑沙宗治疗有关[1]。

1. Powers BJ, *et al.* Chlorzoxazone hepatotoxic reactions: an analysis of 21 identified or presumed cases. *Arch Intern Med* 1986; **146:** 1183–6.

过量 一例服用氯唑沙宗的患者，发生过量和昏迷两次事件，第二种情况时，患者对静脉给予氟马西尼有反应[1]。

1. Roberge RJ, *et al.* Two chlorzoxazone (Parafon forte) overdoses and coma in one patient: reversal with flumazenil. *Am J Emerg Med* 1998; **16:** 393–5.

斜颈 有报道患有痉挛性斜颈样综合征（存在头部紧张性偏向右侧、磨牙癖和发音困难）的患者摄入氯唑沙宗治疗腰背痛[1]2h 内重复出现。静脉注射甲磺酸苄托品 1mg 能迅速缓解症状。

1. Rosin MA. Chlorzoxazone-induced spasmodic torticollis. *JAMA* 1981; **246:** 2575.

注意事项

氯唑沙宗不应该用于肝损伤的患者，如果发生肝毒性的症状应停止使用。建议患者向医生报告任何可能的肝毒性症状或体征，如发热、皮疹、黄疸、黑尿、食欲减退、恶心、呕吐或右上腹痛。氯唑沙宗可造成困倦，这类患者不应该驾驶或操作机器。

服用氯唑沙宗的患者的尿液可能为橘黄色或淡粉红色，因为代谢产物含酚。

卟啉病 氯唑沙宗与卟啉病急性发作相关，并被认为对卟啉病患者是不安全的。

药物相互作用

氯唑沙宗的 CNS 作用可能被乙醇或其他 CNS 抑制剂所增强。

双硫仑 一项关于细胞色素 P450 同工酶 CYP2E1（一种参与氯唑沙宗代谢的酶）的抑制药双硫仑有效性的研究[1]发现，单次给予 500mg 剂量的双硫仑减少了 85% 的氯唑沙宗血浆清除率，导致后者的峰浓度翻倍，消除半衰期从平均 0.92h 延长到 5.1h。

1. Kharasch ED, *et al.* Single-dose disulfiram inhibition of chlorzoxazone metabolism: a clinical probe for P450 2E1. *Clin Pharmacol Ther* 1993; **53:** 643–50.

异烟肼 异烟肼抑制了 10 名慢乙酰化者氯唑沙宗 56% 的清除，导致了镇静、头痛和恶心的增加[1]。两天后停止使用异烟肼，氯唑沙宗的清除反弹相比于异烟肼前清除率数值增加了 56%。类似但是更少的明显反应也有报道[2]，在快乙酰化者中的氯唑沙宗药动学参数两天内回复至基线数值。

1. Zand R, *et al.* Inhibition and induction of cytochrome P4502E1-catalyzed oxidation by isoniazid in humans. *Clin Pharmacol Ther* 1993; **54:** 142–9.
2. O'Shea D, *et al.* Modulation of CYP2E1 activity by isoniazid in rapid and slow N-acetylators. *Br J Clin Pharmacol* 1997; **43:** 99–103.

药动学

有报道氯唑沙宗完全口服吸收，峰血浆浓度在 1～2h 后到达。在肝中经细胞色素 P450 同工酶 CYP2E1 迅速代谢，主要形成 6-羟氯唑沙宗，并主要以葡糖苷酸代谢产物的形式由尿液排出。氯唑沙宗的消除半衰期大约是 1h。

用途和用法

氯唑沙宗是具有镇静作用的中枢作用型骨骼肌松弛药。认为其主要通过作用于脊髓水平和脑皮质下区域抑制肌肉痉挛。口服后 1h 内起效并持续作用 3～4h。

用作与肌肉骨骼有关的疼痛性肌肉痉挛（第1798页）对症治疗的辅助用药。通常的口服用量是 250mg，每日 3～4 次，对于严重的肌肉痉挛常规初始剂量是 500mg，每日口服 3～4 次，随后剂量通常可以减少，虽然如果需要时可使用高达 750mg，每日 3～4 次的剂量。氯唑沙宗也在复方制剂中与镇痛药合用。

制剂

USP 33: Chlorzoxazone Tablets.

专利制剂

Denm.: Paraflex†; ***Hong Kong:*** Solaxin; ***Hung.:*** Myoflexin; ***India:*** New Panazox; ***Indon.:*** Solaxin; ***S.Afr.:*** Paraflex†; ***Swed.:*** Paraflex; ***Thai.:*** Chlorzox†; ***Turk.:*** Paraflex; ***USA:*** Paraflex; Parafon Forte DSC; Remular-S.

多组分制剂 ***Arg.:*** Ibupirac Flex; Paraflex AN; Paraflex Plus; Rucaten Forte; Vefren Flex; ***Austria:*** Parafon†; ***Braz.:*** Paralon; ***Canad.:*** Acetazone Forte; Acetazone Forte C8; Back-Aid; Parafon Forte†; Tylenol Aches & Strains†; ***Chile:*** Beserol-S; Brevex; Desdol; Flectadol; Tonoflex; Winasorb Flex; ***Gr.:*** Parafon; ***India:*** Cipzox; Dolocide MR; Duodil; Fenaplus-MR†; Flamar-MX; Flexon-MR; Myospaz; Myospaz Forte; Nicip MR; Osteoflam-MR; Pacizox; Parafon; ***Malaysia:*** Paras; ***Mex.:*** Parafon Forte; Reumophan Alka; Tafirol Flex; ***Philipp.:*** Parafon†; ***S.Afr.:*** Parafon†; ***Swed.:*** Paraflex comp†; ***Thai.:*** Cezox; Falfon; MP Font; Myora; Myoserv†; Neofon; Parafon; Vorafon; ***Turk.:*** Mepadol; Muskazon; Parafon; ***USA:*** Flexaphen†.

Cyclobenzaprine Hydrochloride (*USAN, rINNM*) 盐酸环苯扎林

Cyclobenzaprine, Chlorhydrate de; Cyclobenzaprini Hydrochloridum; Hidrocloruro de ciclobenzaprina; MK-130 (cyclobenzaprine); Proheptatriene Hydrochloride; Ro-4-1557 (cyclobenzaprine); RP-9715 (cyclobenzaprine). 3-(5*H*-Dibenzo[*a,d*]cyclohepten-5-ylidene)-*NN*-dimethylpropylamine hydrochloride.

Циклобензаприна Гидрохлорид

$C_{20}H_{21}N,HCl$ = 311.8.

CAS — 303-53-7 (cyclobenzaprine); 6202-23-9 (cyclobenzaprine hydrochloride).

ATC — M03BX08.

ATC Vet — QM03BX08.

UNII — 0VE05JYS2P.

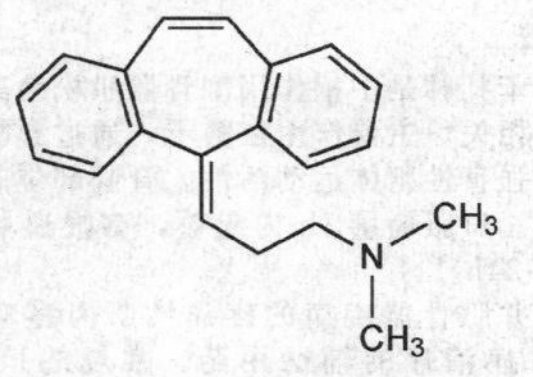

(cyclobenzaprine)

俗名 以下术语已被用作盐酸环苯扎林的“俗名”（见第ⅶ页）和俚语：Cyclo；Cyclont。

Pharmacopoeias. In *US.*

USP 33 (Cyclobenzaprine Hydrochloride) 一种白色至米色、无臭的结晶性粉末。易溶于水、乙醇和甲醇；几乎不溶于异丙醇；微溶于三氯甲烷和二氯甲烷；不溶于烃类。

不良反应、处置和注意事项

环苯扎林结构上与三环类抗抑郁药有关，并具有其不良反应和注意事项（见阿米替林，第 354 页）。环苯扎林应慎用于老年人和有肝损伤的患者，不建议用于中度至重度肝损伤。

可造成困倦，受影响的患者不应驾驶或操作机器。

老年人 毒性[1]（幻觉、失眠和坐立不安）的症状见于一名 76 岁患者使用治疗剂量的环苯扎林后。美国注册药品信息声明，老年人更易于发生不良反应，如幻觉和意识错乱。

另一项研究[2]中，老年人环苯扎林的平均消除半衰期比年轻人长，且清除率降低。建议老年人应该减少剂量或降低频率使用。

1. Douglass MA, Levine DP. Hallucinations in an elderly patient taking recommended doses of cyclobenzaprine. *Arch Intern Med* 2000; **160:** 1373.
2. Winchell GA, *et al.* Cyclobenzaprine pharmacokinetics, including the effects of age, gender, and hepatic insufficiency. *J Clin Pharmacol* 2002; **42:** 61–9.

神经阻滞药恶性综合征 有报道一名 36 岁男性患者发生和环苯扎林相关的神经阻滞药恶性综合征[1]。不清楚该综合征是否是由特异性反应或过量导致的。

1. Theoharides TC, *et al.* Neuroleptic malignant-like syndrome due to cyclobenzaprine. *J Clin Psychopharmacol* 1995; **15:** 79–81.

过量 环苯扎林过量的治疗主要是对症和支持治疗。一项大规模回顾性研究[1]发现，盐酸环苯扎林过量高达 1g 罕见三环类抗抑郁药过量发生的严重的心血管和神经学上的作用。没有关于癫痫、危及生命的心律失常或死亡的报道。然而，150 名患者需要在重症监护室接受治疗，13 名患者需要辅助通气，8 名对刺激无反应。应该注意的是对儿童 50mg 以下过量，需要足够的监护。

有报道与环苯扎林过量相关的横纹肌溶解症[2]

1. Spiller HA, *et al.* Five-year multicentre retrospective review of cyclobenzaprine toxicity. *J Emerg Med* 1995; **13:** 781–5.
2. Chabria SB. Rhabdomyolysis: a manifestation of cyclobenzaprine toxicity. *J Occup Med Toxicol* 2006; **1:** 16.

药物相互作用

环苯扎林在结构上与三环类抗抑郁药相关，并可能有类似的药物相互作用（见**阿米替林**，第357页）。环苯扎林的 CNS 作用可能被乙醇或其他 CNS 抑制剂所增强。

抗抑郁药 一名患者发生与环苯扎林和氟西汀使用相关的 QT 间期延长。患者手术前[1]使用氟哌利多发生尖端扭转型室性心动过速，进展为室颤。停止使用环苯扎林 QT 异常解除。

1. Michalets EL, *et al.* Tor[illegible]e de pointes resulting from the addition of droperidol to an e[illegible]ing cytochrome P450 drug interaction. *Ann Pharmacother* 19[illegible]; **32:** 761–5.

抗精神病药 关于一项[illegible]环苯扎林和氟哌利多的药物相互作用见上文**抗抑郁[illegible]**

药动学

盐酸环苯扎林迅速并几乎完全从胃肠道吸收，虽然每个患者给予相同剂量后血浆浓度不同。大约 93% 与血浆蛋白结合，报道的有效半衰期是 8～37h。经广泛代谢，主要以葡糖苷酸结合物由尿液排出。细胞色素 P450 同工酶 CYP3A4、CYP1A2 及 CYP2D6（作用较弱）介导脱甲基作用。一些原形药物出现在胆汁中，由粪便排出。

1. Winchell GA, *et al.* Cyclobenzaprine pharmacokinetics, including the effects of age, gender, and hepatic insufficiency. *J Clin Pharmacol* 2002; **42:** 61–9.

用途和用法

盐酸环苯扎林是中枢作用型骨骼肌松弛药，与三环类抗抑郁药相关。主要作用在脑干，通过影响 α 和 γ 运动系统减少强直性躯体运动活性。脊髓部位的其他运动也可能受累。口服剂量 1h 内起效，有报道单次剂量持续长达 12～24h。

用于合并肌骨骼疾病的疼痛性肌肉痉挛（第1798页）短期对症治疗的辅助用药。常规的口服剂量是 5mg，每日 3 次，如果需要则增加至 10mg，每日 3 次。不建议超过 2 周或 3 周的治疗。建议老年人起始剂量 5mg，以较低频率使用。肝损伤患者的剂量见下文。一种盐酸环苯扎林的改良释放制剂也以每日 1 次的剂量给药。

在肝损伤中的用法 盐酸环苯扎林口服起始剂量 5mg，且可能要以更低频率使用（见上文**用途和用法**），推荐用于那些轻度肝损伤的患者，不建议用于中度至重度肝损伤的患者。

背痛 一项对 14 项研究的荟萃分析[1]总结，盐酸环苯扎林短期内会改善腰背痛（第8页）。患者使用的剂量要调整，范围在每日 10～60mg，平均每日 30mg。患者在治疗的前 4 天有适当的改善，盐酸环苯扎林的效果随着时间逐渐减少，虽然有两周后仍持续改善的证据。需要进一步研究确定治疗急性背痛的最佳使用时间。不良反应常见，至少 53% 的患者。

1. Browning R, *et al.* Cyclobenzaprine and back pain: a meta-analysis. *Arch Intern Med* 2001; **161:** 1613–20.

纤维肌痛 在有关盐酸环苯扎林治疗纤维肌痛有效性的研究中，通常对镇痛药反应不佳（见**软组织类风病**，第13页）的疼痛性肌骨骼疾病的结果是矛盾的，但是一项关于 5 项这种研究的荟萃分析表明，盐酸环苯扎林对这种情况有一定程度的益处。用药时，患者更多主诉症状完全改善或某些症状，特别是睡眠，有中度改善。

1. Tofferi JK, *et al.* Treatment of fibromyalgia with cyclobenzaprine: a meta-analysis. *Arthritis Rheum* 2004; **51:** 9–13.

制剂

USP 33: Cyclobenzaprine Hydrochloride Tablets.

专利制剂

Braz.: Miosan; Mirtax; Musculare†; ***Canad.:*** Novo-Cycloprine; ***Chile:*** Ciclamil; Flexin; Iphsaflex; Masterelax; Medarex; Nostaden; Reflexan; Relexil; Tensamon; Tensiomax; Tensodox; Tonalgen; Ziclob; ***Ital.:*** Flexiban; ***Port.:*** Flexiban; ***Spain:*** Yurelax; ***USA:*** Amrix; Fexmid; Flexeril.

多组分制剂 ***Arg.:*** Dorixina Relax; ***Braz.:*** Dolamin Flex; ***Mex.:*** Dorixina Relax; Yuredol; ***Venez.:*** Dorixina Flex.

Dantrolene Sodium (*BANM, USAN, rINNM*) 丹曲林钠

Dantrolène Sodique; Dantroleno sódico; F-440; F-368 (dantrolene); Natrii Dantrolenum; Sodyum Dantrolen. The hemiheptahydrate of the sodium salt of 1-[5-(4-nitrophenyl)furfurylideneamino]imidazolidine-2,4-dione.

Натрий Дантролен

$C_{14}H_9N_4NaO_5,3\frac{1}{2}H_2O = 399.3.$

CAS — 7261-97-4 (dantrolene); 14663-23-1 (anhydrous dantrolene sodium); 24868-20-0 (dantrolene sodium, hemiheptahydrate).

ATC — M03CA01.

ATC Vet — QM03CA01.

UNII — 287M0347EV.

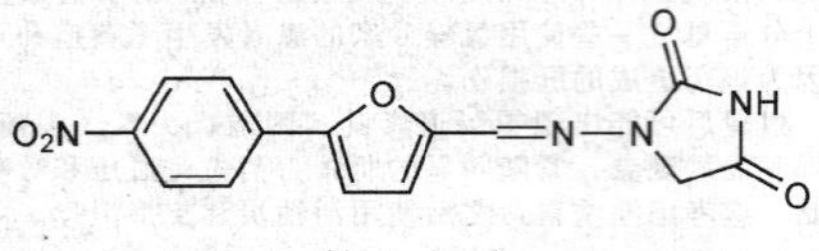

(dantrolene)

Pharmacopoeias. In *Br., Jpn,* and *US.*

BP2010（Dantrolene Sodium） 一种橙黄到橙色的结晶状粉末。极轻微溶于水；微溶于酒精；几乎不溶于丙酮；微溶于甲醇。

USP33（Dantrolene Sodium） 一种纯橙色到黄褐色粉末。微溶于丙酮、二甲酰胺和甘油。贮藏于密闭容器中。避光。

不良反应

与丹曲林钠相关的不良反应易发生在治疗的初期，但是通常短暂并可以通过调整剂量来控制。最常见的不良反应是困倦、头晕、乏力、无力和全身不适。腹泻可能是严重的而需要停止治疗。如果腹泻在重新使用丹曲林后发生，可能要终生停止治疗。其他报道的不良反应包括恶心和呕吐、食欲减退、便秘、腹部绞痛、胃肠出血、心动过速、不稳定血压、呼吸困难、皮疹（通常是丘疹）、瘙痒、寒战和发热、头痛、肌痛、神经过敏、失眠、意识错乱、视力紊乱、精神抑郁、吞咽困难和发音障碍以及癫痫。血尿、结晶尿、尿频和尿潴留以及尿失禁也可发生。罕见但是严重的不良反应包括可能会致命（见下文）的肝毒性和心包炎伴胸膜积液。

短期静脉使用丹曲林钠治疗恶性高热似乎不会发生严重不良反应。

对肝脏的影响 丹曲林已引起肝毒性，包括肝酶升高、黄疸和肝炎[1～3]；有发生死亡的报道[1,3]。不是所有患者都会在疾病发生之前发生如食欲减退、恶心或腹部不适的症状，而且肝损伤的严重程度也与临床表现不相关。在第一份报道[1]中，每日超过 200mg 剂量发生了 14 例死亡，之后的综述[3]发现，27 例死亡的平均剂量是每日 582mg，然而有报道平均剂量每日 263mg 的非致死肝毒性（95 个病例）。肝损伤的发生通常在开始治疗的 1～6 个月之间，并没有在前两个月死亡的报道。只有罕见的在治疗的 45 天内发生了肝损伤。女性似乎发生严重肝损伤的风险更大，反应的严重程度似乎是与年龄相关的，大部分死亡发生于超过 30 岁的患者。肝损伤通常是肝细胞性的并可能包括上行性胆管炎，几乎没有超敏反应的证据。

1. Utili R, *et al.* Dantrolene-associated hepatic injury: incidence and character. *Gastroenterology* 1977; **72:** 610–16.
2. Wilkinson SP, *et al.* Hepatitis from dantrolene sodium. *Gut* 1979; **20:** 33–6.
3. Chan CH. Dantrolene sodium and hepatic injury. *Neurology* 1990; **40:** [illegible]427–32.

对肺的影[illegible] [illegible]受丹曲林的患者罕见有报道发生心衰[1]相关的肺水肿和嗜酸粒细胞[2～4]相关的胸膜积液。通常可以停止药物治疗来解决这些反应，但是可能需要数月。皮质激素治疗可能对丹曲林相关的嗜酸性胸膜积液的患者有益[3]。

1. Robillart A, *et al.* Insuffisance cardiaque par surdosage en dantrolène. *Ann Fr Anesth Reanim* 1986; **5:** 617–19.
2. Mahoney JM, Bachtel MD. Pleural effusion associated with chronic dantrolene administration. *Ann Pharmacother* 1994; **28:** 587–9.
3. Felz MW, Haviland-Foley DJ. Eosinophilic pleural effusion due to dantrolene: resolution with steroid therapy. *South Med J* 2001; **94:** 502–4.
4. Le-Quang B, *et al.* Dantrolene and pleural effusion: case report and review of literature. *Spinal Cord* 2004; **42:** 317–20.

淋巴瘤 一个病例中发生的致死性淋巴细胞性淋巴瘤与治疗进展性痉挛性截瘫而延长使用丹曲林（每日 600mg）相关[1]。

1. Wan HH, Tucker JS. Dantrolene and lymphocytic lymphoma. *Postgrad Med J* 1980; **56:** 261–2.

注意事项

建议丹曲林钠禁用于急性肝病的患者。所有患者在治疗前和治疗中应该进行肝功能检查，如果发现异常，通常应该停止治疗。肝损伤的风险在超过 30 岁的患者、女性（特别是那些使用雌激素的）、那些既往有肝病病史和那些超过每日 400mg 剂量（见上文**对肝脏的影响**）者中是增加的。丹曲林钠应慎用于有心或肺疾病的患者。不应用于那些使用肌强直来维持姿势或功能，或急性肌肉痉挛的患者。

丹曲林钠可能引发困倦；受累患者不应驾驶或操作机械。

药物相互作用

丹曲林钠的 CNS 作用可被乙醇或其他 CNS 抑制剂所增强。与其他有潜在肝毒性的药物（如雌激素）合用可能会增加肝损伤的风险，应该避免。

钙通道阻滞药 对一名同时使用维拉帕米治疗心绞痛的患者静脉使用丹曲林钠预防恶性高热发生了严重的高钾血症和心肌抑制[1]。输注丹曲林钠 2.5h 后血清钾峰浓度是 7.1mmol/L。随后的手术中使用硝苯地平取代维拉帕米，使用丹曲林钠后血钾只有小量增加。在动物实验中可见与高钾血症相关的室颤和心血管虚脱，厂商建议钙通道阻滞药和静脉丹曲林钠不应该同时使用。

有注意到 1 例患者开始输注丹曲林后，服用地尔硫䓬后出现了严重高血钾[2]。

1. Rubin AS, Zablocki AD. Hyperkalaemia, verapamil, and dantrolene. *Anesthesiology* 1987; **66:** 246–9.
2. Yoganathan T, *et al.* Dantrolene-induced hyperkalemia in a patient treated with diltiazem and metoprolol. *J Cardiothorac Anesth* 1988; **2:** 363–4.

药动学

丹曲林钠口服缓慢而几乎完全由胃肠道吸收。经肝代谢主要变成羟基化代谢产物，且几乎与丹曲林钠有相同的效力，乙酰胺代谢产物只有微弱的肌松活性。经尿液排出，主要以代谢产物的形式，还有一小部分原形的丹曲林钠，一些由胆汁排出。丹曲林钠广泛地与血浆蛋白结合。口服丹曲林钠消除半衰期大约是 9h，虽然有报道静脉使用后半衰期高达 12h。丹曲林可通过胎盘，而且在母乳中被检测到。

用途和用法

丹曲林钠是直接作用于骨骼肌的肌松药。可能通过干扰肌浆网钙的释放使得受刺激的肌肉解收缩。

通常口服对缓解慢性、严重肌强直起重要作用（第1798页）。也常可以静脉注射治疗恶性高热。

用于**肌强直**的初始每日口服剂量是 25mg，根据需要逐渐增加，间隔 7 天给药，经过大约 7 周达到最大剂量 100mg，每日 4 次。如果 45 天内没有反应，应该停止治疗。

治疗**恶性高热**时，使用丹曲林钠及支持治疗，初始剂量 1mg/kg，迅速静脉注射，如果需要可以重复，直至总剂量 10mg/kg。通常平均剂量 2.5mg/kg 是有效的。如果发生反复或复发，应该使用最后一次有效剂量的丹曲林钠。在美国，建议在危象后以 1～2mg/kg，每日口服 4 次，最多 3 天，预防复发；被认为有发生症状的风险者，手术前给予相同剂量1～2 天。预防剂量也可静脉给予，建议 2.5mg/kg，输注 60min，在预计麻醉前大约 75min 开始，麻醉和手术期间如果发生恶性高热的体征可追加剂量。

儿童用法 丹曲林可以口服，用于儿童长期、严重痉挛的症状缓解。尽管没有英国的许可，*BNFC 2010/11* 建议年龄 5～12 岁的儿童开始给予每日 500μg/kg，7 天后增加到 500μg/kg，每日 3 次；年龄 12～18 岁者，开始可给予每日 25mg，7 天后增加到每日 3 次。对于所有年龄组，进一步增量应按步骤，每隔 7 天 500μg/kg，直到达到满意效果；最大剂量 2mg/kg，每日 3～4 次（每日 400mg）。美国注册药品信息已给出相似的剂量。

丹曲林也用于治疗儿童恶性高热，在英国，*BNFC 2010/11* 建议年龄 1 个月～18 岁患者开始静脉快速注

射 2～3mg/kg，然后根据需要 1mg/kg 重复给予，直至总量达 10mg/kg。美国注册药品信息建议儿童应给予常规成人剂量（见于上文**用途和用法**），以预防并治疗恶性高热。

高热 丹曲林用于治疗与肌强直和骨骼肌暴发性高代谢相关的高热，这类高热常发生在神经阻滞剂恶性综合征（见下文及第943页）和恶性高热（见下文）中。也有无对照的证据表明，丹曲林对治疗多种药物中毒，如一氧化碳[1]、MAOIs[2]和乙基替苯丙胺[3]导致的类似症状有效。然而，认为其也可能对可卡因中毒有效之后，厂商[4]提醒医生不应该把丹曲林看成治疗所有高热类型和伴随中毒的强直的有效治疗。

曾试图使用丹曲林作为热卒中（见**发热和高热**，第10页）的治疗一部分，但是似乎不会影响最终的治疗结果[5]。

1. Ten Holter JBM, Schellens RLLAM. Dantrolene sodium for treatment of carbon monoxide poisoning. *BMJ* 1988; **296:** 1772–3.
2. Kaplan RF, *et al.* Phenelzine overdose treatment with dantrolene sodium. *JAMA* 1986; **255:** 642–4.
3. Tehan B. Ecstasy and dantrolene. *BMJ* 1993; **306:** 146.
4. Fox AW. More on rhabdomyolysis associated with cocaine intoxication. *N Engl J Med* 1989; **321:** 1271.
5. Bouchama A, Knochel JP. Heat stroke. *N Engl J Med* 2002; **346:** 1978–88.

恶性高热 恶性高热是与全身麻醉相关的罕见但有潜在致命可能的综合征，表现为肌浆网的钙浓度突然升高引发了一系列的紊乱。该疾病似乎能通过遗传学诊断，并更常见于男性。易感患者可因吸入性麻醉药（主要是卤代烃）、氯琥珀胆碱、麻醉延长、术前锻炼、肌肉创伤、发热或焦虑引发。然而，许多发生于之前全麻安全的患者。该综合征早期体征和症状包括心动过速、不稳定血压、高碳酸血症、体温升高和高通气后的代谢性酸中毒和高钾血症。许多患者发生肌强直，之后可能有肌肉损伤的证据，包括肌酸磷酸激酶和其他酶的血清浓度升高、肌红蛋白血症和肌红蛋白尿症。高热发展相对缓慢。其他晚期并发症可能包括肾衰竭、血管内凝血障碍和肺水肿。

一旦发生症状就应该立即开始治疗，快速静脉注射丹曲林直到症状消失[1～3]。也必须给予支持治疗，包括立即停止麻醉、给氧、碳酸钠纠正酸中毒、胰岛素控制高钾血症和降温措施（第10页）。

怀疑的个体发生反应的发生率可通过避免使用诱发药物来减少。丹曲林也用于预防，但是有报道不良反应的高发生率[4]，并且这样使用不是广泛推荐的[3]。恶性高热的易感人群可通过肌肉纤维活检的组织学检查和研究体外对咖啡因和（或）氟烷的反应来检测。虽然这种检查仍然是确定易感人群的金标准，但也正在发展可作为替代方案的基因检查方法[5]。

建议[6]丹曲林作为治疗儿童氟烷和氯琥珀胆碱（见**氯琥珀胆碱的注意事项**项下**儿童**，第1819页）麻醉诱导相关的和潜在的致死性综合征的二线药物。

1. Britt BA. Dantrolene. *Can Anaesth Soc J* 1984; **31:** 61–75.
2. Ward A, *et al.* Dantrolene: a review of its pharmacodynamic and pharmacokinetic properties and therapeutic use in malignant hyperthermia, the neuroleptic malignant syndrome and an update of its use in muscle spasticity. *Drugs* 1986; **32:** 130–68.
3. Krause T, *et al.* Dantrolene—a review of its pharmacology, therapeutic use and new developments. *Anaesthesia* 2004; **59:** 364–73.
4. Wedel DJ, *et al.* Clinical effects of intravenously administered dantrolene. *Mayo Clin Proc* 1995; **70:** 241–6.
5. Litman RS, Rosenberg H. Malignant hyperthermia: update on susceptibility testing. *JAMA* 2005; **293:** 2918–24.
6. Rosenberg H, Gronert GA. Intractable cardiac arrest in children given succinylcholine. *Anesthesiology* 1992; **77:** 1054.

神经阻滞药恶性综合征 丹曲林被用于（通常单独或与溴隐亭合用）治疗神经阻滞药恶性综合征（第943页），虽然一些研究者没有发现有效[1]，也缺乏来自对照试验的证据[2]。报道的丹曲林剂量有很大的不同[3,4]。对那些不能吞咽和需要快速控制症状的患者，静脉注射初始剂量 1mg/kg 或更多。可使用每日最高 600mg，分次口服。

1. Rosebush PI, *et al.* The treatment of neuroleptic malignant syndrome: are dantrolene and bromocriptine useful adjuncts to supportive care? *Br J Psychiatry* 1991; **159:** 709–12.
2. Krause T, *et al.* Dantrolene—a review of its pharmacology, therapeutic use and new developments. *Anaesthesia* 2004; **59:** 364–73.
3. Ward A, *et al.* Dantrolene: a review of its pharmacodynamic and pharmacokinetic properties and therapeutic use in malignant hyperthermia, the neuroleptic malignant syndrome and an update of its use in muscle spasticity. *Drugs* 1986; **32:** 130–68.
4. Harpe C, Stoudemire A. Aetiology and treatment of neuroleptic malignant syndrome. *Med Toxicol* 1987; **2:** 166–76.

破伤风 丹曲林有效用于控制破伤风（第1811页）。也被用作神经肌肉阻滞药的辅助用药[1]，是否对避免机械通气有价值，各类报道仍有争议[2,3]。

1. Tidyman M, *et al.* Adjunctive use of dantrolene in severe tetanus. *Anesth Analg* 1985; **64:** 538–40.
2. Checketts MR, White RJ. Avoidance of intermittent positive pressure ventilation in tetanus with dantrolene therapy. *Anaesthesia* 1993; **48:** 969–71.
3. Possamai C, *et al.* Dantrolene infusion in severe tetanus. *Anaesthesia* 1997; **52:** 610.

制剂

BP 2010: Dantrolene Oral Suspension;
USP 33: Dantrolene Sodium Capsules; Dantrolene Sodium for Injection.

专利制剂

Austral.: Dantrium; ***Belg.:*** Dantrium; ***Braz.:*** Dantrolen; ***Canad.:*** Dantrium; ***Chile:*** Dantrium; ***Denm.:*** Dantrium†; ***Fr.:*** Dantrium; ***Ger.:*** Dantamacrin; ***Gr.:*** Dantrium; Dantrolen; ***Irl.:*** Dantrium; ***Israel:*** Dantrium; ***Ital.:*** Dantrium; ***Neth.:*** Dantrium; ***NZ:*** Dantrium; ***Port.:*** Dantrium†; ***S.Afr.:*** Dantrium; ***Switz.:*** Dantamacrin; ***UK:*** Dantrium; ***USA:*** Dantrium.

Eperisone Hydrochloride (*rINNM*) 盐酸乙哌立松

Épérisone, Chlorhydrate d'; Eperisoni Hydrochloridum; Hidrocloruro de eperisona. 4′-Ethyl-2-methyl-3-piperidinopropiophenone hydrochloride.

Эперизона Гидрохлорид

$C_{17}H_{25}NO,HCl = 295.8.$

CAS — 64840-90-0 (eperisone); 56839-43-1 (eperisone hydrochloride).

ATC — M03BX09.

ATC Vet — QM03BX09.

UNII — U38O8U7P6X.

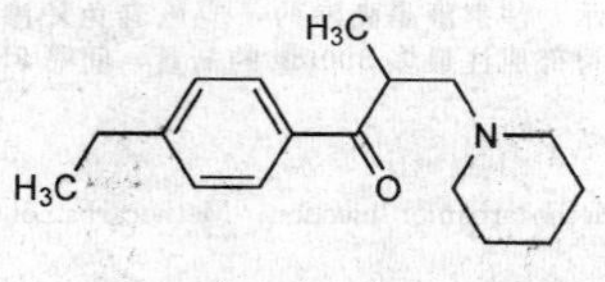

(eperisone)

Pharmacopoeias. In *Jpn.*

简介

乙哌立松是中枢作用型骨骼肌松弛药，用于肌肉痉挛（第1798页）和肌强直（第1798页）的对症治疗。它也有血管扩张作用。盐酸乙哌立松饭后口服常规剂量 50mg，每日 3 次。

对皮肤的影响 一名 42 岁妇女服用双氯芬酸钠和盐酸乙哌立松后出现非着色的固定药疹[1]。停止使用两种药物后 7 天内没有残余的色素沉着和皮疹，解决了伴随的瘙痒和烧灼感。再次使用盐酸乙哌立松后，在几小时内同一部位出现了红斑。皮损 5 天内消失，没有后遗症。

1. Choonhakarn C. Non-pigmenting fixed drug eruption: a new case due to eperisone hydrochloride. *Br J Dermatol* 2001; **144:** 1288–9.

制剂

专利制剂

Indon.: Eprinoc; Epsonal; Forelax; Forres; Lional; Myobat; Myoman; Myonal; Myonep; Myori; Permyo; Plexion; Rizonax; Zonal; ***Jpn:*** Myonal; ***Malaysia:*** Myonal; ***Philipp.:*** Myonal; Perispa; ***Singapore:*** Myonal; ***Thai.:*** Musolax; Myonal.

Idrocilamide (*rINN*) 羟乙桂胺

Idrocilamida; Idrocilamidum; LCB-29. *N*-(2-Hydroxyethyl)cinnamamide.

Идроциламид

$C_{11}H_{13}NO_2 = 191.2.$

CAS — 6961-46-2.

ATC — M02AX05.

UNII — 6C816LUB1O.

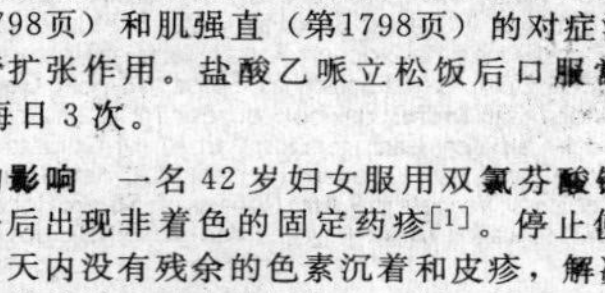

不良反应

有报道口服羟乙桂胺后产生腹痛、恶心和困倦。也可发生兴奋、欣快和幻觉以及抑郁。

用途和用法

羟乙桂胺是中枢作用型肌松弛药。有报道具有局部肌肉松弛作用和抗炎效应，现在主要局部使用。

制剂

专利制剂

Belg.: Srilane†; ***Fr.:*** Srilane; ***Switz.:*** Talval.

Mephenesin (*BAN*, *rINN*) 美芬新

Cresoxydiol; Glykresin; Mefenesiini; Mefenesin; Mefenesina; Méphénésine; Mephenesinum. 3-(*o*-Tolyloxy)propane-1,2-diol.

Мефенезин

$C_{10}H_{14}O_3 = 182.2.$

CAS — 59-47-2.

ATC — M03BX06.

ATC Vet — QM03BX06.

UNII — 7B8PIR2954.

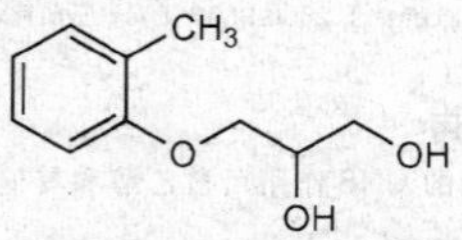

注：名称 tolynol 被用于美芬新和 *p*,*α*-二甲基苄醇（第2224页）。

Pharmacopoeias. In *It.*

简介

美芬新是中枢作用型骨骼肌松弛药，用于与肌骨骼相关疾病的疼痛性肌肉痉挛（第1798页）的对症治疗。临床作用因其作用时间短而受限。口服剂量每日 1.5～3g，分次服用。也可外用，通常与发赤药合用。

卟啉病 美芬新被认为对患有卟啉病的患者不安全，因为体外试验显示其有生卟啉作用。

制剂

专利制剂

Fr.: Decontractyl; ***Ger.:*** DoloVisano M.

多组分制剂 ***Belg.:*** Algipan; ***Fr.:*** Algipan†; Decontractyl; Traumalgyl†; ***India:*** Acks†; Flamar†; Inflazone; Medicreme; Relaxyl; Systaflam; ***Ital.:*** Relaxar; ***S.Afr.:*** Spasmend.

Mephenoxalone (*rINN*) 美芬诺酮

AHR-233; Mefenoksalon; Mefenoxalona; Méphénoxalone; Mephenoxalonum; Methoxadone; OM-518. 5-(2-Methoxyphenoxymethyl)oxazolidin-2-one.

Мефеноксалон

$C_{11}H_{13}NO_4 = 223.2.$

CAS — 70-07-5.

ATC — N05BX01.

ATC Vet — QN05BX01.

UNII — CZ87T54W8W.

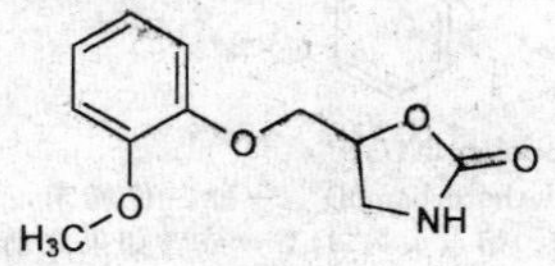

简介

美芬诺酮作用类似于甲丙氨酯（第976页）。口服剂量 200～400mg，每日 3 次，用作治疗肌肉痉挛（第1798页）的肌松药。也可用于治疗焦虑。

制剂

专利制剂

Cz.: Dimexol; Dorsiflex; ***Neth.:*** Dorsiflex. ***Turk:*** Dorsiflex; ***Turk:*** Dorsilon

多组分制剂 Multi-ingredient

Metaxalone (*BAN*, *USAN*, *rINN*) 美他沙酮

AHR-438; Metaxalona; Métaxalone; Metaxalonum. 5-(3,5-Xylyloxymethyl)oxazolidin-2-one.

Метаксалон

$C_{12}H_{15}NO_3 = 221.3.$

CAS — 1665-48-1.

UNII — 1NMA9J598Y.

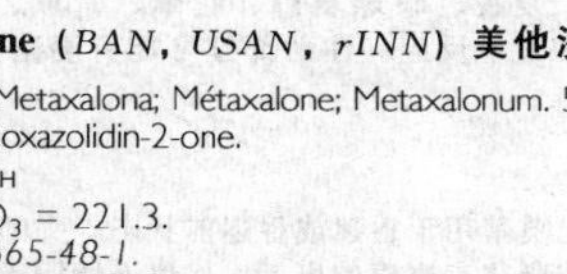

不良反应、处置和注意事项

参见氯唑沙宗（第1805页）。

美他沙酮可造成困倦，受影响的患者不应驾驶或操作机器。

患者服用的美他沙酮以代谢产物形式由尿液排出，会造成硫酸铜为基础的检测尿糖试验的假阳性。

过量 2000～2006 年报告给德州监狱中心的一系列共142 例吞服美他沙酮的成年人的最常见症状是困倦或瞌睡、心动过速、恶心、眩晕或晕头转向、激动、口齿不清和战栗；其最大用量达到 44g[1]。最终医疗预后的严重性报告是 49.3%的患者没问题，35.2%是小问题，13.4%中等以及 2.1%问题严重，但没有死亡病例。

1. Forrester MB. Adult metaxalone ingestions reported to Texas poison control centers, 2000-2006. *Hum Exp Toxicol* 2010; **29:** 55–62.

药物相互作用

美他沙酮的 CNS 作用可被乙醇和其他 CNS 抑制剂所增强。

药动学

美他沙酮由胃肠道吸收，经肝代谢，以代谢产物形式由尿液排出。血浆消除半衰期为 2～3h。

用途和用法

美他沙酮是中枢作用型骨骼肌松弛药。作用模式与镇静作用相关。

作为与肌骨骼疾病相关的疼痛性肌肉痉挛（第1798页）的对症治疗。常规初始剂量是口服 800mg，每日 3～4 次。

制剂

专利制剂

USA: Skelaxin.

Methocarbamol (*BAN*, *rINN*) 美索巴莫

Guaiphenesin Carbamate; Méthocarbamol; Methocarbamolum; Metocarbamol; Metokarbamol; Metokarbamoli. 2-Hydroxy-3-(2-methoxyphenoxy)propyl carbamate.

Метокарбамол

$C_{11}H_{15}NO_5$ = 241.2.

CAS — 532-03-6.

ATC — M03BA03.

ATC Vet — QM03BA03.

UNII — 125OD7737X.

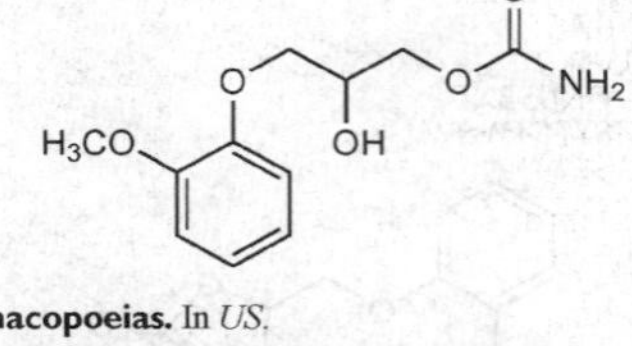

Pharmacopoeias. In *US.*

USP 33 (Methocarbamol) 一种白色粉末，无臭或有轻微特异臭。熔点大约 94℃，或者如果之前是精细粉末，大约是 90℃。20℃时溶于水（1：40）；微溶于氯仿；只有加热时溶于乙醇；不溶于正己烷和苯酚。贮藏于密闭容器中。

不良反应

据报道与美索巴莫相关的不良反应包括恶心、呕吐、食欲减退、头晕、头昏、疲倦、困倦、焦虑、意识错乱、震颤、眩晕、视力模糊、发热、头痛、惊厥和超敏反应，例如皮疹、瘙痒、荨麻疹、血管性水肿和结膜炎伴鼻充血。

注射后患者可能有面红和金属味觉，有报道发生共济失调、复视、眼球震颤、眩晕、晕厥、低血压、心动过缓和过敏反应。注射部位可能有萎陷和血栓性静脉炎。

注意事项

美索巴莫禁用于昏迷或昏迷前状态、头部损伤、重症肌无力或既往有癫痫的患者。建议谨慎用于肾损伤或肝损伤的患者。美索巴莫也可造成困倦，受影响的患者不应该驾驶或操作机器。

注射液的制剂是封闭的，作为溶剂的聚乙二醇可增加现有酸中毒和肾损伤患者的尿潴留，不应对已知或怀疑肾损伤的患者使用这种制剂。

显色异常 据报道，美索巴莫可引起静置尿液变棕色至黑色或绿色等变色反应[1]。

1. Baran RB, Rowles B. Factors affecting coloration of urine and feces. *J Am Pharm Assoc* 1973; **NS13:** 139–42.

药物相互作用

美索巴莫的 CNS 作用可被乙醇或其他 CNS 抑制剂所增强。有报道美索巴莫增强厌食症和抗毒蕈碱药物作用，并可抑制吡斯的明的作用。

药动学

美索巴莫口服后迅速且几乎完全地被胃肠道吸收。报道的血浆半衰期是 1～2h。通过脱烷基作用和羟基化作用代谢，主要以葡糖苷酸和硫酸盐结合物代谢产物的形式由尿液排出。一小部分由粪便排出。

用途和用法

美索巴莫是中枢作用型骨骼肌松弛药，作用来自于对 CNS 的广泛抑制作用。

美索巴莫用作与肌骨骼疾病相关的疼痛性肌肉痉挛（第1798页）的短期对症治疗的辅助药。有时和镇痛药制成复方制剂治疗肌骨骼疼痛。

治疗肌肉痉挛的常规初始口服剂量是 1.5g，每日 4 次，2～3 天后减少至维持剂量大约每日 4g。750mg 的剂量，每日 3 次可能足够产生治疗效果。一般最大每日剂量的一半或更少可能对老年人是足够的。

美索巴莫也被用于静脉注射，速度不超过 300mg/min，溶于 0.9%氯化钠或 5%葡萄糖中缓慢注射或输注。胃肠外给药不应超过连续 3 天，剂量不应超过每日 3g。静脉给药期间及 10～15min 之后患者应该平躺。美国厂商提示，注射液是高渗的，应该避免外渗。然而，也可每侧臀部肌注最多 500mg 的剂量，间隔 8h。

制剂

USP 33: Methocarbamol Injection; Methocarbamol Tablets.

专利制剂

Canad.: Robaxin; ***Fr.:*** Lumirelax; ***Ger.:*** Ortoton; ***Gr.:*** Robaxin; Trolar; ***India:*** Robinax; ***Mex.:*** Remisol†; Rexivin; ***S.Afr.:*** Robaxin†; ***Spain:*** Robaxin; ***Thai.:*** Laxan; Manobaxine; Mebaxin; Musxan; Myocin†; Myomethol; Polyxan; ***UK:*** Robaxin; ***USA:*** Robaxin.

多组分制剂 ***Canad.:*** Aspirin Backache†; Aspirin Night-Time; Dodds Back Ease†; Extra Strength Muscle & Back Pain ASA; Extra Strength Muscle & Back Pain Relief; Methoxacet; Methoxacet-C; Methoxisal; Methoxisal-C; Midol Night-Time; Muscle & Back Pain Relief; Muscle & Back Pain Relief Extra Strength; Muscle & Back Pain Relief-8; Muscle Relaxant and Analgesic†; Obusforme†; Relaxophen; Robax Platinum; Robaxacet; Robaxacet-8; Robaxisal; Robaxisal-C; Spasmhalt; Spasmhalt-ASA; ***Ger.:*** Ortoton Plus†; ***Gr.:*** Robaxisal; ***India:*** Flexinol; Ibugesic-M; Robiflam; Robinaxol; ***Mex.:*** Artridol; Carbafen; Carbager-Plus; Carbamox; Dolocam Plus; Flexamol†; Malival Compuesto; Morlan; Remisol-Plus; Retoflam F; Reupat; Robaxifen; Robaxisal; Vengesic†; ***S.Afr.:*** Robaxisal†; ***Spain:*** Robaxisal Compuesto; ***Thai.:*** Sancago; ***Turk.:*** Miyorel; ***Venez.:*** Beseroldos; Robaxifen; Robaxisal.

Pridinol Mesilate (*rINNM*) 甲磺酸普立地诺

C-238 (pridinol); Mesilato de pridinol; Pridinol, Mésilate de; Pridinol Mesylate; Pridinoli Mesilas. 1,1-Diphenyl-3-piperidinopropan-1-ol methanesulphonate.

Придинола Мезилат

$C_{20}H_{25}NO,CH_3SO_3H$ = 391.5.

CAS — 511-45-5 (pridinol); 968-58-1 (pridinol hydrochloride); 6856-31-1 (pridinol mesilate).

ATC — M03BX03.

ATC Vet — QM03BX03.

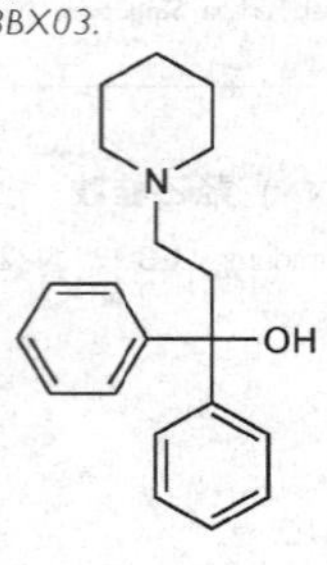

(pridinol)

简介

甲磺酸普立地诺是中枢作用型肌松药，用于肌肉痉挛（第1798页）的对症治疗。口服常规初始剂量是2～8mg，每日 3 次，维持治疗减至每日 4～8mg。也可肌注，或静脉注射，或直肠给药，被制成局部用复方制剂。

因其抗毒蕈碱特性，普立地诺曾以盐酸盐用于帕金森综合征（第763页）的治疗。

制剂

专利制剂

Ger.: Myoson; Parks†; ***Ital.:*** Lyseen; ***Pol.:*** Polmesilat.

多组分制剂 ***Arg.:*** Blokium Flex; Bronax Flex; Curinflam Plus; Didlogesic Relax; Diclomar Flex; Diclonex Relax; Dioxaflex Plus; Dolvan Flex; Doxtran Flex; Flexidol Relax; Iglodine Flex; Metaflex Plus NF; Mextran Flex; Mio Aldoron NF; Mio-Virobron NF†; Nalgiflex Relax; Oxa Sport; Oxadisten; Pancloflex; Prifec; Rodinac Flex; Silfox Flex; Tenaron Flex; Tomanil Flex; Vesalion Flex; Viartril Flex; Voltaren Flex; Xedenol Flex.

Thiocolchicoside (*rINN*) 硫秋水仙苷

Thiocolchicosidum; Tiocolchicósido; Tiyokolşikozid. 3,10-Di(demethoxy)-3-glucopyranosyloxy-10-methylthiocolchicine.

Тиокольхикозид

$C_{27}H_{33}NO_{10}S$ = 563.6.

CAS — 602-41-5.

ATC — M03BX05.

ATC Vet — QM03BX05.

UNII — T1X8S697GT.

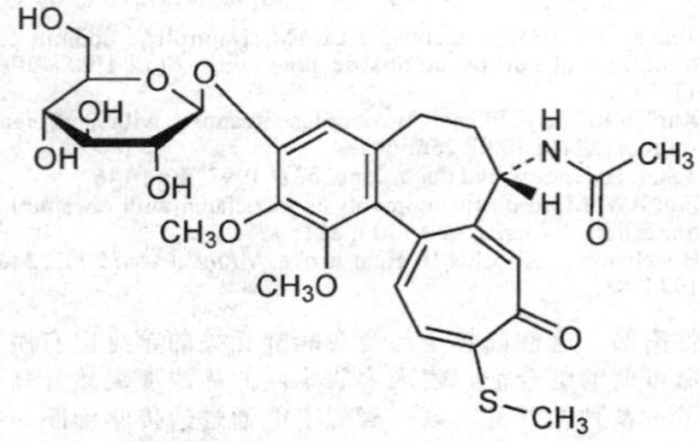

Pharmacopoeias. In *Fr.*

简介

硫秋水仙苷是肌松药，通过 GABA 能和甘氨酸能作用起效。用于疼痛性肌肉痉挛（第1798页）的对症治疗。常规初始口服剂量是每日 16mg，分 2 次给予。也可肌注，常规每日 8mg，分 2 次给予，或以膏剂或软膏应用。可能发生光过敏反应。

1. Tüzün F, *et al.* Multicenter, randomized, double-blinded, placebo-controlled trial of thiocolchicoside in acute low back pain. *Joint Bone Spine* 2003; **70:** 356–61.
2. Guarneri C, *et al.* Embolia cutis medicamentosa following thiocolchicoside injection. *J Eur Acad Dermatol Venereol* 2008; **22:** 1005–6.
3. Giavina-Bianchi P, *et al.* Epileptic seizure after treatment with thiocolchicoside. *Ther Clin Risk Manag* 2009; **5:** 635–7.

制剂

专利制剂

Braz.: Coltrax; Musconil; ***Cz.:*** Muscoril; ***Fr.:*** Colthiozid; Coltramyl; Miorel; Myoplege; ***Gr.:*** Dirulan; Disintryl; Haliver; Izinor; Klesidren; Lamepon; Musclide; Musco-ril; Thiacomin; ***India:*** Myoril; ***Ital.:*** Decontril; Miotens; Muscoflex; Muscoril; Sciomir; Strialisin; Teraside; Ticathion†; Tiorilene; Tioside; ***Pol.:*** Muscoril; ***Port.:*** Coltramyl; Relmus; ***Turk.:*** Adeleks; Dynaxon; Kenfix; Maxthio; Muscoflex; Muscoril; Myodin; Recoside; Thiospa; Tiorelax; Tyoflex; ***Venez.:*** Biocolchid; Coltrax; Colval; Cosident†; Eusilen; Lampral; Tiochax; Tractil†.

多组分制剂 ***Ital.:*** Muscoril Trauma; ***Mex.:*** Neuroflax; ***Port.:*** Adalgur N; Relmus Compositum†; ***Spain:*** Adalgur; ***Venez.:*** Colfene.

Tizanidine Hydrochloride (*BANM*, *USAN*, *rINNM*) 盐酸替扎尼定

AN-021; DS-103-282; DS-103-282-ch; Hidrocloruro de tizanidina; Tizanidine, Chlorhydrate de; Tizanidini Hydrochloridum. 5-Chloro-*N*-(2-imidazolin-2-yl)-2,1,3-benzothiadiazol-4-ylamine hydrochloride.

Тизанидина Гидрохлорид

$C_9H_8ClN_5S,HCl$ = 290.2.

CAS — 51322-75-9 (tizanidine); 64461-82-1 (tizanidine hydrochloride).

ATC — M03BX02.

ATC Vet — QM03BX02.

UNII — B53E3NMY5C.

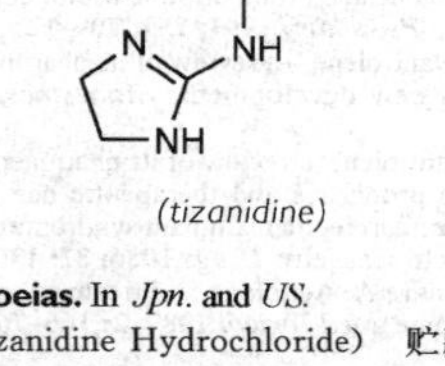

(tizanidine)

Pharmacopoeias. In *Jpn.* and *US.*

USP 33 (Tizanidine Hydrochloride) 贮藏于密闭容器。

不良反应和注意事项

盐酸替扎尼定可造成困倦，受影响的患者不应该驾

驶和操作机器。其他不良反应包括口干、乏力、头昏或眩晕、肌肉疼痛和无力、失眠、焦虑、头痛、心动过缓、恶心以及胃肠道紊乱。幻觉偶有发生。许多不良反应是剂量相关的，缓慢给药似乎能减少发生率。也可发生低血压。

肝酶升高和罕见的急性肝炎是与盐酸替扎尼定有关，对严重肝功能不全的患者禁用。在英国，建议前4个月所有患者和那些发生提示肝功能不全症状的患者应该每月监测肝功能，类似的，在美国，建议1个月、3个月和6个月进行基础评价和监测。如果肝酶持续升高则应该停止治疗。

老年患者及肾功能不全的患者应慎用。

药物相互作用

替扎尼定经细胞色素P450同工酶CYP1A2代谢，且禁忌与环丙沙星或氟伏沙明联合应用，这二者都是此同工酶的抑制剂，除非临床需要，避免合用其他中等程度CYP1A2抑制剂（如喹诺酮类抗菌药、西咪替丁和抗心律失常药如胺碘酮、美西律、普罗帕酮和维拉帕米）。盐酸替扎尼定的CNS作用可被乙醇或其他CNS抑制剂所增强。当盐酸替扎尼定用于使用抗高血压治疗的患者时，可能有额外的低血压作用，如果与β受体阻滞剂或地高辛合用可能增强心动过缓作用。当盐酸替扎尼定与已知能增加QT间期的药物合用时要谨慎。报道的盐酸替扎尼定清除率在接受激素替代治疗的妇女中较低。

抗菌药 一项对健康人群的研究中[1]，报道细胞色素P450同工酶CYP1A2抑制剂环丙沙星提高替扎尼定的血药浓度，因此加强其低血压和镇静作用。

1. Granfors MT, *et al.* Ciprofloxacin greatly increases concentrations and hypotensive effect of tizanidine by inhibiting its cytochrome P450 1A2-mediated presystemic metabolism. *Clin Pharmacol Ther* 2004; **76:** 598–606.

抗抑郁药 在一项对10名健康受试者的研究[1]中，氟伏沙明（即一种对细胞色素P450同工酶CYP1A2的强抑制剂）能将替扎尼定的血浆峰浓度和消除半衰期分别增加12倍和3倍。在这些患者中发现，与替扎尼定相关的不良反应的发生率增加，如低血压、心动过缓、困倦和头晕。

一名70岁妇女使用氟伏沙明每日150mg和其他药物，当服用替扎尼定每日3mg后发生了心动过缓、口干、尿潴留和低体温[2]，当停用替扎尼定后患者症状改善。在一项对药物记录的回顾性研究中，作者报道了23名患者中6名发生与替扎尼定相关的不良反应的患者也服用氟伏沙明。

1. Granfors MT, *et al.* Fluvoxamine drastically increases concentrations and effects of tizanidine: a potentially hazardous interaction. *Clin Pharmacol Ther* 2004; **75:** 331–41.
2. Momo K, *et al.* Drug interaction of tizanidine and fluvoxamine. *Clin Pharmacol Ther* 2004; **76:** 509–10.

抗癫痫药 关于替扎尼定和苯妥英的药物相互作用，见第478页。

心血管药物 有报道一名接受抗高血压药物（包括赖诺普利和其他药物）治疗的患者在替扎尼定治疗后2h发生严重低血压[1]。替扎尼定和抗高血压药物停止使用后患者症状改善，之后重新使用赖诺普利没有造成任何问题。

1. Kao C-D, *et al.* Hypotension due to interaction between lisinopril and tizanidine. *Ann Pharmacother* 2004; **38:** 1840–3.

口服避孕药 15名妇女服用含有炔雌醇和孕二烯酮的口服避孕药后，单次使用4mg替扎尼定，其血浆平均峰浓度是对照组的3倍[1]，然而，消除半衰期没有明显不同。这种效应似乎是因为口服避孕药对细胞色素P450同工酶CYP1A2的抑制，造成了突触前替扎尼定代谢减少所致。因为替扎尼定的治疗范围很窄，如果服用口服避孕药的患者服用该药，应该对其进行监护。

1. Granfors MT, *et al.* Oral contraceptives containing ethinyl estradiol and gestodene markedly increase plasma concentrations and effects of tizanidine by inhibiting cytochrome P450 1A2. *Clin Pharmacol Ther* 2005; **78:** 400–11.

药动学

口服替扎尼定后胃肠道吸收良好，血浆峰浓度在1～2h后出现。大约30%与血浆蛋白结合。替扎尼定经广泛的肝首关代谢，主要通过细胞色素P450同工酶CYP1A2代谢，主要以无活性的代谢产物形式经尿液排出。据报道消除半衰期是2～4h。

用途和用法

盐酸替扎尼定是中枢作用型骨骼肌松弛药。它是一种α_2-肾上腺素能激动剂，结构类似于可乐定（第1202页），主要作用在脊髓及以上水平抑制兴奋性中间神经元。用于与多发性硬化或脊髓损伤或疾病相关的肌强直的对症性缓解。也用于与肌骨骼疾病相关的疼痛性肌肉痉挛（第1798页）的对症治疗。

盐酸替扎尼定通常分次口服，剂量以碱基的形式表达。盐酸替扎尼定1.14mg相当于大约1mg替扎尼定。在英国，治疗肌强直的常规初始剂量是每日相当于单次剂量2mg的碱基。根据反应可以增加剂量2mg，间隔至少3～4天，通常至最多每日24mg，分3～4次给予。在美国，用类似的给药方法，初始每日剂量4mg，根据需要增加2～4mg。最大推荐剂量是每日36mg。一些国家的维持剂量以缓释制剂形式给予。对肾损伤中的剂量见下文。

盐酸替扎尼定治疗疼痛性肌肉痉挛的剂量相当于2～4mg碱基，每日3次。

在肾损伤中的用法 英国注册药品信息建议，在肾功能不全患者中，口服盐酸替扎尼定治疗应该开始给予相当于2mg碱基，每日1次，之后建议缓慢增加每日1次剂量，然后再增加频率。美国注册药品信息也有类似的建议。

头痛 来自一项开放式研究[1]和一项之后的控制性研究[2]的结果表明，替扎尼定可能对慢性每日头痛有用。然而，早期的控制性研究[3]没有发现其比安慰剂在治疗慢性紧张性头痛中任何明显的好处。在另一项研究[4]中，当对于镇痛药过量引起的慢性每日头痛的患者联合使用长效NSAID作为解毒作用的一部分治疗时，替扎尼定也有效。

1. Saper JR, *et al.* An open-label dose-titration study of the efficacy and tolerability of tizanidine hydrochloride tablets in the prophylaxis of chronic daily headache. *Headache* 2001; **41:** 357–68.
2. Saper JR, *et al.* Chronic daily headache prophylaxis with tizanidine: a double-blind, placebo-controlled, multicenter outcome study. *Headache* 2002; **42:** 470–82.
3. Murros K, *et al.* Modified-release formulation of tizanidine in chronic tension-type headache. *Headache* 2000; **40:** 633–7.
4. Smith TR. Low-dose tizanidine with nonsteroidal anti-inflammatory drugs for detoxification from analgesic rebound headache. *Headache* 2002; **42:** 175–7.

术前用药 替扎尼定作为术前用药的重要性已经被研究[1]。口服剂量为12mg的替扎尼定，相当于口服可乐定150μg具有的镇静和抗交感作用。

1. Meittinen TJ, *et al.* The sedative and sympatholytic effects of oral tizanidine in healthy volunteers. *Anesth Analg* 1996; **82:** 817–20.

肌强直 替扎尼定治疗脑和脊髓疾病相关[1,2]的痉挛状态（第1798页）的有效性得到多个安慰剂对照研究证明，对照研究中对肌肉张力产生类似巴氯芬或地西泮的改善。精确剂量的替扎尼定和巴氯芬合用可能有额外效果[1,2]，但是不建议与苯二氮䓬类合用，因为有潜在的药物相互作用[1]。认为替扎尼定可能具有比巴氯芬有更好的耐受性的优点。

1. Wagstaff AJ, Bryson HM. Tizanidine: a review of its pharmacology, clinical efficacy and tolerability in the management of spasticity associated with cerebral and spinal disorders. *Drugs* 1997; **53:** 435–52.
2. Kamen L, *et al.* A practical overview of tizanidine use for spasticity secondary to multiple sclerosis, stroke, and spinal cord injury. *Curr Med Res Opin* 2008; **24:** 425–39.

制剂

USP 33: Tizanidine Tablets.

专利制剂

Arg.: Sirdalud; ***Austria:*** Sirdalud; ***Belg.:*** Sirdalud; ***Braz.:*** Sirdalud; ***Canad.:*** Zanaflex; ***Chile:*** Sirdalud; ***Cz.:*** Sirdalud; ***Denm.:*** Sirdalud; ***Fin.:*** Sirdalud; ***Ger.:*** Sirdalud; ***Gr.:*** Sirdalud; ***Hong Kong:*** Sirdalud; ***Hung.:*** Sirdalud; ***India:*** Sirdalud; ***Indon.:*** Myores; Sirdalud; Tizacom; Zitanid; ***Irl.:*** Tizaflex; Zanaflex; ***Ital.:*** Sirdalud; ***Mex.:*** Sirdalud; ***Neth.:*** Sirdalud; ***Philipp.:*** Sirdalud; Ternelax; ***Pol.:*** Sirdalud; TizaniTeva; ***Port.:*** Sirdalud; ***Rus.:*** Sirdalud (Сирдалуд); ***Spain:*** Sirdalud; ***Switz.:*** Sirdalud; ***Thai.:*** Sirdalud; Tizan; ***Turk.:*** Devalud; Sirdalud; ***UK:*** Zanaflex; ***Ukr.:*** Sirdalud (Сирдалуд); ***USA:*** Zanaflex; ***Venez.:*** Sirdalud.

多组分制剂 ***India:*** Kinectine-MR†; Movon-MR; Niciflex-T; Nicip T; Nimulid MR; Valus-XT†; Vorth-XT†; Zerodol-MR.

Tolperisone Hydrochloride (*BANM, rINNM*) 盐酸甲哌酮

AV-650; Hidrocloruro de tolperisona; N-553; Tolpérisone, Chlorhydrate de; Tolperisoni Hydrochloridum. 2,4′-Dimethyl-3-piperidinopropiophenone hydrochloride.

Тольперизона Гидрохлорид

$C_{16}H_{23}NO,HCl = 281.8.$

CAS — 728-88-1 (tolperisone); 3644-61-9 (tolperisone hydrochloride).

ATC — M03BX04.

ATC Vet — QM03BX04.

UNII — 8Z075K2TIG.

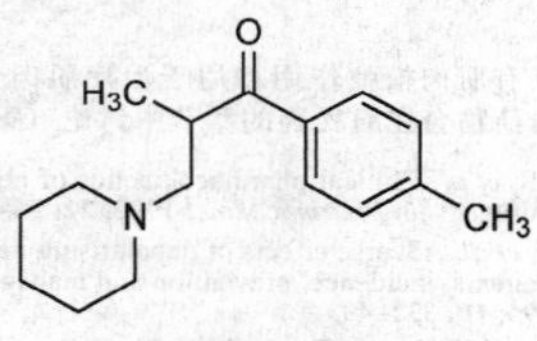

(tolperisone)

Pharmacopoeias. In *Jpn.*

简介

盐酸甲哌酮是中枢作用型肌松药，用于肌强直（第1798页）和肌肉痉挛（第1798页）的对症治疗，常规口服剂量是50～150mg，每日3次。也可注射给药。

1. Quasthoff S, *et al.* Tolperisone: a typical representative of a class of centrally acting muscle relaxants with less sedative side effects. *CNS Neurosci Ther* 2008; **14:** 107–19.

制剂

专利制剂

Arg.: Miodom; ***Austria:*** Mydocalm; ***Cz.:*** Mydocalm; ***Ger.:*** Mydocalm; Viveo; ***Hong Kong:*** Mydocalm; Quali-Docalm; ***Hung.:*** Myderison; Mydeton; ***Jpn:*** Muscalm; ***Pol.:*** Mydocalm; Tolperis; ***Rus.:*** Mydocalm (Мидокалм); ***Switz.:*** Mydocalm; Tolflex; ***Thai.:*** Biocalm; Musocalm; Mydocalm; Mydonot; Mydosone; Myoxan; Risocalm; Shiwalax†; Soneriper; Spamus; Tanderon; Usocalm; ***Ukr.:*** Mydocalm (Мидокалм).

多组分制剂 ***Mex.:*** Mydocalm-A.

神经肌肉阻滞药

麻醉，第1810页　　　　重症监护，第1810页　　　　破伤风，第1811页

神经肌肉阻滞药影响神经肌肉接头处的传递，并被用于全身麻醉的辅助药，特别是在浅麻醉时达到足够的肌肉松弛。神经肌肉阻滞药有两种主要类型：竞争性（非去极化神经肌肉阻滞药）和去极化神经肌肉阻滞药（见表1）。

表1　神经肌肉阻滞药的分类

去极化		竞争性
氨基甾类	苄异喹啉类	氯琥珀胆碱
泮库溴铵	阿库氯铵	
哌库溴铵	阿曲库铵	
罗库溴铵	顺阿曲库铵	
维库溴铵	戈拉碘胺	
	米库氯铵	
	筒箭毒碱	

- **竞争性神经肌肉阻滞药**通过与乙酰胆碱竞争在运动终板上的受体来起作用。其作用可被局部乙酰胆碱浓度增加而减弱，例如给予类似新斯的明的胆碱酯酶抑制药（第601页）。筒箭毒碱（第1820页）是这类药物最早的标准代表药，但是其使用已经减少了，因此有关竞争性神经肌肉阻滞药作用和应用的细节会在**阿曲库铵**项下讨论（第1811页）。
- **去极化神经肌肉阻滞药**通过使运动终板去极化来阻止其对乙酰胆碱的正常反应；其作用不能被胆碱酯酶抑制药逆转。氯琥珀胆碱（第1818页）是这类药物的代表药。

其他具有肌肉松弛作用和用于治疗肌肉骨骼和神经肌肉疾病的药物会在**肌松药**的章节中讨论（第1798页）。

1. Agoston S, *et al.* Clinical pharmacokinetics of neuromuscular blocking drugs. *Clin Pharmacokinet* 1992; **22:** 94–115.
2. Book WJ, *et al.* Adverse effects of depolarising neuromuscular blocking agents: incidence, prevention and management. *Drug Safety* 1994; **10:** 331–49.
3. Abel M, *et al.* Adverse effects of nondepolarising neuromuscular blocking agents: incidence, prevention and management. *Drug Safety* 1994; **10:** 420–38.
4. Hunter JM. New neuromuscular blocking drugs. *N Engl J Med* 1995; **332:** 1691–9.
5. Naguib M, Magboul MMA. Adverse effects of neuromuscular blockers and their antagonists. *Drug Safety* 1998; **18:** 99–116.
6. Guay J, *et al.* Clinical pharmacokinetics of neuromuscular relaxants in pregnancy. *Clin Pharmacokinet* 1998; **34:** 483–96.
7. Atherton DPL, Hunter JM. Clinical pharmacokinetics of the newer neuromuscular blocking drugs. *Clin Pharmacokinet* 1999; **36:** 169–89.
8. Sparr HJ, *et al.* Newer neuromuscular blocking agents: how do they compare with established agents? *Drugs* 2001; **61:** 919–42.
9. McManus MC. Neuromuscular blockers in surgery and intensive care, part 2. *Am J Health-Syst Pharm* 2001; **58:** 2381–95.
10. Brandom BW, Fine GF. Neuromuscular blocking drugs in pediatric anesthesia. *Anesthesiol Clin North America* 2002; **20:** 45–58.

麻醉

神经肌肉阻滞药用于全身麻醉中提供肌肉松弛作用，便于诱导时插管和麻醉维持期间提供持续肌肉松弛作用。其使用部分由起效时间和作用时间决定（见表2），但是起效时间和作用时间都是剂量依赖的，因此可以很不同。一般说来，竞争性神经肌肉阻滞药因为其起效较慢，作用时间较长而被用于较大的手术中，而去极化神经肌肉阻滞药（通常是氯琥珀胆碱），起效较快，作用时间较短，被用于较小的手术或操作特别是插管。在使用氯琥珀胆碱进行插管后，可使用一种作用时间更长的竞争性药物来维持手术中的肌肉松弛。中短效的竞争性神经肌肉阻滞药（如阿曲库铵和维库溴铵），相比较于长效药物（如泮库溴铵）使用更为广泛。

氯琥珀胆碱被广泛用于麻醉诱导后辅助**插管**；然而，因为其不良反应例如氯琥珀胆碱相关的肌痛（详见下文），研究发展了替代的用于插管的神经肌肉阻滞药，某些人质疑在择期手术中使用氯琥珀胆碱[1]，特别是在日间手术[2]。某些竞争性神经肌肉阻滞药（如维库溴铵）的起效时间相对较快，并被用于常规的、计划性手术的插管。然而，其起效时间不足以满足急诊快速插管，此时氯琥珀胆碱仍然是好的选择。虽然罗库溴铵（一种竞争性神经肌肉阻滞药）是唯一一个起效时间稍慢并适合在氯琥珀胆碱禁忌时用于急症插管[3~5]，其作用时间较长，需要同时给予阿片类药物（如阿芬太尼）[6]，或者丙泊酚[4]来获得足够的插管条件。

希望使用竞争性神经肌肉阻滞药创造更合适的快速插管条件从而作为氯琥珀胆碱的替代，麻醉医生试图使用大剂量[3]或联合[7]使用竞争性阻滞药。其他试用的方法包括分次给予竞争性神经肌肉阻滞药来缩短肌肉麻痹的起效时间[3,8]。这就是所谓的预注原则，包括预先给予小剂量竞争性神经肌肉阻滞药，称为先导剂量，再给大剂量的麻痹剂量。预注可以是同样药物的2个剂量或是两种不同药物的联合使用，这表现为协同作用。然而，某些医生考虑[8]到预注技术会合并不可预期的不良反应（如肌无力和误吸），这对老年人使用是不安全的[3]。另外一种技术是单次给予大剂量神经肌肉阻滞药，之后在患者主述虚弱时马上诱导麻醉[3]。这就是所谓的限时原则，虽然已经被成功应用于某些神经肌肉阻滞药，但是如果麻醉药没有在合适的时候注入就可发生例如可察觉的肌无力或呼吸急促等问题。

在插管期间可以避免或减少使用神经肌肉阻滞药的麻醉方法也已研究。麻醉性药物丙泊酚联合使用短效阿片类药物（如阿芬太尼）也经常被试用。除了单独使用以外，这种方法已经成功用于联合使用低剂量的氯琥珀胆碱[9]或罗库溴铵[10]，或维库溴铵的标准剂量[11]，来创造插管的合适条件。

插管等操作可以造成下列**并发症**：可能发生不良的心血管反应，导致心率和动脉血压增加。可能增加颅内压和眼内压。此外，氯琥珀胆碱用于辅助插管本身会导致短暂的眼内压增加。解决办法是在氯琥珀胆碱使用之前给予小剂量的竞争性神经肌肉阻滞药[12]预防眼内压增加，虽然某些医生担心这种做法效用不大[13]。阿片类药物（如阿芬太尼和芬太尼）似乎可减弱插管相关的加压反应[14~16]和眼内压的增加[17,18]，但是利多卡因的使用已经提供了不一致的结果[19~23]。除了氯胺酮，许多麻醉药物，可以在某种程度上降低眼内压，预先给予硫喷妥钠可以有助于拮抗氯琥珀胆碱的效应[24]。

其他可用预防插管的血液动力学反应的药物包括硫酸镁[25]和丙泊酚[26,27]。

表2　神经肌肉阻滞药的相对起效时间和作用时间

神经肌肉阻滞药	起效时间×	作用时间＋
阿库氯铵	中等	中等
阿曲库铵	中等	短/中等
顺阿曲库铵	中等	短/中等
戈拉碘铵	快	中等
米库氯铵	中等	短
泮库溴铵	快	长
哌库溴铵	中等	中等/长
罗库溴铵	快	中等
氯琥珀胆碱	超快	超短
筒箭毒碱	中等/慢	中等
维库溴铵	快	中等

注：×起效时间　　　＋作用时间

超快，少于1min　　超短，少于8min

快，1～2min　　短，8～20min

中等，2～4min　　中等，20～50min

慢，多于4min　　长，长于50min

起效时间和作用时间是剂量依赖的。

竞争性神经肌肉阻滞药通常用于提供麻醉维持期间的肌肉松弛。使用神经肌肉阻滞药的患者通常需要较少的麻醉药，提供一种“浅麻醉”的状态，因此减少麻醉药的不良反应。手术结束时任何残留的阻滞都应该用胆碱酯酶抑制剂拮抗或选择性肌松药结合剂sugammadex，应该监测患者直到恢复自主呼吸的情况。更多细节详见**全身麻醉药的用途**项下的**麻醉**，第1700页。

1. Steyn M, Morton NS. Tracheal intubation without neuromuscular block. *Br J Anaesth* 1994; **73:** 862.
2. Cartwright DP. Suxamethonium in day-case anaesthesia. *Br J Anaesth* 1993; **71:** 918–19.
3. Sparr HJ. Choice of the muscle relaxant for rapid-sequence induction. *Eur J Anaesthesiol* 2001; **18** (suppl 23): 71–6.
4. Perry JJ, *et al.* Are intubation conditions using rocuronium equivalent to those using succinylcholine. *Acad Emerg Med* 2002; **9:** 813–23.
5. Perry JJ, *et al.* Rocuronium versus succinylcholine for rapid sequence induction intubation. Available in The Cochrane Database of Systematic Reviews; Issue 2. Chichester: John Wiley; 2008 (accessed 12/05/08).
6. Sparr HJ, *et al.* Influence of induction technique on intubating conditions after rocuronium in adults: comparison with rapid-sequence induction using thiopentone and suxamethonium. *Br J Anaesth* 1996; **77:** 339–42.
7. Naguib M, *et al.* Comparison of suxamethonium and different combinations of rocuronium and mivacurium for rapid tracheal intubation in children. *Br J Anaesth* 1997; **79:** 450–5.
8. Jones RM. The priming principle: how does it work and should we be using it? *Br J Anaesth* 1989; **63:** 1–3.
9. Nimmo SM, *et al.* Effectiveness and sequelae of very low-dose suxamethonium for nasal intubation. *Br J Anaesth* 1995; **74:** 31–4.
10. Barclay K, *et al.* Low-dose rocuronium improves conditions for tracheal intubation after induction of anaesthesia with propofol and alfentanil. *Br J Anaesth* 1997; **78:** 92–4.
11. Groener R, Moyes DG. Rapid tracheal intubation with propofol, alfentanil and a standard dose of vecuronium. *Br J Anaesth* 1997; **79:** 384–5.
12. Chiu CL, *et al.* The effect of mivacurium pretreatment on intraocular pressure changes induced by suxamethonium. *Anaesthesia* 1998; **53:** 501–505.
13. Book WJ, *et al.* Adverse effects of depolarising neuromuscular blocking agents: incidence, prevention and management. *Drug Safety* 1994; **10:** 331–49.
14. Chung F, Evans D. Low-dose fentanyl: haemodynamic response during induction and intubation in geriatric patients. *Can Anaesth Soc J* 1985; **32:** 622–8.
15. Crawford DC, *et al.* Effects of alfentanil on the pressor and catecholamine responses to tracheal intubation. *Br J Anaesth* 1987; **59:** 707–12.
16. Scheinin B, *et al.* Alfentanil obtunds the cardiovascular and sympathoadrenal responses to suxamethonium-facilitated laryngoscopy and intubation. *Br J Anaesth* 1989; **62:** 385–92.
17. Mostafa SM, *et al.* Comparison of effects of fentanyl and alfentanil on intra-ocular pressure. *Anaesthesia* 1986; **41:** 493–8.
18. Sweeney J, *et al.* Modification by fentanyl and alfentanil of the intraocular pressure response to suxamethonium and tracheal intubation. *Br J Anaesth* 1989; **63:** 688–91.
19. Tam S, *et al.* Attenuation of circulatory responses to endotracheal intubation using intravenous lidocaine: a determination of the optimal time of injection. *Can Anaesth Soc J* 1985; **32:** S65.
20. Murphy DF, *et al.* Intravenous lignocaine pretreatment to prevent intraocular pressure rise following suxamethonium and tracheal intubation. *Br J Ophthalmol* 1986; **70:** 596–8.
21. Drenger B, Pe'er J. Attenuation of ocular and systemic responses to tracheal intubation by intravenous lignocaine. *Br J Ophthalmol* 1987; **71:** 546–8.
22. Miller CD, Warren SJ. I.V. lignocaine fails to attenuate the cardiovascular response to laryngoscopy and tracheal intubation. *Br J Anaesth* 1990; **65:** 216–19.
23. Mostafa SM, *et al.* Effects of nebulized lignocaine on the intraocular pressure responses to tracheal intubation. *Br J Anaesth* 1990; **64:** 515–17.
24. Holloway KB. Control of the eye during general anaesthesia for intraocular surgery. *Br J Anaesth* 1980; **52:** 671–9.
25. Ashton WB, *et al.* Attenuation of the pressor response to tracheal intubation by magnesium sulphate with and without alfentanil in hypertensive proteinuric patients undergoing caesarean section. *Br J Anaesth* 1991; **67:** 741–7.
26. Gin T, *et al.* Plasma catecholamines and neonatal condition after induction of anaesthesia with propofol or thiopentone at caesarean section. *Br J Anaesth* 1993; **70:** 311–16.
27. Brossy MJ, *et al.* Haemodynamic and catecholamine changes after induction of anaesthesia with either thiopentone or propofol with suxamethonium. *Br J Anaesth* 1994; **72:** 596–8.

重症监护

神经肌肉阻滞药在重症监护并需要机械通气的患者的使用已经在一些综述[1~3]和指南中讨论[4]。神经肌肉阻滞药可提供更多的肌肉松弛作用，便于为单独镇静效果不好的患者提供通气支持。在这些药物使用之前，确保这种患者足够镇静和相对疼痛控制是很重要的。自主呼吸和机械通气相对抗的患者使用效果较好。患者固有呼吸肌活性不足不太可能有氧合改善。神经肌肉阻滞药也可改善颅内高压患者的颅内压，包括预防气管或支气管吸痰相关的颅内压升高。

在重症监护，神经肌肉阻滞药泮库溴铵已经被广泛使用，因为其易于增加动脉压，大部分需要神经肌肉阻滞药的患者用泮库溴铵效果很好；然而在某些情况下其长作用时间可能是个问题，其迷走神经松弛活性也可造成心动过速。维库溴铵、阿曲库铵和顺阿曲库铵有相对轻的心血管效应，但是有一些医生担心阿

曲库铵的代谢产物劳丹诺新在 CNS 蓄积的可能性（详见**药动学**项下**生物转化**部分，第1814页）。阿曲库铵和顺阿曲库铵也可能更适合肝或肾损伤的患者，因为其代谢不会造成活性代谢产物的蓄积。其他已经用于重症监护的神经肌肉阻滞药包括多库氯铵、哌库溴铵和罗库溴铵。

神经肌肉阻滞药在重症监护的患者其药效学和药动学会有所改变，使用神经肌肉阻滞药后应密切观察[1~4]；也可以使用神经肌肉阻滞药的最小有效剂量以减轻不良反应。神经肌肉阻滞药的作用延长是和剂量相关的。

可能增强神经肌肉阻滞药作用的其他因素包括药物相互作用、电解质紊乱、体温过低或酸碱平衡改变[1,3]。相反的，烧伤或治疗延长的患者需要增加剂量。某些神经肌肉阻滞药会产生快速耐受，可以用另一种药物替换来解决。

神经肌肉阻滞药的作用延长是与不良反应相关的，可能的情况下应尽量避免。延长药物作用，由于活性代谢产物的蓄积，后期恢复可能比药理学预期的时间长，这是长效神经肌肉阻滞药和肝或肾功能不全的患者的特殊问题。急性肌肉病变也会伴随作用时间延长，这类病变绝大多数与氨基甾类神经肌肉阻滞药有关（见表 1，第1810页）；已有关于氨基甾类药会增加风险的病例报道[4,5]。

当需要快速逆转肌肉麻痹时，可以使用胆碱酯酶抑制药（如新斯的明），但是对胆碱酯酶抑制药在逆转肌肉麻痹延长方面的有效性还知之甚少[6]。

新生儿重症监护　神经肌肉阻滞药（如泮库溴铵）被用于新生儿重症监护以获得合并严重肺部疾病的新生儿机械通气期间的肌肉松弛，特别是那些使用呼吸机后呼吸状况仍然不好的情况[7]。它们只用于合并高风险并发症的婴儿例如气胸或室内出血；不推荐在所有通气治疗的新生儿常规使用[8]。

机械通气期间自主呼吸的消失对呼吸窘迫综合征的新生儿气胸的发生率有多种影响。虽然在一项包括少于 33 周妊娠的新生儿的研究[9]中发现其发生率减少，另一项研究[10]中其发生率的减少只在 27～32 周妊娠的新生儿中出现；在那些低于 26 周妊娠的新生儿没有减少。在一项关于新生儿透明膜疾病的研究[11]中肌肉麻痹也不能减少气胸或间质性肺气肿的发生率，但确实能加速肺功能的恢复。

心室内出血的病因学仍然不明了，但是发现其和妊娠时间明确相关[12]；早产新生儿更易于发生，且在 30 周后分娩发生率明显减少。出生初期脑血流波动速度和随后心室内出血的发展似乎存在关联[13]。有报道[14]出生初期直到 72h 的呼吸麻痹，对呼吸窘迫综合征儿童稳定脑和动脉血流速度和以使心室内出血发生率和严重性减少。然而，也有报道呼吸麻痹对心室内出血的发展没有作用[9,10]。

新生儿使用神经肌肉阻滞药不是没有并发症的。有报道[15,16]多关节挛缩可能是对使用泮库溴铵的新生儿合并使用了氨基甾类或苯巴比妥类药物，应该在麻痹期间进行有规律的被动肢体运动。有报道[17]2 个新生儿出现明显的水肿，严重的体液平衡紊乱，低血容量和死亡。除非有足够的通气支持[9,13,18]，否则可能在麻醉诱导后发生低氧血症[19]。在肝代谢、尿液排出的药物，例如泮库溴铵，对早产儿的作用时间会延长[7]。和成人一样（详见上文），新生儿持续使用神经肌肉阻滞药与撤药时作用时间延长是相关的[20]。

1. Coursin DB, *et al.* Muscle relaxants in critical care. *Curr Opin Anaesthesiol* 1993; **6:** 341–6.
2. Elliot JM, Bion JF. The use of neuromuscular blocking drugs in intensive care practice. *Acta Anaesthesiol Scand* 1995; **39** (suppl 106): 70–82.
3. Lewis KS, Rothenberg DM. Neuromuscular blockade in the intensive care unit. *Am J Health-Syst Pharm* 1999; **56:** 72–5.
4. Murray MJ, *et al.* Clinical practice guidelines for sustained neuromuscular blockade in the adult critically ill patient. *Am J Health-Syst Pharm* 2002; **59:** 179–95.
5. Fischer JR, Baer RK. Acute myopathy associated with combined use of corticosteroids and neuromuscular blocking agents. *Ann Pharmacother* 1996; **30:** 1437–45.
6. Watling SM, Dasta JF. Prolonged paralysis in intensive care unit patients after the use of neuromuscular blocking agents: a review of the literature. *Crit Care Med* 1994; **22:** 884–93.
7. Levene MI, Quinn MW. Use of sedatives and muscle relaxants in newborn babies receiving mechanical ventilation. *Arch Dis Child* 1992; **67:** 870–3.
8. Cools F, Offringa M. Neuromuscular paralysis for newborn infants receiving mechanical ventilation. Available in The Cochrane Database of Systematic Reviews; Issue 2. Chichester: John Wiley; 2005 (accessed 20/10/05).
9. Greenough A, *et al.* Pancuronium prevents pneumothoraces in ventilated premature babies who actively expire against positive pressure inflation. *Lancet* 1984; **i:** 1–3.
10. Cooke RWI, Rennie JM. Pancuronium and pneumothorax. *Lancet* 1984; **i:** 286–7.
11. Pollitzer MJ, *et al.* Pancuronium during mechanical ventilation speeds recovery of lungs of infants with hyaline membrane disease. *Lancet* 1981; **i:** 346–8.
12. Miall-Allen VM, *et al.* Blood pressure fluctuation and intraventricular hemorrhage in the preterm infant of less than 31 weeks' gestation. *Pediatrics* 1989; **83:** 657–61.
13. Perlman JM, *et al.* Fluctuating cerebral blood-flow velocity in respiratory distress syndrome. *N Engl J Med* 1983; **309:** 204–9.
14. Perlman JM, *et al.* Reduction in intraventricular hemorrhage by elimination of fluctuating cerebral blood-flow velocity in preterm infants with respiratory distress syndrome. *N Engl J Med* 1985; **312:** 1353–7.
15. Sinha SK, Levene MI. Pancuronium bromide induced joint contractures in the newborn. *Arch Dis Child* 1984; **59:** 73–5.
16. Fanconi S, *et al.* Effects of paralysis with pancuronium bromide on joint mobility in premature infants. *J Pediatr* 1995; **127:** 134–6.
17. Reynolds EOR, *et al.* Muscle relaxation and periventricular hemorrhage. *N Engl J Med* 1985; **313:** 955–6.
18. Philips JB, *et al.* Hypoxaemia in ventilated neonates after pancuronium paralysis. *Lancet* 1979; **i:** 877.
19. McIntosh N. Hypotension associated with pancuronium use in the newborn. *Lancet* 1985; **ii:** 279.
20. Björklund LJ. Use of sedatives and muscle relaxants in newborn babies receiving mechanical ventilation. *Arch Dis Child* 1993; **69:** 544.

破伤风

破伤风梭状芽孢杆菌感染的临床表现是由发育的孢子产生的高效神经毒素破伤风痉挛毒素造成的。破伤风的肌肉症状包括牙关紧闭，声门痉挛，全身肌肉痉挛，角弓反张（背部肌肉痉挛造成身体向背部弯曲），呼吸痉挛和麻痹。其他并发症包括电解质紊乱和自主神经紊乱造成心血管效应，如高血压、心动过速和外周血管收缩。患者可以表现较轻，即抽搐和肌肉痉挛限于靠近损伤的区域，但是这些局部破伤风很罕见并可以进展为全身疾病。

治疗目标是缓解肌肉痉挛，预防呼吸性和代谢性并发症，中和未结合的或循环中的毒素，并且评估毒素的根源。**抗菌治疗和痉挛的预防**和破伤风痉挛毒素的中和治疗，见第186页。抗菌治疗后**肌强直和痉挛**的主要治疗是使用苯二氮䓬类药物进行镇静，例如地西泮或咪哒唑仑；也可减少患者的焦虑。阿片类镇痛药也可加用以镇痛和镇静；此外，芬太尼、吗啡和舒芬太尼也可控制自主神经过度兴奋。抗癫痫药，特别是苯巴比妥类也可提供更多的镇静。氯丙嗪有时也和苯二氮䓬类合用来减少肌强直和痉挛。丙泊酚镇静也可以控制痉挛和强直；然而，需要机械通气。中枢作用型肌松药也可试用于控制肌肉痉挛。巴氯芬可鞘内给药，但是其对严重痉挛的治疗范围可能非常窄，并有报道会引起深度昏迷和自主呼吸的消失。丹曲林也报道有效果。当肌肉痉挛很严重或影响呼吸时，竞争性神经肌肉阻滞药辅助以苯二氮䓬类镇静，可以用来控制痉挛并产生治疗性麻痹，以便于开始机械通气。

对**自主神经过度兴奋**的控制也可以通过镇静达到；苯二氮䓬类，抗癫痫药和阿片类镇痛药都被使用（详见上文）。β受体阻滞药例如普萘洛尔也被使用；然而不再推荐使用是因为其潜在的严重的心血管效应。拉贝洛尔兼有α受体和β受体阻滞效应，但是并不比普萘洛尔更有优势。最近，短效β受体阻滞药艾司洛尔也被使用。硫酸镁被发现能减少通气患者的自主神经紊乱和控制非通气患者的痉挛，但是还需要更多研究。**电解质紊乱**可由钙盐和镁盐纠正。

1. Attygalle D, Karalliedde L. Unforgettable tetanus. *Eur J Anaesthesiol* 1997; **14:** 122–33.
2. Ernst ME, *et al.* Tetanus: pathophysiology and management. *Ann Pharmacother* 1997; **31:** 1507–13.
3. Farrar JJ, *et al.* Tetanus. *J Neurol Neurosurg Psychiatry* 2000; **69:** 292–301.
4. Cook TM, *et al.* Tetanus: a review of the literature. *Br J Anaesth* 2001; **87:** 477–87.
5. Edlich RF, *et al.* Management and prevention of tetanus. *J Long Term Eff Med Implants* 2003; **13:** 139–54.
6. Okoromah CN, Lesi FE. Diazepam for treating tetanus. Available in The Cochrane Database of Systematic Reviews; Issue 1. Chichester: John Wiley; 2004 (accessed 18/05/06).

Alcuronium Chloride (*BAN, USAN, rINN*) 阿库氯铵

Alcuronii chloridum; Alcuronium, chlorure d'; Alkuronio chloridas; Alkuronium-chlorid; Alkuroniumklorid; Alkurónium-klorid; Alkuroniumkloridi; Allnortoxiferin Chloride; Cloruro de alcuronio; Diallylnortoxiferine Dichloride; Diallyltoxiferine Chloride; Dicloruro de dialilnortoxiferina; Ro-4-3816. *NN'*-Diallylbisnortoxiferinium dichloride.

Алкурония Хлорид

$C_{44}H_{50}Cl_2N_4O_2$ = 737.8.

CAS — 23214-96-2 (alcuronium); 15180-03-7 (alcuronium chloride).

ATC — M03AA01.

ATC Vet — QM03AA01.

UNII — 490DW6501Y.

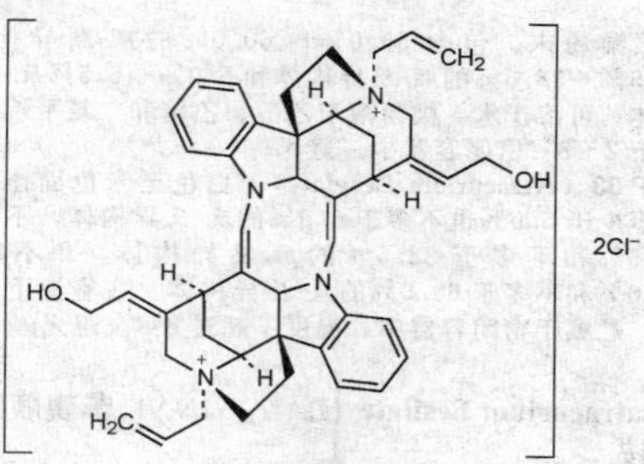

Pharmacopoeias. In *Eur.* (see p.vii) and *Int.*

Ph. Eur. 6. 8（Alcuronium Chloride）　白色或浅灰白色结晶性粉末。易溶于水和甲醇；溶于乙醇；几乎不溶于环己烷。贮藏于充满氮气的密闭容器中。避光。

简介

阿库氯铵是苄异喹啉类竞争性神经肌肉阻滞药（详见**阿曲库铵**，第1811页），用于气管内插管和为手术提供全身麻醉的肌肉松弛（见**麻醉**，第1810页）。可以造成某种程度的组胺释放。使用阿库氯铵可能引起过敏样反应。有某种程度的迷走神经松弛作用，可能产生心动过速；也可能出现低血压。

神经肌肉阻滞药的剂量需要根据每个患者的反应调整，可以根据手术及其他药物和患者状态而改变；建议监测阻滞程度来减少过量的风险。静脉给予初始剂量 150～250μg/kg。2min 后产生肌松作用，持续 20～30min。补充给予 30μg/kg 以延长肌松作用时间。

卟啉病　阿库氯铵对卟啉病的患者是不安全的，因为其对动物表现出生卟啉作用。

妊娠　阿库氯铵可通过胎盘。在 12 个母亲分娩前5.0～10.5min 静脉注射阿库氯铵 15～30mg 没有发现新生儿有神经肌肉阻滞现象，但是建议对产科使用阿库氯铵要警惕大剂量或作用时间延长。

1. Ho PC, *et al.* Caesarean section and placental transfer of alcuronium. *Anaesth Intensive Care* 1981; **9:** 113–18.

肾损伤　阿库氯铵主要由肾排泄并在肾蓄积，因此可能在肾损伤的患者使用大剂量或重复剂量可能会延长麻痹时间。有报道在无尿患者发现消除半衰期的延长[1]。然而，对患有慢性肾损伤的患者接受肾移植使用 160μg/kg 的剂量没有问题[2]。该剂量的平均的作用时间是 37min，手术结束后任何残留的神经肌肉阻滞作用都可以成功地通过使用阿托品和新斯的明来逆转。

1. Raaflaub J, Frey P. Zur Pharmakokinetik von Diallyl-nor-toxiferin beim Menschen. *Arzneimittelforschung* 1972; **22:** 73–8.
2. Kaushik S, *et al.* Use of alcuronium in patients undergoing renal transplantation. *Br J Anaesth* 1984; **56:** 1229–33.

制剂

专利制剂

Austria: Alloferin†; **Ger.:** Alloferin; **S.Afr.:** Alloferin; **Ukr.:** Alloferin (Аллоферин).

Atracurium Besilate (*BAN, rINN*) 苯磺阿曲库铵

33A74; Atracurii besilas; Atracurium, bésilate d'; Atracurium Besylate *(USAN)*; Atrakurio besilatas; Atrakuriumbesilaatti; Atrakuriumbesilat; Atrakurium-besylát; Atrakuryum Besilat; Besilato de atracurio; BW-33A. 2,2'-(3,11-Dioxo-4,10-dioxatridecamethylene)bis(1,2,3,4-tetrahydro-6,7-dimethoxy-2-methyl-1-veratrylisoquinolinium) di(benzenesulphonate).

Атракурия Безилат

$C_{53}H_{72}N_2O_{12},2C_6H_5O_3S$ = 1243.5.

CAS — 64228-81-5.

ATC — M03AC04.

ATC Vet — QM03AC04.

UNII — 40AX66P76P.

Pharmacopoeias. In *Eur.* (see p.vii) and *US.*

Ph. Eur. 6. 8（Atracurium Besilate）　白色至淡黄白色轻

微吸湿粉末。包含55.0%～60.0%的*顺-顺*异构体、34.5%～38.5%的*顺-反*异构体和5.0%～6.5%*反-反*异构体。可溶于水，极易溶于乙醇、乙腈和二氯甲烷。贮藏于2～8℃密闭容器中。避光。

USP 33 （Atracurium Besylate） 白色至米色固体。包含不少于5.0%也不多于6.5%的*反-反*异构体，不少于34.5%和不多于38.5%的*顺-反*异构体，和不少于55.0%和不多于60.0%的*反-反*异构体。在室温下不稳定。贮藏于密闭容器中，温度不超过8℃。避光。

Cisatracurium Besilate (*BAN*, *rINN*) 苯磺顺阿曲库铵

Bésilate de Cisatracurium; Besilato de cisatracurio; BW-51W (cisatracurium); BW-51W89 (cisatracurium); Cisatracurii Besilas; Cisatracurium, Bésilate de; Cisatracurium Besylate; Sisatrakuryum Bezilat; 51W89 (cisatracurium). (1*R*,1′*R*,2*R*,2′*R*)-2,2′-(3,11-Dioxo-4,10-dioxatridecamethylene)bis(1,2,3,4-tetrahydro-6,7-dimethoxy-2-methyl-1-veratrylisoquinolinium) dibenzenesulfonate.

Цисатракурия Безилат

CAS — 96946-42-8.

ATC — M03AC11.

ATC Vet — QM03AC11.

UNII — 80YS8O1MBS.

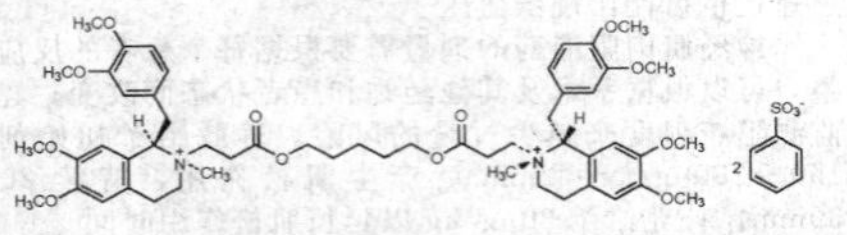

配伍禁忌 神经肌肉阻滞药，通常和碱性溶液不相容，如巴比妥类的硫喷妥钠。不应使用同一只针筒或同一个针头给予神经肌肉阻滞药和其他药物。

注册药品信息声明顺阿曲库铵是和酮咯酸氨丁三醇或丙泊酚乳剂存在配伍禁忌；此外，含有5%的葡萄糖的乳酸林格注射液或乳酸林格液不宜用于稀释要输注的顺阿曲库铵。

稳定性 在一项稳定性研究中[1]，2mg/ml或10mg/ml浓度的顺阿曲库铵（苯磺酸盐）贮藏在原装玻璃瓶4℃下无论是否避光可稳定保存至少90天；贮藏在23℃的类似溶液可稳定保存至少45天。2mg/ml的溶液4℃或23℃贮藏在塑料注射器中可稳定保存至少30天。0.1mg/ml，2mg/ml或5mg/ml的溶液于5%葡萄糖注射液或0.9%氯化钠注射液在PVC袋中4℃下可稳定保存至少30天；5mg/ml溶液在23℃也可稳定保存至少30天。

1. Xu QA, *et al.* Stability of cisatracurium besylate in vials, syringes, and infusion admixtures. *Am J Health-Syst Pharm* 1998; **55:** 1037–41.

不良反应

竞争性神经肌肉阻滞药的不良反应通常类似，虽然它们组胺释放的能力和相关的心血管反应不同。后者在氨基甾类阻滞药和苄异喹啉类阻滞药顺阿曲库铵对组胺释放和心血管的影响较为罕见（详见下文）。有迷走神经松弛活性的竞争性神经肌肉阻滞药可产生心动过速和血压升高。使用缺乏迷走神经作用的阻滞药不会消除麻醉期间其他药物造成的或迷走神经刺激造成的心动过缓。血压降低并代偿性心动过速可能在给予某些竞争性神经肌肉阻滞药发生，部分是由于交感神经节阻滞或组胺释放所致。胃肠道活性和张力的减少可能由神经节阻滞导致。

组胺释放也可导致注射部位风团-潮红反应、潮红、偶见支气管痉挛和罕见的过敏样反应。

恶性高热和竞争性神经肌肉阻滞药相关，但很罕见。

某些竞争性神经肌肉阻滞药，例如泮库溴铵，筒箭毒碱和维库溴铵可能造成部分促凝血酶原激酶活化时间和凝血酶原活化时间减少。

过量时会有呼吸暂停的延长，因为肋间肌和膈肌的麻痹导致伴有心血管系统虚脱和组胺释放作用。

阿曲库铵和其异构体顺阿曲库铵在推荐剂量没有明显的迷走神经或神经节阻滞活性。不像阿曲库铵，顺阿曲库铵不会产生组胺释放，因而有更好的心血管稳定性。

对于它们主要的代谢产物劳丹诺新可能造成的风险，详见**药动学**项下的**生物转化**。

对体温的影响 竞争性神经肌肉阻滞药并非引发恶性高热的因素；然而，有罕见的病例报道其与恶性高热明显的关联。有两例轻度恶性高热的报道[1]，筒箭毒碱可能是诱发药物。每个突发事件都发生在已知的恶性高热家族史的某个成员，尽管预防措施包括预防性降温和避免使用强效吸入性麻醉药和去极化神经肌肉阻滞药。另一个病例[2]是和泮库溴铵相关的。

1. Britt BA, *et al.* Malignant hyperthermia induced by curare. *Can Anaesth Soc J* 1974; **21:** 371–5.
2. Waterman PM, *et al.* Malignant hyperthermia: a case report. *Anesth Analg* 1980; **59:** 220–1.

对肌肉的影响 关于急性肌病和长时间持续输注竞争性神经肌肉阻滞药后，肌无力时间延长的参考文献详见**重症监护**，第1810页。

超敏反应 有关于使用阿曲库铵[1,2]或顺阿曲库铵[3～5]后严重过敏样反应的报道。与神经肌肉阻滞药相关的超敏反应的讨论详见**氯琥珀胆碱**，第1818页。

1. Stirton-Hopkins C. Life-threatening reaction to atracurium. *Br J Anaesth* 1988; **60:** 597–8.
2. Oh TE, Horton JM. Adverse reactions to atracurium. *Br J Anaesth* 1989; **62:** 467–8.
3. Briassoulis G, *et al.* Persistent anaphylactic reaction after induction with thiopentone and cisatracurium. *Paediatr Anaesth* 2000; **10:** 429–34.
4. Legros CB, *et al.* Severe anaphylactic reaction to cisatracurium in a child. *Anesth Analg* 2001; **92:** 648–9.
5. Fraser BA, Smart JA. Anaphylaxis to cisatracurium following negative skin testing. *Anaesth Intensive Care* 2005; **33:** 816–19.

不良反应的处置

维持接受竞争性肌肉阻滞药患者的辅助呼吸直至完全恢复自主呼吸是很重要的；此外胆碱酯酶抑制药（如新斯的明）通常需要静脉给予，联合使用阿托品或格隆溴铵，来加速神经肌肉阻滞药逆转。需要在阻滞逆转后严密监护患者来确保不会再发生肌肉松弛。

严重的低血压可能需要静脉补液和升压药的谨慎使用；患者应该置于利于血液从肌肉回流的体位。

神经肌肉阻滞药诱导之前给予抗组胺药可有助于预防哮喘或那些易于发生支气管痉挛的患者在组胺诱导时的不良反应。

神经肌肉阻滞的逆转 手术或操作后，对抗抗中短效药物残留的神经肌肉阻滞作用的胆碱酯酶抑制药的使用的讨论详见**新斯的明**，第602页。

注意事项

接受神经肌肉阻滞药的患者应始终被辅助通气或控制通气直到药物失活或拮抗。

阿曲库铵和其他竞争性神经肌肉阻滞药应该在密切监护下使用，特别是呼吸不足或肺部疾病和脱水或重症患者。患有神经肌肉疾病的患者对神经肌肉阻滞药的反应通常不可预知，应该在密切监护下使用（详见下文）。对哮喘患者也需要警惕，因为组胺的释放会是灾难。曾对神经肌肉阻滞药超敏反应的患者慎用，因为有报道交叉性过敏反应的发生率很高，对于任何有肌肉松弛药过敏史的患者要加以关注。有关肌肉松弛药相关的超敏反应的讨论，见**氯琥珀胆碱的不良反应**，第1819页。

烧伤的患者可发生对竞争性神经肌肉阻滞药效应的抵抗（详见下文）。竞争性神经肌肉阻滞药的作用在肝损伤的患者可能不同：可能在某些药物例如多库氯铵、甲筒箭毒、泮库溴铵和筒箭毒碱会发生抵抗，然而其他药物包括米库氯铵和罗库溴铵可能需要减少用量，因为作用时间会延长。

竞争性神经肌肉阻滞药主要经尿排出，肾损伤的患者应慎用；可能需要减少用量。婴儿和新生儿可能对竞争性药物的敏感性高而需要减少用量。肥胖患者的剂量通常应该基于患者的理想体重指数而不是实际的体重来计算。

竞争性神经肌肉阻滞药的作用会因代谢性或呼吸性酸中毒和高钾血症、高镁血症、低钙血症和低磷酸盐血症和脱水状态而增加。竞争性神经肌肉阻滞药的作用也可因体温增加而增强，因低体温而减弱。与其他竞争性神经肌肉阻滞药不同，体温降低可能使得阿曲库铵和其异构体顺式阿曲库铵的剂量减少，因为降温会减少阿曲库铵和顺式阿曲库铵失活的速率，但是体温和pH的生理学变化不会明显影响它们的作用。

烧伤 烧伤患者竞争性神经肌肉阻滞药的剂量需要增加[1～3]，剂量和烧伤程度和损伤后时间有关。这种抵抗现象通常不会出现在少于10%体表面积烧伤的患者中；如果多于40%以上的体表面积烧伤，竞争性神经肌肉阻滞药的剂量可能是无烧伤的患者的5倍。抵抗高峰出现在损伤后2周，大部分烧伤的患者可持续数月，并随着烧伤的愈合逐渐减少。抵抗的机制是多因素的，但可部分解释为蛋白结合增加，增加了分布容积和运动终板乙酰胆碱受体数目，需要更多的肌松药来产生作用。尽管需要大剂量的竞争性肌松药，神经肌肉阻滞的恢复不会明显受影响，而且它们的作用可用常规剂量的胆碱酯酶抑制药来拮抗。

1. Martyn J, *et al.* Clinical pharmacology of muscle relaxants in patients with burns. *J Clin Pharmacol* 1986; **26:** 680–5.
2. Anonymous. Neuromuscular blockers in patients with burns. *Lancet* 1988; **ii:** 1003–4.
3. Tschida SJ, *et al.* Resistance to nondepolarizing neuromuscular blocking agents. *Pharmacotherapy* 1996; **16:** 409–18.

心肺分流术 心肺分流术对竞争性神经肌肉阻滞药的药动学和药效学的影响可能很复杂，但是通常它需要减少剂量。虽然大部分竞争性肌肉阻滞药的神经肌肉阻滞的强度会因心肺分流术中应用低温[1]而减弱，在这种操作中该药的应用与血浆浓度增加、清除率减低和消除半衰期延长相关[2～6]。许多机制包括再灌注组织（如肺的分布减小）可用来解释这种效应[2]。对阿曲库铵来说似乎存在温度相关的低温下Hofmann降解失活，使得使用的剂量减少[7]。

1. Buzello W, *et al.* Unequal effects of cardiopulmonary bypass-induced hypothermia on neuromuscular blockade from constant infusion of alcuronium, d-tubocurarine, pancuronium, and vecuronium. *Anesthesiology* 1987; **66:** 842–6.
2. Walker JS, *et al.* Alcuronium kinetics in patients undergoing cardiopulmonary bypass surgery. *Br J Clin Pharmacol* 1983; **15:** 237–44.
3. Walker JS, *et al.* Altered d-tubocurarine disposition during cardiopulmonary bypass surgery. *Clin Pharmacol Ther* 1984; **35:** 686–94.
4. Wierda JMKH, Agoston S. Pharmacokinetics of vecuronium during hypothermic bypass. *Br J Anaesth* 1989; **63:** 627P–628P.
5. Smeulers NJ, *et al.* Hypothermic cardiopulmonary bypass influences the concentration-response relationship and the biodisposition of rocuronium. *Eur J Anaesthesiol* 1995; **12** (suppl 11): 91–4.
6. Asokumar B, *et al.* Pharmacokinetics of doxacurium during normothermic and hypothermic cardiopulmonary bypass surgery. *Can J Anaesth* 1998; **45:** 515–20.
7. Flynn PJ, *et al.* Use of atracurium in cardiac surgery involving cardiopulmonary bypass with induced hypothermia. *Br J Anaesth* 1984; **56:** 967–72.

肝损伤 竞争性神经肌肉阻滞药可能在肝功能不全的患者有不同作用（详见上文**注意事项**），但是肝功能不全患者阿曲库铵和顺式阿曲库铵的药动学的改变（详见下文**药动学**中的**生物转化**）似乎不会有临床意义并且通常不会推荐减少剂量。

神经肌肉疾病 神经肌肉疾病患者使用竞争性神经肌肉阻滞药要谨慎，因为有出现严重并发症的报道[1]。在截瘫或四肢瘫痪的患者可以看到效应增强。进行性肌萎缩性脊髓侧索硬化症，神经纤维瘤病和脊髓灰质炎的患者也会出现效应增强；除非发生累及呼吸肌使呼吸暂停延长否则不用特别关注。重症肌无力通常表现出对竞争性神经肌肉阻滞药反应增加，尽管可使用小剂量而不会有并发症。当重症肌无力减轻时有正常反应，但因减轻通常是不完全的，建议小剂量间隔给药。在肌无力综合征的患者会发现明显的效应增强。有报道肌强直或肌营养不良的患者正常和过度的反应，但是发生在眼肌营养不良的患者的敏感性更显著。多发硬化、肌肉去神经、帕金森病和肌痉挛的患者对竞争性肌松药的反应可能正常。

1. Azar I. The response of patients with neuromuscular disorders to muscle relaxants: a review. *Anesthesiology* 1984; **61:** 173–87.

妊娠 一项对妊娠妇女使用神经肌肉阻滞药的药动学综述[1]总结，阿曲库铵和米伐克龙是妊娠妇女的最佳选择，因为它们的作用是可预知的；它们的作用时间或者没有改变或者只有轻微延长。阿曲库铵的脐带-母体静脉浓度比（uv/mv）低。一般说来，建议[1]选择较低uv/mv比和较短作用时间的神经肌肉阻滞药，注射能产生足够手术条件的最低剂量。

给予26名接受剖宫产妇女阿曲库铵300μg/kg，如果需要时增加补充剂量100μg/kg或200μg/kg，对所有患者产生良好的手术肌松作用而没有并发症[2]。出生的26名新生儿，21名在90s内建立呼吸，5min阿氏评分是10。余下的5名新生儿因为胎儿窘迫剖宫产分娩，而较慢建立呼吸。

一项关于22名妇女产后即时的研究[3]发现与非妊娠患者相比顺阿曲库铵的作用时间明显缩短。

1. Guay J, *et al.* Clinical pharmacokinetics of neuromuscular relaxants in pregnancy. *Clin Pharmacokinet* 1998; **34:** 483–96.
2. Frank M, *et al.* Atracurium in obstetric anaesthesia: a preliminary report. *Br J Anaesth* 1983; **55:** 113S-114S.
3. Pan PH, Moore C. Comparison of cisatracurium-induced neuromuscular blockade between immediate postpartum and nonpregnant patients. *J Clin Anesth* 2001; **13:** 112–17.

肾损伤 虽然有报道肾损伤的患者，阿曲库铵和顺阿曲库铵的药动学的某些差别（详见以下**药动学**项下的**生物转化**），但它们的神经肌肉阻滞作用时间与肾功能没有显著相关性，这些患者都可用常规剂量[1,2]。终末期肾衰竭的患者输注阿曲库铵[3]，用于插管的初始剂量比无肾损伤的患者高37%。这种增加可以解释为慢性肾衰竭的细胞外液容量的增加。

虽然阿曲库铵和顺阿曲库铵的药动学在肾损伤的患者不会改变，它们的代谢产物可能不同（详见以下**药动学中的生物转化**），因此建议阿曲库铵使用期间应该监

测神经肌肉功能[4]。

1. Hunter JM, *et al.* Use of the muscle relaxant atracurium in anephric patients: preliminary communication. *J R Soc Med* 1982; **75:** 336–340.
2. Boyd AH, *et al.* Pharmacodynamics of the 1R cis-1'R cis isomer of atracurium (51W89) in health and chronic renal failure. *Br J Anaesth* 1995; **74:** 400–404.
3. Gramstad L. Atracurium, vecuronium and pancuronium in end-stage renal failure: dose-response properties and interactions with azathioprine. *Br J Anaesth* 1987; **59:** 995–1003.
4. Vandenbrom RHG, *et al.* Pharmacokinetics and neuromuscular blocking effects of atracurium besylate and two of its metabolites in patients with normal and impaired renal function. *Clin Pharmacokinet* 1990; **19:** 230–40.

抵抗 竞争性阻滞药抵抗反应的病因学不是很清楚，但是可能因为与疾病状态如烧伤（详见上文）或肝功能不全（详见上文**注意事项**）或其他药物治疗（详见下文**药物相互作用**）而使有关的药动学或药效学的改变。一项综述[1]提出几个关于竞争性神经肌肉阻滞药抵抗反应的病例报道；大部分是和单次剂量或短期间断治疗相关的，但是大部分最近的报道证明，9个患者中有7个接受阿曲库铵和2个罗库溴铵患者在持续输注期间出现抵抗反应。对阿曲库铵的抵抗反应有2种不同的形式。患者需要常规或增加剂量来进行初期控制，但是两种都需要进行性增加剂量。对阿曲库铵抵抗的大部分患者通过换用泮库溴铵或多库氯铵来解决。

1. Tschida SJ, *et al.* Resistance to nondepolarizing neuromuscular blocking agents. *Pharmacotherapy* 1996; **16:** 409–18.

止血带 阿曲库铵对于使用止血带而提供无血的手术野的肢体的神经肌肉阻滞可能不适用[1]。阿曲库铵在血浆中经非酶降解，因此会在局部继续降解并导致肢体阻滞作用消失，追加剂量不能纠正，除非松开止血带。

1. Shannon PF. Neuromuscular block and tourniquets. *Br J Anaesth* 1994; **73:** 726.

药物相互作用

有些药物会影响神经肌肉传导，因此干扰竞争性和去极化神经肌肉阻滞药的作用，导致对神经肌肉阻滞作用的增强或拮抗。一些药物相互作用是有利的，例如通过胆碱酯酶抑制药逆转竞争性神经肌肉阻滞药作用。一般说来，对于有神经肌肉功能损伤的患者，不利的药物相互作用会更强［详见上文**神经肌肉疾病**和**氯琥珀胆碱**(第1819页)］。

影响两种神经肌肉阻滞药（竞争性和去极化）和那些特异性影响竞争性神经肌肉阻滞药的药物相互作用在下文讨论。关于特异性影响去极化神经肌肉阻滞药的药物相互作用详见**氯琥珀胆碱**项下**药物相互作用**内容，第1819页。

1. Feldman S, Karalliedde L. Drug interactions with neuromuscular blockers. *Drug Safety* 1996; **15:** 261–73.
2. Cammu G. Interactions of neuromuscular blocking drugs. *Acta Anaesthesiol Belg* 2001; **52:** 357–63.

抗心律失常药 利多卡因、普鲁卡因胺、奎尼丁和维拉帕米都会有某种程度的神经肌肉阻滞性并可以增强神经肌肉阻滞药产生的阻滞作用。大剂量的利多卡因可减少乙酰胆碱的释放并直接作用在肌肉膜上。奎尼丁在神经肌肉接头处有箭毒样作用并能降低肌肉动作电位。如果在神经肌肉阻滞恢复期间给予奎尼丁，可能导致肌无力和呼吸暂停，如果可能的话应该避免在术后即刻给予。更多细节详见**钙通道阻滞药**项下的**药物相互作用**。

抗菌药 一些极高浓度的抗菌药可能产生神经肌肉阻滞药额外的或协同作用的肌肉麻痹。抗菌药产生的神经肌肉阻滞可能在细胞内钾缺乏、血浆钙浓度低、神经肌肉疾病或高的血浆抗菌药浓度倾向的患者中增强，例如大剂量使用后或肾损伤后。药物相互作用似乎对竞争性神经肌肉阻滞药更为重要。这方面的抗菌药是氨基糖苷类、林可酰胺类、多黏菌素和较少使用的四环素。

氨基糖苷类减少乙酰胆碱的释放和机体对其的敏感性，它们的作用至少有部分会被钙、氨吡啶或胆碱酯酶抑制药所拮抗。多种途径给予氨基糖苷类药物都会发生药物相互作用。有关于在许多不同氨基糖苷类-神经肌肉阻滞药联合使用期间发生神经肌肉阻滞作用增强的报道[1~6]，应该在手术和术后期间格外注意所有氨基糖苷类药物的使用。

林可酰胺类（克林霉素和林可霉素）可延长神经肌肉阻滞药产生的肌松作用，可能很难用钙剂或胆碱酯酶抑制药逆转[7~9]。应该监护患者有无麻痹作用延长。

有关于使用多黏菌素（黏菌素、多黏菌素B）和神经肌肉阻滞药后呼吸暂停延长的报道[1,4,8]。这种阻滞作用很难被逆转；钙剂可能部分有效，但是新斯的明可能增强阻滞作用。

四环素有弱的神经肌肉阻滞作用；有报道在重症肌无力的患者出现神经肌肉阻滞作用增强[1]。部分可用钙剂拮抗这种阻滞作用，但是胆碱酯酶抑制药的作用仍有争议。

脲基青霉素（阿洛西林和美洛西林）和密切相关的哌拉西林，都被报道能延长维库溴铵的阻滞作用[10,11]。

有报道万古霉素能增强维库溴铵的神经肌肉阻滞作用[12]。在给万古霉素后，氯琥珀胆碱诱导的神经肌肉阻滞的患者的恢复期间发生了肌肉麻痹和呼吸暂停的延长[13]。

1. Pittinger CB, *et al.* Antibiotic-induced paralysis. *Anesth Analg Curr Res* 1970; **49:** 487–501.
2. Hall DR, *et al.* Gentamicin, tubocurarine, lignocaine and neuromuscular blockade. *Br J Anaesth* 1972; **44:** 1329–32.
3. Waterman PM, Smith RB. Tobramycin-curare interaction. *Anesth Analg Curr Res* 1977; **56:** 587–8.
4. Giala MM, Paradelis AG. Two cases of prolonged respiratory depression due to interaction of pancuronium with colistin and streptomycin. *J Antimicrob Chemother* 1979; **5:** 234–5.
5. Regan AG, Perumbetti PPV. Pancuronium and gentamicin interaction in patients with renal failure. *Anesth Analg* 1980; **59:** 393.
6. Jedeikin R, *et al.* Prolongation of neuromuscular blocking effect of vecuronium by antibiotics. *Anaesthesia* 1987; **42:** 858–60.
7. Booij LHD, *et al.* Neostigmine and 4-aminopyridine antagonism of lincomycin-pancuronium neuromuscular blockade in man. *Anesth Analg* 1978; **57:** 316–21.
8. de Gouw NE, *et al.* Interaction of antibiotics on pipecuronium-induced neuromuscular blockade. *J Clin Anesth* 1993; **5:** 212–15.
9. Sloan PA, Rasul M. Prolongation of rapacuronium neuromuscular blockade by clindamycin and magnesium. *Anesth Analg* 2002; **94:** 123–4.
10. Tryba M. Wirkungsverstäkung nicht-depolarisierender Muskelrelaxantien durch Acylaminopenicilline: Untersuchungen am Beispiel von Vecuronium. *Anaesthesist* 1985; **34:** 651–5.
11. Tryba M, Klemm D. Wechselwirkungen zwischen Acylaminopenicillinen und nicht depolarisierenden Muskelrelaxantien. *Fortschr Antimikrob Antineoplast Chemother* 1985; **4–7:** 1827–33.
12. Huang KC, *et al.* Vancomycin enhances the neuromuscular blockade of vecuronium. *Anesth Analg* 1990; **70:** 194–6.
13. Albrecht RF, Lanier WL. Potentiation of succinylcholine-induced phase II block by vancomycin. *Anesth Analg* 1993; **77:** 1300–2.

胆碱酯酶抑制药 胆碱酯酶抑制药包括依可碘酯、依酚氯铵、加兰他敏、新斯的明、吡斯的明、利凡斯的明和多奈哌齐，能拮抗竞争性神经肌肉阻滞药的作用。一些胆碱酯酶抑制药（如新斯的明）可抑制乙酰胆碱酯酶和血浆胆碱酯酶，并在临床中用于拮抗竞争性神经肌肉阻滞药。相反，胆碱酯酶抑制药增强了去极化肌松药（如氯琥珀胆碱）的作用，因此延长了神经肌肉阻滞的作用，虽然氯琥珀胆碱诱导的Ⅱ相阻滞可被胆碱酯酶抑制药逆转。详见**氯琥珀胆碱**项下**药物相互作用**，第1819页。

抗癫痫药 有报道接受卡马西平[1,2]或苯妥英[3,4]长期治疗的患者存在对竞争性神经肌肉阻滞药的抵抗作用并且从神经肌肉阻滞作用中恢复快速。此外，发现长期使用慢性抗癫痫药物［卡马西平和（或）苯妥英］的儿童比那些没有使用抗癫痫药的儿童从罗库溴铵诱导的肌肉麻痹中恢复更快[5]。在一项顺阿曲库铵的研究中[6]，也发现了接受非特异抗癫痫药物治疗的患者恢复速度更快。然而，阿曲库铵[1]和米库氯铵[7]似乎不会受长期卡马西平治疗的影响，慢性苯妥英治疗对阿曲库铵的影响通常很小[3]。虽然一项研究[8]报道接受一种或多种抗癫痫药物的癫痫患者使用阿曲库铵的恢复时间明显缩短，但作者指出患者人群与之前研究的不同[1,3]。

一项对维库溴铵敏感性的报道[9]指出苯妥英的急性剂量可能会增加而不是减少竞争性神经肌肉阻滞药的作用。

1. Ebrahim Z, *et al.* Carbamazepine therapy and neuromuscular blockade with atracurium and vecuronium. *Anesth Analg* 1988; **67:** S55.
2. Whalley DG, Ebrahim Z. Influence of carbamazepine on the dose-response relationship of vecuronium. *Br J Anaesth* 1994; **72:** 125–6.
3. Ornstein E, *et al.* The effect of phenytoin on the magnitude and duration of neuromuscular block following atracurium or vecuronium. *Anesthesiology* 1987; **67:** 191–6.
4. Hernández-Palazón J, *et al.* Rocuronium-induced neuromuscular blockade is affected by chronic phenytoin therapy. *J Neurosurg Anesthesiol* 2001; **13:** 79–81.
5. Soriano SG, *et al.* Onset and duration of action of rocuronium in children receiving chronic anticonvulsant therapy. *Paediatr Anaesth* 2000; **10:** 133–6.
6. Koenig HM, Edwards TL. Cisatracurium-induced neuromuscular blockade in anticonvulsant treated neurosurgical patients. *J Neurosurg Anesthesiol* 2000; **12:** 314–18.
7. Spacek A, *et al.* Chronic carbamazepine therapy does not influence mivacurium-induced neuromuscular block. *Br J Anaesth* 1996; **77:** 500–502.
8. Tempelhoff R, *et al.* Resistance to atracurium-induced neuromuscular blockade in patients with intractable seizure disorders treated with anticonvulsants. *Anesth Analg* 1990; **71:** 665–9.
9. Baumgardner JE, Bagshaw R. Acute versus chronic phenytoin therapy and neuromuscular blockade. *Anaesthesia* 1990; **45:** 493–4.

抗肿瘤药 一名使用他莫昔芬的患者使用阿曲库铵后出现神经肌肉阻滞延长，因而建议对使用抗雌激素药物的患者谨慎使用阿曲库铵[1]。详见**氯琥珀胆碱**的**药物相互作用**，第1819页。

1. Naguib M, Gyasi HK. Antiestrogenic drugs and atracurium—a possible interaction? *Can Anaesth Soc J* 1986; **33:** 682–3.

抑肽酶 可引起呼吸暂停，因此当抑肽酶和神经肌肉阻滞药一起使用时，建议谨慎使用[1,2]。

1. Chasapakis G, Dimas C. Possible interaction between muscle relaxants and the kallikrein-trypsin inactivator "Trasylol". *Br J Anaesth* 1966; **38:** 838–9.
2. Marcello B, Porati U. Trasylol e blocco neuromuscolare: nota preventiva. *Minerva Anestesiol* 1967; **33:** 814–15.

苯二氮䓬类 有关地西泮对神经肌肉阻滞药的作用有不同的报道：增强[1,2]、拮抗[1]或无相互作用[3~5]都曾有报道过。

1. Feldman SA, Crawley BE. Interaction of diazepam with the muscle-relaxant drugs. *BMJ* 1970; **2:** 336–8.
2. Yuan H-B, *et al.* The interaction of diazepam with vecuronium: a clinical study. *Chin Med J* 1994; **54:** 259–64.
3. Bradshaw EG, Maddison S. Effect of diazepam at the neuromuscular junction. *Br J Anaesth* 1979; **51:** 955–60.
4. Asbury AJ, *et al.* Effect of diazepam on pancuronium-induced neuromuscular blockade maintained by a feedback system. *Br J Anaesth* 1981; **53:** 859–63.
5. Driessen JJ, *et al.* Benzodiazepines and neuromuscular blocking drugs in patients. *Acta Anaesthesiol Scand* 1986; **30:** 642–6.

β受体阻滞药 β受体阻滞药对神经肌肉阻滞药活性的影响有不一致的证据。对去极化和竞争性神经肌肉阻滞药[1]缺乏作用和拮抗[2,3]或增强[4,5]的作用都有报道。药物相互作用的确切机制还不清楚。也有报道一些神经肌肉阻滞药（如阿曲库铵[6,7]和阿库氯铵[8]）会增强接受β受体阻滞药的麻醉患者的低血压和心动过缓；这些报道包括了使用β受体阻滞药滴眼的患者。

1. McCammon RL, *et al.* The effect of esmolol on the onset and duration of succinylcholine-induced neuromuscular blockade. *Anesthesiology* 1985; **63:** A317.
2. Varma YS, *et al.* Effect of propranolol hydrochloride on the neuromuscular blocking action of d-tubocurarine and succinylcholine in man. *Indian J Med Res* 1972; **60:** 266–72.
3. Varma YS, *et al.* Comparative effect of propranolol, oxprenolol and pindolol on neuromuscular blocking action of d-tubocurarine in man. *Indian J Med Res* 1973; **61:** 1382–6.
4. Rozen MS, Whan FM. Prolonged curarization associated with propranolol. *Med J Aust* 1972; **1:** 467–8.
5. Murthy VS, *et al.* Cardiovascular and neuromuscular effects of esmolol during induction of anesthesia. *J Clin Pharmacol* 1986; **26:** 351–7.
6. Glynne GL. Drug Interaction? *Anaesthesia* 1984; **39:** 293.
7. Rowlands DE. Drug Interaction? *Anaesthesia* 1984; **39:** 1252.
8. Yate B, Mostafa SM. Drug Interaction? *Anaesthesia* 1984; **39:** 728.

肉毒素A 竞争性神经肌肉阻滞药理论上会增强肉毒素产生的神经肌肉阻滞。

钙通道阻滞药 钙通道阻滞药如地尔硫䓬、尼卡地平、硝苯地平和维拉帕米会增强竞争性神经肌肉阻滞药的作用[1~6]。维拉帕米可干扰乙酰胆碱的释放，长时间使用可导致细胞内钙浓度减少。有报道神经肌肉阻滞作用增强[1,2]，并且这种阻滞作用可抵抗新斯的明的逆转作用；可能需要依酚氯铵。使用地尔硫䓬的手术患者维库溴铵需要的剂量减少达50%[4,6]。尼卡地平也被发现具有类似的作用[5]，会减少维库溴铵的用量。维库溴铵和地尔硫䓬的药物相互作用似乎是因为药效学机制[4]，但是尼卡地平也会减少维库溴铵的血浆清除率，提示也有部分药动学机制参与[5]。硝苯地平也会引起麻醉中阿曲库铵和维库溴铵作用强度和作用时间的增加[3]。

1. van Poorten JF, *et al.* Verapamil and reversal of vecuronium neuromuscular blockade. *Anesth Analg* 1984; **63:** 155–7.
2. Jones RM, *et al.* Verapamil potentiation of neuromuscular blockade: failure of reversal with neostigmine but prompt reversal with edrophonium. *Anesth Analg* 1985; **64:** 1021–5.
3. Jelen-Esselborn S, Blobner M. Wirkungsverstärkung von nichtdepolarisierenden Muskelrelaxanzien durch Nifedipin i.v. in Inhalationsanaesthesie. *Anaesthesist* 1990; **39:** 173–8.
4. Sumikawa K, *et al.* Reduction in vecuronium infusion dose requirements by diltiazem in humans. *Anesthesiology* 1992; **77:** A939.
5. Kawabata K, *et al.* Decrease in vecuronium infusion dose requirements by nicardipine in humans. *Anesth Analg* 1994; **79:** 1159–64.
6. Takasaki Y, *et al.* Diltiazem potentiates the neuromuscular blockade by vecuronium in humans. *Jpn J Anesthesiol* 1995; **44:** 503–7.

心脏正性肌力药 泮库溴铵或氯琥珀胆碱可影响强心苷类药物[1]，导致心律失常发生率增加；泮库溴铵的发生率最高。

1. Bartolone RS, Rao TLK. Dysrhythmias following muscle relaxant administration in patients receiving digitalis. *Anesthesiology* 1983; **58:** 567–9.

皮质激素 有报道使用皮质激素的患者能拮抗泮库溴铵[1]和维库溴铵[2]的神经肌肉阻滞作用。这种药物相互作用可只发生在长期使用皮质激素治疗的患者，也可能发生在所有竞争性神经肌肉阻滞药的使用中。

皮质激素可能增加神经肌肉阻滞药相关的急性肌病的风险，见**重症监护**部分，第1810页。

1. Azar I, *et al.* Resistance to pancuronium in an asthmatic patient treated with aminophylline and steroids. *Can Anaesth Soc J* 1982; **29:** 280–2.
2. Parr SM, *et al.* Betamethasone-induced resistance to vecuronium: a potential problem in neurosurgery? *Anaesth Intensive Care* 1991; **19:** 103–5.

利尿药 有报道呋塞米和可能有甘露醇会增加肾衰竭患者的筒箭毒碱的神经肌肉阻滞作用[1]，但是也有呋塞米拮抗筒箭毒碱的报道[2]。小剂量的呋塞米（少于100μg/kg）可抑制蛋白激酶，抑制肌肉收缩和导致神经肌肉阻滞作用，然而大剂量的使用会抑制磷酸二酯酶，增加 cAMP 活性并导致神经肌肉阻滞作用的拮抗。利尿药的排钾作用可能增强竞争性神经肌肉阻滞药的作用。

1. Miller RD, *et al.* Enhancement of d-tubocurarine neuromuscular blockade by diuretics in man. *Anesthesiology* 1976; **45:** 442–5.
2. Azar I, *et al.* Furosemide facilitates recovery of evoked twitch response after pancuronium. *Anesth Analg* 1980; **59:** 55–7.

神经节阻滞药 有报道[1,2]使用神经肌肉阻滞药和樟磺咪芬的患者神经肌肉阻滞作用延长。樟磺咪芬可能有直接的神经肌肉阻滞活性，某些活性是和血浆胆碱酯酶对抗的。

1. Wilson SL, *et al.* Prolonged neuromuscular blockade associated with trimethaphan: a case report. *Anesth Analg Curr Res* 1976; **55:** 353–6.
2. Poulton TH, *et al.* Prolonged apnea following trimethaphan and succinylcholine. *Anesthesiology* 1979; **50:** 54–6.

全身麻醉药 吸入性全身麻醉药的增强神经肌肉阻滞药的作用呈剂量依赖性[1~5]。根据使用的麻醉药和浓度的不同和阻滞药物的不同选择，神经肌肉阻滞药的剂量可能需要减少到70%[1]；药物相互作用对竞争性阻滞药有更大的临床重要性。异氟烷、恩氟烷、地氟烷和七氟烷有更大的增强作用，其次是氟烷和环丙烷。有报道[6,7]使用胆碱酯酶抑制剂对竞争性阻滞药作用的逆转会降低。详见**氯琥珀胆碱**项下的**药物相互作用**，第1819页。

有报道在静脉使用氯胺酮后使得筒箭毒碱[8]和阿曲库铵[9]等的神经肌肉阻滞药的作用增强。体外研究结果表明，氯胺酮减少机体对乙酰胆碱的敏感性，因此能增强所有神经肌肉阻滞作用，但是没有关于泮库溴铵的药物相互作用的报道[8]。早期的数据[10]表明，氯胺酮能增强氯琥珀胆碱诱导的阻滞作用，但是没有被后来的研究所证实[8,11]。

神经肌肉阻滞药与碱性溶液如硫喷妥钠不相容，详见上文**配伍禁忌**。

1. Cannon JE, *et al.* Continuous infusion of vecuronium: the effect of anesthetic agents. *Anesthesiology* 1987; **67:** 503–6.
2. Swen J, *et al.* Interaction between nondepolarizing neuromuscular blocking agents and inhalation anesthetics. *Anesth Analg* 1989; **69:** 752–5.
3. Ghourin AF, White PF. Comparative effects of desflurane and isoflurane on vecuronium-induced neuromuscular blockade. *J Clin Anesth* 1992; **4:** 34–8.
4. Vanlinthout LEM, *et al.* Effect of isoflurane and sevoflurane on the magnitude and time course of neuromuscular block produced by vecuronium, pancuronium and atracurium. *Br J Anaesth* 1996; **76:** 389–95.
5. Wulf H, *et al.* Augmentation of the neuromuscular blocking effects of cisatracurium during desflurane, sevoflurane, isoflurane or total i.v. anaesthesia. *Br J Anaesth* 1998; **80:** 308–12.
6. Delisle S, Bevan DR. Impaired neostigmine antagonism of pancuronium during enflurane anaesthesia in man. *Br J Anaesth* 1982; **54:** 441–5.
7. Gill SS, *et al.* Edrophonium antagonism of atracurium during enflurane anaesthesia. *Br J Anaesth* 1990; **64:** 300–5.
8. Johnston RR, *et al.* The interaction of ketamine with d-tubocurarine, pancuronium, and succinylcholine in man. *Anesth Analg Curr Res* 1974; **53:** 496–501.
9. Toft P, Helbo-Hansen S. Interaction of ketamine with atracurium. *Br J Anaesth* 1989; **62:** 319–20.
10. Bovill JG, *et al.* Current status of ketamine anaesthesia. *Lancet* 1971; **i:** 1285–8.
11. Helbo-Hansen HS, *et al.* Ketamine does not affect suxamethonium-induced neuromuscular blockade in man. *Eur J Anaesthesiol* 1989; **6:** 419–23.

组胺 H_2 受体阻滞药 关于组胺 H_2 受体阻滞药对神经肌肉阻滞药的作用有矛盾的报道。许多报道西咪替丁能延长氯琥珀胆碱诱导的肌肉麻痹[1]或对其没有作用[2]。有报道法莫替丁和雷尼替丁不会影响氯琥珀胆碱。有报道[3]西咪替丁而不是雷尼替丁会延长维库溴铵诱导的神经肌肉阻滞的恢复。这些药物似乎都不会影响阿曲库铵使用后的恢复。

1. Kambam JR, *et al.* Effect of cimetidine on duration of action of succinylcholine. *Anesth Analg* 1987; **66:** 191–2.
2. Turner DR, *et al.* Neuromuscular block by suxamethonium following treatment with histamine type 2 antagonists or metoclopramide. *Br J Anaesth* 1989; **63:** 348–50.
3. McCarthy G, *et al.* Effect of H2-receptor antagonist pretreatment on vecuronium- and atracurium-induced neuromuscular blockade. *Br J Anaesth* 1991; **66:** 713–15.

免疫抑制药 有报道硫唑嘌呤[1]能拮抗竞争性神经肌肉阻滞药的神经肌肉阻滞作用，虽然这种作用可能没有临床意义。硫唑嘌呤可能会抑制运动神经末梢磷酸二酯酶活性，导致乙酰胆碱的释放增加。有关于静脉使用环孢素的患者应用阿曲库铵，泮库溴铵和维库溴铵的神经肌肉阻滞作用延长的报道[2,3]。这种作用造成了其与静脉环孢素溶剂聚乙二醇麻油的相互作用，但是在一名口服环孢素的患者也有报道出现类似的反应[4]。

1. Gramstad L. Atracurium, vecuronium and pancuronium in end-stage renal failure: dose-response properties and interaction with azathioprine. *Br J Anaesth* 1987; **59:** 995–1003.
2. Crosby E, Robblee JA. Cyclosporine-pancuronium interaction in a patient with a renal allograft. *Can J Anaesth* 1988; **35:** 300–302.
3. Sidi A, *et al.* Prolonged neuromuscular blockade and ventilatory failure after renal transplantation and cyclosporine. *Can J Anaesth* 1990; **37:** 543–8.
4. Ganjoo P, Tewari P. Oral cyclosporine-vecuronium interaction. *Can J Anaesth* 1994; **41:** 1017.

锂 有独立的报道在使用锂剂的患者应用神经肌肉阻滞药后神经阻滞作用延长[1,2]。

1. Borden H, *et al.* The use of pancuronium bromide in patients receiving lithium carbonate. *Can Anaesth Soc J* 1974; **21:** 79–82.
2. Hill GE, *et al.* Potentiation of succinylcholine neuromuscular blockade by lithium carbonate. *Anesthesiology* 1976; **44:** 439–42.

局部麻醉药 联合使用米库氯铵和丙胺卡因接受前臂局部麻醉的健康受试者，在止血带松开后会出现类似局麻药中毒的症状[1]；单独给予丙胺卡因或米库氯铵都不会产生这种作用。应该进一步研究是否米库氯铵可能会改变血管通透性，允许丙胺卡因以更快的扩散速度从组织回到血管中[2]。

神经肌肉阻滞药和利多卡因的相互作用在上文的**抗心律失常**项下讨论。

1. Torrance JM, *et al.* Low-dose mivacurium supplementation of prilocaine i.v. regional anaesthesia. *Br J Anaesth* 1997; **78:** 222–3.
2. Torrance JM, *et al.* Interactions between mivacurium and prilocaine. *Br J Anaesth* 1997; **78:** 262.

镁盐 胃肠外给予镁盐可增强竞争性和去极化神经肌肉阻滞药的作用[1]；神经肌肉阻滞变得更深更长，可能需要减少阻滞药的用量。术后期应该谨慎使用镁盐，因为在神经肌肉阻滞恢复后的很短时间内使用镁盐会导致再箭毒化[2]。镁盐减少乙酰胆碱的释放和机体对其的敏感性，因此造成了神经肌肉阻滞。

1. Ghoneim MM, Long JP. The interaction between magnesium and other neuromuscular blocking agents. *Anesthesiology* 1970; **32:** 23–7.
2. Fuchs-Buder T, Tassonyi E. Magnesium sulphate enhances residual neuromuscular block induced by vecuronium. *Br J Anaesth* 1996; **76:** 565–6.

MAOIs 泮库溴铵应用于使用 MAOIs 的患者，理论上存在危险，因为它可释放贮存的肾上腺素[1]。阿库氯铵、阿曲库胺或维库溴铵似乎是适宜的替代药。

1. Stack CG, *et al.* Monoamine oxidase inhibitors and anaesthesia: a review. *Br J Anaesth* 1988; **60:** 222–7.

神经肌肉阻滞药 在去极化神经肌肉阻滞药如氯琥珀胆碱使用前，给予竞争性神经肌肉阻滞药能拮抗去极化神经肌肉阻滞作用。这种药物相互作用已经被临床用于减少氯琥珀胆碱造成的肌束震颤（详见**对肌肉的影响**，第1818页）并且试用于与氯琥珀胆碱相关的不良反应（详见**对血钾浓度的影响**，第1818页）。为了达到这种拮抗目的，在氯琥珀胆碱使用前给予小剂量非麻痹剂量的竞争性神经肌肉阻滞药。如果在氯琥珀胆碱某个剂量之后给予麻痹剂量的竞争性药物，例如为了便于关腹，接下来的神经肌肉阻滞作用受使用的竞争性药物、残留阻滞作用的深度、氯琥珀胆碱的剂量和是否使用胆碱酯酶的影响；两者的拮抗，增强和联合都可见到[1,2]。

经常在短效的氯琥珀胆碱后，给予一种竞争性阻滞药来维持长时间手术中的神经肌肉阻滞作用。有报道认为在这些情况下竞争性阻滞药的作用增强或延长[3,4]，减少竞争性神经肌肉阻滞药的剂量可能是合适的。

竞争性神经阻滞药的联合使用可能有额外的或协调效应，根据最先给予的阻滞药不同，其药物相互作用也可能不同。如果在曾使用长效阻滞药的手术结束时给小剂量短效阻滞药，需要警惕其造成的阻滞作用可能比预期的更大且比期望的时间更长[5~8]。

1. Scott RPF, Norman J. Effect of suxamethonium given during recovery from atracurium. *Br J Anaesth* 1988; **61:** 292–6.
2. Black AMS. Effect of suxamethonium given during recovery from atracurium. *Br J Anaesth* 1989; **62:** 348–9.
3. d'Hollander AA, *et al.* Clinical and pharmacological actions of a bolus injection of suxamethonium: two phenomena of distinct duration. *Br J Anaesth* 1983; **55:** 131–4.
4. Ono K, *et al.* Influence of suxamethonium on the action of subsequently administered vecuronium or pancuronium. *Br J Anaesth* 1989; **62:** 324–6.
5. Rashkovsky OM, *et al.* Interaction between pancuronium bromide and vecuronium bromide. *Br J Anaesth* 1985; **57:** 1063–6.
6. Middleton CM, *et al.* Use of atracurium or vecuronium to prolong the action of tubocurarine. *Br J Anaesth* 1989; **62:** 659–63.
7. Kim KS, *et al.* Interactions between mivacurium and pancuronium. *Br J Anaesth* 1997; **79:** 19–23.
8. Motamed C, *et al.* Interaction between mivacurium and pancuronium: impact of the order of administration. *Eur J Clin Pharmacol* 2005; **61:** 175–7.

性激素 先前长期使用睾酮治疗的患者会抵抗氯琥珀胆碱和维库溴铵的神经肌肉阻滞作用[1]，虽然确切的机制可能还没有解释清楚。详见**氯琥珀胆碱**的**药物相互作用**，第1819页。

1. Reddy P, *et al.* Resistance to muscle relaxants in a patient receiving prolonged testosterone therapy. *Anesthesiology* 1989; **70:** 871–3.

吸烟 吸烟可影响神经肌肉阻滞药需要的剂量。一项研究[1]发现吸烟者比非吸烟者需要更多的维库溴铵；并认为这种效应可在受体水平进行解释，尽管可能不排除维库溴铵的代谢增加。相反，较早的研究[2]发现吸烟者需要阿曲库铵的总量减少。

1. Teiria H, *et al.* Effect of smoking on dose requirements for vecuronium. *Br J Anaesth* 1996; **76:** 154–5.
2. Kroeker KA, *et al.* Neuromuscular blockade in the setting of chronic nicotine exposure. *Anesthesiology* 1994; **81:** A1120.

拟交感神经药 有报道静脉使用沙丁胺醇会增强泮库溴铵和维库溴铵的阻滞作用。详见**氯琥珀胆碱**的**药物相互作用**，第1819页。

1. Salib Y, Donati F. Potentiation of pancuronium and vecuronium neuromuscular blockade by intravenous salbutamol. *Can J Anaesth* 1993; **40:** 50–3.

黄嘌呤 有报道接受氨茶碱联合[1]或不联合[2]皮质激素治疗的患者出现对泮库溴铵的神经肌肉阻滞作用的抵抗而需要增加剂量或换成维库溴铵。有认为这种作用可能是因为磷酸二酯酶受氨茶碱所抑制，导致了神经末梢乙酰胆碱的释放增加。

1. Azar I, *et al.* Resistance to pancuronium in an asthmatic patient treated with aminophylline and steroids. *Can Anaesth Soc J* 1982; **29:** 280–2.
2. Daller JA, *et al.* Aminophylline antagonizes the neuromuscular blockade of pancuronium but not vecuronium. *Crit Care Med* 1991; **19:** 983–5.

药动学

静脉注射苯磺阿曲库铵和苯磺顺阿曲库铵都会通过 Hofmann 降解（一种发生在生理性 pH 和体温下的非酶降解过程）自发产生劳丹诺新和其他代谢产物。也有通过非特异血浆酯酶进行的酯水解。代谢产物没有神经肌肉阻滞活性。

大约 80% 的苯磺阿曲库铵与血浆蛋白结合。苯磺阿曲库铵及其代谢产物通过胎盘的总量极少，没有临床意义。绝大部分阿曲库铵和顺阿曲库铵是以代谢产物的形式通过尿液和胆汁排泄。报道的消除半衰期是阿曲库铵大约 20min，顺阿曲库铵 22～29min，但是劳丹诺新的消除半衰期为 3～6h。

1. Kisor DF, Schmith VD. Clinical pharmacokinetics of cisatracurium besilate. *Clin Pharmacokinet* 1999; **36:** 27–40.
2. Atherton DPL, Hunter JM. Clinical pharmacokinetics of the newer neuromuscular blocking drugs. *Clin Pharmacokinet* 1999; **36:** 169–89.
3. Booij LHDJ, Vree TB. Skeletal muscle relaxants: pharmacodynamics and pharmacokinetics in different patient groups. *Int J Clin Pract* 2000; **54:** 526–34.

生物转化 阿曲库铵和顺阿曲库铵是由 Hoffmann 降解消除和非特异血浆酯酶代谢。Hoffmann 降解通常被认为是主要降解途径，但是体外研究发现酯酶水解是最重要的[1]。两种途径都不依赖于肾功能和肝功能，不建议对老年人或那些肾功能或肝功能损伤的患者减少剂量。然而相比较于年轻人和健康人发现阿曲库铵的消除半衰期在老年人[2]和那些肝硬化[3]的患者稍变长，虽然其他研究[4]并没有发现老年人阿曲库铵的药动学改变。肾和肝参与阿曲库铵[2]代谢可能有助于解释发生消除减少的倾向，但是这似乎没有临床意义。虽然有报道肾衰竭[5]的患者的顺阿曲库铵的清除减少，这似乎对其药效学几乎没有明显影响[6]。有报道肝损伤的患者的顺阿曲库铵的药动学差异很少[7]。

阿曲库铵和顺阿曲库铵的大部分生物转化产物是劳丹诺新；其没有临床的神经肌肉阻滞活性但是和动物研究中的 CNS 刺激相关。其比阿曲库铵和顺阿曲库铵更具脂溶性，半衰期大约 3h，而阿曲库铵只有大约 20min。有报道肾衰竭[5,8,9]患者比正常肾功能的患者有更高的血浆劳丹诺新浓度。相比于健康和年轻的患者来说，劳丹诺新的消除半衰期在肝硬化患者[3]和老年人[2]明显更长。同样在 10 名急性呼吸窘迫综合征的重症患者发现了高的血浆劳丹诺新浓度[10]；没有发现不良反应。

劳丹诺新可通过血脑屏障。在输注阿曲库铵期间，CSF 劳丹诺新浓度增加，CSF/血浆比逐渐增加。平均速度为 510μg/kg 每小时输注阿曲库铵期间在 125～140min 其 CSF 与血浆的比值是 0.14[11]。没有报道 CNS 刺激的证据，虽然使用阿曲库铵[12]的患者清醒时相比于使用维库溴铵的患者平均动脉-硫喷妥钠浓度高20%，表明劳丹诺新可能对 CNS 的刺激作用很小。血脑屏障似乎对阻止高浓度的劳丹诺新到达 CNS 很有效，并且不认为[13]这种浓度能足够高到引起惊厥。顺阿曲库铵可能比阿曲库铵产生的劳丹诺新更少[14]。

1. Stiller RL, *et al.* In vitro degradation of atracurium in human plasma. *Br J Anaesth* 1985; **57:** 1085–8.
2. Kent AP, *et al.* Pharmacokinetics of atracurium and laudanosine in the elderly. *Br J Anaesth* 1989; **63:** 661–6.
3. Parker CJR, Hunter JM. Pharmacokinetics of atracurium and laudanosine in patients with hepatic cirrhosis. *Br J Anaesth* 1989; **62:** 177–83.
4. d'Hollander AA, *et al.* Clinical evaluation of atracurium besylate requirement for a stable muscle relaxation during surgery: lack of age-related effects. *Anesthesiology* 1983; **59:** 237–40.
5. Eastwood NB, *et al.* Pharmacokinetics of 1R-cis 1'R-cis atracurium besylate (51W89) and plasma laudanosine concentrations in health and chronic renal failure. *Br J Anaesth* 1995; **75:** 431–5.
6. Boyd AH, *et al.* Pharmacodynamics of the 1R cis-1'R cis isomer of atracurium (51W89) in health and chronic renal failure. *Br J Anaesth* 1995; **74:** 400–404.
7. De Wolf AM, *et al.* Pharmacokinetics and pharmacodynamics of cisatracurium in patients with end-stage liver disease undergoing liver transplantation. *Br J Anaesth* 1996; **76:** 624–8.
8. Fahey MR, *et al.* Effect of renal failure on laudanosine excretion in man. *Br J Anaesth* 1985; **57:** 1049–51.
9. Vandenbrom RHG, *et al.* Pharmacokinetics and neuromuscular blocking effects of atracurium besylate and two of its metabolites in patients with normal and impaired renal function. *Clin Pharmacokinet* 1990; **19:** 230–40.
10. Farenc C, *et al.* Pharmacokinetic-pharmacodynamic modeling of atracurium in intensive care patients. *J Clin Pharmacol* 2001; **41:** 44–50.
11. Eddleston JM, *et al.* Concentrations of atracurium and laudanosine in cerebrospinal fluid and plasma during intracranial surgery. *Br J Anaesth* 1989; **63:** 525–30.
12. Beemer GH, *et al.* Production of laudanosine following infusion of atracurium in man and its effects on awakening. *Br J Anaesth* 1989; **63:** 76–80.
13. Yate PM, *et al.* Clinical experience and plasma laudanosine concentrations during the infusion of atracurium in the intensive therapy unit. *Br J Anaesth* 1987; **59:** 211–17.
14. Boyd AH, *et al.* Comparison of the pharmacokinetics and pharmacodynamics of an infusion of cis-atracurium (51W89) or atracurium in critically ill patients undergoing mechanical ventilation in an intensive therapy unit. *Br J Anaesth* 1996; **76:** 382–8.

用途和用法

竞争性神经肌肉阻滞药通过与神经肌肉接头处运动终板的乙酰胆碱受体竞争乙酰胆碱产生阻滞作用。产生精细快速运动的肌肉（如面部肌肉）是最先受影响的，接下来是四肢和躯干的肌肉；最后受影响的是膈肌。麻痹肌肉的恢复顺序和阻滞顺序相反。给予胆碱酯酶抑制药例如新斯的明，可因运动终板的乙酰胆碱浓度增加而加速正常神经肌肉的功能恢复。

阿曲库铵和顺阿曲库铵是竞争性苄异喹啉类神经肌肉阻滞药。阿曲库铵的商品制剂是 10 种立体异构体的混合物，其中顺阿曲库铵占大约 15%。顺阿曲库铵，阿曲库铵的 *R*-顺式形状，即 *1′R*-顺-异构体，大约是阿曲库铵的异构体混合物效应的 3 倍。静脉给予阿曲库铵后，在大约 2min 时出现肌松作用，持续 15～35min；起效比顺阿曲库铵稍慢。

苯磺阿曲库铵和苯磺顺阿曲库铵可用于气管内插管和全身麻醉的肌松作用（详见**麻醉**，第1810页）并辅助控制通气（详见**重症监护**，第1810页）。

神经肌肉阻滞药需要根据每个患者情况，并根据手术不同，给予的其他药物和患者状况而谨慎给予；建议监测阻滞程度，以避免过量的风险。

对**苯磺阿曲库铵**来说，在英国，成人和超过 1 个月龄儿童静脉注射常规的初始剂量是 300～600μg/kg。需要时追加剂量是 100～200μg/kg，维持较长手术通常是每隔 15～25min 追加。建议合并心血管疾病的患者的初始剂量给予应该超过 60s。

苯磺酸阿曲库铵也可持续静脉输注，速度为每分钟 5～10μg/kg 来维持较长手术的神经肌肉阻滞。重症监护室接受控制性通气的患者的输注速度可更快一些。

尽管没有得到英国许可，*BNFC 2010/11* 仍建议新生儿可以给予阿曲库铵，剂量类似大龄儿童的用法（见上文）。

顺阿曲库铵是以苯磺酸盐形式给予但是剂量以碱基形式表达。顺阿曲库铵 1mg 相当于大约 1.34mg 苯磺阿曲库铵。在英国，成人和 1 个月以上的儿童通常初始诱导剂量是静脉注射 150μg/kg。成人神经肌肉阻滞的维持剂量是 30μg/kg（每次追加提供 20min 的附加阻滞时间）。2 岁和 2 岁以上的儿童维持神经肌肉阻滞药量为 20μg/kg（每次追加提供 9min 阻滞作用）。*BNFC 2010/11* 建议，小于 1 个月龄的儿童可给予 30μg/kg 的维持剂量，大约每 20min 重复一次；然而，这种使用方法在英国未经当局许可。

苯磺顺阿曲库铵也可持续静脉输注给予成人和 2 岁以上的儿童，初始剂量相当于顺阿曲库铵每分钟 3μg/kg，稳定后速度为每分钟 1～2μg/kg。

在美国，阿曲库胺和顺阿曲库胺的剂量与英国类似。

1. Bryson HM, Faulds D. Cisatracurium besilate: a review of its pharmacology and clinical potential in anaesthetic practice. *Drugs* 1997; **53:** 848–66.

儿童用法 相比于青年和成年人，儿童需要较大剂量的竞争性神经肌肉阻滞药以达到类似的神经肌肉阻滞程度，并可更快恢复。相反，新生儿和不足 1 岁的婴儿更敏感，通常剂量可产生延长的神经肌肉阻滞作用（一些建议的剂量也参见上文的**用途和用法**）。

1. Brandom BW, Fine GF. Neuromuscular blocking drugs in pediatric anesthesia. *Anesthesiol Clin North America* 2002; **20:** 45–58.

ECT 对接受 ECT 的患者使用竞争性神经肌肉阻滞药来减少肌肉收缩的强度和减少创伤，但是更首选氯琥珀胆碱（第1818页），因为其作用持续时间短。

静脉区域麻醉 在静脉区域麻醉（第1767页）的局麻药中加入竞争性神经肌肉阻滞药和（或）阿片类镇痛药来改善麻醉效果。然而阿曲库铵（详见上文**注意事项**项下**止血带**）和米库氯铵（详见**止血带**，第1815页）可能不适合这种用法。

寒战 许多药物曾被试图用于治疗术后寒战（第1700页）。有关于使用神经肌肉阻滞药减少心血管应激、治疗心脏手术后寒战的报道[1]；一项研究[2]表明维库溴铵可能比泮库溴铵更适合，因其不会增加心肌负荷，较少引起并发症。

1. Cruise C, *et al.* Comparison of meperidine and pancuronium for the treatment of shivering after cardiac surgery. *Can J Anaesth* 1992; **39:** 563–8.
2. Dupuis J-Y, *et al.* Pancuronium or vecuronium for the treatment of shivering after cardiac surgery. *Anesth Analg* 1994; **79:** 472–81.

破伤风 关于竞争性神经肌肉阻滞药治疗破伤风造成的肌肉痉挛的评论见第1811页。

制剂

USP 33: Atracurium Besylate Injection.

专利制剂

Arg.: Gelolagar; Nimbium; Tracrium; Tracurix; Tracuron; ***Austral.:*** Nimbex; Tracrium; ***Austria:*** Nimbex; Tracrium; ***Belg.:*** Nimbex; Tracrium; ***Braz.:*** Abbottracurium; Nimbium; Tracrium; Tracur; ***Canad.:*** Nimbex; ***Chile:*** Nimbex; Tracrium; ***Cz.:*** Nimbex; Tracrium; ***Denm.:*** Nimbex; ***Fin.:*** Nimbex; ***Fr.:*** Nimbex; Tracrium; ***Ger.:*** Nimbex; Tracrium; ***Gr.:*** Nimbex; Tracrium; ***Hong Kong:*** Nimbex; Tracrium; ***Hung.:*** Nimbex; Tracrium; ***India:*** Tracrium; ***Indon.:*** Notrixum; Tracrium; Tramus; ***Irl.:*** Nimbex; Tracrium; ***Israel:*** Mycurium; Tracrium; ***Ital.:*** Acurmil; Nimbex; Tracrium; ***Malaysia:*** Nimbex†; Tracrium; ***Mex.:*** Nimbex; Relatrac; Trablok; Tracrium; ***Neth.:*** Nimbex; Tracrium; ***Norw.:*** Nimbex; ***NZ:*** Tracrium; ***Philipp.:*** Trac; Tracrium; ***Pol.:*** Abbocurium; Nimbex; Tracrium; ***Port.:*** Faulcurium; Nimbex; Tracrium; ***Rus.:*** Nimbex (Нимбекс); Tracrium (Тракриум); ***S.Afr.:*** Nimbex; Tracrium; ***Singapore:*** Nimbex†; Tracrium; ***Spain:*** Laurak†; Nimbex; Tracrium; ***Swed.:*** Nimbex; Tracrium; ***Switz.:*** Nimbex; Tracrium; ***Thai.:*** Atra; Nimbex; Tracrium; ***Turk.:*** Dematrac; Nimbex; Tracrium; ***UK:*** Nimbex; Tracrium; ***Ukr.:*** Tracrium (Тракриум); ***USA:*** Nimbex; Tracrium†.

Gallamine Triethiodide (*BANM*, *rINN*) 戈拉碘铵

Benzcurine Iodide; Galamin Trietiyodür; Galamino trietjodidas; Gallamiinitrietjodidi; Gallamine, triéthiodure de; Gallamini triethiodidum; Gallamin-triethojodid; Gallamintrietjodid; Gallamin-trietjodid; Gallamone Triethiodide; Trietioduro de galamina. 2,2′,2″-(Benzene-1,2,3-triyltrioxy)tris(tetraethylammonium) tri-iodide.

Галламина Триэтйодид

$C_{30}H_{60}I_3N_3O_3$ = 891.5.

CAS — 153-76-4 (gallamine); 65-29-2 (gallamine triethiodide).

ATC — M03AC02.

ATC Vet — QM03AC02.

UNII — Q3254X40X2.

Pharmacopoeias. In *Eur.* (see p.vii), *Int.*, and *US.*

Ph. Eur. 6.8 (Gallamine Triethiodide) 白色或几乎白色的易潮湿粉末。极易溶于水；微溶于乙醇；几乎不溶于二氯甲烷。贮藏于密闭容器中。避光。

USP 33 (Gallamine Triethiodide) 白色、易潮湿的无臭非结晶性粉末。极易溶于水；略溶于乙醇；极微溶于氯仿。2%水溶液的 pH 值为 5.3～7.0。贮藏于密闭容器中。避光。

简介

戈拉碘铵是苄基异喹啉类竞争性神经肌肉阻滞药（见**阿曲库铵**，第1811页）。用于全身麻醉以行手术操作和控制呼吸。因为戈拉碘铵有迷走神经松弛活性而经常发生心动过速，血压也可能升高。有少量的组胺释放作用；有报道有偶尔的过敏样反应。

戈拉碘铵可以复合透明质酸酶肌注或单独肌注。

肾损伤 有报道慢性肾衰竭的患者静脉使用初始剂量为 2mg/kg 的戈拉碘铵发生明显的消除半衰期延长和清除率降低[1]。

1. Ramzan MI, *et al.* Gallamine disposition in surgical patients with chronic renal failure. *Br J Clin Pharmacol* 1981; **12:** 141–7.

制剂

BP 2010: Gallamine Injection;
USP 33: Gallamine Triethiodide Injection.

Mivacurium Chloride (*BAN*, *USAN*, *rINN*) 米库氯铵

BW-B1090U; Cloruro de mivacurio; Mivacurii Chloridum; Mivacurium, Chlorure de; Mivakuriumklorid; Mivakuriumkloridi; Mivakuryum Klorür. A mixture of the stereoisomers of (*E*)-1,1′,2,2′,3,3′,4,4′-octahydro-6,6′,7,7′-tetramethoxy-2,2′-dimethyl-1,1′-bis(3,4,5-trimethoxybenzyl)-2,2′-[oct-4-enedioylbis(oxytrimethylene)]di-isoquinolinium dichloride.

Мивакурия Хлорид

$C_{58}H_{80}Cl_2N_2O_{14}$ = 1100.2.

CAS — 106861-44-3 (mivacurium chloride, total racemate).

ATC — M03AC10.

ATC Vet — QM03AC10.

UNII — 600ZG213C3.

配伍禁忌 关于神经肌肉阻滞药配伍禁忌的详细内容，见阿曲库铵（第1812页）。

不良反应、处置和注意事项

同竞争性神经肌肉阻滞药（详见**阿曲库铵**，第1812页）。推荐剂量的米库氯铵没有明显的迷走神经或神经节阻滞活性。可诱导组胺释放，特别是在快速大剂量给予时。

对血浆胆碱酯酶缺乏的患者应该小心使用米库氯铵，因为此种患者的作用时间会延长。

烧伤 同其他竞争性肌松药用于烧伤患者一样会发生对米库氯铵的抵抗并需要增加剂量（详见**阿曲库铵**，第1812页）。然而，因为这些患者的血浆胆碱酯酶活性也可能减少，所以需要的剂量也可能减少。注册药品信息建议这类患者应给予试验剂量 15～20μg/kg，之后根据阻滞作用的监测调整剂量。

神经肌肉疾病 对患有重症肌无力需要手术的肥胖的老年人使用米库氯铵达到满意的神经肌肉阻滞效果[1]。只需要大约常规剂量的一半，并恢复延迟。详见**阿曲库铵**（第1812页），对合并神经肌肉疾病的患者使用竞争性神经肌肉阻滞药的讨论。

1. Seigne RD, Scott RPF. Mivacurium chloride and myasthenia gravis. *Br J Anaesth* 1994; **72:** 468–9.

血浆胆碱酯酶缺乏 有关于对血浆胆碱酯酶缺乏的患者使用米库氯铵后神经肌肉阻滞作用延长的报道[1～4]。完全恢复的时间各不相同；其中一个患者需要 8h。

1. Goudsouzian NG, *et al.* Prolonged neuromuscular block from mivacurium in two patients with cholinesterase deficiency. *Anesth Analg* 1993; **77:** 183–5.
2. Sockalingam I, Green DW. Mivacurium-induced prolonged neuromuscular block. *Br J Anaesth* 1995; **74:** 234–6.
3. Fox MH, Hunt PCW. Prolonged neuromuscular block associated with mivacurium. *Br J Anaesth* 1995; **74:** 237–8.
4. Zimmer S. Mivacurium and prolonged neuromuscular block. *Br J Anaesth* 1995; **75:** 823.

止血带 米库氯铵可能不适用于独立使用提供无血手术野的止血带的肢体的神经肌肉阻滞[1]。其会因血浆胆碱酯酶的酶促作用而大量失活，并因此继续在局部降解并导致肢体阻滞作用的消失，这种效应不会因追加剂量而纠正，除非松开止血带。然而，同其他竞争性神经肌肉阻滞药一样，除了止血带，米库氯铵用于补充区域麻醉能产生更长的肌肉麻痹作用[2]。这表明米库氯铵在缺血

的肽体降解，其恢复不依赖于血浆米库氯铵的浓度。

同样详见**阿曲库铵**的**药物相互作用**项下**局部麻醉药**（第1818页），有报道当丙胺卡因和米库氯铵同时使用时发生了类似局麻药中毒的症状。

1. Shannon PF. Neuromuscular block and tourniquets. *Br J Anaesth* 1994; **73:** 726.
2. Torrance JM, *et al.* Low-dose mivacurium supplementation of prilocaine i.v. regional anaesthesia. *Br J Anaesth* 1997; **78:** 222–3.

药物相互作用

与竞争性神经肌肉阻滞药的药物相互作用详见**阿曲库铵**，第1818页。

甲氧氯普胺 甲氧氯普胺是一种血浆胆碱酯酶抑制药，能明显延长手术患者的米库氯铵的作用时间，虽然在这项研究中只发现了甲氧氯普胺造成的血浆胆碱酯酶轻度抑制。

1. Skinner HJ, *et al.* Influence of metoclopramide on plasma cholinesterase and duration of action of mivacurium. *Br J Anaesth* 1999; **82:** 542–5.

药动学

米库氯铵是3种立体异构体的混合物，其中2种（顺-反和反-反）被认为是产生大部分神经肌肉阻滞作用的。所有这3种异构体能被血浆胆碱酯酶灭活。肾和肝代谢机制可能参与其尿液和胆汁的排泄消除。

1. Atherton DPL, Hunter JM. Clinical pharmacokinetics of the newer neuromuscular blocking drugs. *Clin Pharmacokinet* 1999; **36:** 169–89.

用途和用法

米库氯铵是苄异喹啉类竞争性神经肌肉阻滞药（详见**阿曲库铵**，第1815页）。

静脉注射1.5～2.5min内出现肌松作用，取决于剂量的使用，作用时间大约10～20min。用于气管内插管和提供手术全身麻醉的肌松作用（详见**麻醉**，第1810页）并辅助控制性通气（详见**重症监护**部分，第1810页）。

需要根据每个患者的反应调整神经肌肉阻滞药的剂量，并可根据手术、给予的其他药物和患者的状况而改变；建议监测阻滞程度以降低过量的风险。米库氯铵以氯化物给药但是以米库铵碱基计量。成人和12岁以上儿童静脉注射初始剂量是70～250μg/kg。150μg/kg的剂量应该经历5～15s给予，但是更高剂量应该在30s以上给予。患有哮喘和心血管疾病的患者或那些对动脉血压下降敏感的患者，应该在60s以上给予。250μg/kg的插管剂量，其中150μg/kg在30s注射，之后再注射100μg/kg。100μg/kg的维持剂量间隔15min给予。2～6个月的儿童的初始剂量150μg/kg；7个月～12岁的儿童的初始剂量是200μg/kg。2个月～12岁的儿童，每6～9min给予维持剂量是100μg/kg。

米库氯铵也可持续静脉内输注维持阻滞作用。成人和12岁以上儿童的初始速度是每分钟8～10μg/kg，如果需要可每3min调整每分钟1μg/kg，直至每分钟6～7μg/kg的常规速度；2个月～12岁的儿童的常规剂量是每分钟11～14μg/kg。

老年人和肝或肾损伤的患者可能需要减少剂量（详见下文）。

1. Mirakhur RK. Newer neuromuscular blocking drugs: an overview of their clinical pharmacology and therapeutic use. *Drugs* 1992; **44:** 182–99.
2. Frampton JE, McTavish D. Mivacurium: a review of its pharmacology and therapeutic potential in general anaesthesia. *Drugs* 1993; **45:** 1066–89.
3. Feldman S. Mivacurium. *Br J Hosp Med* 1997; **57:** 199–201.

作用 米库氯铵比其他大部分竞争性神经肌肉阻滞药的起效时间更短。研究[1～3]表明，需要产生短效神经肌肉阻滞药时可有用地替代氯琥珀胆碱，并有能被胆碱酯酶抑制药逆转的优势。关于胆碱酯酶抑制药用于逆转短效神经肌肉阻滞药（如米库氯铵）的选择，详见**新斯的明**（第602页）。虽然给予初始剂量可使其起效加速[4]，米库氯铵比氯琥珀胆碱的起效慢些，故在需要快速插管时不是很合适的替代[5]。关于神经肌肉阻滞药的总的综述详见**麻醉**部分（第1810页）。

1. Brandom BW, *et al.* Comparison of mivacurium and suxamethonium administered by bolus and infusion. *Br J Anaesth* 1989; **62:** 488–93.
2. Caldwell JE, *et al.* Comparison of the neuromuscular block induced by mivacurium, suxamethonium or atracurium during nitrous oxide-fentanyl anaesthesia. *Br J Anaesth* 1989; **63:** 393–9.
3. Goldberg ME, *et al.* Comparison of tracheal intubating conditions and neuromuscular blocking profiles after intubating doses of mivacurium chloride or succinylcholine in surgical outpatients. *Anesth Analg* 1989; **69:** 93–9.
4. Haxby EJ, *et al.* Mivacurium priming intervals. *Br J Anaesth* 1994; **72:** 485P.
5. Anonymous. Mivacurium—a new neuromuscular blocker. *Med Lett Drugs Ther* 1992; **34:** 82.

儿童用法 米库氯铵在婴儿和儿童中的使用和用量详见上文**用途和用法**。

老年人用法 一项研究[1]比较了米库氯铵在老年人和年轻成人中的作用，老年人的作用时间延长大约30%。老年人的平均输注剂量是每分钟3.67μg/kg，而年轻成人的剂量是5.5μg/kg。

注册药品信息表明，老年人可能需要较慢的输注速度或更低频率维持推注。

1. Maddineni VR, *et al.* Neuromuscular and haemodynamic effects of mivacurium in elderly and young adult patients. *Br J Anaesth* 1994; **73:** 608–12.

在肝损伤或肾损伤中的用法 已经研究出肾损伤[1～3]或肝损伤[1,4,5]患者使用米库氯铵的药动学。终末期肾病患者使用米库氯铵产生的肌松作用时间比正常患者延长时间大约1.5倍，患有终末期肝疾病的患者则比正常患者延长时间大约3倍。肝损伤患者的血浆胆碱酯酶活性减少可能在这种效应中起重要作用。虽然胆碱酯酶抑制药例如新斯的明只少量加速了健康个体恢复时间，但其可能适用于恢复延迟的患者[2]。

注册药品信息建议患有终末期肾脏或肝脏疾病的患者，应该根据不同个体的临床反应调整剂量。

1. Cook DR, *et al.* Pharmacokinetics of mivacurium in normal patients and in those with hepatic or renal failure. *Br J Anaesth* 1992; **69:** 580–5.
2. Phillips BJ, Hunter JM. Use of mivacurium chloride by constant infusion in the anephric patient. *Br J Anaesth* 1992: **68:** 492–8.
3. Head-Rapson AG, *et al.* Pharmacokinetics and pharmacodynamics of the three isomers of mivacurium in health, in end-stage renal failure and in patients with impaired renal function. *Br J Anaesth* 1995; **75:** 31–6.
4. Devlin JC, *et al.* Pharmacodynamics of mivacurium chloride in patients with hepatic cirrhosis. *Br J Anaesth* 1993; **71:** 227–31.
5. Head-Rapson AG, *et al.* Pharmacokinetics of the three isomers of mivacurium and pharmacodynamics of the chiral mixture in hepatic cirrhosis. *Br J Anaesth* 1994; **73:** 613–18.

制剂

专利制剂

Arg.: Mivacron; **Austral.:** Mivacron; **Austria:** Mivacron; Novacrium†; **Belg.:** Mivacron; **Canad.:** Mivacron†; **Chile:** Mivacron; **Cz.:** Mivacron; **Denm.:** Mivacron; **Fin.:** Mivacron; **Fr.:** Mivacron; **Ger.:** Mivacron; **Gr.:** Mivacron; **Hong Kong:** Mivacron; **Hung.:** Mivacron; **Irl.:** Mivacron; **Ital.:** Mivacron; **Malaysia:** Mivacron; **Neth.:** Mivacron; **Norw.:** Mivacron; **NZ:** Mivacron; **Pol.:** Mivacron; **Port.:** Mivacron; **Rus.:** Mivacron (Мивакрон); **S.Afr.:** Mivacron; **Singapore:** Mivacron; **Spain:** Mivacron; **Swed.:** Mivacron; **Switz.:** Mivacron; **Turk.:** Mivacron; **UK:** Mivacron; **USA:** Mivacron†.

Pancuronium Bromide (*BAN, USAN, rINN*) 泮库溴铵

Bromuro de pancuronio; NA-97; Org-NA-97; Pancuronii bromidum; Pancuronium, bromure de; Pankuronio bromidas; Pankuroniowy bromek; Pankuroniumbromid; Pankuronium-bromid; Pankuroniumbromidi; Pankuronyum Bromür. 1,1′-(3α,17β-Diacetoxy-5α-androstan-2β,16β-ylene)bis(1-methylpiperidinium) dibromide.

Панкурония Бромид

$C_{35}H_{60}Br_2N_2O_4$ = 732.7.

CAS — 15500-66-0.

ATC — M03AC01.

ATC Vet — QM03AC01.

UNII — U9LY9Y75X2.

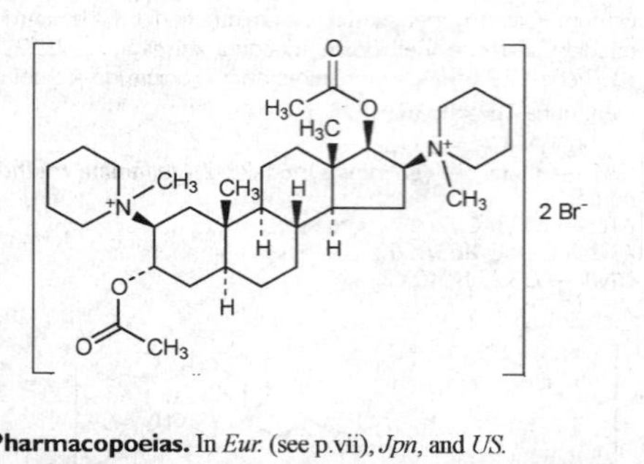

Pharmacopoeias. In *Eur.* (see p.vii), *Jpn*, and *US.*

Ph. Eur. 6. 8 (Pancuronium Bromide) 白色、黄白色或略带粉色、吸湿性结晶性粉末。极易溶至易溶于水；易溶于乙醇；极易溶于二氯甲烷。贮藏于密闭容器中。避光。

USP 33 (Pancuronium Bromide) 白色、黄白色或浅粉色、吸湿性结晶粉末。易溶于水、酒精和二氯甲烷。贮藏于温度15～25℃的密闭容器中。避光。

不良反应、处置和注意事项

参见竞争性神经肌肉阻滞药（详见**阿曲库铵**，第1812页）。

泮库溴铵具有解迷走神经松弛和拟交感神经作用，可造成心动过速和高血压，但是不会产生神经节阻滞。几乎没有组胺释放效应。超敏反应相对罕见，但是有出现心动过缓、支气管痉挛、低血压和心血管衰竭报道。泮库溴铵与一些患者的流涎过多相关。

泮库溴铵应该慎用于儿茶酚胺浓度增加或那些接受有拟交感作用药物的患者，因为这些患者更易于出现心血管不良反应。

对耳的影响 一项研究[1]发现患有先天性膈疝存活的新生儿长时间使用泮库溴铵后更易于发生感觉神经性耳聋。然而，作者认为这种相关性不一定有因果关联，需要更进一步研究。

1. Cheung P-Y, *et al.* Prolonged use of pancuronium bromide and sensorineural hearing loss in childhood survivors of congenital diaphragmatic hernia. *J Pediatr* 1999; **135:** 233–9.

超敏反应 有关于泮库溴铵发生类过敏反应或过敏反应的报道[1～4]。

也见**氯琥珀胆碱**（第1818页）。

1. Brauer FS, Ananthanarayan CR. Histamine release by pancuronium. *Anesthesiology* 1978; **49:** 434–5.
2. Patriarca G, *et al.* Pancuronium allergy: a case report. *Br J Anaesth* 1989; **62:** 210–12.
3. Moneret-Vautrin DA, *et al.* Simultaneous anaphylaxis to thiopentone and a neuromuscular blocker: a study of two cases. *Br J Anaesth* 1990; **64:** 743–5.
4. Sanchez-Guerrero IM, *et al.* Anaphylactoid reaction induced by pancuronium during general anaesthesia. *Eur J Anaesthesiol* 1998; **15:** 613–14.

术后并发症 因为其作用时间很长，泮库溴铵可能比其他神经肌肉阻滞药更易于产生残余神经肌肉阻滞作用；这种残余的阻滞作用与术后呼吸系统并发症的发生率增加相关[1,2]。

1. Berg H, *et al.* Residual neuromuscular block is a risk factor for postoperative pulmonary complications: a prospective, randomised, and blinded study of postoperative pulmonary complications after atracurium, vecuronium and pancuronium. *Acta Anaesthesiol Scand* 1997; **41:** 1095–1103.
2. Bissinger U, *et al.* Postoperative residual paralysis and respiratory status: a comparative study of pancuronium and vecuronium. *Physiol Res* 2000; **49:** 455–62.

药物相互作用

与竞争性神经肌肉阻滞药相关的药物相互作用详见**阿曲库铵**（第1814页）。

药动学

静脉注射泮库溴铵后迅速分布至全身组织中；大约80%可与血浆蛋白结合。小部分在肝内代谢为具有微弱神经肌肉阻滞活性的代谢产物。大部分以原形和代谢产物形式从尿液排出；小部分从胆汁排出。血浆消除半衰期大约2h。小部分可通过胎盘。

妊娠 15名接受剖宫产[1]的患者静脉使用泮库溴铵100μg/kg及其他药物后，分娩时（平均在注射后13min）平均母体动脉和脐静脉血清泮库溴铵及其代谢产物浓度分别是520ng/ml和120ng/ml，胎儿母体浓度的比值为0.23。

1. Wingard LB, *et al.* Modified fluorometric quantitation of pancuronium bromide and metabolites in human maternal and umbilical serums. *J Pharm Sci* 1979; **68:** 914–15.

用途和用法

泮库溴铵是氨基甾类竞争性神经肌肉阻滞药（详见**阿曲库铵**，第1815页）。

静脉注射后1.5～2min出现肌松作用并持续作用45～60min。

用于气管内插管和提供手术全身麻醉的肌松作用（详见**麻醉**，第1810页）并辅助控制性通气（详见**重症监护**，第1810页）。

需要根据每个患者的反应调整神经肌肉阻滞药的剂量，并可根据手术、其他给予的药物和患者的状况而改变剂量；建议监测阻滞程度以减少过量的风险。插管的初始剂量通常是静脉注射50～100μg/kg，维持剂量10～20μg/kg。儿童可能需要相似剂量。一些制造商建议在氯琥珀胆碱后使用泮库溴铵，初始剂量减少至20～60μg/kg。建议新生儿的起始剂量为30～40μg/kg，需要时使用维持剂量10～20μg/kg。在英国，*BNFC 2010/11*建议长时间外科手术需使用肌肉松弛药的新生儿可使用较大剂量。建议初始剂量为100μg/kg，必要时维持剂量为50μg/kg。在美国，提倡新生儿使用初始试验剂量20μg/kg。

顽固的哮喘持续状态或破伤风需要辅助通气的重症监护的成人患者，可能需要每1～1.5h或更低的频率静脉使用60μg/kg。

患有肝或肾功能不全的患者使用泮库溴铵应该有监护，详见下文。

儿童用法 婴幼儿和儿童泮库溴铵的详细用法和用量，

见上文**用途和用法**。

在肝损伤中的用法 有报道，患有肝疾病的患者使用泮库溴铵可能发生神经肌肉阻滞延长，因为随着分布容量的增加和清除率的减少其半衰期增加[1]。然而这些患者扩大的分布容量可能需要泮库溴铵的用量增加[1,2]并可能导致对泮库溴铵的神经肌肉阻滞作用的抵抗。

1. Duvaldestin P, *et al.* Pancuronium pharmacokinetics in patients with liver cirrhosis. *Br J Anaesth* 1978; **50:** 1131–6.
2. Ward ME, *et al.* Althesin and pancuronium in chronic liver disease. *Br J Anaesth* 1975; **47:** 1199–1204.

在肾损伤中的用法 严重肾功能不全的患者使用泮库溴铵可能发生神经肌肉阻滞作用延长。静脉注射后泮库溴铵迅速分布至细胞外液，产生的初始的神经肌肉阻滞作用将会取决于这些药物峰浓度。因为慢性肾衰竭的患者的细胞外液容量增加，所以这类患者可能需要较大的初始剂量，有报道[1]终末期肾衰竭患者剂量需要增加45%。清除的主要途径是经肾排出，肾衰竭可能发生清除半衰期延长和清除减少；需要的总剂量可能减少。有报道患有终末期肾衰竭的患者维持90%阻滞作用所需泮库溴铵的输注速度比正常肾功能患者减少61.5%。

1. Gramstad L. Atracurium, vecuronium and pancuronium in end-stage renal failure. *Br J Anaesth* 1987; **59:** 995–1003.

胎儿麻痹 根据估计的胎儿体重经脐静脉给予泮库溴铵100μg/kg，在血管内交换输注期间产生大约40min的胎儿麻痹[1]。通过更复杂的输注操作给予200～300μg/kg的剂量产生1～8h的胎儿麻痹[2]。没有报道发生不良反应。

1. Copel JA, *et al.* The use of intravenous pancuronium bromide to produce fetal paralysis during intravascular transfusion. *Am J Obstet Gynecol* 1988; **158:** 170–1.
2. Moise KJ, *et al.* Intravenous pancuronium bromide for fetal neuromuscular blockade during intrauterine transfusion for red-cell alloimmunization. *Obstet Gynecol* 1989; **74:** 905–8.

神经阻滞药恶性综合征 泮库溴铵是有独立报道[1]的成功用于神经阻滞药恶性综合征治疗的多种药物之一（第943页）。

1. Sangal R, Dimitrijevic R. Neuroleptic malignant syndrome: successful treatment with pancuronium. *JAMA* 1985; **254:** 2795–6.

制剂

BP 2010: Pancuronium Injection.

专利制剂

Arg.: Bemicin; Pancuron; Pavulon; Plumger; ***Austral.:*** Pavulon†; ***Braz.:*** Pancuron; Pavulon; ***Chile:*** Pavulon; ***Cz.:*** Pavulon; ***Denm.:*** Pavulon†; ***Fin.:*** Pavulon; ***Fr.:*** Pavulon; ***Gr.:*** Pavulon; ***Hong Kong:*** Pavulon; ***Hung.:*** Pavulon†; ***India:*** Panconium; ***Indon.:*** Pavulon; ***Israel:*** Pavulon; ***Ital.:*** Pavulon; ***Jpn:*** Mioblock; ***Malaysia:*** Pavulon; ***Mex.:*** Bromurex; Panlem; ***Neth.:*** Pavulon; ***Norw.:*** Pavulon†; ***Philipp.:*** Pavulon†; ***Port.:*** Pancurox; ***S.Afr.:*** Curon-B†; Pavulon; ***Singapore:*** Pavulon; ***Spain:*** Pavulon†; ***Swed.:*** Pavulon; ***Switz.:*** Pavulon; ***Thai.:*** Pavulon; ***Turk.:*** Pavulon†; ***Venez.:*** Panuron; Pavulon; Pesium.

Pipecuronium Bromide (*BAN, USAN, rINN*) 哌库溴铵

Bromuro de pipecurio; Bromuro de pipecuronio; Pipecurium Bromide; Pipecuronii Bromidum; Pipécuronium, Bromure de; Pipekuroniumbromid; Pipekuroniumbromidi; RGH-1106. 1,1,1′,1′-Tetramethyl-4,4′-(3α,17β-diacetoxy-5α-androstan-2β,16β-diyl)dipiperazinium dibromide.

Пипекурония Бромид

$C_{35}H_{62}Br_2N_4O_4$ = 762.7.

CAS — 52212-02-9 (anhydrous pipecuronium bromide); 68399-57-5 (pipecuronium bromide dihydrate).

ATC — M03AC06.

ATC Vet — QM03AC06.

UNII — R6ZTY81RE1.

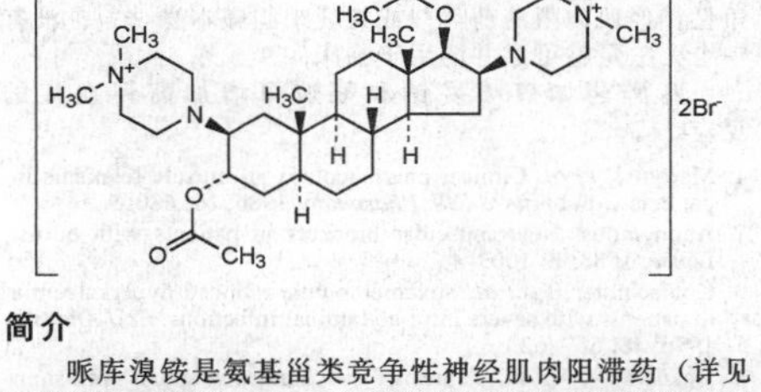

简介

哌库溴铵是氨基甾类竞争性神经肌肉阻滞药（详见**阿曲库铵**，第1812页）。哌库溴铵用于气管内插管和提供手术全身麻醉的肌松作用并辅助控制性通气。哌库溴铵没有明显心血管不良反应或组胺释放作用的报道。

1. Mirakhur RK. Newer neuromuscular blocking drugs: an overview of their clinical pharmacology and therapeutic use. *Drugs* 1992; **44:** 182–99.
2. Tassonyi E, *et al.* Pharmacokinetics of pipecuronium in infants, children and adults. *Eur J Drug Metab Pharmacokinet* 1995; **20:** 203–8.
3. Melloni C. Farmacologia clinica del pipecuronium; studio comparativo della sua durata clinica in anestesia bilanciata (propofol/fentanyl) vs isoflurano. *Minerva Anestesiol* 1995; **61:** 491–500.
4. Meretoja OA, Erkola O. Pipecuronium revisited: dose-response and maintenance requirement in infants, children, and adults. *J Clin Anesth* 1997; **9:** 125–9.

制剂

专利制剂

Austria: Arpilon†; ***Cz.:*** Arduan; ***Gr.:*** Arduan; ***Hung.:*** Arduan; ***Pol.:*** Arduan; ***Rus.:*** Aperomid (Аперомид)†; Arduan (Ардуан); ***Ukr.:*** Arduan (Ардуан).

Rocuronium Bromide (*BAN, USAN, rINN*) 罗库溴铵

Bromuro de rocuronio; Org-9426; Rocuronii bromidum; Rocuronium, bromure de; Rokuroniowy bromek; Rokuroniumbromid; Rokuronium-bromid; Rokuroniumbromidi; Rokuronyum Bromür. 1-Allyl-1-(3α,17β-dihydroxy-2β-morpholino-5α-androstan-16β-yl)pyrrolidinium bromide 17-acetate; 1-(17β-Acetoxy-3α-hydroxy-2β-morpholino-5α-androstan-16β-yl)-1-allylpyrrolidinium bromide.

Рокурония Бромид

$C_{32}H_{53}BrN_2O_4$ = 609.7.

CAS — 119302-91-9.

ATC — M03AC09.

ATC Vet — QM03AC09.

UNII — 165MW40FHZ.

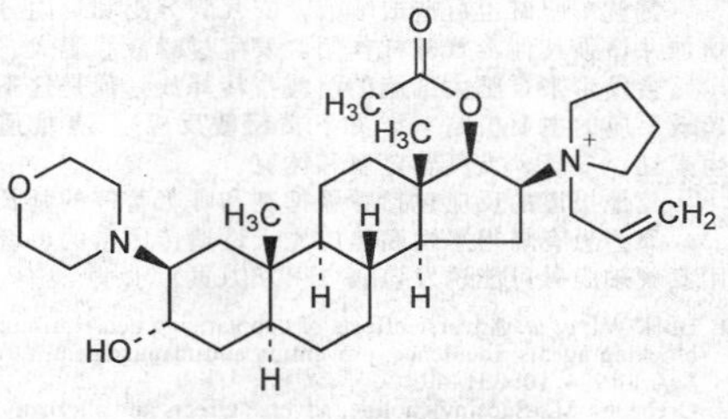

(rocuronium)

Pharmacopoeias. In *Eur.* (see p.vii) and *US.*

Ph. Eur. 6.8 (Rocuronium Bromide) 米色或灰黄色，稍易吸湿性粉末。易溶于水和无水乙醇。1.0%水溶液的pH值为8.9～9.5。贮藏于密闭容器中。避光。

USP 33 (Rocuronium Bromide) 米色或灰黄色，稍易吸湿性粉末。易溶于水、二氯甲烷和酒精。1.0%水溶液的pH值为8.9～9.5。在温度－20℃或以下贮藏于密闭容器中。避光、避湿。

不良反应、处置和注意事项

参见竞争性神经肌肉阻滞药（详见**阿曲库铵**，第1812页）。有报道，罗库溴铵有轻微的心血管和组胺释放作用。大剂量（大于900μg/kg）时有轻度迷走神经松弛活性。应慎用于患有胆道疾病或肝、肾损伤的患者。

肝损伤 对患有肝损伤的患者使用罗库溴铵的药动学和药效学的报道各不相同。与早期的研究相反[1,2]，一组研究[3]发现患有肝硬化的患者的罗库溴铵血浆清除率显著减少。许多报道消除半衰期没有改变[1]或因恢复延迟[3]而延长[2,3]。一些研究[2,3]发现罗库溴铵起效不受影响，另一组研究[1]报道会延迟。

注册药品信息建议罗库溴铵应慎用于临床明显肝损伤的患者，详见下文**用途和用法**。

1. Khalil M, *et al.* Pharmacokinetics and pharmacodynamics of rocuronium in patients with cirrhosis. *Anesthesiology* 1994; **80:** 1241–7.
2. Magorian T, *et al.* The pharmacokinetics and neuromuscular effects of rocuronium bromide in patients with liver disease. *Anesth Analg* 1995; **80:** 754–9.
3. van Miert MM, *et al.* The pharmacokinetics and pharmacodynamics of rocuronium in patients with hepatic cirrhosis. *Br J Clin Pharmacol* 1997; **44:** 139–44.

超敏反应 虽然罗库溴铵被认为只有轻微的组胺释放作用，有报道[1]在3名使用罗库溴铵的患者在麻醉诱导期出现组胺释放反应。据报道，相比于法国[2]其他可用的神经肌肉阻滞药，罗库溴铵的严重超敏反应（特别是过敏性休克）的发生率增加，已发生死亡[3]。

神经肌肉阻滞药相关的超敏反应的相关风险也参见**氯琥珀胆碱**的讨论（第1819页）。

1. Neal SM, *et al.* Histaminoid reactions associated with rocuronium. *Br J Anaesth* 2000; **84:** 108–11.
2. Mayer M. Information importante de pharmacovigilance: Esméron® et manifestations allergiques. Available at: http://www.afssaps.fr/content/download/12056/143941/version/1/file/letesmer.pdf (accessed 12/02/10)
3. Baillard C, *et al.* Anaphylaxis to rocuronium. *Br J Anaesth* 2002; **88:** 600–602.

注射疼痛 注射罗库溴铵相关的一些短暂的烧灼样疼痛，被认为[1]是造成给予罗库溴铵时有时见到的手臂或腕的自主运动的原因。建议在达到无意识状态的深阶段才可给予罗库溴铵。

1. Borgeat A, Kwiatkowski D. Spontaneous movements associated with rocuronium: is pain on injection the cause? *Br J Anaesth* 1997; **79:** 382–3.

肾损伤 关于罗库溴铵药动学和神经肌肉作用的研究中[1]，相比于正常患者，患有肾衰竭的患者的罗库溴铵的清除率减少，但是伴随着临床肌松作用时间的增加没有达到统计学意义。然而，建议对存在肾衰竭的患者应该谨慎给予罗库溴铵，因为患者间的临床反应和药动学参数差异很大。一名47岁妇女使用1mg/kg罗库溴铵发生了神经肌肉阻滞作用延长，表明[2]慢性肾衰竭确有影响。虽然这个剂量在推荐的成人剂量范围内，但对肾损伤的患者而言是过量了[3]。

关于应该对患有肾损伤的患者慎用罗库溴铵的建议，详见下文**用途和用法**。

1. Cooper RA, *et al.* Time course of neuromuscular effects and pharmacokinetics of rocuronium bromide (ORG 9426) during isoflurane anaesthesia in patients with and without renal failure. *Br J Anaesth* 1993; **71:** 222–6.
2. Lewis KS, *et al.* Prolonged neuromuscular blockade associated with rocuronium. *Am J Health-Syst Pharm* 1999; **56:** 1114–18.
3. Cozanitis DA, Booij HD. Muscle relaxants and renal failure. *Am J Health-Syst Pharm* 2000; **57:** 1713–14.

药物相互作用

与竞争性神经肌肉阻滞药有关药物的相互作用详见**阿曲库铵**（第1814页）。

药动学

静脉使用后，血浆罗库溴铵浓度分布呈三室开放模型。初始分布相的半衰期是1～2min，接着是较慢的分布相半衰期为14～18min。大约30%与血浆蛋白结合。清除半衰期为1.2～1.4h。高达40%的剂量可能在24h内由尿液排出；罗库溴铵也由胆汁分泌。罗库溴铵主要代谢产物是17-去乙酰罗库溴铵（desacetylrocuronium），有微弱的神经肌肉阻滞作用。

1. Khuenl-Brady KS, Sparr H. Clinical pharmacokinetics of rocuronium bromide. *Clin Pharmacokinet* 1996; **31:** 174–83.
2. McCoy EP, *et al.* Pharmacokinetics of rocuronium after bolus and continuous infusion during halothane anaesthesia. *Br J Anaesth* 1996; **76:** 29–33.
3. Wierda JMKH, *et al.* Pharmacokinetics and pharmacokinetic-dynamic modelling of rocuronium in infants and children. *Br J Anaesth* 1997; **78:** 690–5.
4. Atherton DPL, Hunter JM. Clinical pharmacokinetics of the newer neuromuscular blocking drugs. *Clin Pharmacokinet* 1999; **36:** 169–89.
5. Proost JH, *et al.* Urinary, biliary and faecal excretion of rocuronium in humans. *Br J Anaesth* 2000; **85:** 717–23.

重症监护 罗库溴铵的药动学似乎在长期给药的重症监护患者与手术患者中是不同的[1]。稳态的分布容量可能增加，血浆清除率减少，终末半衰期延长。停止使用后的恢复时间也可能更长。

1. Sparr HJ, *et al.* Pharmacodynamics and pharmacokinetics of rocuronium in intensive care patients. *Br J Anaesth* 1997; **78:** 267–73.

妊娠 32名剖宫产前使用罗库溴铵600μg/kg的患者分娩时静脉血浆平均浓度是2412ng/ml[1]；脐静脉和母体静脉血浆罗库溴铵平均浓度比值是0.16。这些患者中的12名的脐动脉罗库溴铵平均浓度是271ng/ml，罗库溴铵脐动脉和脐静脉血浆平均浓度比值为0.62。母体静脉血浆17-去乙酰罗库铵的浓度是178ng/ml，低于脐血浆的25ng/ml。

1. Abouleish E, *et al.* Rocuronium (Org 9426) for Caesarean section. *Br J Anaesth* 1994; **73:** 336–41.

用途和用法

罗库溴铵是氨基甾类竞争性神经肌肉阻滞药（详见**阿曲库铵**，第1815页）。静脉注射后1～2min内产生肌松作用，持续30～50min。罗库溴铵用于气管内插管和提供手术全身麻醉的肌松作用（详见**麻醉**，第1810页）并辅助控制性通气（详见**重症监护**，第1810页）。

需要根据每个患者的反应调整神经肌肉阻滞药的剂量，并可根据手术、给予的其他药物和患者的状况而改变；建议监测阻滞程度以降低过量的风险。成人静脉注射常规初始剂量是600μg/kg；然而，建议在快速诱导麻醉插管期间使用更高的1mg/kg剂量。注射常规维持剂量是150μg/kg，如果计划较长时间吸入性麻醉则应

该减少剂量至 75～100μg/kg。也可通过每小时 300～600μg/kg 的速率输注，虽然美国注册药品信息使用更高的速率。在英国，大于 1 个月龄的儿童使用的剂量类似于那些用于成人的用量，但是维持剂量可能需要更加频繁。在美国，罗库溴铵被允许用于出生以后的儿童；这个剂量又和用于成人的剂量相似。

英国注册药品信息建议，对于体重超过理想体重 30%的肥胖患者，根据去脂肪体重计算剂量；美国建议剂量应该根据确切的体重。英国药品信息建议减少老年人注射 75～100μg/kg 的维持剂量。肝或肾损伤患者的剂量详见下文。

1. Mirakhur RK. Newer neuromuscular blocking drugs: an overview of their clinical pharmacology and therapeutic use. *Drugs* 1992; **44:** 182–9.
2. Hunter JM. Rocuronium: the newest aminosteroid neuromuscular blocking drug. *Br J Anaesth* 1996; **76:** 481–3.

儿童用法 包括 70 名儿童入选的一项研究中，插管条件调整为静脉使用罗库溴铵 600μg/kg 或 900μg/kg，1min 内为最好，倾向于更大的剂量[1]（见上文**用途和用法**的推荐用量）。

1. Fuchs-Buder T, Tassonyi E. Intubating conditions and time course of rocuronium-induced neuromuscular block in children. *Br J Anaesth* 1996; **77:** 335–8.

肌内注射途径 浅麻醉的婴儿三角肌肌内注射罗库溴铵 1mg/kg，于 2.5min 后提供气管插管[1]。儿童剂量 1.8mg/kg 3min 后提供插管条件。然而，这样大剂量药物初始的恢复平均时间是婴儿 57min 和儿童 70min。作用时间的延长可能限制了肌内注射用于短时操作，特别是在儿童中。

1. Reynolds LM, *et al.* Intramuscular rocuronium in infants and children: dose-ranging and tracheal intubating conditions. *Anesthesiology* 1996; **85:** 231–9.

在肝损伤或肾损伤中的用法 不管使用何种麻醉技术，英国注册药品信息建议，肝或胆道疾病、肾衰竭的患者，罗库溴铵静脉注射初始剂量为 600μg/kg，静脉注射的维持剂量减少为 75～100μg/kg，输注维持量减为 300～400μg/(kg·h)。

制剂

专利制剂

Proprietary Preparations (details are given in Volume B)

Arg.: Zemuron†; ***Austral.:*** Esmeron; ***Austria:*** Esmeron; ***Belg.:*** Esmeron; ***Braz.:*** Esmeron; Rocuron†; ***Canad.:*** Zemuron; ***Chile:*** Esmeron; ***Cz.:*** Esmeron; ***Denm.:*** Esmeron; ***Fin.:*** Esmeron; ***Fr.:*** Esmeron; ***Ger.:*** Esmeron; ***Gr.:*** Esmeron; ***Hong Kong:*** Esmeron; ***Hung.:*** Esmeron; ***Indon.:*** Esmeron; Roculax; ***Irl.:*** Esmeron; ***Israel:*** Esmeron; ***Ital.:*** Esmeron; ***Jpn:*** Eslax; ***Malaysia:*** Esmeron; ***Mex.:*** Esmeron; ***Neth.:*** Esmeron; ***Norw.:*** Esmeron; ***NZ:*** Esmeron; ***Philipp.:*** Esmeron; Rocuron; ***Pol.:*** Esmeron; ***Port.:*** Esmeron; ***Rus.:*** Esmeron (Эсмерон); ***S.Afr.:*** Esmeron; ***Singapore:*** Esmeron; ***Spain:*** Esmeron; ***Swed.:*** Esmeron; ***Switz.:*** Esmeron; ***Thai.:*** Esmeron; ***Turk.:*** Esmeron; ***UK:*** Esmeron; ***Ukr.:*** Esmeron (Эсмерон); ***USA:*** Zemuron; ***Venez.:*** Esmeron.

Suxamethonium Chloride (*BAN*, *pINN*) 氯琥珀胆碱

Choline Chloride Succinate; Cloruro de succinilcolina; Cloruro de suxametonio; Succicurarium Chloride; Succinylcholine Chloride; Suksametonio chloridas; Suksametoniowy chlorek; Suksametoniumkloridi; Süksinilkolin Klorür; Suxamethonii chloridum; Suxamethonii Chloridum Dihydricum; Suxamethonium chlorid dihydrát; Suxaméthonium, chlorure de; Suxametoniumklorid; Suxametonklorid; Szuxametóniumklorid. 2,2′-Succinyldioxybis(ethyltrimethylammonium) dichloride dihydrate.

Суксаметония Хлорид

$C_{14}H_{30}Cl_2N_2O_4,2H_2O$ = 397.3.

CAS — 306-40-1 (suxamethonium); 55-94-7 (suxamethonium bromide); 71-27-2 (anhydrous suxamethonium chloride); 6101-15-1 (suxamethonium chloride dihydrate); 541-19-5 (suxamethonium iodide).

ATC — M03AB01.

ATC Vet — QM03AB01.

UNII — I9L0DDD30I.

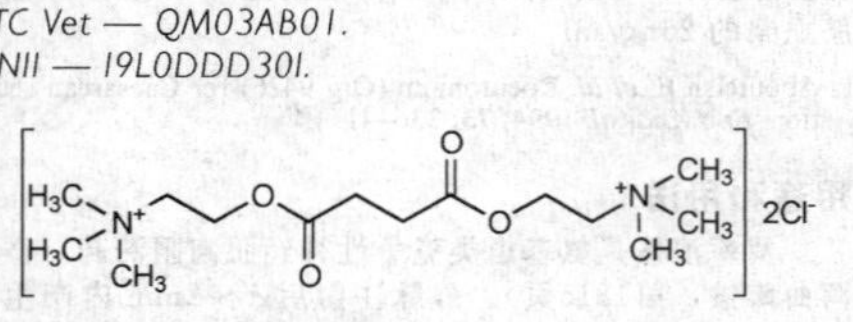

Pharmacopoeias. In *Chin., Eur.* (see p.vii), *Int., Jpn,* and *US.*

Ph. Eur. 6.8 (Suxamethonium Chloride) 白色或几乎白色，易吸湿性、结晶性粉末。易溶于水；微溶于乙醇。0.5%水溶液的 pH 值为 4.0～5.0。避光。

USP 33 (Succinylcholine Chloride) 白色，无臭，结晶性粉末。无水形式易吸湿。溶于水（1∶1），溶于乙醇（1∶350）；微溶于氯仿；几乎不溶于乙醚。水溶液的 pH 值大约是 4。贮藏于密闭容器中，温度保持在 25℃，允许偏差 15～30℃。

配伍禁忌 神经肌肉阻滞药的配伍禁忌在**阿曲库铵**（第1812页）部分已经讨论过。

稳定性 一项关于氯琥珀胆碱 20mg/ml 的水溶液的研究说明超过 40℃比 25℃的分解速度更快，未缓冲的溶液最稳定的 pH 范围是 3.75～4.50[1]。假设在生产、运输和贮藏的常规条件下，注射液保存在室温 4～6 周效力丧失分别约为 7%和 9%。如果未缓冲装置，氯琥珀胆碱注射液必须贮藏在室温和 USP 33 版规定的 pH 限制（3.0～4.5）；保存时间不应超过 4 周。

1. Boehm JJ, *et al.* Shelf life of unrefrigerated succinylcholine chloride injection. *Am J Hosp Pharm* 1984; **41:** 300–2.

不良反应

氯琥珀胆碱的神经肌肉阻滞作用由血浆胆碱酯酶终止，非典型酶或低酶活性的患者可能发生呼吸暂停延长。呼吸暂停也可能发生在大剂量或重复使用氯琥珀胆碱后的Ⅱ相阻滞后（详见下文**用途和用法**），虽然重复使用也可能发生快速耐受。

去极化阻滞起效后期间会发生短暂的肌束震颤。有报道发生横纹肌溶解症，肌红蛋白血症和肌红蛋白尿症，可能和肌束震颤后肌肉损伤相关。一些患者发生术后肌痛但不是和肌束震颤程度直接相关的。胃内压的短暂升高可能继发于腹部肌肉肌束震颤。经常发生眼内压的短暂升高。骨骼肌的去极化可产生即刻的血钾浓度增加，这对一些患者可能产生严重后果（详见下文）。

氯琥珀胆碱对迷走神经和副交感神经节的刺激可能产生心动过缓，其他的心律失常和低血压并可能因升高的血钾浓度而恶化；有报道发生心搏停止。也有报道因为交感神经节的刺激而发生心动过速和血压增高。

氯琥珀胆碱也可造成唾液，支气管分泌和胃内分泌增加并增强其他毒蕈碱样作用。发生过唾液腺肥大。

会发生来自肥大细胞的组胺直接释放，但是这不是超敏反应的主要机制（详见下文**超敏反应**）。有报道发生潮红、皮疹、支气管痉挛和休克。

其他报道的反应包括呼吸抑制和呼吸暂停的延长。

那些患有易得恶性高热的先天性遗传因素的患者使用氯琥珀胆碱可能诱发该病（第1807页）。

1. Book WJ, *et al.* Adverse effects of depolarising neuromuscular blocking agents: incidence, prevention and management. *Drug Safety* 1994; **10:** 331–49.
2. Orebaugh SL. Succinylcholine: adverse effects and alternatives in emergency medicine. *Am J Emerg Med* 1999; **17:** 715–21.

对眼内压的影响 使用氯琥珀胆碱 20～30s 后常伴有眼内压的短暂升高，可能部分因为眼外肌肉的收缩。如果眼科手术切开眼球或穿透性眼外伤的患者使用氯琥珀胆碱，理论上有发生眼内压增加而导致眼内容物挤出和失明的风险。然而，还没有和氯琥珀胆碱相关的玻璃体挤出的报道[1]，一项大型回顾性研究[2]未发现氯琥珀胆碱造成穿透性眼外伤患者额外眼损伤的证据。此外，插管操作本身造成眼内压增加比氯琥珀胆碱更多。但是，一些人建议快速型竞争性神经肌肉阻滞药更适合用于辅助穿透性眼外伤，眼球切开后和青光眼的患者的插管，虽然其他人认为这些情况下短暂的眼内压升高的风险应该和快速插管相权衡[1,3]。许多关于消除氯琥珀胆碱和全身麻醉插管相关的眼内压升高的药物的使用方法的讨论详见**麻醉**，第1810页。

1. Book WJ, *et al.* Adverse effects of depolarising neuromuscular blocking agents: incidence, prevention and management. *Drug Safety* 1994; **5:** 331–49.
2. Libonati MM, *et al.* The use of succinylcholine in open eye surgery. *Anesthesiology* 1985; **62:** 637–40.
3. Edmondson L. Intraocular pressure and suxamethonium. *Br J Anaesth* 1997; **79:** 146.

对肌肉的影响 肌束震颤和术后肌痛通常发生在氯琥珀胆碱使用之后。肌束震颤（骨骼肌纤维广泛的非同步收缩）发生在几乎所有使用氯琥珀胆碱患者去极化阻滞起效期间，并可能造成肌肉损伤。特别易在手或脸部"精细"肌肉出现，可作为氯琥珀胆碱起效的有用的指征，预防其发展以减少术后肌痛。然而，似乎可见的肌束震颤和肌痛没有直接关联[1,2]。缓慢输注[3]氯琥珀胆碱或分次给予[4]可减少肌束震颤但不会减少肌痛。

术后**肌痛**是氯琥珀胆碱最常见的不良反应之一，大约 50%患者发生，虽然发生率变化很大，在 1.5%～90%范围都有报道[2]。通常发生在术后第一天并持续 2～3 天，通常影响颈部、肩部和上腹部肌肉[2]。术后马上活动和女性患者的严重肌痛的发生率和严重度增加，但是不常发生在儿童、孕妇和老年人[2]。

氯琥珀胆碱诱导的肌痛的机制不是完全清楚；许多方法试图预防肌痛。预给小剂量竞争性神经肌肉阻滞药能减少可见的肌束震颤和肌痛的发生率和严重性[1,2,5～8]，但是可能延迟随后的氯琥珀胆碱阻滞[9]的起效时间和强度，并影响插管条件[1,9]（详见**阿曲库铵**的**药物相互作用**项下**神经肌肉阻滞药**，第1814页）。此外，需用大剂量氯琥珀胆碱[10]；因此一些作者对此有争议[10,11]。预给小剂量（10mg）氯琥珀胆碱的"自抑性（selftaming）"技术似乎对肌痛没有预防作用[1,2]。曾经认为麻醉诱导药物的选择很重要，因为有剂量时效性，但尽管其宣称有效（如丙泊酚），还是值得怀疑的[2]。预给苯二氮䓬类药物或 NSAIDs 能产生不一致的效果[2]。其他试用的药物包括利多卡因、葡萄糖酸钙和维生素 C；有些证据表明利多卡因可能是最有效的预给药物[2]。不是所有方法都是药物治疗。在预给之前简单的伸展活动能减少肌束震颤和术后肌痛的发生率[12]。

氯琥珀胆碱也可能产生成人[14]和儿童[15,16]神经肌肉阻滞作用起效期间的**下颌张力增强**（咬肌痉挛或牙关紧闭）[13]。受累患者会影响气管插管。不能预知哪些患者会出现这种反应，机制还不清楚，虽然大约 50%患者可能预示出现恶性高热。预给麻痹剂量的竞争性神经肌肉阻滞药能预防这种反应[16]，但是不清楚是否对临床有用。

1. O'Sullivan EP, *et al.* Differential effects of neuromuscular blocking agents on suxamethonium-induced fasciculations and myalgia. *Br J Anaesth* 1988; **60:** 367–71.
2. Wong SF, Chung F. Succinylcholine-associated postoperative myalgia. *Anaesthesia* 2000; **55:** 144–52.
3. Feingold A, Velazquez JL. Suxamethonium infusion rate and observed fasciculations: a dose-response study. *Br J Anaesth* 1979; **51:** 241–5.
4. Wilson DB, Dundee JW. Failure of divided doses of succinylcholine to reduce the incidence of muscle pains. *Anesthesiology* 1980; **52:** 273–5.
5. Bennetts FE, Khalil KI. Reduction of post-suxamethonium pains by pretreatment with four non-depolarising agents. *Br J Anaesth* 1981; **53:** 531–6.
6. Erkola O, *et al.* Five non-depolarizing muscle relaxants in precurarization. *Acta Anaesthesiol Scand* 1983; **27:** 427–32.
7. Sosis M, *et al.* Comparison of atracurium and d-tubocurarine for prevention of succinylcholine myalgia. *Anesth Analg* 1987; **66:** 657–9.
8. Findlay GP, Spittal MJ. Rocuronium pretreatment reduces suxamethonium-induced myalgia: comparison with vecuronium. *Br J Anaesth* 1996; **76:** 526–9.
9. Pauca AL, *et al.* Inhibition of suxamethonium relaxation by tubocurarine and gallamine pretreatment during induction of anaesthesia in man. *Br J Anaesth* 1975; **47:** 1067–73.
10. McManus CM. Neuromuscular blockers in surgery and intensive care, part 2. *Am J Health-Syst Pharm* 2001; **58:** 2381–99.
11. Mencke T, *et al.* Pretreatment before succinylcholine for outpatient anesthesia? *Anesth Analg* 2002; **94:** 573–6.
12. Magee DA, Robinson RJS. Effect of stretch exercises on suxamethonium induced fasciculations and myalgia. *Br J Anaesth* 1987; **59:** 596–601.
13. Saddler JM. Jaw stiffness—an ill understood condition. *Br J Anaesth* 1991; **67:** 515–16.
14. Leary NP, Ellis FR. Masseteric muscle spasm as a normal response to suxamethonium. *Br J Anaesth* 1990; **64:** 488–92.
15. Van Der Spek AFL, *et al.* Changes in resistance to mouth opening induced by depolarizing and non-depolarizing neuromuscular relaxants. *Br J Anaesth* 1990; **64:** 21–7.
16. Smith CE, *et al.* Pretreatment with non-depolarizing neuromuscular blocking agents and suxamethonium-induced increases in resting jaw tension in children. *Br J Anaesth* 1990; **64:** 577–81.

对血钾浓度的影响 氯琥珀胆碱造成骨骼肌运动终板去极化，导致即刻血钾浓度增加。增加的幅度通常很小，大约 0.5mmol/L 或更少，但是氯琥珀胆碱最好避免用于血钾浓度已经很高的患者，例如肾损伤。更严重的反应是有报道的烧伤[1,2]，巨大创伤、闭合性头外伤、神经肌肉疾病（详见下文**注意事项**的**神经肌肉疾病**）和严重长时间败血症[3]的患者出现严重的高钾血症导致室颤和心脏骤停。详见下文**注意事项**下**儿童**中儿童高钾血症相关的致死性心脏骤停的参考文献部分。烧伤或创伤后 10～90 天风险最大，但若延期愈合或持续感染则可能更长。这些患者在创伤后 2 年仍可能对氯琥珀胆碱反应异常。对于神经肌肉疾病，最大风险的时期通常是从起效后 3 周～6 个月，但是严重高钾血症可能发生在 24～48h 或长于 6 个月。对患有超过 1 周严重败血症的患者应该考虑高钾血症的风险，并不应该使用氯琥珀胆碱直到感染清除。高钾血症反应的机制似乎是乙酰胆碱受体的超敏反应，全部的肌肉纤维膜而不是个别的运动终板部位被去极化药物直接激活。因此氯琥珀胆碱的去极化导致全部肌肉纤维膜的钾的释放和高钾血症。

许多方法试用于减轻高钾血症，包括预给小剂量竞争性神经肌肉阻滞药[3,4]或氯琥珀胆碱本身[5,6]。没有一个方法足够可靠并能用于临床。

麻醉药如硫喷妥钠和氟烷可增加高钾血症的反应[4]。

1. Martyn J, *et al.* Clinical pharmacology of muscle relaxants in patients with burns. *J Clin Pharmacol* 1986; **26:** 680–5.
2. Anonymous. Neuromuscular blockers in patients with burns. *Lancet* 1988; **ii:** 1003–4.
3. Kohlschütter B, *et al.* Suxamethonium-induced hyperkalaemia in patients with severe intra-abdominal infections. *Br J Anaesth* 1976; **48:** 557–62.
4. Dhanaraj VJ, *et al.* A study of the changes in serum potassium concentration with suxamethonium using different anaesthetic agents. *Br J Anaesth* 1975; **47:** 516–19.
5. Magee DA, Gallagher EG. "Self-taming" of suxamethonium and serum potassium concentration. *Br J Anaesth* 1984; **56:** 977–9.
6. Plötz J, Schreiber W. Side effects induced by suxamethonium on the skeletal muscle and their prevention. *Br J Anaesth* 1985; **57:** 1044–5.

超敏反应 对神经肌肉阻滞药的超敏反应在女性中比在男性中常见[1,2]，在遗传性过敏症的和那些有哮喘或过敏[2]病史的患者以及曾对麻醉药有反应[2]的患者中更常见。循环衰竭、潮红、皮疹、荨麻疹和支气管痉挛发生在氯琥珀胆碱相关的超敏反应中[1,3,4]；有死亡的报道[3,5]。

皮内试验的数据用于判断神经肌肉阻滞药相关的过敏反应的风险[6]：

- 认为苄异喹啉类阻滞药阿库氯铵和筒箭毒碱和去极化阻滞药琥珀胆碱相关的风险最高。
- 苄异喹啉类阻滞药阿曲库铵、顺阿曲库铵、加拉明和米库氯铵和氨基甾类罗库溴铵的风险中等。
- 氨基甾类泮库溴铵和维库溴铵风险最低。

认为Ⅰ型速发超敏反应包括 IgE 抗体是大部分神经肌肉阻滞药相关的超敏反应的发生机制[2,5,7,8]。证实了有对神经肌肉阻滞药包括氯琥珀胆碱的抗体产生[5,8]。抗体似乎直接作用于神经肌肉阻滞药的季铵或叔胺基团；这类基团也在其他药物，如化妆品、消毒剂和食品中发现。有人认为福尔可定的消耗可能引起对神经阻滞药的敏感[9]。这种现象有助于解释不同神经肌肉阻滞药[1,2,5,8,10]的交叉反应的报道，以及之前没有暴露于任何神经肌肉阻滞药[2,5]的敏感性有多高。至少50%对一种神经肌肉阻滞药敏感的患者会对另一种或多种药物有反应，有些患者对大多数神经肌肉阻滞药过敏[1]。皮内试验用于预测对神经肌肉阻滞药的敏感性，但是对它们的解释却有争议，不能总结为所有皮内试验阳性的患者会有临床敏感性[1,11]。虽然放射性过敏原吸附试验可检测对氯琥珀胆碱，阿库氯铵和硫喷妥钠[3,12]的抗体，一些人认为它们的常规使用不能正确判断，因为过敏反应可能通过详问病史来避免[13]。

然而，神经肌肉阻滞药也有对肥大细胞的直接作用，不通过免疫介导释放组胺，能造成过敏样反应。和氨基甾类阻滞药相关的组胺释放比与苄异喹啉类阻滞药的使用相关的组胺释放罕见[14]。筒箭毒碱被认为是最有可能释放组胺的，而泮库溴铵和维库溴铵只有十分微弱的活性。琥珀胆碱被认为只有筒箭毒碱 1%的组胺释放活性，但是更容易产生严重的超敏反应。

1. Youngmen PR, *et al.* Anaphylactoid reactions to neuromuscular blocking agents: a commonly undiagnosed condition? *Lancet* 1983; **ii:** 597–9.
2. Fisher MM, Munro I. Life-threatening anaphylactoid reactions to muscle relaxants. *Anesth Analg* 1983; **62:** 559–64.
3. Brahams D. Fatal reaction to suxamethonium: case for screening by radioallergosorbent test? *Lancet* 1989; **i:** 1400–1.
4. Moneret-Vautrin DA, *et al.* Simultaneous anaphylaxis to thiopentone and a neuromuscular blocker: a study of two cases. *Br J Anaesth* 1990; **64:** 743–5.
5. Fisher M, Baldo B. Adverse reactions to alcuronium: an Australian disease? *Med J Aust* 1983; **1:** 630–2.
6. Rose M, Fisher M. Rocuronium: high risk for anaphylaxis? *Br J Anaesth* 2001; **86:** 678–82.
7. Vervloet D. Anaphylactoid reactions to suxamethonium. *Lancet* 1983; **ii:** 1197.
8. Harle DG, *et al.* Detection of IgE antibodies to suxamethonium after anaphylactoid reactions during anaesthesia. *Lancet* 1984; **I:** 930–2.
9. Florvaag E, Johansson SGO. The pholcodine story. *Immunol Allergy Clin North Am* 2009; **29:** 419–27.
10. Harle DG, *et al.* Cross-reactivity of metocurine, atracurium, vecuronium and fazadinium with IgE antibodies from patients unexposed to these drugs but allergic to other myoneural blocking drugs. *Br J Anaesth* 1985; **57:** 1073–6.
11. Withington DE. Relevance of histamine to the anaesthetist. *Br J Hosp Med* 1988; **40:** 264–70.
12. Assem ESK. Anaphylactic anaesthetic reactions: the value of paper radioallergosorbent tests for IgE antibodies to muscle relaxants and thiopentone. *Anaesthesia* 1990; **45:** 1032–8.
13. Noble DW, Yap PL. Screening for antibodies to anaesthetics. *BMJ* 1989; **299:** 2.
14. Naguib M, *et al.* Histamine-release haemodynamic changes produced by rocuronium, vecuronium, mivacurium, atracurium and tubocurarine. *Br J Anaesth* 1995; **75:** 588–92.

不良反应的处置

一旦使用氯琥珀胆碱就要维持辅助呼吸直到自主呼吸完全恢复。当非典型或低血浆胆碱酯酶的血清浓度而导致的麻痹延长，新鲜冷冻血浆的输注或其他来源的血浆胆碱酯酶的输注有助于琥珀胆碱的破坏。胆碱酯酶抑制药不应该常规使用因为它们潜在的Ⅰ相阻滞（详见下文**用途和用法**）。如果神经肌肉阻滞停止去极化特性并获得某些竞争性阻滞的特性时（Ⅱ相阻滞）可以考虑谨慎使用胆碱酯酶抑制药。短效的胆碱酯酶抑制药如依酚氯铵可静脉给予，如果持续明显改善数分钟，可以联合使用新斯的明和阿托品。

严重的超敏反应应该立即支持治疗和对症治疗。如果发生恶性高热，可以用第1807页的方法治疗。

氯琥珀胆碱的毒蕈碱样作用如心动过缓和大量的唾液分泌可能通过在氯琥珀胆碱之前给予抗毒蕈碱药物如阿托品来减少。氯琥珀胆碱前给予小剂量的竞争性神经肌肉阻滞药可减少一些氯琥珀胆碱对肌肉的不良反应（详见上文**对肌肉的影响**）。

注意事项

使用神经肌肉阻滞药的患者通常需要辅助呼吸或控制性呼吸直到药物失活或拮抗。

氯琥珀胆碱对非典型性血浆胆碱酯酶的患者是禁忌的，应该谨慎用于某些特定疾病状态或暴露于特定药物后引起血浆胆碱酯酶活性减少的患者（详见下文）。妊娠期间和产褥期血浆胆碱酯酶浓度降低，因此母体麻痹会轻度延长。氯琥珀胆碱在烧伤、巨大创伤、肾损伤合并血钾时浓度增高，禁忌用于严重长时间败血症和严重高钾血症的患者，因为这类患者出现氯琥珀胆碱诱导的血钾浓度增高会产生严重后果；长期卧床不动的患者可能也有相似的风险。对药物有超敏反应病史的患者是禁忌，因为交叉反应的发生率高（详见上文），应该谨慎用于之前曾发生对任何神经肌肉阻滞药超敏反应的患者。氯琥珀胆碱应避免用于穿透性眼外伤、眼压增加或青光眼的患者或是那些就要进行眼球切开手术的患者（详见上文**不良反应**）。氯琥珀胆碱能在肌松之前产生肌肉收缩，因此应该谨慎用于骨折的患者。对有个人或家族恶性高热史的患者是禁忌。患有神经肌肉疾病的患者使用氯琥珀胆碱的反应通常不能预知，应该极为谨慎使用（详见下文）。也须谨慎用于患有心脏或呼吸系统疾病的患者。儿童发生高钾血症相关的心脏骤停的风险特别高（详见下文）。

低体温会增强氯琥珀胆碱的神经肌肉阻滞作用，体温增加则会减少。

儿童 对于患有未诊断的肌肉病变而看似健康的儿童和青年人致死性心脏骤停[1,2]的报道，美国限制了该年龄组使用氯琥珀胆碱。除了对急症气管插管或即刻需要开放气道之外，禁用氯琥珀胆碱。许多麻醉医生不认为[2]这是禁忌，FDA 委员会建议[3]应该把警示换成有关高钾血症相关的心脏骤停的可能性，尤其要注意对男童的风险最大。一个质疑限制氯琥珀胆碱的选择性使用的理论的英国麻醉医生指出对氯琥珀胆碱的替代药物没有表现出在气道管理中同样的安全性和有效性[4]。使用氯琥珀胆碱时，可由详问家族史排除未诊断的肌肉病变和使用静脉而不是吸入性诱导来减低儿童心脏骤停的罕见的发生率[4]。一项调查发现大部分在英国和氯琥珀胆碱使用相关的儿童心脏骤停的病例是因为未用阿托品的患者迷走神经过度兴奋造成的。

1. Rosenberg H, Gronert GA. Intractable cardiac arrest in children given succinylcholine. *Anesthesiology* 1992; **77:** 1054.
2. Book WJ, *et al.* Adverse effects of depolarising neuromuscular blocking agents: incidence, prevention and management. *Drug Safety* 1994; **10:** 331–49.
3. *FDC Reports Pink Sheet* 1994; June 13: 16.
4. Hopkins PM. Use of suxamethonium in children. *Br J Anaesth* 1995; **75:** 675–7.

神经肌肉疾病 如果氯琥珀胆碱用于神经肌肉疾病的患者，需要谨慎使用，因为有报道出现严重的并发症[1]。有报道在患有偏瘫、弥散性颅内损伤（脑外伤，脑炎，破裂性脑动脉瘤）、破伤风、截瘫、急性前角细胞疾病和肌肉萎缩症的患者在使用氯琥珀胆碱后出现高钾血症和心律失常或心脏骤停。有报道肌无力综合征患者对氯琥珀胆碱的过度反应但是神经纤维瘤病的患者可能出现抵抗。重症肌无力的患者可能出现抵抗，但是也有报道正常使用的病例，虽然这些患者可能发生早期的Ⅱ相阻滞。肌肉挛缩和高钾血症可能发生在肌萎缩侧索硬化症和肌肉去神经支配的患者。氯琥珀胆碱应避免用于肌强直患者，因为其反应是不可预知的。建议避免在偏瘫、截瘫，肌肉去神经支配和肌营养不良的患者使用氯琥珀胆碱。

1. Azar I. The response of patients with neuromuscular disorders to muscle relaxants: a review. *Anesthesiology* 1984; **61:** 173–87.

血浆胆碱酯酶缺乏 氯琥珀胆碱正常被血浆胆碱酯酶迅速水解，临床作用通常持续只有几分钟。每个人的酶的活性不同，使用氯琥珀胆碱后麻痹延长通常是因为先天性或获得性的血浆胆碱酯酶活性减低。参与控制血浆胆碱酯酶产生的基因可以分为正常型，非典型型（辛可卡因抵抗），氟化物抵抗型和沉默型。大约 96%的人群是正常型基因的纯合子。西方国家最常见的变异是非典型形式，3%～4%的人群是这种变异的杂合子。他们表现出对氯琥珀胆碱反应轻微的延长。非典型变异的纯合子发生的频率是 0.04%。他们表现出在使用标准剂量氯琥珀胆碱后呼吸暂停明显的延长，但是可以由生化实验检出。氟化物抵抗和沉默型变异发生十分罕见。血浆胆碱酯酶活性的测量可通过给予局麻药辛可卡因（通常美国名称为 dibucaine）后酶的活性抑制的百分比。大部分正常人群的辛可卡因数是大约 80。

获得性血浆胆碱酯酶缺乏与先天性缺乏相比临床上较不重要。酶在肝内合成，**严重肝损伤**或营养不良可能造成异常低的酶浓度而使氯琥珀胆碱活性延长。严重贫血、烧伤、肿瘤、胶原疾病、严重脱水、严重感染、营养不良、心肌梗死、黏液性水肿和肾损伤的患者的酶活性也会减少；血浆去除术或血浆置换能明显减少血浆胆碱酯酶的总量。

妊娠期间的血浆胆碱酯酶浓度迅速下降持续整个妊娠期间和产褥期数周。妊娠期及产褥期非典型性血浆胆碱酯酶浓度也会减少。许多**药物**能减少血浆胆碱酯酶合成或活性，并能延长氯琥珀胆碱的麻痹，详见下文**药物相互作用**。

1. Wood GJ, Hall GM. Plasmapheresis and plasma cholinesterase. *Br J Anaesth* 1978; **50:** 945–9.
2. Evans RT, Wroe JM. Plasma cholinesterase changes during pregnancy: their interpretation as a cause of suxamethonium-induced apnoea. *Anaesthesia* 1980; **35:** 651–4.
3. Lumley J. Prolongation of suxamethonium following plasma exchange. *Br J Anaesth* 1980; **52:** 1149–50.
4. Williams FM. Clinical significance of esterases in man. *Clin Pharmacokinet* 1985; **10:** 392–403.
5. Robson N, *et al.* Plasma cholinesterase changes during the puerperium. *Anaesthesia* 1986; **41:** 243–9.
6. Cherala SR, *et al.* Placental transfer of succinylcholine causing transient respiratory depression in the newborn. *Anaesth Intensive Care* 1989; **17:** 202–4.

肾损伤 可对肾衰竭的患者使用正常剂量的氯琥珀胆碱[1,2]，虽然通常建议如果同时存在高钾血症（详见上文**对血钾浓度的影响**）则应该避免。然而，在一项回顾性综述中[3]，对 38 名血清钾浓度高于 5.5mmol/L 给予氯琥珀胆碱的标准插管剂量，没有心律失常或需要转到重症监护室的报道。

肾衰竭的患者给予重复剂量的氯琥珀胆碱不会表现血清钾更多的增加；然而，通常发生窦性心动过缓，建议这类患者应该避免给予重复剂量[2]。如果需要，应该考虑预给东莨菪碱或阿托品来预防心动过缓。

1. Ryan DW. Preoperative serum cholinesterase concentration in chronic renal failure. *Br J Anaesth* 1977; **49:** 945–9.
2. Thapa S, Brull SJ. Succinylcholine-induced hyperkalemia in patients with renal failure: an old question revisited. *Anesth Analg* 2000; **91:** 237–41.
3. Schow AJ, *et al.* Can succinylcholine be used safely in hyperkalemic patients? *Anesth Analg* 2002; **95:** 119–22.

药物相互作用

有些药物可能会和去极化神经肌肉阻滞药（如氯琥珀胆碱）相互作用。药物相互作用的机制可能包括对神经肌肉传递的直接作用或是酶活性的改变，可能导致对神经肌肉阻滞的增强或拮抗。通常说来，这种药物相互作用在神经肌肉功能受损或血浆胆碱酯酶活性减低的患者增强得更明显，这类患者对氯琥珀胆碱的作用更敏感。

竞争性和去极化神经肌肉抑制药的药物相互作用见**阿曲库铵**项下（第1814页），那些对去极化神经肌肉阻滞药的讨论见下文。

抗心律失常药 详见**阿曲库铵**项下（第1813页）。

抗菌药 详见**阿曲库铵**项下（第1813页）。

胆碱酯酶抑制药 使用含有依可碘酯（一种长效胆碱酯酶抑制药，能抑制乙酰胆碱酯酶和血浆胆碱酯酶）滴眼液的患者氯琥珀胆碱的作用时间可能明显延长。依可碘酯的全身吸收后，血浆胆碱酯酶活性可能迅速减少至正常的 5%或更少，使用琥珀胆碱后会发生呼吸暂停的延长。停止使用依可碘酯后，酶的活性仍然保持抑制 1～2h。如果患者在近 2 月使用依可碘酯滴眼液，不能给予氯琥珀胆碱除非能证明其血浆胆碱酯酶活性正常；首选竞争性神经肌肉阻滞药。暴露于有机磷类杀昆虫药也可能降低血浆胆碱酯酶活性，导致使用琥珀胆碱后麻痹延长；酶活性可能全部消失。胆碱酯酶抑制药包括依可碘酯、新斯的明、吡斯的明、利凡斯的明、他克林和可能的多奈哌齐能增强氯琥珀胆碱的作用，虽然氯琥珀胆碱诱导的Ⅱ相阻滞可被胆碱酯酶抑制药所逆转。如果需要在使用竞争性神经肌肉阻滞药诱导的紧急阻滞后使用氯琥珀胆碱，应该谨慎使用胆碱酯酶抑制剂拮抗，因为可能导致阻滞更加延长[1]。

1. Fleming NW, *et al.* Neuromuscular blocking action of suxamethonium after antagonism of vecuronium by edrophonium, pyridostigmine or neostigmine. *Br J Anaesth* 1996; **77:** 492–5.

抗癫痫药 9 名接受苯妥英和（或）卡马西平长期治疗的患者的氯琥珀胆碱诱导的神经肌肉阻滞恢复的平均时间是 14.3min，相比较 9 名没有接受抗癫痫药治疗的患者为 10.0min[1]。

1. Melton AT, *et al.* Prolonged duration of succinylcholine in patients receiving anticonvulsants: evidence for mild upregulation of acetylcholine receptors? *Can J Anaesth* 1993; **40:** 939–42.

抗肿瘤药 有报道环磷酰胺能通过减少血浆胆碱酯酶活性，可能是酶的烷基化，而延长氯琥珀胆碱产生的神经肌肉阻滞作用[1]。因为酶的活性可能减少至 70%，持续几天到几周，所以如果患者使用环磷酰胺则建议[2]应该避免使用氯琥珀胆碱。更近的病例报道[3]也支持这项建议。其他有报道的也会减少血浆胆碱酯酶活性的烷化剂包括氮芥、塞替派、曲他胺[2]。

1. Walker IR, *et al.* Cyclophosphamide, cholinesterase and anaesthesia. *Aust N Z J Med* 1972; **3:** 247–51.
2. Zsigmond EK, Robins G. The effect of a series of anti-cancer drugs on plasma cholinesterase activity. *Can Anaesth Soc J* 1972; **19:** 75–82.
3. Koseoglu V, *et al.* Acquired pseudocholinesterase deficiency after high-dose cyclophosphamide. *Bone Marrow Transplant* 1999; **24:** 1367–8.

抑肽酶 详见阿曲库铵项下（第1813页）。

苯二氮䓬类药物 详见阿曲库铵项下（第1813页）。

β受体阻滞药 详见阿曲库铵项下（第1813页）。

心脏正性肌力药 详见阿曲库铵项下（第1813页）。

神经节阻滞药 详见阿曲库铵项下（第1814页）。

全身麻醉药 当使用吸入型全身麻醉药，快速耐受和Ⅱ相阻滞（详见下文**用途和用法**）发生较早，而且发生在较少的总剂量的氯琥珀胆碱使用后。氟烷可增加氯琥珀胆碱相关的心律失常的发生率并可增强氯琥珀胆碱诱导的肌肉损伤[1]。当和其他可能产生额外心血管效应的药物合用时，应该谨慎使用氯琥珀胆碱。当在麻醉方案中使用丙泊酚和阿片类药物（如芬太尼）时发生过严重的心动过缓和心搏暂停。

也见阿曲库铵部分（第1814页）。

1. Laurence AS, Henderson P. Serum myoglobin after suxamethonium administration to children: effect of pretreatment before iv and inhalation induction. *Br J Anaesth* 1986; **58:** 126P.

组胺 H_2 受体阻滞药 详见阿曲库铵部分（第1814页）。

锂剂 详见阿曲库铵部分（第1814页）。

局部麻醉药 普鲁卡因，可卡因和氯普鲁卡因是酯类局麻药，被血浆胆碱酯酶水解并可竞争性增强氯琥珀胆碱的神经肌肉阻滞活性。详见阿曲库铵项下**抗心律失常药**（第1814页）。

镁盐 详见阿曲库铵（第1814页）。

MAOIs 有报道[1]苯乙肼能使血浆胆碱酯酶活性的减少，造成琥珀胆碱的麻痹明显延长。酶的活性可能减少到正常的10%，恢复可能需要1个月。琥珀胆碱的剂量可能需要充分减少或使用竞争性的神经肌肉阻滞药。

1. Bodley PO, *et al.* Low serum pseudocholinesterase levels complicating treatment with phenelzine. *BMJ* 1969; **3:** 510–12.

甲氧氯普胺 有报道称使用甲氧氯普胺的患者对琥珀胆碱诱导的神经肌肉阻滞作用呈剂量依赖性延长[1,2]。甲氧氯普胺对血浆胆碱酯酶潜在的抑制作用可能是其原因。

1. Turner DR, *et al.* Neuromuscular block by suxamethonium following treatment with histamine type 2 antagonists or metoclopramide. *Br J Anaesth* 1989; **63:** 348–50.
2. Kao YJ, *et al.* Dose-dependent effect of metoclopramide on cholinesterases and suxamethonium metabolism. *Br J Anaesth* 1990; **65:** 220–4.

神经肌肉阻滞药 详见阿曲库铵（第1814页）。

性激素 雌激素和包含雌激素的口服避孕药能减少血浆胆碱酯酶活性[1]，可能因为抑制酶的肝脏合成，但是琥珀胆碱的麻痹作用几乎没有延长，因为活性只减少了大约20%。详见阿曲库铵（第1814页）。

1. Robertson GS, Aberd MB. Serum protein and cholinesterase changes in association with contraceptive pills. *Lancet* 1967; **i:** 232–5.

拟交感神经药 班布特罗可抑制血浆胆碱酯酶活性也能延长氯琥珀胆碱的活性[1]。有报道有异常血浆胆碱酯酶的患者出现Ⅱ相阻滞[2]。

1. Staun P, *et al.* The influence of 10 mg and 20 mg bambuterol on the duration of succinylcholine-induced neuromuscular blockade. *Acta Anaesthesiol Scand* 1990; **34:** 498–500.
2. Bang U, *et al.* The effect of bambuterol on plasma cholinesterase activity and suxamethonium-induced neuromuscular blockade in subjects heterozygous for abnormal plasma cholinesterase. *Acta Anaesthesiol Scand* 1990; **34:** 600–4.

药动学

氯琥珀胆碱注射后迅速被血浆胆碱酯酶水解。胆碱的一个分子迅速分离以形成琥珀酰单胆碱，之后缓慢水解为琥珀酸和胆碱。大约10%的氯琥珀胆碱原形经尿液排出。氯琥珀酰胆碱有微弱的肌松作用主要因它有竞争性特性。

负责血浆胆碱酯酶表达的基因呈现多态现象，且酶的活性有个体差异（详见上文**注意事项**项下的**血浆胆碱酯酶缺乏**）。

小量氯琥珀胆碱通过胎盘。

1. Booij LHDJ, Vree TB. Skeletal muscle relaxants: pharmacodynamics and pharmacokinetics in different patient groups. *Int J Clin Pract* 2000; **54:** 526–34.

用途和用法

氯琥珀胆碱是去极化神经肌肉阻滞药，用于产生肌松作用。其与运动终板的胆碱能受体结合产生去极化作用，但是对血浆胆碱酯酶分解有抵抗作用。这能阻止复极化和随后的去极化，产生松弛的肌肉麻痹作用。初始的去极化阻滞通常称为Ⅰ相阻滞。负责精细快速活动的肌肉例如面部肌肉是首先受影响的，接下来是四肢体，腹部和胸部的肌肉；膈肌最后受影响。恢复顺序相反。当使用过量的氯琥珀胆碱积聚在神经肌肉接头处，例如使用大剂量或长时间使用后，阻滞的性质可能转变为类似竞争性阻滞的特性。通常称为**Ⅱ相阻滞或二元阻滞**，可能和神经肌肉阻滞作用和呼吸暂停延长相关。

静脉注射氯琥珀胆碱后30～60s起效，持续作用2～6min。肌注后2～3min起效，持续作用10～30min。

氯琥珀胆碱用于需要快速起效和持续时间短的肌松作用的手术或其他操作中（详见**麻醉**，第1810页），包括插管、内窥镜检查和ECT。使用氯琥珀胆碱，通常是静脉注射。氯琥珀胆碱制剂的或者是二水合物（dihydrate）或者是无水物（anhydrous），取决于原产的国家不同，在评价时应该牢记，虽然差别很小（无水氯琥珀胆碱1mg相当于大约1.1mg的二水合物）。

应该在全麻诱导后给予氯琥珀胆碱，因为肌肉束疼痛通常先于麻痹。有时可在氯琥珀胆碱之前给予竞争性神经肌肉阻滞药来减少对肌肉的一些不良反应（详见上文**对肌肉的影响**）。抗毒蕈碱药物术前用药可能有助于减轻心动过缓和过多的唾液分泌。需要辅助呼吸。

可以静脉给予初始试验剂量100μg/kg的氯琥珀胆碱，或者如果怀疑其敏感性高可以静脉给予5～10mg氯琥珀胆碱。需要根据每个患者的反应调整神经肌肉阻滞药的剂量，并可根据手术、给予的其他药物和患者的状况而改变；建议监测阻滞程度以减少过量的风险。氯琥珀胆碱的反应各不相同，成人常规的氯琥珀胆碱的单次剂量是静脉注射0.3～1.1mg/kg。如果需要可间隔5～10min追加初始剂量的50%～100%，但是重复静脉注射或持续输注（详见下文）的总剂量不应超过500mg/h。婴儿和儿童比成人对氯琥珀胆碱有抵抗。推荐儿童的静脉剂量是1岁以下为2mg/kg；1～12岁儿童推荐使用1mg/kg的剂量。

当没有合适的静脉通路时，氯琥珀胆碱可肌注3～4mg/kg，最大剂量为150mg。1岁以下儿童肌注剂量可高达5mg/kg，更大的儿童可达4mg/kg，最大总剂量150mg。

成人的长时手术可通过持续输注0.1%～0.2%溶液维持肌松。速度在2.5～4mg/min通常是足够的，但是必要时可调整。重复静脉注射或持续输注的总的剂量（详见上文）不应该超过500mg/h。

儿童用法 婴儿和儿童氯琥珀胆碱的用途和剂量详见上文的**用途和用法**。也有使用溴琥珀胆碱和碘琥珀胆碱。

ECT 氯琥珀胆碱用于减少电惊厥相关的肌肉收缩。在ECT期间短暂地麻痹肌肉，阻止剧烈的肌收缩可能导致的骨破坏和骨折。

氯琥珀胆碱仍然是ECT中最常用的神经肌肉阻滞药。然而，有恶性高热、神经阻滞药恶性综合征、紧张型精神分裂症的患者和有机磷中毒病史的患者更容易发生不良反应[1]。米库氯铵可以使用，对高危患者反应良好，虽然可能会有组胺释放和低血压的问题。其他竞争性神经肌肉阻滞药包括阿曲库铵和维库溴铵也有试验用过。

1. Ding Z, White PF. Anesthesia for electroconvulsive therapy. *Anesth Analg* 2002; **94:** 1351–64.

制剂

BP 2010: Suxamethonium Chloride Injection;
USP 33: Succinylcholine Chloride for Injection; Succinylcholine Chloride Injection.

专利制剂

Arg.: Actirelax; Fosfitone; Succi; ***Austral.:*** Scoline†; ***Austria:*** Lysthenon; ***Belg.:*** Myoplegine†; ***Braz.:*** Quelicin; Succitrat; Succnil Colin; ***Canad.:*** Quelicin; ***Denm.:*** Suxameton; ***Fin.:*** Sukolin; ***Fr.:*** Celocurine; ***Ger.:*** Lysthenon; Pantolax; ***Gr.:*** Lycitrope; Mioflex; ***India:*** Midarine; ***Indon.:*** Quelicin; ***Irl.:*** Anectine; ***Israel:*** Succinyl; ***Ital.:*** Midarine; Myotenlis†; ***Malaysia:*** Ethicoline; ***Mex.:*** Anectine; Uxicolin; ***Neth.:*** Curalest; ***Norw.:*** Curacit; ***Philipp.:*** Anektil; Quelicin; ***Pol.:*** Chlorsuccillin; ***Port.:*** Mioflex; ***Rus.:*** Lysthenon (Листенон); ***S.Afr.:*** Scoline†; ***Singapore:*** Ethicholine; ***Spain:*** Anectine; Mioflex; ***Swed.:*** Celocurin; ***Switz.:*** Lysthenon; Midarine; Succinolin; ***Thai.:*** Succinyl; ***Turk.:*** Lysthenon; ***UK:*** Anectine; ***USA:*** Anectine; Quelicin.

Tubocurarine Chloride (*BAN, rINN*) 氯筒箭毒碱

Cloruro de tubocurarina; *d*-Tubocurarine Chloride; (+)-Tubocurarine Chloride Hydrochloride Pentahydrate; Tubocurarine, chlorure de; Tubocurarini chloridum; Tubocurarinii Chloridum Pentahydricum; Tubokurariinikloridi; Tubokurarinium-chlorid pentahydrát; Tubokurarinklorid; Tubokurarin-klorid; Tubokurarino chloridas. (+)-7′,12′-Dihydroxy-6,6′-dimethoxy-2,2′,2′-trimethyltubocuraranium dichloride pentahydrate.

Тубокурарина Хлорид

$C_{37}H_{42}Cl_2N_2O_6,5H_2O$ = 771.7.

CAS — 57-95-4 (tubocurarine); 57-94-3 (anhydrous tubocurarine chloride); 6989-98-6 (tubocurarine chloride, pentahydrate).

ATC — M03AA02.

ATC Vet — QM03AA02.

UNII — 900961Z8VR.

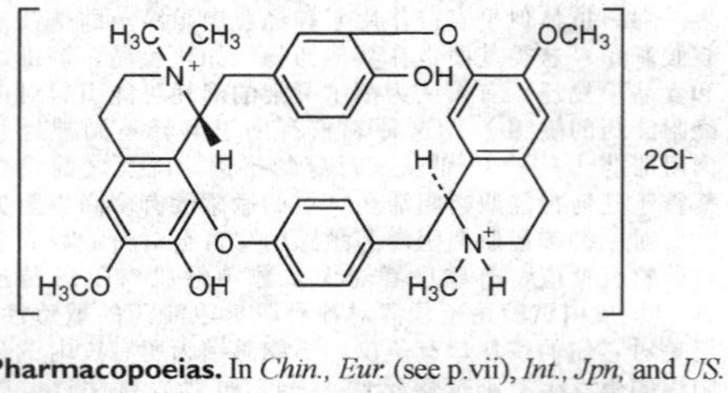

Pharmacopoeias. In *Chin., Eur.* (see p.vii), *Int., Jpn,* and *US.*

Ph. Eur. 6.8（Tubocurarine Chloride） 白色或微黄色的结晶性粉末。溶于水和乙醇；几乎不溶于丙酮；溶于碱性氢氧化物溶液中。1%水溶液的pH值为4.0～6.0。贮藏于密闭容器中。

USP 33（Tubocurarine Chloride） 白色或淡黄白色至灰白色的结晶性粉末。溶于水（1∶20），溶于乙醇（1∶45）。贮藏于密闭容器中。

简介

氯筒箭毒碱是苄异喹啉类竞争性神经肌肉阻滞药（详见**阿曲库铵**，第1812页）。可从南美防己属蝴蝶芙蓮（*Chondodendron tomentosum*）（防己科）基提取物中获得，是箭毒的活性成分，在麻醉学文献中提及。使用之后常发生暂时性血压下降，部分是由于胆碱能阻滞和组胺释放，还会有心率增快。和其他竞争性神经肌肉阻滞药一样，氯筒箭毒碱用于多种手术中提供肌松作用，但是被大量其他较少心血管作用和组胺低释放的药物所替代。氯筒箭毒碱也被用于控制破伤风的肌肉痉挛（第1811页）。

制剂

USP 33: Tubocurarine Chloride Injection.

专利制剂

Arg.: Decurin†; ***Israel:*** Curarine†; Tubarine†.

Vecuronium Bromide (*BAN, USAN, rINN*) 维库溴铵

Bromuro de vecuronio; Org-NC-45; Vecuronii bromidum; Vécuronium, bromure de; Vekuroniumbromid; Vekuronium-bromid; Vekuroniumbromidi; Vekuronyum Bromür; Wekuroniowy bromek. 1-(3α,17β-Diacetoxy-2β-piperidino-5α-androstan-16β-yl)-1-methylpiperidinium bromide.

Векурония Бромид

$C_{34}H_{57}BrN_2O_4$ = 637.7.

CAS — 50700-72-6.

ATC — M03AC03.

ATC Vet — QM03AC03.

UNII — 7E4PHP5N1D.

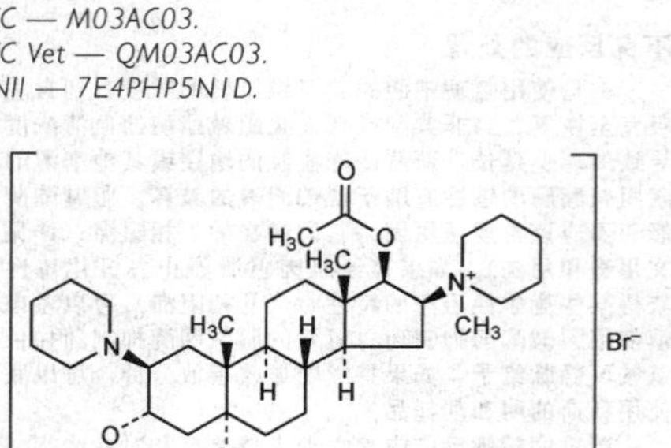

Pharmacopoeias. In *Eur.* (see p.vii) and *US.*

Ph. Eur. 6.8（Vecuronium Bromide） 白色或近白色的

晶体或结晶性粉末。微溶于水；略溶于无水乙醇和乙腈；易溶于二氯甲烷溶液。贮藏于密闭容器中。避光、避湿。

USP 33（Vecuronium Bromide） 白色或乳白色结晶或结晶性粉末。微溶于水和丙酮；略溶于乙醇。贮藏于密闭容器中。

配伍禁忌 含有维库溴铵 1mg/ml 的溶液和呋塞米存在明显的不相容性[1]。与竞争性神经肌肉阻滞药的配伍禁忌详见**阿曲库铵**（第1812页）。

1. Chiu MF, Schwartz ML. Visual compatibility of injectable drugs used in the intensive care unit. *Am J Health-Syst Pharm* 1997; **54:** 64–5.

稳定性 在一项稳定性研究中[1]，1mg/mL 浓度的注射用维库溴铵于无防腐剂的无菌水中，在聚丙烯注射器中 23～25℃或 3～5℃可稳定保存至少 21 天。

1. Johnson CE, Cober MP. Stability of vecuronium in sterile water for injection stored in polypropylene syringes for 21 days. *Am J Health-Syst Pharm* 2007; **64:** 2356–8.

不良反应、处置和注意事项

参见竞争性神经肌肉阻滞药（详见**阿曲库铵**，第1812页）。

维库溴铵几乎没有组胺释放作用，虽然有报道出现注射部位的局部反应；支气管痉挛和过敏样反应罕有报道。也几乎没有迷走神经松弛或神经节阻滞活性，常规剂量没有明显的不良的心血管反应。

对肝或肾损伤的患者需要小心使用（详见下文**用途和用法**）；肾衰竭的患者需要调整剂量。

老年人 建议监测使用维库溴铵的老年人的神经肌肉功能，因为可能有阻滞作用延长的风险[1]。

1. Slavov V, *et al.* Comparison of duration of neuromuscular blocking effect of atracurium and vecuronium in young and elderly patients. *Br J Anaesth* 1995; **74:** 709–11.

妊娠 使用剂量为 60～80μg/kg 的维库溴铵，通过胎盘的部分不具临床意义，产科麻醉中使用被认为对新生儿是安全的。

1. Demetriou M, *et al.* Placental transfer of Org NC 45 in women undergoing caesarean section. *Br J Anaesth* 1982; **54:** 643–5.

药物相互作用

与竞争性神经肌肉阻滞药有关的药物相互作用详见**阿曲库铵**（第1814页）。

药动学

静脉注射维库溴铵后快速分布。被肝摄取并部分代谢；代谢产物具有一定程度的神经肌肉阻滞活性。主要以原形和代谢产物形式经胆汁排出；也有部分经尿液排出。报道的血浆消除半衰期范围为 30～80min。

用途和用法

维库溴铵是氨基甾类的竞争性神经肌肉阻滞药（详见**阿曲库铵**，第1815页）。

静脉注射后 1.5～2min 内出现肌松作用，持续作用 20～30min。

维库溴铵用于气管内插管和提供外科手术全麻期间的肌松作用（详见**麻醉**，第1810页）并辅助控制性通气（详见**重症监护**，第1810页）。

需要根据每个患者的反应调整神经肌肉阻滞药的剂量，并可根据手术、给予的其他药物和患者的状况而改变；建议监测阻滞程度以减少过量的风险。插管的初始剂量是静脉注射 80～100μg/kg，虽然建议在氯琥珀胆碱之后使用减少初始剂量为 30～50μg/kg。其他手术有时使用更高的初始剂量范围是 150～300μg/kg。然而，建议对剖宫产或新生儿手术使用剂量不应该超过 100μg/kg。较长的手术可能需要维持剂量是 20～30μg/kg；在美国，建议使用较低的维持剂量 10～15μg/kg。也可通过静脉输注速度为每分钟 0.8～1.4μg/kg 来维持神经肌肉阻滞作用但是应该在初始推注剂量为 80～100μg/kg 之后。英国注册药品信息建议肥胖患者的维库溴铵剂量应该根据去脂肪体重调整。

注册药品信息建议，一般情况下，儿童可以按成人用量给予：

- 1 岁以上儿童反应更快，插管时可能不需要使用更高的初始量。
- 新生儿和 5 个月以下的婴儿可能对维库溴铵更敏感，建议应该给予 10～20μg/kg 的初始试验剂量，接着根据反应来增量。
- 新生儿和婴儿的作用时间和恢复时间比儿童和成人更长，可能需要较少频率给予较少的维持量。
- 2～10 岁的儿童的药量需求高于成人和新生儿，但通常在上述的范围之内，作用时间也比儿童短，故需较高频率地给予维持剂量。

儿童用法 维持溴铵在婴儿和儿童的用法和用量，详见上文**用途和用法**。

在肝损伤中的用法 虽然厂商没有特别建议对肝损伤患者减少剂量，有报道胆汁淤积[1]或肝硬化伴食管静脉曲张[2]的患者静脉使用维库溴铵 200μg/kg 后作用持续时间明显延长。血浆清除率明显减少，消除半衰期明显增加平均 58～98min[1]。150μg/kg 的剂量下，患有肝损伤和健康对照者有相似的起效时间和作用持续时间[2]，但是 100μg/kg 的剂量在那些肝功能不全患者的起效较慢，作用持续时间轻度缩短[3]。维库溴铵使用后，发生快速广泛的肝摄取，这很大程度上决定了其作用时间较短。然而，随着剂量增加这种机制变得饱和后，肝清除对消除活性更加重要。这有助于解释在不同剂量下的不同结果。如果大剂量或重复剂量用于肝损伤的患者，需要谨慎。

1. Lebrault C, *et al.* Pharmacokinetics and pharmacodynamics of vecuronium in patients with cholestasis. *Br J Anaesth* 1986; **58:** 983–7.
2. Hunter JM, *et al.* The use of different doses of vecuronium in patients with liver dysfunction. *Br J Anaesth* 1985; **57:** 758–64.
3. Bell CF, *et al.* Use of atracurium and vecuronium in patients with oesophageal varices. *Br J Anaesth* 1985; **57:** 160–8.

在肾损伤中的用法 因为仅小量的维库溴铵由尿液排出，可给予肾衰竭的患者常规剂量[1,2]。报道[1]的肾衰竭和那些正常肾功能的患者的消除半衰期，清除率或作用时间在临床上没有明显差别。肾衰竭[2]的患者的神经肌肉阻滞作用起效可能轻度减慢，这些患者可能需要在增加维库溴铵初始剂量大约 20%[3]。然而维持神经肌肉阻滞作用所需要的剂量可减少大约 20%[3]，如果没有调整剂量则可能发生轻微的阻滞作用延长，但是新斯的明逆转残余的阻滞作用是迅速而有效的[2]。

有报道[2] 2 名无肾患者出现维库溴铵的抵抗。620～660μg/kg 的总量分别产生 77%和 36%的最大的神经肌肉阻滞作用，但是尽管使用了大的剂量，没有不良反应或残余箭毒化。

1. Fahey MR, *et al.* Pharmacokinetics of Org NC 45 (Norcuron) in patients with and without renal failure. *Br J Anaesth* 1981; **53:** 1049–53.
2. Hunter JM, *et al.* Comparison of vecuronium, atracurium and tubocurarine in normal patients and in patients with no renal function. *Br J Anaesth* 1984; **56:** 941–51.
3. Gramstad L. Atracurium, vecuronium and pancuronium in end-stage renal failure: dose-response properties and interactions with azathioprine. *Br J Anaesth* 1987; **59:** 995–1003.

制剂

专利制剂

Arg.: Galaren; Gobbicuronio; Norcuron†; Rivecrum; Vecural; Vecuron; ***Austral.:*** Norcuron; ***Austria:*** Norcuron; ***Belg.:*** Norcuron; ***Braz.:*** Norcuron; Vecuron; ***Canad.:*** Norcuron; ***Chile:*** Norcuron; ***Cz.:*** Norcuron; ***Fin.:*** Norcuron; ***Fr.:*** Norcuron; ***Ger.:*** Norcuron; ***Gr.:*** Norcuron; Vecurol; ***Hong Kong:*** Norcuron; ***Hung.:*** Norcuron; ***India:*** Norcuron; ***Indon.:*** Ecron; Norcuron; ***Irl.:*** Norcuron; ***Israel:*** Norcuron; ***Ital.:*** Norcuron; ***Jpn:*** Musculax; ***Malaysia:*** Norcuron; ***Mex.:*** Bromivec; Curlem†; Nodescron; Norcuron; ***Neth.:*** Norcuron; ***Norw.:*** Norcuron; ***NZ:*** Norcuron; ***Philipp.:*** Norcuron; Noruvec; Vecuron; ***Pol.:*** Norcuron; ***Port.:*** Norcuron; ***Rus.:*** Norcuron (Норкурон); ***S.Afr.:*** Muscuron; Norcuron; ***Singapore:*** Norcuron; ***Spain:*** Norcuron; ***Swed.:*** Norcuron; ***Switz.:*** Norcuron; ***Thai.:*** Norcuron; ***Turk.:*** Blok-L; Norcuron†; ***UK:*** Norcuron; ***Ukr.:*** Norcuron (Норкурон); ***USA:*** Norcuron†; ***Venez.:*** Norcuron†; Prorelax; Vecuron.

营养药及维生素

食物的主要组成元素包括糖类、脂肪、蛋白质、矿物质、维生素、难消化的膳食纤维以及水。能量由糖类、脂肪、过剩的蛋白质以及乙醇的新陈代谢来提供。

食物中的**糖类**可以按照其聚合程度分成三大类，分别是糖、低聚糖、多糖；所有这类物质都仅由碳、氢、氧三种元素组成。糖可以被进一步划分为*单糖*（单分子的糖类），如果糖和葡萄糖；*双糖*（分子由两个单糖分子结合在一起组成），如乳糖和蔗糖；*糖醇*（多元醇），如山梨糖醇和甘露醇。*低聚糖*的典型组成是由3～9个单糖聚合结合在一起而成，并包括异麦芽低聚糖（如麦芽糖糊精）。*多糖*由多个单糖分子结合而成，包括淀粉及非淀粉多糖（如纤维素）。非淀粉多糖是膳食纤维的主要组分，并且很多权威人士现在认为它比膳食纤维更好。

脂肪具有与糖类相同的元素组成，但其中氧元素所占的比例低于糖类。膳食中的脂肪通常以甘油三酯的形式存在——甘油与三分子脂肪酸分子结合形成的酯。必需脂肪酸是指那些不能在人体内合成，因而必须从食物中获取的脂肪酸。

蛋白质由碳、氢、氧、氮组成；大多数的蛋白质还含有硫且部分含磷。蛋白质被用于机体各生理过程的调节，例如生长发育及组织器官的维持。过剩的蛋白质能够被转化成糖类并用以提供能量。

蛋白质由**氨基酸链**组成，这些氨基酸包括*必需*氨基酸和*非必需*氨基酸两类。必需氨基酸（必不可少的氨基酸）无法在体内被足量合成，因此必须从食物中摄取；非必需氨基酸则可以在人体内被合成。共有8种必需氨基酸：异亮氨酸、亮氨酸、赖氨酸、蛋氨酸、苯丙氨酸、苏氨酸、色氨酸、缬氨酸。此外，当早产儿体内胱氨酸、牛磺酸和酪氨酸的合成量可能不充分时，精氨酸和组氨酸对婴儿的生长发育也是必需的。

一些无机元素或者矿物质都是重要的膳食组成成分；那些人体需要量相对较低的被称为**微量元素**（见下文）。它们的主要功能是作为各种酶系统的必需辅助因子。

维生素以及它们对健康的主要作用在下文会有介绍。

饮食调整

婴幼儿、青少年、老年人、孕妇或哺乳期妇女有特殊的营养需求，但是在大多数情况下，倘若他们具备良好的综合健康状况，调整后的饮食摄入即为全部所需，而不需过度修正或者药物补充。

饮食调整对于多种疾病的控制都非常重要。尽管诱导患者接受针对其进食习惯而制订的长期改变可能是困难的，并且一些流行食品在价格低廉方面是无可比拟的，但在控制肥胖上热量限制是基本原则。

膳食在心血管疾病病因学上所承担的作用（如食盐的摄入对于高血压以及脂肪的摄入对于缺血性心脏病）被认定具有重要性，并已经因此引发了一场针对更健康的饮食方式的公众健康运动。

饮食调整也是糖尿病患者控制方案中的一个公认组成部分，而蛋白质的限制则对于尿毒症或肝性脑病的治疗意义重大。

有多种代谢性疾病（如苯丙酮尿症），或者对膳食组分耐受不良的形式（如乳糜泻），这些病症患者的饮食必须调整，避免或者大量减少特定食物成分的摄入。

氨基酸代谢障碍

众所周知有多种氨基酸代谢的先天性缺陷，虽然这些情况并不常见，但其后果往往是严重的甚至是致命的。尽管对于一部分该类疾病并没有有效的治疗方法，但早期的诊断是很重要的，因为某些情况可以通过膳食调整和（或）应用维生素而得到控制。两种较为熟知的病症：同型半胱氨酸尿症和苯丙酮尿症，将在下面简要讨论。胱氨酸病——另一种氨基酸代谢障碍，将在第2277页中讨论。尿素循环障碍将在**高氨血症**（第1829页）中讨论。

同型半胱氨酸尿症 同型半胱氨酸尿症典型的形式是一种常染色体隐性遗传障碍，由于胱硫醚合成酶（胱硫醚β-合成酶）的遗传缺失而造成同型半胱氨酸（细胞外氧化形成同型半胱氨酸）[1,2]在体内蓄积。其临床表现可能包括：精神发育迟缓、动脉粥样硬化、血栓栓塞、骨质疏松以及眼部症状（包括晶状体脱位、青光眼、白内障、视网膜剥离）[2]。饮食限制蛋氨酸的摄入结合胱氨酸药物补充已被用于临床治疗；部分患者可能对使用B族维生素治疗（吡哆醇、氰钴铵及叶酸）[1～3]或者对甜菜碱[2～4]有反应；但是甜菜碱的依从性通常不好；胆碱因其可以被肝脏转化成为甜菜碱，也被用于治疗。尽管有关该药物的使用经验很有限[3]。

苯丙酮尿症 苯丙酮尿症是一种常染色体隐性遗传障碍，通常是因为苯丙氨酸羟化酶的缺乏所致。该病导致新生儿血液中苯丙氨酸浓度的升高，且如果不治疗会引起皮疹、色素脱失、张力过强、癫痫发作以及严重的精神发育迟缓的症状[5,6]。苯丙氨酸羟化酶缺陷的变异体包括非典型性或轻度的苯丙酮尿症以及高苯丙氨酸血症；一些患者因体内四氢生物蝶呤代谢的遗传缺失而引发恶性的苯丙酮尿症[7]。

该病症可通过采用苯丙氨酸含量极低的膳食来控制[5,8,9]，若早期开始控制膳食则智力发育相对正常。蛋白质替代制剂被推荐使用，但最佳剂量尚待确定；有部分证据表明：当来源于蛋白质替代制剂的蛋白质的总体摄入量增加时[10]，机体对苯丙氨酸的耐受性增加，且血液中苯丙氨酸的水平降低。关于是否可以最终解除膳食限制[7,9]的争论仍然存在，且大多数人认为终生的代谢控制是必要的[5,11]。代谢控制在孕妇中非常重要，因为胎儿暴露于高浓度苯丙氨酸的结果将导致小头畸形、智能缺陷以及先天性心脏病[5,12～14]。

尽管频繁的监测非常必要，但针对最理想的血液苯丙氨酸浓度值尚未取得一致意见。在英国和美国，通常推荐用于新生儿、12岁以内的儿童及孕妇的血液苯丙氨酸浓度为2～6mg/100ml；而对于12岁以上的患者，建议为2～10mg/100ml[5]。

高剂量的酪氨酸没有表现出是低苯丙氨酸膳食的有效替代品[15～19]。四氢生物蝶呤的活性形式——**沙丙蝶呤**（第2326页）已经被采用，连同膳食中苯丙氨酸的限制、神经递质替换以及叶酸，一起用于治疗恶性的苯丙酮尿症[7,20]；它也表现出用于治疗母体的苯丙酮尿的一些希望[21,22]。有人建议在某些患者可以用沙丙蝶呤代替低苯丙氨酸膳食[23]。酶的替换或取代，仍在研究中[6,7,14,24]。

1. Isherwood DM. Homocystinuria. *BMJ* 1996; **313:** 1025–6.
2. Yap S. Classical homocystinuria: vascular risk and its prevention. *J Inherit Metab Dis* 2003; **26:** 259–65.
3. Walter JH, *et al.* Strategies for the treatment of cystathionine β-synthase deficiency: the experience of the Willink Biochemical Genetics Unit over the past 30 years. *Eur J Pediatr* 1998; **157** (suppl): S71–S76.
4. Lawson-Yuen A, Levy HL. The use of betaine in the treatment of elevated homocysteine. *Mol Genet Metab* 2006; **88:** 201–7.
5. National Institutes of Health Consensus Development Panel. National Institutes of Health Consensus Development Conference Statement: Phenylketonuria: screening and management, October 16-18, 2000. *Pediatrics* 2001; **108:** 972–82. Also available at: http://pediatrics.aappublications.org/cgi/reprint/108/4/972.pdf (accessed 13/01/06)
6. Kim W, *et al.* Trends in enzyme therapy for phenylketonuria. *Mol Ther* 2004; **10:** 220–4.
7. Hanley WB. Adult phenylketonuria. *Am J Med* 2004; **117:** 590–5.
8. Medical Research Council. Report of the Medical Research Council Working Party on Phenylketonuria. Recommendations on the dietary management of phenylketonuria. *Arch Dis Child* 1993; **68:** 426–7.
9. Poustie VJ, Wildgoose J. Dietary interventions for phenylketonuria. Available in The Cochrane Database of Systematic Reviews; Issue 1. Chichester: John Wiley: 2010 (accessed 24/05/10).
10. MacDonald A, *et al.* Protein substitutes for PKU: what's new? *J Inherit Metab Dis* 2004; **27:** 363–71.
11. Cederbaum S. Phenylketonuria: an update. *Curr Opin Pediatr* 2002; **14:** 702–6.
12. Rouse B, *et al.* Maternal phenylketonuria syndrome: congenital heart defects, microcephaly, and developmental outcomes. *J Pediatr* 2000; **136:** 57–61.
13. Rouse B, Azen C. Effect of high maternal blood phenylalanine on offspring congenital anomalies and developmental outcome at ages 4 and 6 years: the importance of strict dietary control preconception and throughout pregnancy. *J Pediatr* 2004; **144:** 235–9.
14. American Academy of Pediatrics, Committee on Genetics. Policy statement: maternal phenylketonuria. *Pediatrics* 2008; **122:** 445–9. Also available at: http://aappolicy.aappublications.org/cgi/reprint/pediatrics;122/2/445.pdf (accessed 20/04/09)
15. Pietz J, *et al.* Effect of high-dose tyrosine supplementation on brain function in adults with phenylketonuria. *J Pediatr* 1995; **127:** 936–43.
16. Smith ML, *et al.* Randomised controlled trial of tyrosine supplementation on neuropsychological performance in phenylketonuria. *Arch Dis Child* 1998; **78:** 116–21.
17. Poustie VJ, Rutherford P. Tyrosine supplementation for phenylketonuria. Available in The Cochrane Database of Systematic Reviews; Issue 2. Chichester: John Wiley: 1999 (accessed 13/01/06).
18. van Spronsen FJ, *et al.* Phenylketonuria: tyrosine supplementation in phenylalanine-restricted diets. *Am J Clin Nutr* 2001; **73:** 153–7.
19. van Spronsen FJ, *et al.* Phenylketonuria: tyrosine beyond the phenylalanine-restricted diet. *J Inherit Metab Dis* 2001; **24:** 1–4.
20. Michals-Matalon K. Sapropterin dihydrochloride, 6-R-L-erythro-5,6,7,8-tetrahydrobiopterin, in the treatment of phenylketonuria. *Expert Opin Invest Drugs* 2008; **17:** 245–51.
21. Trefz FK, Blau N. Potential role of tetrahydrobiopterin in the treatment of maternal phenylketonuria. *Pediatrics* 2003; **112:** 1566–9.
22. Koch R. Maternal phenylketonuria and tetrahydrobiopterin. *Pediatrics* 2008; **122:** 1367–8.
23. Levy HL, *et al.* Sapropterin Research Group. Efficacy of sapropterin dihydrochloride (tetrahydrobiopterin, 6R-BH4) for reduction of phenylalanine concentration in patients with phenylketonuria: a phase III randomised placebo-controlled study. *Lancet* 2007; **370:** 504–10.
24. Sarkissian CN, Gámez A. Phenylalanine ammonia lyase, enzyme substitution therapy for phenylketonuria, where are we now? *Mol Genet Metab* 2005; **86** (suppl 1): S22–S26.

心血管疾病

饮食的调整可能对患有心血管疾病或者有患该病的危险的患者有帮助。对于高血压患者（第1131页），可能先要在开始药物治疗之前尝试减少食盐的摄入，或者将其作为药物疗法的辅助治疗。膳食脂肪总摄入量的减少尤其是饱和脂肪酸的摄入量，被认为对于一般人群和那些已确定属于缺血性心脏病的高危人群都非常重要（见**降低心血管危险**项下，第1124页）。长链n-3多不饱和脂肪摄入量的增加以及限制反式脂肪酸的摄入已经被推荐。膳食胆固醇的摄入应当被限制，尽管其对于血浆胆固醇水平的影响可能低于膳食饱和脂肪酸[1～3]。

关于抗氧化剂维生素可能降低患缺血性心脏病危险的可能性讨论，见下文的**维生素**部分。叶酸、同型半胱氨酸及缺血性心脏病之间的联系在第1842页有讨论。

1. DoH. Nutritional aspects of cardiovascular disease. *Report on health and social subjects 46.* London: HMSO, 1994. [COMA report.]
2. Gidding SS, *et al.* Dietary recommendations for children and adolescents: a guide for practitioners. Consensus statement from the American Heart Association. *Circulation* 2005; **112:** 2061–75. Also available at: http://circ.ahajournals.org/cgi/reprint/112/13/2061 (accessed 13/01/09) Correction. *ibid.*; 2375. Correction. *ibid.* 2006; **113:** e857.
3. Lichtenstein AH, *et al.* Diet and lifestyle recommendations revision 2006: a scientific statement from the American Heart Association Nutrition Committee. *Circulation* 2006; **114:** 82–96. Also available at: http://circ.ahajournals.org/cgi/reprint/114/1/82.pdf (accessed 22/07/10) Correction. *ibid.*; e27. Correction. *ibid.*; e629.

乳糜泻

乳糜泻（谷蛋白敏感性肠炎；口炎性腹泻）是一种小肠炎症性疾病，起因于对黏胶质（第2246页）中蛋白质成分的免疫反应。炎症导致小肠黏膜萎缩并合并继发的吸收不良，尽管黏膜炎症发生的程度和严重性大不相同，且一部分患者是无症状的。对于成人而言，可能会以与过敏性肠综合征相混淆的贫血和轻度的胃肠道症状为该病的常见症状。婴儿和儿童可能存在生长迟缓或发育停滞，且胃肠道症状可能更显著。其他的营养缺乏（包括钙吸收不良）所导致的骨质减少也有可能发生，口腔溃疡也很常见。临时性诊断通常包括IgA抗转谷氨酰胺酶2或抗肌内膜抗体的血清学试验，以及多重的肠内活组织检查。

乳糜泻的治疗必须包括严格的、终身的、免谷蛋白的膳食。营养补充剂在治疗的起始阶段可能是必要的，一旦黏膜的恢复已经出现通常可以停止。诊断通过在3～4个月后再次做活组织检查后黏膜的临床改善和正常化来明确。疱疹样皮炎（第1506页）是一种无胃肠道表现的乳糜泻。患者可能不会有胃肠道症状，尽管黏膜异常在活组织检查时通常很明显。这类患者同样对免谷蛋白膳食有反应。

乳糜泻与其他自身免疫疾病相关，包括1型糖尿病、甲状腺疾病及IgA缺乏。乳糜泻患者的小肠淋巴瘤的发病率增高，同时某些其他胃肠癌症的发生率也有轻微的增加。有一些证据表明该病发生率在坚持严格的免谷蛋白膳食的患者中有降低。

对于严格的免谷蛋白膳食没有作用或者复发的患者通常认为患有难治性腹部疾病，可以分为1型或2型。1型可应用皮质激素或免疫抑制药治疗，极少发展为肠道相关的T-淋巴细胞瘤。而2型患者则由于近半数患者在诊断5年内发展为T淋巴细胞瘤而被认为属于癌前病变。尽管其结果可能令人失望，难治性2型腹腔疾病以及T淋巴细胞瘤仍以细胞毒性化疗进行治疗（参见**淋巴瘤**，第623页）。即使对于复发的患者，自体骨髓移植在一些患者中仍可能产生缓解作用。

选择性的或者联合无谷蛋白膳食治疗的效果正在研究中。采用肠道内治疗策略旨在通过修饰面粉张力或者预消化面粉或者通过防止肠道黏膜对谷蛋白的摄取而减少谷蛋白的免疫源性影响。另一条治疗途径是修饰免疫反应，在难治性疾病或者肠道相关的T-淋巴细胞瘤，已尝试使用系统性T细胞或细胞拮抗药（如CCR9趋化因子受体抑制药CCX-282）。也在进行脱敏或试图恢复对于谷蛋白耐受性的研究。

1. Dewar DH, Ciclitira PJ. Clinical features and diagnosis of celiac disease. *Gastroenterology* 2005; **128** (suppl): S19–S24.
2. Kupper C. Dietary guidelines and implementation for celiac disease. *Gastroenterology* 2005; **128** (suppl): S121–S127.
3. Alaedini A, Green PHR. Celiac disease: understanding a complex autoimmune disorder. *Ann Intern Med* 2005; **142:** 289–98.
4. Green PHR, Cellier C. Celiac disease. *N Engl J Med* 2007; **357:** 1731–43.
5. Mehta G, *et al.* The changing face of coeliac disease. *Br J Hosp Med* 2008; **69:** 84–7.
6. Rodrigues AF, Jenkins HR. Investigation and management of coeliac disease. *Arch Dis Child* 2008; **93:** 251–4.
7. Leeds JS, *et al.* Coeliac disease. *Br Med Bull* 2008; **88:** 157–70.
8. Fasano A, *et al.* Celiac Disease Working Group, FISPGHAN. Federation of International Societies of Pediatric Gastroenterology, Hepatology, and Nutrition consensus report on celiac disease. *J Pediatr Gastroenterol Nutr* 2008; **47:** 214–19.
9. Schuppan D, *et al.* Celiac disease: from pathogenesis to novel therapies. *Gastroenterology* 2009; **137:** 1912–33.

糖尿病

饮食控制对于1型及2型糖尿病都非常重要（第407页），饮食调整的目标为将血糖浓度维持在正常范围内或者尽可能接近正常值，维持正常的血脂及脂蛋白廓清及血压以降低患大血管疾病的危险性。

鱼臭综合征（Fish odour syndrome）

鱼臭综合征（三甲胺尿症）是一种存在有三甲胺的肝脏*N*-氧化受损的遗传代谢障碍。三甲胺是由细菌对富含胆碱和肉毒碱的食物在肠道内降解而形成，并被迅速从消化道中吸收。如果没能在肝脏中被氧化，该物质就会通过呼吸、尿液、汗液以及阴道分泌物来排泄。三甲胺的臭很像腐烂的鱼味且臭味效应很重。治疗包括饮食调整以避免摄入富含胆碱的食物如鸡蛋、肝脏、豌豆、大豆以及海鱼。偶尔也应用短期治疗通过减少肠内菌丛来降低三甲胺的生成，如甲硝唑、新霉素以及乳果糖。

1. Rehman HU. Fish odour syndrome. *Postgrad Med J* 1999; **75:** 451–2.
2. Mitchell SC, Smith RL. Trimethylaminuria: the fish malodor syndrome. *Drug Metab Dispos* 2001; **29:** 517–21.
3. Mitchell S. Trimethylaminuria (fish-odour syndrome) and oral malodour. *Oral Dis* 2005; **11 (suppl 1)**: 10–13.
4. Chalmers RA, *et al.* Diagnosis and management of trimethylaminuria (FMO3 deficiency) in children. *J Inherit Metab Dis* 2006; **29:** 162–72.

肝性脑病

膳食蛋白质摄入的限制是肝性脑病治疗的主要支持，但是要注意避免营养不良（见第1619页）。

炎性肠病

炎性肠病（第1620页）的饮食调理或者是药物**补充**通常对于维持患者的营养状态是非常必要的。特殊的营养问题包括蛋白质缺乏、液体和电解质的缺失、铁缺乏以及某种无机盐、维生素和微量元素（如镁、钙和维生素D、维生素K以及叶酸）的缺乏[1,2]。药物补充可以是口服、鼻饲或者胃肠外补充。一般情况下，尽管这些方式被认为具有相同的功效[3]，肠内营养仍然优先于肠外营养被推荐。后者通常被专用于那些不能耐受肠内途径喂养的患者，用于手术期间使用，或者用于特殊的临床情况下（如肠梗阻或穿孔[4,5]）。

营养状况的改善，饮食中抗原物质的排除，炎性细胞因子的反向调节或者抗炎性细胞因子的正向调节，或者细菌群落的改变都是营养疗法能够凭借以对炎性肠病发挥**治疗**效果的机制[5~7]。尽管作为基础治疗是有争议的，肠内喂养（尤其是与要素膳相结合），已经表现出对活跃期克罗恩病的治疗有效[8]，虽然相比而言或许还是不如皮质激素的效果好[9~11]，但仍显示其在保持缓解期时的一些益处[12]。肠内营养对于生长不足的儿童具有有益影响，而皮质激素则会恶化病情[13,14]，故而有人考虑将肠内营养作为治疗克罗恩病儿科患者[3]的首要选择。将要素膳和低剂量的皮质激素相结合同样被建议作为一种治疗途径用于儿童，尽管这是尚未检验的[14]。患克罗恩病的成人患者中被考虑作为肠内营养支持候选者的包括那些存在潜在的高皮质激素累积剂量或者那些对皮质激素抗拒（corticosteroid-refractory）或皮质激素不耐受的或者有骨质疏松高危性的患者[5]。

用于评价肠内营养对溃疡性结肠炎[5,7]效果的资料被认为是不足的。

要素膳一词最初是被创造以用于描述含有游离氨基酸和葡萄糖的膳食并且经常被冠以前缀词组"以化学方法确定的"。不过，该词发展为包含那些氮源含有多肽的膳食且通常也被称为易消化的膳食。有建议说[13]要素膳一词可被用于这两种膳食中的任何一种，不过对于那些以氨基酸为氮源的，专有名词——以化学方法确定的要素膳一词应当被使用；而对于那些以多肽为氮源的，易消化的要素膳一词更为恰当。专有名词——多聚合膳食应被用于那些以整蛋白质为氮源（如牛奶或大豆）的膳食。

就治疗反应而言，各配方之间没有表现出有太多差别，尽管对多聚合膳食的依从性可能更好一些，原因在于要素膳的口感欠佳[3,5,13]。现有几种不同的要素膳可供使用；其中的一些含有长链的甘油三酯并以之作为脂肪来源，但是对于脂肪消化能力受损的患者而言，中链的甘油三酯被认为更合适[1]。有些观点建议肠内营养膳食对于治疗活跃期克罗恩病的有效性可能应该归因于脂肪成分而不是氮组分[1,3,7]。当使用含长链甘油三酯最少的制剂时[1]，炎症的发生较少。

用于克罗恩病的膳食中其他可能有益的成分包括ω-3甘油三酯，该物质对于炎症性过程和实现症状的缓解[4,14,16]可能具有益的影响；没有发现脂肪酸或者膳食鱼油补充剂对于活跃期的溃疡性结肠炎[17]有临床效果。短链脂肪酸已被建议作为一种增加丁酸盐水平的方法，因其可能对结肠有直接的抗炎作用；丁酸盐灌肠剂已表现出对溃疡性结肠炎具有效性[5,13,17]。也有建议使用一种底物（益生元）来传递短链脂肪酸，或者直接将益生菌传递给肠[5,17]。谷氨酰胺已被建议使用，因其对小肠上皮细胞的完整性[1,16]具有效性，尽管有用的资料不足[1,4,5]。

现在有很多关注围绕着**生长因子**在肠内营养配方中的使用，例如表皮生长因子或者转换生长因子-β，该因子可能对于肠黏膜具有抗炎的作用[7]。

排除饮食　一旦可以实现缓解，借此食物被慢慢地再次引入，目的在于降低克罗恩病的复发率，但是整个过程将是长期而复杂的[1,3]。在一份对缓解期溃疡性结肠炎患者的研究中，红色肉或加工过的肉制品、蛋白质或者乙醇都增加了该病复发的可能性[18]；这些食物是硫或者硫酸盐的丰富来源，而硫化物的毒性可能对于溃疡性结肠炎的发病机制很重要[17]。还有一些建议提到钛可能对克罗恩病有害，因而低钛饮食已被倡议，且有初步的资料证实了其有效性[3]。

1. Ferguson A, *et al.* Crohn's disease: nutrition and nutritional therapy. *Baillieres Clin Gastroenterol* 1998; **12:** 93–114.
2. Jeejeebhoy KN. Clinical nutrition 6: management of nutritional problems of patients with Crohn's disease. *Can Med Assoc J* 2002; **166:** 913–18.
3. Forbes A. Crohn's disease—the role of nutritional therapy. *Aliment Pharmacol Ther* 2002; **16** (suppl): 48–52.
4. Campos FG, *et al.* Inflammatory bowel diseases, principles of nutritional therapy. *Rev Hosp Clin Fac Med Sao Paulo* 2002; **57:** 187–98.
5. Goh J, O'Morain CA. Nutrition and adult inflammatory bowel disease. *Aliment Pharmacol Ther* 2003; **17:** 307–20.
6. Mamula P, Baldassano RN. The role of liquid diet in the management of small bowel Crohn's disease. *Inflamm Bowel Dis* 2000; **6:** 68–9.
7. Aldhous MC, *et al.* Modification of enteral diets in inflammatory bowel disease. *Proc Nutr Soc* 2001; **60:** 457–61.
8. Teahon K, *et al.* Ten years' experience with an elemental diet in the management of Crohn's disease. *Gut* 1990; **31:** 1133–7.
9. Griffiths AM, *et al.* Meta-analysis of enteral nutrition as a primary treatment of active Crohn's disease. *Gastroenterology* 1995; **108:** 1056–67.
10. Messori A, *et al.* Defined-formula diets versus steroids in the treatment of active Crohn's disease: a meta-analysis. *Scand J Gastroenterol* 1996; **31:** 267–72.
11. Zachos M, *et al.* Enteral nutritional therapy for induction of remission in Crohn's disease. Available in The Cochrane Database of Systematic Reviews; Issue 1. Chichester: John Wiley; 2007 (accessed 13/01/06).
12. Akobeng AK, Thomas AG. Enteral nutrition for maintenance of remission in Crohn's disease. Available in The Cochrane Database of Systematic Reviews; Issue 3. Chichester: John Wiley; 2007 (accessed 28/10/07).
13. Ling SC, Griffiths AM. Nutrition in inflammatory bowel disease. *Curr Opin Clin Nutr Metab Care* 2000; **3:** 339–44.
14. Ruemmele FM, *et al.* Nutrition as primary therapy in pediatric Crohn's disease: fact or fantasy? *J Pediatr* 2000; **136:** 285–91.
15. Payne-James JJ, Silk DBA. Use of elemental diets in the treatment of Crohn's disease by gastroenterologists. *Gut* 1990; **31:** 1424.
16. Philipsen-Geerling BJ, Brummer RJM. Nutrition in Crohn's disease. *Curr Opin Clin Nutr Metab Care* 2000; **3:** 305–9.
17. Tilg H, Kaser A. Diet and relapsing ulcerative colitis: take off the meat? *Gut* 2004; **53:** 1399–1401.
18. Jowett SL, *et al.* Influence of dietary factors on the clinical course of ulcerative colitis: a prospective cohort study. *Gut* 2004; **53:** 1479–84.

恶性肿瘤

关于抗氧化类维生素摄入的增加及发展成恶性肿瘤的危险降低之间的可能联系的讨论，见下文的**维生素**部分。

肥胖

肥胖在发达国家相对较普遍，并且伴随着心血管疾病、糖尿病及其他功能紊乱的危险性的增加。某些方法，例如将饮食调整、行为疗法和运动结合辅助的药物治疗，被指出能够减轻体重（第2069页），但是治疗的实质是热量摄入的减少，通常对于体质指数（body mass index，BMI）在27～35的患者减少量为每日300～500kcal，而对BMI高于35的患者为500～1000kcal。如此可以期望实现每周体重减少0.25～1kg。极低热量饮食（低于每日600～800kcal）只能被考虑用于那些决定采用常规的热量限制法减轻体重但是失败以后的患者。对于要实现体重减轻并需要维持体重的患者，进食行为必须被永久性地调整，这将有很大的难度。需要特别减少热量中来自脂肪的那部分所占的比例，且同时乙醇和糖也要被减少，而来自高糖食物的热量所占的比例则要被增加。保持充足的必需营养元素的摄入显然是非常重要的。

人工甜味剂或者其他的非蔗糖甜味剂通常作为体重减轻饮食的一部分被采用。

肾功能衰竭

低蛋白质饮食对于预防或者减缓慢性肾衰（第1594页）的发展可能是有价值的。采用限制蛋白质饮食的肾衰患者相比于摄入普通饮食的患者而言其尿毒症的症状更少。一些结果还提出蛋白质的限制能够减缓肾衰竭的进程，但是低蛋白质饮食对于延缓终期肾病发作的作用已经成为许多争议的主题[1]。两项大型的多中心研究结果几乎没能提供可证实其重要作用的证据[2,3]，但是一份系统性综述[4]的结果支持对成人膳食蛋白的限制。然而，另外的一些综述[5]没有发现对儿童的有效的证据。动物试验提示了将蛋白质来源从动物蛋白调整到大豆蛋白有可能减缓肾病的进程，特别是在大量摄入时[6]。

一般而言，提供蛋白质的量在每日600～800mg/kg的低蛋白饮食被推荐[1,7~9]，尽管可提供300mg植物来源蛋白质的极低蛋白饮食，补充以必需氨基酸混合剂，已被推荐用于患晚期肾衰竭的高度配合的患者[1]。

一旦患者开始透析，无论如何，通过透析膜或腹膜丢失的蛋白质都可能需要增加蛋白质的摄入量至每日1.2～1.3g/kg[7,9]。由于能量的摄入需要维持稳定，食物的选择需要有质的改变[7]。钠、钾和磷的摄入也需要监控[7,9]。透析期间，在维持充足蛋白质摄入的同时限制饮食中的磷可能较困难，因此对蛋白质来源的调整可能是必要的[10]。

肾移植后，如果肾脏功能稳定，蛋白质的限制摄入再次成为明智之举[7]；最初建议日摄入量为1.3～1.5g/kg，然后是每日1g/kg用于维持[9]。然而，免疫抑制类药物的副作用可能使饮食调整的目标复杂化，当患者为糖尿病、血脂异常及高血压的高危人群时[7]。限制盐及透析液成分中钠量，对于控制肾病患者中的高血压非常重要[11]。

有人提出其他干预措施的好处（如使用ACEI）[12]，与在采用的限制饮食时获得患者依从性的难度一样[13]，都可能使来自限蛋白质饮食的益处受限。但也有证据表明应答及效果会因导致肾衰竭的原因不同而有区别[3,14]。

1. Aparicio M, *et al.* Low protein diets and outcome of renal patients. *J Nephrol* 2001; **14:** 433–9.
2. Locatelli F, *et al.* Prospective, randomised, multicentre trial of effect of protein restriction on progression of chronic renal insufficiency. *Lancet* 1991; **337:** 1299–1304.
3. Klahr S, *et al.* The effects of dietary protein restriction and blood-pressure control on the progression of chronic renal disease. *N Engl J Med* 1994; **330:** 877–84.
4. Fouque D, Laville M. Low protein diets for chronic kidney disease in non diabetic adults. Available in The Cochrane Database of Systematic Reviews; Issue 3. Chichester: John Wiley; 2009 (accessed 22/07/10).
5. Chaturvedi S, Jones C. Protein restriction for children with chronic renal failure. Available in The Cochrane Database of Systematic Reviews; Issue 4. Chichester: John Wiley; 2007 (accessed 03/04/09).

6. Lentine K, Wrone EM. New insights into protein intake and progression of renal disease. *Curr Opin Nephrol Hypertens* 2004; **13:** 333–6.
7. Fouque D. Why is the diet intervention so critical during chronic kidney disease? *J Ren Nutr* 2003; **13:** 173.
8. Mitch WE, Remuzzi G. Diets for patients with chronic kidney disease, still worth prescribing. *J Am Soc Nephrol* 2004; **15:** 234–7.
9. Beto JA, Bansal VK. Medical nutrition therapy in chronic kidney failure: integrating clinical practice guidelines. *J Am Diet Assoc* 2004; **104:** 404–9.
10. Cupisti A, *et al.* Phosphate control in chronic uremia: don't forget diet. *J Nephrol* 2003; **16:** 29–33.
11. Shaldon S. Dietary salt restriction and drug-free treatment of hypertension in ESRD patients: a largely abandoned therapy. *Nephrol Dial Transplant* 2002; **17:** 1163–5.
12. Shiigai T, *et al.* Dietary protein restriction and blood-pressure control in chronic renal insufficiency. *N Engl J Med* 1994; **331:** 405.
13. Barsotti G, Giovannetti S. Low-protein diet and chronic renal failure. *Lancet* 1991; **338:** 442.
14. Locatelli F, *et al.* Low-protein diet and chronic renal failure. *Lancet* 1991; **338:** 442–3.

肠内营养及肠外营养

不同程度的营养不良在住院患者中并不少见，并且一些营养支持的形式对于不能经口进食足量正常饮食的患者是非常重要的。这样的支持应当提供患者对热量的需求，以糖类、脂肪、氨基酸或蛋白质来源的氮、水及矿物质的形式；在适宜的情况下，维生素和微量元素也应同时被提供。营养支持的适应证包括意识不清、梗阻或无吞咽能力、炎性肠病、瘘、短肠综合征以及与创伤、手术或恶性疾病相关的虚弱及营养不良。如果可能，营养支持应当是经肠内途径给予；相比与胃肠外途径，肠内途径营养支持更容易、更符合生理学、且更不易引起并发症。

肠内营养包括经口、经鼻胃管或鼻肠管，或者直接引入胃造瘘或其他肠造瘘。如果普通食物的摄取有可能实现但是不足量，肠内营养可以是补充性的，否则将是完全肠内营养支持。每个患者的需求量根据其年龄、身材以及代谢状态的不同而有区别，但是通过2～3L液体来提供2000～3000kcal的热能及10～15g氮（相当于60～90g蛋白质）的饮食很典型；因为经胃肠道的吸收是不完全的，因而需求会比经肠外途径高。包含整蛋白（一般来自牛奶或大豆）的制剂通常作为首选；通过氨基酸或寡肽提供氮源的要素膳，尽管它们在消化功能受损或者当期望给予患者无渣膳食时可能发挥作用。但不易耐受且口感不佳。

尽管优选于肠外营养，肠内营养并非没有并发症。患者可能因为导管的置入而有发生食管炎、误吸以及反流的危险；其他潜在的问题包括腹泻、恶心及呕吐、胃潴留、高血糖症、液体及电解质紊乱，以及因经口喂养造成的微生物污染。

肠外营养用于当通过肠内途径不能满足营养需求的情况。像肠内营养一样，肠外营养可以被作为补充给予或者作为机体需求的唯一来源［完全肠外营养（total parenteral nutrition，TPN）］。通常通过专用的中心静脉导管给予。不过，外周静脉已被越来越多地用于短期喂养。这样可以减少一些并发症，且插管相对不会太复杂。然而，由于有引发血栓性静脉炎的危险，营养液必须具有低克分子渗透压浓度和pH值中性。其他延缓外周血栓性静脉炎形成的措施会在下文的**不良反应和注意事项**中叙述。

营养液的配方需要根据患者的需要量进行调整。营养液需要提供充足的能量以保证静息时的能量消耗（对于一般成人约为25kcal/kg），但必须将任何由于疾病而增加的能量消耗量也计算在内。相反，饥饿能够降低静息时的新陈代谢及能量需求。对于计算患者的能量消耗有不同的公式可循。能量最好以糖类（最少占30%，且建议最好是能量需求有60%来自于该形式）和脂肪的形式来提供。葡萄糖是最佳的糖类能量来源，而脂肪则以脂肪乳剂的形式供给，通常使用大豆油。氮以氨基酸的形式供给，但是一定要确定是被用于蛋白质合成而不仅仅是作为能量来源，控制营养液中非蛋白质热量与氮的比率非常重要。氮热比为1：150～1：200通常被认为是最理想的，但是对于分解代谢过度的患者（如脓毒症），1：120的较低比率或者更低的量可能会更适宜。所有的必需氨基酸都必须补给，尽管因非必需氨基酸的存在而使各溶液之间有一定差异。

肠外营养同样需要供给患者液体、基本的电解质（如钠、钾、镁、碳酸氢盐和钙，磷也要被包括，因为葡萄糖的输注可能会引起低磷血症）以及维生素和微量元素，尤其是当治疗需长期进行的时候。如果葡萄糖的灌输引发了高血糖症状，胰岛素可能需要被添加以纠正高血糖。

肠外营养的主要并发症为因导管中细菌繁殖而导致的败血病。其他的问题可能包括静脉血栓的形成或者空气栓塞的形成，因导管尖端错位而造成的外渗以及代谢紊乱。过度喂养的不良反应包括呼吸和肝脏功能失常。长期完全肠外营养的并发症包括胆囊淤积、胆结石、胆汁淤积以及肝功能检查结果异常。

稳定性和相容性

肠外营养液的复杂性致使其对相容性问题很敏感[1～18]。稳定性依赖于一些因素，包括pH和成分的相对浓度。氨基酸对于含有氨基酸、葡萄糖和脂肪乳剂的混合溶液的总pH值发挥缓冲作用；但是氨基酸与葡萄糖易发生Maillard反应（褐变），混合液的使用期限也会因此而有限制。含有电解质特别是二价阳离子的溶液不稳定，且聚集反应将最终发生。添加剂只有在相容性已确知的情况下才可被加入，并且任何添加都要在输注开始前经无菌操作完成。

发生沉淀的最主要原因是钙和磷的浓度较高[13,18]，而抑制磷酸钙沉淀的最重要因素是混合液的最终pH值。pH值本身决定于很多因素，包括氨基酸输注液的商品来源以及最终的氨基酸和葡萄糖浓度。有机磷复合物的使用有可能减少沉淀发生的可能性。微量元素的沉淀也有可能发生，且氨基酸输注液可能含有可检出的像污染物的微量物质。对化学稳定性影响最大的是特定维生素的降解，通过暴露于光线下或者与喂养袋或给液装置的塑料相黏合而发生。有两种特殊的反应应被关注：抗坏血酸的氧化及硫胺素的还原。

1. Allwood MC. Compatibility and stability of TPN mixtures in big bags. *J Clin Hosp Pharm* 1984; **9:** 181–98.
2. Niemiec PW, Vanderveen TW. Compatibility considerations in parenteral nutrient solutions. *Am J Hosp Pharm* 1984; **41:** 893–911.
3. Parry VA, *et al.* Effect of various nutrient ratios on the emulsion stability of total nutrient admixtures. *Am J Hosp Pharm* 1986; **43:** 3017–22.
4. Hardy G. Ten years of TPN with 3 litre bags. *Pharm J* 1987; **239:** HS26–HS28.
5. Johnson OL, *et al.* The destabilization of parenteral feeding emulsions by heparin. *Int J Pharmaceutics* 1989; **53:** 237–40.
6. Takagi J, *et al.* Sterility of total parenteral nutrient solutions stored at room temperature for seven days. *Am J Hosp Pharm* 1989; **46:** 973–7.
7. Tripp MG, *et al.* Stability of total nutrient admixtures in a dual-chamber flexible container. *Am J Hosp Pharm* 1990; **47:** 2496–503.
8. Vaughan LM, *et al.* Incompatibility of iron dextran and a total nutrient admixture. *Am J Hosp Pharm* 1990; **47:** 1745–6.
9. Washington C. The stability of intravenous fat emulsions in total parenteral nutrition mixtures. *Int J Pharmaceutics* 1990; **66:** 1–21.
10. Manning RJ, Washington C. Chemical stability of total parenteral nutrition mixtures. *Int J Pharmaceutics* 1992; **81:** 1–20.
11. Neuzil J, *et al.* Oxidation of parenteral lipid emulsion by ambient and phototherapy lights: potential toxicity of routine parenteral feeding. *J Pediatr* 1995; **126:** 785–90.
12. Trissel LA, *et al.* Compatibility of parenteral nutrient solutions with selected drugs during simulated Y-site administration. *Am J Health-Syst Pharm* 1997; **54:** 1295–1300.
13. Allwood MC, Kearney MC. Compatibility and stability of additives in parenteral nutrition admixtures. *Nutrition* 1998; **14:** 697–706.
14. Trissel LA, *et al.* Compatibility of medications with 3-in-1 parenteral nutrition admixtures. *J Parenter Enteral Nutr* 1999; **23:** 67–74.
15. Allwood MC. Pharmaceutical aspects of parenteral nutrition: from now to the future. *Nutrition* 2000; **16:** 615–8.
16. Pereira-da-Silva L, *et al.* Compatibility of calcium and phosphate in four parenteral nutrition solutions for preterm neonates. *Am J Health-Syst Pharm* 2003; **60:** 1041–4.
17. Driscoll DF. Stability and compatibility assessment techniques for total parenteral nutrition admixtures: setting the bar according to pharmacopeial standards. *Curr Opin Clin Nutr Metab Care* 2005; **8:** 297–303.
18. Newton DW, Driscoll DF. Calcium and phosphate compatibility: revisited again. *Am J Health-Syst Pharm* 2008; **65:** 73–80.

不良反应和注意事项

肠内营养 肠内营养的并发症可能起因于机械的、胃肠道的、代谢作用的或其他原因（如感染或误吸）[1]。肠内营养最常见的营养性并发症为不能满足营养需求量，以及过度给养所可能导致的以葡萄糖不耐受、液体潴留以及电解质失调为表现的“再喂养综合征”[2～5]。高蛋白质配方伴随低饮水量同样会引发这种症状[1]。这些快速的代谢性及电解质的改变可能会造成严重的甚至是致命的心肺方面或神经方面上的问题[6]。为避免这些问题，推荐在最初几天给予较低水平的喂养，建议每日大约给予20kcal/kg，尽管这样可能还是过高，尤其是对于那些存在有电解质异常的患者，因而每日大约10kcal/kg的量可能更适合于高危患者[3,7]。英国指南[3]建议在一些极端的病例（例如患者BMI<14kg/m² 或者极少量摄入超过15天）中可以达到最大摄入5kcal/kg。机械性的或者是物理性的并发症包括导管的移位或者堵塞，或者是患者感觉不适[1,2,6～8]。很多遭遇到的问题都能够避免如通过使用较细内径的导管、给予连续输注以及详细监控患者是否有代谢异常[9]。然而，如果导管的管径越细、管越长，被置入胃中、持续给养或者通过导管给药会更容易使导管堵塞[2,8]。不充分的冲洗以及蛋白质沉淀也同样会致使堵塞发生[6]。

建议将导管定位在小肠而非胃中，以减少误吸的发生率[2,8,10]，尽管在临床效果方面，对十二指肠内喂养和胃内喂养进行比较的研究很少，而且有针对于适当定位、感染以及反流的忧虑[11]。一项荟萃分析[12]没能发现经幽门后喂养相比于经胃喂养在肺炎发生率、住院时间长短以及死亡率方面有任何临床优势；该研究结果因患者数量相对较少而受限，且没有将那些已确定有误吸的高危患者包括在内。促胃动力类药物（如甲氧氯普胺或红霉素）已被用于促进胃排空及减少胃潴留液体的体积[10～12]。

营养素与同时经导管给予的含铝抗酸药之间的络合作用有可能会发生，并且这种固体沉积物可能会导致食管的梗阻[13]。

接受肠内营养患者发生腹泻并不一定是因为管饲自身所引起[14,15]；吸收不良、感染及微生物污染、潜在的疾病以及伴随的药物治疗都可能是诱发因素[1,2,7,16,17]。

无论怎样，肠内喂养已表现出与结肠的分泌增加相关联，而这可以通过输注短链脂肪酸来逆转[18]。因为结肠微生物群可能发挥作用，在与肠内喂养相关联的腹泻的发病机制方面，通过使用益生元或者益生菌来控制微生物群已经被建议作为减少该病的发病率、持续时间或者严重性的方法，并且一部分肠内营养配方含有益生元。可是，很少有研究就其对于腹泻的影响做调查，因此需要进行进一步的研究工作[17]。

肠内管饲以及鼻胃管的存在是诱发感染的危险因素，但与此同时，通过给予不能耐受经口营养的高危患者以肠内营养而达到最佳营养状况也可以改善他们的免疫状态[19]。

1. Haddad RY, Thomas DR. Enteral nutrition and enteral tube feeding: review of the evidence. *Clin Geriatr Med* 2002; **18:** 867–81.
2. Atten MJ, *et al.* Part IV: enteral nutrition support. *Dis Mon* 2002; **48:** 751–90.
3. National Collaborating Centre for Acute Care/NICE. Nutrition support for adults: oral nutrition support, enteral tube feeding and parenteral nutrition: methods, evidence & guidance (issued February 2006). Available at: http://www.nice.org.uk/nicemedia/live/10978/29981/29981.pdf (accessed 24/05/10)
4. Mehanna HM, *et al.* Refeeding syndrome: what it is, and how to prevent and treat it. *BMJ* 2008; **336:** 1495–8.
5. Fuentebella J, Kerner JA. Refeeding syndrome. *Pediatr Clin North Am* 2009; **56:** 1201–10.
6. Pearce CB, Duncan HD. Enteral feeding. Nasogastric, nasojejunal, percutaneous endoscopic gastrostomy, or jejunostomy: its indications and limitations. *Postgrad Med J* 2002; **78:** 198–204.
7. Stroud M, *et al.* Guidelines for enteral feeding in adult hospital patients. *Gut* 2003; **52** (suppl): vii1–vii12.
8. McClave SA, Chang W-K. Complications of enteral access. *Gastrointest Endosc* 2003; **58:** 739–51.
9. Bastow MD. Complications of enteral nutrition. *Gut* 1986; **21** (suppl 1): 51–5.
10. McClave SA, Dryden GW. Critical care nutrition: reducing the risk of aspiration. *Semin Gastrointest Dis* 2003; **14:** 2–10.
11. MacLaren R. Intolerance to intragastric enteral nutrition in critically ill patients: complications and management. *Pharmacotherapy* 2000; **20:** 1486–98.
12. Marik PE, Zaloga GP. Gastric versus post-pyloric feeding: a systematic review. *Crit Care* 2003; **7:** R46–R51.
13. Valli C, *et al.* Interaction of nutrients with antacids: a complication during enteral tube feeding. *Lancet* 1986; **i:** 747–8.
14. Edes TE, *et al.* Diarrhea in tube-fed patients: feeding formula not necessarily the cause. *Am J Med* 1990; **88:** 91–3.
15. Heimburger DC. Diarrhea with enteral feeding: will the real cause please stand up? *Am J Med* 1990; **88:** 89–90.
16. Eisenberg P. An overview of diarrhea in the patient receiving enteral nutrition. *Gastroenterol Nurs* 2002; **25:** 95–104.
17. Whelan K, *et al.* The role of probiotics and prebiotics in the management of diarrhoea associated with enteral tube feeding. *J Hum Nutr Diet* 2001; **14:** 423–33.
18. Bowling TE, *et al.* Reversal by short-chain fatty acids of colonic fluid secretion induced by enteral feeding. *Lancet* 1993; **342:** 1266–8.
19. Marion ND, Rupp ME. Infection control issues of enteral feeding systems. *Curr Opin Clin Nutr Metab Care* 2000; **3:** 363–6.

肠外营养 肠外营养常见的并发症是静脉内导管的尖端位点发生感染[1～3]，从而导致败血症。如果导管在穿刺皮肤之前直接通过皮下组织连接通路，感染和中央静脉管移位就可以减少[4]。应在更换敷料或者盛装营养液的喂养袋时采用严格的无菌操作[1]。导管的错位已有报道[3,5]。矿物质、脂肪以及药物的沉淀可以导致输注通路的阻塞[3]。

无论使用外周静脉还是中央静脉都有可能发生血栓性静脉炎。尽管有人提出由于营养液会立即被大量血液所稀释，通过中央静脉输入高渗透压的溶液较少可能引发血栓性静脉炎。不过，常见的血栓形成的并发症（如肺动脉栓塞和右心房血栓形成），在长期经中央静脉导管接受肠外营养的儿童和青少年中的发生率可能会比迄今已认定的情况更为普遍[6,7]。通过外周静脉使用细内径的硅胶导管可以避免中央静脉套管插入术的需要[8]，并且当细内径的硅胶导管而不是聚四氟乙烯树脂材质被用于外周肠外营养时[9]，血栓性静脉炎的发生率会更低。使用带过滤器的输注装置可以减少在给予外周静脉输入营养时发生血栓性静脉炎[10,11]。在营养液中额外添加肝素或缓冲液以及局部使用氢化可的松和硝酸甘油也被报道可以延长外周输入位点的使用期限[11,12]。渗出也是问题之一，尤其在使用高渗溶液时，会导致严重的组织损伤；透明质酸酶或者硫黏多糖酶（thiomuease）可以被用于对这种外渗的治疗[13]。

肠外营养可能与肠道黏膜结构的萎缩变化以及酶的活性相关联，从而导致渗透性增强并伴随可能增加的患菌血症及内毒素血症的危险性。这些变化，被归因于谷氨酰胺（该物质在溶液中不稳定）的缺乏，据报道该问题可以通过向完全肠外营养中添加谷氨酰胺双肽来预防，见第1848页。有人质疑这种黏膜萎缩或细菌移位的程度与胃肠外喂养相关[14,15]。

长期的肠外营养与肝胆管并发症相关，特别是在儿童中[16,17]；胆石症和胆汁淤积已有报道，而后者有时会发展成肝衰竭[18]。尽管在病原学上被考虑到是多种因素的[18]，锰或铝[19]对溶液的污染（见**锰的不良反应**项下**蓄积**，第1857页）还是被提出是造成胆汁淤积的一个可能原因。

铝中毒还被暗示与长期接受肠外营养患者发生骨转换异常（如表现为骨软化症）相关[3,17]。骨量减少及骨质疏松也有相关报道[17]；可能的机制包括钙、磷或镁的缺乏，维生素D缺乏或中毒，维生素K缺乏，或者过多的蛋白质[3]。但是有一项评论认为铝的危险性极微小，对密质骨几乎无有害作用且对松质骨有改善作用[5]。其他与可能存在的代谢性骨病相关的因素包括钙缺乏和维生素D中毒[17]。

与肠外营养相关的其他代谢并发症包括高血糖症、低血糖症、高脂血症、高碳酸血症、酸碱平衡失调以及“再喂养综合征”[20]。高血糖症可能是因为过多的葡萄糖输注引起，并会导致免疫抑制和感染的危险性增加；如果持续下去则建议进行胰岛素治疗。低血糖症，尽管并不常见，但是如果胃肠外营养被中断或者作为胰岛素超剂量的结果则也有可能发生。高脂血症是因为从葡萄糖过多地合成脂肪酸，或者脂类清除功能受损造成。中链和长链甘油三酯混合物（而非单一的长链甘油三酯乳剂）的使用能够减少血清脂类的异常，因中链甘油三酯的氧化速度快于长链甘油三酯。总热量和葡萄糖的喂养过度会引发高碳酸血症并导致急性呼吸性酸中毒[20]。大多数酸碱平衡失调与基础环境相关，胃肠外营养液中过量的氯化物或醋酸盐可能导致相应的代谢性酸中毒或碱中毒[17]。“再喂养综合征”可能发生于当严重营养不良的患者被给予快速的营养补充时，会造成体液和电解质失衡、葡萄糖不耐受以及维生素缺乏。这些可能导致显著的甚至是致命的发生于心脏、肺部、肾脏、胃肠道以及神经肌肉的并发症。电解质失衡包括钠潴留、低磷酸盐血症、低钾血症以及低镁血症；硫胺素缺乏会导致Wernicke脑病，出现在营养不良患者中或者在硫胺素缺乏患者被给予高糖类负荷时[20]。

1. Attar A, Messing B. Evidence-based prevention of catheter infection during parenteral nutrition. *Curr Opin Clin Nutr Metab Care* 2001; **4:** 211–18.
2. Hodge D, Puntis JWL. Diagnosis, prevention, and management of catheter related bloodstream infection during long term parenteral nutrition. *Arch Dis Child Fetal Neonatal Ed* 2002; **87:** F21–F24.
3. Ghabril MS, *et al.* Metabolic and catheter complications of parenteral nutrition. *Curr Gastroenterol Rep* 2004; **6:** 327–34.
4. de Cicco M, *et al.* Source and route of microbial colonisation of parenteral nutrition catheters. *Lancet* 1989; **ii:** 1258–61.
5. Forbes A. Parenteral nutrition. *Curr Opin Gastroenterol* 2005; **21:** 192–6.
6. Dollery CM, *et al.* Thrombosis and embolism in long-term central venous access for parenteral nutrition. *Lancet* 1994; **344:** 1043–5.
7. Dollery CM. Pulmonary embolism in parenteral nutrition. *Arch Dis Child* 1996; **74:** 95–8.
8. Kohlhardt SR, Smith RC. Fine bore silicone catheters for peripheral intravenous nutrition in adults. *BMJ* 1989; **299:** 1380–1.
9. Madan M, *et al.* Influence of catheter type on occurrence of thrombophlebitis during peripheral intravenous nutrition. *Lancet* 1992; **339:** 101–103.
10. Bethune K, *et al.* Use of filters during the preparation and administration of parenteral nutrition: position paper and guidelines prepared by a British pharmaceutical nutrition group working party. *Nutrition* 2001; **17:** 403–8.
11. Culebras JM, *et al.* Practical aspects of peripheral parenteral nutrition. *Curr Opin Clin Nutr Metab Care* 2004; **7:** 303–7.
12. Moclair AE, *et al.* Total parenteral nutrition via a peripheral vein: a comparison of heparinised and non-heparinised regimens. *Int J Pharm Pract* 1991; **1:** 38–40.
13. Gil M-E, Mateu J. Treatment of extravasation from parenteral nutrition solution. *Ann Pharmacother* 1998; **32:** 51–5.
14. MacFie J. Enteral versus parenteral nutrition: the significance of bacterial translocation and gut-barrier function. *Nutrition* 2000; **16:** 606–11.
15. Jeejeebhoy KN. Total parenteral nutrition: potion or poison? *Am J Clin Nutr* 2001; **74:** 160–3.
16. Kaufman SS. Prevention of parenteral nutrition-associated liver disease in children. *Pediatr Transplant* 2002; **6:** 37–42.
17. Btaiche IF, Khalidi N. Metabolic complications of parenteral nutrition in adults, part 2. *Am J Health-Syst Pharm* 2004; **61:** 2050–9.
18. Btaiche IF, Khalidi N. Parenteral nutrition-associated liver complications in children. *Pharmacotherapy* 2002; **22:** 188–211.
19. Arnold CJ, *et al.* Parenteral nutrition-associated cholestasis in neonates: the role of aluminum. *Nutr Rev* 2003; **61:** 306–10.
20. Btaiche IF, Khalidi N. Metabolic complications of parenteral nutrition in adults, part 1. *Am J Health-Syst Pharm* 2004; **61:** 1938–49.

用途

目前肠外和肠内营养在很多情况下，无论是作为补充性使用还是用于提供全部的营养需求，都已明确其地位。综合性评论以及那些关于特殊患者群体或疾病的评论已有发表[1~26]。

1. American Gastroenterological Association. Guidelines for the use of enteral nutrition. *Gastroenterology* 1995; **108:** 1280.
2. Cerra FB, *et al.* Applied nutrition in ICU patients: a consensus statement of the American College of Chest Physicians. *Chest* 1997; **111:** 769–78.
   Also available at: http://www.chestjournal.org/cgi/reprint/111/3/769.pdf (accessed 12/01/06)
3. Jolliet P, *et al.* Enteral nutrition in intensive care patients: a practical approach. *Clin Nutr* 1999; **18:** 47–56.
4. Pinchasik D. From TPN to breast feeding—feeding the premature infant—2000: part I: parenteral nutrition. *Am J Perinatol* 2001; **18:** 59–72.
5. Pearce CB, Duncan HD. Enteral feeding. Nasogastric, nasojejunal, percutaneous endoscopic gastrostomy, or jejunostomy: its indications and limitations. *Postgrad Med J* 2002; **78:** 198–204.
6. Haddad RY, Thomas DR. Enteral nutrition and enteral tube feeding: review of the evidence. *Clin Geriatr Med* 2002; **18:** 867–81.
7. Heine RG, Bines JE. New approaches to parenteral nutrition in infants and children. *J Paediatr Child Health* 2002; **38:** 433–7.
8. Atten MJ, *et al.* Part IV: enteral nutrition support. *Dis Mon* 2002; **48:** 751–90.
9. Schattner M. Enteral nutritional support of the patient with cancer: route and role. *J Clin Gastroenterol* 2003; **36:** 297–302.
10. Hoffer LJ. Protein and energy provision in critical illness. *Am J Clin Nutr* 2003; **78:** 906–11.
11. Howard L, Ashley C. Nutrition in the perioperative patient. *Annu Rev Nutr* 2003; **23:** 263–82.
12. Anderson ADG, *et al.* Peripheral parenteral nutrition. *Br J Surg* 2003; **90:** 1048–54.
13. Culebras JM, *et al.* Practical aspects of peripheral parenteral nutrition. *Curr Opin Clin Nutr Metab Care* 2004; **7:** 303–7.
14. Scolapio JS. A review of the trends in the use of enteral and parenteral nutrition support. *J Clin Gastroenterol* 2004; **38:** 403–7.
15. Gramlich L, *et al.* Does enteral nutrition compared to parenteral nutrition result in better outcomes in critically ill adult patients? A systematic review of the literature. *Nutrition* 2004; **20:** 843–8.
16. Bowling TE. Enteral nutrition. *Hosp Med* 2004; **65:** 712–16.
17. Lidder PG, Lewis S. Perioperative and postoperative nutrition. *Hosp Med* 2004; **65:** 717–20.
18. Forbes A. Parenteral nutrition. *Curr Opin Gastroenterol* 2005; **21:** 192–6.
19. Nightingale JM. Parenteral nutrition: multidisciplinary management. *Hosp Med* 2005; **66:** 147–51.
20. National Collaborating Centre for Acute Care/NICE. Nutrition support for adults: oral nutrition support, enteral tube feeding and parenteral nutrition: methods, evidence & guidance (issued February 2006). Available at: http://www.nice.org.uk/nicemedia/live/10978/29981/29981.pdf (accessed 24/05/10)
21. Zaloga GP. Parenteral nutrition in adult inpatients with functioning gastrointestinal tracts: assessment of outcomes. *Lancet* 2006; **367:** 1101–11.
22. Dy SM. Enteral and parenteral nutrition in terminally ill cancer patients: a review of the literature. *Am J Hosp Palliat Care* 2006; **23:** 369–77.
23. Prelack K, *et al.* Practical guidelines for nutritional management of burn injury and recovery. *Burns* 2007; **33:** 14–24.
24. Scurlock C, Mechanick JI. Early nutrition support in the intensive care unit: a US perspective. *Curr Opin Clin Nutr Metab Care* 2008; **11:** 152–5.
25. Kreymann KG. Early nutrition support in critical care: a European perspective. *Curr Opin Clin Nutr Metab Care* 2008; **11:** 156–9.
26. Ziegler TR. Parenteral nutrition in the critically ill patient. *N Engl J Med* 2009; **361:** 1088–97.

微量元素

微量元素是指存在于组织中的一部分含量很低的无机物质，它们被需求于多种代谢过程；常常与维生素（见下文）一同被称为微量营养素。这些元素中被认为是必需微量元素的物质包括铬、铜、氟、碘、铁、镁、钼、硒和锌。铁以血红素的形式存在，在氧的传递方面扮演重要角色；而碘被甲状腺需求以合成甲状腺激素；大部分其他必需微量元素都是多种酶类的辅助因子。硼、镍、硅和钒可能也是必需的，并已有基于动物试验的研究提出人体可能还需要锡元素。

明确限定的缺失综合征存在于铜、碘、铁、硒、锌元素中；尽管其他微量元素的缺乏也是可能的，但是因为它们在膳食中广泛存在，故而其缺失综合征尚未被明确规定。关于各种微量元素的摄入的指南已经被公布，也可见下文**维生素**项下**人体需要量**。

1. WHO. *Trace elements in human nutrition and health*. Geneva: WHO, 1996.
2. Hambidge M. Biomarkers of trace mineral intake and status. *J Nutr* 2003; **133** (suppl): 948S–955S.
3. Goldhaber SB. Trace element risk assessment: essentiality vs. toxicity. *Regul Toxicol Pharmacol* 2003; **38:** 232–42.
4. Baran EJ. Trace elements supplementation: recent advances and perspectives. *Mini Rev Med Chem* 2004; **4:** 1–9.
5. Fraga CG. Relevance, essentiality and toxicity of trace elements in human health. *Mol Aspects Med* 2005; **26:** 235–44.

维生素

维生素是机体需要少量以用于多种新陈代谢过程的有机物质。大多数维生素不能在体内被合成，或者合成量很少或不足。维生素常被划分成脂溶性维生素和水溶性维生素两大类。在维生素A、维生素D、维生素E、维生素K组群中的物质一般是脂溶性的，而生物素、叶酸、烟酸、泛酸、维生素B_1、维生素B_2、维生素B_6、维生素B_{12}和维生素C通常是水溶性的。

维生素缺乏可以是因为不恰当的饮食所引起，可能是由于需求量增加（如妊娠期），或者可能由疾病或药物诱发。维生素可以被在临床上用于预防或治疗特定的维生素缺乏状态，而有关应用的详情在后面各种药物的专题部分提供。

大剂量维生素（大剂量维生素疗法）已经被提出用于各种（功能）紊乱，但是缺乏充分的证据证明其重要性。过量摄入大多数水溶性维生素几乎没有影响，因其可以经尿迅速排出，但是过量摄入脂溶性维生素则会蓄积在体内并有潜在的危险。

稳定性 水溶性维生素在溶液中容易被降解尤其是当暴露于光线下时。因此，向肠外营养液中添加维生素混合液的操作应尽可能在输注前快速地执行。营养液应当在制备完成后的24h内被使用并且需要避光保存。

致癌性 关于接受β胡萝卜素和维生素A的患者患肺癌危险性增加，以及在被给予维生素E（且最初是β胡萝卜素）的患者继发性癌症发生率增加的叙述，见**恶性肿瘤的预防**项下（第1827页）。对于在被给予肌注维生素K的儿童中可能存在的致癌效应的讨论，见**致癌性**项下（第1896页）。

对死亡率的影响 尽管维生素补充剂已经被广泛应用于各种疾病改善死亡率，但是一项大型的系统性综述总结[1]，没有证据表明抗氧化维生素补充剂改善死亡率，并且有些维生素（如维生素A、β胡萝卜素和维生素E）还可能增加死亡率。

关于β胡萝卜素补充剂对于死亡率的可能不良影响，参见**对死亡率的影响**，第1830页。

关于维生素A对于死亡率的可能影响，参加第1873页。

关于高血清抗坏血酸水平对全因死亡率可能获益的影响，参见**维生素C**项下（第1885页）。

关于维生素D补充剂在老年群体改善死亡率益处的讨论，参见**英国和美国膳食推荐摄入量**，第1888页。

关于应用维生素E对于死亡率可能的剂量-依赖性不良影响，参见**对死亡率的影响**，第1893页。

关于各种抗氧化维生素对于心血管疾病和肿瘤影响的讨论，参见下文**缺血性心脏病的预防**以及**恶性肿瘤的预防**（第1827页）。

1. Bjelakovic G, *et al.* Antioxidant supplements for prevention of mortality in healthy participants and patients with various diseases. Available in The Cochrane Database of Systematic Reviews; Issue 2. Chichester: John Wiley; 2008 (accessed 18/06/08).

人体需要量 维生素和微量元素是重要的营养元素，很多国家都发布了关注于这些营养元素摄入量的指导标准。

在英国，多种术语被使用以规定摄取量[1]：

- 估计平均需要量（estimated average requirement，**EAR**）用于一组人群的能量、蛋白质、维生素或矿物质的需求，并且通常情况下大约半数的人的需求量多于此而半数少于该特定的数值。
- 营养素较低推荐摄入量（lower reference nutrient intake，**LRNI**）被应用于蛋白质、维生素或矿物质，并且是指该数量对于一小部分低需求量的人是充足的。
- 推荐营养素摄入量（reference nutrient intake，**RNI**）也被应用于蛋白质、维生素或矿物质，并且用于表示该摄入量对于一组人群中97%以上的个体是足够的甚至是高于其需求的。
- 安全摄入量用于表示摄入量或者摄入量的范围，在没有足够的资料估测EAR、LRNI或RNI的情况下，但是与其说该摄入量对于几乎每个人都是充足的，倒不如说该摄入量不足以引起不良反应。
- 膳食参考值（dietary reference value，**DRV**）用于涵盖EAR、LRNI、RNI，以及安全摄入量。

在1991年的一篇报道[1]中强调了这些摄入量并不

意味着是要推荐给任何个体或者人群；这些数值既没有反映出推荐每天都要从膳食中摄入该剂量也没有推荐是作为补充制剂的使用量。更准确地说是要把它们作为评价膳食调查和食品供应统计学的标准尺度；是为恰当的饮食结构和餐饮提供指导；或者应用于食品标签，而在这种情况下有可能使用 EAR。

成立于英国的 Expert Group on Vitamins and Minerals 在总结评论关于从食品和食品补充剂中安全摄入维生素和矿物质的资料后，建议使用最高安全摄入量（safe upper levels，**SULs**）。这些数量表示基于已知的证据，一个人可以终生每天摄入且对健康无显著危险的维生素和矿物质的量[2]。

在美国，National Academy of Sciences 已经按惯例规定了推荐膳食供给量（recommended dietary allowances，**RDAs**）[3]，定义为以科学理论为根据的必需营养元素的摄入量，该摄入量被鉴定为足以满足所有的健康人群对已知营养素的需求。容许摄入量是指应当作为普通饮食的一部分从膳食中获得的量。不过，新的膳食参考摄入量（dietary reference intakes，**DRIs**）已经被制订[4]，在传统的 RDA 外还包括以下的 3 个参考值：

- 估计平均需要量（EAR）是指该摄入量可以满足一组人群中半数个体的需求；
- 适宜摄入量是指应当可以维持预期的健康指标的平均摄入水平，并且可用于在没有足够的证据来制订 RDA 时的替代。
- 可耐受最高摄入量是指不会对健康产生不利影响的最高允许摄入量。

WHO[5]对于 EAR 和可耐受最高摄入量有相似的定义，但是应用推荐营养素摄入量（**RNI**）指导每日摄入量以达到一个年龄和性别特异性群体中绝大多数健康个体的营养需求（在 EAR 水平加 2 个标准差）。

有关特定维生素和矿物质的相关信息，在后面的专题部分提供。

1. DoH. Dietary reference values for food energy and nutrients for the United Kingdom: report of the panel on dietary reference values of the committee on medical aspects of food policy. *Report on health and social subjects 41*. London: HMSO, 1991.
2. Expert Group on Vitamins and Minerals. Safe Upper Levels for vitamins and minerals (May 2003). Available at: http://www.food.gov.uk/multimedia/pdfs/vitmin2003.pdf (accessed 13/01/06)
3. Subcommittee on the tenth edition of the RDAs, Food and Nutrition Board, Commission on Life Sciences, National Research Council. *Recommended dietary allowances*. 10th ed. Washington, DC: National Academy Press, 1989. Also available at: http://www.nap.edu/openbook.php?isbn=0309046335 (accessed 21/07/08)
4. Standing Committee on the Scientific Evaluation of Dietary Reference Intakes of the Food and Nutrition Board. *Dietary Reference Intakes: applications in dietary assessment*. Washington DC: National Academy Press, 2001. Also available at: http://www.nap.edu/openbook.php?isbn=0309071836 (accessed 21/07/08)
5. FAO/WHO. Concepts, definitions and approaches used to define nutritional needs and recommendations. In: *Vitamin and mineral requirements in human nutrition*. 2nd ed. Geneva: WHO, 2004. Also available at: http://whqlibdoc.who.int/publications/2004/9241546123_chap1.pdf (accessed 14/01/09)

药物补充 充足的膳食维生素的摄入对于良好的健康状况是必需的，但是对于维生素药物补充在任何可确证的缺乏症发生时是否有效或者甚至是否值当，依然有争议。

普遍认为当健康人摄入正常的平衡饮食时应该不需要补充维生素药物[1,2]。一项关于此话题的评论[1]指出人们选择用来自我药疗的维生素通常并不是因为他们的饮食中实际摄入量不足，并且能够获得的商品化药剂一般不会明确说明其所含的量是否接近于或者很多时候高于生理需求。药物补充应该针对有患缺乏症危险的人群，如新生儿需要维生素 K；妊娠和哺乳期的妇女需要钙、叶酸和铁；以及需要维生素 D 的特殊人群；素食者和她们的孩子可能需要维生素 B_{12} 的补充剂。多种维生素的补充剂可能被考虑用于某些人群，如老年人以及那些热量摄入减少的人群[1,3]。无论怎样，人们可能较难找到一种含有所有的 13 种维生素但不含非维生素成分的优质多种维生素药剂。而在众多的多种维生素药剂中，剂量和比例也有不同程度的差别[1]。

一项特别针对在儿童进行药物补充的评论[4]总结说：倘若学龄儿童和青少年可摄入种类丰富的食物，则没有必要给予维生素药物补充。但是，该评论建议维生素 A、维生素 C 和维生素 D 的药物补充应当被给予年龄介于 6 个月和 2 岁之间且最好是直到 5 岁的儿童。不同国家的一些权威人士已规定了维生素的安全上限剂量；各国之间的区别相当大[5]。

维生素和矿物质补充剂已经在各种疾病中得到研究（见下文）。但是，一篇美国 National Institutes of Health 的系统性综述提出共识，即推荐或者反对补充维生素和矿物质补充剂以预防肿瘤和慢性疾病的证据仍不充分[6,7]（一篇系统性综述的结论反对应用抗氧化补充剂，见上文**对死亡率的影响**）。

1. Truswell S. Who should take vitamin supplements? *BMJ* 1990; **301:** 135–6. Correction. *ibid.*; 354.
2. Waine C. Vitamin and mineral supplements. *Pharm J* 2001; **267:** 352–4.
3. Fairfield KM, Fletcher RH. Vitamins for chronic disease prevention in adults: a scientific review. *JAMA* 2002; **287:** 3116–26.
4. Kendall HE. Vitamin and mineral supplements for children. *Pharm J* 1990; **245:** 460–2.
5. Mason P. Upper safety limits for vitamins—why have different authorities set different guidance? *Pharm J* 2003; **271:** 55–7.
6. Huang H-Y, *et al.* The efficacy and safety of multivitamin and mineral supplement use to prevent cancer and chronic disease in adults: a systematic review for a National Institutes of Health state-of-the-science conference. *Ann Intern Med* 2006; **145:** 372–85.
7. NIH State-of-the-Science Panel. National Institutes of Health State-of-the-science conference statement: multivitamin/mineral supplements and chronic disease prevention. *Ann Intern Med* 2006; **145:** 364–71.

眼部病症 维生素治疗已被研究用于预防或者治疗多种眼疾。**维生素 A** 被用于治疗干眼症，见第1875页。有人提议维生素 A 对于视网膜色素变性有效（第1875页）；而对**维生素 E** 的研究结果与此相矛盾。维生素 E 已经被用于早产儿视网膜病变的治疗（第1894页）。关于**维生素 C**、**维生素 E**、**β 胡萝卜素**和**锌**对于与年龄相关性黄斑变性的影响，见 **β 胡萝卜素**（第1831页）。

HIV 感染以及 AIDS 低血清微量营养素浓度在 HIV 阳性个体中很常见，特别是在发展中国家；吸收不良、厌食症、腹泻以及增加的能量需求促使了营养不良的发生[1,2]，接下来促发了免疫受损以及死亡率升高。在将**维生素 A** 用于垂直传播的预防时，却发现了相矛盾的结果，见**维生素 A**（第1875页）。一项关于将维生素用于预防垂直传播试验的荟萃分析发现：没有强有力的证据可证明其有效性而且不能排除其有害作用的可能性，该分析包含了维生素 A 的药物补充试验[3]。一项随机试验发现，**多种维生素**加上硒的药物补充与安慰剂组相比较，可增加 CD4 和 CD8 细胞计数，但是也会意外地增加生殖器官 HIV-1 脱落的水平[4]。两项其他的试验也发现了：多种维生素而非维生素 A，可增加 CD4 和 CD8 细胞计数[5,6]；在其中一项研究中延缓了疾病的进展[6]，而在另一项试验中减少了妊娠不良结局的发生[5]。在有意见提出反对将维生素作为用于预防垂直传播的治疗手段的同时[3]，另一部分意见则推荐将其作为抗逆转录病毒的治疗的辅助疗法[1,2]。大部分人都赞成在环境贫穷和缺乏充足营养的条件下，将食物计划和（或）药物补充连同抗逆转录病毒的治疗一起用于受 HIV 感染的个体，是至关重要的[7]。

1. Lanzillotti JS, Tang AM. Micronutrients and HIV disease: a review. *Nutr Clin Care* 2005; **8:** 16–23.
2. Fawzi W, *et al.* Studies of vitamins and mineral and HIV transmission and disease progression. *J Nutr* 2005; **135:** 938–44.
3. Mills EJ, *et al.* Vitamin supplementation for prevention of mother-to-child transmission of HIV and pre-term delivery: a systematic review of randomized trial [sic] including more than 2800 women. *AIDS Res Ther* 2005; **2:** 4.
4. McClelland RS, *et al.* Micronutrient supplementation increases genital tract shedding of HIV-1 in women: results of a randomized trial. *J Acquir Immune Defic Syndr* 2004; **37:** 1657–63.
5. Fawzi WW, *et al.* Randomised trial of effects of vitamin supplements on pregnancy outcomes and T cell counts in HIV-1-infected women in Tanzania. *Lancet* 1998; **351:** 1477–82.
6. Fawzi WW, *et al.* A randomized trial of multivitamin supplements and HIV disease progression and mortality. *N Engl J Med* 2004; **351:** 23–32.
7. Marston B, De Cock KM. Multivitamins, nutrition, and antiretroviral therapy for HIV disease in Africa. *N Engl J Med* 2004; **351:** 78–80.

感染 **维生素 A** 对于预防由麻疹所引起的并发症具有重要作用（见第1875页），但是关于它对抗呼吸道感染的作用，证据较为薄弱（见第1875页）。在一些研究中有证据表明**维生素 C** 对于治疗普通感冒（第820页）的功效，但是常规的大剂量的预防措施并不被认为是可取的。**维生素 E** 在呼吸道感染的治疗中显示出了相反的结果，见第1894页。

对于维生素在 HIV 感染和 AIDS 治疗中所发挥的作用的相关讨论，见上文。

心理功能 给予儿童维生素和矿物质的补充物在 1988 年被报道为可以提高非口头语言的智力[1]，而该话题自那时起便一直被激烈争论。在此后的 2 年内有更多的研究被公布，但是他们都没能证明初期的可能影响，并因此总结为维生素药物补充不能改善儿童的精神功能或者推理能力[2,3]。在这些结论发表后不久就有建议提出可能有一少部分营养状况不良的儿童应该能从中获得一些好处[4]，但是该观点再次引起争议[5]。

1991 年另一项研究被发表[6]，这一次结合了用于研究的各种副产品，结合课题研究出版了一本书，并结合了在英国电视台播放的关于该研究的纪录片。这项研究的目的在于显示，完全按照维生素的推荐膳食摄入量给予药物补充可以改善儿童的智商，并声称发现在给予其他剂量的维生素药物补充时并没有出现显著效果。该项评论遭到了来自医生、营养师、心理学家以及流行病学专家的极度严厉刻薄的批判[7~9]。

尽管不同的资料就**维生素 E** 的摄入对认知能力衰退方面的效果不相一致，美国的指导标准已建议维生素 E 可被考虑用于阿尔茨海默病患者以试图减缓该疾病的发展。一项相继的荟萃分析试验发现，没有证据显示维生素 E 对认知受损者有效（见**痴呆**，第1894页）。一项队列研究指出低**叶酸**浓度是致使老年人认知力衰退的主要危险因素[10]。目前已经在认知功能降低和痴呆者中发现升高的同型半胱氨酸浓度[11]。同样在一项 2 年的无认知障碍的老年人的对照研究中发现每日服用叶酸、**维生素 B_6** 和**维生素 B_{12}** 降低同型半胱氨酸治疗，并不能改善认知表现[12]，另外的研究发现每日补充叶酸补充剂 3 年能够显著改善认知功能指标[13]。一项荟萃分析[14]，包含近来的研究得出结论，极少有研究能够提供非持续性显示补充叶酸和或不联合维生素 B_{12} 对于有或没有痴呆的老年人认知功能的改善作用。一项近期的安慰剂-对照研究[15]，给予轻度到中度的阿尔茨海默病患者叶酸、维生素 B_6 和维生素 B_{12} 补充剂以降低同型半胱氨酸浓度并不能显示延缓认知的下降。抑郁症也常报道发生于补充维生素的患者，而一项令人惊奇的结果却显示其抑郁与同型半胱氨酸升高相关（见下文）。因此在这些缺乏 B 族维生素的抑郁患者并不推荐常规补充维生素。

同样，*抑郁症*患者已经显示低叶酸浓度和高同型半胱氨酸浓度，并且已计划补充维生素制剂[11]，或是单一补充，或者作为一种提高抗抑郁药效果的手段[16]。尽管在一项 299 名老年男性的研究中，与安慰剂对比，补充叶酸、维生素 B_6 和维生素 B_{12} 补充剂并未显示任何益处，此研究被认为质控不严并且没有考虑到抗抑郁药的使用[17]。

1. Benton D, Roberts G. Effect of vitamin and mineral supplementation on intelligence of a sample of schoolchildren. *Lancet* 1988; **i:** 140–3.
2. Naismith DJ, *et al.* Can children's intelligence be increased by vitamin and mineral supplements? *Lancet* 1988; **ii:** 335.
3. Crombie IK, *et al.* Effect of vitamin and mineral supplementation on verbal and non-verbal reasoning of schoolchildren. *Lancet* 1990; **335:** 744–7.
4. Benton D, Buts J-P. Vitamin/mineral supplementation and intelligence. *Lancet* 1990; **335:** 1158–60.
5. Crombie IK, *et al.* Vitamin/mineral supplementation and intelligence. *Lancet* 1990; **336:** 175.
6. Schoenthaler SJ, *et al.* Controlled trial of vitamin-mineral supplementation: effects on intelligence and performance. *Personality Indiv Diff* 1991; **12:** 351–62.
7. Whitehead RG. Vitamins, minerals, schoolchildren, and IQ. *BMJ* 1991; **302:** 548.
8. Peto R. Vitamins and IQ. *BMJ* 1991; **302:** 906.
9. Anonymous. Brains and vitamins. *Lancet* 1991; **337:** 587–8.
10. Kado DM, *et al.* Homocysteine versus the vitamins folate, B_6, and B_{12} as predictors of cognitive function and decline in older high-functioning adults: MacArthur Studies of Successful Aging. *Am J Med* 2005; **118:** 161–7.
11. Mischoulon D, Raab MF. The role of folate in depression and dementia. *J Clin Psychiatry* 2007; **68** (suppl 10): 28–33.
12. McMahon JA, *et al.* A controlled trial of homocysteine lowering and cognitive performance. *N Engl J Med* 2006; **354:** 2764–72.
13. Durga J, *et al.* Effect of 3-year folic acid supplementation on cognitive function in older adults in the FACIT trial: a randomised, double blind, controlled trial. *Lancet* 2007; **369:** 208–16.
14. Malouf R, Grimley Evans J. Folic acid with or without vitamin B12 for the prevention and treatment of healthy elderly and demented people. Available in The Cochrane Database of Systematic Reviews; Issue 4. Chichester: John Wiley; 2008 (accessed 04/02/09).
15. Aisen PS, *et al.* Alzheimer Disease Cooperative Study. High-dose B vitamin supplementation and cognitive decline in Alzheimer disease: a randomized controlled trial. *JAMA* 2008; **300:** 1774–83.
16. Fava M. Augmenting antidepressants with folate: a clinical perspective. *J Clin Psychiatry* 2007; **68** (suppl 10): 4–7.
17. Ford AH, *et al.* Vitamins B_{12}, B_6, and folic acid for onset of depressive symptoms in older men: results from a 2-year placebo-controlled randomized trial. *J Clin Psychiatry* 2008; **69:** 1203–9.

妊娠 **叶酸**可以保护胎儿以防神经管畸形的发生（第1843页）且建议在妊娠期间给予药物补充；**维生素 B_{12}** 药物补充也要保证。产前补充铁加叶酸或微营养素可能对儿童更有益处，参见**缺铁性贫血**，第1852页。然而，**维生素 A** 可能具有致畸作用且它在妊娠期的最高摄入剂量已被推荐，见第1873页。由未予治疗的母体甲状旁腺功能减退而带给胚胎的危险被认为比因**维生素 D** 治疗而造成的高钙血症的危险性更高（见第1888页）。对于妊娠期药物补充的系统性回顾[1,2]缺乏充足的数据证明到底是**维生素 C** 或**维生素 E** 本身，还是结合了其他的补充物一起，在发挥效能。有些意见指出了无论维生

素C或维生素E都可以降低发生先兆子痫的危险；不管怎样，维生素C药物补充可能致使早产的增加。

1. Rumbold A, Crowther CA. Vitamin C supplementation in pregnancy. Available in The Cochrane Database of Systematic Reviews; Issue 1. Chichester: John Wiley; 2005 (accessed 13/01/06).
2. Rumbold A, Crowther CA. Vitamin E supplementation in pregnancy. Available in The Cochrane Database of Systematic Reviews; Issue 2. Chichester: John Wiley; 2005 (accessed 13/01/06).

缺血性心脏病的预防 高胆固醇血症是发生动脉粥样硬化和因此引发的缺血性心脏病的主要危险因子。由于脂类的氧化，特别是低密度脂蛋白（low-density-lipoprotein，LDL）-胆固醇[1]，已被提出是动脉粥样硬化形成的因素之一，通过应用膳食中的抗氧化剂（如**维生素E**和**维生素C**以及**β胡萝卜素**）来预防动脉粥样硬化形成的可能性已经被投入研究。一项为期6年的试验，对高胆固醇血症患者使用维生素C和维生素E进行药物补充，显示出了动脉粥样硬化进程的减缓，特别是在男性患者中[2]。前瞻性流行病学研究揭示了在接受维生素E补充物[3,4]以及摄入大量胡萝卜素[3]（特别是吸烟者）的个体中，患缺血性心脏病的危险降低。在一项进一步的前瞻性队列研究中[5]，膳食维生素E的消耗，而非维生素E药物补充，伴随着死于缺血性心脏病的危险降低。然而在这些研究中，摄入维生素C并没有表现出与死于缺血性心脏病的危险性降低相关联[3~5]，尽管另一项研究[6]在那些服用维生素C补充物的个体中发现显著地降低了危险性。来自于一些评价血清或者脂肪浓度的研究中的数据也提供证据证明了高β胡萝卜素浓度伴随着降低心血管疾病的发生[7~9]。

然而，除了这些令人振奋的结果，随机安慰剂对照试验并没有发现β胡萝卜素补充物在对缺血性心脏病的初级或者次级预防中具任何有效性，而那些针对维生素E补充物的研究结果则是不确定的。在α生育酚、β胡萝卜素癌症预防研究（Alpha Tocopherol, Beta Carotene Cancer Prevention，ATBC）中，将监控心血管疾病作为次级终点指标，维生素E并没有伴随着缺血性心脏病发病率的降低，而β胡萝卜素则伴随着危险性的小幅度增加[10]。在进一步的分析中，在早先患有心肌梗死的一组男性受试者中补充物既没有轻微改变心绞痛的发生率[11]，也没有显示出任何对心血管死亡的有利影响[12]。有人提议维生素E在该研究中没有效果可能是由于生育酚的剂量不足够高。同样，无论β胡萝卜素和视黄醇效能试验（Betacarotene and Retinol Efficacy Trial，CARET）[13]还是皮肤癌预防研究（The Skin Cancer Prevention Study）[9]都没有发现β胡萝卜素药物补充对于死于心血管疾病的危险性有任何影响。

在特别针对心血管疾病终点所做的研究中，没有看到在一项针对健康男性的大样本随机安慰剂对照研究中有由β胡萝卜素药物补充带来的效果[14]。在对确定患有缺血性心脏病[15]，或者曾有心肌梗死的患者[16]药物补充高剂量维生素E的研究中，没有表现出对心血管性死亡的任何有利影响。尽管在其中一研究中[15]，非致命性心肌梗死和主要的心血管病变有所减少。心脏后果预防评估研究（Heart Outcomes Prevention Evaluation，HOPE）也显示出：在高危患者中使用维生素E治疗4～6年，没有表现出对心血管疾病有任何效果[17]；进一步随访使用[18]维生素E则会增加心脏衰竭危险性增高的可能性。在内科医师健康研究Ⅱ（Physician's Health Study Ⅱ）的低危患者中长期（7～10年）补充维生素E或维生素C并不能减少心血管事件的发生[19]，虽然心力衰竭发生率与任何一种维生素都没有显著差异，但在使用维生素E组中注意到出血性脑卒中的增加。另一大样本调查（Heart Protect Study）评价了维生素E、维生素C、β胡萝卜素的"鸡尾酒"型混合物对于高危受试者发生缺血性心脏病的影响，再一次发现没有任何证据证明其有效性[20]。另一项研究[21]在确诊为心脏病的患者中使用一种相似的"鸡尾酒"型混合物，发现对临床结果无影响。考虑到缺少证据证明使用维生素补充物的效果，现在已经推荐应当将重点转移到摄取包括富含抗氧化剂的水果、蔬菜以及全谷物的均衡膳食而非维生素补充物[22,23]；一项针对将抗氧化剂类维生素用于预防心血管疾病的荟萃分析试验[24]，作者总结：考虑到β胡萝卜素可能具有的有害作用及维生素E的无效性，这些补充物的使用是需要被劝阻的。现已指出[25]，存在于观察研究和临床研究之间的差异可能是由于选择服用补充物的个体和随机研究所研究的高危人群之间存在内在差别，后者在使用抗氧化剂药物补充时对降低心血管病危险的依从性可能稍差。同样建议[26]高剂量的抗氧化物仅在罹患高水平氧化应激的特殊患者可能有益。在补充18个月维生素E补充剂后，具有糖尿病和触珠蛋白2-2基因型（与抗氧化保护机制减低相关）高危因素的人群显示能够降低心血管事件，特别是非致死性心肌梗死的发生。一项药理性基因学方法已经能够区分可能从治疗中获益的人群。

关于**叶酸和B族维生素**可以通过降低同型半胱氨酸效应来降低缺血性心脏病发生的可能性的讨论，见第1842页。关于补充维生素D预防心血管疾病的价值尚不明确，见第1890页。

1. Jha P, *et al.* The antioxidant vitamins and cardiovascular disease: a critical review of epidemiologic and clinical trial data. *Ann Intern Med* 1995; **123:** 860–72. Correction. *ibid.* 1996; **124:** 934.
2. Salonen RM, *et al.* Six-year effect of combined vitamin C and E supplementation on atherosclerotic progression: the antioxidant supplementation in atherosclerosis prevention (ASAP) study. *Circulation* 2003; **107:** 947–53.
3. Rimm EB, *et al.* Vitamin E consumption and the risk of coronary heart disease in men. *N Engl J Med* 1993; **328:** 1450–6.
4. Stampfer MJ, *et al.* Vitamin E consumption and the risk of coronary disease in women. *N Engl J Med* 1993; **328:** 1444–9.
5. Kushi LH, *et al.* Dietary antioxidant vitamins and death from coronary heart disease in postmenopausal women. *N Engl J Med* 1996; **334:** 1156–62.
6. Osganian SK, *et al.* Vitamin C and risk of coronary heart disease in women. *J Am Coll Cardiol* 2003; **42:** 246–52.
7. Morris DL, *et al.* Serum carotenoids and coronary heart disease: the Lipid Research Clinics Coronary Primary Prevention Trial and Follow-up Study. *JAMA* 1994; **272:** 1439–41.
8. Kardinaal AFM, *et al.* Antioxidants in adipose tissue and risk of myocardial infarction: the EURAMIC study. *Lancet* 1993; **342:** 1379–84.
9. Greenberg ER, *et al.* Mortality associated with low plasma concentration of beta carotene and the effect of oral supplementation. *JAMA* 1996; **275:** 699–703.
10. The Alpha-Tocopherol, Beta-Carotene Cancer Prevention Study Group. The effect of vitamin E and beta carotene on the incidence of lung cancer and other cancers in male smokers. *N Engl J Med* 1994; **330:** 1029–35.
11. Rapola JM, *et al.* Effect of vitamin E and beta carotene on the incidence of angina pectoris. *JAMA* 1996; **275:** 693–8. Correction. *ibid.* 1998; **279:** 1528.
12. Rapola JM, *et al.* Randomised trial of α-tocopherol and β-carotene supplements on incidence of major coronary events in men with previous myocardial infarction. *Lancet* 1997; **349:** 1715–20.
13. Omenn GS, *et al.* Effects of a combination of beta carotene and vitamin A on lung cancer and cardiovascular disease. *N Engl J Med* 1996; **334:** 1150–5.
14. Hennekens CH, *et al.* Lack of effect of long-term supplementation with beta carotene on the incidence of malignant neoplasms and cardiovascular disease. *N Engl J Med* 1996; **334:** 1145–9.
15. Stephens NG, *et al.* Randomised controlled trial of vitamin E in patients with coronary disease: Cambridge Heart Antioxidant Study (CHAOS). *Lancet* 1996; **347:** 781–6.
16. GISSI-Prevenzione Investigators (Gruppo Italiano per lo Studio della Sopravvivenza nell'Infarto miocardico). Dietary supplementation with n-3 polyunsaturated fatty acids and vitamin E after myocardial infarction: results of the GISSI-Prevenzione trial. *Lancet* 1999; **354:** 447–55. Correction. *ibid.* 2001; **357:** 642.
17. The Heart Outcomes Prevention Evaluation Study Investigators. Vitamin E supplementation and cardiovascular events in high-risk patients. *N Engl J Med* 2000; **342:** 154–60.
18. The HOPE and HOPE-TOO Trial Investigators. Effects of long-term vitamin E supplementation on cardiovascular events and cancer: a randomized controlled trial. *JAMA* 2005; **293:** 1338–47.
19. Sesso HD, *et al.* Vitamins E and C in the prevention of cardiovascular disease in men: the Physicians' Health Study II randomized controlled trial. *JAMA* 2008; **300:** 2123–33.
20. Heart Protection Study Collaborative Group. MRC/BHF Heart Protection Study of antioxidant vitamin supplementation in 20 536 high-risk individuals: a randomised placebo-controlled trial. *Lancet* 2002; **360:** 23–33.
21. Brown BG, *et al.* Simvastatin and niacin, antioxidant vitamins, or the combination for the prevention of coronary disease. *N Engl J Med* 2001; **345:** 1583–92.
22. Tribble DL. Antioxidant consumption and risk of coronary heart disease: emphasis on vitamin C, vitamin E, and β-carotene: a statement for healthcare professionals from the American Heart Association. *Circulation* 1999; **99:** 591–5.
23. US Preventive Services Task Force. Routine vitamin supplementation to prevent cancer and cardiovascular disease: recommendations and rationale. *Ann Intern Med* 2003; **139:** 51–5.
24. Vivekananthan DP, *et al.* Use of antioxidant vitamins for the prevention of cardiovascular disease: meta-analysis of randomised trials. *Lancet* 2003; **361:** 2017–23. Corrections. *ibid.*; **362:** 922, and **363:** 662.
25. Morris CD, Carson S. Routine vitamin supplementation to prevent cardiovascular disease: a summary of the evidence for the US Preventive Services Task Force. *Ann Intern Med* 2003; **139:** 56–70.
26. Milman U, *et al.* Vitamin E supplementation reduces cardiovascular events in a subgroup of middle-aged individuals with both type 2 diabetes mellitus and the haptoglobin 2-2 genotype: a prospective double-blinded clinical trial. *Arterioscler Thromb Vasc Biol* 2008; **28:** 341–7.

恶性肿瘤的预防 有证据表明富含水果和蔬菜的饮食与恶性疾病较低的发病率相关，特别是对于呼吸道和消化道疾病[1]。已有假说认为这种饮食的益处一部分是来自于抗氧化剂类维生素（如胡萝卜素、维生素C以及维生素E）在清除自由基方面的作用[2,3]。然而，这决不意味着它们是唯一的，或者必定是最重要的决定这一有益效果的膳食成分，因为其他成分（如膳食纤维）同样有可能发挥一定的作用。另外，不同的抗氧化剂在它们的性质和效能方面会有所不同[3,4]，因而最恰当的剂量在很大程度上仍然只是推测性的，并且其结果可能为：可证明其益处的证据通常是相矛盾的。

有几项关于将**维生素A**或者**β胡萝卜素**用于对恶性肿瘤的初级或二级预防的临床研究已被报道。使患有各种不同恶性肿瘤的患者的无疾病间隔期延长的结果在一篇关于β胡萝卜素的研究中被报道[5]，而其他研究报道了在对患者用β胡萝卜素结合维生素A[6,7]或者单独使用β胡萝卜素[8]给予治疗后，患者的口腔白斑（第656页）得到了缓解。在一项对肺癌患者进行手术治疗的研究中[9]维生素A本身被报道为可以降低与烟草相关的原发性肿瘤的发生率。在一项前瞻性的队列研究中[10]，维生素A（包括维生素A前体和胡萝卜素）的摄入，在吸烟者中降低了患乳腺癌的危险性。尽管如此，其他结果多数未能证明二级预防的有效性。在其他的研究中没有关于新的皮肤癌[11~13]、或宫颈非典型增生的恶性变质[14]、或新的结肠直肠腺瘤[15]发生率降低的报道。在完成于中国的一项初级预防研究中[16]，β胡萝卜素、维生素E与硒的结合物伴随着胃癌和食管癌的发生率降低，研究对象为饮食中微量元素含量低的这两种癌症的高危人群。与之相反，其他初级预防研究未能显示任何有效性，并且将β胡萝卜素补充物给予营养状况良好的人群可能还具一定的危害。一项对吸烟者的研究[17~19]表明，当受试者接受β胡萝卜素补充时会增加肺癌的发生率及相应的死亡率，而接受维生素E的受试对象则无此现象。同样地，在另一项针对肺癌高危个体的研究中，接受β胡萝卜素结合维生素A的受试者患肺癌的危险性增加，这项研究以过早停止而告终[20,21]。在6年的追访过程中[22]，该危险被发现一直在持续，虽然处于较低的且无显著统计学意义的水平。第三项针对健康男性的研究没有发现β胡萝卜素补充物对于恶性肿瘤的发生率既无有效性也没有危害，其中包括肺部的恶性肿瘤[23]；该研究的小组分析提出药物补充在那些β胡萝卜素水平的基线值较低的男性中可以降低患前列腺癌的危险[24]。在患大肠腺瘤[25]且既不抽烟也不喝酒的受试对象中，β胡萝卜素药物补充伴随着腺瘤复发的危险性降低，但是危险性在那些抽烟或喝酒的受试者中却是升高的。一项针对抗氧化剂的药物补充试验的荟萃分析[26]发现：β胡萝卜素对胃肠道癌症无抗癌效果，且若单独给予时，它会增加死亡率。当被给予维生素A和维生素E的时候，死亡率会进一步增加。一项更进一步的系统性综述和荟萃分析[27]发现，在吸烟者补充β胡萝卜素可能增加癌症的发生率，而在非吸烟者则无此影响。同样的趋势也表现在β胡萝卜素补充剂增加癌症病死率方面。在一项针对高危患者的荟萃分析中的4项研究显示正在吸烟者补充β胡萝卜素可增加24%的肺癌发生风险[28]。

维生素C也被提出用于预防恶性肿瘤但是并无确凿的证据来证明其正确性。当被作为治疗晚期恶性肿瘤[29]的辅助疗法时，它确实表现为无效，并且在一项大样本安慰剂对照研究中，补充维生素C不能降低前列腺癌或整体癌症的发生率[30]。当与β胡萝卜素和维生素E相结合以用于预防大肠腺瘤[15]时没有表现出任何效果。生理学浓度的维生素C是一种重要的抗氧化剂[3]，然而虽然低血清抗坏血酸浓度与癌症死亡率成负相关关系[31,32]，对于任何摄入均衡膳食的个体而言，药物补充都不太可能被鉴定其正确性[1]。

有流行病学证据显示**维生素D**在对抗恶性肿瘤发展具有保护性作用[33]。但是仍不清楚是否需要补充维生素D，并且如果是，补充到何种程度是合适的，也见第1890页。

维生素E类物质也因其在人体中扮演重要的抗氧化剂的角色而出名。动物研究提出它们应该能够抑制肿瘤的生成，且前面提到的中国的那项研究发现：结合包括维生素E在内的抗氧化剂治疗对于胃癌和食管癌[16]的初级预防是有利的。其他针对西方人群的研究结果普遍令人失望；维生素E对于肺癌的发生率在高危人群没有任何影响[17,18]，并且它不能阻止新的直肠结肠腺瘤的发展[15]。在一项针对头部和颈部癌症患者的研究中，使用维生素E药物补充引发了继发原发癌的高发生率，同时降低了非癌症存活率；接受补充物的患者最初也被给予了β胡萝卜素。当意识到研究群体处于患次级原发癌的高危状况时，作者已注意避免将高剂量的维生素E用于癌症的预防[34]。也有人提出高剂量的维生素E会引起因任何病因导致的死亡率增加（见第1893页）。然而，有关肺癌的研究[35]中的进一步分析提出维生素E可能对前列腺癌具有保护作用，尽管有初步的证据证明硒（见第1863页）或者维生素E药物补充都能降低患前列腺癌的危险，而一项大样本随机对照研究[36]发现没有证据表明单独补充硒或维生素E或者补充硒加维生素E能够发生作用。同样，在另一项大样本安慰剂对照研究中，维生素E补充剂也不能减少前列腺癌或整体癌症的发生[30]。

来自于护士健康研究（Nurse's Health Study）的结果提示了长期使用多种维生素伴随着发生结肠癌的危

险性降低[37]。该影响被认为是归因于**叶酸**成分且在使用15年后可以得到证实，但是短期服用并不会有效果。膳食叶酸也伴随着患结肠癌的危险性的适度降低，且叶酸的摄入可能降低患乳腺癌的危险，尤其是对于那些经常饮酒者[38,39]。有高危心血管疾病风险的女性应用叶酸、维生素 B_6 和维生素 B_{12} 补充剂联合治疗并不能影响子宫癌或乳腺癌的整体发生风险[40]。关于叶酸可能具有的对致癌作用的双重调节效果方面的意见，见**叶酸**的**致癌性**项下 （第1841页）。

目前已经有研究证实，对于放射治疗和一些化学治疗造成的氧化损伤，可以看到抗氧化剂对于肿瘤细胞和健康细胞一样均具有保护作用。尽管数据有限并且有时会有矛盾，一些研究仍提出在放疗或化疗期间不建议应用抗氧化补充剂[41]。

虽然一种包含有多次水果和蔬菜的摄入的膳食很可能对人体有益[1,42]，还是有其他提议认为这之间的联系可能被夸大了，而体重的控制和规律的锻炼则应该被首要考虑[38]。

1. Austoker J. Diet and cancer. *BMJ* 1994; **308:** 1610–14.
2. Hennekens CH. Antioxidant vitamins and cancer. *Am J Med* 1994; **97** (suppl 3A): 2S–4S.
3. Halliwell B. Free radicals, antioxidants, and human disease: curiosity, cause, or consequence? *Lancet* 1994; **344:** 721–4.
4. Hankinson SE, Stampfer MJ. All that glitters is not beta carotene. *JAMA* 1994; **272:** 1455–6.
5. Santamaria L, *et al.* First clinical report (1980-1988) of cancer chemoprevention with betacarotene plus canthaxanthin supplemented to patients after radical treatment. *Boll Chim Farm* 1988; **127:** 57S–60S.
6. Stich HF, *et al.* Remission of oral leukoplakias and micronuclei in tobacco/betel quid chewers treated with beta-carotene and with beta-carotene plus vitamin A. *Int J Cancer* 1988; **42:** 195–9.
7. Sankaranarayanan R, *et al.* Chemoprevention of oral leukoplakia with vitamin A and beta carotene: an assessment. *Oral Oncol* 1997; **33:** 231–6.
8. Garewal HS, *et al.* β-Carotene produces sustained remissions in patients with oral leukoplakia. *Arch Otolaryngol Head Neck Surg* 1999; **125:** 1305–10.
9. Pastorino U, *et al.* Adjuvant treatment of stage I lung cancer with high-dose vitamin A. *J Clin Oncol* 1993; **11:** 1216–22.
10. Cho E, *et al.* Premenopausal intakes of vitamins A, C, and E, folate, and carotenoids, and risk of breast cancer. *Cancer Epidemiol Biomarkers Prev* 2003; **12:** 713–20.
11. Greenberg ER, *et al.* A clinical trial of beta carotene to prevent basal-cell and squamous-cell cancers of the skin. *N Engl J Med* 1990 **323:** 789–95.
12. Green A, *et al.* Daily sunscreen application and betacarotene supplementation in prevention of basal-cell and squamous-cell carcinomas of the skin: a randomised controlled trial. *Lancet* 1999; **354:** 723–9. Correction. *ibid.*; 1038.
13. Frieling UM, *et al.* A randomized, 12-year primary-prevention trial of beta carotene supplementation for nonmelanoma skin cancer in the Physicians' Health Study. *Arch Dermatol* 2000; **136:** 179–84.
14. de Vet HCW, *et al.* The effect of beta-carotene on the regression and progression of cervical dysplasia: a clinical experiment. *J Clin Epidemiol* 1991; **44:** 273–83.
15. Greenberg ER, *et al.* A clinical trial of antioxidant vitamins to prevent colorectal adenoma. *N Engl J Med* 1994; **331:** 141–7.
16. Blot WJ, *et al.* Nutrition intervention trials in Linxian, China: supplementation with specific vitamin/mineral combinations, cancer incidence, and disease-specific mortality in the general population. *J Natl Cancer Inst* 1993; **85:** 1483–92.
17. The Alpha-Tocopherol, Beta-Carotene Cancer Prevention Study Group. The effect of vitamin E and beta carotene on the incidence of lung cancer and other cancers in male smokers. *N Engl J Med* 1994; **330:** 1029–35.
18. Albanes D, *et al.* α-Tocopherol and β-carotene supplements and lung cancer incidence in the alpha-tocopherol, beta-carotene cancer prevention study: effects of base-line characteristics and study compliance. *J Natl Cancer Inst* 1996; **88:** 1560–70.
19. The ATBC Study Group. Incidence of cancer and mortality following α-tocopherol and β-carotene supplementation: a postintervention follow-up. *JAMA* 2003; **290:** 476–85.
20. Omenn GS, *et al.* Effects of a combination of beta carotene and vitamin A on lung cancer and cardiovascular disease. *N Engl J Med* 1996; **334:** 1150–5.
21. Omenn GS, *et al.* Risk factors for lung cancer and for intervention effects in CARET, the Beta-Carotene and Retinol Efficacy Trial. *J Natl Cancer Inst* 1996; **88:** 1550–9.
22. Goodman GE, *et al.* The Beta-Carotene and Retinol Efficacy Trial: incidence of lung cancer and cardiovascular disease mortality during 6-year follow-up after stopping β-carotene and retinol supplements. *J Natl Cancer Inst* 2004; **96:** 1743–50.
23. Hennekens CH, *et al.* Lack of effect of long-term supplementation with beta carotene on the incidence of malignant neoplasms and cardiovascular disease. *N Engl J Med* 1996; **334:** 1145–9.
24. Cook NR, *et al.* β-Carotene supplementation for patients with low baseline levels and decreased risks of total and prostate carcinoma. *Cancer* 1999; **86:** 1783–92.
25. Baron JA, *et al.* Neoplastic and antineoplastic effects of β-carotene on colorectal adenoma recurrence: results of a randomized trial. *J Natl Cancer Inst* 2003; **95:** 717–22.
26. Bjelakovic G, *et al.* Antioxidant supplements for prevention of gastrointestinal cancers; a systematic review and meta-analysis. *Lancet* 2004; **364:** 1219–28.
27. Bardia A, *et al.* Efficacy of antioxidant supplementation in reducing primary cancer incidence and mortality: systematic review and meta-analysis. *Mayo Clin Proc* 2008; **83:** 23–34.
28. Tanvetyanon T, Bepler G. Beta-carotene in multivitamins and the possible risk of lung cancer among smokers versus former smokers: a meta-analysis and evaluation of national brands. *Cancer* 2008; **113:** 150–7.
29. Moertel CG, *et al.* High-dose vitamin C versus placebo in the treatment of patients with advanced cancer who have had no prior chemotherapy: a randomized double-blind comparison. *N Engl J Med* 1985; **312:** 137–41.
30. Gaziano JM, *et al.* Vitamins E and C in the prevention of prostate and total cancer in men: the Physicians' Health Study II randomized controlled trial. *JAMA* 2009; **301:** 52–62.
31. Loria CM, *et al.* Vitamin C status and mortality in US adults. *Am J Clin Nutr* 2000; **72:** 139–45.
32. Khaw K-T, *et al.* Relation between plasma ascorbic acid and mortality in men and women in EPIC-Norfolk prospective study: a prospective population study. *Lancet* 2001; **357:** 657–63.
33. Ingraham BA, *et al.* Molecular basis of the potential of vitamin D to prevent cancer. *Curr Med Res Opin* 2008; **24:** 139–49.
34. Bairati I, *et al.* A randomized trial of antioxidant vitamins to prevent second primary cancers in head and neck cancer patients. *J Natl Cancer Inst* 2005; **97:** 481–8.
35. Heinonen OP, *et al.* Prostate cancer and supplementation with α-tocopherol and β-carotene: incidence and mortality in a controlled trial. *J Natl Cancer Inst* 1998; **90:** 440–6.
36. Lippman SM, *et al.* Effect of selenium and vitamin E on risk of prostate cancer and other cancers: the selenium and vitamin E cancer prevention trial (SELECT). *JAMA* 2009; **301:** 39–51.
37. Giovannucci E, *et al.* Multivitamin use, folate, and colon cancer in women in the Nurses' Health Study. *Ann Intern Med* 1998; **129:** 517–24.
38. Willett WC. Diet and cancer: one view at the start of the millennium. *Cancer Epidemiol Biomarkers Prev* 2001; **10:** 3–8.
39. Zhang S, *et al.* A prospective study of folate intake and the risk of breast cancer. *JAMA* 1999; **281:** 1632–7.
40. Zhang SM, *et al.* Effect of combined folic acid, vitamin B_6, and vitamin B_{12} on cancer risk in women: a randomized trial. *JAMA* 2008; **300:** 2012–21.
41. Lawenda BD, *et al.* Should supplemental antioxidant administration be avoided during chemotherapy and radiation therapy? *J Natl Cancer Inst* 2008; **100:** 773–83.
42. US Preventive Services Task Force. Routine vitamin supplementation to prevent cancer and cardiovascular disease: recommendations and rationale. *Ann Intern Med* 2003; **139:** 51–5.

Alanine (*USAN*, *rINN*) 丙氨酸

A; Ala; Alaniini; Alanin; Alanina; L-Alanina; Alaninas; L-Alanine; Alaninum; NSC-206315. L-2-Aminopropionic acid.

Аланин

$C_3H_7NO_2$ = 89.09.

CAS — 56-41-7.

UNII — OF5P57N2ZX (L-alanine); 1FU7983T0U (DL-alanine).

Pharmacopoeias. In *Chin.*, *Eur.* (see p.vii), and *US.*

Ph. Eur. 6. 8（Alanine） 一种白色或类白色的结晶性粉末或无色晶体。易溶于水；极微溶于乙醇。避光。

USP 33（Alanine） 白色、无臭晶体或结晶性粉末。易溶于水；极微溶于80%的乙醇；不溶于乙醚。5%水溶液的pH值为5.5～7.0。贮藏于密闭容器中。

简介

丙氨酸是一种脂肪族非必需氨基酸，用作膳食补充剂。二肽 *N*(2)-L-丙酰胺-L-谷氨酰胺也同样被使用。

同分异构体复合β-丙氨酸（3-丙氨酸）没有手性中心。它是肌肽的前体，在降低疲劳和增加运动员的运动表现方面有益。

低血糖 有关丙氨酸用于治疗由胰岛素引起的低血糖的研究见参考文献[1～5]。

1. Wiethop BV, Cryer PE. Glycemic actions of alanine and terbutaline in IDDM. *Diabetes Care* 1993; **16:** 1124–30.
2. Wiethop BV, Cryer PE. Alanine and terbutaline in treatment of hypoglycemia in IDDM. *Diabetes Care* 1993; **16:** 1131–6.
3. Saleh TY, Cryer PE. Alanine and terbutaline in the prevention of nocturnal hypoglycemia in IDDM. *Diabetes Care* 1997; **20:** 1231–6.
4. Evans ML, *et al.* Alanine infusion during hypoglycaemia partly supports cognitive performance in healthy human subjects. *Diabet Med* 2004; **21:** 440–6.
5. Porcellati F, *et al.* Effect of the amino acid alanine on glucagon secretion in non-diabetic and type 1 diabetic subjects during hyperinsulinaemic euglycaemia, hypoglycaemia and post-hypoglycaemic hyperglycaemia. *Diabetologia* 2007; **50:** 422–30.

制剂

专利制剂

Fr.: Abufene; ***Rus.:*** Klimalanin (Клималанин); ***Singapore:*** Abufene; ***Ukr.:*** Abufene (Абюфен).

多组分制剂 ***Arg.:*** Normoprost Compuesto; ***Ital.:*** Chetonex; ***Pol.:*** Naturapia Prostata†; ***Spain:*** Tebetane Compuesto.

Arginine (*rINN*) 精氨酸

Arg; Arginiini; Arginin; Arginina; Argininas; L-Arginine; Argininum; R. L-2-Amino-5-guanidinovaleric acid.

Аргинин

$C_6H_{14}N_4O_2$ = 174.2.

CAS — 74-79-3.

UNII — 94ZLA3W45F.

Pharmacopoeias. In *Chin.*, *Eur.* (see p.vii), *Jpn*, and *US.*

Ph. Eur. 6. 8（Arginine） 白色或类白色的结晶性粉末或无色晶体。易溶于水；极微溶于乙醇。避光。

USP 33（Arginine） 白色、几乎无臭的晶体。易溶于水；略溶于乙醇；不溶于乙醚。

Arginine Aspartate 天冬氨酸精氨酸

Arginiiniaspartaatti; Arginina, aspartato de; Argininaspartat; Arginin-aspartát; Arginine, aspartate d'; Arginini aspartas; Arginino aspartatas; Aspargininum. (2*S*)-2-Amino-5-guanidinopentanoic acid (2*S*)-2-aminobutanedioate.

Аргинина Аспартат

$C_{10}H_{21}N_5O_6$ = 307.3.

CAS — 7675-83-4.

Pharmacopoeias. In *Eur* (see p.vii).

Ph. Eur. 6. 8（Arginine Aspartate） 白色的颗粒或粉末。极易溶于水；几乎不溶于乙醇和二氯甲烷。

Arginine Glutamate (*BAN*, *USAN*, *rINNM*) 精氨酸谷氨酸盐

Arginine, Glutamate d'; Arginini Glutamas; Glutamato de arginina. L-Arginine L-glutamate.

Аргинина Глутамат

$C_6H_{14}N_4O_2,C_5H_9NO_4$ = 321.3.

CAS — 4320-30-3.

ATC — A05BA01.

ATC Vet — QA05BA01.

UNII — TU1X77K34Q.

Arginine Hydrochloride (*USAN*, *rINNM*) 盐酸精氨酸

Arginiinihydrokloridi; Arginine, chlorhydrate d'; L-Arginine Monohydrochloride; Arginin-hidroklorid; Arginin-hydrochlorid; Argininhydroklorid; Arginini hydrochloridum; Arginino hidrochloridas; Hidrocloruro de arginina.

Аргинина Гидрохлорид

$C_6H_{14}N_4O_2,HCl$ = 210.7.

CAS — 1119-34-2.

ATC — B05XB01.

ATC Vet — QB05XB01.

UNII — F7LTH1E20Y.

Pharmacopoeias. In *Chin.*, *Eur.* (see p.vii), *Jpn*, and *US.*

Ph. Eur. 6. 8（Arginine Hydrochloride） 白色或类白色的结晶性粉末或无色晶体。易溶于水；极微溶于乙醇。避光。

USP 33（Arginine Hydrochloride） 白色、几乎无臭的晶体或结晶性粉末。易溶于水。

不良反应和注意事项

如果过快输注精氨酸溶液，可能发生恶心、呕吐、面色潮红、头痛、麻痹感以及局部的静脉刺激；有输注液外渗引起灼热感和（或）皮肤坏死的报道。超敏反应包括皮疹和过敏反应也有发生，如不良反应现象严重，治疗必须停止。精氨酸治疗与血尿有关，一般发生在使用1天或2天后。也有血小板计数减少的报道。在尿毒症患者中曾有血钾浓度升高的报道，因此对肾病或无尿的患者应当慎用精氨酸。对于存在电解质紊乱的患者需要非常谨慎地给予盐酸精氨酸，其高氯化物含量可能会导致高氯化物酸中毒的发生。

外渗 曾有关于10%盐酸精氨酸溶液的渗出致使全层皮肤坏死的报道[1,2]。损伤机制是因渗透压和局部高血钾效应造成[1]。

1. Bowlby HA, Elanjian SI. Necrosis caused by extravasation of arginine hydrochloride. *Ann Pharmacother* 1992; **26:** 263–4.
2. Salameh Y, Shoufani A. Full-thickness skin necrosis after arginine extravasation—a case report and review of literature. *J Pediatr Surg* 2004; **39:** E9–E11.

高钾血症 2名有重度肝病和中度肾功能不全的酗酒患者在给予盐酸精氨酸后出现了严重的高钾血症且其中一名死亡[1]。2名患者在给予盐酸精氨酸前的某段时间都接受了总量为300mg的螺内酯，但是螺内酯对高钾血症的影响不得而知。在某项关于精氨酸对代谢变化影响机制的研究发现，糖尿病患者的血钾浓度明显高于其他受试者，因此作者提出，精氨酸引起的高钾血症可能是由于血中低胰岛素水平所促成，而不是胰高血糖素、pH值变化或者醛固酮的抑制作用[2]。

在另一例因过量接受精氨酸而致死的病例中[3]，一名21个月龄的女婴发生了严重的代谢性酸中毒、短暂但是重度的低钠血症和不可逆的脑死亡；没有观察到高钾血症。与之前报道不同的是，该患者肾功能正常，因此作者提出没发生高钾血症是因为肾排泄迅速增加。

1. Bushinsky DA, Gennari FJ. Life-threatening hyperkalemia induced by arginine. *Ann Intern Med* 1978; **89:** 632–4.
2. Massara F, *et al.* The risk of pronounced hyperkalaemia after arginine infusion in the diabetic subject. *Diabete Metab* 1981; **7:** 149–53.
3. Gerard JM, Luisiri A. A fatal overdose of arginine hydrochloride. *J Toxicol Clin Toxicol* 1997; **35:** 621–5.

超敏反应 有2例关于在使用5%或10%的精氨酸以试验生长激素的产生量时，在开始输注后很短的时间内就发生过敏反应的报道[1,2]。

1. Tiwary CM, *et al.* Anaphylactic reaction to arginine infusion. *N Engl J Med* 1973; **288:** 218.
2. Resnick DJ, *et al.* Case report of an anaphylactoid reaction to arginine. *Ann Allergy Asthma Immunol* 2002; **88:** 67–8.

心肌梗死 一项安慰剂-对照研究中，对在心肌梗死后向常规标准疗法中添加精氨酸是否可以减少血管的硬度以及改善左心室功能进行了研究。该研究因精氨酸组中死亡人数的增加而被早期终止。作者在评论中提出，尽管结果可能具有偶然性，但对发生心肌梗死后的患者不应当给予精氨酸[1]。加拿大当局（Health Canada）发出相同提议和规定，所有精氨酸产品必须有警戒标签，以达警戒效果[2]。

1. Schulman SP, *et al.* L-Arginine therapy in acute myocardial infarction: the Vascular Interaction with Age in Myocardial Infarction (VINTAGE MI) randomized clinical trial. *JAMA* 2006; **295:** 58–64.
2. Health Canada. Advisory: Health Canada advises heart patients not to use products containing L-arginine (issued 16th May 2006). Available at: http://www.hc-sc.gc.ca/ahc-asc/media/advisories-avis/_2006/2006_30-eng.php (accessed 05/02/09)

用途和用法

精氨酸是生长发育所必需的碱性氨基酸，用作**膳食补充剂**，治疗或预防精氨酸缺乏，或在康复期加速恢复。它以天冬氨酸盐、谷氨酸盐或盐酸盐的形式口服给予。1g精氨酸相当于1.76g天冬氨酸精氨酸；或等同于1.84g谷氨酸精氨酸，或1.21g盐酸精氨酸。天冬氨酸精氨酸为常用口服制剂，每日剂量2～5g，可饭后给予。

精氨酸可刺激垂体生长激素的分泌，因此可被替代或额外使用于其他试验，如胰岛素介导的低血糖症以及对**生长紊乱的评估**；假阳性和假阴性结果较为常见，因而不应当单纯以精氨酸试验为根据给予评估。精氨酸通常以剂量为30g的10%盐酸盐溶液经30min以上的静脉输注使用。24h后，给予下一剂量。

儿童剂量，见下文。

精氨酸可用于伴随**高氨血症**的特定情况，详见下文。

盐酸精氨酸还被作为**酸化剂**使用。对于严重代谢性碱中毒，按照以下公式计算静脉用剂量：

静脉输注剂量(g)＝血浆碳酸氢盐减少量期望值(mEq或mmol/L)×[患者的体重(kg)]/9.6]

在过量情况下为了通过酸性利尿促进药物的排除，建议剂量10g输注30min以上。然而，由于这可能使急性肾衰竭患者出现肌红蛋白尿，故而极少被使用。

精氨酸也可以乙酰天冬酰胺、枸橼酸盐、苹果酸、戊邻酮二酸盐、四氢噻唑-2,4-二乙嗪羧酸盐酯(tidiacicate)以及四氢噻唑-4-羧酸盐酯（timonacicate）的形式被使用。精氨酸盐的形式常被用于改善许多药物的溶解度，特别是镇痛药和抗菌药。

1. Tapiero H, *et al.* Arginine. *Biomed Pharmacother* 2002; **56:** 439–45.
2. Tong BC, Barbul A. Cellular and physiological effects of arginine. *Mini Rev Med Chem* 2004; **4:** 823–32.
3. Zhou M, Martindale RG. Arginine in the critical care setting. *J Nutr* 2007; **137** (suppl 2): 1687S–1692S.
4. Barbul A, Uliyargoli A. Use of exogenous arginine in multiple organ dysfunction syndrome and sepsis. *Crit Care Med* 2007; **35** (suppl): S564–S567.
5. Coman D, *et al.* New indications and controversies in arginine therapy. *Clin Nutr* 2008; **27:** 489–96.
6. Wu G, *et al.* Arginine metabolism and nutrition in growth, health and disease. *Amino Acids* 2009; **37:** 153–68.

儿童用法 儿童使用精氨酸作为**膳食补充剂**，可治疗或预防精氨酸缺乏，或在康复期加速恢复。6岁儿童口服给予天冬氨酸精氨酸，每次1g，每日1～2次。

精氨酸也用于改善**生长紊乱**，经静脉注射。体重小于60kg的儿童，常用天冬氨酸精氨酸制剂，配制成10%溶液，按500mg/kg给予，输注时间为30min；60kg及以上的儿童按成人用量给予（见上文），给药间隔为24h。

高氨血症患儿，精氨酸用量见下文。

心血管用途 精氨酸是一氧化氮的生理学前体，这已被提出可用来解释曾报道出现于健康个体[1~3]和接受精氨酸输注的高血压患者[1,4]的**低血压反应**，尽管不能除外与一氧化氮形成无关的其他反应[4]。

口服精氨酸有报道提出可显著降低高血压患者[5]、血液透析患者和肾移植受体的平均收缩压[6]。对于原发性高血压患者，尽管经口给予单次剂量的精氨酸相比于安慰剂可以改善肱动脉的内皮依赖流质介导的扩张，但是对血压没有影响[7]。对于肺动脉高压患者，短期使用精氨酸可以降低肺动脉压[8~10]。

相比于对照受试者，有先兆子痫的妊娠妇女（见**高血压**项下，第1131页）的血浆精氨酸浓度显著降低[11]。给患有轻度至中度妊娠高血压的女性输注20g的精氨酸[12]，以及给有先兆子痫的妊娠妇女输注30g的精氨酸[13]，都可显著降低收缩压和舒张压，而对胎儿的心率无不良作用。在一项研究中，给予有先兆子痫的妇女每日12g精氨酸，口服2天，结果受试者的舒张压与安慰剂对照组比没有显著差异[14]。然而，在另一项研究中，给予有先兆子痫的妇女每日3g精氨酸，口服3周后，受试者的收缩压、舒张压以及平均动脉压相比于接受安慰剂者都有显著的降低[15]。

由于使用精氨酸后**内皮功能**得到了明显**改善**[16]，这就引发了对精氨酸在其他心血管疾病（如冠状动脉疾病和心力衰竭）潜在作用的关注[17]。有2例高胆固醇血症患者在接受精氨酸输注后出现了血浆胆固醇浓度的降低[18]。然而，动脉末梢病患者长期使用精氨酸补充剂未发现有帮助（和有害）[19]，并且当患者在心肌梗死后给予精氨酸治疗时，可能会导致死亡率的升高（详见上文的**不良反应和注意事项**）。然而，仍有人对其可能性感兴趣。

有病例报道[20]，精氨酸成功用于多系统综合征的线粒体肌病、肝性脑病、乳酸酸中毒、卒中样发作(*MELAS*)。对24位有MELAS患者的小样本研究[21]发现，他们的精氨酸离子浓度（在急性发作期）低于对照组。在几乎所有患者的卒中样急性发作期，静脉注射精氨酸在24h内改善症状。6名口服精氨酸治疗18个月的患者发作频次和严重程度减轻。

1. Nakaki T, *et al.* L-arginine-induced hypotension. *Lancet* 1990; **336:** 696.
2. Hishikawa K, *et al.* L-arginine-induced hypotension. *Lancet* 1991; **337:** 683–4.
3. Petros AJ, *et al.* L-arginine-induced hypotension. *Lancet* 1991; **337:** 1044–5.
4. Pedrinelli R, *et al.* Pressor, renal and endocrine effects of L-arginine in essential hypertensives. *Eur J Clin Pharmacol* 1995; **48:** 195–201.
5. Palloshi A, *et al.* Effect of oral L-arginine on blood pressure and symptoms and endothelial function in patients with systemic hypertension, positive exercise tests, and normal coronary arteries. *Am J Cardiol* 2004; **93:** 933–5.
6. Kelly BS, *et al.* Oral arginine improves blood pressure in renal transplant and hemodialysis patients. *J Parenter Enteral Nutr* 2001; **25:** 194–202.
7. Lekakis JP, *et al.* Oral L-arginine improves endothelial dysfunction in patients with essential hypertension. *Int J Cardiol* 2002; **86:** 317–23.
8. Mehta S, *et al.* Short-term pulmonary vasodilation with L-arginine in pulmonary hypertension. *Circulation* 1995; **92:** 1539–45.
9. Nagaya N, *et al.* Short-term oral administration of L-arginine improves hemodynamics and exercise capacity in patients with precapillary pulmonary hypertension. *Am J Respir Crit Care Med* 2001; **163:** 887–91.
10. Morris CR, *et al.* Arginine therapy: a new treatment for pulmonary hypertension in sickle cell disease? *Am J Respir Crit Care Med* 2003; **168:** 63–9.
11. D'Aniello G, *et al.* Plasma L-arginine is markedly reduced in pregnant women affected by preeclampsia. *J Chromatogr B Biomed Sci Appl* 2001; **753:** 427–31.
12. Neri I, *et al.* Effects of acute L-arginine infusion on non-stress test in hypertensive pregnant women. *J Matern Fetal Neonatal Med* 2004; **16:** 23–6.
13. Facchinetti F, *et al.* L-Arginine infusion reduces blood pressure in preeclamptic women through nitric oxide release. *J Soc Gynecol Investig* 1999; **6:** 202–7.
14. Staff AC, *et al.* Dietary supplementation with L-arginine or placebo in women with pre-eclampsia. *Acta Obstet Gynecol Scand* 2004; **83:** 103–7.
15. Rytlewski K, *et al.* Effects of prolonged oral supplementation with L-arginine on blood pressure and nitric oxide synthesis in preeclampsia. *Eur J Clin Invest* 2005; **35:** 32–7.
16. Heffernan KS, *et al.* L-arginine as a nutritional prophylaxis against vascular endothelial dysfunction with aging. *J Cardiovasc Pharmacol Ther* 2010; **15:** 17–23.
17. Cheng JWM, Balwin SN. L-arginine in the management of cardiovascular diseases. *Ann Pharmacother* 2001; **35:** 755–64.
18. Korbut R, *et al.* Effect of L-arginine on plasminogen-activator inhibitor in hypertensive patients with hypercholesterolemia. *N Engl J Med* 1993; **328:** 287–8.
19. Wilson AM, *et al.* L-arginine supplementation in peripheral arterial disease: no benefit and possible harm. *Circulation* 2007; **116:** 188–95.
20. Geberhiwot T, *et al.* Case 36-2005: a woman with seizure, disturbed gait, and altered mental status. *N Engl J Med* 2006; **354:** 1096–7.
21. Koga Y, *et al.* L-arginine improves the symptoms of strokelike episodes in MELAS. *Neurology* 2005; **64:** 710–12.

高氨血症 血氨过高是尿素循环先天性缺陷的典型表现，因氨甲酰磷酸合成酶（CPS）、鸟氨酸转氨甲酰酶（OTC）、精氨（基）琥珀酸合成酶（ASS）、精氨（基）琥珀酸裂解酶（ASL）、精氨酸酶（导致高精氨酸血症）或*N*-乙酰谷氨酸合成酶（NAGS）的缺失造成[1,2]。在尿素循环中，铵废物以铵离子的形式存在，通常与碳酸氢盐和ATP浓缩聚集以形成氨甲酰磷酸，后者参与若干其他反应，包括合成精氨酸并最终转化成尿素而排泄。因此，这种循环的缺点是氨累积且精氨酸合成不足高氨血症常与尿素循环疾病的患者的呼吸性碱中毒有关联[3]。在尿素循环早期，酶缺陷发生时（如CPS或者OTC不足），高氨血症最重；在后期的时候，当ASL或精氨酸酶不足时，高氨血症不严重。高氨血症经常与尿素循环紊乱患者的呼吸性碱中毒有关[3]。

治疗的基础是限制膳食蛋白质的摄入以减少对废物氮合成的需要[4]，以及使用药物来刺激废物氮排泄的旁路途径[5,6]。这些途径所用药物包括精氨酸、瓜氨酸、苯甲酸钠、苯乙酸钠以及苯丁酸钠。对于严重高氨血症的初期治疗，血液透析因比腹膜透析更有效而应当作为首选[3,7]。

精氨酸补充剂不可用于高精氨酸血症患者[5,7]。瓜氨酸在一些病例中可作为替代品[8]；它对于CPS缺乏和OTC缺乏症（剂量约为每日170mg/kg或者每日3.8g/m²）较有效[5,6,9]，但不建议用于ASS缺乏症或ASL缺乏症，因为瓜氨酸水平在这类情形下已经升高[5,10]。有人推荐将瓜氨酸结合精氨酸用于急性高氨血症以帮助增加氮的排除[9]。关于急性高氨血症的治疗，有人建议在明确诊断前给予负荷剂量为600mg/kg的精氨酸输注90min[3,10]。或者，对于CPS缺乏症或OTC缺乏症可给予200mg/kg或4g/m²的负荷剂量[6,9,10]；对于ASS缺乏症或ASL缺乏症可给予600mg/kg或12g/m²[6,9,10]的负荷剂量。此后连续24h给予等同于负荷剂量的药量作为连续的维持性输注[6,9,10]，直到转为口服用药[10]。对ASS缺乏症或ASL缺乏症的长期治疗，精氨酸的每日推荐剂量为400～700mg/kg[5,6,9,10]。*BNFC 2009*建议婴儿及18岁以下儿童的精氨酸用量应在专业指导下给予：

- 对于CPS缺乏症或者是OTC缺乏症的急性高氨血症患者，首次精氨酸剂量为200mg/kg，静脉输注90min，继续输注精氨酸按照每小时8mg/kg给予；为了保持血药浓度，口服给药，精氨酸使用剂量为100mg/kg，每日分3～4次服用；
- 对于瓜氨酸血症或精氨琥珀酸尿症的急性高氨血症患者，首先600mg/kg的精氨酸静脉注射90min，接下来每小时连续注射25mg/kg精氨酸；为了保持血药浓度，精氨酸口服剂量为100～175mg/kg，每日3次或4次，与餐同服，并通过反应做适当调整。

患者还接受了苯甲酸钠和苯乙酸钠[6,10]或者苯丁酸钠的治疗[5,6]。ASL缺乏症可通过限制蛋白质并单纯给予精氨酸来治疗[6,11]，尽管仍有人提倡使用苯丁酸钠[5,8]。当苯甲酸钠与甘氨酸相结合并以马尿酸的形式排泄的时候，它可以提供氮排泄的旁路途径，而苯乙酸钠和苯丁酸钠与谷氨酰胺结合可提供第二种且甚至是更为有效的途径[6,7,10]。也有人考虑将静脉注射苯甲酸钠和苯乙酸钠作为治疗急性高氨血症的选择，建议将苯丁酸钠用于长期治疗[9]。在一项25年的开放性标签、非对照研究中，苯乙酸钠和苯甲酸钠静脉治疗明显改善急性高氨血症患者的生存，生存率达84%；生存也与血浆氨的峰浓度和年龄有关。血液透析也用于控制高氨血症，尤其是对静脉治疗反应不明显的新生儿和老年人[12]。

有人提议添加卡尼汀补充剂（每日100mg/kg[9]）以减轻神经学症状及毒性，但其价值尚不明确[4,13]。据报道，低卡尼汀水平在尿素循环障碍患者中较少见，并且在使用苯甲酸钠治疗的患者中可能形成苯甲酰卡尼汀，从而否定了卡尼汀药物补充的潜在疗效[8]。

肝移植（第1732页）可以实现对尿素循环障碍的长期纠正，即便是对于很年轻的患者。而基因替代疗法正处于开发研究中[14]。

高氨血症及肝性脑病（第1619页）也可因其他多种原因引起[7,13]，不提倡将精氨酸用于这两种情况下。卡谷氨酸（第2204页）可被选择用于因NAGS缺乏所引起的高氨血症。

1. Summar M, Tuchman M. Proceedings of a consensus conference for the management of patients with urea cycle disorders. *J Pediatr* 2001; **138** (suppl): S6–S10.
2. Shih VE. Alternative-pathway therapy for hyperammonemia. *N Engl J Med* 2007; **356:** 2321–2.
3. The Urea Cycle Disorders Conference Group. Consensus statement from a conference for the management of patients with urea cycle disorders. *J Pediatr* 2001; **138** (suppl): S1–S5.
4. Leonard JV. The nutritional management of urea cycle disorders. *J Pediatr* 2001; **138** (suppl): S40–S45.
5. Berry GT, Steiner RD. Long-term management of patients with urea cycle disorders. *J Pediatr* 2001; **138** (suppl): S56–S61.
6. Batshaw ML, *et al.* Alternative pathway therapy for urea cycle disorders: twenty years later. *J Pediatr* 2001; **138** (suppl): S46–S55.
7. Leonard JV, Morris AAM. Urea cycle disorders. *Semin Neonatol* 2002; **7:** 27–35.
8. Wilcken B. Problems in the management of urea cycle disorders. *Mol Genet Metab* 2004; **81** (suppl): S86–S91.
9. Kleppe S, *et al.* Urea cycle disorders. *Curr Treat Options Neurol* 2003; **5:** 309–19.
10. Summar M. Current strategies for the management of neonatal urea cycle disorders. *J Pediatr* 2001; **138** (suppl): S30–S39.
11. Brusilow SW, *et al.* Treatment of episodic hyperammonemia in children with inborn errors of urea synthesis. *N Engl J Med* 1984; **310:** 1630–4.
12. Enns GM, *et al.* Survival after treatment with phenylacetate and benzoate for urea-cycle disorders. *N Engl J Med* 2007; **356:** 2282–92.
13. Leonard JV, Morris AAM. Inborn errors of metabolism around time of birth. *Lancet* 2000; **356:** 583–7.
14. Lee B, Goss J. Long-term correction of urea cycle disorders. *J Pediatr* 2001; **138** (suppl): S62–S71.

坏死性肠炎 一篇系统性综述报道[1]，尽管有证据表明含精氨酸的早产儿食物补充剂能阻止坏死性肠炎的发展（见第164页），但没有进一步的研究就推荐其使用是不充分的。

1. Shah P, Shah V. Arginine supplementation for prevention of necrotising enterocolitis in preterm infants. Available in The Cochrane Database of Systematic Reviews; Issue 3. Chichester: John Wiley; 2007 (accessed 24/06/08).

制剂

BP 2010: Arginine Hydrochloride Intravenous Infusion;
USP 33: Arginine Capsules; Arginine Hydrochloride Injection; Arginine Tablets; Aztreonam for Injection; Aztreonam Injection; Cefepime for Injection.

专利制剂

Arg.: Inteligen†; Laclorene; ***Austria:*** Sangenor; ***Braz.:*** Reforgan; Targifor; ***Fr.:*** Dynamisan; Energitum; Eucol; Pargine; Sargenor; Tiadilon; ***Gr.:*** Amargine; ***Ital.:*** Bioarginina; Dynamisan; Sargenor; ***Malaysia:*** Arginitric; ***Port.:*** Asparten; Bio-Energol Plus; Pan-Astenico R; Sargenor; Sulfile; ***Spain:*** Potenciator; Sargenor†; Sargisthene; Sorbenor; ***Switz.:*** Dynamisan; ***Ukr.:*** Glutargin (Глутаргин); ***USA:*** R-Gene.

多组分制剂 ***Arg.:*** Acrea; ADX; Energizante; Energizante Vital con ginseng; Holomagnesio Vital; Potencil†; Total Magnesiano Sport; Triconal; VNS 45; ***Austria:*** Leberinfusion; Rocmaline†; ***Braz.:*** Dinavital C; Energoplex; Longevit†; Ornihepat†; Ornitargin; Targifor C; Taurargin; ***Chile:*** Dynamisan; Kerium Anticaspa -Caspa Seca; Ureadin 30; Ureadin Rx DB; Ureadin Rx RD; ***Cz.:*** Citrargine†; ***Fr.:*** Arginotri-B; Citrarginine; D-Stress; Fastenyl; Hepagrume; Hepargitol; Rocmaline†; Sargenor a la Vitamine C; ***Ger.:*** Glutarsin E†; ***Gr.:*** Tonotil-N; ***Hong Kong:*** Profile B Plus Fat Burner; ***Hung.:*** Glutarsin E; Rocmalat†; ***Indon.:*** Asten; Aviter; Maxirex; Menolia†; Neo Hormoviton; Neo Hormoviton Greng; Reximax; Sirec; Viusid; ***Ital.:*** Anasten Plus; Argidam; Briomotil†; Calciofix†; Edodes; Ipoazotal Complex; Ipoazotal†; Isoram; Linfoflu; Linfoiodine; Sargenor Plus; Sargenor Sport; Somatron; Tonoplus†; Vitalmix Fos; Vitasprint Complex†; ***Jpn:*** Q & P Gold; ***Mex.:*** Zumba; ***Port.:*** Bio-Ritmo†; Bioclin Kera†; ***Spain:*** Dynamogen; Glotone†; Sanieb†; Tomevit; ***Switz.:*** Activital Forte†; Arginotri-B†; Vitasprint Complex; ***UK:*** Neurozan; ***Ukr.:*** Citrarginine (Цитраргинин)†; Corargin (Кораргин); Energin (Энергин); ***USA:*** Cardiotek Rx; ***Venez.:*** Brugesic Plus; Ocoxin; Viusid.

Arrowroot 竹芋

Amylum Marantae; Araruta; Arruruz; Maranta; Pfeilwurzelmehl; Sagú del monte; Yuquilla silvestre.

Аррорут

ATC Herb — HA07XA5005 (Maranta arundinacea: rhizome).

简介

竹芋包括了竹芋属芦苇（*Maranta arundinacea*）（竹芋科）根茎的淀粉颗粒。它具有淀粉的一般特性（第1869页），被作为助悬剂用于钡餐的制备。有时候代替淀粉用于片剂的制造。

腹泻 在一项对11名应激性结肠综合征患者的预试验中，每日给予患者竹芋粉末10ml，每日3次，为期1个月，结果4名患者腹泻有好转[1]。

1. Cooke C, *et al.* Arrowroot as a treatment for diarrhoea in irritable bowel syndrome patients: a pilot study. *Arq Gastroenterol* 2000; **37:** 20–4.

Asparagine Monohydrate 天（门）冬酰胺一水化物

L-α-Aminosuccinamic Acid Monohydrate; Asparagiinimonohydraatti; Asparagin monohydrát; Asparagina, monohidrato de; Asparaginas monohidratas; L-Asparagine Monohydrate; Asparagine monohydratée; Asparaginmonohydrat; Asparaginum monohydricum; Asparamide; Aspartamic acid; Aspartic acid beta-amide; N (asparagine); NSC-82391. (2*S*)-2,4-Diamino-4-oxobutanoic acid monohydrate.

Аспарагин Моногидрат

$C_4H_8N_2O_3,H_2O$ = 150.1.

CAS — 70-47-3 (anhydrous asparagine); 5794-13-8 (asparagine monohydrate).

UNII — 2PD79VF521 (asparagine monohydrate); 5Z33R5TK07 (l-asparagine); 7NG0A2TUHQ (anhydrous l-asparagine).

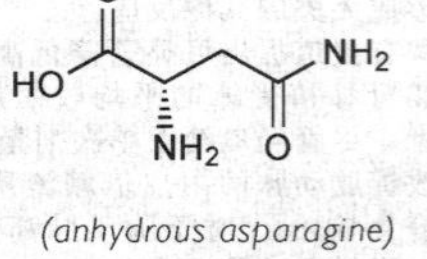

(anhydrous asparagine)

Pharmacopoeias. In *Chin.* and *Eur.* (see p.vii). Also in *USNF*, which specifies the anhydrous form or the monohydrate.

Ph. Eur. 6. 8（Asparagine Monohydrate） 白色的结晶性粉末或无色晶体。微溶于水；几乎不溶于乙醇和二氯甲烷。2%水溶液的pH值为4.0～6.0。

USNF 28（Asparagine） 无水或包含一分子水。白色结晶性粉末或白色晶体。可溶于水；几乎不溶于乙醇和乙醚。溶液对石蕊呈酸性。避光。

简介

天（门）冬酰胺是一种非必需氨基酸。

制剂

多组分制剂 ***Arg.:*** Fosfo-Acutil†; ***Ital.:*** Acutil Fosforo; Neuralfa; Tiofort; ***Spain:*** Agudil†.

Aspartic Acid（*USAN*，*rINN*）门冬氨酸

Acide aspartique; Ácido aspártico; Acidum asparticum; Asp; Asparagiinihappo; Asparaginsyra; L-Aspartic Acid; Asparto rūgštis; Aszparaginsav; D; Kwas asparaginowy; Kyselina asparagová. L-Aminosuccinic acid.

Аспарагиновая Кислота

$C_4H_7NO_4$ = 133.1.

CAS — 56-84-8.

UNII — 30KYC7MIAI.

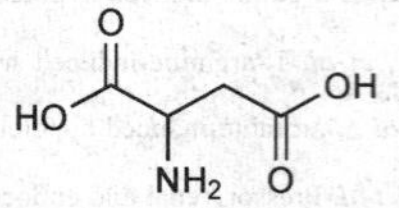

Pharmacopoeias. In *Chin.*, *Eur.* (see p.vii), *Jpn*, and *US*.

Ph. Eur. 6. 8（Aspartic Acid） 白色或类白色的结晶性粉末或无色晶体。微溶于水；不溶于乙醇。可溶解于稀释后的碱溶液及无机酸溶液。避光。

USP 33（Aspartic Acid） 白色或类白色的结晶性粉末或无色晶体。微溶于水；不溶于乙醇和乙醚。可溶解于稀释后的碱溶液及无机酸溶液。避光。

简介

门冬氨酸为非必需氨基酸。被作为膳食补充剂使用。

制剂

多组分制剂 ***Chile:*** Ubiten; ***Hung.:*** Reergin.

Betacarotene（*BAN*，*rINN*）β-胡萝卜素

all-*trans*-β-Carotene; Beetakaroteeni; Beta Carotene *(USAN)*; Bétacarotène; Betacaroteno; Betacarotenum; Betakaroten; Betakarotenas; Bétakarotin; E160(a); Provitamin A; Provitamina A. β,β-Carotene; (*all-E*)-1,1′-(3,7,12,16-Tetramethyl-1,3,5,7,9,11,13,15,17-octadecanonaene-1,18-diyl)bis[2,6,6-trimethylcyclohexene].

Бетакаротен

$C_{40}H_{56}$ = 536.9.

CAS — 7235-40-7.

ATC — A11CA02; D02BB01.

ATC Vet — QA11CA02; QA11HA90; QD02BB01.

UNII — 01YAE03M7J.

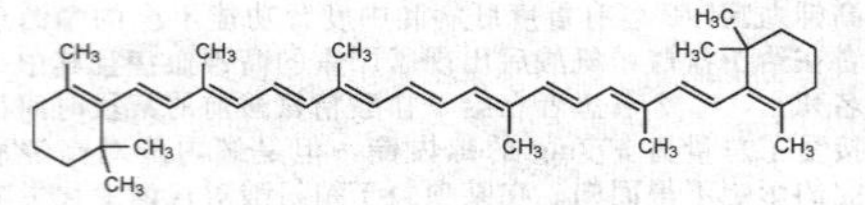

性状 胡萝卜素有三种同分异构形式：每一种形式均可从某种程度上在人体及动物的肝脏内转化为维生素A。三种同分异构体中，β异构体要比α及γ异物体更具活性。植物中的维生素A活性取决于α、β、γ三种异构体及隐黄质（kryptoxanthine）的存在；动物组织中的活性取决于维生素A及胡萝卜素，而鱼肝油中只含有维生素A而不含胡萝卜素。

Pharmacopoeias. In *Eur.* (see p.vii) and *US*.

Ph. Eur. 6. 8（Betacarotene） 棕-红色或棕红色结晶性粉末。不溶于水及无水乙醇；微溶于环己烷。对空气、温度及光线敏感，特别是在溶液中。贮藏于温度不超过25℃的密闭容器中。避光。

USP 33（Beta Carotene） 红色或棕红色至深棕色结晶性粉末。不溶于水、酸和碱溶液。不溶于无水乙醇或甲醇；可溶解于二硫化碳、氯仿及苯；微溶于乙醚、汽油及植物油。贮藏于密闭容器中。避光。

单位

食物中的维生素A活性通常用视黄醇当量表示：6μg的β-胡萝卜素代表一个视黄醇当量（或者10个旧国际单位的维生素A，见第1872页）。

不良反应和注意事项

使用β-胡萝卜素治疗期间可能偶尔出现大便变稀，且皮肤可能轻微黄染。皮肤淤青、头晕及关节痛罕有报道。

过量服用β-胡萝卜素不会导致维生素A过多症（详见下文的**药动学**项下）。

致癌性 部分应用β-胡萝卜素补充剂以预防恶性肿瘤的患者中，肺癌发生率增高，见**恶性肿瘤的预防**，第1827页。

对死亡率的影响 一篇系统性综述报道，对于抗氧化补充剂对死亡率影响的研究，随机一级和二级预防试验中发现单独使用或者与其他抗氧化物联合使用，β-胡萝卜素明显增加全因死亡率[1]。在另一篇综述报道和荟萃分析中，β-胡萝卜素补充剂显示了增加癌症致死率的趋势[2]。

1. Bjelakovic G, *et al.* Antioxidant supplements for prevention of mortality in healthy participants and patients with various diseases. Available in The Cochrane Database of Systematic Reviews; Issue 2. Chichester: John Wiley; 2008 (accessed 18/06/08).
2. Bardia A, *et al.* Efficacy of antioxidant supplementation in reducing primary cancer incidence and mortality: systematic review and meta-analysis. *Mayo Clin Proc* 2008; **83:** 23–34.

对皮肤的作用 非常规地过量使用胡萝卜或其他富含β-胡萝卜素的食物可能导致皮肤出现大量色素沉着[1]，或者当体内缺乏将β-胡萝卜素转化为维生素A的酶时也可能导致皮肤的色素沉着[2]。高胡萝卜素血症与黄疸的鉴别要点在于高胡萝卜素血症患者的巩膜仍为正常白色。色素沉着会首先出现于手掌、足底，并且可能会扩展到鼻唇褶附近。尽管该病症并无大碍[1,3]，因为体内只在需要的时候才将胡萝卜素转化为视黄醇[1]。但是也有观点认为，长期的高胡萝卜素血症有可能会导致临床后遗症[2]，曾有报道中性粒细胞减少症[4]和闭经[5]与此相关。

1. Sharman IM. Hypercarotenaemia. *BMJ* 1985; **290:** 95.
2. Vaughan Jones SA, Black MM. Metabolic carotenaemia. *Br J Dermatol* 1994; **131:** 145.
3. McGowan R, *et al.* Carotenaemia in children is common and benign: most can stay at home. *Scott Med J* 2004; **49:** 82–4.
4. Shoenfeld Y, *et al.* Neutropenia induced by hypercarotenaemia. *Lancet* 1982; **i:** 1245.
5. Kemmann E, *et al.* Amenorrhoea associated with carotenemia. *JAMA* 1983; **249:** 926–9.

药动学

胃肠道对胡萝卜素的吸收依赖于胆汁的存在，饮食中的脂肪能促进其吸收。20%～60%的β-胡萝卜素在小肠壁被代谢为视黄醇，并在肝脏内少量转化为维生素A。当饮食摄入中的β-胡萝卜素量升高时，其可被转化为维生素A的比例会下降，并且大量的β-胡萝卜素摄入一般不会引起血清中维生素A的含量升高。未被转化的β-胡萝卜素分布于身体各个组织内，如脂肪、肾上腺及卵巢等。

1. Wang X-D. Review: absorption and metabolism of β-carotene. *J Am Coll Nutr* 1994; **13:** 314–25.

人体需要量

胡萝卜素中的β-胡萝卜素活性最强，是维生素A最主要的膳食来源（见第1873页）。

英国和美国的推荐膳食摄入量 目前尚无英国的膳食参考值（见第1825页），美国的推荐膳食供给量或膳食参考摄入量也尚未制订（第1826页）。但是 Expert Group on Vitamins and Minerals[1] 设定了最高安全摄入量（SUL）为每日 7mg，或者对于一个体重为 60kg 的成人而言大约每日 110μg/kg。

1. Expert Group on Vitamins and Minerals. Safe Upper Levels for vitamins and minerals (May 2003). Available at: http://www.food.gov.uk/multimedia/pdfs/vitmin2003.pdf (accessed 06/01/06)

用途和用法

β-胡萝卜素是维生素A的类胡萝卜素前体（第1872页）。主要用于治疗**维生素A缺乏症**，维生素A的效果优于β-胡萝卜素。然而，β-胡萝卜素以每日 6～15mg，用于预防维生素A缺乏症。

β-胡萝卜素可以口服，以减轻患有**红细胞肝性原卟啉症**患者过敏反应的严重程度（见下文**卟啉病**）。剂量为成人每日 30～300mg，根据病情严重性酌情加量。可每日1次或分次服用，最好餐中服用。一般来说经过2～6周的治疗并且患者出现手足发黄后才可增加日光暴露。

儿童用量，见下文。

β-胡萝卜素及其他一些类胡萝卜素（α-胡萝卜素和γ-胡萝卜素）可被用作食品及药品**着色剂**。

β-胡萝卜素具有**抗氧化**活性，目前对于其对某些疾病的保护性作用已在研究中（见上文**对死亡率的影响**）。

儿童用法 β-胡萝卜素可用于儿童红细胞肝性原卟啉病中的光敏反应（也见下文**卟啉病**）。虽然在英国未批准使用，但 *BNFC 2009* 建议的特殊用途剂量如下：

- 1～5岁：每日 60～90mg；
- 5～9岁：每日 90～120mg；
- 9～12岁：每日 120～150mg；
- 12～16岁：每日 150～180mg；
- 16～18岁：每日 180～300mg。

每日剂量可单次或分次给予。β-胡萝卜素提供的保护作用是不完全的，而且在增加日光暴露之前一般需要治疗2～6周。应根据暴露水平来调整剂量。

对儿童缺乏状态的讨论，见下文。

年龄相关性黄斑变性 一项对年龄相关性黄斑变性（一种可导致老年人发生不可逆性失明的疾病）患者（第756页）的研究表明，膳食胡萝卜素摄入量最高的人群患该病的风险显著降低[1]；特别是叶黄素、玉米黄素及绿叶菜（富含胡萝卜素）的摄入可伴随风险的降低。增加膳食中这些胡萝卜素的摄入可帮助减少此类疾病的发生。尽管如此，系统性回顾并未找到证据以证明在那些没有该情况或仅具有早期征象的患者中给予抗氧化剂类维生素或矿物质药物补充能够预防黄斑变性的发生[2]或延缓黄斑变性[3]。但其中一项研究[4]表明维生素C、维生素E、β-胡萝卜素以及含锌补充剂对于已有中重度征象的黄斑变性患者有一定程度的益处。一项评价抗氧化剂类维生素或矿物质补充剂对年龄相关性黄斑变性作用的系统性综述包含该研究，该综述指出这些发现对于其他人群（不同营养状况）的适应性尚不清楚。还不能排除补充剂可能有长期危害[5]。

1. Seddon JM, *et al.* Dietary carotenoids, vitamins A, C, and E, and advanced age-related macular degeneration. *JAMA* 1994; **272:** 1413–20.
2. Evans JR, Henshaw K. Antioxidant vitamin and mineral supplements for preventing age-related macular degeneration. Available in The Cochrane Database of Systematic Reviews; Issue 1. Chichester: John Wiley; 2008 (accessed 11/03/08).
3. Chong EW-T, *et al.* Dietary antioxidants and primary prevention of age related macular degeneration: systematic review and meta-analysis. *BMJ* 2007; **335:** 755–9.
4. Age-Related Eye Disease Study Research Group. A randomized, placebo-controlled, clinical trial of high-dose supplementation with vitamins C and E, beta carotene, and zinc for age-related macular degeneration and vision loss: AREDS report no.8. *Arch Ophthalmol* 2001; **119:** 1417–36.
5. Evans JR. Antioxidant vitamin and mineral supplements for slowing the progression of age-related macular degeneration. Available in The Cochrane Database of Systematic Reviews; Issue 2. Chichester: John Wiley; 2006 (accessed 11/03/08).

缺乏状态 一项针对塞内加尔维生素A缺乏儿童的研究结果表明，补充β-胡萝卜素（相当于摄入单剂量 200000U 维生素A）对于视觉变化的扭转疗效等同于单剂量 200000U 的维生素A棕榈酸酯[1]。鉴于β-胡萝卜素较维生素A本身的毒性更低，因此更适合被推荐用作补充剂，可以口服或摄入富含胡萝卜素的水果和蔬菜。一项针对印度尼西亚贫血妇女的研究表明，采用含有β-胡萝卜素、铁剂、维生素C和叶酸的补充剂能够改善维生素A的缺乏状态，然而采用每日给予含有同等量β-胡萝卜素的深绿色绿叶蔬菜却未能达到同样的效果[2]。尽管如此，其他专家仍然认同摄入富含胡萝卜素的食物能够有效改善维生素A的缺乏状况[3,4]，并且认为不宜将该发现从成人（并不一定是维生素A缺乏）推广到维生素A缺乏的儿童中[3,5]。WHO推荐在出现维生素A缺乏流行的地区应当促进膳食的调整[5]。尽管后来有研究证实了给予富含β-胡萝卜素的食物可改善维生素A的状态[6,7]（成人每日摄入6mg[6]，儿童每日摄入 3.5mg[7]），但是有一篇综述[8]认为种植食物中β-胡萝卜素的生物利用度较低，进而质疑WHO所提出的维生素A当量（见上文**单位**项下）的计算方法。另外一项研究[9]发现，在给予富含β-胡萝卜素食物的同时，通过增加膳食脂肪的摄入及消除寄生虫的感染可进一步增加儿童血清中视黄醇的含量。

一项研究结果表明，给予β-胡萝卜素结合锌元素相比单独给予锌或者β-胡萝卜素更能改善维生素A的状况，结果显示锌元素可能在β-胡萝卜素到维生素A的转化当中起重要作用，见第1900页**锌**项下的**维生素A缺乏症**。

关于对维生素A缺乏症以及其药物补充对于不同疾病状态的价值的进一步讨论，见第1875页**维生素A物质**项下。

1. Carlier C, *et al.* A randomised controlled trial to test equivalence between retinyl palmitate and β carotene for vitamin A deficiency. *BMJ* 1993; **307:** 1106–10.
2. de Pee S, *et al.* Lack of improvement in vitamin A status with increased consumption of dark-green leafy vegetables. *Lancet* 1995; **346:** 75–81.
3. Reddy V. Vitamin A status and dark green leafy vegetables. *Lancet* 1995; **346:** 1634–5.
4. Underwood BA. Vitamin A status and dark green leafy vegetables. *Lancet* 1995; **346:** 1635.
5. WHO. Vitamin A status: is dietary replacement practicable. *WHO Drug Inf* 1995; **9:** 141.
6. Ncube TN, *et al.* Supplementing lactating women with puréed papaya and grated carrots improved vitamin A status in a placebo-controlled trial. *J Nutr* 2001; **131:** 1497–1502.
7. Vuong LT, *et al.* Plasma β-carotene and retinol concentrations of children increase after a 30-d supplementation with the fruit Momordica cochinchinensis (gac). *Am J Clin Nutr* 2002; **75:** 872–9.
8. West CE, *et al.* Consequences of revised estimates of carotenoid bioefficacy for dietary control of vitamin A deficiency in developing countries. *J Nutr* 2002; **132** (suppl): 2920S–2926S.
9. Jalal F, *et al.* Serum retinol concentrations in children are affected by food sources of β-carotene, fat intake, and anthelmintic drug treatment. *Am J Clin Nutr* 1998; **68:** 623–9.

缺血性心脏病 流行病学研究提出，膳食中的β-胡萝卜素对于预防缺血性心脏病有潜在的益处，特别对于吸烟者；但是针对补充β-胡萝卜素的随机安慰剂对照研究的结果未发现任何益处，见第1827页中的讨论。

恶性肿瘤 一些来自于流行病学研究的证据表明，膳食中胡萝卜素特别是β-胡萝卜素摄入量较高能够有效预防癌症。随后的几项随机安慰剂对照试验研究验证了β-胡萝卜素补充剂对于癌症具有初级或二级预防作用。但是到目前为止，已经发表的研究结果普遍得出了令人失望的结论。另外某些研究还表明补充β-胡萝卜素事实上可能是有害的，可能会缺少益处或增加危险人群的肺癌发生率（见第1827页**恶性肿瘤的预防**及上文**对死亡率的影响**）。

卟啉病 尽管缺乏有力证据[1]，但是β-胡萝卜素一直是用以治疗红细胞肝性原卟啉病的最常用的药物[2,3]，该病是一种以皮肤对光过敏为主要特征的非急性卟啉病（第1390页）。通常需要与斑蝥黄合用以减少由于单独使用β-胡萝卜素所导致的皮肤变色。

1. Minder EI, *et al.* A systematic review of treatment options for dermal photosensitivity in erythropoietic protoporphyria. *Cell Mol Biol (Noisy-le-grand)* 2009; **55:** 84–97.
2. Todd DJ. Erythropoietic protoporphyria. *Br J Dermatol* 1994; **131:** 751–66.
3. Todd DJ. Therapeutic options for erythropoietic protoporphyria. *Br J Dermatol* 2000; **142:** 826.

制剂

USP 33: Beta Carotene Capsules; Oil- and Water-soluble Vitamins Capsules; Oil- and Water-soluble Vitamins Tablets; Oil- and Water-soluble Vitamins with Minerals Capsules; Oil- and Water-soluble Vitamins with Minerals Tablets; Oil-soluble Vitamins Capsules; Oil-soluble Vitamins Tablets.

专利制剂

Arg.: B-Caroteno; ***Austria:*** Carotaben; ***Braz.:*** Vitcaroten†; Vitizin Beta; Zirvit Beta; ***Cz.:*** Carotaben; ***Ger.:*** Carotaben; Carotana†; Carotinora; ***Ital.:*** Tannisol; ***Switz.:*** Carotaben; ***Turk.:*** Carovit; ***UK:*** Biocarotine; ***USA:*** Lumitene.

多组分制剂 ***Arg.:*** Bronsul; Carotenos; Dinavital Q10†; Herbaccion Antioxidante; Ipri V; Krebs; Krebs Plus; Larotabe; Marathon Antioxidante; Natubrown; Piel Vital; Rominafort; Senexon Plus; Senexon†; Sigmasol; Sol Bronce Vital; Super Antioxidante; SX-22; Tonovital Antioxidante; Tonovital Plus Antioxidante; Vitamina C Plus; ***Austral.:*** Antioxidant Forte Tablets†; Antioxidant Tablets†; Beta A-C; Bilberry Plus Eye Health†; Bio Ace; Bio Ace Excell; Eye Health Herbal Plus Formula 4†; Lifesystem Herbal Plus Formula 3 Male Formula†; Lifesystem Herbal Plus Formula 5 Eye Relief†; Lifesystem Herbal Plus Formula 8 Echinacea†; Male Formula Herbal Plus Formula 2†; Ocuvite PreserVision; Odourless Garlic†; Supercarotene C&E†; ***Austria:*** Linola-Fett; Oleovit A + D†; Oleovit A†; ***Braz.:*** Bio-Sel†; Licopene; Livten Vit; Vita-Max†; ***Canad.:*** Beta-C; Combac; Echina-B-C; Ester Aces; Formule A-C-E & Selenium†; Geri-Plus; Liv; Neo-Life Vita-Gard; Nutrol V†; Phytopro; Protect; Super AO Factors; Super AO Formula; Vie Ca Rad†; Watkins Harvest; ***Chile:*** Balans†; Biodif; Biofax; Biotonus; Larotabe; Seresis; Unitone; Vitagenol; Vitotal†; ***Fr.:*** Anti-oxydant 200; Cledist; Difrarel; Imedeen Tan Optimizer; Phytolongbronze†; Procutane†; Superoxylase; ***Ger.:*** Carotin†; ***Hong Kong:*** Antioxidant Vita Tech; Sanjukei Panax Ginseng; ***Hung.:*** Cellactive; Memolife; ***India:*** Freecad; ***Indon.:*** Amaropo Plus; Antion; Antox; Artovit; Asten; Azvit; Bececar; Berry Vision; Beta-CE; Betafort; Bevita; Bevizil; Bioretin†; Brainvit; Colaskin; Curcuma Plus; Danzet; Entrap; Eyevit; Hemaviton Skin Nutrient; Kuminta; Lanavision; Lanavision Plus; Lesifit; Lutevit; Lycoten; Lycoxy; Matase; Matovit; Maxivit; My Caps; Nicaro; Nu-Derm Sunblock†; nutrivision; Nuvision; Ocu-V; Oculex; Opibright; Optha-LL; Optimax; Optimax Plus; Oxcal; Oxypen; Oxyvit; Progence; Qutan-10; Radivit; Reticopen; Retivit; Retivit Plus; Scaven; Seleca; Seloxy; Seloxy AA; Vantiz; Viceten; Viceten-Z; Vioxy; Vitacore; Vitacur; Vitanox; Vitop; ***Irl.:*** Seven Seas Active Sport†; ***Israel:*** Opti-Safe; Opti-Safe Areds; ***Ital.:*** Agedin Plus†; Anaribes Plus; Angstrom Viso; Betaeffe Plus; Caresel; Carovit; Carovit Forte; Carovit Repair; Dimagrasi†; Ecamannan; Eccarvit Plus; Keratolip; Konorderm; Mirtilene; Mirtilvedo C†; Riduton Ergo; Selenium-ACE; Solecin; Tannidin Plus; Tanwards Combi; Vitalux; Vitreolux; ***Malaysia:*** Seresis; ***Mex.:*** Seresis; Unitone; ***Neth.:*** Difrarel†; ***Philipp.:*** Carofit; Cristane; iiCare; Nutri-Aid; Pynocare 40 Actisome; Zimuvite; ***Pol.:*** Biovision; ***Port.:*** Fortal Vision; Rilastil Anti-Oxidante†; Rilastil Dermo Solar; ***Rus.:*** Antioxycaps (Антиоксикапс); Antioxycaps with Iodine (Антиоксикапс с Йодом); Antioxycaps with Selenium (Антиоксикапс С Селеном); Antioxycaps with Zincum (Антиоксикапс с Цинком); Strix (Стрикс); Tri-V Plus (Три-Ви Плюс)†; Triovit (Триовит); ***Singapore:*** Scar Esthetique; Seresis; ***Spain:*** Aceite Acalorico; Mirtilus; ***Switz.:*** Visaline; ***Ukr.:*** Triovit (Триовит); Trivitum+Se-KV (Тривіт+Se-KB)†; Vimifor Multivitamin with Beta-Carotene (Вімiфор Мультивiтамiн З Бета-каротином); Vitrum Foreyes Forte (Вiтрум Форайз Форте); ***USA:*** Aces; ***Venez.:*** Biocaps; Optibiol; Unitone†.

Biotin (*rINN*) 生物素

Biotiini; Biotina; Biotinas; Biotine; Biotinum; Coenzyme R; Vitamin H. *cis*-5-(Hexahydro-2-oxo-1*H*-thieno[3,4-*d*]imidazol-4-yl)valeric acid.

Биотин

$C_{10}H_{16}N_2O_3S$ = 244.3.

CAS — 58-85-5.

ATC — A11HA05.

ATC Vet — QA11HA05.

UNII — 6SO6U10H04.

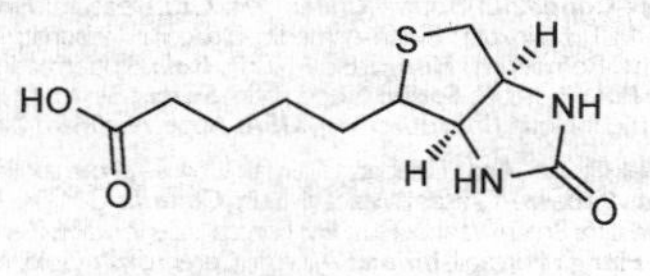

Pharmacopoeias. In *Eur.* (see p.vii), *Jpn,* and *US.*

Ph. Eur. 6.8（Biotin） 白色或类白色结晶性粉末或无色晶体。极微溶于水和乙醇；不溶于丙酮。可溶于稀碱溶液。避光。

USP 33（Biotin） 白色结晶性粉末。微溶于水及乙醇；不溶于其他常见的有机溶剂。贮藏于密闭容器中。

简介

生物素传统意义上属于B族维生素，是脂肪代谢和其他羧化作用中的重要辅酶。生物素缺乏容易导致尿液排泄有机酸和皮肤毛发发生改变。由于生物素广泛存在于各种食物中，故而人体一般极少出现缺乏症。蛋黄和动物内脏往往是生物素的优质来源。长期肠外营养和生物素酶缺乏（一种遗传代谢性疾病）可导致生物素缺乏。有关生物素酶缺乏症及羧化酶缺乏症见下文。生物素和三吡啶甲酸铬（第1835页）常被推荐作为辅助药物用于糖尿病的治疗。

生物素可与卵白素结合成一种非活性复合物，后者为一种存在于生鸡蛋清中的糖基化蛋白质。

不良反应 有一例服用生物素和泛酸后发生致死性嗜酸性胸膜心包炎的病例，见第1861页。

缺乏状态 生物素被用于治疗生物素酶缺乏症或羧化全酶合成酶缺乏症，这两种酶负责生物素的循环和合成。英国 *BNFC 2009* 推荐了下述剂量：

- 针对单纯性羧化酶缺陷，新生儿应经口或缓慢静脉滴注给予每日 5mg 的剂量，根据患儿反应适当调整；年龄稍大的患者可给予每日 10mg 的剂量。常规维持剂量为每日 10～50mg，有时可能需要每日 100mg 的最高剂量。
- 针对有生物素代谢缺陷的患者，每日 10mg 经口或缓慢静脉滴注皆可，根据患者反应调整。常规维持剂量为每日 5～20mg，如有需要还可增加用量。

1. Baumgartner ER, Suormala T. Multiple carboxylase deficiency: inherited and acquired disorders of biotin metabolism. *Int J Vitam Nutr Res* 1997; **67:** 377–84.
2. Tsao CY, Kien CL. Complete biotinidase deficiency presenting as reversible progressive ataxia and sensorineural deafness. *J Child Neurol* 2002; **17:** 146.
3. Wolf B. Biotinidase deficiency: new directions and practical concerns. *Curr Treat Options Neurol* 2003; **5:** 321–8.
4. Seymons K, *et al.* Dermatologic signs of biotin deficiency leading to the diagnosis of multiple carboxylase deficiency. *Pediatr Dermatol* 2004; **21:** 231–5.
5. Grünewald S, *et al.* Biotinidase deficiency: a treatable leukoencephalopathy. *Neuropediatrics* 2004; **35:** 211–16.
6. Puertas Bordallo D, *et al.* Neuropatía óptica por déficit de biotinidasa. *Arch Soc Esp Oftalmol* 2004; **79:** 393–6.
7. Hoffman TL, *et al.* Biotinidase deficiency: the importance of adequate follow-up for an inconclusive newborn screening result. *Eur J Pediatr* 2005; **164:** 298–301.
8. Wilson CJ, *et al.* Severe holocarboxylase synthetase deficiency with incomplete biotin responsiveness resulting in antenatal insult in Samoan neonates. *J Pediatr* 2005; **147:** 115–18.
9. Zempleni J, *et al.* Biotin and biotinidase deficiency. *Expert Rev Endocrinol Metab* 2008; **3:** 715–724.
10. Bindu PS, *et al.* Biotin-responsive basal ganglia disease: a treatable and reversible neurological disorder of childhood. *J Child Neurol* 2009; **24:** 750–2.

人体需要量 目前在英国，既没有制订生物素的推荐营养素摄入量（RNI），也没有**估计平均需要量**（**EAR**），见第1825页，但是一般认为每日 10～200μg 的摄入量是安全和足够的。目前美国推荐成人的适宜摄入量为每日 30μg。

1. DoH. Dietary reference values for food energy and nutrients for the United Kingdom: report of the panel on dietary reference values of the committee on medical aspects of food policy. *Report on health and social subjects 41.* London: HMSO, 1991.
2. Standing Committee on the Scientific Evaluation of Dietary Reference Intakes of the Food and Nutrition Board. *Dietary Reference Intakes for thiamin, riboflavin, niacin, vitamin B_6, folate, vitamin B_{12}, pantothenic acid, biotin, and choline.* Washington, DC: National Academy Press, 2000. Also available at: http://www.nap.edu/openbook.php?isbn=0309065542 (accessed 21/07/08)

制剂

USP 33: Oil- and Water-soluble Vitamins Capsules; Oil- and Water-soluble Vitamins Tablets; Oil- and Water-soluble Vitamins with Minerals Capsules; Oil- and Water-soluble Vitamins with Minerals Oral Solution; Oil- and Water-soluble Vitamins with Minerals Tablets; Water-soluble Vitamins Capsules; Water-soluble Vitamins Tablets; Water-soluble Vitamins with Minerals Capsules; Water-soluble Vitamins with Minerals Tablets.

专利制剂

Arg.: Aminosam; Panabiotin; **Austria:** Bio-H-Tin; Curatin; Medobiotin; Merzbiotin; **Canad.:** D Biotin†; **Chile:** Hvit; **Cz.:** Deacura; **Fin.:** Biotisan; **Ger.:** Bio-H-Tin; Biokur†; Biotin-Asmedic; Deacura; Gabunat; Natubiotin; Natuderm†; Rombellin†; **Hung.:** Bio-H-Tin†; **Ital.:** Biodermatin; Diathynil; Nebiotin; **Pol.:** Biotebal; **Spain:** Medebiotin; **Switz.:** Bio-H-Tin†; Rombellin; **Ukr.:** Medobiotin (Медобиотин); **USA:** Appearex; Hard Nails.

多组分制剂 **Arg.:** Cistidac; Cistimax Ungueal; Folimax B; Megaplus; Tersoderm Cabellos Grasos†; Valcatil Plus; **Canad.:** DMTX; Glucoplex; **Chile:** Anastim; Brolin; Vantux Plus; **Fr.:** Forcapil; Zeniac LP†; Zeniac†; **Ger.:** Carotin†; **Hung.:** Forcapil; **Indon.:** Alicron; Cerebrofort Gold; Neofer; Vionin; **Ital.:** Bioesse Plus; Biomineral 5-Alfa; Biomineral 5-Alfa Shampoo; **Philipp.:** Diachrotin; Optigrow; **Port.:** Bioclin Kera†; **Spain:** Doctodermis; Lacerdermol; **UK:** Pilfood; **Ukr.:** Fitoval Capsules (Фитовал капсулы); Vimifor Multivitamin with Beta-Carotene (Вiмiфор Мультивiтамiн З Бета-каротином); **USA:** Blood Sugar Balance; PNV-Iron.

Calcium Ferrous Citrate 枸橼酸铁钙

Ferrous Calcium Citrate. Dicalcium iron(2+) bis(2-hydroxypropane-1,2,3-tricarboxylate).

$C_{12}H_{10}Ca_2FeO_{14}$ = 514.2.
CAS — 53684-61-0.
UNII — 4P1IZU59M5.

简介

枸橼酸铁钙作为铁剂（见第 1850 页），用于治疗缺铁性贫血（见第1852页）。

制剂

专利制剂

Israel: Ferrocal.

Calcium Fluoride 氟化钙

Fluoruro cálcico.

Фторид Кальция
CaF_2 = 78.07.
CAS — 7789-75-5.
UNII — O3B55K4YKI.
Pharmacopoeias. In *Ger.*

简介

氟化钙作为氟补充剂（见第1864页**氟化钠**项下）用于龋齿的预防。氟化钙同时也被作为钙源使用。

氟化钙也用于顺势疗法。

顺势疗法 氟化钙已经以下列名称用于顺势疗法药物：Calcarea Fluorica，Calc. Fluor；Calcium Fluoratum；Cal. fl。

制剂

专利制剂

Fr.: Calcifluor†.

多组分制剂 **Austral.:** Duo Celloids SCF†; Duo Celloids SPCF†; **Cz.:** Bifluorid†; **Denm.:** Bifluorid; **Fr.:** Bifluorid; **India:** Calcinol; **Pol.:** Bifluorid; **Swed.:** Bifluorid; **Thai.:** Calcinol-RB.

顺势疗法制剂 **Austral.:** Celloids CF 43†; **Austria:** Nebenhohlen-Tropfen Nr 26; Zahnkugelchen; **Canad.:** Combinaison; Cutisitum; Diamite; Formula CI 207; Formula DE 226; Formula PC 223; Hylands Bioplasma; Hylands Hemorrhoids; Lehning Toothpaste†; Melange; Nuage Bioplasma; Optalia†; Phyto-Cal; Silica L11†; Sinuspax†; Sorinoheel; Tyglan; **Chile:** Calcarea fluor Compuesta; Ikoplex No 1; Ikoplex No 10; Ikoplex No 15; Ikoplex No 24; Ikoplex No 4; Ikoplex No 6; **Cz.:** Galium; **Fr.:** Calcarea Compose; Homeodose 20; Jenoverine; Osteocynesine; Silicea Complexe No 11; Sinuspax; **Ger.:** Cefalymphat; Coxa-cyl Ho-Len-Complex†; Disco-cyl Ho-Len-Complex; Drufusan N; Infi-Lymphect†; Infiossan†; Lymphtropfen S†; Ranocalcin HM; Reproven N; Trauma-cyl N Complex†; Varicylum N; Venen-Komplex Ho-Fu-Complex; Veno N-Injekopas; **Neth.:** Caltrivat†; Jenoverine; Lymfelite; Myamolite; Osteocynesine; **Port.:** Osteocynesine; **Switz.:** Capella†; Regenaplex Nr. 21c; Regenaplex Nr. 51c; Sinuspax; **UK:** Medicinal Gargle; New Era Elasto; **Ukr.:** Immunokind (Иммунокинд).

Calcium Levomefolate 左甲叶酸钙

Calcium L-Methylfolate; Calcium (6S)-5-Methyltetrahydrofolate; Levomefolate Calcium (*USAN*); Levomefolinate Calcium; LMCA. Calcium N-[4-({[(6S)-2-amino-5-methyl-4-oxo-1,4,5,6,7,8-hexahydropteridin-6-yl]methyl}amino)benzoyl]-L-glutamate.

Кальция L-Метилфолат
$C_{20}H_{23}CaN_7O_6$ = 497.5.
CAS — 151533-22-1 (calcium levomefolate); 26560-38-3 (calcium methylfolate).
UNII — A9R10K3F2F.

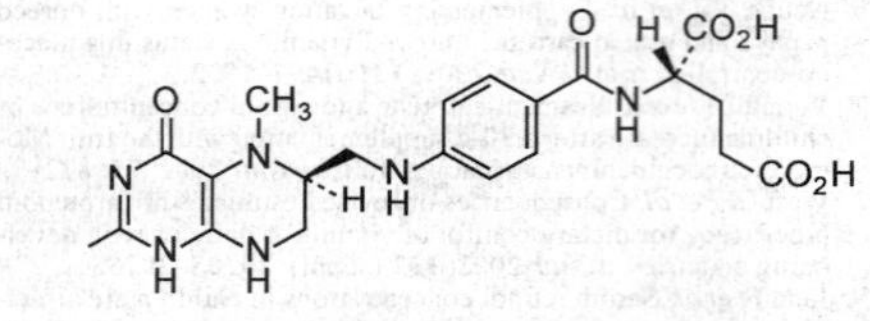

(levomefolic acid)

注：左旋甲基叶酸钙和 Calcium mefolinate 的通用名分别为左甲叶酸钙和 mefolinate 钙。Metafolin（麦他芙林）是左甲叶酸钙的商品名。

简介

左甲叶酸钙是左旋 5-methyltetrahydrofolate 的钙盐，是叶酸的生物活性代谢物（第1841页）。可添加在食品中，使用方法同叶酸。

制剂

专利制剂

Ital.: Biofolic†; Furoic†; Prefolic; **USA:** Deplin.

多组分制剂 **USA:** Cerefolin NAC; Cerefolin†; Metanx; PNV-Iron.

Carnitine Derivatives 卡尼汀衍生物

Производные Карнитина

Acetylcarnitine Hydrochloride 盐酸乙酰肉（毒）碱

Acetilcarnitina, hidrocloruro de; Acetyl-L-carnitine Chloride; Levacecarnine Hydrochloride; Levocarnitinum acetilum hydrochloricum; ST-200. (3-Carboxy-2-hydroxypropyl)trimethylammonium acetate (ester) chloride.

Ацетилкарнитина Гидрохлорид
$C_9H_{17}NO_4,HCl$ = 239.7.
CAS — 5080-50-2.
ATC — N06BX12.
ATC Vet — QN06BX12.
UNII — NDW10MX58T.

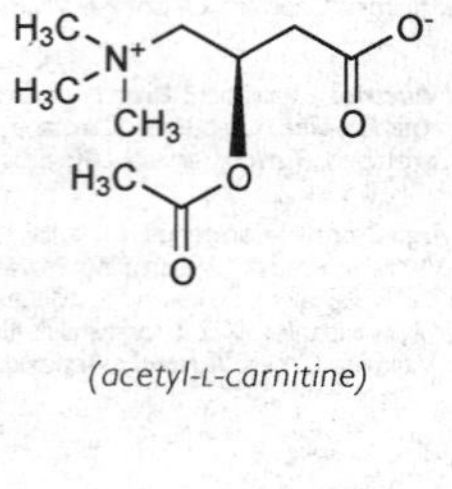

(acetyl-L-carnitine)

Carnitine (*rINN*) 卡尼汀

Carnitina; Carnitinum; Karnitin; ST-198; Vitamin B_T; Vitamina B_T. (3-Carboxy-2-hydroxypropyl)trimethylammonium hydroxide, inner salt; 3-Hydroxy-4-trimethylammoniobutyrate.

Карнитин
$C_7H_{15}NO_3$ = 161.2.
CAS — 461-06-3.
UNII — S7UI8SM58A.

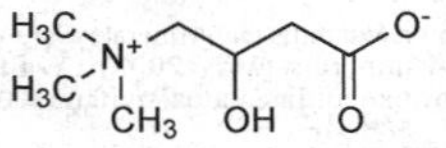

Levocarnitine (*BAN*, *USAN*, *rINN*) 左卡尼汀

L-Carnitina; L-Carnitine; L-Karnitin; Levocarnitina; Lévocarnitine; Levocarnitinum; Levokarnitiini; Levokarnitin; Levokarnitinas. (R)-(3-Carboxy-2-hydroxypropyl)trimethylammonium hydroxide, inner salt; (R)-3-Hydroxy-4-trimethylammoniobutyrate.

Левокарнитин
$C_7H_{15}NO_3$ = 161.2.
CAS — 541-15-1.
ATC — A16AA01.
ATC Vet — QA16AA01.
UNII — 0G389FZZ9M.

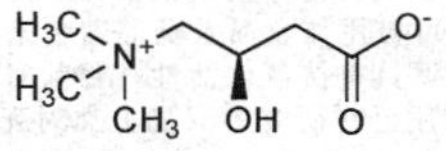

Pharmacopoeias. In *Eur.* (see p.vii) and *US.*

Ph. Eur. 6. 8（Levocarnitine） 白色、具吸湿性的结晶性粉末或无色晶体。易溶于水；可溶于温乙醇；不溶于丙酮。5%水溶液的 pH 值为 6.5～8.5。贮藏于密闭容器中。

USP 33（Levocarnitine） 白色、吸湿性晶体或结晶性粉末。易溶于水及热乙醇；不溶于丙酮、乙醚及苯酚。5%水溶液的 pH 值为 5.5～9.5。贮藏于密闭容器中。

Levocarnitine Hydrochloride (*BANM*, *rINNM*) 盐酸左卡尼汀

Hidrocloruro de levocarnitina; Lévocarnitine, Chlorhydrate de; Levocarnitini Hydrochloridum. (R)-3-Hydroxy-4-trimethylammoniobutyrate hydrochloride.

Левокарнитина Гидрохлорид
$C_7H_{15}NO_3,HCl$ = 197.7.
CAS — 6645-46-1.
UNII — J3Y5E6IKS3.

Levocarnitine Propionate (*rINNM*) 左卡尼汀丙酸盐

L-Carnitine propionate; Lévocarnitine, Propionate de; Levocarnitini Propionas; Propionato de levocarnitina; Propionylcarnitine; L-Propionylcarnitine; Propionyl-L-carnitine; ST-261.

Левокарнитина Пропионат
$C_{10}H_{19}NO_4$ = 217.3.
CAS — 20064-19-1.

Levocarnitine Propionate Hydrochloride (*USAN*) 盐酸左卡尼汀丙酸盐

Propionyl-L-carnitine Hydrochloride; STI-261. (2R)-3-Carboxy-N,N,N-trimethyl-2-(propanoyloxy)propan-1-aminium chloride.

$C_{10}H_{20}ClNO_4$ = 253.7.
CAS — 119793-66-7.

不良反应和注意事项

据报道在应用左卡尼汀后可出现胃肠道紊乱症状，如恶心、呕吐、腹泻及腹部痉挛等。部分患者会出现体味，可能与形成的代谢物三甲胺有关（见第1823页**鱼臭综合征**项下）。减少剂量可以减少或消除不良反应的产生。左卡尼汀在经口摄入时应缓慢进行，以尽可能减少胃肠道紊乱。癫痫也有报告。

患有严重肾脏功能损伤的患者不应长期口服大剂量的左卡尼汀，以防止代谢物三甲胺和去氧三甲胺在体内的蓄积。静脉输注则不会出现上述情况。接受胰岛素或降糖药的糖尿病患者在接受左卡尼汀的同时应监测血糖，以预防低血糖的发生。

肾损伤 在给 30 名透析后患者静脉输注消旋卡尼汀后，其中 3 人出现肌无力症状，但当这 3 人被单纯给予左卡尼汀时则未出现该症状[1]。该现象的发生被认为是由于无尿的尿毒症患者不能充分排泄右旋体，而后者的蓄

积则阻断了神经肌肉传导。因此建议使用左卡尼汀而非消旋卡尼汀（但仍须避免长期大量使用该药，见上文）。

1. Bazzato G, *et al.* Myasthenia-like syndrome after D,L but not L-carnitine. *Lancet* 1981; **i:** 1209.

药动学

口服左卡尼汀吸收缓慢且在小肠内的吸收不完全。据报道其生物利用度仅为10%～15%，口服后3～4h可达血浆浓度峰值。口服药物后的血浆浓度代表了内源性及外源性药物的水平。左卡尼汀不与血浆蛋白结合。主要通过肾脏清除并广泛经肾小管重吸收。静脉用药后左卡尼汀极少被代谢。左卡尼汀口服后可在胃肠道降解，从而产生代谢物质（如三甲胺末端氧化物及γ丁基甜菜碱），分别从尿液和粪便排出。

1. Evans AM, Fornasini G. Pharmacokinetics of L-carnitine. *Clin Pharmacokinet* 2003; **42:** 941–67.
2. Bain MA, *et al.* Disposition and metabolite kinetics of oral L-carnitine in humans. *J Clin Pharmacol* 2006; **46:** 1163–70.
3. Fornasini G, *et al.* A pharmacokinetic model for L-carnitine in patients receiving haemodialysis. *Br J Clin Pharmacol* 2007; **64:** 335–45.

用途和用法

卡尼汀属于氨基酸衍生物，是脂肪酸代谢中的重要辅助因子。

卡尼汀被用于治疗原发性卡尼汀缺乏症及继发于中间代谢缺陷或其他情况如血液透析所导致的卡尼汀缺乏等。左旋和消旋卡尼汀都被使用，但普遍认为只有左卡尼汀有效，另外，单纯补充消旋卡尼汀可能导致卡尼汀缺乏。

在英国，根据患者情况，左卡尼汀的最高口服剂量可达每日200mg/kg，分2～4次服用。极个别情况下，可能需要更高达每日400mg/kg的剂量。在美国，建议使用较低的剂量，最高可达每日3g。

静脉给药时，可以在2～3min内给予缓慢静脉推注，每日最高剂量为100mg/kg，分3～4次给予。也可给予更高的静脉用剂量，但是可能伴随不良反应的增加。

儿童用量与成人相同，但婴儿推荐用量在不同的国家是不同的，见下文**儿童用法**。

对于血液透析后继发的卡尼汀缺乏症，建议根据患者血浆中卡尼汀的浓度，在每次透析结束后经静脉给予10～20mg/kg的卡尼汀。可考虑给予经口每日1g的维持剂量（亦见上文的**不良反应和注意事项**项下）。

左卡尼汀正在被研究用于治疗叠氮胸苷所导致的线粒体性肌病。卡尼汀衍生物常被用于治疗心血管疾病、外周动脉疾病、脑血管功能不全、外周神经病变及神经系统障碍等，见下文。

氯化卡尼汀、盐酸卡尼汀，卡尼汀乳清酸盐、酒石酸卡尼汀、富马酸左卡尼汀、酒石酸左卡尼汀、乙酰卡尼汀和盐酸乙酰卡尼汀也有应用。

儿童用法 在儿童原发性和继发性卡尼汀缺乏症和有机酸血症的治疗中，以与成年人类似的剂量给予左卡尼汀，见上文**用途和用法**。在美国，婴儿和儿童的初始口服剂量为每日50mg/kg，如果必要可以逐渐增加到每日最多3g。*BNFC 2009* 建议新生儿和至18岁的儿童也可以静脉注射卡尼汀来治疗原发性缺乏和有机酸血症，用0.9%的生理盐水或者5%、10%的葡萄糖溶液溶解。初始剂量是100mg/kg，在30min内注射，然后每小时可以连续注射4mg/kg。

卡尼汀药物补充 卡尼汀以左旋体和右旋体的形式存在，尽管自然界中的卡尼汀多为左旋体[1]。卡尼汀是心脏、肝脏及骨骼肌肉中脂肪酸代谢必需辅助因子[1,2]。通常情况下肝脏、脑及肾脏可以合成足量的卡尼汀以满足人体需求，但是膳食来源（如肉类和奶制品）也可提供卡尼汀[1～4]。血浆和组织中所含卡尼汀的量最大，以单体形式及乙酰肉毒碱的形式存在。

尽管消旋卡尼汀是膳食补充剂和非处方药中卡尼汀的存在形式，但左卡尼汀应为首选，因为这两种异构体的作用有所不同。左卡尼汀主要担当卡尼汀乙酰转移酶的底物而右卡尼汀主要作为竞争性抑制剂发挥功效。另外，左卡尼汀介导的棕榈酸盐氧化过程可被右卡尼汀棕榈酰竞争性地抑制。这些差别可以解释为何只有左旋异构体具有效性，或者当右旋卡尼汀被使用时难以获得期望的效果[1,5]。

原发性**卡尼汀缺乏症**是由于患者细胞膜的卡尼汀转运发生障碍所致，可出现低血糖、脑病、骨骼肌病以及心肌病等。故而认为使用卡尼汀补充用于治疗该病是合理的[2,4～6]。继发性卡尼汀缺乏症常见于许多遗传性代谢性障碍，尤其是器质性酸尿和β氧化障碍。卡尼汀用于治疗这些疾病的疗效尚存争议[2,4,6～8]。

长期应用某些**药物**，如丙戊酸[5,9～11]、匹氨西林[12,13]、氮䓬脒青霉素双酯[12]等后可出现卡尼汀缺乏症，这些药物均可与卡尼汀相结合。关于卡尼汀是否能够预防或逆转这种缺乏尚不明确。尽管应用卡尼汀能够提升血浆中的卡尼汀浓度，但是一项研究比较了接受丙戊酸治疗的儿童，发现相比于安慰剂对照组，卡尼汀对于儿童的总体健康没有明显影响[14]。但是另有研究观察到补充左卡尼汀可减弱在摄入富含蛋白质的饮食后出现的因丙戊酸盐而导致低血糖症状[15]。另外一些神经儿科专家认为将卡尼汀补充选择性地用于癫痫患儿是有道理的[16,17]，包括那些存在或者处于丙戊酸盐导致的肝毒性风险的患儿。有研究指出酰胺咪嗪和苯巴比妥均能降低卡尼汀的血浆浓度[10,11]。据报道应用顺铂[18]或异环磷酰胺[19]会导致卡尼汀经尿液排泌量的增加。

另有证据[5,20]表明卡尼汀补充剂可能对于低体重的**早产儿**有一定益处，但是一项双盲对照研究[21]并未证实该效应。一项系统性评述得出的总结是：目前尚无充足证据支持将卡尼汀用于治疗因早产所导致的呼吸暂停，尽管该种治疗从理论上来说似乎是合理可行的[22]。尽管有部分证据表明补充卡尼汀对于接受肠胃外营养的新生儿有益[5]，一项系统性综述没有发现卡尼汀在增加患儿体重、脂肪利用或生酮作用等方面有效[23]。

据报道，低卡尼汀血浓度可能在其他许多情况下出现（见下文）。

1. Li Wan Po A. Carnitine: a scientifically exciting molecule. *Pharm J* 1990; **245:** 388–9.
2. Anonymous. Carnitine deficiency. *Lancet* 1990; **335:** 631–3.
3. Anonymous. L-carnitine. *Med Lett Drugs Ther* 2004; **46:** 95–6.
4. Scaglia F, Longo N. Primary and secondary alterations of neonatal carnitine metabolism. *Semin Perinatol* 1999; **23:** 152–61.
5. Goa KL, Brogden RN. L-Carnitine: a preliminary review of its pharmacokinetics, and its therapeutic use in ischaemic cardiac disease and primary and secondary carnitine deficiencies in relationship to its role in fatty acid metabolism. *Drugs* 1987; **34:** 1–24.
6. Evangeliou A, Vlassopoulos D. Carnitine metabolism and deficit when supplementation is necessary? *Curr Pharm Biotechnol* 2003; **4:** 211–9.
7. Rinaldo P, *et al.* Effect of treatment with glycine and L-carnitine in medium-chain acyl-coenzyme A dehydrogenase deficiency. *J Pediatr* 1993; **122:** 580–4.
8. Winter SC. Treatment of carnitine deficiency. *J Inherit Metab Dis* 2003; **26:** 171–80.
9. Lheureux PE, Hantson P. Carnitine in the treatment of valproic acid-induced toxicity. *Clin Toxicol* 2009; **47:** 101–111.
10. Verrotti A, *et al.* Carnitine deficiency and hyperammonemia in children receiving valproic acid with and without other anticonvulsant drugs. *Int J Clin Lab Res* 1999; **29:** 36–40.
11. Castro-Gago M, *et al.* Serum carnitine levels in epileptic children before and during treatment with valproic acid, carbamazepine, and phenobarbital. *J Child Neurol* 1998; **13:** 546–9.
12. Holme E, *et al.* Carnitine deficiency induced by pivampicillin and pivmecillinam therapy. *Lancet* 1989; **ii:** 469–73.
13. Melegh B. Carnitine supplementation in pivampicillin treatment. *Lancet* 1989; **ii:** 1096.
14. Freeman JM, *et al.* Does carnitine administration improve the symptoms attributed to anticonvulsant medications?: a double-blinded, crossover study. *Pediatrics* 1994; **93:** 893–5.
15. Gidal BE, *et al.* Diet- and valproate-induced transient hyperammonemia: effect of L-carnitine. *Pediatr Neurol* 1997; **16:** 301–5.
16. De Vivo DC, *et al.* L-carnitine supplementation in childhood epilepsy: current perspectives. *Epilepsia* 1998; **39:** 1216–25.
17. Lheureux PER, *et al.* Science review: carnitine in the treatment of valproic acid-induced toxicity—what is the evidence? *Crit Care* 2005; **9:** 431–40.
18. Heuberger W, *et al.* Increased urinary excretion of carnitine in patients treated with cisplatin. *Eur J Clin Pharmacol* 1998; **54:** 503–8.
19. Marthaler NP, *et al.* Increased urinary losses of carnitine during ifosfamide chemotherapy. *Cancer Chemother Pharmacol* 1999; **44:** 170–2.
20. Shortland GJ, Walter JH. L-carnitine. *Lancet* 1990; **335:** 1215.
21. Shortland GJ, *et al.* Randomised controlled trial of L-carnitine as a nutritional supplement in preterm infants. *Arch Dis Child Fetal Neonatal Ed* 1998; **78:** F185–F188.
22. Kumar M, *et al.* Carnitine supplementation for preterm infants with recurrent apnea. Available in The Cochrane Database of Systematic Reviews; Issue 4. Chichester: John Wiley; 2003 (accessed 08/11/05).
23. Cairns PA, Stalker DJ. Carnitine supplementation of parenterally fed neonates. Available in The Cochrane Database of Systematic Reviews; Issue 4. Chichester: John Wiley; 2000 (accessed 08/11/05).

心血管疾病 有证据证明补充卡尼汀有保护心脏的作用。卡尼汀被报道对于心肌病患者有益[1～3]，可减少心肌梗死患者的梗死面积[4]并且增加心绞痛[5]或间歇性跛行[6～9]患者的运动能力。尽管对血浆胆固醇和甘油三酯浓度的不同作用已有描述[5]，但在对糖尿病[10]及高脂蛋白血症[11]患者的研究中已被报道能减少血浆脂蛋白的浓度。但是，对于慢性心力衰竭患者补充卡尼汀没能增加其活动能力[12]，并且其在缺乏症以外的价值仍不明确[5]。

1. Winter SC, Buist NRM. Cardiomyopathy in childhood, mitochondrial dysfunction, and the role of L-carnitine. *Am Heart J* 2000; **39** (suppl): S63–S69.
2. Helton E, *et al.* Metabolic aspects of myocardial disease and a role for L-carnitine in the treatment of childhood cardiomyopathy. *Pediatrics* 2000; **105:** 1260–70. Correction. *ibid.*; **106:** 623.
3. Rizos I. Three-year survival of patients with heart failure caused by dilated cardiomyopathy and L-carnitine administration. *Am Heart J* 2000; **139** (suppl): S120–S123.
4. Pauly DF, Pepine CJ. The role of carnitine in myocardial dysfunction. *Am J Kidney Dis* 2003; **41** (suppl): S35–S43.
5. Arsenian MA. Carnitine and its derivatives in cardiovascular disease. *Prog Cardiovasc Dis* 1997; **40:** 265–86.
6. Hiatt WR, *et al.* Propionyl-L-carnitine improves exercise performance and functional status in patients with claudication. *Am J Med* 2001; **110:** 616–22.
7. Brevetti G, *et al.* European multicenter study on propionyl-L-carnitine in intermittent claudication. *J Am Coll Cardiol* 1999; **34:** 1618–24.
8. Wiseman LR, Brogden RN. Propionyl-L-carnitine. *Drugs Aging* 1998; **12:** 243–8.
9. Andreozzi GM. Propionyl L-carnitine: intermittent claudication and peripheral arterial disease. *Expert Opin Pharmacother* 2009; **10:** 2697–2707.
10. Derosa G, *et al.* The effect of L-carnitine on plasma lipoprotein(a) levels in hypercholesterolemic patients with type 2 diabetes mellitus. *Clin Ther* 2003; **25:** 1429–39.
11. Sirtori CR, *et al.* L-carnitine reduces plasma lipoprotein(a) levels in patients with hyper Lp(a). *Nutr Metab Cardiovasc Dis* 2000; **10:** 247–51.
12. The Investigators of the Study on Propionyl-L-Carnitine in Chronic Heart Failure. Study on propionyl-L-carnitine in chronic heart failure. *Eur Heart J* 1999; **20:** 70–6.

活动能力 已有对心绞痛或外周血管疾病患者补充卡尼汀以提高活动能力的描述（见上文**心血管疾病**）。但是，缺乏在对健康受试者使用卡尼汀后可使其获益以提高运动表现方面的证据[1,2]。尽管如此，有人仍然对其感兴趣。健康受试者可能产生的影响及其机制的研究仍在继续[3～6]。

1. Tonda ME, Hart LL. N,N dimethylglycine and L-carnitine as performance enhancers in athletes. *Ann Pharmacother* 1992; **26:** 935–7.
2. Brass EP. Supplemental carnitine and exercise. *Am J Clin Nutr* 2000; **72** (suppl): 618S–623S.
3. Karlic H, Lohninger A. Supplementation of L-carnitine in athletes: does it make sense? *Nutrition* 2004; **20:** 709–15.
4. Brass EP. Carnitine and sports medicine: use or abuse? *Ann N Y Acad Sci* 2004; **1033:** 67–78.
5. Kraemer WJ, *et al.* L-carnitine supplementation: influence upon physiological function. *Curr Sports Med Rep* 2008; **7:** 218–23.
6. Broad EM, *et al.* Carbohydrate, protein, and fat metabolism during exercise after oral carnitine supplementation in humans. *Int J Sport Nutr Exerc Metab* 2008; **18:** 567–84.

疲劳症 一项对老年受试者的安慰剂对照研究中发现，补充左卡尼汀能显著减少躯体与精神的疲劳[1,2]，而一项关于慢性疲劳综合征的开放研究中则报道使用乙酰卡尼汀能改善精神疲劳、使用丙酰卡尼汀可以改善全身疲劳[3]。在一项使用金刚烷胺的交叉研究中，慢性疲劳综合征患者在被给予8周的左卡尼汀后，18项测量疲劳的指标中有12项得到了改善；研究开始时，患病最严重患者的改善最显著[4]。补充左卡尼汀还显示出对于缓解因抗肿瘤药物化疗[5]或干扰素[6]所诱导的疲劳具有益影响。关于对多发性硬化患者使用卡尼汀的报道，见下文的**神经系统疾病**项下。

1. Pistone G, *et al.* Levocarnitine administration in elderly subjects with rapid muscle fatigue: effect on body composition, lipid profile and fatigue. *Drugs Aging* 2003; **20:** 761–7.
2. Malaguarnera M, *et al.* L-Carnitine treatment reduces severity of physical and mental fatigue and increases cognitive functions in centenarians: a randomized and controlled clinical trial. *Am J Clin Nutr* 2007; **86:** 1738–44.
3. Vermeulen RCW, Scholte HR. Exploratory open label, randomized study of acetyl- and propionylcarnitine in chronic fatigue syndrome. *Psychosom Med* 2004; **66:** 276–82.
4. Plioplys AV, Plioplys S. Amantadine and L-carnitine treatment of chronic fatigue syndrome. *Neuropsychobiology* 1997; **35:** 16–23.
5. Graziano F, *et al.* Potential role of levocarnitine supplementation for the treatment of chemotherapy-induced fatigue in non-anaemic cancer patients. *Br J Cancer* 2002; **86:** 1854–7.
6. Neri S, *et al.* L-carnitine decreases severity and type of fatigue induced by interferon-α in the treatment of patients with hepatitis C. *Neuropsychobiology* 2003; **47:** 94–7.

血液透析 卡尼汀的体内平衡在肾功能衰竭时[1]会发生改变并且透析患者[2]会出现功能性缺乏。这种与透析相关的卡尼汀功能障碍显著地表现为贫血、透析期间低血压、心肌病以及肌力弱和易疲劳。在每一个透析期后推荐静脉使用剂量为20mg/kg的左卡尼汀进行治疗。每间隔3个月应对临床情况作一评价，如果在9～12个月内未发现有改善则应停止治疗[2]。一篇系统性综述提出左卡尼汀对于血液透析患者贫血的治疗有益处[3]。由于补充卡尼汀与[4,5]血液透析引发的痛性痉挛的发生率的降低相关（见第1593页），因此提出这些痛性痉挛可能部分由卡尼汀的缺乏所致。荟萃分析[6]认为卡尼汀对痉挛和低血压获益的证据只是提示性的，而不是结论。

1. Matera M, *et al.* History of L-carnitine: implications for renal disease. *J Ren Nutr* 2003; **13:** 2–14.
2. Eknoyan G, *et al.* Practice recommendations for the use of L-carnitine in dialysis-related carnitine disorder: National Kidney Foundation Carnitine Consensus Conference. *Am J Kidney Dis* 2003; **41:** 868–76.

3. Hurot J-M, *et al.* Effects of L-carnitine supplementation in maintenance hemodialysis patients: a systematic review. *J Am Soc Nephrol* 2002; **13:** 708–14.
4. Ahmad S, *et al.* Multicenter trial of L-carnitine in maintenance hemodialysis patients II: clinical and biochemical effects. *Kidney Int* 1990; **38:** 912–18.
5. Sakurauchi Y, *et al.* Effects of L-carnitine supplementation on muscular symptoms in hemodialyzed patients. *Am J Kidney Dis* 1998; **32:** 258–64.
6. Lynch KE, *et al.* Effects of L-carnitine on dialysis-related hypotension and muscle cramps: a meta-analysis. *Am J Kidney Dis* 2008; **52:** 962–71.

HIV 感染 卡尼汀缺乏已被报道出现于人体免疫缺陷病毒感染患者中。原因可能包括：因患者中普遍存在的消耗综合征或抗逆转录病毒药物的毒性所引起的代谢变化或脂代谢改变[1]所导致的吸收不良或排泄增加。小样本的、大多为无对照的研究中提出，补充左卡尼汀或乙酰卡尼汀对于减轻 HIV 感染的并发症以及抗逆转录病毒药[2]的不良反应显著表现为中毒性神经病[3,4]有益。

1. Vilaseca MA, *et al.* Low serum carnitine in HIV-infected children on antiretroviral treatment. *Eur J Clin Nutr* 2003; **57:** 1317–22.
2. Ilias I, *et al.* L-Carnitine and acetyl-L-carnitine in the treatment of complications associated with HIV infection and antiretroviral therapy. *Mitochondrion* 2004; **4:** 163–8.
3. Herzmann C, *et al.* Long-term effect of acetyl-L-carnitine for antiretroviral toxic neuropathy. *HIV Clin Trials* 2005; **6:** 344–50.
4. Osio M, *et al.* Acetyl-l-carnitine in the treatment of painful antiretroviral toxic neuropathy in human immunodeficiency virus patients: an open label study. *J Peripher Nerv Syst* 2006; **11:** 72–6.

男性不育症 已经有关于在一些男性不育症患者中使用卡尼汀治疗[1~3]可增加妊娠率的报道，尽管其临床作用有待进一步评估[4,5]。

1. Lenzi A, *et al.* Use of carnitine therapy in selected cases of male factor infertility: a double-blind crossover trial. *Fertil Steril* 2003; **79:** 292–300.
2. Lenzi A, *et al.* A placebo-controlled double-blind randomized trial of the use of combined L-carnitine and L-acetyl-carnitine treatment in men with asthenozoospermia. *Fertil Steril* 2004; **81:** 1578–84.
3. Vicari E, Calogero AE. Effects of treatment with carnitines in infertile patients with prostato-vesiculo-epididymitis. *Hum Reprod* 2001; **16:** 2338–42.
4. Zhou X, *et al.* Effect of L-carnitine and/or L-acetyl-carnitine in nutrition treatment for male infertility: a systematic review. *Asia Pac J Clin Nutr* 2007; **16** (suppl 1): 383–90.
5. Agarwal A. Carnitines and male infertility. *Reprod Biomed Online* 2004; **8:** 376–84.

神经系统疾病 一项对 21 项研究的荟萃分析得出结论：乙酰卡尼汀能改善患有轻度阿尔茨海默病[1]患者的轻度认知功能损伤并阻止其恶化。但是，一篇包含了 11 项这些试验的系统性综述认为，尽管存在一些对临床整体影响的证据，但乙酰卡尼汀不能被常规推荐用于治疗阿尔茨海默病[2]。

尽管在存在或不存在残疾性疲劳[3]的多发性硬化患者身上未发现有血清卡尼汀浓度的不同，但使用乙酰卡尼汀治疗存在疲劳症的患者时，可得到有益的效果[4]。尽管一篇系统性综述[5]提出益处不足。在其他疲劳症病例中，卡尼汀被报道是有效的（见上文）。

对于 Rett 综合征（一种严重的神经发育性疾病），补充左卡尼汀能提高睡眠质量、体力和交流能力[6]。在另一项研究[7]中，对患者全面健康的亲代和医疗评估也得到了改善；对有典型 Rett 综合征女孩运动行为的医疗评估，发现也有改善。

1. Montgomery SA, *et al.* Meta-analysis of double-blind randomized controlled clinical trials of acetyl-L-carnitine versus placebo in the treatment of mild cognitive impairment and mild Alzheimer's disease. *Int Clin Psychopharmacol* 2003; **18:** 61–71.
2. Hudson S, Tabet N. Acetyl-l-carnitine for dementia. Available in The Cochrane Database of Systematic Reviews; Issue 2. Chichester: John Wiley; 2003 (accessed 08/11/05).
3. Fukazawa T, *et al.* Serum carnitine and disabling fatigue in multiple sclerosis. *Psychiatry Clin Neurosci* 1996; **50:** 323–5.
4. Tomassini V, *et al.* Comparison of the effects of acetyl L-carnitine and amantadine for the treatment of fatigue in multiple sclerosis: results of a pilot, randomised, double-blind, crossover trial. *J Neurol Sci* 2004; **218:** 103–8.
5. Tejani AM, *et al.* Carnitine for fatigue in multiple sclerosis. Available in The Cochrane Database of Systematic Reviews; Issue 2. Chichester: John Wiley; 2010 (accessed 10/06/10).
6. Ellaway CJ, *et al.* Medium-term open label trial of L-carnitine in Rett syndrome. *Brain Dev* 2001; **23** (suppl): S85–S89.
7. Ellaway C, *et al.* Rett syndrome: randomized controlled trial of L-carnitine. *J Child Neurol* 1999; **14:** 162–7.

制剂

USP 33: Levocarnitine Injection; Levocarnitine Oral Solution; Levocarnitine Tablets.

专利制剂

Arg.: Albicar; Fertilix; Neurex; Neuroactil; ***Canad.:*** Carnitor; ***Chile:*** Actigeron; Carnicor†; ***Fr.:*** Levocarnil; ***Ger.:*** Biocarn; L-Carn; Nefrocarnit; ***Gr.:*** Aminocer; Aveptol; Bicarnesine; Bitobionil; Carniben; Carnidose; Carnil; Carniprot; Carnitop; Corubin; Energocarnil; Ensial; Ergogen; Frutenor; Growart; Inestom; Intelecta; Koptilan; Lecarna; Levalastine; Levamin; Levars; Levocarnil; Levocuor; Levosan; Lisefor; Listover; Locar; Lofostin; Maledrol; Medicardin; Merlit; Mevamyst; Minartine; Minoa; Oskana; Phacovit; Ridovet; Soludamin; Superamin; Tonovit; Trian; Trinalin; Xaritic; ***Hong Kong:*** Carnitene; Carnitor; ***India:*** Carnitor; L-Tine; ***Ital.:*** Branigen; Branitil; Cardiobil†; Cardiogen†; Carnitene; Carnitolo†; Dromos; Elleci; Eucar; Eucarnil; Eufertil; Farnitin; Kernit†; Lefcar; Levocarvit; Medocarnitin; Megavis; Miocardin; Miocor; Miotonal; Neo Cardiol; Nicetile; Normobren; Zibren; ***Mex.:*** Cardispan; Lipovitasi D; Provicar; ***Neth.:*** Nefrocarnit; ***Philipp.:*** Carnicor; Cartine; Levocetile; ***Pol.:*** Carnivit†; ***Port.:*** Cartine; Disocor; Lacetilina†; ***Rus.:*** Carniten (Карнитен); Elcar (Элькар); ***Spain:*** Carnicor; Secabiol; ***Turk.:*** Carnitene; Nefro-Carnitin; ***UK:*** Carnitor; ***USA:*** Carnitor; VitaCarn; ***Venez.:*** Carnisin; Kativil; Lixi; Provicar.

多组分制剂 ***Arg.:*** Azodac; Biomag Vital; Dermasolutions; Durgel; Garcinol Max; Herbaccion Diet; Metabolic; Natural Diet; Reductase; Silueta Plus†; ***Austral.:*** PM Kids Intelligent; ***Braz.:*** Carnabol; Ferrotrat B12 Plus; Nutri-Ped†; Nutrimaiz SM; Pepsivit†; Trimetabol; ***Chile:*** Cellenergy; Peracon; Ubiten; ***Hung.:*** Metabol; ***Indon.:*** Betaslim; Bexicom Fit; Bioquinone; Canergy†; Car-Q; Carni Plus; Carnon; Combest†; Corsel; DFM; Enercore; Immunace; Procardio†; Vitaslim; ***Ital.:*** Anasten Plus; Atlantis; Briovitase Sostegno; Carfosid; Carpantin†; Co-Carnetina B12; Creavit; Lipoenergy; Memorandum†; Memovigor; Phototrop; Riduton Ergo; Salovit; Tripondil; Vitalmix Action†; Vitavir†; ***Malaysia:*** Hovid Q-10 SupraBio + L-Carnitine; Olivenol livin' Vigor; ***Mex.:*** Redumed; Slim-D; ***Philipp.:*** Fit-N-Trim; Fitrum†; Godex†; Memorx IQ Plus; Mitodex; Nutrafit; Optigrow; Zeman; ***Pol.:*** Kofevit†; ***Singapore:*** Cardio-Essentials; ***Spain:*** Glotone†; Hepadif; Malandil; Pranzo; ***Ukr.:*** Cardonat (Кардонат).

Casein 酪蛋白

Kazeina.

CAS — 9000-71-9.

UNII — 48268V50D5.

简介

酪蛋白是在牛奶中发现的一种蛋白质，已经作为一种肠内和肠外营养的蛋白质来源。可作为蛋白水解产物制品来注射。酪蛋白钙也已经使用。

制剂

专利制剂

Arg.: Secalbum; ***Canad.:*** Casec†; ***Israel:*** Casec; ***Mex.:*** Calsein†; K-Sein; ***USA:*** Casec†.

多组分制剂 ***India:*** Protone; ***Mex.:*** Calciyodina; ***Switz.:*** Cicafissan; Fissan†; Vitafissan N.

Choline Bitartrate 酒石酸氢胆碱

Bitartarato de Colina; Choline Acid Tartrate; Choline Hydrogen Tartrate; Cholinii Tartras; Colina, bitartrato de. 2-Hydroxyethyltrimethylammonium hydrogen tartrate.

Холина Битартрат

$C_9H_{19}NO_7$ = 253.2.

CAS — 87-67-2.

UNII — 6K2W7T9V6Y.

$$\left[HO\text{-}CH_2\text{-}CH_2\text{-}N^+(CH_3)_3 \right]$$

(choline)

Pharmacopoeias. In *US.*

USP 33（Choline Bitatrate） 白色、具吸湿性的结晶性粉末，无气味或具有轻微三甲胺气味。溶液为澄清无色。易溶于水；微溶于乙醇；不溶于氯仿和乙醚。10%水溶液的 pH 值为 3.0～4.0。

Choline Chloride（*rINN*） 氯化胆碱

Choline, Chlorure de; Cholini Chloridum; Cholinii Chloridum; Choliny chlorek; Cloruro de colina; Koliinikloridi; Kolinklorid. 2-Hydroxyethyltrimethylammonium chloride.

Холина Хлорид

$C_5H_{14}ClNO$ = 139.6.

CAS — 62-49-7 (choline); 67-48-1 (choline chloride).

UNII — 45I14D8O27.

Pharmacopoeias. In *Fr.* and *US.*

USP 33（Choline Chloride） 吸湿性的无色或白色的结晶或结晶性粉末。常有轻微的三甲胺臭。溶液为澄清无色。可溶于水和乙醇。10%水溶液的 pH 值为4.0～7.0。

简介

胆碱是乙酰胆碱的一种前体，它参与脂代谢并且作为多种其他代谢过程中的甲基供体。传统观点认为胆碱是一种 B 族维生素，尽管就其功能而言不能把它归入维生素类。胆碱可以在体内合成。但在肠外营养中的缺乏会引起肝脂肪变性。它也是新生儿膳食所必需的。胆碱的来源包括蛋黄、蔬菜以及动物脂肪，多数以卵磷脂的形式存在。

胆碱被用作膳食补充剂，而且已经被用于肝病（如脂肪肝和肝硬化）的治疗。它还被试用于治疗阿尔茨海默病（见痴呆，第342页）但未获得成功。胆碱被以二氢枸橼酸盐、乳清酸盐、酒石酸氢盐和氯化物应用。

人体需要量 在美国，已经确定胆碱的适宜摄入量（第1826页），男性每日 550mg；女性每日 425mg[1]。成人可耐受最高摄入量为每日 3.5g[1]。有证据表明，在代谢方面遗传的多态性导致膳食需要量存在个体差异[2]；与绝经后妇女相比，绝经前妇女还表现出胆碱合成能力的增加。

1. Standing Committee on the Scientific Evaluation of Dietary Reference Intakes of the Food and Nutrition Board. *Dietary Reference Intakes for thiamin, riboflavin, niacin, vitamin B_6, folate, vitamin B_{12}, pantothenic acid, biotin, and choline.* Washington, DC: National Academy Press, 2000. Also available at: http://www.nap.edu/openbook.php?isbn=0309065542 (accessed 21/07/08)
2. Zeisel SH. Choline: critical role during fetal development and dietary requirements in adults. *Annu Rev Nutr* 2006; **26:** 229–50.

制剂

专利制剂

Ger.: neurotropan†.

多组分制剂 ***Arg.:*** Energizante; Energizante Vital con ginseng; GB 100; Skin Hair & Nails; ***Austral.:*** For Women Multi Plus EPO†; Gingo A†; Liv-Detox†; PM Syrin; Rubus Complex†; ***Austria:*** Orocholin†; Vita-Gerin; ***Braz.:*** Acromax†; Alcafelol†; Aminotox†; Anekron; B-Vesil; Biohepax; Enterofigon; Epativan; Epocler; Extrato Hepatico Composto; Extrato Hepatico Vitaminado†; Hecrosine B12†; Hepacitron†; Hepalin; Hepatobe†; Hepatotris†; Hepatox; Hormo Hepatico†; Jurubileno†; Lisotox; Metiocolin B12; Metiocolin Composto; Necro B6; Olocynan†; Olohepat†; Panvitrop; Sangotone†; Xantinon B12; Xantinon Complex; ***Canad.:*** Emulsi Factors; Formula 17605 Diaplex; Formula AO; Hepaticol; Lipofactors & Niacin; Liv; Live-Rite; Phyto-Marinex; ***Chile:*** Hepabil; ***Cz.:*** Lipovitan†; ***Fr.:*** Citrocholine; Cysticho†; Desintex-Choline; Hepacholine†; Hepagrume; ***Ger.:*** Vita-Gerin N; ***Hong Kong:*** Anti-Stress Hi B Plus C; B Complex 50; Bilsan†; Executive Stress; Mega-Antioxidant; Super Vita Vim; Vita Stress; Vitabex A; Vitacymin; ***India:*** Delphicol†; Livocip; Mecolin; Sorbiline; Sorliv; ***Indon.:*** Bio-Curliv; Carni Plus; Curliv; Curliv Plus; DFM; Growee; Hepabion†; Hepatin; Lipagent; Methicol; Methioson; Minicerona†; Vidaylin L; Vionin; Zamel; ***Irl.:*** Ketovite; ***Ital.:*** Lipoenergy; Nervocel; Rischiaril; ***Malaysia:*** Pharmaton†; Revital; Supa Formula 3 Plus†; Vi-Daylin; ***Philipp.:*** Arcostrong; BioSil; Completia†; Energel; Enerzip; K-A Plus; Leginsol-E; Pharmaton; Rejuvenex; ***Pol.:*** Methiovit†; ***Rus.:*** Doppelherz Energotonik (Доппельгерц Энерготоник); Prohepar (Прогепар); ***S.Afr.:*** Hepavite; Prohep†; ***Singapore:*** Essentials; ***Switz.:*** Multivitamines N†; Vita-Gerin; Vitiron; ***Thai.:*** Hormone Multicap†; Horon†; Liporon; Vita Multicap; Vitop; ***UK:*** Lipotropic Factors; Skin Care Nutrients; ***Ukr.:*** Vitiron (Витирон); ***USA:*** Advanced Ear Health Formula; Cholinoid; ***Venez.:*** Hepasil.

Chondroitin Sulfate-Iron Complex 硫酸软骨素-铁复合物

Chondroitin Sulphate–Iron Complex; Ferropolichondrum; Hierro y sulfato de condroitina, complejo de.

Железа Сульфат-Хондроитина Комплекс

CAS — 54391-57-0.

ATC — B03AB07.

ATC Vet — QB03AB07.

简介

硫酸软骨素-铁复合物作为铁剂（第1850页）被用于缺铁性贫血（第1852页）。每日最大口服剂量可达 900mg，相当于每日 90mg 元素铁。

制剂

专利制剂

Ital.: Condrofer†; Isairon.

Chromium 铬

Chrom; Chrome; Cromo.

Хром

Cr = 51.9961.

UNII — X1N4508KF1 (chromium ion); 0R0008Q3JB (chromium).

Chromium Trichloride 三氯化铬

Chromic Chloride; Cromo, tricloruro de.

Трёххлористый Хром; Хлористый Хром

$CrCl_3,6H_2O$ = 266.4.

CAS — 10025-73-7 (anhydrous chromium trichloride); 10060-12-5 (chromium trichloride hexahydrate).

UNII — KB1PCR9DMW (chromium trichloride); Z310X5O5RP (anhydrous chromium trichloride).

Pharmacopoeias. In *US.*

USP 33（Chromic Chloride） 深绿色、无臭、微吸湿晶体。可溶解于水和乙醇；微溶于丙酮；几乎不溶于乙醚。贮藏于密闭容器中。

Chromium Tripicolinate 三吡啶甲酸铬

Chromium Picolinate; Cromo, tripicolinato de.
Пиколинат Хрома
$C_{18}H_{12}N_3O_6Cr$ = 418.3.
CAS — 14639-25-9.
UNII — S71T8B8Z6P.

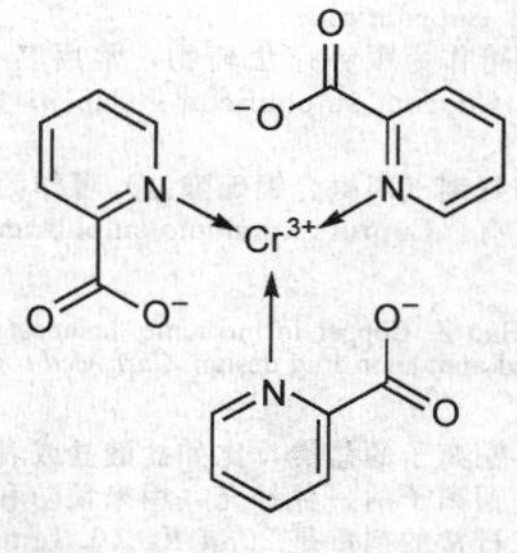

Pharmacopoeias. In *US.*

USP 33 (Chromium Picolinate) 贮藏于密闭容器中。

不良反应

铬的三价盐（如三氯化铬），一般极少产生不良反应，但是六价的铬具有很强毒性（见第2208页**三氧化铬**项下）。

对肾脏的影响 2例发生于无肾功能异常病史妇女中的肾功能衰竭病例被归因于摄入了过量的三吡啶甲酸铬[1,2]。急性肾衰竭的特征是肾小管坏死，已有报道在摄入吡啶甲酸铬之后发生的肾小管坏死需要进行血清透析。其中补铬所需要的剂量还不能确定[3]。有关在接受添加了铬的完全肠外营养（TPN）的儿童中所发生的肾小球滤过率的降低，见下文的**补充给药**项下。

1. Wasser WG, *et al.* Chronic renal failure after ingestion of over-the-counter chromium picolinate. *Ann Intern Med* 1997; **126:** 410.
2. Cerulli J, *et al.* Chromium picolinate toxicity. *Ann Pharmacother* 1998; **32:** 428–31.
3. Wani S, *et al.* Acute tubular necrosis associated with chromium picolinate-containing dietary supplement. *Ann Pharmacother* 2006; **40:** 563–6.

对皮肤的影响 很少有因口服三吡啶甲酸铬而引发包括急性的全身性发疹性脓疱病在内的皮肤反应的报道[1,2]。

1. Young PC, *et al.* Acute generalized exanthematous pustulosis induced by chromium picolinate. *J Am Acad Dermatol* 1999; **41:** 820–3.
2. Fowler JF. Systemic contact dermatitis caused by oral chromium picolinate. *Cutis* 2000; **65:** 116.

用途和用法

铬是一种可增强胰岛素活性的必需微量元素，并因此而影响糖类、脂类及蛋白质的代谢。膳食中铬的丰富来源包括啤酒酵母、肉类、全谷颗粒以及坚果。三氯化铬在完全肠外营养中被作为铬的补充物给予。三吡啶甲酸铬被用作铬的补充物，正在被研究用于糖尿病患者以改善血糖。

糖尿病 一篇针对三价铬在糖尿病治疗中的作用（第407页）的综述[1]总结出三价铬具有辅助治疗的作用。荟萃分析[2]未发现铬对非糖尿病受试者的葡萄糖或者胰岛素水平有影响；而有关糖尿病受试者的数据则无确定结果。一篇系统性综述[3]发现在非糖尿病个体中以油状或者葡萄糖代谢物的形式补充铬无明显作用，但是对糖尿病患者的甘油三酯血症和血脂调节有适当的好处。荟萃分析受到多数研究文献质量偏低和异质性的阻碍[3]，因此需要进行更进一步的研究[1~3]。

1. Ryan GJ, *et al.* Chromium as adjunctive treatment for type 2 diabetes. *Ann Pharmacother* 2003; **37:** 876–85.
2. Althuis MD, *et al.* Glucose and insulin responses to dietary chromium supplements: a meta-analysis. *Am J Clin Nutr* 2002; **76:** 148–55.
3. Balk EM, *et al.* Effect of chromium supplementation on glucose metabolism and lipids: a systematic review of randomized controlled trials. *Diabetes Care* 2007; **30:** 2154–63.

人体需要量 尽管对成人而言，铬的安全摄入量和充分摄入量都被认为每日应当在 25μg 以上，但是英国并没有规定铬的推荐营养素摄入量（RNI）和估计平均需要量（EAR，见第1825页）[1]。同样，虽然美国尚未公布推荐膳食供给量（RDA），但是估测铬的适宜摄入量为年轻男性每日 35μg、年轻女性每日 25μg[2]。WHO 认为可满足一般需求的铬的最小总体平均摄入量可能为每日 33μg，而对该元素的药物补充在对其有更多的了解之前不应当超过每日 250μg 的量[3]。

1. DoH. Dietary reference values for food energy and nutrients for the United Kingdom: report of the panel on dietary reference values of the committee on medical aspects of food policy. *Report on health and social subjects 41.* London: HMSO, 1991.
2. Standing Committee on the Scientific Evaluation of Dietary Reference Intakes of the Food and Nutrition Board. *Dietary Reference Intakes for vitamin A, vitamin K, arsenic, boron, chromium, copper, iodine, iron, manganese, molybdenum, nickel, silicon, vanadium, and zinc.* Washington DC: National Academy Press, 2001. Also available at: http://www.nap.edu/openbook.php?isbn=0309072794 (accessed 21/07/08)
3. WHO. Chromium. In: *Trace elements in human nutrition and health.* Geneva: WHO, 1996: 155–60.

肥胖症 铬类化合物是饮食中可辅助减肥的物质。然而，针对 80 名肥胖症成年人的随机安慰剂对照研究结果发现，每日口服 1mg 铬，持续 24 周，对体重的减轻并未产生影响[1]。

1. Yazaki Y, *et al.* A pilot study of chromium picolinate for weight loss. *J Altern Complement Med* 2010; **16:** 291–9.

补充给药 尽管推荐给接受完全肠外营养（TPN）的儿童铬的摄入量为每日 200ng/kg，但是在一项研究[1]中发现，当给予 15 名长期接受 TPN 的儿童药物补充该水平的铬时，他们的血清铬浓度比另外 15 名没有接受 TPN 儿童的血清铬平均值高出 4～42 倍，增高的血清铬浓度伴随着肾小球滤过率的降低。停止药物补充铬 1 年后，将铬的摄入量降低到每日 50ng/kg（以水及 TPN 溶液的污染物的形式存在），尽管试验组的血清铬浓度有所降低，但仍高于对照组，且肾功能没有改变。此后因为 TPN 中铬的污染量表现出足以防止缺乏症的发生，尽管有观点提出铬缺乏症的表征可能需要几年的时间得以表现，作者还是停止了对儿童和成人铬的药物的补充。在肠外营养制剂中补充铬的建议已经受到质疑[2]。用于儿科各种肠外营养制剂中的铬污染已被研究[3]。

1. Moukarzel AA, *et al.* Excessive chromium intake in children receiving total parenteral nutrition. *Lancet* 1992; **339:** 385–8.
2. Moukarzel A. Chromium in parenteral nutrition: too little or too much? *Gastroenterology* 2009; **137** (suppl): S18–S28.
3. Hak EB, *et al.* Chromium and zinc contamination of parenteral nutrient solution components commonly used in infants and children. *Am J Health-Syst Pharm* 1998; **55:** 150–4.

制剂

USP 33: Chromic Chloride Injection; Chromium Picolinate Tablets; Minerals Capsules; Minerals Tablets; Oil- and Water-soluble Vitamins with Minerals Capsules; Oil- and Water-soluble Vitamins with Minerals Oral Solution; Oil- and Water-soluble Vitamins with Minerals Tablets; Trace Elements Injection; Water-soluble Vitamins with Minerals Capsules; Water-soluble Vitamins with Minerals Tablets.

专利制剂

Arg.: NH4 Silhouette; Ripped Max; Sigmar Lipo; Tonekin; ***Austral.:*** Chrome; ***Canad.:*** Micro Cr; ***Chile:*** Edul K-200; ***Ital.:*** Groben; ***Mex.:*** Ifa Slim†; ***USA:*** Chroma-Pak.

多组分制剂 ***Arg.:*** Centellacrom; Garcinia Cambogia Compuesta; Herbaccion Diet; IP-6; Metabolic; Novosual†; ***Austral.:*** 3B Beer Belly Buster†; Citri Slim+Trim†; Digestaid; Pro-Shape†; ***Canad.:*** Formula 7441; Formula 7442; Right Choice AM; Support Formula; ***Fr.:*** Expuryl; Gynalpha Plus; Optibiol; ***Hung.:*** Dietet-In; Klimin; ***India:*** Cromoplex; Neurotrat; Ostebon-M; Winofit; ***Indon.:*** Betaslim; Biocholes†; Combes†; Kitoles†; Lanavision Plus; nutrivision; Osfit; Vitaslim; ***Ital.:*** Eccarvit Plus; Vitalmix Action†; ***Mex.:*** Lipo Slim N†; Slim-D; ***Mon.:*** Evestrel Physio Profil; ***Philipp.:*** Diachrotin; Diamaxin; Glucontrol; Liposorb; Nutrafit; ***Port.:*** Redusan Plus†; ***Singapore:*** Chitosano; Colenon†; Optibiol; ***Turk.:*** Keten; ***UK:*** Selenium Bonus; ***Ukr.:*** Vimifor Multivitamin with Beta-Carotene (Вімріфор Мультивітамін З Бета-каротином); ***USA:*** Blood Sugar Balance; Cro-Man-Zin; Dexatrim Max Daytime Appetite Control.

顺势疗法制剂 ***Canad.:*** Silhouette Duo†.

Citrulline 瓜氨酸

N^5-(Aminocarbonyl)-L-ornithine; N^δ-Carbamylornithine; Citrulina; L-citrulline; NSC-27425. α-Amino-δ-ureidovaleric acid.
Цитруллин
$C_6H_{13}N_3O_3$ = 175.2.
CAS — 372-75-8.
UNII — 29VT07BGDA.

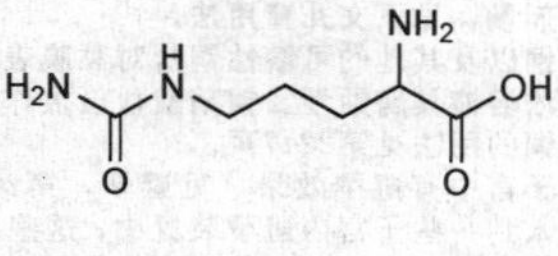

简介

瓜氨酸是一种参与尿素循环的非必需氨基酸。瓜氨酸与瓜氨酸苹果酸盐被用作食品添加剂。

高氨血症 瓜氨酸被作为精氨酸的替代物用于治疗因**尿素循环障碍**而导致的高氨血症（第1829页）。

赖氨酸尿性蛋白耐受不良是另一种伴随高血氨及神经性后遗症的病症。在该种情况下，尿素循环酶类并不缺乏，但是尿素循环底物（如鸟氨酸）缺乏，并因此而导致瓜氨酸的合成减少。患者需接受严格限蛋白质饮食和鸟氨酸药物补充剂的治疗以改善蛋白质耐受性及营养状况，然而这种治疗对于生长发育迟缓仅具有轻微的改善效果。患者有该病症的儿童可能伴发严重的骨质疏松症[1]。有报道称，在给予 1 名存在骨量减少且被诊断为赖氨酸尿性蛋白耐受不良的儿童大剂量的口服瓜氨酸后（达到每日 5.7g 的剂量），除了蛋白质耐受性大大增加以外，该患儿的线性增长和骨量均显著加速[2]。赖氨酸缺乏症可能引发生长发育迟缓[1]，但是赖氨酸药物补充有可能会导致腹泻和吸收不良[2]。6 名患有赖氨酸蛋白耐受不良并接受口服瓜氨酸治疗的患者也同时经口补充赖氨酸。当连续给予患者 0.55 mmol/kg 和 1.1 mmol/kg 的较高剂量时，可导致严重的腹泻，但是每日 3 次 0.05 mmol/kg 的较低剂量（最大剂量达 2.5mmol）则可耐受。血浆赖氨酸浓度正常，且对尿素循环未产生不良反应[1]。

1. Lukkarinen M, *et al.* Oral supplementation corrects plasma lysine concentrations in lysinuric protein intolerance. *Metabolism* 2003; **52:** 935–8.
2. Carpenter TO, *et al.* Lysinuric protein intolerance presenting as childhood osteoporosis: clinical and skeletal response to citrulline therapy. *N Engl J Med* 1985; **312:** 290–4.

制剂

专利制剂

Fr.: Stimol; ***Indon.:*** Stimol†; ***Port.:*** Dynergum; ***Rus.:*** Stimol (Стимол); ***Spain:*** Stimol; ***Switz.:*** Biostimol†; ***Ukr.:*** Stimol (Стимол).

多组分制剂 ***Arg.:*** Total Magnesiano Sport; ***Braz.:*** Ornihepat†; Ornitargin; ***Ital.:*** Ipoazotal Complex; Ipoazotal†; Promofort.

Cod-liver Oil (*BAN*) 鱼肝油

Aceite de hígado de bacalao; Balık yağı; Cod Liver Oil; Csukamájolaj; Foie de morue, huile de; Huile de Foie de Morue; Iecoris aselli oleum; Kalanmaksaöljy; Lebertran; Menkių kepenų taukai; Ol. Morrh.; Óleo de Bacalhau; Oleum Jecoris Aselli; Oleum Morrhuae; Olio di Fegato di Merluzzo; Rybí olej; Torskleverolja.
Тресковый Печёночный Жир
CAS — 8001-69-2.
UNII — BBL281NWFG.

Pharmacopoeias. In *Chin., Eur.* (see p.vii), *Jpn,* and *US.*
Eur. also includes farmed cod-liver oil.

Ph. Eur. 6.8 [Cod-liver oil (Type A) and Cod-liver oil (Type B)] 从 *Gadus morhua* 和其他种的鳕鱼的新鲜肝脏中获得的纯化不挥发油，经冷却和过滤除去其中的固体物质。每克油中含有 600～2500U（180～750μg）的维生素 A，以及 60～250U（1.5～6.25μg）的维生素 D_3（胆骨化醇）。可以添加抗氧化剂。

淡黄色澄清的液体。几乎不溶于水；微溶于乙醇；可混溶于石油醚。贮藏于密闭容器中装满。若没有添加抗氧化剂则应在上层覆盖以惰性气体后贮藏。避光。

Ph. Eur. 6.8（Cod-liver Oil, Farmed） 从 *Gadus morhua* 的新鲜肝脏中纯化得到的油，经冷却和过滤除去其中的固体物质。每克鱼肝油中含有 50～500U（15～150μg）的维生素 A，最多含有 50U（1.3μg）维生素 D_3。EPA 和 DHA（以甘油三酯的形式）的含量是 10.0%～28.0%。可以添加抗氧化剂。

淡黄色澄清的液体。不溶于水；微溶于乙醇；可混溶于油。贮藏于密闭容器中。若没有添加抗氧化剂，应在上层覆盖以惰性气体后贮藏。避光。

USP 33（Cod Liver Oil） 从 *Gadus morhua* 和其他种的鳕鱼的新鲜肝脏中获得的脱脂酸酯的不挥发油。每克油中含有不少于 600U（180μg）和不超过 2500U（750μg）的维生素 A，以及不少于 60U（1.5μg）和不超过 250U（6.25μg）的维生素 D。可向其中添加不超过 1%的某种较适宜的香味剂或香味剂的混合物来调味。也可添加适宜的抗氧化剂。

稀薄的油状液，具有轻微的鱼腥味但无酸败臭。微溶于乙醇；易溶解于二硫化碳、氯仿、乙醚以及乙酸乙酯。贮藏于密闭容器中。可被瓶装或贮藏于经抽真空排净空气或添加了惰性气体的容器中。

简介

鱼肝油是维生素 D（第1886页）和维生素 A（第1872页）的丰富和良好来源。它还含有一些必需脂肪酸。

鱼肝油敷料或软膏被提倡用于烧伤、溃疡、褥疮以及浅层伤口以促进伤口愈合，但是对照研究并没有证实鱼肝油具有这些所谓的价值。

制剂

USP 33: Cod Liver Oil Capsules.

专利制剂

Austral.: Hypol†; **Austria:** Adecaps; Vitapan†; **Fr.:** Lactomorrhuol; **Ger.:** Gelovital; Unguentolan; **Gr.:** Seven Seas; **Hong Kong:** Scott's Emulsion†; **India:** Seaking; **Ital.:** Dermovitamina; **Mex.:** Bacnutri; **Pol.:** Letin-Tran; Masc Tranowa; Naturkaps Tran; Tran; **Spain:** Aceite Geve Concentrado; **Switz.:** Morrhulan; **Turk.:** Seven Seas Pulse; **Venez.:** North Sea†; Scott Tradicional; Supercod.

多组分制剂 **Arg.:** Abanta; Atomoderma A-D; Atomoderma Plus; Eryteal; Hipoglos con Hidrocortisona; Klorane Bebe Eryteal; **Austral.:** Covitol; Desitin Nappy Rash Ointment; Hypol; **Austria:** Dermilon; Dermowund; Desitin; Leukichtan; Mirfulan; Nuri-Kapseln; Pudan-Lebertran-Zinksalbe; Vulpuran; **Belg.:** Mitosyl; Newderm†; Polyseptol; **Braz.:** Blumen†; Calciumvit Infantil†; Emulsao Scott; Hiposan; Oxizinco; Topiglos; **Canad.:** Desitin; **Chile:** Cikavit; Deltisan; Desitin; Dulinas†; Neneglos†; Pediaderm; Vatanal; **Cz.:** Desitin†; **Fr.:** Fletagex; Magalite; **Ger.:** Dermilon†; Desitin†; Leukona-Wundsalbe†; Mirfulan; Mirfulan Spray N; Mitosyl N; Zinksalbe; **Gr.:** Fissan; Fissan-Pate; **Hong Kong:** Desitin†; Scott's Emulsion Orange; Scott's Emulsion Original; **Hung.:** Kimin; **India:** Seaking Plus; **Indon.:** Biostrum; Caloma Plus; Calostrum; Co-Q-10; Curvit CL; Scott's Emulsion; Seltiforte Gold; Vidoran Emulsion Rasa; **Irl.:** Caldease; Morhulin; **Israel:** Desitin; Rekasitin; Zincod; **Ital.:** Fosfarsile Junior; Neo-Ustiol; Steril Zeta; Trofo 5; **Mex.:** Capent; Desitin; Emulsion de Scott; Glossderm; **Norw.:** Asellit; **Pol.:** Dehalid†; Rectosec; Tran z Olejem Wiesiolkowym†; Tranvit†; **Port.:** Mitosyl; **S.Afr.:** Achromide; Daromide†; SB Universal Ointment†; Ung Vernleigh; **Singapore:** Robovites Multivitamin; Seven Seas JointCare High Strength; **Spain:** Avril; **Switz.:** Keroderm†; Leucen†; Radix†; Unguentolan; Vita-Hexin; **UK:** Arheumacare; Clogar; Jointace; JointCare Max; M & M; Morhulin; **Ukr.:** Vitrum Cardio (Витрум Кардио)†; **USA:** A and D Medicated†; A+D Zinc Oxide Cream; Caldesene; Clocream; Desitin; Diaper Rash; Dyprotex; **Venez.:** Wampole†.

顺势疗法制剂 **Fr.:** Jenoverine.

Copper 铜

Cobre; Cuivre; Cuprum; Koppar; Kupari; Kupfer; Miedź.

Медь

Cu = 63.546.

CAS — 7440-50-8.

UNII — 789U1901C5.

Pharmacopoeias. *Eur.* (see p.vii) includes Copper for Homoeopathic Preparations.

Ph. Eur. 6.8（Copper for Homoeopathic Preparations; Cuprum ad Praeparationes Homoeopathicae） 赤褐色粉末。几乎不溶于水及乙醇；可溶解于盐酸和硝酸。

Calcium Copperedetate 依地酸铜钙

Cuproedetato cálcico. Calcium [ethylenediaminetetra-acetato{4–}-*N,N′,O,O′*]copper (II) dihydrate.

$C_{10}H_{12}CaCuN_2O_8,2H_2O$ = 427.9.

CAS — 66317-91-7 (anhydrous calcium copperedetate).

Pharmacopoeias. In *BP(Vet)*.

BP（Vet）2010（Calcium Copperedetate） 蓝色的结晶性粉末。含有 9.1%～9.7% 的钙和 14.4%～15.3% 的铜。易溶于水，水溶液逐渐沉淀出四水合物；几乎不溶于乙醇。

Copper Chloride 氯化铜

Cobre, cloruro de; Cupric Chloride; Miedzi chlorek.

Хлористая Медь

$CuCl_2,2H_2O$ = 170.5.

CAS — 7447-39-4 (anhydrous copper chloride); 10125-13-0 (copper chloride dihydrate).

UNII — S2QG84156O (cupric chloride dihydrate); P484053J2Y (anhydrous cupric chloride).

Pharmacopoeias. In *US*.

USP 33（Copper Chloride） 蓝绿色的易吸湿晶体。易溶于水；可溶于乙醇；微溶于乙醚。于 25℃ 的温度条件下贮藏于密闭容器中，温度偏差允许在 15～30℃。

Copper Gluconate 葡萄糖酸铜

Cobre, gluconato de; D-gluconato de cobre (1:2). Copper D-gluconate (1:2); Bis(D-gluconato-O^1,O^2) copper.

Глюконат Меди

$C_{12}H_{22}CuO_{14}$ = 453.8.

CAS — 527-09-3.

UNII — RV823G6G67.

Pharmacopoeias. In *US*.

Copper Sulfate 硫酸铜

Cobre, sulfato de; Copper Sulph.; Copper Sulphate; Cuivre (Sulfate de); Cuivre, sulfate de; Cupri sulfas; Cupri Sulphas; Cupric Sulfate; Kopparsulfat; Kuparisulfaatti; Kupfersulfat; Miedzi(II) siarczan; Réz(II)-szulfát; Síran měďnatý; Sulfato de Cobre; Vario sulfatas. Copper (II) sulphate pentahydrate.

Медный Купорос; Сульфат Меди; Хальканит

$CuSO_4,5H_2O$ = 249.7.

CAS — 7758-98-7 (anhydrous copper sulfate); 7758-99-8 (copper sulfate pentahydrate).

ATC — V03AB20.

ATC Vet — QV03AB20.

UNII — KUW2Q3U1VV (anhydrous cupric sulfate); LRX7AJ16DT (cupric sulfate pentahydrate).

注：天然的硫酸铜有时被称作“蓝色绿矾”、“胆矾”以及“五水合硫酸铜”。

Pharmacopoeias. In *Eur.* (see p.vii), *US*, and *Viet.*
Eur. and *Viet.* also include anhydrous copper sulfate.

Ph. Eur. 6.8（Copper Sulphate Pentahydrate） 蓝色的结晶性粉末或透明的蓝色结晶。易溶于水；几乎不溶于乙醇；可溶于甲醇。

Ph. Eur. 6.8（Copper Sulphate, Anhydrous） 绿灰色的、极易吸湿的粉末。易溶于水；几乎不溶于乙醇；微溶于甲醇。贮藏于密闭容器中。

USP 33（Cupric Sulfate） 深蓝色的、三斜晶的晶体，或者蓝色的结晶性颗粒或粉末。在干燥空气中会缓慢风化。可溶于水（1∶3），溶于沸水（1∶0.5），溶于乙醇（1∶500），溶于甘油（1∶3）。它的溶液相比于石蕊呈酸性。于 25℃ 的温度条件下贮藏于密闭容器中，温度偏差允许在 15～30℃。

不良反应和处置

通过烹调用具以及经透析对金属铜的吸收可引发由铜而产生的不良反应。经烹调用具摄入铜主要与肝毒性相关。透析操作可能会经供水或部分装置而提供铜，而当该情况发生时，患者可能出现溶血、其他血液学反应、肾脏受累以及肝毒性；毒性通常是因装置维护较差而导致。

铜所引起的不良反应在使用含铜的宫内避孕器的妇女中已有报道。对于各种反应（如过敏和子宫内膜的改变），已有独立的病例报告。然而，通过这些手段难以区分不良反应是否单纯由铜所引起。

肝豆状核变性（肝豆状核的退化）（见第1400页）是因铜在身体的不同部位蓄积而导致。

如果铜盐被摄入，会产生严重的胃肠道反应以及全身性铜的吸收，从而出现前文提及的不良反应。农业上铜盐喷雾剂的使用与肺的改变相关。对铜中毒的治疗需要对症，且可能要用螯合剂来排出已吸收的金属。已尝试使用透析疗法。

对肝脏的影响 已有因长期过量摄入铜补充物而诱发肝硬化和急性肝衰竭的报告[1]。采用每日 10mg 的铜（约为安全摄入量的上限值）进行 2 个月的药物补充被认为与暂时性的转氨酶水平轻度升高相关[2]。

1. O'Donohue J, *et al.* Micronodular cirrhosis and acute liver failure due to chronic copper self-intoxication. *Eur J Gastroenterol Hepatol* 1993; **5:** 561–2.
2. Araya M, *et al.* Supplementing copper at the upper level of the adult dietary recommended intake induces detectable but transient changes in healthy adults. *J Nutr* 2005; **135:** 2367–71.

对神经系统的影响 有人已经提出[1~3]在中枢神经系统中铜离子的过剩和缺乏可能在阿尔茨海默病和痴呆的发展过程中起作用（见第342页）。

1. Brewer GJ. The risks of copper toxicity contributing to cognitive decline in the aging population and to Alzheimer's disease. *J Am Coll Nutr* 2009; **28:** 238–42.
2. Quinn JF, *et al.* Copper in Alzheimer's disease: too much or too little? *Expert Rev Neurother* 2009; **9:** 631–7.
3. Hung YH, *et al.* Copper in the brain and Alzheimer's disease. *J Biol Inorg Chem* 2010; **15:** 61–76.

药物相互作用

大剂量的锌补充剂可能阻碍胃肠道对铜的吸收。

用途和用法

铜是必需微量元素，尽管伴随着贫血、中性粒细胞减少症以及骨骼脱矿质作用的严重的铜缺乏症在人类中很罕见。一种铜盐（如硫酸盐或者氯化盐）可以作为肠外营养中铜离子的补充形式，用来预防或治疗铜离子缺乏症。用于预防的剂量范围应为每日 0.5～1.5mg（7.9～23.6μmol）的铜；用于缺乏症的日剂量最高可达 3mg。剂量应当根据血清铜的浓度来控制，在健康成人中的剂量范围为 0.7～1.6μg/ml（0.01～0.025μmol/ml）。

儿童剂量，见下文**儿童用法**。

硫酸铜以及其他的可溶性铜盐对黏膜表面具有收敛作用，而浓溶液具腐蚀性。铜硝酸盐已被作去除疣的制剂。醋酸铜的用法见第2217页。

铜在子宫中有避孕效果（见**避孕**，第2004页），并因此被加入到一些子宫内避孕装置中；这些装置在放置几年后都是有效且安全的，并且可能是用于紧急事后避孕最有效的方法（第2204页）。铜还有抗菌作用。

硫酸铜被用于预防水库、池塘和游泳池中藻类的生长，同时还作为软体动物清除剂被用于控制淡水蜗牛——某种可引发血吸虫病的寄生虫生存周期中的中间宿主。

含有硫酸铜的试剂被用于还原糖的检测。

在兽医学中依地酸铜钙、铜蛋氨酸盐、铜氧化物以及喹磺铜二乙胺被用于铜缺乏症的预防和治疗。

佩戴铜手镯作为民间验方用以治疗风湿病，但没有较好的证据可证明该方法的有效性。

顺势疗法 铜离子可作为顺势疗法药物，常用名有：Cuprum metallicum；Cuprum；Cuprum met；Cup. met。

氯化铜可作为顺势疗法药物，常用名有：Cuprum muriaticum；Cuprum mur。

硫酸铜可作为顺势疗法药物，常用名有：Cuprum sulfuricum；Cuprum sulphuricum；Cup. s；Cuprum sulph。

硫酸四氨铜（四氨合铜硫酸盐）可作为顺势疗法药物，常用名有：Cuprum ammonio-sulphuricum；Cuprum am sulph。

1. Wang T, Guo Z. Copper in medicine: homeostasis, chelation therapy and antitumor drug design. *Curr Med Chem* 2006; **13:** 525–37.

儿童用法 铜离子的盐类，比如盐酸盐或者硫酸盐，可以作为肠外铜离子的一种补充，用来预防和治疗儿童缺乏症。建议日常的剂量是 20μg/kg（0.3μmol/kg）的铜离子。在美国，注册药品信息推荐所有的儿童使用上述剂量，但是在英国，建议体重等于或小于 40kg 的儿童的每日最大剂量是 300μg 铜离子。超过 40kg 的儿童参考成年人的剂量。体重小于 1.5kg 的新生儿由于体内保留能力低和生长需要，对铜离子的需求会增加。

缺乏状态 获得性铜缺乏症很罕见且少量病例中患者需要接受完全肠胃外营养或长期的肠内营养[1]。铜缺乏还有可能是因为营养不良[2]、吸收不良或锌摄入过量[3,4]而造成。缺乏症的临床表现包括低铜血症、低血浆铜蓝蛋白血症、中性粒细胞减少症、贫血、骨质疏松症以及长骨骨折[2]。患者也可有与通常伴随维生素 B_{12} 缺乏症的亚急性混合变性相类似的神经学方面的表现[3,4]。可不对血液产生影响，且锌浓度可为正常[3]。然而，在外源性锌消耗减少时，高锌血症可能发生[4]。

Menkes 病是一种伴随着铜转运缺陷的 X 连锁遗传病，通常会在患者 3 岁时因进行性的脑变性而导致死亡[3,6]。临床特征包括骨骼的异常、重度神经发育迟缓、血栓形成、低体温、动脉异常以及显著的颜面部特征[7]。对于这类儿童，早期给予含铜-组氨酸复合物的肠胃外治疗会较为有效[5~8]。新生儿期即确诊者和有一些铜转运活性的患者对铜治疗有最佳效果。3 年以上的铜替代治疗可能没有必要或并不适宜。

1. Masugi J, *et al.* Copper deficiency anemia and prolonged enteral feeding. *Ann Intern Med* 1994; **121:** 386.
2. Cordano A. Clinical manifestations of nutritional copper deficiency in infants and children. *Am J Clin Nutr* 1998; **67** (suppl): 1012S–1016S.
3. Kumar N, *et al.* Copper deficiency myelopathy produces a picture like subacute combined degeneration. *Neurology* 2004; **63:** 33–9.
4. Kumar N. Copper deficiency myelopathy (human swayback). *Mayo Clin Proc* 2006; **81:** 1371–84.
5. Sarkar B, *et al.* Copper-histidine therapy for Menkes' disease. *J Pediatr* 1993; **123:** 828–30.
6. Kaler SG, *et al.* Neonatal diagnosis and treatment of Menkes disease. *N Engl J Med* 2008; **358:** 605–14.
7. Kirodian BG, *et al.* Treatment of Menkes disease with parenteral copper histidine. *Indian Pediatr* 2002; **39:** 183–5.
8. Cox DW. Disorders of copper transport. *Br Med Bull* 1999; **55:** 544–55.

人体需要量 英国的膳食摄入参考值（见第1825页）已经对铜的摄入量做了限定[1]。尽管无法衍生出估计平均需要量（EAR），推荐营养素摄入量（RNI）还是规定成人每日的摄入量为 1.2mg（19μmol）；同时还对婴儿和儿童规定了较低的 RNIs 值[1]。Expert Group on Vitamins and Minerals[2] 规定铜的最高安全摄入量（SUL）为每日 160μg/kg。

美国的推荐膳食供给量（RDA）中规定成人铜的摄入量为每日 900μg，可耐受最高摄入量为每日 10mg[3]。

WHO 估测出每日铜的最低人群平均摄入量为：女性 1.2mg，男性 1.3mg，人群平均摄入量的安全上限为：女性每日 10mg，男性每日 12mg[4]；对婴儿和儿童也规定了相应的估测量。

建立铜需求量指南的困难已进行了论述[5]。

1. DoH. Dietary reference values for food energy and nutrients for the United Kingdom: report of the panel on dietary reference values of the committee on medical aspects of food policy. *Report on health and social subjects 41*. London: HMSO, 1991.
2. Expert Group on Vitamins and Minerals. Safe Upper Levels for vitamins and minerals (May 2003). Available at: http://www.food.gov.uk/multimedia/pdfs/vitmin2003.pdf (accessed 10/11/05)
3. Standing Committee on the Scientific Evaluation of Dietary Reference Intakes of the Food and Nutrition Board. *Dietary Reference Intakes for vitamin A, vitamin K, arsenic, boron, chromium, copper, iodine, iron, manganese, molybdenum, nickel, silicon, vanadium, and zinc*. Washington DC: National Academy Press, 2001. Also available at: http://www.nap.edu/openbook.php?isbn=0309072794 (accessed 21/07/08)

4. WHO. Copper. In: *Trace elements in human nutrition and health.* Geneva: WHO, 1996: 123–43.
5. Stern BR. Essentiality and toxicity in copper health risk assessment: overview, update and regulatory considerations. *J Toxicol Environ Health A* 2010; **73:** 114–27.

血吸虫病 尽管大多数血吸虫病（第130页）的控制方案中早已使用氯硝柳胺作为软体动物清除剂，且大多数方案已经不再使用铜盐来控制蜗牛的繁衍。但 WHO 在 1993 年仍然提出，铜盐依然可以在埃及被用于控制这些物种和疾病[1]。

1. WHO. The control of schistosomiasis: second report of the WHO expert committee. *WHO Tech Rep Ser 830* 1993. Available at: http://libdoc.who.int/trs/WHO_TRS_830.pdf (accessed 21/07/08)

制剂

BPC 1973: Compound Ferrous Sulphate Tablets;
USP 33: Calcium and Vitamin D with Minerals Tablets; Cupric Chloride Injection; Cupric Sulfate Injection; Minerals Tablets; Oil- and Water-soluble Vitamins with Minerals Capsules; Oil- and Water-soluble Vitamins with Minerals Tablets; Water-soluble Vitamins with Minerals Capsules; Water-soluble Vitamins with Minerals Tablets.

专利制剂

Austral.: Multiload; ***Braz.:*** Multiload; ***Canad.:*** Gyne-T†; Micro Cu; ***Chile:*** Diuprotect†; Multiload; Safety T; ***Denm.:*** Multiload†; ***Fr.:*** Gynelle 375; Ionarthrol†; Metacuprol; Multiload; TT 380; UT 380; ***Ger.:*** femena; Multiload; ***Hong Kong:*** Flexi-T; Multiload; ***Indon.:*** Copper-T; ***Israel:*** Anticon†; Mona-Lisa; Multiload†; ***Ital.:*** Gravigard; Gynefix; Multiload; No-Gravid; UT 380; ***Malaysia:*** Multiload; ***Mex.:*** Multiload†; ***Mon.:*** Sertalia†; ***Neth.:*** Multiload†; ***NZ:*** Multiload; ***S.Afr.:*** Cuprocept CCL†; Dalcept†; Tricept†; ***Singapore:*** Multiload; ***Switz.:*** Multiload; ***Thai.:*** Multiload; ***Turk.:*** Multiload†; ***UK:*** Flexi-T; Gynefix; Multiload; ***USA:*** Paragard T380A; ***Venez.:*** Cicalfate; Multiload.

多组分制剂 ***Arg.:*** Dermalibour; Gingeron; Glucobefol; Krebs Plus; Nova-T; Senexon Plus; Stress with Zinc; Tonovital Plus Antioxidante; Tricomax; ***Austral.:*** Ascoxal†; Caltrate Plus; Haemo-Red Formula; Ocuvite PreserVision; ***Braz.:*** Belagin; Ferroben†; Ferrotrat B12 Plus; Hematiron†; Hepavitose†; Micotox†; Rubrargil; Sangotone†; Stresstabs; Sulfato Ferroso Composto; Sulfatofer†; Zincovit; ***Canad.:*** Caltrate Plus; Nova-T; TLI; ***Chile:*** Agua Sulfatada Picrica†; Biogenol; Caprimida D Balance; Cellvital†; Cicalfate; Cicaplast; Dermalibour; Larotabe; Nova-T†; Sebium H2O; ***Cz.:*** Caltrate Plus; Feroglobin B_{12}; ***Fr.:*** Atoderm moussant; Cicalfate; Cicaplast; Creme de Dalibour; Cu-Zn; Decramp†; Dermalibour; Dermo-Sulfuryl; Dermocuivre; Eryase; Nova-T†; Oligocure; Oligoderm†; Oligorhine; Oligorhine Manganese†; Preservision; Purif-Ac Emulsion†; Purif-Ac Gel†; Ramet Dalibour; Ramet Pain†; Ruboderm Plus; Septalibour†; Stimunal; Stimuplexe; Tot'Hema; ***Ger.:*** Eisenkapseln†; Goldlily; Nova-T; Solco-Derman; ***Hong Kong:*** Caltrate Plus; Nova-T†; Solcoderm†; ***Hung.:*** Ferrocomp; Humet-R; Multicomp; Multivitamin Cink + Rez Stressz†; ***India:*** Calmix; Freecad; Haem Up; Hepatoglobine†; Maxiferon; Ostebon-M; Siderfol; Softeron-Z; ***Indon.:*** Adfer; Biosanbe; Caltron†; Diabion; Emibion; Emineton; Feritrin; Feroglobin; Ferokid; Habebion†; Hemafort; Inbion; Jointace; My Caps; Neogobion; Nichobion; Nonemi; Nova-T; Opibion; Osfit; Ossovit Plus; Retivit; Retivit Plus; Sangobion; Sangofer; Sangovitin†; Solvitron; Steopor; Suprabion; Tropifer†; Vantiz; Viliron; Vioxy; Vitabion; Vitachol; Vitanox; Vitonal-F; Zevit Grow; Zinc Pharmacore; Zivon; ***Irl.:*** Caltrate Plus; ***Israel:*** Nova-T; Stresstabs with Zinc; ***Ital.:*** Artrodue; Artrosulfur; Chiton; Cuprosodio; Cuprosodio Plus; Emmenoiasi; Flogovis; Inflamase; Linfonorm; Neosulfur; Nevril; Nova-T; Osteo Complex; Rinogutt Atlantic; Rodopsin Plus†; Sterimar Cu; Zincoral; ***Malaysia:*** Caltrate Plus; Nova-T; Solcoderm†; ***Mex.:*** Ascoxal†; Dalidome; Daribur; Nova-T; ***NZ:*** Caltrate Plus; Nova-T†; ***Philipp.:*** Caltrate Plus; Macrobee with Iron; Sangobion; ***Pol.:*** Caltrate Plus; ***Port.:*** Bioclin Kera†; Caltrate Plus Mastigavel†; Caltrate Plus†; Ferquifa B_{12}†; Tot'Hema; ***Rus.:*** Calcemin (Кальцемин); Calcemin Advance (Кальцемин Адванс); Ferrohematogen (Феррогематоген); Solcoderm (Солкодерм); Tot'Hema (Тотема); Tri-V Plus (Три-Ви Плюс)†; ***S.Afr.:*** Dr Williams Pink Pills†; Ferrous Sulphate Compound†; Lotio Pruni Comp cum Cupro†; Muscle Rub†; Nova-T; ***Singapore:*** Caltrate Plus; Neogobion; Nova-T; Ocuvite PreserVision; Sangobion; ***Swed.:*** Ascoxal†; ***Switz.:*** Nova-T; Solcoderm; Venadoron; ***Thai.:*** Caltrate Plus; Calvin Plus; Glufer-C†; Temaron; ***Turk.:*** Eser Metaller; Nova-T; ***UK:*** Caltrate Plus; Feroglobin; Foresight Iron Formula; Nova-T; Ostron; Vitalux Plus; ***Ukr.:*** Calcemin (Кальцемин); Calcemin Advance (Кальцемин Адванс); Fitoval Capsules (Фитовал капсулы); Quadevit (Квадевит); Revalid (Ревалид); Solcoderm (Солкодерм); Vimifor Multivitamin with Beta-Carotene (Вімiфор Мультивітамін З Бета-каротином); ***USA:*** Caltrate Plus; Feocyte; MacuTrition; Nicomide†; ORA5; PNV-Iron; ***Venez.:*** Cianofer; Cobalfer; Fercobre†; Ferroliver; Ferronorm; Folifer B-12; Hepafol con B-12; Nova-T; Oxi-Cell Plus†.

顺势疗法制剂 ***Austria:*** Escatitona†; ***Canad.:*** Allergies; Arth-B Oligocan†; Brocosin; Cocyntal; Col 138; Dolicoccil†; Drosera Compose; Drosera Plex; Drosetux†; Formula FA 224; Formula PC 223; Hay Fever Relief; Homeo-Form AL; Nuxil†; O'Prin†; Snore No More; Spascupreel; ***Cz.:*** Dolicoccil†; Drosetux; Spascupreel S; ***Fr.:*** Abbe Chaupitre no 43; Cina Compose; Drosera Compose; Drosetux; Formule de l'Abbe Chaupitre no 19; Homeofortil; L 25; ***Ger.:*** Allergie-Injektopas; Broncho-Injektopas; Cuparcen HM†; Cupridium†; Drufusan N; Infi-China†; Infifer†; Monapax; Nieren-Elixier ST†; Pectapas CPL; Phonix Silybum spag; Phonix Solidago spag; Phonix Thuja-Lachesis spag; Phonix Urtica-Arsenicum spag; Pulmo Bronchialcomplex; Pulmo-cyl Ho-Len-Complex; Rufebran broncho; Spascupreel; Zahnungstropfen Escatitona; Zappelin; ***Neth.:*** Homeocare digestie; Spascupreel H; ***Switz.:*** Drosetux; Regenaplex Nr. 12; Regenaplex Nr. 31a; ***Ukr.:*** Kindinorm (Киндинорм).

Cysteine（*rINN*）半胱氨酸

C; Cisteína; Cys; Cystéine; L-Cysteine; Cysteinum; E920; L-Cysteina. L-2-Amino-3-mercaptopropionic acid.

Цистеин

$C_3H_7NO_2S$ = 121.2.

CAS — 52-90-4.

UNII — K848JZ4886.

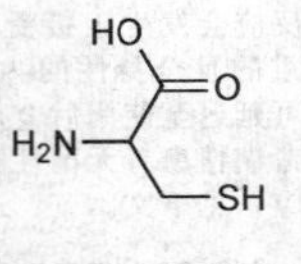

Pharmacopoeias. In *Ger.* and *Jpn.*

Cysteine Hydrochloride（*rINNM*）盐酸半胱氨酸

Cisteino hidrochloridas monohidratas; Ciszteín-hidroklorid-monohidrát; Cys Hydrochloride; Cystéine, Chlorhydrate de; Cystéine (chlorhydrate de) monohydraté; L-Cysteine Hydrochloride Monohydrate; Cystein-hydrochlorid monohydrát; Cysteinhydrokloridmonohydrat; Cysteini Hydrochloridum; Cysteini hydrochloridum monohydricum; Hidrocloruro de cisteína; Kysteiinihydrokloridimonohydraatti; L-Cysteiny chlorowodorek. L-2-Amino-3-mercaptopropionic acid hydrochloride monohydrate.

Цистеина Гидрохлорид

$C_3H_7NO_2S,HCl,H_2O$ = 175.6.

CAS — 52-89-1 (anhydrous L-cysteine hydrochloride); 7048-04-6 (L-cysteine hydrochloride monohydrate).

UNII — A9U1687S1S (anhydrous cysteine hydrochloride); ZT934N0X4W (cysteine hydrochloride monohydrate).

Pharmacopoeias. In *Chin., Eur.* (see p.vii), *Jpn,* and *US.*

Ph. Eur. 6. 8（Cysteine Hydrochloride Monohydrate; Cysteine Hydrochloride BP 2010） 白色或类白色结晶性粉末或无色晶体。易溶于水；微溶于乙醇。避光。

USP 33（Cysteine Hydrochloride） 白色晶体或结晶性粉末。可溶于水、乙醇及丙酮。

简介

半胱氨酸是一种非必需氨基酸。半胱氨酸和盐酸半胱氨酸被用作膳食补充剂。

眼科所用制剂中含有半胱氨酸和盐酸半胱氨酸；滴眼剂被用于预防化学灼伤后的角膜溃疡。

1. Soghier LM, Brion LP. Cysteine, cystine or N-acetylcysteine supplementation in parenterally fed neonates. Available in The Cochrane Database of Systematic Reviews; Issue 4. Chichester: John Wiley; 2006 (accessed 24/06/08).
2. Riedijk MA, *et al.* Cysteine: a conditionally essential amino acid in low-birth-weight preterm infants? *Am J Clin Nutr* 2007; **86:** 1120–5.
3. Meduri A, *et al.* Role of cysteine in corneal wound healing after photorefractive keratectomy. *Ophthalmic Res* 2009; **41:** 76–82.

注意事项 同其他含巯基药物一样，半胱氨酸在用于对糖尿病患者和可疑肝细胞损伤患者进行酮体检验的硝普盐试验中产生假阳性结果[1]。

1. Csako G, Elin RJ. Unrecognized false-positive ketones from drugs containing free-sulfhydryl group(s). *JAMA* 1993; **269:** 1634.

制剂

USP 33: Cysteine Hydrochloride Injection.

专利制剂

Mex.: Fixcanat.

多组分制剂 ***Arg.:*** Cicatrex; Dial-ND; Homocisteon Compuesto; Icaps Plus; ***Austral.:*** Cicatrin†; ***Austria:*** Cicatrex†; ***Braz.:*** Cicatrene; ***Canad.:*** Cicatrin; ***Chile:*** Brolin; Brolin Forte; ***Fr.:*** Lobamine-Cysteine; Notrino; Phakan†; ***Hong Kong:*** Hepatofalk†; ***Hung.:*** Antismoke; ***Indon.:*** Lanavision Plus; Miniceronal†; ***Irl.:*** Cicatrin; ***Ital.:*** Biophase Complex; Lipoacid Combi; ***Port.:*** Cicatrin; Lipoacid Combi†; Phakan†; ***Rus.:*** Prohepar (Прогепар); ***S.Afr.:*** Cicatrin†; Prohep†; ***Singapore:*** Hepasil DTX; Vitaton; ***Switz.:*** Cicatrex; Phakolen†; ***UK:*** Cicatrin†; Skin Care Nutrients; ***Venez.:*** Ocoxin.

顺势疗法制剂 ***Ger.:*** Hautfunktionstropfen S†.

Cystine（*USAN*，*rINN*）胱氨酸

Cistina; Cistinas; Cisztin; Cystin; L-Cystine; Cystinum; Di(α-aminopropionic)-β-disulphide; β,β′-Dithiodialanine; Kystiini; L-Cystyna. L-3,3′-Dithiobis(2-aminopropionic acid).

Цистин

$C_6H_{12}N_2O_4S_2$ = 240.3.

CAS — 56-89-3.

UNII — 48TCX9A1VT.

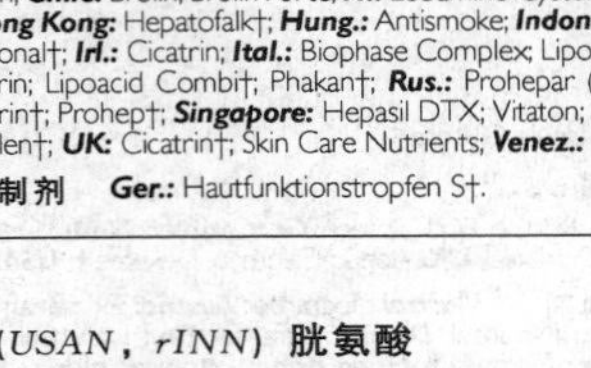

Pharmacopoeias. In *Chin., Eur* (see p.vii), and *US.*

Ph. Eur. 6. 8（Cystine） 白色或类白色结晶性粉末。几乎不溶于水和乙醇。可溶于氢氧化物的稀碱溶液。避光。

USP 33（Cystine） 贮藏温度为 20～25℃，允许温度范围为 15～30℃。

简介

胱氨酸是一种非必需氨基酸，被用作膳食补充物。

低蛋氨酸饮食结合胱氨酸补充剂已被用于先天性高胱氨酸尿症的治疗（见第1822页**氨基酸代谢障碍**项下）。

制剂

专利制剂

Fr.: Gelucystine; ***Ital.:*** Cistidil; Mavigen Sebo; ***Spain:*** Crecil.

多组分制剂 ***Arg.:*** Aminoterapia; Aminoterapia Capilar; Aminoterapia†; Cistidac; Cistimax; Dial-ND; Formuly-Piel; Lohp; Megacistin; Megaplus; Valcatil; Valcatil Plus; ***Austria:*** Gelacet†; Pantogar; Priorin; ***Canad.:*** Amino-Cerv†; ***Chile:*** Biorgan†; Vantux; Vantux Plus; ***Cz.:*** Merz Spezial; ***Fr.:*** Anacaps; Cystichol†; Cystine B_6; Forcapil; Solacy; ***Ger.:*** Pantovigar N; Priorin†; ***Hong Kong:*** Merz Spezial†; Pantogar; Perfectil; Pilfood; ***Hung.:*** Forcapil; Merz Spezial; Revalid; ***Indon.:*** Pantogar; ***Ital.:*** Biomineral; Biomineral One; Biomineral Plus; Konorderm; ***Mex.:*** Pantogar; ***Pol.:*** Merz Spezial; Revalid; ***Port.:*** Bioclin Kera†; Cystinex†; Neo-Cystine; Onglinex; Vitacrecil†; ***Rus.:*** Eltacin (Элтацин); Merz Spezial Dragees (Специальное Драже Мерц); Pantovigar (Пантовигар); ***Singapore:*** Pantogar; ***Switz.:*** Pantogar; Priorin N; ***Thai.:*** Genquin; ***Turk.:*** Pantogar; Priorin; ***UK:*** Pilfood; ***Ukr.:*** Fitoval Capsules (Фитовал капсулы); Revalid (Ревалид); ***USA:*** Amino-Cerv.

Dectaflur（*USAN*，*rINN*）氢氟酸十八烯胺

Dectafluro; Dectaflurum; SKF-38094. 9-Octadecenylamine hydrofluoride.

Дектафлур

$C_{18}H_{38}NF$ = 287.5.

CAS — 36505-83-6 (nonstereospecific); 1838-19-3 (9-octadecenylamine).

UNII — Q3B1Y93C1S.

简介

氢氟酸十八烯胺被作为氟的来源（见第1864页**氟化钠**项下）用于预防龋齿。关于氢氟酸十八烯胺可引发口腔炎的报道，见**氟化钠**项下的**超敏反应**（第1865页）。

制剂

专利制剂

Port.: Elmex.

多组分制剂 ***Austria:*** Elmex; ***Belg.:*** Elmex; ***Cz.:*** Elmex; ***Fin.:*** Elmex; ***Ger.:*** Elmex; Lawefluor N†; Ledermix Fluorid; Multifluorid; ***Hung.:*** Elmex; ***Israel:*** Elmex; ***Ital.:*** Elmex; ***Neth.:*** Elmex; ***Switz.:*** Elmex; Paro aux fluorures d'amines Gelee†.

Dextrin（*BAN*）糊精

British Gum; Dekstriini; Dekstrinas; Dextrina; Dextrine; Dextrinum; Dextrinum Album; Starch Gum.

Декстрин

$[C_6H_{10}O_5]_n.xH_2O$.

CAS — 9004-53-9.

Pharmacopoeias. In *Chin., Eur.* (see p.vii), and *Jpn.* Also in *USNF.*

Ph. Eur. 6. 8（Dextrin） 玉米、马铃薯或木薯淀粉在有或无酸碱或 pH 控制剂条件下部分水解或加热修饰而成，为白色或类白色自由流动的粉末。极易溶于沸水中形成黏性溶液；在冷水中溶解缓慢；几乎不溶于乙醇。5%分散于水中的溶液的 pH 值为 2.0～8.0。

USNF 28（Dextrin） 是一种淀粉或部分水解的淀粉，在有或无酸、碱或 pH 调节因子存在的条件下在干燥状态下经加热而改良形成。白色、黄色或褐色的可自由流动的粉末。在水中的溶解度可不同；通常极易溶解，但是经常含有一些不溶的部分。

Icodextrin（*BAN*，*USAN*，*rINN*）艾考糊精

Icodextrina; Icodextrine; Icodextrinum; Ikodekstriini; Ikodextrin.

Икодекстрин

$[C_6H_{10}O_5]_n$.

CAS — 337376-15-5.

UNII — 2NX48Z0A9G.

简介

糊精为一种葡萄糖聚合物，是淀粉水解后衍生出的(1→4)-α-D-葡聚糖。艾考糊精是一种 85%以上分子的分子量在 1640～45000 的糊精，且重量平均分子量约为 20000。糊精作为糖类的来源常常被用于口服膳食补充

剂和普饲。葡萄糖在胃肠道可快速释放，但是由于糊精的平均分子量很大，其溶液的渗透压低于等热卡的葡萄糖溶液。另外，以糊精为底料用于膳食补充的制剂（如麦芽糊精，第1857页），通常电解质成分含量较少且不含乳糖和蔗糖。这种特性使得这类制剂适合作为膳食药物补充用于多种疾病：包括某些可引发吸收不良的胃肠道病症、双糖耐受不良（无异麦芽糖不耐受）以及经常需要限制蛋白质、矿物质及液量的急性或慢性肝病或肾病者。

糊精用作片剂胶囊剂稀释剂，以及黏合剂、助悬剂和增稠剂。它还作为胶粘剂和硬化剂用于外科敷料中。

糊精硫酸盐阴道内用凝胶已被研究用于预防 HIV 感染和艾滋病。

艾考糊精可作为以葡萄糖为底料的溶液的替代品用于透析液中（见下文）。艾考糊精为底料的液体被用作经腹膜腔给药的药物的运载工具。还可将其向腹膜内缓慢灌注以减少腹部外科手术和妇科手术后的粘连。

透析 以葡萄糖为底料的溶液通常被用于连续不卧床腹膜透析（CAPD）用透析液中。但葡萄糖透过腹膜可被迅速吸收，从而减少超滤作用的持续时间并导致长期的代谢性并发症，如高血糖症、高胰岛素血症、高脂血症以及肥胖。其他的渗透因子已经在研究中。有一篇研究[1]报道了 11 名接受 CAPD 治疗的患者因使用葡萄糖为底料的透析液而导致反复的液体过剩，同时建议用糊精替代葡萄糖作为渗透因子可以逆转液体过剩且有可能减少透析频率。然而，其他研究[2]认为计划的透析频率不能使尿素充分排出，且除了造成透析不充分外还可能导致未完全代谢的葡萄糖聚合物在血液中的蓄积。

艾考糊精可被用作替代物[3~5]。该物质是一种葡萄糖聚合物，通过等渗溶液给予。由制造商进行的研究中发现它可被用于超滤过程中达 12h，且经腹膜吸收的量和潜在的热量负荷都比葡萄糖溶液低[6,7]。它也可以通过血液淀粉酶代谢，与其他葡萄糖聚合物相比不太可能产生吸收蓄积，尽管麦芽糖（初级代谢产物）的生成物浓度会导致在使用某些检测方法监测血糖时的检测结果发生错误性的升高[8~11]，导致胰岛素不合理用量和潜在致死危险。注册药品信息称，吡咯并喹啉醌葡萄糖脱氢酶试验或基于葡萄糖氧化酶的方法由于此原因，不应使用。在一项对 CAPD 患者的研究中，艾考糊精的耐受性较好并可产生至少与葡萄糖溶液相等的超滤作用[6]。另一项研究中发现，与使用葡萄糖的患者相比，使用艾考糊精的腹膜透析患者的体重减轻且体液情况得到了改善[12]。在一项针对因转换为血液透析而存在液体过剩问题的腹膜透析患者的小样本研究中，用艾考糊精作为替代选择用于每日长时间交换时，可显著增强超滤作用并延长患者的技术的存活时间[13]。

已研究将艾考糊精和葡萄糖相结合作为在增强超滤作用的同时减少葡萄糖暴露的方法[14,15]。

1. Stein A, *et al.* Glucose polymer for ultrafiltration failure in CAPD. *Lancet* 1993; **341:** 1159.
2. Martis L, *et al.* CAPD with dialysis solution containing glucose polymer. *Lancet* 1993; **342:** 176–7.
3. Frampton JE, Plosker GL. Icodextrin: a review of its use in peritoneal dialysis. *Drugs* 2003; **63:** 2079–2105.
4. Hamburger RJ, Kraus MA. Icodextrin fulfills unmet clinical need of PD patients: improved ultrafiltration. *Dialysis Transplant* 2003; **32:** 675–80.
5. Chhabra D, Nash K. Icodextrin: an alternative peritoneal dialysis fluid. *Expert Opin Drug Metab Toxicol* 2008; **4:** 1455–64.
6. Mistry CD, *et al.* A randomized multicenter clinical trial comparing isosmolar icodextrin with hyperosmolar glucose solutions in CAPD. *Kidney Int* 1994; **46:** 496–503.
7. Peers E, Gokal R. Icodextrin provides long dwell peritoneal dialysis and maintenance of intraperitoneal volume. *Artif Organs* 1998; **22:** 8–12.
8. Riley SG, *et al.* Spurious hyperglycaemia and icodextrin in peritoneal dialysis fluid. *BMJ* 2003; **327:** 608–9.
9. MHRA. Medical device alert: ref MDA/2007/058 issued 19 July 2007. Available at: http://www.mhra.gov.uk/PrintPreview/PublicationSP/CON2031807 (accessed 21/07/08)
10. Disse E, Thivolet C. Hypoglycemic coma in a diabetic patient on peritoneal dialysis due to interference of icodextrin metabolites with capillary blood glucose measurements. *Diabetes Care* 2004; **27:** 2279.
11. FDA. Icodextrin (marketed as Extraneal) and point-of-care glucose monitoring: a dangerous drug-device interaction. *FDA Drug Safety Newsletter* 2008; **1:** 49. Also available at: http://www.fda.gov/downloads/Drugs/DrugSafety/DrugSafetyNewsletter/ucm109178 (accessed 22/07/10)
12. Davies SJ, *et al.* Icodextrin improves the fluid status of peritoneal dialysis patients: results of a double-blind randomized controlled trial. *J Am Soc Nephrol* 2003; **14:** 2338–44.
13. Johnson DW, *et al.* Icodextrin as salvage therapy in peritoneal dialysis patients with refractory fluid overload. *BMC Nephrol* 2001; **2:** 2.
14. Jenkins SB, Wilkie ME. An exploratory study of a novel peritoneal combination dialysate (1.36% glucose/7.5% icodextrin), demonstrating improved ultrafiltration compared to either component studied alone. *Perit Dial Int* 2003; **23:** 475–80.
15. Dallas F, *et al.* Enhanced ultrafiltration using 7.5% icodextrin/1.36% glucose combination dialysate: a pilot study. *Perit Dial Int* 2004; **24:** 542–6.

超敏反应 皮肤反应会发生于接受艾考糊精的患者中，有时候甚至是严重的且全身性的[1~5]。皮肤反应有时是迟发型，最长可延迟至使用后 2 周[3]。

对于使用艾考糊精患者无菌性腹膜炎的复发，可能应归因于超敏反应，见下文。

1. Fletcher S, *et al.* Icodextrin allergy in a peritoneal dialysis patient. *Nephrol Dial Transplant* 1998; **13:** 2656–8.
2. Goldsmith D, *et al.* Allergic reactions to the polymeric glucose-based peritoneal dialysis fluid icodextrin in patients with renal failure. *Lancet* 2000; **355:** 897.
3. Queffeulou G, *et al.* Allergy to icodextrin. *Lancet* 2000; **356:** 75.
4. Al-Hoqail IA, Crawford RI. Acute generalized exanthematous pustulosis induced by icodextrin. *Br J Dermatol* 2001; **145:** 1026–7.
5. Valance A, *et al.* Icodextrin cutaneous hypersensitivity: report of 3 psoriasiform cases. *Arch Dermatol* 2001; **137:** 309–10.

腹膜炎 因艾考糊精所引发的无菌性腹膜炎已有报告[1,2]。此后，几批产品在 2002 年 5 月因为细菌污染、产生大量肽聚糖而被制造商召回[2,3]。然而，在曾经暴露于已召回批次产品的患者中，腹膜炎的发生率依然在增加，这一结果提示了艾考糊精或肽聚糖的致敏作用[4~6]。有人担忧在这些患者中可能出现因葡聚糖而产生的交叉致敏作用[6]，以及即便极低水平的肽聚糖也可能诱发腹膜炎的可能性[7]。在发生与艾考糊精相关的无菌性腹膜炎患者中发现了与细菌性腹膜炎相似的组织学的改变[8]。有建议提出，如果在重新给药后再次出现浑浊的透析液，那么艾考糊精就应当被停用[8]。

为了确定无菌性腹膜炎的成因，一项由制造商赞助的分析试验确证了已召回批次的透析液在成分、安全性以及无菌度方面都符合产品和药典的标准。然而，透析液和艾考糊精原料本身都会增加体外试验中的白细胞介素-6 的应答，从而提出非内毒素污染物是造成无菌性腹膜炎的原因。此后进一步的分析发现，由 *Alicyclobacillus acidocaldarius* 造成的艾考糊精原料中肽聚糖的污染是无菌性腹膜炎的成因[3]。

随后的一项涉及 722 名接受腹膜透析患者的 2 年前瞻性多中心队列研究发现，无证据显示艾考糊精为原料的溶液可改变腹膜炎发生率。

1. Tintillier M, *et al.* Transient sterile chemical peritonitis with icodextrin: clinical presentation, prevalence, and literature review. *Perit Dial Int* 2002; **22:** 534–7.
2. MacGinley R, *et al.* Relapsing culture-negative peritonitis in peritoneal dialysis patients exposed to icodextrin solution. *Am J Kidney Dis* 2002; **40:** 1030–5.
3. Martis L, *et al.* Aseptic peritonitis due to peptidoglycan contamination of pharmacopoeia standard dialysis solution. *Lancet* 2005; **365:** 588–94.
4. Basile C, *et al.* The impact of relapsing sterile icodextrin-associated peritonitis on peritoneal dialysis outcome. *J Nephrol* 2003; **16:** 384–6.
5. Povlsen JV, *et al.* Exposure to the peptidoglycan contaminant in icodextrin may cause sensitization of the patient maintained on peritoneal dialysis. *Perit Dial Int* 2003; **23:** 509–10.
6. Enia G, *et al.* Sterile icodextrin-associated peritonitis may induce hypersensitivity and recurrent peritonitis on re-challenge. *Nephrol Dial Transplant* 2003; **18:** 626.
7. Seow Y-YT, *et al.* Icodextrin-associated peritonitis among CAPD patients. *Nephrol Dial Transplant* 2003; **18:** 1951–2.
8. Goffin E, *et al.* Icodextrin-associated peritonitis: what conclusions thus far? *Nephrol Dial Transplant* 2003; **18:** 2482–5.
9. Vychytil A, *et al.* Extraneal Peritonitis Study Group. Icodextrin does not impact infectious and culture-negative peritonitis rates in peritoneal dialysis patients: a 2-year multicentre, comparative, prospective cohort study. *Nephrol Dial Transplant* 2008; **23:** 3711–9.

制剂

USNF 28: Liquid Glucose.

专利制剂

Austral.: Poly-Joule; ***Fr.:*** Caloreen; ***Gr.:*** Caloreen; ***Neth.:*** Dexemel†; Icodial†; ***Port.:*** Extraneal; ***UK:*** Adept; Caloreen; Dexemel†; ***USA:*** Benefiber.

多组分制剂 ***Austral.:*** Extraneal; ***Austria:*** Extraneal†; ***Canad.:*** Extraneal; ***Cz.:*** Extraneal; ***Denm.:*** Extraneal; ***Fin.:*** Extraneal; ***Fr.:*** Extraneal; Picot†; ***Ger.:*** Extraneal†; ***Hong Kong:*** Extraneal; ***Hung.:*** Extraneal; ***Irl.:*** Extraneal; ***Ital.:*** Extraneal; Icodial†; ***Neth.:*** Extraneal; ***Norw.:*** Extraneal; ***NZ:*** Extraneal; ***Philipp.:*** Extraneal; ***S.Afr.:*** Extraneal; ***Spain:*** Extraneal; ***Swed.:*** Extraneal; ***Switz.:*** Extraneal; ***Turk.:*** Extraneal; ***USA:*** Extraneal.

Ferric Ammonium Citrate 枸橼酸铁铵

381; Ammonium Ferric Citrate; Citrato amoniacal de hierro; Citrato amónico férrico; Citrato de hierro y amonio; Demir III Amonyum sitrat; Ferricum Citricum Ammoniatum; Iron and Ammonium Citrate.

Аммония-Железа (III) Цитрат

CAS — 1185-57-5.
ATC — V08CA07.
ATC Vet — QV08CA07.
UNII — UVP74NG1C5.

Pharmacopoeias. In *US.*

USP 33 (Ferric Ammonium Citrate) 含有 16.5%～18.5%的铁。在 8～15℃的温度条件下贮藏于密闭容器中。避光。

简介

枸橼酸铁铵被作为铁源（第1850页），用于治疗缺铁性贫血（第1852页）。口服给药。同样被用作食物添加剂、酸度调节剂、消结块剂或铁源。它也被用作着色剂。

制剂

USP 33: Ferric Ammonium Citrate for Oral Solution.

专利制剂

Braz.: Vinho Ferruginoso†; ***Gr.:*** Ferriseltz; ***India:*** Rubraplex; ***Neth.:*** FerriSeltz†; ***Port.:*** Cobalti†; ***Spain:*** Ferriseltz†; ***Turk.:*** Ferro; Nuklofer; Samson; Tonoferrin; ***Venez.:*** Docirон†.

多组分制剂 ***Arg.:*** ITE B12 Forte; ***Austria:*** Ferrovin-Chinaeisenwein†; ***Braz.:*** Ferroben†; Ferrotrat B12 Plus; Hematiase B12; Hematiron†; Hepavitose†; Regulador Xavier N-2†; ***Canad.:*** Maltlevol†; ***Gr.:*** Hemovital; ***Hong Kong:*** Nutroplex†; ***Hung.:*** China; ***India:*** Blosyn; Calron; Dexorange; Ferradol†; Ferrochelate; Genfol; Haem Up; Hepatoglobine; Sharkoferrol; Vitamon; ***Ital.:*** Emopon; ***S.Afr.:*** SB Blood Purifying Mixture†; ***Singapore:*** Nutroplex†; ***UK:*** Ironorm; Lexpec with Iron-M†; Lexpec with Iron†; ***Ukr.:*** Haemoferon (Гемоферон); Ranferon-12 (Ранферон-12); ***USA:*** Geritol; Geritonic; ***Venez.:*** Beferron; Cianofer; Fercobre B-12†; Fercobre†.

Ferric Carboxymaltose (*BAN, USAN, rINN*) 羧麦芽糖铁

Carboximaltosa férrica; Carboxymaltose Ferrique; Ferricum Carboxymaltosum; VIT-45.

Феррик Карбоксимальтоз

CAS — 9007-72-1.
UNII — 6897GXD6OE.

简介

羧麦芽糖铁可作为一种肠外铁源（第1850页）。在口服铁剂疗法无效或不能经口给药时，用于缺铁性贫血（第1852页）。使用剂量个体化，并且计算出总累积铁剂量不得过量。羧麦芽糖铁经静脉注射，输注时间1～2min，最高剂量为 200mg 铁，每周最多 3 次，或者用 0.9%的氯化钠稀释经静脉注射，最大剂量为 1g（或 15mg/kg）铁，每周不超过 1 次。本品不得经肌内注射或皮下注射。对于血液透析患者，它可未经稀释直接注入透析静脉肢。关于肠外使用铁剂的进一步信息，见**右旋糖酐铁**，第1852页。

1. Lyseng-Williamson KA, Keating GM. Ferric carboxymaltose: a review of its use in iron-deficiency anaemia. *Drugs* 2009; **69:** 739–56.

超敏反应 皮疹常见于羧麦芽糖铁注射使用后，但是荨麻疹、瘙痒和过敏反应少见。无葡聚糖制剂是否比右旋糖酐铁更安全的讨论，见第1853页。

制剂

专利制剂

Cz.: Ferinject; ***Denm.:*** Ferinject; ***Fin.:*** Ferinject; ***Ger.:*** Ferinject; ***Irl.:*** Ferinject; ***Neth.:*** Ferinject; ***Port.:*** Ferinject; ***Swed.:*** Ferinject; ***Switz.:*** Ferinject; ***UK:*** Ferinject.

Ferric Pyrophosphate 焦磷酸铁

Difosfato férrico; Férrico, pirofosfato; Iron Pyrophosphate.

Пирофосфат Железа

$Fe_4(P_2O_7)_3$ = 745.2.
CAS — 10058-44-3.
UNII — QK8899250F.

$$\left[{}^{-}O-\overset{\overset{O}{\|}}{\underset{\underset{O^-}{|}}{P}}-O-\overset{\overset{O}{\|}}{\underset{\underset{O^-}{|}}{P}}-O^- \right]_3 \quad Fe_4^{+++}$$

简介

焦磷酸铁被作为铁源（第1850页）用于缺铁性贫血（第1852页）。口服给药。

制剂

多组分制剂 ***Austral.:*** Incremin Iron; ***Mex.:*** Incremin Con Hierro; ***USA:*** Vitafol; Vitalize.

Ferritin 铁蛋白

Ferritina.

Ферритин

简介

铁蛋白是脊椎动物体内主要的铁贮存蛋白，大部分存在于肝、肾、小肠黏膜以及骨髓中，为可溶性蛋白外壳（脱辅铁蛋白）和晶状的羟基磷酸铁核心组成的复合物。被作为铁源（第1850页）用于缺铁性贫血（第1852页）。口服给药。

制剂

专利制剂

Mex.: Ferrivax; ***Port.:*** Profer; ***Spain:*** Ferroprotina; Kilor; Profer.

Ferrocholinate (*rINN*) 枸橼酸铁胆碱

Ferrocholinatum; Ferrocolinato.

Феррохолинат

$C_{11}H_{20}FeNO_9,2H_2O$ = 402.2.

CAS — 1336-80-7.

UNII — LWI5ZJ8WVL.

简介

枸橼酸铁胆碱是一种由等摩尔量的新沉淀的氢氧化铁和胆碱枸橼酸二氢盐制备而成的螯合物。被作为铁源（第1850页）用于缺铁性贫血（第1852页），口服给药。

制剂

专利制剂

Spain: Podertonic.

Ferrous Ascorbate 抗坏血酸亚铁

Ferroso, ascorbato.

Железа Аскорбат

$C_{12}H_{14}FeO_{12}$ = 406.1.

CAS — 24808-52-4.

ATC — B03AA10.

ATC Vet — QB03AA10.

简介

抗坏血酸亚铁被作为铁源（第1850页）用于缺铁性贫血（第1852页）。通常口服给药，每日最高剂量为1.47g（通常相当于每日200mg的铁）。

制剂

专利制剂

Fr.: Ascofer.

多组分制剂 ***Austria:*** China-Eisenwein.

Ferrous Aspartate 天冬氨酸亚铁

Ferroso, aspartato.

Железа Аспартат

$C_8H_{12}FeN_2O_8,4H_2O$ = 392.1.

ATC — B03AA09.

ATC Vet — QB03AA09.

简介

天冬氨酸亚铁被作为铁源（第1850页）用作膳食补充剂。口服给药，通常剂量可达每日112mg（相当于每日约16mg的铁）。在过去，较高剂量用于缺铁性贫血。

制剂

专利制剂

Fin.: Spartocine†; ***USA:*** FE Aspartate.

Ferrous Chloride 氯化亚铁

Ferroso, cloruro. Iron (II) chloride tetrahydrate.

Железа Хлорид

$FeCl_2,4H_2O$ = 198.8.

CAS — 7758-94-3 (anhydrous ferrous chloride); 13478-10-9 (ferrous chloride tetrahydrate).

ATC — B03AA05.

ATC Vet — QB03AA05.

UNII — S3Y25PHP1W.

简介

氯化亚铁被作为铁源（第1850页）用于缺铁性贫血（第1852页），口服给药。通常剂量为每日剂量为350～700mg（相当于每日100～200mg的铁），分次给药。

制剂

专利制剂

Fr.: Fer UCB; ***Pol.:*** Hemofer; ***Switz.:*** Ferrascorbin.

多组分制剂 ***Switz.:*** Ferrascorbin.

Ferrous Fumarate 富马酸亚铁

Demir Fumarat; Ferrofumaraatti; Ferrofumarat; Ferrosi fumaras; Ferroso, fumarato; Fumaran železnatý; Fumarate ferreux; Geležies(II) fumaratas; Vas(II)-fumarát.

Железа Фумарат

$C_4H_2FeO_4$ = 169.9.

CAS — 141-01-5.

ATC — B03AA02.

ATC Vet — QB03AA02; QB03AD02.

UNII — R5L488RY0Q.

Pharmacopoeias. In *Chin.*, *Eur.* (see p.vii), *Int.*, *US*, and *Viet.*

Ph. Eur. 6.8（Ferrous Fumarate） 精细的橙红色或赤褐色粉末。微溶于水；极微溶于乙醇。贮藏于密闭容器中。避光。

USP 33（Ferrous Fumarate） 橙红色至赤褐色的无臭粉末，粉碎时可能包含可生成黄色条状物的较软的块状物。微溶于水；极微溶于乙醇。在稀盐酸溶液中的溶解度有限且可能析出富马酸。

简介

富马酸亚铁被作为铁源（第1850页）用于缺铁性贫血（第1852页）。口服给药，通常剂量可达每日约600mg（相当于每日约200mg的铁）；如果需要，最高剂量可达每日1.2g（相当于每日约400mg的铁）。

制剂

BP 2010: Ferrous Fumarate and Folic Acid Tablets; Ferrous Fumarate Capsules; Ferrous Fumarate Oral Suspension; Ferrous Fumarate Tablets;
USP 33: Ferrous Fumarate and Docusate Sodium Extended-release Tablets; Ferrous Fumarate Tablets.

专利制剂

Arg.: Hemofer; Hemoferrol; ***Austria:*** Ferretab; Ferrobet; ***Braz.:*** Ferroklinge†; ***Canad.:*** Neo-Fer; Palafer†; ***Cz.:*** Ferronat†; ***Fr.:*** Fumafer; ***Ger.:*** Ferrum Hausmann; Rulofer N; ***Gr.:*** Chrofer; ***Hung.:*** Feroglobin-B12; ***Indon.:*** Fercee; ***Irl.:*** Fersaday; Galfer; ***Mex.:*** Biofuroso; Croferron; Fernadin; Ferro-Terapina; Ferval; Fumavit; Gestaferron; Medifer†; ***Norw.:*** Nycoplus Neo-Fer; ***Singapore:*** Iron Beacons; ***Swed.:*** Erco-Fer; ***Switz.:*** Ferrum Hausmann; Lufer; ***Thai.:*** Cebrin-Fe; F-Tab; Femarate; Ferdek; Fermasian; Fermate; I-RON; ***Turk.:*** Feramat; ***UK:*** Fersaday; Fersamal; Galfer; ***USA:*** Femiron; Feostat†; Ferretts; Ferro-Dok; Hemocyte; Nephro-Fer†; Vitron-C; ***Venez.:*** Ferol; Ferroce; Fumafer†.

多组分制剂 ***Arg.:*** Anemidox-Ferrum; Anemidox-Solutab; Autrinic Compuesto†; Ferretab Compuesto; Ferrocebrina; Hemofer Folic; Hierro Folico; ***Austral.:*** Bio Iron; Extralife PMS-Care†; Medinat PMT-Eze†; ***Austria:*** Ferretab Comp; ***Belg.:*** Gestiferrol; ***Braz.:*** Betozone; Folix-Mater; Iloban; Rubralong†; ***Canad.:*** Ferro-C with B Complex; Formula C 36; Neo-Fer CF†; Palafer CF; ***Chile:*** Confer; Cronoferril†; Fercovit; Ferranim; Ferro Vitaminico†; Folifer; Orlon; ***Cz.:*** Ferretab Compositum; Merz Spezial; ***Fin.:*** Matrifolin†; ***Gr.:*** Dicalets-M; ***Hong Kong:*** Fortifer; ***Hung.:*** Merz Spezial; ***India:*** Anemidox; Autrin; Elferri-Z; Globac-Z; Hemsi; Hepasules†; Hepatoglobine†; Livogen Captab; Livogen-Z; Siderfol; Softeron; Softeron-Z; ***Indon.:*** Bioferron; Bionemi; Calmin-AF; Dasabion; Emineton; Hemafort; Hemarate CE†; Hemobion; Lactacin; Natabion; Nichobion; Nonemi; Nufagrabion; Nufagrabion-GM; Odiron-C†; Prenamia; Prenatin-DF; Rejuvan†; Solvitral; Solvitron; Veroscan; Vitachol; Vitalex; Vitamam 2; Vitamam 3; Vitonal-F; ***Irl.:*** Galfer FA; Givitol†; ***Israel:*** Folex; Foric; ***Malaysia:*** Ferrol-Cal†; Ferrovit†; Odiron-C†; ***Mex.:*** Autrin; Dialeli AF; Ferro Grin; Ferrotemp; Fumarol; Yemifer-HE; ***Philipp.:*** Anemicon Plus; Anixon; Appebon with Iron; Beniforte; Charlize; Essenfer; Fer-Essence; Fergesol; Ferlette; Ferosal; Ferroplex; Ferrovit; Foramefer; Fortifer; Fortifer FA; Fumiron + B; Harvifer; Hemarate; Hemobion; Hemovin; Heralink; Hi-Smart Teens; Iroplex; Macrobee with Iron; Molvite-OB; Multispec-E; Mulvitron; Nakaron; Natalbes; Trev-Iron; TriHEMIC; Trust Pill; Usanatal; Zoiron; ***Rus.:*** Ferretab Comp (Ферретаб Комп); Merz Spezial Dragees (Специальное Драже Мерц); ***S.Afr.:*** Autrin; Pregamal; ***Singapore:*** Iron Melts; Odiron-C†; Wanse; ***Spain:*** Foliferron; ***Switz.:*** Duofer; Duofer Fol; ***Thai.:*** Adnemic-F; Biocalron; FB Fer†; FBC; FBC Plus; Fer-200†; Fercalmin; Ferli-6; Ferosix; Ferplus-B; Ferropro; Ferrovit; Foli-C; Hemarate; Hemolax†; Intricon; Obimin-AZ; Polycolvit; Polyvit; Vita-Cal; ***Turk.:*** Ferrozinc; Vi-Fer; ***UK:*** Galfer FA; Meterfolic; Pregaday; ***Ukr.:*** Hemsyneral-TD (Гемсинерал-ТД); Little Friend (Маленькие Друзья); Merz Special Dragees (Специальное Драже Мерц); Pregnalac (Прегналак); Pregnavit (Прегнавит); Ranferon-12 (Ранферон-12); Vimifor Multivitamin with Beta-Carotene (Вімiфор Мультивiтамiн З Бета-каротином); ***USA:*** ABC to Z; Albafort; Anemagen OB†; Berocca Plus; Caltrate + Iron & Vitamin D; Certagen; Chromagen; Chromagen FA; Chromagen Forte; Contrin; Diatx Fe; Estrostep Fe; Femcon Fe; Ferotrinsic; Ferrogels Forte; Fetrin; Formula B Plus; Fumatinic; Geriot; Gevral T; Hem Fe; Hematinic; Hematinic Plus; Hemocyte Plus; Hemocyte-F; Junel Fe; Livitrinsic-f†; Loestrin Fe; Multifol; Parvlex; Pronemia Hematinic; Repliva; Tandem; Tandem Plus; Thera Hematinic; Theragenerix-H; Tilia Fe; Tolfrinic; Tri-Legest; TriHEMIC; Trinsicon†; Vitafol; Vitafol-OB; Yelets; Zodeac; ***Venez.:*** Cobalfer; Fefol; Fercor†; Ferroliver; Ferronorm; Folifer B-12; Hepafol con B-12; Vitnatal.

Ferrous Gluceptate 葡庚酸亚铁

Ferroso, gluceptato; Ferrous Glucoheptonate; Glucoheptonato ferroso.

$Fe(C_7H_{13}O_8)_2$ = 506.2.

CAS — 25126-38-9.

UNII — 13809H6DVG.

简介

葡庚酸亚铁被作为铁源（第1850页）用于缺铁性贫血（第1852页），口服给药。

制剂

专利制剂

Chile: Unifer.

多组分制剂 ***Arg.:*** Egestan Hierro; ***Spain:*** Clamarvit†; Normovite Antianemico.

Ferrous Gluconate 葡萄糖酸铁

E579; Eisen(II)-Gluconat; Ferroglukonaatti; Ferroglukonat; Ferrosi gluconas; Ferrosi Gluconas Hydricus; Ferroso, gluconato; Geležies(II) gliukonatas; Gluconate ferreux; Glukonan železnatý hydrát; Vas(II)-glükonát; Żelaza(II) glukonian. Iron (II) di(D-gluconate).

Железа Глюконат

$C_{12}H_{22}FeO_{14},xH_2O$.

CAS — 299-29-6 (anhydrous ferrous gluconate); 12389-15-0 (ferrous gluconate dihydrate).

ATC — B03AA03.

ATC Vet — QB03AA03.

UNII — U1B1I423Z.

(anhydrous ferrous gluconate)

Pharmacopoeias. In *Eur.* (see p.vii).
Chin. and *US* specify the dihydrate.

Ph. Eur. 6.8（Ferrous Gluconate） 黄绿色至灰色的粉末或颗粒。以干燥物计，含亚铁离子在11.8%～12.5%。可随意但缓慢地溶解于水中形成棕绿色溶液，更易溶于热水；几乎不溶于乙醇。10%水溶液的pH值在配制后3～4h内为4.0～5.5。避光。

USP 33（Ferrous Gluconate） 黄灰色或淡黄绿色、有类似于焦糖味的轻微臭的精细粉末或颗粒。可溶于水（1：5）；几乎不溶于乙醇。5%水溶液的pH值相对于石蕊呈酸性。贮藏于密闭容器中。

简介

葡萄糖酸铁被作为铁源（第1850页）用于缺铁性贫

血（第1852页）。每日最高剂量 1.8g（相当于每日约 210mg 的铁），口服给药。

制剂

BP 2010: Ferrous Gluconate Tablets;
USP 33: Ferrous Gluconate Capsules; Ferrous Gluconate Elixir; Ferrous Gluconate Tablets.

专利制剂

Austral.: Fergon†; ***Austria:*** Losferron†; ***Belg.:*** Losferron; ***Canad.:*** Novo-Ferrogluc; ***Chile:*** Glucoferro K; ***Cz.:*** Losferron†; ***Ger.:*** Eisen-Sandoz; Ferrum Verla; Losferron; Rulofer G; Vitaferro; ***Israel:*** Ferro; Ferro-Nes; ***Ital.:*** Auxofer; Bioferal; Bioglufer; Blizer†; Blustark; Crom; Cromatonferro; Effegyn†; Emoxiron; Eriglobin†; Eritropiu; Ferig†; Ferro Complex; Ferrogyn; Flexifer†; Gloros; Glucoferro; Losferron; Megafer; Monoferro; Prontoferro; Sidervim; Sustemial; ***Neth.:*** Losferron; ***Pol.:*** Ascofer; ***Port.:*** Bioferro; Hemototal; Losferron†; ***Rus.:*** Ferronal (Ферронал)†; ***Spain:*** Ferrum Sandoz†; Losferron; ***Switz.:*** Lufer; ***Turk.:*** Losferron; ***Ukr.:*** Megaferin (Мегаферін); ***USA:*** Fergon; ***Venez.:*** Ferroper†; Irolen†; Salfer; Yisafer.

多组分制剂 ***Austral.:*** Le Trim-BM†; ***Austria:*** Losferron-Fol†; Optical mit Eisen†; ***Canad.:*** Floradix Formula; Floradix Tab; Floravit; Liv; ***Chile:*** Prenavit; ***Fr.:*** Tot'Hema; ***Ger.:*** Biovital Aktiv†; Ferro-C-Calcium†; Floradix Krauterblut; ***Hung.:*** Floradix; ***India:*** Elferri; Gynae-CVP; Hemiphos; JP Tone; Livogen Hemtonic; Pentavite†; ***Indon.:*** Adfer; Biosanbe; Diabion; Emibion; Habebion†; Inbion; Maltiron; Muveron; Neogobion; Opibion; Sangobion; Sangofer; Sangovitin†; Solvitron; Suprabion; Tropifer†; Vitabion; ***Malaysia:*** Sangobion; ***Philipp.:*** Sangobion; ***Pol.:*** Additiva Ferrum; ***Port.:*** Tot'Hema; ***Rus.:*** Tot'Hema (Тотема); ***Singapore:*** Chitosano; Neogobion; Sangobion; ***Spain:*** Clamarvit†; Ferrocoban B12†; ***Switz.:*** Duofer; Duofer Fol; Ferrascorbin; ***Thai.:*** Ferro-Be-Sian†; Ferromin; Glufer-C†; Sangobion; ***Turk.:*** Ferro-Vital; ***UK:*** Foresight Iron Formula; ***USA:*** Compete; Iromin-G; ***Venez.:*** Gestocal†.

Ferrous Glycine Sulfate 氨乙酸硫酸亚铁

Aminoacetosulfato ferroso; Demir Glisin Sülfat; Ferroglycini Sulfas; Ferroglycinsulfat; Ferroglysiinisulfaatti; Ferroso de glicina, sulfato; Ferrous Aminoacetosulphate; Ferrous Glycine Sulphate.

Железа Глицин Сульфат

CAS — 14729-84-1.
ATC — B03AA01.
ATC Vet — QB03AA01.

简介

氨乙酸硫酸亚铁是一种硫酸亚铁和甘氨酸的螯合剂，被作为铁源（第1850页）用于缺铁性贫血（第1852页）。口服给药，通常剂量相当于每日 100mg 铁，最大剂量 300mg，分次给药。

制剂

专利制剂

Braz.: Neutrofer; ***Chile:*** Cheltin; ***Denm.:*** Glycifer; Niferex; ***Fin.:*** Obsidan; ***Ger.:*** Ferro Sanol; Ferro sanol duodenal; ***Gr.:*** Ferro Sanol; ***Hong Kong:*** Ferro Sanol; ***Irl.:*** Plesmet†; ***Ital.:*** Niferex; ***Port.:*** Ferrocutid†; Niferex; ***Spain:*** Ferbisol; Ferro Sanol; Glutaferro; ***Swed.:*** Niferex; ***Switz.:*** Ferro sanol; ***Turk.:*** Ferro Sanol; ***USA:*** Gentle Iron; ***Venez.:*** Herronduo.

多组分制剂 ***Arg.:*** Anemidox Ultra; ***Braz.:*** Neutrofer Folico; ***Fin.:*** Obsidan comp; ***Ger.:*** Ferro sanol comp; Ferro sanol gyn; ***India:*** Fecontin-F; Fecontin-Z†; ***Turk.:*** Ferro Sanol B; ***UK:*** Florisene; ***USA:*** Repliva; ***Venez.:*** Herrongyn.

Ferrous Lactate 乳酸亚铁

E585; Ferroso, lactato; Iron Lactate.

Молочнокислое Железо

$C_6H_{10}FeO_6,3H_2O$ = 288.0.

CAS — 5905-52-2 (anhydrous ferrous lactate); 6047-24-1 (ferrous lactate trihydrate).

UNII — 5JU4C2L5A0 (ferrous lactate); IEP40B1R5X (ferrous lactate trihydrate).

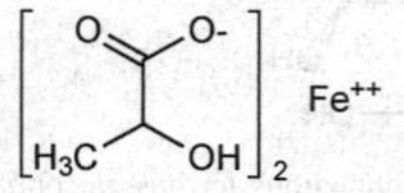

(anhydrous ferrous lactate)

简介

乳酸亚铁被作为铁源（第1850页）用于缺铁性贫血（第1852页）。

制剂

专利制剂

S.Afr.: Ferro Drops L; ***Spain:*** Cromatonbic Ferro.

多组分制剂 ***Austria:*** Anthozym; ***Hung.:*** Fagifor†; ***Pol.:*** Multivitamol; ***Ukr.:*** Gerovital Dr. Theiss (Геровитал Др. Тайсс); Multivitamol Dr Theiss (Мультивитамол Др. Тайсс).

Ferrous Oxalate 草酸亚铁

Ferroso, oxalato; Ferrum Oxalicum Oxydulatum; Iron Protoxalate; Protoxalato de hierro.

Железа Оксалат

$C_2FeO_4,2H_2O$ = 179.9.

CAS — 516-03-0 (anhydrous ferrous oxalate); 6047-25-2 (ferrous oxalate dihydrate).

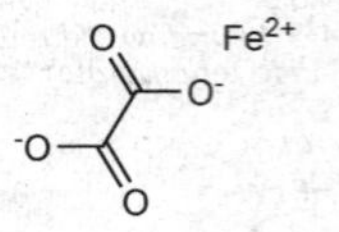

(anhydrous ferrous oxalate)

简介

草酸亚铁被作为铁源（第1850页）使用。

制剂

多组分制剂 ***Fr.:*** Disulone.

Ferrous Succinate 琥珀酸亚铁

Ferroso, succinato.

Железа Сукцинат

$C_4H_4FeO_4$ = 171.9.
CAS — 10030-90-7.
ATC — B03AA06.
ATC Vet — QB03AA06.

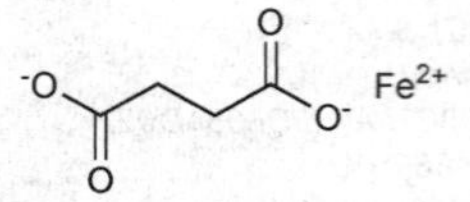

简介

琥珀酸亚铁被作为铁源（第1850页）用于缺铁性贫血（第1852页）。口服给药的最大剂量约为每日 600mg（相当于每日约 200mg 的铁）。

制剂

专利制剂

Arg.: Ferdromaco; ***Fr.:*** Inofer; ***Ger.:*** Ferrlecit 2; ***Swed.:*** Ferromyn S†.

多组分制剂 ***India:*** Hematrine.

Ferrous Sulfate 硫酸亚铁

Demir Sülfat; Eisen(II)-Sulfat; Ferreux (Sulfate); Ferrosi Sulfas; Ferrosi sulfas heptahydricus; Ferroso, sulfato; Ferrosulfaattiheptahydraatti; Ferrosulfatheptahydrat; Ferrous Sulphate; Ferrum Sulfuricum Oxydulatum; Geležies(II) sulfatas heptahidratas; Iron (II) Sulphate Heptahydrate; Iron Sulphate; Síran železnatý heptahydrát; Sulfate ferreux heptahydraté; Sulfato de hierro; Sulfato de hierro (II) heptahidrato; Vas(II)-szulfát; Żelaza(II) siarczan.

Железа Сульфат

$FeSO_4,7H_2O$ = 278.0.

CAS — 7720-78-7 (anhydrous ferrous sulfate); 7782-63-0 (ferrous sulfate heptahydrate).
ATC — B03AA07.
ATC Vet — QB03AA07; QB03AD03.
UNII — 39R4TAN1VT.

注：天然的硫酸亚铁被称为绿矾或硫酸亚铁。

Pharmacopoeias. In *Chin., Eur.* (see p.vii), *Int., Jpn, US,* and *Viet.*
Swiss also includes ferrous sulfate sesquihydrate.

Ph. Eur. 6.8（Ferrous Sulphate Heptahydrate） 浅绿色的结晶性粉末或蓝绿色晶体，在空气中可风化。在潮湿空气中会被氧化成褐色。易溶于水；极易溶于沸水；几乎不溶于乙醇。5%水溶液的 pH 值为 3.0～4.0。贮藏于密闭容器中。

USP 33（Ferrous Sulphate） 淡蓝绿色的无臭晶体或颗粒。在干燥空气中会风化且在潮湿空气中会被迅速氧化形成褐黄色的碱式硫酸亚铁。可溶于水（1：1.5），溶于沸水（1：0.5）；不溶于乙醇。10%的水溶液相对于石蕊呈酸性，pH 值约为 3.7。贮藏于密闭容器中。

Dried Ferrous Sulfate (*USAN*) 干燥硫酸亚铁

Dried Ferrous Sulphate; Exsiccated Ferrous Sulphate; Ferreux (sulfate) desséché; Ferrosi sulfas desiccatus; Ferrosi Sulfas Exsiccatus; Ferroso desecado, sulfato; Sulfato ferroso seco.

CAS — 13463-43-9.
UNII — 2IDP3X9OUD (anhydrous ferrous sulfate); RIB00980VW (dried ferrous sulfate).

Pharmacopoeias. In *Eur.* (see p.vii), *Int., US,* and *Viet.*

Ph. Eur. 6.8（Ferrous Sulphate，Dried） 水合硫酸亚铁通过干燥以脱掉其结晶中的部分水分。在潮湿空气中会被氧化成灰白色粉末，逐渐变成褐色粉末。含 $FeSO_4$ 86.0%～90.0%。可以缓慢但几乎完全溶解于水；极易溶于热水；几乎不溶于乙醇。5%水溶液的 pH 值为 3.0～4.0。贮藏于密闭容器中。

USP 33（Dried Ferrous Sulfate） 以硫酸亚铁一水合物为主要组成成分，并含有不同量的硫酸亚铁四水合物的灰白色至浅黄色的粉末。含 86.0%～89.0%的 $FeSO_4$。缓慢溶于水；不溶于乙醇。

简介

硫酸亚铁被作为铁源（第1850页）用于缺铁性贫血（第1852页）。口服给药；干燥形式通常被用于固体剂型，而七水合物通常被用于液体剂型。干燥硫酸亚铁的常规剂量最高可达每日 600mg（相当于每日 180～195mg 的铁，该数值会因纯净度以及水中盐的成分而略有不同）。

硫酸亚铁可被硝酸和硫酸氧化生成碱式硫酸铁溶液，也被称为蒙塞尔溶液，作为止血药使用。

制剂

BP 2010: Ferrous Sulphate Tablets; Paediatric Ferrous Sulphate Oral Solution; Prolonged-release Ferrous Sulphate Tablets;
BPC 1973: Compound Ferrous Sulphate Tablets;
USP 33: Ferric Subsulfate Solution; Ferrous Sulfate Oral Solution; Ferrous Sulfate Syrup; Ferrous Sulfate Tablets.

专利制剂

Arg.: Eurofer; Factofer; Feklon; Fer-In-Sol; Ferlea†; Ferricol; Ferrocebrina; Ferromas; Ferrometion; Hemofer; Hemoferrol; Iberol; Medifer; Siderblut; TGI; ***Austral.:*** Ferro-Gradumet; Ferrograd C†; ***Austria:*** Aktiferrin; Ferro-Gradumet; Ferrograd C†; Infa-Tardyferon†; Tardyferon; ***Belg.:*** Fero-Grad; Fero-Gradumet; ***Braz.:*** Anemiplus†; Cimefer; Fer-In-Sol; Ferrison†; Ferronil; Ferrosol; Ferrototal; Ferrotron†; Hematofer†; Iberol; Ironfer†; Lomfer†; Neck-Fer†; Perfer†; Salonfer†; Sulfatofer†; Sulfer Plus; Sulfergan Composto; Sulferro; Sulferrol; Tratfer†; Vitafer; ***Canad.:*** Fer-In-Sol†; Fero-Grad†; Ferodan; Ferofate; Novo-Ferrosulfate; Slow-Fe†; ***Chile:*** Ferinsol; Ferrigot; Ferromalt; Iberol Simple†; ***Cz.:*** Aktiferrin; Eisen-Diasporal†; Ferro-Gradumet†; Sorbifer; Tardyferon; ***Denm.:*** Ferro; ***Fin.:*** Duroferon; Retafer; ***Fr.:*** Fer AP-HP; Fero-Grad vitamine C; Timoferol; ***Ger.:*** Aktiferrin N; Ceferro; Dreisafer; Eisendragees-ratiopharm†; Eisentabletten; Eryfer; Ferrogamma; FERROinfant N†; Haemoprotect; Hamatopan; Kendural C; Plastufer; Plastulen; Tardyferon; ***Gr.:*** Cooperfer; Fer-In-Sol; Microfer; Resoferon; Tardyferon; ***Hong Kong:*** Ferasul†; Ferisan; Iron-200; Super-Fe; ***Hung.:*** Aktiferrin; Ferro-Gradumet; Sorbifer; Tardyferon; ***Indon.:*** Sulfas Ferrosus; ***Irl.:*** Feospan; Fer-In-Sol; Ferrograd; Ferrograd C; ***Israel:*** Ferro-Gradumet; Slow-Fe; Tardyferon; ***Ital.:*** Fer-In-Sol; Ferrograd; Ferrograd C; ***Malaysia:*** Retafer; ***Mex.:*** Biofenor; Fer-In-Sol; Ferifer; Forcil†; Hemobion; Valdefer; ***Neth.:*** Fero-Gradumet; Ferrograd; Protiferron; ***Norw.:*** Duroferon; Ferromax; Nycoplus Ferro-Retard; ***NZ:*** Ferro-Gradumet; Ferrograd C; ***Philipp.:*** Brisofer; Feosol; Feovit†; Fer-In-Sol; Ferglobin; Ferosal; Sorbifer; United Home Fersulfate Iron; ***Pol.:*** Ferro-Gradumet†; Hemofer; Sorbifer; Tardyferon; ***Port.:*** Ferro-Gradumet; Tardyferon; ***Rus.:*** Aktiferrin (Актиферрин); Ferro-Gradumet (Ферроградумет); Ferroplex (Ферроплекс); Hemofer (Гемофер); Sorbifer (Сорбифер); Tardyferon (Тардиферон); ***S.Afr.:*** Fero-Grad; Fesofor†; ***Spain:*** Fero-Gradumet; Tardyferon; ***Swed.:*** Duroferon; ***Switz.:*** Actiferrine; Ferro-Gradumet; ***Thai.:*** Fer-In-Sol; Ferrotabs; Pediron; ***Turk.:*** Oroferon; Tardyferon; ***UAE:*** Kdiron; ***UK:*** Feospan; Ferrograd; Ferrograd C; Ironorm; ***Ukr.:*** Aktiferrin (Актиферрин); Sorbifer (Сорбифер); ***USA:*** Enfamil Fer-In-Sol; Fe[50]; Feosol; Fer-gen-sol; Feratab; Fero-Grad; Irospan; Slow-Fe; ***Venez.:*** Corsafer†; Fer-In-Sol; Gotafer†; Ironcor†; Mol-Iron†.

多组分制剂 ***Arg.:*** Bifidosa; Factofer B12; Fefol; Ferro Folic; Hierro Plus†; Iberol; Rubiron; Sideralce; Tardyferon; Vifortol Prenatal; ***Austral.:*** Fefol; FGF Tabs; Irontona; ***Austria:*** Aktiferrin Compositum; Ferrograd Fol; Ferrum-Quarz; Kephalodoron; Tardyferon-Fol; Zellaforte plus†; ***Braz.:*** Anemix†; Anemofer†; Betozone; Cobaldoze; Combiron; Coraben†; Dobiron; Ferrocomplex; Ferroplex; Ferrotonico B12†; Ferrotonico†; Ferrotrat; Iberin Folico; Iberol; Novofer; Paratonico; Rubrargil; Sulfato Ferroso Composto; Sulfatofer†; Tonico Blumen†; Vitonico; ***Canad.:*** Iberet†; Pediavit Select; Slow-Fe Folic†; Surbex plus Iron†; ***Chile:*** Acomir con hierro†; Ferranem; Iberol Folico†; Iberol†; ***Cz.:*** Aktiferrin Compositum; Ferro-Folgamma; Ferrograd Folic†; Tardyferon-Fol; ***Fr.:*** Tardyferon; Tardyferon B_9; Thalamag fer B_9; ***Ger.:*** Biovital Aktiv†; Eisenkapseln†; Eryfer comp; Ferro-Folgamma; Ferro-Folsan; Hamatopan F; Kendural-Fol-500; Plastulen Duo; Tardyferon-Fol; ***Gr.:*** Feofol; Fero-Folic; Gyno-Tardyferon; ***Hong Kong:*** Iberet-Folic; Iberet†; ***Hung.:*** Biovital†; Ferro-Folgamma; Ferrograd Folic; Neo-Ferro Folgamma; Tardyferon-Fol; ***India:*** Cofol; Conviron-TR; Fefol; Fefol-Z; Ferrochelate-Z; Fesovit; Iberol; JP Tone-TR†; Maxiferon; Plastules B-12; Protone; ***Indon.:*** Befozi; Iberet; Iberet-Folic; ***Irl.:*** Fefol; Ferrograd Folic; ***Israel:*** Aktiferrin-F; Ferrograd Folic; Foliferrin; Slow-Fe Folic; Tardyferon B9; ***Ital.:*** Ferrograd Folic; ***Malaysia:*** Aktiferrin-F†; Iberet-Folic; Iberet†; ***Mex.:*** Alpharexin†; Ferro Folico; Hemoinfant; Iberet†; Iberol†; Orafer Comp; Tardyferon-Fol; ***NZ:*** Ferrograd Folic; ***Philipp.:*** Ameciron; Appebon with Iron; Appetason; Appetite OB; Appetite with Iron; Cuteplex; Drexabion OB; Dupharon; Femina; Ferlin; Ferosal; Ferro-Folsan Plus†; Foralivit; Hanizyn; Heltine; Hemiron; IBC; Iberet; Iberet-Folic; Imefer; Irobon; Magniferron; Mediferron-Vita; Meganerv-E; Micron-C; Molvite with Iron; Natalac FeFol; Propan with Iron; Regeron-E Plus; Terraferron; ***Pol.:*** Ferrograd Folic†; Hemofer F†; Tardyferon-Fol; ***Port.:*** Fefolato; Ferro-Folsan†; Ferrograd Folico; Folifer; Tardyferon-Fol; Vitacrecil†; ***Rus.:*** Aktiferrin Compositum (Актиферрин Композитум); Biovital (Биовитал); Fenules (Фенюльс); Ferro-Folgamma (Ферро-Фольгамма); Ferrohematogen (Феррогематоген); Ferrovit (Ферровит); Gyno-Tardyferon (Гино-тардиферон); ***S.Afr.:*** Dr Williams Pink Pills†; Fefol-Vit†; Fefol†; Fero-Folic; Ferrous Sulphate Compound†; Foliglobin; Totonik†; ***Singapore:*** Aktiferrin-F; Ferbeaplex; Iberet; Iberet-Folic; ***Switz.:*** Actiferrine-F; Fero-Folic; Gyno-Tardyferon; Kendural;

Tardyferon; **Thai.:** Ferro-BC; Temaron; **Turk.:** Gyno-Tardyferon; Gynoferon; Natabec†; **UAE:** Folicron; **UK:** Fefol; Ferrograd Folic; Ironorm; **Ukr.:** Fenules (Фенюльс); Gyno-Tardyferon (Гино-Тардиферон); **USA:** Aqua Ban Plus; Fero-Folic; Generet; Iberet-Folic†; Iberet†; Slow Fe with Folic Acid; **Venez.:** Autrin†; Ferro-Folic; Ferroce con B12; Iberol C.

顺势疗法制剂 **Cz.:** Ferrum Homaccord†; **S.Afr.:** Kephalodoron; **UK:** Bidor.

Ferrous Tartrate 酒石酸亚铁

Ferrosi Tartras; Ferroso, tartrato.

Железа Тартрат

$C_4H_4FeO_6,2\frac{1}{2}H_2O = 249.0.$

CAS — 2944-65-2 (anhydrous ferrous tartrate).

ATC — B03AA08.

ATC Vet — QB03AA08.

UNII — ZRW631PTZD.

(anhydrous ferrous tartrate)

简介

酒石酸亚铁被作为铁源（第1850页）用于缺铁性贫血（第1852页）。

制剂

多组分制剂 **Denm.:** Ferroplex-frangula.

Ferumoxytol (*USAN*) 铁氧托

Code 7228.

Ферумокситол

CAS — 1309-38-2.

UNII — CLH5FT6412 (ferumoxytol non-stoichiometric magnetite).

不良反应和注意事项

参见右旋糖酐铁，见第1853页。

铁氧托治疗有血液学反应，应定期检测。它不得用于治疗铁过剩或非缺铁性贫血。

铁氧托治疗可改变磁共振成像结果，并且这种影响可持续至停药后 3 个月。

药动学

铁氧托的血浆浓度峰值出现在静脉注射后约 20min。消除半衰期约 15h。铁氧托不会被血液透析移除。

用途和用法

铁氧托是一种由低分子量半合成碳水化合物包裹着的超顺磁性氧化铁，也是多葡萄糖山梨醇羧甲基。它被用作铁源以治疗慢性肾脏疾病患者的缺铁性贫血（见第1852页）。剂量按照铁元素表示。首次剂量为 510mg，静脉注射速度最快为 30mg/s；第二次在 3～8 日后使用，使用剂量为 510mg。对接受血液透析的患者，在血液透析完成后 1h 给予铁氧托治疗。血液学反应应在第二次铁氧托使用至少 1 个月后评价。持续性或复发性缺铁性贫血患者可以进一步接受铁氧托治疗。铁氧托可用于核磁共振成像中的造影剂，见第1409页。

1. Landry R, *et al.* Pharmacokinetic study of ferumoxytol: a new iron replacement therapy in normal subjects and hemodialysis patients. *Am J Nephrol* 2005; **25:** 400–10.
2. Spinowitz BS, *et al.* The safety and efficacy of ferumoxytol therapy in anemic chronic kidney disease patients. *Kidney Int* 2005; **68:** 1801–7.
3. Li W, *et al.* Lower extremity deep venous thrombosis: evaluation with ferumoxytol-enhanced MR imaging and dual-contrast mechanism—preliminary experience. *Radiology* 2007; **242:** 873–81.
4. Neuwelt EA, *et al.* The potential of ferumoxytol nanoparticle magnetic resonance imaging, perfusion, and angiography in central nervous system malignancy: a pilot study. *Neurosurgery* 2007; **60:** 601–11.
5. Spinowitz BS, *et al.* Ferumoxytol for treating iron deficiency anemia in CKD. *J Am Soc Nephrol* 2008; **19:** 1599–1605.
6. Singh A, *et al.* Safety of ferumoxytol in patients with anemia and CKD. *Am J Kidney Dis* 2008; **52:** 907–15.
7. Provenzano R, *et al.* Ferumoxytol as an intravenous iron replacement therapy in hemodialysis patients. *Clin J Am Soc Nephrol* 2009; **4:** 386–93.
8. Schwenk MH. Ferumoxytol: a new intravenous iron preparation for the treatment of iron deficiency anemia in patients with chronic kidney disease. *Pharmacotherapy* 2010; **30:** 70–9.

制剂

专利制剂

USA: Feraheme.

Folic Acid (*BAN*, *rINN*) 叶酸

Acide folique; Ácido fólico; Acidum folicum; Folacin; Folik Asit; Folinsyre; Folio rūgštis; Folsav; Folsyra; Foolihappo; Kwas foliowy; Kyselina listová; PGA; Pteroylglutamic Acid; Pteroylmonoglutamic Acid; Vitamin B_9; Vitamin B_{11}. *N*-[4-(2-Amino-4-hydroxypteridin-6-ylmethylamino)benzoyl]-L(+)-glutamic acid.

Фолиевая Кислота

$C_{19}H_{19}N_7O_6 = 441.4.$

CAS — 59-30-3 (folic acid); 6484-89-5 (sodium folate).

ATC — B03BB01.

ATC Vet — QB03BB01.

UNII — 935E97BOY8.

Pharmacopoeias. In *Chin., Eur.* (see p.vii), *Int., Jpn,* and *US.*

Ph. Eur. 6. 8（Folic Acid） 淡黄色的或橘色的结晶性粉末。几乎不溶于水及大多数有机溶剂。可溶于稀酸溶液及碱溶液中。避光。

USP 33（Folic Acid） 黄色的、黄褐色的或橙黄色的无臭结晶性粉末。极微溶解于水；不溶于乙醇、丙酮、氯仿及乙醚。可迅速溶于碱性氢氧化物及碳酸盐的稀溶液中；可溶于热的 3N 盐酸及热的 2N 硫酸；可溶于盐酸及硫酸，产生淡白黄色溶液。避光。

不良反应

叶酸一般可良好耐受。罕有胃肠道紊乱以及超敏反应的报道。

超敏反应 1 名女性在服用合成叶酸后出现 3 次超敏反应，包括过敏反应。叶酸溶液皮下试验为阳性，叶酸溶液盲法激发可导致大面积荨麻疹。叶酸超敏反应可能发生在患者补充 B 族维生素后，在这段期间这位女性反复发作荨麻疹。而患者似乎能够耐受食品中叶酸的影响，作者建议食品添加剂中应明确标记是否含有叶酸[1]。

1. Smith J, *et al.* Recurrent anaphylaxis to synthetic folic acid. *Lancet* 2007; **370:** 652.

注意事项

用于治疗不能确诊的巨幼红细胞贫血时，叶酸不可单独给予或在维生素 B_{12} 不足的情况下给予，因为叶酸可使因维生素 B_{12} 缺乏而导致的且无预防神经学症状恶化的巨幼红细胞性贫血患者产生造血应答。对真正缺乏状况的掩盖会导致重度神经学损伤，如脊髓的亚急性脊髓联合变性（见下文的**维生素 B_{12} 缺乏症**项下）。

哺乳 叶酸可分泌到母乳中。在由接受叶酸的母亲进行母乳喂养的婴儿中没有观察到不良反应，因此American Academy of Pediatrics 认为添加叶酸通常可与母乳喂养相容[1]。

1. American Academy of Pediatrics. The transfer of drugs and other chemicals into human milk. *Pediatrics* 2001; **108:** 776–89. [Retired May 2010] Correction. *ibid.*; 1029. Also available at: http://aappolicy.aappublications.org/cgi/content/full/pediatrics%3b108/3/776 (accessed 06/01/06)

致癌性 来自一项针对补充叶酸的大型研究的随访数据表明，随机大剂量摄入叶酸的妇女中乳腺癌的死亡危险增加。这种关联不具有统计学上的显著性，因而需要做更进一步的研究[1]。相反的，其他研究提出了补充叶酸可降低一些癌症的危险性，见**恶性肿瘤的预防**（第1827页）项下。一项大型研究发现叶酸补充剂并不能降低直肠癌发病风险；故使用补充剂而导致腺癌发病风险增加的证据也是不明确的[2]。

动物试验证明，随补充给药剂量和时间的不同，叶酸对致癌作用可有双重调节效应。叶酸缺乏症可被抑制，而补充给药可促进已确定的肿瘤的发展。但在一般组织中，叶酸缺乏症易促使致瘤性转化，而适量的叶酸能够抑制肿瘤的发展；超过生理学容许量的剂量会增强肿瘤的发展[3,4]。然后，在肿瘤病变之前，使用叶酸可以抑制肿瘤的生长。但一旦早期癌症形成，使用叶酸可能会增加癌症发生[5]。然而，在普通人群中确定存在癌前病变几乎是不可能的[4]。考虑到癌症患者可能比健康受试者使用更多的补充物，应该提醒患者注意叶酸对癌症的复发、转移的可能不良反应，癌症患者使用叶酸补充剂仍需进一步研究[5]。

建议认真监测食品叶酸强化的长期影响（见下文）[3,4]，也有人提出反对在此基础上强制性食品强化[6]。加拿大和美国研究者观察[7]发现，在北美食品强化叶酸和直肠癌发病率增加之间有时间关系。尽管对于增加发病率的解释尚不清楚，但是癌症筛检的改进和较多叶酸摄入量可能起作用。回顾叶酸和癌症风险的数据之后，Scientific Advisory Committee on Nutrition[8] 认为尽管存在不确定性，但是在英国仍然支持推荐强制使用强化叶酸面粉，同时通过控制来限制摄入过多的叶酸。这包括自愿强化的限制以及对使用叶酸补充物的高危人群的进一步指导：在那些有直肠癌病史的患者以及年龄超过 50 岁的直肠癌发病风险增加的患者，每日从叶酸补充剂中摄入不超过 200mg。

1. Charles D, *et al.* Taking folate in pregnancy and risk of maternal breast cancer. *BMJ* 2004; **329:** 1375–6.
2. Cole BF, *et al.* Polyp Prevention Study Group. Folic acid for the prevention of colorectal adenomas: a randomized clinical trial. *JAMA* 2007; **297:** 2351–9.
3. Kim Y-I. Will mandatory folic acid fortification prevent or promote cancer? *Am J Clin Nutr* 2004; **80:** 1123–8.
4. Kim Y-I. Folate: a magic bullet or a double edged sword for colorectal cancer prevention? *Gut* 2006; **55:** 1387–9.
5. Ulrich CM, Potter JD. Folate and cancer—timing is everything. *JAMA* 2007; **297:** 2408–9.
6. Hubner RA, *et al.* Should folic acid fortification be mandatory? No. *BMJ* 2007; **334:** 1253.
7. Mason JB, *et al.* A temporal association between folic acid fortification and an increase in colorectal cancer rates may be illuminating important biological principles: a hypothesis. *Cancer Epidemiol Biomarkers Prev* 2007; **16:** 1325–9.
8. Scientific Advisory Committee on Nutrition. Folic acid and colorectal cancer risk: review of recommendations for mandatory folic acid fortification. Available at: http://www.sacn.gov.uk/pdfs/summary_of_sacn_report_to_cmo_19_october_2009.pdf (accessed 03/02/10)

维生素 B_{12} 缺乏症 用叶酸强化食品以减少婴儿出生时神经管缺陷的发生，该问题已引发了以下的争论[1~7]：强化食品的量存在掩盖维生素 B_{12} 缺乏症的危险，特别是在老年群体中。如同上文中**注意事项**项下提及的，叶酸不应当被用于因维生素 B_{12} 缺乏症所引起的巨幼红细胞贫血，因为它不能预防该缺乏症的神经学表现，可能延误诊断。已注意到当叶酸的日摄入剂量为 5mg 时会掩盖维生素 B_{12} 缺乏症，并且普遍认为当剂量很低时不会有这种影响。还有观点认为叶酸可能促进维生素 B_{12} 缺乏症的神经学表现；然而，一篇对已有证据的综述已经否定了该观点[8]。

尽管如此，考虑到维生素 B_{12} 缺乏症对老年人所产生的神经学效应，美国已通过了使用叶酸强化的剂量，该剂量被认为不能产生最理想的抗神经管缺陷作用，但可减少任何可能存在的危险[9]。同时建议将维生素 B_{12} 强化也作为解决方案[10~12]。虽然一些就食品强化所做的研究表明，没有证据支持老龄患者维生素 B_{12} 状况的恶化[13,14]，但是有观点[12,15]认为部分个体的叶酸摄入量可能超过每日 1mg 的上限量（见下文**英国和美国的推荐膳食摄入量**项下）。由于美洲的一些国家使用不同的剂量对面粉进行强化，于是 Pan American Health Organization、March of Dimes 以及 CDC 召集了一个专业委员会以设定食品强化的标准指南[15]。该委员会建议[16]所有育龄女性应在膳食摄入之外每日额外补充 400μg 的合成叶酸；并推荐每日有 200μg 额外摄入的叶酸来自于强化食物。在有数据证明有缺乏症存在的国家，推荐每日有目标平均摄入量为 1μg 的维生素 B_{12} 来自于强化食品。与膳食来源的维生素 B_{12} 不同的是，人工合成的维生素 B_{12} 具有高生物效价，因此认为该剂量是足够的。

1. Mills JL. Fortification of foods with folic acid—how much is enough? *N Engl J Med* 2000; **342:** 1442–5.
2. Wharton B, Booth I. Fortification of flour with folic acid: a controlled field trial is needed. *BMJ* 2001; **323:** 1198–9.
3. Wald NJ, *et al.* Quantifying the effect of folic acid. *Lancet* 2001; **358:** 2068–73. Correction. *ibid.* 2002; **359:** 630.
4. Oakley GP. Delaying folic acid fortification of flour: governments that do not ensure fortification are committing public health malpractice. *BMJ* 2002; **324:** 1348–9. Correction. *ibid.*; **325:** 259.
5. Reynolds EH. Benefits and risks of folic acid to the nervous system. *J Neurol Neurosurg Psychiatry* 2002; **72:** 567–71.
6. Shane B. Folate fortification: enough already? *Am J Clin Nutr* 2003; **77:** 8–9.
7. Wald NJ, *et al.* Vitamin B-12 and folate deficiency in elderly persons. *Am J Clin Nutr* 2004; **79:** 338.
8. Dickinson CJ. Does folic acid harm people with vitamin B_{12} deficiency? *Q J Med* 1995; **88:** 357–64.
9. Tucker KL, *et al.* Folic acid fortification of the food supply: potential benefits and risks for the elderly population. *JAMA* 1996; **276:** 1879–85. Correction. *ibid.* 1997; **277:** 714.
10. Hirsch S, *et al.* The Chilean flour folic acid fortification program reduces serum homocysteine levels and masks vitamin B-12 deficiency in elderly people. *J Nutr* 2002; **132:** 289–91.

11. Ray JG, *et al.* Persistence of vitamin B12 insufficiency among elderly women after folic acid food fortification. *Clin Biochem* 2003; **36:** 387–91.
12. Rampersaud GC, *et al.* Folate: a key to optimizing health and reducing disease risk in the elderly. *J Am Coll Nutr* 2003; **22:** 1–8.
13. Mills JL, *et al.* Low vitamin B-12 concentrations in patients without anemia: the effect of folic acid fortification of grain. *Am J Clin Nutr* 2003; **77:** 1474–7.
14. Liu S, *et al.* A comprehensive evaluation of food fortification with folic acid for the primary prevention of neural tube defects. *BMC Pregnancy Childbirth* 2004; **4:** 20.
15. Freire WB, *et al.* Recommended levels of folic acid and vitamin B_{12} fortification: a PAHO/MOD/CDC technical consultation. *Nutr Rev* 2004; **62** (suppl): S1–S2.
16. Allen LH, *et al.* Recommended levels of folic acid and vitamin B_{12} fortification: conclusions. *Nutr Rev* 2004; **62** (suppl): S62–S66.

药物相互作用

叶酸缺乏状态可以由一些药物（如抗癫痫药、口服避孕药、抗结核药、乙醇）以及叶酸拮抗剂（如甲氨蝶呤、乙胺嘧啶、氨苯蝶啶、甲氧苄啶和磺胺类药物）引起。在某些情况下（如在甲氨蝶呤和抗癫痫药的疗程中），必须使用替补疗法，如使用甲酰四氢叶酸或叶酸以预防巨幼红细胞性贫血的发生；补充叶酸据说可在一些病例中降低血清中苯妥英浓度（见**维生素**，第478页），而该效应也有可能发生于在使用巴比妥酸盐抗癫痫药治疗时。

抗癫痫药所伴随的叶酸缺乏症将在**苯妥英**项下**对血液的影响**（第474页）中讨论。

1. Lambie DG, Johnson RH. Drugs and folate metabolism. *Drugs* 1985; **30:** 145–55.

药动学

叶酸可经胃肠道吸收，主要是在十二指肠和空肠迅速吸收。膳食叶酸的生物利用度是结晶性叶酸的一半。天然存在的叶酸多聚谷氨酸盐在小肠被大量早期解离、经二氢叶酸还原酶降解形成 5-甲基四氢叶酸盐，后者出现在门脉循环中并与血浆蛋白结合。治疗用叶酸并不是二氢叶酸还原酶的较好底物，故以未经改变的状态大量进入门脉循环。它在血浆和肝中转化成代谢活性形式：5-甲基四氢叶酸盐。

叶酸主要贮存于肝脏；同时也活跃地集中于 CSF。

叶酸经过肝肠循环，代谢产物经尿液排泄。超过人体需要量的叶酸可以原形经尿液排出。叶酸可分布于母乳中，可经血液透析去除。

人体需要量

健康人体内的叶酸贮存量为 5～10mg，但有可能远高于此量。在英国，除育龄妇女和妊娠妇女外，所有健康人群叶酸的适宜平均摄入量为每日 150～200μg。育龄和妊娠期妇女需要额外量的叶酸以保护其后代，以防止出现神经管缺陷（见下文）。美国膳食叶酸的推荐供给量对于男性和女性（见下文）均为 400μg。叶酸盐主要是以与一些 L（＋）-谷氨酸组分相结合的形式存在于许多食物中，特别是肝、肾、酵母以及绿叶蔬菜中。叶酸易迅速氧化为不可利用的形式，因而在烹调过程中易被破坏。

英国和美国的推荐膳食摄入量 英国已公布叶酸的膳食参考值（见第1825页）[1]。美国已经确定了推荐膳食供给量（RDAs），且在执行设定膳食参考摄入量（见第1826页）方案时又再次评定[2]。对于不同年龄的婴儿和儿童、成年男性和女性以及妊娠和哺乳妇女都推荐了不同的量。英国的推荐营养素摄入量（RNI）对于成年男性和女性的推荐量为每日 200μg，而估计平均需要量（EAR）为每日 150μg。美国 RDA 用膳食叶酸当量（DFEs）一词来表示，每 1μg DFE 等同于 1μg 天然来源的叶酸或空腹摄入 0.5μg 的叶酸增补剂、或 0.6μg 来自强化食物或随餐同服的增补剂形式的叶酸。对于成年男性和女性的 RDA 为每日 400μg DFE；EAR 为每日 320μg DFE 且可耐受最高摄入量为每日 1mg。

妊娠期间对叶酸的需求量会增加。英国推荐给妊娠妇女的 RNI 为每日 300μg，而美国的 RDA 为每日 600μg。考虑到叶酸对预防神经管缺陷的价值，目前对于计划怀孕的妇女，推荐在受孕前以及整个孕早期（见下文**神经管缺陷**项下）都应补充叶酸。为了增加育龄妇女叶酸的摄入量，以粮谷类食品为基础的叶酸强化（见下文）食品已在美国被采用，并在包括英国在内的其他国家中被倡导。然而，对既能预防神经管缺陷、又能将致癌风险降到最低、并在最大程度上减少致使老年人维生素 B_{12} 缺乏症（见上文**维生素** B_{12} **缺乏症和致癌性**项下）被掩盖危险的强化叶酸剂量，仍有争议。

1. DoH. Dietary reference values for food energy and nutrients for the United Kingdom: report of the panel on dietary reference values of the committee on medical aspects of food policy. *Report on health and social subjects 41.* London: HMSO, 1991.
2. Standing Committee on the Scientific Evaluation of Dietary Reference Intakes of the Food and Nutrition Board. *Dietary Reference Intakes for thiamin, riboflavin, niacin, vitamin B_6, folate, vitamin B_{12}, pantothenic acid, biotin, and choline.* Washington, DC: National Academy Press, 2000. Also available at: http://www.nap.edu/openbook.php?isbn=0309065542 (accessed 21/07/08)

用途和用法

叶酸是 B 族维生素的成员之一。叶酸在体内被还原成四氢叶酸酯，后者是包括嘌呤和嘧啶核苷酸的合成以及 DNA 的合成在内的许多代谢过程的辅酶；它还参与一些氨基酸的转换，以及叶酸盐的形成和利用。缺乏症发生于膳食摄入不足（如营养不良）、吸收不良（如口炎性腹泻）、利用增加［如怀孕或某些情况下（如溶血性贫血）］、丢失增加（如血液透析）或当使用叶酸拮抗剂和其他可干预叶酸正常代谢的药物时（见上文的**药物相互作用**项下），可导致巨幼红细胞性贫血（第1884页）。

叶酸被用于治疗及预防叶酸缺乏症。它不能纠正因二氢叶酸还原酶抑制剂而导致的缺乏；此种情况下应使用亚叶酸钙（第1845页）治疗（见下文**抗肿瘤药毒性**）。叶酸同样被用于育龄和妊娠期妇女，以保护其后代不出现神经管缺陷。该问题在下文的**神经管缺陷**项下有更详尽的讨论。

英国已推荐通过连续 4 个月口服剂量为每日 5mg 的叶酸来**治疗**叶酸缺乏性巨幼红细胞性贫血；吸收不良的情况下每日最大剂量须为 15mg。对于慢性溶血状态（如地中海贫血的成人患者或镰状细胞贫血患者），根据膳食和血液透析的程度，有必要继续接受口服剂量为每 1～7 天 5mg 的叶酸；相似的剂量对于预防一些肾透析患者叶酸的缺乏也是非常必要的。

在美国，尽管一些患者特别是处于吸收不良状态的患者需要更高的剂量，但通常建议每日经口摄入 0.25～1mg 的叶酸直到获得造血应答。常规维持剂量为每日 400μg。

儿童剂量，见下文。

英国用于**预防**妊娠期巨幼红细胞性贫血的常规剂量为每日 500μg。

育龄期女性具有在妊娠期受神经管缺陷影响的高危险性，需从孕前开始每日摄入 4～5mg 剂量的叶酸（美国推荐从孕前 4 周起），并一直持续整个妊娠期的头 3 个月。对于其他可能怀孕女性，推荐剂量为每日 400μg。

叶酸也可经肌内注射、静脉注射或皮下注射其钠盐给予。

儿童用法 *BNFC 2009* 推荐儿童口服叶酸剂量如下：

新生儿的叶酸补充：

- 早产儿：50μg，每日 1 次，或者 500μg，每周 1 次，从出生 2 周后开始给予直至足月的矫正年龄。

叶酸相关性巨幼红细胞性贫血：

- 1 岁以内的患儿：需接受每日 1 次剂量为 500μg/kg 的叶酸（最大剂量为 5mg）持续应用 4 个月。从 1 个月开始有吸收不良状态的患儿需接受每日最多 10mg 的叶酸；
- 1～18 岁的患儿：可给予与成人相同的剂量，见上文。

溶血性贫血、代谢性疾病：

- 1 个月龄至 12 岁的儿童：每日剂量为 2.5～5mg；
- 12～18 岁的儿童：每日剂量为 5～10mg。

透析儿童叶酸缺乏的预防：

- 建议 1～12 个月龄的儿童：250μg/kg，每日 1 次（最大剂量为 10mg）；
- 12 岁～18 岁的儿童：5～10mg，每日 1 次。

叶酸用于预防青少年使用甲氨蝶呤造成的特发性关节炎不良反应的剂量见下文。

抗肿瘤药毒性 二氢叶酸还原酶活化过程并不消耗叶酸，叶酸通常用于减少抗肿瘤治疗中大剂量甲氨蝶呤产生的毒性（亚叶酸用于解救药物毒性见第1845页）。用甲氨蝶呤治疗自身免疫疾病如类风湿关节炎或青少年特发性关节炎出现黏膜或消化道不良反应的患者可将剂量降低，低于每周剂量，每周口服 1 次叶酸可减少不良反应的发生率。这种补充叶酸虽然在美国广泛青睐，但仍存在争议[1]，因为有些人认为叶酸会降低甲氨蝶呤的疗效[2]。然而，虽然在英国未经当局许可，但以下叶酸口服剂量已被推荐，通常在甲氨蝶呤用药 24h 后使用叶酸：

BNF 59

- 18 岁以上的成人：5mg，每周 1 次。

BNFC 2009

- 2～18 岁：1mg，每日 1 次；或者 5mg，每周 1 次。

1. Whittle SL, Hughes RA. Folate supplementation and methotrexate treatment in rheumatoid arthritis: a review. *Rheumatology (Oxford)* 2004; **43:** 267–71.
2. Khanna D, *et al.* Reduction of the efficacy of methotrexate by the use of folic acid: post hoc analysis from two randomized controlled studies. *Arthritis Rheum* 2005; **52:** 3030–8.

心血管疾病 流行病学研究提出，血清叶酸低的个体患致命性心血管疾病的危险性增加[1]，而那些从维生素补充剂或食物中大量摄入叶酸盐（酯）[2]或叶酸及维生素 B_6[3]的个体患缺血性心脏病或卒中的危险较低。维生素缺乏症、特别是叶酸缺乏症是同型半胱氨酸血症的常见致病原因[4,5]。血同型半胱氨酸浓度的升高是动脉粥样硬化、缺血性心脏病（第1118页）、静脉血栓栓塞（第1147页）以及脑卒中（第1143页）[4～8]的独立危险因素。高同型半胱氨酸血症到底是像一篇荟萃分析[9]中所总结的那样是心血管疾病的直接诱发原因，还是血管危险增加的可能标记[10]，依然在争议中[11,12]。

叶酸可降低血液同型半胱氨酸浓度[13～15]；维生素 B_{12} 而非维生素 B_6，可能也有额外的影响[14]。血同型半胱氨酸浓度的基线值越高，或者叶酸基线浓度越低[14]，叶酸增补剂的效果越好；尽管一项随机试验中[15]发现 2mg 的日剂量比 0.2mg 效果更好，但是日剂量 0.5～5mg 的叶酸所产生的降低效果是相似的[14]。一篇最近的荟萃分析中总结：为达到降低同型半胱氨酸浓度的最佳效果，需要叶酸的日剂量在 0.8mg 或以上[16]。

评价心血管危险与叶酸摄入的各研究的结果各不相同。尽管一些研究发现高血压[17]或卒中[18]的危险在叶酸摄入量高（膳食来源或通过药物补充）的患者中较低，且有建议提出内皮功能可通过补充叶酸而得到改善[19,20]，但是其他的研究认为叶酸摄入量和心血管危险之间没有联系[21,22]。一项大型的开放型研究[23]发现，补充叶酸显著降低血浆同型半胱氨酸浓度的同时，并不能减少已患有稳定的冠状动脉疾病患者心血管疾病的复发（大多数患者已经接受降脂治疗，且作者提出这样可能遮盖了叶酸的潜在效果）。同样，在一项随机对照研究中维生素干预卒中预防（Vitamin Intervention for Stroke Prevention VISP）试验[24]发现：每日高剂量的叶酸、维生素 B_6 和维生素 B_{12} 相比于较低的日摄入量，可适当降低同型半胱氨酸的总浓度，但是对于卒中复发、心肌梗死或死亡没有治疗效果。另外三个大样本对照研究（HOPE-2、NORVIT 和 WENBIT）发现在治疗心血管疾病方面，使用叶酸加上维生素 B_{12} 和（或）维生素 B_6 在卒中治疗中没有显著的疗效。尽管可适当降低同型半胱氨酸的影响[25～27]，但是这种治疗方法有人甚至认为是有害的[25]。荟萃分析的结果：一个结论为叶酸能有效降低无卒中病史患者的卒中风险[28]，而其他结论发现叶酸并没有降低心血管事件与卒中发生的风险，也没有降低存在风险患者的全因死亡率。预先存在心血管疾病者使用叶酸、维生素 B_6 和维生素 B_{12}（单独使用或者合并用药）[29]和预先存在心血管疾病和肾病者给予叶酸加或不加额外的 B 族维生素都不能降低心血管疾病和卒中发生的风险[30]。然而，后来的荟萃分析排除了 VISP 研究，结果发现叶酸补充治疗在降低卒中有显著的保护效果[30]。

在得出确切结论之前，其他正在进行中的研究所得的结果被认为对于所谓的针对动脉血栓性心血管疾病的“同型半胱氨酸假设”是非常重要的；部分结论反对常规的治疗[4,31,32]，而其他的则认为同型半胱氨酸降低治疗对于高危患者是恰当的[33,34]。一篇观察研究的荟萃分析[35]提出，在健康个体中高同型半胱氨酸血症与缺血性心脏病和卒中之间的联系并不如之前所提出的那样紧密，且这种关联在回顾性研究中较前瞻性研究更强。在一些研究中缺乏效果也提示同型半胱氨酸可能是心血管疾病的生物标记而不是治疗病因[27]。American Heart Association[7]提出，除非有更多的来自对照试验的结果，常规的血浆同型半胱氨酸浓度的检测不能被证明有理；但所有的患者都应当鼓励摄入推荐膳食供给量（RDA）中所推荐量的叶酸、维生素 B_6 和维生素 B_{12}。

每日使用口服叶酸、维生素 B_6 和维生素 B_{12} 治疗可显著减少经皮冠状血管成型术后的再狭窄和靶血管的再形成[36]。相反，在另一篇研究[37]中，叶酸、维生素 B_6 和维生素 B_{12} 增加了再狭窄和目标血管的再形成。两篇研究在给药剂量、患者数量、损伤期限以及用药过程方面均不同[38,39]，但是叶酸对新生血管内膜生长的强烈增生效果超过了其降低同型半胱氨酸浓度的有利效应[40]，并且这些维生素被提出[38]不应当被常规用于接受冠脉支架的患者。

肾损伤患者因排泄延迟和代谢改变而发展成为高同型半胱氨酸血症；据报道有 80%～90% 的患者出现普遍高于 15μmol/L 的血浆同型半胱氨酸水平，而一般人群只有5%出现该水平。在有中度至重度高同型半胱氨酸血症的血液透析患者中，每周3次静脉注射10mg叶酸被报告为可显著降低同型半胱氨酸浓度，虽然这并没有达到同型半胱氨酸的正常浓度[41]。在一项针对有高同型半胱氨酸血症的肾移植受者所做的小样本研究中，维生素 B_6 可降低蛋氨酸负荷后血浆同型半胱氨酸的浓度，而叶酸连同维生素 B_{12} 对于降低血浆同型半胱氨酸浓度有效。作者总结为这三种B族维生素对于降低该患者组的动脉粥样硬化结果都具有一定的作用[42]。

已经有一些建议：孕妇在妊娠期间补充叶酸可降低婴儿先天性心脏缺陷的发生率。虽然叶酸摄入量和先天性心脏缺陷之间的剂量效应关系尚不清楚，加拿大的一项关于严重先天性心脏缺陷的发病率与食品中强化叶酸之前和之后的分析[43]报道称，在实行计划预防后，每年降低出生患病率6.2%；在食品强化叶酸之前的8年的时间里，出生的患病率并没有变化。

1. Morrison HI, *et al.* Serum folate and risk of fatal coronary heart disease. *JAMA* 1996; **275:** 1893–6.
2. Bazzano LA, *et al.* Dietary intake of folate and risk of stroke in US men and women: NHANES I Epidemiologic Follow-up Study. *Stroke* 2002; **33:** 1183–9.
3. Rimm EB, *et al.* Folate and vitamin B_6 from diet and supplements in relation to risk of coronary heart disease among women. *JAMA* 1998; **279:** 359–64.
4. Hankey GJ, *et al.* Clinical usefulness of plasma homocysteine in vascular disease. *Med J Aust* 2004; **181:** 314–18.
5. Stanger O, *et al.* Clinical use and rational management of homocysteine, folic acid, and B vitamins in cardiovascular and thrombotic diseases. *Z Kardiol* 2004; **93:** 439–53.
6. Mangoni AA, Jackson SHD. Homocysteine and cardiovascular disease: current evidence and future prospects. *Am J Med* 2002; **112:** 556–65.
7. Malinow MR, *et al.* Homocyst(e)ine, diet, and cardiovascular diseases: a statement for healthcare professionals from the Nutrition Committee, American Heart Association. *Circulation* 1999; **99:** 178–82. Also available at: http://circ.ahajournals.org/cgi/reprint/99/1/178.pdf (accessed 06/01/06)
8. Robinson K. Homocysteine, B vitamins, and risk of cardiovascular disease. *Heart* 2000; **83:** 127–30.
9. Wald DS, *et al.* Homocysteine and cardiovascular disease: evidence on causality from a meta-analysis. *BMJ* 2002; **325:** 1202–6.
10. Dusitanond P, *et al.* Homocysteine-lowering treatment with folic acid, cobalamin, and pyridoxine does not reduce blood markers of inflammation, endothelial dysfunction, or hypercoagulability in patients with previous transient ischemic attack or stroke: a randomized substudy of the VITATOPS trial. *Stroke* 2005; **36:** 144–6.
11. Doshi SN, *et al.* Lowering plasma homocysteine with folic acid in cardiovascular disease: what will the trials tell us? *Atherosclerosis* 2002; **165:** 1–3.
12. Lewis SJ, *et al.* Meta-analysis of MTHFR 677C→T polymorphism and coronary heart disease: does totality of evidence support causal role for homocysteine and preventive potential of folate? *BMJ* 2005; **331:** 1053–6.
13. Boushey CJ, *et al.* A quantitative assessment of plasma homocysteine as a risk factor for vascular disease: probable benefits of increasing folic acid intakes. *JAMA* 1995; **274:** 1049–57.
14. Homocysteine Lowering Trialists' Collaboration. Lowering blood homocysteine with folic acid based supplements: meta-analysis of randomised trials. *BMJ* 1998; **316:** 894–8.
15. PACIFIC Study Group. Dose-dependent effects of folic acid on plasma homocysteine in a randomized trial conducted among 723 individuals with coronary heart disease. *Eur Heart J* 2002; **23:** 1509–15.
16. Homocysteine Lowering Trialists' Collaboration. Dose-dependent effects of folic acid on blood concentrations of homocysteine: a meta-analysis of the randomized trials. *Am J Clin Nutr* 2005; **82:** 806–12.
17. Forman JP, *et al.* Folate intake and the risk of incident hypertension among US women. *JAMA* 2005; **293:** 320–9.
18. He K, *et al.* Folate, vitamin B_6, and B_{12} intakes in relation to risk of stroke among men. *Stroke* 2004; **35:** 169–74.
19. Woo KS, *et al.* Long-term improvement in homocysteine levels and arterial endothelial function after 1-year folic acid supplementation. *Am J Med* 2002; **112:** 535–9.
20. Thambyrajah J, *et al.* A randomized double-blind placebo-controlled trial of the effect of homocysteine-lowering therapy with folic acid on endothelial function in patients with coronary artery disease. *J Am Coll Cardiol* 2001; **37:** 1858–63.
21. Al-Delaimy WK, *et al.* Folate intake and risk of stroke among women. *Stroke* 2004; **35:** 1259–63.
22. Hung J, *et al.* Folate and vitamin B-12 and risk of fatal cardiovascular disease: cohort study from Busselton, Western Australia. *BMJ* 2003; **326:** 131–4.
23. Liem A, *et al.* Secondary prevention with folic acid: effects on clinical outcomes. *J Am Coll Cardiol* 2003; **41:** 2105–13.
24. Toole JF, *et al.* Lowering homocysteine in patients with ischemic stroke to prevent recurrent stroke, myocardial infarction, and death: the Vitamin Intervention for Stroke Prevention (VISP) randomized controlled trial. *JAMA* 2004; **291:** 565–75.
25. Bønaa KH, *et al.* NORVIT Trial Investigators. Homocysteine lowering and cardiovascular events after acute myocardial infarction. *N Engl J Med* 2006; **354:** 1578–88.
26. Lonn E, *et al.* Heart Outcomes Prevention Evaluation (HOPE) 2 Investigators. Homocysteine lowering with folic acid and B vitamins in vascular disease. *N Engl J Med* 2006; **354:** 1567–77.
27. Ebbing M, *et al.* Mortality and cardiovascular events in patients treated with homocysteine-lowering B vitamins after coronary angiography: a randomized controlled trial. *JAMA* 2008; **300:** 795–804.
28. Wang X, *et al.* Efficacy of folic acid supplementation in stroke prevention: a meta-analysis. *Lancet* 2007; **369:** 1876–82.
29. Martí-Carvajal AJ, *et al.* Homocysteine lowering interventions for preventing cardiovascular events. Available in The Cochrane Database of Systematic Reviews; Issue 4. Chichester: John Wiley; 2009 (accessed 04/02/10).
30. Bazzano LA, *et al.* Effect of folic acid supplementation on risk of cardiovascular diseases: a meta-analysis of randomized controlled trials. *JAMA* 2006; **296:** 2720–6.
31. Hankey GJ, Eikelboom JW. Folic acid-based multivitamin therapy to prevent stroke: the jury is still out. *Stroke* 2004; **35:** 1995–8.
32. Carlsson CM. Lowering homocysteine for stroke prevention. *Lancet* 2007; **369:** 1841–2.
33. Schwammenthal Y, Tanne D. Homocysteine, B-vitamin supplementation, and stroke prevention: from observational to interventional trials. *Lancet Neurol* 2004; **3:** 493–5.
34. Wald DS, *et al.* Folic acid, homocysteine, and cardiovascular disease: judging causality in the face of inconclusive trial evidence. *BMJ* 2006; **333:** 1114–7.
35. The Homocysteine Studies Collaboration. Homocysteine and risk of ischemic heart disease and stroke: a meta-analysis. *JAMA* 2002; **288:** 2015–22.
36. Schnyder G, *et al.* Effect of homocysteine-lowering therapy with folic acid, vitamin B_{12}, and vitamin B_6 on clinical outcome after percutaneous coronary intervention. The Swiss Heart Study: a randomized controlled trial. *JAMA* 2002; **288:** 973–9.
37. Lange H, *et al.* Folate therapy and in-stent restenosis after coronary stenting. *N Engl J Med* 2004; **350:** 2673–81.
38. Herrmann HC. Prevention of cardiovascular events after percutaneous coronary intervention. *N Engl J Med* 2004; **350:** 2708–10.
39. Stanger O, *et al.* Folate therapy and in-stent restenosis. *N Engl J Med* 2004; **351:** 1259.
40. Lange H, Suryapranata H. Folate therapy and in-stent restenosis. *N Engl J Med* 2004; **351:** 1259–60.
41. Bayés B, *et al.* 'New' cardiovascular risk factors in patients with chronic kidney disease: role of folic acid treatment. *Kidney Int* 2005; **67** (suppl 93): S39–S43.
42. Bostom AG, *et al.* Treatment of hyperhomocysteinemia in renal transplant recipients. *Ann Intern Med* 1997; **127:** 1089–92.
43. Ionescu-Ittu R, *et al.* Prevalence of severe congenital heart disease after folic acid fortification of grain products: time trend analysis in Quebec, Canada. *BMJ* 2009; **338:** b1673. Available at: http://www.bmj.com/cgi/reprint/338/may12_2/b1673 (accessed 04/02/10)

缺乏状态 对于与叶酸缺乏相关情况下的叶酸使用的综述如下。

1. Mason P. Folic acid—new roles for a well known vitamin. *Pharm J* 1999; **263:** 673–7.
2. Donnelly JG. Folic acid. *Crit Rev Clin Lab Sci* 2001; **38:** 183–223.
3. Stanger O. Physiology of folic acid in health and disease. *Curr Drug Metab* 2002; **3:** 211–23.
4. Paul RT, *et al.* Folic acid: neurochemistry, metabolism and relationship to depression. *Hum Psychopharmacol* 2004; **19:** 477–88.
5. Reynolds E. Vitamin B12, folic acid, and the nervous system. *Lancet Neurol* 2006; **5:** 949–60.

食品强化 强制用叶酸强化食品引起很多争议。有些人认为该措施可预防神经管缺陷（见下文），还有些建议认为该措施还可预防其他出生缺陷如先天性心脏缺损（见上文的**心血管疾病**）。其他人仍比较关注叶酸增补可能会掩盖维生素 B_{12} 缺乏（见上文），或可能有致癌作用（见上文）。

1. Eichholzer M, *et al.* Folic acid: a public-health challenge. *Lancet* 2006; **367:** 1352–61.
2. Lucock M, Yates Z. Folic acid fortification: a double-edged sword. *Curr Opin Clin Nutr Metab Care* 2009; **12:** 555–64.
3. Lawrence MA, *et al.* Examination of selected national policies towards mandatory folic acid fortification. *Nutr Rev* 2009; **67** (suppl 1): S73–S78.

听力损失 流行病学研究表明同型半胱氨酸、叶酸浓度和听力状态之间有关联。在某个不服用叶酸食品强化的国家，一项研究了3年的对照研究发现补充叶酸可以减缓年龄相关性听力损失下降，但需要进一步研究来证实这些发现得出的结论[1]。

1. Durga J, *et al.* Effects of folic acid supplementation on hearing in older adults: a randomized, controlled trial. *Ann Intern Med* 2007; **146:** 1–9.

心理功能 叶酸的补充对认知功能和抑郁症影响的讨论，见**心理功能**，第1826页。

神经管缺陷 在孕期的前4周内，若胎儿的神经管未能正常融合，将会导致先天性缺陷的发生。这些缺陷包括无脑畸形（脑或颅顶缺失）以及脊柱裂（椎骨未能融合）[1,2]。后者包括很少有神经学异常的隐形脊柱裂、存在有脑膜或脑膜连同脊髓向外贯穿脊骨缺陷的脱疝、脑膜腔或脊髓脊膜真实出腔（可能伴随着脑积液及下肢和括约肌的麻痹）。

在正常生长发育的胎儿身上出现神经管缺陷的原因尚不得而知，可能与环境因素和遗传因素有关。在某些地域范围，或者其父母曾生育过神经管缺陷儿的孩子，再或者其父母本身曾有此问题的孩子中，危险性增加[1]。

甲基四氢叶酸还原酶缺陷（在白种人种有5%～15%）已被确定，这种缺陷可能会导致叶酸的需要量增加，使早期妊娠损失及神经管缺陷复发的危险的增加[3,4]。自1960年起，已有证据证明母亲的叶酸状态意义重大。在1980年早期，两个研究组公布了相应的证据以提倡在怀孕的前后期口服叶酸或叶酸与其他维生素，这可能使曾生育过神经管缺陷儿母亲其后代神经管缺陷的发生率降低[5,6]。

尽管这些研究结论遭到了一部分人的批评，但却受到了由英国 Medical Research Council（MRC）发起的一项大样本多中心研究的支持[7]。该研究在早期就被提前终止。原因是有绝对的证据证明：对于曾有过神经管缺陷胎儿生育史的妇女，从孕前直到妊娠后12周每日摄入4mg叶酸可减少大约2/3这类缺陷的发生。其他的研究及系统性综述此后确证了药物补充的好处[8～10]。单独服用多种维生素（维生素A，维生素D，维生素 B_1，维生素 B_2，烟酸，维生素 B_6 和维生素C）没有表现出相似的效果。

预防复发 在MRC研究的观点中，英国推荐在曾生育过脊柱裂或曾有过神经管缺陷儿的夫妇中，所有即将可能怀孕的妇女应当每日摄入5mg的叶酸（因为缺乏可用的4mg剂量形式的商业化制剂）直到孕后的第12周[11]。美国的推荐量为从受孕前至少4周起每日摄入4mg叶酸一直到妊娠最初的3个月后[12]。需要强调的是，只有60%～70%的神经管缺陷表现为对叶酸敏感，因此需要给父母适当的宣教。在加拿大，相同的剂量被推荐给属于神经管缺陷的中度或高危类妇女[13]。

MRC试验的研究者们公认每日4mg的剂量可能不是最佳剂量，且这之前[5,6]和之后[14]的研究提出更低的叶酸剂量可以减少复发的危险性，但这种观点还未被确证。除此之外，在受孕前给予这类妇女增补剂的最佳时间长度尚不明确。

预防发生 大约95%的神经管缺陷病例为首次发生，且与叶酸对于已知有危险的母亲的有益效果之间存在明显的公共卫生关联性，可被推广至母体人群。匈牙利的一篇研究[15]中指出从受孕前至少1个月开始每日摄入800μg的叶酸以及多种维生素，直到妊娠后的第3个月，可降低神经管缺陷的首次发生率。一项美国的病例对照研究[16]（神经管缺陷的一般发生率远低于匈牙利）中建议围生期每日仅仅摄入400μg的叶酸即可将该病的发生率降低60%。

根据这些结果美国 Public Health Service 推荐：所有具生育能力的育龄妇女都应当接受每日400μg的叶酸[1,17]。由美国 Preventive Services Task Force 的后续审查表明，叶酸的摄入量应略高，为每日400～800μg[18]。这种"全面覆盖"将非计划妊娠考虑在内，但并不容易实现，不同于对膳食主要成分进行叶酸强化。正因如此，美国采用了对每100g粮谷类产品给予140μg叶酸的食物强化。尽管该强化量可能不足以降低神经管缺陷的发生率[19,20]，但是仍被证明具有一定效果[20]，且该方法被可将老年人维生素 B_{12} 缺乏症被掩盖的危险降至最低[22]。现仍在努力倡导增加育龄妇女对叶酸增补剂的使用。在加拿大，食品强化与神经管缺陷发生显著降低有关[23]，也提出了类似的推荐标准[13]。

目前英国的推荐标准为：所有计划怀孕的妇女应当自受孕前开始直到妊娠的首个12周后，每日额外摄入400μg的叶酸，以达到平均叶酸摄入量为每天600μg[11]。对于非计划的妊娠，应当从怀疑已怀孕的那一刻起立即接受药物补充。但有部分人认为该剂量太低[24]。美国已考虑采用强化食品，Committee on Medical Aspects of Food and Nutrition Policy（COMA）断定：当对面粉进行每100g食物以240μg叶酸的全面强化时，可显著减少神经管缺陷的例数[25]。2007年5月，英国 Food Standards Agency 同意强制添加营养剂介绍。然而，有人担心叶酸可能有致癌作用（见上文**致癌性**），而叶酸致癌性的进一步研究结果正在期待中。就剂量所产生的争论仍在继续[24,26～31]。英国的 Scientific Advisory Committee on Nutrition[32] 再次确认了COMA关于对面粉强化的建议，但同时提出应进一步斟酌所用叶酸的剂量和形式，且要求对65岁及以上老年人维生素 B_{12} 的摄入情况给予较好的监督。欧洲[33～36]、澳大利亚以及新西兰[37,38]都更新了食品强化的应用，因为叶酸的推荐使用并没有实质性地降低神经管缺陷的发生率，且所做的努力没有覆盖全部目标人群。可以确定的是，在加拿大[39]、智利[40]及美国[21,41,42]，强制性食品强化可显著降低神经管缺陷的发生率，还没有发现对维生素 B_{12} 缺乏症的掩盖（见上文的**维生素 B_{12} 缺乏症**项下）。

接受抗癫痫药治疗的患者发生神经管缺陷的危险性增加，且已建议对于此类患者，药物补充叶酸的量应与预防复发[43]的剂量相同，即每日4～5mg。

叶酸防止神经管缺陷的机制尚不明确，但已产生各种假设理论，如对促进神经管闭合所产生的正面影响[44]，或者对受累胎儿的选择性的堕胎效果（terathanasia）[45]，尽管后者仍有争议[46]。有证据证明母体维

生素 B_{12} 浓度低是神经管缺陷的独立危险因素[47,48]，这提示维生素 B_{12} 在病原学上可能发挥了蛋氨酸合酶的作用，因此建议可能需要保证额外的钴胺素药物补充，或者可以研究将蛋氨酸补充剂作为叶酸的替代选择[49,50]。有人提出，高同型半胱氨酸血症可能是造成神经管缺陷的原因，且可能是由于叶酸和（或）同型半胱氨酸代谢的先天性缺陷所引起。此外，膳食缺乏可能诱发遗传倾向而发展成神经管缺陷[2]。有趣的是，来自匈牙利的计划[51,52]以及其他研究[53~55]的结果提出，多种维生素补充剂（包括叶酸）也可减少这类先天异常的发生率。母体的叶酸缺乏还与神经管缺陷外的其他不良分娩结果（如早产、低出生体重儿以及胎儿生长迟缓）的危险性增加相关[56]。

1. Botto LD, *et al.* Neural-tube defects. *N Engl J Med* 1999; **341:** 1509–19.
2. Czeizel AE. Primary prevention of neural-tube defects and some other major congenital abnormalities: recommendations for the appropriate use of folic acid during pregnancy. *Paediatr Drugs* 2000; **2:** 437–49.
3. Molloy AM, *et al.* Thermolabile variant of 5,10-methylenetetrahydrofolate reductase associated with low red-cell folates: implications for folate intake recommendations. *Lancet* 1997; **349:** 1591–3.
4. Nelen WLDM, *et al.* Recurrent early pregnancy loss and genetic-related disturbances in folate and homocysteine metabolism. *Br J Hosp Med* 1997; **58:** 511–13.
5. Smithells RW, *et al.* Apparent prevention of neural tube defects by periconceptional vitamin supplementation. *Arch Dis Child* 1981; **56:** 911–18.
6. Laurence KM, *et al.* Double-blind randomised controlled trial of folate treatment before conception to prevent recurrence of neural tube defects. *BMJ* 1981; **282:** 1509–11.
7. MRC Vitamin Study Research Group. Prevention of neural tube defects: results of the Medical Research Council vitamin study. *Lancet* 1991; **338:** 131–7.
8. Berry RJ, *et al.* Prevention of neural-tube defects with folic acid in China. *N Engl J Med* 1999; **341:** 1485–90. Correction. *ibid.*; 1864.
9. Lumley J, *et al.* Periconceptional supplementation with folate and/or multivitamins for preventing neural tube defects. Available in The Cochrane Database of Systematic Reviews; Issue 3. Chichester: John Wiley; 2001 (accessed 06/01/06).
10. Wolff T, *et al.* U.S. Preventive Services Task Force. Folic acid supplementation for the prevention of neural tube defects: an update of the evidence for the U.S. Preventive Services Task Force. *Ann Intern Med* 2009; **150:** 632–9.
11. DoH. *Folic acid and the prevention of neural tube defects: report from an expert advisory group.* London: Department of Health, 1992.
12. CDC. Use of folic acid for prevention of spina bifida and other neural tube defects—1983-1991. *MMWR* 1991; **40:** 513–16.
13. Wilson RD, *et al.* The use of folic acid for the prevention of neural tube defects and other congenital anomalies. *J Obstet Gynaecol Can* 2003; **25:** 959–73.
14. Kirke PN, *et al.* A randomised trial of low dose folic acid to prevent neural tube defects. *Arch Dis Child* 1992; **67:** 1442–6.
15. Czeizel AE, Dudás I. Prevention of the first occurrence of neural-tube defects by periconceptional vitamin supplementation. *N Engl J Med* 1992; **327:** 1832–5.
16. Werler MM, *et al.* Periconceptional folic acid exposure and risk of occurrent neural tube defects. *JAMA* 1993; **269:** 1257–61.
17. CDC. Recommendations for use of folic acid to reduce number of spina bifida cases and other neural tube defects. *JAMA* 1993; **269:** 1233–8.
18. U.S. Preventive Services Task Force. Folic acid for the prevention of neural tube defects: U.S. Preventive Services Task Force recommendation statement. *Ann Intern Med* 2009; **150:** 626–31.
19. Daly S, *et al.* Minimum effective dose of folic acid for food fortification to prevent neural-tube defects. *Lancet* 1997; **350:** 1666–9.
20. Brown JE, *et al.* Predictors of red cell folate level in women attempting pregnancy. *JAMA* 1997; **277:** 548–52.
21. Honein M, *et al.* Impact of folic acid fortification of the US food supply on the occurrence of neural tube defects. *JAMA* 2001; **285:** 2981–6.
22. Tucker KL, *et al.* Folic acid fortification of the food supply: potential benefits and risks for the elderly population. *JAMA* 1996; **276:** 1879–85. Correction. *ibid.* 1997; **277:** 714.
23. De Wals P, *et al.* Reduction in neural-tube defects after folic acid fortification in Canada. *N Engl J Med* 2007; **357:** 135–42.
24. Wald NJ, *et al.* Quantifying the effect of folic acid. *Lancet* 2001; **358:** 2069–73. Correction. *ibid.* 2002; **359:** 630.
25. DoH. Consultation by the UK health departments and the Food Standards Agency on the report of the Committee on Medical Aspects of Food and Nutrition Policy on folic acid and the prevention of disease. Available at: http://www.dh.gov.uk/en/Publicationsandstatistics/Publications/PublicationsPolicyAndGuidance/DH_4005584?IdcService=GET_FILE&dID=12123&Rendition=Web (accessed 21/07/08)
26. Oakley GP. Delaying folic acid fortification of flour: governments that do not ensure fortification are committing public health malpractice. *BMJ* 2002; **324:** 1348–9. Correction. *ibid.*; **325:** 259.
27. Mills JL. Fortification of foods with folic acid — how much is enough? *N Engl J Med* 2000; **342:** 1442–5.
28. Wharton B, Booth I. Fortification of flour with folic acid: a controlled field trial is needed. *BMJ* 2001; **323:** 1198–9.
29. Reynolds E. Fortification of flour with folic acid: fortification has several potential risks. *BMJ* 2002; **324:** 918.
30. Wald NJ, Oakley GP. Should folic acid fortification be mandatory? Yes. *BMJ* 2007; **334:** 1252.
31. Hubner RA, *et al.* Should folic acid fortification be mandatory? No. *BMJ* 2007; **334:** 1253.
32. Scientific Advisory Committee on Nutrition. Folate and disease prevention (issued 2006). Available at: http://www.sacn.gov.uk/pdfs/folate_and_disease_prevention_report.pdf (accessed 21/07/08)
33. Botto LD, *et al.* International retrospective cohort study of neural tube defects in relation to folic acid recommendations: are the recommendations working? *BMJ* 2005; **330:** 571–3.
34. Knudsen VK, *et al.* Low compliance with recommendations on folic acid use in relation to pregnancy: is there a need for fortification? *Public Health Nutr* 2004; **7:** 843–50.
35. Ali SA, Economides DL. Folic acid supplementation. *Curr Opin Obstet Gynecol* 2000; **12:** 507–12.
36. Bille C, *et al.* Folic acid and birth malformations: despite 15 years of evidence, preventable defects still occur. *BMJ* 2007; **334:** 433–4.
37. Bower C, Stanley FJ. Case for mandatory fortification of food with folate in Australia, for the prevention of neural tube defects. *Birth Defects Res A Clin Mol Teratol* 2004; **70:** 842–3.
38. Maberly GF, Stanley FJ. Mandatory fortification of flour with folic acid: an overdue public health opportunity. *Med J Aust* 2005; **183:** 342–3.
39. Liu S, *et al.* A comprehensive evaluation of food fortification with folic acid for the primary prevention of neural tube defects. *BMC Pregnancy Childbirth* 2004; **4:** 20.
40. Castilla EE, *et al.* Preliminary data on changes in neural tube defect prevalence rates after folic acid fortification in South America. *Am J Med Genet A* 2003; **123:** 123–8.
41. CDC. Spina bifida and anencephaly before and after folic acid mandate—United States, 1995–1996 and 1999–2000. *MMWR* 2004; **53:** 362–5.
42. Mills JL, Signore C. Neural tube defect rates before and after food fortification with folic acid. *Birth Defects Res A Clin Mol Teratol* 2004; **70:** 844–5.
43. Girling JC, Shennan AH. Epilepsy and pregnancy. *BMJ* 1993; **307:** 937.
44. Zhao Q, *et al.* Prenatal folic acid treatment suppresses acrania and meroanencephaly in mice mutant for the Cart1 homeobox gene. *Nat Genet* 1996; **13:** 275–83.
45. Hook EB, Czeizel AE. Can terathanasia explain the protective effect of folic-acid supplementation on birth defects? *Lancet* 1997; **350:** 513–15.
46. Burn J, Fisk NM. Terathanasia, folic acid, and birth defects. *Lancet* 1997; **350:** 1322–3.
47. Kirke PN, *et al.* Maternal plasma folate and vitamin B_{12} are independent risk factors for neural tube defects. *Q J Med* 1993; **86:** 703–8.
48. Mills JL, *et al.* Homocysteine metabolism in pregnancies complicated by neural-tube defects. *Lancet* 1995; **345:** 149–51.
49. Klein NW. Folic acid and prevention of spina bifida. *JAMA* 1996; **275:** 1636.
50. Lewis DP, *et al.* Drug and environmental factors associated with adverse pregnancy outcomes: Part III: folic acid: pharmacology, therapeutic recommendations, and economics. *Ann Pharmacother* 1998; **32:** 1087–95.
51. Czeizel AE. Prevention of congenital abnormalities by periconceptional multivitamin supplementation. *BMJ* 1993; **306:** 1645–8.
52. Czeizel AE. Reduction of urinary tract and cardiovascular defects by periconceptional multivitamin supplementation. *Am J Med Genet* 1996; **62:** 179–83.
53. Shaw GM, *et al.* Risks of orofacial clefts in children born to women using multivitamins containing folic acid periconceptionally. *Lancet* 1995; **346:** 393–6.
54. Botto LD, *et al.* Periconceptional multivitamin use and the occurrent of conotruncal heart defects: results from a population-based, case-control study. *Pediatrics* 1996; **98:** 911–17.
55. McDonald SD, *et al.* The prevention of congenital anomalies with preconceptional folic acid supplementation. *J Obstet Gynaecol Can* 2003; **25:** 115–21.
56. Scholl TO, Johnson WG. Folic acid: influence on the outcome of pregnancy. *Am J Clin Nutr* 2000; **71** (suppl): 1295S–1303S.

骨质疏松症 使用叶酸和维生素 B_{12} 治疗能够降低血浆同型半胱氨酸浓度的升高，从而降低患骨质疏松症和髋骨折的风险，见**维生素 B_{12} 下的骨质疏松症**（第1884页）。

恶性肿瘤的预防 有关药物补充叶酸可能伴随某些癌症患病风险降低的参考文献见第1827页。然而，叶酸可能对癌症有双重调节作用（见上文**致癌性**）。

制剂

BP 2010: Ferrous Fumarate and Folic Acid Tablets; Folic Acid Tablets;
USP 33: Folic Acid Injection; Folic Acid Tablets; Oil- and Water-soluble Vitamins Capsules; Oil- and Water-soluble Vitamins Tablets; Oil- and Water-soluble Vitamins with Minerals Capsules; Oil- and Water-soluble Vitamins with Minerals Tablets; Water-soluble Vitamins Capsules; Water-soluble Vitamins Tablets; Water-soluble Vitamins with Minerals Capsules; Water-soluble Vitamins with Minerals Tablets.

专利制剂

Arg.: Acifol; Anemidox Folico; Anfolic; Arisfolic; Azolac Folico; Biolfolic; Coflic; Conacid; Dupofol; Edulsan Folic; Egestan; Folaport; Foliagen; Folimax; Folinemic; Galfol†; Gynofol; Livifol; Medifol; Ronfolic; Sojar Folico; Suprafol; ***Austral.:*** Megafol; ***Austria:*** Folsan; ***Belg.:*** Folavit; ***Braz.:*** Acfol†; Afopic; Endofolin; Enfol; Folacin; Folin†; Folital; Materfolic; Neo Folico; ***Canad.:*** Novo-Folacid; ***Chile:*** Folacid; Folifemin; Folisanin; Miliser; ***Denm.:*** Folimet; ***Fin.:*** Foliver; Folvite; ***Fr.:*** Speciafoldine; ***Ger.:*** DreisaFol; Fol Injekt; Fol-Asmedic†; Folarell; Folcur; Folgamma Mono; Folsan; Folverlan; Gravi-Fol; Lafol; RubieFol†; ***Gr.:*** Filicine; Folidex; ***Hong Kong:*** Uni-Folic; ***Hung.:*** Feroglobin-B12; Folsav; Huma-Folacid; ***India:*** Folet; Folvite; Ingafol; Rubraplex; Vitafol; ***Indon.:*** Anelat; Folac; Folacite; Folacom; Folas; Folavit; Folaxin; Nufolic; ***Irl.:*** Clonfolic; Preconceive; ***Israel:*** Folic 400; ***Ital.:*** Fertifol; Folidex; Folina; Folingrav; Serengrav; ***Mex.:*** AF; Folivital; Materfol; Prinac Ac; ***Norw.:*** Nycoplus Folsyre; ***Philipp.:*** Enhansid; Folacid; Folart; Foleq; Folicard; Folicare; Folinc; Folisure; Maxifol; Purifol; ***Pol.:*** Acifolik; Folacid; Folifem; Folik; Folimin†; Folovit; ***Port.:*** Acfol; Dozefol; Folicil; Folidex; Fovital; ***Rus.:*** Folacin (Фолацин); Mamifol (Мамифол); ***Spain:*** Acfol; Bialfoli; Zolico; ***Swed.:*** Folacin; ***Switz.:*** Andreafol; Drossafol; Fertifol; Folvite; ***Thai.:*** Cebrin-Fe; F-Min; Foliamin; Folicare†; Folivit; ***Turk.:*** Folbiol; ***UAE:*** Folicum; ***UK:*** Folicare; Lexpec; Preconceive; ***Ukr.:*** Folacin (Фолацин); Tifol (Тифоль); ***USA:*** Folvite; ***Venez.:*** Afoklin; Folac.

多组分制剂 ***Arg.:*** Acifol-B12; Anemidox; Anemidox Ultra; Anemidox-Ferrum; Anemidox-Solutab; Arteriotrat; Autrinic Compuesto†; Blastop; Blastop Prevent; Coflic B6-B12; CTabs-Hierrofol; E-Folic; Egestan Hierro; Factofer B12; Fefol; Ferranin Complex; Ferretab Compuesto; Ferro Folic; Ferrocebrina; Folimax B; Hemofer Folic; Hierro Dupofol; Hierro Folico; Hierro Plus†; Hierroquick; ITE B12 Forte; Maltofer Fol; Presterin; QX 10; Rubiron; Sideralce; Siderblut Complex; Siderblut Folic; Tenvic; Vitalix Complex; Yectafer Complex; Zentraferin; ***Austral.:*** AB Extra Bone-Care +; AB Neurocard; Antioxidant Forte Tablets†; Bio Ace; Bio Ace Excell; Bio Iron; Fefol; FGF Tabs; Folic Acid Plus†; Hemo Factor†; PM Kids Intelligent; PM LifePro Max for Men; PM LifePro Max for Women; Pre Natal†; Vita-Preg†; ***Austria:*** Aktiferrin Compositum; Beneuran compositum; Ferretab Comp; Ferrograd Fol; Losferron-Fol†; Tardyferon-Fol; ***Belg.:*** Gestiferrol; TriBvit; ***Braz.:*** Anemofer†; Betozone; Coraben†; Ferrini Folico†; Ferroplex; Ferrotonico B12†; Ferrotrat; Ferrumvit†; Fol Sang; Folacin; Folifer; Folix-Mater; Iberin Folico; Iloban; Natalins com Fluor; Neutrofer Folico; Noripurum Folico; Tenavit†; Vi-Ferrin; ***Canad.:*** Emulsi Factors; Female Y; Floradix Tab; Inner Shade; Male Formula; Natavite†; Neo-Fer CF†; Palafer CF; Slow-Fe Folic†; Total BRN Formula; ***Chile:*** Confer; Cronoferril†; Ferranem; Ferranim; Ferro Vitaminico†; Foli Doce; Folifer; Iberol Folico†; Maltofer Fol; Niferex Prenatal†; ***Cz.:*** Aktiferrin Compositum; Ferretab Compositum; Ferro-Folgamma; Ferrograd Folic†; Maltofer Fol; Tardyferon-Fol; ***Denm.:*** TrioBe; ***Fin.:*** Obsidan comp; TrioBe; ***Fr.:*** Bio-Fer; Bio-Marine Plus†; Folio; Forcapil; Gynosoja†; Tardyferon B_9; Thalamag fer B_9; ***Ger.:*** B_{12} Fol-Vicotrat†; Eisenkapseln†; Eryfer comp; Ferro sanol comp; Ferro sanol gyn; Ferro-Folgamma; Ferro-Folsan; Floradix Krauterblut; Folgamma; Folicombin; Hamatopan F; Kendural-Fol-500; Medivitan N; Medyn; Plastulen Duo; Selectafer N†; Tardyferon-Fol; ***Gr.:*** Dextrifer-Fol; Feofol; Fero-Folic; Ferrum Fol Hausmann; Gyno-Tardyferon; Hemafer fol; ***Hong Kong:*** Anti-Stress Hi B Plus C; Eurofer; Hepatofalk†; Iberet-Folic; Maltofer Fol; Natamin C; Synplex; ***Hung.:*** Atherovit; Ferro-Folgamma; Ferrocomp; Ferrograd Folic; Genia; Maltofer Fol; Neo-Ferro Folgamma; Pregmag†; Sclerovit; Tardyferon-Fol; ***India:*** Anemidox; Autrin; Basiton; Cafe-Kit; Cal-Aid; Carboflot†; Cecure; Cofol; Cofol-Z; Conviron-TR; Dexorange; Elferri-Z; Fecontin-F; Fecontin-Z†; Fefol; Fefol-Z; Fericip; Ferrochelate; Ferrochelate-Z; Fesovit; Fexid-Z; Genfol; Globac-Z; Hepasules†; Hepatoglobine; Hepofer; Imax; Jectocos; Jectocos Plus; JP Tone-TR†; Livogen Captab; Livogen Hemtonic; Livogen-Z; Maxiferon; Mumfer; Mumfer-Z; Neurotrat; Plastules B-12; Probofex Caps; Raricap; Raricap L; Siderfol; Softeron; Softeron-Z; Tonoferon; Vitamon; ***Indon.:*** Adfer; Afomix; Aviter; Baliin Q10; Befozi; Bioferron; Bionemi; Biosanbe; Calvitran; Cardiavit; Cardiomin; Cerebrovit Active; Diabion; Elsazym; Emibion; Emineton; Femosa†; Folaplus; Forneuro; Habebion†; Hemafort; Hemobion; Iberet-Folic; Inbion; Lactacin; Maltofer Fol; Natabion; Natavit; Neogobion; Nerva Plus; Nichobion; Nulacta Plus; Opibion; Osfit; Pankreon for Children; Prenamia; Procalma; Sangobion; Sangofer; Sangovitin†; Suprabion; Tropifer†; Veroscan; Vionin; Vitabion; Vitalex; Vomilat; ***Irl.:*** Fefol; Ferrograd Folic; Ferrum Fol; Galfer FA; Givitol†; ***Israel:*** Aktiferrin-F; Alsepa 9 Months; Ferrifol; Ferrograd Folic; Folex; Foliferrin; Foric; Prenatal; Slow-Fe Folic; Tardyferon B9; Tricardia; Trivitamin; ***Ital.:*** Atlantis; Elageno OS; Epargriseovit; Evafer; Evavit; Ferrograd Folic; Folepar B12; Troca Maternum; Vitalmix Junior; ***Malaysia:*** Aktiferrin-F†; Ferrovit†; Iberet-Folic; Maltofer; Pramilet; Saferon; Sangobion; ***Mex.:*** Autrin; Cromagen AF; Dialeli AF; Felocor; Ferranina Fol; Ferricol; Ferrivax F; Ferro Folico; Folivit Hierro-Plus B; Forta; Intrafer; Intrafer F-800; Intrafer TF; Ironfol; Melac†; Orafer Comp; Tardyferon-Fol; Uniferfol; Vasobion; Yemifer-HE; ***Norw.:*** TrioBe; ***NZ:*** Ferrograd Folic; TMG Folic†; ***Philipp.:*** Ameciron; Anemicon Plus; Anixon; Beniforte; Drexabion OB; Dupharon; Essenfer; Eurofer; Femina; Fer-Essence; Fergesol; Ferlin; Ferosal; Ferro-Folsan Plus†; Ferrovit; Folanerve; Folicard B-Plus; Foralivit; Foramefer; Fortifer FA; Hanizyn; Harvifer; Hemiron; Hemobion; Hemovin; Heralink; IBC; Iberet-Folic; Imefer; Irobon; Meganerv F-A; Micron-C; Molvite-OB; Nakaron; Natalac FeFol; Natalbes; Natalie; Orofer; Sangobion; Terraferron; TriHEMIC; Usanatal; ***Pol.:*** Additiva Ferrum; Elevit Pronatal; Ferrograd Folic†; Hemofer F†; Tardyferon-Fol; ***Port.:*** Fefolato; Ferquifa B_{12}†; Ferro-Folsan†; Ferrograd Folico; Ferrum Fol; Folifer; Maltoferfol; Neobefol; Tardyferon-Fol; ***Rus.:*** Aktiferrin Compositum (Актиферрин Композитум); Ferretab Comp (Ферретаб Комп); Ferri-Fol (Ферри-Фол); Ferro-Folgamma (Ферро-Фольгамма); Ferrohematogen (Феррогематоген); Ferrovit (Ферровит); Foliber (Фолибер); Gyno-Tardyferon (Гино-тардиферон); Magnesium Plus (Магний Плюс); Maltofer Fol (Мальтофер Фол); Multi-Tabs B-Complex (Мульти-Табс В-Комплекс); Triovit Kardio (Триовит Кардио); ***S.Afr.:*** Autrin; Fefol-Vit†; Fefol†; Fero-Folic; Ferrimed; Foliglobin; Hepabionta†; Pregamal; Prenatal; ***Singapore:*** Aktiferrin-F; Beaplex; Eurofer; Iberet-Folic; Iron Melts; Neogobion; Pramilets FA; Saferon†; Sangobion; Vita Natal; Wanse; ***Spain:*** Foli Doce; Foliferron; Hepa Factor†; Normovite Antianemico; Yodocefol; Yoduk Complex; ***Swed.:*** TrioBe; ***Switz.:*** Actiferrine-F; Duofer Fol; Fero-Folic; Gyno-Tardyferon; Maltofer Fol; ***Thai.:*** Adnemic-F; Beefolic; Boracap; Eurofer; Ferli-6; Ferosix; Foli-C; Orofer; Polyvit; Pramilet FA†; Sangobion; Vita-Cal; ***Turk.:*** Blood Builder; Epargriseovit; Ferlos; Ferplex Fol; Ferro-Vital; Ferrozinc; Ferrum Hausman Fort; Folic Plus; Gyno Ferro; Gyno-Tardyferon; Gynoferon; Maltofer Fol; Vi-Fer; ***UAE:*** Folicron; ***UK:*** Aria; Fefol; Feroglobin; Ferrograd Folic; Ferromixin; Galfer FA; Hematinic; Ironorm; Lexpec with Iron-M†; Lexpec with Iron†; Meterfolic; Neurozan; Ostron; Pregaday; Pregvit; SoyPlus; Vita-Kid; ***Ukr.:*** Advocard (Адвокард); B-Complex Multi-Tabs (В-Комплекс Мульти-Табс); Decamevit (Декамевит); Elevit Pronatal (Элевит Пронаталь); Fitoval Capsules (Фитовал капсулы); Gyno-Tardyferon (Гино-Тардиферон); Haemoferon (Гемоферон); Hemsyneral-TD (Гемсинерал-ТД); Laktovit Forte (Лактовит Форте)†; Ranferon-12 (Ранферон-12); Vimifor Multivitamin with Beta-Carotene (Віміфор Мультивітамін З Бета-каротином); ***USA:*** ABC to Z; Advanced Formula Zenate; Albafort; Androvite; Animi-3; Avail; Bacmin; Berocca; Berocca Plus; Bevitamel; Calafol; Calcet Plus; Cardiotek Rx; Cenogen Ultra†; Centrovite; Cerovite; Certagen; Certagen Senior†; Chromagen FA; Chromagen Forte; Citracal Prenatal + DHA; ComBgen†; Compete; Contrin; Daily-Vite; Dayalets + Iron; Decagen; Embrex; Fe-Tinic Forte; Feocyte; FeoGen FA; Fero-Folic; Ferotrinsic; Ferralet 90; Ferrex Forte; Ferrex Forte Plus†; Ferrogels Forte; Folgard; Folpace; FOLTX; Formula B Plus; Geriot; Geritol Complete; Geritol Extend; Gevral; Gevral T; Gynovite Plus; Hair Booster; Hematinic; Hematinic Plus; Hemocyte Plus; Hemocyte-F; Hi-Po-Vites; Iberet-Folic†; Icar-C Plus; Ircon-FA†; Iromin-G; KPN; Lactocal-F; Livitrinsic-f†; Mamatal-F; Maximum Red Label; Mission Prenatal; Monocaps; Myadec; Mynatal; Natalin; Natarex Prenatal; Nephron FA; Nestabs; Nicomide†; Niferex Forte; Niferex-PN; Nova-Dec; NovaCare; Nu-Iron V; Nutricon; O-Cal; Obstetrix; Opticare PMS; Par-F; Par-Natal Plus 1 Improved; Parvlex; PNV-Iron; Poly-Iron Forte; PowerVites; PremesisRx; PrenaCare; PrenaPlus; Prenatal; Prenatal PC; Prenatal Plus-Improved†; Prenatal with Folic Acid; Prenatal-S; Prenate; Prenavite; PreNexa; Pronemia Hematinic; Rx Support Heartburn & Acid Reflux; Rx Support Heartburn & Acid Reflux Plus Aloe; Simron Plus; Slow Fe with Folic Acid; Stuart Formula; Stuart Prenatal; Stuartnatal 1+1; Tandem F; Thera Hematinic; Theragenerix-H; Theravee Hematinic; TL Icon; TriHEMIC; Trinate; Trinsicon†; Udamin; Udamin SP; Ultra Vita Time; Unicomplex-T & M; Vesselvite; Vinate GT; Vitafol; Vitafol-OB; Vitelle Nestabs; Yelets; Zodeac; ***Venez.:*** Calcibon Natal; Cobalfer; Fefol; Ferganic Folic; Ferro-Folic; Folifer B-12; Hepafol con B-12; Herrongyn; Intaferfol; Maltoferfol; Vitnatal.

顺势疗法制剂 ***Ger.:*** Pankreas M Comp†.

Folinic Acid (*BAN*) 亚叶酸

Citrovorum Factor; Folínico, ácido; Leucovorin. 5-Formyltetrahydropteroylglutamic acid; *N*-[4-(2-Amino-5-formyl-5,6,7,8-tetrahydro-4-hydroxypteridin-6-ylmethylamino)benzoyl]-L(+)-glutamic acid.

Фолиновая Кислота

$C_{20}H_{23}N_7O_7$ = 473.4.

CAS — 58-05-9.

UNII — Q573I9DVLP.

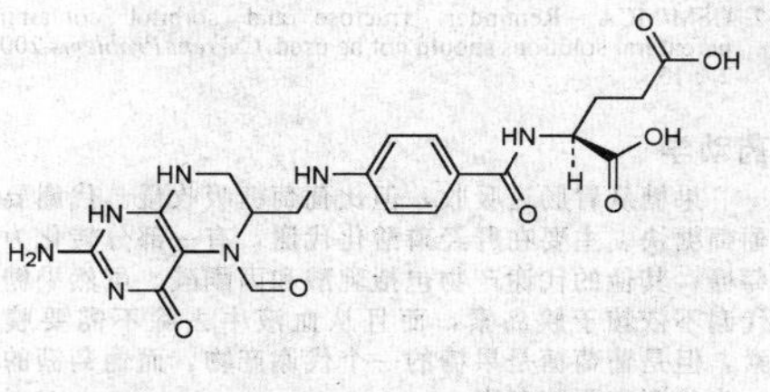

Calcium Folinate (*BANM, rINN*) 亚叶酸钙

Calcii folinas; Calcii Folinas Hydricus; Calcium, folinate de; Calcium Folinate-SF; Calcium Leucovorin; Folinate de Calcium; Folinato cálcico; Kalcio folinatas; Kalciumfolinat; Kalcium-folinát; Kalcium-folinát hydrát; Kalsiumfolinaatti; Kalsiyum Folinat; Kalsiyum Lökovorin; Leucovorin Calcium; NSC-3590. The calcium salt of folinic acid (1:1).

Кальция Фолинат

$C_{20}H_{21}CaN_7O_7$ = 511.5.

CAS — 1492-18-8 (anhydrous calcium folinate); 41927-89-3 (calcium folinate pentahydrate); 6035-45-6 (calcium folinate pentahydrate).

ATC — V03AF03.

ATC Vet — QV03AF03.

UNII — RPR1R4C0P4.

Pharmacopoeias. In *Eur.* (see p.vii), *Int.*, *Jpn*, and *US*.

Chin. includes the pentahydrate ($C_{20}H_{21}CaN_7O_7,5H_2O$ = 601.6).

Ph. Eur. 6. 8 (Calcium Folinate) 白色的或淡黄色的无定形或结晶性粉末。略溶于水；几乎不溶于乙醇和丙酮。2.5%水溶液的 pH 值为 6.8～8.0。贮藏于密闭容器中。避光。

USP 33 (Leucovorin Calcium) 淡黄白色的或黄色的、无臭粉末。极易溶于水；几乎不溶于乙醇。避光。

配伍禁忌 亚叶酸钙和氟尿嘧啶在有或无 5%的葡萄糖存在的条件下，无论以何种比例混合以及在任何温度条件下于 PVC 容器中时，均不相容[1]。

1. Trissel LA, *et al.* Incompatibility of fluorouracil with leucovorin calcium or levoleucovorin calcium. *Am J Health-Syst Pharm* 1995; **52:** 710–15.

Calcium Levofolinate (*BAN, rINN*) 左亚叶酸钙

Calcii Levofolinas; Calcii levofolinas pentahydricus; Kalcio levofolinatas; Kalciumlevofolinat; Kalcium-levofolinát pentahydrát; Kalcium-levofolinát-pentahidrát; Kalciumlevofolinatpentahydrat; Kalsiumlevofolinaatti; Kalsiumlevofolinaattipentahydraatti; Levofolinate; Lévofolinate calcique pentahydraté; Lévofolinate de Calcium; Levofolinato de calcio; Levoleucovorin Calcium *(USAN)*. The calcium salt of the isomer of *S*-folinic acid (1:1).

Кальция Левофолинат

$C_{20}H_{21}CaN_7O_7,5H_2O$ = 601.6.

CAS — 80433-71-2 (anhydrous calcium levofolinate).

ATC — V03AF04.

ATC Vet — QV03AF04.

UNII — 778XL6VBS8.

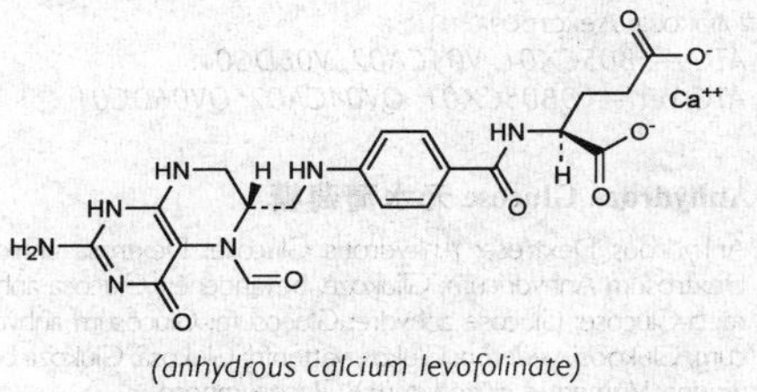

(anhydrous calcium levofolinate)

Pharmacopoeias. In *Eur.* (see p.vii).

Ph. Eur. 6. 8 (Calcium Levofolinate Pentahydrate) 白色的或淡黄色的、无定形或结晶性、吸湿性粉末。微溶于水；几乎不溶于乙醇和丙酮。0.8%水溶液的 pH 值为 7.5～8.5。贮藏于密闭容器中。避光。

Sodium Folinate 亚叶酸钠

Dinatrium folinat; Disodium folinate *(BANM)*; Natrium folinat.

Натрия Фолинат

$C_{20}H_{21}N_7O_7Na_2$ = 517.4.

CAS — 42476-21-1 (monosodium folinate).

ATC — V03AF06.

ATC Vet — QV03AF06.

不良反应

偶然发生的包括过敏反应在内的超敏反应已被报告；在注射后很少有发热发生。胃肠道紊乱、失眠、激动以及情绪抑郁被报道罕发于给予了高剂量后。

注意事项

参见叶酸项下，第1841页。

药物相互作用

参见叶酸项下，第1842页。

亚叶酸不可与叶酸拮抗剂（如甲氨蝶呤）同时使用，除非目的是抵消拮抗剂效应。亚叶酸可同时增强氟尿嘧啶的毒性和抗肿瘤效果，特别是作用于胃肠道时。

抗肿瘤药 在使用氟尿嘧啶和叶酸一个疗程以后使用卡培他滨，卡培他滨和细胞内保留的叶酸盐之间是存在相互作用的（见**卡培他滨**项下**用法**，第660页）。

药动学

亚叶酸钙与叶酸不同，在口服给药或肌内注射时都可以很好地被吸收（见第1842页），并迅速转化成具生物活性的叶酸。亚叶酸钙口服吸收会饱和，25mg 剂量的亚叶酸钠生物利用度大约为 97%，50mg 剂量的亚叶酸钙生物利用度大约为 75%，100mg 剂量的亚叶酸钙生物利用度约为 37%。叶酸的血药浓度高峰出现在肌内注射剂量后约 10min；利用度与静脉注射相当，但是血药浓度的峰值较低。亚叶酸钠和亚叶酸钙被认为是生物等效的。尽管可在全身分布，但是叶酸主要集中在肝脏和脑脊液中。叶酸的主要代谢产物是 5-甲基四氢叶酸，主要由肝脏和肠黏膜代谢产生。静脉注射亚叶酸钙的活性代谢产物的总终端半衰期大约为 6h。叶酸主要经尿液排出体外，少量经粪便排泄。

1. McGuire BW, *et al.* Pharmacokinetics of leucovorin calcium after intravenous, intramuscular, and oral administration. *Clin Pharm* 1988; **7:** 52–8.
2. Wolfrom C, *et al.* Pharmacokinetic study of methotrexate, folinic acid and their serum metabolites in children treated with high-dose methotrexate and leucovorin rescue. *Eur J Clin Pharmacol* 1990; **39:** 377–83.
3. Zittoun J, *et al.* Pharmacokinetic comparison of leucovorin and levoleucovorin. *Eur J Clin Pharmacol* 1993; **44:** 569–73.
4. Mader RM, *et al.* Pharmacokinetics of rac-leucovorin vs [S]-leucovorin in patients with advanced gastrointestinal cancer. *Br J Clin Pharmacol* 1994; **37:** 243–8.
5. Schmitz JC, *et al.* Disposition of folic acid and its metabolites: a comparison with leucovorin. *Clin Pharmacol Ther* 1994; **55:** 501–8.

用途和用法

亚叶酸是四氢叶酸的 5-甲基衍生物，为叶酸的活性形式。亚叶酸主要被用作叶酸拮抗剂（如甲氨蝶呤）（见第714页）的解毒剂，通过与二氢叶酸还原酶结合而阻断叶酸向四氢叶酸酯的转化。它并不阻断叶酸拮抗物（如甲氧苄啶或乙胺嘧啶）的抗菌活性，但是可以降低它们的血液学毒性。它同样被作为氟尿嘧啶的辅助物用于治疗结直肠癌。

亚叶酸以亚叶酸钙或钠盐的形式给药，尽管剂量以亚叶酸来定。1.08mg 无水亚叶酸钙、1.27mg 亚叶酸钙五水合物或者 1.09mg 亚叶酸钠分别与 1mg 亚叶酸等量。亚叶酸钙可口服给药、肌内注射或者静脉注射或输注。因为亚叶酸含钙，静脉注射时间应该在几分钟以上；推荐最大注射速度相当于亚叶酸 160mg/min。由于其吸收是可饱和的，故推荐的口服剂量不应高于25～50mg。左亚叶酸钙（亚叶酸钙的活性左旋异构体）的用法与亚叶酸钙相似；其推荐使用剂量为消旋式的一半。亚叶酸钠经静脉注射或输注给予；左亚叶酸钙与亚叶酸钠的使用相似。

在由于疏忽而导致的**叶酸拮抗剂过量**的情况下，应尽可能快的给予亚叶酸，并且最好在第一个小时内给药。推荐的剂量应等于或大于甲氨蝶呤的剂量。对于大剂量或过量的甲氨蝶呤，还可以静脉输注叶酸钙，其剂量相当于 75mg 叶酸在 12h 内输注完；然后每 6h 肌注 12mg，共 4 次。尽管长春新碱不是叶酸的拮抗剂，但亚叶酸已被建议用于一些长春新碱过量中毒的症状中（第758页）。

亚叶酸被用于大剂量的甲氨蝶呤抗肿瘤治疗以减少甲氨蝶呤的毒性（**亚叶酸解救**；左亚叶酸钙解救）。在甲氨蝶呤给药剂量超过 $500mg/m^2$ 时，亚叶酸钙解救是非常必要的；在甲氨蝶呤剂量为 100～$500mg/m^2$ 时也应考虑使用；有时在甲氨蝶呤用量更低的患者也可考虑使用。

亚叶酸解救的剂量与持续时间应根据甲氨蝶呤的方案和患者对抗肿瘤药的清除能力来制订；许多抗肿瘤的方案包括适当的解救方案。一般而言，英国的注册药品信息推荐亚叶酸钙的初始剂量应相当于 15mg 叶酸（6～$12mg/m^2$），在甲氨蝶呤开始输注后 12～24h（通常为 24h）给予，在 24h 内以每 6h 1 次给予相同的剂量，开始时通过肌注或静脉注射或输注的方式给予，但在一次或几次肠外剂量后应转成口服给药的形式。在这段时间结束时（开始输注初始甲氨蝶呤后 48h）应检测残留的甲氨蝶呤浓度。如果其值小于 0.5μmol/L 这个阈值，通常应在下一个 48h 接着给予相同的剂量；如果其值超过阈值，则应根据如下的甲氨蝶呤浓度增加亚叶酸钙的量，并且在下一个 48h 内每 6h 给予 1 次或直到血清甲氨蝶呤浓度降低至 0.05μmol/L 以下（即阈值浓度的 1/10）：

- 血清甲氨蝶呤浓度＞0.5μmol/L：给予相当于 $15mg/m^2$ 亚叶酸的亚叶酸钙。
- 血清甲氨蝶呤浓度＞1μmol/L：给予相当于 $100mg/m^2$ 亚叶酸的亚叶酸钙。
- 血清甲氨蝶呤浓度＞2μmol/L：给予相当于 $200mg/m^2$ 亚叶酸的亚叶酸钙。

在解救疗法中，亚叶酸钠的剂量同样也以血清甲氨蝶呤浓度为基础（在开始用甲氨蝶呤后 24～30h 检测）。

- 血清甲氨蝶呤浓度为 0.01～1.5μmol/L：48h 内每 6h 给予相当于 10～$15mg/m^2$ 亚叶酸的亚叶酸钠。
- 血清甲氨蝶呤浓度为 1.5～5μmol/L：每 6h 给予相当于 $30mg/m^2$ 亚叶酸的亚叶酸钠，直到甲氨蝶呤浓度低于 0.05μmol/L。
- 血清甲氨蝶呤浓度＞5μmol/L：每 6h 给予相当于 60～$100mg/m^2$ 亚叶酸的亚叶酸钠，直到甲氨蝶呤浓度低于 0.05μmol/L。

给予甲氨蝶呤剂量低于 100mg 的患者，解救疗法也是合适的，在 48～72h 内每 6h 口服给予一次剂量为 15mg 的亚叶酸就足够了。

此外，保证甲氨蝶呤（维持高的尿出量并碱化尿液）迅速排出的方法是解救疗法中不可缺少的部分。每天应监测肾功能。

叶酸可用于防止三甲曲沙产生的毒性。在最后一次使用三甲曲沙 72h 后给予。通常剂量为每 6h 给予叶酸 $20mg/m^2$，无论口服还是静脉注射，时间至少 5～10min；根据毒性大小调整日剂量。三甲曲沙毒性发作（如使用大剂量的三甲曲沙后没有给予叶酸所可能产生的症状），停止使用三甲曲沙，静脉注射叶酸 $40mg/m^2$，每 6h 1 次，持续 3 天。

叶酸用于治疗甲氧苄啶毒性，在停药后可经静脉注射或肌注每日 3～10mg 叶酸，直到血细胞计数恢复。

叶酸用于治疗乙胺嘧啶毒性（可能出现在长期低剂量疗法或高剂量疗法时），在药物治疗期间可经静脉注射或肌注每日 5～50mg 叶酸，根据血细胞计数调整剂量。

亚叶酸还可与**氟尿嘧啶**合用于晚期大肠癌以增强对癌细胞的毒性。高剂量方案（通常剂量为 $200mg/m^2$ 亚叶酸，用在氟尿嘧啶后）和低剂量方案（$20mg/m^2$）都已经在使用。关于其细节，见**氟尿嘧啶**的**用途和用法**（第691页）。也可使用相同剂量的亚叶酸钠，其相当于 $500mg/m^2$ 亚叶酸的剂量，可以在 2h 内静脉输注给予。在开始给予亚叶酸输注后 1h，静脉输注 $600mg/m^2$ 氟尿嘧啶；还可以选择在给予亚叶酸钠后 24h 内给予 $2.6mg/m^2$ 氟尿嘧啶持续输注。治疗为每周 1 次，持续 6 周，并且间隔 2 周后可重复。循环的次数取决于肿瘤的反应。

和叶酸相似，亚叶酸被用于治疗叶酸缺乏性**巨幼红细胞性贫血**（见第1884页），建议每日口服 15mg。如果肌注给予，推荐每日 1mg 的剂量，因为更高的剂量还未被证明有更好的效果。它不适用于继发于维生素 B_{12} 缺乏的巨幼红细胞性贫血。

心血管疾病 关于血液透析患者静脉使用亚叶酸以降低

同型半胱氨酸水平的报道，见叶酸下的心血管疾病项下（第1842页）。

缺乏状态 大脑叶酸缺乏症被定义为任何与脑脊液中低浓度5-甲基四氢叶酸相关的神经症状。5-甲基四氢叶酸为叶酸的活性代谢产物[1~3]。神经发育疾病与其缺乏相关，症状表现为易激惹、睡眠障碍、小脑共济失调、痉挛性截瘫、运动障碍、癫痫发作以及语言障碍。据报道，口服亚叶酸后有一些症状得到显著改善[1,2,4]，剂量为每日0.5～1.0mg/kg的亚叶酸[1]。对存在有运动障碍、精神障碍或自闭症[2,4]的患者推荐进行脑脊液叶酸代谢产物的分析。

1. Ramaekers VT, Blau N. Cerebral folate deficiency. *Dev Med Child Neurol* 2004; **46:** 843–51.
2. Hansen FJ, Blau N. Cerebral folate deficiency: life-changing supplementation with folinic acid. *Mol Genet Metab* 2005; **84:** 371–3.
3. Gordon N. Cerebral folate deficiency. *Dev Med Child Neurol* 2009; **51:** 180–2.
4. Moretti P, *et al.* Cerebral folate deficiency with developmental delay, autism, and response to folinic acid. *Neurology* 2005; **64:** 1088–90.

HIV感染与AIDS 亚叶酸钙已被用于HIV感染患者以减少乙胺嘧啶和甲氧苄啶的毒性。但是，给接受复方磺胺甲噁唑以治疗肺孢子菌性肺炎的艾滋病患者口服亚叶酸钙与较高的治疗失败发生率和生存率的下降相关，并且不能降低剂量限制的复方磺胺甲噁唑毒性的发生频率[1]。亚叶酸钙也不能降低用于肺孢子菌性肺炎[2]一级预防的复方磺胺甲噁唑的毒性。在HIV感染患者补充维生素 B_{12} 和叶酸不能防止或减少齐多夫定诱导的骨髓抑制[3]。

1. Safrin S, *et al.* Adjunctive folinic acid with trimethoprim-sulfamethoxazole for Pneumocystis carinii pneumonia in AIDS patients is associated with an increased risk of therapeutic failure and death. *J Infect Dis* 1994; **170:** 912–17.
2. Bozzette SA, *et al.* The tolerance for zidovudine plus thrice weekly or daily trimethoprim-sulfamethoxazole with and without leucovorin for primary prophylaxis in advanced HIV disease. *Am J Med* 1995; **98:** 177–82.
3. Falguera M, *et al.* Study of the role of vitamin B_{12} and folinic acid supplementation in preventing hematologic toxicity of zidovudine. *Eur J Haematol* 1995; **55:** 97–102.

制剂

BP 2010: Calcium Folinate Injection; Calcium Folinate Tablets;
USP 33: Leucovorin Calcium Injection; Leucovorin Calcium Tablets.

专利制剂

Arg.: Asovorin; Elvefocal†; Estroquin; Folinfabra; Leucocalcin; Novizet; Rontafor†; ***Austria:*** FOLI-Cell; Isovorin†; Rescuvolin†; Sodiofolin; ***Belg.:*** Elvorine; Folina-Cell; Ledervorin†; Rescuvolin; VoriNa; ***Braz.:*** Calfolin†; Folicorin; Legifol CS; Leucovorin†; Prevax; Rescuvolin†; Tecnovorin; ***Canad.:*** Folacal; ***Chile:*** Covorit; ***Cz.:*** Antrex†; Levofolic; Sanficinate†; VoriNa; ***Denm.:*** Isovorin; ***Fin.:*** Antrex; Isovorin; Levofolic; ***Fr.:*** Elvorine; Folinoral; Lederfoline; Osfolate; ***Ger.:*** Axifolin; DeGalin; FOLI-Cell; Haematofolin; Lederfolat; Neofolin; O-folin†; Oncofolic; Rescuvolin; Ribofolin; VoriNa; ***Gr.:*** Buateron; Calcifolin; Calcivoran; Claro; Durofolin; Esvorin; Fedolen; Folical; Foliment; Folinacid; Folinato; Folivoran; Folmigor; Foxolin; Isovorin; Lizocalcio; Osimol; Refolinon; Reotan; Rescuvolin; Sanficinate; Sanovein; Veravorin; Vivalcid; Zamenit; Zenemia; ***Hong Kong:*** Calciumfolinat; ***Hung.:*** VoriNa†; ***India:*** Biovorin; ***Indon.:*** Rescuvolin; ***Irl.:*** Folicid; Isovorin†; Lederfolin†; Sodiofolin; VoriNa; ***Ital.:*** Calcifolin; Calfolex; Calinat; Citofolin; Divical†; Divifolin; Ecofol; Emovis†; Folanemin; Folaren; Foliben; Folidar; Lederfolin; Levofolene; Osfolato†; Sanifolin; Sulton; Tonofolin; ***Jpn:*** Uzel; ***Malaysia:*** Nyrin†; Rescuvolin; ***Mex.:*** Dalisol; Ifavor†; Medsavorina; Precileucin; ***Neth.:*** Rescuvolin; Ribofolin; VoriNa; ***Norw.:*** Isovorin; Rescuvolin†; ***Philipp.:*** Folinoxan†; Litacor; Lovorin; Rescuvolin; ***Port.:*** FOLI-Cell; Folinovo; Isovorin; Lederfoline; Levofolic; Medifolin; Raycept; Sodiofolin; VoriNa†; ***Rus.:*** Dalisol (Далижол)†; Natriofoline (Натриофолин); ***S.Afr.:*** Isovorin; Rescuvolin; ***Spain:*** Cromatonbic Folinico; Folaxin; Folidan; Isovorin; Lederfolin; ***Swed.:*** Isovorin; Rescuvolin†; ***Thai.:*** Dalisol; Folina; Rescuvolin; ***Turk.:*** Antrex†; Rescuvolin; ***UK:*** Isovorin; Lederfolin†; Refolinon; Sodiofolin; ***USA:*** Fusilev; ***Venez.:*** Leuconolver.

多组分制剂 ***Gr.:*** Fysiofol; Legofolin; ***Ital.:*** Carfosid; Emopon; Eparmefolin; Ferritin Complex; Ferrofolin; Hepa-Factor; Ipavit†; Linfoflu; ***NZ:*** Orzel†; ***Rus.:*** Ferlatum Fol (Ферлатум Фол).

Folicixorin (*rINN*) 叶索林

Folitixorina; Folitixorine; Folitixorinum; 5,10-Methylenetetrahydrofolate; 5,10-Methylenetetrahydrofolic acid; Tetrahydromethylenefolate. N-{4-[(6aRS)-3-Amino-1-oxo-1,4,5,6,6a,7-hexhydroimidazo[1,5-*f*]pteridin-8(9*H*)-yl]benzoyl}-L-glutamic acid.

Фолитиксорин

$C_{20}H_{23}N_7O_6$ = 457.4.

CAS — 3432-99-3.

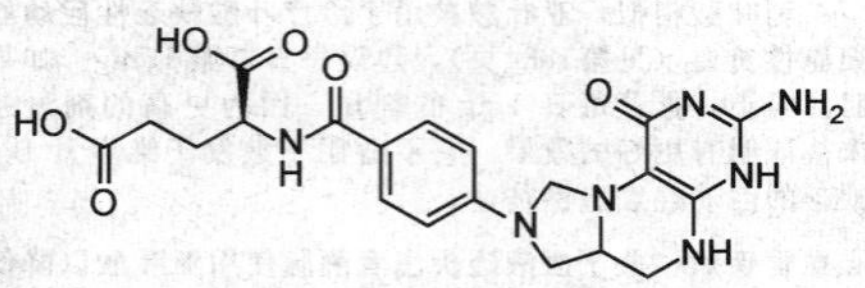

简介

叶索林是叶酸的一个活性代谢产物。它在氟尿嘧啶治疗胰腺癌和转移性结肠癌中的作用正在研究中。

Fructose 果糖

Azúcar de fruta; Fructosa; D-Fructosa; D-Fructose; Fructosum; Fruit Sugar; Fruktoosi; Fruktos; Fruktosa; Fruktóz; Fruktoza; Fruktozė; Laevulose; Laevulosum; Levulosa; Levulose. D-(−)-Fructopyranose.

Фруктоза

$C_6H_{12}O_6$ = 180.2.

CAS — 57-48-7.

ATC — V06DC02.

ATC Vet — QV06DC02.

UNII — 6YSS42VSEV (fructose); XY6UN3QB6S (high fructose corn syrup).

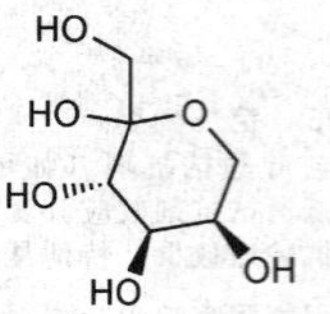

Pharmacopoeias. In *Eur.* (see p.vii), *Jpn*, and *US*.
USNF includes High Fructose Corn Syrup.

Ph. Eur. 6.8 (Fructose) 味道很甜的白色或类白色结晶性粉末。易溶于水；溶于乙醇。

USP 33 (Fructose) 无色结晶或白色结晶性粉末。没有气味，味甜。易溶于水；溶于乙醇（1：15），溶于甲醇（1：14）。

USNF 28 (High Fructose Corn Syrup) 味甜，营养类寡糖混合物的澄清水溶液，由高葡萄糖当量玉米淀粉水解（葡萄糖异构酶将部分葡萄糖转化为果糖）制备而成。通常有42%和55%两种浓度的果糖。贮藏于密闭容器中。

不良反应

口服大剂量的果糖会引起腹胀、腹痛、腹泻。静脉输注时可引起乳酸酸中毒和高尿酸血症；已有静脉输注引起死亡的发生。

对代谢的影响 果糖可能会增加血清尿酸浓度，特别是对已患有高尿酸血症或痛风的患者更为明显。一项人数较多的研究发现，果糖摄入量与男性痛风的风险增加相关。含果糖多的水果或者果汁也会使风险增加[1]。有报道指出，在美国，果糖的摄入量正在增加，大量果糖玉米糖浆（也称为糖类代用品）被用做软饮料的甜味剂[2]。膳食果糖的摄入量对血脂潜在的不良代谢有影响，不论这种摄入与代谢综合征、不成比例的高脂血症风险、肥胖是否有关联，随之而来的糖尿病已经反复重现，尽管缺乏明确的证据[3~10]。

1. Choi HK, Curhan GC. Soft drinks, fructose consumption, and the risk of gout in men: prospective cohort study. *BMJ* 2008; **336:** 309–12.
2. Underwood M. Sugary drinks, fruit, and increased risk of gout. *BMJ* 2008; **336:** 285–6.
3. Bray GA. Fructose: should we worry? *Int J Obes (Lond)* 2008; **32** (suppl 7): S127–S131.
4. Angelopoulos TJ, *et al.* The effect of high-fructose corn syrup consumption on triglycerides and uric acid. *J Nutr* 2009; **139:** 1242S–1245S.
5. Johnson RJ, *et al.* Hypothesis: could excessive fructose intake and uric acid cause type 2 diabetes? *Endocr Rev* 2009; **30:** 96–116.
6. Schaefer EJ, *et al.* Dietary fructose and glucose differentially affect lipid and glucose homeostasis. *J Nutr* 2009; **139:** 1257S–1262S.
7. Dolan LC, *et al.* Evidence-based review on the effect of normal dietary consumption of fructose on development of hyperlipidemia and obesity in healthy, normal weight individuals. *Crit Rev Food Sci Nutr* 2010; **50:** 53–84.
8. Bray GA. Soft drink consumption and obesity: it is all about fructose. *Curr Opin Lipidol* 2010; **21:** 51–7.
9. Tappy L, Lê KA. Metabolic effects of fructose and the worldwide increase in obesity. *Physiol Rev* 2010; **90:** 23–46.
10. Stanhope KL, Havel PJ. Fructose consumption: recent results and their potential implications. *Ann N Y Acad Sci* 2010; **1190:** 15–24.

超敏反应 1名患者出现的荨麻疹与摄入某些食物有关，是由D-阿洛酮糖引起的，D-阿洛酮糖是甜味剂与高果糖糖浆的一个次要组分[1]。

1. Nishioka K, *et al.* Urticaria induced by D-psicose. *Lancet* 1983; **ii:** 1417–18.

注意事项

果糖不能用于遗传性果糖不耐受的患者。

对于肾功能受损或严重肝脏损伤的患者应慎用。

静脉给药 反复静脉输注使用果糖和山梨醇在一些国家仍然十分盛行，这样的做法应放弃[1,2]。因为这样不仅能导致威胁生命的内源性乳酸酸中毒，还可以导致未确诊的遗传性果糖不耐受患者死亡。

1. Collins J. Time for fructose solutions to go. *Lancet* 1993; **341:** 600.
2. CSM/MCA. Reminder: fructose and sorbitol containing parenteral solutions should not be used. *Current Problems* 2001; **27:** 13.

药动学

果糖从胃肠道吸收，但比葡萄糖吸收慢。代谢要比葡萄糖快。主要在肝经磷酸化代谢，有一部分转化为葡萄糖；其他的代谢产物包括乳酸和丙酮酸。虽然果糖的代谢不依赖于胰岛素，而且从血液中去除不需要胰岛素，但是葡萄糖是果糖的一个代谢产物，而葡萄糖的进一步代谢需要胰岛素。

用途和用法

果糖比蔗糖或山梨醇甜。可以用于糖尿病食品的甜味剂（尽管目前尚不清楚其是否比蔗糖更好）；在英国，建议糖尿病患者每日果糖的摄入量不超过25g。

果糖已经作为葡萄糖的替代品用于肠外营养，但由于其有乳酸酸中毒的危险，故不推荐使用。也不再推荐静脉输注治疗严重乙醇中毒。

含葡萄糖果糖溶液已用于治疗恶心和呕吐（见第1622页），包括妊娠期呕吐。果糖也可用作药物的增溶剂和片剂的稀释剂。

疼痛 口服果糖溶液用以减轻婴儿轻度疼痛与口服葡萄糖溶液（见第1848页）同样有效[1]。

1. Akçam M. Oral fructose solution as an analgesic in the newborn: a randomized, placebo-controlled and masked study. *Pediatr Int* 2004; **46:** 459–62.

制剂

BP 2010: Fructose Intravenous Infusion;
USP 33: Fructose and Sodium Chloride Injection; Fructose Injection.

专利制剂

Hung.: Fructosol; ***Ital.:*** Fructan; Fructofin; Fructosil.

多组分制剂 ***Arg.:*** Azodac; High Energy; ***Braz.:*** Biofructose; Biofrut†; Caviamina; Dalivit†; Dramin B6 DL; Energivit; Energoplex; Enervit; Fructogenase†; Frutoplex; Frutovena; Glineon†; Neo Cebetil; ***Canad.:*** Pediatric Electrolyte†; ***Fr.:*** Filigel; ***Hung.:*** Fructosol E†; ***Indon.:*** Gastro-Ad†; Trifluid; ***Irl.:*** Rehidrat†; ***Israel:*** Peptical; ***Ital.:*** Api Baby; Enerbody†; Eparema-Levul; Liozim; Litostop; Nerex; The Ginseng King; ***Port.:*** Neuroftal†; ***USA:*** Emetrol; Formula EM; Nausetrol.

Gleptoferron (*BAN*, *USAN*, *rINN*) 葡庚糖酐铁

Gleptoferrón; Gleptoferronum; Iron Heptonate.

Глептоферрон

$C_7H_{14}O_8.(C_6H_{10}O_5)_n.FeOOH$.

CAS — 57680-55-4.

ATC Vet — QB03AC91.

UNII — 898723IQHQ.

简介

葡庚糖酐铁是氢氧化铁和右旋糖酐-葡庚糖酸的大分子复合物。在兽医学中已经用于治疗缺铁性贫血，通过肌内注射给药。

Glucose 葡萄糖

Glucosa; Glukoz; Glukoza.

Глюкоза; Декстроза

ATC — B05CX01; V04CA02; V06DC01.

ATC Vet — QB05CX01; QV04CA02; QV06DC01.

Anhydrous Glucose 无水葡萄糖

Anhydrous Dextrose; Anhydrous Glucose; Dextrosa anhidra; Dextrosum Anhydricum; Gliukozė, bevandenė; Glucosa anhidra; D-Glucose; Glucose anhydre; Glucosum; Glucosum anhydricum; Glukoosi, vedetön; Glukos, vattenfri; Glukosa; Glukoza bezwodna; Vízmentes glükóz. D-(+)-Glucopyranose.

Безводная Глюкоза

$C_6H_{12}O_6$ = 180.2.

CAS — 50-99-7.
UNII — 5SL0G7R0OK (anhydrous dextrose); IY9XDZ35W2 (dextrose).

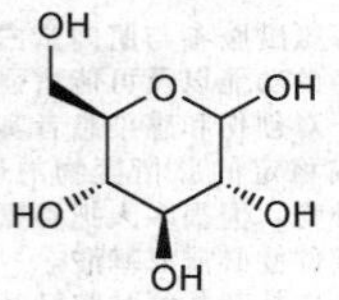

Pharmacopoeias. In *Chin., Eur.* (see p.vii), *Int., Jpn, US*, and *Viet.*
Some pharmacopoeias include anhydrous glucose and/or glucose monohydrate as separate monographs whereas others permit the anhydrous and/or monohydrate under a single monograph.

Ph. Eur. 6.8 (Glucose Anhydrous) 白色或类白色结晶性粉末，味甜。易溶于水；微溶于乙醇。

BP 2010 指出，当葡萄糖静脉输注用作法定注射或静脉输注的稀释液时，要用 5%的葡萄糖输液。

USP 33 (Dextrose) 含一分子结晶水或是无水的。无色结晶或白色结晶性或粒状粉末。无臭，味甜。可溶于水（1：1），溶于乙醇（1：100）；极易溶于沸水；可溶于沸腾的乙醇。

Glucose Monohydrate 一水合葡萄糖

Dekstroz Monohidrat; Dextrosa monohidrato; Dextrosum Monohydridicum; Gliukozė monohidratas; Glucosa monohidrato; D-Glucosa monohidrato; Glucose monohydraté; D-Glucose Monohydrate; Glucosum monohydricum; Glukoosimonohydraatti; Glukosa monohydrát; Glukosmonohydrat; Glükóz-monohidrát; Glycosum; Grape Sugar. D-(+)-Glucopyranose monohydrate.

Глюкоза Моногидрат

$C_6H_{12}O_6,H_2O$ = 198.2.
CAS — 5996-10-1 (glucose monohydrate); 14431-43-7 (glucose monohydrate); 8027-56-3 (liquid glucose).
UNII — IY9XDZ35W2 (dextrose); LX22YL083G (dextrose monohydrate).

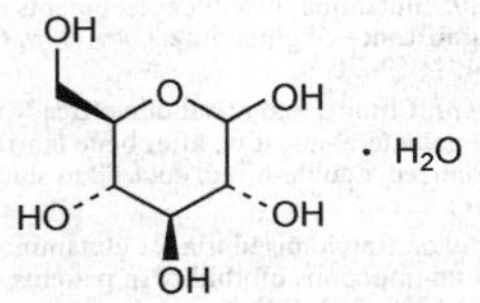

Pharmacopoeias. In *Chin., Eur.* (see p.vii), *Int., US*, and *Viet.*
Some pharmacopoeias include anhydrous glucose and/or glucose monohydrate as separate monographs whereas others permit the anhydrous and/or monohydrate under a single monograph.
Eur. includes Glucose, Liquid and Glucose, Liquid, Spray-dried. *USNF* includes Dextrose Excipient, Liquid Glucose, Corn Syrup, and Corn Syrup Solids.

Ph. Eur. 6.8 (Glucose Monohydrate; Glucose BP 2005) 白色或类白色结晶性粉末，味甜，易溶于水；微溶于乙醇。

Ph. Eur. 6.8 (Glucose，Liquid) 清澈无色或棕色黏稠的液体，在水性溶液中含葡萄糖、低聚糖和淀粉水解后产物多聚糖的混合物。它含有不少于 70%的干物。可与水混合。它通常在室温下部分或全部凝固，加热到 50℃时会重新溶解。

Ph. Eur. 6.8 (Glucose，Liquid，Sprag-dried) 白色或类白色，轻微易吸潮的粉末或颗粒。易溶于水。

USP 33 (Dextrose) 含一分子水或无水。无色结晶或白色结晶性或粒状粉末。无臭，味甜。可溶于水（1：1），溶于乙醇（1：100）；极易溶于沸水；可溶于沸腾的乙醇。

USNP 28 (Dextrose Excipient) 可以通过淀粉水解得到。含一分子水。无色或白色晶体、结晶成粉末状。溶于水；极易溶于沸水；溶于乙醇；微溶于沸腾的乙醇中。

USNF 28 (Liquid Glucose) 可以通过淀粉的不完全水解得到，主要由葡萄糖、糊精、麦芽糖和水组成。一种无色或微黄色的、黏稠的、糖浆状的、无臭的或几乎无臭的液体。可与水混合；微溶于乙醇。

USNF 28 (Corn Syrup) 溶液可通过食品级氨基酸和（或）酶部分水解玉米淀粉的多糖溶液提取后得到。干燥后计算，总糖含量中至少有 20%（葡萄糖当量）转化成 D-葡萄糖。澄清、白色或微黄色黏稠液体。与水以任意比例互溶。贮藏于密闭容器中。

USNF 28 (Corn Syrup Solids; Dried Glucose Syrup) 干燥混合物可以通过食品级氨基酸和（或）酶部分水解玉米淀粉的多糖溶液提取后得到。干燥后计算，总糖含量中至少有 20%（葡萄糖当量）转化成 D-葡萄糖。味甜，白色、微黄色粉末或颗粒。溶于水。于 8～15℃的温度下贮藏于密闭容器中。

不良反应和注意事项

静脉用葡萄糖溶液（尤其是高渗溶液，pH 值同样较低）可能引起局部疼痛、静脉刺激和血栓性静脉炎，如果有溢出发生的话还可以引起组织坏死。其中一些反应是由于高压灭菌法后的降解产物或差的输液技术造成。静脉输注能导致水和电解质平衡紊乱，包括低钾血症、低镁血症和低磷酸盐血症。长时间或快速的输注大剂量的等渗溶液可能引起水肿或水中毒；相反的，长时间或快速输注高渗溶液可能会导致高血糖症造成的脱水。

无尿、颅内或髓内血肿患者以及震颤性谵妄患者存在脱水时禁忌使用高渗溶液。患者有糖尿病时应慎用高渗溶液，因为快速输注会导致高血糖症。同样，当患者存在营养失衡、维生素 B_1（硫胺素）缺乏、糖类不耐受、脓毒症、休克或创伤时也应慎用。

葡萄糖溶液不应用于急性缺血性脑卒中，因为高血糖症会加重大脑缺血性的损坏而且影响患者的康复。

葡萄糖溶液不应和全血使用同一输注器，因为会发生溶血或血液凝集。

妊娠 葡萄糖溶液普遍用作水化液以及其他药物的赋形剂。如在分娩时使用，母体的葡萄糖负荷会导致胎儿高血糖症、高胰岛素血症和酸中毒，以及后续的新生儿低血糖症和黄疸[1,2]。其他人[3]未发现这一效应的证据，尤其在氧合非常好的新生儿[4]。值得注意的是，这些报道中的患者数量通常比较少，并且选择的标准不一致。

一项针对健康妇女的安慰剂对照研究[5]发现，妊娠结束前 1h 给予口服 100g 葡萄糖对于胎儿的酸碱水平无不良影响。这项研究在妊娠中期确定妊娠结束时间，存在畸形的胎儿从研究中排除。但是作者提出了警告：血糖浓度较高的母亲（可见于妊娠糖尿病），其胎儿可能会发生与胎儿代谢性酸中毒一致的一些改变，而且葡萄糖耐量试验对生长发育迟缓的胎儿可能是危险的。对于急性血糖负荷的后续反应未予研究。

1. Kenepp NB, *et al.* Fetal and neonatal hazards of maternal hydration with 5% dextrose before caesarean section. *Lancet* 1982; **i:** 1150–2.
2. Singhi S, *et al.* Hazards of maternal hydration with 5% dextrose. *Lancet* 1982; **ii:** 335–6.
3. Piquard F, *et al.* Does fetal acidosis develop with maternal glucose infusion during normal labor? *Obstet Gynecol* 1989; **74:** 909–14.
4. Cerri V, *et al.* Intravenous glucose infusion in labor does not affect maternal and fetal acid-base balance. *J Matern Fetal Med* 2000; **9:** 204–8.
5. Weissman A, *et al.* Effect of the 100-g oral glucose tolerance test on fetal acid-base balance. *Prenat Diagn* 2003; **23:** 281–3.

卒中 在缺血性脑卒中期间发生的高血糖症可能是由于生理应激引起的，它会加重大脑缺血的损伤并影响患者康复。在大脑缺血期间，脑细胞缺氧会引起葡萄糖由有氧代谢向无氧代谢转移，导致细胞内乳酸酸中毒，这对细胞是有毒性作用的。高血糖症提供更多的葡萄糖进行无氧代谢，进一步加重细胞内酸中毒。因此应监测血糖浓度并避免高血糖症的发生或对其进行处理。葡萄糖输注不应常规用于缺血性脑卒中之后，除非有特殊的指征。低血糖同样也应该避免。对于需要葡萄糖的患者，应给予持续性的输注，避免大剂量输注或一次性推注以免引起高血糖症[1]。

1. Wass CT, Lanier WL. Glucose modulation of ischemic brain injury: review and clinical recommendations. *Mayo Clin Proc* 1996; **71:** 801–12.

硫胺素缺乏 对于硫胺素缺乏的患者给予静脉葡萄糖时可能会诱发 **Wernicke 脑病**（见第1878页）[1,2]。

1. Watson AJ, *et al.* Acute Wernickes encephalopathy precipitated by glucose loading. *Ir J Med Sci* 1981; **150:** 301–3.
2. Koguchi K, *et al.* Wernicke's encephalopathy after glucose infusion. *Neurology* 2004; **62:** 512.

药动学

葡萄糖在胃肠道迅速吸收，低血糖患者血浆葡萄糖浓度的高峰发生在口服剂量 40min 后。葡萄糖通过丙酮酸或乳酸途径代谢生成二氧化碳和水，并释放能量。所有体细胞均能氧化葡萄糖，它是细胞代谢的主要能源物质。

用途和用法

葡萄糖是一种单糖，可通过口服或静脉输注治疗糖类和液体缺失。它是肠外营养治疗方案中首选的糖类来源（见第1824页），还可用于再水化口服溶液（第1595页）以预防或治疗急性腹泻性疾病导致的脱水（见第1617页）。

葡萄糖可用于治疗低血糖症（见下文），还可在口服糖耐量试验中用于诊断糖尿病（第407页）。

不同的国家静脉用葡萄糖溶液浓度的表达方式不同。葡萄糖静脉输注液（BP 2010）和葡萄糖或右旋糖注射液（USP 33）都由无水葡萄糖或一水合葡萄糖制备。但是，BP 2010 制剂的效力是以无水葡萄糖的形式表现，而 USP 33 制剂的效力则以一水合葡萄糖的形式表现。900mg 的无水葡萄糖相当于 1g 的一水合葡萄糖。因此，5%葡萄糖这个术语可代表或者代表 50g/L 无水葡萄糖（相当于大约 55g/L 水合葡萄糖）或者 50g/L 一水合葡萄糖（相当于大约 45g/L 无水葡萄糖）。由于这些制品在医学文献中的提法有时模棱两可，所以在 *Martindale* 中已经不可能将提到的葡萄糖的浓度是指无水形式还是一水合的形式阐述清楚了。在 *Martindale* 中，除非特别说明，葡萄糖注射液都是指 5%的溶液，以使之区别于更高浓度的溶液形式。出于实际应用的目的，避免完全不同浓度之间的混淆（如 5%、10%和 50%）要比了解一种特定浓度溶液精确表达方法更重要，因为较高浓度形式的溶液与特殊的不良影响和预防措施有关。

葡萄糖水溶液是等渗的，血液中其浓度为 5.05%无水葡萄糖或 5.51%水合葡萄糖。5%葡萄糖溶液因此经常用于液体缺失，可通过外周静脉给予。浓度大于 5%的葡萄糖溶液是高渗的，通常用作糖源；50%的溶液通常用于治疗严重的低血糖症（见下文**低血糖症**项下）。高渗溶液通常通过中心静脉给予。尽管 *American Hospital Formulary Service* 建议，只要有规律地调换输液部位，浓度大于 10%的溶液可经大的外周静脉短期给予，建议每天更换注射部位。在急诊情况下，治疗低血糖症可能必须经外周静脉给予，但应缓慢给予，建议的输注速度是 3ml/min。

葡萄糖的剂量是不定的，要根据患者的个体需求而定，需要密切监测血清葡萄糖浓度。葡萄糖的最大利用率估计为每小时 500～800mg/kg。

高渗的浓葡萄糖溶液（浓度为 25%～50%）还可用于减低脑脊髓的压力（见**颅内压升高**，第1140页）和震颤性谵妄或急性乙醇中毒造成的脑水肿（见第1551页），尽管这些方法应用不广泛。25%～50%的葡萄糖溶液已经作为一种硬化剂用于治疗静脉曲张出血（见第2285页），还可作为一种刺激物在治疗胸腔积液和气胸过程中形成粘连性胸膜炎。液体葡萄糖可用作甜味剂、黏合剂或成粒剂和制药时的糖衣。

异位妊娠 目前异位妊娠由于诊断技术的提高可在较早的阶段发现。治疗仍以外科手术为主，尽管保守的外科技术用以试图保留生育力，但非手术方法也逐渐地得到研究。目前最好的疗法是用甲氨蝶呤（见第717页），但也使用高渗葡萄糖溶液，已经有局部滴注 5～20ml 的 50%葡萄糖溶液入妊娠囊内的报道[1]，据报道葡萄糖对早期输卵管妊娠[2]的治疗要比预期的治疗有效，但另一项研究由于同局部使用甲氨蝶呤相比，葡萄糖的失败率更高，而被迫停止[3]。

1. Natofsky JG, *et al.* Ultrasound-guided injection of ectopic pregnancy. *Clin Obstet Gynecol* 1999; **42:** 39–47.
2. Lang PFJ, *et al.* Laparoscopic instillation of hyperosmolar glucose vs. expectant management of tubal pregnancies with serum hCG≤2500 mIU/mL. *Acta Obstet Gynecol Scand* 1997; **76:** 797–800.
3. Sadan O, *et al.* Methotrexate versus hyperosmolar glucose in the treatment of extrauterine pregnancy. *Arch Gynecol Obstet* 2001; **265:** 82–4.

糖原贮积病Ⅰ型 在控制Ⅰ型糖原贮积病所导致的低血糖症时，淀粉可能是葡萄糖的更易被接受的替代品（见第1870页）。

血液透析引发的痛性痉挛 血液透析引发的痛性痉挛（第1593页）是由低血容量造成的，高渗溶液能有效治疗此痉挛支持了这一观点。静脉输注 50ml 50%的葡萄糖溶液已作为氯化钠或甘露醇输液的另一有效替代物[1,2]。

1. Milutinovich J, *et al.* Effect of hypertonic glucose on the muscular cramps of hemodialysis. *Ann Intern Med* 1979; **90:** 926–8.
2. Canzanello VJ, *et al.* Comparison of 50% dextrose water, 25% mannitol, and 23.5% saline for the treatment of hemodialysis-associated muscle cramps. *Trans Am Soc Artif Intern Organs* 1991; **37:** 649–52.

高钾血症 胰岛素，再加上葡萄糖用以防止低血糖症，能刺激细胞摄取钾，在急诊治疗中重度的高钾血症（见第1592页）。通常情况下给予 50ml 50%的葡萄糖溶液。

低血糖症 葡萄糖用以纠正胰岛素诱导的低血糖症（见

第423页），口服或输注高渗溶液（20%或50%的浓度）。5%或10%的葡萄糖液可以使用但需要的容量较大。尽管50%的葡萄糖溶液已经普遍用于纠正儿童的低血糖症，有些人考虑如此高浓度的溶液与不可接受的患病率和可能的死亡率有关，并认为应该用10%的溶液代替它用以纠正儿童低血糖[1]。*BNFC 2009* 推荐5ml/kg的10%葡萄糖溶液用于治疗时，可用大号针头直接经静脉输注；由于50%葡萄糖液的渗透压高和黏度大，所以不能直接使用。一旦血糖浓度降至可接受的水平以下（见**糖尿病急症**，第412页），5%或10%的溶液可用于预防与胰岛素输注治疗糖尿病酮症酸中毒相关的低血糖。

1. Winrow AP, *et al.* Paediatric resuscitation: don't use 50% dextrose. *BMJ* 1993; **306:** 1612.

心肌梗死 心肌梗死患者的葡萄糖值、胰岛素水平和钾结合的水平已在进一步调查研究（见第429页）。

疼痛 口服的葡萄糖溶液或喷雾已经与蔗糖溶液（见第1871页）一样用于缓解新生儿的轻度疼痛[1~6]，并且有一些观点认为它比局麻药或者阿片类药物更有效[6,7]。

葡萄糖液注射已被用于增生疗法（局部注射刺激性溶液以刺激增生）[8,9]以治疗肌肉和骨骼的疼痛性疾病，如下腰痛[9]和腹股沟劳损[10]。这种治疗方法的价值还存在争论。

1. Skogsdal Y, *et al.* Analgesia in newborns given oral glucose. *Acta Paediatr Scand* 1997; **86:** 217–20.
2. Carbajal R, *et al.* Randomised trial of analgesic effects of sucrose, glucose, and pacifiers in term neonates. *BMJ* 1999; **319:** 1393–7.
3. Carbajal R, *et al.* Crossover trial of analgesic efficacy of glucose and pacifier in very preterm neonates during subcutaneous injections. *Pediatrics* 2002; **110:** 389–93.
4. Akçam M, Örmeci AR. Oral hypertonic glucose spray: a practical alternative for analgesia in the newborn. *Acta Paediatr* 2004; **93:** 1330–3.
5. Thyr M, *et al.* Oral glucose as an analgesic to reduce infant distress following immunization at the age of 3, 5 and 12 months. *Acta Paediatr* 2007; **96:** 233–6.
6. Axelin A, *et al.* Oral glucose and parental holding preferable to opioid in pain management in preterm infants. *Clin J Pain* 2009; **25:** 138–45.
7. Gradin M, *et al.* Pain reduction at venipuncture in newborns: oral glucose compared with local anesthetic cream. *Pediatrics* 2002; **110:** 1053–7.
8. Rabago D, *et al.* A systematic review of prolotherapy for chronic musculoskeletal pain. *Clin J Sport Med* 2005; **15:** 376–80.
9. Dagenais S, *et al.* Prolotherapy injections for chronic low-back pain. Available in The Cochrane Database of Systematic Reviews; Issue 2. Chichester: John Wiley; 2007 (accessed 23/06/08).
10. Topol GA, *et al.* Efficacy of dextrose prolotherapy in elite male kicking-sport athletes with chronic groin pain. *Arch Phys Med Rehabil* 2005; **86:** 697–702.

制剂

BP 2010: Compound Glucose, Sodium Chloride and Sodium Citrate Oral Solution; Glucose Intravenous Infusion; Glucose Irrigation Solution; Potassium Chloride and Glucose Intravenous Infusion; Potassium Chloride, Sodium Chloride and Glucose Intravenous Infusion; Sodium Chloride and Glucose Intravenous Infusion;
Ph. Eur.: Anticoagulant Acid-Citrate-Glucose Solutions (ACD); Anticoagulant Citrate-Phosphate-Glucose Solution (CPD);
USNF 28: Dextrose Excipient; Liquid Glucose;
USP 33: Alcohol in Dextrose Injection; Anticoagulant Citrate Dextrose Solution; Anticoagulant Citrate Phosphate Dextrose Adenine Solution; Anticoagulant Citrate Phosphate Dextrose Solution; Bretylium Tosylate in Dextrose Injection; Bupivacaine Hydrochloride in Dextrose Injection; Dextran 40 in Dextrose Injection; Dextran 70 in Dextrose Injection; Dextrose and Sodium Chloride Injection; Dextrose Injection; Dobutamine in Dextrose Injection; Dopamine Hydrochloride and Dextrose Injection; Half-strength Lactated Ringer's and Dextrose Injection; Lactated Ringer's and Dextrose Injection; Lidocaine Hydrochloride and Dextrose Injection; Multiple Electrolytes and Dextrose Injection Type 1; Multiple Electrolytes and Dextrose Injection Type 2; Multiple Electrolytes and Dextrose Injection Type 3; Multiple Electrolytes and Dextrose Injection Type 4; Potassium Chloride in Dextrose and Sodium Chloride Injection; Potassium Chloride in Dextrose Injection; Potassium Chloride in Lactated Ringer's and Dextrose Injection; Ringer's and Dextrose Injection; Sodium Chloride and Dextrose Tablets; Tetracaine Hydrochloride in Dextrose Injection.

专利制剂

Arg.: Glucolin; Glucotem; Kissimin; Nutrosa; ***Austria:*** Glucosteril†; ***Canad.:*** Dextroject; Glucodex; Sucaryl†; ***Cz.:*** Ardeanutrisol G; Spofagnost†; ***Denm.:*** Rehalyt; ***Fin.:*** Gambrosol; Glucosteril; ***Ger.:*** Accu-Chek Dextro; Glucosteril; ***Hung.:*** Isodex; Saletanol D†; ***Indon.:*** Infusan D; Otsu-D5; Wida D; ***Ital.:*** Energen; ***Jpn:*** Hespander; ***Pol.:*** Maltan; ***Port.:*** Glucosada; Glucosado; Glucosteril; ***Rus.:*** Glucosteril (Глюкостерил); Rheopolyglukin (Реополиглюкин); ***Spain:*** Apir Glucosado; Biberon†; Flebobag Glucosa; Fleboflex Glucosa; Fleboplast Glucosa; Freeflex Glucosa; Glucosmon; Meinvenil Glucosa; Plast Apyr Glucosado; Suero Glucosado; ***Swed.:*** Perfadex; ***UK:*** Dextrogel; GlucoGel; ***Ukr.:*** Gikum (Гик); ***USA:*** Dex4 Glucose; Glutose; Insulin Reaction.

顺势疗法制剂 ***Ger.:*** NeyArthrosome (Revitorgan-Dilution).

Glutamic Acid（*USAN*，*rINN*）谷氨酸

Acide glutamique; Ácido glutámico; Acidum glutamicum; E; E620; Glu; L-Glutamic Acid; Glutamiinihappo; Glutaminic Acid; Glutaminsav; Glutaminsyra; Glutamo rūgštis; Kwas glutaminowy; Kyselina glutamová. L-(+)-2-Aminoglutaric acid.

Глутаминовая Кислота

$C_5H_9NO_4$ = 147.1.

CAS — 56-86-0.

UNII — 3KX376GY7L (L-glutamic acid); 61LJO5I15S (DL-glutamic acid).

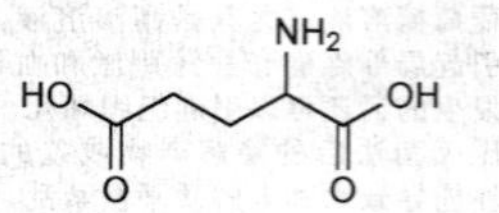

Pharmacopoeias. In *Chin., Eur.* (see p.vii), and *US.*

Ph. Eur. 6. 8（Glutamic Acid） 白色或类白色结晶性粉末或无色结晶。易溶于沸水；微溶于冷水；不溶于乙醇、醋酸和丙酮。避光。

USP 33（Glutamic Acid） 于25℃的温度下贮藏，允许温度范围15~30℃。

Glutamic Acid Hydrochloride（*rINNM*）盐酸谷氨酸

Acide Glutamique, Chlorhydrate de; Acidum Glutamicum Hydrochloridum; Aciglumin; Glu Hydrochloride; Hidrocloruro del ácido glutámico. L-(+)-2-Aminoglutaric acid hydrochloride.

Глутаминовой Кислоты Гидрохлорид

$C_5H_9NO_4$,HCl = 183.6.

CAS — 138-15-8.

ATC — A09AB01.

ATC Vet — QA09AB01.

UNII — M0C2SP444T.

Pharmacopoeias. In *Ger.*

Glutamine（*USAN*，*rINN*）谷氨酰胺

Gln; Glutamina; L-Glutamina; L-Glutamine; Glutaminum; Levoglutamida; Lévoglutamide; Levoglutamide; Levoglutamidum; Q. L-Glutamic acid 5-amide; L-(+)-2-Aminoglutaramic acid.

Левоглутамид

$C_5H_{10}N_2O_3$ = 146.1.

CAS — 56-85-9.

ATC — A16AA03.

ATC Vet — QA16AA03.

UNII — 0RH81L854J.

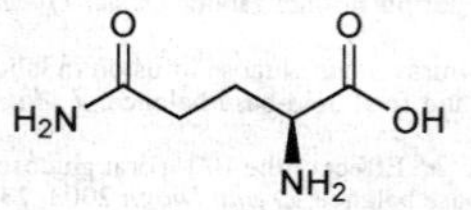

Pharmacopoeias. In *Ger., Jpn,* and *US.*

USP 33（Glutamine） 白色结晶或结晶性粉末。可溶于水；不溶于乙醇和乙醚。贮藏的平均温度不超过25℃。

简介

谷氨酸是一种非必需氨基酸，可在体内迅速降解成谷氨酰胺形式（左谷氨酰胺）。谷氨酸和谷氨酰胺用于食品强化剂。二肽 *N*(2)-L-丙氨酰-L-谷氨酰胺（Ala-Gln）和甘氨酰-L-谷氨酰胺（Gly-Gln）使用方法相似。

盐酸谷氨酸，在胃中释放出盐酸，已经用于胃酸缺乏或胃酸过少的对症治疗。通常口服剂量为250~750mg，与饭同服。

以谷氨酰胺为基础的口服混悬液用于治疗口腔黏膜炎正在研究中。

抗肿瘤药毒性 口服谷氨酸可减少长春新碱的神经毒性（见第758页用**药失误**项下）

口服补充谷氨酰胺还可缓解与伊立替康有关的腹泻（见第705页对**胃肠道的影响**项下）。

以谷氨酰胺为基础的口服混悬液用于治疗肿瘤化疗相关的口腔黏膜炎正在研究中（见第610页）。伴有中度至重度口腔黏膜炎的乳腺癌患者，谷氨酰胺可减少口腔黏膜炎的发生并降低口腔黏膜炎的严重程度[1]。一篇文献综述[2]报道了口服补充谷氨酰胺对于治疗化疗诱导的口腔黏膜炎的不同结果，阐述到较高的剂量可能是有效。

口服谷氨酰胺对缓解紫杉醇疗法相关的肌痛或关节痛无效[3]。

1. Peterson DE, *et al.* Randomized, placebo-controlled trial of Saforis for prevention and treatment of oral mucositis in breast cancer patients receiving anthracycline-based chemotherapy. *Cancer* 2007; **109:** 322–31.
2. Savarese DMF, *et al.* Prevention of chemotherapy and radiation toxicity with glutamine. *Cancer Treat Rev* 2003; **29:** 501–13.
3. Jacobson SD, *et al.* Glutamine does not prevent paclitaxel-associated myalgias and arthralgias. *J Support Oncol* 2003; **1:** 274–8.

肠外肠内营养 谷氨酰胺参与肌肉蛋白合成的调节，维持胃肠道黏膜屏障的功能以及可能增强免疫应答，这些都促成了许多关于对创伤和感染患者实施肠外肠内营养时补充谷氨酰胺或稳定的肽衍生物的研究[1]。尽管在正常情况下无需补充，但很多人把谷氨酰胺看成是分解代谢疾病患者的条件性必需氨基酸[2,3]。

肠外营养方案中补充谷氨酰胺已经显示出能减少骨髓移植患者[4]或多发创伤患者[5]的临床感染。已经有肠外补充谷氨酰胺能提高重症监护患者的存活率的报道[6,7]，尽管另一项较大的研究发现难以证明其有益处[8]。一篇系统性综述[9]（包括了以上这些研究），推断出有胃肠障碍和接受肠外营养的重症患者应补充谷氨酰胺至少6天并且剂量应大于每日200mg/kg，以得到最好的效果。进入重症监护室患者的低血清谷氨酰胺浓度被认为是死亡的独立危险因素，建议血清中谷氨酰胺的浓度应作为对其补充的指标[10]。

在经受无并发症的下消化道大手术的患者中，实施全肠外营养方案［每日补充20g丙氨酰-谷氨酰胺（L-丙氨酰-L-谷氨酰胺）（相当于每日12g谷氨酰胺）］的患者与对照组比较，其术后的氮平衡有显著的改善[11]。其他研究[12]显示，全肠外营养液中补充谷氨酰胺双肽（甘氨酰-L-谷氨酰胺）（相当于每日230mg/kg谷氨酰胺），能防止肠道通透性增加的发生以及与未增加谷氨酰胺的溶液相关的肠黏膜萎缩性改变的发生。全肠外营养时补充α-酮戊二酸或双肽（鸟氨酸-α-酮戊二酸）可减少肌肉蛋白质的消耗，这已在一项研究中证实[13]，并认为这可能是更接近生理的提供谷氨酰胺的方法。尽管谷氨酰胺在感染性并发症方面有临床效果的认识已经确立，一篇综述[14]表明给老年人补充鸟氨酸-α-酮戊二酸可通过增进食欲和体重以及促进患者痊愈的方式改善慢性营养失衡患者的临床结果。

1. Sacks GS. Glutamine supplementation in catabolic patients. *Ann Pharmacother* 1999; **33:** 348–54.
2. Kelly D, Wischmeyer PE. Role of L-glutamine in critical illness: new insights. *Curr Opin Clin Nutr Metab Care* 2003; **6:** 217–22.
3. Melis GC, *et al.* Glutamine: recent developments in research on the clinical significance of glutamine. *Curr Opin Clin Nutr Metab Care* 2004; **7:** 59–70.
4. Ziegler TR, *et al.* Clinical and metabolic efficacy of glutamine-supplemented parenteral nutrition after bone marrow transplantation: a randomized, double-blind, controlled study. *Ann Intern Med* 1992; **116:** 821–8.
5. Houdijk APJ, *et al.* Randomised trial of glutamine-enriched enteral nutrition on infectious morbidity in patients with multiple trauma. *Lancet* 1998; **352:** 772–6.
6. Griffiths RD, *et al.* Six-month outcome of critically ill patients given glutamine-supplemented parenteral nutrition. *Nutrition* 1997; **13:** 295–302.
7. Goeters C, *et al.* Parenteral L-alanyl-L-glutamine improves 6-month outcome in critically ill patients. *Crit Care Med* 2002; **30:** 2032–7.
8. Powell-Tuck J, *et al.* A double blind, randomised, controlled trial of glutamine supplementation in parenteral nutrition. *Gut* 1999; **45:** 82–8.
9. Novak F, *et al.* Glutamine supplementation in serious illness: a systematic review of the evidence. *Crit Care Med* 2002; **30:** 2022–9.
10. Wernerman J. Glutamine and acute illness. *Crit Care* 2003; **9:** 279–85.
11. Stehle P, *et al.* Effect of parenteral glutamine peptide supplements on muscle glutamine loss and nitrogen balance after major surgery. *Lancet* 1989; **i:** 231–3.
12. van der Hulst RRWJ, *et al.* Glutamine and the preservation of gut integrity. *Lancet* 1993; **334:** 1363–5.
13. Wernerman J, *et al.* α-Ketoglutarate and postoperative muscle catabolism. *Lancet* 1990; **335:** 701–3.
14. Blonde-Cynober F, *et al.* Use of ornithine α-ketoglutarate in clinical nutrition of elderly patients. *Nutrition* 2003; **19:** 73–5.

制剂

专利制剂

Arg.: Alglutamin; Dipeptiven; ***Austria:*** Dipeptiven; Neuroglutamin; ***Chile:*** Dipeptiven; ***Cz.:*** Dipeptiven; ***Denm.:*** Dipeptiven; ***Fin.:*** Dipeptiven; Hypochylin; ***Fr.:*** Dipeptiven; ***Ger.:*** Dipeptamin; Glutamin; Gluti-Agil mono; Pepsaletten N; ***Gr.:*** Aminol; Dipeptiven; Glutamol; ***Hong Kong:*** Dipeptiven; ***Hung.:*** Dipeptiven; ***Indon.:*** Dipeptiven; ***Irl.:*** Adamin-G†; Dipeptiven; ***Israel:*** Dipeptiven; ***Ital.:*** Dipeptiven; Glutaven; Memoril†; ***Malaysia:*** Dipeptiven†; ***Mex.:*** Dipeptiven; ***Neth.:*** Dipeptiven; ***Norw.:*** Dipeptiven; ***NZ:*** Dipeptiven; ***Pol.:*** Dipeptiven; ***Port.:*** Dipeptiven; ***Rus.:*** Dipeptiven (Дипептивен); ***S.Afr.:*** Dipeptiven; ***Spain:*** Dipeptiven; ***Swed.:*** Dipeptiven; Hypochylin; ***Switz.:*** Dipeptiven; ***Thai.:*** Dipeptiven; ***Turk.:*** Dipeptiven; ***UK:*** Dipeptiven.

多组分制剂 ***Arg.:*** Levoglutil Vitaminado; Memorex Vital; Normoprost Compuesto; Tuaplex; ***Austral.:*** Aspartatol; Digestive Zyme†; Liv-Detox†; Mindac; Prozyme†; ***Austria:*** Aslavital†; ***Braz.:*** Cerebrex†; Ergomemor†; Glutavigon; Libiplus; Memoriol B6; Nutri-Ped†; Nutrimaiz SM; Organoneuro Cerebral; ***Canad.:*** Digest; Digest Plus†; ***Chile:*** Dynamisan; Glutacyl Vitaminado; Hexalectol; ***Fr.:*** Neurosthenol†; Phakan†; Vita-Dermacide; Xal; YSE Glutamique†; ***Ger.:*** Glutarsin E†; Leferdivin; Vitasprint

B_{12}†; ***Gr.:*** Tonotil-N; ***Hong Kong:*** Esafosfina Glutammica; ***Hung.:*** Glutarsin E; Reergin; ***Indon.:*** Asten; Cerebrofort AA+DHA; Cerebrofort Gold; Cerebrovit Senior; Cerebrovit X-Cel; Curbexon; Erpha Livita; Fortelysin†; Hemaviton Stamina Plus; Kuminta; Lanavision Plus; Pediagrow; Prefit; Proseval; Provital; Provital Plus; Stamino; Zamel; ***Ital.:*** Acutil Fosforo; Briogen†; Briomotil†; Fosfaserin; Fosfo Plus; Glutamin Fosforo; Memovit B12; Selene; Vitasprint Complex†; Vitasprint†; ***Mex.:*** Bigenol; Glutacalcio; ***Philipp.:*** Catarstat; Glutaphos; Spasmo-Canulase; ***Pol.:*** Naturapia Prostata†; ***Port.:*** Cebrotex Forte; Espasmo Canulase; Fosfoglutina B6†; Fosgluten Super Reforcado; Phakan†; Relavit Fosforo; ***Rus.:*** Eltacin (Элтацин); ***S.Afr.:*** Lentogesic; Spasmo-Canulase; ***Singapore:*** NutraMX; ***Spain:*** Agudil†; Dynamin; Fosgluten Reforzado; Nucleserina; Tebetane Compuesto; ***Switz.:*** Asthenal†; Capsules-vital†; Multivitamines N†; Phakolen†; Spasmo-Canulase; Tonoglutal; Vitasprint Complex; ***Turk.:*** Pepzan; Seldiyet; ***Ukr.:*** Quadevit (Квадевит); ***USA:*** Sunnie; ***Venez.:*** Glutapak; Glutapak-R; Nucleofitol†; Saltlite†.

顺势疗法制剂 ***Ger.:*** NeyGeront Vitalkapsein A.

Glycine (*rINN*) 甘氨酸

Ácido aminoacético; Acidum Aminoaceticum; Aminoacetic Acid; Aminoättiksyra; Aminoetikkahappo; E640 (glycine or glycine sodium); G; Glicin; Glicina; Glicinas; Glicocola; Glicolol; Glicyna; Gly; Glycin; Glycinum; Glycocoll; Glysiini; Sucre de Gélatine.

Глицин

$C_2H_5NO_2$ = 75.07.

CAS — 56-40-6.

ATC — B05CX03.

ATC Vet — QB05CX03.

UNII — TE7660XO1C.

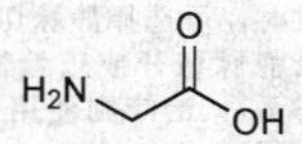

Pharmacopoeias. In *Chin.*, *Eur.* (see p.vii), *Jpn*, and *US.*

Ph. Eur. 6. 8（Glycine） 白色或类白色结晶性粉末。具有多晶型。易溶于水；极微溶于乙醇。其5%水溶液的pH值为5.9～6.4。

USP 33（Glycine） 白色无臭的结晶性粉末。25℃时溶于水（1∶4），50℃时1∶2.6，75℃时1∶1.9，100℃时1∶1.5；溶于乙醇（1∶1254）；极微溶于乙醚。其溶液对石蕊呈酸性。

不良反应和注意事项

全身吸收甘氨酸灌洗液可导致水电解质平衡紊乱以及心血管和肺部疾病（见下文）。

甘氨酸灌洗对于有肝损伤的患者应慎用，因为任何对其的吸收以及随后发生的代谢可能会引起血氨升高。这些对水电解质可能的影响即心肺或肾功能不全患者慎用的理由；甘氨酸灌洗禁用于无尿患者。

全身吸收 在外科手术过程中对甘氨酸灌洗液的吸收可引起循环和神经系统的紊乱[1～3]。经常见于经尿道前列腺切除术后，这些症状和体征被称为经尿道切除术综合征[1]，尽管这些症状和体征也见于其他尿道或妇科手术过程中[4,5]。低钠血症和甘氨酸毒性被认为是导致这些临床表现的原因[1,2,5]。

症状和体征包括胸痛、高血压、低血压、心动过缓、无尿、呼吸困难、恶心、呕吐、坐立不安、思想混乱、恐惧、易怒、头痛和癫痫发作[1,3～5]。也有寒战、腹泻和腹痛的报道[1]，还有视觉紊乱和失明[3,6]。还可能发生心肌梗死[7,8]，昏迷和死亡[5,7]。

吸收非常迅速，主要通过血管内途径，或者很少情况下通过血管外缓慢地吸收[1,2,4]。当腹痛和肿胀明显时应怀疑有外渗[4,9]。乙醇已经被加入到灌洗液中，在灌洗过程中应常规进行乙醇呼吸试验以发现和监测其吸收[1,2,4,9]。尽管对其进行监测，此综合征仍有发生[9]。意识到乙醇改变的模式以及血管外和血管内吸收相关的临床症状是非常必要的[4,9]。

1. Olsson J, *et al.* Symptoms of the transurethral resection syndrome using glycine as the irrigant. *J Urol (Baltimore)* 1995; **154:** 123–8.
2. Tauzin-Fin P. Complication des liquides d'irrigation à base de glycocolle: le syndrome de résorption. *Therapie* 2002; **57:** 48–54.
3. Radziwill AJ, *et al.* Visual disturbances and transurethral resection of the prostate: the TURP syndrome. *Eur Neurol* 1997; **38:** 7–9.
4. Hahn RG. Transurethral resection syndrome after transurethral resection of bladder tumours. *Can J Anaesth* 1995; **42:** 69–72.
5. Siddiqui MA, *et al.* Glycine irrigant absorption syndrome following cystoscopy. *Clin Nephrol* 1996; **45:** 365–6.
6. Karci A, Erkin Y. Transient blindness following hysteroscopy. *J Int Med Res* 2003; **31:** 152–5.
7. Byard RW, *et al.* Glycine toxicity and unexpected intra-operative death. *J Forensic Sci* 2001; **46:** 1244–6.
8. Hahn RG, Persson P-G. Acute myocardial infarction after prostatectomy. *Lancet* 1996; **347:** 335.
9. Hahn RG. Life-threatening transurethral resection syndrome despite monitoring of fluid absorption with ethanol. *Eur J Anaesthesiol* 1995; **12:** 431–3.

用途和用法

甘氨酸是一种非必需脂溶性氨基酸，它可作为食品补充剂。

甘氨酸有时与抗酸药合用治疗胃酸过多症。它还作为某些阿司匹林制剂中的一种成分以减轻对胃的刺激。甘氨酸已经被用于牙科卫生中的清洁剂和抛光剂。

1.5%的无菌甘氨酸溶液低渗且不导电的，在某些外科手过程中用作泌尿生殖器的灌洗溶液，尤其是经尿道前列腺切除术。

盐酸甘氨酸也已经被使用。

制剂

BP 2010: Glycine Irrigation Solution;
USP 33: Glycine Irrigation.

专利制剂

Austral.: Titralac; ***Fr.:*** Derm Hydralin; Gyn-Hydralin; ***Hong Kong:*** Gyn-Hydralin; Titralac†; ***NZ:*** Titralac; ***Rus.:*** Prostatilen (Простатилен); ***S.Afr.:*** Titralac†; ***Thai.:*** Glycine-Tur; ***Ukr.:*** Glicised (Глицисед-кмп).

多组分制剂 ***Arg.:*** Cicatrex; Normoprost Compuesto; ***Austral.:*** Cal Alkyline†; Cicatrin†; ***Austria:*** Centramin; Cicatrex†; ***Braz.:*** B-Vesil; Cicatrene; ***Canad.:*** Antacid 2; Cicatrin; ***Chile:*** Dolotol 12; ***Fr.:*** Cristopal†; Derm'Intim; Item Alphazole†; Phakan†; Pruriced; Topialyse Fluide†; Topialyse Plus†; Trophysan†; ***Gr.:*** Titralac; ***India:*** Cotaryl; ***Indon.:*** Aviter; IsoCal; Viusid; ***Irl.:*** Cicatrin; ***Ital.:*** Activarol†; Detoxicon; Digestivo Antonetto; Omegadin Plus; ***Mex.:*** Segel†; ***Mon.:*** Magnesium Glycocolle Lafarge; ***Philipp.:*** Catarstat; ***Pol.:*** Naturapia Prostata†; ***Port.:*** Activarol†; Anvitol†; Bioclin Kera†; Cicatrin; Phakan†; ***Rus.:*** Eltacin (Элтацин); ***S.Afr.:*** Cicatrin†; ***Spain:*** Sanieb†; Tebetane Compuesto; Tulgrasum Cicatrizante; ***Switz.:*** Cicatrex; DAM Antacidum; Phakolen†; ***Thai.:*** Genquin; ***UK:*** Cicatrin†; ***Ukr.:*** Medichronal (Медихронал).

Used as an adjunct in: ***Austral.:*** Cardiprin; Disprin Direct; ***Cz.:*** Godasal; ***Ger.:*** Godamed; Praecineural†; ***Gr.:*** Junior Algon; ***Hong Kong:*** Cardiprin†; Glyprin; ***Indon.:*** Contrexyn; Inzana†; Minigrip; Proxime; ***Ital.:*** Aspiglicina†; Geyfritz†; ***Malaysia:*** Cardiprin; Glyprin; ***Pol.:*** Alka-Prim; Asprocard; Asprocol; ***Singapore:*** Cardiprin; Glyprin; ***Thai.:*** Caparin; Cardiprin; ***Ukr.:*** Alka-Prim (Алька-Прим).

Halibut-liver Oil 大比目鱼肝油

Aceite de hígado de fletán; Aceite de Hígado de Hipogloso; Heilbuttleberöl; Ol. Hippogloss.; Oleum Hippoglossi; Oleum Jecoris Hippoglossi.

Палтусовый Печёночный Жир

CAS — 8001-46-5.

Pharmacopoeias. In *Br.*

BP 2010（Halibut-liver Oil） 这种不易挥发的油是从新鲜或适当保存的*大比目鱼物种*（庸鲽属）的肝脏中提取出来的。每克含不少于30000U的活性维生素A，每毫升重0.915～0.925g，淡白色到金黄色、有腥味但无腐臭和味道的液体。不溶于乙醇；易与氯仿、乙醚和汽油或石油醚混合。贮藏于密闭容器中。避光。

简介

大比目鱼肝油常作为一种补充维生素A（见第1872页）和维生素D（见第1886页）的手段；在大比目鱼肝油中，维生素A和维生素D的比例通常大于鱼肝油（见第1835页）。通常以胶囊形式给予。

制剂

BP 2010: Halibut-liver Oil Capsules.

专利制剂

Arg.: Pancutan Base†; ***Canad.:*** Nutrol A†; ***Switz.:*** Halibut†.

多组分制剂 ***Arg.:*** Eryteal; Klorane Bebe Eryteal; Pancutan; ***Austria:*** Nuri-Kapseln; Vitawund; ***Chile:*** Hipoglos; Mintaglos; Nistaglos; ***Fr.:*** Preparation H†; ***Port.:*** Halibut; ***Switz.:*** Halibut plus†; ***Venez.:*** Haliborange†.

Hetaflur (*BAN*, *USAN*, *rINN*) 氢氟酸十六胺

Cetylamine Hydrofluoride; GA-242; Hétaflur; Hetaflurum; SKF-2208. Hexadecylamine hydrofluoride.

Гетафлур

$C_{16}H_{35}N,HF$ = 261.5.

CAS — 3151-59-5.

UNII — S58EH61Q1Y.

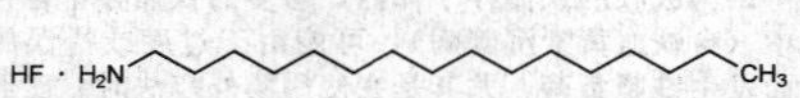

简介

氢氟酸十六胺作为一种氟化物的来源（见氟化钠项下，第1864页）用于防止龋齿。

Histidine (*USAN*, *USAN*, *rINN*) 组氨酸

H; His; Histidiini; Histidin; Histidina; Histidinas; L-Histidine; Histidinum; Hisztidin; NSC-137773. L-2-Amino-3-(1*H*-imidazol-4-yl)propionic acid.

Гистидин

$C_6H_9N_3O_2$ = 155.2.

CAS — 71-00-1.

UNII — 4QD397987E.

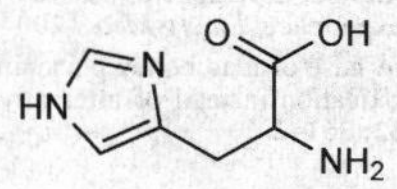

Pharmacopoeias. In *Chin.*, *Eur.* (see p.vii), and *US.*

Ph. Eur. 6. 8（Histidine） 无色结晶或白色或类白色的结晶性粉末。可溶于水；极微溶于乙醇。避光。

USP 33（Histidine） 白色，无臭结晶体。可溶于水；极微溶于乙醇；不溶于乙醚。其2%水溶液的pH值为7.0～8.5。

Histidine Hydrochloride (*BANM*, *rINNM*) 盐酸组氨酸

Histidiinihydrokloridimonohydraatti; Histidina, hidrocloruro; Histidine (chlorhydrate d') monohydraté; Histidine Monohydrochloride; Histidin-hydrochlorid monohydrát; Histidinhydroklorid-monohydrat; Histidini hydrochloridum monohydricum; Histidinium Chloride; Histidino hidrochloridas monohidratas; Histydyny monochlorowodorek; Hisztidin-hidroklorid-monohidrát. L-Histidine hydrochloride monohydrate.

$C_6H_9N_3O_2,HCl,H_2O$ = 209.6.

CAS — 645-35-2 (anhydrous histidine hydrochloride).

UNII — 1D5Q932XM6 (anhydrous histidine hydrochloride); X573657P6P (histidine hydrochloride monohydrate).

Pharmacopoeias. In *Chin.* and *Eur.* (see p.vii).

Ph. Eur. 6. 8（Histidine Hydrochloride Monohydrate） 白色或类白色结晶性粉末或无色结晶。易溶于水；微溶于乙醇；其5%水溶液的pH值为3.0～5.0。避光。

简介

组氨酸是一种碱性氨基酸，为婴儿生长的必需氨基酸并且对其他一些人群也是必需的，如尿毒症患者。组氨酸和盐酸组氨酸用作食品补充剂。

制剂

多组分制剂 ***Philipp.:*** Biomix.

Honey 蜂蜜

Bal; Clarified Honey; Gereinigter Honig; Honung; Hunaja; Madu; Med; Medus; Mel; Mel Depuratum; Mel Despumatum; Miel; Miel Blanc; Miel purificada; Purified Honey; Strained Honey.

Мёд

UNII — Y9H1V576FH (honey); Z9305QFA72 (dandelion honey); W44S7N2P8P (rape honey).

Pharmacopoeias. In *Chin.*, *Eur.* (see p.vii), and *Jpn.* Also in *USNF.*

Ph. Eur. 6. 8（Honey；Mel） 是由蜜蜂（*Apis mellifera*）从植物的花蜜或从植物存活部分的分泌物生产出来的。蜜蜂把这些花蜜或分泌物进行收集，通过结合自身特殊的物质进行转换、沉积、脱水、贮藏并放置在蜂巢中使其成熟。如果蜜蜂用于防止和治疗疾病的疗法中或用于任何物质以防止、破坏或控制任何有害物质以及任何植物和动物等有害物种时，需要采取适当的步骤以确保残留物水平尽可能的低。蜂蜜是一种类白色到深棕色的黏稠液体，其中一部分还可能是结晶性的。

USNF 28（Purified Honey） 是通过对蜂巢中蜂蜜（*A. mellifera*及其所有物种）进行提纯得到的。蜂蜜是通过离心、加压或其他适当的过程提取出来的。20℃时特异性重为1.400～1.435。贮藏于密闭容器中。不能用于1岁以下婴儿除非其中无梭菌属。

简介

蜂蜜含70%～80%的葡萄糖和果糖，可作为缓和剂和甜味剂，尤其用在止咳糖浆和止咳合剂（见咳嗽，第1476页）。含蜂蜜的制剂用于治疗皮肤溃疡、创伤和烧伤。

污染 蜂蜜被确认是一种肉毒杆菌孢子的来源，因此不能用于1岁以下婴儿，因为有引起波特淋菌中毒的危险性[1,2]。

产自杜鹃花某些种属的蜂蜜被发现含有木藜芦毒素。Ⅰ型木藜芦毒素是造成蜂蜜中毒的原因。蜂蜜中毒表现为心动过缓、心律失常、低血压、胃肠道紊乱、头

晕眼花、意识丧失、视物模糊、寒战、发绀、大汗和流涎[3,4]。也有惊厥的报道[4]。

1. Arnon SS, *et al.* Honey and other environmental risk factors for infant botulism. *J Pediatr* 1979; **94:** 331–6.
2. Tanzi MG, Gabay MP. Association between honey consumption and infant botulism. *Pharmacotherapy* 2002; **22:** 1479–83.
3. Özhan H, *et al.* Cardiac emergencies caused by honey ingestion; a single centre experience. *Emerg Med J* 2004; **21:** 742–4.
4. Dilber E, *et al.* A case of mad honey poisoning presenting with convulsion: intoxication instead of alternative therapy. *Turk J Med Sci* 2002; **32:** 361–2.

咳嗽 蜂蜜用于治疗咳嗽已有悠久历史（第1476页），尤其用于儿童，但是它与许多镇咳中药一样，在药用价值方面还缺乏证据[1,2]。

1. Mulholland S, Chang AB. Honey and lozenges for children with non-specific cough. Available in The Cochrane Database of Systematic Reviews; Issue 2. Chichester: John Wiley; 2009 (accessed 10/06/10).
2. Oduwole O, *et al.* Honey for acute cough in children. Available in The Cochrane Database of Systematic Reviews; Issue 1. Chichester: John Wiley; 2010 (accessed 10/06/10).

创伤 无对照的报道和追溯到古埃及传统的用法提示蜂蜜有作为创伤敷料的价值（见第1511页）。它的抗菌性质归功于高渗透压和过氧化氢的释放，但可能来源不同而使这种性质成多样化[1～4]。在欧洲，活性最好的为酸橙花蜜[2]。麦卢卡树蜜（Manuka）（第2273页）被发现有高浓度的methlglyoxyl，比其他蜂蜜有更强的体外抗菌活性[5]。据报道，无菌麦卢卡蜂蜜可使有**耐甲氧西林金黄色葡萄球菌**感染的腿部溃疡愈合[6]，但一项随机非盲研究认为没有证据支持，在溃疡腿部涂满麦卢卡蜂蜜12周后的治疗效果比常规治疗好[7]。一项系统性综述的结论[8]是蜜蜂作为辅药敷料治疗下肢溃疡是没有证据的。在一项初步研究中，产于茶树（见**含黄嘌呤饮料**项下，第2362页）的蜂蜜显著地减少了3级和4级放射线诱导的口腔黏膜炎的发生[9]。

来自于印度的一个团体已经报道[10]：蜂蜜的特性为在发展中国家皮肤移植片的保存提供了一种潜在的简单而价廉的手段，贮藏达6周的皮片达到100%的摄取率，而贮藏达7～12周的皮片其摄取率为80%。同磺胺嘧啶银相比，闭合的蜂蜜敷料在治疗部分表皮厚度热烧伤时更有效[11]，并且系统性综述倾向于确认它对辅助烧伤愈合的益处[8,12]。

但是，由于其不仅含有化学的污染物而且含有梭菌的孢子的原因，蜂蜜也受到关注。对蜂蜜的建议[2]中提到：为了能从医学上能够接受它，蜂蜜必须是无菌的、无残留物的，并且要对其抗菌活性进行测量。

糖同蜂蜜一样已被用于创伤的治疗（见第1871页）。

1. Greenwood D. Honey for superficial wounds and ulcers. *Lancet* 1993; **341:** 90–1.
2. Postmes T, *et al.* Honey for wounds, ulcers, and skin graft preservation. *Lancet* 1993; **341:** 756–7.
3. Molan PC. Re-introducing honey in the management of wounds and ulcers - theory and practice. *Ostomy Wound Manage* 2002; **48:** 28–40.
4. Booth S. Are honey and sugar paste alternatives to topical antiseptics? *J Wound Care* 2004; **13:** 31–3.
5. Mavric E, *et al.* Identification and quantification of methylglyoxal as the dominant antibacterial constituent of Manuka (Leptospermum scoparium) honeys from New Zealand. *Mol Nutr Food Res* 2008; **52:** 483–9.
6. Natarajan S, *et al.* Healing of an MRSA-colonized, hydroxyurea-induced leg ulcer with honey. *J Dermatol Treat* 2001; **12:** 33–6.
7. Jull A, *et al.* Honey as Adjuvant Leg Ulcer Therapy trial collaborators. Randomized clinical trial of honey-impregnated dressings for venous leg ulcers. *Br J Surg* 2008; **95:** 175–82.
8. Jull AB, *et al.* Honey as a topical treatment for wounds. Available in The Cochrane Database of Systematic Reviews; Issue 4. Chichester: John Wiley; 2008 (accessed 10/06/10).
9. Biswal BM, *et al.* Topical application of honey in the management of radiation mucositis: a preliminary study. *Support Care Cancer* 2003; **11:** 242–8.
10. Subrahmanyam M. Storage of skin grafts in honey. *Lancet* 1993; **341:** 63–4.
11. Subrahmanyam M. A prospective randomised clinical and histological study of superficial burn wound healing with honey and silver sulfadiazine. *Burns* 1998; **24:** 157–61.
12. Wijesinghe M, *et al.* Honey in the treatment of burns: a systematic review and meta-analysis of its efficacy. *N Z Med J* 2009; **122:** 47–60.

制剂

专利制剂

Austral.: Antibacterial Honey Barrier; Antibacterial Wound Gel; ***Indon.:*** SanoSkin Melladerm Plus; ***Ital.:*** Oramil; ***Neth.:*** Melrosum; ***Rus.:*** Kriomelt (Криомелт); ***UK:*** Medihoney Antibacterial Wound Gel; Mesitran.

多组分制剂 ***Arg.:*** Expectosan Hierbas y Miel; Laxiruela; ***Austral.:*** Logicin Natural Lozenges†; ***Braz.:*** Calmatoss†; Elixir de Inhame†; Expectomel†; Melagriao; Melxi†; Peitoral Martel†; ***Canad.:*** Honey Blend Herbal Cough Syrup; Mielocol; ***Chile:*** Fray Romano; Jarabe Palto Compuesto con Miel Adulto; Jarabe Palto Compuesto con Miel Infantil; Mielax†; Mielito; Paltomiel; Paltomiel Plus; Pulmosina; ***Fr.:*** Aromadetox; Aromavital; Aromazen; Feromiel; Taido; ***Ger.:*** Peking Ginseng Royal Jelly N†; ***Hung.:*** Doppelherz Energie Tonikum N; ***Indon.:*** Bio-Strath; Pectum; Sirec; ***Irl.:*** Lemsip Dry Cough; Venos Honey & Lemon; ***Ital.:*** Alvear con Ginseng; Apiserum con Telergon 1; Bebimix; Bioton; Liozim; Nepiros; Nerex; The Ginseng King; ***NZ:*** Lemsip Dry Cough†; Robitussin Honey Cough; ***Pol.:*** Babicum; Melis-Tonic; ***Rus.:*** Bronchicum Husten (Бронхикум Сироп от Кашля)†; Doppelherz Energotonik (Доппельгерц Энерготоник); Prostopine (Простопин); ***S.Afr.:*** Choats Extract of Lettuce Cough Mixture†; Enzian Anaemodoron Drops†; Nahrkraftquell Irocal†; ***Switz.:*** Neo-Angin au miel et citron†; ***UK:*** Adult Meltus for Chesty Coughs & Catarrh; Beehive Balsam; Buttercup Syrup (Honey and Lemon flavour); Feroglobin; Herb and Honey Cough Elixir; Honey & Molasses; Jackson's Lemon Linctus; Jackson's Troublesome Coughs; Lemsip Cough & Cold Dry Cough; Lockets; Lockets Medicated Linctus; M & M; Meltus Expectorant; Meltus Honey & Lemon; Potters Children's Cough Pastilles; Potters Gees Linctus; Regina Royal Five; Sanderson's Throat Specific; Throaties Pastilles; Venos Honey & Lemon; Zubes Honey & Lemon; ***Venez.:*** Jengimiel; Jengimiel Sabila; Perebron con Miel†; Viusid.

顺势疗法制剂 ***Chile:*** Drosemiel; ***UK:*** Fragador.

Invert Sugar 转化糖

Azúcar invertido.

Инвертный Сахар

CAS — 8013-17-0.

ATC — C05BB03.

ATC Vet — QC05BB03.

UNII — ED959S6ACY (maize invert sugar).

Pharmacopoeias. *Br.* and *US* include preparations of invert sugar.

简介

转化糖是一种通过使用适宜的无机酸（如盐酸）水解葡萄糖制备成的含等分子的葡萄糖和果糖的混合物。转化糖与葡萄糖（第1846页）及果糖（见第1846页）的功能和用法相似。在肠外营养中使用其10%的溶液以作为葡萄糖的替代物，但不可替代果糖使用。

转化糖的糖浆被用作稳定剂。但与适当比例的以葡萄糖为基础液的糖浆混合时可以帮助防止蔗糖结晶。

制剂

BP 2010: Invert Syrup;
USP 33: Invert Sugar Injection; Multiple Electrolytes and Invert Sugar Injection Type 1; Multiple Electrolytes and Invert Sugar Injection Type 2; Multiple Electrolytes and Invert Sugar Injection Type 3.

多组分制剂 ***Hung.:*** Doppelherz Energie Tonikum N; ***Rus.:*** Doppelherz Energotonik (Доппельгерц Энерготоник); ***S.Afr.:*** Emex; ***USA:*** Travert.

Iron 铁

Demir; Eisen; Fer; Ferro; Ferrum; Hierro; Ijzer; Järn; Rauta; Żelazo; Železo.

Железо

Fe = 55.845.

CAS — 7439-89-6.

UNII — E1UOL152H7.

Pharmacopoeias. *Eur.* (see p.vii) includes a form for homoeopathic preparations.

Ph. Eur. 6. 8（Iron for Homoeopathic Preparations；Ferrum ad Praeparationes Homoeopaticae） 精细的淡黑灰色粉末，无金属光泽，可通过还原和升华获得。实际上不溶于水和乙醇；可在稀的无机酸中溶解并放热。

不良反应

口服铁剂的收敛作用有时会对胃肠道产生刺激和引起腹痛，并伴有恶心和呕吐。这些刺激的不良反应通常与元素铁的摄入量有关而与制剂的类型无关。其他的胃肠道反应还包括腹泻或便秘。不良反应可通过铁制剂与食物同服或饭后服用（而不是在空腹时）或者开始治疗时小剂量并逐渐加量的方法来减轻。缓释产品可产生较少的不良反应，但这可能只反映出身体对这些制剂较低的利用率。口服液体制剂包含铁盐会使牙齿变黑，应用吸管服用。服用铁盐患者的粪便可能会成黑色。

与肠外给予的铁剂相关的不良反应在使用右旋糖酐铁中有描述（见第1853页）。

因为吸收的铁储存于体内，增多的铁储存于各种组织中（含铁血黄素沉着病），可能由于过度或错误的治疗而发生**铁超负荷**，尤其是在使用肠外疗法时。已经存在铁储存或吸收疾病的患者也存在危险。

急性铁过量可被分为4个阶段。

- 第一阶段，发生在口服铁剂后6h，胃肠毒性（包括有显著的呕吐和腹泻）是主要症状。其他的反应包括心血管疾病（如低血压）、代谢变化（包括酸中毒和高血糖症），以及中枢神经系统抑制（其程度从嗜睡到昏迷）。有轻中度中毒的患者若过了第一阶段通常不会再继续进展。
- 第二阶段不是总可以见到，发生在口服铁剂后的6～24h，以短时期的缓解和临床症状的稳定为特点。
- 第三阶段发生在口服铁剂后12～48h，胃肠毒性又重新出现，并有休克、代谢性酸中毒、严重的嗜睡或昏迷、肝坏死和黄疸、低血糖症、凝集障碍、少尿或肾功能衰竭以及可能的心肌功能异常。
- 第四阶段可能发生在口服铁剂后几周，以胃肠梗阻和可能的迟发肝损为特点。

相对小剂量的铁剂可能会产生中毒的症状。据报道，多于20mg/kg的铁剂会导致一些中毒的症状，对于儿童60mg/kg的铁剂应被认为是极度危险的；200～250mg/kg的铁剂被认为是潜在致命的。血清铁的浓度可用于指示铁剂过量，见下文。

对心血管系统的影响 关于铁超负荷会导致缺血性心脏病这一观点，见下文的**对非缺乏患者的影响**项下。

对生长的影响 据报道，对于铁充足的儿童补充铁剂会对其生长产生不利影响，见下文**对非缺乏患者的影响**项下。

铁超负荷 因为机体缺乏对过多铁排泄的机制，所以异常地对铁吸收过高或反复的输血会导致铁超负荷（见第1384页），最终导致血色病。血色病的结果包括：皮肤和其他器官的色素沉着，轻度的肝功能异常，内分泌异常（青春期生长陡增阶段消失、性腺机能减退，有时会出现糖尿病和甲状腺功能减退），以及心脏疾病（心包炎、心力衰竭、心律失常）。如果未经检查，铁的蓄积会导致死亡，主要是因心力衰竭或心律失常。当铁超负荷是由于过多吸收时，可选择静脉切开予以治疗；但是如果患者不能耐受静脉切开或依赖输血时（如**β-地中海贫血**，见第1013页），治疗则使用铁螯合剂（如去铁胺）来阻止铁的沉积。

不良反应的处置

在治疗急性铁中毒时，迅速减少铁从胃肠道的吸收是非常重要的。活性炭是无效的，对于服用多于20mg/kg元素铁未超过6h的患者应考虑洗胃。血清铁可能会帮助评估铁中毒的严重程度。尽管不完全与症状相一致，但英国Poisons Information Service认为：服用铁剂4h后的血清铁浓度通常能提示中毒的严重程度，如下：

- 低于3μg/ml，轻度中毒；
- 3～5μg/ml，中度中毒；
- 高于5μg/ml，重度中毒。

铁浓度在吸收后约6h达到峰值。

以去铁胺（第1383页）的螯合疗法可以用来缓解严重中毒，根据病情调整铁浓度。在螯合疗法开始之前患者出现中毒症状就应该检测铁离子浓度。如果患者出现严重中毒症状，如昏迷和休克，不需要等待铁离子浓度测量结果，必须及时注射去铁胺。如果患者有中毒症状并且在6h之内摄入超过20mg/kg铁后，体内铁离子浓度大于5μg/ml，同样应该考虑注射去铁胺。

相比严重中毒，轻度中毒或者在摄入铁6h后出现症状的患者，要检测铁离子浓度，来决定是否需要去铁胺治疗。

其他措施包括对症处理以及代谢性酸中毒的治疗（第1590页）。

1. Proudfoot AT, *et al.* Management of acute iron poisoning. *Med Toxicol* 1986; **1:** 83–100.
2. Mann KV, *et al.* Management of acute iron overdose. *Clin Pharm* 1989; **8:** 428–40.
3. Mills KC, Curry SC. Acute iron poisoning. *Emerg Med Clin North Am* 1994; **12:** 397–413.
4. Fine JS. Iron poisoning. *Curr Probl Pediatr* 2000; **30:** 71–90.

过量 文献突出了儿童铁剂过量这一特殊的问题[1～4]，儿童禁用的包装和警告标签有助于减少这些问题。

1. Anonymous. Iron-containing drugs and supplements: accidental poisoning. *WHO Drug Inf* 1995; **9:** 159–60.
2. Fitzpatrick R, Murray V. Iron toxicity: dietary supplements. *Pharm J* 1996; **256:** 666.
3. CSM/MCA. Oral iron supplements: accidental overdose may be fatal in children. *Current Problems* 2001; **27:** 14.
4. Singhi SC, *et al.* Acute iron poisoning: clinical picture, intensive care needs and outcome. *Indian Pediatr* 2003; **40:** 1177–82.

妊娠铁过量 来自英国National Teratology Information Service关于治疗妊娠期铁过量的有限数据建议：如果临床上有指征，则不应中止酚磺乙胺的治疗[1～3]。大多数妊娠都有正常的结果。一篇关于孕妇铁过量的文献综述[4]发现，血清高峰铁浓度大于或等于4μg/ml的孕妇出现症状的频率较高，但高峰铁浓度与自发性流产、早产、先天畸形或围生期及母体死亡等的发生率无关。但是存在有第三阶段铁中毒有明确临床表现（如肝衰竭、肾衰竭或心衰）的女性容易发生自发性流产、早产或死亡。

1. McElhatton PR, *et al.* The consequences of iron overdose and its treatment with desferrioxamine in pregnancy. *Hum Exp Toxicol* 1991; **10:** 251–9.
2. McElhatton PR, *et al.* Outcome of pregnancy following deliberate iron overdose by the mother. *Hum Exp Toxicol* 1993; **12:** 579.
3. McElhatton PR, *et al.* The outcome of pregnancy following iron overdose by the mother. *Br J Clin Pharmacol* 1998; **45:** 212P–213P.
4. Tran T, *et al.* Intentional iron overdose in pregnancy—management and outcome. *J Emerg Med* 2000; **18:** 225–8.

注意事项

铁的复合物不应用于反复输血或非缺铁性贫血的患者，除非同时存在铁的缺乏。口服或肠外铁剂疗法不应同时使用。应对有铁储存或吸收疾病（如血色病、血红蛋白的变异）或存在胃肠疾病（如炎性肠病、肠狭窄和憩室）的患者进行监测。

液体制剂包含铁盐应用水充分稀释并且用吸管服用以防止牙齿变色。

对非缺乏患者的影响 对实际无铁缺乏的个体或群体补充铁剂的潜在结果已受到关注。除对某些人群补铁后可能会在某种程度上增加细菌感染风险的观点（见下文**感染**），还有一些证据表明对不存在缺铁的儿童补充铁可能会阻碍其生长[1,2]。此外还有人提出：铁剂可能与缺血性心脏病有关，可能是通过改变低密度脂蛋白增加其致动脉硬化的潜在性和通过增加心肌对缺血性损伤的敏感性的方式[3,4]。但是，一项队列研究[5]和一项系统性综述[6]的结论并不支持铁的状态与冠心病之间存在关联。有观点认为过量的铁可能会致癌[7,8]，但缺乏结论性的研究。

1. Idjradinata P, *et al.* Adverse effect of iron supplementation on weight gain of iron-replete young children. *Lancet* 1994; **343:** 1252–4.
2. Dewey KG, *et al.* Iron supplementation affects growth and morbidity of breast-fed infants: results of a randomized trial in Sweden and Honduras. *J Nutr* 2002; **132:** 3249–55.
3. Burt MJ, *et al.* Iron and coronary heart disease: iron's role is undecided. *BMJ* 1993; **307:** 575–6.
4. Sullivan JL. Iron and coronary heart disease: iron makes myocardium vulnerable to ischaemia. *BMJ* 1993; **307:** 1066–7.
5. Sempos CT, *et al.* Serum ferritin and death from all causes and cardiovascular disease: the NHANES II Mortality Study. *Ann Epidemiol* 2000; **10:** 441–8.
6. Danesh J, Appleby P. Coronary heart disease and iron status: meta-analyses of prospective studies. *Circulation* 1999; **99:** 852–4.
7. Deugnier Y. Iron and liver cancer. *Alcohol* 2003; **30:** 145–50.
8. Huang X. Iron overload and its association with cancer risk in humans: evidence for iron as a carcinogenic metal. *Mutat Res* 2003; **533:** 153–71.

感染 铁不仅对人体来说是一种必需的元素，而且还是许多微生物所必需的。因此有观点认为，人体储存铁丰富或铁过量可能会为微生物的生长提供理想的条件而易发生感染和加重感染；相反的，缺铁性贫血可能会抵抗感染，此观点已被验证[1,2]。尽管没有证据表明小剂量的补充铁或强化铁的食物会使正常人容易感染[3]，但有证据表明，有高发的地方性感染性疾病（如疟疾）的人群，铁剂的治疗会带来更高的感染并发症的发生率或加重已存在的轻度的疾病。因此在这样的社区常规补充铁剂已经受到质疑[4,5]，尽管越来越多的研究未能证明其有害的影响[6~10]。一篇随后的系统性综述[11]总结到：尽管铁剂补充会轻微加重腹泻的危险，但对于儿童感染性疾病的整体发病率无明显的不利影响。近来，一项对照研究发现对于疟疾高发人群中学龄前的儿童补充铁剂和叶酸会增加疾病加重与死亡的风险。作者总结：尽管在预防和治疗缺铁之的儿童能从补铁中获益，但非缺铁患者补铁可能会有害[12]。有关透析患者肠外补铁与感染的关系的数据之间存在冲突；有些人认为在感染活动期时应避免肠外补铁[13,14]。

1. Hershko C, *et al.* Iron and infection. *BMJ* 1988; **296:** 660–4.
2. Oppenheimer SJ. Iron and its relation to immunity and infectious disease. *J Nutr* 2001; **131** (suppl): 616S–633S.
3. Bullen JJ, Ward CG. Iron and infection. *BMJ* 1988; **296:** 1539.
4. Oppenheimer SJ, *et al.* Iron supplementation increases prevalence and effects of malaria: report on clinical studies in Papua New Guinea. *Trans R Soc Trop Med Hyg* 1986; **80:** 603–12.
5. Smith AW, *et al.* The effects on malaria of treatment of iron-deficiency anaemia with oral iron in Gambian children. *Ann Trop Paediatr* 1989; **9:** 17–23.
6. Harvey PWJ, *et al.* The effect of iron therapy on malarial infection in Papua New Guinean schoolchildren. *Am J Trop Med Hyg* 1989; **40:** 12–18.
7. Boele van Hensbroek M, *et al.* Iron, but not folic acid, combined with effective antimalarial therapy promotes haematological recovery in African children after acute falciparum malaria. *Trans R Soc Trop Med Hyg* 1995; **89:** 672–6.
8. van den Hombergh J, *et al.* Does iron therapy benefit children with severe malaria-associated anaemia? A clinical trial with 12 weeks supplementation of oral iron in young children from the Turiani Division, Tanzania. *J Trop Pediatr* 1996; **42:** 220–7.
9. Menendez C, *et al.* Randomised placebo-controlled trial of iron supplementation and malaria chemoprophylaxis for prevention of severe anaemia and malaria in Tanzanian infants. *Lancet* 1997; **350:** 844–50.
10. Mebrahtu T, *et al.* Low-dose daily iron supplementation for 12 months does not increase the prevalence of malarial infection or density of parasites in young Zanzibari children. *J Nutr* 2004; **134:** 3037–41.
11. Gera T, Sachdev HPS. Effect of iron supplementation on incidence of infectious illness in children: systematic review. *BMJ* 2002; **325:** 1142.
12. Sazawal S, *et al.* Effects of routine prophylactic supplementation with iron and folic acid on admission to hospital and mortality in preschool children in a high malaria transmission setting: community-based, randomised, placebo-controlled trial. *Lancet* 2006; **367:** 133–43.
13. Brewster UC, Perazella MA. Intravenous iron and the risk of infection in end-stage renal disease patients. *Semin Dial* 2004; **17:** 57–60.
14. Maynor L, Brophy DF. Risk of infection with intravenous iron therapy. *Ann Pharmacother* 2007; **41:** 1476–80.

对诊断试验的影响 尽管体外研究发现铁（硫酸亚铁）引起了粪便潜血检测试验的一个假阳性结果，但这不会发生在接受口服铁剂治疗的患者体内[1~3]。一种对于这些发现的差异的解释就是：在潜血检测试验显色剂中过氧化氢使溶液中的亚铁离子转化为三价铁离子，这就引起试验中发生氧化，而在体内铁以不溶于水的无活性沉淀物的形式从粪便中被排出[2]。

1. Kulbaski MJ, *et al.* Oral iron and the Hemoccult test: a controversy on the teaching wards. *N Engl J Med* 1989; **320:** 1500.
2. McDonnell M, Elta G. More on oral iron and the Hemoccult test. *N Engl J Med* 1989; **321:** 1684.
3. Anderson GD, *et al.* An investigation into the effects of oral iron supplementation on in vivo Hemoccult stool testing. *Am J Gastroenterol* 1990; **85:** 558–61.

卟啉病 有4名红细胞生成性原卟啉病的患者在口服铁剂时其疾病加重[1]。另外1名患者对铁剂有变化不定的反应，有时能耐受但有时卟啉病又会加重[2]。静脉使用铁剂在1名血液透析患者身上诱发了迟发性皮肤卟啉病[3]。

1. Milligan A, *et al.* Erythropoietic protoporphyria exacerbated by oral iron therapy. *Br J Dermatol* 1988; **119:** 63–6.
2. McClements BM, *et al.* Erythropoietic protoporphyria and iron therapy. *Br J Dermatol* 1990; **122:** 423–6.
3. McKane W, *et al.* Porphyria cutanea tarda precipitated by intravenous iron in a haemodialysis patient. *Nephrol Dial Transplant* 2001; **16:** 1936–8.

药物相互作用

口服铁盐吸收不佳并且会受到食物对其吸收的干扰。

含钙和镁的复合物（包括抗酸药和矿物质补充剂）以及碳酸氢盐、碳酸盐、草酸盐或磷酸盐，可能通过与铁形成不溶性复合物的形式影响铁剂的吸收。锌盐也会降低铁的吸收。铁盐和四环素一起口服时二者的吸收都会被降低。如果因治疗需要二者时，则二者必须间隔2～3h服用。如果接受曲恩汀治疗的患者需要补铁时也应有一个合适的间隔。铁可被醋羟胺酸螯合，二者的吸收都会因此而被减少。铁剂不能与二巯丙醇同用因为会形成有毒复合物。

在氯霉素全身用药的患者对铁剂的反应会被延迟。

一些药物，如抗坏血酸和枸橼酸实际上可能会增加铁的吸收。

除了已经提到的，铁盐还可降低其他药物的吸收，因而降低它们的生物利用度和临床效果。受此影响的药物有头孢地尼、二碳磷酸盐化合物、恩他卡朋、氟喹诺酮、左旋多巴、甲基多巴、霉酚酸酯和青霉胺。铁盐可能会减低左甲状腺素的效果（见第2093页）。

肠外铁剂的相互作用在**右旋糖酐铁**中有提及（见第1853页）。

1. Campbell NRC, Hasinoff BB. Iron supplements: a common cause of drug interactions. *Br J Clin Pharmacol* 1991; **31:** 251–5.

药动学

铁不规则地和不完全地从肠道吸收，主要的吸收部位在十二指肠和空肠。胃酸的分泌和饮食中的酸（如抗坏血酸）有助于铁的吸收，当铁为亚铁状态或作为血红素复合物（血红素铁）的一部分时更易被吸收。在缺铁状态或禁食状态时铁吸收会增加，但如果体内储存铁超负荷时吸收就会降低。正常情况下从膳食中摄取的铁只有5%～15%被吸收。

吸收的铁大多数和转铁蛋白结合被运输到骨髓并在骨髓中与血红蛋白结合；剩余的部分被纳入储存铁的形式，即铁蛋白（见第1839页）或含铁血黄素，或与肌红蛋白一样以更少的量存在于含血红素酶或血浆中并与转铁蛋白结合。

只有极少量的铁被排出体外，因为血红蛋白分子分解后释放出的铁大多数被重利用，身体对铁的储存和缺乏以及对过量铁的排泄的机制是补铁过量或重复输血而造成铁超负荷的原因。

1. Harju E. Clinical pharmacokinetics of iron preparations. *Clin Pharmacokinet* 1989; **17:** 69–89.

人体需要量

人体含有大约4g铁，大多数存在于血红蛋白中。

除了出血，铁主要经粪便、尿液、皮肤和汗液从体内丢失，但总的丢失量非常小。铁在哺乳时和月经期间也会有少量的丢失。在健康男性和绝经后女性，铁的丢失量可由每天大约吸收的1mg铁补充；在未绝经女性每日需1.5～2.0mg；在儿童和青少年，由于其生长和发育其需要量较大，铁的吸收量是不确定的，但通常在5%～15%。因此，对于男性和绝经后女性，通常情况下每天的膳食量含10mg的铁就足够了。每日膳食量含15mg对未绝经女性正常经血的丢失是必要的；一些权威对于妊娠期推荐更高的剂量和补充量。至于进一步的关于膳食需要量的细节，见下文。关于对妊娠期预防性用铁的讨论，见下文用**途和用法**下的**缺血性贫血**项下。

血红素铁最好的膳食来源是动物性食品，如鱼和肉；非血红素铁在动物性产品和植物性食品，如豆类和一些叶子类蔬菜中，也被发现。但一些含铁较高的植物性食物同样含较高磷酸盐或植酸盐，这些盐会通过形成不溶性复合物的形式抑制铁的吸收。

英国和美国的推荐膳食摄入量 英国的膳食参考值（DRV）[1]和美国的推荐膳食供给量（RDA）[2]已经发表了关于铁的文章。

英国的估计平均需要量（EAR）对于成年男性和绝经后女性铁的需要量为每日6.7mg，推荐营养素摄入量（RNI）是每日8.7mg；对于无大量经血丢失的未绝经女性，EAR和RNI推荐的值分别为11.4mg和14.8mg；对于婴儿、儿童和青少年给予的剂量应高于成年人，在妊娠和哺乳期加量不是必需的[1]。

美国的推荐膳食供给量（RDA）推荐：对于成年男性和绝经后女性铁的需要量为每日8mg；对于未绝经女性推荐的值是每日18mg，可耐受最高摄入量为每日45mg；对于婴儿、儿童和青少年给予的剂量应高于成年人；妊娠女性的RDA值是每日27mg；对于哺乳期的成年女性推荐的值是每日9mg，这个数值是从EAR中女性加上母乳中平均铁含量估计出来的[2]。

美国食品农业部和WHO一起发表了关于铁需要量的指南，这些指南参考了很多因素，包括膳食中铁的生物利用度[3]。

关于DRV、EAR、RNI和RDA的定义，见**维生素**项下（第1825页）。

1. DoH. Dietary reference values for food energy and nutrients for the United Kingdom: report of the panel on dietary reference values of the committee on medical aspects of food policy. *Report on health and social subjects 41.* London: HMSO, 1991.
2. Standing Committee on the Scientific Evaluation of Dietary Reference Intakes of the Food and Nutrition Board. *Dietary reference intakes for vitamin A, vitamin K, arsenic, boron, chromium, copper, iodine, iron, manganese, molybdenum, nickel, silicon, vanadium, and zinc.* Washington DC: National Academy Press, 2001. Also available at: http://www.nap.edu/openbook.php?isbn=0309072794 (accessed 21/07/08)
3. FAO/WHO. *Requirements of vitamin A, iron, folate and vitamin B_{12}: report of a joint FAO/WHO expert consultation.* Rome: Food and Agriculture Organization of the United Nations, 1988.

用途和用法

铁是人体一种必需的成分，是血红蛋白合成和活性组织氧化过程所必需的，铁缺乏会导致红细胞生成缺陷和贫血。铁和铁盐应只用于治疗和预防缺铁性贫血（见下文），而不用于治疗其他类型的贫血除非同时存在铁缺乏。缺铁性贫血对于铁剂治疗的反应很迅速，但应查清并治疗引起贫血的潜在原因。

较常见的途径为口服给铁，通常为可溶性的亚铁盐，其吸收好于三价的铁盐。治疗缺铁性贫血通常的成人剂量为每日100～200mg铁，分次给予。成人预防性的剂量通常为每日60～120mg铁。对于儿童有各种各样的推荐量，见下文**儿童用法**。治疗通常持续到血红蛋白的浓度达到正常值，这大概需要几周的时间。然后再进一步用3个月或更长时间以补充体内储存铁。

关于铁盐和铁复合物用量的更多信息见个体的专题中。但是，这些信息趋向于反应不同铁盐或现有商业制剂的铁的剂量。因此，在一些情况下，这些信息可能不在上述提到的关于铁用量的大体范围内。

各种铁盐的铁含量见下文表1中。

表1 补充60mg元素铁需要的不同铁盐的大体剂量

铁 盐	量
抗坏血酸亚铁（无水物）	437mg
天冬氨酸亚铁（四水合物）	422mg
氯化亚铁（四水合物）	214mg

续表

铁 盐	量
富马酸亚铁(无水物)	183mg
葡萄糖酸亚铁(二水合物)	518mg
琥珀酸亚铁(无水物)	185mg
硫酸亚铁(干缩物)	186mg
硫酸亚铁(七水合物)	300mg

缓释铁制剂被认为能减少胃肠的不良反应，并且具有每天只用一次的优势。这种制剂在胃肠道逐渐释放铁，但在一些情况下，铁制剂到达对铁吸收非常有限的肠道时部分铁才被释放出，因此会导致最适度以下的剂量。在不能进行口服治疗的情况下铁还可以经胃肠外给予，这种使用方法以右旋糖酐铁为代表（见第1853页）。

儿童用法 为了治疗和预防缺铁性贫血，儿童需口服摄入铁（见下文）。对于儿童的铁摄入剂量建议如下：用于治疗贫血，可按 2mg/kg 摄入铁，每日分 3 次给予；用于预防贫血，可每日摄入 1～2mg/kg 的铁（通常最大剂量 30mg）。

老年人用法 80 岁以上的缺铁性贫血患者（见下文），随机采取铁元素疗法，分别为每日摄入量为 15mg、50mg（葡萄糖酸铁溶液）或者 150mg（钙铁枸橼酸盐片剂）的治疗方案，持续 2 个月[1]。所有患者的血清血红蛋白和铁离子浓度显著升高，且三种剂量没有明显的区别。研究者总结铁不用于铁缺乏患者可能是因为吸收不良或慢性疾病，或者未治疗幽门螺杆菌感染。低剂量的疗法对于老年缺铁性贫血患者是个有效的选择。对于老年人，铁的不良反应可能导致发病率和损伤较大。低剂量铁方案对年轻一些的患者也有效。

1. Rimon E, *et al.* Are we giving too much iron? Low-dose iron therapy is effective in octogenarians. *Am J Med* 2005; **118:** 1142–7.

缺氧发作 用铁剂治疗儿童屏气频率的减少[1]尤其是在合并有缺铁性贫血的患者[2,3]，结果提示在缺氧发作（第1177页）和缺铁之间可能存在某种关系[4]。一项系统性综述[5]指出，每日摄入 5mg/kg 的铁，持续 16 周，对减少发病率和发病程度有明显益处，特别是患有缺铁性贫血的儿童，在同步改善呼吸抑制和血红蛋白效价方面有明显的趋势。

1. Daoud AS, *et al.* Effectiveness of iron therapy on breath-holding spells. *J Pediatr* 1997; **130:** 547–50.
2. Mocan H, *et al.* Breath holding spells in 91 children and response to treatment with iron. *Arch Dis Child* 1999; **81:** 261–2.
3. Pedersen KW, Knudsen FU. Skal børn med affektkramper behandles med jern? *Ugeskr Laeger* 2004; **166:** 2789–91.
4. Hannon DW. Breath-holding spells: waiting to inhale, waiting for systole, or waiting for iron therapy? *J Pediatr* 1997; **130:** 510–12.
5. Zehetner AA, *et al.* Iron supplementation for breath-holding attacks in children. Available in The Cochrane Database of Systematic Reviews; Issue 5. Chichester: John Wiley; 2010 (accessed 09/06/10).

咳嗽 在一项 19 人的小样本研究[1]中，用硫酸亚铁补充铁成功地减轻了血管紧张素转换酶抑制剂相关的咳嗽（见第1151页）。作者假设这种效果是由于铁对一氧化氮合成酶的抑制，但关于给予高血压患者一氧化氮合成酶抑制剂影响的问题已经受到关注[2]，因为在动物实验中已经发现这样会使血压升高。

1. Lee S-C, *et al.* Iron supplementation inhibits cough associated with ACE inhibitors. *Hypertension* 2001; **38:** 166–70.
2. Lev I, Rian AJJT. Iron supplementation in ACE inhibition as a treatment for cough: is it really inoffensive? *Hypertension* 2001; **38:** e38.

缺铁性贫血 人体铁含量正常情况下通过身体调节吸收量与丢失量的平衡而保持恒定。如果丢失量增加、和（或）摄入量不足，体内铁的供需失衡会分阶段地导致体内贮存铁耗尽，铁缺乏，并最终引起缺铁性贫血。在婴儿期、青春期、妊娠期和月经期，铁的需要量是增加的，缺铁性贫血最常见于女性和儿童；在成年男性和绝经后女性最主要的原因是从胃肠道失血。

缺铁通常导致小细胞低色素性的贫血，但如果有任何的怀疑，应通过测量血清铁蛋白、红细胞原卟啉或总铁结合力（转铁蛋白）来确定缺铁的诊断，一旦确诊即可开始治疗，而且仍需寻找和治疗导致缺铁的潜在的原因。

治疗 对于缺铁性贫血的预防和控制有较多的回顾[1～4]。几乎所有的缺铁性贫血对于铁剂治疗的反应都很迅速，首选口服亚铁盐治疗（亚铁吸收比三价铁更好）[1]。许多铁复合物已经用于治疗缺铁性贫血，但同单一的亚铁盐（如富马酸亚铁、葡萄糖酸亚铁或硫酸亚铁）相比未显示出任何实际的优势。通常，每日能够提供 100～200mg 元素铁的亚铁盐的剂量对于成人来说是足够的（关于各种铁盐中铁的含量见表 1）。其目标是每日血红蛋白浓度大约提高 1 g/L 或每 3 周大约提高 20g/L[1]。在治疗开始的几周内血红蛋白的反应是最大的，并且与原发贫血的严重性成比例。一旦血红蛋白的浓度恢复至正常范围，铁剂治疗还应继续 3 个月以帮助补充贮存铁[1,3]。有观点认为低剂量的铁比高剂量的铁更有效（见上文**老年人用法**）。

口服的铁剂和一些药物（如抗坏血酸）同时给予能增加铁的吸收，缓释剂已经用于对于常规补铁方案不耐受的患者，但 *BNF 59* 认为它们在治疗效果上并无优势。

对 3 周口服铁剂治疗无反应可能提示：未遵医嘱、持续失血合并补铁不足、吸收不良、误诊或其他复杂的因素，应重新评估治疗方案。

肠外补铁会发生严重的不良反应，因此其适应证很少，应只针对真正口服铁剂不耐受、持续不遵医嘱、口服铁剂会加重原发胃肠疾病、严重的持续失血以至于口服不能提供足够铁或无法从胃肠道充分吸收铁的患者。进行血液透析的慢性肾功能衰竭患者（一些为腹膜透析）需要常规补铁。美国指南建议[5]血液透析患者首选肠外用铁剂，不论血液透析还是腹腔透析患者可口服或静脉注射铁剂。最常用的肠外用铁剂是右旋糖酐铁、山梨糖醇铁、蔗糖铁和钠铁葡萄糖酸复合物。

此外，严重贫血的患者，输血对于恢复凶险的低血红蛋白浓度是必要的。例如，在恶化性心绞痛或严重肺部疾病共存情况下[1]可能是一个很好的例证。但是，如果可能应避免输血。

预防 预防对于处于缺铁和随后有贫血风险的人群是合理的。预防包括：口服铁剂治疗、增加膳食铁摄入的措施、食物产品的强化或控制感染。对于非缺铁患者补充铁剂可能的相关问题，见上文**注意事项下对非缺乏患者的影响**项下。

WHO[2]推荐对于妊娠女性应使用通用的补铁方案和叶酸，妊娠后立即开始并在妊娠的剩余时间持续补充。WHO 还推荐在贫血发生率大于 40% 的地区，分娩的女性和哺乳期妇女应给予 3 个月铁和叶酸的补充。但是，美国 Preventive Service Task Force 回顾了妊娠期铁剂补充的课题[6]，认为对于支持或反对常规补充的证据尚不充分[7]。一项系统性综述[8]指出，出生前每周或每日的铁补充，无论是否联合叶酸使用，对预防贫血和铁缺乏都是有效的。对于母体和新生儿的不良反应数据是有限的，如出生体重不足、早产或者产后出血。不良反应，尤其是血液黏稠度（Hb 要高于 130g/L）与铁的补充有关，研究者认为目前的预防缺铁性贫血的剂量在发展中国家使用都是过量的。然而，产前铁补充可以减少发展中国家的新生儿死亡率；在中国农村开展的一项研究[9]发现，产前联合使用铁和叶酸与单独使用叶酸相比可以延长妊娠期，减少早产，减少早产死亡率。出生前的微量营养素（15 种矿物质和维生素，包括叶酸和低剂量的铁）与只使用叶酸相比可以增加出生重量，但不会影响早产儿死亡率。

铁剂的补充在月经过多、胃切除术后以及对低出生体重儿（如早产儿）被认为是合理的。婴儿和儿童缺铁会导致发育迟缓或损伤认知功能[2]。在出生的第一年应提倡母乳喂养[1]。WHO 建议低出生体重儿应给予通用的补铁方案[2]。膳食中不包含强化铁或贫血发生率高于 40% 的地区，应给予所有年龄在 6～23 个月的儿童；至于 24 个月及以上的儿童，在贫血发生率高于 40% 的地区应给予 3 个月的铁剂补充。

WHO 建议通常成人的预防剂量为每日大约 60mg 元素铁（见上文**用途和用法**项下）；儿童的预防剂量为每日 2mg/kg 元素铁（最大剂量 30mg）（见上文**儿童用法**项下）。

膳食方法（如增加富含维生素 C 的食物），或其他增加铁吸收的物质［包括血红素铁形式的铁（如鱼和肉）］的膳食，控制寄生虫（如钩虫的感染，被认为是隐形失血的原因）等对于发展中国家整体社区的疟疾的预防是非常重要的。食物产品的强化引起了技术的问题，因为铁盐和食物中的成分起反应，在贮存时会产生酸败或想象不到的变化。尽管如此，在一些国家已经有小麦或玉米面、大米以及奶制品被强化，并且有对盐或糖进行强化的考虑。

1. Provan D. Iron deficiency anaemia. In: Provan D, ed. *ABC of clinical haematology.* 2nd ed. London: BMJ Books, 2003: 1–4.
2. WHO. *Iron deficiency anaemia assessment, prevention, and control: a guide for programme managers.* Geneva: WHO, 2001. Available at: http://www.who.int/entity/nutrition/publications/en/ida_assessment_prevention_control.pdf (accessed 11/07/06)
3. British Society of Gastroenterology. Guidelines for the management of iron deficiency anaemia (issued May 2005). Available at: http://www.bsg.org.uk/pdf_word_docs/iron_def.pdf (accessed 09/11/05)
4. Zimmermann MB, Hurrell RF. Nutritional iron deficiency. *Lancet* 2007; **370:** 511–20.
5. National Kidney Foundation. KDOQI clinical practice guidelines and clinical practice recommendations for anemia in chronic kidney disease in adults. *Am J Kidney Dis* 2006; **47** (suppl 3): S16–S85. Correction. *ibid.*; **48:** 518. Also available at: http://www.kidney.org/professionals/KDOQI/guidelines_anemia/index.htm (accessed 04/12/06)
6. US Preventive Services Task Force. Routine iron supplementation during pregnancy: review article. *JAMA* 1993; **270:** 2848–54.
7. US Preventive Services Task Force. Routine iron supplementation during pregnancy: policy statement. *JAMA* 1993; **270:** 2846–8.
8. Peña-Rosas JP, Viteri FE. Effects and safety of preventive oral iron or iron+folic acid supplementation for women during pregnancy. Available in The Cochrane Database of Systematic Reviews; Issue 4. Chichester: John Wiley; 2009 (accessed 03/02/10).
9. Zeng L, *et al.* Impact of micronutrient supplementation during pregnancy on birth weight, duration of gestation, and perinatal mortality in rural western China: double blind cluster randomised controlled trial. Abridged version: *BMJ* 2008; **337:** 1211–15. Full version: http://www.bmj.com/cgi/reprint/337/nov07_4/a2001 (accessed 16/03/09) Correction. *ibid.* a2522.

下肢不宁综合征 1/4 的下肢不宁综合征患者都有铁缺乏症（见**睡眠相关运动障碍**，第930页），特别是年龄稍大的患者，且血清铁离子浓度与症状的严重程度成反比。铁离子可能对病理生理学的紊乱有调节作用，对在铁缺乏治疗中减轻症状[1]。

1. Medcalf P, Bhatia KP. Restless legs syndrome. *BMJ* 2006; **333:** 457–8.

制剂

USP 33: Minerals Capsules; Minerals Tablets; Oil- and Water-soluble Vitamins with Minerals Capsules; Oil- and Water-soluble Vitamins with Minerals Oral Solution; Oil- and Water-soluble Vitamins with Minerals Tablets; Water-soluble Vitamins with Minerals Capsules; Water-soluble Vitamins with Minerals Tablets.

专利制剂

Braz.: Ferrini; ***Canad.:*** Gento-Iron; ***Hong Kong:*** Hausmann Ferrum; ***India:*** Phosfomin Iron; ***Indon.:*** Ferromia†; ***Israel:*** Light Iron; ***Ital.:*** Profer; Tecnofer; ***Jpn:*** Ferromia; ***Malaysia:*** Ferrocyte; ***Mex.:*** Unifer; ***Singapore:*** Ferrocyte; ***Thai.:*** Ferrocyte†; ***USA:*** EZFE; Icar; iFerex; Ircon.

多组分制剂 ***Arg.:*** CTabs-Hierrofol; Hierroquick; Magnesio 102 Plus; Zentraferin; ***Austral.:*** Accomin†; Clements Iron; FAB; FAB Co†; Folic Acid Plus†; Haemo-Red Formula; Hemo Factor†; Iron Plus†; Irontona; Obiron Extra†; Penta-Vite Multi Vitamins with Iron; Vitatona†; ***Austria:*** Biovit†; China-Eisenwein; Pantovit Vital†; Pregnavit; ***Braz.:*** Ferrini Folico†; Ferrumvit†; Folifer; Hemofer†; Natalins com Fluor; Nativit†; Olohepat†; Sadol; Sangotone†; Vi-Ferrin; ***Canad.:*** Alsimine with Vitamins A & D†; B Stress C plus Iron & Vitamins†; Cal Extra†; Children's Choice†; Geriton†; Hema Pro; Hormodausse; Natavite†; Neo-Tinic; Novo-Vites; Somarexin; Somarexin & C†; Supravite; TLI; Toni Com; Viplex; Wampole Vitamin Syrup; Zoo Chews with Iron†; ***Chile:*** Niferex Prenatal†; Teragran†; ***Cz.:*** Feroglobin B_{12}; Multi-Sanosvit mit Eisen†; Pregnavit; ***Fr.:*** Narbalek†; ***Ger.:*** Adelheid-Jodquelle, Tolzer; Biovital Classic†; Folicombin; Leferdivin; Merz Spezial Dragees N; Multi-Sanosvit mit Eisen†; ***Hong Kong:*** Feroglobin; Merz Spezial†; Nutroplex with Iron & Lysine; ***Hung.:*** Biovital†; Ferrocomp; Humet-R; Multicomp; ***India:*** Cafe-Kit; Carboflot†; Cofol-Z; Fexid-Z; Imax; Jectocos; Probofex Caps; Raricap; Raricap L; Tonoferon; ***Indon.:*** Calcium-Sandoz Junior Growth; Ferlin; Ferofort; Feroglobin; Feroglobin Kid; Ferokid; Fitkom; Incremin with Iron†; Nephrovit-Fe; Nutrilin; Ovabion; Sangobion; Vica-Natal; Viliron; ***Israel:*** Prenatal; Vi-Daylin plus Iron; ***Ital.:*** Biberfrutta; Carfosid; Evafer; Ferrokatabios†; Tonofer†; ***Malaysia:*** Nutroplex with Iron & Lysine†; Pramilet; ***Mex.:*** Anerex; Convifer con Hierro; Cronavit; Crovalen; Ferricol; Ferrivax F; Folivit HierroPlus B; Forta; Gerial B12; Hierrocal Z-Plus; Intrafer; Intrafer F-800; Intrafer TF; Uniferfol; Vita-Bel; ***NZ:*** Incremin with Iron; ***Philipp.:*** Ener-Forte; Flintstones; Globifer; Incremin; Nutri 10 Excel; Odiron-C†; Odiron†; Pharemin; Poly-Vi-Flor; Poly-Vi-Sol; Restor-F; Stresstabs; Termin C; ***Pol.:*** Biovital; Biovital N†; Elevit Pronatal; Kinder Biovital; Merz Spezial; ***Port.:*** Animativ†; Ferquifa B_{12}†; ***S.Afr.:*** Prenatal; Vi-Daylin plus Iron; ***Singapore:*** Nutroplex with Iron & Lysine; Pramilets FA; Robovites; ***Swed.:*** Ferritamin; ***Switz.:*** Elixir tonique N†; ***Thai.:*** Boracap; Cenamin; Hemo-Cyto-Serum†; Mummin; Nataral; Nutroplex; Nutroplex Lysine; Patar-B-Fer; Pramilet FA†; Vitana-EZ; ***Turk.:*** Blood Builder; Calcia; ***UK:*** Calcia; Feroglobin; Ferromixin; Haliborange Multivitamins; Hematinic; Yestamin; ***Ukr.:*** Elevit Pronatal (Элевит Пронаталь); Fitoval Capsules (Фитовал капсулы); Revalid (Ревалид); ***USA:*** Advanced Formula Zenate; Androvite; Animal Shapes + Iron; Avail; Bacmin; Calcet Plus; CalciCaps with iron; Cenogen Ultra†; Centrovite; Cerovite; Certagen Senior†; Circavite-T; Citracal Prenatal + DHA; Daily-Vite; Dayalets + Iron; Decagen; Embrex; Feocyte; FeoGen; FeoGen FA; Ferralet 90; Fosfree; Freedavite; Fruity Chews; Generix-T; Geritol Complete; Geritol Extend; Gevral; Gynovite Plus; Hair Booster; Hi-Po-Vites; Hipotest; I-L-X; Icar-C Plus; Ircon-FA†; KPN; Lactocal-F; Mamatal-F; Maximum Red Label; Mission Prenatal; Monocaps; Multi Vit Drops with Iron; Multigen; Myadec; Mynatal; NataChew; Natalin; Natarex Prenatal; Nephron FA; Nestabs; Niferex-PN; Nova-Dec; NovaCare; Nutricon; O-Cal; Obstetrix; Opticare PMS; Optilets-M; Optinate Omega-3; Os-Cal Forte; Os-Cal Fortified; Os-Cal Plus; Par-F; Par-Natal Plus 1 Improved; PNV-Iron; PrenaCare; Prenafort; PrenaPlus; Prenatal; Prenatal PC; Prenatal Plus; Prenatal Plus Iron; Prenatal Plus-Improved†; Prenatal with Folic Acid; Prenatal-S; Prenate; Prenavite; PreNexa; Renatabs with Iron; Senilezol; Simron Plus; Stuart Formula; Stuart Prenatal; Stuartnatal 1+1; Tab-A-Vite; Tandem DHA; Tandem F; Theravee Hematinic; TL Icon; Tri-Vi-Sol with Iron; Trimagen; Trinate; Ultra Vita Time; Ultra-Natal; Unicomplex-T & M; Vinate GT; Vitagen Advance; Vitalets; Vitarex; Vitelle Nestabs.

顺势疗法制剂 ***Austral.:*** Hangover Relief; ***Austria:*** Santus†; ***Canad.:*** Formula FA 224; ***Chile:*** Ikoplex No 2; ***Cz.:*** Ferrum Homaccord†; ***Fr.:*** Ferrum Complexe No 29; ***Ger.:*** Conva-cyl Ho-Len-Complex; Cranio-cyl Ho-Len-Complex; Delto-cyl Ho-Len-Complex; Nuxal comp.

Iron Dextran 右旋糖酐铁

Complejo de hierro dextrano; Demir Dekstran; Hierro dextrano; Iron-Dextran Complex.

Железо-Декстрановый Комплекс

CAS — 9004-66-4.

ATC Vet — QB03AB90; QB03AC90.

UNII — 95HR524N2M.

Pharmacopoeias. *Br*, *Chin.*, and *US* include injections.

BP 2010 (Iron Dextran Injection) 无菌胶体溶液，含氢氧化铁和平均分子量为5000～7000的大分子右旋糖酐的复合物。含4.75%～5.25%的铁和17%～23%的右旋糖酐。pH值为5.2～6.5。

USP 33 (Iron Dextran Injection) 无菌胶体溶液，含有氢氧化铁和部分水解的低分子量右旋糖酐。它包含不多于0.5%的苯酚作为防腐剂。pH值为5.2～6.5。

不良反应和处置

使用右旋糖酐铁时可能会发生严重的过敏样反应，并且已经有死亡的报道。因此建议应在具备急诊救治此反应的地方使用右旋糖酐铁，并且建议监测其注意事项和使用试验剂量（见下文的**注意事项**项下）。

快速静脉使用可能与血管潮红和低血压相关。注射部位可能会发生血栓性静脉炎，使用0.9%氯化钠溶液稀释可降低发生率。肌内注射与局部反应、疼痛和注射部位变色相关；沿着注射的通道可能会发生渗漏，除非使用适当的技术（见下文的**用途和用法**项下）。心血管影响，如胸痛或紧缩感、休克、心肌梗死、高血压、心动过速、心动过缓或心律失常等在使用两条途径时都可能发生。已经有发生皮疹、荨麻疹、紫癜和瘙痒的报道。其他反应包括胃肠道疾病、血尿、呼吸困难和味觉紊乱。

患者还可能在注射右旋糖酐铁后1～2天发生迟发反应，如背痛、关节痛、肌痛、淋巴结病、寒战、高热、感觉异常、头晕、不适、头痛、恶心、呕吐等。

肠外铁剂的过量一般不会与急性表现相关，长期无证据的肠外铁剂治疗会导致铁过量和贮存铁过量（血色病），其结果包括肝功与内分泌异常和心脏疾病（见**铁**的**超负荷**项下，第1850页），以及可能的感染风险的增加（见**铁**的**注意事项**下的**感染**项下，第1851页）。铁过量可能需要去铁胺的螯合治疗（第1383页）。

在动物实验中，肌内注射铁复合物（如右旋糖酐铁）可导致注射部位肉瘤的发生。同时有些证据表明这可能发生于人类。

对血液的影响 1名1岁的有唐氏综合征和缺铁性贫血的女孩在6天内给予3次的右旋糖酐铁肌内注射（总量为30mg/kg）。随后病情发展，当使用右旋糖酐铁时又复发。检查提示全血细胞减少症的病因可能是由于过敏[1]。关于右旋糖酐铁超敏反应的进一步讨论，见下文的**超敏反应**项下。

使用右旋糖酐铁[2]和蔗糖铁[3]治疗后有出现血小板减少症的报道。

1. Hurvitz H, *et al.* Pancytopenia caused by iron-dextran. *Arch Dis Child* 1986; **61:** 194–6.
2. Go RS, *et al.* Thrombocytopenia after iron dextran administration in a patient with severe iron deficiency anemia. *Ann Intern Med* 2000; **132:** 925.
3. Taskapan H, *et al.* Transient severe thrombocytopenia in a patient on CAPD after intravenous iron administration. *Perit Dial Int* 2003; **23:** 408–9.

超敏反应 Boston Collaborative Drug Surveillance Program持续监测了32812位住院患者。在给予右旋糖酐铁（未阐明途径）[1]的169名患者中有1名发生了药物诱导的过敏反应。关于481人接受共2099次右旋糖酐铁静脉注射的一项调查发现：有3次速发的危及生命的过敏反应；8次迟发反应；以及许多性质较轻的反应[2]。在最近的一组研究[3]中，573位患者在静脉注射右旋糖酐铁后有10名发生了过敏样的反应。其他严重反应包括：1例心脏停搏和3例呼吸困难、高血压或胸痛。

在给予全治疗剂量之前推荐用试验剂量（见下文的**用途和用法**项下）以及应具备对过敏反应应急治疗的措施。在1名对试验剂量有反应[4]的患者和1名对铁的输入[5]有危及生命反应的患者使用脱敏疗法已经取得成功。在给右旋糖酐铁前的13h、7h和1h分别给予甲泼尼龙50mg，输注前1h分别肌注50mg苯海拉明和25mg麻黄素。**右旋糖酐1**（见第1025页）在右旋糖酐铁输注前给予。然后大约2g的铁在4天的时间内给予。

对于右旋糖酐铁过敏到底是由于右旋糖酐还是成分铁还不清楚[6～8]。当与低分子量右旋糖酐铁相比时，较高分子量的右旋糖酐铁被报道与显著的高发的不良反应有关[7,9,10]，包括死亡和过敏样反应[9]。有些人呼吁放弃使用高分子量的右旋糖酐铁[11]。一些综述[6,8,12]建议肠外的不含右旋糖酐的铁的复合物（如蔗糖铁或钠铁葡萄糖酸复合物）可能比右旋糖酐铁更安全。已经有报道：对于以前对右旋糖酐铁或钠铁葡萄糖酸复合物不耐受的患者使用蔗糖铁时患者耐受良好[13,14]。但是，在对患者使用不含右旋糖酐的制剂时，仍然有发生不良反应的报道[8,15]。并且有一些已经使它们比右旋糖酐铁安全的观点受到挑战[16,17]。

在一篇与使用右旋糖酐铁相关的狼疮样疾病[18]的报道中提到，疾病通过适当的治疗康复但重新使用右旋糖酐铁时疾病复发。

关于被认为有潜在过敏病因的全血细胞减少症的讨论，见上文**对于血液的影响**项下。

1. Porter J, Jick H. Drug-induced anaphylaxis, convulsions, deafness, and extrapyramidal symptoms. *Lancet* 1977; **i:** 587–8.
2. Hamstra RD, *et al.* Intravenous iron dextran in clinical medicine. *JAMA* 1980; **243:** 1726–31.
3. Fishbane S, *et al.* The safety of intravenous iron dextran in hemodialysis patients. *Am J Kidney Dis* 1996; **28:** 529–34.
4. Monaghan MS, *et al.* Safe administration of iron dextran to a patient who reacted to the test dose. *South Med J* 1994; **87:** 1010–12.
5. Hickman MA, *et al.* Successful administration of iron dextran in a patient who experienced a life threatening reaction to intravenous iron dextran. *Ann Allergy Asthma Immunol* 2000; **84:** 262–3.
6. Fishbane S. Safety in iron management. *Am J Kidney Dis* 2003; **141** (suppl): S18–S26.
7. McCarthy JT, *et al.* Adverse events in chronic hemodialysis patients receiving intravenous iron dextran—a comparison of two products. *Am J Nephrol* 2000; **20:** 455–62.
8. Fishbane S, Kowalski EA. The comparative safety of intravenous iron dextran, iron saccharate, and sodium ferric gluconate. *Semin Dial* 2000; **13:** 381–4.
9. Chertow GM, *et al.* On the relative safety of parenteral iron formulations. *Nephrol Dial Transplant* 2004; **19:** 1571–5.
10. Auerbach M, *et al.* Clinical update: intravenous iron for anaemia. *Lancet* 2007; **369:** 1502–4.
11. Auerbach M, Rodgers GM. Intravenous iron. *N Engl J Med* 2007; **357:** 93–4.
12. Silverstein SB, Rodgers GM. Parenteral iron therapy options. *Am J Hematol* 2004; **76:** 74–8.
13. Charytan C, *et al.* Safety of iron sucrose in hemodialysis patients intolerant to other parenteral iron products. *Nephron Clin Pract* 2004; **96:** c63–c66.
14. Haddad A, *et al.* Use of iron sucrose in dialysis patients sensitive to iron dextran. *Saudi J Kidney Dis Transpl* 2009; **20:** 208–11.
15. Saadeh CE, Srkalovic G. Acute hypersensitivity reaction to ferric gluconate in a premedicated patient. *Ann Pharmacother* 2005; **39:** 2124–7.
16. Eichbaum Q, *et al.* Is iron gluconate really safer than iron dextran? *Blood* 2003; **101:** 3756–7.
17. Auerbach M, Al Talib K. Low-molecular weight iron dextran and iron sucrose have similar comparative safety profiles in chronic kidney disease. *Kidney Int* 2008; **73:** 528–30.
18. Oh VMS. Iron dextran and systemic lupus erythematosus. *BMJ* 1992; **305:** 1000.

过量 有1名29岁女性患者静脉给予32ml右旋糖酐铁（复合物），24h后出现肌肉痉挛、双侧额部疼痛，随后出现颈强直和显著的角弓反张及畏光[1]。在输注铁后血红蛋白浓度未上升说明不存在铁缺乏。因而在铁剂治疗后会出现异常高浓度的游离铁，这些游离铁可进入脑脊液，并成为引起脑膜炎症状的原因。

1. Shuttleworth D, *et al.* Meningism due to intravenous iron dextran. *Lancet* 1983; **ii:** 453.

注意事项

右旋糖酐铁禁用于严重肝损或急性肾感染的患者。对于既往对这些制剂有超敏反应的患者也是禁忌的。已经明确证实，在非贫血的动物身上给予人体最大剂量3倍剂量的右旋糖酐铁有致畸作用。若有可能应避免用于孕妇。

此外，右旋糖酐铁还应慎用于既往史有过敏性疾病或哮喘的患者，并且在这些患者应使用肌内注射的途径而非静脉途径。静脉使用右旋糖酐铁时，有类风湿关节炎的患者可能会发生症状的加重。有其他炎症性疾病的患者可能有增加的迟发反应的风险。输注大剂量的右旋糖酐铁会导致血清变色，不应把其误认为溶血的证据。在使用肠外铁剂前要停用口服的铁盐。

在给予全治疗剂量之前应先给予试验剂量（见下文的**用途和用法**项下），并且应具备治疗过敏反应的应急措施（见**过敏反应和过敏性休克**项下，第1162页）患者在使用试验剂量1h后或使用静脉剂量后应对其进行严密观察。

把苯酚作为防腐剂的右旋糖酐铁只能用于肌内途径。

药物相互作用

参见**铁**的相关内容（第1851页）。

依那普利 依那普利可能会使静脉使用铁剂治疗的患者发生全身的不良反应[1]。

1. Rolla G, *et al.* Systemic reactions to intravenous iron therapy in patients receiving angiotensin-converting enzyme inhibitor. *J Allergy Clin Immunol* 1994; **93:** 1074–5.

药动学

肌注后的右旋糖酐铁主要通过淋巴系统被吸收；大多数在3天后被吸收，剩余的部分在3～4周内被吸收。有一部分会固定在肌肉中持续几周或几个月。在静脉输注后，右旋糖酐铁被网状内皮细胞吸收，尤其是在肝和脾。网状内皮细胞逐渐将铁从右旋糖酐铁复合物中分离出来。铁的分布和排泄在第1851页有描述。

用途和用法

右旋糖酐铁通过注射给予，并且只用于确定的口服铁剂无效或无法口服铁剂的缺铁性贫血的治疗（见第1852页）。

对于缺铁性贫血，铁的总剂量是通过血红蛋白浓度和患者体重**计算**出来的；还要考虑附加铁以补充贮存铁。右旋糖酐铁注射液通常会提供一个表格，从表格中可得到对于不同体重和血红蛋白（Hb）浓度患者的推荐剂量。在不同国家从表格中得到的剂量会存在差异，剂量也可通过各种公式计算出来。下面是一个典型的用于每毫升含50mg铁的制剂的公式：

剂量(ml)＝{0.0442×体重(kg)×[理想血红蛋白水平(g/100ml)－测量的血红蛋白水平]}＋(0.26×体重)

在成人，正常情况下应使用计算出来的瘦体重用于此公式而不是实际体重。需要注意的是，从表格中或上述公式中得到的剂量是对于缺铁性贫血而言的，而不适用于对单纯失血的铁的补充。

在治疗开始前，所有患者都应通过计划的途径接受一个**试验**剂量，应对其不良反应进行监测（见上文**注意事项**项下）。

总需要剂量可通过每天肌注或一周1～2次的肌注给予。可通过臀部外上象限的深部**肌内注射**给予；为防止沿着注射通道的渗漏，可在进针前将皮下组织拉向一侧。在第一个治疗剂量前，应给予一个试验剂量并至少对患者观察1h；推荐剂量为0.5ml（25mg）。然后，增加剂量至2ml（100mg），直到达到要求剂量。

右旋糖酐铁也可**经静脉**或全量输注（TDI）或分次注射给予。25mg作为一个试验剂量在第一次治疗剂量之前给予并应监测患者至少1h。如果监测时间内无不良反应发生，应给予起始量剩余的部分。至于随后的剂量，第一部分剂量给予时应慢于它，并在此时间内监测患者是否有不良反应出现。对于完成输注的速度的推荐意见不同国家存在差异。

在全量输注时，根据血红蛋白浓度（如上所列）计算的总剂量应置于500 ml 0.9%氯化钠或5%葡萄糖中静脉缓慢输注；氯化钠可能更好，因为其血栓性静脉炎的发生率较低。第一次25mg的铁用5～15min输注；英国注册药品信息推荐：如果在此期间内未出现不良反应，输注速度可逐渐提高至每分钟45～60滴；输注时间为4～6h。在不同国家中，药品信息是不同的，推荐在测试剂量后至少观察1h，输注时间在1～8h。

对于分次静脉使用，总的剂量仍需根据血红蛋白浓度计算。在英国，通常推荐的剂量时间表为100～200mg铁，每周分2～3次给予，直到达到总剂量。应将其稀释于10～20ml的0.9%氯化钠或5%葡萄糖中给予，第一次25mg的铁用1～2min缓慢给予；如果15min内无不良反应发生，则给予剩余的部分。还可以选择的是，100～200mg的铁稀释于100ml 0.9%氯化钠或5%葡萄糖中；第一次25mg的铁用15min给予；如在此期间内无不良反应发生，剩余的部分则以每30min不超过100ml的速度输注给予。在美国，注射时不予稀释，速度为每分钟不超过50mg铁（1ml）；每日的最大剂量与肌注给予的量相似。

对于儿童，请参见下文**儿童用法**。

儿童用法 在许多国家包括美国，当不能经口服治疗或治疗无效的时候，右旋糖酐铁准许给予4个月的缺铁性贫血（第1852页）儿童使用。根据儿童的血红蛋白浓度和体重来计算总使用剂量。注册药品信息经常带有一个表格，供不同体重和缺铁程度的患者参考。有公式可以用来计算剂量，举例见上文的**用途和用法**。

右旋糖酐铁通常按照一定浓度经肌内注射，直到达到需求剂量，它也可以日常缓慢静脉注射。在一些国家使用总静脉注射剂量，在治疗开始之前，应先进行剂量测试，还要观察儿童的不良反应（见上文**注意事项**项下）。按体重划分测试剂量，建议如下：

- ＜10kg：0.2ml（10mg）；
- 10～20kg：0.3ml（15mg）；
- ＞20kg：0.5ml（25mg），成年人也用此剂量。

如果没有不良反应发生，那么该剂量就可以用来治疗。当右旋糖酐铁经静脉或肌内注射，下述的日常剂量可以参考为最大剂量，通过体重区分，坚持注射直到总剂量：

- ＜5kg：0.5ml（25mg）；
- 5～10kg：1ml（50mg）；

• ≥10kg：参照成年人用量，见上文。

制剂

BP 2010: Iron Dextran Injection;
USP 33: Iron Dextran Injection.

专利制剂

Arg.: Fexiron; Yectafer; **Austria:** Cosmofer; **Belg.:** Fercayl; **Canad.:** Dexiron; Infufer; **Denm.:** Cosmofer; **Fin.:** Cosmofer; **Fr.:** Ferrisat; **Ger.:** Cosmofer; **Gr.:** Cosmofer; Ironate; Multiferrum; **India:** Imferon; **Indon.:** Cosmofer; Hibiron†; **Irl.:** Cosmofer; **Mex.:** Driken†; Ferrocel; Hidex; Irondex; **Neth.:** Cosmofer; **Norw.:** Cosmofer; **Philipp.:** Cosmofer; **Port.:** Cosmofer; **S.Afr.:** Cosmofer; **Spain:** Cosmofer; **Swed.:** Cosmofer; **Switz.:** Ferrum Hausmann; **Thai.:** Cosmofer; Unodex; **Turk.:** Cosmofer; **UK:** Cosmofer; **Ukr.:** Ferrolecum (Ферролек); **USA:** DexFerrum; INFeD; **Venez.:** Cosmofer.

顺势疗法制剂 **Arg.:** Yectafer Complex.

Iron Phosphate 磷酸铁

Ferri Phosphas; Ferric Phosphate; Iron Orthophosphate.
Железа Фосфат
$FePO_4$ = 150.8.
CAS — 10045-86-0.
UNII — N6BAA189VI.

Pharmacopoeias.
Br. includes forms for homoeopathic preparations.

BP 2010 [Hydrated Iron (Ⅱ) and Iron (Ⅲ) Phosphate for Homoeopathic Preparations] 水合磷酸2价铁离子、磷酸3价铁离子和一些水合氧化铁离子的混合物。有含不少于16.0%的二价铁，相当于不少于47.9%的磷酸铁[$Fe_3(PO_4)_2 \cdot 8H_2O$]，$Fe_3(PO_4)_2 \cdot 8H_2O$分子量为501.6。蓝色非结晶性粉末。不溶于水；溶于盐酸。避光。

BP 2010 [Hydrated Iron (Ⅲ) Phosphate for Homoeopathic Preparations] $FePO_4 \cdot 4H_2O$的分子量为222.9。黄色至淡赭色粉末。不溶于水；溶于稀无机酸。

简介

磷酸铁是一种可以在食品中摄取的铁源。它是一种软体动物杀灭剂，也是化肥成分之一。

顺势疗法 磷酸铁也应用作顺势疗法药物。

制剂

专利制剂

Austral.: Celloids IP 82†.

多组分制剂 **Austral.:** Celloid Compounds Magcal Plus†; Celloid Compounds Sodical Plus†; Duo Celloids CPIP†; Duo Celloids PCIP†; Duo Celloids PPIP†; Duo Celloids SPIP†; Iron Compound†; Irontona; Vitatona†.

顺势疗法制剂 **Austral.:** Cold & Flu Respatona Flu & Fever Relief†; Earache Relief†; Fever & Inflammation Relief†; Pain & Fever Relief; Respatona Sore Throat; **Austria:** Aflubin; China Med Complex†; Globuli gegen Fieber und Grippe Nr 1; Globuli gegen Grippe; Proagil; Rheuma; Zahnkugelchen; **Canad.:** Artis-Heel; Auricum†; Biochemic Phosphates; Calms Forte; Calnor; Camilia; Combinaison; Comp-Drops 5 Expectorant; Den 141; Diamite; Drosera Compose; Drosera Plex; Drosetux†; Earache Relief; Homeovox; Hylands Bioplasma; Hylands Formula CF; Hylands Formula NT; Ikoplex 11 Digestion Aid; Ikoplex 21; Kids' Earache; Lehning Toothpaste†; Melange; Nerve Tonic; Nuage Bioplasma; Rexorubia; Silica L11†; Ton 1 Complex; **Chile:** Ikoplex No 11; Ikoplex No 18; Ikoplex No 19; Ikoplex No 21; Ikoplex No 22; Ikoplex No 23; Ikoplex No 7; Ikoplex No 8; Influk; **Cz.:** Drosetux; Ferrum Homaccord†; Homeovox; **Fr.:** Aconitum Compose; Boripharm No 1; Dolifebril†; Drosera Compose; Drosetux; Homeovox; Infludo; Ipeca Compose; Jenoverine; Kali Phos Complexe No 100; Rexorubia; Selenium Complexe No 99; Silicea Complexe No 11; **Ger.:** Arthriplex; Auroplatin†; Cefasinu; Drufusan N; Ferrum phosphoricum comp; Grippe-Gastreu S R6; Infifer†; JuGrippan S†; Kattwigripp†; metavirulent; Naranotox; Naranotox comp; Naranotox Plus†; Osanit; PCF N†; phono Gripp; Poly-Arthrisan M; Ranocalcin HM; Refesan T†; Restructa SN†; Rheuma-Gastreu R46†; Rheumatabletten N†; Rheumatropfen N†; Sinfrontal; toxi-loges; **Hung.:** Homeovox; **Neth.:** Auriculite; Chamodent†; Grippe-Gastreu R6; Hemorrolite; Homeovox; Jenoverine; Kinditherm†; Oteel H; Rhumeel; **Port.:** Homeovox; **Rus.:** Aflubin (Афлубин); Homeovox (Гомеовокс); **S.Afr.:** Ferrum Phos Comp†; **Switz.:** Drosetux; Homeovox; Influaforce; Omida comprimes homeopathiques pour la gorge†; **UK:** Fragador; New Era Elasto; **Ukr.:** Dentokind (Дентокинд); Dr Theiss Gripp Drops (Капли От Гриппа Др. Тайсс); **USA:** Preferred Remedies Cold & Flu.

Iron Polymaltose 多聚麦芽铁

Demir III Hidroksit Polimaltoz; Ferromaltose; Ferrum Polyisomaltose; Hierro polimaltosa.
Железа (III) Гидроксид Полимальтозат

简介

多聚麦芽铁是一种氢氧化铁和异麦芽糖的复合物，作为缺铁性贫血（见第1852页）的一种铁源（见第1850页）。每日口服给予的通常剂量含100mg铁，尽管在一些国家已经使用每日高达300mg的量。也可通过肠外给予。通过计算得出的总剂量可通过静脉输注或者更好地通过一系列的每日达到200mg铁的肌注方式给予；肌注通常只间隔很少的天数给予。关于进一步肠外使用铁的信息，见右旋糖酐铁项下（第1852页）。

异麦芽糖酐铁1000是一个构象复杂的三价铁，异麦芽糖酐铁由低分子量右旋糖酐的分链右旋糖酐1分解得到（第1025页），其经静脉注射；在治疗缺铁性贫血时与多聚麦芽铁的使用相似。

制剂

专利制剂

Arg.: Ferranin; Maltofer; Siderblut; Vitalix; **Austral.:** Ferrosig; Ferrum H; **Austria:** Ferrum Hausmann†; **Braz.:** Noripurum; Ultrafer; **Chile:** Ferium; Ferroral; Ferzun; Maltofer; **Cz.:** Ferrum†; Maltofer; **Fin.:** Maltofer; **Ger.:** Ferrum Hausmann; **Gr.:** Antianem; Dextrifer; Feralice; Ferrata; Ferrobest; Ferrum Hausmann; Hemafer; Hydrofer-3; Plus-Fer; Veltifer; **Hong Kong:** Ferrum Hausmann; **Hung.:** Maltofer; **India:** Fericip; Mumfer; **Indon.:** Maltofer; **Irl.:** Ferrum Hausmann; **Israel:** Ferripel; **Ital.:** Intrafer; **Malaysia:** Maltofer; Saferon; **Mex.:** Ferranina; **NZ:** Ferrosig; Ferrum H; **Pol.:** Ferrum Lek; **Port.:** Ferrum Hausmann; Maltofer; **Rus.:** Ferri (Ферри); Ferrum Lek (Феррум Лек); Maltofer (Мальтофер); **S.Afr.:** Ferrimed; Ferrimed DS; **Singapore:** Ferrum Hausmann; **Switz.:** Maltofer; **Turk.:** Ferimax; Ferlos; Ferrum Hausmann; Maltofer; Santafer; Solufer; Veltifer; **UK:** Monofer; **Ukr.:** Fenules Baby (Фенюльс); Ferrum Lek (Феррум); Ferumbo (Ферумбо); **Venez.:** Intafer; Maltofer.

多组分制剂 **Arg.:** Ferranin Complex; Hierro Dupofol; Isis Fe; Maltofer Fol; Siderblut Complex; Siderblut Folic; Tenvic; Vitalix Complex; **Braz.:** Noripurum Folico; Noripurum Vitaminado; **Chile:** Maltofer Fol; **Cz.:** Maltofer Fol; **Gr.:** Dextrifer-Fol; Ferrum Fol Hausmann; Hemafer fol; **Hong Kong:** Eurofer; Maltofer Fol; **Hung.:** Maltofer Fol; **India:** Fericip; Hepofer; Mumfer; Mumfer-Z; **Indon.:** Feritrin; Maltofer Fol; **Irl.:** Ferrum Fol; **Israel:** Ferrifol; **Malaysia:** Maltofer; Saferon; **Mex.:** Ferranina Complex; Ferranina Fol; Ironfol; **Philipp.:** Eurofer; Orofer; Restor; **Port.:** Ferrum Fol; Maltoferfol; **Rus.:** Ferri-Fol (Ферри-Фол); Maltofer Fol (Мальтофер Фол); **S.Afr.:** Ferrimed; **Singapore:** Eurofer; Saferon†; **Switz.:** Maltofer Fol; **Thai.:** Eurofer; Orofer; **Turk.:** Ferlos; Ferrum Hausman Fort; Maltofer Fol; **Venez.:** Intafer; Intaferfol; Maltoferfol.

Iron Sorbitol 山梨糖醇铁

Astra-1572; Demir Sorbitol; Hierro sorbitol; Iron Sorbitex (*USAN*); Iron-Sorbitol-Citric Acid Complex.
Сорбитоловое Железо
CAS — 1338-16-5.
ATC Vet — QB03AC03.

Pharmacopoeias. *US* includes an injection.

USP 33 (Iron Sorbitex Injection) 无菌溶液，为铁、山梨糖醇以及枸橼酸的复合物。在糊精和过量的山梨糖醇的作用下是稳定的。pH值为7.2～7.9。

简介

山梨糖醇铁为三价铁、山梨糖醇和枸橼酸的复合物，可通过深部肌内注射治疗缺铁性贫血（第1852页）；与右旋糖酐铁（第1852页）类似，其使用有一定危险，仅于口服治疗无效或无法口服治疗时。

山梨糖醇铁不能静脉使用。

对心脏的影响 山梨糖醇铁可引起严重心脏并发症（包括完全房室传导阻滞、室性心动过速和房颤或室颤），有时可致死。有一篇关于在3名吸收不良综合征并接受肌注山梨糖醇铁治疗的患者中发生不良反应事件的描述[1]。2名患者死亡；其中1名被发现发生了过敏反应，而另1名则被考虑心肌毒性是造成死亡的直接原因。第3名患者同样涉及直接的心脏毒性。在另一报道中[2]，在患者第7次注射山梨糖醇铁后发生了心律失常，他被发现有低血清α-生育酚浓度。作者推测其原因为患者的吸收不良综合征。很明显，是通过使心肌细胞对脂质过氧化敏感的方式使患者易于出现心律失常，而这可被铁离子催化。不足的α-生育酚对铁产生的自由基的清除也会导致心肌脂肪酸的丢失，因此影响膜功能。已经提出，山梨糖醇铁是一种不稳定形式的铁，并没有右旋糖酐铁稳定，应非常谨慎的用于吸收不良和低水平α-生育酚的患者。

1. Karhunen P, *et al.* Reaction to iron sorbitol injection in three cases of malabsorption. *BMJ* 1970; **2:** 521–2.
2. Lindvall S, *et al.* Alpha-tocopherol and cardiac toxicity of iron. *Scand J Haematol* 1980; **25:** 331–8.

制剂

USP 33: Iron Sorbitex Injection.

专利制剂

Turk.: Jectofer.

多组分制剂 **India:** Jectocos Plus.

Iron Succinyl-Protein Complex 琥珀酰-蛋白铁复合物

Demir III Protein Süksinat; Ferro Proteinsuccinilato; Hierro succinil-proteína, complejo de; Iron Proteinsuccinylate; ITF-282; Proteinsuccinilato de hierro.
Железа Протеин Сукцинилат
CAS — 93615-44-2.
ATC — B03AB09.
ATC Vet — QB03AB09.

简介

琥珀酰-蛋白铁复合物是一种铁源（见第1850页），用于治疗缺铁性贫血（见第1852页）。口服给药，剂量可达每日1.6g（相当于每日80mg铁）。

1. Köpcke W, Sauerland MC. Meta-analysis of efficacy and tolerability data on iron proteinsuccinylate in patients with iron deficiency anemia of different severity. *Arzneimittelforschung* 1995; **45:** 1211–16.

制剂

专利制剂

Arg.: Ferplex; **Braz.:** Fisiofer†; **Chile:** Fisiofer; Legofer; **Cz.:** Ferplex; **Gr.:** Fysiofer; Legofer; **Ital.:** Ferlatum; Ferplex; Ferremon†; Pernexin; Proteoferrina; Rekord Ferro; **Mex.:** Ferxal; **Pol.:** Feroplex; **Port.:** Fervit; Fetrival; Legofer; **Rus.:** Ferlatum (Ферлатум); **Spain:** Ferplex; Ferrocur; Lactoferrina; **Turk.:** Ferplex; Komfer.

多组分制剂 **Gr.:** Fysiofol; Legofolin; **Ital.:** Ferrofolin; **Rus.:** Ferlatum Fol (Ферлатум Фол); **Turk.:** Ferplex Fol.

Iron Sucrose (*BAN, USAN*) 蔗糖铁

Demir Sükroz; Eisenzucker; Ferri oxidum saccharatum; Ferric Hydroxide Sucrose; Ferric Oxide, Saccharated; Ferrique (oxyde) sucré; Ferrum Oxydatum Saccharatum; Hierro sacarosa; Iron (III) hydroxide-sucrose complex; Iron Saccharate; Oxyde de Fer Sucré; Saccharated ferric oxide; Saccharated Iron Oxide; XI-921.
Железа Оксид Сахарат
CAS — 8047-67-4.
ATC — B03AB02; B03AC02.
ATC Vet — QB03AB02; QB03AC02.
UNII — FZ7NYF5N8L.

Pharmacopoeias. In *Swiss.*
Br. and *US* include an injection.

BP 2010 (*Iron Sucrose Injection*) 无菌胶体溶液中含有的氢氧化三铁复合物，其中蔗糖的分子量在34000～60000。其中含1.90%～2.10%（质量浓度）的铁和27.0%～33.0%（质量浓度）的蔗糖。pH值为10.5～11.0。

USP 33 (Iron Sucrose Injection) 无菌的氢氧化铁胶体溶液和蔗糖水溶液复合注射液。其中加入氢氧化钠以调节pH值，它不含抗菌剂、螯合剂、右旋糖酐、葡萄糖酸盐或其他添加物。20℃时pH值为10.5～11.1。只能经静脉使用。当静脉输注时，应用0.9%氯化钠注射液稀释到浓度为每毫升0.5～2.0mg元素铁。不允许对其冷冻。

不良反应、处置和注意事项

关于肠外铁剂，见右旋糖酐铁项下（第1853页）。蔗糖铁注射液属于强碱性，禁止皮下或肌注给药。英国（不是美国）的注册药品信息提到：禁用于有哮喘史、湿疹、过敏反应或其他过敏性疾病的患者。

对血液的影响 有关蔗糖铁相关的血小板减少症的报道，见右旋糖酐铁项下（第1853页）。

超敏反应 有关蔗糖铁是否比右旋糖酐铁更安全的文献，见第1853页。

药动学

蔗糖铁在静脉注射后很快从血浆中清除，其半衰期大约为6h。蔗糖铁复合物与铁结合蛋白转铁蛋白间会发生铁的竞争性交换。在输注一定剂量的蔗糖铁后大约有5%的剂量在前4h经肾脏排出。

用途和用法

蔗糖铁作为一种铁源（第1850页）用于缺铁性贫血（第1852页）。它用于口服铁剂无效或无法口服补铁时。可通过缓慢静脉注射或静脉输注；当用于血液透析患者时可将其注入透析器的静脉肢。其剂量是根据体重和铁的缺乏量计算出来的。在英国，最大的单剂量不得超过200mg铁，且每周给药不超过3次。如果总剂量超过了最大单剂量，就要分次给药。用1～2min给予20mg的试验剂量后，这样的剂量可以不稀释给药，速度为20mg/min。还可以选择的是：用0.9%氯化钠稀释至最低浓度为1mg/ml，第一个25mg作为试验剂量，用15min给予；其余的量以不超过每15min 50ml的速度给予。

在美国，对于接受促红细胞生成素治疗的血液透析患者，1g的总累积剂量以每血液透析100mg给予。未经稀释缓慢静脉注射2～5min，或者用0.9%的氯化钠稀释至100ml静脉注射至少15min。对于接受促红细胞生成素治疗的腹膜透析患者，300mg剂量至少1.5h，输注2次；再隔14天后，再输注400mg的量，用2.5h给予。这样的剂量可稀释于250ml的0.9%氯化钠中。对于非透析患者，1g的总累计量可在14天内给予，在

这段时间内，可分 5 次分开给予，每次用 2～5min 缓慢地静脉输注 200mg 未稀释的制剂。蔗糖铁已经能通过口服给予。

慢性肾衰竭性贫血 参考文献如下。

1. Charytan C, *et al.* Efficacy and safety of iron sucrose for iron deficiency in patients with dialysis-associated anemia: North American clinical trial. *Am J Kidney Dis* 2001; **37:** 300–7.
2. Stoves J, *et al.* A randomized study of oral vs intravenous iron supplementation in patients with progressive renal insufficiency treated with erythropoietin. *Nephrol Dial Transplant* 2001; **16:** 967–74.
3. Chandler G, *et al.* Intravenous iron sucrose: establishing a safe dose. *Am J Kidney Dis* 2001; **38:** 988–91.
4. Blaustein DA, *et al.* The safety and efficacy of an accelerated iron sucrose dosing regimen in patients with chronic kidney disease. *Kidney Int* 2003; (suppl): S72–S77.
5. Charytan C, *et al.* Safety of iron sucrose in hemodialysis patients intolerant to other parenteral iron products. *Nephron Clin Pract* 2004; **96:** 63–6.
6. Leijn E, *et al.* Intravenous iron supplementation in children on hemodialysis. *J Nephrol* 2004; **17:** 423–6.
7. Aronoff GR, *et al.* Iron sucrose in hemodialysis patients: safety of replacement and maintenance regimens. *Kidney Int* 2004; **66:** 1193–8.
8. Van Wyck DB, *et al.* The United States Iron Sucrose (Venofer) Clinical Trials Group. A randomized, controlled trial comparing IV iron sucrose to oral iron in anemic patients with nondialysis-dependent CKD. *Kidney Int* 2005; **68:** 2846–56.
9. Hollands JM, *et al.* Safety of high-dose iron sucrose infusion in hospitalized patients with chronic kidney disease. *Am J Health-Syst Pharm* 2006; **63:** 731–4.

制剂

BP 2010: Iron Sucrose Injection;
USP 33: Iron Sucrose Injection.

专利制剂

Arg.: Dixafer; Energavit; Ferive; Ferricrine†; Sucrox; Venofer; ***Austral.:*** Venofer; ***Austria:*** Venofer; ***Belg.:*** Venofer; ***Canad.:*** Venofer; ***Chile:*** Encifer; Rafofer; Sucrox; Venofer; ***Cz.:*** FerroLogic; Ferrum†; Venofer; ***Denm.:*** Venofer; ***Fin.:*** Venofer; ***Fr.:*** Venofer; ***Ger.:*** Alvofer; Anemifer; Dextrifes-S; Faremio; Felix; Fermenia; Ferroprol; Ferrovin; Hemafer-S; Ironcrose; Nephroferol; Reoxyt; Sucroven; Venofer; ***Hong Kong:*** Venofer; ***Hung.:*** Venofer; ***Indon.:*** Nefrofer; Venofer; ***Irl.:*** FerroLogic; Venofer; ***Israel:*** Venofer; ***Ital.:*** Ferrum Hausmann; Unifer†; Venofer; ***Malaysia:*** Venofer; ***Mex.:*** Venoferrum; ***Neth.:*** FerroLogic; Venofer; ***Norw.:*** Venofer; ***NZ:*** Venofer; ***Philipp.:*** Encifer; Ferrofer; Venofer; ***Pol.:*** Venofer; ***Port.:*** Referen; Venofer; ***S.Afr.:*** Venofer; ***Singapore:*** Venofer; ***Spain:*** Feriv; Venofer; ***Swed.:*** Venofer; ***Switz.:*** Venofer; ***Thai.:*** Encifer; Fe-Back; Venofer; ***Turk.:*** Ferroven; Inferose; Venofer; ***UK:*** Venofer; ***USA:*** Venofer; ***Venez.:*** Venofer.

多组分制剂 ***Ger.:*** Selectafer N†; ***Switz.:*** B_{12} compositum†.

Isoleucine (*BAN*, *USAN*, *rINN*) 异亮氨酸

I; Ile; Isoleucin; Isoleucina; L-Isoleucine; Isoleucinum; Isoleusiini; Izoleucin; Izoleucinas. L-2-Amino-3-methylvaleric acid.

Изолейцин

$C_6H_{13}NO_2$ = 131.2.
CAS — 73-32-5.
UNII — 04Y7590D77.

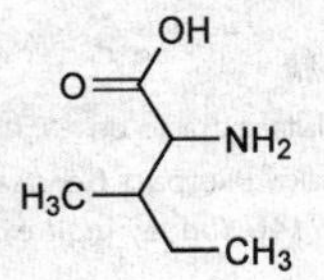

Pharmacopoeias. In *Chin.*, *Eur.* (see p.vii), *Jpn*, and *US.*

Ph. Eur. 6.8（Isolecucine） 白色或类白色结晶性粉末或小片。不易溶于水；微溶于乙醇；可溶于稀的无机酸和氢氧化碱稀溶液中。避光。

USP 33（Isoleucine） 白色，无臭结晶。可溶于水；微溶于热的乙醇；不溶于乙醚。1%水溶液的 pH 值为 5.5～7.0。

简介

异亮氨酸是一种脂肪族支链氨基酸，是膳食中的一种必要成分。可用作食品强化剂。还作为能改善肝病的一些制剂中的成分。

制剂

多组分制剂 ***Ger.:*** Bramin-hepa†; Falkamin; ***Ital.:*** Isobranch; Isoram; Sargenor Sport.

Isomalt (*BAN*) 异麦芽

Bay-i-3930; E953; Isomalta; Isomalti; Isomaltitol; Isomaltum; Izomalt; Izomaltas; Palatinit.

Изомальт

CAS — 64519-82-0.

Pharmacopoeias. In *Eur.* (see p.vii). Also in *USNF.*

Ph. Eur. 6.8（Isomalt） 6-*O*-α-D-吡喃葡萄糖酰-D-山梨醇（$C_{12}H_{24}O_{11}$＝344.3）和 1-*O*-α-D-吡喃葡萄糖酰-D-二水合甘露醇（$C_{12}H_{24}O_{11}$，$2H_2O$＝380.3）的混合物，以其无水物来计，两种成分的含量都不低于 3%。白色或类白色的粉末或颗粒。极易溶于水；不溶于无水乙醇。

USNF 28（Isomalt） 6-*O*-α-D-吡喃葡萄糖酰-D-山梨醇（1,6-GPS）和 1-*O*-α-D-吡喃葡萄糖酰-D-二水合甘露醇（1，1-GPM）的混合物，以其无水物来计，两种成分的含量都不低于 3%。

简介

异麦芽是一种糖醇（多元醇）用作食品中的散装甜味剂，有蔗糖一半的甜度，无致癌性。大量摄入时会产生腹胀、轻泻的作用。

代谢 异麦芽部分在小肠代谢成葡萄糖、甘露醇和山梨糖醇，剩余的异麦芽被大肠内的菌群完全代谢[1]。澳大利亚的制造厂家提出：异麦芽水解和吸收的限度非常小，不会显著影响血糖或胰岛素浓度。他们认为异麦芽适用于糖尿病患者[2]。

1. FAO/WHO. Evaluation of certain food additives and contaminants: twenty-ninth report of the joint FAO/WHO expert committee on food additives. *WHO Tech Rep Ser 733* 1986. Available at: http://libdoc.who.int/trs/WHO_TRS_733.pdf (accessed 20/03/09)
2. Barnes JA. Martindale and isomalt. *Aust J Pharm* 1994; **75:** 183.

Lactose 乳糖

Azúcar de la leche; Lactosa; Lactosum; Laktoosi; Laktos; Laktosa; Laktóz; Laktoza; Laktozė; Lattosio; Milk Sugar; Saccharum Lactis; Saccharum Lactis.

Лактоза

CAS — 63-42-3 (anhydrous lactose); 5989-81-1 (lactose monohydrate); 10039-26-6 (lactose monohydrate, cyclic); 64044-51-5 (lactose monohydrate, open form).
UNII — J2B2A4N98G (lactose); 3SY5LH9PMK (anhydrous lactose); EWQ57Q8I5X (lactose monohydrate).

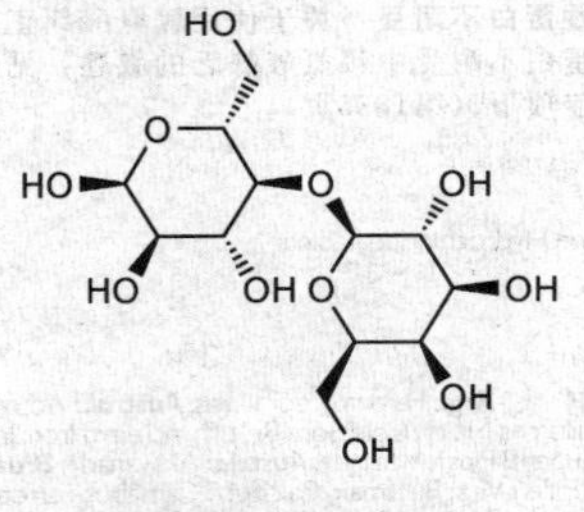

(anhydrous lactose)

性状 乳糖是一种双糖，从乳清中获得。根据其结晶和干燥过程，它可能存在不同的形式，结晶型和无定形的含量不同；α-乳糖［*O*-β-D-吡喃半乳糖酰-(1→4)-α-D-吡喃葡萄糖］和 β-乳糖［*O*-β-D-吡喃半乳糖酰-(1→4)-β-D-吡喃葡萄糖］的量以及它们的水合状态不同。α-型乳糖有无水物（$C_{12}H_{22}O_{11}$ = 342.3）和水合物（$C_{12}H_{22}O_{11}H_2O$＝360.3）；而 β-型乳糖只有无水物。市售乳糖主要是 α-型单水合乳糖。

Pharmacopoeias. In *Chin.*, *Eur.* (see p.vii), *Int.*, *Jpn*, and *Viet.* Also in *USNF.* Some pharmacopoeias include separate monographs for anhydrous lactose and lactose monohydrate.

Ph. Eur. 6.8（Lactose, Anhydrous） 为 β-乳糖或 α-乳糖与 β-乳糖的混合物。白色或类白色结晶性粉末。易缓慢溶于水；不溶于乙醇。

Ph. Eur. 6.8（Lactose Monohydrate；Lactose BP 2010）为 α-乳糖的一水合物。它会随其物理特点而发生改变，且含非结晶性乳糖的比例不同。白色或类白色结晶性粉末。易缓慢溶于水；不溶于乙醇。贮藏于密闭容器中。

USNF 28（Anhydrous Lactose） 主要为 β-乳糖或由 α-乳糖与 β-乳糖组成的混合物。白色或类白色粉末。易溶于水；几乎不溶于乙醇。贮藏于密闭容器中。

USNF 28（Lactose Monohydrate） 一种从奶中获得的天然双糖。由一分子葡萄糖和一分子半乳糖等分组成。它会随其物理特点而发生改变，而且所含的非结晶性的乳糖的比例不同。为白色不流动性的粉末。易缓慢溶于水；不溶于乙醇。贮藏于密闭容器中。

不良反应和注意事项

乳糖不耐受的发生是由于肠乳糖酶的缺乏。缺乏乳糖酶的患者摄入乳糖后会导致腹痛、腹泻、腹胀和胀气的临床综合征；无乳糖酶缺乏而摄入大量乳糖的患者也会出现症状。

乳糖禁用于半乳糖血症、葡萄糖-半乳糖吸收不良综合征或乳糖酶缺乏的患者。

乳糖不耐受 有关于乳糖不耐受的综述[1～3]。婴儿肠内产生乳糖酶，此酶用于消化乳糖，能一直保留到成人的在全世界人群中只有很少数。北欧的人群中此能力大部分会下降；在非洲和亚洲多于 90%的人存在乳糖酶缺乏。因为乳糖在膳食中无处不在以及摄入后的频发的腹部症状，人们试图从膳食中清除乳糖以治疗乳糖不耐受（不需完全清除乳糖因乳糖缺乏很少是绝对的）。另一种可选择的方法是用从微生物中获得的 β-半乳糖酶进行酶替代疗法（见半乳糖苷酶项下，第2347页），但这种方法的作用还需进一步的确定。一项研究发现[4]，对于成人的乳糖不耐受，如果乳糖摄入量被限制在每日 240ml 牛奶或更少的量，则无需使用助乳糖消化药。

乳糖中可能掺杂了牛奶中的蛋白质，这个问题已经受到关注，建议对牛奶过敏的儿童应避免含乳糖的食物，但是一项小样本的研究[5]发现对牛奶过敏的儿童仍然能耐受乳糖。

关于大豆在牛奶不耐受婴儿的使用，见第1868页**食物不耐受**项下。

1. Anonymous. Lactose intolerance. *Lancet* 1991; **338:** 663–4.
2. Vesa TH, *et al.* Lactose intolerance. *J Am Coll Nutr* 2000; **19** (suppl): 165S–175S.
3. Heyman MB. Committee on Nutrition. Lactose intolerance in infants, children, and adolescents. *Pediatrics* 2006; **118:** 1279–86.
4. Suarez FL, *et al.* A comparison of symptoms after the consumption of milk or lactose-hydrolysed milk by people with self-reported severe lactose intolerance. *N Engl J Med* 1995; **333:** 1–4.
5. Fiocchi A, *et al.* Clinical tolerance to lactose in children with cows' milk allergy. *Pediatrics* 2003; **112:** 359–62.

药动学

乳糖在小肠中被乳糖酶水解成葡萄糖和半乳糖，然后被吸收。

用途和用法

乳糖是牛奶中的碳水化合物成分，甜度低于蔗糖。

乳糖被制药厂家广泛用作赋形剂，生产胶囊或片剂。它可被用作稀释剂，崩解剂或填充剂。在粉剂中用作膨胀剂。乳糖还可用于干粉吸入药物的载体。其微粒体积或流动性的特点使不同类别的乳糖可有不同的应用。

制剂

专利制剂

Canad.: Novo-Plus.

多组分制剂 ***Austria:*** Ichth-Oestren†; ***Fr.:*** Tavag; ***Ger.:*** Duoventrin†; ***Hung.:*** Genia.

Leucine (*USAN*, *rINN*) 亮氨酸

α-Aminoisocaproic Acid; L; Leu; Leucin; Leucina; Leucinas; L-Leucine; Leucinum; Leucyna; Leusiini. L-2-Amino-4-methylvaleric acid.

Лейцин

$C_6H_{13}NO_2$ = 131.2.
CAS — 61-90-5.
UNII — GMW67QNF9C.

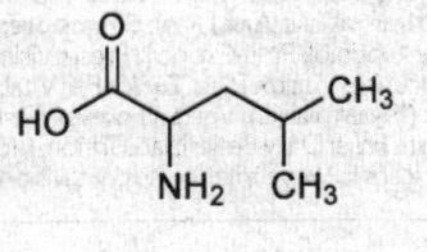

Pharmacopoeias. In *Chin.*, *Eur.* (see p.vii), *Jpn*, and *US.*

Ph. Eur. 6.8（Leucine） 白色或类白色的结晶性粉末或光亮的小片。不易溶于水；不溶于乙醇；能溶于稀的无机酸和碱的氢氧化物稀释水溶液中。避光。

USP 33（Leucine） 白色无臭的结晶。不易溶于水；不溶于乙醚。1%水溶液的 pH 值为 5.5～7.0。

简介

亮氨酸是一种脂肪族支链氨基酸，是膳食中的一种必要成分。可用作食品强化剂。还可作为能改善肝病的一些制剂中的一种成分。

制剂

多组分制剂 ***Fr.:*** Revitalose; ***Ger.:*** Bramin-hepa†; Falkamin; ***Ital.:*** Isobranch; Isoram; Sargenor Sport.

Lutein 黄体素

E161(b); Xanthophyll. (3R,3′R,6′R)-β,ε-Carotene-3,3′-diol.

Лютеин

$C_{40}H_{56}O_2$ = 568.9.

CAS — 127-40-2.

Pharmacopoeias. In *US.*

US. also includes Lutein Preparation.

USP 33（Lutein） 红色结晶性粉末。可溶于无水乙醇和二氯甲烷以及乙酸乙酯；部分溶于己烷。于 8～15℃温度下密闭贮藏。避光并且避免与氧气接触。

简介

黄体素是一种天然的类胡萝卜素，其作用已在一些疾病中进行了研究，这些疾病包括年龄相关性黄斑变性（见第756页）、白内障、心血管疾病和癌症。

黄体素还可以用作着色剂。

1. Mares-Perlman JA, *et al.* The body of evidence to support a protective role for lutein and zeaxanthin in delaying chronic disease: overview. *J Nutr* 2002; **132** (suppl): 518S–524S.
2. Granado F, *et al.* Nutritional and clinical relevance of lutein in human health. *Br J Nutr* 2003; **90:** 487–502.
3. Trumbo PR, Ellwood KC. Lutein and zeaxanthin intakes and risk of age-related macular degeneration and cataracts: an evaluation using the Food and Drug Administration's evidence-based review system for health claims. *Am J Clin Nutr* 2006; **84:** 971–4.
4. Cho E, *et al.* Prospective study of lutein/zeaxanthin intake and risk of age-related macular degeneration. *Am J Clin Nutr* 2008; **87:** 1837–43.
5. Roberts RL, *et al.* Lutein and zeaxanthin in eye and skin health. *Clin Dermatol* 2009; **27:** 195–201.
6. Carpentier S, *et al.* Associations between lutein, zeaxanthin, and age-related macular degeneration: an overview. *Crit Rev Food Sci Nutr* 2009; **49:** 313–26.
7. Berson EL, *et al.* Clinical trial of lutein in patients with retinitis pigmentosa receiving vitamin A. *Arch Ophthalmol* 2010; **128:** 403–11.
8. Stringham JM, *et al.* The influence of dietary lutein and zeaxanthin on visual performance. *J Food Sci* 2010; **75:** R24–R29.

制剂

专利制剂

Fr.: Lutebiol†; ***Indon.:*** Y-Lut.

多组分制剂 ***Arg.:*** Ocuvite DM; ***Canad.:*** Icaps Lutein and Zeaxanthin†; ***Chile:*** Vision Tabs; ***Fr.:*** Anti-oxydant 200; Bion 3 Seniors; Phytosolaire; Preservision; Reti-Nat; Vitareds; ***Hong Kong:*** Icaps; Ocuvite; Visionex; ***Indon.:*** Eyevit; Kapset; Lutevision; Lutevision Extra; Lutevit; Lycoxy; Matoflam; Matovit AX; Matovit Fifty; nutrivision; Nuvision; Ocu-V; Ocugard; Oculex; Optha-LL; Optimax; Optimax Plus; Oxypen; Proview; Reticopen; Retivit; Retivit Plus; Seltifort Gold; Vita-Vision; Vitalux Plus; Vitanox; ***Irl.:*** Ocuvite†; ***Israel:*** Multivitamin; Ocuvite†; Opti-Safe; Opti-Safe Areds; Quantum; Vitalux Plus; ***Ital.:*** Assist; Euretin Duo; Ginkoret; Meralut; PML Crono; Preservision Luteina; Troca Vit; Visu Q10; Visu-len; Visu-ton; ***Malaysia:*** Visionex†; Vitalux Plus; ***Mex.:*** Icaps; Optivision; Snelvit; Vitalux Plus; ***Philipp.:*** Havitall; iiCare; Nutricap; Nutrof†; Nutrotal; Polynerv-E with lecithin; ***Port.:*** Ever-Fit Dermo; Fortal Vision; ***Rus.:*** Multimax (Мультимакс); Multimax for Eyes (Мультимакс Для Глаз); ***Singapore:*** Essentials; I-Vite; i-Vitein; Icaps; Ocuvite; Optibiol; PML Crono†; PreserVision; Visionex; Vitalux Plus; ***Thai.:*** Icaps; Ocuvite; Vitalux Plus; ***Turk.:*** Per-Vital; ***UK:*** Icaps; Vitalux Plus; ***Ukr.:*** Multimax (Мультимакс); Vitrum Foreyes Forte (Вітрум Форайз Форте); ***USA:*** Corvite Free; Daily Betic; MacuTrition; Nutravance; Preservision Lutein; ***Venez.:*** Icaps†; Vilox; Vitalux Plus; Vitavision.

Lysine（*BAN*，*USAN*，*rINN*）赖氨酸

K; Lisina; Lys; L-Lysine; Lysinum. L-2,6-Diaminohexanoic acid.

Лизин

$C_6H_{14}N_2O_2$ = 146.2.

CAS — 56-87-1.

ATC — B05XB03.

ATC Vet — QB05XB03.

UNII — K3Z4F929H6.

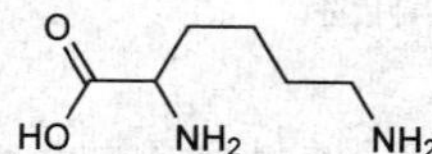

Pharmacopoeias. In *Ger.* as the monohydrate.

Lysine Acetate（*BANM*，*rINN*）醋酸赖氨酸

Acetato de lisina; Lizino acetatas; Lizyny octan; Lys Acetate; Lysiiniasetaatti; Lysinacetat; Lysin-acetát; Lysine, acétate de; L-Lysine Monoacetate; Lysini acetas. L-2,6-Diaminohexanoic acid acetate.

Лизина Ацетат

$C_6H_{14}N_2O_2,C_2H_4O_2$ = 206.2.

CAS — 57282-49-2.

UNII — TTL6G7LIWZ.

Pharmacopoeias. In *Chin.*, *Eur.* (see p.vii), and *US.*

Ph. Eur. 6. 8（Lysine Acetate） 白色或类白色的结晶性粉末或无色结晶。呈多晶型。易溶于水；极微溶于乙醇。避光。

USP 33（Lysine Acetate） 白色无臭结晶或结晶性粉末。易溶于水。

Lysine Hydrochloride（*BANM*，*USAN*，*rINN*）盐酸赖氨酸

Hidrocloruro de lisina; Lizin-hidroklorid; Lizino hidrochloridas; Lys Hydrochloride; Lysiinihydrokloridi; Lysine, chlorhydrate de; L-Lysine Monohydrochloride; Lysin-hydrochlorid; Lysinhydroklorid; Lysini hydrochloridum. L-2,6-Diaminohexanoic acid hydrochloride.

Лизина Гидрохлорид

$C_6H_{14}N_2O_2,HCl$ = 182.6.

CAS — 657-27-2.

UNII — JNJ23Q2COM.

Pharmacopoeias. In *Chin.*, *Eur.* (see p.vii), *Jpn*, and *US.*

Ph. Eur. 6. 8（Lysine Hydrochloride） 白色或类白色结晶性粉末或无味结晶。易溶于水；微溶于乙醇。避光。

USP 33（Lysine Hydrochloride） 白色、无臭粉末。易溶于水。

简介

赖氨酸是一种碱性氨基酸，是膳食中一种必需的成分。醋酸赖氨酸和盐酸赖氨酸被用作食品强化剂。

赖氨酸尿性蛋白不耐受 关于使用赖氨酸纠正发生在赖氨酸尿性蛋白不耐受中赖氨酸缺乏的叙述，见**瓜氨酸**下的**高氨血症**项下（第1835页）。

制剂

USP 33: Lysine Hydrochloride Tablets.

专利制剂

Port.: Incremin†.

多组分制剂 ***Arg.:*** Ferona; Kiddi; Latlas; ***Austral.:*** Accomin†; C Pal†; Calporo†; Childrens Mult†; Cold Sore Relief†; Incremin Iron; Incremin with Vitamin C†; Super B Plus†; Vitaline†; ***Austria:*** Aktivanad†; ***Braz.:*** Betozone; Buclamin†; Buclifen-Vit†; Buclimax; Calcifluol; Carnabol; Ferrotrat B12 Plus; Gaballon; Glucal B12; Hematiron†; Nutrivit†; Plex Ton†; Profol; Propan†; Suplevit; Trimetabol; ***Chile:*** Chicovit Pharmaton; Orodina; Peracon; Tonval†; ***Cz.:*** Kiddi Pharmaton; ***Fr.:*** Curasten†; Revitalose; Sarvit a la lysine†; Stimuplexe; Surfortan; ***Gr.:*** Beceton; Issobevit; Set-Vit; Upsaton; Vivacton; ***Hong Kong:*** Appeton Lysine†; Biovite; Calibo Calcium; Champs C with Lysine; Champs M with Lysine; Conbo-BC; Digezym; Kiddi Pharmaton†; Lysinevita; Macro M; Nutroplex with Iron & Lysine; Pantamin MV; Tricavita; Vita-Bo Calcium; Vita-Bo Multivitamins; Vitacymin Syrup with Lysine; ***Hung.:*** Epavir; ***India:*** Dicalciiplex; Ferrochelate; Hemsi; Logical; Pedic; Phosfomin; Polybion; Protone; Sioplex Lysine; Tonoferon; ***Indon.:*** Abdelyn; Adebion; Adelysin; Anabion; Anabion Plus DHA; Apialys; Asedas†; Becombion Extra Lysine; Biokid†; Biolysin; Biolysin Smart; Bionutrion; Biostrum; Calcidol; Calostrum; Cavital; Champs C with Lysine; Champs M with Lysine; Corovit; Curmunos; Erpha Livita; Ferofort; Feroglobin; Fitkom; Fortelysin†; Growee; Igastrum Plus; Imustrum; Incremin with Iron†; Kiddi Pharmaton; Kolivit; Kuminta; Likurmin; Lisovit; Lybex; Lycalvit; Lysmin; Lysmin Plus; Lytacur; Lyvit; Muveron; Osimax; Pediagrow; Pedilis; Prefit; Prokids; Provital; Provital Plus; RaVita; Solvita Baby; Solvita Plus; Truvit; Vialyn; Vidaylin L; Vidoran Plus; Viferron; Xanda; Zamel; ***Irl.:*** Kiddi Pharmaton; ***Israel:*** Kiddi; Pluviton B†; ***Ital.:*** Calciofix†; Rinotrofina C; ***Malaysia:*** Appeton; Junior Citrex; Kiddi Pharmaton; Nutroplex with Iron & Lysine†; Penta 500†; Proviton; Shine Multivitamin Plus; Vi-Daylin; ***Mex.:*** Aminoyodarsencal; Convifer con Hierro; Corpotasin CL; Incremin Con Hierro; Infavit; Integrovin; Kiddi Pharmaton; Medox ABC; Rocavit; Vita-Bel; Vivioptal; ***NZ:*** Incremin with Iron; ***Philipp.:*** Appebon; Appebon with Iron; Appetason; Appetite Plus; Appetite with Iron; Bio-Termin Plus with Lecithin; Biomix; Bomvital; Brighser; Ceegeefer; Celer C; Celermin†; Chlorvytol†; Crevytin†; Dreamvite; Ener A Plus; Enouvim; EZ-Grow; Ferlette; Flexivit; Heltine Plus; Hi-Smart; Hi-Smart Teens; Incremin; Jagaplex; K-A Plus; Kiddi Pharmaton; Kiddie Estamin; Kiddirel; Leginsol Vita; Lexivit; Lysadam Plus; Macrobee with Lysine; Medgivit; Mediferron-Vita; Medifortan; Megavit; Memorx IQ Plus; Molvite with Iron; Multigen; Multigrow; Nerveplex; Nutri 10; Nutricaire; Nutrigrow; Nutrivita; Nutroplex with Iron & Lysine; Onevit; Optigrow; Pediafortan Forte; Pediafortan Forte-GE; Provital; Pryce-Kidz; Regeron Vita; Regeron Vita with Chlorella; Rejuvon; Restor; Revicon Forte (Improved); Siglaton Plus; Strevit; Supplemin-C; Syplex; TLC Vita; Tropicee Plus; Ultravit-TL; United American Tiki Tiki Star; Vigorvit; Visymplex Plus; Vita SL; Vita SL Plus; Vita SL with lecithin†; Vitakids; Vitalivin-E Reformulated†; Vitaplex; Vitazinc; Z-Vita; ***Port.:*** Belisina†; Tonice; ***S.Afr.:*** Activex 40 Plus; ***Singapore:*** Appelin-B12; Champs C with Lysine; Champs M; NutraMX; Penta 500†; Pharmaton Kiddi; Vidaylin; Vitaton; ***Spain:*** Euzymina Lisina I†; Euzymina Lisina II†; Malandil; Pranzo; Tomevit; ***Switz.:*** Kiddi Vita; ***Thai.:*** Kiddi Pharmaton; Nutroplex Lysine; Osmo; Patarvit; Syn-O-Vits; Tiddy†; Vitakid; ***UK:*** Feroglobin; Florisene; ***Ukr.:*** Cardonat (Кардонат); Energin (Энергин); Kiddi Pharmaton (Кидди Фарматон); Trimetabol (Триметабол); ***USA:*** Herpetrol; Jets; Klorvess; Vitalize; ***Venez.:*** Cerofor†; Vitisival.

Magnesium Fluoride 氟化镁

Фторид Магния

MgF_2 = 62.30.

CAS — 7783-40-6.

简介

氟化镁是一种氟化物补充剂（见**氟化钠**，第1864页），用于预防龋齿。氟化镁也是一种含镁离子的化合物。

顺势疗法 氟化镁可作为顺势疗法药物，常用名有：Magnesia Fluorata；Magnesium Fluoratum；Magnesia Fluoricum。

制剂

多组分制剂 ***Arg.:*** Total Magnesiano con Vit C; Total Magnesiano Limon; ***Spain:*** Magnesium Pyre; Magnogene.

顺势疗法制剂 ***Austria:*** Visamin†; ***Ger.:*** Maflurell.

Maize Oil 玉米油

Aceite de maíz; Corn Oil; Huile de Maïs; Kukoricamagolaj; Kukuřičný olej; Kukurūzų aliejus; Maïs, huile de; Maissiöljy; Majsolja; Maydis oleum; Ol. Mayd.; Olej kukurydziany; Oleum Maydis.

Кукурузное Масло; Маисовое Масло

CAS — 8001-30-7.

UNII — 8470G57WFM.

Pharmacopoeias. In *Chin.*, *Eur* (see p.vii), and *Jpn.* Also in *USNF.*

Ph. Eur. 6. 8（Maize Oil, Refined; Maydis Oleum Raffinatum） 这种精炼的脂肪油是从玉米（*Zea mays*）的种子中获得的。为微黄色或黄色的澄清油状液体。不溶于水和乙醇；易与二氯甲烷和汽油（沸点为 40～60℃）混合。于 25℃以下贮藏。避光。

USNF 28（Corn Oil） 这种精炼的不易挥发的油是从玉米（*Zea mays*）（禾本科）的胚芽中获得的。淡黄色澄清油状液体。有微弱的特征性气味。微溶于乙醇；易与氯仿、乙醚、汽油和苯混合。于 40℃以下密闭贮藏。避光。

简介

玉米油不易挥发并富含不饱和酸。已被用在有家族性高胆固醇血症患者的膳食中来替代饱和酸。还可用于药物制剂的油性载体。

制剂

专利制剂

Pol.: Gal-Vit†.

多组分制剂 ***Fr.:*** Preservation; ***USA:*** Lipomul.

Malt Extract 麦精

Extractum Bynes; Malta, extracto de.

Солодовый Экстракт; Экстракт Солода

UNII — R3NBG8914U (barley malt extract).

简介

麦精含 50%或更多的麦芽糖，还含有糊精、葡萄糖和小剂量的其他糖类以及蛋白质。它从大麦（大麦属）制成麦芽的谷物中或者再加上不多于 33%的小麦（小麦属）制成的麦芽谷物混合物中制备而成。

麦精具备营养价值的特性，它主要用于含鱼肝油（见第1835页）和大比目鱼肝油（见第1847页）的制剂中作为赋形剂。是一种非常有用的调味剂，用于去除苦味。

一种从大麦谷物中获得叫做麦芽汤精的产品，含 73%麦芽糖和 12%其他聚合的糖类以及小剂量的蛋白质、电解质和维生素，常用作轻泻药。

制剂

专利制剂

Chile: Maltin; ***USA:*** Maltsupex.

多组分制剂 ***Canad.:*** Floradix Kindervital; ***Fr.:*** Galactogil; ***India:*** Sharkoferrol; Sharkomalt†; ***Indon.:*** Bio-Strath; ***S.Afr.:*** Cough Elixir†.

Maltitol（*BAN*）麦芽糖醇

E965; Hydrogenated Maltose; D-Maltitol; Maltitoli; Maltitolis; Maltitolum; Maltosa hidrogenada. α-D-Glucopyranosyl-1,4-D-glucitol.

Мальтит

$C_{12}H_{24}O_{11}$ = 344.3.

CAS — 585-88-6.

UNII — D65DG142WK.

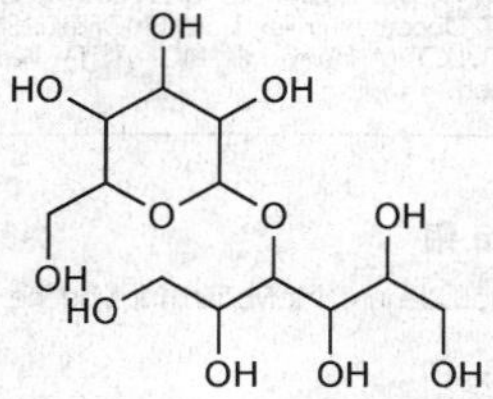

Pharmacopoeias. In *Eur.* (see p.vii). Also in *USNF.*

Ph. Eur. 6. 8（Maltitol） 白色或类白色结晶性粉末。极易溶于水；不溶于无水乙醇。

USNF 28（Maltitol） 白色结晶性粉末。极易溶于水；不溶于无水乙醇。

Maltitol Syrup 麦芽糖醇糖浆

E965; Hydrogenated Glucose Syrup; Hydrogenated High Maltose-glucose Syrup; Jarabe de glucosa hidrogenada; Jarabe de glucosa hidrogenada con alto contenido en maltosa; Liquid Maltitol; Maltitol ciekły; Maltitol, flytande; Maltitol, jarabe de; Maltitol liquide; Maltitol roztok; Maltitol Solution; Maltitoli, nestemäinen; Maltitolum liquidum; Maltit-szirup; Skystasis maltitolis.

Мальтитный Сироп

Pharmacopoeias. In *Eur.* (see p.vii). Also in *USNF.*

Ph. Eur. 6. 8（Maltitol，Liquid） 氢化的、部分水解的淀粉水溶液，含不少于 68%（质量分数）和不多于 85%（质量分数）的无水物，无水物主要由 D-麦芽糖醇与 D-山梨糖醇以及氢化的寡糖和多糖组成。它含不少于 50%（质量分数）的 D-麦芽糖醇和不多于 8.0%（质量分数）的 D-山梨糖醇，以上都是参考其无水物算的。为无色的澄清糖浆状液体。易与水和甘油混合。

USNF 28（Maltitol Solution） 水溶液以无水物计含不少于 50%（质量分数）的 D-麦芽糖醇和不多于 8.0%（质量分数）的 D-山梨糖醇。

命名 氢化葡萄糖糖浆是一个非专利术语，包括广泛的不同成分的产品。应该指出，当这些产品含麦芽糖醇达到 90%时，则称其为麦芽糖醇糖浆更适合一些[1]。随后该术语包括含麦芽糖醇达到 98%的产品[2]。含麦芽糖醇最小量为 98%的制剂被命名为麦芽糖醇。

1. FAO/WHO. Evaluation of certain food additives and contaminants: thirty-third report of the joint FAO/WHO expert committee on food additives. *WHO Tech Rep Ser 776* 1989. Available at: http://libdoc.who.int/trs/WHO_TRS_776.pdf (accessed 20/03/09)
2. FAO/WHO. Evaluation of certain food additives and contaminants: forty-first report of the joint FAO/WHO expert committee on food additives. *WHO Tech Rep Ser 837* 1993. Available at: http://libdoc.who.int/trs/WHO_TRS_837.pdf (accessed 20/03/09)

简介

麦芽糖醇和麦芽糖醇糖浆作为散装的甜味剂用于食品和药物中；相比于蔗糖有同样的甜味，它们不易导致龋齿。大量摄入会产生腹胀和腹泻。

Maltodextrin 麦芽糊精

Maltodekstriini; Maltodekstrinas; Maltodextrina; Maltodextrine; Maltodextrinum.

Мальтодекстрин

CAS — 9050-36-6.

UNII — 7CVR7L4A2D.

Pharmacopoeias. In *Eur.* (see p.vii). Also in *USNF.*

Ph. Eur. 6. 8（Maltodextrin） 一种葡萄糖、双糖和多糖的混合物。通过淀粉的部分水解获得。水解的程度以右旋糖（葡萄糖）当量（DE）少于 20（规定值）来表示。为白色或类白色、微吸湿性的粉末或颗粒。易溶于水。

USNF 28（Maltodextrin） 无甜味、有营养价值的糖聚体混合物，由 D-葡萄糖单位组成，并且右旋糖当量少于 20。它由食物淀粉在适当的酸和（或）酶作用下部分水解而成。白色的、吸湿性的粉末或颗粒。易溶于或迅速分散于水中；微溶或不溶于无水乙醇。20%水溶液的 pH 值为 4.0～7.0。贮藏于密闭容器中。温度不超过 30℃，相对湿度不超过 50%。

简介

麦芽糊精为葡萄糖聚合物（麦芽糖-寡糖），是一种糖源，通常用于膳食强化剂和管饲。它在胃肠道中迅速释放出葡萄糖，但由于其平均分子量高，其溶液同葡萄糖等热量溶液相比渗透压较低。此外，以麦芽糊精为基础并试图用于膳食强化剂的制剂通常电解质含量较低，并且不含其他糖（如果糖、半乳糖、乳糖和蔗糖）。这些性质使这样的制剂作为膳食强化剂适用于一些存在吸收不良问题的胃肠疾病，双糖不耐受（不存在异麦芽糖不耐受），以及必须限制蛋白质、无机盐和液体量的急性或慢性肝肾疾病。

麦芽糊精还可用作药物的赋形剂。

制剂

专利制剂

Arg.: Carbohidrato 100†; MC Modulo Calorico; ***Austral.:*** Maxijul†; ***Braz.:*** Nidex; Oligossac; ***Canad.:*** Moducal†; ***Chile:*** Modulo Calorico; ***Cz.:*** Fantomalt†; ***Fin.:*** Fantomalt; ***Hong Kong:*** Fiber Basics; ***Ital.:*** Energen; Fantomalt; Maltovis; Nidex; ***NZ:*** Moducal; ***Pol.:*** Fantomalt; ***Port.:*** Fantomalt†; ***USA:*** Moducal; ***Venez.:*** Fantomalt.

多组分制剂 ***Fr.:*** Alhydrate; Gumilk; Hydrigoz; Picolite; ***Indon.:*** L-Bio; ***Ital.:*** Combirice; Enerbody†; Litostop; Selezime; ***Venez.:*** Glutapak; Glutapak-R; Hermesetas Gold; Modulo Calorico; Multidex.

Maltose 麦芽糖

D-Maltose; Maltobiose; Maltosa. 4-*O*-α-D-Glucopyranosyl-β-D-glucopyranose.

Мальтоза

$C_{12}H_{22}O_{11}$ = 342.3.

CAS — 69-79-4 (anhydrous maltose); 6363-53-7 (maltose monohydrate).

UNII — XJ6S9RV06F (maltose); 66Y63L379N (anhydrous maltose); DM477EE40D (maltose monohydrate).

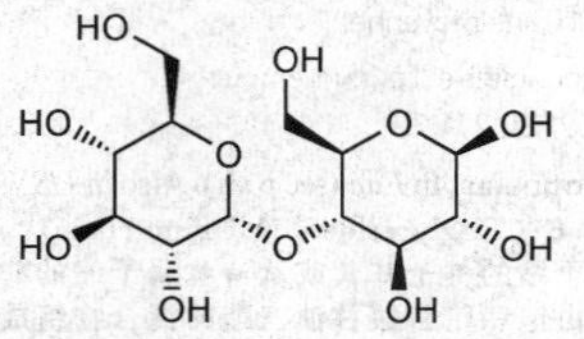

(anhydrous maltose)

Pharmacopoeias. *Jpn* includes the monohydrate. *USNF* permits the anhydrous and monohydrate forms.

USNF 28（Maltose） 它含有一分子的结晶水或是无水的。白色、无气味结晶性粉末。有甜味，易溶于水；极易溶于无水乙醇；不溶于乙醚；微溶于甲醇。10%水溶液的 pH 值为 3.7～4.7（无水物）以及 4.0～5.5（一水合物）。

简介

麦芽糖是一种由 2 分子葡萄糖组成的双糖，甜度不如蔗糖。用淀粉酶水解淀粉而获得。麦芽糖通常与其他糖组成混合物，作为糖的来源。它还可作为制剂辅料。

不良反应 一名肝移植术后发生急性肾功能衰竭的患者在静脉输注置于 10%麦芽糖中的正常的免疫球蛋白后发生了低钠血症[1]。这种效应，在连续 4 次输注中的每一次均重新出现。与高糖血症相似，这被认为是由于麦芽糖的蓄积和细胞外液中其他渗透活性代谢产物造成的。

1. Palevsky PM, *et al.* Maltose-induced hyponatremia. *Ann Intern Med* 1993; **118:** 526–8.

注意事项 制剂或代谢产物中含有麦芽糖会干扰葡萄糖试验结果（第 2246 页）。高估血糖结果可能会掩盖低血糖，导致不适当地使用胰岛素[1,2]。类似问题也可能发生在艾考糊精，其代谢产物之一就是麦芽糖（见透析，第1838页）。

1. MHRA. Medical device alert: ref MDA/2007/058 issued 19 July 2007. Available at: http://www.mhra.gov.uk/PrintPreview/PublicationSP/CON2031807 (accessed 01/07/08)
2. FDA. Important safety information on interference with blood glucose measurement following use of parenteral maltose/parenteral galactose/oral xylose-containing products (issued November 2005 and updated). Available at: http://www.fda.gov/BiologicsBloodVaccines/SafetyAvailability/ucm154213.htm (accessed 22/07/10)

制剂

USNF 28: Liquid Glucose.

专利制剂

Indon.: Infumal; Martos; ***Jpn:*** Martos†.

多组分制剂 ***Fr.:*** Picot†; ***Indon.:*** Hydromal; Potacol-R; ***Jpn:*** Actit; Potacol-R.

Manganese 锰

Mangan; Manganèse; Manganeso; Manganum.

Марганец

Mn = 54.938045.

CAS — 7439-96-5.

UNII — H6EP7W5457 (manganese ion); 42Z2K6ZL8P (manganese).

Manganese Chloride 氯化锰

Manganeso, cloruro de.

Марганца Хлорид

$MnCl_2.4H_2O$ = 197.9.

CAS — 7773-01-5 (anhydrous manganese chloride); 13446-34-9 (manganese chloride tetrahydrate).

UNII — 6YB4901Y90 (anhydrous manganese chloride); QQE170PANO (manganese chloride tetrahydrate).

Pharmacopoeias. In *US.*

USP 33（Manganese Chloride） 大而不规则的、粉色的、无臭的、半透明的结晶体。可溶于水和乙醇；不溶于乙醚。贮藏于密闭容器中。5%水溶液的 pH 值为 3.5～6.0。

Manganese Gluconate 葡萄糖酸锰

Manganèse, gluconate de; Manganeso, gluconato de; Mangani gluconas. Bis(D-gluconato-O^1,O^2) manganese; Manganese D-gluconate.

Марганца Глюконат

$C_{12}H_{22}MnO_{14}$ = 445.2.

CAS — 6485-39-8.

UNII — 9YY2F980SV.

Pharmacopoeias. In *Eur.* (see p.vii), which allows either anhydrous or hydrated forms, and in *US*, which allows either anhydrous or the dihydrate.

Ph. Eur. 6. 8（Manganese Gluconate） 白色或浅粉色、略有吸湿性的结晶性粉末。易溶于水；几乎不溶于无水乙醇；不溶于二氯甲烷。在非金属容器中密闭贮藏。

USP 33（Manganese Gluconate）

Manganese Sulfate 硫酸锰

Mangaanisulfaattimonohydraatti; Manganèse (sulfate de) monohydraté; Manganese Sulphate; Manganeso, sulfato de; Mangani Sulfas; Mangani sulfas monohydricum; Mangán(II)-szulfát-monohidrát; Mangano sulfatas; Mangansulfatmonohydrat; Manganu siarczan; Síran manganatý. Manganese (II) sulphate monohydrate.

Марганца Сульфат

$MnSO_4,H_2O$ = 169.0.

CAS — 7785-87-7 (anhydrous manganese sulfate); 10034-96-5 (manganese sulfate monohydrate); 10101-68-5 (manganese sulfate tetrahydrate).

UNII — W00LYS4T26 (manganese sulfate); IGA15S9H40 (anhydrous manganese sulfate).

Pharmacopoeias. In *Eur.* (see p.vii) and *US. Br.* and *Fr.* also include the tetrahydrate.

BP 2010（Manganese Sulfate） 其四水合物为淡粉色的、无臭或几乎无臭的结晶或结晶性粉末。易溶于水；不溶于乙醇。

Ph. Eur. 6. 8（Manganese Sulfate Monohydrate） 为淡粉色的、微吸湿性的结晶性粉末。易溶于水；不溶于乙醇。

USP 33（Manganese Sulfate） 其一水合物为淡粉色的、微风化的结晶体或紫色、无臭的粉末。可溶于水；不溶于乙醇。于 25℃左右贮藏于密闭容器中，允许的温度范围为 15～30℃。

不良反应和注意事项

摄入锰或锰盐而导致的急性中毒比较少见。因注射或吸入空气中锰的灰尘或烟雾而导致的慢性中毒的主要症状包括：发生在中枢神经系统进行性恶化后的锥体外系反应。肠外锰剂应慎用于胆汁分泌减少，尤其是胆汁淤积性肝病的患者。当肠外营养的时间超过 1 个月时，在开始治疗前和常规治疗中应监测血清锰浓度和肝功。如果血清锰浓度升高或胆汁淤积进一步发展，应停用含锰的添加剂。

蓄积 有报道胆汁淤积性肝病可能为基底神经节的改变，在长期给予肠外营养的儿童中[1,2]与高锰血症相关。锰的蓄积可能继发于胆汁分泌受损[3]。对于这样的患者补充锰时需要重新评估。并且应规则地监测全血的锰浓度。推荐使用低剂量的方案，即每日不超过

1μg/kg[2,3]（0.018μmol/kg）。American Society for Parenteral and Enteral Nutrition[4]也推荐使用这个剂量。2名儿童肠外营养中锰减量时，高镁血症和基底神经节锰的沉积的问题可在一段时间内得到解决[5]。基底神经节锰的沉积已见于有肝硬化的患者[6,7]，这可能与帕金森综合征有关[7~9]（对氨水杨酸用于治疗锰诱导帕金森综合征，见第192页）。在婴儿处方中包含的高水平锰已经受到关注[10]。

1. Reynolds AP, *et al.* Manganese in long term paediatric parenteral nutrition. *Arch Dis Child* 1994; **71:** 527–8.
2. Fell JME, *et al.* Manganese toxicity in children receiving long-term parenteral nutrition. *Lancet* 1996; **347:** 1218–21.
3. Beath SV, *et al.* Manganese toxicity and parenteral nutrition. *Lancet* 1996; **347:** 1773–4. Correction. *ibid.* **348:** 416.
4. Mirtallo J, *et al.* American Society for Parenteral and Enteral Nutrition. Safe practices for parenteral nutrition. *J Parenter Enteral Nutr* 2004; **28:** S39–S70.
5. Kafritsa Y, *et al.* Long term outcome of brain manganese deposition in patients on home parenteral nutrition. *Arch Dis Child* 1998; **79:** 263–5.
6. Krieger D, *et al.* Manganese and chronic hepatic encephalopathy. *Lancet* 1995; **346:** 270–4.
7. Burkhard PR, *et al.* Chronic parkinsonism associated with cirrhosis. *Arch Neurol* 2003; **60:** 521–8.
8. Zatta P, *et al.* The role of metals in neurodegenerative processes: aluminum, manganese, and zinc. *Brain Res Bull* 2003; **62:** 15–28.
9. Lucchini RG, *et al.* From manganism to manganese-induced parkinsonism: a conceptual model based on the evolution of exposure. *Neuromolecular Med* 2009; **11:** 311–21.
10. Hozyasz KK, Ruszczynska A. High manganese levels in milk-based infant formulas. *Neurotoxicology* 2004; **25:** 733.

药动学

胃肠道对于锰的吸收是不确定的，吸收量为3%～50%。有一些证据证明，当摄入量增加时，锰吸收量减少，呈现一个自身稳定的反应。在血循环中，锰与转锰蛋白结合，后者是一种β-1-球蛋白。锰贮存在脑、肾、胰和肝中。在胆汁中排泄，参与肠肝循环。

用途和用法

锰是一种必需的微量元素。其小剂量的盐（如氯化锰或硫酸锰）有时被加入溶液中用于肠外营养。推荐锰的每日剂量为150～800μg（2.7～14.6μmol）。

儿童剂量见下文**儿童用法**。

除了以上提到的，已经用于治疗的锰复合物或盐包括锰氨基酸螯合物、二氧化锰、葡萄糖酸锰和枸橼酸氢锰。

儿童用法 氯化锰或硫酸锰等可作为锰源经肠外给药治疗儿童锰缺乏症。美国注册药品信息显示应每日为所有儿童补充2～10μg/kg锰（36～180nmol/kg）。在英国，注册药品信息建议体重为40kg或以下的儿童每日补充1μg/kg（最高可达15μg）锰，超过40kg的儿童服用成人剂量（见上文）。为避免蓄积，建议儿童长期肠外营养低剂量的化疗方案为每日不超过1μg/kg锰（见上文**蓄积**项下）。

人体需要量 在英国，推荐营养素摄入量（RNI）和估计平均需要量（EAR）（第1825页）都没有制订关于锰的需要量，尽管对于成人来说每日的安全摄入量在1.4mg（26μmol）以上[1]。相似地，在美国，推荐膳食营养供给量（RDA）也未制定锰需要量，尽管其适当的摄入量被估计为男性每日2.3mg；女性每日1.8mg[2]。可耐受最高摄入量设定为11mg[2]。WHO还未提出一个关于锰的人群平均摄入量的安全范围，因为导致其缺乏的摄入量和锰中毒的阈值还未确定[3]。粗制谷类、坚果、叶子类蔬菜和茶中含锰高。

1. DoH. Dietary reference values for food energy and nutrients for the United Kingdom: report of the panel on dietary reference values of the committee on medical aspects of food policy. *Report on health and social subjects 41.* London: HMSO, 1991.
2. Standing Committee on the Scientific Evaluation of Dietary Reference Intakes of the Food and Nutrition Board. *Dietary Reference Intakes for vitamin A, vitamin K, arsenic, boron, chromium, copper, iodine, iron, manganese, molybdenum, nickel, silicon, vanadium, and zinc.* Washington DC: National Academy Press, 2001. Also available at: http://www.nap.edu/openbook.php?isbn=0309072794 (accessed 21/07/08)
3. WHO. Manganese. In: *Trace elements in human nutrition and health.* Geneva: WHO, 1996; 163–7.

制剂

BPC 1973: Compound Ferrous Sulphate Tablets;
USP 33: Calcium and Vitamin D with Minerals Tablets; Manganese Chloride for Oral Solution; Manganese Chloride Injection; Manganese Sulfate Injection; Minerals Capsules; Minerals Tablets; Oil- and Water-soluble Vitamins with Minerals Capsules; Oil- and Water-soluble Vitamins with Minerals Oral Solution; Oil- and Water-soluble Vitamins with Minerals Tablets; Water-soluble Vitamins with Minerals Capsules; Water-soluble Vitamins with Minerals Tablets.

专利制剂

Canad.: Micro Mn; ***India:*** Infladase Forte; ***USA:*** Mangimin.

多组分制剂 ***Arg.:*** Gingeron; Glucobefol; Krebs Plus; Senexon Plus; Tonovital Plus Antioxidante; ***Austral.:*** AB Ausbiobone; AB Extra Bone-Care +; AB Oriostin; Bio Magnesium; Bio Zinc; Caltrate Plus; Joint Mobility†; ***Braz.:*** Eviprostat†; Ferrotrat B12 Plus; Xantinon B12; ***Canad.:*** Caltrate Plus; Fibroplex; Formula CDC; Release†; ***Chile:*** Caprimida D Balance; Cicaplast; Larotabe; ***Cz.:*** Caltrate Plus; ***Fr.:*** Cicaplast; Oligocure; Oligoderm†; Oligorhine Manganese†; Stimunal; Superoxylase; Tot'Hema; ***Ger.:*** Algosteril Trionic†; Eisenkapseln†; ***Hong Kong:*** Caltrate Plus; Procosa II; ***Hung.:*** Dietet-In; Ferrocomp; Humet-R; Kinder Biovital†; Klimin; Multicomp; Obesmin; ***India:*** Calmix; Cosantin; Freecad; Haem Up; Maxiferon; Neogadine SG; Nervitone; Ostebon-M; Osteoflex; Winofit; ***Indon.:*** Adfer; Artro; Artro Plus; Biosanbe; Calciviton; Caltron†; Carni Plus; Diabion; Emibion; Emineton; Eviprostat; Feroglobin; Fitbon Plus; Fripos; Habebion†; Hemafort; Inbion; Joint Care; Joint Care Plus; Jointace; Lavarix; Neogobion; Nonemi; OA; OA Forte; OA Plus; Opibion; Osamin; Ossovit Plus; Oste; Ostela; Osteocal Plus; Osteoflam; Osteokom; Osteokom Forte; Osteonic; Osteor Plus†; Osteor†; Osteotin; Osvion Plus; Rebone; Rheumatin; Rheumatin Forte; Risteon; Sangobion; Sangofer; Sangovitin†; Solvitron; Steopor; Suprabion; Tonikum Bode; Tropifer†; Viopor; Viopor-M; Viopor-M Forte; Viostin Com; Viostin Com DS; Viostin-X; Vioxy; Vitabion; Vitonal-F; ***Irl.:*** Caltrate Plus; ***Israel:*** Mega Gluflex; ***Ital.:*** Saniquiet; Sterimar Mn; Vertiginkgo; ***Malaysia:*** Caltrate Plus; ***Mex.:*** Actiman; ***Norw.:*** Tonipan; ***NZ:*** Caltrate Plus; ***Philipp.:*** Caltrate Plus; Macrobee with Iron; Ruflex; Sangobion; ***Pol.:*** Biovital; Caltrate Plus; ***Port.:*** Caltrate Plus Mastigavel†; Caltrate Plus†; Selenium-ACE Extra†; Tot'Hema; ***Rus.:*** Calcemin (Кальцемин); Calcemin Advance (Кальцемин Адванс); Tot'Hema (Тотема); ***S.Afr.:*** Dr Williams Pink Pills†; Ferrous Sulphate Compound†; ProFLEX†; ***Singapore:*** Arthro-Flex; Caltrate Plus; Eviprostat; Neogobion; Procosa II; Ruflex; Sangobion; ***Thai.:*** Caltrate Plus; Calvin Plus; Glufer-C†; ***Turk.:*** Eser Metaller; Ultimate; ***UK:*** Calci-Plus; Caltrate Plus; Joint Action; Ostron; ***Ukr.:*** Calcemin (Кальцемин); Calcemin Advance (Кальцемин Адванс); Vimifor Multivitamin with Beta-Carotene (Вімiфор Мультивiтамiн З Бета-каротином); ***USA:*** Caltrate Plus; Cro-Man-Zin; ***Venez.:*** Ocoxin; Oxi-Cell Plus†; Vitalux.

顺势疗法制剂 ***Canad.:*** Arth-B Oligocan†; Formula DE 226; O'Prin†; Sinuspax†; ***Fr.:*** Silicea Complexe No 11; Sinuspax; Uranium Compose; Voxpax; ***Ger.:*** Drufusan N; NeyArthros-Liposome (Revitorgan Lp Nr 83); NeyArthrosome (Revitorgan-Dilution); Nieren-Elixier ST†; ***Switz.:*** Sinuspax.

Medium-chain Triglycerides 中链甘油三酯

Keskipitkäketjuiset tyydyttyneet triglyseridit; Triacylglyceroly střední nasycené; Trigliceridai, vidutinės grandinės; Trigliceridek, közepes szénláncú zsírsavaké; Triglicéridos de cadena media; Triglycerida saturata media; Triglycerider, medellångkedjiga; Triglycérides à chaîne moyenne.

Среднецепочечные Триглицериды

UNII — C9H2L21V7U.

Pharmacopoeias. In *Eur.* (see p.vii). Also in *USNF.*

Ph. Eur. 6.8（Triglycerides，Medium-chain） 它们是从坚硬的、干缩的*椰子胚乳或从油棕属干缩的胚乳*中提取出来的，由饱和脂肪酸甘油三酯的混合物组成，主要为辛酸和癸酸（$C_{10}H_{20}O_2$=172.3）。由含不少于95%的8和10个碳原子的饱和脂肪酸。为一种无色或微淡黄色的油状液体。不溶于水；易与乙醇、二氯甲烷、汽油和脂肪油混合。贮藏于密闭容器中。避光。

USNF 28（Medium-chain Triglycerides） 它们是从坚硬的、干缩的*椰子胚乳或从油棕属干缩的胚乳*中提取出来的。由饱和脂肪酸甘油三酯的混合物组成，主要为辛酸和癸酸（$C_{10}H_{20}O_2$=172.3）。它们含不少于95%的8个和10个碳原子的饱和脂肪酸。为一种无色或微淡黄色的油状液体。不溶于水；易与乙醇、二氯甲烷、汽油和脂肪油混合。贮藏于密闭容器中，温度不超过25℃。避光。

简介

中链甘油三酯用于与脂肪吸收不良性疾病，如囊性纤维化、肠炎和脂肪泻以及肠切除术后的肠内及肠外营养（见第1824页）。中链甘油三酯比长链甘油三酯更容易被水解，并且不依赖于胆汁或胰腺分泌物从胃肠道吸收。每克提供35kJ（8.3kcal）热量。它们不提供必需脂肪酸。

中链甘油三酯还用作药物制剂的底物。

制剂

专利制剂

Arg.: Teceeme; ***Austral.:*** Liquigen; MCT Oil; ***Denm.:*** MCT Oil; ***Fin.:*** Liquigen; MCT Oljy; ***Fr.:*** Liquigen; ***Gr.:*** MCT Oil; ***Hung.:*** Structolipid†; ***Irl.:*** Liquigen†; ***Israel:*** MCT; ***Ital.:*** MCT; Mytic 810; ***NZ:*** Liquigen; MCT Oil; ***Port.:*** MCT Oil†; ***UK:*** Alembicol D; Liquigen; MCT Oil; ***USA:*** MCT.

多组分制剂 ***Arg.:*** Lipofundin MCT/LCT-E; Lipofundin MCT/LCT†;

Austral.: Caprilon; MCT Duocal; Visine Professional; ***Austria:*** Lipidem; Lipofundin mit MCT; SMOFlipid; Structolipid; ***Belg.:*** Medialipide†; ***Chile:*** Lipofundin MCT/LCT; Lipovenos MCT/LCT; ***Cz.:*** Lipofundin MCT/LCT†; Lipoplus; Nutriflex Lipid; SMOFKabiven; SMOFlipid; Structolipid; ***Denm.:*** Liquigen; MCT Duocal; SMOFlipid; Structolipid; ***Fin.:*** Lipoplus†; Nutriflex Lipid; SMOFlipid; Structolipid; Vasolipid; ***Fr.:*** Lipidem; Liprocil; Medialipide; Mednutriflex Lipide G; Nutriflex Lipide; Structolipide; ***Ger.:*** Gleitgelen; Lipofundin MCT; Lipovenos MCT; Nutriflex Lipid; SMOFlipid; Visine Trockene Augen; ***Gr.:*** Lipofundin MCT/LCT; Lipoplus; SMOFlipid; Structolipid; ***Hong Kong:*** Lipofundin MCT/LCT; Nutriflex Lipid; ***Hung.:*** Lipofundin MCT; Lipovenos PLR†; SMOFlipid; ***Indon.:*** Hepabion†; Lipimix; Lipofundin MCT/LCT†; ***Irl.:*** Caprilon†; Lipidem; Lipofundin MCT/LCT; MCT Duocal†; Nutriflex Lipid; SMOFKabiven; SMOFlipid; Structolipid; ***Israel:*** Lipofundin MCT/LCT; ***Ital.:*** Caprilon; Dicovit; Dicovit K; Lipidem; Lipimix; Lipofundin MCT; Nutriperi Lipid; Nutriplus Lipid; Nutrispecial Lipid; SMOFlipid; Structolipid; Visine Dry Eyes; ***Mex.:*** Lipofundin MCT/LCT; Lipovenoes MCT†; ***Neth.:*** Lipofundin MCT/LCT; Lipoplus; Nutriflex Lipid; SMOFlipid; Structolipid; ***Norw.:*** Nutriflex Lipid†; SMOFlipid; Structolipid; Vasolipid†; ***NZ:*** Structolipid; ***Pol.:*** Lipofundin MCT/LCT; SMOFKabiven; SMOFlipid; ***Port.:*** Lipofundina MCT/LCT; Lipoplus; Nutribraun; SMOFKabiven; SMOFlipid; Structolipid; ***Rus.:*** Lipofundin MCT/LCT (Липофундин MCT/ЛCT); Lipoplus (Липоплюс); SMOFlipid (СМОФлипид); ***S.Afr.:*** Lipofundin MCT/LCT†; ***Spain:*** Lipofundina MCT/LCT; Lipoplus; Nutriflex Lipid; SMOFlipid; Structolipid; ***Swed.:*** Lipoplus; Nutriflex Lipid; SMOFlipid; Structolipid; Vasolipid; ***Switz.:*** Lipofundin MCT/LCT; Nutriflex Lipid; SMOFlipid; Structolipid; ***Thai.:*** Lipofundin MCT/LCT; Nutriflex Lipid; Structolipid; ***Turk.:*** Lipofundin MCT/LCT; ***UK:*** Caprilon; Imuderm; Lipidem; Lipofundin MCT/LCT; MCT Duocal; Nutriflex Lipid; SMOFlipid; Structolipid; ***Ukr.:*** Lipofundin MCT/LCT (Липофундин MCT/ЛCT); ***Venez.:*** Lipofundin MCT/LCT; Propol†.

Molybdenum 钼

Molibdeno; Molibdenum; Molybdän; Molybdène.

Молибден

Mo = 95.96.

UNII — 81AH48963U.

Ammonium Molybdate 钼酸铵

Amonowy molibdenian; Molibdato de amonio. Hexaammonium molybdate tetrahydrate.

Молибдат Аммония; Молибденовокислый Аммоний

$(NH_4)_6Mo_7O_{24}$,$4H_2O$ = 1236.0.

CAS — 12054-85-2.

UNII — OGI154X474 (ammonium molybdate tetrahydrate); 21Y68J178E (anhydrous ammonium molybdate).

Pharmacopoeias. In *US.*

USP 33（Ammonium Molybdate） 无色或微淡绿色或淡黄色结晶。可溶于水；不溶于乙醇。贮藏于密闭容器中。

Sodium Molybdate 钼酸钠

Molibdato de sodio; Molybdenan sodný dihydrát; Natrii molybdas dihydricus; Natrio molibdatas dihidratas; Nátrium-molibdenát-dihidrát; Natriummolybdaattidihydraatti; Natriummolybdatdihydrat; Sodium (molybdate de) dihydraté; Sodu molibdenian.

Молибдат Натрия; Молибденовокислый Натрий

Na_2MoO_4,$2H_2O$ = 242.0.

UNII — 948QAQ08I1.

Pharmacopoeias. In *Eur.* (see p.vii). *Ger.* also includes a monograph for the anhydrous substance.

Ph. Eur. 6.8（Sodium Molybdate Dihydrate） 白色粉末或无色结晶。易溶于水。

不良反应

非常高的钼摄入以及相关的黄嘌呤氧化酶活性的增加，可能会导致高尿酸血症，甚至会导致痛风。钼中毒会影响铜的利用。

用途和用法

钼是一种必需的微量元素，小剂量的钼酸铵或钼酸钠的形式有时被加入溶液中用于全肠外营养。建议剂量为每日20～120μg（0.2～1.2μmol）元素钼。

钼酸铵用于兽医学治疗山羊的铜中毒。

人体需要量

在英国，推荐营养素摄入量（RNI）和估计平均需要量（EAR）（见第1825页）都没有制订关于钼的需要量，尽管对于成人来说每日的安全摄入量为50～400μg（0.5～4μmol）[1]。在美国，对于成人来说，推荐膳食供给量（RDA）为45μg[2]。可耐受最高摄入量为每日2mg[2]。WHO建议成人对钼的基础需要量大约为每日25μg[3]，相当于大约400ng/kg。

能够提供膳食钼的食物包括牛奶、大豆、面包和谷类。但粮食作物由于土壤的不同其钼的含量也存在较大的地区差异性。

1. DoH. Dietary reference values for food energy and nutrients for the United Kingdom: report of the panel on dietary reference values of the committee on medical aspects of food policy. *Report on health and social subjects 41.* London: HMSO, 1991.
2. Standing Committee on the Scientific Evaluation of Dietary Reference Intakes of the Food and Nutrition Board. *Dietary Reference Intakes for vitamin A, vitamin K, arsenic, boron, chromium, copper, iodine, iron, manganese, molybdenum, nickel, silicon, vanadium, and zinc.* Washington DC: National Academy Press, 2001. Also available at: http://www.nap.edu/openbook.php?isbn=0309072794 (accessed 21/07/08)
3. WHO. Molybdenum. In: *Trace elements in human nutrition and health.* Geneva: WHO, 1996; 144–54.

制剂

USP 33: Ammonium Molybdate Injection; Minerals Capsules; Oil- and Water-soluble Vitamins with Minerals Capsules; Oil- and Water-soluble Vitamins with Minerals Oral Solution; Oil- and Water-soluble Vitamins with Minerals Tablets; Trace Elements Injection; Water-soluble Vitamins with Minerals Capsules; Water-soluble Vitamins with Minerals Tablets.

专利制剂

Fr.: Molybdene Injectable; ***USA:*** Molypen.

多组分制剂　***Canad.:*** T-OS; ***Hung.:*** Humet-R; Kinder Biovital†; ***Thai.:*** Ferrovit; ***Ukr.:*** Vimifor Multivitamin with Beta-Carotene (Вімiфор Мультивітамін З Бета-каротином).

Nicotinamide Ascorbate (*BANM*, *rINNM*) 抗坏血酸烟酰胺

Ascorbato de nicotinamida; Niacinamide Ascorbate; Nicoscorbine; Nicotinamide, Ascorbate de; Nicotinamidi Ascorbas.

Никотинамида Аскорбат

$C_{12}H_{14}N_2O_7$ = 298.2.

CAS — 1987-71-9.

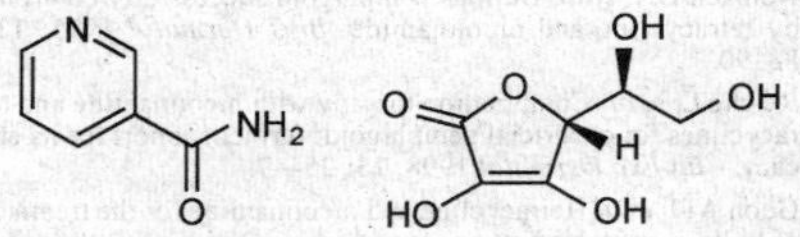

简介

抗坏血酸烟酰胺是烟酰胺（第1859页）和抗坏血酸（第1884页）的复合体，用于复合维生素的制备。本品与葡糖醛酸甜菜碱和葡糖醛酸二乙醇胺联合用于肝病患者。

制剂

多组分制剂　***Hong Kong:*** Jetepar†; ***Malaysia:*** Jetepar; ***Philipp.:*** Jetepar; ***Singapore:*** Jetepar.

Nicotinic Acid (*BAN*, *rINN*) 烟酸

375; Acide nicotinique; Ácido nicotínico; Acidum nicotinicum; Kwas nikotynowy; Kyselina nikotinová; Niacin; Niacina; Nikotiinihappo; Nikotinik Asit; Nikotino rūgštis; Nikotinsäure; Nikotinsav; Nikotinsyra. Pyridine-3-carboxylic acid.

Никотиновая Кислота

$C_6H_5NO_2$ = 123.1.

CAS — 59-67-6.

ATC — C04AC01; C10AD02.

ATC Vet — QC04AC01; QC10AD02.

UNII — 2679MF687A.

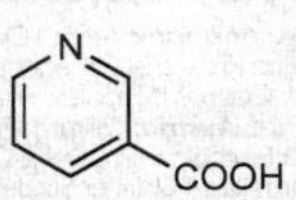

注：有些已出版的原始资料中使用 niacin 这个词作为非专利的术语来包括烟酸和烟酰胺。

Pharmacopoeias. In *Chin., Eur.* (see p.vii), *Int., Jpn, US,* and *Viet.*

Ph. Eur. 6. 8 (Nicotinic Acid)　白色或类白色结晶性粉末。不易溶于水；可溶于沸水和沸腾的乙醇；溶于碱的氢氧化物和碳酸盐的稀释溶液中。避光。

USP 33 (Niacin)　白色结晶或结晶性粉末，无气味或有轻微气味。溶于水（1∶60）；易溶于沸水和沸腾的乙醇以及碱的氢氧化物和碳酸盐溶液中；不溶于乙醚。

Nicotinamide (*BAN*, *rINN*) 烟酰胺

Niacinamide; Nicotinamida; Nicotinamidum; Nicotinic Acid Amide; Nicotylamide; Nikotiinamidi; Nikotinamid; Nikotinamidas; Nikotynamid; Vitamin B_3; Vitamin PP; Vitamina B_3; Vitamina PP. Pyridine-3-carboxamide.

Никотинамид

$C_6H_6N_2O$ = 122.1.

CAS — 98-92-0.

ATC — A11HA01.

ATC Vet — QA11HA01.

UNII — 25X5118RD4.

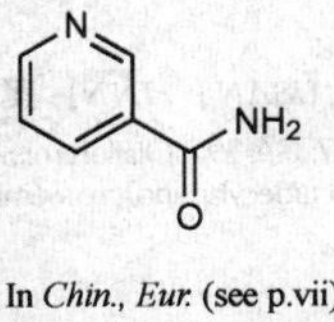

Pharmacopoeias. In *Chin., Eur.* (see p.vii), *Int., Jpn, US,* and *Viet.*

Ph. Eur. 6. 8 (Nicotinamide)　白色或类白色结晶性粉末或无色结晶。易溶于水和脱水乙醇。5%水溶液的pH值为6.0～7.5。

USP 33 (Niactinamide)　白色结晶性粉末，无气味。溶于水（1∶1.5），溶于沸水（1∶10），溶于乙醇（1∶5.5）；可溶于丙三醇。其溶液对石蕊呈中性。贮藏于密闭容器中。

不良反应和处置

烟酸有舒张血管的作用，当口服或注射给予治疗剂量时会引起面色潮红、发热、头晕和头部重击感。面色潮红可能会伴有头痛、眩晕、心动过速、心悸、呼吸困难、大汗、寒战或水肿，这些症状是暂时性的，已经提出各种各样的方法用于减少这些症状（见下文的**不良反应发生率**项下）。烟酰胺没有舒张血管的作用。

其他已经报道的不良反应，尤其是在使用大剂量烟酸后，包括皮肤干燥、瘙痒、色素沉着过度、皮疹、痛性痉挛、腹泻、恶心和呕吐、食欲减退、激活消化性溃疡、眼部疾病（包括黄斑囊样水肿和中毒性弱视），糖耐量降低、高血糖、高尿酸血症。大部分症状在撤药后消失。肝功能异常和黄疸与烟酸使用有关。转氨酶升高一般在停药后是可逆的。也有血小板计数减少、凝血酶原时间延长、心律失常、超敏反应（包括血管性水肿）的报道。失眠、肌肉痛、低血压和鼻炎较少见。

局部应用烟酸可能引发干皮症，较少见瘙痒、红斑、烧灼感并易怒。若出现以上反应，则应减少用药频率。

1. Guyton JR, Bays HE. Safety considerations with niacin therapy. *Am J Cardiol* 2007; **99** (suppl 1): S22–S31.

不良反应发生率　烟酸产生的不良反应较常见，但通常并不严重，会随时间而减退，并且有些症状可以通过适当的使用方法而减到最小[1,2]。皮肤和胃肠道反应是最常见的。在大量临床试验中，90%～100%使用烟酸治疗的患者出现躯干和面部潮红；似由前列腺素介导，可通过在使用烟酸前一小段时间给予75mg或325mg的阿司匹林使其减轻，或者是与食物同服烟酸，从小剂量开始逐渐加量。在服用烟酸的同时，应避免吃辛辣食物或喝热饮或饮酒。使用缓释制剂时，面色潮红不太常见[2]。对FDA报告的严重不良事件的分析表明，烟酸缓释制剂不良反应（包括对肝脏的影响）的发生率约为传统制剂的1/6[3]。也有含 laropiprant（前列腺素 D_2 受体拮抗剂，可抑制烟酸诱导潮红）的烟酸缓释制剂，见下文。一种缓释烟酸与洛伐他汀联合制剂所报告的不良反应与两药单独使用时相似。

1. Knodel LC, Talbert RL. Adverse effects of hypolipidaemic drugs. *Med Toxicol* 1987; **2:** 10–32.
2. American Society of Health-System Pharmacists. ASHP therapeutic position statement on the safe use of niacin in the management of dyslipidemias. *Am J Health-Syst Pharm* 1997; **54:** 2815–19.
3. Alsheikh-Ali AA, Karas RH. The safety of niacin in the US Food and Drug Administration adverse event reporting database. *Am J Cardiol* 2008; **101** (suppl): 9B–13B.

对眼的影响　对高脂血症患者的回顾性调查发现：干眼（干燥综合征）、视物模糊和眼睑肿胀可能与一些患者使用烟酸相关[1]。这些影响好像与剂量相关，并且可以逆转。对2名患者使用烟酸的治疗由于提示有囊样肌肉水肿症状的出现而停止。其他一些烟酸黄斑病的病例已有报道[2,3]。

1. Fraunfelder FW, *et al.* Adverse ocular effects associated with niacin therapy. *Br J Ophthalmol* 1995; **79:** 54–6.
2. Callanan D, *et al.* Macular edema associated with nicotinic acid (niacin). *JAMA* 1998; **279:** 1702.
3. Spirn MJ, *et al.* Optical coherence tomography findings in nicotinic acid maculopathy. *Am J Ophthalmol* 2003; **135:** 913–14.

对糖耐量的影响　烟酸可使糖耐量减低，这对糖尿病患者来说可能是个问题[1,2]，尽管已经在研究其在糖尿病预防中的作用（见下文）。一项综述[3]在调查烟酸对血脂异常患者的血糖影响时发现，虽然它可以增加血糖浓度，但在每日剂量为2.5g或更少时影响较小（4%～5%）。对大多数2型糖尿病患者血糖浓度的变化可以通过降糖治疗，烟酸的心血管获益大于风险。

1. American Society of Health-System Pharmacists. ASHP therapeutic position statement on the safe use of niacin in the management of dyslipidemias. *Am J Health-Syst Pharm* 1997; **54:** 2815–19.
2. Kreisberg RA. Niacin: a therapeutic dilemma—"one man's drink is another's poison". *Am J Med* 1994; **97:** 313–16.
3. Goldberg RB, Jacobson TA. Effects of niacin on glucose control in patients with dyslipidemia. *Mayo Clin Proc* 2008; **83:** 470–8.

对肝脏的影响　使用烟酸可能会产生肝中毒[1～6]。显著的肝酶升高偶见于烟酸疗法中，在短期内大剂量增量以及使用缓释剂型治疗的患者中较常见。已有研究提出[7]，因烟酸对肝脏有影响，在一些情况下会导致肝脏衰竭，并且这在使用缓释剂型时较常见，所以使用速释型结晶性制剂是首选的。其他一些评论者也认同这个观点[8]。但是，尽管研究看上去像是确定了肝中毒与使用缓释剂型之间存在较高的相关性[4,9,10]，但需要记住的是这些情况同样会发生在使用速释型制剂时，尤其在大剂量使用时。一些缓释型制剂的生产厂家提出，严重肝中毒的病例，包括暴发性肝坏死，已经发生在以相同剂量的即释型结晶性制剂替代缓释剂型的患者身上。还有观点认为不是所有的缓释制剂都有相同的效应[11]。有研究表明在不良反应报告中发现缓释疗法与传统疗法相比，不良反应发生率较低（见上文**不良反应发生率**）。

1. Henkin Y, *et al.* Rechallenge with crystalline niacin after drug-induced hepatitis from sustained-release niacin. *JAMA* 1990; **264:** 241–3.
2. Hodis HN. Acute hepatic failure associated with the use of low-dose sustained-release niacin. *JAMA* 1990; **264:** 181.
3. Etchason JA, *et al.* Niacin-induced hepatitis: a potential side effect with low-dose time-release niacin. *Mayo Clin Proc* 1991; **66:** 23–8.
4. Rader JI, *et al.* Hepatic toxicity of unmodified and time-release preparations of niacin. *Am J Med* 1992; **92:** 77–81.
5. Coppola A, *et al.* Niacin-induced hepatotoxicity: unusual presentations. *South Med J* 1994; **87:** 30–2.
6. Gavilán JC, *et al.* Hepatitis inducida por niacina. *Med Clin (Barc)* 2002; **118:** 558.
7. Palumbo PJ. Rediscovery of crystalline niacin. *Mayo Clin Proc* 1991; **66:** 112–13.
8. Kreisberg RA. Niacin: a therapeutic dilemma—"one man's drink is another's poison". *Am J Med* 1994; **97:** 313–16.
9. McKenney JM, *et al.* A comparison of the efficacy and toxic effects of sustained- vs immediate-release niacin in hypercholesterolemic patients. *JAMA* 1994; **271:** 672–7.
10. Gray DR, *et al.* Efficacy and safety of controlled-release niacin in dyslipoproteinemic veterans. *Ann Intern Med* 1994; **121:** 252–8.
11. Lavie CJ, Milani RV. Safety and side-effects of sustained-release niacin. *JAMA* 1994; **272:** 513–14.

对肌肉的影响　已经有因使用烟酸而发生肌病的记录[1,2]。当烟酸与洛伐他汀合用时发生了横纹肌溶解（见**辛伐他汀**的**药物相互作用**下的**血脂调节药**项下，第1339页）。然而，FDA不良反应分析报告中指出，烟酸缓释制剂和洛伐他汀联合使用时的发病率并不比两种药物单独使用时的发病率高（见上文**不良反应发生率**）。

1. Litin SC, Anderson CF. Nicotinic-acid associated myopathy: a report of three cases. *Am J Med* 1989; **86:** 481–3.
2. Gharavi AG, *et al.* Niacin-induced myopathy. *Am J Cardiol* 1994; **74:** 841–2.

高尿酸血症　烟酸会降低尿酸的排泄，这会导致血清尿酸的升高并且会使已有的痛风加重[1]。

1. American Society of Health-System Pharmacists. ASHP therapeutic position statement on the safe use of niacin in the management of dyslipidemias. *Am J Health-Syst Pharm* 1997; **54:** 2815–19.

注意事项

在烟酸治疗之前必须测试肝功能，第一年每6～12周进行测试，并在此后定期进行测试。转氨酶持续升高至正常上限的3倍以上时，需要减少剂量或停止使用。烟酸不用于有严重肝功损害患者，在使用过程中应密切监测黄疸或其他肝胆疾病发生。在发生严重肝毒性的情况下，包括暴发性肝坏死，缓释制剂不应被立即替换成同等剂量的速释型结晶性烟酸制剂。

烟酸应慎用于有消化性溃疡病史、急性冠脉综合征患者以及痛风、大量饮酒的患者。烟酸及其代谢物经肾脏排泄，肾功能不全患者慎用。糖尿病患者应密切监测血糖，烟酸增加空腹血糖时有发生。

药物相互作用

虽然一些证据表明，烟酸和他汀类药物的合用是安全的（见上文**不良反应发生率**），但也有可能使肌病或横纹肌溶解症的风险增加（见**辛伐他汀**的**药物相互作用**项下的**血脂调节药**，第1339页）。烟酸会增加胰岛素或口服降糖药的用量。阿司匹林会降低烟酸的清除率。体外实验发现，考来替泊和考来烯胺会降低烟酸的利用率，故一些制药厂家推荐：在使用烟酸和胆汁酸结合树脂时二者应至少间隔4～6h。

抗癫痫药　关于烟酰胺对卡马西平的影响，见**维生素类**项下（第455页）。

烟碱　1名患者在应用通常剂量的烟酸时使用烟碱透皮贴剂，在这之后开始出现面色潮红和眩晕[1]。她3年前开始烟酸治疗时已经有过这样的反应，但后来未出现。这可能是在此期间发生了药物相互作用。

1. Rockwell KA. Potential interaction between niacin and transdermal nicotine. *Ann Pharmacother* 1993; **27:** 1283–4.

药动学

在口服剂量后，烟酸和烟酰胺从胃肠道迅速吸收并

分布于全身组织中。烟酸也出现在母乳中。其主要的代谢途径是转化成 *N*-甲基烟酰胺和 2-吡啶酮与 4-吡啶酮衍化物。烟酸也可被合成。在给予治疗剂量后，有小剂量烟酸和烟酰胺以原形经尿排出，而且排出的量随着剂量的增加而增加。

1. Pieper JA. Overview of niacin formulations: differences in pharmacokinetics, efficacy, and safety. *Am J Health-Syst Pharm* 2003; **60** (Suppl 2): S9–14.

人体需要量

虽未明确，但每日人体对于烟酸的需要量大概是15～20mg。酵母、肉类、鱼、土豆、豆类和全谷类是烟酸和烟酰胺的良好来源。但它们可能以结合的、不能被吸收的形式存在于谷类中，尤其是玉米。烟酸还可以通过体内色氨酸的转化获得，60mg 膳食色氨酸相当于 1mg 膳食烟酸，所以其需要量受膳食蛋白质摄入量的影响。如果蛋白质摄入充足，则膳食中几乎不需要任何预先形成的烟酸。在食物烹调过程中通常几乎无烟酸的丢失。

英国和美国的推荐膳食摄入量 英国的膳食参考值（DVR）（见第1825页）已制订了烟酸[1]的需要量，美国的推荐膳食供给量（RDAs）也已经制订了烟酸的需要量[2]。英国的推荐营养素摄入量（RNI）推荐的量是每日 6.6mg 烟酸当量/1000kcal；估计平均需要量（EAR）对于成年男性和成年女性推荐的量为每日 5.5mg 烟酸当量/1000kcal。1 烟酸当量相当于 1mg 膳食烟酸或 60mg 膳食色氨酸。在美国，推荐膳食供给量（RDAs）也以烟酸当量表示，其推荐的量为成年男性每日 16mg；成年女性每日 14mg。估计平均需要量（EAR）推荐的量为成年男性每日 12mg；成年女性每天 11mg。成人可耐受最高摄入量是每日 35mg[2]。

1. DoH. Dietary reference values for food energy and nutrients for the United Kingdom: report of the panel on dietary reference values of the committee on medical aspects of food policy. *Report on health and social subjects 41*. London: HMSO, 1991.
2. Standing Committee on the Scientific Evaluation of Dietary Reference Intakes of the Food and Nutrition Board. *Dietary Reference Intakes for thiamin, riboflavin, niacin, vitamin B_6, folate, vitamin B_{12}, pantothenic acid, biotin, and choline*. Washington, DC: National Academy Press, 2000. Also available at: http://www.nap.edu/openbook.php?isbn=0309065542 (accessed 21/07/08)

用途和用法

烟酸与烟酰胺（体内天然存在的形式），是水溶性 B 族维生素物质，可被转化成烟酰胺腺嘌呤二核苷酸［辅酶Ⅰ（烟酰胺腺嘌呤二核苷酸），第2288页］和烟酰胺腺嘌呤二核苷酸磷酸（NADP）。这些辅酶参与呼吸链中的转电子反应。

当膳食摄入量不足时会发生烟酸缺乏，其缺乏导致糙皮病症状的发生，该病以皮肤损害为特点，尤其暴露于阳光的部位的皮肤，并有色素沉着和角化过度。其他症状包括腹泻、腹痛、舌炎、厌食、头痛、嗜睡和精神神经紊乱。烟酸缺乏会与 B 族维生素-复合物缺乏同时存在，如酒精中毒。

烟酸和烟酰胺用于治疗和防止**烟酸缺乏**。烟酰胺为首选，因为它不会引起血管舒张。通常口服给药，而且这是首选给药途径，但也可经肌注途径或缓慢静脉注射给予。推荐剂量最大可达每日 500mg（或复合物），分次给予。

烟酸由于其**舒张血管**的作用已经用于治疗许多种疾病，其价值尚未被确定。

大剂量使用时，烟酸对于血脂有调节的作用，与膳食改变以及通常与其他脂调节药一起用于**高脂血症**（见下文）。缓释制剂，初始剂量为 250mg 经口服，每日 1 次，4～7 天增加剂量至 1.5～2g，直到达到预期的效果。如果高脂血症患者此剂量 2 个月后没有得到良好控制，在 2～4 周后增加剂量至每日 3g，分 3 次给予。虽然美国注册药品信息表明，按患者需要量每日最大剂量为 6g，但美国 *National Heart, Lung and Blood Institute* 建议每日最大剂量为 4.5g。

还可选择的是，缓释制剂的初始剂量为每晚 375mg 或 500mg，并根据患者耐受情况可以逐渐加量至 1～2g，睡前服用。在任何 4 周内每日加量不超过 500mg。

含有烟酸与拉罗匹仑（第 2266 页）的结合缓释制剂（前列腺素 D_2 受体拮抗剂，可抑制烟酸诱导潮红）也可使用。该制剂可每日 1 次口服，初始剂量为 1g 烟酸和 20mg 拉罗匹仑，4 周后至每日 1 次的 2g 烟酸和 40mg 拉罗匹仑；应在傍晚或睡前与食物同服。

外用烟酰胺可用于治疗轻至中度炎症性**痤疮**（见下文），通常为 4%凝胶，每日 2 次。

烟酰胺显示出在体外能抑制胰腺 B 细胞的破坏。因此，其在 1 型**糖尿病**预防与治疗中的研究正在进行中（见下文）。

痤疮 局部用烟酰胺可用于治疗炎症性痤疮（见第1505页）。当每日局部应用 2 次持续 8 周[1]时，4%烟酰胺和 1%克林霉素同样有效。

1. Shalita AR, *et al.* Topical nicotinamide compared with clindamycin gel in the treatment of inflammatory acne vulgaris. *Int J Dermatol* 1995; **34:** 434–7.

糖尿病 烟酸能影响葡萄糖耐量，应慎用于确诊的糖尿病患者（见上文**对糖耐量的影响**）。但是，这个药物已经成功地应用于糖尿病患者，烟酰胺已经被报道能使新诊断的 1 型糖尿病患者症状减轻（见第407页），并且可能会推迟疾病的发作[1,2]。但一项随机试验发现，缓释的每日 1.2g/m² 的烟酰胺（最大剂量为每日 3g）对于预防糖尿病患者一级亲属糖尿病的发生是无效的[3]。烟酸能升高高密度脂蛋白-胆固醇的浓度（见下文）[4,5]；烟酸引起的糖耐量改变是非常轻的，可以把其认为是糖尿病患者用药抑制素和氯贝特的替代药物。关于烟酸对血脂异常的糖尿病患者作用的进一步讨论，见**糖尿病并发症**项下（第410页）。

1. Elliott RB, Chase HP. Prevention or delay of type 1 (insulin-dependent) diabetes mellitus in children using nicotinamide. *Diabetologia* 1991; **34:** 362–5.
2. Pozzilli P, *et al.* Meta-analysis of nicotinamide treatment in patients with recent-onset IDDM. *Diabetes Care* 1996; **19:** 1357–63.
3. European Nicotinamide Diabetes Intervention Trial Group. European Nicotinamide Diabetes Intervention Trial (ENDIT): a randomised controlled trial of intervention before the onset of type I diabetes. *Lancet* 2004; **363:** 925–31.
4. Elam MB, *et al.* Effect of niacin on lipid and lipoprotein levels and glycemic control in patients with diabetes and peripheral arterial disease: the ADMIT study: a randomized trial. *JAMA* 2000; **284:** 1263–70.
5. Grundy SM, *et al.* Efficacy, safety, and tolerability of once-daily niacin for the treatment of dyslipidemia associated with type 2 diabetes: results of the assessment of diabetes control and evaluation of the efficacy of Niaspan trial. *Arch Intern Med* 2002; **162:** 1568–76.

高脂血症 对高脂血症的基础治疗依旧是饮食和生活方式的调整；如果基础治疗失败，可能需要考虑药物治疗（第1129页）。有报道说烟酸对于血脂廓清具有利影响，它可以升高高密度脂蛋白（high-density lipoprotein，HDL）-胆固醇并降低低密度脂蛋白（low-density lipoprotein，LDL）-胆固醇[1～3]。烟酸特别应用于家族性高甘油三酯血症，或者用于存在甘油三酯和胆固醇浓度同时升高的家族性混合性高脂血症。对于原发性高胆固醇血症患者，烟酸降低 LDL-胆固醇的效果不如洛伐他汀好，但升高 HDL-胆固醇的效果优于洛伐他汀；相比之下，洛伐他汀更易被耐受[4]。在一项针对血脂障碍患者的研究中发现：将烟酸与洛伐他汀相结合，在降低 LDL-胆固醇方面的效果等同于阿伐他汀，且优于 HMG 辅酶 A 还原酶抑制剂；而在升高 HDL-胆固醇方面，则比洛伐他汀或阿托伐他汀都更有效[5]。有人提出，当患者不能耐受 HMG 辅酶 A 还原酶抑制剂时[2]，可以用烟酸替代抑制剂用以降低 LDL-胆固醇。对于 2 型糖尿病或者代谢综合征患者[8]，在使用抑制剂单一疗法不能完全有效地降低 LDL-胆固醇的情况下[2,6]，或者当需要升高 HDL-胆固醇以辅助治疗时[7～9]，建议采用联合治疗。而且不认为这种联合疗法在导致肌毒性危险方面与采用抑制剂单一疗法之间有显著差异[7,10]。烟酸与 laropiprant 联合用于降低潮红[11～13]；也与他汀类药物联合使用[14]。

1. McKenney JM, *et al.* A comparison of the efficacy and toxic effects of sustained- vs immediate-release niacin in hypercholesterolemic patients. *JAMA* 1994; **271:** 672–7.
2. McKenney J. Niacin for dyslipidemia: considerations in product selection. *Am J Health-Syst Pharm* 2003; **60:** 995–1005.
3. McCormack PL, Keating GM. Prolonged-release nicotinic acid: a review of its use in the treatment of dyslipidaemia. *Drugs* 2005; **65:** 2719–40.
4. Illingworth DR, *et al.* Comparative effects of lovastatin and niacin in primary hypercholesterolemia: a prospective trial. *Arch Intern Med* 1994; **154:** 1586–95.
5. Bays HE, *et al.* Comparison of once-daily, Niacin extended-release/lovastatin with standard doses of atorvastatin and simvastatin (The Advicor Versus Other Cholesterol-Modulating Agents Trial Evaluation [ADVOCATE]). *Am J Cardiol* 2003; **91:** 667–72.
6. Miller M. Niacin as a component of combination therapy for dyslipidemia. *Mayo Clin Proc* 2003; **78:** 735–42.
7. McKenney J. New perspectives on the use of niacin in the treatment of lipid disorders. *Arch Intern Med* 2004; **164:** 697–705.
8. Chapman MJ, *et al.* Raising high-density lipoprotein cholesterol with reduction of cardiovascular risk: the role of nicotinic acid—a position paper developed by the European Consensus Panel on HDL-C. *Curr Med Res Opin* 2004; **20:** 1253–68.
9. Yim BT, Chong PH. Niacin-ER and lovastatin treatment of hypercholesterolemia and mixed dyslipidemia. *Ann Pharmacother* 2003; **37:** 106–15.
10. Robinson JG. Management of complex lipid abnormalities with a fixed dose combination of simvastatin and extended release niacin. *Vasc Health Risk Manag* 2009; **5:** 31–43.
11. Perry CM. Extended-release niacin (nicotinic acid)/laropiprant. *Drugs* 2009; **69:** 1665–79.
12. Bays HE, Ballantyne C. What's the deal with niacin development: is laropiprant add-on therapy a winning strategy to beat a straight flush? *Curr Opin Lipidol* 2009; **20:** 467–76.
13. Parhofer KG. Review of extended-release niacin/laropiprant fixed combination in the treatment of mixed dyslipidemia and primary hypercholesterolemia. *Vasc Health Risk Manag* 2009; **5:** 901–8.
14. Yiu KH, *et al.* A new paradigm for managing dyslipidemia with combination therapy: laropiprant + niacin + simvastatin. *Expert Opin Invest Drugs* 2010; **19:** 437–49.

天疱疮 烟酰胺及四环素口服治疗[1～6]可以控制因天疱疮和类天疱疮所引起的损害（第1509页），包括永久性的妊娠相关类天疱疮[5]以及眼瘢痕性类天疱疮（ocular cicatricial pemphigoid）[6]。

1. Sawai T, *et al.* Pemphigus vegetans with oesophageal involvement: successful treatment with minocycline and nicotinamide. *Br J Dermatol* 1995; **132:** 668–70.
2. Kolbach DN, *et al.* Bullous pemphigoid successfully controlled by tetracycline and nicotinamide. *Br J Dermatol* 1995; **133:** 88–90.
3. Reiche L, *et al.* Combination therapy with nicotinamide and tetracyclines for cicatricial pemphigoid: further support for its efficacy. *Clin Exp Dermatol* 1998; **23:** 254–7.
4. Goon ATJ, *et al.* Tetracycline and nicotinamide for the treatment of bullous pemphigoid: our experience in Singapore. *Singapore Med J* 2000; **41:** 327–30.
5. Amato L, *et al.* Successful treatment with doxycycline and nicotinamide of two cases of persistent pemphigoid gestationis. *J Dermatol Treat* 2002; **13:** 143–6.
6. Dragan L, *et al.* Tetracycline and niacinamide: treatment alternatives in ocular cicatricial pemphigoid. *Cutis* 1999; **63:** 181–3.

制剂

BP 2010: Nicotinamide Tablets; Nicotinic Acid Tablets; Vitamins B and C Injection;
BPC 1973: Compound Vitamin B Tablets; Strong Compound Vitamin B Tablets;
USP 33: Niacin Injection; Niacin Tablets; Niacinamide Injection; Niacinamide Tablets; Oil- and Water-soluble Vitamins Capsules; Oil- and Water-soluble Vitamins Oral Solution; Oil- and Water-soluble Vitamins Tablets; Oil- and Water-soluble Vitamins with Minerals Capsules; Oil- and Water-soluble Vitamins with Minerals Oral Solution; Oil- and Water-soluble Vitamins with Minerals Tablets; Water-soluble Vitamins Capsules; Water-soluble Vitamins Tablets; Water-soluble Vitamins with Minerals Capsules; Water-soluble Vitamins with Minerals Tablets.

专利制剂

Arg.: NB-3; Niaspan; Nicozinc; ***Austral.:*** Papulex; ***Austria:*** Direktan; Niaspan; Nicovitol†; ***Belg.:*** Ucemine PP; ***Braz.:*** Acinic; Metri; Papuless; ***Canad.:*** Niaspan; Niodan; ***Chile:*** Cotina; Niacex†; Niaspan; Vectidan†; ***Fin.:*** Niaspan; ***Fr.:*** Niaspan; Nicobion†; ***Ger.:*** Niaspan; Nicobion; ***Gr.:*** Nicotivit; ***Hong Kong:*** Niaspan; Nicocin; ***India:*** Nialip; ***Indon.:*** Niacef; Niaspan; ***Irl.:*** Niaspan; Nicam; Pelzont; ***Mex.:*** Hipocol; Nacro; Niaspan; Pepevit†; ***Neth.:*** Niaspan; ***Norw.:*** Niaspan; ***Philipp.:*** Niaspan; ***Port.:*** Niaspan; ***Rus.:*** Vita-Iodurol (Вита-иодурол); ***Singapore:*** Niaspan; Papulex Oil-free; ***Swed.:*** Niaspan; Nicangin†; ***Switz.:*** Niaspan; ***Thai.:*** Niaspan; Nicotabs; ***Turk.:*** Niascor; Niaspan; ***UK:*** Freederm; Niaspan; Nicam; ***Ukr.:*** Nicospan (Нікошпан)†; ***USA:*** Endur-acin; Niaspan; Slo-Niacin; ***Venez.:*** Niaspan.

多组分制剂 ***Arg.:*** Anemidox; Atomo Ordenador; Centella Asiatica Compuesta; IP-6; Nicozinc; Proavenal Omegatopic; ***Austral.:*** Chilblain Formula†; Cirflo†; Dynamo; Gingo A†; Papulex; Prochol†; Silybum Complex†; Sunsense Anti Ageing Face; ***Austria:*** Diligan†; Pertrombon†; Spasmocor†; ***Belg.:*** Trihistalex; ***Braz.:*** Frutoplex; Frutovena; Gaba†; Sadol; ***Canad.:*** Advicor; Formula 7441; Formula 7442; Inner Shade; Lipofactors & Niacin; NiaPlex; PML Crono†; TBV; ***Chile:*** Becomplina Fuerte†; Benutrex 1000; Cicapost; Effaclar AI; Exomega; Kerium Anticaspa Intensivo; Perfungol; Proaven; Rodepan; Ureadin Forte; Ureadin Rx PS; Ureadin Rx RD; ***Cz.:*** Pelzont; Tredaptive; Trevaclyn; Upsavit Tonic†; ***Fin.:*** Neurovitan; Vertipam; ***Fr.:*** Liporegul; Surelen; Tredaptive; TTD-B_3-B_4†; Vita-Dermacide; ***Ger.:*** Eisenkapseln†; Eukalisan N; Floradix Krauterblut; Peteha†; ***Gr.:*** Collyre Vitaphakol; Suprin; Tredaptive; Vertigo-Vomex; ***Hung.:*** Dietet-In; Klimin; Obesmin; Paniverin; ***India:*** Diligan; Genprot; Hepa-Merz†; Kalzana; Livogen; Livosil-B; Neogadine SG; Neurophosphates†; Neurotrat; Nutrozyme; Sioneuron; ***Indon.:*** Baliin Q10; Biocholes†; Cami Plus; Cereton; Combiplex; Dansera; Dialac; Hemaviton Jreng; Kitoles†; Sangobion ActiFe; Sotens†; Tonikum Bayer; Vionin; Yeastafort; ***Irl.:*** Crampex; Effaclar AI; Effico; Quiet Life; Tredaptive; Trevaclyn; ***Israel:*** Babyzim; ***Ital.:*** Emopon; Epargriseovit; Fisioreve CM; Folepar B12; Fosforilasi; Konorderm; Novostatin; Pineal; PML Crono; Promelatonin†; Solvobil; Virman Plus; ***Malaysia:*** Dermaheal DeAkni; P-Trovite; ***Mon.:*** Monasens†; Vitarutine; ***NZ:*** Tredaptive; ***Philipp.:*** Hiruscar; Jetepar; Tredaptive; ***Pol.:*** Dernilan; ***Port.:*** Cicapost; Diligan†; Pelzont; Redusan Plus†; Tredaptive; Trevaclyn; Ureadin Forte; ***Rus.:*** Cytoflavin (Цитофлавин); Doppelherz Ginseng Aktiv (Доппельгерц Женьшень Актив); Essliver Forte (Эссливер Форте); Lidevine (Лидевин); Multi-Tabs B-Complex (Мульти-Табс В-Комплекс); Oftan Catachrom (Офтан Катахром); Unienzyme с MPS (Юниэнзим с МПС); ***S.Afr.:*** Cosaldon†; ***Singapore:*** Beafort; Beaplex; Erase; Ferbeaplex; Papulex Isocorrexion; PML Crono†; ***Spain:*** Depurativo Richelet; Enofosforina Vigor; Euzymina Lisina I†; Euzymina Lisina II†; Vitaphakol†; ***Swed.:*** Theranyl†; ***Thai.:*** B-100 Complex; ***Turk.:*** Epargriseovit; ***UK:*** Crampex; Effico; Quiet Life; S.P.H.P.; Tredaptive; Vitalux Plus; ***Ukr.:*** B-Complex Multi-Tabs (В-Комплекс Мульти-Табс); Cytoflavin (Цитофлавин); Decamevit (Декамевит); Fenules (Фенюльс); Hepaforte (Гепафорте); Levasil (Левасил)†; Lidevin (Лидевин); Sedavit (Седавит); Vita-Iodurol (Вита-Йодурол); ***USA:*** Advicor; Nicomide†; Simcor; ***Venez.:*** Tega†.

顺势疗法制剂 ***Austral.:*** Heer-More†; ***Ger.:*** Infi-China†; Infi-Symphytum†; Infihepan†.

Olaflur (*BAN*, *USAN*, *rINN*) 奥拉氟

Amine Fluoride 297; GA-297; Olaflurum; SKF-38095. 2,2′-(3-[*N*-(2-Hydroxyethyl)octadecylamino]propylimino)diethanol dihydrofluoride.

Олафлур

$C_{27}H_{60}F_2N_2O_3$ = 498.8.

CAS — 6818-37-7.

ATC — A01AA03.

ATC Vet — QA01AA03.

$$H_3C-(CH_2)_{15}-N(CH_2CH_2OH)-CH_2CH_2CH_2-N(CH_2CH_2OH)_2 \cdot 2HF$$

简介

奥拉氟作为氟化物来源（见**氟化钠**项下，第1864页）用于龋齿预防。有1例因使用奥拉氟导致口腔炎的报道，见**氟化钠**下的**超敏反应**项下（第1865页）。

制剂

专利制剂

Fr.: Elmex Sensitive†; Elmex†; ***Pol.:*** Fluormex; ***Port.:*** Elmex.

多组分制剂 ***Austria:*** Elmex; ***Belg.:*** Elmex; ***Cz.:*** Elmex; ***Fin.:*** Elmex; ***Fr.:*** Elmex Sensitive†; Elmex†; Meridol†; ***Ger.:*** Elmex; Lawefluor N†; Ledermix Fluorid; Multifluorid; ***Hung.:*** Elmex; ***Israel:*** Elmex; Meridol; ***Ital.:*** Elmex; ***Neth.:*** Elmex; ***Pol.:*** Elmex; Fluormex; ***Switz.:*** Elmex; Paro aux fluorures d'amines Geleet.

Ornithine (*rINN*) 鸟氨酸

α,δ-Diaminovaleric Acid; Orn; L-Ornithine; Ornithinum; Ornitina. L-2,5-Diaminovaleric acid.

Орнитин

$C_5H_{12}N_2O_2$ = 132.2.

CAS — 70-26-8.

UNII — E524N2IXA3.

$$HOOC-CH(NH_2)-CH_2CH_2CH_2-NH_2$$

Pharmacopoeias. *Ger.* includes Ornithine Aspartate and Ornithine Hydrochloride.

简介

鸟氨酸为一种脂肪族非必需氨基酸，作为食品添加物使用。

天冬氨酸、氢氯化物、戊邻酮二酸盐（乌氨酸酮戊二酸盐，见**谷氨酸**下的**肠外肠内营养**，第1848页）和苯乙酸已被用于治疗包括高氨血症（第1829页）以及肝性脑病（第1619页）等在内的各种不同适应证。

1. Rapport L, Lockwood B. Ornithine ketoglutarate. *Pharm J* 2001; **266:** 688–90.
2. Coudray-Lucas C, *et al.* Ornithine alpha-ketoglutarate improves wound healing in severe burn patients: a prospective randomized double-blind trial versus isonitrogenous controls. *Crit Care Med* 2000; **28:** 1772–6.
3. Kircheis G, *et al.* Clinical efficacy of L-ornithine-L-aspartate in the management of hepatic encephalopathy. *Metab Brain Dis* 2002; **17:** 453–62.
4. Blonde-Cynober F, *et al.* Use of ornithine alpha-ketoglutarate in clinical nutrition of elderly patients. *Nutrition* 2003; **19:** 73–5.
5. Jalan R, *et al.* L-Ornithine phenylacetate (OP): a novel treatment for hyperammonemia and hepatic encephalopathy. *Med Hypotheses* 2007; **69:** 1064–9.
6. Jiang Q, *et al.* L-Ornithine-l-aspartate in the management of hepatic encephalopathy: a meta-analysis. *J Gastroenterol Hepatol* 2009; **24:** 9–14.

制剂

专利制剂

Austria: Ceret; Hepa; Hepasan; Ornicetil†; ***Braz.:*** Hepa-Merz; ***Cz.:*** Hepa-Merz†; ***Fr.:*** Cetornan; Ornicetil; ***Ger.:*** Hepa-Merz; Hepa-Merz KT; Hepa-Vibolex; ***Hong Kong:*** Hepa-Merz; ***Hung.:*** Hepa-Merz; ***India:*** Hepa-Merz; ***Indon.:*** Hepa-Merz; Hevtin†; ***Ital.:*** Ornicetil†; Ornil; Ornil KGF; ***Mex.:*** Hepa-Merz; ***Philipp.:*** Hepa-Merz; ***Pol.:*** Hepa-Merz; Hepatil†; ***Rus.:*** Hepa-Merz (Гепа-Мерц); Ornicetil (Орницетил); ***Thai.:*** Hepa-Merz; ***Turk.:*** Hepa-Merz.

多组分制剂 ***Braz.:*** Ornihepat†; Ornitargin; ***Fr.:*** Actigess; Ornitaine†; ***Hong Kong:*** Profile B Plus Fat Burner; ***India:*** Biohep; Hepa-Merz; ***Ital.:*** Ipoazotal Complex; Ipoazotal†; Somatron.

Pantothenic Acid (*BAN*) 泛酸

Pantoténico, ácido; Vitamin B_5; Vitamina B_5. (+)-(*R*)-3-(2,4-Dihydroxy-3,3-dimethylbutyramido)propionic acid.

Пантотеновая Кислота; Витамин В5

$C_9H_{17}NO_5$ = 219.2.

CAS — 79-83-4 (D-pantothenic acid); 599-54-2 (DL-pantothenic acid).

ATC — A11HA31; D03AX04.

ATC Vet — QA11HA31; QD03AX04.

UNII — 19F5HK2737.

$$HOCH_2-C(CH_3)_2-CH(OH)-CO-NH-CH_2CH_2-COOH$$

(D-pantothenic acid)

Calcium Pantothenate (*BANM*, *rINN*) 泛酸钙

Calcii pantothenas; Calcium, pantothénate de; Dextro Calcium Pantothenate; Kalcio pantotenatas; Kalciumpantotenat; Kalcium-pantotenát; Kalsiumpantotenaatti; Pantotenato de calcio; Pantothenan vápenatý; Pantothénate de Calcium; Wapnia pantotenian.

Кальция Пантотенат

$(C_9H_{16}NO_5)_2Ca$ = 476.5.

CAS — 137-08-6 (calcium D-pantothenate); 6381-63-1 (calcium DL-pantothenate);.

ATC — A11HA31; D03AX04.

ATC Vet — QA11HA31; QD03AX04.

UNII — 568ET80C3D (calcium D-pantothenate); 2KC899R47Q (calcium DL-pantothenate).

Pharmacopoeias. In *Chin., Eur.* (see p.vii), *Jpn, US,* and *Viet. US* also has a monograph for Racemic Calcium Pantothenate. *Ger.* also includes Sodium Pantothenate.

Ph. Eur. 6.8（Calcium Pantothenate） 白色或类白色微吸湿粉末。易溶于水；微溶于乙醇。5%水溶液的pH值为6.8～8.0。贮藏于密闭容器中。

USP 33（Calcium Pantothenate） 泛酸右旋异构体钙盐。白色，无臭，微吸湿粉末。可溶于水（1：3）；几乎不溶于乙醇、氯仿、及乙醚；可溶于甘油。贮藏于密闭容器中。

USP 33（Racemic Calcium Pantothenate） 泛酸右旋及左旋异构体钙盐的混合物。消旋泛酸钙的生理活性大约为泛酸钙的一半。白色微吸湿粉末，有微臭。易溶于水；几乎不溶于乙醇、氯仿及乙醚；可溶于甘油。其溶液对石蕊溶剂呈中性或碱性。贮藏于密闭容器中。

不良反应

据报道，泛酸通常没有毒性。

嗜酸粒细胞增多症 有一篇研究报道了与使用生物素及泛酸相关的可致命的嗜酸粒细胞胸膜心包炎[1]。在停止使用这些维生素后症状得到缓解。

1. Debourdeau PM, *et al.* Life-threatening eosinophilic pleuropericardial effusion related to vitamins B_5 and H. *Ann Pharmacother* 2001; **35:** 424–6.

药动学

泛酸在经口给药后迅速从胃肠道吸收，广泛分布于身体各组织且能从乳汁中检出。大约70%的泛酸以原形经尿液，30%从粪便排出。

人体需要量

泛酸广泛分布于食物中。肉类、豆类以及全谷类食品是泛酸的丰富来源；其他较好的来源包括蛋、奶、蔬菜以及水果。

英国和美国的推荐膳食摄入量 在英国，尽管人们认为每日3～7mg的叶酸摄入量是适宜的，但是推荐营养素摄入量（RNI）和估计平均需要量（EAR）都对泛酸摄入量进行了限定（见第1825页）。尽管每日3～7mg的成人摄入量被认为是充足的[1]。同样，虽然美国的每日推荐膳食供给量（RDAs）尚未颁布，但是普遍认为，成人每日膳食充足摄入量为5mg，妊娠期及哺乳期妇女需分别增至6mg和7mg[2]。

1. DoH. Dietary reference values for food energy and nutrients for the United Kingdom: report of the panel on dietary reference values of the committee on medical aspects of food policy. *Report on health and social subjects 41.* London: HMSO, 1991.
2. Standing Committee on the Scientific Evaluation of Dietary Reference Intakes of the Food and Nutrition Board. *Dietary Reference Intakes for thiamin, riboflavin, niacin, vitamin B_6, folate, vitamin B_{12}, pantothenic acid, biotin, and choline.* Washington, DC: National Academy Press, 2000. Also available at: http://www.nap.edu/openbook.php?isbn=0309065542 (accessed 21/07/08)

用途和用法

泛酸传统上被认为是一种B族维生素物质。它是辅酶A的组成成分之一，而辅酶A在糖类、脂肪和蛋白质的代谢中都发挥重要作用。

由于泛酸广泛存在于食物中，故而泛酸缺乏在人类中很罕见。

尽管泛酸通常以钙盐的形式与其他B族维生素一起作为营养补充物经口给予，但是它在人类医药中并不具有常规的治疗用途。

制剂

USP 33: Calcium Pantothenate Tablets; Oil- and Water-soluble Vitamins Capsules; Oil- and Water-soluble Vitamins Oral Solution; Oil- and Water-soluble Vitamins Tablets; Oil- and Water-soluble Vitamins with Minerals Capsules; Oil- and Water-soluble Vitamins with Minerals Oral Solution; Oil- and Water-soluble Vitamins with Minerals Tablets; Water-soluble Vitamins Capsules; Water-soluble Vitamins Tablets; Water-soluble Vitamins with Minerals Capsules; Water-soluble Vitamins with Minerals Tablets.

专利制剂

Austral.: Pantonate†; ***Ger.:*** Kerato Biciron; ***Mex.:*** Span Plex; ***Rus.:*** Zorex (Зорекс); ***Switz.:*** Pantothen.

多组分制剂 ***Arg.:*** Bifena; Cellskinlab Hydragel B5; Cidermex; Culuflex H†; Guarana Diates†; Hairplus; Megaplus; Triconal; Valcatil Plus; Valeriana Relax Diates†; ***Austral.:*** Bio Ace; Bio Ace Excell; Hair and Skin Formula†; Otrivin Saline Plus; Zn-A-C†; ***Austria:*** Lemuval†; Pantogar; Priorin; ***Belg.:*** Sili-Met-San; ***Braz.:*** Alergitrat†; Gaba†; Gaballon; Pantevit; Varizol†; ***Canad.:*** Femm; Formula M; ***Chile:*** Becomplina Fuerte†; Foltene Research Anticaspa†; Hydragel B5 CKL; Hydrating B5 Gel†; Modane; ***Fr.:*** Forcapil; Modane; ***Ger.:*** Carotin†; Pantovigar N; Potsilo N†; Priorin†; Regepithel; ***Hung.:*** Forcapil; ***India:*** Livosil-B; Neurotrat; Sioneuron; ***Indon.:*** Aviter; Combiplex; Pantogar; Proimbus†; Provigor†; ***Ital.:*** Nuleron; Silisan; Vitecaf†; ***Malaysia:*** Vitamin C-500 YSP; ***Mex.:*** Espaven; Modaton; Pantogar; ***Mon.:*** Cicaleine; ***Philipp.:*** Korgivit-E†; Lungcaire Plus; ***Port.:*** Bioclin Kera†; Vitacrecil†; ***Rus.:*** Multi-Tabs B-Complex (Мульти-Табс В-Комплекс); Pantovigar (Пантовигар); ***Singapore:*** Beafort; Pantogar; ***Spain:*** Calcio 20 Complex; Lacerdermol; Lupidon; Pantenil†; Pulmofasa; Tri Hachemina; ***Switz.:*** Cortifluid N; Decasept N; Pantogar; Priorin N; Sili-Met-San†; ***Turk.:*** Pantogar; Pilo Cura; Priorin; ***UK:*** Pilfood; ***Ukr.:*** B-Complex Multi-Tabs (В-Комплекс Мульти-Табс); Fenules (Фенюльс); Fitoval Capsules (Фитовал капсулы); Levasil (Левасил)†; Vimifor Multivitamin with Beta-Carotene (Вімфор Мультивітамін З Бета-каротином); Zorex (Зорекс).

Phenylalanine (*USAN*, *rINN*) 苯丙氨酸

α-Aminohydrocinnamic Acid; F; Fenilalanin; Fenilalanina; Fenilalaninas; Fenylalanin; Fenyloalanina; Fenyylialaniini; Phe; Phénylalanine; L-Phenylalanine; Phenylalaninum. L-2-Amino-3-phenylpropionic acid.

Фенилаланин

$C_9H_{11}NO_2$ = 165.2.

CAS — 63-91-2.

UNII — 47E5O17Y3R.

$$C_6H_5-CH_2-CH(NH_2)-COOH$$

Pharmacopoeias. In *Chin., Eur.* (see p.vii), *Jpn,* and *US.*

Ph. Eur. 6.8（Phenylalanine） 白色或类白色结晶性粉末，或有光泽的、白色片状粉。略溶于水；极微溶于乙醇。可溶解于稀无机酸溶液及强碱性氢氧化物的稀释液。避光。

USP 33（Phenylalanine） 白色无臭结晶体。略溶于水；极微溶于乙醇、甲醇以及稀无机酸溶液。1%水溶液的pH值为5.4～6.0。

简介

苯丙氨酸是一种芳香族氨基酸，是一种必不可少的膳食组分，被用作食品添加剂。

对于苯丙酮尿症患者，应当限制苯丙氨酸的摄入（见**氨基酸代谢障碍**项下，第1822页）。

白癜风 对于白癜风（局限性色素沉着过度，第1509页，尚无完全有效的治疗方法）。普遍认为使用补骨脂素经口给药或局部光化学疗法是最有效的治疗。除此之外，经验疗法还包括采用UVA光疗结合苯丙氨酸。对200名白癜风患者经口给予剂量最高为100mg/kg的苯丙氨酸并伴随UVA/阳光照射，有效率达到90%以上[1]。最佳效果仅发现于疾病早期，但在长期患病的病例中持续使用时仍有可能诱发色素再沉着。色素再沉着主要出现在有大量丘疹坏死性皮结核的区域。该疗法禁忌用于苯丙酮酸尿症患者及妊娠妇女。

同样地，另一项开放试验报告了对149名患者给予每日50～100mg/kg苯丙氨酸加上每周2次的UVA治疗，其中的94名患者对治疗有反应[2]。不过，只有22%的应答者在超过60%的受影响区域出现了色素再次沉着。更高的剂量似乎并不如每日50mg/kg的剂量更有效。另一研究组报道了应用剂量为每日50mg/kg或100mg/kg的苯丙氨酸结合10%苯丙氨酸凝胶和每日的日光照射，对白癜风进行为期6年的治疗经验[3]。

虽然效果并不理想，但仍旧考虑该种治疗是有效的，尤其是其对面部发展迅速的色素再沉着能力。该研究组还完成了一项开放试验，局部添加 0.025％的丙酸氯倍他索与在秋冬季节进行紫外线照射相结合；65.5％的患者实现了 100％的面部色素再次沉着[4]。

1. Cormane RH, *et al.* Treatment of vitiligo with L-phenylalanine and light. *Br J Dermatol* 1986; **115:** 587.
2. Siddiqui AH, *et al.* L-Phenylalanine and UVA irradiation in the treatment of vitiligo. *Dermatology* 1994; **188:** 215–18.
3. Camacho F, Mazuecos J. Treatment of vitiligo with oral and topical phenylalanine: 6 years of experience. *Arch Dermatol* 1999; **135:** 216–17.
4. Camacho F, Mazuecos J. Oral and topical L-phenylalanine, clobetasol propionate, and UVA/sunlight - a new study for the treatment of vitiligo. *J Drugs Dermatol* 2002; **2:** 127–31.

制剂

专利制剂

Arg.: Fenilup.

多组分制剂 ***Arg.:*** Fosfovita; KLB6 Fruit Diet†; ***Fr.:*** Revitalose; ***Ital.:*** Tonofit†.

Polysaccharide-Iron Complex 力蜚能

Polisacárido hierro, complejo.

简介

力蜚能作为铁源（第1850页）被用于治疗缺铁性贫血（第1852页）。口服给药，日剂量相当于 300mg 元素铁。

制剂

专利制剂

Belg.: Ferricure; ***Canad.:*** Triferexx; ***Chile:*** Niferex†; ***Hong Kong:*** Niferex; ***Norw.:*** Niferex; ***UK:*** Niferex; ***USA:*** Fe-Tinic†; Ferrex; Ferrex Plus; Hytinic†; Niferex; Poly-Iron.

多组分制剂 ***USA:*** Fe-Tinic Forte; Ferrex Forte; Ferrex Forte Plus†; Ferrex PC; Hemocyte-F; Niferex Forte; Nu-Iron V; Poly-Iron Forte; Tandem; Tandem Plus.

Proline（*BAN*, *USAN*, *rINN*） 脯氨酸

P; Pro; Proliini; Prolin; Prolina; Prolinas; L-Proline; Prolinum. L-Pyrrolidine-2-carboxylic acid.

Пролин

$C_5H_9NO_2$ = 115.1.

CAS — 147-85-3.

UNII — 9DLQ4CIU6V.

Pharmacopoeias. In *Chin.*, *Eur.* (see p.vii), and *US.*

Ph. Eur. 6.8（Proline） 白色或类白色结晶性粉末或无色结晶。极易溶于水；易溶于乙醇。避光。

USP 33（Proline） 白色无臭结晶。易溶于水及无水乙醇；不溶于丁醇、醚及异丙醇。

简介

脯氨酸是环状非必需氨基酸。被用作食品添加剂。

制剂

多组分制剂 ***Fr.:*** Calmobrul; ***Port.:*** Creme Laser Hidrante.

Safflower Oil 红花油

Aceite de alazor; Aceite de cártamo; Carthame (huile de) raffinée; Carthami oleum raffinatum; Dygminų aliejus, rafinuotas; Safflorolja, raffinerad; Saflorīöljy, puhdistettu; Světlicový olej čištěný.

Сафлоровое Масло

ATC Herb — HB05BA5002 (Carthamus tinctorius: oil); HC10AW5003 (Carthamus tinctorius: oil).

UNII — 65UEH262IS.

Pharmacopoeias. In *Eur.* (see p.vii) and *US.*

Chin., *Eur.* (see p.vii), and *Jpn* include Safflower, the flower of *Carthamus tinctorius.*

Ph. Eur. 6.8（Safflower flower；Carthami Flos） 烘干红花中提取。含不少于 1％的类黄酮，被称为金丝桃苷（$C_{21}H_{20}O_{12}$＝464.4），干燥后计算。避光。

Ph. Eur. 6.8（Safflower Oil，Refined） 从红花种子（type Ⅰ）或从红花杂合品种（type Ⅱ）的种子中获得的不挥发油，通过压榨和（或）提取后精炼提纯而得。type Ⅱ精炼红花油富含油酸，可能含有适量的抗氧化剂。为黄色或淡黄色澄清、黏稠液体。相对密度约为 0.922（type Ⅰ）和 0.914（type Ⅱ）。几乎不溶于乙醇；可溶混于石油醚（沸点为 40～60℃）。贮藏于密闭容器中。避光。

USP 33（Safflower Oil） 从红花（菊科）种子获得的精炼不挥发油。淡黄色的油，长期暴露于空气中后变浓且会发生酸败。不溶于水；易混溶于氯仿及醚。贮藏于密闭容器中。避光。

简介

红花油是从红花种子或人工养殖（杂合品种）藏红花的种子（type Ⅱ）中获得的精炼不挥发油。它含有约 75％ 的亚油酸及多种饱和脂肪酸。

红花油与大豆油的作用和价值相似（见第1867页）。含 5％红花油和 5％ 大豆油的混合物或者两种油各含 10％的混合物的脂肪乳剂，常作为完全肠外营养的一个组分。

不良反应 当作为肠外营养的组分，参与脂肪乳剂的联合作用时，可导致窦性心动过缓的发生，见**大豆油**项下**对心血管系统的影响**（第1867页）。

制剂

多组分制剂 ***Canad.:*** Liposyn; Microlipid; ***Chile:*** Liposyn†; ***Indon.:*** Baliin Q10; ***Israel:*** Liposyn†; ***Ital.:*** Liposyn†; ***Mex.:*** Liposyn†; ***Rus.:*** Vitamax (Витамакс)†; ***Turk.:*** Liposyn; ***Ukr.:*** Energin (Энергин); Farcovit B12 (Фарковит B12); ***USA:*** Liposyn II; Microlipid.

Selenium 硒

Selen; Selenio; Sélénium.

Селен

Se = 78.96.

UNII — H6241UJ22B.

Selenious Acid 亚硒酸

Kwas selenawy; Selenioso, ácido. Monohydrated selenium dioxide.

Селенистая Кислота

H_2SeO_3 = 129.0.

CAS — 7783-00-8.

UNII — F6A27P4Q4R.

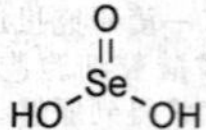

Pharmacopoeias. In *US.*

USP 33（Selenious Acid） 贮藏于密闭容器中。

Potassium Selenate 硒酸钾

Selenato potásico.

Селенат Калия; Селеновокислый Калий

K_2SeO_4 = 221.2.

CAS — 7790-59-2.

Pharmacopoeias. In *BP(Vet).*

BP（Vet）2010（Potassium Selenate） 无色的结晶或白色结晶性粉末。易溶于水。

Sodium Selenate 硒酸钠

AI3-10625; CCRIS 1259; Disodium Selenate; Natriumseleniat; NSC-378348; Selenato sódico; Sodium Selenium Oxide.

Селенат Натрия; Селеновокислый Натрий

Na_2SeO_4 = 188.9.

CAS — 13410-01-0.

ATC — A12CE01.

ATC Vet — QA12CE01.

UNII — 5DQP25600A.

Sodium Selenite 亚硒酸钠

Natrii selenis pentahydricus; Natrio selenitas pentahidratas; Natriumseleniittipentahydraatti; Natriumselenitpentahydrat; Seleničitan sodný pentahydrát; Selenito sódico; Sodium (sélénite de) pentahydraté; Sodu selenin pięciowodny; Sodyum Selenit.

Селенистокислый Натрий; Селенит Натрия

Na_2SeO_3,$5H_2O$ = 263.0.

CAS — 10102-18-8.

ATC — A12CE02.

ATC Vet — QA12CE02.

UNII — HIW548RQ3W (sodium selenite); 0WV4L961ZV (sodium selenite pentahydrate).

Pharmacopoeias. In *Eur.* (see p.vii). *BP(Vet)* includes anhydrous sodium selenite.

Ph. Eur. 6.8（Sodium Selenite Pentahydrate） 白色或类白色的、具吸湿性的、结晶性粉末。易溶于水；几乎不溶于乙醇。贮藏于密闭容器中。

BP（Vet）2010（Sodium Selenite） 白色至淡粉色结晶性粉末。极易溶于水；几乎不溶于乙醇和其他液体。

不良反应

硒过量与头发脱落、指甲变化、腹泻、皮炎、金属味、大蒜味呼吸、易怒、疲劳以及周围神经性病变相关。

对葡萄糖代谢的影响 硒对非色素瘤皮肤癌作用的研究中发现，在接受了将近 8 年补充硒组比安慰剂组糖尿病的发生率高[1]。在没有更深入地研究之前，这项研究提出了这样的建议，即如果人们的饮食中已经提供了硒的推荐用量，那么就应该避免再次补充[2]。

1. Stranges S, *et al.* Effects of long-term selenium supplementation on the incidence of type 2 diabetes: a randomized trial. *Ann Intern Med* 2007; **147:** 217–23.
2. Bleys J, *et al.* Selenium and diabetes: more bad news for supplements. *Ann Intern Med* 2007; **147:** 271–2.

对死亡率的影响 一项对随机初级和次级预防研究中抗氧化剂增补对死亡率影响的系统性综述[1]认为，硒对死亡率没有显著影响，既没有有益影响也没有有害影响。然而，该综述建议未来的研究应该紧密监视有害证据。

1. Bjelakovic G, *et al.* Antioxidant supplements for prevention of mortality in healthy participants and patients with various diseases. Available in The Cochrane Database of Systematic Reviews; Issue 2. Chichester: John Wiley; 2008 (accessed 18/06/08).

毒性 大量硒的慢性辐射报道会引起内分泌功能毒性作用、肝毒性、胃肠紊乱、皮肤病如指甲和头发脱落以及皮炎等。也有研究表明会在神经毒性及增加肌萎缩侧索硬化的危险方面产生影响。研究已经产生了相矛盾的结果，不同的无机和有机形式在生物活性、毒性以及营养重要性方面有所不同。

毒性急剧发作也有报道。硒的毒性症状具有以下特征：大蒜味或者酸味、呕吐、胃肠紊乱、焦躁不安、多涎、肌肉痉挛、溶血、肝坏死、脑水肿和肺水肿、昏迷和死亡[1～3]。1 名男性服用了标明包含有 500～1000 倍的硒的维生素药片，出现大面积的脱发、指甲颜色的改变、腹泻、疲劳过度和感觉异常。在停止服用维生素 2 周之后，可注意到头顶上重新长起来的头发和指甲上黄白红线[2]。另一个案例中，1 名可能患有前列腺癌的老年人摄取了 10g 亚硒酸钠，产生了明显的腹痛、呕吐、腹泻、低血压和室性心动过速。血液测试表明酸中毒、低钾血症和过度的硒浓缩。尽管他接受了理疗，但是由于心脏停搏，最终死亡[3]。FDA[4]在接到使用这种产品会产生 43 例不良反应后报道：发现在特定的食品补充剂中含有大量有毒硒。在服用 5～10 天后，开始发生不良反应，包括明显的脱发、肌肉痉挛、腹泻、关节痛、疲劳、指甲畸形或者脱落、疱疹。其中 1 名患者每日的用药剂量被发现是 24mg，比美国所推荐的每日用量 55μg 高出 400 倍[5]。

1. Vinceti M, *et al.* Adverse health effects of selenium in humans. *Rev Environ Health* 2001; **16:** 233–51.
2. Clark RF, *et al.* Selenium poisoning from a nutritional supplement. *JAMA* 1996; **275:** 1087–8.
3. See KA, *et al.* Accidental death from acute selenium poisoning. *Med J Aust* 2006; **185:** 388–9.
4. FDA. FDA finds hazardous levels of selenium in samples of "Total Body Formula" and "Total Body Mega Formula": dietary supplement products linked to adverse reactions (issued 9th April 2008). Available at: http://www.fda.gov/NewsEvents/Newsroom/PressAnnouncements/2008/ucm116878.htm (accessed 22/07/10)
5. Sutter ME, *et al.* Selenium toxicity: a case of selenosis caused by a nutritional supplement. *Ann Intern Med* 2008; **148:** 970–1.

药动学

硒化合物通常可在胃肠道被迅速吸收。硒贮存于红细胞、肝、脾、心及指甲中。在组织中转化成代谢活性形式。硒经尿液排出，少量可经粪便排出。

用途和用法

硒是一种必需微量元素。它作为谷胱甘肽过氧化物酶的重要组成成分可保护细胞内结构免受氧化损伤。硒的缺乏与地方性心肌病——克山病相关，曾见于中国的某个地域。它也与大骨节病、地方性骨关节炎有关，硒缺乏将导致严重的关节畸形。硒在食物中大多以硒蛋氨

酸和硒代半胱氨酸及其衍生物的形式存在。

亚硒酸及其钠盐——亚硒酸钠，被作为硒剂使用，特别用于长期接受肠外营养而处于硒缺乏状态的患者。加入到 TPN 的每日硒的建议用量是 20～40μg（0.25～0.5μmol）。硒酸钠也被使用。

添加到完全肠外营养液中的儿童剂量见下文**儿童用法**。

对于不能从食物中获取硒的硒缺乏者，硒以亚硒酸盐的形式通过口服、肌内注射、静脉注射而获得，每日提供 100～200μg 的硒，如果需要的话，每日可以增加到 500μg。

硒酸盐和亚硒酸盐在兽医学中被用于治疗硒缺乏症。

作用 参考文献如下。

1. Rayman MP. The importance of selenium to human health. *Lancet* 2000; **356:** 233–41.

儿童用法 硒酸盐和亚硒酸盐可以通过肠外供给预防和治疗儿童硒缺乏。美国注册药品信息建议对于所有儿童每日硒用量是 3μg/kg（38nmol/kg）。在英国，注册药品信息建议对于体重为 40kg 或 40kg 以下的儿童，每日硒用量为 2μg/kg（最大剂量是 30μg），40kg 以上的儿童使用成人剂量（见上文）。

在早产儿中，低血硒浓度被认为是新生儿呼吸紊乱和早产儿视网膜病变的一个潜在危险因素。一项系统性综述[1]发现，通过肠内或者肠外补充硒不能降低并发症的发生率，也不能提高存活率。然而，在早产儿中，低血硒对于降低后期突发脓毒症发作次数是有益处的。有证据表明在这一组中推荐剂量对于一些人来说是不足的。

1. Darlow BA, Austin NC. Selenium supplementation to prevent short-term morbidity in preterm neonates. Available in The Cochrane Database of Systematic Reviews; Issue 4. Chichester: John Wiley; 2003 (accessed 18/02/09).

HIV 感染和 AIDS 随机对照实验表明连续 9 个月每日口服 200μg 的硒增补物可以抑制 HIV-1 病毒载量的扩散，并且间接增加 CD4 的数量[1]。有报道说增加了 CD4 和 CD8 的数量，但加速了生殖期的 HIV-1 与多种维生素和硒增补物的脱离，见 HIV 感染和 AIDS，第 1826页。

1. Hurwitz BE, *et al.* Suppression of human immunodeficiency virus type 1 viral load with selenium supplementation: a randomized controlled trial. *Arch Intern Med* 2007; **167:** 148–54.

人体需要量 英国的膳食参考值（见第1825页）[1]及美国的推荐膳食供给量（RDA）[2]都颁布了关于硒的推荐量。

在英国，成人的日推荐膳食摄入量分别为男性 75μg，女性 60μg；对于不同年龄的婴幼儿及哺乳期女性均有相应的推荐量。英国还有报道指出没有确凿的证据证明大量摄入硒可以预防癌症或心血管疾病；事实上，甚至有证据表明对于成年男性而言，来自所有来源的硒的最大日安全摄入量应当被定为 450μg。Expert Group on Vitamins and Minerals[3]后来确定了硒的安全上限为每日 450μg。

美国对成年男性和女性的 RDA 均为每日 55μg，同样对于婴幼儿及孕期和哺乳期女性也规定了相应的推荐量。可耐受最高摄入量为每日 400μg[2]。

WHO 推荐了膳食硒总体平均摄入量安全范围的下限值为成年男性每日 40μg，女性每日 30μg[4]。成人膳食硒的每日最大安全量推荐值为 400μg。

1. DoH. Dietary reference values for food energy and nutrients for the United Kingdom: report of the panel on dietary reference values of the committee on medical aspects of food policy. *Report on health and social subjects 41*. London: HMSO, 1991.
2. Standing Committee on the Scientific Evaluation of Dietary Reference Intakes of the Food and Nutrition Board. *Dietary Reference Intakes for vitamin C, vitamin E, selenium, and carotenoids*. Washington DC: National Academy Press, 2000. Also available at: http://www.nap.edu/openbook.php?isbn=0309069351 (accessed 21/07/08)
3. Expert Group on Vitamins and Minerals. Safe Upper Levels for vitamins and minerals (May 2003). Available at: http://www.food.gov.uk/multimedia/pdfs/vitmin2003.pdf (accessed 10/11/05)
4. WHO. Selenium. In: *Trace elements in human nutrition and health*. Geneva: WHO, 1996; 105–22.

恶性肿瘤的预防 在一项针对曾有皮肤新基底或鳞状上皮细胞癌病史患者的研究中发现，硒补充剂不能保护患者以对抗该类癌症的发展[1]。此后的一项追踪数据[2]显示，使用硒补充剂后，发生鳞状上皮细胞癌和总体非黑素瘤皮肤癌的危险有统计学意义的显著增加。但是，在第一项研究中，对次级终末点的分析指出：在该研究组中各种其他癌症的发生率降低[1]。

随后的研究特别提出了硒摄入量低与患前列腺癌危险性之间的联系；在接受硒补充剂的患者中，前列腺癌发生率降低了 63%[3]。进一步的追踪确定了这种负相关，但是发现这可能只对硒浓度基线低的男性有效[4]。一项病例对照研究也报道较高的硒摄入量能降低晚期前列腺癌的风险[5,6]。较高浓度的诊断硒浓度与较低的患前列腺癌的危险相关，但这仅适用于前列腺特异性抗原（prostate-specific antigen，PSA）基线浓度升高的个体（高于 4ng/ml）。作者推测可能是硒影响了肿瘤的发展。给予前列腺癌检出者硒补充剂以作为初期终末点的试验正在进行中[6]。然而，一项大样本随机对照试验以前列腺癌检测为主要结局，研究发现单独使用硒的补充剂或硒和维生素 E 联合使用没有证据表明是有益的[7]。这项研究同时提出建议：抗氧化补充剂不应被推荐为预防前列腺癌的药物[8]。在前列腺癌常规治疗期间，硒补充剂的价值已在调查[9]。

尽管与病例对照研究结果不一致，但硒含量与膀胱癌危险之间的负相关性已有报道。调查硒对膀胱癌术后复发及预后的对照研究已列入计划[10]。

有发现补充硒对于整体死亡率无有利影响，见上文**对死亡率的影响**。

1. Clark LC, *et al.* Effects of selenium supplementation for cancer prevention in patients with carcinoma of the skin: a randomized controlled trial. *JAMA* 1996; **276:** 1957–63. Correction. *ibid.* 1997; **277:** 1520.
2. Duffield-Lillico AJ, *et al.* Selenium supplementation and secondary prevention of nonmelanoma skin cancer in a randomized trial. *J Natl Cancer Inst* 2003; **95:** 1477–81.
3. Clark LC, *et al.* Decreased incidence of prostate cancer with selenium supplementation: results of a double-blind cancer prevention trial. *Br J Urol* 1998; **81:** 730–4.
4. Duffield-Lillico AJ, *et al.* Selenium supplementation, baseline plasma selenium status and incidence of prostate cancer: an analysis of the complete treatment period of the Nutritional Prevention of Cancer Trial. *BJU Int* 2003; **91:** 608–12.
5. Yoshizawa K, *et al.* Study of prediagnostic selenium level in toenails and the risk of advanced prostate cancer. *J Natl Cancer Inst* 1998; **90:** 1219–24.
6. Li H, *et al.* A prospective study of plasma selenium levels and prostate cancer risk. *J Natl Cancer Inst* 2004; **96:** 696–703.
7. Lippman SM, *et al.* Effect of selenium and vitamin E on risk of prostate cancer and other cancers: the Selenium and Vitamin E Cancer Prevention Trial (SELECT). *JAMA* 2009; **301:** 39–51.
8. Gann PH. Randomized trials of antioxidant supplementation for cancer prevention: first bias, now chance—next, cause. *JAMA* 2009; **301:** 102–3.
9. Tabassum A, *et al.* Ingestion of selenium and other antioxidants during prostate cancer radiotherapy: a good thing? *Cancer Treat Rev* 2010; **36:** 230–4.
10. Brinkman M, *et al.* Use of selenium in chemoprevention of bladder cancer. *Lancet Oncol* 2006; **7:** 766–74.

制剂

USP 33: Minerals Capsules; Minerals Tablets; Oil- and Water-soluble Vitamins with Minerals Capsules; Oil- and Water-soluble Vitamins with Minerals Tablets; Selenious Acid Injection; Trace Elements Injection; Water-soluble Vitamins with Minerals Capsules.

专利制剂

Arg.: Sele200; Selebound; ***Austria:*** Selen; Selenase; ***Canad.:*** Formula 2; Micro Se; ***Cz.:*** Selenase; ***Fr.:*** Plexium†; Selenion†; ***Ger.:*** Cefasel; Seleject; Selemun†; Selen-loges; Selenase; Seltrans; Uniselen; ***Hong Kong:*** Selepen; ***Hung.:*** Selen Plus; Selenor; Selesyn; ***Irl.:*** Selesyn; ***Neth.:*** Selenase; ***Pol.:*** Cerosel; ***Port.:*** Selenase; ***Switz.:*** Selenase; ***Turk.:*** Selenase; ***UK:*** Selenase; ***USA:*** Sele-Pak; Selepen.

多组分制剂 ***Arg.:*** Antioxidante Plus; Centella Asiatica Compuesta; Fem Plus 50; Herbaccion Antioxidante; Krebs Plus; Magnesio 102 Plus; Marathon Antioxidante; Selder; Senexon Plus; Super Antioxidante; Tonovital Antioxidante; Tonovital Plus Antioxidante; Tricomax; ***Austral.:*** Acne Oral Spray†; Advanced Prostate Care; Bio Ace Excell; ***Braz.:*** Bio-Sel†; Lymium; Memorisan†; Vita-Max†; ***Canad.:*** DMTX; Ester Aces; Formula AO; Formula PC; Formule A-C-E & Selenium†; Geri-Plus; Nutrol E plus Zinc & Selenium†; Nutrol V†; Prostaplex; Protect; Selenium Plus†; Super AO Factors; Super AO Formula; Synergistic Selenium; Ultra-Vit Plus; Vie Ca Rad†; ***Chile:*** Biofax; Biogenol; Cellvital†; Larotabe; Natursel-C; Reparex; Seresis; Vitagenol; ***Fin.:*** Oxi-Tabs C+E†; ***Fr.:*** Anti-oxydant 200; Anti-oxydant F4; Arbum; Bio-Selenium; Cardiom3†; Cledist; Gynalpha Plus; Liporegul; Nat'Os; Phytosolaire; Procutane†; Prostabiol; Selenium + Zinc; Selenium-ACE; Superoxylase; ***Hong Kong:*** Ocuvite; ***Hung.:*** Cellactive; Humet-R; ***India:*** EC; Fexid-Z; Freecad; Homoxid; Ocufree; ***Indon.:*** Antox; Artovit; Artro Plus; Azvit; Bevizil; Cerebrovit Active; Cerebrovit X-Cel; Colaskin; Danzet; Echinox; Eftian; Ekinase; Entrap; Erphacea; Ever E†; Eyevit; Hemaviton Brain Nutrient†; Hemaviton Skin Nutrient; Hepachol; Heparviton NF; Imulan; Imumax; Imunogard; Imunos; Joint Care; Joint Care Plus; Lanavision Plus; Lutevision Extra; Lycoten; Lycoxy; Lysmin Plus; Matoflam; Matovit AX; Maxivit; My Caps; Neoboost; Neoboost Kids; Noros; Nufit; nutrivision; Nuvision; OA; OA Forte; OA Plus; Ocu-V; Oculex; Osteokom; Osteokom Forte; Osteor Plus†; Osteor†; Osvion Plus; Oxcal; Oxypen; ProBi; Proliva; Qutan-10; Radivit; Reticopen; Retivit; Retivit Plus; Rheumatin; Rheumatin Forte; Risteon; Scaven; Seloxy; Seloxy AA; Stacare; Vantiz; Viopor; Viopor-M; Viopor-M Forte; Viostin Com; Vioxy; Vitanox; ***Irl.:*** Antox†; Ocuvite†; ***Ital.:*** Atopil†; Betaeffe Plus; Bioesse Plus; Blunorm; Caresel; Euretin Duo; Fosfarsile Forte; Influ-Zinc; Konorderm; Longevital; Neomyrt Plus; Nolder; Omegadin Plus; Ri-Donna; Salovit; Selene; Selenium-ACE; Tannidin Plus; Tripondil; Visu-len; ***Malaysia:*** Bio-Cal; Lycovid; Pharmaton with Selenium; Selenium Vitaplus†; Seresis; Shine Bio ACE with Selenium; ***Mex.:*** Alfavit-Eoxi; Oleomed A†; Seresis; ***Mon.:*** Evestrel Jour Nuit; ***Philipp.:*** ALAnerv; Lungcaire Plus; Nutricap; Nutrigrow†; Nutrof†; Vigor-ACE; Zeman; ***Pol.:*** Ekovit†; Rutinoscorbin Plus; ***Port.:*** Ever-Fit Dermo; Fortal Vision; Rilastil Anti-Oxidante†; Rilastil Dermo Solar; Selenium-ACE Extra†; Selenium-ACE†; ***Rus.:*** Tri-V Plus (Три-Ви Плюс)†; Triovit (Триовит); ***Singapore:*** Bios Life; Pharmaton with Selenium; Seresis; Shine Bio-Cal; Vigor-Ace†; ***Thai.:*** Bio-Selenium Zinc†; Ocuvite; ***Turk.:*** ACE plus Selenyum; ***UK:*** Aria; Betaimune; Estroven; GlucoSelene; NutriScience; Se-Power; Selene-Activ; Selenium Bonus; Silica-OK; Visio-Max; ***Ukr.:*** Triovit (Триовит); Trivitum+Se-KV (Тривіт+Se-KB)†; Vimifor Multivitamin with Beta-Carotene (Віміфор Мультивітамін З Бета-каротином); Vitrum Cardio (Вітрум Кардио)†; Vitrum Foreyes Forte (Вітрум Форайз Форте); Yohimbex-Garmonia (Йохимбекс-Гармония); ***USA:*** AquADEKS; Udamin; Udamin SP; ***Venez.:*** Kalsis; Oxi-Cell Plus†; Selene; Uvagen; Vitalux.

顺势疗法制剂 ***Austral.:*** Hangover Relief; ***Austria:*** Crimax; Globuli gegen Hautausschlage; Selenium Med Complex†; ***Canad.:*** Acne†; Adrisin; Alfalfa Tonic; Amphosca; Cutisitum; Energy†; Fatigue Relief; Formula FA 224; Homeo-Form F; Homeodose 24†; Selenium Homaccord; Tonique Alfalfa; Ubicoenzyme; ***Chile:*** Bioactiv I; ***Fr.:*** Amphosca a l'orchitine; Amphosca a l'ovarine; Selenium Complexe No 99; ***Ger.:*** Auroplatin†; Hautfunktionstropfen S†; Heweselen; Infi-China†; Schworocor A; Sedaselect; Selen-Wied; Selenarell; Selenokehl; Tondinel H; ***Neth.:*** Dermalite; ***Switz.:*** Omida comprimes homeopathiques pour la gorge†; ***Ukr.:*** Cerebrum Compositum H (Церебрум Композитум Н)†; ***USA:*** Preferred Remedies Fatigue.

Serine（*BAN*，*USAN*，*rINN*）丝氨酸

β-Hydroxyalanine; S; Ser; Seriini; Serin; Serina; Serinas; Sérine; L-Serine; Serinum; Seryna; Szerin. L-2-Amino-3-hydroxypropionic acid.

Серин

$C_3H_7NO_3$ = 105.1.

CAS — 56-45-1 (serine); 302-84-1 (DL-serine).

UNII — 452VLY9402.

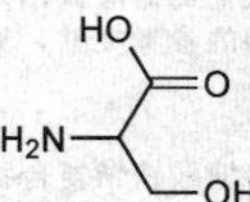

Pharmacopoeias. In *Chin.*, *Eur.* (see p.vii), *Jpn*, and *US*.

Ph. Eur. 6.8（Serine） 白色或类白色结晶状粉末或无色结晶。易溶于水；几乎不溶于乙醇。避光。

USP 33（Serine） 白色、无臭结晶体。可溶于水；几乎不溶于无水乙醇及乙醚。

简介

丝氨酸是一种非必需氨基酸。作为食品添加剂使用。

消旋体（DL-丝氨酸）已被包含在铁补充剂中，用来增加铁的吸收。

制剂

专利制剂

Used as an adjunct in: ***Austria:*** Aktiferrin; Aktiferrin Compositum; ***Cz.:*** Aktiferrin; Aktiferrin Compositum; ***Hung.:*** Aktiferrin; ***Israel:*** Aktiferrin-F; Foliferrin; ***Malaysia:*** Aktiferrin-F†; ***Rus.:*** Aktiferrin (Актиферрин); Aktiferrin Compositum (Актиферрин Композитум); ***Singapore:*** Aktiferrin-F; ***Switz.:*** Actiferrine; Actiferrine-F; ***Ukr.:*** Aktiferrin (Актиферрин).

Sodium Feredetate（*BAN*，*rINN*）依地酸铁钠

Ferédétate de Sodium; Feredetato sódico; Natrii Feredetas; Sodium Ironedetate. The monohydrated iron chelate of the monosodium salt of ethylenediamine-*NNN'N'*-tetra-acetic acid; Iron (III) sodium ethylenediaminetetra-acetate monohydrate.

Натрия Фередетат

$C_{10}H_{12}FeN_2NaO_8,H_2O$ = 385.1.

CAS — 15708-41-5 (anhydrous sodium feredetate).

ATC — B03AB03.

ATC Vet — QB03AB03.

UNII — 403J23EMFA.

(anhydrous sodium feredetate)

Pharmacopoeias. In *Br.*

BP 2010（Sodium Feredetate） 黄色或淡黄褐色、具吸湿性的结晶性状粉末。1%水溶液的 pH 值为 4.0～6.5。贮藏于密闭容器中。

简介

依地酸铁钠作为铁源（第1850页）用于治疗缺铁性贫血（第1852页）。口服给药，日最高剂量可达 1.42g（该量约相当于每日最高剂量为 205mg 的元素铁）。

制剂

BP 2010: Sodium Feredetate Oral Solution.

专利制剂

Fr.: Ferrostrane; **Indon.:** FeRRIZ; **Philipp.:** Ferrosmate; **UK:** Sytron.

多组分制剂 **India:** Calcinol.

Sodium Ferric Gluconate Complex (*USAN*) 葡萄糖酸铁钠复合物

Ferric Sodium Gluconate; D-Gluconic acid, iron (3+) sodium salt; Hierro gluconato sódico, complejo de; Iron Gluconate; Natrii ferrigluconas; Sodium Ferric Gluconate; Sodium ferrigluconate; Sodium-Iron(III) Gluconate Complex.

$[NaFe_2O_3(C_6H_{11}O_7)(C_{12}H_{22}O_{11})_5]_x$.

CAS — 34089-81-1.

ATC Vet — QB03AC07.

UNII — CC9149U2QX.

注：与葡萄糖酸亚铁区别。

不良反应、处置和注意事项

关于肠外用铁，见**右旋糖酐铁**项下（第1853页）。

超敏反应 有关建议葡萄糖酸铁钠复合物是否是右旋糖酐铁更安全的替代物的参考文献，见第1853页。

药动学

峰值浓度随葡萄糖酸铁钠复合物的给药剂量及速度而变化。表观分布容积没有表现出随剂量和速度而发生改变。消除半衰期随剂量的不同而变化，且被报告为当经缓慢静脉注射给药剂量为62.5mg和125mg时，消除半衰期分别为0.85h和1.45h。

用途和用法

葡萄糖酸铁钠复合物被作为铁源（第1850页）用于治疗缺铁性贫血（第1852页）。以含有相当于12.5mg/ml元素铁的溶液的形式给予。对于接受重组人肾红细胞生成素治疗的血液透析患者，推荐量为将125mg铁（10ml）稀释到100ml 0.9%氯化钠溶液中，并于1h内经静脉输注；也可不经稀释，在透析时经缓慢静脉输注给予（输注速度控制在12.5mg/min）。该剂量通常需要在超过8次透析期内重复给予，以实现理想的应答反应。

儿童用量，见下文**儿童用法**。

儿童用法 葡萄糖酸铁钠复合物能用于治疗儿童缺铁性贫血（第1852页）。葡萄糖酸铁钠复合物含有相当于12.5mg/kg的铁元素。对于接受血液透析和接受促红细胞生成素治疗的6岁及以上的儿童可每日摄取1.5mg/kg的铁元素（0.12ml/kg）。用0.9%氯化钠稀释至25ml，输注时间为1h以上，每次最大剂量为125mg。该剂量通常需要在超过8次透析期内重复给予，以实现理想的应答反应。

慢性肾功能衰竭性贫血 参考文献如下。

1. Yorgin PD, *et al.* Sodium ferric gluconate therapy in renal transplant and renal failure patients. *Pediatr Nephrol* 2000; **15:** 171–5.
2. Fishbane S, Wagner J. Sodium ferric gluconate complex in the treatment of iron deficiency for patients on dialysis. *Am J Kidney Dis* 2001; **37:** 879–83.
3. Folkert VW, *et al.* Chronic use of sodium ferric gluconate complex in hemodialysis patients: safety of higher dose (> or =250 mg) administration. *Am J Kidney Dis* 2003; **41:** 651–7.
4. Michael B, *et al.* Sodium ferric gluconate complex in haemodialysis patients: a prospective evaluation of long-term safety. *Nephrol Dial Transplant* 2004; **19:** 1576–80.

制剂

专利制剂

Canad.: Ferrlecit; **Chile:** Pentafer; **Cz.:** Ferrlecit; **Ger.:** Ferrlecit; **Hung.:** Ferrlecit; **India:** Efecient; **Israel:** Ferrlecit; **Ital.:** Actiferro†; Extrafer; Ferlixit; Ferri-Emina†; Ferritin Oti; Ferrosprint; Hemocromo; Rossepar; Rubroferrina†; Sanifer; **Port.:** Ferritin Oti; **USA:** Ferrlecit.

多组分制剂 **Ital.:** Ferritin Complex.

Sodium Fluoride 氟化钠

Fluorid sodný; Fluoruro sódico; Natrii fluoridum; Natrio fluoridas; Natrium Fluoratum; Natriumfluorid; Nátrium-fluorid; Natriumfluoridi; Sodium, fluorure de; Sodu fluorek; Sodyum Fluorür.

Фторид Натрия

NaF = 41.99.

CAS — 7681-49-4.

ATC — A01AA01; A12CD01.

ATC Vet — QA01AA01; QA12CD01.

UNII — 8ZYQ1474W7.

Pharmacopoeias. In *Eur.* (see p.vii), *Int.*, and *US.*

Ph. Eur. 6.8 (Sodium Fluoride) 白色或类白色粉末或无色结晶体。可溶于水；几乎不溶于乙醇。

USP 33 (Sodium Fluoride) 白色，无臭粉末。可溶于水（1：25）；不溶于乙醇。

不良反应和处置

在推荐的控制含氟量的饮用水，以及牙科用于预防龋齿的推荐使用剂量内，氟化钠还没有表现出明显的不良反应。

急性中毒时，经口摄入氟化钠具腐蚀性，可在胃内形成氟化氢。不良反应包括咸味或者肥皂味道、唾液分泌增加、胃肠道紊乱、腹痛、无力、嗜睡、虚弱以及浅呼吸；更严重的反应包括低钙血症、低镁血症、高钾血症、震颤、反射亢进、手足抽搐、惊厥、心律失常、休克、呼吸停止以及心力衰竭。2～4h内可能发生死亡。

尽管有较大的个体间差异，但大多数权威人士认为，单次口服剂量为5～10g的氟化钠对于非治疗成人可能是致命的。但口服剂量小于1g的重度中毒已有报道，且对儿童而言可能导致致命毒性的最小剂量为5mg/kg的氟离子。

急性中毒的治疗包括用石灰水或者另一种钙盐的稀溶液洗胃以使氟化物沉淀，维持大量的尿排出，对低钙血症及手足抽搐者需静脉输注葡萄糖酸钙的速度放慢10%，同时给予对症支持性措施。可给予硫酸镁以纠正低镁血症，水合氢氧化铝能减少氟化物的吸收，可以考虑使用血液透析。

慢性氟中毒可能导致氟骨症，表现为骨密度增加及骨小梁形成变粗，韧带、腱及肌肉嵌入的钙化。临床表现为骨痛、强直、活动受限，并且在重症患者中可致残致畸。儿童在出牙前的牙发育期长期过量摄入氟化物可导致以斑纹釉质为表现的牙氟中毒。当饮用水氟化物浓度为1～2ppm（1～2mg/L）时，牙氟中毒较轻微，表现为牙齿表面有白色不透明的斑点。当浓度增高时，牙釉质缺损严重程度增加，出现棕褐色至黑色的染色且牙齿表现为有腐蚀性凹痕。

饮用水**氟化**（见下文）已经成为一项引发大量争论的主题。关于其可增加甲状腺疾病、染色体畸变以及癌症发生率的提议还未被证实。

关于氟化盐毒性作用的综述如下。

1. WHO. Fluorine and Fluorides. *Environmental Health Criteria 36.* Geneva: WHO, 1984. Available at: http://www.inchem.org/documents/ehc/ehc/ehc36.htm (accessed 08/11/05)
2. Whitford GM. The physiological and toxicological characteristics of fluoride. *J Dent Res* 1990; **69** (Spec Iss): 539–49.
3. Whitford GM. The metabolism and toxicity of fluoride. *Monogr Oral Sci* 1996; **16:** 1–153.
4. WHO. Fluorides. *Environmental Health Criteria 227.* Geneva: WHO, 2002. Available at: http://www.inchem.org/documents/ehc/ehc/ehc227.htm (accessed 08/11/05)
5. Dhar V, Bhatnagar M. Physiology and toxicity of fluoride. *Indian J Dent Res* 2009; **20:** 350–5.

致癌性 基于对在饮水氟化及非氟化城市中的生存人群之间癌症死亡率的对比，可以确定人为的饮水加氟可能与患癌症的危险增加相关[1]。但其他人复查这些数据后没有证实该联系，在不同国家中也没有关于该问题的进一步研究[2]。在英国，Working Party on Fluoridation of Water and Cancer[3]没有找到证据以推断到底是饮水中天然存在的氟化物还是添加到供水中的氟化物可以诱发癌症或增加癌症的死亡率。从这个角度来看，饮用水加氟被认为是安全的。美国 National Toxicology Programme[4]完成的动物模型研究中未发现其对雌性大鼠或不分雌雄的小鼠有致癌性的证据。尽管尚不能确定氟化钠和肿瘤之间的联系，但还是在给予中等或高剂量的雄性大鼠中发现了少量骨肉瘤的发生。一篇就饮用水中可能存在的致癌物质所做的流行病学证据综述提出：1990年后的附加数据不支持骨肉瘤或其他任何癌症与饮用水中氟化物之间的关系[5]。

一项针对暴露于高水平氟化物尘埃的工人的人群研究报告了原发性肺癌和膀胱肿瘤的过高发生率[6]。

1. Yiamouyiannis J, Burk D. Fluoridation and cancer: age-dependence of cancer mortality related to artificial fluoridation. *Fluoride* 1977; **10:** 102–25S.
2. Clemmesen J. The alleged association between artificial fluoridation of water supplies and cancer: a review. *Bull WHO* 1983; **61:** 871–83.
3. DHSS. *Fluoridation of water and cancer: a review of the epidemiological evidence: report of the working party.* London: HMSO, 1985.
4. Public Health Service report on fluoride benefits and risks. *JAMA* 1991; **266:** 1061–2, 1066–7.
5. Cantor KP. Drinking water and cancer. *Cancer Causes Control* 1997; **8:** 292–308.
6. Grandjean P, Olsen JH. Extended follow-up of cancer incidence in fluoride-exposed workers. *J Natl Cancer Inst* 2004; **96:** 802–3.

对骨和关节的影响 一位68岁的老年女性因骨质疏松给予氟化物而致使**风湿性关节炎**恶化[1]。

老龄人中**髋骨骨折**危险性的增高被认为与氟化水相关[2]。另一项研究[3]报告了这种联系仅限于当氟化物浓度超过了110μg/L时。然而，一项大型的病例对照研究[4]中发现对于摄入含氟化物浓度大约为1mg/L（1ppm）的氟化水的人群，没有发生髋骨骨折的危险性增加。同样，一篇针对老年白种妇女的前瞻性研究[5]没有发现长期暴露于氟化水可增加骨折的危险，甚至提出在那些连续暴露于氟化物的妇女中，因为股骨颈和腰椎骨的骨密度增加，反而降低了发生髋骨和椎骨骨折的危险。一项在大量的中国农村人群中完成的流行病学研究明确了当长期暴露于含氟量在4.32ppm以上的氟化饮用水时，髋骨及所有骨骨折的危险性增加。相对于饮用水氟化作用可忽略不计的区域，当饮水含氟量为1～1.06ppm时可降低总体骨折的危险；没有观察到对髋骨骨折有相类似的保护效应。尽管髋骨骨折的例数很少，作者还是提出该结果支持其他研究中提到的当饮用水氟化物浓度为1ppm时不会增加髋骨骨折危险性的结论[6]。关于氟化物治疗剂量对骨折发生率影响的相关评论，见下文**用途和用法**下的**骨质疏松症**项下。

氟化物的使用，特别是当日剂量在40mg以上时，可能与**末梢疼痛综合征**相关，通常表现为下肢末端骨痛，但有时候还包括了上肢和中轴骨骼。原因尚不明确，可能是因为应力性骨折或疼痛位点的骨骼生长增加[7]。

过量食用茶（酿造的、瓶装的或者是冰镇的茶等）后，表现为骨软化症或骨硬化的**氟骨病**（氟骨症）已有报道[8,9]。一些瓶装的茶被检测出含有的氟浓度超过了FDA规定用量，即每瓶饮料2.4ppm[9]。

1. Duell PB, Chesnut CH. Exacerbation of rheumatoid arthritis by sodium fluoride treatment of osteoporosis. *Arch Intern Med* 1991; **151:** 783–4.
2. Danielson C, *et al.* Hip fractures and fluoridation in Utah's elderly population. *JAMA* 1992; **268:** 746–8.
3. Jacqmin-Gadda H, *et al.* Fluorine concentration in drinking water and fractures in the elderly. *JAMA* 1995; **273:** 775–6.
4. Hillier S, *et al.* Fluoride in drinking water and risk of hip fracture in the UK: a case-control study. *Lancet* 2000; **355:** 265–9.
5. Phipps KR, *et al.* Community water fluoridation, bone mineral density, and fractures: prospective study of effects in older women. *BMJ* 2000; **321:** 860–4.
6. Li Y, *et al.* Effect of long-term exposure to fluoride in drinking water on risks of bone fractures. *J Bone Miner Res* 2001; **16:** 932–9.
7. Jones G, Sambrook PN. Drug-induced disorders of bone metabolism: incidence, management and avoidance. *Drug Safety* 1994; **10:** 480–9.
8. Hallanger Johnson JE, *et al.* Fluoride-related bone disease associated with habitual tea consumption. *Mayo Clin Proc* 2007; **82:** 719–24. Correction. *ibid.*; 1017. [dosage error]
9. Whyte MP. Fluoride levels in bottled teas. *Am J Med* 2006; **119:** 189–90.

对肾脏的影响 在麻醉时中使用含氟麻醉药（如甲氧氟烷）所致的氟化物的高血浆浓度与肾毒性相关（第1709页）。尽管没有发现对肾功能的临床效应，但是在接受恩氟烷或异氟烷的患者血中仍发现存在氟离子浓度的升高［见**对肾脏的影响**项下（第1703页）及**代谢**项下（第1706页）］。

氟中毒 有关慢性氟中毒的讨论[1～5]。在1994的一篇报道中，WHO提出在温带地区，当饮用水中氟化物浓度不超过1ppm时似乎对牙齿无影响；尽管在热带地区当饮用水氟化物浓度超过6ppm时会发生慢性氟中毒，但在温带地区水中氟化物浓度为4～8ppm时并没有观测到可对骨骼产生影响的慢性氟中毒现象[6]。然而，后来的一项针对饮用水氟化作用的影响而对全球共214项研究所做的系统性综述提出[7]：当氟化物浓度为1ppm时，估计有12.5%的暴露人群会产生牙齿充分慢性氟中毒并影响牙齿的美观。儿童吞咽含氟牙膏被暗示为发生慢性氟中毒的危险因素[4,8]。含有较高浓度氟化物的牙膏与龋齿的较少发生相关，但同时与较高的氟中毒发生率相关[9]，因此推荐给儿童使用含有较低氟化物浓度的牙膏[8,9]。用氟化水溶解调制的婴儿配方喂养品的使用可能导致大量氟化物的摄入[5]及继发的慢性氟中毒[3]；瓶装水也可能含有氟化物[5]。

*氟骨症*与过量食茶有关已有报道（见上文**对骨和关节的影响**）。

1. Anonymous. Chronic fluorosis. *BMJ* 1981; **282:** 253–4.
2. Mason JO. A message to health professionals about fluorosis. *JAMA* 1991; **265:** 2939.
3. Horowitz HS. Proper use of fluoride products in fluoridated communities. *Lancet* 1999; **353:** 1462.
4. Whelton HP, *et al.* A review of fluorosis in the European Union: prevalence, risk factors and aesthetic issues. *Community Dent Oral Epidemiol* 2004; **32** (suppl): 9–18.
5. Levy SM. An update on fluorides and fluorosis. *J Can Dent Assoc* 2003; **69:** 286–91.
6. WHO. Fluorides and oral health: report of a WHO expert committee on oral health status and fluoride use. *WHO Tech Rep Ser 846* 1994. Available at: http://libdoc.who.int/trs/WHO_TRS_846.pdf (accessed 24/03/09)
7. McDonagh MS, *et al.* Systematic review of water fluoridation. *BMJ* 2000; **321:** 855–9.

8. Rock WP, Sabieha AM. The relationship between reported toothpaste usage in infancy and fluorosis of permanent incisors. *Br Dent J* 1997; **183:** 165–70.
9. Steiner M, *et al.* Effect of 1000 ppm relative to 250 ppm fluoride toothpaste: a meta-analysis. *Am J Dent* 2004; **17:** 85–8.

牙龈疾病 在印度达凡加雷地区，饮用水中氟浓度范围为1.5～3ppm；该地区几乎没有口腔保健。在该地区，对氟斑牙患者的研究中发现牙周疾病的发生和严重的氟中毒有很大关联。牙周炎在口腔卫生差的患者中发病率也高。随着氟中毒程度增加，齿银炎发病减少。氟可能在牙龈疾病的病因和发病机制方面起作用[1]。

1. Vandana KL, Reddy MS. Assessment of periodontal status in dental fluorosis subjects using community periodontal index of treatment needs. *Indian J Dent Res* 2007; **18:** 67–71.

超敏反应 使用含氟牙膏、片剂、滴剂或饮用水后的超敏反应、皮炎、荨麻疹、头痛、胃肠道反应、口炎以及口腔溃疡都有报道[1]。使用氟化钠对牙齿的局部治疗被认为可导致严重的散布性急性荨麻疹以及颜面部血管性水肿，需要入院治疗[2]。然而，另外2例使用相同商品化制剂后发生该类反应的病例被认为是因制剂中所含的松香成分（第2215页）所致[3]。在牙膏过敏的例子中，对皮肤斑贴试验反应的不足可能是因为氟化物透过口腔黏膜比透过皮肤更容易[4]。

使用含奥拉氟和氢氟酸十八烯胺的凝胶后发生口腔炎的现象也有报道[5]。

1. Mummery RV. Claimed fluoride allergy. *Br Dent J* 1984; **157:** 48.
2. Camarasa JG, *et al.* Contact urticaria from sodium fluoride. *Contact Dermatitis* 1993; **28:** 294.
3. Isaksson M, *et al.* Contact allergy to Duraphat. *Scand J Dent Res* 1993; **101:** 49–51.
4. Brun R. Recurrent benign aphthous stomatitis and fluoride allergy. *Dermatology* 2004; **208:** 181.
5. Ganter G, *et al.* Contact dermatitis and stomatitis due to amine fluoride. *Contact Dermatitis* 1997; **37:** 248.

过量 参考文献如下。

1. McIvor ME. Acute fluoride toxicity: pathophysiology and management. *Drug Safety* 1990; **5:** 79–85.
2. Gessner BD, *et al.* Acute fluoride poisoning from a public water system. *N Engl J Med* 1994; **330:** 95–9.
3. Arnow PM, *et al.* An outbreak of fatal fluoride intoxication in a long-term hemodialysis unit. *Ann Intern Med* 1994; **121:** 339–44.
4. Shulman JD, Wells LM. Acute fluoride toxicity from ingesting home-use dental products in children, birth to 6 years of age. *J Public Health Dent* 1997; **57:** 150–8.

注意事项

当考虑使用氟化物补充给药时，应当限定其他来源氟化物摄入的容许限量。通常情况下，当饮用水中的氟化物含量超过0.7ppm时（美国为0.6ppm）（见下文的**用途和用法**项下），不应在儿童中推荐使用氟化物补充剂。需要特别注意的是，在对牙齿局部用药后应防止儿童吞咽过量的氟化物。

肾功能受损的患者可能对慢性氟中毒格外敏感。使用氟化水的规律性透析可能导致吸收过量的氟化物；推荐透析液中氟化物的最高浓度不超过0.2ppm。不使用去离子水的透析患者在供水中氟化物成分改变时可能发生危险。

药物相互作用

铝、钙以及镁盐可能减少氟化物的吸收。

药动学

氟化钠以及其他可溶性氟化物经胃肠道迅速吸收。吸入的氟化物（来自于工业烟尘及粉剂）经肺吸收。氟化物主要贮存在骨骼和牙齿中。大部分经尿液排出，但也有少量经粪便和汗液排出。它可以穿过胎盘且存在于唾液、指甲及头发中。有证据表明氟化物在母乳中分布。

用途和用法

氟化钠被用于预防龋齿，也可用于骨质疏松症以增加骨密度（见下文）。氟化钠作为氟剂用于完全肠外营养。

氟化钠的含量通常以氟的形式表达；2.2mg氟化钠大约相当于1mg的氟。氟含量可以表示为ppm。1mg/L相当于1ppm。每克提供大约23.8mmol的钠及氟。

氟化钠作为饮食和口腔卫生的辅助物用于**龋齿的预防**。它可以帮助牙釉质增强对酸的抵抗，促进再矿化，或者减少细菌酸化产物。氟可以通过对公共供水的加氟以实现温带地区水中常规氟浓度达1ppm。根据气候温度浓度可在0.6～1.2ppm变化，较热的地区可能因为消耗水分更多而应当采用较低的浓度。也可使用最小浓度为每千克含200mg氟的含氟盐作为替代物。在某些国家还尝试在牛奶中添加氟。

成人口服氟补充剂而使牙齿受益未经证实。局部应用氟较为有效；可采用每日0.05%氟化钠（约含227ppm的氟）或每周0.2%氟化钠（约含909ppm的氟）漱口。也可在专业人士监督指导下局部使用2%氟化钠（约含9090ppm的氟）溶液。含氟牙膏现在被广泛应用，是氟较方便的来源。在英国，常规牙膏中氟的最高容许水平为0.33%氟化钠（1500ppm的氟）；更高浓度的0.62%或1.1%氟化钠（约含2800ppm或5000ppm的氟）可在专业人士的监督下使用。氟化钠还作为皮肤涂剂在专业人士监督下局部应用。此外，还可以使用磷酸酸化的氟化钠溶液或凝胶（通常被称为酸化磷酸盐氟化物制剂）。这些制剂可以增加牙釉质对氟的吸收从而保护牙釉质不被脱矿化。为达到最佳效果，在局部应用氟化物后至少15～30min内应避免摄食、饮水或漱口。

儿童氟化钠的用法和剂量见下文**儿童用法**。

其他用于口腔卫生产品中或牙膏中的氟化合物包括氟化铝、氟化胺、氟化钙（第1832页）、氢氟酸十八烯胺（第1837页）、氟化镁（第1856页）、氟化氢烟醇、奥拉氟（第1860页）、氟化钾、氟磷酸钠（第1866页）以及氟化亚锡（第1869页）。其他用于饮水氟化的氟包括氟硅酸钠（第1866页）。

同其他氟化合物一样，氟化钠也被用于**灭鼠剂**或**杀虫剂**。

儿童用法 作为替代选择，氟化钠可作为口服补充剂给予龋齿的高危人群——儿童。每日剂量应当根据饮用水中的含氟量、其他来源摄入氟的量（如膳食氟）以及儿童的年龄作调整。在美国和英国的指南中都建议：当饮用水中含氟量低于0.3ppm时，应当参照下面列出的各年龄段的适宜剂量对儿童补充氟：

- 6个月以下，不予推荐；
- 6个月～3岁，氟化钠每日550μg（相当于250μg的氟）；
- 3～6岁，每日1.1mg（相当于500μg的氟）；
- 6岁及以上，每日2.2mg（相当于1mg的氟）。

当饮用水含氟量为0.3～0.7ppm（在美国为0.3～0.6ppm）时，要考虑使用较低的剂量。需特别注意的是，对于3岁以下的儿童不额外添加氟，而对大于3岁的儿童，以上的推荐剂量要减半。如果水中含氟量超过0.7ppm（在美国为0.6ppm），不推荐给予药物补充。由于氟对牙釉质及斑块的局部作用比对全身的影响更重要，因此片剂在吞咽前需被吮吸或咀嚼。关于在妊娠期给予氟以利于胎儿的价值还未明确。

氟化钠也可局部应用于儿童。对于成年人，每日可用0.05%的氟化钠（约含227ppm的氟）或每周0.2%氟化钠（909ppm的氟）漱口，但该方法不推荐用于小于6岁的儿童，因为他们还不具备将用后的漱口液吐出的能力。含氟牙膏也在儿童中使用，但是6岁以下儿童为了避免过度使用或者咽下应该在专业人士监督下使用。对于3岁的儿童，建议使用含有至少0.22%氟化钠（1000ppm氟）的涂抹的量；对于3～6岁的儿童，建议使用含有0.3%氟化钠（1350～1500ppm的氟）的类似豌豆大小的量。如果水中加氟或者是口服氟补充剂，对于7岁以下的儿童，建议使用含有少于0.13%的氟化钠（600ppm的氟）。高浓度的含氟牙膏可以推荐给大一些的儿童使用，0.62%的氟化钠（2800ppm的氟）可用于10岁以上的儿童，1.1%的氟化钠（5000ppm的氟）可用于16岁以上的儿童。氟化钠还可作为一种漆或凝胶而被局部应用，见上文**用途和用法**。

龋齿的预防 已有充足的证据显示氟化物在预防或减少龋齿发生率方面的效果。然而，还没有足够的证据证明一种局部氟化物的形式会比另一种更有效。

1. WHO. Fluorides and oral health: report of a WHO expert committee on oral health status and fluoride use. *WHO Tech Rep Ser 846* 1994. Available at: http://libdoc.who.int/trs/WHO_TRS_846.pdf (accessed 24/03/09)
2. Anonymous. Fluoride supplement dosage: a statement by the British Dental Association, the British Society of Paediatric Dentistry and the British Association for the Study of Community Dentistry. *Br Dent J* 1997; **182:** 6–7.
3. Craig GC. Fluorides and the prevention of dental decay: a statement from the Representative Board of the British Dental Association. *Br Dent J* 2000; **188:** 654.
4. CDC. Recommendations for using fluoride to prevent and control dental caries in the United States. *MMWR* 2001; **50** (RR-14): 1–42. Also available at: http://www.cdc.gov/mmwr/PDF/rr/rr5014.pdf (accessed 08/11/05)
5. Marinho VCC, *et al.* Fluoride gels for preventing dental caries in children and adolescents. Available in The Cochrane Database of Systematic Reviews; Issue 1. Chichester: John Wiley; 2002 (accessed 08/11/05).
6. Marinho VCC, *et al.* Fluoride varnishes for preventing dental caries in children and adolescents. Available in The Cochrane Database of Systematic Reviews; Issue 1. Chichester: John Wiley; 2002 (accessed 08/11/05).
7. Marinho VCC, *et al.* Fluoride toothpastes for preventing dental caries in children and adolescents. Available in The Cochrane Database of Systematic Reviews; Issue 1. Chichester: John Wiley; 2003 (accessed 08/11/05).
8. Marinho VCC, *et al.* Fluoride mouthrinses for preventing dental caries in children and adolescents. Available in The Cochrane Database of Systematic Reviews; Issue 3. Chichester: John Wiley; 2003 (accessed 08/11/05).
9. Twetman S, *et al.* Caries-preventive effect of fluoride toothpaste: a systematic review. *Acta Odontol Scand* 2003; **61:** 347–55.
10. Marinho VCC, *et al.* One topical fluoride (toothpastes, or mouthrinses, or gels, or varnishes) versus another for preventing dental caries in children and adolescents. Available in The Cochrane Database of Systematic Reviews; Issue 1. Chichester: John Wiley; 2004 (accessed 08/11/05).
11. Marinho VCC, *et al.* Combinations of topical fluoride (toothpastes, mouthrinses, gels, varnishes) versus single topical fluoride for preventing dental caries in children and adolescents. Available in The Cochrane Database of Systematic Reviews; Issue 1. Chichester: John Wiley; 2004 (accessed 08/11/05).
12. Petersson LG, *et al.* Professional fluoride varnish treatment for caries control: a systematic review of clinical trials. *Acta Odontol Scand* 2004; **62:** 170–6.
13. Twetman S, *et al.* Caries-preventive effect of sodium fluoride mouthrinses: a systematic review of controlled clinical trials. *Acta Odontol Scand* 2004; **62:** 223–30.
14. Jones S, *et al.* The effective use of fluorides in public health. *Bull WHO* 2005; **83:** 670–6.
15. WHO/FDI World Dental Federation/International Association for Dental Research. Beijing declaration: call to action to promote oral health by using fluoride in China and Southeast Asia (issued September 2007). Available at: http://www.fdiworldental.org/sites/default/files/media/Beijing_Declaration_English.pdf (accessed 22/07/10)
16. Azarpazhooh A, Main PA. Fluoride varnish in the prevention of dental caries in children and adolescents: a systematic review. *J Can Dent Assoc* 2008; **74:** 73–9.
17. Robinson C. Fluoride and the caries lesion: interactions and mechanism of action. *Eur Arch Paediatr Dent* 2009; **10:** 136–40.
18. Poulsen S. Fluoride-containing gels, mouth rinses and varnishes: an update of evidence of efficacy. *Eur Arch Paediatr Dent* 2009; **10:** 157–61.
19. Marinho VC. Cochrane reviews of randomized trials of fluoride therapies for preventing dental caries. *Eur Arch Paediatr Dent* 2009; **10:** 183–91.
20. Walsh T, *et al.* Fluoride toothpastes of different concentrations for preventing dental caries in children and adolescents. Available in The Cochrane Database of Systematic Reviews; Issue 1. Chichester: John Wiley; 2010 (accessed 10/06/10).
21. Hiiri A, *et al.* Pit and fissure sealants versus fluoride varnishes for preventing dental decay in children and adolescents. Available in The Cochrane Database of Systematic Reviews; Issue 3. Chichester: John Wiley; 2010 (accessed 10/06/10).

水中的加氟作用 一些国家将氟加到供水中来预防龋齿。这一直备受争议。

1. MRC. MRC working group report: water fluoridation and health (issued September 2002). Available at: http://www.mrc.ac.uk/Utilities/Documentrecord/index.htm?d=MRC002482 (accessed 10/03/08)
2. The British Fluoridation Society/The UK Public Health Association/The British Dental Association/The Faculty of Public Health. One in a million: the facts about water fluoridation. 2nd edition. Available at: http://www.bfsweb.org/onemillion/onemillion.htm (accessed 10/03/08)
3. Cheng KK, *et al.* Adding fluoride to water supplies. *BMJ* 2007; **335:** 699–702.
4. Yeung CA. A systematic review of the efficacy and safety of fluoridation. *Evid Based Dent* 2008; **9:** 39–43.
5. CDC. Populations receiving optimally fluoridated public drinking water—United States, 1992-2006. *MMWR* 2008; **57:** 737–41.

人体需要量 美国已设定了氟的膳食参考摄入量，提出用于预防龋齿的每日适宜摄入量（第1825页）分别为成年男性4mg、成年女性3mg[1]；对儿童及青少年的推荐值较低，需参考年龄。成人每日可耐受最高摄入量限定为10mg[1]。

1. Standing Committee on the Scientific Evaluation of Dietary Reference Intakes of the Food and Nutrition Board. *Dietary Reference Intakes for calcium, phosphorus, magnesium, vitamin D, and fluoride.* Washington, DC: National Academy Press, 1999. Also available at: http://www.nap.edu/openbook.php?isbn=0309063507 (accessed 21/07/08)

骨质疏松症 氟化物（常以氟化钠或氟磷酸钠形式给予）被用于骨质疏松症的治疗（第1050页），通过诱发亚临床的慢性氟中毒来改善骨强度。氟化物对骨骼的主要影响为刺激成骨细胞并增加松质骨骨量。该方法对于骨质疏松症的治疗具有潜在价值，因为抗再吸收药物不能修复已损失的骨量。然而，过多的氟化物可能增加骨的脆性，且氟化钠对于骨折发生率的总体效果还未被确定。一篇对11项研究的系统性综述[1]总结出在2～4年的治疗中，氟可增加腰椎的骨矿物质密度（BMD），但是不能降低脊椎骨折的发生率。随着氟的剂量的增加，非脊椎骨折和胃肠道的副作用的风险也增加，对于脊椎骨折发生率没有任何作用。相似的发现在另一篇综述[2]中也有报道，髋关节中BMD增加也被报道，尽管对于骨折风险的影响作用没有看到，一个亚组分析发现每日服用低氟（20mg或者少于20mg）与减少脊椎和非脊椎骨折的风险有关。氟化钠或氟磷酸钠在降低骨折的风险方面没有明显差异。然而，在这两篇综述[1,2]中，大多数的研究也使用了钙，这使得评估单独的氟化物对BMD或者骨折风险的作用变得困难。氟不应被当做绝经后骨质疏松症的首要治疗药物[1]。

1. Haguenauer D, *et al.* Fluoride for treating postmenopausal osteoporosis. Available in The Cochrane Database of Systematic Reviews; Issue 4. Chichester: John Wiley; 2000 (accessed 07/04/10).
2. Vestergaard P, *et al.* Effects of treatment with fluoride on bone mineral density and fracture risk—a meta-analysis. *Osteoporos Int* 2008; **19:** 257–68.

制剂

BP 2010: Sodium Fluoride Mouthwash; Sodium Fluoride Oral Drops; Sodium Fluoride Oral Solution; Sodium Fluoride Tablets;
USP 33: Sodium Fluoride and Acidulated Phosphate Topical Solution; Sodium Fluoride and Phosphoric Acid Gel; Sodium Fluoride Oral Solution; Sodium Fluoride Tablets.

专利制剂

Arg.: Aquafresh Ultimate White; Elgydium Junior; Elgydium Proteccion; Fluordent; Fluorogel; Fluorogel 2001; Fluoroplat; Naf Buches; Opalescence; ***Austral.:*** Fluor†; Flurets†; Neutrafluor; ***Austria:*** Duraphat; Fluodont; Zymafluor; ***Belg.:*** Fluodontyl†; Fluor; Procal†; Z-Fluor; ***Braz.:*** Fluornatrium†; Flutrat; Primafluor†; ***Canad.:*** Fluocal; Fluor-A-Day†; Fluoridrops†; Fluorinse†; Fluotic†; Nafrinse; Oral-B Anti-Cavity Dental Rinse†; Oro-NaF; PDF; Perfect Solutions; Solu-Flur; Xerolube; ***Chile:*** Caristop; Fluocaril Bi-Fluore; Gengisyl†; Vitaflur; Vitis Pasta; ***Cz.:*** Fluocaril†; Fluossen†; Ossin†; Zymafluor; ***Denm.:*** Duraphat; Fluorette†; Fluorolex; ***Fin.:*** Duraphat; Fludent; Fluorilette; ***Fr.:*** Duraphat; Elgydium Junior; Elgydium Protection Caries; Elgyfluor Junior†; Elgyfluor†; Fluodontyl; Fluogum†; Fluoplexe†; Fluor; Fluor Microsol†; Fluorex; Sanogyl; Zymafluor; ***Ger.:*** Duraphat; Fluoretten; Fluoros†; NaFril†; Ossin; Zymafluor; ***Gr.:*** Apoflux; Duraphat; Flurexil; ***Hung.:*** Arthrofluor†; Dentocar; Zymafluor; ***India:*** Otoflour; ***Indon.:*** Fluoricare; Listermint†; Vinafluor; ***Irl.:*** Duraphat; ***Israel:*** Dentix†; Duraphat; Fludent†; Fluvium; Teeth Tough; Zymafluor; ***Ital.:*** AZ Verde; Cleanicdent; Dentosan Extra Fluor; Dentosan Prevent†; Duraphat; Eburdent; Fluor Verde†; Fluorin; Listerine Difesa; Oral-B Collutorio Protezione Anti-Carie Fluorinse; Zymafluor; ***Mex.:*** Audifluor; ***Neth.:*** Dentigel; Duraphat; En-De-Kay; Osteofluor†; Zymafluor; ***Norw.:*** Duraphat; Fluorette; Flux; ***Philipp.:*** Inflafor; ***Pol.:*** Fluossen; Zymafluor†; ***Port.:*** Duraphat; Elmex; Fluor-In; Maxfluor; Medusit†; Zymafluor; ***Rus.:*** Ossin (Оссин)†; ***S.Afr.:*** Listerfluor; Zymafluor; ***Spain:*** Fluodontyl; Fluor; ***Swed.:*** Dentan; Dentirol Fluor; Duraphat; Fludent; Fluorette; Top dent fluor; ***Switz.:*** Duraphat; Fluocaril†; Ossin†; Ossofluor†; Zymafluor; ***Thai.:*** Flu-Ride; Zymafluor; ***Turk.:*** Dentiflour; Fluoxytil; Zymafluor; ***UK:*** Duraphat; En-De-Kay; Fluor-A-Day; Fluorigard; Sensodyne Mint; ***USA:*** ACT; APF†; Denta Plus; DentaGel; EtheDent; Fluorigard; Fluorinse; Fluoritab; Flura; Karidium; Karigel; Karigel-N; Listerine Tooth Defense; Ludent; Luride; Minute-Gel; MouthKote F/R; NeutraGard Advanced; OrthoWash; Pediaflor; Pharmaflur; Phos-Flur; Point-Two; Prevident; ReNaf; SF Gel; Thera-Flur.

多组分制剂 ***Arg.:*** ADC Fluor; Aquafresh Sensitive; Bucal Hyper Sensitive; Buclorhex; Cal-C-Vita Fluor; Desensyl; Elgydium Dientes Sensibles; Elgyfluor†; Emoform Total; Esmedent con Fluor†; Fluordent PX; Fluorexidina†; Fluorogel 2001 Chiquitos; Fluorogel 2001 para Dientes Sensibles; Ostelin F; Parodontax Fluor; Revelplac 2001; Sens-Out†; Sensident; Sensigel; Sensodyne Antisarro; Sensodyne Bicarbonato de Sodio; Sensodyne Cool; Sensodyne Proteccion Total; Squam; Tac Fluor; Tri-Vi-Fluor; Vitasol F; ***Austral.:*** Macleans Sensitive; Oral-B Sensitive†; ***Austria:*** Elmex; Ossiplex; ***Belg.:*** Elmex; Fluocaril; Sedemol; Sulfa-Sedemol; ***Braz.:*** Calci-Ped; Calcifix B12; Calcifix Irradiado; Calcifluol; Calcigenol; Calcinol Complexo; Calciobion†; Calcitran B12†; Calferon; Calvita B12; Deficical B12; Femme com Fluor; Hypercalcio†; Kindcalcio; Malvatricin; Malvatricin Branqueador; Malvatricin Natural; Natalins com Fluor; Nativit Fluor; Poly-Vi-Fluor; Proplax†; Sensodyne Antitartaro; Sensodyne C/Bicarbonato de Sodio; Sensodyne Cool; Sensodyne Fresh Mint; Sensodyne Protecao Total; Tri-Vi-Fluor; ***Canad.:*** Cepacol with Fluoride; Gel-Kam Dentinbloc; Oral-B Anti-Bacterial with Fluoride; Pediavit; Perfect Solutions 1-Minute; Perfect Solutions in Office Rinse; Sensodyne-F; Tri-Vi-Flor†; Tri-Vi-Sol with Fluoride†; ***Chile:*** Cariax†; Caristop; FKD†; Listermint Con Fluor; Oralgene; Orthokin†; Ortodent†; Sensaid; Vitis Encias Pasta; ***Cz.:*** Bifluorid†; Blend-a-Med†; Elmex; Fluocaril Bi-Fluore Vitamin E†; Fluocaril Bi-Fluore†; Natabec F†; Ossiplex†; ***Denm.:*** Bifluorid; ***Fin.:*** Elmex; Xerodent; ***Fr.:*** Bifluorid; Elgydium Dents Sensibles; Elgyfluor†; Elmex Sensitive†; Elmex†; Fluocaril Bi-Fluore; Fluocaril blancheur; Fluocaril dents sensibles; Fluocaril Junior and Fluocaril Kids; Fluogel†; Fluoselgine; Fluosterol; Listerine protection dents et gencives; Parogencyl prevention gencives; Paroplak; Sanogyl Fluo; Sensigel; Zymaduo; ***Ger.:*** D-Fluoretten; Elmex; Fluor-Vigantoletten; Gum SensiPro; Lawefluor N†; Ledermix Fluorid; Multifluorid; Ossiplex; Ossofortin Plus; Zymafluor D; ***Gr.:*** Fluocaril Bi-Fluore; ***Hong Kong:*** Listerine Teeth and Gum Defence; Sensodyne Gentle; ***Hung.:*** Elmex; Klimin; Ossiplex†; ***Indon.:*** Hical; Osteocal Plus; Solvita Baby; ***Irl.:*** Colgate Total; ***Israel:*** Elmex; ***Ital.:*** Actifluor; Actisens; Aqua Emoform; AZ Protezione Gengive; AZ Tartar Control; Benodent; Broxo al Fluoro; Colgate Total; Dentosan Junior; Dentosan Ortodontico; Dentosan Placca & Carie†; Dentosan Sensibile; Eburdent F; Elmex; Emoform Actisens; Emoform-Tat; Fluocaril; Fluocaril Bi-Fluore; Lacalut; Oral-B Collutorio per la Protezione di Denti e Gengive; Oral-B Sensitive; Ossiplex†; Osteo Complex; Otofluor; Plax; Ridiodent; ***Mex.:*** Amident; Fluoxytil†; ***Neth.:*** Elmex; Fluocaril Bi-Fluore; ***Norw.:*** Xerodent; ***NZ:*** Listerine Teeth Defence; ***Philipp.:*** Listerine Teeth & Gum Defense; Natalbes; Natalins-M; Poly-Vi-Flor; Xylorinse; ***Pol.:*** Bifluorid; Elmex; Fluormex; Fluoro-zel; ***Port.:*** Bexident; Biofluor Ortodoncia†; Biofluor Plus†; Biofluor Prevencao†; Biofluor Sensitive†; Fluocaril Bi-Fluore; ***Rus.:*** Elgyfluor (Эльгифлуор); Parodontocid (Пародонтоцид); Sensigel (Сенсигель); ***S.Afr.:*** Ossiplex†; ***Singapore:*** 2Sensitive†; Elgyfluor; Listerine Teeth & Gum Defense; Sensigel; ***Spain:*** Vitagama Fluor; ***Swed.:*** Bifluorid; Xerodent; ***Switz.:*** Elmex; Fluocaril Bi-Fluore†; Paro aux fluorures d'amines Gelee†; Parodontax F†; ***Thai.:*** FBC Plus; Poly-Vi-Flor; ***Turk.:*** D-Flor†; Kalsifluor; Nesgarin; Sensodyne Gel; Sensoral; Xialine; Zymaduo; ***UK:*** AS Saliva Orthana; Dentyl pH; Hydrotab; Listermint with Fluoride; Macleans Mouthguard; Sensodyne-F; ***Ukr.:*** Vitaftor (Вітафтор); ***USA:*** Apatate with Fluoride†; ControlRx; Florical; Fluoridex Daily Defense Sensitivity Relief; Mulvidren-F Softab; Poly-Vi-Flor; Polytabs-F; Sensitivity Protection Crest; Soluvite; Tri Vit with Fluoride†; Tri-A-Vite F; Tri-Vi-Flor; Trivitamin Fluoride Drops; Vi-Daylin/F; ***Venez.:*** Sensodyne.

Sodium Monofluorophosphate 氟磷酸钠

Fluorofosfato sódico; MFP Sodium; Monofluorofosfato sódico; Natrii Monofluorophosphas; Natriummonofluorfosfat; Natriummonofluorifosfaatti; Sodium Fluorophosphate. Disodium phosphorofluoridate.

Монофторфосфат Натрия

Na_2PO_3F = 143.9.
CAS — 10163-15-2.
ATC — A01AA02; A12CD02.
ATC Vet — QA01AA02; QA12CD02.
UNII — C810JCZ56Q.

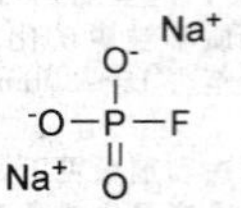

Pharmacopoeias. In *US.*

USP 33（Sodium Monofluorophosphate） 白色至轻微灰色，无臭粉末。易溶于水。2%水溶液的pH值为6.5～8.0。

简介

氟磷酸钠被作为氟剂（见**氟化钠**项下，第1864页）用于牙膏中以预防龋齿。也可经口给予用于骨质疏松症的治疗。

在英国，牙膏中氟的最高容许限量为1.14%氟磷酸钠（0.15%或1500ppm的氟）。用于7岁以下儿童的低剂量配方通常含0.38%氟磷酸钠（500ppm的氟）；高浓度氟也可使用，但需要监督其应用以避免过量使用或咽下。

其他容许用于口腔卫生产品及洁牙剂的一氟磷酸盐包括一氟磷酸铵、一氟磷酸钙及一氟磷酸钾。谷氨酰胺氟磷酸钠已用于治疗骨质疏松症。

骨质疏松症 关于用于治疗骨质疏松症所使用的包括氟磷酸钠在内的氟化物的参考文献，见**氟化钠**的**用途**项下（第1865页）。

制剂

专利制剂

Arg.: Aquafresh Triple Proteccion; Osteomar†; ***Austral.:*** Fluorocare; ***Austria:*** Osteopro†; ***Braz.:*** Confident; Emoform AP; Malvatricin Antitartaro; Unique Plus; ***Chile:*** Fluocaril Bi-Fluore; Gengisyl†; Oralfresh; ***Cz.:*** Difluena†; ***Ger.:*** Mono-Tridin†; ***Ital.:*** Clinomyn†; Isifluor; Neo Fluostomygen; Platinum; ***Venez.:*** Aquafresh.

多组分制剂 ***Arg.:*** Adolcas; Desensyl; Emoform Total; Fluocalcic†; Fluordent PX; Hexiben; Negaporosis; Sensodyne-F; Squam; ***Austria:*** Fluocalcic; ***Belg.:*** Fluocaril; ***Braz.:*** Emoform AT; Fluomint; Malvatricin Antiplaca; Malvatricin Branqueador; Malvatricin Dentes Sensiveis; Malvatricin Natural; Malvatricin Natural Organic; Malvatricin Natural Soft; Malvatricin Plus; Sensodyne-F; ***Canad.:*** Viadent†; ***Chile:*** Caristop; Caristop Sensitive; Gingilacer†; Sensilacer†; Tridin†; ***Cz.:*** Fluocalcic†; Fluocaril Bi-Fluore Vitamin E†; Fluocaril Bi-Fluore†; Tridin; ***Fr.:*** Emoform Dents Sensibles; Fluocaril Bi-Fluore; Fluocaril Junior and Fluocaril Kids; Sanogyl Fluo; ***Ger.:*** Calcivit F†; Fluorit†; Tridin; Tridin Forte; ***Gr.:*** Fluocaril Bi-Fluore; ***Hong Kong:*** Tridin; ***Hung.:*** Tridin; ***Ital.:*** Aqua Emoform; Biogreen; Broxo al Fluoro; Dentosan Carie & Alito†; Dentosan Junior; Emoform-Tat; Fluocaril Bi-Fluore; Formedico; Neo Emoform; Neo-Stomygen; Periogard Plus; Stomygen; Tridin; ***Mex.:*** Dentsiblen†; Fluoxytil†; Periodentyl; ***Neth.:*** Fluocaril Bi-Fluore; ***Pol.:*** Fluoro-zel; ***Port.:*** Fluocaril Bi-Fluore; ***Singapore:*** Biotene; ***Switz.:*** Emoform-F au fluor; Fluocaril Bi-Fluore†; ***Turk.:*** Sensodyne-F; ***USA:*** Monocal; Optimoist; Sensodyne-F; ***Venez.:*** Sensident†; Topdent†.

Sodium Silicofluoride 氟硅酸钠

Fluorosilicato sódico; Flusilicato sódico; Hexafluorosilicato sódico; Silicofluoruro sódico; Sodium Fluorosilicate; Sodium Fluosilicate; Sodium Hexafluorosilicate.

Кремнефтористый Натрий

Na_2SiF_6 = 188.1.
CAS — 16893-85-9.

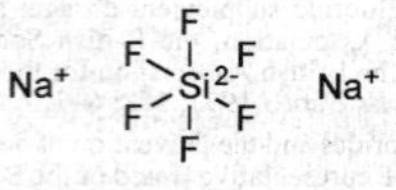

简介

氟硅酸钠被作为氟剂的来源（见**氟化钠**项下，第1864页）用于饮用水加氟。它也被考虑用于口腔卫生产品。

其他容许用于口腔卫生产品的氟硅酸盐包括氟硅酸铵、氟硅酸镁及氟硅酸钾。

氟硅酸钠也被用于杀虫剂。

Sorbitol 山梨糖醇

E420; D-Sorbitol; Sorbitoli; Sorbitolis; Sorbitolum; Szorbit. D-Glucitol.

Сорбит; Сорбитол

$C_6H_{14}O_6$ = 182.2.
CAS — 50-70-4.
ATC — A06AD18; A06AG07; B05CX02; V04CC01.
ATC Vet — QA06AD18; QA06AG07; QB05CX02; QV04CC01.
UNII — 506T60A25R.

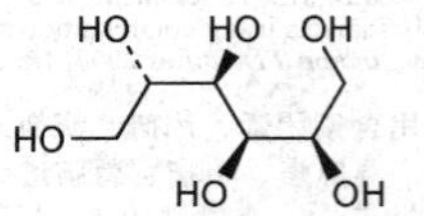

Pharmacopoeias. In *Chin., Eur.* (see p.vii), *Jpn,* and *Viet.* Also in *USNF.*
US includes only Sorbitol Solution.

Ph. Eur. 6. 8（Sorbitol） 白色或类白色结晶性粉末。呈多晶型。极易溶于水；几乎不溶于乙醇。

USNF 28（Sorbitol） 有甜味及冷觉的白色、无臭、具吸湿性粉末，颗粒或结晶状丸块。可溶于水（1∶0.45）；几乎不溶于乙醇；几乎不溶于乙醚。10%（质量分数）水溶液的pH值为3.5～7.0。

配伍禁忌 关于山梨糖醇与羟苯酸盐（或酯）的配伍禁忌的参考文献，见第1572页。

不良反应和注意事项

参见果糖，第1846页。

对电解质平衡的影响 山梨糖醇在一些活性炭专利制剂中被作为载体用于减少中毒后药物的吸收；山梨糖醇可增加制剂的口感并可引起渗透性腹泻以促进活性炭及已吸收药物的排出。该制剂被提倡使用重复剂量，但在成人及儿童中均有关于严重的因山梨糖醇诱发低钠血症的报道[1~3]。在这些病例中给予的山梨糖醇均为70%山梨糖醇的混悬液。现已推荐需密切监控液体及电解质平衡，且如果可能的话使用含山梨糖醇浓度较低的制剂[2,3]。关于对这种多剂量疗法的争议，见**活性炭**下的**中毒**（第1379页）。

1. Gazda-Smith E, Synhavsky A. Hypernatraemia following treatment of theophylline toxicity with activated charcoal and sorbitol. *Arch Intern Med* 1990; **150:** 689 and 692.
2. Allerton JP, Strom JA. Hypernatremia due to repeated doses of charcoal-sorbitol. *Am J Kidney Dis* 1991; **17:** 581–4.
3. Farley TA. Severe hypernatremic dehydration after use of an activated charcoal-sorbitol suspension. *J Pediatr* 1986; **109:** 719–22.

对胃肠道的影响 山梨糖醇常被用作无糖液体制剂中的甜味剂，而与该类产品相关的山梨糖醇诱发性腹泻的危险已经被关注[1~4]。慢性山梨糖醇诱发性腹泻连同相关的肠壁囊样积气症在每日接受21.7g山梨糖醇经液体给药的儿童中已有报道[5]。在使用山梨糖醇中的聚苯乙烯磺酸钠后引发的结肠以及上消化道坏死，包括一些死亡事故均有报告，这可能与山梨糖醇的组分相关，见第1405页。

还有意见认为在使用炭与山梨糖醇治疗胆茶碱中毒后，山梨糖醇可致使患假性肠梗塞并发症——败血病患者的死亡率增加[6]。并认为原因是山梨糖醇在被细菌代谢后产生胀气而致使肠壁缺血，从而促进了细菌或内毒素穿透肠壁进入体循环。

1. Brown AM, Masson E. 'Hidden' sorbitol in proprietary medicines - a cause for concern? *Pharm J* 1990; **245:** 211.
2. Edes TE, *et al.* Diarrhea in tube-fed patients: feeding formula not necessarily the cause. *Am J Med* 1990; **88:** 91–3.
3. Johnston KR, *et al.* Gastrointestinal effects of sorbitol as an additive in liquid medications. *Am J Med* 1994; **97:** 185–91.
4. Bauditz J, *et al.* Severe weight loss caused by chewing gum. *BMJ* 2008; **336:** 96–7.
5. Duncan B, *et al.* Medication-induced pneumatosis intestinalis. *Pediatrics* 1997; **99:** 633–6.
6. Longdon P, Henderson A. Intestinal pseudo-obstruction following the use of enteral charcoal and sorbitol and mechanical ventilation with papaveretum sedation for theophylline poisoning. *Drug Safety* 1992; **7:** 74–7.

药动学

山梨糖醇在经口或经直肠使用后很难被胃肠道吸收。它主要在肝脏中代谢为果糖（见第1846页），该反应由山梨糖醇脱氢酶催化完成。一些山梨糖醇可在醛糖还原酶的作用下直接转化为葡萄糖。

用途和用法

山梨糖醇是一种甜度为蔗糖甜度一半的多羟基糖醇（多元醇）。它天然存在于许多水果和蔬菜中并通过还原葡萄糖的方式制备。

在肠外营养中山梨糖醇被作为葡萄糖的替代物以浓度为30%的溶液形式给予（第1824页）。但因其存在可引起乳酸酸中毒的危险而不被推荐使用。山梨糖醇每日口服 14～42g 或直肠给药 30～36g 作为治疗便秘的渗透性缓泻药（第1616页）。

含有约 3%山梨糖醇的溶液被用作经尿道手术操作的冲洗液。

浓度为 50%的山梨糖醇溶液曾被作为渗透性利尿药经静脉注射使用。

山梨糖醇也用作甜味剂。它作为甜味剂是以受限的剂量用于低能量的糖尿病食品中。因其不易造成龋齿而作为蔗糖的替代物用于许多无糖液体制剂及无糖食品中的甜味剂。

山梨糖醇还因具有保湿及稳定的特性而用于各种药物及包括牙膏在内的化妆品中。

制剂

Ph. Eur.: Sorbitol, Liquid (Crystallising); Sorbitol, Liquid (Non-crystallising); Sorbitol, Liquid, Partially Dehydrated;
USNF 28: Noncrystallizing Sorbitol Solution;
USP 33: Sorbitol Solution.

专利制剂

Austral.: Sorbilax; ***Braz.:*** Minilax; ***Cz.:*** Ardeanutrisol SO†; ***Hung.:*** Szorbit†; ***Swed.:*** Resulax.

多组分制剂 ***Arg.:*** Humectante Bucal; Micronema; ***Austral.:*** Aquae; Carbosorb XS; Fleet Micro-Enema†; Medevac†; Microlax; ***Austria:*** Glandosane; Lemazol†; Microklist; Resectal†; Trommgallol†; Yal; ***Belg.:*** Microlax; Spagulax Sorbitol; ***Braz.:*** Acromax†; Anekron; Colachofra; Hepalin; Hepatobe†; Hepatox; Hormo Hepatico†; ***Canad.:*** Charac Tol; Charcodote; Microlax; Salivart†; ***Chile:*** Salivart†; Secand; Solucion Irrigacion Vesical; Tabletas Phillips; Ureadin Rx PS; ***Cz.:*** Yal; ***Denm.:*** Klyx; ***Fin.:*** Klyx; Microlax; Somanol + Ethanol†; ***Fr.:*** Actigess; Apilaxe; Artisial; Hepacholine†; Hepagrume; Hepargitol; Microlax; Nivabetol; Nutrapurete†; Ornitaine†; Parapsyllium; Schoum; Spagulax au Sorbitol†; SST; ***Ger.:*** Flacar; Freka-Drainjet Purisole; Glandosane; Klysma Sorbit†; Microklist; Saliva natura; Tutofusin S†; Yal; ***Gr.:*** Collyre Vitaphakol; Suprin; ***Hong Kong:*** Aquae†; Glandosane; Microlax†; Osmofundin; Salivart†; ***Hung.:*** Balansol; Rehydrosol†; Yal†; ***India:*** Alkasol-P; Hermin; Livocip; Mecolin; Siloxogene; Sorbiline; Sorliv; ***Indon.:*** Aminovel; Amnorel; Intrafusin SX-E; Laxarec†; Microlax; Nutrisol-S; Pan Amin G; Tutofusin LC; Tutofusin OpS; Valamin; ***Israel:*** Biolax; Biolax Protect; Charcodote; Spray Mint; ***Ital.:*** Citroepatina; Macrolax; Magisbile†; Novilax; Sorbiclis; ***Jpn:*** Lactec G†; ***Mex.:*** Clyss-Go; ***Neth.:*** Klyx; Microlax; ***Norw.:*** Klyx; Microlax; ***NZ:*** Carbosorb S†; Carbosorb XS; Medevac†; Microlax; ***Pol.:*** Purisole SM†; Rektiolax; ***Port.:*** Clyss-Go; Glandosane; Purisole; ***Rus.:*** Aminosol (Аминосол); Hepasol A (Гепасол A); Highmix (Хаймикс); Microlax (Микролакс); Reosorbilact (Реосорбилакт); Sorbilact (Сорбилакт); ***S.Afr.:*** Agofell†; Microlax†; ***Singapore:*** Appelin-B12; ***Spain:*** Sugarbil; Vitaphakol†; ***Swed.:*** Klyx; Microlax; ***Switz.:*** Agarol Soft; Glandosane; Microklist; Pursana; Yal; ***Thai.:*** Glandosane; ***Turk.:*** Charflo Sorbitol†; Kansilak; Libalaks; Sabalaks; Yal; ***UK:*** Glandosane; Luborant†; Relaxit; Saliva Natura; SST; Xerotin; ***Ukr.:*** Hepasol A (Гепасол A); Rheosorbilact (Реосорбилакт); Sorbilact (Сорбилакт); ***USA:*** Actidose with Sorbitol; Moi-Stir; Numoisyn; Plax; Salivart; ***Venez.:*** Clys-Go†; Fosquival†.

Soya Bean 大豆

Habas de soja; Soja Bean; Soyabean; Soybean.

Соевый Боб

ATC Herb — HA10BX5002 (Glycine max: seed).

UNII — L7HT8F1ZOD.

性状 大豆是大豆科植物 *Glycine max*（*G. hispida*）的种子。它是大豆油及大豆蛋白质的来源。

Soya Oil 大豆油

Aceite de soja; Soiae Oleum; Soijaöljy; Soja Bean Oil; Soja, huile de; Sojae oleum; Sojaolja; Sójový olej; Sojų aliejus; Soya Yağі; Soyabean Oil; Soya-bean Oil; Soybean Oil; Szójababolaj.

Соевое Масло

CAS — 8001-22-7.

ATC Herb — HD02WB5002 (Glycine max: oil); HB05BA5003 (Glycine max: oil).

UNII — 241ATL177A (soya oil); A2M91M918C (hydrogenated soya oil).

Pharmacopoeias. In *Chin.*, *Jpn*, and *US*.

Eur. (see p.vii) includes both hydrogenated and refined oils. *Ger.* also includes a partially hydrogenated oil. *USNF* includes the hydrogenated oil.

Ph. Eur. 6. 8（Soya-bean Oil，Refined；Soiae Oleum Raffinatum）从 *G. max*（*G. hispida*）种子中获得的不挥发油，经压榨提取和精炼提纯而得。可能含有适量的抗氧化剂。为澄清的、淡黄色液体。几乎不溶于乙醇；可与石油醚混溶。在不超过 25℃的温度条件下贮藏于密闭容器中。避光。

BP 2010 指出当需要 Soya Oil、Soyabean Oil 或 Soya-bean Oil 时，应当提供精炼的 Soya Oil。

Ph. Eur. 6. 8（Soya-bean Oil，Hydrogenated；Soiae Oleum Hydrogenatum）通过对大豆油精炼、脱色、加氢、除臭后获得。主要由棕榈酸及硬脂酸的甘油三酸酯组成，呈白色或类白色集结块或粉末，加热时可熔化为澄清的、淡黄色液体。几乎不溶于水；极微溶于乙醇；易溶于二氯甲烷；加热后易溶于石油醚及甲苯。避光。

USP 33（Soybean Oil）从大豆植物 *Glycine max*（Fabaceae）种子中获得的精炼混合油。可能含有适量的抗氧化剂。为具有独特味道的澄清、淡黄色油状液体。不溶于水；可混溶于氯仿及醚。在不超过 40℃的温度条件下贮藏于密闭容器中。避光。

USNF 28（Hydrogenated Soybean Oil）通过对从大豆植物种子 *Glycine max*（Fabaceae）获得的油进行精炼、脱色、加氢、除臭后获得的产物。主要由棕榈酸及硬脂酸的甘油三酸酯组成。呈白色集结块或粉末，在加热时可熔化为澄清的、淡黄色液体。熔点为 66～72℃。几乎不溶于水；极微溶于乙醇；易溶于二氯甲烷；加热后易溶于石油醚及甲苯。贮藏于密闭容器中。避光。

配伍禁忌 关于用于肠外营养的溶液及乳化剂的兼容性和稳定性，见**肠内营养及肠外营养**项下（第1824页）。

不良反应

尽管在输注大豆油脂肪乳剂后罕有超敏反应发生，但是包括发热和寒战在内的超敏反应仍有报道。其他极少发生的即刻反应包括呼吸困难、发绀、高脂血症、过高血液凝固性、恶心、呕吐、头痛以及胸背疼痛。迟发型反应包括肝肿大、脾大、因胆汁郁积而导致的黄疸、血小板减少（症）、白细胞减少症以及肝功能检查结果的瞬间升高。

延迟地或过快地输注大豆油脂肪乳剂或当被用于脂肪代谢受损的患者时，可伴随"超载综合征（overload syndrome）"的发生。表现为贫血、血小板减少，以及血液凝固受损、肝脾大、高脂血症、发热、局灶性癫痫发作、休克及昏迷。严重的超量给药会伴随代谢性酸中毒的发生，尤其是在没有给予糖类的情况下。长期使用脂肪乳剂输注疗法后的网状内皮系统组织色素沉着也有报道。

以大豆为基础配方的婴儿喂养品可能具抗原性并在敏感个体中引发胃肠道的不良反应。

菌血症 已发现在新生儿中通过用聚四氟乙烯树脂制造的外周静脉导管给予脂肪乳与凝固酶-阴性的葡萄球菌菌血症的发生密切相关[1]。建议研究使用以其他材料制备的导管，或者通过其他的给药系统，这样可能减少凝固酶-阴性的葡萄球菌在以脂肪乳剂形式存在的营养富集的菌种生长媒介中附着和接触的机会。还有观点认为该项工作不应当导致在早产儿中放弃肠外脂肪乳的应用[2]。

1. Freeman J, *et al.* Association of intravenous lipid emulsion and coagulase-negative staphylococcal bacteremia in neonatal intensive care units. *N Engl J Med* 1990; **323:** 301–8.
2. Klein JO. From harmless commensal to invasive pathogen: coagulase-negative staphylococci. *N Engl J Med* 1990; **323:** 339–40.

对心血管系统的影响 已有报道通过中心静脉接受含大豆油脂肪乳的完全肠外营养患者中有窦性心动过缓的发生[1]。作者建议将脂肪乳剂通过外周静脉给予可能是较为明智的做法。然而，也有关于将以红花油为基础的脂肪乳剂作为完全肠外营养疗法的一部分经外周静脉给予后引发窦性心动过缓的报道[2]。

1. Sternberg A, *et al.* Intralipid-induced transient sinus bradycardia. *N Engl J Med* 1981; **304:** 422–3.
2. Traub SL, *et al.* Sinus bradycardia associated with peripheral lipids and total parenteral nutrition. *J Parenter Enteral Nutr* 1985; **9:** 358–60.

对内分泌系统的影响 大豆是包括异黄酮在内的植物雌激素的丰富来源，而且已发现当用大豆为主要成分的配方奶粉喂养婴儿时其血浆中有高浓度的该类物质[1]，这就引起了对大豆配方奶粉安全性的疑虑。动物及体外试验提出异黄酮（如染料木黄酮）对生长发育具药理效应[2]。然而，染料木黄酮和大豆黄素不如内源性雌激素有效力，对雌激素受体的亲和力也较弱[3]。还不清楚婴儿在何种程度上可代谢和早期解离大豆异黄酮[4]。一项小型回顾性研究[5]在用大豆蛋白配方奶喂养婴儿至少 6 个月后没有观察到任何雌激素效应。一项对成人的大型前瞻性队列研究中[6]，对于那些在婴儿骨骼发育期以大豆配方奶粉喂养和以牛奶配方奶粉喂养的对象，没有发现有任何统计学差异。

虽然进一步的研究认为很有必要对长期影响进行评价[2,4]，但迄今为止尚无充分证据证明大豆配方奶的有害性[7]。American Academy of Pediatrics[8]认为大豆蛋白成分的配方奶对于健康足月儿是安全和有效的，但不认为比牛奶蛋白成分的配方奶更有优势。然而，不推荐对早产儿使用大豆成分的配方奶，因为担心接受大豆配方的婴儿的生长发育速度慢于给予牛奶蛋白配方奶的婴儿。

在向大豆配方奶中补充碘之前，有关于使用大豆配方喂养伴随甲状腺功能减退的报道。甲状腺功能试验结果异常曾被报道于使用大豆配方奶喂养的婴儿，而对有先天性甲状腺功能减退症的婴儿的回顾性分析发现：用大豆配方奶喂养的婴儿其促甲状腺激素恢复至正常所需时间更长[9]。

1. Setchell KDR, *et al.* Exposure of infants to phyto-oestrogens from soy-based infant formula. *Lancet* 1997; **350:** 23–7.
2. Chen A, Rogan WJ. Isoflavones in soy infant formula: a review of evidence for endocrine and other activity in infants. *Annu Rev Nutr* 2004; **24:** 33–54.
3. Miniello VL, *et al.* Soy-based formulas and phyto-oestrogens: a safety profile. *Acta Paediatr Suppl* 2003; **91:** 93–100.
4. Mendez MA, *et al.* Soy-based formulae and infant growth and development: a review. *J Nutr* 2002; **132:** 2127–30.
5. Giampietro PG, *et al.* Soy protein formulas in children; no hormonal effects in long-term feeding. *J Pediatr Endocrinol Metab* 2004; **17:** 191–6.
6. Strom BL, *et al.* Exposure to soy-based formula in infancy and endocrinological and reproductive outcomes in young adulthood. *JAMA* 2001; **286:** 807–14.
7. Tuohy PG. Soy infant formula and phytoestrogens. *J Paediatr Child Health* 2003; **39:** 401–5.
8. Bhatia J, Greer F. American Academy of Pediatrics Committee on Nutrition. Use of soy protein-based formulas in infant feeding. *Pediatrics* 2008; **121:** 1062–8. Also available at: http://pediatrics.aappublications.org/cgi/reprint/121/5/1062 (accessed 27/01/10)
9. Conrad SC, *et al.* Soy formula complicates management of congenital hypothyroidism. *Arch Dis Child* 2004; **89:** 37–40.

对神经系统的影响 2 名接受分次大豆脂肪乳输注的患者中出现的中枢神经系统病症包括惊厥和昏迷；1 名年轻女性发展出皮质性盲[1]。相似的病例被归咎于脂肪栓塞[2]。但在这之后，制造商指出应归咎于输注速度快于推荐速度[3]，可能表现为脂肪超载综合征。神经学方面的并发症可能是脂肪超载的呈现和主要征兆；局部的和全身的癫痫发作、虚弱以及脑病都有报道[4]。

偏头痛伴随视觉先兆也被报告出现于 1 名服用大豆、豆奶以及大豆蛋白补充物的 57 岁男性身上[5]。

1. Jellinek EH. Dangers of intravenous fat infusions. *Lancet* 1976; **ii:** 967.
2. Estebe JP, Malledant Y. Fat embolism after lipid emulsion infusion. *Lancet* 1991; **337:** 673.
3. McCracken M. Fat embolism after lipid emulsion infusion. *Lancet* 1991; **337:** 983.
4. Schulz PE, *et al.* Neurological complications from fat emulsion therapy. *Ann Neurol* 1994; **35:** 628–30.
5. Engel PA. New onset migraine associated with use of soy isoflavone supplements. *Neurology* 2002; **59:** 1289–90.

超敏反应 荨麻疹被报告出现于 2 名接受静脉输注大豆油脂肪乳剂的患者中[1,2]。在一例病例中，患者过去曾接受脂肪乳输注 19 天而未发生疾病反应[1]。

过敏性反应被证明发生于摄入某些含有或由大豆制备的食品或粮食后，尽管确切的变态反应原尚不可知。1 名过敏反应发生患者被证明是在食用了这类产品后对变态反应原 Kunitz 大豆胰蛋白酶抑制剂产生了特异性 IgE 抗体应答反应[3]。然而，大豆胰蛋白酶抑制剂不是大豆中唯一的变态反应原，因为其他对该物质没有产生应答反应的患者却对完整的大豆试验产生了阳性反应。一例对大豆蛋白产生的Ⅰ型反应发生于被给予含有以大豆卵磷脂作为乳化剂的肠外脂肪乳剂的患者中[4]。1 名摄入大豆蛋白饮品的患者发生了运动性过敏反应；皮肤点刺试验对大豆呈阳性，但是对大豆未检测出特异性 IgE 抗体[5]。

在处理大豆后出现哮喘的工人中也发现了对大豆抗原产生的 IgE 抗体，从而暗示了过敏机制的存在[6,7]；已确定哮喘是由在大豆处理过程中释放的灰尘所致。

1. Kamath KR, *et al.* Acute hypersensitivity reaction to Intralipid. *N Engl J Med* 1981; **304:** 360.
2. Hiyama DT, *et al.* Hypersensitivity following lipid emulsion infusion in an adult patient. *J Parenter Enteral Nutr* 1989; **13:** 318–20.
3. Moroz LA, Yang WH. Kunitz soybean trypsin inhibitor: a specific allergen in food anaphylaxis. *N Engl J Med* 1980; **302:** 1126–8.
4. Weidmann B, *et al.* Hypersensitivity reactions to parenteral lipid solutions. *Support Care Cancer* 1997; **5:** 504–5.
5. Taramarcaz P, *et al.* Soy anaphylaxis. *Allergy* 2001; **56:** 792.
6. Sunyer J, *et al.* Case-control study of serum immunoglobulin-E antibodies reactive with soybean in epidemic asthma. *Lancet* 1989; **i:** 179–82.
7. Hernando L, *et al.* Asthma epidemics and soybean in Cartagena (Spain). *Lancet* 1989; **i:** 502.

肺脂肪栓塞 肺脂肪栓塞或微小栓塞有时是致命性的，发生于一些接受输注了以大豆油为主要成分的脂肪乳剂的婴儿中[1~3]。

在一例病例中[3]，含有高浓度 C-反应蛋白的患者血浆凝集了脂肪乳剂，而这项发现被认为支持了关于微小栓塞是由血中 C-反应蛋白对脂肪乳剂的凝集作用而形成的假设。该报道的作者不认为治病机制很明确，而且他们也不知道这种情况是否为可预防的，但是他们提出需要谨慎确定C-反应蛋白浓度是否正常（小于10mg/L）或者执行乳油形成试验以确定哪些婴儿可能对输注的脂肪乳剂产生栓塞。然而，另一项研究中[4]，在没有排除C-反应蛋白在凝集反应中作用的情况下，没有发现该蛋白浓度升高与凝集反应发生的速度之间有任何相关性。一项综述[5]将脂肪栓塞分类为：一部分来自于储存脂肪直接进入血液（如创伤后），另一部分则来自于内源性或外源性脂肪的凝集反应。高浓度的C-反应蛋白被认为是引起脂肪乳剂中的脂质体发生凝集反应的原因；血中的乳糜微粒和极低密度脂蛋白也可能发生凝集而促使脂肪栓塞。

1. Barson AJ, *et al.* Fat embolism in infancy after intravenous fat infusions. *Arch Dis Child* 1978; **53:** 218–23.
2. Levene MI, *et al.* Pulmonary fat accumulation after Intralipid infusion in the preterm infant. *Lancet* 1980; **ii:** 815–8.
3. Hulman G, Levene M. Intralipid microemboli. *Arch Dis Child* 1986; **61:** 702–3.
4. Zagara G, *et al.* C-reactive protein and serum agglutination in vivo of intravenous fat emulsions. *Lancet* 1989; **i:** 733.
5. Hulman G. The pathogenesis of fat embolism. *J Pathol* 1995; **176:** 3–9.

注意事项

对于有严重肝病、急性休克、严重病理性高脂血症或不同情形下脂肪代谢损伤的患者不可经静脉给予大豆油脂肪乳。需要被谨慎考虑用于有肺部疾病、肾功能不全、未调整的糖尿病和其他代谢性疾病、败血病、贫血以及一些有血液凝固障碍的患者。如将大豆油脂肪乳给予这样的患者，则需每日监测脂肪的消除情况。

如果在脂肪被完全清除前采血，大豆油脂肪乳可能会干扰一些实验室检查结果；而血脂肪的清除需4～6h。

蛋黄磷脂可在一些制剂中作为脂肪乳剂使用，但不可给予有严重鸡蛋过敏的患者。

脂肪乳剂会从输注袋中浸溃出邻苯二甲酸盐。因此，如可能的话需使用输注装置及不含邻苯二甲酸盐的装置。

需避免将大豆配方的婴儿喂养品给予确定有牛奶蛋白诱发肠炎或小肠结肠炎的婴儿，因为这些婴儿通常对大豆蛋白也过敏。

新生儿高胆红素血症　对于有高胆红素血症的新生儿静脉注射脂肪乳剂要慎重，因为有胆红素从白蛋白中被替换和导致黄疸发作的危险。在用于早产儿[1]、使用剂量更大[1]以及在给予间歇输注而非连续输注的情况下危险会更高[2]。

1. Spear ML, *et al.* The effect of 15-hour fat infusions of varying dosage on bilirubin binding to albumin. *J Parenter Enteral Nutr* 1985; **9:** 144–7.
2. Brans YW, *et al.* Influence of intravenous fat emulsion on serum bilirubin in very low birthweight neonates. *Arch Dis Child* 1987; **62:** 156–60.

用途和用法

作为完全肠外营养治疗的一部分，可将含有10%、20%或30%的大豆油脂肪乳剂分次缓慢静脉输注（第1824页），通常与氨基酸和糖溶液合并使用。溶液和乳剂可经分开的位点给予，如经同一位点给予则通过Y连接器或混合于同一混合液中。脂肪乳剂在相对较小的容量内提供高能量摄入，可用于预防或纠正必需脂肪酸的缺乏。当作为热量来源使用时，脂肪乳剂的剂量取决于能量需求和患者的临床情况；总糖类的量通常不超过患者总热量摄入的60%。当用于预防或纠正必需脂肪酸的缺乏时，总热量摄入的5%～10%需要来自静脉输注脂肪乳剂。

商品制剂的组成及推荐剂量会有稍许差别，但都需要缓慢开始输注。建议浓度为10%～20%产品的初始速度分别为1ml/min输注15min和0.5ml/min输注30min。第一天可增加到的最高速度分别为：10%的脂肪乳剂到500ml（或10ml/kg）、20%的脂肪乳剂到250ml（或5ml/kg）。在接下来的日子里总体日剂量可逐渐增加；建议日剂量范围为：10%的脂肪乳剂500～1500ml，或20%的脂肪乳剂500～1000ml；而建议输注速度为：500ml的10%脂肪乳剂不少于3h，500ml的20%脂肪乳剂不少于5h。当使用30%脂肪乳剂时，推荐剂量为333ml或大约4.75ml/kg，经5h或以上给予；初始剂量不可超过3ml/kg。

大豆油还具有润滑特性，可用作沐浴用品的添加物以治疗皮肤干燥。

由整大豆制备的包含大豆油和大豆蛋白的制剂，被作为婴儿、对乳糖或相似的双糖不耐受或对牛奶蛋白过敏患者的无乳糖蔬菜奶的主要成分使用（见下文**食物不耐受**项下）。

用法　有观点[1]认为磷脂增溶剂浓度，尤其是游离磷脂脂质体的过量存在，决定了脂质乳剂对于血浆脂肪浓度的影响。在20个需要肠外营养的早产儿中，使用20%脂肪乳剂以最高量为每日4g/kg的脂肪输注，其血浆脂肪浓度低于使用10%脂肪乳剂给予每日2g/kg的脂肪输注；该差异被认为是因为20%脂肪乳剂含脂质体相对较少，磷脂与甘油三酯的比例为0.06，而富含脂质体的10%脂肪乳剂中该比例为0.12。作者提出10%脂肪乳剂不应当用于早产儿。其他研究也观察到了相似的结果[2]；但是，磷脂成分被减少的10%脂肪乳剂，被认为相对更易被早产儿所耐受[3]。

关于给高胆红素血症新生儿输注脂肪引起脑核性黄疸的危险，见上文的**注意事项**项下。

1. Haumont D, *et al.* Effect of liposomal content of lipid emulsions on plasma lipid concentrations in low birth weight infants receiving parenteral nutrition. *J Pediatr* 1992; **121:** 759–63.
2. Cairns PA, *et al.* Tolerance of mixed lipid emulsion in neonates: effect of concentration. *Arch Dis Child Fetal Neonatal Ed* 1996; **75:** F113–F116.
3. Gohlke BC, *et al.* Serum lipids during parenteral nutrition with a 10% lipid emulsion with reduced phospholipid emulsifier content in premature infants. *J Pediatr Endocrinol Metab* 1997; **10:** 505–9.

心脏毒性　静脉滴注脂肪乳剂已建议用于治疗由亲脂性局麻药（如布比卡因）引起的难治性心脏中毒[1,2]，可能通过"脂肪渗透"的方式逐步进入药物区域，将药物从组织中移除。1名长时间心跳骤停的患者，对常规治疗并无反应。经布比卡因和甲哌卡因肌间块阻滞后，给予20%脂肪乳剂100ml静推，经外周静脉管，结果几乎立即恢复窦性心律[3]；后来患者继续以每分钟0.5ml/kg的速度经过超过2h的脂肪乳剂静推，并维持窦性心律。在接下来的2周中，没有关于脂肪乳剂的并发症出现。随后的伴随罗哌卡因臂丛阻滞的难治性心搏停止[4]也对20%脂肪乳剂100ml治疗有反应［以每分钟0.2ml/kg的速度持续静脉滴注（总剂量为4ml/kg）］。

尽管对于长时间高脂质负荷的安全性有所担心，对给予较弱证据上进行基础治疗是否恰当仍缺乏共识，而且有一个在病例报告和动物研究基础上提出的协议[1]。为患者局部麻醉心脏毒性标准复苏而保留的治疗为继续高级心脏生命支持措施（见第1117页）外加：

- 静脉注射剂量为1.5ml/kg 20%的脂肪乳剂（Intralipid）并伴随：
- 持续注射乳剂，以每分钟0.25ml/kg的速度进行30min；如果血压下降，速度可能会提高到每分钟0.5ml/kg。如果适当的话，输液可能会持续长达1h。如果停止时血压下降可能需要重新开始输液。

如果患者对药物治疗没有反应，可能要重复给药1～2次；一旦窦性心律恢复，则不再需要额外的药物治疗，即使心室异位或其他心律失常可能持续。

该技术可适用于其他可导致难治性心脏中毒的亲脂性药物。关于使用调释剂型治疗维拉帕米过量导致的中毒，见第1365页。

1. Weinberg G. Lipid rescue resuscitation from local anaesthetic cardiac toxicity. *Toxicol Rev* 2006; **25:** 139–45.
2. Leskiw U, Weinberg GL. Lipid resuscitation for local anesthetic toxicity: is it really lifesaving? *Curr Opin Anaesthesiol* 2009; **22:** 667–71.
3. Rosenblatt MA, *et al.* Successful use of a 20% lipid emulsion to resuscitate a patient after a presumed bupivacaine-related cardiac arrest. *Anesthesiology* 2006; **105:** 217–18.
4. Litz RJ, *et al.* Successful resuscitation of a patient with ropivacaine-induced asystole after axillary plexus block using lipid infusion. *Anaesthesia* 2006; **61:** 800–1.

食物不耐受　在婴儿食品中，American Academy of Pediatrics认为[1]，豆制品对于半乳糖血症和遗传性乳糖酶缺乏症并不失为一些希望避免使用含动物蛋白的婴儿食品的家庭补充和选择。蛋白质水解性好的婴儿食品通常是指区别于可能会导致婴儿食物过敏的动物乳制品蛋白，事实上10%～14%的婴儿也会对豆制品蛋白产生过敏。那些对动物乳制品蛋白过敏的婴儿对豆制品蛋白过敏的概率也较高。对于他们来说，应该对其使用易于水解的酶或合成氨基酸制成的婴儿食品。对患有急性胃肠炎的婴儿进行补液后，大部分曾经健康的婴儿可以继续进行母乳或者牛乳哺育，但相比之下豆类婴儿食品则可能导致二次乳糖不耐受的发生。American Academy of Pediatrics得出结论：豆类婴儿食品不易用于早产婴儿，并且对过敏性疾病以及婴儿疝气的预防也并无显著作用。对于改善婴儿过敏或不耐受的研究而言，一项系统性综述[2]表明，目前还没有明确的证据表明豆类制品比动物乳制品会更大程度上减小过敏和不耐受的概率。

FDA还提出警告，反对在成人中使用大豆饮品及用它作为婴儿的单一营养来源[3]。声明指出，大豆饮品可能导致严重的蛋白质热量营养不良、多种维生素和矿物质缺乏以及没有接受其他任何来源的营养物质的婴儿的死亡。但不可将大豆饮品与大豆婴儿配方奶混淆，后者是经特别配置以满足婴儿营养需求。

关于使用大豆食品而导致过敏反应的参考文献，见上文的**超敏反应**项下。

1. Bhatia J, Greer F. American Academy of Pediatrics Committee on Nutrition. Use of soy protein-based formulas in infant feeding. *Pediatrics* 2008; **121:** 1062–8. Also available at: http://pediatrics.aappublications.org/cgi/reprint/121/5/1062 (accessed 27/01/10)
2. Osborn DA, Sinn J. Soy formula for prevention of allergy and food intolerance in infants. Available in The Cochrane Database of Systematic Reviews; Issue 4. Chichester: John Wiley; 2006 (accessed 08/11/05).
3. Nightingale S. Warnings issued about practices, products: soy drink warning. *JAMA* 1985; **254:** 1428.

高脂血症　大豆蛋白已被试验用于治疗高脂血症（第1129页）。大豆异黄酮，如染料三羟异黄酮（第2335页）及黄豆苷元（第2335页）与雌激素相似，因而应当对血脂具有利影响[1,2]。其他的大豆蛋白成分，包括植酸和皂苷，可能也有贡献。因此，完整的大豆蛋白抗原可提供最大的降胆固醇效果[2,3]。一项对照试验的荟萃分析发现在膳食中用大豆蛋白替代动物蛋白可显著降低血浆总胆固醇、低密度脂蛋白（LDL）胆固醇以及甘油三酯的浓度[4]。此后一篇对该类研究的系统性综述得到了相同的结论[1]。同时FDA提出每日含25g大豆蛋白的低脂饮食可降低患缺血性心脏病的危险[2]。此后的一项由American Heart Association[5]所做的分析认为对心血管的益处不大，而且只有在大量动物蛋白被大豆蛋白替代后才可表现出来。相比于大豆异黄酮的影响，该有利效果似乎更多是与更广泛的膳食调制相关。尽管一项小样本研究发现大豆蛋白对于血脂浓度几近正常的2型糖尿病患者有益[6]，但是其对于胆固醇浓度正常的个体并没有表现出胆固醇降低效应[2]。

1. Costa RL, Summa MA. Soy protein in the management of hyperlipidemia. *Ann Pharmacother* 2000; **34:** 931–5.
2. Erdman JW. Soy protein and cardiovascular disease: a statement for healthcare professionals from the Nutrition Committee of the AHA. *Circulation* 2000; **102:** 2555–9.
3. Demonty I, *et al.* Role of isoflavones in the hypocholesterolemic effect of soy. *Nutr Rev* 2003; **61:** 189–203.
4. Anderson JW, *et al.* Meta-analysis of the effects of soy protein intake on serum lipids. *N Engl J Med* 1995; **333:** 276–82.
5. Sacks FM, *et al.* Soy protein, isoflavones, and cardiovascular health: an American Heart Association Science Advisory for professionals from the Nutrition Committee. *Circulation* 2006; **113:** 1034–44. Also available at: http://circ.ahajournals.org/cgi/reprint/113/7/1034.pdf (accessed 20/03/09)
6. Hermansen K, *et al.* Beneficial effects of a soy-based dietary supplement on lipid levels and cardiovascular risk markers in type 2 diabetic subjects. *Diabetes Care* 2001; **24:** 228–33.

绝经后疾病　大豆含有以异黄酮形式存在的植物雌激素，特别是染料三羟异黄酮（第2335页）及黄豆苷元（第2335页），它们已经因其雌激素调整效应而被研究用于治疗绝经期症状[1]。见**大豆异黄酮**，（第2335页）。

骨关节炎　关于鳄梨和大豆油（鳄梨-大豆油未皂化物）合用缓解骨关节炎症状的益处，见第2186页。

制剂

USP 33: Lipid Injectable Emulsion.

专利制剂

Arg.: Ivelip; Lipofundin N; Lipovenos; Piascledine; Sojar Pro; Soyacal; ***Austral.:*** Intralipid; Ivelip; ***Austria:*** Balneum; Elolipid†; Intralipid; Lipovenos†; Olbad Cordes; ***Belg.:*** Gynosoya; ***Braz.:*** Fisiogen; Isofarma†; Soyfit; ***Canad.:*** Intralipid; ***Chile:*** Lipofundin; Lipovenos; ***Cz.:*** Balneum Hermal; Elolipid†; Intralipid; Ivelip†; Lipofundin N†; Lipovenoes†; Soyacal; ***Denm.:*** Intralipid; ***Fin.:*** Intralipid; ***Fr.:*** Endolipide; Gastro'Aid†; Gydrelle Phyto; Gynalpha; Intralipide; Ivelip; Phyto Soya; ***Ger.:*** Allergika†; Balneoconzen N; Balneovit; Balneum; Buer Lecithin Cholesterin Balance; Deltalipid; Eucerin Omega Olbad†; Intralipid†; Lipidavit SL; Lipofundin N; Lipopharm; Lipostabil; Lipovenos; Olbad Cordes; salvilipid; Soyacal; ***Gr.:*** Intralipid; Lipovenoes; ***Hong Kong:*** Intralipid; Lipofundin N†; ***Hung.:*** Balneum; Intralipid; Lipofundin†; Lipovenos†; Structolipid†; ***Indon.:*** Intralipos; Ivelip; Lipovenoes; ***Irl.:*** Balneum†; Intralipid; ***Israel:*** Balneum; Intralipid; Ivelip; ***Ital.:*** Balneum Hermal; Elolipid; Intralipid; Ivelip†; Lipofundin S; Lipovenos; Soyacal†; ***Jpn:*** Intrafat; ***Malaysia:*** Intralipid; Intralipos†; ***Mex.:*** Lipofundin N; Lipovenoes; ***Mon.:*** Evestrel; ***Neth.:*** Intralipid; Lipovenos; ***Norw.:*** Intralipid; ***NZ:*** Intralipid; Ivelip; ***Philipp.:*** Celepid; Soyacal; ***Pol.:*** Balneum Hermal; Intralipid; Ivelip; Lipofundin N; Soya Meno†; Soyfem; ***Port.:*** Banholeum; Emulsao de Lipidos; Endolipide; Intralipid; Lipovenoes; Soyacal; ***Rus.:*** Intralipid (Интралипид); Resalut Pro (Резалют Про); ***Singapore:*** Intralipid†; Intralipos; ***Spain:*** Aquiflav; Bluna; Fitoladius; Flavodrei; Intralipid; Isodonna; Ivelip; Lipovenos†; Malena; Menoclim; Phyto Soya; Pleginer; Primsoja; Ratiofemin; Soyacal; ***Swed.:*** Intralipid; ***Switz.:*** Balmed Hermal; Balmed Hermal Plus; Intralipid; Lipovenos; ***Thai.:*** Celepid; Intralipid; Intralipos†; Ivelip†; Lipofundin N†; Lipofundin S†; Lipovenoes†; ***Turk.:*** Intralipid; Ivelip; Lipovenos; ***UK:*** Balneum; Intralipid; Ivelip; Lipofundin; Zeroneum; ***Ukr.:*** Enerliv (Энерлив); Intralipid (Интралипид); Liventiale (Ливенциале); ***USA:*** Intralipid; Liposyn III; ***Venez.:*** Intralipid†; Ivelip; Lipofundin N†.

多组分制剂　***Arg.:*** Clinoleic; Derrumal; Kabiven; Lipofundin, MCT/LCT-E; Lipofundin MCT/LCT†; Liposomas; Sigmafem; Sojar Plus-Calcio; ***Austral.:*** Clinoleic; Extralife Meno-Care†; Hypol; Kabiven; Lifechange Menopause Formula†; Mens Super Soy/Clover†; PhytoLife; PM H-Regulator; Soy Forte with Black Cohosh†; Soy Power Plus†; ***Austria:*** Balneum Plus; Clinoleic; Clinomel†; Gesamtnahrlosung†; KabiMix†; Kabiven; Lipidem;

Lipofundin mit MCT; Nutriflex Lipid; Olbad Cordes comp†; Oleosint†; OliClinomel; PE-Mix; SMOFlipid; Structolipid; TriMix†; Vitromix; ***Belg.:*** Medialipide†; ***Braz.:*** Borag; Emulsao Scott; Piascledine; Votag O6; ***Canad.:*** Liposyn; ***Chile:*** Cellenergy; Hyaluron; Kabiven; Lipofundin MCT/LCT; Liposyn†; Lipovenos MCT/LCT; OliClinomel; Piascledine; ***Cz.:*** Balneum Hermal Plus; Clinoleic; Clinomel†; Kabiven; Lipofundin MCT/LCT†; Lipoplus; Nutralipid MCT†; Nutralipid P†; Nutriflex Lipid; OliClinomel; Piascledine; SMOFKabiven; SMOFlipid; ***Denm.:*** Clinoleic; Kabiven; OliClinomel; SMOFlipid; ***Fin.:*** Clinoleic; Kabiven; Lipoplus†; Nutriflex Lipid; OliClinomel; SMOFlipid; Structolipid; Vasolipid; ***Fr.:*** Biopause; Biopause solution intime†; Clinoleic; Clinomel†; Fadiamone; Gynalpha Plus; Gynosoja†; Kabiven; Lipidem; Medialipide; Mednutriflex Lipide G; Nutriflex Lipide; Nutrof Total; OliClinomel; Perikabiven; Piascledine; StructoKabiven; Structolipide; Vitrimix; ***Ger.:*** Balneum Plus; Clinoleic; Clinomel†; Complevent†; Kabiven; Lipofundin MCT; Lipovenos MCT; Nutriflex Lipid; Oleobal; OliClinomel; SMOFlipid; ***Gr.:*** Clinoleic; Clinomel; Compleven; Kabiven; Lipofundin MCT/LCT; Lipoplus; Multimel; Nutriflex Lipid; OliClinomel; SMOFlipid; Trive-1000; ***Hong Kong:*** Apaisac†; Kabiven; Lipofundin MCT/LCT; Nutriflex Lipid; Vitrimix KV; ***Hung.:*** Allice; Balneum Hermal Plus; Clinomel†; Kabiven; Lipofundin MCT; Lipovenos PLR†; OliClinomel; SMOFlipid; ***Indon.:*** Hepabion†; Kabiven; Lanaven; Lipofundin MCT/LCT†; Maxitrin; Vitrimix†; ***Irl.:*** Balneum Plus†; Clinoleic; KabiMix; Kabiven; Lipidem; Lipofundin MCT/LCT; Nutriflex Lipid; OliClinomel; SMOFKabiven; SMOFlipid; Structolipid; Vitrimix KV†; ***Israel:*** Balneum Plus; Clinoleic; Kabiven; Lipofundin MCT/LCT; Liposyn†; ***Ital.:*** Acumel; Anti-Ves; Assist; Bioestril Ginseng; Bioestril Valeriana; Biomineral 5-Alfa; Climil Complex; Climil-80; Clinoleic; Clinomel†; Demalit; Eavit Plus; Fitogen; Flebovis; Ginil; Kabiven; Lipidem; Lipimix; Lipofundin MCT; Liposyn†; Nutriperi Lipid; Nutriplus Lipid; Nutrispecial Lipid; OliClinomel; Periven; Piascledine; Pluvio; Pulsalux; SMOFlipid; Sojyam†; Soymen; Structolipid; Triacid†; ***Malaysia:*** Kabiven†; Vitrimix KV†; ***Mex.:*** Bano Coloide; Caltrate + S; Clinomel†; Kabiven; Lipofundin MCT/LCT; Liposyn†; Lipovenoes MCT†; Piascledine; Prevefem Complex; Riban; Soyaloid; Soyaloid Apruri; Soydex; Sy-Clinomel†; ***Mon.:*** Evestrel Jour Nuit; Evestrel Physio Profil; ***Neth.:*** Clinoleic; KabiMix†; Kabiven; Lipofundin MCT/LCT; Lipoplus; Nutriflex Lipid; OliClinomel; SMOFlipid; Structolipid; Vitrimix KV; ***Norw.:*** Clinoleic; Kabiven; Nutriflex Lipid†; OliClinomel; SMOFlipid; Vasolipid†; Vitrimix†; ***NZ:*** Clinoleic; Kabiven; ***Philipp.:*** Her Soy Plus; Livermin; ***Pol.:*** Balneum Hermal Plus; Clinoleic; Clinomel; Complevent†; Kabiven; Lecigal†; Lipofundin MCT/LCT; Naturapia Menopauza; Piascledine; SMOFKabiven; SMOFlipid; ***Port.:*** Banholeum Composto; Banholeum Gele; Clinoleic; Lipofundina MCT/LCT; Lipoplus; Nutribraun; Nutriplasmal; OliClinomel; SMOFKabiven; SMOFlipid; Structolipid; Vitrimix; ***Rus.:*** Kabiven (Кабивен); Lipofundin MCT/LCT (Липофундин MCT/ЛCT); Lipoplus (Липоплюс); Piascledine (Пиаскледин); SMOFlipid (СМОФлипид); ***S.Afr.:*** Clinomel†; Lipofundin MCT/LCT†; ***Singapore:*** Celatrac†; Kabiven; Pro-Gut; ***Spain:*** Clinoleic; Clinomel†; Fitogyn; Kabiven; Lipofundina MCT/LCT; Lipoplus; Nutriflex Lipid; OliClinomel; SMOFlipid; Structolipid; ***Swed.:*** Clinoleic; Kabiven; Lipoplus; Nutriflex Lipid; OliClinomel; SMOFlipid; Structolipid; Vasolipid; Vitrimix†; ***Switz.:*** Antidry; Clinoleic; Lipofundin MCT/LCT; Nutriflex Lipid; OliClinomel; SMOFlipid; Structolipid; ***Thai.:*** Cal-ups-D-Soy; Clinoleic; Kabiven; Lipofundin MCT/LCT; Nutriflex Lipid; OliClinomel; Vitrimix; ***Turk.:*** Lipofundin MCT/LCT; Liposyn; Vitrimix; ***UK:*** Balneum Plus; Clinoleic; Complevent†; Kabiven; Lipidem; Lipofundin MCT/LCT; Nutriflex Lipid; OliClinomel; Phytolife Plus; SMOFlipid; Structolipid; Vitrimix KV†; Ymea; Zerozole; ***Ukr.:*** Lipofundin MCT/LCT (Липофундин MCT/ЛCT); ***USA:*** Liposyn II; Tucks; ***Venez.:*** Lipofundin MCT/LCT; Maternavit.

Stannous Fluoride 氟化亚锡

Fluoruro estañoso; Stannosi Fluoridum. Tin fluoride.

Фторид Олова

SnF_2 = 156.7.

CAS — 7783-47-3.

ATC — A01AA04.

ATC Vet — QA01AA04.

UNII — 3FTR44B32Q.

Pharmacopoeias. In *US.*

USP 33（Stannous Fluoride） 白色结晶性粉末。易溶于水；几乎不溶于乙醇、氯仿及乙醚。新鲜配制的 0.4%水溶液的 pH 值为 2.8～3.5。

稳定性 氟化亚锡水溶液在数小时内可还原形成白色沉淀物；可缓慢侵蚀玻璃。

简介

氟化亚锡被作为氟源（见**氟化钠**，第1864页）用于预防龋齿。含氟化亚锡浓度为 0.4%的牙科凝胶剂可每日使用。更高浓度需要在专业人士监督下使用。氟化亚锡还被用于洁牙剂和口腔清洗剂。

氟化亚锡有一种令人不愉快的味道。

制剂

USP 33: Stannous Fluoride Gel.

专利制剂

Canad.: Gel-Kam; Gelstan; Perfect Solutions in Office Rinse; ***Fr.:*** Emoform; ***Ital.:*** Fluorigard Gel-Kam†; Gel-Kam; Oral-B Pasta Dentifricia Denti e Gengive; ***Switz.:*** Parocare†; ***UK:*** Fluorigard Gel-Kam; ***USA:*** Gel Kam; Gel-Kam; Gel-Tin; Just for Kids; PerioMed; Stop.

多组分制剂 ***Canad.:*** Gel-Kam Dentinbloc; ***Fr.:*** Meridol†; ***Israel:*** Meridol; ***Ital.:*** Actifluor.

Starch 淀粉

Almidón; Amido; Amidon; Amidon de blé (wheat starch); Amidon de maïs (maize starch); Amidon de pomme de terre (potato starch); Amidon de riz (rice starch); Amidon prégélatinisé (pregelatinised starch); Amilo; Amylum; Amylum pregelificatum (pregelatinised starch); Bulvių krakmolas (potato starch); Burgonyakeményítő (potato starch); Búzakeményítő (wheat starch); Hidegenduzzadó keményítő (pregelatinised starch); Kukoricakeményítő (maize starch); Kukurūzų krakmolas (maize starch); Kviečių krakmolas (wheat starch); Maissitärkkelys (maize starch); Majsstärkelse (maize starch); Maydis amylum (maize starch); Oryzae amylum (rice starch); Perunatärkkelys (potato starch); Potatisstärkelse (potato starch); Pregelifikuotas krakmolas (pregelatinised starch); Pšeničný škrob (wheat starch); Riisitärkkelys (rice starch); Risstärkelse (rice starch); Rizskeményítő (rice starch); Ryžių krakmolas (rice starch); Škrob bramborový (potato starch); Škrob kukuřičný (maize starch); Škrob předbobtnalý (pregelatinised starch); Škrob rýžový (rice starch); Skrobia kukurydziana (maize starch); Skrobia pszeniczna (wheat starch); Skrobia ziemniaaczana (potato starch); Solani amylum (potato starch); Stärke; Tritici amylum (wheat starch); Vehnätärkkelys (wheat starch); Vetestärkelse (wheat starch).

Крахмал

CAS — 9005-25-8 (starch); 9005-82-7 (α-amylose); 9004-34-6 (β-amylose); 9037-22-3 (amylopectin).

UNII — O8232NY3SJ (corn starch); 8I089SAH3T (potato starch); 4DGK8B7I3S (rice starch); 24SC3U704I (tapioca starch); 79QS2MG2LP (wheat starch).

性状 淀粉由玉米（*Zeamays*）、大米（*Oryza sativa*）、小麦［*Triticum aestivum*（*T. vulgare*）］壳果，马铃薯（*Solanum tuberosum*）根茎，豌豆（*Pisum Sativum*）种子（豌豆）或木薯（*Manihot utilissima*）根茎中获得的多糖颗粒组成。玉米淀粉（maize starch）也被称作玉米淀粉（corn starch）。淀粉包含了直链淀粉和支链淀粉，均为以 α-葡萄糖为主要组分的多糖。

Pharmacopoeias. Some or all of the starches described are included in *Chin., Eur.* (see p.vii), *Int.*, and *Jpn.* Also in *USNF. Chin.* and *Eur.* also include Pregelatinised Starch, *USNF* also includes Pregelatinized Starch, Modified Starch, and Pregelatinized Modified Starch. *US* includes Absorbable Dusting Powder and Topical Starch.

Ph. Eur. 6.8（Maize Starch；Maydis Amylum） 从玉蜀黍（*Zea mays*）的壳果中获得。为一种无味、无光泽的白色至浅黄色的极细粉末，在指间碾磨时可发出碾轧声。也可以带裂痕的颗粒形式或者末端特殊的不规则物的形式存在。几乎不溶于冷水和乙醇。贮藏于密闭容器中。

Ph. Eur. 6.8（Pea Starch） 从豌豆（*Pisum Sativum*）的种子中获得。白色或类白色的极细粉末。几乎不溶于冷水和乙醇。20%水混合液的 pH 值在 15min 后为 5.0～8.0。

Ph. Eur. 6.8（Potato Starch；Solani Amylum） 从马铃薯（*Solanum tuberosum*）的块茎部分获得。为一种在指间碾磨时可发出碾轧声的极细的白色或类白色粉末。不含其他任何来源的淀粉粒，如果有的话，可能含有极微量的原料植物的碎片。几乎不溶于冷水和乙醇。20%水混合液的pH值在15min后为 5.0～8.0。贮藏于密闭容器中。

Ph. Eur. 6.8（Rice Starch；Oryzae Amylum） 从水稻（*Oryza sativa*）的壳果中获得。为一种无味的、极细的、在指间碾磨时可发出碾轧声白色或类白色粉末。也可以带裂痕的颗粒形式或者末端特殊的不规则物的形式存在。几乎不溶于冷水和乙醇。贮藏于密闭容器中。

Ph. Eur. 6.8（Wheat Starch；Tritici Amylum） 从小麦［*Triticum aestivum*（*T. vulgare*）］的壳果中获得。为一种极细的、在指间碾磨时可发出碾轧声白色或类白色粉末。不含其他任何来源的淀粉粒，如果有的话，可能含有极微量的原料植物的碎片。几乎不溶于冷水和乙醇。20%水混合液的 pH 值在 15min 后为 4.5～7.0。贮藏于密闭容器中。

Ph. Eur. 6.8（Pregelatinised Starch；Amylum Pregelificatum） 将玉米淀粉、马铃薯淀粉或米淀粉在有水存在、加热或不加热的条件下，通过机械化加工使所有或部分的淀粉粒破裂后再干燥后制备而成。不含添加物，但可能经过改良以使其可压缩并改善其流动性。为一种白色或浅黄色的、在冷水中膨胀的粉末。

BP 2010（Tapioca Starch） 从木薯（*Manihot utilissima*）的根茎中获得。为一种在指间碾磨时可发出碾轧声的极细粉末。几乎不溶于冷水和乙醇。贮藏于密闭容器中。

BP 2010 认可木薯淀粉为一种异名同类物质。

BP 2010 指出当特指淀粉而未说明类型的，玉米淀粉、马铃薯淀粉、米淀粉、小麦淀粉可被供应或使用，或者在没有这些淀粉的热带国家则用木薯淀粉。

USNF 28（Corn Starch） 从成熟的玉米［*Zea mays*（Gramineae）］中分离出的淀粉粒。为不规则的、带角的、白色块状物或细粉末。无臭、有轻微的特异味。不溶于冷水或乙醇。与水混合的浓度为 20%的浆状混合物在适度搅拌 1min 后静置 15min，pH 值为 4.0～7.0。

USNF 28（Pea Starch） 从豌豆（*Pisum Sativum*）的种子中获得。白色或类白色的极细粉末。几乎不溶于冰水和乙醇。

USNF 28（Potato Starch） 从马铃薯（*Solanum tuberosum*）的块茎部分获得。为不规则的、带角的、白色块状物或细粉末。无臭、有轻微的特异味。不溶于冷水或乙醇。与水混合的浓度为 20%的浆状混合物在适度搅拌 1min 后静置 15min，pH 值为 5.0～8.0。

USNF 28（Rice Strarch） 从水稻的壳中获得，与水混合的浓度为 20%的浆状混合物在适度搅拌 1min 后静置 15min，pH 值为 5.0～8.0。

USNF 28（Tapioca Starch） 从木薯（cassava）［*Manihot utilissima*（Euphorbiaceae）］的根茎中分离而出的颗粒。为不规则的、带角的、白色至淡黄色的块状物或细粉末。不溶于冷水或乙醇。与水混合的浓度为 20%的浆状混合物在适度搅拌 1min 后 pH 值为 4.5～7.0。

USNF 28（Wheat Starch） 从小麦［*Triticum aestivum*（*T. vulgare*）］的壳果中获得。为不规则的、带角的、白色块状物或细粉末。无臭、有轻微的特异味。不溶于冷水或乙醇。与水混合的浓度为 20%的浆状混合物在适度搅拌 1min 后静置 15min，pH 值为 4.5～7.0。

USNF 28（Pregelatinized Starch） 为一种经化学或机械化加工后使所有或部分的淀粉粒在有水存在的条件下破裂后再干燥而制成的淀粉。可经过改良以使其可压缩并改善其流动性。

USNF 28（Modified Starch） 经化学方法改良的淀粉。食物淀粉可经酸化改良、漂白、氧化、酯化、醚化或者用酶处理以改变其功能性质。与水混合的浓度为 20%的浆状混合物在适度搅拌 5min 后的 pH 值为 3.0～9.0。

USNF 28（Pregelatinized Modified Starch） 为一种经化学或机械化或同时使用两种方法加工后，使所有或部分的淀粉粒破裂以生成一种可在冷水中膨胀的产品。中粗至微细的、白色至米色的粉末。无臭、有轻微的特异味。微溶于或溶于冷水；不溶于乙醇。

不良反应

木薯效应 在 1985 年，WHO 将营养不良相关型糖尿病（这包括了从前已知的热带糖尿病类型）添加到对糖尿病的分类中[1]。流行病学证据证明了纤维钙化性胰腺性糖尿病（营养不良相关型糖尿病的亚类）与摄入木薯（树薯粉、木薯）之间的关系，因木薯是生活在热带发展中国家蛋白质摄入低的人群的主要食物能量来源。

木薯含有一些生氰物质，尽管食品制备和加工过程可减少氰化物的含量，对于蛋白质摄入不足、尤其是缺乏与解毒途径相关的含硫氨基酸的人，仍可能发生氰化物的蓄积。然而，WHO 认为仍需要做进一步的研究以明确该型糖尿病与大量木薯摄入之间的任何相关性。在次年发表的一篇综述[2]中，木薯/营养不良被假设为是有可能相关的、但未能证实；而且存在强有力的证据证明这不是唯一的原因。

WHO 在对糖尿病分型的 1998 个报道中删除了营养不良相关型糖尿病[3]。纤维钙化性胰腺性糖尿病现在被更名为纤维钙化性胰腺病，一种可能导致糖尿病但不认为是糖尿病成因的疾病。

Konzo 是一种以痉挛性下肢轻瘫为主要特征的上行神经元疾病[4]，通常伴随视神经病变[5]，有报道认为它是由于摄入木薯而造成饮食氰化物暴露所引起。生长发育迟缓也与食入了未经完全加工的木薯相关[6]。

1. WHO. Diabetes mellitus: report of a WHO study group. *WHO Tech Rep Ser 727* 1985. Available at: http://libdoc.who.int/trs/WHO_TRS_727.pdf (accessed 20/03/09)
2. Abu-Bakare A, *et al.* Tropical or malnutrition-related diabetes: a real syndrome? *Lancet* 1986; **i:** 1135–8.
3. Alberti KGMM, Zimmet PZ. Definition, diagnosis, and classification of diabetes mellitus and its complications. Part I: diagnosis and classification of diabetes mellitus. Provisional report of a WHO consultation. *Diabet Med* 1998; **15:** 539–53.
4. Ernesto M, *et al.* Persistent konzo and cyanogen toxicity from cassava in northern Mozambique. *Acta Trop* 2002; **82:** 357–62.
5. Mwanza J-C, *et al.* Neuro-ophthalmologic findings in konzo, an upper motor neuron disorder in Africa. *Eur J Ophthalmol* 2003; **13:** 383–9.
6. Banea-Mayambu J-P, *et al.* Dietary cyanide from insufficiently processed cassava and growth retardation in children in the Democratic Republic of Congo (formerly Zaire). *Ann Trop Paediatr* 2000; **20:** 34–40.

手套撒粉（Glove powder） 外科医生使用淀粉类手套撒粉可导致外科伤口被淀粉污染从而发生并发症，如炎症、粘连以及肉芽肿病变。此外，淀粉类手套撒粉可能是发生乳胶过敏的危险因素之一，并可能成为细菌性病原体的传播媒介。由于这些危险，已经提出禁止将撒粉用于乳胶手套[1～5]，这一步骤已在一些国家采取[5]。

1. Haglund U, Junghanns K, eds. Glove powder—the hazards which demand a ban. *Eur J Surg* 1997; **163** (suppl 579): 1–55.
2. AAAAI and ACAAI joint statement concerning the use of powdered and non-powdered natural latex gloves. *Ann Allergy Asthma Immunol* 1997; **79:** 487.
3. Dave J, *et al.* Glove powder: implications for infection control. *J Hosp Infect* 1999; **42:** 282–5.
4. Edlich RF, Reddy VR. A call to ban glove cornstarch. *Arch Surg* 2001; **136:** 116.
5. Edlich RF, *et al.* Dangers of cornstarch powder on medical gloves: seeking a solution. *Ann Plast Surg* 2009; **63:** 111–15.

用途和用法

淀粉是吸收剂并被广泛用于撒粉剂中，或单独使用或与氧化锌或其他类似物质混合使用。淀粉被用于外科手套撒粉，但并不鼓励作此用途（见上文）。它被混合于很多片剂中作为黏合剂、稀释剂或崩解剂。预胶化的淀粉同样被用作片剂中的黏合剂。

淀粉黏质物被经口给予治疗碘中毒；也作为皮肤软化剂局部使用。

以大米为主要成分的溶液可用于预防和治疗因急性腹泻病而导致的脱水（第1617页）。

糖原贮积病Ⅰ型 糖原贮积病Ⅰ型是一种葡萄糖-6-磷酸酶不能表达的常染色体隐性遗传代谢紊乱，因葡萄糖生成过少而导致低血糖。糖原的累积以及其他代谢紊乱能够导致包括肾损伤、肝肿大和肝腺瘤、高尿酸血症、高脂血症以及乳酸酸中毒在内的并发症。病情可通过给予夜间连续鼻胃管输注和频繁的日间喂养而得以成功控制。然而，这种疗法要求患者有很好的依从性以及严密的夜间输注监控[1]。

作为替代方法，采用更标准的饮食，同时按照每6h 1.75～2.5g/kg的剂量服用在室温条件下用自来水制备的未经煮过的玉米淀粉混悬液，这被报道[2]能够非常满意地维持血糖量正常。1名对该淀粉治疗效果不佳的婴儿，其应答的缺乏被认为是因为胰淀粉酶活性不足。尽管后来报道[3]称添加胰淀粉酶浓缩物后效果可得到改善，但是应答依然不足以使血糖量维持正常水平超过2h。研究提出其他淀粉酶制剂应当被在这类患者中鉴别其是否有用。一项对于7名患糖原贮积病Ⅰ型的年轻成人的小样本研究发现，单剂量的未经煮过的玉米淀粉可使其中5名患者在7h内维持血浆葡萄糖浓度[4]。

一项对于玉米淀粉治疗效果的长期研究发现，那些代谢控制几乎正常的患者和在较年轻时就开始接受治疗的患者的并发症发生率较小，但是发病机制可能涉及其他因素[5]。虽然如此，仍有报道认为玉米淀粉疗法可使以前仅接受频繁日间喂养治疗的3名患者的近端肾小管功能异常得到改善，而在其他16名以前接受玉米淀粉疗法或葡萄糖输液的患者中这种肾功能异常没有被识别。因此认为对该疗法的迅速应答可以解释为什么肾小管功能异常在后者中没有被发现[6]。

由于最佳的代谢控制可减少发生长期并发症的危险，已经试图制定对疾病长期管理的指南[7]。使用葡萄糖或葡萄糖聚合物或无蔗糖的低乳糖麦芽糖复合集配方进行连续夜间鼻饲可以用于婴儿。未经煮过的玉米淀粉不应在小于1岁的患者中使用，因为其胰淀粉酶活性可能尚不成熟。由于没有发现在使用连续夜间鼻饲输注与整夜使用未经煮过的玉米淀粉之间在生长或生化参数方面有显著差异，玉米淀粉可以0.25 g/kg作为起始剂量并缓慢加量以预防不良反应。推荐玉米淀粉与水的混合比例为1：2，而且应做未经煮过的玉米淀粉耐受试验以确定禁食持续的时间。总体饮食计划需将目标设定如下：总能量摄入的60%～65%来自糖类，10%～15%来自蛋白质，剩下的来自脂肪，首选亚麻酸含量高的植物油。乳糖、果糖以及蔗糖都应当被限制。用于代谢并发症的药物治疗可能是必要的，例如将别嘌醇用于高尿酸血症，将碳酸氢盐用于纠正乳酸性酸中毒[7]。

关于淀粉对糖原积累病Ⅴ型的可能作用，见**蔗糖**项下（第1871页）。

关于糖原积累病Ⅱ型的简要描述，见 **α-糖苷酶酸**项下（第2167页）。

1. Goldberg T, Slonim AE. Nutrition therapy for hepatic glycogen storage diseases. *J Am Diet Assoc* 1993; **93:** 1423–30.
2. Chen Y-T, *et al.* Cornstarch therapy in type 1 glycogen-storage disease. *N Engl J Med* 1984; **310:** 171–5.
3. Chen Y-T, Sidbury JB. Cornstarch therapy in type 1 glycogen-storage disease. *N Engl J Med* 1984; **311:** 128–9.
4. Wolfsdorf JI, Crigler JF. Cornstarch regimens for nocturnal treatment of young adults with type I glycogen storage disease. *Am J Clin Nutr* 1997; **65:** 1507–11.
5. Weinstein DA, Wolfsdorf JI. Effect of continuous glucose therapy with uncooked cornstarch on the long-term clinical course of type 1a glycogen storage disease. *Eur J Pediatr* 2002; **161** (suppl): S35–S39.
6. Chen Y-T, *et al.* Amelioration of proximal renal tubular dysfunction in type I glycogen storage disease with dietary therapy. *N Engl J Med* 1990; **323:** 590–3.
7. Rake JP, *et al.* Guidelines for management of glycogen storage disease type I - European study on glycogen storage disease type I (ESGSD I). *Eur J Pediatr* 2002; **161** (suppl): S112–S119.

制剂

BP 2010: Compound Zinc Paste; Dithranol Paste; Talc Dusting Powder; ***USP 33:*** Absorbable Dusting Powder; Topical Starch.

专利制剂

Austral.: Karicare Food Thickener; ***Fr.:*** Magic Mix; ***Mex.:*** Panaline†; ***NZ:*** Karicare Food Thickener; ***S.Afr.:*** Vernleigh Baby Cream.

多组分制剂 ***Arg.:*** Ninderm; Talquisedan; ***Austral.:*** Nucolox†; Summers Eve Feminine; ZSC; ***Braz.:*** Talco Alivio†; ***Chile:*** Talquisedan; ***Fr.:*** GES 45†; Poudre du Marcheur; ***India:*** Feel Chill†; ***Indon.:*** L-Bio; ***Irl.:*** Skin Clear; ***Israel:*** Baby Paste; ***Ital.:*** Glicerolax; Lenipasta†; ***NZ:*** Lamisil Odor Eze; ***Port.:*** Cuidaderma; ***S.Afr.:*** SB Universal Ointment†; ***UK:*** Herbheal Ointment; Psorasolv; Skin Clear; ***USA:*** Balmex Baby; Desitin with Zinc Oxide; Diaparene Corn Starch; Mexsana; Paladin; Palomar E.

Sucralose (*BAN*) 三氯蔗糖

Sucralosa; Sucralosum; TGS; Trichlorogalactosucrose; Tricloroga-lactosucrosa. 1,6-Dichloro-1,6-dideoxy-β-D-fructofuranosyl 4-chloro-4-deoxy-α-D-galactopyranoside.

Сукралоза

$C_{12}H_{19}Cl_3O_8$ = 397.6.

CAS — 56038-13-2.

UNII — 96K6UQ3ZD4.

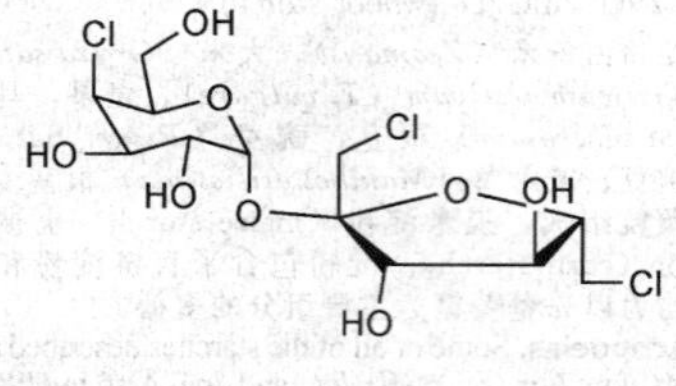

Pharmacopoeias. In *USNF.*

USNF 28（Sucralose） 白色至灰白色的结晶性粉末。易溶于水、乙醇及甲醇；微溶于乙酸乙酯。21℃以下贮藏于凉爽、干燥处。

简介

三氯蔗糖被作为甜味剂用于食物、饮料以及药物制剂中。其甜度为蔗糖的300～1000倍，在烹调中不会减少。它没有食物营养价值且无生龋作用。

1. Anonymous. Sucralose—a new artificial sweetener. *Med Lett Drugs Ther* 1998; **40:** 67–8.
2. Roberts A, *et al.* Sucralose metabolism and pharmacokinetics in man. *Food Chem Toxicol* 2000; **38** (suppl): S31–S41.
3. Grotz VL, Munro IC. An overview of the safety of sucralose. *Regul Toxicol Pharmacol* 2009; **55:** 1–5.

制剂

专利制剂

Chile: Sugafor.

Sucrose 蔗糖

Azúcar; Azúcar de caña; Cane Sugar; Refined Sugar; Sacarosa; Saccharose; Saccharosum; Saccharum; Sacharosa; Sacharoza; Sacharozė; Sackaros; Sakkaroosi; Sucre; Sucrosum; Szacharóz; Zucker. β-D-Fructofuranosyl-α-D-glucopyranoside.

Сахароза

$C_{12}H_{22}O_{11}$ = 342.3.

CAS — 57-50-1.

UNII — C151H8M554 (sucrose); 8DUZ1N7T79 (brown sugar); 8M707QY5GH (raw sugar).

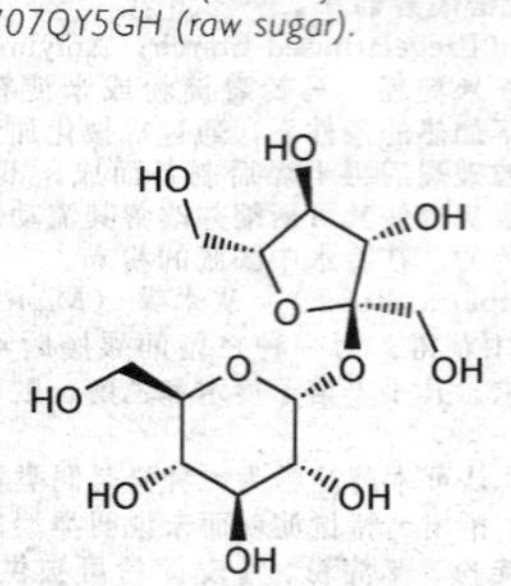

性状 蔗糖从甘蔗糖［甘蔗（禾本科）］、甜菜糖［甜菜（藜科）］以及其他来源获得。

Pharmacopoeias. In *Chin., Eur.* (see p.vii), *Jpn,* and *Viet.* Also in *USNF.*

Br. also contains Compressible Sugar.

Eur. also includes Sugar Spheres.

USNF also includes Compressible Sugar, Confectioner's Sugar, and Sugar Spheres.

Ph. Eur. 6. 8（Sucrose） 白色或类白色结晶性粉末或有光泽的、无色或白色或类白色的结晶体。极易溶于水；微溶于乙醇；几乎不溶于无水乙醇。

USNF 28（Sucrose） 从甘蔗（禾本科）、甜菜（藜科）以及其他来源获得的糖。白色结晶性粉末或为有光泽的、干燥的、无色或白色结晶体。可溶于水（1：0.5），溶于沸水（1：0.2）；溶于乙醇（1：170）；几乎不溶于无水乙醇。

配伍禁忌 蔗糖可能被微量的重金属和亚硫酸盐污染，这会导致其在用作药用辅料时与其他成分不相容。以羟苯酸酯作防腐剂的糖浆被报道与一系列的化合物配伍禁忌。

不良反应和注意事项

蔗糖的摄入会增加龋齿的发生率。

葡萄糖-半乳糖吸收不良综合征、果糖不耐受或者蔗糖酶-异麦芽糖酶缺陷的患者需避免使用蔗糖。糖尿病患者需控制膳食及其他来源的蔗糖的摄入。

膳食糖 英国在对于饮食中糖回顾总结后做出了对膳食糖模式的总结和推荐[1]。

没有证据证明天然结合于食物细胞结构中的糖（内在糖）对健康存在威胁，因此顾虑主要指向了那些非自然结合态的糖（外在糖）在饮食中的使用，而这其中蔗糖是主要的非乳外在糖。

已有更多的证据证明糖是导致龋齿的最重要的饮食因素，因此推荐降低非乳外在糖的消耗。

饮食中的糖被认为可促使肥胖的发展，而肥胖是很多种疾病病原学的重要部分之一。对于大多数血脂及葡萄糖耐量正常的人而言，在现有范围内摄入糖不会引起特殊的代谢危险，但每日摄入糖量超过200g的人则需用淀粉来替代超出常量的摄入量。然而，对于存在特殊医疗问题的人：如糖尿病或高甘油三酯血症患者，应当将非乳外在糖少于每日20～50g，除非他们的医生或营养师有其他方面的指导。总结中还提到，目前饮食中的糖特别是蔗糖的消耗，与心血管（动脉粥样硬化、外周血管或脑血管）疾病、原发性高血压或者糖尿病的发展没有直接的因果关系，同时对行为或心理功能没有显著的特殊影响。尽管有观点提出蔗糖的摄入与其他疾病（如大肠癌、肾结石、胆结石以及克罗恩病）之间有关联，但是证据尚不足以证明需要任何全面的膳食推荐。

FAO/WHO所做一份针对人类营养中糖类的联合评议结果大致认同以上的结论[2]。然而，他们提出外在糖及内在糖的定义不论是在英国还是在其他国家中都没有得到广泛认同，并且他们不推荐该定义。在美国，添加糖一词也可用于指在食品加工和准备过程中加入的糖和糖浆。American Food and Nutrition Board发布的膳食摄入量指导中指出，从添加糖中摄入的能量最多只能为25%[3]。American Heart Association[4]也建议减少添加糖的摄入量，并提出了特定上限：大部分美国妇女应从添加糖中每日摄入不超过100cal，大多数美国男子则应每日不超过150cal。

1. DoH. Dietary sugars and human disease: report of the panel on dietary sugars of the committee on medical aspects of food policy. *Report on health and social subjects 37.* London: HMSO, 1989.
2. FAO/WHO. *Carbohydrates in human nutrition: report of a joint FAO/WHO expert consultation. FAO Food and Nutrition 66.* Rome: Food and Agriculture Organization of the United Nations, 1998. Also available at: http://www.fao.org/docrep/W8079E/w8079e00.htm (accessed 20/03/09)
3. Standing committee on the Scientific Evaluation of Dietary Reference Intakes of the Food and Nutrition Board, *et al.*. Dietary Reference Intakes for energy, carbohydrate, fiber, fat, fatty acids, cholesterol, protein, and amino acids. Washington, DC: National Academy Press, 2005. Also available at: http://books.nap.edu/openbook.php?record_id=10490&page=R1 (accessed 12/02/09)
4. Johnson RK, *et al.* American Heart Association Nutrition Committee of the Council on Nutrition, Physical Activity, and Metabolism and the Council on Epidemiology and Prevention. Dietary sugars intake and cardiovascular health: a scientific statement from the American Heart Association. *Circulation* 2009; **120:** 1011–20. Also available at: http://circ.ahajournals.org/cgi/reprint/CIRCULATIONAHA.109.192627 (accessed 11/02/10)

对肾脏的影响 使用砂糖治疗肺切除术后伤口空洞[1]的患者发生了急性肾功能衰竭伴随低钠血症。长期以来，已知静脉注射蔗糖在动物模型及人中都具有肾毒性，且在蔗糖中毒之前已知轻度肾功能不全可促成肾病。然而其他观点认为中毒性肾损害可能是由庆大霉素（一种在填充伤口前用于冲洗空洞的溶液）所导致[2]。静脉注射含蔗糖（作为稳定剂）的免疫球蛋白制剂同样也可导致急性肾损伤[3,4]。

1. Debure A, *et al.* Acute renal failure after use of granulated sugar in deep infected wound. *Lancet* 1987; **i:** 1034–5.
2. Archer H, *et al.* Toxicity of topical sugar. *Lancet* 1987; **i:** 1485–6.
3. Ahsan N, *et al.* Intravenous immunoglobulin-induced osmotic nephrosis. *Arch Intern Med* 1994; **154:** 1985–7.
4. Zhang R, Szerlip HM. Reemergence of sucrose nephropathy: acute renal failure caused by high-dose intravenous immune globulin therapy. *South Med J* 2000; **93:** 901–4.

药动学

蔗糖在小肠中被蔗糖酶水解为葡萄糖和果糖，然后被吸收。当经静脉给予时蔗糖可以原形经尿液排出。

用法和用途

蔗糖是双糖的一种，被用作甜味剂。常作为家庭用糖使用。如果将蔗糖的甜度作为100，则各种糖的甜度分别为：果糖173，葡萄糖74，麦芽糖32，半乳糖32，乳糖16。

蔗糖被用作片剂的辅药以及锭剂的基础，并作为助悬剂和增黏剂。由蔗糖的浓缩溶液制备的糖浆是许多咳嗽糖浆的主要成分。糖蜜——糖生产过程中的一种副产品，含有蔗糖和矿物质，也已经被使用。浓度为30%蔗糖滴眼液已被用作高渗剂清除角膜水肿。

咳嗽 蔗糖糖浆被作为咳嗽糖浆中的缓和剂用于治疗咳嗽（第1476页）。

胃肠损伤的诊断试验 健康的胃肠道不吸收蔗糖。蔗糖的吸收被提出可作为诊断试验被用于诊断胃损伤[1~3]。

1. Sutherland LR, *et al.* A simple non-invasive marker of gastric damage: sucrose permeability. *Lancet* 1994; **343:** 998–1000.
2. Meddings JB, *et al.* Sucrose permeability: a novel means of detecting gastroduodenal damage noninvasively. *Am J Ther* 1995; **2:** 843–9.
3. Kawabata H, *et al.* Sucrose permeability as a means of detecting diseases of the upper digestive tract. *J Gastroenterol Hepatol* 1998; **13:** 1002–6.

胃肠道痉挛 关于蔗糖溶液对婴儿急腹痛有利影响的叙述，见第1618页。

糖原贮积病Ⅴ型 糖原贮积病Ⅴ型（McArdle病）是一种罕见的以肌磷酸化酶（一种糖原分解所必需的酶）的基因变异为表现的常染色体遗传疾病[1,2]。患者存在运动诱发性疼痛、痉挛、疲劳以及肌红蛋白尿（如果严重可导致急性肾损伤）[2]。小剂量药物补充肌酸（每日60mg/kg）可在局部缺血运动试验中产生适度的有利影响，但是更高的剂量（每日150mg/kg）反而使症状恶化[2]。在一项对12名患者的随机交叉试验中，经口给予75g蔗糖可改善运动耐力[1]。未经煮过的玉米淀粉，无论是单独给予还是与蔗糖同时给予，均可作为避免任何血浆胰岛素水平的显著增高的选择[3]，但是该论点因不能使血糖迅速增高至必需的水平而被否决[4]。

1. Vissing J, Haller RG. The effect of oral sucrose on exercise tolerance in patients with McArdle's disease. *N Engl J Med* 2003; **349:** 2503–9.
2. Quinlivan R, *et al.* Pharmacological and nutritional treatment for McArdle's disease (glycogen storage disease type V). Available in The Cochrane Database of Systematic Reviews; Issue 2. Chichester: John Wiley; 2008 (accessed 21/07/08).
3. Gaglia JL, Wolfsdorf JI. Oral sucrose and exercise tolerance in McArdle's disease. *N Engl J Med* 2004; **350:** 1575.
4. Vissing J, Haller RG. Oral sucrose and exercise tolerance in McArdle's disease. *N Engl J Med* 2004; **350:** 1575–6.

呃逆 给予20名呃逆患者一茶匙干燥砂糖，可使其中的19名立即停止呃逆[1]；其中12名患者呃逆时间少于6h，但是剩下的8人24h至6周持续呃逆。该效应可能是因为对咽部的刺激。一项对于顽固性呃逆（第947页）的治疗记录建议吞咽干燥砂糖是所有治疗中需要最早被尝试的方法。

1. Engleman EG, *et al.* Granulated sugar as treatment for hiccups in conscious patients. *N Engl J Med* 1971; **285:** 1489.

疼痛 一篇系统性综述[1]总结为：蔗糖溶液可以减少接受有痛操作的新生儿对应激和疼痛的生理和行为指示因子，尽管有人质疑这是否暗示蔗糖是有效的镇痛药[2]。该综述[1]不能确定溶液的最佳剂量，但是报道称在给予新生儿足跟针刺取样前2min给予25%的溶液1ml或者50%的溶液2ml可分别缩短早产儿[3]和足月儿[4]的哭闹时间。同样，经口给予75%的蔗糖溶液2ml可使给予肌注疫苗的婴儿的哭闹时间缩短[5]，24%的溶液2ml可降低疼痛分数[6]，经口给予24%的蔗糖溶液2ml也可减轻早产儿视网膜病变的眼部检查疼痛[7]。一项文献综述[8]提出剂量为500mg的蔗糖可为新生儿提供有效的镇痛。然而，一项随机试验发现橡皮乳头（对照安慰剂）比给予30%蔗糖溶液2ml的镇痛效果更佳；而当将蔗糖与橡皮乳头相结合使用发现了协同效应[9]。另一项综述[10]推荐：将0.1～0.4ml的24%蔗糖溶液连同橡皮乳头一起给予早产儿、最高2ml给予足月儿。其他人推荐使用0.5ml/kg 33%的蔗糖溶液（约170mg/kg），使用更稀的溶液会有细菌污染的危险[11]。蔗糖溶液给予的途径同样也很重要：疼痛反应的减少仅被发现于经口给予剂量后；而在经鼻胃管给予后效果欠佳[12]。

一项对早产儿的研究发现：虽然在反复给予蔗糖止痛法或安慰剂的婴儿中无神经行为发育结果方面的差异，但是较高剂量的蔗糖预示了较低的运动发育、活力、警惕性和定位能力方面的评分。作者假设蔗糖的反复刺激可能干扰了早产儿内在麻醉系统功能的正常发挥和成熟，因此告诫不可将蔗糖镇痛法用于该类人群[13]。关于**儿童镇痛药的选择**，详见第5页。

1. Stevens B, *et al.* Sucrose for analgesia in newborn infants undergoing painful procedures. Available in The Cochrane Database of Systematic Reviews; Issue 1. Chichester: John Wiley; 2010 (accessed 10/06/10).
2. Anonymous. Pacifiers, passive behaviour, and pain. *Lancet* 1992; **339:** 275–6.
3. Ramenghi LA, *et al.* Reduction of pain response in premature infants using intraoral sucrose. *Arch Dis Child* 1996; **74:** F126–F128.
4. Haouari N, *et al.* The analgesic effect of sucrose in full term infants: a randomised controlled trial. *BMJ* 1995; **310:** 1498–1500.
5. Lewindon PJ, *et al.* Randomised controlled trial of sucrose by mouth for the relief of infant crying after immunisation. *Arch Dis Child* 1998; **78:** 453–6.
6. Hatfield LA, *et al.* Analgesic properties of oral sucrose during routine immunizations at 2 and 4 months of age. *Pediatrics* 2008; **121:** e327–e334. Available at: http://pediatrics.aappublications.org/cgi/reprint/121/2/e327 (accessed 03/03/09)
7. Gal P, *et al.* Efficacy of sucrose to reduce pain in premature infants during eye examinations for retinopathy of prematurity. *Ann Pharmacother* 2005; **39:** 1029–33.
8. Masters-Harte LD, Abdel-Rahman SM. Sucrose analgesia for minor procedures in newborn infants. *Ann Pharmacother* 2001; **35:** 947–52.
9. Carbajal R, *et al.* Randomised trial of analgesic effects of sucrose, glucose, and pacifiers in term neonates. *BMJ* 1999; **319:** 1393–7.
10. Prince WL, *et al.* Treatment of neonatal pain without a gold standard: the case for caregiving interventions and sucrose administration. *Neonatal Netw* 2004; **23:** 33–45.
11. Shann F. Suckling and sugar reduce pain in babies. *Lancet* 2007; **369:** 721–3.
12. Ramenghi LA, *et al.* "Sucrose analgesia": absorptive mechanism or taste perception. *Arch Dis Child Fetal Neonatal Ed* 1999; **80:** F146–F147.
13. Johnston CC, *et al.* Routine sucrose analgesia during the first week of life in neonates younger than 31 weeks' postconceptional age. *Pediatrics* 2002; **110:** 523–8.

创伤愈合 无论是以砂糖[1~5]的形式还是以细砂糖和糖糊[6,7]的黏稠混合物形式存在的糖，都成功地用于治疗心脏手术[1,3]后纵隔炎、大面积脓肿、褥疮、糖尿病性溃疡[2,4]以及麻风病患者[5]外科清创术后反复骨骼感染的伤口（第1511页）。蔗糖对伤口的清创作用被认为部分是因为其渗透作用、部分是因为其机械化的清洁作用，但尚不清楚蔗糖是如何刺激肉芽组织形成的[6,7]。由于糖糊可造成出血[8]，因此一旦肉芽组织能较好形成且伤口开始缩小时，就应当使用其他可替代的创伤制剂，如藻（朊）酸盐、水状胶质或者水凝胶。糖对于去除伤口恶臭同样有效。建议将细砂糖和糖糊结合使用以克服市售砂糖非无菌和污染问题[6,7]，原文中提供了有关配方的具体叙述[6,7]。

蜂蜜（第1850页）也同样被使用。

1. Trouillet JL, *et al.* Use of granulated sugar in treatment of open mediastinitis after cardiac surgery. *Lancet* 1985; **ii:** 180–4.
2. Quatraro A, *et al.* Sugar and wound healing. *Lancet* 1985; **ii:** 664.
3. De Feo M, *et al.* Treatment of recurrent postoperative mediastinitis with granulated sugar. *J Cardiovasc Surg* 2000; **41:** 715–19.
4. Kilic A. Healing of diabetic ulcers with granulated sugar. *Plast Reconstr Surg* 2001; **108:** 585.
5. Grauwin MY, *et al.* Comment guérir les ostéites et ostéo-arthrites des extrémités des anciens malades de la lèpre par le sucre cristallisé alimentaire? *Acta Leprol* 1999; **11:** 147–52.
6. Gordon H, *et al.* Sugar and wound healing. *Lancet* 1985; **ii:** 663–4.
7. Middleton KR, Seal D. Sugar as an aid to wound healing. *Pharm J* 1985; **235:** 757–8.
8. Seal DV, Middleton K. Healing of cavity wounds with sugar. *Lancet* 1991; **338:** 571–2.

制剂

BP 2010: Compressible Sugar; Syrup;
Ph. Eur.: Sugar Spheres;
USNF 28: Compressible Sugar; Confectioner's Sugar; Sugar Spheres; Syrup.

专利制剂

Fr.: Gelodiet.

多组分制剂 ***Arg.:*** Semble; ***Austral.:*** Nyal Chesty Cough; ***Fr.:*** Adiaril; Alhydrate; GES 45†; Hydrigoz; Picolite; ***Hung.:*** Bittner; ***Irl.:*** Rehidrat†; Venos Expectorant; ***Jpn:*** U-Pasta; ***Philipp.:*** Cholyte Plus With Zinc; Orhydrate; SportsAde; ***S.Afr.:*** Emetrol; Rehidrat; ***Thai.:*** D-Lyte; ***UK:*** Honey & Molasses; Venos Cough Mixture; Venos Expectorant; ***Venez.:*** Kusuk†.

Sucrose Polyesters 蔗糖聚酯

Sacarosa, poliésteres de la.

Полиэфиры Сахарозы

简介

蔗糖聚酯是蔗糖的6-脂肪酸酯、7-脂肪酸酯、8-脂肪酸酯的混合物，被作为一种不被消化的脂肪替代物用于食品工业中。脂肪替代物被提倡作为一种降低膳食脂肪和热量的策略以帮助控制体重。

蔗糖聚酯可能引起的不良反应包括肠胃胀气、泄漏、腹部痉挛以及腹泻。这可能减少脂溶性维生素的吸收。

1. Cotton JR, *et al.* Replacement of dietary fat with sucrose polyester: effects on energy intake and appetite control in non-obese males. *Am J Clin Nutr* 1996; **63:** 891–6.
2. Goldman P. Olestra: assessing its potential to interact with drugs in the gastrointestinal tract. *Clin Pharmacol Ther* 1997; **61:** 613–18.
3. Cheskin LJ, *et al.* Gastrointestinal symptoms following consumption of olestra or regular triglyceride potato chips: a controlled comparison. *JAMA* 1998; **279:** 150–2.
4. Sandler RS, *et al.* Gastrointestinal symptoms in 3181 volunteers ingesting snack foods containing olestra or triglycerides. *Ann Intern Med* 1999; **130:** 253–61.
5. Bray GA, *et al.* A 9-mo randomized clinical trial comparing fat-substituted and fat-reduced diets in healthy obese men: the Ole Study. *Am J Clin Nutr* 2002; **76:** 928–34.

制剂

专利制剂

India: Heartfelt†.

Sunflower Oil 葵花籽油

Aceite de girasol; Auringonkukkaöljy; Helianthi annui oleum; Helianthi Oleum; Huile de Tournesol; Napraforgóolaj; Olej słonecznikowy; Oleum Helianthi; Saulėgrąžų aliejus; Slunečnicový olej; Solrosolja; Sonnenblumenöl; Sunflowerseed Oil; Tournesol, huile de.

Подсолнечное Масло

ATC Herb — HA06AX5005 (Helianthus annuus: seed oil); HD02WB5003 (Helianthus annuus: oil).
UNII — 3W1JG795YI.

Pharmacopoeias. In *Eur.* (see p.vii). Also in *USNF.*

Ph. Eur. 6. 8（Sunflower Oil，Refined；Helianthi Annui Oleum Raffinatum） 从 *Helianthus annuus* 中通过机械压榨法或经提取后精炼而得的不挥发油。可能会加入适宜的抗氧化剂。为一种淡黄色澄清液体。几乎不溶于水和乙醇；可混溶于石油醚（熔点为40～60℃）。贮藏于密闭容器中。避光。

USNF 28（Sunflower Oil） 从 *Helianthus annuus*（紫菀科，菊科）中获得的精炼不挥发油。20℃时的相对密度为0.914～0.924。贮藏于密闭容器中。避光。

简介

葵花籽油是从 *Helianthus annuus* 的果实中经压榨而获得的不挥发油。被用作色拉油及用于药物制剂中。富含亚油酸（第2239页）。

多发性硬化 如第858页中所讨论的，尽管有很多患者调整了他们的饮食并使用葵花籽油或其他油类的补充剂，但膳食脂类在多发性硬化中的作用仍有待被证实[1]。一项研究显示了服用亚麻酸补充剂（如葵花籽油）的患者其疾病严重性和复发持续时间被降低[2]。另一篇研究[3]指出，患者可通过限制膳食饱和脂肪酸的摄入以及在他们的饮食中补充多不饱和脂肪酸而获益。一项关于饮食干预（包括葵花籽油亚油酸）和多发性硬化之间关系的系统性综述[4]认为判定它们的益处或风险尚没有足够的证据。

1. Anonymous. Lipids and multiple sclerosis. *Lancet* 1990; **336:** 25–6.
2. Millar JHD, *et al.* Double-blind trial of linoleate supplementation of the diet in multiple sclerosis. *BMJ* 1973; **1:** 765–8.
3. Swank RL, Dugan BB. Effect of low saturated fat diet in early and late cases of multiple sclerosis. *Lancet* 1990; **336:** 37–9.
4. Farinotti M, *et al.* Dietary interventions for multiple sclerosis. Available in The Cochrane Database of Systematic Reviews; Issue 1. Chichester: John Wiley; 2007 (accessed 22/04/08).

制剂

专利制剂

Port.: Oleoban†; ***Singapore:*** Lubrex.

多组分制剂 ***Austral.:*** Snor-Away†; ***Austria:*** Pelsana Med; Pinimenthol; ***Fr.:*** Menolistica; Oropur; ***Ger.:*** Kneipp Arnika Salbe S; ***Hong Kong:*** Sanjukei Panax Ginseng; ***Hung.:*** Pelsano Med; ***Ital.:*** DHA; ***NZ:*** Snorenz; ***Philipp.:*** Nutri-Aid; ***Port.:*** Oleoban Composto†; Oleoban Gel†; ***Singapore:*** Snoreeze; ***Switz.:*** Huile de millepertuis A. Vogel (huile de St. Jean); Pelsano; ***Turk.:*** Snoreless; ***UK:*** Goodnight StopSnore; Snor-Away.

Tagatose 塔格糖

D-*lyxo*-hexulose; D-Tagatose; Tagatosum; Tagatoza.

Тагатоза

$C_6H_{12}O_6$ = 180.2.
CAS — 87-81-0 (tagatose); 17598-81-1 (DL-tagatose).
UNII — T7A20Y888Y.

Pharmacopoeias. In *USNF.*

USNF 28（Tagatose） 塔格糖是一种已酮糖，一种在C-4上倒向的果糖的差向异构体。它是通过在碱性条件下，在有钙的情况下从半乳糖异构中生成。白色或类白色结晶。易溶于水；微溶于醇甜。

简介

塔格糖是一种自然产生的单糖，商业中由乳糖生产。它有蔗糖92%的甜度，但含有较少的热量。可作为甜味剂在食品、饮料、牙膏、漱口水和药品中使用。

Threonine (*BAN, USAN, rINN*) 苏氨酸

β-Methylserine; T; Thr; Threonin; Thréonine; L-Threonine; Threoninum; Treoniini; Treonin; Treonina; Treoninas. L-2-Amino-3-hydroxybutyric acid.

Треонин

$C_4H_9NO_3$ = 119.1.

CAS — 72-19-5.

UNII — 2ZD004190S.

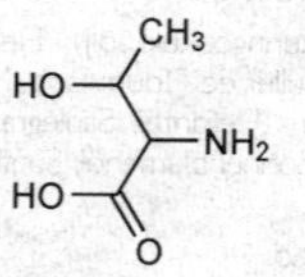

Pharmacopoeias. In *Chin., Eur.* (see p.vii), *Jpn,* and *US.*

Ph. Eur. 6.8（Threonine） 白色或类白色结晶性粉末或者无色晶体。溶于水；几乎不溶于乙醇。2.5%水溶液的pH值为5.0～6.5。避光。

USP 33（Threonine） 白色无臭晶体。易溶于水；几乎不溶于无水乙醇、氯仿和乙醚。5%水溶液的pH值为5.0～6.5。

简介

苏氨酸是一种存在于饮食中的必需氨基酸。用作膳食补充剂。

苏氨酸已被研究用于治疗各种痉挛性疾病。

制剂

多组分制剂 ***Braz.:*** Cicatrene; ***Canad.:*** Cicatrin; ***Ital.:*** Stimolfit†; ***Port.:*** Cicatrin; ***Thai.:*** Genquin.

Tyrosine (*BAN, USAN, rINN*) 酪氨酸

Tirosina; Tirozin; Tirozinas; Tyr; Tyrosiini; Tyrosin; L-Tyrosine; Tyrosinum; Tyrozyna; Y. L-2-Amino-3-(4-hydroxyphenyl)propionic acid.

Тирозин

$C_9H_{11}NO_3$ = 181.2.

CAS — 60-18-4.

UNII — 42HK56048U.

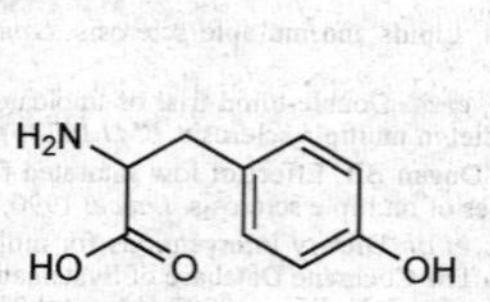

Pharmacopoeias. In *Chin., Eur.* (see p.vii), *Jpn,* and *US.*

Ph. Eur. 6.8（Tyrosine） 白色或类白色结晶性粉末或者无色晶体。极微溶于水；几乎不溶于乙醇。溶于稀释后的无机酸以及碱性氢氧化物的稀溶液。避光。

USP 33（Tyrosine） 白色无臭晶体或结晶性粉末。极微溶于水；不溶于乙醇和乙醚。

简介

酪氨酸是一种芳香族的非必需氨基酸。被用于膳食补充剂。

苯丙酮尿症 酪氨酸不是苯丙酮尿症患者低苯丙氨酸膳食的有效替代物，见**氨基酸代谢障碍**项下（第1822页）。

制剂

多组分制剂 ***Austral.:*** Aussie Tan Pre-Tan†; PM LifePro Max for Men; PM LifePro Max for Women; Tyroseng†; Zellulean with Escin†; ***India:*** Placentrex; ***Indon.:*** Femosa†; ***Port.:*** Rilastil Dermo Solar.

Valine (*BAN, USAN, rINN*) 缬氨酸

α-Aminoisovaleric Acid; V; Val; Valiini; Valin; Valina; Valinas; L-Valine; Valinum. (S)-2-Amino-3-methylbutanoic acid.

Валин

$C_5H_{11}NO_2$ = 117.1.

CAS — 72-18-4.

UNII — HG18B9YRS7.

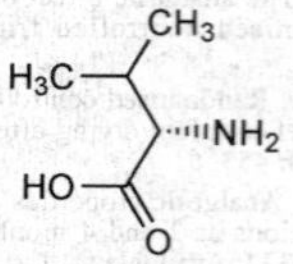

Pharmacopoeias. In *Chin., Eur.* (see p.vii), *Jpn,* and *US.*

Ph. Eur. 6.8（Valine） 白色或类白色结晶性粉末或无臭晶体。溶于水；极微溶于乙醇。避光。

USP 33（Valine） 白色无臭晶体。溶于水；几乎不溶于无水乙醇、丙酮及乙醚。5%水溶液的pH值为5.5～7.0。

简介

缬氨酸是一种脂肪族支链氨基酸且为膳食必需氨基酸。被用作膳食补充剂。同时还作为某些治疗肝脏疾病制剂的组分之一。

制剂

多组分制剂 ***Fr.:*** Revitalose; ***Ger.:*** Bramin-hepa†; Falkamin; ***Ital.:*** Isobranch; Isoram; Sargenor Sport.

Vitamin A (*USAN*) 维生素 A

Retinol (*BAN, rINN*); Antixerophthalmic Vitamin; A-vitamiini; A-vitamin; Axerophtholum; Oleovitamin A; Rétinol; Retinolum; Vitamin A Alcohol; Vitamina A; Vitaminas A; Vitamine A; Vitaminum A; Witamina A. 15-Apo-β-caroten-15-ol; 3,7-Dimethyl-9-(2,6,6-trimethylcyclohex-1-enyl)nona-2,4,6,8-tetraen-1-ol.

Ретинол

$C_{20}H_{30}O$ = 286.5.

CAS — 68-26-8.

ATC — A11CA01; D10AD02; R01AX02; S01XA02.

ATC Vet — QA11CA01; QD10AD02; QR01AX02; QS01XA02.

UNII — 81G40H8B0T (vitamin A); G2SH0XKK91 (retinol).

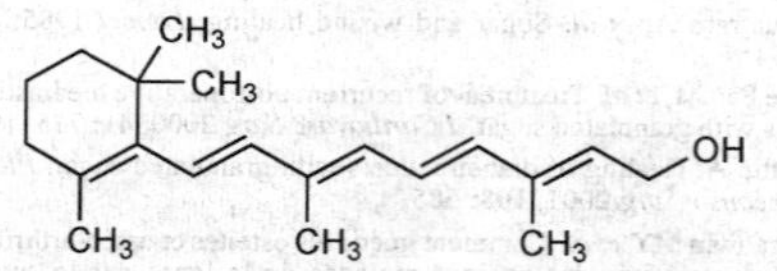

性状 维生素A通常以酯的形式被使用，如醋酸酯、棕榈酸酯及丙酸酯。

醋酸维生素A 醋酸维生素A（Retinol Acetate）；视黄醇乙酸酯（Retinyl Acetate）；$C_{22}H_{32}O_2$ = 328.5；CAS—127-47-9；

维生素A棕榈酸酯 棕榈酸维生素A（Retinol Palmitate）；棕榈酸视黄醇（Retinyl Palmitate）；$C_{36}H_{60}O_2$ = 524.9；CAS—79-81-2；

丙酸维生素A 维生素A丙酸酯（Retinol Propionate）；视黄基丙酸酯（Retinyl Propionate）；$C_{23}H_{34}O_2$ = 342.5；CAS—7069-42-3。

Pharmacopoeias. In *Eur.* (see p.vii), *US,* and *Viet.*, which permit retinol or its esters.

Chin. includes a monograph for the acetate. *Jpn* includes monographs for the acetate and the palmitate.

Br. includes a monograph for a natural ester concentrate.

Eur. also includes monographs for synthetic concentrates in an oily form, a powder form, and a solubilisate/emulsion.

Int. includes an oily concentrated form.

The BP 2010 states that the term 'Retinol' is used within BP titles for preparations containing synthetic ester(s) and the term 'Vitamin A' within the BP title for the preparation containing material of natural origin.

Ph. Eur. 6.8（Vitamin A） 维生素A一词包括了许多在动物组织中发现的有非常相似结构和相似活力的物质[包括(*Z*)-异构体]。最重要的且生物活性最强的物质为全-(*E*)视黄醇。

维生素A通常以酯（如醋酸酯、丙酸酯及棕榈酸酯）的形式使用。人造视黄醇酯是指酯（醋酸酯、丙酸酯或棕榈酸酯）或人造视黄醇酯的混合物。

视黄醇醋酸酯为淡黄色结晶状。熔点约为60℃；一旦熔融则产生一种超过冷共融物。视黄醇丙酸酯为赤褐色油状液体。视黄醇棕榈酸酯为一种油脂状的、浅黄色固体，或者如果熔融则为一种黄色油状液体。熔点约为26℃。所有的视黄醇酯类都几乎不溶于水；溶于或部分溶于无水乙醇；可混溶于有机溶剂。

贮藏于密闭容器中。避光。一旦容器被开启，内容物应当被尽快使用。内容物中任何没有被使用的部分都应当使用惰性气体层加以保护。

Ph. Eur. 6.8［Vitamin A Concentrate (Oily Form), Synthetic; Vitamin A Densatum Oleosum; Synthetic Retinol Concentrate (Oily Form) BP 2010］ 制备自人造视黄醇酯或用合适的蔬菜油稀释而成。每克含不少于500000U的维生素A。是一种黄色或褐黄色的油状液体。几乎不溶于水；溶于或部分溶于无水乙醇；可混溶于有机溶剂。在高度浓缩的溶液中可能出现部分结晶化。

贮藏于密闭容器中。避光。一旦容器被开启，内容物应当被尽快使用。内容物中任何没有被使用的部分都应当使用惰性气体层加以保护。

Ph. Eur. 6.8［Vitamin A Concentrate (Powder Form), Synthetic; Vitamin A Pulvis; Synthetic Retinol Concentrate (Powder Form) BP 2010］ 将人造视黄醇酯分散在明胶或阿拉伯胶或其他适合的物质中而获得。每克含不少于250000U的维生素A。为一种微黄色粉末且通常以大小几乎一样的颗粒形式存在。几乎不溶于水或可能膨胀或形成乳浊液，由剂型决定。

贮藏于密闭容器中。避光。一旦容器被开启，内容物应当被尽快使用。内容物中任何没有被使用的部分都应当使用惰性气体层加以保护。

Ph. Eur. 6.8［Vitamin A Concentrate (Solubilisate/Emulsion), Synthetic; Vitamin A in Aqua Dispergibile; Synthetic Retinol Concentrate, Solubilisate/Emulsion BP 2010］ 为人造视黄醇酯的液体形式（通常以水为溶剂）且具其适宜的增溶剂。每克含不少于250000U的维生素A。为一种具有不同的乳光和黏滞性的黄色或微黄色液体。高度浓缩液在低温时可能呈浑浊状或凝胶形式。1g该物质与10ml水的混合物先预加热到50℃后再冷却到20℃后，为一种具轻微乳光或呈微黄色分散项的均质体。

贮藏于密闭容器中。避光。一旦容器被开启，内容物应当被尽快使用。内容物中任何没有被使用的部分都应当使用惰性气体层加以保护。

BP 2010（Natural Vitamin A Ester Concentrate） 包括天然酯或由天然视黄醇酯类或酯溶液的混合物，或在花生油或其他适宜的植物油中的酯类混合物。每克含不少于485000U的维生素A。为一种具微弱恶臭的黄色油或者油和结晶性物质的混合物。几乎不溶于水；溶于或部分溶于乙醇；可混溶于有机氯仿、乙醚和石油醚。在8～15℃的温度条件下贮藏于密闭容器中。避光保存。

USP 33（Vitamin A） 可能包括视黄醇或由可食用脂肪酸（主要是醋酸和棕榈酸）所形成的酯类。在溶液状态下，为一种淡黄色至红色的油，冷却后可凝固。在固体状态下，呈现为所添加的稀释剂的形态。可以是无臭的或可能具轻微的鱼腥气味，但没有酸败的气味或味道。在空气中和光线下不稳定。在液体状态下，不溶于水和甘油；溶于无水乙醇和植物油；极易溶于氯仿和乙醚。在固体状态下，可分散于水中。贮藏于密闭容器中，最好是贮藏于惰性气体层下。避光。

单位

维生素A以及维生素A原的国际标准分别在1954年和1956年被停止使用，但是用于这些物质的国际单位则一直被广泛沿用。1960年1月，对生物制品检定的WHO Expert Committee提出，1U的维生素A等同于0.000344mg纯粹全反式醋酸维生素A的活性；同时，1U的维生素A原等同于0.0006mg纯粹全反式β-胡萝卜素的活性。

1U的活性包含在0.0003mg全反式视黄醇、0.00055mg全反式棕榈酸维生素A以及0.000359mg全反式视黄醇丙酸酯中。

USP 33定义了1 USP单位等同于0.0003mg视黄醇的全反式异构体的生物活性，同时等同于1U。

食物中维生素A的活性目前以视黄醇当量的形式表达：1个视黄醇当量被定义为1mg全反式视黄醇、6mg全反式β-胡萝卜素或12mg其他的维生素A类胡萝卜素。

不良反应和注意事项

长期使用过量的维生素A类物质会导致中毒。虽然罕见，但当摄入非常高的剂量时也可能发生急性

中毒。

- 维生素 A 过多症（慢性中毒）主要表现为疲惫、易怒、食欲减退和体重丢失、呕吐和其他胃肠道紊乱、低热、肝肿大、皮肤的改变（黄化、干燥、对阳光敏感）、瘙痒症、脱发、头发干燥、嘴唇干裂出血、贫血、头痛、高钙血症、皮下水肿、夜尿症以及骨骼和关节的疼痛。慢性中毒的症状还包括颅内压升高和脑肿瘤相仿的视盘水肿，以及可能非常严重的视觉障碍。症状在停止服用维生素 A 后通常会消失，但是对于长骨骨骺提早闭合的儿童可能导致骨骼生长停止。
- 急性维生素 A 中毒主要表现为镇静、眩晕、意识混乱、腹泻和呕吐、口疮、牙龈出血、脱屑以及颅内压升高（导致婴儿囟门膨出或者成人出现严重的头痛）。有可能发生肝肿大及视觉障碍；易怒可能更加严重。

在摄入大剂量胡萝卜素时没有表现出维生素 A 过多症（见 **β-胡萝卜素**项下的**药动学**，第1830页）。

在儿童以及肝病患者中可见对维生素 A 效果的敏感性增加。

妊娠期间需要避免过大剂量摄入维生素 A，因为维生素 A 有潜在的致畸作用；有关该问题的详情见下文的**妊娠**项下。

在胆汁淤积性黄疸以及脂肪吸收不良的情况下，胃肠道对维生素 A 的吸收可能受损。

良性颅内高压 高剂量的维生素 A 会导致颅内压增高，在婴儿中这会表现为囟门膨隆。在一项研究中[1]，隔月接受 3 次剂量为 50000U 维生素 A 的婴儿的囟门膨隆率达 11.5%，而接受安慰剂组的发生率为 1%。膨隆持续 24～72h 之后未经治疗可消退[1]，且在长期随访后没有发现与生理或发育畸形相关[2]。在另一项对新生儿的研究中，给予剂量为 50000U 的维生素 A 24h 后，囟门膨隆发生率在接受组和安慰剂组分别为 4.6% 和 2.7%[3]。相反的，在此后的一项研究中，隔月接受 3 次剂量为 25000U 维生素 A 的婴儿中囟门膨隆率低于 1%[4]。

1. de Francisco A, *et al.* Acute toxicity of vitamin A given with vaccines in infancy. *Lancet* 1993; **342:** 526–7.
2. van Dillen J, *et al.* Long-term effect of vitamin A with vaccines. *Lancet* 1996; **347:** 1705.
3. Agoestina T, *et al.* Safety of one 52 micromol (50 000 IU) oral dose of vitamin A administered to neonates. *Bull WHO* 1994; **72:** 859–68.
4. WHO/CHD Immunisation-Linked Vitamin A Supplementation Study Group. Randomised trial to assess benefits and safety of vitamin A supplementation linked to immunisation in early infancy. *Lancet* 1998; **352:** 1257–63. Correction. *ibid.* 1999; **353:** 154.

致癌性 关于肺癌高危个体在接受 β-胡萝卜素和维生素 A 后，相比于接受安慰剂组患肺癌的危险性增加的叙述，见**恶性肿瘤**的**预防**项下（第1827页）的一篇针对维生素对肺癌的预防的研究。

对血液的影响 1 名每日经口接受 150000U 维生素 A 达数月之久的患者发生了正色素巨型红细胞贫血[1]。在停止服用维生素 A 后患者的血红蛋白恢复至正常，并且口周皮炎和舌炎的伴随症状也随之消失。同样，1 名被给药 80 天，日剂量为 62000U 维生素 A 的婴儿出现了血红蛋白含量正常的红细胞贫血以及血小板减少症，症状在停药后消失[2]。相反的，维生素 A 曾被报道对贫血具有利效果，见下文的**缺乏状态**项下。

1. White JM. Vitamin-A-induced anaemia. *Lancet* 1984; **ii:** 573.
2. Perrotta S, *et al.* Infant hypervitaminosis A causes severe anemia and thrombocytopenia: evidence of a retinol-dependent bone marrow cell growth inhibition. *Blood* 2002; **99:** 2017–22.

对骨的影响 过量的膳食维生素 A 摄入可能与骨质疏松症相关。在一项流行病学研究中[1]，膳食摄入视黄醇每日超过 1500μg（5000U）相比于日摄入量少于 500μg（大约 1670U）的妇女，发生髋骨骨折的危险加倍（OD 值为 2∶1；95%可信区间为 1.1～4.0）。这些数据被 Nurses' Health Study 证实[2]，该研究发现绝经后妇女中维生素 A 和视黄醇摄入量最高的个体发生髋骨骨折的危险增加，无论该摄入量是来自于食物加补充剂还是食物本身。相比于每日视黄醇摄入量低于 500μg 的妇女，日摄入量超过 1500μg 的个体发生髋骨骨折的相对危险度为 1.64。然而，β-胡萝卜素的摄入与骨折危险性的增加无显著关联。一项针对男性的大型队列研究[3]发现：血浆视黄醇浓度最高的男性发生包括髋骨骨折在内的任何骨折的总体危险性有实质性的增加；血浆 β-胡萝卜素水平与发生骨折的危险性之间没有关联。在这之后，西方国家开始质疑维生素 A 的常规药物补充和食物强化[4]。一篇来自于英国 Government's Scientific Advisory Committee on Nutritin 的报道[5]中，对那些有增高的患骨质疏松症危险的人群（如绝经后妇女和老年人）提出警告：反对每日摄入超过 1.5mg 的维生素 A。然而，来自于一份针对老年人的队列研究[6]的结果中建议：无论维生素 A 摄入量高或低，U 形剂量关系均与骨矿物质密度减少相关，另一项对年龄在 50～74 岁的老龄妇女的研究[7]发现，血浆维生素 A 浓度的高与低均与发生髋骨骨折的危险性增高相关。另一项来自 Women's Health Initiative[8]的大型流行病学研究显示维生素 A 或视黄醇的摄取与绝经后妇女的骨折风险没有任何相关性。

1. Melhus H, *et al.* Excessive dietary intake of vitamin A is associated with reduced bone mineral density and increased risk for hip fracture. *Ann Intern Med* 1998; **129:** 770–8.
2. Feskanich D, *et al.* Vitamin A intake and hip fractures among postmenopausal women. *JAMA* 2002; **287:** 47–54.
3. Michaëlsson K, *et al.* Serum retinol levels and the risk of fracture. *N Engl J Med* 2003; **348:** 287–94.
4. Lips P. Hypervitaminosis A and fractures. *N Engl J Med* 2003; **348:** 347–9.
5. Scientific Advisory Committee on Nutrition. *Review of dietary advice on vitamin A.* London: The Stationery Office, 2005. Also available at: http://www.sacn.gov.uk/pdfs/sacn_vita_report.pdf (accessed 21/07/08)
6. Promislow JHE, *et al.* Retinol intake and bone mineral density in the elderly: the Rancho Bernardo Study. *J Bone Miner Res* 2002; **17:** 1349–58.
7. Opotowsky AR, Bilezikian JP. Serum vitamin A concentration and the risk of hip fracture among women 50 to 74 years old in the United States: a prospective analysis of the NHANES I Follow-up Study. *Am J Med* 2004; **117:** 169–74.
8. Caire-Juvera G, *et al.* Vitamin A and retinol intakes and the risk of fractures among participants of the Women's Health Initiative Observational Study. *Am J Clin Nutr* 2009; **89:** 323–30.

对免疫系统的影响 维生素 A 缺乏通常与免疫受损相关，对缺乏症的治疗可使因许多感染性疾病而致的发病率及死亡率降低（见下文的**缺乏状态**项下）。然而，一些研究显示了因高剂量维生素 A 所引起的腹泻和（或）呼吸道感染流行率的增加。维生素 A 单次剂量较高可能致使无维生素 A 缺乏儿童的免疫反应暂时减弱[1]。关于一些研究中高剂量维生素 A 补充剂对于麻疹活疫苗所产生反应的影响，见第2142页。

1. Anonymous. Childhood morbidity, immunity and micronutrients. *WHO Drug Inf* 1996; **10:** 12–16.

对肝脏的影响 维生素 A 贮存于肝细胞的腔间隙内，过高的剂量可能会引起窦状血流的纤维变性和梗阻，导致非肝脏硬化症的门静脉高血压和肝细胞功能障碍[1]。尽管肝毒性曾被典型报道发生于当维生素 A 的剂量高于每日 50000U 时，但严重的伴黄疸和肝肿大的肝纤维化病例已被报道出现在一名通过摄入多种维生素补充剂（每日摄入维生素 A 25000U 至少 6 年以上）的患者身上[2]。

1. Sherlock S. The spectrum of hepatotoxicity due to drugs. *Lancet* 1986; **ii:** 440–4.
2. Kowalski TE, *et al.* Vitamin A hepatotoxicity: a cautionary note regarding 25,000 IU supplements. *Am J Med* 1994; **97:** 523–8.

对死亡率的影响 曾报道通过维生素 A 的补充可减少儿童的死亡率，尤其是在发展中国家（见下文**缺乏状态**）。但是，另一项系统性综述[1]发现，补充维生素 A 的新生儿未见有更低的死亡率及致病率。另一篇关于成人抗氧化物补充的系统性综述认为维生素 A 单独使用或与其他抗氧化剂合用均可能增加死亡率[2]。

1. Gogia S, Sachdev HS. Neonatal vitamin A supplementation for prevention of mortality and morbidity in infancy: systematic review of randomised controlled trials. *BMJ* 2009; **338:** b919.
2. Bjelakovic G, *et al.* Antioxidant supplements for prevention of mortality in healthy participants and patients with various diseases. Available in The Cochrane Database of Systematic Reviews; Issue 2. Chichester: John Wiley; 2008 (accessed 18/06/08).

超敏反应 局部的炎性反应以及严重的类过敏性反应曾出现在接受维生素 A 注射的患者中。通常因增溶剂（如聚乙二醇蓖麻子油）（第1970页）引起，少数情况下由聚山梨酯 80（第1971页）所引起。

一例对棕榈酸维生素 A 而非其他注射成分所产生的皮肤过敏性已被论述[1]。

1. Shelley WB, *et al.* Hypersensitivity to retinol palmitate injection. *BMJ* 1995; **311:** 232.

过量 尽管 3 名曾误食大剂量维生素 A 的男孩身上没有临床毒性表现，在服用 3 周后其血清视黄醇浓度仍超标，随后几个月后才恢复正常水平，但是笔者认为使用咀嚼型维生素 A 制成的糖果仍有导致维生素 A 过量的风险[1]。

1. Lam HS, *et al.* Risk of vitamin A toxicity from candy-like chewable vitamin supplements for children. *Pediatrics* 2006; **118:** 820–4.

妊娠 人工合成的维生素 A 衍生物（如异维 A 酸）具致畸性（第1527页）的事实已经引起了对于高剂量维生素 A 潜在的致畸性的担忧。

一项前瞻性队列研究发现在孕早期每日摄入的维生素 A（所有来源）超过 15000U 与显著增加的发生因颅神经管畸而致的结构上的出生缺陷的危险性相关[1]。当单独分析来自于补充剂的维生素 A 时，建议可引发出生缺陷的维生素 A 的明确阈剂量为每日 10000U。然而，该研究已经被批评[2,3]，且有人提出了容许更高阈剂量的数据[3]。更进一步的研究发现：妇女在围生期每日摄入维生素 A 超过 8000U 或 10000U（以补充剂及被添加入谷物的形式）者，与每日摄入量小于 5000U 者相比，没有出生缺陷发生率上的显著差别[4]。

继美国较早的病例报道提出在孕早期大剂量服用维生素 A（约相当于每日膳食许可摄入量 2250U 的 10 倍）可能导致出生缺陷之后，英国的 Chief Medical Officer 提醒妇女不要使用维生素 A 补充剂，除非是在专业医疗人员的监督下[5]。另外，提出了不应当食用肝或肝类产品的忠告，因为在一些动物肝脏样品中检测出了高浓度的维生素 A。然而，其他观点认为不必如此大惊小怪。他们指出，不食用肝或肝类产品可能导致一些妇女营养摄入不充分，建议应当限定摄入量而非绝对禁止[6,7]。Royal College of Obstetricians and Gynecologists 不推荐孕妇大剂量补充维生素 A（大于每日 700mg 或 2300U[8]）。Australian Adverse Drug Reactions Advisory Committee 建议这些妇女应避免服用维生素 A 补充剂，且需保证每日摄入的维生素 A（所有来源）的总量不要超过推荐每日供给量，即 2500U[9]。

1. Rothman KJ, *et al.* Teratogenicity of high vitamin A intake. *N Engl J Med* 1995; **333:** 1369–73.
2. Werler MM, *et al.* Teratogenicity of high vitamin A intake. *N Engl J Med* 1996; **334:** 1195–6.
3. Watkins M, *et al.* Teratogenicity of high vitamin A intake. *N Engl J Med* 1996; **334:** 1196.
4. Mills JL, *et al.* Vitamin A and birth defects. *Am J Obstet Gynecol* 1997; **177:** 31–6.
5. DoH. *Women cautioned: watch your vitamin A intake.* London: Department of Health, 1990 (18 October).
6. Nelson M. Vitamin A, liver consumption, and risk of birth defects. *BMJ* 1990; **301:** 1176.
7. Sanders TAB. Vitamin A and pregnancy. *Lancet* 1990; **336:** 1375.
8. Royal College of Obstetricians and Gynaecologists. RCOG release: RCOG issues new guidance on vitamin supplementation in pregnancy (issued 19th October, 2009). Available at: http://www.rcog.org.uk/news/rcog-release-rcog-issues-new-guidance-vitamin-supplementation-pregnancy (accessed 15/02/10)
9. Adverse Drug Reactions Advisory Committee (ADRAC). Vitamin A and birth defects. *Aust Adverse Drug React Bull* 1996; **15:** 14–15. Also available at: http://www.tga.gov.au/adr/aadrb/aadr9611.htm (accessed 21/07/08)

药物相互作用

维生素 A 在胃肠道的吸收可能会因为新霉素、消胆胺或液状石蜡的存在而被降低。

当维生素 A 以人工合成的视黄醇（如阿昔曲丁、异维甲酸和维甲酸）的形式给予时，会增加患维生素 A 过多症的危险。

关于维生素 A 对麻疹活疫苗所产生反应的影响，有不一致的证据（见第2142页）。

药动学

维生素 A 类物质易从胃肠道迅速吸收，但如存在脂肪吸收不良、蛋白质摄入量较低或者肝功能或胰脏功能受损则会减少其吸收。维生素 A 酯类经胰酶水解成视黄醇吸收后被再度酯化。一些视黄醇被贮存在肝脏，从肝中释放后在血中与一种特殊的 α_1-球蛋白（视黄醇结合蛋白）相结合。未贮存在肝中的视黄醇经葡萄糖醛酸苷结合作用以及相继的氧化作用转变为视黄醛和视黄酸；它们连同其他的代谢产物一起经尿液和粪便排出。维生素 A 不易经胎盘传播（见上文**妊娠**项下），但是存在于母乳中。

1. Hartmann D, *et al.* Pharmacokinetic modelling of the plasma concentration-time profile of the vitamin retinyl palmitate following intramuscular administration. *Biopharm Drug Dispos* 1990; **11:** 689–700.
2. Reinersdorff DV, *et al.* Plasma kinetics of vitamin A in humans after a single oral dose of [8,9,19-^{13}] retinyl palmitate. *J Lipid Res* 1996; **37:** 1875–85.
3. Harrison EH, Hussain MM. Mechanisms involved in the intestinal digestion and absorption of dietary vitamin A. *J Nutr* 2001; **131:** 1405–8.

人体需要量

膳食维生素 A 有两类来源，来自于动物来源［如肝、肾，乳制品以及蛋类（鱼肝油是最丰富的天然来源）］的已形成的视黄醇（*preformed retinoids*），以及可从许多植物中获得的类胡萝卜原（*provitamin carote-*

noids)；后者在体内被转化成视黄醇但有效利用性稍差。胡萝卜素（α、β和γ）是这类物质的主要来源，β-胡萝卜素（**β-胡萝卜素**，见第1831页）所具有的维生素A活性最高且在食物中含量最丰富。胡萝卜和深绿色或黄色蔬菜中含β-胡萝卜素的量不同。红色棕榈油是α-和β-胡萝卜素的良好来源。

英国和美国的推荐膳食摄入量 在英国，维生素 A 的膳食参考值（见第1825页）已被公布[1]；同样，在美国，推荐膳食供给量（RDAs）也作了规定[2]。对不同年龄段的婴儿和儿童、对成年男性和女性以及对妊娠和哺乳期妇女（见上文**妊娠**项下）的推荐量不同。英国对于成年男性和女性的推荐营养素摄入量（RNI）分别为每日 700μg 和 600μg 视黄醇当量（约 2330U 和 2000U），而估计平均需要量（EAR）分别为每日 500μg 和 400μg 视黄醇当量（约为 1660U 和 1330U）。英国的该次报道[1]还强调了与大剂量维生素 A 相关的毒性，并推荐成年男性的常规摄入量不应超过每日 9mg（30000U），女性不应超过 7500μg（25000U）（此后的一次报道[3]没能确定维生素 A 摄入量的最高安全摄入量，但是提出了每日总摄入量不宜超过 1500μg 视黄醇当量）。在此之前的一次报道中也提供了数据指出婴幼儿对维生素 A 更加敏感。这些限制不适用于在专业医疗人士监督下使用的维生素 A 的治疗剂量[1]。对妊娠期和哺乳期女性的 RNI 分别为每日 700μg（2330U）和 900μg（3160U）视黄醇当量。美国对成人男性和女性的 RDA 分别为每日 900μg 和每日 700μg[2]。可耐受最高摄入量为每日 3mg。

1. DoH. Dietary reference values for food energy and nutrients for the United Kingdom: report of the panel on dietary reference values of the committee on medical aspects of food policy. *Report on health and social subjects 41*. London: HMSO, 1991.
2. Standing Committee on the Scientific Evaluation of Dietary Reference Intakes of the Food and Nutrition Board. *Dietary Reference Intakes for vitamin A, vitamin K, arsenic, boron, chromium, copper, iodine, iron, manganese, molybdenum, nickel, silicon, vanadium, and zinc*. Washington DC: National Academy Press, 2001. Also available at: http://www.nap.edu/openbook.php?isbn=0309072794 (accessed 21/07/08)
3. Expert Group on Vitamins and Minerals. Safe Upper Levels for vitamins and minerals (May 2003). Available at: http://www.food.gov.uk/multimedia/pdfs/vitmin2003.pdf (accessed 06/01/06)

用途和用法

维生素 A 是一种脂溶性维生素，对于生长发育、上皮组织以及视觉（特别是暗光下的视觉）的维持非常重要。当膳食摄入不足时会发生维生素 A 缺乏，儿童较成人更为常见。维生素 A 缺乏在发达国家较为罕见，但是在很多发展中国家一直较为普遍。长期的缺乏会导致干眼症或"眼干燥"，以夜盲症为始发症状并可能发展成为眼损伤和失明。其他的症状包括皮肤和黏膜的改变。

维生素 A 被用于治疗和预防维生素 A 缺乏症。可经口以油或水为介质的形式给予，通常首选以油为介质的形式。也可通过将水混溶形式的维生素 A 经肌内注射给予；经肌内注射维生素 A 的油混溶剂时很难在注射位点被吸收，因此通常不经该途径给予。关于对维生素 A 的药物补充，包括用于治疗和预防干眼症的剂量的更详细叙述见下文。

维生素 A 补充剂经常被给予因患原发性胆汁性肝硬变或慢性胆汁郁积性肝病而通常存在维生素 A 缺乏的患者。建议每 2～4 个月接受肌内注射剂量为 100000U 的维生素 A。儿童剂量详见下文。

维生素 A 和维生素 D 在治疗包括擦破在内的次要皮肤病症的霜剂或软膏剂中共同使用。维生素 A 还单独用于治疗各种皮肤病症，包括痤疮和银屑病。维生素 A 已经被尝试用于色素性视网膜炎患者以延缓视网膜功能的减退。

儿童用法 患有肝胆疾病的儿童需补充维生素 A：*BNF 2009* 推荐具有完全胆汁阻塞的新生儿至 1 岁的儿童可每月肌内注射维生素 A 50000U。

关于缺乏状态的维生素 A 补充的进一步细节讨论，见下文。

缺乏状态 维生素 A 缺乏症在发达国家相对罕见且通常仅见于某种情况下，如胆汁性肝硬变或胆汁淤积性黄疸。然而，它的缺乏在许多发展中国家持续发生且儿童表现得尤其易受影响。

在**发展中国家**，维生素 A 的膳食摄入通常少于期望值，感染（如麻疹、急性呼吸道疾病）以及腹泻，可能是维生素 A 缺乏症的主要促发因素。因此 WHO 已经将消除维生素 A 缺乏症作为儿童健康的重要战略目标[1,2]，并作为免疫接种的扩展规划之一。他们推荐将维生素 A 补充剂用于治疗及预防维生素 A 缺乏症，且定期使用维生素 A 补充剂被确定为是改善维生素 A 状况最适宜也是最有效的方法。

- 在 *Universal Distribution Programmes*[2,3] 中，给予所有 5 岁以内儿童的补充剂量为每 4～6 个月 200000U，6～12 个月龄的婴儿的补充剂量减半。对于小于 6 个月龄的没有母乳喂养的婴儿或者虽然接受母乳喂养但他们的母亲没有接受维生素 A 补充的婴儿，可接受 50000U 的补充剂量。如果维生素 A 缺乏症的临床表现在常规药物补充期很明显，则需按照下文中对**干眼症**的描述给予治疗。母亲需要在临产前 6 周内接受 200000U 的补充。
- *Targeted Distribution Programmes* 中，对特定高危地区的儿童和妊娠妇女的维生素 A 药物补充[2]。用于儿童中的剂量与在 Universal Programmes 中的使用量相同，但是用在妊娠妇女中的剂量不应当超过每日 10000U，或者每周 25000U[2]。

许多研究都提出：维生素 A 的全面药物补充可使维生素 A 缺乏症流行率高的发展中国家儿童的发病率及死亡率降低[4～7]。尽管并非所有的研究都证实了这些发现[8,9]，但有两篇荟萃分析一致证明了这些效果的真实性，特别是在麻疹感染方面的作用[10,11]（见下文的**麻疹**项下）。研究者和评论者们一致认为对维生素 A 状况的全面改善是必须且有价值的[12～14]。另一项研究显示给予儿童 WHO 推荐剂量一半的维生素 A 至少可以降低死亡率，但对发病率没有降低作用[15]。对育龄妇女每周补充维生素 A 23300U 或等量的 β-胡萝卜素，可降低妊娠相关的死亡率[16]。一些研究对婴儿特别是小于 6 个月龄的婴儿的死亡率进行了评估。在一项研究中，伴随营养状况的改善，对伴随死亡相对危险度的趋势的早期婴儿死亡率没有总体上的影响[17,18]；一项研究报道为改善营养状态补充却伴有增加死亡率的风险[17]。另一项综述也未发现补充维 A 对死亡率的积极影响[19]。在第 6、10、14 周时分别接受维生素 A 补充剂的婴儿，在超过 6 个月龄后并未发现维生素 A 状况或死亡率有任何持续好处[20]。另一项在西部非洲进行的研究，观察了维生素补充对死亡率的影响随性别和补充季节的变化，此研究发现在雨季接受维生素 A 补充的女孩有较高的死亡率，而在干旱季节补充维生素 A 的男孩死亡率相对降低[18]。但是其他研究报道了年龄在 6 个月[21]～1 岁[22]的婴儿死亡率的降低。一项对维生素 A 缺乏儿童的研究[23]证明了 T 细胞亚型异常可经维生素 A 药物补充得以纠正，并提出维生素 A 对发病率和死亡率的显著影响可能是因为对免疫功能的调节（见上文**对免疫系统的影响**项下）。这些相互矛盾的结果，包括维生素 A 缺乏状态和新生儿死亡率[24]，可以用人种和遗传差异来解释。

在**其他**没有维生素 A 缺乏症泛发的**国家**仍需考虑给予一些形式的药物补充。

在英国，*BNFC 2009* 推荐如下口服剂量随饭或饭后均可：

- 新生儿及 1 岁以下婴儿：每日 5000U；
- 1～18 岁：每日 10000U。

更高的剂量被用于治疗严重缺乏。早产儿出生时处于低维生素 A 状况可能增加他们发生慢性肺病的危险[25]。一篇针对低体重出生儿所做的荟萃分析发现补充维生素 A 与绝经后 36 周时需氧量的减少相关[25]。虽然一些使用维生素 A 药物补充以预防极低出生体重婴儿发生慢性肺病的研究得出了不一致的结果，一些评论认为患者群体、出生后所接受的治疗以及维生素 A 剂量的不同可以解释为什么会有这些差异[26,27]，同时认为必须给予最适宜的补充[28]。其他学者呼吁在早产儿中进行更进一步的研究以确定最佳剂量及维生素 A 的给予模式。研究中应当包括肝中的贮存量、视网膜功能的评价以及长期的临床结果[29]。

1. Potter AR. Reducing vitamin A deficiency: could save the eyesight and lives of countless children. *BMJ* 1997; **314:** 317–18.
2. WHO/UNICEF/IVACG Task Force. *Vitamin A supplements: a guide to their use in the treatment and prevention of vitamin A deficiency and xerophthalmia*. 2nd ed. Geneva: WHO, 1997.
3. WHO. Integration of vitamin A supplementation with immunization. *Wkly Epidem Rec* 1999; **74:** 1–6.
4. Rahmathullah L, *et al.* Reduced mortality among children in southern India receiving a small weekly dose of vitamin A. *N Engl J Med* 1990; **323:** 929–35.
5. West KP, *et al.* Efficacy of vitamin A in reducing preschool child mortality in Nepal. *Lancet* 1991; **338:** 67–71.
6. Daulaire NMP, *et al.* Childhood mortality after a high dose of vitamin A in a high risk population. *BMJ* 1992; **304:** 207–10.
7. Ghana VAST Study Team. Vitamin A supplementation in northern Ghana: effects on clinic attendances, hospital admissions, and child mortality. *Lancet* 1993; **342:** 7–12.
8. Herrera MG, *et al.* Vitamin A supplementation and child survival. *Lancet* 1992; **340:** 267–71.
9. Gupta P, Indrayan A. Effect of vitamin A supplementation on childhood morbidity and mortality: critical review of Indian studies. *Indian Pediatr* 2002; **39:** 1099–1118.
10. Glasziou PP, Mackerras DEM. Vitamin A supplementation in infectious diseases: a meta-analysis. *BMJ* 1993; **306:** 366–70.
11. Fawzi WW, *et al.* Vitamin A supplementation and child mortality: a meta-analysis. *JAMA* 1993; **269:** 898–903.
12. Anonymous. Vitamin A and malnutrition/infection complex in developing countries. *Lancet* 1990; **336:** 1349–51.
13. Humphrey JH, Rice AL. Vitamin A supplementation of young infants. *Lancet* 2000; **356:** 422–4.
14. Villamor E, Fawzi WW. Vitamin A supplementation: implications for morbidity and mortality in children. *J Infect Dis* 2000; **182** (suppl): S122–S133.
15. Benn CS, *et al.* Randomised study of effect of different doses of vitamin A on childhood morbidity and mortality. *BMJ* 2005; **331:** 1428–32.
16. West KP, *et al.* Double blind, cluster randomised trial of low dose supplementation with vitamin A or β carotene on mortality related to pregnancy in Nepal. *BMJ* 1999; **318:** 570–5. Correction. *ibid.*; 1386.
17. West KP, *et al.* Mortality of infants <6 mo of age supplemented with vitamin A: a randomized double-masked trial in Nepal. *Am J Clin Nutr* 1995; **62:** 143–8.
18. Benn CS, *et al.* Effect of 50 000 IU vitamin A given with BCG vaccine on mortality in infants in Guinea-Bissau: randomised placebo controlled trial. *BMJ* 2008; **336:** 1416–20.
19. Gogia S, Sachdev HS. Neonatal vitamin A supplementation for prevention of mortality and morbidity in infancy: systematic review of randomised controlled trials. *BMJ* 2009; **338:** b919.
20. WHO/CHD Immunisation-Linked Vitamin A Supplementation Study Group. Randomised trial to assess benefits and safety of vitamin A supplementation linked to immunisation in early infancy. *Lancet* 1998; **352:** 1257–63. Correction. *ibid.* 1999; **353:** 154.
21. Rahmathullah L, *et al.* Impact of supplementing newborn infants with vitamin A on early infant mortality: community based randomised trial in southern India. *BMJ* 2003; **327:** 254–7.
22. Humphrey JH, *et al.* Impact of neonatal vitamin A supplementation on infant morbidity and mortality. *J Pediatr* 1996; **128:** 489–96.
23. Semba RD, *et al.* Abnormal T-cell subset proportions in vitamin-A-deficient children. *Lancet* 1993; **341:** 5–8.
24. Tielsch JM. Vitamin A supplements in newborns and child survival. *BMJ* 2008; **336:** 1385–6.
25. Darlow BA, Graham PJ. Vitamin A supplementation to prevent mortality and short and long-term morbidity in very low birth-weight infants. Available in The Cochrane Database of Systematic Reviews; Issue 4. Chichester: John Wiley; 2007 (accessed 21/07/08).
26. Tyson JE, *et al.* Vitamin A supplementation for extremely-low-birth-weight infants. *N Engl J Med* 1999; **340:** 1962–8.
27. Wardle SP, *et al.* Randomised controlled trial of oral vitamin A supplementation in preterm infants to prevent chronic lung disease. *Arch Dis Child Fetal Neonatal Ed* 2001; **84:** F9–F13.
28. Shenai JP. Vitamin A supplementation in very low birth weight neonates: rationale and evidence. *Pediatrics* 1999; **104:** 1369–74.
29. Mactier H, Weaver LT. Vitamin A and preterm infants: what we know, what we don't know, and what we need to know. *Arch Dis Child Fetal Neonatal Ed* 2005; **90:** F103–F108.

贫血 一项在营养性贫血的妊娠期印度尼西亚妇女中完成的研究（见**缺铁性贫血**项下，第1852页）发现：当被给予铁补充剂时维生素 A 对血色素具有利影响[1]。同样，当贫血儿童被给予铁[2]、或青少年被给予铁和叶酸时[3]，将维生素 A 添加到补充治疗中可见血色素浓度的更大改善。维生素 A 被认为对血细胞的生成是必不可少的；已有建议指出血红蛋白合成时，铁的动员及利用过程需要维生素 A[4]。然而，有关于因维生素 A 药物补充而导致贫血的报道，见上文**对血液的影响**项下的内容。

1. Suharno D, *et al.* Supplementation with vitamin A and iron for nutritional anaemia in pregnant women in West Java, Indonesia. *Lancet* 1993; **342:** 1325–8.
2. Mwanri L, *et al.* Supplemental vitamin A improves anemia and growth in anemic school children in Tanzania. *J Nutr* 2000; **130:** 2691–6.
3. Ahmed F, *et al.* Concomitant supplemental vitamin A enhances the response to weekly supplemental iron and folic acid in anemic teenagers in urban Bangladesh. *Am J Clin Nutr* 2001; **74:** 108–15.
4. van den Broek N. Anaemia and micronutrient deficiencies. *Br Med Bull* 2003; **67:** 149–60.

腹泻 尽管口服补液疗法一直是治疗腹泻（第1617页）的主导措施，但已有建议提出在儿童期药物补充维生素 A 可减少腹泻的发生率和致死率。几项大样本的死亡率试验报告了维生素 A 药物补充伴随着因腹泻而致的死亡率的降低[1～3]，尽管该结果在别的研究中未能被发现[4]。有两项研究注意到了腹泻的严重性而非发生率的降低[5,6]。但在一项针对有亚临床维生素 A 缺乏的儿童所做的研究中，接受维生素 A 药物补充 2 周后没有发现腹泻流行率的增加[7]，而在另一项研究中，维生素 A 导致小于 30 个月龄小儿的腹泻发生率增加[8]。一项荟萃分析[9]总结了维生素 A 药物补充对于腹泻的发生率没有持续的全面保护效果。虽然严重性没有被检验，但是他们注意到了维生素 A 可减少腹泻的严重性而非对感染的易感性，那么其可控制腹泻死亡率而非发生率的降低。另一项在孟加拉国进行的研究可能支持了上述讨论，该研究发现在标准抗菌药治疗的同时补充高剂量的维生素 A 可以显著缓解儿童志贺菌痢疾的严重程度[10]。一组研究[11]就维生素 A 药物补充对发病率的作用提出了不一致的发现：可能是因为共同存在的微量营养素缺乏（如锌的缺乏）而影响了维生素A的生物利用度。他们发现：相比于单独给予锌或维生素A，将锌和维生素A相结合进行药物补充对于减少持续性腹泻和痢疾更有效（见**锌**下的**维生素A缺乏**项下，第1900页）。

1. West KP, *et al*. Efficacy of vitamin A in reducing preschool child mortality in Nepal. *Lancet* 1991; **338:** 67–71.
2. Daulaire NMP, *et al*. Childhood mortality after a high dose of vitamin A in a high risk population. *BMJ* 1992; **304:** 207–10.
3. Ghana VAST Study Team. Vitamin A supplementation in northern Ghana: effects on clinic attendances, hospital admissions, and child mortality. *Lancet* 1993; **342:** 7–12.
4. Vijayaraghavan K, *et al*. Effect of massive dose of vitamin A on morbidity and mortality in Indian children. *Lancet* 1990; **336:** 1342–5.
5. Barreto ML, *et al*. Effect of vitamin A supplementation on diarrhoea and acute lower-respiratory-tract infections in young children in Brazil. *Lancet* 1994; **344:** 228–31.
6. Bhandari N, *et al*. Impact of massive dose of vitamin A given to preschool children with acute diarrhoea on subsequent respiratory and diarrhoeal morbidity. *BMJ* 1994; **309:** 1404–7.
7. Stansfield SK, *et al*. Vitamin A supplementation and increased prevalence of childhood diarrhoea and acute respiratory infections. *Lancet* 1993; **342:** 578–82.
8. Dibley MJ, *et al*. Vitamin A supplementation fails to reduce incidence of acute respiratory illness and diarrhea in preschool-age Indonesian children. *J Nutr* 1996; **126:** 434–42.
9. Grotto I, *et al*. Vitamin A supplementation and childhood morbidity from diarrhea and respiratory infections: a meta-analysis. *J Pediatr* 2003; **142:** 297–304.
10. Hossain S, *et al*. Single dose vitamin A treatment in acute shigellosis in Bangladeshi children: randomised double blind controlled trial. *BMJ* 1998; **316:** 422–6.
11. Rahman MM, *et al*. Simultaneous zinc and vitamin A supplementation in Bangladeshi children: randomised double blind controlled trial. *BMJ* 2001; **323:** 314–18.

HIV感染和AIDS　马拉威的一项研究发现，HIV感染的垂直传播（血清学阳性的母亲分娩出血清学阳性的婴儿）与母体的维生素状况呈负相关[1]；孕期维生素A缺乏使母婴HIV传播的危险性增加3～4倍。这与维生素A在免疫和黏膜表面维持方面的作用相符合，而且HIV感染和妊娠都是维生素A缺乏的危险因素。有建议提出，营养干预以减少维生素A缺乏可以帮助抵抗母婴传播。与之相反，南非的一项研究发现[2]，对HIV感染的孕期妇女补充维生素A和β-胡萝卜素不能减少对婴儿垂直传播的全面危险。药物补充确实可以降低早产的发生率，而在这些婴儿中母亲被给予补充者，围生期HIV传播的危险则较低。在一项坦桑尼亚的研究中[3]，维生素A药物补充实际上是降低了通过母乳喂养传播HIV的危险，而对在24个月内的死亡率没有影响。然而在另一项同样完成于坦桑尼亚但没有提供关于垂直传播资料的研究中[4]，没有发现可证明维生素A对于HIV感染妇女在分娩结果方面有影响的证据，同时作者指出血清维生素A浓度可能是HIV疾病进展情况的标记物而与分娩结果无因果关系。然而，研究中没有发现复合维生素补充剂可减少这些妇女的下一代中低出生体重和小于胎龄儿以及早产发生的危险[4]。有趣的是，在坦桑尼亚完成的另一项试验中发现：维生素A药物补充和安慰剂对于HIV疾病的发展和死亡率没有差异。多种维生素（不包括维生素A）药物补充延缓了疾病的发展且伴随着死亡率的降低；将维生素A添加到复合维生素疗法中会致使这种效果降低[5]。这与在坦桑尼亚[6]和乌干达[7]的2项研究中的结果相反，这2项研究发现维生素A药物补充可降低受HIV感染的儿童的死亡率；然而这些结果没有包括那些能够得到较好的健康护理和营养的公众群体。

在一篇包括了一部分这些相互矛盾的试验的系统性综述和荟萃分析中[8]，不支持维生素A药物补充的使用可降低垂直传播的危险，同时推断出这实际上可能会增加危险性。不认为对母体的维生素A药物补充可降低在1岁时幼儿期的死亡率。另外，多种维生素药物补充被认为不仅对1岁时幼儿期死亡率的降低没有影响，也不能预防早产的发生。

关于在婴儿中降低HIV感染的危险的方法，见**HIV感染预防**项下（第827页）。

1. Semba RD, *et al*. Maternal vitamin A deficiency and mother-to-child transmission of HIV-1. *Lancet* 1994; **343:** 1593–7.
2. Coutsoudis A, *et al*. Randomized trial testing the effect of vitamin A supplementation on pregnancy outcomes and early mother-to-child HIV-1 transmission in Durban, South Africa. *AIDS* 1999; **13:** 1517–24.
3. Fawzi WW, *et al*. Randomized trial of vitamin supplements in relation to transmission of HIV-1 through breastfeeding and early child mortality. *AIDS* 2002; **16:** 1935–44.
4. Fawzi WW, *et al*. Randomised trial of effects of vitamin supplements on pregnancy outcomes and T-cell counts in HIV-1-infected women in Tanzania. *Lancet* 1998; **351:** 1477–82.
5. Fawzi WW, *et al*. A randomized trial of multivitamin supplements and HIV disease progression and mortality. *N Engl J Med* 2004; **351:** 23–32.
6. Fawzi WW, *et al*. A randomized trial of vitamin A supplements in relation to mortality among human immunodeficiency virus-infected and uninfected children in Tanzania. *Pediatr Infect Dis J* 1999; **18:** 127–33.
7. Semba RD, *et al*. Effect of periodic vitamin A supplementation on mortality and morbidity of human immunodeficiency virus-infected children in Uganda: a controlled clinical trial. *Nutrition* 2005; **21:** 25–31.
8. Mills EJ, *et al*. Vitamin supplementation for prevention of mother-to-child transmission of HIV and pre-term delivery: a systematic review of RCTs including more than 2800 women. *AIDS Res Ther* 2005; **2:** 4.

麻疹　维生素A药物补充对于预防麻疹并发症具有重要作用[1,2]。两篇特别针对维生素A状况和麻疹所做的研究发现：在确诊为麻疹后接受补充剂的儿童其并发症（如肺炎和腹泻）的发生少于接受安慰剂的儿童[3,4]。WHO已经推荐对于维生素A缺乏常见地区的人群，在麻疹发作时期应对该地区的儿童按如下细则使用高剂量维生素A补充剂治疗[5]：

- 所有大于12个月的儿童：200000U。
- 年龄在6～12个月的儿童：100000U。
- 小于6个月的婴儿：50000U。

需在连续的2天内给予两次剂量并在至少2周后给予第3剂。

美国的研究显示即便是在发达国家营养状况良好的儿童中，麻疹患者的维生素A缺乏也并不少见[6,7]。因此，维生素A药物补充需要被考虑用于有危险因素的儿童中[8]。

1. Glasziou PP, Mackerras DEM. Vitamin A supplementation in infectious diseases: a meta-analysis. *BMJ* 1993; **306:** 366–70.
2. Fawzi WW, *et al*. Vitamin A supplementation and child mortality: a meta-analysis. *JAMA* 1993; **269:** 898–903.
3. Barclay AJG, *et al*. Vitamin A supplements and mortality related to measles: a randomised clinical trial. *BMJ* 1987; **294:** 294–6.
4. Hussey GD, Klein M. A randomized, controlled trial of vitamin A in children with severe measles. *N Engl J Med* 1990; **323:** 160–4.
5. WHO/UNICEF/IVACG Task Force. *Vitamin A supplements: a guide to their use in the treatment and prevention of vitamin A deficiency and xerophthalmia*. 2nd ed. Geneva: WHO, 1997.
6. Arrieta AC, *et al*. Vitamin A levels in children with measles in Long Beach, California. *J Pediatr* 1992; **121:** 75–8.
7. Butler JC, *et al*. Measles severity and serum retinol (vitamin A) concentration among children in the United States. *Pediatrics* 1993; **91:** 1176–81.
8. Committee on Infectious Diseases of the American Academy of Pediatrics. Vitamin A treatment of measles. *Pediatrics* 1993; **91:** 1014–15.

早产儿　胎儿在第3个月开始积累维生素A，大多数早产儿血浆维生素A浓度都偏低。出生后维生素A的补充不足更会加剧这一问题，并可能导致增加发生慢性肺病的风险。一项系统性综述发现，出生后第一个月的极低体重婴儿补充维生素A可减少死亡率或氧气需要量[1]。

1. Darlow BA, Graham PJ. Vitamin A supplementation to prevent mortality and short and long-term morbidity in very low birth-weight infants. Available in The Cochrane Database of Systematic Reviews; Issue 4. Chichester: John Wiley; 2007 (accessed 12/03/08).

呼吸道感染　死亡率研究没有显示出维生素A药物补充对于与麻疹无关的呼吸道感染所致的死亡有持续性影响[1～3]。同样，其他研究也没有发现维生素A对继发的呼吸道发病率具有效性[4～6]。一篇针对报告肺炎发病率和死亡率的研究的荟萃分析没有发现维生素A药物补充所产生的任何全面有益效果或危害[7]。然而，有两项研究[8,9]注意到了伴随维生素A药物补充所出现的呼吸道感染症状的流行率增加，特别是在营养状况充分的儿童中。在一项关于维生素A药物补充对儿童时期发病率影响的荟萃分析中，发现呼吸道感染的发生率增加；由于大多数的试验将有明显维生素A缺乏的儿童排除在外，作者推测：给予维生素A储备充足的儿童以高剂量的维生素A可能导致免疫状态的暂时性减退，从而增加他们对感染的易感性[10]。一项系统性综述总结：不应该给所有儿童补充维生素A以预防急性下呼吸道感染，但也提到对于维生素A缺乏或营养状况不良的儿童可能从这种补充中获益[11]。

维生素A对于儿童期非麻疹相关性下呼吸道感染[12]或肺炎[13]的治疗没有作用。同样，将维生素A用于治疗儿童RSV感染在2篇研究中被报道为无效果[14,15]。在其中的一篇研究中，维生素A在危重病儿童亚组中有改善其结果的趋向[14]，而在另外一篇中，在接受维生素A的低危儿童中，住院时间的长短略有增加[15]。在一篇荟萃分析中发现，没有证据证明在儿童中使用高剂量维生素A辅助治疗可改变肺炎病程[16]。

1. West KP, *et al*. Efficacy of vitamin A in reducing preschool child mortality in Nepal. *Lancet* 1991; **338:** 67–71.
2. Daulaire NMP, *et al*. Childhood mortality after a high dose of vitamin A in a high risk population. *BMJ* 1992; **304:** 207–10.
3. Ghana VAST Study Team. Vitamin A supplementation in northern Ghana: effects on clinic attendances, hospital admissions, and child mortality. *Lancet* 1993; **342:** 7–12.
4. Barreto ML, *et al*. Effect of vitamin A supplementation on diarrhoea and acute lower-respiratory-tract infections in young children in Brazil. *Lancet* 1994; **344:** 228–31.
5. Bhandari N, *et al*. Impact of massive dose of vitamin A given to preschool children with acute diarrhoea on subsequent respiratory and diarrhoeal morbidity. *BMJ* 1994; **309:** 1404–7.
6. Kartasasmita CB, *et al*. Plasma retinol level, vitamin A supplementation and acute respiratory infections in children of 1-5 years old in a developing country. *Tubercle Lung Dis* 1995; **76:** 563–9.
7. The Vitamin A and Pneumonia Working Group. Potential interventions for the prevention of childhood pneumonia in developing countries: a meta-analysis of data from field trials to assess the impact of vitamin A supplementation on pneumonia morbidity and mortality. *Bull WHO* 1995; **73:** 609–19.
8. Stansfield SK, *et al*. Vitamin A supplementation and increased prevalence of childhood diarrhoea and acute respiratory infections. *Lancet* 1993; **342:** 578–82.
9. Dibley MJ, *et al*. Vitamin A supplementation fails to reduce incidence of acute respiratory illness and diarrhea in preschool-age Indonesian children. *J Nutr* 1996; **126:** 434–42.
10. Grotto I, *et al*. Vitamin A supplementation and childhood morbidity from diarrhea and respiratory infections: a meta-analysis. *J Pediatr* 2003; **142:** 297–304.
11. Chen H, *et al*. Vitamin A for preventing acute lower respiratory tract infections in children up to seven years of age. Available in The Cochrane Database of Systematic Reviews; Issue 1. Chichester: John Wiley; 2008 (accessed 12/03/08).
12. Kjolhede CL, *et al*. Clinical trial of vitamin A as adjuvant treatment for lower respiratory tract infections. *J Pediatr* 1995; **126:** 807–12.
13. Nacul LC, *et al*. Randomised, double blind, placebo controlled clinical trial of efficacy of vitamin A treatment in non-measles childhood pneumonia. *BMJ* 1997; **315:** 505–10.
14. Dowell SF, *et al*. Treatment of respiratory syncytial virus infection with vitamin A: a randomised placebo-controlled trial in Santiago, Chile. *Pediatr Infect Dis J* 1996; **15:** 782–6.
15. Bresee JS, *et al*. Vitamin A therapy for children with respiratory syncytial virus infection: a multicenter trial in the United States. *Pediatr Infect Dis J* 1996; **15:** 777–82.
16. Brown N, Roberts C. Vitamin A for acute respiratory infection in developing countries: a meta-analysis. *Acta Paediatr* 2004; **93:** 1437–42.

干眼症　维生素A缺乏是许多发展中国家视觉疾病的原因，这些视觉疾病最终可引发干眼症和失明[1]。WHO推荐使用维生素A药物补充，在上文的**缺乏状态**项下有讨论。该方法可提高个体维生素A水平并预防干眼症的发展。关于对干眼症的治疗（包括夜盲症、结膜干燥伴随毕脱斑、角膜干燥、角膜溃疡以及角膜软化症），WHO已经提出[2]口服维生素A最好是选择油溶制剂的形式作为治疗方法，并且应当按照以下剂量立即给予已确诊的患者。

- 1岁以上的患者（育龄妇女除外）：200000U。
- 6～12个月的婴儿：100000U。
- 小于6个月的婴儿：50000U。

第二天应重复该剂量，且在至少2周后还应重复该剂量。

*育龄期妇女*如果在怀孕期间（见上文的**妊娠**项下）有严重的干眼症的话，则有必要权衡维生素A可能存在的致畸作用。WHO推荐，当1岁以上的儿童存在活动性干眼症（即急性角膜病变）的严重征象时，应按上文所述剂量给予大剂量的维生素A治疗。只有较轻的征象存在时（如夜盲症、毕脱斑），育龄期妇女才应接受每日口服5000～10000U的剂量，至少为期4周的。或者，可以每周不超过25000U的剂量来替代。

尽管干眼症在发达国家不太常见，但是应该考虑到所有患有反复发生的结膜和角膜疾病且合并胃肠或肝脏疾病的患者中都有可能存在维生素A缺乏[3]。

1. Smith J, Steinemann TL. Vitamin A deficiency and the eye. *Int Ophthalmol Clin* 2000; **40:** 83–91.
2. WHO/UNICEF/IVACG Task Force. *Vitamin A supplements: a guide to their use in the treatment and prevention of vitamin A deficiency and xerophthalmia*. 2nd ed. Geneva: WHO, 1997.
3. Watson NJ, *et al*. Vitamin A deficiency and xerophthalmia in the United Kingdom. *BMJ* 1995; **310:** 1050–1. Correction. *ibid.*: 1320.

恶性肿瘤　流行病学研究证明，抗氧化维生素（如维生素A类物质）可能在预防恶性肿瘤的发展中起作用，但目前很少有来自前瞻性研究的证据可支持该观点，甚至还有一些不利证据（见第1827页）。相反的，人工合成的类视黄醇［如维A酸（全反式维A酸）］在某些癌症的治疗中有确定作用（见第1544页）。

视网膜色素变性　视网膜色素变性是一组视网膜缓慢进展的遗传变性性疾病的总称[1]，在成人中经常导致失明。视网膜的杆状和锥状光感受器首先被影响，最初症状包括夜盲和对光的不耐受，随后的症状包括色素从视网膜色素上皮层渗入到视网膜层。人们已经尝试过多种治疗方法，但是没有哪一种方法被证实有效。一篇大样本双盲研究[2]的结果表明使用维生素A治疗可延缓视力下降，而用维生素E的治疗方法似乎对下降率产生有害的影响。在3名视网膜色素变性和α-维生素E转运蛋白缺陷伴维生素E缺乏的患者中[3]，维生素E似乎可以延缓其视力下降率，在对1名患视网膜色素变性的成年人的研究中，每日补充15000U维生素A长达12年被认为是安全的，没有明显的肝毒性临床表现[4]。

也有尝试在维生素 A 中添加叶黄素[5]。对二十二碳六烯酸也有研究，但结果不尽相同；有学者认为含维生素 A 和鱼油的饮食对于保护视力有益[1]。人们正在研究把视网膜移植用作治疗视网膜色素变性的方法[1,6]。一些用电流刺激视网膜、视神经和视觉感受器的仪器也正在开发研究中[1]。

1. Hartong DT, *et al.* Retinitis pigmentosa. *Lancet* 2006; **368:** 1795–1809.
2. Berson EL, *et al.* A randomized trial of vitamin A and vitamin E supplementation for retinitis pigmentosa. *Arch Ophthalmol* 1993; **111:** 761–2.
3. Yokota T, *et al.* Retinitis pigmentosa and ataxia caused by a mutation in the gene for the α-tocopherol-transfer protein. *N Engl J Med* 1996; **335:** 1770–1.
4. Sibulesky L, *et al.* Safety of <7500 RE (<25 000 IU) vitamin A daily in adults with retinitis pigmentosa. *Am J Clin Nutr* 1999; **69:** 656–63.
5. Berson EL, *et al.* Clinical trial of lutein in patients with retinitis pigmentosa receiving vitamin A. *Arch Ophthalmol* 2010; **128:** 403–11.
6. Anonymous. Transplantation as a therapy for retinitis pigmentosa? *Br J Ophthalmol* 1997; **81:** 430.

早产儿视网膜病变 有人建议补充维生素 A 可能会减少早产儿视网膜病变机会（第1894页）。

制剂

BP 2010: Paediatric Vitamins A, C and D Oral Drops;
BPC 1973: Vitamins A and D Capsules;
USP 33: Oil- and Water-soluble Vitamins Capsules; Oil- and Water-soluble Vitamins Oral Solution; Oil- and Water-soluble Vitamins Tablets; Oil- and Water-soluble Vitamins with Minerals Capsules; Oil- and Water-soluble Vitamins with Minerals Oral Solution; Oil- and Water-soluble Vitamins with Minerals Tablets; Oil-soluble Vitamins Capsules; Oil-soluble Vitamins Tablets; Oleovitamin A and D; Oleovitamin A and D Capsules; Vitamin A Capsules; Vitamin A Oral Liquid Preparation.

专利制剂

Arg.: A-Vitel†; Adermicina A Mama; Amenite A†; Andrioderma; Arovit; Atomoderma A; Bagovit A; Cazmar; Cutidermin Crema Humect. con Vitamina A; Domsedan; Fiosen-A†; Flavostat†; Masivol; Metabolite-A†; Midermus†; Rogadermis†; Skinderm A; ***Austral.:*** Ungvita; ***Austria:*** Avitol†; Oleovit A†; ***Belg.:*** Vitamuruine; ***Braz.:*** Arovit; Avitan†; Biocrin†; Lacrigel A; Retinar; ***Canad.:*** Arginax; Arovit; Theraplex AF; Vitapro A; ***Chile:*** Avitana†; Bagovit A; Microret†; ***Cz.:*** A-Mulsin†; Axerophthol; ***Denm.:*** A-vitamin; ***Fin.:*** A-Vitamiini†; ***Fr.:*** A 313; Arovit†; Avibon; ***Ger.:*** Augenschutz NA; Oculotect; Oculotect sine†; Solan-M; Vitadral†; Vitafluid; Vitagel; ***Gr.:*** Avitan; ***Hung.:*** Oculotect; ***Israel:*** Avipur†; ***Ital.:*** Arovit; Euvitol; Repervit†; Vit-A-N; ***Malaysia:*** Fairy ADE; ***Mex.:*** A Grin; Acon; Avinal-Ex†; Dermotin A; Microret; Microvita†; Palmicaps†; Palmyforte; Retigel-A; ***NZ:*** Dermalife†; Ungvita; ***Philipp.:*** Afaxin; Alici-A; Hypotears; ***Pol.:*** Aksoderm; Dermosavit; Dermovit A; Masc Ochronna z Witamina A; Masc Witaminowa Ochronna; ***Port.:*** A-Vite; Vitaminoftalmina; ***Rus.:*** Videstim (Видестим); Vita-POS (Вита-ПОС); ***S.Afr.:*** Arovit†; ***Spain:*** Auxina A Masiva; Biominol A; Dif Vitamin A Masivo†; Rinocusi Vitaminico; Rinovitex; ***Swed.:*** Arovit; ***Switz.:*** Oculotect; Vita-POS; ***Thai.:*** Cebrin-Fe; ***Turk.:*** Avicap; Avigen; Carovigen; ***UK:*** Biovit-A; ***USA:*** Aquasol A; Palmitate-A†; Pedi-Vit-A; Retinol-A; ***Venez.:*** Alfa-Mon; Retiva.

多组分制剂 ***Arg.:*** A-D-C; A-Vitel E†; ACD; AD Shock; ADC Fluor; Adeconce; Adermicina; Adermicina A; Aderogyl; Alcon AE; Atomo Ordenador; Atomoderma A-D; Atomoderma A-E; Aulo Gelio Pie; Baby-Tex; Bagovit A Plus; Bagovit Avant Piel; Bebederm; Bebedermis Pomada; Calcusan Bebe; Clinal; Complex ADC†; Crema De Ordene; Curacid; Cutidermin Crema Regeneradora; Cutidermin Emulsion Humectante; Derivoco†; Dermanova; Dermosan†; Epiteliol-C; Epithelial†; Epitheliale A-Derma; Esclerovitan E; Euroderm-A; Factor Vit AE; Femiplus†; Feudoftal; Fisioderm; Glossderm†; Hipoglos; Hipoglos con Hidrocortisona; Krebs E; Lociherp Liposomas Vitaminado; Lubriderm; Masivol Urea; Medicreme; Nemegel†; O-Biol; Olamine; Ostelin ACD; Ostelin F; Palan†; Platsul A; Puraloe Nutritivo; Redoxon A; Revital; Sulfadiazina de Plata; Sulfaplat; Tri-Vi-Fluor; Tri-Vi-Sol; Triconal; Vagicural; Vansame; Vansame Plus; Vita; Vitadece; Vitasol F; Zinc for Acne; Zoodermina Cream; ***Austral.:*** Althaea Complex†; Arthriforte†; Bio Zinc; Dermalife Plus†; Garlic, Horseradish, A & C Capsules†; Hydrastis Complex†; Hypol†; Macro Natural Vitamin E Cream; Micelle A plus E†; PM Eye Tonic; Proyeast†; Psor-Asist; Sambucus Complex†; Trifolium Complex†; Verbascum Complex†; Vitalipid N; Zn-A-C†; ***Austria:*** A-E-Mulsin†; Arcavit A/E; Coldistop; Gelacet†; Gerogelat; Lemuval†; Oleovit; Oleovit A + D†; Oleovit A†; Rovigon†; Ultren†; Vasovitol; Vitalipid Neu; ***Belg.:*** Neo-Cutigenol; Newderm†; Rovigon; Vita-Mefren†; Vitalipid; ***Braz.:*** AD-Til; ADE 2 (Adedois); Adecal†; Adederme; Adeforte; Aderogil D3; AFBM; Babymed; Cariderm†; Cetiva AE; Dermalisan; Dermoden; Emulsao Scott; Epitezan; Esclerovitan; Gaduol†; Glossaliv; Hipoderme; Hipodermon; Hipodex; Hipoglos; Licovit; Matricaria C/Vit AED2 Composta†; Multiderme; Organoneuro Optico; Pronenen; Regencel; Regenom; Rubifort; Sensibaby; Solemil†; Suavederm; Tomat; Vita Anti-Ox; Vita-Ped; Vitaderme; Vitadesan; ***Canad.:*** A & D; A & D Ointment†; A D & Calcium†; Edap; Ester C EVC; Formula 17605 Diaplex; Formula M; Formula OSG; Formula VIR; Infant Multiple Vitamin†; Lubriderm Advanced Moisture†; No 440; Nutrol A D†; Nutrol B Complex†; Opti-Biostim; Pediavit; Sal-Fiol; T-KI; T-LU; T-MA; TFE; TIM; Tri-Vi-Sol with Fluoride†; Tri-Vi-Sol†; Trivitamins; Vi-Daylin; ***Chile:*** Abecidin A C D; Acevit; Acomir con hierro†; Aquasol ACD; Biogenol; Dermaglos; Dermaglos Plus†; Droxel; Epithelial AH; Microret K†; Mintaglos; Nenegloss†; Paidovit; Panthoderm-A†; Pediaderm; Platsul A; Pomada Vitaminica; Povin; Rovigon†; Sanoderm; Trivisol; Trivitana DM†; Trivitana Q10; Vita-Nat; Vitalipid N; Vitayde C; Zincovit; ***Cz.:*** A-E-Mulsin†; Coldastop; Dermabion†; Hypotears; Infadolan; Klosterfrau Aktiv V†; Vitalipid N; ***Denm.:*** Vitalipid; ***Fin.:*** A-Vita; Aesol†; Oftan A-Pant; Vitalipid; Vitol; Wicarba; Wicnevit†; ***Fr.:*** Alpha 5 DS†; Bio-Zinc; Cirkan a la Prednacinolone; Epitheliale; Fletagex; Lelong Pommade; Notrino; OM3junior; Rovigon†; Seborheane; Selenium-ACE; Solacy; Vitalipide; ***Ger.:*** A + E Thilo†; Coldastop†; duraultra; Hewekzem novo N; Klosterfrau Aktiv; Oculotect; Regepithel; Remederm; Rovigon G†; Tears Again; Unguentacid; Vita-POS; Vitalipid; ***Gr.:*** Aquasol A; Aquasol A+D; Avegon; Eviol-A; Hemorroidal; Mega-Tria; Novaquasol-A; Precortivit; Striafissan; Vitalipid; ***Hong Kong:*** Calglucon; Ocuvite PreserVision; PM Eye Tonic; Protexin Balance+; Vitabo-Cal; Vitalipid N; ***Hung.:*** Alksebor; Antikeloid; Caldea†; Coldastop; Multi-Tabs†; Neogranormon; Vita-Merfen†; Vitalipid; ***India:*** Calcinol; Kalzana; Medithane; Neogadine; Rovigon; Sclerobion; Sharkomalt†; Sharkovit; Winofit; ***Indon.:*** A-D Plex; Abdelyn; Adebion; Adelysin; Anavit; Berry Vision; Calcium Ad; Calvitran; Cavital; Comvita C Plus; Elsazym; Eyevit; Hemaviton Brain Nutrient†; Imustrum; Lanavision; Lanavision Plus; Lutevision Extra; Matovit; Moladec; Nuvision; Ocu-V; Oculex; Oculotect; Opibright; Optha-LL; Pankreon for Children; Rejuvan†; San-B-Plex; Scott's E Vita; Visivit; Vita-Vision; ***Irl.:*** Ketovite; Vitlipid N; ***Israel:*** Aquitol†; Aronal Forte; Baby A + D; Halycitrol; Neocutan Silver; Tears Again; Vita-Merfen NF; Vita-POS; Vitalipid N; Vitamidyne A and D; ***Ital.:*** AD Pabyrn; Ad_3; Adisterolo; Allercalm†; Aminoserin†; Anoxid; Babysteril; Biolastic T5; Derman-Oil; Dermana Crema; Dermana Pasta; Evitex; Facoserina†; Granoleina†; Haliborange; Meralut; Midium; Neoceuticals Spot Treatment; Provitamin A-E; Retinovit; Rinopanteina; Rovigon; Selenium-ACE; Sensigel; Tocalfa; Troca Flu; Visu-ton; Vitalipid; ***Malaysia:*** Bio-oil; Lecithin ACE†; Lecithin AE†; O'Yes; Palmer's Cocoa Butter Formula Nappy Rash Ointment; Vitalipid N†; ***Mex.:*** A-D-Kan; Acecovyl†; Adecaps; Adekals; Adekon; Adekon C; Adevitan G; Adibal; Anadekin†; Aquasol AD; Axed; Capent; Cartibon; Fravit; Hipoglos; Hipoglos Cremoso; Kamiloderm; Microka†; Microret K; Nutrem; Pediavit 3; Pisavit AD-15; Prevefem Complex; Quinoret; Retinovit; Vi-Dea-C; Vidamil; Viqmigil; Vitalorange†; ***Neth.:*** Halitran†; Vitintra; ***Norw.:*** Vitalipid; ***NZ:*** Haliborange†; Vitadol-C; Vitalipid†; ***Philipp.:*** Conzace; Cool White; Energy-Max; Intervit; Omnimune; Remederm†; Rovigon; Vandol; Vigor-ACE; ***Pol.:*** Alantavit; Capivit A + E†; Klosterfrau Aktiv; Oculotect; Tokovit A + E; Tranvit†; Vitalipid N; ***Port.:*** Bacitracina Zimaia; Cystinex†; Dermabut; Esclerobion; Geriso; Gretalvite; Neo-Cystine; Rovigon; Selenium-ACE†; Synchrovit; Vitalipid; Vitamina A Composta; ***Rus.:*** Radevit (Радевит); Redecil (Редецил); Vitalipid N (Виталипид Н); ***S.Afr.:*** Vandol†; ***Singapore:*** Neaclear Liquid Oxygen; Ocuvite PreserVision; Scar Esthetique; Vigor-Ace†; Visionex; Vitalipid N†; ***Spain:*** Adiod; Auxina A + E; Biominol A D; Calcio 20 Complex; Cicatral; Dermisone Epitelizante; Dermo Halibut; Epitelizante; Evitex A E Fuerte; Gramoce A; Grietalgen; Halibut; Halibut Hidrocortisona†; Lacerdermol; Lacerdermol Complex; Mastiol; Mitosyl; Poli ABE; Vicomin A C; Vitaber A E; Vitalipid; Wobenzimal†; ***Swed.:*** AD-vitamin; Vitalipid; ***Switz.:*** Alphastria; Antikeloides Creme†; Coldistop; Ginvapast; Leniderm†; Malvedrin†; Oravil; Riccovitan†; Rovigon†; Unatol†; Unguentolan; Vita-Hexin; Vita-Merfen; Vitafissan N; Vitalipid N; ***Thai.:*** Scott's Cod Liver; Vitalipid; ***Turk.:*** ACD3; ACE plus Selenyum; Adecal†; Balya; Rinopanteina; Vita-Merfen; Vitalipid N; ***UK:*** Betaimune; Ferromixin; Haliborange; Halycitrol†; Mother and Child Vitamin Drops; Profelan; S.P.H.P.; Se-Power; Vitlipid N; ***Ukr.:*** Bodimarin (Бодимарин); Decamevit (Декамевит); Kalcinova (Кальцинова); Vitaftor (Вітафтор); ***USA:*** A and D Medicated†; Aloe Grande; CalciCaps M-Z; Clocream; Dermadrox; Diaper Guard; Lazercreme; Lobana Derm-Aide; Lobana Peri-Garde; Oyster Calcium; Paladin; Phicon; Protegra; Scott's Emulsion; Super D Perles; Theragran AntiOxidant; Tri-Vitamin; ***Venez.:*** A-D-Vit; Abvitos; Adaderm; Adel†; Ademina; Adenar; Allixon; Dicalcico†; Henovic; Hipoglos†; Oxi-Cell Plus†; Scott; Tri-Vi-Sol; Uvagen; Vandol; Vitenol†.

Vitamin B Substances 维生素 B 物质

Vitamina B, grupo de la.

Витамины Группы B

B 族维生素包括维生素 B_1 类物质（硫胺素及其衍生物），维生素 B_2（核黄素），维生素 B_6（吡哆醇及其衍生物）和维生素 B_{12}（钴胺素）。另外，如同泛酸（第1861页）一样，烟酸及其衍生物（第1859页）和叶酸（第1841页）也被归入到这一类中，但是这些物质通常不会被提及其传统的 B 族命名。

Vitamin B_1 Substances 维生素 B_1 物质

Vitamina B_1.

Витамины Группы B_1

Acetiamine Hydrochloride (*rINNM*) 盐酸乙酰硫胺（盐酸维生素 B_1 二乙酸酯）

Acethiamine Hydrochloride; Acétiamine, Chlorhydrate d'; Acetiamini Hydrochloridum; Diacethiamine Hydrochloride; Hidrocloruro de acetiamina. *N*-(5-Acetoxy-3-acetylthiopent-2-en-2-yl)-*N*-(4-amino-2-methylpyrimidin-5-ylmethyl)formamide hydrochloride monohydrate.

Ацетиамина Гидрохлорид

$C_{16}H_{22}N_4O_4S,HCl,H_2O = 420.9.$
CAS — 299-89-8 (acetiamine).
UNII — W024X5P395.

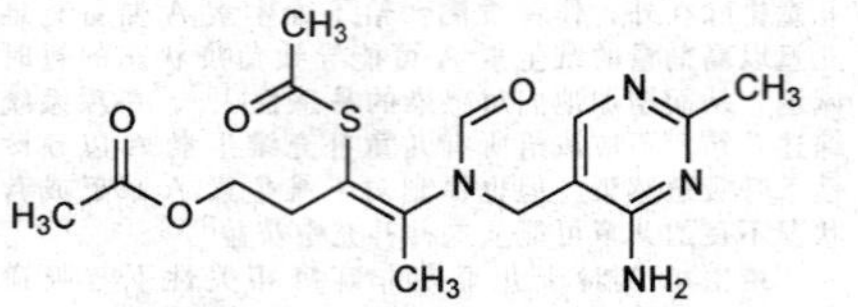

(acetiamine)

Benfotiamine (*rINN*) 苯磷硫胺（苯酰磷酸维生素 B_1）

Benfotiamina; Benfotiaminum; *S*-Benzoylthiamine *O*-Monophosphate; Monofosfato de benzoiltiamina. *N*-(4-Amino-2-methylpyrimidin-5-ylmethyl)-*N*-(2-benzoylthio-4-dihydroxyphosphinyloxy-1-methylbut-1-enyl)formamide.

Бенфотиамин

$C_{19}H_{23}N_4O_6PS = 466.4.$
CAS — 22457-89-2.
ATC — A11DA03.
ATC Vet — QA11DA03.
UNII — Y92OUS2H9B.

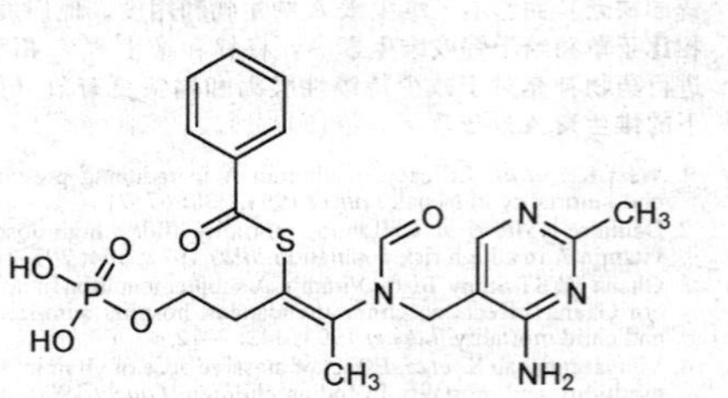

Bisbentiamine (*rINN*) 双苯酰硫胺

O-Benzoylthiamine Disulphide; Bisbentiamina; Bisbentiaminum. *NN'*-{Dithiobis[2-(2-benzoyloxyethyl)-1-methylvinylene]}bis[*N*-(4-amino-2-methylpyrimidin-5-ylmethyl)formamide].

Бисбентиамин

$C_{38}H_{42}N_8O_6S_2 = 770.9.$
CAS — 2667-89-2.
UNII — MEI78CAM16.

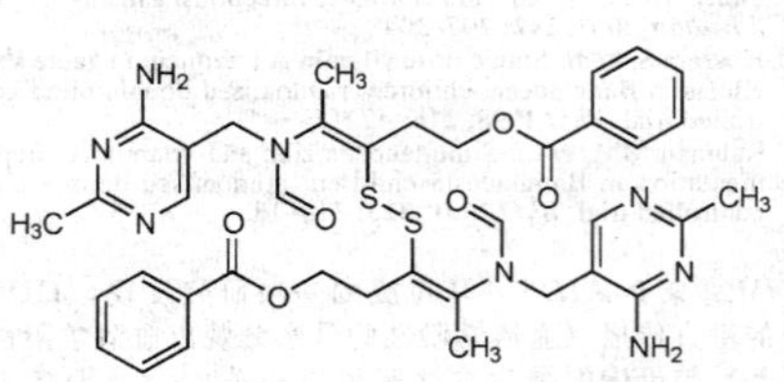

Cocarboxylase (*BAN*, *rINN*) 硫胺焦磷酸

Cocarboxilasa; Co-carboxylase; Cocarboxylasum; Diphosphothiamine; Pyruvodehydrase; Thiamine Pyrophosphate. 3-(4-Amino-2-methylpyrimidin-5-ylmethyl)-5-{2-[dihydroxyphosphinyloxy-(hydroxy)phosphinyloxy]ethyl}-4-methylthiazolium hydroxide.

Кокарбоксилаза

$C_{12}H_{20}N_4O_8P_2S$ (hydroxide form) = 442.3.
CAS — 154-87-0 (cocarboxylase chloride).
UNII — Q57971654Y.

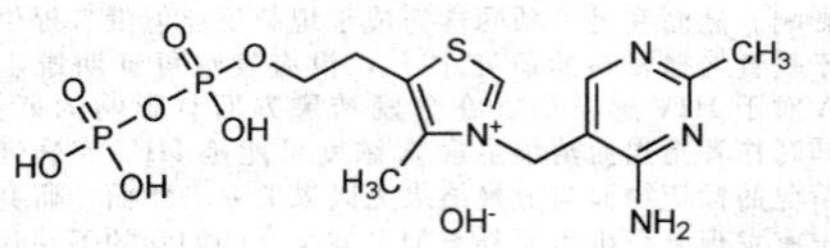

Pharmacopoeias. *Pol.* includes the chloride.

Cycotiamine (*rINN*) 赛可硫胺

CCT; Cicotiamina; Cyclocarbothiamine; Cycotiaminum. *N*-(4-Amino-2-methylpyrimidin-5-ylmethyl)-*N*-[1-(2-oxo-1,3-oxathian-4-ylidene)ethyl]formamide.

Цикотиамин

$C_{13}H_{16}N_4O_3S = 308.4.$
CAS — 6092-18-8.
UNII — FT8753F8R9.

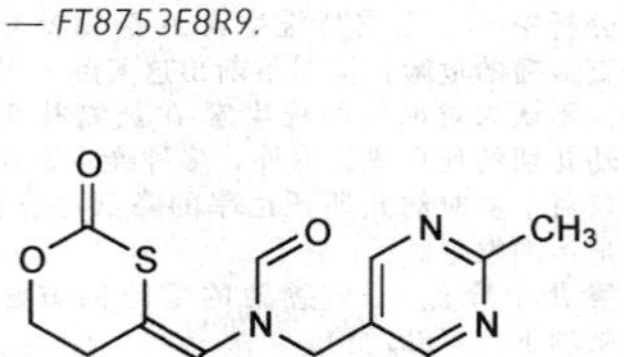

Fursultiamine (*rINN*) 呋喃硫胺（长效维生素 B_1）

Fursultiamina; Fursultiaminum; Thiamine Tetrahydrofurfuryl Disulphide; TTFD. *N*-(4-Amino-2-methylpyrimidin-5-ylmethyl)-*N*-[4-hydroxy-1-methyl-2-(tetrahydrofurfuryldithio)but-1-enyl]formamide.

Фурсультиамин

$C_{17}H_{26}N_4O_3S_2 = 398.5.$
CAS — 804-30-8.
UNII — 05J61265PX.

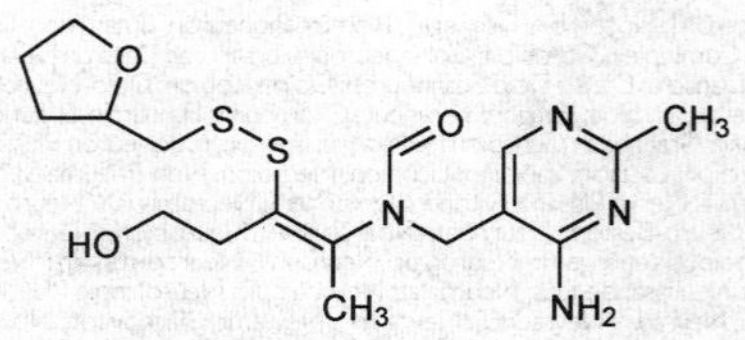

Octotiamine (*rINN*) 辛硫胺（奥托硫胺）

Octotiamina; Octotiaminum; Oktotiamiini; Oktotiamin; TATD; Thioctothiamine. *N*-[2-(3-Acetylthio-7-methoxycarbonylheptyldithio)-4-hydroxy-1-methylbut-1-enyl]-*N*-(4-amino-2-methylpyrimidin-5-ylmethyl)formamide.

Октотиамин

$C_{23}H_{36}N_4O_5S_3$ = 544.8.
CAS — 137-86-0.
UNII — UN1Q7096GA.

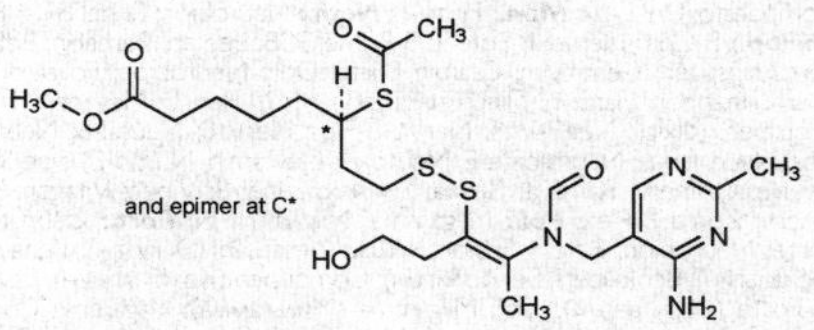

and epimer at C*

Prosultiamine (*rINN*) 丙硫硫胺（新维生素 B_1，优硫胺）

DTPT; Prosultiamina; Prosultiaminum; Thiamine Propyl Disulphide. *N*-(4-Amino-2-methylpyrimidin-5-ylmethyl)-*N*-(4-hydroxy-1-methyl-2-propyldithiobut-1-enyl)formamide.

Просультиамин

$C_{15}H_{24}N_4O_2S_2$ = 356.5.
CAS — 59-58-5.
UNII — UI32MM3XE3.

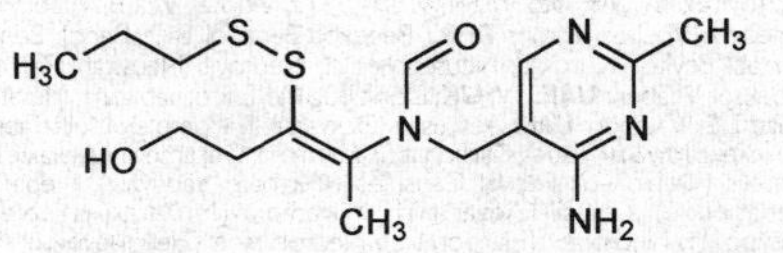

Sulbutiamine (*rINN*) 双异丁硫胺（舒布硫胺）

Bisibutiamine; Bisibutiamine; *O*-Isobutyrylthiamine Disulphide; Sulbutiamina; Sulbutiaminum. *NN'*-{Dithiobis[2-(2-isobutyryloxyethyl)-1-methylvinylene]}bis[*N*-(4-amino-2-methylpyrimidin-5-ylmethyl)formamide].

Сульбутиамин

$C_{32}H_{46}N_8O_6S_2$ = 702.9.
CAS — 3286-46-2.
ATC — A11DA02.
ATC Vet — QA11DA02.
UNII — 42NCM1BW43.

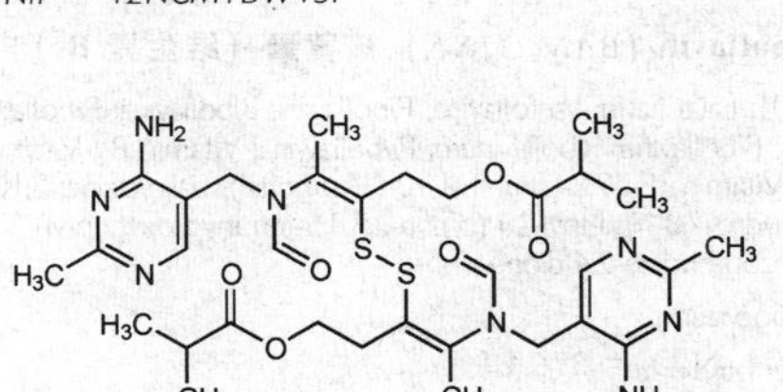

Thiamine Hydrochloride (*BANM, rINNM*) 盐酸硫胺素（维生素 B_1）

Aneurine Hydrochloride; Cloruro de tiamina; Hidrocloruro de aneurina; Hidrocloruro de tiamina; Thiamin Hydrochloride; Thiamine, chlorhydrate de; Thiamine Chloride; Thiamin-hydrochlorid; Thiamini hydrochloridum; Thiaminii Chloridum; Tiamiinihydrokloridi; Tiamin-hidroklorid; Tiaminhydroklorid; Tiamino hidrochloridas; Tiaminy chlorowodorek; Vitamin B_1; Vitamina B1. 3-(4-Amino-2-methylpyrimidin-5-ylmethyl)-5-(2-hydroxyethyl)-4-methylthiazolium chloride hydrochloride.

Тиамина Гидрохлорид

$C_{12}H_{17}ClN_4OS,HCl$ = 337.3.

CAS — 59-43-8 (thiamine); 67-03-8 (thiamine hydrochloride).
ATC — A11DA01.
ATC Vet — QA11DA01.
UNII — M572600E5P.

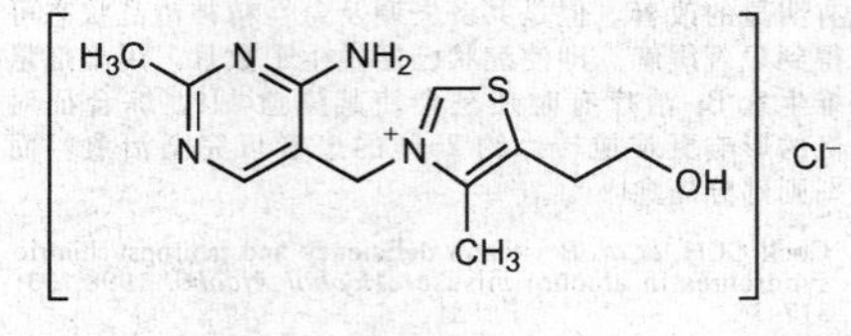

(thiamine)

Pharmacopoeias. In *Chin., Eur.* (see p.vii), *Int., Jpn, US,* and *Viet.*
Thiamine hydrobromide is included in *Int.*

Ph. Eur. 6.8（Thiamine Hydrochloride） 白色或类白色结晶性粉末或无色晶体。易溶于水；微溶于乙醇；可溶于甘油。2.5%水溶液的 pH 值为 2.7～3.3。贮藏于非金属容器中。避光。

USP 33（Thiamine Hydrochloride） 白色结晶或结晶性粉末，通常有轻微的特征性臭。当暴露于空气中时，无水产品可迅速吸收约 4%的水分。溶于水（1∶1），溶于乙醇（1∶170）；不溶于乙醚和苯；可溶于甘油。1%水溶液的 pH 值为 2.7～3.4。贮藏于密闭容器中。避光。

稳定性 在 pH 值为 4 或更低的溶液中，无菌维生素 B_1 失活非常缓慢，但是中性或碱性溶液会很快变质，尤其是暴露于空气中时。

Thiamine Nitrate (*BANM, rINNM*) 硝酸硫胺

Aneurine Mononitrate; Mononitrato de tiamina; Nitrato de tiamina; Thiamine Mononitrate; Thiamine, nitrate de; Thiamini nitras; Thiamin-nitrát; Tiamiininitraatti; Tiaminnitrat; Tiamin-nitrát; Tiamino nitratas; Tiaminy azotan; Vitamin B_1 Mononitrate. 3-(4-Amino-2-methylpyrimidin-5-ylmethyl)-5-(2-hydroxyethyl)-4-methylthiazolium nitrate.

Тиамина Нитрат

$C_{12}H_{17}N_5O_4S$ = 327.4.
CAS — 532-43-4.
ATC — A11DA01.
ATC Vet — QA11DA01.
UNII — 8K0I04919X.

Pharmacopoeias. In *Chin., Eur.* (see p.vii), *Int., Jpn, US,* and *Viet.*

Ph. Eur. 6.8（Thiamine Nitrate） 白色或类白色结晶性粉末或小的无色晶体。略溶于水；易溶于沸水；微溶于乙醇和甲醇。2%水溶液的 pH 值为 6.8～7.6。贮藏于非金属容器中。避光。

USP 33（Thiamine Mononitrate） 白色结晶或结晶性粉末，通常有轻微的特征性臭。可以溶于水（1∶44）；微溶于乙醇；极微溶于氯仿。2%水溶液的 pH 值为6.0～7.5。贮藏于密闭容器中、避光。

不良反应和注意事项

硫胺素的不良反应很罕见，但超敏反应也曾有发生，主要发生于肠外用药后。这些反应按照严重程度包括了很轻到很罕见的致命性过敏性休克（见下文）。

哺乳 药物补充不会对健康母乳中硫胺素的浓度产生显著影响，将营养良好的女性与未补充硫胺素的女性相比，作者提出乳腺的吸收能力可能是可饱和的[1]。基于该研究，American Academy of Pediatrics 认为它的作用通常是与母乳喂养相一致的[2]。

1. Nail PA, *et al.* The effect of thiamin and riboflavin supplementation on the level of those vitamins in human breast milk and urine. *Am J Clin Nutr* 1980; **33:** 198–204.
2. American Academy of Pediatrics. The transfer of drugs and other chemicals into human milk. *Pediatrics* 2001; **108:** 776–89. [Retired May 2010] Correction. *ibid.*; 1029. Also available at: http://aappolicy.aappublications.org/cgi/content/full/pediatrics%3b108/3/776 (accessed 09/01/06)

超敏反应 在 1970 年到 1988 年 7 月之间，UK CSM 曾经收到 90 份关于注射了含有高剂量 B 族维生素和维生素 C 注射液后出现不良反应的报道，最常见的反应是过敏反应（41 例，包括 2 例死亡病例），呼吸困难或支气管痉挛（13 例），还有皮疹和面色发红（22 例）；其中 78 例反应发生于静脉注射中或者在注射后很快发生，其他 12 例发生在肌内注射后[1]。他们推荐肠外治疗只能在必需的前提下，且在治疗过敏反应的设备完善的时候采用。他们还推荐，当使用静脉内途径时，注射应该被缓慢给予（10min 以上）。不同的作者[2,3]还注意到：肠外治疗对预防和治疗 Wernicke 脑病是非常必要的（见下文）。但是，已经有对肠外途径硫胺素过敏的进一步报道[4～6]，其中包括了 1 例死亡病例[4]。

1. CSM. Parentrovite & allergic reactions. *Current Problems 24* 1989.
2. Wrenn KD, Slovis CM. Is intravenous thiamine safe? *Am J Emerg Med* 1992; **10:** 165.
3. Thomson AD, Cook CCH. Parenteral thiamine and Wernicke's encephalopathy: the balance of risks and concerns. *Alcohol Alcohol* 1997; **32:** 207–9.
4. Van Haecke P, *et al.* Thiamine-induced anaphylactic shock. *Am J Emerg Med* 1995; **13:** 371–2.
5. Morinville V, *et al.* Anaphylaxis to parenteral thiamine (vitamin B1). *Schweiz Med Wochenschr* 1998; **128:** 1743–4.
6. Johri S, *et al.* Anaphylaxis from intravenous thiamine—long forgotten? *Am J Emerg Med* 2000; **18:** 642–3.

药动学

小剂量的硫胺素在口服后可经胃肠道很好地吸收，但是吸收剂量在超过 5mg 时非常有限。肌内注射也可以很快的吸收。硫胺素可以在大多数机体组织中广泛分布，并出现在母乳中。在细胞内，硫胺素大多以二磷酸盐的形式存在。硫胺素在机体内并非储存到某个可以估测的程度，超出人体需要量的部分则以原形或代谢物的形式从尿中排出。

1. Weber W, *et al.* Nonlinear kinetics of the thiamine cation in humans: saturation of nonrenal clearance and tubular reabsorption. *J Pharmacokinet Biopharm* 1990; **18:** 501–23.
2. Tallaksen CME, *et al.* Kinetics of thiamin and thiamin phosphate esters in human blood, plasma and urine after 50 mg intravenously or orally. *Eur J Clin Pharmacol* 1993; **44:** 73–8.
3. Loew D. Pharmacokinetics of thiamine derivatives especially of benfotiamine. *Int J Clin Pharmacol Ther* 1996; **34:** 47–50.
4. Greb A, Bitsch R. Comparative bioavailability of various thiamine derivatives after oral administration. *Int J Clin Pharmacol Ther* 1998; **36:** 216–21.
5. Frank T, *et al.* High thiamine diphosphate concentrations in erythrocytes can be achieved in dialysis patients by oral administration of benfotiamine. *Eur J Clin Pharmacol* 2000; **56:** 251–7.
6. Drewe J, *et al.* Effect of intravenous infusions of thiamine on the disposition kinetics of thiamine and its pyrophosphate. *J Clin Pharm Ther* 2003; **28:** 47–51.

人体需要量

硫胺素的需要量与糖类的摄入量和代谢率直接相关。健康男性每日膳食硫胺素的推荐摄入量为 0.9～1.5mg，健康女性的为 0.8～1.1mg。谷类、坚果、豌豆、大豆、酵母和猪肉都是硫胺素的良好来源。一些其他的肉类制品，尤其是肝脏或肾脏，还有鱼，也都含有非常丰富的硫胺素。面粉和烤制的产品往往富含维生素 B_1，在烹调过程时可能导致维生素 B_1 有相当程度的损失。

英国和美国的推荐膳食摄入量 在英国，膳食参考值中（第1825页）已经公布了维生素 B_1 的推荐摄入量[1]。同样，美国也在其推荐膳食供给量（RADs）中对维生素 B_1 的量作了推荐[2]。在英国，成年男性和女性的推荐营养素摄入量（RNI）为每日 400μg/1000kcal，估计平均需要量（EAR）为每日 300μg/1000kcal。美国的 RDA 中，推荐量为成年男性每日 1.2mg，成年女性每日 1.1mg。

1. DoH. Dietary reference values for food energy and nutrients for the United Kingdom: report of the panel on dietary reference values of the committee on medical aspects of food policy. *Report on health and social subjects 41*. London: HMSO, 1991.
2. Standing Committee on the Scientific Evaluation of Dietary Reference Intakes of the Food and Nutrition Board. *Dietary Reference Intakes for thiamin, riboflavin, niacin, vitamin B_6, folate, vitamin B_{12}, pantothenic acid, biotin, and choline*. Washington, DC: National Academy Press, 2000. Also available at: http://www.nap.edu/openbook.php?isbn=0309065542 (accessed 21/07/08)

用途和用法

硫胺素为水溶性维生素，尽管它的一些衍生物有更大的亲油性。它是以二磷酸盐（焦磷酸硫胺素、硫胺焦磷酸）形式存在的糖类代谢中的一个重要辅酶。当饮食摄入量不足时易发生硫胺素缺乏症，严重的缺乏可导致一种被称为"脚气病"的症候群的发生。慢性"干性"脚气病的特点是周围神经病变、肌肉萎缩、肌无力和瘫痪。急性"湿性"脚气病的特点是心力衰竭和水肿严重的硫胺素缺乏病例。可能发展为 Wernicke-korsakoff 综合征（中枢神经系统的脱髓鞘疾病），尤其是在合并慢性酒精中毒时。严重的维生素 B_1 缺乏以乳酸性酸中毒和神经损害为特点，曾被报道发生于无硫胺素的完全肠外营养开始后的较短的时间内，并有一些死亡病例

发生。

硫胺素被用于治疗和预防维生素 B_1 缺乏，首选的途径是口服给药，如有需要可以通过肌内注射或静脉内途径给予（但请参考上文的**超敏反应**项下的内容）；静脉注射应不少于 30min 并缓慢给药。在治疗轻度慢性维生素 B_1 缺乏之时，通常每日口服剂量为 10～50mg，一次性或分次给予。在治疗严重维生素 B_1 缺乏之时，每日剂量可高达 300mg，甚至可以经静脉内途径给予更高的剂量以治疗 Wernicke-korsakoff 综合征。儿童用法，见下文。

硫胺素通常以盐酸盐或硝酸盐的形式给予，虽然也可使用其他盐类，如二樟脑磺酸盐、二硫酸盐、单磷酸盐（磷酸维生素 B_1）或焦磷酸盐（硫胺焦磷酸）。

其他具有维生素 B_1 活性的化合物也可以作为维生素 B_1 的替代品，包括苯磷硫胺（苯酰磷酸维生素 B_1）、赛克硫胺、辛硫胺、丙硫硫胺、双异丁硫胺（舒布硫胺）。乙酰硫胺、双苯硫胺、呋喃硫胺也被使用。

儿童用法 英国批准将口服硫胺素作为 3 岁以上儿童维生素 B_1 缺乏症的治疗方法；剂量同成人（见上文）。然而，儿童 B 族维生素缺乏症的治疗药物中复方制剂通常含有核黄素和烟酰胺。*BNFC 2009* 根据年龄推荐的硫胺素（或复方制剂中含量）口服剂量如下：

- 1 个月～1 岁：5mg，每日 3 次（用于治疗）；或 5mg，每日 1 次（用于预防）；
- 1～12 岁：10mg，每日 3 次（用于治疗）；或 5mg，每日 2 次（用于预防）；
- 12～18 岁：10～15mg，每日 3 次（用于治疗）；或 5mg，每日 3 次（用于预防）。

硫胺素还可以用来治疗线粒体紊乱症；用于治疗新生儿或 18 岁以下儿童枫糖尿病时，*BNFC 2009* 推荐的口服剂量为每日 5mg/kg，可酌情调整。

用于治疗其他代谢性疾病包括**先天性乳酸酸中毒**时，硫胺素可口服或按如下剂量 30min 以上缓慢静脉注射给药：

- 大于 1 个月：每日 50～200mg，单次或分 2～3 次给药，可酌情调整；
- 1 个月～18 岁：每日 100～300mg，单次或分 2～3 次给药，可酌情调整，如有需要甚至可给药达每日 2g。

糖尿病性神经病变 有研究[1]发现在 1 型或 2 型糖尿病患者血浆中硫胺素浓度偏低（第407页）。在一篇小样本的安慰剂对照研究中，苯磷硫胺 100mg，每日 4 次口服，可以显著改善糖尿病性神经病变患者的神经痛（见第7页）[2]。

1. Thornalley PJ, *et al.* High prevalence of low plasma thiamine concentration in diabetes linked to a marker of vascular disease. *Diabetologia* 2007; **50:** 2164–70.
2. Haupt E, *et al.* Benfotiamine in the treatment of diabetic polyneuropathy—a three-week randomized, controlled pilot study (BEDIP Study). *Int J Clin Pharmacol Ther* 2005; **43:** 71–7.

Wernicke-korsakoff 综合征（多神经炎性精神病）

Wernicke-korsakoff 综合征是维生素 B_1 缺乏的一种临床表现，尤其见于酗酒者，但也有可能伴随其他情况，如饥饿或长时间禁食或持续性呕吐。它最初被分为两个单独的疾病：Wernicke 脑病及 Korsakoff 综合征，但是，这些现在都被认为是代表单一病理过程的不同方面[1,2]。

典型的 Wernicke 脑病包括精神错乱、共济失调、眼肌麻痹及眼球震颤。眼肌麻痹和共济失调可先于精神症状发生。可出现体温过低，在一些患者中可发生虚脱和猝死。Korsakoff 综合征的表现有短期记忆丧失、学习能力缺失和虚谈症。这种情况多合并脱髓鞘和神经胶质细胞增殖以及出血性损伤，主要发生在大脑的室周区域；特征性生化异常包括血清丙酮酸浓度的升高，它已被假设是脑病的一个致病因素[3]。

因为有虚脱和猝死的危险[4]，且为了预防中枢神经系统的不可逆损伤[5]，故而该病的早期确诊和治疗非常重要。Korsakoff 综合征对治疗的反应不如那些合并有 Wernicke 脑病的病例[6]，且可能只有在治疗时才变得非常明显。

用肠外维生素 B_1 治疗时，首选静脉注射，以确保有足够的吸收；任何肠外治疗都有风险[1,2,5,7,8]。低剂量的肠外疗法（每日 100～250mg）并不能改善营养状态和维生素缺乏之症状，因此高剂量疗法仍是必需的[1,7]。尽管硫胺素的最佳剂量仍未确定[9]，常见有 500～700mg，每日 3 次，连续 2 日的治疗方案[5]；也有使用剂量达每日 1g 的给药方案[8]。如有疗效，有人推荐 250mg 静脉或肌内注射，每日 1 次，持续 5 天，或一直持续到无症状为止[5,8]。眼部症状比视物模糊的变化更为明显，然而，大多数患者在 1～2 天内会出现谵妄或急性意识模糊[1]。认知功能损伤发生更为延缓[9]。预防性给药更适于那些具有硫胺素高度缺乏风险者，如酗酒和营养不良者。通常皮下或静脉给药，每日 250mg，连续 3～5 天[1,5,8]，其他具有低风险的轻度缺乏者一般给予硫胺素口服每日 200mg，连同其他 B 族维生素一起给予[5]。尽管在几天或几个月内可能不会有明显的改善，但是共济失调及急性精神错乱状态可以得到显著缓解。即使症状已经发生了数月，用高剂量的维生素 B_1 治疗有时还是会使其痊愈[10]。综合征对记忆的影响更难逆转。约 25% 的患者可完全治愈，而 50%则部分痊愈[6]。

1. Cook CCH, *et al.* B vitamin deficiency and neuropsychiatric syndromes in alcohol misuse. *Alcohol Alcohol* 1998; **33:** 317–36.
2. Thomson AD. Mechanisms of vitamin deficiency in chronic alcohol misusers and the development of the Wernicke-Korsakoff syndrome. *Alcohol Alcohol* 2000; **35** (suppl): 2–7.
3. Petrie WM, Ban TA. Vitamins in psychiatry: do they have a role? *Drugs* 1985; **30:** 58–65.
4. Reuler JB, *et al.* Wernicke's encephalopathy. *N Engl J Med* 1985; **312:** 1035–9.
5. Thomson AD, *et al.* Royal College of Physicians, London. The Royal College of Physicians report on alcohol: guidelines for managing Wernicke's encephalopathy in the accident and emergency department. *Alcohol Alcohol* 2002; **37:** 513–21. Correction. *ibid.* 2003; **38:** 291.
6. Anonymous. Korsakoff's syndrome. *Lancet* 1990; **336:** 912–13.
7. Cook CCH, Thomson AD. B-complex vitamins in the prophylaxis and treatment of Wernicke-Korsakoff syndrome. *Br J Hosp Med* 1997; **57:** 461–5.
8. Cook CCH. Prevention and treatment of Wernicke-Korsakoff syndrome. *Alcohol Alcohol* 2000; **35** (suppl): 19–20.
9. Day E, *et al.* Thiamine for Wernicke-Korsakoff syndrome in people at risk from alcohol abuse. Available in The Cochrane Database of Systematic Reviews; Issue 1. Chichester: John Wiley; 2004 (accessed 16/02/10).
10. Carota A, Schnider A. Dramatic recovery from prolonged Wernicke-Korsakoff disease. *Eur Neurol* 2005; **53:** 45–6.

制剂

BP 2010: Thiamine Injection; Thiamine Tablets; Vitamins B and C Injection;
BPC 1973: Compound Vitamin B Tablets; Strong Compound Vitamin B Tablets;
USP 33: Oil- and Water-soluble Vitamins Capsules; Oil- and Water-soluble Vitamins Oral Solution; Oil- and Water-soluble Vitamins Tablets; Oil- and Water-soluble Vitamins with Minerals Capsules; Oil- and Water-soluble Vitamins with Minerals Oral Solution; Oil- and Water-soluble Vitamins with Minerals Tablets; Thiamine Hydrochloride Elixir; Thiamine Hydrochloride Injection; Thiamine Hydrochloride Tablets; Thiamine Mononitrate Elixir; Water-soluble Vitamins Capsules; Water-soluble Vitamins Tablets; Water-soluble Vitamins with Minerals Capsules; Water-soluble Vitamins with Minerals Tablets.

专利制剂

Arg.: Megastene; ***Austral.:*** Beta-Sol†; Betamin; ***Austria:*** Beneuran; Bevitol; Diclo-B†; ***Belg.:*** Benerva; Beneurol†; Betamine; ***Braz.:*** Arcalion; Benerva; Beneum; Neurivit†; ***Canad.:*** Betaxin; ***Chile:*** Arcalion; ***Cz.:*** Benfogamma; Thiabene; ***Fin.:*** Neuramin; Vita-B1†; ***Fr.:*** Arcalion; Benerva; Bevitine; ***Ger.:*** B1-ASmedic; Betabion; Milgamma mono; Milgamma protekt; Novirell B_1; ***Gr.:*** Arcalion; Bemine; Benerva; ***Hong Kong:*** Aneubion; Arcalion; Bevit; Neo-Active Vit B-1; Super B1; ***Hung.:*** Benfogamma; Beres B1; ***India:*** Arcalion; Benalgis; ***Indon.:*** Alinamin; Arcalion; Beston; Licobevit; ***Ital.:*** Benerva; Bivitasi†; ***Jpn:*** Alinamin-F; Neuvita†; ***Malaysia:*** Arcalion; ***Mex.:*** Arcalion; Benal; Benerva; Carzilasa; Fortical; MTX-2 Alf; TTC†; X-2; ***Philipp.:*** Arcalion; Drexabion; Hybutin; Jaga; Lixtress; Meganerv; Nervafil; Nervilan; Neuro-B's; Neurobexol; Neurobion; Neurolink; Polynerv; Supraneuron; Vineuron; ***Pol.:*** Benfogamma; ***Port.:*** Arcalion; Trifosfaneurina; Vitanidia†; ***Rus.:*** Benfogamma (Бенфогамма); Enerion (Энерион); ***Singapore:*** Arcalion; ***Spain:*** Arcalion; Benerva; Neurostop†; Surmenalit; ***Swed.:*** Benerva; Betabion; ***Switz.:*** Arcalion; Benerva; Nicobrevin N†; ***Thai.:*** Alinamin-F; Arcalion†; Beratex; Besasin; Chlorbicap; Menamin; Vitabee-1-10; ***Turk.:*** Arcalion; Bevigen; ***UAE:*** Thiavit; ***UK:*** Benerva; Tyvera; ***Ukr.:*** Enerion (Энерион); ***Venez.:*** Arcalion; Beplus.

多组分制剂 ***Arg.:*** Algio Nervomax; Algio Nervomax Fuerte; Anemidox; Bio Grip Plus; Co-Tioctan; Cobenexol Forte; Cobenexol Fuerte; CVP B1 B6 B12†; Dexabion; Dolo Nervobion; Dolo Nervobion 10000; Dorixina B1 B6 B12; Ginkgo Biloba Forte; Ginkgo Biloba Memo Diates†; Ginseng Bioplus Diates†; Herbaccion Memory; Klosidol B1 B6 B12; Milcobalin; Nervobion Fuerte; Nervomax TB12; Rucaten Prednisolona; Solocalm-B; Tiamidon; Total Magnesiano Stress; Trisel; Valeriana Diates†; Venostasin; ***Austral.:*** Berberis Complex†; Bio Ace; Bio Ace Excell; Dynamo; PM Eye Tonic; PM IQShield; ***Austria:*** Ambene N†; Arca-Be; Beneuran compositum; Calcisan B + C; Diclovit; Dilaescol†; Dolo-Neurobion; Neurobion; Neuromerck†; Neuromultivit; Pronerv; ***Belg.:*** Betapyr; Neurobion; Vioneurin†; ***Braz.:*** Aminocid†; Astenol†; Bicavine†; Cianotrat-Dexa; Citoneurin; Dexa-Citoneurin; Dexa-Cronobe; Dexa-Neuriberi†; Dexacobal; Dexador; Dexadoze; Dexagil; Dexaneurin; Dexanevral†; Doxal; Dozbe†; Dozeneurin; Espasmocron; Fol Sang; Fosfatan†; Gaballon; Lisan†; Neuriberi†; Organoneuro Optico; Pre-Mens; Profargil†; Rubrargil; Sulfato Ferroso Composto; Sulfatofer†; Testofran†; Testonus†; Thiaminose†; Trirubin†; Venofortan†; Venostasin†; Vitaneuron†; Vitatonus; ***Canad.:*** DMTX; Fibroplex; Glucoplex; Penta-3B; Penta-3B + C; Penta-Thion†; TBV; Vitathion-ATP†; ***Chile:*** Becomplina Fuerte†; Benutrex 1000; Betonvit†; Dolo-Neurobionta; Dolotol 12; Nefersil B; Neurobionta; Neurocam; Neurosande; Rodepan; Tol 12; Tol 12 Plus; ***Cz.:*** Lymphozil†; Milgamma; Milgamma N; Neuromultivit; ***Fin.:*** Neurobion; Neuromax; Neurovitan; Trineurin; ***Fr.:*** Arginotri-B; Hexaquine; Vitathion; ***Ger.:*** Antiadipositum; B-Komplex forte; Bevit Forte; Dolo-Neurobion forte†; Dolo-Neurobion N†; Floradix Krauterblut; Hewedolor neuro; Medivitan N Neuro; Milgamma; Milgamma N; Milgamma-NA; Milneuron NA; Neuro; Neuro uno; neuro-B forte; Neuro-Effekton B; Neuro-Lichtenstein M†; Neuro-Lichtenstein N; Neuro-ratiopharm N; Neuro-Vibolex; Neurobion; Neurobion N; Neurotrat S; Novirell B Duo†; Pantovigar N; Pleomix-B†; Regepithel; Vitamin B duo; ***Gr.:*** Betrimine; Dynavita; Feaplex; Multi-Unibion; Neurobion; Polinevrit; Triforte; Trilagavit; Triplovit; Trividuran; Vioneurin-6; ***Hong Kong:*** 3B; Alinamin-F†; Broncholax; Caricose; Childrens Coltalin; Coltalin; Digezym; Magesto; Milgamma; Neuritis; Neuro-Vit; Neurobion; Neurogen-E; Neuromin; Neurorubine; Neurovit; Nevramin; PM Eye Tonic; Princi-B Fort†; Super 3B; Synbion†; Tribion; Vartelon-B; Vibion†; Vida Neurotab†; Vidaclofen-Plus†; Vitabion; Vitalic; ***Hung.:*** Antismoke; Milgamma; Milgamma N; Neurobion; Neuromultivit; ***India:*** Livogen; Livosil-B; Neogadine; Neurophosphates†; Neurotrat; Sioneuron; Vitneurin; ***Indon.:*** Abajos; Afomix; Arsinal; Aspar; Asten; Betrion; Bicitron†; Biocombin; Biomega†; Biomex; Bioneuron; Butamidon; Cetalgin-T; Combiplex; Corobion; Corsaneuron; Corsanural; Dactron†; Daneuron†; Dansera; Dialac; Dolo Scanneuron; Dolo-Licobion; Dolo-Neurobion; Dolofenac; Farbion; Fatigon; Foraneural; Fomeuro; Fundamin-E; Fundifar; Goralgin; Grahabion; Gunabion†; Hexalgin; Ikaneuron; Ikaneuron Plus; Ingatol; Kalbion; Lactacin; Lapibion; Licobion; Mersibion; Neo Rheumacyl Neuro; Nerva; Nerva Plus; Nervitone; Nervitone E; Neuralgin RX; Neuro Panstop; Neuro-Beston; Neurobat; Neurobat A; Neurobion; Neurobiovit; Neurodex; Neurogen†; Neurohax; Neurophil; Neuropyramin†; Neurosanbe; Neurosanbe Plus; Neurotrat; Neurotropic; Neurotropic Plus; Neurovit E; Nevradin; Nevradin E; Nevradin†; Nevramin; Nichoviton; Novoneural†; Nutrifar; Nuvoneural; Pantogar; Penagon; Ponconeuron; Primabion; Pritagesic; RaVita; Rebal Plus; Rindobion; Scanneuron; Sohobion; Solaneuron; Stavit; Stileran; Supranal; Tocobion†; Tonikum Bayer; Trimate-E; Triomin-E; Tropineuron; Vionin NF; Viron; Vitaneuron†; Xepaneuron; Yeastafort; ***Irl.:*** Effico; Metatone; Quiet Life; ***Israel:*** Calmanervin; Tribemin; Triple B; ***Ital.:*** Adenoplex; Adenovit†; Antiadiposo; Benexol B12; Dobetin con Vitamina B1; Dobetin Totale; Emopon; Fibronevrina†; Folepar B12; Fosforilasi; Mionevrasi; Neuraben; Odontalgico Dr. Knapp con Vit. B1; Rubjovit; Trinevrina B6; ***Jpn:*** Neurovitan; Vitaneurin; ***Malaysia:*** 3B; B-Cobal; Flavettes Neuroforte; Fundamin-E†; Neurobine; Neurobion; Neurogen-E; Neurorubine; Neurovit†; Nevramin; P-Trovite; Princi-B Fort; Re-B; Vibee†; Vitabion; Vitamin B Forte; ***Mex.:*** Ariflam Forte; B1-12-15; Benexol B12; Besvital; Betrox; Bigenol; Cobotiaxina; Dexabion; Diclovith-B; Dodemina Tri; Dolo Bedoyecta; Dolo-Neurobion; Dolo-Pangavit; Dolo-Tiaminal; Dolvifen; Doxemina; Duciclon; Ferrotemp; Forvin; Glutacalcio; Innobion; Lipovitasi-Or; Macrox-5; Neuralin; Neurobion; Nuro-B; Odexan; Ofzim; Pangavit B; Pangavit Hypak; Pangavit Pediatrico; Pantogar; Revitaliv-C†; Selectadoce; Suma-B; Tiabexol; Tiamidexal; Tiaminal B_{12}; Tiaminal B_{12} Trivalente; Triban†; Tribedoce; Tribedoce Compuesto; Trineurovita; Trineurovita Compuesto; Uni-Dox; ***Mon.:*** Princi-B; ***Neth.:*** Neurobion; Princi B1 + B6; ***Philipp.:*** B-Com Nerve; B-Potent; B-Prime; B3B; Beetab; Bernacin; Betalbee; Capsugen; Centravim; Cramin Forte; Dolo-Neurobion; Folicard B-Plus; Glutaphos; Hanizyn; Hinuron-E; Leoron†; M-Ron B; Meganerv F-A; Mintribee; Mixigil; Ner-B-Vite; Nervit B-Plus; Nervite; Neural-B; Neuro-Ace; Neurofenac; Neuroforte-E; Neuroxel; Nevramin; Nuron-E; One-Six-Twelve; Oranerv; Ramavit; Rovita; SB-Plex; Super-B; Vibee; Vitagen; Vitanerv; Zerru B-Plex; ***Pol.:*** Milgamma; Milgamma N; ***Port.:*** Cebrotex Forte; Neurobion; Relavit Fosforo; ***Rus.:*** Aescusan (Эскузан); Benalgin (Бенальгин); Benfolipen (Бенфолипен); Combilipen (Комбилипен); Essliver Forte (Эссливер Форте); Milgamma (Мильгамма); Milgamma Compositum (Мильгамма Композитум); Multi-Tabs B-Complex (Мульти-Табс В-Комплекс); Neurobion (Нейробион); Neurodiclovit (Нейродикловит); Neurogamma (Нейрогамма); Neuromultivit (Нейромультивит); Pantovigar (Пантовигар); ***S.Afr.:*** Neurobion; ***Singapore:*** Alinamin B12†; Alinamin-F; Beafort; Beaplex; Daneuron; Ferbeaplex; Gin-Vita; Neurobion; Neurodex; Neuroforte; Neurogen-E; Neurorubine; Neurosanbe; Neurovit; Neuroxel; Nevramin; Pantogar; Princi-B Fort; Vibee; ***Spain:*** Acetuber; Antineurina; Benexol B1 B6 B12; Bester Complex; Calmante Vitaminado PG; Calmante Vitaminado PG Efervescente†; Calmante Vitaminado Rinver; Ferrocoban B12†; Hidroxil B12 B6 B1; Inzitan; Mederebro; Meloka; Menalgil B6; Nervobion; Neuromade; Neurostop Complex; Pazbronquial; Pluribios; Quimpedor; Refulgin; ***Swed.:*** Neurobion; ***Switz.:*** Asthenal†; Benexol B12; Neurorubin; Pantogar; Tonoglutal; Trilagavit; ***Thai.:*** 3-Vitabee; 3B; Alinamin-F; B-100 Complex; BAF-2; Beromin; Betex; Chaibolant; Chewoquine SC; Cori-3B; Cyriamine; Diasgest; Digestin; Douzabox; Ferro-BC; Genavit; Hemolax†; Magesto; Masa 3B†; Med-3B; Mesto-Of; Neubee; Neurobex; Neurobion; Nevramin; Nuro-B; Nuvit; One Six Twelve; OST; OST Vit; Patar 3 B; Pepsitase; Princi-B; Re-B Forte; Rheum; Saebin F 1-6-12; Sambee; Thidomin; Three-B; Tri-B-Vit; Tribemed; Tribemine; Tribesian; Triple-B; Trivico; Trivit-B; Trivon†; Uto Vitavit; V Day 1612; Viboral; Vita-B; Vitabion; Vitamedin†; Vitelsix; Vitron; ***Turk.:*** Benexol; Benexol B12; Benol; Benoral; Bevitab; Bevitol; Nerox-B; Neurogriseovit; Neurovit; Neuvitan; Pantogar; Tribeksol; Vitaben; ***UAE:*** 3V; ***UK:*** Don't Bug Me; Effico; Labiton†; Metatone; Quiet Life; Vikonon; ***Ukr.:*** Aescusan (Эскузан); B-Complex Multi-Tabs (В-Комплекс Мульти-Табс); Cardonat (Кардонат); Decamevit (Декамевит); Fenules (Фенюльс); Fitoval Capsules (Фитовал капсулы); Hepaforte (Гепафорте); Levasil (Левасил)†; Milgamma (Мильгамма); Neiron (Нейрон)†; Neurobex (Неуробекс); Neurorubine (Нейрорубин); Neurovitan (Нейровитан); Trimetabol (Триметабол); Vitrum Memory (Витрум Мемори); ***Venez.:*** Bedovit Compuesto; Bedoyecta; Befosfin; Briomet; Complejo B Compositum; Corubin B1†; Deca-Lentermina Complex; Dobetin Compuesto; Ferroliver; Mega-Neubion; Miovit; Na-Iodina Compuesta†; Neubion; Neuribe; Nucleofitol†; Rubrinal; Rubrinex; Tega†; Tianex†; Tres-Be.

Used as an adjunct in: ***Indon.:*** Nufadoxin.

顺势疗法制剂 ***Ger.:*** Infi-Symphytum†.

Vitamin B_2 Substances 维生素 B_2 类物质

Vitamina B_2.

Витамины Группы B_2

Riboflavin（*BAN*，*rINN*）核黄素（维生素 B_2）

E101; Lactoflavin; Lactoflavina; Riboflaviini; Riboflavina; Riboflavinas; Riboflavine; Riboflavinum; Ryboflawina; Vitamin B_2; Vitamin G; Vitamina B_2. 7,8-Dimethyl-10-(1′-D-ribityl)isoalloxazine; 3,10-Dihydro-7,8-dimethyl-10-(D-*ribo*-2,3,4,5-tetrahydroxypentyl)-benzopteridine-2,4-dione.

Рибофлавин

$C_{17}H_{20}N_4O_6$ = 376.4.
CAS — 83-88-5.
ATC — A11HA04.
ATC Vet — QA11HA04.
UNII — TLM2976OFR.

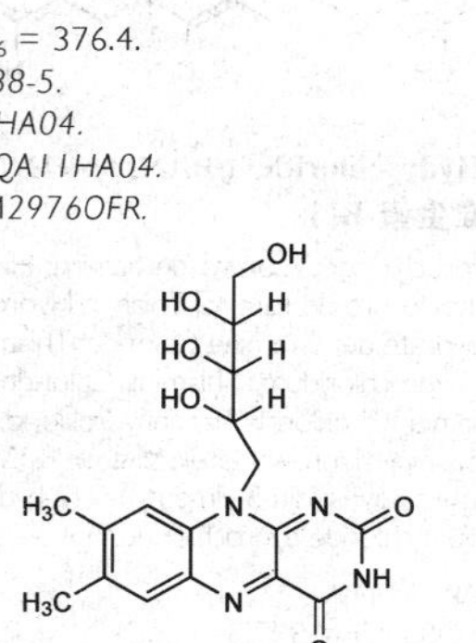

Pharmacopoeias. In *Chin., Eur.* (see p.vii), *Int., Jpn, US,* and *Viet.*

Ph. Eur. 6.8（Riboflavin） 黄色或橘黄色结晶性粉末。它呈现多态性。极微溶于水；几乎不溶于乙醇。贮藏于密闭容器中。避光。当暴露于光线中时容易变质，尤其是在有强碱存在时。

USP 33（Riboflavin） 黄色至橙黄色结晶性粉末，有轻微气味。在干燥状态下，不会明显受散射光的影响，但在溶液状态下可在光诱导下迅速变质，尤其是当有强碱存在时。极微溶于水、乙醇和等渗氯化钠溶液；不溶于氯仿和乙醚；可溶于稀碱溶液。其饱和水溶液相比于石蕊呈中性。贮藏于密闭容器中。避光。

Riboflavin Sodium Phosphate (*BANM, rINNM*) 核黄素磷酸钠盐

Fosfato sódico de riboflavina; Natrii Riboflavini Phosphas; Riboflaviininatriumfosfaatti; Riboflavin fosfát sodná sůl; Riboflavin 5′-Phosphate Sodium; Riboflavine, phosphate sodique de; Riboflavine Phosphate (Sodium Salt); Riboflavine Sodium Phosphate; Riboflavin-foszfát-nátrium; Riboflavini natrii phosphas; Riboflavin-natriumfosfat; Riboflavino natrio fosfatas; Vitamin B_2 Phosphate. The sodium salt of riboflavin 5′-phosphate.

Натрия Рибофлавина Фосфат

$C_{17}H_{20}N_4NaO_9P$ = 478.3.

CAS — 130-40-5.

UNII — 20RD1DZH99.

Pharmacopoeias. In *Eur.* (see p.vii) and *Jpn.*
Chin. and *US* specify the dihydrate salt.

Ph. Eur. 6.8（Riboflavin Sodium Phosphate） 黄色或橙黄色的具吸湿性的结晶性粉末。易溶于水；极微溶于乙醇。1%水溶液的 pH 值为 5.0～6.5。贮藏于密闭容器中。避光。

USP 33（Riboflavin 5′-Phosphate Sodium） 精细的橙黄色具吸湿性的结晶性粉末，有轻微气味。在干燥状态下，不会受散射光影响，但在溶液状态下可在光诱导下迅速变质。少量溶于水。1%水溶液的 pH 值为 5.0～6.5。贮藏于密闭容器中。避光。

不良反应和注意事项

大剂量维生素 B_2 造成尿液鲜黄颜色的变色，这可能会干扰某些实验室检查。

哺乳 与没有给予核黄素的妇女相比，药物补充可明显增加母乳中核黄素浓度。产后 1～6 周内，两组之间差异的显著性会降低。两组妇女母乳中的浓度都高于先前报道的正常值。作者推论，药物补充对于健康和营养良好的妇女是没有必要的[1]。American Academy of Pediatrics 认为核黄素的使用与母乳喂养可共存[2]。

1. Nail PA, *et al.* The effect of thiamin and riboflavin supplementation on the level of those vitamins in human breast milk and urine. *Am J Clin Nutr* 1980; **33:** 198–204.
2. American Academy of Pediatrics. The transfer of drugs and other chemicals into human milk. *Pediatrics* 2001; **108:** 776–89. [Retired May 2010] Correction. *ibid.*; 1029. Also available at: http://aappolicy.aappublications.org/cgi/content/full/pediatrics%3b108/3/776 (accessed 09/01/06)

药动学

核黄素可经胃肠道稳定吸收，尽管核黄素广泛分布于人体组织中，但其几乎不在体内储存。

核黄素在体内转换为一种叫黄素单核苷酸（FMN；5-磷酸核黄素）的辅酶，然后转变为另一种辅酶，即黄素腺嘌呤二核苷酸（FAD）。约 60%FMN 和 FAD 与血浆蛋白相结合。核黄素经尿液排泄，部分以代谢物的形式排出。当剂量增加时，大多数以原形排出。核黄素能穿过胎盘并分布于母乳中。

人体需要量

核黄素的需要通常与热量摄取相关，但似乎与静息代谢作用需要量的关系更密切。每日膳食核黄素摄入推荐量为 1.1～1.8mg。肝、肾、鱼、鸡蛋、牛奶、奶酪、酵母以及一些绿色蔬菜（如花椰菜及菠菜）是核黄素最丰富的来源。一般来说，核黄素在烹调过程中损失甚微，但如果食物（尤其是牛奶）暴露于阳光中时，会大量损失。

英国和美国的推荐膳食摄入量 英国的膳食参考值（第1825页）已经颁布了核黄素的推荐量[1]。同样，美国的膳食推荐供给量（RDAs）中也对其作了规定[2]。推荐量对于不同年龄的婴幼儿和儿童、不同年龄的成年男性和女性以及怀孕和哺乳期的妇女都不相同。不同年龄组间的差异旨在反映该年龄组的热量摄入的变化。英国的推荐营养素摄入量（RNI）中，男性和女性的每日推荐量分别为 1.3mg 和 1.1mg；估测平均需要量（EAR）分别为每日 1.0mg 和 900μg。美国对于成年男性和女性的 RDAs 分别为 1.3mg 和 1.1mg。

1. DoH. Dietary reference values for food energy and nutrients for the United Kingdom: report of the panel on dietary reference values of the committee on medical aspects of food policy. *Report on health and social subjects 41.* London: HMSO, 1991.
2. Standing Committee on the Scientific Evaluation of Dietary Reference Intakes of the Food and Nutrition Board. *Dietary Reference Intakes for thiamin, riboflavin, niacin, vitamin B_6, folate, vitamin B_{12}, pantothenic acid, biotin, and choline.* Washington, DC: National Academy Press, 2000. Also available at: http://www.nap.edu/openbook.php?isbn=0309065542 (accessed 21/07/08)

用途和用法

核黄素是一种水溶性维生素，它是食物中能量利用必不可少的。具活性的、磷酸化形式的黄素单核苷酸（FMN）和黄素腺嘌呤二核苷酸（FAD）在辅酶的氧化/还原代谢反应中发挥作用。核黄素对于保证维生素 B_6 及烟酸的正常功能都是必需的。

当膳食来源的维生素摄入不足时，会发生核黄素缺乏。缺乏会导致一些明确定义的综合征的发生，如核黄素缺乏症，以唇损害、口角炎、舌炎、角膜炎、外生殖器表面损伤和脂溢性皮炎为特征。也可能会有正常红细胞性贫血和眼部症状（症状表现为眼部的痒、热以及角膜的血管化）。实际上，某些这类症状的发生是由于其他维生素（如维生素 B_6）和烟酸在核黄素缺乏时不能正常发挥其作用。核黄素缺乏也可能发生在有其他 B 族维生素缺乏的情况下，如糙皮病。

核黄素一直被用来治疗和预防核黄素缺乏。通常预防用剂量为口服给药，1mg 或 2mg。如用于治疗，剂量最高可达每日 30mg，分次给予。儿童用法，见下文。核黄素的磷酸钠盐也可以作为肌内或静脉用 B 族维生素和维生素 C 注射的成分。1.27g 核黄素磷酸钠相当于 1g 核黄素。

核黄素四丁酸酯也被使用。

核黄素还被作为食物着色剂使用。

儿童用法 在英国，用于治疗儿童 **B 族维生素缺乏**的药物通常为复方制剂，包含硫胺素和核黄素。*BNFC 2009* 根据年龄推荐核黄素口服剂量（包括复方制剂）如下：

- 1 个月～1 岁：2mg，每日 3 次（用于治疗）；或 2mg，每日 1 次（用于预防）；
- 1～12 岁：4mg，每日 3 次（用于治疗）；或 2mg，每日 2 次（用于预防）；
- 12～18 岁：4～6mg，每日 3 次（用于治疗）；或 2mg，每日 3 次（用于预防）。

核黄素也被用于治疗某些*代谢紊乱*，*BNFC 2009* 推荐如下口服剂量：

- 1 个月以下：50mg，每日 1 次或 2 次，可酌情调整；
- 1 个月～18 岁：50～100mg，每日 1 次或 2 次，可酌情调整至每日 400mg。

也见下文**戊二酸尿**项下。

戊二酸尿症 较缓和的Ⅱ型戊二酸尿症（第1393页）对核黄素治疗有反应[1]。用每日 50mg 的核黄素治疗，曾使一名 4 岁男孩的病情得到进行性改善，并在 1 年后痊愈。他的兄弟在癫痫发作后留有持久的脑损伤，在用核黄素治疗后，表现出中度的临床改善[2]。一名曾有复发性胰腺炎和运动不耐受病史的成年患者，在用每日 120mg 剂量的核黄素和左卡尼汀治疗后，尽管其尿液中的氨基酸浓度仍存在明显异常，但其癫痫发作得到了控制且未再发作[3]。

1. Gregersen N, *et al.* Riboflavin responsive glutaric aciduria type II. *Prog Clin Biol Res* 1990; **321:** 477–94.
2. Uziel G, *et al.* Riboflavin-responsive glutaric aciduria type II presenting as a leukodystrophy. *Pediatr Neurol* 1995; **13:** 333–5.
3. Liang W-C, *et al.* Riboflavin-responsive glutaric aciduria type II with recurrent pancreatitis. *Pediatr Neurol* 2004; **31:** 218–21.

偏头痛 来源于开放实验[1,2]和一例安慰剂对照实验[3]的结果证明，高剂量的核黄素（每日 400mg）可能对预防偏头痛的发作有些帮助（第587页）。但是，一项在儿童中进行的对照试验并未发现核黄素比安慰剂更有效[4]。

1. Schoenen J, *et al.* High-dose riboflavin as a prophylactic treatment of migraine: results of an open pilot study. *Cephalalgia* 1994; **14:** 328–9.
2. Boehnke C, *et al.* High-dose riboflavin treatment is efficacious in migraine prophylaxis: an open study in a tertiary care centre. *Eur J Neurol* 2004; **11:** 475–7.
3. Schoenen J, *et al.* Effectiveness of high-dose riboflavin in migraine prophylaxis: a randomized controlled trial. *Neurology* 1998; **50:** 466–70.
4. MacLennan SC, *et al.* High-dose riboflavin for migraine prophylaxis in children: a double-blind, randomized, placebo-controlled trial. *J Child Neurol* 2008; **23:** 1300–4.

制剂

BP 2010: Vitamins B and C Injection;
BPC 1973: Compound Vitamin B Tablets; Strong Compound Vitamin B Tablets;
USP 33: Oil- and Water-soluble Vitamins Capsules; Oil- and Water-soluble Vitamins Oral Solution; Oil- and Water-soluble Vitamins Tablets; Oil- and Water-soluble Vitamins with Minerals Capsules; Oil- and Water-soluble Vitamins with Minerals Oral Solution; Oil- and Water-soluble Vitamins with Minerals Tablets; Riboflavin Injection; Riboflavin Tablets; Water-soluble Vitamins Capsules; Water-soluble Vitamins Tablets; Water-soluble Vitamins with Minerals Capsules; Water-soluble Vitamins with Minerals Tablets.

专利制剂

Belg.: Berivine; Ribon; **Fin.:** Vita-B2†; **Fr.:** Beflavine; **Ger.:** B2-ASmedic; **Hong Kong:** FAD Ophthalmic Soln; Hibon; Ribovit; Super B2; **Indon.:** Alinamin; **Thai.:** Biovit B2; Boflavin; Flavin; Tebovin; Vitabee-2-25.

多组分制剂 **Arg.:** Anemidox; Goteborg; Lociherp Liposomas Vitaminado; **Austral.:** Antioxidant Forte Tablets†; Antioxidant Tablets†; Bilberry Plus Eye Health†; Extralife Eye-Care†; Liv-Detox†; PM Eye Tonic; PM IQShield; **Braz.:** Frutoplex; Frutovena; Organoneuro Optico; Pre-Mens; Profargil†; Sulfatofer†; **Canad.:** DMTX; **Chile:** Becomplina Fuerte†; Benutrex 1000; Rodepan; **Ger.:** Floradix Krauterblut; **Gr.:** Arkadin; Lentamine; **Hong Kong:** Alinamin-F†; PM Eye Tonic; **India:** Hepa-Merz†; Livosil-B; Neurophosphates†; Neurotrat; **Indon.:** Combiplex; Dansera; Dialac; Matase; My Caps; nutrivision; Oculex; Reticopen; Vitanox; Vitop; Yeastafort; **Irl.:** Quiet Life; **Ital.:** Facovit; Fosfonlasi; **Jpn:** Neurovitan; **Malaysia:** P-Trovite; **Mex.:** Pangavit Pediatrico; **Philipp.:** Fer-Essence; Forameter; Godex; Hanizyn; Hemovin; Heralink; Nakaron; **Pol.:** Biovision; **Rus.:** Cytoflavin (Цитофлавин); Essliver Forte (Эссливер Форте); Multi-Tabs B-Complex (Мульти-Табс B-Комплекс); **Singapore:** Alinamin-F; Beafort; Beaplex; Ferbeaplex; Gin-Vita; **Spain:** Aftasone B C; **Thai.:** Alinamin-F; B-100 Complex; Polyvit; Vita-Cal; **Turk.:** Neuvitan; **UK:** Pilfood; Quiet Life; Se-Power; **Ukr.:** B-Complex Multi-Tabs (B-Комплекс Мульти-Табс); Cytoflavin (Цитофлавин); Decamevit (Декамевит); Fenules (Фенюльс); Fitoval Capsules (Фитовал капсулы); Hepaforte (Гепафорте); Levasil (Левасил)†; Neiron (Нейрон)†; Neurovitan (Нейровитан); Vitrum Foreyes Forte (Витрум Форайз Форте); Vitrum Memory (Витрум Мемори); **USA:** Cerefolin†; **Venez.:** Tega†.

Vitamin B_6 Substances 维生素 B_6 类物质

Vitamina B_6.

Витамины Группы B_6

维生素 B_6 通常作为吡哆醇用，但是这个术语也指其相关化合物——吡哆醛和吡哆胺。

Metadoxine 美他多辛

Metadoxina; Pyridoxine Pidolate. Pyridoxine *l*-5-oxopyrrolidine-2-carboxylate.

$C_8H_{11}NO_3, C_5H_7NO_3$ = 298.3.

CAS — 74536-44-0.

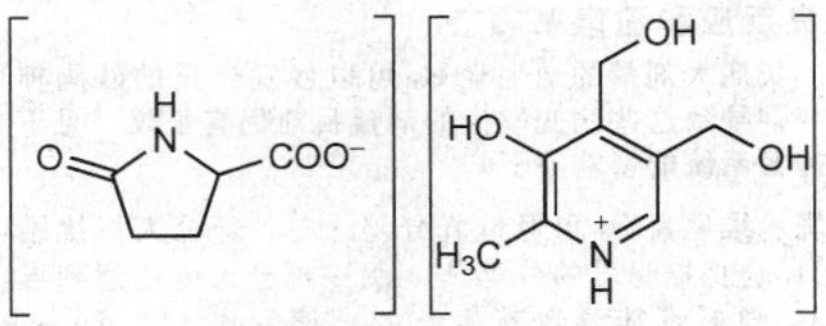

Pyridoxal Phosphate 磷酸吡哆醛

Codecarboxylase; MC-I; Piridoxal, fosfato de; Pyridoxal 5-Phosphate. 3-Hydroxy-5-hydroxymethyl-2-methylpyridine-4-carboxaldehyde 5′-phosphate.

Пиридоксальфосфат

$C_8H_{10}NO_6P$ = 247.1.

CAS — 54-47-7.

ATC — A11HA06.

ATC Vet — QA11HA06.

UNII — 5V5IOJ8338 (pyridoxal phosphate monohydrate); F06SGE49M6 (pyridoxal phosphate).

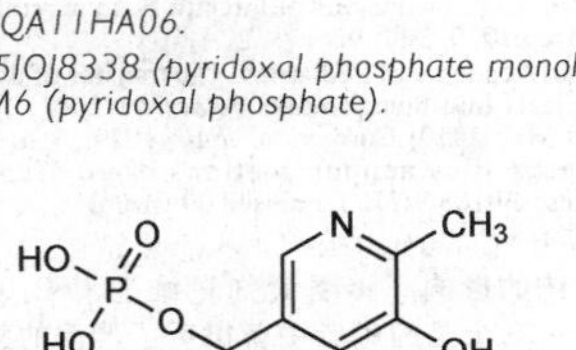

Pyridoxamine Hydrochloride 盐酸吡多胺

Piridoxamina, hidrocloruro de; Pyridoxamine Dihydrochloride. 4-Aminomethyl-5-hydroxy-6-methyl-3-pyridinemethanol hydrochloride.

Пиридоксамина Гидрохлорид

$C_8H_{12}N_2O_2,2HCl$ = 241.1.

CAS — 524-36-7.

UNII — YQ8NCR7V0O.

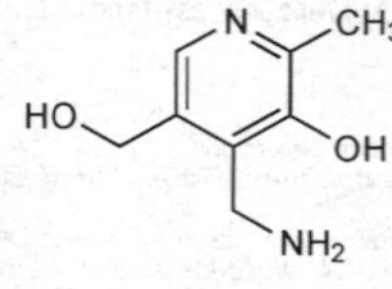

(pyridoxamine)

Pyridoxine Hydrochloride (*BANM, rINNM*) **盐酸维生素 B_6**

Adermine Hydrochloride; Hidrocloruro de adermina; Hidrocloruro de piridoxina; Piridoksin Hidroklorür; Piridoksino hidrochloridas; Piridossina Cloridrato; Piridoxin-hidroklorid; Pirydoksyny chlorowodorek; Pyridoksiinihydrokloridi; Pyridoxine, chlorhydrate de; Pyridoxin-hydrochlorid; Pyridoxinhydroklorid; Pyridoxini hydrochloridum; Pyridoxinii Chloridum; Pyridoxinium Chloride; Pyridoxol Hydrochloride; Vitamin B_6; Vitamina B_6. 3-Hydroxy-4,5-bis(hydroxymethyl)-2-picoline hydrochloride.

Пиридоксина Гидрохлорид

$C_8H_{11}NO_3,HCl = 205.6.$

CAS — 65-23-6 (pyridoxine); 58-56-0 (pyridoxine hydrochloride).

ATC — A11HA02.

ATC Vet — QA11HA02.

UNII — 68Y4CF58BV.

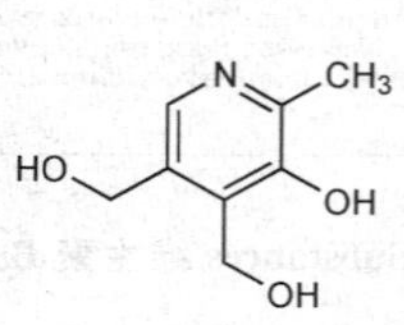

(pyridoxine)

Pharmacopoeias. In *Chin., Eur.* (see p.vii), *Int., Jpn, US,* and *Viet.*

Ph. Eur. 6.8 (Pyridoxine Hydrochloride) 白色或类白色结晶性粉末。易溶于水；微溶于乙醇；5%水溶液的pH值为2.4～3.0。避光。

USP 33 (Pyridoxine Hydrochloride) 白色或类白色结晶或结晶性粉末。溶于水（1∶5），溶于乙醇（1∶115）；不溶于乙醚。其水溶液pH值约为3。贮藏于密闭容器中。避光。

不良反应和注意事项

长期大剂量的维生素 B_6 可以伴发严重的外周神经病变；导致这些病变发生的剂量目前仍有争议（见下文**对神经系统的影响**项下）。

哺乳 维生素 B_6 可经母乳分泌[1,2]。部分人担忧维生素 B_6 会抑制母乳的分泌[3]，另一部分人则注意到维生素 B_6 缺乏可能导致新生儿的癫痫发作[4]。Amencan Academy of Pediatrics 认为维生素 B_6 的使用通常可与母乳喂养共存[5]。

1. West KD, Kirksey A. Influence of vitamin B_6 intake on the content of the vitamin in human milk. *Am J Clin Nutr* 1976; **29:** 961–9.
2. Roepke JLB, Kirksey A. Vitamin B_6 nutriture during pregnancy and lactation: 1. Vitamin B_6 intake, levels of the vitamin in biological fluids, and condition of the infant at birth. *Am J Clin Nutr* 1979; **32:** 2249–56.
3. Greentree LB. Dangers of vitamin B_6 in nursing mothers. *N Engl J Med* 1979; **300:** 141–2.
4. Lande NI. More on dangers of vitamin B_6 in nursing mothers. *N Engl J Med* 1979; **300:** 926–7.
5. American Academy of Pediatrics. The transfer of drugs and other chemicals into human milk. *Pediatrics* 2001; **108:** 776–89. [Retired May 2010] Correction. *ibid.*; 1029. Also available at: http://aappolicy.aappublications.org/cgi/content/full/pediatrics%3b108/3/776 (accessed 09/01/06)

对神经系统的影响 接受大剂量维生素 B_6（每日2～6g）达2～40个月的患者中曾出现了严重的感觉神经病变[1]。但是，对于稍小些的剂量是否也能产生这样的影响仍存在争议。一些观点认为，低于这个水平的维生素 B_6 剂量不太可能产生毒性作用[2,3]。但是，曾经有一些病例报告[4,5]的剂量可达到约每日500mg，并且长期使用即便是较低的剂量（大约每日200mg或稍少些）也能导致感觉周围神经病[6,7]，在对与稍低剂量的维生素 B_6 相关的可能存在的毒性作用进行回顾后，英国提出把应用于食物添加剂中的容许任意使用的剂量限制到每日10mg；需在药学方面持续使用时可将该产品补充到每日50mg，使用更高的剂量必须通过医生开出的正式处方给予[8]。这些提议引起了强烈的争论[8,9]。澳大利亚推荐最高剂量为每日50mg[7]，美国已经提出了最高限量——每日100mg[9]。

1. Schaumburg H, *et al.* Sensory neuropathy from pyridoxine abuse: a new megavitamin syndrome. *N Engl J Med* 1983; **309:** 445–8.
2. Pauling L. Sensory neuropathy from pyridoxine abuse. *N Engl J Med* 1984; **310:** 197.
3. Baker H, Frank O. Sensory neuropathy from pyridoxine abuse. *N Engl J Med* 1984; **310:** 197.
4. Berger A, Schaumburg HH. More on neuropathy from pyridoxine abuse. *N Engl J Med* 1984; **311:** 986.
5. Waterston JA, Gilligan BS. Pyridoxine neuropathy. *Med J Aust* 1987; **146:** 640–2.
6. Dordain G, Deffond D. Neuropathies à la pyridoxine: revue de la littérature. *Therapie* 1994; **49:** 333–7.
7. Adverse Drug Reactions Advisory Committee (ADRAC). High-dose vitamin B6 may cause peripheral neuropathy. *Aust Adverse Drug React Bull* 2008; **27:** 14–15. Also available at: http://www.tga.gov.au/adr/aadrb/aadr0808.pdf (accessed 26/01/09)
8. Collier J. Vitamin B-6: food or medicine? *BMJ* 1998; **317:** 92–3.
9. Anonymous. Still time for rational debate about vitamin B_6. *Lancet* 1998; **351:** 1523.

药物相互作用

维生素 B_6 可降低左旋多巴的效果（见第778页），但是当同时给予多巴脱羧酶抑制剂时，这种反应就不会发生。维生素 B_6 可降低六甲密胺的活性。还有报道提出它能降低苯巴比妥（第472页）和苯妥英（第478页）的血清浓度。许多药物都能增加维生素 B_6 的需要量。这些药物包括肼屈嗪、异烟肼、青霉胺和口服避孕药。

药动学

吡哆醇、吡哆醛和吡哆胺口服后可经胃肠道吸收，然后转换为其活性形式磷酸吡哆醛和磷酸吡哆胺。它们主要贮存在肝脏中，并在肝脏中氧化成4-吡哆酸，其他无活性的代谢产物则从尿中排出。随着剂量的增加，会有相应更多的原形经尿液排出。吡哆醛能够通过胎盘，也能分布于母乳中。

人体需要量

对成人而言，每日维生素 B_6 的需要量为1.5～2mg，这个剂量存在于大多数正常的饮食中。由于维生素在氨基酸代谢中发挥作用，这一需要量在蛋白质摄入增加时可能会增加。肉类（尤其是鸡肉）、肾脏、肝脏、谷类、鸡蛋、鱼、蔬菜和水果都是维生素 B_6 的良好来源。

英国和美国的推荐膳食摄入量 英国[1]已经公布了维生素 B_6 的膳食参考值（见第1825页）。同样，在美国的推荐膳食供给量（RDAs）中也[2]对不同年龄的婴儿和儿童、成年男性和女性、孕期和哺乳期的妇女的推荐量做了规定[2]。在英国，针对成年男性和女性的推荐营养素摄入量（RNI）是每日15μg/g蛋白质，同样人群估计平均需要量（EAR）是每日13μg/g蛋白质。在美国，对成年男性的膳食推荐摄入量范围是每日1.3～1.7mg，对于成年女性的范围是每日1.3～1.5mg[2]。可耐受最高摄入量是每日100mg[2]。Expert Grap on Vitamins and Mintrals[3]设定了维生素 B_6 的最高安全摄入量（SUL）为每日170μg/kg。饮食补充限量见上文**对神经系统的影响**项下。

1. DoH. Dietary reference values for food energy and nutrients for the United Kingdom: report of the panel on dietary reference values of the committee on medical aspects of food policy. *Report on health and social subjects 41.* London: HMSO, 1991.
2. Standing Committee on the Scientific Evaluation of Dietary Reference Intakes of the Food and Nutrition Board. *Dietary Reference Intakes for thiamin, riboflavin, niacin, vitamin B_6, folate, vitamin B_{12}, pantothenic acid, biotin, and choline.* Washington, DC: National Academy Press, 2000. Also available at: http://www.nap.edu/openbook.php?isbn=0309065542 (accessed 21/07/08)
3. Expert Group on Vitamins and Minerals. Safe Upper Levels for vitamins and minerals (May 2003). Available at: http://www.food.gov.uk/multimedia/pdfs/vitmin2003.pdf (accessed 09/01/06)

用途和用法

维生素 B_6 是水溶性维生素，主要是在氨基酸代谢中起作用，也在糖类和脂肪代谢中发挥作用。血红蛋白的形成过程也需要维生素 B_6。

维生素 B_6 缺乏在人类中是很罕见的，因为它广泛分布在各种食物中。但是维生素 B_6 缺乏可以由药物引起，如在使用异烟肼治疗时。某种遗传性代谢缺陷可以导致维生素 B_6 的利用不充分。维生素 B_6 缺乏可导致贫血、皮炎、唇损害、神经学上的症状（如末梢神经炎和惊厥）。

维生素 B_6 一直被用于治疗和预防维生素 B_6 的缺乏状态。首选途径一般是经口给予，但也可以通过皮下、肌内或静脉内途径给予。对于普通的缺乏状态，维生素 B_6 的最高剂量可以用到每日150mg；在用于治疗铁粒幼红细胞性贫血（见下文）时可使用更高的剂量，最高可达每日400mg；相似的高剂量也被用于治疗某些代谢性疾病，如高胱氨酸尿症（见下文的**氨基酸代谢性疾病**项下）或原发性尿草酸盐过多症（见下文）。维生素 B_6 也可用来治疗婴幼儿中存在的因维生素 B_6 缺乏或依赖的遗传性综合征所导致的癫痫发作。

维生素 B_6 也被尝试用于治疗许多其他的疾病，包括抑郁症和其他合并经前期综合征的症状（见下文）。还被用于口服避孕药，尽管其效果尚被质疑。

维生素 B_6 通常以盐酸盐的形式给予，尽管其他形式[如枸橼酸盐、戊邻酮二酸盐（2-氧戊二酸盐）、磷酸盐及磷酸丝氨酸盐]也都被使用过。麦他多西是一种吡哆酸盐（pidolate），在酒精中毒中被研究过（见下文）。

维生素 B_6 被用于预防因异烟肼而引起的末梢神经炎以及治疗急性异烟肼中毒，见**异烟肼**项下的**不良反应的处置**（第274页）。

磷酸吡哆醛可被用于治疗维生素 B_6 缺乏，也可使用吡多胺。

1. Bender DA. Non-nutritional uses of vitamin B_6. *Br J Nutr* 1999; **81:** 7–20.
2. Lheureux P, *et al.* Pyridoxine in clinical toxicology: a review. *Eur J Emerg Med* 2005; **12:** 78–85.

儿童用法 儿童**氨基酸代谢性疾病**和**维生素 B_6 依赖性癫痫**用量详见下文。

维生素 B_6 还可用于治疗或预防**异烟肼导致的神经病变**。儿童剂量见**异烟肼**项下的**不良反应的处置**，第274页。

酗酒和酒精中毒 维生素 B_6 及其吡哆酸盐，如已知的麦他多西，已经被尝试用于治疗酒精中毒和酗酒[1]。有一篇研究表明，维生素 B_6 对于急性酒精中毒时无效的[2]。但另一篇研究[3]则显示吡哆酸盐在戒酒治疗中作为辅助物可能是有效的（第1551页）。在酒精性脂肪肝的患者中，用麦他多西后肝功能可很快恢复正常，甚至对那些没有完全戒酒的患者也有效[4]。

1. Addolorato G, *et al.* Metadoxine in the treatment of acute and chronic alcoholism: a review. *Int J Immunopathol Pharmacol* 2003; **16:** 207–14.
2. Mardel S, *et al.* Intravenous pyridoxine in acute ethanol intoxication. *Hum Exp Toxicol* 1994; **13:** 321–3.
3. Rizzo A, *et al.* Uso terapeutico della metadoxina nell'alcolismo cronico: studio clinico in doppio cieco su pazienti ricoverati in un reparto di medicina generale. *Clin Ter* 1993; **142:** 243–50.
4. Caballería J, *et al.* Metadoxine accelerates fatty liver recovery in alcoholic patients: results of a randomized double-blind, placebo-control trial. *J Hepatol* 1998; **28:** 54–60.

氨基酸代谢性疾病 维生素 B_6 一直被用于先天性氨基酸代谢障碍的治疗，如同型半胱氨酸尿症（第1822页），结合或不结合维生素 B_{12} 和叶酸。可能需要给相对较高的剂量（见上文**用途和用法**）。对于有代谢紊乱（如高胱氨酸尿症和胱硫醚尿症）的儿童，*BNFC 2009* 建议：新生儿中使用的维生素 B_6 剂量为50～100mg，每日1次或2次口服，对1个月至18岁的患者则为50～250mg，每日1次或2次。关于维生素 B_6 在另一遗传性代谢疾病——原发性尿草酸盐过多治疗中的应用见下文。

贫血 对于某些有获得性或者遗传性铁粒幼细胞性贫血的患者（第1013页），当病情足够严重而需要治疗时，会对高剂量（最高达每日400mg）的维生素 B_6 有反应，有观点认为值得在所有患者中进行该项试验。

心血管疾病 有关维生素 B_6、高半胱氨酸症和心血管疾病之间的相互关系详见**叶酸**项下（第1842页）。磷酸吡哆醛可防止缺血再灌注时的细胞钙超载，但是一项大样本的多中心研究[1]发现对于高风险的患者在冠脉搭桥术前3～10h及手术后30天口服250mg磷酸吡哆醛并未减少心血管疾病死亡率及非致命性心肌梗死发生率。

1. Alexander JH, *et al.* MEND-CABG II Investigators. Efficacy and safety of pyridoxal 5′-phosphate (MC-1) in high-risk patients undergoing coronary artery bypass graft surgery: the MEND-CABG II randomized clinical trial. *JAMA* 2008; **299:** 1777–87.

腕管综合征 有一部分学者[1]提倡在腕管综合征患者中使用维生素 B_6（见**软组织风湿病**项下，第13页）。但不具备足够的证据以证明其有效性[2]。在大多数报道使用维生素 B_6 可改善症状的研究中证明，12周内的剂量范围为每日50～300mg不等，结论是如果在这段时期过后没有明显的反应，应停止治疗[3]。

1. Lewis PJ. Pyridoxine supplements may help patients with carpal tunnel syndrome. *BMJ* 1995; **310:** 1534.
2. O'Connor D, *et al.* Non-surgical treatment (other than steroid injection) for carpal tunnel syndrome. Available in The Cochrane Database of Systematic Reviews; Issue 1. Chichester: John Wiley; 2003 (accessed 09/01/06).
3. Aufiero E, *et al.* Pyridoxine hydrochloride treatment of carpal tunnel syndrome; a review. *Nutr Rev* 2004; **62:** 96–104.

癫痫 维生素 B_6 依赖性癫痫是一种常染色体隐性遗传病，伴随中枢性 γ-氨基丁酸（GABA）浓度减低和中枢性谷氨酸盐浓度升高。未经治疗的患者会罹患渐进性脑病、精神发育迟缓和顽固性癫痫；终生补充维生素 B_6 可以控制癫痫症状，但是精神发育迟缓仍会存在。流行病学研究[1]表明，对于那些反复癫痫发作的儿童，当给予口服剂量为每日 30mg/kg 的维生素 B_6（每日最低剂量 15mg/kg，最大剂量 1g/kg）7 天，或者在 30min 内静脉给予维生素 B_6（通常剂量 100mg，最小剂量 50mg）后，可停止癫痫发作；当药物补充停止时会复发，而当再次给药到先前剂量时则再次中止发作。研究发现，尽管较罕见，但维生素 B_6 依赖性癫痫发作经常呈不典型性存在。作者建议，对所有于 3 岁前开始发生顽固性癫痫的儿童都应该补充维生素 B_6，包括有可疑缺氧-缺血性脑病的新生儿。

维生素 B_6 经静脉给予的试验剂量，需每间隔 10min 重复。如果需要的话总量可达 500mg，已被建议用于诊断为维生素 B_6 依赖性癫痫。如果患者有反应，建议每日口服剂量为 5mg/kg，尽管就适当剂量尚未达成一致性意见[2]。*BNFC 2009* 建议：静脉内试验剂量为 50～100mg/kg。如果患儿有反应，那么建议用于新生儿的口服剂量为 50～100mg，每日 1 次；或者 20～50mg，每日 1 次或 2 次用于年纪稍大的儿童（也有用量最高至 30mg/kg 或每日 1g），口服剂量按需要量调整。另一种方法，对于那些对传统的抗癫痫治疗无效的反复癫痫发作患者，口服维生素 B_6 每日 15mg/kg，可使该类患者的临床癫痫发作在 1 周内缓解。但是，在部分患者中，每日剂量需要更低一些[3]。

一篇个案报道的研究中[4]发现，尽管症状得以缓解，但 5mg/kg 的维生素 B_6 只能把中枢神经系统中谷氨酸盐从未治疗时的高于正常值的浓度从 200 倍降低到 10 倍于正常值。每日 10mg/kg 的剂量对使中枢神经系统谷氨酸盐正常化是必需的，有人提出这是一个更恰当的治疗目标。在一部分儿童中，人们认为在控制癫痫发作时，磷酸吡哆醛比吡哆醇更有效[5]。

1. Baxter P. Epidemiology of pyridoxine dependent and pyridoxine responsive seizures in the UK. *Arch Dis Child* 1999; **81:** 431–3.
2. Gospe SM. Current perspectives on pyridoxine-dependent seizures. *J Pediatr* 1998; **132:** 919–23.
3. Gospe SM. Pyridoxine-dependent seizures: findings from recent studies pose new questions. *Pediatr Neurol* 2002; **26:** 181–5.
4. Baumeister FAM, *et al.* Glutamate in pyridoxine-dependent epilepsy: neurotoxic glutamate concentration in the cerebrospinal fluid and its normalization by pyridoxine. *Pediatrics* 1994; **94:** 318–21.
5. Wang H-S, *et al.* Pyridoxal phosphate is better than pyridoxine for controlling idiopathic intractable epilepsy. *Arch Dis Child* 2005; **90:** 512–15.

手足综合征 使用维生素 B_6 以每日 100～300mg 的剂量治疗和预防手足综合征，并合并使用抗肿瘤治疗效果非常成功[1]（见第609页）。

1. Nagore E, *et al.* Antineoplastic therapy-induced palmar plantar erythrodysesthesia ('hand-foot') syndrome: incidence, recognition and management. *Am J Clin Dermatol* 2000; **1:** 225–34.

经前期综合征 维生素 B_6 一直被广泛应用于经前期综合征（第2031页），尽管其有效性尚有争议。一些人认为维生素 B_6 缺乏可以引起抑郁症，因为其在某些神经递质的产生中起到辅酶的作用。但是很难把其他一些经前期综合征的症状归属到维生素 B_6 缺乏症中，而且 50mg 的剂量并不比安慰剂更有效[1]。一篇系统性综述发现，尽管用维生素 B_6 治疗比安慰剂更有效，但还没有足够高质量的证据来支持它可常规用于经前期综合征的治疗[2]。因考虑到其神经毒性，如果使用维生素 B_6，应限制剂量（见上文**对神经系统的影响**项下）[3]。虽然在英国并未批准，*BNF 59* 推荐口服剂量每日 50～100mg，用于治疗经前期综合征。

1. West CP. The premenstrual syndrome. *Prescribers' J* 1987; **27** (2): 9–15.
2. Wyatt KM, *et al.* Efficacy of vitamin B-6 in the treatment of premenstrual syndrome: systematic review. *BMJ* 1999; **318:** 1375–81.
3. Severino SK, Moline ML. Premenstrual syndrome: identification and management. *Drugs* 1995; **49:** 71–82.

原发性尿草酸盐增多 原发性尿草酸盐增多（与继发于其他疾病的各种形式不同）是一种遗传性疾病，特点是草酸的过度生成和经尿液排出。已知其有两种形式：Ⅰ型（高羟基乙酸尿症）和Ⅱ型（L-甘油酸尿症），伴随不同的酶的缺陷。它们通过肾草酸钙结石，或肾钙质沉着而导致肾衰竭，同时也会伴随肾外的草酸钙沉积和经常性的严重周围血管功能不全。用高剂量的维生素 B_6 治疗可能对减少草酸盐排泄有帮助，尤其在Ⅰ型疾病中[1,2]，尽管反应是不同的[3]。少数患者对低剂量（生理学上的）可产生反应[4]。对于这种情况，使用口服正磷酸盐补充剂治疗可能较为有效，可以帮助减少草酸钙在肾内的沉积，这种复合物可保护肾功能[5]。也曾有建议采用镁盐、枸橼酸钾和噻嗪类利尿药治疗[2]。对于已经发生肾衰竭的患者，肾移植的结果是令人失望的，因为草酸钙会在新的肾脏中沉积，尽管同时进行肝移植可纠正酶的缺陷[1,6]。在肾衰竭或全身草酸盐沉着症发生前，可选择首先进行肝移植[2]。

1. Cochat P, Basmaison O. Current approaches to the management of primary hyperoxaluria. *Arch Dis Child* 2000; **82:** 470–3.
2. Marangella M, *et al.* The primary hyperoxalurias. *Contrib Nephrol* 2001; **136:** 11–32.
3. Toussaint C. Pyridoxine-responsive PH1: treatment. *J Nephrol* 1998; **11** (suppl 1): 49–50.
4. Yendt ER, Cohanim M. Response to a physiologic dose of pyridoxine in type I primary hyperoxaluria. *N Engl J Med* 1985; **312:** 953–7.
5. Milliner DS, *et al.* Results of long-term treatment with orthophosphate and pyridoxine in patients with primary hyperoxaluria. *N Engl J Med* 1994; **331:** 1553–8.
6. Watts RWE, *et al.* Combined hepatic and renal transplantation in primary hyperoxaluria type I: clinical report of nine cases. *Am J Med* 1991; **90:** 179–88.

迟发性运动障碍 在一项双盲对照交叉研究中[1]发现，每日口服维生素 B_6 1.2g 可有效减少迟发运动障碍症状（见**锥体外系障碍**项下，第943页）。

1. Lerner V. *et al.* Vitamin B_6 treatment for tardive dyskinesia: a randomized, double-blind, placebo-controlled, crossover study. *J Clin Psychiatry* 2007; **68:** 1648–54.

制剂

BP 2010: Pyridoxine Tablets; Vitamins B and C Injection;
BPC 1973: Strong Compound Vitamin B Tablets;
USP 33: Oil- and Water-soluble Vitamins Capsules; Oil- and Water-soluble Vitamins Oral Solution; Oil- and Water-soluble Vitamins Tablets; Oil- and Water-soluble Vitamins with Minerals Capsules; Oil- and Water-soluble Vitamins with Minerals Oral Solution; Oil- and Water-soluble Vitamins with Minerals Tablets; Pyridoxine Hydrochloride Injection; Pyridoxine Hydrochloride Tablets; Water-soluble Vitamins Capsules; Water-soluble Vitamins Tablets; Water-soluble Vitamins with Minerals Capsules; Water-soluble Vitamins with Minerals Tablets.

专利制剂

Arg.: Benadon; ***Austral.:*** Pyroxin; ***Austria:*** Diclo-B†; ***Belg.:*** Bedoxine; ***Braz.:*** Dimedril†; Fonto-Vit B6; Neuri B6†; Seis-B; ***Canad.:*** Carthamex†; ***Chile:*** Vitabe; ***Fin.:*** Heksavit; Vita-B6; ***Fr.:*** Becilan; Dermo 6; ***Ger.:*** B6-ASmedic; B_6 Vicotrat; Bonasanit; Hexobion†; Novirell B_6; ***Gr.:*** Benadon; Besix; Bexivit; ***Hong Kong:*** Pyribion; Pyrixin; Super B6; ***Hung.:*** Beres B6; Metadoxil; ***India:*** Pyricontin; ***Indon.:*** Liconam; Stopmun†; ***Irl.:*** Complorent; ***Israel:*** Anacrodyne; B-Six; ***Ital.:*** Benadon; Metadoxil; Xanturenasi; ***Malaysia:*** Upha B6; ***Mex.:*** Abrixone; Fortical; Metasin; Valparina†; ***Philipp.:*** Drexabion; Hybutin; Jaga; Lixtress; Meganerv; Nervafil; Nervilan; Neuro-B's; Neurobexol; Neurobion; Neurolink; Polynerv; Pyricar; Supraneuron; Vineuron; ***Port.:*** Benadon; Metadoxil†; ***Rus.:*** Metadoxil (Метадоксил); ***S.Afr.:*** Beesix†; Lactosec; ***Spain:*** Benadon; Conductasa; Godabion B6†; ***Swed.:*** Benadon; ***Switz.:*** Benadon; ***Thai.:*** B Six P; B-6; B6-50; Besix; Biovit B6; Jotexin; Mega-B; Metadoxil; ***Turk.:*** B_6 Vigen; Libavit B_6; Postadoxine; ***USA:*** Vitelle Nestrex†; ***Venez.:*** Benadon†; Beplus; Biprin; Clodoxin; Suprabion; Vibralent†.

多组分制剂

Used as an adjunct in: ***Canad.:*** Isotamine B; ***Ger.:*** Isozid comp N; tebesium; ***Hong Kong:*** Trisofort; ***India:*** Cx-3; Cx-4; Cx-5; Gocox Compound; Isokin-300; Rifa; Rifa E; Rifacomb†; Wokex-2; Wokex-3; Wokex-4; ***Indon.:*** bacbutINH; Erabutol Plus; INH-Ciba; INHA; Inoxin; Medinh-OD†; Meditam-6†; Mycothambin-INH†; Niacifort-6; Niazitol; Pehadoxin; Pulmolin†; Pulna; Pyravit†; Pyrifort†; Santibi Plus; Suprazid; TB Vit 6; ***Ital.:*** Etanicozid B6; ***Philipp.:*** CombiKids†; Comprilex; Curazid (Reformulated); Ethamizid; Ethi 400; Eurocoxin; Isodexid; Isoprim; Isoxin; Kidz Kit 2; Kidz Kit 3; Nicetal†; Odinah; Pulmodrin; Refam Duo; Refam Pedia Kit; Sthamizide; SVM-Polypac-A†; Techxafort; Terozid; Trisofort†; Vamsoxid†; ***Pol.:*** Laktomag B_6; ***Rus.:*** Isocomb (Изокомб); Isozid Comp (Изозид Комп); Laslonvita (Ласлонвита); Lomecomb (Ломекомб); Protiocomb (Протиокомб); Protub-2 (Протуб-2); Protub-5 (Протуб-5); Protub-Lome (Протуб-Ломе); Repin B_6 (Репин B_6); Rifacomb (Рифакомб); Tubavit (Тубавит); ***Spain:*** Cemidon B6; Tisobrif; ***Turk.:*** Isovit.

顺势疗法制剂 ***Ger.:*** AntiFocal N†; AntiFocal†; Infi-Symphytum†; Ney-Foc Nr 69; NeyGero Nr 64; NeyGeront (Revitorgan-Lingual Nr 64)†; NeyGeront N (Revitorgan-Dilutionen N Nr 64)†; NeyGeront Vitalkapsein A; NeyGeront-Vitalkapsein†.

Vitamin B_{12} Substances 维生素 B_{12} 物质

Vitamina B_{12}.

Витамины Группы B_{12}

维生素 B_{12} 一词通常被用于一组相关的含钴化合物，也叫做钴铵素，其中维生素 B_{12} 和羟钴胺是临床使用的重要形式。

Cobamamide (*pINN*) 腺苷钴胺

Adenosylcobalamin; Cobamamida; Cobamamidum; Coenzyme B_{12}; Dibencozide; Dibenzcozamide; Dimebenzcozamide; Kobamamid. Inner salt of the *Co*-(5′-deoxyadenosine-5′) derivative of the 3′-ester of cobinamide phosphate with 5,6-dimethyl-1-α-D-ribofuranosylbenzimidazole.

Кобамамид

$C_{72}H_{100}CoN_{18}O_{17}P$ = 1579.6.

CAS — 13870-90-1.

ATC — B03BA04.

ATC Vet — QB03BA04.

Pharmacopoeias. In *Chin.*

Cyanocobalamin (*BAN*, *rINN*) 维生素 B_{12}

Cianocobalamina; Cianokobalamin; Cianokobalaminas; Cobamin; Cyanocobalamine; Cyanocobalaminum; Cyanokobalamin; Cycobemin; Cyjanokobalamina; Kyanokobalamin; Siyanokobalamin; Syanokobalamiini. *Co*α-[α-(5,6-Dimethylbenzimidazolyl)]-*Co*β-cyanocobamide.

Цианокобаламин

$C_{63}H_{88}CoN_{14}O_{14}P$ = 1355.4.

CAS — 68-19-9.

ATC — B03BA01.

ATC Vet — QB03BA01.

UNII — P6YC3EG204.

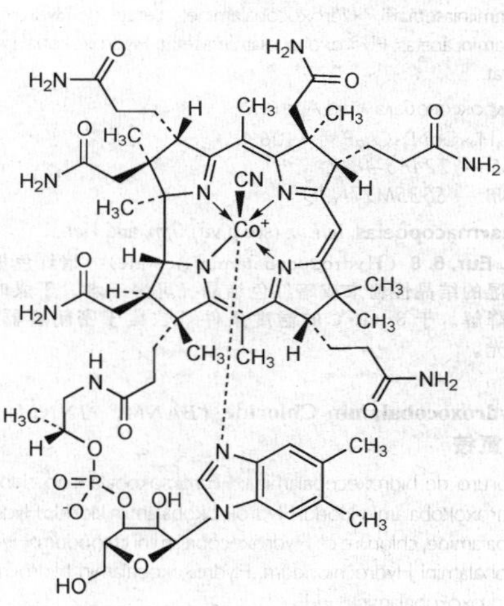

Pharmacopoeias. In *Chin.*, *Eur.* (see p.vii), *Int.*, *Jpn*, *US*, and *Viet.*

Ph. Eur. 6.8（Cyanocobalamin） 暗红色的结晶性粉末或暗红色结晶。无水物质极易吸湿。略溶于水和乙醇；几乎不溶于丙酮。贮藏于密闭容器中。避光。

USP 33（Cyanocobalamin） 暗红色结晶或无定形或结晶性红色粉末。无水形式极易吸湿，当暴露于空气中时，可吸收约 12% 的水。溶于水（1：80）；可溶于乙醇；不溶于丙酮、氯仿和乙醚。贮藏于密闭容器中。避光。

Hydroxocobalamin (*BAN*, *USAN*, *rINN*) 羟钴胺

Hidroksokobalamin; Hidroxocobalamina; Hydroksikobalamiini; Hydroxikobalamin; Hydroxocobalamine; Hydroxocobalaminum; Hydroxycobalaminum; Idrossocobalamina. *Co*α-[α-(5,6-Dimethylbenzimidazolyl)]-*Co*β-hydroxocobamide.

Гидроксокобаламин

$C_{62}H_{89}CoN_{13}O_{15}P$ = 1346.4.

CAS — 13422-51-0.

ATC — B03BA03; V03AB33.

ATC Vet — QB03BA03; QV03AB33.

UNII — Q40X8H422O.

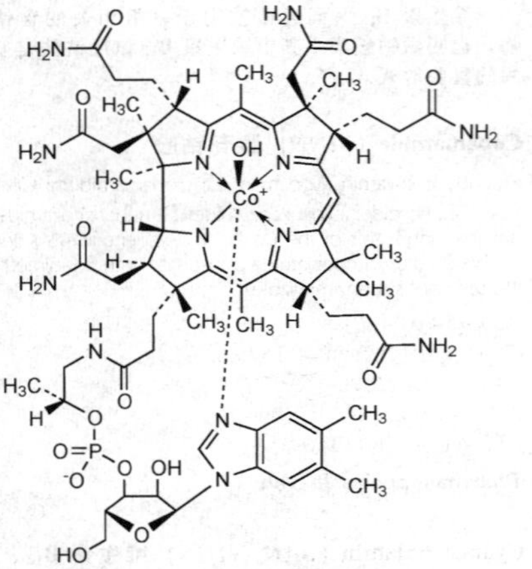

注：维生素 $B_{12\alpha}$ 的水合形式也叫做水钴胺素。

Pharmacopoeias. In *Int.* and *US.*

USP 33（Hydroxcobalamin） 暗红色结晶或红色结晶性粉末。无臭或具有弱于丙酮的味道。无水形式极易吸湿。可溶于水（1∶50），溶于乙醇（1∶100）；几乎不溶于丙酮、氯仿、乙醚和苯；略溶于甲醇。2%水溶液的 pH 值为 8.0～10.0。于 8～15℃的温度条件下贮藏于密闭容器中。避光。

Hydroxocobalamin Acetate（*BANM*，*rINNM*）醋羟钴胺

Acetato de hidroxocobalamina; Acetatocobalamin; Hidroksokobalamino acetatas; Hidroxokobalamin-acetát; Hydroksokobalamiiniasetaatti; Hydroxocobalamine, acétate d'; Hydroxocobalamini acetas; Hydroxokobalamin acetát; Hydroxokobalaminacetat.

Гидроксокобаламина Ацетат

$C_{64}H_{93}CoN_{13}O_{17}P$ = 1406.4.

CAS — 22465-48-1.

UNII — S535M27N3Q.

Pharmacopoeias. In *Eur.* (see p.vii), *Jpn,* and *Viet.*

Ph. Eur. 6. 8（Hydroxocobalamin Acetate） 暗红色极易吸湿的结晶性粉末或暗红色结晶。可溶于水。干燥时部分降解。于 8～15℃的温度条件下贮藏于密闭容器中。避光。

Hydroxocobalamin Chloride（*BANM*，*rINNM*）羟钴氯铵

Cloruro de hidroxocobalamina; Hidroksokobalamino chloridas; Hidroxokobalamin-klorid; Hydroksokobalamiinikloridi; Hydroxocobalamine, chlorure d'; Hydroxocobalamini chloridum; Hydroxocobalamini Hydrochloridum; Hydroxokobalamin hydrochlorid; Hydroxokobalaminklorid.

Гидроксокобаламина Хлорид

$C_{62}H_{90}ClCoN_{13}O_{15}P$ = 1382.8.

Pharmacopoeias. In *Eur.* (see p.vii), *Int.*, and *Viet.*

Ph. Eur. 6. 8（Hydroxocobalamin Chloride） 暗红色极易吸湿的结晶性粉末或暗红色结晶。可溶于水。干燥时部分降解。于 8～15℃的温度条件下贮藏于密闭容器中。避光。

Hydroxocobalamin Sulfate（*BANM*，*rINNM*）硫酸羟钴铵

Hidroksokobalamino sulfatas; Hidroxokobalamin-szulfát; Hydroksokobalamiinisulfaatti; Hydroxocobalamin Sulphate; Hydroxocobalamine, sulfate d'; Hydroxocobalamini sulfas; Hydroxokobalamin sulfát; Hydroxokobalaminsulfat; Sulfato de hidroxocobalamina.

Гидроксокобаламина Сульфат

$C_{124}H_{180}Co_2N_{26}O_{34}P_2S$ = 2790.8.

Pharmacopoeias. In *Eur.* (see p.vii), *Int.*, and *Viet.*

Ph. Eur. 6. 8（Hydroxcobalamin Sulfate） 暗红色极易吸湿的结晶性粉末或暗红色结晶。可溶于水。干燥时部分降解。于 8～15℃的温度条件下贮藏于密闭容器中。避光。

Mecobalamin（*BAN*，*USAN*，*pINN*）甲钴胺

Mecobalamina; Mécobalamine; Mecobalaminum; Methylcobalamin. *Coα-[α-(5,6-Dimethylbenzimidazolyl)]-Coβ-methylcobamide.*

Мекобаламин

$C_{63}H_{91}CoN_{13}O_{14}P$ = 1344.4.

CAS — 13422-55-4.

ATC — B03BA05.

ATC Vet — QB03BA05.

UNII — BR1SN1JS2W.

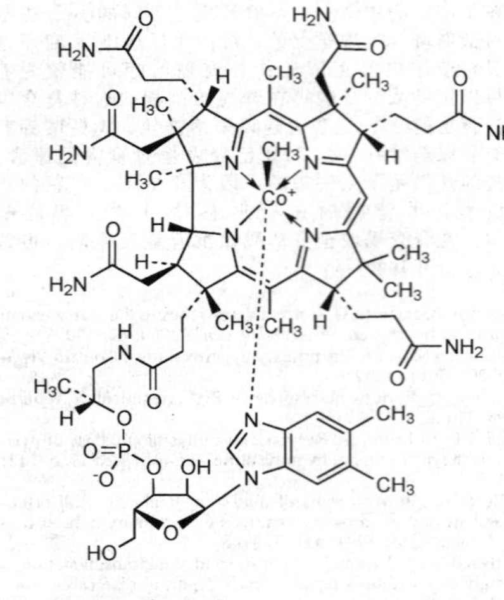

Pharmacopoeias. In *Jpn.*

不良反应和注意事项

服用维生素 B_{12} 和羟钴胺素后罕见变态性超敏反应如皮疹和瘙痒等皮肤表现和过敏。对维生素 B_{12} 注射液高度敏感者可选用口服剂型。在羟钴胺疗法中已经开发出了羟钴胺转移酶Ⅱ复合物抗体。

继发于低钾血症的心律失常曾见于应用羟钴胺胃肠外治疗时。注射部位反应包括疼痛、红斑、瘙痒、硬结、肿胀、坏死等。

有报道鼻内用维生素 B_{12} 可导致关节痛、头晕、头痛、鼻咽炎、鼻炎、鼻出血等反应。

其他曾报道过的不良反应还包括消化系统异常、发热、寒战、面部潮红、头晕、抑郁、痤疮、疱疹和震颤等。头痛、感觉异常和色素尿也有发生。

如果可能，在缺乏可确定诊断的第一证据时，维生素 B_{12} 或不应该给予有可疑维生素 B_{12} 缺乏的患者，并建议规律监测患者血液。大于每日 10μg 的使用剂量可能在叶酸缺乏的患者中产生血液学反应，混乱使用则会掩盖精细的诊断。相反，叶酸盐可以掩盖维生素 B_{12} 缺乏（见第1841页）。

维生素 B_{12} 不应当被用于 Leber 病或烟草中毒性弱视，因为这些视神经病变可能会进一步恶化。

哺乳 维生素 B_{12} 可以分布于乳汁中[1]，American Academy of Pediatrics 认为维生素 B_{12} 的使用通常可与母乳喂养共存[2]。

1. Samson RR, McClelland DBL. Vitamin B_{12} in human colostrum and milk. *Acta Paediatr Scand* 1980; **69:** 93–9.
2. American Academy of Pediatrics. The transfer of drugs and other chemicals into human milk. *Pediatrics* 2001; **108:** 776–89. [Retired May 2010] Correction. *ibid.*; 1029. Also available at: http://aappolicy.aappublications.org/cgi/content/full/pediatrics%3b108/3/776 (accessed 09/01/06)

超敏反应 经 Boston Collaborative Drug Surveillance Program 分析：1975～1982 年，从 15438 例住院患者的资料中发现，在 168 例接受药物治疗的患者中，因维生素 B_{12} 而引起过敏性皮肤反应的有 3 例[1]。根据此项研究的目的，这种超敏反应被定义为广泛的麻疹样皮疹、荨麻疹或广泛的瘙痒症。

那些对羟钴铵有广泛瘙痒症反应（有继发性荨麻疹、支气管痉挛和口咽部的血管性水肿）的患者，对维生素 B_{12} 相对较容易耐受，只有 1 名患者身上偶然出现了迟发的荨麻疹[2]。

1. Bigby M, *et al.* Drug-induced cutaneous reactions: a report from the Boston Collaborative Drug Surveillance Program on 15 438 consecutive inpatients, 1975 to 1982. *JAMA* 1986; **256:** 3358–63.
2. Heyworth-Smith D, Hogan PG. Allergy to hydroxycobalamin, with tolerance of cyanocobalamin. *Med J Aust* 2002; **177:** 162–3.

局部反应 在接受为期 3 年的每月肌内注射维生素 B_{12} 后，一名患者在注射部位出现硬化的斑点，后来经切除和局部脂肪移植得以成功治愈。但是不清楚该患者是否对介质、防腐剂或维生素 B_{12} 有反应[1]。

维生素 B_{12} 注射后的筋膜血肿所导致的局部压迫（腕后间隔综合征）也有报道[2]。

1. Ho J, *et al.* Vitamin B12-associated localized scleroderma and its treatment. *Dermatol Surg* 2004; **30:** 1252–5.
2. Knapke D, Truumees E. Posterior arm and deltoid compartment syndrome after vitamin B12 injection. *Orthopedics* 2004; **27:** 520–1.

药物相互作用

维生素 B_{12} 从肠道的吸收可以被新霉素、氨基水杨酸、组胺 H_2 受体拮抗药、奥美拉唑和秋水仙碱所降低。在服用维生素 B_{12} 的同时使用口服避孕药可降低维生素 B_{12} 的血清浓度，许多这些相互作用不太可能有显著的临床意义，但是在做血药浓度测定时应考虑。肠外给予氯霉素可减弱维生素 B_{12} 治疗贫血的作用。

药动学

维生素 B_{12} 与内因子（一种由胃黏膜分泌的糖蛋白）结合，然后经胃肠道主动吸收。当缺乏内因子，或有吸收不良综合征或有肠道异常的疾病或胃切除后，其吸收都会受到影响。从胃肠道吸收也可以通过被动扩散来实现；尽管随着治疗剂量的增加，这种方式变得越来越重要，但是存在于食物中的维生素很少经此途径吸收。经鼻给药后，维生素 B_{12} 的血浆浓度在 1～2h 后达峰值。经鼻给药的生物利用度约为肌内注射的 7%～11%。

维生素 B_{12} 广泛与被称为转钴胺素蛋白的血清蛋白结合，转钴胺素蛋白Ⅱ参与维生素 B_{12} 向组织内的快速转运。维生素 B_{12} 在肝中贮存，经胆汁分泌，经过多次肠肝循环；部分经尿液排出，其中大多数是在头 8h 内排出；但尿液中的排泄量只是机体经饮食获得并贮存的全部维生素 B_{12} 中的一小部分。维生素 B_{12} 能通过胎盘，也可出现在母乳中。

在机体内的贮留 1984 年的一篇短综述[1]发现注射维生素 B_{12} 后，大部分在 24h 内排泄入尿中。剂量为 100μg 时能在体内保留 55%；剂量为 1000μg 时可保留 15%。机体可贮存维生素 B_{12} 达 2000～3000μg，这足够人体使用 3～4 年。如果每月注射 1000μg，可有 150μg 被保留并维持 1 个月。羟钴胺比维生素 B_{12} 要保留得更好些，该综述称剂量为 100μg 和 1000μg 时分别有 90% 和 30%被保留，且可维持 2～10 个月之久。目前英国注册药品信息支持这些数据，但更新的数据指出来自原始数据的错误引用[2]，其称 1000μg 剂量有 30%被排出而 70%保留，因而允许更长的剂量间隔期。

1. Anonymous. Time to drop cyanocobalamin? *Drug Ther Bull* 1984; **22:** 43.
2. Raymond P. Cyanocobalamin. *Aust Prescriber* 1988; **11:** 13.

人体需要量

对成年人来说，维生素 B_{12} 的每日需要量为 1～2μg，这个剂量存在于大多数正常饮食中。维生素 B_{12} 只存在于动物食品中，不存在于蔬菜中，因此不含奶制品的严格纯素饮食（不食奶制品的素食者）不能提供足量的维生素 B_{12}，尽管有人说在缺乏症产生之前有必要坚持多年的素食习惯。肉（尤其是肝脏和肾脏）、奶、鸡蛋、其他奶制品以及鱼都是维生素 B_{12} 的良好来源。

英国和美国的推荐膳食摄入量 英国[1]的膳食参考值（见第1825页）已经公布了维生素 B_{12} 的推荐量；同样，美国的推荐膳食供给量（RDAs）也对其作了规定[2]。对不同年龄的婴幼儿和儿童、成年人以及孕期和哺乳期的妇女，推荐量不同。在英国，推荐营养素摄入量（RNI）对成年男性和女性是每日 1.5μg，估计平均需要量（EAR）是每日 1.25μg。在美国，成人 RDA 是每日 2.4μg。

1. DoH. Dietary reference values for food energy and nutrients for the United Kingdom: report of the panel on dietary reference values of the committee on medical aspects of food policy. *Report on health and social subjects 41.* London: HMSO, 1991.
2. Standing Committee on the Scientific Evaluation of Dietary Reference Intakes of the Food and Nutrition Board. *Dietary Reference Intakes for thiamin, riboflavin, niacin, vitamin B_6, folate, vitamin B_{12}, pantothenic acid, biotin, and choline.* Washington, DC: National Academy Press, 2000. Also available at: http://www.nap.edu/openbook.php?isbn=0309065542 (accessed 21/07/08)

用途和用法

维生素 B_{12} 是一种水溶性维生素，在体内是以甲钴胺（羟钴胺）和腺苷钴胺素（腺苷辅酶维生素 B_{12}）以及羟钴胺的形式存在。甲钴胺和腺苷钴胺在核酸合成中起辅酶的作用。在一些重要的代谢途径中，甲钴胺与叶酸有着密切的关系。

维生素 B_{12} 缺乏可出现在膳食维生素 B_{12} 摄入不足的

严格素食主义者中，尽管可能需要数年才会发生缺乏症。缺乏症更多出现在吸收不良综合征、代谢性疾病、含氮氧化物引起的巨幼红细胞症或胃切除或广泛的回肠切除术后的患者中。缺乏可以导致巨幼红细胞性贫血、脱髓鞘（作用）和其他神经方面的损伤。一种已知为恶性贫血的特殊贫血可以在缺乏内因子的患者中发生，因为内因子对膳食来源维生素的良好吸收是非常必要的。

维生素 B_{12} 制剂被用于治疗和预防维生素 B_{12} 缺乏症。鉴别导致缺乏的确切原因非常必要，且最好是在治疗开始前。羟钴胺通常优于维生素 B_{12}，它能更加牢固地与血浆蛋白结合，所以在体内的存留时间更长（见上文的**药动学**项下）。尽管可以口服或皮下或经鼻内给予，但维生素 B_{12} 和羟钴胺通常更多是经肌内途径给予（见下文**用法**）。口服维生素 B_{12} 可以用于治疗或预防膳食原因导致的维生素 B_{12} 缺乏。

在英国，对**恶性贫血**和其他的巨幼红细胞性贫血推荐剂量如下：

- *如神经系统未受累*，可以用羟钴胺（或维生素 B_{12}）250～1000μg，1～2 周内隔日经肌内途径给予，然后每周 250μg，直至血细胞计数恢复正常。每 2～3 个月应给予 1000μg 维持剂量的羟钴胺（或维生素 B_{12} 每月 1 次）。
- *如果神经系统受累*，可以隔日给予 1000μg 剂量的羟钴胺或维生素 B_{12}，持续使用直至症状改善。维持剂量为羟钴胺每 2 个月 1000μg，或维生素 B_{12} 每 1 个月 1000μg。
- *为了预防因胃切除或吸收不良综合征所引起的维生素 B_{12} 缺乏性贫血*，可以经肌内途径每 2～3 个月给 1000μg 剂量的羟钴胺，或经肌内方法每月给予 250～1000μg 的维生素 B_{12}。
- *对饮食原因引起的维生素 B_{12} 缺乏*，可每日在两餐间口服维生素 B_{12} 50～150μg。口服疗法治疗恶性贫血的用量详见下文**用法**项下。

在美国，维生素 B_{12} 和羟钴胺治疗恶性贫血的推荐使用剂量较低：

- *用于治疗时*，肌内给药的维生素 B_{12} 的通常剂量是 6 天或 7 天内每日 100μg，然后隔日给药，使用 7 天，再每 3～4 天给药，使用 2～3 周。羟钴胺的剂量为每日 30μg，使用 5～10 天。
- *用于维持剂量的*维生素 B_{12} 应为每月 100μg（肌内或皮下注射），或每月皮下注射羟钴胺 100～200μg。维生素 B_{12} 的鼻内制剂也可用于无神经系统受累者的维持治疗。初始剂量是每周 500μg（每侧鼻孔用 500μg），之后再根据反应进行调整。或者，初始剂量为每日 50μg（每侧鼻孔用 25μg），如有必要可增加为每日 2 次。
- *对于胃肠吸收功能正常的患者*，每日 1～25μg 的维生素 B_{12} *膳食补充剂量*被认为是足够的（见下文的**用法**）。

维生素 B_{12} 缺乏的治疗通常会引起迅速的血液学改善和显著的临床反应。但神经系统的症状反应较缓慢，且在有些病例中不能完全缓解。

腺苷钴胺和甲钴胺也用于治疗维生素 B_{12} 缺乏症。

羟钴胺也可以用于治疗**烟草中毒性弱视**和 **Leber 视神经萎缩**：初始剂量为每日 1000μg，使用 2 周；此后只要有改善，则继续经肌内注射给予 1000μg，每周 2 次。然后，每 1～3 个月给予 1000μg。

羟钴胺也用于治疗已知或疑似的**氰化物中毒**（见下文）。将 2.5g 羟钴胺用 100ml 溶液稀释，推荐用 0.9%生理盐水。成人起始剂量为 5g，静脉注射 15min 以上。根据毒性的严重程度和临床反应，第二剂用 5g，输注时间为 15min 至 2h。

儿童用法，见下文。

维生素 B_{12} 和羟钴胺也可被用于研究维生素 B_{12} 吸收和缺乏状态的 **Schilling 试验**（维生素 B_{12} 吸收试验）中，它们应该以非放射性的形式给予，并同时给予用钴-57（第1989页）或钴-58（第1989页）标记的维生素 B_{12}，经尿排泄的放射强度可被用来评估吸收状态。另一项与此不同的 Schilling 实验，在不同情况时（如内因子、抗菌药或胰酶）给予不同形式的维生素 B_{12}，可提供造成吸收不良的原因方面的信息。

用法 膳食中存在的少量维生素 B_{12} 可在胃肠道经主动过程吸收，包括与内因子结合。由于在已经发展为恶性贫血的患者中存在有内因子缺乏，因此人们通常假设口服维生素 B_{12} 制剂是无效的。但是，大约 1%的口服剂量可通过被动扩散吸收，因此当大剂量使用时，该量对治疗来说可能是足够的。在用口服维生素 B_{12} 治疗恶性贫血时，人们也作了同样的观察[1～4]。在一篇对照实验中，每日口服维生素 B_{12} 2000μg 与使用肌注疗法对于患有维生素 B_{12} 缺乏的患者同样有效[5]，一些人认为对于儿童而言，每日[3,6]或每 2 周 1 次[7]口服 1000μg 的剂量，可作为每月或按此间隔给予注射疗法的较适宜的替代选择；其他人仍然相信口服使用是不恰当的，理由是口服吸收的量微乎其微，可忽略不计[8]。一项包括 2 项研究的系统性综述[9]发现一些证据，一些吸收障碍的患者对口服替代有满意的血液学、生化及临床短期反应。另一项综述[10]推论，当有实际证据支持可每日口服维生素 B_{12} 1000～2000μg 维持治疗时，对那些伴有神经系统症状的初始治疗来说，肠外治疗应为首选。口服制剂正在开发中，用分子携带以增强吸收。

维生素 B_{12} 经鼻内给予时也是有效的[11]，其血浆浓度峰值比经口给予时更高。这可能为注射疗法提供了另一种选择。羟钴胺经鼻内的吸收已经被研究过[12,13]。

维生素 B_{12} 还可以经舌下给予。有研究报道了在 18 名患者中经舌下给予维生素 B_{12} 2000μg 7～12 天后，血清维生素 B_{12} 的浓度可正常化[14]。已发现当用于纠正维生素 B_{12} 缺乏时，500μg 经舌下给予与经口服同样的剂量是一样有效的[15]。

1. Lederle FA. Oral cobalamin for pernicious anemia: medicine's best kept secret? *JAMA* 1991; **265:** 94–5.
2. Hathcock JN, Troendle GJ. Oral cobalamin for treatment of pernicious anemia? *JAMA* 1991; **265:** 96–7.
3. Elia M. Oral or parenteral therapy for B12 deficiency. *Lancet* 1998; **352:** 1721–2.
4. Anonymous. Oral or intramuscular vitamin B_{12}? *Drug Ther Bull* 2009; **47:** 19–21.
5. Kuzminski AM, *et al.* Effective treatment of cobalamin deficiency with oral cobalamin. *Blood* 1998; **92:** 1191–8.
6. Andrès E, *et al.* Usefulness of oral cyanocobalamin therapy in severe hematologic manifestations related to vitamin B_{12} deficiency. *Ann Pharmacother* 2004; **38:** 1086–7.
7. Çetin M, Altay C. Efficacy of oral vitamin B_{12} treatment in children. *J Pediatr* 2001; **139:** 754.
8. Van der Kuy P-HM, *et al.* Bioavailability of oral hydroxocobalamin. *Br J Clin Pharmacol* 2000; **49:** 395P–396P.
9. Vidal-Alaball J, *et al.* Oral vitamin B12 versus intramuscular vitamin B12 for vitamin B12 deficiency. Available in The Cochrane Database of Systematic Reviews; Issue 3. Chichester: John Wiley; 2005 (accessed 05/09/06).
10. Lane LA, Rojas-Fernandez C. Treatment of Vitamin B_{12}-deficiency anemia: oral versus parenteral therapy. *Ann Pharmacother* 2002; **36:** 1268–72.
11. Romeo VD, *et al.* Intranasal cyanocobalamin. *JAMA* 1992; **268:** 1268–9.
12. van Asselt DZB, *et al.* Nasal absorption of hydroxocobalamin in healthy elderly adults. *Br J Clin Pharmacol* 1998; **45:** 83–6.
13. Slot WB, *et al.* Normalization of plasma vitamin B12 concentration by intranasal hydroxocobalamin in vitamin B12-deficient patients. *Gastroenterology* 1997; **113:** 430–3.
14. Delpre G, *et al.* Sublingual therapy for cobalamin deficiency as an alternative to oral and parenteral cobalamin supplementation. *Lancet* 1999; **354:** 740–1.
15. Sharabi A, *et al.* Replacement therapy for vitamin B12 deficiency: comparison between the sublingual and oral route. *Br J Clin Pharmacol* 2003; **56:** 635–8.

儿童用法 对先天性钴胺转运蛋白Ⅱ缺乏的新生儿和至 18 岁的儿童，*BNFC 2009* 推荐肌内注射羟钴胺 1mg，每周 3 次。1 年后可减至 1mg，每周 1 次。

对 1 个月龄起的巨幼红细胞性贫血（见下文）儿童或患有 Leber 视神经萎缩儿童，羟钴胺剂量在英国与成人相似，见上文的**用途和用法**。

羟钴胺可作为儿童氰化物中毒的解毒剂。剂量为 70mg/kg（最大 5g），根据严重程度，静脉输注 1 次或 2 次。

羟钴胺也可用于甲基丙二酸血症和同型半胱氨酸尿症儿童，见下文**氨基酸代谢性疾病**。

氨基酸代谢性疾病 对于羟钴胺在治疗维生素 B_{12} 先天性代谢障碍时作用的参考文献如下[1～3]。一些有同型胱氨酸尿症（第1822页）或甲基丙二酸血症的患者对维生素 B_{12} 可产生反应，*BNFC 2009* 建议羟钴胺初始肌注剂量为每日 1mg，使用 5～7 天，对于 1 个月龄以上的儿童患者，需根据反应情况将剂量减少到 1mg，每周 1 次或 2 次；一部分儿童对每周 1 次或 2 次的 5～10mg 的口服羟钴胺维持剂量有反应。

1. Linnell JC, Bhatt HR. Inherited errors of cobalamin metabolism and their management. *Baillieres Clin Haematol* 1995; **8:** 567–601.
2. Andersson HC, Shapira E. Biochemical and clinical response to hydroxocobalamin versus cyanocobalamin treatment in patients with methylmalonic acidemia and homocystinuria (cblC). *J Pediatr* 1998; **132:** 121–4.
3. Smith DL, Bodamer OA. Practical management of combined methylmalonicaciduria and homocystinuria. *J Child Neurol* 2002; **17:** 353–6.

心血管疾病 维生素 B_{12}、高同型半胱氨酸血症和心血管疾病之间的关联，参见**叶酸**，第1842页。

氰化物毒性 羟钴胺可与氰化物结合以形成维生素 B_{12}，这样就可以将其用作氰化物的解毒剂（第1927页**氢氰酸**项下）。有报道称羟钴胺对于控制因输注硝基氢氰酸盐[1]和在住宅起火时暴露于燃烧产物所引起的氰化物中毒有效[2]。

有人假设维生素 B_{12} 形成的量受氰离子的存在量和羟钴胺的量的影响。羟钴胺的给予剂量应该达到维生素 B_{12} 的最大剂量；由于氰化物水平的测量困难且费时，因此允许将维生素 B_{12} 作为测量氰化物水平的紧急标记物的代用品。一项研究的作者认为，当经静脉内给入 5g 羟钴胺的时间超过 30min 时，维生素 B_{12} 的浓度为大约 300μmol/L 时就表明所有的羟钴胺都已经发挥作用了，在这种情况下应该加量[2]。但是，他们也提出了警告：除非解毒剂和血样与他们的实验相类似，否则该浓度不能被外延至其他患者人群。

另有一名通过静脉内给羟钴胺 5g 超过 2h 的患者[3]，在用药后 1h 的时候血浆氰化物的浓度升高。作者把这归结为羟钴胺从红细胞中摄取氰化物来形成血浆中的维生素 B_{12}。

一项对羟钴胺在急性氰化物中毒中的作用的综述[4]发现，对烟雾吸入者常规经验使用羟钴胺的证据不充分，虽然注意到其有优于标准治疗的地方。与亚硝酸盐类不同，羟钴胺可会引起高铁血红蛋白血症，而高铁血红蛋白血症在烟雾吸入后尤其危险。此外，羟钴胺因毒性低，可能对儿童或孕妇的氰化物中毒有益处。

羟钴胺在成人氰化物中的使用见上文的**用途**，在儿童中的使用见上文的**儿童用法**。

1. Zerbe NF, Wagner BKJ. Use of vitamin B12 in the treatment and prevention of nitroprusside-induced cyanide toxicity. *Crit Care Med* 1993; **21:** 465–7.
2. Houeto P, *et al.* Relation of blood cyanide to plasma cyanocobalamin concentration after a fixed dose of hydroxocobalamin in cyanide poisoning. *Lancet* 1995; **346:** 605–8.
3. Weng T-I, *et al.* Elevated plasma cyanide after hydroxocobalamin infusion for cyanide poisoning. *Am J Emerg Med* 2004; **22:** 492–3.
4. Shepherd G, Velez LI. Role of hydroxocobalamin in acute cyanide poisoning. *Ann Pharmacother* 2008; **42:** 661–9.

缺乏状态 新的代谢物测定方法——同型半胱氨酸和甲基丙二酸的出现使维生素 B_{12} 缺乏在没有明显的巨幼红细胞性贫血（见下文）和神经系统病变时就能够被更精确地测量出[1～3]，这种情况在中年以上的患者中表现得更普遍[1,4～6]。现在尚无针对治疗敏感性缺乏的清楚的临床理论[1,7]，虽然已有处置的建议[8]。一项在老年患者中的研究发现，食物维生素 B_{12} 吸收不良（一种无法从食物或维生素 B_{12} 结合蛋白中释放出维生素 B_{12} 的疾病）可能是这种敏感性缺乏的原因；这些患者有一些神经病学或血液学异常，口服或胃肠外维生素 B_{12} 治疗后有效[6]。也有人提出缺乏可能与某些免疫损伤有关，可以用对肺炎球菌菌苗的损伤性抗体反应来鉴定[9]。另外，升高的同型半胱氨酸的浓度可以作为动脉粥样硬化和缺血性心脏病的危险因素来进行测定。人们对包括 B_{12} 在内的 B 族维生素可潜在地降低同型半胱氨酸的浓度以及因此而产生的动脉粥样硬化的结果越来越感兴趣（见**叶酸**的**用途**下的**心血管疾病**，第1842页）。缺乏充分的证据证明高同型半胱氨酸可能是痴呆的危险因素[5]。一篇系统性综述总结：没有足够的证据可证明维生素 B_{12} 对于改善痴呆（以及低血清维生素 B_{12} 浓度）患者认知功能的有效性[10]。

婴儿膳食维生素 B_{12} 缺乏可导致发育异常[11,12]。

对食物进行叶酸强化（见**叶酸**，第1843页）以减少出生婴儿神经管缺陷（第 1843 页）的举措引发的争议认为这样会掩盖维生素 B_{12} 缺乏的危险，并推荐同时也需采用维生素 B_{12} 强化，见**叶酸**项下（第1841页）。母亲低维生素 B_{12} 水平与神经管缺陷危险增加间的独立关联已有报道，见下文**神经管缺陷**。

1. Carmel R. Subtle cobalamin deficiency. *Ann Intern Med* 1996; **124:** 338–40.
2. Green R. Screening for vitamin B_{12} deficiency: caveat emptor. *Ann Intern Med* 1996; **124:** 509–11.
3. Carmel R, *et al.* Update on cobalamin, folate, and homocysteine. *Hematology (Am Soc Hematol Educ Program)* 2003; 62–81.
4. Andrès E, *et al.* Vitamin B_{12} (cobalamin) deficiency in elderly patients. *Can Med Assoc J* 2004; **171:** 251–9.
5. Clarke R. Prevention of vitamin B-12 deficiency in old age. *Am J Clin Nutr* 2001; **73:** 151–2.
6. Andrès E, *et al.* Food-cobalamin malabsorption in elderly patients: clinical manifestations and treatment. *Am J Med* 2005; **118:** 1154–9.
7. Metz J. What's the use of oral vitamin B_{12}? A neglected but valid treatment route may have new uses in the future. *Med J Aust* 1999; **170:** 407.
8. Carmel R. How I treat cobalamin (vitamin B_{12}) deficiency. *Blood* 2008; **112:** 2214–21.
9. Fata FT, *et al.* Impaired antibody responses to pneumococcal polysaccharide in elderly patients with low serum vitamin B_{12} levels. *Ann Intern Med* 1996; **124:** 299–304.
10. Malouf R, Areosa Sastre A. Vitamin B_{12} for cognition. Available in The Cochrane Database of Systematic Reviews; Issue 3. Chichester: John Wiley; 2003 (accessed 09/01/06).
11. Emery ES, *et al.* Vitamin B_{12} deficiency: a cause of abnormal movements in infants. *Pediatrics* 1997; **99:** 255–6.
12. von Schenck U, *et al.* Persistence of neurological damage induced by dietary vitamin B-12 deficiency in infancy. *Arch Dis Child* 1997; **77:** 137–9.

湿疹 一篇小样本研究发现，在特应性湿疹的患者中局部应用含维生素 B_{12} 的制剂比安慰剂更有效[1]。

1. Stücker M, *et al.* Topical vitamin B_{12}—a new therapeutic approach in atopic dermatitis—evaluation of efficacy and tolerability in a randomized placebo-controlled multicentre clinical trial. *Br J Dermatol* 2004; **150:** 977–83.

巨幼红细胞性贫血 巨幼红细胞性贫血的主要特征表现为巨幼红细胞症（增加的平均细胞容积）和特征性形态改变的出现，以及骨髓中发育的造血细胞的异常成熟（白细胞和血小板数连同红细胞前体都受到影响），且严重情况下，贫血可能伴随着白细胞减少症和血小板减少症。巨幼红细胞贫血是骨髓内 DNA 生物合成受损的结果，通常是由于维生素 B_{12}（钴维生素）或叶酸盐的缺乏，而二者对于该合成过程都是必需的。尽管维生素 B_{12} 和叶酸盐缺乏的血液系统症状是相似的，但对于二者的区别非常重要，因为在维生素 B_{12} 缺乏的巨幼红细胞性贫血中单独使用叶酸盐可以改善血液学症状，但不能防止伴随的神经系统症状的恶化，因而可能导致严重的神经系统后遗症（如亚急性脊髓联合变性）。当希望立即开始治疗时，只要有合适的样本可以明确诊断缺乏症，针对二种缺乏症的联合治疗就可以立刻开始，且一旦知道贫血的原因，患者就应当被转入恰当的治疗。

维生素 B_{12} 缺乏性贫血。维生素 B_{12} 缺乏及其合并症可以归因于吸收不良（包括下段胃切除）、饮食缺乏（主要在严格素食者）、与肠内菌群或寄生虫的竞争或受药物（如氧化亚氮）的影响。在北欧地区恶性贫血的人群中，胃黏膜萎缩所致的缺乏 B_{12} 吸收所必需的内因子是最常见的原因。由于机体中维生素的贮存量巨大，当吸收发生障碍时，出现明显的缺乏征象往往需要几年的时间。

除了巨幼红细胞性贫血外，维生素 B_{12} 缺乏可能导致神经损伤，包括外周神经病变和影响智力功能，范围可从轻度的神经症到痴呆。

治疗 使用维生素 B_{12} 的治疗几乎都是通过肌内途径，有时候也经深部皮下途径，因为大多数患者从胃肠道的吸收是不充分的。羟钴胺通常优于维生素 B_{12}，因为不需要被频繁给予。给药方式会有所不同，但如果每隔几天给 1mg 羟钴胺，那么 6 次给药就能恢复维生素在体内正常的储量（见上文的**用途和用法**项下）。儿童的给药剂量尚未被很好地建立，*BNFC 2009* 推荐可与成人许可量相同。治疗所产生的血液学反应非常迅速，大多数参数和症状在 48h 内便可得到改善。神经学上的异常则需要较长的时间才发生，且有可能不会很完全。

预防 由于维生素 B_{12} 的缺陷是不可逆的，因此对于恶性贫血患者，为防止缺乏症的复发，维持治疗必须持续终生。在全胃切除术或全回肠切除术后或者胃肠手术后，表现有维生素吸收受损时，必须给予预防性治疗。典型用量为每 3 个月注射羟钴胺 1mg。对于有些无法经饮食提供足够维生素 B_{12} 的患者，在无其他原因造成缺乏的情况下，给予相当低的口服剂量进行补充即可预防缺乏症，推荐每日最高剂量可为每日达 150μg。

叶酸缺乏性贫血。叶酸缺乏可能是因为饮食不足、吸收不良综合征（如腹部疾病或口炎性腹泻）、需要增加（如怀孕是造成巨幼红细胞性贫血或溶血综合征的血细胞生成增加的一个最普遍的原因）、尿液丢失增加或血液透析造成的丢失，或乙醇、抗癫痫药或其他药物的不良反应所导致。

叶酸缺乏引起的巨幼红细胞性贫血的临床特征与维生素 B_{12} 缺乏引起的疾病类似，不会伴发严重的神经病变，但叶酸缺乏会发展得更快。如果发生在孕期，缺乏会合并神经管缺陷（见第1843页）。

治疗 一旦叶酸缺乏已明确，通常在英国所采用的治疗方法是每日口服 5mg 叶酸。而美国则建议更低剂量，即最高不超过 1mg。习惯上治疗药持续至少 4 个月，这是完成红细胞复制所必需的时间。在吸收不良的患者中，治疗可能需要更高的剂量，最高可达每日 15mg 的叶酸量。而在维生素 B_{12} 缺乏性贫血中，对治疗的反应是很快的。

预防 很少需要长期的维持治疗，除了某些因存在叶酸缺乏潜在原因而不能治疗的患者（如一些严重的溶血综合征）。有人建议对于透析或有慢性溶血状态的患者，根据饮食或溶血的程度，可用每日甚至每周 5mg 的剂量来预防；美国的推荐量为每日 400μg 的剂量。

对于孕期巨幼红细胞性贫血的初期预防，在英国通常给予每日 500μg 剂量的叶酸，为了预防铁缺乏通常还同时给予二价铁盐。

担当二氢叶酸还原酶抑制剂功能的药物（如甲氨蝶呤），可以导致严重的不可经叶酸治疗逆转的巨幼红细胞性贫血，这些药物的不良反应可以很大程度上经采用叶酸治疗来预防和逆转，这些不良反应可能会并在不需要有抑制酶参与的叶酸代谢中。有关亚叶酸解救的详细描述见**亚叶酸**项下（第1845页）。

1. Wickramasinghe SN. Folate and vitamin B_{12} deficiency and supplementation. *Prescribers' J* 1997; **37:** 88–95.
2. Wickramasinghe SN. The wide spectrum and unresolved issues of megaloblastic anemia. *Semin Hematol* 1999; **36:** 3–18.
3. Rasmussen SA, *et al.* Vitamin B_{12} deficiency in children and adolescents. *J Pediatr* 2001; **138:** 10–17.
4. Hoffbrand V, Provan D. Macrocytic anaemias. In: Provan D, ed. *ABC of clinical haematology.* 2nd ed. London: BMJ Publishing Group, 2003.
5. Stabler SP, Allen RH. Vitamin B12 deficiency as a worldwide problem. *Annu Rev Nutr* 2004; **24:** 299–326.

神经管缺陷 许多生育神经管缺陷胎儿的妇女中都存在同型半胱氨酸代谢异常（第1843页）。蛋氨酸合酶在把同型半胱氨酸转化为甲硫氨酸时需要叶酸盐和维生素 B_{12} 作为辅助因子，母体低维生素 B_{12} 浓度是神经管缺陷的独立因素[1]。一篇病例对照研究发现，有神经管缺陷的怀孕妇女其妊娠中期甲基丙二酸的浓度升高，这表明了维生素 B_{12} 代谢的异常以及继发性甲基化作用都与神经管缺陷的病因相关[2]。在 3 名孕有神经管缺陷的妊娠妇女中，发现存在维生素 B_{12} 浓度的降低，但是没有叶酸盐的缺乏[3]。一篇对一些病例对照研究的综述[4]中发现，在母体低维生素 B_{12} 状态和胎儿神经管缺陷的危险性之间有中度联系。该结果显示，在加拿大人群中，在母体低维生素 B_{12} 状态情况下，停止叶酸的补充，则新生儿神经管缺陷发生风险增加了 3 倍[5]。另一项来自爱尔兰的研究也得到了相似的结果[6]。如果该发现可得到证实，那么这就说明额外补充维生素 B_{12} 是正确的[3~5,7]。

1. Mills JL, *et al.* Homocysteine metabolism in pregnancies complicated by neural-tube defects. *Lancet* 1995; **345:** 149–51.
2. Adams MJ, *et al.* Elevated midtrimester serum methylmalonic acid levels as a risk factor for neural tube defects. *Teratology* 1995; **51:** 311–17.
3. Candito M, *et al.* Anomalies du tube neural et vitamine B12: à propos de trois cas. *Ann Biol Clin (Paris)* 2004; **62:** 235–8.
4. Ray JG, Blom HJ. Vitamin B12 insufficiency and the risk of fetal neural tube defects. *Q J Med* 2003; **96:** 289–95.
5. Thompson MD, *et al.* Vitamin B-12 and neural tube defects: the Canadian experience. *Am J Clin Nutr* 2009; **89:** 697S–701S.
6. Molloy AM, *et al.* Maternal vitamin B_{12} status and risk of neural tube defects in a population with high neural tube defect prevalence and no folic acid fortification. *Pediatrics* 2009; **123:** 917–23.
7. Refsum H. Folate, vitamin B12 and homocysteine in relation to birth defects and pregnancy outcome. *Br J Nutr* 2001; **85** (suppl): S109–S113.

骨质疏松症 升高的血清同型半胱氨酸浓度似乎在老年男性和女性的骨质疏松性骨折中是一个危险因素[1~3]。用维生素 B_{12} 和叶酸治疗可以减低血浆同型半胱氨酸的浓度（见**叶酸**下的**心血管疾病**项下，第1842页）。在一篇针对休克后发生偏瘫（增加了髋部骨折的风险）的患者所完成的安慰剂对照研究中[4]，发现在给予叶酸和维生素 B_{12} 的患者中髋部骨折的风险明显降低，尽管尚缺乏对骨矿物质密度的影响。在许多研究[3,5]中，维生素 B_{12} 的状态都与骨的健康相关，所以有人提出，观察到的对骨折的影响可能是因为维生素 B_{12} 浓度的增加，而不是血浆同型半胱氨酸浓度的降低[3,6]。

1. van Meurs JBJ, *et al.* Homocysteine levels and the risk of osteoporotic fracture. *N Engl J Med* 2004; **350:** 2033–41.
2. McLean RR, *et al.* Homocysteine as a predictive factor for hip fracture in older persons. *N Engl J Med* 2004; **350:** 2042–9.
3. van Meurs JBJ, Uitterlinden AG. Homocysteine and fracture prevention. *JAMA* 2005; **293:** 1121–2.
4. Sato Y, *et al.* Effect of folate and mecobalamin on hip fractures in patients with stroke: a randomized controlled trial. *JAMA* 2005; **293:** 1082–8. Correction. *ibid.* 2006; **296:** 396.
5. Dhonukshe-Rutten RAM, *et al.* Vitamin B-12 status is associated with bone mineral content and bone mineral density in frail elderly women but not in men. *J Nutr* 2003; **133:** 801–7.
6. Sugiyama T, *et al.* Folate and vitamin B_{12} for hip fracture prevention after stroke. *JAMA* 2005; **294:** 792.

鼻炎 有报道称一种用于治疗季节过敏性鼻炎的舌下维生素 B_{12} 制剂（*Prehistin*；*Cobalis*，USA）正在研究中，但仍未见到公开发表的研究成果。

制剂

BP 2010: Cyanocobalamin Tablets; Hydroxocobalamin Injection;
USP 33: Cyanocobalamin Injection; Hydroxocobalamin Injection; Oil- and Water-soluble Vitamins Capsules; Oil- and Water-soluble Vitamins Oral Solution; Oil- and Water-soluble Vitamins Tablets; Oil- and Water-soluble Vitamins with Minerals Capsules; Oil- and Water-soluble Vitamins with Minerals Oral Solution; Oil- and Water-soluble Vitamins with Minerals Tablets; Water-soluble Vitamins Capsules; Water-soluble Vitamins Tablets; Water-soluble Vitamins with Minerals Capsules; Water-soluble Vitamins with Minerals Tablets.

专利制剂

Arg.: Difenac Forte; Lisoneurin B12†; Reedvit; SL B12; Vitam Doce; ***Austral.:*** Cytamen†; Neo-B12; Neo-Cytamen†; ***Austria:*** Diclo-B†; Erycytol; Hepavit; ***Belg.:*** Forta B†; ***Braz.:*** Bedozil; Cianon B12; Cronobe; Enzicoba; Rubranova; Vitadoze†; Zinabol†; ***Canad.:*** Athlete; Formula 1; Hydro Cobex; Prime; ***Cz.:*** B_{12} Ankermann†; Cyanokit; Neurobene; ***Denm.:*** Betolvex; Vibeden; ***Fin.:*** Betolvex; Cohemin; ***Fr.:*** Cobanzyme†; Cyanokit; Dodecavit; Ecovitamine B12; Epithea†; ***Ger.:*** Ambe 12; Aquo-Cytobion†; B12 Depot-Rotexmedica; B12 Rotexmedica; B12 Steigerwald; B_{12} Ankermann; B_{12} Depot-Hevert; B_{12} Vicotrat†; B_{12}-ASmedic; Cytobion; Hamo-Vibolex†; Lophakomp-B 12; Lophakomp-B 12 Depot; Novirell B_{12}; Rowo Vitamin B_{12} (Rowo-12); ***Gr.:*** Articlox; ***Hong Kong:*** Cobalamin; Cobamin; Cyanokit; Methycobal; Neo-Active Vit B-12; ***Hung.:*** Feroglobin-B12; No Shot; ***India:*** Mecovit; Methycobal; Myelogen; ***Indon.:*** Arcored; Berthyco; Cobazim; Ethigobal; Kalmeco; Lanabal; Lapibal; Mecolin; Meconeuro; Megabal; Methycobal; Metifer; Mevrabal†; Nerfeco; Neulamin; Nufacobal; Oxicobal; Scanmecob; Sohobal; ***Irl.:*** Cyanokit; Cytacon†; Cytamen; Neo-Cytamen; ***Israel:*** Bedodeka; Bevitex; Nascobal†; ***Ital.:*** Cobaforte; Dobetin; Indusil; Neo-Cytamen; OH B12; ***Jpn:*** Methycobal; ***Malaysia:*** Methycobal; N-Cobal; Neuromethyn; ***Mex.:*** Axofor; Biocobal†; Biotrefon L; Bissel 12; Compensal; Duradoce; Exorvit†; Fortical; Hidroxovit†; Leo-Doce†; Maxibol; Nebal; Neurofor; Plusvisol; Rubrina†; Sanovit; Selectofort†; ***Neth.:*** Hydrocobamine; ***Norw.:*** Betolvex; ***NZ:*** Neo-B12; Neo-Cytamen; ***Philipp.:*** Drexabion; Econvita; Geocobalamin; Heraclene; Hybutin; Jaga; Lixtress; Mecovit; Meganerv; Methycobal; Nervafil; Nervilan; Neuro-B's; Neurobexol; Neurobion; Neurolink; Polynerv; Rubramin†; Supraneuron; Vineuron; ***Port.:*** Algobaz†; Bedoze†; Co-Vibedoze; Cobamet†; Cobaxid; Cyanokit; Dozefol; Jaba B_{12}; OH B12; Permadoze; Tridocemine†; ***S.Afr.:*** Cobalatec; Norivite-12†; ***Singapore:*** Methycobal; Neuromethyn; ***Spain:*** Cromatonbic B12; Isopto B 12; Megamilbedoce; Optovite B12; Reticulogen Fortificado; Zimadoce; ***Swed.:*** Behepan; Betolvex; Betolvidon; ***Switz.:*** Betolvex; Vitarubin; ***Thai.:*** Ampavit; B Twelve P; Hitocobamin M; Mecoba; Mecobal; Mecobin; Mecze; Merabin; Methycobal; Neuromet; ***Turk.:*** Aktibol; Betolvex; Dodex; ***UAE:*** Cynovit; ***UK:*** Cobalin-H; Cyanokit; Cytacon; Cytamen; Neo-Cytamen; ***USA:*** B-12; CaloMist†; Crystamine†; Crysti 1000†; Cyanokit; Cyomin†; Hydro Cobex†; Hydro-Crysti-12†; LA-12†; Nascobal; Rapid B-12 Energy; Twelve Resin-K; ***Venez.:*** Bedovit Simple; Beplus; Cristadoce; Dobetin; Docebe B12†; Droxofor†; Hidro-Doce; Ibedox; Maxibol.

顺势疗法制剂 ***Ger.:*** AntiFocal N†; AntiFocal†; Hepar comp; Infi-China†; Infi-Symphytum†; Infihepan†; NeyDil 66N (Revitorgan-Dilutionen Nr. 66 N)†; NeyDil Nr 66; NeyFoc Nr 69; NeyGero Nr 64; NeyGeront (Revitorgan-Lingual Nr 64)†; NeyGeront N (Revitorgan-Dilutionen N Nr 64)†; NeyGeront Vitalkapsein A; NeyGeront-Vitalkapseln†; NeyLing (Revitorgan-Lingual Nr.66)†; NeyLing Nr 66; ***Ukr.:*** Hepar Compositum (Гепар Композитум)†.

Vitamin C Substances 维生素 C 物质

Vitamina C.

Витамины Группы С

许多种物质都具有维生素 C 活性，尤其是抗坏血酸及其钙盐和钠盐。含有高浓度维生素 C 的天然产物包括黑醋栗（第2192页）、柠檬（第2267页）、甜橙（第2297页）和玫瑰红果（第2323页）。

Ascorbic Acid (*BAN*, *rINN*) 抗坏血酸

Acide ascorbique; Ácido ascórbico; Acidum ascorbicum; L-Ascorbic Acid; Askorbiinihappo; Askorbik Asit; Askorbinsyra; Askorbo rūgštis; Aszkorbinsav; Cevitamic Acid; E300; Kwas askorbowy; Kyselina askorbová; Vitamin C; Vitamina C. The enolic form of 3-oxo-L-gulofuranolactone; 2,3-Didehydro-L-*threo*-hexono-1,4-lactone.

Аскорбиновая кислота

$C_6H_8O_6$ = 176.1.
CAS — 50-81-7.
ATC — A11GA01; G01AD03; S01XA15.
ATC Vet — QA11GA01; QG01AD03; QS01XA15.
UNII — PQ6CK8PD0R.

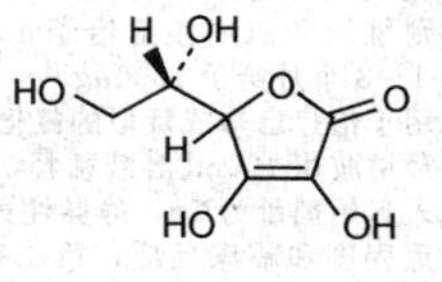

Pharmacopoeias. In *Chin., Eur.* (see p.vii), *Int., Jpn, US,* and *Viet.*

Ph. Eur. 6.8 (Ascorbic Acid) 白色或类白色的结晶性粉末或无色结晶，当暴露于空气和潮湿环境中时会变色。易溶于水；可溶于乙醇。5% 水溶液的 pH 值为 2.1～2.6。贮藏于非金属容器中。避光。

USP 33 (Ascorbic Acid) 白色或淡黄色结晶或粉末。暴露于光线中时，逐渐变黑。干燥状态下在空气中相当稳定，但在溶液中很快被氧化。溶于水（1∶3），溶于乙醇（1∶40）；不溶于氯仿、乙醚和苯。贮藏于密闭容器中。避光。

Calcium Ascorbate (*BANM*, *rINNM*) 抗坏血酸钙（维生素 C 钙）

Ascorbate de Calcium; Ascorbato cálcico; Askorban vápenatý dihydrát; Calcii ascorbas; Calcii Ascorbas Dihydricus; Calcium, ascorbate de; E302; Kalcio askorbatas; Kalciumaskorbat; Kalcium-aszkorbát; Kalsiumaskorbaatti.

Кальций Аскорбат

$(C_6H_7O_6)_2Ca,2H_2O$ = 426.3.

CAS — 5743-27-1.
UNII — 183E4W213W (calcium ascorbate dihydrate); J96U0ZD4Y6 (anhydrous calcium ascorbate).

Pharmacopoeias. In *Chin.*, *Eur.* (see p.vii), and *US*.

Ph. Eur. 6.8（Calcium Ascorbate） 白色或淡黄色的结晶性粉末。易溶于水；几乎不溶于乙醇。10%水溶液的pH值6.8～7.4。贮藏于非金属容器中。避光。

USP 33（Calcium Ascorbate） 白色至淡黄色的粉末，无味。易溶于水（1：2）；微溶于乙醇；不溶于乙醚。10%水溶液的pH值6.8～7.4。贮藏于密闭容器中。避光。

Sodium Ascorbate（*BANM*, *rINN*）抗坏血酸钠

Ascorbate de sodium; Ascorbate sodique; Ascorbato de sodio; Askorban sodný; E301; Monosodium L-Ascorbate; Natrii ascorbas; Natrio askorbatas; Natriumaskorbaatti; Natriumaskorbat; Nátrium-aszkorbát. 3-Oxo-L-gulofuranolactone sodium enolate.

Натрия Аскорбат

$C_6H_7NaO_6$ = 198.1.
CAS — 134-03-2.
UNII — S033EH8359.

Pharmacopoeias. In *Chin.*, *Eur.* (see p.vii), and *US*.

Ph. Eur. 6.8（Sodium Ascorbate） 白色或淡黄色的结晶性粉末或晶体。易溶于水；略溶于乙醇；几乎不溶于二氯甲烷。10%水溶液的pH值为7.0～8.0。贮藏于非金属容器中。避光。

USP 33（Sodium Ascorbate） 白色或非常淡的黄色、无味或实际上无味的结晶或结晶性粉末。暴露于光线中时逐渐变黑。溶于水（1：1.3）；极微溶于乙醇；不溶于氯仿和乙醚。10%水溶液的pH值7.0～8.0。贮藏于密闭容器中。避光。

不良反应和注意事项

抗坏血酸通常耐受较好。据报道大剂量可引起腹泻和其他胃肠道紊乱。已经确定大剂量可能导致高草酸尿和肾草酸钙结石形成，因此当患者有高草酸尿时应当慎重给予抗坏血酸（见下文**对肾脏的影响**项下）。长期的大剂量使用可诱导产生耐受性，当摄入量被减少到正常时，可能产生缺乏症状。长期或过度使用维生素C咀嚼片可能导致牙釉质被腐蚀。

大剂量的抗坏血酸曾在G6PD缺乏的患者中引起溶血（见下文**对血液的影响**项下）。

哺乳 维生素C可以分泌入乳汁，因此供给母乳喂养的婴儿。发展中国家的哺乳期妇女母乳中抗坏血酸的浓度显著低于发达国家[1]，因季节变化而造成的摄入富含维生素C食物的量变化可导致母乳中抗坏血酸量的不同[2]。在欧洲和非洲的妇女中补充高剂量的抗坏血酸（每日1g，用量为10天）使母乳中维生素C浓度的显著增加[1]；但是，总体效果在欧洲妇女中不明显，而在非洲妇女中却增加了3倍。当使用较低剂量——每日100mg 10天后，后者母乳中抗坏血酸含量大约是前者的两倍，效果相当于每周用3次或5次橘汁作补充；同时，还观察到每天都在发生显著的变化，这表明母乳中抗坏血酸的浓度是可调节的。在一篇小样本研究中[2]使用了4种不同剂量的抗坏血酸补充剂，在西非的妇女中表现出当摄入量增加时可引起母乳中维生素C浓度的增加，但是当摄入更高的剂量时浓度则达到了一个较高的平台值。由此可推论：在这类人群中，为了获得血浆及母乳中合适的维生素C浓度，需要每日摄入为100～120mg的维生素C。

1. Daneel-Otterbech S, *et al.* Ascorbic acid supplementation and regular consumption of fresh orange juice increase the ascorbic acid content of human milk: studies in European and African lactating women. *Am J Clin Nutr* 2005; **81:** 1088–93.
2. Bates CJ, *et al.* The effect of vitamin C supplementation on lactating women in Keneba, a West African rural community. *Int J Vitam Nutr Res* 1983; **53:** 68–76.

对血液的影响 有报道提出患有G6PD缺乏的患者，在无论是静脉[1,2]还是软饮料摄入大剂量的抗坏血酸[3]后都会发生溶血现象。还有一篇报道指出[4]，1名患有阵发性夜间血红蛋白尿的患者在摄入含大量抗坏血酸的软饮料后，出现了溶血现象。有人担心用含有大量维生素C的食物喂养早产儿可能会产生促氧化剂效应，从而导致溶血。但是，双盲研究没有在接受维生素C的早产儿中发现红细胞破坏增加或高胆红素血症[5]。

1. Campbell GD, *et al.* Ascorbic acid-induced hemolysis in G-6-PD deficiency. *Ann Intern Med* 1975; **82:** 810.
2. Rees DC, *et al.* Acute haemolysis induced by high dose ascorbic acid in glucose-6-phosphate dehydrogenase deficiency. *BMJ* 1993; **306:** 841–2.
3. Mehta JB, *et al.* Ascorbic-acid-induced haemolysis in G-6-PD deficiency. *Lancet* 1990; **336:** 944.
4. Iwamoto N, *et al.* Haemolysis induced by ascorbic acid in paroxysmal nocturnal haemoglobinuria. *Lancet* 1994; **343:** 357.
5. Doyle J, *et al.* Does vitamin C cause hemolysis in premature newborn infants? Results of a multicenter double-blind, randomized, controlled trial. *J Pediatr* 1997; **130:** 103–9.

对肾脏的影响 尽管用大剂量的抗坏血酸[1~3]被报道与肾损伤伴随草酸盐排泄过多相关，但普遍认为，健康人群在摄入大量的抗坏血酸时草酸盐排泄增加相对较少[4~6]，且不伴有增加草酸盐结石形成的风险。一篇研究将维生素C补充剂每日1g或2g用于钙结石形成的患者3天，而在健康个体中每日1g使用3天，结果发现尿液中草酸盐的排泄和草酸钙结晶的风险在所有的组中都显著增加[7]。一篇前瞻性队列研究发现，维生素C摄入的增加（超过每日1g）确实与结石形成有关系。即使是摄入量较低（仅为每日90～250mg）时也观察到了危险的增加。膳食摄入及补充性的维生素C摄入都会增加风险。但是，维生素C摄入与结石形成之间的关系只在将膳食中所含有的钾量加入分析以后才出现，分析中钾的摄入确实与饮食中维生素C的摄入有关，但是与结石形成有相反的关系。作者推论，虽然在患草酸钙肾结石病的男性中限制膳食维生素C摄入是没有根据的（因为富含维生素C的食物中钾含量高），但是应该避免补充性维生素C的摄入[8]。

1. Reznik VM, *et al.* Does high-dose ascorbic acid accelerate renal failure? *N Engl J Med* 1980; **302:** 1418–19.
2. Swartz RD, *et al.* Hyperoxaluria and renal insufficiency due to ascorbic acid administration during total parenteral nutrition. *Ann Intern Med* 1984; **100:** 530–1.
3. Balcke P, *et al.* Ascorbic acid aggravates secondary hyperoxalemia in patients on chronic hemodialysis. *Ann Intern Med* 1984; **101:** 344–5.
4. Tsao CS. Ascorbic acid administration and urinary oxalate. *Ann Intern Med* 1984; **101:** 405–6.
5. Wandzilak TR, *et al.* Effect of high dose vitamin C on urinary oxalate levels. *J Urol (Baltimore)* 1994; **151:** 834–7.
6. Curhan GC, *et al.* Intake of vitamins B6 and C and the risk of kidney stones in women. *J Am Soc Nephrol* 1999; **10:** 840–5.
7. Baxmann AC, *et al.* Effect of vitamin C supplements on urinary oxalate and pH in calcium stone-forming patients. *Kidney Int* 2003; **63:** 1066–71.
8. Taylor EN, *et al.* Dietary factors and the risk of incident kidney stones in men: new insights after 14 years of follow-up. *J Am Soc Nephrol* 2004; **15:** 3225–32.

对死亡率的影响 有人认为血清抗坏血酸浓度与全因死亡率成负相关[1~4]；血清抗坏血酸浓度与男性癌症患者死亡率成负相关，与女性则无此相关性[1~3]。但另一项对3个研究进行的荟萃分析发现补充维生素C对老年人死亡率没有积极作用[5]。另一项对成人抗氧化物补充的调查发现维生素C单独或与其他抗氧化物的补充对成人死亡率没有明显益处[6]，但是并不排除轻微益处或较大害处。因此，维生素C可以作为一种促氧化剂，进一步研究需密切关注其不良影响。

1. Loria CM, *et al.* Vitamin C status and mortality in US adults. *Am J Clin Nutr* 2000; **72:** 139–45.
2. Simon JA, *et al.* Relation of serum ascorbic acid to mortality among US adults. *J Am Coll Nutr* 2001; **20:** 255–63.
3. Khaw K-T, *et al.* Relation between plasma ascorbic acid and mortality in men and women in EPIC-Norfolk prospective study: a prospective population study. *Lancet* 2001; **357:** 657–63.
4. Fletcher AE, *et al.* Antioxidant vitamins and mortality in older persons: findings from the nutrition add-on study to the Medical Research Council Trial of Assessment and Management of Older People in the Community. *Am J Clin Nutr* 2003; **78:** 999–1010.
5. Ness A, *et al.* Role of antioxidant vitamins in prevention of cardiovascular diseases. *BMJ* 1999; **319:** 577.
6. Bjelakovic G, *et al.* Antioxidant supplements for prevention of mortality in healthy participants and patients with various diseases. Available in The Cochrane Database of Systematic Reviews; Issue 2. Chichester: John Wiley; 2008 (accessed 18/06/08).

对牙的影响 一篇研究报道了由于每日摄入维生素C咀嚼片超过3年而引起牙釉质的腐蚀[1]。该片剂降低了唾液的pH值，从而造成了钙从牙釉质中的丢失。

1. Giunta JL. Dental erosion resulting from chewable vitamin C tablets. *J Am Dent Assoc* 1983; **107:** 253–6.

干扰实验室检查 抗坏血酸是一种强还原剂，会干扰实验室检查，包括氧化和还原反应。在存在某些因素（如抗坏血酸的剂量和特殊使用方法）时，会造成血浆、粪便或尿样检查结果的错误率增加或假阴性结果。

药物相互作用

抗坏血酸对各种药物的影响见**去铁胺**（第1383页）、**激素性避孕药**（第2003页）、**HRT**（第2009页）、**氟奋乃静**（见**氯丙嗪**项下，第946页）和**华法林**（第1375页）项下。在存在铁缺乏状态时抗坏血酸可以增加铁的吸收。奥美拉唑可能会影响饮食中维生素C的吸收利用（见**奥美拉唑的吸收不良**项下，第1675页）。

药动学

抗坏血酸可经胃肠道迅速吸收，并广泛分布于机体的各种组织中。当摄入剂量增加时，血浆抗坏血酸浓度会增加，每日摄入90～150mg的剂量时会增加到一个较高的平台。健康人体内抗坏血酸的储量约1.5g，尽管每日摄入量超过200mg时可有更大量的储存。抗坏血酸在白细胞和血小板中的浓度高于红细胞和血浆。在缺乏状态下，白细胞中的浓度下降较晚、速度较慢，所以被作为一个优于血浆浓度的用以评估缺乏状态的标准。

抗坏血酸可以可逆地氧化成为脱氢抗坏血酸；部分可代谢为无活性的维生素C钠酸-2-硫酸盐以及可经尿排泄的草酸。超过身体需要量的过多的抗坏血酸也可以原形很快经尿液排泄，这通常发生在当摄入量超过每日100mg时。抗坏血酸可以通过胎盘，可以分布于母乳。可通过血液透析被排出。

人体需要量

成人每日维生素C的膳食摄入推荐量为30～100mg。但是，个体需要量变化范围比较大。人体自身不能形成抗坏血酸，所以饮食来源是必需的。大多数膳食来源的抗坏血酸是从水果和蔬菜中获得，只有少量存在于奶类和动物组织中。相对丰富的来源包括蔷薇果（玫瑰色的水果）、黑醋栗、柑橘、叶菜、番茄、马铃薯以及绿色和红色的辣椒。

抗坏血酸在烹饪过程中易被迅速破坏。在储存过程中也会有大量损失。

1. Deruelle F, Baron B. Vitamin C: is supplementation necessary for optimal health? *J Altern Complement Med* 2008; **14:** 1291–8.
2. Berger MM. Vitamin C requirements in parenteral nutrition. *Gastroenterology* 2009; **137** (suppl): S70–S78.
3. Lykkesfeldt J, Poulsen HE. Is vitamin C supplementation beneficial? Lessons learned from randomised controlled trials. *Br J Nutr* 2010; **103:** 1251–9.

英国和美国的推荐膳食摄入量 英国的维生素C膳食参考值[1]（第1825页）已经公布；同样，美国的推荐膳食供给量（RDAs）中也作了相应的规定[2]。推荐量对于不同年龄的婴儿和儿童、成年男性和女性、孕期和哺乳期的妇女是不同的。英国对于成年男性和女性的推荐营养素摄入量（RNI）是每日40mg，估计平均需要量（EAR）是每日30mg。总体而言，美国对于所有年龄和不同组别的推荐量都比英国制订的要高。男性的推荐膳食供给量（RDA）是每日90mg，女性是75mg[2]。吸烟者的推荐膳食供给量（RDA）已增加至每日35mg。可耐受最高摄入量是每日2g[2]。估计平均需要量（ERA）对于男性是75mg，女性是60mg。

1. DoH. Dietary reference values for food energy and nutrients for the United Kingdom: report of the panel on dietary reference values of the committee on medical aspects of food policy. *Report on health and social subjects 41*. London: HMSO, 1991.
2. Standing Committee on the Scientific Evaluation of Dietary Reference Intakes of the Food and Nutrition Board. *Dietary Reference Intakes for vitamin C, vitamin E, selenium, and carotenoids.* Washington DC: National Academy Press, 2000. Also available at: http://www.nap.edu/openbook.php?isbn=0309069351 (accessed 21/07/08)

用途和用法

维生素C是一种水溶性维生素，对于胶原和细胞间物质的合成是必需的。当膳食摄入不足时会发生维生素C缺乏。在成人中非常罕见，但是可能在婴儿、酗酒者或老年人中发生。维生素C缺乏会导致坏血病。其症状特征为毛细血管变脆、出血（尤其是小血管和齿龈）、正常红细胞或正红细胞性贫血、软骨和骨损伤及伤口愈合缓慢。

维生素C被用于治疗和预防缺乏症。它可以完全逆转缺乏症状。首选途径通常是经口摄入，以抗坏血酸的形式。抗坏血酸或抗坏血酸钠可经肠外途径给予，通常首选肌内途径，但是也可以经静脉或皮下途径给予。推荐用于预防缺乏的每日剂量为25～75mg，用于治疗缺乏的剂量为每日250mg或更高，分次给予。

在治疗地中海贫血患者时，为了改善去铁胺的螯合反应，每日口服给予抗坏血酸100～200mg，连同去铁胺一起给予，从而增加铁的排泄（见第1383页）；为减少毒性，应在给予去铁胺后的1个月给抗坏血酸。在铁缺乏状态下，抗坏血酸可以增加胃肠道对铁的吸收，因此抗坏血酸或抗坏血酸盐液被添加到一些口服铁制剂中。抗坏血酸或抗坏血酸钠一直被用于治疗正铁血红蛋白血症。抗坏血酸也被用于酸化尿液。在许多其他疾病（见下文）的治疗中也被使用过，但是没有太多证据可证明其有效性。

儿童用量，见下文的**儿童用法**。

含有抗坏血酸钾的滴眼液（含10%抗坏血酸）已用于治疗化学性眼灼伤（第1596页），应与枸橼酸钠滴眼液一同使用（见**碳酸盐的用途**，第1596页）。

抗坏血酸及抗坏血酸钙和钠盐在药物制造业和食品工业中被用作抗氧化剂。

儿童用法 维生素C可用于治疗或预防儿童因缺乏维生素C引起的坏血病。通常以口服抗坏血酸的形式给

予（传统的补充方法包括橙汁、葡萄汁或蔷薇果糖浆）；当口服途径不可用或吸收不良时，可选用胃肠外途径，通常首选肌内注射，另外也可用静脉或皮下注射途径。用于预防缺乏症的剂量同成人，见上文**用途和用法**；用于治疗时，口服或胃肠外剂量范围是每日 100～300mg；同时也有更高剂量的建议，如 *BNFC 2009* 根据年龄给药如下：

- 1 个月～4 岁：每日 125～250mg，分 1～2 次给药；
- 4～12 岁：每日 250～500mg，分 1～2 次给药；
- 12～18 岁：每日 500～1000mg，分 1～2 次给药。

抗坏血酸也可与去铁胺一起给药，用于促进铁的排泄。1 个月以上儿童剂量同成人。

维生素 C 还可用于治疗某些遗传性的代谢病，如新生儿酪氨酸代谢病、谷胱甘肽缺乏症、乙酸尿等。*BNFC 2009* 推荐如下口服剂量：

- 新生儿：每日 50～200mg，酌情调整；
- 1～18 岁：每日 200～400mg，分 1～2 次给予，可根据不同情况进行调整，最多 1 天可给予 1g。

非缺乏性疾病 有观点称，在很多情况下维生素 C 都可以表现出有益的治疗效果，包括年龄相关性黄斑变性（见**β-胡萝卜素**，第1831页）阿尔茨海默病（见**维生素 E** 下的**痴呆**项下，第1894页）、动脉粥样硬化（见**缺血性心脏病的预防**项下，第1827页）、癌症（见**恶性肿瘤的预防**项下，第1827页）、普通感冒（见第820页）、特发性血小板减少性紫癜（见第1437页）。其他声称有效的情况包括哮喘、创伤愈合、精神疾病、白细胞功能异常引起的感染、不育症、成骨不全、Paget 病所造成的疼痛、鸦片的脱瘾。总体而言，很少有合适的对照研究可证实这些说法。虽然初步研究表明抗坏血酸可预防先兆子痫，但是该结论并未得到后期研究的支持（见**高血压**项下，第1131页）。目前，抗坏血酸对 Charcot-Marie Tooth 综合征（一种慢性阶段性的神经系统异常病）的研究正在进行中。

制剂

BP 2010: Ascorbic Acid Injection; Ascorbic Acid Tablets; Paediatric Vitamins A, C and D Oral Drops; Vitamins B and C Injection;
USP 33: Ascorbic Acid Injection; Ascorbic Acid Oral Solution; Ascorbic Acid Tablets; Oil- and Water-soluble Vitamins Capsules; Oil- and Water-soluble Vitamins Oral Solution; Oil- and Water-soluble Vitamins Tablets; Oil- and Water-soluble Vitamins with Minerals Capsules; Oil- and Water-soluble Vitamins with Minerals Oral Solution; Oil- and Water-soluble Vitamins with Minerals Tablets; Water-soluble Vitamins Capsules; Water-soluble Vitamins Tablets; Water-soluble Vitamins with Minerals Capsules; Water-soluble Vitamins with Minerals Tablets; Zinc and Vitamin C Lozenges.

专利制剂

Arg.: C-Vitamin; Cellskinlab Serum 15; Cewin; Citrocola; Citrovita; Gynefix; Redoxon; Urosedac; Vicenrik; Vitafizz C; ***Austral.:*** Cal C; Pro-C†; Redoxon; Sugarless C; Supa C†; Vicks Vital†; Vita C†; ***Austria:*** Ascorbin; C-Vit; Calcascorbin†; Ce-Limo; Cebion; Cetebe; Cevitol; Iroviton Vitamin C; Mel-C; Redoxon†; ***Belg.:*** C-Will; Cetamine; Cevi-drops; Ophtavit C†; Redoxon; Upsa C; Upsavit C†; ***Braz.:*** Acerogrip C; Active C; Bio-C; Cebion; Ceklin†; Cenevit; Cetivit; Cetozone; Cevita; Ceviton; Cewin; Citron†; Citroplex; Citrovit; Energil C; Energrip C†; Fonto-Vit C; Redoxon; Vagi C; Vi-Ce; Vitacitrus†; Vitageyer C†; Vitamice; Vitergyl C; ***Canad.:*** Action†; Apo-C; Ascorbplex; Bio-C; C 1000; C 3000; Ester-C; Formula 1 Bio-C; Formula 2; Formula 2 Bio-C; Formula UPC; Inf IC; Kamu Jay†; Kyolic Formula 103; Liqui C; Nutrol C†; Orti C; Proflavanol C†; Redoxon†; Revitonus C; Scorbatate; Super C; Super LSN; Time Rel Vit C; ***Chile:*** Cebion; Crevet; Crevet L; Esvit C; Mintavit-C; Necta C; Redoxon†; Serum 15; Vitac; Vitaseve; ***Cz.:*** Additiva; Apo-C†; C-Vitamin; Cebion†; Celaskon; Linamon†; ***Fin.:*** Ascorbin; Bio-C-Vitamin; C-Tabs†; C-vimin; Ceerexin†; Cevi-Tabs; Poremax-C; Puru-C†; Vita-C†; ***Fr.:*** Arkovital C†; Doliprane Vitamine C; Laroscorbine; Midy Vitamine C†; Vitascorbol; ***Ger.:*** Ascorell; Ascorvit; Cebion; Cebion N†; Cetebe; Forum C; Hermes Cevitt; Macalvit; Pascorbin; Synum C†; Vagi-C; ***Gr.:*** Ascorbine; Cebion; Pascorbin; Redoxon; Vicef; Viforcit; Vitorange; ***Hong Kong:*** Cecap; Cegrovit†; Celin; Cetrinets; Cevit; Cevizo; Champs Junior; Cibion; Delrosa; Flavettes; Poten-Cee; Redoxon†; Vorange; ***Hung.:*** Beres C; Cebion; Cetebe; Hermes Cevitt; Vitascor†; ***India:*** Cecon; Celin; Limcee; Sukcee; ***Indon.:*** Askorbin; Bekamin C; Biferce; Candyvit-C; Cebion†; Ceelin; Champs C†; Ever Ce†; Extrace; Fit-C; Flavettes; Sweeta C; Vicee; Vitacimin; Vitalong C TRC; Vitamex C†; Xon-Ce; ***Irl.:*** Haliborange Vitamin C; Redoxon†; Rubex; ***Israel:*** C-Tamin; C500; Cereon†; Redoxon; Vi-C†; ***Ital.:*** Addivita; Agruvit; Bio-Ci†; C Monovit; C-Tard; Cebion; Cimille; Duo-C; Dynaphos-C; Redoxon; Univit; Vici; ***Jpn:*** Hicee; ***Malaysia:*** Ascorbin; Cecap; Ceelin†; Cetrinets†; Chewette; Citrex Vitamin C; Orange C†; Upha C; Vita C; ***Mex.:*** C-Messel; Ce-Vi-Sol†; Cemina†; Cevalin; Femiprim; Gomas Garde G; Noratoquin; Oxital C; Poly C; Ramy CE; Redoxon; Sinesmin; ***Neth.:*** C-Will; Dayvital; Redoxon†; ***Norw.:*** Bio-C; Nycoplus C-vitamin; ***NZ:*** Redoxon; ***Philipp.:*** A-Cee; Alka-C; Asconvita; Ascorbin; Ascorcee; Bonalet-Cee; C-4-Kids; Calcebone; CareZee; Ce-Vi-Sol; Cecon; Cee-protect; Ceelin; Ceenergy; Ceetrus; Cetrasol; Cetrinets; Chilcee; Chilvit-Cee; Cixtor; Clusivol Power C; Day-C-Vit; Daycee; EconoCee; Esvicee†; Excel C; EZZ-C; Incee-Vit; Medcee; Neo-C; Nutricee; Pedcee; Pediafortan-C; Poten-Cee; Provit-Cee; Supravit-C†; Tropicee; Vamcee†; Vi-Cee; Vita-Procee; Zerrucee; ***Pol.:*** Ascorgem; Cebion; Cetebe; Cevikap; Juvit; Monovitan C†; Vicefar; ***Port.:*** Anti-rugas C; C'Nergil; Cebiolon; Cebion; Cecon; Cecrisina; Cetebe†; Citavi†; Prevegyne†; Redoxon; Vitaminac Retard; Vivin C; ***Rus.:*** Celascon (Целаскон); Citravit (Цитравит); Plivit C (Пливит С)†; Vaginorm-C (Вагинорм-С); ***S.Afr.:*** Scorbex; Vitaforce C†; Vitaforce Massif-C†; ***Singapore:*** Active C; Ascorbin; Cebion; Champs C; Dancimin-C; Flavettes; High-C; Redoxon; Vorange; ***Spain:*** Cebion; Citrovit; Redoxon; ***Swed.:*** C-vimin; Ido-C; ***Switz.:*** Cegrovit†; Cetebe; Demovit C; Neutra-C†; Nicobrevin N†; Redoxon; Viforcit†; ***Thai.:*** Bio-C; C Mon; C-Coated; C-Mic; C-Will; CEE; Fa-c; Hicee; MAG-C; Mancevit; Med-C; Mita-C; Sweetcee; Teddy-C; V-C; Vit C Frx; Vit C-Mile; Vitacee; Vitacimin; Zee; ***Turk.:*** C-plan; Ester Vit; Hermess Cevitt; Monovit-C; Natrol C; Redoxon; Vagi-C; Vitabiol C; ***UK:*** Buffered C; Buffered C 500; Haliborange Halibonbons; Redoxon; ***Ukr.:*** Celaskon (Целаскон); Cyclo 3 Fort (Цикло 3 Форт); ***USA:*** Asco-Caps†; Ascocid; Ascor; Cecon; Cenolate; Cevi-Bid; Chew-C; Dull-C; N'ice Vitamin C; Sunkist; Vita-C; ***Venez.:*** Cebion; Cevax; Cevit; Mirinda†; Oranvit†; Redoxon†; Vitadyn C; Vitrexon.

多组分制剂

Used as an adjunct in: ***Arg.:*** Anemidox Ultra; Anemidox-Ferrum; Anemidox-Solutab; Ferro Folic; Ferrocebrina; Hierro Folico; Hierro Plus†; Iberol; Rubiron; Sideralce; Tardyferon; ***Austral.:*** Bio Iron; Ferrograd C†; ***Austria:*** Ferretab; Ferrograd C†; Losferron-Fol†; Losferron†; ***Belg.:*** Fero-Grad; Losferron; ***Braz.:*** Anemofer†; Cobaldoze; Combiron; Dobiron; Ferrocomplex; Ferroplex; Ferrotonico B12†; Iberin Folico; Iberol; Iloban; Novofer; Rubralong†; Rubrargil; Sulfato Ferroso Composto; ***Canad.:*** Fero-Grad†; Iberet†; Neo-Fer CF†; Palafer CF; ***Chile:*** Confer; Cronoferril†; Ferranem; Ferranim; Ferro Vitaminico†; Folifer; Iberol Folico†; Iberol†; ***Cz.:*** Ferro-Folgamma; Losferron†; Sorbifer; Tardyferon; Tardyferon-Fol; ***Fin.:*** Duroferon; ***Fr.:*** Bio-Fer; Fero-Grad vitamine C; Tardyferon; Tardyferon B_9; Timoferol; ***Ger.:*** Ferro-Folgamma; Kendural C; Kendural-Fol-500; Losferron; Tardyferon; Tardyferon-Fol; ***Hong Kong:*** Iberet-Folic; Iberet†; ***Hung.:*** Ferro-Folgamma; Floradix; Sorbifer; Tardyferon-Fol; ***India:*** Anemidox; Autrin; Conviron-TR; Hematrine; Hepasules†; Siderfol; ***Indon.:*** Adfer; Bioferron; Bionemi; Biosanbe; Dasabion; Emibion; Emineton; Fercee; Feritrin; Ferofort; Habebion†; Hemafort; Hemarate CE†; Hemobion; Iberet; Iberet-Folic; Inbion; Natabion; Neogobion; Nephrovit-Fe; Nichobion; Nonemi; Nufagrabion; Nufagrabion-GM; Odiron-C†; Opibion; Ovabion; Prenamia; Prenatin-DF; Sangobion; Sangofer; Sangovitin†; Solvitral; Suprabion; Tropifer†; Veroscan; Vica-Natal; Viliron; Vitabion; Vitalex; Vitonal-F; ***Irl.:*** Ferrograd C; ***Ital.:*** Auxofer; Bioferal; Bioglufer; Blizer†; Blustark; Crom; Cromatonferro; Effegyn†; Eriglobin†; Eritropiu; Ferig†; Ferro Complex; Ferrograd C; Ferrograd Folic; Ferrogyn; Flexifer†; Gloros; Losferron; Megafer; Monoferro; Niferex; Prontoferro; Sidervim; ***Malaysia:*** Iberet-Folic; Iberet†; Odiron-C†; Sangobion; ***Mex.:*** Autrin; Ferro Folico; Fumarol; Iberet†; Iberol†; ***Neth.:*** Losferron; ***Norw.:*** Duroferon; ***NZ:*** Ferrograd C; ***Philipp.:*** Appetite OB; Iberet; Iberet-Folic; Imefer; Macrobee with Iron; Magniferron; Micron-C; Molvite with Iron; Mulvitron; Odiron-C†; Sangobion; Sorbifer; Terraferron; TriHEMIC; ***Pol.:*** Additiva Ferrum; Ascofer; Sorbifer; Tardyferon; Tardyferon-Fol; ***Rus.:*** Fenules (Фенюльс); Ferro-Folgamma (Ферро-Фольгамма); Ferroplex (Ферроплекс); Gyno-Tardyferon (Гино-тардиферон); Sorbifer (Сорбифер); ***S.Afr.:*** Autrin; Fero-Folic; Fero-Grad; Foliglobin; ***Singapore:*** Iberet; Iberet-Folic; Iron Melts; Neogobion; Odiron-C†; Sangobion; ***Swed.:*** Duroferon; ***Switz.:*** Duofer; Duofer Fol; Fero-Folic; Ferrascorbin; Kendural; Lufer; ***Thai.:*** Glufer-C†; Sangobion; ***Turk.:*** Ferro-Vital; Gyno-Tardyferon; Vi-Fer; ***UK:*** Ferrograd C; ***Ukr.:*** Fenules (Фенюльс); Gyno-Tardyferon (Гино-Тардиферон); Sorbifer (Сорбифер); ***USA:*** Chromagen; Chromagen FA; Chromagen Forte; Contrin; Feocyte; FeoGen; Fero-Folic; Fero-Grad; Ferotrinsic; Ferralet 90; Ferrex Forte Plus†; Ferrex Plus; Ferrogels Forte; Fetrin; Fumatinic; Hem Fe; Hematinic Plus; I-L-X; Iberet-Folic†; Iberet†; Icar-C Plus; Irospan; Livitrinsic-f†; Multigen; Niferex; Niferex Forte; Pronemia Hematinic; Tandem Plus; TL Icon; Tolfrinic; TriHEMIC; Trimagen; Trinsicon†; Vitagen Advance; Vitron-C; ***Venez.:*** Autrin†; Fefol; Fercor†; Ferro-Folic; Ferroce; Ferroce con B12; Ferronorm; Hepafol con B-12; Iberol C.

Vitamin D Substances 维生素 D 物质

Vitamina D.

Витамины Группы D

维生素 D 这个术语被用于与甾醇复合物密切相关的一系列物质，这些复合物包括 α-骨化醇、骨化二醇、骨化三醇、胆骨化醇、二氢速甾醇及维生素 D_2。新的维生素 D 类似物包括度骨化醇、氟骨化醇、马沙骨化醇、帕立骨化醇。

Alfacalcidol（*BAN*，*rINN*）α-骨化醇

Alfacalcidolum; Alfakalcidol; Alfakalcidolis; Alfakalsidol; Alfakalsidoli; EB-644; 1-α-Hidroxivitamina D_3; 1α-Hydroxycholecalciferol; 1α-Hydroxyvitamin D_3; 1α-OHD$_3$. (5*Z*,7*E*)-9,10-Secocholesta-5,7,10(19)-triene-1α,3β-diol.

Альфакальцидол

$C_{27}H_{44}O_2$ = 400.6.
CAS — 41294-56-8.
ATC — A11CC03.
ATC Vet — QA11CC03.
UNII — URQ2517572.

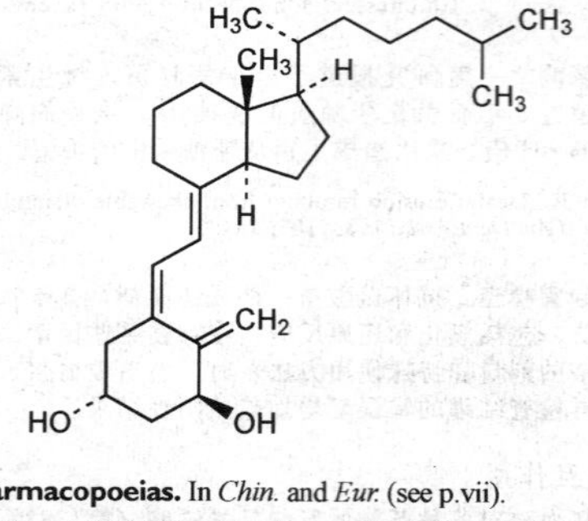

Pharmacopoeias. In *Chin.* and *Eur.* (see p.vii).

Ph. Eur. 6. 8（Alfacalcidol） 白色或类白色结晶，对空气、热和光敏感。不溶于水；易溶于乙醇；可溶于脂肪油。在溶液中会发生可逆的同分异构反应，生成前 α-骨化醇，该反应取决于温度和时间，其活性取决于这两种复合物。于 2～8℃的温度条件下贮藏于充满氮气的密闭容器中。一旦容器被开启，则其内容物应立即使用。避光。

Calcifediol（*BAN*，*USAN*，*rINN*）骨化二醇

Calcidiol; Calcifédiol; Calcifediolum; Calcifediolum Monohydricum; 25-Hidroxicolecalciferol; 25-Hidroxivitamina D_3; 25-Hydroxycholecalciferol; 25-Hydroxyvitamin D_3; Kalcifediol; Kalcifediol monohydrát; Kalcifediolis; Kalcyfediol; Kalsifedioli; 25-(OH)D_3; U-32070E. (5*Z*,7*E*)-9,10-Secocholesta-5,7,10(19)-triene-3β,25-diol monohydrate.

Кальцифедиол

$C_{27}H_{44}O_2,H_2O$ = 418.7.
CAS — 19356-17-3 (anhydrous calcifediol); 63283-36-3 (calcifediol monohydrate).
ATC — A11CC06.
ATC Vet — QA11CC06.
UNII — P6YZ13C99Q (calcifedol); T0WXW8F54E (anhydrous calcifediol).

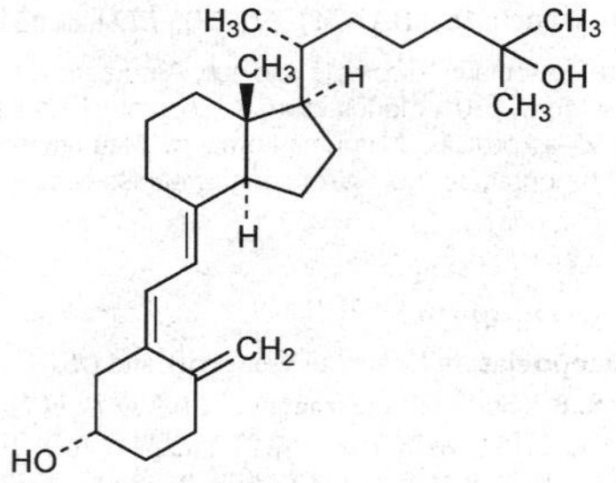

Pharmacopoeias. In *Eur.* (see p.vii) and *US.*

Ph. Eur. 6. 8（Calcifediol） 白色或类白色结晶，对空气、热和光敏感。不溶于水；易溶于乙醇；可溶于脂肪油。在溶液中会发生可逆的同分异构反应，生成前骨化醇，该反应取决于温度和时间，其活性取决于这两种复合物。于 2～8℃的温度条件下贮藏于充满氮气的密闭容器中。一旦容器被开启，则其内容物应立即使用。避光。

USP 33（Calcifediol） 贮藏于密闭容器中。避光。

Calcitriol（*BAN*，*USAN*，*rINN*）骨化三醇

Calcitriolum; 1α,25-Dihidroxivitamina D_3; 1,25-Dihydroxycholecalciferol; 1α,25-Dihydroxycholecalciferol; 1α,25-Dihydroxyvitamin D_3; Kalcitriol; Kalcitriolis; Kalsitriol; Kalsitrioli; 1α,25(OH)$_2D_3$; Ro-21-5535. (5*Z*,7*E*)-9,10-Secocholesta-5,7,10(19)-triene-1α,3β,25-triol.

Кальцитриол

$C_{27}H_{44}O_3$ = 416.6.
CAS — 32222-06-3 (anhydrous); 77326-95-5 (monohydrate).
ATC — A11CC04; D05AX03.
ATC Vet — QA11CC04; QD05AX03.
UNII — FXC9231JVH.

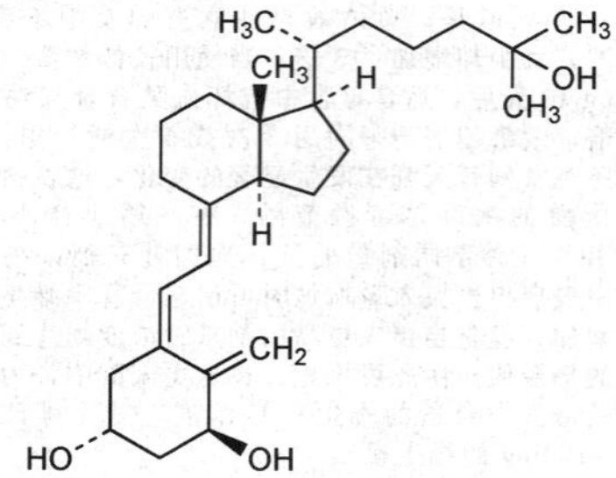

Pharmacopoeias. In *Eur.* (see p.vii) and *US.*

Ph. Eur. 6. 8（Calcitriol） 白色或类白色结晶，对空气、热和光敏感，不溶于水；易溶于乙醇；可溶于脂肪油。在溶液中会发生可逆的同分异构反应，生成前骨化三醇，该反应取决于温度和时间，其活性取决于这两种复合物。于 2～8℃的温度条件下贮藏于充满氮气的密闭容器中。一旦容器被开启，则其内容物应立即使用。避光。

USP 33（Calcitriol） 无水或一水合物。白色或类白色晶体。不溶于水；易溶于乙醇；溶于醚和脂肪油中。贮藏于密闭容器中，避光。

Colecalciferol（*BAN*，*rINN*）胆骨化醇

Activated 7-Dehydrocholesterol; Cholécalciférol; Cholecalciferol; Cholecalciferolum; Cholekalciferol; Cholekalciferolis; Cholekalcyferol; Colécalciférol; Colecalciferolum; Kolekalciferol; Kolekalsiferol; Kolekalsiferoli; Vitamin D_3; Vitamina D_3. (5*Z*,7*E*)-9,10-Secocholesta-5,7,10(19)-trien-3β-ol.

Колекальциферол

$C_{27}H_{44}O$ = 384.6.
CAS — 67-97-0.
ATC — A11CC05.

ATC Vet — QA11CC05.
UNII — 1C6V77QF41.

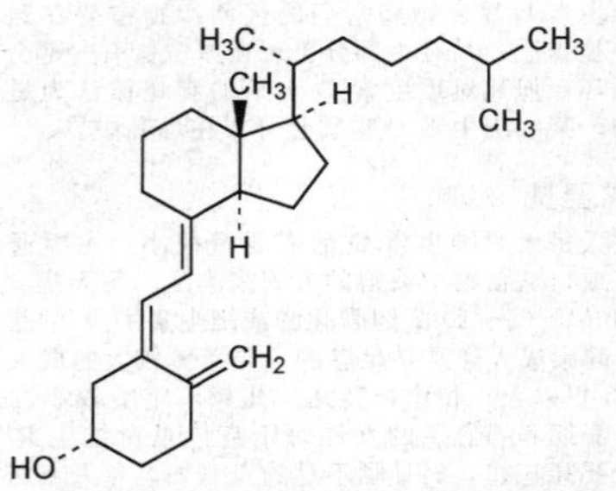

性状 胆骨化醇是维生素 D 的天然存在形式，经紫外线照射由 7-脱氢胆甾醇生成，7-脱氢胆甾醇是存在于哺乳动物皮肤中的一种甾醇类物质。

Pharmacopoeias. In *Chin., Eur.* (see p.vii), *Int., Jpn, US,* and *Viet.*

Eur. also includes monographs for concentrates in an oily form, a powder form, and a water-dispersible form. *US* also includes a solution.

Ph. Eur. 6.8（Cholecalciferol; Colecalciferol BP 2010）白色或类白色结晶，对空气、热和光敏感。不溶于水；易溶于乙醇；可溶于脂肪油。其溶液在挥发性溶剂中不稳定，应立即使用。在溶液中会发生可逆的同分异构反应，生成前胆骨化醇，该反应取决于温度和时间，其活性取决于这两种复合物。于 2～8℃ 的温度条件下贮藏于充满氮气的密闭容器中。一旦容器被开启，则其内容物应立即使用。避光。

BP 2010 指出，当处方开出或需要骨化醇或维生素 D 时，应配制或供给胆骨化醇或维生素 D_2。

Ph. Eur. 6.8［Cholecalciferol Concentrate (Oily Form); Cholecalciferolum Densatum Oleosum Colecalciferol Comcentrate (Oily Form) BP 2010］ 一种将胆骨化醇溶于适当植物油中的溶液，每克中的含量不少于 500000U，它可能含适当的稳定剂（如抗氧化剂）。为一种黄色澄清液体。不溶于水；微溶于无水乙醇；易与脂性溶剂混合。可能存在部分凝固，依温度而定。贮藏于密闭容器中。避光。一旦容器被开启，则其内容物应立即使用。未使用的部分应在氮气环境中贮藏。

Ph. Eur. 6.8［Cholecalciferol Concentrate (Powder Form); Cholecalciferoli Pulvis; Colecalciferol Concentrate (Powder Form) BP 2010］ 将胆骨化醇的油性溶液在一种适当基质中配制而得，这种基质通常是基于将明胶和适宜性质的碳水化合物相结合。每克中的含量不少于 100000U，可能含适当的稳定剂（如抗氧化剂）。为白色或淡黄白色的小颗粒。依据不同剂型，可能不溶于水或可能发生膨胀或弥散现象。贮藏于密闭容器中。避光。一旦容器被开启，则其内容物应立即使用。未使用的部分应在氮气环境中贮藏。

Ph. Eur. 6.8［Cholecalciferol Concentrate (Water-dispersible Form); Cholecalciferolum in Aqua Dispergibile; Colecalciferol Concentrate (Water-dispersible Form) BP 2010］ 一种将胆骨化醇溶解于适当的植物油中的溶液，其中可能加入适当的增溶剂。每克中的含量不少于 100000U，可能含有适当的稳定剂（如抗氧化剂）。一种微淡黄色有可变乳光和黏性的液体，高浓缩的溶液在低温环境下会变浑浊或在室温下形成凝胶。贮藏于密闭容器中。避光。一旦容器被开启，则其内容物应立即使用。未使用的部分应在氮气环境中贮藏。

USP 33（Cholecalciferol） 白色无味结晶；不溶于水；可溶于乙醇、氯仿和脂肪油中，熔点大约为 85℃。它可受空气和光的影响。于 8～15℃ 的温度条件下贮藏于充满氮气的密闭容器中。避光保存。

USP 33（Cholecalciferol Solution） 一种将胆骨化醇溶解于适当的植物油、聚山梨酯 80 或丙二醇中的溶液。贮藏于密闭容器中。避光。

Dihydrotachysterol（*BAN, rINN*）二氢速甾醇

Dichysterol; Dihidrotakisterol; Dihidrotaquisterol; Dihydrotachystérol; Dihydrotachysterolum; Dihydrotakisterol; Dihydrotakysterol; Dihydrotakysteroli. (5E,7E,22E)-10α-9,10-Secoergosta-5,7,22-trien-3β-ol.

Дигидротахистерол

$C_{28}H_{46}O$ = 398.7.
CAS — 67-96-9.
ATC — A11CC02.
ATC Vet — QA11CC02.
UNII — R5LM3H112R.

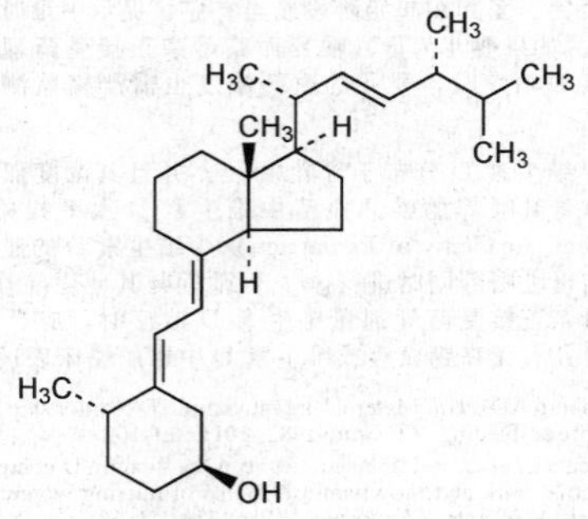

Pharmacopoeias. In *Eur.* (see p.vii) and *US.*

Ph. Eur. 6.8（Dihydrotachysterol） 无色结晶或白色或类白色的结晶性粉末。具多态性。不溶于水；不易溶于乙醇；易溶于丙酮和乙烷。于 2～8℃ 的温度条件下贮藏于充满惰性气体的密闭容器中。

USP 33（Dihydrotachysterol） 无色或白色无气味结晶，或白色、无臭的结晶性粉末。不溶于水；可溶于乙醇；易溶于氯仿和乙醚；不易溶于植物油。贮藏于充满惰性气体的密闭玻璃容器中。避光。

Doxercalciferol（*USAN, rINN*）度骨化醇

Doxercalciférol; Doxercalciferolum; 1α-Hidroxivitamina D_2; 1α-Hydroxyergocalciferol; 1α-Hydroxyvitamin D_2; 1α-OH-D_2. (5Z,7E,22E)-9,10-Secoergosta-5,7,10(19),22-tetraene-1α,3β-diol.

Доксэркальциферол

$C_{28}H_{44}O_2$ = 412.6.
CAS — 54573-75-0.
ATC — H05BX03.
ATC Vet — QH05BX03.
UNII — 3DIZ9LF5Y9.

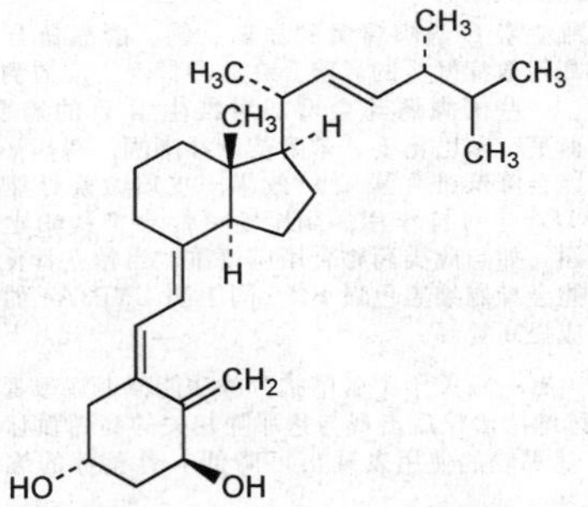

Ergocalciferol（*BAN, rINN*）维生素 D_2

Calciferol; Ergocalciférol; Ergocalciferolum; Ergokalciferol; Ergokalciferolis; Ergokalsiferol; Ergokalsiferoli; Irradiated Ergosterol; Viosterol; Vitamin D_2; Vitamina D_2. (5Z,7E,22E)-9,10-Secoergosta-5,7,10(19),22-tetraen-3β-ol.

Эргокальциферол

$C_{28}H_{44}O$ = 396.6.
CAS — 50-14-6.
ATC — A11CC01.
ATC Vet — QA11CC01.
UNII — VS041H42XC.

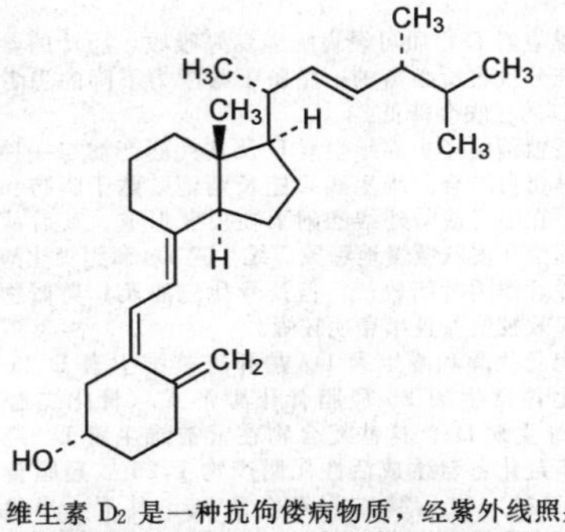

性状 维生素 D_2 是一种抗佝偻病物质，经紫外线照射后从麦角甾醇中获得，麦角甾醇存在于真菌和酵母菌中。

Pharmacopoeias. In *Chin., Eur.* (see p.vii), *Int., Jpn, US,* and *Viet.*

Ph. Eur. 6.8（Ergocalciferol） 白色或类白色结晶，或白色或轻微淡黄色结晶性粉末。对空气、热和光敏感。不溶于水；易溶于乙醇；可溶于脂肪油。其在易挥发性溶剂中的溶液是不稳定的，应立即使用。在溶液中可发生可逆的同分异构反应，成为维生素 D_2 前体，该反应取决于温度和时间，其活性取决于这两种复合物。在 2～8℃ 的温度条件下贮藏于充满氮气的密闭容器中。一旦容器被开启，则其内容物应立即使用。避光。

BP 2010 指出：当处方开出或需要骨化醇或维生素 D 时，应配制或供给用骨化醇或维生素 D_2。

USP 33（Ergocalciferol） 白色无臭的结晶。可受空气和光的影响。不溶于水；可溶于乙醇、氯仿、乙醚及脂肪油。在 8～15℃ 的温度条件下贮藏于充满氮气的密闭容器中。避光。

Falecalcitriol（*rINN*）氟骨三醇

Falécalcitriol; Falecalcitriolum; Flocalcitriol; Hexafluorocalcitriol; Ro-23-4194; ST-630. (+)-(5Z,7E)-26,26,26,27,27,27-Hexafluoro-9,10-secocholesta-5,7,10(19)-triene-1α,3β,25-triol.

Фалекальцитриол

$C_{27}H_{38}F_6O_3$ = 524.6.
CAS — 83805-11-2.
UNII — G70A8514T8.

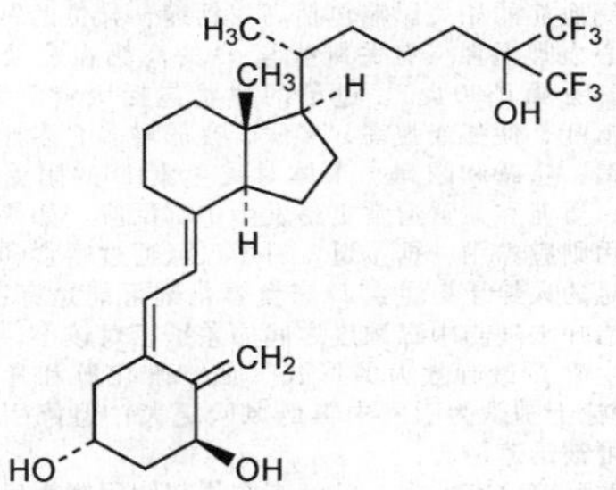

Maxacalcitol（*USAN, rINN*）马沙骨化醇

1α,25-Dihydroxy-22-oxavitamin D_3; Maxacalcitolum; OCT; 22-Oxacalcitriol; Sch-209579. (+)-(5Z,7E,20S)-20-(3-Hydroxy-3-methylbutoxy)-9,10-secopregna-5,7,10(19)-triene-1α,3β-diol.

Максакальцитол

$C_{26}H_{42}O_4$ = 418.6.
CAS — 103909-75-7.

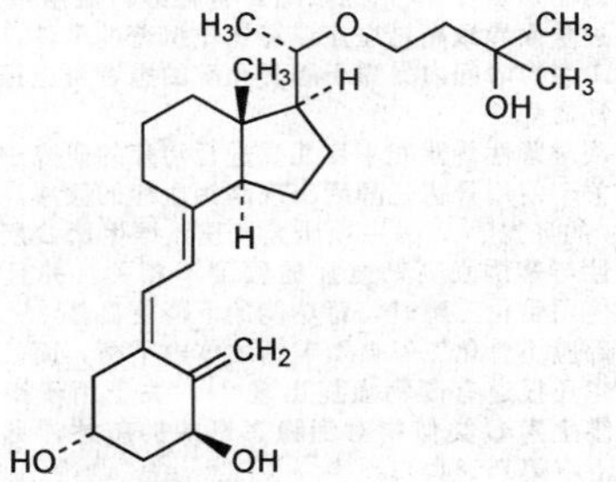

Paricalcitol（*USAN, rINN*）帕立骨化醇

ABT-358; Compound 49510; Paracalcin; Paricalcitolum. (7E,22E)-19-Nor-9,10-secoergosta-5,7,22-triene-1α,3β,25-triol.

Парикальцитол

$C_{27}H_{44}O_3$ = 416.6.
CAS — 131918-61-1.
ATC — H05BX02.
ATC Vet — QH05BX02.
UNII — 6702D36OG5.

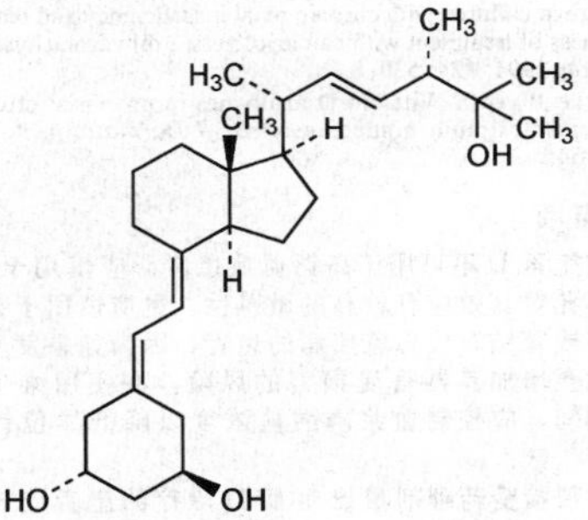

Pharmacopoeias. In *US.*

USP 33 (Paricalcitol) 白色或类白色的粉末。不溶于水；可溶于乙醇。在－25～－10℃的温度条件下贮藏于充满氩的密闭容器中。

单位

维生素 D 的第二次国际标准制剂（1949）为含大约 6g 胆骨化醇的植物油溶液（1000U/g）的瓶装制剂，这个标准现在已经被停用。

注：药典认为 25ng 的胆骨化醇或维生素 D_2 中含有 1U 维生素 D（即 1mg 胆骨化醇或维生素 D_2 相当于 40000U 维生素 D，这是通过对鼠类的生物测定得出的）。

生物等效性 有人建议维生素 D 的单位用摩尔或分子来计量比重量单位更好；这样，1U 的维生素 D 分别相当于 25ng 的胆骨化醇和 25.78ng 的维生素 D_2。这种在单位上的不等效性可能会影响维生素 D 剂量的推荐[1]。因此，胆骨化醇比维生素 D_2 作用更强，在补充维生素 D 时应首选，见下文的**用途和用法**。

1. Houghton LA, Vieth R. The case against ergocalciferol (vitamin D_2) as a vitamin supplement. *Am J Clin Nutr* 2006; **84:** 694–7.

不良反应和处置

过量摄入维生素 D 会导致高磷酸盐血症或高钙血症。高钙血症的相关影响包括高尿钙症、异位的钙化以及肾和心血管损害（有关维生素 D 的高钙血症及处置的讨论，见第1590页）。过量的症状包括厌食、无力、恶心和呕吐、便秘或腹泻、多尿、夜尿增多、多汗、头痛、口渴、嗜睡和眩晕。个体对维生素 D 的耐受性相差较大；婴儿和儿童通常更易发生中毒反应，如果发生毒性作用则应停用。据报道，对于已经通过膳食和日晒摄入充足的人给予维生素 D 膳食强化剂可能是有害的，因为在治疗浓度与中毒浓度之间的差别相对较小。

维生素 D 最有效力的形式（如 α-骨化醇和骨化三醇），理论上被认为引发中毒的风险更大；但停用后中毒反应可被迅速逆转。

超敏反应已有发生。已经有在局部使用制剂后发生皮肤刺激或接触性皮炎的报道。

高钙血症 维生素 D 是所有维生素中最易引起显性中毒的一种。每日 60000U 的剂量能引起高钙血症（见第1590页），会产生肌无力、情感淡漠、头痛、食欲缺乏、恶心和呕吐、骨痛、异位钙化、蛋白尿、高血压及心律失常。慢性高钙血症可导致全身的血管钙化、肾钙质沉着以及肾功能的迅速恶化[1,2]。英国报道了一些在使用浓于以前制剂浓度 10 倍的浓缩 α-骨化醇口服溶液后[3]偶发因过量而导致高钙血症或肾钙质沉着的事件。

在 1 名短时间内暴露于胆骨化醇的患者身上报道出现了高钙血症[4]。

一项对肾性骨营养不良儿童进行治疗的研究中提供了一些关于使用骨化三醇后出现高钙血症的频率高于维生素 D_2 的证据[5]。另一项研究发现，维生素 D 所具有的肾毒性与其诱发高钙血症的程度不相关。并且还指出，在使用骨化三醇时，肾功能的下降更显著[6]。

局部应用骨化三醇会影响钙的体内平衡，而且在一些研究中还报道有高钙血症出现[7]。关于用于银屑病的其他维生素 D 类似物对钙稳态影响的叙述，见**卡泊三醇**项下（第1518页）。

1. Anonymous. Toxic effects of vitamin overdosage. *Med Lett Drugs Ther* 1984; **26:** 73–4.
2. Chiricone D, *et al.* Unusual cases of chronic intoxication by vitamin D. *J Nephrol* 2003; **16:** 917–21.
3. CSM/MCA. Accidental overdose with alfacalcidol (One-Alpha drops). *Current Problems* 2001; **27:** 3.
4. Jibani M, Hodges NH. Prolonged hypercalcaemia after industrial exposure to vitamin D_3. *BMJ* 1985; **290:** 748–9.
5. Hodson EM, *et al.* Treatment of childhood renal osteodystrophy with calcitriol or ergocalciferol. *Clin Nephrol* 1985; **24:** 192–200.
6. Chan JCM, *et al.* A prospective, double-blind study of growth failure in children with chronic renal insufficiency and the effectiveness of treatment with calcitriol versus dihydrotachysterol. *J Pediatr* 1994; **124:** 520–8.
7. Bourke JF, *et al.* Vitamin D analogues in psoriasis: effects on systemic calcium homeostasis. *Br J Dermatol* 1996; **135:** 347–54.

注意事项

维生素 D 不可用于高钙血症患者。应慎用于婴儿，因为婴儿对其效应有较高的敏感性。也应慎用于有肾功能损害或肾结石或心脏疾病的患者，因为如果发生高钙血症就会增加其器官受损害的风险。在使用维生素 D 治疗期间，应控制血浆磷酸盐浓度以降低异位钙化的风险。

建议接受药理剂量维生素 D 治疗的患者应规则性监测血钙，尤其在起始阶段或当有症状提示中毒时（见上文）。如果婴儿为母乳喂养而其母亲正接受药理剂量维生素 D 治疗时，婴儿的血钙浓度也需严格监测（见下文）。

哺乳 维生素 D 分布于母乳中[1]，并且其浓度似乎与仅依靠母乳喂养的婴儿血清中维生素 D 水平相关[2]。American Academy of Pediatrics 认为维生素 D 的使用通常可与母乳喂养同时进行[3]，但他们与其他还推荐[4]，如果母亲正接受药理剂量维生素 D 治疗时，应严密监测其婴儿有无高钙血症或维生素 D 中毒的临床表现。

1. Rothberg AD, *et al.* Maternal-infant vitamin D relationships during breast-feeding. *J Pediatr* 1982; **101:** 500–503.
2. Cancela L, *et al.* Relationship between the vitamin D content of maternal milk and the vitamin D status of nursing women and breast-fed infants. *J Endocrinol* 1986; **110:** 43–50.
3. American Academy of Pediatrics. The transfer of drugs and other chemicals into human milk. *Pediatrics* 2001; **108:** 776–89. [Retired May 2010] Correction. *ibid.*; 1029. Also available at: http://aappolicy.aappublications.org/cgi/content/full/pediatrics%3b108/3/776 (accessed 09/01/06)
4. Greer FR, *et al.* High concentrations of vitamin D_2 in human milk associated with pharmacologic doses of vitamin D_2. *J Pediatr* 1984; **105:** 61–4.

妊娠 妊娠期间高钙血症可能会使后代产生先天性的疾病和新生儿甲状旁腺功能减退症。但如果母亲患甲状旁腺功能减退症时未予治疗，那么这对胎儿的危险要大于由于维生素 D 治疗引起的高钙血症的危险。实际上，有报道指出：妊娠期间，治疗甲状旁腺功能减退症时人体对于维生素 D 的需要量是增加的[1]；需要的剂量趋向于在妊娠后半期增加。1 名分娩后仍增加骨化三醇剂量的女性（考虑到母亲喂养时有相关钙的丢失）发生了高钙血症；这种情况没有出现在 2 名无母乳喂养的女性和分娩后立即减少维生素 D 制剂剂量的女性中[1]。关于妊娠期间维生素 D 需要量的讨论，见下文的**英国和美国的推荐膳食摄入量**以及**妊娠和新生儿**项下（第1891页）。

1. Caplan RH, Beguin EA. Hypercalcemia in a calcitriol-treated hypoparathyroid woman during lactation. *Obstet Gynecol* 1990; **76:** 485–9.

药物相互作用

当维生素 D 与噻嗪类利尿药、钙、磷酸盐合用时会增加高钙血症发生的风险。在这种情况下应监测血浆钙浓度。一些抗癫痫药会增加对维生素 D 的需要量，如卡马西平、苯巴比妥、苯妥英、扑米酮。利福平和异烟肼可能会降低维生素 D 的效果。皮质激素可能会对维生素 D 产生对抗作用。酮康唑可能会抑制帕立骨化醇的代谢，如与此类药物合用应慎重。当帕立骨化醇与其他可能会抑制细胞色素 P450 同工酶 CYP3A4 的药物合用时应提高警惕。

达那唑 有一篇关于 1 名甲状旁腺功能减退症患者使用 α-骨化醇维持治疗后出现与达那唑相关的高钙血症的报道[1]。达那唑的使用表现出可降低 α-骨化醇的维持需要量。

1. Hepburn NC, *et al.* Danazol-induced hypercalcaemia in alphacalcidol-treated hypoparathyroidism. *Postgrad Med J* 1989; **65:** 849–50.

左甲状腺素 3 名甲状腺切除术后出现甲状旁腺功能减退而服用二氢速甾醇和钙的患者，同时也使用了左甲状腺素，在放射性碘扫描前停用左甲状腺素时出现了高钙血症[1]。当甲状腺制剂治疗中断时应减少二氢速甾醇的剂量并应监测血清钙浓度，因为在甲状腺功能减退时二氢速甾醇的排泄会被延迟。

1. Lamberg B-A, Tikkanen MJ. Hypercalcaemia due to dihydrotachysterol treatment in patients with hypothyroidism after thyroidectomy. *BMJ* 1981; **283:** 461–2.

药动学

维生素 D 物质可经胃肠道良好吸收，胆汁的参与是肠道充分吸收所必需的；脂肪吸收能力下降的患者对维生素 D 的吸收会降低。

在血液循环中的维生素 D 及其代谢产物与一种特异的 α-球蛋白结合。维生素 D 能长期地贮藏于脂肪和肌肉组织，在阳光或紫外线照射下在皮肤形成，其后从这些贮藏部位和皮肤缓慢地释放。维生素 D_2 和胆骨化醇起效较慢并且作用时间较长，但是骨化三醇及其类似物 α-骨化醇起效较快并且半衰期较短。

胆骨化醇和维生素 D_2 在肝脏被维生素 D 25-羟化酶羟化各自生成 25-羟胆骨化醇形式（骨化二醇）和 25-羟维生素 D_2。这些复合物在肾被维生素 D_1-羟化酶进一步羟化各自生成活性代谢产物 1,25-二羟胆骨化醇（骨化三醇）和 1,25-二羟维生素 D_2。其下一步代谢同样发生在肾脏，包括 1,24,25-三羟衍生物的形成。在合成的类似物中，α-骨化醇、二氢速甾醇和度骨化醇在肝脏中会迅速转化为其活性形式（骨化三醇、25-羟二氢速甾醇和 1,25-二羟维生素 D_2）。

维生素 D 复合物和它们的代谢产物主要在胆汁和粪便中被排泄，只有小部分出现在尿中；有一部分参与肠肝循环，但其对维生素 D 水平的影响被认为是可以忽略的，某些维生素 D 物质会分布在母乳中。

人体需要量

成人每天对维生素 D 的需要量很小，主要通过日晒和（或）从食物中获得的方式来满足。每天膳食摄入 200～400U（5～10μg 胆骨化醇或维生素 D_2）的维生素 D 对于健康成人通常是足够的。与年龄较大的成人（年龄在 25 岁以上）相比，婴儿、儿童、年龄较小的成人以及妊娠期和哺乳期的女性每千克体重对维生素 D 的需要量要高一些，而日晒不足的人（如老年人或居家不出的人）其需要量也会高一些。

维生素存在于很有限的食物中，鱼肝油（尤其是鳕鱼肝油）是维生素 D 的良好来源，其他含量较小的来源包括黄油、鸡蛋、肝。有些食品用维生素 D 进行强化，因此牛奶和人造奶油也可能提供维生素 D。烹调过程不会影响维生素 D 的活性。

英国和美国的推荐膳食摄入量 英国的膳食参考值（DRV）（见第1825页）只选择性的制订了一部分人群对维生素 D 的需要量[1]。美国曾经制订了推荐膳食摄入量（RDA），随后用膳食参考摄入量（DRI）所替代[2]（见第1826页）。推荐剂量对于不同年龄的婴儿和儿童、成年人以及妊娠期和哺乳期女性是不同的。在英国，认为对于生活方式正常的、日晒充足的成人来说，从膳食中摄入不是必需的；对于居家不出的人群所制订的推荐营养素摄入量（RNI）为每日 10μg（400U）（以胆骨化醇或维生素 D_2 的形式）；这一剂量适用于 65 岁以上老年患者及妊娠期和哺乳期妇女 RNIs 制订了对年龄为 3 岁及以下的人群的需要量；对于年龄大于 3 岁的儿童，认为从膳食中摄入不是必需的。同时提出：为达到以上的推荐营养素摄入量，实际上需要膳食补充并且推荐对于生活在英国的亚洲女性和儿童（即来自于印度次大陆的）（见下文**妊娠和新生儿**项下）补充维生素 D。在美国[2]，充足的维生素 D 摄入量为：从出生到 50 岁的所有人群为每日 5μg（200U）（作为胆骨化醇），包括妊娠期和哺乳期妇女；对于年龄 51～70 岁的人群每日为 10μg；年龄超过 70 岁的人群每日为 15μg。剂量上限为每日 50μg（2000U）。2005 版 Dietary Guidelines for Americans（由 US Department of Health and Human Services 和 US Department of Agriculture 联合出版）建议那些高风险人群，包括老年人、黑人和长期暴露在弱紫外线的人，每日应摄入 25μg（1000U）维生素 D[3]。对于是否根据血清维生素 D 水平来定义维生素 D 缺乏和维生素 D 不足，仍存在争议[4,5]。因为维生素 D 不足常见于北纬地区[5]，而维生素 D 缺乏发生率则在全世界范围内增长[4]，已推荐摄入较上文提及的更高量。有人呼吁在北美地区设定估计平均需要量（EAR）[4]，估计推荐膳食供给量（RDA）大于 12.5μg（500U）。其他人[5]建议充足的摄入量至少应增加到每日 20～25μg（800～1000U）。一项风险评估总结得出一般健康人群维生素 D 可耐受最高摄入量应增至每日 250μg（10000U）[6]。有推断认为，基于维生素 D 缺乏与各种心血管疾病、代谢性疾病和恶性疾病的关系，如此补充维生素 D 可能会带来广泛的益处。有趣的是，一项对 18 个随机对照研究（包括了各种情况）的荟萃分析[7]显示，每日补充维生素 D 7.5～50μg（30～2000U），任何原因引起的全因死亡率都有下降。但是大多数研究所纳入的都是具有骨折高风险的老年人，这些老年人通常维生素 D 水平较低。

来自 23 个国家的 300 名科学家在一次维生素 D 专题研讨会中达成共识，认为所有国家指南中的每日维生素 D 需要量（维持正常骨骼健康和日常健康）均偏低，且不能反映近十年来维生素 D 研究所得出的各种益处。摄入富含维生素 D 的食物并不能解决大多数成年人的维生素 D 缺乏状况；应大大促进并实施强化食品。建议血液中维生素 D 水平应大于 20ng/mL，而且根据新的数据，可耐受最高摄入量每日 50μg（2000U）应重新评估[8]。

有关胆骨化醇比维生素 D_2 更有效且在维生素 D 补充时应优先选用的观点，见下文的**用法**。

1. DoH. Dietary reference values for food energy and nutrients for the United Kingdom: report of the panel on dietary reference values of the committee on medical aspects of food policy. *Report on health and social subjects 41.* London: HMSO, 1991.
2. Standing Committee on the Scientific Evaluation of Dietary Reference Intakes of the Food and Nutrition Board. *Dietary Reference Intakes for calcium, phosphorus, magnesium, vitamin D, and fluoride.* Washington, DC: National Academy Press, 1999. Also available at:

http://www.nap.edu/openbook.php?isbn=0309063507 (accessed 21/07/08)

3. US Department of Health and Human Services/US Department of Agriculture. Dietary Guidelines for Americans 2005. Available at: http://www.health.gov/DIETARYGUIDELINES/dga2005/document/pdf/DGA2005.pdf (accessed 10/09/07)
4. Whiting SJ, Calvo MS. Dietary recommendations for vitamin D: a critical need for functional end points to establish an estimated average requirement. *J Nutr* 2005; **135:** 304–9.
5. Hanley DA, Davison KS. Vitamin D insufficiency in North America. *J Nutr* 2005; **135:** 332–7.
6. Hathcock JN, *et al.* Risk assessment for vitamin D. *Am J Clin Nutr* 2007; **85:** 6–18.
7. Autier P, Gandini S. Vitamin D supplementation and total mortality: a meta-analysis of randomized controlled trials. *Arch Intern Med* 2007; **167:** 1730–7.
8. Norman AW, *et al.* 13th Workshop consensus for vitamin D nutritional guidelines. *J Steroid Biochem Mol Biol* 2007; **103:** 204–5.

用途和用法

维生素D复合物为脂溶性的甾醇类物质，有时被认为是激素或激素前体，对于体内钙磷的平衡和骨质矿化的适当调节是必需的。

当日晒不足或膳食中缺乏时会出现维生素D缺乏，通常维生素D缺乏的发生需经过很长的时间才能出现，因为维生素D需从身体贮藏部位缓慢的释放。它可能会发生在一些哺乳时未补充维生素D或日晒不足的婴儿中，在因活动性差而日晒不足的老年人和在脂肪吸收不良综合征的人中；某些疾病状态（如肾衰竭）同样会影响维生素D物质代谢成为其活性形式而导致缺乏。

维生素D的缺乏会导致以低钙血症、低磷酸盐血症、骨矿化不良或骨失矿化、骨痛、骨折和肌无力，在成人称作骨软化症（见下文）为特征的综合征的发生。在儿童中，会出现生长发育迟缓和骨骼尤其是长骨的畸形，被称作佝偻病。

维生素D复合物被用于维生素D缺乏状态和某些疾病状态（如甲状旁腺功能减退症和继发甲状旁腺功能亢进症）中出现的低钙血症的治疗和预防，正如下文参考文献中所提及的。

维生素D的许多种形式和类似物都可以被采用，制剂的选择要依据疾病的原因和市售制剂的相对性质而定。传统认为，胆骨化醇和维生素 D_2 的效力相同（亦见下文**用途**），起效慢并且相对作用时间较长。二氢速甾醇具有相对较弱的抗佝偻病作用，但其起效较快，作用时间较骨化醇短且不需要肾对其羟化。骨化二醇是一个中间代谢产物，其自身有一些活性但也能转化为更具效力的1,25-二羟胆骨化醇（骨化三醇）；骨化三醇和其类似物 α-骨化醇是最有效力并且起效最快的维生素D物质。

- 对于单纯营养性缺乏的治疗，通常首选**胆骨化醇**或**维生素 D_2**。一般口服给予，但也可以经肌内注射。每日10μg（400U）的剂量对于成人单纯缺乏状态的预防通常是足够的；在英国，对于日晒不足、饮食中缺乏维生素D以及居家不出的独居老年人的推荐剂量为20μg（800U）。吸收不良状态或肝病所导致的缺乏通常需要较大剂量的治疗，要达到每日1mg（40000U）。每日5mg（200000U）的剂量用于甲状旁腺功能减退而导致的低钙血症的治疗。
- 当需要大剂量时首选使用更具效力的衍生物。在特殊情况下，当肾功受损（如慢性肾衰竭伴发的甲状旁腺功能亢进）时，伴有骨化醇向其活性代谢产物转化的减少，这时应使用 α-骨化醇、骨化三醇、度骨化醇、马沙骨化醇或帕立骨化醇这些不需肾羟化的药物。

骨化三醇通过口服或静脉注射给予。通常成人的起始剂量为250ng每日或隔日口服给予。如需增加剂量，每隔2～4周的间隔每次增加250ng，直到每日通常剂量0.5～1μg。静脉注射的起始剂量通常为500ng，每周3次。如需增量，每隔2～4周的间隔每次增加250～500ng，直到达到常规剂量为0.5～3μg，每周3次。对于中到重度的继发性甲状旁腺功能亢进的透析患者起始剂量为0.5～4μg，每周3次。如需增量，每隔2～4周的间隔每次增加250ng～1μg，直到最大剂量8μg，每周3次。

还可以选择的给药方法为：口服给予起始剂量为每日1μg的**α-骨化醇**或给予老年人每日500ng。维持剂量为每日0.25～1μg。α-骨化醇还可以通过静脉注射给予，注射时间要超过30s。

度骨化醇可通过口服或静脉注射给予，透析患者的口服起始剂量为10μg，每周3次。如需增量可在8周后增量2.5μg。推荐的口服最大剂量为20μg，每周3次。透析时，静脉注射的起始剂量为4μg，每周3次；如需加量，可在8周后加量1～2μg。剂量可根据甲状旁腺激素浓度调整。

马沙骨化醇通过静脉给予，剂量为2.5～10μg，每周3次。如需加量可逐渐加量至最大剂量20μg，每周3次。

帕立骨化醇通过静脉给予，美国规定的剂量为40～100 ng/kg隔天或隔更长时间给予；在英国起始剂量（按微克计）是通过未受损的甲状旁腺激素基线浓度（pg/ml）除以80计算出来的。如需加量或减量可在到2～4周的间隔内增量或减量2～4μg。也可每日1次或每周3次（频率不超过隔日1次）口服给予。同样，起始剂量要以未受损的甲状旁腺激素基线浓度为基础。如果浓度为500pg/ml或更小的浓度，则给予剂量为每日1μg的帕立骨化醇，或2μg每周3次；如果在500pg/ml以上，建议每日给予帕立骨化醇2μg，或每次4μg每周3次。应依据甲状旁腺激素浓度逐步加量。

- 在其他的可用形式中，**骨化二醇**——胆骨化醇的25-羟化代谢产物，大多数适应证口服剂量为每日500μg。对于因甲状旁腺功能减退而引起的低钙性手足搐搦，**二氢速甾醇**的起始口服剂量为每日750～2500μg，要依据其严重程度而定，持续约3天。维持剂量的范围从每周250μg到每日1000μg。

当维生素D被按照药理剂量给予时，必须对每个患者进行个体化用药，并应根据规则监测的血浆钙浓度（起始为每周1次或2次）使其临床反应更完善并避免高钙血症。

儿童剂量见下文以及**骨软化症和佝偻病**，第1891页。

维生素D通常为骨化三醇的形式，可以用于治疗骨质疏松症（见下文）。对于已明确的绝经后的骨质疏松症患者，推荐使用0.25μg骨化三醇，每日2次，维生素D和钙补充通常辅助其他治疗方法用于骨质疏松症。

骨化三醇已用于银屑病的治疗（见下文）；一种含0.0025%马沙骨化醇的局部制剂在一些国家已有应用。

骨化醇衍生物被用作灭鼠药。

1. Thomas MK, Demay MB. Vitamin D deficiency and disorders of vitamin D metabolism. *Endocrinol Metab Clin North Am* 2000; **29:** 611–27.
2. Fuller KE, Casparain JM. Vitamin D: balancing cutaneous and systemic considerations. *South Med J* 2001; **94:** 58–64.
3. Holick MF. Vitamin D: a millenium perspective. *J Cell Biochem* 2003; **88:** 296–307.
4. Holick MF. Vitamin D: importance in the prevention of cancers, type I diabetes, heart disease, and osteoporosis. *Am J Clin Nutr* 2004; **79:** 362–71.
5. Zittermann A. Vitamin D in preventive medicine: are we ignoring the evidence? *Br J Nutr* 2003; **89:** 552–72.
6. Heaney RP. Vitamin D, nutritional deficiency, and the medical paradigm. *J Clin Endocrinol Metab* 2003; **88:** 5107–8.
7. Holick MF. Sunlight and vitamin D for bone health and prevention of autoimmune diseases, cancers, and cardiovascular disease. *Am J Clin Nutr* 2004; **80** (suppl): 1678S–1688S.
8. DeLuca HF. Overview of general physiologic features and functions of vitamin D. *Am J Clin Nutr* 2004; **80** (suppl): 1689S–1696S.
9. Calvo MS, *et al.* Vitamin D intake: a global perspective of current status. *J Nutr* 2005; **135:** 310–16.
10. Bandeira F, *et al.* Vitamin D deficiency: a global perspective. *Arq Bras Endocrinol Metabol* 2006; **50:** 640–6.
11. Mason P. Vitamin D—function and uses. *Pharm J* 2006; **277:** 227–30.
12. Holick MF. Vitamin D deficiency. *N Engl J Med* 2007; **357:** 266–81.
13. Holick MF, Chen TC. Vitamin D deficiency: a worldwide problem with health consequences. *Am J Clin Nutr* 2008; **87:** 1080S–1086S.
14. Kulie T, *et al.* Vitamin D: an evidence-based review. *J Am Board Fam Med* 2009; **22:** 698–706. Correction. *ibid.* 2010; **23:** 138.
15. Borradale D, Kimlin M. Vitamin D in health and disease: an insight into traditional functions and new roles for the 'sunshine vitamin'. *Nutr Res Rev* 2009; **22:** 118–36.
16. Bischoff-Ferrari H. Vitamin D: what is an adequate vitamin D level and how much supplementation is necessary? *Best Pract Res Clin Rheumatol* 2009; **23:** 789–95.
17. Pearce SH, Cheetham TD. Diagnosis and management of vitamin D deficiency. *BMJ* 2010; **340:** b5664.
18. Chesney RW. Vitamin D and the Magic Mountain: the anti-infectious role of the vitamin. *J Pediatr* 2010; **156:** 698–703.

用法 胆骨化醇与维生素 D_2 在侧链结构上的细微差别导致二者代谢产物的不同（见上文**药动学**项下）[1]。有报道称胆骨化醇升高血清维生素D的作用比维生素 D_2 高[2,3]。其原因可能是胆骨化醇与其代谢物、维生素D结合蛋白及维生素D受体的亲和力较高[1]。通常认为50000U的维生素 D_2 等效于不超过15000U的胆骨化醇，且更接近5000U。可耐受最高摄入量不适用于维生素 D_2（见**英国和美国的推荐膳食摄入量**，见1887页）[3]。这些不同以及生物不等效性等会影响维生素D最佳剂量的推荐[1,3]。因此研究中维生素D的形式应该更加具体化[2]。虽然维生素 D_2 也可以用于治疗维生素D缺乏症，但由于其效价较低，通常更推荐选用胆骨化醇作为维生素D的补充形式。

1. Houghton LA, Vieth R. The case against ergocalciferol (vitamin D_2) as a vitamin supplement. *Am J Clin Nutr* 2006; **84:** 694–7.
2. Trang HM, *et al.* Evidence that vitamin D_3 increases serum 25-hydroxyvitamin D more efficiently than does vitamin D_2. *Am J Clin Nutr* 1998; **68:** 854–8.
3. Armas LAG, *et al.* Vitamin D_2 is much less effective than vitamin D_3 in humans. *J Clin Endocrinol Metab* 2004; **89:** 5387–91.

儿童用法 维生素D化合物已被用于治疗儿童维生素D缺乏症。*BNCF 2009* 建议其使用量根据具体情况进行调整。

胆骨化醇或**维生素 D_2** 可以来治疗维生素D缺乏的儿童佝偻病，其口服剂量随年龄如下调整：

- 1～6个月：每日75μg（3000U）；
- 6个月～12岁：每日150μg（6000U）；
- 12～18岁：每日250μg（10000U）。

如肠道吸收功能不良或伴有慢性肝病者起始剂量可以更高，可以通过口服或肌内注射途径给药：

- 1～12岁：每日250～625μg（10000～25000U）；
- 12～18岁：每日250μg～1000μg（10000～40000U）。

α-骨化醇可用于治疗儿童低磷酸盐性佝偻病和由于甲状旁腺功能减退症或假性甲状旁腺功能减退症导致的持续性低钙血症（见下文），口服或静脉注射剂量根据年龄调整如下：

- 1个月～12岁：每日25～50ng/kg（最多1μg）；
- 12～18岁：每日1μg。

对于新生儿持续低钙血症，α-骨化醇口服或静脉注射起始剂量为每日50～100ng/kg。在需要持续治疗的病例中，最多可给予每日2μg/kg。

尽管**骨化醇**用于儿童经验不足且在英国未获批准，但是可以用于维生素D依赖性佝偻病、低磷酸盐性佝偻病及由于甲状旁腺功能减退症或假性甲状旁腺功能减退症所致的持续性低钙血症，其使用剂量根据年龄如下：

- 1个月～12岁：每日15ng/kg（最多250ng），如需要，每2～4周增加5ng/kg（但不得超过每日250ng）；
- 12～18岁：每日250ng，如需要，每2～4周增加5ng/kg（但不得超过250ng）；通常剂量为每日0.5～1μg。

骨化三醇可用于治疗透析患者的低钙血症：通常12～18岁的儿童静脉注射剂量为250～500ng（约10ng/kg），每周3次。如需要，每2～4周逐步增加2～5ng/kg；通常剂量为0.5～3μg，每周3次。

有关足够用于预防佝偻病的维生素D剂量的讨论，见上文的**英国和美国的推荐膳食摄入量**及下文的**骨软化症和佝偻病**项下。维生素D缺乏导致的其他具体疾病的进一步讨论，请见下文。

儿童缺乏的常用参考文献如下。

1. Misra M, *et al.* Drug and Therapeutics Committee of the Lawson Wilkins Pediatric Endocrine Society. Vitamin D deficiency in children and its management: review of current knowledge and recommendations. *Pediatrics* 2008; **122:** 398–417.
2. Casey CF, *et al.* Vitamin D supplementation in infants, children, and adolescents. *Am Fam Physician* 2010; **81:** 745–8.

老年人用法 维生素D缺乏常见于老年人[1~3]，尤其是居家不出的患者，还常见于冬季[4]。低钙饮食[1]、日晒不足和伴随年龄增长而引起皮肤合成维生素D能力的下降[3,5]，会加重其缺乏。因此，老年人处于继发甲状旁腺功能亢进、骨丢失与骨质疏松以及骨折[1,6,7]的风险中。低血清维生素D与骨折率的增加相关，一些来自动物研究的证据显示：维生素D能促进骨折的愈合，通过改善矿化[7]的方式增加骨的机械强度。肌力弱和肌无力可能与维生素D缺乏相关，可能会增加老年人跌倒的风险[2,8,9]。一项包含了8项对照研究的荟萃分析[10]发现：维生素D补充与钙或安慰剂相比可使老年人跌倒的风险减少19%。在美国，由于食品强化[1]，老年人很少发生维生素D缺乏，因此推荐在食物中强化维生素D[1]，或每日补充10～20μg（400～800U）的剂量[1,4]；每日17.5～25μg（700～1000U）被认为是减少老年人跌倒和骨折发生所必需的量[10]。美国2005版 Dietary Guidelines for Americans 推荐老年人每日应摄入25μg（1000U）；但不应超过最高摄入量50μg（2000U）[5]。见下文的**骨软化症**和**骨质疏松症**。

也有认为低维生素D水平与各种心血管疾病、代谢性疾病和恶性疾病有关；有关维生素D补充可减少老年人全因死亡率的讨论见上文的**英国和美国的推荐膳食摄入量**。

1. Lips P. Vitamin D deficiency and secondary hyperparathyroidism in the elderly: consequences for bone loss and fractures and therapeutic implications. *Endocr Rev* 2001; **22:** 477–501.
2. Venning G. Recent developments in vitamin D deficiency and muscle weakness among elderly people. *BMJ* 2005; **330:** 524–6.
3. Allain TJ, Dhesi J. Hypovitaminosis D in older adults. *Gerontology* 2003; **49:** 273–8.
4. Compston JE. Vitamin D deficiency: time for action. *BMJ* 1998; **317:** 1466–7.

5. Johnson MA, Kimlin MG. Vitamin D, aging, and the 2005 Dietary Guidelines for Americans. *Nutr Rev* 2006; **64:** 410–21.
6. Passeri G, *et al.* Low vitamin D status, high bone turnover, and bone fractures in centenarians. *J Endocrinol Metab* 2003; **88:** 5109–15.
7. Simon J, *et al.* Fractures in the elderly and vitamin D. *J Nutr Health Aging* 2002; **6:** 406–12.
8. Mosekilde L. Vitamin D and the elderly. *Clin Endocrinol (Oxf)* 2005; **62:** 265–81.
9. Janssen HCJP, *et al.* Vitamin D deficiency, muscle function, and falls in elderly people. *Am J Clin Nutr* 2002; **75:** 611–15.
10. Bischoff-Ferrari HA, *et al.* Fall prevention with supplemental and active forms of vitamin D: a meta-analysis of randomised controlled trials. *BMJ* 2009; **339:** b3692. Available at: http://www.bmj.com/cgi/reprint/339/oct01_1/b3692 (accessed 04/02/10)

心血管疾病 心肌组织中含有一种维生素D依赖钙结合蛋白，说明维生素D在心肌收缩力调节中有一定作用[1,2]。维生素D缺乏在心血管疾病（如充血性心力衰竭）的病因和发病机制中起作用[2]；与维生素D缺乏和低钙血症有关的16名心肌病和心力衰竭婴儿的病例系列已有报道[3]。病例报道也显示维生素D治疗可降低血压和减少心肌肥大[4]。然而，对有关维生素D补充阻止心血管事件价值的证据，系统性综述得出矛盾的结果[5,6]，目前为充血性心力衰竭患者开出特殊维生素D类似物的处方还没有理论基础[2]。

1. Luong KVQ, Nguyen LTH. Vitamin D and cardiovascular disease. *Curr Med Chem* 2006; **13:** 2443–7.
2. Zittermann A, *et al.* Vitamin D insufficiency in congestive heart failure: why and what to do about it? *Heart Fail Rev* 2006; **11:** 25–33.
3. Maiya S, *et al.* Hypocalcaemia and vitamin D deficiency: an important, but preventable, cause of life-threatening infant heart failure. *Heart* 2008; **94:** 581–4.
4. Zittermann A. Vitamin D and disease prevention with special reference to cardiovascular disease. *Prog Biophys Mol Biol* 2006; **92:** 39–48.
5. Pittas AG, *et al.* Systematic review: vitamin D and cardiometabolic outcomes. *Ann Intern Med* 2010; **152:** 307–14.
6. Wang L, *et al.* Systematic review: vitamin D and calcium supplementation in prevention of cardiovascular events. *Ann Intern Med* 2010; **152:** 315–23.

糖尿病 维生素D在血糖稳态和胰岛素分泌机制中有一定的作用[1]。队列研究[2,3]认为补充维生素D可能在降低1型和2型糖尿病发病风险中有一定益处。一项对5项观察性研究进行的荟萃分析[4]显示，儿童期即开始补充维生素D可能在1型糖尿病的发展中有一些保护作用。然而，另一项对芬兰或卡累利阿儿童的研究却未发现明显差异[5]，两个临近地区1型糖尿病的发生率却差别很大。

1. Reis AF, *et al.* Vitamin D endocrine system and the genetic susceptibility to diabetes, obesity and vascular disease: a review of evidence. *Diabetes Metab* 2005; **31:** 318–25.
2. Hyppönen E, *et al.* Intake of vitamin D and risk of type 1 diabetes: a birth-cohort study. *Lancet* 2001; **358:** 1500–1503.
3. Pittas AG, *et al.* Vitamin D and calcium intake in relation to type 2 diabetes in women. *Diabetes Care* 2006; **29:** 650–6.
4. Zipitis CS, Akobeng AK. Vitamin D supplementation in early childhood and risk of type 1 diabetes: a systematic review and meta-analysis. *Arch Dis Child* 2008; **93:** 512–17.
5. Viskari H, *et al.* Circulating vitamin D concentrations in two neighboring populations with markedly different incidence of type 1 diabetes. *Diabetes Care* 2006; **29:** 1458–9.

甲状旁腺功能亢进症 维生素D已被用于某些形式的甲状旁腺功能亢进症（第1052页）。由于肾性骨营养不良（第1051页）而**继发的甲状旁腺功能亢进症**可能会对骨化三醇或其类似物α-骨化醇的治疗起反应[1,2]，α-骨化醇无需肾羟化活化。骨化三醇可通过口服[3]、静脉[3,4]和腹膜[5]给予；经皮直接注射入甲状旁腺已经被报道为是安全和有效的[6~8]。但是，能抑制甲状旁腺激素分泌的剂量可能会导致高钙血症[1~3,5,9,10]、高磷酸盐血症[1,2,5,9,10]和肾功下降[11]；钙与磷酸盐的增加会促进软组织和血管的钙化[1,2]。见上文**不良反应**项下的**高钙血症**。

对于此适应症的新类似物包括帕立骨化醇[12~15]、度骨化醇[16~18]、氟骨化醇[19]和马沙骨化醇[20~25]。它们被报道为对钙和磷的浓度影响较小，尽管仍保留了对甲状旁腺激素的抑制作用[1,5,9,10]；但一些人认为[2,18]缺少临床的相关益处。相比于骨化三醇，帕立骨化醇被发现对于血液透析患者有较快的效果且较少引起高钙血症[15]，并且在存活率方面显著优于骨化三醇[13]。一篇综述认为帕立骨化醇与骨化三醇的效果相同且和骨化三醇一样可被很好地耐受[14]。马沙骨化醇和骨化三醇在经静脉给予血液透析患者时被认为效果相同[25]，尽管口服氟骨化醇被认为在降低甲状旁腺激素浓度方面优于口服α-骨化醇[19]。静脉使用度骨化醇表现出比经口服更安全[1]；对于该结论尚缺乏对比的数据[2,18]。一项荟萃分析发现给慢性肾病患者使用维生素D不能持续降低甲状旁腺激素的浓度[26]。

有些人已经对于将维生素D药物补充用于**原发性甲状旁腺功能亢进症**提出警告，是由于担心这样会加重高钙血症和高尿钙症。但是，在一项对轻度原发甲状旁腺功能亢进症患者的小样本研究中，维生素D缺乏的纠正不会加重高钙血症，并且能降低甲状旁腺激素的浓度和减少骨逆转[27]。

1. Brown AJ, Coyne DW. Vitamin D analogs: new therapeutic agents for secondary hyperparathyroidism. *Treat Endocrinol* 2002; **1:** 313–27.
2. Cunningham J. New vitamin D analogues for osteodystrophy in chronic kidney disease. *Pediatr Nephrol* 2004; **19:** 705–8.
3. Quarles LD, *et al.* Prospective trial of pulse oral versus intravenous calcitriol treatment of hyperparathyroidism in ESRD. *Kidney Int* 1994; **45:** 1710–21.
4. Morosetti M, *et al.* High doses of intravenous calcitriol in the treatment of severe secondary hyperparathyroidism. *J Nephrol* 2004; **17:** 95–100.
5. Dusso AS, *et al.* Vitamin D receptor and analogs. *Semin Nephrol* 2004; **24:** 10–16.
6. Kitaoka M, *et al.* Percutaneous calcitriol injection therapy (PCIT) for secondary hyperparathyroidism: multicentre trial. *Nephrol Dial Transplant* 2003; **18** (suppl): iii38–iii41.
7. Shiizaki K, *et al.* Effect of percutaneous calcitriol injection therapy on secondary hyperparathyroidism in uraemic patients. *Nephrol Dial Transplant* 2003; **18** (suppl): iii42–iii46.
8. Nakanishi S, *et al.* Efficacy of direct injection of calcitriol into the parathyroid glands in uraemic patients with moderate to severe secondary hyperparathyroidism. *Nephrol Dial Transplant* 2003; **18** (suppl): iii47–iii49.
9. Martin KJ, González EA. Vitamin D analogs: actions and role in the treatment of secondary hyperparathyroidism. *Semin Nephrol* 2004; **24:** 456–9.
10. Hudson JQ. Secondary hyperparathyroidism in chronic kidney disease: focus on clinical consequences and vitamin D therapies. *Ann Pharmacother* 2006; **40:** 1584–93.
11. Chan JCM, *et al.* A prospective, double-blind study of growth failure in children with chronic renal insufficiency and the effectiveness of treatment with calcitriol versus dihydrotachysterol. *J Pediatr* 1994; **124:** 520–8.
12. Martin KJ, *et al.* Therapy of secondary hyperparathyroidism with 19-nor-1α,25-dihydroxyvitamin D_2. *Am J Kidney Dis* 1998; **32** (suppl 2): S61–6.
13. Teng M, *et al.* Survival of patients undergoing hemodialysis with paricalcitol or calcitriol therapy. *N Engl J Med* 2003; **349:** 446–56.
14. Robinson DM, Scott LJ. Paricalcitol: a review of its use in the management of secondary hyperparathyroidism. *Drugs* 2005; **65:** 559–76.
15. Sprague SM, *et al.* Paricalcitol versus calcitriol in the treatment of secondary hyperparathyroidism. *Kidney Int* 2003; **63:** 1483–90.
16. Frazão JM, *et al.* Intermittent doxercalciferol (1α-hydroxyvitamin D_2) therapy for secondary hyperparathyroidism. *Am J Kidney Dis* 2000; **36:** 550–61.
17. Coburn JW, *et al.* Doxercalciferol safely suppresses PTH levels in patients with secondary hyperparathyroidism associated with chronic kidney disease stages 3 and 4. *Am J Kidney Dis* 2004; **43:** 877–90.
18. Dennis VC, Albertson GL. Doxercalciferol treatment of secondary hyperparathyroidism. *Ann Pharmacother* 2006; **40:** 1955–65.
19. Akiba T, *et al.* Controlled trial of falecalcitriol versus alfacalcidol in suppression of parathyroid hormone in hemodialysis patients with secondary hyperparathyroidism. *Am J Kidney Dis* 1998; **32:** 238–46.
20. Akizawa T, *et al.* Long-term effect of 1,25-dihydroxy-22-oxavitamin D(3) on secondary hyperparathyroidism in haemodialysis patients: one-year administration study. *Nephrol Dial Transplant* 2002; **17** (suppl 10): 28–36.
21. Yasuda M, *et al.* Multicenter clinical trial of 22-oxa-1,25-dihydroxyvitamin D3 for chronic dialysis patients. *Am J Kidney Dis* 2003; **41** (suppl 1): S108–S111.
22. Doi S, *et al.* Effect of 22-oxacalcitriol on secondary hyperparathyroidism in hemodialysis patients. *Intern Med* 2003; **42:** 955–9.
23. Kubota M, *et al.* The effect of intraperitoneal 22-oxacalcitriol on secondary hyperparathyroidism in continuous ambulatory peritoneal dialysis patients (IPOX Study). *Adv Perit Dial* 2003; **19:** 227–30.
24. Murakami K, *et al.* Suppression of parathyroid hormone secretion in CAPD patients by intraperitoneal administration of maxacalcitol. *Clin Exp Nephrol* 2004; **8:** 134–8.
25. Hayashi M, *et al.* Comparison of the effects of calcitriol and maxacalcitol on secondary hyperparathyroidism in patients on chronic haemodialysis: a randomized prospective multicentre trial. *Nephrol Dial Transplant* 2004; **19:** 2067–73.
26. Palmer SC, *et al.* Meta-analysis: vitamin D compounds in chronic kidney disease. *Ann Intern Med* 2007; **147:** 840–53.
27. Grey A, *et al.* Vitamin D repletion in patients with primary hyperparathyroidism and coexistent vitamin D insufficiency. *J Clin Endocrinol Metab* 2005; **90:** 2122–6.

甲状旁腺功能减退症 尽管肠外用钙盐可在低钙性手足搐搦时迅速给予，但甲状旁腺功能减退症（第1052页）的长期治疗是以使用口服钙盐和维生素D复合物纠正相关的低钙血症为目的的。维生素D复合物会增加肠道对钙的吸收。

妊娠时甲状旁腺功能的减退会使胎儿处于甲状旁腺功能亢进伴随新生儿低钙性佝偻病的重度风险，新生儿低钙性佝偻病可能有致命的危险。使用钙和剂量为每日1.25～2.5mg的胆骨化醇或维生素D_2，或剂量为每日0.25～1mg的二氢速甾醇治疗是必需的[1]，还建议每日给予剂量为0.25～3μg的骨化三醇，与钙补充剂合用；在妊娠时剂量应调整为生理需要量[2]。

1. Hague WM. Treatment of endocrine diseases. *BMJ* 1987; **294:** 297–300.
2. Callies F, *et al.* Management of hypoparathyroidism during pregnancy - report of twelve cases. *Eur J Endocrinol* 1998; **139:** 284–9.

炎性肠病 有研究发现炎性肠病患者中有较高的维生素D缺乏率。其病因学尚不完全清楚，可能与多种因素有关[1,2]。炎性肠病患者可能有日晒不足，因为该病最高发于北纬地区。炎性肠病患者从膳食中摄入的维生素D也可能不足，因为此类患者通常不食用某些食物，如强化了维生素D的乳制品。维生素D缺乏也可能与吸收不良有关，尤其是那些接受小肠切除的炎性肠病患者，虽然一些维生素D水平低的炎性肠病患者肠吸收功能正常。药物的使用（如考来烯胺）以及维生素D代谢物肝肠循环紊乱也被认为是炎性肠病患者维生素D缺乏的原因，也可导致维生素D丢失增加（通过蛋白丢失性肠病）[1,2]。一项对儿童和青少年炎性肠病的研究[3]发现，此类人群体内维生素D缺乏率很高。易感因素包括深肤色、冬季、维生素D补充不足、疾病早期、更严重疾病以及克罗恩病患者的上消化道损伤等。维生素D水平与血清白蛋白浓度呈正相关。因此，活动期患者肠内或胃肠外补充常规剂量的维生素D是不够的。

但是，American Gastroenterological Association在一篇对消化道疾病患者骨质疏松的调查[4]中发现，骨软化和维生素D缺乏在炎性肠病（包括克罗恩病）患者中并不常见，不太可能是引起大多数炎性肠病患者骨密度降低的原因。

1. Lim W-C, *et al.* Mechanisms of disease: vitamin D and inflammatory bowel disease. *Nat Clin Pract Gastroenterol Hepatol* 2005; **2:** 308–15.
2. Pappa HM, *et al.* Report on the vitamin D status of adult and pediatric patients with inflammatory bowel disease and its significance for bone health and disease. *Inflamm Bowel Dis* 2006; **12:** 1162–74.
3. Pappa HM, *et al.* Vitamin D status in children and young adults with inflammatory bowel disease. *Pediatrics* 2006; **118:** 1950–61.
4. Bernstein CN, *et al.* American Gastroenterological Association Clinical Practice Committee. AGA technical review on osteoporosis in gastrointestinal diseases. *Gastroenterology* 2003; **124:** 795–841.

恶性肿瘤 维生素D的活性形式——骨化三醇（1,25-二氢胆骨化醇）被发现在体外能促进组织分化并抑制细胞增生，这些发现促使科研深入到研究维生素D代谢产物或类似物（有时称作deltanoid）对恶性肿瘤和其他的细胞增长紊乱（如银屑病）（见下文）的潜在作用和功效。

有实验室证据显示：维生素D复合物能抑制肿瘤细胞的生长，包括乳腺癌[1,2]、结肠癌[3]和前列腺癌[4,5]。流行病学研究指出：维生素D缺乏可能伴随着更高的发生癌症的风险[6~9]。此外，增加日晒可能与某些癌症生存率改善相关[7,9]。就单独使用骨化三醇或将骨化三醇与抗肿瘤药合用的Ⅰ期和Ⅱ期研究显示出该方法有应用前景[10,11]。骨化三醇衍生物卡泊三醇（见第1518页）已经被应用于人体研究。在这项试验中，对于晚期或有皮肤转移的乳腺癌局部使用卡泊三醇被认为在一定程度上有积极的作用且有待完成进一步的研究[12]。对局部应用卡泊三醇后[13]无反应的患者使用骨化三醇和类维生素A[14]系统治疗后被报道出现了皮肤T细胞淋巴瘤的衰减（蕈样肉芽肿病，第625页）。但是3名其他的皮肤T细胞淋巴瘤患者则对骨化三醇和异维甲酸[15]无反应，这可能是由于疾病的表型或所处阶段造成的[16]。在一项为期7年的对36282例绝经后女性的研究中，有18176例接受了维生素D_3（每日400U）和钙的补充，每天接受药物补充对结肠直肠癌的发生率无影响[17]。该研究引发了维生素D剂量是否充足的争论[7]。随后对这项研究结果的分析[18]显示，补充维生素D在该研究的安慰剂组妇女中有效果，但这种效果会被那些同时服用雌激素导致的风险增加所抵消。另一项较小的为期4年的研究[19]，涉及1179名绝经后妇女，这些妇女补钙且同时给予或不给予维生素D_3（每日1100U），或者给予安慰剂，结果发现补充维生素D可降低所有癌症危险，血清维生素D水平的基线值和治疗后值都是癌症风险的强预测指标。

1. Colston KW, Hansen CM. Mechanisms implicated in the growth regulatory effects of vitamin D in breast cancer. *Endocr Relat Cancer* 2002; **9:** 45–59.
2. Cui Y, Rohan TE. Vitamin D, calcium, and breast cancer risk: a review. *Cancer Epidemiol Biomarkers Prev* 2006; **15:** 1427–37.
3. Kumagai T, *et al.* Vitamin D_2 analog 19-nor-1,25-dihydroxyvitamin D_2: antitumor activity against leukaemia, myeloma, and colon cancer cells. *J Natl Cancer Inst* 2003; **95:** 896–905.
4. Chen TC, Holick MF. Vitamin D and prostate cancer prevention and treatment. *Trends Endocrinol Metab* 2003; **14:** 423–30.
5. Stewart LV, Weigel NL. Vitamin D and prostate cancer. *Exp Biol Med (Maywood)* 2004; **229:** 277–84.
6. Garland CF, *et al.* The role of vitamin D in cancer prevention. *Am J Public Health* 2006; **96:** 252–61.
7. Schwartz GG, Skinner HG. Vitamin D status and cancer: new insights. *Curr Opin Clin Nutr Metab Care* 2007; **10:** 6–11.
8. Holick MF. Vitamin D: its role in cancer prevention and treatment. *Prog Biophys Mol Biol* 2006; **92:** 49–59.
9. Ingraham BA, *et al.* Molecular basis of the potential of vitamin D to prevent cancer. *Curr Med Res Opin* 2008; **24:** 139–49.

10. Trump DL, *et al.* Anti-tumor activity of calcitriol: pre-clinical and clinical studies. *J Steroid Biochem Mol Biol* 2004; **89–90:** 519–26.
11. Beer TM, Myrthue A. Calcitriol in cancer treatment: from the lab to the clinic. *Mol Cancer Ther* 2004; **3:** 373–81.
12. Bower M, *et al.* Topical calcipotriol treatment in advanced breast cancer. *Lancet* 1991; **337:** 701–2. Correction. *ibid.*; 1618.
13. Scott-Mackie P, *et al.* Calcipotriol and regression in T-cell lymphoma of skin. *Lancet* 1993; **342:** 172.
14. French LE, *et al.* Remission of cutaneous T-cell lymphoma with combined calcitriol and acitretin. *Lancet* 1994; **344:** 686–7.
15. Thomsen K. Cutaneous T-cell lymphoma and calcitriol and isotretinoin treatment. *Lancet* 1995; **345:** 1583.
16. French LE, Saurat J-H. Treatment of cutaneous T-cell lymphoma by retinoids and calcitriol. *Lancet* 1995; **346:** 376–7.
17. Wactawski-Wende J, *et al.* Calcium plus vitamin D supplementation and the risk of colorectal cancer. *N Engl J Med* 2006; **354:** 684–96. Correction. *ibid.*; 1102.
18. Ding EL, *et al.* Interaction of estrogen therapy with calcium and vitamin D supplementation on colorectal cancer risk: reanalysis of Women's Health Initiative randomized trial. *Int J Cancer* 2008; **122:** 1690–4.
19. Lappe JM, *et al.* Vitamin D and calcium supplementation reduces cancer risk: results of a randomized trial. *Am J Clin Nutr* 2007; **85:** 1586–91. Correction. *ibid.* 2008; **87:** 794.

多发性硬化 多发性硬化（第858页）在远离赤道的地区更常见，日晒和维生素D被认为有保护作用。已有研究发现在多发性硬化患者身上维生素D浓度的较低。来自两项大样本前瞻性队列研究的结果发现，维生素D的补充量与疾病的危险性呈负相关；在维生素D膳食摄入量和多发性硬化发生率之间未发现有相关性[1]。一项前瞻性病例对照研究[2]发现，白色人种中，多发性硬化的发病风险随维生素D水平的增加显著降低；而黑色人种和西班牙裔人群中却为发现有显著相关性。然而，后两组的样本量较小，而且黑色人种维生素D水平更低。一项综述[3]发现几乎没有证据支持维生素D能有效治疗多发性硬化；虽然非对照研究认为维生素D有效，样本量不足和各种混杂因素还是限制了该数据的可用性。

1. Munger KL, *et al.* Vitamin D intake and incidence of multiple sclerosis. *Neurology* 2004; **62:** 60–65.
2. Munger KL, *et al.* Serum 25-hydroxyvitamin D levels and risk of multiple sclerosis. *JAMA* 2006; **296:** 2832–8.
3. Brown SJ. The role of vitamin D in multiple sclerosis. *Ann Pharmacother* 2006; **40:** 1158–61.

骨软化症和佝偻病 骨软化症和佝偻病（第1049页）治疗的主要目的在于纠正潜在的缺乏状态。如有需要，可给予口服维生素D物质，钙或磷酸盐进行药物补充。

如果**佝偻病**是由于1,25-二羟胆骨化醇合成受损（Ⅰ型假性缺乏）或受体抵抗（Ⅱ型假性缺乏）所引起的，则需接受骨化三醇替代疗法（在后种情况应给予极高剂量钙）[1]，X连锁的低磷酸盐性佝偻病通常应接受磷酸盐补充和骨化三醇治疗[2]。尽管对于那些因已证实[3]或难治性[4]维生素D缺乏而导致的佝偻病患者可能是有效的，但因为存在中毒的问题，故而单纯使用大剂量的维生素D物质（冲击疗法）以用于预防佝偻病仍存在较大争议性。已报道的导致佝偻病[2,4~8]复发的因素包括：过多的母乳喂养而未补充充足的维生素D以及日晒不足。婴儿的主要危险因素是母亲维生素D缺乏（见下文的**妊娠和新生儿**）。在英国，Department of Health建议年龄在5岁或以下的儿童每日应补充7μg（280U）[8]。但是更新的公共卫生运动提出：这些儿童应当与来自高危人群的儿童一样每日补充400U的维生素D[6]。澳大利亚和新西兰也做了类似推荐[4]。另外有人认为每日200U作为预防剂量是不足的[2,9]，同时，那些日晒充足的儿童，也需要补充钙[10]。2008年，American Academy of Pediatrics修订了之前的建议，将婴儿、儿童和青少年每日维生素D摄入量由200U增加到400U[11]。

成人维生素D缺乏可能是无症状的。大多数患者是因为肌肉虚弱和肌肉疼痛才会就诊[12]。甚至许多严重的维生素D缺乏也无明显症状；患者在出现或临床诊断**骨软化症**之前会有持续、非特异性肌肉骨骼痛的症状[13,14]。虽然建议所有有这种类型肌肉骨骼痛的患者都要筛查维生素D缺乏[13]，但这类人群的维生素D缺乏患病率已有质疑[15]。

有关足够用于预防的**维生素D的摄入量**讨论，见上文的**英国和美国的推荐膳食摄入量**。成人的治疗用量，见上文的**用途和用法**；儿童用量见上文的**儿童用法**。由于随着年龄的增长，皮肤合成维生素D的能力降低，所有老年人可能有缺乏的风险（见上文的**老年人用法**）。

1. Hochberg Z, *et al.* Calcium therapy for calcitriol-resistant rickets. *J Pediatr* 1992; **121:** 803–8.
2. Holick MF. Resurrection of vitamin D deficiency and rickets. *J Clin Invest* 2006; **116:** 2062–72.
3. Shah BR, Finberg L. Single-day therapy for nutritional vitamin D-deficiency rickets: a preferred method. *J Pediatr* 1994; **125:** 487–90.
4. Munns C, *et al.* Prevention and treatment of infant and childhood vitamin D deficiency in Australia and New Zealand: a consensus statement. *Med J Aust* 2006; **185:** 268–72.
5. Kreiter SR, *et al.* Nutritional rickets in African American breast-fed infants. *J Pediatr* 2000; **137:** 153–7.
6. Shaw NJ, Pal BR. Vitamin D deficiency in UK Asian families: activating a new concern. *Arch Dis Child* 2002; **86:** 147–9.
7. Welch TR, *et al.* Vitamin D-deficient rickets: the reemergence of a once-conquered disease. *J Pediatr* 2000; **137:** 143–5.
8. Anonymous. Primary vitamin D deficiency in children. *Drug Ther Bull* 2006; **44:** 12–16.
9. Greer FR. Vitamin D deficiency—it's more than rickets. *J Pediatr* 2003; **143:** 422–3.
10. Bishop N. Rickets today—children still need milk and sunshine. *N Engl J Med* 1999; **341:** 602–4.
11. Wagner CL, Greer FR. American Academy of Pediatrics Section on Breastfeeding. American Academy of Pediatrics Committee on Nutrition. Prevention of rickets and vitamin D deficiency in infants, children, and adolescents. *Pediatrics* 2008; **122:** 1142–52. Correction. *ibid.* 2009; **123:** 197.
12. Anonymous. Primary vitamin D deficiency in adults. *Drug Ther Bull* 2006; **44:** 25–9.
13. Plotnikoff GA, Quigley JM. Prevalence of severe hypovitaminosis D in patients with persistent, nonspecific musculoskeletal pain. *Mayo Clin Proc* 2003; **78:** 1463–70.
14. Sievenpiper JL, *et al.* Unrecognised severe vitamin D deficiency. *BMJ* 2008; **336:** 1371–4.
15. Block SR. Vitamin D deficiency is not associated with nonspecific musculoskeletal pain syndromes including fibromyalgia. *Mayo Clin Proc* 2004; **79:** 1585–6.

妊娠和新生儿 大多数在妊娠及母乳喂养或人工喂养期间接受足量的钙和维生素D的婴儿被认为能够预防其佝偻病的发生。但是，这一观点仍然存在争议[1,2]；即使母亲维生素D水平正常的婴儿，出生后如不补充，8周后也会开始缺乏，那些母体本身缺乏维生素D者将会更早开始出现。在一些地区，因日照时间有限和矫正维生素D补充不足，哺乳期妇女维生素D缺乏者也较多见[3]。因此某些特定的女性群体，她们的婴儿可能有新生儿佝偻病风险，这些人包括低经济收入者、高纬度地区居住者及北欧地区的亚裔移民（如从印度次大陆移民来的），尤其是在冬季。因此建议这些妇女妊娠期应注意补充，因为她们的膳食或日照难以提供足够的钙（每日1～1.2g）或维生素D（每日4000U）[4]。或者，推荐[5]在妊娠的末三个月每日给予1000U维生素D，或在第六月或第七个月单剂量补充维生素D_2 1000000～2000000U。英国的Committee on Medical Aspects of Food Policy（COMA）在1991年推荐[6]，妊娠期妇女应该每日补充10μg维生素D以满足每日需要量。2008年由NICE委托的报告[7]发现，为了孕妇及其孩子的健康，应告知她们，妊娠期间以及哺乳期维持充足维生素D贮备的重要性，并建议她们可选择每日补充10μg的维生素D。但该报告也称，虽然有一些证据显示维生素D补充对有维生素D缺乏风险的孕妇有一些益处，但对那些低维生素缺乏风险的孕妇是否有效的证据很少。另一项对妊娠期和哺乳期膳食维生素D需求的综述[2]指出，在妊娠初期，母亲如缺乏维生素D，尽管后来每日进行800～1600U的补充，她们体内仍然缺乏。作者认为英国和美国目前的推荐剂量偏少，尤其是对于少数民族（见上文**英国和美国的推荐膳食摄入量**），并推荐每日补充2000～10000U来达到正常的维生素D水平，同时也推荐了具有高风险的婴儿的维生素D补充剂量（见上文**骨软化症**项下）。

1. Welch TR, *et al.* Vitamin D-deficient rickets: the reemergence of a once-conquered disease. *J Pediatr* 2000; **137:** 143–5.
2. Hollis BW, Wagner CL. Assessment of dietary vitamin D requirements during pregnancy and lactation. *Am J Clin Nutr* 2004; **79:** 717–26.
3. Dawodu A, Wagner CL. Mother-child vitamin D deficiency: an international perspective. *Arch Dis Child* 2007; **92:** 737–40.
4. Misra R, Anderson DC. Providing the fetus with calcium. *BMJ* 1990; **300:** 1220–1.
5. Shaw NJ, Pal BR. Vitamin D deficiency in UK Asian families: activating a new concern. *Arch Dis Child* 2002; **86:** 147–9.
6. DoH. Dietary reference values for food energy and nutrients for the United Kingdom: report of the panel on dietary reference values of the committee on medical aspects of food policy. *Report on health and social subjects 41*. London: HMSO, 1991.
7. National Collaborating Centre for Women's and Children's Health/NICE. Antenatal Care: routine care for the healthy pregnant woman (issued March 2008). Available at: http://www.nice.org.uk/nicemedia/live/11947/40145/40145.pdf (accessed 22/07/10)

骨硬化症 关于使用大剂量骨化三醇以治疗骨硬化症的叙述，见**皮质激素**（第1441页）。

骨质疏松症 维生素D浓度与骨密度（BMD）呈正相关[1]，并且维生素D和钙剂的补充在大多数的试验中对骨密度的增加是有益处的[2]。充足的维生素D和钙的摄入被推荐用于预防骨质疏松症（第1050页）并且二者的补充被认为是额外的基线治疗[2,3]。与年龄相关的骨折风险增加受骨密度变化的影响，且跌倒的可能性增加，其中一部分原因是肌肉力量的降低。维生素D状况不仅在钙稳态中起一定作用，也与老年人肌肉力量相关[3]。

一些应用维生素D（合用或不合用钙剂）预防骨折的研究产生了矛盾的结果[4~11]。但是对于老年患者，普遍存在膳食缺乏，推荐补充钙剂和维生素D（见上文**老年人用法**项下）。还推荐对在老年院生活的老年患者补充钙剂和维生素D[12]。一项关于骨折预防试验的荟萃分析[13]发现每日口服补充700～800U的维生素D可以减少老年人髋部和非脊椎骨骨折的发生风险。但是，一篇系统性综述[11]提出：单独使用维生素D不能预防骨折。

临床上，补充维生素D减少骨折风险时，补钙也是必需的[3]。一项荟萃分析[14]发现，口服维生素D只有合用钙剂时才可以减少膝关节骨折发生风险。但另一项荟萃分析发现[15]，维生素D加钙剂减少骨折风险在统计学上不具有显著性，虽然体内维生素D水平低者骨折风险的降低本来就低于正常人。但是不同剂量维生素D之间的效果差异却比较显著。作者指出这种结果可能是由于统计学方面的原因造成的，因为该实验缺乏维生素D剂量大于每日800U的统计数据，可能只有当剂量大于每日800U时，这种作用才能体现出来。

有建议[16]指出，维生素D类似物α-骨化醇和骨化三醇比维生素D_2或胆骨化醇对骨质疏松症更有效。但是，一篇系统性综述[11]发现，没有证据表明这些类似物比维生素D更有效。另一篇系统性综述[17]发现，补充维生素D可以减少跌倒时非脊椎骨折，但对脊椎骨折无影响。但是组间分析显示α-骨化醇比钙剂更能有效防止脊椎骨折。

维生素D也被推荐用于预防皮质激素所致的骨质疏松症（见**对骨骼和关节的影响**项下，第1426页）。

1. Bischoff-Ferrari HA, *et al.* Positive association between 25-hydroxy vitamin D levels and bone mineral density: a population-based study of younger and older adults. *Am J Med* 2004; **116:** 634–9.
2. Rodríguez-Martínez MA, García-Cohen EC. Role of Ca^{2+} and vitamin D in the prevention and treatment of osteoporosis. *Pharmacol Ther* 2002; **93:** 37–49.
3. Boonen S, *et al.* Calcium and vitamin D in the prevention and treatment of osteoporosis—a clinical update. *J Intern Med* 2006; **259:** 539–52.
4. Lips P, *et al.* Vitamin D supplementation and fracture incidence in elderly persons. *Ann Intern Med* 1996; **124:** 400–6.
5. Dawson-Hughes B, *et al.* Effect of calcium and vitamin D supplementation on bone density in men and women 65 years of age or older. *N Engl J Med* 1997; **337:** 670–6.
6. Trivedi DP, *et al.* Effect of four monthly oral vitamin D_3 (cholecalciferol) supplementation on fractures and mortality in men and women living in the community: randomised double blind controlled trial. *BMJ* 2003; **326:** 469.
7. Porthouse J, *et al.* Randomised controlled trial of supplementation with calcium and cholecalciferol (vitamin D_3) for prevention of fractures in primary care. *BMJ* 2005; **330:** 1003–6.
8. The RECORD Trial Group. Oral vitamin D3 and calcium for secondary prevention of low-trauma fractures in elderly people (Randomised Evaluation of Calcium Or vitamin D, RECORD): a randomised placebo-controlled trial. *Lancet* 2005; **365:** 1621–28.
9. Jackson RD, *et al.* Calcium plus vitamin D supplementation and the risk of fractures. *N Engl J Med* 2006; **354:** 669–83. Correction. *ibid.*; 1102.
10. Dhesi JK, *et al.* The implications of a growing evidence base for drug use in elderly patients: Part 4: Vitamin D and bisphosphonates for fractures and osteoporosis. *Br J Clin Pharmacol* 2006; **61:** 521–8.
11. Avenell A, *et al.* Vitamin D and vitamin D analogues for preventing fractures associated with involutional and post-menopausal osteoporosis. Available in The Cochrane Database of Systematic Reviews; Issue 2. Chichester: John Wiley; 2009 (accessed 22/07/10).
12. Anonymous. Lifestyle advice for fracture prevention. *Drug Ther Bull* 2002; **40:** 83–6.
13. Bischoff-Ferrari HA, *et al.* Fracture prevention with vitamin D supplementation: a meta-analysis of randomized controlled trials. *JAMA* 2005; **293:** 2257–64.
14. Boonen S, *et al.* Need for additional calcium to reduce the risk of hip fracture with vitamin d supplementation: evidence from a comparative metaanalysis of randomized controlled trials. *J Clin Endocrinol Metab* 2007; **92:** 1415–23.
15. Tang BMP, *et al.* Use of calcium or calcium in combination with vitamin D supplementation to prevent fractures and bone loss in people aged 50 years and older: a meta-analysis. *Lancet* 2007; **370:** 657–66.
16. Ringe JD, Schacht E. Prevention and therapy of osteoporosis: the roles of plain vitamin D and alfacalcidol. *Rheumatol Int* 2004; **24:** 189–97.
17. O'Donnell S, *et al.* Systematic review of the benefits and harms of calcitriol and alfacalcidol for fractures and falls. *J Bone Miner Metab* 2008; **26:** 531–42.

银屑病 一种维生素D的类似物——卡泊三醇（第1518页），通常作为一种较传统的局部药物的替代物被用于轻到中度银屑病（第1510页）的初始治疗。另一种维生素D的类似物——他卡西醇（第1540页）的用法与此相似。初期局部使用马沙骨化醇[1]、氟骨化醇[2]以及帕立骨化醇[3]的研究显示：它们对于银屑病是安全和有效的。骨化三醇本身已经被局部[4~6]和口服[7]试用。骨化三醇软膏被发现与卡泊三醇[8]和短接触的地蒽酚乳膏同样有效。与地蒽酚相比，使用骨化三醇后皮肤刺激发生较少[9]。二丙酸倍他米松软膏的总体效果和严重性评分要好些，而使用骨化三醇治疗后的缓解时间更长[10]。

1. Barker JNWN, *et al.* Topical maxacalcitol for the treatment of psoriasis vulgaris: a placebo-controlled, double-blind, dose-finding study with active comparator. *Br J Dermatol* 1999; **141:** 274–8.
2. Durakovic C, *et al.* Rationale for use and clinical responsiveness of hexafluoro-1,25-dihydroxyvitamin D_3 for the treatment of plaque psoriasis: a pilot study. *Br J Dermatol* 2001; **144:** 500–506.
3. Durakovic C, *et al.* Topical paricalcitol (19-nor-1α,25-dihydroxyvitamin D_2) is a novel, safe and effective treatment for plaque psoriasis: a pilot study. *Br J Dermatol* 2004; **151:** 190–5.
4. Sips AJAM, *et al.* Topically applied low-dose calcitriol has no calciotropic effect in patients with stable plaque psoriasis. *J Am Acad Dermatol* 1994; **30:** 966–9.
5. Langner A, *et al.* A long-term multicentre assessment of the safety and tolerability of calcitriol ointment in the treatment of chronic plaque psoriasis. *Br J Dermatol* 1996; **135:** 385–9.
6. Ring J, *et al.* Calcitriol 3 μg g^{-1} ointment in combination with ultraviolet B phototherapy for the treatment of plaque psoriasis: results of a comparative study. *Br J Dermatol* 2001; **144:** 495–9.
7. Perez A, *et al.* Safety and efficacy of oral calcitriol (1,25-dihydroxyvitamin D_3) for the treatment of psoriasis. *Br J Dermatol* 1996; **134:** 1070–8.
8. Lahfa M, *et al.* Calcitriol ointment and clobetasol propionate cream: a new regimen for the treatment of plaque psoriasis. *Eur J Dermatol* 2003; **13:** 261–5.
9. Hutchinson PE, *et al.* The efficacy, safety and tolerance of calcitriol 3 μg/g ointment in the treatment of plaque psoriasis: a comparison with short-contact dithranol. *Dermatology* 2000; **201:** 139–45.
10. Camarasa JM, *et al.* Calcitriol shows greater persistence of treatment effect than betamethasone dipropionate in topical psoriasis therapy. *J Dermatol Treat* 2003; **14:** 8–13.

肾性骨营养不良 见上文甲状旁腺功能亢进症项下。

类风湿关节炎 大样本研究[1]发现维生素 D 摄入与类风湿关节炎之间呈负相关。但是，另一项小型研究[2]发现那些患有类风湿关节炎者在出现症状之前献血，维生素 D 的缺乏与其后来发病无相关性，表明维生素 D 在类风湿关节炎的发病机制中作用不大。

1. Merlino LA, *et al.* Vitamin D intake is inversely associated with rheumatoid arthritis. *Arthritis Rheum* 2004; **50:** 72–7.
2. Nielen MMJ, *et al.* Vitamin D deficiency does not increase the risk of rheumatoid arthritis: comment on the article by Merlino et al. *Arthritis Rheum* 2006; **54:** 3719–20.

佝偻病 见上文骨软化症和佝偻病项下。

制剂

BP 2010: Calcitriol Capsules; Calcium and Colecalciferol Tablets; Calcium and Ergocalciferol Tablets; Colecalciferol Injection; Colecalciferol Tablets; Ergocalciferol Injection; Ergocalciferol Tablets; Paediatric Vitamins A, C and D Oral Drops;
BPC 1973: Calcium with Vitamin D Tablets; Vitamins A and D Capsules;
USP 33: Calcifediol Capsules; Calcitriol Injection; Calcium and Vitamin D with Minerals Tablets; Calcium with Vitamin D Tablets; Dihydrotachysterol Capsules; Dihydrotachysterol Oral Solution; Dihydrotachysterol Tablets; Ergocalciferol Capsules; Ergocalciferol Oral Solution; Ergocalciferol Tablets; Oil- and Water-soluble Vitamins Capsules; Oil- and Water-soluble Vitamins Oral Solution; Oil- and Water-soluble Vitamins Tablets; Oil- and Water-soluble Vitamins with Minerals Capsules; Oil- and Water-soluble Vitamins with Minerals Oral Solution; Oil- and Water-soluble Vitamins with Minerals Tablets; Oil-soluble Vitamins Capsules; Oil-soluble Vitamins Tablets; Oleovitamin A and D; Oleovitamin A and D Capsules; Paricalcitol Injection.

专利制剂

Arg.: Aderosol; Alpha D3; Dexiven; Findeclin Combi; Ostelin; Raquiferol; Raquitriol; Rexamat†; Sterogyl; Vita D; Zemplar; ***Austral.:*** Calcijex; Citrihexal; Kosteo; Ostelin; OsteVit-D; Rocaltrol; Sical; Sitriol†; Zemplar; ***Austria:*** AT 10; Bocatriol; Calcijex; Etalpha; Laevovit D_3; Oleovit D_3; Rocaltrol; Silkis†; Vi-De_3; Zemplar; ***Belg.:*** 1-Alpha; AT 10†; D-Cure; Dedrogyl; Rocaltrol; Silkis; ***Braz.:*** Alfad†; Calcijex; Innosfen; Ostriol†; Rocaltrol; Sigmacalcidol; Sigmatriol; Silkis; ***Canad.:*** Calcijex; D-Vi-Sol†; Drisdol; Euro D; Hectorol†; One-Alpha; Osto-D2; Ostoforte†; Riva D; Rocaltrol; Zemplar; ***Chile:*** Acuode; Alfa D†; Etalpha; Fosamax Plus; Genevis D2†; Rocaltrol; Silkis†; Zemplar; ***Cz.:*** Alpha D3; Calciferol; Calcijex†; Infadin†; OsteoD; Rocaltrol; Silkis; Tachystin; Vigantol; Zemplar; ***Denm.:*** Bocatriol†; Dygratyl†; Etalpha; Kalciferol; Rocaltrol†; Zemplar; ***Fin.:*** Deetipat; Devitol; Dygratyl; Etalpha; Jekovit; Silkis; Zemplar; ***Fr.:*** Dedrogyl; Rocaltrol; Silkis; Sterogyl; Un-Alfa; Uvedose; Uvesterol D; Zymad; ***Ger.:*** AT 10; Bocatriol†; Bondiol; D_3 Vicotrat; Decostriol; Dedrei; Dedrogyl; Dekristol; Doss; EinsAlpha; Ospur D_3; Osteotriol; Rocaltrol; Silkis; Tachystin; Vigantol; Vigantoletten; Zemplar; ***Gr.:*** A-Calcid; A-Ostin-D3; Abbocalcijex; Alcidolin; Alestopor; Alfacalcil; Alfadel; Alpha D3; Alpha-Due†; Alpha-Plus; Alphabikal; Alphacal; Alphasidol; Alphazol; Antebe; Axelanol; Baludol; Biovit; Calcidrops; Calcitroject; Calcodol-D3; Calfadol; Calinol; Caltrioject; D-Triol; Decalcit; Dedrogyl; Didrogyl; Dygratyl; Emarfen; Helposteol; Iasvest; Lifercal; Losefan; Mega-Alpha; One-Alpha; Ossidrol; Ostelin; Osteovile; Ostitriol; Otari; Silkis; Sterogyl; V-D-Bone; Vitocalcit; Votrace; Zemplar; ***Hong Kong:*** Alpha D3; Bocatriol; Bon-One; Calcijex; Decostriol; One-Alpha; Rocaltrol; Silkis; Zemplar; ***Hung.:*** Alpha D3; AT 10†; Calcijex; Laevovit D_3†; Osteo D†; Rocaltrol; Silkis†; Tachystin†; Vigantol; Zemplar; ***India:*** Alfacip; Alpha D3†; Alphadol; Arachitol; Aristrol; Calcirol; Minroset; Rolsical; ***Indon.:*** Bon-One; Calcijex†; Calcit; Ecatrol; Kolkatriol; One-Alpha; Oscal; Osteofem; Ostovell; Ostriol; Rocaltrol; ***Irl.:*** AT 10; One-Alpha; Rocaltrol; Silkis; Zemplar; ***Israel:*** Alpha D3; Calcijex; One-Alpha†; Zemplar; ***Ital.:*** Alpha D3; Atiten; Calcijex; Dediol; Deril; Dibase; Didrogyl; Difix; Diseon; Diserinal; Geniad; Ostelin; Ostidil-D3; Rocaltrol; Sefal; Silkis; Tridelta†; Trikal; Zemplar; ***Jpn:*** Alfarol; Homel; Onealfa; Oxarol; Rocaltrol; ***Malaysia:*** Alpha D3; Bon-One; Bonky; Calcijex; Fairy ADE; One-Alpha; Osteocap; Rocaltrol; Roical; Zemplar; ***Mex.:*** Albrinol; Alfad; Altrical; Altrol; Calciofem; Felipgel-F; Geldex; Lemytriol; Nafartol; Rocaltrol†; Silkis; Tirocal; Triolan; Zemplar; Zygium†; ***Neth.:*** Calcijex; Devaron; Dihydral; Etalpha; Rocaltrol; Silkis; Zemplar; ***Norw.:*** AFI-D_2; Calcijex†; Etalpha; Rocaltrol; Silkis; Zemplar; ***NZ:*** CalD; One-Alpha; Rocaltrol; ***Philipp.:*** Bon-One†; One-Alpha; Osteomeg†; Rocaltrol; Silkis; ***Pol.:*** Alfadiol; Alfakalcydol; Calcijex†; Devikap; Devisol†; Juvit D_3; Kalcytriol; Rocaltrol†; Silkis†; Vigantol; Vigantoletten; ***Port.:*** Calcijex; Dedrogyl; Etalpha; Rocaltrol; Silkis; Vigantol; Zemplar; ***Rus.:*** Alpha D3 (Альфа Д3-тев); Aquadetrim (Аквадетрим); Etalpha (Этальфа); Osteotriol (Остеотриол); Oxidevit (Оксидевит); Rocaltrol (Рокальтрол); Tachystin (Тахистин)†; Vigantol (Вигантол); Zemplar (Земплар); ***S.Afr.:*** AT 10†; One-Alpha; Rocaltrol; ***Singapore:*** Alpha D3; Bon-One; Calcijex; One-Alpha; Rocaltrol; Roical; Silkis; Zemplar; ***Spain:*** Calcijex; Etalpha; Hidroferol; Oseofort†; Rocaltrol; Silkis; Zemplar; ***Swed.:*** Calcijex†; Dygratyl; Etalpha; Rocaltrol; Zemplar; ***Switz.:*** AT 10; Calcijex†; Rocaltrol; Silkis; Vi-De_3; Zemplar; ***Thai.:*** Alpha D3; Alphadol; Bon-One; Calciferol; Calcit; Decostriol; Meditrol; One-Alpha; Osteo D; Rocaltrol; ***Turk.:*** Alpha D3; Calcijex; Decostriol; Devit-3; Monovit D3; One-Alpha; Osteo-D; Rocaltrol; Vi-D3; Zemplar; ***UK:*** AT 10; Calcijex; One-Alpha; Rocaltrol; Silkis; Zemplar; ***Ukr.:*** Alpha D3 (Альфа Д3); Videin (Відеїн)†; ***USA:*** Advanced D; Baby Drops; Calciferol; Calcijex; Calderol; D 400; D1000; D3-50; Ddrops; Delta-D; DHT; Drisdol; Hectorol; Maximum D3; Rocaltrol; Ultra Strength D; Vectical; Zemplar; ***Venez.:*** Alpha D3; Rocaltrol; Silkis; Zemplar.

Vitamin E Substances 维生素 E 物质

Vitamina E.

Витамины Группы E

ATC — A11HA03.

ATC Vet — QA11HA03.

注：E306 号食物添加剂被用作生育酚。

维生素 E 是一大类自然的或合成的化合物的专有总称。最重要的物质是**生育酚**，其中 **α 生育酚**是最具有活性的，并且在自然界中广泛分布；其他自然存在的生育酚包括 β 生育酚、γ 生育酚、δ 生育酚，但是这些没有用于治疗。另一组具有维生素 E 活性的化合物是生育三烯酚类。

α 生育酚是以右旋异构体的形式在自然界中存在的，这比合成的消旋型更有活性；关于维生素 E 化合物的各种不同形式和异构体的活性比较的具体细节见下文的单位。

d-Alpha Tocopherol *d*-α 生育酚

d-Alfa Tokoferol; *RRR*-alpha-Tocophérol; *RRR*-alpha-Tocopherolum; Natural Alpha Tocopherol; Natural α-Tocopherol; D-α-Tocoferol; *RRR*-α-Tocopherol; *d*-α-Tocopherol; *RRR*-α-tocopherolum; *RRR*-α-tokoferol; *RRR*-α-Tokoferol; *RRR*-α-Tokoferolis. (+)-2,5,7,8-Tetramethyl-2-(4,8,12-trimethyltridecyl)chroman-6-ol.

d-Альфа-токоферол

$C_{29}H_{50}O_2$ = 430.7.

CAS — 59-02-9.

UNII — N9PR3490H9.

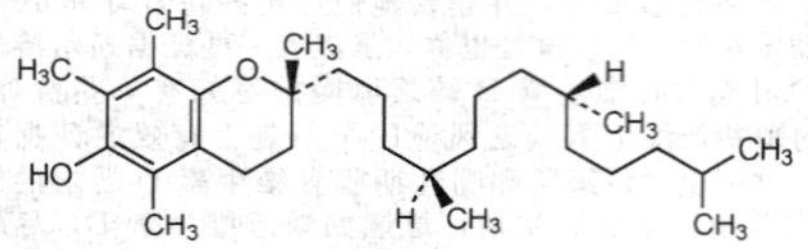

Pharmacopoeias. In *Eur.* (see p.vii). *US* allows it under the title Vitamin E.

Ph. Eur. 6.8 (*RRR*-α-Tocopherol; *RRR*-Alpha-Tocoph~erol BP 2010) 透明的、无色或黄棕色的黏稠油状液体。几乎不溶于水；易溶于无水乙醇、丙酮、二氯甲烷和动物油。贮藏于充满惰性气体的密闭容器中。避光。

USP 33（Vitamin E） 黄色或黄绿色的透明、几乎无臭的黏稠的油脂。在空气和光中不稳定，特别是在碱性介质中。不溶于水；可溶于乙醇；可与丙酮、氯仿、乙醚和植物油混合。贮藏于充满惰性气体的密闭容器中。避光。

dl-Alpha Tocopherol *dl*-α 生育酚

all-*rac*-α-Tokoferol; all-*rac*-α-Tocopherol; Alpha Tocopherol; (±)-Alpha-Tocopherol; E307; int-*rac*-α-Tocopherolum; Synthetic Alpha Tocopherol; Synthetic α-Tocopherol; DL-α-Tocoferol; Tocoferolum Alfa; α-Tocopherol; *dl*-α-Tocopherol; α-Tocopherolum; α-Tokoferol; Tokoferol-alfa; tout-*rac*-α-Tocophérol; Visų racematų α-Tokoferolis. (±)-2,5,7,8-Tetramethyl-2-(4,8,12-trimethyltridecyl)chroman-6-ol.

dl-Альфа-токоферол

$C_{29}H_{50}O_2$ = 430.7.

CAS — 10191-41-0.

UNII — H4N855PNZ1 (alpha tocopherol); 7QWA1RIO01 (dl-alpha tocopherol).

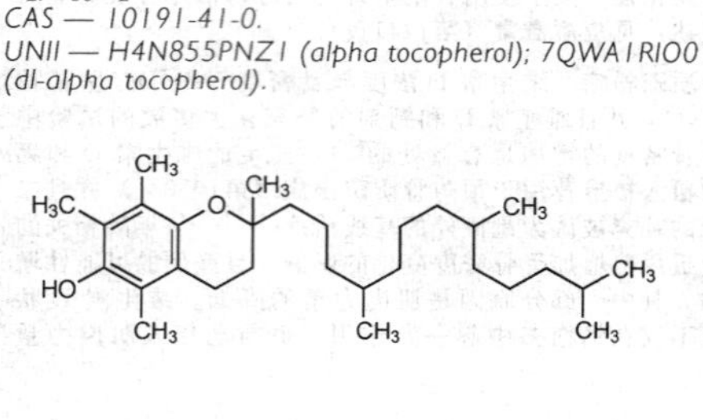

Pharmacopoeias. In *Eur.* (see p.vii) and *Jpn. US* allows it under the title Vitamin E.

Ph. Eur. 6.8（all-*rac*-α-Tocopherol；all-*rac*-Alpha Tocopherol BP 2010） 无色或黄棕色黏稠的透明油状液体。几乎不溶于水；易溶于无水乙醇、丙酮、二氯甲烷和动物油。贮藏于充满惰性气体的密闭容器中。避光。

USP 33（Vitamin E） 黄色或黄绿色，实际无臭的透明黏稠状油。在空气和光中（尤其在碱性介质中）不稳定。不溶于水；可溶于乙醇；可与丙酮、氯仿、乙醚和植物油相混合。贮藏于充满惰性气体的密闭容器中。避光。

d-Alpha Tocoferil Acetate *d*-α 生育酚醋酸盐

d-Alpha Tocopheryl Acetate; (+)-Alpha-Tocopherol Acetate; (+)-Alpha-Tocopheryl Acetate; *RRR*-alpha-Tocophéryle, acétate de; *RRR*-alpha-Tocopherylis acetas; D-α-Tocoferilo, acetato de; Tocoferoli Alfa *RRR* Acetas; *RRR*-α-Tocopheroli Acetas; *d*-α-Tocopheryl Acetate; *RRR*-α-Tocopheryl Acetate; *RRR*-α-Tocopherylis acetas; *RRR*-α-Tokoferilio acetatas; *RRR*-α-Tokoferol-acetát; Tokoferol-acetát alfa *RRR*; Tokoferol-alfa-*RRR*-acetát; *RRR*-α-Tokoferylacetat; *RRR*-α-Tokoferylu octan; *RRR*-α-Tokoferyyliasetaatti. (+)-α-Tocopherol acetate.

d-Альфа-токоферола Ацетат

$C_{31}H_{52}O_3$ = 472.7.

CAS — 58-95-7.

UNII — A7E6112E4N.

Pharmacopoeias. In *Eur.* (see p.vii). *US* allows it under the title Vitamin E.

Ph. Eur. 6.8（*RRR*-α-Tocopheryl Acetate；*RRR*-Alpha-Tocopheryl Acetate BP 2010） 无色或轻微黄绿色的透明黏稠油状液体。几乎不溶于水；溶于乙醇；易溶于无水乙醇、丙酮和动物油。避光。

USP 33（Vitamin E） 黄色或黄绿色、几乎无臭的透明黏稠状油。寒冷时会凝固。在空气和光中稳定，但在碱中不稳定。不溶于水；能溶于乙醇；可与丙酮、氯仿、乙醚和植物油混合。贮藏于密闭容器中。避光。

dl-Alpha Tocoferil Acetate *dl*-α 生育酚醋酸盐

Acetato de *dl*-alfa-tocoferilo; *dl*-Alfa Tokoferil Asetat; all-*rac*-α-Tokoferylu octan; all-*rac*-α-Tocopheryl Acetate; Alpha Tocopheryl Acetate; *dl*-Alpha Tocopheryl Acetate; (±)-Alpha-Tocopherol acetate; int-*rac*-α-Tocopherylis Acetas; DL-α-Tocoferilo, acetato de; Tocoferoli Alfa Acetas; α-Tocopherol Acetate; α-Tocopheroli Acetas; *dl*-α-Tocopheryl Acetate; Tokoferol alfa-acetát; Tokoferolu octan; tout-*rac*-α-Tocophéryle, acétate de; Visų racematų α-Tokoferilio acetatas. (±)-α-Tocopherol acetate.

dl-Альфа-токоферола Ацетат

$C_{31}H_{52}O_3$ = 472.7.

CAS — 7695-91-2; 52225-20-4.

UNII — 9E8X80D2L0 (alpha tocoferil acetate); WR1WPI7EW8 (dl-alpha tocoferil acetate).

Pharmacopoeias. In *Chin.*, *Eur.* (see p.vii), and *Jpn. US* allows it under the title Vitamin E.

Eur. also has a monograph for the concentrated powdered form.

Ph. Eur. 6.8（all-*rac*-α-Tocopheryl Acetate；all-*rac*-Alpha Tocopheryl Acetate BP 2010） 无色或淡黄绿色透明、黏稠的油状液体。几乎不溶于水；易溶于无水乙醇、丙酮和动物油。避光。

Ph. Eur. 6.8［α-Tocopherol Acetate Concentrate（Powder Form）；α-Tocopheroli Acetatis Pulvis；Alpha Tocopheryl Acetate Concentrate（Powder Form）BP 2010］ 制备时可以通过把 *dl*-α 生育酚的醋酸盐精细分布于适当的载体上（如明胶、阿拉伯胶、糖类、乳蛋白质或它们的混合物）或将 *dl*-α 生育酚的醋酸盐吸附到硅酸盐上。这种浓缩剂含有不低于 25% 的 *dl*-α 生育酚的醋酸盐。为类白色、淡黄色或淡棕色的小颗粒。这种粉末几乎不溶于水；或可以膨胀；或形成一种分散状态。贮藏于充满的密闭容器中。避光。

USP 33（Vitamin E） 黄色或黄绿色、几乎无臭的透明黏稠油脂。对光和空气稳定，但在碱中不稳定。不溶于水；可溶于乙醇；能与丙酮、氯仿、乙醚和植物油混合。贮藏于密闭容器中。

d-Alpha Tocoferil Acid Succinate *d*-α 生育酚酸式丁二酸盐

d-Alpha Tocopheryl Acid Succinate; *d*-Alpha-Tocopherol acid succinate; *RRR*-alpha-Tocophéryle, hydrogénosuccinate de; *RRR*-alpha-Tocopherylis hydrogenosuccinas; Succinato ácido de *d*-alfa-tocoferilo; D-α-Tocoferilo, succinato ácido; Tocoferoli Alfa *RRR* Hydrogenosuccinas; *RRR*-α-Tocopheroli Hydrogenosuccinas; *d*-α-Tocopheryl Acid Succinate; *RRR*-α-Tocopheryl Hydrogen Succinate; *RRR*-α-Tocopherylis Hydrogenosuccinas; *RRR*-α-Tokoferilio-vandenilio sukcinatas; Tokoferol-alfa-*RRR*-hydrogen-sukcinát; *RRR*-α-Tokoferol-hidrogén-szukcinát; *RRR*-α-Tokoferylvätesuccinat; *RRR*-α-Tokoferyylivetysuksinaatti. (+)-α-Tocopherol hydrogen succinate.

d-Альфа Токоферола Сукцинат

$C_{33}H_{54}O_5$ = 530.8.

CAS — 4345-03-3.

UNII — LU4B53JYVE.

Pharmacopoeias. In *Eur.* (see p.vii). *US* allows it under the title Vitamin E.

Ph. Eur. 6.8 (*RRR*-α-Tocopheryl Hydrogen Succinate; *RRR*-Alpha Tocopheryl Hydrogen Succinate BP 2010) 白色或类白色结晶性粉末。几乎不溶于水；可溶于无水乙醇和丙酮；极易溶于二氯甲烷。避光。

USP 33 (Vitamin E) 白色、几乎无臭的粉末。熔点约为75℃；熔化时不稳定。对空气与光稳定，但对碱不稳定。不溶于水；可溶于乙醇、丙酮、乙醚和植物油；极易溶于氯仿；微溶于碱性溶液。贮藏于密闭容器中。避光。

dl-Alpha Tocoferil Acid Succinate *dl*-α生育酚酸式丁二酸盐

dl-Alpha Tocopheryl Acid Succinate; Alpha Tocopheryl Hydrogen Succinate; DL-alpha-Tocophéryle, hydrogénosuccinate de; DL-alpha-Tocopherylis hydrogenosuccinas; Succinato ácido de *dl*-alfa-tocoferilo; DL-α-Tocoferilo, succinato ácido; Tocoferoli Alfa Hydrogenosuccinas; DL-α-Tocopheroli Hydrogenosuccinas; *dl*-α-Tocopheryl Acid Succinate; DL-α-Tocopheryl Hydrogen Succinate; DL-α-tocopherylis Hydrogenosuccinas; DL-α-Tokoferilio-vandenilio sukcinatas; Tokoferol-alfa hydrogen sukcinát; DL-α-tokoferol-hidrogén-szukcinát; DL-α-Tokoferylvätesuccinat; DL-α-Tokoferyylivetysuksinaatti. (±)-α-Tocopherol hydrogen succinate.

dl-Альфа Токоферола Сукцинат

$C_{33}H_{54}O_5$ = 530.8.

CAS — 17407-37-3.

Pharmacopoeias. In *Eur.* (see p.vii). *US* allows it under the title Vitamin E.

Ph. Eur. 6.8 (DL-α-Tocopheryl Hydrogen Succinate; Alpha Tocopheryl Hydrogen Succinate BP 2010) 白色或类白色结晶性粉末。几乎不溶于水；可溶于无水乙醇和丙酮；极易溶于二氯甲烷。避光。

USP 33 (Vitamin E) 白色、几乎无臭的粉末。熔点约为70℃；被融化时不稳定。对空气和光稳定，但对碱不稳定。不溶于水；能溶于乙醇、丙酮、乙醚和植物油；极易溶于氯仿；微溶于碱性溶液。贮藏于密闭容器中。避光。

单位

尽管维生素E制剂的效能有时候仍然用单位来表示，但维生素E的国际标准在1956年被中断了。曾用的国际单位表示为含有1mg的*dl*-α生育酚醋酸盐的标准制剂的活性。USP过去的版本明确说明使用生育酚产品表示维生素E的活性，以下为是曾被使用的等值为1mg的维生素E：

- *d*-α生育酚，1.49U。
- *dl*-α生育酚，1.1U。
- *d*-α生育酚醋酸盐，1.36U。
- *dl*-α生育酚醋酸盐，1U。
- *d*-α生育酚酸式丁二酸盐，1.21U。
- *dl*-α生育酚酸式丁二酸盐，0.89U。

出于对膳食的考虑，维生素E的活性现在以α生育酚的等价物（α-TEs）的形式来表示。一个α-TE被表示为含有以下物质的活性：

- 1mg的*d*-α生育酚（天然α生育酚；*RRR*-α-生育酚）。
- 1.4mg *dl*-α生育酚。
- 1.1mg *d*-α生育酚醋酸盐。
- 1.5mg *dl*-α生育酚醋酸盐。
- 1.2mg *d*-α生育酚酸式丁二酸盐。
- 1.7mg *dl*-α生育酚酸式丁二酸盐。

不良反应和注意事项

维生素E通常可被良好耐受，大剂量可以导致腹泻、腹痛和其他胃肠道紊乱，还有报道称维生素E会导致视物模糊、眩晕、疲劳和虚弱。局部应用后会发生接触性皮炎。

大剂量的维生素E被报道能增加维生素K缺乏患者的出血倾向，例如口服抗凝血药的患者。但是，也有人提出它可能在一部分患者中增加血栓形成的风险，如那些口服雌激素的患者。这些效应的临床意义尚不可知。

已注意到在体重低于1.5kg的早产儿中使用维生素E治疗，其坏死性小肠结肠炎的发病率增高。

致癌性 有关患有头颈部癌症的患者在接受维生素E（最初是β-胡萝卜素）治疗后，原发癌复发率的增加和无癌生存率的降低的论述，见**恶性肿瘤的预防**项下（第1827页）。

对死亡率的影响 虽然对一些包括维生素E在内的抗氧化剂的研究表明：它们对心血管疾病和癌症的进展过程具有有益的影响，但是另外一些研究（包括大量的随机化研究，如Women's Health Study[1]）显示出影响极少或没有影响[2]。维生素E甚至可以增加心衰的风险或某些癌症的发病率［见**缺血性心脏病的预防**项下（第1827页）及**恶性肿瘤的预防**项下（第1827页）］。一篇对维生素E补充剂的荟萃分析[3]和系统性综述[4]发现，维生素E对死亡率没有影响。另一篇荟萃分析发现[5]，维生素E补充剂对各种原因造成的死亡的死亡率均没有影响。但是，在剂量-反应分析中，高剂量的维生素E（高于每日400U）表现出风险显著增加；也有一些观点提出低剂量（低于每日400U）可降低风险；当剂量大于每日150U时，所有原因所引起的死亡率均逐渐增加（这样的影响在Women's Health Study中没有见到，其参与者隔日接受600U剂量）。有评论认为[6]，荟萃分析没有把维生素E的影响独立出来，因为在许多实验研究中，也给予了其他营养补充剂（包括β-胡萝卜素），而β-胡萝卜素自身可能伴随死亡风险的增加；但是，大剂量维生素E的使用被认为是不宜的。一项对抗氧化物补充的系统性综述发现维生素E与其他抗氧化剂合用或不合用均会增加死亡率[7]。另一项在对65岁以上人群的大样本研究中，去除性别和年龄因素，发现维生素E与死亡率没有相关性。但是，另一项研究显示，那些有心血管疾病史或长期服用硝酸盐、华法林或利尿药者服用维生素E，其死亡率增加。而那些没有心血管疾病或不服用上述药物者死亡率有减少趋势。因此，作者得出结论，维生素E用于心血管疾病患者时应慎重，且进一步研究维生素E与这些特殊药物之间的相互作用已获批准[8]。

1. Lee I-M, *et al.* Vitamin E in the primary prevention of cardiovascular disease and cancer: the Women's Health Study: a randomized controlled trial. *JAMA* 2005; **294:** 56–65.
2. Brown BG, Crowley J. Is there any hope for vitamin E? *JAMA* 2005; **293:** 1387–90.
3. Vivekananthan DP, *et al.* Use of antioxidant vitamins for the prevention of cardiovascular disease: meta-analysis of randomised trials. *Lancet* 2003; **361:** 2017–23.
4. Shekelle PG, *et al.* Effect of supplemental vitamin E for the prevention and treatment of cardiovascular disease. *J Gen Intern Med* 2004; **19:** 380–9.
5. Miller ER, *et al.* Meta-analysis: high-dosage vitamin E supplementation may increase all-cause mortality. *Ann Intern Med* 2005; **142:** 37–46.
6. Greenberg ER. Vitamin E supplements: good in theory, but is the theory good? *Ann Intern Med* 2005; **142:** 75–6.
7. Bjelakovic G, *et al.* Antioxidant supplements for prevention of mortality in healthy participants and patients with various diseases. Available in The Cochrane Database of Systematic Reviews; Issue 2. Chichester: John Wiley; 2008 (accessed 18/06/08).
8. Hayden KM, *et al.* Cache County Investigators. Risk of mortality with vitamin E supplements: the Cache County study. *Am J Med* 2007; **120:** 180–4.

对新生儿的毒性 一篇就早产儿使用维生素E的静脉制剂（E-Ferol）后，因其中所含的聚山梨醇而引起的肝和肾毒性进行了回顾和讨论，见**对婴儿的影响**（第1971页）。

药物相互作用

多种药物都会干扰维生素E的吸收，包括考来烯胺（消胆胺）、降脂宁和奥利司他。高剂量的维生素E可以增加口服抗凝血药的作用。

药动学

维生素E从肠道的吸收依赖于胆汁的存在和正常的胰腺功能。维生素E吸收量变化范围广，在20%～80%，且表现出来随剂量的增加而增加。它进入血液是经由淋巴中的乳糜微粒，与β-脂蛋白结合。维生素E广泛分布于所有组织，贮存于脂肪组织。一些维生素E在肝中代谢为生育酸葡萄糖醛酸苷γ-内酯。一部分经尿排泄，但剂量中的大部分缓慢排泄入胆汁。维生素E可分泌到母乳中，但几乎不能通过胎盘转运。

人体需要量

维生素E的每日需要量还未被明确定义，但可能为3～12mg *d*-α生育酚或其他维生素E物质的等价物。需要量随着饮食中多不饱和脂肪酸的增加而增加。没有证据表明在平衡膳食的个体中需要额外补充。

维生素E广泛存在于食物中。最丰富的来源是植物油，尤其是麦胚芽油（第2361页）、葵花籽油和棉籽油；谷类和坚果也是良好的来源。在烹调和贮存过程中维生素E会从食物中大量损失。

英国和美国的推荐膳食摄入量 在英国，既没有维生素E的推荐营养素摄入量（RNI）（见第1825页），也没有估计平均需要量（EAR），尽管每日摄入4mg和3mg α-生育酚的等价物（见上文中**单位**项下）分别对男性和女性来说，是足够的[1]。维生素和矿物质专家组[2]已经设定了一个最高安全摄入量（SUL），每日维生素E 800U或*d*-α生育酚540mg。

在美国，成人的推荐膳食供给量是每日15mg α生育酚，可耐受最高摄入量是每日1g[3]。

1. DoH. Dietary reference values for food energy and nutrients for the United Kingdom: report of the panel on dietary reference values of the committee on medical aspects of food policy. *Report on health and social subjects 41.* London: HMSO, 1991.
2. Expert Group on Vitamins and Minerals. Safe Upper Levels for vitamins and minerals (May 2003). Available at: http://www.food.gov.uk/multimedia/pdfs/vitmin2003.pdf (accessed 09/01/06)
3. Standing Committee on the Scientific Evaluation of Dietary Reference Intakes of the Food and Nutrition Board. *Dietary Reference Intakes for vitamin C, vitamin E, selenium, and carotenoids.* Washington DC: National Academy Press, 2000. Also available at: http://www.nap.edu/openbook.php?isbn=0309069351 (accessed 21/07/08)

用途和用法

维生素E为脂溶性维生素，能防止多不饱和脂肪酸被氧化。它与自由基发生反应，而自由基是导致细胞膜氧化损伤的原因，在这个过程中没有其他自由基的形成。

维生素E的缺乏很罕见，但可能在膳食摄入不足的情况下发生。在囊性纤维或胆道闭锁患者中，脂肪的吸收不良可以导致维生素E的缺乏；缺乏也可以在患有脂质转运和代谢异常的患者发生，如无β脂蛋白血症。低维生素E浓度也在早产儿、极低体重儿中发现。在曾经健康的成人中，维生素E的吸收不良和低摄入需持续许多年，才会出现缺乏的征象。维生素E缺乏的主要表现是肌病和神经障碍。

维生素E一直被用来治疗和预防维生素E缺乏。通常常用的途径是口服给药，但也可以通过肌内或静脉内途径给。可以*d*-α-生育酚或*dl*-α生育酚或各自的醋酸盐或酸式丁二酸盐的形式给予。

推荐剂量不同，一部分是因为不同制剂的活性不同；但是，几倍于推荐膳食供给量（RDA）的每日剂量，或40～50mg *d*-α生育酚被推荐用于缺乏综合征。较高的日摄入剂量被用于囊性纤维病（100～200mg的*dl*-α生育酚醋酸盐，或67～135mg的*d*-α生育酚），更高的日摄入剂量被用于无β脂蛋白血症（50～100mg/kg *dl*-α生育酚醋酸盐，或33～67mg/kg *d*-α生育酚）。

儿童剂量，见下文**儿童用法**项下。

维生素E也被用于其他许多种疾病，但通常缺乏可证明它们价值的证据［见**缺血性心脏病的预防**项下（第1827页）和**恶性肿瘤的预防**项下（第1827页）］。

其他有维生素E活性的物质也被使用，包括*dl*-α生育酚的软脂酸盐和托可索仑，后者为一种水溶性物质，由*d*-α生育酚的酸式丁二酸盐与聚乙二醇结合而成。麦胚芽油（第2361页）也广泛地被用作维生素E的来源。

维生素E经常在制药业中被用作抗氧化剂。

1. Herrera E, Barbas C. Vitamin E: action, metabolism and perspectives. *J Physiol Biochem* 2001; **57:** 43–56.
2. Dutta A, Dutta SK. Vitamin E and its role in the prevention of atherosclerosis and carcinogenesis: a review. *J Am Coll Nutr* 2003; **22:** 258–68.
3. Sung L, *et al.* Vitamin E: the evidence for multiple roles in cancer. *Nutr Cancer* 2003; **46:** 1–14.
4. Zingg J-M, Azzi A. Non-antioxidant activities of vitamin E. *Curr Med Chem* 2004; **11:** 1113–33.
5. Schneider C. Chemistry and biology of vitamin E. *Mol Nutr Food Res* 2005; **49:** 7–30.
6. Mustacich DJ, *et al.* Vitamin E. *Vitam Horm* 2007; **76:** 1–21.
7. Sen CK, *et al.* Tocotrienols: the emerging face of natural vitamin E. *Vitam Horm* 2007; **76:** 203–61.
8. Clarke MW, *et al.* Vitamin E in human health and disease. *Crit Rev Clin Lab Sci* 2008; **45:** 417–50.
9. Dotan Y, *et al.* No evidence supports vitamin E indiscriminate supplementation. *Biofactors* 2009; **35:** 469–73.
10. Galli F, Azzi A. Present trends in vitamin E research. *Biofactors* 2010; **36:** 33–42.

儿童用法 维生素E补充可用于儿童维生素E缺乏症，如由于囊性纤维化和胆汁淤积性肝病所致的脂肪吸收障碍引起的维生素E缺乏；维生素E缺乏也可发生于无β脂蛋白血症（脂质转运异常和吸收障碍）。*BNFC 2009* 建议根据年龄使用如下剂量（以*dl*-α生育酚醋酸盐表示）：

维生素E缺乏症

口服

- 新生儿：每日10mg/kg；

- 1个月～18岁：每日2～10mg/kg；最大曾用到20mg/kg。

囊性纤维化所致吸收障碍

口服

- 1个月～1岁：每日20mg，可酌情调整；
- 1～12岁：每日100 mg，可酌情调整；
- 12～18岁：同成人剂量，见上文的**用途和用法**。

胆汁淤积和严重肝病

口服

- 新生儿：每日10mg/kg；
- 1个月～12岁：初始剂量每日100mg，根据反应调整剂量；可能每日最大剂量需要达到200mg/kg；
- 12～18岁：初始剂量每日200mg，根据反应调整剂量；可能每日最大剂量需要达到200mg/kg。

肌内注射

- 新生儿：每月10mg/kg；
- 1个月～18岁：每月10mg/kg（最大100mg）。

对儿童无β脂蛋白血症，也使用成人的推荐剂量，即每日50～100mg/kg *dl*-α生育酚醋酸盐，但建议新生儿用更高剂量（每日100mg/kg）。

维生素E也曾试用于其他围生期疾病（见下文），如脑室内出血和早产儿视网膜病变（见下文）。

年龄相关性黄斑变性 饮食补充抗氧化剂包括维生素E可用于改善年龄相关性黄斑变性。更多细节，见**β-胡萝卜素**（第1831页）。

化疗诱导的毒性 一篇小样本试点研究中[1]发现，在接受以铂（卡铂或顺铂）或紫杉醇或两者结合为基础的治疗的患者，在化疗期间每日给维生素E 600mg，持续3个月后，化疗诱导的神经病变减少。作者认为：由顺铂（或许紫杉醇）诱导而发生的神经病变与在维生素E缺乏状态时所发生的现象具有相似性（见下文）。每日口服300mg维生素E缓解了5名服用卡培他滨和多西他赛患者的肢端红肿症[2]。其中4名患者没有间断化疗或减少药物剂量。一般在治疗的7～10天后观察到改善。

1. Argyriou AA, *et al.* Vitamin E for prophylaxis against chemotherapy-induced neuropathy: a randomized controlled trial. *Neurology* 2005; **64:** 26–31.
2. Kara IO, *et al.* Palmar-plantar erythrodysesthesia due to docetaxel-capecitabine therapy is treated with vitamin E without dose reduction. *Breast* 2006; **15:** 414–24.

缺乏状态 维生素E缺乏可引起神经学的损伤，特点是感觉缺失、共济失调和色素性视网膜炎。在2名有共同的多样性免疫缺陷和伴随肠病的患者中发生了维生素E缺乏。用肌内或口服维生素E治疗引起目标个体在神经学上的改善[1]。

1. Aslam A, *et al.* Vitamin E deficiency induced neurological disease in common variable immunodeficiency: two cases and a review of the literature of vitamin E deficiency. *Clin Immunol* 2004; **112:** 24–9.

痴呆 认为由自由基可以启动和维持阿尔茨海默病（第342页）的神经退行性变的反应机制的假设促进了抗氧化治疗的研究[1]。初步的研究[1,2]表明，α生育酚或许可以延缓进程。前瞻性队列研究发现，结合维生素C和维生素E的自行用药伴随着老年男性[3]中血管性痴呆发生的低风险，尽管对于阿尔茨海默病时没有显著的保护效应。但是其他研究已经表明，不论是来自食物[4]还是补充剂[5]，维生素C和维生素E的大量摄入都可以减少阿尔茨海默病的风险。然而，其他研究表明，膳食维生素E而非维生素C的摄入可降低阿尔茨海默病发生的风险[6]；一项基于人群的研究发现，从膳食中和通过补充剂摄入维生素E伴随着认知衰退的减少[7]。美国的指南上建议[8]，对于试图延缓阿尔茨海默病进展的患者，可每日2次口服维生素E每次1000U。但是，一例在有遗忘性轻度认知缺损的患者中进行的大样本随机研究发现：每日2000U的维生素E，在阿尔茨海默病进展的可能性方面，并不比安慰剂更有益处[9]。一项包含本研究的荟萃分析[10]也没有发现有效的证据，并建议不推荐将维生素E用于治疗或预防认知损伤。综述作者[11,12]曾经反对将维生素E用于阿尔茨海默病的治疗中。

1. Berman K, Brodaty H. Tocopherol (vitamin E) in Alzheimer's disease and other neurodegenerative disorders. *CNS Drugs* 2004; **18:** 807–25.
2. Sano M, *et al.* A controlled trial of selegiline, alpha-tocopherol, or both as treatment for Alzheimer's disease. *N Engl J Med* 1997; **336:** 1216–22.
3. Masaki KH, *et al.* Association of vitamin E and C supplement use with cognitive function and dementia in elderly men. *Neurology* 2000; **54:** 1265–72.
4. Engelhart MJ, *et al.* Dietary intake of antioxidants and risk of Alzheimer disease. *JAMA* 2002; **287:** 3223–9.
5. Zandi PP, *et al.* Reduced risk of Alzheimer disease in users of antioxidant vitamin supplements: the Cache County study. *Arch Neurol* 2004; **61:** 82–8.
6. Morris MC, *et al.* Dietary intake of antioxidant nutrients and the risk of incident Alzheimer disease in a biracial community study. *JAMA* 2002; **287:** 3230–7.
7. Morris MC, *et al.* Vitamin E and cognitive decline in older persons. *Arch Neurol* 2002; **59:** 1125–32.
8. Doody RS, *et al.* Practice parameter: management of dementia (an evidence-based review). Report of the Quality Standards Subcommittee of the American Academy of Neurology. *Neurology* 2001; **56:** 1154–66. Also available at: http://www.neurology.org/cgi/reprint/56/9/1154.pdf (accessed 09/01/06)
9. Petersen RC, *et al.* Vitamin E and donepezil for the treatment of mild cognitive impairment. *N Engl J Med* 2005; **352:** 2379–88.
10. Isaac MGEKN, *et al.* Vitamin E for Alzheimer's disease and mild cognitive impairment. Available in The Cochrane Database of Systematic Reviews; Issue 3. Chichester: John Wiley; 2008 (accessed 30/01/09).
11. Pham DQ, Plakogiannis R. Vitamin E supplementation in Alzheimer's disease, Parkinson's disease, tardive dyskinesia, and cataract: Part 2. *Ann Pharmacother* 2005; **39:** 2065–72.
12. Boothby LA, Doering PL. Vitamin C and vitamin E for Alzheimer's disease. *Ann Pharmacother* 2005; **39:** 2073–80.

缺血性心脏病 有关将维生素E用于预防缺血性心脏病方面的研究的讨论，见第1827页。

恶性肿瘤 有关将维生素E用于预防恶性肿瘤方面的研究的讨论，见第1827页。

运动神经元病 一项预期分析发现常规补充维生素E与肌萎缩侧索硬化症发病风险降低有关[1]。然而，进一步的研究认为目前缺乏必要且显著的证据支持抗氧化剂在运动神经元病（第2321页）中的益处[2]。

1. Ascherio A, *et al.* Vitamin E intake and risk of amyotrophic lateral sclerosis. *Ann Neurol* 2005; **57:** 104–10.
2. Orrell RW, *et al.* Antioxidant treatment for amyotrophic lateral sclerosis / motor neuron disease. Available in The Cochrane Database of Systematic Reviews; Issue 1. Chichester: John Wiley; 2007 (accessed 20/06/08).

肌肉痉挛 维生素E是已经被试验用于治疗夜间痛性痉挛（第1798页）的几种药物之一，但是没有什么有力的证据能支持它的使用[1,2]。但是，已经发现它在治疗血液透析引发的痛性痉挛（第1593页）时具有与奎宁相似的效应[3]。一项小样本研究发现：将维生素E和维生素C结合以治疗血液透析所诱导的痛性痉挛，比单独使用维生素E或维生素C都更有效。长期的使用还没有被评价[4]。

1. Connolly PS, *et al.* Treatment of nocturnal leg cramps: a crossover trial of quinine vs vitamin E. *Arch Intern Med* 1992; **152:** 1877–80.
2. FDA. Drug products for the treatment and/or prevention of nocturnal leg muscle cramps for over-the-counter human use. *Fed Regist* 1994; **59:** 43234–52.
3. Roca AO, *et al.* Dialysis leg cramps: efficacy of quinine versus vitamin E. *ASAIO J* 1992; **38:** M481–M485.
4. Khajehdehi P, *et al.* A randomized, double-blind, placebo-controlled trial of supplementary vitamins E, C and their combination for treatment of haemodialysis cramps. *Nephrol Dial Transplant* 2001; **16:** 1448–51.

肌营养不良 维生素E物质在一些国家一直被用于肌营养不良的治疗中，但是对照研究[1]未能发现有任何益处。

1. Örndahl G, *et al.* Functional deterioration and selenium-vitamin E treatment in myotonic dystrophy: a placebo-controlled study. *J Intern Med* 1994; **235:** 205–10.

帕金森病 维生素E已被尝试用于延缓帕金森病患者的神经退行性病变（作为*dl*-α生育酚形式）（第763页），但已被证明无效。

1. The Parkinson Study Group. Effects of tocopherol and deprenyl on the progression of disability in early Parkinson's disease. *N Engl J Med* 1993; **328:** 176–83.

围生期疾病 已知维生素E的最基本的生物作用是保护多不饱和脂肪酸和膜不被氧化。两种会显著影响早产儿和极低体重婴儿的疾病是早产儿视网膜病变（见下文）和室内出血（第1017页），二者都会伴随着过量耗氧或氧化剂应激，人们感兴趣的是维生素E可能在它们的预防中发挥作用。

先兆子痫 虽然初步的证据显示[1]妇女补充维生素E（和其他补充剂一起）会减少发生临床先兆子痫的风险（见**高血压与妊娠**项下，第1133页），但大型研究[2,3]并未发现维生素C和维生素E合用对妇女的益处。

1. Rumbold A, Crowther CA. Vitamin E supplementation in pregnancy. Available in The Cochrane Database of Systematic Reviews; Issue 2. Chichester: John Wiley; 2005 (accessed 09/01/06).
2. Poston L, *et al.* Vitamin C and vitamin E in pregnant women at risk for pre-eclampsia (VIP trial): randomised placebo-controlled trial. *Lancet* 2006; **367:** 1145–54.
3. Rumbold AR, *et al.* ACTS Study Group. Vitamins C and E and the risks of preeclampsia and perinatal complications. *N Engl J Med* 2006; **354:** 1796–1806.

呼吸道感染 在老年患者中的随机研究发现：补充维生素E没有影响老年疗养所里居住者的下呼吸道感染的发生率。尽管有建议认为药物补充维生素E对上呼吸道感染有益，尤其是普通感冒[1]。相反的，另一项研究发现，对患急性呼吸道感染的非专门机构的老年患者补充维生素E会增加疾病的持续时间、症状的数目、发烧的频率和活动能力的受限[2]。

1. Meydani SN, *et al.* Vitamin E and respiratory tract infections in elderly nursing home residents: a randomized controlled trial. *JAMA* 2004; **292:** 828–36. Correction. *ibid.*; 1305.
2. Graat JM, *et al.* Effect of daily vitamin E and multivitamin-mineral supplementation on acute respiratory tract infections in elderly persons: a randomized controlled trial. *JAMA* 2002; **288:** 715–21.

视网膜色素变性 维生素E被尝试用于治疗视网膜色素变性（第1875页），但得到相矛盾的结果。

早产儿视网膜病变 早产儿视网膜病变（晶状体后纤维组织形成）是一种伴随视网膜的幼稚血管化的疾病。视网膜损伤的形成会干扰正常发育，导致新生血管形成和纤维血管增殖。一些病例自发地出现退化，但是在老年患者中会导致牵引性视网膜剥离和失明。早产儿视网膜病变的发病机制尚不明确，但可能是多因素所致[1,2]，发育越不完全、出生体重越低以及男性通常会伴随更严重的疾病[3]。

在承认了早产儿视网膜病变与氧疗之间的关联后，随着氧气使用的减少，这种疾病的发生率减低了。后来发病率的增加可能反映了极早早产儿因为新生儿护理的改善而使存活率增加。同时可以确定的是：国家之间或实际上是地区之间发病率的不同能反映产后可提供的护理水平的不同[2]。虽然有多方面的研究（见第1612页），但是动脉氧的安全浓度仍未被确定，而且抗氧化剂（如维生素E）一直被预防性地使用了几十年。但是，这种使用是有争议的。评估维生素E预防性使用效果的研究尚未得到明确的结果[4]。一些人认为，维生素E的预防性使用具有益影响，并推荐可常规预防性用于出生体重低于1.5kg的婴儿[5]。但是，其他人认为没有资料支持维生素E的预防性使用[4,6,7]，而且抗氧化剂不能被推荐作为常规使用[1]。通过用荟萃分析对不同的研究重新评价，结果表明维生素E会减少3十期早产儿视网膜病变的发生率[8]，然而，一项系统性综述[9]支持的结论指出，补充维生素E会增加败血症发生风险，故不推荐。该荟萃分析的作者推荐应进行对照研究[8]。一项对出生时极低体重婴儿补充维生素A的系统性综述发现，维生素A可降低早产儿视网膜病变的发生率，进一步的研究已获批准[10]。

其他制剂也被尝试作为预防性使用并被部分人提出具有有益的影响，包括青霉胺和出生前使用的地塞米松[11,12]。周围环境光暴露的减少并没有改变早产儿视网膜病变的发生率[13,14]。肌醇的补充也被尝试过，得到了矛盾的结果[4]。

玻璃体内注射贝伐单抗治疗色素性视网膜炎目前正在研究中[15～17]。

1. Holmström G. Retinopathy of prematurity. *BMJ* 1993; **307:** 694–5.
2. Wheatley CM, *et al.* Retinopathy of prematurity: recent advances in our understanding. *Arch Dis Child Fetal Neonatal Ed* 2002; **87:** F78–F82.
3. Darlow BA, *et al.* Prenatal risk factors for severe retinopathy of prematurity among very preterm infants of the Australian and New Zealand Neonatal Network. *Pediatrics* 2005; **115:** 990–6.
4. Reynolds JD. The management of retinopathy of prematurity. *Paediatr Drugs* 2001; **3:** 263–72.
5. Johnson L, *et al.* Effect of sustained pharmacologic vitamin E levels on incidence and severity of retinopathy of prematurity: a controlled clinical trial. *J Pediatr* 1989; **114:** 827–38.
6. Law MR, *et al.* Is routine vitamin E administration justified in very low-birthweight infants? *Dev Med Child Neurol* 1990; **32:** 442–50.
7. Ehrenkranz RA. Vitamin E and retinopathy of prematurity: still controversial. *J Pediatr* 1989; **114:** 801–3.
8. Raju TNK, *et al.* Vitamin E prophylaxis to reduce retinopathy of prematurity: a reappraisal of published trials. *J Pediatr* 1997; **131:** 844–50.
9. Brion LP, *et al.* Vitamin E supplementation for prevention of morbidity and mortality in preterm infants. Available in The Cochrane Database of Systematic Reviews; Issue 4. Chichester: John Wiley; 2003 (accessed 20/06/08).
10. Darlow BA, Graham PJ. Vitamin A supplementation to prevent mortality and short and long-term morbidity in very low birthweight infants. Available in The Cochrane Database of Systematic Reviews; Issue 4. Chichester: John Wiley; 2007 (accessed 14/03/08).
11. Higgins RD, *et al.* Antenatal dexamethasone and decreased severity of retinopathy of prematurity. *Arch Ophthalmol* 1998; **116:** 601–5.
12. Phelps DL, *et al.* D-Penicillamine for preventing retinopathy of prematurity in preterm infants. Available in The Cochrane Database of Systematic Reviews; Issue 1. Chichester: John Wiley; 2001 (accessed 09/01/06).
13. Reynolds JD, *et al.* Lack of efficacy of light reduction in preventing retinopathy of prematurity. *N Engl J Med* 1998; **338:** 1572–6.
14. Phelps DL, Watts JL. Early light reduction for preventing retin-

opathy of prematurity in very low birth weight infants. Available in The Cochrane Database of Systematic Reviews; Issue 1. Chichester: John Wiley; 2001 (accessed 09/01/06).

15. Mintz-Hittner HA, Kuffel RR. Intravitreal injection of bevacizumab (Avastin) for treatment of stage 3 retinopathy of prematurity in zone I or posterior zone II. *Retina* 2008; **28:** 831–8.
16. Kusaka S, *et al.* Efficacy of intravitreal injection of bevacizumab for severe retinopathy of prematurity: a pilot study. *Br J Ophthalmol* 2008; **92:** 1450–5.
17. Quiroz-Mercado H, *et al.* Antiangiogenic therapy with intravitreal bevacizumab for retinopathy of prematurity. *Retina* 2008; **28** (suppl): S19–S25. Correction. *ibid.* 2009; **29:** 127.

迟发性运动障碍　将维生素 E 用于治疗因抗精神病药所引起的迟发性运动障碍（见**椎体外系障碍**项下，第943页）中[1,2]，结论是有益的证据通常来自在方法上有问题的小型研究。一篇回顾[1]研究中总结：维生素 E 能保护迟发性运动障碍的恶化，但没有证据表明它能产生症状的改善。这表明[2]维生素 E 治疗在患迟发性运动障碍不超过 5 年的患者中最有效。一部分人提出维生素 E 可以作为新诊断的患者的治疗选择[3]。需要进一步的大样本研究以确定其在治疗中的地位。

1. McGrath J, Soares-Weiser K. Vitamin E for neuroleptic-induced tardive dyskinesia. Available in The Cochrane Database of Systematic Reviews; Issue 4. Chichester: John Wiley; 2001 (accessed 09/01/06).
2. Boomershine KH, *et al.* Vitamin E in the treatment of tardive dyskinesia. *Ann Pharmacother* 1999; **33:** 1195–1202.
3. Pham DQ, Plakogiannis R. Vitamin E supplementation in Alzheimer's disease, Parkinson's disease, tardive dyskinesia, and cataract: Part 2. *Ann Pharmacother* 2005; **39:** 2065–72.

制剂

BP 2010: Alpha Tocopheryl Succinate Tablets;
USNF 28: Tocopherols Excipient;
USP 33: Oil- and Water-soluble Vitamins Capsules; Oil- and Water-soluble Vitamins Oral Solution; Oil- and Water-soluble Vitamins Tablets; Oil- and Water-soluble Vitamins with Minerals Capsules; Oil- and Water-soluble Vitamins with Minerals Oral Solution; Oil- and Water-soluble Vitamins with Minerals Tablets; Oil-soluble Vitamins Capsules; Oil-soluble Vitamins Tablets; Vitamin E Capsules; Vitamin E Preparation.

专利制剂

Arg.: Antioxidante Natural†; E-devit Protectora†; Ephynal; Etec; Evion; Senexon E†; Tonovital E†; ***Austral.:*** Chew-E†; Dal-E†; Macro E†; Mega E†; Micelle E; Natural E†; Vita E†; Water Soluble E†; ***Austria:*** Avigilen; Ephynal†; Etocomed†; Evitol; Tocovenos; ***Belg.:*** Docviteee†; Ephynal†; Optovit E; ***Braz.:*** E Plus; E-Radicaps; E-Tabs; Efherol†; Emama; Ephynal; Fonto-Vit E; Fort E†; Teutovit-E; Vieta; Vita-E; Vitizin E; Zirvit E; ***Canad.:*** Aquasol E; Kyolic Formula 106; Novo E; Nutrol E†; One A Day Cholesterol Health†; Organex†; ***Chile:*** Crevet-E; Egogyn; Etec; ***Cz.:*** Biogelat Vitamin E†; Erevit; Evit†; Sant-E-Gal†; Vedrop; ***Fin.:*** Bio-E-Vitamin; Equiday; Ido-E; Tokovitan†; Vita-E†; ***Fr.:*** Dermorelle; Ephynal†; Toco; Tocolion; Tocopa; ***Ger.:*** Antioxidans E; Biopto-E†; Biosan E†; Detulin; E-Tonil†; E-Vicotrat†; Elex E†; Ephynal†; Eplonat†; Eusovit; Evion; Flexal Vitamin E; Malton E; Mowivit; Optovit; Puncto E†; Sanavitan S; Spondyvit; Tocorell; Tocovital†; Togasan†; Uno-Vit; Vibolex E†; Vita-E†; Vitazell E; ***Gr.:*** E-Vicotrat; Ephynal; Eviol; Evion; Evit; ***Hong Kong:*** Clinic†; Keri Vit E†; Myra 300-E†; Natopherol†; Super E; Topher-E†; ***India:*** E-Cap; EEE; Evion; Evitam; Greenpearl†; Ocuvit; ***Indon.:*** Bio-E; Dalfarol; Edoti; Evion; Evipon; Lanturol; Natopherol; Natur-E; Naturol; Prima-E; Proxidan; Santa-E; Tocopherine†; Vinpo-E; Vitaferol; ***Irl.:*** Vedrop; ***Israel:*** Ephynal†; Evitex; Evitol; ***Ital.:*** E-Vitum†; Ephynal; Evasen Crema; Evion; Natovit; Rigentex; Sursum; ***Malaysia:*** Citrex Vitamin E; E Vita†; Fairy ADE; Natopherol; Toco-E; ***Mex.:*** Bacferol†; E-Fertoc; Egrin; EPH; Ixopolet; Revitare E; Vit-E-Far; ***Norw.:*** Bio-E-Vitamin; Ido-E; Nycoplus E; ***NZ:*** Micelle E; ***Philipp.:*** Enat; Enervon-E; Evion; Integra-E; Myra; Zyme E; ***Pol.:*** Dermovit E; Tokovit E; Vitole E†; ***Port.:*** Ephynal†; Ve; ***Rus.:*** Evitol (Эвитол); ***S.Afr.:*** Ephynal†; Vitaforce E†; ***Singapore:*** Myra 300-E†; Natopherol; Naturee; ***Spain:*** Auxina E; Ephynal; ***Swed.:*** E-vidon; E-vimin; Ido-E; ***Switz.:*** ecobiosan; Ephynal; Evit; Lipo E†; Optovit; ***Thai.:*** Bio-E; E-Drops; Nat E; Patar E-400; Tupper-E; ***Turk.:*** Eforol; Ephynal; Evicap; Evigen; Evon; Grandpherol; Natural E†; ***UK:*** Ephynal; Prairie Gold; Vedrop; Vita-E; ***USA:*** Aqua-E; Aquasol E; Aquavit-E; E-Gems; E-Oil; Natural E; Nutr-E-Sol; Promega; Vita-Plus E; Vitec; ***Venez.:*** Best; Ecogyn†; Egogyn; Ephynal†; Epol; Missecap; Nat-E; Vit-E-Nat; Vit-E-Var; Vitae; Viteral.

顺势疗法制剂　***Ger.:*** Infi-Symphytum†; NeyChon Nr 68; NeyChondrin (Revitorgan-Lingual Nr. 68)†; NeyChondrin N (Revitorgan-Dilutionen N Nr 68)†; NeyDil 66N (Revitorgan-Dilutionen Nr. 66 N)†; NeyDil Nr 66; NeyGero Nr 64; NeyGeront (Revitorgan-Lingual Nr 64)†; NeyGeront N (Revitorgan-Dilutionen N Nr 64)†; NeyGeront Vitalkapsein A; NeyGeront-Vitalkapseln†; NeyLing (Revitorgan-Lingual Nr.66)†; NeyLing Nr 66.

Vitamin K Substances 维生素 K 物质

Vitamina K.

Витамины Группы К

维生素 K 一词被用于一组萘醌化合物，包括维生素 K_4、甲萘氢醌、甲萘醌、四烯甲萘醌和维生素 K_1。

Acetomenaphthone（*BAN*）维生素 K_4

Acetomenadione; Acetomenaftona; Acetomenaph.; Menadiol Diacetate; Vitamin K_4 Diacetate. 2-Methyl-1,4-naphthylene diacetate.

Ацетоменафтон

$C_{15}H_{14}O_4$ = 258.3.
CAS — 573-20-6.
UNII — DWG8UZD9HT.

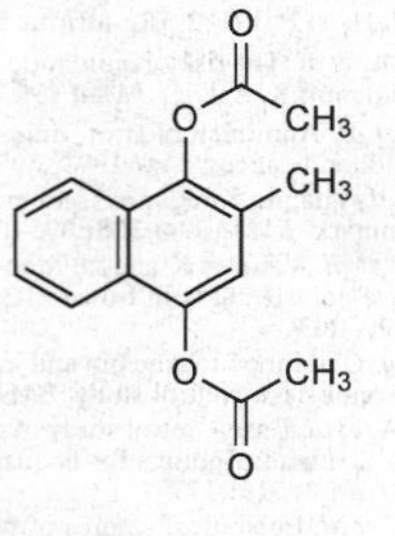

Pharmacopoeias. In *Chin.*

Menadiol Sodium Phosphate（*BANM*）磷酸钠甲萘氢醌

Menadiol, fosfato sódico de; Menadiol Sodium Diphosphate; Menadiolum Solubile; Vitamin K_4 Sodium Phosphate. 2-Methylnaphthalene-1,4-diyl bis(disodium phosphate) hexahydrate.

$C_{11}H_8Na_4O_8P_2,6H_2O$ = 530.2.
CAS — 481-85-6 (menadiol); 131-13-5 (anhydrous menadiol sodium phosphate); 6700-42-1 (menadiol sodium phosphate hexahydrate); 84-98-0 (menadiol diphosphate).
UNII — 2OVL75B30W (menadiol sodium phosphate); GRL65FEU3T (menadiol diphosphate).

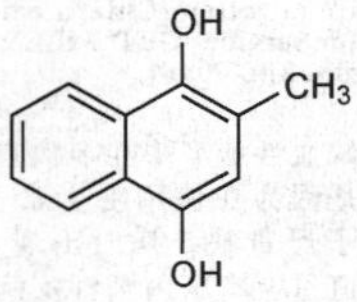

(menadiol)

注：甲萘氢醌硫酸盐（硫酸钾甲萘醌）是 *BAN*，硫酸钠甲萘氢醌是 *rINN*。

Pharmacopoeias. In *Br.* and *US.*

BP 2010（Menadiol Sodium Phosphate）　白色到粉红色、有吸湿性、有特征性臭的结晶性粉末。极易溶于水；几乎不溶于乙醇。

USP 33（Menadiol Sodium Diphosphate）　白色到粉红色，具吸湿性，粉末有特征性臭。极易溶于水；不溶于乙醇。水溶液相对于石蕊呈中性或微碱性，pH 值约为 8。在不超过 8℃ 的温度条件下贮藏于密闭容器中。避光。

Menadione（*BAN*）甲萘醌（维生素 K_3）

Menadion; Menadiona; Menadionas; Ménadione; Menadioni; Menadionum; Menaftona; Menaph.; Menaphthene; Menaphthone; Methylnaphthochinonum; Vitamin K_3; Vitamina K_3. 2-Methyl-1,4-naphthoquinone.

Менадион

$C_{11}H_8O_2$ = 172.2.
CAS — 58-27-5.
ATC — B02BA02.
ATC Vet — QB02BA02.
UNII — 723JX6CXY5.

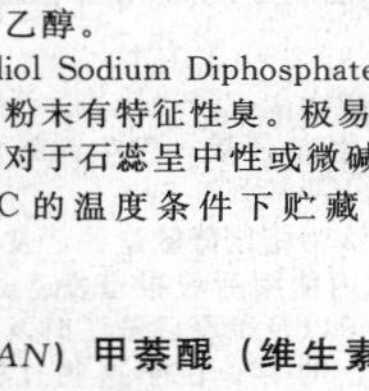

Pharmacopoeias. In *Eur.* (see p.vii) and *US.*

Ph. Eur. 6.8（Menadione）　暗黄色结晶性粉末。在光中不稳定。几乎不溶于水；略溶于乙醇和甲醇；易溶于甲苯。避光。

USP 33（Menadione）　淡黄色、几乎无臭的结晶性粉末。可受日光影响。几乎不溶于水；溶于乙醇（1∶60），溶于植物油（1∶50），溶于苯（1∶10）；略溶于氯仿，贮藏于 25℃ 的温度条件下，允许温度偏差在 15～30℃。避光。

管理　甲萘醌粉末对呼吸道和皮肤有刺激性，乙醇溶液有糜烂（起疱）剂的特性。

Menadione Sodium Bisulfite（*rINN*）维生素 K_3 亚硫酸氢钠

Bisulfito sódico de menadiona; Kavitanum; Menadiol Sodyum Bisülfit; Ménadione, Bisulfite Sodique de; Menadione Sodium Bisulphite *(BANM)*; Menadioni Natrii Bisulfis; Menadioninatriumbisulfiitti; Menadionnatriumbisulfit; Menadionu wodorosiarczyn sodowy; Menaph. Sod. Bisulphite; Menaphthone Sodium Bisulphite; Methylnaphthochinonumnatrium Bisulfurosum; Vikasolum; Vitamin K_3 Sodium Bisulphite. Sodium 1,2,3,4-tetrahydro-2-methyl-1,4-dioxonaphthalene-2-sulphonate trihydrate.

Менадиона Натрия Бисульфит

$C_{11}H_8O_2NaHSO_3,3H_2O$ = 330.3.
CAS — 130-37-0 (anhydrous menadione sodium bisulfite); 6147-37-1 (menadione sodium bisulfite trihydrate).
UNII — 6XF3C2HK77.

Pharmacopoeias. In *Chin.* and *Pol.*

Menatetrenone（*rINN*）四烯甲萘醌

E-3100; Ea-0167; Menaquinone-4; Menaquinone 4; Menaquinone K4; Menatetren; Menatetrenona; Ménatétrénone; Menatetrenonum; MK-4; Vitamin $K_{2(20)}$; Vitamin MK 4. 2-Methyl-3-(3,7,11,15-tetramethyl-2,6,10,14-hexadeca-tetraenyl)-1,4-naphthoquinone.

Менатетренон

$C_{31}H_{40}O_2$ = 444.6.
CAS — 863-61-6.
UNII — 27Y876D139.

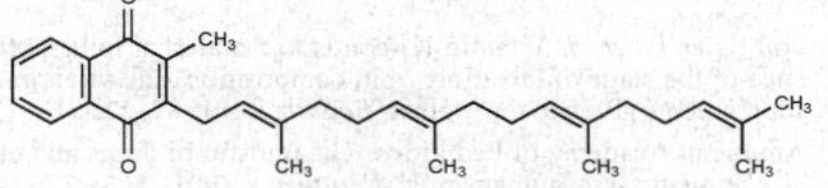

Pharmacopoeias. In *Jpn.*

Phytomenadione（*BAN*，*rINN*）维生素 K_1

Filoquinona; Fitomenadion; Fitomenadiona; Fitomenadionas; Fitonadiona; Fytomenadion; Fytomenadioni; Methylphytylnaphthochinonum; Phylloquinone; Phytomenad.; Phytoménadione; Phytomenadionum; Phytonadione; Vitamin K_1; Vitamina K_1. 2-Methyl-3-[3,7,11,15-tetramethylhexadec-2-enyl] naphthalene-1,4-dione.

Фитоменадион

$C_{31}H_{46}O_2$ = 450.7.
CAS — 84-80-0.
ATC — B02BA01.
ATC Vet — QB02BA01.
UNII — A034SE7857.

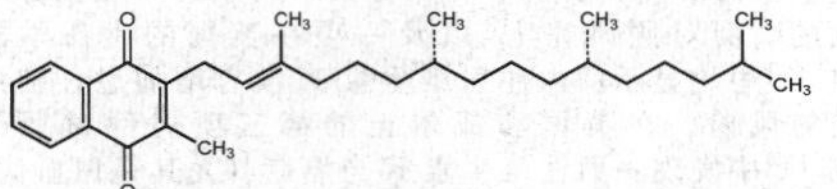

Pharmacopoeias. In *Chin.*, *Eur.* (see p.vii), *Int.*, *Jpn*, *US*, and *Viet.*

Ph. Eur. 6.8（Phytomenadione）　反式（*E*）和顺式（*Z*）异构体的混合物。含有不低于 75% 的反式维生素 K_1，允许有不高于 4% 的反式环氧化维生素 K_1。

亮黄色黏稠的透明、油状液体，暴露于光化性光时会分解。几乎不溶于水；略溶于乙醇；能与动物油混合。避光。

USP 33（Phytomenadione）　反式和顺式异构体的混合物。含有不超过 21% 的顺式异构体。黄色到琥珀色透明、无臭或几乎无臭的非常黏稠的液体。在空气中稳定，但暴露于日光时会分解。不溶于水；微溶于乙醇；可溶于无水乙醇、氯仿、乙醚、植物油和苯。贮藏于密闭容器中。避光。

稳定性　维生素 K_1 的聚乙二醇蓖麻油形式被重新包装于棕色玻璃滴瓶中时，在室温可稳定保存至少 30 天[1]。在 4～8℃ 的温度条件下，在塑料和棕色玻璃瓶中都稳定。

1. Wong VK, Ho PC. Stability of Konakion repacked in dropper bottles for oral administration. *Aust J Hosp Pharm* 1996; **26:** 641–4.

不良反应和注意事项

静脉给维生素 K_1 能引起严重的反应，类似超敏反应和过敏性反应。症状包括面色潮红、出汗、胸部压缩感和胸痛、呼吸困难、发绀、心血管性虚脱；也有报道可引起死亡。过敏反应通常与输注速度过快相关，但甚至也被报道出现在溶液被稀释和输入缓慢时。通常认为这是因为含有在一些肠外成分中作为表面活化剂的聚乙二醇蓖麻油；而当配方中不含有聚乙二醇蓖麻油成分时，很少有关于该反应的报道（但是需见下文的**超敏反应**项下）。

当给予维生素 K_1 时，注射部位会发生疼痛、肿胀和静脉炎。局限性皮肤反应包括萎缩或坏死曾被报道出现于经肌内或皮下注射维生素 K_1 之后。

由于维生素 K_1 成分在卵磷脂存在时会增溶，而胆盐会置换胆红素，因此对于有严重肝功能损伤的患者和体重低于 2.5kg 的早产儿应当慎用胆盐。

当给予新生儿（尤其是早产儿）或孕晚期的母亲甲萘醌和磷酸钠甲萘二醌时，会伴发婴儿溶血性贫血、高胆红素血症以及胆红素脑病（核黄疸），因此该用法不被推荐。维生素 K_1 对溶血有较低的风险。也有报道甲萘醌和甲萘二醌的磷酸钠盐在 G6PD 缺乏或维生素 E 缺乏的患者中可引起溶血反应。

哺乳 维生素 K 在母乳中的分布有一定变化：研究发现维生素 K_1 在头 10ml 乳汁（"前乳"）中的浓度比最后 10ml（"后乳"）中的浓度低。这与脂质浓度有关，脂质在后乳中更高些。脂质成分随着泌乳过程也会发生变化，据称在第一周内有显著的改变。作者提出，维生素 K 在乳汁中的浓度在生命的最初几天较高的机制是为了满足新生儿的营养需要，这个时期维生素 K 的状态是变化的[1]。American Academy of Pediatrics 认为[2]，在母亲接受维生素 K 的母乳喂养婴儿中没有见到不良反应，因此它的使用通常可与母乳并存。

1. von Kries R, *et al.* Vitamin K_1 content of maternal milk: influence of the stage of lactation, lipid composition, and vitamin K_1 supplements given to the mother. *Pediatr Res* 1987; **22:** 513–17.
2. American Academy of Pediatrics. The transfer of drugs and other chemicals into human milk. *Pediatrics* 2001; **108:** 776–89. [Retired May 2010] Correction. *ibid.*; 1029. Also available at: http://aappolicy.aappublications.org/cgi/content/full/pediatrics%3b108/3/776 (accessed 09/01/06)

致癌性 一篇来自英国的病例对照研究[1]表明，出生时为了预防维生素 K 缺乏性出血（见下文）而接受维生素 K 的儿童患癌症的风险增加。同一作者的进一步研究[2]表明，这种风险与肌内给药相伴随，但与口服无关，且在儿童白血病中最明显。对这些资料的反应中，British Paediatric Association 推荐将口服给药作为预防时的首选[3]，而 American Academy of Pediatrics 则继续坚持提倡肌注途径[4]，且仍然在如此操作，推断这种途径的使用与儿童患白血病或其他癌症没有关系[5]。

来自美国[6]、瑞典[7]、丹麦[7,8]、德国[9]和英国[10]的后续研究没有证明在肌内使用维生素 K 会增加儿童患包括白血病在内的癌症的风险。最近，4 项更进一步的研究被公布[11~14]。其中两项，一项在苏格兰的病例对照研究[11]以及一项在英国的生态学研究[12]中均显示肌内注射维生素 K 没有增加患任何癌症的风险。在英国和威尔士的第三项病例对照研究[13]中发现：肌注维生素 K 与癌症（尤其是白血病）之间有边缘性联系。第四项研究是一篇在英格兰北部的病例对照研究[14]，在曾经接受过肌注维生素 K 的儿童中，出生后 1~6 年间发生急性淋巴细胞性白血病的风险增加（OD 值为 1.79）。在 1998 年，英国 CSM 的专家工作组在一篇回顾中[15]得出结论，维生素 K 的使用并不会增加实体瘤的风险；尽管不能排除白血病风险增加的可能性，但观察结果是偶然的。另外，他们不能确定维生素 K 的致癌效应的貌似合理的机制。在英国和德国完成的一篇病例对照研究的集合分析中[16]发现：没有证据表明维生素 K 通过肌内给予与儿童时期白血病的发生相关。英国的一篇全国性的病例对照研究[17]得出的结论为：如果不考虑途径，没有证据表明维生素 K 会影响儿童发生白血病或任何其他癌症的风险。如果存在任何增加的风险，似乎只存在于那些对某些尚未被确认的生物学反应具有高风险的非常小的亚群体内[18]。英国 Department of Health[19]提倡：两种方式——口服和肌内都可用于预防，并推荐父母应参与决定使用何种途径。

1. Golding J, *et al.* Factors associated with childhood cancer in a national cohort study. *Br J Cancer* 1990; **62:** 304–8.
2. Golding J, *et al.* Childhood cancer, intramuscular vitamin K, and pethidine given during labour. *BMJ* 1992; **305:** 341–6.
3. British Paediatric Association. *Vitamin K prophylaxis in infancy.* London, 1992: British Paediatric Association.
4. American Academy of Pediatrics Vitamin K Ad Hoc Task Force. Controversies concerning vitamin K and the newborn. *Pediatrics* 1993; **91:** 1001–3.
5. American Academy of Pediatrics Committee on Fetus and Newborn. Controversies concerning vitamin K and the newborn. *Pediatrics* 2003; **112:** 191–2. [Re-affirmed May 2006]
6. Klebanoff MA, *et al.* The risk of childhood cancer after neonatal exposure to vitamin K. *N Engl J Med* 1993; **329:** 905–8.
7. Ekelund H, *et al.* Administration of vitamin K to newborn infants and childhood cancer. *BMJ* 1993; **307:** 89–91.
8. Olsen JH, *et al.* Vitamin K regimens and incidence of childhood cancer in Denmark. *BMJ* 1994; **308:** 895–6.
9. von Kries R, *et al.* Vitamin K and childhood cancer: a population based case-control study in Lower Saxony, Germany. *BMJ* 1996; **313:** 199–203.
10. Ansell P, *et al.* Childhood leukaemia and intramuscular vitamin K: findings from a case-control study. *BMJ* 1996; **313:** 204–5.
11. McKinney PA, *et al.* Case-control study of childhood leukaemia and cancer in Scotland: findings for neonatal intramuscular vitamin K. *BMJ* 1998; **316:** 173–7.
12. Passmore SJ, *et al.* Ecological studies of relation between hospital policies on neonatal vitamin K administration and subsequent occurrence of childhood cancer. *BMJ* 1998; **316:** 184–9.
13. Passmore SJ, *et al.* Case-control studies of relation between childhood cancer and neonatal vitamin K administration. *BMJ* 1998; **316:** 178–184.
14. Parker L, *et al.* Neonatal vitamin K administration and childhood cancer in the north of England: retrospective case-control study. *BMJ* 1998; **316:** 189–93.
15. CSM/MCA. Safety of intramuscular vitamin K (Konakion). *Current Problems* 1998; **24:** 3–4.
16. Roman E, *et al.* Vitamin K and childhood cancer: analysis of individual patient data from six case-control studies. *Br J Cancer* 2002; **86:** 63–9.
17. Fear NT, *et al.* Vitamin K and childhood cancer: a report from the United Kingdom Childhood Cancer Study. *Br J Cancer* 2003; **89:** 1228–31.
18. Ross JA, Davies SM. Vitamin K prophylaxis and childhood cancer. *Med Pediatr Oncol* 2000; **34:** 434–7.
19. DoH. *Vitamin K for newborn babies.* London, 1998: Department of Health. Also available at: http://www.dh.gov.uk/en/Publicationsandstatistics/Lettersandcirculars/Professionalletters/Chiefmedicalofficerletters/DH_4004993?IdcService=GET_FILE&dID=7634&Rendition=Web (accessed 21/07/08)

对血液的影响 缺血性脑卒中在 2 例有吸收不良综合征的患者中发生，是因为在使用维生素 K 来治疗维生素 K 依赖性凝血因子严重缺乏病时出现了吸收不良的症状。以前曾经报道过，有肠内炎性疾病的患者中发生血栓形成的趋势增加。这表明，如果这些患者中出现了出血现象，应该用输注血浆或小剂量维生素 K 的方法治疗。但是对于维生素 K 缺乏，无需采取特殊治疗，因为予以胃肠道疾病患者无谷蛋白饮食或皮质激素可使病症逐渐得到改善[1]。

1. Florholmen J, *et al.* Cerebral thrombosis in two patients with malabsorption syndrome treated with vitamin K. *BMJ* 1980; **281:** 541.

超敏反应 有报道在皮下[1~3]、肌内[4]、静脉内[5~7]和口服[7]使用维生素 K 后，发生超敏反应，尽管发生率很低[6,7]。

皮下给药被认为相比静脉途径，发生**过敏反应**的风险更低[5]，静脉内使用后曾报道发生死亡[7]，甚至在低剂量、缓慢给予以及稀释后输注时发生[5,7]。也有口服使用后出现死亡的[7]。由于这些过敏反应是由聚乙二醇蓖麻油介质引起的[6,7]，因此直接免疫机制的假设也被提出[7]。

维生素 K 本身似乎是引起不良**皮肤反应**的抗原[3]。人们描述了两种皮肤反应：瘙痒、红斑和湿疹样斑通常发生在用药 2 周后，而伴有或不伴有湿疹的局限性硬皮病样斑则可能延迟发生[1,3,4]。另外，弥散性斑丘疹早有报道，但是这种反应与维生素 K 使用的关系已被质疑[3]。尽管有报道提出湿疹性反应比硬皮病样反应的缓解要快很多[1]，但存在持久的湿疹[4]或瘙痒症[3]。

治疗主要是对症的；局部和全身使用皮质激素和抗组织胺药已被应用[1,3,4]。以前对注射维生素 K_1 有反应的患者，建议通过注射或口服使用甲萘醌[3]；没有出现交叉反应的问题。但是，交叉反应被报道[4]出现于斑片试验。有建议提出：患者出现对维生素 K 的反应可能意味着有潜在的肝脏疾病[1]，尽管其他人相信这种情况在有肝病的患者中更为常见，因为他们是通常需要维生素 K 的人群[3]。

1. Gettler SL, Fung MA. Indurated plaques on the arms of a 52-year-old man. *Arch Dermatol* 2001; **137:** 957–62.
2. Bui L, *et al.* Skin reaction to subcutaneous phytonadione injections. *Am J Health-Syst Pharm* 2004; **61:** 407.
3. Wilkins K, *et al.* Cutaneous reactions associated with vitamin K_1. *J Cutan Med Surg* 2000; **4:** 163–7.
4. Sommer S, *et al.* Type IV hypersensitivity to vitamin K. *Contact Dermatitis* 2002; **46:** 94–6.
5. Wjasow C, McNamara R. Anaphylaxis after low dose intravenous vitamin K. *J Emerg Med* 2003; **24:** 169–72.
6. Riegert-Johnson DL, Volcheck GW. The incidence of anaphylaxis following intravenous phytonadione (vitamin K_1): a 5-year retrospective review. *Ann Allergy Asthma Immunol* 2002; **89:** 400–406.
7. Fiore LD, *et al.* Anaphylactoid reactions to vitamin K. *J Thromb Thrombolysis* 2001; **11:** 175–83.

过量 英国注册药品信息表明目前没有因维生素 K_1 过量所致的临床疾病，而新生儿和婴儿药物过量的不良反应已有见报道。这些不良反应包括黄疸、胆红素升高、肝酶升高、腹痛、便秘、无力、心神不安、躁动和皮疹。大多不良反应不严重，且无须处理。

药物相互作用

维生素 K 降低了口服抗凝血药的作用（见第1375页），被用于对抗这些药物的过度反应，见下文的**用途和用法**项下。维生素 K 可以减少用抗凝血药重复治疗 1 周或更长时间所产生的反应。

药动学

脂溶性维生素 K 复合物维生素 K_1 和甲萘醌从肠道的吸收需要胆汁的存在；水溶性衍生物在无胆汁存在时能被吸收。维生素 K 主要在肝中蓄积，但是只能在体内贮存较短的时间。维生素 K 不易迅速通过胎盘，而且其在乳汁中的分布是变化的。维生素 K_1 很快代谢为极性更强的代谢产物，并以葡糖苷酸和硫酸盐结合的形式经胆汁和尿液排泄。

吸收 在健康成人中[1]，肌内给药时维生素 K_1 从胶态（微团的）制剂中的吸收比经静脉内给药后的吸收更加不规则和不可预知；当作为抗凝血药的解救剂使用时，应该静脉给药。在新生儿中，不论是经口服（3mg）或肌内（1.5mg）接受单剂量的胶态制剂 24 天后，血浆维生素 K_1 的浓度均在成人空腹血浆的范围之内或者更高[2]。

1. Soedirman JR, *et al.* Pharmacokinetics and tolerance of intravenous and intramuscular phylloquinone (vitamin K_1) mixed micelles formulation. *Br J Clin Pharmacol* 1996; **41:** 517–23.
2. Schubiger G, *et al.* Vitamin K_1 concentration in breast-fed neonates after oral or intramuscular administration of a single dose of a new mixed-micellar preparation of phylloquinone. *J Pediatr Gastroenterol Nutr* 1993; **16:** 435–9.

人体需要量

维生素 K 的每日最低需要量没有被明确定义，但是大约每日 1μg/kg 的摄入量似乎是足够的。正常成人的维生素 K 需要量可以通过日常饮食和肠道内细菌合成甲基萘醌类（维生素 K_2 类）（也就是已知的维生素 K_2）得到满足。维生素 K 在自然界中以维生素 K_1（维生素 K_1）的形式存在于很多食物中，尤其是绿叶蔬菜（如卷心菜和菠菜），也存在于鳄梨、肉、牛奶、蛋黄和一些谷类中。

英国和美国的推荐膳食摄入量 在英国既没有制订维生素 K 的推荐营养素摄入量（RNI），也没有估计平均需要量（EAR）（见第1825页），尽管每日摄入 1μg/kg 被认为对成人是安全和足够的；每日 10μg 的（约 2μg/kg）更高摄入量也被确信对于婴儿是合适的，因为生命早期肝中甲基萘醌的存在以及对膳食维生素 K 的依赖。这说明所有的婴儿都应该在出生时接受预防性维生素 K[1]，关于新生儿使用的进一步叙述，见下文的**维生素 K 缺乏性出血**项下。

在美国，足够的摄入水平已经被确定：成年男性每日 120μg，成年女性 90μg[2]。

1. DoH. Dietary reference values for food energy and nutrients for the United Kingdom: report of the panel on dietary reference values of the committee on medical aspects of food policy. *Report on health and social subjects 41.* London: HMSO, 1991.
2. Standing Committee on the Scientific Evaluation of Dietary Reference Intakes of the Food and Nutrition Board. *Dietary Reference Intakes for vitamin A, vitamin K, arsenic, boron, chromium, copper, iodine, iron, manganese, molybdenum, nickel, silicon, vanadium, and zinc.* Washington DC: National Academy Press, 2001. Also available at: http://www.nap.edu/openbook.php?isbn=0309072794 (accessed 21/07/08)

用途和用法

维生素 K 是肝脏合成凝血酶原（凝血因子Ⅱ）和其他凝血因子（凝血因子Ⅶ、凝血因子Ⅸ和凝血因子Ⅹ以及蛋白 C、蛋白 S），以及蛋白发挥作用的必需的辅助因子，如鲑鱼降钙素对骨发育的重要作用。

维生素 K 缺乏可以在新生儿中发生（见下文的**维生素 K 缺乏性出血**），但是在成人中不常见，尽管它可以在有吸收不良综合征、阻塞性黄疸或肝病患者中发生。缺乏可以导致低凝血酶原血症的发生，这时凝血时间延长，会发生自发性出血。香豆素抗凝血药会干扰维生素 K 的代谢，它们的反应可以通过给维生素 K 来对抗。

维生素 K 化合物可被用于治疗和预防伴随维生素 K 缺乏的出血。维生素 K 的剂量应该通过评估凝血酶原时间仔细控制。

维生素 K_1 是天然存在的维生素 K 物质。它是维生素 K 化合物中唯一用于逆转因抗凝治疗所引起的低凝血酶原血症和出血现象的物质。它作为肝素的解救剂是无效的。对于过度抗凝作用，剂量需根据国际标准化比值（INR）和出血的程度来调整。维生素 K_1 的典型剂量是 0.5～10mg 缓慢经静脉注射或 5mg 口服（见下文的**过度抗凝作用**）。依据溶解情况，维生素 K_1 的一些成分比其他成分更适合于静脉内使用，而且用药剂量不同。维生素 K_1 也因特定的头孢菌素的作用而被用于低凝血酶原血症（见**头孢孟多**的**不良反应**项下，第210页）。

维生素儿童剂量见下文**儿童用法**。

磷酸钠甲萘氢醌是甲萘醌的水溶性衍生物，是一种合成的脂溶性维生素 K 类似物。它可被用于吸收不良综合征患者以预防维生素 K 缺乏，该类患者对口服维生素 K_1 不能有效地吸收。它的常用剂量等同于每日口服甲萘二酚的磷酸盐 10～40mg。

丁酰甲萘醌也被使用过；四烯甲萘醌被用于治疗骨质疏松。维生素 K_4 被用于制剂中以促进冻疮的缓解。

1. Shearer MJ. Vitamin K. *Lancet* 1995; **345:** 229–34.
2. Vermeer C, Schurgers LJ. A comprehensive review of vitamin K and vitamin K antagonists. *Hematol Oncol Clin North Am* 2000; **14:** 339–53.
3. Vermeer C, *et al.* Beyond deficiency: potential benefits of increased intakes of vitamin K for bone and vascular health. *Eur J Nutr* 2004; **43:** 325–35.
4. Van Winckel M, *et al.* Vitamin K, an update for the paediatrician. *Eur J Pediatr* 2009; **168:** 127–34.

儿童用法 维生素 K 缺乏可发生于脂肪吸收障碍的儿童，尤其是那些有胆汁淤积或严重肝病者。新生儿缺乏维生素 K 者如不补充会有出血风险（见下文**维生素 K 缺乏性出血**）。维生素 K 也常用于对抗儿童抗凝血药过量（见下文）。

维生素 K_1 是维生素 K 化合物中唯一用于逆转因香豆素类抗凝血药引起的低凝血酶原血症和出血现象的物质。对于儿童过度抗凝作用，专家推荐：剂量需根据国际标准化比值（INR）、出血的程度和是否需要继续使用抗凝血药来调整。*BNFC 2009* 建议 1 个月至 18 岁的儿童维生素 K_1 的剂量如下：

- 无明显出血或需要继续使用抗凝血药：单次剂量为 15～30μg/kg（最大剂量为 1mg），如有必要，重复给药；
- 有明显出血或不需要继续使用抗凝血药：单次剂量为 250～300μg/kg（最大剂量为 10mg）。英国注册药品信息允许如果 2～6h 后反应不足可重复该剂量。

少数严重病例，维生素 K_1 在儿童中的剂量为口服 5mg 或 10mg。

水溶性衍生物—磷酸钠甲萘氢醌可作为维生素 K 吸收不良的增补剂。*BNFC 2009* 建议根据年龄用以下口服剂量（以磷酸甲萘氢醌表示）：

- 1～12 岁：每日 5～10mg；
- 12～18 岁：每日 10～20mg。

有胆道闭锁和肝病的新生儿可口服维生素 K_1 每日 1mg。

有关维生素 K 治疗新生儿脑室内出血的讨论见下文。

作用 参考维生素 K 的作用和维生素 K 依赖性凝血蛋白和含羧基谷氨酸盐蛋白（如鲑鱼降钙素）的作用。

1. Friedman PA. Vitamin K-dependent proteins. *N Engl J Med* 1984; **310:** 1458–60.
2. Rick ME. Protein C and protein S: vitamin K-dependent inhibitors of blood coagulation. *JAMA* 1990; **263:** 701–3.
3. Nelsestuen GL, *et al.* Vitamin K-dependent proteins. *Vitam Horm* 2000; **58:** 355–89.
4. Saxena SP, *et al.* Novel vitamin K-dependent pathways regulating cell survival. *Apoptosis* 2001; **6:** 57–68.

恶性肿瘤 在一项对患有病毒性肝硬化妇女的小样本研究中建立了维生素 K 对骨丢失的影响，在给予了四烯甲萘醌的患者中发现肝细胞癌的发生率降低；大型对照研究提出，用四烯甲萘醌预防肿瘤的发生是一个重要的终点[1]。另一项研究[2]报道在给予了四烯甲萘醌的患者中肝细胞癌的发生率减少。

1. Habu D, *et al.* Role of vitamin K_2 in the development of hepatocellular carcinoma in women with viral cirrhosis of the liver. *JAMA* 2004; **292:** 358–61.
2. Mizuta T, Ozaki I. Hepatocellular carcinoma and vitamin K. *Vitam Horm* 2008; **78:** 435–42.

新生儿室内出血 维生素 K 缓慢通过胎盘，并达到一个有限的程度，但是应充分保证研究能够评估是否给予母亲维生素 K_1 能够减少早产儿室内出血（第1017页）的发生或严重程度。研究已显示矛盾的结果。一篇系统性综述得出结论：在分娩前给母亲维生素 K 不能显著预防室周出血，且不能被推荐用于常规临床使用[1]。

1. Crowther CA, *et al.* Vitamin K prior to preterm birth for preventing neonatal periventricular haemorrhage. Available in The Cochrane Database of Systematic Reviews; Issue 1. Chichester: John Wiley; 2010 (accessed 27/05/10).

骨质疏松症 维生素 K 对骨的影响以及其在骨质疏松中的作用（第1050页）已有综述[1～5]。尽管在日本被广泛建议用于骨质疏松症的治疗[3]，有 2 篇研究报道：给绝经后的妇女口服四烯甲萘醌每日 45mg，能降低脊椎[6]和非脊椎[7]骨折的风险。维生素 K_2（甲基萘醌类，如四烯甲萘醌）似乎比维生素 K_1 对骨的影响更显著[3]。每日口服 5mg 维生素 K_1 连续 2～4 年并不能对抗加拿大绝经后妇女骨质疏松者随年龄增大而降低的骨密度，但是也有报道可以防止骨折及减少肿瘤的发生率[8]。一项系统性综述[9]对补充维生素 K 是否可以减少骨流失或者骨折进行了评估，其中 13 项研究是关于骨流失的，7 项是关于骨折的。所有研究除 1 项外，均得出在日本绝经后妇女中，补充维生素 K 可增加骨密度的结论。对 7 项关于骨折的研究进行荟萃分析，发现补充维生素 K 可以降低骨折率，尤其是髋骨骨折。作者建议慎重考虑该数据，因为该研究未说明骨折的原因，同时也缺乏对照实验。另外，在日本，饮食习惯的差异也会影响研究结果。应该鼓励具有骨折风险的人在饮食中加强维生素 K 的摄入，常规补充维生素 K 目前仍不具有明确的合理性，除非有更多大量的关于骨折的随机实验数据来支持。

1. Iwamoto J, *et al.* Effects of vitamin K2 on osteoporosis. *Curr Pharm Des* 2004; **10:** 2557–76.
2. Adams J, Pepping J. Vitamin K in the treatment and prevention of osteoporosis and arterial calcification. *Am J Health-Syst Pharm* 2005; **62:** 1574–81.
3. Plaza SM, Lamson DW. Vitamin K2 in bone metabolism and osteoporosis. *Altern Med Rev* 2005; **10:** 24–35.
4. Bügel S. Vitamin K and bone health in adult humans. *Vitam Horm* 2008; **78:** 393–416.
5. Shea MK, Booth SL. Update on the role of vitamin K in skeletal health. *Nutr Rev* 2008; **66:** 549–57.
6. Ishida Y, Kawai S. Comparative efficacy of hormone replacement therapy, etidronate, calcitonin, alfacalcidol, and vitamin K in postmenopausal women with osteoporosis: The Yamaguchi Osteoporosis Prevention Study. *Am J Med* 2004; **117:** 549–55.
7. Sato Y, *et al.* Menatetrenone and vitamin D2 with calcium supplements prevent nonvertebral fracture in elderly women with Alzheimer's disease. *Bone* 2005; **36:** 61–8.
8. Cheung AM, *et al.* Vitamin K supplementation in postmenopausal women with osteopenia (ECKO trial): a randomized controlled trial. *PLoS Med* 2008; **5:** e196. Available at: http://medicine.plosjournals.org/archive/1549-1676/5/10/pdf/10.1371_journal.pmed.0050196-L.pdf (accessed 13/03/09)
9. Cockayne S, *et al.* Vitamin K and the prevention of fractures: systematic review and meta-analysis of randomized controlled trials. *Arch Intern Med* 2006; **166:** 1256–61.

过度抗凝作用 维生素 K 用于华法林过度抗凝的传统剂量很大，这一现象一直可从注册药品信息中反映出来，推荐用于口服或肠外的初始剂量范围为 2.5～25mg，最大剂量可达 40～50mg。但是，大剂量的维生素 K 会导致纠正过度，并增加在重新开始抗凝治疗生效前的延迟时间。另外，若不考虑剂量，到开始发生作用的时间最少为 1～2h。越来越多的证据显示较低剂量的维生素 K 在过度抗凝作用中有效[1～3]，这被反映在最近的指南中（见**华法林**的**不良反应的处置**项下，第1369 页）。使用维生素 K 比单独抑制华法林能更快降低升高的 INR。但是，对用芳香豆素的患者来说，维生素 K 没有足够的效应，对使用醋硝香豆素的患者无效；停止治疗后更有效[3]。经何种途径给予维生素 K 也很重要。一篇对使用维生素 K 治疗过度抗凝作用的研究所做的荟萃分析中[4]发现：对华法林使用口服或静脉内维生素 K 治疗比单纯停用抗凝剂更加有效；但是，皮下治疗没有效果。一项综述[5]提出过度抗凝患者 INR 值范围很宽，因此很难确定维生素 K 的给药剂量，如果患者 24h 内 INR 不在目标值，则有出血或栓塞风险。影响机体内维生素 K 的反应的患者因素有年龄、体重、伴随疾病或健康状况、华法林服用剂量及遗传多样性。作者建议对过度抗凝患者实行个体化用药。

一篇研究中显示饮食维生素 K 摄入对于抗凝作用的稳定性是一个重要因素[6]；即使是短期的增加或减少摄入都会显著影响抗凝作用。大量摄入绿叶蔬菜或选择含油脂的食物很容易提供膳食摄入维生素 K 0.5mg。相比于限制膳食维生素 K 的摄入，保持稳定摄入量更能持续改善抗凝治疗[7]。

有担忧认为如果肠外营养液中含有维生素 K，那么可能会对使用华法林的患者产生影响[8]。

1. Weibert RT, *et al.* Correction of excessive anticoagulation with low-dose oral vitamin K_1. *Ann Intern Med* 1997; **125:** 959–62.
2. Fetrow CW, *et al.* Antagonism of warfarin-induced hypoprothrombinemia with use of low-dose subcutaneous vitamin K_1. *J Clin Pharmacol* 1997; **37:** 751–7.
3. Hanslik T, Prinseau J. The use of vitamin K in patients on anticoagulant therapy: a practical guide. *Am J Cardiovasc Drugs* 2004; **4:** 43–55.
4. DeZee KJ, *et al.* Treatment of excessive anticoagulation with phytonadione (vitamin K): a meta-analysis. *Arch Intern Med* 2006; **166:** 391–7.
5. Sconce EA, Kamali F. Appraisal of current vitamin K dosing algorithms for the reversal of over-anticoagulation with warfarin: the need for a more tailored dosing regimen. *Eur J Haematol* 2006; **77:** 457–62.
6. Franco V, *et al.* Role of dietary vitamin K intake in chronic oral anticoagulation: prospective evidence from observational and randomized protocols. *Am J Med* 2004; **116:** 651–6.
7. Bovill EG, *et al.* Vitamin K and oral anticoagulation: thought for food. *Am J Med* 2004; **116:** 711–13.
8. Bern M. Observations on possible effects of daily vitamin K replacement, especially upon warfarin therapy. *J Parenter Enteral Nutr* 2004; **28:** 388–98.

维生素 K 缺乏性出血 维生素 K 缺乏性出血（VKDB；新生儿出血病；HDN），其中 3 种已经被确认为是由于维生素 K 缺乏而伴随的凝血缺陷[1,2]。

- 早期的 VKDB 发生在分娩过程中或出生头 24h 内，在其母亲服用了影响维生素 K 代谢的药（如华法林、一些抗癫痫药、利福平或异烟肼）时，婴儿的症状很典型。
- 典型的 VKDB，最常见的类型通常发生在生后 2～5 天，母乳喂养是一个重要的因素，因为人类的母乳比牛乳或婴儿配方乳的维生素 K 的含量低。
- 以颅内出血为表现的晚期 VKDB 常发生在 1 个月以上的婴儿中，这些病例中的维生素 K 缺乏可以表现为自发性（通常发生在出生时没有被给予维生素 K 的母乳喂养婴儿中）和（或）其他疾病的继发表现，如慢性腹泻、囊性纤维化或其他吸收不良综合征、胆道闭锁或 α_1-抗胰蛋白酶缺乏。

维生素 K 缺乏性出血的治疗包括肠外使用维生素 K_1，通常起始剂量为 1mg，以后的剂量根据反应决定。更多的即刻治疗是以输血或凝血因子的形式，可能需要在有严重失血和出现维生素 K 延迟反应时被补充。VKDB，尤其是后一种类型，有发病和死亡的高风险；因此，强调要预防该病的发生。

长期以来，人们已知在新生儿刚出生时即给予维生素 K 可以减少 VKDB 的发病率。以前曾使用过甲萘氢醌的磷酸钠盐，但是在 20 世纪 50 年代的报道中，婴儿在被给予这种维生素 K 类似物后所出现的黄疸和核黄疸引起了人们的担忧，从而引出了维生素 K_1 肌内或口服的优先使用。对具有 VKDB 高风险的新生儿使用维 K，已经成为标准方法，如分娩过程不顺利、早产以及母亲接受抗癫痫治疗的新生儿。由于不可能选择性的鉴别所有的有 VKDB 风险的新生儿，因此提倡在所有的新生儿中常规使用维生素 K_1。但是，这种使用已引起争议，尤其是当考虑到给药途径时[2～4]。

部分观点提出口服给药侵害性小，患者更易接受[4]。但是，也有人担忧口服维生素 K_1 吸收是否足够。另外，有一些证据[2,5～7]表明，在预防迟 VKDB 时，单次的肌内剂量要比单次的口服剂量更有效，而且重复口服给药是必需的，这种方法可能不太方便，并带来了依从性差的危险。最近有报道，在用肌内维生素 K_1 治疗而不是口服治疗的新生儿中儿童期肿瘤的风险可能增加（见上文的**致癌性**项下）。尽管这种联系仍然有争议，但是这使得一些国家将首选口服使用维生素 K 推荐用于有 VKDB 低风险的新生儿，包括英国[8]和德国[9]；而其他国家，包括美国[10,11]仍然对所有新生儿首选肌内途径。

对于最有效的口服剂量和给药频率仍然没有达到一致意见，且由于缺乏一种适宜的维生素 K_1 口服制剂而使这些研究复杂化。新开发的胶体微团（在某些国家已被批准于口服应用）的给药形式取代了原先含有聚乙二醇蓖麻油、丙烯乙二醇和苯酚（虽未被批准但已被经常用于口服的辅料）等辅料的制剂。虽然新剂型缓解了人们对药品辅料安全性的担忧，但是目前对于微团形式的注射剂的疗效仍不明确。这种新剂型引发了很多讨论[12]。但是，一则报道[13]显示，有 31 例母乳喂养的婴儿，接受 2 次口服该剂型的药物，结果预防失败（其中有 2 例为未确诊的胆汁淤积型肝病）。而瑞士的推荐意见强调第三次及后续给药的重要性。母乳喂养的婴儿接受 3 次口服补充者，血清维生素 K 浓度并不比接受单次肌内注射给药者低[14]。德国的一项研究发现口服微团制剂并不比传统剂型疗效好[15]，且药动学研究发现，患有高结合胆红素血症的婴儿中，其吸收并不可靠[16]。作者认为对于有潜在胆汁淤积的婴儿，3 次口服给药并不能防止维生素 K 缺乏症。

1998 年英国 Department of Health[17] 建议，所有新生儿均应接受维生素 K 预防给药，或口服或肌内注射，父母应参与给药途径的选择。妊娠 36 周以上出生的婴儿，英国注册药品信息建议剂量是出生后迅速肌内注射 1mg 维生素 K_1。或者出生后迅速口服 2mg，第二次用药应是出生后 4～7 天，给药剂量为 2～4mg。接受母乳喂养的婴儿在出生后 1 个月第三次给药，剂量为 2mg，口服。妊娠不足 36 周的早产儿应在出生后迅速静脉或肌内注射给药一次，剂量为 400μg/kg（最多为 1g）。*BNFC 2009* 认为肌内注射途径可以用于那些具有维生素 K 缺乏高风险的婴儿，且建议患有胆汁淤积的婴儿选择肌内注射或静脉注射途径给药，因为口服药物可能会被破坏。另外，对于新生儿，为了达到与肌内注射给药相近的疗效，后续口服给药剂量应与初次静脉注射剂量相当。

其他口服用药已经被研究或正在使用中。美国的一所医院采用在婴儿出生时经鼻胃管给单次 2mg 的剂量[18]的方法多年，虽然 American Academy of Pediatrics 仍推荐采用肌内注射途径[11]。在丹麦，出生时给予 2mg 的剂量，此后头 3 个月内每周给予 1mg 剂量，该方法能够在健康的母乳喂养婴儿中有效地预防任何迟发性 VKDB[19]。在荷兰，用药剂量更低，新生儿出生后用药剂量为 1mg，口服或肌内注射；1 周到 3 岁间为每日 25μg，或每周 1mg，口服用药，该疗法被认为是比较满意的。[20]然而，一项对荷兰和德国的用量的回顾比较发现，使用较低剂量的荷兰疗法并不能防止母乳喂养的合并胆道阻塞型胆汁淤积的婴儿的 VKDB。[21]在法国，对于没有出血危险的人工喂养新生儿，出生时给予口服剂量 2mg，然后在 2～7 天第二次用药；母乳喂养的婴儿每周口服 2mg 的剂量，直到完全停止母乳喂养。但是，对有高出血风险的新生儿，第一次用药应该通过肌内给予，或甚至通过缓慢静脉注射，要根据婴儿的临床状态来决定[2]。

尽管维生素 K_1 能缓慢通过胎盘并达到一个有限的浓度，然而那些使用维生素 K 对抗药物（尤其是抗癫痫药）的孕妇应该从怀孕 36 周起每日接受维生素 K_1 10～20mg[2,22]。她们的孩子有 VKDB 的高风险，同时需要接受额外的补充，出生时亟须迅速通过肌内给予维生素 K_1。母体的维生素 K_1 已被研究作为改善母乳喂养的新生儿的维生素 K 状态的一种方法。在一项研究中[23]，每日 5mg 维生素 K_1 连用 12 周可以有效地达到此目的。

1. Hathaway WE. Haemostatic disorders in the newborn. In: Bloom AL, Thomas DP, eds. *Haemostasis and thrombosis*. 2nd ed. Edinburgh: Churchill Livingstone, 1987: 554–69.
2. Autret-Leca E, Jonville-Béra A-P. Vitamin K in neonates: how to administer, when and to whom. *Paediatr Drugs* 2001; **3:** 1–8.
3. Tripp JH, McNinch AW. Haemorrhagic disease and vitamin K. *Arch Dis Child* 1987; **62:** 436–7.
4. Brown SG, *et al.* Should intramuscular vitamin K prophylaxis for haemorrhagic disease of the newborn be continued? A decision analysis. *N Z Med J* 1989; **102:** 3–5.
5. Clarkson PM, James AG. Parenteral vitamin K_1: the effective prophylaxis against haemorrhagic disease for all newborn infants. *N Z Med J* 1990; **103:** 95–6.
6. McNinch AW, Tripp JH. Haemorrhagic disease of the newborn in the British Isles: two year prospective study. *BMJ* 1991; **303:** 1105–9.
7. Von Kries R. Neonatal vitamin K. *BMJ* 1991; **303:** 1083–4.
8. British Paediatric Association. *Vitamin K prophylaxis in infancy*. London, 1992: British Paediatric Association.
9. von Kries R, *et al.* Repeated oral vitamin K prophylaxis in West Germany: acceptance and efficacy. *BMJ* 1995; **310:** 1097–8.
10. American Academy of Pediatrics Vitamin K Ad Hoc Task Force. Controversies concerning vitamin K and the newborn. *Pediatrics* 1993; **91:** 1001–3.
11. American Academy of Pediatrics Committee on Fetus and Newborn. Controversies concerning vitamin K and the newborn. *Pediatrics* 2003; **112:** 191–2.
12. Clarke P, Shearer MJ. Vitamin K deficiency bleeding: the readiness is all. *Arch Dis Child* 2007; **92:** 741–3.
13. Baenziger O, *et al.* Oral vitamin K prophylaxis for newborn infants: safe enough? *Lancet* 1996; **348:** 1456.
14. Greer FR, *et al.* A new mixed micellar preparation for oral vitamin K prophylaxis: randomised controlled comparison with an intramuscular formulation in breast fed infants. *Arch Dis Child* 1998; **79:** 300–5.
15. von Kries R, *et al.* Oral mixed micellar vitamin K for prevention of late vitamin K deficiency bleeding. *Arch Dis Child Fetal Neonatal Ed* 2003; **88:** F109–F112.
16. Pereira SP, *et al.* Intestinal absorption of mixed micellar phylloquinone (vitamin K_1) is unreliable in infants with conjugated hyperbilirubinaemia: implications for oral prophylaxis of vitamin K deficiency bleeding. *Arch Dis Child Fetal Neonatal Ed* 2003; **88:** F113–F118.
17. Department of Health. *Vitamin K for newborn babies.* London, 1998: Department of Health. Also available at: http://www.dh.gov.uk/en/Publicationsandstatistics/Lettersandcirculars/Professionalletters/Chiefmedicalofficerletters/DH_4004993?IdcService=GET_FILE&dID=7634&Rendition=Web (accessed 21/07/08)
18. Clark FI, James EJP. Twenty-seven years of experience with oral vitamin K_1 therapy in neonates. *J Pediatr* 1995; **127:** 301–4.
19. Nørgaard Hansen K, Ebbesen F. Neonatal vitamin K prophylaxis in Denmark: three years' experience with oral administration during the first three months of life compared with one oral administration at birth. *Acta Paediatr Scand* 1996; **85:** 1137–9.
20. Cornelissen M, Hirasing R. Vitamin K for neonates. *BMJ* 1994; **309:** 1441–2.
21. van Hasselt PM, *et al.* Netherlands Study Group for Biliary Atresia Registry. Prevention of vitamin K deficiency bleeding in breastfed infants: lessons from the Dutch and Danish biliary atresia registries. *Pediatrics* 2008; **121:** e857–e863.
22. Delgado-Escueta AV, Janz D. Consensus guidelines: preconception counseling, management, and care of the pregnant woman with epilepsy. *Neurology* 1992; **42** (suppl 5): 149–60.
23. Greer FR, *et al.* Improving the vitamin K status of breastfeeding infants with maternal vitamin K supplements. *Pediatrics* 1997; **99:** 88–92.

制剂

BP 2010: Menadiol Phosphate Injection; Menadiol Phosphate Tablets; Phytomenadione Injection; Phytomenadione Tablets;
USP 33: Menadiol Sodium Diphosphate Injection; Menadiol Sodium Diphosphate Tablets; Menadione Injection; Oil- and Water-soluble Vitamins Capsules; Oil- and Water-soluble Vitamins Tablets; Oil- and Water-soluble Vitamins with Minerals Capsules; Oil- and Water-soluble Vitamins with Minerals Tablets; Oil-soluble Vitamins Capsules; Oil-soluble Vitamins Tablets; Phytonadione Injectable Emulsion; Phytonadione Tablets.

专利制剂

Arg.: K1; Konakion; Mestil-Ka; Rupek; ***Austral.:*** Konakion; ***Austria:*** Kavitol†; Konakion; ***Belg.:*** Konakion; Vitamon K; ***Braz.:*** Kanakion; Kavit; Vikatron; Vita K; ***Chile:*** Auriderm K2; Fitoquinona†; Konakion; ***Cz.:*** Kanavit; ***Denm.:*** Konakion; Menadion; ***Fin.:*** Konakion; ***Ger.:*** Ka-vit; Kanavit; Konakion; ***Gr.:*** Kapavit; Konakion; ***Hong Kong:*** Auriderm; Konakion; Uni-Menadol; Univitan K1; ***Hung.:*** Konakion; ***India:*** Kenadion; ***Indon.:*** Neo-K; ***Irl.:*** Konakion; ***Israel:*** Konakion; ***Ital.:*** Konakion; Vita K Plus; Vitak†; ***Jpn:*** Glakay; Kaytwo; ***Malaysia:*** Konakion; ***Mex.:*** Danapril; Dionadion; K-50; Konakion†; Royken; ***Neth.:*** Konakion; ***Norw.:*** Konakion; ***NZ:*** K-Thrombin; Konakion; ***Philipp.:*** Clotigen; Cycomin; Hema-K; Hemadone; Hemo-K†; Kona-K; Konakion; Vitakay; ***Pol.:*** Vitacon; ***Port.:*** Kanakion; ***S.Afr.:*** Konakion; ***Spain:*** Kaergona Hidrosoluble; Konakion; ***Swed.:*** Konakion; ***Switz.:*** Konakion; ***Thai.:*** Glakay; Konakion; KP; ***Turk.:*** Konakion MM; Libavit K; ***UK:*** Konakion; Neokay; ***USA:*** Mephyton.

多组分制剂 ***Arg.:*** Aderogyl; Estreptocarbocaftiazol; Kacerutin; ***Austral.:*** Chilblain Formula†; OsteoEze Bone & Joint Care; PM NextG Cal; Vitalipid N; ***Austria:*** Vitalipid Neu; ***Belg.:*** Vitalipid; ***Chile:*** Hepabil; Katin; Microret K†; Vitalipid N; ***Cz.:*** Vitalipid N; ***Denm.:*** Vitalipid; ***Fin.:*** Vitalipid; ***Fr.:*** Vitalipide; ***Ger.:*** Vitalipid; ***Gr.:*** Vitalipid; ***Hong Kong:*** Vitalipid N; ***Hung.:*** Vitalipid; ***India:*** Cadisper C; CKP†; Gynae-CVP; Kalpastic†; Siochrome; Styptocid; Styptocip; ***Indon.:*** Cal-95; Calciviton; Calplex; Calvitos; Hi-Bone; Ossovit; Ossovit Plus; Phoscal; Steopor; ***Irl.:*** Bio-Calcium + D_3 + K†; Vitlipid N; ***Israel:*** Vitalipid N; ***Ital.:*** 3Mil; Dicovit K; Ditrevit K; Nadione; Vitalipid; ***Malaysia:*** Vitalipid N†; ***Mex.:*** Anadekin†; Hemosin-K; Microka†; Microret K; ***Neth.:*** Vitintra; ***Norw.:*** Vitalipid; ***NZ:*** Vitalipid†; ***Pol.:*** Vitalipid N; ***Port.:*** Vitalipid; ***Rus.:*** Vectrum Calcium (Вектрум Кальций); Vitalipid N (Виталипид Н); ***Singapore:*** Vitalipid N†; ***Spain:*** Caprofides Hemostatico†; Vitalipid; ***Swed.:*** Vitalipid; ***Switz.:*** Vitalipid N; ***Thai.:*** Bio-Calcium + D_3 + K†; Siduol; Vitalipid; ***Turk.:*** Vitalipid N; ***UK:*** Vitlipid N; ***USA:*** OstiGen; Viactiv Calcium; ***Venez.:*** Dremo-K†.

Dried Yeast 干酵母

Brewers' Yeast; Cerevisiae Fermentum Siccatum; Faex Siccata; Fermento de Cerveja; Levadura desecada; Levedura Sêca; Levure de Bière; Saccharomyces Siccum; Trockenhefe.
Сушёные Дрожжи

简介

干酵母由属于酵母菌科家族的单细胞真菌组成，在干燥过程中应避免维生素存在而引起腐败。主要的种类有酿酒酵母、*S. carlsbergensis* 和 *S. monacensis*。干酵母中含有硫胺素、烟酸、核黄素、维生素 B_6、泛酸、生物素、叶酸、维生素 B_{12}、氨基苯甲酸、肌醇和铬。

干酵母是 B 族维生素的丰富来源。它被用于预防和治疗 B 族维生素缺乏，剂量为每日 1～8g，口服。

酵母是一些治疗痔（疮）用制剂的成分，一些制剂可以帮助胃肠道菌群恢复正常（第 2314 页，见**益生菌**项下）。酵母被广泛应用于酿造业。

抗菌药性结肠炎 尽管包括念珠菌属在内的其他生物体都与抗生素诱发的腹泻相关，但是一种产毒性革兰阳性厌氧菌——难辨梭状芽孢杆菌在结肠的易位是最常被确定的抗菌药性结肠炎（第 163 页）和伪膜性结肠炎的致病原因。有报道提出：干酵母对难辨梭状芽孢杆菌相关性腹泻的患者有益[1,2]，啤酒酵母片也被用作市售品，剂量为每日 3 次，每次 3 片（未对其规格作详细说明），在 3 例不接受标准化治疗的患者[1]或在 11 名患者中作为辅助治疗使用时，采用了同样的剂量[2]。

1. Schellenberg D, *et al.* Treatment of Clostridium difficile diarrhoea with brewer's yeast. *Lancet* 1994; **343:** 171–2.
2. Barthram J, *et al.* Further research warranted. *Pharm J* 1997; **259:** 371.

制剂

专利制剂

Braz.: Bioflorin†; Florax†; Ginoflorax†; Levedo; Lomvit†; ***Ger.:*** AgioStop†; Hamadin N; Imoflora†; Omniflora Akut; Perocur; Peromyces; Santax S; Yomogi; ***Hung.:*** Bio-Strath; ***India:*** Laviest†; ***Indon.:*** Bio-Strath; ***Ital.:*** Nutrivit†; Zimocel; ***Mex.:*** Levifusa; ***Port.:*** Lio-Levedura†; ***Switz.:*** Sanaflor; ***Thai.:*** Brewers Yeast; ***UK:*** Bio-Strath; ***Ukr.:*** Micerol (Мицерол).

多组分制剂 ***Arg.:*** Bifena; Karbonetas†; Totalflora; ***Austral.:*** ML 20†; Plantiodine Plus†; Preparation H†; ***Austria:*** Aktivanad; Levurinetten; Sperti Praparation H; ***Braz.:*** Composto Emagrecedor†; Emagrevit†; Leveglutan; Manolio†; ***Canad.:*** Floradix Kindervital; Floradix Tab; Kyolic 101†; Multi Enzyme; Nervrite; Preparation H†; ***Chile:*** Sperti Preparation H; ***Cz.:*** Dermabion†; Merz Spezial; Preparation H; Revalid; ***Fr.:*** Actisoufre; Calciforte; Calciforte Vitamin D_3; Carbolevure; D'Contract†; Forcical Vitamine D3; Levure Or; Notrino; Nutradermet†; Nutraformet†; Phytophanere; Preparation H†; Solacy; Spasmag; Tranquilimag; ***Ger.:*** Aktivanad-N; Dia-Aktivanad-N; Eisenkapseln†; Eulatin NH; Pantovigar N; Sperti Praparation H†; ***Gr.:*** Preparation H; ***Hong Kong:*** Merz Spezial†; Pantogar; Revicon; ***Hung.:*** Epasel; Metabol; Revalid; Sperti Preparation H; ***India:*** Elferri; Medithane; Plastules B-12; ***Indon.:*** Bio-Strath; Maxivit; Pantogar; Yeastafort; ***Irl.:*** Preparation H†; ***Israel:*** Preparation H; ***Ital.:*** Bifilact; Eu-Visus; Eurogel; Florelax; Lactisporin; Lactivis; Lactolife; Lievitosohn; Lievitovit; Preparazione H; Sillix C†; Sillix†; Vitreolux; ***Malaysia:*** Revicon; ***Neth.:*** Sperti Preparation H; ***Philipp.:*** Revicon Forte (Improved); ***Pol.:*** Preparation H†; Vegevit B_{12}; ***Port.:*** Bioregime Fort†; Sperti Preparacao H; ***Rus.:*** Pantovigar (Пантовигар); Preparation H (Препарейшн Эйч)†; ***S.Afr.:*** Maxitone†; Preparation H†; Vitaforce Nutri-B†; ***Singapore:*** Pantogar; Revicon†; Vitaton; ***Spain:*** Preparacion H; ***Switz.:*** Carbolevure; Merz Dragees Speciales; Pantogar; Revalid; Sperti Preparation H; Strath Gouttes contre la toux; Strath Gouttes pour l'estomac; Strath Gouttes pour le coeur†; Strath Gouttes pour le foie et la bile; Strath Gouttes pour le nerfs et contre l'insomnie; Strath Gouttes pour les muqueuses; Strath Gouttes pour les reins et la vessie; Strath Gouttes pour les veines†; Strath Gouttes Rhumatisme†; ***Thai.:*** Convits; Polybee; Revicon; ***Turk.:*** Pantogar; ***UK:*** Bio-Strath Artichoke Formula; Bio-Strath Valerian Formula; Bio-Strath Willow Formula; Brewers Yeast; Preparation H; Tonic Yeast; Travelbac; Yeast Vite; ***Ukr.:*** Fitoval Capsules (Фитовал капсулы); Revalid (Ревалид); ***USA:*** Preparation H; Rectagene Medicated Balm; Wyanoids Relief Factor; ***Venez.:*** Nutricap; Uvagen; Wampole†.

Zeaxanthin 玉米黄素

Anchovyxanthin; E161(h); Zeaxanthol. (3*R*,3′*R*)-β,β-Carotene-3,3′-diol.
Зеаксантин
$C_{40}H_{56}O_2$ = 568.9.
CAS — 144-68-3.
UNII — CV0IB81ORO.

简介

玉米黄素是一种天然存在的类胡萝卜素，已被提倡用于与年龄相关性黄斑变性的膳食补充剂（第 756 页）。

1. Mares-Perlman JA, *et al.* The body of evidence to support a protective role for lutein and zeaxanthin in delaying chronic disease: overview. *J Nutr* 2002; **132** (suppl): 518S–524S.
2. Mozaffarieh M, *et al.* The role of the carotenoids, lutein and zeaxanthin, in protecting against age-related macular degeneration: a review based on controversial evidence. *Nutr J* 2003; **2:** 20.
3. Hartmann D, *et al.* Plasma kinetics of zeaxanthin and 3′-dehydro-lutein after multiple oral doses of synthetic zeaxanthin. *Am J Clin Nutr* 2004; **79:** 410–17.
4. Thurnham DI, *et al.* A supplementation study in human subjects with a combination of meso-zeaxanthin, (3R,3′R)-zeaxanthin and (3R,3′R,6′R)-lutein. *Br J Nutr* 2008; **100:** 1307–14.
5. Zeimer M, *et al.* Kurz- und mittelfristige Änderungen der makulären Pigmentdichte infolge der Supplementation mit Lutein und Zeaxanthin sowie Koantioxidanzien: die LUNA-Studie. *Ophthalmologe* 2009; **106:** 29–36.
6. Roberts RL, *et al.* Lutein and zeaxanthin in eye and skin health. *Clin Dermatol* 2009; **27:** 195–201.
7. Stringham JM, *et al.* The influence of dietary lutein and zeaxanthin on visual performance. *J Food Sci* 2010; **75:** R24–R29.

制剂

多组分制剂 ***Canad.:*** Icaps Lutein and Zeaxanthin†; ***Chile:*** Vision Tabs; ***Fr.:*** Preservision; ***Hong Kong:*** Ocuvite; Visionex; ***Indon.:*** Eyevit; Kapset; Lutevit; Matoflam; Matovit AX; Matovit Fifty; nutrivision; Nuvision; Optimax Plus; Proview; Retivit Plus; ***Irl.:*** Ocuvite†; ***Ital.:*** Euretin Duo; Meralut; Troca Vit; Zaedema Crono; Zeadema; ***Mex.:*** Icaps; Optivision; Snelvit; ***Philipp.:*** Nutricap; ***Singapore:*** Icaps; Optibiol; Visionex; ***Thai.:*** Ocuvite; ***UK:*** Icaps; ***Ukr.:*** Vitrum Foreyes Forte (Вітрум Форайз Форте); ***USA:*** MacuTrition; ***Venez.:*** Vilox; Vitavision.

Zinc 锌

Cynk; Zincum; Zink.
Цинк
Zn = 65.38.
CAS — 7440-66-6.
UNII — J41CSQ7QDS (zinc); 13S1S8SF37 (zinc ion).

Zinc Acetate 醋酸锌

Cink-acetát-dihidrát; Cinko acetatas dihidratas; Cynku octan; E650; Octan zinečnatý dihydrát; Sinkkiasetaatti; Zinc (acétate de) dihydraté; Zinc, acetato de; Zinci Acetas; Zinci acetas dihydricus; Zinkacetat.
Ацетат Цинка; Уксуснокислый Цинк
$(CH_3CO_2)_2Zn,2H_2O$ = 219.5.

CAS — 557-34-6 (anhydrous zinc acetate); 5970-45-6 (zinc acetate dihydrate).
ATC — A16AX05.
ATC Vet — QA16AX05.
UNII — FM5526K07A (zinc acetate dihydrate); H2ZEY72PME (anhydrous zinc acetate).

注：醋酸锌，基于 *rINN*。

Pharmacopoeias. In *Eur.* (see p.vii) and *US*.

Ph. Eur. 6. 8（Zinc Acetate Dihydrate；Zinc Acetate BP 2010） 白色或类白色结晶性粉末或小叶片。易溶于水；可溶于乙醇。5%水溶液的 pH 值为 5.8～7.0。贮藏于非金属容器中。

USP 33（Zinc Acetate） 白色结晶或颗粒，有轻微的醋酸味。有轻微的风化性。溶于水（1∶25）；溶于乙醇（1∶30）；易溶于沸腾的乙醇。5%水溶液的 pH 值为 6.0～8.0。贮藏于密闭容器中。

Zinc Chloride 氯化锌

Chlorid zinečnatý; Cink-klorid; Cinko chloridas; Cynku chlorek; Sinkkikloridi; Zinc, chlorure de; Zinc, cloruro de; Zinci chloridum; Zincum Chloratum; Zinkklorid.

Хлористый Цинк; Цинка Хлорид

$ZnCl_2$ = 136.3.
CAS — 7646-85-7.
ATC — B05XA12.
ATC Vet — QB05XA12.
UNII — 86Q357L16B.

Pharmacopoeias. In *Eur.* (see p.vii), *Jpn*, and *US*.

Ph. Eur. 6. 8（Zinc Chloride） 白色或类白色、易潮解的结晶性粉末，或白色或类白色棒状结晶。极易溶于水；易溶于乙醇和甘油。近 10%水溶液的 pH 值为 4.6～5.5。贮藏于非金属容器中。

USP 33（Zinc Chloride） 白色或类白色、无臭的结晶性粉末或白色或类白色结晶性颗粒。也可以是瓷器样的团块或压成柱状体。极易潮解；溶于水（1∶0.5），溶于乙醇（1∶1.5），溶于甘油（1∶2）。水或乙醇中的溶液通常轻微浑浊，但当加入少量的盐酸时浑浊会消失。10%水溶液相对于石蕊呈酸性。贮藏于密闭容器中。

浊度 氯化锌一般都含些氯氧化物，从而产生轻微浑浊的水溶液。除非需用于眼部，否则浑浊溶液都可以通过逐渐加入少量的稀盐酸而变澄清。氯化锌溶液应该通过石棉或烧结玻璃过滤，因为它可以溶解纸或脱脂棉。

Zinc Citrate 枸橼酸锌

Zinc Citrate Trihydrate. 2-Hydroxy-1,2,3-propanetricarboxylic acid zinc salt.

Цитрат Цинка

$C_{12}H_{10}O_{14}Zn_3,3H_2O$ = 628.4.
CAS — 546-46-3.
UNII — K72I3DEX9B.

Pharmacopoeias. In *Chin.* and *US*.

USP 33（Zinc Citrate）。

Zinc Gluconate 葡萄糖酸锌

Zinc, gluconate de; Zinc, gluconato de; Zinci gluconas.

Цинка Глюконат

$C_{12}H_{22}O_{14}Zn$ = 455.7.
CAS — 4468-02-4.
ATC — A12CB02.
ATC Vet — QA12CB02.
UNII — U6WSN5SQ1Z.

Pharmacopoeias. In *Chin.*, *Eur.* (see p.vii), and *US*.

Ph. Eur. 6. 8（Zinc Gluconate） 白色或类白色，易潮解的结晶性粉末。可溶于水；几乎不溶于无水乙醇和二氯甲烷。贮藏于非金属的密闭容器中。

USP 33（Zinc Gluconate） 白色或类白色粉末或颗粒。可溶于水；极微溶于乙醇。1%水溶液的 pH 值为 5.5～7.5。

Zinc Sulfate 硫酸锌

Çinko Sülfat; Cinko sulfatas; Cink-szulfát; Cynku siarczan; Sinkkisulfaatti; Síran zinečnatý; Zinc, sulfate de; Zinc, sulfato de; Zinc Sulphate; Zinci sulfas; Zincum Sulfuricum; Zinksulfat.

Сернокислый Цинк; Цинка Сульфат

$ZnSO_4,7H_2O$ = 287.5.
CAS — 7733-02-0 (anhydrous zinc sulfate); 7446-20-0 (zinc sulfate heptahydrate).
ATC — A12CB01.
ATC Vet — QA12CB01.
UNII — 89DS0H96TB (zinc sulfate); 0J6Z13X3WO (anhydrous zinc sulfate); PTX099XSF1 (zinc sulfate monohydrate); N57JI2K7WP (zinc sulfate heptahydrate).

注："white vitriol" 或 "white copperas" 是天然的硫酸锌。

ZSU 是 BP 2010 所认可的代码，用于表示含硫酸锌的滴眼液的单位剂量，单个包装的容器可能因为太小而无法贴上适当的标签内容。

Pharmacopoeias. In *Chin.*, *Eur.* (see p.vii), *Jpn*, and *Viet.*
Eur. also includes the monohydrate and the hexahydrate.
US includes the monohydrate and the heptahydrate in one monograph.

Ph. Eur. 6. 8（Zinc Sulphate Heptahydrate Zinci Sulfas Heptahydricus） 无色、透明的结晶或白色或类白色结晶性粉末；有风化性。极易溶于水；几乎不溶于乙醇。5%水溶液的 pH 值为 4.4～5.6。贮藏于非金属的密闭容器中。

Ph. Eur. 6. 8（Zinc Sulphate Hexahydrate；Zinci Sulfas Hexahydricus） 无色、透明的晶体或白色或类白色的结晶性粉末；有风化性。极易溶于水；几乎不溶于乙醇。5%水溶液的 pH 值为 4.4～5.6。贮藏于非金属的密闭容器中。

Ph. Eur. 6. 8（Zinc Sulphate Monohydrate；Zinci Sulfas Monohydricus） 无色、透明结晶或白色或类白色结晶性粉末。极易溶于水；几乎不溶于乙醇。5%水溶液的 pH 值为 4.4～5.6。贮藏于非金属容器中。

USP 33（Zinc Sulfate） 含有一分子或七分子的结晶水。无色、透明的棱晶或小针状结晶。可以白色颗粒状结晶性粉末形式存在。无臭，在干燥空气中风化。极易溶于水（七水合物）；易溶于水（一水合物）；几乎不溶于乙醇（一水合物）；不溶于乙醇（七水合物）；易溶于甘油（七水合物）。它的溶液相对于石蕊呈酸性。贮藏于密闭容器中。

不良反应、处置和注意事项

锌盐（葡萄糖酸盐和硫酸盐）口服时的最常见的不良反应发生在胃肠道，包括腹痛、消化不良、恶心、呕吐、腹泻、胃刺激和胃炎。当空腹服用锌盐时这些症状尤为常见，和食物一起给时可得到缓解。

急性过量的锌盐具腐蚀性，因为可以在胃酸环境下形成氯化锌；治疗包括给予牛奶或碱性碳酸盐和活性炭。应避免使用催吐和洗胃的方法。

不论口服或经肠外长期使用大剂量的锌补充剂，都会导致铜的缺乏，伴随铁幼粒红细胞性贫血和中性粒细胞减少症；应当监测全血细胞计数和血清胆固醇以检出铜缺乏的早期征象。锌中毒发生于当血液透析液中使用了被污染的水以后。高浓度的血清锌可以通过使用螯合药物（如依地酸钙钠）来降低（第1403页）。

金属烟雾热是一种职业病，发生于吸入了刚刚被氧化的金属烟尘后，这些金属烟尘绝大多数来自于锌、铁或铜。该病的特点是寒战、发热、咳嗽、呼吸困难、肌痛和胸痛，通常是自限性的，似乎不伴有长期的后遗症。

对血液的影响 在服用过量的锌补充剂来治疗痤疮的患者中，有贫血、白细胞减少和中性粒细胞减少的报道[1～3]。1 名接受了含锌的肠内喂养液以及药物补充锌的患者被诊断出因锌毒性而引起的铁幼粒红细胞性贫血[4]。所有的患者都存在铜的缺乏[1～4]，除了其中 1 名患者补充了铜[4]。

1. Porea TJ, *et al.* Zinc-induced anemia and neutropenia in an adolescent. *J Pediatr* 2000; **136:** 688–90.
2. Igic PG, *et al.* Toxic effects associated with consumption of zinc. *Mayo Clin Proc* 2002; **77:** 713–16.
3. Salzman MB, *et al.* Excessive oral zinc supplementation. *J Pediatr Hematol Oncol* 2002; **24:** 582–4.
4. Irving JA, *et al.* Element of caution: a case of reversible cytopenias associated with excessive zinc supplementation. *Can Med Assoc J* 2003; **169:** 129–31.

对感官的影响 FDA 不良反应报告系统接到 131 例与鼻内使用含锌制剂（Zicam）相关的嗅觉丧失的报告[1]。这些产品含葡萄糖酸锌，于 1999 年至 2008 年 6 月在美国上市，用于预防和治疗感冒症状，一般连续用 3 天。嗅觉丧失常与最初鼻内发生的烧灼感有关，一般在鼻内使用后即刻发生；在大多数病例中，嗅觉丧失会持续很长时间或永久丧失。味觉丧失在一些患者中也有报道。

1. FDA. Zinc-containing intranasal cold products (marketed as Zicam) and anosmia. *FDA Drug Safety Newsletter* 2009; **2:** 26–7. Also available at: http://www.fda.gov/downloads/Drugs/DrugSafety/DrugSafetyNewsletter/UCM192395.pdf (accessed 04/02/10)

超敏反应 一名患者在使用含锌材料补牙后大约 1 年，被报告发生了掌跖脓疱病[1]。锌的超敏反应通过体外和斑片试验被证实。在补牙被替换后完全缓解。

1. Yanagi T, *et al.* Zinc dental fillings and palmoplantar pustulosis. *Lancet* 2005; **366:** 1050.

胃肠外营养 锌被发现是胃肠外营养中所使用各种成分的常见污染物，橡皮塞子或玻璃都可能是其来源[1]。在额外补充锌之前，锌的水平甚至都已经超过了每日需要量。作者建议，对长期接受胃肠外营养的患者，尤其是婴儿和儿童，常规监测锌的状况是非常重要的。

1. Hak EB, *et al.* Chromium and zinc contamination of parenteral nutrient solution components commonly used in infants and children. *Am J Health-Syst Pharm* 1998; **55:** 150–4.

药品相互作用

铁补充剂（见下文**药动学**下的**吸收**）、青霉胺、含磷制剂和四环素类都能减少锌的吸收。锌补充剂可以减少铜、氟喹诺酮类（见**环丙沙星**的**药物相互作用**下的**抗酸药和金属离子**项下，第 234 页）、铁、青霉胺和四环素类（第 330 页）的吸收。

药动学

锌从胃肠道的吸收是不完全的，某些食物成分（如肌醇六磷酸盐）存在时可减少锌的吸收。膳食中不同来源的锌的生物利用度差别较大，为 20%～30%。锌分布于所有组织，浓度最高的部位是在肌肉、骨骼、皮肤、眼和前列腺液。锌主要通过粪便丢失，而且粪丢失的调节对于锌的动态平衡非常重要。少量可经尿液和汗液丢失。

吸收 尽管在某些情况下，锌缺乏（见下文**用途和用法**项下的**缺乏状态**）可能是由于膳食摄入不足和一些抑制锌吸收因素所致[1]。存在于谷物、玉米、豆类和大米中的植酸会抑制锌的吸收。牛肉、鸡蛋和奶酪中的动物蛋白可抵抗植酸的抑制作用，但牛奶中的酪蛋白会抑制锌的吸收。蛋白质中也会有一些其他成分（如无机磷）会影响锌的吸收。长期补钙对锌的状况没有影响，但饮食中的钙会与植酸和锌形成不溶物而减少锌的吸收。铁可减少锌的吸收，但只有在铁与锌的比例极高时这种作用才会显现出来，且是在水溶液中，这说明铁强化食物不会影响锌的吸收。虽然补铁会影响锌的摄取和转运，但没有研究发现铁有这样的作用，而且认为长期补铁不会影响锌的状况。

锌可以与配基或螯合剂形成复合物；如果复合物易被吸收，则可增加锌的吸收。已发现依地酸对锌的状况有不同的影响，这取决于依地酸与其他阳离子和植酸的比例，它会与锌竞争这些物质从而形成复合物。组氨酸也可与锌螯合，从而增加血浆锌浓度；但组氨酸与锌的比例很重要，因为大剂量组氨酸会增加锌从尿中排除。甲硫氨酸也可促进锌的吸收，但目前证据有限。在食物中添加有机酸（如枸橼酸）也可促进锌的吸收；枸橼酸锌已用作一种膳食补充剂。

1. Lönnerdal B. Dietary factors influencing zinc absorption. *J Nutr* 2000; **130:** 1378S–1383S.

人体需要量

英国和美国的推荐膳食摄入量 英国的膳食参考值（DRV）[1]和美国的推荐膳食供给量（RDA）[2]（见**人体需要量**，第 1825 页）都公布了锌的推荐量。英国对于成年男性和女性的推荐营养素摄入量（RNI）分别为每日 9.5mg 和 7.0mg，同时还给出了针对不同年龄的婴儿和儿童以及哺乳期妇女的推荐值。Expert Group on Vitamins and Minerals[3]已经确定了锌的最高安全摄入量（SUL）为每日 25mg。美国对于成人的 RDA 量是每日男性 11mg，女性 8mg[2]。可耐受最高摄入量为每日 40mg。

WHO 基于锌生物利用度分别为高、中、低的 3 种饮食，所推荐的人群膳食锌的平均摄入安全范围的低限值分别是：女性每日膳食锌 4.0mg、6.5mg 和 13.1mg，男性每日膳食锌是 5.6mg、9.4mg 和 18.7mg[4]。推荐锌的人群平均摄入量安全范围的上限值为女性每日 35mg，男性每日 45mg。

1. DoH. Dietary reference values for food energy and nutrients for the United Kingdom: report of the panel on dietary reference values of the committee on medical aspects of food policy. *Report on health and social subjects 41*. London: HMSO, 1991.
2. Standing Committee on the Scientific Evaluation of Dietary Reference Intakes of the Food and Nutrition Board. *Dietary Reference Intakes for vitamin A, vitamin K, arsenic, boron, chromium, copper, iodine, iron, manganese, molybdenum, nickel, silicon, vanadium, and zinc*. Washington DC: National Academy Press, 2001. Also available at: http://www.nap.edu/openbook.php?isbn=0309072794 (accessed 21/07/08)
3. Expert Group on Vitamins and Minerals. Safe Upper Levels for vitamins and minerals (May 2003). Available at: http://www.food.gov.uk/multimedia/pdfs/vitmin2003.pdf (accessed 14/11/05)
4. WHO. Zinc. In: *Trace elements in human nutrition and health*. Geneva: WHO, 1996: 72–104.

用途和用法

锌是必需的营养元素，微量地存在于大多数食物中。锌是许多酶系统的成分，存在于所有组织中。锌缺乏的征象包括生长发育迟缓以及快速分化组织的缺乏，如皮肤、免疫系统和肠黏膜。水溶性锌盐被作为补充剂用以纠正锌缺乏；例如，用于吸收不良综合征、肠外营养中、机体丢失增加的情况下（创伤、烧伤和蛋白质丢失状态）以及肠病性肢皮炎（布兰特综合征）（一种以严重的锌缺乏为特点的罕见的遗传性疾病）。它们已经被尝试用于治疗许多与锌缺乏相关的情况。锌盐的剂量通常是以元素锌的形式表达的，下面这些锌盐中大约包含 50mg 的元素锌。

- 醋酸锌（二水化物）168mg；
- 氯化锌 104mg；
- 枸橼酸锌（三水合物）160mg；
- 葡萄糖酸锌 348mg；
- 硫酸锌（七水混合物）220mg。

这些盐中含锌量的近似毫摩尔数分别是：

- 1g 醋酸锌（二水化物）中含锌量为 4.6mmol；
- 1g 氯化锌中含锌量为 7.3mmol；
- 1g 枸橼酸锌（三水合物）中含锌量为 4.8mmol；
- 1g 葡萄糖酸锌中含锌量为 2.2mmol；
- 1g 硫酸锌（七水混合物）中含锌量为 3.5mmol。

对于**缺乏状态**，锌通常经口服以硫酸盐、硫酸盐一水化物或葡萄糖酸盐的形式给予，剂量是 50mg 元素锌每日 3 次。当需要静脉补充时，可以给氯化锌和硫酸锌；用于肠外营养的推荐剂量是每日 6.5mg 元素锌（100mmol）。

在 **Wilson 病**（肝豆状核变性）（第 1400 页）中口服锌盐，通常是醋酸盐，可以被用作铜吸收的抑制剂。通常成人使用的剂量为 50mg，每日 3 次；最大量可达每日 5 次。孕妇的有效剂量通常为 25mg，每日 3 次；但是，剂量应该根据铜的浓度调整。

儿童剂量，见下文的**儿童用法**以及下文**缺乏状态**项下的**腹泻**。

硫酸锌被局部应用于许多皮肤病，主要是因为它具有**收敛**的特性。不溶性锌盐，通常是氧化物（第 1546 页），同样可被使用。1.2%的醋酸锌溶液在治疗寻常痤疮（第 1505 页）时同琥乙红霉素一起被局部使用。硫酸锌在滴眼液中也被用做收敛剂。氯化锌也因其强大的腐蚀性和收敛的性质而被使用，通常是极稀的溶液的形式，如漱口液。枸橼酸锌已用作口服治疗制剂和膳食补充剂。

聚普瑞锌（第 1684 页）也作为一种锌来源。

儿童用法 锌可用于预防和治疗儿童锌缺乏，还可用作 Wilson 病（第 1400 页）中铜吸收的抑制剂。以下剂量以元素锌表示。

用于**缺乏状态**，锌可以按体重口服给药：

- 低于 10kg：每日 22.5mg；
- 10～30kg：22.5mg，每日 1～3 次；
- 大于 30kg：45mg，每日 1～3 次。

BNFC 2009 建议新生儿锌口服的剂量为每日 1mg/kg。

如需静脉给药，各国推荐剂量各有不同。英国注册药品信息推荐体重 40kg 或更低的儿童，每日剂量为 250μg/kg（最大剂量为 3.75mg）；体重大于 40kg 的儿童，使用成人剂量（见上文）。在美国，注册药品信息推荐体重小于 3kg 的早产儿剂量为每日 300μg/kg，足月婴儿和 5 岁以下儿童，剂量为每日 100μg/kg。大于 5 岁儿童可以使用成人剂量。

治疗 **Wilson** 病时，口服锌根据年龄给药：

- 1～6 岁：25mg，每日 2 次；
- 6～16 岁以及体重低于 57kg：25mg，每日 3 次；
- 16 岁以上或体重超过 57kg：50mg，每日 3 次。

用于治疗**肠病性肢端皮炎**，*BNFC 2009* 建议所有年龄儿童初始锌口服的剂量为 0.5～1mg/kg，每日 2 次（或每日总量分成 3 次服用）。

有关推荐锌口服用于儿童急性腹泻的治疗，见下文。硫酸锌也可局部使用，见上文的**用途**和**用法**。

年龄相关性黄斑变性 高剂量的膳食补充剂，如β-胡萝卜素、维生素 C、维生素 E 和锌对保护老年人的视力有促进作用，但是没有资料证明对于没有年龄相关性黄斑变性或只有轻度疾病的患者有任何益处，且这种治疗未必就是无害的[1]。进一步的细节详见 **β-胡萝卜素**项下（第 1831 页）。

1. Anonymous. Antioxidant vitamins and zinc for macular degeneration. *Med Lett Drugs Ther* 2003; **45:** 45–46.

普通感冒 锌盐以锭剂的形式在治疗普通感冒使用时（第 820 页）可得到不同的结果[1～5]。一篇对随机试验的系统性综述发现：没有强有力的证据支持锌的这种用途[6]。相似的，葡萄糖酸锌的鼻内制剂的使用也得到了不同的结果[7～9]；鼻内硫酸锌被证明是无效的[10]。

1. Mossad SB, *et al.* Zinc gluconate lozenges for treating the common cold: a randomized, double-blind, placebo-controlled study. *Ann Intern Med* 1996; **125:** 81–8.
2. Macknin ML, *et al.* Zinc gluconate lozenges for treating the common cold in children: a randomized controlled trial. *JAMA* 1998; **279:** 1962–7.
3. Prasad AS, *et al.* Duration of symptoms and plasma cytokine levels in patients with the common cold treated with zinc acetate: a randomized, double-blind, placebo-controlled trial. *Ann Intern Med* 2000; **133:** 245–52.
4. Turner RB, Cetnarowski WE. Effect of treatment with zinc gluconate or zinc acetate on experimental and natural colds. *Clin Infect Dis* 2000; **31:** 1202–8.
5. Eby GA. Zinc lozenges as cure for the common cold—a review and hypothesis. *Med Hypotheses* 2010; **74:** 482–92.
6. Marshall I. Zinc for the common cold. [Withdrawn and awaiting update]. Available in The Cochrane Database of Systematic Reviews; Issue 2. Chichester: John Wiley; 1999 (accessed 22/07/10).
7. Turner RB. Ineffectiveness of intranasal zinc gluconate for prevention of experimental rhinovirus colds. *Clin Infect Dis* 2001; **33:** 1865–70.
8. Hirt M, *et al.* Zinc nasal gel for the treatment of common cold symptoms: a double-blind, placebo-controlled trial. *Ear Nose Throat J* 2000; **79:** 778–82.
9. Mossad SB. Effect of zincum gluconicum nasal gel on the duration and symptom severity of the common cold in otherwise healthy adults. *Q J Med* 2003; **96:** 35–43.
10. Belongia EA, *et al.* A randomized trial of zinc nasal spray for the treatment of upper respiratory illness in adults. *Am J Med* 2001; **111:** 103–8.

缺乏状态 参考文献如下。

1. Hambidge M. Human zinc deficiency. *J Nutr* 2000; **130** (suppl): 1344S–1349S.
2. Prasad AS. Zinc deficiency: has been known of for 40 years but ignored by global health organisations. *BMJ* 2003; **326:** 409–10.
3. Shrimpton R, *et al.* Zinc deficiency: what are the most appropriate interventions? *BMJ* 2005; **330:** 347–9.
4. Mason P. Physiological and medicinal zinc. *Pharm J* 2006; **276:** 271–4.

诊断和试验 味觉敏感度的消失是锌缺乏的一种征象（见下文**味觉障碍**），这已经被用作对这种情况的检查方法：当患者品尝一种硫酸锌的稀释（典型浓度为 0.1%或 0.2%）溶液不会立即感到很强的味道时，那么药物补充锌可能会有利于这种情况。但是，一项在孕妇中的研究没能证明品尝这种溶液的味觉能力与锌的缺乏有关[1]。

一项针对日本身材矮小儿童的小样本研究的作者们评价了机体的锌清除率，认为这些患者清除率值高但血清锌浓度正常，有边缘性锌缺乏[2]。

1. Mahomed K, *et al.* Failure to taste zinc sulphate solution does not predict zinc deficiency in pregnancy. *Eur J Obstet Gynecol Reprod Biol* 1993; **48:** 169–75.
2. Kaji M, *et al.* Studies to determine the usefulness of the zinc clearance test to diagnose marginal zinc deficiency and the effects of oral zinc supplementation for short children. *J Am Coll Nutr* 1998; **17:** 388–91.

腹泻 慢性腹泻可能是锌缺乏的征象之一，当膳食锌不足的时候，腹泻可以导致过多的锌丢失和锌缺乏。在发展中国家的儿童中，锌补充剂已经表现出能够减少急性腹泻（第 1617 页）的发生率、强度或持续时间[1～5]。补锌对持续性腹泻也有效[4,5]。一篇 WHO 的报道得出结论，补锌可明显减轻腹泻的严重程度和持续时间；锌盐的形式不会影响疗效，尽管不良反应（如呕吐）越少则制剂越好[6]。此后的一篇报道[7]指出，有足够的证据支持将锌作为辅助治疗药物加到痢疾性腹泻和非痢疾性腹泻标准化治疗的口服补盐液中。WHO 急性腹泻治疗的指南推荐，对于 6 个月以下的婴儿，口服补锌的剂量为每日 10mg，持续 10～14 天；大一些的儿童每日剂量为 20mg[8]。

当锌和维生素 A 一同使用时，可增加减轻持续性腹泻和痢疾的效能，见**缺乏状态**下的**腹泻**项下（第1874 页）。关于锌能够增加维生素 A 的效能的建议，见下文的**维生素 A 缺乏**项下。

1. Bhutta ZA, *et al.* Zinc Investigators' Collaborative Group. Prevention of diarrhea and pneumonia by zinc supplementation... Prevention of diarrhea and pooled analysis of randomized controlled trials. *J Pediatr* 1999; **135:** 689–97.
2. Bhutta ZA, *et al.* Therapeutic effects of oral zinc in acute and persistent diarrhea in children in developing countries: pooled analysis of randomized controlled trials. *Am J Clin Nutr* 2000; **72:** 1516–22.
3. Aggarwal R, *et al.* Role of zinc administration in prevention of childhood diarrhea and respiratory illnesses: a meta-analysis. *Pediatrics* 2007; **119:** 1120–30.
4. Fischer Walker CL, Black RE. Micronutrients and diarrheal disease. *Clin Infect Dis* 2007; **45** (suppl 1): S73–S77.
5. Lukacik M, *et al.* A meta-analysis of the effects of oral zinc in the treatment of acute and persistent diarrhea. *Pediatrics* 2008; **121:** 326–36.
6. Fontaine O. Effect of zinc supplementation on clinical course of acute diarrhoea. *J Health Popul Nutr* 2001; **19:** 338–46.
7. Robberstad B, *et al.* Cost-effectiveness of zinc as adjunct therapy for acute childhood diarrhoea in developing countries. *Bull WHO* 2004; **82:** 523–31.
8. WHO/UNICEF. WHO/UNICEF joint statement: clinical management of acute diarrhoea (issued May 2004). Available at: http://www.afro.who.int/en/tanzania/tanzania-publications/doc_download/617-acute-diarrhoea-joint-statement.html (accessed 22/07/10)

生长发育迟缓 在一组没有内分泌异常的身材矮小的日本儿童中，生长发育迟缓与轻到中度的锌缺乏有关；每日使用 5mg/kg 口服硫酸盐药物补充超过 6 个月，尽管生长激素的产生没有被改变，但是生长速度得到了改善[1]。同样地，连续 6 个月用每日 10mg 的锌每周给予补充 6 天，发育迟缓的黑人婴儿的生长速率被增加；且无论是发育迟缓还是无发育迟缓的儿童的体重都得到了增长，作者总结为这些作用中至少有一部分是因为食欲的改善，且减少了因感染而造成的死亡[2]。来自这 2 项和其他 31 项研究的荟萃分析的结果表明，锌的药物补充可以引起青春期前儿童非常显著的线性生长和体重获得的增加；而身高-体重指数没有受影响。已注意到血清锌的浓度在接受药物补充后显著增加，但是为了测定是否平均血清锌浓度能精确预测对药物补充的反应，需要进行更进一步的研究[3]。

1. Nakamura T, *et al.* Mild to moderate zinc deficiency in short children: effect of zinc supplementation on linear growth velocity. *J Pediatr* 1993; **123:** 65–9.
2. Umeta M, *et al.* Zinc supplementation and stunted infants in Ethiopia: a randomised controlled trial. *Lancet* 2000; **355:** 2021–6.
3. Brown KH, *et al.* Effect of supplemental zinc on the growth and serum zinc concentrations of prepubertal children: a meta-analysis of randomized controlled trials. *Am J Clin Nutr* 2002; **75:** 1062–71.

肺炎 在发展中国家进行的 10 项研究的集合分析[1]发现，锌的药物补充使儿童中的肺炎的发生率减少 41%。孟加拉的一项在 270 名 2～23 个月龄儿童中的随机化试验中发现，每日经口给予 20mg 的元素锌用以作为标准化抗菌治疗的辅药，同安慰剂对比，加速了肺炎的恢复；12 个月龄或更大些的儿童呼吸系统疾病的缓解比小婴儿更快[2]。孟加拉的另一项涉及 1621 名 2～12 月龄的儿童的研究中[3]发现，用每周 70mg 口服醋酸锌（大约 20mg 元素锌）预防，与安慰剂比较，能够减少肺炎的发生率以及继发的与肺炎相关的死亡率；腹泻的发生率也有轻度的减少。

然而，随后的一项对 15 个随机对照研究进行的系统性综述[4]发现，患有社区获得性肺炎并接受抗菌药治疗的儿童并未从口服锌制剂中获益；也没有证据证明锌对肺炎的益处，而且有一项研究还提出补锌会增加儿童患该病的概率。

1. Bhutta ZA, *et al.* Prevention of diarrhea and pneumonia by zinc supplementation in children in developing countries: pooled analysis of randomized controlled trials. *J Pediatr* 1999; **135:** 689–97.
2. Brooks WA, *et al.* Zinc for severe pneumonia in very young children: double-blind placebo-controlled trial. *Lancet* 2004; **363:** 1683–8.
3. Brooks WA, *et al.* Effect of weekly zinc supplements on incidence of pneumonia and diarrhoea in children younger than 2 years in an urban, low-income population in Bangladesh: randomised controlled trial. *Lancet* 2005; **366:** 999–1004.
4. Mathew JL. Zinc supplementation for prevention or treatment of childhood pneumonia: a systematic review of randomized controlled trials. *Indian Pediatr* 2010; **47:** 61–6.

妊娠 在妊娠期间对锌的需要量增加。尽管还不清楚当需求量增加到什么程度时会有临床后果，但是有人建议在孕期补充适当的锌（低于每日 45mg）可能会对胎儿的生长和发育具有利影响，而且会改善妊娠的结局[1]。一项在秘鲁的对照研究中发现：在补充铁和叶酸的基础上额外补充锌（每日 25mg 锌，以硫酸锌的形式）可以改善胎儿骨骼的生长，其效果可以通过测量股骨长度得到[2]。一篇早期的系统性综述[3]发现，尽管补充锌可以降低催产、早产和剖宫产的比率，但是没有证据表明它可以使所有的妇女全部受益；早产者都有营养不良现象，改善营养状况比单独补锌更能使患者获益。

1. Favier M, Hininger-Favier I. Zinc et grossesse. *Gynecol Obstet Fertil* 2005; **33:** 253–8.
2. Merialdi M, *et al.* Randomized controlled trial of prenatal zinc supplementation and fetal bone growth. *Am J Clin Nutr* 2004; **79:** 826–30.
3. Mahomed K, *et al.* Zinc supplementation for improving pregnancy and infant outcome. Available in The Cochrane Database of Systematic Reviews; Issue 2. Chichester: John Wiley; 2007 (accessed 05/03/08).

味觉障碍 锌似乎在治疗伴随锌缺乏的味觉障碍（第 948 页）时有效，但是没有足够的证据来确定它对继发于不涉及低血锌浓度情况下味觉功能障碍的效能[1]。人们发现：对于锌缺乏和原发性味觉失调的人（血清锌浓度正常），相比于安慰剂，甲基吡啶锌能显著改善受试者味觉的客观衡量水平；在味觉的主观评定方面没有区别[2]。后来的一篇研究中[3]也发现，每日口服葡萄糖酸锌 140mg（大约 20mg 元素锌）对原发性味觉失调有益。但是，也有见患者经鼻给药后味觉丧失的报道。

聚普瑞锌（第 1684 页）也可用于治疗味觉障碍。

1. Heyneman CA. Zinc deficiency and taste disorders. *Ann Pharmacother* 1996; **30:** 186–7.
2. Sakai F, *et al.* Double-blind, placebo-controlled trial of zinc picolinate for taste disorders. *Acta Otolaryngol* 2002; (suppl 546): 129–33.
3. Heckmann SM, *et al.* Zinc gluconate in the treatment of dysgeusia—a randomized clinical trial. *J Dent Res* 2005; **84:** 35–8. Correction. *ibid.*; 382.

维生素 A 缺乏 有观点提出[1]药物补充维生素 A（见**缺乏状态**下的**腹泻**项下，第 1874 页）对发病率的不同影响可能是因为同时存在微量营养素的缺乏。例如，锌缺乏会影响维生素A的生物利用度。作者们发现，结合锌和维生素A的药物补充在减轻迁延性腹泻和痢疾时比单用锌或维生素A更有效。也有建议锌能增强维生素A治疗夜盲症的效果[2]，但是只发生在那些已经存在锌缺乏的患者中。一项孟加拉[3]的研究发现，维生素A缺乏的儿童中维生素A的状况，在同时给予锌和维生素A时其改善比例大于单独补充维生素A或锌，表现出协同作用。同样，在印度尼西亚[4]的一项研究中发现，在怀孕妇女中同时补充β-胡萝卜素和锌，而不是单独补充β-胡萝卜素或锌，在产后6个月时母亲和婴儿的维生素A状态都得到了改善；作者提出，锌可能对于β-胡萝卜素向视黄醇的转化有特殊的作用。

1. Rahman MM, *et al.* Simultaneous zinc and vitamin A supplementation in Bangladeshi children: randomised double blind controlled trial. *BMJ* 2001; **323:** 314–18.
2. Christian P, *et al.* Zinc supplementation might potentiate the effect of vitamin A in restoring night vision in pregnant Nepalese women. *Am J Clin Nutr* 2001; **73:** 1045–51.
3. Rahman MM, *et al.* Synergistic effect of zinc and vitamin A on the biochemical indexes of vitamin A nutrition in children. *Am J Clin Nutr* 2002; **75:** 92–8.
4. Dijkhuizen MA, *et al.* Zinc plus β-carotene supplementation of pregnant women is superior to β-carotene supplementation alone in improving vitamin A status in both mothers and infants. *Am J Clin Nutr* 2004; **80:** 1299–1307.

Wilson 病（肝豆状核变性） 参考文献如下。

1. Anderson LA, *et al.* Zinc acetate treatment in Wilson's disease. *Ann Pharmacother* 1998; **32:** 78–87.
2. Brewer GJ, *et al.* Treatment of Wilson's disease with zinc: XV long-term follow-up studies. *J Lab Clin Med* 1998; **132:** 264–78.
3. Brewer GJ, *et al.* Treatment of Wilson's disease with zinc: XVII: treatment during pregnancy. *Hepatology* 2000; **31:** 364–70.
4. Brewer GJ. Zinc acetate for the treatment of Wilson's disease. *Expert Opin Pharmacother* 2001; **2:** 1473–7.

制剂

BP 2010: Erythromycin and Zinc Acetate Lotion; Zinc Sulphate Eye Drops; Zinc Sulphate Lotion;
USP 33: Calcium and Vitamin D with Minerals Tablets; Minerals Capsules; Minerals Tablets; Oil- and Water-soluble Vitamins with Minerals Capsules; Oil- and Water-soluble Vitamins with Minerals Oral Solution; Oil- and Water-soluble Vitamins with Minerals Tablets; Water-soluble Vitamins with Minerals Capsules; Zinc and Vitamin C Lozenges; Zinc Chloride Injection; Zinc Citrate Tablets; Zinc Gluconate Tablets; Zinc Sulfate Injection; Zinc Sulfate Ophthalmic Solution; Zinc Sulfate Oral Solution; Zinc Sulfate Tablets; Zinc Sulfide Topical Suspension.

专利制剂

Arg.: Galzin; ***Austral.:*** Bioglan Zinc Chelate†; Zincaps; ***Austria:*** Wilzin; ***Belg.:*** Wilzin; ***Braz.:*** Zincopan; ***Canad.:*** Anusol; Anuzinc; Bio Statol; Egozinc; Flavo-Zinc; Men Formula; Micro Zn; Rivasol; Shaklee DR; ***Chile:*** Cleanance; Num-Zit; ***Cz.:*** Wilzin; Zincteral†; Zinek-AlO†; Zinkorotat-POS; ***Denm.:*** Wilzin; ***Fr.:*** Effizinc; Rubozinc; Suboligo Zinc; Wilzin; Zymizinc†; ***Ger.:*** Biolectra Zink; Cefazink; Curazink; Nefro-Zinc; Ophtopur-Z; Tussamag Zink; Unizink; Virudermin; Vitazink; Wilzin; Zink beta; Zink Verla; Zink-D Longoral†; Zink-Ratiopharm; Zink-Sandoz; Zinkamin; Zinkaspart; Zinkbrause; Zinkit; Zinkorot; Zinkotase; ***Hong Kong:*** Anuzinc; Egozinc; Eye Glo Relief; Zincaps; ***India:*** Infladase Forte; ***Indon.:*** Orezinc; Zincare; Zn-Diar; ***Irl.:*** Solvazinc†; Wilzin; ***Israel:*** Avazinc; Zincol; ***Ital.:*** Pontefix; Troca Flu Rino†; Wilzin; ***Mex.:*** Tersaken†; Unguento del Bebe; Z-Crim†; ***Neth.:*** Wilzin; ***Norw.:*** Solvezink; ***NZ:*** Elemental Zinc†; Zincaps; ***Philipp.:*** E-Zinc; Immuzinc; Lipactin; Nutrizinc; Prozinc; Zinbee; ***Pol.:*** Wilzin; Zincas; Zincteral; ***Port.:*** Wilzin; ***Spain:*** Wilzin; ***Swed.:*** Solvezink; ***Switz.:*** Collazin; Virudermin†; ***Thai.:*** Z-G; Zincaps; ***Turk.:*** Medizinc; Nutri-Zinc; Zinco; Zincover; Zinvital; ***UK:*** Flavo-Zinc; Solvazinc; Tartar Control Listerine; Wilzin; Zincomed; Zincosol; ***Ukr.:*** Zincteral (Цинктерал); ***USA:*** Dermadrox; Galzin; Halls Zinc Defense; Ivy Dry; Orazinc; Verazinc; Zinca-Pak; Zincate; ***Venez.:*** Cicalfate.

顺势疗法制剂 ***Austral.:*** Nervatona Calm; Nervatona Focus; Snore Eze; ***Austria:*** Gracil; Schlaftropfen Nr 30†; ***Canad.:*** Cold Tablets with Zinc; Constipation L106†; Echinacea Compositum; Formula PC 223; Serenol†; Weight Loss Kit†; ***Chile:*** Ikoplex No 9; ***Cz.:*** Vita C-R15 forte†; Vita C-R15†; ***Fr.:*** Acidum Phosphoricum Complexe No 5; Dolidermil†; Formule de l'Abbe Chaupitre no 23; Granules Boripharm no 24†; ***Ger.:*** Gelsemium Comp; Infi-China†; NeyArthros-Liposome (Revitorgan Lp Nr 83); NeyArthrosome (Revitorgan-Dilution); Nieren-Elixier ST†; Phonix Thuja-Lachesis spag; Presselin Nervennahrung N; Ranocalcin HM; Rufebran regeno; Vita-C R15†; Zerosorin SN; Zincum Hevert N; Zinkokehl; Zinkorell; ***Rus.:*** Passidorm (Пассидорм); ***Ukr.:*** Echinacea Comositum S (Эхинацея Композитум С)†.

产科用药

本章包括用于产科分娩和产后出血的药物，包括各种前列腺素类、催产药、麦角生物碱类和抗分娩药。其中某些药物还用来终止妊娠，如抗孕激素药米非司酮（第1910页）。

在产科具有重要作用的其他治疗药物也出现在本书的其他章节中，如局部麻醉药（第1765页）、阿片类镇痛药（第96页）以及医用气体如氧气（第1611页）和氧化亚氮（第1709页）。关于治疗围生期细菌感染的药物，参见**抗菌药**（第150页）。

产科用药分类

麦角生物碱类

有些麦角生物碱对子宫具有强大的作用，它的子宫收缩作用可被用于第三产程，预防或治疗产后或流产后出血。

本章介绍的药物：

麦角新碱	第1908页	麦角	第1908页
麦角毒碱	第1909页	甲麦角新碱	第1909页

催产药类

催产药类可使子宫收缩，因而可用作第三产程的引产和催产以及预防和治疗产后出血。

本章介绍的药物：

卡贝缩宫素	第1905页	去氨缩宫素	第1905页
缩宫素	第1913页		

前列腺素类

有些前列腺素可软化或舒张宫颈并引起子宫收缩。它们可用于引产、终止妊娠和治疗产后出血。

本章介绍的药物：

卡前列素	第1905页	地诺前列素	第1906页
地诺前列酮	第1906页	吉美前列素	第1909页
米索前列醇	第1911页	硫前列酮	第1915页

抗分娩药类

抗分娩药类可抑制子宫收缩，因而可用于早产以延迟过早分娩。利托君以外的其他β受体激动药也已应用，可在**支气管舒张药和抗哮喘药**章参阅关于沙丁胺醇（第1094页）、特布他林（第1101页）的详细信息。其他曾试用其宫缩抑制作用的药物有钙通道阻滞药（见**硝苯地平**，第1297页）、硝酸甘油（第1248页）、硫酸镁（第1601页）和NSAIDs（见**吲哚美辛**，第64页）。

本章介绍的药物：

阿托西班	第1904页	利托君	第1915页

产科状态的处置

关于某些产科状态的处置讨论如下。

引产和催产

子宫有其正常的自发收缩，但在妊娠期，各种生理学机制使其处于静息状态，也借助于宫颈的坚实和收缩使胎儿驻留。在妊娠最后4～5周，宫颈正常地经历"成熟"进程，其间，它变得软而舒张，因而在分娩时胎儿可无障碍地娩出。内源性前列腺素类在这一进程中起到重要作用，并且使子宫对准备分娩变得敏感。

- 分娩一般自发地开始，但有些情况下，分娩需要诱导（引产），例如，妊娠已超过足月，或发生膜破裂而未娩出。其他情况，如孕妇处于高血压状态、产前出血、羊膜内感染（绒毛膜羊膜炎）或宫内胎儿死亡，则也是需要提前分娩的适应证[1,2]。
- 分娩一旦开始，如果产程中的子宫收缩不够，则可能需要增强子宫的活动力。一种积极的处理分娩过程（包括早期使用缩宫素催产）已经用于单胎、头先露且足月的未经产妇，并未发现有损伤胎儿的迹象。尽管可缩短产程，也未对产妇和胎儿带来伤害，然而也并未显示出可减少剖宫产率[3]。

可采用的**引产**技术很多，其选择取决于子宫的成熟程度和膜的完整或破裂。通常采用器械方法。英国的指南建议对于足孕妇女必须进行扫膜（sweeping）（阴道检查期间用手工将下层膜部分从子宫分离）[4]。它可增加在48h内自然分娩或在1周内分娩的可能性，并能减少正规引产的使用频率[5]。然而，它可能引起产妇不适、不规则收缩和出血。也可以使用昆布塞条（laminaria tent）、吸湿性宫颈扩张药或Foley（气囊）导尿管以刺激宫颈成熟[1]。尽管有些人认为Foley导尿管是替代前列腺素类药物的有效方法[6,7]，但另外一些人并不推荐将这些器械方法在引产中作为常规方法使用[4]。一旦宫颈适宜时，也可采用羊膜穿刺术（有意破坏胰使羊水释出）以刺激分娩[2]。当需用药理学方法时，一般采用前列腺素类药物或缩宫素。WHO[6]推荐：如宫颈适宜时，可单用缩宫素；如宫颈不适宜，则在引产前需采用前列腺素类药物或器械方法（Foley导尿管）以使宫颈成熟。然而英国的指南[4]认为阴道应用地诺前列酮（PGE_2）在舒适、方便、可接受等方面均比羊膜穿刺术和缩宫素为佳，而且可不论宫颈的状态如何。

因为前列腺素类药物既可使宫颈成熟，又可引发子宫活动，这类药物引起的分娩类似自然分娩[1]。因静脉或口服给药时可伴有常见的、特别是胃肠的不良反应[8,9]，所以现在多采用阴道用药。其宫颈内给药的效果并不优于阴道用药，已不再推荐使用[4]。地诺前列酮（PGE_2）是应用最广泛的前列腺素类药物，可以通过各种途径给药，但通常采用阴道给药。有一篇系统性综述[10]认为其凝胶剂、阴道片或阴道栓剂的临床效用相同。应用阴道缓释制剂也有效，与凝胶剂、阴道片相比，还可减少（特别是在宫颈不适宜的产妇）采用器械性阴道分娩。地诺前列酮可伴有子宫过度刺激和胎儿心率改变的风险。

只要可能，膜完好的产妇在给予缩宫素前应该施以破膜引产[6]。如果为了使宫颈成熟已经应用了前列腺素阴道制剂[2,6]，则至少要在6h后才开始应用缩宫素。可以静脉缓慢滴注缩宫素，根据子宫收缩情况调节滴速[2,6]。曾试用过多种给药方案，已有研究报道所应用的起始剂量范围为0.5～6mU/min，剂量可增至为1～6mU/min；增加的间隔时间为15～40min[1]。较高的剂量和较短的剂量增加间隔时间可以缩短产程并降低羊膜内感染率以及剖宫产率，但更易引起子宫过度收缩[1,7]。当前多倡导低剂量方案[1,6]。有人曾尝试模拟自然分娩时缩宫素的内源性脉动式分泌那样有节奏地应用缩宫素引产，但至今尚未建立这种用法[1]。

对米索前列醇也进行了研究[1,11,12]。大多数研究应用阴道给药，并认为它比标准引产方法更有效[13]。口服给药的效果可能类似阴道给药[14]。然而，应用米索前列醇，其子宫过度刺激的危险性可能增加，推荐作为常规应用的安全性的证据尚不充分。

抗孕激素药米非司酮也可使宫颈舒张和引起子宫收缩，并且已经试用于促进宫颈成熟和引产。有一篇系统性综述称它可能有效，但它在治疗中的地位尚未确定[15]。

已有推荐先口服米非司酮、随即阴道给予地诺前列酮或米索前列醇处理子宫内胎儿死亡的方案[4]。单独阴道给予米索前列醇在终止妊娠24～28周的无生机妊娠可有效[7]。

应用在足孕时，胎膜早破可用早期引产或保守疗法（等待自然分娩，在大多数妇女将于24h内发生）治疗[16]。已有关于延长膜早破可能增加母婴感染的发生率，而引产则又导致更多的剖宫产[12]的报道。有一篇[10]在37周或更晚些的膜早破妇女进行引产（缩宫素输注或阴道给予地诺前列酮）与保守疗法对比性研究的系统性综述指出，这两种处理的剖宫产率和器械阴道分娩率并无差异。经引产的妇女，其绒毛膜羊膜炎和子宫内膜炎的发生率较低，其新生儿的感染率也无差异，但经缩宫素分娩者收住监护病房的较少。相比于保守疗法，妇女对引产更满意。经阴道给予地诺前列酮由于比静脉应用缩宫素的侵害性更少而被推荐应用[4]。该组还研究了口服和阴道给予米索前列醇，结果发现其疗效与缩宫素和地诺前列酮相似[12]。

催产可始用于因子宫松弛所致的分娩异常缓慢（难产）。通常应用缩宫素，其剂量与用于引产者相似[6]。在引产方面，高剂量方案或低剂量方案均有论述，较高剂量时可缩短分娩时程和降低剖宫产率，但较易引起子宫过度刺激[3]。在应用了缩宫素催产的产妇中，约有半数是阴道正常分娩[17]。

阴道给予地诺前列酮已用于催产。一项在宫颈扩张缓慢的妇女进行的安慰剂-对照临床试验[18]显示，剂量为1mg或2mg时可有效地改善宫颈的扩张并减少分娩时间；给予较高剂量的妇女一般在6h之内分娩，但其子宫过度刺激的风险也较大。

一旦分娩成功地开始，就应该考虑第三产程的处理问题，以减少产后出血的危险（见下文）。

1. Sanchez-Ramos L. Induction of labor. *Obstet Gynecol Clin North Am* 2005; **32:** 181–200.
2. MacKenzie IZ. Induction of labour at the start of the new millennium. *Reproduction* 2006; **131:** 989–98.
3. American College of Obstetrics and Gynecology Committee on Practice Bulletins—Obstetrics. Dystocia and augmentation of labor (practice bulletin number 49, December 2003). *Obstet Gynecol* 2003; **102:** 1445–54.
4. National Collaborating Centre for Women's and Children's Health/NICE. Induction of labour (issued July 2008). Available at: http://www.nice.org.uk/nicemedia/pdf/CG070FullGuideline.pdf (accessed 17/09/09)
5. Boulvain M, *et al.* Membrane sweeping for induction of labour. Available in The Cochrane Database of Systematic Reviews; Issue 1. Chichester: John Wiley; 2005 (accessed 30/06/08).
6. WHO. *Managing complications in pregnancy and childbirth: a guide for midwives and doctors.* Geneva: WHO, 2000. Also available at: http://whqlibdoc.who.int/publications/2007/9241545879_eng.pdf (accessed 23/08/10)
7. American College of Obstetricians and Gynecologists Committee on Practice Bulletins—Obstetrics. Induction of labour (practice bulletin number 107, August 2009). *Obstet Gynecol* 2009; **114:** 386–97.
8. Luckas M, Bricker L. Intravenous prostaglandin for induction of labour. Available in The Cochrane Database of Systematic Reviews; Issue 4. Chichester: John Wiley; 2000 (accessed 30/06/08).
9. French L. Oral prostaglandin E2 for induction of labour. Available in The Cochrane Database of Systematic Reviews; Issue 2. Chichester: John Wiley; 2001 (accessed 30/06/08).
10. Kelly AJ, *et al.* Vaginal prostaglandin (PGE2 and PGF2a) for induction of labour at term. Available in The Cochrane Database of Systematic Reviews; Issue 4. Chichester: John Wiley; 2009 (accessed 12/05/10).
11. Hofmeyr GJ. Induction of labour with an unfavourable cervix. *Best Pract Res Clin Obstet Gynaecol* 2003; **17:** 777–94.
12. Crane JMG, Young DC. Induction of labour with a favourable cervix and/or pre-labour rupture of membranes. *Best Pract Res Clin Obstet Gynaecol* 2003; **17:** 795–809.
13. Hofmeyr GJ, Gülmezoglu AM. Vaginal misoprostol for cervical ripening and induction of labour. Available in The Cochrane Database of Systematic Reviews; Issue 1. Chichester: John Wiley; 2003 (accessed 30/06/08).
14. Alfirevic Z, Weeks A. Oral misoprostol for induction of labour. Available in The Cochrane Database of Systematic Reviews; Issue 2. Chichester: John Wiley; 2006 (accessed 30/06/08).
15. Hapangama D, Neilson JP. Mifepristone for induction of labour. Available in The Cochrane Database of Systematic Reviews; Issue 3. Chichester: John Wiley; 2009 (accessed 18/09/09).
16. Dare MR, *et al.* Planned early birth versus expectant management (waiting) for prelabour rupture of membranes at term (37 weeks or more). Available in The Cochrane Database of Systematic Reviews; Issue 1. Chichester: John Wiley; 2006 (accessed 30/06/08).
17. Bugg GJ, *et al.* Outcomes of labours augmented with oxytocin. *Eur J Obstet Gynecol Reprod Biol* 2006; **124:** 37–41.
18. Oppenheimer LW, *et al.* Prostaglandin E_2 vaginal gel to treat dystocia in spontaneous labour: a multicentre randomised placebo-controlled trial. *BJOG* 2005; **112:** 612–18.

抑制和诱导泌乳

泌乳是分娩后乳汁的生理性分泌。泌乳素刺激乳房产生乳汁，而缩宫素能够促进乳汁排入乳腺导管，吸吮能够刺激泌乳素和缩宫素的分泌。

抑制泌乳 产后由泌乳素分泌激发乳腺充盈带来的不适和泌乳给那些不选择哺乳或不能进行哺乳的妇女带来了问题，过去常用非类固醇类的或合成的雌激素抑制泌乳，但是由于能够增加血栓栓塞的风险目前认为这种方法不合适。溴隐亭具有有效抑制泌乳素分泌的作用，产后短期使用（大约14天）能够抑制泌乳。但是由于溴隐亭具有较严重的不良反应，因此在有些国家不建议用于抑制泌乳。其他具有类似作用的多巴胺激动药如卡麦角林、麦角乙脲、甲麦角林、喹高利特都能够用于抑制泌乳。虽然通常卡麦角林较溴隐亭的耐受性更好[1]，但是溴隐亭在抑制泌乳方面的应用与其他药物一样广泛。在一项HIV感染女性的抑制泌乳（为了避免通过乳汁的母婴传播）的研究中发现口服联合避孕药与溴隐亭同样有效[2]。非药物的方法，包括以温水淋浴诱导溢乳和减压、敷冰袋减少局部疼痛和肿胀以及佩带支持型乳罩。将适量的乳汁弃去以减压而又不能放空乳房可有助于逐渐减少乳汁的生成。已推荐的有效治疗还有应用作用缓和的镇痛药，如布洛芬和对乙酰氨基酚[3]。然而，有一篇综述[4]提到，这些非药理学方法很少进行过严格的评价，而且作用缓和的镇痛药不足以抑制大多数女性经历的明显痛感。

诱导泌乳 虽然机械刺激乳头仍是最主要的方法[5]，

但有时也用药物刺激乳汁的分泌。多巴胺拮抗药能够刺激乳汁分泌的明显增加，但是也带来了不良反应的危险，包括肌张力障碍，其中甲氧氯普胺是应用最广泛的。如果使用这些药物应当限制在 1 周或 2 周内，而且还担心乳汁中会有药物存在[5,6]。在一项对照研究中，甲氧氯普胺刺激早产母亲乳汁分泌的作用受到了质疑[7]。据报道多潘立酮也能够增加乳汁的分泌[6,8]，但是比甲氧氯普胺引起中枢系统不良反应少。然而，由于给母亲和婴儿带来的潜在不良反应风险，FDA 已经警告禁止使用多潘立酮[9]。普罗瑞林鼻内给药通过刺激血清泌乳素水平的增加刺激泌乳，但是该药物十分昂贵，而且目前还没合适的商品制剂[5]。虽然已试用鼻喷缩宫素刺激乳汁排泌，但有一篇在为早产儿挤压乳汁的妇女进行的双盲、安慰剂对照研究[10]显示，尽管在应用缩宫素的头 2 天乳汁分泌似乎有些增加，但在以后的 5 天并没有差异。大多数母亲也相信她们所接受的有效鼻喷呈现了明显的安慰剂作用。其他一些人[5]则告诫，这种应用可能会影响母亲去学习自然射乳的能力，有些母亲可能会依赖这种作用。

1. Webster J. A comparative review of the tolerability profiles of dopamine agonists in the treatment of hyperprolactinaemia and inhibition of lactation. *Drug Safety* 1996; **14:** 228–38. Correction. *ibid.*; 342.
2. Piya-Anant M, *et al.* The combined oral contraceptive pill versus bromocriptine to suppress lactation in puerperium: a randomized double blind study. *J Med Assoc Thai* 2004; **87:** 670–3.
3. Moore DB, Catlin A. Lactation suppression: forgotten aspect of care for the mother of a dying child. *Pediatr Nurs* 2003; **29:** 383–4.
4. Spitz AM, *et al.* Treatment for lactation suppression: little progress in one hundred years. *Am J Obstet Gynecol* 1998; **179:** 1485–90.
5. Anderson PO, Valdés V. Increasing breast milk supply. *Clin Pharm* 1993; **12:** 479–80.
6. Gabay MP. Galactogogues: medications that induce lactation. *J Hum Lact* 2002; **18:** 274–9.
7. Hansen WF, *et al.* Metoclopramide effect on breastfeeding the preterm infant: a randomized trial. *Obstet Gynecol* 2005; **105:** 383–9.
8. da Silva OP, *et al.* Effect of domperidone on milk production in mothers of premature newborns: a randomized, double-blind, placebo-controlled trial. *Can Med Assoc J* 2001; **164:** 17–21.
9. FDA. FDA warns against women using unapproved drug, domperidone, to increase milk production (issued 7th June, 2004). Available at: http://www.fda.gov/Drugs/DrugSafety/InformationbyDrugClass/ucm173886.htm (accessed 22/08/10)
10. Fewtrell MS, *et al.* Randomised, double blind trial of oxytocin nasal spray in mothers expressing breast milk for preterm infants. *Arch Dis Child Fetal Neonatal Ed* 2006; **91:** F169–F174.

产后出血

分娩后如果子宫不能充分地收缩（子宫弛缓）或未剥离的胎盘残留物阻碍了子宫壁胎盘着床部位收缩时，可发生产后出血。80%的产妇产后出血由以上两个原因导致，其余导致产后出血的常见原因是产道损伤或凝血障碍。

*原发性产后出血*一般是指在婴儿出生 24h 以内阴道出血 500ml 以上者。然而，其失血量往往被低估，而且产妇对于应对失血的能力可能会受到其先前健康情况、贫血和低血容量的影响[1~3]。

产后出血可以使产妇致命，必须迅速地处理，一般**处置**包括：

- 如果胎盘尚未剥离，应剥离排出；
- 使用催产药收缩子宫；
- 如果出血严重则需输血。

一般采用非胃肠道给药方法给予催产药控制因子宫弛缓引起的出血[3,4]，而保持子宫收缩状态时则可输注催产药[2]。麦角生物碱（麦角新碱或甲麦角新碱）[1,3]或固定复方 *Syntometrine*（缩宫素和麦角新碱）[4]常作为替换品用于对缩宫素无反应的出血。也可应用前列腺素类药物，如卡前列素、地诺前列酮[1,3]，常用于缩宫素和麦角制剂未能控制的出血[2,4]。米索前列醇直肠给药同样有效[5]，但此后的一篇综述[6]认为，其原始研究的样本量还不足以在产妇死亡率、危重情况发生率及子宫切除术比率方面进行疗效评估，因而尚无足够的证据支持用它代替缩宫素和麦角新碱的合用。但由于米索前列醇直肠给药较稳且易于给药，人们对其产生了极大的兴趣，特别是在发展中国家[2]，已经有一些进一步的研究[7,8]。如果应用药物不能控制出血，则需要手术方法[1,2]。

缩宫素可用于治疗胎盘滞留，可肌内注射[3]或脐带静脉注射[4]（尽管认为脐带用法并无益处的证据正多了起来，见第1914页）。然而，麦角新碱由于可引起子宫强直性收缩以致延迟胎盘排出而不推荐使用[3,4]。地诺前列酮和硫前列酮，由于缺乏有效性的证据和考虑到其心脏不良反应，也不推荐使用[4]。

*继发性产后出血*发生在产后 24h 至 12 周内，在发达国家，继发性产后出血虽然会引起产妇年患病率变化，却不会导致死亡率增加；但在发展中国家，它是导致产妇死亡的主要原因之一。可采用抗菌药、催产药、激素治疗和各种外科疗法[1,3,9]，但一篇系统性综述[9]的结论认为仍然缺乏足够证据证明何种治疗为最佳方案。

产后出血的危险因素包括：产程过长、催产、子宫过度扩张（如多胎妊娠）和有产后出血史[1]。然而许多没有可辨认的危险因素的妇女也会发生张力性产后出血，因而官方推荐应对所有产妇在分娩期间采取预防措施[10,11]。*第三产程的主动处置*包括：催产药的预防使用、胎盘娩出前行（胎盘）索钳夹术、（胎盘）控制索牵引术和胎盘娩出后的子宫按摩。

给予催产药的常规积极处置（通常在前肩娩出后或在胎儿盘娩出后即刻使用）能减少失血、产后出血和第三产程延长的风险。然而，尽管催产药使用广泛，但高质量的比较不同药物的证据仍有限。缩宫素[12]和麦角生物碱类药物[13]（通常为麦角新碱）都能减少产后失血并且有相同的疗效[12]，而在减少中度产后出血（500～1000ml）的风险方面，*Syntometrine* 比单用缩宫素更有效[14]。但麦角生物碱和 *Syntometrine* 引起的不良反应特别是恶心、呕吐和升高血压，比缩宫素多[12,14]。虽然证据的质量不高，但 WHO 仍认为缩宫素在预防产后出血方面还是好的；在不能获得缩宫素时，可使用一种麦角生物碱（麦角新碱或甲麦角新碱）或 *Syntometrine*[11]。

前列腺素类，尤其是米索前列醇，也已将其作为第三产程常规处置的替代药物进行了研究。虽然口服或舌下给予米索前列醇可减少严重产后出血（1000ml 以上）的风险，但其疗效小于传统的可注射的催产药[15]。其他前列腺素类的资料匮乏[15]。根据这些资料，有一篇系统性综述认为前列腺素类并不优于缩宫素，但在不能获得可注射的催产药时可应用米索前列醇。另外还有争论的是：尽管米索前列醇的效果较差，但它仍可在没有可替代药物的发展中国家使用[16]，而且当不能获得其他催产药时或在分娩护理技术有限时，有些医疗机构将米索前列醇作为一种选择[8,10,11]。

在无能提供积极处置的熟练护理员的地方，一位经适当培训的保健人员可以独立用缩宫素或米索前列醇以预防产后出血[11]。

1. American College of Obstetricians and Gynecologists Committee on Practice Bulletins—Obstetrics Postpartum hemorrhage (ACOG Practice Bulletin, number 76, issued October 2006). *Obstet Gynecol* 2006; **108:** 1039–47.
2. Ramanathan G, Arulkumaran S. Postpartum hemorrhage. *J Obstet Gynaecol Can* 2006; **28:** 967–73.
3. WHO. *Managing complications in pregnancy and childbirth: a guide for midwives and doctors.* Geneva: WHO, 2000. Also available at: http://whqlibdoc.who.int/publications/2007/9241545879_eng.pdf (accessed 23/08/10)
4. WHO. WHO guidelines for the management of postpartum haemorrhage and retained placenta (issued 2009). Available at: http://whqlibdoc.who.int/publications/2009/9789241598514_eng.pdf (accessed 17/09/09)
5. Lokugamage AU, *et al.* A randomized study comparing rectally administered misoprostol versus Syntometrine combined with an oxytocin infusion for the cessation of primary post partum hemorrhage. *Acta Obstet Gynecol Scand* 2001; **80:** 835–9.
6. Mousa HA, Alfirevic Z. Treatment for primary postpartum haemorrhage. Available in The Cochrane Database of Systematic Reviews; Issue 1. Chichester: John Wiley; 2007 (accessed 30/06/08).
7. Hofmeyr GJ, *et al.* Misoprostol to treat postpartum haemorrhage: a systematic review. *BJOG* 2005; **112:** 547–53.
8. International Confederation of Midwives, International Federation of Gynaecologists and Obstetricians. Prevention and treatment of post-partum haemorrhage: new advances for low resource settings (issued 2006). Available at: http://www.pphprevention.org/files/FIGO-ICM_Statement_November2006_Final.pdf (accessed 30/06/08) or http://www.figo.org/files/figo-corp/docs/PPH%20Joint%20Statement%202%20English.pdf (accessed 22/08/10)
9. Alexander J, *et al.* Treatments for secondary postpartum haemorrhage. Available in The Cochrane Database of Systematic Reviews: Issue 1. Chichester: John Wiley; 2002 (accessed 30/06/08).
10. International Confederation of Midwives, International Federation of Gynaecologists and Obstetricians. Management of the third stage of labour to prevent post-partum haemorrhage (issued 2003). Available at: http://www.figo.org/files/figo-corp/docs/PPH%20Joint%20Statement.pdf (accessed 22/08/10)
11. WHO. WHO recommendations for the prevention of postpartum haemorrhage (issued 2007). Available at: http://apps.who.int/rhl/effective_practice_and_organizing_care/guideline_2007_WHO_Recommendations_for_prevention_of_PPH.pdf (accessed 22/08/10)
12. Cotter AM, *et al.* Prophylactic oxytocin for the third stage of labour. Available in The Cochrane Database of Systematic Reviews: Issue 4. Chichester: John Wiley; 2001 (accessed 30/06/08).
13. Liabsuetrakul T, *et al.* Prophylactic use of ergot alkaloids in the third stage of labour. Available in The Cochrane Database of Systematic Reviews; Issue 2. Chichester: John Wiley; 2007 (accessed 30/06/08).
14. McDonald SJ, *et al.* Prophylactic ergometrine-oxytocin versus oxytocin for the third stage of labour. Available in The Cochrane Database of Systematic Reviews; Issue 1. Chichester: John Wiley; 2004 (accessed 30/06/08).
15. Gülmezoglu AM, *et al.* Prostaglandins for preventing postpartum haemorrhage. Available in The Cochrane Database of Systematic Reviews; Issue 3. Chichester: John Wiley; 2007 (accessed 30/06/08).
16. Langenbach C. Misoprostol in preventing postpartum hemorrhage: a meta-analysis. *Int J Gynecol Obstet* 2006; **92:** 10–18.

早产

早产（未足月产）是在预产期前即开始分娩，导致产下未成熟婴儿。传统的定义包括妊娠 37 周前孕妇的分娩，但实际上多数问题产生于 32～34 周前的分娩[1~3]。早产的危险因素包括感染、胎膜早破、宫颈功能不全和多胎妊娠。*很少有措施被证实可预防早产*，但宫颈环扎术（外科手术暂时关闭宫颈）可用于治疗宫颈功能不全[4]，对感染的治疗方法正在研究中[5]。对于胎膜早破没有自然分娩的女性，一些证据表明抗菌治疗可有效地推迟分娩并改善结果（见**早产**，第178页）。应用药物防止子宫收缩发生的预防性子宫收缩松解术（tocolysis）的价值尚不清楚[6,7]，因而不推荐该治疗方法[8]。对于有自发性早产史的女性，有证据表明预防性使用孕激素（如己酸羟孕酮）可减少后继妊娠早产的危险[9,10]。

有时不易对早产作出诊断，宫颈改变的证据通常表现为子宫活动的增加[2,3,11]。一旦确诊，应决定是否应用*紧急子宫收缩松解术*（*acute tocolysis*）（即应用抑制子宫收缩的药物）推迟分娩。一些女性可能不适于终止分娩。然而，妊娠少于 24～34 周无并发症的患者终止妊娠通常是值得尝试的。如果只是短期，允许紧急治疗，如孕妇使用皮质激素以促进胎儿呼吸系统的成熟（见**新生儿呼吸窘迫综合征**，第1440页）并把患者转到专门的早产病区[1~3,11]。如有胎膜破裂，其后（有些人推荐妊娠 32 周[2]，而另一些人推荐妊娠 36 周[3]）很少考虑需要应用子宫收缩松解术。

- β 肾上腺素受体激动药是历史上最常用的抗分娩药（tocolytics，抑制子宫收缩的药物），它可以通过激动 $β_2$ 受体来舒张子宫平滑肌[12]。非选择性的激动药（如奥西那林和异克舒林）被选择性更强的 $β_2$ 受体激动药（如利托君、沙丁胺醇和特布他林）所取代。这些药物可推迟几天分娩[13,14]，首选的给药方式为皮下或静脉输注[12]。治疗急性早产分娩成功后再口服或皮下注射 $β_2$ 受体激动药的维持治疗没有更多的益处（见下文的**维持治疗**）[15,16]。很少有证据表明 $β_2$ 受体激动药显著降低围生期死亡率[17]。患者可出现心血管和代谢不良反应，特别是已报道的一些接受 $β_2$ 受体激动药静脉给药阻止早产的女性可出现肺水肿（见1095页）。因此输注中应仔细监测患者的心率和水合状态。在剖宫产手术时可能需要 β 受体拮抗药用于对抗增大的子宫出血的倾向。
- 近年来，发现钙通道阻滞药能有效地抗分娩，可能是由于它们对子宫肌层上钙拮抗的作用[12]。用得最多的是硝苯地平，据报道它对推迟分娩的作用至少与 $β_2$ 受体激动药或镁相当，也可能优于它们[18~20]，尽管一项系统性综述[21]指出很多关于有效性的研究报道的质量不高。它的优点是可以口服给药[12]，一些人喜欢把它作为一线药[1,19]，虽然这种用法在英国没有得到许可。尼卡地平也有较好的疗效[22]。另外一些人比较关心钙通道阻滞药的安全性[23]，并建议应该慎用[2,3]。
- 阿托西班是缩宫素的肽类同系物，有催产素拮抗剂的性质。一项对 3 项对照试验的汇总分析[24]和一项系统性综述[25]显示阿托西班在治疗早产方面与 β 受体激动药有相同疗效，有较少的孕妇心血管不良反应。这些结果也被一项大规模的、妇女应用阿托西班或一般的治疗（通常为 β 受体激动药）的开放性试验所支持[26]。与传统药物相比，一些临床医生更喜欢把它作为一线抗分娩药[1~3]。
- 在美国，硫酸镁是使用最广泛的非肠道给药的抗分娩药，它在神经肌肉接头由于拮抗钙而起作用[12]。一般认为它与 $β_2$ 受体激动药有同等疗效[12]。然而，一项系统性综述[27]表明它对于延缓分娩或阻止早产无效，而且硫酸镁的抗分娩使用可能与儿科死亡率增加有关，见第1601页。为了减少超剂量的危险，硫酸镁只能通过控制泵给药[12]。也尝试口服镁，但是没有疗效[12]。虽然硫酸镁已广泛使用，但 American College of Obstetricians and Gynecologists 并不提倡将它（或任何药物）作为第一线抗分娩治疗药[11]。欧洲也不推荐它[3]。在美国，有些人呼吁应该停止这种使用[28,29]。
- 前列腺素可作为子宫收缩以及宫颈软化和扩张用的介质而在引产方面起作用。环氧合酶（前列腺素合成酶）抑制药，尤其是吲哚美辛，已口服或直肠给药来抑制早产[12,30]。虽然这种治疗可能与利托君效果相同[31,32]，但有报道称其对胎儿有不良反应，如羊水过少、心室内出血、坏死性小肠结肠炎和少尿[30]。已报道的最广泛的合并症为胎儿动脉导管收缩；长期收缩后可发生肺血管过度生长。动脉导管的敏感性似乎随孕龄而增加，因而应限制在孕龄 32 周之内应用吲哚美辛。如治疗持续 72h 以上者，则需监测收缩的证据。已有[30]关于应用吲哚美辛的子宫收缩松解术可引起在新生儿动脉导管未闭的发生率增加的报道，尽管有一个协会有怀疑。一项随机观察研究的系统性综述[33]指出在应用和不应用吲哚美辛的子宫收缩松解术之间，在新生儿并发症方面并无差异。然而其数据的统计学意义有限，因而该评价未能排除吲哚美辛会增加新生儿不良后果的可能性。由于环氧合酶抑制药疗效的证据基于少量的研究[34]且存在潜在的不良反应，因此，吲哚美辛通常备作二线药或与其他抑制子宫收缩药合用以增加作用[12]。最近有报道称环氧合酶-2同工酶与分娩有关，而环氧合酶-1与机体组织持续的前列腺素合成有关。环氧合酶-2抑制药在治疗或预防早产中的作用仍在研究。

- 其他药物还在研究中。据报道，将氧化亚氮供体硝酸甘油贴剂用于腹部使子宫舒张的疗效与利托君治疗相当[35]。然而，另一项研究[36]显示硝酸甘油的疗效不如 β_2 受体激动药，还有一篇系统性综述[37]认为缺乏足够的证据以支持其常规应用。

紧急使用子宫收缩松解术已成功地抑制了子宫收缩，维持疗法的应用也已试用于预防早产的复发。然而，有一篇系统性综述[38]表明分娩前获得的天数虽少但明显增多，但维持治疗并未使早产或早产复发的发生率降低，还存在不显著的新生儿不良后果的倾向。不推荐常规应用维持疗法[1,3,11]。

1. Royal College of Obstetricians and Gynaecologists. Tocolytic drugs for women in preterm labour (issued October 2002). Available at: http://www.rcog.org.uk/files/rcog-corp/GT1BTocolyticDrug2002revised.pdf (accessed 22/08/10)
2. Lamont RF, International Preterm Labour Council. Evidence-based labour ward guidelines for the diagnosis, management and treatment of spontaneous preterm labour. *J Obstet Gynaecol* 2003; **23:** 469–78.
3. Di Renzo GC, Roura LC. European Association of Perinatal Medicine-Study Group on Preterm Birth. Guidelines for the management of spontaneous preterm labor. *J Perinat Med* 2006; **34:** 359–66.
Also available at: http://www.reference-global.com/doi/pdfplus/10.1515/JPM.2006.073 (accessed 02/07/08)
4. Romero R, *et al.* The role of cervical cerclage in obstetric practice: can the patient who could benefit from this procedure be identified? *Am J Obstet Gynecol* 2006; **194:** 1–9.
5. Morency A-M, Bujold E. The effect of second-trimester antibiotic therapy on the rate of preterm birth. *J Obstet Gynaecol Can* 2007; **29:** 35–44.
6. Mercer BM. Is there a role for tocolytic therapy during conservative management of preterm premature rupture of the membranes? *Clin Obstet Gynecol* 2007; **50:** 487–96.
7. American College of Obstetricians and Gynecologists Committee on Practice Bulletins-Obstetrics. Premature rupture of membranes (ACOG Practice Bulletin number 80, issued April 2007). *Obstet Gynecol* 2007; **109:** 1007–19.
8. Royal College of Obstetricians and Gynaecologists. Preterm prelabour rupture of membranes (issued November 2006). Available at: http://www.rcog.org.uk/files/rcog-corp/uploaded-files/GT44PretermPrelabourRupture2006.pdf (accessed 22/08/10)
9. Sanchez-Ramos L, *et al.* Progestational agents to prevent preterm birth: a meta-analysis of randomized controlled trials. *Obstet Gynecol* 2005; **105:** 273–9.
10. Dodd JM, *et al.* Prenatal administration of progesterone for preventing preterm birth in women considered to be at risk of preterm birth. Available in The Cochrane Database of Systematic Reviews; Issue 1. Chichester: John Wiley; 2006 (accessed 17/09/09).
11. American College of Obstetricians and Gynecologists Committee on Practice Bulletins. Management of preterm labor (ACOG Practice Bulletin number 43, issued May 2003). *Obstet Gynecol* 2003; **101:** 1039–47.
12. Katz VL, Farmer RM. Controversies in tocolytic therapy. *Clin Obstet Gynecol* 1999; **42:** 802–19.
13. Anotayanonth S, *et al.* Betamimetics for inhibiting preterm labour. Available in The Cochrane Database of Systematic Reviews; Issue 4. Chichester: John Wiley; 2004 (accessed 30/06/08).
14. Lam F, Gill P. β-Agonist tocolytic therapy. *Obstet Gynecol Clin North Am* 2005; **32:** 457–84.
15. Sanchez-Ramos L, *et al.* Efficacy of maintenance therapy after acute tocolysis: a meta-analysis. *Am J Obstet Gynecol* 1999; **181:** 484–90.
16. Dodd JM, *et al.* Oral betamimetics for maintenance therapy after threatened preterm labour. Available in The Cochrane Database of Systematic Reviews; Issue 1. Chichester: John Wiley; 2006 (accessed 30/06/08).
17. The Canadian Preterm Labor Investigators Group. Treatment of preterm labor with the beta-adrenergic agonist ritodrine. *N Engl J Med* 1992; **327:** 308–12.
18. Ray JG. Meta-analysis of nifedipine versus beta-sympathomimetic agents for tocolysis during preterm labour. *J Soc Obstet Gynaecol Can* 1998; **20:** 259–69.
19. Tsatsaris V, *et al.* Tocolysis with nifedipine or beta-adrenergic agonists: a meta-analysis. *Obstet Gynecol* 2001; **97:** 840–7.
20. King JF, *et al.* Calcium channel blockers for inhibiting preterm labour. Available in The Cochrane Database of Systematic Reviews; Issue 1. Chichester: John Wiley; 2003 (accessed 30/06/08).
21. Lamont RF, *et al.* Steering Group of the International Preterm Labour Council. The quality of nifedipine studies used to assess tocolytic efficacy: a systematic review. *J Perinat Med* 2005; **33:** 287–95.
22. Jannet D, *et al.* Nicardipine versus salbutamol in the treatment of premature labor: a prospective randomized study. *Eur J Obstet Gynecol Reprod Biol* 1997; **73:** 11–16.
23. Oei SG. Calcium channel blockers for tocolysis: a review of their role and safety following reports of serious adverse events. *Eur J Obstet Gynecol Reprod Biol* 2006; **126:** 137–45.
24. The Worldwide Atosiban versus Beta-agonists Study Group. Effectiveness and safety of the oxytocin antagonist atosiban versus beta-adrenergic agonists in the treatment of preterm labour. *Br J Obstet Gynaecol* 2001; **108:** 133–42.
25. Papatsonis D, *et al.* Oxytocin receptor antagonists for inhibiting preterm labour. Available in The Cochrane Database of Systematic Reviews; Issue 3. Chichester: John Wiley; 2005 (accessed 30/06/08).
26. Husslein P, *et al.* Atosiban versus usual care for the management of preterm labor. *J Perinat Med* 2007; **35:** 305–13.
27. Crowther CA, *et al.* Magnesium sulphate for preventing preterm birth in threatened preterm labour. Available in The Cochrane Database of Systematic Reviews; Issue 4. Chichester: John Wiley; 2002 (accessed 30/06/08).
28. Grimes DA, Nanda K. Magnesium sulfate tocolysis: time to quit. *Obstet Gynecol* 2006; **108:** 986–9.
29. Simhan HN, Caritis SN. Prevention of preterm delivery. *N Engl J Med* 2007; **357:** 477–87.
30. Vermillion ST, Landen CN. Prostaglandin inhibitors as tocolytic agents. *Semin Perinatol* 2001; **25:** 256–62.
31. Morales WJ, *et al.* Efficacy and safety of indomethacin versus ritodrine in the management of preterm labor: a randomized study. *Obstet Gynecol* 1989; **74:** 567–72.
32. Besinger RE, *et al.* Randomized comparative trial of indomethacin and ritodrine for the long-term treatment of preterm labor. *Am J Obstet Gynecol* 1991; **164:** 981–8.
33. Loe SM, *et al.* Assessing the neonatal safety of indomethacin tocolysis: a systematic review with meta-analysis. *Obstet Gynecol* 2005; **106:** 173–9.
34. King JF, *et al.* Cyclo-oxygenase (COX) inhibitors for treating preterm labour. Available in The Cochrane Database of Systematic Reviews; Issue 2. Chichester: John Wiley; 2005 (accessed 30/06/08).
35. Lees CC, *et al.* Glyceryl trinitrate and ritodrine in tocolysis: an international multicenter randomized study. *Obstet Gynecol* 1999; **94:** 403–8.
36. Bisits A, *et al.* The Randomized Nitric Oxide Tocolysis Trial (RNOTT) for the treatment of preterm labor. *Am J Obstet Gynecol* 2004; **191:** 683–90.
37. Duckitt K, Thornton S. Nitric oxide donors for the treatment of preterm labour. Available in The Cochrane Database of Systematic Reviews; Issue 3. Chichester: John Wiley; 2002 (accessed 30/06/08).
38. Sanchez-Ramos L, Huddleston JF. The therapeutic value of maintenance tocolysis: an overview of the evidence. *Clin Perinatol* 2003; **30:** 841–54.

终止妊娠

可采用药物或手术的方法终止妊娠。手术终止妊娠通常采用的方法是子宫吸引术；在妊娠13周以前称为吸引术或真空刮宫术，13周以后则为扩张和抽空术[1]。扩张宫颈作为手术酝酿过程变得越来越重要，推荐用于所有妊娠超过10周的妇女、妊娠超过9周的未经产的妇女以及18岁以下的青年妇女[2,3]。可以采用机械扩张器、昆布或合成的吸湿扩张药[1,3]、米非司酮或一种前列腺素（如吉美前列素或米索前列醇）[1~3]。单独或联合使用各种药物已试用于药物终止妊娠。前列腺素类可使宫颈成熟和刺激子宫收缩。它们单独应用时可使终止成功，但其所需的较大剂量可能引起明显的不良反应[4~6]。最常用的是吉美前列素或米索前列醇[3,4]，其他已用的包括卡前列腺素和硫前列酮，但它们伴有更严重的不良反应[3]。抗孕激素米非司酮也可使宫颈成熟和刺激子宫收缩，另外，它可增加子宫肌对前列腺素的敏感性，使在给药后24~28h达最大效应。米非司酮本身作为流产药应用并无充分的疗效，但它可与一种前列腺素（常为吉美前列素或米索前列醇）互相协同地使用，以达逐出子宫内容物[3~5,7]的目的。也已有将抗代谢药甲氨蝶呤与米索前列醇合用的先例，但其疗效缓慢，从诱导到流产可以持续数日到数周[4,5]。其他已用于终止妊娠（特别是在妊娠第二期）的方法还有羊膜内给予地诺前列素、高渗压氯化钠，或给予缩宫素、卡前列素、地诺前列素增强的高渗压尿素[1]。

应用药物或手术方法终止妊娠过程中可伴有子宫痉挛和出血。手术方法终止妊娠可在清醒镇静[1,2]、局部麻醉药宫颈旁阻滞[1~3]或全身麻醉[2]状态下进行。年轻妇女、未经产妇女和较长孕期的妇女终止妊娠时对镇痛的需求较高[3,4]。通常应用的镇痛药为对乙酰氨基酚、NSAIDs和可待因[6]。一般药物终止妊娠后出血持续时间比真空吸引终止妊娠长[6]。采用米非司酮加前列腺素进行药物终止妊娠者，开始时出血较重，但经2周可逐渐减轻，尽管轻度出血还会持续更久[1,6]。

影响选择终止妊娠方法的因素为妊娠阶段、手术和流产药的可及性以及妇女的意愿。最常见的手段简述于下。

- 在妊娠第一期的早期（49日以内），采用药物终止妊娠（先用米非司酮随即用前列腺素）较好，因为真空吸引术的失败率较高[2,6]。在这一早期也可用先用甲氨蝶呤随即用前列腺素的方法[1,5]，但在数日到数周才娩出[4]。在妊娠49日与63日之间者，药物或手术的方法都可采用。然而，口服米索前列醇的药物终止妊娠作为酝酿过程效果较小[4,5]，所以经阴道给予前列腺素较好[2,5,6]。
- 在妊娠第一期的晚期（13周以内）者可采用药物法或手术法。9周或10周以后者，在手术前常需进行宫颈准备和需用多次给予前列腺素以完成药物终止妊娠[2]。
- 在妊娠第二期（13~24周）者可采用药物法或手术法。手术终止妊娠前的宫颈准备很重要，药物终止妊娠一般需用多次给予前列腺素[2,3]。

有些终止妊娠的方法也可用于**妊娠失败或早期胎儿死亡**后的加速流产。手术吸引很有效，但其伴随感染的风险比保守疗法高[8]。阴道应用米索前列醇可加速流产，但口服效果较小[9]。在处置妊娠后期宫内胎儿死亡的应用方面，参见上文的**引产和催产**。

1. Stubblefield PG, *et al.* Methods for induced abortion. *Obstet Gynecol* 2004; **104:** 174–85.
2. Royal College of Obstetricians and Gynaecologists. The care of women requesting induced abortion: evidence-based clinical guideline number 7 (issued September 2004). Available at: http://www.rcog.org.uk/files/rcog-corp/uploaded-files/NEBInducedAbortionfull.pdf (accessed 22/08/10)
3. Lalitkumar S, *et al.* Mid-trimester induced abortion: a review. *Hum Reprod Update* 2007; **13:** 37–52.
4. Hamoda H, Flett GMM. Medical termination of pregnancy in the early first trimester. *J Fam Plann Reprod Health Care* 2005; **31:** 10–14.
5. American College of Obstetricians and Gynecologists Committee on Practice Bulletins—Gynecology. Medical management of abortion (ACOG practice bulletin number 67, issued October 2005). *Obstet Gynecol* 2005; **106:** 871–82.
6. WHO. Frequently asked clinical questions about medical abortion (2006). Available at: http://whqlibdoc.who.int/publications/2006/9241594845_eng.pdf (accessed 22/08/10)
7. Kulier R, *et al.* Medical methods for first trimester abortion. Available in The Cochrane Database of Systematic Reviews; Issue 1. Chichester: John Wiley; 2004 (accessed 30/06/08).
8. Nanda K, *et al.* Expectant care versus surgical treatment for miscarriage. Available in The Cochrane Database of Systematic Reviews; Issue 2. Chichester: John Wiley; 2006 (accessed 30/06/08).
9. Neilson JP, *et al.* Medical treatment for early fetal death (less than 24 weeks). Available in The Cochrane Database of Systematic Reviews; Issue 3. Chichester: John Wiley; 2006 (accessed 30/06/08).

Aglepristone (*rINN*) 阿来司酮

Aglepristona; Aglépristone; Aglepristonum; RU-46534. 11β-[*p*-(Dimethylamino)phenyl]-17β-hydroxy-17-[(*Z*)-propenyl]estra-4,9-dien-3-one.

Аглепристон

$C_{29}H_{37}NO_2$ = 431.6.

CAS — 124478-60-0.

ATC Vet — QG03XB90.

UNII — 0UT4JLE1CM.

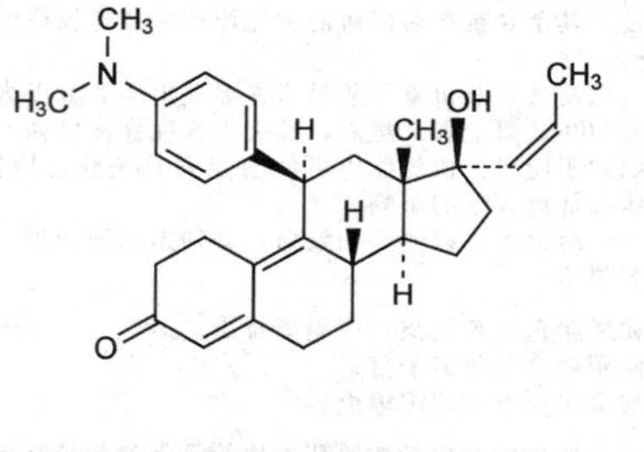

简介

阿来司酮具有抗孕激素活性并以兽药在犬类用作促流产药。

Atosiban (*BAN, USAN, rINN*) 阿托西班

Atosibaani; Atosibanum; ORF-22164; RWJ-22164. 1-(3-Mercaptopropionic acid)-2-[3-(*p*-ethoxyphenyl)-D-alanine]-4-L-threonine-8-L-ornithineoxytocin; [1-(3-Sulfanylpropanoyl),2-(4-*O*-ethyltyrosine),4-L-threonine-8-L-ornithine]oxytocin.

Атозибан

$C_{43}H_{67}N_{11}O_{12}S_2$ = 994.2.

CAS — 90779-69-4.

ATC — G02CX01.

ATC Vet — QG02CX01.

UNII — 081D12SI0Z.

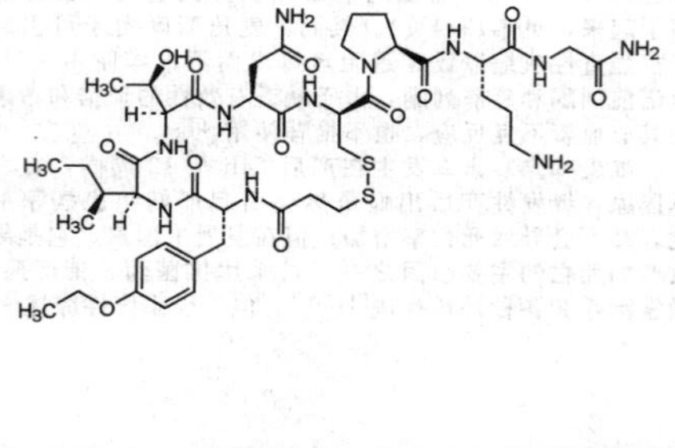

不良反应和注意事项

有报道称，因早产而接受阿托西班治疗的女性可出现恶心、呕吐、头痛、眩晕、潮红、心动过速、低血压、高血糖及注射部位反应等不良反应。当继续妊娠对母亲或胎儿有危险时不应使用阿托西班，包括当胎龄低于24周或大于33周，出现子痫或严重的先兆子痫、宫内发育迟缓、异常胎心率、可疑宫内感染、前置胎盘或胎盘早剥的情况。在使用阿托西班过程中推荐监测子宫收缩及胎心率，分娩后应监测失血情况。

虽然目前对胎儿影响的问题还有些疑虑，但注册药品信息注明，目前无对新生儿产生特殊不良反应的报道。

药动学

在早产女性中，阿托西班在注入开始的1h内达到稳态血药浓度，停止注入后其终末半衰期为1.7h。阿托西班有46%～48%与血浆蛋白结合，并可通过胎盘。代谢后形成活性代谢物排泄到尿中。阿托西班及其代谢产物在母乳中均有分布。

用途和用法

阿托西班是缩宫素（第1914页）的肽类似物，但同时具有缩宫素拮抗剂的特性。在早产时应用可对抗分娩（第1903页）。阿托西班以醋酸盐形式经静脉给药，但剂量以碱基表示。起始推注剂量为静脉注射相当于阿托西班6.75mg，推注时长超过1min（注射液为7.5mg/ml溶液）。接下来以300μg/min的速度持续输注3h，然后改为100μg/min的速度输注45h（注射液为750μg/ml溶液）。整个治疗过程不应超过48h，且总剂量不超过330mg。

早产 参考文献如下。

1. Romero R, *et al.* An oxytocin receptor antagonist (atosiban) in the treatment of preterm labor: a randomized, double-blind, placebo-controlled trial with tocolytic rescue. *Am J Obstet Gynecol* 2000; **182:** 1173–83.
2. Valenzuela GJ, *et al.* Maintenance treatment of preterm labor with the oxytocin antagonist atosiban: the Atosiban PTL-098 Study Group. *Am J Obstet Gynecol* 2000; **182:** 1184–90.
3. Moutquin JM, *et al.* Double-blind, randomized, controlled trial of atosiban and ritodrine in the treatment of preterm labor: a multicenter effectiveness and safety study. *Am J Obstet Gynecol* 2000; **182:** 1191–9.
4. The Worldwide Atosiban versus Beta-agonists Study Group. Effectiveness and safety of the oxytocin antagonist atosiban versus beta-adrenergic agonists in the treatment of preterm labour. *Br J Obstet Gynaecol* 2001; **108:** 133–42.
5. The European Atosiban Study Group. The oxytocin antagonist atosiban versus the beta-agonist terbutaline in the treatment of preterm labor: a randomized, double-blind, controlled study. *Acta Obstet Gynecol Scand* 2001; **80:** 413–22.
6. French/Australian Atosiban Investigators Group. Treatment of preterm labor with the oxytocin antagonist atosiban: a double-blind, randomized, controlled comparison with salbutamol. *Eur J Obstet Gynecol Reprod Biol* 2001; **98:** 177–85.
7. Coomarasamy A, *et al.* Oxytocin antagonists for tocolysis in preterm labour—a systematic review. *Med Sci Monit* 2002; **8:** RA268–73.
8. Tsatsaris V, *et al.* Atosiban for preterm labour. *Drugs* 2004; **64:** 375–82.
9. Husslein P, *et al.* Atosiban versus usual care for the management of preterm labor. *J Perinat Med* 2007; **35:** 305–13.

制剂

专利制剂

Arg.: Tractocile; ***Austria:*** Tractocile; ***Belg.:*** Tractocile; ***Braz.:*** Tractocile†; ***Chile:*** Tractocile; ***Cz.:*** Tractocile; ***Denm.:*** Tractocile; ***Fin.:*** Tractocile; ***Fr.:*** Tractocile; ***Ger.:*** Tractocile; ***Gr.:*** Tractocile; ***Hong Kong:*** Tractocile; ***Hung.:*** Tractocile; ***Irl.:*** Tractocile; ***Ital.:*** Tractocile; ***Malaysia:*** Tractocile; ***Mex.:*** Tractocile; ***Neth.:*** Tractocile; ***Norw.:*** Tractocile; ***NZ:*** Tractocile; ***Pol.:*** Tractocile; ***Port.:*** Tractocile; ***S.Afr.:*** Tractocile; ***Spain:*** Tractocile; ***Swed.:*** Tractocile; ***Switz.:*** Tractocile; ***Thai.:*** Tractocile; ***Turk.:*** Tractocile; ***UK:*** Tractocile.

Carbetocin (*BAN*, *rINN*) 卡贝缩宫素

Carbetocina; Carbétocine; Carbetocinum; Karbetocin; Karbetosiini. 2,1-Desamino-4,1-desthio-O^{42}-methyl[1-homocysteine]-oxytocin; 1-Butyric acid-2-[3-(*p*-methoxyphenyl)-L-alanine]oxytocin.

Карбетоцин

$C_{45}H_{69}N_{11}O_{12}S$ = 988.2.

CAS — 37025-55-1.

ATC — H01BB03.

ATC Vet — QH01BB03.

H₂C—CH₂·CH₂·CO–Tyr(Me)–Ile–Gln–Asn–Cys–Pro–Leu–Gly–NH₂

不良反应和注意事项

当应用于剖宫产时，卡贝宫缩素的不良反应与注意事项与缩宫素相似（见1914页）。但卡贝缩宫素不得用于婴儿完全娩出以前的任何分娩阶段，因为它对子宫的作用可持续数小时。

哺乳 在5名产后7～14周的女性中，肌内注射70μg一剂的卡贝缩宫素后，在90min内测量其乳汁中的卡贝缩宫素浓度[1]。低乳汁浓度与血浆浓度比提示卡贝缩宫素在乳汁中分布极少。英国注册药品信息注明，在临床研究报告中未见明显影响泌乳的报告，并且卡贝缩宫素可能被受乳婴儿胃肠道中的酶所降解。American Academy of Pediatrics 认为授乳者可以应用卡贝缩宫素[2]。

1. Silcox J, *et al.* Transfer of carbetocin into human breast milk. *Obstet Gynecol* 1993; **82:** 456–9.
2. American Academy of Pediatrics. The transfer of drugs and other chemicals into human milk. *Pediatrics* 2001; **108:** 776–89. [Retired May 2010] Correction. *ibid.*; 1029. Also available at: http://aappolicy.aappublications.org/cgi/content/full/pediatrics%3b108/3/776 (accessed 30/06/08)

药物相互作用

尽管缺乏报道，但卡贝缩宫素可能存在类似缩宫素的药物相互作用（见第1914页）。

药动学

静脉注射卡贝缩宫素2min后子宫发生有力的收缩，并可持续数小时。卡贝缩宫素具有双相消除，其终末半衰期约40min。从肾以原形排泄的卡贝缩宫素不足用量的1%。卡贝缩宫素可分布于乳汁。

用途和用法

卡贝缩宫素是一种合成的缩宫素（第1914页）类似物，据报道有更长的作用时间。在硬膜外或腰麻下的剖宫产术后，缓慢静脉注射100μg一剂（历时超过1min）可用来防止子宫弛缓和过量流血。卡贝缩宫素必须在胎儿娩出后应用，而且最好在胎盘剥离前使用。

1. Hunter DJS, *et al.* Effect of carbetocin, a long-acting oxytocin analog on the postpartum uterus. *Clin Pharmacol Ther* 1992; **52:** 60–7.
2. Dansereau J, *et al.* Double-blind comparison of carbetocin versus oxytocin in prevention of uterine atony after cesarean section. *Am J Obstet Gynecol* 1999; **180:** 670–6.
3. Boucher M, *et al.* Comparison of carbetocin and oxytocin for the prevention of postpartum hemorrhage following vaginal delivery: a double-blind randomized trial. *J Obstet Gynaecol Can* 2004; **26:** 481–8.
4. Leung SW, *et al.* A randomised trial of carbetocin versus syntometrine in the management of the third stage of labour. *BJOG* 2006; **113:** 1459–64.

制剂

专利制剂

Arg.: Duratocin; ***Austral.:*** Duratocin; ***Austria:*** Pabal; ***Belg.:*** Pabal; ***Canad.:*** Duratocin; ***Cz.:*** Duratocin; ***Fr.:*** Pabal; ***Ger.:*** Pabal; ***Gr.:*** Pabal; ***Hong Kong:*** Duratocin; ***Hung.:*** Pabal; ***Irl.:*** Pabal; ***Malaysia:*** Duratocin; ***Mex.:*** Lonactene; ***Neth.:*** Pabal; ***NZ:*** Duratocin; ***Pol.:*** Pabal; ***Port.:*** Pabal; ***Singapore:*** Duratocin; ***UK:*** Pabal.

Carboprost (*BAN*, *USAN*, *rINN*) 卡前列素

Carboprostum; 15-Me-PGF$_{2\alpha}$; Methyldinoprost; (15*S*)-15-Methylprostaglandin F$_{2\alpha}$; U-32921. (5*Z*,13*E*)-(8*R*,9*S*,11*R*,12*R*,15*S*)-9,11,15-Trihydroxy-15-methylprosta-5,13-dienoic acid; (*Z*)-7-{(1*R*,2*R*,3*R*,5*S*)-3,5-Dihydroxy-2-[(*E*)-(3*S*)-3-hydroxy-3-methyloct-1-enyl]cyclopentyl}hept-5-enoic acid.

Карбопрост

$C_{21}H_{36}O_5$ = 368.5.

CAS — 35700-23-3.

ATC — G02AD04.

ATC Vet — QG02AD04.

UNII — 7B5032XT6O.

Carboprost Methyl (*BANM*, *USAN*, *rINNM*) 卡前列甲酯

Carboprost Méthyle; Carboprostum Methylis; Methyl Carboprost; Metil carboprost; U-36384. The methyl ester of carboprost.

Карбопрост Метил

$C_{22}H_{38}O_5$ = 382.5.

CAS — 35700-21-1.

ATC — G02AD04.

ATC Vet — QG02AD04.

Pharmacopoeias. In *Chin.*

Carboprost Trometamol (*BANM*, *rINNM*) 卡前列素氨丁三醇

Carboprost trométamol; Carboprost Tromethamine (*USAN*); Carboprostum Trometamoli; Carboprostum trometamolum; Kaboprosttrometamol; Karboprost z trometamolem; Karboprostas trometamolis; Karboprostitrometamoli; Karboprost-trometamol; U-32921E.

Карбопрост Трометамол

$C_{21}H_{36}O_5,C_4H_{11}NO_3$ = 489.6.

CAS — 58551-69-2.

ATC — G02AD04.

ATC Vet — QG02AD04.

UNII — U4526F86FJ.

性状 卡前列素氨丁三醇是卡前列素与氨丁三醇（按1∶1的比例）的复合物。

Pharmacopoeias. In *Eur.* (see p.vii) and *US.*

Ph. Eur. 6.8（Carboprost Trometamol） 白色或类白色粉末。溶于水。贮藏于－15℃以下。

USP 33（Carboprost Tromethamine） 白色或米色粉末。溶于水。贮藏于－25～－10℃。

不良反应和注意事项

与第1906页的**地诺前列酮**同。

卡前列素可能引起支气管痉挛和不常见的呼吸困难和肺水肿。对肺心病患者应该监测动脉氧含量减少的情况。

一旦给予前列腺素以终止妊娠，终止是否发生则很重要，如前列腺素无效则应采取其他措施。

对胎儿的影响 有报道称孕妇经使用前列腺素类（包括卡前列素，见第1906页**地诺前列酮**项下）终止妊娠失败后出现先天性异常的病例。

对新生儿的影响 有一例关于因疏忽而给予新生儿肌内注射卡前列素的报道（见第1907页**地诺前列酮**项下）。

对子宫的影响 关于应用前列腺素类（包括卡前列素）终止妊娠或引产后发生过度刺激和子宫破裂的参考文献可见第1907页**地诺前列酮**项下。

用途和用法

卡前列素是合成的地诺前列素（前列腺素$F_{2\alpha}$，见下）的15-甲基同系物。它是一种比地诺前列素作用更持久的子宫兴奋药，其甲基的存在可延迟被脱氢酶的灭活。

卡前列素用于终止妊娠（第1904页），也可用于治疗因宫缩乏力（第1903页）而缩宫素和麦角制剂不能控制的顽固性产后出血。通常肌内注射其氨丁三醇盐，但其剂量以卡前列素表达。1.3μg的卡前列素氨丁三醇相当于约1μg的卡前列素。

为**终止妊娠**第二期（妊娠13～20周），可深部肌内注射相当于250μg的卡前列素，并根据子宫的反应每1.5～3.5h重复一次，必要时，剂量可增至500μg，但总剂量不应超过12mg；而且不推荐连续应用超过2天。如在开始时采用一次试验剂量100μg则更好。卡前列素氨丁三醇也可经羊膜内注射，剂量为相当于卡前列素1mg，注射时间5min以上，如果未发生终止且膜仍完好无损，则在24h后以该剂量重复一次。总剂量不应超过5mg。

已有将卡前列甲酯阴道栓试用于终止妊娠第二期。

治疗**产后出血**，可深部肌内注射相当于250μg卡前列素的卡前列素氨丁三醇，间隔时间大约90min，必要时，间隔时间可能缩短，但不应少于15min。总剂量不应超过2mg。

出血性膀胱炎 24例骨髓移植患者经膀胱内灌注卡前列素氨丁三醇，其中15例成功地控制了环磷酰胺所致的出血性膀胱炎（第670页）[1]。灌注液量50ml，浓度为2～10μg/ml，每日灌注4次，共7日。

1. Ippoliti C, *et al.* Intravesicular carboprost for the treatment of hemorrhagic cystitis after marrow transplantation. *Urology* 1995; **46:** 811–15.

制剂

USP 33: Carboprost Tromethamine Injection.

专利制剂

Belg.: Prostin/15M; ***Canad.:*** Hemabate; ***Cz.:*** Prostin 15M; ***Denm.:*** Prostinfenem; ***India:*** Prostodin; ***Neth.:*** Prostin/15M; ***NZ:*** Prostin 15M; ***Singapore:*** Hemabate; ***Swed.:*** Prostinfenem; ***UK:*** Hemabate; ***USA:*** Hemabate.

Demoxytocin (*rINN*) 去氨缩宫素

Deamino-oxytocin; Demoksitosiini; Demoxitocina; Démoxytocine; Demoxytocinum; Desaminocitocina; Desamino-oxytocin; ODA-914. 1-(3-Mercaptopropionic acid)-oxytocin.

Демокситоцин

$C_{43}H_{65}N_{11}O_{12}S_2$ = 992.2.

CAS — *113-78-0.*
ATC — *H01BB01.*
ATC Vet — *QH01BB01.*
UNII — *2N9HM3X95F.*

CH₂—CH₂—C(=O)—Tyr—Ile—Gln—Asn—Cys—Pro—Leu—Gly—NH₂ (S—Cys bridge)

简介

去氨缩宫素是缩宫素（第1913页）的合成类似物，与缩宫素性质相似。它以口含片剂的形式用于引产和催产。它也已用于在护理前刺激乳汁分泌，尽管不应推荐催产药这么使用（见第1902页）。

Dinoprost（*BAN*, *USAN*, *rINN*）地诺前列素

Dinoprosti; Dinoprostum; $PGF_{2\alpha}$; Prostaglandin $F_{2\alpha}$; U-14583. (5*Z*,13*E*)-(8*R*,9*S*,11*R*,12*R*,15*S*)-9,11,15-Trihydroxyprosta-5,13-dienoic acid; (*Z*)-7-{(1*R*,2*R*,3*R*,5*S*)-3,5-Dihydroxy-2-[(*E*)-(3*S*)-3-hydroxyoct-1-enyl]cyclopentyl}hept-5-enoic acid.

Динопрост

$C_{20}H_{34}O_5$ = 354.5.
CAS — *551-11-1.*
ATC — *G02AD01.*
ATC Vet — *QG02AD01.*
UNII — *B7IN85G1HY.*

注：在本书中，名词地诺前列素用于外源性物质，而名词前列腺素 $F_{2\alpha}$用于内源性物质。

Pharmacopoeias. In *Jpn.*

Dinoprost Trometamol（*BANM*, *rINNM*）地诺前列素氨丁三醇

Dinoprost trométamol; Dinoprost Tromethamine (*USAN*); Dinoprostas trometamolis; Dinoprostitrometamoli; Dinoprost-trometamol; Dinoprost-trometamol; Dinoprostum Trometamoli; Dinoprostum trometamolum; Dinoproszt-trometamol; $PGF_{2\alpha}$ THAM; Prostaglandin $F_{2\alpha}$ Trometamol; U-14583E.

Динопрост Трометамол

$C_{20}H_{34}O_5,C_4H_{11}NO_3$ = 475.6.
CAS — *38562-01-5.*
ATC — *G02AD01.*
ATC Vet — *QG02AD01.*
UNII — *CT6BBQ5A68.*

Pharmacopoeias. In *Eur.* (see p.vii) and *US.*

Ph. Eur. 6. 8（Dinoprost Trometamol） 白色或类白色粉末。极易溶于水；易溶于乙醇；几乎不溶于乙腈。

USP 33（Dinpprost Tromethamine） 白色或米色结晶性粉末。极易溶于水；微溶于氯仿；易溶于二甲基甲酰胺；溶于甲醇。贮藏于密闭容器中。

不良反应和注意事项

与第1906页的**地诺前列酮**同。

地诺前列素可引起支气管收缩，因而可发生伴有哮鸣及呼吸困难的支气管痉挛，特别是在哮喘患者中。

一旦给予前列腺素以终止妊娠，终止是否发生则很重要，如前列腺素无效则应采取其他措施。

药物相互作用

与第1907页的**地诺前列酮**同。乙醇和β受体激动药可减弱地诺前列酮的疗效。

有使用缩宫素、甲麦角新碱和地诺前列素后出现严重反应的报道见第1907页**地诺前列酮**项下。

用途和用法

地诺前列素是对平滑肌有作用的F系列前列腺素（第2315页），内源性物质称为前列腺素 $F_{2\alpha}$，它在体内被迅速代谢。它可使妊娠任何阶段的子宫肌收缩，也有报道称其主要是血管收缩药和支气管收缩药。

地诺前列素主要用于终止妊娠（第1904页）。它也可以用于稽留流产、葡萄胎和胎死宫内。地诺前列素也已用于引产，但其不良反应发生率比地诺前列酮高，因而不再例行推荐，更适当的治疗方法于第1902页讨论。

用于终止妊娠时，地诺前列素通常经羊膜内给药。也曾以静脉注射给药，但其不良反应的发生率较高。已有应用羊膜外给药途径。地诺前列素以氨丁三醇盐的形式给药，但其剂量以碱基表达，1.3mg 的地诺前列素氨丁三醇约相当于 1mg 的地诺前列素。

对于妊娠第二期的终止妊娠，羊膜内注射 40mg 地诺前列素，即以 8ml 溶液（含 5mg/ml）缓慢注入羊膜囊。如终止未发生或发生不完全以及膜仍然完好无损，24h 后可再应用 10～40mg。它不得连续应用 2 天以上。

肠梗阻 3 例肺癌患者应用长春生物碱导致的肠梗阻，由静脉输注地诺前列素，每分钟 300～500ng/kg，共 2h，每日 2 次，得以成功解除[1]。

1. Saito H, *et al.* Prostaglandin $F_{2\alpha}$ in the treatment of vinca alkaloid-induced ileus. *Am J Med* 1993; **95:** 549–51.

制剂

专利制剂

Austral.: Prostin F2 Alpha; ***Canad.:*** Prostin F2 Alpha; ***Cz.:*** Enzaprost F; ***Ger.:*** Minprostin $F_2\alpha$†; ***Gr.:*** Enzaprost; Prostin F2; ***Hong Kong:*** Prostin F2 Alpha; ***Hung.:*** Enzaprost F; ***Israel:*** Prostin F2 Alpha; ***NZ:*** Prostin F2 Alpha; ***Pol.:*** Enzaprost; ***Rus.:*** Enzaprost F (Энзапрост Ф); Prostin F2 Alfa (Простин F2-Альфа); ***S.Afr.:*** Prostin F2 Alpha; ***Ukr.:*** Enzaprost F (Энзапрост-Ф).

Dinoprostone（*BAN*, *USAN*, *rINN*）地诺前列酮

Dinoproston; Dinoprostona; Dinoprostonas; Dinoprostoni; Dinoprostonum; Dinoproszton; PGE_2; Prostaglandin E_2; U-12062. (5*Z*,13*E*)-(8*R*,11*R*,12*R*,15*S*)-11,15-Dihydroxy-9-oxoprosta-5,13-dienoic acid; (*Z*)-7-{(1*R*,2*R*,3*R*)-3-Hydroxy-2-[(*E*)-(3*S*)-3-hydroxyoct-1-enyl]-5-oxocyclopentyl}hept-5-enoic acid.

Динопростон

$C_{20}H_{32}O_5$ = 352.5.
CAS — *363-24-6.*
ATC — *G02AD02.*
ATC Vet — *QG02AD02.*
UNII — *K7Q1JQR04M.*

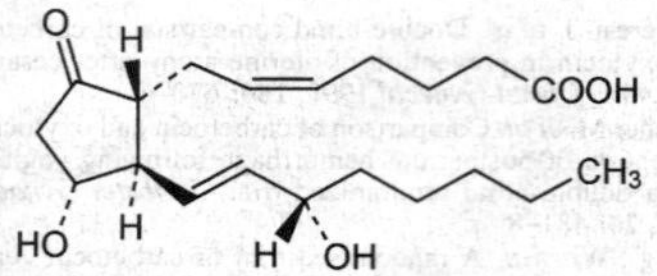

注：在本书中名词地诺前列酮用于外源性物质，而名词前列腺素 E_2 用于内源性物质。

Pharmacopoeias. In *Eur.* (see p.vii) and *US.*

Ph. Eur. 6. 8（Dinoprostone） 白色或几乎白色结晶性粉末或无色结晶。几乎不溶于水；易溶于乙醇；极易溶于甲醇。贮藏于−15℃以下。

USP 33（Dinoprostone） 白色至米色结晶性粉末。易溶于乙醇、丙酮、二氯甲烷、乙醚、乙酸乙酯、异丙醇、甲醇；易溶于二异丙醚和甲苯；几乎不溶于己烷。避光保存。

不良反应

地诺前列酮的不良反应发生率和严重程度与剂量有关，并且在一定程度上还取决于给药途径，静脉给药的不良反应发生率高。所有的给药途径用药后通常均可发生恶心、呕吐、腹泻和腹部疼痛。可能发生背痛及皮疹。短暂的心血管（血管迷走神经的）症状包括潮红、寒战、头痛、头晕和低血压，罕有突发心肌梗死和心脏停搏的报道。也有高血压的报道。很少发生惊厥和EEG变化。静脉给药后可伴有局部组织刺激性、红斑以及发热和白细胞计数升高，但终止输注后一般可恢复正常。阴道给药后可发生短暂发热和白细胞计数升高。羊膜外或羊膜内治疗可能伴有局部感染。可能发生子宫过度活动而偶有使用前列腺素终止妊娠或引产时子宫破裂的报道，罕见在引产期间胎儿窘迫和死亡的发生。罕见发生弥散性血管内凝血。

地诺前列酮虽然一般来说是支气管舒张药，但在个别人中可能引起支气管收缩。超敏反应曾有发生。

不良反应发生率 对 626 例羊膜外或羊膜内应用地诺前列素或地诺前列酮加缩宫素进行流产的患者（通常是在妊娠第二期）发生的不良反应进行了评价[1]。呕吐 291 例，腹泻 28 例，发热 34 例，一过性低血压（收缩压下降至少 20mmHg）25 例，羊膜外应用地诺前列素者一过性支气管痉挛 2 例，失血量超过 250ml 者 68 例（超过 500ml 者 38 例）。尽管有 8 例进行癫痫治疗，却无惊厥发生。3 例遭受宫颈撕裂伤。5 例主诉有乳房疼痛或泌乳，这些症状可能已被报道了。所有 14 例复诊者，13 例的原因为阴道过度出血，而 1 例原因为盆腔感染。

有一个稍后的报道[2]描述了 3313 例将地诺前列酮凝胶用于足月或宫颈成熟者引产的累积经验，不良反应很少见。大约 0.2% 的母亲发生呕吐、发热及腹泻，而且难以区分所合并用药的影响。可检测到的子宫肌收缩性活动为剂量依赖性的，而且阴道内用药者发生的比宫颈内用药者更普遍。据报道，阴道内用药后有 0.6%～6% 的患者发生子宫肌收缩性活动，而宫颈内用药 500μg 者几乎未见过度子宫肌收缩。没有过度子宫肌收缩时，对胎儿的影响微乎其微。

1. MacKenzie IZ, *et al.* Prostaglandin-induced abortion: assessment of operative complications and early morbidity. *BMJ* 1974; **4:** 683–6.
2. Rayburn WF. Prostaglandin E_2 gel for cervical ripening and induction of labor: a critical analysis. *Am J Obstet Gynecol* 1989; **160:** 529–34.

对骨的影响 长期接受前列腺素 E 系列治疗的婴幼儿可发生长骨和骨增厚的可逆性骨膜反应（见**前列地尔**，第2103页）。此外，有静脉给予地诺前列酮的 2 例新生儿（分别为 95 天和 97 天）发生可逆性颅缝线扩大的报道[1]。

1. Hoevels-Guerich H, *et al.* Widening of cranial sutures after long-term prostaglandin E_2 therapy in two newborn infants. *J Pediatr* 1984; **105:** 72–4.

对心血管系统的影响 静脉应用地诺前列酮后的心血管不良反应最为常见，但其他途径用药后也可能出现。有报道的羊膜内或阴道内使用地诺前列素或地诺前列酮发生的严重心血管疾病包括：心律失常 3 例[1,2]（其中死亡 2 例[2]），低血压、呼吸急促和心动过速 3 例[3,4]（与发热相关的 2 例[3]）以及 1 例具有高危险因素缺血性心脏病患者发生致命性心肌梗死[5]。

1 例因产后出血而接受地诺前列酮直接子宫肌层注射同时静脉输注者发生重度高血压[6]。

还有在妇产科的适应证应用其他前列腺素类引起心血管不良反应的报道（见第1909页**吉美前列素**项下和第1915页**硫前列酮**项下）。

1. Burt RL, *et al.* Hypokalemia and cardiac arrhythmia associated with prostaglandin-induced abortion. *Obstet Gynecol* 1977; **50:** 45S–46S.
2. Cates W, Jordaan HVF. Sudden collapse and death of women obtaining abortions induced with prostaglandin $F_{2\alpha}$. *Am J Obstet Gynecol* 1979; **133:** 398–400.
3. Phelan JP, *et al.* Dramatic pyrexic and cardiovascular response to intravaginal prostaglandin E_2. *Am J Obstet Gynecol* 1978; **132:** 28–32.
4. Cameron IT, Baird DT. Sudden collapse after intra-amniotic prostaglandin E_2 injection. *Lancet* 1984; **ii:** 1046.
5. Patterson SP, *et al.* A maternal death associated with prostaglandin E_2. *Obstet Gynecol* 1979; **54:** 123–4.
6. Veber B, *et al.* Severe hypertension during postpartum haemorrhage after i.v. administration of prostaglandin E2. *Br J Anaesth* 1992; **68:** 623–4.

对胎儿的影响 一名妇女妊娠 7 周后，尽管阴道内应用卡波前列素但流产失败，于妊娠 34 周时分娩出的婴儿出现脑积液和指头异常[1]。有 2 例孕妇在妊娠中三月经阴道给予吉美前列素试图终止妊娠未果而继续妊娠分娩的婴儿并未发生先天异常的报道[2,3]。然而，有一篇综述[4]报道了 71 例孕妇单独应用米非司酮或将米非司酮与一种前列腺素合用试图终止妊娠未果而继续妊娠分娩的婴儿发生各种异常，包括肢体畸形、腭裂、无脑畸形、小脑萎缩和心脏畸形。在报道的 8 例畸形中有 7 例发生于 10 例阴道给予吉美前列素组的孕妇。有 1 例关于米非司酮与吉美前列素合用试图终止妊娠未果而继续妊娠分娩的婴儿发生小脑缺如的报道[5]。关于误用米索前列醇（单独使用）终止妊娠失败后发生畸形的情况见第1912页。

关于在分娩期间由于子宫肌收缩性活动对胎儿产生不良反应的报道，见下文**对子宫的影响**项下。

1. Collins FS, Mahoney MJ. Hydrocephalus and abnormal digits after failed first-trimester prostaglandin abortion attempt. *J Pediatr* 1983; **102:** 620–1.
2. Lakasing L, Spencer JAD. Continuation of pregnancy after mid-trimester gemeprost administration. *Br J Obstet Gynaecol* 1999; **106:** 1319–20.
3. Rolland P, Sinha A. Continuation of pregnancy after mid-trimester gemeprost administration. *Br J Obstet Gynaecol* 2000; **107:** 1184.
4. Sitruk-Ware R, *et al.* Fetal malformation and failed medical termination of pregnancy. *Lancet* 1998; **352:** 323.
5. Afadapa FK, Elsapagh K. Isolated one-sided cerebellar agenesis following an attempted medical termination of pregnancy. *J Obstet Gynaecol* 2006; **26:** 581–2.

对胃肠系统的影响 有报道，在症状型先天性心脏病的婴幼儿中采用地诺前列酮静脉[1]或口服[2]给药或者前列地尔静脉给药[2]可发生坏死性肠炎。曾有人认为，这可能与其引起的低血压和智力缺陷有关[1]（虽然其他的报道[3]并不支持这种看法）或肺血管舒张有可能产生全身至肺的分流，以致消化道相对缺血[2]。

1. Leung MP, *et al.* Necrotizing enterocolitis in neonates with symptomatic congenital heart disease. *J Pediatr* 1988; **113:** 1044–6.
2. Singh GK, *et al.* Study of low dosage prostaglandin—usages and complications. *Eur Heart J* 1994; **15:** 377–81.
3. Miller MJS, Clark DA. Congenital heart disease and necrotizing enterocolitis. *J Pediatr* 1989; **115:** 335–6.

对新生儿的影响 地诺前列酮阴道片的未溶残留物的吸入，因气道机械性梗阻引起了新生儿呼吸窘迫，没有证据证明阴道片基质中的地诺前列酮被吸收[1]。

1例新生儿误用卡前列素（肌内注射 250μg）导致高血压、支气管痉挛、腹泻和发热。还伴有神经系统不良反应（或为张力障碍或为癫痫发作）。该患儿经对症治疗 24h 后恢复。3个月大的时候神经系统和发育检查均正常[2]。该文作者还回顾了制药企业收到的另外2例新生儿注射后（分别为 125μg 和 63μg）并未出现症状报道。

1. Andersson S, *et al.* Neonatal respiratory distress caused by aspiration of a vaginal tablet containing prostaglandin. *BMJ* 1987; **295:** 25–6.
2. Mrvos R, *et al.* Carboprost exposure in a newborn with recovery. *J Toxicol Clin Toxicol* 1999; **37:** 865–7.

对神经系统的影响 偶有使用前列腺素类终止妊娠发生惊厥和 EEG 改变的报道。在 320 名妇女羊膜内应用地诺前列素后，5 例发生惊厥[1]，而在另外一些大系列的患者[2~4]，以各种途径给予地诺前列素或地诺前列酮，尽管其中包括有癫痫病史者，但均未发生问题。然而有4例癫痫患者肌内注射硫前列酮，3例发生惊厥的报道[5]。

1. Lyneham RC, *et al.* Convulsions and electroencephalogram abnormalities after intra-amniotic prostaglandin $F_{2\alpha}$. *Lancet* 1973; **ii:** 1003–5.
2. MacKenzie IZ, *et al.* Convulsions and prostaglandin-induced abortion. *Lancet* 1973; **ii:** 1323.
3. Thiery M, *et al.* Prostaglandins and convulsions. *Lancet* 1974; **i:** 218.
4. Fraser IS, Gray C. Electroencephalogram changes after prostaglandin. *Lancet* 1974; **i:** 360.
5. Brandenburg H, *et al.* Convulsions in epileptic women after administration of prostaglandin E_2 derivative. *Lancet* 1990; **336:** 1138.

对子宫的影响 使用前列腺素类引产或终止妊娠会增加子宫过度收缩的风险。应用卡前列素[1]、地诺前列素或地诺前列酮[2~7]、吉美前列素[8~10]、米索前列醇[11~14]和硫前列酮[15~17]均有发生子宫破裂的报道。上述报道涉及肠外、局部和口服给药。在多产妇[4]和以往剖宫产具有子宫瘢痕的多产妇，其发生子宫破裂和并发症的风险可能增加[5,7]。有研究报道称[5,7]，应用地诺前列酮引产与自然分娩相比，其发生子宫破裂的危险性增加，前者为后者的6~10倍。除子宫破裂外，尚有潜在的致命性产妇大出血、子宫过度收缩引起的胎儿窘迫[18~20]和孕妇死于羊水栓塞[18,21]的风险。

1. Vergote I, *et al.* Uterine rupture due to 15-methyl prostaglandin $F_{2\alpha}$. *Lancet* 1982; **ii:** 1402.
2. Claman P, *et al.* Uterine rupture with the use of vaginal prostaglandin E_2 for induction of labor. *Am J Obstet Gynecol* 1984; **150:** 889–90.
3. Keller F, Joyce TH. Uterine rupture associated with the use of vaginal prostaglandin E_2 suppositories. *Can Anaesth Soc J* 1984; **31:** 80–2.
4. Larsen JV, *et al.* Uterine hyperstimulation and rupture after induction of labour with prostaglandin E_2. *S Afr Med J* 1984; **65:** 615–16.
5. Ravasia DJ, *et al.* Uterine rupture during induced trial of labor among women with previous cesarean delivery. *Am J Obstet Gynecol* 2000; **183:** 1176–9.
6. Rabl M, *et al.* A randomized trial of vaginal prostaglandin E_2 for induction of labor: insert vs tablet. *J Reprod Med* 2002; **47:** 115–19.
7. Taylor DR, *et al.* Uterine rupture with the use of PGE_2 vaginal inserts for labor induction in women with previous cesarean sections. *J Reprod Med* 2002; **47:** 549–54.
8. Thavarasah AS, Achanna KS. Uterine rupture with the use of Cervagem (prostaglandin E1) for induction of labour on account of intrauterine death. *Singapore Med J* 1988; **29:** 351–2.
9. Byrne P, Onyekwuluje T. Uterine rupture after termination of pregnancy with gemeprost. *BMJ* 1991; **302:** 852.
10. Vine SJ, *et al.* Transverse posterior cervicoisthmic rupture after gemeprost pessaries for termination. *BMJ* 1992; **305:** 1332.
11. Blanchette HA, *et al.* Comparison of the safety and efficacy of intravaginal misoprostol (prostaglandin E_1) with those of dinoprostone (prostaglandin E_2) for cervical ripening and induction of labor in a community hospital. *Am J Obstet Gynecol* 1999; **180:** 1551–9.
12. Mathews JE, *et al.* Uterine rupture in a multiparous woman during labor induction with oral misoprostol. *Int J Gynaecol Obstet* 2000; **68:** 43–4.
13. Khabbaz AY, *et al.* Rupture of an unscarred uterus with misoprostol induction: case report and review of the literature. *J Matern Fetal Med* 2001; **10:** 141–5.
14. Nayki U, *et al.* Uterine rupture during second trimester abortion with misoprostol. *Fetal Diagn Ther* 2005; **20:** 469–71.
15. Larue L, *et al.* Rupture d'un utérus sain lors d'une interruption de grossesse par prostaglandines au deuxième trimestre. *J Gynecol Obstet Biol Reprod (Paris)* 1991; **20:** 269–72.
16. Prasad RNV, Ratnam SS. Uterine rupture after induction of labour for intrauterine death using the prostaglandin E_2 analogue sulprostone. *Aust N Z J Obstet Gynaecol* 1992; **32:** 282–3.
17. de Boer MA, *et al.* Low dose sulprostone for termination of second and third trimester pregnancies. *Eur J Obstet Gynecol Reprod Biol* 2001; **99:** 244–8.
18. Stronge J, *et al.* A neonatal and maternal death following the administration of intravaginal prostaglandin. *J Obstet Gynaecol* 1987; **7:** 271–2.
19. Quinn MA, Murphy AJ. Fetal death following extra-amniotic prostaglandin gel: report of two cases. *Br J Obstet Gynaecol* 1981; **88:** 650–1.
20. Simmons K, Savage W. Neonatal death associated with induction of labour with intravaginal prostaglandin E_2: case report. *Br J Obstet Gynaecol* 1984; **91:** 598–9.
21. Less A, *et al.* Vaginal prostaglandin E_2 and fatal amniotic fluid embolus. *JAMA* 1990; **263:** 3259–60.

过量 经羊膜内给予前列腺素产生的严重的不良反应被认为是其吸收到全身循环的量高于通常全身给药量所致。3例羊膜内应用地诺前列酮进行妊娠中三月流产者[1]发生了寒战、呕吐、严重腹痛和强烈的排便和排尿感，1例外周血管收缩，1例快速低容量脉搏伴有低血压，另1例为外周性发绀。有人认为[2]这可能是由于针头或套管移位于羊膜囊外所致。2例事先用过尿素的患者前列腺素从羊水腔的吸收速度可能增加了。更有报道称[3]，应用地诺前列素试验剂量 2.5mg 后即刻发生潮红、剧烈头痛和恶心，这还可能是枕头位置错误以致注射液进入全身循环所致，至少部分药量可能被注入腹腔[4]。

也有以前列腺素用于葡萄胎流产发生严重反应的报道。1例20岁妇女于子宫腔注射 20mg 地诺前列酮发生严重低血压、心动过缓和寒战，继而出现恶心、呕吐、耻骨上疼痛、脉搏速率增加、发热和全身潮红[5]。由于葡萄胎妊娠没有胎膜，子宫内给药就类似于羊膜外给药，因此其使用的剂量就高于一般羊膜外给药量的100倍[4]。但是，在1例类似的患者中[6]，"羊膜外"输注地诺前列酮 200μg，即刻发生恶心、干呕、严重腹痛、头晕、呼吸困难和带血的泡沫痰、脉搏微细和低血压，地诺前列酮可能直接被注入了母体循环。

1. Ross AH, Whitehouse WL. Adverse reactions to intra-amniotic urea and prostaglandin. *BMJ* 1974; **1:** 642.
2. Craft I, Bowen-Simpkins P. Adverse reactions to intra-amniotic urea and prostaglandin. *BMJ* 1974; **2:** 446.
3. Brown R. Adverse reactions to intra-amniotic prostaglandin. *BMJ* 1974; **2:** 382.
4. Karim SMM. Adverse reactions to intra-amniotic prostaglandin. *BMJ* 1974; **3:** 347.
5. Smith AM. Adverse reactions to intra-amniotic prostaglandin. *BMJ* 1974; **2:** 382–3.
6. McNicol E, Gray H. Adverse reaction to extra-amniotic prostaglandin E_2. *Br J Obstet Gynaecol* 1977; **84:** 229–30.

注意事项

对催产药（见**缩宫素**，第1914页）禁忌的患者不应使用地诺前列酮，因为无论顺产或阴道分娩都可能有损于母亲或胎儿。包括严重的胎头骨盆的不相称或胎儿的先露位置不当、前置胎盘或胎儿窘迫。禁用于存在子宫破裂倾向时，如高产次妇女，或存在因以往剖宫产或子宫大手术而留下的瘢痕，或有骨盆炎症性疾病史者。由于前列腺素可增强缩宫素的作用，二药合用或序贯应用需仔细监测。

地诺前列酮禁用于活动性心、肺、肾或肝疾病。它应慎用于青光眼或眼内压升高、有哮喘史或癫痫史、肝损伤或肾损伤或心血管疾病的患者。

在引产应用前应仔细评估胎头骨盆关系，然后才能使用。在使用过程中应仔细监测子宫活动、胎儿状况和宫颈扩张进展情况，以监测不良反应，如张力升高、持续子宫收缩或胎儿窘迫。在有张力升高性子宫收缩或强直性子宫收缩病史的患者中，整个分娩过程中应不断监测子宫活动和胎儿状态。如有持续的高张力的子宫肌收缩时，必须考虑到子宫破裂的可能性。

地诺前列酮不应经子宫肌给药，因为在病情严重的患者中有可能会伴有心脏停搏。有宫颈炎或阴道感染的患者不应羊膜外给药。一旦膜破裂，不推荐应用地诺前列酮阴道制剂引产，因为关于这方面的资料有限。在有些国家，吸烟妇女禁忌静脉使用前列腺素。

可能增加药物引产后发生弥散性血管内凝血风险（因应用了药物引产）的妇女应慎用地诺前列酮。包括妊娠期糖尿病、高血压病或甲状腺功能减退症。在30岁以上和妊娠40周以上者，上述风险也可增加。

在治疗性人工流产时，在不完全流产的病例中已经观察到胎儿损伤，无论何时人工流产不成功或不完全，都应进行适当的处理以排空子宫。除非已开始了适当的治疗，否则地诺前列酮不应用于盆腔感染者的终止妊娠。

用法 关于葡萄胎终止妊娠和子宫内应用前列腺素进行人工流产，其后意外性全身吸收前列腺素的危害，见上文**不良反应**中的**过量**。

药物相互作用

地诺前列酮增强缩宫素对子宫的作用。理论上的风险为前列腺素合成酶抑制药，如阿司匹林和 NSAIDs，可改变地诺前列酮的疗效。

子宫兴奋药 1例产后出血妇女[1]，10min 内序贯使用缩宫素、甲麦角新碱和地诺前列素，发生了明显高血压、呕吐和严重的呼吸困难。

1. Cohen S, *et al.* Severe systemic reactions following administration of different ureotonic [uterotonic] drugs. *N Y State J Med* 1983; **83:** 1060–1.

用途和用法

地诺前列酮是具有对平滑肌作用的一种 E 系列的前列腺素（第2315页），其内源性物质称为前列腺素 E_2，在体内迅速代谢。它可使妊娠任何阶段的子宫肌收缩，有报道主要起血管舒张药和支气管舒张药的作用。在英国，地诺前列酮主要用于引产（第1902页），也可用于终止妊娠（第1904页）、稽留流产、葡萄胎和胎死宫内。

地诺前列酮通常经阴道给药。它也可经静脉注射、羊膜外或口服给药，但静脉途径给药引起的不良反应发生率高，一般只用于稽留流产或葡萄胎，不推荐连续使用2日以上。

用于**引产**，地诺前列酮是在膜破裂前用以使宫颈成熟（软化和扩张）和用以足孕引产。用于促宫颈成熟的宫颈用凝胶为 2.5ml 中含有 500μg，而用于引产的阴道用凝胶为 2.5ml 中含有 1mg 或 2mg，阴道用凝胶不应用于子宫颈管。阴道栓和阴道插入剂也可用于引产。这些制剂与阴道用凝胶都不是生物等效的，因而它们的剂量各不相同。

在引产前软化和扩张子宫颈可采用宫颈用凝胶给予地诺前列酮 500μg。如果对初次剂量没有反应，可于6h后再相同剂量重复给药一次，在某些情况下，可能给予第3次剂量，以达24h内最高累积剂量为 1.5mg。

引产时，采用阴道用凝胶给予地诺前列酮 1mg（或在引产不理想的初孕者为 2mg），其后，需要时，6h后再给予 1mg 或 2mg，但总剂量不得超过 3mg（或引产不理想的初孕者为 4mg）。或者，也可采用含 3mg 的阴道栓，需要时，6～8h 后再给予 3mg，总剂量不得超过 6mg。

为催熟宫颈也可应用含有 10mg 地诺前列酮的非生物降解性阴道插入剂（vaginal inserts）（每小时释放 300μg）。当宫颈已完全成熟或应用后 12h 或 24h（视产品而定）宫颈虽尚未充分成熟，均需将插入剂取出。如果规则性的子宫收缩疼痛开始了，不论宫颈有无改变，也应将插入剂取出。

地诺前列酮用于引产可口服给药。初始剂量为 500μg，1h 后可重复给药。随后可每隔 1h 给药一次，如需要可每次增加 500μg，直到有适当的反应。单次剂量不应超过 1.5mg。然而，口服给药已逐渐被阴道给药所替代，因为后者的胃肠不良反应较少。

地诺前列酮用于引产也可经静脉给药，但大多数医疗机构已不再推荐其作为常规使用。建议的静脉输注溶液浓度为 1.5μg/ml，连续地以 250ng/min 的速率或根据患者的反应有所增加的速率输注 30min，用于胎死宫内时可能需要较高剂量，初始的速率为 500ng/min，其后可增加，但其间隔时间不得少于 1h。

对妊娠第二期**终止妊娠**，以含有地诺前列酮 100μg/ml 的 1ml 溶液，经适当的 Foley 导尿管羊膜外滴注，此后根据反应每 2h 滴注 1ml 或 2ml。地诺前列酮也可经静脉给药用于终止妊娠和稽留流产或葡萄胎。以含 5μg/ml 的溶液、2.5μg/min 的速率输注 30min，然后维持输注或将滴速增加到 5μg/min，这个速率应保持至少 4h，然后才能进一步增加。

在美国，地诺前列酮阴道栓可用于妊娠第二期终止妊娠。单次阴道内给药剂量为 20mg，然后根据反应每 3～5h 重复一次，可达2日，建议总剂量不得超过 240mg。在美国，阴道栓也用于稽留流产、胎死宫内和良性葡萄胎。

在某些中心，将地诺前列酮用于维持动脉导管开放（见下文）。

儿童用法 地诺前列酮可用于维持婴儿动脉导管未闭（见下文）。

出血性膀胱炎 在接受骨髓移植者中应用地诺前列酮膀胱滴注 4h，并重复4日，成功地改善了环磷酰胺所致严重出血性膀胱炎（第670页）[1]。在另一系列的10例患者中也获得了类似的结果[2]。

1. Mohiuddin J, *et al.* Treatment of cyclophosphamide-induced cystitis with prostaglandin E_2. *Ann Intern Med* 1984; **101:** 142.
2. Laszlo D, *et al.* Prostaglandin E2 bladder instillation for the treatment of hemorrhagic cystitis after allogeneic bone marrow transplantation. *Haematologica* 1995; **80:** 421–5.

肝病 关于使用前列腺素类（包括地诺前列酮）治疗病毒性肝炎的参考文献，见第2103页**前列地尔**项下。

动脉导管未闭 前列腺素类，特别是前列地尔（第2103页）和地诺前列酮，可以用来维持先天性心脏病婴幼儿动脉导管的开放，直至进行纠正畸形手术。治疗一段较长的时间，尤其是口服地诺前列酮，可能有利于晚些进行手术以允许婴幼儿及其肺动脉的生长发育。已有关于长期使用地诺前列酮的有利反应的报道[1,2]。已有建议初始口服治疗需持续长达4周，然后作出决定是进行手术还是计划一个较长的疗程，以促进进一步的生长发育。当预期胃肠道吸收不佳或口服无效时，可以静脉滴注地诺前列酮[1]。

尽管在英国并未批准儿童应用地诺前列酮，但 *BNFC 2010/11* 给出了下列的剂量：

- 口服：每 1～2h 服 20～25μg/kg，需要时可加倍；如连续治疗达 1 周以上，应逐渐减少剂量。
- 静脉输注，开始剂量为每分钟输注 5ng/kg，如需要可增加剂量，按每一阶段每分钟增加 5ng/kg，达每分钟 20ng/kg，如有需要可进一步增加，有增至每分钟输注 100ng/kg 的，然而，这就有增加不良反应的风险。

1. Silove ED, *et al.* Evaluation of oral and low dose intravenous prostaglandin E_2 in management of ductus dependent congenital heart disease. *Arch Dis Child* 1985; **60:** 1025–30.
2. Thanopoulos BD, *et al.* Prostaglandin E_2 administration in infants with ductus-dependent cyanotic congenital heart disease. *Eur J Pediatr* 1987; **146:** 279–82.

天疱疮 3 例寻常型天疱疮患者的糜烂型口腔病变（第1509页）[1]，用标准皮质激素疗法很难治愈，经每日含服地诺前列酮片剂 1.5mg～3mg 后得以消退。在停用地诺前列酮的数周内症状复发，但必要时，仍可用每日 0.5mg～1mg，1～2 周的疗程来控制。在一个 10 例患者局部应用地诺前列酮的小组[2]中，有 6 例患者获得了类似的结果，而其他的患者疾病加重了；地诺前列酮每日应用 2 次，但未详细报道所使用剂型和剂量。

1. Morita H, *et al.* Clinical trial of prostaglandin E_2 on the oral lesions of pemphigus vulgaris. *Br J Dermatol* 1995; **132:** 165–6.
2. Kumaran MS, Kanwar AJ. Efficacy of topical PGE2 in recalcitrant oral lesions of pemphigus vulgaris: a clinical trial. *J Eur Acad Dermatol Venereol* 2006; **20:** 898–9.

外周血管病 各种前列腺素类已被用于治疗外周血管病（第1137页），特别是用于**严重雷诺综合征**（见**动脉痉挛性疾病**，第1147页），但并非主要疗法。

产后出血 地诺前列酮和其他前列腺素类已被用来控制对麦角新碱和缩宫素无效的严重产后出血（第1903页）。

对 22 例对其他治疗无效的产后出血患者，以地诺前列酮溶液 1.5μg/ml 连续宫内冲洗出现了有利反应[1]。另 1 例患者使用地诺前列酮 3mg 的阴道栓紧贴于子宫壁，产后出血也被控制了[2]。

1. Peyser MR, Kupfermine MJ. Management of severe postpartum hemorrhage by intrauterine irrigation with prostaglandin E_2. *Am J Obstet Gynecol* 1990; **162:** 694–6.
2. Markos AR. Prostaglandin E_2 intrauterine suppositories in the treatment of secondary postpartum hemorrhage. *J R Soc Med* 1989; **82:** 504–5.

制剂

专利制剂

Arg.: Prolisina E2; Propess; ***Austral.:*** Cervidil; Prostin E2; ***Austria:*** Prepidil; Propess; Prostin E2; ***Belg.:*** Prepidil; Prostin E2; ***Canad.:*** Cervidil; Prepidil; Prostin E2; ***Cz.:*** Prepidil; Propess†; Prostin E2; ***Denm.:*** Minprostin; ***Fin.:*** Minprostin; Propess†; ***Fr.:*** Prepidil; Propess; Prostine E_2; ***Ger.:*** Minprostin E_2; Prepidil; Propess; ***Gr.:*** Minprostin; Prepidil; Propess; Prostin E2; ***Hong Kong:*** Prostin E2; ***Hung.:*** Prepidil; Propess†; Prostin E2; ***India:*** Cerviprime; Primiprost; ***Indon.:*** Prostin E2†; ***Irl.:*** Prostin E2; ***Israel:*** Prepidil; Propess; Prostin E2; ***Ital.:*** Prepidil; Propess; Prostin E2; ***Malaysia:*** Prostin E2; ***Mex.:*** Prepidil; Propess; ***Neth.:*** Prepidil; Propess; Prostin E2; ***Norw.:*** Minprostin; ***NZ:*** Cervidil; Prostin E2; ***Pol.:*** Prepidil; Propess; ***Port.:*** Propess; Prostin E2; ***Rus.:*** Prepidil (Препидил); Prostin E2 (Простин E2); ***S.Afr.:*** Prandin E_2; Prepidil; Propess; Prostin E2; ***Singapore:*** Prostin E2; ***Spain:*** Prepidil; Propess; ***Swed.:*** Minprostin; Propess; ***Switz.:*** Prepidil†; Propess; Prostin E2; ***Thai.:*** Prostin E2; ***UK:*** Propess; Prostin E2; ***USA:*** Cervidil; Prepidil; Prostin E2.

Ergometrine Maleate (*BANM*, *rINNM*) 马来酸麦角新碱

Ergobasine Maleate; Ergometriinimaleaatti; Ergométrine, maléate d'; Ergometrinhydrogenmaleat; Ergometrini maleas; Ergometrinmaleat; Ergometrin-maleát; Ergometrin-maleinát; Ergometrino maleatas; Ergonovine Bimaleate; Ergonovine Maleate; Ergostetrine Maleate; Ergotocine Maleate; Maleato de ergobasina; Maleato de ergometrina; Maleato de Ergonovina. *N*-[(*S*)-2-Hydroxy-1-methylethyl]-D-lysergamide hydrogen maleate; 9,10-Didehydro-*N*-[(*S*)-2-hydroxy-1-methylethyl]-6-methylergoline-8β-carboxamide hydrogen maleate.

Эргометрина Малеат

$C_{19}H_{23}N_3O_2,C_4H_4O_4 = 441.5.$

CAS — 60-79-7 (ergometrine); 129-51-1 (ergometrine maleate).

ATC — G02AB03.

ATC Vet — QG02AB03.

UNII — YMH3D0ZJWV.

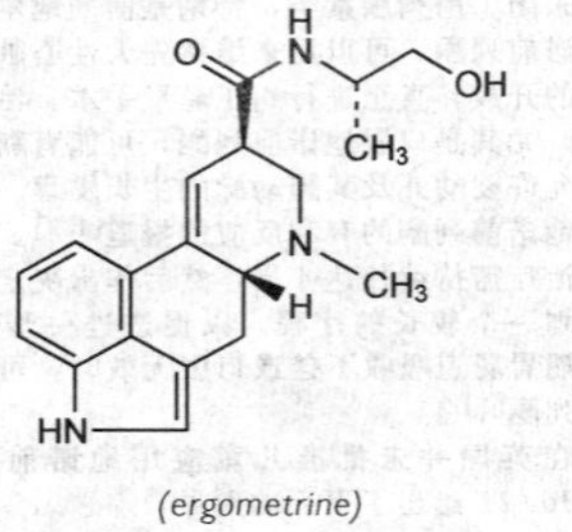

(ergometrine)

Pharmacopoeias. In *Chin.*, *Eur.* (see p.vii), *Int.*, *Jpn*, and *US.*

Ph. Eur. 6.8（Ergometrine Maleate） 为一种白色或类白色或微白色结晶性粉末；略溶于水；微溶于乙醇。1%水溶液的 pH 值为 3.6～4.4。2～8℃贮藏于密闭玻璃容器。避光。

USP33（Ergonovine Maleate） 为一种白色至灰白色或微黄色、无臭的微晶粉末。长期和暴露于光线下会变黑。略溶于水；微溶于乙醇；不溶于氯仿和乙醚。贮藏于密闭容器中，温度不高于 8℃。避光。

稳定性 麦角新碱注射液在热带高温地区容易破坏和降解[1～4]。一项研究表明，麦角新碱注射液船运至热带地区其含量平均下降 5.8%[3]。某些样本的降解更加显著：被检测的 80 个样本中有 18 个样本的含量低于标示量的 80%，3 个样本的含量低于标示量的 60%。另一个类似的研究表明甲麦角新碱也有降解，但程度不太明显：实测含量为标示量的 98.6%～99.5%。麦角新碱片剂和甲麦角新碱片剂在模拟的热带环境下也表现出不稳定性，潮湿是主要的不利因素[5]。

1. Walker GJA, *et al.* Potency of ergometrine in tropical countries. *Lancet* 1988; **ii:** 393.
2. Abu-Reid IO, *et al.* Stability of drugs in the tropics. *Int Pharm J* 1990; **4:** 6–10.
3. Hogerzeil HV, *et al.* Stability of essential drugs during shipment to the tropics. *BMJ* 1992; **304:** 210–12.
4. Hogerzeil HV, Walker GJ. Instability of (methyl)ergometrine in tropical climates: an overview. *Eur J Obstet Gynecol Reprod Biol* 1996; **69:** 25–9.
5. de Groot ANJA, *et al.* Ergometrine and methylergometrine tablets are not stable under simulated tropical conditions. *J Clin Pharm Ther* 1995; **20:** 109–13.

不良反应和处置

使用麦角新碱后可出现恶心和呕吐、腹痛、腹泻、头痛、头晕、耳鸣、胸痛、心悸、心动过缓和其他类型的心律失常、冠状动脉血管痉挛、心肌梗死、呼吸困难和肺水肿。尤其在快速静脉注射后可出现高血压；也有出现低血压的报道。曾发生超敏反应（包括休克）。麦角新碱引起坏疽的可能性低于麦角胺，但两者都有引起麦角中毒的报道，急性中毒症状是相似的（见第590页）。

麦角新碱出现不良反应的治疗同麦角胺，见第591页。

对呼吸系统的影响 有报道称使用麦角新碱后出现了支气管痉挛[1]。尽管体外研究表明本品对犬支气管平滑肌有直接作用，但是这种作用无法在人体支气管的研究中证实。

1. Hill H, *et al.* Ergometrine and bronchospasm. *Anaesthesia* 1987; **42:** 1115–16.

过量 有时意外将成人剂量的马来酸麦角新碱误当作维生素 K 用于新生儿[1～5]。导致出现外周血管收缩、脑病、惊厥、呼吸衰竭、急性肾功能衰竭和一过性乳糖不耐受性等不良症状。有报道称合用缩宫素后，患者出现水中毒[1]。所有这些病例在接受辅助通气和抗惊厥药治疗等加强对症治疗后均康复。但也有死亡病例报道[5]。此项研究对 6 名曾过用过此药的婴儿进行长期随访[5]，追踪他们从 18 个月～5 岁的健康状况，表明他们的身体、行为发育及神经方面评估均正常。

1. Whitfield MF, Salfield SAW. Accidental administration of Syntometrine in adult dosage to the newborn. *Arch Dis Child* 1980; **55:** 68–70.
2. Pandey SK, Haines CI. Accidental administration of ergometrine to newborn infant. *BMJ* 1982; **285:** 693.
3. Mitchell AA, *et al.* Accidental administration of ergonovine to a newborn. *JAMA* 1983; **250:** 730–1.
4. Donatini B, *et al.* Inadvertent administration of uterotonics to neonates. *Lancet* 1993; **341:** 839–40.
5. Dargaville PA, Campbell NT. Overdose of ergometrine in the newborn infant: acute symptomatology and long-term outcome. *J Paediatr Child Health* 1998; **34:** 83–9.

注意事项

参见**酒石酸麦角胺**项下，第591页。在腔静脉右心房分流或二尖瓣膜狭窄的患者使用麦角新碱也需慎重。在引产术或分娩的第一产程禁止使用麦角新碱，如需在分娩的第二产程末、胎盘娩出前使用，必须有专业的助产师监督。当遇患者出现先兆子痫、子痫或有先兆流产时应避免使用。

卟啉病 马来酸麦角新碱与急性卟啉病发作有关联，卟啉病患者使用麦角新碱是不安全的。

药物相互作用

参见**酒石酸麦角胺**项下，第591页。氟烷能减少麦角新碱对子宫的作用。

拟交感神经药 1 例使用麦角新碱的患者合用多巴胺后出现继发性双手双脚坏疽[1]。另有一例[2]麦角新碱与去甲肾上腺素合用引起双手发绀和部分手指坏死。

1. Buchanan N, *et al.* Symmetrical gangrene of the extremities associated with the use of dopamine subsequent to ergometrine administration. *Intensive Care Med* 1977; **3:** 55–6.
2. Chuang S-S. Finger ischemia secondary to the synergistic agonist effect of norepinephrine and ergonovine and in a burn patient. *Burns* 2003; **29:** 92–4.

药动学

有口服给药和肌内注射麦角新碱后机体快速吸收的报道，分别在 5～15min 和 2～7min 后出现子宫收缩症状。肝脏代谢是主要的消除途径。

用途和用法

麦角新碱是一种强有力地作用于子宫的药物，其对子宫的作用强于大多数其他麦角生物碱类，尤其对分娩后子宫。其主要的作用是使子宫产生强烈收缩，与缩宫素引起子宫生理性节律性的收缩相反，大剂量麦角新碱引起子宫收缩是持续性的；而且其作用的持续时间比缩宫素更长。

马来酸麦角新碱用于分娩中第三产程的有效处置和预防或治疗产后及流产后因子宫弛缓引起的出血（见第1903页）；保持子宫收缩和张力，压迫子宫壁内血管，减少血流量。

对于**分娩中第三产程的有效处置**，马来酸麦角新碱和缩宫素的同时使用要在助产师的全程监督下同时进行。在胎儿前肩娩出后肌内注射马来酸麦角新碱 500μg 和缩宫素 5U（如固定复方 *Synometrine*），至少在胎儿完全娩出后立即注射；有报道在注射 2～7min 后子宫开始收缩。子宫有力地收缩能有效地辅助胎盘娩出。

为预防或治疗**产后出血**，可单独肌内注射马来酸麦角新碱 200～500μg。紧急情况时（如子宫过度出血），可静脉注射麦角新碱 250～500μg。为减少不良反应尤其是引起高血压的风险，静脉推注时间不应少于 1min。也有应用肌内注射麦角新碱 200μg 以预防或治疗流产后的出血。在胃肠外给药治疗出血后可接着口服马来酸麦角新碱，每次 200～400μg，每日 2～4 次，直到因子宫弛缓和出血引发的危险消除，一般为 48h。片剂也可舌下给药。已有将复方制剂 *Synometrine* 肌内注射用于预防和治疗产后出血；*BNF 59* 记载它还可用于不完全流产（一般在外科吸排延迟时使用）。

对于轻微的继发性产后出血治疗，可口服给予马来酸麦角新碱。

曾使用过酒石酸麦角新碱。

诊断和测试 马来酸麦角新碱[1～8]或马来酸甲麦角新碱[9,10]可用于诊断 Prinzmetal 心绞痛（变异型心绞痛）（见第1118页）的激发试验。

1. Waters DD, *et al.* Ergonovine testing in a coronary care unit. *Am J Cardiol* 1980; **46:** 922–30.
2. Health and Public Policy Committee, American College of Physicians. Performance of ergonovine provocative testing for coronary artery spasm. *Ann Intern Med* 1984; **100:** 151–2.
3. Song J-K, *et al.* Safety and clinical impact of ergonovine stress echocardiography for diagnosis of coronary vasospasm. *J Am Coll Cardiol* 2000; **35:** 1850–6.
4. Kashima K, *et al.* Long-term outcome of patients with ergonovine induced coronary constriction not associated with ischemic electrocardiographic changes. *J Cardiol* 2001; **37:** 301–8.
5. Palinkas A, *et al.* Safety of ergot stress echocardiography for non-invasive detection of coronary vasospasm. *Coron Artery Dis* 2001; **12:** 649–54.
6. Song JK, *et al.* Prognostic implication of ergonovine echocardiography in patients with near normal coronary angiogram or negative stress test for significant fixed stenosis. *J Am Soc Echocardiogr* 2002; **15:** 1346–52.
7. Sueda S, *et al.* Clinical impact of selective spasm provocation tests: comparisons between acetylcholine and ergonovine in 1508 examinations. *Coron Artery Dis* 2004; **15:** 491–7.
8. Coma-Canella I, *et al.* Ergonovine test in angina with normal coronary arteries: is it worth doing it? *Int J Cardiol* 2006; **107:** 200–6.
9. Bertrand ME, *et al.* Frequency of provoked coronary arterial spasm in 1089 consecutive patients undergoing coronary arteriography. *Circulation* 1982; **65:** 1299–1306.
10. Lablanche JM, *et al.* Réflexions d'un comité d'experts de la Société française de cardiologie concernant l'usage du maléate de méthylergométrine (Methergin) dans la détection d'une vasomotricité coronaire anormale. *Arch Mal Coeur Vaiss* 1995; **88:** 247–53.

制剂

BP 2010: Ergometrine and Oxytocin Injection; Ergometrine Injection; Ergometrine Tablets;

USP 33: Ergonovine Maleate Injection; Ergonovine Maleate Tablets.

专利制剂

Arg.: Evina; Metrergina; ***Gr.:*** Mitrotan; Novergo; ***India:*** Ergotab; ***Mex.:*** Ergotrate; ***Thai.:*** Gynaemine; ***USA:*** Ergotrate.

多组分制剂 ***Austral.:*** Syntometrine; ***Irl.:*** Syntometrine; ***Malaysia:*** Syntometrine; ***NZ:*** Syntometrine; ***S.Afr.:*** Syntometrine; ***Singapore:*** Syntometrine; ***UK:*** Syntometrine.

Ergot 麦角

Cornezuelo del centeno; Secale Cornutum.

Спорынья

UNII — 01G9XEA93N.

性状 麦角由黑麦子房中生长的肉座菌科麦角类

[*Claviceps purpurea*（Hypocreaceae）] 真菌的菌核、禾本科黑麦 [*Secale cereale*（Gramineae）] 组成，以麦角毒碱计，总生物碱含量不低于 0.15%，以麦角新碱计，水溶性生物碱含量不低于 0.01%。一些专家已经开始用麦角胺和麦角新碱的含量来表示其所含的生物碱含量。

不良反应和处置

见**酒石酸麦角胺**项下，第590页。

因误食受麦角菌污染的黑麦面包而引起的流行性麦角中毒事件现在很少见。流行性中毒的两种类型（很少一起发生）已有描述；其中一种类型为以肢端剧烈疼痛为特征的坏疽型中毒，随后可伴随四肢末梢的干性坏疽；另一种为罕见的神经型中毒，能引起阵发性癫痫样惊厥。

中毒 一篇文献报道了在埃塞俄比亚发生了因食用受污染的野生燕麦（*Avea abyssinica*）而暴发的麦角中毒事件[1]。

1. King B. Outbreak of ergotism in Wollo, Ethiopia. *Lancet* 1979; **ii:** 1411.

用途和用法

含生物碱类成分的麦角具有收缩血管和子宫作用，尤其是麦角胺（第590页）和麦角新碱（见上文）。早期将麦角流浸膏剂或片剂作为子宫收缩药。含麦角碱的制剂已经越来越多的用于治疗消化不良和神经紊乱。

制剂

顺势疗法制剂 ***Austral.:*** PMT Oral Spray†; ***Austria:*** Iris Med Complex†; Nux Med Complex†; Secale Med Complex†; ***Canad.:*** Insomnia Passiflora†; PMS; ***Fr.:*** Amanita Complexe No 75; Aurum Complexe No 38; Cimicifuga Complexe No 21; Hypericum Complexe No 26; Kalium Iodatum Complexe No 84; L 25; L 28; Passiflora GHL; Sclerocalcine; ***Ger.:*** Acidumphos-Gastreu†; Aderplus spezial Dr Hagedorn; Agnesin†; Aletris Oligoplex; Arteria-cyl Ho-Len-Complex; Cefadybasin SE; Dyscomut†; Elana; Femaplus N Dr Hagedorn†; Flenin; Hevert-Migrane N; Hevert-Migrane†; Hevertigon†; metaginkgo; Pankrevowen†; Paravertebral LWS†; Reproven N; Secalosan N†; Secalysat†; Spiraphan†; Vasa-Gastreu N R63; Vertigo-Hevert; ***Neth.:*** Homeocare doorbloeding; ***Ukr.:*** Arsenic Comp Iov-Diabet (Арсеник Комп Иов-Диабет).

Ergotoxine 麦角毒碱

Ecboline; Ergotoxina.

Эрготоксин

CAS — 8006-25-5 (ergotoxine); 8047-28-7 (ergotoxine esilate); 8047-29-8 (ergotoxine phosphate); 564-36-3 (ergocornine); 511-08-0 (ergocristine); 511-09-1 (α-ergocryptine); 20315-46-2 (β-ergocryptine).

Ergocornine	R = $CH(CH_3)_2$
Ergocristine	R = $CH_2C_6H_5$
α-Ergocryptine	R = $CH_2CH(CH_3)_2$
β-Ergocryptine	R = $CH(CH_3)CH_2CH_3$

简介

麦角毒碱是天然麦角生物碱的混合物，它含有相等比例的麦角柯碱（$C_{31}H_{39}N_5O_5$ = 561.7）、麦角克碱（$C_{35}H_{39}N_5O_5$ = 609.7）和麦角隐亭（$C_{32}H_{41}N_5O_5$ = 575.7），均为 α 异构体和 β 异构体。其乙磺酸盐曾作为催产药和用于治疗偏头痛药。也使用过磷酸麦角毒碱。

Gemeprost（*BAN*, *USAN*, *rINN*）吉美前列素

16,16-Dimethyl-*trans*-Δ²-prostaglandin E₁ methyl ester; Géméprost; Gemeprosti; Gemeprostum; ONO-802; SC-37681. Methyl (2*E*,13*E*)-(8*R*,11*R*,12*R*,15*R*)-11,15-dihydroxy-16,16-dimethyl-9-oxoprosta-2,13-dienoate; Methyl (*E*)-7-{(1*R*,2*R*,3*R*)-3-hydroxy-2-[(*E*)-(3*R*)-3-hydroxy-4,4-dimethyloct-1-enyl]-5-oxocyclopentyl}hept-2-enoate.

Гемепрост

$C_{23}H_{38}O_5$ = 394.5.

CAS — 64318-79-2.

ATC — G02AD03.

ATC Vet — QG02AD03.

UNII — 45KZB1FOLS.

不良反应和注意事项

同第1906页**地诺前列酮**项下。可能发生阴道出血及轻度子宫疼痛。患者给予吉美前列素后需监测其脉搏和血压。

吉美前列素对胎儿的影响尚不清楚。一旦应用了一种前列腺素终止妊娠，至关重要的是终止的发生，若前列腺素失败了，则应采取其他措施。

不良反应发生率 在两个以吉美前列素阴道栓剂治疗的研究报道[1,2]中，其呕吐的发生率（19%或 35%）和腹泻的发生率（12%或 19%）与其他前列腺素类相似，但吉美前列素引起的子宫疼痛较少。

1. Cameron IT, Baird DT. The use of 16,16-dimethyl-trans-Δ² prostaglandin E₁ methyl ester (gemeprost) vaginal pessaries for the termination of pregnancy in the early second trimester: a comparison with extra-amniotic prostaglandin E₂. *Br J Obstet Gynaecol* 1984; **91:** 1136–40.
2. Andersen LF, *et al.* Termination of second trimester pregnancy with gemeprost vaginal pessaries and intra-amniotic $PGF_{2\alpha}$: a comparative study. *Eur J Obstet Gynecol Reprod Biol* 1989; **31:** 1–7.

对心血管系统的影响 在 1 例患者[1]应用吉美前列素阴道栓剂治疗期间观察到心室停顿期长达 6s。患者需临时心脏起搏，但其后未检出持续性心律失常。有报道[2]1 例患者应用吉美前列素栓剂后的早先几小时发生因血管痉挛导致的严重心源性休克以及随后的卒中，另 1 例患者则因冠脉痉挛而发生心肌梗死。

1. Kalra PA, *et al.* Cardiac standstill induced by prostaglandin pessaries. *Lancet* 1989; **i:** 1460–1.
2. Schulte-Sasse U. Life threatening myocardial ischaemia associated with the use of prostaglandin E₁ to induce abortion. *Br J Obstet Gynaecol* 2000; **107:** 700–2.

对胎儿的影响 已有报道，在应用前列腺素类（包括吉美前列素）终止妊娠失败的孕妇，分娩了先天性畸形胎儿（见第1906页**地诺前列酮**项下）。

对子宫的影响 有关应用前列腺素类（包括吉美前列素）终止妊娠或催产而发生子宫过度收缩和破裂的参考文献，见第1907页**地诺前列酮**项下。

药物相互作用

同第1907页**地诺前列酮**项下。

用途和用法

吉美前列素是前列地尔（前列腺素 E₁，第2103页）的合成类似物。它可用于软化和扩张子宫颈，并可作为一种子宫兴奋药用于终止妊娠（第1904页）。在妊娠第一期，以含有吉美前列素 1mg 的栓剂于手术前 3h 放入阴道以使子宫颈成熟。吉美前列素也可用于妊娠第二期的终止妊娠，可将含有吉美前列素 1mg 的阴道栓剂放入阴道，每 3h 一次，最多用 5 次。如果这一疗程无效，则可于首次应用后 24h 后再进行 1 个疗程。如在应用了 10 个阴道栓剂后仍未见效，则应采用完全的子宫抽吸。在妊娠第二期胎死宫内的病例，只能应用 5 次栓剂，1 个疗程。阴道给予吉美前列素也可用于口服米非司酮（第1910页）之后的终止妊娠。

制剂

专利制剂

Austral.: Cervagem; ***Denm.:*** Cervagem†; ***Fin.:*** Cervagem†; ***Fr.:*** Cervagem; ***Ger.:*** Cergem; ***Ital.:*** Cervidil; ***Jpn:*** Preglandin; ***Malaysia:*** Cervagem; ***Norw.:*** Cervagem†; ***NZ:*** Cervagem; ***Singapore:*** Cervagem; ***Swed.:*** Cervagem.

Methylergometrine Maleate（*BANM*, *rINNM*）马来酸甲麦角新碱

Maleato de metilergometrina; Methylergobasine Maleate; Méthylergométrine, hydrogénomaléate de; Méthylergométrine, Maléate de; Methylergometrini hydrogenomaleas; Methylergometrini Maleas; Methylergonovine Maleate; Metilergobazin Maleat; Metilergometrin Maleat. *N*-[(*S*)-1-(Hydroxymethyl)propyl]-D-lysergamide hydrogen maleate; 9,10-Didehydro-*N*-[(*S*)-1-(hydroxymethyl)propyl]-6-methylergoline-8β-carboxamide hydrogen maleate.

Метилэргометрина Малеат

$C_{20}H_{25}N_3O_2,C_4H_4O_4$ = 455.5.

CAS — 113-42-8 (methylergometrine); 57432-61-8 (methylergometrine maleate).

ATC — G02AB01.

ATC Vet — QG02AB01.

UNII — IR84JPZ1RK.

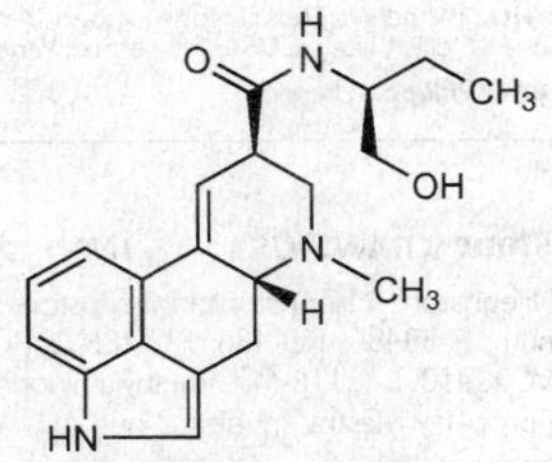

(methylergometrine)

Pharmacopoeias. In *Eur.* (see p.vii), *Jpn*, and *US*.

Ph. Eur. 6.8（Methylergometrine Maleate） 为一种白色或类白色吸湿性结晶性粉末。溶于水；微溶于无水乙醇。0.5%溶液的 pH 值为 4.4～5.2。贮藏于密闭容器中。避光。

USP 33（Methylergonovine Maleate） 白色到略带桃色的黄褐色（pinkishtan），无臭，微结晶粉末。溶于水中（1∶100），溶于乙醇中（1∶175），溶于氯仿中（1∶1900），溶于乙醚（1∶8400）。0.02%水溶液的 pH 值为 4.4～5.2。贮藏于密闭容器且温度不超过 8℃。避光。

稳定性 值得注意的是在热带气候下，注射用甲基麦角新碱的含量会有轻微变化，见**马来酸麦角新碱**项下，第1908页。

不良反应、处置和注意事项

参见**马来酸麦角新碱**，第1908页。

过量 参考文献如下。

1. Aeby A, *et al.* Methylergometrine poisoning in children: review of 34 cases. *J Toxicol Clin Toxicol* 2003; **41:** 249–53.
2. Bangh SA, *et al.* Neonatal ergot poisoning: a persistent iatrogenic illness. *Am J Perinatol* 2005; **22:** 239–43.

药动学

据报道马来酸甲麦角新碱口服或肌内注射给药后吸收迅速，子宫收缩开始时间分别为 5～15min 和 2～5min。口服药物生物利用度个体间差异很大。大部分经过肝脏首关代谢，仅少量原形药物通过尿液排泄。据报道其消除半衰期为 2～3h。

在健康受试者[1,2]及产后妇女[3]中进行过马来酸甲麦角新碱口服给药的药动学研究。在乳汁中能检测到少量甲麦角新碱[4,5]。

1. Mäntylä R, *et al.* Methylergometrine (methylergonovine) concentrations in the human plasma and urine. *Int J Clin Pharmacol Biopharm* 1978; **16:** 254–7.
2. de Groot ANJA, *et al.* Comparison of the bioavailability and pharmacokinetics of oral methylergometrine in men and women. *Int J Clin Pharmacol Ther* 1995; **33:** 328–32.
3. Allonen H, *et al.* Methylergometrine: comparison of plasma concentrations and clinical response of two brands. *Int J Clin Pharmacol Biopharm* 1978; **16:** 340–2.
4. Erkkola R, *et al.* Excretion of methylergometrine (methylergonovine) into the human breast milk. *Int J Clin Pharmacol Biopharm* 1978; **16:** 579–80.
5. Vogel D, *et al.* Misoprostol versus methylergometrine: pharmacokinetics in human milk. *Am J Obstet Gynecol* 2004; **191:** 2168–73.

用途和用法

马来酸甲麦角新碱与马来酸麦角新碱（第1909页）对子宫的作用和用法相似，可有效用于第三产程的处置，以预防和治疗产后和流产后出血（第1903页）。用于第三产程的处置时，可在前肩娩出后或最迟婴儿娩出后即刻肌内注射 200μg。在预防和治疗产后或流产后出血时用量同上，如需要，可每 2～4h 重复一次，最多可用 5 次。紧急情况可通过慢速静脉注射给药，剂量同上，注射时间至少 1min，以减少不良反应，特别是高血压。产褥期，马来酸甲麦角新碱可口服给药，剂量为 250μg，每日 3～4 次，达 1 周，或 125～250μg，达每日 3 次。

甲麦角新碱是美西麦角的一个代谢物（第593页）。

诊断试验 马来酸甲麦角新碱用于诊断变异型心绞痛的参考文献见**马来酸麦角新碱**项下（第1908页）。

制剂

USP 33: Methylergonovine Maleate Injection; Methylergonovine Maleate Tablets.

专利制剂

Arg.: Basofortina; ***Austria:*** Methergin; ***Belg.:*** Methergin; ***Braz.:*** Ergometrin†; Methergin; **Denm.:** Methergin; **Fin.:** Methergin; **Fr.:** Methergin; **Ger.:** Methergin; Methylergobrevin†; **Gr.:** Demergin; Methergin; **Hong Kong:** Ergotyl; **India:** Ergogin; Ingagen-M; Methergin; Utergin; **Indon.:** Bledstop; Glomethyl; Methergin; Metherinal; Methovin; Metilat; Metvell; Myomergin; Myotonic†; Pospargin; **Israel:** Methergin; **Ital.:** Methergin; **Malaysia:** Methergin; **Mex.:** Methergin; **Neth.:** Methergin; **Philipp.:** Comthergin; Ergomed; Josenta; Medisyl; Mergot; Mergotrex; Methergin; Myometril; Obtrin; Usamema; **Port.:** Methergin; **Spain:** Methergin; **Swed.:** Methergin; **Switz.:** Methergin; **Thai.:** Ergotyl; Expogin; Methergin; Metrine; **Turk.:** Methergin; Metiler; Uterjin; **USA:** Methergine; **Venez.:** Methergin.

多组分制剂 **Philipp.:** Uterine.

Mifepristone (*BAN*, *USAN*, *rINN*) 米非司酮

C-1073; Mifepriston; Mifepristona; Mifépristone; Mifepristoni; Mifepristonum; R-38486; RU-486; RU-486-6; RU-34486; RU-38486; VGX-410C. 11β-(4-Dimethylaminophenyl)-17β-hydroxy-17α-prop-1-ynylestra-4,9-dien-3-one.

Мифепристон

$C_{29}H_{35}NO_2$ = 429.6.

CAS — 84371-65-3.

ATC — G03XB01.

ATC Vet — QG03XB01.

UNII — 320T6RNW1F.

Pharmacopoeias. In *Chin.*

不良反应

终止妊娠过程中使用米非司酮常引起子宫出血和痛性痉挛，若过程中添加了一种前列腺素，则上述两症状的发生率几乎为100%。出血可持续9～16日，症状可十分严重，小部分患者可能需要刮宫及输血治疗。但长期严重出血也有可能是不全流产或者其他需要药物或者手术处理的合并症的表现。米非司酮的其他不良反应包括全身不适、眩晕、寒战、发热、头痛、腹泻、恶心、呕吐、皮疹以及荨麻疹等，尽管其中某些是在给予米非司酮之后应用前列腺素所引起的。

有时，流产女性可发生严重甚至致命的感染，是否与使用米非司酮有关，仍不明确。

对心血管系统的影响 1名女性患者在使用米非司酮继以硫前列酮进行人工流产过程中死于心血管突发事件，见第1915页。

对胎儿的影响 在兔的研究表明米非司酮可致胎兔畸形，但在大鼠或小鼠并非如此。已有报道，在孕妇单独应用了米非司酮后又决定继续妊娠，胎儿发育正常[1,2]。然而，在2例报道中，应用米非司酮可能与胎儿畸形（包括并腿畸胎）有关[2,3]。已有关于应用米非司酮和吉美前列素进行药物终止妊娠发生小脑缺如的报道（见第1906页**地诺前列酮**项下）。

1. Lim BH, *et al.* Normal development after exposure to mifepristone in early pregnancy. *Lancet* 1990; **336:** 257–8.
2. Pons J-C, *et al.* Development after exposure to mifepristone in early pregnancy. *Lancet* 1991; **338:** 763.
3. Sitruk-Ware R, *et al.* Fetal malformation and failed medical termination of pregnancy. *Lancet* 1998; **352:** 323.

中毒性休克综合征 5名使用米非司酮和米索前列醇进行人工流产的女性发生致命性中毒性休克综合征[1,2]。其中4名患者口服米非司酮200mg后，阴道给予米索前列醇800μg[2]。终止妊娠1周内，患者有腹痛、恶心、呕吐、心动过速、低血压、水肿、血液浓缩、严重白细胞增多等症状和体征，但没有发热。尸检发现是由污泥梭状芽孢杆菌感染所致的子宫内膜炎和中毒性休克综合征。该病原菌较罕见，但某报道[2]作者称，8名女性分娩后生殖道感染污泥梭状芽孢杆菌，得出结论，妊娠、分娩或者终止妊娠可能使小部分女性患者暴露于该病原菌，原因考虑与宫颈口扩张导致上行性感染相关。

虽然感染的可能机制仍存在其他的推测，药理性[3]以及生理性[4]因素，即口服米非司酮或者阴道给予米索前列醇可能导致潜在的污泥梭状芽孢杆菌感染，但上述药物的使用与5名患者的死亡之间并未建立因果联系[5]。有一篇回顾性分析报道了227823例应用药物终止妊娠妇女的资料，发现将给药途径从阴道改为口颊，可明显降低其严重感染率[6]。然而，这一改变的相应效果难以评估，因为其中同时采用了降低途径感染的方法（遮蔽性传播感染或预防性应用多西环素）。

1. Sinave C, *et al.* Toxic shock syndrome due to Clostridium sordellii: a dramatic postpartum and postabortion disease. *Clin Infect Dis* 2002; **35:** 1441–3.
2. Fischer M, *et al.* Fatal toxic shock syndrome associated with Clostridium sordellii after medical abortion. *N Engl J Med* 2005; **353:** 2352–60.
3. Miech RP. Pathophysiology of mifepristone-induced septic shock due to Clostridium sordellii. *Ann Pharmacother* 2005; **39:** 1483–8.
4. Sicard D, Chauvelot-Moachon L. Comment: pathophysiology of mifepristone-induced septic shock due to Clostridium sordellii. *Ann Pharmacother* 2005; **39:** 2142–3.
5. FDA. Questions and answers on Mifeprex (mifepristone) November 4, 2005.
Available at: http://www.fda.gov/Drugs/DrugSafety/PostmarketDrugSafetyInformationforPatientsandProviders/ucm111341.htm (accessed 22/08/10)
6. Fjerstad M, *et al.* Rates of serious infection after changes in regimens for medical abortion. *N Engl J Med* 2009; **361:** 145–51.

注意事项

确诊或疑诊宫外孕的患者禁用米非司酮，因为此时使用米非司酮及前列腺素终止妊娠无效（与甲氨蝶呤合用，见下文）。药物终止妊娠的症状可能与宫外孕破裂的症状相同。慢性肾衰或者严重哮喘未得控制的患者同样禁用米非司酮。不推荐用于有肾损伤或者肝损伤的患者。米非司酮慎用于不太严重的哮喘、气道慢性阻塞性疾病、出血、心血管系统疾病或相关危险因素以及贫血患者。长期使用糖皮质激素治疗的患者需调整剂量，若怀疑发生急性肾上腺功能抑制，则需使用皮质激素。抗凝治疗中的患者慎用，因米非司酮可能增加严重出血的危险。人工心脏瓣膜置换术后或者既往有感染性心内膜炎病史的患者，在终止妊娠前，须预防性用药。与其他终止妊娠方法相同，未接受被动免疫的Rh阴性患者术前需要使用抗D免疫球蛋白。

卟啉病 卟啉病患者使用米非司酮并不安全，虽然有关其生卟啉作用的实验证据不一致。

药物相互作用

米非司酮经细胞色素P450的同工酶CYP3A4代谢。理论上，它与可以抑制或诱道该酶的药物合用，可改变米非司酮的血药浓度。体外研究表明米非司酮本身可抑制CYP3A4，因此它与治疗指数较窄的CYP3A4的底物合用时须慎重。

NSAIDs 米非司酮对子宫或宫颈的效应是通过对孕酮的抑制效应以增加前列腺素类的合成而产生的。有人认为前列腺素合成酶的抑制药阿司匹林和*NSAIDs*可以改变米非司酮的疗效。然而，一项安慰剂对照性试验[1]表明，在28例妇女中，有13例于手术终止妊娠前60，48，36，24，12h口服萘普生500mg，米非司酮（100mg口服）的宫颈软化作用并未降低。NSAIDs也不影响先用米非司酮再用米索前列素所进行的药物终止妊娠（见第1904页）。

1. Rådestad A, Bygdeman M. Cervical softening with mifepristone (RU 486) after pretreatment with naproxen: a double-blind randomized study. *Contraception* 1992; **45:** 221–7.

药动学

米非司酮口服给药，1～2h后达血浆峰值浓度，生物利用度约为70%。米非司酮98%与血浆蛋白结合，主要是α_1-酸性糖蛋白。呈双相消除，慢相之后紧跟快相，消除半衰期约为18h。米非司酮主要经肝细胞色素P450的同工酶CYP3A4氧化代谢，代谢产物排泄入胆汁，最终随粪便排出体外。只有少部分可在尿液中检出。

1. Sarkar NN. Mifepristone: bioavailability, pharmacokinetics and use-effectiveness. *Eur J Obstet Gynecol Reprod Biol* 2002; **101:** 113–20.

用途和用法

米非司酮是一种衍生于具有强抗孕激素作用的炔诺酮的类固醇。它用于药物终止妊娠（见下文），既可作为药物终止妊娠，又可用于手术终止妊娠前软化和扩张宫颈。米非司酮也可用于胎死宫内后引产（见下文）。

在英国，对于孕49日内**终止妊娠**的许可方案为给予米非司酮单剂量口服600mg，36～48h后继续给予前列腺素治疗，或口服米索前列醇400μg，或阴道给予吉美前列素1mg。或者先给予米非司酮单剂量200mg，36～48h后阴道给予吉美前列素1mg。阴道给予吉美前列素的方案也可用于孕63日内的终止妊娠。在美国，对于孕49日内终止妊娠许可方案为给予米非司酮单剂量口服600mg，2日后若流产仍未完成，则口服400μg米索前列醇。在英国，作为妊娠头三个月应用前列腺素终止妊娠的辅助药物的许可方案为，米非司酮单剂量口服600mg，在使用前列腺素前36～48h使用，以缩短过程的时间并减少前列腺素用量。

为了**软化和扩张宫颈**，在妊娠头三个月者可于手术终止妊娠前36～48h，单剂量口服米非司酮200mg。

用于**胎死**宫内后引产，可口服米非司酮，每日600mg，连续2日，若第一次服药后72h内未引产，则应使用其他方法。

米非司酮曾被试用于**其他**方面，如事后避孕、子宫内膜异位、子宫肌瘤（平滑肌瘤）以及孕激素依赖性肿瘤，如脑膜瘤（见下文）。米非司酮也具有抗糖皮质激素活性，因此可用于治疗库欣综合征（见下文）。用于精神病性重度抑郁症正处于研究阶段（见下文）。

1. Heikinheimo O. Clinical pharmacokinetics of mifepristone. *Clin Pharmacokinet* 1997; **33:** 7–17.
2. Mahajan DK, London SN. Mifepristone (RU486): a review. *Fertil Steril* 1997; **68:** 967–76.
3. Koide SS. Mifepristone: auxiliary therapeutic use in cancer and related disorders. *J Reprod Med* 1998; **43:** 551–60.
4. DeHart RM, Morehead MS. Mifepristone. *Ann Pharmacother* 2001; **35:** 707–19.
5. Weingertner A-S, *et al.* Utilisations actuelles et potentielles de la mifépristone en gynécologie-obstétrique et dans les autres disciplines médicales. *J Gynecol Obstet Biol Reprod (Paris)* 2004; **33:** 692–702.
6. Tang OS, Ho PC. Clinical applications of mifepristone. *Gynecol Endocrinol* 2006; **22:** 655–9.

避孕 米非司酮可用作紧急避孕药（第2005页）。最初研究发现，房事后72h内服用米非司酮600mg能有效避孕[1,2]。继而在房事后120h内使用低剂量米非司酮，耐受性好而且与标准紧急避孕方案[3~5]同样有效。研究报告[3,5,6]和荟萃分析[7,8]已确认10mg剂量的疗效。有证据表明米非司酮有一定的剂量-效应关系，经计算，若将剂量从25mg减至10mg，则146名用药妇女中，怀孕者可增加1例，但伴随该药的可使用性上升，可能超过这一弊端[8]。

以米非司酮为基础的标准避孕法（第2004页）的发展尚不成熟。米非司酮的日[9]、周[10,11]或月[12,13]给药方案正在研究中。

1. Glasier A, *et al.* Mifepristone (RU 486) compared with high-dose estrogen and progestogen for emergency postcoital contraception. *N Engl J Med* 1992; **327:** 1041–4.
2. Webb AMC, *et al.* Comparison of Yuzpe regimen, danazol, and mifepristone (RU 486) in oral postcoital contraception. *BMJ* 1992; **305:** 927–31.
3. von Hertzen H, *et al.* Low dose mifepristone and two regimens of levonorgestrel for emergency contraception: a WHO multicentre randomised trial. *Lancet* 2002; **360:** 1803–10.
4. Ashok PW, *et al.* Mifepristone versus the Yuzpe regimen (PC4) for emergency contraception. *Int J Gynecol Obstet* 2004; **87:** 188–93.
5. Hamoda H, *et al.* A randomized trial of mifepristone (10 mg) and levonorgestrel for emergency contraception. *Obstet Gynecol* 2004; **104:** 1307–13.
6. Task Force on Postovulatory Methods of Fertility Regulation. Comparison of three single doses of mifepristone as emergency contraception: a randomised trial. *Lancet* 1999; **353:** 697–702.
7. Piaggio G, *et al.* Combined estimates of effectiveness of mifepristone 10 mg in emergency contraception. *Contraception* 2003; **68:** 439–46.
8. Piaggio G, *et al.* Meta-analyses of randomized trials comparing different doses of mifepristone in emergency contraception. *Contraception* 2003; **68:** 447–52.
9. Brown A, *et al.* Daily low-dose mifepristone has contraceptive potential by suppressing ovulation and menstruation: a double-blind randomized control trial of 2 and 5 mg per day for 120 days. *J Clin Endocrinol Metab* 2002; **87:** 63–70.
10. Godfrey EM, *et al.* Low-dose mifepristone for contraception: a weekly versus planned postcoital randomized pilot study. *Contraception* 2004; **70:** 41–6.
11. Pei K, *et al.* Weekly contraception with mifepristone. *Contraception* 2007; **75:** 40–4.
12. Hapangama DK, *et al.* Feasibility of administering mifepristone as a once a month contraceptive pill. *Hum Reprod* 2001; **16:** 1145–50.
13. Narvekar N, *et al.* Toward developing a once-a-month pill: a double-blind, randomized, controlled trial of the effect of three single doses of mifepristone given at midcycle on the pattern of menstrual bleeding. *Fertil Steril* 2006; **86:** 819–24.

库欣综合征 米非司酮用于治疗库欣综合征（第2282页）可能有效，因它具有糖皮质激素拮抗作用。

1. Nieman LK, *et al.* Successful treatment of Cushing's syndrome with the glucocorticoid antagonist RU 486. *J Clin Endocrinol Metab* 1985; **61:** 536–40.
2. van der Lely A-J, *et al.* Rapid reversal of acute psychosis in the Cushing syndrome with the cortisol-receptor antagonist mifepristone (RU 486). *Ann Intern Med* 1991; **114:** 143–4.
3. Sartor O, Cutler GB. Mifepristone: treatment of Cushing's syndrome. *Clin Obstet Gynecol* 1996; **39:** 506–10.
4. Chu JW, *et al.* Successful long-term treatment of refractory Cushing's disease with high-dose mifepristone (RU 486). *J Clin Endocrinol Metab* 2001; **86:** 3568–73.

抑郁症 研究将米非司酮用于伴精神症状的抑郁症（第352页）[1~4]，初步结果显示有一定作用。

1. Belanoff JK, *et al.* An open label trial of C-1073 (mifepristone) for psychotic major depression. *Biol Psychiatry* 2002; **52:** 386–92.
2. Simpson GM, *et al.* An 8-week open-label trial of a 6-day course of mifepristone for the treatment of psychotic depression. *J Clin Psychiatry* 2005; **66:** 598–602.
3. Flores BH, *et al.* Clinical and biological effects of mifepristone treatment for psychotic depression. *Neuropsychopharmacology* 2006; **31:** 628–36.
4. DeBattista C, *et al.* Mifepristone versus placebo in the treatment of psychosis in patients with psychotic major depression. *Biol Psychiatry* 2006; **60:** 1343–9.

异位妊娠 甲氨蝶呤和米非司酮合用用于治疗异位妊娠（第717页）可能比甲氨蝶呤单用[1,2]效果更好，但仍有

研究发现对大多数女性患者，联合用药并不比甲氨蝶呤单药治疗效果更好[3]。

1. Gazvani MR, *et al.* Mifepristone in combination with methotrexate for the medical treatment of tubal pregnancy: a randomized, controlled trial. *Hum Reprod* 1998; **13:** 1987–90.
2. Perdu M, *et al.* Treating ectopic pregnancy with the combination of mifepristone and methotrexate: a phase II nonrandomized study. *Am J Obstet Gynecol* 1998; **179:** 640–3.
3. Rozenberg P, *et al.* Medical treatment of ectopic pregnancies: a randomized clinical trial comparing methotrexate-mifepristone and methotrexate-placebo. *Hum Reprod* 2003; **18:** 1802–8.

子宫内膜异位症 某些结果[1,2]表明，米非司酮能抑制卵巢功能，因而可能对子宫内膜异位症（第2023页）患者有益。

1. Kettel LM, *et al.* Endocrine responses to long-term administration of the antiprogesterone RU486 in patients with pelvic endometriosis. *Fertil Steril* 1991; **56:** 402–7.
2. Kettel LM, *et al.* Preliminary report on the treatment of endometriosis with low-dose mifepristone (RU 486). *Am J Obstet Gynecol* 1998; **178:** 1151–6.

纤维瘤 据报道，给予纤维瘤患者米非司酮，可显著减少子宫肌瘤（第2039页）患者子宫和平滑肌瘤大小，还可减轻症状，如痛经和月经过多。但其结论是基于小规模非对照和每日口服小剂量（5～10mg）的研究，其导致的内膜增生也有报道[1]。

1. Steinauer J, *et al.* Systematic review of mifepristone for the treatment of uterine leiomyomata. *Obstet Gynecol* 2004; **103:** 1331–6.

引产 有少量的研究报道[1～5]足月时使用米非司酮可有效地促进宫颈成熟及引产（第1902页），并且有时可减少对前列腺素和缩宫素的需要。然而一项关于剂量的研究[6]发现，单次口服50～600mg米非司酮对于引产，其效果并不比安慰剂更有效。一篇系统性综述[7]认为，米非司酮在使子宫成熟或引产方面优于安慰剂，并且可能减少对于缩宫素的需要。米非司酮也可能减少剖宫产率，但可能增加器械分娩。总之，综述者的结论是仍没有足够的证据可以支持它在催产方面的应用。

胎死宫内[8]时也常口服米非司酮，一日600mg，共2日，以使子宫成熟和催产。也有报道[9,10]可先口服单剂量米非司酮200mg，继而口服和（或）阴道给予米索前列醇的有效用法。

1. Frydman R, *et al.* Labor induction in women at term with mifepristone (RU486): a double-blind, randomized, placebo-controlled study. *Obstet Gynecol* 1992; **80:** 972–5.
2. Giacalone PL, *et al.* Cervical ripening with mifepristone before labor induction: a randomized study. *Obstet Gynecol* 1998; **92:** 487–92.
3. Elliott CL, *et al.* The effects of mifepristone on cervical ripening and labor induction in primigravidae. *Obstet Gynecol* 1998; **92:** 804–9.
4. Stenlund PM, *et al.* Induction of labor with mifepristone—a randomized, double-blind study versus placebo. *Acta Obstet Gynecol Scand* 1999; **78:** 793–8.
5. Wing DA, *et al.* Mifepristone for preinduction cervical ripening beyond 41 weeks' gestation: a randomized controlled trial. *Obstet Gynecol* 2000; **96:** 543–8.
6. Berkane N, *et al.* Use of mifepristone to ripen the cervix and induce labor in term pregnancies. *Am J Obstet Gynecol* 2005; **192:** 114–20.
7. Hapangama D, Neilson JP. Mifepristone for induction of labour. Available in The Cochrane Database of Systematic Reviews; Issue 3. Chichester: John Wiley; 2009 (accessed 10/09/09).
8. Cabrol D, *et al.* Induction of labor with mifepristone (RU 486) in intrauterine fetal death. *Am J Obstet Gynecol* 1990; **163:** 540–2.
9. Wagaarachchi PT, *et al.* Medical management of late intrauterine death using a combination of mifepristone and misoprostol. *BJOG* 2002; **109:** 443–7.
10. Väyrynen W, *et al.* Misoprostol-only versus mifepristone plus misoprostol in induction of labor following intrauterine fetal death. *Acta Obstet Gynecol Scand* 2007; **86:** 701–5.

脑膜瘤 米非司酮已成功用于无法手术的脑膜瘤患者[1～4]，脑膜瘤可能为孕激素受体阳性。它需要长期每日口服200mg，在有些病例可长达10年以上。长期治疗的不良反应包括乏力、热潮红、恶心和抑郁，在男性可发生男性乳腺发育，在女性可发生乳房柔软。绝经前妇女在米非司酮治疗期间可发生停经，在绝经前和绝经后妇女有个别子宫内膜增殖症的病例。

1. Grunberg SM, *et al.* Treatment of unresectable meningiomas with the antiprogesterone agent mifepristone. *J Neurosurg* 1991; **74:** 861–6.
2. Lamberts SWJ, *et al.* Mifepristone (RU 486) treatment of meningiomas. *J Neurol Neurosurg Psychiatry* 1992; **55:** 486–90.
3. Spitz IM, *et al.* Management of patients receiving long-term treatment with mifepristone. *Fertil Steril* 2005; **84:** 1719–26.
4. Grunberg SM, *et al.* Long-term administration of mifepristone (RU486): clinical tolerance during extended treatment of meningioma. *Cancer Invest* 2006; **24:** 727–33.

终止妊娠 米非司酮可使子宫对前列腺素敏感，加强子宫收缩，以及舒张和软化宫颈[1]。它本身作为堕胎药效果尚不充分，但它可协同地与前列腺素合用于终止妊娠（第1904页）。米非司酮也已与甲氨蝶呤合用于治疗宫外孕（见上文）和用于胎死宫内时的引产（见上文）。

在应用了米非司酮36～48h后应用前列腺素是替代终止早期妊娠[1]手术方法的有效药物方法。其效果随着孕期的增长而减弱，而且其成功率可受所选用的前列腺素及其剂量和给药途径的影响。孕49日之前的终止成功率最高，大于孕49日者口服米非司酮和米索前列醇的成功率较其他方案有下降的倾向[2]。对于孕63日以内者，可将吉美前列素阴道栓与米非司酮合用。米非司酮的口服常用剂量为600mg，尽管在不同的与前列腺素合用方案的研究发现低剂量（200mg和400mg）亦有疗效。然而，进一步减少到50mg，则疗效明显降低[1,3]。

虽然对孕9～13周者常采用手术终止妊娠，但有越来越多的证据支持采纳先用米非司酮继而用前列腺素的药物终止妊娠的方法。已推出的一个方案是先口服米非司酮200mg，36～48h后阴道给予米索前列醇800μg[4,5]。如果孕体尚未排出可再经阴道给予2次米索前列醇，每次400μg，每3h一次（如阴道出血比正常经期多时，可以经口服给药[5]）。必要时可采用手术抽吸。在一项有1076例妇女的病例系列[6]的研究，其药物流产的成功率为95.8%。采用的一个方案是先口服米非司酮200mg，36～48h后阴道给予米索前列醇800μg（或舌下给药600μg），必要时可随后再给予5次米索前列醇（经阴道或舌下给药），每次400μg，每3h一次。所应用的米索前列醇给药次数的均值为2.31。

米非司酮也可用于妊娠早期手术抽空终止妊娠前的促进宫颈成熟，已应用的口服剂量为600mg，但也发现较低剂量时也比安慰剂有效[7,8]，与前列腺素类等效[9～11]，因而，目前常用的剂量为200mg。

先后使用米非司酮和前列腺素也可用于妊娠第二期（孕13～24周）的药物终止妊娠[12,13]。与早期终止妊娠相似，一项研究[14]发现，对终止妊娠第二期，200mg米非司酮与米索前列醇联合使用与600mg米非司酮单用具有相同的效果。更有一些回顾性综述报道，200mg米非司酮随后米索前列醇[15]或随后吉美前列素[16]均有效。

在英国，Royal College of Obstetricians and Gynaecologists指南[17]关于终止早中期妊娠包括以下方案：

- 对孕63天（9周）患者，米非司酮200mg口服，24～72h后阴道给予米索前列醇800μg，若孕49～63天患者用米索前列醇后4h内未发生流产，则米索前列醇需加量400μg，口服或者经阴道给药。
- 对孕9～13周患者，米非司酮200mg口服，36～48h后阴道给予米索前列醇800μg，若有必要，可每3h追加1次400μg米索前列醇，口服或者经阴道给药，追加量最多不超过4次。
- 对孕中期（13～24周）患者，米非司酮200mg口服，36～48h后阴道给予米索前列醇800μg，此后每3h口服1次400μg米索前列醇，最多不超过4次。

米非司酮随后前列腺素的用法与已经用作妊娠早期**妊娠失败**应用手术抽空处置的替代方法[18,19]。为了终止妊娠，口服米非司酮200mg和600mg，随后应用米索前列醇，似乎是等效的[20]，尽管有些研究[21,22]认为事先应用米非司酮与单独经阴道或口服米索前列醇相比，并未增加其脱落率。

1. Fiala C, Gemzell-Danielsson K. Review of medical abortion using mifepristone in combination with a prostaglandin analogue. *Contraception* 2006; **74:** 66–86.
2. Kahn JG, *et al.* The efficacy of medical abortion: a meta analysis. *Contraception* 2000; **61:** 29–40.
3. Marions L. Mifepristone dose in the regimen with misoprostol for medical abortion. *Contraception* 2006; **74:** 21–5.
4. Ashok PW, *et al.* Termination of pregnancy at 9-13 weeks' amenorrhoea with mifepristone and misoprostol. *Lancet* 1998; **352:** 542–3.
5. Ashok PW, *et al.* A randomized comparison of medical abortion and surgical vacuum aspiration at 10–13 weeks gestation. *Hum Reprod* 2002; **17:** 92–8.
6. Hamoda H, *et al.* Medical abortion at 9–13 weeks' gestation: a review of 1076 consecutive cases. *Contraception* 2005; **71:** 327–32.
7. WHO. The use of mifepristone (RU 486) for cervical preparation in first trimester pregnancy termination by vacuum aspiration. *Br J Obstet Gynaecol* 1990; **97:** 260–6.
8. WHO Task Force on Postovulatory Methods of Fertility Regulation. Cervical ripening with mifepristone (RU 486) in late first trimester abortion. *Contraception* 1994; **50:** 461–75.
9. Henshaw RC, Templeton AA. Pre-operative cervical preparation before first trimester vacuum aspiration: a randomized controlled comparison between gemeprost and mifepristone (RU 486). *Br J Obstet Gynaecol* 1991; **98:** 1025–30.
10. Ngai SW, *et al.* Oral misoprostol versus mifepristone for cervical dilatation before vacuum aspiration in first trimester nulliparous pregnancy: a double blind prospective randomised study. *Br J Obstet Gynaecol* 1996; **103:** 1120–3.
11. Ashok PW, *et al.* Mifepristone versus vaginally administered misoprostol for cervical priming before first-trimester termination of pregnancy: a randomized, controlled study. *Am J Obstet Gynecol* 2000; **183:** 998–1002.
12. Rodger M, Baird D. Pretreatment with mifepristone (RU486) reduces interval between prostaglandin administration and expulsion in second trimester abortion. *Br J Obstet Gynaecol* 1990; **97:** 41–5.
13. Thong KJ, Baird DT. Induction of second trimester abortion with mifepristone and gemeprost. *Br J Obstet Gynaecol* 1993; **100:** 758–61.
14. Webster D, *et al.* A comparison of 600 and 200 mg mifepristone prior to second trimester abortion with the prostaglandin misoprostol. *Br J Obstet Gynaecol* 1996; **103:** 706–9.
15. Ashok PW, *et al.* Midtrimester medical termination of pregnancy: a review of 1002 consecutive cases. *Contraception* 2004; **69:** 51–8.
16. Tang OS, *et al.* Second trimester medical abortion with mifepristone and gemeprost: a review of 956 cases. *Contraception* 2001; **64:** 29–32.
17. Royal College of Obstetricians and Gynaecologists. The care of women requesting induced abortion: evidence-based clinical guideline number 7 (issued September 2004). Available at: http://www.rcog.org.uk/files/rcog-corp/uploaded-files/NEBInducedAbortionfull.pdf (accessed 22/08/10)
18. Chia KV, Ogbo VI. Medical termination of missed abortion. *J Obstet Gynaecol* 2002; **22:** 184–6.
19. Niinimäki M, *et al.* A randomized study comparing efficacy and patient satisfaction in medical or surgical treatment of miscarriage. *Fertil Steril* 2006; **86:** 367–72.
20. Coughlin LB, *et al.* Medical management of first trimester miscarriage (blighted ovum and missed abortion): is it effective? *J Obstet Gynaecol* 2004; **24:** 69–71.
21. Grønlund A, *et al.* Management of missed abortion: comparison of medical treatment with either mifepristone + misoprostol or misoprostol alone with surgical evacuation: a multi-center trial in Copenhagen county, Denmark. *Acta Obstet Gynecol Scand* 2002; **81:** 1060–5.
22. Stockheim D, *et al.* A randomized prospective study of misoprostol or mifepristone followed by misoprostol when needed for the treatment of women with early pregnancy failure. *Fertil Steril* 2006; **86:** 956–60.

制剂

专利制剂

Belg.: Mifegyne; **Denm.:** Mifegyne; **Fin.:** Mifegyne; **Fr.:** Mifegyne; **Ger.:** Mifegyne; **Gr.:** Mifegyne; **India:** Mifegest; MT Pill; **Israel:** Mifegyne; **Neth.:** Mifegyne; **Norw.:** Mifegyne; **NZ:** Mifegyne; **Port.:** Mifegyne; **Rus.:** Gynepriston (Гинепристон); Gynestril (Гинестрил); Mifegyn (Мифегин); Mifeprex (Мифепрекс); Pencroftonum (Пенкрофтон); **S.Afr.:** Mifegyne; **Spain:** Mifegyne; **Swed.:** Mifegyne; **Switz.:** Mifegyne; **UK:** Mifegyne; **USA:** Mifeprex.

Misoprostol（*BAN, USAN, rINN*）米索前列醇

Misoprostoli; Misoprostolum; Mizoprostol; SC-29333. (±)-Methyl 7-{(1R,2R,3R)-3-hydroxy-2-[(E)-(4RS)-4-hydroxy-4-methyloct-1-enyl]-5-oxocyclopentyl}heptanoate; (±)-Methyl (13E)-11,16-dihydroxy-16-methyl-9-oxoprost-13-enoate.

Мизопростол

$C_{22}H_{38}O_5$ = 382.5.

CAS — *59122-46-2.*

ATC — *A02BB01; G02AD06.*

ATC Vet — *QA02BB01; QG02AD06.*

UNII — *0E43V0BB57.*

(11*R*, 16*S*)-Form

Pharmacopoeias. In *Eur.* (see p.vii) and *US.*

Ph. Eur. 6.8（Misoprostol） 为透明、无色或黄色、吸湿性、油状液体。几乎不溶于水；溶于乙醇；略溶于乙腈。于−20℃贮藏于密闭容器中。

USP 33（Misoprostol） 为透明、无色或微黄色黏性液体。极微溶于水。于−10～25℃贮藏于密闭容器中。

不良反应

米索前列醇最常见的不良反应是腹泻。其他胃肠反应有腹痛、消化不良、胀气以及恶心和呕吐。已有报道有子宫收缩力增加及阴道不正常出血（包括月经过多和月经间期出血）。其他不良反应还有皮疹、头痛和晕眩等。在推荐治疗消化性溃疡剂量时罕见低血压。

不良反应发生率 FDA公布了米索前列醇的数据[1]。在对照研究中，最常见的不良反应是腹泻（8.2%，安慰剂组为3.1%），与剂量有关，但通常较轻，2003例接受米索前列醇的患者中只有8例因为腹泻失控而停药。也有报道出现头痛及腹部不适。更多关注的是米索前列醇对子宫和子宫出血或孕妇流产的潜在风险。在未孕的妇女参加的对照研究中，410例服用米索前列醇，有15例月经的主诉者（3.7%），而在115例服用安慰剂的只有2例（1.7%）。在一项需要在早期妊娠流产的孕妇研究中，在前一天晚上应用米索前列醇400μg，1～2次，所有的6例均自发地排除子宫内容物，而应用安慰剂者没有自发性流产。应用米索前列醇的56例妇女中发生子宫出血者有25例，而在55例应用安慰剂的妇女中只有2例子宫出血。

1. Lewis JH. Summary of the 29th meeting of the Gastrointestinal Drugs Advisory Committee, Food and Drug Administration—June 10, 1985. *Am J Gastroenterol* 1985; **80:** 743–5.

对胎儿的影响 米索前列醇本身只具弱流产作用，因而单独用于终止妊娠往往无效（见下文）。然而，它在某些国家已被广泛地用于流产，特别是在巴西[1,2]，而且已有报道在妊娠第一期误用后发生先天畸形。一篇4例对照试验研究的系统性综述[3]证实了米索前列醇可增加发生先天畸形（特别是先天性颅神经核发育不全和终端横向肢体缺失）的风险。

1. Costa SH, Vessey MP. Misoprostol and illegal abortion in Rio de Janeiro, Brazil. *Lancet* 1993; **341:** 1258–61.
2. Coêlho HLL, *et al.* Misoprostol and illegal abortion in Fortaleza, Brazil. *Lancet* 1993; **341:** 1261–3. Correction. *ibid.*; 1486.
3. da Silva Dal Pizzol T, *et al.* Prenatal exposure to misoprostol and congenital anomalies: systematic review and meta-analysis. *Reprod Toxicol* 2006; **22:** 666–71.

对子宫的影响 有关使用米索前列醇引产或终止妊娠会发生子宫破裂的参考文献见**地诺前列酮**，第1907页。

毒性休克综合征 在少数妇女口服米非司酮和阴道给予米索前列醇进行药物终止妊娠时发生了致死性毒性休克综合征，尽管这些药物与死亡之间的因果关系尚不清楚（见第1910页**米非司酮**项下）。

注意事项

米索前列醇不能用于治疗正在妊娠或可能妊娠的消化性溃疡病患者，因为它可引起子宫收缩。低血压可能会引起严重并发症的患者应慎用。患者处于某些状态时，如炎性肠病，对患者来说，极度的腹泻可能很危险，如应用米索前列醇则应注意监测。

正如其他前列腺素用于终止妊娠那样（见1907页**地诺前列酮**项下），米索前列醇禁用于可能增加子宫破裂风险的妇女，如多产次妇女，或存在因以往剖宫产或子宫大手术而留下瘢痕者。一旦采用了一种前列腺素终止妊娠，妊娠是否终止就很重要，如果前列腺素未能奏效，则应采用其他措施。

哺乳 在10例产后子宫迟缓者单次口服米索前列醇后在乳汁中测到了米索前列醇酸[1]。其浓度上升迅速，约1h达峰值，随后5h降至可测得的限度。米索前列醇注册药品信息中，在对于用于胃溃疡者的劝告中写着禁用于授乳妇女，因为米索前列醇酸可引起婴儿严重腹泻。

1. Vogel D, *et al.* Misoprostol versus methylergometrine: pharmacokinetics in human milk. *Am J Obstet Gynecol* 2004; **191:** 2168–73.

炎性肠病 有关于在1例未被鉴别出克罗恩病的患者应用6次米索前列醇后发生危及生命的腹泻的报道[1]。在1例克罗恩病妇女应用3次米索前列醇后也发生了腹痛性痉挛、疼痛和大量的水样泻[2]。在一项关于米索前列醇与NSAIDs合用治疗关节炎的队列研究[3]中有13例有炎性肠病史，其中7例未发生腹泻；3例发生中度腹泻；1例发生严重腹泻（停药后腹泻停止）；2例发生血样泻。

1. Kornbluth A, *et al.* Life-threatening diarrhea after short-term misoprostol use in a patient with Crohn ileocolitis. *Ann Intern Med* 1990; **113:** 474–5.
2. Johnson JS, *et al.* Profuse diarrhea after misoprostol use in a patient with a history of Crohn's disease. *Ann Pharmacother* 1992; **26:** 1092–3.
3. Faich GA, *et al.* Diarrhea after misoprostol in Crohn disease. *Ann Intern Med* 1991; **114:** 342.

药物相互作用

NSAIDs 有人认为前列腺素合成酶抑制药阿司匹林和*NSAIDs*由于抑制了子宫痉挛而改变米索前列醇终止妊娠的疗效。然而，一项在妇女进行药物[1]或手术[2]终止妊娠的研究发现NSAIDs并未降低米索前列醇终止妊娠的疗效。在另一项研究[3]中，双氯芬酸并未降低先用米非司酮继用米索前列醇进行药物终止妊娠的疗效。

1. Creinin MD, Shulman T. Effect of nonsteroidal anti-inflammatory drugs on the action of misoprostol in a regimen for early abortion. *Contraception* 1997; **56:** 165–8.
2. Li CFI, *et al.* A study of co-treatment of nonsteroidal anti-inflammatory drugs (NSAIDs) with misoprostol for cervical priming before suction termination of first trimester pregnancy. *Contraception* 2003; **67:** 101–5. Correction. *ibid.*; 339.
3. Fiala C, *et al.* The effect of non-steroidal anti-inflammatory drugs on medical abortion with mifepristone and misoprostol at 13–22 weeks gestation. *Hum Reprod* 2005; **20:** 3072–7.

药动学

米索前列醇口服后可迅速被吸收并代谢为有活性的代谢物（米索前列醇酸，SC-30695），米索前列醇酸达峰血药浓度时间为15～30min。食物可降低吸收速率，但不降低吸收程度。米索前列醇酸在一些器官中进一步氧化代谢，并主要经尿排泄出。据报道，血浆消除半衰期为20～40min。米索前列醇酸可分布于乳汁。

1. Schoenhard G, *et al.* Metabolism and pharmacokinetic studies of misoprostol. *Dig Dis Sci* 1985; **30** (suppl): 126S–128S.
2. Karim A, *et al.* Effects of food and antacid on oral absorption of misoprostol, a synthetic prostaglandin E_1 analog. *J Clin Pharmacol* 1989; **29:** 439–43.
3. Foote EF, *et al.* Disposition of misoprostol and its active metabolite in patients with normal and impaired renal function. *J Clin Pharmacol* 1995; **35:** 384–9.
4. Zieman M, *et al.* Absorption kinetics of misoprostol with oral or vaginal administration. *Obstet Gynecol* 1997; **90:** 88–92.
5. Khan R-U, El-Refaey H. Pharmacokinetics and adverse-effect profile of rectally administered misoprostol in the third stage of labor. *Obstet Gynecol* 2003; **101:** 968–74.
6. Khan R-U, *et al.* Oral, rectal, and vaginal pharmacokinetics of misoprostol. *Obstet Gynecol* 2004; **103:** 866–70.
7. Schaff EA, *et al.* Comparison of misoprostol plasma concentrations following buccal and sublingual administration. *Contraception* 2005; **71:** 22–5.

用途和用法

米索前列醇是前列地尔（前列腺素E_1，第2103页）的合成类似物。

米索前列醇常用于治疗良性胃和十二指肠**溃疡**（见下文），包括NSAIDs所致者。常用量为口服每日800μg，分2～4次与食物同服。始初治疗，即使其症状很快缓解，也至少持续4周，其后必要时可继续服用8周。如复发可再应用更多的疗程。

米索前列醇也可与NSAIDs合用以防止NSAID引起的溃疡。常用剂量为200μg，每日2～4次。对于不耐受较高剂量的患者可每次100μg，每日4次。有些NSAIDs制剂含有米索前列醇，以限制其对胃肠黏膜的不良反应。

米索前列醇可用于早期妊娠的手术**终止妊娠**前，以使子宫颈成熟（见下文）。手术前3～4h一次口服米索前列醇400μg。米索前列醇也可用于最高可达49天闭经的药物终止妊娠，在给予米非司酮36～48h后一次口服米索前列醇400μg。它也用于引产和治疗产后出血（见下文）。

1. Goldberg AB, *et al.* Misoprostol and pregnancy. *N Engl J Med* 2000; **344:** 38–47.
2. Blanchard K, *et al.* Misoprostol for women's health: a review. *Obstet Gynecol* 2002; **99:** 316–32.
3. Lokugamage AU, *et al.* Misoprostol and pregnancy: ever-increasing indications of effective usage. *Curr Opin Obstet Gynecol* 2003; **15:** 513–18.
4. Chong YS, *et al.* Misoprostol: a quarter century of use, abuse, and creative misuse. *Obstet Gynecol Surv* 2004; **59:** 128–40.
5. Weeks A, Faúndes A. Misoprostol in obstetrics and gynecology. *Int J Gynaecol Obstet* 2007; **99** suppl: S156–S159.

引产和催产 前列腺素的引产（第1902页）应用已被确认，米索前列醇在这方面也已进行了广泛研究。一篇关于阴道应用米索前列醇研究的系统综述[1]认为，它可增加宫颈成熟和引产。它比阴道内或宫颈内应用地诺前列酮更有效，可减少缩宫素催产的需要和改善24h内阴道分娩率。还认为它比静脉注射缩宫素更有效。大多数研究采用阴道给予米索前列醇片剂，每次50μg，每4h一次，但所报道的剂量各异，从每2～3h 25μg至每6～12h 100μg。低剂量米索前列醇则导致更多地使用缩宫素，但减少了它所引起的子宫过度收缩。虽然尚未被批准，但仍有（特别是在美国）关于米索前列醇的临床试验外应用的报道，而且American College of Obstetricians and Gynecologists推荐阴道内一次量25μg，每3～6h一次[2]。米索前列醇也有采用口服给药的，但这一给药途径较少被确认。所报道的剂量范围较宽，但多数研究都应用50μg，每4h一次。某些综述认为口服米索前列醇似乎比阴道给药的效果差[2,3]。然而，其他的一些报道[4]认为口服应用可获得与阴道应用米索前列醇同样的效果而少见过度兴奋，但这种比较却被使用的剂量差别较大所复杂化。总之，口服米索前列醇的效果似乎至少与阴道给予地诺前列酮者相似，但因为信息有限，需慎用[4]。两种给药途径，特别是大剂量的米索前列醇[1,4]，其子宫过度收缩的风险可能会增加，因此它不能应用于以往经剖宫分娩或经子宫手术留有子宫瘢痕的妇女[2]（见第1907页**地诺前列酮**的**不良反应**下的**对子宫的影响**）。也有少量的关于舌下给予米索前列醇的研究报道[3,5,6]。

米索前列醇已试用于**宫内胎死**后的引产，一般比用于足月分娩时的剂量为大。每4h口服400μg[7]和每12h阴道给药400μg[8]。曾对每6h口服200μg和每6h阴道给药200μg进行比较，最多4次或直至娩出为止，结果发现，阴道给药者自引产到娩出的时间缩短，需要使用缩宫素催产也更少[9]。米索前列醇也已与米非司酮合用用于本适应证（见第1911页**引产**项下）。

也有将米索前列醇试用于第三产程的主动治疗（见下文**产后出血**）。

1. Hofmeyr GJ, Gülmezoglu AM. Vaginal misoprostol for cervical ripening and induction of labour. Available in The Cochrane Database of Systematic Reviews; Issue 1. Chichester: John Wiley; 2003 (accessed 30/06/08).
2. Wing DA. A benefit-risk assessment of misoprostol for cervical ripening and labour induction. *Drug Safety* 2002; **25:** 665–76.
3. Bartusevicius A, *et al.* Oral, vaginal and sublingual misoprostol for induction of labor. *Int J Gynecol Obstet* 2005; **91:** 2–9.
4. Alfirevic Z, Weeks A. Oral misoprostol for induction of labour. Available in The Cochrane Database of Systematic Reviews; Issue 2. Chichester: John Wiley; 2006 (accessed 30/06/08).
5. Shetty A, *et al.* Sublingual misoprostol for the induction of labor at term. *Am J Obstet Gynecol* 2002; **186:** 72–6.
6. Shetty A, *et al.* Sublingual compared with oral misoprostol in term labour induction: a randomised controlled trial. *Br J Obstet Gynaecol* 2002; **109:** 645–50.
7. Pongsatha S, Tongsong T. Therapeutic termination of second trimester pregnancies with intrauterine fetal death with 400 micrograms of oral misoprostol. *J Obstet Gynaecol Res* 2004; **30:** 217–20.
8. Fawole AO, *et al.* Experience with intravaginal misoprostol in the management of intra-uterine fetal death. *Afr J Med Med Sci* 2004; **33:** 105–8.
9. Nyende L, *et al.* Comparison of vaginal and oral misoprostol, for the induction of labour in women with intra-uterine foetal death. *East Afr Med J* 2004; **81:** 179–82.

器官和组织移植 应用米索前列醇200μg，每日4次，可改善经环孢素治疗的肾受植者的肾功能[1]。应用米索前列醇组中急性移植排斥反应的患者数比安慰剂组的低。然而，另一项研究[2]在肾移植时将米索前列醇与免疫抑制药合用，其急性排斥反应率或肾功能方面没有表明任何差异，因此，米索前列醇在肾移植（第1731页）的惯例治疗中，似乎已无一席之地了。

1. Moran M, *et al.* Prevention of acute graft rejection by the prostaglandin E_1 analogue misoprostol in renal-transplant recipients treated with cyclosporine and prednisone. *N Engl J Med* 1990; **322:** 1183–8.
2. Pouteil-Noble C, *et al.* Misoprostol in renal transplant recipients: a prospective, randomized, controlled study on the prevention of acute rejection episodes and cyclosporin A nephrotoxicity. *Nephrol Dial Transplant* 1994; **9:** 552–5.

消化性溃疡 米索前列醇用于服用NSAIDs的患者，以预防和治疗消化性溃疡（第1624页）。有充分证据显示，米索前列醇可减少患者在长期NSAID治疗时发生胃和十二指肠球部溃疡的风险[1～4]，在这方面它似乎比组胺H_2受体拮抗药更有效[1]，其中，有利于胃损伤的证据的说服力较小。但是，米索前列醇的腹部不良反应（特别是腹泻和腹部绞痛）可能限制了其应用和患者的接受程度。奥美拉唑在防止NSAID引起溃疡方面同样有效，它更易耐受[3]。经改进的配方，其中所含有的活性的米索前列醇异构体与聚合物相结合，可减少不良反应[5]。

1. Koch M, *et al.* Prevention of nonsteroidal anti-inflammatory drug-induced gastrointestinal mucosal injury: a meta-analysis of randomized controlled clinical trials. *Arch Intern Med* 1996; **156:** 2321–32.
2. Champion GD, *et al.* NSAID-induced gastrointestinal damage: epidemiology, risk and prevention, with an evaluation of the role of misoprostol: an Asia-Pacific perspective and consensus. *Drugs* 1997; **53:** 6–19.
3. Hawkey CJ, *et al.* Omeprazole compared with misoprostol for ulcers associated with nonsteroidal antiinflammatory drugs. *N Engl J Med* 1998; **338:** 727–34.
4. Rostom A, *et al.* Prevention of NSAID-induced gastroduodenal ulcers. Available in The Cochrane Database of Systematic Reviews; Issue 4. Chichester: John Wiley; 2002 (accessed 30/06/08).
5. Chen D, *et al.* Stabilization and sustained-release effect of misoprostol with methacrylate copolymer. *Int J Pharmaceutics* 2000; **203:** 141–8.

产后出血 前列腺素通常为胃肠外给药，已确定了它在缩宫素和麦角制剂不能控制的产后出血（第1903页）时具有公认的治疗作用，并且已有成功直肠应用米索前列醇控制产后出血的报道[1～3]，所用单次剂量为800μg或1000μg。一篇综述[4]认为有一些证据表明用较小剂量米索前列醇可减少出血量，并建议可口服、舌下、直肠或者三者结合给药，可行的方案是舌下或直肠给予米索前列醇200～400μg，或同样的剂量再加口服200μg。该综述还建议，由于存在高热的风险，米索前列醇口服剂量不得超过600μg。WHO建议，如果在不能获得其他子宫收缩药或其他方法均失败的情况下，口服或舌下给予米索前列醇200～800μg可作为最后一种方法[5]。有少数病例经子宫内给予米索前列醇800μg控制了难治的继发性产后出血[6,7]。

米索前列醇也可在产后即刻应用作为第三产程的主动治疗。一项在18500例以上的住院治疗的妇女中对口服600μg米索前列醇与肌内注射或静脉注射缩宫素进行比较的研究结果认为[8]，在应用米索前列醇组，至少失血1000ml的妇女所占比例较高，并需加用缩宫素。应用米索前列醇出现的寒战和发热明显较多。这些大规模的研究结果认为肠道外给予子宫收缩药是较好的主动治疗，但有争论的是，在医疗设施和胃肠外应用缩宫素受限的发展中国家，口服米索前列醇可能特别有用[9～11]。2项安慰剂对照试验回答了这一争论，据称，农村基层医疗机构以口服[12]或舌下[13]应用米索前列醇可减少产后出血，特别是严重出血（1000ml或更多）。一篇系统性综述[14]认为米索前列醇比注射子宫收缩药在减少失血量和减少额外的子宫收缩药使用方面为差，但它可能用于不能获得注射缩宫素之处。WHO建议，在缺乏经过培训的专业人员可对第三产程提供主动治疗的地方，可由经过培训的医务工作者在婴儿娩出后即刻给予口服米索前列醇600μg，而无主动干预胎盘的排出[5]。

1. O'Brien P, *et al.* Rectally administered misoprostol for the treatment of postpartum hemorrhage unresponsive to oxytocin and

ergometrine: a descriptive study. *Obstet Gynecol* 1998; **92:** 212–4.

2. Lokugamage AU, *et al.* A randomized study comparing rectally administered misoprostol versus Syntometrine combined with an oxytocin infusion for the cessation of primary post partum hemorrhage. *Acta Obstet Gynecol Scand* 2001; **80:** 835–9.
3. Shojai R, *et al.* Le misoprostol par voie rectale dans l'hémorragie de la délivrance: rectal misoprostol for postpartum hemorrhage. *Gynecol Obstet Fertil* 2004; **32:** 703–7.
4. Hofmeyr GJ, *et al.* Misoprostol to treat postpartum haemorrhage: a systematic review. *BJOG* 2005; **112:** 547–53.
5. WHO, Department of Reproductive Health and Research. WHO statement regarding the use of misoprostol for postpartum haemorrhage prevention and treatment (issued 2009). Available at: http://whqlibdoc.who.int/hq/2009/WHO_RHR_09.22_eng.pdf (accessed 18/09/09)
6. Adekanmi OA, *et al.* Intrauterine misoprostol for the treatment of severe recurrent atonic secondary postpartum haemorrhage. *BJOG* 2001; **108:** 541–2.
7. Oboro VO, *et al.* Intrauterine misoprostol for refractory postpartum hemorrhage. *Int J Gynecol Obstet* 2003; **80:** 67–8.
8. Gülmezoglu AM, *et al.* WHO multicentre randomised trial of misoprostol in the management of the third stage of labour. *Lancet* 2001; **358:** 689–95.
9. Darney PD. Misoprostol: a boon to safe motherhood...or not? *Lancet* 2001; **358:** 682–3.
10. Shannon C, Winikoff B. Use of misoprostol in third stage of labour. *Lancet* 2002; **359:** 709.
11. Langenbach C. Misoprostol in preventing postpartum hemorrhage: a meta-analysis. *Int J Gynecol Obstet* 2006; **92:** 10–18.
12. Derman RJ, *et al.* Oral misoprostol in preventing postpartum haemorrhage in resource-poor communities: a randomised controlled trial. *Lancet* 2006; **368:** 1248–53.
13. Høj L, *et al.* Effect of sublingual misoprostol on severe postpartum haemorrhage in a primary health centre in Guinea-Bissau: randomised double blind clinical trial. Abridged version: *BMJ* 2005; **331:** 723–7. Full version: http://www.bmj.com/cgi/content/full/331/7519/723 (accessed 30/06/08)
14. Gülmezoglu AM, *et al.* Prostaglandins for preventing postpartum haemorrhage. Available in The Cochrane Database of Systematic Reviews; Issue 3. Chichester: John Wiley; 2007 (accessed 30/06/08).

终止妊娠 前列腺素广泛用于终止妊娠（第1904页），并已对米索前列醇用于子宫颈的准备和诱发子宫收缩进行了研究。

在妊娠第一期的手术终止妊娠之前应用米索列醇以促使宫颈成熟；已有报道，口服、舌下或阴道给予米索前列醇是有效的，常用一次量为 400μg[1～4]。在药物终止妊娠方面终止最长 63 日的早孕时，尤其是 49 日以前的，应用米非司酮之后口服米索前列醇（400μg）是有效的[5,6]。也可以在应用米非司酮之后采用阴道给予 800μg 米索前列醇[7～10]，有报道口服米非司酮之后给予 2 次或 3 次舌下给予米索前列醇的方案[11]也有效。也有阴道应用米索前列醇与肌内注射或口服甲氨蝶呤合用成功的报道[12～15]。

米索前列醇本身，特别是口服时，只是一个弱流产药，而且有试图单独使用米索前列醇终止妊娠失败后发生先天畸形的报道（见上文**对胎儿的影响**项下）。然而，寻找有效的治疗方案是有意义的，尤其是不能获得米非司酮的一些国家。已有建议[16,17]，在终止最长 63 日的早孕时，阴道给予米索前列醇 800μg，24h 后再重复一次。一项大规模的研究[18]报道了每 12h 给予 800μg，共 3 次，舌下给药的效果比阴道给药者为差。每 3h 1 次给药，各给药途径的效果相似，但舌下给药者的不良反应较多，如发热、恶寒、寒战和腹泻。

已有在妊娠第二期应用米索前列醇终止妊娠的研究。它在药物终止妊娠方面已有各种方案，可单独应用[19,20]或在口服米非司酮后应用[21,22]，并报道阴道、舌下和口服给药均有效。完成流产的时间取决于剂量、给药间隔时间和给药途径。已有报道[23]，在药物终止妊娠方面，与其他前列腺素类相比，单独阴道给予米索前列醇（一般为单次给药 200μg，必要时，12h 后再重复 1 次）的疗效与地诺前列酮相同。另一项研究[24]认为阴道应用 400μg，每 3h 1 次，可达 5 次，其疗效至少与羊膜内注射卡前列素相当。也有应用米索前列醇颊膜在手术终止妊娠前为子宫做准备的报道[25]。

已有建议[26]在治疗早期**妊娠失败**时，可采用阴道内应用米索前列醇作为手术子宫排空的替代方法。剂量范围为 400～800μg，但有剂量减少疗效也下降的趋势[27]。American College of Obstetricians and Gynecologists 建议，在小于孕 12 周子宫尺寸的妇女，一次口服米索前列醇 800μg，进行不完全流产。在稽留流产，可一次经阴道给予 800μg 或舌下给予 600μg，可每 3h 重复一次，共 2 次[28]。米索前列醇可与米非司酮合用于妊娠失败后的子宫排空（见第1911页**终止妊娠**项下）。

1. Ngai SW, *et al.* The use of misoprostol for pre-operative cervical dilatation prior to vacuum aspiration: a randomized trial. *Hum Reprod* 1999; **14:** 2139–42.
2. Saxena P, *et al.* Comparison between the sublingual and oral route of misoprostol for pre-abortion cervical priming in first trimester abortions. *Hum Reprod* 2004; **19:** 77–80.
3. Vimala N, *et al.* Cervical priming with sublingual misoprostol vs. 15-methyl-prostaglandin F2α prior to surgical abortion. *Int J Gynecol Obstet* 2005; **88:** 134–7.
4. Carbonell Esteve JL, *et al.* Sublingual versus vaginal misoprostol (400 μg) for cervical priming in first-trimester abortion: a randomized trial. *Contraception* 2006; **74:** 328–33.
5. Peyron R, *et al.* Early termination of pregnancy with mifepristone (RU 486) and the orally active prostaglandin misoprostol. *N Engl J Med* 1993; **328:** 1509–13.
6. Spitz IM, *et al.* Early pregnancy termination with mifepristone and misoprostol in the United States. *N Engl J Med* 1998; **338:** 1241–7.
7. El-Refaey H, *et al.* Induction of abortion with mifepristone (RU 486) and oral or vaginal misoprostol. *N Engl J Med* 1995; **332:** 983–7.
8. Ashok PW, *et al.* Termination of pregnancy at 9-13 weeks' amenorrhoea with mifepristone and misoprostol. *Lancet* 1998; **52:** 542–3.
9. Schaff EA, *et al.* Vaginal misoprostol administered 1, 2, or 3 days after mifepristone for early medical abortion: a randomized trial. *JAMA* 2000; **284:** 1948–53.
10. Shannon C, *et al.* Regimens of misoprostol with mifepristone for early medical abortion: a randomised trial. *BJOG* 2006; **113:** 621–8.
11. Hamoda H, *et al.* A randomised controlled trial of mifepristone in combination with misoprostol administered sublingually or vaginally for medical abortion up to 13 weeks of gestation. *BJOG* 2005; **112:** 1102–8.
12. Creinin MD, *et al.* Medical abortion with oral methotrexate and vaginal misoprostol. *Obstet Gynecol* 1997; **90:** 611–16.
13. Carbonell JLL, *et al.* Oral methotrexate and vaginal misoprostol for early abortion. *Contraception* 1998; **57:** 83–8.
14. Borgatta L, *et al.* Early medical abortion with methotrexate and misoprostol. *Obstet Gynecol* 2001; **97:** 11–16.
15. Aldrich T, Winikoff B. Does methotrexate confer a significant advantage over misoprostol alone for early medical abortion? A retrospective analysis of 8678 abortions. *BJOG* 2007; **114:** 555–62.
16. Philip NM, *et al.* A consensus regimen for early abortion with misoprostol. *Int J Gynecol Obstet* 2004; **87:** 281–3.
17. Blanchard K, *et al.* Misoprostol alone for early abortion: an evaluation of seven potential regimens. *Contraception* 2005; **72:** 91–7.
18. von Hertzen H, *et al.* WHO Research Group on Postovulatory Methods of Fertility Regulation. Efficacy of two intervals and two routes of administration of misoprostol for termination of early pregnancy: a randomised controlled equivalence trial. *Lancet* 2007; **369:** 1938–46.
19. Tang OS, *et al.* A prospective randomised comparison of sublingual and vaginal misoprostol in second trimester termination of pregnancy. *BJOG* 2004; **111:** 1001–5.
20. Caliskan E, *et al.* Randomized comparison of 3 misoprostol protocols for abortion induction at 13–20 weeks of gestation. *J Reprod Med* 2005; **50:** 173–80. Correction. *ibid.*; 732. [dose]
21. Hamoda H, *et al.* A randomized trial of mifepristone in combination with misoprostol administered sublingually or vaginally for medical abortion at 13–20 weeks gestation. *Hum Reprod* 2005; **20:** 2348–54.
22. Tang OS, *et al.* A prospective randomized comparison of sublingual and oral misoprostol when combined with mifepristone for medical abortion at 12–20 weeks gestation. *Hum Reprod* 2005; **20:** 3062–6.
23. Jain JK, Mishell DR. A comparison of intravaginal misoprostol with prostaglandin E_2 for termination of second-trimester pregnancy. *N Engl J Med* 1994; **331:** 290–3.
24. Su L-L, *et al.* A prospective, randomized comparison of vaginal misoprostol versus intra-amniotic prostaglandins for midtrimester termination of pregnancy. *Am J Obstet Gynecol* 2005; **193:** 1410–14.
25. Patel A, *et al.* Planned Parenthood Federation of America Buccal Misoprostol Waiver Group. Adequacy and safety of buccal misoprostol for cervical preparation prior to termination of second-trimester pregnancy. *Contraception* 2006; **73:** 420–30.
26. Zhang J, *et al.* A comparison of medical management with misoprostol and surgical management for early pregnancy failure. *N Engl J Med* 2005; **353:** 761–9.
27. Neilson JP, *et al.* Medical treatment for early fetal death (less than 24 weeks). Available in The Cochrane Database of Systematic Reviews; Issue 3. Chichester: John Wiley; 2006 (accessed 30/06/08).
28. American College of Obstetricians and Gynecologists. ACOG Committee Opinion No. 427: misoprostol for postabortion care. *Obstet Gynecol* 2009; **113:** 465–8. Also available at: http://www.who.int/selection_medicines/committees/expert/17/application/ACOG_ref.pdf (accessed 11/09/09)

制剂

专利制剂

Austral.: Cytotec; ***Austria:*** Cyprostol; ***Belg.:*** Cytotec; ***Braz.:*** Cytotec; ***Chile:*** Misotrol; ***Cz.:*** Cytotec†; ***Denm.:*** Cytotec; ***Fin.:*** Cytotec; ***Fr.:*** Cytotec; Gymiso; ***Ger.:*** Cytotec†; ***Gr.:*** Cytotec; ***Hong Kong:*** Cytotec; ***India:*** Cytolog; Misoprost; ***Indon.:*** Chromalux; Citrosol; Cytotec; Gastrul; Noprostol; ***Irl.:*** Cytotec; ***Israel:*** Cytotec; ***Ital.:*** Cytotec; Misodex; ***Malaysia:*** Cytotec; ***Mex.:*** Cytotec; ***Neth.:*** Cytotec; ***Norw.:*** Cytotec; ***NZ:*** Cytotec; ***Pol.:*** Cytotec; ***Port.:*** Cytotec; ***Rus.:*** Cytotec (Сайтотек)†; Mirolut (Миролют); ***S.Afr.:*** Cytotec; ***Singapore:*** Cytotec; ***Spain:*** Cytotec; Glefos†; ***Swed.:*** Cytotec; ***Switz.:*** Cytotec; ***Thai.:*** Cytotec; ***Turk.:*** Cytotec; ***UK:*** Cytotec; ***USA:*** Cytotec; ***Venez.:*** Cytotec.

Used as an adjunct in: ***Arg.:*** Blokium Prost; Oxaprost; ***Austral.:*** Arthrotec; ***Austria:*** Arthrotec; ***Belg.:*** Arthrotec; ***Canad.:*** Arthrotec; ***Cz.:*** Arthrotec†; ***Denm.:*** Arthrotec; ***Fin.:*** Arthrotec; ***Fr.:*** Artotec; ***Ger.:*** Arthotec; ***Gr.:*** Arthrotec; ***Hong Kong:*** Arthrotec; ***Irl.:*** Arthrotec; ***Israel:*** Arthrotec; ***Ital.:*** Artrotec; Misofenac; ***Mex.:*** Artrenac Pro; Artrene; Artrotec; ***Neth.:*** Arthrotec; Artrotec; Misofenac; Normulen; ***Norw.:*** Arthrotec; ***Pol.:*** Arthrotec; ***Port.:*** Arthrotec; Diclotec; ***Rus.:*** Arthrotec (Артротек)†; ***S.Afr.:*** Arthrotec; ***Spain:*** Artrotec; Normulen; ***Swed.:*** Arthrotec; ***Switz.:*** Arthrotec; ***Thai.:*** Arthrotec†; ***Turk.:*** Arthrotec; ***UK:*** Arthrotec; Napratec; ***USA:*** Arthrotec; ***Venez.:*** Arthrotec.

Oxytocin（*BAN*, *rINN*）缩宫素

Alpha-hypophamine; Hipofamina; Ocitocina; Oksitocinas; Oksitosiini; Oksitosin; Oxitocin; Oxitocina; Oxytocine; Oxytocinum. Cys-Tyr-Ile-Gln-Asn-Cys-Pro-Leu-Gly-NH_2 cyclic (1→6) disulphide; [2-Leucine,7-isoleucine]vasopressin.

Окситоцин

$C_{43}H_{66}N_{12}O_{12}S_2$ = 1007.2.

CAS — 50-56-6.

ATC — H01BB02.

ATC Vet — QH01BB02.

UNII — 1JQS135EYN.

Cys-Tyr-Ile-Gln-Asn-Cys-Pro-Leu-Gly-NH_2 (Cys1–Cys6 linked)

Pharmacopoeias. In *Chin.*, *Eur.* (see p.vii), *Jpn*, and *US.*

Ph. Eur. 6. 8（Oxytocin） 垂体后叶分泌的九肽环形激素，在胎生哺乳动物中具有刺激子宫收缩和泌乳的作用。可通过化学合成，形成醋酸盐，冻干。白色或类白色，吸湿性粉末。易溶于水、无水乙醇和乙酸。2%水溶液的 pH 值为 3.0～6.0。2～8℃贮藏于密闭容器中。避光。

Ph. Eur. 6. 8（Oxytocin Concentrated Solution） 含有缩宫素的溶液，浓度不小于 250μg/ml。溶液可能含有适量的抗菌防腐剂。澄清无色液体，pH 值为 3.0～5.0。贮藏于 2～8℃。避光。

USP 33（Oxytocin）九肽激素，可引起子宫平滑肌和乳腺肌上皮细胞收缩。由人工合成。它的收缩子宫活性不低于 400U/mg。2～8℃贮藏于密闭容器中。

单位

为生物检定使用的 12.5U 缩宫素（标准品）是按照第四国际标准（1978）于每安瓿中装有约 21.4μg 合成的多肽（含 5mg 人白蛋白和枸橼酸）。

不良反应

大剂量缩宫素或超敏感女性接受缩宫素治疗，可过度刺激子宫，引起子宫张力过高或痉挛性收缩，导致子宫破裂和软组织损伤。对胎儿的影响包括心率减慢、心律失常、窒息甚至可能死亡。

曾有孕妇死于严重高血压和蛛网膜下腔出血的报道。快速静脉注射缩宫素可引起急性一过性低血压，伴面部潮红和反射性心动过速。有报道，可出现产后出血和致命性无纤维蛋白原血症和弥散性血管内凝血，但这些可能由产科并发症所致，而不是由缩宫素本身。

长时间注射大剂量缩宫素也可引起水潴留，导致低钠血症和水中毒，进而引发抽搐、昏迷、甚至死亡。自然来源的缩宫素更可能出现抗利尿激素样活性（第2357页），人工合成的多肽有的也有部分活性。

其他不良反应包括头痛、恶心、呕吐、皮疹、心律失常、盆腔血肿、过敏和其他超敏反应。

文献报道，新生儿黄疸和眼底出血可能和分娩时使用缩宫素有关。

鼻喷缩宫素的不良反应包括鼻孔刺激、流涕、流泪、子宫出血和子宫强烈收缩。

不恰当使用 1988 年一篇关于分娩时误用缩宫素的评论[1]认为，"分娩的常规处理"被错误理解为"所有宫颈扩张进程不顺利的产妇，均应予缩宫素治疗"。其实，只有那些因子宫收缩无力引起产程不顺患者才适合缩宫素治疗，而对子宫收缩不匀称的患者，用药可能引发危险。需经验丰富的产科医生仔细评估后，才决定是否用缩宫素治疗。在过去的两年中，作者遇到 1 例盆腔骨折，2 例子宫破裂，7 例新生儿因缺氧致脑性瘫痪，认为这些情况都是误用缩宫素促进分娩所致。十多年后，连续有在分娩过程中不慎重使用缩宫素发生不良后果（包括新生儿脑损伤和死亡）的报道。一篇典型的产科医疗差错索赔的综述[2]发现以往使用缩宫素方面，54 例中有 37 例为不正确使用；往往是由于存在使人不放心的胎儿心率模式（伴有或不伴有过于频繁的子宫收缩）而过多地采用输注缩宫素，或是未充分监测胎儿因而未能辨认胎儿的险情。

关于使用缩宫素后出血和缩宫素诱发试验后发生的新生儿高胆红素血症，见下文**用途和用法**项下。

1. Taylor RW, Taylor M. Misuse of oxytocin in labour. *Lancet* 1988; **i:** 352.
2. Jonsson M, *et al.* Analysis of malpractice claims with a focus on oxytocin use in labour. *Acta Obstet Gynecol Scand* 2007; **86:** 315–19.

新生儿黄疸 对 12461 例新生儿黄疸的研究分析[1]表明，母亲使用缩宫素的新生儿黄疸发生率增加，不依赖胎龄、性别、种族、硬膜外麻醉、分娩方式和出生体重，上述因素也与黄疸有关。随后的一篇包含 12023 例新生儿的综述[2]发现，以上的某些因素与新生儿高胆红素血症有关，但与硬膜外麻醉或使用缩宫素无关。另一项较小的研究[3]也发现，缩宫素与新生儿黄疸无显著性相关。有两项[4,5]关于应用缩宫素诱导分娩 90 例新生儿的研究发现，血液系统异常（包括红细胞脆性增加或红细胞变形能力下降、低钠血症、低渗透压、高胆红素血症）的发生率增加。与缩宫素同时注射的葡萄糖可能进一步加重以上病变[5]。比较注射 5%葡萄糖和

0.9%生理盐水对经缩宫素治疗的患者的影响[6]，发现脐带血浆低钠血症和新生儿高胆红素血症的发生率增加与使用葡萄糖溶液有关。相反的，在另外一项研究[7]发现，这两种稀释剂并无差别，但确实报道了新生儿的胆红素浓度在应用缩宫素催产者比应用缩宫素引产者为高。

再参见下文**用途和用法**中**缩宫素激惹试验**项下。

1. Friedman L, *et al.* Factors influencing the incidence of neonatal jaundice. *BMJ* 1978; **1:** 1235–7.
2. Linn S, *et al.* Epidemiology of neonatal hyperbilirubinemia. *Pediatrics* 1985; **75:** 770–4.
3. Seidman DS, *et al.* Predicting the risk of jaundice in fullterm healthy newborns: a prospective population-based study. *J Perinatol* 1999; **19:** 564–7.
4. Buchan PC. Pathogenesis of neonatal hyperbilirubinaemia after induction of labour with oxytocin. *BMJ* 1979; **2:** 1255–7.
5. Singhi S, Singh M. Pathogenesis of oxytocin-induced neonatal hyperbilirubinaemia. *Arch Dis Child* 1979; **54:** 400–2.
6. Omigbodun AO, *et al.* Effect of saline and glucose infusions of oxytocin on neonatal bilirubin levels. *Int J Gynecol Obstet* 1993; **40:** 235–9.
7. Oral E, *et al.* Oxytocin infusion in labor: the effect different indications and the use of different diluents on neonatal bilirubin levels. *Arch Gynecol Obstet* 2003; **267:** 117–20.

水中毒 长期使用缩宫素可能诱发水中毒，常见于稽留流产或在妊娠中期提前结束妊娠的患者，但也可发生于其他应用缩宫素的情况下，包括用缩宫素诱导分娩[1]。不管缩宫素的浓度如何，实际上所有被报道的患者，输液量均超过3.5L。还有报道，1例患者每天饮用浸出液超过5L，同时每天鼻喷缩宫素8次及以上，出现低钠血症相关的抽搐和嗜睡[2]。

造成低钠血症的另一个原因是哌替啶和吗啡的抗利尿作用，它们常和缩宫素同时应用，发挥镇痛作用。水中毒常表现为发作性抽搐和意识丧失，但有些患者可先出现静脉压升高、脉搏有力、心动过速等体征。低钠血症的出现可明确诊断。水中毒的机制比水输入引起血液稀释的简单解释要复杂得多。治疗包括控制抽搐和维持呼吸道通畅，必须停用缩宫素，可能需要静脉输入等张或高张盐水。应用呋塞米利尿可能会有所帮助。但是，首要的目标是预防，任何患者接受含有缩宫素的液体都不应超过3L，准确的体液平衡记录也必不可少。

1. Feeney JG. Water intoxication and oxytocin. *BMJ* 1982; **285:** 243.
2. Mayer-Hubner B. Pseudotumour cerebri from intranasal oxytocin and excessive fluid intake. *Lancet* 1996; **347:** 623.

注意事项

当自然分娩或经阴道分娩很可能对母亲或胎儿造成损伤时，不应使用缩宫素。包括如下情况：明显的胎头和盆腔比例失调或胎位不正、胎盘前置或血管前置（praevia or vasa praevia）、胎盘撕裂、脐带先露或脱垂（cord presentation or prolapse）、产道机械性梗阻、胎儿窘迫或子宫高张力性收缩。有子宫破裂倾向的患者不应使用，例如多胎妊娠或多产、羊水过多、前次剖宫产后遗留瘢痕。对难治性子宫收缩无力（resistant uterine inertia）、严重先兆子痫或严重心血管疾病患者，缩宫素不应长期使用。

当用于引产和促进分娩时，对边界性胎头盆腔比例失调（borderline cephalopelvic disproportion）、不太严重的心血管疾病、年龄超过35岁或伴有其他高危因素的患者，需加强监护。需密切观察胎儿心率和子宫运动，并据不同个体的反应调整缩宫素剂量。静脉输注给药，以输注泵方式为佳。一旦出现胎儿窘迫或子宫过度收缩，应立刻停止泵入药物。

对胎死宫内或羊水被胎粪污染的患者，应避免过度子宫收缩分娩，否则会增加羊水栓塞的危险。

应时刻谨记水中毒的危险，尤其是大剂量长期应用缩宫素。减少输液量，选择含有电解质的溶液，不用葡萄糖溶液。限制经口液体摄入量，记录液体的出入量。如怀疑电解质失衡，应及时测定电解质。

缩宫素激惹试验 对于那些子代易发生高胆红素血症的产妇，应慎行缩宫素激惹试验（oxytocin challenge test，OCT），见下文**用途和用法**项下。

药物相互作用

缩宫素可增强血管加压素的拟交感作用。一些吸入性麻醉药，如环丙烷或氟烷，可增强缩宫素的降压效果，降低子宫收缩作用，可出现心律失常。前列腺素和缩宫素可相互增加对子宫的作用，在英国，缩宫素注册药品信息上写道，阴道应用前列腺素后6h内，不可应用缩宫素。

药动学

缩宫素在消化道内可被酶分解，但如经颊部或经鼻给药，可通过黏膜快速吸收。经肝肾代谢，血浆半衰期只有数分钟。只有少量经尿以原形排出。

1. Seitchik J, *et al.* Oxytocin augmentation of dysfunctional labor IV: oxytocin pharmacokinetics. *Am J Obstet Gynecol* 1984; **150:** 225–8.
2. Perry RL, *et al.* The pharmacokinetics of oxytocin as they apply to labor induction. *Am J Obstet Gynecol* 1996; **174:** 1590–3.

用途和用法

缩宫素是下丘脑分泌的储存于垂体后叶的环状九肽激素。可从动物的腺体中提取或人工合成。

缩宫素可引起子宫收缩。因为子宫缩宫素受体随孕周增加而增多，所以收缩作用随之增强。小剂量可增加子宫收缩的张力和幅度。大剂量或重复给药可引起子宫痉挛。缩宫素也可刺激哺乳期乳房分泌上皮相关的平滑肌细胞，促进乳汁喷射，但是对乳汁分泌无直接作用。抗利尿作用微弱。

缩宫素用于引产和催产、控制产后出血和第三产程时子宫张力低下的治疗。可促进乳汁喷射。也用于稽留流产，但不作为首选治疗方案。

当用于**引产或催产**时，必须在阴道给予前列腺素6h后开始用缩宫素。缩宫素应缓慢静脉输注，以静脉泵入为佳，但其批准的剂量在各国的指南之间有差别，所建议的方案也有不同（见下文）。一般推荐使用500ml含有缩宫素5U的电解质溶液，如0.9%氯化钠溶液；但如静脉泵入，可选用较高浓度宫缩素的溶液。在英国，静脉输液的起始推荐速度为1～4mU/min，然后以至少20min的间隔逐渐增量，直到子宫每隔10min最多出现3～4次收缩为止。在美国，批准的剂量推荐较低的输注速度，自0.5～1mU/min开始，以30～60min的间隔增加1～2mU/min。有报道，输液速度达6mU/min时，血浆药物浓度可达到与自然分娩相同的水平。通常情况下，大多数分娩所需约为10mU/min，但在某些情况下（如在妊娠早期或宫内胎死的引产）要求高达20mU/min或更多。在英国的资料还建议，在应用总量已达5U但尚未出现规律收缩时，应停止试图引产。然而，可以在次日再应用，再从1～4mU/min的速度开始。必须连续监测胎儿心率和子宫收缩情况。只要分娩有进展，可逐渐停用缩宫素输注。

缩宫素可用于治疗和预防**产后出血**（见下文）。在第三产程的防治产后出血的主动治疗，常在婴儿肩膀娩出或最迟婴儿娩出后，即刻肌内注射固定复方制剂*Syntometrine*（含缩宫素5U和马来酸麦角新碱500mg）。*BNF 59*建议单独应用一次肌内注射10U，尤其是在不适合应用麦角新碱时。另一个预防产后出血的方法是在胎盘娩出后缓慢静脉注射缩宫素5U或肌内注射*Syntometrine*。在给予缩宫素进行引产或催产的妇女，第三产程中和其后的几个小时内，可连续的增加输注速度。在剖宫产时，胎儿娩出后即刻单次缓慢静脉注射缩宫素5U。

在治疗出血时，可缓慢静脉注射缩宫素5U。在严重病例，其后可再输注500ml适当的非吸水性稀释剂溶液（含缩宫素5～20U），以能控制子宫张力的速度输注。*BNF 59*建议在治疗过度的子宫出血时可考虑应用较大的剂量：单次缓慢静脉注射5～10U，如有必要，其后再输注含有5～30U的500ml溶液。另一个建议是给予肌内注射*Syntometrine*。在美国，为了控制产后出血，于胎儿娩出后将高达每次剂量10U，以20～40mU/min速度静脉输注，或在胎盘娩出后肌内注射。

对**不完全流产、难免流产或稽留流产**患者，英国的推荐剂量为5U缓慢静脉注射，然后在必要时以20～40mU/min或更高的速度静脉输注。

鼻喷缩宫素用于促进**泌乳**。曾经的用法是，哺乳前5min单个鼻孔内喷1次4U。但是，其有效性的证据有限，而且用药会出现母亲对药物形成依赖的危险，因此一般不推荐（第1902页）。

缩宫素激惹试验（见下文）曾用于评价高危孕妇胎儿的窘迫程度。

缩宫素的人工合成衍生物如去氨缩宫素（第1905页），也有相似用途。

引产和催产 如第1902页所述，静脉注射缩宫素是引产和催产最为有效的方法之一。已有大量的研究讨论引产或催产所需的缩宫素剂量问题。已试用过各种给药方案，有的研究报告[1]为从0.5～6mU/min开始，然后增加到1～6mU/min，间隔时间为15～40min。但需要指出，目前尚未清楚地表明某种用药方案为优越[1～3]。加大的剂量和缩短增量的间隔时间能缩短分娩时间以及降低羊膜内感染率和剖宫产率，但可导致更多的子宫过度收缩和因胎儿窘迫而需紧急剖宫产[1]。American College of Obstetricians and Gynecologists认为，无论是高剂量方案还是低剂量方案，只要是在上述范围之内，对于引产都适宜[4]。WHO[5]建议，自2.5mU/min开始，增量的间隔时间为30min，在经孕妇和以往的剖宫产瘢痕的妇女，按子宫收缩的情况递增，最高至30mU/min，而在初孕妇，可达60mU/min。WHO还列出一个可以考虑在初孕妇应用的快速逐渐增量的方案。

1. Stubbs TM. Oxytocin for labor induction. *Clin Obstet Gynecol* 2000; **43:** 489–94.
2. Patka JH, *et al.* High- versus low-dose oxytocin for augmentation or induction of labor. *Ann Pharmacother* 2005; **39:** 95–101.
3. Smith JG, Merrill DC. Oxytocin for induction of labor. *Clin Obstet Gynecol* 2006; **49:** 594–608.
4. American College of Obstetricians and Gynecologists Committee on Practice Bulletins—Obstetrics. Induction of labour (practice bulletin number 107, August 2009). *Obstet Gynecol* 2009; **114:** 386–97.
5. WHO. *Managing complications in pregnancy and childbirth: a guide for midwives and doctors.* Geneva: WHO, 2000. Also available at: http://whqlibdoc.who.int/publications/2007/9241545879_eng.pdf (accessed 23/08/10)

缩宫素激惹试验 缩宫素激惹试验（oxytocin challenge test，OCT）用于检测胎盘功能，评估胎儿死亡的风险或分娩中出现并发症的风险。一项研究[1]对305例妊娠36周或以上的高危产妇进行399次缩宫素激惹试验。缩宫素以1mU/min静脉泵入，然后间隔5～10min逐渐增量，直到患者在10min内出现3次子宫收缩。胎儿心率（FHR）出现小于10%的迟发或可变的减速反应为阴性，胎儿心率变化在10%～29%为可疑，胎儿心率变化大于或等于30%为阳性。OCT结果为阳性或可疑的产妇，预测其在分娩期间可能会出现胎儿心率减速，尽管风险的类型可能不同。对90例高危产妇，进行100次OCT[2]后发现，阴性结果是胎儿状态良好的一个可靠指标，提示产科医生可以等待患者的自然分娩而不必急于干预。但是，也有OCT呈现阴性结果但发生胎儿死亡的报道[3～5]。另外一项研究[6]发现，在239例OCT有明确反应的妇女中，其阴性反应是产生良好后果的可靠试验，但阳性结果就不是不良后果的可靠预测信号。

OCT的不良反应包括1例患者[7]在第二次试验后出现大出血（后来证实患者为部分胎盘前置）以及新生儿高胆红素血症[8]。后者提示，对新生儿有高胆红素血症危险的孕妇，应慎行OCT。

1. Schulman H, *et al.* Quantitative analysis in the oxytocin challenge test. *Am J Obstet Gynecol* 1977; **129:** 239–44.
2. Sellappah S, Wagman H. Oxytocin challenge test as an out patient procedure. *Br J Clin Pract* 1984; **38:** 255–8.
3. Marcum RG. False negative oxytocin challenge test. *Am J Obstet Gynecol* 1977; **127:** 894.
4. Lorenz RP, Pagano JS. A case of intrauterine fetal death after a negative oxytocin challenge test. *Am J Obstet Gynecol* 1978; **130:** 232.
5. Dittman R, Belcher J. False-negative oxytocin challenge test. *N Engl J Med* 1978; **298:** 56.
6. Ocak V, *et al.* The predictive value of fetal heart rate monitoring: a retrospective analysis of 2165 high-risk pregnancies. *Eur J Obstet Gynecol Reprod Biol* 1992; **44:** 53–8.
7. Ng KH, Wong WP. Risk of haemorrhage in oxytocin stress test. *BMJ* 1976; **2:** 698–9.
8. Peleg D, Goldman JA. Oxytocin challenge test and neonatal hyperbilirubinaemia. *Lancet* 1976; **ii:** 1026.

产后出血 缩宫素可用于预防和治疗产后出血（第1903页）。在第三产程进行积极处理，与单独应用缩宫素相比，缩宫素和麦角新碱联合用药使产后出血危险轻度下降，但恶心、呕吐和高血压的发生率增加。

通过脐带注射缩宫素，用于帮助娩出滞留胎盘。一项包含12个研究的荟萃分析[1]显示，缩宫素治疗减少需手工操作帮助滞留胎盘娩出的次数。但在其他方面，包括出血、刮宫术和感染，药物无明显益处。大多数的研究采用的剂量为20ml的0.9%氯化钠溶液含缩宫素10U。在英国，推荐一次剂量为20ml含20U，继而在近端夹住脐带[2]。然而，一项大规模对照试验（Release研究）[3]随后发现，在减少用手剥离胎盘的需要时，脐带内注射30ml含缩宫素50U并不比安慰剂为优。作者用这些数据更新了以往的荟萃分析[1]，因而发现应用缩宫素的益处并无统计学的显著性。

1. Carroli G, Bergel E. Umbilical vein injection for management of retained placenta. Available in The Cochrane Database of Systematic Reviews; Issue 4. Chichester: John Wiley; 2001 (accessed 21/09/09).
2. National Collaborating Centre for Women's and Children's Health/NICE. Intrapartum care: care of healthy women and their babies during childbirth (issued September 2007; corrected June 2008). Available at: http://www.nice.org.uk/nicemedia/pdf/CG55FullGuideline.pdf (accessed 21/09/09)
3. Weeks AD, *et al.* Umbilical vein oxytocin for the treatment of retained placenta (Release Study): a double-blind, randomised controlled trial. *Lancet* 2010; **375:** 141–7.

制剂

BP 2010: Ergometrine and Oxytocin Injection; Oxytocin Injection;
USP 33: Oxytocin Injection; Oxytocin Nasal Solution.

专利制剂

Arg.: Hipofisina; Syntocinon; Veracuril; ***Austral.:*** Syntocinon; ***Austria:*** Syntocinon; ***Belg.:*** Syntocinon; ***Braz.:*** Naox; Orastina; Oxiton; Syntocinon; ***Chile:*** Syntocinon; ***Denm.:*** Syntocinon; ***Fin.:*** Syntocinon; ***Fr.:*** Syntocinon; ***Ger.:*** Orasthin†; Syntocinon†; ***Hong Kong:*** Syntocinon; ***India:*** Gynotocin; Pitocin; Syntocinon; ***Indon.:*** Induxin; Oxyla; Pitogin; Piton-S; Santocyn; Syntocinon; ***Irl.:*** Syntocinon; ***Ital.:*** Syntocinon; ***Malaysia:*** Syntocinon; ***Mex.:*** Oxitopisa; Syntocinon; Xitocin; ***Neth.:*** Piton-S†; Syntocinon; ***Norw.:*** Syntocinon; **NZ:** Syntocinon; **Philipp.:** Comxytocin; Estima; Evatocin; Fetusin; Lavoxin; NeOxyn; Obcin; Otoxin; Oxitone; Oxtimon; Oxymed; Oxyten; Roxipan; Solvoxine; Syntocinon; Tocinox; Tranoxy; **Port.:** Syntocinon; **S.Afr.:** Syntocinon; **Singapore:** Syntocinon; **Spain:** Syntocinon; **Swed.:** Syntocinon; **Switz.:** Syntocinon; **Thai.:** Octocin; **Turk.:** Postuitrin; Synpitan; **UK:** Syntocinon; **USA:** Pitocin; **Venez.:** Pitocin†; Syntocinon.

多组分制剂 **Austral.:** Syntometrine; **Irl.:** Syntometrine; **Malaysia:** Syntometrine; **NZ:** Syntometrine; **S.Afr.:** Syntometrine; **Singapore:** Syntometrine; **UK:** Syntometrine.

Prolactin 泌乳素

Galactin; Galactina; Hormona lactogénica; Hormona luteotrópica; Lactoestimulina; Lactogen; Lactogenic Hormone; Lactógeno; Lactotropin; LMTH; LTH; Luteomammotropic Hormone; Luteotrophic Hormone; Luteotropin; Luteotropina; Mammotropin; Mamotropina; Prolactina.

Пролактин

CAS — 9002-62-4; 12585-34-1 (sheep); 56832-36-1 (ox); 9046-05-3 (pig).
UNII — 2S58538ZG2.

简介

泌乳素是一种来源于垂体前叶的水溶性蛋白，结构与生长激素相关（第1718页）。在动物中，泌乳素有很多作用，包括生殖、母性情怀、哺乳、电解质平衡和生长发育。在人类，它有明确的诱导乳汁产生的作用。缩宫素（第1914页）刺激乳汁喷射。研究发现，羊水中含有相对高的泌乳素水平。胎盘泌乳素原被证实有类似泌乳素样活性。婴儿吮吸乳头可刺激泌乳素分泌，分娩后几个月内泌乳素对卵巢有抑制作用，有天然避孕作用。

下丘脑可刺激和抑制垂体前叶释放泌乳素。下丘脑主要通过多巴胺能系统对垂体发挥抑制作用。多巴胺和泌乳素分泌细胞上的 D_2 受体结合，抑制泌乳素的合成和释放。去甲肾上腺素和 γ-氨基丁酸与多巴胺能药物溴隐亭一样，发挥抑制作用。尽管普罗瑞林（第2096页）有促进泌乳素释放作用，但有证据显示，存在一种单独的下丘脑释放因子（PRF）促进垂体前叶释放泌乳素。甲基多巴、甲氧氯普胺、利血平、阿片类镇痛药、抗精神病药吩噻嗪和丁洛苯酮（butyrophenone）可促进泌乳素分泌。

其他各种内分泌疾病导致的高泌乳素血症，见第2012页。

泌乳素肌内注射曾用于治疗哺乳期疾病和多种月经紊乱。

Ritodrine Hydrochloride（*BANM, USAN, rINNM*）⊗盐酸利托君

DU-21220 (ritodrine); Hidrocloruro de ritodrina; Ritodrin Hidroklorür; Ritodrine, Chlorhydrate de; Ritodrini Hydrochloridum. *erythro*-2-(4-Hydroxyphenethylamino)-1-(4-hydroxyphenyl)propan-1-ol hydrochloride.

Ритодрина Гидрохлорид

$C_{17}H_{21}NO_3,HCl = 323.8.$

CAS — 26652-09-5 (ritodrine); 23239-51-2 (ritodrine hydrochloride).
ATC — G02CA01.
ATC Vet — QG02CA01.
UNII — ESJ56Q60GC.

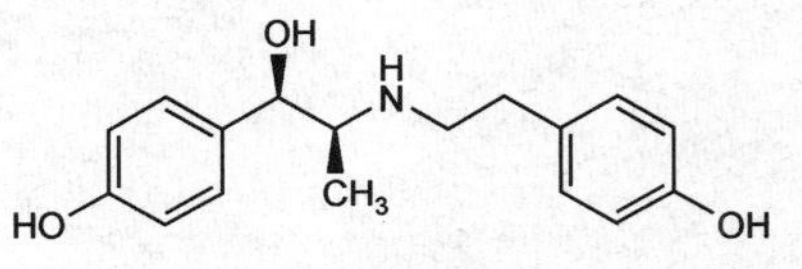

(ritodrine)

Pharmacopoeias. In *Br., Jpn,* and *US.*

BP 2010（Ritodrine Hydrochloride） 白色或类白色结晶性粉末。易溶于水，溶于无水乙醇；几乎不溶于丙酮和乙醚。2%水溶液的 pH 值为 4.5～6.0，贮藏于密闭容器中。

USP 33（Ritodrine Hydrochloride） 白色至类白色、无臭或几乎无臭的结晶性粉末。易溶于水和乙醇；几乎不溶于乙醚；可溶于丙醇。2%水溶液的 pH 值为 4.5～6.0。25℃下，贮藏于密闭容器中。温度允许的波动范围为 15～30℃。

不良反应和注意事项

参见**硫酸沙丁胺醇**（第1095页），偶见延长静脉给药引起白细胞减少症和粒细胞减少症的报道。

早产分娩者给予利托君时要极其小心肺水肿的危险，其注意事项和危险因素的讨论见**硫酸沙丁胺醇**项下（第1096页）。

对眼的影响 早产分娩者使用利托君和少量沙丁胺醇可引起早产儿出现视网膜病[1]。

1. Michie CA, *et al.* Do maternal β-sympathomimetics influence the development of retinopathy in the premature infant? *Arch Dis Child* 1994; **71:** F149.

对心脏的影响 有报道，在患者应用利托君可引起心肌缺血或出现心肌缺血症状[1～3]。在患者应用利托君后通常可发生窦性心动过速和 S-T 段抑制，但这些变化与心肌缺血的关系仍不明[3]。

1. Brosset P, *et al.* Cardiac complications of ritodrine in mother and baby. *Lancet* 1982; **i:** 1468.
2. Ben-Shlomo I, *et al.* Myocardial ischaemia during intravenous ritodrine treatment: is it so rare? *Lancet* 1986; **ii:** 917–18.
3. Verhaert D, Van Acker R. Acute myocardial infarction during pregnancy. *Acta Cardiol* 2004; **59:** 331–9.

对骨骼肌的影响 在给予利托君抑制子宫收缩的妇女，有血清肌酸激酶浓度升高的情况[1]，而罕见横纹肌溶解的报道[1,2]。

1. Matsuda Y, *et al.* Evaluation of creatine kinase level during long-term tocolysis. *J Perinat Med* 2002; **30:** 476–9.
2. Nasu K, *et al.* Rhabdomyolysis caused by tocolysis with oral ritodrine hydrochloride in a pregnant patient with myotonic dystrophy. *Gynecol Obstet Invest* 2006; **61:** 53–5.

肺水肿 有几例早产分娩者使用 $β_2$ 受体激动药（包括利托君）出现肺水肿的报道[1～4]，1995 年英国 CSM[4] 收到 10 例肺水肿报告，且有 2 例死亡。CSM 分析，过量输液是最重要的诱因，此外危险因素还包括多胎妊娠、有心脏病史和母亲的感染等。早产使用 $β_2$ 受体激动药的注意事项和危险因素见**沙丁胺醇**（第1097页）。

1. Hawker F. Pulmonary oedema associated with $β_2$-sympathomimetic treatment of premature labour. *Anaesth Intensive Care* 1984; **12:** 143–51.
2. Pisani RJ, Rosenow EC. Pulmonary edema associated with tocolytic therapy. *Ann Intern Med* 1989; **110:** 714–18.
3. Clesham GJ, *et al.* β Adrenergic agonists and pulmonary oedema in preterm labour. *BMJ* 1994; **308:** 260–2.
4. CSM/MCA Reminder: ritodrine and pulmonary oedema. *Current Problems* 1995; **21:** 7.

药物相互作用

参见**硫酸沙丁胺醇**（第1096页）。

药动学

利托君可经胃肠道快速吸收，有相当程度的首关效应，口服生物利用度约 30%。它在肝代谢，主要是与葡萄糖醛酸或硫酸结合，以原形药物和代谢物经尿排出。用药的 70%～90%在 10～12h 内经尿排出。能透过胎盘。

1. Gandar R, *et al.* Serum level of ritodrine in man. *Eur J Clin Pharmacol* 1980; **17:** 117–22.
2. Gross AS, Brown KF. Plasma protein binding of ritodrine at parturition and in nonpregnant women. *Eur J Clin Pharmacol* 1985; **28:** 479–81.
3. Kuhnert BR, *et al.* Ritodrine pharmacokinetics. *Clin Pharmacol Ther* 1986; **40:** 656–64.
4. Caritis SN, *et al.* Pharmacokinetics of orally administered ritodrine. *Am J Obstet Gynecol* 1989; **161:** 32–5.
5. Caritis SN, *et al.* Pharmacokinetics of ritodrine administered intravenously: recommendations for changes in the current regimen. *Am J Obstet Gynecol* 1990; **162:** 429–37.
6. Caritis SN, *et al.* Pharmacokinetics and pharmacodynamics of ritodrine after intramuscular administration to pregnant women. *Am J Obstet Gynecol* 1990; **162:** 1215–19.
7. Pacifici GM, *et al.* Sulphation and glucuronidation of ritodrine in human foetal and adult tissues. *Eur J Clin Pharmacol* 1993; **44:** 259–64.
8. Pacifici GM, *et al.* Ritodrine sulphation in the human liver and duodenal mucosa: interindividual variability. *Eur J Drug Metab Pharmacokinet* 1998; **23:** 67–74.

用途和用法

盐酸利托君是一个具有 β 肾上腺素能活性、选择作用于 $β_2$ 受体而直接起作用的拟交感药（$β_2$ 受体激动药）。其一般特性与沙丁胺醇相似（第1097页）。可降低子宫收缩力，并用于阻止早产（第1903页）。

盐酸利托君一般采用静脉输注给药。如可能，可采用**输液泵**，以 5%葡萄糖为稀释剂，浓度为 3mg/ml。推荐开始时的速度为 50μg/min，然后每 10min 增加 50μg/min，直至患者出现反应，一般出现在 150～350μg/min 时，后者是推荐的最高速度。如果没有输液泵则可采用**可控性输液装置**输注较稀的溶液（300μg/ml），5%葡萄糖为稀释剂。给药剂量与使用输液泵者相同。

输注过程中时应监测孕妇脉搏，并调整速度以避免心率大于 140 次/min。密切观察孕妇的水化状态，因为液体的超负荷是引起肺水肿的主要因素。宫缩停止后，尚需继续输注 12～48h。在输注结束前 30mim 开始**口服**本药，初始剂量 10mg，每 2h 1 次，连用 24h。其后再根据孕妇的反应，每 4～6h 服 10～20mg。每日口服总量不得超过 120mg。

如果静脉输注不适用，则可肌内注射，每次 10mg，每 3～8h 1 次，在子宫收缩停止后继续给药 12～48h。

1. Yaju Y, Nakayama T. Effectiveness and safety of ritodrine hydrochloride for the treatment of preterm labour: a systematic review. *Pharmacoepidemiol Drug Safety* 2006; **15:** 813–22.

制剂

BP 2010: Ritodrine Injection; Ritodrine Tablets;
USP 33: Ritodrine Hydrochloride Injection; Ritodrine Hydrochloride Tablets.

专利制剂

Arg.: Ritopar; **Belg.:** Pre-Par; **Braz.:** Miodrina; **Chile:** Materlac†; **Cz.:** Pre-Par†; **Gr.:** Miolene; Pre-Par; Yutopar; **India:** Yutopar; **Indon.:** Yutopar; **Israel:** Ritopar†; **Ital.:** Miolene; **Port.:** Pre-Par†; **Spain:** Pre-Par; **Turk.:** Pre-Par; **UK:** Yutopar.

Sulprostone（*USAN, rINN*）硫前列酮

CP-34089; 16-Phenoxy-ω-17,18,19,20-tetranor-prostaglandin E_2-methylsulfonylamide; SHB-286; Sulproston; Sulprostona; Sulprostoni; Sulprostonum; ZK-57671. (*Z*)-7-{(1*R*,2*R*,3*R*)-3-Hydroxy-2-[(*E*)-(3*R*)-3-hydroxy-4-phenoxybut-1-enyl]-5-oxocyclopentyl}-*N*-(methylsulphonyl)hept-5-enamide.

Сульпростон

$C_{23}H_{31}NO_7S = 465.6.$

CAS — 60325-46-4.
ATC — G02AD05.
ATC Vet — QG02AD05.
UNII — 501Q5EQ1GM.

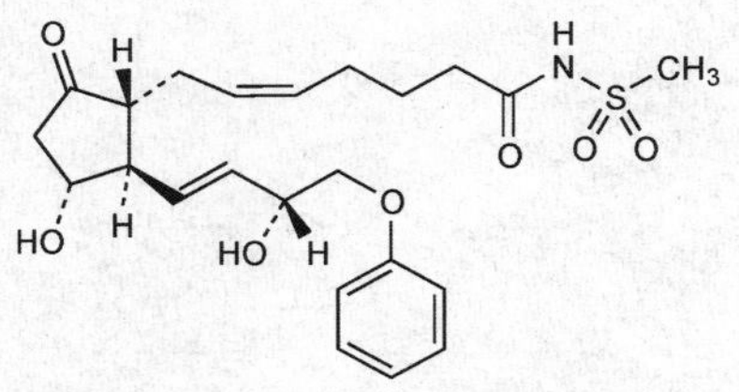

不良反应和注意事项

参见**地诺前列酮**，第1906页。在某些国家（如法国）其注册药品信息中硫前列酮的禁忌证为吸烟者或过去两年中吸烟者和 35 岁以上妇女吸烟者。

一旦应用了前列腺素类终止妊娠，重要的问题就是终止是否发生，如果应用前列腺素类失败，则应采取其他措施。

对心血管系统的影响 一名 31 岁妇女在用米非司酮之后应用硫前列酮进行流产期间死于心血管性休克。她有 12 个孩子，以前流产一次，而且是一名严重的吸烟者[1]。另外 4 例因应用硫前列酮而死亡者并未发生流产。另有几例并未致死的报道，包括 1 例 32 岁心肌梗死的妇女，因胎死宫内应用了硫前列酮[2] 和另外 1 例并无吸烟史的 38 岁妇女，因引产后出血经子宫肌内和静脉推注硫前列酮发生心脏停搏[3]，作者认为，在这 2 例，硫前列酮引起了冠脉痉挛。

1 例治疗产后出血的妇女，因疏忽地经皮下输注硫前列酮，以致小动脉痉挛而手臂发生疼痛和水肿，经过输注伊洛前列素后康复[4]。

1. Anonymous. A death associated with mifepristone/sulprostone. *Lancet* 1991; **337:** 969–70.
2. Fliers E, *et al.* A prostaglandin analogue as a probable cause of myocardial infarction in a young woman. *BMJ* 1991; **302:** 416.
3. Chen FG, *et al.* Cardiac arrest associated with sulprostone use during caesarean section. *Anaesth Intensive Care* 1998; **26:** 298–301.
4. de Koning YWCM, *et al.* Critical limb ischemia after accidental subcutaneous infusion of sulprostone. *Eur J Obstet Gynecol Reprod Biol* 1995; **61:** 171–3.

对神经系统的影响 关于应用硫前列酮的癫痫患者发生惊厥的报道，见第1907页**地诺前列酮**项下。

对子宫的影响 关于应用前列腺素类（包括硫前列酮）终止妊娠或引产后，子宫过度兴奋和子宫破裂，见第1907页**地诺前列酮**项下。

药物相互作用

见第1907页**地诺前列酮**项下。

用途和用法

硫前列酮是地诺前列酮（前列腺素 E_2，1907页）的合成衍生物。它是一种子宫兴奋药，用于早期妊娠手术终止妊娠前以扩张子宫颈和用于中期妊娠的药物终止妊娠（第1904页）以及稽留流产、葡萄胎和胎死宫内时

排空子宫。它也用于控制产后出血（第1903页）。

硫前列酮以静脉输注给药。用于早期妊娠扩张子宫颈的剂量为 3～6h 输注 500μg，用于中期妊娠的终止妊娠或排空子宫，则以 100μg/h 的速率输注 10h，需要时可将输注速率增至 500μg/h，24h 最大总量可达 1.5mg。如果妊娠终止不成功，在第 1 次输注 12～24h 后再重复一个疗程。

控制产后出血时，开始以 100μg/h 输注。如需控制流血时，可增加至 500μg/h，然后以 100μg/h 维持。24h 总量不得超过 1.5mg。

硫前列酮也可经羊膜外和宫颈局部给药。也可肌内注射，但已不再推荐。

制剂

专利制剂

Austria: Nalador; ***Fin.:*** Nalador†; ***Fr.:*** Nalador; ***Ger.:*** Nalador; ***Hong Kong:*** Nalador†; ***Hung.:*** Nalador; ***Ital.:*** Nalador; ***Neth.:*** Nalador; ***Port.:*** Nalador; ***Switz.:*** Nalador; ***Thai.:*** Nalador.

杀虫剂和驱避药

虱病，第1917页　　疥疮，第1917页　　病媒控制，第1918页

本章主要介绍杀虫剂和驱避药。杀虫剂这一名词涵盖了杀真菌药、除莠剂、杀昆虫药（包括杀螨药）、软体动物清除剂、灭鼠药等。本章介绍的大部分杀虫剂已用于临床、兽医工作或控制病媒，以减少人畜患病。由于潜在的毒性，部分药物仅用于农业或园艺作业。

在应用过程中，由于治疗或污染产品的消耗或由于意外污染，杀虫剂会在组织中贮存或蓄积。符合国际规范的操作可以降低杀虫剂对使用者和公众的危险。FAO和WHO通过WHO系列报告或FAO农作物和防护报告中的"*Pesticides Residues in Food: yearly evaluations*"公布可接受的杀虫剂每日摄入量。

本章讨论的主要杀虫剂的分类见表1。

表1　杀虫剂分类

杀真菌药	苯菌灵、环己米特、环烷酸铜、六氯苯、五氯酚、唑菌酯胺
除莠剂	二氯苯氧乙酸、二硝基邻甲酚、二硝基酚、敌草快、草甘膦、百草枯、五氯酚、三氯苯氧乙酸
驱避药	避蚊酮、酞酸丁酯、避蚊胺、酞酸二甲酯、己二酸二辛酯、驱蚊醇、胡椒醛
杀昆虫药	
氨甲酸酯类	噁虫威、胺甲萘、呋喃威、灭多虫、残杀威
含氯类	氯丹、滴滴涕、狄氏剂、硫丹、异狄氏剂、七氯、林旦、甲氧氯
有机磷类	甲基吡噁磷、溴硫磷、毒死蜱、氯芬磷、库马磷、畜蜱磷、敌敌畏、乐果、敌匹硫磷、敌噁磷、乙硫磷、伐灭磷、杀螟硫磷、倍硫磷、庚烯磷、碘硫磷、马拉硫磷、二溴磷、对硫磷、亚胺硫磷、肟硫磷、甲嘧硫磷、烯虫磷、吡唑硫磷、替美磷
除虫菊酯类	α-氯氰菊酯、丙烯菊酯、氟氯氰菊酯、三氟氯氰菊酯、氯氰菊酯、溴氰菊酯、esdepallethrine、依芬普司、氰戊菊酯、氟氯苯菊酯、扑灭司林、苯氧司林、除虫菊花、苄呋菊酯、四甲司林
其他	阿米曲士、苯甲酸苄酯、氯化苦、油酸铜、赛米唑、环丙马秦、二氟脲、埃马美汀、二溴乙烷、二氯乙烷、氟虫腈、氟佐隆、氟氰胺菊酯、氯芬奴隆、甲氧普烯、甲基溴、吡丙醚、鱼藤酮、舒非仑、杀铃脲
软体动物清除剂	商陆果、多聚乙醛、五氯酚
灭鼠药	磷化铝、安妥、溴鼠隆、溴敌隆、氯醛糖、氯鼠酮、杀鼠迷、鼠得克、二苯茚酮、氟鼠酮、氟乙酰胺、鼠特灵、红海葱、氟乙酸钠

本章讨论的**杀真菌药**主要用于植物真菌病的防治。

除莠剂用于家庭和农业园艺的杂草控制。除莠剂之所以列入本章，主要是由于对人体有毒且与多例中毒事件有关。

昆虫驱避药能够帮助人们避免昆虫的叮咬以及相关的不适。更重要的是，昆虫驱避药能防护多种虫媒传播的疾病。例如：巴贝西虫病（蜱）、莱姆病（蜱）、疟疾（蚊）、回归热（虱及蜱）、斑疹热（蜱）和斑疹伤寒（蚤、虱和螨）。部分药物，如避蚊胺、酞酸二甲酯和埃卡瑞丁，只有驱虫作用。另外一些，如苯甲酸苄酯及除虫菊酯类，既有驱虫作用又有杀虫作用。

杀昆虫药的应用很广泛。它主要用于外寄生性昆虫感染的治疗如虱病（虱感染）（见下文）和虫媒病的防控（见下文）。虽然螨虫不算真正意义上的昆虫，杀螨药也属于广义上的杀昆虫药，主要用于治疗疥疮（螨虫感染）（见下文）。同时，杀昆虫药也广泛地应用于兽医、农业和园艺业。

兽医应用的杀昆虫药可分为局部治疗和系统杀体外寄生虫药。局部杀体外寄生虫药通过局部作用杀灭宿主动物（如猫、狗）的外寄生虫（如蚤）。系统杀体外寄生虫药之所以称作"系统"主要是指药物通过经皮局部用药或全身用药等方式，可以进入宿主动物体内，产生一定的血药浓度而达到杀灭外寄生虫的目的。

软体动物清除剂用于农业、园艺业或家庭花园控制蜗牛和蛞蝓。另外，软体动物清除剂［如氯硝柳胺（在**抗蠕虫药**章节中介绍，第143页）］用于杀灭血吸虫中间宿主钉螺以控制血吸虫病。

小鼠和大鼠可传播多种疾病，如钩端螺旋体病、鼠疫、鼠咬热和流行性出血热。**灭鼠药**可杀灭鼠类。许多灭鼠药为抗凝血药，华法林（第1368页）就是其中常用的一种。

杀虫剂和驱虫剂的临床应用

虱病

可造成人类虱病[1~7]的病原体有两种：人虱（*Pediculus humanus*）和耻阴虱（*Pthirus pubis*）。人虱包括两个亚种，分别为人头虱（*Pediculus humanus capitis*）和人体虱（*Pediculus humanus humanus*）。与头虱不同，体虱为多种疾病的媒介，如流行性斑疹伤寒（第188页）、战壕热（第187页）、回归热（第179页）。

治疗头虱的杀虫剂包括有机磷类的马拉硫磷，以及部分除虫菊酯类药物，如丙烯菊酯、扑灭司林、苯氧司林、四甲司林。虽然有理论上的致癌风险，氨甲酸酯类药物，如胺甲萘，也是有效的药物。由于神经毒性及耐药性，林旦已不推荐作为治疗的一线用药。人们应正确应用含有杀虫剂的产品，以保证有效：50～100ml，从发根涂抹至发梢并保留8～12h；本药仅对成虫有效，对卵（幼虫）无效，因此每7日进行重复治疗。应监测密切接触者，如有感染即开始治疗。

目前应用的杀虫剂已有耐药的报道。耐药性最常见于除虫菊酯类药物，也见于马拉硫磷，少见于胺甲萘。英国为了克服耐药性而执行的杀虫剂轮换政策已经过时。目前来看，对于治疗失败和可能存在耐药性的患者，下一疗程应采用另一种杀虫剂。由于可使杀虫剂的作用时间延长，含药洗液较香波疗效好。含胡椒醛的驱避剂可用于头虱。非杀虫剂治疗包括4%二甲硅油洗液[8,9]（见第1976页）、5%苯甲醇洗液（见第1556页）或用高质量齿梳梳理湿发[9]。目前认为，二甲硅油的作用机制为破坏虱保持自身水平衡的能力。二甲硅油、苯甲醇的作用与杀虫剂类似，均需反复用药才能杀死新孵化的若虫。虽然还有疑问[12]（苯甲醇也是一种窒息药物[13]），一种干性窒息性灭虱药被认为有效[10,11]。口服伊维菌素可用于复发感染[14]。目前试验了六种给予至少55℃、维持30min的疗法，这种加热疗法对虫卵有很高的破坏率（≥88%），但对孵化中的头虱的杀灭作用有很大变异[15]。英国有针对头虱的治疗指南[16]；美国也有类似的指南或建议[18]。

治疗体虱和阴虱的药物与头虱相同。英国有针对阴虱的治疗指南[17]。由于作用温和而较少刺激皮肤，治疗阴虱感染用水性浴液比用醇性浴液好。

马拉硫磷也被推荐用于睫毛和眉毛阴虱感染（pthiriasis or phthiriasis palpebrarum）的治疗。其他治疗方法包括使用黄凡士林涂抹；1%黄色氧化汞眼膏每日2次7～8日治疗；或单用荧光素滴眼液。

体虱感染与较差的卫生条件有关，主要出现在发展中国家的无家可归者。体虱感染者所穿的衣物和床上用品需要热水洗、干洗，或是使用杀虫剂。有证据表明，口服伊维菌素对体虱有效。

出现二重感染的患者可能需要给予局部或全身抗菌药治疗。

1. Burgess IF. Human lice and their management. *Adv Parasitol* 1995; **36:** 271–342.
2. Chosidow O. Scabies and pediculosis. *Lancet* 2000; **355:** 819–26.
3. Roos TC, *et al.* Pharmacotherapy of ectoparasitic infections. *Drugs* 2001; **61:** 1067–88.
4. Burkhart CG. Relationship of treatment-resistant head lice to the safety and efficacy of pediculicides. *Mayo Clin Proc* 2004; **79:** 661–6.
5. Elston DM. Drugs used in the treatment of pediculosis. *J Drugs Dermatol* 2005; **4:** 207–11.
6. Chuard C. Les pédiculoses. *Rev Med Suisse* 2007; **3:** 2266–72.
7. Leone PA. Scabies and pediculosis pubis: an update of treatment regimens and general review. *Clin Infect Dis* 2007; **44** (suppl 3): S153–S159.
8. Pearlman DL. A simple treatment for head lice: dry-on, suffocation-based pediculicide. *Pediatrics* 2004; **114:** e275–e279.
9. Burgess IF, *et al.* Treatment of head louse infestation with 4% dimeticone lotion: randomised controlled equivalence trial. *BMJ* 2005; **330:** 1423–5.
10. Hill N, *et al.* Single blind, randomised, comparative study of the Bug Buster kit and over the counter pediculicide treatments against head lice in the United Kingdom. *BMJ* 2005; **331:** 384–6.
11. Pearlman D. Cetaphil cleanser (Nuvo lotion) cures head lice. *Pediatrics* 2005; **116:** 1612.
12. Roberts RJ, Burgess IF. New head-lice treatments: hope or hype? *Lancet* 2005; **365:** 8–10.
13. Meinking TL, *et al.* The clinical trials supporting benzyl alcohol lotion 5% (Ulesfia®): a safe and effective topical treatment for head lice (pediculosis humanus capitis). *Pediatr Dermatol* 2010; **27:** 19–24.
14. Chosidow O, *et al.* Oral ivermectin versus malathion lotion for difficult-to-treat head lice. *N Engl J Med* 2010; **362:** 896–905. Correction. *ibid.*; 1647.
15. Goates BM, *et al.* An effective nonchemical treatment for head lice: a lot of hot air. *Pediatrics* 2006; **118:** 1962–70.
16. Public Health Medicine Environmental Group. Head lice: evidence-based guidelines based on the Stafford Report 2008 update. Available at: http://www.phmeg.org.uk/Documents/Headlice/HeadLiceStaffordRpt_2008.pdf (accessed 26/01/10)
17. Clinical Effectiveness Group, British Association of Sexual Health and HIV. United Kingdom national guideline on the management of *Phthirus pubis* infestation (2007). Available at: http://www.bashh.org/documents/28/28.pdf (accessed 28/05/10)
18. Frankowski BL, Bocchini JA. Council on School Health and Committee on Infectious Diseases. Head lice. *Pediatrics* 2010; **126:** 392–403. Also available at: http://pediatrics.aappublications.org/cgi/reprint/126/2/392 (accessed 04/08/10)

疥疮

疥疮是寄生于皮肤上的疥螨 *Sarcoptes scabiei* 引起的感染。疾病的主要症状为瘙痒，这是由于寄生物引起的过敏反应。过敏反应引起的瘙痒可能在首次感染数周后才会出现。而继发感染引起的瘙痒在数日后即可出现。经过杀螨药有效治疗后，瘙痒仍可能持续数月。这种情况不需要继续应用杀螨药，只需用止痒药即可。除了免疫受损和失能患者，严重的痂皮性疥疮（挪威疥疮）很少出现。

扑灭司林和马拉硫磷可用于治疗。药物应保持与皮肤接触8～24h。最好使用含药的水性洗剂。用药前，保持皮肤清洁凉爽干燥。用药过程中，每次洗手后应再次用药。通常，成人面部和头部不需用药。儿童、不典型或痂皮性疥疮患者需要头面部用药。单次治疗即可能有效，但如果需要，7～10日后可重复治疗。其他局部治疗药物包括苯甲酸苄酯、克罗米通、林旦和硫黄。舒非仑应与苯甲酸苄酯联用。口服伊维菌素可作为替代治疗。家庭成员和亲密接触者应同时接受治疗。患者接受治疗前2天的所有衣服、毛巾和床上用品均用热水洗涤，高温熨干。

除了杀螨药，可用克罗米通、炉甘石洗剂进行对症治疗，全身抗组胺药和皮质激素也是有效的药物。

1. Elgart ML. A risk-benefit assessment of agents used in the treatment of scabies. *Drug Safety* 1996; **14:** 386–93.
2. Chosidow O. Scabies and pediculosis. *Lancet* 2000; **355:** 819–26.
3. Roos TC, *et al.* Pharmacotherapy of ectoparasitic infections. *Drugs* 2001; **61:** 1067–88.
4. Chosidow O. Scabies. *N Engl J Med* 2006; **354:** 1718–27.
5. Heukelbach J, Feldmeier H. Scabies. *Lancet* 2006; **367:** 1767–74.
6. Strong M, Johnstone PW. Interventions for treating scabies. Available in The Cochrane Database of Systematic Reviews; Issue 3. Chichester: John Wiley; 2007 (accessed 27/09/07).
7. Clinical Effectiveness Group, British Association of Sexual Health and HIV. United Kingdom national guideline on the management of scabies infestation (2007). Available at: http://www.bashh.org/documents/27/27.pdf (accessed 28/05/10)
8. Currie BJ, McCarthy JS. Permethrin and ivermectin for scabies. *N Engl J Med* 2010; **362:** 717–25.

病媒控制

多种生物与感染性疾病的传播有关。病媒控制[1,2]是对抗这些疾病的重要方法之一。杀昆虫药常用于控制：

- 丝虫病（第129页）（*Aedes*，*Anopheles*，*Culex* 和 *Mansonia* mosquitoes）[3]。
- 利什曼病（第794页）（*Phlebotomus* 或 *Lutzomyia* sandflies）[4]。
- 疟疾（第566页）（*Anopheles* mosquitoes）[5~8]。
- 登革热（见出血热，第820页）（*Aedes* mosquitoes）[9,10]。
- 盘尾丝虫病（第130页）（*Simulium* blackflies）[11]。
- 非洲锥虫病（第796页）（*Glossina* tsetse flies）[12]。
- 美洲锥虫病（第797页）（*Triatoma* bugs）[13]。

杀昆虫药替美磷可用于控制麦地那龙线虫病（第128页）（麦地那龙线虫幼虫宿主剑水蚤）。某些情况如丝虫病、盘尾丝虫病，杀昆虫药主要对病媒的幼虫有杀灭作用；另外一些情况，如疟疾，杀昆虫药主要针对病媒成体；对于锥虫病，杀昆虫药对成虫和未成熟体均可杀灭。将杀昆虫药用于病媒控制的经验可能很大程度上来源于疟疾。随着疟疾的控制，人们发现利什曼病也得到一定的控制。

驱避药可以保护人们避免接触病媒昆虫。例如，它与杀昆虫药的作用同样重要，可以防止疟蚊的叮咬。

软体动物清除剂可用于控制血吸虫病（第130页）（*Bulinus* snails）[14]。

灭鼠药对某些疾病的控制有极其重要的价值，如钩端螺旋体病（第168页）、鼠疫（第177页）、鼠咬热（第155页）和某些出血热（第820页）。

1. Chavasse DC, Yap HH, eds. *Chemical methods for the control of vectors and pests of public health importance.* Geneva: WHO, 1997.
2. Rozendaal JA. *Vector control: methods for use by individuals and communities.* Geneva: WHO, 1997.
3. WHO. Lymphatic filariasis: the disease and its control. *WHO Tech Rep Ser 821* 1992. Available at: http://libdoc.who.int/trs/WHO_TRS_821.pdf (accessed 21/07/08)
4. WHO. Control of the leishmaniases. *WHO Tech Rep Ser 793* 1990. Available at: http://libdoc.who.int/trs/WHO_TRS_793.pdf (accessed 21/07/08)
5. WHO. Vector control for malaria and other mosquito-borne diseases. *WHO Tech Rep Ser 857* 1995. Available at: http://libdoc.who.int/trs/WHO_TRS_857.pdf (accessed 21/07/08)
6. WHO. *Malaria vector control: insecticides for indoor residual spraying.* Geneva: WHO, 2001.
7. Lengeler C. Insecticide-treated bed nets and curtains for preventing malaria. Available in The Cochrane Database of Systematic Reviews; Issue 2. Chichester: John Wiley; 2004 (accessed 18/08/05).
8. WHO. *International travel and health.* 2009 ed. Available at: http://www.who.int/ith/ (accessed 27/01/10)
9. WHO. *Prevention and control of dengue and dengue haemorrhagic fever: comprehensive guidelines.* New Delhi: WHO, 1999. Also available at: http://www.searo.who.int/LinkFiles/Regional_Guidelines_on_Dengue_DHF_prevention_&_control_searo-29.pdf (accessed 10/10/05)
10. Lloyd LS. *Best practices for dengue prevention and control in the Americas.* Washington DC: Environmental Health Project, 2003. Also available at: http://www.ehproject.org/PDF/Strategic_papers/SR7-BestPractice.pdf (accessed 10/10/05)
11. WHO. Report of a WHO expert committee on onchocerciasis control. *WHO Tech Rep Ser 852* 1995. Available at: http://libdoc.who.int/trs/WHO_TRS_852.pdf (accessed 21/07/08)
12. WHO. Control and surveillance of African trypanosomiasis: report of a WHO expert committee. *WHO Tech Rep Ser 881* 1998. Available at: http://libdoc.who.int/trs/WHO_TRS_881.pdf (accessed 21/07/08)
13. WHO. Control of Chagas disease: second report of the WHO expert committee. *WHO Tech Rep Ser 905* 2002. Available at: http://libdoc.who.int/trs/WHO_TRS_905.pdf (accessed 21/07/08)
14. WHO. The control of schistosomiasis: second report of the WHO expert committee. *WHO Tech Rep Ser 830* 1993. Available at: http://libdoc.who.int/trs/WHO_TRS_830.pdf (accessed 21/07/08)

Aluminium Phosphide 磷化铝

Aluminum Phosphide; Fosfuro de aluminio.

Фосфид Алюминия; Фосфористый Алюминий

AlP = 57.96.

CAS — 20859-73-8 (aluminium phosphide); 7803-51-2 (phosphine); 1314-84-7 (zinc phosphide).

UNII — E23DR6L59S.

简介

磷化铝可用于谷物熏蒸和灭鼠。本药在潮湿的环境下释放具有杀虫作用的磷化氢（PH_3）。磷化氢具有大蒜味。人和家畜厌恶这种气味，但鼠类不会。磷化锌具有相同作用。

与磷化铝有关的中毒的参考文献如下[1~9]。

1. Wilson R, *et al.* Acute phosphine poisoning aboard a grain freighter. *JAMA* 1980; **244:** 148–50.
2. Singh S, *et al.* Aluminium phosphide ingestion. *BMJ* 1985; **290:** 1110–11.
3. Anger F, *et al.* Fatal aluminium phosphide poisoning. *J Anal Toxicol* 2000; **24:** 90–2.
4. Nocera A, *et al.* Dangerous bodies: a case of fatal aluminium phosphide poisoning. *Med J Aust* 2000; **173:** 133–5.
5. Popp W, *et al.* Phosphine poisoning in a German office. *Lancet* 2002; **359:** 1574.
6. Bogle RG, *et al.* Aluminium phosphide poisoning. *Emerg Med J* 2006; **23:** e3.
7. Memiş D, *et al.* Fatal aluminium phosphide poisoning. *Eur J Anaesthesiol* 2007; **24:** 292–3.
8. Shadnia S, *et al.* Unintentional poisoning by phosphine released from aluminum phosphide. *Hum Exp Toxicol* 2008; **27:** 87–9.
9. Proudfoot AT. Aluminium and zinc phosphide poisoning. *Clin Toxicol* 2009; **47:** 89–100.

Amitraz (*BAN, USAN, pINN*) 阿米曲士

Amitratsi; Amitrazum; U-36059. *N,N'*-[(Methylimino)dimethylidyne]di-2,4-xylidine.

Амитраз

$C_{19}H_{23}N_3$ = 293.4.

CAS — 33089-61-1.

ATC Vet — QP53AD01.

UNII — 33IAH5017S.

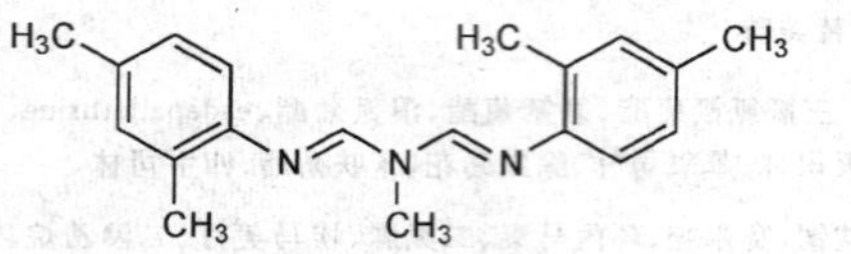

Pharmacopoeias. In *BP(Vet)*. Also in *US* for veterinary use only.

BP（Vet）2010（Amitraz） 白色至浅黄色粉末。几乎不溶于水，在乙醇中缓慢分解；易溶于丙酮。

简介

阿米曲士为兽药，可局部应用于杀灭外寄生虫。本药对多种虱、螨和蜱有效。

阿米曲士中毒的参考文献如下[1~12]。

1. Jorens PG, *et al.* An unusual poisoning with the unusual pesticide amitraz. *Hum Exp Toxicol* 1997; **16:** 600–1.
2. Aydin K, *et al.* Amitraz poisoning in children: clinical and laboratory findings of eight cases. *Hum Exp Toxicol* 1997; **16:** 680–2.
3. Leung VK, *et al.* Amitraz poisoning in humans. *J Toxicol Clin Toxicol* 1999; **37:** 513–14.
4. Yaramis A, *et al.* Amitraz poisoning in children. *Hum Exp Toxicol* 2000; **19:** 431–3.
5. Yilmaz HL, Yildizdas DR. Amitraz poisoning, an emerging problem: epidemiology, clinical features, management, and preventive strategies. *Arch Dis Child* 2003; **88:** 130–4.
6. Proudfoot AT. Poisoning with amitraz. *Toxicol Rev* 2003; **22:** 71–4.
7. Gursoy S, *et al.* Intravenous amitraz poisoning. *Clin Toxicol* 2005; **43:** 113–16.
8. Elinav E, *et al.* Near-fatal amitraz intoxication: the overlooked pesticide. *Basic Clin Pharmacol Toxicol* 2005; **97:** 185–7.
9. Avsarogullari L, *et al.* Acute amitraz poisoning in adults: clinical features, laboratory findings, and management. *Clin Toxicol* 2006; **44:** 19–23.
10. Demirel Y, *et al.* Acute amitraz intoxication: retrospective analysis of 45 cases. *Hum Exp Toxicol* 2006; **25:** 613–17.
11. Caprotta CG, *et al.* Intoxicación por amitraz. *Arch Argent Pediatr* 2009; **107:** 456–8.
12. Hu SY, *et al.* Torsades de pointes in amitraz poisoning. *Resuscitation* 2010; **81:** 366–7.

Azamethiphos (*BAN*) 甲基吡噁磷

Azametifós; CGA-18809; OMS-1825. *S*-[(6-Chloro-2,3-dihydro-2-oxo-1,3-oxazolo[4,5-*b*]pyridin-3-yl)methyl] *O,O*-dimethyl phosphorothioate.

Азаметифос

$C_9H_{10}ClN_2O_5PS$ = 324.7.

CAS — 35575-96-3.

ATC Vet — QP53AF17.

UNII — 9440R8149U.

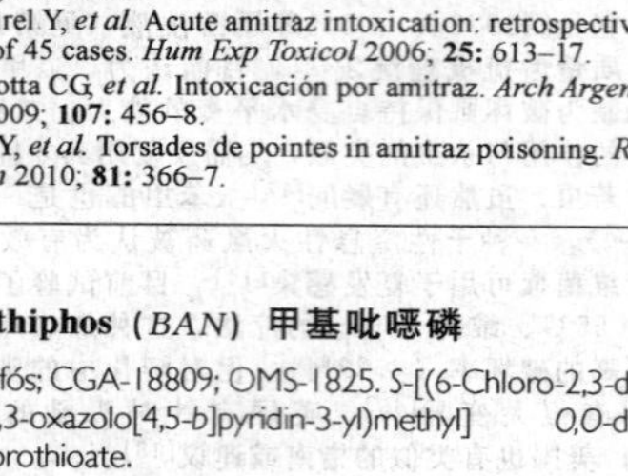

简介

甲基吡噁磷是一种兽用有机磷类杀昆虫药（第1930页），用于控制鲑鱼的水蚤感染和环境中外寄生虫。

Bendiocarb 噁虫威

2,3-Isopropylidenedioxyphenyl methylcarbamate.

Бендиокарб

$C_{11}H_{13}NO_4$ = 223.2.

CAS — 22781-23-3.

ATC Vet — QP53AE03.

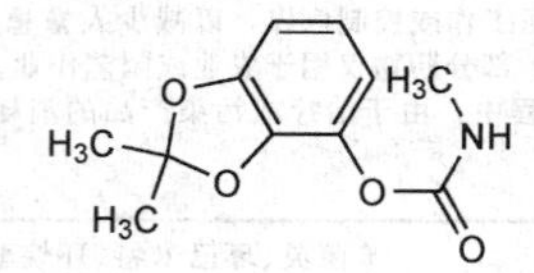

简介

噁虫威为氨甲酸酯类杀昆虫药（第1919页），兽医用于控制外寄生虫，也可农用和家庭用。

Benomyl 苯菌灵

Benomilo. Methyl 1-(butylcarbamoyl)benzimidazol-2-ylcarbamate.

Беномил

$C_{14}H_{18}N_4O_3$ = 290.3.

CAS — 17804-35-2.

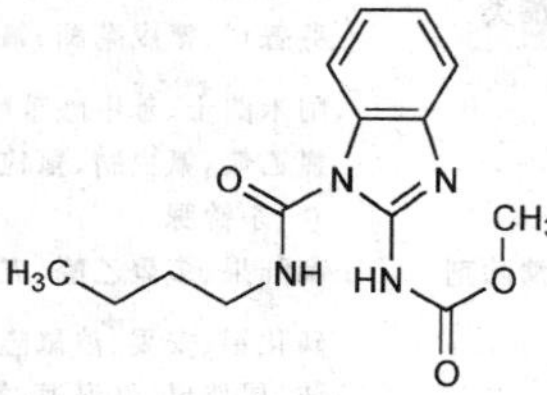

简介

苯菌灵属于杀真菌药，用于控制和治疗植物真菌病。

1. WHO. Benomyl. *Environmental Health Criteria 148.* Geneva: WHO, 1993. Available at: http://www.inchem.org/documents/ehc/ehc/ehc148.htm (accessed 23/04/04)
2. WHO. Benomyl health and safety guide. *IPCS Health and Safety Guide 81.* Geneva: WHO, 1993. Available at: http://www.inchem.org/documents/hsg/hsg/hsg81_e.htm (accessed 23/04/04)

毒性 虽然动物实验显示苯菌灵与先天性眼缺损（无眼）可能有关，但未在人类得到证实[1~4]。

1. Gilbert R. "Clusters" of anophthalmia in Britain. *BMJ* 1993; **307:** 340–1.
2. Bianchi F, *et al.* Clusters of anophthalmia. *BMJ* 1994; **308:** 205.
3. Kristensen P, Irgens LM. Clusters of anophthalmia. *BMJ* 1994; **308:** 205–6.
4. Castilla EE. Clusters of anophthalmia. *BMJ* 1994; **308:** 206.

Benzyl Benzoate 苯甲酸苄酯

Bencilo, benzoato de; Bensylbensoat; Bentsyylibentsoaatti; Benzil Benzoat; Benzil-benzoát; Benzilbenzoatas; Benzoato de bencilo; Benzoato de Benzilo; Benzoesäurebenzylester; Benzyl Benz.; Benzyl-benzoát; Benzyle, benzoate de; Benzylis benzoas; Benzylu benzoesan.

Бензилбензоат

$C_6H_5.CO.O.CH_2.C_6H_5$ = 212.2.

CAS — 120-51-4.

ATC — P03AX01.

ATC Vet — QP53AX11.

UNII — N863NB338G.

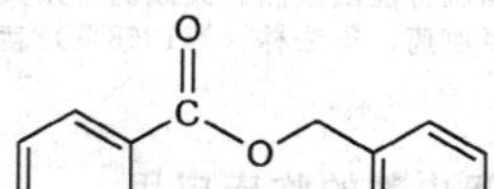

Pharmacopoeias. In *Eur.* (see p.vii), *Int.*, *Jpn*, and *US*.

Ph. Eur. 6.8（Benzyl Benzoate） 无色或几乎无色的晶体，或为无色或几乎无色的油状液体。融化温度不低于17℃。几乎不溶于水；微溶于乙醇、二氯甲烷、脂肪和精油。贮藏于密闭容器中。避光。

USP 33（Benzyl Benzoate） 无色透明油状液体，带轻微芳香臭。几乎不溶于水和甘油；微溶于乙醇、三氯甲

烧和乙醚。贮藏于密闭容器中，低于40℃。避光。

不良反应和处置

苯甲酸苄酯刺激眼与黏膜，可能刺激皮肤。曾有报道出现过敏反应。如不慎摄入，可能造成 CNS 的刺激和惊厥。局部超量应用后，也可见全身症状。如果患者摄入大量本药 1h 内，可进行洗胃。若属于局部应用后中毒，应冲洗皮肤。中毒后，应进行对症治疗。

用途和用法

苯甲酸苄酯为杀螨剂，用于治疗疥疮（第1917页），但现在一般倾向于用其他治疗。25%的苯甲酸苄酯乳胶剂可用于全身涂抹，一般情况自颈部以下涂抹即可（虽然 *BNF 59* 认为本药可以涂抹至头皮、颈部、脸部及耳部）。如果全身应用，单次治疗已足够，但治疗失败的可能性会大于5天内应用2次的疗法。替代治疗为每12h用药1次，连续3次，期间不得洗浴，最后一次用药12h后洗浴。另一种 *BNF 59* 推荐的替代方案为，全身涂药，次日重复一次，期间不得洗浴。第二次用药24h后洗净，如有必要，可第三次用药。婴儿和儿童一般不推荐应用本药。稀释本药可能出现疗效下降。但如有必要，可应用稀释浓度的药物以降低其对婴幼儿的刺激性。

苯甲酸苄酯已作为灭虱药。

苯甲酸苄酯还可作为有机溶剂。

制剂

BP 2010: Benzyl Benzoate Application;
USP 33: Benzyl Benzoate Lotion.

专利制剂

Austral.: Ascabiol; Benzemul; ***Braz.:*** Acarsan; Bencocan; Benzibel†; Benzin†; Benzoax; Benzocan†; Benzolato†; Benzolina†; Benzolom†; Benzotisan; Miticocan; Parasimed; Pruridol†; Sanasar; Sarnaton†; Samezan†; Samilab; Sarnodex; Scabenzil; Scabioid; Zilaben†; ***Ger.:*** Antiscabiosum; ***Gr.:*** Benzogal; ***Hong Kong:*** Academ; Antiscab; Antiscabio; Benz Application; Wail Treatment; ***Irl.:*** Ascabiol†; ***Israel:*** Scabiex; ***Ital.:*** Mom Lozione Preventiva; ***Mex.:*** Ansar†; Hastilan; ***Pol.:*** Novoscabin; ***Port.:*** Acaribial; Neo-Acarina†; Piozil†; ***S.Afr.:*** Ascabiol; ***Turk.:*** Neoskabi; Scabin; ***UK:*** Ascabiol†; ***Venez.:*** Benzalcor; Benzo-Bencil; Benzodit†; Niostal†.

多组分制剂 ***Arg.:*** Anusol Duo S; Anusol-A; Bencil Scab; Detebencil; Hexabencil; Perbel†; Permecil†; Sapucai†; Scabioderm; ***Austral.:*** Anusol; ***Belg.:*** Pulmex; Pulmex Baby; ***Braz.:*** Anusol-HC; ***Fr.:*** Allerbiocid S†; Ascabiol; ***Hong Kong:*** Anusol-HC†; ***Hung.:*** Novascabin; ***Irl.:*** Anugesic-HC; Anusol-HC; Sudocrem; ***Ital.:*** Antiscabbia Candioli al DDT Terapeutico†; Antiscabbia CM; Dekar 2; Prurex; Skab 2; ***Malaysia:*** Anucare; Anusol; ***NZ:*** Anusol; ***Pol.:*** Cetriscabin; ***S.Afr.:*** Anugesic†; ***Singapore:*** Anusol†; ***Spain:*** Tulgrasum Cicatrizante; Yacutin†; ***Swed.:*** Tenutex; ***Thai.:*** Anusol†; ***UK:*** Anugesic-HC; Anusol-HC, Plus HC; Sudocrem; ***Ukr.:*** Sudocream (Судокрем); ***USA:*** Anumed; Anumed HC; Hemril; ***Venez.:*** Kertyol.

Bioallethrin (*BAN*) 丙烯菊酯

Allethrin I; Bioaletrina; Depallethrin. (*RS*)-3-Allyl-2-methyl-4-oxocyclopent-2-enyl (1*R*,3*R*)-2,2-dimethyl-3-(2-methylprop-1-enyl)-cyclopropanecarboxylate.

Биоаллетрин
$C_{19}H_{26}O_3$ = 302.4.
CAS — 584-79-2.
ATC — P03AC02.
ATC Vet — QP53AC02.
UNII — G79DM70471.

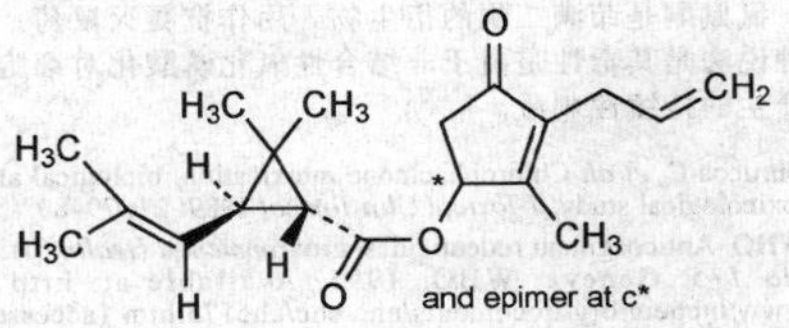

and epimer at c*

简介

丙烯菊酯属于除虫菊酯类杀昆虫药（见**除虫菊花**，第1932页）。与增效剂胡椒基丁醚（第1932页）局部联合用药治疗虱病（第1917页）。本药也用于灭蚊装置和家庭控制昆虫。

1. WHO. Allethrins. *Environmental Health Criteria 87*. Geneva: WHO, 1989. Available at: http://www.inchem.org/documents/ehc/ehc/ehc87.htm (accessed 23/04/04)
2. WHO. Allethrins health and safety guide. *IPCS Health and Safety Guide 24*. Geneva: WHO, 1989. Available at: http://www.inchem.org/documents/hsg/hsg/hsg024.htm (accessed 23/04/04)

制剂

专利制剂

Fr.: Cinq sur Cinq; Mousticologne; ***UK:*** Actomite.

多组分制剂 ***Arg.:*** Limpacid; Para Piojicida; Scabioderm; ***Austral.:*** Paralice†; ***Belg.:*** Para; ***Braz.:*** Samapen†; ***Fr.:*** Para Special Poux; ***Ger.:*** Jacutin; Spregal; ***Israel:*** Monocide; ***Ital.:*** Cruzzy; ***Neth.:*** Para-Speciaal.

Brodifacoum 溴鼠隆

Brodifacum; WBA-8119. 3-[3-(4′-Bromobiphenyl-4-yl)-1,2,3,4-tetrahydro-1-naphthyl]-4-hydroxycoumarin.

Бродифакум
$C_{31}H_{23}BrO_3$ = 523.4.
CAS — 56073-10-0.

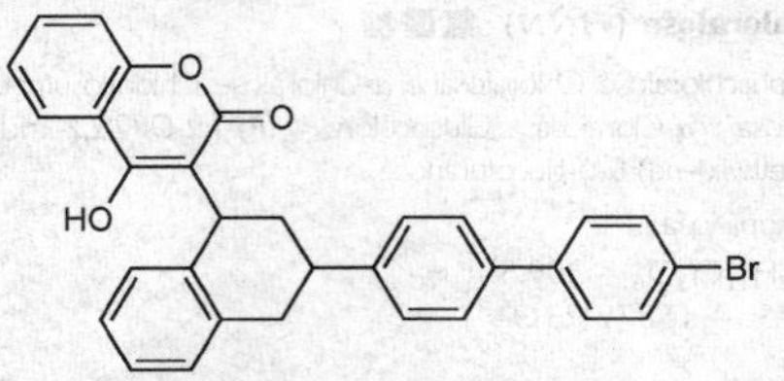

注：名称“超级华法林”用于描述几种有抗凝作用的灭鼠药，如溴鼠隆、溴敌隆（见下文）、氯鼠酮（第1920页）和鼠得克（第1924页）。

简介

溴鼠隆是一种具有抗凝作用的灭鼠药。有报道，本药对华法林耐药的鼠类仍有效。

1. WHO. Anticoagulant rodenticides. *Environmental Health Criteria 175*. Geneva: WHO, 1995. Available at: http://www.inchem.org/documents/ehc/ehc/ehc175.htm (accessed 23/04/04)
2. WHO. Brodifacoum health and safety guide. *IPCS Health and Safety Guide 93*. Geneva: WHO, 1995. Available at: http://www.inchem.org/documents/hsg/hsg/hsg093.htm (accessed 23/04/04)

毒性 溴鼠隆属于第二代抗凝灭鼠药，可抑制凝血酶原合成，导致出血[1]。本药通过胃肠道吸收，也可能通过皮肤吸收。含本药 100mg/kg 的毒饵对人类无害，更高浓度可产生对人的危害，这类毒饵的应用应受到严格的限制。毒饵应由专业技术人员配制，并加入适宜的标记染料。

溴鼠隆中毒的病例已有报道[2~10]。

1. WHO. Safe use of pesticides: ninth report of the WHO expert committee on vector biology and control. *WHO Tech Rep Ser 720* 1985. Available at: http://libdoc.who.int/trs/WHO_TRS_720.pdf (accessed 21/07/08)
2. Watts RG, *et al.* Accidental poisoning with a superwarfarin compound (brodifacoum) in a child. *Pediatrics* 1990; **86:** 883–7.
3. Ross GS, *et al.* An acquired hemorrhagic disorder from long-acting rodenticide ingestion. *Arch Intern Med* 1992; **152:** 410–12.
4. Kruse JA, Carlson RW. Fatal rodenticide poisoning with brodifacoum. *Ann Emerg Med* 1992; **21:** 331–6.
5. Tecimer C, Yam LT. Surreptitious superwarfarin poisoning with brodifacoum. *South Med J* 1997; **90:** 1053–5.
6. Corke PJ. Superwarfarin (brodifacoum) poisoning. *Anaesth Intensive Care* 1997; **25:** 707–9.
7. La Rosa FG, *et al.* Brodifacoum intoxication with marijuana smoking. *Arch Pathol Lab Med* 1997; **121:** 67–9.
8. Miller MA, *et al.* Rapid identification of surreptitious brodifacoum poisoning by analysis of vitamin K-dependent factor activity. *Am J Emerg Med* 2006; **24:** 383.
9. Olmos V, López CM. Brodifacoum poisoning with toxicokinetic data. *Clin Toxicol* 2007; **45:** 487–9.
10. Kapadia P, Bona R. Acquired deficiency of vitamin K-dependent clotting factors due to brodifacoum ingestion. *Conn Med* 2008; **72:** 207–9.

Bromadiolone 溴敌隆

Bromadiolona. 3-[3-(4′-Bromobiphenyl-4-yl)-3-hydroxy-1-phenylpropyl]-4-hydroxycoumarin.

Бромадиолон
$C_{30}H_{23}BrO_4$ = 527.4.
CAS — 28772-56-7.

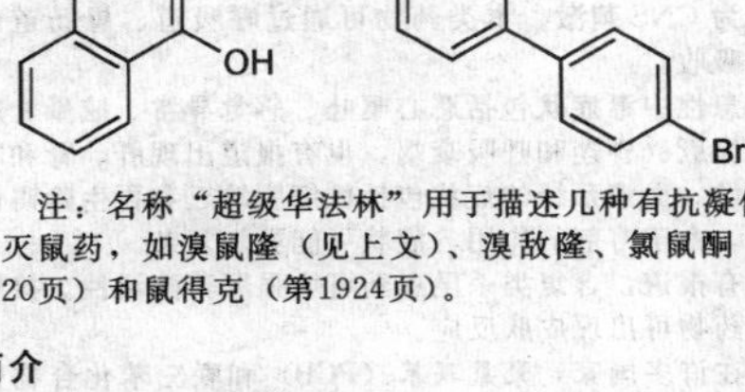

注：名称“超级华法林”用于描述几种有抗凝作用的灭鼠药，如溴鼠隆（见上文）、溴敌隆、氯鼠酮（第1920页）和鼠得克（第1924页）。

简介

溴敌隆为抗凝灭鼠药。

1. WHO. Anticoagulant rodenticides. *Environmental Health Criteria 175*. Geneva: WHO, 1995. Available at: http://www.inchem.org/documents/ehc/ehc/ehc175.htm (accessed 23/04/04)
2. WHO. Bromadiolone health and safety guide. *IPCS Health and Safety Guide 94*. Geneva: WHO, 1995. Available at: http://www.inchem.org/documents/hsg/hsg/hsg094.htm (accessed 23/04/04)

毒性 溴敌隆属于第二代抗凝灭鼠药，可抑制凝血酶原合成，导致出血[1]。本药通过胃肠道吸收，也可能通过皮肤吸收。含本药 100mg/kg 的毒饵对人类无害，更高浓度可产生对人的危害，这类毒饵的应用应受到严格的限制。毒饵应由专业技术人员配制，并加入适宜的标记染料。

溴敌隆中毒的病例已有报道[2~5]。

1. WHO. Safe use of pesticides: ninth report of the WHO expert committee on vector biology and control. *WHO Tech Rep Ser 720* 1985. Available at: http://libdoc.who.int/trs/WHO_TRS_720.pdf (accessed 21/07/08)
2. Greeff MC, *et al.* "Superwarfarin" (bromodialone) poisoning in two children resulting in prolonged anticoagulation. *Lancet* 1987; **ii:** 1269.
3. Chow EY, *et al.* A case of bromadiolone (superwarfarin) ingestion. *CMAJ* 1992; **147:** 60–2.
4. Grobosch T, *et al.* Acute bromadiolone intoxication. *J Anal Toxicol* 2006; **30:** 281–6.
5. Lo VM, *et al.* Bromadiolone toxicokinetics: diagnosis and treatment implications. *Clin Toxicol* 2008; 1–8.

Bromophos 溴硫磷

Bromofós; Bromofos; OMS-658. *O*-4-Bromo-2,5-dichlorophenyl *O*,*O*-dimethyl phosphorothioate.

Бромофос
$C_8H_8BrCl_2O_3PS$ = 366.0.
CAS — 2104-96-3.
ATC Vet — QP53AF11.

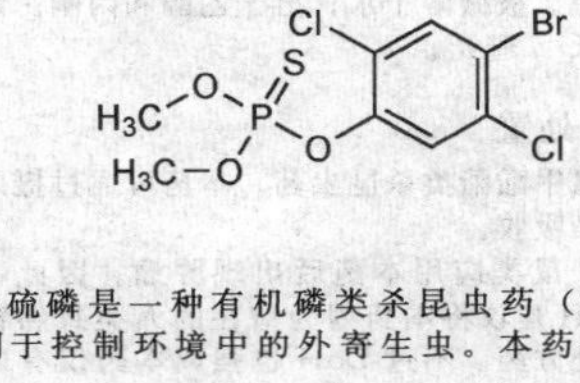

简介

溴硫磷是一种有机磷类杀昆虫药（第1930页），兽用用于控制环境中的外寄生虫。本药也用于农业灭虫。

Butopyronoxyl 避蚊酮

Butopiroxinilo; Indalona; Indalone. Butyl 3,4-dihydro-2,2-dimethyl-4-oxo-2*H*-pyran-6-carboxylate.

Бутопироноксил
$C_{12}H_{18}O_4$ = 226.3.
CAS — 532-34-3.
UNII — 4I5PG5VZ0V.

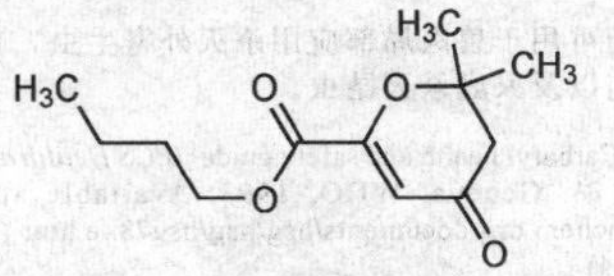

简介

避蚊酮属驱避药。

Carbamate Insecticides 氨甲酸酯类杀虫药

Insecticidas del grupo de los carbamatos.

性状 氨甲酸酯类杀虫药是 *N*-取代的氨甲酸酯类化合物。

1. WHO. Carbamate pesticides: a general introduction. *Environmental Health Criteria 64*. Geneva: WHO, 1986. Available at: http://www.inchem.org/documents/ehc/ehc/ehc64.htm (accessed 24/07/08)

不良反应

见有机磷类杀虫药，第1930页。

氨甲酸酯类药物是胆碱酯酶抑制剂。与有机磷类杀虫药作用特点不同，本药的抑制强度差，快速可逆性强。另外，本药不易进入 CNS，因此不常见严重的神经反应。

不良反应的处置

如果患者摄入大量氨甲酸酯类杀虫药 1h 内，可考虑洗胃。脱去污染的衣物，并用水和肥皂进行皮肤冲洗。由于本药的快速可逆性，并非每个病例都需要对症治疗和支持治疗，但若有必要，应给予最大限度的对症治疗和支持疗法，如应用阿托品。一般不需应用解磷定，一些动物实验认为解磷定能增加氨甲酸酯类的毒性。

1. WHO. Safe use of pesticides: fourteenth report of the WHO expert committee on vector biology and control. *WHO Tech Rep Ser 813* 1991. Available at: http://libdoc.who.int/trs/WHO_TRS_813.pdf (accessed 21/07/08)
2. Proudfoot A, ed. *Pesticide poisoning: notes for the guidance of medical practitioners.* 2nd ed. London: DoH, The Stationery Office, 1996.
3. Rosman Y, *et al.* Carbamate poisoning: treatment recommendations in the setting of a mass casualties event. *Am J Emerg Med* 2009; **27:** 1117–24.

Carbaryl (*BAN*) 胺甲萘

Carbaril (*pINN*); Caprolin; Carbarilo; Carbarilum; Karbaril; OMS-29. 1-Naphthyl methylcarbamate.

Карбарил

$C_{12}H_{11}NO_2$ = 201.2.

CAS — 63-25-2.

ATC Vet — QP53AE01.

UNII — R890C8J3N1.

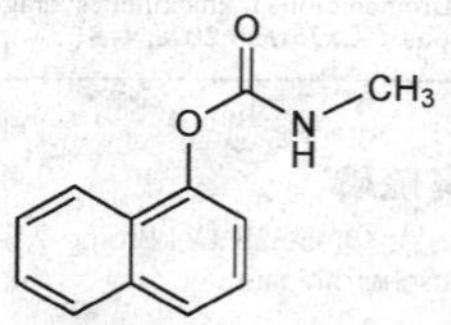

Pharmacopoeias. In *Br.*

BP 2010 (Carbaryl) 白色至米色，或微灰色粉末，暴露于光下变黑。极微溶于水；溶于乙醇和丙酮。贮藏温度不超过 25℃。避光。

不良反应和处置

本药为氨甲酸酯类杀昆虫药。本药可通过摄入、吸入或皮肤污染吸收。

有报道，鼠类应用本药后出现肿瘤。因此，1995 年末英国 DoH 建议将本药列为潜在的人类致癌物，并限制本药为处方药。不过 DoH 也强调本药仅有理论上的风险，用于治疗头虱的间断疗法所引起的风险很小。

用途和用法

本药为氨甲酸酯类杀昆虫药（见上文）。含本药 0.5%或 1.0%的洗剂和香波用于治疗头虱和阴虱（第1917页）。由于接触时间长，洗剂疗效一般优于香波。使用水性洗剂治疗阴虱更好，因为含乙醇的洗剂刺激外表皮和生殖器，也推荐哮喘患者和儿童使用水性洗剂以避免乙醇雾接触。皮肤或头发应用含乙醇制剂后，可以自然晾干。

本药可用于兽医局部应用杀灭外寄生虫，也用于农业、园艺以及家庭杀灭昆虫。

1. WHO. Carbaryl health and safety guide. *IPCS Health and Safety Guide 78.* Geneva: WHO, 1993. Available at: http://www.inchem.org/documents/hsg/hsg/hsg78_e.htm (accessed 23/04/04)
2. WHO. Carbaryl. *Environmental Health Criteria 153.* Geneva: WHO, 1994. Available at: http://www.inchem.org/documents/ehc/ehc/ehc153.htm (accessed 23/04/04)

制剂

BP 2010: Carbaryl Lotion

专利制剂

Gr.: Lysatox; **Irl.:** Suleo-C; **Israel:** Hafif; **UK:** Carylderm.

Carbosulfan 呋喃威

Carbosulfán. 2,3-Dihydro-2,2-dimethylbenzofuran-7-yl (dibutylaminothio)methylcarbamate.

Карбосульфан

$C_{20}H_{32}N_2O_3S$ = 380.5.

CAS — 55285-14-8.

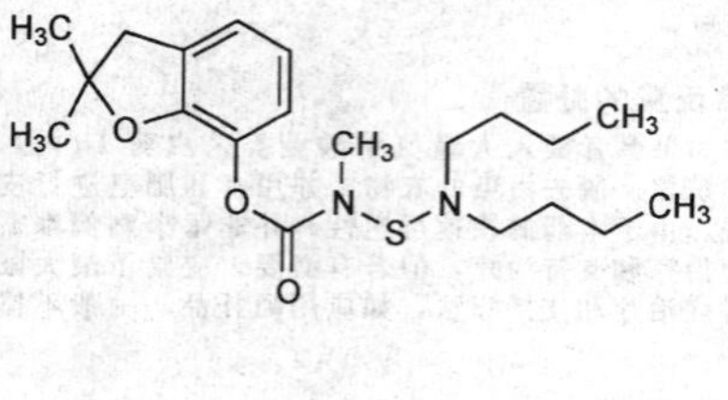

简介

呋喃威是氨甲酸酯类杀昆虫药（第1919页），用于农业，也用于杀灭蚊幼虫以控制盘尾丝虫病（第130页）。

Chloralose (*rINN*) 氯醛糖

Alphachloralose; Chloralosane; α-Chloralose; Chloralosum; Cloralosa; α-Cloralosa; Glucochloral. (*R*)-1,2-*O*-(2,2,2-Trichloroethylidene)-α-D-glucofuranose.

Хлоралоза

$C_8H_{11}Cl_3O_6$ = 309.5.

CAS — 15879-93-3.

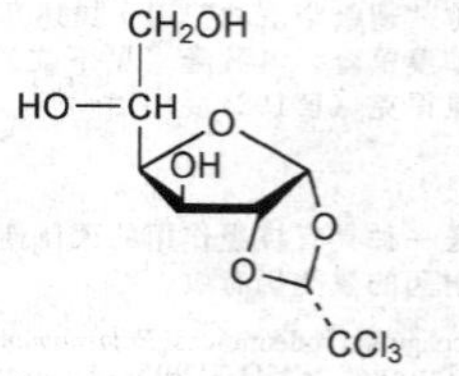

简介

氯醛糖是水合氯醛的衍生物，一般特性与水合氯醛（第950页）相似。本药曾因其催眠作用而用于灭鼠。

Chlordane 氯丹

Chlordan; Clordán; Clordano. 1,2,4,5,6,7,8,8-Octachloro-2,3,3a,4,7,7a-hexahydro-4,7-methanoindene.

Хлордан

$C_{10}H_6Cl_8$ = 409.8.

CAS — 57-74-9.

UNII — A9RLM212CY.

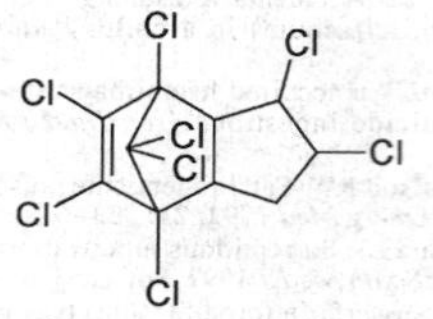

简介

氯丹属于含氯类杀昆虫药（第1920页）。本药的应用受到限制。由于毒性可长期存在于自然环境中，部分国家已经禁止使用氯丹。

1. Kutz FW, *et al.* A fatal chlordane poisoning. *J Toxicol Clin Toxicol* 1983; **20:** 167–74.
2. Olanoff LS, *et al.* Acute chlordane intoxication. *J Toxicol Clin Toxicol* 1983; **20:** 291–306.
3. WHO. Chlordane. *Environmental Health Criteria 34.* Geneva: WHO, 1984. Available at: http://www.inchem.org/documents/ehc/ehc/ehc34.htm (accessed 23/04/04)
4. WHO. Chlordane health and safety guide. *IPCS Health and Safety Guide 13.* Geneva: WHO, 1988. Available at: http://www.inchem.org/documents/hsg/hsg/hsg013.htm (accessed 23/04/04)

Chlorinated Insecticides 含氯类杀昆虫药

Insecticidas clorados.

不良反应

含氯类或有机氯类杀昆虫药有许多种，各品种之间毒性强弱颇为不同。一般来说，这两种杀昆虫药主要的症状为 CNS 刺激。本类药物可通过呼吸道、胃肠道和皮肤吸收。

急性中毒症状包括恶心呕吐、感觉异常、眩晕、震颤、惊厥、昏迷和呼吸衰竭，也有报道出现肝、肾和心肌毒性。血液系统的症状包括粒细胞缺乏和再生障碍性贫血。由于溶剂的作用，症状可能更加复杂。

有报道，含氯类杀昆虫药可增强肝药酶活性。接触本类药物可出现皮肤反应。

在许多国家，聚氯联苯（PCB）和联三苯化合物曾作为杀昆虫药使用。在体内，这些药物能分布于乳汁，也可能通过胎盘，但无法很快被清除，常蓄积于脂肪组织。由于机会污染和上述原因，它们受到人们的广泛关注。有一种相关的无杀昆虫活性的化合物聚溴联苯（PBB），也可由于食物链造成的机会污染而被人体吸收。

部分含氯类杀昆虫药物有弱的雌激素活性。因此，暴露于本类药物可能增加患乳腺癌的风险。

不良反应的处置

如果摄入含氯类杀昆虫药 1h 内，可以考虑洗胃或给予活性炭。脱掉污染衣物，用肥皂和水清洗皮肤。患者会出现 CNS 刺激症状，如多动、惊厥，应予以对症治疗和支持治疗。

1. WHO. Safe use of pesticides: fourteenth report of the WHO expert committee on vector biology and control. *WHO Tech Rep Ser 813* 1991. Available at: http://libdoc.who.int/trs/WHO_TRS_813.pdf (accessed 24/07/08)
2. Proudfoot A, ed. Pesticide poisoning: notes for the guidance of medical practitioners. 2nd ed. London: DoH, The Stationery Office, 1996.

用途

含氯和有机氯类杀昆虫药应用十分广泛。但由于可长期留存于人体内，部分品种已被禁用或限制使用。

1. WHO. Polychlorinated biphenyls and terphenyls. *Environmental Health Criteria 140.* Geneva: WHO, 1993. Available at: http://www.inchem.org/documents/ehc/ehc/ehc140.htm (accessed 28/05/04)
2. WHO. Polychlorinated biphenyls (PCBs) and polychlorinated terphenyls (PCTs) health and safety guide. *IPCS Health and Safety Guide 68.* Geneva: WHO, 1992. Available at: http://www.inchem.org/documents/hsg/hsg/hsg68.htm (accessed 28/05/04)

Chlorophacinone 氯鼠酮

Clorofacinona; LM-91. 2-[2-(4-Chlorophenyl)-2-phenylacetyl]indane-1,3-dione.

Хлорфацинон

$C_{23}H_{15}ClO_3$ = 374.8.

CAS — 3691-35-8.

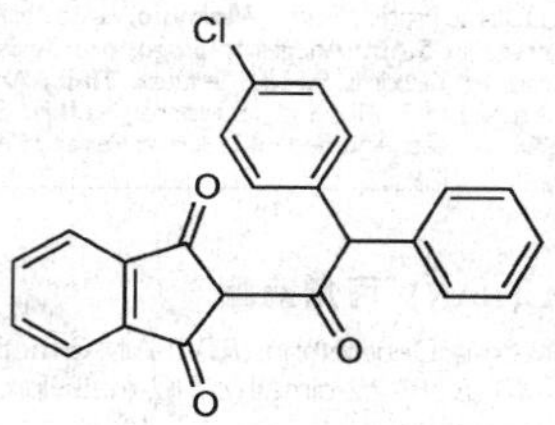

注：名称"超级华法林"用于描述几种有抗凝作用的灭鼠药，如溴鼠隆（第1919页）、溴敌隆（第1919页）、氯鼠酮和鼠得克（第1924页）。

简介

氯鼠酮是茚满二酮的衍生物，用作抗凝灭鼠药。另一种说法是其毒性是由于非结合性氧化磷酸化对细胞代谢产生的持续性刺激。

1. Burucoa C, *et al.* Chlorophacinone intoxication: biological and toxicological study. *J Toxicol Clin Toxicol* 1989; **27:** 79–89.
2. WHO. Anticoagulant rodenticides. *Environmental Health Criteria 175.* Geneva: WHO, 1995. Available at: http://www.inchem.org/documents/ehc/ehc/ehc175.htm (accessed 28/05/04)
3. Lagrange F, *et al.* Toxicological management of chlorophacinone poisoning. *Acta Clin Belg Suppl* 1999; **1:** 13–16.
4. Papin F, *et al.* Lethal paradoxical cerebral vein thrombosis due to suspicious anticoagulant rodenticide intoxication with chlorophacinone. *Forensic Sci Int* 2007; **166:** 85–90.

Chloropicrin 氯化苦

Cloropicrina; Nitrochloroform; Nitrocloroformo; Nitrotriclorometano. Trichloronitromethane.

Хлорпикрин

CCl_3NO_2 = 164.4.

CAS — 76-06-2.

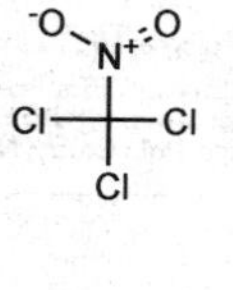

简介

氯化苦具有强烈臭，是一种催泪剂。它对皮肤和黏膜产生强烈的刺激性。本药作为杀昆虫药，用来熏蒸贮存谷物和泥土。本药与其他熏蒸用药一样可用作警告气体。

Chlorpyrifos (*BAN*) 毒死蜱

Clorpirifós. *O,O*-Diethyl *O*-3,5,6-trichloro-2-pyridyl phosphorothioate.

Хлорпирифос

$C_9H_{11}Cl_3NO_3PS$ = 350.6.

CAS — 2921-88-2.

UNII — JCS58I644W.

简介

毒死蜱是一种农用有机磷类杀昆虫药（第1930页）。

Cicloheximide (*rINN*) 环己米特

Cicloheximida; Cicloheximidum; Cycloheximide *(USAN)*; U-4527. 3-{(2*R*)-2-[(1*S*,3*S*,5*S*)-3,5-Dimethyl-2-oxocyclohexyl]-2-hydroxyethyl}glutarimide.

Циклогексимид

$C_{15}H_{23}NO_4$ = 281.3.

CAS — 66-81-9.

简介

环己米特是一种链霉菌 *Streptomyces griseus*. 产生的抗菌药。本药是杀霉菌药，用于控制一些植物霉菌病。

Clofenotane (*rINN*) 滴滴涕

Chlorofenotano; Chlorophenothane; Chlorphenothanum; Clofénotane; Clofenotano; Clofenotanum; Clorofenotano; DDT; Dichlorodiphenyltrichloroethane; Dichophanum; Dicophane; Klofenotaani; Klofenotan. 1,1,1-Trichloro-2,2-bis(4-chlorophenyl)ethane.

Клофенотан

$C_{14}H_9Cl_5$ = 354.5.

CAS — 50-29-3.

ATC — P03AB01.

ATC Vet — QP53AB01.

UNII — CIW5S16655.

Pharmacopoeias. In *It.*

不良反应和处置

见含氯类杀昆虫药，第1920页。

1. WHO. DDT and its derivatives. *Environmental Health Criteria 9*. Geneva: WHO, 1979. Available at: http://www.inchem.org/documents/ehc/ehc/ehc009.htm (accessed 28/05/04)
2. WHO. DDT and its derivatives—environmental aspects. *Environmental Health Criteria 83*. Geneva: WHO, 1989. Available at: http://www.inchem.org/documents/ehc/ehc/ehc83.htm (accessed 28/05/04)

致癌性 有些小规模流行病学研究认为，DDT 和聚氯联苯（PCBs）的代谢物有机氯类 1,1-dichloro-2,2-bis（*p*-chlorophenyl）ethylene（DDE）可以增加女性患乳腺癌的风险。然而，对有效数据的再分析[1,2]表明，DDT 与乳腺癌可能无关，且没有证据显示 PCBs 与之有关。针对斯堪的纳维亚人的长期监测表明[3]，暴露于 DDT 与男性睾丸癌的发展无关。

1. Key T, Reeves G. Organochlorines in the environment and breast cancer. *BMJ* 1994; **308:** 1520–1.
2. van't Veer P, *et al.* DDT (dicophane) and postmenopausal breast cancer in Europe: case-control study. *BMJ* 1997; **315:** 81–5.
3. Ekbom A, *et al.* DDT and testicular cancer. *Lancet* 1996; **347:** 553–4.

对生育力的影响 有报道[1] DDT 的代谢产物 1,1-dichloro-2,2-bis（*p*-chlorophenyl）ethylene（DDE）对大鼠有抗雄激素作用。另有报道认为暴露于 DDT 可以降低雄性生殖力，增加雄性生殖异常。

1. Keke WR, *et al.* Persistent DDT metabolite p,p'-DDE is a potent androgen receptor antagonist. *Nature* 1995; **375:** 581–5.

对神经系统的影响 一项回顾性研究[1]表明，与对照组相比，长期暴露于 DDT 的退休疟疾工人神经行为试验结果差，而神经与精神症状增加。

1. van Wendel de Joode B, *et al.* Chronic nervous-system effects of long-term occupational exposure to DDT. *Lancet* 2001; **357:** 1014–16.

妊娠 一项有关 1959～1966 年间出生儿童的大规模前瞻性研究[1]表明，早产和小于胎龄儿与母体内在妊娠期间取得的血清样本中的 DDT 代谢物 1,1-dichloro-2,2-bis（*p*-chlorophenyl）ethylene（DDE）的血药浓度有关。

1. Longnecker MP, *et al.* Association between maternal serum concentration of the DDT metabolite DDE and preterm and small-for-gestational-age babies at birth. *Lancet* 2001; **358:** 110–14.

药动学

DDT 可通过摄入、吸入或经皮肤吸收。本药可长期留存于体内，特别是脂肪组织内，而消除速度非常慢。本药能通过胎盘屏障，可进入乳汁，在体内代谢为乙烯衍生物 1,1-dichloro-2,2-bis（*p*-chlorophenyl）ethylene（DDE）。尿液中也可见其乙酸衍生物（DDA）。

用途

DDT 是含氯类杀昆虫药（第1920页）。本药也是胃和接触性毒药，能够在不同条件下长时间保持活性。本药对多种病媒有效，如蚤、虱和蚊。本药也可局部用药治疗虱病（第1917页）和疥疮（第1917页），但一般使用更合适的替代药物。

由于耐药性和可长期留存于自然环境，目前已无本药的广泛的应用。部分国家已禁用本药，其他国家也已限制应用。

尽管存在这样那样的问题，许多国家仍然依靠本药控制疟疾和利什曼虫病。WHO 认为[1,2]如果符合以下条件，则可使用本药：

- 只用于室内喷洒；
- 确证有效；
- 生产符合 WHO 规定的技术条件；
- 应用时有必要的安全警示。

然而，WHO 推荐针对哺乳和潜在致癌性进行进一步评价，还有对本药导致的 M 受体密度减少的意义进行阐明。

1. WHO. WHO expert committee on malaria: twentieth report. *WHO Tech Rep Ser 892* 2000. Available at: http://libdoc.who.int/trs/WHO_TRS_892.pdf (accessed 21/07/08)
2. WHO Global Malaria Programme. Indoor residual spraying: use of indoor residual spraying for scaling up global malaria control and elimination 2006. Available at: http://malaria.who.int/docs/IRS-position.pdf (accessed 21/04/08)

制剂

多组分制剂 ***Ital.:*** Antiscabbia Candioli al DDT Terapeutico†.

Clofenvinfos (*BAN*, *rINN*) 氯芬磷

Chlorfenvinphos; Chlorofenwinfos; Clofenvinfós; Clofenvinfosum. 2-Chloro-1-(2,4-dichlorophenyl)vinyl diethyl phosphate.

Клофенвинфос

$C_{12}H_{14}Cl_3O_4P$ = 359.6.

CAS — 470-90-6.

UNII — F2G9XS1W91.

简介

氯芬磷属于有机磷类杀昆虫药（第1930页），可作为兽用局部杀外寄生虫药，也可农用。

Copper Naphthenate 环烷酸铜

Cobre, naftenato de.

Нафтенат Меди

CAS — 1338-02-9.

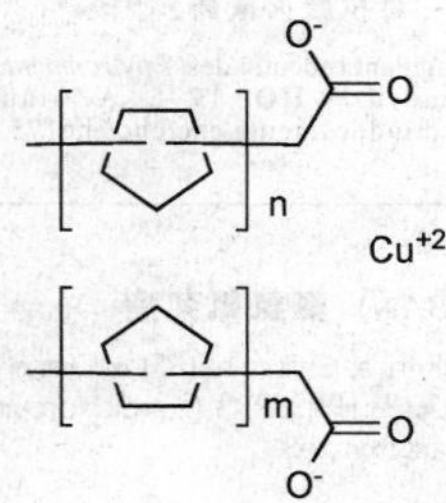

简介

环烷酸铜是环烷酸的铜盐，属杀虫剂。本药具有广谱杀真菌、白蚁及其他毁木昆虫的作用，用于木料保存。本药可作为局部应用的抗真菌兽药。

Copper Oleate 油酸铜

Cobre, oleato de; Oléate de Cuivre.

Олеат Меди

$Cu(C_{18}H_{33}O_2)_2$ = 626.5.

CAS — 1120-44-1.

简介

油酸铜是一种局部应用的杀昆虫药，用于治疗虱病（第1917页）。

制剂

多组分制剂 ***Arg.:*** Plus & Plus.

Coumafos (*BAN*, *rINN*) 库马磷

Bayer-21199; Coumafosum; Coumaphos; Cumafós; Kumafoosi; Kumafos. *O*-3-Chloro-4-methyl-7-coumarinyl *O,O*-diethyl phosphorothioate.

Кумафос

$C_{14}H_{16}ClO_5PS$ = 362.8.

CAS — 56-72-4.

ATC Vet — QP53AF08.

UNII — L08SZ5Z5JC.

简介

库马磷属于有机磷类杀昆虫药（第1930页），用于兽医局部杀外寄生虫。

Coumatetralyl 杀鼠迷

Cumatetralilo. 4-Hydroxy-3-(1,2,3,4-tetrahydro-1-naphthyl)coumarin.

Куматетралил

$C_{19}H_{16}O_3$ = 292.3.

CAS — 5836-29-3.

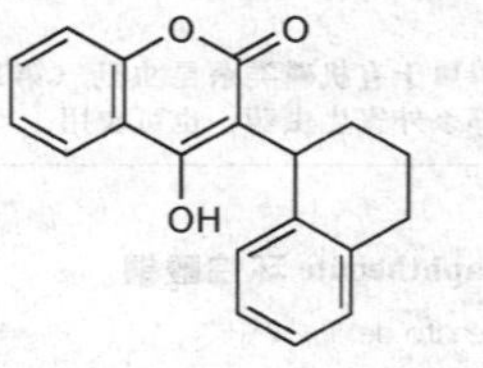

简介

杀鼠迷是一种抗凝灭鼠药。

1. WHO. Anticoagulant rodenticides. *Environmental Health Criteria 175*. Geneva: WHO, 1995. Available at: http://www.inchem.org/documents/ehc/ehc/ehc175.htm (accessed 28/05/04)

Cyfluthrin (*BAN*) 氟氯氰菊酯

Bay-VI-1704; Ciflutrina; Cyfluthin. (*RS*)-α-Cyano-4-fluoro-3-phenoxybenzyl (1*RS*,3*RS*;1*RS*,3*SR*)-3-(2,2-dichlorovinyl)-2,2-dimethylcyclopropanecarboxylate.

Цифлутрин

$C_{22}H_{18}Cl_2FNO_3$ = 434.3.

CAS — 68359-37-5.

ATC — P03BA01.

ATC Vet — QP53AC12.

UNII — SCM2QLZ6S0.

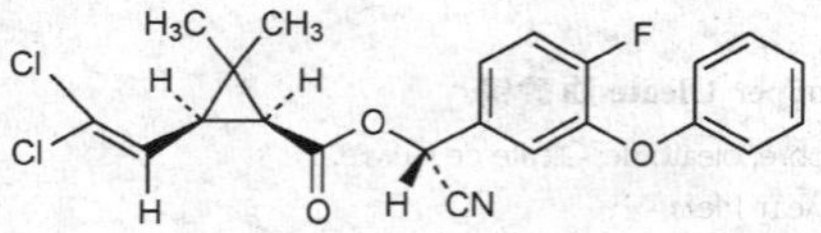

(1*S*,3*S*-isomer)

简介

氟氯氰菊酯属于除虫菊酯类杀昆虫药（见**除虫菊花**，第1932页），用于农业、兽医和疟疾（第566页）的病媒控制。

制剂

专利制剂

Ital.: Responsar†; Solfac.

Cyhalothrin (*BAN*) 三氟氯氰菊酯

Cihalotrina; Cyhalotryna; PP-563. (*RS*)-α-Cyano-3-phenoxybenzyl (*Z*)-(1*RS*,3*RS*)-3-(2-chloro-3,3,3-trifluoropropenyl)-2,2-dimethylcyclopropanecarboxylate.

Цигалотрин

$C_{23}H_{19}ClF_3NO_3$ = 449.9.

CAS — 68085-85-8.

ATC Vet — QP53AC06.

UNII — V0V73PEB8M.

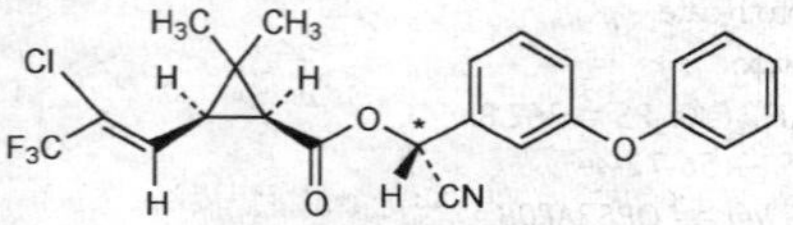

and enantioner plus epimer at c*

简介

本药，尤其是其（*Z*）-(1*R*,3*R*)*S* 酯与（*Z*）-(1*S*,3*S*)*R* 酯的混合物（被称为λ-三氟氯氰菊酯），可作为农用和兽医用除虫菊酯类杀昆虫药用于公共卫生中的病虫害控制（见**除虫菊花**，第1932页）。

1. WHO. Cyhalothrin. *Environmental Health Criteria 99*. Geneva: WHO, 1990. Available at: http://www.inchem.org/documents/ehc/ehc/ehc99.htm (accessed 23/04/04)
2. WHO. Cyhalothrin and lambda-cyhalothrin health and safety guide. *IPCS Health and Safety Guide 38*. Geneva: WHO, 1990. Available at: http://www.inchem.org/documents/hsg/hsg/hsg038.htm (accessed 23/04/04)

Cymiazole 赛米唑

CGA-50439; CGA-192357 (cymiazole hydrochloride); Cimiazol; Cymiazol; Cymiazolum; Symiatsoli; Xymiazole. 2,4-Dimethyl-*N*-(3-methyl-2(3*H*)-thiazolylidene)benzenamine.

Цимиазол

$C_{12}H_{14}N_2S$ = 218.3.

CAS — 61676-87-7 (cymiazole); 121034-85-3 (cymiazole hydrochloride).

ATC Vet — QP53AA02.

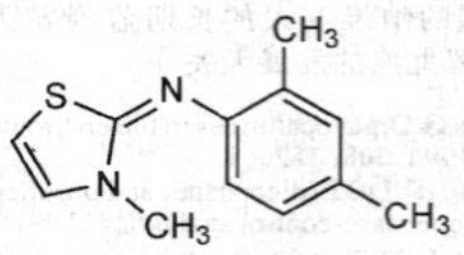

简介

赛米唑是杀虫剂，用于养蜂业。

Cypermethrin (*BAN*) 氯氰菊酯

Cipermetrina; Cypermetryna; NRDC-149. (*RS*)-α-Cyano-3-phenoxybenzyl (1*RS*,3*RS*)-(1*RS*,3*RS*)-3-(2,2-dichlorovinyl)-2,2-dimethylcyclopropanecarboxylate.

Циперметрин

$C_{22}H_{19}Cl_2NO_3$ = 416.3.

CAS — 52315-07-8.

ATC — P03BA02.

ATC Vet — QP53AC08.

UNII — 1TR49121NP.

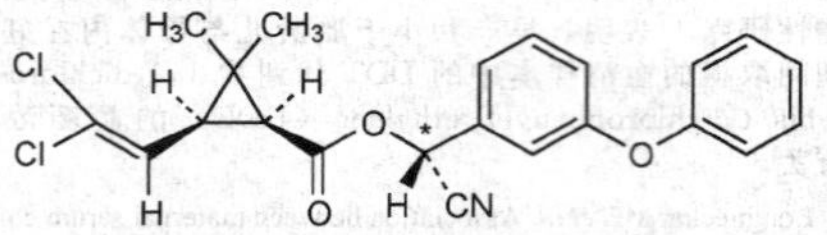

and enantioner plus epimer at c*

Alpha-cypermethrin (*BAN*) α-氯氰菊酯

Alfacipermetrina. (*SR*)-α-Cyano-3-phenoxybenzyl (1*RS*,3*RS*)-3-(2,2-dichlorovinyl)-2,2-dimethylcyclopropanecarboxylate.

Альфа-циперметрин

$C_{22}H_{19}Cl_2NO_3$ = 416.3.

CAS — 67375-30-8.

UNII — 99W8X078CA.

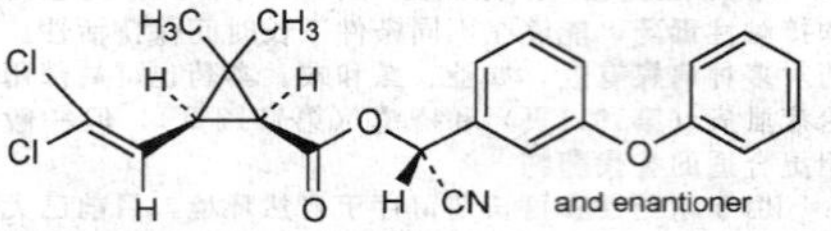

and enantioner

简介

氯氰菊酯为一种含α-氯氰菊酯的同分异构体混合物，属于除虫菊酯类杀昆虫药（见**除虫菊花**，第1932页）。本药可用于农业，兽医局部治疗外寄生虫，也用于控制鲑鱼的水蚤感染。α-氯氰菊酯也有广泛的应用。α-氯氰菊酯用于农业和疟疾（第566页）的病媒控制。

1. WHO. Cypermethrin. *Environmental Health Criteria 82*. Geneva: WHO, 1989. Available at: http://www.inchem.org/documents/ehc/ehc/ehc82.htm (accessed 23/04/04)
2. WHO. Cypermethrin health and safety guide. *IPCS Health and Safety Guide 22*. Geneva: WHO, 1989. Available at: http://www.inchem.org/documents/hsg/hsg/hsg022.htm (accessed 23/04/04)
3. WHO. Alpha-cypermethrin. *Environmental Health Criteria 142*. Geneva: WHO, 1992. Available at: http://www.inchem.org/documents/ehc/ehc/ehc142.htm (accessed 23/04/04)

Cyromazine (*BAN*, *rINN*) 环丙马秦

CGA-72662; Ciromazina; Cyromazinum. *N*-Cyclopropyl-1,3,5-triazine-2,4,6-triamine.

Циромазин

$C_6H_{10}N_6$ = 166.2.

CAS — 66215-27-8.

UNII — CA49Y29RA9.

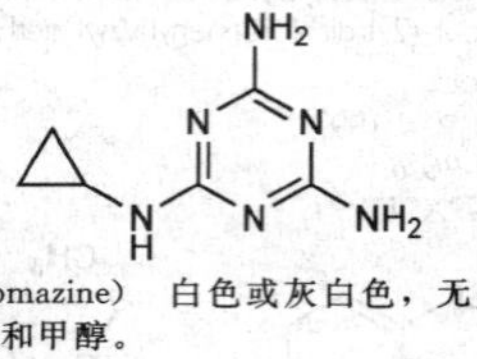

USP 33（Cyromazine） 白色或灰白色，无臭，晶状粉末。微溶于水和甲醇。

简介

环丙马秦用于兽医局部治疗外寄生虫感染。

Cythioate (*BAN*) 赛灭磷

Citioato. *O,O*-Dimethyl *O*-(4-sulphamoylphenyl) phosphorothioate.

Цитиоат

$C_8H_{12}NO_5PS_2$ = 297.3.

CAS — 115-93-5.

ATC Vet — QP53AF10; QP53BB01.

UNII — 3OOH7Q4333.

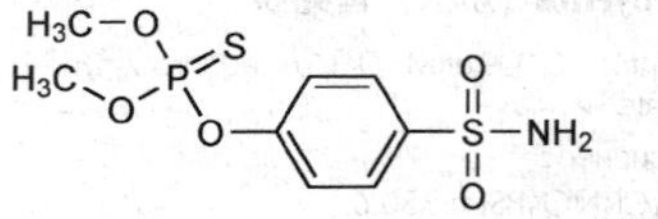

简介

赛灭磷是一种有机磷类杀昆虫药（第1930页），用于兽医系统治疗外寄生虫感染。给家畜口服本药。

Daminozide 二甲基琥珀酰肼

Daminozida. *N*-Dimethylaminosuccinamic acid.

Даминозид

$C_6H_{12}N_2O_3$ = 160.2.

CAS — 1596-84-5.

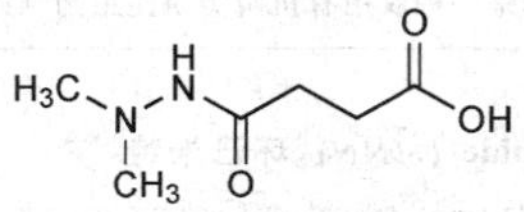

简介

二甲基琥珀酰肼是植物生长调节剂，可用于增加水果产量。本药在水果中的化学残留问题受到了人们的关注。

Deltamethrin (*BAN*) 溴氰菊酯

Decamethrin; Decametrina; Deltamethrinum; Deltametriini; Deltametrin; Deltametrina; Deltametryna; NRDC-161. (*S*)-α-Cyano-3-phenoxybenzyl (1*R*,3*R*)-3-(2,2-dibromovinyl)-2,2-dimethylcyclopropanecarboxylate.

Дельтаметрин

$C_{22}H_{19}Br_2NO_3$ = 505.2.

CAS — 52918-63-5.

ATC — P03BA03.

ATC Vet — QP53AC11.

UNII — 2JTS8R821G.

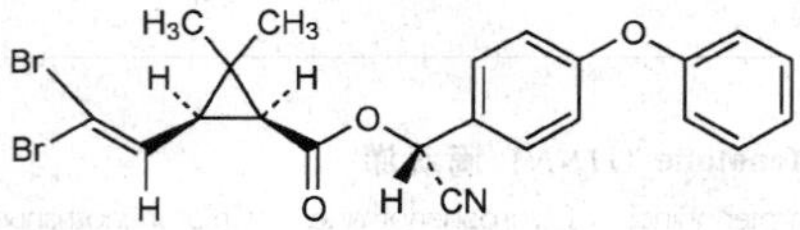

Pharmacopoeias. In *BP(Vet)*.

BP（Vet）2010（Deltamethrin） 白色至浅黄色晶状粉末。不溶于水；溶于乙醇和丙酮。

简介

溴氰菊酯属于除虫菊酯类杀昆虫药（见**除虫菊花**，第1932页），用于疟疾（第566页）的病媒控制，也用于兽医局部治疗外寄生虫、农业和家庭杀虫。

1. WHO. Deltamethrin health and safety guide. *IPCS Health and Safety Guide 30*. Geneva: WHO, 1989. Available at: http://www.inchem.org/documents/hsg/hsg/hsg030.htm (accessed 26/04/04)
2. WHO. Deltamethrin. *Environmental Health Criteria 97*. Geneva: WHO, 1990. Available at: http://www.inchem.org/documents/ehc/ehc/ehc97.htm (accessed 26/04/04)

制剂

专利制剂

Braz.: Del-Lend†; Deltacid; Deltalab; Deltamitren†; Deltapio†; Deltasay†; Deotrin; Neolend†; Pediderm; Sifdel†; ***Fr.:*** Cinq sur Cinq; Pharmavoyage Moustiquaires; ***Venez.:*** Nopucid.

多组分制剂 ***Arg.:*** Deca-Scab; Hexa-Defital NF; Nopucid Compuesto; Nopucid Rapida; ***Braz.:*** Deltacid Plus; ***Chile:*** Launol.

Dibromochloropropane 二溴氯丙烷

DBCP; Dibromocloropropano. 1,2-Dibromo-3-chloropropane.

Дибромохлоропропан

$C_3H_5Br_2Cl$ = 236.3.

CAS — 96-12-8.

简介

二溴氯丙烷用于杀虫。暴露于本药的工人可出现睾丸损伤和精子数减少。

Dibutyl Phthalate 酞酸丁酯

Butyl Phthalate; DBP; Dibutil-ftalát; Dibutilo ftalatas; Dibutilo, ftalato de; Dibutyle, phtalate de; Dibutylftalat; Dibutyl-ftalát; Dibutylis phthalas; Dibutylu ftalan; Dibutyyliftalaatti. Dibutyl benzene-1,2-dicarboxylate.

Дибутилфталат

$C_{16}H_{22}O_4$ = 278.3.

CAS — 84-74-2.

ATC — P03BX03.

UNII — 2286E5R2KE.

Pharmacopoeias. In *Eur.* (see p.vii). Also in *USNF.*

Ph. Eur. 6. 8 (Dibutyl Phthalate) 澄清、无色或微黄色油状液体。几乎不溶于水；溶于乙醇。贮藏于密闭容器中。

USNF 28 (Dibutyl Phthalate) 澄清、无色或微黄色油状液体。几乎不溶于水；溶于乙醇和乙醚。贮藏于密闭容器中。

不良反应和注意事项

本药偶可导致超敏反应。酞酸酯类药物应避免接触塑料。

用途和用法

酞酸丁酯是驱避药，其作用稍弱于酞酸二甲酯（第1924页）。本药比酞酸二甲酯挥发性差，清洗不易清除，因而常用于衣物浸渗。

本药也作为乳胶黏合剂、染料溶剂、医用涂层和增塑剂使用。

1. WHO. Di-*n*-butyl phthalate. *Environmental Health Criteria 189*. Geneva: WHO, 1997. Available at: http://www.inchem.org/documents/ehc/ehc/ehc189.htm (accessed 26/04/04)
2. Kamrin MA. Phthalate risks, phthalate regulation, and public health: a review. *J Toxicol Environ Health B* 2009; **12:** 157–74.

制剂

多组分制剂 ***S.Afr.:*** Myloft.

Dichlorophenoxyacetic Acid 二氯苯氧乙酸

2,4-D; Diclorofenoxiacético, ácido. 2,4-Dichlorophenoxyacetic acid.

Дихлорфеноксиуксусная Кислота

$C_8H_6Cl_2O_3$ = 221.0.

CAS — 94-75-7.

不良反应、处置和注意事项

大部分二氯苯氧乙酸中毒的情况也同时伴有其他除莠剂摄入，而且溶剂本身也可引起中毒。摄入、吸入或局部接触本药引起的不良反应几乎没有固定的形式。

不良反应包括 CNS 和外周神经系统、肌肉和心血管系统反应。中毒时常伴有胃肠道症状，也会出现肝毒性、肾毒性和肺功能障碍，但不一定是由二氯苯氧乙酸引起。本药对肿瘤的作用在**三氯苯氧乙酸**（第1934页）中介绍。

大量摄入本药 1h 内，可进行活性炭洗胃。脱掉污染衣物，并用肥皂和水清洗皮肤。有报道，碱化尿液和血液透析有利于本药清除，后者可能更有效。进一步治疗为对症治疗。

1. WHO. 2,4-Dichlorophenoxyacetic acid (2,4-D). *Environmental Health Criteria 29*. Geneva: WHO, 1984. Available at: http://www.inchem.org/documents/ehc/ehc/ehc29.htm (accessed 26/04/04)
2. WHO. 2,4-Dichlorophenoxyacetic (2,4-D) health and safety guide. *IPCS Health and Safety Guide 5*. Geneva: WHO, 1987. Available at: http://www.inchem.org/documents/hsg/hsg/hsg005.htm (accessed 26/04/04)
3. WHO. 2,4-Dichlorophenoxyacetic acid (2,4-D)—environmental aspects. *Environmental Health Criteria 84*. Geneva: WHO, 1989. Available at: http://www.inchem.org/documents/ehc/ehc/ehc84.htm (accessed 26/04/04)
4. Bradberry SM, *et al.* Mechanisms of toxicology, clinical features, and management of acute chlorophenoxy herbicide poisoning: a review. *J Toxicol Clin Toxicol* 2000; **38:** 111–22.
5. Garabrant DH, Philbert MA. Review of 2,4-dichlorophenoxyacetic acid (2,4-D) epidemiology and toxicology. *Crit Rev Toxicol* 2002; **32:** 233–57.
6. Bradberry SM, *et al.* Poisoning due to chlorophenoxy herbicides. *Toxicol Rev* 2004; **23:** 65–73.

用途

二氯苯氧乙酸作为除莠剂广泛用于农业和其他谷物杂草控制。实际中，常用本药与其他除莠剂的盐或酯。

Dichlorvos (*BAN, USAN, rINN*) 敌敌畏

DDVP; Dichlorfos; Dichlorvosum; Diclorvós; NSC-6738; OMS-14; SD-1750. 2,2-Dichlorovinyl dimethyl phosphate.

Дихлорвос

$C_4H_7Cl_2O_4P$ = 221.0.

CAS — 62-73-7.

ATC Vet — QP52AB03; QP53AF04.

UNII — 7U370BPS14.

Pharmacopoeias. In *Fr.* for veterinary use.

简介

敌敌畏是短残留时间的有机磷类杀昆虫药（第1930页），杀虫范围大。有时也做熏蒸剂。本药可用于杀灭飞机机舱中的昆虫，也用于局部治疗外寄生虫感染和兽用驱避药。本药的致癌性受到广泛的关注。

1. WHO. Dichlorvos health and safety guide. *IPCS Health and Safety Guide 18*. Geneva: WHO, 1988. Available at: http://www.inchem.org/documents/hsg/hsg/hsg018.htm (accessed 26/04/04)
2. WHO. Dichlorvos. *Environmental Health Criteria 79*. Geneva: WHO, 1989. Available at: http://www.inchem.org/documents/ehc/ehc/ehc79.htm (accessed 26/04/04)
3. Van Maele-Fabry G, *et al.* Dichlorvos and carcinogenicity: a systematic approach to a regulatory decision. *Regul Toxicol Pharmacol* 2000; **31:** 13–21.
4. Ishmael J, *et al.* Dichlorvos—a comprehensive review of 11 rodent carcinogenicity studies. *Regul Toxicol Pharmacol* 2006; **44:** 238–48.
5. Booth ED, *et al.* Review of the in vitro and in vivo genotoxicity of dichlorvos. *Regul Toxicol Pharmacol* 2007; **49:** 316–26.

Dieldrin (*BAN, pINN*) 狄氏剂

Dieldrina; Dieldrine; Dieldrinum; Dieldryna.

Диэлдрин

CAS — 60-57-1 (HEOD).

(HEOD)

性状 狄氏剂含 85% 的(1*R*,4*S*,5*S*,8*R*)-1,-2,3,4,10,10-hexachloro-6,7-epoxy-1,4,4a,5,6,7,8,8a-octahydro-1,4：5,8-dimethanonaphthalene（HEOD），$C_{12}H_8Cl_6O$ = 380.9，其余 15%为 HEOD 相关的有机含氯化合物。

不良反应和处置

见含氯类杀昆虫药，第1920页。

狄氏剂的毒性强于 DDT（第1921页），易经皮肤迅速吸收。

1. WHO. Aldrin and dieldrin. *Environmental Health Criteria 91*. Geneva: WHO, 1989. Available at: http://www.inchem.org/documents/ehc/ehc/ehc91.htm (accessed 26/04/04)
2. WHO. Aldrin and dieldrin health and safety guide. *IPCS Health and Safety Guide 21*. Geneva: WHO, 1989. Available at: http://www.inchem.org/documents/hsg/hsg/hsg021.htm (accessed 26/04/04)
3. Høyer AP, *et al.* Organochlorine exposure and risk of breast cancer. *Lancet* 1998; **352:** 1816–20.
4. Jorgenson JL. Aldrin and dieldrin: a review of research on their production, environmental deposition and fate, bioaccumulation, toxicology, and epidemiology in the United States. *Environ Health Perspect* 2001; **109** (suppl 1): 113–39.

用途

狄氏剂是含氯类杀昆虫药（第1920页），以前用于消毒。目前本药的应用已受到限制，仅用于特定用途，如白蚁防治。

Di-(2-ethylhexyl) adipate 己二酸二（2-乙基己基）酯

DEHA; Dioctilo, adipato de; Dioctyl Adipate; DOA.

Диоктиладипинат

$C_{22}H_{42}O_4$ = 370.6.

CAS — 103-23-1.

UNII — MBY1SL921L.

注：不可将本品与塑化剂己二酸二辛酯（di-*n*-octyl adipate）（也称为十六烷己二酸）相混淆。

简介

本品为驱避剂，也作为塑化剂用于塑料工业。考虑到本品或其他塑化剂可向食物中迁移，可能出现人群的低浓度摄入。

制剂

专利制剂

UK: Protec.

Diethyltoluamide (*BAN, rINN*) 避蚊胺

DEET; *N,N*-Diethyl-3-methylbenzamide; Diéthyltoluamide; Diethyltoluamidum; Dietiltoluamida; Dietiltoluamida. *NN*-Diethyl-*m*-toluamide.

Диэтилтолуамид

$C_{12}H_{17}NO$ = 191.3.

CAS — 134-62-3.

ATC — P03BX01.

ATC Vet — QP53GX01.

UNII — FB0C1XZV4Y.

Pharmacopoeias. In *Int.* and *US.*

USP 33 (Diethyltoluamide) 有香味的无色液体。几乎不溶于水和甘油；溶于乙醇、二硫化碳、氯仿、乙醚和异丙醇。贮藏于密闭容器中。

不良反应和注意事项

有报道，避蚊胺可引起偶发的超敏和变态反应。由于可引起刺激和水疱，本药应用时不可靠近眼、黏膜、破损和屈曲部皮肤。大剂量外用时，有出现全身毒性的报道。特别是对于儿童，更易出现。

曾有一名患者因暴露于本药出现超敏反应和过敏反应[1]。大量应用本药的儿童曾出现中毒性脑病[2]；有报道出现癫痫[3]；也有病例局部应用出现躁狂症[4]和心血管毒性（窦性心动过缓和体位性低血压）[5]。基于已发表和未发表数据的一项评估[6]认为广泛应用本药很少出现严重问题，儿童脑病问题也未得到证实。然而，另一项分析[7]认为本药确实与儿童脑病有关。

有报道摄入含大剂量避蚊胺的驱避药后造成中毒甚至死亡的病例[8]。

1. Miller JD. Anaphylaxis associated with insect repellent. *N Engl J Med* 1982; **307:** 1341–2.
2. Roland EH, *et al.* Toxic encephalopathy in a child after brief exposure to insect repellents. *Can Med Assoc J* 1985; **132:** 155–6.
3. Anonymous. Seizures temporally associated with use of DEET insect repellent—New York and Connecticut. *Arch Dermatol* 1989; **125:** 1619–20.
4. Snyder JW, *et al.* Acute manic psychosis following the dermal application of N,N-diethyl-m-toluamide (DEET) in an adult. *J Toxicol Clin Toxicol* 1986; **24:** 429–39.
5. Clem JR, *et al.* Insect repellent (N,N-diethyl-m-toluamide) cardiovascular toxicity in an adult. *Ann Pharmacother* 1993; **27:** 289–93.
6. Goodyer L, Behrens RH. Short report: the safety and toxicity of insect repellents. *Am J Trop Med Hyg* 1998; **59:** 323–4.

7. Briassoulis G, *et al.* Toxic encephalopathy associated with use of DEET insect repellents: a case analysis of its toxicity in children. *Hum Exp Toxicol* 2001; **20:** 8–14.
8. Tenenbein M. Severe toxic reactions and death following the ingestion of diethyltoluamide-containing insect repellents. *JAMA* 1987; **258:** 1509–11.

用途

避蚊胺是一种驱避药，可有效驱除蚊、蚋、臭虫、恙螨、蠓、蜱和蚤。本药可预防疟疾（第566页），也可驱除水蛭。本药可以在皮肤或衣服上使用。本药也可作为兽用驱蝇药。

制剂

USP 33: Diethyltoluamide Topical Solution.

专利制剂

Austral.: Apex Repel; ***Belg.:*** Mouskito Tropical; ***Canad.:*** Bens†; Bug zzz Away†; Cutter†; Deep Woods OFF†; Konk†; Muskol†; Off; Off Skintastic; Ungava; ***Fr.:*** Biovectrol Tropique; Insect Ecran; Item Antipoux†; ***NZ:*** Apex Repel Junior; Apex Repel Super; Apex Repel Super with Sunscreen; ***S.Afr.:*** Mylol†; ***UK:*** Bens; Jungle Formula Insect Repellent; Mijex.

多组分制剂 ***Arg.:*** Standard XXI; ***Austral.:*** Apex Repel; Apex Repel SPF23+ with Sunscreen; Apex Repel Super†; Apex Repel Ultra; ***Belg.:*** Mouskito Sun; Mouskito Travel Milk; Mouskito Travel Stick; ***Canad.:*** Coppertone Bug & Sunblock†; Muskol with Sunblock†; ***Fr.:*** Mousticologne†; Moustidose Adult et Enfant†; Tiq'Aouta†; ***Israel:*** Yatushan Plus†; ***Ital.:*** Esoklin†; Sinezan; ***Jpn:*** Una Repellent†; ***NZ:*** Apex Repel Super; Apex Repel Ultra; Safehold Active Duty; Safehold Active Duty with Sunscreen; ***S.Afr.:*** Mylol†; ***UK:*** Autan.

Difenacoum 鼠得克

Difenacum. 3-(3-Biphenyl-4-yl-1,2,3,4-tetrahydro-1-naphthyl)-4-hydroxycoumarin.

Дифенакум

$C_{31}H_{24}O_3$ = 444.5.

CAS — 56073-07-5.

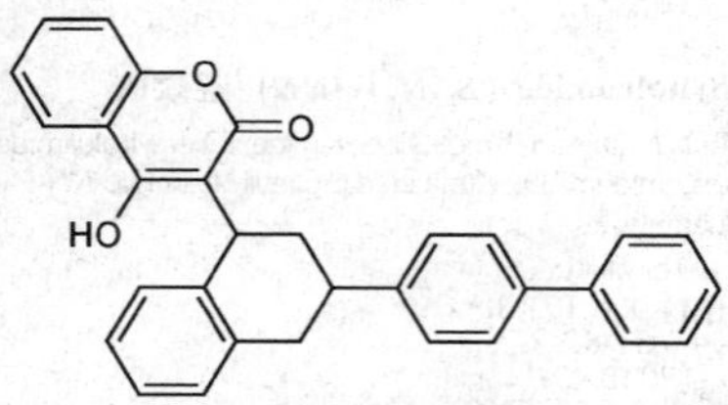

注：名称“超级华法林”用于描述几种有抗凝作用的灭鼠药，如溴鼠隆（第1919页）、溴敌隆（第1919页）、氯鼠酮（第1920页）和鼠得克。

简介

鼠得克是一种抗凝灭鼠药。

1. WHO. Anticoagulant rodenticides. *Environmental Health Criteria 175.* Geneva: WHO, 1995. Available at: http://www.inchem.org/documents/ehc/ehc/ehc175.htm (accessed 26/04/04)
2. WHO. Difenacoum health and safety guide. *IPCS Health and Safety Guide 95.* Geneva: WHO, 1995. Available at: http://www.inchem.org/documents/hsg/hsg/hsg095.htm (accessed 26/04/04)

毒性 鼠得克属于第二代抗凝灭鼠药，能抑制凝血酶原合成而导致出血[1]。本药自胃肠道吸收，也可能经皮吸收。用于制作毒饵时含量为100mg/kg，此剂量不会对人造成危害。由于毒性，更高浓度的应用受到严格的限制。毒饵应由专业技术人员配制，并添加醒目的标示染料。

有报道鼠得克中毒的病例[2~4]。

1. WHO. Safe use of pesticides: ninth report of the WHO expert committee on vector biology and control. *WHO Tech Rep Ser 720* 1985. Available at: http://libdoc.who.int/trs/WHO_TRS_720.pdf (accessed 21/07/08)
2. Barlow AM, *et al.* Difenacoum (Neosorexa) poisoning. *BMJ* 1982; **285:** 541.
3. Butcher GP, *et al.* Difenacoum poisoning as a cause of haematuria. *Hum Exp Toxicol* 1992; **11:** 553–4.
4. McCarthy PT, *et al.* Covert poisoning with difenacoum: clinical and toxicological observations. *Hum Exp Toxicol* 1997; **16:** 166–70.

Diflubenzuron 二氟脲

1-(4-Chlorophenyl)-3-(2,6-difluorobenzoyl)urea.

Дифлубензурон

$C_{14}H_9ClF_2N_2O_2$ = 310.7.

CAS — 35367-38-5.

ATC Vet — QP53BC02.

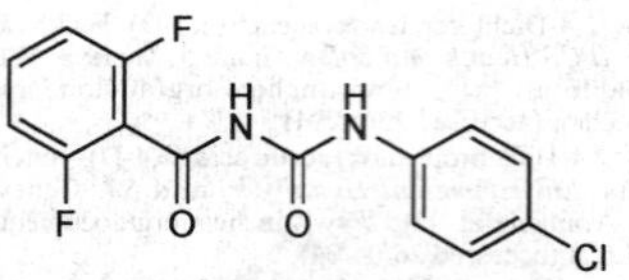

简介

本药是一种杀虫剂。由于具有生长调节作用，可影响角质层的形成，本药也是杀幼虫药。二氟脲可用于农业和病媒控制；也可兽用杀灭蝇和虱。

本药的残留作用可杀灭蚊子幼虫。

1. WHO. Diflubenzuron. health and safety guide. *IPCS Health and Safety Guide 99.* Geneva: WHO, 1995. Available at: http://www.inchem.org/documents/hsg/hsg/hsg099.htm (accessed 26/04/04)
2. WHO. Diflubenzuron. *Environmental Health Criteria 184.* Geneva: WHO, 1996. Available at: http://www.inchem.org/documents/ehc/ehc/ehc184.htm (accessed 26/04/04)

Dimethoate 乐果

Dimetoato; Fosfamid. *O,O*-Dimethyl *S*-methylcarbamoylmethyl phosphorodithioate.

Диметоат; Фосфамид

$C_5H_{12}NO_3PS_2$ = 229.3.

CAS — 60-51-5.

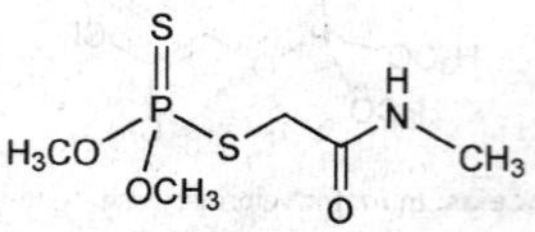

简介

乐果是一种有机磷类杀昆虫药（第1930页），用于农业。

1. WHO. Dimethoate health and safety guide. *IPCS Health and Safety Guide 20.* Geneva: WHO, 1988. Available at: http://www.inchem.org/documents/hsg/hsg/hsg020.htm (accessed 28/05/04)
2. WHO. Dimethoate. *Environmental Health Criteria 90.* Geneva: WHO, 1989. Available at: http://www.inchem.org/documents/ehc/ehc/ehc90.htm (accessed 28/05/04)
3. Jovanović D, *et al.* A case of unusual suicidal poisoning by the organophosphorus insecticide dimethoate. *Hum Exp Toxicol* 1990; **9:** 49–51.
4. Hoffmann U, Papendorf T. Organophosphate poisonings with parathion and dimethoate. *Intensive Care Med* 2006; **32:** 464–8.
5. Eddleston M, *et al.* Relationship between blood alcohol concentration on admission and outcome in dimethoate organophosphorus self-poisoning. *Br J Clin Pharmacol* 2009; **68:** 916–19.

Dimethyl Phthalate 酞酸二甲酯

Dimetilo, ftalato de; DMP; Methyl Phthalate. Dimethyl benzene-1,2-dicarboxylate.

Диметилфталат

$C_{10}H_{10}O_4$ = 194.2.

CAS — 131-11-3.

ATC — P03BX02.

ATC Vet — QP53GX02.

UNII — 08X7F5UDJM.

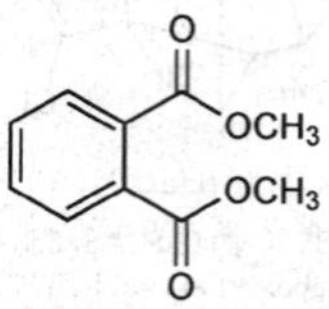

Pharmacopoeias. In *Br.* and *Fr.*

BP 2010（Dimethyl Phthalate） 无色或淡色液体，无臭或几乎无臭。微溶于水；溶于乙醇和乙醚和大多数有机溶剂。

不良反应和处置

酞酸二甲酯可能引起暂时性刺痛，不可在靠近眼部或黏膜处用药。与其他酞酸酯类药物一样本品应避免接触塑料物品。

用途

酞酸二甲酯是驱避药。

1. Kamrin MA. Phthalate risks, phthalate regulation, and public health: a review. *J Toxicol Environ Health B* 2009; **12:** 157–74.

制剂

多组分制剂 ***Fr.:*** SVR Creme Antimoustique†; Tiq'Aouta†; ***Hung.:*** Novascabin; ***Israel:*** Yatushan Plus†; ***S.Afr.:*** Mylol†.

Dimpylate（*BAN, rINN*）敌匹硫磷

Diazinon; Diazynon; Dimpilato; Dimpylaatti; Dimpylat; Dimpylatum. *O,O*-Diethyl *O*-(2-isopropyl-6-methylpyrimidin-4-yl) phosphorothioate.

Димпилат

$C_{12}H_{21}N_2O_3PS$ = 304.3.

CAS — 333-41-5.

ATC Vet — QP53AF03.

UNII — YUS1M1Q929.

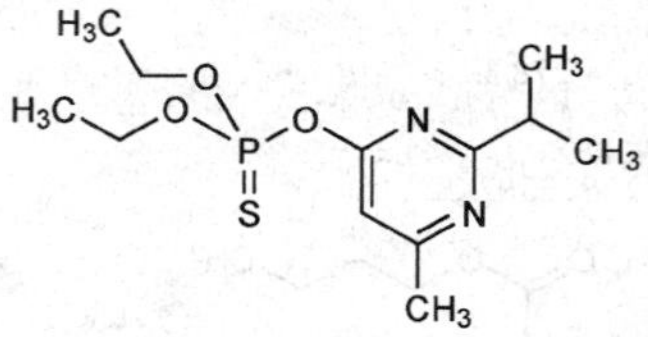

Pharmacopoeias. In *BP(Vet).*

BP（Vet）2010（Dimpylate） 澄清、黄棕色，微稠液体。几乎不溶于水；溶于乙醇、乙醚和大多数有机溶剂。

简介

敌匹硫磷是有机磷类杀昆虫药（第1930页）。本药外用，兽医用作系统杀灭外寄生虫药。本药也用于农业和园艺业杀昆虫药。

1. Wagner SL, Orwick DL. Chronic organophosphate exposure associated with transient hypertonia in an infant. *Pediatrics* 1994; **94:** 94–7.

Dinitro-*o*-cresol 二硝基邻甲酚

DNOC. 4,6-Dinitro-*o*-cresol.

Динитро-о-крезол

$C_7H_6N_2O_5$ = 198.1.

CAS — 534-52-1.

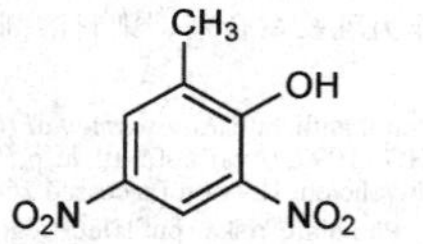

简介

二硝基邻甲酚是二硝基酚类化合物，以前用于杀虫和除莠。本药增加非结合氧化磷酸化代谢，因而以前用于减肥。本药可引起致命的中毒。

1. WHO. Dinitro-ortho-cresol. *Environmental Health Criteria 220.* Geneva: WHO, 2000. Available at: http://www.inchem.org/documents/ehc/ehc/ehc220.htm (accessed 26/04/04)

Dinitrophenol 二硝基酚

Dinitrofenol; DNP. 2,4-Dinitrophenol.

Динитрофенол

$C_6H_4N_2O_5$ = 184.1.

CAS — 51-28-5.

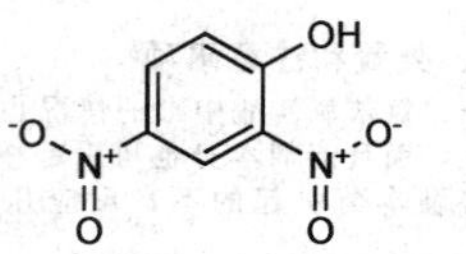

简介

二硝基酚是除莠剂。由于可增加非结合氧化磷酸化代谢，本品以前也用于治疗肥胖症。本药可引起致命的中毒。

Dioxation（*BAN, rINN*）敌噁磷

Dioxathion; Dioxatión; Dioxationum. It consists mainly of *cis* and *trans* isomers of *S,S'*-1,4-dioxan-2,3-diyl bis(*O,O*-diethyl phosphorodithioate).

Диоксатион

$C_{12}H_{26}O_6P_2S_4$ = 456.5.
CAS — 78-34-2.

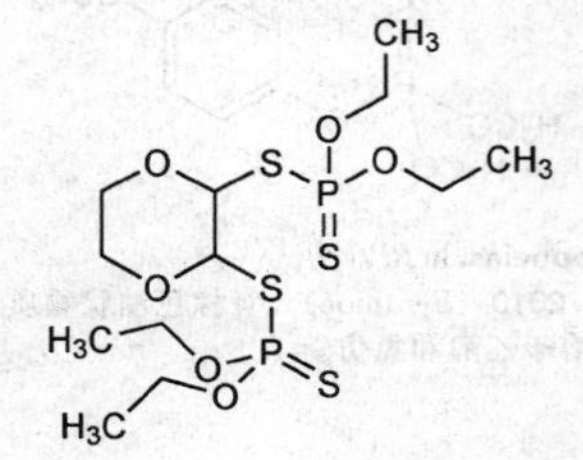

简介

敌噁磷是有机磷类杀昆虫药（第2195页），用于农业和兽医局部杀灭外寄生虫。

Diphenadione (*BAN*, *pINN*) 二苯茚酮

Difenadiona; Diphacinone; Diphénadione; Diphenadionum. 2-(Diphenylacetyl)indan-1,3-dione.

Дифенадион

$C_{23}H_{16}O_3$ = 340.4.
CAS — 82-66-6.
ATC — B01AA10.
ATC Vet — QB01AA10.
UNII — 54CA01C6JX.

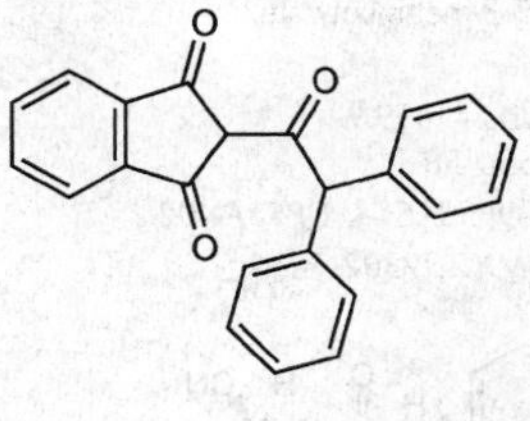

简介

二苯茚酮是一种抗凝灭鼠药。

Diquat Dibromide 敌草快

Diquat, dibromuro de. 9,10-Dihydro-8a,10a-diazoniaphenanthrene dibromide; 1,1′-Ethylene-2,2′-bipyridyldiylium dibromide.

Дикват Дибромид

$C_{12}H_{12}Br_2N_2$ = 344.0.
CAS — 2764-72-9 (diquat); 85-00-7 (diquat dibromide).

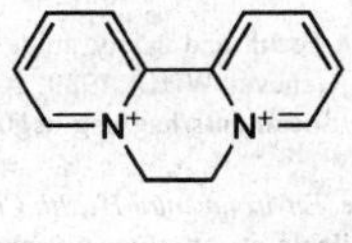

(diquat)

简介

敌草快是一种接触除莠剂，用于农业和园艺业。本药的不良反应与百草枯（第1930页）相似。

1. WHO. Paraquat and diquat. *Environmental Health Criteria 39*. Geneva: WHO, 1984. Available at: http://www.inchem.org/documents/ehc/ehc/ehc39.htm (accessed 26/04/04)
2. WHO. Diquat health and safety guide. *IPCS Health and Safety Guide 52*. Geneva: WHO, 1991. Available at: http://www.inchem.org/documents/hsg/hsg/hsg052.htm (accessed 26/04/04)
3. Proudfoot A, ed. Pesticide poisoning: notes for the guidance of medical practitioners. 2nd ed. London: DoH, The Stationery Office, 1996.
4. Jones GM, Vale JA. Mechanisms of toxicity, clinical features, and management of diquat poisoning: a review. *J Toxicol Clin Toxicol* 2000; **38:** 123–8.

Emamectin 埃马美汀

Emamectina. A mixture of (4″-*R*)-5-*O*-Demethyl-4″-deoxy-4″-(methylamino)avermectin A_{1a} and (4″-*R*)-5-*O*-Demethyl-25-de(1-methylpropyl)-4″-deoxy-4″-(methylamino)-25-(1-methylethyl)avermectin A_{1a} in the ratio of 9:1.

Эмамектин

CAS — 121124-29-6 (major component); 121424-52-0 (minor component); 137335-79-6.
ATC Vet — QP54AA06.
UNII — 8C43B81H4W.

简介

埃马美汀是阿维菌素类杀昆虫药，用于鲑鱼水蚤感染的控制。

Endod 商陆果

CAS — 39278-85-8.

简介

商陆果提取自 *Phytolacca dodecandra*（Phytolaccaceae）的干果，具有杀软体动物作用。本药用于控制血吸虫中间宿主钉螺。

Endosulfan 硫丹

Endosulfán. 1,4,5,6,7,7-Hexachloro-8,9,10-trinorborn-5-en-2,3-ylenebismethylene sulphite.

Эндосульфан

$C_9H_6Cl_6O_3S$ = 406.9.
CAS — 115-29-7.

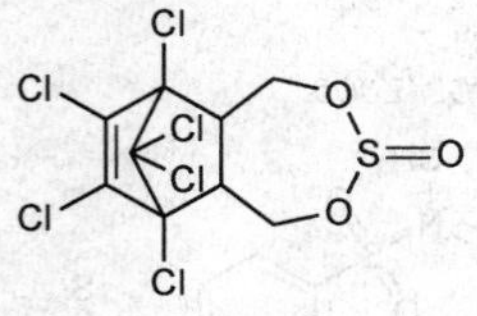

简介

硫丹是农用含氯类杀昆虫药（第1920页）。

1. WHO. Endosulfan. *Environmental Health Criteria 40*. Geneva: WHO, 1984. Available at: http://www.inchem.org/documents/ehc/ehc/ehc40.htm (accessed 26/04/04)
2. WHO. Endosulfan health and safety guide. *IPCS Health and Safety Guide 17*. Geneva: WHO, 1988. Available at: http://www.inchem.org/documents/hsg/hsg/hsg017.htm (accessed 26/04/04)
3. Blanco-Coronado JL, *et al.* Acute intoxication by endosulfan. *J Toxicol Clin Toxicol* 1992; **30:** 575–83.
4. Boereboom FT, *et al.* Nonaccidental endosulfan intoxication: a case report with toxicokinetic calculations and tissue concentrations. *J Toxicol Clin Toxicol* 1998; **36:** 345–52.
5. Chugh SN, *et al.* Endosulfan poisoning in Northern India: a report of 18 cases. *Int J Clin Pharmacol Ther* 1998; **36:** 474–7.
6. Venkateswarlu K, *et al.* Endosulfan poisoning—a clinical profile. *J Assoc Physicians India* 2000; **48:** 323–5.
7. Karatas AD, *et al.* Characteristics of endosulfan poisoning: a study of 23 cases. *Singapore Med J* 2006; **47:** 1030–2.
8. Bektas M, *et al.* Management of acute endosulfan poisoning in an organophosphate poisoning clinic. *Clin Toxicol* 2007; **45:** 563–4.
9. Durukan P, *et al.* Experiences with endosulfan mass poisoning in rural areas. *Eur J Emerg Med* 2009; **16:** 53–6.
10. Moon JM, Chun BJ. Acute endosulfan poisoning: a retrospective study. *Hum Exp Toxicol* 2009; **28:** 309–16.

Endrin 异狄氏剂

Endrín; Endryna. (1*R*,4*S*,4a*S*,5*S*,6*S*,7*R*,8*R*,8a*R*)-1,2,3,4,10,10-Hexachloro-1,4,4a,5,6,7,8,8a-octahydro-6,7-epoxy-1,4:5,8-dimethanonaphthalene.

Эндрин

$C_{12}H_8Cl_6O$ = 380.9.
CAS — 72-20-8.

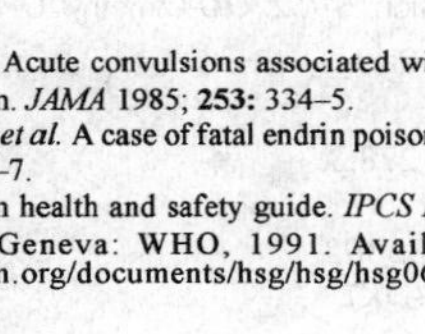

简介

异狄氏剂是含氯类杀昆虫药（第1920页）。由于其毒性和环境中残留，目前部分国家已禁止使用。

异狄氏剂一般性参考文献[1~4]，包括毒性报道[2,3]。

1. Anonymous. Acute convulsions associated with endrin poisoning—Pakistan. *JAMA* 1985; **253:** 334–5.
2. Runhaar EA, *et al.* A case of fatal endrin poisoning. *Hum Toxicol* 1985; **4:** 241–7.
3. WHO. Endrin health and safety guide. *IPCS Health and Safety Guide 60*. Geneva: WHO, 1991. Available at: http://www.inchem.org/documents/hsg/hsg/hsg060.htm (accessed 26/04/04)
4. WHO. Endrin. *Environmental Health Criteria 130*. Geneva: WHO, 1992. Available at: http://www.inchem.org/documents/ehc/ehc/ehc130.htm (accessed 26/04/04)

Esdepallethrine 艾地菊酯

Esdepaletrina. (*S*)-3-Allyl-2-methyl-4-oxocyclopent-2-enyl (1*R*,3*R*)-2,2-dimethyl-3-(2-methylprop-1-enyl)-cyclopropanecarboxylate.

Эсдепалетрин

$C_{19}H_{26}O_3$ = 302.4.
CAS — 28434-00-6.

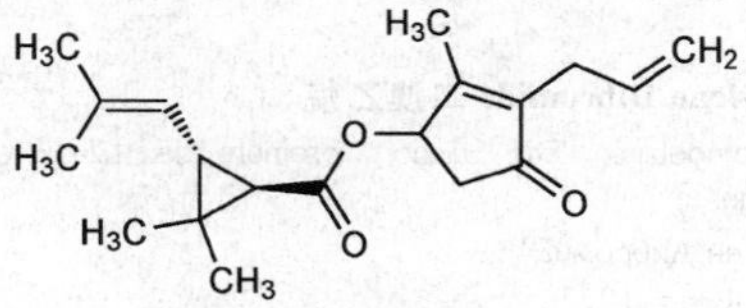

简介

艾地菊酯是一种除虫菊酯类杀昆虫药（见除虫菊花，第1932页）。本药作为杀螨药与胡椒基丁醚（第1932页）合用局部治疗疥疮（第1917页）。

喷洒本药可用于控制昆虫，如蚊。

制剂

多组分制剂 ***Arg.:*** Acardust†; ***Fr.:*** Spregal; ***Gr.:*** Spregal; ***Israel:*** Acardust; ***Neth.:*** Spregal; ***Rus.:*** Spregal (Спрегаль); ***S.Afr.:*** Spregal; ***Ukr.:*** Spregal (Спрегаль).

Ethion 乙硫磷

Diethion; Etión; Etion. *O,O,O′,O′*-Tetraethyl *S,S′*-methylenediphosphorodithioate.

Этион

$C_9H_{22}O_4P_2S_4$ = 384.5.
CAS — 563-12-2.

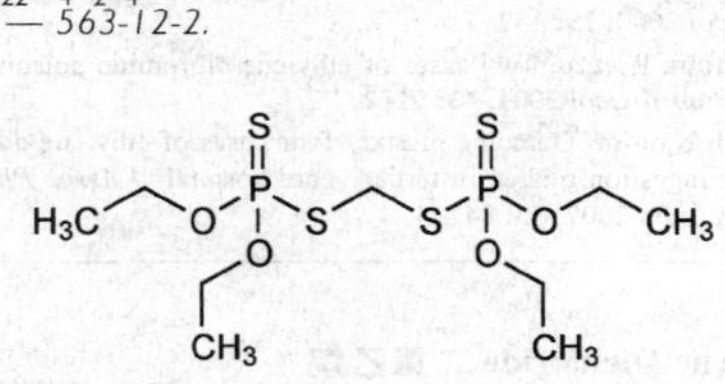

简介

乙硫磷属于有机磷类杀昆虫药，兽医局部用药治疗外寄生虫。

Ethohexadiol 驱蚊醇

Ethylhexanediol; Etohexadiol; Rutgers-612. 2-Ethylhexane-1,3 diol.

Этогексадиол

$C_8H_{18}O_2$ = 146.2.
CAS — 94-96-2.
ATC — P03BX06.
ATC Vet — QP53GX04.
UNII — M9JGK7U88V; W6Z28A9YWO.

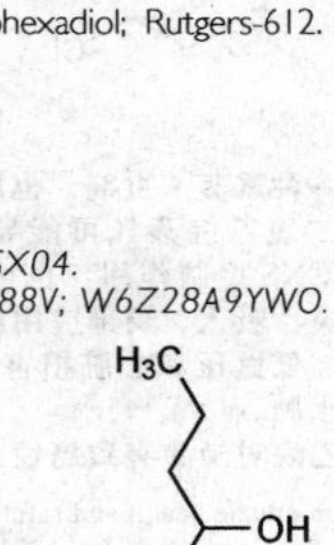

简介

驱蚊醇是驱避药。本药可局部用于皮肤和衣服。可与酞酸二甲酯联用。

制剂

多组分制剂 ***Fr.:*** Moustidose Adult et Enfant†.

Ethyl Butylacetylaminopropionate 驱蚊酯

EBAAP; IR-3535; Merck-3535; Repellent 3535. (*N*-Butyl-*N*-acetyl)-3-ethylaminopropionate; *N*-Acetyl-*N*-butyl-beta-alanine ethyl ester; .

$C_{11}H_{21}NO_3$ = 215.3.
CAS — 52304-36-6.

简介

驱蚊酯为驱避剂，外用于皮肤表面。

制剂

专利制剂

Belg.: Mouskito; Shampoux Repel; **Braz.:** Johnson's Baby Locao Anti-Mosquito; **Fr.:** Biovectrol Famille; Cinq sur Cinq; Para Repulsif; Prebutix; **UK:** Mijex Extra.

多组分制剂 **Arg.:** Standard XXI; **Austral.:** Apex Repel; Apex Repel Ultra; **Belg.:** Mouskito Sun; **Fr.:** Guep'Away†; Mousticologne; Moustidose Bebe-Nourrisson†; **NZ:** Apex Repel Super; Apex Repel Ultra; Safehold Active Duty with Sunscreen.

Ethylene Dibromide 二溴乙烷

Dibromoetano; EDB; Etileno, dibromuro de. 1,2-Dibromoethane.

Этилен Дибромид

$C_2H_4Br_2$ = 187.9.

CAS — 106-93-4.

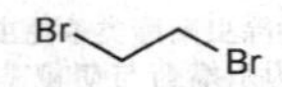

简介

二溴乙烷是一种熏蒸杀虫剂，也作为净化剂用于石油工业。由于对动物的致癌性和熏蒸后在谷物和鲜果中的残留，本药在以上领域的使用已受到严格限制。

二溴乙烷的毒性强于四氯化碳或二氯乙烷。本药对眼、皮肤和黏膜有刺激性。吸入可导致困意、CNS抑制和肺水肿。皮肤接触可迅速吸收并导致发疱。肾损伤和肝损伤也可发生。

有二溴乙烷引起中毒的报道[1~4]。

1. Letz GA, *et al.* Two fatalities after acute occupational exposure to ethylene dibromide. *JAMA* 1984; **252:** 2428–31.
2. Singh S, *et al.* Non-fatal ethylene dibromide ingestion. *Hum Exp Toxicol* 2000; **19:** 152–3.
3. Mehrotra P, *et al.* Two cases of ethylene dibromide poisoning. *Vet Hum Toxicol* 2001; **43:** 91–2.
4. Singh N, *et al.* Outcome of sixty four cases of ethylene dibromide ingestion treated in tertiary care hospital. *J Assoc Physicians India* 2007; **55:** 842–5.

Ethylene Dichloride 二氯乙烷

Brocide; Dicloroetano; Dutch Liquid; Etileno, dicloruro de. 1,2-Dichloroethane.

Этилен Дихлорид

$C_2H_4Cl_2$ = 98.96.

CAS — 107-06-2.

UNII — 55163IJI47.

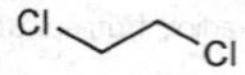

简介

二氯乙烷是一种熏蒸杀虫剂，也用于石油工业和工业溶剂。暴露于二氯乙烷蒸气可能导致流泪、角膜浑浊、流涕。由于CNS抑制作用，也可导致眩晕。皮肤接触可能导致皮炎。吸入、局部应用或摄入本药吸收后可发生肝肾损伤、低血压和心脏损害、胃肠功能紊乱、出血、昏迷和肺水肿。

有报道二氯乙烷对动物有致癌性。

1. WHO. 1,2-Dichloroethane health and safety guide. *IPCS Health and Safety Guide 55.* Geneva: WHO, 1991. Available at: http://www.inchem.org/documents/hsg/hsg/hsg055.htm (accessed 26/04/04)
2. WHO. 1,2 Dichloroethane. *Environmental Health Criteria 176.* Geneva: WHO, 1995. Available at: http://www.inchem.org/documents/ehc/ehc/ehc176.htm (accessed 06/06/06)
3. Proudfoot A, ed. Pesticide poisoning: notes for the guidance of medical practitioners. 2nd ed. London: DoH, The Stationery Office, 1996.

Etofenprox (*rINN*) 依芬普司

Ethofenprox; Étofenprox; Etofenproxum. α-[(*p*-Ethoxy-β,β-dimethylphenethyl)oxy]-*m*-phenoxytoluene.

Этофенпрокс

$C_{25}H_{28}O_3$ = 376.5.

CAS — 80844-07-1.

UNII — 0LD7P9153C.

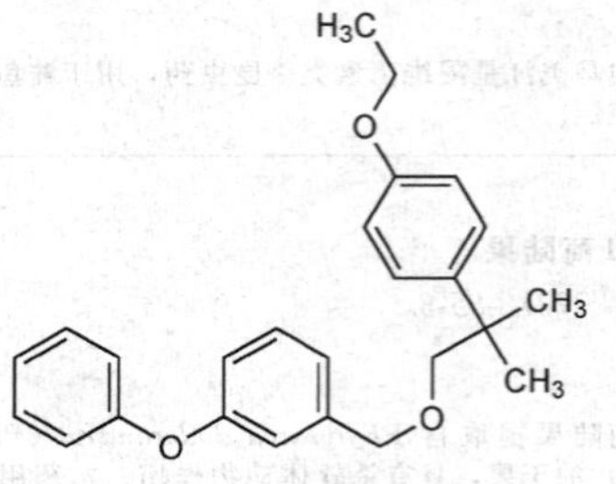

简介

依芬普司是除虫菊酯类杀昆虫药（见**除虫菊花**，第1932页），用于疟疾（第566页）的病媒控制。

Famphur 伐灭磷

Famfur; Famophos.

Фамфур

$C_{10}H_{16}NO_5PS_2$ = 325.3.

CAS — 52-85-7.

UNII — 02UOP4Z0O0.

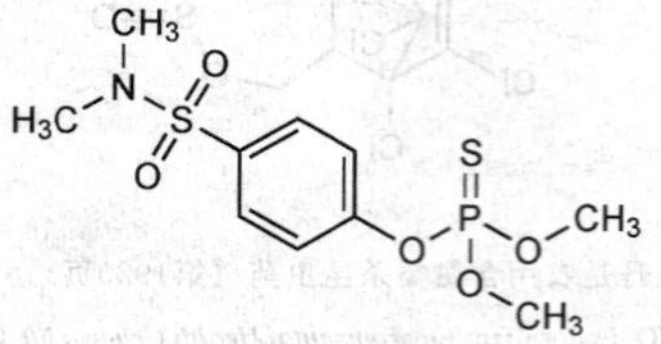

简介

伐灭磷是一种有机磷类杀昆虫药（第1930页）。在兽医中，局部应用于宿主动物发挥全身作用来杀灭外寄生虫。

Fenitrothion (*BAN*) 杀螟硫磷

Fenitrotión. *O,O*-Dimethyl *O*-4-nitro-*m*-tolyl phosphorothioate.

Фенитротион

$C_9H_{12}NO_5PS$ = 277.2.

CAS — 122-14-5.

UNII — W8M4X3Y7ZY.

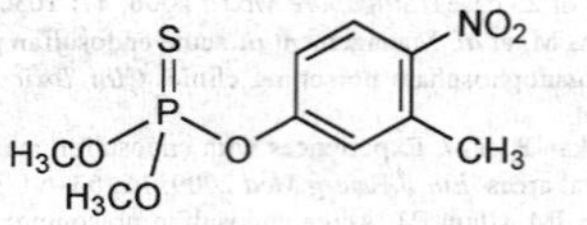

简介

杀螟硫磷是一种有机磷类杀昆虫药（第1930页）。在兽医中，局部治疗杀灭外寄生虫。本药也用于农业杀虫。

1. WHO. Fenitrothion health and safety guide. *IPCS Health and Safety Guide 65.* Geneva: WHO, 1991. Available at: http://www.inchem.org/documents/hsg/hsg/hsg065.htm (accessed 26/04/04)
2. WHO. Fenitrothion. *Environmental Health Criteria 133.* Geneva: WHO, 1992. Available at: http://www.inchem.org/documents/ehc/ehc/ehc133.htm (accessed 26/04/04)
3. Bouma MJ, Nesbit R. Fenitrothion intoxication during spraying operations in the malaria programme for Afghan refugees in North West Frontier Province of Pakistan. *Trop Geogr Med* 1995; **47:** 12–14.
4. Inoue S, *et al.* Prognostic factors and toxicokinetics in acute fenitrothion self-poisoning requiring intensive care. *Clin Toxicol* 2008; **46:** 528–33.

Fenthion (*BAN*) 倍硫磷

Bayer-29493; Fentión; S-752. *O,O*-Dimethyl *O*-4-methylthio-*m*-tolyl phosphorothioate.

Фентион

$C_{10}H_{15}O_3PS_2$ = 278.3.

CAS — 55-38-9.

ATC Vet — QP53BB02.

UNII — BL0L45OVKT.

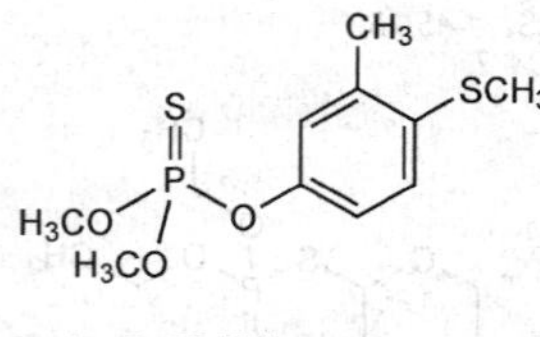

Pharmacopoeias. In *BP(Vet).*

BP (Vet) 2010 (Fenthion) 黄棕色油状物质。不易溶于水；易溶于乙醇和氯仿。

简介

倍硫磷是一种有机磷类杀昆虫药（第1930页）。本药局部应用于宿主动物，用于兽医作为系统性杀外寄生虫药。本药也用于农业。

毒性 经常暴露于倍硫磷的工作人员可检测到黄斑改变[1]。应针对暴露于不同有机磷类化合物的工作者进行长期研究，以考察此类物质对于黄斑改变的作用。

1. Misra UK, *et al.* Some observations on the macula of pesticide workers. *Hum Toxicol* 1985; **4:** 135–45.

Fenvalerate (*BAN*) 氰戊菊酯

Fenvalerato; Fenwalerianian; OMS-2000; Pydrin; S-5602; SD-43775; WL-43775. (*RS*)-α-Cyano-3-phenoxybenzyl (*RS*)-2-(4-chlorophenyl)-3-methylbutyrate.

Фенвалерат

$C_{25}H_{22}ClNO_3$ = 419.9.

CAS — 51630-58-1.

ATC Vet — QP53AC14; QP53AX02.

UNII — Z6MXZ39302.

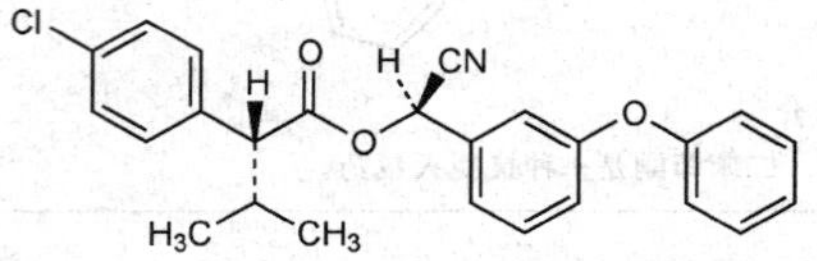

mixture of 4 stereoisomers

简介

氰戊菊酯是一种除虫菊酯类杀昆虫药（见**除虫菊花**，第1932页）。在兽医中，局部治疗外寄生虫感染。本药也作为农用和园艺用杀虫剂。

异氰戊菊酯为氰戊菊酯的立体异构体，也是一种农用杀虫剂。

1. WHO. Fenvalerate health and safety guide. *IPCS Health and Safety Guide 34.* Geneva: WHO, 1989. Available at: http://www.inchem.org/documents/hsg/hsg/hsg034.htm (accessed 26/04/04)
2. WHO. Fenvalerate. *Environmental Health Criteria 95.* Geneva: WHO, 1990. Available at: http://www.inchem.org/documents/ehc/ehc/ehc95.htm (accessed 26/04/04)

Fipronil (*BAN*) 氟虫腈

Fiproniili; Fipronilo; MB-46030; RM-1601. (*RS*)-5-Amino-1-(2,6-dichloro-4-trifluoromethylphenyl)-4-(trifluoromethylsulfinyl)pyrazole-3-carbonitrile.

Фипронил

$C_{12}H_4Cl_2F_6N_4OS$ = 437.1.

CAS — 120068-37-3.

ATC Vet — QP53AX15.

UNII — QGH063955F.

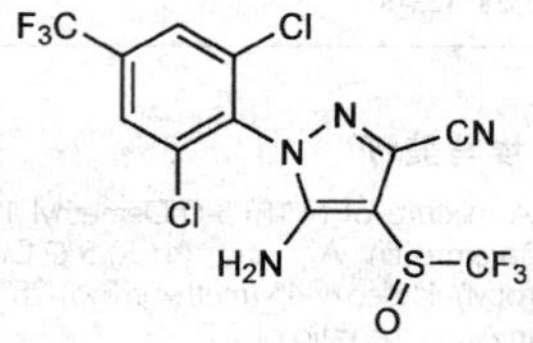

简介

氟虫腈是一种兽用局部性杀外寄生虫药。本药曾研究用于治疗头虱。

Flocoumafen 氟鼠酮

Flocoumafene; Flocumafeno; OMS-3047. 4-Hydroxy-3-[1,2,3,4-tetrahydro-3-[4-(4-trifluoromethylbenzyloxy)phenyl]-1-naphthyl]coumarin.

Флокумафен

$C_{33}H_{25}F_3O_4$ = 542.5.

CAS — 90035-08-8.

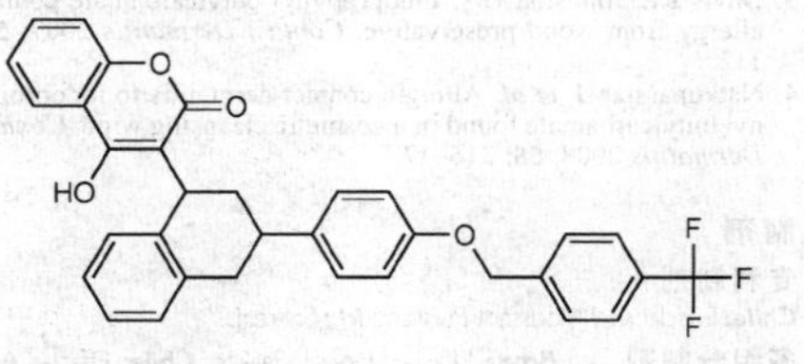

简介

氟鼠酮是香豆素衍生物，是一种抗凝灭鼠药。其他抗凝灭鼠药耐药时，本药仍有效。

1. WHO. Anticoagulant rodenticides. *Environmental Health Criteria 175*. Geneva: WHO, 1995. Available at: http://www.inchem.org/documents/ehc/ehc/ehc175.htm (accessed 26/04/04)

Fluazuron (*rINN*) **氟佐隆**

CGA-157419; Fluazurón; Fluazuronum. 1-(4-Chloro-3-{[3-chloro-5-(trifluoromethyl)-2-pyridyl]oxy}phenyl)-3-(2,6-difluorobenzoyl)urea.

Флуазурон

$C_{20}H_{10}Cl_2F_5N_3O_3$ = 506.2.

CAS — 86811-58-7.

UNII — VB0PV6I7L6.

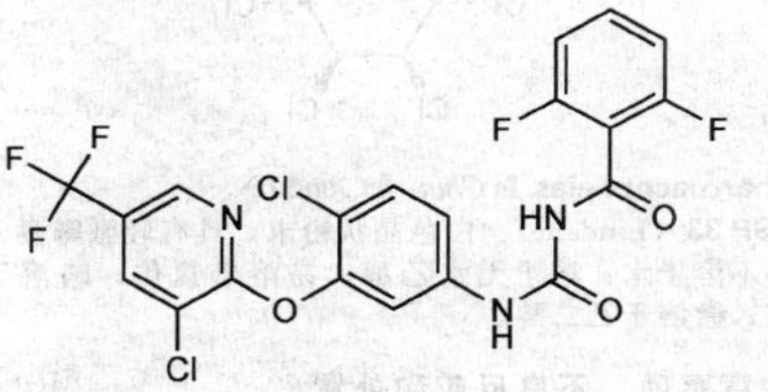

简介

氟佐隆是兽用局部杀外寄生虫药。

Flumethrin (*BAN*) **氟氯苯菊酯**

Flumethrinum; Flumetriini; Flumetrin; Flumetrina. α-Cyano-4-fluoro-3-phenoxybenzyl 3-(β,4-dichlorostyryl)-2,2-dimethylcyclopropanecarboxylate.

Флуметрин

$C_{28}H_{22}Cl_2FNO_3$ = 510.4.

CAS — 69770-45-2.

ATC Vet — QP53AC05.

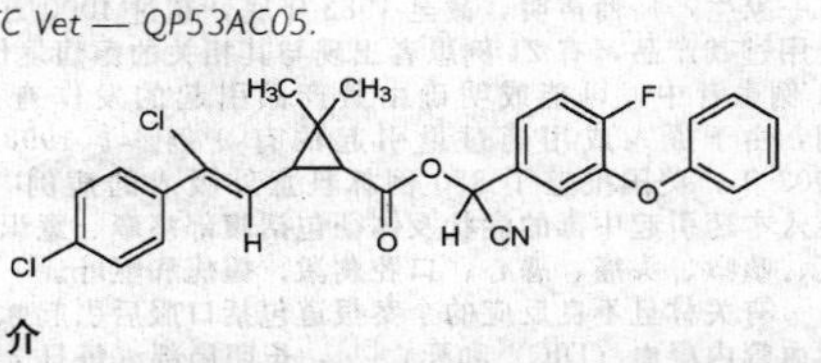

简介

氟氯苯菊酯是一种除虫菊酯类杀昆虫药（见**除虫菊花**，第1932页）。本药为兽用局部杀外寄生虫药。

有氟氯苯菊酯中毒的报道[1]。

1. Box SA, Lee MR. A systemic reaction following exposure to a pyrethroid insecticide. *Hum Exp Toxicol* 1996; **15:** 389–90.

Fluoroacetamide 氟乙酰胺

Compound 1081; Fluoroacetamida.

Фторацетамид

$FCH_2.CONH_2$ = 77.06.

CAS — 640-19-7.

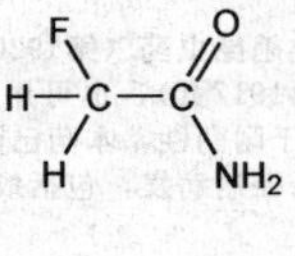

简介

氟乙酰胺是一种灭鼠药，与氟乙酸钠（第1933页）不良反应相似。

Fluvalinate 氟氰胺菊酯

Fluvalinato; ZR-3210. Cyano(3-phenoxyphenyl)methyl ester of *N*-[2-chloro-4-(trifluoromethyl)phenyl]-DL-valine.

Флювалинат

$C_{26}H_{22}ClF_3N_2O_3$ = 502.9.

CAS — 69409-94-5.

ATC Vet — QP53AC10.

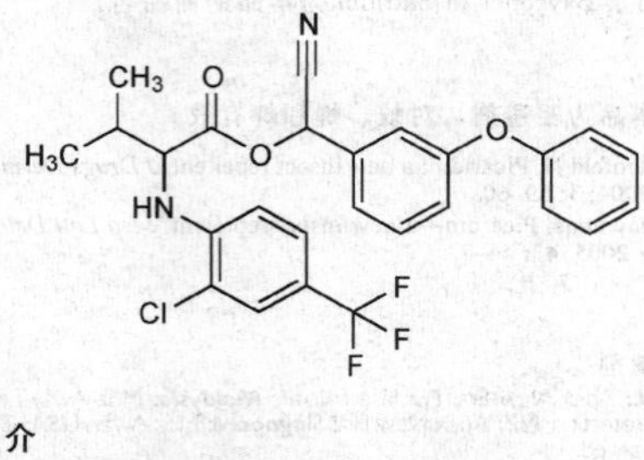

简介

氟氰胺菊酯是一种杀虫剂，用于养蜂业。

Glyphosate 草甘膦

Glifosato; Glyfosato. *N*-(Phosphonomethyl)glycine.

Глифосат

$C_3H_8NO_5P$ = 169.1.

CAS — 1071-83-6.

UNII — 4632WW1X5A.

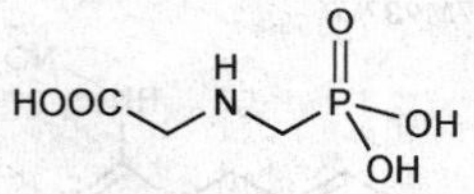

简介

草甘膦是一种除莠剂。

1. WHO. Glyphosate. *Environmental Health Criteria 159*. Geneva: WHO, 1994. Available at: http://www.inchem.org/documents/ehc/ehc/ehc159.htm (accessed 26/04/04)

毒性 关于草甘膦中毒的报道[1~5]及综述[6]如下。相关预后因素[7]及治疗指南[8]已经发布。本药的毒性很大程度上来源于其制剂（除莠剂）中的表面活性剂，特别是聚氧乙烯胺。但不同除莠剂含表面活性剂的种类、浓度及草甘膦盐有很大不同。表面活性剂是否增强草甘膦毒性尚不清楚[8]。

1. Sawada Y, *et al.* Probable toxicity of surface-active agent in commercial herbicide containing glyphosate. *Lancet* 1988; **i:** 299.
2. Talbot AR, *et al.* Acute poisoning with a glyphosate-surfactant herbicide ('Roundup'): a review of 93 cases. *Hum Exp Toxicol* 1991; **10:** 1–8.
3. Menkes DB, *et al.* Intentional self-poisoning with glyphosate-containing herbicides. *Hum Exp Toxicol* 1991; **10:** 103–7.
4. Chen YJ, *et al.* The epidemiology of glyphosate-surfactant herbicide poisoning in Taiwan, 1986-2007: a poison center study. *Clin Toxicol* 2009; **47:** 670–7.
5. Roberts DM, *et al.* A prospective observational study of the clinical toxicology of glyphosate-containing herbicides in adults with acute self-poisoning. *Clin Toxicol* 2010; **48:** 129–36.
6. Bradberry SM, *et al.* Glyphosate poisoning. *Toxicol Rev* 2004; **23:** 159–67.
7. Lee CH, *et al.* The early prognostic factors of glyphosate-surfactant intoxication. *Am J Emerg Med* 2008; **26:** 275–81.
8. Proudfoot A, ed. *Pesticide poisoning: notes for the guidance of medical practitioners.* 2nd ed. London: DoH, The Stationery Office, 1996.

Heptachlor 七氯

Heptacloro. 1,4,5,6,7,8,8-Heptachloro-3a,4,7,7a-tetrahydro-4,7-methanoindene.

Гептахлор

$C_{10}H_5Cl_7$ = 373.3.

CAS — 76-44-8.

UNII — 7GLS9ACN3L.

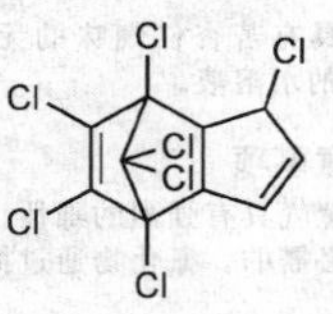

简介

七氯是一种含氯类杀昆虫药（第1920页）。由于残留问题，一些国家已禁用本药。

1. WHO. Heptachlor. *Environmental Health Criteria 38*. Geneva: WHO, 1984. Available at: http://www.inchem.org/documents/ehc/ehc/ehc38.htm (accessed 26/04/04)
2. WHO. Heptachlor health and safety guide. *IPCS Health and Safety Guide 14*. Geneva: WHO, 1988. Available at: http://www.inchem.org/documents/hsg/hsg/hsg014.htm (accessed 26/04/04)

Heptenophos 庚烯磷

Heptenofós; Hoe-02982. 7-Chlorobicyclo[3.2.0]hepta-2,6-dien-6-yl dimethyl phosphate.

Хептенофос

$C_9H_{12}ClO_4P$ = 250.6.

CAS — 23560-59-0.

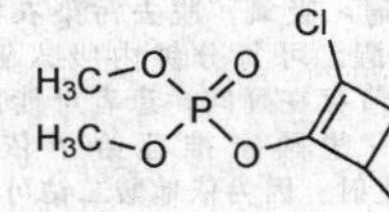

简介

庚烯磷是一种有机磷类杀昆虫药（第1930页）。本药兽用控制外寄生虫感染，也用于农业。

Hexachlorobenzene 六氯苯

HCB; Heksachlorobenzen; Hexaclorobenceno.

Гексахлорбензол

C_6Cl_6 = 284.8.

CAS — 118-74-1.

UNII — 4Z87H0LKUY.

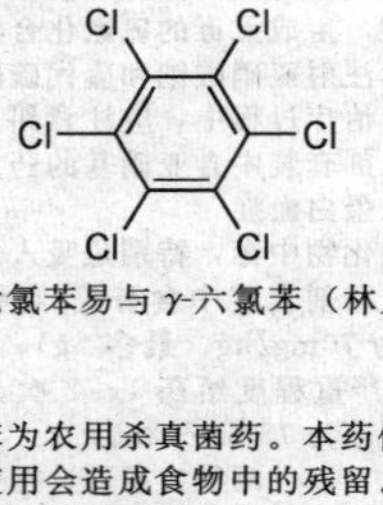

注：六氯苯易与γ-六氯苯（林旦）混淆。

简介

六氯苯为农用杀真菌药。本药任何程度不能生物降解，长期使用会造成食物中的残留。本药也是一种工业用杀真菌药，部分国家已禁用。有报道，本药可分布于乳汁中。

1. WHO. Hexachlorobenzene. *Environmental Health Criteria 195*. Geneva: WHO, 1997. Available at: http://www.inchem.org/documents/ehc/ehc/ehc195.htm (accessed 26/04/04)
2. WHO. Hexachlorobenzene health and safety guide. *IPCS Health and Safety Guide 107*. Geneva: WHO, 1998. Available at: http://www.inchem.org/documents/hsg/hsg/hsg107.htm (accessed 26/04/04)
3. Reed L, *et al.* Environmental toxicology and health effects associated with hexachlorobenzene exposure. *Rev Environ Health* 2007; **22:** 213–43.

毒性 有报道，食用施用过六氯苯的农产品出现迟延性皮肤卟啉病[1]和帕金森病[2]。而且，部分卟啉病患者的症状可持续多年[3]。

1. Cam C, Nigogosyan G. Acquired toxic porphyria cutanea tarda due to hexachlorobenzene. *JAMA* 1963; **183:** 88–91.
2. Chapman LJ, *et al.* Parkinsonism and industrial chemicals. *Lancet* 1987; **i:** 332–3.
3. Cripps DJ, *et al.* Porphyria turcica due to hexachlorobenzene: a 20 to 30 year follow-up study on 204 patients. *Br J Dermatol* 1984; **111:** 413–22.

Hydrocyanic Acid 氢氰酸

Ácido hidrociánico; Ácido prúsico; Cianhídrico, ácido; Prussic Acid.

Синильная Кислота; Цианисто-водородная Кислота

CAS — 74-90-8.

HC≡N

性状 氢氰酸是具有苦杏仁气味的无色液体，氰化氢（HCN=27.03）的水溶液。

不良反应和注意事项

氢氰酸及其蒸气具有强烈的毒性。细胞色素氧化酶是细胞传送氧所必需的。氰化物通过抑制此酶干扰细胞对氧的摄取。

氰化物也可通过蒸气吸入、摄入或皮肤吸收产生毒性。应用氰化物类杀虫剂、偶然工业暴露或燃烧某些塑料时吸入烟雾可能造成中毒。食用含氰化物的植物或果子也可能中毒。

应用大剂量氢氰酸数秒钟内即可出现意识丧失，数分钟内即死亡。较小中毒剂量的症状在几分钟内出现，可能包括喉头紧缩、恶心、呕吐、眩晕、头痛、心悸、呼吸增强之后呼吸困难、心动过缓（可能开始为心动过速）、意识丧失和强烈惊厥，之后死亡。有苦杏仁味是中毒患者的特征，但并非所有患者都会出现。发绀不明显。氰化物盐中毒的症状与之类似，但出现较慢。

氢氰酸对人的致死剂量约为 50mg，氰化物约为 250mg。

不良反应的处置

必须尽快给予治疗。除非能确定氰化物已吸收或严重中毒，否则不必应用解毒剂。

吸入氰化物吸收非常迅速，应将中毒患者移出污染区域，确定气道畅通，吸氧。脱去污染衣物，清洗皮肤。若患者神志清醒，可每分钟内吸入亚硝酸戊酯 30s。但此治疗的价值存在疑问。患者可能出现神志不清，英国或其他一些国家推荐给予依地酸二钴（第 1386 页）静脉注射。因为依地酸二钴可与氢氰酸离子形成稳定的络合物。不过，由于依地酸二钴会产生不良反应，一定要确定氰化物中毒才可应用。推荐剂量为 300mg，根据中毒的严重程度 1～5min 内静脉注射。依据效应，可反复注射 1～2 次。通常，每次注射后，再给予 50%葡萄糖 50ml 静脉注射。在美国，有含亚硝酸异戊酯、亚硝酸钠和硫代硫酸钠的氢氰酸抗毒剂套装可用。吸入亚硝酸异戊酯后，给予 10ml 亚硝酸钠注射液（3%）静脉注射，时间为 5～20min。之后通过相同的针头和静脉 10min 内注射硫代硫酸钠 12.5g（25%溶液 50ml 或 50%溶液 25ml）。含亚硝基的亚硝酸异戊酯和亚硝酸钠可将血红蛋白转化为正铁血红蛋白。正铁血红蛋白和细胞色素氧化酶一起对抗氰化物，形成氰化正铁血红蛋白。硫代硫酸钠作为硫的供体可使氰化正铁血红蛋白中的氰化物反应，生成无毒的硫氰化合物。如果中毒症状再发，则继续注射亚硝酸钠和硫代硫酸钠，剂量为初始剂量的一半。治疗过程中，应注意纠正低血压和酸中毒。有报道抗毒剂套装中含亚硝基的药品可导致危险或致命的正铁血红蛋白血症。

羟钴胺可用于氰化物中毒，特别是吸入烟雾的受害者。部分国家出产抗毒剂套装中含有 5g 羟钴胺。常用初始量为 5g（儿童为 70mg/kg，最多 5g），静脉注射，时间为 15min，根据严重程度给药 1～2 次。第二次静脉注射时，给药时间应为 15min～2h。

若氰化物已摄入，以上两种方案可选择一种。如果摄入 1h 内，可应用活性炭或洗胃。

氰化物中毒治疗的有关文献如下[1～7]。使用 A 液和 B 液（A 液为 15.8%硫酸亚铁在 0.3%枸橼酸中；B 液为 6%碳酸钠）——所谓预防氰化物中毒的口服抗毒剂是无效和缺乏科学依据的[2]。

1. Langford RM, Armstrong RF. Algorithm for managing injury from smoke inhalation. *BMJ* 1989; **299:** 902–5.
2. Koizumi A. Fighting myths. *Lancet* 1994; **344:** 559–60.
3. Proudfoot A, ed. *Pesticide poisoning: notes for the guidance of medical practitioners.* 2nd ed. London: DoH, The Stationery Office, 1996.
4. Geller RJ, *et al.* Pediatric cyanide poisoning: causes, manifestations, management, and unmet needs. *Pediatrics* 2006; **118:** 2146–58.
5. Baud FJ. Cyanide: critical issues in diagnosis and treatment. *Hum Exp Toxicol* 2007; **26:** 191–201.
6. Shepherd G, Velez LI. Role of hydroxocobalamin in acute cyanide poisoning. *Ann Pharmacother* 2008; **42:** 661–9.
7. Hall AH, *et al.* Which cyanide antidote? *Crit Rev Toxicol* 2009; **39:** 541–52.

用途

氰化物有多种工业用途。氢氰酸和氰化物盐用于制造氰化氢气体。氢氰酸可用于灭鼠、杀灭啮齿类动物和其他有害生物。氰化物盐包括氰化钙、氰化汞、氰化钾、铁氰化钾、氰化钠钾和氰化钠。

制剂

顺势疗法制剂 ***Austria:*** Tonginal†; ***Ger.:*** Kollaps-Gastreu N R67†; ***Rus.:*** Tonginal (Тонгинал).

Icaridin (*rINN*) 埃卡瑞丁

Hepidanin; Icaridina; Icaridine; Icaridinum; KBR-3023; Picaridan; Picaridin. 1-Methylpropyl 2-(2-hydroxyethyl)piperidine-1-carboxylate.

Икаридин

$C_{12}H_{23}NO_3$ = 229.3.

CAS — 119515-38-7.

UNII — N51GQX0837.

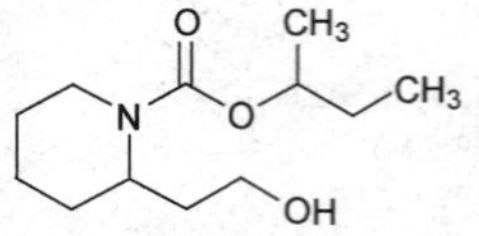

注：Bayrepel 和 Saltidin 为本品的商品名。

简介

本品为驱避剂，对蚊、蝇和蜱有效。

1. Scheinfeld N. Picaridin: a new insect repellent. *J Drugs Dermatol* 2004; **3:** 59–60.
2. Anonymous. Picardin—a new insect repellent. *Med Lett Drugs Ther* 2005; **47:** 46–7.

制剂

专利制剂

Austral.: Apex New Era; ***Fr.:*** Insect Ecran; ***Malaysia:*** Moz Away Long Hour Protection; ***NZ:*** Apex New Era; ***Singapore:*** Moz Away; ***USA:*** Cutter Advanced.

多组分制剂 ***Fr.:*** Mousticologne; ***UK:*** Autan.

Imidacloprid 吡虫啉

Bay-NTN-33893. 1-[(6-Chloro-3-pyridinyl)methyl]-4,5-dihydro-*N*-nitro-1*H*-imidazol-2-amine.

Имидаклоприд

$C_9H_{10}ClN_5O_2$ = 255.7.

CAS — 105827-78-9; 138261-41-3.

ATC Vet — QP53AX17.

UNII — 3BN7M937V8.

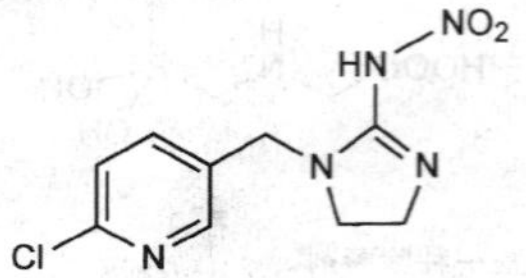

简介

吡虫啉是兽用局部杀体外寄生虫药，也是一种农用杀虫剂。本药曾研究用于治疗头虱。

Iodofenphos (*BAN*) 碘硫磷

Iodofenfós; Jodfenphos. *O*-2,5-Dichloro-4-iodophenyl *O*,*O*-dimethyl phosphorothioate.

Иодофенфос

$C_8H_8Cl_2IO_3PS$ = 413.0.

CAS — 18181-70-9.

UNII — SME6G1846X.

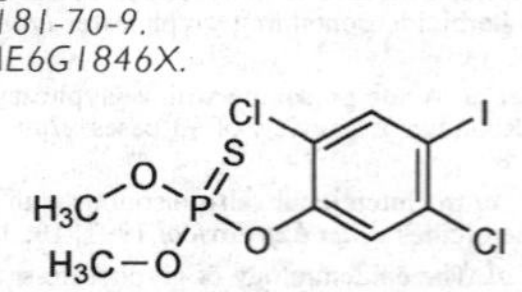

简介

碘硫磷是一种有机磷类杀昆虫药（第1930页）。本药作兽药用于控制环境中外寄生虫。本药也是一种农用杀虫剂，对蚊幼虫有效。

Iodopropynyl Butyl Carbamate 碘丙炔正丁氨基甲酸酯

Iodocarb; IPBC. 3-Iodo-2-propynyl-*N*-butyl carbamate.

Йодопропинил Бутилкарбамат

$C_8H_{12}INO_2$ = 281.1.

CAS — 55406-53-6.

UNII — 603P14DHEB.

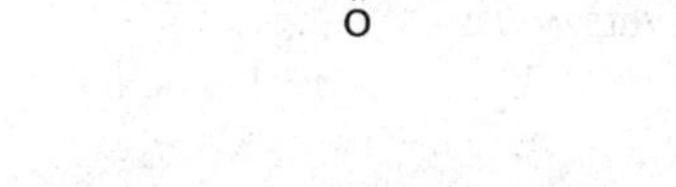

简介

碘丙炔正丁氨基甲酸酯为氨基甲酸酯类杀虫剂（第1919页）。本品用于化妆品保存剂，有接触过敏反应的报道。本品也作为木材保存剂。

1. Bryld LE, *et al.* Iodopropynyl butylcarbamate: a new contact allergen. *Contact Dermatitis* 1997; **36:** 156–8.
2. Badreshia S, Marks JG. Iodopropynyl butylcarbamate. *Am J Contact Dermat* 2002; **13:** 77–9.
3. Davis RF, Johnston GA. Iodopropynyl butylcarbamate contact allergy from wood preservative. *Contact Dermatitis* 2007; **56:** 112.
4. Natkunarajah J, *et al.* Allergic contact dermatitis to iodopropynyl butylcarbamate found in a cosmetic cleansing wipe. *Contact Dermatitis* 2008; **58:** 316–17.

制剂

专利制剂

Chile: Effaclar Gel Moussant Purifiant; ***Irl.:*** Saliker†.

多组分制剂 ***Braz.:*** Effaclar; Pityval; Saliker; ***Chile:*** Effaclar Agua Desmaquillante Purificante; Effaclar AI; Effaclar K; Normaderm Exfoliante; Normaderm Gel de Limpieza; Normaderm Tonico Astringente; Podexine Anti-Transpirante; ***Fr.:*** Effaclar K; Pityval; Saliker†; ***Irl.:*** Effaclar; Effaclar AI; Effaclar K.

Lindane (*BAN, USAN, rINN*) 林旦

666; Benhexachlor; Gamma Benzene Hexachloride; Gamma-BHC; Gamma-HCH; HCH; Hexicide; Lindaani; Lindán; Lindan; Lindanas; Lindano; Lindanum. 1α,2α,3β,4α,5α,6β-Hexachlorocyclohexane.

Линдан

$C_6H_6Cl_6$ = 290.8.

CAS — 58-89-9.

ATC — P03AB02.

ATC Vet — QP53AB02; QS02QA01.

UNII — 59NEE7PCAB.

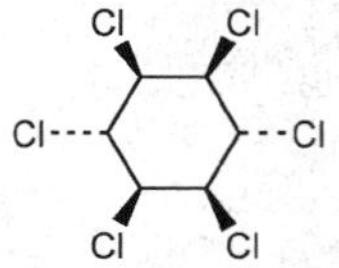

Pharmacopoeias. In *Chin., Int.,* and *US.*

USP 33（Lindane） 白色晶状粉末，具有轻微霉臭。几乎不溶于水；溶于无水乙醇；易溶于氯仿；略溶于乙醚；微溶于乙二醇。

注意事项、不良反应和处置

本药是含氯类杀昆虫药，第1920页。

有报道使用超过推荐剂量或二次皮肤应用治疗疥疮及虱病的患者出现严重不良反应，包括癫痫和死亡。林旦已不作为治疗虱病的一线用药。疥疮、儿童、老年人及体重小于 50kg 患者具有较高的风险。林旦已禁用于体重小于 50kg 者、癫痫病史、皮肤溃疡、头颈部病损或治疗区域周围皮肤破损的情况。本品可通过乳汁排泌，但排泌量不致引起临床症状。用药期间应暂停哺乳，且停药 4 天内不得恢复哺乳。人体妊娠期应用的数据非常有限，动物试验显示本品具有较低的生殖缺陷风险；但考虑到潜在严重的毒性，应使用更安全的替代品。

局部使用林旦的患者有出现癫痫发作的报道[1]。有一家生产厂商声明，截至 1983 年底，超过 4000 万人使用过其产品，有 21 例患者出现与其相关的癫痫发作。21 例患者中，可能或明确由其产品引起的发作有 11 例，由于摄入或用药过量引起的有 9 例[2]。1998～2003 年，美国报道了 870 例林旦意外吸入的病例[3]。吸入本药引起中毒的症状及体征包括腹部痉挛、意识混乱、咳嗽、头痛、恶心、口腔刺激、癫痫和呕吐。

有关林旦不良反应的个案报道包括口服后引起弥散性血管内凝血（DIC）和死亡[4]，长期局部（每日 2 次连用 3 周）用药引起的再生障碍性贫血[5]。

1. Etherington JD. Major epileptic seizures and topical gammabenzene hexachloride. *BMJ* 1984; **289:** 228.
2. Kelly VT. Major epileptic seizures and topical gammabenzene hexachloride. *BMJ* 1984; **289:** 837.
3. CDC. Unintentional topical lindane ingestions—United States, 1998–2003. *MMWR* 2005; **54:** 533–5. Also available at: http://www.cdc.gov/mmwr/preview/mmwrhtml/mm5421a2.htm (accessed 22/04/08)
4. Rao CVSR, *et al.* Disseminated intravascular coagulation in a case of fatal lindane poisoning. *Vet Hum Toxicol* 1988; **30:** 132–4.
5. Rauch AE, *et al.* Lindane (Kwell)-induced aplastic anemia. *Arch Intern Med* 1990; **150:** 2393–5.

用途和用法

林旦为含氯类杀昆虫药（第1920页）。1%林旦局部用于治疗疥疮（第1917页），也可用于治疗虱病（第第1917页）。不过由于耐药性，本药已限制使用。

林旦也曾用于控制病媒，包括蚊、虱和蚤，但耐药

性已较为显著。本药也用于农业和园艺业杀虫。很多国家已限用或禁用本药。

1. WHO. Lindane. *Environmental Health Criteria 124*. Geneva: WHO, 1991. Available at: http://www.inchem.org/documents/ehc/ehc/ehc124.htm (accessed 26/04/04)
2. WHO. Lindane health and safety guide. *IPCS Health and Safety Guide 54*. Geneva: WHO, 1991. Available at: http://www.inchem.org/documents/hsg/hsg/hsg054.htm (accessed 26/04/04)

制剂

USP 33: Lindane Cream; Lindane Lotion; Lindane Shampoo.

专利制剂

Arg.: Gamma-Scab; Hexa-Defital†; **Austria:** Jacutin; **Braz.:** Escabron†; Pediletan; Pilensar; **Canad.:** Hexit; **Chile:** Plomurol; **Cz.:** Jacutin†; Skabicid†; **Ger.:** Delitex N†; InfectoPedicul†; Jacutin†; **Hung.:** Jacutin†; **India:** Ascabiol; Gab; Nit-N-Mite†; Scaboma; **Indon.:** Obat Kutu Rambut Cap Dua Jempol†; **Israel:** Bicide; **Malaysia:** Jacutin; Scaboma; **Mex.:** Herklin; **NZ:** Benhex; **Pol.:** Jacutin†; **Port.:** Mussidet†; Sarcoderma†; **S.Afr.:** Gambex; Quellada†; **Singapore:** Jacutin; **Switz.:** Jacutin; **Thai.:** Jacutin†; **Venez.:** Demar†; Somergan.

多组分制剂 **Arg.:** Gamma-Scab; Hexa-Defital†; Lyndan; **Fr.:** Elenol†; **India:** Emscab†; Nit-N-Mite†; Scabine; Scaboma; Scarab; **Indon.:** Scabicid; Topicide†; **Mex.:** Herklin; **Spain:** Yacutin†.

Lufenuron (*BAN*, *rINN*) 氯芬奴隆

CGA-184699; Lufenurón; Lufénurone; Lufenuronum. 1-[2,5-Dichloro-4-(1,1,2,3,3,3-hexafluoropropoxy)phenyl]-3-(2,6-difluorobenzoyl)urea; (*RS*)-*N*-[2,5-Dichloro-4-(1,1,2,3,3,3-hexafluoropropoxy)phenylcarbamoyl]-2,6-difluorobenzamide.

Луфенурон

$C_{17}H_8Cl_2F_8N_2O_3$ = 511.2.
CAS — 103055-07-8.
ATC Vet — QP53BC01.
UNII — 1R754M4918.

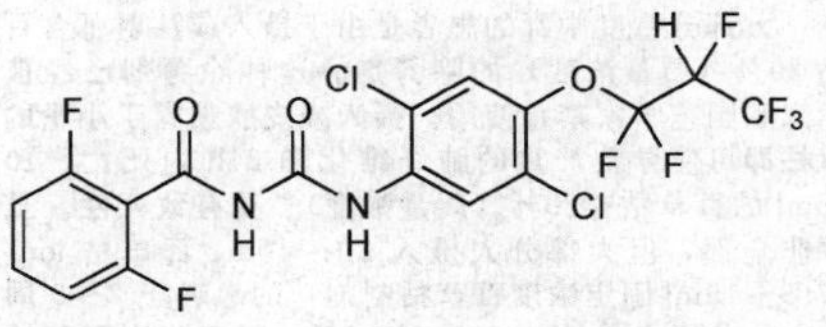

简介

氯芬奴隆是兽用系统性杀外寄生虫药。口服（拌入饲料）或注射用于宿主动物。

Malathion (*BAN*) 马拉硫磷

Carbofos; Carbophos; Compound 4047; Malathionum; Malatión; Malation; Malationas; Malationi; OMS-1. Diethyl 2-(dimethoxyphosphinothioylthio)succinate.

Карбофос; Малатион

$C_{10}H_{19}O_6PS_2$ = 330.4.
CAS — 121-75-5.
ATC — P03AX03.
ATC Vet — QP53AF12.
UNII — U5N7SU872W.

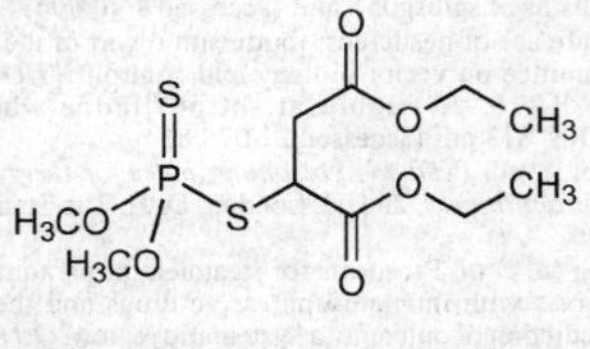

Pharmacopoeias. In *Eur* (see p.vii) and *US*.

Ph. Eur. 6. 8 (Malathion) 无色或浅黄色澄清液体。凝固点为3℃。微溶于水；易溶于乙醇、丙酮、环己烷和植物油。贮藏于密闭容器中。避光。

USP 33 (Malathion) 无色或浅黄色澄清液体，具有特殊臭。凝固点为2.9℃。微溶于水；易溶于乙醇、乙醚、酯类、酮、芳香族和烷基芳香族化合物、植物油等。贮藏于密闭容器中。避光。

稳定性 生产厂商数据显示，马拉硫磷对热敏感，超过30℃即降解。

不良反应和处置

参见**有机磷类杀昆虫药**，第1930页。

马拉硫磷是较安全的有机磷类杀昆虫药之一。不过其毒性可能由于杂质的作用而增强。

有报道[1]，有位患者暴露于过量的马拉硫磷喷雾剂后出现急性肾功能不全，本例未经特殊治疗即好转。此前，人们认为有机磷类杀昆虫药与肾毒性没有关联[2]。摄入马拉硫磷的患者，在初始的胆碱中毒症状缓解后，出现了轻微的一过性肾功能不全和蛋白尿，之后还出现了一些其他并发症，如心律失常、肺水肿、弥漫性间质纤维化和周围神经病变相关的肌无力。

1. Albright RK, *et al.* Malathion exposure associated with acute renal failure. *JAMA* 1983; **250:** 2469.
2. Dive A, *et al.* Unusual manifestations after malathion poisoning. *Hum Exp Toxicol* 1994; **13:** 271–4.

用途和用法

马拉硫磷是一种有机磷类杀昆虫药（第1930页），用于治疗头虱、体虱病（第1917页）和疥疮（第1917页），常用含马拉硫磷0.5%的洗液和1%的香波。由于接触时间长，洗液效果优于香波。醇性洗液刺激外表皮和生殖器，所以水性洗液较适用于治疗体虱和疥疮。水性洗液也可能适用于哮喘患者或儿童。皮肤和头发用醇性制剂时应自然晾干。

马拉硫磷可用于农业、园艺业和兽医。虽然有耐药性，但本药广泛用于蚊成虫和幼虫的控制。

制剂

USP 33: Malathion Lotion.

专利制剂

Austral.: Lice Rid†; **Belg.:** Prioderm; Radikal; **Denm.:** Prioderm; **Fin.:** Prioderm; **Fr.:** Prioderm; **Gr.:** Sicaril; Specifthir; Zitotox; **Irl.:** Derbac-M; Prioderm; Quellada M†; Suleo-M; **Israel:** Prioderm; **Ital.:** Aftir Gel; **Malaysia:** A-Lices; **Neth.:** Noury Hoofdlotion†; Prioderm; **Norw.:** Prioderm; **NZ:** A-Lices; Derbac-M; Prioderm; **Rus.:** Pedilin (Педилин)†; **Singapore:** A-Lices; Derbac-M; Lice Care; **Swed.:** Prioderm; **Switz.:** Prioderm; **Thai.:** A-Lices; **UK:** Derbac-M; Prioderm†; Quellada M†; Suleo-M†; **USA:** Ovide.

多组分制剂 **Arg.:** Para Plus; **Belg.:** Para Plus; **Fr.:** Para Plus; **Gr.:** Para-plus; **Israel:** Monocide; Para Plus; **NZ:** Para Plus; **Rus.:** Para Plus (Пара Плюс); **Ukr.:** Para Plus (Пара Плюс).

Metaldehyde 多聚乙醛

Metaldehído.

Метальдегид

$(C_2H_4O)_x$.
CAS — 9002-91-9.

性状 多聚乙醛是乙醛的环状聚合物。

不良反应和处置

多聚乙醛中毒的症状可能延迟一段时间才出现，包括呕吐、腹泻、发热、困意、惊厥和昏迷。可于48h内死于呼吸衰竭，可出现肾损伤和肝损伤。

可对症治疗，若患者摄入超过50mg/kg的多聚乙醛，可在1h内考虑使用活性炭。

1. Longstreth WT, Pierson DJ. Metaldehyde poisoning from slug bait ingestion. *West J Med* 1982; **137:** 134–7.
2. Proudfoot A, ed. *Pesticide poisoning: notes for the guidance of medical practitioners.* 2nd ed. London: DoH, The Stationery Office, 1996.
3. Bleakley C, *et al.* Self-poisoning with metaldehyde. *Emerg Med J* 2008; **25:** 381–2.

用途

多聚乙醛是软体动物清除剂，用于杀灭蛞蝓和蜗牛。本药可作为引火物的成分。

"Meta"就是一种经压缩的多聚乙醛，也是一种无焰不含炭的固体燃料。

Methomyl 灭多虫

Metomilo. *S*-Methyl *N*-(methylcarbamoyloxy)thioacetimidate.

Метомил

$C_5H_{10}N_2O_2S$ = 162.2.
CAS — 16752-77-5.

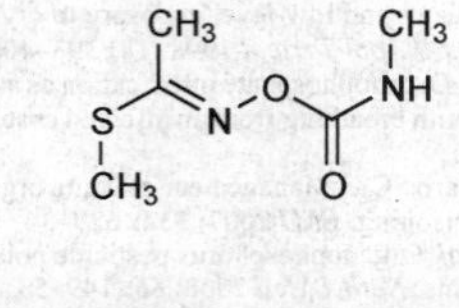

简介

灭多虫是农用氨甲酸酯类杀虫药（第1919页）。

1. WHO. Methomyl health and safety guide. *IPCS Health and Safety Guide 97*. Geneva: WHO, 1995. Available at: http://www.inchem.org/documents/hsg/hsg/hsg097.htm (accessed 26/04/04)
2. WHO. Methomyl. *Environmental Health Criteria 178*. Geneva: WHO, 1996. Available at: http://www.inchem.org/documents/ehc/ehc/ehc178.htm (accessed 26/04/04)

有关于灭多虫中毒及处置的报道[1,2]。

1. Martinez-Chuecos J, *et al.* Management of methomyl poisoning. *Hum Exp Toxicol* 1990; **9:** 251–4.
2. Buchholz U, *et al.* An outbreak of food-borne illness associated with methomyl-contaminated salt. *JAMA* 2002; **288:** 604–10.

Methoprene (*rINN*) 甲氧普烯

Méthoprène; Methoprenum; Metopreno; ZR-515. Isopropyl 11-methoxy-3,7,11-trimethyldodeca-2(*E*),4(*E*)-dienoate.

Метопрен

$C_{19}H_{34}O_3$ = 310.5.
CAS — 40596-69-8.
ATC Vet — QP53BD01.
UNII — 8B830OJ2UX.

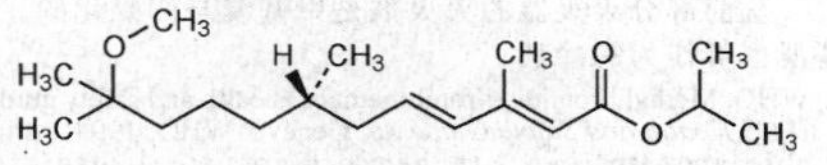

简介

甲氧普烯的作用与昆虫保幼激素相似，是一种生长调节剂。若应用于适当的敏感周期，可阻止昆虫幼虫成蛹而导致死亡。本药对多种昆虫有效，如蚤和蚊。本药兽用，可控制环境中外寄生虫，而不是应用于动物本身。本药用于农业。

制剂

多组分制剂 **Fr.:** Acarcid perles†.

Methoxychlor 甲氧氯

Methoxy-DDT; Metoksychlor; Metoxicloro. 1,1,1-Trichloro-2-2-bis(*p*-methoxyphenyl)-ethane.

Метоксихлор

$C_{16}H_{15}Cl_3O_2$ = 345.6.
CAS — 72-43-5.
UNII — RIA79UD69L.

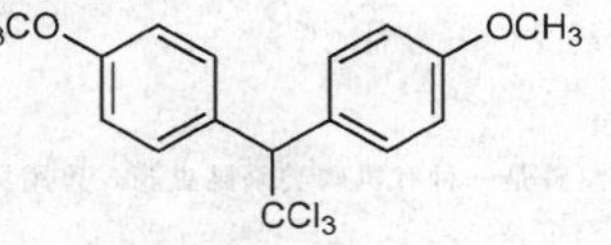

简介

甲氧氯是含氯类杀昆虫药（第1919页），用于农业、园艺业和兽医。

Methyl Bromide 甲基溴

Bromometano; Metilo, bromuro de; Monobromometano. Bromomethane; Monobromomethane.

Метилбромид

CH_3Br = 94.94.
CAS — 74-83-9.

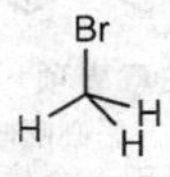

不良反应、处置和注意事项

甲基溴是糜烂剂。吸入或经皮吸收引起中毒，主要神经毒性包括头晕、头痛、呕吐、视物模糊、虚弱、共济失调、意识错乱、躁狂、幻觉、精神抑郁、惊厥、肺水肿和昏迷。也可能出现肝肾损伤。患者往往因循环或呼吸衰竭而死亡。初始症状可在潜伏期之前发生。1%或更高浓度的本药刺激眼睛。主要为对症治疗，可试用二巯丙醇和乙酰半胱氨酸治疗。

橡胶可吸收和保留甲基溴，因而不能使用含橡胶的保护服。

甲基溴毒性的文献[1~10]包括中毒报道。

1. Chavez CT, *et al.* Methyl bromide optic atrophy. *Am J Ophthalmol* 1985; **99:** 715–19.
2. Langard S, *et al.* Fatal accident resulting from methyl bromide poisoning after fumigation of a neighbouring house: leakage through sewage pipes. *J Appl Toxicol* 1996; **16:** 445–8.
3. De Haro L, *et al.* Central and peripheral neurotoxic effects of chronic methyl bromide intoxication. *J Toxicol Clin Toxicol* 1997; **35:** 29–34.
4. Michalodimitrakis MN, *et al.* Death following intentional methyl bromide poisoning: toxicological data and literature review. *Vet Hum Toxicol* 1997; **39:** 30–4.
5. Horowitz BZ, *et al.* An unusual exposure to methyl bromide leading to fatality. *J Toxicol Clin Toxicol* 1998; **36:** 353–7.
6. Lifshitz M, Gavrilov V. Central nervous system toxicity and early peripheral neuropathy following dermal exposure to methyl bromide. *J Toxicol Clin Toxicol* 2000; **38:** 799–801.
7. Yamano Y, *et al.* Three cases of acute methyl bromide poisoning in a seedling farm family. *Ind Health* 2001; **39:** 353–8.
8. Hoizey G, *et al.* An unusual case of methyl bromide poisoning. *J Toxicol Clin Toxicol* 2002; **40:** 817–21.
9. Geyer HL, *et al.* Methyl bromide intoxication causes reversible symmetric brainstem and cerebellar MRI lesions. *Neurology* 2005; **64:** 1279–81.

10. Breeman W. Methylbromide intoxication: a clinical case study. *Adv Emerg Nurs J* 2009; **31:** 153–60.

用途

甲基溴是用于泥土和食品的熏蒸杀昆虫药。

熏蒸用药时，常加入氯化苦作为催泪警告剂。

本药也作为气体消毒剂，虽然抗菌作用弱，但穿透能力强。

从前部分灭火器的灭火剂是甲基溴与四氯化碳。甲基溴也可作为制冷剂。

1. WHO. Methyl bromide (bromomethane) health and safety guide. *IPCS Health and Safety Guide 86.* Geneva: WHO, 1994. Available at: http://www.inchem.org/documents/hsg/hsg/hsg86_e.htm (accessed 26/04/04)
2. WHO. Methyl bromide. *Environmental Health Criteria 166.* Geneva: WHO, 1995. Available at: http://www.inchem.org/documents/ehc/ehc/ehc166.htm (accessed 26/04/04)

Naled 二溴磷

Bromchlophos. Dimethyl 1,2-dibromo-2,2-dichloroethyl phosphate.

Налед

$C_4H_7Br_2Cl_2O_4P$ = 380.8.

CAS — 300-76-5.

简介

二溴磷是一种有机磷类杀昆虫药。兽用局部治疗外寄生虫。

Naphthalene 萘

Naftalen; Naftaleno; Naphthalin.

Нафталин

$C_{10}H_8$ = 128.2.

CAS — 91-20-3.

UNII — 2166IN72UN.

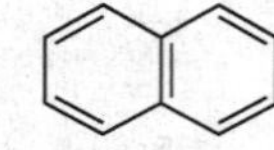

不良反应、处置和注意事项

摄入萘可出现头痛、恶心呕吐、腹泻、出汗、排尿困难、昏迷和惊厥。低于一个樟脑丸（相当于 200～500mg 萘）的剂量即可导致溶血。成人摄入 5～15g 可能出现生命危险，剂量达到 74mg/kg 可致命。儿童摄入 100mg/kg 可出现生命危险。小儿剂量达到 2g 或连续两日摄入 80mg/kg，可致命。予以对症治疗，若摄入 1h 内，可进行洗胃。萘蒸气刺激眼，慢性暴露可导致白内障。可能出现溶血性贫血和血尿导致急性肾衰竭，特别是 G6PD 缺乏患者。这种情况可能需要输血。

妊娠 妊娠 28 周母亲吸入萘可导致新生儿溶血性贫血[1]。

1. Athanasion M, *et al.* Hemolytic anemia in a female newborn infant whose mother inhaled naphthalene before delivery. *J Pediatr* 1997; **130:** 680–1.

用途

萘可用于洗手间防臭碟和樟脑丸，也用于土壤熏蒸。

制剂

顺势疗法制剂 ***Austria:*** Tartephedreel; ***Ger.:*** Pulmo Bronchialcomplex.

Norbormide 鼠特灵

McN-1025; Norbormida. 5-[α-Hydroxy-α-(2-pyridyl)benzyl]-7-[α-(2-pyridyl)benzylidene]-8,9,10-trinorborn-5-ene-2,3-dicarboximide.

Норбормид

$C_{33}H_{25}N_3O_3$ = 511.6.

CAS — 991-42-4.

简介

鼠特灵是一种选择性灭鼠药。本药可产生不可逆的外周血管收缩性作用，对大部分大鼠有效。对其他啮齿类动物毒性有限。

Organophosphorus Insecticides 有机磷类杀虫药

Insecticidas organofosforados; Organofosforlu İnsektisitler.

性状 有机磷类杀虫药可以是磷、膦、硫代磷酸或磷锗硫酸的酯类、酰胺类或巯基衍生物。

1. WHO. Organophosphorus insecticides: a general introduction. *Environmental Health Criteria 63.* Geneva: WHO, 1986. Available at: http://www.inchem.org/documents/ehc/ehc/ehc63.htm (accessed 19/07/04)

不良反应

有机磷类杀虫药是强效胆碱酯酶抑制药，毒性强。本药具有毒蕈碱和烟碱能作用，对 CNS 也有作用。

中毒症状包括腹部绞痛、恶心、呕吐、腹泻、胰腺炎、尿失禁、瞳孔缩小或放大、虚弱、呼吸障碍、流泪、流涎、发热、心动过速或心动过缓、低血压或高血压、发绀、肌肉震颤和惊厥。部分有机磷化合物能导致延迟的神经病变。CNS 症状包括不安、焦虑、眩晕、意识错乱、昏迷和呼吸或心血管系统抑制。患者可表现为精神障碍。吸入或接触本药可出现局部和全身作用。

与含氯类杀虫药不同，本类药物体内代谢、排泄速度快，不易蓄积，但反复暴露仍可能产生累积效应。

接触有机磷化合物如杀虫药（包括 sheepdips）引起不良反应和中毒的相关文献如下。

1. Minton NA, Murray VSG. A review of organophosphate poisoning. *Med Toxicol* 1988; **3:** 350–75.
2. Karalliedde L, Senanayake N. Organophosphorus insecticide poisoning. *Br J Anaesth* 1989; **63:** 736–50.
3. Öztürk MA, *et al.* Anticholinesterase poisoning in Turkey—clinical, laboratory and radiologic evaluation of 269 cases. *Hum Exp Toxicol* 1990; **9:** 273–9.
4. WHO. Safe use of pesticides: fourteenth report of the WHO expert committee on vector biology and control. *WHO Tech Rep Ser 813* 1991. Available at: http://libdoc.who.int/trs/WHO_TRS_813.pdf (accessed 24/07/08)
5. Casey P, Vale JA. Deaths from pesticide poisoning in England and Wales: 1945–1989. *Hum Exp Toxicol* 1994; **13:** 95–101.
6. Eyer P. Neuropsychopathological changes by organophosphorus compounds—a review. *Hum Exp Toxicol* 1995; **14:** 857–64.
7. Proudfoot A, ed. *Pesticide poisoning: notes for the guidance of medical practitioners.* 2nd ed. London: DoH, The Stationery Office, 1996.
8. Steenland K. Chronic neurological effects of organophosphate pesticides. *BMJ* 1996; **312:** 1312–13.
9. Brown AA, Brix KA. Review of health consequences from high-, intermediate- and low-level exposure to organophosphorus nerve agents. *J Appl Toxicol* 1998; **18:** 393–408.
10. Koksal N, *et al.* Organophosphate intoxication as a consequence of mouth-to-mouth breathing from an affected case. *Chest* 2002; **122:** 740–1.
11. Roberts DM, Aaron CK. Management of acute organophosphorus pesticide poisoning. *BMJ* 2007; **334:** 629–34.
12. Aardema H, *et al.* Organophosphorus pesticide poisoning: cases and developments. *Neth J Med* 2008; **66:** 149–53.

不良反应的处置

有机磷类杀虫药中毒患者必须尽快接受治疗。如果摄入 1～2h 内，可考虑洗胃，除非该产品含烃类溶剂（可引起致命的吸入性肺炎）。脱去污染衣物。皮肤，包括呕吐物和分泌物污染过的区域，都用清水和肥皂进行彻底的清洗。如眼部接触药物，则应冲洗结膜。应给予患者阿托品（见**中毒**，第1177页）和解磷定（第1402页）（或双复磷，第1398页），并进行对症治疗。严重中毒时，患者可出现肌肉震颤和惊厥，这种情况可注射地西泮。轻度中毒者可给予口服地西泮以缓解焦虑。由于延迟吸收，患者可能出现病情恶化。

Paraquat 百草枯

Parakuat. 1,1′-Dimethyl-4,4′-bipyridyldiylium ion.

Паракват

$C_{12}H_{14}N_2$ = 186.3.

CAS — 4685-14-7.

UNII — PLG39H7695.

Paraquat Dichloride 百草枯二氯化物

Paraquat, dicloruro de.

Паракват Дихлорид

$C_{12}H_{14}Cl_2N_2$ = 257.2.

CAS — 1910-42-5.

UNII — 2KZ83GSS73.

不良反应

浓的百草枯溶液具有刺激性，可导致炎症、皮肤起疱、指甲松解和脱落以及伤口延期愈合。未受损害的皮肤吸收本药不明显。皮肤接触后发生死亡的情况较少见，但是长期接触和接触浓溶液与死亡率相关。

本药溅入眼部可导致重度炎症。炎症可延迟 12～24h 出现，并可能出现角膜水肿、视觉敏锐度减退和难以愈合的角膜结膜上皮大面积剥离。吸入本药粉尘或喷雾可能导致鼻出血。

含百草枯 2.5%（质量浓度）的除莠剂，有时也加入其他除莠剂如敌草快，可用于家庭花园。摄入此浓度的百草枯可导致恶心和呕吐，也可造成呼吸改变，但并不容易致命。

大部分重度中毒的患者是由于摄入或注射了含百草枯 20%（质量浓度）的除莠剂。这种除莠剂已经被农学家和园艺学家禁止使用。摄入或皮肤暴露于小量的百草枯即可能导致严重的肺纤维化和 24h 内死亡。10～15ml 的百草枯［20%（质量浓度）］具有致死性。虽然并非全部，但大部分人摄入 20～40mg 百草枯 ion/kg（7.5～15ml 固定浓度百草枯制剂）的患者于 2～3 周内死亡。若摄入剂量>40mg（>15ml 固定浓度百草枯制剂），患者通常于 1～7 日内死亡。百草枯的刺激作用可导致食管溃疡和胃肠道反应。广泛的器官损伤，特别是肺和肾的损伤也可发生。严重中毒患者将很快发生死亡。

百草枯制剂可能含有催吐药或泻药，部分制剂含有臭味剂以避免误服。

关于百草枯毒性及其治疗的文献[1～9]如下。

1. WHO. Paraquat and diquat. *Environmental Health Criteria 39.* Geneva: WHO, 1984. Available at: http://www.inchem.org/documents/ehc/ehc/ehc39.htm (accessed 26/04/04)
2. Bismuth C, *et al.* Paraquat poisoning. *Drug Safety* 1990; **5:** 243–51.
3. Pond SM. Manifestations and management of paraquat poisoning. *Med J Aust* 1990; **152:** 256–9.
4. Paraquat health and safety guide. *Health and Safety Guide 51.* Geneva: WHO, 1991. Available at: http://www.inchem.org/documents/hsg/hsg/hsg051.htm (accessed 26/04/04)
5. WHO. Safe use of pesticides: fourteenth report of the WHO expert committee on vector biology and control. *WHO Tech Rep Ser 813* 1991. Available at: http://libdoc.who.int/trs/WHO_TRS_813.pdf (accessed 21/07/08)
6. Proudfoot A, ed. *Pesticide poisoning: notes for the guidance of medical practitioners.* 2nd ed. London: DoH, The Stationery Office, 1996.
7. Eddleston M, *et al.* Prospects for treatment of paraquat-induced lung fibrosis with immunosuppressive drugs and the need for better prediction of outcome: a systematic review. *Q J Med* 2003; **96:** 809–24.
8. Dinis-Oliveira RJ, *et al.* Paraquat poisonings: mechanisms of lung toxicity, clinical features, and treatment. *Crit Rev Toxicol* 2008; **38:** 13–71.
9. Chen HW, *et al.* Intravenous paraquat poisoning. *J Chin Med Assoc* 2009; **72:** 547–50.

不良反应的处置

接触百草枯后，应脱去污染衣物，用肥皂和清水清洗皮肤。如溅入眼内，可产生刺激，之后的局部治疗包括根据症状应用抗菌药或糖皮质激素治疗。

百草枯中毒没有特异性治疗方法，首先应去除或灭活本药。虽然胃净化疗法的益处尚未明确，但仍可采用。如果患者摄入 6h 内，初始治疗应给予口服吸附剂，如活性炭 100g，超过 6h 者之后每 2h 给予 50g。漂白土（常用 15%混悬液）和膨润土（用 7%混悬液）可作为替代口服吸附剂，剂量与活性炭相同。如无吸附剂可用，情况紧急时也可用黏土或无污染泥土的混悬液。为了防止吸附剂阻塞和使之加速排除，首次使用吸附剂时可合用渗透性泻药。患者可能需要重症监护治疗。由于氧可加强百草枯的肺毒性，因此开始治疗时不能给予吸氧。不过在中毒晚期作为姑息治疗，则可应用。

加速毒物消除的方法有强化利尿、腹膜透析、血液透析和血液灌注等，但前三种治疗方法是无效的，而血液灌注的疗效各报道不尽相同。所有疗法的价值都未证实。

有关百草枯毒性的一般文献见上文**不良反应**。

一旦百草枯被吸收，即可导致中重度中毒，症状包括：急性肾功能衰竭、肝炎和肺纤维化。患者于2周或3周后死亡。环磷酰胺和甲泼尼龙冲击疗法对这种中毒有效，对暴发性中毒无效[1,2]。上述免疫抑制药的延迟使用治疗百草枯中毒有成功的报道[3]，但另一例使用西罗莫司的患者治疗无效[4]。

1. Lin J-L, *et al.* Pulse therapy with cyclophosphamide and methylprednisolone in patients with moderate to severe paraquat poisoning: a preliminary report. *Thorax* 1996; **51:** 661–3.
2. Lin J-L, *et al.* A prospective clinical trial of pulse therapy with glucocorticoid and cyclophosphamide in moderate to severe paraquat poisoned patients. *Am J Respir Crit Care Med* 1999; **159:** 357–60. Correction to the dose of cyclophosphamide. *ibid.* 2001; **163:** 292.
3. Descatha A, *et al.* Delayed immunosuppressive treatment in life-threatening paraquat ingestion: a case report. *J Med Toxicol* 2009; **5:** 76–9.
4. Lorenzen JM, *et al.* Failed rescue therapy with rapamycin after paraquat intoxication. *Clin Toxicol* 2010; **48:** 84–6.

用途

百草枯是一种接触除莠剂，其二氯化物广泛用于农业和园艺业。在英国，液体浓缩剂是唯一被批准的用法。

Parathion 对硫磷

Paratión. *O,O*-Diethyl *O*-4-nitrophenyl phosphorothioate.

Паратион

$C_{10}H_{14}NO_5PS$ = 291.3.

CAS — 56-38-2.

UNII — 61G466064D.

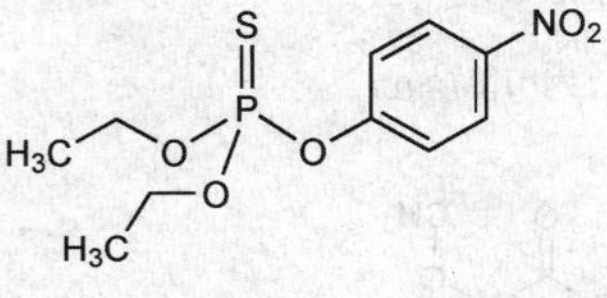

简介

对硫磷是一种有机磷类杀昆虫药（第1930页），用于农业和园艺业。其代谢物对硝苯磷酯（对氧磷，第1794页）导致其毒性。

1. WHO. Parathion health and safety guide. *IPCS Health and Safety Guide 74.* Geneva: WHO, 1992. Available at: http://www.inchem.org/documents/hsg/hsg/hsg74.htm (accessed 26/04/04)

有对硫磷中毒的报道[1~7]。

1. Anastassiades CJ, Ioannides M. Organophosphate poisoning and auricular fibrillation. *BMJ* 1984; **289:** 290.
2. Golsousidis H, Kokkas V. Use of 19 590 mg of atropine during 24 days of treatment, after a case of unusually severe parathion poisoning. *Hum Toxicol* 1985; **4:** 339–40.
3. Clifford NJ, Nies AS. Organophosphate poisoning from wearing a laundered uniform previously contaminated with parathion. *JAMA* 1989; **262:** 3035–6.
4. Wang M-H, *et al.* Q-T interval prolongation and pleomorphic ventricular tachyarrhythmia ('Torsade de pointes') in organophosphate poisoning: report of a case. *Hum Exp Toxicol* 1998; **17:** 587–90.
5. Eyer F, *et al.* Human parathion poisoning: a toxicokinetic analysis. *Toxicol Rev* 2003; **22:** 143–63.
6. Lund CM, Iversen G. Bladanforgiftning forekommer endnu. *Ugeskr Laeger* 2005; **167:** 3195–6.
7. Hoffmann U, Papendorf T. Organophosphate poisonings with parathion and dimethoate. *Intensive Care Med* 2006; **32:** 464–8.

Pentachlorophenol 五氯酚

PCP; Penta; Pentaclorofenol.

Пентахлорфенол

C_6HCl_5O = 266.3.

CAS — 87-86-5.

UNII — D9BSU0SE4T.

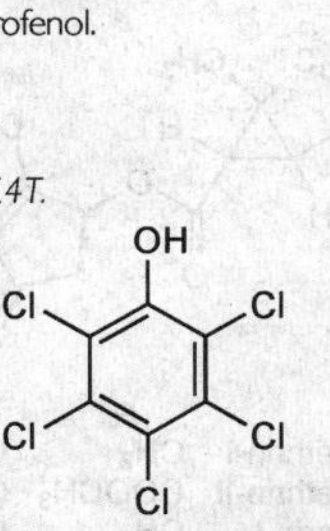

注：缩写 PCP 也用于表示苯环利定（第 2307 页）。

不良反应、处置和注意事项

五氯酚可通过皮肤、吸入或摄入中毒剂量被吸收。五氯酚及其水溶液可刺激眼、黏膜和皮肤，并可能造成腐蚀性烧伤。本药的全身性作用是由于非结合性氧化磷酸化刺激细胞代谢造成的。五氯酚急性中毒增加代谢率，导致体温升高、大量出汗和口渴、不安、疲劳、呼吸深快和心动过速。患者可能会出现腹痛和恶心，最终出现呼吸衰竭导致死亡。亚急性和慢性中毒的症状包括体温升高和CNS反应、血液系统症状、肾脏、生殖系统、呼吸系统和皮肤疾病。

治疗方法为对症治疗。可应用物理降温，由于可增强毒性，不推荐使用退热药。

五氯酚毒性的综述如下[1~5]。

1. Health and Safety Executive. Pentachlorophenol. *Toxicity Review 5.* London: HMSO, 1982.
2. WHO. Pentachlorophenol. *Environmental Health Criteria 71.* Geneva: WHO, 1987. Available at: http://www.inchem.org/documents/ehc/ehc/ehc71.htm (accessed 26/04/04)
3. Pentachlorophenol health and safety guide. *Health and Safety Guide 19.* Geneva: WHO, 1989. Available at: http://www.inchem.org/documents/hsg/hsg/hsg019.htm (accessed 26/04/04)
4. Jorens PG, Schepens PJC. Human pentachlorophenol poisoning. *Hum Exp Toxicol* 1993; **12:** 479–95.
5. Proudfoot AT. Pentachlorophenol poisoning. *Toxicol Rev* 2003; **22:** 3–11.

有报道与五氯酚有关的恶性肿瘤[1,2]、再生障碍性贫血[3]、胰腺炎[4]、血管内溶血[5]和荨麻疹[6]。

1. Greene MH, *et al.* Familial and sporadic Hodgkin's disease associated with occupational wood exposure. *Lancet* 1978; **ii:** 626–7.
2. Hardell L. Malignant lymphoma of histiocytic type and exposure to phenoxyacetic acids or chlorophenols. *Lancet* 1979; **i:** 55–6.
3. Roberts HJ. Aplastic anemia due to pentachlorophenol. *N Engl J Med* 1981; **305:** 1650–1.
4. Cooper RG, Macaulay MB. Pentachlorophenol pancreatitis. *Lancet* 1982; **i:** 517.
5. Hassan AB, *et al.* Intravascular haemolysis induced by pentachlorophenol. *BMJ* 1985; **291:** 21–2.
6. Kentor PM. Urticaria from contact with pentachlorophenate. *JAMA* 1986; **256:** 3350.

药动学

五氯酚可通过摄入、吸入或皮肤吸收。摄入后，大部分药物以原形和葡糖醛酸苷形式经尿液，小部分药物通过粪便排泄。

用途

主要应用五氯酚的钠盐（C_6Cl_5NaO=288.3）作为防腐剂，广泛用于工业和农业，具体包括木材及其他建筑材料、纺织品、胶和淀粉。本药也用于控制黏液和藻类并用作软体动物清除剂、杀真菌药和除莠剂。

Permethrin (*BAN, USAN, rINN*) 扑灭司林

Perméthrine; Permethrinum; Permetriini; Permetrin; Permetrina; Permetryna. 3-Phenoxybenzyl (1*RS*,3*RS*)-(1*RS*,3*SR*)-3-(2,2-dichlorovinyl)-2,2-dimethylcyclopropanecarboxylate.

Перметрин

$C_{21}H_{20}Cl_2O_3$ = 391.3.

CAS — 52645-53-1.

ATC — P03AC04.

ATC Vet — QP53AC04.

UNII — 509F88P9SZ.

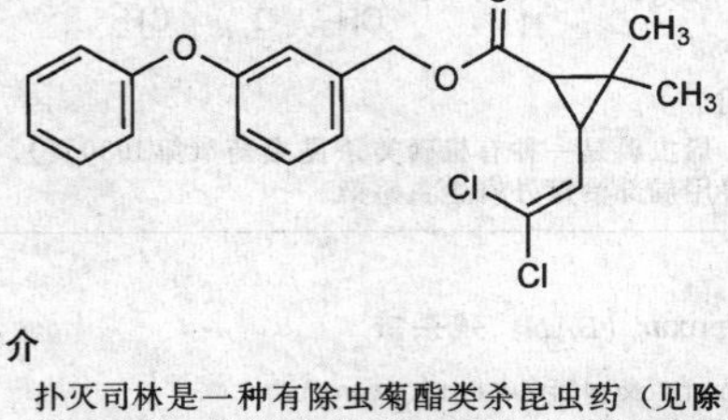

简介

扑灭司林是一种有除虫菊酯类杀昆虫药（见**除虫菊花**，第1932页）。1%的本药用于治疗头虱（第1917页）感染，但已产生耐药性。5%的本药乳膏用于治疗耻虱感染（第 1917 页），作为杀螨药用于治疗疥疮（第1917页）。

扑灭司林是一种兽用杀外寄生虫药，也可用于农业、园艺业和家庭杀虫。

扑灭司林对蚊有效，可广泛用于浸透蚊帐和窗帘以控制疟疾（第566页）。本药对黑蝇的成虫和幼虫有效，用于河流可控制盘尾丝虫病（第130页）。本药对采蝇有效。

扑灭司林适用于飞行器灭虫。

1. WHO. Permethrin health and safety guide. *IPCS Health and Safety Guide 33.* Geneva: WHO, 1989. Available at: http://www.inchem.org/documents/hsg/hsg/hsg033.htm (accessed 26/04/04)
2. WHO. Permethrin. *Environmental Health Criteria 94.* Geneva: WHO, 1990. Available at: http://www.inchem.org/documents/ehc/ehc/ehc94.htm (accessed 26/04/04)

制剂

专利制剂

Arg.: Assy Crema de Enjuague; Assy Espuma; B-Jen; Blum; Capitis; Dermoper; Fripi; Hairclin†; Helpp; Kinderval; Kwell; Nopucid; Pedicrem; Pelo Libre; Quitoso NF; Sapucai†; Witty; **Austral.:** Lyclear; Pyrifoam; Quellada; **Austria:** Infectoscab; **Belg.:** Mouskito Textile; Nix; Zalvor; **Braz.:** Clean Hair; Keltrina; Kwell; Lendrext†; Nedax; Nedax Plus; Pediletan Permetrina; Permetel†; Permetrix†; Piodrex; Pioletal; Piolhol Plus†; Pluritin†; Wellcid†; **Canad.:** Kwellada-P; Nix; **Chile:** Kilnits; **Cz.:** Infectoscab; **Denm.:** Nix; **Fin.:** Nix; **Fr.:** Biovectrol Tissu; Insect Ecran; Mousticologne; Moustidose†; Nix†; Parapoux; Pharmavoyage Moustiquaires; **Ger.:** InfectoPedicul; Infectoscab; **Gr.:** Nix; **Hong Kong:** Quellada; **India:** Perlice; Permite; **Indon.:** Scabimite†; **Irl.:** Lyclear; **Israel:** Lyclear; Mite-X; New-Nok; Nok†; Zehu-Ze; **Ital.:** Nix; Pre Clean Mom; Scabiacid; Scabianil; **Malaysia:** A-Scabs; **Mex.:** Novo-Herklin 2000; Scabisan; Scabisan Plus; **Neth.:** Loxazol; **Norw.:** Nix; **NZ:** Lyderm; Pyrifoam; **Philipp.:** Kwell Reformulated; Lindell; Pyrifoam; **Port.:** Desintan P†; Nix; Quitoso; **Rus.:** Nittyfor (Ниттифор); Nix (Никс); **S.Afr.:** Lyclear†; Skabi-Rid; **Spain:** Permecure; Sarcop; **Swed.:** Nix; **Switz.:** Loxazol; **Turk.:** Kwellada; Niksen; Zalvor; **UK:** Lyclear; Residex P55; **Ukr.:** Nittyfor (Ниттифор); Pedilin (Педилин); Permin (Пермин)†; **USA:** Acticin; Elimite; Nix; **Venez.:** Piokil Plus.

多组分制剂 **Arg.:** Bencil Scab; Detebencil; Detebencil Nit; Hexa-Defital Plus; Hexabencil; Para Plus; Perbel†; Permecil†; Sapucai†; **Belg.:** Para Plus; Shampoux; **Braz.:** Piolhol†; **Cz.:** Charlieu Anti-Poux†; **Fr.:** Altopou†; Anti-Ac†; Aspipur†; Charlieu Anti-Poux†; Para Plus; Pyreflor; **Gr.:** Para-plus; **Israel:** Para Plus; **Ital.:** Antiscabbia CM; **NZ:** Para Plus; Safehold Active Duty; Safehold Active Duty with Sunscreen; **Rus.:** Para Plus (Пара Плюс); **S.Afr.:** Nitagon; **Ukr.:** Para Plus (Пара Плюс).

Phenothrin (*BAN, rINN*) 苯氧司林

Fenotrin; Fenotrina; Phénothrine; Phenothrinum; S-2539. 3-Phenoxybenzyl (1*RS*,3*RS*)-(1*RS*,3*SR*)-2,2-dimethyl-3-(2-methylprop-1-enyl)cyclopropanecarboxylate.

Фенотрин

$C_{23}H_{26}O_3$ = 350.5.

CAS — 26002-80-2.

ATC — P03AC03.

ATC Vet — QP53AC03.

UNII — 707484X33X.

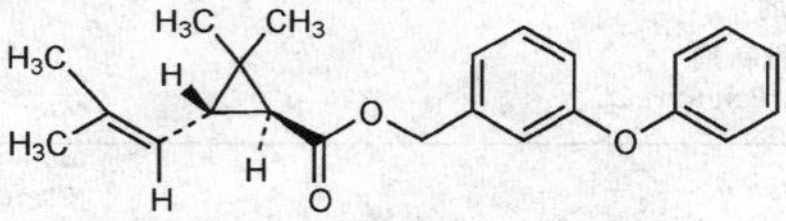

简介

苯氧司林是一种除虫菊酯类杀昆虫药（见**除虫菊花**，第1932页）。含0.2%苯氧司林的醇性洗剂和0.5%的水性洗剂或泡沫洗剂用于治疗头虱和耻虱（第1917页）。与扑灭司林相同，本药耐药性问题已经显现。

苯氧司林是兽用局部杀外寄生虫药，也用于家庭杀虫和公共场所及飞行器灭虫。

1. WHO. d-Phenothrin health and safety guide. *IPCS Health and Safety Guide 32.* Geneva: WHO, 1989. Available at: http://www.inchem.org/documents/hsg/hsg/hsg032.htm (accessed 26/04/04)
2. WHO. d-Phenothrin. *Environmental Health Criteria 96.* Geneva: WHO, 1990. Available at: http://www.inchem.org/documents/ehc/ehc/ehc96.htm (accessed 26/04/04)

飞行器灭虫 参考文献如下。

1. Russell RC, Paton R. In-flight disinsection as an efficacious procedure for preventing international transport of insects of public health importance. *Bull WHO* 1989; **67:** 543–7.

制剂

专利制剂

Arg.: Nopucid MC; Sumo; **Cz.:** Parasidose; **Fr.:** Itax Antipoux; Item Antipoux; Parasidose; **Gr.:** Ivaliten; Pubex; Sitem; Venatren; **Irl.:** Full Marks; Headmaster†; **Israel:** Sof-Soft; **Ital.:** Cruzzy Shampoo Potenziato alla Sumitrina; Mediker; Mom Gel; Mom Shampoo Schiuma; Neo Mom; Ottocid; **Mex.:** Herklin NF; **Mon.:** Hegor; **NZ:** Full Marks; Parasidose; **Rus.:** Anti-Bit (Анти-Вит)†; Itax (Итакс); Parasidose (ПаразИДОЗ); **Turk.:** Anti-Bit; **UK:** Full Marks†; **USA:** Pronto.

多组分制剂 **Fr.:** A-Par; **Gr.:** Cif Candioli; **Ital.:** Mom Shampoo Antiparassitario†; Neo Mom; **Mex.:** Herklin NF; **Neth.:** Zinkant†.

Phosmet (*BAN*) 亚胺硫磷

Fosmet. *O,O*-Dimethyl phthalimidomethyl phosphorodithioate.

Фосмет; Фталофос

$C_{11}H_{12}NO_4PS_2$ = 317.3.
CAS — 732-11-6.
ATC Vet — QP53AF06; QP53BB03.
UNII — VN04LI540Y.

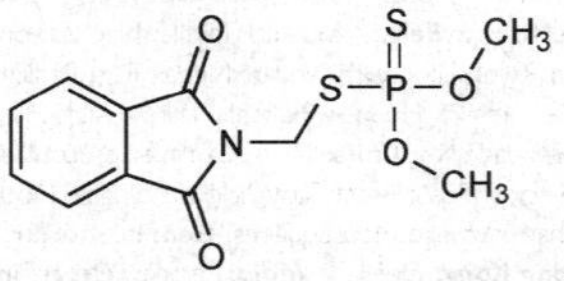

简介

亚胺硫磷是一种有机磷类杀昆虫药（第1930页）。本药兽用，局部用于宿主动物发挥全身作用杀灭外寄生虫。本药也用于农业和园艺业。

Phoxim (*BAN, pINN*) 肟硫磷

Bayer-9053; Foksiimi; Foxim; Foxima; Phoxime; Phoximum. 2-(Diethoxyphosphinothioyloxyimino)-2-phenylacetonitrile.

Фоксим

$C_{12}H_{15}N_2O_3PS$ = 298.3.
CAS — 14816-18-3.
ATC Vet — QP53AF01.
UNII — 6F5V775VPO.

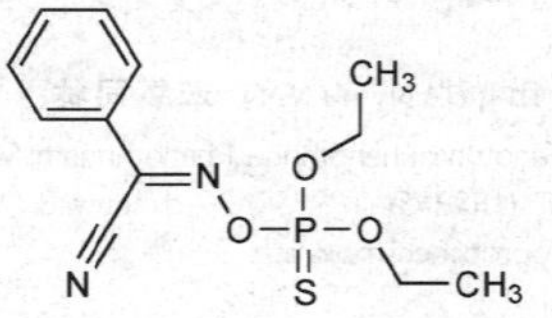

简介

肟硫磷是一种兽用有机磷类杀昆虫药（第1930页），兽医中可局部用药杀灭外寄生虫。本药也可用于河流中杀灭幼虫，以控制盘尾丝虫病（第130页）。

制剂

专利制剂

Ital.: Baythion EC†.

Piperonal 胡椒醛

Heliotropin; Heliotropina; Piperonylaldehyde. 1,3-Benzodioxole-5-carboxaldehyde.

Пиперонал

$C_8H_6O_3$ = 150.1.
CAS — 120-57-0.
UNII — KE109YAK00.

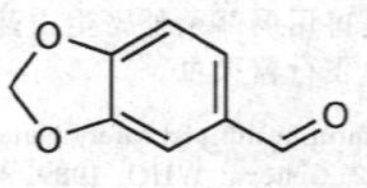

简介

胡椒醛是一种驱避药，用于驱除头虱（见虱病，第1917页）。

制剂

专利制剂

UK: Rappell.

Piperonyl Butoxide (*BAN*) 胡椒基丁醚

Piperonil Butoksit; Piperonilo, butóxido de. 5-[2-(2-Butoxyethoxy)ethoxymethyl]-6-propyl-1,3-benzodioxole.

Пиперонилбутоксил

$C_{19}H_{30}O_5$ = 338.4.
CAS — 51-03-6.
UNII — LWK91TU9AH.

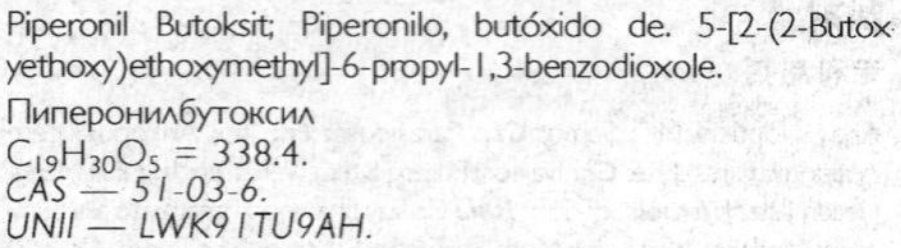

Pharmacopoeias. In *BP(Vet)*.

BP (Vet) 2010 (Piperonyl Butoxide) 黄色或淡棕色油状液体，具有轻微特异臭。极微溶于水；易溶于乙醇、氯仿、乙醚和石油。

简介

胡椒基丁醚是除虫菊酯和拟除虫菊酯类杀昆虫药的增效剂。胡椒基丁醚与除虫菊酯或拟除虫菊酯的混合物用于治疗虱病（第1917页）。

胡椒基丁醚可导致多种胃肠道反应，也可导致轻微的 CNS 抑制。

制剂

多组分制剂 ***Arg.:*** Acardust†; Deca-Scab; Hexa-Defital NF; Limpacid; Nopucid Compuesto; Nopucid Rapida; Para Piojicida; Para Plus; Scabioderm; ***Austral.:*** Banlice; Paralice†; ***Belg.:*** Para; Para Plus; Shampoux; ***Braz.:*** Deltacid Plus; Piolhol†; Samapen†; ***Canad.:*** Lice Killing; Pronto; R & C; ***Chile:*** Launol; ***Cz.:*** Charlieu Anti-Poux†; ***Fr.:*** Altopou†; Anti-Ac†; Aspipur†; Charlieu Anti-Poux†; Para Plus; Para Special Poux; Pyreflor; Spray-Pax; Spregal; ***Ger.:*** Goldgeist; Jacutin; Spregal; ***Gr.:*** Lice-Enz; Mom; Para-plus; Runde; Spregal; ***Israel:*** A-200†; Acardust; Kin Soff; Para Plus; ***Ital.:*** Baygon; Cruzzy; Milice; Sinezan; ***Neth.:*** Para-Speciaal; Spregal; Zinkan†; ***NZ:*** Para Plus; ***Port.:*** Para-Pio†; ***Rus.:*** Para Plus (Пара Плюс); Pedilin Ko (Педилин Ко)†; Spray-Pax (Спрей-пакс); Spregal (Спрегаль); ***S.Afr.:*** Nitagon; Spregal; ***Turk.:*** Kwell-P; ***UK:*** Fortefog; Prevent; ***Ukr.:*** Para Plus (Пара Плюс); Pedilin Ko (Педилин Ко); Spray-Pax (Спрей-Пакс); Spregal (Спрегаль); ***USA:*** Blue; Licide; Pronto; Pyrinyl II; Pyrinyl Plus; RID; Tisit.

Pirimiphos-Methyl 甲嘧硫磷

Metilpirimifós; Pyrimiphos Methyl. *O*-2-Diethylamino-6-methylpyrimidin-4-yl *O,O*-dimethyl phosphorothioate.

Пиримифос-метил

$C_{11}H_{20}N_3O_3PS$ = 305.3.
CAS — 29232-93-7.

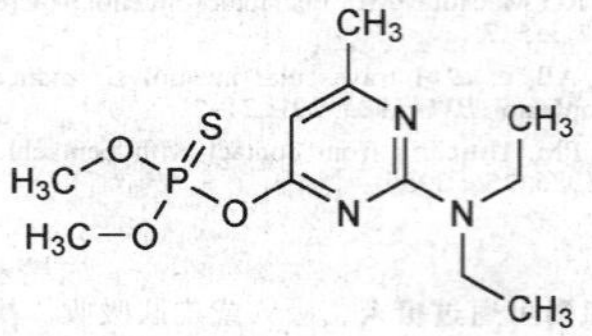

简介

甲嘧硫磷是一种有机磷类杀昆虫药（第1930页）。用于农业和家庭。

制剂

多组分制剂 ***Fr.:*** Anti-Ac†.

Propetamphos (*BAN*) 烯虫磷

Propetamfós; Propetamfos. Isopropyl (*E*)-3-[(ethylamino)(methoxy)phosphinothio-oxy]but-2-enoate.

Пропетамфос

$C_{10}H_{20}NO_4PS$ = 281.3.
CAS — 31218-83-4.
ATC Vet — QP53AF09.
UNII — G4A07F635U.

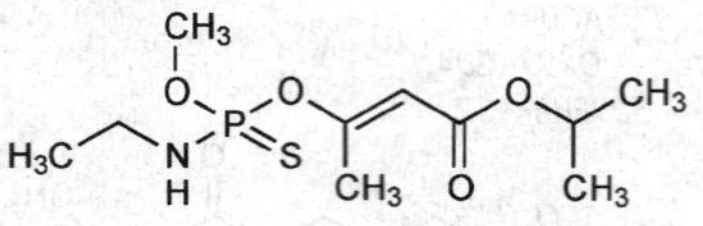

简介

烯虫磷是一种有机磷类杀昆虫药（第1930页）。本药兽用局部治疗外寄生虫感染。

Propoxur (*BAN*) 残杀威

2-Isopropoxyphenyl methylcarbamate.

Пропоксур

$C_{11}H_{15}NO_3$ = 209.2.
CAS — 114-26-1.
ATC Vet — QP53AE02.
UNII — BFH029TL73.

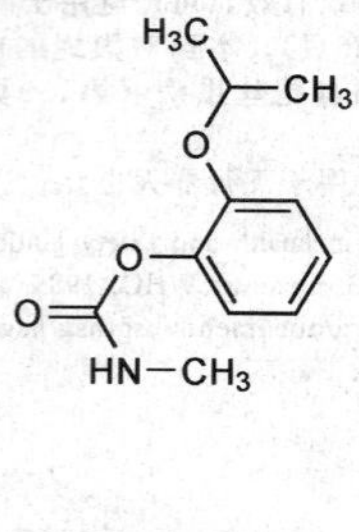

简介

残杀威是一种氨甲酸酯类杀昆虫药（第1919页）。本药兽用局部治疗外寄生虫感染。本药也用于农业熏蒸杀虫。

制剂

多组分制剂 ***Ital.:*** Baygon.

Pyraclofos 吡唑硫磷

Piraclofós. (*RS*)-[*O*-1-(4-Chlorophenyl)pyrazol-4-yl *O*-ethyl *S*-propyl phosphorothioate].

Пираклофос

$C_{14}H_{18}ClN_2O_3PS$ = 360.8.
CAS — 77458-01-6.

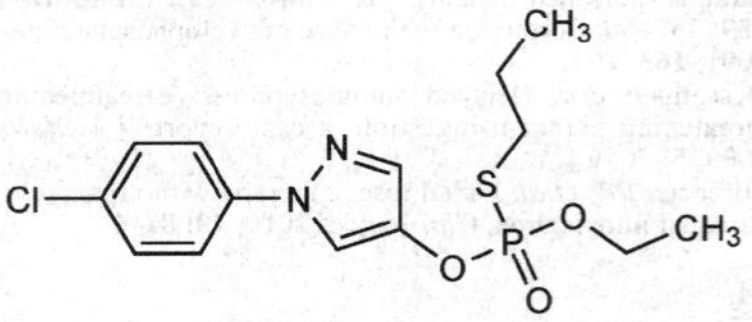

简介

吡唑硫磷是一种有机磷类杀昆虫药（第1930页），用于河流杀幼虫以控制盘尾丝虫病（第1930页）。

Pyraclostrobin 唑菌酯胺

Methyl 2-[1-(4-chlorophenyl)pyrazol-3-yloxymethyl]-*N*-methoxycarbanilate.

Пираклостробин

$C_{19}H_{18}ClN_3O_4$ = 387.8.
CAS — 175013-18-0.

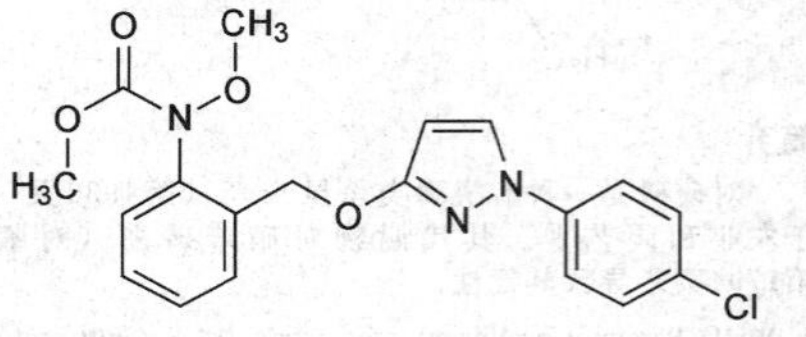

简介

唑菌酯胺为抗真菌药，用于治疗和控制植物真菌病。

Pyrethrum Flower 除虫菊花

Chrysanthème Insecticide; Dalmatian Insect Flowers; Flor del pelitre; Flor del Piretro; Insect Flowers; Insektenblüten; Piretro; Pyrethri Flos.

Цветки Ромашки Далматской

CAS — 8003-34-7 (pyrethrum); 121-21-1 (pyrethrin I); 121-29-9 (pyrethrin II); 25402-06-6 (cinerin I); 121-20-0 (cinerin II).
ATC — P03AC01.
ATC Vet — QP53AC01.
ATC Herb — HP03AC5001 (Tanacetum cinerariifolium: flower); HP03BA5001 (Tanacetum cinerariifolium: flower).
UNII — CGF76TP7X6 (Tanacetum cinerariifolium); ZUM06L90GV (pyrethrum extract).

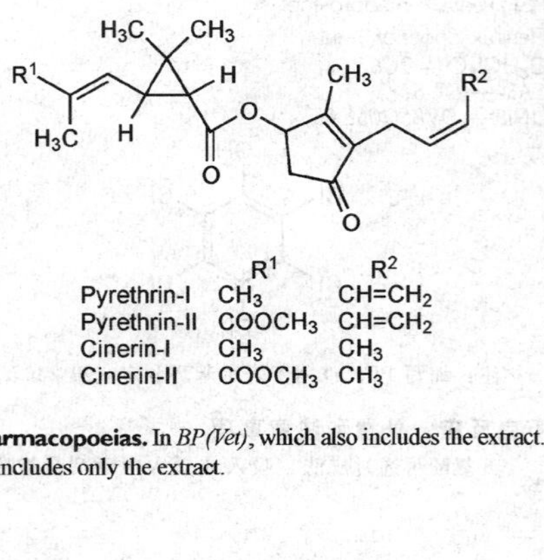

	R^1	R^2
Pyrethrin-I	CH_3	$CH=CH_2$
Pyrethrin-II	$COOCH_3$	$CH=CH_2$
Cinerin-I	CH_3	CH_3
Cinerin-II	$COOCH_3$	CH_3

Pharmacopoeias. In *BP(Vet)*, which also includes the extract. *US* includes only the extract.

BP (Vet) 2010 (Pyrethrum Flower) 除虫菊 *Chrysanthemum cinerariaefolium* 的干花头，除虫菊酯含量不得少于1%。除虫菊酯中，除虫菊酯Ⅰ的含量不得少于1/2。有轻微特异臭。

BP (Vet) 2010 (Pyrethrum Extract) 除虫菊花提取物，除虫菊酯含量为24.5%～25.5%。除虫菊酯中，除虫菊酯Ⅰ的含量不得少于一半。深黄绿色或棕色黏稠液体，若经过脱色处理，则为淡琥珀色。贮藏时，充满容器。避光。用前彻底搅匀。

USP 33 (Pyrethrum Extract) 是混合物。含有3种天然存在的与杀虫作用相关的菊酸酯类化合物（pyrethrins Ⅰ：jasmolin Ⅰ、cinerin Ⅰ和 pyrethrin Ⅰ）和3种相关除虫菊酯类化合物（pyrethrins Ⅱ：jasmolin Ⅱ、cinerin Ⅱ和 pyrethrin Ⅱ）。除虫菊酯Ⅰ与除虫菊酯Ⅱ的比例不少于0.8，且不大于2.8。本品可能含有菊色素、甘油三酯、萜类化合物和类胡萝卜素。本品可能含有适宜的溶剂和抗氧剂，但不含其他添加物。本品为淡黄色液体，具有温和的花香味。不溶于水；溶于液状石蜡和大部分有机溶剂。贮藏于密闭容器中。避光。

不良反应和注意事项

除虫菊酯刺激眼和黏膜。有报道发生过敏反应。

除虫菊酯类和拟除虫菊酯类杀虫剂毒性相关文献如下。

1. Ray DE, Forshaw PJ. Pyrethroid insecticides: poisoning syndromes, synergies, and therapy. *J Toxicol Clin Toxicol* 2000; **38:** 95–101.
2. Bateman DN. Management of pyrethroid exposure. *J Toxicol Clin Toxicol* 2000; **38:** 107–9.
3. Bradberry SM, *et al.* Poisoning due to pyrethroids. *Toxicol Rev* 2005; **24:** 93–106.
4. Proudfoot AT. Poisoning due to pyrethrins. *Toxicol Rev* 2005; **24:** 107–13.
5. Ray DE, Fry JR. A reassessment of the neurotoxicity of pyrethroid insecticides. *Pharmacol Ther* 2006; **111:** 174–93.
6. CDC. Illnesses and injuries related to total release foggers—eight states, 2001-2006. *MMWR* 2008; **57:** 1125–9.

用途

除虫菊花主要用于制作含有菊酸和除虫菊酯（除虫菊酯Ⅰ和除虫菊酯Ⅱ）的除虫菊提取物。

除虫菊提取物形式的除虫菊酯是一种历史很长的杀昆虫药。除虫菊可快速杀灭多种昆虫。本药的击倒作用比滴滴涕和林旦快，但作用持续性和稳定性差。部分物质［如胡椒基丁醚（第1932页）］可增强本药的作用。除虫菊酯与胡椒基丁醚合用临床上常用于治疗虱病（第1917页）。

除虫菊酯类杀昆虫药（除虫菊酯的合成类似物），如扑灭司林和苯氰司林也用于临床，溴氰菊酯和扑灭司林用于疟疾的病媒控制。

除虫菊、除虫菊酯和拟除虫菊酯类可用于农业、园艺业、家庭杀虫和兽医局部杀灭外寄生虫。它们还可用于烟雾发生装置（或称为"害虫炸弹"）；该装置可释放药物熏蒸特定区域。

制剂

专利制剂

Ital.: Pearsol; SH3; ***Philipp.:*** Licealiz.

多组分制剂 ***Austral.:*** Banlice; ***Canad.:*** Lice Killing; Pronto; R & C; ***Fr.:*** Spray-Pax; ***Ger.:*** Goldgeist; ***Gr.:*** Lice-Enz; ***Israel:*** A-200†; Kin Soff; ***Ital.:*** Milice; Sinezan; ***Port.:*** Para-Pio†; ***Rus.:*** Bubil (Бубил)†; Spray-Pax (Спрей-пакс); ***Turk.:*** Kwell-P; ***UK:*** Fortefog; Prevent; ***Ukr.:*** Spray-Pax (Спрей-Пакс); ***USA:*** Blue; Licide; Pronto; Pyrinyl II; Pyrinyl Plus; RID; Tisit.

Pyriproxyfen 吡丙醚

Piriproxifeno; Pyriproksifeeni; Pyriproxifen; Pyriproxifène; Pyriproxifenum; Pyriproxyfeno; Pyriproxyfenum; S-9318; S-31183. 2-[1-Methyl-2-(4-phenoxyphenoxy)ethoxy]pyridine.

Пирипроксифен

$C_{20}H_{19}NO_3$ = 321.4.

CAS — 95737-68-1.

ATC Vet — QP53AX23.

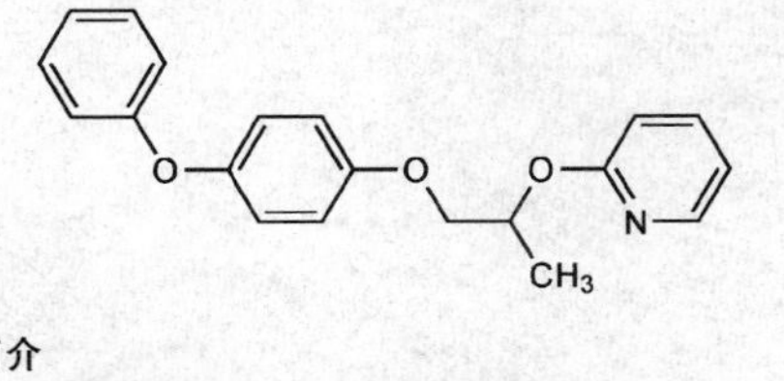

简介

吡丙醚用于兽医局部杀灭外寄生虫。

Red Squill 红海葱

Escila; Esquila.

Морской Лук

CAS — 507-60-8 (scilliroside).

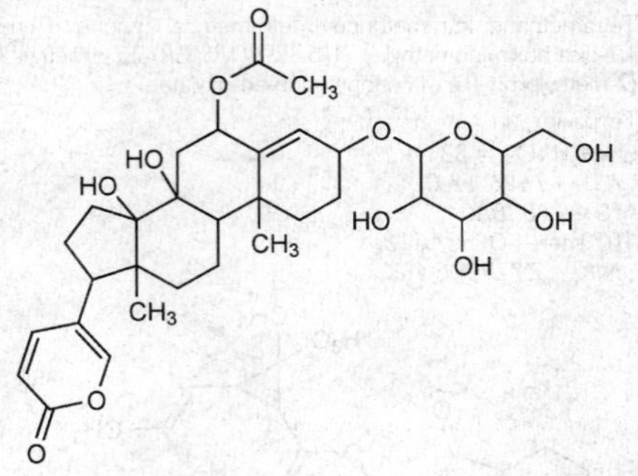

(scilliroside)

简介

红海葱是海葱（*Urginea maritima*）的红色品种，其活性成分为一种强心苷——红海葱苷。本药对大鼠有毒性，可作为毒鼠药的组成成分。本药具有神经毒性和心脏毒性。

制剂

顺势疗法制剂 ***Austria:*** Berberis Cosmoplex; ***Ger.:*** Asthmakhell N; Cardioject; Scillacor†.

Resmethrin 苄呋菊酯

Resmetrina. 5-Benzyl-3-furylmethyl (1*RS*,3*RS*)-(1*RS*,3*SR*)-2,2-dimethyl-3-(2-methylprop-1-enyl)cyclopropanecarboxylate.

Ресметрин

$C_{22}H_{26}O_3$ = 338.4.

CAS — 10453-86-8.

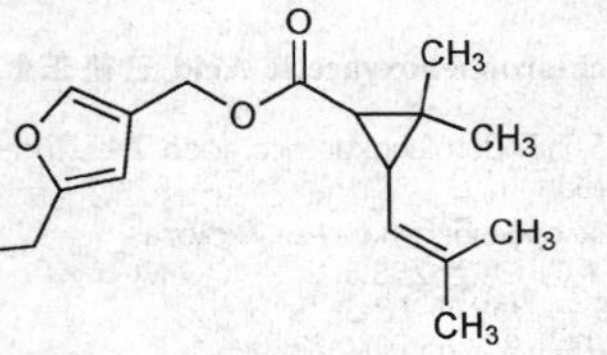

简介

苄呋菊酯是一种除虫菊酯类杀昆虫药（见**除虫菊花**，第1932页），用于兽医控制环境中的外寄生虫。苄呋菊酯也用于农业、园艺业和家庭杀虫，但不能与增效剂（如胡椒基丁醚，第1932页）合用。

1. WHO. Resmethrins. *Environmental Health Criteria 92*. Geneva: WHO, 1989. Available at: http://www.inchem.org/documents/ehc/ehc/ehc092.htm (accessed 26/04/04)
2. WHO. Resmethrins health and safety guide. *IPCS Health and Safety Guide 25*. Geneva: WHO, 1989. Available at: http://www.inchem.org/documents/hsg/hsg/hsg025.htm (accessed 26/04/04)

Rotenone 鱼藤酮

Rotenona; Rotenonum. (2*R*,6a*S*,12a*S*)-1,2,6,6a,12,12a-Hexahydro-2-isopropenyl-8,9-dimethoxychromeno[3,4-*b*]furo[2,3-*h*]chromen-6-one.

Ротенон

$C_{23}H_{22}O_6$ = 394.4.

CAS — 83-79-4.

UNII — 03L9OT429T.

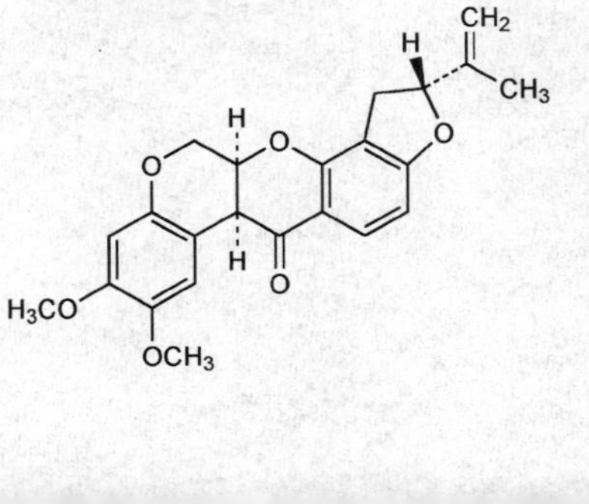

简介

鱼藤酮是一种非系统性杀昆虫药，用于农业和园艺业。

鱼藤酮是毛鱼藤（*Derris elliptica* 的干燥根茎和根，也称 tuba root 或 aker-tuba）和醉鱼豆（*Lonchocarpus utilis* 的干燥根，也称 cube root、timbo 或 barbusco）的活性成分。毛鱼藤和醉鱼豆的粉末可用于杀虫和毒鱼。

1. WHO. Rotenone health and safety guide. *IPCS Health and Safety Guide 73*. Geneva: WHO, 1992. Available at: http://www.inchem.org/documents/hsg/hsg/hsg073.htm (accessed 26/04/04)

Sodium Fluoroacetate 氟乙酸钠

Compound 1080; Fluoroacetato sódico; Sodium Monofluoroacetate.

Фторацетат Натрия

$FCH_2.CO_2Na$ = 100.0.

CAS — 62-74-8.

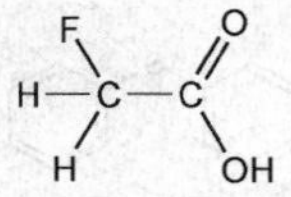

(fluoroacetic acid)

不良反应、处置和注意事项

氟乙酸钠毒性强，摄入致死剂量为1～5mg/kg。中毒症状可能在口服或吸入吸收后数小时后才延迟发作，具体包括恶心和呕吐、不安、肌肉震颤、心律失常、惊厥、呼吸衰竭、昏迷。通常因心室纤颤而导致死亡。

治疗方法一般为对症治疗和支持治疗。

氟乙酸钠毒性的参考文献[1～4]如下。

1. Chi CH, *et al.* Clinical presentation and prognostic factors in sodium monofluoroacetate intoxication. *J Toxicol Clin Toxicol* 1996; **34:** 707–12.
2. Chi CH, *et al.* Hemodynamic abnormalities in sodium monofluoroacetate intoxication. *Hum Exp Toxicol* 1999; **18:** 351–3.
3. Goncharov NV, *et al.* Toxicology of fluoroacetate: a review, with possible directions for therapy research. *J Appl Toxicol* 2006; **26:** 148–61.
4. Proudfoot AT, *et al.* Sodium fluoroacetate poisoning. *Toxicol Rev* 2006; **25:** 213–19.

用途

氟乙酸钠是高效灭鼠药，由于对人和动物的毒性，需谨慎用药。

Sulfiram (*BAN*, *rINN*) 舒非仑

Monosulfiram; Sulfiramum. Tetraethylthiuram monosulphide.

Сульфирам

$C_{10}H_{20}N_2S_3$ = 264.5.

CAS — 95-05-6.

ATC Vet — QS02QA02.

UNII — 1XHL4Q8P7Y.

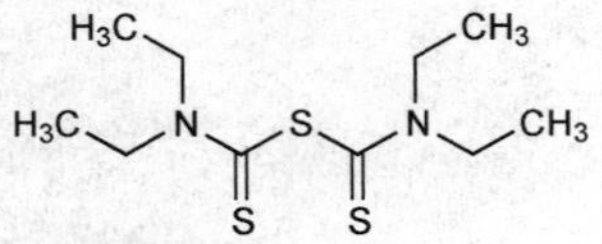

不良反应和注意事项

偶有出现红疹的报道。若应用本药期间饮酒，可产生与双硫仑（第2226页）相似的反应。全身应用本药后有吸收的危险，因此建议患者停止饮酒至少48h。

有报道[1,2]，应用舒非仑溶液期间饮酒的患者出现戒酒硫反应。分析显示，舒非仑溶液暴露于灯光下可发生光化学反应，转变为双硫仑。双硫仑抑制乙醛脱氢酶，进而影响乙醇代谢，增加蓄积[3,4]。应用舒非仑溶液患者应注意避免光线直接照射[4]。

1. Blanc D, Deprez P. Unusual adverse reaction to an acaricide. *Lancet* 1990; **335:** 1291–2.
2. Burgess I. Adverse reactions to monosulfiram. *Lancet* 1990; **336:** 873.
3. Mays DC, *et al.* Photolysis of monosulfiram: a mechanism for its disulfiram-like reaction. *Clin Pharmacol Ther* 1994; **55:** 191.
4. Lipsky JJ, *et al.* Monosulfiram, disulfiram, and light. *Lancet* 1994; **343:** 304.

用途和用法

舒非仑是一种杀虫剂，用于杀螨。本药也可单用或与苯甲酸苄酯联用治疗疥疮（第1917页），但其他治疗效果更好。

舒非仑也是兽医用杀虫剂。

制剂

专利制剂

Braz.: Sarfiram; Sulfitrat†; Tetmosol; Valfiran; ***India:*** Tetmosol; ***Mex.:*** Tetmosol†; ***S.Afr.:*** Tetmosol; ***Singapore:*** Tetmosol†.

多组分制剂 ***Fr.:*** Ascabiol.

Temefos (*USAN*, *rINN*) 替美磷

27165; Téméfos; Temefós; Temefosum; Temephos. *O,O'*-(Thiodi-*p*-phenylene) *O,O,O',O'*-tetramethyl bis(phosphorothioate).

Темефос

$C_{16}H_{20}O_6P_2S_3$ = 466.5.

CAS — 3383-96-8.

UNII — ONP3ME32DL.

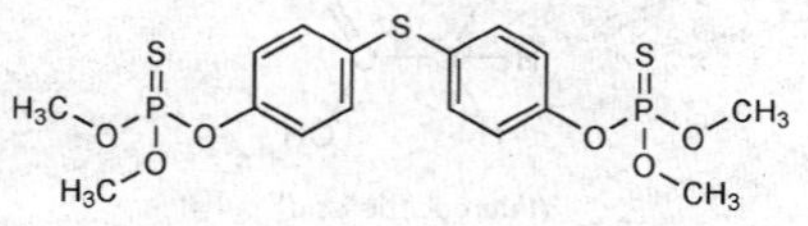

简介

替美磷是一种有机磷类杀昆虫药（第1930页）。本药对蚊、黑蝇和其他昆虫的幼虫有效，可用于河流中以控制盘尾丝虫病（第130页）。本药对麦地那龙线虫幼虫的甲壳类宿主有效，可用于控制麦地那龙线虫病（第128页）。应用本药处理饮用水是有效和可接受的。本品还可局部应用作为畜牧业杀外寄生虫药物。

Tetrachlorvinphos 杀虫威

ENT-25841; SD-8447; Tetrachlorowinfos; Tetraclorvinfós. 2-Chloro-1-(2,4,5-trichlorophenyl)vinyl dimethyl phosphate.

Тетрахлорвинфос

$C_{10}H_9Cl_4O_4P$ = 366.0.

CAS — 961-11-5; 22248-79-9 (Z-tetrachlorvinphos); 22350-76-1 (E-tetrachlorvinphos).

ATC Vet — QP53AF14.

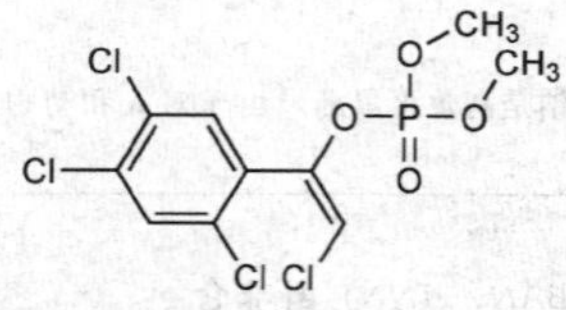

简介

杀虫威是一种有机磷类杀昆虫药（第1930页）。本药作兽药，用于杀灭外寄生虫。

Tetramethrin (*rINN*) 四甲司林

Tétraméthrine; Tetramethrinum; Tetrametrina. Cyclohex-1-ene-1,2-dicarboximidomethyl (*1RS,3RS*)-(*1RS,3SR*)-2,2-dimethyl-3-(2-methylprop-1-enyl)cyclopropanecarboxylate.

Тетраметрин

$C_{19}H_{25}NO_4$ = 331.4.

CAS — 7696-12-0.

ATC — P03BA04.

ATC Vet — QP53AC13.

UNII — Z72930Q46K.

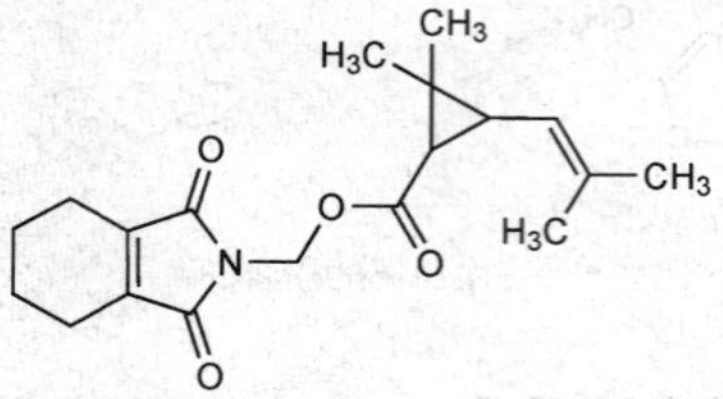

简介

四甲司林是一种除虫菊酯类杀昆虫药（见**除虫菊花**，第1932页），用于治疗虱病（第1917页）。本药作兽药，用于控制环境外寄生虫，也用于家庭杀虫。

1. WHO. Tetramethrin health and safety guide. *IPCS Health and Safety Guide 31.* Geneva: WHO, 1989. Available at: http://www.inchem.org/documents/hsg/hsg/hsg031.htm (accessed 26/04/04)
2. WHO. Tetramethrin. *Environmental Health Criteria 98.* Geneva: WHO, 1990. Available at: http://www.inchem.org/documents/ehc/ehc/ehc98.htm (accessed 26/04/04)

制剂

多组分制剂 ***Fr.:*** A-Par; Aspipur†; ***Gr.:*** Cif Candiol; Mom; Runde; ***Ital.:*** Baygon; Mom Shampoo Antiparassitario†; Neo Mom; ***Rus.:*** Pedilin Ko (Педилин Ко)†; ***Ukr.:*** Pedilin Ko (Педилин Ко).

Trichlorophenoxyacetic Acid 三氯苯氧乙酸

2,4,5-T; Triclorofenoxiacético, ácido. 2,4,5-Trichlorophenoxyacetic acid.

Трихлорфеноксиуксусная Кислота

$C_8H_5Cl_3O_3$ = 255.5.

CAS — 35915-18-5.

UNII — 9Q963S4YMX.

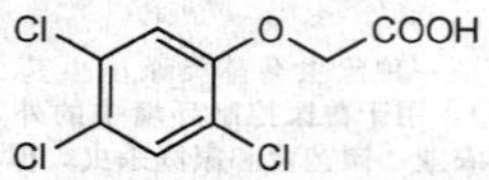

简介

三氯苯氧乙酸与二氯苯氧乙酸（第1923页）作用类似，是一种选择性除莠剂。通常用其酯的组方。本药和二氯苯氧乙酸曾作为脱叶剂用于越南战争。

毒性 越南大量使用了苯氧类除莠剂作为脱叶剂。例如著名的"橙剂"，它是二氯苯氧乙酸、三氯苯氧乙酸和二噁英的混合物。接触"橙剂"可能增加肿瘤的发生率，对子代也有不良影响。英国 National Academy of Sciences' Institute of Medicine[2] 对橙剂对健康产生的影响进行了一系列再评估[1]。迄今为止，研究院得出结论[3]，认为苯氧类除莠剂可增加慢性淋巴细胞白血病、软组织肉瘤、霍奇金淋巴瘤、非霍奇金淋巴瘤和氯痤疮的发生率。

1. McCarthy M. Agent Orange. *Lancet* 1993; **342:** 362.
2. Stephenson J. New IOM report links Agent Orange exposure to risk of birth defect in Vietnam vets' children. *JAMA* 1996; **275:** 1066–7.
3. Institute of Medicine. *Veterans and Agent Orange: update 2002 (2003).* Washington: The National Academies Press. Also available at: http://www.nap.edu/openbook.php?isbn=0309086167 (accessed 24/07/08)

Triflumuron 杀铃脲

Triflumurón; Trifluron. 2-Chloro-*N*-([{4-(trifluoromethoxy)phenyl}amino]carbonyl)benzamide.

Трифлумурон

$C_{15}H_{10}ClF_3N_2O_3$ = 358.7.

CAS — 64628-44-0.

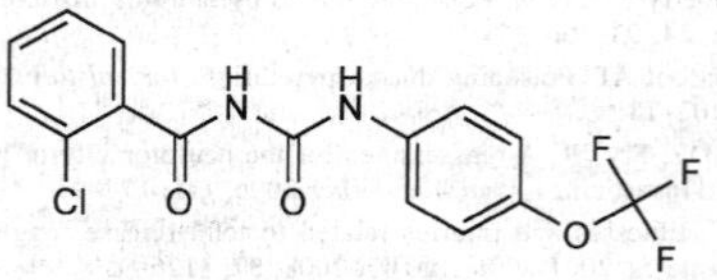

简介

杀铃脲是一种农用杀虫剂，也是兽医用局部杀外寄生虫药。

制剂

专利制剂

Ital.: Baycidal†.

药用辅料

药用辅料，是一类在药品制剂中不具有直接的治疗作用；但可以辅助制剂工艺，保障或提高药品的稳定性、生物利用度或患者依从性，方便药品的识别，或以其他方式在储存和使用过程中整体上提高药品的安全性和作用的物质。药用辅料可以根据功能、用途以及化学性质分为很多种；很多辅料不止一种用途（多功能辅料），利用这个优点可以减少所需辅料的数量，最大限度地减少它们之间相互作用的风险。

理想的情况下，辅料没有药理作用，是无毒的，不与活性成分或其他辅料发生化学或物理反应；然而，在实践中很少有辅料能满足这些标准。药品的毒性很可能与最终剂型中使用的辅料的化合物或制剂过程中残留的化合物（如溶剂）有关。

药用辅料的主要类别的基本信息，连同各主要类别包含的辅料将在下面讨论。

1. Kalász H, Antal I. Drug excipients. *Curr Med Chem* 2006; **13:** 2535–63.
2. Anonymous. What are excipients doing in medicinal products? *Drug Ther Bull* 2009; **47:** 81–4.

黏合剂和助压剂

黏合剂、助压剂及助流剂在片剂和颗粒剂的制造过程中将各组分黏合在一起，并使最终的成品具有一定硬度。本类药品主要包括：天然或合成聚合物，如淀粉、糖、糖醇（见**营养药**，第1822页），或纤维素衍生物。其他使用的还有明胶（第1038页）、瓜尔胶（第420页）、碳酸镁（第1663页）及其衍生物和甲基丙烯酸甲酯聚合物（第2281页）。

本章介绍的药物包括：

阿拉伯胶	第1937 页	羟乙基纤维素	第1958 页
海藻酸	第1938 页	羟丙基纤维素	第1959 页
硅酸铝镁	第1939 页	羟丙甲纤维素	第1959 页
卡波姆	第1944 页	甲基纤维素	第1966 页
羧甲纤维素	第1945 页	棕榈油	第1968 页
纤维素	第1947 页	泊洛沙姆类	第1969 页
淀粉水解糖	第1951 页	聚氧乙烯	第1970 页
乙基纤维素	第1955 页	聚维酮	第1972 页
甘油二十二烷酸酯	第1956 页	玉米蛋白	第1987 页

包衣和薄膜

片剂表面通常裹有包衣层，以使药物防潮、避光、隔绝空气以增加药物稳定性；且包衣能增加片剂的硬度，掩盖药物不良味道和气味，有助于吞咽，便于药品识别；还能用于控制活性成分的释放。糖（**蔗糖**，第1870页）是已使用最广泛的包衣层。密封剂如纤维素或虫胶，以及阿拉伯胶或明胶（第1038页）的粉衣层可先使用；最后使用腊或石蜡作为打光剂。然而，糖衣如今大部分被薄膜衣取代。薄膜衣使用天然或合成聚合物，如纤维素衍生物、甲基丙烯酸甲酯衍生物（第2281页）、聚醋酸乙烯酯和虫胶。其中不溶于酸的聚合物可用于肠溶片的包衣，如邻苯二甲酸衍生物。其他作为包衣的辅料还有脂肪酸甘油酯，如甘油二十二烷酸酯和棕榈酰硬脂酸甘油酯。

本章介绍的药物包括：

蜂蜡	第1941 页	羟乙基纤维素	第1958 页
羧甲纤维素	第1945 页	羟丙基纤维素	第1959 页
巴西棕榈蜡	第1946 页	羟丙甲纤维素	第1959 页
纤维醋丁酯	第1946 页	聚乙二醇聚(乙烯醇)接枝共聚物	第1962 页
纤维醋法酯	第1947 页	甲基纤维素	第1966 页
醋酸纤维素	第1947 页	微晶蜡	第1966 页
十六醇	第1948 页	棕榈油	第1968 页
十六烷基酯	第1948 页	泊洛沙姆类	第1969 页
乙基纤维素	第1955 页	聚醋酸乙烯	第1971 页
甘油二十二烷酸酯	第1956 页	聚维酮	第1972 页
棕榈酸硬脂酸甘油酯	第1957 页	短梗霉多糖	第1974 页
		虫胶	第1976 页
固体石蜡	第1957 页	玉米蛋白	第1987 页

着色剂

长久以来，着色剂一直用于改善食品和化妆品的外观。同时，着色剂也用于制药业，可改善患者对药物的接受程度，还可以帮助识别和防止假冒药品，并增加光敏感的药物的稳定性。目前，着色剂的应用已经得到严格的限制和广泛的控制。它引起的儿童过敏反应（见**酒石黄**，第1982页）和多动行为（见下文）是公众非常关注的问题。

着色剂可大致分为合成染料和天然染料（如本章述及的角黄素、焦糖、胭脂红、叶绿素、胭脂虫红、藏红花和姜黄）。色淀是水溶性染料的不溶形式。部分食物本身的天然色素即可作为着色剂，如花青素类（E163）和类胡萝卜素。类胡萝卜素包括提取自阿那托的比兴和去甲比兴、提取自红辣椒的辣椒红（E160c）、胡萝卜素（E160a）（见 **β 胡萝卜素**，第1830页）、番茄红素（E160d）、β-阿朴-8′-胡萝卜醛（E160e）以及 β-阿朴-8′-胡萝卜酸乙酯（E160f）；叶黄素（lutein）（E161b）与角黄素一样可分属于类胡萝卜素类，也可分属于叶黄素类。

本书介绍的其他可以用于食品的着色剂包括铝（第2176页）、金（第2248页）、靛胭脂（第2258页）、专利蓝 V（第2304页）、核黄素（第1878页）、银（第2330页）以及二氧化钛（第1543页）。

本章介绍的药物包括：

诱惑红 AC	第1939 页	姜黄素	第1950 页
苋菜红	第1939 页	伊红	第1954 页
阿那托	第1940 页	赤藓红	第1954 页
甜菜根红	第1941 页	氧化铁	第1955 页
比兴	第1940 页	绿 S	第1957 页
直接黑 PN	第1942 页	洋苏木	第1961 页
直接枣红 B	第1942 页	去甲比兴	第1940 页
亮蓝 FCF	第1942 页	橙 B	第1968 页
棕 FK	第1942 页	茜红色素	第1969 页
棕 HT	第1942 页	丽春红 4R	第1972 页
角黄素	第1943 页	喹啉黄	第1974 页
焦糖	第1944 页	覆盆莓	第1974 页
咔唑紫	第1944 页	红 2G	第1975 页
胭脂红	第1946 页	红樱桃	第1974 页
卡莫红	第1946 页	红-罂粟花瓣	第1975 页
叶绿素	第1948 页	红-玫瑰花瓣	第1975 页
叶绿酸酮复合物钠	第1948 页	藏红花	第1975 页
		日落黄 FCF	第1982 页
CI 溶剂黄 18	第1949 页	酒石黄	第1982 页
CI 还原橙 1	第1949 页	姜黄	第1984 页
桔黄素	第1949 页	植物碳	第1985 页
橘红 2	第1949 页	黄 2G	第1987 页
胭脂虫红	第1949 页		

过动症 食品和食品添加剂对过动症（第2069页）的影响尚不清楚。

一项目的为评价人造色素（包括卡莫红、日落黄、酒石黄）导致已经诊断为多动症的儿童多动症状的荟萃分析[1]已经进行。仅双盲安慰剂对照试验列入研究。总的来说，研究结果支持食品色素可加重已确诊为多动行为的儿童的症状（采用行为评分衡量），已经向临床做了注意建议。如果采用无着色剂饮食，对于儿童及其家庭将是一项严重的经济负担。此外，还需要找出更多关于食品色素的生物学信息，以确定多动行为是否由某种过敏或药理机制引起。一项在更大的儿童群体中的进一步研究[2]表明，包含食用色素的食品添加剂与多动行为的增加有关；尽管 European Food Safety Authority 认为[3]，该研究结果并没有足够确凿的结论认为必须改变添加剂每日允许的摄入量。

1. Schab DW, Trinh NH. Do artificial food colors promote hyperactivity in children with hyperactive syndromes? A meta-analysis of double-blind placebo-controlled trials. *J Dev Behav Pediatr* 2004; **25:** 423–34.
2. McCann D, *et al.* Food additives and hyperactive behaviour in 3-year-old and 8/9-year-old children in the community: a randomised, double-blinded, placebo-controlled trial. *Lancet* 2007; **370:** 1560–7. Correction. *ibid.*; 1542.
3. European Food Safety Authority. Assessment of the results of the study by McCann et al. (2007) on the effect of some colours and sodium benzoate on children's behaviour: scientific opinion of the Panel on Food Additives, Flavourings, Processing Aids and Food Contact Materials (AFC).
Available at: http://www.efsa.europa.eu/EFSA/Scientific_Opinion/afc_ej660_McCann_study_sum_en.pdf (accessed 04/07/08)

稀释剂和载体

稀释剂和载体是有助于处理或定量药物有效成分并且可以将之送达到身体适当部位的辅料。根据不同的需求，可使用不同的辅料。

像胶囊和片剂这类固体口服剂型，其稀释剂的作用是保证适宜的体积并使有效成分精确地定量。乳糖是一种经常使用的稀释剂；其他也经常使用的糖类化合物有糊精、葡萄糖、蔗糖、山梨醇。此外，还常使用无机化合物，如硅酸盐、钙盐、镁盐、氯化钠或者氯化钾，使用的同时也要考虑到这些电解质成分带来的其他作用。

用于口服或注射的液体稀释剂有水和水溶液、醇类溶剂、油脂类溶剂或者其他的非水溶剂。有效成分会溶解或悬浮于稀释剂中。

用于软膏基质的载体包括石油烃类、动物脂肪和蜡类、植物油以及硅酮。它们可作为无活性载体，或者有乳化、润滑、保湿的作用。其他还常用到的载体有聚乙二醇（第2271页）及其他二醇类。

在栓剂中，主要使用脂肪酸甘油酯类或聚乙二醇作为载体。

冻干时作为膨松剂使用的载体有肌酐、甘露醇（第1280页）和葡聚糖。

本章介绍的药物包括：

苯甲酸烷基酯	第1939 页	棕榈酸异丙酯	第1960 页
蜂蜡	第1941 页		
硫酸钙	第1943 页	液体石蜡	第1961 页
小烛树蜡	第1943 页	聚乙二醇单甲醚类	第1962 页
纤维素	第1947 页		
十六十八醇	第1948 页	微晶蜡	第1966 页
十六醇	第1948 页	肉豆蔻醇	第1967 页
十六烷基酯	第1948 页	油酸	第1968 页
胆固醇	第1948 页	油醇	第1968 页
椰子油	第1949 页	棕榈油	第1968 页
棉籽油	第1949 页	山榄果脂	第1975 页
肌酐	第1950 页	硅酮	第1975 页
淀粉水解糖	第1951 页	凡士林	第1979 页
二甲亚砜	第1952 页	角鲨烷	第1980 页
乳化蜡	第1953 页	硬脂醇	第1981 页
赤藻糖醇	第1954 页	可可豆油	第1982 页
油酸乙酯	第1955 页	可可豆	第1982 页
棕榈酰硬脂酸甘油酯	第1957 页	植物脂肪油	第1985 页
		羊毛醇	第1985 页
硬脂	第1957 页	羊毛脂	第1986 页
固体石蜡	第1957 页		
肉豆蔻酸异丙酯	第1960 页		

崩解剂

崩解剂是指能使片剂和其他口服剂型在胃肠道中迅速裂碎成细小颗粒的物质，从而使活性成分迅速溶解吸收，发挥作用。崩解剂常为亲水性化合物，如淀粉（第1869页）、纤维素衍生物和藻酸盐，它们能在水中膨胀或溶解。交聚维酮通过毛细作用吸收水分，能使片剂膨胀裂解。

本章介绍的药物包括：

海藻酸	第1938 页	甲基纤维素	第1966 页
硅酸铝镁	第1939 页	波拉克林	第1969 页
羧甲纤维素	第1945 页	交聚维酮	第1972 页
纤维素	第1947 页	羟乙酸淀粉钠	第1978 页
羟丙甲纤维素	第1959 页		

乳化剂和增溶剂

许多具有治疗学活性的物质不能溶于或不混溶于载体，这就需要使用适宜的药用辅料，使活性物质能够制成药品，从而改善最终产品的稳定性。在制药业和其他工业领域，表面活性剂广泛用于乳化剂、增溶剂、悬浮剂或润湿剂，也用于清洁剂及洗涤剂。其他悬浮剂，如天然多聚物或分散良好的微粒（见下文），也具有乳化剂的性质。

表面活性剂在同一分子中既包含亲水区域又包含疏水区域，能够降低水与非水相之间的界面张力，使亲水性与疏水性物质相混合。表面活性剂也可以形成屏障阻止乳滴融合。这种特性与其分子中不同区域的亲水程度和疏水程度有关。分子中亲水基团和疏水基团数目的不同使得不同表面活性剂具有不同的与水和油的结合能力，可以用*亲水亲油平衡值*（HLB）来表示这种特性。亲脂性表面活性剂 HLB 值低（小于 10），常作为消泡剂或油包水型乳化剂以及润滑剂；亲水表面活性剂 HLB 值（大于 10）更高，常用作水包油型乳化剂和增溶剂。大部分表面活性剂的疏水区由长链烃或脂肪酸构成；烷基数目越多，疏水性越强。不同类型的表面活性剂的亲水基团则有很大差异，且该差异决定了不同剂型分子带电的特性和带电的情况。

由于制造工艺的原因，许多表面活性剂为不同化合物的混合物。部分原料的性质可能随不同厂家、不同批次而不同。

两性表面活性剂是指同时具有阴、阳两种离子性质的表面活性剂。它的活性依赖于 pH 值。当分子中阳离子与阴离子的强度相等，且达到等电点 pH=7 时，称为平衡的两性表面活性。两性表面活性剂兼有阴离子表面活性剂的清洁作用以及阳离子表面活性剂的消毒作用。这些活性依赖于两性表面活性剂所处媒介的 pH 值。两性表面活性剂包括：氨基羧酸类、丙氨酸衍生物、咪唑啉衍生物和多地辛。长链甜菜碱有时也列为两性表面活性剂。平衡的两性表面活性剂被认为对眼和皮肤无刺激，因而用于婴儿洗发水。

阴离子表面活性剂具有乳化和清洁作用，主要用于肥皂和去污剂，部分品种可作药用乳化剂。阴离子表面活性剂主要包括高级脂肪酸的盐以及脂肪酸硫酸化或磺化衍生物。本类化合物可溶于水，形成活性的疏水阴离子及无活性的阳离子。

药用的阴离子表面活性剂包括：

- *碱金属及铵皂*（单价烷基羧酸），如高级脂肪酸的钠、钾、铵盐；
- *金属皂*（多价烷基羧酸），如高级脂肪酸的钙、锌、镁和铝盐，可产生于乳剂制备过程；可用于制造油包水型乳剂；
- *胺皂*，如脂肪酸的胺盐；
- *烷基硫酸或硫酸化脂肪醇*，高级脂肪醇的硫酸酯盐；
- *烷基硫醚或乙氧化烷基硫酸*，由乙氧化醇硫酸化而制得；
- *硫酸化酯类*，在脂肪油中加入硫酸，再以氢氧化钠中和而制得。

许多*磺化物*具有表面活性剂作用，因而用于去污剂。这些化合物包括：烷基磺酸盐、烷基芳基磺酸盐和酰胺磺酸盐。多库酯钠（第1646页）就是一种磺酸二元酸酯。

本章介绍的药物包括：

单硬脂酸铝	第1939 页	十二烷基硫酸钠	第1977 页
硬脂酰乳酸钙	第1943 页	油酸钠	第1978 页
十六十八烷基硫酸钠	第1977 页	硬脂酸钠	第1978 页
		硬脂酰乳酸钠	第1943 页
椰油基羟乙基磺酸钠	第1977 页	硫酸化蓖麻子油	第1982 页

阳离子表面活性剂可分解为阳离子表面活性部分和无活性的阴离子。许多阳离子表面活性剂是季铵化合物，主要用于消毒剂。主要见**消毒剂和保存剂**（第1548页），部分品种可作为药用辅料。

本章介绍的药物包括：

通佐溴铵	第1983页

非离子表面活性剂除用于药用辅料外，还用于食品、化妆品、颜料、杀虫剂、纺织业，也用作石油分散剂。部分非离子表面活性剂（如壬苯醇醚 9）用于杀精剂。

非离子表面活性剂不同于阳离子或阴离子表面活性剂。它的分子上无电荷，不会发生解离。亲水基团包括氧乙烯基（$—OCH_2CH_2—$）和羟基（—OH）。刺激性一般比阴离子表面活性剂或阳离子表面活性剂小，常可与阴离子物质和阳离子物质配伍，但能降低多种保存剂的抑菌作用。

非离子表面活性剂在药学方面应用广泛，分类也较为复杂。非离子表面活性剂主要的类别将在下文介绍；*高级脂肪酸和醇类*也具有非离子表面活性剂的特性，但主要用于其他方面。

乙二醇和甘油酯，包括乙二酸和甘油的脂肪酸酯。本类药物化学结构中羟基较少，具有疏水性，且疏水性占主要地位。本类药物作为乳化剂单独应用效果不佳，但可作为油包水及水包油型乳剂的稳定剂。“自乳化”制剂由本类药物加入少量皂类或其他类似的表面活性剂形成，可产生满意的水包油型乳剂。甘油辛酸酯和甘油癸酸酯混合物（第2285页）是一种胆固醇结石溶解剂，是甘油酯的混合物，主要成分为单辛酸甘油酯。*乙酰甘油酯类*（Acetoglycerides）为脂肪酸甘油酯或乙酸甘油酯的混合物。

*聚乙二醇衍生物*包括脂肪酸的聚氧乙烯酯（聚乙二醇酯）。脂肪醇或烷基酚的聚氧乙烯酯（聚乙二醇酯）。氧乙烯基的亲水性比羟基弱，但高度氧乙烯化产物可作为良好的水包油型乳化剂，也可作为润滑剂和增溶剂。由于酯键易于水解，而醚键更稳定，所以这些化合物耐酸碱的能力比聚乙二醇醚差。聚乙二醇甘油酯和聚乙氧基甘油酯的混合物也具有类似作用。

*山梨坦衍生物*是环状单脱水或二脱水山梨坦与脂肪酸形成的酯类化合物。*聚山梨酯类*是山梨坦酯类的聚氧乙烯化衍生物。山梨坦酯类为油溶性、水分散的非离子表面活性剂，是良好的油包水型乳化剂。聚山梨酯类是良好的亲水性、水溶性化合物，用作水包油型乳化剂。

*泊洛沙姆类*是聚氧乙烯和聚氧丙烯的共聚物，它们在许多药物制剂中用作水包油型乳化剂、增溶剂和润湿剂。

本章介绍的药物包括：

二乙酰单甘油酯类	第1951页	单甘油酯和双甘油酯	第1956页
二乙二醇单棕榈硬脂酸酯	第1952页	壬苯醇醚类	第1967页
		辛苯昔醇类	第1967页
单棕榈硬脂酸乙二醇酯	第1955页	油酸油醇酯	第1968页
		棕榈酸	第1969页
双硬脂酸甘油酯	第1956页	帕洛沙姆类	第1969页
甘油酯类	第1956页	聚乙二醇蓖麻子油类	第1970页
单油酸甘油酯	第1957页		
单辛酰癸酸甘油酯	第1956页	聚乙二醇氢化蓖麻子油类	第1970页
单亚油酸甘油酯	第1956页	聚山梨酯类	第1971页
单硬脂酸甘油酯	第1957页	聚乙烯醇	第1972页
聚乙二醇 15 羟硬脂酸酯	第1962页	丙二醇辛酸酯类	第1973页
		丙二醇双乙酸酯	第1973页
聚乙二醇 40 山梨醇七油酸酯	第1963页	丙二醇月桂酸酯类	第1973页
聚乙二醇十六烷十八烷基醚	第1961页	单棕榈酸硬脂酸丙二醇酯	第1974页
聚乙二醇十二烷基醚类	第1962页	皂树皮	第1974页
		自乳化单硬脂酸甘油酯	第1957页
聚乙二醇油醚类	第1962页		
聚乙二醇硬脂酸酯类	第1963页	山梨坦酯类	第1979页
		蔗糖酯类	第1981页
聚乙二醇甘油酯	第1963页	二异硬脂酸三聚甘油酯	第1984页
甘油聚乙二醇椰油酸酯	第1963页		
		泰洛沙泊	第1985页
壬苯聚醇	第1964页		

芳香剂和甜味剂

在口服药品的制备中，常用芳香剂、增味剂和甜味剂来提高制剂的适口性（palatability），掩盖活性成分的异味。除了本章介绍的，还有许多天然的、合成或半合成的化合物可用。这些化合物大部分是由草药、香料和其他食物制成。芳香油也可使用，如氯仿（第1701页）。糖作为甜味剂被广泛使用，详见**营养药**一章（第1822页）。有强烈不良气味的化合物可以作为变性剂，即把不良气味的组分加到其他组分中，以防止浪费或过量使用。

本章介绍的药物包括：

乙酰舒泛钾	第1937页	阿斯巴甜乙酰舒泛	第1941页
阿力甜	第1939页		
阿斯巴甜	第1940页	苯甲醛	第1941页
		焦糖	第1944页
环拉酸	第1950页	覆盆莓	第1974页
苯甲地那铵	第1951页	红樱桃	第1974页
癸二酸二丁酯	第1951页	糖精	第1975页
赤藻糖醇	第1954页	藏红花	第1975页
乙酸乙酯	第1954页	甜菊苷	第1981页
肉桂酸乙酯	第1954页	蔗糖辛乙酸酯	第1981页
乙基麦芽酚	第1964页	肇马丁	第1982页
乙基香兰素	第1955页	可可豆	第1982页
麦芽酚	第1964页	乙酰枸橼酸三丁酯	第1983页
谷氨酸钠	第1966页		
新橙皮苷二氢查尔酮	第1967页	香草	第1985页
		香草醛	第1985页
新甜素	第1967页	木糖醇	第1986页

助流剂和润滑剂

在片剂和胶囊生产过程中，助流剂通过降低摩擦力和颗粒间的黏性来提高药物粉末的流动性，还可防止结块。常用的助流剂包括无水硅胶、硅酸钙（第1598页）和硅酸镁。润滑剂降低药物粉末和金属表面的摩擦力，防止粘连。大多数润滑剂都是疏水物质，包括长链脂肪酸，其中硬脂酸及其盐应用最广。本品的缺点是使制剂在体内的崩解和溶解变缓。助流剂和润滑剂的性质是不同的，尽管部分化合物［如淀粉（第1869页）和滑石粉（第1540页）］既可以作助流剂也可作润滑剂。

本章介绍的药物包括：

硬脂酸钙	第1943页	硬脂酸镁	第1963页
甘油二十二烷酸酯	第1956页	棕榈酸	第1969页
		硅胶	第1976页
单硬脂酸甘油酯	第1957页	十二烷基硫酸钠	第1977页
棕榈酰硬脂酸甘油酯	第1957页	十八烷基富马酸钠	第1978页
氢化植物油	第1985页	硬脂酸	第1981页
硅酸镁	第1963页	硬脂酸锌	第1987页

塑化剂

塑化剂或柔软剂是分子量相对小的物质，通过提高聚链的流动性来改善薄膜的物理和机械性能。本品可降低高聚物由硬到软的温度。塑化剂也用于制备软胶囊。本类药品包括甘油（第2246页），甘醇类和聚乙二醇（第2271页），山梨糖醇（第1866页），有机酯类如枸橼酸盐、邻苯二甲酸酯、癸二酸盐，油类及甘油酯。具有抗真菌活性的三醋汀（第522页）也可用于塑化剂。

本章介绍的药物包括：

枸橼酸乙酰三乙酯	第1938页	丙二醇	第1973页
		磷酸三丁酯	第1984页
椰籽油	第1949页	乙酰枸橼酸三丁酯	第1983页
二乙酰基单甘油酯类	第1951页		
		枸橼酸三丁酯	第1984页
癸二酸二丁酯	第1951页	枸橼酸三乙酯	第1984页
酞酸二乙酯	第1952页		
聚乙二醇单甲醚类	第1962页		

保存剂

在药品制剂中，保存剂可防止化学变质或微生物降解，包括抗氧剂和抗菌防腐剂。详见**消毒剂和防腐剂**章节（第1548页）。

抛射剂

在气雾剂中，抛射剂有助于活性成分的传递。详见**药用气体**章节（第1609页）。

溶剂

溶剂可使活性成分溶出或用于固体药物制剂的生产。水（见第2361页）和电解质（见第1590页）溶液被广泛使用，但许多活性成分不溶于水溶液，因此也可用有机溶剂。这些有机溶剂包括醇类、氯代烃类（如氯仿）、不挥发油、乙二醇和石蜡，部分品种在本书其他章节介绍。共溶剂可与水混溶，用于增加难溶性成分的溶解度，包括乙醇、甘油、聚乙二醇和丙二醇。

本章介绍的药物包括：

N-甲基吡咯烷酮	第1974页	甲基异丁基酮	第1965页
丙酮	第1937页	辛基十二烷醇	第1968页
醋酸戊酯	第1939页		
水合异戊烯(特戊醇)	第1940页	石油醚	第1969页
		聚乙二醇(35)蓖麻子油	第1970页
丁醇	第1942页		
二氯甲烷	第1951页		
二甲亚砜	第1950页	碳酸丙烯	第1973页
二甲基乙酰胺	第1953页	丙二醇双乙酸酯	第1973页
乙酸乙酯	第1954页		
甘油甲缩醛	第1956页	丙二醇	第1973页
四氢呋喃聚乙二醇醚	第1957页	吡咯烷酮	第1974页
		溶剂用乙醚	第1979页
己二醇	第1958页	二甲苯	第1986页
甲醇	第1964页		

有机溶剂具有毒性，可能的接触途径包括含溶剂残留的药品、工业或生产过程中急性或慢性暴露。因此，本章也介绍部分**工业溶剂**。溶剂经吸入、摄入或皮肤吸收后产生毒性。有机溶剂可刺激皮肤和黏膜；影响中枢神经系统；增强心肌对儿茶酚胺的敏感度，导致心律失常。慢性暴露可能导致中枢和外周神经毒性，以及肾毒性和肝毒性。毒性也可能与滥用有关。一般毒性和滥用溶剂详见**甲苯**项下，第1983页。

本章介绍的药物包括：

2-甲氧基乙醇	第1964页	甲酰胺	第1955页
正己烷	第1958页	六氯乙烷	第1958页
乙腈	第1938页	异丁醇	第1960页
苯胺	第1940页	煤油	第1960页
苯	第1941页	甲基丁基酮	第1965页
乙酸丁酯	第1942页	氯甲烷	第1965页
二硫化碳	第1944页	甲基乙基酮	第1966页
四氯化碳	第1945页	戊烷	第1969页
环己烷	第1951页	四氯乙烷	第1982页
二氯丙烷	第1951页	四氯乙烯	第1982页
酞酸二乙酯	第1952页	甲苯	第1983页
二甲基甲酰胺	第1953页	三氯乙烷	第1984页
二噁烷	第1953页	白色溶剂油	第1985页
环氧氯丙烷	第1954页		

稳定剂

物理、化学和微生物稳定对药品制剂非常重要。保存剂（见上文）和螯合剂（第1378页）是主要用来保持化学稳定和防止微生物降解的药用辅料；络合剂（如环糊精）可用于提高稳定性和溶解度，协助药物运输。缓冲剂如枸橼酸（第2212页）、酒石酸（第2339页）和乙醇胺衍生物（如三乙醇胺，第2350页）可用于控制制剂pH值，增加稳定性，也可改善胃肠外制剂的耐受性。物理稳定剂包括助悬剂和增稠剂（见下文）。着色剂或紫外线吸收剂（见**皮肤科用药和防晒剂**，第1504页）可用于提高耐光性；润湿剂具有保湿性，用于减少外用制剂的水蒸发。

本章介绍的药物包括：

糖二酸钙	第1943页	单硬脂酸甘油酯	第1957页
硬脂酰乳酸钙	第1943页		
豆角胶	第1947页	己二醇	第1958页
十六十八醇	第1948页	马来酸	第1964页
环糊精	第1950页	枸橼酸甘油酯	第1966页
二乙二醇单棕榈硬脂酸酯	第1952页	偏磷酸钾	第1972页
		丙二醇	第1973页
单棕榈硬脂酸乙二醇酯	第1955页	硬脂酰乳酸钠	第1943页
		蔗糖酯类	第1981页
乙二胺	第1955页	海藻糖	第1983页
龙胆酸乙醇胺	第1956页		

助悬剂和黏稠剂

用于助悬剂、胶凝剂（gellinga gents）及黏稠剂的化合物通常为亲水性聚合物，溶解或分散时可增加水的黏度。分散相的流变学性质可从稀溶液到稠凝胶变化。这些化合物作为增稠剂和稳定剂在制药业和食品业中广泛应用。部分品种用于乳剂的稳定剂；部分可直接作为乳化剂；部分可用于片剂崩解剂、黏合剂和粒化剂，或用于制作薄膜衣和肠衣片。

黏稠剂可用于人工泪液和人工唾液制剂。最常用的黏稠剂包括卡波姆、纤维素醚（如羟甲基纤维素和羟丙甲纤维素）、聚乙烯醇和聚维酮。部分品种如海藻酸类、甲基纤维素，也可用于治疗胃肠道紊乱。明胶（第1038页）可用于血管扩容药。

本章介绍的药物包括：

阿拉伯胶	第1937页	羟丙基瓜尔豆胶	第1958页
琼脂	第1938页	羟乙基纤维素	第1958页
海藻酸	第1938页	羟乙甲纤维素	第1958页
硅酸铝镁	第1939页	羟丙基纤维素	第1959页
单硬脂酸铝	第1939页	羟丙甲纤维素	第1959页
皂土	第1941页	甲基纤维素	第1966页
卡波姆	第1944页	聚氧乙烯	第1970页
羧甲纤维素	第1945页	聚醋酸乙烯	第1971页
角叉菜胶	第1946页	聚乙烯醇	第1972页
纤维素	第1947页	聚维酮	第1972页
豆角胶	第1947页	硅胶类	第1976页
十六十八醇	第1948页	硬脂醇	第1981页
十六醇	第1948页	西黄蓍胶	第1983页
乙基纤维素	第1955页	黄原胶	第1986页
结冷胶	第1956页		

Acacia 阿拉伯胶

Acac.; Acaciae gummi; Akaasiakumi; Akaciagummi; Arabmézga; Arabská klovatina; E414; Goma arábiga; Gomme arabique; Gomme de Sénégal; Gum Acacia; Gum Arabic; Guma arabska; Gumiarabikas; Gummi Africanum; Gummi Arabicum; Gummi Mimosae.

Акация; Гуммиарабик

CAS — 9000-01-5.

UNII — 5C5403N26O.

Pharmacopoeias. In *Eur.* (see p.vii), *Int.*, and *Jpn.* Also in *USNF.*

Ph. Eur. 6. 8（Acacia） 塞内加尔洋槐（*Acacia senegal*）、非洲其他种类的阿拉伯胶树和塞伊耳相思树（*Acacia seyal*）主干和分支分泌的风干的树胶状渗出物。淡黄白色、黄色或淡琥珀色液滴，有时带一点粉红色。易碎，不透明，表面通常有裂纹，可轻易破碎为不规则形，带白色的或淡黄色龟裂的透明玻璃样的角状碎块。在两倍量的水中大约2h可缓慢的几乎全部溶解，只留下非常少的植物残渣。液体呈无色或淡黄色，密度高、黏稠、有黏性、半透明，具有弱酸性，可使蓝色石蕊试纸变色。几乎不溶于乙醇。避光。

Ph. Eur. 6. 8（Acacia, Spray clried; Acaciae Gummi Dispersione Desiccatum） 由阿拉伯胶溶液制备。在两倍量水中大约20min迅速完全溶解。液体呈无色或淡黄色，密度高、黏稠、有黏性、半透明，具有弱酸性，可使蓝色石蕊试纸变色。几乎不溶于乙醇。避光。

USNF 28（Acacia） 从塞内加尔洋槐（*Acacia senegal*）（豆科）或其他种属的非洲*Acacia*的树干和枝条中分泌的晾干的黏性树胶。白色至黄白色球状液滴或角形碎块，呈半透明或不透明状，表面带有细小的裂纹。非常易碎，断面呈玻璃状偶尔带有彩虹色。可被制成片状、粉末、颗粒或喷雾干燥形式。几乎无臭。不溶于乙醇。贮藏于密闭容器中。

配伍禁忌 已报道的配伍禁忌包括乙醇、氨基比林、阿扑吗啡、甲酚、三价铁盐、吗啡、苯、毒扁豆碱、鞣酸、麝香草酚、香草醛等许多物质。阿拉伯胶中含有氧化酶，可作用于制剂中易氧化的物质。这种酶可在加热至100℃短时间后灭活。

不良反应

罕见因吸入或食用阿拉伯胶产生的超敏反应。

用途

在制药工业中作为悬浮剂和乳化剂，还作为片剂黏合剂及应用于酸剂。经常与西黄蓍胶一同使用。

在食品工业中被当做乳化剂和稳定剂。

慢性肾功能衰竭 对肾疾病晚期的患者进行口服阿拉伯胶[1~4]以研究潜在的治疗作用。

1. Al-Mosawi AJ. Acacia gum supplementation of a low-protein diet in children with end-stage renal disease. *Pediatr Nephrol* 2004; **19:** 1156–9.
2. Al Mosawi AJ. The use of acacia gum in end stage renal failure. *J Trop Pediatr* 2007; **53:** 362–5.
3. Ali AA, *et al.* The effects of gum arabic oral treatment on the metabolic profile of chronic renal failure patients under regular haemodialysis in Central Sudan. *Nat Prod Res* 2008; **22:** 12–21.
4. Al Mosawi AJ. Six-year dialysis freedom in end-stage renal disease. *Clin Exp Nephrol* 2009; 494–500.

制剂

USNF 28: Acacia Syrup.

多组分制剂 ***Indon.:*** Norflam; ***Ital.:*** Duofibra; Plurilac; ***Singapore:*** Bios Life.

Acesulfame Potassium（*BANM*，*rINNM*）乙酰舒泛钾

Acesulfam draselná sůl; Acesulfam potasowy; Acesulfame K; Acésulfame potassique; Acesulfamkalium; Acesulfamo kalio druska; Acesulfamo potásico; Acesulfamum kalicum; Aceszulfám-kálium; Asesulfaamikalium; E950; H73-3293; H-733293; Hoe-095K; Kalii Acesulfamum. 6-Methyl-1,2,3-oxathiazin-4(3*H*)-one 2,2-dioxide potassium.

Калия Ацесульфам

$C_4H_4KNO_4S$ = 201.2.

CAS — 55589-62-3.

UNII — 23OV73Q5G9.

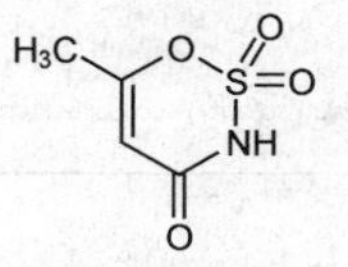

(acesulfame)

Pharmacopoeias. In *Eur.* (see p.vii). Also in *USNF.*

Ph. Eur. 6. 8（Acesulfame Potassium） 白色或类白色结晶性粉末，或无色晶体。溶于水；极微溶于乙醇及丙酮。

USNF 28（Acesulfame Potassium） 白色结晶粉末或无色晶体。溶于水；极微溶于乙醇及丙酮。避光。

简介

乙酰舒泛钾是强烈的甜味剂，甜度约是蔗糖的200倍。它可用在饮料、化妆品、药品和食品中，烹饪对其没有影响。

制剂

多组分制剂 ***Arg.:*** Genser Sweet; Rondo Sweet; ***Chile:*** Marco Sweet Light; ***UK:*** Sweet 'n Low; ***Venez.:*** Hermesetas Gold; Sweet 'n Low†.

Acetone 丙酮

Aceton; Acetona; Acetonas; Acétone; Acetonum; Asetoni; Dimethyl Ketone; Dimetilcetona; 2-Propanona; Propanone; 2-Propanone.

Ацетон

C_3H_6O = 58.08.

CAS — 67-64-1.

UNII — 1364PS73AF.

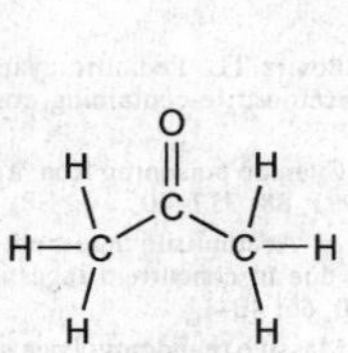

Pharmacopoeias. In *Eur.* (see p.vii). Also in *USNF.*

Ph. Eur. 6. 8（Acetone） 无色、澄明、挥发性液体；蒸气易燃。与水或乙醇可混溶。避光。

USNF 28（Acetone） 无色透明、具有流动性、易挥发、极易燃的液体，具有特殊臭。相对密度不大于0.789。与水、乙醇、氯仿以及大多数挥发油混溶。50%的水溶液呈中性至弱酸性。贮藏于密闭容器中，远离火源。

不良反应和处置

吸入丙酮蒸气先引起神经兴奋继而转变为中枢神经系统抑制，症状包括头痛、不安、疲劳并可能引起抽搐，在重症患者可引起昏迷和呼吸抑制。呕吐及咯血也可能发生。丙酮中毒症状有可能有一段潜伏期。摄入丙酮后可见引起血糖升高的类似报道。蒸气在高浓度下对黏膜有刺激性，大面积长期的皮肤暴露后可能会出现全身毒性。

丙酮通常与挥发性物质滥用有关（见**甲苯**项下，第

1983页）。

不良反应处置包括去除诱因及广泛地对症支持治疗。丙酮吸收迅速，所以胃液抽取法的效果不大，除非能够大量并及时抽取。活性炭的作用也有限，对支持治疗反应差的患者可以考虑血液透析。丙酮半衰期很长，通常建议对需要观察症状的患者进行30h的摄入后观察。

丙酮在体内代谢为乙腈可能引起不良反应，详见下文乙腈项下。

药动学

丙酮主要通过肺部和消化道吸收，很少通过皮肤吸收。少量氧化为乙酸和甲酸，而大部分主要以原形从经肺排出，小部分经尿液排出。丙酮消除半衰期为17～27h。

用途

丙酮广泛用作工业、制药及家用溶剂。丙酮在食品加工上也被用作萃取剂。

制剂

多组分制剂 ***Ital.:*** Esoform Alcolico; Sekumatic.

Acetonitrile 乙腈

Acetonitrilo; Acetonitryl; Cianometano; Cianuro de metilo; Etanonitrilo; Ethanenitrile; Methyl Cyanide; Metil cianuro.

Ацетонитрил

C_2H_3N = 41.05.

CAS — 75-05-8.

UNII — Z072SB282N.

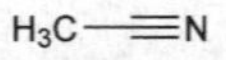

$H_3C—≡N$

性状 乙腈为无色有芳香臭的液体。每毫升质量约0.79g。沸点约81℃。加热分解、遇酸或氧化剂会释放出高毒性的氰化氢烟雾。贮藏于密闭容器中。

不良反应和处置

参见氰化物（见氢氰酸，第1928页）。

已经报道[1,2]许多婴儿摄入含乙腈的人造指甲油清洗剂，引起氰化物中毒，甚至死亡。由于乙腈缓慢代谢成氰化物，严重的毒性作用可能在误服几小时后才出现，并且容易与以较低毒性的丙酮作基质的指甲油清洗剂相混淆。在另外一篇报道[3]中，一名成年人在摄入乙腈后，延迟24h才发病并最终死亡。同时摄入乙腈和丙酮可以减慢乙腈的代谢。另一篇报道[4]中，一名35岁男子职业暴露于乙腈15h后，出现了呕吐、腹泻、抽搐和意识模糊，尽管进行了针对氰化物的中毒抢救，还是出现了急性肾功能衰竭和横纹肌溶解症。

1. Caravati EM, Litovitz TL. Pediatric cyanide intoxication and death from an acetonitrile-containing cosmetic. *JAMA* 1988; **260:** 3470–3.
2. Losek JD, *et al.* Cyanide poisoning from a cosmetic nail remover. *Pediatrics* 1991; **88:** 337–40.
3. Boggild MD, *et al.* Acetonitrile ingestion: delayed onset of cyanide poisoning due to concurrent ingestion of acetone. *Postgrad Med J* 1990; **66:** 40–1.
4. Muraki K, *et al.* Massive rhabdomyolysis and acute renal failure after acetonitrile exposure. *Intern Med* 2001; **40:** 936–9.

药动学

乙腈可通过吸入、食入及经皮肤吸收，经过代谢成为氰化物，引起乙腈中毒。

用途

乙腈可用作工业溶剂，也可用作人工指甲油清洗剂。

Acetyltriethyl Citrate 枸橼酸乙酰三乙酯

Triethyl Acetylcitrate. Triethyl 2-acetoxy-1,2,3-propanetricarboxylate.

Ацетилированный Триэтилцитрат

$C_{14}H_{22}O_8$ = 318.3.

CAS — 77-89-4.

UNII — 5WBR36T90E.

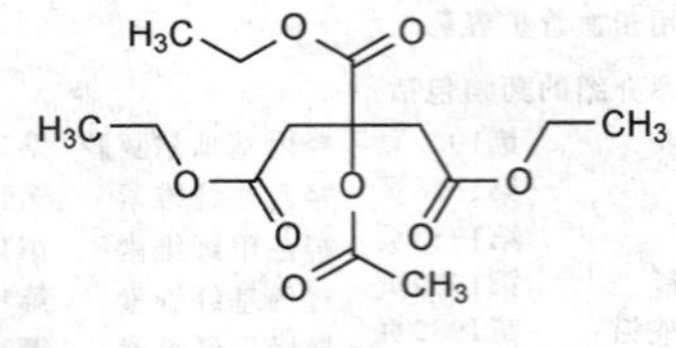

Pharmacopoeias. In *USNF.*

USNF 26 (Acetyltriethyl Citrate) 为透明接近无色的油性液体。不溶于水；易溶于乙醇、异丙醇、丙酮及甲苯。贮藏于密闭容器中。

简介

枸橼酸乙酰三乙酯为一种枸橼酸酯，可作为片剂及其他制药包衣的增塑剂。

Agar 琼脂

Agar-agar; Agaras; Colle du Japon; E406; Gelosa; Gélose; Japanese Isinglass; Layor Carang.

Агар

CAS — 9002-18-0.

UNII — 89T13OHQ2B.

Pharmacopoeias. In *Chin., Eur.* (see p.vii), and *Jpn.* Also in *USNF.*

Ph. Eur. 6.8 (Agar) 提取自红藻类植物的一种多糖，主要来自石花菜属。通过将藻类在沸水中煮制得，趁热过滤，浓缩并晾干。为无色至淡黄色半透明条状物、碎块或粉末，潮湿环境中有韧性，干燥时则易碎。

USNF 28 (Agar) 干燥亲水的胶状物，提取自胶石花菜属（石花菜科），龙须菜（球果藻科）和相关的红藻（褐藻科）。通常含有细的、膜状、黏条状物，但可切成碎块或制成颗粒。浅橙黄色、浅黄灰色至浅黄色或无色。潮湿时有韧性，干燥时易碎。无臭或微臭。不溶于冷水；溶于沸水。

简介

在制药工业中被用作悬浮剂或增稠剂，食品工业中则用作乳化剂和稳定剂。

琼脂以前曾像甲基纤维素那样（第1966页）被当做缓泻药。含琼脂的液状石蜡和酚酞制剂可治疗便秘，但琼脂的量少，可能只当做乳化稳定剂。

制剂

多组分制剂 ***Arg.:*** Agarol; ***Austral.:*** Lexat†; ***Braz.:*** Agarol; Fenogar†; ***Chile:*** Agarol†; ***Fr.:*** Pseudophage; ***Port.:*** Byl†; ***Switz.:*** Paragar; ***USA:*** Agoral; ***Venez.:*** Agarol†.

Alginic Acid 海藻酸

Acide alginique; Ácido polimanúrico; Acidum alginicum; Algiinihappo; Algínico, ácido; Algino rūgštis; Alginsav; Alginsyra; Aljinik Asit; E400; Kyselina alginová; Polymannuronic Acid.

Альгиновая Кислота

CAS — 9005-32-7.

ATC — A02BX13.

ATC Vet — QA02BX13.

UNII — 8C3Z4148WZ.

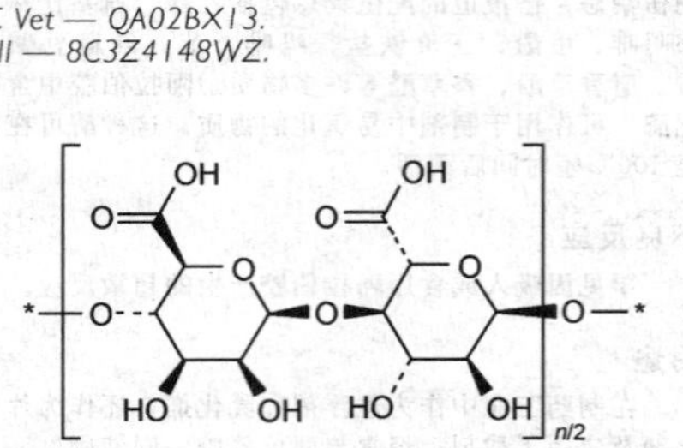

Pharmacopoeias. In *Eur.* (see p.vii) and *Int.* Also in *USNF.*

Ph. Eur. 6.8 (Alginic Acid) 褐藻科海藻中提取的含D-甘露糖醛酸和L-葡糖醛酸等多种酸残基的聚糖醛酸（polyuronic acid）混合物。白色或浅黄棕色结晶或无定形粉末。在水中膨胀。极微溶或几乎不溶于乙醇；几乎不溶于有机溶剂；可溶解于氢氧化物的碱液中。

USNF 28 (Alginic Acid) 一种亲水的胶体糖类，以稀碱液提取自多种棕色海藻（褐藻科）。白色至淡黄白色，无臭或几乎无臭的纤维状粉末。不溶于水和有机溶剂；溶解于碱性溶液。3%混悬液的pH值为1.5～3.5。

Potassium Alginate 海藻酸钾

E402.

Альгинат Калия

CAS — 9005-36-1.

ATC — A02BX13.

ATC Vet — QA02BX13.

Pharmacopoeias. In *USNF.*

USNF 28 (Potassium Alginate) 一种纯化的糖类，以稀碱液提取自多种棕色海藻。主要由海藻酸的钾盐组成。

白色至黄色、纤维状或颗粒状粉末。溶于水，形成黏稠胶体溶液；不溶于乙醇，不溶于质量比大于30%的乙醇水溶液；不溶于乙醚、氯仿，以及不溶于pH值低于3的酸性溶液中。

Propylene Glycol Alginate 海藻酸丙二醇

E405; Propilenglicol, alginato de. Propane-1,2-diol Alginate.

Альгинат Пропиленгликоля

ATC — A02BX13.

ATC Vet — QA02BX13.

UNII — 26CD3J2R0C.

Pharmacopoeias. In *USNF.*

USNF 28 (Propylene Glycol Alginate) 白色至黄色，无臭或几乎无臭；纤维状或颗粒状粉末。溶于水和有机酸溶液，根据其酯化的程度，可溶于质量比小于60%的乙醇水溶液。在pH=3时，形成稳定的黏稠胶体溶液。

Sodium Alginate 海藻酸钠

Algin; Alginato sódico; E401; Natrii alginas; Natrio alginatas; Natriumalginaatti; Natriumalginat; Nátrium-alginát; Natrium-alginát; Sodium, alginate de; Sodium Polymannuronate; Sodyum Aljinat.

Альгинат Натрия

CAS — 9005-38-3.

ATC — A02BX13.

ATC Vet — QA02BX13.

UNII — C269C4G2ZQ.

Pharmacopoeias. In *Eur.* (see p.vii). Also in *USNF.*

Ph. Eur. 6.8 (Sodium Alginate) 主要由海藻酸的钠盐组成。白色或淡黄棕色粉末。缓慢溶于水，形成黏稠的胶体溶液，几乎不溶于乙醇。

USNF 28 (Sodium Alginate) 一种微黄白色、几乎无臭粗粉或细粉。溶于水形成黏稠胶体溶液。不溶于乙醇、氯仿、乙醚、质量比大于30%的乙醇水溶液、pH值低于3的酸性溶液中。贮藏于密闭容器中。

配伍禁忌 已观察到的配伍禁忌包括吖啶衍生物、氯甲紫、醋酸苯汞和硝酸盐、钙盐、5%以上的乙醇溶液、重金属。电解质溶液均可导致黏性增加直至海藻酸钠盐析。在高于4%的氯化钠溶液中即发生盐析。

简介

海藻酸及其盐类（如海藻酸丙二醇、海藻酸钠）在制药领域作为悬浮剂和增稠剂使用。它们可以用作水包油型乳剂的稳定剂和片剂中的黏合剂和崩解剂。不同等级的海藻酸及其盐类有不同的商业用途且其黏度也不同。高温灭菌会导致海藻酸钠溶液的黏度下降。

海藻酸及海藻酸盐［海藻酸铵（E403）、藻酸钙（第1024页）、海藻酸钾、海藻酸丙二醇和海藻酸钠］在食品工业中也被用作乳化剂和稳定剂。

海藻酸或海藻酸盐，海藻酸镁和海藻酸钠，与抗酸药或组胺 H_2 受体拮抗药（如西咪替丁）一同用于治疗胃食管反流（第1618页）。海藻酸或海藻酸盐与胃酸反应在胃内容物表面形成黏稠的凝胶（通常被称作筏）。这种筏能机械性地减少胃内容物的反流。

海藻酸还被制成钙盐钠盐混合物，作为止血剂或伤口敷料，可形成纤维用作敷料或包裹材料。

制剂

BP 2010: Alginate Raft-forming Oral Suspension; Compound Alginate Antacid Oral Suspension.

专利制剂

Arg.: Nu-Gel Hidrogel con Alginato; ***Canad.:*** Kaltostat; Restore CalciCare; Tegaderm Alginate; Tegagen†; ***Fr.:*** Nu-Gel†; ***Irl.:*** Kaltostat†; ***Israel:*** Nu-Gel; ***Ital.:*** Flaminal†; Kaltostat; Melgisorb; Nu-Gel; ***NZ:*** Gaviscon; ***Port.:*** Biafine; ***Rus.:*** Alginatol (Альгинатол); Natalsid (Натальсидум); ***S.Afr.:*** Gaviscon; Gaviscon Advance; Kaltostat; ***UK:*** Comfeel SeaSorb.

多组分制剂 ***Arg.:*** Comfeel SeaSorb; Mylanta Reflux; Redudiet; Rennie; Seasorb†; ***Austral.:*** Flaminal; Gaviscon; Gaviscon Double Strength; Infant Gaviscon; Mylanta Heartburn Relief†; ***Austria:*** Rennie Duo†; ***Belg.:*** Gastriphar; Gaviscon; Gaviscon Advance; Rennie; ***Canad.:*** Carboflex†; Gastrifom†; Gaviscon Heartburn Relief†; Heartburn Relief†; Maalox HRF; Stomach Comfort; ***Chile:*** Algicote; Gaviscon; ***Cz.:*** Alginete†; Gaviscon; Rennie Duo; ***Denm.:*** Gaviscon; ***Fin.:*** Gaviscon; ***Fr.:*** Cicactive; Gaviscon; Gavisconell; Hyalogran†; Pseudophage; Release Ag; Topaal; Topalkan; ***Ger.:***

Gaviscon Advance; Gaviscon†; Nu-Gel†; Recatol Algin; **Gr.:** Dyspagone; Gaviscon; Gaviscon-L; **Hong Kong:** Gaviscon; Gaviscon Advance; **India:** Acigon; Gaviscon; Raftace; Visco; **Irl.:** Acidex; Algicon†; Gaviscon; Gaviscon Advance; Gaviscon Infant; Gaviscon†; Pyrogastrone†; Rennie Dual Action; Topaal; **Israel:** Algical Kalzarevet; Kaltocarb; Kaltostat; **Ital.:** Gastrotuss; Gaviscon; Gaviscon Advance; Silvercel; **Malaysia:** Gaviscon; Gaviscon Advance; Gaviscon Extra Strength; Gaviscon†; **Neth.:** Acifluх†; Algicon; Gaviscon; Gaviscon Forte; Rennie Duo; Rennie Refluxine†; **Norw.:** Gaviscon; **NZ:** Gaviscon; Mylanta Heartburn Relief; **Philipp.:** Gaviscon; **Pol.:** Gealcid; **Port.:** Carboflex†; Gavigard; Kaltostat; Rennie Duo†; **Rus.:** Gaviscon (Гевискон); Gaviscon Forte (Гевискон форте); **S.Afr.:** Gaviscon; Gelacid; Infant Gaviscon†; **Singapore:** Acticoat Absorbent; Gaviscon; Gaviscon Advance; **Spain:** Dolcopin; **Swed.:** Gaviscon; **Switz.:** Gaviscon†; Refluxine†; **Thai.:** Algycon; Gaviscon; **Turk.:** Gaviscon; Gaviscon Advance; Rennie Duo; **UK:** Acidex; Algicon†; Bisodol Extra; Bisodol Heartburn Relief; Flaminal; Gastrocote; Gaviscon Advance; Gaviscon Cool; Gaviscon Double Action; Gaviscon Infant; Gaviscon†; Peptac; Raft-Eze; Rennie Duo†; Setlers Heartburn & Indigestion Liquid; Topal; **Ukr.:** Gaviscon Forte (Гавискон Форте Мятная Суспензия); **USA:** Foamicon†; Gaviscon; Genaton; Pretts Diet Aid.

Alitame (USAN) 阿力甜

CP-54802. (3S)-Amino-*N*-{(1*R*)-1-[(2,2,4,4-tetramethyl-3-thietanyl) carbamoyl] ethyl} succinamic acid hydrate.

Алитам

$C_{14}H_{25}N_3O_4S.2\frac{1}{2}H_2O = 376.5.$

CAS — 80863-62-3 (anhydrous alitame); 99016-42-9 (alitame hydrate).

UNII — 6KI9M51JOG (alitame); PCE8DAE750 (anhydrous alitame).

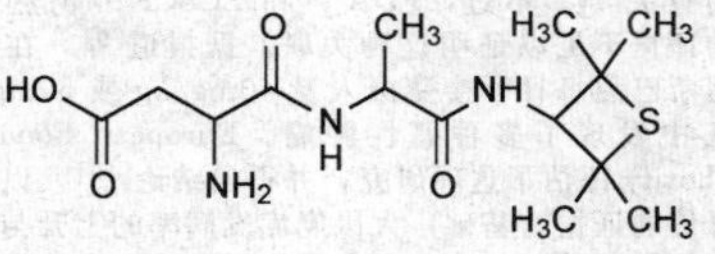

(anhydrous alitame)

简介

阿力甜是一种食品中使用的强度很大的甜味剂，其甜度约是蔗糖的 2000 倍。

Alkyl Benzoate 苯甲酸烷基酯

Alkyl (C12-15) Benzoate; Benzoato de alquilo.

Алкил Бензоат

CAS — 68411-27-8 (C_{12}-C_{15} alkyl ester).

Pharmacopoeias. In *USNF.*

USNF 28 ［Alkyl (C12-15) Benzoate］ 它是 12～15 个碳的直链或支链醇类的苯甲酸酯的混合物（平均分子式 $C_{20}H_{32}O_2 = 304.5$），是一种透明、无色的油状液体。不溶于水、甘油、丙二醇；溶于乙醇、丙酮、乙酸乙酯、异丙醇、肉豆蔻酸异丙酯、棕榈酸异丙酯、液状石蜡、植物油、易挥发的硅酮、羊毛脂。贮藏于密闭容器中。避光。

简介

苯甲酸烷基酯具有润滑性，可以用作油性载体。

Allura Red AC 诱惑红 AC

CI Food Red 17; Colour Index No. 16035; E129; FD & C Red No. 40; Rojo allura AC. Disodium 6-hydroxy-5-(6-methoxy-4-sulphonato-*m*-tolylazo)naphthalene-2-sulphonate.

Красный Очарователь

$C_{18}H_{14}N_2Na_2O_8S_2 = 496.4.$

CAS — 25956-17-6.

UNII — WZB9127XOA.

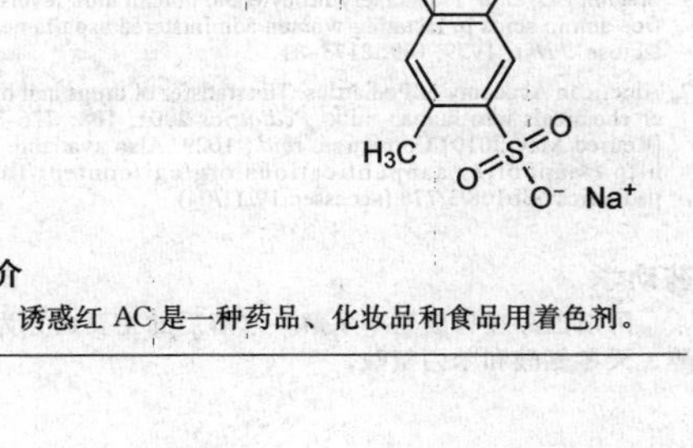

简介

诱惑红 AC 是一种药品、化妆品和食品用着色剂。

Aluminium Magnesium Silicate 硅酸铝镁

Aliuminio-magnio silikatas; Aluminiimagnesiumsilikaatti; Aluminii magnesii silicas; Aluminium (silicate d') et de magnésium; Aluminiummagnesiumsilikat; Alumínium-magnézium-szilikát; Aluminosilicato magnésico; Aluminum Magnesium Silicate; Křemičitan hořečnato-hlinitý; Magnesium Aluminium Silicate; Magnesium Aluminum Silicate; Saponite.

Алюминиевый Силикат Магния; Магний-алюминий Кремнекислый

CAS — 1327-43-1; 12511-31-8.

UNII — 6M3P64V0NC (aluminium magnesium silicate); SUS08ZOA9S (aluminium magnesium silicate type IA); 4J2YH8VV13 (aluminium magnesium silicate type IB); XLI9KNX1FT (aluminium magnesium silicate type IC); 7LVU907546 (magnesium aluminometasilicate type I-A); 8XK1039013 (magnesium aluminometasilicate type I-B); II0CAA4909 (aluminium magnesium silicate type II-A).

Pharmacopoeias. In *Eur.* (see p.vii) and *Int.* Also in *USNF. USNF* also includes Magnesium Aluminosilicate and Magnesium Aluminometasilicate.

Ph. Eur. 6. 8 (Aluminium Magnesium Silicate) 一种蒙脱石和皂石的胶体颗粒状混合物，不含石英砂和不具膨胀性质的矿石。几乎为白色粉末、粒状或片状。几乎不溶于水和有机溶剂；在水中膨胀为胶态分散体。5%分散在水中的混悬液的 pH 值为 9.0～10.0。

USNF 28 (Magnesium Aluminum Silicate) 一种从蒙脱石和皂石中分离出来的不含石英砂和其他不具膨胀性质的胶态混合颗粒。铝镁所占比例的不同可导致黏度的一些差异。它是一种无臭、细微（微粉化）粉末，淡奶油至黄褐色或表面奶油色、边缘黄褐色至棕色的小片。不溶于水和乙醇；加入水或甘油中则膨胀。5%混悬水溶液的 pH 值为 9.0～10.0。贮藏于密闭容器中。

USNF 28 (Magnesium Aluminosilicate) 一种按干燥量计算，由 20.5%～27.7%的氧化镁、27.0%～34.3%的氧化铝和 14.4%～21.7%二氧化硅制成的人工合成物。白色粉末或颗粒，无定形结构。几乎不溶于水和乙醇；部分溶于酸和碱。4%混悬水溶液的 pH 值为 8.5～10.5。贮藏于温度不高于 40℃的密闭容器中。

USNF 28 (Magnesium Aluminometasilicate) 一种按干燥量计算，由 29.1%～35.5%的氧化铝、11.4%～14.0%的氧化铝和 29.2%～35.6%二氧化硅制成的人工合成物。存在两种形式，Ⅰ-A 型和Ⅰ-B 型。白色粉末或颗粒，无定形结构。几乎不溶于水和乙醇；部分溶于酸和碱。4%混悬水溶液Ⅰ-A 型的 pH 值为 6.5～8.5，Ⅰ-B型的 pH 值为 8.5～10.5。贮藏于温度不高于 40℃的密闭容器中。

简介

硅酸铝镁有多种制药用途，包括用作悬浮剂、增稠剂、乳化稳定剂，在片剂中作为黏合剂和崩解剂。

其他形式的硅酸铝镁包括被用作抗酸药的人工合成含水物铝硅酸镁（第1626页）和硅镁土（第1630页）。硅镁土是一种提纯的天然含水的硅酸铝镁，具有良好的吸附性，广泛用于制造肥料和杀虫剂。被加热活化的硅镁土吸附性增强，被用于治疗腹泻的制剂。

制剂

专利制剂

Indon.: Neusilin†.

多组分制剂 **India:** Digene; **Indon.:** Flatucid†; Stomadon†; **Jpn:** Cabe 2†; **Thai.:** Diasgest; **UAE:** Alkasid.

Aluminium Monostearate 单硬脂酸铝

Aluminii monostearas; Aluminium, monostéarate d'; Aluminum Monostearate; Glinu monostearynian; Monoestearato de aluminio; Monostearato de aluminio. Dihydroxy(octadecanoato-*O*-)aluminium; Dihydroxy(stearato)aluminium.

Алюминия Моностеарат

CAS — 7047-84-9.

UNII — P9BC99461E.

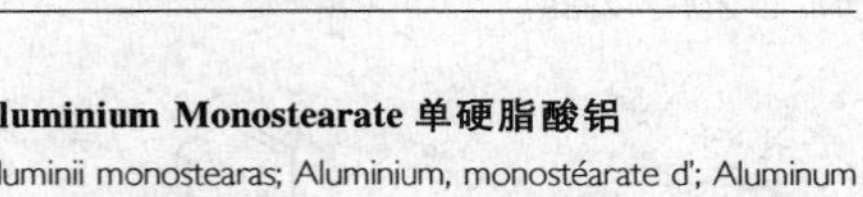

Pharmacopoeias. In *Jpn* and *Pol.* Also in *USNF.*

USNF 28 (Aluminum Monostearate) 铝与固体有机脂肪酸的混合物作用而形成的化合物，主要由不同比例的单硬脂酸铝和单棕榈酸铝组成。单硬脂酸铝是具有微弱特殊臭的白色至黄白色块状细粉。不溶于水、乙醇和乙醚。

简介

单硬脂酸铝可用作油型化妆品和药品制剂的胶凝剂，也可用作化妆品乳剂的稳定剂。

制剂

多组分制剂 **Ger.:** Thrombocid†.

Amaranth 苋菜红

Amarant; Amarante; Amaranto; Bordeaux S; CI Acid Red 27; CI Food Red 9; Colour Index No. 16185; E123; formerly FD & C Red No. 2; Naphtol Rot S. It consists mainly of trisodium 3-hydroxy-4-(4-sulphonato-1-naphthylazo)naphthalene-2,7-disulphonate.

Амарант

$C_{20}H_{11}N_2Na_3O_{10}S_3 = 604.5.$

CAS — 915-67-3.

UNII — 37RBV3X49K.

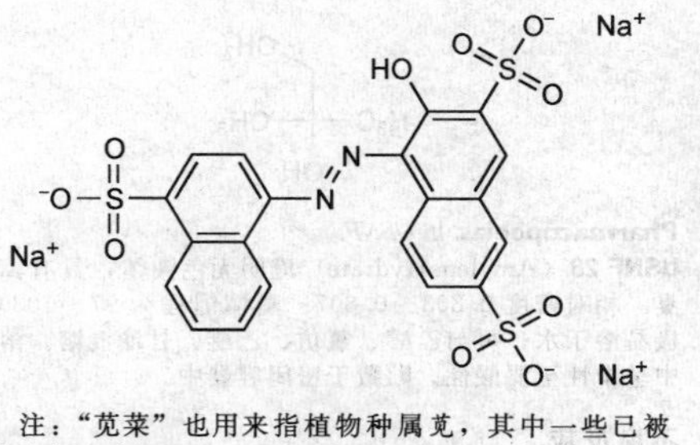

注："苋菜"也用来指植物种属苋，其中一些已被用作染料的来源。

简介

苋菜红是一种药品、食品和化妆品用着色剂。

致癌性 虽然早期的动物实验发现一些致癌性的证据，但后续研究没有证实。在英国，苋菜红作为适宜的食品色素[1]。

1. MAFF. Food advisory committee: final report on the review of the colouring matter in food regulations 1973. *FdAC/REP/4.* London: HMSO, 1987.

Amyl Acetate 醋酸戊酯

Acetato de amilo.

Амилацетат

$C_7H_{14}O_2 = 130.2.$

CAS — 123-92-2 (iso-amyl acetate); 53496-15-4 (sec-amyl acetate); 628-63-7 (n-amyl acetate).

UNII — 92Q24NH7AS.

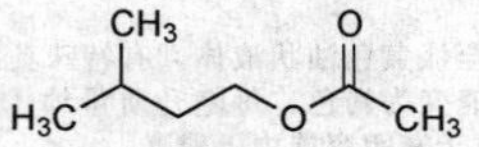

iso-amyl acetate

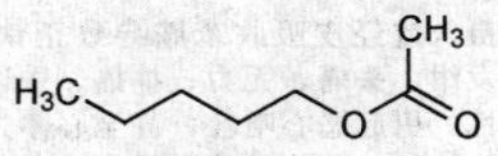

n-amyl acetate

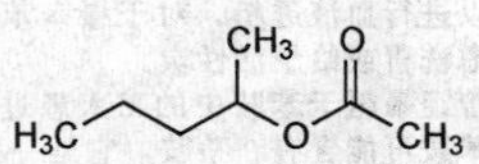

sec-amyl acetate

性状 醋酸戊酯主要为同分异构体醋酸异戊酯、醋酸仲戊酯和醋酸正戊酯的混合物。醋酸异戊酯为澄清无色有尖锐水果臭的液体。每毫升质量约 0.87g。沸点约 140℃。微溶于水；与乙醇和醚混溶。贮藏于密闭容器中。

不良反应和处置

长期接触醋酸戊酯可引起头痛、疲劳及中枢神经系统抑制作用。也会刺激皮肤黏膜。

不良反应处置包括去除诱因及广泛地对症支持治疗。如果患者摄入醋酸戊酯在 1h 以内可给予活性炭。

对心脏的影响 一名 27 岁男性在不通风的屋子里使用含醋酸戊酯的涂料后出现头痛、恶心、呕吐等症状[1]。

几天后发展为胸痛和呼吸困难。在接触醋酸戊酯 2 周后他在医院被确诊为心力衰竭。

1. Weissberg PL, Green ID. Methyl-cellulose paint possibly causing heart failure. *BMJ* 1979; **ii:** 1113–14.

用途

醋酸戊酯可用作工业及药用溶剂。

Amylene Hydrate 水合异戊烯

Aethyldimethylmethanolum; Dimethylethyl Carbinol; Hidrato de amileno; Tertiary Amyl Alcohol. 2-Methylbutan-2-ol.

Амилгидрат

$C_5H_{12}O$ = 88.15.
CAS — 75-85-4.
UNII — 69C393R11Z.

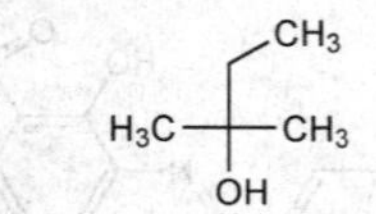

Pharmacopoeias. In *USNF.*

USNF 28 (AmyleneHydrate) 澄明无色液体，具有樟脑臭。相对密度 0.803～0.807。蒸馏馏程为 97～103℃。极易溶于水；可与乙醇、氯仿、乙醚、甘油混溶。溶液中呈中性至弱酸性。贮藏于密闭容器中。

不良反应

水合异戊烯（也称特戊醇）有刺激性，对中枢神经系统有抑制作用。

用途

水合异戊烯可用作药用溶剂。曾被用作催眠药。

Aniline 苯胺

Aminobenceno; Aminobenzene; Anilina; Bencenamina; Benzenamine; Fenilamina; Phenylamine.

Анилин

C_6H_7N = 93.13.
CAS — 62-53-3.
UNII — SIR7XX2F1K.

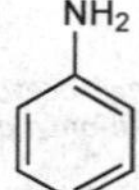

性状 无色至淡黄色油状液体，有特殊臭，暴露于空气中或见光迅速变为褐色。每毫升质量约 1.02g。沸点约 183℃。贮藏于密闭容器中。避光。

不良反应、处置和注意事项

吸入、摄入或经皮吸收苯胺导致正铁血红蛋白血症，症状为发绀、头痛、无力、抽搐、昏迷。对皮肤和黏膜有刺激性，引起恶心呕吐，甚至心律失常。据报道能引起红细胞溶解，可能导致肾损伤或者黄疸。常由心力衰竭导致死亡。

处置包括吸氧、亚甲蓝治疗（第1392页）、输液，如果可能可以进行血液透析。对于摄入苯胺 1h 以内的患者可以考虑洗胃或给予活性炭。

有报道曾经暴露于苯胺中的工人患过膀胱乳突癌。商业来源的苯胺可能含有 β-萘胺，它是一种潜在的致癌物质。

管理 由于苯胺能透过皮肤产生全身毒性，必须采取适当的预防措施避免皮肤接触。

用途

苯胺是一种工业上广泛应用的溶剂。

Annatto 阿那托

Achiote; Annotta; Amotta; CI Natural Orange 4; Colour Index No. 75120; E160(b); Rocou; Roucou.

Аннато

CAS — 1393-63-1.
UNII — 6PQP1V1B6O.

Bixin 比兴

α-Bixin (*cis*-bixin); β-Bixin (*all-trans*-bixin); E160(b). Methyl (9-*cis*)-hydrogen-6,6′-diapo-ψ,ψ-carotenedioate (*cis*-bixin).

Биксин

$C_{25}H_{30}O_4$ = 394.5.
CAS — 6983-79-5 (cis-bixin); 39937-23-0 (all-trans-bixin).

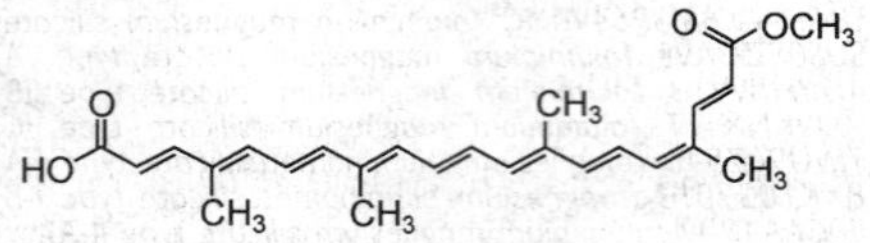

Norbixin 去甲比兴

E160(b); α-Norbixin (*cis*-norbixin); β-Norbixin (*all-trans*-norbixin). 6,6′-Diapo-ψ,ψ-carotenedioic acid.

Норбиксин

$C_{24}H_{28}O_4$ = 380.5.
CAS — 626-76-6 (cis-norbixin); 542-40-5 (all-trans-norbixin).

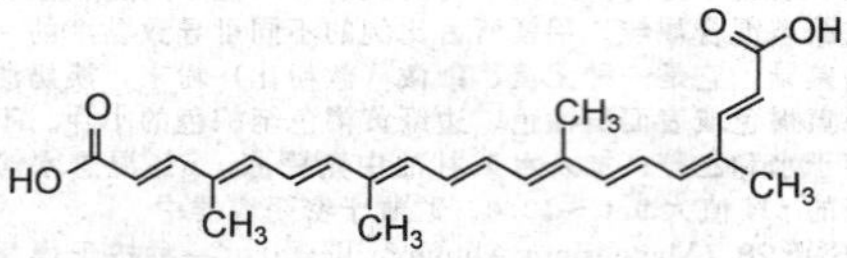

简介

阿那托是从红木（*Bixa orellana*）种子中提取出的一种着色剂。阿那托及其衍生物，类胡萝卜素比兴和去甲比兴用于食品、药品及化妆品的着色。

比兴和去甲比兴都存在顺式和反式结构，顺式结构为其主要着色成分。

超敏反应 阿那托极少有超敏反应的报道。曾报道过一名男性患者食用了经阿那托着色的谷类食物后的过敏反应个案[1]。皮肤过敏试验可证实为过敏反应。在一篇文献综述中[2]，对一些阿那托的口服激发研究的设计进行了批评。不过，该文献的作者也认为，阿那托可能会导致某些患者罕见且严重的不良反应，还可能恶化复发性荨麻疹患者的症状。

1. Nish WA *et al.* Anaphylaxis to annatto dye: a case report. *Ann Allergy* 1991; **66:** 129–31.
2. Lucas CD *et al.* The role of natural color additives in food allergy. *Adv Food Nutr Res* 2001; **43:** 195–216.

Aspartame (*BAN, USAN, rINN*) 阿斯巴甜

APM; Aspartaami; Aspartam; Aspartamas; Aspartamo; Aspartamum; Aszpartám; E951; SC-18862. Methyl *N*-L-α-aspartyl-L-phenylalaninate; 3-Amino-*N*-(α-methoxycarbonylphenethyl)succinamic acid; *N*-L-α-aspartyl-L-phenylalanine, 1-methyl ester.

Аспартам

$C_{14}H_{18}N_2O_5$ = 294.3.
CAS — 22839-47-0.
UNII — Z0H242BBR1.

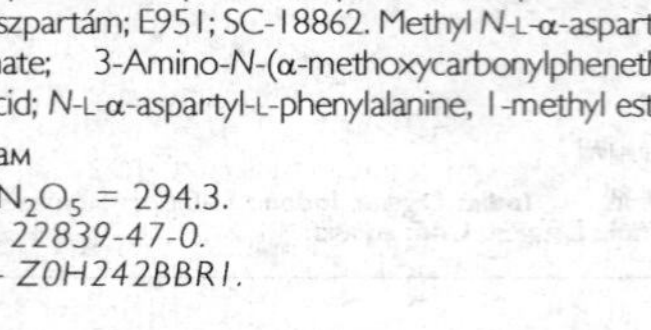

Pharmacopoeias. In *Chin.* and *Eur.* (see p.vii). Also in *USNF.*

Ph. Eur. 6.8 (Aspartame) 白色或类白色，略有吸湿性的结晶性粉末。略溶或微溶于水和乙醇；几乎不溶于二氯甲烷和正己烷。贮藏于密闭容器中。

USNF 28 (Aspartame) 白色、无臭、有甜味的结晶性粉末。略溶于水；微溶于乙醇。0.8%水溶液的 pH 值约为 5。

稳定性 在有水分的条件下，阿斯巴甜会水解为阿斯巴甜苯丙氨酸和二酮哌嗪衍生物，并失去甜味。

不良反应和注意事项

苯丙酮尿症患者应避免过度使用阿斯巴甜，因其代谢产物之一是苯丙氨酸。阿斯巴甜在长时间的烹饪中会失去甜味。

不良反应 已有对阿斯巴甜作为药用辅料[1,2]及一般使用[3]上的安全性和不良反应的综述。

阿斯巴甜在胃肠道中水解为甲醇、天冬氨酸和苯丙氨酸。但是，即使摄入量很大，也不太可能由阿斯巴甜引起甲醇中毒。使用后，天冬氨酸在血中的浓度升高也不显著，因此也不会产生天冬氨酸相关的毒性。尽管天冬氨酸与谷氨酸相似，研究表明对谷氨酸敏感的人群并不受天冬氨酸摄入的影响。健康人群适量摄入阿斯巴甜不会使苯丙氨酸的血药浓度显著升高，但苯丙酮尿症患者应避免或限制使用阿斯巴甜。

阿斯巴甜使用后收到了不良反应的报告[1,2]，有来自消费者的投诉，也有医学文献上登载的案例。报告最多的问题是头痛、神经精神或行为症状、癫痫、胃肠道反应、超敏反应及皮肤症状。目前没有可靠的证据显示阿斯巴甜的使用会造成广泛严重的健康问题，但是可能会有个别人会对此类产品有特殊的敏感性。一项由 European Commission Scientific Committee on Food（EC-SCF）进行的安全性综述[4]总结，阿斯巴甜的摄入与癫痫发作、认知、情绪、行为之间不能建立因果关系；这也包括了对阿斯巴甜具有敏感性的个人。

有研究证实阿斯巴甜对儿童的认知和行为功能没有影响[5,6]。

一份报告中推测脑肿瘤的发病率升高与阿斯巴甜的使用有关[7]。不过，FDA[8] 和 ECSCF[4] 仍然认为现有的证据不足以证明这种关联。据报道[9]，在食用低于阿斯巴甜每日可接受摄入量 40mg/kg 或 50mg/kg 的大鼠中发现了多种恶性肿瘤。European Food Safety Authority 评估了这项研究，并得出结论[10]，以目前所有可信的证据为基础，大鼠癌症发病率的上升与阿斯巴甜的使用无关，并认为没有必要进一步研究阿斯巴甜的安全性，也不用修改每日 40mg/kg 的阿斯巴甜的可接受摄入量。

1. Golightly LK, *et al.* Pharmaceutical excipients: adverse effects associated with 'inactive' ingredients in drug products (part II). *Med Toxicol* 1988; **3:** 209–40.
2. American Academy of Pediatrics. "Inactive" ingredients in pharmaceutical products: update. *Pediatrics* 1997; **99:** 268–78.
3. Magnuson BA, *et al.* Aspartame: a safety evaluation based on current use levels, regulations, and toxicological and epidemiological studies. *Crit Rev Toxicol* 2007; **37:** 629–727.
4. European Commission Health and Consumer Protection Directorate-General. Opinion of the Scientific Committee on Food: update on the safety of aspartame (expressed on 4 December 2002). Available at: http://ec.europa.eu/food/fs/sc/scf/out155_en.pdf (accessed 23/08/10)
5. Shaywitz BA, *et al.* Aspartame, behavior, and cognitive function in children with attention deficit disorder. *Pediatrics* 1994; **93:** 70–5.
6. Wolraich ML, *et al.* Effects of diets high in sucrose or aspartame on the behavior and cognitive performance of children. *N Engl J Med* 1994; **330:** 301–7.
7. Olney JW, *et al.* Increasing brain tumor rates: is there a link to aspartame? *J Neuropathol Exp Neurol* 1996; **55:** 1115–23.
8. Anonymous. Aspartame: no apparent link with brain tumours. *WHO Drug Inf* 1997; **11:** 18–19.
9. Soffritti M, *et al.* First experimental demonstration of the multipotential carcinogenic effects of aspartame administered in the feed to Sprague-Dawley rats. *Environ Health Perspect* 2006; **114:** 379–85.
10. European Food Safety Authority. Opinion of the Scientific Panel on food additives, flavourings, processing aids and materials in contact with food (AFC) on a request from the Commission related to a new long-term carcinogenicity study on aspartame. *EFSA J* 2006; **356** 1–44. Available at: http://www.efsa.europa.eu/EFSA/Scientific_Opinion/afc_op_ej356_aspartame_en1,2.pdf (accessed 03/03/08)

哺乳 健康妇女口服 50mg/kg，在母乳中天冬氨酸、苯丙氨酸和酪氨酸的浓度有小幅增加但具显著性[1]。然而，有人指出，这些成分的水平与餐后乳样中的水平近似，并且不会影响婴儿摄入氨基酸的总量。另外，此研究中所给予的阿斯巴甜剂量是远高于正常的每日摄入量 7.5～8.5mg/kg 的，并假设阿斯巴甜替代了所有蔗糖的摄入，且没有滥用阿斯巴甜的情况。尽管如此，American Academy of Pediatrics[2] 认为，当母亲或婴儿患有苯丙酮尿症时，母亲需慎用阿斯巴甜。

1. Stegink LD, *et al.* Plasma, erythrocyte and human milk levels of free amino acids in lactating women administered aspartame or lactose. *J Nutr* 1979; **109:** 2173–81.
2. American Academy of Pediatrics. The transfer of drugs and other chemicals into human milk. *Pediatrics* 2001; **108:** 776–89. [Retired May 2010] Correction. *ibid.*; 1029. Also available at: http://aappolicy.aappublications.org/cgi/content/full/pediatrics%3b108/3/776 (accessed 19/11/04)

药动学

阿斯巴甜在胃肠道中水解，水解后的主要成分为甲醇、天冬氨酸和苯丙氨酸。

用途

阿斯巴甜是个强烈的甜味剂，是蔗糖甜度的180～200倍。可用于食品、饮料和药品中。每克提供热量17kJ（4kcal）。

镰状细胞病 有研究表明阿斯巴甜对镰状细胞病有有利的影响[1]。

1. Manion CV, *et al.* Aspartame effect in sickle cell anemia. *Clin Pharmacol Ther* 2001; **69:** 346–55.

制剂

专利制剂

Arg.: Equalsweet; Slap; ***Braz.:*** Dietacil; Dietamina†; Doce Vida†; Finn; ***Canad.:*** Equal; ***Chile:*** Naturalist; Originalsweet; Valsweet†; ***India:*** Lo-Kal; Low-Cal†; ***Ital.:*** Aspartina; Futura; Suaviter; ***NZ:*** Equal†; ***Rus.:*** Sugarfree (Шугафри); ***Thai.:*** Equal†; Espar†; ***Turk.:*** Aspartil; Canderel; Demi Canderel; Diyet Tat; Hermesetas Gold†; Nutra-Tat; Sanpa; ***Venez.:*** Dolsprim†; Dulcolite†; Dulcosil; Edul; Equal†; Hermesetas Gold.

多组分制剂 ***Arg.:*** Genser Sweet; Rondo Sweet; ***Chile:*** Marco Sweet Light; ***Ital.:*** Floridral; ***UK:*** Sweet 'n Low; ***Venez.:*** Hermesetas Gold; Sweet 'n Low†.

Aspartame Acesulfame 阿斯巴甜乙酰舒泛

L-Phenylalanine, L-α-aspartyl-2-methyl ester, compound with 6-methyl-1,2,3-oxathiazin-4(3*H*)-one 2,2-dioxide (1:1).

Аспартама Ацесульфам

$C_{18}H_{23}O_9N_3S$ = 457.5.

CAS — 106372-55-8.

UNII — IFE6C6BS24.

Pharmacopoeias. In *USNF.*

USNF 28（Aspartame Acesulfame） 白色无臭结晶性粉末。微溶于水和乙醇。以干燥品计算，阿斯巴甜含量不低于63.0%不高于66.0%；以干燥品酸的形式计算，乙酰舒泛含量不低于34.0%不高于37.0%。

简介

阿斯巴甜乙酰舒泛是阿斯巴甜（见上文）和乙酰舒泛（见第1937页）的化合物，同样在食品中使用。它是一种强烈的甜味剂，甜度约为蔗糖的350倍。

White Beeswax 白蜂蜡

Baltasis vaškas; Bleached Wax; Cera alba; Cera Blanca; Cêra Branca; Cera de abejas; Cire Blanche; Cire d'abeille blanche; E901; Fehér viasz; Gebleichtes Wachs; Valkovaha; Vax, vitt; Vosk bílý; White Wax; Wosk biały.

Осветлённый Пчелиный Воск

CAS — 8012-89-3.

UNII — 7G1J5DA97F.

Pharmacopoeias. In *Eur.* (see p.vii) and *Jpn.* Also in *USNF.*

Ph. Eur. 6. 8（Beeswax，White） 它是黄蜂蜡经漂白后制得的。白色或淡黄白色块状或片状，薄片呈半透明，具有和黄蜂蜡类似的气味，但是气味较弱并且不会酸败，具有细粒的、无光泽的、非晶体状的断面，在手中温暖后变得柔软并有延展性。滴点为61～66℃。几乎不溶于水；略溶于热乙醇；完全溶解于脂类和精炼油。

USNF 28（White Wax） 白蜂蜡是黄蜂蜡经漂白提纯制成的。是一种淡黄白色的固体，薄片呈半透明。有微弱的特殊臭，不会酸败，熔点为62～65℃。不溶于水；微溶于冷乙醇；沸腾的乙醇能溶解蜡酸和一部分软脂酸蜂酯（蜂蜡组分之一）；完全溶解于氯仿、乙醚、不挥发油及挥发油；部分溶于冷的苯和冷的二硫化碳；约30℃时完全溶解于上述液体。

Yellow Beeswax 黄蜂蜡

Cêra Amarela; Cera Amarilla; Cera de abejas amarilla; Cera flava; Cire d'abeille jaune; Cire Jaune; E901; Gelbes Wachs; Geltonasis vaškas; Keltavaha; Refined Wax; Sárga viasz; Vax, gult; Vosk žlutý; Wosk żółty; Yellow Wax.

Жёлтый Пчелиный Воск

CAS — 8012-89-3.

UNII — 2ZA36H0S2V.

Pharmacopoeias. In *Chin.*, *Eur.* (see p.vii), and *Jpn.* Also in *USNF.*

Ph. Eur. 6. 8（Beeswax，Yellow） 蜡质是用沸水熔化蜜蜂（*Apis mellifera*）的蜂巢并去除杂质制得的。呈黄色或浅褐色块状或片状，并有轻微的特殊的蜂蜜气味，其断面为细粒，无光泽，非晶体状，在手中温暖后变得柔软并有延展性。滴点为61～66℃。几乎不溶于水；略溶于热乙醇；完全溶解于脂类和精炼油。

USNF 28（Yellow Wax） 由蜜蜂Apismellifera（蜜蜂科）的蜂巢纯化后得到。为固态，颜色从黄色至灰褐色，并具有类似蜂蜜气味，冷的时候易碎，在手中温暖后变得柔软，破碎后的断面不锋利、颗粒状、非晶体状。熔点为62～65℃。不溶于水；微溶于冷乙醇；沸腾的乙醇能溶解蜡酸和一部分软脂酸蜂酯（蜂蜡组分之一）；完全溶于氯仿、乙醚、不挥发油及挥发油；部分溶于冷的苯和冷的二硫化碳中；约30℃时完全溶解于上述液体。

简介

黄蜂蜡在软膏剂和乳膏剂中作为增硬剂，使得水能够被包裹形成油包水型乳剂。它也可以用于口服缓释制剂的包衣材料。白蜂蜡具有类似的用途，有时用于调节栓剂的熔点。

白蜂蜡的无菌制剂、固体石蜡及棕榈酸异丙酯（无菌的外科骨蜡）用于控制整形外科手术中骨损伤造成的出血。应当注意与无菌外科蜡的区别（BPC1949），无菌外科蜡也称为Horsley蜡，它含有黄蜂蜡、橄榄油和苯酚在氯化汞溶液中，被用来控制骨科及颅部手术的出血。

蜂蜡还被用于食品和化妆品中。

肉芽肿形成 在一些患者中手术骨蜡的使用与炎症反应有关。已有报道在眼眶[1]、脚[2]、髋关节[3]和胸骨[4]应用后形成肉芽肿组织。有7例患者在脚部手术使用了骨蜡后出现了局部疼痛和压痛；4～52个月后进一步手术切除了肉芽肿组织，解决了5例患者的疼痛[2]。另一例患者[5]，在髂嵴部位使用了骨蜡19年后，出现了与异物反应相关的大块肉芽肿腹膜后肿瘤。在对18具尸体的研究中，胸骨切开尸检，其中17具有使用过骨蜡的宏观证据，并且除了一具以外都发现了炎症或肉芽肿形成的迹象。作者认为骨蜡是不可吸收的，并可在应用10年后导致慢性炎症[4]。然而，在一项对400例接受冠状动脉分流手术的患者进行的前瞻性随机对照研究[6]中，对患者胸骨缘应用了骨蜡后，显示既无不安全也无益处。

1. Katz SE, Rootman J. Adverse effects of bone wax in surgery of the orbit. *Ophthal Plast Reconstr Surg* 1996; **12:** 121–6.
2. Anfinsen O-G, *et al.* Complications secondary to the use of standard bone wax in seven patients. *J Foot Ankle Surg* 1993; **32:** 505–8.
3. Lavigne M, *et al.* Bone-wax granuloma after femoral neck osteoplasty. *Can J Surg* 2008; **51:** E58–E60.
4. Sudmann B, *et al.* Histologically verified bone wax (beeswax) granuloma after median sternotomy in 17 of 18 autopsy cases. *Pathology* 2006; **38:** 138–41.
5. Verborgt O, *et al.* A retroperitoneal tumor as a late complication of the use of bone wax. *Acta Orthop Belg* 2000; **66:** 389–91.
6. Prziborowski J, *et al.* Is bonewax safe and does it help? *Ann Thorac Surg* 2008; **85:** 1002–6.

超敏反应 参考蜜蜂类产品的超敏反应，包括蜂蜡，见蜜蜂项下，第2181页。

制剂

BP 2010: Paraffin Ointment;
USP 33: Rose Water Ointment; White Ointment; Yellow Ointment.

多组分制剂 ***Arg.:*** Aqualane; Zoodermina Cream; ***Austria:*** Tiroler Steinol; ***Braz.:*** Balmex; ***Canad.:*** Pure Gardens; ***Chile:*** Cold Cream Avene; ***Fr.:*** Alpharegul; Cerat Inalterable; Cold Cream Naturel; Jouvence; Menolistica; ***Ital.:*** Eavit; Vitalux; ***Philipp.:*** Livermin; ***USA:*** Paladin; Palomar E; ***Venez.:*** Nutricap.

Beetroot Red 甜菜根红

Beet Red; E162; Rojo de remolacha; Rouge de betterave.

Свекольный Красный

CAS — 7659-95-2 (betanine).

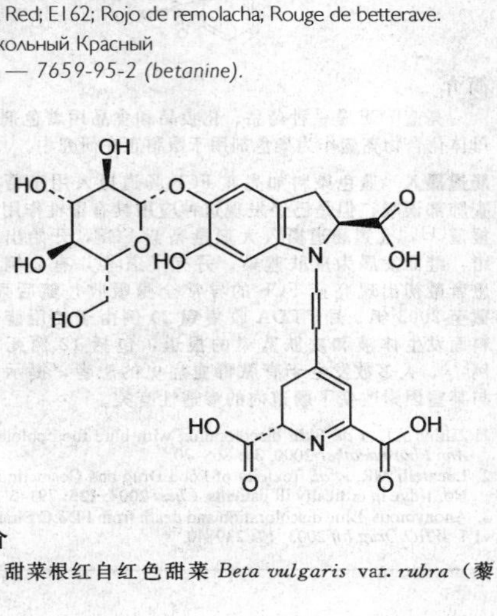

简介

甜菜根红自红色甜菜 *Beta vulgaris* var. *rubra*（藜科）的根部提取。其颜色是由以甜菜碱为主要组成部分的甜菜红素苷产生的。甜菜根红是一种药品、食品和化妆品用着色剂。

Bentonite 皂土

Bentoniitti; Bentonit; Bentonita; Bentonitas; Bentonitum; E558; Mineral Soap; Soap Clay; Wilkinite.

Бентонит

CAS — 1302-78-9.

UNII — A3N5ZCN45C.

Pharmacopoeias. In *Eur.* (see p.vii), *Int.*, and *Jpn.* Also in *USNF*, which also includes a purified form.

Ph. Eur. 6. 8（Bentonite） 含有较高比例蒙脱石的天然黏土，天然的水合硅酸铝，其中铝和硅原子可被其他原子（如镁和铁原子等）置换。非常细的均匀的灰白色粉末，具有或多或少的淡黄色或粉红色。几乎不溶于水和含水的溶液，但遇少量水即可产生膨胀并形成可延展的块状物。

USNF 28（Bentonite） 天然的、胶态的、水合硅酸铝盐。非常细的粉末，无臭，具有吸湿性，浅米黄色或奶油色至灰白色，不含粗砾。不溶于水，但遇水体积可膨胀大约12倍；在有机溶剂中不溶也不膨胀。2%水混悬液剧烈摇匀使其润湿后，pH值为9.5～10.5。贮藏于密闭容器中。

USNF 28（Purified Bentonite） 去除粗砾和不膨胀的岩石成分后的胶体状蒙脱石。无臭、细微的、微粒化粉末或细小鳞片状，表面淡奶油色，边缘黄褐色至棕色。不溶于水和乙醇。遇水和甘油膨胀。5%混悬水溶液的pH值为9.0～10.0。贮藏于密闭容器中。

简介

皂土吸水后根据浓度不同形成溶胶或凝胶。在制药中用作悬浮剂和稳定剂，也可用作吸附剂或沉降剂。在食品工业中用作消结块剂。

皂土可被用作百草枯（第1930页）中毒时的口服吸附解毒剂。

制剂

USNF 28: Bentonite Magma.

多组分制剂 ***Indon.:*** Stomagel; ***Malaysia:*** Clearasil Pimple Treatment†; ***S.Afr.:*** Clearasil T†; ***Singapore:*** Clearasil Pimple Treatment.

Benzaldehyde 苯甲醛

Aldehído benzoico; Benzaldehído; Benzaldehyd.

Бензальдегид

C_7H_6O = 106.1.

CAS — 100-52-7.

UNII — TA269SD04T.

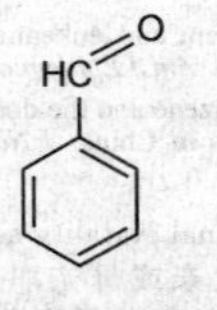

Pharmacopoeias. In *Br.* Also in *USNF.*

BP 2010（Benzaldehyde） 为澄明无色的液体，并伴有苦杏仁的气味。微溶于水；与乙醇和乙醚混溶。贮藏于温度低于15℃密闭良好的容器中。避光。

USNF 28（Benzaldehyde） 为无色的强折射率液体，并伴有苦杏仁油的气味，燃烧后有芳香的味道。微溶于水；与乙醇和乙醚混溶；与不挥发油及挥发油混溶。贮藏于密闭良好的容器中。避光。

简介

苯甲醛通常作为香料使用，来替代挥发性苦杏仁油。它可能会造成接触性皮炎。

制剂

USNF 28: Compound Benzaldehyde Elixir.

Benzene 苯

Benceno; Benzen; Cyclohexatriene; Hidruro de fenilo; Phenyl Hydride.

Бензол

C_6H_6 = 78.11.

CAS — 71-43-2.

UNII — J64922108F.

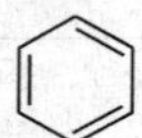

注：苯常被写作"benzina"、"benzol"、"benzole"或"benzolum"。然而，"benzol"常被用来描述混合烃类，而"benzin"或"benzine"被用作石油馏分的名称（也参见石油醚，第1969页）。

性状 为澄明无色的易燃液体并有芳香的气味。质量为每毫升大约 0.88g。沸点约为 80℃。贮藏于密闭容器中。

不良反应、处置和注意事项

吸入或口服苯后发生急性中毒症状，起初能够兴奋中枢神经系统产生欣快感，但之后会出现中枢神经抑制症状，包括头痛、眩晕、视物模糊和共济失调，重症患者可能会导致昏迷（伴有功能亢进反射）、惊厥和呼吸抑制而引起的死亡。其他症状还有恶心、黏膜刺激症状和室性心律失常。皮肤直接接触液态苯可能会有明显的皮肤刺激，皮肤长时间或反复直接接触可发展为皮肤炎症。

长期处于含有苯的施工现场，苯的蒸气吸入后会伴有一些不良反应，如胃肠道反应和中枢神经系统的问题，而对骨髓和血液的影响最为显著。会发生红细胞和白细胞或是血小板的减少，出现头痛、疲劳、食欲减退、面色苍白和瘀点等症状。严重患者也许会出现严重的各类血细胞减少和再生障碍性贫血。白血病，尤其是急性髓质白血病，常在停止接触苯的许多年后才会出现。有报告显示这些反应发生于暴露在相对高浓度苯蒸气（约 200ppm 或更多）的工人中，但红细胞数量减少和贫血会在较低浓度发生。长时间暴露于苯中会使染色体异常，尤其在高浓度时与恶液质相关；然而，这些异常症状对白血病发生的意义尚不清楚。

中毒的处理包括对症治疗和支持措施。英国 National Poisons Information Service 认为中毒时禁止清洗消化道（洗胃），因为可能会增加吸入的风险。慢性中毒，必要时应进行反复输血。因为有心律失常的危险，应避免用肾上腺素和其他拟交感神经药。

1. Health and Safety Executive. Benzene. *Toxicity Review 4*. London: HMSO, 1982.
2. WHO. Benzene. *Environmental Health Criteria 150*. Geneva: WHO, 1993. Available at: http://www.inchem.org/documents/ehc/ehc/ehc150.htm (accessed 29/06/04)
3. Khan HA. Benzene's toxicity: a consolidated short review of human and animal studies. *Hum Exp Toxicol* 2007; **26:** 677–85.

恶性肿瘤 流行病学资料支持接触苯和急性髓细胞白血病间的相关性，但低浓度下接触（1～10ppm）的风险尚不清楚[1]。然而，一项大型队列研究[2]表明，在接触苯的含量低于 10ppm 时，急性髓性白血病和非霍奇金淋巴瘤的风险也有增加。

1. Austin H, *et al.* Benzene and leukemia: a review of the literature and a risk assessment. *Am J Epidemiol* 1988; **127:** 419–39.
2. Hayes RB, *et al.* Benzene and the dose-related incidence of hematologic neoplasms in China. *J Natl Cancer Inst* 1997; **89:** 1065–71.

妊娠 对美国 National Natality and Fetal Mortality Survey 的评估指出，父亲或母亲职业性暴露于试剂（如苯），会使低体重新生儿的风险增加[1]。

1. Savitz DA, *et al.* Effect of parents' occupational exposures on risk of stillbirth, preterm delivery, and small-for-gestational-age infants. *Am J Epidemiol* 1989; **129:** 1201–18.

药动学

苯在吸入和食入后会被吸收，不过经皮肤吸收并不显著。有些以原形从肺排出。在肝脏中氧化为苯酚及相关醌类化合物，代谢产物以硫酸盐或葡醛酸盐形式从尿液排出。

用途

苯曾申请作为灭虱药使用。它作为工业溶剂的使用量在减少。

Black PN 直接黑 PN

Brilliant Black BN; Brilliant Black PN; CI Food Black 1; Colour Index No. 28440; E151; Negro brillante BN; Negro PN; Noir Brillant BN. It consists mainly of tetrasodium 4-acetamido-5-hydroxy-6-[7-sulphonato-4-(4-sulphonatophenylazo)-1-naphthylazo]naphthalene-1,7-disulphonate.

Бриллиантовый Чёрный PN; Чёрный Блестящий PN

$C_{28}H_{17}N_5Na_4O_{14}S_4$ = 867.7.
CAS — 2519-30-4.

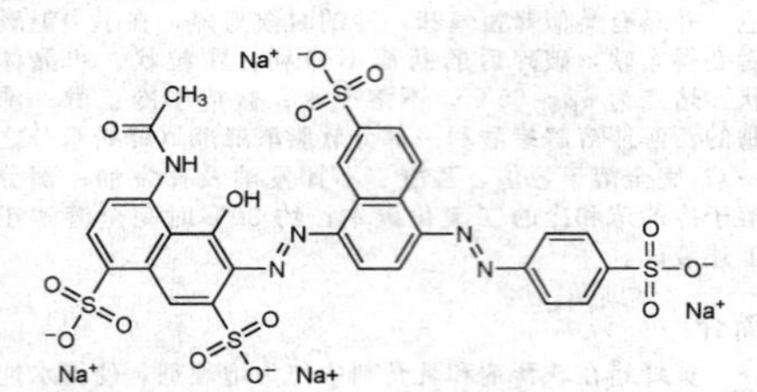

简介

直接黑 PN 是一种药品、化妆品和食品用着色剂。

Bordeaux B 直接枣红 B

Azorubrum; Burdeos B; CI Acid Red 17; Colour Index No. 16180. It consists mainly of disodium 3-hydroxy-4-(1-naphthylazo)naphthalene-2,7-disulphonate.

Кислотный Бордо

$C_{20}H_{12}N_2Na_2O_7S_2$ = 502.4.
CAS — 5858-33-3.

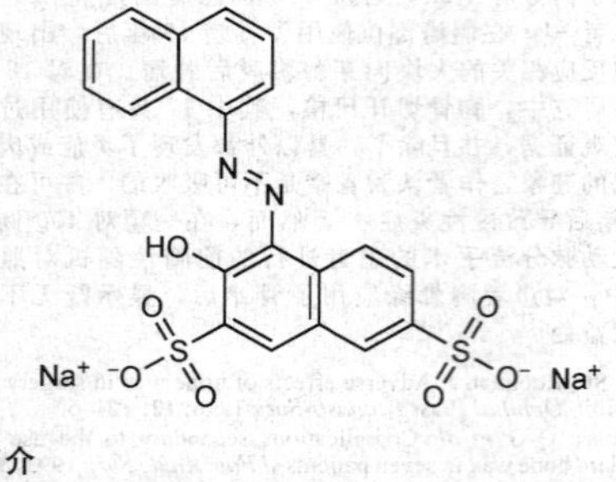

简介

直接枣红 B 曾用于药品和食品着色，但已被其他着色剂取代。

Brilliant Blue FCF 亮蓝 FCF

Azul brillante FCF; Bleu brilliant FCF; Blue EGS; CI Acid Blue 9; CI Food Blue 2; Colour Index No. 42090; E133; FD & C Blue No. 1; Patent Blue AC. Disodium 4′,4″-bis(*N*-ethyl-3-sulphonatobenzylamino)triphenylmethylium-2-sulphonate.

Бриллиантовый Голубой FCF; Синий Блестящий FCF

$C_{37}H_{34}N_2Na_2O_9S_3$ = 792.8.
CAS — 3844-45-9.
UNII — H3R47K3TBD.

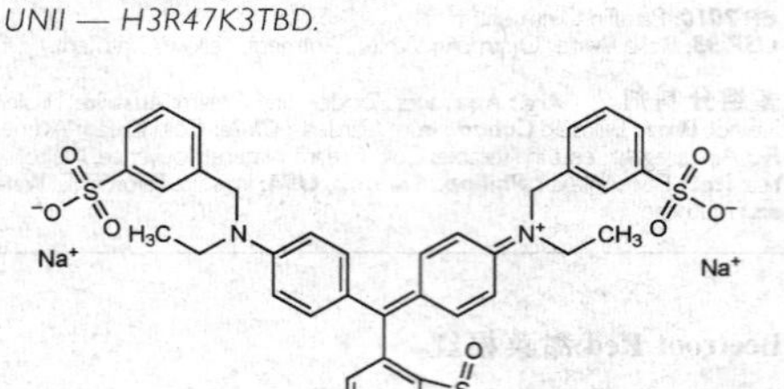

简介

亮蓝 FCF 是一种药品、化妆品和食品用着色剂。其母体化合物亮蓝作为染色剂用于眼科正在研究中。

肠道摄入 蓝色染料如亮蓝 FCF 肠道摄入用于帮助探查肺部误吸，但是已经发现这种应用具有毒性作用。有报道[1]，儿童肠道摄入大剂量亮蓝 FCF，开始出现发绀，继而发展为皮肤蓝染。另有报道[2]，有 2 例危重患者最初出现亮蓝 FCF 的异常全身吸收，随后死亡。截至 2003 年 9 月，FDA 收集到 20 例由于使用蓝色染料而发生体液和皮肤蓝染的报道，包括 12 例死亡病例[3]。大多数发生于有脓毒血症史的患者，提示可能与某些因素改变了肠道内的渗透性有关。

1. Zillich AJ, *et al.* Skin discoloration with blue food colouring. *Ann Pharmacother* 2000; **34:** 868–70.
2. Lucarelli MR, *et al.* Toxicity of Food Drug and Cosmetic Blue No. 1 dye in critically ill patients. *Chest* 2004; **125:** 793–5.
3. Anonymous. Blue discoloration and death from FD&C Blue No. 1. *WHO Drug Inf* 2003; **17:** 239–40.

Brown FK 棕 FK

Brun FK; Chocolate Brown FK; CI Food Brown 1; E154; Marrón FK. A mixture of 6 azo dyes: sodium 2′,4′-diaminoazobenzene-4-sulphonate; sodium 2′,4′-diamino-5′-methylazobenzene-4-sulphonate; disodium 4,4′-(4,6-diamino-1,3-phenylenebisazo) dibenzenesulphonate; disodium 4,4′-(2,4-diamino-1,3-phenylenebisazo) dibenzenesulphonate; disodium 4,4′-(2,4-diamino-5-methyl-1,3-phenylenebisazo) dibenzenesulphonate; trisodium 4,4′,4″-(2,4-diaminobenzene-1,3,5-triazo)tribenzenesulphonate.

Коричневый FK
CAS — 8062-14-4.

简介

棕 FK 是一种食品用着色剂。

Brown HT 棕 HT

Brun chocolate HT; Chocolate Brown HT; CI Food Brown 3; Colour Index No. 20285; E155; Marrón HT. Disodium 4,4′-(2,4-dihydroxy-5-hydroxymethyl-1,3-phenylenebisazo)di(naphthalene-1-sulphonate).

Коричневый HT
$C_{27}H_{18}N_4Na_2O_9S_2$ = 652.6.
CAS — 4553-89-3.

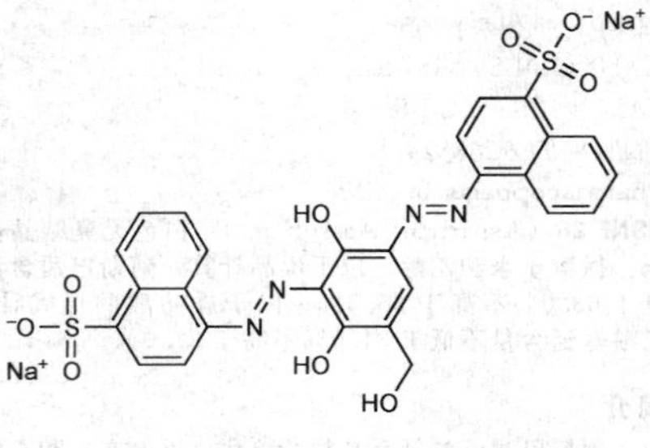

简介

棕 HT 是一种药品和食品用着色剂。

Butyl Acetate 乙酸丁酯

Acetato de butilo; Butylu octan; Éster butílico; Etanoato de butilo. *n*-Butyl acetate.

Бутилацетат
$C_6H_{12}O_2$ = 116.2.
CAS — 123-86-4.
UNII — 464P5N1905.

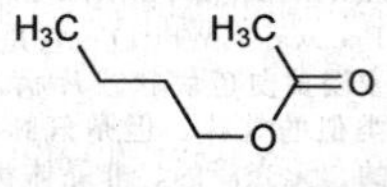

性状 乙酸丁酯是一种澄明无色易燃液体，有强烈的水果气味。每毫升质量约 0.88g。沸点 123～126℃。微溶于水；可与乙醇混溶。贮藏于密闭容器中。

不良反应

乙酸丁酯有刺激性。高浓度下抑制中枢神经系统。

用途

乙酸丁酯被用作工业溶剂和食品加工的萃取剂。

Butyl Alcohol 丁醇

Alcohol butílico; *n*-Butanol; *n*-Butyl Alcohol. Butan-1-ol.

Бутиловый Спирт
$C_4H_{10}O$ = 74.12.
CAS — 71-36-3.
UNII — 8PJ61P6TS3.

Pharmacopoeias. In *USNF.*

USNF 28 (Butyl Alcohol) 澄明、无色、流动性液体，有特殊刺鼻的葡萄酒臭。相对密度为 0.807～0.809。在 1.5℃的沸程内（包括 117.7℃）蒸馏得到。溶于水；与乙醇、乙醚以及很多其他有机溶剂混溶。贮藏于温度低于40℃的密闭容器中。

不良反应和注意事项

丁醇有刺激性，有轻微的中枢神经系统抑制作用，症状为头痛、眩晕和嗜睡。

关于丁醇毒性的参考文献如下。

1. WHO. Butanols—four isomers: 1-butanol, 2-butanol, tert-butanol, isobutanol. *Environmental Health Criteria 65*. Geneva: WHO, 1987. Available at: http://www.inchem.org/documents/ehc/ehc/ehc65.htm (accessed 29/06/04)
2. WHO. 1-Butanol health and safety guide. *IPCS Health and Safety Guide 3*. Geneva: WHO, 1987. Available at: http://www.inchem.org/documents/hsg/hsg/hsg003.htm (accessed 29/06/04)
3. Bunc M, *et al.* Butanol ingestion in an airport hangar. *Hum Exp Toxicol* 2006; **25:** 195–7.
4. McLain VC. Final report of the addendum to the safety assessment of *n*-butyl alcohol as used in cosmetics. *Int J Toxicol* 2008; **27** (suppl 2): 53–69.

管理 由于丁醇能穿透皮肤造成全身毒性，必须采取适当的预防措施避免皮肤接触。

用途

丁醇被用作工业和药用溶剂以及食品加工的萃取剂。

Butylamine 正丁胺

Butilamina; Butylamina; *n*-Butylamine; Butyloamina.

Бутиламин

$C_4H_{11}N$ = 73.14.

CAS — 109-73-9.

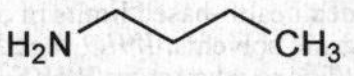

H_2N—$CH_2CH_2CH_2$—CH_3

性状 正丁胺是一种无色至淡黄色易燃液体，有胺臭。每毫升质量约 0.744g。沸点约 78℃。与水、乙醇以及乙醚混溶。贮藏于密闭容器中。

不良反应和注意事项

正丁胺有刺激性。暴露于高浓度正丁胺蒸气后会出现中枢神经系统抑制症状。

管理 由于正丁胺能穿透皮肤引起全身中毒，必须采取适当的预防措施避免皮肤接触。

用途

正丁胺被用作溶剂。

Calcium Saccharate (*rINN*) 糖二酸钙

Calcii Saccharas; Calcium D-Saccharate; Sacarato cálcico; Sacarato de calcio; Saccharate de Calcium; Sucrate de Calcium. Calcium D-glucarate tetrahydrate.

Кальция Сахарат

$C_6H_8CaO_8,4H_2O$ = 320.3.

CAS — 5793-88-4 (anhydrous calcium saccharate); 5793-89-5 (calcium saccharate tetrahydrate).

UNII — SST07NLK7J (anhydrous calcium saccharate); 6AP9J91K4V (calcium saccharate tetrahydrate).

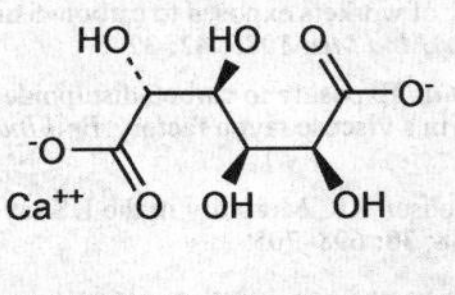

注：不要与糖精钙（Saccharin Calcium）混淆（第1975页），糖二酸钙和蔗糖二酸钙通常用来指蔗糖钙。

Pharmacopoeias. In *US.*

USP 33（Calcium Saccharate） 白色，无臭，结晶性粉末。极微溶于冷水和乙醇；微溶于沸水中；几乎不溶于氯仿及乙醚；可溶于稀无机酸以及葡萄糖酸钙溶液。

简介

糖二酸钙通常被用作为注射用葡萄糖酸钙溶液的稳定剂。糖二酸钙含有大约 3.1mmol 的钙。每 8g 糖二酸钙相当于大约 1g 钙。

制剂

专利制剂

Austria: Calcium Fresenius.

多组分制剂 ***Ger.:*** Calcium Braun; ***Mex.:*** Prevefem Complex; ***Switz.:*** C-Calcium†; Glucocalcium†.

Calcium Stearate 硬脂酸钙

Calcii stearas; Calcium, stéarate de; Estearato de calcio; Kalcio stearatas; Kalciumstearat; Kalcium-sztearát; Kalsiumstearaatti; Stearan vápenatý. Calcium octadecanoate.

Кальция Стеарат

CAS — 542-42-7 (calcium palmitate); 1592-23-0 (calcium stearate).

UNII — 776XM7047L.

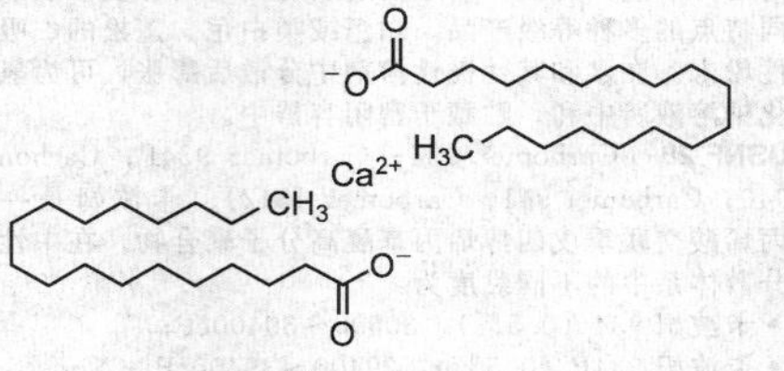

(calcium stearate)

Pharmacopoeias. In *Eur.* (see p.vii), *Int.*, and *Jpn.* Also in *USNF.*

Ph. Eur. 6.8（Calcium Stearate） 主要为硬脂酸的钙盐（$C_{36}H_{70}CaO_4$ = 607.0）和棕榈酸的钙盐（$C_{32}H_{62}CaO_4$=550.9）以及少量其他脂肪酸钙盐的混合物，脂肪酸部分含有不少于 40.0% 的硬脂酸，且硬脂酸和棕榈酸的总和不少于 90.0%。硬脂酸钙是白色或类白色结晶性粉末。几乎不溶于水和乙醇。

USNF 28（Calcium Slearate） 钙与从脂肪提取的固体有机脂肪酸的混合物作用而形成的化合物，主要由不同比例的硬脂酸钙（$C_{36}H_{70}CaO_4$=607.0）和棕榈酸钙（$C_{32}H_{62}CaO_4$=550.9）组成。精制的白色至淡黄白色块状油性粉末，不含粗砾，具轻微特异臭。不溶于水、乙醇和乙醚。

简介

硬脂酸钙用在片剂和胶囊的生产中，作为润滑剂被加到颗粒中。

不良反应 有报道1例发生急性嗜酸粒细胞肺炎的患者，其原因被认为是抗组胺药片剂中加入的硬脂酸钙[1]。

1. Kurai J, *et al.* Acute eosinophilic pneumonia caused by calcium stearate, an additive agent for an oral antihistaminic medication. *Intern Med* 2006; **45:** 1011–16.

Calcium Stearoyl-lactylate 硬脂酰乳酸钙

Calcium Stearoyl-2-lactylate; Calcium Verate; E482. Calcium 2-(1-Carboxyethoxy)-1-methyl-2-oxoethyloctodecanoate.

Стеароиллактилат Кальция

CAS — 5793-94-2.

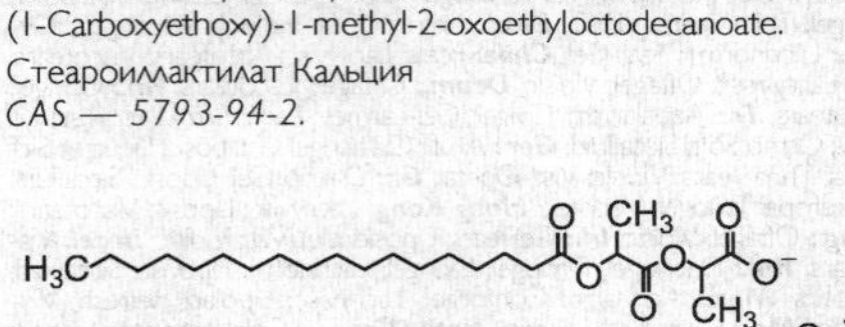

Sodium Stearoyl-lactylate 硬脂酰乳酸钠

E481; Sodium Stearoyl-2-lactylate. Sodium 2-(1-Carboxyethoxy)-1-methyl-2-oxoethyloctadecanoate sodium salt.

Стеароиллактилат Натрия

CAS — 25383-99-7.

UNII — IN99IT31LN.

简介

硬脂酰乳酸钠有阴离子表面活性剂的性质，通常作为乳化剂、稳定剂和助悬剂用于食品工业，包括用于特殊饮食中。钙盐的用途与其类似。

Calcium Sulfate 硫酸钙

Calcii sulfas; Calcium, sulfate de; Calcium Sulphate; E516; Gypsum (calcium sulfate dihydrate); Kalcio sulfatas; Kalciumsulfat; Kalcium-szulfát; Kalsiumsulfaatti; Síran vápenatý; Sulfato cálcico; Wapnia siarczan.

Сернокислый Кальций; Сульфат Кальция

$CaSO_4$ = 136.1.

CAS — 7778-18-9 (anhydrous calcium sulfate); 10101-41-4 (calcium sulfate dihydrate).

UNII — WAT0DDB505 (calcium sulfate); E934B3V59H (anhydrous calcium sulfate); 4846Q921YM (calcium sulfate dihydrate).

Pharmacopoeias. In *Chin., Eur.* (see p.vii), *Int.*, and *Jpn* which specify the dihydrate. Also in *USNF* which specifies the dihydrate or the anhydrous material.

Ph. Eur. 6.8（Calcium Sulphate Dihydrate） 白色或类白色的细粉。极微溶于水；几乎不溶于乙醇。

USNF 28（Calcium Sulfate） 无水或包含两个结晶水，白色至微黄白色的没有气味的细粉。溶于水（1∶375）和沸水（1∶485）；溶于 3N 盐酸。

简介

硫酸钙二水合物通常作为制备片剂和胶囊剂的赋形剂。

顺势疗法 硫酸钙已经以下列名称用于顺势疗法药物：Calcium sulfuricum; Calcarea sulphurica; Cal. sul.; Calc sulph。

制剂

专利制剂

Austral.: Celloids CS 36†.

多组分制剂 ***Pol.:*** Padma 28; ***Switz.:*** Padma 28; Padmed Circosan; ***UK:*** Padma 28; ***Ukr.:*** Pregnalac (Прегналак).

顺势疗法制剂 ***Austria:*** Asinis; ***Canad.:*** Combinaison; Diamite; Hylands Bioplasma; Melange; Nuage Bioplasma; ***Ger.:*** Drufusan N; Mandelokatt†; Sinuselect; ***Rus.:*** Asinis (Асинис).

Candelilla Wax 小烛树蜡

E902.

Канделильский Воск

CAS — 8006-44-8.

UNII — WL0328HX19.

Pharmacopoeias. In *USNF.*

USNF 28（Candelilla Wax） 从大戟属植物（*Euphorbiaantisyphilitica*）的叶子中制得的纯化蜡。为质硬、淡黄色、不透明至半透明的蜡质。熔点为 68.5～72.5℃。不溶于水；溶于氯仿和甲苯。

简介

小烛树蜡用作药用辅料及用于食品工业。

Canthaxanthin 角黄素

Cantaxantina; Canthaxanthinum; CI Food Orange 8; Colour Index No. 40850; E161(g); Kantaksantiini; Kantaxantin. β,β-Carotene-4,4′-dione.

Кантаксантин

$C_{40}H_{52}O_2$ = 564.8.

CAS — 514-78-3.

UNII — 4C3C6403MU.

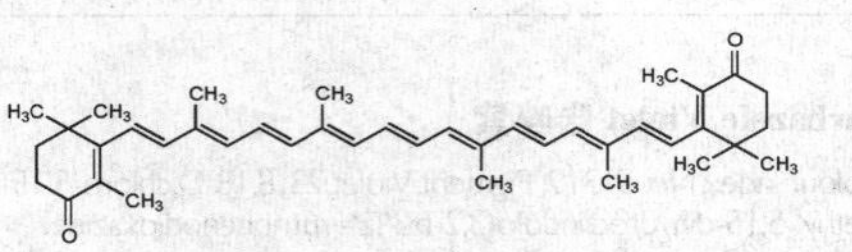

简介

角黄素是一种类胡萝卜素，但不像β-胡萝卜素或β-阿朴-8′-胡萝卜醛，它不具有维生素 A 的活性。它是一种食物色素，可用于鲑鱼和鳟鱼鱼肉染色。也用作化妆品的着色。

口服角黄素可产生人工晒黑的效果。角黄素也作为β-胡萝卜素的添加剂以控制红细胞生成性原卟啉病（见血红素衍生物项下卟啉病，第1390页）。此类用法用可导致视网膜沉积物形成，部分病例可出现视力损伤。

不良反应 角黄素与视网膜改变有关，具体包括黄斑周围的亮黄色颗粒沉积（"金色斑点"黄斑病变），以及眼功能和视力下降[1,2]。虽然这些报道是基于口服药物用于人工晒黑或治疗红细胞生成性原卟啉病的情况，但是角黄素用作食物色素已受到关注。有人认为应限制其作为食物添加剂喂养大鲑鱼和鳟鱼，使鱼肉着色、闪光[1]。根据长期动物毒性研究的结果，本药潜在的肝毒性也已受到关注[2]。然而，后续研究并未确定对人的肝毒性。虽然某些国家限制使用，但目前本品仍允许作为食用色素使用[3]。

也曾报道，一名患者为产生人工晒黑效果而使用角黄素时，引起致命的再生障碍性贫血[4]。

1. MAFF. Food advisory committee: final report on the review of the colouring matter in food regulations 1973. *FdAC/REP/4*. London: HMSO, 1987.
2. FAO/WHO. Evaluation of certain food additives and contaminants: thirty-fifth report of the joint FAO/WHO expert committee on food additives. *WHO Tech Rep Ser 789* 1990. Also available at: http://libdoc.who.int/trs/WHO_TRS_789.pdf (accessed 25/05/07)
3. FAO/WHO. Evaluation of certain food additives and contaminants: forty-fourth report of the joint FAO/WHO expert committee on food additives. *WHO Tech Rep Ser 859* 1995. Also available at: http://libdoc.who.int/trs/WHO_TRS_859.pdf (accessed 25/05/07)
4. Bluhm R, *et al.* Aplastic anemia associated with canthaxanthin ingested for 'tanning' purposes. *JAMA* 1990; **264:** 1141–2.

制剂

专利制剂

Arg.: Bronzearte.

多组分制剂 ***Arg.:*** Bronsul; Sol Bronce Vital.

Caramel 焦糖

Burnt Sugar; Caramelo; Sacch. Ust.; Saccharum Ustum.

Жжёный Сахар; Сахарный Колер

CAS — 8028-89-5.

UNII — T9D99G2B1R.

Pharmacopoeias. In *USNF.*

USNF 28 (Caramel) 焦糖是一种浓缩液，由蔗糖或葡萄糖加热，并同时加入少量碱、碱性碳酸盐或微量无机酸，直到甜味被破坏生成棕色物。本品是一种稠的棕黑色液体，具有焦糖的特殊臭和适宜的苦味。溶于水(1∶1000)，形成特殊的黄橙色、澄清溶液。阳光下暴露6h后，溶液的颜色不改变，且不形成沉淀。当在玻璃板上展开时，表现为均匀、略带棕红色且透明的薄层。易溶于水；不溶于乙醚、氯仿、丙酮、石油醚以及苯；可溶于最高为55%的稀乙醇。贮藏于密闭容器中。

简介

焦糖主要用于食品、药品和化妆品着色，使产品呈暗黄到暗棕色。焦糖不产生热量，是由糖类（碳水化合物）（食品级的甜味剂由葡萄糖、果糖或它们的聚合体组成）单独的或有酸或碱存在（食品级构橼酸或硫酸或钙、钾、钠的氢氧化物，或它们的混合物）混合加热制备而成。焦糖可以依照在加工制造时使用的反应物进行分级：

一级（E150a、普通焦糖、酒精焦糖或苛性焦糖）；使用无铵或亚硫酸盐的化合物。

二级（E150b或亚硫酸苛性焦糖）；使用亚硫酸盐化合物但不是铵的化合物。

三级（E150c、氨焦糖或啤酒焦糖）；使用铵盐化合物但不是亚硫酸盐化合物。

四级（E150d、亚硫酸氨焦糖或软饮料焦糖）；使用亚硫酸盐和铵盐化合物。

一些焦糖也用作调味料。

Carbazole Violet 咔唑紫

Colour Index No. 51319; Pigment Violet 23. 8,18-Dichloro-5,15-diethyl-5,15-dihydrodiindolo(3,2-*b*:3′,2′-*m*)triphenodioxazine.

Фиолетовый Карбазол

$C_{34}H_{22}Cl_2N_4O_2$ = 589.5.

CAS — 6358-30-1.

UNII — 8U8Z6628KF.

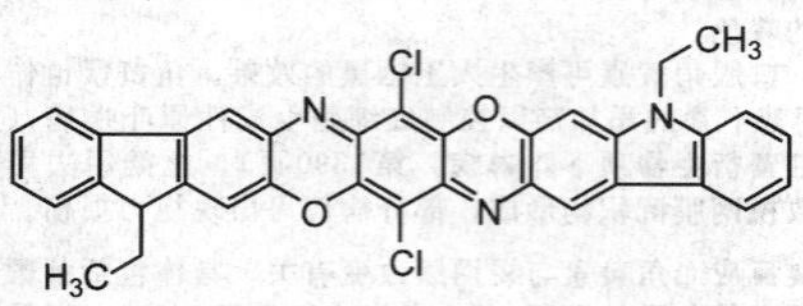

简介

咔唑紫一种化妆品和隐形眼镜用着色剂。

Carbomers 卡波姆

Acrylic Acid Polymers; Carbomera; Carbomères; Carbómeros; Carbopols; Carboxipolimetilenos; Carboxypolymethylene; Carboxyvinyl Polymers; Carpolenos; Karbomeerit; Karbomerai; Karbomerek; Karbomerer; Karbomerler; Karbomery; Poliakrilic Asit; Polímeros de carboxivinilo; Polyacrylic Acid.

Карбомеры

CAS — 9003-01-4; 54182-57-9.

UNII — 4Q93RCW27E (carbomer 940).

注：卡波姆是 *BAN*，*USAN* 和 *rINN*。

Pharmacopoeias. In *Chin., Eur.* (see p.vii), and *Int. USNF* has separate monographs for a range of carbomers.

USNF also includes Carbomer Copolymer and Carbomer Interpolymer.

Ph. Eur. 6. 8 (Carbomers) 丙烯酸交联烯醚或多元醇的高分子量聚合物。由于溶解后有一定的黏度被制成不同特点的多种等级产品。白色或类白色、蓬松的、吸湿性粉末。在水和其他极性溶剂中分散后膨胀，可为氢氧化钠溶液所中和。贮藏于密闭容器中。

USNF 28 (Carbomer 934; Carbomer 934P; Carbomer 940; Carbomer 941; Carbomer 1342) 卡波姆是一类丙烯酸交联季戊四醇烯丙基醚高分子聚合物。在中性水分散体系中的不同黏度为：

- 卡波姆 934 (0.5%)，30500～39400cP；
- 卡波姆 934P (0.5%)，29400～39400cP；
- 卡波姆 940 (0.5%)，40000～60000cP；
- 卡波姆 941 (0.5%)，4000～11000cP；
- 卡波姆 1342 (1.0%)，9500～26500cP。

它们均为白色、松散的、具有吸湿性的粉末，有轻微特异臭。1%混悬水溶液的pH值大约为3。当被氢氧化物的碱或胺类调节成中性后，可溶于水、乙醇、甘油。贮藏于密闭容器中。

USNF 28 (Carbomer Copolymer) 一种高分子丙烯酸和一条长链烷基异丁烯酸交联烯丙基多元醇醚聚合物。不同类型的卡波姆共聚物通过其溶液的表观黏度来区别。卡波姆共聚物并不是专属名称，当聚合苯时，其应按专著的要求被称为卡波姆1342。贮藏于温度低于45℃的密闭容器中。

USNF 28 (Carbomer Interpolymer) 一种卡波姆的互聚物或共聚物。包含聚乙二醇嵌段和烷基酸酯长链共聚物。不同类型的卡波姆互聚物通过其溶液的表观黏度来区别。贮藏于温度低于45℃的密闭容器中。

简介

卡波姆在制药工业中被用作悬浮剂、凝胶基质、乳化剂、片剂黏合剂。

在液态凝胶的组方中一般含量在0.2%或0.3%，作为人工泪液局部用于治疗干眼症（第1959页）。

制剂

BP 2010: Carbomer Eye Drops.

专利制剂

Arg.: Acrylarm; Alivialux; Gimonte XXI; Lacryvisc†; Liposic; Refresh Gel; Siccafluid; Viscotears; ***Austral.:*** Poly Gel; Viscotears; ***Austria:*** AquaTears; Liposic†; Tears Naturale†; Vidisic; ***Belg.:*** Alcon Eye Gel; Lacrinorm; Liposic; Ocugel; Thilo Tears; Vidisic; ***Braz.:*** Refresh Gel; Vidisic†; Viscotears; ***Canad.:*** Lacrinorm†; Tear-Gel; ***Chile:*** Feels; Lacryvisc; Nicotears; Viscotears; ***Cz.:*** Lacryvisc†; Oftagel; Vidisic; ***Denm.:*** Oftagel; Viscotears; ***Fin.:*** Oftagel; Viscotears; ***Fr.:*** Aqualarm†; Civigel; Gel-Larmes; Lacrinorm; Lacryvisc; Liposic; Osmo Soft; Siccafluid; ***Ger.:*** Arufil C; Lacrigel C; Liposic; Liquigel; Siccapos; Thilo-Tears; Vidisic; Visc-Ophtal; ***Gr.:*** Dacrio Gel; Liposic; Siccafluid; Tear drops; Thilogel; Viscoter; ***Hong Kong:*** Lacryvisc; Liposic; Viscotears; ***Hung.:*** Oftagel; Vidisic; ***Irl.:*** GelTears; Liposic; Liquivisc; Vidisic; ***Israel:*** Viscotears; ***Ital.:*** Dacriogel; Dropgel; Lacrigel; Lacrinorm; Lipovisc; Siccafluid; Viscotirs; ***Mex.:*** Acrylarm; Conforgel; Lacryvisc; Lipolac; Refresh; Viscotears; ***Mon.:*** Lacrifluid; Lacrigel; ***Neth.:*** Dry Eye Gel; Lacrinorm; Liposic; Siccafluid; Thilo-Tears; Vidisic; ***Norw.:*** Oftagel; Viscotears; ***NZ:*** Viscotears; ***Philipp.:*** Lacryvisc; Lipolin; Siccafluid; Vidisic; ***Pol.:*** Oftagel; Oftipan; Vidisic; ***Port.:*** Lacryvisc; Liposic; Siccafluid; Vidisic; ***Rus.:*** Oftagel (Офтагель); Vidisic (Видисик); ***S.Afr.:*** Teargel; ***Singapore:*** Lacryvisc; Vidisic; ***Spain:*** Lacryvisc; Lipolac; Siccafluid; Viscotears; ***Swed.:*** Oftagel; Viscotears; ***Switz.:*** Fluidose; Lacrifluid; Lacrinorm; Lacryvisc; Siccafluid; Viscotears; ***Thai.:*** Lacryvisc; Liposic; Vidisic; ***Turk.:*** Lacryvisc; Siccafluid; Siccapos; Thilo-Tears; Viscotears; ***UK:*** GelTears; Liposic; Liquivisc; Lumecare Long Lasting; Viscotears; ***Ukr.:*** Vidisic (Видисик); ***Venez.:*** Acrylarm; Lacryvisc; Siccafluid; Viscotears.

多组分制剂 ***Arg.:*** Caien†; Latlas; Phoenix Lagrimas; ***Austral.:*** Genteal; Visine Professional; ***Braz.:*** Liposic; ***Chile:*** Gelsolets; ***Cz.:*** Hypotears; ***Ger.:*** Repithel; Visine Trockene Augen; Visine zur Nacht; ***Hong Kong:*** Clinac OC; ***Indon.:*** Genteal; Oculotect; Sodermix; ***Ital.:*** Dropyal; Visine Dry Eyes; ***Malaysia:*** Genteal; ***Pol.:*** Oculotect; ***Port.:*** Hidratante VG; ***Switz.:*** Lacrycon; ***USA:*** Maxilube; Mimyx; ***Venez.:*** Genteal.

Carbon Disulfide 二硫化碳

Bisulfuro de carbono; Carbon Bisulphide; Carbon Disulphide; Carbonei Sulfidum; Carboneum Bisulfuratum; Carboneum Sulfuratum; Disulfuro de carbono; Schwefelkohlenstoff; Węgla disiarczek.

Сероуглерод

CS_2 = 76.14.

CAS — 75-15-0.

UNII — S54S8B99E8.

S=C=S

性状 二硫化碳是一种澄明、无色、挥发性、易燃性液体，有类氯仿臭。商业级别的二硫化碳有类似腐烂萝卜发出的难闻的气味。每毫升质量约1.26g。沸点约46℃。贮藏于密闭容器中。

稳定性 二硫化碳蒸气与空气以1%～5%的比例混合时非常容易爆炸。

不良反应、处置和注意事项

二硫化碳有刺激性。吸入、摄入或者经皮吸收都会导致中毒。

急性中毒会导致胃肠道功能紊乱、欣快感，然后转变为中枢神经系统抑制，症状包括头痛、眩晕、幻觉、昏迷、抽搐，最后由于呼吸衰竭导致死亡。

慢性中毒与职业性长期暴露于二硫化碳蒸气下有关。典型特征为周围神经病变；中枢神经系统作用，如头痛、疲倦、失眠、战栗、情绪不稳定、锥体外系障碍、双相障碍以及脑病；胃肠道作用，包括食欲减退、消化不良和溃疡病变；以及对眼的作用。职业性暴露于二硫化碳中已经被证实与冠心病死亡率的增加有关。二硫化碳对内分泌系统的影响会导致月经不调、自发性流产和早产概率增加、性欲减退、精子畸形以及血清中甲状腺素浓度降低。二硫化碳导致葡萄糖耐受度降低的证据有限。

处置包括将患者移离暴露源，给予支持治疗和对症治疗。如果摄入1h以内，可以进行洗胃，也可以用活性炭治疗。因为有导致心律失常的风险，必须避免使用肾上腺素和其他拟交感神经药。周围神经病变具有缓慢可逆性。

1. WHO. Carbon Disulfide. *Environmental Health Criteria 10*. Geneva: WHO, 1979. Available at: http://www.inchem.org/documents/ehc/ehc/ehc010.htm (accessed 29/06/04)
2. WHO. Recommended health-based limits in occupational exposure to selected organic solvents. *WHO Tech Rep Ser 664* 1981. Available at: http://libdoc.who.int/trs/WHO_TRS_664.pdf (accessed 03/09/08)
3. Health and Safety Executive. Carbon disulphide. *Toxicity Review 3*. London: HMSO, 1981.
4. Beauchamp RO, *et al.* A critical review of the literature on carbon disulfide toxicity. *Crit Rev Toxicol* 1983; **11:** 169–278.
5. Huang CC. Carbon disulfide neurotoxicity: Taiwan experience. *Acta Neurol Taiwan* 2004; **13:** 3–9.

对内分泌功能的影响 暴露于二硫化碳中的影响是通过对以下人群的回顾性研究得到的：265名暴露于二硫化碳中时间至少1年的从事人造纤维行业的女性工作者和291名未曾暴露于二硫化碳的女性工作者[1]。研究期间，暴露的浓度水平变化范围为0.7～30.6mg/m³。暴露于二硫化碳中的女性相对于未曾暴露于二硫化碳中的女性患月经失调的风险性更高。但是，两组研究对象中血毒症、妊娠呕吐、自发性流产、早产、晚产或先天性畸形的发生率没有区别。

1. Zhou SY, *et al.* Effects of occupational exposure to low-level carbon disulfide (CS_2) on menstruation and pregnancy. *Ind Health* 1988; **26:** 203–14.

对心脏的影响 已经发现职业性暴露于二硫化碳中的工人心血管疾病的死亡率正在增加[1～3]。有证据显示停止暴露于二硫化碳中后，这种风险下降。不管怎样，有研究者对此类相关性进行了批判性的综述[4]。

1. Nurminen M, Hernberg S. Effects of intervention on the cardiovascular mortality of workers exposed to carbon disulphide: a 15 year follow up. *Br J Ind Med* 1985; **42:** 32–5.
2. Sweetnam PM, *et al.* Exposure to carbon disulphide and ischaemic heart disease in a viscose rayon factory. *Br J Ind Med* 1987; **44:** 220–7.
3. MacMahon B, Monson RR. Mortality in the US rayon industry. *J Occup Med* 1988; **30:** 698–705.
4. Sulsky SI, *et al.* Critical review of the epidemiological literature on the potential cardiovascular effects of occupational carbon disulfide exposure. *Int Arch Occup Environ Health* 2002; **75:** 365–80.

管理 由于二硫化碳能够穿透皮肤引起全身中毒，必须采取适当的预防措施避免皮肤接触。

药动学

二硫化碳经吸入或摄入后被迅速吸收，而且能透过完整的皮肤吸收。二硫化碳以原形由肺排泄，也以代谢物为主要形式由尿液排泄。

用途

二硫化碳被用作工业溶剂，其蒸气形式也曾被用作杀虫剂。

Carbon Tetrachloride 四氯化碳

Tetracloruro de carbono; Węgla tetrachlorek. Tetrachloromethane.

Четырёххлористый Углерод

CCl_4 = 153.8.

CAS — 56-23-5.

UNII — CL2T97X0V0.

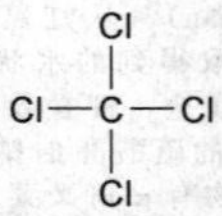

性状 四氯化碳是一种澄明、无色、具有挥发性的液体，类氯仿臭。相对密度为 1.588～1.590。沸点为 76～78℃。几乎不溶于水；与乙醇、氯仿、乙醚、石油醚、非挥发性油以及挥发油混溶。贮藏于温度低于 30℃的密闭容器中。避光。

管理 应避免接触四氯化碳。其蒸气和液体有毒。注意不能在有明火的情况下蒸发四氯化碳，因为会产生有毒气体，主要是光气。

不良反应

不同个体对四氯化碳的反应变化多样。已经证实吸入或者摄入几毫升的四氯化碳即可致命，而且其毒性可被乙醇强化。中毒症状伴随吸入、摄入或者局部接触而来，但是吸入四氯化碳的症状发展更快。

四氯化碳有刺激性，皮肤反复接触四氯化碳会导致皮炎。吸入会导致肺水肿。

以任何形式急性暴露于四氯化碳引起的不良反应包括：胃肠道功能紊乱，如恶心、呕吐、腹部疼痛等；中枢神经系统功能紊乱，如头痛、眩晕、嗜睡，进一步发展为抽搐、昏迷，最后死于呼吸抑制或者循环衰竭。也可能由于室性心律失常引起死亡。也可能发生肝肾细胞坏死，机制与自由基的产生有关。症状一般出现于急性暴露于四氯化碳几天后，最多不超过 2 周。肾损伤开始表现为少尿，进一步发展为蛋白尿、无尿、体重增加、水肿。肝损伤的症状包括食欲减退、黄疸和肝肿大。如果肝肾坏死不严重，一般最后能彻底恢复。

慢性中毒症状类似于急性中毒；此外，感觉异常、视力障碍、贫血、再生障碍性贫血时有发生。并已在动物实验中发现致癌性。

1. Melamed E, Lavy S. Parkinsonism associated with chronic inhalation of carbon tetrachloride. *Lancet* 1977; **i:** 1015.
2. Johnson BP, *et al.* Cerebellar dysfunction after acute carbon tetrachloride poisoning. *Lancet* 1983; **ii:** 968.
3. Perez AJ, *et al.* Acute renal failure after topical application of carbon tetrachloride. *Lancet* 1987; **i:** 515–6.
4. Health and Safety Executive. Carbon tetrachloride, chloroform. *Toxicity Review 23.* London: HMSO, 1992.
5. Manno M, Rezzadore M. Critical role of ethanol abuse in carbon tetrachloride poisoning. *Lancet* 1994; **343:** 232.
6. WHO. Carbon tetrachloride health and safety guide. *IPCS Health and Safety Guide 108.* Geneva: WHO, 1998. Available at: http://www.inchem.org/documents/hsg/hsg/hsg108.htm (accessed 29/06/04)
7. IARC/WHO. Carbon tetrachloride. *IARC monographs on the evaluation of the carcinogenic risk of chemicals to humans* 1999; **71:** 401–32. Available at: http://monographs.iarc.fr/ENG/Monographs/vol71/volume71.pdf (accessed 10/06/09)

不良反应的处置

如果患者已经吸入四氯化碳蒸气，必须马上将患者移至新鲜空气中。脱去被四氯化碳液体污染的衣服，清洗皮肤。如果患者已经摄入四氯化碳，在 1h 以内就诊，可以进行洗胃和活性炭治疗。

必须给予常规的对症治疗和支持疗法。必须密切监测肝肾功能。如果肾功能受损伤，有必要进行血液透析或腹膜透析。避免使用肾上腺素或其他拟交感神经药，因为有导致心律失常的风险。

对于近期暴露于四氯化碳中的患者应给予乙酰半胱氨酸（第1478页），以避免和治疗肝肾损伤。

药动学

四氯化碳在吸入或者摄入后容易被吸收。它也可以透过皮肤吸收。体内代谢为活性自由基，这被认为是四氯化碳导致肝肾毒性的原因。体内四氯化碳通过肺和尿液缓慢排泄。

用途

四氯化碳被用作工业溶剂和脱脂剂。以前曾用于某些类型的灭火器以及工业和家用行业的干洗剂，但是此类用途现在已经被其他毒性更低的化合物取代。四氯化碳也曾经用于谷物的熏蒸消毒。

四氯化碳以前被用作口服驱虫药，但已经被其他效果相当、毒性更低的药物取代。

Carmellose (*rINN*) 羧甲纤维素

Carboximetilcelulosa; Carboxymethylcellulose; Carmellosum; Carmelosa; CMC; E466.

Кармеллоза

CAS — 9000-11-7.

UNII — 05JZI7B19X.

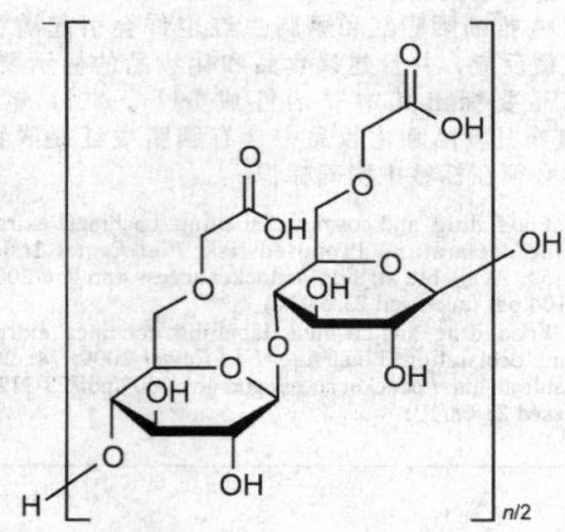

Pharmacopoeias. In *Eur.* (see p.vii) and *Jpn.* Also in *USNF.*

Ph. Eur. 6.8 (Carmellose) 白色或类白色吸湿性粉末。在水中溶胀形成混悬液；在氢氧化钠中具有黏度；几乎不溶于脱水乙醇。其 1% 的水溶液 pH 值为 3.5～5.0。贮藏于密闭容器中。

USNF 28 (Carmellose) 白色吸湿性粉末。在水中溶胀形成混悬液。几乎不溶于 99.5%乙醇。在 4%氢氧化钠溶液中具有黏度。贮藏于密闭容器中。

Carmellose Calcium (*rINNM*) 羧甲纤维素钙

Calcii Carmellosum; Calcium Carboxymethylcellulose; Carboximetilcelulosa cálcica; Carboxymethylcellulose Calcium; Carmellose calcique; Carmellosum calcicum; Carmellosum Calcium; Carmelosa cálcica; Karmeliozės kalcio druska; Karmelloosikalsium; Karmelloskalcium; Karmellóz-kalcium; Karmelosa vápenatá sůl.

Кальций Кармеллоза

CAS — 9050-04-8.

UNII — UTY7PDF93L.

Pharmacopoeias. In *Eur.* (see p.vii) and *Jpn.* Also in *USNF.*

Ph. Eur. 6.8 (Carmellose Calcium) 一种白色或淡黄白色具有吸湿性的粉末。在水中溶胀形成混悬液。几乎不溶于乙醇、丙酮和甲苯。贮藏于密闭容器中。

USNF 28 (Carboxymethylcellulose Calcium) 一种白色至淡黄白色具有吸湿性的粉末。在水中膨胀形成混悬液。几乎不溶于乙醇、丙酮、氯仿、乙醚和苯。1%混悬水溶液的 pH 值为 4.5～6.0。贮藏于密闭容器中。

Carmellose Sodium (*BAN, rINNM*) 羧甲纤维素钠

Carboximetilcelulosa sódica; Carboxymethylcellulose Sodium; Carboxymethylcellulosum Natricum; Carmellose sodique; Carmellosum natricum; Carmelosa sódica; Cellulose Gum; E466; Karmeliozės natrio druska; Karmelloosinatrium; Karmellosnatrium; Karmellóz-nátrium; Karmelosa sodná sůl; Karmeloza sodowa; Natrii Carmellosum; SCMC; Sodium Carboxymethylcellulose; Sodium Cellulose Glycollate.

Натрий Кармеллоза

CAS — 9004-32-4.

UNII — K679OBS311.

Pharmacopoeias. In *Eur.* (see p.vii), *Int.*, *Jpn*, and *US.*

Eur. and *USNF* also include low-substituted carmellose sodium and *USNF* includes enzymatically-hydrolysed carmellose sodium.

USNF also includes Carboxymethylcellulose Sodium 12.

Eur also includes a mixture of microcrystalline cellulose with carmellose sodium.

Ph. Eur. 6.8 (Carmellose Sodium) 一种白色或类白色具有吸湿性的粒状粉末。按干燥量计算，含有钠 6.5%～10.8%。水中易分散形成胶状溶液；几乎不溶于无水乙醇、丙酮、乙醚和甲苯。1%胶状水溶液的 pH 值为 6.0～8.0。

Ph. Eur. 6.8 (Carmellose Sodium, Low-substituted; Carmellosum Natricum, Substitutum Humile) 羧甲纤维素钠按干燥量计算，含钠 2.0%～4.5%。白色或类白色粉末或短纤维。在水中膨胀形成凝胶；几乎不溶于无水乙醇、丙酮和甲苯。1%混悬水溶液的 pH 值为 6.0～8.5。

Ph. Eur. 6.8 (Microcrystalline Cellulose and Carmellose Sodium) 一种成胶的粉末状混合物，由微晶纤维素和 5%～22%的羧甲纤维素钠组成。按干燥品计算，含有羧甲纤维素钠为标示量的 75%～125%。白色或灰白色，粗或精细粉末。分散于水中产生白色不透明的胶体分散体；几乎不溶于有机溶剂及稀酸。其 2%水分散体的 pH 值为 6～8。

USP 33 (Carboxymethylcellulose Sodium) 一种白色至奶油色，具有吸湿性粉末或颗粒。按干燥量计算，含有钠 6.5%～9.5%。水中易分散形成胶状溶液；不溶于乙醇、乙醚和其他大多数有机溶剂。1%胶状水溶液的 pH 值为 6.5～8.5。贮藏于密闭容器中。

USNF 28 (Low-Substituted Carboxymethylcellulose Sodium) 低取代羧甲纤维素钠按干燥量计算，含钠 2.0%～4.5%。白色或几乎白色粉末或短纤维。几乎不溶于乙醇、丙酮和甲苯。在水中膨胀形成凝胶。1%混悬水溶液的 pH 值为 6.0～8.5。贮藏于密闭容器中。

USNF 28 (Enzymatically-Hydrolyzed Carboxymethylcellulose Sodium) 从 *Trichoderma reesei* 中以食品级的纤维素酶将聚羧甲基纤维素醚的钠盐部分水解后得来。白色或微黄色或白色，无臭，略吸湿的颗粒状或纤维状粉末。溶于水；不溶于乙醇。1%溶于不含二氧化碳的水溶液中时 pH 值为 6.0～8.5。贮藏于密闭容器中，温度为 8～15℃。避光。

USNF 28 (Carboxymethylcellulose Sodium 12) 一种无色或白色至灰白色，无臭粉末或颗粒。在水中的溶解性大小取决于被置换的程度（在水中任何温度下易溶，形成一种澄明胶状溶液）。不溶于乙醇、丙酮、乙醚和甲苯。按干燥量计算，钠的含量为 10.4%～12.0%。贮藏于密闭容器中。

配伍禁忌 已报道与强酸性溶液、可溶性铁盐和其他金属盐、黄原酸胶配伍禁忌。

Croscarmellose Sodium (*USAN*) 交联羧甲纤维素钠

Carboximetilcelulosa sódica reticulada; Carmellosum natricum conexum; Croscarmellose sodique; Croscarmelosa sódica; Crosslinked Carboxymethylcellulose Sodium; E468; Kroskarmeliozės natrio druska; Kroskarmelloosi natrium; Kroskarmellosnatrium; Kroskarmelosa sodná sůl; Kroskarmeloza sodowa; Kroszkarmellóz-nátrium; Modified Cellulose Gum.

Кроскармеллоза Натрия

UNII — M28OL1HH48.

Pharmacopoeias. In *Eur.* (see p.vii) and *Jpn.* Also in *USNF.*

Ph. Eur. 6.8 (Croscarmellose Sodium) 一种羧甲纤维素钠的交联聚合物。白色或灰白色粉末。几乎不溶于无水乙醇、丙酮和甲苯。1%混悬水溶液的 pH 值为 5.0～7.0。

USNF 28 (Croscarmellose Sodium) 一种交联部分 *O*-羧甲纤维素的钠盐。白色、流动性好的粉末。部分溶于水；不溶于乙醇、乙醚和其他有机溶剂。1%混悬水溶液（1g 溶于 100ml 水 5min 后）的 pH 值为 5.0～7.0。

简介

羧甲纤维素钙和羧甲纤维素钠有很多种制药方面的用途，包括用作悬浮剂、增稠剂和乳化剂、片剂的包材、黏合剂、崩解剂等。羧甲纤维素钠还被作为乳化剂或稳定剂使用在食品工业中。交联羧甲纤维素钠被用作片剂崩解剂。

羧甲纤维素钠局部用于造瘘护理中使用的保护剂，用于保护伤口；对口腔和口周的损伤进行机械性的保护，比如用于口腔溃疡（第1622页）。浓度至 1%的溶液用于配制用于治疗口干（见下文）的人工唾液制剂和治疗干眼症（第1959页）的滴眼液。

口服羧基纤维素钠可吸收水分，作为容积形成剂，增加粪便体积和胃肠的蠕动，被用于治疗便秘（第1616页），也用于作为控制食欲的制剂，以达到减肥效果（第2069页），但效果不明显。作为容积形成剂所需的注意事项，见**甲基纤维素**项下，第1966页。

口干 唾液分泌减少而导致口干（口腔干燥症），这通常是某些药物治疗引起的不良反应，如抗毒蕈碱药、抗组胺药、三环类抗抑郁药及利尿药。其他诱因有焦虑紧张、干燥综合征（见**羧丙甲纤维素**项下**干眼症**，第1959页）以及头颈部的放射疗法。口干会造成进食困难，并引起口腔疾病如念珠菌病、龋齿及细菌感染[1～4]。因此任何潜在的不适都应予以治疗。

经常吞咽唾液有助于缓解口干。人工唾液在口干的对症治疗中也很重要。人口唾液模仿正常的唾液并含有增黏剂，比如黏蛋白类或纤维素衍生物如羧甲纤维素[5,6]，同样也可以用电解质包括氟化物。通常在 1～2h 内就可减缓症状。也可以用催涎剂以促进唾液分泌，如无糖口香糖或柑橘类产品，但后者的低 pH 值会损伤牙齿。也使用过苹果酸作为催涎剂。还尝试过针灸治疗[7]。

也尝试过全身疗法。毛果芸香碱是有效的催涎剂，可增加唾液分泌[8]，并可用于放射疗法之后治疗口干；

且对于燥综合征及其他原因引起的口干也有效。其不良反应是会显著增加出汗，这局限了它的应用[9]。有研究报道[10]卡巴胆碱与毛果芸香碱疗效相当而出汗的不良反应较小，可用于替代毛果芸香碱。环戊硫酮和西维美林也有相似用途。氨磷汀可用于预防放射治疗相关的口干。

1. Fox PC. Management of dry mouth. *Dent Clin North Am* 1997; **41:** 863–75.
2. Silvestre-Donat FJ, *et al.* Protocol for the clinical management of dry mouth. *Med Oral* 2004; **9:** 276–9.
3. Al-Hashimi I. Xerostomia secondary to Sjögren's syndrome in the elderly: recognition and management. *Drugs Aging* 2005; **22:** 887–99.
4. Chambers MS, *et al.* Radiation-induced xerostomia. *Head Neck* 2007; **29:** 58–63.
5. Vissink A, *et al.* A clinical comparison between commercially available mucin- and CMC-containing saliva substitutes. *Int J Oral Surg* 1983; **12:** 232–8.
6. Duxbury AJ, *et al.* A double-blind cross-over trial of a mucin-containing artificial saliva. *Br Dent J* 1989; **166:** 115–20.
7. Meidell L, Holritz Rasmussen B. Acupuncture as an optional treatment for hospice patients with xerostomia: an intervention study. *Int J Palliat Nurs* 2009; **15:** 12–20.
8. Wiseman LR, Faulds D. Oral pilocarpine: a review of its pharmacological properties and clinical potential in xerostomia. *Drugs* 1995; **49:** 143–55.
9. Davies AN, Shorthose K. Parasympathomimetic drugs for the treatment of salivary gland dysfunction due to radiotherapy. Available in The Cochrane Database of Systematic Reviews; Issue 3. Chichester: John Wiley; 2007 (accessed 23/06/08).
10. Joensuu H. Treatment for post-irradiation xerostomia. *N Engl J Med* 1994; **330:** 141–2.

制剂

BP 2010: Carmellose Sodium Eye Drops;
USP 33: Carboxymethylcellulose Sodium Paste; Carboxymethylcellulose Sodium Tablets.

专利制剂

Arg.: Aqua Lent Lagrima†; Aqua Lent Lubricante; Aquacel; Aucic; Comfeel; Comfeel Plus; Natura Fresh; Nu-Derm Hidrocoloide; Refresh Liquigel; Refresh Tears; ***Austral.:*** Cellufresh; Celluvisc; Refresh Contacts; Refresh Liquigel; Refresh Tears Plus; TheraTears; ***Austria:*** Celluvisc†; ***Belg.:*** Aquacel; Comfeel; Gelilact; ***Braz.:*** Cellufresh; Ecofilm; Fresh Tears; Lacrifilm; Salivan; ***Canad.:*** Aquacel†; Refresh Celluvisc; Refresh Contacts; Refresh Liquigel; Refresh Plus; Refresh Tears; TheraTears; ***Chile:*** Refresh Liquigel; Refresh Tears; ***Cz.:*** Cellufluid; ***Denm.:*** Celluvisc; ***Fin.:*** Cellufluid; Celluvisc; ***Fr.:*** Aquacel; Biatain; Celluvisc; Clip Ampoules; Clip Brulures; Comfeel; Hydrocoll; Physiotulle; Sureskin†; Urgomed; Urgotul; ***Ger.:*** Algoplaque; Alione; Cellufresh; Cellumed; Celluvisc; Comfeel Plus Transparenter; DracoHydro; Physiotulle; Urgotul; ***Gr.:*** Cellufluid; Celluvisc; Refresh Plus; ***Hong Kong:*** Refresh; ***Irl.:*** Celluvisc; ***Israel:*** Refresh Tears; TheraTears; ***Ital.:*** Cellufresh; Celluvisc; Lacrilens; ***Malaysia:*** Refresh Plus†; Refresh Tears†; ***Mex.:*** Celluvisc†; Novafix Ultra Fuerte; Refresh Liquigel; Refresh Tears; ***Neth.:*** Cellufluid; Celluvisc; ***NZ:*** Refresh Tears Plus; ***Philipp.:*** Cellufresh; Celluvisc; ***Port.:*** Aquacel†; Askina Biofilm†; Cellufluid; Celluvisc; ***S.Afr.:*** Aquacel; Cellufresh; Celluvisc; Comfeel†; Intrasite; Refresh Liquigel; Refresh Tears; ***Singapore:*** Celluvisc; Refresh Liquigel; Refresh Plus; Refresh Tears; ***Spain:*** Cellufresh; Celluvisc; Viscofresh; ***Swed.:*** Cellufluid; Celluvisc; ***Switz.:*** Cellufluid; Celluvisc; ***Thai.:*** Cellufresh; Celluvisc; ***Turk.:*** Refresh Liquigel; Refresh Tears Lubricant; ***UK:*** Aquacel; Celluvisc; Comfeel; Intrasite; Physiotulle; ***USA:*** Celluvisc; Clear Eyes for Dry Eyes; Optive; Refresh Liquigel; Refresh Plus; Refresh Tears; Tears Again; TheraTears; ***Venez.:*** Refresh Liquigel; Refresh Tears.

多组分制剂 ***Arg.:*** Comfeel Purilon; Comfeel SeaSorb; Humectante Bucal; Mucobase; Optive; Purilon†; Seasorb†; ***Austral.:*** Aquae; Orabase; Orahesive†; SoloSite; Stomahesive†; ***Austria:*** Glandosane; Sialin; ***Belg.:*** Aquacel-Ag; ***Braz.:*** Chofranina; ***Canad.:*** Carboflex†; Clear Eyes for Dry Eyes; Genteal Geldrops; Orabase; Salivart†; Tegasorb†; ***Chile:*** Delgadol Fibra; K.C.M.C; Novafix Extra Fuerte; Novafix Ultra Fuerte; Optive; Reducform-F; Salivart†; ***Cz.:*** Alginete†; Spofax; ***Fr.:*** Altreet Ag; Aquacel Ag; Artisial; Biatain Argent; Cellosorb; Clip Hemo; Intrasite; Melgisorb; Purilon; Release Ag; SeaSorb; Urgosorb; Urgotul S.Ag; ***Ger.:*** Cellosorb†; Comfeel Plus; DracoAlgin; Glandosane; GoTa-Derm; Lary-Phary; Nu-Gel†; Optive; Purilon; Recatol Algin; SeaSorb Soft; SeaSorb-Ag; UrgoCell Silver; UrgoCell Start; ***Hong Kong:*** Aquae†; Glandosane; Salivart†; ***India:*** Digene; ***Irl.:*** Orabase†; ***Israel:*** Orabase†; ***Ital.:*** Aquacel Ag; ***Mex.:*** Optive; ***NZ:*** Orabase; Stomahesive; ***Port.:*** Askina Sorb†; Carboflex†; Glandosane; Varihesive†; ***S.Afr.:*** Granuflex; Granugel; Orabase†; ***Spain:*** Laxvital; ***Switz.:*** Glandosane; ***Thai.:*** Bisolax; Emulax; Glandosane; ***UK:*** Aquacel Ag; Comfeel Plus; Glandosane; Luborant†; Optive; Orabase; Orahesive; Physiotulle-Ag; SeaSorb Soft; Seprafilm; Stomahesive; Xerotin; ***USA:*** Entertainer's Secret; Moi-Stir; Pretts Diet Aid; Salivart; Seprafilm; Surgel; ***Venez.:*** Klincosal; Novafix; Polantac.

Carmine 胭脂红

Carmin; CI Natural Red 4; Cochineal Carmine; Colour Index No. 75470; E120; Karmin; Rouge cochenille.

Кармин

CAS — 1390-65-4.

简介

胭脂红是胭脂虫红（第1949页）染料中的一种铝色淀。它含有胭脂红酸和一个蒽醌苷。在生产和运输过程中要警惕污染物的侵入，否则胭脂红易被沙门菌微生物所感染。

胭脂红及其盐类通常在药品、食品和化妆品中被作为着色剂。

胭脂红经过胃肠道时颜色不会有明显变化，因此被用作为排泄物的"标记"。

超敏反应 截至2004年2月，FDA已知胭脂红、胭脂红酸或胭脂虫红提取物的超敏反应有35例，发表在科学和医疗文献中并（或）直接记载于FDA。胭脂红、胭脂酸或胭脂虫红提取物的超敏反应中有接触性皮炎（4例），荨麻疹/血管性水肿（9例），职业性哮喘（10例）和全身性过敏反应（12例）。其中超过一半有证据表明为IgE-介导的特异反应。不良反应包括：食用含胭脂红和胭脂虫红提取物的食物后引起的过敏反应、暴露在胭脂红中诱发职业性哮喘、应用含有胭脂红的化妆品引起的局部过敏反应。

FDA推断胭脂红和胭脂虫红也许会引起潜在性的严重过敏反应，并且建议食品和化妆品的标示要加强；要求药品要标出其中非活性成分[1]。2011年1月，FDA宣布凡食品和化妆品中含有胭脂虫红提取物或胭脂红的必须在标签中明确标识[2]。

1. FDA. Food, drug, and cosmetic labelling: cochineal extract and carmine declaration. Proposed risk. *Fed Regist* 2006; **71:** 4839–51. Available at: http://edocket.access.gpo.gov/2006/pdf/E6-1104.pdf (accessed 23/08/10)
2. FDA. Food, drug, and cosmetic labelling: cochineal extract and carmine declaration. Final rule. *Fed Regist* 2009; **74:** 207–17. Available at: http://edocket.access.gpo.gov/2009/pdf/E8-31253.pdf (accessed 23/08/10)

Carmoisine 卡莫红

Azorrubina; Azorubine; Carmoisina; CI Food Red 3; Colour Index No. 14720; E122. It consists mainly of disodium 4-hydroxy-3-(4-sulphonato-1-naphthylazo)naphthalene-1-sulphonate.

Кармуазин

$C_{20}H_{12}N_2Na_2O_7S_2$ = 502.4.

CAS — 3567-69-9.

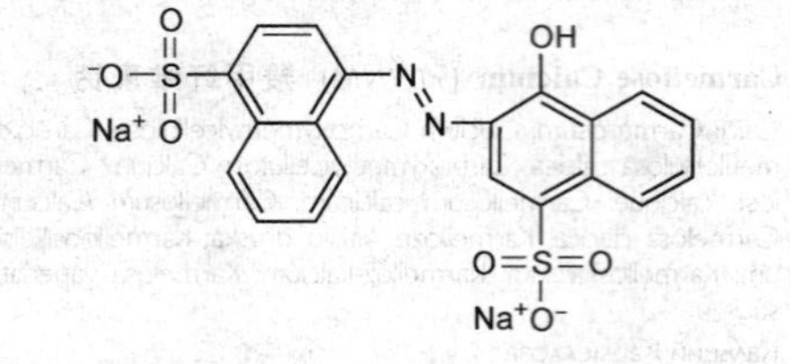

简介

卡莫红是一种食品、药品和化妆品用着色剂。它还可以在临床研究上作为染色标记使用，在外科手术的时候可用于标示皮肤恶性肿瘤。

Carnauba Wax 巴西棕榈蜡

Brazil Wax; Caranda Wax; Carnauba, cire de; Cera carnauba; Cera Coperniciae; Cera de carnauba; E903; Karnauba pálmaviasz; Karnaubavaha; Karnaubavax; Karnaubo vaškas; Vosk karnaubský.

Карнаубский Воск

CAS — 8015-86-9.
UNII — R12CBM0EIZ.

Pharmacopoeias. In *Eur.* (see p.vii), *Int.*, and *Jpn.* Also in *USNF.*

Ph. Eur. 6.8（Carnauba Wax） 从巴西棕榈树的树叶中获得。淡黄色或黄色粉末、薄片或硬块。相对密度大约是0.97。熔点为80～88℃。几乎不溶于水或者乙醇；溶于加热的乙酸乙酯和二甲苯中。避光。

USNF 28（Carnauba Wax） 从巴西棕榈树（棕榈科）的树叶中获得。一种淡褐色或淡黄色，中等粗粉或絮片，具有温和的特殊臭，不会发生酸败。相对密度大约是0.99。熔点为80～86℃。不溶于水；微溶于煮沸的乙醇中；溶于加热的氯仿和加热的甲苯中；易溶于加热的苯酚中。

简介

巴西棕榈蜡通常在药剂中用作为包衣材料。也被允许在食品中使用。本品的不同类型和分级被用于工业化制作抛光剂中。

Carrageenan 角叉菜胶

Carrageenanum; Carrageenin; Carragenano; Carragenatos; Carragenina; Carragenos; Carraghénanes; Carraghénates; Chondrus Extract; E407; Irish Moss Extract.

Каррагинан

CAS — 9000-07-1 (carrageenan); 11114-20-8 (κ-carrageenan); 9064-57-7 (λ-carrageenan).
UNII — 5C69YCD2YJ.

Pharmacopoeias. In *Eur.* (see p.vii) and *Fr.* Also in *USNF* which also includes the related substance Galageenan.

Ph. Eur. 6.8（Carrageenan） 从红藻纲的一些植物（赤藻）用水或碱水提出的多糖类化合物。它主要由D-半乳糖和3,6-脱水-半乳糖共聚物的硫酸酯的钙、镁、钾、钠盐混合物组成。最常见的共聚物为κ-角叉菜胶、ι-角叉菜胶和λ-角叉菜胶。

淡黄色、褐色、白色或类白色粉末。溶于水形成黏稠的胶体溶液；不溶于有机溶剂。

USNF 28（Carrageenan） 从红藻纲（红藻）一些藻类用水或碱溶液提取得到的水状胶体。它是含有一系列铵盐、钙盐、镁盐、钾盐及D-半乳糖与3,6-脱水-D-半乳糖共聚物的硫酸酯的钠盐等的混合物。水状胶体主要的聚合物有κ-角叉菜胶、ι-角叉菜胶和λ-角叉菜胶。

淡黄色或黄褐色至白色，由粗至细，几乎无臭粉末。在80℃水中溶解形成黏稠、澄清或带轻微乳光的溶液，流动性好。被乙醇、甘油或饱和葡萄糖水溶液润湿后更易在水中分散。贮藏于温度为8～15℃的密闭容器中。

简介

角叉菜胶在制药业和食品药品工业中被用作悬浮剂和凝胶剂。

曾被用作容积性泻药治疗便秘。注意事项参见**甲基纤维素**（第1966页）项下。角叉菜胶还被用于缓解直肠肛门疾病的局部制剂。一种含有角叉菜胶的凝胶制剂被研究作为局部杀微生物剂使用。

角叉菜胶的一种降解产物曾经被用于治疗胃肠功能疾病，但由于曾导致动物的损伤而不再使用。

爱尔兰苔藓（Irishmoss）（*Chondrus crispus*）是一种提取角叉菜胶的原料，被当做草药来使用。

精炼的未降解的角叉菜胶和帚叉菜胶是红藻类植物的相似提取物，它们已作为食品级角叉菜胶被规范化，作为食品添加剂被认定是安全的；但降解产物和"半精炼"产物则未被认定[1,2]。而且，在英国，Food Advisory Committee鉴于角叉菜胶能通过婴儿未成熟的消化道进而影响免疫系统，建议不用角叉菜胶作为婴儿配方的添加剂[3]。角叉菜胶胃肠外或口服可影响实验动物的免疫系统，少量的食品级的角叉菜胶可通过大鼠肠上皮被消化道关联的淋巴组织吸收[4]。

1. FAO/WHO. Evaluation of certain food additives and contaminants: twenty-eighth report of the joint FAO/WHO expert committee on food additives. *WHO Tech Rep Ser 710* 1984.
2. Cohen SM, Ito N. A critical review of the toxicological effects of carrageenan and processed eucheuma seaweed on the gastrointestinal tract. *Crit Rev Toxicol* 2002; **32:** 413–44.
3. MAFF. Food Advisory Committee: report on the review of the use of additives in foods specially prepared for infants and young children. FdAC/REP/12. London: HMSO, 1992.
4. MAFF. Food Advisory Committee: report on the review of the emulsifiers and stabilisers in food regulations. FdAC/REP/11. London: HMSO, 1992.

制剂

专利制剂

Austria: Coreine†.

多组分制剂 ***Austral.:*** Bonningtons Irish Moss; Calporo†; ***Austria:*** Anoreine mit Lidocain†; Anoreine†; ***Cz.:*** Titanoreine†; ***Fr.:*** Anoreine†; Titanoreine; Titanoreine Lidocaine; Tonimer†; ***Ger.:*** Saseem; ***Ital.:*** Emoform Alifresh; Resource Gelificata; ***NZ:*** Bonningtons Irish Moss; ***Pol.:*** Tytanoreina†; ***Spain:*** Titanorein; ***Switz.:*** Flogecyl†; Silence; Titanoreine†; ***UK:*** Fam-Lax Senna; ***USA:*** Numoisyn.

顺势疗法制剂 ***Ger.:*** Myogeloticum N†.

Cellaburate (*rINN*) 纤维醋丁酯

Celaburát; Celaburato; Celiuliozės acetatas-butiratas; Cellaburatum; Cellulosaacetatbutyrat; Cellulose Acetate Butanoate; Cellulose Acetate Butyrate; Cellulose, acétate butyrate de; Cellulosi acetas butyras; Cellulóz-acetát-butirát; Selluloosa-asetaattibutyraatti.

Целлабурат

CAS — 9004-36-8.

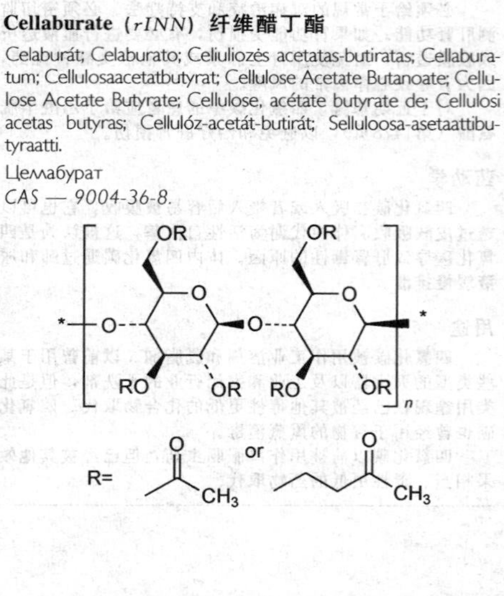

注：Cabufocon A 和 Cabufocon B 都是 *USAN* 中醋酸丁酸纤维素。

Pharmacopoeias. In *Eur.* (see p.vii).

Ph. Eur. 6. 8（Cellulose Acetate Butyrate） 部分或完全的 *O*-乙酰化的和 *O*-丁酸酯化的纤维素，包含不少于 2.0%及不多于 30.0%的乙酰基，并且包含不少于 16.0%不多于 53.0%的丁酰基（按干燥物质计算）。白色的、淡黄色的、或灰白色的，有轻微吸湿性的粉末或颗粒。几乎不溶于水和乙醇；溶于丙酮、甲酸；并能溶于甲醇和二氯甲烷的等体积的混合溶液中。贮藏于密闭容器中。

简介

纤维醋丁酯是药用辅料，用于给药系统。它也会被用到疏水的隐形眼镜材料上。

Cellacefate（*BAN*，*rINN*）纤维醋法酯

Acetato ftalato de celulosa; CAP; Celacefát; Celacefat; Celacefato; Celiuliozės acetatas-ftalatas; Cellacéfate; Cellacefatum; Cellacephate; Cellulosaacetatftalat; Cellulose, acétate phtalate de; Cellulose Acetate Phthalate; Cellulosi acetas phthalas; Cellulosum Acetylphthalicum; Cellulóz-acetát-ftalát; Celophthalum; Selluloosa-asetaattiftalaatti.

Целлацефат

CAS — 9004-38-0.

UNII — F2O5O2OI9F.

R= or

Pharmacopoeias. In *Chin.*, *Eur.* (see p.vii), *Int.*, and *Jpn.* Also in *USNF.*

Ph. Eur. 6. 8（Cellulose Acetate Phthalate; Cellacefate BP 2010） 一些羟基被乙酰化（21.5%～26.0%）、一些被苯二甲酰化（30.0%～36.0%）的纤维素。均按无水无酸物质计算。具有吸湿性，白色或类白色、流动性好的粉末或无色片状粉末。几乎不溶于水、无水乙醇、二氯甲烷，易溶于丙酮；溶于二甘醇；溶于稀碱液。贮藏于密闭容器中。

USNF 28（Cellacefate） 邻苯二甲酸酐与一部分醋酸纤维酯的反应产物。含有 21.5%～26.0%的乙酰基、30.0%～36.0%的邻苯二甲酰基，按无水无酸物质计算。白色、流动性好的粉末，有微弱的醋酸臭。不溶于水、乙醇；溶于丙酮、二噁烷。贮藏于密闭容器中。

用途

纤维醋法酯在胃的酸性环境中浸没不起变化，但在肠液中变软膨胀。它在制药领域被用作片剂和胶囊肠溶衣的主要成分，并经常与增塑剂一同使用。据报道纤维醋法酯膜可被一些离子物质（如氯化铵和碘化钾）渗透，这些物质的制剂需要有隔离层。

Cellulose 纤维素

Celulosa.

Целлюлоза

UNII — SMD1X3XO9M.

性状 纤维素是一种无支链多糖聚合物，包含 1,4-β-链吡喃葡萄糖单元。它是纤维植物的主要组成成分。

Dispersible Cellulose（*BAN*）可分散纤维素

Cellulose microcristalline et carmellose sodique; Cellulosum microcristallinum et carmellosum natricum; Celulosa dispersable; Microcrystalline Cellulose and Carboxymethylcellulose Sodium; Microcrystalline Cellulose and Carmellose Sodium.

Диспергируемая Целлюлоза

Pharmacopoeias. In *Br.* Also in *USNF.*

BP 2010（Dispersible Cellulose） 无臭或几乎无臭、白色或灰白色、粗或细微的粉末，含有微晶纤维素和羧甲纤维素钠的研磨混合物。分散在水中形成白色、不透明混悬液或凝胶。几乎不溶于有机溶剂和稀酸。贮藏于 8～15℃环境下。

USNF 28（Microcrystalline Celluloseand Carboxymethylcellulose Sodium） 胶体形式，微晶纤维素钠和羧甲纤维素钠的研磨混合物。白色至灰白色、无臭、粗至细微的粉末。在水中膨胀，分散在水中形成白色，不透明混悬液或凝胶。不溶于有机溶剂和稀酸。贮藏于温度不高于 40℃的密闭、干燥容器中。

Microcrystalline Cellulose 微晶纤维素

Celiuliozė, mikrokristalinė; Cellulosa Microgranulare; Cellulosa, mikrokristallin; Cellulose Gel; Cellulose microcristalline; Cellulosum microcristallinum; Cellulosum Microcrystallinum; Cellulosum Microristallinum; Celulosa microcristalina; Celulosa mikrokrystalická; Celuloza mikrokrystaliczna; Crystalline Cellulose; E460; Gel de celulosa; Mikrokristályos cellulóz; Selluloosa, mikrokiteinen.

Целлюлоза Микрокристаллическая

CAS — 9004-34-6.

UNII — OP1R32D61U.

Pharmacopoeias. In *Chin.*, *Eur.* (see p.vii), *Int.*, and *Jpn.* Also in *USNF.*

Eur also includes a mixture of microcrystalline cellulose with carmellose sodium.

USNF also includes silicified microcrystalline cellulose.

Ph. Eur. 6. 8（Cellulose, Microcrystalline） 一种精制的、部分解聚的纤维素，由植物果浆纤维提取的 α-纤维素与无机酸制得。白色或类白色、细微或颗粒状粉末。几乎不溶于水、无水乙醇、丙酮、甲苯、稀酸和氢氧化钠溶液（1∶20）。12.5%浓度的混悬液振摇 20min，上清液 pH 值为 5.0～7.5。

Ph. Eur. 6. 8（Microcrystalline Cellulose and Carmellose Sodium） 胶体形式，微晶纤维素和 5%～22%的羧甲纤维素钠的粉末混合物。按干燥品计算，含 75%～125%的羧甲纤维素钠。白色或灰白色、粗至细微的粉末。分散在水中形成白色、不透明胶态分析散液；几乎不溶于有机溶剂和稀酸。2%混悬液的 pH 值为 6～8。

USNF 28（Microcrystalline Cellulose） 一种精制的、部分解聚的纤维素，由植物果浆纤维提取的 α-纤维素与无机酸制得。白色或类白色、细微粉末，具有流动性好的无纤维碎块。不溶于水、稀酸和绝大多数有机溶剂；几乎不溶于氢氧化钠溶液（1∶20）。12.5%浓度的混悬液振摇 20min，上清液 pH 值为 5.0～7.5。贮藏于密闭容器中。

USNF 28（Silicified Microcrystalline Cellulose） 白色或类白色、细微粉末。几乎不溶于水、乙醇、丙酮、稀酸和甲苯；微溶于氢氧化钠溶液（1∶20）。12.5%浓度的混悬液振摇 20min，上清液 pH 值为 5.0～7.5。贮藏于密闭容器中。

Powdered Cellulose 粉状纤维素

Celiuliozės milteliai; Cellulosapulver; Cellulose en poudre; Cellulose Powder; Cellulosi pulvis; Cellulózpor; Celulosa en polvo; Celulosový prášek; E460; Selluloosajauhe.

Целлюлоза В Порошке

Pharmacopoeias. In *Eur.* (see p.vii) and *Jpn.* Also in *USNF.*

Ph. Eur. 6. 8（Cellulose, Powdered） 由含纤维植物的浆液中的 α-纤维素经机械粉碎精制的纤维素。白色或类白色、细微或颗粒状粉末。几乎不溶于水、无水乙醇、丙酮、甲苯、绝大多数有机溶剂和稀酸；微溶于氢氧化钠溶液（1∶20）。11.1%浓度的水混合液沉降 1h，上清液 pH 值为 5.0～7.5。

USNF 28（Powdered Cellulose） 由含纤维植物的浆液中的 α-纤维素经机械粉碎精制的纤维素。白色或类白色的粉末。表现细微程度由流动性好的高密度粉末到粗糙的、松散的、无流动性材质。不溶于水、几乎所有有机溶剂和稀酸；微溶于氢氧化钠溶液（1∶20）。11.1%浓度的水混合液沉降 1h，上清液 pH 值为 5.0～7.5。贮藏于密闭容器中。

Cellulose Acetate 醋酸纤维素

Acetát celulosy; Acetyl cellulose; Acetylcellulose; Celiuliozės acetatas; Cellulosaacetat; Cellulose, acétate de; Cellulosi acetas; Cellulóz-acetát; Celulozy octan; Selluloosa-asetaatti.

Ацетилцеллюлоза

CAS — 9004-35-7 (cellulose acetate); 9035-69-2 (cellulose diacetate); 9012-09-3 (Cellulose triacetate).

UNII — 3J2P07GVB6.

Pharmacopoeias. In *Eur.* (see p.vii). Also in *USNF.*

Ph. Eur. 6. 8（Cellulose Acetate） 部分或全部 *O*-乙酰化纤维素。白色的、黄白色的、或灰白色的，具有吸湿的粉末或者颗粒。几乎不溶于水和乙醇；溶于丙酮、甲酸；溶于等体积混合的甲醇和二氯甲烷。

USNF 28（Cellulose Acetate） 部分或全部 *O*-乙酰化纤维素。以干燥品计算，包含了不少于 29.0%和不多于 44.8%的乙酰基。细微的白色粉末或自由流动的小丸。在一定黏性和乙酰基含量范围内可用。高黏性，表现为高分子量，会使溶解度轻微的降低。与低乙酰基含量的醋酸纤维素相比，高乙酰基含量的醋酸纤维素在通常使用有机溶剂时溶解度有更大的限制，但在二氯甲烷中溶解度更大。所有含有乙酰基的醋酸乙酯纤维素都不能溶于水与乙醇中，溶于二噁烷和二甲基酰胺。贮藏于密闭容器中。

简介

粉状纤维素和微晶纤维素在制药领域用作片剂的黏合剂和崩解剂以及胶囊和片剂的稀释剂。这两种形式的纤维素也被用于食品工业。可分散的纤维素（含有一些羧甲纤维素钠）遇水形成一种触变凝胶，制药中被当做悬浮剂和增稠剂。醋酸纤维素常被用于缓释制剂和透皮给药制剂，并作为片剂包衣材料；其衍生物纤维醋丁酯（第1946页）和纤维醋法酯（第1947页）也很常用。醋酸纤维素胶片已被用作于摄影及电影产业中，并且醋酸纤维素的纤维被用在纺织工业中。

不同形式的纤维素应用于各种便秘和肥胖的治疗制剂中。纤维素还被用在多种皮肤疾病（如多汗症）所使用的吸附粉末制剂中。

HIV 感染和 AIDS 硫酸纤维素在体外试验中显示了艾滋病病毒侵入抑制剂的作用，并阻止短尾猴携带的免疫缺陷病毒的传播；然而一项将其作为阴道杀菌凝胶预防 HIV 感染（第827页）的研究[1]提前终止了，因为证据表明它实际上可能有增加获得病毒感染的风险。

1. Van Damme L, *et al.* CS Study Group. Lack of effectiveness of cellulose sulfate gel for the prevention of vaginal HIV transmission. *N Engl J Med* 2008; **359:** 463–72.

制剂

专利制剂

Ital.: Fibrasan; ***UK:*** Nasaleze; Sterigel; ***USA:*** Unifiber.

多组分制剂 ***Arg.:*** Aminoterapia†; ZeaSorb; ***Austral.:*** ZeaSorb†; ***Canad.:*** ZeaSorb; ***Chile:*** ZeaSorb†; ***Cz.:*** Systogen†; ***Fr.:*** Gelopectose; Hydroclean; ZeaSorb; ***Irl.:*** ZeaSorb; ***Israel:*** Celluspan; ***Thai.:*** ZeaSorb; ***UK:*** ZeaSorb.

Ceratonia 豆角胶

Carob Bean Gum; Carob Gum; Cerat.; Ceratonia Gum; E410; Farine de Caroube; Goma de garrofín; Goma de semillas de algarrobo; Gomme de Caroube; Guma z nasion Carobe; Locust Bean Gum.

Камедь Рожкового Дерева; Цератониа

CAS — 9000-40-2.

ATC — A07XA02.

ATC Vet — QA07XA02.

ATC Herb — HA04WB5002 (Ceratonia siliqua: fruit); HA07BW5001 (Ceratonia siliqua: fruit); HA04WB5001 (Ceratonia siliqua: endosperm).

UNII — V4716MY704.

简介

豆角胶由 locust bean tree，*Ceratonia siliqua*（豆科）种子的胚乳组成。在食品工业中作为增稠剂和稳定剂。

制剂

专利制剂

Austria: Arobon†; ***Irl.:*** Carobel; ***Ital.:*** Arobon†; ***Switz.:*** Nestargel; ***UK:*** Carobel; Nestargel.

多组分制剂 ***Austria:*** China-Eisenwein; ***Belg.:*** Kestomatine Baby†; ***Fr.:*** Gumilk; ***Indon.:*** Polysilane; ***Singapore:*** Bios Life; ***Switz.:*** Kestomatine Bebe†.

Cetostearyl Alcohol 十六十八醇

Alcohol cetoestearílico; Alcohol cetylicus et stearylicus; Alcohol Cetylstearylicus; Alcool Cetostearilico; Alkohol cetostearylowy; Cetearyl Alcohol; Cetil-sztearil-alkohol; Cetostearilo alkoholis; Cetostearyl Alc.; Cetostearylalkohol; Cétostéarylique alcool; Cétostéarylique, alcool; Cetylstearylalkohol; Setostearyylialkoholi.

Цетостеариловый Спирт

CAS — 8005-44-5; 67762-27-0.

UNII — 2DMT128M1S.

Pharmacopoeias. In *Eur.* (see p.vii) and *Int.* Also in *USNF.*

Ph. Eur. 6.8（Cetostearyl Alcohol） 一种混合的脂肪族醇类，主要为硬脂醇和十六醇。其中硬脂醇和十六醇合计不少于 90%，并且硬脂醇不少于 40%。为白色或淡黄色蜡状团块，片状、鳞片状或颗粒状。熔点为 49～56℃。几乎不溶于水；溶于乙醇和石油醚。熔化后可以和油脂、液状石蜡和熔融的羊毛脂混合。

Ph. Eur. 6.8［Cetostearyl Alcohol (Type A), Emulsifying; Alcohol Cetylicus et Stearylicus Emulsificans A］ 一种混合物，其中十六十八醇含量不低于 80%，十六十八烷基硫酸钠的含量不低于 7%，均以无水的物质作为标准计算。可能需要加入适当的缓冲液。为白色或淡黄色蜡状团块，片状、鳞片状或颗粒状。在热水中溶解成为乳白色溶液；几乎不溶于冷水；微溶于乙醇。

Ph. Eur. 6.8［Cetostearyl Alcohol (Type B), Emulsifying; Alcohol Cetylicus et Stearylicus Emulsificans B］ 一种混合物，其中十八醇和十六醇含量不低于 80%，十二烷基硫酸钠的含量不低于 7%，均以无水的物质作为标准计算。可能需要加入适当的缓冲液。为白色或淡黄色蜡状团块，片状、鳞片状或颗粒状。在热水中溶解成为乳白色溶液；几乎不溶于冷水；微溶于乙醇。

USNF 28（Cetostearyl Alcohol） 含有不少于 40% 的硬脂醇（$C_{18}H_{38}O$=270.5），硬脂醇和十六醇（$C_{16}H_{34}O$=242.4）的总量不少于 90%。油状，白色片状或颗粒状，有微弱的特殊臭。熔点为 48～55℃。不溶于水；溶于乙醇和乙醚。

简介

十六十八醇在乳膏剂、软膏剂和其他局部用制剂中用于调节硬度和稳定乳剂。与适当的亲水性物质合用，如用于乳化蜡中，能制备水包油型乳剂，并使其在较大 pH 范围内稳定。也用于改善石蜡软膏剂的润滑效果。

十六十八醇能引起超敏反应。

超敏反应 对十六十八醇外用制剂的过敏反应报道较少[1~3]。

1. Pecegueiro M, *et al.* Contact dermatitis to Hirudoid cream. *Contact Dermatitis* 1987; **17:** 290–3.
2. Marston S. Contact dermatitis from cetostearyl alcohol in hydrocortisone butyrate lipocream, and from lanolin. *Contact Dermatitis* 1991; **24:** 372.
3. Rademaker M, *et al.* Contact dermatitis from cetostearyl alcohol. *Australas J Dermatol* 1997; **38:** 220–1.

制剂

BP 2010: Cetomacrogol Emulsifying Wax; Cetrimide Emulsifying Ointment; Emulsifying Wax;
USNF 28: Emulsifying Wax.

Cetyl Alcohol 十六醇

Alcohol cetílico; Alcohol cetylicus; Alcohol Hexadecílico; Álcool Cetílico; Alkohol cetylowy; Cetanol; Cetil-alkohol; Cetilo alkoholis; Cetylalkohol; Cétylique, alcool; Ethal; Ethol; 1-Hexadecanol; Hexadecan-1-ol; Hexadecyl Alcohol; *n*-Hexadecyl Alcohol; Palmityl Alcohol; Setyylialkoholi.

Цетиловый Спирт

$C_{16}H_{34}O$ = 242.4.

CAS — 36653-82-4; 124-29-8.

UNII — 936JST6JCN.

HO-(CH₂)₁₅... CH₃

Pharmacopoeias. In *Eur.* (see p.vii), *Int.*, and *Jpn.* Also in *USNF.*

Ph. Eur. 6.8（Cetyl Alcohol） 为固体醇的混合物，主要为来源于动物或植物的十六醇。为白色或类白色油质块状、粉末、片状或颗粒状。熔点为 46～52℃。几乎不溶于水；易溶于至略溶于乙醇；熔化以后可以与动物油、植物油、液状石蜡以及熔融的羊毛脂混合。

USNF 28（Cetyl Alcohol） 为十六醇含量不低于 90% 的混合物，其余部分主要由相关的醇类组成。白色油质片状、立方体、颗粒状或块状，有轻微特殊臭。熔点为 45～50℃。不溶于水；溶于乙醇和乙醚，溶解度会随着温度的升高而增加。

简介

十六醇因其润滑、吸水性、增硬和较弱的乳化作用被用于局部用制剂中。可以用于栓剂中以提高熔点，另外可用于控缓释固体制剂的包衣。

十六醇能引起超敏反应。

超敏反应 一些外用制剂的超敏反应有时被认为是因含有十六醇[1~4]。其中一份报告提出，十六醇中的细微杂质是主要原因[1]。

1. Komamura H, *et al.* A case of contact dermatitis due to impurities of cetyl alcohol. *Contact Dermatitis* 1997; **36:** 44–6.
2. Oiso N, *et al.* Concomitant allergic reaction to cetyl alcohol and crotamiton. *Contact Dermatitis* 2003; **49:** 261.
3. Soga F, *et al.* Contact dermatitis due to lanoconazole, cetyl alcohol and diethyl sebacate in lanoconazole cream. *Contact Dermatitis* 2004; **50:** 49–50.
4. Kiec-Swierczynska M, *et al.* Photoallergic and allergic reaction to 2-hydroxy-4-methoxybenzophenone (sunscreen) and allergy to cetyl alcohol in cosmetic cream. *Contact Dermatitis* 2005; **53:** 170–1.

制剂

专利制剂

Arg.: Lactopan.

多组分制剂 ***Arg.:*** Caien†; ***Hong Kong:*** Ego Skin Cream; ***Malaysia:*** Ego Skin Cream; ***NZ:*** Ego Skin Cream; ***Philipp.:*** Dermalin; Sebo Fluid; ***Singapore:*** Ego Skin Cream.

Cetyl Esters 十六烷基酯

UNII — D072FFP9GU.

Cetyl Esters Wax 十六烷基酯蜡

Cera Cetyla; Cera de ésteres cetílicos; Cera de ésteres del alcohol cetílico; Esperma de ballena sintético; Spermaceti Wax Replacement; Synthetic Spermaceti.

Воск Сложных Цетиловых Эфиров

CAS — 85566-24-1.

Pharmacopoeias. In *Int.* Also in *USNF.*

USNF 28（Cetyl Esters Wax） 一种主要由饱和脂肪醇（14～18 个碳）和饱和脂肪酸（14～18 个碳）形成的酯。白色至米色半透明片状，有晶体状结构，结块时有珍珠样光泽。有轻微臭且不会酸败。熔点为 43～47℃。不溶于水；几乎不溶于冷乙醇；溶于沸腾的乙醇、氯仿、乙醚、挥发及不挥发油；微溶于冷的石油醚。贮藏于干燥且温度不超过 40℃的环境中。

Cetyl Palmitate 鲸蜡醇十六醇酯

Cetilo palmitatas; Cetil-palmitát; Cetyle, palmitate de; Cetylis Palmitas; Cetylpalmitat; Cetyl-palmitát; Hexadecyl Palmitate; Setyylipalmitaatti. Hexadecyl hexadecanoate.

Цетилпальмитат

$C_{32}H_{64}O_2$ = 480.8.

CAS — 540-10-3.

UNII — 5ZA2S6B08X.

Pharmacopoeias. In *Eur.* (see p.vii). Also in *USNF.*

Ph. Eur. 6.8（Cetyl Palmitate） 为以下的 C_{14}—C_{18} 酯类混合物：月桂酸（正十二烷）、肉豆蔻酸（十四烷）、棕榈酸（十六烷）和硬脂酸（硬脂酸）（"十六烷基酯蜡"）。它包括（表达为十六烷基棕榈酸盐）：10%～20% 的鲸蜡醇十六醇酯 15，60%～70% 的鲸蜡醇十六醇酯 65，及不少于 90% 的鲸蜡醇十六醇酯 95。白色或类白色的蜡状板、絮片或粉末。几乎不溶于水和无水乙醇；溶于煮沸的无水乙醇和二氯甲烷；微溶于石油醚中。鲸蜡醇十六醇酯 15 和鲸蜡醇十六醇酯 65 熔点大约 45℃，鲸蜡醇十六醇酯 95 熔点大约是 52℃。贮藏温度不得超过 25℃。

USNF 26（Cetyl Palmitate） 它包含鲸蜡醇和饱和高分子脂肪酸的酯类化合物，主要为棕榈酸。白色结晶或絮片。几乎不溶于水；易溶于乙醇和乙醚。熔点为 46°～53°。贮藏于密闭容器中，温度为 20～25℃，允许的温度偏差在 15～30℃；不要暴露于 40°以上高温。

简介

十六烷基酯如鲸蜡醇十六醇酯和十六烷基酯蜡通常被用于乳膏和软膏的润滑剂和增硬剂。十六烷基酯蜡也能被作为一些口服剂型的包衣；它是由取自抹香鲸和巨齿槌鲸的天然鲸蜡，再经人工置换合成的。

制剂

USP 33: Rose Water Ointment.

多组分制剂 ***Fr.:*** Cold Cream Naturel.

Chlorophyll 叶绿素

CI Natural Green 3; Clorofila; Colour Index No. 75810; E140 (chlorophylls or chlorophyllins).

Хлорофилл

CAS — 479-61-8 (chlorophyll a); 519-62-0 (chlorophyll b).

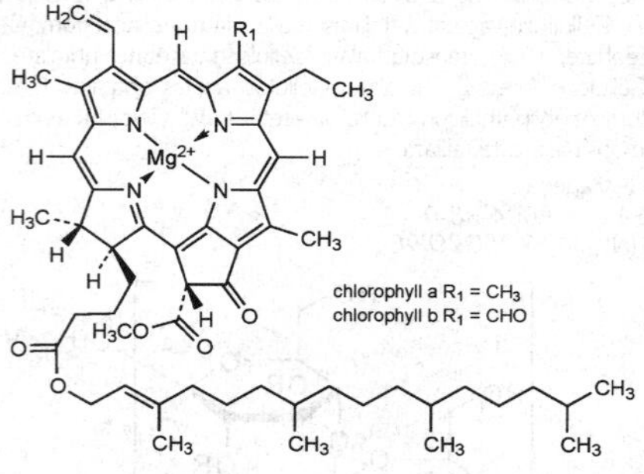

Chlorophyllin Copper Complex Sodium 叶绿酸铜复合物钠

Clorofilina cúprica, complejo sódico de.

Медного Комплекса Хлорофиллина Натриевая Соль

Pharmacopoeias. In *US.*

USP 33（Chlorophyllin Copper Complex Sodium） 本品是叶绿酸铜螯合物的钠盐，但不属于人工着色剂。贮藏于密闭容器中。避光。

简介

叶绿素是植物藻类及蓝细菌（蓝绿藻）中发现的一种绿色光合色素。它含有 4 种近似的化合物。叶绿素 a（$C_{55}H_{72}MgN_4O_5$ = 893.5）和叶绿素 b（$C_{55}H_{70}MgN_4O_6$ = 907.5）是在植物和某些藻类中发现的；叶绿素 c，进一步细分为叶绿素 c1（$C_{35}H_{30}MgN_4O_5$ = 610.9）和叶绿素 c2（$C_{35}H_{28}MgN_4O_5$ = 608.9），发现于一些藻类；以及叶绿素 d（$C_{54}H_{70}MgN_4O_6$ = 895.5），发现于一些藻类及蓝细菌。

脂溶性叶绿素衍生物 用稀无机酸使叶绿素的镁原子被 2 个氢原子取代产生的橄榄绿色、不溶于水的脱镁叶绿素。可形成铜脱镁叶绿素（有时叫铜叶绿素复合物；E141），它比叶绿素对光和酸更稳定。

水溶性叶绿素类 当叶绿素被碱水解，叶绿醇和甲醇被分离，形成绿色水溶性叶绿酸的钾盐和钠盐。类似水溶性化合物还有镁被铜取代制成的铜叶绿素复合物（E141）。

叶绿素、叶绿酸和这些化合物的铜复合物可作为食品、药品和化妆品用着色剂。

叶绿素可作为外用敷贴治疗外伤和溃疡。没有明确证据证明它可以促进恢复，但它因具有除臭作用而受到重视。叶绿酸和叶绿酸铜复合物有同样的应用。叶绿素也被用来作为膳食补充剂。

制剂

专利制剂

USA: Chloresium; Derifil; Pals.

多组分制剂 ***Arg.:*** Fanaletas; Notoxin; Palan†; ***Braz.:*** Emoform Clorofila; Eucaliptan†; Mentozil†; Salimetin†; ***Ger.:*** Chlorophyl liquid "Schuh"†; Chlorophyllin Salbe "Schuh"†; Ginseng-Complex "Schuh"†; ***Hong Kong:*** Epilon; ***Indon.:*** Methaphyllin†; ***Spain:*** Odontocromil c Sulfamida†; Vitavox; ***UK:*** Chlorophyll; ***USA:*** AllanEnzyme; AllanfillEnzyme; Fresh-N-Free; Gladase-C; Panafil; Papfyll; Prophyllin; Wound Cleanser; Ziox.

顺势疗法制剂 ***Ger.:*** Glonoin Complex N†.

Cholesterol 胆固醇

Cholesterin; Cholestérol; Cholesterolis; Cholesterolum; Colesterina; Colesterol; Kolesterol; Kolesteroli; Koleszterin; Kolesszterin.

Cholest-5-en-3β-ol.
Холестерин; Холестерол
$C_{27}H_{46}O$ = 386.7.
CAS — 57-88-5.
UNII — 97C5T2UQ7J.

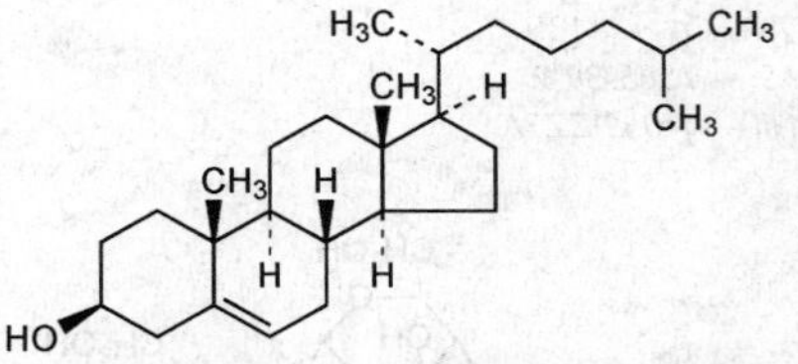

Pharmacopoeias. In *Eur.* (see p.vii) and *Jpn.* Also in *USNF.*

Ph. Eur. 6. 8 (Cholesterol) 白色或类白色的结晶性粉末。对光敏感。熔点为 147～150℃。几乎不溶于水；微溶于乙醇和丙酮。避光。

USNF 28 (Cholesterol) 白色或微黄色，几乎无臭，类似珍珠的叶状、针状、粉末状或颗粒状。长时间暴露于光照下会变成黄色至淡褐色。熔点为 147～150℃。不溶于水；能缓慢溶于乙醇（1∶100）；溶无水乙醇（1∶50）；溶于丙酮、氯仿、二噁烷、乙醚、乙酸乙酯、石油醚和植物油。避光。

简介

胆固醇能赋予软膏剂吸水的能力，用作乳化剂。它具有润滑性能，并主要用于外用制剂。它还用于眼科和阴道制剂，以及肠外使用制剂。

胆固醇苯甲酸酯已用作皮肤科制剂的组分。

制剂

多组分制剂 ***Arg.:*** Liposomas; Notoxin; ***Belg.:*** Senophile; ***Chile:*** Perfungol; ***Fr.:*** Senophile; Totephan; ***Switz.:*** Kerodermt†.

顺势疗法制剂 ***Canad.:*** Carduus Plex; Cholest-X L112†; Formula Homeo QR 209; Hepar Compositum; ***Fr.:*** Bilinum Complexe No 113; Cholesterolum Complexe No 112; Strontium Compose; ***Ger.:*** Chol-Do; Chole-cyl L Ho-Len-Complex; NeyArthrosome (Revitorgan-Dilution); Pankreas M Comp†; ***Ukr.:*** Hepar Compositum (Гепар Композитум)†.

CI Solvent Yellow 18 CI 溶剂黄 18

CI Food Yellow 12; Colour Index No. 12740. 4-[(2,4-Dimethylphenyl)azo]-2,4-dihydro-5-methyl-2-phenyl-3*H*-pyrazol-3-one.
$C_{18}H_{18}N_4O$ = 306.4.
CAS — 6407-78-9.

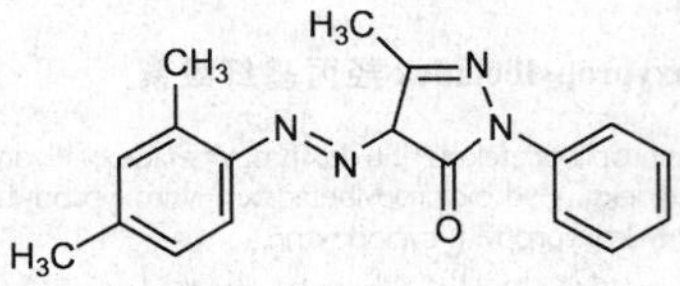

简介

CI 溶剂黄 18 是一种着色剂，通常被用作镜片染色。

CI Vat Orange 1 CI 还原橙 1

Colour Index No. 59105. Dibromo-dibenzo (b,def) chrysene-7,14-dione.
CI Кубовый Оранжевый I
$C_{24}H_{10}Br_2O_2$ = 490.1.
CAS — 1324-11-4.

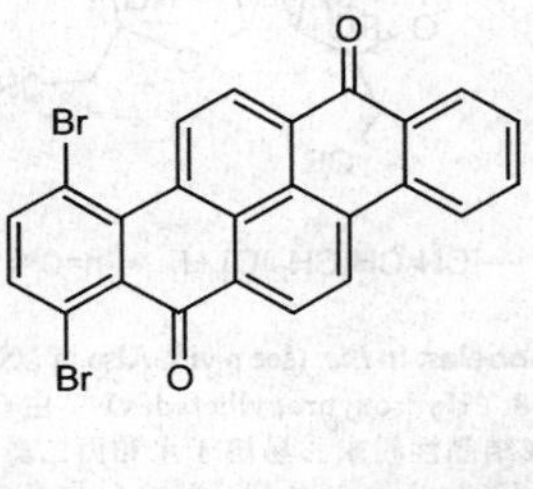

简介

CI 还原橙 1 是一种着色剂，通常被用作镜片染色。

Citranaxanthin 桔黄素

Citranaxantina; E161(i).
Цитранаксантин
$C_{33}H_{44}O$ = 456.7.
CAS — 3604-90-8.

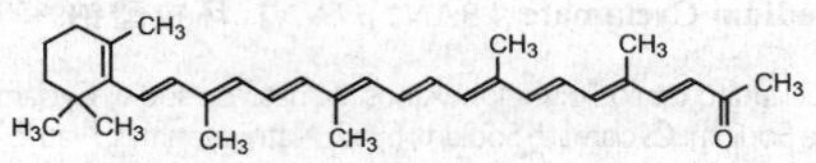

简介

桔黄素是一种着色剂，通常被用于动物饲料中，以给家禽脂肪和蛋鸡的鸡蛋蛋黄染色。它具有维生素 A 活性。

Citrus Red 2 橘红 2

CI Solvent Red 80; Colour Index No. 12156. 1-(2,5-Dimethoxyphenylazo)-2-naphthol.
Цитрусовый Красный 2
$C_{18}H_{16}N_2O_3$ = 308.3.
CAS — 6358-53-8.
UNII — 2QE5Y68984.

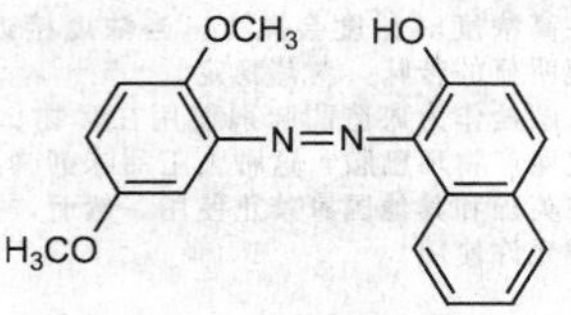

简介

橘红 2 是一种着色剂，用于食品中。

Cochineal 胭脂虫红

CI Natural Red 4; Coccionella; Coccus; Coccus Cacti; Cochenille; Cochinilla; Colour Index No. 75470; E120; Koschenille.
Кошениль
CAS — 1343-78-8.
UNII — TZ8Z31B35M.

Pharmacopoeias. In *Br.*

BP 2010 (Cochineal) 干燥的雌虫，胭脂虫红包括卵和幼虫。本品具有特殊臭。它符合关于大肠杆菌和沙门菌的污染试验。

简介

胭脂虫红是洋红的原料，可作为红色着色剂用于食品、药品和化妆品。

已有报道，在使用含有胭脂虫红的产品后，出现过敏反应包括过敏性休克（见**胭脂红**项下**超敏反应**，第1946页）。

顺势疗法 胭脂虫红中已经以下列名称用于顺势疗法药物：Coccus, Coccus cacti, Dactylopius coccus, Coc. c。

制剂

多组分制剂 ***Austral.:*** Cold & Flu Respatona Decongestant Cough Relief†; Cold & Flu Respatona Dry Cough Relief†; Cough Relief†; ***Port.:*** Stodal.

顺势疗法制剂 ***Austral.:*** Stodal†; ***Austria:*** Pertudoron; ***Canad.:*** Drosera Compose; Drosera Plex; Drosetux†; Male +; Pertudoron 1; Phytotux H; Prost-X L8†; Renelix; Stodal; ***Cz.:*** Drosetux; Stodal; ***Fr.:*** Baudry; Boripharm No 11; Drosera Complexe No 64; Drosera Compose; Drosetux; L 8; Pertudoron; Stodal; Uva Ursi Complexe No 9; ***Ger.:*** Antiflammin H†; Bomapect N; Monapax; Pertudoron 1; Pulmo-Bosan†; Roth's RKT Tropfen†; ***Hung.:*** Stodal; ***Neth.:*** Stodal; ***Rus.:*** Stodal (Стодаль); ***S.Afr.:*** Pertudoron Drops†; ***Switz.:*** Drosetux; Stodal.

Coconut Oil 椰子油

Aceite de coco; Coco (huile de) raffinée; Cocois oleum raffinatum; Coconut Butter; Copra Oil; Finomított kókuszolaj; Hindistancevizi Yağı; Kokosolja, raffinerad; Kokosový olej čištěný; Kokosų aliejus, rafinuotas; Kookosöljy, puhdistettu; Oleum Cocois; Oleum Cocos Raffinatum; Oleum Cocosis.
Кокосовое Масло
CAS — 8001-31-8.
UNII — Q9L0O73W7L.

Pharmacopoeias. In *Eur.* (see p.vii), *Jpn.*, and *USNF.*
USNF includes hydrogenated coconut oil.

Ph. Eur. 6. 8 (Coconut Oil, Refined) 椰子的胚乳干燥、固体部分经过精炼制得的脂肪油。白色或类白色油质块状。熔点为 23～26℃。几乎不溶于水；微溶于乙醇；极易溶于二氯甲烷和石油醚（沸点 65～70℃）。贮藏于密闭容器中。避光。

USNF 28 (Coconut oil) 此精炼的不挥发油由椰子的种子获得。澄明，白色至浅黄色黏稠液体。几乎不溶于水；极微溶于乙醇；易溶于二氯甲烷和石油醚。熔点为 23～26℃。贮藏于密闭容器中。避光。

USNF (Hydrogenated Coconut Oil) *Cocos nucifera* 的种子获得的油再经过精炼及氢化制得。白色至淡黄色，半固体或固体脂肪。几乎不溶于水；极微溶于乙醇；易溶于乙醚。贮藏于不超过 55℃ 的密闭容器中。避光。

简介

椰子油被用作外用乳膏和软膏的基质，用于直肠、阴道给药，用于固体剂型，并作为增塑剂。它也被用于食品工业。局部用制剂用于虱病。

分馏的椰子油（稀植物油）用作中链甘油三酯的来源（第1858页）。

超敏反应 关于椰子类产品，包括椰子油的过敏反应很少被报道[1]。但有报道过敏反应的个案[2,3]。

1. Couturier P, *et al.* Un cas d'allergie à l'huile de noix de coco chez un nourrisson: responsabilité des laits materrisés. *Allerg Immunol (Paris)* 1994; **26:** 386–7.
2. Rosado A, *et al.* Anaphylaxis to coconut. *Allergy* 2002; **57:** 182–3.
3. Nguyen SA, *et al.* Cross-reactivity between coconut and hazelnut proteins in a patient with coconut anaphylaxis. *Ann Allergy Asthma Immunol* 2004; **92:** 281–4.

制剂

专利制剂

Ger.: Aesculo Gel L; ***UK:*** Nitlotion.

多组分制剂 ***Arg.:*** Ketohair†; Paranix; Tersoderm Cabellos Grasos†; ***Cz.:*** Nutralipid MCT†; ***Fr.:*** Biostop†; ***Indon.:*** Minyak Telon Cap Tiga Anak†; Minyak Telon†; Telon 3 Anak; Yanthi Baby Oil†; ***NZ:*** Mr Nits; ***Philipp.:*** Enfacare; ***Switz.:*** Paranix; ***Turk.:*** Kataljin.

Cottonseed Oil 棉籽油

Algodón, aceite de; Bomullsfröolja; Coton, huile de; Cotton Oil; Gossypii oleum; Gossypii Oleum Latin; Gyapotmagolaj; Ol. Gossyp. Sem.; Oléo de Algodoeiro; Oleum Gossypii Seminis; Puuvillansiemenöljy; Vilnamedžių aliejus.
Хлопковое Масло
CAS — 8001-29-4.
UNII — H3E878020N (cottonseed oil); Z82Y2C65EA (hydrogenated cottonseed oil).

Pharmacopoeias. In *USNF,* which also includes hydrogenated cottonseed oil.
Eur. (see p.vii) includes only the hydrogenated oil.

Ph. Eur. 6. 8 (cottonseed Oil, Hydrogenated; Gossypii Oleum Hydrogenatum) 从不同种类的栽培植物 *Gossypium hirsutum* 或其他种类的棉花属的种子中获得的油再经精炼及氢化后得到。它主要由棕榈酸和硬脂酸的甘油三酯组成。白色或类白色粉末，当加热融化时，熔化物为澄明的淡黄色液体。熔点为 57～70℃。几乎不溶于水；微溶于乙醇；易溶解于二氯甲烷和甲苯中。避光。

USNF 28 (cottonseed Oi) 从不同种类的栽培植物多毛类的棉花 *Gossypium hirsutum* 或其他种类的棉花属（锦葵科）的种子中获得的一种精炼不挥发的油。它可能包含了适量的抗氧化剂。它为淡黄色的油状液体，没有气味或气味很微弱。微溶于乙醇；混溶于二硫化碳、氯仿、乙醚和石油醚中。贮藏于温度不超过 40℃ 的密闭容器中。避光。在 10°以下也许会从油中分离出固态脂肪粒，并且在 0～5℃ 时油会十分接近或变成固体。

USNF 28 (Hydrogenated Cottonseed Oil) 它是通过棉子油酸得来，且主要由棕榈和硬脂酸的甘油三酯组成。白色块状或粉末，加热时会融化，熔化物为澄明的淡黄色液体。熔点为 57～70℃。几乎不溶于水；微溶于乙醇；易溶解于二氯甲烷和甲苯中。贮藏于密闭容器中。避光。

简介

棉籽油通常作为油类载体。

棉籽油、棉酚（第2249页）的提取物，被尝试使用在男性的避孕用品上。

Creatinine 肌酐

Creatinina. 2-Amino-1-methyl-4-imidazolidinone.

Креатинин

$C_4H_7N_3O$ = 113.1.

CAS — 60-27-5.

UNII — AYI8EX34EU.

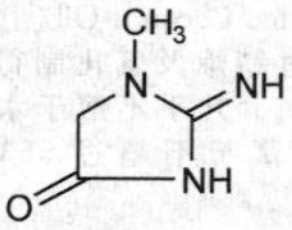

USNF 28 (Creatinine) 白色，没有气味的结晶或者结晶性粉末。溶于水；微溶于乙醇；几乎不溶于丙酮、氯仿和乙醚。

简介

肌酐通常作为冷冻干燥的填充剂。内源性肌酐的血浆浓度或清除率通常作为肾功能的一个指标。

Curcumin 姜黄素

Colour Index No. 75300; Curcumina; E100; Kurkum; Kurkumina; Turmeric Yellow. 1,7-Bis(4-hydroxy-3-methoxyphenyl)hepta-1,6-diene-3,5-dione.

Куркумин

$C_{21}H_{20}O_6$ = 368.4.

CAS — 458-37-7.

UNII — IT942ZTH98.

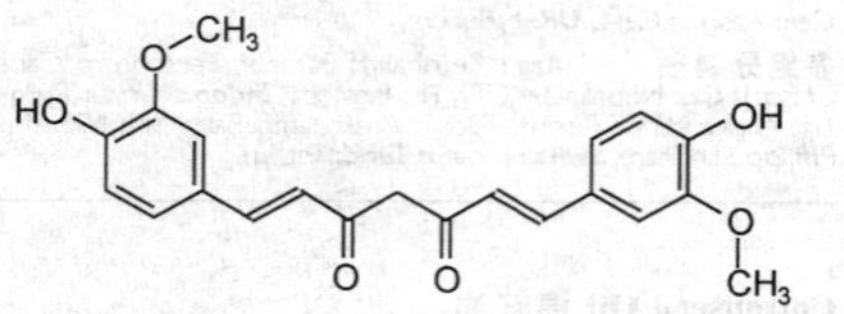

简介

姜黄素是一种姜黄素类（第2220页），它的主要显色成分是姜黄（第1984页）。它用作药品、食品和化妆品的着色剂。在对姜黄的研究中发现它还存在着许多重要的药理性质（见第1984页）。

制剂

多组分制剂 ***India:*** Well-Beeing†; ***Indon.:*** Curmunos; Dhavit; ***Ital.:*** Depatox; ***UK:*** Potenzia.

Cyclamic Acid (*BAN, USAN*) **环拉酸**

Ciclámico, ácido; Cyclam. Acid; E952; Hexamic Acid. *N*-Cyclohexylsulphamic acid.

Цикламовая Кислота

$C_6H_{13}NO_3S$ = 179.2.

CAS — 100-88-9.

UNII — HN3OFO5036.

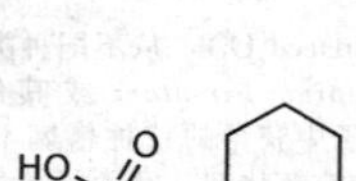

Calcium Cyclamate 环拉酸钙

Calc. Cyclam.; Calcium Cyclohexanesulfamate; Ciclamato de calcio; Ciclohexanosulfamato de calcio; Cyclamate Calcium; E952. Calcium *N*-cyclohexylsulphamate dihydrate.

Кальция Цикламат

$C_{12}H_{24}CaN_2O_6S_2,2H_2O$ = 432.6.

CAS — 139-06-0 (anhydrous calcium cyclamate); 5897-16-5 (calcium cyclamate dihydrate).

UNII — OK71859Z12 (calcium cyclamate); X12LMJ1WYL (anhydrous calcium cyclamate).

Potassium Cyclamate 环拉酸钾

Cyclamate Potassium; HSDB 1239; Monopotassium Cyclohexanesulfamate; Potassium Cyclohexanesulfamate. Potassium *N*-cyclohexylsulphamate.

Калия Цикламат

$C_6H_{12}NO_3SK$ = 217.3.

CAS — 7758-04-5.

UNII — 0DS7R9NQB0.

Sodium Cyclamate (*BAN, rINN*) **环拉酸钠**

Ciclamato de sodio; Ciclohexanosulfamato de sodio; Cyclamate de Sodium; Cyclamate Sodium; E952; Natrii cyclamas; Natrio ciklamatas; Nátrium-ciklamát; Natriumcyklamat; Natrium-cyklamát; Natriumsyklamaatti; Siklamat Sodyum; Sod. Cyclam.; Sodium, cyclamate de; Sodium Cyclohexanesulphamate. Sodium *N*-cyclohexylsulphamate.

Натрия Цикламат

$C_6H_{12}NNaO_3S$ = 201.2.

CAS — 139-05-9.

UNII — 116F42RME1.

Pharmacopoeias. In *Chin.* and *Eur.* (see p.vii).

Ph. Eur. 6. 8 (Sodium Cyclamate) 白色或类白色的结晶性粉末或无色结晶。易溶于水；微溶于乙醇。10%水溶液的 pH 值为 5.5～7.5。

简介

环拉酸及其盐是甜度高的甜味剂。环拉酸钠的稀释溶液（浓度最高大约 0.17%）的甜度大约是蔗糖的 30 倍，但在高浓度时甜度会减少。当浓度接近 0.5%时，它会显现明显的苦味。对热稳定。

环拉酸盐作为人造甜味剂使用在食物、软饮料中。因为其代谢产物环己胺，这种人工甜味剂（片剂）有一段时间在英国和其他国家禁止使用。然而，重新评估后如今又被允许使用。

制剂

专利制剂

Arg.: Kaldil Diet; ***Braz.:*** Sucaryl; ***Canad.:*** Sucaryl†.

多组分制剂 ***Arg.:*** Chuker; Rondo; Sucaryl; Suimel; ***Austral.:*** Sucaryl; ***Braz.:*** Finn Cristal; ***Chile:*** Sukar-Sin; ***Fr.:*** Sucaryl; ***Israel:*** Sucrin; ***Ital.:*** Diet Sucaryl; ***NZ:*** Sucaryl; ***Port.:*** Dulceril†; ***Rus.:*** Zuckli (Цюкли)†; ***Turk.:*** Dolce†; Dulcaryl; Tadalin.

Cyclodextrins 环糊精

Ciclodextrinas.

Циклодекстрины

Alfadex (*BAN, rINN*) **α-环糊精**

Alfadeksas; Alfadeksi; Alfadexum; Alpha Cyclodextrin; Alphacyclodextrin; α-Cyclodextrin; Cyclohexaamylose; Cyclomaltohexose. Cyclomaltohexaose.

Альфадекс

$C_{36}H_{60}O_{30}$ = 972.8.

CAS — 10016-20-3.

UNII — Z1LH97KTRM.

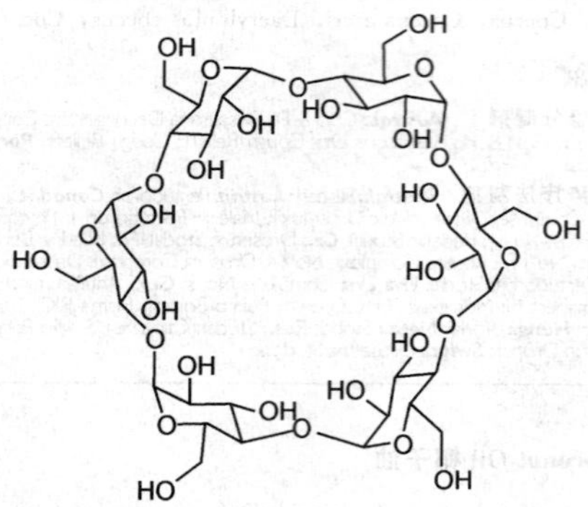

Pharmacopoeias. In *Eur.* (see p.vii). Also in *USNF.*

Ph. Eur. 6. 8 (Alfadex) 白色或类白色的非结晶的或结晶性粉末。易溶于水和丙二醇；几乎不溶于无水乙醇和二氯甲烷。贮藏于密闭容器中。

USNF 28 (Alfadex) 白色或类白色的非结晶的或结晶性粉末。易溶于水和丙二醇；几乎不溶于无水乙醇和二氯甲烷。贮藏于密闭容器中。

Betadex (*BAN, USAN, rINN*) **β-环糊精**

Beetadeksi; Betadeksas; Bétadex; Betadexum; β-Cyclodextrin; Cycloheptaamylose; E459. Cyclo-α-(1→4)-D-heptaglucopyranoside.

Бетадекс

$C_{42}H_{70}O_{35}$ = 1135.

CAS — 7585-39-9.

UNII — JV039JZZ3A.

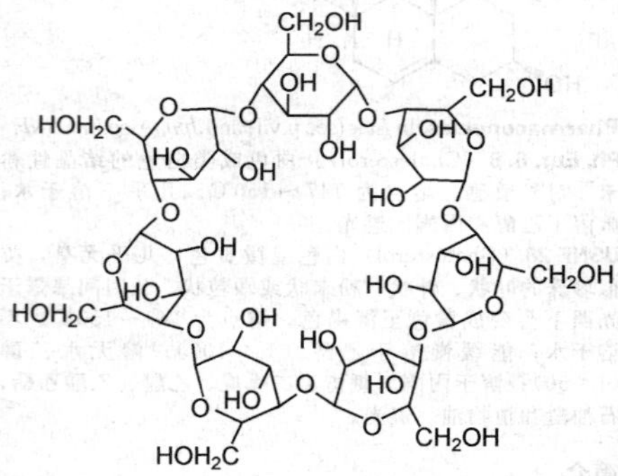

Pharmacopoeias. In *Chin.* and *Eur.* (see p.vii). Also in *USNF.*

Ph. Eur. 6. 8 (Betadex) 白色或类白色的非结晶的或结晶性粉末。略溶于水；几乎不溶于乙醇和二氯甲烷；易溶于丙二醇。贮藏于密闭容器中。

USNF 28 (Betadex) 非还原性的环状化合物，由 7 个 α-(1→4) 连接的 D-吡喃葡萄糖基单元组成。白色无臭，精细的结晶性粉末。可溶解在 54℃的水中。贮藏于密闭容器中。

Gamma Cyclodextrin γ-环糊精

Cyclomaltooctaose; Cyclooctaamylose.

$C_{48}H_{80}O_{40}$ = 1297.1.

CAS — 17465-86-0.

UNII — KZJ0BYZ5VA.

Pharmacopoeias. In *USNF.*

USNF 28 (Gamma Cyclodextrin) 环状化合物，由 8 个 α-(1→4) 连接的 D-吡喃葡萄糖基单元组成。白色或类白色的非结晶的或结晶性粉末。易溶于水和丙二醇；极微溶于乙醇。

Hydroxypropylbetadex 羟丙基纤维素

Hidroksipropilbetadeksas; Hydoxipropylbetadex; Hydroksipropyylibetadeksi; Hydroxypropylbétadex; Hydroxypropylbetadexum; 2-Hydroxypropyl-β-cyclodextrin.

UNII — 1196OHX6EK (hydroxypropylbetadex (0.58-0.68 ms)).

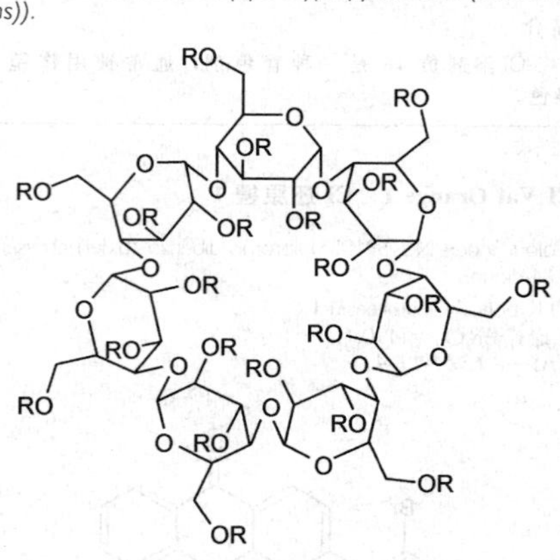

R= —[CH2CH(CH2)O]*n*H   n=0,1,2...

Pharmacopoeias. In *Eur.* (see p.vii). Also in *USNF.*

Ph. Eur. 6. 8 (Hydroxypropylbetadex) 白色或类白色的非结晶或结晶性粉末。易溶于水和丙二醇。

USNF 28 (Hydroxypropyl Betadex) 白色或类白色的非结晶或结晶性粉末。易溶于水和丙二醇。

简介

环糊精，如α-环糊精、β-环糊精和γ-环糊精，是通过淀粉酶降解获得的环状低聚糖。它们可与很多分子形成包合物，并可作为口服、肠外和局部给药系统的载体。它们能改善溶出度和溶解度，增加稳定性，并且能用于掩盖异味。环糊精替代品如羟丙基纤维素、磺丁基-β-环糊精钠和二甲基-β-环糊精也都投入使用。

环糊精还能用于食品工业。

1. Stella VJ, Rajewski RA. Cyclodextrins: their future in drug formulation and delivery. *Pharm Res* 1997; **14:** 556–67.
2. Loftsson T, Olafsson JH. Cyclodextrins: new drug delivery systems in dermatology. *Int J Dermatol* 1998; **37:** 241–6.
3. Redenti E, *et al.* Drug/cyclodextrin/hydroxy acid multicomponent systems: properties and pharmaceutical applications. *J Pharm Sci* 2000; **89:** 1–8.
4. Loftsson T, Masson M. Cyclodextrins in topical drug formulations: theory and practice. *Int J Pharm* 2001; **225:** 15–30.
5. Loftsson T, Stefansson E. Cyclodextrins in eye drop formulations: enhanced topical delivery of corticosteroids to the eye. *Acta Ophthalmol Scand* 2002; **80:** 144–50.
6. Dass CR. Cyclodextrins and oligonucleotide delivery to solid tumours. *J Drug Target* 2004; **12:** 1–9.
7. Kaur IP, *et al.* Role of cyclodextrins in ophthalmics. *Curr Drug Deliv* 2004; **1:** 351–60.
8. Challa R, *et al.* Cyclodextrins in drug delivery: an updated review. *AAPS PharmSciTech* 2005; **6:** E329–E357.
9. Loftsson T, Duchêne D. Cyclodextrins and their pharmaceutical applications. *Int J Pharm* 2007; **329:** 1–11.
10. Brewster ME, Loftsson T. Cyclodextrins as pharmaceutical solubilizers. *Adv Drug Deliv Rev* 2007; **59:** 645–66.
11. Carrier RL, *et al.* The utility of cyclodextrins for enhancing oral bioavailability. *J Control Release* 2007; **123:** 78–99.
12. Cal K, Centkowska K. Use of cyclodextrins in topical formulations: practical aspects. *Eur J Pharm Biopharm* 2008; **68:** 467–78.
13. Stella VJ, He Q. Cyclodextrins. *Toxicol Pathol* 2008; **36:** 30–42.
14. Otero-Espinar FJ, *et al.* Cyclodextrins: more than pharmaceutical excipients. *Mini Rev Med Chem* 2010; **10:** 715–25.

Cyclohexane 环己烷

Ciclohexano; Cyclohexano; Cykloheksan; Hexahidroxibenzeno; Hexahydrobenzene; Hexamethylene; Hexametileno; Hexanafteno.

Циклогексан

C_6H_{12} = 84.16.

CAS — 110-82-7.

UNII — 48K5MKG32S.

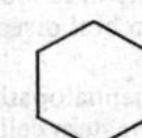

性状 环己烷是一种无色，具有易燃性、可流动性的液体。每毫升质量约 0.78g。沸点约 81℃。贮藏于密闭容器中。

不良反应

环己烷有刺激性，可能对中枢神经系统有影响。

关于环己烷毒性的参考文献如下。

1. Health and Safety Executive. Cyclohexane, cumene, para-dichlorobenzene (p-DCB), chlorodifluoromethane (CFC 22). *Toxicity Review 25.* London: HMSO, 1991.

用途

环己烷被用作工业溶剂。

Denatonium Benzoate (*BAN*, *USAN*, *rINN*) 苯甲地那铵

Benzoato de denatonio; Denatonii Benzoas; Dénatonium, Benzoate de; NSC-157658. Benzyldiethyl(2,6-xylylcarbamoylmethyl)ammonium benzoate monohydrate.

Денатония Бензоат

$C_{28}H_{34}N_2O_3,H_2O$ = 464.6.

CAS — 3734-33-6 (anhydrous denatonium benzoate); 86398-53-0 (denatonium benzoate monohydrate).

UNII — 4YK5Z54AT2.

Pharmacopoeias. In *USNF.*

USNF 28 (Denatonium Benzoate) 当在 105℃干燥 2h 后，它包含一分子的结合水或者没有水。溶于水（1∶20）、乙醇（1∶2.4）、氯仿（1∶2.9）和乙醚（1∶5000）；极易溶于甲醇。3%水溶液的 pH 值为 6.5～7.5。贮藏于密闭容器中。

简介

苯甲地那铵浓烈的苦味会被用于药用或工业用途上，并且在洗浴用品的酒精中用作局部变性剂。商业上常被称为 Bitrex。

制剂

多组分制剂 **Fr.:** Skin Nail.

Dextrates (*USAN*) 淀粉水解糖

Dextratos.

CAS — 39404-33-6.

UNII — G263MI44RU.

Pharmacopoeias. In *USNF.*

USNF 28 (Dextrates) 一种精制的无水或含水糖类混合物。由淀粉通过酶水解获得。流动性良好，疏松的、白色、无臭、含有微晶聚合物的球状颗粒。易溶于水（加热可增加其溶解度），溶于稀酸和碱以及碱性的有机溶剂（如吡啶）。不溶于普通有机溶剂。20%水溶液的 pH 值为 3.8～5.8。干燥环境，8～15℃贮藏。

简介

淀粉水解糖作为胶囊和片剂稀释剂以及片剂黏合剂使用。

Diacetylated Monoglycerides 二乙酰单甘油酯类

Monoglicéridos diacetilados.

Моноглицериды Диацетилированные

Pharmacopoeias. In *USNF.*

USNF 28 (DiacetylatedMonoglycerides) 由甘油同食用脂肪酸和乙酸酯化而生成。一种清澈液体。极易溶于 80%乙醇、植物油和矿物油；微溶于 70%乙醇。贮藏于密闭容器中。避光。

简介

二乙酰单甘油酯类已用作增塑剂、药用辅料及食品添加剂。

Dibutyl Sebacate 癸二酸二丁酯

Sebacato de dibutilo.

Дибутилсебацинат

$C_{18}H_{34}O_4$ = 314.5.

CAS — 109-43-3.

UNII — 4W5IH7FLNY.

Pharmacopoeias. In *USNF.*

USNF 28 (Dibutyl Sebacate) 它由 n-丁醇和饱和二元酸的酯类组成，最主要的是癸二酸。无色的，有轻度气味的油状液体。几乎不溶于水和丙三醇；溶于乙醇、异丙醇、液状石蜡；微溶于丙二醇。贮藏于密闭容器中。

简介

癸二酸二丁酯是增塑剂，可用于片剂（包括缓释制剂）、微球、颗粒剂以及微型胶囊剂的制药中。还可用作食品调味料。

Dichloromethane 二氯甲烷

Cloruro de metileno; Dichlormethan; Diclorometano; Diklórmetán; Methylene Chloride; Méthylène, chlorure de; Methyleni chloridum; Metileno chloridas; Metyleenikloridi; Metylenklorid; Metylenu chlorek.

Дихлорметан

CH_2Cl_2 = 84.93.

CAS — 75-09-2.

UNII — 588X2YUY0A.

Pharmacopoeias. In *Eur.* (see p.vii). Also in *USNF.*

Ph. Eur. 6.8 (Methylene Chloride; Dichloromethane BP 2010) 一种澄明、无色、具有挥发性的液体。相对密度为 1.320～1.332。可能含有不高于 2%的乙醇和（或）不高于 0.03%的 2-甲基-2-丁烯作为稳定剂。微溶于水；与乙醇混溶。贮藏于密闭容器中。避光。

USNF 28 (Methylene Chloride) 一种澄明、无色、具有流动性的液体，类氯仿臭。相对密度为 1.318～1.322。与乙醇、乙醚、不易挥发的油脂和挥发性油混溶。贮藏于密闭容器中。

稳定性 加热条件下产生光气。

不良反应和处置

急性暴露于二氯甲烷蒸气中会抑制中枢神经系统，症状由头痛、眩晕发展为昏迷，严重情况下致死。有报道发生过肺水肿。严重暴露于二氯甲烷中会引起血液中血红蛋白浓度升高和一氧化碳中毒症状。对心血管系统的影响主要由组织缺氧引起，其次是碳氧血红蛋白的产生。有报道急性摄入二氯甲烷导致红细胞溶解。

慢性职业性暴露于二氯甲烷蒸气中除了急性中毒表现出的症状之外，还会引起胃肠道功能紊乱。二氯甲烷是油漆清除剂的常见成分，可能与挥发性物质的滥用有关（见甲苯项下，第1983页）。

二氯甲烷的液体有刺激性，高浓度的蒸气对眼有刺激性。

急性中毒的处置包括将患者移离暴露源，给予支持疗法和对症治疗。碳氧血红蛋白血症的治疗和一氧化碳中毒治疗一样（第1609页），供给 100%纯氧，也建议给予高压氧。对于摄入二氯甲烷的中毒患者，可以给予活性炭治疗。避免使用肾上腺素或者其他拟交感神经药，因为有导致心律失常的风险。

1. WHO. Methylene Chloride. *Environmental Health Criteria 32.* Geneva: WHO, 1984. Available at: http://www.inchem.org/documents/ehc/ehc/ehc32.htm (accessed 29/06/04)
2. Health and Safety Executive. Dichloromethane (methylene chloride). *Toxicity Review 12.* London: HMSO, 1985.
3. WHO. Methylene chloride health and safety guide. *IPCS Health and Safety Guide 6.* Geneva: WHO, 1987. Available at: http://www.inchem.org/documents/hsg/hsg/hsg006.htm (accessed 29/06/04)
4. Rioux JP, Myers RAM. Methylene chloride poisoning: a paradigmatic review. *J Emerg Med* 1988; **6:** 227–38.
5. Manno M, *et al.* Double fatal inhalation of dichloromethane. *Hum Exp Toxicol* 1992; **11:** 540–5.
6. Dhillon S, Von Burg R. Methylene chloride. *J Appl Toxicol* 1995; **15:** 329–35.
7. IARC/WHO. Dichloromethane. *IARC monographs on the evaluation of the carcinogenic risk of chemicals to humans* 1999; **71:** 251–315. Available at: http://monographs.iarc.fr/ENG/Monographs/vol71/volume71.pdf (accessed 10/06/09)
8. Chang YL, *et al.* Diverse manifestations of oral methylene chloride poisoning: report of 6 cases. *J Toxicol Clin Toxicol* 1999; **37:** 497–504.
9. Jacubovich RM, *et al.* Facial nerve palsy after acute exposure to dichloromethane. *Am J Ind Med* 2005; **48:** 389–92.

药动学

二氯甲烷吸入后迅速被吸收，摄入后也能被吸收，但经过完整的皮肤吸收缓慢。二氯甲烷在体内部分代谢为二氧化碳和一氧化碳后排出，但也可达到有效的血液碳氧血红蛋白浓度。一部分二氯甲烷以原形由呼气排出，少量通过尿液排泄。

用途

二氯甲烷被用作工业和药用溶剂，也被用作食品加工的萃取剂。

二氯甲烷广泛应用于油漆清除剂中。

Dichloropropane 二氯丙烷

Dicloropropano; Dicloruro de propileno; Propylene Dichloride. 1,2-Dichloropropane.

Дихлорпропан

$C_3H_6Cl_2$ = 113.0.

CAS — 78-87-5.

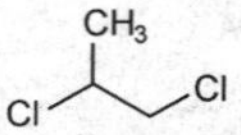

性状 二氯丙烷是一种无色，具有流动性、易燃性的液体。每毫升质量约1.16g。沸点约96℃。贮藏于密闭容器中。

不良反应和处置

二氯丙烷对呼吸道、眼和皮肤有刺激性。急性和慢性暴露于二氯丙烷都可能引起肝肾损伤。食入会引起恶心、呕吐、腹泻、腹痛、头痛、中枢神经系统抑制、弥散性血管内凝血及溶血性贫血。吸入与食入症状相似。

二氯丙烷急性暴露应采用支持治疗和对症治疗。食入1h内的患者应给予活性炭治疗。

1. Locatelli F, Pozzi C. Relapsing haemolytic-uraemic syndrome after organic solvent sniffing. *Lancet* 1983; **ii:** 220.
2. IARC/WHO. 1,2-Dichloropropane. *IARC monographs on the evaluation of the carcinogenic risk of chemicals to humans* 1999; **71:** 1393–1400. Available at: http://monographs.iarc.fr/ENG/Monographs/vol71/volume71.pdf (accessed 10/06/09)
3. Lazo-Torres AM, *et al.* Intoxicación por dicloropropano: comunicación de 2 casos. *Med Clin (Barc)* 2005; **124:** 318.

用途

二氯丙烷被用作工业溶剂、干洗剂和农业薰剂。

Diethyl Phthalate 酞酸二乙酯

Diéthyle, phtalate de; Diethyl-ftalát; Diethylis phthalas; Dietilftalát; Dietilo ftalatas; Dietylftalat; Dietyyliftalaatti; Ethyl Phthalate; Ftalato de dietilo. Benzene-1,2-dicarboxylic acid diethyl ester.

Диэтилфталат

$C_{12}H_{14}O_4$ = 222.2.
CAS — 84-66-2.
UNII — UF064M00AF.

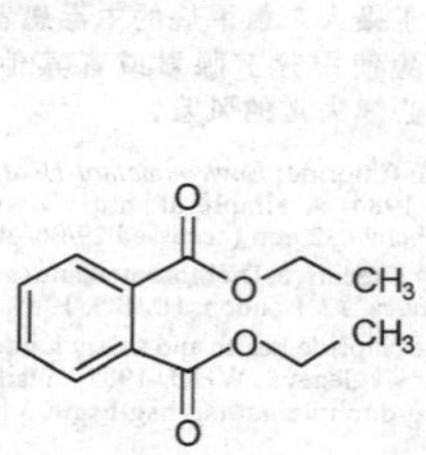

Pharmacopoeias. In *Eur.* (see p.vii) and *Viet.* Also in *USNF.*

Ph. Eur. 6.8 (Diethyl Phthalate) 一种澄明、无色或微黄色油状液体。相对密度为1.117～1.121。几乎不溶于水；与乙醇混溶。贮藏于密闭容器中。

USNF 28 (Diethyl Phthalate) 一种无色、几乎无臭的油状液体。20℃下相对密度为1.118～1.122。不溶于水；与乙醇、乙醚以及其他常见有机溶剂混溶。贮藏于密闭容器中。

不良反应

酞酸二乙酯具有刺激性，高浓度下抑制中枢神经系统。已经有人开始关注酞酸二乙酯作为增塑剂可能导致的潜在毒性。

1. Health and Safety Executive. Review of the toxicity of the esters of o-phthalic acid (phthalate esters). *Toxicity Review 14.* London: HMSO, 1986.
2. Kamrin MA, Mayor GH. Diethyl phthalate: a perspective. *J Clin Pharmacol* 1991; **31:** 484–9.
3. Shea KM, *et al.* American Academy of Pediatrics Technical Report. Pediatric exposure and potential toxicity of phthalate plasticizers. *Pediatrics* 2003; **111:** 1467–74. [Re-affirmed May 2009]
4. Kamrin MA. Phthalate risks, phthalate regulation, and public health: a review. *J Toxicol Environ Health B* 2009; **12:** 157–74.

用途

酞酸二乙酯被用作乙醇的变性剂，例如外科用乙醇，也被用作溶剂和增塑剂。

制剂

BP 2010: Surgical Spirit.

Diethylene Glycol Monopalmitostearate 二乙二醇单棕榈硬脂酸酯

Diethylene Glycol Monostearate; Diéthylène Glycol (Stéarate de); Diéthylèneglycol, palmitostéarate de; Diethylenglycoli Monopalmitostearas; Diethylenglycoli palmitostearas; Diethylenglykol monopalmitostearát; Diethylenglykol palmito stearát; Diethyleni Glycoli Stearas; Dietilenglicol, monopalmitoestearato de; Dietilenglikolio palmitostearatas; Dietilénglikol-monopalmitát és monosztearát; Dietyleeniglykolipalmitostearaatti; Dietylenglykolpalmitostearat; Diglycol Stearate.

Диэтиленгликоля Монопальмитостеарат

CAS — 106-11-6 (diethylene glycol monostearate); 36381-62-1 (diethylene glycol monopalmitate).
UNII — 94YQ11Y95F.

Pharmacopoeias. In *Eur.* (see p.vii). *USNF* includes Diethylene Glycol Stearates.

Ph. Eur. 6.8 (Diethylene Glycol Palmitostearate) 硬脂酸和棕榈酸的二乙二醇单酯和双酯的混合物，由二乙二醇和动植物的硬脂酸酯化而制得，它含有45.0%～60.0%的单酯和35.0%～55.0%的双酯以及最多为2.5%的游离二乙二醇。为白色或类白色的蜡状固体。几乎不溶于水；可溶于热乙醇和丙酮。熔点为43～50℃，避光。

USNF 28 (Diethylene Glycol Stearates) 硬脂酸和棕榈酸的二乙二醇单酯和双酯的混合物。它由二乙二醇和动植物的硬脂酸缩合而成，含有不少于45.0%的单酯。为白色或类白色的蜡状固体。几乎不溶于水；可溶于热乙醇和丙酮。熔点为43～50℃，贮藏于密闭容器中。

简介

二乙二醇单棕榈硬脂酸酯和单硬脂酸甘油酯或自乳化单硬脂酸甘油酯（第1957页）有相似的性质和用途。二乙二醇单月桂酸酯和单油酸盐也已被使用。

Diisopropanolamine 二异丙醇胺

Diisopropanolamina. 1,1′-Iminobis(propan-2-ol).

Диизопропаноламин

$C_6H_{15}NO_2$ = 133.2.
CAS — 110-97-4.
UNII — 0W44HYL8T5.

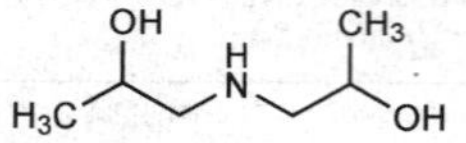

Pharmacopoeias. In *USNF.*

USNF 28 (Diisopropanolamine) 一种异丙醇胺混合物，由大量的二异丙醇胺组成。贮藏于密闭容器中。避光。

简介

二异丙醇胺是一种有机碱，通常作为中和试剂用于化妆品和洗浴用品。

Dimethyl Sulfoxide (*BAN, USAN, rINN*) 二甲亚砜

Dimethyl Sulphoxide; Dimethyli Sulfoxidum; Dimethylis sulfoxidum; Dimethylsulfoxid; Diméthylsulfoxyde; Dimetil sulfóxido; Dimetilsulfoksidas; Dimetil-szulfoxid; Dimetylosulfotlenek; Dimetylsulfoxid; Dimetyylisulfoksidi; DMSO; Methyl Sulphoxide; NSC-763; SQ-9453; Sulfóxido de dimetilo; Sulphinylbismethane.

Диметилсульфоксид

C_2H_6OS = 78.13.
CAS — 67-68-5.
ATC — G04BX13; M02AX03.
ATC Vet — QG04BX13; QM02AX03.
UNII — YOW8V9698H.

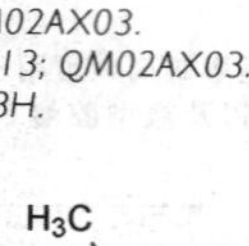

Pharmacopoeias. In *Eur.* (see p.vii) and *US.*

Ph. Eur. 6.8 (DimethylSulfoxide) 一种无色吸湿性液体或结晶。凝固点不低于18.3℃。相对密度为1.100～1.104。与水、乙醇混溶。贮藏于密闭玻璃容器中。避光。

USP 33 (Dimethyl Sulfoxide) 一种澄明、无色、无味、吸湿性液体。熔点约为18.4℃。相对密度为1.095～1.097。可溶于水；几乎不溶于乙醇、丙酮、氯仿、乙醚以及苯。贮藏于密闭容器中。避光。

不良反应和处置

皮肤接触高浓度的二甲亚砜会产生灼烧感、痒、红斑、起疱和风疹。持续接触会导致皮肤收缩。

以任何途径使用二甲亚砜都可能引起全身作用，包括胃肠道功能紊乱、嗜睡、头痛和超敏反应。呼吸和皮肤出现类似大蒜的气味是由于产生了二甲基硫化物（见下文**药动学**项下）。有报道静脉内使用二甲亚砜会导致血管内红细胞溶解。局部不适和痉挛可能发生于膀胱灌输。

处置包括对症治疗和支持疗法。对于急性摄入二甲亚砜，虽然吸收很快，但是洗胃可能有助于治疗。

1. Brobyn RD. The human toxicology of dimethyl sulfoxide. *Ann N Y Acad Sci* 1975; **243:** 497–506.
2. Willhite CC, Katz PI. Toxicology updates: dimethyl sulfoxide. *J Appl Toxicol* 1984; **4:** 155–60.

对于14名脊髓受损的患者，静脉输入二甲亚砜引起短暂的红细胞溶解和血色蛋白尿[1]。输入强度超过10%与尿液颜色明显改变具有相关性，但是没有肾损伤的证据。2名患者在接受静脉输入二甲亚砜治疗关节炎后，肝和肌肉内酶浓度升高，轻微黄疸，出现红细胞溶解的迹象[2]。1名患者发展为肾小管坏死，意识水平退化，出现大脑梗死的迹象。该患者的急性、可逆性神经退化与静脉输入二甲亚砜相关[3]。

有报道指出，使用了经二甲亚砜冻存后的造血干细胞的患者出现了不良反应。据报道，1名先前患有糖尿病的患者在接受保存于二甲亚砜中的造血干细胞后又对恶性生殖细胞肿瘤进行化疗，结果出现高渗透压性血清状态[4]，症状包括严重的头痛、意识错乱和腹部疼痛。急性神经毒性虽然罕见[5]，但也有报道[5,6]；有52名患者出现心肌损害[6]。

1. Muther RS, Bennett WM. Effects of dimethyl sulfoxide on renal function in man. *JAMA* 1980; **244:** 2081–3.
2. Yellowlees P, *et al.* Dimethylsulphoxide-induced toxicity. *Lancet* 1980; **ii:** 1004–6.
3. Bond GR, *et al.* Dimethylsulphoxide-induced encephalopathy. *Lancet* 1989; **i:** 1134–5.
4. Thomé S, *et al.* Dimethylsulphoxide-induced serum hyperosmolality after cryopreserved stem-cell graft. *Lancet* 1994; **344:** 1431–2.
5. Mueller LP, *et al.* Neurotoxicity upon infusion of dimethylsulfoxide-cryopreserved peripheral blood stem cells in patients with and without pre-existing cerebral disease. *Eur J Haematol* 2007; **78:** 527–31.
6. Chen-Plotkin AS, *et al.* Encephalopathy, stroke, and myocardial infarction with DMSO use in stem cell transplantation. *Neurology* 2007; **68:** 859–61.

注意事项

当二甲亚砜被用作其他局部用药物的有穿透力的基质时，可能也增加这些药物的毒性作用。

由于二甲亚砜与动物的晶状体病变有关，注册药品信息建议长期以二甲亚砜膀胱冲洗治疗膀胱炎的患者每6个月评估一次眼的功能。肝肾功能也必须每6个月进行一次评估。膀胱灌输由于血管舒张可能会对尿道肿瘤有害。

药物相互作用

据报道，在局部接触二甲亚砜后饮酒，包括无意的职业暴露，会增加精神运动性损伤。

关于二甲亚砜与舒林酸的相互作用，参见第119页。

药动学

二甲亚砜通过各种途径使用后都很容易吸收。二甲亚砜经过代谢后，可氧化为二甲基砜（第2224页）或者还原为二甲基硫醚。二甲亚砜及其砜代谢产物通过尿液和粪便排泄。二甲基硫醚通过肺和皮肤排泄，这造成了来自患者的特殊气味。

用途和用法

二甲亚砜是一种强极性物质，对有机化合物和无机化合物有异常的溶解性能，被广泛用作工业溶剂。

据报道，二甲亚砜有广泛的药理活性，包括膜穿透性、消炎、局麻、微弱的细菌抑制作用、利尿、舒张血管、溶解胶原质、清除自由基。

二甲亚砜的主要应用是作为药物的溶剂，如碘苷（第847页）。二甲亚砜可以帮助药物透过皮肤，增强药物的药效。二甲亚砜也以50%水溶液的形式用于膀胱灌输，以缓解间质性膀胱炎的症状。以50ml的剂量慢慢灌输，然后保持15min。最初每2周重复一次治疗。

二甲亚砜可以通过口服、静脉或者局部给药，以治疗各种症状包括皮肤、肌肉、骨骼的功能紊乱，但是有益作用的证据有限。

二甲亚砜被用作各种人体组织的防冻剂。

淀粉样变性 口服或局部使用二甲亚砜已经尝试作为某些淀粉样变性处置的一部分[1~3]（第711页）。

1. Ichida M, *et al.* Successful treatment of multiple myeloma-associated amyloidosis by interferon-alpha, dimethyl sulfoxide, and VAD (vincristine, adriamycin, and dexamethasone). *Int J Hematol* 2000; **72:** 491–3.
2. Malek RS, *et al.* Primary localized amyloidosis of the bladder: experience with dimethyl sulfoxide therapy. *J Urol (Baltimore)* 2002; **168:** 1018–20.
3. Amemori S, *et al.* Oral dimethyl sulfoxide for systemic amyloid A amyloidosis complication in chronic inflammatory disease: a retrospective patient chart review. *J Gastroenterol* 2006; **41:** 444–9.

低温贮藏 二甲亚砜被用作各种辅助生殖技术的防冻剂[1]。有报道接受保存于二甲亚砜中的造血干细胞的患者出现不良反应（见上文**不良反应和处置**项下）。

1. Trounson AO. Cryopreservation. *Br Med Bull* 1990; **46:** 695–708.

抗肿瘤药的渗出 有几篇报道阐述了在蒽环类药物输注渗出治疗中局部二甲亚砜的作用[1~4]。关于抗肿瘤药渗出的问题和处理方法的更深入的讨论，见第610页。

1. Lawrence HJ, Goodnight SH. Dimethyl sulfoxide and extravasation of anthracycline agents. *Ann Intern Med* 1983; **98:** 1025.
2. Olver IN, *et al.* A prospective study of topical dimethyl sulfoxide for treating anthracycline extravasation. *J Clin Oncol* 1988; **6:** 1732–5.
3. Rospond RM, Engel LM. Dimethyl sulfoxide for treating anthracycline extravasation. *Clin Pharm* 1993; **12:** 560–1.
4. Bertelli G, *et al.* Dimethylsulphoxide and cooling after extravasation of antitumour agents. *Lancet* 1993; **341:** 1098.

胆结石 关于二甲亚砜溶解胆石的使用，见**甲基叔丁基醚**，第1965页。

间质性膀胱炎 膀胱灌输二甲亚砜被用于[1,2]控制间质性膀胱炎的症状（第2098页）。治疗方法通常为50ml的二甲亚砜水溶液在膀胱内保留15min。每1～2周重复一次，共4～8次，据报道全部响应率为50%～90%。虽然经过4～8周疗程后复发率高达35%～40%，其中约一半的患者对再次二甲亚砜治疗仍有响应。应该持续治疗，或定期治疗，或间歇性治疗[1]。

1. Parkin J, *et al.* Intravesical dimethyl sulfoxide (DMSO) for interstitial cystitis—a practical approach. *Urology* 1997; **49** (suppl 5A): 105–7.
2. Rössberger J, *et al.* Critical appraisal of dimethyl sulfoxide treatment for interstitial cystitis: discomfort, side-effects and treatment outcome. *Scand J Urol Nephrol* 2005; **39:** 73–7.

骨关节炎 二甲亚砜已被局部用于治疗骨关节炎（第11页）。有实证报道建议局部使用浓度60%～90%的二甲亚砜以达治疗效果，然而系统性综述发现这是不可能得到有效治疗的结论的[1]；许多研究使用的是不适宜的浓度以及不充足的治疗周期。

1. Brien S, *et al.* Systematic review of the nutritional supplements dimethyl sulfoxide (DMSO) and methylsulfonylmethane (MSM) in the treatment of osteoarthritis. *Osteoarthritis Cartilage* 2008; **16:** 1277–88.

制剂

USP 33: Dimethyl Sulfoxide Irrigation.

专利制剂

Canad.: Kemsol; Rimso; ***Ger.:*** Dolobene pur†; Rheumabene†; ***Rus.:*** Prostatilen (Простатилен); Silocast (Силокаст); ***UK:*** Rimso; ***USA:*** Rimso.

多组分制剂 ***Arg.:*** Verrugard; ***Austria:*** Dolobene; Verrumal; ***Braz.:*** Dolobene; Otodol†; ***Cz.:*** Dolobene; Verrumal; ***Ger.:*** Dolobene; Gelo-Bacin; Verrumal; ***Hong Kong:*** Dolobene†; Verrumal†; ***Hung.:*** Dolobene; Verra-med; Verrumal; ***Israel:*** Verrumal; Verucid†; ***Malaysia:*** Verrumal†; ***Pol.:*** Brodacid; Dolobene†; ***Rus.:*** Capsicam (Капсикам); Chondroitine-Akos (Хондроитин-Акос); Chondroxide (Хондроксид); Dolobene (Долобене); Espol (Эспол); ***Singapore:*** Verrumal; ***Spain:*** Artrodesmol Extra; ***Switz.:*** Assan rem; Dolo Demotherm; Dolobene; Histalgane; Histalgane mite; Remexal†; Sportusal; Sportusal Spray sine heparino; Venucreme; Venugel; Verra-med; Verrumal; ***Thai.:*** Verrumal; ***Ukr.:*** Chondrasil (Хондрасил); Chondroxide (Хондроксид); Dolobene (Долобене).

Dimethylacetamide 二甲基乙酰胺

Acetyldimethylamine; Ácido acético dimetilamida; Dimethylacetamid; Diméthylacétamide; Dimethylacetamidum; Dimetilacetamida; Dimetilacetamidas; Dimetylacetamid; Dimetyloacetamid; Dimetyyliasetamidi; DMAC. *NN*-Dimethylacetamide.

Диметилацетамид

C_4H_9NO = 87.12.

CAS — 127-19-5.

UNII — JCV5VDB3HY.

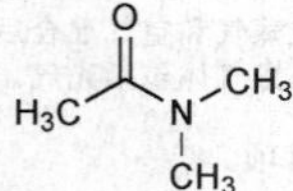

Pharmacopoeias. In *Eur.* (see p.vii).

Ph. Eur. 6.8（Dimethylacetamide） 一种澄明、无色、微吸湿性液体。相对密度为 0.941～0.944。沸点约165℃。与水、乙醇以及其他常见有机溶剂混溶。贮藏于密闭容器中。避光。

不良反应和注意事项

与二甲基甲酰胺类似（见下文），但类似二硫仑与乙醇的反应未见报道。

关于二甲基乙酰胺作为抗肿瘤药溶剂的毒性的综述[1]如下。

1. Kim S-N. Preclinical toxicology and pharmacology of dimethylacetamide, with clinical notes. *Drug Metab Rev* 1988; **19:** 345–68.

管理 由于二甲基乙酰胺能穿透皮肤产生全身毒性，必须采取适当的预防措施避免皮肤接触。

用途

二甲基乙酰胺被用作工业和药用溶剂。

Dimethylformamide 二甲基甲酰胺

Dimetilamida del ácido fórmico; Dimetilformamida; Dimetyloformamid; DMF. *NN*-Dimethylformamide.

Диметилформамид

C_3H_7NO = 73.09.

CAS — 68-12-2.

UNII — 8696NH0Y2X.

性状 二甲基甲酰胺是一种无色液体。每毫升质量约 0.95g。沸点约 153℃。

不良反应和注意事项

二甲基甲酰胺具有刺激性。胃肠道作用包括恶心、呕吐、食欲丧失和腹部疼痛；中枢神经系统作用包括头痛、眩晕、虚弱无力。有报道职业性暴露于二甲基甲酰胺液体或蒸气中的工人出现肝损伤。一些暴露于二甲基甲酰胺的工人在饮酒后出现类似二硫仑的作用。

关于二甲基甲酰胺不良反应的综述如下。

1. WHO. Dimethylformamide. *Environmental Health Criteria 114.* Geneva: WHO, 1991. Available at: http://www.inchem.org/documents/ehc/ehc/ehc114.htm (accessed 30/06/04)
2. IARC/WHO. Dimethylformamide. *IARC monographs on the evaluation of the carcinogenic risk of chemicals to humans* 1999; **71:** 545–74. Available at: http://monographs.iarc.fr/ENG/Monographs/vol71/volume71.pdf (accessed 10/06/09)

对肝脏的影响 暴露于二甲基甲酰胺被认为是引起 58 名纺织布料行业工作者中的 36 名（62%）肝酶值升高的最可能的原因[1]。据报道，症状一般轻微，包括食欲减退、腹部疼痛、恶心、头痛、眩晕以及对乙醇表现出类似二硫仑的反应。

肝中毒发生在溶解于二甲基甲酰胺的兽药急性中毒病例。报道 1 名患者在早期接受乙酰半胱氨酸治疗后肝酶值仅有少量升高[2]。

1. Redlich CA, *et al.* Liver disease associated with occupational exposure to the solvent dimethylformamide. *Ann Intern Med* 1988; **108:** 680–6.
2. Buylaert W, *et al.* Hepatotoxicity of N,N-dimethylformamide (DMF) in acute poisoning with the veterinary euthanasia drug T-61. *Hum Exp Toxicol* 1996; **15:** 607–11.

管理 由于二甲基甲酰胺能够穿透皮肤造成全身毒性，必须采取适当的措施避免皮肤接触。

恶性肿瘤 已经有报道职业性暴露于二甲基甲酰胺的男性患睾丸癌[1]。但是二者之间的相关性没有得到关于 3859 名在 1950～1970 年期间暴露于二甲基甲酰胺并跟踪至 1984 年的男性职工的流行病学数据[2]的证实。认为虽然二甲基甲酰胺本身可能不是致癌物，但是它可能促进重金属致癌物的经皮吸收，可能包括铬酸盐在内[3]。

1. Levin SM, *et al.* Testicular cancer in leather tanners exposed to dimethylformamide. *Lancet* 1987; **ii:** 1153.
2. Chen JL, Kennedy GL. Dimethylformamide and testicular cancer. *Lancet* 1988; **i:** 55.
3. Ducatman AM. Dimethylformamide, metal dyes, and testicular cancer. *Lancet* 1989; **i:** 911.

药动学

二甲基甲酰胺可以通过吸入和完整的皮肤吸收，主要以代谢物形式通过尿液排泄。

用途

二甲基甲酰胺被用作工业溶剂。

Diolamine (*pINN*) 二乙醇胺

Diaethanolamin; Dietanoloamina; Diethanolamine; Diolamina; Diolaminum. Bis(2-hydroxyethyl)amine; 2,2′-Iminobisethanol.

Диоламин

$C_4H_{11}NO_2$ = 105.1.

CAS — 111-42-2.

UNII — AZE05TDV2V.

Pharmacopoeias. In *USNF.*

USNF 28（Diethanolamine） 它是环匹罗司乙醇胺的混合物，主要由二乙醇胺组成。白色或澄明、无色晶体，在潮湿空气中会潮解，或为无色的液体。与水、乙醇、丙酮、氯仿和丙三醇混溶；微溶于或不溶于乙醚、石油醚、苯酚中。贮藏于密闭容器中。避光。

简介

二乙醇胺是一种有机碱，通常被用作为乳化剂和分散剂。

它通过与夫西地酸和磺胺异噁唑生成二乙醇胺盐使其增溶。它通常用来制备碘化有机酸盐，作为造影剂使用。对皮肤和黏膜可能有刺激性。

Dioxan 二噁烷

Diethylene Dioxide; Diethylene Ether; Dioksan; Dioxane; Dioxano; 1,4-Dioxano; 1,4-Dióxido de dietileno; Éter de dietileno. 1,4-Dioxane.

Диоксан

$C_4H_8O_2$ = 88.11.

CAS — 123-91-1.

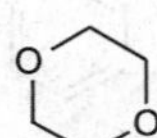

注：不要将二噁烷和二噁英（第2225页）混淆。

性状 二噁烷是一种无色易燃液体，有类乙醚臭。每毫升质量约 1.03g。沸点约 101℃。贮藏于密闭容器中。

稳定性 除非已采取预防措施除去具有爆炸性的过氧化物，否则蒸馏或者蒸发二噁烷是很危险的。

不良反应、处置和注意事项

二噁烷对黏膜有刺激性。高浓度二噁烷会引起恶心、呕吐和中枢神经系统抑制作用，包括头痛、眩晕、嗜睡，严重情况下意识不清。反复暴露于二噁烷会造成包括坏死病变在内的肝肾损伤，严重情况下致死。直接接触液体二噁烷会导致皮肤炎。二噁烷已经被证实是动物致癌物。

处置包括移离暴露源，给予常规的支持疗法和对症治疗。

管理 由于二噁烷能够穿透皮肤引起全身毒性，必须采取适当的预防措施避免皮肤接触。

药动学

二噁烷可以通过吸入和皮肤吸收。体内代谢为 β-羟基乙氧基乙酸。

用途

二噁烷被用作工业溶剂。

Emulsifying Wax 乳化蜡

Anionic Emulsifying Wax; Cera emulgente; Cera Emulsificans; Cera emulsionante; Cetylanum; Emulsif. Wax.

Эмульгирующий Воск

CAS — 8014-38-8.

Pharmacopoeias. In *Br.* Also in *USNF.*

BP 2010（Emulsifying Wax） 由 9 份十六十八醇和 1 份十二烷基硫酸钠或类似的更高级别的正脂肪醇硫酸钠盐组成。几乎白色或浅黄色蜡状固体或片状，加热后具有可塑性，有微弱的特殊臭。不溶于水，会形成乳剂；部分溶于乙醇。

USNF 28（Emulsifying Wax） 由十六十八醇包含聚山梨醇酯制备而得。熔点为 50～54℃。乳白色蜡状固体，有轻微的特殊臭。不溶于水；溶于乙醇；易溶于氯仿、乙醚、大多数烃类溶剂和气溶胶喷射剂。

简介

乳化蜡加入油脂或石蜡基质中能促进形成水包油型乳剂，涂抹于皮肤上能被吸收并无油腻感。是很多称为“可洗”软膏剂的亲水性基质的组分。

遮光剂活性 乳化软膏剂包含乳化蜡、白色软石蜡和液状石蜡，发现其在临床正常皮肤上具有遮光剂活性[1]。不能在光照治疗前以及光实验操作前使用。

1. Cox NH, Sharpe G. Emollients, salicylic acid, and ultraviolet erythema. *Lancet* 1990; **335:** 53–4.

制剂

BP 2010: Aqueous Cream; Emulsifying Ointment.

多组分制剂 ***Irl.:*** Silcocks Base; ***UK:*** Epaderm; Hydromol.

Eosin 伊红

CI Acid Red 87; Colour Index No. 45380; D & C Red No. 22; Eosin Y; Eosina; Éosine Disodique. The disodium salt of 2′,4′,5′,7′-tetrabromofluorescein.

Эозин

$C_{20}H_6Br_4Na_2O_5$ = 691.9.

CAS — 548-26-5; 17372-87-1.

ATC — D08AX02.

ATC Vet — QD08AX02.

UNII — TDQ283MPCW.

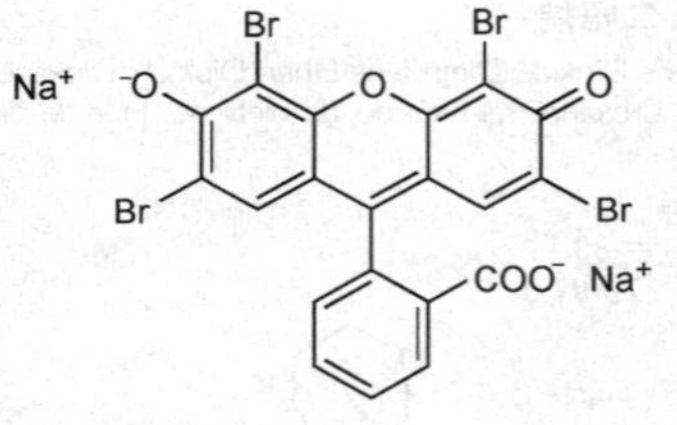

Pharmacopoeias. In *Fr.*

简介

可从伊红的溶液中，把伊红精制成一种特殊颜色的可溶片。伊红也用于化妆品。

伊红在尿布疹、烧伤和其他皮肤疾病中被用作外用消毒剂，不过其他药物通常为首选。

不良反应 在 20 世纪 20～40 年代时，伊红是口红中常用的染料，它常引起接触性皮炎。之后化妆品随着时尚改变了颜料，减少了伊红的使用；即便使用伊红，也提高了纯度降低了浓度；此后，发生过敏的报道就减少了。然而，在 20 世纪 80～90 年代有事件表明在应用了含伊红的防腐剂后出现皮炎。一项报道[1]认为，杂质是引起皮炎的主要原因，但另一项报道[2]在做过纯伊红和多种成分的斑贴试验后指出是伊红本身引起皮炎。

1. Tomb RR. Allergic contact dermatitis from eosin. *Contact Dermatitis* 1991; **24:** 27–9.
2. Koch P, *et al.* Allergic contact dermatitis from purified eosin. *Contact Dermatitis* 1995; **32:** 92–5.

Epichlorohydrin 环氧氯丙烷

Epiclorhidrina. 1-Chloro-2,3-epoxypropane.

Эпихлоргидрин

C_3H_5ClO = 92.52.

CAS — 106-89-8.

性状 环氧氯丙烷是一种无色、易燃液体。每毫升质量约 1.18g。沸点为 115～118℃。贮藏于密闭容器中。

稳定性 环氧氯丙烷蒸气和空气混合后具有爆炸性。加热环氧氯丙烷释放有毒气体包括光气。

不良反应和注意事项

环氧氯丙烷具有刺激性。它已经被证实是动物致癌物。

关于环氧氯丙烷毒性的参考文献如下。

1. WHO. Epichlorohydrin. *Environmental Health Criteria 33.* Geneva: WHO, 1984. Available at: http://www.inchem.org/documents/ehc/ehc/ehc33.htm (accessed 30/06/04)
2. WHO. Epichlorohydrin health and safety guide. *IPCS Health and Safety Guide 8.* Geneva: WHO, 1987. Available at: http://www.inchem.org/documents/hsg/hsg/hsg008.htm (accessed 30/06/04)
3. Health and Safety Executive. Ammonia, 1-chloro-2,3-epoxypropane (epichlorohydrin), carcinogenicity of cadmium and its compounds. *Toxicity Review 24.* London: HMSO, 1991.
4. IARC/WHO. Epichlorohydrin. *IARC monographs on the evaluation of the carcinogenic risk of chemicals to humans* 1999; **71:** 603–28. Available at: http://monographs.iarc.fr/ENG/Monographs/vol71/volume71.pdf (accessed 10/06/09)
5. Kolman A, *et al.* Genotoxic effects of ethylene oxide, propylene oxide and epichlorohydrin in humans: update review (1990–2001). *Mutat Res* 2002; **512:** 173–94.

管理 由于环氧氯丙烷能够穿透皮肤引起全身毒性，必须采取适当的预防措施避免皮肤接触。

用途

环氧氯丙烷被用作工业溶剂。

Erythritol 赤藻糖醇

Eritrit; Eritritolis; Érythritol; *meso*-Erythritol; Erythritolum; Erytritol; Erytritolis; Erytrytol; Tetrahydroxybutane. (2*R*,3*S*)-Butane 1,2,3,4-tetrol.

Эритрит

$C_4H_{10}O_4$ = 122.1.

CAS — 149-32-6.

UNII — RA96B954X6.

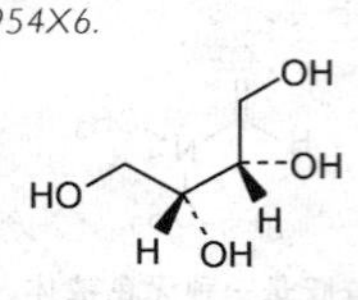

Pharmacopoeias. In *Eur.* (see p.vii). Also in *USNF.*

Ph. Eur. 6.8（Erythritol） 白色或类白色，结晶性粉末或流动颗粒。易溶于水；极微溶于乙醇。

USNF 28（Erythritol） 白色或类白色，结晶性粉末或流动颗粒。易溶于水；极微溶于乙醇。

简介

赤藻糖醇是糖醇类，可作为甜味剂和片剂稀释剂。

Erythrosine 赤藓红

CI Food Red 14; Colour Index No. 45430; E127; Eritrosin BS; Eritrosina; Erythrosine BS; Erythrosine Sodium; FD & C Red No. 3. The monohydrate of the disodium salt of 2′,4′,5′,7′-tetraiodofluorescein.

Эритрозин

$C_{20}H_6I_4Na_2O_5,H_2O$ = 897.9.

CAS — 568-63-8 (anhydrous erythrosine sodium); 16423-68-0 (anhydrous erythrosine sodium); 49746-10-3 (erythrosine sodium monohydrate).

UNII — PN2ZH5LOQY.

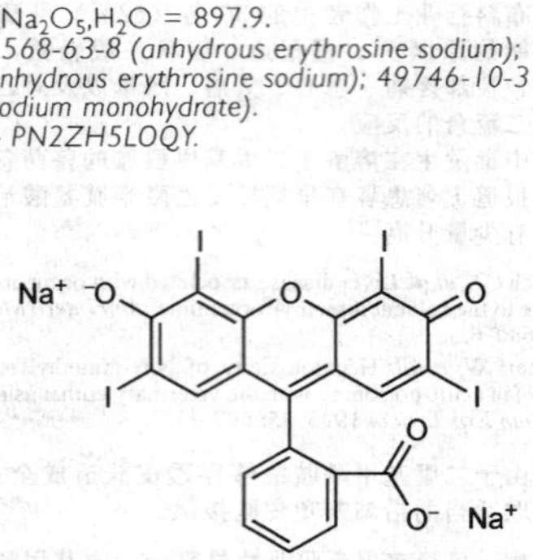

(anhydrous erythrosine sodium)

简介

赤藓红是一种药品和食品的着色剂，也用于化妆品。本品还可用作牙斑暴露剂。

尽管早期的动物研究已经显示赤藓红对甲状腺有不良反应。一项对该证据[1]和后续研究的综述显示赤藓红没有基因毒性或诱导突变性，可以适当用作食品染料。同样，也没有证据[2]表明需要限制其在医药产品的使用。

1. MAFF. Food advisory committee: final report on the review of the colouring matter in food regulations 1973. *FdAC/REP/4.* London: HMSO, 1987.
2. European Commission. Opinion on toxicological data on colouring agents for medicinal products: erythrosin, adopted by the Scientific Committee on Medicinal Products and Medical Devices on 21 October 1998. Available at: http://ec.europa.eu/health/scientific_committees/emerging/opinions/scmpmd/scmp_out08_en.htm (accessed 23/08/10)

制剂

专利制剂

Arg.: Revelplac; ***Austral.:*** Disclo-Gel; Disclo-Tabs; ***UK:*** Ceplac.

多组分制剂 ***Arg.:*** Revelplac 2001.

Ethyl Acetate 乙酸乙酯

Acetato de etilo; Acetic Ether; Acetoxietano; Aethylis Acetas; Aethylium Aceticum; Éster etil acético; Éster etílico del ácido acético; Etanoato de etilo; Éter acético; Ethyl Ethanoate; Ethylacetát; Éthyle, acétate d'; Ethylis acetas; Etil-acetát; Etilacetatas; Etylacetat; Etylu octan; Etyyliasetaatti; Vinagre de nafta.

Этилацетат

$C_4H_8O_2$ = 88.11.

CAS — 141-78-6.

UNII — 76845O8NMZ.

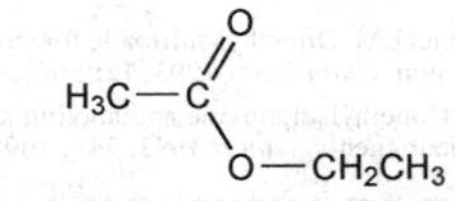

Pharmacopoeias. In *Eur.* (see p.vii). Also in *USNF.*

Ph. Eur. 6.8（Ethyl Acetate） 一种无色、澄明、挥发性液体。相对密度为 0.898～0.902。沸点为 76～78℃。可溶于水；与乙醇、丙酮以及二氯甲烷混溶。贮藏于不超过 30℃的环境中。避光。

USNF 28（Ethyl Acetate） 一种透明、无色、易燃性液体，具有芳香、凉爽臭，略微酸臭。相对密度为 0.894～0.898。可溶于水；与乙醇、乙醚、非挥发性油和挥发性油混溶。贮藏于温度低于 40℃的密闭容器中。

不良反应

乙酸乙酯对黏膜有刺激性。高浓度乙酸乙酯会导致中枢神经系统抑制。乙酸乙酯可能与挥发性物质的滥用有关（见**甲苯**项下，第1983页）。

有关职业性接触溶剂后神经毒性和乙酸乙酯不存在此反应的讨论，见**甲苯**项下，第1983页。

用途

乙酸乙酯被用作药物制剂的芳香剂和溶剂。也被用作工业溶剂和食品加工行业的萃取剂。

Ethyl Cinnamate 肉桂酸乙酯

Cinamato de etilo. Ethyl (*E*)-3-phenylprop-2-enoate.

Этилциннамат

$C_{11}H_{12}O_2$ = 176.2.

CAS — 103-36-6.

UNII — C023P3M5JJ.

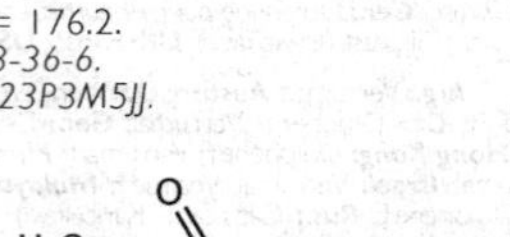

Pharmacopoeias. In *Br.*

BP 2010（Ethyl Cinnamate） 澄明，无色或接近无色，带水果香味及香脂气味的液体。几乎不溶于水；与多数有机溶剂混溶。

简介

肉桂酸乙酯被用作香精和香水，它是 Tolu-flavour Solution（BP 2010）中的一个成分。

制剂

BP 2010: Tolu-flavour Solution.

Ethyl Lactate 乳酸乙酯

Etilo, lactato de.

Этиллактат

$C_5H_{10}O_3$ = 118.1.

CAS — 97-64-3.

UNII — F3P750VW8I.

简介

乳酸乙酯用作药品和食品的调味剂，也可用作溶剂。

乳酸乙酯可外用治疗寻常痤疮。据报道它可降低皮肤内的 pH 值，从而发挥杀菌作用。

Ethyl Oleate 油酸乙酯

Aethylis Oleas; Ethyle, oléate d'; Ethylis oleas; Ethyl-oleát; Etil-oleát; Etiloleatas; Etyloleat; Etyylioleaatti; Oleato de etilo.

Этилолеат

$C_{20}H_{38}O_2$ = 310.5.

CAS — 111-62-6.

UNII — Z2Z439864Y.

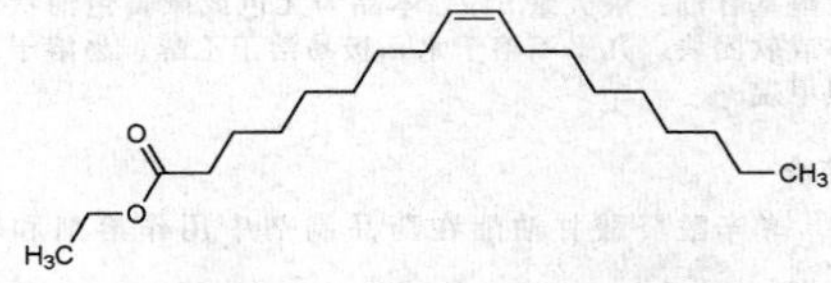

Pharmacopoeias. In *Eur.* (see p.vii). Also in *USNF*.

Ph. Eur. 6. 8（Ethyl Oleate） 澄明，无色或淡黄色液体。它由脂肪酸乙酯组成，主要是油酸乙酯。可能含有抗氧化剂。几乎不溶于水；与乙醇、二氯甲烷和汽油（40～60℃）混溶。避光。

USNF 28（Ethyl Oleate） 它由乙醇和高分子脂肪酸的之类化合物组成，主要是油酸酯。可流动的几乎无色液体。不溶于水；与乙醇、植物油、液体石蜡以及大多数有机溶剂混溶。贮藏于密闭容器中。避光。

配伍禁忌 油酸乙酯能溶解某些类型的橡胶，导致其他橡胶膨胀。

简介

油酸乙酯可用作油性载体。

Ethyl Vanillin 乙基香兰素

Etilvanilina. 3-Ethoxy-4-hydroxybenzaldehyde.

Этилванилин

$C_9H_{10}O_3$ = 166.2.

CAS — 121-32-4.

UNII — YC9ST449YJ.

Pharmacopoeias. In *USNF.*

USNF 28（Ethyl Vanillin） 纯白色或淡黄色晶体，类香草气味。熔点为 76℃～78℃。在 50℃时溶于水（1：100）和乙醇（1：2）；易溶于氯仿、乙醚以及碱性溶液中。它的溶液在石蕊试剂中显酸性。贮藏于密闭容器中。避光。

简介

乙基香兰素被用作香料中的芳香剂，散发香草的气味和味道。

制剂

多组分制剂 ***Austral.:*** Granugen†.

Ethylcellulose（*rINN*）乙基纤维素

Cellulose Ethyl Ether; E462; Éthylcellulose; Ethylcellulosum; Ethylcelulosa; Etilceliuliozė; Etilcellulóz; Etilcelulosa; Etylcellulosa; Etyyliselluloosa.

Этилцеллюлоза

CAS — 9004-57-3.

UNII — 7Z8S9VYZ4B (ethylcellulose); H3UP11403C (ethylcellulose (7 cps)); 6I475159RA (ethylcellulose (50 cps)); 47MLB0F1MV (ethylcellulose (100 cps)).

Pharmacopoeias. In *Chin., Eur.* (see p.vii), and *Int.* Also in *USNF.*

Ph Eur 6. 8（Ethylcellulose） 一种部分 *O*-乙酯化纤维素。按干燥量计算，它包含 44%～51%的乙氧基（—OC_2H_5）。一种白色至淡黄白色，无臭或几乎无臭的粉末或颗粒状粉末。乙基纤维素的溶液有轻微乳光。几乎不溶于水、甘油（85%）和丙二醇；在二氯甲烷、20%乙醇和 80%甲苯（质量分数）混合液中溶解；微溶于乙酸乙酯和甲醇。

USNF 28（Ethylcellulose） 一种部分 *O*-乙酯化纤维素。按干燥量计算，它包含 44.0%～51.0%的乙氧基（—OC_2H_5）。一种白色至淡褐色的流动性好的粉末。它的水制混悬液对石蕊显中性。不溶于水、甘油和丙二醇。乙氧基少于 46.5%的乙基纤维素易溶于氯仿、乙酸甲酯、四氢呋喃、乙醇与芳香烃类的混合液，含有 46.5%以上乙氧基的乙基纤维素易溶于乙醇、氯仿、乙酸乙酯、甲醇和甲苯。

用途

乙基纤维素被用作片剂黏合剂以及片剂、颗粒剂和微囊的包衣材料。还被用作增稠剂。

制剂

USNF 28: Ethylcellulose Aqueous Dispersion.

Ethylene Glycol Monopalmitostearate 单棕榈硬脂酸乙二醇酯

Estearato de etilenglicol; Ethylene Glycol Monostearate; Ethylene Glycol Stearate; Éthylène Glycol (Stéarate d'); Éthylèneglycol, monopalmitostéarate d'; Ethyleneglycoli Monopalmitostearas; Ethylenglycoli monopalmitostearas; Ethylenglycoli Monostearas; Ethylenglykol-monopalmitostearát; Ethyleni Glycoli Stearas; Etilenglicol, monopalmitoestearato de; Etilenglikolio monopalmitostearatas; Etilénglikol-monopalmitát és monosztearát; Etyleenglykolimonopalmitostearaatti; Etylenglykolmonopalmitostearat; Monoestearato de etilenglicol.

Этиленгликоля Монопальмитостеарат

CAS — 111-60-4 (ethylene glycol monostearate); 4219-49-2 (ethylene glycol monopalmitate).

UNII — 0324G66D0E.

Pharmacopoeias. In *Eur.* (see p.vii). *USNF* includes Ethylene Glycol Stearates.

Ph Eur 6. 8（Ethylene Glycol Monopalmitostearate） 硬脂酸和棕榈酸的乙二醇单、双酯混合物，它由乙二醇和硬脂酸缩合而成，含有不少于 50.0%的单酯和不多于 5.0%的游离乙二醇。为白色或类白色的蜡状固体。几乎不溶于水，可溶于热乙醇和丙酮。熔点为 54～60℃。避光。

USNF 28（Ethylene Glycol Stearate） 硬脂酸和棕榈酸的乙二醇单、双酯混合物，由乙二醇和动植物的硬脂酸缩合而成，含有不少于 50.0%的单酯。白色或类白色的蜡状固体。几乎不溶于水；溶于热乙醇和丙酮。熔点为 54～60℃。贮藏于密闭容器中。

简介

单棕榈硬脂酸乙二醇酯和单硬脂酸甘油酯或自乳化单硬脂酸甘油酯（第1957页）有相似的性质和用途。单月桂酸乙二醇酯和单油酸乙二醇酯也已被使用。

Ethylenediamine 乙二胺

Edamine *(USAN, pINN)*; Edamina; Édamine; Edaminum; Ethylendiamin; Ethylendiaminum; Éthylènediamine; Ethylenediaminum; Etilén-diamin; Etilendiamina; Etilendiaminas; Etyleenidiamiini; Etylendiamin; Etylenodiamina.

Эдамин

$C_2H_8N_2$ = 60.10.

CAS — 107-15-3 (anhydrous ethylenediamine); 6780-13-8 (ethylenediamine monohydrate).

UNII — 60V9STC53F.

(ethylenediamine hydrate)

Pharmacopoeias. In *Eur.* (see p.vii), *Jpn*, and *US*.

Ph. Eur. 6. 8（Ethylenediamine） 一种无色透明或微黄色吸湿性液体。暴露于空气中时，发生白烟。加热蒸发完全。与水和乙醇混溶。贮藏于密闭容器中。避光。

USP 33（Ethylenediamine） 无色透明或微黄色液体，有氨气样气味。具强碱性，并容易从空气中吸收二氧化碳，形成一种不挥发性碳酸盐。与水和乙醇混溶。贮藏于密闭良好的玻璃容器中。

不良反应

乙二胺对皮肤和黏膜有刺激性。已报道有人使用含有乙二胺的制剂后发生严重的剥脱性皮炎。常见超敏反应。浓溶液会造成皮肤灼伤。也有报道接触乙二胺烟雾后发生头痛、眩晕、气短、恶心及呕吐。眼睛或皮肤若沾到乙二胺，应用流水长时间冲洗干净。

注意事项

在对乙二胺敏感的患者中给予氨茶碱后，可能发生皮肤过敏反应。有报道称乙二胺四乙酸和一些抗组胺药存在交叉过敏反应。

交叉过敏反应 据报道，一些外用皮质激素药膏（英国报道[1]有 *Tri-Adcortyl*；加拿大报道[2]有 *Kenacomb*、*Halcicomb* 以及 *Viader*）其中包含乙二胺成分，在与哌嗪类[1]或氨茶碱[2]合用时可能出现意料外的交叉过敏反应。

1. Wright S, Harman RRM. Ethylenediamine and piperazine sensitivity. *BMJ* 1983; **287**: 463–4.
2. Hogan DJ. Excipients in topical corticosteroid preparations in Canada. *Can Med Assoc J* 1989; **141**: 1032.

用途和用法

乙二胺和或乙二胺水合物与茶碱可形成一个稳定的混合物，用来生产氨茶碱或氨茶碱水合物。乙二胺在化工和制药行业中被广泛用作一些外用药膏中的辅料。

Ferric Oxide 氧化铁

Demir Oksitler; E172 (iron oxides or hydroxides); Hierro, óxido de; Oxyde de Fer.

Оксид Железа

CAS — 51274-00-1; 1309-37-1.

UNII — 1K09F3G675 (ferric oxide red); EX438O2MRT (ferric oxide yellow).

Pharmacopoeias. *Chin.* includes red, black, brown, purple, and yellow ferric oxide. *It.* includes both red and yellow ferric oxide. *USNF* allows the basic colours of red or yellow ferric oxide or mixtures of these.

USNF 28（Ferric Oxide） 表现两种基本颜色（红色和黄色）的粉末，或其他基本颜色渐变色的混合物。不溶于水和有机溶媒；加温情况下可溶于盐酸中，通常残留少量不溶性残余物。

简介

氧化铁用于药品、隐形眼镜、化妆品和食品的着色。

制剂

多组分制剂 ***Hung.:*** Herbadict; ***Port.:*** Filter Oil Free†; ***Rus.:*** Liv 52 (Лив 52).

Formamide 甲酰胺

Carbamaldehído; Carbamaldehyde; Formamid; Formamida; Metanamida; Methanamide.

Формамид

CH_3NO = 45.04.

CAS — 75-12-7.

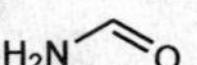

性状 甲酰胺是一种无色油状液体。沸点为 210℃。每

毫升质量约 1.13g。

简介

甲酰胺被用作工业溶剂。据报道有刺激性。

Gastric Mucin (*BAN*) 胃黏液素

Mucina gástrica.

Желудочная Слизь; Муцин

简介

胃黏液素是一种高分子糖蛋白，由胃蛋白酶和盐酸消化猪胃内层后经 60%乙醇提纯而成。含本品 3.5%的溶液可作为人工唾液口喷雾剂或糖浆剂治疗口干症（第1945页）。

制剂

专利制剂

Ger.: Saliva medac†.

多组分制剂 **Neth.:** Saliva Orthana; **UK:** AS Saliva Orthana.

Gellan Gum 结冷胶

E418.

Геллановая Камедь

CAS — 71010-52-1.

Pharmacopoeias. In *USNF.*

USNF 26 (Gellan Gum) 一种高分子量多糖胶，由*伊乐藻假单胞菌*与碳水化合物经纯种发酵工艺，再经异丙醇回收纯化，然后干燥研磨得到。它是种杂多糖，由一个四糖的重复单元聚合而成，其基本单元包含一个鼠李糖、一个葡萄糖醛酸和两个葡萄糖。其中葡萄糖醛酸可被中和成钾、钠、钙、镁的混合盐。结冷胶包含由 *O* 型糖苷键连接酯而得的酰基（甘油酰基和乙酰基）。为灰白色粉末。溶于冷或热的去离子水。

简介

结冷胶是一种由*伊乐藻假单胞菌*（*Sphingomonas elodea*）生产的少动鞘脂多糖。它可用来生产凝胶，在药物制剂中可作为稳定剂和助悬剂；也可用于食品和化妆品工艺。

1. Fialho AM, *et al.* Occurrence, production, and applications of gellan: current state and perspectives. *Appl Microbiol Biotechnol* 2008; **79:** 889–900.

Gentisic Acid Ethanolamide 龙胆酸乙醇胺

Etanolamida del ácido gentísico. 2,5-Dihydroxybenzoic acid ethanolamide.

$C_9H_{11}NO_4$ = 197.2.

CAS — 61969-53-7.

UNII — H4E039OIGX.

简介

龙胆酸乙醇胺已在药物制剂的生产中被用作络合剂。

Glycerol Formal 甘油甲缩醛

Glycérol formal; Glycerol-formalum. A mixture of the two isomers 4-hydroxymethyl-1,3-dioxolane and 5-hydroxy-1,3-dioxane present in a constant ratio of 40:60 respectively.

Глицерол Формаль

$C_4H_8O_3$ = 104.1.

CAS — 4740-78-7 (5-hydroxy-1,3-dioxane); 5464-28-8 (4-hydroxymethyl-1,3-dioxolane).

(5-hydroxy-1,3-dioxane) (4-hydroxymethyl-1,3-dioxane)

简介

甘油甲缩醛被用作制药溶剂。

Glyceryl Behenate 甘油二十二烷酸酯

Glicerol, behenato de.

Глицерил Бегенат

UNII — R8WTH25YS2.

Pharmacopoeias. In *USNF. Eur.* (see p.vii) includes Glycerol Dibehenate.

Ph. Eur. 6. 8 (Glyceryl Dibehenate; Glyceroli Dibehenas) 双酰基甘油的混合物，主要是双二十烷酰甘油和不同量的单酰基甘油和三酰基甘油的混合物。它由甘油和二十二烷酸酯化而成，含有 15%～23%的单酰基甘油，40%～60%的双酰基甘油和 21%～35%的三酰基甘油。为坚硬的蜡块或粉末，白色或类白色的油腻鳞片。几乎不溶于水；部分溶于热乙醇；可溶于二氯甲烷。熔点为 65～77℃。

USNF 28 (GlycerylBehenate) 脂肪酸甘油酯的混合物，主要是甘油二十二烷酸酯的混合物。有着微弱臭的细粉末。熔点大约为 70℃。几乎不溶于水和乙醇；可溶于氯仿。贮藏于温度低于 35℃的密闭容器中。

简介

甘油二十二烷酸酯用于片剂制备过程的润滑剂和黏合剂。

Glyceryl Distearate 双硬脂酸甘油酯

Glicerin-disztearát; Glicerol, diestearato de; Glicerolio distearatas; Glycerol Distearate; Glycérol, distéarate de; Glyceroldistearat; Glycerol-distearát; Glyceroli distearas; Glyserolidistearaatti.

Глицерилдистеарат

CAS — 1323-83-7.

UNII — 73071MW2KM.

Pharmacopoeias. In *Eur.* (see p.vii). Also in *USNF.*

Ph. Eur. 6. 8 (Glyceryl Distearate) 双酰基甘油的混合物，主要是双硬脂酰甘油和不同量的单酰基甘油和三酰基甘油的混合物。它含有 8%～22%的单酰基甘油，40%～60%的双酰基甘油和 25%～35%的三酰基甘油，由植物油棕榈酸三酰基甘油或硬脂酸三酰基甘油的部分甘油解制得，或者由甘油与硬脂酸的酯化作用而制得。脂肪酸可来源于植物或动物。

坚硬的蜡块或粉末，白色或类白色的油腻鳞片。几乎不溶于水；部分溶于热乙醇；溶于二氯甲烷。熔点为 50～60℃（Ⅰ型和Ⅱ型）或 50～70℃（Ⅲ型）。

USNF 28 (Glyceryl Distearate) 双甘油酯的混合物，主要是双硬脂酸甘油酯同不同量甘油单酯和甘油三酯的混合物。它含有 8%～22%的甘油单酯、40%～60%的甘油双酯和 25%～35%的甘油三酯。由植物油棕榈酸甘油三酯或硬脂酸甘油三酯的部分甘油解制得，或者由甘油与硬脂酸的酯化作用而制得。脂肪酸可来源于植物或动物。

坚硬的蜡块或粉末，白色或几乎白色鳞片。不溶于水；部分溶于热乙醇；溶于二氯甲烷和四氢呋喃。贮藏于密闭容器中。

简介

双硬脂酸甘油酯用作乳化剂和（或）增溶剂。

Glyceryl Esters 甘油酯类

Glycerol Esters.

Mono-and Di-glycerides 单甘油酯和双甘油酯

E471 (mono- and di-glycerides of fatty acids); Mono y diglicéridos.

Моно- и Диглицериды

Pharmacopoeias. In *USNF.*

USNF 28 (Mono-andDi-glycerides) 脂肪酸的甘油单酯和双酯混合物，伴有少量脂肪酸甘油三酯，脂肪酸来自食用油。它含有不少于 40%的单甘油酯，可能含有稳定剂。贮藏于密闭容器中。避光。

简介

甘油酯类是甘油与脂肪酸合成的酯类。它们作为非离子表面活性剂，广泛用作药物制剂中的乳化剂和增溶剂，有些还在食品工业中使用。单甘油酯和双甘油酯的混合物，被用作乳化剂和食品添加剂。一些与特殊脂肪酸形成的甘油酯，如单硬脂酸甘油酯（第1957页），也被使用。甘油辛酸酯和甘油癸酸酯混合物（单辛酸甘油酯，第2285页）是一种用作胆结石溶解剂的甘油酯。

制剂

多组分制剂 **Fr.:** Grassolind Neutral.

Glyceryl Monocaprylocaprate 单辛酰癸酸甘油酯

Glycerol Monocaprylocaprate; Glyceroli Monocaprylocapras.

Pharmacopoeias. In *Eur.* (see p.vii).

Ph. Eur. 6. 8 (Glycerol Monocaprylocaprate) 单酰基甘油的混合物，主要包含单-*O*-辛酰甘油和单-*O*-癸酰甘油，以及不同量的双酰基甘油和三酰基甘油；由辛酸和癸酸直接酯化后，经蒸馏获得单辛酰癸酸甘油酯（Ⅱ型）。单辛酰癸酸甘油酯（Ⅰ型）成分为：单酰基甘油：45%～75%；双酰基甘油：20%～50%；三酰基甘油：最大量 10%。单辛酰癸酸甘油酯（Ⅱ型）成分为：单酰基甘油：最小量 80%；双酰基甘油：最大量 20%；三酰基甘油：最大量 5%。本品为无色或微黄色油状液体或软固块。几乎不溶于水；极易溶于乙醇；易溶于二氯甲烷。

简介

单辛酰癸酸甘油酯在药品制剂中用作溶剂和乳化剂。

Glyceryl Monolinoleate 单亚油酸甘油酯

Glicerin-monolinoleát; Glicerol, monolinoleato de; Glicerolio monolinoleatas; Glycerol Monolinoleate; Glycérol, monolinoléate de; Glyceroli monolinoleas; Glycerol-monolinolát; Glycerolmonolinoleat; Glyserolimonolinoleaatti; Monolinolein.

Глицерилмонолинолеат

CAS — 26545-74-4.

UNII — 4763AXI84L.

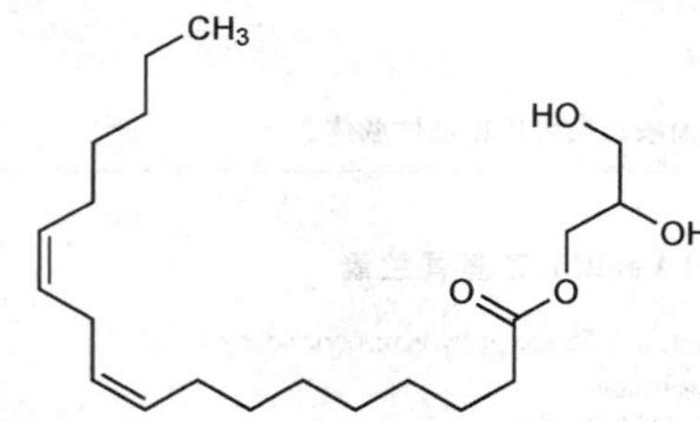

Pharmacopoeias. In *Eur.* (see p.vii). Also in *USNF.*

Ph. Eur. 6. 8 (GlycerolMonolinoleate) 单酰基甘油的混合物，主要是单油酰甘油和单亚油酰甘油同不同量的双酰基甘油和三酰基甘油的混合物。它含有 32%～52%的单酰基甘油、40%～55%的双酰基甘油和 5%～20%的三酰基甘油，由植物油亚油酸三酰基甘油的部分甘油解而制得。可能加了适当的抗氧剂。

琥珀色油状液体，在室温下可能有部分凝固。几乎不溶于水；易溶于二氯甲烷。贮藏于密闭容器中。避光。

USNF 28 (Glyceryl Monolinoleate) 甘油单酯的混合物，主要是单油酸甘油酯和单亚油酸甘油酯同不同量的甘油双酯和甘油三酯的混合物。由植物油里亚油酸甘油三酯的部分甘油解而制得，含有 32%～52%的甘油单酯，40%～55%的甘油双酯和 5%～20%的甘油三酯。可能加了适当的抗氧剂。

琥珀色油状液体，在室温下可能有部分凝固。几乎不溶于水；易溶于二氯甲烷；溶于四氢呋喃。贮藏于密闭容器中。

简介

单亚油酸甘油酯用作乳化剂和（或）增溶剂。

Glyceryl Mono-oleate 单油酸甘油酯

Glicerol, monooleato de; Glycérol, mono-oléate de; Glyceroli mono-oleas; Monolein.

Глицерилмоноолеат

CAS — 25496-72-4.

UNII — 4PC054V79P.

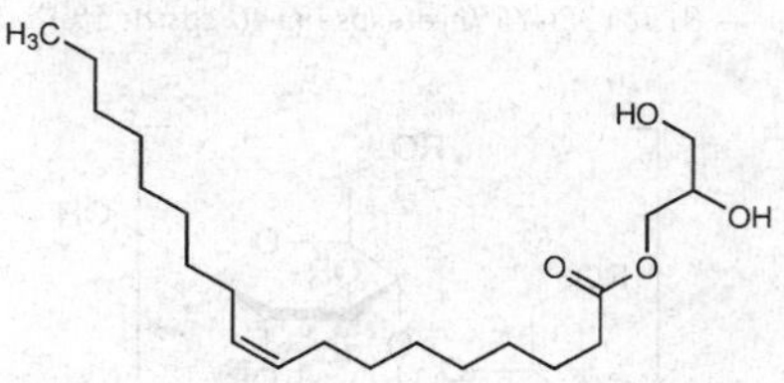

Pharmacopoeias. In *Eur.* (see p.vii). Also in *USNF.*

Ph. Eur. 6. 8（Glycerol Mono-oleates） 单酰基甘油的混合物，主要是油酸单酰甘油和不同量的双酰基甘油和三酰基甘油的混合物。对它们定义是含量不确定的单酰基甘油，并可由主要含油酸三酰甘油的植物油经部分甘油解或由油酸和甘油的酯化而制得。可能加了适当的抗氧剂。

琥珀色油状液体，在室温下可能有部分凝固。几乎不溶于水；易溶于二氯甲烷。贮藏于密闭容器中。避光。

USNF 28（Glycerol Monooleates） 甘油单酯的混合物，主要是单油酸甘油酯同不同量的甘油双酯和甘油三酯的混合物。由植物油里油酸甘油三酯的部分甘油解或由甘油和动植物油酸的酯化而制得。由甘油单酯的内含物定义。可能加了适当的抗氧剂。

琥珀色油状液体，在室温下可能有部分凝固。几乎不溶于水；易溶于二氯甲烷；溶于四氢呋喃。贮藏于密闭容器中。

简介

单油酸甘油酯和单硬脂酸甘油酯或自乳化单硬脂酸甘油酯有着相似的性质（见下文）。

Glyceryl Monostearate 单硬脂酸甘油酯

Gliceril, monoestearato de; Glicerin-monosztearát; Glicerolio monostearatas; Glicerolu monostearynian; Glycérol, monostéarate de; Glyceroli monostearas; Glycerolmonostearat; Glycerolmonostearát; Glyserolimonostearaatti; GMS; Monostearin.

Глицерилмоностеарат

CAS — 31566-31-1 (glyceryl monostearate); 26657-96-5 (glyceryl monopalmitate).

UNII — 230OU9XXE4 (glyceryl monostearate); 6Y2XJ05B35 (glyceryl monopalmitate).

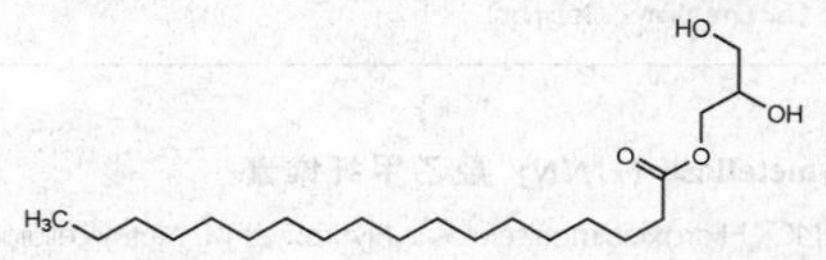

Pharmacopoeias. In *Eur.* (see p.vii), *Int.*, and *Jpn.* Also in *USNF.*

Ph. Eur. 6. 8（Glycerol Monostearate 40-55） 单酰基甘油的混合物，主要是单硬脂酰甘油和不同量的双酰基甘油和三酰基甘油的混合物。它含有 40%～55% 的单酰基甘油，30%～45% 的双酰基甘油和 5%～15% 的三酰基甘油，由植物油里棕榈酸三酰基甘油、硬脂酸三酰基甘油的部分甘油解或由甘油和硬脂酸的酯化而制得。

白色或类白色坚硬的蜡块或油性粉末或油片。几乎不溶于水；溶于 60℃的乙醇。熔点为 54～64℃。

USNF 28（Glycerol Monostearate） 含有不少于 90% 的饱和脂肪酸甘油单酯，主要是单硬脂酸甘油酯（$C_{21}H_{42}O_4$ = 358.6）和单棕榈酸甘油酯（$C_{19}H_{38}O_4$）。可能含有适当的抗氧剂。

白色至淡黄色似蜡的固体、珠粒、薄片或粉末，并有伴令人愉快的脂肪臭。熔点不低于 55℃。不溶于水，但在少量皂类或合适的表面活性剂帮助下，可以在热水中被分散；溶于氯仿（1：10），溶于乙醚和甲醇（1：100）；溶于异丙醇（1：33）；溶于醇、丙酮、矿物油或脂肪油、苯等热有机溶剂。贮藏于密闭容器中。避光。

Self-emulsifying Glyceryl Monostearate 自乳化单硬脂酸甘油酯

Glicerol autoemulsionable, monoestearato de; Monoestearato de glicerilo autoemulsionable; Monostearin Emulsificans; Self-emulsifying Mono- and Diglycerides of Food Fatty Acids; Self-emulsifying Monostearin.

Глицерилмоностеарат Самоэмульгирующийся

Pharmacopoeias. In *Br.*

BP 2010（Self-emulsifying Glyceryl Monostearate） 主要为硬脂酸、棕榈酸和少量其他脂肪酸的甘油单酯、甘油双酯和甘油三酯的混合物；它可能也含有游离脂肪酸，游离甘油和皂。含有不少于 30% 的甘油单酯、不多于 7% 的游离甘油和不多于 6% 的皂，皂按油酸钠计算，所有的物质都按脱水物来计算。

白色到米色坚硬的蜡状固体，伴有微弱的脂肪臭。在热水中可以分散；溶于热无水乙醇和热的液状石蜡；溶于热植物油，但在浓度低于 20% 时，可能为浑浊液体。

配伍禁忌 由于含有皂，所以自乳化单硬脂酸甘油酯不能与酸、高浓度可离解的盐、硬水、钙化合物、锌氧化物和重金属氧化物配伍。

简介

单硬脂酸甘油酯是一种不良的油包水型乳化剂，但在内服制剂和外用制剂中，它是一种有用的油包水型和水包油型乳剂的稳定性。它有润滑性。单硬脂酸甘油酯也用于食物和化妆品行业。

常常在单硬脂酸甘油酯里加少量的皂、硫酸脂肪醇或其他表面活性剂，这样可以让产品自乳化，产生满意的水包油型乳剂。自乳化单硬脂酸甘油酯在未乳化、乳化的碱制剂和雪花膏中用作油、油脂、溶媒和蜡的乳化剂。不用于内服制剂。

自乳化单硬脂酸甘油酯的水溶性制剂应添加防腐剂以阻止真菌或细菌的产生。

Glyceryl Palmitostearate 棕榈酰硬脂酸甘油酯

Glicerol, palmitoestearato de. A mixture of mono-, di-, and triglycerides of C_{16} and C_{18} fatty acids.

CAS — 8067-32-1.

简介

棕榈酰硬脂酸甘油酯在制药工业中用作稀释剂、润滑剂，以及片剂和胶囊剂的包衣。

Glycofurol 四氢呋喃聚乙二醇醚

Glicofurol; Glycofural; Glycofurol 75; Tetrahydrofurfuryl Alcohol Polyethylene Glycol Ether; α-(Tetrahydrofuranyl)-ω-hydroxypoly(oxyethylene).

Гликофурфурол

$C_5H_9O.(C_2H_4O)_n.OH.$

CAS — 9004-76-6; 31692-85-0.

性状 四氢呋喃聚乙二醇醚是一种澄明、无色、几乎无臭的液体。每毫升质量约 1.08g。沸点 80～100℃。与氧化剂不能共存。氮气保护下贮藏于密闭容器中。避光。

简介

四氢呋喃聚乙二醇醚被用作药物注射剂的溶剂。

Green S 绿 S

Acid Brilliant Green BS; Acid Green S; CI Food Green 4; Colour Index No. 44090; E142; Lissamine Green; Verde Brillante BS; Verde Lisamina; Verde S; Vert acide brillant BS; Vert lissamine; Wool Green B; Yeşil S. Sodium 1-[4-dimethylamino-α-(4-dimethyliminiocyclohexa-2,5-dienylidene)benzyl]-2-hydroxynaphthalene-3,6-disulphonate.

Зелёный S

$C_{27}H_{25}N_2NaO_7S_2$ = 576.6.

CAS — 3087-16-9.

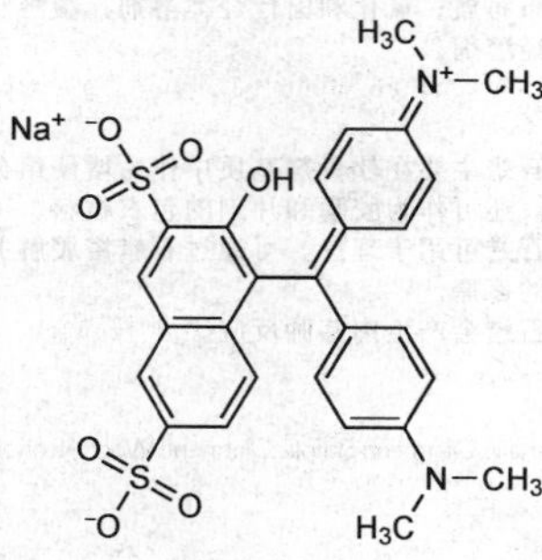

简介

绿 S 是一种药品、化妆品和食品的着色剂。经绿 S 浸渍后的检测条可用于角膜染色以检测异常。

动物研究显示绿 S 可被部分吸收和使盲肠扩张，但在最高估计人每日摄入绿 S 130μg 和动物试验（每日 500mg/kg）的可见变化水平间，认为它的安全界限很大。绿 S 在食品方面的应用是可接受的[1]。

1. MAFF. Food advisory committee: final report on the review of the colouring matter in food regulations 1973. *FdAC/REP/4.* London: HMSO, 1987.

制剂

专利制剂

USA: Green Glo.

Hard Fat 硬脂

Adeps Neutralis; Adeps solidus; Glicéridos semisintéticos sólidos; Glycérides hémi-synthétiques solides; Glycérides Semi-synthétiques Solides; Grasa sólida; Hårdfett; Hartfett; Kietieji riebalai; Kovarasva; Massa Estearínica; Neutralfett; Szilárd zsír; Tuk ztužený; Tłuszcz obojętny.

Твёрдый Жир

UNII — 8334LX7S21.

Pharmacopoeias. In *Eur.* (see p.vii) and *Int.* Also in *USNF.*

Ph. Eur. 6. 8（HardFat） 为甘油三酯、甘油二酯和甘油单酯的混合物，由天然的脂肪酸与甘油发生酯化作用或由天然脂肪经过转酯作用制得。为白色或类白色蜡状易碎固体。熔点为 30～45℃；与实际标示值相差不超过 2℃。几乎不溶于水；微溶于无水乙醇。加热至 50℃，熔化为无色或微黄色液体。避光、避热。

USNF 28（Hard Fat） 饱和脂肪酸甘油酯的混合物。为白色固体，几乎无臭且无酸败臭；触摸有油腻感。熔点为 27～44℃，与实际标示值相差不超过 2℃。熔化后为无色或微黄色，于等量的热水中混合振摇后形成白色乳剂。几乎不溶于水；微溶于乙醇；极易溶于乙醚。贮藏于 5℃或低于熔点温度的密闭容器中。

简介

硬脂代表了一系列硬度范围和熔点范围的基质，用于栓剂及阴道栓剂的制备。硬脂还能用于局部制剂。

Hard Paraffin 固体石蜡

Cera de parafina; Cera de petróleo; Hard Wax; Hartparaffin; Kietasis parafinas; Paraff. Dur.; Paraffin; Paraffin, fast; Paraffin Wax; Paraffine solide; Paraffinum Durum; Paraffinum solidum; Parafiini, kiinteä; Parafin tvrdý; Parafina sólida; Parafina stała; Szilárd paraffin.

Твёрдый Парафин

CAS — 8002-74-2.

UNII — I9OOE3H2ZE.

Pharmacopoeias. In *Chin., Eur.* (see p.vii), *Int.*, and *Jpn.* Also in *USNF.*

USNF also includes Synthetic Paraffin.

Ph. Eur. 6. 8（Paraffin，Hard） 由固态饱和烃类经过纯化制得，主要从石油中获得。熔点为 50～61℃。为无色或白色团块。熔化后的物质在日光下无荧光。几乎不溶于水和乙醇；极易溶解于二氯甲烷。避光。

USNF 28（Paraffin） 由来自石油的固态烃类经过纯化制得。为无色或白色、无臭、几乎半透明的团块，呈晶体样结构，触摸有轻微油腻感。凝固点范围为 47～65℃。不溶于水和乙醇；微溶于无水乙醇；极易溶于氯仿、乙醚、挥发油和大多数温热的非挥发油。醇的提取物对石蕊显中性。贮藏温度不超过 40℃。避光。

USNF 28（Synthetic Paraffin） 为非常坚硬的无臭白色蜡质，主要含有长链、非支链饱和烃，另含有少量的支链烃。平均相对分子质量范围 400～1400。不溶于水；

极微溶于脂肪族、氧化和卤代烃类溶剂；微溶于芳香族和普通烷烃溶剂。

简介

固体石蜡主要在软膏剂基质中作为增硬组分。也用于乳膏剂，还可作为胶囊和片剂的包衣材料。

固体石蜡可用于理疗，可通过石蜡浴缓解关节炎和关节扭伤的疼痛。

注射石蜡会产生肉芽肿反应。

制剂

BP 2010: Paraffin Ointment; Simple Ointment; Wool Alcohols Ointment.

专利制剂

Fr.: Cuticerin†.

多组分制剂 **Pol.:** Biafine†; **UK:** Melrose.

Hexachloroethane 六氯乙烷

Carbon Hexachloride; Hexacloroetano; Hexacloruro de carbono; Hexacloruro de etano; Perchloroethane; Percloroetano.

Гексахлорэтан

C_2Cl_6 = 236.7.

CAS — 67-72-1.

UNII — G30K3QQT4J.

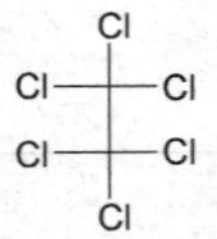

简介

六氯乙烷是一种氯化的碳氢化合物，被用作工业溶剂。工业上暴露于六氯乙烷蒸气中会刺激眼睛，导致恐光症。六氯乙烷以前被用作兽用驱虫剂，但已经被毒性更低的药物取代了。

n-Hexane 正己烷

n-Hexano; Hexano normal; Hidruro de hexilo.

н-Гексан

C_6H_{14} = 86.18.

CAS — 110-54-3.

UNII — 2DDG612ED8.

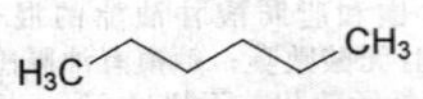

性状 正己烷是一种无色、易燃性、挥发性液体，有微弱臭。每毫升质量约 0.66g。沸点约 69℃。贮藏于密闭容器中。

不良反应

正己烷具有刺激性。急性暴露于正己烷蒸气中会导致中枢神经系统抑制，表现为头痛、嗜睡、眩晕，严重情况下导致意识不清。慢性职业性暴露和滥用正己烷与周围神经病变有相关性。正己烷是一些黏合剂的成分，可能与挥发性物质的滥用有关（见**甲苯**，第1983页）。汽油导致的一些不良反应是由其中含有的正己烷引起的。

1. Health and Safety Executive. *n*-Hexane. *Toxicity Review 18.* London: HMSO, 1987.
2. WHO. *n*-Hexane. *Environmental Health Criteria 122.* Geneva: WHO, 1991. Available at: http://www.inchem.org/documents/ehc/ehc/ehc122.htm (accessed 30/06/04)
3. WHO. *n*-Hexane health and safety guide. *IPCS Health and Safety Guide 59.* Geneva: WHO, 1991. Available at: http://www.inchem.org/documents/hsg/hsg/hsg059.htm (accessed 30/06/04)

对神经系统的影响 已经有很多报道由于滥用或者职业性暴露于正己烷导致的周围神经病变，尽管前者的症状比后者轻[1]。严重情况下会导致四肢麻痹。临床上典型重症病例为在暴露于正己烷几周后出现病情恶化，然后有一个缓慢恢复的过程，但是在严重病例则可能不能完全康复。甲基乙基酮被认为能够加剧正己烷引起的周围神经病变。职业性暴露于正己烷中已经被证实与颅性神经疾病相关。

曾有记录，一个患有帕金森症的皮革工人，其病因很可能是由于暴露于溶剂中，而且主要是正己烷[2]。

关于神经毒性与职业性暴露于包括正己烷在内的溶剂的进一步讨论，详见**甲苯**项下，第1983页。

1. Lolin Y. Chronic neurological toxicity associated with exposure to volatile substances. *Hum Toxicol* 1989; **8:** 293–300.
2. Pezzoli G, *et al.* Parkinsonism due to n-hexane exposure. *Lancet* 1989; **ii:** 874.

药动学

正己烷可以通过吸入吸收和有限的经皮吸收。其氧化代谢产物，包括 2,5-己二酮，大部分以结合物形式通过尿液排泄。一部分正己烷以原形经肺排泄。

用途

正己烷广泛被用作工业溶剂、黏合剂的溶剂以及食品加工的萃取剂。

制剂

多组分制剂 **Austral.:** Sacsol†.

Hexylene Glycol 己二醇

Hexilenglicol. 2-Methyl-2,4-pentanediol.

Гексиленгликоль

$C_6H_{14}O_2$ = 118.2.

CAS — 107-41-5.

UNII — KEH0A3F75J.

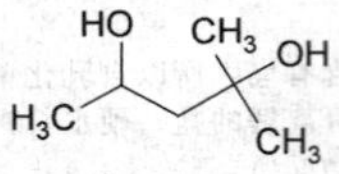

Pharmacopoeias. In *USNF.*

USNF 28 (Hexylene Glycol) 澄明，无色，黏稠液体。当遇到潮湿空气时会吸湿。可与水和许多有机溶剂混溶，如乙醇、丙酮、氯仿、乙醚和乙烷。贮藏于密闭容器中。

简介

己二醇的性质与丙二醇十分接近（第1973页）。通常可作为溶剂和保湿剂使用。

制剂

多组分制剂 **USA:** Bodi Kleen.

Hydrogenated Polydecene 氢化多癸烯

Гидрогенизированный Полидецен

CAS — 68037-01-4.

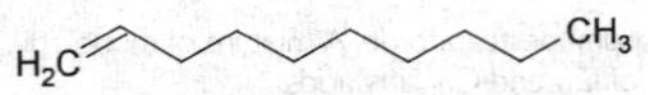

Pharmacopoeias. In *USNF.*

USNF 28 (Hydrogenated Polydecene) 为饱和的合成的碳氢化合物的混合物，分子在 $C_{30}H_{62}$～$C_{70}H_{142}$，由1-癸烯（C_{10}-α-烯烃）直接寡聚化得来。其低聚混合物可以通过计算分馏馏分，得到适当黏度，然后氢化以达饱和；或先氢化以达饱和，然后在将分馏馏分调整到需要的黏度。其中可能包含稳定剂。为澄明、无色无臭无味的液体。极微溶于水。贮藏于密闭容器中。

简介

氢化多癸烯通常作为润滑剂使用，主要用于化妆品的制备。

Hydroxypropyl Guar Gum 羟丙基瓜尔豆胶

HP-Guar; Hydroxypropyl Guar. Guar Gum, 2-Hydroxypropyl Ether.

Гидроксипропил Гуар

CAS — 39421-75-5.

简介

羟丙基瓜尔豆胶是一个非离子增稠剂，分离于瓜尔豆胶，用于滴眼剂以治疗干眼症。还能用于护肤品和护发产品，且应用于许多工业中。

1. Petricek I, *et al.* Hydroxypropyl-guar gellable lubricant eye drops for dry eye treatment. *Expert Opin Pharmacother* 2008; **9:** 1431–6.

制剂

专利制剂

Ger.: Systane; **Irl.:** Systane; **UK:** Systane.

多组分制剂 **Chile:** Systane; **Fr.:** Systane; **Ital.:** Systane; **Singapore:** Systane; **Thai.:** Systane.

Hyetellose (*rINN*) 羟乙基纤维素

Hidroksietilceliuliozė; Hidroxietilcellulóz; Hidroxietilcelulosa; Hydroksietyyliselluloosa; Hydroksyetyloceluloza; Hydroxietylcellulosa; Hydroxyethyl Cellulose; Hydroxyéthylcellulose; Hydroxyethylcellulose; Hydroxyethylcellulosum; Hyétellose; Hyetellosum; Hyetelosa.

Гиэтэллоза

CAS — 9004-62-0.

UNII — 8136Y38GY5 (hyetellose (140 cps at 5%)).

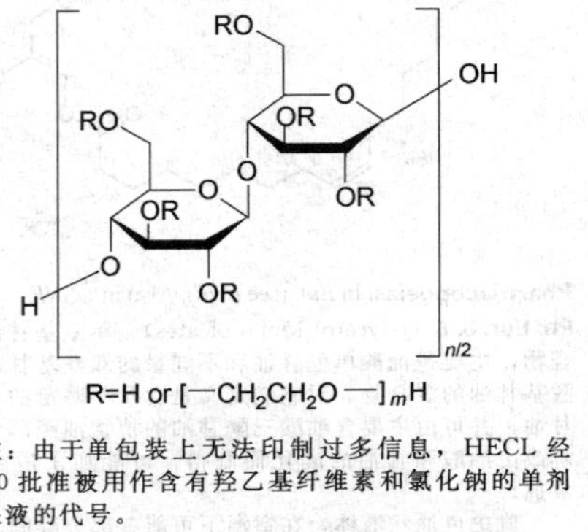

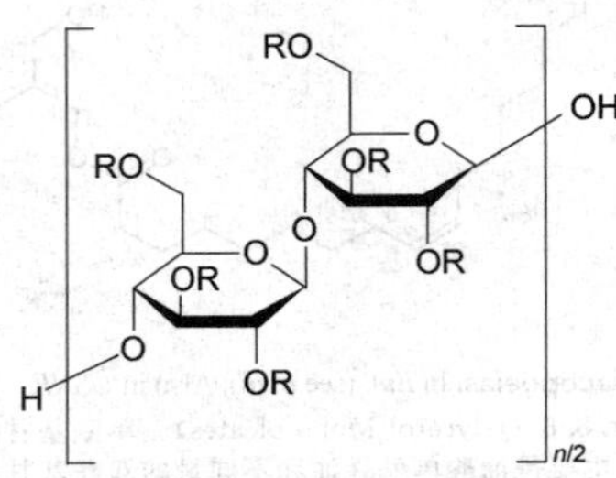

注：由于单包装上无法印制过多信息，HECL 经 BP2010 批准被用作含有羟乙基纤维素和氯化钠的单剂量滴眼液的代号。

Pharmacopoeias. In *Eur.* (see p.vii) and *Int.* Also in *USNF.*

Ph. Eur. 6.8 (Hydroxyethylcellulose) 部分取代的 2-羟乙基纤维素醚。有不同等级，用附加数值区分表示其 2%的溶液在 25℃时的表现黏度。白色、淡黄白色或淡灰白色，粉末或颗粒。溶于冷水或热水，形成胶状溶液；几乎不溶于乙醇、丙酮和甲苯。1%水溶液的 pH 值为 5.5～8.5。

USNF 28 (Hydroxyethyl Cellulose) 部分取代的多（羟乙基）纤维素醚。分为不同等级，表示不同黏度和取代程度，一些等级改善了其在水中的分散性。可能含有适当的防结块剂。白色至淡褐色，几乎无臭、具有吸湿性的粉末。溶于冷水或热水，形成胶状溶液；几乎不溶于乙醇和绝大多数有机溶剂。1%水溶液的 pH 值为 6.0～8.5。

简介

羟乙基纤维素在制药领域被用作增稠剂和稳定剂，片剂包衣材料和黏合剂。为治疗干眼症（第1959页）制剂、隐形眼镜护理液（第1584页）和口干（第1945页）制剂的润滑剂。

制剂

专利制剂

Fr.: Goniosol†; **Ger.:** Lacrigel†; **Israel:** V-Tears; **USA:** Comfort Tears; Gonioscopic†; TearGard†.

多组分制剂 **Arg.:** Hidratagel†; **Austral.:** Minims Artificial Tears†; **Fr.:** Premicia†; **Ger.:** Lubricano; Nu-Gel†; **Irl.:** Minims Artificial Tears; **Israel:** V-Crima; **Turk.:** Gleitgelen; **UK:** Minims Artificial Tears; **USA:** Biotene with Calcium; Mimyx; Optimoist.

Hymetellose (*rINN*) 羟乙甲纤维素

HEMC; Hidroxietilmetilcelulosa; Hydroxyethyl Methylcellulose; Hydroxyethylmethylcellulose; Hymétellose; Hymetellosum; Méthylhydroxyéthylcellulose; Methylhydroxyethylcellulose; Methylhydroxyethylcellulosum; Metilhidroksietilceliuliozė; Metilhidroxietilcellulóz; Metylhydroxietylcellulosa; Metyylihydroksietyyliselluloosa.

Гиметеллоза

CAS — 9032-42-2.

Pharmacopoeias. In *Eur.* (see p.vii). Also in *USNF.*

Ph. Eur. 6.8 (Methylhydroxyethylcellulose; Hydroxyethylmethylcellulose BP 2010) 部分取代的含有甲氧基和 2-羟乙基的纤维素醚。分为不同等级，用附加数值区分表示 2%的溶液 20℃时的表现黏度。白色、淡黄白色或淡灰白色白色粉末或颗粒，干燥后具有吸湿性。几乎不溶于热水、无水乙醇、丙酮和甲苯；冷水中溶解形成胶状溶液。1%水溶液的 pH 值为 5.5～8.0。

USNF 28 (Hymetellose) 部分取代为 *O*-甲基化和 *O*-2-羟乙基化的纤维素。分为不同等级，用 2%（质量分数）溶液 20℃时的黏度标注。白色、淡黄白色或灰白色粉末或颗粒。干燥后具有吸湿性。不溶于热水、乙醇、丙酮、乙醚和甲苯；冷水中溶解形成胶状溶液。1%水溶液的 pH 值为 5.5～8.0。

用途

羟乙甲纤维素与其他纤维素醚有相似的应用，如甲基纤维素（第1966页），作为药用辅料。

制剂

专利制剂

Austria: Cellobexon.

多组分制剂 ***Fr.:*** Pharmatext.

Hyprolose（*rINN*）羟丙基纤维素

E463; Hidroksipropilceliuliozė; Hidroxipropilcellulóz; Hidroxipropilcelulosa; Hydroksipropyyliselluloosa; Hydroxipropylcellulosa; Hydroxypropyl Cellulose; Hydroxypropylcellulose; Hydroxypropylcellulosum; Hydroxypropylcelulosa; Hyprolosum.

Гипролоза

CAS — 9004-64-2.

UNII — RFW2ET671P (hyprolose); 2165RE0K14 (hydroxypropyl cellulose, low-substituted).

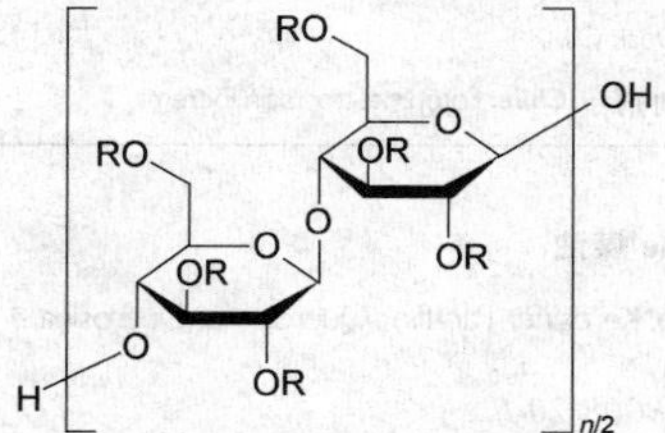

R=H or $[CH_2CH(CH_3)O]_mH$

Pharmacopoeias. In *Chin., Eur.* (see p.vii), *Int.*, and *Jpn.* Also in *USNF* which has two separate monographs, for Hydroxypropyl Cellulose and for Low-substituted Hydroxypropyl Cellulose.

Ph. Eur. 6. 8（Hydroxypropylcellulose） 一种部分取代的 2-羟丙基的纤维素醚。分为不同等级，用附加数字区分表示 2%的溶液 20℃时的表观黏度。白色或淡黄白色粉末或颗粒，干燥后具有吸湿性。溶于冷水、无水乙醇、冰醋酸、甲醇、丙二醇以及甲醇和二氯甲烷（10：90）的混合液，形成胶状溶液；几乎不溶于热水、乙二醇和甲苯；略溶或微溶于丙酮。1%水溶液的 pH 值为 5.0～8.5。

USNF 28（Hydroxypropyl Cellulose） 一种部分取代为多羟丙基的纤维素醚。105℃干燥 1h，含有不高于80.5%的羟丙基。可能含有不高于 0.60%的二氧化硅或其他抗结块剂。白色至乳白色，几乎无臭固体颗粒或粉末，干燥后具有吸湿性。溶于冷水、乙醇、氯仿、丙二醇，形成胶状溶液；不溶于热水。1%水溶液的 pH 值为 5.0～8.0。

USNF 28（Low-Substituted Hydroxypropyl Cellulose）含有 5.0%～16.0%的羟丙基。白色至淡黄白色，几乎无臭，具有吸湿性的纤维状或颗粒状粉末。几乎不溶于无水乙醇和乙醚；可溶于氢氧化钠溶液（1：10）形成黏稠液体。遇水、碳酸钠溶液和 2N 的盐酸溶液膨胀。1g 经振摇分散于 100ml 水中形成的混悬液的 pH 值为 5.0～7.5。贮藏于密闭容器中。

不良反应

羟丙基纤维素用作眼用固体植入物可造成视物模糊和眼部不适或刺激包括过敏和眼睑水肿。

超敏反应 曾有报道羟丙基纤维素在作为雌二醇贴片的水层成分中，引起过敏性接触性皮炎[1]。

1. Schwartz BK, Clendenning WE. Allergic contact dermatitis from hydroxypropyl cellulose in a transdermal estradiol patch. *Contact Dermatitis* 1988; **18:** 106–7.

用途和用法

羟丙基纤维素在制药领域被用作片剂包衣膜、片剂赋形剂、增稠剂并用于微囊。在食品工业中被用作乳化剂和稳定剂。

还被用于制造治疗干眼症（第1959页）的眼科缓释植入物。

制剂

USP 33: Hydroxypropyl Cellulose Ocular System.

专利制剂

Austral.: Lacrisert†; ***Canad.:*** Lacrisert; ***Fin.:*** Lacrisert; ***Fr.:*** Lacrisert; ***Neth.:*** Lacrisert; ***Swed.:*** Lacrisert; ***USA:*** Lacrisert.

Hypromellose（*BAN*, *rINN*）羟丙甲纤维素

E464; Hidroxipropilmetilcelulosa; Hipromeliozė; Hipromellóz; Hipromelosa; Hipromeloz; HPMC; Hydroxypropyl Methylcellulose; Hydroxypropylmethylcellulose; Hypromelloosi; Hypromellos; Hypromellosum; Hypromelosa; Hypromeloza; Methyl Hydroxypropyl Cellulose; Methylcellulose Propylene Glycol Ether; Methylhydroxypropylcellulose; Methylhydroxypropylcellulosum.

Гипромеллоза

CAS — 8063-82-9; 9004-65-3.

ATC — S01KA02.

ATC Vet — QS01KA02.

UNII — 3NXW29V3WO.

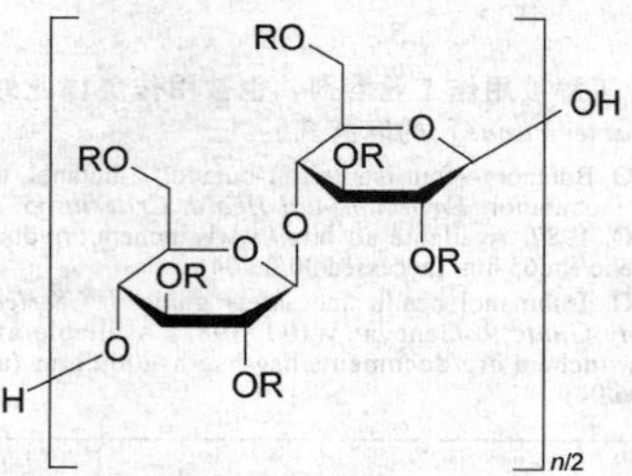

R=H, CH_3, or $CH_3CH(OH)CH_2$

注：由于单包装上无法印制过多信息，HPRM 经 BP2010 批准被用作含有羟丙甲纤维素的单剂量滴眼液的代号。

Pharmacopoeias. In *Chin., Eur.* (see p.vii), *Int., Jpn,* and *US.*

Ph. Eur. 6. 8（Hypromellose） 一种混合的纤维素醚，包含不同比例的甲氧基和 2-羟丙基。分为不同等级（见下文的标签）。白色、淡黄白色或灰白色粉末或颗粒，干燥后具有吸湿性。在冷水中溶解，形成胶状溶液；几乎不溶于热水、无水乙醇、丙酮和甲苯。1%质量比水溶液的 pH 值为 5.5～8.0。

USP 33（Hypromellose） 一种甲基纤维素的丙二醇醚。105℃干燥 2h，根据含有甲氧基和羟丙基范围分为不同型号 1828、2208、2906 和 2910（见下文的标签）。白色至淡灰色纤维状或颗粒状粉末。在水中膨胀，形成澄清至有乳光、黏稠、胶状混合物；不溶于无水乙醇、氯仿和乙醚。

标签 在欧洲，羟丙甲纤维素根据 2%（质量分数）的溶液在 20℃时的表观黏度不同用特定数字标示成不同的等级（如羟丙甲纤维素 4500）。在美国，特定数字中的前两位数字表示其中甲氧基所占的大致比例，第三、第四位表示羟丙基所占的大致比例。

Hypromellose Acetate Succinate 羟丙甲纤维素醋酸琥珀酸酯

HPMCAS; Hydroxypropylmethylcellulose Acetate Succinate; Shin-etsu AQOAT (AS-HF) (06081224); Shin-etsu AQOAT (AS-HG) (06081224).

CAS — 71138-97-1.

UNII — 24P2YXD2PW (16070722); 36BGF0E889 (12070923); 6N003M473W (06081224).

Pharmacopoeias. In *USNF.*

USNF 28（Hypromellose Acetate Succinate） 一种羟丙甲纤维素醋酸单琥珀酸酯的混合物。白色至淡黄白色，微有吸湿性的粉末或丸状，无臭，或有微弱醋酸样气味。几乎不溶于水、无水乙醇、二甲苯和正己烷。溶于 1N 氢氧化钠溶液。加入无水乙醇和二氯甲烷的混合物（1：1）或加入丙酮，可产生澄明或浑浊的黏稠液体。贮藏于密闭容器中。

Hypromellose Phthalate（*BANM*, *rINNM*）羟丙甲纤维素邻苯二甲酸酯

Ftalát hypromelosy; Ftalato de hidroxipropilmetilcelulosa; Ftalato de hipromelosa; Hipromeliozės ftalatas; Hipromellóz-ftalát; HPMCP; Hydroxypropyl Methylcellulose Phthalate; Hypromelloosiftalaatti; Hypromellose, phtalate d'; Hypromellosftalat; Hypromellosi phthalas; Methylhydroxypropylcellulose Phthalate; Methylhydroxypropylcellulosi Phthalas.

Гипромеллозы Фталат

CAS — 9050-31-1.

Pharmacopoeias. In *Eur.* (see p.vii) and *Jpn.* Also in *USNF.*

Ph. Eur. 6. 8（Hypromellose Phthalate） 一种羟丙甲纤维素的单苯二甲酸酯，以无水物计算，含有甲氧基、2-羟丙基及邻苯二甲酰基。白色或浅灰白色，流动性好的片状或颗粒状粉末。几乎不溶于水和无水乙醇；极微溶于丙酮和甲苯；可溶于等体积丙酮和甲醇混合液、二氯甲烷和甲醇的混合液。贮藏于密闭容器中。

USNF 28（Hypromellose Phthalate） 一种羟丙甲纤维素的单邻苯二甲酸酯。以无水物计算，含有甲氧基和 2-羟丙基及 21.0%～35.0%的邻苯二甲酰基。贮藏于密闭容器中。白色、无臭粉末或颗粒。几乎不溶于水、无水乙醇和己烷；溶于丙酮和无水乙醇（1：1）混合液或二氯甲烷和甲醇（1：1）的混合液形成黏稠溶液；溶于 1N 的氢氧化钠溶液。贮藏于密闭容器中。

标签 在美国，不同等级的羟丙甲纤维素邻苯二甲酸酯用附加数值标示，数字的前两位表示甲基大致的百分含量，接下来两位表示羟丙基的大致百分含量，最后两位表示邻苯二甲酰基的大致百分含量。另一种命名方法，是用聚合物溶解在液体缓冲溶液中的 pH 值（×10），字母（如 S 或 F）也用来分别定义高分子量或粒径小。

简介

羟丙甲纤维素与甲基纤维素性质相近（第1966页）。在制药领域用作薄膜衣片黏合剂、缓释基质。局部凝胶剂和软膏剂中则被当做乳化剂、悬浮剂和稳定剂。羟丙甲纤维素在食品工业中也被用作乳化剂和稳定剂。

羟丙甲纤维素邻苯二甲酸酯被用作片剂和颗粒剂的肠溶衣的材料或制造缓释颗粒，还用来作为包衣改善一些片剂的味觉。

羟丙甲纤维素临床上被广泛应用于眼科用溶液，它优于甲基纤维素是由于黏液更加澄清，而且通常含有的不溶性纤维较少。羟丙甲纤维素还被用来延长含药滴眼液的作用时间，单独或与其他增稠剂一同使用，用于人工泪液制剂中治疗干眼症（见下文），浓度通常为 0.3%～1%。隐形眼镜护理液（第1548页）和人工假眼润滑剂中的浓度相似。羟丙甲纤维素也用于眼压上升，浓度通常为 2%，作为眼部手术的辅助药（见下文），浓度最高为 2.5%用于前房角镜检查时的局部角膜保护剂。

羟丙甲纤维素曾被用于人工唾液制剂治疗口干（第1945页），但现已被其他药物所替代。

干眼症 干眼症是一种慢性疾病，是由泪膜覆盖眼部不稳定引起的；泪膜破裂造成干斑，无法在眨眼之间保护眼球。泪液含有微碱性成分可以在眨眼时覆盖眼球，再经泪管吸收或蒸发。结膜分泌的黏液也是维护泪膜稳定性的条件，不论是泪液减少还是结膜黏液减少都会导致干眼症。泪液减少在老年人中较普遍，但也会发生于某些全身性疾病或某些药物的不良反应，如三环类抗抑郁药抗毒蕈碱反应。泪液蒸发增加也可能导致泪膜不稳定，如甲状腺疾病中的角膜暴露，或眼睑、角膜等其他眼病。

干眼症主要症状是不适，典型表现为慢性沙粒感、视物模糊、畏光等。如果不加以处理可能导致角膜溃疡且最终可能失明。干燥性角膜炎（角膜炎）可能由干燥综合征中的严重干眼症引起（见下文）。

干眼症的治疗主要是对症治疗，可使用人工泪液[1]；可使用滴眼液，其中含有羧丙甲纤维素或其他纤维素醚类（羧甲纤维素、羟乙纤维素、甲基纤维素）、羟丙基瓜尔豆胶、聚乙烯醇或聚维酮。亦可使用液体凝胶状态的卡波姆和含有液体石蜡的软膏。一项系统性综述[2]发现在各种类型的人工泪液或眼部润滑剂中没有任何一种明显优于其他。软膏剂比滴眼液的作用时间要长，但会使视物模糊并且适用于晚上。滴眼液则要根据需要频繁使用，几小时使用一次或更频繁。频繁使用滴眼液可能会引起对其中防腐剂的过敏反应，所以应考虑使用不含防腐剂的制剂。患者经常需要的另一种滴眼剂是羟丙纤维素的缓释眼用植入剂。泪小点闭锁使用明胶棒或胶原植入物，用来针对性防止眼泪流出，同时也考虑永久性闭塞治疗。黏液溶解药可能对泪液产生减少引起的黏液累积有效，如乙酰半胱氨酸和溴己新。局部免疫抑制药如环孢素可能对某些患有干燥性结角膜炎的患者有效[3]；已尝试局部免疫抑制药及泪小点闭锁的联合治疗[4]。

干燥综合征 是自身免疫性疾病，主要会影响泪腺、唾液腺，并表现为眼干和口干。次要表现是自身免疫异常如类风湿关节炎[5]。治疗主要采取对症治疗[6]，对眼干使用人工泪液和局部黏液溶解剂；对口干使用人工唾液（见第1945页）。口服毛果芸香碱可能对眼干和口干都有获益[7,8]；使用黏液溶解药溴己新作为全身疗法治疗却有相反的结局[9~11]。皮质激素及免疫抑制药对伴有中枢神经系统受累的患者起一定作用[12]。

1. Lemp MA. Management of dry eye disease. *Am J Manag Care* 2008; **14** (suppl): S88–S101.
2. Doughty MJ, Glavin S. Efficacy of different dry eye treatments with artificial tears or ocular lubricants: a systematic review. *Ophthalmic Physiol Opt* 2009; **29:** 573–83.
3. Anonymous. Ophthalmic cyclosporine (Restasis) for dry eye disease. *Med Lett Drugs Ther* 2003; **45:** 42–3.
4. Roberts CW, *et al.* Comparison of topical cyclosporine, punctal occlusion, and a combination for the treatment of dry eye. *Cornea* 2007; **26:** 805–9.
5. Fox RI. Sjögren's syndrome. *Lancet* 2005; **366:** 321–31.
6. Oxholm P, *et al.* Rational drug therapy: recommendations for the treatment of patients with Sjögren's syndrome. *Drugs* 1998; **56:** 345–53.
7. Vivino FB, *et al.* Pilocarpine tablets for the treatment of dry mouth and dry eye symptoms in patients with Sjögren syndrome: a randomized, placebo-controlled, fixed-dose, multicenter trial. *Arch Intern Med* 1999; **159:** 174–81.
8. Tsifetaki N, *et al.* Oral pilocarpine for the treatment of ocular symptoms in patients with Sjögren's syndrome: a randomised 12 week controlled study. *Ann Rheum Dis* 2003; **62:** 1204–7.
9. Frost-Larsen K, *et al.* Sjögren's syndrome treated with bromhexine: a randomised clinical study. *BMJ* 1978; **i:** 1579–81.
10. Tapper-Jones LM, *et al.* Sjögren's syndrome treated with bromhexine: a reassessment. *BMJ* 1980; **280:** 1356.
11. Prause JU, *et al.* Lacrimal and salivary secretion in Sjögren's syndrome: the effect of systemic treatment with bromhexine. *Acta Ophthalmol (Copenh)* 1984; **62:** 489–97.
12. Rogers SJ, *et al.* Myelopathy in Sjögren's syndrome: role of nonsteroidal immunosuppressants. *Drugs* 2004; **64:** 123–32.

眼外科 作为弹性保护剂在手术中保护眼。在白内障剥离术中用来维持前房压，帮助人工晶体植入。虽然眼用羟丙甲纤维素被认为有良好的耐受，仍有一些报道称其可增加瞳孔异常的发生率［无反应半膨胀斜瞳孔（non reactive semi dilatedpupils）］[1]；其他文献[2]并不支持这种观点。还有一篇使用眼用羟丙甲纤维素后引起角膜浑浊的报道[3]。

1. Tan AKK, Humphry RC. The fixed dilated pupil after cataract surgery—is it related to intraocular use of hypromellose? *Br J Ophthalmol* 1993; **77:** 639–41.
2. Eason J, Seward HC. Pupil size and reactivity following hydroxypropyl methylcellulose and sodium hyaluronate. *Br J Ophthalmol* 1995; **79:** 541–3.
3. Newton JN, *et al.* Corneal opacities after cataract surgery with hypromellose. *Lancet* 2000; **355:** 290.

制剂

BP 2010: Hypromellose Eye Drops;
USP 33: Hypromellose Ophthalmic Solution.

专利制剂

Arg.: Artelac; Cool Tears; Genteal; Lacrigest; Lagrima Dorf; Natura Lagrimas; Ocutears; Oftalook Plus; ***Austral.:*** Genteal; In A Wink Moisturising; Isopto Tears†; Methopt†; ***Austria:*** Artelac; Okuzell; Prosicca; ***Belg.:*** Artelac; Isopto Tears; ***Braz.:*** Artelac†; Filmcel; Genteal; ***Canad.:*** Eyelube; Genteal; Isopto Tears; Lacril; Visine Advance True Tears; Visine Contact Lens; ***Chile:*** Genteal; Meticel; ***Cz.:*** Isopto Tears†; Lacrisyn†; ***Denm.:*** Artelac; Viskose ojendraber; ***Fin.:*** Artelac; Isopto Alkaline; Isopto Plain; ***Fr.:*** Artelac; Ocucoat; ***Ger.:*** Artelac; Berberil Dry Eye; Cellugel; Celoftal; Genteal; HPMC-Ophtal†; Lacri-Vision; Methocel; Pan-Vision; Sic-Ophtal; Sicca-Stulln; ***Gr.:*** Hymecel; Lubrilac; Vidilac; ***Hong Kong:*** Artears; Blueye; Eye Glo Moist; Eye Mo Moist; Genteal; Isopto Tears; Lac-Oph; Methopt; ***Hung.:*** Artelac†; Humalac B; Lacrisyn†; ***India:*** Hyprosol†; Moisol; Nova Vizol†; Sanvisc; ***Indon.:*** Genteal; ***Irl.:*** Artelac; Isopto Alkaline†; Isopto Plain†; ***Israel:*** Genteal; Ocucoat; ***Ital.:*** Gel 4000; Genteal; Lacrisifi; Lacrisol; Methocel†; ***Malaysia:*** Cellugel†; Eye Glo Moist; Genteal; ***Mex.:*** Artelac; Celulose; Filmexil†; Genteal; Lub Alvar; Luvistar; Meticel; ***Neth.:*** Artelac; ***Norw.:*** Artelac; ***NZ:*** Genteal; Methopt; ***Philipp.:*** Artelac; Genteal; Ilube; Itearz; Methopt; Vistatears; ***Pol.:*** Artelac; ***Port.:*** Artelac; Davilose; Hidrocil†; ***Rus.:*** Defislez (Дефислёз); Lacrisifi (Лакрисифи); Lacrisyn (Лакрисин); ***S.Afr.:*** Cellugel†; Methocel†; Spersatear; Viscotraan; ***Singapore:*** Genteal; Lacrisifi†; Methocel; ***Spain:*** Acuolens; Artific; ***Swed.:*** Artelac; Isopto Plain; ***Switz.:*** Isopto Tears; Methocel; ***Thai.:*** Genteal; Isopto Tears†; Lac-Oph; Natear; Opsil Tears; ***Turk.:*** Lacrisifi; ***UK:*** Artelac; Brolene Cool Eyes; Hydromoor; Isopto Alkaline; Isopto Plain; Lumecare Tear Drops; ***Ukr.:*** Artelac (Артелак); ***USA:*** Artificial Tears; Entrocel†; Genteal; Gonak; Goniosoft; Goniosol; Isopto Plain; Isopto Tears; Lacril; Ocucoat; Tearisol; Tears Again MC; Ultra Tears†; ***Venez.:*** Celoftal†; Genteal.

多组分制剂 ***Arg.:*** Alcon Lagrimas; Irix Lagrimas; Kalopsis Lagrimas; Punto G; Solucion Oral; Tears Naturale; Tears Naturale Forte; Visine Lagrimas; ***Austral.:*** Bion Tears; Blink-N-Clean; Genteal; Opti-Free Comfort†; Poly-Tears; Tears Naturale; ***Austria:*** Lacrisic†; ***Belg.:*** Alcon Adequad; Lacrystat; Tears Naturale; ***Braz.:*** Lacribell; Lacrima Plus; Opti-Tears; Trisorb; ***Canad.:*** Artificial Tears; Bion Tears; Clear Eyes for Dry Eyes Plus Redness Relief; Genteal Geldrops; Tears Naturale; Tears Naturale Forte; ***Chile:*** Lagrimas Artificiales; Nico Drops; Nicotears; Novo-Tears; Tears Naturale; Tears Visine; ***Cz.:*** Tears Naturale; ***Denm.:*** Dacriosol; ***Ger.:*** Gelipur†; Isopto Naturale†; Lacrisic; Oculotect; ***Gr.:*** Gastrovison; Tears Naturale; ***Hong Kong:*** Bion Tears; Tears Naturale; Tears Naturale Forte; Visine for Contacts†; ***Hung.:*** Dacrolux; Tears Naturale; ***Indon.:*** Genteal; Isotic Tearin; Tears; Tears Naturale II; ***Irl.:*** Ilube; Physiotears; Tears Naturale; ***Israel:*** Tears Naturale; ***Ital.:*** Dacriosol; Ipragocce†; Pupilla Light; Tirs; ***Malaysia:*** Bion Tears; Dacrolux; Genteal; Tears Naturale; ***Mex.:*** Lacrima Plus; Naphacel; Naphtears; Naturalag; Splash Tears; Tears Naturale; ***Neth.:*** Duratears; ***Norw.:*** Tears Naturale; ***NZ:*** Poly-Tears; Tears Naturale; ***Philipp.:*** Gentle Tears; Tears Naturale; Visine Refresh; ***Pol.:*** Tears Naturale; ***Port.:*** Tears Naturale†; ***Rus.:*** Tears Naturale (Слеза Натуральная); ***S.Afr.:*** Tears Naturale; ***Singapore:*** Bion Tears; Dacrolux†; Tears Naturale; ***Spain:*** Dacrolux; Humectante; Tears Humectante; ***Swed.:*** Bion Tears; ***Switz.:*** Herba-Vision Euphrasia; Herba-Vision Myrtillus; Tears Naturale; ***Thai.:*** Bion Tears; Tears Naturale; ***Turk.:*** Dacrolux; Tears Naturale; ***UK:*** Ilube; Tears Naturale; Uvistat Eye Drops; ***Ukr.:*** Tears Naturale (Штучні Сльози); ***USA:*** Bion Tears; Clear Eyes CLR; Lacri-Tears; LubriTears; Maximum Strength Allergy Drops; Moisture Drops; Nature's Tears; Ocucoat†; Tears Naturale; Tears Renewed; Visine Pure Tears; Visine Tears; ***Venez.:*** Genteal; Optifresh.

Isobutyl Alcohol 异丁醇

Alcohol isobutílico; Isobutanol.
Изобутиловый Спирт
$C_4H_{10}O$ = 74.12.
CAS — 78-83-1.
UNII — 56F9Z98TEM.

简介

异丁醇被用作工业溶剂，也被用作美国龙虾（*Homaru samericanus*）的麻醉药。

1. WHO. Butanols—four isomers: 1-butanol, 2-butanol, tert-butanol, isobutanol. *Environmental Health Criteria 65.* Geneva: WHO, 1987. Available at: http://www.inchem.org/documents/ehc/ehc/ehc65.htm (accessed 30/06/04)
2. WHO. Isobutanol health and safety guide. *IPCS Health and Safety Guide 9.* Geneva: WHO, 1987. Available at: http://www.inchem.org/documents/hsg/hsg/hsg009.htm (accessed 30/06/04)

Isopropyl Myristate (*USAN*) 肉豆蔻酸异丙酯

Isopropyl myristát; Isopropyle, myristate d'; Isopropylis myristas; Isopropylmyristat; Isopropyylimyristaatti; Izopropil-mirisztát; Izopropilo miristatas; Izopropylu mirystynian; Miristato de isopropilo. Tetradecanoic acid 1-methylethyl ester; Isopropyl tetradecanoate.
Изопропилмиристат
$C_{17}H_{34}O_2$ = 270.5.
CAS — 110-27-0.
UNII — 0RE8K4LNJS.

Pharmacopoeias. In *Eur.* (see p.vii). Also in *USNF.*

Ph. Eur. 6.8 (Isopropyl Myristate) 为澄清、无色的油状液体。相对密度为 0.853。不能与水混溶；能与乙醇、二氯甲烷、脂肪油和液状石蜡混溶。避光。

USNF 28 (Isopropyl Myristate) 为澄清、几乎无色无臭的油状液体，约 5℃时凝固。不溶于水、丙三醇和丙二醇；极易溶于乙醇。能与大多数有机溶剂和非挥发油混溶。贮藏于密闭容器中。避光。

配伍禁忌 肉豆蔻酸异丙酯与固体石蜡不可配伍使用。

简介

肉豆蔻酸异丙酯不容易被氧化和水解，不易酸败。能较容易被皮肤吸收，用作相对非油腻性润滑软膏剂和乳膏剂的基质。也可作为渗透促进剂用于面霜、喷雾剂或透皮贴剂。

其他脂肪酸异丙酯，包括己二酸二异丙酯、月桂酸异丙酯、亚油酸异丙酯和棕榈酸异丙酯（见下文），具有类似的性质，与肉豆蔻酸异丙酯的用途类似。

超敏反应 一名 64 岁女性在使用含肉豆蔻酸异丙酯的防晒霜 3 天后出现皮疹[1]，斑贴试验证实了其对该物质及异十六烷（C_{16}烷烃的混合物）的过敏性。

1. Bharati A, King CM. Allergic contact dermatitis from isohexadecane and isopropyl myristate. *Contact Dermatitis* 2004; **50:** 256–7.

制剂

专利制剂

Spain: Nucoa.

多组分制剂 ***Gr.:*** Hydromol; ***Indon.:*** Sodermix; ***Irl.:*** Diprobath; Emulsiderm; Hydromol; ***Israel:*** Emulsiderm; ***UK:*** Dermol; Diprobath; Doublebase; Emulsiderm; Full Marks Solution; Hydromol.

Isopropyl Palmitate 棕榈酸异丙酯

Isopropyl palmitát; Isopropyle, palmitate d'; Isopropylis palmitas; Isopropylpalmitat; Isopropyylipalmitaatti; Izopropilo palmitatas; Izopropil-palmitát; Palmitato de isopropilo. Hexadecanoic acid 1-methylethyl ester; Isopropyl hexadecanoate.
Изопропилпальмитат
$C_{19}H_{38}O_2$ = 298.5.
CAS — 142-91-6.
UNII — 8CRQ2TH63M.

Pharmacopoeias. In *Eur.* (see p.vii). Also in *USNF.*

Ph. Eur. 6.8 (Isopropyl Palmitate) 为澄清、无色的油状液体。相对密度约为 0.854。不能与水混溶；能与乙醇、二氯甲烷、脂肪油和液状石蜡混溶。避光。

USNF 28 (Isopropyl Palmitate) 为无色可流动的液体，有轻微臭。不溶于水、甘油和丙二醇；溶于乙醇、丙酮、蓖麻油、氯仿、棉籽油、乙酸乙酯和矿物油。贮藏于密闭容器中。避光。

简介

棕榈酸异丙酯和肉豆蔻酸异丙酯的性质与用途类似（见上文）。

超敏反应 罕见关于棕榈酸异丙酯的过敏反应报道。

制剂

专利制剂

Canad.: Doak-Oil.

多组分制剂 ***Chile:*** Fotoprotector Isdin Extrem.

Kerosene 煤油

Keroseno; Kerosine; 'Paraffin'; Queroseno; Querosina.
Керосин
CAS — 8008-20-6.
UNII — 1C89KKC04E.

性状 煤油是多种碳氢化合物的混合物，主要成分为烷烃，从石油中蒸馏制得。是一种澄明无色液体，有特殊臭。相对密度约 0.8g/cm³。沸点 180～300℃。市售无臭级别。贮藏于密闭容器中。

不良反应

食入煤油的主要危险是误吸导致的肺炎和伴随的肺部并发症。自发性或诱导性呕吐增加了误吸的风险。食入煤油导致口腔和咽喉的灼烧感、胃肠道功能紊乱，还可能导致咳嗽、呼吸困难以及短暂的发绀。可能会导致中枢神经系统兴奋，然后发展为抑制，表现为虚弱、眩晕、嗜睡、神志不清、动作不协调、多动，进而发展为抽搐、昏迷，严重情况下出现呼吸抑制。有报道出现心律失常。

吸入煤油的中毒过程和食入煤油类似，尤其是对中枢神经系统以及心脏的影响。煤油具有刺激性。

滥用 有报道涉及吸入或食入煤油的挥发性物质的滥用（第1983 页）。

1. Das PS, *et al.* Kerosene abuse by inhalation and ingestion. *Am J Psychiatry* 1992; **149:** 710.

不良反应的处置

煤油中毒的处置包括支持疗法和对症治疗。必须采取措施防止煤油被吸入肺中。英国 National Poisons Information Service（NPIS）认为一般要避免洗胃治疗。如果已摄入大量煤油或者怀疑有其他毒素，若可在食入 1h 内能实施可以考虑抽吸胃液，可保护呼吸道。避免使用肾上腺素或者其他拟交感神经药，因为有导致心律失常的风险。

用途

煤油被用作去污剂、清洁剂、煤油灯的照明用油和煤油（石蜡）炉的燃料用油。无臭级别的煤油也被用于制备杀虫药喷雾剂的溶剂。

Laurocapram (*USAN*, *rINN*) 月桂氮䓬酮

Azone; Laurocapramum; N-0252. 1-Dodecylazacycloheptan-2-one; 1-Dodecylhexahydro-2*H*-azepin-2-one.
Лаурокапрам
$C_{18}H_{35}NO$ = 281.5.
CAS — 59227-89-3.
UNII — 1F3X9DRV9X.

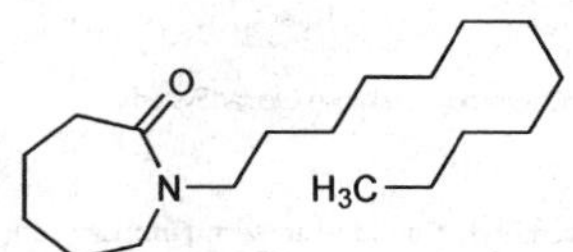

Pharmacopoeias. In *Chin.*

简介

月桂氮草酮用于促进药物的透皮吸收。

1. López-Cervantes M, *et al.* Chemical enhancers for the absorption of substances through the skin: Laurocapram and its derivatives. *Drug Dev Ind Pharm* 2006; **32:** 267–86.

Liquid Paraffin 液体石蜡

905 (mineral hydrocarbons); Aceite de parafina; Aceite de petróleo; Aceite de vaselina; Aceite mineral; Aceite mineral blanco; Dickflüssiges Paraffin; Folyékony paraffin; Heavy Liquid Petrolatum; Heavy Mineral Oil; Huile de Vaseline Épaisse; Liquid Petrolatum; Mineral Oil; Oleum Petrolei; Oleum Vaselini; Paraffin, flytande; Paraffin Oil; Paraffine liquide; Paraffinum liquidum; Paraffinum Subliquidum; Parafiini, nestemäinen; Parafin tekutý; Parafina ciekła; Parafina líquida; Skystasis parafinas; Sıvı Parafin; Vaselinöl; Vaselinum Liquidum; White Mineral Oil.

Вазелиновое Масло; Жидкий Вазелин; Медицинское Парафиновое Масло; Парафин Жидкий

CAS — 8012-95-1.

ATC — A06AA01.

ATC Vet — QA06AA01.

UNII — T5L8T28FGP.

Pharmacopoeias. In *Chin., Eur.* (see p.vii), *Jpn,* and *US.*

Ph. Eur. 6. 8（Paraffin，Liquid） 来源于石油的液状饱和烃经过纯化的混合物。为透明、无色的油状液体，日光下无荧光。相对密度为 0.827～0.890。黏度为 110～230mPa·s。几乎不溶于水；微溶于乙醇；能与烃类混溶。避光。

USP 33（mineral Oil） 来源于石油的液状饱和烃经过纯化的混合物。可能含有适量的稳定剂。为透明、无色、无臭或几乎无臭的油状液体，没有或几乎没有荧光。不溶于水和乙醇；溶于挥发油；能与非挥发油（蓖麻油除外）混溶。贮藏于密闭容器中。避光。

Light Liquid Paraffin 轻质液状石蜡

Dünnflüssiges Paraffin; Hígan folyó paraffin; Huile de Vaseline Fluide; Light Liquid Petrolatum; Light Mineral Oil; Light White Mineral Oil; Paraff. Liq. Lev.; Paraffin, lättflytande; Paraffine liquide légère; Paraffinum Liquidum Leve; Paraffinum Liquidum Tenue; Paraffinum perliquidum; Parafiini, kevyt nestemäinen; Parafin tekutý lehký; Skystasis lengvas parafinas; Spray Paraffin; Vaselina líquida.

ATC — A06AA01.

ATC Vet — QA06AA01.

UNII — N6K5787QVP.

Pharmacopoeias. In *Eur.* (see p.vii) and *Jpn.* Also in *USNF. US* also includes Topical Light Mineral Oil .

Ph. Eur. 6. 8（Paraffin，Light Liquid） 来源于石油的液状饱和烃经过纯化的混合物。为透明、无色的油状液体，日光下无荧光。相对密度为 0.810～0.875。黏度为 25～80mPa·s。几乎不溶于水；微溶于乙醇；与烃类混溶。避光。

USNF 28（Lightmineral Oil） 来源于石油的液状烃的混合物。可能含有适量的稳定剂。它与矿物油的性质类似，但是其动力学黏度更低。贮藏于密闭容器中。避光。

不良反应和注意事项

口服或者直肠给药剂量过大会造成肛门附近溢出和发炎。液状石蜡的吸收程度较低，且可能会提高发生外来物肉芽肿反应的可能。注射液状石蜡也会造成类似反应，发作会显著延迟。注射也可能造成血管痉挛，可能需要迅速手术去除以阻止发生严重的损伤。有报道吸入液状石蜡后发生类脂性肺炎。由于存在吸入的风险，不应给予那些有吞咽困难或神经发育受损的患者口服液体石蜡。

一些注册药品信息提示，液状石蜡的慢性摄取与脂溶性维生素及可能的其他物质的吸收减弱很少有相关性。但支持该观点的已发表的证据很少。避免长期使用。当出现腹部疼痛、恶心或呕吐时，不应该使用。英国 CSM 建议 3 岁以下儿童不应该使用。

肉芽肿 参考文献如下。

1. Di Benedetto G, *et al.* Paraffin oil injection in the body: an obsolete and destructive procedure. *Ann Plast Surg* 2002; **49:** 391–6.

脂质性肺炎 参考文献如下。

1. Becton DL, *et al.* Lipoid pneumonia in an adolescent girl secondary to use of lip gloss. *J Pediatr* 1984; **105:** 421–3.
2. Ohwada A, *et al.* Exogenous lipoid pneumonia following ingestion of liquid paraffin. *Intern Med* 2002; **41:** 483–6.
3. Karacan O, *et al.* Fire-eater's pneumonia after aspiration of liquid paraffin. *Turk J Pediatr* 2006; **48:** 85–8.
4. Meltzer E, *et al.* Lipoid pneumonia: a preventable complication. *Isr Med Assoc J* 2006; **8:** 33–5.
5. Cottin V, *et al.* Exogenous lipid pneumonia. *Respiration* 2008; **76:** 442–3.

用途和用法

由于能软化大便，内服时液状石蜡作为润滑剂用于便秘（第1616页）的对症治疗，但是使用时需要注意其不良反应。建议每日口服剂量是 10～30ml，最好于早餐前和晚上分次服用。液体石蜡乳液的剂量也为 10～30ml 晚上服用。但是不应该在睡觉前即刻服用。液状石蜡也是几种含有其他轻泻药（如鼠李、氢氧化镁或酚酞制剂）的一种组分。也以 120ml 的常用剂量作为灌肠剂使用。

外用时，液状石蜡能作为软膏剂基质的一种成分，在某些皮肤病时作为润滑剂和清洁剂使用，在干眼症（第1959页）的治疗中作为眼科润滑剂。

轻质液状石蜡用途类似液状石蜡。

儿童用法 对小儿便秘所用液体石蜡，英国注册药品信息建议如下口服剂量，晚上服用：

- 3 岁以下：不推荐使用；
- 3～5 岁：2.5～5ml；
- 5～12 岁：5～10ml；
- 大于 12 岁：同成人剂量。

Paediatric Formulary Committee 认为，液体石蜡的剂量不适合列入 *BNFC 2009* 及其后续版本。

制剂

BP 2010: Cetomacrogol Emulsifying Ointment; Cetrimide Emulsifying Ointment; Emulsifying Ointment; Light Liquid Paraffin Eye Drops; Liquid Paraffin and Magnesium Hydroxide Oral Emulsion; Liquid Paraffin Oral Emulsion; Simple Eye Ointment; Wool Alcohols Ointment;
USP 33: Bland Lubricating Ophthalmic Ointment; Mineral Oil Emulsion; Mineral Oil, Rectal; Topical Light Mineral Oil.

专利制剂

Arg.: Babix; Lansoyl; Lax Ewe Jalea†; Laxante Arceli; Laxuave Enteral; Laxuave Jalea; Lexavite†; Lubritina Franklin; Modaton NI; Oilatum; ***Austral.:*** Agarol; Hamilton Dry Skin; Hamilton Skin Active Urederm Cleanser; Oilatum Bar†; Oilatum Emollient†; Oilatum Shower Gel†; Parachoc; ***Belg.:*** Lansoyl; ***Braz.:*** Nujol; ***Canad.:*** Doak-Oil; Fleet Enema Mineral Oil; Lansoyl; Nujol†; Oilatum; ***Chile:*** Laxonarol; ***Cz.:*** Oilatum Emollient; Oilatum Gel; ***Fr.:*** Lansoyl; Laxamalt†; Lubentyl; Oilatum Emollient; Oilatum Soap†; Restrical; ***Ger.:*** Obstinol M; ***Gr.:*** Agarol Plain; Nujol; Paragel; ***Hong Kong:*** Agarol†; Hamilton Body Wash†; Keri†; Oilatum Bar; Oilatum Emollient; Oilatum Gel; Vigarol†; ***Indon.:*** Oilatum Bar†; Oilatum Gel†; ***Irl.:*** Oilatum Gel; Oilatum Junior; Oilatum Soap; ***Ital.:*** Duratirs†; ***Malaysia:*** Balneum†; Egozite Protective Baby Lotion; Oilatum; ***Mon.:*** Parlax; ***NZ:*** Fleet Mineral Enema; Oilatum†; ***Philipp.:*** Oilatum; ***Pol.:*** Oilatum; ***S.Afr.:*** Oilatum Bar†; Oilatum Emollient†; ***Singapore:*** Balneum; Laxarol; Oilatum Bar; Oilatum Emollient; Oilatum Gel; ***Spain:*** Emuliquen Simple; Hodernal; ***Switz.:*** Lansoyl; Laxamalt; Paragol N; ***Thai.:*** Agarol†; Oilatum Bar; Oilatum Emollient; Oilatum Gel†; ***Turk.:*** Duratears; Sokol; ***UK:*** Cetraben Emollient; Dermamist; Keri; Oilatum Bath Formula; Oilatum Fragrance Free; Oilatum Gel; Oilatum Junior; Oilatum Soap; Zerobase; Zerolatum; ***USA:*** Kondremul; Liqui-Doss; Min-O-Ear.

多组分制剂 ***Arg.:*** Agarol; Alcon Lagrimas; Aqualane; Mil-Par; Percutalfa; ***Austral.:*** Alpha Keri; DermaVeen Shower & Bath; Dermeze; Duratears; E45†; Egozite Baby Cream; Granugen†; Hamilton Body Lotion†; Hamilton Cleansing Lotion†; Hamilton Dry Skin; Lacri-Lube; Oilatum Plus; Pinetarsol; Rikoderm†; Soov Prickly Heat; ***Austria:*** Balneum F; Neda Fruchtewurfel; ***Belg.:*** Duratears; Lacrytube; Transitol; ***Braz.:*** Agarol; Balmex; Fenogar†; Parapsyl; ***Canad.:*** Agarol Plain; Akwa Tears; Alpha Keri†; Duolube; Episec; Huile de Bain Therapeutique; Hypotears; Lotion Lubrifiante Calmante Hydratante; Lubriderm Advanced Moisture†; Lubriderm†; Magnolax; Optilube; Refresh Lacri-Lube; Sebamed; Tears Naturale PM; ***Chile:*** Acnaid; Acnoxyl Jabon†; Agarol; Cold Cream Avene; Durasolets; Duratears; Lacri-Lube; ***Cz.:*** Balmandol; Balneum Hermal F; Oilatum Plus; ***Denm.:*** Ojensalve Neutral; ***Fin.:*** Lacri-Lube; ***Fr.:*** Cerat Inalterable; Cold Cream Naturel; Dexeryl; Lubentyl a la Magnesie; Melaxose; Oilatum Body Oil†; Oilatum Cream†; Parapsyllium; Transitol; Transulose; ***Ger.:*** Allergika†; Balneum F; Cellosorb†; Coliquifilm; Excipial†; Gleitgelen; Oleobal; Vita-POS; ***Gr.:*** Duratears; Hydromol; ***Hong Kong:*** Alpha Keri†; Balneum†; Duratears; Ego Skin Cream; Egozite Baby Cream; Oilatum Cream; Oilatum Plus; Polytar Emollient; Soov Prickly Heat; ***Hung.:*** Balneum Hermal F; ***India:*** Agarol; Cetraben; Cremaffin; Easylax; ***Indon.:*** Laxadine†; Oilatum Plus†; Yanthi Baby Oil†; ***Irl.:*** Diprobath; Emulsiderm; Hydromol; Lacri-Lube; Milpar; Oilatum Emollient; Oilatum Junior; Oilatum Junior Flare-Up; Oilatum Plus; Polytar Emollient; ***Israel:*** Balneum F; CleanEars; Duratears; Emulsiderm; Lacrimol; Vita-POS; ***Ital.:*** Balneum Hermal Forte; Duolaxan†; Lacrilube; Transitol; ***Malaysia:*** Balneum†; Duratears Naturale; Ego Skin Cream; Egozite Baby Cream; Lacrilube†; Oilatum; Oilatum Plus Antibacterial; QV Flare Up; Soov Prickly Heat†; ***Mex.:*** Acuafil Ungena; Milpar; Transilax; ***Mon.:*** Betacade†; ***Neth.:*** Duratears Z; Transulose; ***Norw.:*** Simplex; ***NZ:*** Alpha Keri; BK; DP; DP Lotion - HC; Ego Skin Cream; Egozite Baby; Hydroderm; Karicare Breast and Body Cream†; Lacrilube; Oilatum Plus; Poly-Visc; Polytar Emollient; ***Philipp.:*** CleanEars; Oilatum; Oilatum Plus; ***Pol.:*** Amfobase†; Balneum Hermal F; Diprobase; E45; Mentho-Paraffinol; Oilatum Plus; Unibasis; ***Port.:*** Banholeum Gele; Betacade†; Melaxose; Oleoban Gel†; ***S.Afr.:*** Oilatum Plus; ***Singapore:*** Balneum; DermaVeen Shower & Bath; Duratears; Ego Skin Cream; Egozite Baby Cream; Egozite Protective Baby Lotion†; Lacrilube; Oilatum Plus; QV Flare Up; Soov Prickly Heat†; ***Spain:*** Aceite Acalorico; Emuliquen Laxante; Lubrifilm; Vaselatum; ***Switz.:*** Antidry; Balmandol; Balmed Hermal F; Coliquifilm; Paragar; Wolodermat†; ***Thai.:*** Duratears; Emulax; Oilatum Cream†; Oilatum Plus†; ***Turk.:*** Balmandol; ***UK:*** 50:50; Alpha Keri; Ashbourne Emollient Medicinal Bath Oil†; Cetraben Emollient; Dermalo; Dermol; Diprobase; Diprobath; Doublebase; Emollin; Emulsiderm; Epaderm; Feminesse; Hydromol; Imuderm; Infaderm; Lacri-Lube; Lubri-Tears†; Mil-Par; Oilatum Cream; Oilatum Emollient; Oilatum Junior; Oilatum Plus; Polytar Emollient; Zerocream; Zeroguent; ***USA:*** Agoral; Akwa Tears; Albolene; Alpha Keri; Aquaphor; Aquaphor Healing Ointment; Bodi Care Lotion; Bodi Oil; Desitin Creamy; Dry Eyes; Duratears Naturale; Geri-Silk; Haley's M-O; Hemorid For Women; Hydrocerin; Hypotears; Lacri-Gel; Lacri-Lube; Lacticare; LubriFresh PM; LubriTears; Paladin; Palomar E; Puralube†; Refresh PM; Soothe XP; Stye; Systane Nighttime; Tears Again; Tears Renewed; Throat Discs; Vagisil; ***Venez.:*** Agarol†; Lacrimart†; Mil-Par; Milcor†; Oleoderm.

Logwood 洋苏木

CI Natural Black 1; Colour Index No. 75290.

Кампешевое Дерево (*Haematoxylon campechianum*)

CAS — 8005-33-2.

简介

洋苏木提取物是着色剂，从墨水树（洋苏木属）的木材中获得。洋苏木提取物苏木精主要作为组织染色使用。它还可以用来染色非吸收性缝合线。

Macrogol Cetostearyl Ethers 聚乙二醇十六烷十八烷基醚类

Ceteareth Compounds; Macrogol, éteres cetoestearílicos de; Macrogol, ether cétostéarylique de; Macrogoli aether cetostearylicus; Makrogol-cetil-sztearil-éter; Makrogolcetostearyleter; Makrogolio cetostearilo eteris; Makrogolisetostearyylieetteri.

Полиэтиленгликоля и Цетостеарилового Спирта Эфиры

CAS — 68439-49-6.

Pharmacopoeias. In *Eur.* (see p.vii).

Ph. Eur. 6. 8（Macrogol Cetostearyl Ether） 混合的聚乙二醇和直链脂肪醇的醚混合物，脂肪醇主要为十六十八醇混合物。它可能含有一些游离的聚乙二醇和不同量的游离十六十八醇混合物。和十六十八醇混合物反应的环氧乙烷的量为每分子 2～33U（命名值）。白色或黄白色的蜡状油块、蜡丸、微珠粒或蜡片。分子中含低数量环氧乙烷的聚乙二醇十六十八烷基醚，几乎不溶于水；溶于乙醇和二氯甲烷。分子中含高数量环氧乙烷的聚乙二醇十六十八烷基醚可分散或溶于水，溶于乙醇和二氯甲烷。聚乙二醇十六十八烷基醚的凝固点为 32～52℃。贮藏于密闭容器中。标签应说明十六十八醇混合物反应的环氧乙烷的量（命名值）。

Cetomacrogol 1000（*BAN*，*rINN*）聚西托醇 1000

Cétomacrogol 1000; Cetomacrogolum 1000; Éter monocetílico de polietilenglicol 1000; Polyethylene Glycol 1000 Monocetyl Ether; Polyoxyethylene Glycol 1000 Monocetyl Ether.

Кетомакрогол 1000; Цетомакрогол 1000

CAS — 9004-95-9 (macrogol cetyl ethers); 68439-49-6 (macrogol cetostearyl ethers).

UNII — I835H2IHHX.

性状 聚西托醇 1000 是一种在聚氧乙烯链上含有 20～24 氧乙烯基的聚乙二醇醚。它的分子式为 $CH_3[CH_2]_m[OCH_2CH_2]_nOH$，$m$ 为 15～17，n 为 20～24。其中的聚乙二醇十六烷十八烷基醚（n=22），已取代了 BP 中的聚西托醇 1000。

聚乙二醇十六烷酯有时也被称为十六醇醚化合物。

Pharmacopoeias. In *Int.*

配伍禁忌 已报道聚西托醇同酚有配伍禁忌，配伍可降低季铵化合物的抗菌活性。在高浓度电解质溶液中，聚西托醇可以从溶液中分离出来。

Polyoxyl 20 Cetostearyl Ether 聚氧乙烯（20）十六烷十八烷基醚

Polioxil 20, éter cetoestearílico de.

Полиоксиэтилендиола 20 и Цетостеариловой Кислоты Эфир

CAS — 68439-49-6.

UNII — YRC528SWUY.

Pharmacopoeias. In *USNF.*

USNF 28（Polyoxyl 20 Cetostearyl Ether） 混合的聚乙二醇的单十六烷十八烷基醚（十六烷和十八烷的混合物）的混合物，聚合物的平均长度相当于 17.5～25.0 个氧乙烯单位。奶油色蜡状油块，加热时熔化成透明的黄褐色液体。溶于水、乙醇和丙酮；不溶于石油醚。其 10%水溶液的 pH 值为 4.5～7.5。在 8～15℃下贮藏于密闭容器中。

简介

聚乙二醇十六烷十八烷基醚类被用作表面活性剂和乳化剂。聚乙二醇十六烷十八烷基醚类同十八十六醇混合物（例如 BP 2010 以十六烷基聚乙二醇乳化蜡形式）一起用作水包油型乳剂的乳化剂，这种乳剂不受中等浓度电解质的影响，在广泛的 pH 范围内是稳定的。聚乙二醇十六烷十八烷基醚类也被用来分散在水中易挥发的油，形成透明的溶液。

制剂

BP 2010: Cetomacrogol Emulsifying Wax.

Macrogol 15 Hydroxystearate 聚乙二醇 15 羟硬脂酸酯

Macrogol 15, hydroxystéarate de; Macrogoli 15 hydroxystearas; Makrogol hydroxystearát; Makrogol-15-hydroxistearat; Makrogoli-15-hydroksistearaatti; Makrogolio 15 hidroksistearatas.

Полиэтиленгликоля 15 Гидроксистеарат

CAS — 70142-34-6.

Pharmacopoeias. In *Eur.* (see p.vii). Also in *USNF.*

Ph. Eur. 6.8（Macrogol 15 Hydroxystearate） 主要是12-羟基硬脂酸和聚乙二醇形成的单酯和双酯混合物，由12-羟基硬脂酸的乙氧基化作用制得。1mol的12-羟基硬脂酸和15mol（命名值）的环氧乙烷反应。聚乙二醇15羟硬脂酸酯含有游离的聚乙二醇，为黄色的蜡块。大约在25℃时凝固。极易溶于水；溶于乙醇；不溶于液状石蜡。贮藏于密闭容器中。

USNF 28（Polyoxyl 15 Hydroxystearate） 为15mol的环氧乙烷与1mol的12-羟基硬脂酸的反应产物。它主要由聚乙氧基化的12-羟硬脂酸组成，其中羟基和羧基都连有聚乙二醇。它还含有游离的聚乙二醇。为淡黄色至白色蜡状团块。易溶于水；溶于乙醇和异丙醇；不溶于液状石蜡。贮藏于温度低于25℃的密闭容器中，25℃是其固化温度。

简介

聚乙二醇15羟硬脂酸酯是非离子型表面活性剂，用作增溶剂。

Macrogol Lauril Ethers 聚乙二醇十二烷基醚类

α-Dodecyl-ω-hydroxypoly(oxyethylene); Éteres laurílicos de macrogol; Laureth Compounds; Lauromacrogols; Macrogol, éteres láuricos de; Macrogol, éther laurique de; Macrogol Lauryl Ethers; Macrogoli aether laurilicum; Makrogolilauryylieetteri; Makrogolio laurilo eteris; Makrogollauryleter; Oxypolyethoxydodecanes; Polyoxyl Lauryl Ethers.

Полиэтиленгликоля и Лаурилового Спирта Эфиры

CAS — 9002-92-0.

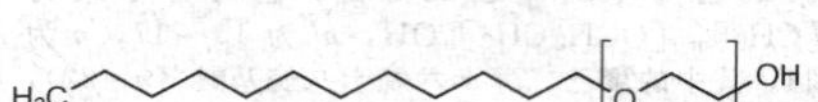

n = 3 to 23 (nominal value)

性状 聚乙二醇十二烷基醚类的分子式为 $C_{12}H_{25}(OCH_2CH_2)_nOH$。

Pharmacopoeias. In *Eur.* (see p.vii) and *Jpn.* Also in *USNF.*

Ph. Eur. 6.8（Macrogol Lauryl Ether） 混合的聚乙二醇同脂肪醇形成的醚的混合物，脂肪醇主要是 $C_{12}H_{26}O$。它含有不同量的游离的 $C_{12}H_{26}O$，也可能包含游离的聚乙二醇。每摩尔的 $C_{12}H_{26}O$ 和摩尔数是3～23（命名值）的环氧乙烷反应。每分子中有3～5U环氧乙烷的聚乙二醇十二烷基醚是无色的液体。几乎不溶于水和石油醚；溶于乙醇或可分散于乙醇中。每分子有9～23U环氧乙烷的聚乙二醇十二烷基醚是白色的蜡块。溶于水或可分散于水中；溶于乙醇；几乎不溶于石油醚。聚乙二醇十二烷基醚应该贮藏于密闭容器中。

USNF 28（Polyoxyl Lauryl Ether） 混合的聚乙二醇的单十二烷基醚的混合物。聚乙二醇的平均聚合长度为不少于3个和不多于23个羟乙基单位。它含有不同量的游离月桂醇，还可能含有一些游离的聚乙二醇。在8～15℃干燥处，贮藏于密闭容器中。

Laureth 4 (*USAN*) 聚乙二醇单十二醚 4

Лаурет 4

CAS — 9002-92-0.

UNII — 6HQ855798J.

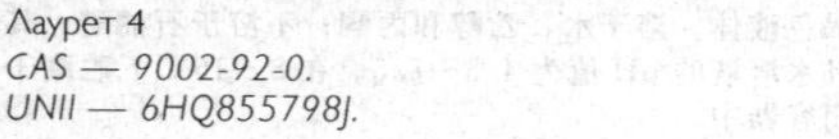

average of n is 4

性状 聚乙二醇的单十二烷基醚的混合物，在上面结构式中 *n* 的平均值是4。

Lauromacrogol 400 (*rINN*) 聚桂醇 400

Laureth 9 *(USAN)*; Lauromacrogolum 400; Polidocanol; Polidocanol 600; Polidocanolum; Polidocanolum 600; Polidokanol; Polidokanoli.

Лауромакрогол 400

CAS — 9002-92-0; 3055-99-0.

ATC — C05BB02.

ATC Vet — QC05BB02.

UNII — 0AWH8BFG9A.

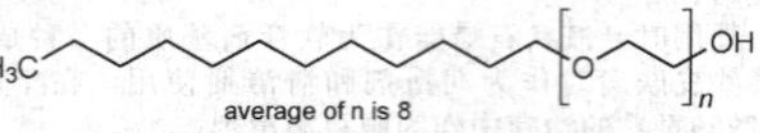

average of n is 8

性状 聚桂醇400是聚乙二醇的单十二烷基醚的混合物，在上面结构式中 *n* 的平均值是9。然而有时被错误地描述为包含8个羟乙基而不是9个羟乙基；要注意的是平均每分子聚桂醇（*BAN*）含有8个氧化乙烯基。

聚桂醇400中的"400"大约相当于聚乙二醇部分的平均分子量，而名为乙氧硬化醇600中的"600"则大约相当于整个分子的平均分子量。

Pharmacopoeias. In *Eur.* (see p.vii).

Ph. Eur. 6.8（Lauromacrogol 400） 是混合的聚乙二醇的十二烷基醇（十二醇）单乙醚的混合物。它可能包含了一些游离的聚乙二醇，并且包含了游离的十二烷基乙醇。每摩尔十二烷基乙醇与9mol的环氧乙烯反应。化合物名称中的"400"大约相当于聚乙二醇部分的平均分子量。白色或类白色的、油腻的、易吸湿的块状物，24℃时熔化成无色的或淡黄色的黏稠液体。易溶于水；极易溶于乙醇和丙酮。

不良反应

偶有报道含有聚乙二醇单十二烷醚类混合物的局部制剂引起皮肤过敏反应。

1名63岁的老人在使用聚桂醇400硬化疗法控制胃静脉曲张出血时，出现了肺水肿、心率急剧降低、短暂的左侧锥体束综合征和死亡[1]。其致命性是由于已进入体循环的药物作用。另1例患者在使用聚桂醇400硬化疗法治疗腿部静脉曲张时，引起了局部缺血的可逆性神经缺损[2]。已报道在硬化疗法发泡注射时使用该化合物后，可出现缺血性脑卒中[3]和其他神经症状[4]，可能是由于泡沫通过卵圆孔未闭之后的栓塞。

1. Paterlini A, *et al.* Heart failure and endoscopic sclerotherapy of variceal bleeding. *Lancet* 1984; **i:** 1241.
2. Van der Plas JPL, *et al.* Reversible ischaemic neurological deficit after sclerotherapy of varicose veins. *Lancet* 1994; **343:** 428.
3. Forlee MV, *et al.* Stroke after varicose vein foam injection sclerotherapy. *J Vasc Surg* 2006; **43:** 162–4.
4. Ceulen RPM, *et al.* Microembolism during foam sclerotherapy of varicose veins. *N Engl J Med* 2008; **358:** 1525–6.

用途和用法

聚乙二醇十二烷基醚类（十二烷基醚化合物）已被用作表面活性剂和杀精剂。聚桂醇400在治疗食管和胃静脉曲张（第2285页）以及静脉曲张（第2286页）的过程中用作组织硬化剂，并已试用于内镜下注射治疗消化性溃疡出血（第1625页）；在复方局部制剂中已被用作局麻药和止痒药（见第1509页）。

制剂

专利制剂

Arg.: Aet; Aetoxy Sklerol; ***Austral.:*** Aethoxysklerol; ***Austria:*** Aethoxysklerol; ***Belg.:*** Aethoxysklerol; ***Braz.:*** Aethoxysclerol†; ***Cz.:*** Aethoxysklerol; ***Denm.:*** Aethoxysklerol; ***Fin.:*** Aethoxysklerol; ***Fr.:*** Aetoxisclerol; ***Ger.:*** Aethoxysklerol; Anaesthesulf; Recessan; ***Gr.:*** Aethoxysklerol; Etoxisklerol; ***Hung.:*** Aethoxysklerol; ***Israel.:*** Polidoc; ***Ital.:*** Atossisclerol Kreussler; ***Mex.:*** Farmaflebon; ***Neth.:*** Aethoxysklerol; ***Pol.:*** Aethoxysklerol; ***Spain:*** Etoxisclerol; ***Swed.:*** Aethoxysklerol; ***Switz.:*** Aethoxysklerol; Balmed Hermal Plus; Sclerovein; ***Thai.:*** Aethoxysklerol†; ***Turk.:*** Aethoxysklerol; ***Ukr.:*** Sclerovein (Склеровейн); ***USA:*** Asclera; ***Venez.:*** Etoxisclerol.

多组分制剂 ***Arg.:*** Nene Dent NF; Solcoseryl Dental†; ***Austral.:*** TAGG†; ***Austria:*** Balneum Plus; Dentinox; Gingivan†; Optiderm; Paididont†; Prurimix; Solcoseryl Dental; Vonum; ***Belg.:*** Cose-Anal; ***Braz.:*** Nene Dent N; ***Chile:*** Mentobalsam†; Ureadin Rx DB; Ureadin Rx PS; Ureadin Rx RD; Vatanal; ***Cz.:*** Balneum Hermal Plus; Dentinox N†; Prurimix†; ***Ger.:*** Acoin; Balneum Plus; Brand- u. Wundgel-Medice N; Collomack†; Dentinox N; Haemo-Exhirud†; Hexamon†; Meaverin†; Optiderm; Solcoseryl Dental; ***Hong Kong:*** Balneum Intensiv Plus†; Collomack†; Haemoral; Solcoseryl Dental; ***Hung.:*** Balneum Hermal Plus; Dentinox; Dentinox N; ***Indon.:*** Solcoseryl Dental†; ***Irl.:*** Balneum Plus†; Itch Relief; ***Israel:*** Balneum Plus; Derma-Care; ***Ital.:*** Optiderm; Pitiren; ***Malaysia:*** Balneum Intensiv Plus†; Solcoseryl Dental; ***Mex.:*** Nene Dent; ***Neth.:*** Epianal; ***Norw.:*** Alcos-Anal; ***Philipp.:*** Solcoseryl Dental; ***Pol.:*** Balneum Hermal Plus; Dentinox N; Optiderm; ***Port.:*** Anacal; Hidratante VV; ***Rus.:*** Hepatrombin H (Гепатромбин Г); Solcoseryl Dental (Солкосерил Дентальная); ***Singapore:*** Balneum Intensiv Plus; Solcoseryl Dental; ***Switz.:*** Assan rem; Decasept N; Optiderm; Oxydermine; Parapic; Pruri-med; Pruri-med Lipolotion; Ralur†; Remexal†; Solcoseryl Dentaire; Sportusal; Sportusal Spray sine heparino; Venucreme; Venugel; ***Thai.:*** Solcoseryl Dental; ***Turk.:*** Dentinox; Kortos; Solcoseryl; ***UK:*** Anacal; Balneum Plus; Diprobath; E45 Itch Relief; ***Ukr.:*** Collomak (Колломак); Dentinox N (Дентинокс Н); Hepathrombin H (Гепатромбин Г); Solcoseryl Dental (Солкосерил Дентальная); ***Venez.:*** Collomack.

Macrogol Monomethyl Ethers 聚乙二醇单甲醚类

Éteres monometílicos de polietilenglicol; Macrogol, éteres monometílicos de; Polyethylene Glycol Monomethyl Ethers. α-Methyl-ω-hydroxypoly(oxyethylene).

Полиэтиленгликоля и Метилового Спирта Эфиры

CAS — 9004-74-4.

Pharmacopoeias. In *USNF.*

USNF 28（Polyethylene Glycol Monomethyl Ether） 环氧乙烷同甲醇的加成聚合物，分子式为 $CH_3(OCH_2CH_2)_nOH$，*n* 代表羟乙基的平均数。名称常常由大约相当于它的分子量的数来命名。

当平均分子量增加时，水溶性、蒸气压、吸湿性和在有机溶剂中的溶解度降低，而凝固点、相对密度、燃点和黏性增加。液体级别由澄明到少量雾状，为无色或几乎无色的、稍有吸湿性和黏性、并带有轻微特异臭味的液体。固体级别为几乎无臭、白色蜡状、密度与蜂蜡相似的可塑物质，或奶白色鳞片、珠粒或粉末。液体级别能与水混溶；固体级别易溶于水；所有的级别都可溶于乙醇、丙酮、氯仿、乙酸乙酯、乙二醇单甲醚和甲苯；所有级别都不溶于乙醚、己烷。贮藏于密闭容器中。

简介

聚乙二醇单甲醚类可以用作软膏基质、溶媒和增塑剂。

Macrogol Oleyl Ethers 聚乙二醇油醚类

Macrogol, éteres oleílicos de; Macrogol, éther oléique de; Macrogoli aether oleicum; Macrogoli Aetherum Oleicum; Makrogolio oleilo eteris; Makrogolioleyylieetteri; Makrogol-oleil-éter; Makrogololeyleter; Oletho Compounds.

Полиэтиленгликоля и Олеилового Спирта Эфиры

Pharmacopoeias. In *Eur.* (see p.vii).

Ph. Eur. 6.8（Macrogol Oleyl Ethers） 聚乙二醇和直链脂肪醇的醚的混合物，直链脂肪醇主要是油醇。它可能含有一些游离的聚乙二醇和不同量的游离油醇。每分子中有2～5U环氧乙烷的聚乙二醇油醚为黄色液体。几乎不溶于水和石油醚；溶于乙醇。每分子中有10～20U环氧乙烷的聚乙二醇油醚为淡黄白色蜡块。在水中可分散或溶解；溶于乙醇；几乎不溶于石油醚。贮藏于密闭容器中。避光。

Polyoxyl 10 Oleyl Ether 聚乙二醇 10 油醚

Polioxil 10, éter oleílico de; Polyethylene Glycol Mono-oleyl Ether.

Полиоксиэтиленгликоля и Олеиновой Кислоты Эфир

CAS — 9004-98-2.

UNII — 1GH33785AY.

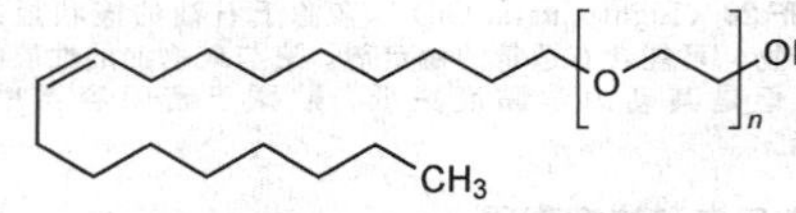

Pharmacopoeias. In *USNF.*

USNF 28（Polyoxyl 10 Oleyl Ether） 聚乙二醇的单油醚的混合物，平均聚合物长度相当于9.1～10.9个羟乙基单位。可能含有适当的稳定剂。

白色柔软的半固体或温和臭的淡黄色液体。溶于水和乙醇；在液状石蜡和丙二醇中可分散，在放置期间可能分离。在8～15℃下贮藏于密闭容器中。

简介

聚乙二醇油醚类（如聚乙二醇10油醚）被用作表面活性剂。

Macrogol Poly (vinyl Alcohol) Grafted Copolymer 聚乙二醇聚（乙烯醇）接枝共聚物

Ethenol Graft Polymer with Oxirane; Ethylene Glycol and Vinyl Alcohol Graft Copolymer; Polyvinyl Alcohol-Polyethylene Glycol Graft Copolymer; PVA-PEG Graft Copolymer.

CAS — 96734-39-3; 121786-16-1.

Pharmacopoeias. In *Eur.* (see p.vii). Also in *USNF.*

Ph. Eur. 6.8［Macrogol Poly (vinyl Alcohol) Grafted Copolymer］；Copolymerum Macrogolo et Alcoholi Poly (vinylico) Constatum 是聚乙二醇和聚（乙烯醇）的接枝共聚物，它的平均相对分子量大约是45000。由大

约75%的聚（乙烯醇）和25%聚乙二醇单元组成。可能含有无水硅胶以改善它的流动性。无水硅胶最终会变成乳白色的溶液。为白色或微淡黄色粉末。极易溶于水；几乎不溶于无水乙醇和丙酮；溶于稀酸和稀碳酸氢钠溶液。20%水溶液的pH值为5.0～8.0。

USNF 28（Ethylene Glycol and Vinyl Alcohol Graft Copolymer） 是乙二醇和乙烯醇的接枝共聚物。由大约75%乙烯醇和25%乙二醇组成。共聚物以聚乙二醇和醋酸乙烯作为生产的初始原料。聚醋酸乙烯酯接枝到聚乙二醇形成的聚合物骨架上。聚醋酸乙烯侧链的水解促使聚乙烯醇接枝链形成。可能含有助流剂以改善流动性。白色的或微淡黄色粉末。极易溶于水；几乎不溶于无水乙醇和丙酮；溶于稀酸和稀碳酸氢钠溶液。在无水二氧化碳中溶解20%时pH值为5.0～8.0。贮藏于25℃以下。

简介

聚乙二醇聚（乙烯醇）接枝共聚物通常直接作为片剂和丸剂的薄膜包衣。

Macrogol 40 Sorbitol Heptaoleate 聚乙二醇40山梨醇七油酸酯

Macrogol 40 Sorbitoli Heptaoleas.

Pharmacopoeias. In *Eur.* (see p.vii).

Ph. Eur. 6.8（Macrogol 40 Sorbitol Heptaoleate） 脂肪酸酯类的混合物，主要由油酸和山梨醇乙氧基化物组成，其中每摩尔山梨醇包含大约40mol的环氧乙烷。每摩尔的山梨醇对应7mol的油酸。它还包含聚乙二醇脂肪酸酯。澄明或略带乳白色、淡黄色的、黏稠、易吸湿的液体。可分散在水中；溶于十四烷酸异丙酯、棕榈酸异丙酯、液状石蜡和植物油。贮藏于密闭容器中。避光。

简介

聚乙二醇40山梨醇七油酸酯是一个非离子表面活性剂和乳化剂，用于外用制剂中。

Macrogol Stearates 聚乙二醇硬脂酸酯类

Ésteres de polietilenglicol; Ésteres de polioxietileno; Macrogol, ésteres del; Macrogol, stéarate de; Macrogoli stearas; Makrogolio stearatas; Makrogolistearaatti; Makrogolstearat; Makrogol-stearát; Makrogol-sztearát; Polyoxyethylene Glycol Stearates; Polyoxyethylene Stearates; Polyoxyl Stearates.

Макрогола Стеараты; Полиэтиленгликоля Стеараты

CAS — 9004-99-3.

命名 这些化合物有两个命名系统。这些物质的一般分子式为 $C_{17}H_{35}COO[OCH_2CH_2]_nH$。按照*BAN*和*USAN*的命名系统，名称里的数字参考羟乙基单位的近似聚合长度，而在*INN*命名系统里，名称里的数字参考聚合键的平均分子量。因此，Macrogol 8 Stearate（*BAN*）、Polyoxyl 8 Stearate（*USAN*）和 Macrogol Strearate 400（*rINNM*）都叙述的是同一化合物。

Pharmacopoeias. In *Eur.* (see p.vii).

Ph. Eur. 6.8（Macrogol Strearate） 主要为硬脂酸和（或）棕榈酸和聚乙二醇的单酯和双酯混合物。它可以由乙氧基化作用或聚乙二醇同硬脂酸50（Ⅰ型）或聚乙二醇硬脂酸95（Ⅱ型）的酯化作用获得。每分子里平均聚合物长度相当于6～100个环氧乙烷单位（命名值）。它可能含有游离的聚乙二醇。为白色或淡黄色的蜡块。溶于乙醇和异丙醇。每分子中有6～9个环氧乙烷的化合物几乎不溶于水，但在水里能自由分散；能与脂肪油和蜡混溶。每分子中有20～100个环氧乙烷的化合物溶于水；几乎不溶于脂肪油和蜡。贮藏于密闭容器中。

Polyoxyl 40 Stearate (*USAN*) 聚乙二醇40硬脂酸酯

Macrogol Stearate 2000 (*rINNM*); E431; Estearato de macrogol 2000; Estearato de Polioxila 40; Macrogol 40 Stearate (*BAN*); Macrogol 2000, Stéarate de; Macrogol Ester 2000; Macrogoli Stearas 2000; Polyoxyethylene 40 Stearate; Stearethate 40.

Макрогола 2000 Стеарат

UNII — 13A4J4NH9I (polyoxyl stearate); ECU18C66Q7 (polyoxyl 40 monostearate); 1PC44PS35Z (polyoxyl 40 distearate); 776CJK5X56 (polyoxyl 50 stearate).

Pharmacopoeias. In *Jpn.* Also in *USNF.*

USNF 28（Polyoxyl 40 Stearate） 硬脂酸和混合聚乙二醇的单酯和双酯混合物，平均聚合物长度大约是40个羟乙基单位。它含有不少于17%和不多于27%的游离聚乙二醇。为白色到淡褐色的蜡状固体，无臭或带有微弱的类似脂肪臭。凝固点在37～47℃。溶于水、乙醇、丙醇和乙醚；不溶于液状石蜡和植物油。贮藏于密闭容器中。

配伍禁忌 聚乙二醇硬脂酸酯类尽管在强酸或强碱中可以发生水解或皂化，但已报道同电解质、弱酸和弱碱在一起通常是稳定的。和酚类物质在一起可引起褪色或产生沉淀，和防腐剂可发生络合作用。当聚乙二醇硬脂酸酯类的浓度超过5%时，可降低杆菌肽、氯霉素、青霉素V和四环素的抗菌活性。

简介

聚乙二醇硬脂酸酯类是用作乳化剂和增溶剂的聚乙二醇酯类。

Macrogolglycerides 聚乙二醇甘油酯

Polyoxylglycerides.

Behenoyl Macrogolglycerides 山嵛酰基聚乙二醇甘油酯

Behenoyl Polyoxylglycerides.

Pharmacopoeias. In *USNF.*

USNF 28（Behenoyl Polyoxylglycerides） 蜡状固体或细粉。可分散在水中；不溶于乙醇；可溶于二氯甲烷中。贮藏于温度低于35℃的密闭容器中。避光、隔热、防潮保存。

Caprylocaproyl Macrogolglycerides 辛酸癸酸聚乙二醇甘油酯

Glyceromacrogoli Octanodecanoates; Glyceromakrogol-oktanodekanoáty; Kaprylokaproylmakrogolglycerider; Kaprylokaproyylimakrogoliglyseridit; Macrogolglycérides caprylocapriques; Macrogolglyceridorum caprylocaprates; Macrogolglyceroli Caprylocapras; Makrogol-és glicerin-kaprilátok és kaprátok; Makrogolgliceridų kaprilokaproilatai.

Pharmacopoeias. In *Eur.* (see p.vii). Also in *USNF.*

USNF 28（Caprylocaproyl Polyoxylglycerides） 淡黄色的油状液体。可分散在热水中；易溶于二氯甲烷中。贮藏于25℃密闭容器中，允许温度偏差在15～30℃。避光、防潮。

Lauroyl Macrogolglycerides 月桂酰基聚乙二醇甘油酯

Glyceromacrogoli Laurates; Glyceromakrogol-lauráty; Lauroyl Polyoxyglycerides; Lauroylmakrogolglycerider; Lauroyylimakrogoliglyseridit; Macrogolglycérides lauriques; Macrogolglyceridorum laurates; Macrogolglyceroli Lauras; Macrogolglyceridorum Laurates; Makrogol-és glicerin-laurátok; Makrogolgliceridų lauratai; Makrogologlicerydów laurynian y.

Pharmacopoeias. In *Eur.* (see p.vii). Also in *USNF.*

USNF 28（Lauroyl Polyoxylglycerides） 甘油的单酯、二酯、三酯，与聚乙二醇的单酯和二酯的混合物。可能包含游离的聚乙二醇。淡黄色的蜡状液体。可分散在水中；易溶于二氯甲烷。贮藏于25℃密闭容器中，允许温度偏差在15～30℃。避光、防潮。

Linoleoyl Macrogolglycerides 亚油酰基聚乙二醇甘油酯

Glyceromacrogoli Linoleates; Glyceromakrogol-linoleáty; Linoleoylmakrogolglycerider; Linoleoyylimakrogoliglyseridit; Macrogolglycérides linoléiques; Macrogolglyceridorum linoleates; Macrogolglyceroli Linoleas; Makrogol-és glicerin-linolátok; Makrogolgliceridų linoleatai; Makrogologlicerydów linoleiniany.

Pharmacopoeias. In *Eur.* (see p.vii). Also in *USNF.*

USNF 28（Linoleoyl Polyoxylglycerides） 甘油的单酯、二酯、三酯，与聚乙二醇的单酯和二酯的混合物。聚乙二醇的平均分子量在300～400。可能包含游离的聚乙二醇。琥珀色的油状液。产生沉淀后，在20℃的条件下可延长储存周期。几乎不溶于水，但可分散在水中；易溶于二氯甲烷。贮藏于25℃密闭容器中，允许温度偏差在15～30℃。避光、防潮。

Oleoyl Macrogolglycerides 油酰基聚乙二醇甘油酯

Macrogolglycérides oléiques; Macrogolglyceridorum oleates; Macrogolglyceroli Oleas; Oleoyl Polyoxylglycerides.

Pharmacopoeias. In *Eur.* (see p.vii). Also in *USNF.*

USNF 28（Oleoyl Polyoxylglycerides） 琥珀色的油状液体。在20℃长期储存后可产生沉淀。几乎不溶于水，但可分散在水；贮藏于二氯甲烷。贮藏于25℃密闭容器中，允许温度偏差在15～30℃。避光、防潮。

Stearoyl Macrogolglycerides 硬脂酰聚乙二醇甘油酯

Glyceromacrogoli Stearates; Glyceromakrogol-stearáty; Macroglyceridorum Stearas; Macrogolglycérides stéariques; Macrogolglyceridorum stearates; Macrogolglyceroli Stearas; Makrogol-és glicerin-sztearátok; Stearoilmakrogolgliceridai; Stearoylmakrogolglycerider; Stearoyylimakrogoliglyseridit.

Pharmacopoeias. In *Eur.* (see p.vii). Also in *USNF.*

USNF 28（Stearoyl Polyoxylglycerides） 甘油的单酯、二酯、三脂，与聚乙二醇的单酯和二酯的混合物。聚乙二醇的平均分子量在300～4000。硬脂酰聚甘油酯可能包含聚乙二醇。淡黄色的蜡状固体。可分散在温水中和温石蜡油；溶于温甲醇；易溶于二氯甲烷。贮藏于25℃密闭容器中，允许温度偏差在15～30℃。避光、防潮。

简介

聚乙二醇甘油酯是聚乙二醇酯和甘油酯的混合物。它们通常作为自乳化剂和增溶剂用于口服和外用制剂中。还经常被用于食品和化妆品中。

Macrogolglycerol Cocoates 甘油聚乙二醇椰油酸酯

Macrogol Glyceryl Cocoates; Macrogolglyceroli Cocoates; Polyethylene Glycol Glyceryl Cocoates.

Pharmacopoeias. In *Eur.* (see p.vii).

Ph. Eur. 6.8（Macrogolglycerol Cocoates） 乙氧基甘油的单酯、二酯、三酯与植物脂肪酸的混合物，后者含有与由*Cocos nucifera*胚乳的干硬部分提取到的油的脂肪酸对应的组分。环氧乙烯的平均摩尔数大约是每摩尔物质的量（命名值）为7（甘油聚乙二醇7椰油酸酯）或23（甘油聚乙二醇23椰油酸酯）。甘油聚乙二醇7椰油酸酯的相对密度约是1.05，而甘油聚乙二醇23椰油酸酯的相对密度约是1.09。为澄明、淡黄色的、油状液体。溶于水和乙醇；甘油聚乙二醇7椰油酸酯和甘油聚乙二醇23椰油酸酯几乎不溶于50～70℃沸程的石油醚中。

简介

甘油聚乙二醇椰油酸酯作为一种非离子表面活性剂通常用作清洁剂、乳化剂以及外用制剂的增溶剂。

Magnesium Silicate 硅酸镁

E553(a); Silicato de magnesio.

Магний Кремнекислый; Силикат Магния

CAS — 1343-88-0.
ATC — A02AA05.
ATC Vet — QA02AA05.
UNII — 9B9691B2N9.

注：编码E553（a）也用于三硅酸镁。

Pharmacopoeias. In *Jpn.* Also in *USNF.*

USNF 28（Magnesium Silicate） 一种氧化镁和二氧化硅的混合物。按干燥称重计算，含不少于15.0%的氧化镁和不少于67.0%的二氧化硅。它是一种细微的、白色、无臭粉末，不含粗砾。不溶于水和乙醇。可被无机酸分解。混合良好的含量10%混悬水溶液的pH值为7.0～10.8。

简介

硅酸镁在食品工业和制药中被用作消结块剂。

制剂

专利制剂

Port.: Acnoil Free.

多组分制剂 ***Braz.:*** Cutisanol; ***Fr.:*** ZeaSorb.

Magnesium Stearate 硬脂酸镁

572; Estearato de magnesio; Estearato de Magnésio; Magnesii stearas; Magnésium, stéarate de; Magnesiumstearaatti; Magnesiumstearat; Magnézium-sztearát; Magnezu stearynian; Magnio stearatas; Stearan hořečnatý.

Стеарат Магния

CAS — 1555-53-9 (magnesium oleate); 2601-98-1 (magnesium palmitate); 557-04-0 (magnesium stearate).

UNII — 70097M6I30.

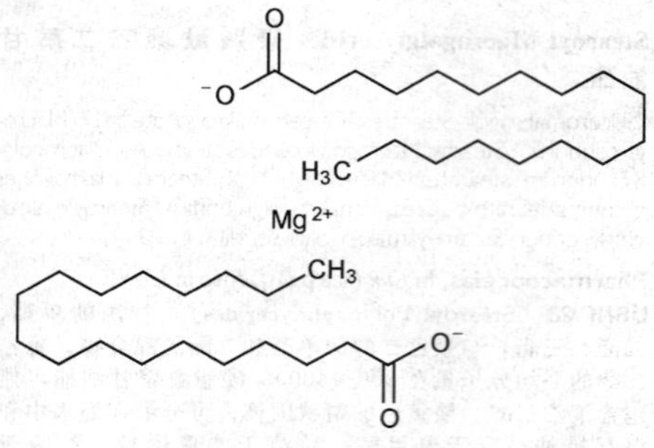

(magnesium stearate)

Pharmacopoeias. In *Chin.*, *Eur.* (see p.vii), *Int.*, *Jpn*, and *Viet.* Also in *USNF.*

Ph. Eur. 6.8（Magnesium Stearate） 镁和固体有机酸混合物生成的化合物，主要成分为由动植物原料获得的不同比例组合的硬脂酸的镁盐（$C_{36}H_{70}MgO_4$＝591.2）和棕榈酸的镁盐（$C_{32}H_{62}MgO_4$＝535.1）。以干燥品计算，含有4.0%～5.0%的镁。脂肪酸部分含有不少于40.0%的硬脂酸，硬脂酸和棕榈酸的总和不少于90.0%。硬脂酸镁为白色或类白色细粉，质轻，手感滑腻。几乎不溶于水和无水乙醇。

USNF 28（Magnesium Stearate） 镁与固体有机酸的混合物形成的化合物，主要由不同比例的硬脂酸镁（$C_{36}H_{70}MgO_4$＝591.2）和棕榈酸镁（$C_{32}H_{62}MgO_4$＝535.1）组成。为轻细的白色粉末，手感滑腻。不溶于水、乙醇和乙醚。

简介

硬脂酸镁在片剂和胶囊剂的生产过程中，加到颗粒中作为润滑剂；也已被用作除尘粉末和用在隔离霜中。

制剂

多组分制剂 ***Arg.:*** Holomagnesio Vital; ***Braz.:*** Testofran†; ***Israel:*** Acti Talc; ***Philipp.:*** Exofat; Johnson's Baby Double Protection Powder; Thinber Fiber Complex†; ***UK:*** Calci-Plus.

顺势疗法制剂 ***Canad.:*** Biomag.

Maleic Acid 马来酸

Acide maléique; Ácido *cis*-buteno dioico; Ácido maleínico; Acidum maleicum; (*Z*)-Butenedioic Acid; Kwas maleinowy; Kyselina maleinová; Maleico, ácido; Maleiinihappo; Maleino rūgštis; Maleinsav; Maleinsyra; Toxilic Acid. *cis*-Butenedioic acid.

Малеиновая Кислота

$C_2H_2(CO_2H)_2$ = 116.1.

CAS — 110-16-7.

UNII — 91XW058U2C.

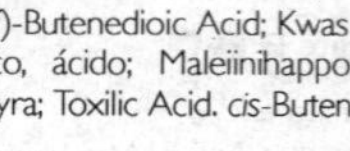

Pharmacopoeias. In *Eur.* (see p.vii). Also in *USNF.*

Ph. Eur. 6.8（Maleic Acid） 白色或类白色结晶性粉末。易溶于水和乙醇。5%的水溶液的pH值小于2。贮藏于密闭容器中。避光。

USNF 28（Maleic Acid） 白色结晶性粉末。易溶于水和乙醇；略溶于乙醚。贮藏于密闭玻璃容器中。避光。

简介

马来酸通常用于制备麦角新碱注射液（BP 2010）和复方麦角新碱催产素注射液（BP2010）。

Maltol 麦芽酚

636. 3-Hydroxy-2-methyl-4-pyrone.

Мальтол

$C_6H_6O_3$ = 126.1.

CAS — 118-71-8.

UNII — 3A9RD92BS4.

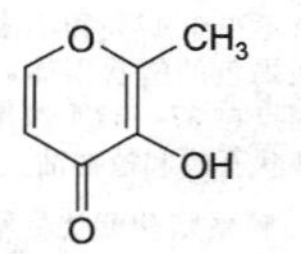

Pharmacopoeias. In *USNF.*

USNF 28（Maltol） 白色结晶性粉末，有特殊奶油糖样气味，其稀释液有草莓果香味。1g溶解在大约82ml的水中、21ml的乙醇中、80ml的甘油中或28ml丙二醇中。贮藏于密闭容器中。避光。

Ethyl Maltol 乙基麦芽酚

637. 2-Ethyl-3-hydroxy-4-pyrone.

Этил Мальтол

$C_7H_8O_3$ = 140.1.

CAS — 4940-11-8.

UNII — L6Q8K29L05.

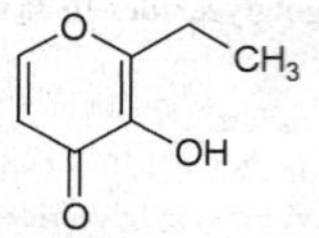

Pharmacopoeias. In *USNF.*

USNF 28（Ethyl Maltol） 白色结晶性粉末，有特殊的棉花糖样气味，其稀释液有甜水果香味。1g溶解在大约55ml的水中、10ml的乙醇中、17ml丙二醇中或5ml的氯仿中。贮藏于密闭容器中。

简介

麦芽酚通常用作制剂配方和食品添加剂中的调味剂。乙基麦芽酚用途与其相似。

Menfegol (*rINN*) 盖苯聚醇

Menfégol; Menfegolum; Menphegol. α-[*p*-(*p*-Menthyl)phenyl]-ω-hydroxypoly(oxyethylene).

Менфегол

CAS — 57821-32-6.

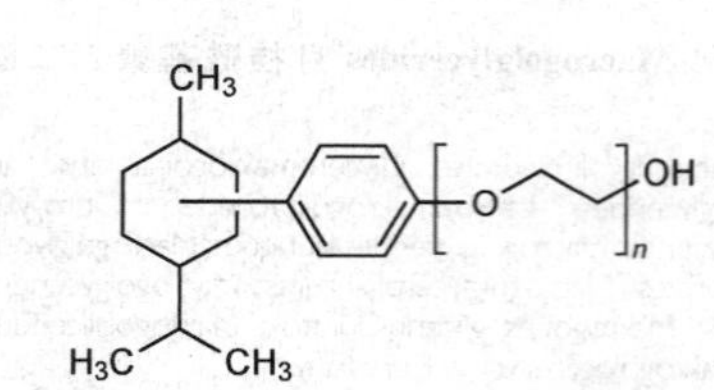

简介

盖苯聚醇由聚乙二醇盖苯（Menthylphenyl）醚组成，分子式为$C_{16}H_{23}(OCH_2CH_2)_nOH$，是一个非离子表面活性剂，用作杀精剂。

不良反应 经常使用盖苯聚醇杀精泡腾片与较高的生殖器溃疡发病率相关，还会增加感染HIV的风险[1]。

1. Goeman, J. *et al.* Frequent use of menfegol spermicidal vaginal foaming tablets associated with a high incidence of genital lesions. *J Infect Dis* 1995; **171:** 1611–14.

制剂

专利制剂

Hong Kong: Neo Sampoon; ***Malaysia:*** Neo Sampoon; ***Philipp.:*** Neo Sampoon; ***Singapore:*** Neo Sampoon.

2-Methoxyethanol 2-甲氧基乙醇

Éter monometílico de etilenglicol; Eter monometylowy glikolu etylenowego; Ethylene Glycol Monomethyl Ether; Metilglicol; 2-Metoxietanol.

2-Метоксиэтанол

$C_3H_8O_2$ = 76.09.

CAS — 109-86-4.

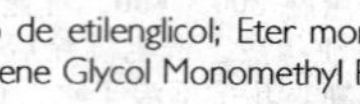

性状 2-甲氧基乙醇为澄明、无色至微黄色液体。每ml约为0.96g。沸点为125℃。与水、乙醇、丙酮、二甲基甲酰胺、乙醚及甘油混溶。贮藏于密闭容器中。

不良反应和注意事项

2-甲氧基乙醇会刺激黏膜。摄入本品会抑制中枢神经系统并伴有意识混乱、虚弱，且严重情况下还会发生呼吸抑制导致昏迷和死亡。也会发生恶心、代谢性酸中毒、肾损伤。长时间工业接触本品的蒸汽，会对中枢神经系统有严重影响，症状包括头痛、眩晕、嗜睡、无力、共济失调、震颤、定向障碍、精神变化、体重减轻、视物模糊。还有报道会发生贫血。本品可能存在着潜在的生殖毒性。

2-甲氧基乙醇和其他乙二醇醚的毒性的参考文献如下。

1. Health and Safety Executive. Glycol ethers. *Toxicity Review 10.* London: HMSO, 1985.
2. WHO. 2-Methoxyethanol, 2-ethoxyethanol, and their acetates. *Environmental Health Criteria 115.* Geneva: WHO, 1990. Available at: http://www.inchem.org/documents/ehc/ehc/ehc115.htm (accessed 30/06/04)
3. Browning RG, Curry SC. Clinical toxicology of ethylene glycol monoalkyl ethers. *Hum Exp Toxicol* 1994; **13:** 325–35.
4. Johanson G. Toxicity review of ethylene glycol monomethyl ether and its acetate ester. *Crit Rev Toxicol* 2000; **30:** 307–45.
5. Bagchi G, Waxman DJ. Toxicity of ethylene glycol monomethyl ether: impact on testicular gene expression. *Int J Androl* 2008; **31:** 269–74.

管理 由于2-甲氧基乙醇能够穿透皮肤引起全身毒性，必须采取适当的预防措施避免皮肤接触。

用途

2-甲氧基乙醇通常作为工业溶媒使用。

Methyl Alcohol 甲醇

Alcohol de la madera; Alcohol de quemar; Alcohol metílico; Carbinol; Metanol; Metanoli; Metanolis; Méthanol; Methanol; Methanolum; Monohidroximetano.

Метиловый Спирт

CH_3OH = 32.04.

CAS — 67-56-1.

UNII — Y4S76JWI15.

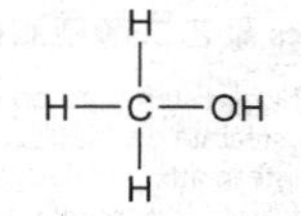

Pharmacopoeias. In *Eur.* (see p.vii). Also in *USNF.*

Ph. Eur. 6.8（Methanol） 一种无色、澄明、挥发性、吸湿性液体。易燃。沸点约64℃。相对密度为0.791～0.793。与水、二氯甲烷混溶。贮藏于密闭容器中。

BP 2010批准MethylAlcohol为甲醇的同义词。

USNF 28（MethylAlcohol） 一种澄明、无色、易燃性液体。有特殊臭。与水、乙醇、乙醚、苯以及其他大部分有机溶剂混溶。贮藏于密闭容器中，远离热源、火花和明火。

不良反应

摄入甲醇引起的急性中毒的直接症状与酒精中毒类似（第1551页），但是症状较轻。甲醇中毒的典型症状是由毒性代谢物引起的，在12～24h潜伏期后出现，如果与乙醇同时摄入，潜伏期时间更长。中毒的显著特征是代谢性酸中毒，表现为快速浅薄的呼吸、视觉障碍并经常发展为不可逆性失明以及严重的腹部疼痛。其他症状包括头痛、胃肠道功能紊乱、背部和手足疼痛，严重情况下昏迷，甚至由于呼吸衰竭而死亡，极少情况下由于循环衰竭而死亡。偶尔发生躁狂和抽搐。不同个体对甲醇的反应变化多样。摄入30ml甲醇被认为有潜在致死的危险。通过皮肤吸收或者吸入甲醇也可能导致全身毒性。

关于甲醇不良反应的参考文献如下。

1. Jacobsen D, McMartin KE. Methanol and ethylene glycol poisonings: mechanism of toxicity, clinical course, diagnosis and treatment. *Med Toxicol* 1986; **1:** 309–34.
2. Anderson TJ, *et al.* Neurologic sequelae of methanol poisoning. *Can Med Assoc J* 1987; **136:** 1177–9.
3. Cavalli A, *et al.* Severe reversible cardiac failure associated with methanol intoxication. *Postgrad Med J* 1987; **63:** 867–8.
4. Shapiro L, *et al.* Unusual case of methanol poisoning. *Lancet* 1993; **341:** 112.
5. Medinsky MA, Dorman DC. Recent developments in methanol toxicity. *Toxicol Lett* 1995; **82–83:** 707–11.
6. McKellar MJ, *et al.* Acute ocular methanol toxicity: clinical and electrophysiological features. *Aust N Z J Ophthalmol* 1997; **25:** 225–30.
7. Williams GF, *et al.* Methanol poisoning: a review and case study of four patients from central Australia. *Aust Crit Care* 1997; **10:** 113–18.

8. Shelby M, *et al.* NTP-CERHR expert panel report on the reproductive and developmental toxicity of methanol. *Reprod Toxicol* 2004; **18:** 303–90.
9. Hantson PE. Intoxication aiguë par le méthanol : physiopathologie, pronostic et traitement. *Bull Mem Acad R Med Belg* 2006; **161:** 425–34.
10. Paasma R, *et al.* Methanol poisoning and long term sequelae—a six years follow-up after a large methanol outbreak. *BMC Clin Pharmacol* 2009; **9:** 5. Available at: http://www.biomedcentral.com/content/pdf/1472-6904-9-5.pdf (accessed 16/06/10)
11. Jammalamadaka D, Raissi S. Ethylene glycol, methanol and isopropyl alcohol intoxication. *Am J Med Sci* 2010; **339:** 276–81.

管理 由于甲醇能够穿透皮肤引起全身毒性，必须采取适当的预防措施避免皮肤接触。

不良反应的处置

如果患者食入甲醇 1h 以内，可以考虑洗胃治疗。由于活性炭不能吸附明显量的甲醇，所以基本没有治疗作用。代谢性酸中毒（第1590页）必须立即通过静脉输入碳酸钠溶液进行纠正。如果摄入了大量甲醇，建议早期治疗使用解毒剂（乙醇或甲吡唑）。乙醇可以减慢甲醇代谢为甲醛和甲酸等毒性代谢物，调节乙醇的剂量使血中乙醇浓度维持在 1～1.5mg/ml。在英国，National Poisons Information Service 建议如下给药：给予口服负荷剂量相当于 800mg/kg 的绝对乙醇（体积分数100%）。这可以含酒精烈酒形式给予，如威士忌、杜松子酒或伏特加（约体积分数 40% 的乙醇），给药剂量为 2.5ml/kg。另外可以通过静脉给体积分数 10% 乙醇的负荷剂量 10ml/kg，30min 以上。负荷剂量后可用口服或静脉维持剂量如下：

口服（40%体积分数的乙醇）
- 普通成年人，每小时 0.375ml/kg；
- 对不饮酒者或儿童，每小时 0.25ml/kg；
- 对长期饮酒的人，每小时 0.58ml/kg。

静脉滴注（10%体积分数的乙醇）
- 普通成年人，每小时 1.5ml/kg；
- 对不饮酒者或儿童，每小时 1ml/kg；
- 对长期饮酒的人，每小时 2.3ml/kg；

若是 5%体积分数的乙醇，静脉或口服可给予上述 10%乙醇维持剂量的两倍体积。

应持续给予维持剂量，直到检测不出甲醇的血药浓度，或全身毒性消除且浓度已降至 50μg/ml 以下。

甲吡唑（第1388页）作为醇脱氢酶的抑制剂，也可以用于治疗。它能抑制甲醇代谢为毒性代谢物。

可以进行血液透析加速甲醇及其毒性代谢物的除去。也可以进行腹膜透析但是效果较差。如果血液中甲醇浓度高于 500μg/ml，或者出现碳酸钠不起作用的严重代谢性酸中毒，或者出现视力障碍、中枢神经系统毒性、肾功能衰竭、严重的电解质紊乱等症状，必须考虑进行血液透析。如果进行血液透析，必须加快乙醇的输入速度或者将乙醇添加到透析液中，以维持稳定的血液乙醇浓度。

由于甲醇的氧化和排泄过程会持续几天，因此治疗措施不能过早停止，患者必须处于密切观察和监测之下。如果需要，给予适当的支持治疗。

亚叶酸和叶酸已经用在甲醇中毒的治疗中，因为二者能加强甲酸的代谢。

1. Barceloux DG, *et al.* American Academy of Clinical Toxicology Ad Hoc Committee on the Treatment Guidelines for Methanol Poisoning. American Academy of Clinical Toxicology practice guidelines on the treatment of methanol poisoning. *J Toxicol Clin Toxicol* 2002; **40:** 415–46.

药动学

甲醇很容易通过胃肠道吸收并分布到全身血液中，也可以通过吸入或大面积的皮肤吸收。主要在肝内被醇脱氢酶氧化代谢后产生甲醛和甲酸，也发生在肾内。这些代谢物被认为是造成甲醇中毒的典型症状的重要因素。甲醇的代谢速度比乙醇慢得多，而且受乙醇的竞争性抑制。甲醇在摄入后，氧化和排泄将持续几天。通过肺和尿液排出未被代谢的甲醇是次要的排泄途径。

用途

甲醇被用作药用和工业溶剂。也作为"木挥发油"使乙醇变性以制备工业乙醇。还被用作食品加工的萃取剂。

制剂

多组分制剂 ***India:*** Methazil†.

Methyl *tert*-Butyl Ether 甲基叔丁基醚

Éter metilterbutílico; Methyl Terbutyl Ether; Methyl Tertiary Butyl Ether; MTBE. 2-Methoxy-2-methylpropane.

Метил-трет-бутиловый Эфир

$C_5H_{12}O$ = 88.15.

CAS — 1634-04-4.

性状 甲基叔丁基醚是易挥发、易燃液体。每毫升质量约 0.74g。沸点约 55℃。贮藏于密闭容器中。

稳定性 甲基叔丁基醚被空气氧化产生爆炸性过氧化物，但是危险性小于溶剂用乙醚。

不良反应

甲基叔丁基醚具有刺激性，会导致中枢神经系统抑制。甲基叔丁基醚作为溶解胆石的溶剂使用后引起的不良反应已有报道，见下文用途和用法项下。

用途和用法

甲基叔丁基醚被用作快速溶解胆固醇胆石的溶剂。

胆结石 对于被认为不适合进行手术的胆结石患者（第2354页），作为胆汁治疗的代替方法直接将溶剂灌输到胆囊内。

甲基叔丁基醚已经被用作溶解胆固醇胆结石的溶剂，富含钙和色素的胆结石不能被溶解[1]。不幸的是，不完全的溶解和残余的碎片会导致胆石的复发[2]。溶剂通常是通过经皮肝门静脉导管灌输[1,3]，但也有使用其他途径的[4]。对 75 名患者进行胆囊结石治疗，以每分钟 4～6 次的频率连续灌入和导出甲基叔丁基醚，每日 5h，共 1～3 天[1]。其中 72 名患者的胆结石块至少有 95%溶解了。有 4 名患者在接受治疗 6～16 个月后胆囊结石复发，51 名有残留胆结石碎片的患者中有 7 名在接下来的 6～42 个月内出现胆绞痛。大约 1/3 患者出现恶心症状，有时伴有呕吐。从胆囊溢出来的甲基叔丁基醚可被胃肠道吸收，并能在呼吸中检测到甲基叔丁基醚，会产生镇静作用。一名甲基叔丁基醚溢出的患者出现溃疡性十二指肠炎和血管内溶血。昏迷和急性肾损伤也导致治疗复杂化，这是由导管向旁边泄漏引起的，而不是由甲基叔丁基醚溢出引起的[5]。其他工作者在胆结石溶解的治疗中也得到类似的结果[6,7]。一个小组发现如果治疗时间较短，灌输体积尽可能减少的话，可以减少恶心、呕吐症状[6]。他们还通过使用组织黏合剂或者皮下给予蓝肽以收缩胆囊成功地防止了胆汁泄漏和出血。使用甲基叔丁基醚溶解胆囊结石可能还局限于专业中心，作为不适合进行手术的患者的治疗手段[1,8]。诸如溶剂溶解法、胆酸溶解法、碎石术等不同碎石手段的联合使用可以克服单一治疗手段的一些缺点[9]。

甲基叔丁基醚也通过鼻胆管灌输治疗普通胆道内结石。虽然对一些病例起作用[10]，但是进一步研究的结果全部令人失望[1,11]。

各种药物的联合使用也被用来研究富含色素的或者混合性胆结石。对一般的胆道结石，这些联合使用包括 60%二甲亚砜、20%甲基叔丁基醚和 20%碳酸氢钠的鸡尾酒疗法以及交互灌输戊基醚（pentylether）和 10%依地酸一脲[12]的疗法。类似的甲基乙基醚和依地酸一脲联合疗法已经成功用于治疗 2 名患有钙质胆囊结石的患者[13]。

1. Bouchier IAD. Gall stones. *BMJ* 1990; **300:** 592–7.
2. Maudgal DP, Northfield TC. A practical guide to the nonsurgical treatment of gallstones. *Drugs* 1991; **41:** 185–92.
3. Thistle JL, *et al.* Dissolution of cholesterol gallbladder stones by methyl *tert*-butyl ether administered by percutaneous transhepatic catheter. *N Engl J Med* 1989; **320:** 633–9.
4. Foerster E-Ch, *et al.* Direct dissolution of gallbladder stones. *Lancet* 1989; **i:** 954.
5. Ponchon T, *et al.* Renal failure during dissolution of gallstones by methyl-*tert*-butyl ether. *Lancet* 1988; **ii:** 276–7.
6. Hellstern A, *et al.* Gall stone dissolution with methyl tert-butyl ether: how to avoid complications. *Gut* 1990; **31:** 922–5.
7. McNulty J, *et al.* Dissolution of cholesterol gall stones using methyltertbutyl ether: a safe effective treatment. *Gut* 1991; **32:** 1550–3.
8. Hetzer FH, *et al.* Kontaktlitholyse von Gallensteinen mit Methyltertbutyläther bei Risikopatienten—eine Fallbeschreibung. *Swiss Surg* 2001; **7:** 39–42.
9. Salen G, Tint GS. Nonsurgical treatment of gallstones. *N Engl J Med* 1989; **320:** 665–6.
10. Murray WR, *et al.* Choledocholithiasis—in vivo stone dissolution using methyl tertiary butyl ether (MTBE). *Gut* 1988; **29:** 143–5.
11. Neoptolemos JP, *et al.* How good is methyl tert-butyl (MTBE) for common bile duct (CBD) stone dissolution? *Gut* 1989; **30:** A736–7.
12. Anonymous. Gallstones, bile acids, and the liver. *Lancet* 1989; **ii:** 249–51.
13. Swobodnik W, *et al.* Dissolution of calcified gallbladder stones by treatment with methyl-hexyl ether and urea-EDTA. *Lancet* 1988; **ii:** 216.

Methyl Butyl Ketone 甲基丁基酮

Butilmetilcetona; 2-Hexanone; MBK; Methyl *n*-Butyl Ketone; Metil *n*-butilcetona; Metilbutilcetona; Propylacetone. Hexan-2-one.

Метилбутилкетон

$C_6H_{12}O$ = 100.2.

CAS — 591-78-6.

性状 甲基丁基酮是一种无色挥发性液体。每毫升质量约 0.82g。沸点约 127℃。贮藏于密闭容器中。

Methyl Isobutyl Ketone 甲基异丁基酮

Hexone; Isobutilmetilcetona; Isopropylacetone; MIBK. 4-Methylpentan-2-one.

Метилизобутилкетон

$C_6H_{12}O$ = 100.2.

CAS — 108-10-1.

UNII — U5T7B88CNP.

Pharmacopoeias. In *USNF.*

USNF 28（Methyl Isobutyl Ketone） 一种透明、无色、可流动性、挥发性液体，有轻微的类似酮类化合物臭和樟脑臭。相对密度不高于 0.799。蒸馏馏程为 114～117℃。微溶于水；与乙醇、乙醚和苯混溶。贮藏于密闭容器中。

不良反应和注意事项

高浓度的甲基丁基酮和甲基异丁基酮都会抑制中枢神经系统。它们的蒸气对黏膜有刺激性。甲基异丁基酮与挥发性物质（见甲苯项下，第1983页）的滥用有关。

1. WHO. Methyl isobutyl ketone. *Environmental Health Criteria 117.* Geneva: WHO, 1990. Available at: http://www.inchem.org/documents/ehc/ehc/ehc117.htm (accessed 30/06/04)
2. WHO. Methyl isobutyl ketone health and safety guide. *IPCS Health and Safety Guide 58.* Geneva: WHO, 1991. Available at: http://www.inchem.org/documents/hsg/hsg/hsg058.htm (accessed 30/06/04)

对神经系统的影响 有报道职业性暴露于甲基丁基酮会导致周围神经病变[1]，特别是印刷行业用甲基丁基酮和甲基乙基酮的混合溶剂代替甲基异丁基酮后更容易导致周围神经病变的发作。甲基乙基酮可能会增强甲基丁基酮导致的神经毒性。

关于暴露于包括甲基丁基酮在内的溶剂后导致的神经毒性的深入讨论，见下文甲苯项下，第1983页。

1. Lolin Y. Chronic neurological toxicity associated with exposure to volatile substances. *Hum Toxicol* 1989; **8:** 293–300.

管理 由于甲基丁基酮或甲基异丁基酮能够穿透皮肤引起全身毒性，必须采取适当的预防措施避免皮肤接触。

用途

甲基异丁基酮被用作工业和药用溶剂，也用作乙醇的变性剂。甲基丁基酮也被用作工业溶剂。

Methyl Chloride 氯甲烷

Cloruro de metilo; Monochloromethane. Chloromethane.

Метилхлорид

CH_3Cl = 50.49.

CAS — 74-87-3.

UNII — A6R43525YO.

$H_3C—Cl$

性状 氯甲烷是一种无色气体，压缩成为无色液体，有类乙醚臭。沸点约为 −24℃。贮藏于密闭容器中。

不良反应和处置

氯甲烷中毒症状通常出现在暴露在氯甲烷蒸气几个小时之后，急性和慢性中毒症状类似。症状包括胃肠道功能紊乱，如恶心、呕吐、腹部疼痛；中枢神经系统抑制症状，包括头痛、虚弱、嗜睡、神志不清、视觉障碍、共济失调而发展为抽搐、昏迷，严重情况下由于呼吸衰竭而死亡。有报道出现过肝肾损伤。

处置包括将患者移离暴露源、支持治疗和对症治疗。对神经系统的影响可能持续几个月。

关于氯甲烷毒性的参考文献如下。

1. Repko JD, Lasley SM. Behavioral, neurological, and toxic effects of methyl chloride: a review of the literature. *CRC Crit Rev Toxicol* 1979; **6:** 283–302.
2. IARC/WHO. Methyl chloride. *IARC monographs on the evaluation of the carcinogenic risk of chemicals to humans* 1999; **71:** 737–47. Available at: http://monographs.iarc.fr/ENG/Monographs/vol71/volume71.pdf (accessed 10/06/09)

用途

氯甲烷被用作工业溶剂。也被用作气雾抛射剂和制冷剂。以前还被用作局麻药。

Methyl Ethyl Ketone 甲基乙基酮

Ethyl Methyl Ketone; Etilmetilcetona; Etylometyloketon; MEK; Metiletilcetona; Metyloetyloketon. Butan-2-one.

Метилэтилкетон

C_4H_8O = 72.11.

CAS — 78-93-3.

UNII — 6PT9KLV9IO.

性状 甲基乙基酮是一种无色易燃性液体，有类丙酮臭。每毫升质量约 0.81g。沸点 79～81℃。可溶于水；与乙醇、乙醚混溶。贮藏于密闭容器中。

不良反应

甲基乙基酮具有刺激性。吸入甲基乙基酮会导致轻微的中枢神经系统抑制，包括头痛和眩晕，也可能出现恶心和呕吐。

甲基乙基酮与挥发性物质（见甲苯项下，第1983页）的滥用有关。

1. WHO. Methyl ethyl ketone. *Environmental Health Criteria 143.* Geneva: WHO, 1992. Available at: http://www.inchem.org/documents/ehc/ehc/ehc143.htm (accessed 30/06/04)

对神经系统的影响 曾有关于由甲基乙基酮单独导致的神经毒性的独立报道[1]。这些报道包括 1 例球后视神经炎和 1 例外周神经系统疾病。然而，甲基乙基酮被认为加强了由甲基丁基酮和正己烷导致的周围神经病变。

关于职业性暴露于包括甲基乙基酮在内的溶剂中导致的神经毒性的深入讨论，参见甲苯项下，第1983页。

1. Lolin Y. Chronic neurological toxicity associated with exposure to volatile substances. *Hum Toxicol* 1989; **8:** 293–300.

用途

甲基乙基酮被用作工业溶剂，也被用作食品加工的萃取剂。

Methylcellulose (*rINN*) 甲基纤维素

E461; Méthylcellulose; Methylcellulosum; Methylcelulosa; Metilceliuliozė; Metilcellulóz; Metilcelulosa; Metylcellulosa; Metyloceluloza; Metyyliselluloosa.

Метилцеллюлоза

CAS — 9004-67-5.

ATC — A06AC06.

ATC Vet — QA06AC06.

Pharmacopoeias. In *Chin., Eur.* (see p.vii), *Int., Jpn,* and *US.*

Ph. Eur. 6.8 (Methylcellulose) 一种带有羟基的甲醚纤维素。不同等级的甲基纤维素用不同数字标示出其在 mPa·s 下 2%浓度的溶液 20℃时的表观黏度。它是一种白色、淡黄白色或灰白色粉末或颗粒，干燥后具有吸湿性。几乎不溶于热水、无水乙醇、丙酮和甲苯；遇冷水则形成胶状溶液。1%水溶液 pH 的值为 5.5～8.0。

USP 33 (Methylcellulose) 一种纤维素甲醚。105℃下干燥 2h，含有 27.5%～31.5%的甲氧基。白色、纤维状粉末或颗粒。在水中膨胀形成从澄清至乳白色、黏稠、胶体悬浮液；不溶于乙醇、氯仿、乙醚；溶于冰醋酸和乙醇氯仿的等体积混合液。它的水制混悬液以石蕊作指示剂呈中性。

配伍禁忌 有很多关于甲基纤维素与包括氯甲酚、羟苯酯类、苯酚在内的化合物配伍禁忌的报道。大量电解质可使甲基纤维素胶浆因盐析而黏度增强，超高浓度的电解质可导致甲基纤维素完全沉淀。

不良反应

大量使用甲基纤维素可暂时增加胃气胀和扩张，并可导致肠梗阻。干吞甲基纤维素可导致食管阻塞。

注意事项

甲基纤维素和其他容积形成剂不得给予肠梗阻或容易诱发肠梗阻的患者。它们必须与充足的液体同时给予，以预防发生便秘或食管阻塞，不应在临睡前服用。甲基纤维素不应用于感染性胃肠疾病。

药物相互作用

体积性轻泻药（如甲基纤维素）可降低通过消化道的时间，影响其他药物吸收。

用途和用法

不同级别的甲基纤维素作为乳化剂、悬浮剂和增稠剂广泛应用于制药领域，在片剂制造中被用作黏合剂、崩解剂和包衣材料。低黏度等级的甲基纤维素多用于乳化剂，由于表面张力低于高黏度等级。低黏度等级的甲基纤维素也用作液体口服剂型中的悬浮剂和增稠剂，甲基纤维素溶液也可替代糖浆和其他悬浮基质。高黏度等级的甲基纤维素多在凝胶剂和乳膏剂中作为增稠剂。在片剂制造中，低黏度等级和中黏度等级的甲基纤维素多作为黏合剂使用，高黏度等级的甲基纤维素则作为崩解剂，在与溶剂接触时膨胀起效。在片剂包衣中，高取代低黏度的甲基纤维素经常被用到。甲基纤维素也应用于缓释片组方中。

在食品工业中多作为乳化剂和稳定剂。

甲基纤维素临床上作为容积形成剂。中、高黏度甲基纤维素作为体积性轻泻药用于治疗便秘（第1616页），通过吸收水分增加粪便的容积并促进蠕动。甲基纤维素分次给予，每日剂量可达 6g，同时给予足够的液体。在英国，*BNFC 2010/11* 推荐 7～12 岁的儿童每次 1g，每日 2 次。甲基纤维素也可使用相似的剂量治疗腹泻（第1617页），但只补充最低量的水。在造瘘术中使用以控制粪便的硬度。也用于对憩室病（第1618页）的治疗。也用于作为胃内填充物控制食欲，以达到减肥（第2069页）效果，但效果不明显。

高黏度甲基纤维素溶液（通常为 0.5%～1%）被用作滴眼液中的赋形剂，作为人工泪液、隐形眼镜的保护液，但这一方面羟丙甲纤维素（第1959页）目前使用更普遍。

制剂

BP 2010: Methylcellulose Granules; Methylcellulose Tablets;
USP 33: Methylcellulose Ophthalmic Solution; Methylcellulose Oral Solution; Methylcellulose Tablets.

专利制剂

Austria: Bulk; ***Canad.:*** Entrocel†; ***Fr.:*** Dacryolarmes†; ***Irl.:*** Celevac; ***Ital.:*** Lacrimart; ***Spain:*** Muciplasma; ***UK:*** Celevac; ***USA:*** Citrucel; Murocel.

多组分制剂 ***Austral.:*** 3B Beer Belly Buster†; Citri Slim+Trim†; Le Trim-BM†; Neo-Trim Fibre†; Pro-Shape†; ***Braz.:*** Kolantyl; Kolantyl DMP; ***Ital.:*** Merankol Pastiglie; ***S.Afr.:*** Adco-Medigel; Kolantyl†; Merasyn†.

Microcrystalline Wax 微晶蜡

Amorphous Wax; Cera microcristalina; Cerum microcrystallinum; Cire microcristalline; E907 (refined microcrystalline wax); E905C; Petroleum Ceresin; Petroleum Wax (microcrystalline).

Микрокристаллический Воск

CAS — 63231-60-7.

Pharmacopoeias. In *USNF.*

USNF 28 (Microcrystalline Wax) 一种直链、支链和环状烃类混合物，通过合适的脱蜡或除油的方法，将石油分馏底层部分用溶剂分馏而得到。为白色或乳白色无臭的蜡状固体。熔化温度范围是 54～102℃。不溶于水；微溶于无水乙醇；溶于氯仿、乙醚、挥发油和大多数的温热非挥发油。贮藏于密闭容器中。

简介

微晶蜡在乳膏剂和软膏剂中作为增硬剂，在固体制剂中作为包衣材料，包括缓释制剂。微晶蜡还可用于食品及化妆品。

Monoglyceride Citrate 枸橼酸甘油酯

E472c (citric acid esters of mono- and diglycerides of fatty acids).

CAS — 36291-32-4.

Pharmacopoeias. In *USNF.*

USNF 28 (Monoglyceride Citrate) 为单油酸甘油酯和它的单枸橼酸酯的混合物。以干燥物计算，包含不少于 14.0%不多于 17.0%的总枸橼酸。为象牙白色的蜡状固体，有猪油样的黏度及温和的气味。不溶于水；可分散于乙醇和大多数的脂溶性溶剂中。

简介

枸橼酸甘油酯通常在食品工业中作为乳化剂和抗氧剂的稳定剂。

Monosodium Glutamate 谷氨酸钠

Chinese Seasoning; E621; Glutamato monosódico; MSG; Natrii Glutamas; Sodium Glutamate. Sodium hydrogen L-(+)-2-aminoglutarate monohydrate.

Глутамат Натрия; Глутамат-мононатрий

$C_5H_8NNaO_4,H_2O$ = 187.1.

CAS — 142-47-2 (anhydrous monosodium glutamate).

UNII — W81N5U6R6U (monosodium glutamate); C3C196L9FG (anhydrous monosodium glutamate).

Pharmacopoeias. In *Chin.* Also in *USNF.*

USNF 28 (Monosodium Glutamate) 白色，几乎无臭，流动性良好的晶体或结晶性粉末。有轻微的甜味和咸味。易溶于水；略溶于乙醇。5%水溶液的 pH 值为 6.7～7.2。贮藏于密闭容器中。

简介

谷氨酸钠作为增味剂被广泛应用于味精，产生类似肉的香味。

对敏感人群，食用含有谷氨酸钠的食物容易引发谷氨酸钠综合征，其体征表现为颈后和手臂出现灼热感或麻木感，在脸、背和颈部出现麻刺感、微热或虚弱，面部压迫、胸痛、头痛、恶心、嗜睡或虚弱。患有哮喘的患者，在食用谷氨酸钠的情况下较易诱发支气管痉挛。症状通常出现在空腹食用 3g或更多的谷氨酸钠 1h 内。

制剂

多组分制剂 ***Chile:*** Glutacyl Vitaminado; ***Ital.:*** Dermitina; ***Thai.:*** Hemo-Cyto-Serum†.

Musk 麝香

Almíscar; Almizcle; Deer Musk; Mosc.; Moschus.

Мускус

CAS — 541-91-3 (muskone).

(muskone)

Pharmacopoeias. In *Chin.*

简介

麝香是来自于麝香鹿包皮毛囊的干燥的分泌物，麝香鹿为 *Moschus moschiferus* 或其他 *Moschus*（鹿科）属。它用作一种香料和香水的固定液。麝香香味的主要来源是麝香酮（muscone）。

一系列硝化叔丁基甲苯、二甲苯或相关化合物，可用作人工麝香。合成麝香、合成硝基麝香常用于香水和食品调味剂，已有接触性皮炎和光过敏的不良反应的报道。

顺势疗法 麝香被用于顺势疗法药物的名称如下：Moschus；Mosc。

1. Schmeiser HH, *et al.* Evaluation of health risks caused by musk ketone. *Int J Hyg Environ Health* 2001; **203:** 293–9.

制剂

顺势疗法制剂 ***Austria:*** Ignatia-Homaccord; ***Cz.:*** Hormeel S; Ypsiloheel; ***Ger.:*** Zincum valerianicum-Hevert†.

Myristic Acid 肉豆蔻酸

Kwas mirystynowy. Tetradecanoic acid.
Миристиновая Кислота
$C_{14}H_{28}O_2$ = 228.4.
CAS — 544-63-8.
UNII — 0I3V7S25AW.

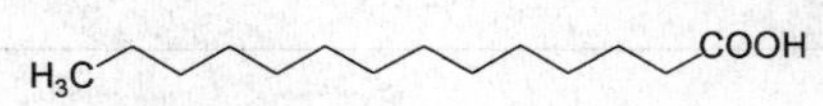

Pharmacopoeias. In *USNF.*

USNF 28（Myristic Acid） 从椰子油和其他脂肪中获得。坚硬、白色或微黄色的、有些光泽的结晶性固体，或为白色或黄白色粉末。冻凝温度在 48℃～55.5℃。几乎不溶于水；溶于乙醇、氯仿和乙醚。

简介

肉豆蔻酸和其衍生物如肉豆蔻酸异丙酯（第1960页）和肉豆蔻醇（第1967页），用于口服和外用制剂中。

Myristyl Alcohol 肉豆蔻醇

Alcohol miristilo; Alkohol mirystylowy; NSC-8549; 1-Tetradecanol.
Миристиловый Спирт
$C_{14}H_{30}O$ = 214.4.
CAS — 112-72-1.
UNII — V42034O9PU.

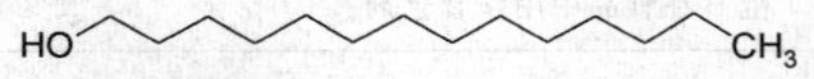

Pharmacopoeias. In *USNF.*

USNF 28（Myristyl Alcohol） 熔点为 36～42℃。

简介

肉豆蔻醇通常作为一个油性载体。接触性皮炎与使用本品相关。

Neohesperidin Dihydrochalcone 新橙皮苷二氢查尔酮

E959; NCI-C60764; Neohesperidiinidihydrokalkoni; Neohesperidin DC; Neohesperidin-dihidrochalkonas; Neohesperidin-dihydrochalconum; Neohesperidin-dihydrochalkon; Neohesperidindivätekalkon; Neohesperidine DC; Neohesperidine dihydrochalcone; Néohespéridine-dihydrochalcone; Neoheszperidin-dihidro-kalkon; NHDC. 3,5-Dihydroxy-4-[3-(3-hydroxy-4-methoxyphenyl)propionyl]phenyl 2-O-(6-deoxy-α-L-mannopyranosyl)-β-D-glucopyranoside.
Неогесперидин Дигидрохалкон
$C_{28}H_{36}O_{15}$ = 612.6.
CAS — 13241-33-3 (neohesperidin); 20702-77-6 (neohesperidin dihydrochalcone); 18916-17-1 (naringin dihydrochalcone); 65520-51-6 (neoeriocitrin dihydrochalcone).

Pharmacopoeias. In *Eur.* (see p.vii).

Ph. Eur. 6.8（Neohesperidin-dihydrochalcone） 白色或黄白色粉末。几乎不溶于水和二氯甲烷；易溶于二甲基亚砜；溶于甲醇。避光。

简介

新橙皮苷二氢查尔酮是一种强力甜味剂，它由柑橘皮中的黄酮类化合物橙皮苷中取得。它的甜度为蔗糖甜度的 1000～1800 倍，可用于食品、饮料及药品中。与其他甜味剂一起使用时，对甜味具有协同效果。

Neotame 新甜素

Neotamo. *N*-[*N*-(3,3-Dimethylbutyl)-L-α-aspartyl]-L-phenylalanine 1-methyl ester.
Неотам
$C_{20}H_{30}N_2O_5$ = 378.5.
CAS — 165450-17-9.
UNII — VJ597D52EX.

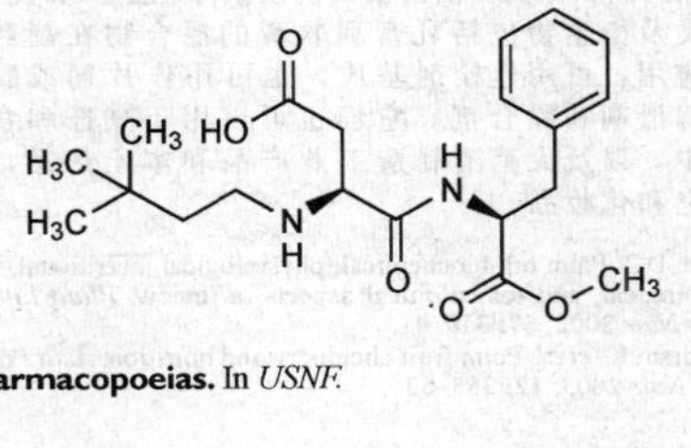

Pharmacopoeias. In *USNF.*

USNF 28（Neotame） 贮藏于不超过 40℃的干燥处。

简介

新甜素是一种强力甜味剂，用于食品和饮料。它的甜度为蔗糖甜度的 7000～13000 倍，对热稳定。

1. Anonymous. Neotame—a new artificial sweetener. *Med Lett Drugs Ther* 2002; **44:** 73–4.

Nonoxinols 壬苯醇醚类

Macrogol Nonylphenyl Ethers; Nonoxinoles; Nonoxynols. α-(4-Nonylphenyl)-ω-hydroxypoly(oxyethylene).
Ноноксинолы
CAS — 26027-38-3.

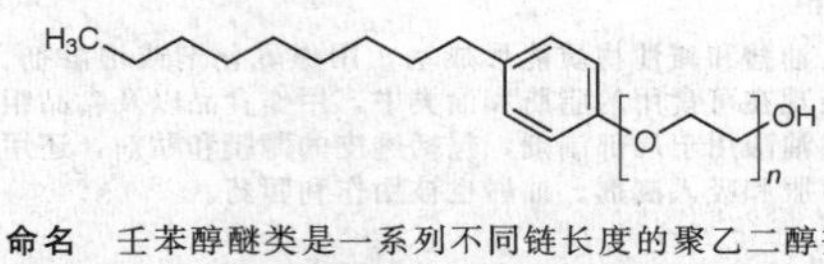

命名 壬苯醇醚类是一系列不同链长度的聚乙二醇壬苯醚类，分子式为 $C_{15}H_{23}$ $[OCH_2CH_2]_nOH$。

壬苯醇醚是 *BAN* 和 *rINN*。名称后可标注聚氧乙烯链里羟乙基的近似数目。*USAN* 有壬苯醇醚 4、壬苯醇醚 9、壬苯醇醚 15 和壬苯醇醚 30。

Nonoxinol 9（*BAN*，*rINN*） 壬苯醇醚 9

Nonoksinoli-9; Nonoxinol-9; Nonoxinolum 9; Nonoxynol 9 *(USAN)*. α-(4-Nonylphenyl)-ω-hydroxynona(oxyethylene).
Ноноксинол 9
$C_{33}H_{60}O_{10}$ (nominal) = 616.8.
UNII — 48Q180SH9T.

Pharmacopoeias. In *Eur.* (see p.vii), *Int.*, and *US.*

Ph. Eur. 6.8（Nonoxinol 9） 主要由聚乙二醇的单壬苯醚组成，对应的分子式为 $C_{15}H_{23}$ $(OCH_2CH_2)_nOH$，*n* 的平均值是 9。为无色至淡黄色澄明黏性液体。能与水、乙醇和植物油混溶。贮藏于密闭容器中。

USP 33（Nonoxinol 9） 主要由聚乙二醇的单壬苯醚组成的脱水液体混合物，对应的分子式为 $C_{15}H_{23}$ $[OCH_2CH_2]_nOH$，*n* 的平均值约是 9。为无色至淡黄色澄明黏性液体。溶于水、乙醇和玉米油。贮藏于密闭容器中。

Nonoxinol 10（*BAN*，*rINN*） 壬苯醇醚 10

Nonoxinolum 10; Nonoxynol 10. α-(4-Nonylphenyl)-ω-hydroxydeca(oxyethylene).
Ноноксинол 10
$C_{35}H_{64}O_{11}$ (nominal) = 660.9.
UNII — K7O76887AP.

Nonoxinol 11（*BAN*，*rINN*） 壬苯醇醚 11

Nonoxinolum 11; Nonoxynol 11. α-(4-Nonylphenyl)-ω-hydroxyundeca(oxyethylene).
Ноноксинол 11
$C_{37}H_{68}O_{12}$ (nominal) = 704.9.

不良反应和注意事项

壬苯醇醚类用作阴道杀精剂可引起局部刺激。

泌尿生殖道感染 使用含有壬苯醇醚 9 的杀精泡沫或凝胶，可能会扰乱正常阴道菌群，易引起大肠杆菌感染以及菌尿[1]。据报道[2]，大肠杆菌泌尿系感染的风险增加与使用涂有壬苯醇醚 9 的避孕套相关。然而，另一项研究[3]表明，使用了壬苯醇醚 9 杀精避孕药的妇女中，大部分使用者的阴道菌群受影响很小。

关于使用壬苯醇醚 9 的妇女会增加一些性传播疾病的风险，见下文的**抗菌活性**。

1. Hooton TM, *et al.* Escherichia coli bacteriuria and contraceptive method. *JAMA* 1991; **265:** 64–9.
2. Fihn SD, *et al.* Association between use of spermicide-coated condoms and Escherichia coli urinary tract infection in young women. *Am J Epidemiol* 1996; **144:** 512–20.
3. Schreiber CA, *et al.* Effects of long-term use of nonoxynol-9 on vaginal flora. *Obstet Gynecol* 2006; **107:** 136–43.

妊娠 母亲使用杀精避孕药与先天性畸形出现的频率增加有关，包括三染色体性畸形，但已有人提议这些研究由于偏倚可能有缺陷[1]。后来的 9 项研究的荟萃分析也支持妊娠前期和后期使用杀精剂与胎儿的不良后果无关[2]的观点。

1. Mishell DR. Contraception. *N Engl J Med* 1989; **320:** 777–87.
2. Einarson TR, *et al.* Maternal spermicide use and adverse reproductive outcome: a meta-analysis. *Am J Obstet Gynecol* 1990; **162:** 655–60.

毒性休克综合征 毒性休克综合征与使用浸渗着壬苯醇醚 9 的阴道避孕药棉有关。直到 1984 年 11 月，美国一篇有 13 例病例的综述[1]，发现有 4 例患者存在其他诱发条件：产后使用、月经期使用和药物的长时间停留。

1. Faich G, *et al.* Toxic shock syndrome and the vaginal contraceptive sponge. *JAMA* 1986; **255:** 216–18.

用途

壬苯醇醚类具有表面活性性质，可以用作增溶剂。壬苯醇醚 9 被用作避孕杀精剂（见避孕，第2004页）。

抗菌活性 壬苯醇醚 9 在体外对许多细菌和病毒都有活性，希望[1,2]应用含有壬苯醇醚 9 的杀精避孕药可以对包括衣原体感染、淋球菌感染和 HIV 感染的性传播疾病进行防卫。然而，在涉及 HIV 阴性妓女或其他高危险女性的对照试验中，已发现应用壬苯醇醚 9 不会降低新产生 HIV[3,4]或淋病或衣原体感染[3,5]的比率，纳入这些研究和其他研究的荟萃分析[6,7]已经得出同样的结论。此外，壬苯醇醚 9 有刺激性，可以增加生殖器溃疡形成，导致 HIV 感染增加。所以，United National[8]和 WHO[9]及 FDA[10] 建议高风险妇女避免使用该药。

1. North BB. Vaginal contraceptives: effective protection from sexually transmitted diseases for women? *J Reprod Med* 1988; **33:** 307–311.
2. Anonymous. Multipurpose spermicides. *Lancet* 1992; **340:** 211–13.
3. Roddy RE, *et al.* A controlled trial of nonoxynol 9 film to reduce male-to-female transmission of sexually transmitted diseases. *N Engl J Med* 1998; **339:** 504–10.
4. Van Damme L, *et al.* Effectiveness of COL-1492, a nonoxynol-9 vaginal gel, on HIV-1 transmission in female sex workers: a randomised controlled trial. *Lancet* 2002; **360:** 971–7. Correction. *ibid.*; 1892.
5. Roddy RE, *et al.* Effect of nonoxynol-9 gel on urogenital gonorrhea and chlamydial infection: a randomized controlled trial. *JAMA* 2002; **287:** 1117–22.
6. Wilkinson D, *et al.* Nonoxynol-9 for preventing vaginal acquisition of HIV infection by women from men. Available in The Cochrane Database of Systematic Reviews; Issue 3. Chichester: John Wiley; 2002 (accessed 21/04/08).
7. Wilkinson D, *et al.* Nonoxynol-9 for preventing vaginal acquisition of sexually transmitted infections by women from men. Available in The Cochrane Database of Systematic Reviews; Issue 1. Chichester: John Wiley; 2002 (accessed 21/04/08).
8. Anonymous. UN warns against use of spermicide. *BMJ* 2000; **321:** 194.
9. Anonymous. Nonoxinol 9 ineffective in preventing HIV infection. *WHO Drug Inf* 2002; **16:** 120–1.
10. FDA. FDA mandates new warning for nonoxynol 9 OTC contraceptive products (issued 18/12/07). Available at: http://www.fda.gov/NewsEvents/Newsroom/PressAnnouncements/2007/ucm109043.htm (accessed 23/08/10)

制剂

专利制剂

Arg.: Lorophyn; **Austral.:** Lubarol†; **Austria:** Patentex; **Braz.:** Pessarios Profilaticos Rendell†; Preserv Nonoxinol-9; **Canad.:** Advantage 24†; Delfen; Lifestyles; Ortho-Gynol; Ramses†; Today†; Trojan; VCF; **Chile:** Impidol; Supovid; **Cz.:** Delfen†; Patentex Oval N; **Fin.:** Patentex; **Ger.:** Patentex Oval; Patentex†; **Gr.:** Patentex; **Hong Kong:** Patentex†; VCF; **Hung.:** Patentex; **India:** Delfen†; **Irl.:** Gynol II†; Ortho-Creme†; **Mex.:** Lorophyn†; **NZ:** Lifestyles; Rendells Plus†; **Pol.:** Patentex Oval; Secural; **Port.:** Rendells; **Rus.:** Patentex Oval N (Патентекс Овал Н); **S.Afr.:** Delfen†; Gynol II†; **Swed.:** Gynol-Plus†; **Switz.:** Patentex Oval N†; Syn-A-Gen†; **Turk.:** Lorophyn; **UK:** Gygel; Gynol II†; Ortho-Creme†; Orthoforms†; Prelude; **USA:** Advantage 24; Delfen; Encare; Gynol II; Semicid; Sheik Elite; Shur-Seal; Today; VCF.

多组分制剂 **Arg.:** Merthiolate Iodopovidona; **Canad.:** Protectaid†; **Ger.:** A-gen 53; **Hong Kong:** Protectaid; **Israel:** Glovan; Protectaid; **Mex.:** Norforms†; Sin-A-Gen; **Spain:** Lavolen; **Turk.:** Agen; **UK:** Protectaid.

Octoxinols 辛苯昔醇类

Macrogol Tetramethylbutylphenyl Ethers; Octoxinoles; Octoxynols; Octylphenoxy Polyethoxyethanol. α-[4-(1,1,3,3-Tetramethylbutyl)phenyl]-ω-hydroxypoly(oxyethylene).
Октоксинолы
CAS — 9002-93-1.

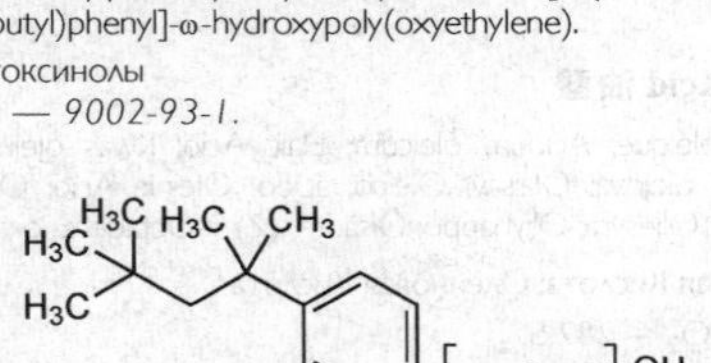

命名 辛苯昔醇类是一系列不同链长的聚乙二醇的四甲基丁苯醚，分子式为 $C_{14}H_{21}$ $[OCH_2CH_2]_nOH$。

辛苯昔醇是 *BAN* 和 *rINN*。名称后可标注聚氧乙烯链里羟乙基的近似数目。*USAN* 有辛苯昔醇 9。

p-di-isobutyl-phenoxypolyethoxyethanol 已用来描述辛苯昔醇 9，但可能也应用于其他辛苯昔醇类。

Octoxinol 9（BAN，rINN） 辛苯昔醇 9

Octoxinolum 9; Octoxynol 9 *(USAN).*
Октоксинол 9

$C_{32}H_{58}O_{10}$ (nominal) = 602.8.

Pharmacopoeias. In *USNF.*

USNF 28 (Octoxynol 9) 主要由聚乙二醇的单辛苯醚组成的无水液体混合物，对应的分子式为 $C_{14}H_{21}[OCH_2CH_2]_nOH$，$n$ 的平均值是 9。为伴有轻微臭的淡黄色澄明黏性液体。能与水、乙醇和丙酮混溶；溶于甲苯和苯；几乎不溶于石油醚。贮藏于密闭容器中。

Octoxinol 10 (*BAN*, *rINN*) 辛苯昔醇 10

Octoxinolum 10; Oktoksinoli-10; Oktoksinolis 10; Oktoksynol 10; Oktoxinol-10; Oktoxinol 10.

Октоксинол 10

$C_{34}H_{62}O_{11}$ (nominal) = 646.8.

Pharmacopoeias. In *Eur.* (see p.vii).

Ph. Eur. 6. 8 (Octoxinol 10) 主要由聚乙二醇的单辛苯醚组成，对应的分子式为 $C_{14}H_{21}[OCH_2CH_2]_nOH$，$n$ 的平均值是 10。为无色或淡黄色澄明黏性液体。能与水、乙醇和植物油混溶。贮藏于密闭容器中。

简介

辛苯昔醇类有表面活性性质，可用作增溶剂，也用作杀精剂。

制剂

专利制剂

Austral.: Ortho-Gynol†; ***NZ:*** Ortho-Gynol†.

多组分制剂 ***Austral.:*** Summers Eve Feminine; ***Canad.:*** Aseptone Quat; ***Chile:*** Summer's Eve Hierbas†.

Octyldodecanol 辛基十二烷醇

Octildodecanol; Octyldodécanol; Octyldodecanolum; Oktildodekanol; Oktildodekanolis; Oktyldodekanol; Oktylododekanol; Oktyylidodekanoli.

Октилдодеканол

$C_{20}H_{42}O$ = 298.5.

UNII — 461N10614Y.

Pharmacopoeias. In *Eur.* (see p.vii). Also in *USNF.*

Ph. Eur. 6. 8 (Octyldodecanol) 一种饱和液态脂肪醇的浓缩产物。含有不少于 90%的 (*RS*)-2-辛基十二烷-1-醇，其余成分主要是相关的醇。是一种澄明、无色至微黄色油状液体。相对密度为 0.830～0.850。几乎不溶于水；与乙醇混溶。避光。

USNF 28 (Octyldodecanol) 含有不少于 90%的2-辛基十二烷醇，其余成分主要是相关的醇。是一种澄明、无色、能自由流动的液体。不溶于水；与乙醇和乙醚混溶。贮藏于密闭容器中。

简介

辛基十二烷醇被用作药用溶剂。

超敏反应 参考文献如下。

1. Dharmagunawardena B, Charles-Holmes R. Contact dermatitis due to octyldodecanol in clotrimazole cream. *Contact Dermatitis* 1997; **36:** 231.
2. Dawn G, Forsyth A. Genital swelling caused by octyldodecanol contact dermatitis. *Clin Exp Dermatol* 2003; **28:** 228–9.
3. Singh M, *et al.* Contact sensitivity to octyldodecanol and trometamol in an anti-itch cream. *Contact Dermatitis* 2007; **56:** 289–90.

Oleic Acid 油酸

Acide oléique; Acidum oleicum; Elaic Acid; Kwas oleinowy; Kyselina olejová; Olajsav; Oleico, ácido; Oleinic Acid; Oleino rūgštis; Oljesyra; Öljyhappo; Ölsäure. (*Z*)-9-Octadecanoic acid.

Масляная Кислота; Олеиновая Кислота

$C_{18}H_{34}O_2$ = 282.5.

CAS — 112-80-1.

UNII — 2UMI9U37CP.

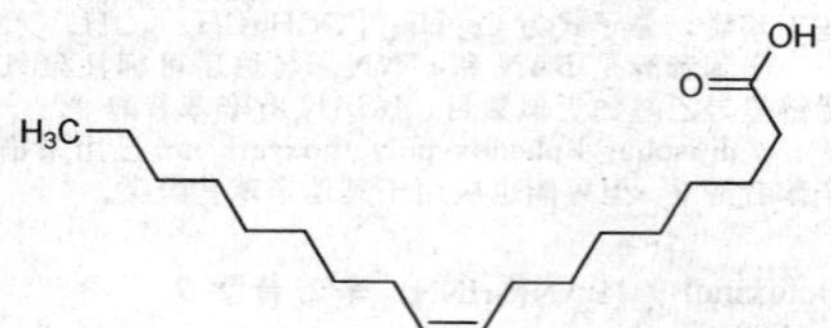

Pharmacopoeias. In *Eur.* (see p.vii). Also in *USNF.*

Ph. Eur. 6. 8 (Oleic Acid) 含 65%～88%的油酸以及不等量的饱和脂肪酸和其他非饱和脂肪酸。它可能含有适当的抗氧化剂。为澄清、微黄色或者褐色油状液体。几乎不溶于水；能与乙醇以及二氯甲烷混溶。贮藏于密闭良好的容器中。避光保存。

USNF 28 (Oleic Acid) 由可食用的动物或植物的脂肪或油提取而得，主要由油酸构成。它可能含有适当的稳定剂。仅供外用的油酸可无需由食用来源物制备。新制备的油酸为无色至淡黄色油状液体，有特殊的猪油臭。暴露在空气中，它会逐渐吸收氧并且色泽变暗淡。当在空气中剧烈加热时，会分解产生酸蒸气。动物来源的油酸凝固点为 3～10℃，植物来源的油酸凝固点为 10～16℃。几乎不溶于水；能与乙醇、氯仿、乙醚、苯以及挥发油和非挥发油混溶。贮藏于密闭容器中。

简介

油酸和碱性物质能形成皂，用作乳化剂或增溶剂。它出现在可食用的脂肪和油类中，用作食品以及食品组分。油酸用于局部制剂，包括透皮的薄膜和贴剂，还用于口服和吸入制剂。油酸也被用作利胆药。

制剂

BP 2010: Chloroxylenol Solution; White Liniment.

多组分制剂 ***Braz.:*** Glavit; ***Chile:*** Acnoxyl Jabon†; ***Fr.:*** Totephan; ***Ital.:*** Esterol; ***Singapore:*** Natal Care.

Oleyl Alcohol 油醇

Alcohol oleico; Alcohol oleicus; *cis*-9-Octadecen-1-ol; Oleic Alcohol; Oleilo alkoholis; Oléique (alcool); Oleo Alcohol; Oleol; Oleylalkohol; Oleyylialkoholi. (*Z*)-Octadec-9-en-1-ol.

Олеиловый Спирт

$C_{18}H_{36}O$ = 268.5.

CAS — 143-28-2.

UNII — 172F2WN8DV.

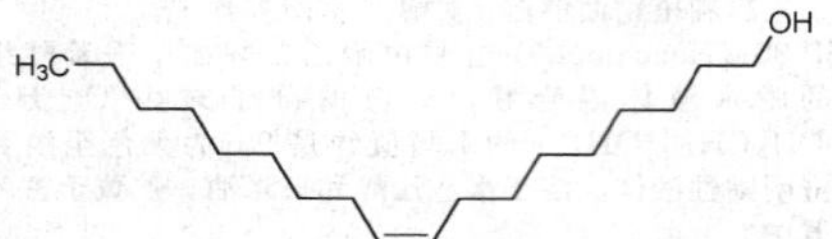

Pharmacopoeias. In *Eur.* (see p.vii). Also in *USNF.*

Ph. Eur. 6. 8 (Oleyl Alcohol) 一种不饱和的和饱和的长链脂肪醇的混合物，主要由油醇和反油醇组成，(*E*-otadec-9-en-1-ol；*trans*-9-octadece-nol) 为植物或动物来源，无色或淡黄色液体。

USNF 28 (Oleyl Alcohol) 一种不饱和的和饱和的高分子量脂肪醇混合物，主要由油醇组成。为澄清、无色至淡黄色油状液体，有轻微的特殊臭。不溶于水；溶于乙醇、乙醚、异丙醇和轻质液状石蜡。贮藏于温度低于 25℃的密闭良好的容器中。

简介

油醇作为润滑剂、乳化剂和增溶剂使用，且在一些外用制剂中可作为渗透增强剂，包括一些透皮贴剂。油醇还被用于供直肠使用的喷雾剂中。其乙酸酯也被使用。

Oleyl Oleate 油酸油醇酯

The oleyl ester of (*Z*)-9-octadecenoic acid.

Олеилолеат

$C_{36}H_{68}O_2$ = 532.9.

CAS — 3687-45-4.

UNII — 3X3L452Y85.

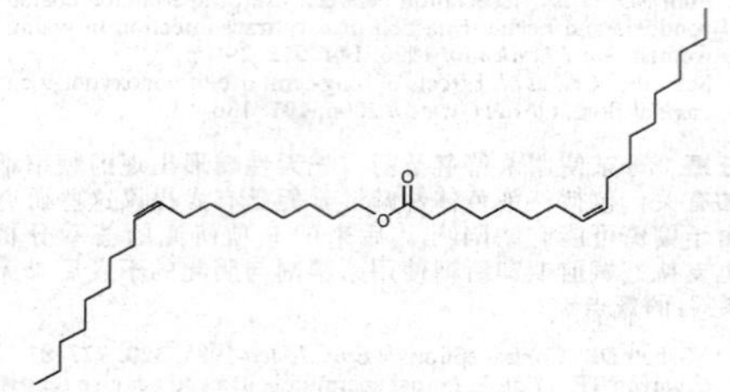

Pharmacopoeias. In *Ger.* Also in *USNF.*

USNF 28 (Oleyl Oleate) 它由油醇酯和高分子量脂肪酸（主要是油酸）组成。为澄明、无色至浅黄色液体，有轻微的特殊臭。微溶于乙醇；与氯仿和乙醚混溶。贮藏于密闭容器中。

简介

油酸油醇酯可在外用制剂中作润滑剂和乳化剂或增溶剂。

Orange B 橙 B

CI Acid Orange 137; Colour Index No. 19235. The disodium salt of 1-(4-Sulfophenyl)-3-ethylcarboxyl-4-(4-sulfonaphthylazo)-5-hydroxypyrazole.

Оранжевый В

$C_{22}H_{16}N_4Na_2O_9S_2$ = 590.5.

CAS — 15139-76-1.

UNII — RGU455O550.

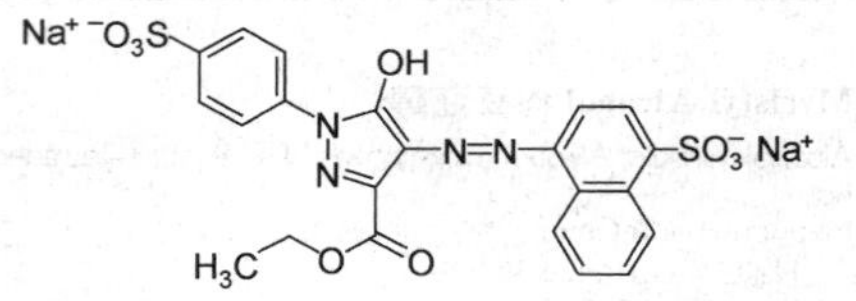

简介

橙 B 在食品中用作着色剂。

Palm Oil 棕榈油

Пальмовое Масло

UNII — 5QUO05548Z (palm oil); 257THB963H (hydrogenated palm oil).

性状 原油为深橙色，有特殊臭；在 21～27℃ 时为半固体。

Pharmacopoeias. *USNF* includes the hydrogenated oil.

USNF 28 (Palm Oil) 油棕 *Elaeis guineensis* 的果肉的油经过精炼后得到棕榈油。白色至淡黄色固体脂肪。不溶于水。贮藏温度不超过 55℃。

USNF 28 (Hydrogenated Palm Oil) 通过油棕 *Elaeis guineensis* 的果肉的油经过精炼和氢化后得到，主要由来自棕榈的甘油三酯和硬脂酸组成。白色至淡黄色，固体至半固体脂肪。几乎不溶于水；极微溶于乙醇；易溶于乙醚。贮藏于密闭容器中。避光。

Palm Kernel Oil 棕榈仁油

Oleum Palmae Nuclei; Palm-nut Oil.

Масло Пальмовое Косточковое; Пальмоядровое Масло

CAS — 8023-79-8.

UNII — B0S90M0233.

Pharmacopoeias. In *USNF. Br.* includes the fractionated oil.

USNF 28 (Palm Kernel Oil) 从油棕 *Elaeis guineensis* 的果仁精炼得到固定油。白色至淡黄色固体脂肪，熔点为 27～29℃。不溶于水。贮藏温度不超过 45℃。

BP 2010 (Fractionated Palm Kernel Oil) 由棕榈 *Elaeis guineensis* 的果仁榨出的天然油经过选择性的溶剂分馏和加氢作用制得。为白色、无臭或几乎无臭的、易碎的油脂固体。熔点为 31～36℃。几乎不溶于水和乙醇；与氯仿、乙醚以及石油醚（沸程为 40～60℃）混溶。贮藏温度不超过 25℃。

简介

棕榈油来自油棕（*Elaeis guineensis*）的果实，棕榈仁油来自同一品种的果仁。这两种物质尽管有许多用途类似，但还是有不同的特点和属性。未精炼的棕榈油富含类胡萝卜素，其中大部分或全部在标准精炼和加工中被去除了。

棕榈油和棕榈仁油已被大规模全球化生产和使用。其油类及衍生物包括乳膏和软膏的混合物在制药上得到应用，可用作栓剂基质，也可用作片剂或胶囊剂的润滑剂和黏合剂。它们也可以用于烹饪和食品加工中，以及大范围制造工业产品和本土产品，包括肥皂和化妆品。

1. Edem DO. Palm oil: biochemical, physiological, nutritional, hematological, and toxicological aspects: a review. *Plant Foods Hum Nutr* 2002; **57:** 319–41.
2. Sundram K, *et al.* Palm fruit chemistry and nutrition. *Asia Pac J Clin Nutr* 2003; **12:** 355–62.

制剂

多组分制剂 *Fr.:* Androlistica; Phytosolaire; *Philipp.:* Livermin.

Palmitic Acid (*USAN*) 棕榈酸

Acide Palmitique; Acidum palmiticum; Cetylic Acid; Kwas palmitynowy; Kyselina palmitová; Palmitiinihappo; Palmitino rūgštis; Palmitinsav; Palmitinsyra. Hexadecanoic Acid;

Пальмитиновая Кислота

$C_{16}H_{32}O_2$ = 256.4.

CAS — 57-10-3.

UNII — 2V16EO95H1.

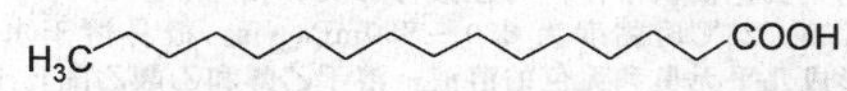

H_3C—(CH₂)₁₄—COOH

Pharmacopoeias. In *Eur.* (see p.vii). Also in *USNF.*

Ph. Eur. 6. 8（Palmitic Acid） 棕榈酸（$C_{16}H_{32}O_2$ = 256.4），来源于动物脂肪或植物油。白色或类白色蜡状固体。几乎不溶于水；溶于乙醇。

USNF 26（Palmitic Acid） 来源于动物脂肪或植物油的固体有机酸混合物。它包含不少于 92% 的 $C_{16}H_{32}O_2$ 和不多于 6% 的 $C_{18}H_{36}O_2$。白色或微黄色、硬的、略带光泽的结晶固体；或为白色或黄白色粉末。有轻微的特殊臭及味道。几乎不溶于水；溶于乙醇、氯仿和乙醚。

简介

棕榈酸可用作乳化剂，可增强皮肤渗透性，也可用作片剂和胶囊剂的润滑剂。

制剂

多组分制剂 *Chile:* Acnoxyl Jabon†.

Pectin 果胶

E440 (amidated pectin or pectin); Pectina; Pektin.

Пектин

CAS — 9000-69-5.

ATC — A07BC01.

ATC Vet — QA07BC01.

UNII — 89NA02M4RX (pectin); O2ZUP321U8 (apple pectin); 47EQO8LE7H (citrus pectin).

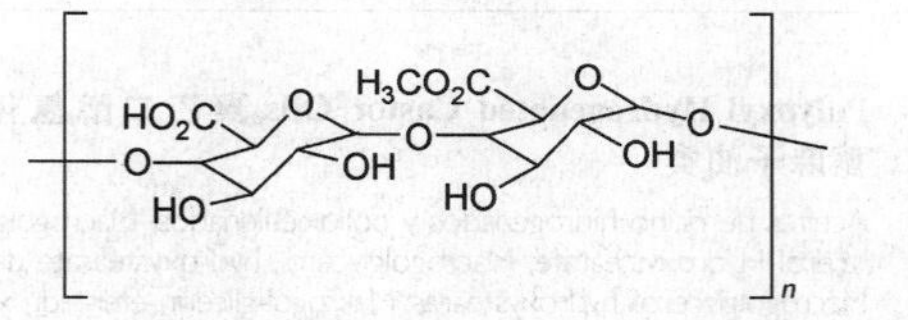

Pharmacopoeias. In *US.*

USP 33（Pectin） 从柑橘类水果果皮内部的稀释酸提取物或苹果渣中提纯的一种糖类产物，主要成分为甲氧基多聚半乳糖醛酸。一种淡黄白色、几乎无臭、粗或细的粉末。几乎全部溶于水（1∶20），形成黏稠、有乳光的胶状溶液，具有流动性，用石蕊检测显示酸性；几乎不溶于乙醇或稀释乙醇以及其他有机溶剂。被乙醇、甘油、单糖浆湿润或与 3 倍或更多蔗糖混合后更容易分散于水中。贮藏于密闭容器中。

药物相互作用

容积成形剂（如膳食纤维）可降低其通过消化道的时间，而影响其他药物的吸收。

血脂调节药 果胶作为降脂饮食中的膳食纤维和洛伐他汀一同使用时，结果会使患有高胆固醇血症的患者体内低密度脂蛋白（LDL）-胆固醇升高。可能由于果胶减少了洛伐他汀在消化道的吸收[1]。

1. Richter WO, *et al.* Interaction between fibre and lovastatin. *Lancet* 1991; **338:** 706.

用途和用法

果胶在食品工业中用作乳化剂和稳定剂。它们是膳食纤维中的非淀粉多糖类组分（见麸炒的膳食作用项下，第1634页）。

果胶作为容积形成剂和吸附剂，目前已用作治疗腹泻、便秘和肥胖的复方制剂的组分。还被尝试用于治疗倾倒综合征（第1618页）时帮助减少或延缓糖类吸收。

制剂

专利制剂

Fr.: Arhemapectine Antihemorragique.

多组分制剂 *Arg.:* Bismuto con Pectina; Crema De Bismuto; Mucobase; *Austral.:* 3B Beer Belly Buster†; Betaine Digestive Aid; Citri Slim+Trim†; Diarcalm†; Diareze; Donnagel; Kaomagma with Pectin†; Orabase; Orahesive†; PC Regulax†; Pro-Shape†; Psylli-Mucil Plus†; Stomahesive†; Zellulean with Escin†; *Austria:* Diarrhoesan; *Belg.:* Tanalone; *Braz.:* Atalin†; Atapec†; Enterobion†; Kaomagma; Kaopectin†; Parenterin; Sanadiar†; *Canad.:* Orabase; Tegasorb†; Watkins Settelz; *Chile:* Enterol†; Furazolidona; *Fr.:* Filigel; Gelopectose; *Ger.:* Diarrhoesan; GoTa-Derm; Kaoprompt-H†; *Gr.:* Kaopectate; Polypictine; *Hong Kong:* Diapectin; Enterocin Compound†; Kaopectin; Pectolin; Uni-Kaotin; *Indon.:* Andikap†; Arcapec; Diaend; Diagit; Entrogard; Envios; Kaopectate†; Licopec; Molagit; Neo Diaform; Neo Diastop; Neo Entrostop; Neo Kaocitin; Neo Kaolana; Neo Kaominal; Neo Koniform†; Opidiar; *Irl.:* Orabase†; *Israel:* Kaopectin; Kapectin Forte†; Orabase†; *Ital.:* Cruscasohn; Streptomagma; *Mex.:* Ameban; Caopecfar†; Colfur; Colistin Magma; Coralzul; Depofin; Dia-Par Compuesto; Dibapec Compuesto†; Estibal; Exofur; Facetin-D; Farpectol; Furoxona CP; Isocar; K-Omistron; Kaomycin; Kaopectate; Kapecfuran; Kediar; Lactopectin†; Neokap; Neoxil; Nineka; Olam; Optazol; Quimefuran; Suyodil; Treda; Yodozona; *NZ:* Orabase; Stomahesive; *Port.:* Varihesive†; *S.Afr.:* Adco-Biskapect; Betapect; Bipectinol†; Chloropect; Collodene†; Enterolyte; Gastropect; Granuflex; Granugel; Kantrexil; Kaostatex; Orabase†; Pectin-K; Pectrolyte; *Singapore:* Beakopectin; Bios Life; Diapectin; *Spain:* Dextricea; *Switz.:* HEC; *Thai.:* Carbonpectate; Cenopec†; Diaropect; Difuran; Diocin; Disento PF; Furamed; Furasian; Furopectal; Furopectin; Kaopectal; Kaptate; Patarlin; Profura; Suratin; *Turk.:* Streptomagma; *UAE:* Kaptin; *UK:* Goodypops; KLN; Orabase; Orahesive; Stomahesive; *USA:* Cepacol Sore Throat + Coating Relief Maximum Numbing; K-C; Kao-Paverin; Kao-Spen; Kaodene Non-Narcotic; Sucrets Herbal; *Venez.:* Kaopecon†; Kaopectate†; Klincosal; Micyn-2; Mycin-2†; Parepectolin†; Pec-Kao†; Sendafur†; Strediazin c Atapulguita†; Streptomagma.

Pentane 戊烷

Amyl Hydride; Pentan; *n*-Pentane.

Пентан

C_5H_{12} = 72.15.

CAS — 109-66-0.

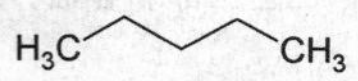

H_3C—CH₂CH₂CH₂—CH_3

简介

戊烷可用作溶剂和燃料。极易挥发，其散热效果可用于局部降温。

1. McKee R, *et al.* Toxicology of n-pentane (CAS no. 109-66-0). *J Appl Toxicol* 1998; **18:** 431–42.

制剂

多组分制剂 *Arg.:* Batistol†; Frionex; *Hung.:* Deep Freeze; *UK:* Deep Freeze.

Petroleum Spirit 石油醚

Bencina; Bencina de petróleo; Benzyna; Éter de petróleo; Light Petroleum; Ligroína; Nafta; Nafta de petróleo; Nafta de petróleo alifática; Petroleum Benzin; Petroleum Ether; Solvent Hexane.

Бензин; Петролейный Эфир

性状 石油醚为石油蒸馏物经过纯化制得，是低级石蜡系列烷烃的混合物。为无色透明、具有高挥发性、极易燃的有特殊臭的液体。有不同沸程的石油醚可供选择。

Pharmacopoeias. In *Ger., Jpn.*, and *Pol.* Various boiling ranges are specified.

Swiss describes Benzinum Medicinale, consisting mainly of hexane and heptane.

注：在英国称为"petrol"和美国称为"gasoline"的发动机燃料汽油是由不同的烷烃、烯烃、环烷烃和芳香族化合物构成的挥发性烃类混合物。

不良反应和处置

参见**煤油**，第1960页。石油醚和汽油比煤油更易挥发，具有更低的黏度，并且更容易被吸入而导致吸入性肺炎。不同组成汽油的毒性不相同。一些不良反应是由铅类添加物、正己烷或苯带来的。汽油可能与挥发性溶剂滥用相关（见**甲苯**项下，第1983页）。

有关石油醚毒性的参考文献如下[1~5]。

有关职业暴露于包括汽油在内的溶剂造成神经毒性的讨论，见**甲苯**项下，第1983页。

1. WHO. Selected petroleum products. *Environmental Health Criteria 20.* Geneva: WHO, 1982. Available at: http://www.inchem.org/documents/ehc/ehc/ehc020.htm (accessed 30/06/04)
2. Reese E, Kimbrough RD. Acute toxicity of gasoline and some additives. *Environ Health Perspect* 1993; **101** (suppl 6): 115–31.
3. Skalko RG. Reproductive and developmental toxicity of the components of gasoline. *Environ Health Perspect* 1993; **101** (suppl 6): 143–9.
4. Tenenbein M. Leaded gasoline abuse: the role of tetraethyl lead. *Hum Exp Toxicol* 1997; **16:** 217–22.
5. Cairney S, *et al.* The neurobehavioural consequences of petrol (gasoline) sniffing. *Neurosci Biobehav Rev* 2002; **26:** 81–9.

用途

石油醚和其他石油蒸馏物被用作制药溶剂。

制剂

顺势疗法制剂 *Austria:* Vertigopas; *Ger.:* Capillaron Vertigo; Kinolymphat; Procordal vertigo; Steiroderm; Vertigopas; *Switz.:* Regenaplex Nr. 21e.

Pigment Rubine 茜红色素

Brilliant Carmine 6B; Carmine 6B; CI Pigment Red 57; Colour Index No. 15850; E180; FD & C Red No. 7; Lithol Rubine BK; Litholrubine BK; Litholrubintoner BKL; Litolrubina BK; Permanent Rubin L6B; Pigmento rubí; Rubinpigment. Calcium 3-hydroxy-4-(4-methyl-2-sulfonatophenylazo)-2-naphthalene carboxylate.

Рубиновый Литол ВК

$C_{18}H_{12}CaN_2O_6S$ = 424.4.

CAS — 5281-04-9.

UNII — ECW0LZ41X8.

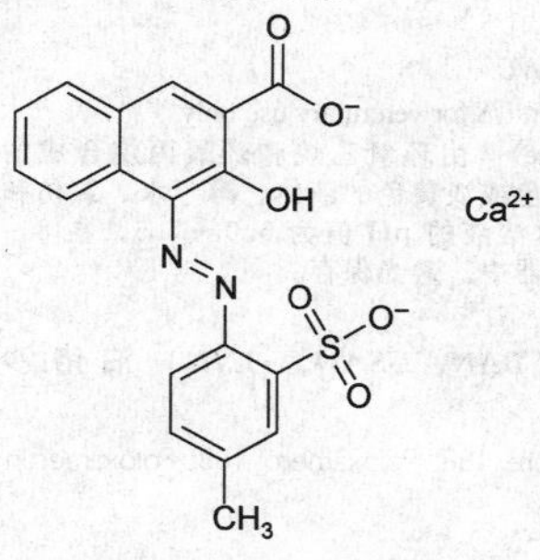

简介

茜红色素被用作食品和化妆品的着色剂。

Polacrilin Potassium (*USAN*, *rINNM*) 波拉克林钾

Kalii Polacrilinum; Polacrilina potásica; Polacriline Potassique; Polacrilinum Kalii.

Калия Полакрилин

CAS — 54182-62-6 (polacrilin); 50602-21-6 (polacrilin).

UNII — 0BZ5A00FQU.

Pharmacopoeias. In *USNF.*

USNF 28（Polacrilin Potassium） 单功能低交联羧酸型阳离子交换树脂的钾盐由甲基丙烯酸和二乙烯基苯制备得来。白色至类白色、自由流动的粉末，微弱臭或无臭。不溶于水及大多数液体。

简介

波拉克林钾被用作片剂和胶囊剂的崩解剂。

Poloxamers 泊洛沙姆类

Polioxietilen-propilenglicol; Poloksameerit; Poloksamerai; Poloxamera; Poloxamerek; Poloxamerer; Poloxamères; Poloxámeros; Poloxamery; Polyethylene-polypropylene glycol. α-Hydro-ω-hydroxypoly(oxyethylene)poly(oxypropylene)poly(oxyethylene) block copolymer.

Полоксамеры

CAS — 9003-11-6.

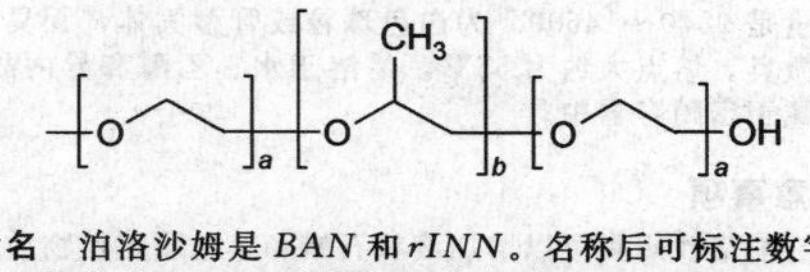

命名 泊洛沙姆是 *BAN* 和 *rINN*。名称后可标注数字，前 2 位数乘以 100，与聚氧丙烯部分的近似平均分子量相当；第 3 位数乘以 10，与聚氧乙烯部分重量百分比相当。*USAN* 有泊洛沙姆 182D、泊洛沙姆 182LF、泊洛沙姆 188、泊洛沙姆 188LF 和泊洛沙姆 331。

泊洛扎林（*BAN*，*USAN*，*rINN*）也属于泊洛沙姆。

Pharmacopoeias. In *Eur.* (see p.vii). Also in *USNF.*

Ph. Eur. 6. 8（Poloxamers） 由环氧乙烷和环氧丙烷合

成的大分子共聚物。一般分子式为 $HO(C_2H_4O)_a(C_3H_6O)_b(C_2H_4O)_aH$。它可能含有适当的抗氧剂。泊洛沙姆124是一种无色或类无色的液体。泊洛沙姆237和泊洛沙姆338是白色或类白色的蜡状粉末、微珠或鳞片；熔点大约为50℃。泊洛沙姆124、237和338都极易溶于水和乙醇；几乎不溶于石油醚（50～70℃）。10%水溶液的pH值为5.0～7.5。贮藏于密闭容器中。

USNF 28（Poloxamers） 由环氧乙烷和环氧丙烷合成的大分子共聚物，一般分子式为 $HO(C_2H_4O)_a(C_3H_6O)_b(C_2H_4O)_aH$。它可能含有适当的抗氧化剂。泊洛沙姆124是有轻微芳香臭的无色液体。泊洛沙姆237和泊洛沙姆338是白色的颗粒状固体或管型固体，无臭或带有轻微芳香臭。所有的泊洛沙姆类都易溶于水和乙醇。泊洛沙姆124易溶于异丙醇和丙二醇；泊洛沙姆237微溶于异丙醇和二甲苯；泊洛沙姆338微溶于丙二醇；泊洛沙姆124易溶于二甲苯。2.5%水溶液的pH值为5.0～7.5。贮藏于密闭容器中。

配伍禁忌 已报道，泊洛沙姆与羟苯酸盐以及苯酚配伍禁忌。

Poloxalene（*BAN, USAN, rINN*）泊洛扎林

Poloxalène; Poloxaleno; Poloxalenum; SKF-18667.

Полоксален

CAS — 9003-11-6.

UNII — V8B3K56SW0.

Pharmacopoeias. In *US* for veterinary use only.

USP 33（Poloxalene） 由环氧乙烷和环氧丙烷合成的大分子聚合物。无色或淡黄色的液体。溶于水、氯仿和二氯乙烯。2.5%水溶液的pH值为5.0～7.5。在8～15℃贮藏于密闭容器中。避光保存。

Poloxamer 188（*BAN, USAN, rINN*）泊洛沙姆188

Poloxalkol; Poloxamère 188; Poloxámero 188; Poloxamerum 188.

Полоксамер 188

UNII — LQA7B6G8JG.

注：下列名称可代表泊洛沙姆188的复方制剂。

- Co-danthramer *x*/*y*（*BAN*）——*x*和*y*分别为丹蒽醌和泊洛沙姆的毫克浓度。

Pharmacopoeias. In *Eur.* (see p.vii). Also in *USNF.*

Ph. Eur. 6.8（Poloxamers） 泊洛沙姆188属于泊洛沙姆，在上面给的分子式里*a*为75～85，*b*为25～30；平均分子量为7680～9510。为白色或类白色的蜡状粉末、微珠或鳞片；熔点大约为50℃。极易溶于水和乙醇；几乎不溶于石油醚（50～70℃）。10%水溶液的pH值为5.0～7.5。贮藏于密闭容器中。

USNF 28（Poloxamer） 泊洛沙姆188属于泊洛沙姆，在一般分子式里，*a*平均为80，*b*平均为27；平均分子量是7680～9510。为白色颗粒状或管型固体，无臭或有微臭。熔点大约为52℃。易溶于水和乙醇。贮藏于密闭容器中。

Poloxamer 407（*BAN, rINN*）泊洛沙姆407

Poloxamère 407; Poloxámero 407; Poloxamerum 407.

Полоксамер 407

UNII — TUF2IVW3M2.

Pharmacopoeias. In *Eur.* (see p.vii). Also in *USNF.*

Ph. Eur. 6.8（Poloxamers） 泊洛沙姆407属于泊洛沙姆，在上面给的一般分子式里*a*为95～105，*b*为54～60；平均分子量为9840～14600。为白色或类白色的蜡状粉末、微珠或薄片。熔点大约为50℃。极易溶于水和乙醇；几乎不溶于石油醚（50～70℃）。10%水溶液的pH值为5.0～7.5。贮藏于密闭容器中。

USNF 28（Poloxamer） 泊洛沙姆407属于泊洛沙姆，在一般分子式里，*a*平均为101，*b*平均为56；平均分子量是9840～14600。为白色颗粒或管型固体，无臭或有微臭。熔点大约为56℃。易溶于水、乙醇和异丙醇。贮藏于密闭容器中。

注意事项

泊洛沙姆类可以增加液状石蜡和其他脂溶性物质的吸收。

用途和用法

泊洛沙姆类用作静脉脂肪乳的乳化剂，用作酏剂和糖浆剂的增溶剂以保持溶液透明，还用作抗菌药的润滑剂。它们也可以用于软膏和栓剂基质，用作片剂的黏合剂或用于包衣。

泊洛沙姆188在便秘治疗中用作润滑剂。它常常和轻泻药丹蒽酮同时使用。泊洛沙姆188在氟碳血液代用品中也用作乳化剂。调查研究了泊洛沙姆188在镰状细胞危象时改善血液流动能力，也试用于在心肌梗死形成过程。其他研究还包括烫伤的治疗。

泊洛沙姆407和泊洛沙姆338都用于隐形眼镜护理液。

泊洛扎林在反刍动物腹胀治疗过程中用于消泡剂。

1. Orringer EP, *et al.* Purified poloxamer 188 for treatment of acute vaso-occlusive crisis of sickle cell disease: a randomized controlled trial. *JAMA* 2001; **286:** 2099–2106.
2. Gibbs WJ, Hagemann TM. Purified poloxamer 188 for sickle cell vaso-occlusive crisis. *Ann Pharmacother* 2004; **38:** 320–4.
3. Dumortier G, *et al.* A review of poloxamer 407 pharmaceutical and pharmacological characteristics. *Pharm Res* 2006; **23:** 2709–28.

制剂

专利制剂

Austral.: Coloxyl; Pliagel†; ***Canad.:*** Clerz†; ***NZ:*** Coloxyl; ***S.Afr.:*** Pliagel†.

多组分制剂 ***Irl.:*** Ailax†; Codalax; Cotron; ***NZ:*** Codalax†; Co-nthramer†; ***Thai.:*** Siduol; ***UK:*** Ailax†; Codalax; Danlax; ***USA:*** Baby Orajel Tooth and Gum Cleanser; ControlRx.

Polyethylene Oxide 聚氧乙烯

Polietileno, óxido de.

Полиэтилен Оксид

Pharmacopoeias. In *USNF.*

USNF 28（Polyethylene Oxide） 氧化乙烯的非离子型同聚物，分子式为 $(OCH_2CH_2)_n$，*n*代表氧化乙烯基团的平均数量（为2000～100000以上）。它有几种级别，在异丙醇的水溶液中表现为不同黏度。可能包含不多于3%的二氧化硅。白色至灰白色粉末。与水混溶；易溶于乙腈、二氯甲烷、二氯乙烷、三氯乙烯；不溶于脂肪烃、乙二醇、二乙二醇和甘油。贮藏于密闭容器中。避光。

简介

聚氧乙烯在制药领域被用作片剂黏合剂、悬浮剂和增稠剂。也被用于水凝胶伤口敷料。

Polyisobutylene 聚异丁烯

Polyisobutene. 2-Methyl-1-propene homopolymer.

Полиизобутилен

$(C_4H_8)_x$.

CAS — 9003-27-4.

Pharmacopoeias. In *USNF.*

USNF 28（Polyisobutylene） 为人工聚合物，由异丁烯在液态乙烯、二氯甲烷或正己烷中低温聚合而成，使用氯化铝或三氟化硼作催化剂。它可能含有适当的稳定剂。其等级根据自身黏度或是施陶丁格指数来划分。

低分子量聚异丁烯柔软、有黏性；高分子量聚异丁烯较硬而柔韧。所有等级的聚异丁烯颜色浅，无臭无味。不溶于水；溶于氯仿、二异丁烯和甲苯。

简介

聚异丁烯是一种人工合成的聚合物，在一定分子量范围内得到应用。它可在透皮吸收贴剂中用作黏合剂，并有许多其他工业用途。

制剂

专利制剂

多组分制剂 ***Austral.:*** Stomahesive†; ***UK:*** Stomahesive.

Polyoxyl Castor Oils 聚乙二醇蓖麻子油类

Aceites de ricino polioxietilenados; Macrogolglycerol Ricinoleate; Macrogolglycérol, ricinoléate de; Macrogolglyceroli ricinoleas; Makrogol-glicerin-éter-ricinoleát; Makrogolglicerolio ricinoleatas; Makrogolglycerolricinoleat; Makrogoliglyserolirisiinioleaatti; Makrogologlicerolu rycynooleinian; Polyethoxylated Castor Oils; Polyoxyethylene Castor Oils.

Полиэтиленгликоля Касторовые Масла

Pharmacopoeias. In *Eur.* (see p.vii).

Ph. Eur. 6.8（macrogolglycerol Ricinoleate; Polyoxyl Castor Oil BP 2010） 它主要含有30～50分子（不定值）的环氧乙烷乙氧基化的蓖麻酸甘油酯（ricinoleylglycerol），并有少量的聚乙二醇蓖麻酸酯和相应的游离甘醇类。它是由蓖麻油和环氧乙烷反应制成的。为黄色澄明的黏性液体或半固体。相对密度大约为1.05；25℃时黏度为500～800mPa·s；易溶于水和乙醇；极易溶于二氯甲烷。避光。

Polyoxyl 35 Castor Oil 聚乙二醇（35）蓖麻子油

Aceite de ricino polioxil 35.

Полиэтиленгликоля 35 Касторовое Масло

UNII — 6D4M1DAL6O.

Pharmacopoeias. In *USNF.*

USNF 28（Polyoxyl 35 Castor Oil） 一种混合物，主要包含乙氧基甘油的三蓖麻酸酯、很少量的聚乙二醇蓖麻酸酯和相应的游离甘醇类。它由1mol蓖麻酸甘油酯同大约35mol环氧乙烷反应制得。

黄色油状液体，有轻微特殊臭。相对密度为1.5～1.06；25℃时黏度为650～850mPa·s。极易溶于水，形成几乎无臭和无色的溶液；溶于乙醇和乙酸乙酯；不溶于矿物油。贮藏于密闭容器中。

配伍禁忌 据报道，聚乙二醇蓖麻子油类对聚氯乙烯容器和器械有不利影响。

不良反应

在各种静脉注射剂中用作赋型剂的聚乙二醇蓖麻子油类（如*Cremophor EL*）与严重的过敏样反应、高脂血症、血液黏度改变和红细胞聚集有关。由于配方中药物的药动学改变，它们也可能导致不良反应。

1. Bagnarello AG, *et al.* Unusual serum lipoprotein abnormality induced by the vehicle of miconazole. *N Engl J Med* 1977; **296:** 497–9.
2. Forrest ARW, *et al.* Long-term Althesin infusion and hyperlipidaemia. *BMJ* 1977; **2:** 1357–8.
3. Dye D, Watkins J. Suspected anaphylactic reaction to Cremophor EL. *BMJ* 1980; **280:** 1353.
4. Howrie DL, *et al.* Anaphylactoid reactions associated with parenteral cyclosporine use: possible role of Cremophor EL. *Drug Intell Clin Pharm* 1985; **19:** 425–7.
5. Chapuis B, *et al.* Anaphylactic reaction to intravenous cyclosporine. *N Engl J Med* 1985; **312:** 1259.
6. Siddall SJ, *et al.* Anaphylactic reactions to teniposide. *Lancet* 1989; **i:** 394.
7. ten Tije AJ, *et al.* Pharmacological effects of formulation vehicles: implications for cancer chemotherapy. *Clin Pharmacokinet* 2003; **42:** 665–85.
8. Hennenfent KL, Govindan R. Novel formulations of taxanes: a review. Old wine in a new bottle? *Ann Oncol* 2006; **17:** 735–49.

用途

聚乙二醇蓖麻子油类是聚乙二醇酯类物质，用作乳化剂和增溶剂。聚乙二醇（35）蓖麻子油已用作各种静脉注射剂用溶剂。

Polyoxyl Hydrogenated Castor Oils 聚乙二醇氢化蓖麻子油类

Aceites de ricino hidrogenados y polioxietilenados; Macrogolglycerol Hydroxystearate; Macrogolglycérol, hydroxystéarate de; Macrogolglyceroli hydroxystearas; Makrogol-glicerin-éter-hidroxisztearát; Makrogolglicerolio hidroksistearatas; Makrogolglycerolhydroxistearat; Makrogoliglyserolihydroksistearaatti.

Полиэтиленгликоля Касторовые Масла Гидрогенизированные

Pharmacopoeias. In *Eur.* (see p.vii).

Ph. Eur. 6.8（Macrogolglycerol Hydroxystearate; Hydrogenated Polyoxyl Castor Oil BP 2010） 它主要为带有7～60分子环氧乙烷（不定值）的乙氧基化三羟硬脂酰甘油，伴有少量聚乙二醇羟硬脂酸酯和相应的游离甘醇类。它由氢化蓖麻子油同环氧乙烷反应制得。每分子少于10环氧乙烷单位的氢化蓖麻子油是淡黄色浑浊黏性液体。几乎不溶于水；可分散在乙醇里；溶于丙酮。每分子中多于20环氧乙烷单位的聚乙二醇氢化蓖麻子油是白色或淡黄色半液体或团块。易溶于水、乙醇和丙酮，几乎不溶于石油醚。

Polyoxyl 40 Hydrogenated Castor Oil 聚乙二醇（40）氢化蓖麻子油

Aceite de ricino hidrogenado polioxil 40.

Полиэтиленгликоля 40 Касторовое Масло Гидрогенизированное

UNII — 7YC686GQ8F.

Pharmacopoeias. In *USNF.*

USNF 28（Polyoxyl 40 Hydrogenated Castor Oil） 主要为氧乙烯化甘油的三羟硬脂酸酯，伴有很少量聚乙二醇三羟硬脂酸酯和相应的游离甘醇类。它由1mol的三羟硬脂酸甘油酯同40～45mol的环氧乙烷反应制得。

白色至淡黄色糊剂或糊状液体，带有轻微臭。凝固点范围为20～30℃，极易溶于水，形成无臭、无色的溶液；溶于乙醇和乙酸乙酯；不溶于液状石蜡。贮藏于密闭容器中。

简介

聚乙二醇氢化蓖麻子油类用作表面活性剂。

Polysorbates 聚山梨酯类

Polisorbatos.

Полисорбаты

性状 为一系列的山梨醇及其脱水物与环氧乙烷共聚制得的脂肪酸酯混合物，其中每1mol的山梨醇及其脱水物与每20mol环氧乙烷结合。

配伍禁忌 尽管聚山梨酯类在强酸和强碱存在时可能发生皂化作用，但已报道在电解质、弱酸和弱碱中是稳定的。和酚类物质在一起可能引起褪色或产生沉淀。油酸酯易氧化。聚山梨酯80同羟苯酯类可能的配伍禁忌见第1572页。

Polysorbate 20 (*BAN*, *USAN*, *rINN*) 聚山梨酯20

E432; Monolaurato de polietileno 20 sorbitano; Monolaurato de polioxietileno 20 sorbitano; Polisorbat 20; Polisorbatas 20; Polisorbato 20; Poliszorbát 20; Polyoxyethylene 20 Sorbitan Monolaurate; Polysorbaatti 20; Polysorbát 20; Polysorbat 20; Polysorbatum 20; Sorbimacrogol Laurate 300; Sorboxaethenum Laurinicum.

Полисорбат 20

$C_{58}H_{114}O_{26}$ (approximate).

CAS — 9005-64-5.

UNII — 7T1F30V5YH.

Pharmacopoeias. In *Eur.* (see p.vii) and *Int.* Also in *USNF.*

Ph. Eur. 6.8 (Polysorbate 20) 是由乙氧基化的山梨醇及其脱水物与以月桂酸为主的脂肪酸部分酯化而得的混合物，其中每1mol的山梨醇及其脱水物乙氧基化时结合大约20mol的环氧乙烷。为淡黄色至黄棕色澄明或有轻微乳光的油状液体。相对密度大约为1.10。溶于水、无水乙醇、乙酸乙酯和甲醇；几乎不溶于液状石蜡和脂肪油。贮藏于密闭容器中。避光。

USNF 28 (Polysorbate 20) 山梨醇及其脱水物与环氧乙烷的共聚物制得的月桂酸酯，1mol的山梨醇及其脱水物结合大约20mol的环氧乙烷。为柠檬色至琥珀色液体，有轻微特殊臭。溶于水、乙醇、二氧六环、乙酸乙酯和甲醇；不溶于液状石蜡。贮藏于密闭容器中。

Polysorbate 40 (*BAN*, *USAN*, *rINN*) 聚山梨酯40

E434; Monopalmitato de polietileno 20 sorbitano; Monopalmitato de polioxietileno 20 sorbitano; Polisorbatas 40; Polisorbato 40; Poliszorbát 40; Polyoxyethylene 20 Sorbitan Monopalmitate; Polysorbaatti 40; Polysorbát 40; Polysorbat 40; Polysorbatum 40; Sorbimacrogol Palmitate 300.

Полисорбат 40

$C_{62}H_{122}O_{26}$ (approximate).

CAS — 9005-66-7.

UNII — STI11B5A2X.

Pharmacopoeias. In *Eur.* (see p.vii). Also in *USNF.*

Ph. Eur. 6.8 (Polysorbate 40) 是由乙氧基化的山梨醇及其脱水物与以棕榈酸为主的脂肪酸部分酯化所得的混合物，每1mol的山梨醇及其脱水物乙氧基化结合大约20mol的环氧乙烷。为淡黄色或黄棕色油状黏性液体。相对密度大约为1.10。能与水、无水乙醇、乙酸乙酯和甲醇混溶；几乎不溶于液状石蜡和脂肪油。贮藏于密闭容器中。避光。

BP 2010给出聚乙二醇20山梨醇单棕榈酸酯为聚山梨酯40的同义词。

USNF 28 (Polysorbate 40) 用山梨醇及其脱水物与环氧乙烷的共聚物制得的棕榈酸酯，每1mol的山梨醇及其脱水物结合大约20mol的环氧乙烷。为黄色液体，伴有轻微特殊臭。溶于水和乙醇；不溶于液状石蜡和植物油。贮藏于密闭容器中。

Polysorbate 60 (*BAN*, *USAN*, *rINN*) 聚山梨酯60

E435; Monoestearato de polietileno 20 sorbitano; Monoestearato de polioxietileno 20 sorbitano; Polisorbat 60; Polisorbatas 60; Polisorbato 60; Poliszorbát 60; Polyoxyethylene 20 Sorbitan Monostearate; Polysorbaatti 60; Polysorbát 60; Polysorbat 60; Polysorbatum 60; Sorbimacrogol Stearate 300; Sorboxaethenum Stearinicum.

Полисорбат 60

$C_{64}H_{126}O_{26}$ (approximate).

CAS — 9005-67-8.

UNII — CAL22UVI4M.

Pharmacopoeias. In *Eur.* (see p.vii) and *Int.* Also in *USNF.*

Ph. Eur. 6.8 (Polysorbate 60) 是由乙氧基化的山梨醇及其脱水物与以硬脂酸50为主的脂肪酸部分酯化而得，每1mol的山梨醇及其脱水物乙氧基化结合大约20mol的环氧乙烷。为黄棕色凝胶团，25℃以上变成澄明液体。相对密度大约为1.10。溶于水、无水乙醇、乙酸乙酯和甲醇；几乎不溶于液状石蜡和脂肪油。贮藏于密闭容器中。避光。

USNF 28 (Polysorbate 60) 山梨醇及其脱水物与环氧乙烷的共聚物制得的硬脂酸酯和棕榈酸酯的混合物，每1mol的山梨醇及其脱水物结合大约20mol的环氧乙烷。为柠檬色至橙黄色油状液体或半凝胶，伴有轻微特殊臭。溶于水、乙酸乙酯和甲苯，不溶于液状石蜡和植物油。贮藏于密闭容器中。

Polysorbate 80 (*BAN*, *USAN*, *rINN*) 聚山梨酯80

E433; Monooleato de polietileno 20 sorbitano; Monooleato de polioxietileno 20 sorbitano; Olethytan 20; Polisorbat 80; Polisorbatas 80; Polisorbato 80; Poliszorbát 80; Polyäthylenglykol-Sorbitanoleat; Polyoxyethylene 20 Sorbitan Mono-oleate; Polysorbaatti 80; Polysorbat 80; Polysorbát 80; Polysorbatum 80; Polysorbitanum 80 Oleinatum; Sorbimacrogol Oleate 300; Sorboxaethenum Oleinicum; Sorethytan 20 Mono-oleate.

Полисорбат 80

$C_{64}H_{124}O_{26}$ (approximate).

CAS — 9005-65-6.

UNII — 6OZP39ZG8H.

Pharmacopoeias. In *Chin.*, *Eur.* (see p.vii), *Int.*, and *Jpn.* Also in *USNF.*

Ph. Eur. 6.8 (Polysorbate 80) 是由乙氧基化的山梨醇与以油酸为主的脂肪酸部分酯化而得的混合物，每1mol的山梨醇及其脱水物乙氧基化时结合大约20mol的环氧乙烷。为淡黄色或黄棕色澄明或有轻微乳光的油状液体。相对密度大约为1.10。可分散在水、无水乙醇、乙酸乙酯和甲醇中；几乎不溶于液状石蜡和脂肪油。贮藏于密闭容器中。避光。

USNF 28 (Polysorbate 80) 山梨醇及其脱水物与环氧乙烷共聚合制得的油酸酯，每1mol的山梨醇及其脱水物结合大约20mol的环氧乙烷。为柠檬色至琥珀色油状液体，伴有轻微特殊臭。相对密度为1.06～1.09，25℃时黏度为300～500mPa·s。极易溶于水，形成无色或几乎无色溶液；溶于乙醇和乙酸乙酯；不溶于液状石蜡。贮藏于密闭容器中。

Polysorbate 85 (*BAN*, *USAN*, *rINN*) 聚山梨酯85

Polisorbatas 85; Polisorbato 85; Poliszorbát 85; Polyoxyethylene 20 Sorbitan Trioleate; Polysorbaatti 85; Polysorbát 85; Polysorbat 85; Polysorbatum 85; Sorbimacrogol Trioleate 300; Trioleato de polietileno 20 sorbitano; Trioleato de polioxietileno 20 sorbitano.

Полисорбат 85

$C_{100}H_{188}O_{28}$ (approximate).

CAS — 9005-70-3.

性状 主要为山梨醇及其脱水物与环氧乙烷共聚物制得的三油酸酯混合物，每1mol的山梨醇及其脱水物结合大约20mol的环氧乙烷。

不良反应和注意事项

聚山梨酯类可以增加脂溶性物质的吸收。

偶有报道局部使用含有聚山梨酯类的制剂，可引起速发型超敏反应。

对低出生体重婴儿使用含聚山梨酯类注射剂的致死性进行了讨论，见下文。

用作赋形剂的聚山梨酯类由于改变了配方中药物的药动学，也可能导致不良反应。

1. ten Tije AJ, *et al.* Pharmacological effects of formulation vehicles: implications for cancer chemotherapy. *Clin Pharmacokinet* 2003; **42:** 665–85.

对婴儿的影响 在美国引进静脉注射剂维生素E（*E-Ferol*）后，有若干关于肝肾异常疾病的报道，其中在治疗低出生体重婴儿的案例中有38例死亡。患病婴儿出现了不明原因的低血压、血小板减少、肾功能异常、肝肿大、胆汁淤积、腹水和代谢性毒中毒[1~3]；此制剂在上市大约5个月之后，于1984年4月从市场上撤回。体外证据表明，*E-Ferol*抑制人淋巴细胞对植物血凝素的反应。然而，引起抑制的应不是醋酸α-生育酚化合物（维生素E），而是聚山梨酯混合物，即聚山梨酯20，尤其是聚山梨酯80。尽管报道了此体外数据，但受影响的患病婴儿没有发生不可控的感染[2]。当使用*E-Ferol*时，不可避免地注射了大剂量的聚山梨酯类，有人认为可能是由于低出生体重婴儿代谢变化，而导致聚山梨酯类蓄积；聚山梨酯类诱导的血管壁细胞膜流动性改变可能导致了其结构和功能的改变[2]。

1. Alade SL, *et al.* Polysorbate 80 and E-Ferol toxicity. *Pediatrics* 1986; **77:** 593–7.
2. Balistreri WF, *et al.* Lessons from the E-Ferol tragedy. *Pediatrics* 1986; **78:** 503–6.
3. Golightly LK, *et al.* Pharmaceutical excipients: adverse effects associated with inactive ingredients in drug products. *Med Toxicol* 1988; **3:** 128–65 and 209–240.

超敏反应 肌内注射维生素A制剂引起的局部炎性反应，被认为[1]是与辅料聚山梨酯80有关。在2名分别使用了奥马珠单抗治疗27个月和13个月的患者身上发生了过敏反应，很可能是辅料聚山梨酯类引起的，而不是单克隆抗体[2]。注射剂中聚山梨酯80的存在还可能导致对多西他赛产生超敏反应（见**多西他赛的不良反应**，第678页）。

1. Shelley WB, *et al.* Polysorbate 80 hypersensitivity. *Lancet* 1995; **345:** 1312–13.
2. Price KS, Hamilton RG. Anaphylactoid reactions in two patients after omalizumab administration after successful long-term therapy. *Allergy Asthma Proc* 2007; **28:** 313–19.

用途

聚山梨酯类是亲水性非离子表面活性剂，用作稳定的水包油型乳剂的乳化剂。它们常同山梨坦酯以不同比例使用以生产一系列性质和浓度的产品。聚山梨酯类也用于杀昆虫喷雾剂、除莠喷雾剂、工业清洁剂和化妆品。它们在食品工业也用作乳化剂。

聚山梨酯类可用作包括精油和油溶性维生素A、维生素D、维生素E等各种物质的增溶剂以及口服和非肠道混悬液的润滑剂。然而，聚山梨酯类已被认为会引起超敏反应，见上文的**超敏反应**。

聚山梨酯类的表面活性剂性质也可用来去除耳垢，治疗干眼症和上呼吸道疾病。

制剂

专利制剂

Arg.: Sinroncar; ***Belg.:*** Oleosorbate; ***Canad.:*** Dioptears; Tears Encore†; ***Fr.:*** Cerumenol†; ***USA:*** OptiZen; Viva-Drops.

多组分制剂 ***Arg.:*** Otoclean Gotas Oticas; ***Canad.:*** Dilusol AHA†; ***Fin.:*** Expigen; ***Fr.:*** Ceruspray†; Fluisedal; Fluisedal sans promethazine; Paroplak; Prorhinel; ***S.Afr.:*** Expigen; ***Switz.:*** Prorhinel; Rhinocure; Rhinocure simplex; ***Thai.:*** Endura; ***Turk.:*** Kansilak; Libalaks; ***UK:*** Asonor; ***USA:*** Refresh Dry Eye Therapy; Soothe; Soothe XP.

Polyvinyl Acetate 聚醋酸乙烯

Poli(vinil-acetát); Polivinilacetatas; Poly(acétate de vinyle); Poly(vinylacetat); Polyvinyl-acetát; Polyvinylis Acetas; Poly(vinylis acetas); Poly(vinyyliasetaatti).

Поливинилацетат

CAS — 9003-20-7.

$$\left[-CH_2-CH(-O-C(=O)-CH_3)-\right]_n$$

Pharmacopoeias. In *Eur.* (see p.vii). Also in *USNF Eur.* also includes a 30% dispersion and *USNF* a 25 to 30% dispersion.

Ph. Eur. 6.8 [Poly (vinyl acetate)] 白色或类白色粉末，或无色颗粒或珠粒。几乎不溶于水；溶于乙醇；易溶于乙酸乙酯。具吸湿性，在水中膨胀。在40～50℃以上发生软化。

Ph. Eur. 6.8 [Poly (Vinyl Acetate) Dispersion 30 per cent] 聚醋酸乙烯在水中分散后的平均相对分子量大约为450000。它可能含有聚维酮和适当的表面活性剂（如正十二烷基磺酸钠）作为稳定剂。

不透明的，白色或类白色，微黏稠液体。与水和乙醇混溶。遇微生物污染敏感易变质。贮藏温度为5～30℃。

USNF 28（Polyvinyl Acetate） 白色或类白色粉末，或无色颗粒或珠粒。具吸湿性，在水中膨胀。几乎不溶于水；溶于乙醇、丙酮、氯仿；易溶于乙酸乙酯。

USNF 28（Polyvinyl Acetate Dispersion） 它包含25%～30%的聚醋酸乙烯，可能含有适当的表面活性剂及稳定剂。为不透明、白色或灰白色微黏稠液体。与水和乙醇混溶。pH值为3.0～5.5。贮藏于温度低于25℃的密闭容器中。避免冷冻。

Polyvinyl Acetate Phthalate 聚醋酸乙烯邻苯二甲酸酯

Polivinilo, acetato ftalato de.

Поливинилацетата Фталат

Pharmacopoeias. In *USNF.*

USNF 28（Polyvinyl Acetate Phthalate） 邻苯二甲酸酐和部分水解聚醋酸乙烯酯的反应产物。以无水不含酸的基质计，含有55.0%～62.0%邻苯二甲酰基团。它是一种可自由流动的白色粉末，有轻微的醋酸臭。不溶于水、氯仿和二氯甲烷；溶于乙醇和甲醇。贮藏于密闭容器中。

简介

聚醋酸乙烯邻苯二甲酸酯用作片剂肠溶衣中的黏稠改进剂。聚醋酸乙烯用作片剂包衣，也被广泛用作胶粘剂。

Polyvinyl Alcohol 聚乙烯醇

Alcohol polivinílico; Alcohol Polyvinylicus; Alkohol poliwinylowy; Polivinil Alkol; Poli(vinil-alkohol); Polivinilo alkoholis; Poly(alcohol vinylicus); Poly(alcool vinylique); Polyvinylalkohol; Poly(vinylalkohol); Poly(vinyylialkoholi).

Поливиниловы Спирт

CAS — 9002-89-5.

UNII — 532B59J990.

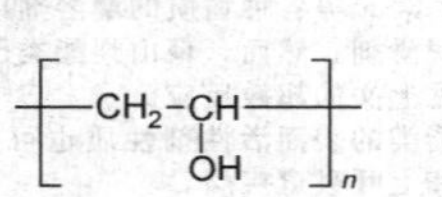

$$\left[-CH_2-\underset{OH}{CH}-\right]_n$$

Pharmacopoeias. In *Eur.* (see p.vii) and *US.*

Ph. Eur. 6. 8［Poly（VinylAlcohol）］ 醋酸乙烯聚合后，再在催化量的碱或矿酸存在下部分或全部水解而得。有不同等级，且聚合度和水解度不同决定了物理性质不同的各种等级。表现为黏度和酯化度的不同。平均相对分子质量在20000～150000。黏度为3～70mPa·s。酯化度为水解程度的表征，此值不高于280。

聚乙烯醇为淡黄白色粉末或半透明颗粒。溶于水；微溶于无水乙醇；几乎不溶于丙酮。4%水溶液的pH值为4.5～6.5。

USP 33（Polyvinyl Alcohol） 一种分子式为$(CH_2CHOH)_n$的合成树脂。n的平均值在500～5000。通过聚醋酸乙烯酯85%～89%水解得到。白色至乳白色，无臭颗粒或粉末。室温下易溶于水；温度升高则溶解增快。4%水溶液的pH值为5.0～8.0。干燥保存。

简介

聚乙烯醇是一种非离子型表面活性剂，在制药工业中被用作稳定剂、增稠剂和润滑剂。

聚乙烯醇还用于制备凝胶剂。它可在皮肤表面迅速干燥形成一层可剥除的塑质膜。

不同等级的聚乙烯醇有广泛的工业用途。

聚乙烯醇可用来增加眼用制剂的黏度，从而延长药物有效成分在眼部的停留时间。包括用于治疗干眼症（第1959页）的人工泪液制剂和隐形眼镜护理液（第1548页）等。对于干眼症治疗，聚乙烯醇浓度为1.4%，有时与聚维酮一同使用。

制剂

专利制剂

Arg.: Bio Tears; Lagrima Artificial; Lentisol†; Lersan; Natura Wet; Total Solucion†; ***Austral.:*** Liquifilm; PVA; ***Belg.:*** Liquifilm; ***Braz.:*** Duracare†; Lacril; Totalens†; ***Canad.:*** Artificial Tears; Hypotears; Liquifilm; Optilube PVA; ***Chile:*** Lagrimas Artificiales; Visidic; ***Cz.:*** Liquifilm†; ***Denm.:*** Lacril; ***Fin.:*** Liquifilm; Oftan; ***Ger.:*** Liquifilm; Vistil; ***Gr.:*** Liquifilm Tears; ***Hong Kong:*** Liquifilm; PMS-Artificial Tears†; ***Hung.:*** Humalac A and C; ***Indon.:*** Optifresh†; ***Irl.:*** Liquifilm; Sno Tears†; ***Israel:*** Hypotears†; Liquifilm Tears; ***Ital.:*** Lacrilux; Vistil; ***Malaysia:*** Liquifilm†; ***Mex.:*** Acuafil Ofteno; Lubrik; ***Norw.:*** Kunstig Tarevaeske; Ocufri; ***NZ:*** Liquifilm; ***Pol.:*** Lacrimal; ***Port.:*** Liquifilm; ***S.Afr.:*** Liquifilm Tears†; ***Singapore:*** Hypotears; Liquifilm Tears; ***Spain:*** Hypo Tears†; Liquifilm Lagrimas; ***Swed.:*** Sincon; ***Switz.:*** Liquitears; ***Thai.:*** Liquifilm Tears; ***Turk.:*** Liquifilm; ***UK:*** Liquifilm Tears; Refresh; Sno Tears; ***USA:*** Akwa Tears; Dry Eyes; Liquifilm†; Nu-Tears; Ocu-Tears; Puralube; Tears Again; ***Venez.:*** Acuafil Ofteno; Lacril.

多组分制剂 ***Arg.:*** Consil†; Latlas; Panoptic Lagrimas; Soquette†; ***Austral.:*** Murine Revital Eyes; Murine Tears; Refresh; ***Austria:*** Siccaprotect; ***Braz.:*** Refresh; ***Canad.:*** Artificial Tears Extra; Artificial Tears Plus; Clear Eyes Triple; Murine; Refresh; Teardrops†; Tears Plus; ***Chile:*** Red Off Aqua; ***Cz.:*** Siccaprotect; ***Fr.:*** Refresh; ***Ger.:*** Dispatenol; Lacrimal OK; Liquifilm OK; Siccaprotect; ***Gr.:*** Onufrid; Refresh; ***Hong Kong:*** Hypotears; Murine Natural Tears; Murine Plus Natural; ***India:*** Aquatears; I-Lube; ***Irl.:*** Refresh; ***Israel:*** Refresh; ***Ital.:*** Hypotears; ***Malaysia:*** Hypotears; Refresh†; ***Mex.:*** Lagrifilm Plus; Soltrictor con Lagrifilm; ***Neth.:*** Tears Plus; ***NZ:*** Refresh; Tears Plus†; ***Rus.:*** Ophtholique (Офтолик); ***S.Afr.:*** Refresh; Tears Plus†; ***Singapore:*** Murine Plus; Refresh; ***Spain:*** Liquifresh; ***Switz.:*** Collylarm†; Hypotears; Siccaprotect; ***Thai.:*** Refresh; ***Turk.:*** Refresh; Siccaprotect; ***UK:*** Blink; ***Ukr.:*** Ophtholique (Офтолик); ***USA:*** Freshkote; Hypotears; Murine Plus; Murine†; Nu-Tears II; Refresh Classic; Refresh Redness Relief; Tears Plus; VasoClear†.

Ponceau 4R 丽春红 4R

Brilliant Ponceau 4RC; Brilliant Scarlet; CI Food Red 7; Coccine Nouvelle; Cochineal Red A; Colour Index No. 16255; E124; Punzó 4R; Rojo de cochinilla A; Rouge Cochenille A. Trisodium 7-hydroxy-8-(4-sulphonato-1-naphthylazo)naphthalene-1,3-disulphonate.

Понсо 4R; Пунцовый 4R

$C_{20}H_{11}N_2Na_3O_{10}S_3$ = 604.5.

CAS — 2611-82-7.

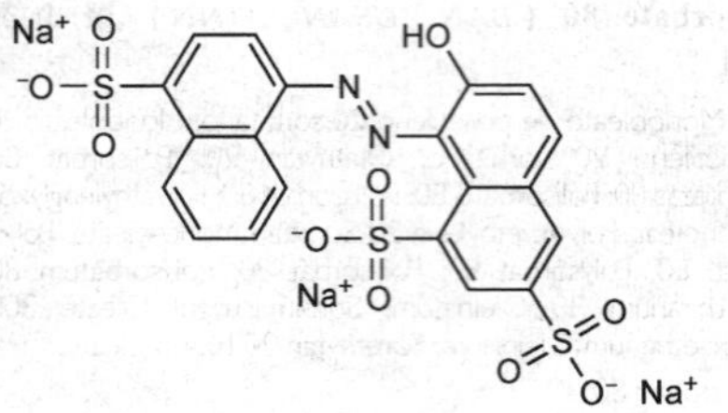

简介

丽春红4R是一种药品、化妆品和食品用着色剂。已报道出现过敏反应。

Potassium Metaphosphate 偏磷酸钾

E452 (potassium polyphosphates); Polifosfato potásico; Potassium Kurrol's Salt; Potassium Polymetaphosphate.

Метафосфат Калия; Метафосфорнокислый Калий

$(KPO_3)_x$.

CAS — 7790-53-6.

UNII — 01DMT14Z63.

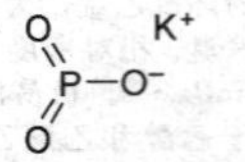

Pharmacopoeias. In *USNF.*

USNF 28（Potassium Metaphosphate） 为直链多聚磷酸盐，有高聚合度。它包含相当于59%～61%的P_2O_5。为白色无臭粉末。不溶于水；溶于钠盐稀溶液。

简介

偏磷酸钾可用作缓冲剂。

Povidone（*BAN*，*USAN*，*rINN*）聚维酮

E1201; Polivinilpirolidon; Polivinilpirrolidona; Polyvidone; Polyvidonum; Polyvinylpyrrolidone; Povidon; Povidona; Povidonas; Povidoni; Povidonum; Powidon; PVP; Vinylpyrrolidinone Polymer. Poly (2-oxopyrrolidin-1-ylethylene).

Повидон

$(C_6H_9NO)_n$.

CAS — 9003-39-8.

UNII — FZ989GH94E.

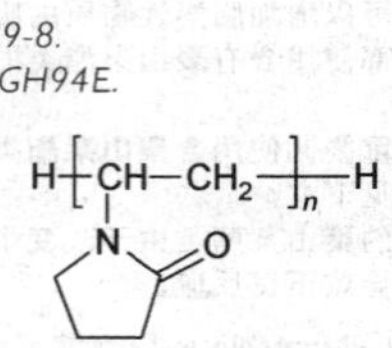

Pharmacopoeias. In *Chin., Eur.* (see p.vii), *Int., Jpn,* and *US.*

Ph. Eur. 6. 8（Povidone） 1-乙烯，2-吡咯酮的线形聚合物。不同类型的聚维酮在溶液中黏度不同。白色或淡黄白色具有吸湿性的粉末或薄片。易溶于水、乙醇和甲醇；微溶于丙酮。5%水溶液根据黏度pH值可为3.0～7.0。贮藏于密闭容器中。

USP 33（Povidone） 一种线形1-乙烯，2-吡咯烷基合成聚合物，根据聚合度不同相对分子质量有差异。不同类型的聚维酮水溶液的黏度不同，亲水性由K值表示。白色至淡乳白色具吸湿性粉末。易溶于水、乙醇和甲醇；微溶于丙酮；几乎不溶于乙醚。5%水溶液的pH值为3.0～7.0。贮藏于密闭容器中。

Copovidone 共聚维酮

Copolyvidone; Copolyvidonum; Copovidona; Copovidonum; Kopovidon; Kopovidonas; Kopovidoni.

Коповидон

UNII — D9C330MD8B.

Pharmacopoeias. In *Eur.* (see p.vii). Also in *USNF.*

Ph. Eur. 6. 8（Copovidone） 1-乙烯基吡咯烷-2-酮和醋酸乙烯按3∶2聚合而成的共聚物。白色或淡黄白色具有吸湿性的粉末或薄片。易溶于水、乙醇和二氯甲烷。防潮保存。

USNF 28（Copovidone） 1-乙烯基吡咯烷-2-酮和醋酸乙烯按3∶2聚合而成的共聚物。白色至淡黄白色具有吸湿性的粉末或薄片。易溶于水、乙醇和二氯甲烷；几乎不溶于乙醚。贮藏于密闭容器中。

Crospovidone（*BAN*，*rINN*）交聚维酮

Crospovidona; Crospovidonum; Krospovidon; Krospovidonas; Krospovidoni; Kroszpovidon; Polyplasdone XL.

Кросповидон

CAS — 9003-39-8.

ATC — A07BC03.

ATC Vet — QA07BC03.

UNII — 68401960MK.

Pharmacopoeias. In *Eur.* (see p.vii). Also in *USNF.*

Ph. Eur. 6. 8（Crospovidone） 1-乙烯基吡咯烷，2-酮的交联聚合物。白色或淡黄白色具有吸湿性的粉末或片状粉末。几乎不溶于水、乙醇、二氯甲烷。防潮保存。

USNF 28（Crospovidone） N-乙烯基，2-吡咯烷酮的交联聚合物。白色至乳白色具有吸湿性带有轻微臭的粉末。几乎不溶于水和一般有机溶剂。1%水混悬液的pH值为5.0～8.0。贮藏于密闭容器中。

不良反应

一些用于肠外给药制剂中作为赋形剂和注射用添加剂的聚维酮可导致在不同组织中的沉积，进而造成损伤和疼痛。偶有引起肝损伤的报道。

有关聚维酮作为药用辅料不良反应的文献综述如下。

1. Golightly LK, *et al.* Pharmaceutical excipients: adverse effects associated with 'inactive ingredients' in drug products (part II). *Med Toxicol* 1988; **3:** 209–40.

超敏反应 见由聚维酮组成的聚维酮碘导致的过敏性，见第1582页。

用途和用法

聚维酮在制药工业中被用作悬浮剂、分散剂、片剂的黏合剂、制粒和包衣材料。它被用于碘的载体（见**聚维酮碘**，第1582页）。一种不溶性聚维酮交联型，被称作交聚维酮，用作片剂崩解剂。交联聚维酮醋酸乙烯的共聚物，用作片剂黏合剂和包衣材料。

聚维酮还用于配制治疗干眼症（第1959页）的人工泪液制剂和隐形眼镜护理液（第1548页）等。用于干眼症，浓度多为0.6%，与其他增稠剂（如聚乙烯醇）一同使用；单独应用浓度为1.5%～5%。

聚维酮还被用作缓解胃肠疾病的吸附剂。

聚维酮曾经被当做血浆增容剂，但现在便倾向使用其他化合物。

制剂

专利制剂

Arg.: Hypotears Plus; Megatears†; Renu Plus Gotas; Sol-O-Flex; ***Austral.:*** Spray-on Bande†; ***Austria:*** Oculotect; Protagent; ***Belg.:*** Oculotect; Siccagent; Telebrix Hystero; ***Braz.:*** Hypotears Plus; ***Chile:*** Lepex; Oculotec†; ***Cz.:*** Arufil; Hypotears Plus; ***Denm.:*** Oculac; ***Fin.:*** Oculac; ***Fr.:*** Dulcilarmes; Fluidabak; Larmecran; Nutrivisc; Unifluid; ***Ger.:*** Aloclair; Arufil; Lacophtal; Lacri-Stulln; Oculotect Fluid; Protagent; Vidirakt S†; Vidisept; Wet-COMOD; Yxin Tears†; ***Gr.:*** Oculotect; Protagent; ***Hong Kong:*** Hypotears Plus; Protagent; ***Hung.:*** Arufil†; Oculotect; ***Irl.:*** Oculotect; ***Israel:*** Hypotears E; Lacrimol; ***Ital.:*** Clarover; Nu-Gel; Protagent†; Wet-COMOD; ***Malaysia:*** Oculotect†; ***Mex.:*** Hypotears Plus; Logical; Renu Plus; ***Mon.:*** Bolinan; ***Neth.:*** Duratears Free; Oculotect; Protagens; Vidisic PVP; ***Norw.:*** Oculac; ***Philipp.:*** Oculotect; Vidisept N; ***Pol.:*** Oculotect; Vidisept; ***Port.:*** Oculotect; ***Rus.:*** Enterodes (Энтеродез); Vid-COMOD (Вид-КОМОД); ***S.Afr.:*** Hypotears†; ***Singapore:*** Oculotect; Vidisept N; ***Spain:*** Oculotect; ***Swed.:*** Oculac; **Switz.:** Lacri-Stulln; Oculac; Protagent; **Thai.:** Hypotears Plus; **Turk.:** Oculotect; Protagent; **UK:** Aloclair; Oculotect; **Venez.:** Hipotears Plus†; Hypotears Plus.

多组分制剂 **Arg.:** Maxilac†; Panoptic Lagrimas; Visine Plus; **Austral.:** Murine Revital Eyes; Murine Tears; Refresh; Visine Advanced Relief; Visine Professional; **Austria:** Lacrisic†; **Braz.:** Refresh; **Canad.:** Artificial Tears Extra; Artificial Tears Plus; Clear Eyes Triple; Murine; Refresh; Teardrops†; Tears Plus; Visine Advance Triple Action; **Chile:** Gelclair; **Fr.:** Poly-Karaya; Refresh; **Ger.:** Lacrimal OK; Lacrisic; Liquifilm OK; Visine Trockene Augen; Visine zur Nacht; **Gr.:** Onufrid; Refresh; **Hong Kong:** Murine Natural Tears; Murine Plus Natural; **India:** Aquatears; I-Lube; **Indon.:** Aloclair; **Irl.:** Refresh; **Israel:** Aphta-X; Aphtagone; Gelclair†; Refresh; V-Crima; **Ital.:** Filmabak; Visine Dry Eyes; **Malaysia:** Aloclair; Refresh†; **Mex.:** Lagrifilm Plus; Soyaloid; Soydex; Visine Extra; **Neth.:** Tears Plus; **NZ:** Refresh; Tears Plus†; Visine Advanced Relief; **Rus.:** Gluconeodesum (Глюконеодез); Haemodez-N (Гемодез-Н); Neohemodes (Неогемодез); Ophtholique (Офтолик); **S.Afr.:** Refresh; Tears Plus†; **Singapore:** Murine Plus; Refresh; **Spain:** Liquifresh; **Switz.:** Collylarm†; **Thai.:** Refresh; **Turk.:** Refresh; **UK:** Gelclair; **Ukr.:** Ophtholique (Офтолик); **USA:** Advanced Relief Visine; Freshkote; Gelclair; Murine Plus; Murine†; Refresh Classic; Tears Plus.

Propylene Carbonate 碳酸丙烯

Carbonato de propileno. 4-Methyl-1,3-dioxolan-2-one.
Пропиленкарбонат
$C_4H_6O_3$ = 102.1.
CAS — 108-32-7.
UNII — 8D08K3S51E.

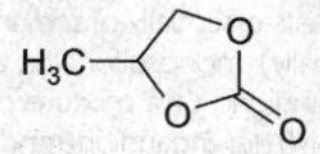

性状 碳酸丙烯为澄清无色的流动液体。极易溶于水；能与乙醇、氯仿混溶；几乎不溶于石油醚。

Pharmacopoeias. In *USNF.*

USNF 28（Propylene Carbonate） 20℃时，相对密度为1.203～1.210。贮藏于密闭容器中。

简介

碳酸丙烯在口服和外用制剂中作为溶剂，并用在纤维素为基础的聚合物和增塑剂中。也作为非挥发性、稳定的液态载体用于硬胶囊剂中。

Propylene Glycol 丙二醇

E1520; Glicol Propilênico; Glikol propylenowy; Propilenglicol; Propilénglikol; Propilenglikolis; Propilenoglicol; Propyleeniglykoli; Propylèneglycol; Propylenglycolum; Propylenglykol. (±)-Propane-1,2-diol.
Пропиленгликоль
$C_3H_8O_2$ = 76.09.
CAS — 57-55-6 ((±)-propylene glycol); 4254-16-4 ((±)-propylene glycol); 4254-14-2 ((−)-propylene glycol); 4254-15-3 ((+)-propylene glycol).
ATC Vet — QA16QA01.
UNII — 6DC9Q167V3.

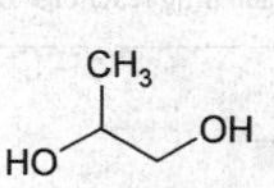

Pharmacopoeias. In *Chin., Eur.* (see p.vii), *Int., Jpn,* and *US.*

Ph. Eur. 6. 8（Propylene Glycol） 澄清无色黏稠、具吸湿性的液体。与水和乙醇混溶。贮藏于密闭容器中。

USP 33（Propylene Glycol） 澄明无色黏稠液体。遇潮湿空气易吸湿。与水、丙酮、和氯仿混溶；可溶于水；可溶于大多数油脂中，但不溶于不挥发油中。贮藏于密闭容器中。

不良反应和注意事项

丙二醇的全身毒性在低剂量口服时不会发生，除非大量摄入或将含丙二醇的制剂给予新生儿或肾衰竭患者时。全身毒性最常见的表现是中枢神经系统抑制，尤其是在新生儿和儿童中。其他报告的不良反应包括肝损伤或肾损伤、血管内溶血、癫痫、昏迷、心律失常和心脏呼吸停止。会出现高渗血症，尤其在小婴儿和肾损伤患者中极为显著；在后者，乳酸酸中毒也许是更严重的问题。

局部使用丙二醇后会产生局部的刺激，尤其是用于封闭敷裹或用于黏膜上时；敷于烧伤患处会产生毒性。有报道还会发生超敏反应。有报道称使用丙二醇为载体的滴耳液后出现局部过敏反应。注射含高浓度丙二醇的注射液也许会引起疼痛或刺激。

毒性 有报道在长期或过度使用高剂量的劳拉西泮后发生毒性反应，推测是由于聚乙二醇[1,2]或丙二醇[3～6]；丙二醇和聚乙二醇在劳拉西泮溶液中作为溶合剂。毒性症状有高渗、代谢性酸中毒和肾毒性。多数患者经支持疗法和血液透析[1～3,5]会恢复，但有报道丙二醇毒性导致的死亡案例[4,6]。一项前瞻性观测研究[7]发现在重症监护患者注射苯二氮䓬类药物时丙二醇通常会引起代谢紊乱，作者建议对这样的患者加强监护。还有报告显示[8]在患者高剂量连续滴注含40%（体积分数）丙二醇的戊巴比妥制剂时会发生乳酸酸中毒；停药后症状减退。

大剂量肠内给予劳拉西泮或地西泮会引起婴儿腹泻，这可能是由于聚乙二醇和丙二醇制剂联合的渗透作用引起的[9]。

1. Laine GA, *et al.* Polyethylene glycol nephrotoxicity secondary to prolonged high-dose intravenous lorazepam. *Ann Pharmacother* 1995; **29:** 1110–14.
2. Tayar J *et al.* Severe hyperosmolar metabolic acidosis due to a large dose of intravenous lorazepam. *N Engl J Med* 2002; **346:** 1253–4.
3. Seay RE, *et al.* Possible toxicity from propylene glycol in lorazepam infusion. *Ann Pharmacother* 1997; **31:** 647–8. Woycik CL, Walker PC. Correction and comment: possible toxicity from propylene glycol in injectable drug preparations. *ibid.*; 1413.
4. Neale BW, *et al.* Propylene glycol-induced lactic acidosis in a patient with normal renal function: a proposed mechanism and monitoring recommendations. *Ann Pharmacother* 2005; **39:** 1732–6.
5. Zar T, *et al.* Acute kidney injury, hyperosmolality and metabolic acidosis associated with lorazepam. *Nat Clin Pract Nephrol* 2007; **3:** 515–20.
6. Zosel A, *et al.* Severe lactic acidosis after an iatrogenic propylene glycol overdose. *Pharmacotherapy* 2010; **30:** 219.
7. Wilson KC, *et al.* Propylene glycol toxicity: a severe iatrogenic illness in ICU patients receiving IV benzodiazepines: a case series and prospective, observational pilot study. *Chest* 2005; **128:** 1674–81.
8. Miller MA, *et al.* Propylene glycol-induced lactic acidosis in a patient receiving continuous infusion pentobarbital. *Ann Pharmacother* 2008; **42:** 1502–6.
9. Marshall JD, *et al.* Diarrhea associated with enteral benzodiazepine solutions. *J Pediatr* 1995; **126:** 657–9.

药物相互作用

抗凝血药 报道显示丙二醇会降低肝素的活性[1]。

1. Col J, *et al.* Propylene glycol-induced heparin resistance during nitroglycerin infusion. *Am Heart J* 1985; **110:** 171–3.

药动学

丙二醇能在胃肠道中迅速吸收。有证据表明其应用在破损皮肤上能有局部吸收。

在肝中大量代谢，主要氧化为乳酸和丙酮酸，且以原形经尿液排出。

1. Yu DK, *et al.* Pharmacokinetics of propylene glycol in humans during multiple dosing regimens. *J Pharm Sci* 1985; **74:** 876–9.
2. Speth PAJ, *et al.* Propylene glycol pharmacokinetics and effects after intravenous infusion in humans. *Ther Drug Monit* 1987; **9:** 255–8.

用途和用法

丙二醇通常作为溶剂和载体广泛地应用于制药中，尤其用于不稳定或不溶于水的药物。还能用作维生素制剂的稳定剂、增塑剂和防腐剂。丙二醇广泛用于食品和化妆品中。

丙二醇有保湿性，用途与外用保湿制剂甘油相似。

丙二醇在兽医学中通常作为葡萄糖前体使用。

制剂

BP 2010: Propylene Glycol Solution.

专利制剂

USA: Advanced Eye Relief.

多组分制剂 **Arg.:** Punto G; Systane; **Austral.:** Dermatech Liquid†; Systane; **Austria:** Acerbine; **Canad.:** Bausch & Lomb Moisture Eyes; Dilusol AHA†; Diluso†; Episec; Gyne-Moistrin†; Lubricating Nasal Gel; Lubricating Nasal Mist; Manorapid Synergy; Rhinaris; Salinex Nasal Lubricant; Salinol†; Secaris; Systane; **Chile:** Systane; **Fr.:** Intrasite; Propy-Lacticare; Systane; **Hong Kong:** Moisture Eyes; Systane; **Indon.:** Sodermix; **Israel:** Pedisol†; Taro Gel†; **Ital.:** Cue Soluzione Otologica; Dopo Pik; Sekudrill; Systane; **Malaysia:** Systane; **Mex.:** Moisture Eyes; Systane; **Philipp.:** Moisture Eyes; Systane; **S.Afr.:** Aserbine; **Singapore:** Systane; **Spain:** Acerbiol; **Thai.:** Systane; **Turk.:** Systane; **UK:** Aserbine†; **USA:** Astroglide; Biotene with Calcium; Surgel; Systane; Zonite; **Venez.:** Systane.

Propylene Glycol Caprylates 丙二醇辛酸酯类

Propylene Glycol Dicaprylocaprate 丙二醇二辛酸癸酸酯

Propilenglikolio dikaprilokapratas; Propyleeniglykolidikaprylokapraatti; Propylene Glycol Octanoatedecanoate; Propylèneglycol, dicaprylocaprate de; Propylenglycoi Octanoas et Decanoas; Propylenglycoli dicaprylocapras; Propylenglycoli Dioctanodidecanoas; Propylenglykoldikaprylokaprat; Propylenglykol-dioktanodidekanoát.
CAS — 68583-51-7.

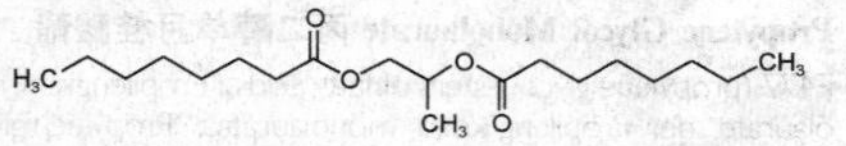

(propylene glycol dicaprylate)

Pharmacopoeias. In *Eur.* (see p.vii). Also in *USNF.*

Ph. Eur. 6. 8（Propylene Glycol Dicaprylocaprate） 来自于植物饱和脂肪酸的丙二醇二酯，主要为辛酸和癸酸（$C_{10}H_{20}O_2$）。为几乎无色至淡黄色的油状液体。几乎不溶于水；微溶于无水乙醇；可溶于脂肪油和石油醚中。避光。

USNF 28（Propylene Glycol Dicaprylate/Dicaprate） 是辛酸和癸酸的丙二醇单酯和二酯的混合物，主要为二酯。20℃时为澄明的无色或微黄色的油状液体。几乎不溶于水；微溶于无水乙醇；可溶于脂肪油和石油醚中。防潮。

Propylene Glycol Monocaprylate 丙二醇单辛酸酯

Propylene glycol mono-octanoate.
CAS — 31565-12-5.

Pharmacopoeias. In *USNF.*

USNF 28（Propylene Glycol Monocaprylate） 是脂肪酸的丙二醇单酯和双酯的混合物，主要为辛酸。丙二醇单辛酸酯Ⅰ型包含55%～80%的单酯和20%～45%的二酯。丙二醇单辛酸酯Ⅱ型包含不少于90%的单酯和不多于10%的二酯。20℃时为澄明无色或微黄色的油状液体。几乎不溶于水；易溶于乙醇、氯仿和二氯甲烷。防潮。

简介

丙二醇辛酸酯类，如二辛酸癸酸酯和单辛酸酯，通常用作口服和外用制剂的油性载体、乳化剂及增溶剂。

Propylene Glycol Diacetate 丙二醇双乙酸酯

Propilenglicol, diacetato de. Propanediol diacetate.
Диацетат Пропиленгликоля
$C_7H_{12}O_4$ = 160.2.
CAS — 623-84-7 (1,2-isomer); 628-66-0 (1,3-isomer).
UNII — 5Z492UNF9O.

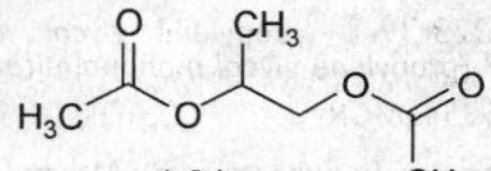

1,2 isomer

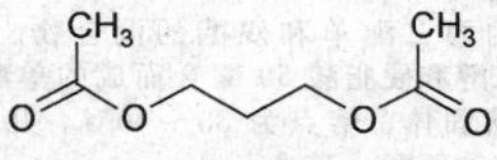

1,3 isomer

简介

丙二醇双乙酸酯是乳化剂和（或）增溶剂和溶剂。它用于治疗耳部感染的外用制剂。

制剂

多组分制剂 **NZ:** VoSoL; **USA:** Acetasol; Acetasol HC.

Propylene Glycol Laurates 丙二醇月桂酸酯类

E477 (propylene glycol esters of fatty acids); Propilenglicol, laurato de.
Пропиленгликоля Лаураты

Propylene Glycol Dilaurate 丙二醇双月桂酸酯

E477 (propylene glycol esters of fatty acids); Propilenglicol, dilaurato de; Propilenglikolio dilauratas; Propyleeniglykolidilauraatti; Propylene Dilaurate; Propylèneglycol, dilaurate de; Propylenglycoli dilauras; Propylenglykoldilaurat; Propylenglykol-dilaurát.
Пропиленгликоля Дилаурат
CAS — 22788-19-8.

Pharmacopoeias. In *Eur.* (see p.vii). Also in *USNF.*

Ph. Eur. 6. 8（Propylene Glycol Dilaurate） 月桂酸的丙二醇单酯和双酯的混合物。含有不少于70%的双酯和不多于30%的单酯。游离丙二醇不多于2%。20℃时为无色或淡黄色透明油状液体。几乎不溶于水；极易溶于乙醇、甲醇和二氯甲烷。防潮。

USNF 28（Propylene Glycol Dilaurate） 月桂酸的丙二醇单酯和双酯混合物。含有不少于70%的双酯和不多于30%的单酯。防潮。

Propylene Glycol Monolaurate 丙二醇单月桂酸酯

E477 (propylene glycol esters of fatty acids); Propilenglicol, monolaurate de; Propilenglikolio monolauratas; Propyleeniglykolimonolauraatti; Propylèneglycol, monolaurate de; Propylenglycoli monolauras; Propylenglykol monolaurát; Propylenglykolmonolaurat.

Пропиленгликоля Монолаурат

CAS — 27194-74-7.

UNII — M4AW13H75T.

Pharmacopoeias. In *Eur.* (see p.vii). Also in *USNF.*

Ph. Eur. 6. 8 (Propylene Glycol Monolaurate) 月桂酸的丙二醇单酯和双酯的混合物。含有 45%～70%的单酯和 30%～55%的双酯（Ⅰ型），或不少于 90%的单酯和不多于 10%的双酯（Ⅱ型）。游离丙二醇不多于 5%（Ⅰ型）或不多于 1%（Ⅱ型）。20℃时为无色或淡黄色透明油状液体。几乎不溶于水；极易溶于乙醇、甲醇和二氯甲烷。防潮。

USNF 28 (Propylene Glycol Monolaurate) 月桂酸的丙二醇单酯和双酯的混合物。含有 45%～70%的单酯和 30%～55%的双酯（Ⅰ型），或不少于 90%的单酯和不多于 10%的双酯（Ⅱ型）。游离丙二醇不多于 5%（Ⅰ型）或不多于 1%（Ⅱ型）。防潮。

简介

丙二醇单酯、双月桂酯与单棕榈酸硬脂酸丙二醇酯（见下文）有着相似的性质，用作乳化剂和增溶剂。

Propylene Glycol Monopalmitostearate 单棕榈酸硬脂酸丙二醇酯

E477 (propylene glycol esters of fatty acids); Propilenglicol, monopalmitoestearato de; Propilenglikolio monopalmitostearatas; Propilénglikol-monopalmitil-sztearát; Propyleeniglykolimonopalmitostearaatti; Propyleeniglykolimonostearaatti; Propylene Glycol Monostearate; Propylene Glycol Stearate; Propylèneglycol, monopalmitostéarate de; Propylèneglycol (Stéarate de); Propylenglycoli monopalmitostearas; Propylenglycoli Monostearas; Propylenglykolmonopalmitostearat; Propylenglykol-monopalmitostearát; Propylenglykolmonostearat; Prostearin.

Пропиленгликоля Монопальмитостеарат

CAS — 1323-39-3 (propylene glycol monostearate); 29013-28-3 (propylene glycol monopalmitate).

UNII — F76354LMGR.

Pharmacopoeias. In *Eur.* (see p.vii). Also in *USNF.*

Ph. Eur. 6. 8 (Propylene Glycol Monostearate) 硬脂酸和棕榈酸的丙二醇单和双酯的混合物。含有不少于 50%由丙二醇和硬脂酸 50 缩合而成的单酯。为白色或类白色蜡状固体。熔点为 33～40℃。几乎不溶于水；溶于热乙醇和丙酮。避光。

USNF 28 (Propylene Glycol Monostearate) 硬脂酸和棕榈酸的丙二醇单和双酯的混合物。含有不少于 90%的饱和脂肪酸单酯，主要是丙二醇单硬脂酸酯和丙二醇单棕榈酸酯。为白色蜡状样固体、珠粒和鳞片，伴有微弱舒服的脂肪臭。凝固温度不低于 45℃。不溶于水，但在少量皂和其他合适的表面活性剂帮助下，能分散在热水里；溶于乙醇、丙醇、乙醚、苯、脂肪油或矿物油这样的有机溶剂。

简介

它与单硬脂酸甘油酯或自乳化单硬脂酸甘油酯相似（第 1957 页），用作稳定剂或乳化剂。

Pullulan 短梗霉多糖

E-1204.

Пуллулан

$(C_{36}H_{60}O_{30})_n$.

CAS — 9057-02-7.

UNII — 8ZQ0AYU1TT.

Pharmacopoeias. In *Jpn.* Also in *USNF.*

USNF 28 (Pullulan) 由出芽短梗霉产生的一种中性的简单的多糖。它有重复的麦芽三糖以 α-1，6-链接，麦芽三糖由三个葡萄糖以 α-1,4-链接组成。它可能包含麦芽四糖单位。以干燥物质计算，它包含不少于 90%的葡聚糖。为白色粉末。易溶于水；几乎不溶于无水乙醇。

简介

短梗霉多糖是经过黏合、成膜和纤维成形自发产生的多糖。它常用于片剂包衣，作为片剂压片的辅料，用作可食性薄膜，并且在胶囊中替代明胶。它还用于食品和化妆品工业中。

1. Leathers TD. Biotechnological production and applications of pullulan. *Appl Microbiol Biotechnol* 2003; **62:** 468–73.

Pyrrolidone 吡咯烷酮

2-Pirolidon; 2-Pyrrolidone. 2-Pyrrolidinone.

Пирролидон

$C_4H_7NO = 85.10$.

CAS — 616-45-5.

Pharmacopoeias. In *Eur.* (see p.vii).

Ph. Eur. 6. 8 (Pyrrolidone) 澄明无色或淡灰白色液体，或为白色或类白色晶体，或无色晶束。可与水、乙醇和大多数的有机溶剂混溶。避光。

N-Methylpyrrolidone *N*-甲基吡咯烷酮

Methylpyrrolidon; *N*-Methyl-2-pyrrolidone; Methylpyrrolidonum; *N*-méthylpyrrolidone; *N*-Methylpyrrolidonum; *N*-Metilpirolidonas; *N*-Metylpyrrolidon; *N*-Metyylipyrrolidoni. 1-Methylpyrrolidin-2-one.

N-Метилпирролидон

$C_5H_9NO = 99.13$.

CAS — 872-50-4.

UNII — JR9CE63FPM.

Pharmacopoeias. In *Eur.* (see p.vii).

Ph. Eur. 6. 8 (*N*-Methylpyrrolidone) 澄明无色的液体。可与水和乙醇混溶。避光。

简介

吡咯烷酮类（如吡咯烷酮和 *N*-甲基吡咯烷酮）常作为兽用制剂的溶剂使用，还可用于增加皮肤渗透性。

Quillaia 皂树皮

Corteza de Panamá; Corteza de quillay; Corteza palo de jabón; E999 (quillaia extract); Panama Wood; Quilaya; Quillaia Bark; Quillaiae cortex; Quillay; Quillaya, écorce de; Seifenrinde; Soap Bark.

Кора Мыльного Дерева

CAS — 631-01-6 (quillaic acid).

ATC Herb — HR05WA5050 (Quillaja saponaria: bark).

UNII — 8N0K3807ZW (Quillaja saponaria bark).

(quillaic acid)

Pharmacopoeias. In *Br., Fr.,* and *Swiss.*

BP 2010 (Quillaia) 皂树属（*Quillaja spaonaria*）和其他种类皂树属干燥树皮内部，含有不少于 22%的醇（45%）溶性提取物。无臭或几乎无臭，但其粉末是强力催喷剂。

不良反应

已报道，口服皂树皮可产生胃肠道刺激。有人认为大量摄取可引起肝损伤、呼吸衰竭、惊厥和昏迷。

用途

皂树皮含有 2 种非晶形皂角糖苷、皂树酸和皂树皂苷。用作乳化剂和发泡剂；它常和西黄蓍胶浆或别的增稠剂一起使用。皂树皮的表面活性性质也在皮肤和呼吸道疾病制剂中应用。

制剂

BP 2010: Quillaia Liquid Extract; Quillaia Tincture.

多组分制剂 ***Braz.:*** Bluderm†; ***Chile:*** Fitotos; Notosil†; Sedotus†; ***Cz.:*** Solutan†; ***Fin.:*** Kvilla; ***Rus.:*** Solutan (Солутан)†; ***Swed.:*** Quilla simplex; ***Switz.:*** Expectoran Codein†; Expectoran†.

Quinoline Yellow 喹啉黄

Amarillo de quinoleína; Canary Yellow; CI Acid Yellow 3; CI Food Yellow 13; Colour Index No. 47005; E104; Jaune de Quinoléine; Kinolin Sarisi; It consists essentially of sodium salts of a mixture of disulfonates (principally), monosulfonates, and trisulfonates of 2-(2-quinolyl)-1,3-indandione or a mixture containing about two-thirds of 2-(2-quinolyl)-1,3-indandione and one-third of 2-[2-(6-methyl-quinolyl)]1,3-indandione.

Жёлтый Хинолиновый

CAS — 8004-92-0 (unmethylated disulfonic acids).

UNII — 35SW5USQ3G.

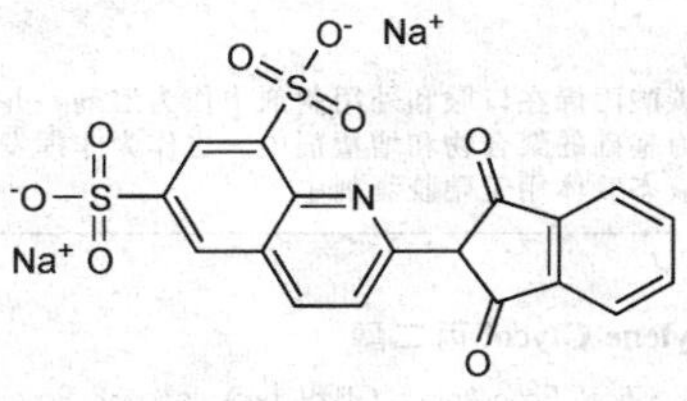

(disulfonate)

注：D 和 C 黄色 10 号是喹啉黄的同义词，但指的是主要含喹酞酮单磺酸盐的混合物。

简介

喹啉黄是一种药品、化妆品和食品用着色剂。

超敏反应 有 1 名患者因应用喹啉黄发生严重荨麻疹反应[1]。

1. Bell T. Colourants and drug reactions. *Lancet* 1991; **338:** 55–6.

Raspberry 覆盆莓

Framboise; Frambuesa; Fructus Rubi Idaei; Himbeer.

Малина

CAS — 8027-46-1.

UNII — 4N14V5R27W.

简介

覆盆莓是悬钩子属植物（*Rubus idaeus*）（蔷薇科）的新鲜成熟的果实，是用于药品和食品的着色剂和调味剂。

制剂

多组分制剂 ***Fr.:*** IgeE; Pruriced; ***Indon.:*** Proview.

Red Cherry 红樱桃

Cerasus; Cerise Rouge; Rojo cereza; Sour Cherry.

Вишня Кислая

UNII — 1L29G6428X (Prunus cerasus fruit); 4XTQ10247Y (Prunus cerasus fruit juice).

Pharmacopoeias. *USNF* includes cherry juice.

Fr. includes, under the title Griottier, cherry stalks from either the red (sour) cherry, *Prunus cerasus*, or from the sweet cherry, *P. avium*.

USNF 28 (Cherry Juice) 来自新鲜成熟的酸樱桃（*Prunus cerasus*）（蔷薇科）果实，含不少于 1.0%的苹果酸。pH 值为 3.0～4.0。贮藏于密闭容器中。避光。

简介

红樱桃是一种着色剂和调味剂。

炎症 一项有安慰剂对照的小型交叉研究[1]表明，饮用樱桃汁可以减缓一些由离心性运动引起的肌肉损伤（疼痛和强度损失）症状。有人提出樱桃汁中含有的花青素和黄酮类化合物可能具有抗炎特性。

1. Connolly DAJ, *et al.* Efficacy of a tart cherry juice blend in preventing the symptoms of muscle damage. *Br J Sports Med* 2006; **40:** 679–83.

制剂

USNF 28: Cherry Syrup.

多组分制剂 ***Arg.:*** Vitamina C-Complex†; ***Fr.:*** Evacrine; Hydracur; ***Switz.:*** Drosana Resiston avec vitamine C.

Red 2G 红 2G

Acid Red 1; Azogeranina; Azogeranine; CI Food Red 10; Colour Index No. 18050; E128; Ext. D & C Red No. 11; Geranine 2G; Rojo 2G; Rouge 2G. Disodium 5-acetamido-4-hydroxy-3-phenylazonaphthalene-2,7-disulphonate.

Красный 2G

$C_{18}H_{13}N_3Na_2O_8S_2$ = 509.4.

CAS — 3734-67-6.

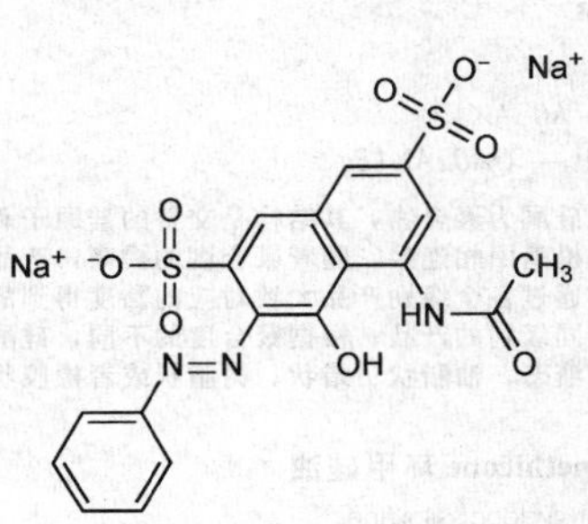

简介

红 2G 可用作化妆品着色剂。它还曾被用作食品的着色剂，但因其主要代谢产物苯胺在啮齿类动物中有遗传毒性和致癌性，所以在 EU，2007 年时停止作为食品着色剂使用。

Red-Poppy Petal 红-罂粟花瓣

Aguonų birulių žiedai; Coquelicot; Coquelicot, pétales de; Corn Poppy Petal; Klatschrose; Kornvallmo, kronblad; Květ máku vlčího; Papaveris rhoeados flos; Pétalos de amapola; Rhoead. Pet.; Rhoeados Petalum; Unikonkukan terälehdet.

Мака Самосейки Лепестки

ATC Herb — HN05CM5018 (Papaver rhoeas: flower); HR05DB5009 (Papaver rhoeas: flower); HN02BG5011 (Papaver rhoeas: flower).

Pharmacopoeias. In *Eur.* (see p.vii).

Ph. Eur. 6. 8（Red Poppy Pelals） 干燥的、完整或不完整的虞美人（*Papaver rhoeas*）花瓣。

简介

红-罂粟花瓣是一种着色剂，也用于几种草药制剂。

制剂

多组分制剂 ***Canad.:*** Formula T13 Tea; ***Fr.:*** Calmotisan; Nocvalene; ***Ital.:*** Altuss; Gastrotuss; ***Switz.:*** Baume; Pectosan N†; Pommade au Baume; Tisane pectorale et antitussive.

Red-Rose Petal 红-玫瑰花瓣

Fleur de Rose; Flos Rosae; Pétalos de rosa; Red Rose Petals; Ros. Pet.; Rosae Gallicae Petala; Rosae Petalum; Rose Rouge; Rosenblüte.

Лепестки Розы

ATC Herb — HA01WX5002 (Rosa gallica: flower).

UNII — 969IQC5YJU (rose petal extract).

Pharmacopoeias. In *Fr.*

简介

红-玫瑰花瓣是红玫瑰、普罗因玫瑰或法国蔷薇（*Rosa gallica*）（蔷薇科）的花瓣，是一种着色剂和温和的化妆收敛剂。

制剂

多组分制剂 ***Arg.:*** Expectosan Hierbas y Miel; ***Fr.:*** Ophtalmine; ***Spain:*** Natusor Infenol†.

顺势疗法制剂 ***Fr.:*** Poconeol no 18.

Saccharin 糖精

Benzoic Acid Sulphimide; Benzoic Sulfimide; Benzosulphimide; E954; Gluside; Sacarina; Saccarina; Saccharine; Saccharinum; Sacharin; Sacharinas; Sacharyna; Sackarin; Sakkariini; o-Sulfobenzimide; Szacharin; Zaharina. 1,2-Benzisothiazolin-3-one 1,1-dioxide.

Сахарин

$C_7H_5NO_3S$ = 183.2.

CAS — 81-07-2.

UNII — FST467XS7D.

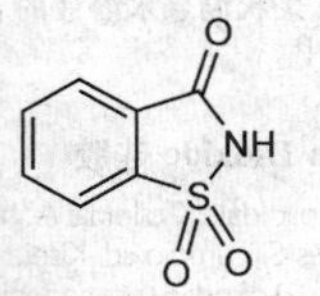

Pharmacopoeias. In *Eur.* (see p.vii) and *Jpn.* Also in *USNF.*

Ph. Eur. 6. 8（Saccharin） 白色或类白色，结晶性粉末或无色晶体。微溶于冷水；略溶于沸水和乙醇。可溶解于氢氧化物或碳酸盐的稀溶液中。其不加热的饱和溶液对石蕊呈酸性。

USNF 28（Saccharin） 白色晶体或白色结晶性粉末。无臭，或有轻微的芳香臭。稀溶液具强烈甜味。溶于水（1：290），溶于沸水（1：25），溶于乙醇（1：31）；微溶于氯仿和乙醚；易溶解于稀氨水、氢氧化物溶液及产生二氧化碳的碳酸盐中。其溶液对石蕊试剂呈酸性。

Saccharin Calcium 糖精钙

Benzosulfimida cálcica; Calcium Benzosulphimide; Calcium Saccharin; E954; Sacarina cálcica; Saccharine calcique; Saccharinum calcicum.

Кальция Сахарат

$C_{14}H_8CaN_2O_6S_2,3\frac{1}{2}H_2O$ = 467.5.

CAS — 6485-34-3 (anhydrous saccharin calcium); 6381-91-5 (hydrated saccharin calcium).

UNII — 51010P7P2I.

Pharmacopoeias. In *US.*

USP 33（Saccharin Calcium） 白色晶体或白色的结晶性粉末。无臭，或有轻微的芳香臭。即便稀溶液也有强烈甜味。其稀溶液甜度相当于大约 300 倍的蔗糖。溶于水（1：2.6），溶于乙醇（1：4.7）。

Saccharin Potassium 糖精钾

E954; Potassium Benzosulphimide; Potassium Saccharate; Potassium Saccharin.

Калия Сахарат

$C_7H_5NO_3SK$ = 222.3.

CAS — 10332-51-1.

注：尽管 Potassium Saccharate 已用于糖精钾，没有与 Potassium Glucarate 混淆，但糖酸的钾盐也已被称为 potassium saccharate。

Saccharin Sodium 糖精钠

Benzosulfimida sódica; E954; Sacarina sódica; Saccharin Sod.; Saccharine sodique; Saccharinnatrium; Saccharinum natricum; Saccharoidum Natricum; Sacharin sodná sůl; Sacharino natrio druska; Sacharyna sodowa; Sackarinnatrium; Sakkariininatrium; Sodium Benzosulphimide; Sodium Saccharin; Soluble Gluside; Soluble Saccharin; Szacharin-nátrium.

Натрия Сахарат

$C_7H_4NNaO_3S$ = 205.2.

CAS — 128-44-9 (anhydrous saccharin sodium); 6155-57-3 (saccharin sodium dihydrate).

UNII — SB8ZUX40TY (saccharin sodium); I4807BK602 (anhydrous saccharin sodium).

Pharmacopoeias. In *Chin., Eur.* (see p.vii), *Int., Jpn,* and *US.* Some pharmacopoeias specify the dihydrate but it may contain a variable quantity of water as a result of efflorescence.

Ph. Eur. 6. 8（Saccharin Sodi um） 白色或类白色的，结晶性粉末或无色晶体。它包含不同量的水。在干燥空气中易风化。易溶于水；略溶于乙醇。贮藏于密闭容器中。

USP 33（Saccharin Sodium） 白色晶体或白色结晶性粉末。无臭，或有轻微的芳香臭。即便稀溶液也具有强烈甜味。其稀溶液甜度约为蔗糖的 300 倍。当为粉末状时，由于风化通常只包含了理论数量的约三分之一的结合水。溶于水（1：1.5），溶于乙醇（1：50）。

不良反应

罕有糖精引起超敏反应和光过敏反应的报告。

在大鼠中给予高剂量的糖精，引起了糖精相关的膀胱肿瘤，因此一直备受关注和研究。然而，现在普遍认为这些研究结果与人使用糖精甜味剂是不相关的。

对肝脏的影响 1 名老年妇女服用了两种不同的含糖精钠甜味剂的药物，致使转氨酶升高[1]。发现症状立即停用所有糖精制品，再次给予少量的糖精钠会引起复发。

1. Negro F, *et al.* Hepatotoxicity of saccharin. *N Engl J Med* 1994; **331:** 134–5.

药动学

糖精在胃肠道中吸收迅速。在 24～48h 内几乎全部以原形从尿液中排出。

用途和用法

糖精及其盐类是非常强的甜味剂，稀溶液甜度约为蔗糖粉甜味剂的 300 倍。它们对热稳定，常用于药品、食品及饮料中。但它们没有食用价值。糖精的盐类比糖精本身被使用的更多，因为它们更美味。

制剂

USP 33: Saccharin Sodium Oral Solution; Saccharin Sodium Tablets.

专利制剂

Chile: Dul-Suc; Sukar-Sin; ***Fr.:*** Sucredulcor†; ***NZ:*** Sactabs; ***Turk.:*** Hermesetas; ***Venez.:*** Hermesetas.

多组分制剂 ***Arg.:*** Chuker; Rondo; Semble; Sucaryl; Suimel; ***Austral.:*** Sucaryl; ***Braz.:*** Finn Cristal; ***Chile:*** Sukar-Sin; ***Fr.:*** Sucaryl; ***Israel:*** Sucrin; ***Ital.:*** Diet Sucaryl; ***NZ:*** Sucaryl; ***Port.:*** Dulceril†; ***Rus.:*** Zuckli (Цюкли)†; ***Thai.:*** Corinap; ***Turk.:*** Dolce†; Tadalin.

Saffron 藏红花

Açafrão; Azafrán; CI Natural Yellow 6; Colour Index No. 75100; Croci stigma; Crocus; Estigmas de Azafrán; French Saffron; Keshar; Saffran; Safraan; Safran; Sahrami; Spanish Saffron.

Шафран

UNII — E849G4X5YJ.

注：勿与秋水仙（meadow saffron）（*Colchicum autumnale*）混淆，它是秋水仙（第 531 页）和秋水仙碱（第 528 页）或印度藏红花的原料，印度藏红花指姜黄（第 1984 页）。

Pharmacopoeias. In *Chin.* and *Jpn.*

Eur. (see p.vii) includes Saffron for Homoeopathic Preparations.

Ph. Eur. 6. 8（Saffron for Homoeopathic Preparations） 干燥的（*Crocus sative*）藏红花柱头通常底部连接有短的花柱。本品具有特殊的芬芳臭。避光。

简介

藏红花是由干燥的藏红花（鸢尾科 *Crocus sative*）柱头和顶部的花柱组成的，含有藏红花素、藏红花酸和苦藏花素。藏红花是一种药品、食品和化妆品用着色剂。它也被用作调味剂。藏红花用于治疗牙痛的制剂。有关藏红花治疗抑郁症也正在研究中。已有藏红花中毒的报道，但在一些病例中，中毒是由秋水仙（*Colchicum autumnale*）引起的。

顺势疗法 藏红花已经以下列名称用于顺势疗法药物：Croci stigma；Crocus sativus；Crocus；Croc. s。

制剂

多组分制剂 ***Austria:*** Zeller-Augenwasser†; ***Belg.:*** Odonto-Baby†; ***Cz.:*** Dr Theiss Rheuma Creme†; Dr Theiss Schweden Krauter; Dr Theiss Schwedenbitter; ***Hung.:*** Bano Svedkeseru; ***Rus.:*** Pansoral Teething (Пансорал Первые Зубы); Tentex (Тентекс); ***Spain:*** Dentol Topico†; Dentomicin; ***Switz.:*** Eau pour les yeux; ***Ukr.:*** Swedish Bitters Dr Theiss (Шведская Др Тайсс).

顺势疗法制剂 ***Austria:*** Cimicifuga Med Complex†; Haemex; ***Fr.:*** Dolirelax†; Formule de l'Abbe Chaupitre no 6; Sclerocalcine; ***Ger.:*** Aderplus spezial Dr Hagedorn; Cimicifuga N Oligoplex; Echtronerval-N†; Femaplus N Dr Hagedorn†; Flenin.

Shea Butter 山榄果脂

Manteca de Karité.

Карите; Масло Ши

UNII — K49155WL9Y (shea butter); O88E196QRF (shea butter extract).

简介

山榄果脂是从来自西非的牛油树果（山榄科）植物的果仁中提取的天然脂肪，用作软膏剂和乳膏剂的基质。山榄果脂广泛用于化妆品，还用于烹饪用油，以及在巧克力制造中作为可可豆油的替代品。

制剂

多组分制剂 ***Arg.:*** Sigestrial; ***Fr.:*** Ictyane HD; Node K; Topialyse Fluide†; Topialyse Plus†; ***Philipp.:*** Enfacare.

Shellac 虫胶

E904; Goma laca; Gomme Laque; Gommes laques; Lacca; Lacca in Tabulis; Schellack; Šelak; Šelakas; Sellak; Shellack; Shellakka.

Шеллак

CAS — 9000-59-3.

UNII — 46N107B71O.

Pharmacopoeias. In *Eur.* (see p.vii). Also in *USNF.*
Jpn includes Purified Shellac and White Shellac (Bleached).

Ph. Eur. 6. 8（Shellac） 它是从雌性紫胶虫（Kerr）中像树脂一样的分泌物提纯获得的（*Laccifer lacca* Kerr）。根据自然界胶虫的天然分泌物（粗虫胶），其可分为四种类型：蜡状虫胶、漂白虫胶、脱蜡虫胶和漂白脱蜡虫胶。

呈橙褐色或黄色、发亮的、半透明的、坚固的或尖锐的或细薄的絮片（蜡状虫胶；脱蜡虫胶），或奶油白或黄褐色的粉末（漂白虫胶；漂白脱蜡虫胶）。

几乎不溶于水。在无水乙醇中可溶解或很少溶解为乳白色溶液（蜡状虫胶；漂白虫胶）或澄明溶液（脱蜡虫胶；漂白脱蜡虫胶）。当加热时，略溶于碱性溶液。避光保存。漂白虫胶和漂白虫胶的贮藏温度不得超过15℃。

USNF 28（Shellac） 它是从雌性紫胶虫（Coccidae）中像树脂一样的分泌物提纯获得的。有四种类型：橙虫胶、脱蜡橙虫胶、整齐的漂白色（白色）和精炼的漂白虫胶。橙虫胶为很薄、坚固、尖锐、透明的、淡柠檬黄或橙褐色的絮片，略带一点气味或没有气味。漂白虫胶为不透光、不定型、黄色颗粒或粗粉，无臭、或轻微臭。不溶于水；在乙醇中溶解很缓慢，为 85%～95%（质量分数）；在乙醚中溶解为 13%～15%；石油醚中为2%～6%；苯中为 10%～20%；并在有水氨基乙醇、碱洗涤液、和硼砂中也可溶；略溶于松节油。最好的贮藏温度是不超过 8℃。

简介

虫胶通常作为肠溶包衣用在丸剂或片剂上，有报道显示在贮藏中会显著增大崩解时限。

制剂

USNF 28: Pharmaceutical Glaze.

Silicas 硅胶类

Sílice.

Purified Siliteceous Earth 精制硅藻土

Diatomaceous Earth; Diatomita; Diatomite; Purified Infusorial Earth; Purified Kieselguhr; Terra Silicea Purificada; Tierra de diatomeas; Ziemia okrzemkowa.

Очищенный Кремнезём

CAS — 7631-86-9.

UNII — 2RF6EJ0M85.

Pharmacopoeias. In *USNF.*

USNF 28（Purified Siliceous Earth） 二氧化硅的一种形式，包含硅藻细胞及其碎片经煅烧提纯后的产物。极细、白色、浅灰色或灰白色混合无定形粉末和少量结晶样粉末的混合物，包括石英和方晶石。沙砾样可吸潮，可吸收 4 倍于自身质量的水仍不变为液态。不溶于水、酸和稀碱液。

Silicon Dioxide 二氧化硅

Colloidal Hydrated Silica; E551; Kiseldioxid, kolloidal, hydratiserad; Koloidinis silicio dioksidas, hidratuotas; Oxid křemičitý koloidní hydratovaný; Piidioksidi, kolloidinen, hydratoitu; Precipitated Silica; Silica colloidalis hydrica; Silica Gel; Silice colloïdale hydratée; Sílice precipitada; Silicio, dióxido de; Víztartalmú, kolloid szilícium-dioxid.

Двуокись Кремния; Диоксид Кремния

$SiO_2.xH_2O$ = 60.08 (anhydrous).

CAS — 63231-67-4; 7631-86-9.

Pharmacopoeias. In *Eur.* (see p.vii). Also in *USNF. Eur.* and *USNF* also include dental-type silica.

Ph. Eur. 6. 8（Silica，Colloidal Hydrated） 一种轻的、细的、白色或类白色的无定形粉末。几乎不溶于水和氢氟酸以外的其他无机酸；溶解于热氢氧化物碱液。

Ph. Eur. 6. 8（Silica，Dental Type） 一种无定形硅（沉淀、凝胶或裂解）。轻质的、细的、白色或类白色的无定形粉末。几乎不溶于水和其他无机酸；可溶解于氢氟酸和热氢氧化碱液。

USNF 28（Silicon Dioxide） 在硅酸钠溶液中使二氧化硅不溶而制得。如向无机酸中添加硅酸钠溶液则得到硅胶；在硅酸钠溶液中使失稳定化而产生的极细微粒，此产品称沉淀硅胶。一种细的、白色、无臭、具有吸湿性的无定形粉末，平均粒径为 2～10μm。不溶于水、乙醇和其他有机溶剂；溶于热氢氧化碱性液。5%浓度的浆状混悬水溶液的 pH 值为 4.0～8.0。贮藏于密闭容器中。防潮。

USNF 28（Dental-Type Silica） 硅酸钠溶液中添加无机酸使之失稳定化而得的极细微粒。一种细的、白色、无臭、具有吸湿性的无定形粉末，平均粒径为 0.5～40μm。不溶于水、乙醇和酸（氢氟酸除外）；溶于热氢氧化碱性液。5%浆状混悬水溶液的 pH 值为 4.0～8.5。贮藏于密闭容器中。

Colloidal Silicon Dioxide 硅胶

Acidum Silicicum Colloidale; Colloidal Anhydrous Silica; Colloidal Silica; Hochdisperses Silicumdioxid; Kiseldioxid, kolloidal, vattenfri; Koloidinis silicio dioksidas, bevandenis; Krzemu dwutlenek koloidalny; Oxid křemičitý koloidní bezvodý; Piidioksidi, kolloidinen, vedetön; Silica colloidalis anhydrica; Silice colloïdale anhydre; Sílice coloidal; Sílice coloidal anhidra; Silicii Dioxidum Colloidalle; Silicio coloidal, dióxido de; Vízmentes, kolloid, szilicium-dioxid.

Коллоидный Диоксид Кремния

SiO_2 = 60.08.

CAS — 7631-86-9.

UNII — ETJ7Z6XBU4.

Pharmacopoeias. In *Eur.* (see p.vii). Also in *USNF.*
Eur. and *USNF* also include hydrophobic colloidal silica.

Ph. Eur. 6. 8（Silica，Colloidal Anhydrous） 一种轻的、细的、白色的无定形粉末。微粒大小大约为 15nm。几乎不溶于水和氢氟酸以外的无机酸；溶解于热氢氧化碱液。3.3%混悬水溶液的 pH 值为 3.5～5.5。

Ph. Eur. 6. 8（Silica，Hydrophobic Colloidal Anhydrous；Silica Hydrophobica Colloidalis Anhydrica） 二氧化硅（胶体）部分烷基化使之疏水化制得。一种轻的、细的、白色或类白色的无定形粉末，遇水不浸润。几乎不溶于水和氢氟酸以外的无机酸。热氢氧化碱液中可缓慢溶解。

USNF 28（Colloidal Silicon Dioxide） 一种超微结构的二氧化硅，由复合硅化物的气相水解而成。一种轻质的、白色的无粗砾粉末。微粒极为细微（大小大约为 15nm）。不溶于水和酸（氢氟酸除外）；溶于热氢氧化碱液。4%分散水溶液的 pH 值为 3.5～5.5。

USNF 28（Hydrophobic Colloidal Silica） 通过部分烷基化制备为疏水物而制得。一种轻的、白色或类白色无定型粉末，不吸水。几乎不溶于水；不溶于除氟化氢以外的无机酸；缓慢溶解于热氢氧化碱溶液。

不良反应

持续吸入硅胶粉尘可能导致肺纤维化（硅肺病）的风险。这里描述的硅胶形态用作药用辅料如果吸入可能会引起呼吸道的刺激，但与硅肺病无关。

用途

不同形式的硅胶类有着多种制药领域的用途。精制硅藻土被用作过滤材料和吸附剂。二氧化硅被用作悬浮剂和增稠剂，硅胶则用作干燥剂。二氧化硅（胶体）被用来作为悬浮剂、增稠剂、乳剂中的稳定剂，防结块剂和干燥剂。二氧化硅在食品工业中还被作为防结块剂。

顺势疗法 二氧化硅（硅剂）已经以下列名称用于顺势疗法药物：Acidum silicicum；Silicea；Sil。

制剂

专利制剂

Austral.: Celloids S 79†; ***Cz.:*** Original Silicea Balsam†; ***Ger.:*** Entero-Teknosal; Gela†; ***Mon.:*** Dissolvurol; ***Rus.:*** Polisorb (Полисорб); ***UK:*** Aerosil.

多组分制剂 ***Austral.:*** Bio-Disc†; Duo Celloids SCF†; Duo Celloids SPS†; Duo Celloids SSS†; Silicic Complex†; ***Austria:*** CO_2 Granulat†; Kephalodoron; ***Canad.:*** Osteogen; Womens Support†; ***Chile:*** Cartilago T-500; Normaderm Concentrado Activo; Xeragel; ***Cz.:*** Acne Cream†; CO_2 Granulat†; ***Fin.:*** Wicnet†; ***Fr.:*** Gelopectose; Topaal; Topalkan; ***Ger.:*** anabolloges; Aplona; Equisil N; Nasenbalsam fur Kinder†; Nasenbalsam†; Rosatum Heilsalbe†; ***Gr.:*** Dyspagone; Gastrovision; ***Hong Kong:*** Disflatyl†; ***Indon.:*** Kelo-Cote; ***Irl.:*** Topaal; ***Israel:*** Adinol; Kelo-Cote; ***Ital.:*** Lacalut; ***Malaysia:*** Rowarolan; ***NZ:*** Lamisil Odor Eze; ***Philipp.:*** BioSil; ***S.Afr.:*** Lotio Pruni Comp cum Cupro†; Zeel; ***Singapore:*** Disflatyl; ***Switz.:*** Acne Creme; Fissan†; ***USA:*** NeutraSal.

顺势疗法制剂 ***Austral.:*** Elimitona; Elimitona Slim & Detox; Hangover Relief; Respatona Nasal Spray Decongestant; Respatona Sinus Relief; Teething Relief; ***Austria:*** Echinacea Med Complex†; Nebenhohlen-Tropfen Nr 26; Osteoplex; Spigelon; Sulfur Med Complex†; Tonsiotren; ***Canad.:*** Calnor; Combinaison; Cruroheel S; Diamite; Earache Relief; Endoteel; Ervopax; Formula CA 205; Homeo-Form P; Homeo-S-Asp; Homeodose 28†; Hylands Bioplasma; Ikoplex 21; Ikoplex 5; Melange; Nuage Bioplasma; Optaliat; Phyto-Cal; Rexorubia; Silica L11†; Sinuspax†; Spigelon; Ubicoenzyme; Urticalcin; ***Chile:*** Bioactiv D; Bioactiv P; Ikoplex No 1; Ikoplex No 15; Ikoplex No 17; Ikoplex No 19; Ikoplex No 20; Ikoplex No 21; Ikoplex No 23; Ikoplex No 24; Ikoplex No 3; Ikoplex No 4; Ikoplex No 5; Ikoplex No 7; Ikoplex No 8; Ikoplex No 9; ***Cz.:*** Zeel Salbe; ***Fr.:*** Boripharm No 22; Dermo-Drainol; Dolirelax†; Formule de l'Abbe Chaupitre no 23; Formule de l'Abbe Chaupitre no 48; Formule de l'Abbe Chaupitre no 79; Homeodose 28†; Jenoverine; Kreosotum Complexe No 62; Nervopax; Pulmo-Drainol; Rexorubia; Sclerocalcine; Silicea Complexe No 11; Sinuspax; Veino-Drainol; ***Ger.:*** Allya†; Angibosan†; Araniforce rheuma; Araniforce-forte†; Arthrorell; Broncho-Injektopas; Colchicum comp†; Coradol†; Derma-Plantin; Dermarell; Dermi-cyl L Ho-Len-Complex; Disci Bamb; Disco-cyl Ho-Len-Complex; Drufusan N; Girheulit HM; Girheulit HOM; Hanotoxin N†; Hevertotox; Hewelymphon N; Infi-Lymphect†; Infi-Symphytum†; Lymphaden Lymphdrusentabletten; Lymphadenomtropfen N†; Lymphtropfen S†; Mandelo-katt†; Naranotox comp; Naranotox Plus†; Nieren-Elixier ST†; Pascoe-Agil HOM; Pflugerplex Lemna; Ranocalcin HM; Restructa SN†; Rheuma Echtroplex†; Roth's Ropulmin†; Roth's Rotacard†; Rufebran rheumo; Sanguisan N†; Sinuselect; Sinusitis Hevert SL; Sponwiga†; Steirocall N; Steiroplex; Symphytum Ro-Plex (Rowo-776)†; Tonsillosyx; Tonsiotren H; ***Neth.:*** Jenoverine; Kruidvat Homeopathie Neusspray; Lymphomyosot; Nisyspray; Oteel H; Rinikind†; Tonsiotreen; ***Rus.:*** Tonsilotren (Тонзилотрен); ***Switz.:*** Capella†; Exsepta†; Regenaplex Nr. 21c; Regenaplex Nr. 21e; Regenaplex Nr. 24c; Regenaplex Nr. 88b; Sinuspax; Urticalcin; ***Ukr.:*** Tonsilotren (Тонзилотрен).

Silicones 硅酮

Siliconas.

Силиконы

ATC — A03AX13.

ATC Vet — QA03AX13.

性状 硅酮为聚合物，其结构是交替的硅原子和氧原子通过有机基团相连接。随着聚合度的提高，产品的黏度增加，通过各个级别产品大致对应的黏度得到的数字来区分不同级别的产品。根据聚合度的不同，硅酮的状态可能是液态、油脂状、蜡状、树脂状或者橡胶状。

Cyclomethicone 环甲硅油

Dimethlycyclopolysiloxane.

Циклометикон

$(C_2H_6OSi)_n$.

CAS — 69430-24-6.

UNII — NMQ347994Z (cyclomethicone); CZ227117JE (cyclomethicone 4); 0THT5PCI0R (cyclomethicone 5); XHK3U310BA (cyclomethicone 6).

Pharmacopoeias. In *USNF.*

USNF 28（Cyclomethicone） 全甲基化的环状硅氧烷，由分子式为 $[-(CH_3)_2SiO-]_n$ 的重复单元组成，其中 *n* 为 4、5、6 或它们的混合。贮藏于密闭容器中。

Dimeticone（*BAN*，*rINN*）二甲硅油

Dimethicone (*USAN*); Dimethyl Silicone Fluid; Dimethylpolysiloxane; Dimethylsiloxane; Dimeticona; Diméticone; Dimeticonum; Dimetikon; Dimetikonas; Dimetikoni; Dimetilpolisilosxano; Dimetykon; E900; Huile de Silicone; Methyl Polysiloxane; Metilpolisiloksan; Metilpolisiloxano; Permethylpolysiloxane; Polidimetilsiloxano; Silicone Oil; Siliconum Liquidum. Poly(dimethylsiloxane).

Диметикон

$CH_3.[Si(CH_3)_2.O]_nSi(CH_3)_3$.

CAS — 9006-65-9.

ATC — A03AX13.

ATC Vet — QA03AX13.

UNII — 92RU3N3Y1O (dimethicone); 2Y53S6ATLU (dimethicone 350); TYU5GP6XGE (dimethicone 410).

性状 二甲硅油为液态的连接基团为甲基的硅酮。

西甲硅油（活化的二甲硅油）为液态二甲硅油和二氧化硅的混合物，见第 1691 页介绍。

Pharmacopoeias. In *Chin.* and *Eur.* (see p.vii). Also in *USNF.*

Ph. Eur. 6. 8（Dimeticone） 其聚合度的大小应该使其动力学黏度为 20～1300mm²/s。标示黏度等于或小于 50mm²/s 的二甲硅油只能外用。二甲硅油为澄清、无色的液体，有不同的黏度。几乎不溶于水；极微溶至几乎不溶于无水乙醇；能与乙酸乙酯、甲基乙基酮和甲苯混溶。

USNF 28（Dimeticone） 为全甲基化的线性硅氧烷混合物，包含重复的 $[-(CH_3)_2SiO-]_n$ 分子单元，用分子式为 $[(CH_3)_3SiO-]$ 的三甲基硅氧进行末端封闭，其中 *n* 值大小为使得产物的黏度处于离散范围 20～30000 厘泊（centistoke）。二甲硅油为澄清无色、无臭的液体。不溶于水、乙醇、丙醇和甲醇；极微溶于异丙醇；可溶

于乙酸戊酯、氯化烃、乙醚、正己烷、石油醚、苯、甲苯和二甲苯。贮藏于密闭容器中。

不良反应和注意事项

临床使用硅酮发生的不良反应非常少见。作为关节植入物时，有报道发生异物反应。其他植入物，尤其是乳房切除术后重建或美容需要而进行的植入，会有因为硅酮移植物带来囊肿形成和其他并发症的风险；意外的静脉注射是致命的。治疗视网膜脱落时进行玻璃体内注射液状硅酮会产生延迟的视觉影响（见下文）。

哺乳 进行过乳房植入的母亲需要哺乳而带来的潜在的影响已经受到关注。有报道表明这类母亲哺育的儿童会发生食管功能障碍[1]，虽然这些发现并没有被后续的报道进一步证实。因此 American Academy of Pediatrics 表示[2]目前的证据不足以证明能够将硅酮植入划分到哺乳的非适应证中。

1. Levine JJ, Ilowite NT. Sclerodermalike esophageal disease in children breast-fed by mothers with silicone breast implants. *JAMA* 1994; **271:** 213–6. Correction. *ibid.*; **272:** 770.
2. American Academy of Pediatrics. The transfer of drugs and other chemicals into human milk. *Pediatrics* 2001; **108:** 776–89. [Retired May 2010] Correction. *ibid.*; 1029. Also available at: http://aappolicy.aappublications.org/cgi/content/full/pediatrics%3b108/3/776 (accessed 20/11/07)

结缔组织病变 自从 20 世纪 60 年代早期引入硅酮乳房植入，有大量报道使用这类植入物进行过乳房重建或者扩增的妇女会发生各种结缔组织病变。其中有关硬皮病的报道最为多见，其他病变还有系统性红斑狼疮、风湿性关节炎和炎症性肌病。还有报道发生肌肉骨骼模糊症状、发热和疲劳综合征。这些案例使得 FDA 在 1992 年 1 月宣布美国暂停使用硅酮进行乳房植入。然而，除了只有一份自我报告的症状研究显示了该风险有很小程度的增加以外[1]，到目前为止进行的大量的流行病学研究[2~5]、荟萃分析[6~8]以及来自英国 Medical Devices Agency 的综述都无法证明硅酮乳房植入和结缔组织病变有任何联系。在进行了证据的回顾后，FDA 在 2006 年重新批准了硅酮乳房植埋剂的销售，可用于所有年龄段的妇女的乳房重建术，以及在 22 岁及以上的妇女的化妆品中使用[9]；但要求生产厂家在批准后对其进行 10 年的安全性研究。

1. Hennekens CH, *et al.* Self-reported breast implants and connective-tissue diseases in female health professionals: a retrospective cohort study. *JAMA* 1996; **275:** 616–21.
2. Gabriel SE, *et al.* Risk of connective-tissue diseases and other disorders after breast implantation. *N Engl J Med* 1994; **330:** 1697–1702.
3. Sánchez-Guerrero J, *et al.* Silicone breast implants and the risk of connective-tissue diseases and symptoms. *N Engl J Med* 1995; **332:** 1666–70.
4. Silverman BG, *et al.* Reported complications of silicone gel breast implants: an epidemiologic review. *Ann Intern Med* 1996; **124:** 744–56.
5. Nyrén O, *et al.* Risk of connective tissue disease and related disorders among women with breast implants: a nation-wide retrospective cohort study in Sweden. *BMJ* 1998; **316:** 417–22.
6. Janowsky EC, *et al.* Meta-analyses of the relation between silicone breast implants and the risk of connective-tissue diseases. *N Engl J Med* 2000; **342:** 781–90.
7. Lipworth L, *et al.* Silicone breast implants and connective tissue disease: an updated review of the epidemiologic evidence. *Ann Plast Surg* 2004; **52:** 598–601.
8. Lipworth L, *et al.* Breast implants and fibromyalgia: a review of the epidemiological evidence. *Ann Plast Surg* 2004; **52:** 284–7.
9. Food and Drug Administration. FDA approves silicone gel-filled breast implants after in-depth evaluation (issued 17/11/06). Available at: http://www.fda.gov/NewsEvents/Newsroom/PressAnnouncements/2006/ucm108790.htm (accessed 23/08/10)

用途和用法

二甲硅油和其他硅酮类都是防水的，并且表面张力很低。它们在外用的屏障制剂中使用，用于保护皮肤免受水溶性物质的刺激。有二甲硅油的乳膏剂、洗剂和软膏剂用于防止褥疮和尿布疹，也用于防止失禁或孔道溢流（stomadischarge）造成的损伤。4%的二甲硅油溶液用于成人或者大于 6 个月的儿童治疗头部虱病。硅酮制剂不应该用于有炎症或者磨损需要自由排液的皮肤。硅酮，通常为二甲硅油，也被用于局部创伤包敷，以减少瘢痕隆起及色素沉着。它们还用于口服固体制剂，包括缓释制剂。

硅酮也用于风湿病的关节成形术，通过玻璃体内注射治疗视网膜脱落，通过皮下注射或者植入用于重建术或者美容手术中。

二甲硅油，特别是西甲硅油（活化的二甲硅油）(第 1691 页)，用于肠胃气胀的治疗。

虱病 局部应用二甲硅油治疗虱病（第 1917 页）的参考文献如下[1~4]。二甲硅油的作用可能是破坏虱维持液体平衡的能力。

1. Burgess IF, *et al.* Treatment of head louse infestation with 4% dimeticone lotion: randomised controlled equivalence trial. *BMJ* 2005; **330:** 1423.
2. Burgess IF, *et al.* Randomised, controlled, assessor blind trial comparing 4% dimeticone lotion with 0.5% malathion liquid for head louse infestation. *PLoS One* 2007; **2:** e1127.
3. Heukelbach J, *et al.* A highly efficacious pediculicide based on dimeticone: randomized observer blinded comparative trial. *BMC Infect Dis* 2008; **8:** 115.
4. Burgess IF. The mode of action of dimeticone 4% lotion against head lice, *Pediculus capitis*. *BMC Pharmacol* 2009; **9:** 3.

视网膜脱落 视网膜脱落是指视网膜与下层的视网膜色素上皮发生分离，通常需要手术修复。单独使用硅酮或与全氟碳联合[1,2]用于玻璃体内注射液的方法，已用于治疗复杂性或者持续性视网膜脱落，于术中或术后进行视网膜填塞[3]。大多数情况，二甲硅油液体之后可以眼移除[4]。高密度的二甲硅油液体被越来越多的使用[5]。有报道发现使用二甲硅油液体触发了炎症反应，并在移除药物后仍会持续[6]。在其使用后的其他迟发并发症可能有白内障、青光眼及角膜病变。

1. Rizzo S, *et al.* Long-term vitreous replacement with perfluorohexyloctane and silicone oil: preliminary reports of a multicentric study. *Ophthalmologica* 2005; **219:** 147–53.
2. Schwartz SG, *et al.* Tamponade in surgery for retinal detachment associated with proliferative vitreoretinopathy. Available in The Cochrane Database of Systematic Reviews; Issue 4. Chichester: John Wiley; 2009 (accessed 16/06/10).
3. Quiram PA, *et al.* Outcomes of vitrectomy with inferior retinectomy in patients with recurrent rhegmatogenous retinal detachments and proliferative vitreoretinopathy. *Ophthalmology* 2006; **113:** 2041–7.
4. Szurman P, *et al.* Primary silicone oil tamponade in the management of severe intraocular foreign body injuries: an 8-year follow-up. *Retina* 2007; **27:** 304–11.
5. Herbrig E, *et al.* Anatomical and functional results of endotamponade with heavy silicone oil – Densiron® 68 – in complicated retinal detachment. *Ophthalmic Res* 2007; **39:** 198–206.
6. Wickham LJ, *et al.* Immunopathology of intraocular silicone oil: retina and epiretinal membranes. *Br J Ophthalmol* 2007; **91:** 258–62.

制剂

专利制剂

Arg.: Aerogal; Atoderm†; Darin-KA; Epi-Derm; Europiel; Finescar; Kurapel; Skinderm SIL; Xeragel; ***Austral.:*** Dermatix; Egozite Protective Baby Lotion; Instru-Safe†; Rosken Skin Repair; Silic 15; ***Belg.:*** Mepitel; ***Canad.:*** Barriere; Clinique Comfort; Comfort Shield; Dermatix Si†; Proshield Plus; Readybath; Readycleanse; ***Chile:*** Epi-Derm; Lomprax; Neogasol; Para; ***Fr.:*** Cica-Care; Dermatix; Ophtasiloxane; ***Ger.:*** Dermatix; Jacutin; Jaikin N†; Mepiform; Mepilex; Mepitel; Nyda L; Siluron-1000, -2000, -5000; Symadal M; ***Hong Kong:*** Dermatix; Egozite Protective Baby Lotion†; Silic 15; Skin Repair†; Uni-Methicone; ***Hung.:*** Dermatix; Fomarex†; ***Indon.:*** Dermatix; ***Irl.:*** Dermatix; ***Israel:*** Hedrin; ***Ital.:*** Cica-Care; Mepiform; Mepitel; ***Malaysia:*** Dermatix; Egozite Protective Baby Lotion; Silic 15; ***Mex.:*** Dermatix Ultra; ***Neth.:*** SIL-1000, -5000; ***NZ:*** DP Barrier Cream†; Egozite Protective Baby Lotion; Silicare†; ***Philipp.:*** Cica-Care; Dermatix; ***Pol.:*** Silol; ***Port.:*** Piky; ***Singapore:*** Baritex†; Dermatix; Rosken Skin Repair; Silic 15; ***UK:*** Cica-Care; Dermatix; Hedrin; Mepiform; NYDA; Silgel; ***USA:*** Mentholatum Softlips; Pro-Q.

多组分制剂 ***Arg.:*** Assy Max; Sumo Full Contact; Talquisedan; ***Austral.:*** Dermalife Plus†; Dimethicream; Eczema Cream; Egozite Baby Cream; Hamilton Pine Tar with Menthol; Hamilton Skin Repair†; Nappy-Mate†; Silcon†; ***Austria:*** Ceolat Compositum; Evalgan†; ***Braz.:*** Balmex; ***Canad.:*** Blistex Lip Balm; Blistex Ultra Protection Lip Balm; Complex 15†; Gold Bond Extra Strength Medicated; Gold Bond Medicated; Moisturel; Zilactin-Lip†; ***Chile:*** Aero Itan; Balsamo Analgesico con Fenilbutazona; Blisprotex; Exomega Barrera; Neopankreoflat; Talquisedan; Ureadin 30; Xeragel; ***Denm.:*** Silan; ***Fr.:*** Supro†; ***Ger.:*** Densiron 68; EtoPril; Itax; ***Gr.:*** Rikospray Silicone; ***Hong Kong:*** DS Emulsion†; Egozite Baby Cream; Hamilton Skin Repair†; Natamin C; Vasogen; ***India:*** Siloderm; Tinidafyl Plus; ***Indon.:*** Kelo-Cote; Sodermix; ***Irl.:*** Conotrane†; Cymex; Sprilon; Vasogen; ***Israel:*** Kamil Blue; Kelo-Cote; ***Ital.:*** Angstrom Viso; Plurilac; Rikospray; ***Malaysia:*** Egozite Baby Cream; Norash; Palmer's Cocoa Butter Formula Scar Serum; ***Mex.:*** Hidribet†; ***Mon.:*** Dermo Silanols; ***NZ:*** Egoderm; Egozite Baby; Karicare Barrier Cream†; Rosken Skin Repair; Silic; ***S.Afr.:*** Arola Rosebalm†; Siopel; ***Singapore:*** Egozite Baby Cream; Egozite Protective Baby Lotion†; Scar Esthetique; ***Spain:*** Dermo Halibut; Proskin; Silidermil; ***Swed.:*** Silon; ***UK:*** Conotrane; Cymex; Full Marks Solution; Siopel; Sprilon; Vasogen; ***USA:*** A+D Zinc Oxide Cream; Blistex Lip Balm; ControlRx; Diaper Guard; Dyprotex; Gold Bond Intensive Healing; Gold Bond Medicated Triple Action Relief; Herpecin-L; Lansinoh Diaper Rash; Maxilube; Mentholatum Cherry Ice; Mentholatum Natural Ice; Mentholatum Softlips Lipbalm; Mentholatum Softlips Lipbalm (UV); Neosalus; Soothe & Cool; ***Venez.:*** Hidribet.

Sodium Cetostearyl Sulfate 十六十八烷基硫酸钠

Cetoestearilsulfato de sodio; Cétostéaryle (sulfate de) sodique; Cetylstearylschwefelsaures Natrium; Natrii cetylo- et stearylosulfas; Natrio cetostearilo sulfatas; Natrium Cetylosulphuricum; Natrium Cetylstearylosulphuricum; Nátrium-cetil-sztearil-szulfát; Natriumcetostearylsulfat; Natrium-cetylstearyl-sulfát; Natriumsetostearyylisulfaatti; Sodium Cetostearyl Sulphate; Sodu cetostearylosiarczan.

Натрия Цетостеарилсульфат

CAS — 1120-01-0 (sodium cetyl sulfate); 1120-04-3 (sodium stearyl sulfate).

UNII — 7ZBS06BH4B.

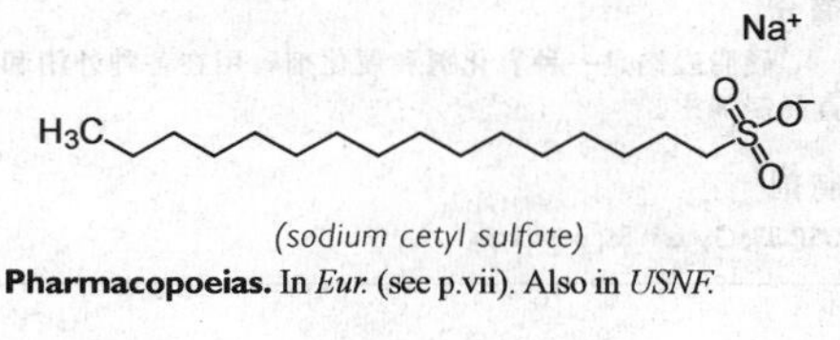

(sodium cetyl sulfate)

Pharmacopoeias. In *Eur.* (see p.vii). Also in *USNF.*

Ph. Eur. 6.8（Sodium cetostearyl Sulphate） 是十六烷基硫酸钠（$C_{16}H_{33}NaO_4S$=344.5）和十八烷基硫酸钠（$C_{18}H_{37}NaO_4S$=372.5）的混合物。十六十八烷基硫酸钠为白色或淡黄色非结晶性或结晶性粉末。溶于热水形成带乳光的溶液；几乎不溶于冷水；部分溶于乙醇。

USNF 28（Sodium cetostearyl Sulfate） 是十六烷基硫酸钠（$C_{16}H_{33}NaO_4S$=344.5）和十八烷基硫酸钠（$C_{18}H_{37}NaO_4S$=372.5）的混合物。按无水成分计算，含有不少于 40.0%的十六烷基硫酸钠，十六烷基硫酸钠和十八烷基硫酸钠的总和不少于 90.0%。十六十八烷基硫酸钠为白色或淡黄色非结晶性或结晶性粉末。溶于热水形成带乳光的溶液；几乎不溶于冷水；部分溶于乙醇。

简介

十六十八烷基磺酸钠是阴离子型表面活性剂，可用作去污剂和润湿剂。

Sodium Cocoyl Isetionate 椰油基羟乙基磺酸钠

Sodium Cocoyl Isethionate.

Кокоил Изетионат Натрия

CAS — 61789-32-0.

UNII — 518XTE8493.

简介

椰油基羟乙基磺酸钠是椰油脂肪酸磺酸酯的钠盐。它是一个阴离子表面活性剂，用作肥皂的代替品。椰油基肌氨酸钠的用途与其类似。

制剂

专利制剂

Hong Kong: Physiogel; ***Indon.:*** Physiogel†; ***Ital.:*** Physiogel; ***Philipp.:*** Physiogel; ***Singapore:*** Physiogel; ***Thai.:*** Physiogel.

多组分制剂 ***Mex.:*** Bonaven.

Sodium Laurilsulfate (*pINNM*) 十二烷基硫酸钠

Laurilsulfate de Sodium; Laurilsulfato de sodio; Laurilsulfato de Sódio; Natrii laurilsulfas; Natrio laurilsulfatas; Natrium Lauryl Sulphuricum; Natriumlaurilsulfat; Nátrium-lauril-szulfát; Natrium-lauryl-sulfát; Natriumlauryylisulfaatti; Sodium Dodecyl Sulphate; Sodium, laurilsulfate de; Sodium Lauryl Sulfate; Sodium Lauryl Sulphate; Sodu dodecylosiarczan; Sodu laurylosiarczan.

Натрий Лаурилсульфат

CAS — 151-21-3.

UNII — 368GB5141J.

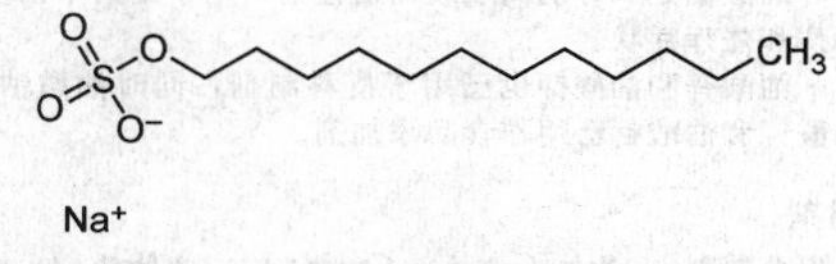

Pharmacopoeias. In *Chin.*, *Eur.* (see p.vii), and *Jpn*. Also in *USNF.*

Ph. Eur. 6.8（Sodium Laurilsulfate；Sodium Laurl Sulphate BP 2010） 它是烷基硫酸钠的混合物，主要由十二烷基硫酸钠（$C_{12}H_{25}NaO_4S$=288.4）组成。它含有不少于 85.0%的烷基硫酸钠和总共不多于 8%的氯化钠和硫酸钠。为白色或淡黄色粉末或结晶。易溶于水形成带乳光的溶液；部分溶于乙醇。

USNF 28（Sodium Lauryl Sulfate） 它是烷基硫酸钠的混合物，主要由十二烷基硫酸钠（$C_{12}H_{25}NaO_4S$=288.4）组成，兼有的内容物氯化钠和硫酸钠不多于 8%。为细小、白色或淡黄色晶体，具有轻微特殊臭。溶于水（1∶10)，形成带乳光的溶液。

配伍禁忌 十二烷基硫酸钠与阳离子表面活性剂（如溴化十六烷基三甲铵）相互作用，导致其活性降低。它与多价金属离子的盐（如铝、铅、锡或锌）不能共存，与 pH 值低于 2.5 的酸不能共存。由于其相应的钙盐和镁盐的可溶性，所以十二烷基硫酸钠不受硬水影响。

简介

十二烷基硫酸钠是一种阴离子乳化剂，也是一种清洁剂和润湿剂，在酸、碱和硬水中都有效。它在药用的洗发剂中作为皮肤清洗剂，也用于牙膏中。它也用于乳化蜡（第 1953 页）的制备。它还用作片剂的润滑剂。长期接触十二烷基硫酸钠可能会刺激皮肤或黏膜。

其他十二烷基硫酸盐的表面活性性质已被使用。这些十二烷基硫酸盐包括单乙醇胺十二烷基硫酸盐、二乙醇胺十二烷基硫酸盐、三乙醇胺十二烷基硫酸盐、十二烷基硫酸镁和十二烷基硫酸铵。类似的表面活性剂包括十二烷基醚硫酸钠和烷基磺基醋酸钠（如十二烷基磺基醋酸钠）。

十二烷基硫酸钠和相关的表面活性剂也包含在供直肠使用的一些复方制剂中，用于治疗便秘。

超敏反应 关于牙膏中的十二烷基硫酸钠引起的口腔反应已有报道[1,2]。

1. Lee A-Y, *et al.* 2 cases of allergic contact cheilitis from sodium lauryl sulfate in toothpaste. *Contact Dermatitis* 2000; **42:** 111.
2. Ersoy M, *et al.* The allergy of toothpaste: a case report. *Allergol Immunopathol (Madr)* 2008; **36:** 368–70.

制剂

BP 2010: Emulsifying Wax.

专利制剂

Arg.: Euroclear; Limectant; ***Chile:*** Solucion Detergente; ***Fr.:*** Gyalme†; Saforelle; ***Hong Kong:*** Lowila Cake†; ***Mex.:*** Aquanil; ***Spain:*** Anticerumen.

多组分制剂 ***Arg.:*** Caien†; Micronema; Nigalax; Ninderm; Plus & Plus; ***Austral.:*** Fleet Micro-Enema†; Micolette; Microlax; Pinetarsol; ***Austria:*** Microklist; ***Belg.:*** Microlax; Neo-Sabenyl; ***Canad.:*** Aseptone 2; Microlax; Plax; SH-206†; ***Cz.:*** Dermofug†; ***Denm.:*** Microlax; ***Fin.:*** Microlax; ***Fr.:*** Bactident; Microlax; Ysol 206; ***Ger.:*** Dermowas; Microklist; ***Gr.:*** Dermacide; Sabenyl; ***Hong Kong:*** Microlax†; ***Indon.:*** Laxarec†; Microlax; Sodermix; ***Irl.:*** Dentinox Cradle Cap; Micolette; Microlax; ***Israel:*** Microlet; ***Ital.:*** Eso Zim; Merankol Pastiglie; Novilax; ***Malaysia:*** Dentinox Cradle Cap; Lorasil Feminine Hygiene†; ***Mex.:*** Microlax; ***Neth.:*** Casen Mikroklysma; Microlax; ***Norw.:*** Microlax; ***NZ:*** Fleet Micro-Enema†; Microlax; ***Pol.:*** Rektiolax; ***Port.:*** Fleet Micro-Enema†; Microlax; ***Rus.:*** Microlax (Микролакс); ***S.Afr.:*** Adco-Medigel; Microlax†; ***Singapore:*** Dentinox Cradle Cap; Microlax; ***Spain:*** Clisteran; Micralax; ***Swed.:*** Microlax; ***Switz.:*** Microklist; ***Turk.:*** SH-206; ***UK:*** Dentinox Cradle Cap; Micolette; Micralax; Relaxit; ***USA:*** Bodi Kleen; Cetaklenz; Geri-Lav Free; Klout; Maxilube; Summers Eve Post-Menstrual; Trichotine; Trimo-San; ***Venez.:*** Novafix Vitar†.

Sodium Oleate 油酸钠

Oleato de sodio.

Олеиновокислый Натрий

CAS — 143-19-1.

UNII — 399SL044HN.

CH_3 … O^- Na^+

简介

油酸钠是一种阴离子表面活性剂，用于制剂中以缓解痔和瘙痒症状。

油酸锌和油酸钾也已用于皮科制剂，同时油酸钠、油酸钾和油酸钙已用作食品添加剂。

制剂

多组分制剂 ***Belg.:*** Cose-Anal; ***Canad.:*** Artechol; ***Neth.:*** Epianal; ***Norw.:*** Alcos-Anal; ***Swed.:*** Alcos-Anal.

Sodium Starch Glycolate 羟乙酸淀粉钠

Carboximetilalmidón sódico; Carboxyméthylamidon sodique; Carboxymethylamylum natricum; Glicolato sódico de almidón; Karboksymetyloskrobia sodowa; Karboximetilkeményítő-nátrium; Karboxymethylškrob sodná sůl; Natriumstärkelseglykolat; Natriumtärkkelysglykolaatti; Sodium Carboxymethyl Starch; Sodium Starch Glycollate; Starch Sodium Glycolate.

Натрия Гликолят Крахмала

CAS — 9063-38-1.

UNII — 5856J3G2A2 (sodium starch glycolate type A potato).

CH_2COONa, CH_2OH, CH_2O, OH, n

Pharmacopoeias. In *Chin., Eur.* (see p.vii), and *Jpn.* Also in *USNF.*

Ph. Eur. 6.8［Sodium Starch Glycolate（TypeA）；Carboxymethylamylum Natricum A］ 为交联的部分 *O*-羧甲基化马铃薯淀粉的钠盐。按用 80% 乙醇冲洗并干燥后的量计算，含有 2.8%～4.2% 的钠。一种细微的、白色或类白色、非常吸湿的、自由流动的粉末。在水中它可形成半透明的混悬液，几乎不溶于二氯甲烷。3.33% 混悬水溶液的 pH 值为 5.5～7.5。贮藏于密闭容器中。避光。

Ph. Eur. 6.8［Sodium Starch Glycolate（TypeB）；Carboxymethylamylum Natricum B］ 为交联的部分 *O*-羧甲基化马铃薯淀粉的钠盐。按用 80% 乙醇冲洗并干燥后的量计算，含有 2.0%～3.4% 的钠。一种细微的、白色或类白色、非常吸湿的、自由流动的粉末。在水中它可形成半透明的混悬液，几乎不溶于二氯甲烷。3.33% 混悬水溶液的 pH 值为 3.0～5.0。贮藏于密闭容器中。避光。

Ph. Eur. 6.8［Sodium Starch Glycolate（TypeC）；Carboxymethylamylum Natricum C］ 通过物理脱水交联的部分 *O*-羧甲基淀粉的钠盐。按用 80% 乙醇冲洗并干燥后的量计算，含有 2.8%～5.0% 的钠。一种细微的、白色或类白色、非常吸湿的、自由流动的粉末。在水中它可形成半透明的凝胶样液体，几乎不溶于二氯甲烷。3.33% 凝胶水溶液的 pH 值为 5.5～7.5。贮藏于密闭容器中。避光。

USNF 28（Sodium Starch Glycolate） 淀粉羧甲基醚或交联淀粉羧甲基醚的钠盐。它可含有不高于 7.0% 的氯化钠。钠含量在 2.8%～4.2%（A 型）或 2.0%～3.4%（B 型）。1g 于 30ml 水中混悬液的 pH 值为 5.5～7.5（A 型）或 3.0～5.0（B 型）。

白色、无臭、相对自由流动的粉末。有几种不同黏度的等级。2% 浓度的羟乙酸淀粉钠在冷水中分散沉降，静置后形成高含水层。避免贮藏于温湿度变化大容易发生结块的环境中。

用途

羟乙酸淀粉钠用作片剂的崩解剂。

Sodium Stearate 硬脂酸钠

Estearato de sodio; Natrii stearas; Natrio stearatas; Natriumstearaatti; Natriumstearat; Sodium, stéarate de; Sodu stearynian; Stearan sodný.

Стеарат Натрия

CAS — 408-35-5 (sodium palmitate); 822-16-2 (sodium stearate).

UNII — QU7E2XA9TG.

CH_3 … O^- Na^+

(sodium stearate)

Pharmacopoeias. In *Eur.* (see p.vii). Also in *USNF.*

Ph. Eur. 6.8（Sodium Stearate） 不同脂肪酸的钠盐混合物，主要为硬脂酸钠（$C_{18}H_{35}O_2Na$＝306.5）和棕榈酸钠（$C_{16}H_{31}O_2Na$＝278.4）。按干燥物计算，它含有 7.4%～8.5% 的钠。脂肪酸部分含不少于 40% 的硬脂酸以及总和不少于 90% 的硬脂酸和棕榈酸。硬脂酸钠是具有滑腻感的白色或淡黄色细粉。微溶于水和乙醇。贮藏于密闭容器中避光。

USNF 28（Sodium Stearate） 一种硬脂酸钠（$C_{18}H_{35}NaO_2$＝306.5）和棕榈酸钠（$C_{16}H_{31}NaO_2$＝278.4）总和不少于 90% 的混合物，硬脂酸钠不少于 40%，还含有少量其他脂肪酸的钠盐。硬脂酸钠是具有滑腻感的白色细粉，带有微弱的动物油脂臭。缓慢溶于冷水和冷乙醇；易溶于热水和热乙醇。避光。

简介

硬脂酸钠是一种乳化剂和硬化剂，用在各种外用和直肠制剂中。

制剂

USP 33: Glycerin Suppositories.

Sodium Stearyl Fumarate 十八烷基富马酸钠

Fumarato de estearilo y sodio; Natrii stearylis fumaras; Natrio stearilfumaratas; Natriumstearylfumarat; Natrium-stearyl-fumarát; Natriumstearyylifumaraatti; Nátrium-sztearil-fumarát; Stéaryle (fumarate de) sodique.

Натрия Стеарилфумарат

$C_{22}H_{39}NaO_4$ = 390.5.

CAS — 4070-80-8.

UNII — 7CV7WJK4UI.

H_3C … O^- Na^+

Pharmacopoeias. In *Eur.* (see p.vii). Also in *USNF.*

Ph. Eur. 6.8（Sodium Stearyl Fumarate） 精细、白色或类白色粉末，伴有扁平的环状颗粒积聚。几乎不溶于水、乙醇和丙酮；微溶于甲醇。

USNF 28（Sodium Stearyl Fumarate） 白色粉末。几乎不溶于水；微溶于甲醇。

简介

在片剂和胶囊剂生产中十八烷基富马酸钠用作润滑剂。

Sodium Tetradecyl Sulfate (*rINN*) 十四烷基硫酸钠

Natrii Tetradecylis Sulfas; Natriumtetradecylsulfat; Natriumtetradekyylisulfaatti; Sodium Tetradecyl Sulphate; Tetradecilsulfato de sodio; Tétradécyl Sulfate de Sodium. Sodium 4-ethyl-1-isobutyloctyl sulfate.

Натрия Тетрадецил Сульфат

$C_{14}H_{29}NaO_4S$ = 316.4.

CAS — 139-88-8.

ATC — C05BB04.

ATC Vet — QC05BB04.

UNII — Q1SUG5KBD6.

CH_3, CH_3, H_3C, $O=S=O$, O^-, H_3C, Na^+

Pharmacopoeias. *Br.* includes as a concentrated form.

BP 2010（Sodium Tetradecyl Sulfate） 澄清、无色凝胶。贮藏温度不超过 25℃。避光。

不良反应和注意事项

注射类似十四烷基硫酸钠的硬化剂进行硬化治疗所引起的并发症，在**油酸单乙醇胺**（第 2285 页）项下进行讨论。

用法和用途

十四烷基硫酸钠是一种阴离子表面活性剂。它具有硬化性质，用于治疗静脉曲张（第 2286 页）。也用于治疗出血性食管静脉曲张（第 2285 页）。还可以尝试用于内镜注射治疗不伴静脉曲张的消化性溃疡出血（第 1625 页）。

静脉曲张硬化疗法是一项专门技术。将十四烷基硫酸钠的溶液慢慢注射进浅层静脉腔内并予压迫。各种浓度（0.2%～3%）的溶液都有效，剂量取决于部位和疾病的情况。对于有过敏史的患者，可先使用试验量。应有治疗过敏反应的设备。

制剂

BP 2010: Sodium Tetradecyl Sulphate Injection.

专利制剂

Arg.: Fibro-Vein; ***Austral.:*** Fibro-Vein; ***Canad.:*** Trombject; Trombovar†; ***Cz.:*** Fibro-Vein†; ***Fr.:*** Trombovar; ***Hung.:*** Fibro-Vein; ***Irl.:*** Fibro-Vein; ***Israel:*** STS; ***Ital.:*** Fibro-Vein; Trombovar; ***Neth.:*** Trombovar; ***NZ:*** Fibro-Vein; ***Rus.:*** Trombovar (Тромбовар)†; ***S.Afr.:*** Fibrovein; STD†; ***Singapore:*** Trombovar; ***UK:*** Fibro-Vein; ***USA:*** Sotradecol.

White Soft Paraffin 白凡士林

905 (mineral hydrocarbons); Minkštasis baltas parafinas; Paraff. Moll. Alb.; Paraffinum Molle Album; Parafina blanda blanca; Valkovaseliini; Vaselin, vitt; Vaselina blanca; Vaselina Branca; Vaselina filante; Vaseline blanche; Vaseline Officinale; Vaselinum album; Vazelína bílá; Wazelina biała; White Petrolatum; White Petroleum Jelly.

Белый Вазелин

Pharmacopoeias. In *Chin., Eur.* (see p.vii), *Int., Jpn, US,* and *Viet.*

Many pharmacopoeias use the title Vaselinum Album; in some countries the name 'Vaseline' is a trade-mark.

Ph. Eur. 6.8 (Paraffin, White Soft) 从石油中获取的，经过纯化、完全或部分漂白的半固体烃的混合物。它可能包含适当的抗氧化剂。本品不适用于口服。为白色或类白色、半透明、软的油状团块。熔化时在日光下有微弱的荧光。熔点为35～70℃。几乎不溶于水、乙醇和丙三醇；可溶于二氯甲烷。避光。

BP 2010 批准 White Petroleum Jelly 作为同义词。

USP 33 (White Petrolatum) 从石油中获取的，经过纯化、完全或部分漂白的半固体烃的混合物。可能含有适当的稳定剂。为白色或微黄色油状团块，薄片状态下即便冷却到0℃仍然透明。不溶于水；微溶于冷的或热的乙醇和冷的无水乙醇；极易溶解于氯仿、苯和二硫化碳；可溶于乙醚、石油醚和大多数非挥发油及挥发油。

Yellow Soft Paraffin 黄凡士林

Keltavaseliini; Minkštasis geltonas parafinas; Paraff. Moll. Flav.; Paraffinum Molle Flavum; Petrolatum; Petroleum Jelly; Sárga vazelin; Vaselin, gult; Vaselina Amarela; Vaselina amarilla; Vaselina filante amarilla; Vaseline jaune; Vaselinum flavum; Vazelína žlutá; Wazelina żółta; Yellow Petrolatum; Yellow Petroleum Jelly.

Жёлтый Вазелин

CAS — 8009-03-8.

UNII — 4T6H12BN9U.

Pharmacopoeias. In *Chin., Eur.* (see p.vii), *Int., Jpn,* and *US.*

Many pharmacopoeias use the title Vaselinum Flavum; in some countries the name 'Vaseline' is a trade-mark.

Ph. Eur. 6.8 (Paraffin, Yellow Soft) 从石油中获取的，经过纯化的半固体烃类混合物。为黄色、半透明、油质团块，熔化时在日光下有微弱的荧光。滴点为40～60℃。几乎不溶于水、乙醇和丙三醇；可溶于二氯甲烷。避光。

USP 33 (Petrolatum) 从石油中获取的，经过纯化的半固体烃类混合物。可能含有适当的稳定剂。为黄色至浅琥珀色的油质团块。熔化后的荧光非常微弱。薄片状态下为透明的。不会或基本不会酸败。熔点为38～60℃。不溶于水；几乎不溶于冷的或者热的乙醇和冷的无水乙醇；极易溶于苯、二硫化碳、氯仿和松节油；可溶于乙醚、石油醚和大多数非挥发油以及挥发油。

不良反应

外用制剂中的凡士林很少引起不良反应，但是有发生过敏反应和痤疮的报道。也有在吸收或注射后发生肉芽肿，吸入后发生脂质性肺炎的报道。

起火的风险 5名患者在使用了软石蜡为基质的发油后，意外点燃了头发，造成对头皮、面部以及手部的烧伤[1]。4名患者发生吸入性损伤，其中2名需要插管治疗。有1名患者使用含有石蜡为基质的绷带治疗牛皮癣。患者吸烟时，绷带被点燃，最终导致死亡[2]。因此 *BNF* 建议使用以石蜡为基质的润滑剂的患者，不应吸烟，并且应远离火源。

1. Bascom R, *et al.* Inhalation injury related to use of petrolatum-based hair grease. *J Burn Care Rehabil* 1984; **5:** 327–30.
2. National Patient Safety Agency. Managing the fire hazard with paraffin based skin products on dressings and clothing (issued on 26 November 2007).
Available at: http://www.nrls.npsa.nhs.uk/EasySiteWeb/getresource.axd?AssetID=60266&type=full&servicetype=Attachment (accessed 23/08/10)

超敏反应 有关凡士林产品的致敏性已经有研究[1～4]。相对它们广泛的使用，过敏反应的报道还是非常少的[4]，大约80000名患者的白凡士林过敏试验中，只有29例呈阳性。虽然不同产品之间的致敏性不同，总体来看白凡士林比黄凡士林的致敏性弱。致敏的物质可能是在原料来源以及纯化步骤中由某种特殊的石蜡带来的杂质多环芳烃。只有最纯的级别才能用于药品、化妆品和皮肤过敏试验。高度纯化的白凡士林要优于黄凡士林。

1. Dooms-Goossens A, Degreef H. Contact allergy to petrolatums (I). Sensitising capacity of different brands of yellow and white petrolatums. *Contact Dermatitis* 1983; **9:** 175–85.
2. Dooms-Goossens A, Degreef H. Contact allergy to petrolatums (II). Attempts to identify the nature of the allergens. *Contact Dermatitis* 1983; **9:** 247–56.
3. Dooms-Goossens A, Dooms M. Contact allergy to petrolatums (III). Allergenicity prediction and pharmacopoeial requirements. *Contact Dermatitis* 1983; **9:** 352–9.
4. Schnuch A, *et al.* White petrolatum (Ph. Eur.) is virtually non-sensitizing: analysis of IVDK data on 80 000 patients tested between 1992 and 2004 and short discussion of identification and designation of allergens. *Contact Dermatitis* 2006; **54:** 338–43.

脂质性肺炎 凡士林可以用来治疗脂质性肺炎，包括用于局部脸部治疗银屑病[1]，长期鼻腔内给药治疗鼻腔干燥[2]，还可作为鼻饲给药的润滑剂[3]。

1. Cohen MA, *et al.* Exogenous lipoid pneumonia caused by facial application of petrolatum. *J Am Acad Dermatol* 2003; **49:** 1128–30.
2. Brown AC, *et al.* Exogenous lipoid pneumonia due to nasal application of petroleum jelly. *Chest* 1994; **105:** 968–9.
3. Bernabeu Mora R, *et al.* Neumonía lipoidea aguda debiba a la aspiratión accidental de vaselina utilizada en un sondaje nasogástrico. *Arch Bronconeumol* 2000; **36:** 485–7.

用途和用法

凡士林用作软膏剂的基质，也在皮肤病治疗时作为润滑剂。它不容易被皮肤吸收。含凡士林的无菌敷料用于伤口的包敷和用作包扎材料。凡士林在干眼症（第1959页）的治疗中作为眼部润滑软膏剂的成分。凡士林也用于睫毛阴虱感染的治疗（见**虱病**，第1917页）。还可作为接触保护剂用来缓解体外超声碎石时的疼痛。凡士林也可用于食品制造业。

制剂

BP 2010: Cetomacrogol Emulsifying Ointment; Cetrimide Emulsifying Ointment; Emulsifying Ointment; Paraffin Ointment; Simple Eye Ointment; Simple Ointment; Wool Alcohols Ointment;

USP 33: Bland Lubricating Ophthalmic Ointment; Hydrophilic Ointment; Hydrophilic Petrolatum; Petrolatum Gauze; White Ointment; Yellow Ointment.

专利制剂

Austral.: Jelonet; Uni Salve†; ***Braz.:*** Vaselina; ***Canad.:*** Cetraben; Critic-Aid Clear; Prevex; Vaseline; ***Fr.:*** Cuticerin†; Jelonet; Tulle Gras; Vaselitulle; ***Ger.:*** Oleo Tull; ***Gr.:*** Vaseline Pure; ***Irl.:*** Dermamist; ***Ital.:*** Adaptic; Jelonet; Lomatuell H; ***Mex.:*** Formula Dermica; Lubrilin; ***Philipp.:*** Apollo; ***Rus.:*** Kliotex (Клиотекс); ***S.Afr.:*** Jelonet; ***Spain:*** Lacrilube; Vasfilm; ***Turk.:*** Duratears; ***UK:*** Dermamist; Jelonet; Vaseline; ***USA:*** Ocu-Lube.

多组分制剂 ***Arg.:*** Alcon Lagrimas; Aqualane; Benzalcrem; Milorix; ***Austral.:*** DermaVeen Moisturising; Dermeze; E45†; Lacri-Lube; Poly Visc; ***Austria:*** Tiroler Steinol; ***Belg.:*** Duratears; Lacrytube; Transitol; ***Canad.:*** A & D Ointment; Akwa Tears; Duolube; Flexitol Heel Balm; Hydrophil; Hypotears; Moisturel; Optilube; Refresh Lacri-Lube; Sebamed; Tears Naturale PM; Vaseline Lip Therapy†; ***Chile:*** Chapstick Medicated; Durasolets; Duratears; Ictyane; Lacri-Lube; Pasta Lassar; ***Denm.:*** Ojensalve Neutral; ***Fin.:*** Lacri-Lube; ***Fr.:*** Cellosorb; Codexial Zinc; Dexeryl; Grassolind Neutral; Ictyane; Ictyane HD; Oilatum Cream†; Transitol; Transulose; Vaseline Gomenolee; ***Ger.:*** Allergika†; Cellosorb†; Coliquifilm; Dexeryl; Sofra-Tull sine; Vita-POS; ***Gr.:*** Duratears; Vaseline Borique; Vaseline Oxyde Zinc; ***Hong Kong:*** Balneum†; Duratears; Oilatum Cream; ***India:*** Cetraben; ***Irl.:*** Lacri-Lube; Oilatum Junior; Silcocks Base; ***Israel:*** Duratears; Kamil Blue; Lacrimol; Vita-POS; ***Ital.:*** Lacrilube; Transitol; ***Malaysia:*** Balneum†; Duratears Naturale; Lacrilube†; Oilatum; Palmer's Cocoa Butter Formula Nappy Rash Ointment; Palmer's Cocoa Butter Formula Nursing Cream; ***Mex.:*** Transilax; ***Neth.:*** Duratears Z; Transulose; ***Norw.:*** Simplex; ***NZ:*** Lacrilube; Poly-Visc; ***Philipp.:*** Oilatum; ***Pol.:*** Amfobase†; Diprobase; E45; Unibasis; ***Singapore:*** Balneum; Duratears; Lacrilube; ***Spain:*** Lubrifilm; Tears Lubricante†; Vaselina Boricada; ***Switz.:*** Coliquifilm; ***Thai.:*** Duratears; Oilatum Cream†; ***Turk.:*** Cinkos; ***UK:*** 50:50; Cetraben Emollient; Diprobase; Emollin; Epaderm; Hewletts†; Hydromol; Imuderm; Lacri-Lube; Lubri-Tears†; Melrose; Oilatum Cream; Oilatum Junior; Zerocream; Zeroguent; ***USA:*** Akwa Tears; Albolene; Aquaphor; ARC; Bodi Care Lotion; Bottom Better; Chapstick Medicated Lip Balm; Desitin Creamy; Diaper Guard; Dry Eyes; Duratears Naturale; Formulation R; Hemorid For Women; Hydrocerin; Hypotears; Lacri-Gel; Lacri-Lube; LubriFresh PM; LubriTears; Paladin; Puralube†; Refresh PM; Stye; Systane Nighttime; Tears Again; Tears Renewed; Venelex; ***Venez.:*** Lacrimart†.

Soft Soap 软皂

Green Soap; Jabón blando; Jabón de potasa; Jabón verde; Medicinal Soft Soap; Mydło potasowe; Potassium Soap; Sabão Mole; Sapo Mollis.

Зелёное Мыло; Калиевое Мыло

Pharmacopoeias. In *Br., Chin.,* and *US.*

BP 2010 (Soft Soap) 由氢氧化钾或氢氧化钠同合适的植物油、油或它们的脂肪酸相互作用制得。可能含叶绿素或不多于0.015%的绿皂染料而带色。为黄白色至绿色或褐色的油膏状物质。溶于水和乙醇。

USP 33 (Green Soap) 由除椰子油和棕榈仁油外，不去甘油的合适植物油经皂化制得。USP33的制备方法为把油和油酸混合，然后把溶于甘油和水的氢氧化钾溶液加到热的混合物中。然后均匀的乳剂用热水调整到合适量。为具有轻微特殊臭的黄白色至棕色或黄绿色的，透明至半透明的油膏状物。

不良反应和处置

皂类和阴离子清洁剂能去除天然油脂，一般来说可能对皮肤产生刺激，引起皮肤发红、痛、裂和鳞屑及丘疹皮炎。本品可能对眼和黏膜有刺激，这就限制了皂类灌肠的应用。若皂或洗涤剂进入眼睛，会引起疼痛。摄入阴离子清洁剂可能引起胃肠刺激，如恶心、腹泻、肠扩张及偶尔引起呕吐。根据症状进行治疗。

用途

软皂用来治疗慢性鳞屑皮肤病，如银屑病（第1510页），也用于在洗剂应用之前清洁头皮。软皂的热水溶液曾用作灌肠剂以软化粪便，但由于可能引起结肠黏膜炎症，所以应该避免使用；现在使用其他的方法软化粪便（见**便秘**，第1616页）。软皂是**皂醑剂**（BP 2010）和**绿皂酊剂**（USP 33）的一种成分，用于皮肤清洁剂和洗涤剂。

钾皂（亚麻子油皂）已用于液体皂的制备中。硬皂（橄榄皂）和乳皂曾用作丸剂的赋形剂，也曾用于膏药的制备。

制剂

BP 2010: Soap Spirit;

USP 33: Green Soap; Green Soap Tincture.

多组分制剂 ***Austria:*** Waldheim Abführdragees forte; Waldheim Abführdragees mild†; ***Spain:*** Linimento Naion; ***USA:*** Therevac Plus; Therevac SB.

Solvent Ether 溶剂用乙醚

Aether; Aether Aethylicus; Aether Solvens; Diethyl Ether; Eetteri; Éter; Eter; Éter dietílico; Éter disolvente; Éter etílico; Éter ordinario; Éter sulfúrico; Eteris; Éther; Ether; Éther rectifié; Ethyl Ether; Ethyl Oxide; Etoxietano; Óxido dietílico.

Диэтиловый Эфир; Этиловый Эфир

$(C_2H_5)_2O$ = 74.12.

CAS — 60-29-7.

UNII — 0F5N573A2Y.

$H_3C\diagdown\!\diagup O\diagdown\!\diagup CH_3$

注：溶剂用乙醚不能用于麻醉，只有适当质量的乙醚才能用于麻醉（第1703页）。

Pharmacopoeias. In *Eur.* (see p.vii), *Jpn,* and *US.*

Ph. Eur. 6.8 (Ether) 一种无色、澄明、挥发性、高度易燃性液体。可能含有适当浓度的非挥发性抗氧化剂。相对密度为0.714～0.716。蒸馏沸程为34～35℃。可溶于水；与乙醇、二氯甲烷以及脂肪油混溶。8～15℃下贮藏于密闭容器中。避光。

USP 33 (Ether) 一种无色、可流动性、挥发性、易燃性液体，具有特殊甜味和刺激性臭。在空气和光的作用下缓慢氧化，形成过氧化物。沸点约35℃。相对密度为0.713～0.716。溶于水（1∶12）；与乙醇、氯仿、二氯甲烷、石油醚、苯、非挥发性油和挥发性油混溶；可溶于盐酸。贮藏于温度低于30℃的部分充满的容器中。远离火源。避光。

稳定性 虽然乙醚是最轻的液体之一，但是乙醚蒸气很重，比空气重2.5倍。

乙醚有很强的挥发性和易燃性，与氧气、一氧化氮或者空气以一定浓度混合后具有爆炸性。乙醚不能在明火或者任何能产生火花的电器存在的情况下使用，必须采取预防措施防止静电的产生。乙醚中含有爆炸性过氧化物，它是由于空气氧化产生的，蒸馏含有过氧化物的乙醚具有危险性。

不良反应

参见**麻醉乙醚**，见第1703页。摄入30～60ml乙醚可能致死。

用途

溶剂用乙醚广泛被用作工业和药用溶剂，也被用作食品加工的萃取剂。

制剂

专利制剂

Belg.: Proseptine.

多组分制剂 ***Belg.:*** Solution Antiseptique Stella†; ***Ger.:*** Hoffmannstropfen; ***S.Afr.:*** Chamberlains Traditional Colic Remedy†; Kramp-druppels; Moultons Pain Paint†.

Sorbitan Esters 山梨坦酯类

Sorbitán, ésteres del.

Эфиры Сорбитана

性状 山梨醇、单脱水山梨醇和二脱水山梨同醇脂肪酸形成的部分酯化的一系列混合物。

Sorbitan Laurate (*BAN, rINN*) 月桂酸山梨坦酯

E493; Laurato de sorbitán; Monolaurato de sorbitán; Sorbitaanilauraatti; Sorbitan, laurate de; Sorbitan Monolaurate (*USAN*); Sorbitani lauras; Sorbitanlaurat; Sorbitan-laurát; Sorbitano lauratas; Szorbitán-laurát.

Сорбитана Лаурат

$C_{18}H_{34}O_6$ (approximate).

CAS — 1338-39-2.

UNII — 6W9PS8B71J.

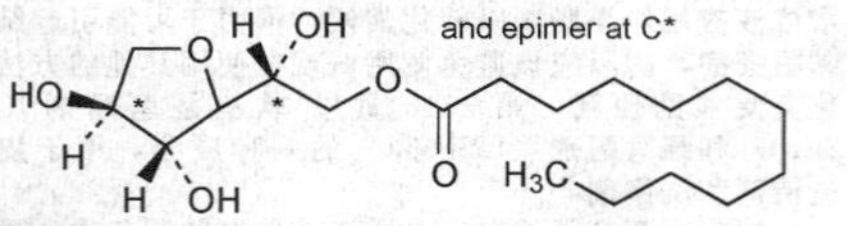

Pharmacopoeias. In *Eur.* (see p.vii). Also in *USNF.*

Ph. Eur. 6. 8（Sorbitan Laurate） 山梨醇和它的单脱水物、二脱水物同月桂酸形成的部分酯化的混合物。为黄褐色黏性液体。相对密度大约为 0.98。几乎不溶于水，但可分散在水中；能与乙醇混溶；微溶于棉籽油。避光。

USNF 28（Sorbitan Monolaurate） 山梨醇和它的单脱水物、二脱水物同月桂酸形成的部分酯化物。为黄色至琥珀色油状液体，伴有温和的特殊臭。不溶于水；溶于液状石蜡；微溶于棉籽油和乙酸乙酯。贮藏于密闭容器中。

Sorbitan Oleate（*BAN*，*rINN*）油酸山梨坦酯

E494; Monooleato de sorbitán; NSC-406239; Oleato de sorbitán; Sorbitaanioleaatti; Sorbitan Monooleate *(USAN)*; Sorbitan Mono-oleate; Sorbitan, oléate de; Sorbitani oleas; Sorbitano oleatas; Sorbitanoleat; Sorbitan-oleát; Szorbitán-oleát.

Сорбитана Олеат

$C_{24}H_{44}O_6$ (approximate).

CAS — 1338-43-8.

UNII — 06XEA2VD56.

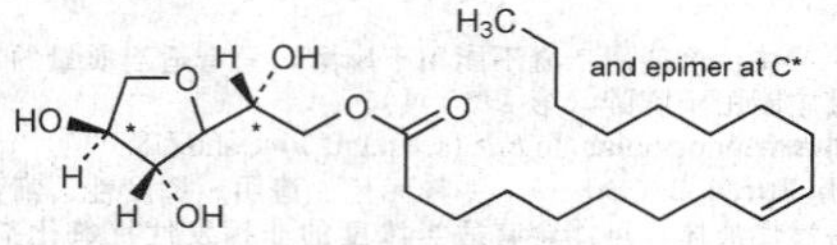

Pharmacopoeias. In *Eur.* (see p.vii). Also in *USNF.*

Ph. Eur. 6. 8（Sorbitan Oleate） 由 1mol 的山梨醇和单脱水山梨醇、二脱水山梨醇同 1mol 的油酸通过酯化作用而制得的混合物。可能加有适当的抗氧剂。为黄褐色黏性液体。相对密度 0.99，几乎不溶于水，但可分散在水里；能与乙醇混溶；溶于脂肪油形成不透明的浑浊溶液。避光。

USNF 28（Sorbitan Monooleate） 山梨醇和它的单脱水物、二脱水物的部分油酸酯。为黄色至琥珀色黏性油状液体，伴有温和的特殊臭。不溶于水和丙烯；能与矿物油和植物油混溶。贮藏于密闭容器中。

Sorbitan Palmitate（*BAN*，*rINN*）棕榈酸山梨坦酯

E495; Monopalmitato de sorbitán; Palmitato de sorbitán; Sorbitaanipalmitaatti; Sorbitan Monopalmitate *(USAN)*; Sorbitan, palmitate de; Sorbitani palmitas; Sorbitano palmitatas; Sorbitanpalmitat; Sorbitan-palmitát; Szorbitán-palmitát.

Сорбитана Пальмитат

$C_{22}H_{42}O_6$ (approximate).

CAS — 26266-57-9.

UNII — 77K6Z421KU.

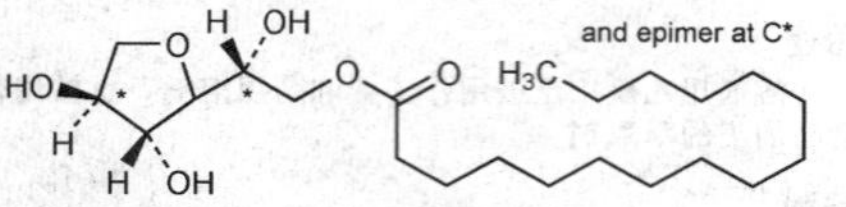

Pharmacopoeias. In *Eur.* (see p.vii). Also in *USNF.*

Ph. Eur. 6. 8（Sorbitan Palmitate） 山梨醇和它的单脱水物、二脱水物同棕榈酸形成的部分酯化的混合物。为淡黄色或黄色粉末、蜡状薄片或硬块。熔点为 44～51℃。几乎不溶于水；微溶于乙醇；溶于脂肪油。避光。

USNF 28（Sorbitan Monopalmitate） 山梨醇和它的单脱水物、二脱水物同棕榈酸形成的部分酯。米色蜡状固体，伴有轻微的脂肪臭。不溶于水；溶于温无水乙醇；溶于温液状石蜡和温花生油。

Sorbitan Sesquioleate（*BAN*，*USAN*，*rINN*）倍半油酸山梨坦酯

Sesquioleato de sorbitán; Sorbitaaniseskvioleaatti; Sorbitan, sesquioléate de; Sorbitani sesquioleas; Sorbitano seskvioleatas; Sorbitanseskvioleat; Sorbitán-seskvioleát; Szorbitán-szeszkvioleát.

Сорбитана Сесквиолеат

$C_{33}H_{60}O_{6.5}$ (approximate).

CAS — 8007-43-0.

UNII — 0W8RRI5W5A.

Pharmacopoeias. In *Eur.* (see p.vii) and *Jpn.* Also in *USNF.*

Ph. Eur. 6. 8（Sorbitan Sesquioleate） 通常由 2mol 的山梨醇和它的单脱水物、二脱水物同 3mol 的油酸酯化作用而获得的混合物。可能加有适当的抗氧剂。相对密度大约为 0.99。为淡黄色或淡黄褐色糊状物，在 25℃时，变成一种黄褐色黏性油状液体。可分散在水里；微溶于无水乙醇；溶于脂肪油。避光。

USNF 28（Sorbitan Sesquioleate） 山梨醇和它的单脱水物、二脱水物的部分油酸酯。为黄色至琥珀色黏性油状液体。不溶于水和丙二醇；溶于乙醇、异丙醇、棉籽油和液状石蜡。贮藏于密闭容器中。

Sorbitan Stearate（*BAN*，*rINN*）硬脂酸山梨坦酯

E491; Estearato de sorbitán; Monoestearato de sorbitán; Sorbitaanistearaatti; Sorbitan Monostearate *(USAN)*; Sorbitan, stéarate de; Sorbitani stearas; Sorbitano stearatas; Sorbitanstearat; Sorbitan-stearát; Szorbitán-sztearát.

Сорбитана Стеарат

$C_{24}H_{46}O_6$ (approximate).

CAS — 1338-41-6.

UNII — NVZ4I0H58X.

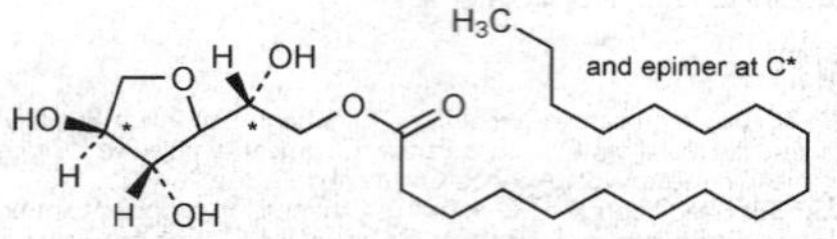

Pharmacopoeias. In *Eur.* (see p.vii). Also in *USNF.*

Ph. Eur. 6. 8（Sorbitan Stearate） 山梨醇和它的单脱水物、二脱水物同硬脂酸形成的部分酯化的混合物。为淡黄色蜡状固体。熔点为 50～55℃。几乎不溶于水，但可分散在水里；微溶于乙醇。避光。

USNF 28（Sorbitan Monostearate） 山梨醇和它的单脱水物、二脱水物同硬脂酸形成的部分酯。米色至棕黄色坚硬的蜡状固体，伴有温和的臭。不溶于冷水和丙酮；但可分散在温水里；50℃以上时，可溶于乙酸乙酯和液状石蜡。

Sorbitan Trioleate（*BAN*，*USAN*，*rINN*）三油酸山梨坦酯

Sorbitaanitrioleaatti; Sorbitan, trioléate de; Sorbitani trioleas; Sorbitano trioleatas; Sorbitantrioleat; Sorbitan-trioleát; Szorbitán-trioleát; Trioleato de sorbitán.

Сорбитана Триолеат

$C_{60}H_{108}O_8$ (approximate).

CAS — 26266-58-0.

UNII — QE6F49RPJ1.

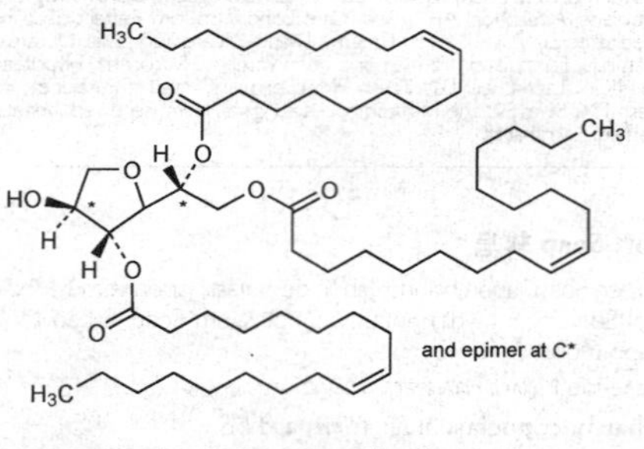

Pharmacopoeias. In *Eur.* (see p.vii). Also in *USNF.*

Ph. Eur. 6. 8（Sorbitan Trioleate） 由 1mol 山梨醇和它的单脱水物、二脱水物同 3mol 的油酸酯化作用而制得的混合物。可能加有适当的抗氧剂。为淡黄色、亮黄色或褐色固体，在大约 25℃时，变成黄褐色的黏性油状液体。相对密度大约为 0.98。几乎不溶于水，但可分散在水里；微溶于乙醇；溶于脂肪油。避光。

USNF 28（Sorbitan Trioleate） 山梨醇和它的单脱水物、二脱水物同油酸作用形成的三酯。为黄色至琥珀色油状液体。不溶于水、乙二醇和丙二醇；溶于乙醇、异丙醇、甲醇、玉米油、棉籽油和液状石蜡。贮藏于密闭容器中。

Sorbitan Tristearate（*BAN*，*USAN*，*rINN*）三硬脂酸山梨坦酯

E492; Sorbitan, Tristéarate de; Sorbitani Tristearas; Triestearato de sorbitán.

Сорбитана Тристеарат

$C_{60}H_{114}O_8$ (approximate).

CAS — 26658-19-5.

UNII — 6LUM696811.

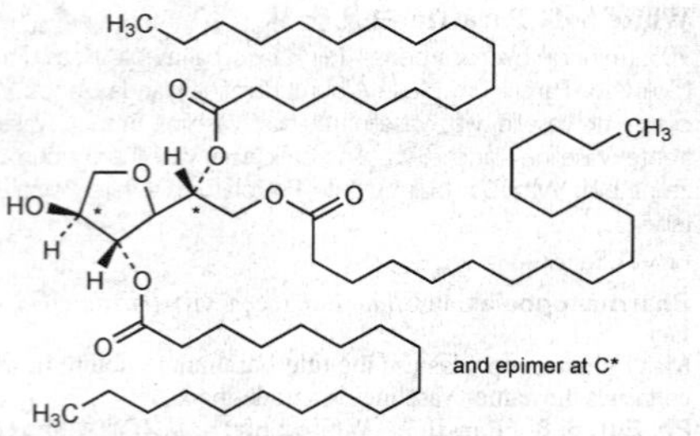

性状 山梨醇和它的单脱水物、二脱水物同硬脂酸形成的部分三酯混合物。

不良反应

偶有报道，局部使用了含山梨坦酯的乳膏后，引起了皮肤超敏反应。

超敏反应 参考文献如下。

1. Finn OA, Forsyth A. Contact dermatitis due to sorbitan monolaurate. *Contact Dermatitis* 1975; **1:** 318.
2. Hannuksela M, *et al.* Allergy to ingredients of vehicles. *Contact Dermatitis* 1976; **2:** 105–10.
3. Austad J. Allergic contact dermatitis to sorbitan monooleate (Span 80). *Contact Dermatitis* 1982; **8:** 426–7.
4. Boyle J, Kennedy CTC. Contact urticaria and dermatitis to Alphaderm. *Contact Dermatitis* 1984; **10:** 178.
5. Hardy MP, Maibach HI. Contact urticaria syndrome from sorbitan sesquioleate in a corticosteroid ointment. *Contact Dermatitis* 1995; **32:** 114.
6. Wakelin SH, *et al.* Sorbitan mono-oleate: a potential allergen in paste bandages. *Contact Dermatitis* 1996; **35:** 377.
7. de Waard-van der Spek FB, *et al.* Allergic contact dermatitis to sorbitan sesquioleate in Adaptic wound dressing. *Contact Dermatitis* 2007; **57:** 54–6.
8. Asarch A, Scheinman PL. Sorbitan sesquioleate, a common emulsifier in topical corticosteroids, is an important contact allergen. *Dermatitis* 2008; **19:** 323–7.
9. Asarch A, Scheinman PL. Sorbitan sesquioleate: an emerging contact allergen. *Dermatitis* 2008; **19:** 339–41.

用途

山梨坦酯类是亲脂性非离子表面活性剂，在药品和化妆品中，用作乳剂、乳膏和软膏的乳化剂。当单独使用时，可制备稳定的油包水型乳剂，但它们常和聚山梨酯以不同比例配比以制备各种质地和稠度的油包水型和水包油型乳剂和乳膏。山梨坦酯类在食品中用作乳化剂和稳定剂。

Squalane 角鲨烷

Cosbiol; Dodecahydrosqualene; Escualano; Perhidroescualeno; Perhydrosqualène; Skvalaani; Skvalan; Skvalanas; Skwalan; Spinacane; Squalanum; Szkvalán. 2,6,10,15,19,23-Hexamethyltetracosane.

Сквалан

$C_{30}H_{62}$ = 422.8.

CAS — 111-01-3.

UNII — GW89575KF9.

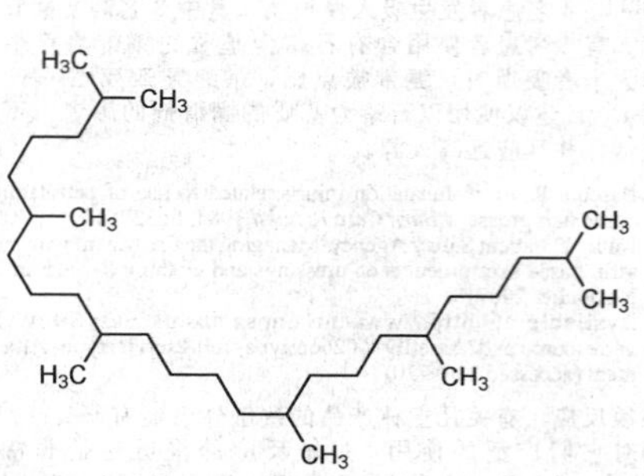

Pharmacopoeias. In *Eur.* (see p.vii). Also in *USNF.*

Ph. Eur. 6. 8（Squalane） 为澄清、无色的油状液体。相对密度为 0.815。为植物（橄榄油的非皂化部分）或者动物（鲨鱼肝油）来源。几乎不溶于水和乙醇；极易溶于丙酮和环己烷；能与大多数脂肪和油类混溶。

USNF 28（Squalane） 为角鲨烯（某些鱼油中含有此种脂肪族三萜）经过氢化作用获得的饱和烃。为无色、几乎无臭、透明的油类。不溶于水；极微溶于无水乙醇；能与氯仿和乙醚混溶；微溶于丙酮。贮藏于密闭容器中。

简介

角鲨烷是角鲨烯的饱和化衍生物，是人皮脂的组分

之一。它与人皮脂能混溶，用于局部制剂中能增加皮肤的通透性，也被用作润滑剂。

制剂

多组分制剂 ***Hong Kong:*** Apaisac†; Physiogel; ***Israel:*** CleanEars; ***Ital.:*** Babygella; ***Philipp.:*** CleanEars; ***Port.:*** Creme Laser Hidrante; Lactonico†; ***USA:*** Mimyx.

Stearic Acid 硬脂酸

Acide stéarique; Acido Esteárico; Acidum stearicum; Esteárico, ácido; Kwas stearowy; Kwas stearynowy; Kyselina stearová; Octadecanoic Acid; Steariinihappo; Stearino rūgštis; Stearinsäure; Stearinsyra; Sztearinsav.

Стеариновая Кислота

CAS — 57-11-4 (stearic acid); 57-10-3 (palmitic acid).
UNII — 4ELV7Z65AP.

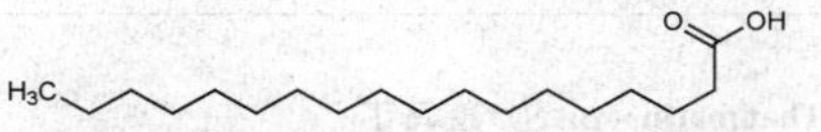

注：硬脂酸有时在商业上被错误地称为"硬脂"(stearine)。

Pharmacopoeias. In *Chin.*, *Eur.* (see p.vii), and *Jpn.* Also in *USNF*.
USNF also includes a purified form.

Ph. Eur. 6. 8 (Stearic Acid) 从脂肪或植物动物油中提取而得，为硬脂酸($C_{18}H_{36}O_2$＝284.5)和棕榈酸组成的混合物，其中硬脂酸为主要组成部分。硬脂酸50包含40%～60%的硬脂酸，总共含有至少90%的棕榈酸和硬脂酸。硬脂酸70包含60%～80%的硬脂酸，总共含有至少90%的棕榈酸和硬脂酸。硬脂酸95包含至少90%的硬脂酸，总共含有至少有96%的棕榈酸和硬脂酸。白色或类白色，蜡状、片状晶体；白色或类白色的硬块，或白色、黄白色粉末。几乎不溶于水；溶于乙醇和石油(59～70℃)。

USNF 28 (StearicAcid) 硬脂酸和棕榈酸的混合物，至少含40%硬脂酸，两者含量之和不低于90%。凝固点不低于54℃。质坚硬，白色或淡黄色，有光泽的晶状体，或白色，黄白色粉末，伴有轻微的牛油臭。不溶于水；溶于乙醇(1∶20)，氯仿(1∶2)和乙醚(1∶3)。

USNF 28 (Purified Stearic Acid) 含至少90%的硬脂酸，总共含96%的硬脂酸和棕榈酸。凝固点66～69℃。

简介

硬脂酸可作为压片和制胶囊中的润滑剂。也可用作乳化剂和增溶剂。

Stearyl Alcohol 硬脂醇

Alcohol esteañlico; Alcohol octadecílico; Alcohol stearylicus; Alcool Stéarylique; Alkohol stearylowy; 1-Octadecanol; Octadecan-1-ol; Octadecyl Alcohol; Stearilo alkoholis; Stearylalkohol; Stéarylique, alcool; Stearyylialkoholi; Sztearil-alkohol.

Стеариловый Спирт

$C_{18}H_{38}O$ = 270.5.
CAS — 112-92-5.
UNII — 2KR89I4H1Y.

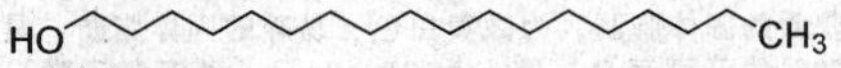

Pharmacopoeias. In *Eur.* (see p.vii) and *Jpn.* Also in *USNF.*

Ph. Eur. 6. 8 (Stearyl Alcohol) 为固态醇的混合物，含有不少于95.0%的硬脂醇。白色或类白色油质片状、颗粒状或者团块状固体。熔点为57～60℃。几乎不溶于水；溶于乙醇。熔化后能够与脂肪油、液状石蜡和熔化状的羊毛脂混溶。

USNF 28 (Stearyl Alcohol) 含有不少于90%的硬脂醇，其余部分主要由类似的醇类组成。白色油质的片状或颗粒状固体，有微弱的特殊臭。熔点为55～60℃。不溶于水；可溶于乙醇和乙醚。

简介

硬脂醇用作软膏剂和乳膏剂的增稠剂，并能增加它们的持水能力。硬脂醇还具有润滑和较弱的乳化作用，也用于制备固体制剂和缓释制剂。

硬脂醇会导致超敏反应。

超敏反应 尽管有独立个案报道局部治疗中会出现接触性皮炎的不良反应[1～3]，但一般认为硬脂醇不易致敏。

1. Black H. Contact dermatitis from stearyl alcohol in Metosyn (fluocinonide) cream. *Contact Dermatitis* 1975; **1:** 125.
2. de Berker D, *et al.* Contact sensitivity to the stearyl alcohol in Efudix™ cream (5-fluorouracil). *Contact Dermatitis* 1992; **26:** 138.
3. Yesudian PD, King CM. Allergic contact dermatitis from stearyl alcohol in Efudix™ cream. *Contact Dermatitis* 2001; **45:** 313–14.

制剂

专利制剂
USA: SFC Lotion.
多组分制剂 ***Arg.:*** Caien†.

Stevioside 甜菊苷

Esteviósido; Eupatorin; Rebaudin; Stevin; Steviosin.

Стевиозид

$C_{38}H_{60}O_{18}$ = 804.9.
CAS — 57817-89-7.

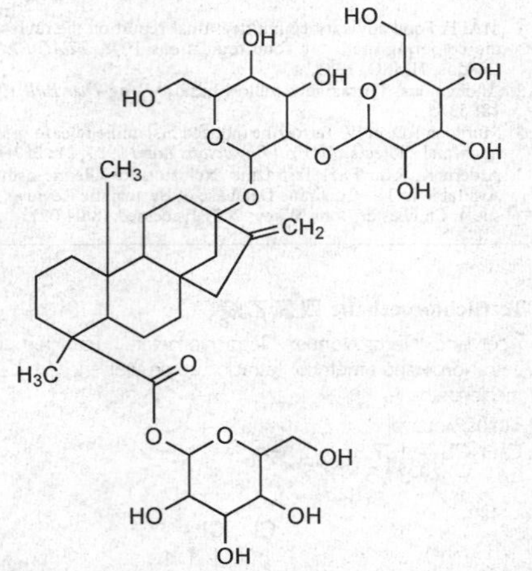

Pharmacopoeias. In *Chin.*

简介

甜菊苷是从甜叶菊(菊科)叶中提取出来的一种糖苷。甜度是蔗糖的300倍，用于食物甜味剂。甜叶菊苷A(甜菊糖)的相关糖苷和甜叶菊叶的提取物(含有这种和其他种糖苷)的用途相似。因为其可能有遗传和生殖毒性，在一些国家中已经禁止使用甜菊叶提取物作为甜味剂。

1. Geuns JM. Stevioside. *Phytochemistry* 2003; **64:** 913–21.
2. Wheeler A, *et al.* Pharmacokinetics of rebaudioside A and stevioside after single oral doses in healthy men. *Food Chem Toxicol* 2008; **46** (suppl 7): S54–S60.
3. Brusick DJ. A critical review of the genetic toxicity of steviol and steviol glycosides. *Food Chem Toxicol* 2008; **46** (suppl 7): S83–S91.
4. Chatsudthipong V, Muanprasat C. Stevioside and related compounds: therapeutic benefits beyond sweetness. *Pharmacol Ther* 2009; **121:** 41–54.

高血压 现已证实甜菊苷有抗高血压作用。对于轻中度高血压患者，口服甜菊苷每日3次，每次250mg，可以降低血压[1]。对于轻度患者，每日3次，每次500mg，可降低血压及左心室肥厚的发生率[2]。研究表明，对血压正常的人，每日分次给予1g的甜菊苷A，对血压没有明显的改变[3]。

1. Chan P, *et al.* A double-blind placebo-controlled study of the effectiveness and tolerability of oral stevioside in human hypertension. *Br J Clin Pharmacol* 2000; **50:** 215–20.
2. Hsieh M-H, *et al.* Efficacy and tolerability of oral stevioside in patients with mild essential hypertension: a two-year, randomized, placebo-controlled study. *Clin Ther* 2003; **25:** 2797–2808.
3. Maki KC, *et al.* The hemodynamic effects of rebaudioside A in healthy adults with normal and low-normal blood pressure. *Food Chem Toxicol* 2008; **46** (suppl 7): S40–S46.

制剂

专利制剂
Arg.: Eco-Swett; Edulsan; Stevia Dulri.
多组分制剂 ***Chile:*** Nature Complex Reduct-Te.

Succinic Acid 琥珀酸

Amber Acid; Dihydrofumaric Acid; E363; Ethylenesuccinic Acid; Kwas bursztynowy. Butanedioic acid.

Янтарная Кислота

$C_4H_6O_4$ = 118.1.
CAS — 110-15-6.
UNII — AB6MNQ6J6L.

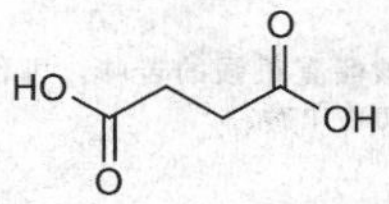

Pharmacopoeias. In *USNF.*

USNF 28 (Succinic Acid) 白色，无臭晶体。溶于水、乙醇和甘油；易溶于沸水。

简介

琥珀酸是一种自然界中存在的有机酸，可作为食品添加剂(以钠盐形式，第2334页)和药用辅料，也是许多工业生产过程中的中间物。

制剂

多组分制剂 ***Rus.:*** Cytoflavin (Цитофлавин); ***Ukr.:*** Cytoflavin (Цитофлавин).

Used as an adjunct in: ***Arg.:*** Ferdromaco; ***Braz.:*** Coraben†; Ferrokinge†; ***Fr.:*** Inofer; ***India:*** Hematrine; ***USA:*** Chromagen; Chromagen FA; Chromagen Forte; Multigen; Niferex; Repliva; Trimagen; Vitagen Advance.

顺势疗法制剂 ***Canad.:*** Ubicoenzyme; ***Ger.:*** Zitronensaurezyklus-Heel.

Sucrose Esters 蔗糖酯类

E473 (sucrose esters of fatty acids); Sacarosa, ésteres de; Sacchari monopalmitas (sucrose monoplamitate); Sacchari monostearas (sucrose monostearate); Saccharose, monopalmitate de (sucrose monoplamitate); Saccharose, monostéarate de (sucrose monostearate); Sucroésteres.

Эфиры Сахарозы

Pharmacopoeias. *Eur.* (p.vii) and *USNF* include the palmitate and sterate esters.

Ph. Eur. 6. 8 (Sucrose Monopalmitate) 蔗糖单酯的混合物，主要是单棕榈酸蔗糖酯，由植物中的棕榈酸甲酯与蔗糖进行酯交换而得。含单酯55%，双酯最多40%，三酯和四酯的总量最多20.0%。白色或类白色，油性粉末。几乎不溶于水；微溶于乙醇。防潮。

Ph. Eur. 6. 8 (Sucrose Stearate) 蔗糖酯类混合物，主要含有硬脂酸蔗糖酯，为植物提取的硬脂酸甲酯与蔗糖进行酯交换而得。硬脂酸蔗糖酯Ⅰ含有至少50.0%单酯，最多40.0%双酯，三酯和四酯的总量最多不超过25%。硬脂酸蔗糖酯Ⅱ含有20%～45%单酯，30.0%～40.0%双酯，三酯和四酯的总量最多不超过30%。硬脂酸蔗糖酯Ⅲ含有15.0%～25.0%单酯，30.5%～45.0%双酯，35%～50.0%的三酯和四酯。白色或类白色，油性粉末。不溶于水；微溶于乙醇。防潮。

USNF 28 (Sucrose Palmitate) 蔗糖单酯的混合物，主要是蔗糖甘油一棕榈酸酯，由植物中的棕榈酸甲酯与蔗糖进行酯交换而得。含有至少55%单酯，至多40%双酯，三酯和四酯的总量不超过20.0%。白色或类白色，油脂粉末。几乎不溶于水；微溶于乙醇。防潮。

USNF 28 (Sucrose Stearate) 蔗糖酯类混合物，主要含有蔗糖硬脂酸酯，由植物中的硬脂酸甲酯与蔗糖进行酯交换而得。硬脂酸蔗糖酯Ⅰ含有至少50.0%单酯，最多40.0%双酯，三酯和四酯的总量最多不超多25%。硬脂酸蔗糖酯Ⅱ含有20%～45%单酯，30.0%～40.0%双酯，三酯和四酯的总量不超过30%。白色或类白色，油性粉末。不溶于水；微溶于乙醇。防潮。

简介

蔗糖酯类是具有表面活性的非离子化合物，由蔗糖分子中一个或多个羟基与硬脂酸或棕榈酸这样的脂肪酸酯化作用而制得。商业上的蔗糖酯类是棕榈酸和硬脂酸与蔗糖作用形成的单酯、双酯和三酯的混合物，分为不同等级。蔗糖酯类用作食品和化妆品的分散剂和乳化剂。

Sucrose Octa-acetate 蔗糖辛乙酸酯

Sacarosa, octaacetato de; Sucrose Octaacetate.

Сахароза Октаацетат

$C_{28}H_{38}O_{19}$ = 678.6.
CAS — 126-14-7.
UNII — 07V591057T.

Pharmacopoeias. In *USNF.*

USNF 28 (Sucrose Octa-acetate) 白色，油性，吸湿性粉末。熔点不低于78℃。溶于水(1∶1100)，乙醇(1∶11)，丙酮(1∶0.3)，甲苯(1∶0.5)，苯(1∶0.6)；极易溶于氯仿和甲醇；可溶于乙醚。贮藏于密闭容器中。

简介

蔗糖辛乙酸酯有很强的苦味，可作为乙醇的变性剂。也可用来防治甲癣。

制剂

专利制剂

Spain: Morde X.

Sulfated Castor Oil 硫酸化蓖麻子油

Aceite de ricino sulfatado; Ol. Ricin. Sulphat.; Oleum Ricini Sulphatum; Red Oil; Sulfonated Castor Oil; Sulphated Castor Oil; Turkey-red Oil.

Ализариновое Масло; Сульфированное Касторовое Масло

CAS — 8002-33-3.

简介

硫酸化蓖麻子油是一种清洁剂和润湿剂，来源于蓖麻子油（第 2205 页），已用作皮肤清洁剂和乳化剂。蓖麻酸酯的钠盐也有同样作用。

硫酸化氢化蓖麻子油（羟化硬脂硫酸酯）已用于亲水性软膏基质和其他乳剂的生产中。

制剂

专利制剂

Mex.: Dermac.

多组分制剂 **Fr.:** Pyorex.

Sunset Yellow FCF 日落黄 FCF

Amarillo anaranjado S; Amarillo ocaso FCF; CI Food Yellow 3; Colour Index No. 15985; Crelborange S; E110; FD & C Yellow No. 6; Günbatimi Sarisi FCF; Jaune Orangé S; Jaune Soleil; Orange Yellow S. Disodium 6-hydroxy-5-(4-sulphonatophenylazo)naphthalene-2-sulphonate.

Жёлтый Солнечный Закат

$C_{16}H_{10}N_2Na_2O_7S_2$ = 452.4.

CAS — 2783-94-0.

UNII — H77VEI93A8.

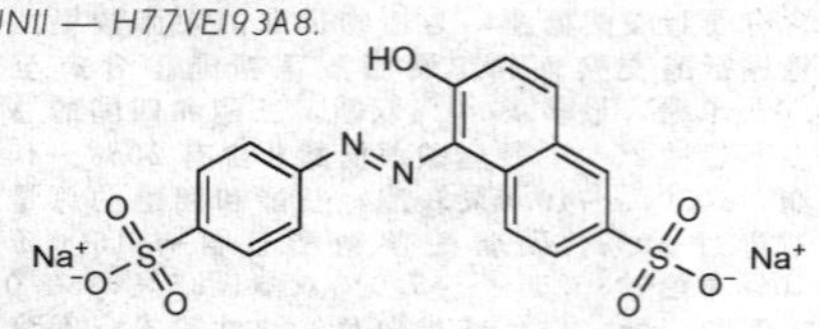

简介

日落黄 FCF 是一种食品、药品和化妆品用着色剂。有报道使用后出现过敏反应。

致癌性 虽然早期的动物实验发现一些致癌的证据，但后续研究工作没有证实这些结果。在英国，日落黄 FCF 被认为是适宜的食品着色剂[1]。

1. MAFF. Food advisory committee: final report on the review of the colouring matter in food regulations 1973. *FdAC/REP/4*. London: HMSO, 1987.

超敏反应 有报道接受用日落黄 FCF 着色的药物的个别患者出现超敏反应，症状包括严重腹部绞痛和 Quincke 水肿（Quincke's oedema）。

1. Gross PA, *et al.* Additive allergy: allergic gastroenteritis due to yellow dye #6. *Ann Intern Med* 1989; **111:** 87–8.
2. Lévesque H, *et al.* Reporting adverse drug reactions by proprietary name. *Lancet* 1991; **338:** 393.

Tartrazine 酒石黄

CI Food Yellow 4; Colour Index No. 19140; E102; FD & C Yellow No. 5; Jaune Tartrique; Tartracina; Tartrazin.; Tartrazina; Tartrazol Yellow. It consists mainly of trisodium 5-hydroxy-1-(4-sulphonatophenyl)-4-(4-sulphonatophenylazo)pyrazole-3-carboxylate.

Тартразин

$C_{16}H_9N_4Na_3O_9S_2$ = 534.4.

CAS — 1934-21-0.

UNII — I753WB2F1M.

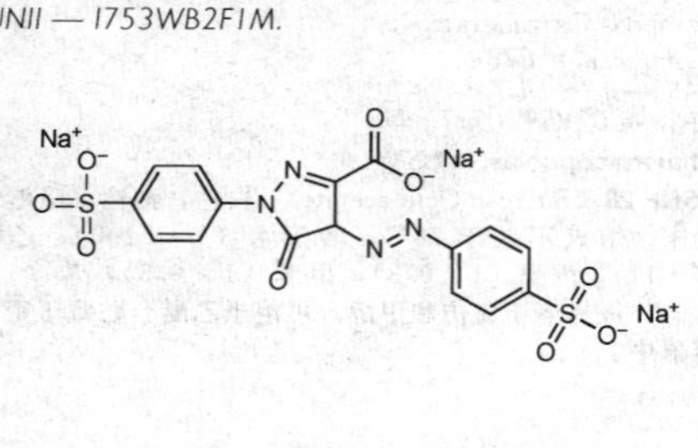

简介

酒石黄是一种食品、化妆品和药品的着色剂。部分患者使用本品后可能发生过敏反应。

超敏反应 已经有许多酒石黄过敏反应的报道，包括血管性水肿、哮喘、荨麻疹和过敏性休克。一些报道提到交叉过敏，特别是与阿司匹林的交叉过敏，尽管本药和阿司匹林的关系受到质疑[1]。但有显示酒石黄的过敏发生率是 1∶10000[2]。反应的机制可能不是免疫性的[3]。

经过对酒石黄的敏感性或不耐受性报道的研究，英国 Food Advisory Committee 认为，如果进行更多的研究，可以发现多种天然食物成分也有类似的不耐受性证据。考虑到与其他的着色剂或食物成分相比酒石黄没有引起更多的问题，该委员会认为继续使用本品作为食品着色剂是可接受的。然而，在药品中酒石黄的使用已经减少。

一项系统性综述[4]指出没有证据表明酒石黄会导致哮喘的恶化，或者妨碍哮喘的治疗。

酒石黄会加剧小儿多动症，具体讨论见**着色剂**项下，第 1935 页。

1. MAFF. Food advisory committee: final report on the review of the colouring matter in food regulations 1973. *FdAC/REP/4*. London: HMSO, 1987.
2. Anonymous. Tartrazine: a yellow hazard. *Drug Ther Bull* 1980; **18:** 53–5.
3. Murdoch RD, *et al.* Tartrazine induced histamine release in vivo in normal subjects. *J R Coll Physicians Lond* 1987; **21:** 257–61.
4. Ardern K, Ram FSF. Tartrazine exclusion for allergic asthma. Available in The Cochrane Database of Systematic Reviews; Issue 4. Chichester: John Wiley; 2001 (accessed 18/04/07).

Tetrachloroethane 四氯乙烷

Acetylene Tetrachloride; Tetrachloroetan; Tetracloroetano; Tetracloroetano simétrico; Tetracloruro de acetileno. 1,1,2,2-Tetrachloroethane.

Тетрахлорэтан

$C_2H_2Cl_4$ = 167.8.

CAS — 79-34-5.

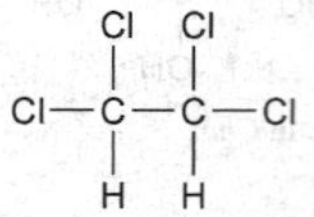

性状 四氯乙烷为无色的液体，有类氯仿臭。沸点为 146℃。每毫升质量约 1.59g。贮藏于密闭容器中。

不良反应和处置

参见**四氯化碳**，第 1945 页。四氯乙烷可能是所有氯化烃类化合物中毒性最大的化合物。透皮吸收、摄入以及吸入均可造成毒性。

管理 由于四氯乙烷可以透过皮肤造成全身毒性，必须采取适当措施避免皮肤接触。

用途

四氯乙烷可作为工业用溶剂。

Tetrachloroethylene 四氯乙烯

PERC; Perchloroethylene; Percloroetileno; Tetrachloroethene; Tetrachloroethylenum; Tetracloroetileno.

Тетрахлорэтилен

C_2Cl_4 = 165.8.

CAS — 127-18-4.

UNII — TJ904HH8SN.

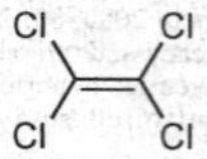

不良反应和处置

参见**四氯化碳**，第 1945 页。四氯乙烯比四氯化碳造成的危害，尤其是摄入造成的危害要弱。

四氯乙烯的蒸气或液体均能对皮肤和黏膜产生刺激。

四氯乙烯可能与挥发性物质的滥用有关（见**甲苯**，第 1983 页）。日常吸入少量的四氯乙烯蒸气可能会引起依赖性。

有关四氯乙烯不良反应的参考文献如下。

1. Bagnell PC, Ellenberger HA. Obstructive jaundice due to a chlorinated hydrocarbon in breast milk. *Can Med Assoc J* 1977; **117:** 1047–8.
2. WHO. Tetrachloroethylene. *Environmental Health Criteria 31*. Geneva: WHO, 1984. Available at: http://www.inchem.org/documents/ehc/ehc/ehc31.htm (accessed 30/06/04)
3. WHO. Tetrachloroethylene health and safety guide. *IPCS Health and Safety Guide 10*. Geneva: WHO, 1987. Available at: http://www.inchem.org/documents/hsg/hsg/hsg010.htm (accessed 30/06/04)
4. Health and Safety Executive. Tetrachloroethylene (tetrachloroethene, perchloroethylene). *Toxicity Review 17*. London: HMSO, 1987.
5. Mutti A, *et al.* Nephropathies and exposure to perchloroethylene in dry-cleaners. *Lancet* 1992; **340:** 189–93.

药动学

四氯乙烯在胃肠道有轻微吸收，在有乙醇和脂肪或者油类存在的情况下吸收会增加。吸入以及与皮肤直接接触均能被吸收。本品可以通过呼吸以原形排出体外。最初的清除很迅速，但是会有一部分残留体内，清除缓慢。

四氯乙烯的代谢物主要为三氯乙酸，能在尿中检出。

用途和用法

四氯乙烯为氯化烃类化合物，在工业上广泛用作溶剂。过去口服用作驱虫剂，但是已经被功效相同但是毒性更小的药物取代。

Thaumatin（*BAN*） 肇马丁

E957; Katemfe; Taumatina.

Тауматин

CAS — 53850-34-3.

简介

肇马丁是从 *Thaumatococcus daniellii*（竹芋科）的水果中提取而得。为多肽混合物，主要由肇马丁Ⅰ和肇马丁Ⅱ组成。两种主要成分均由 207 个氨基酸片段组成，分子量 22000；但氨基酸链不包含组氨酸。为无臭，淡黄色，有很强甜味的粉末。它的甜味是逐渐增强的，但只能维持 1h，比蔗糖甜 2000～3000 倍。用于食品、饮料和药剂制备中的甜味剂和调味剂。

制剂

专利制剂

UK: Talin.

Theobroma 可可豆

Cacao en polvo; Cacao or Cocoa Powder; Chocolate; Teobroma; Theobrom.

Какао

ATC Herb — HA05BA5004 (Theobroma cacao: seed).

UNII — D9108TZ9KG.

Pharmacopoeias. In *USNF.*

USNF 28（Chocolate） 烘烤可可豆成熟的种子而得到的粉末。

Theobroma Oil 可可豆油

Beurre de Cacao; Burro di Cacao; Butyrum Cacao; Cacao Butter; Cacao Oleum; Cocoa Butter; Kakaobutter; Kakaový olej; Manteca de cacao; Manteiga de Cacau; Ol. Theobrom.; Olej kakaowy; Oleum Cacao; Oleum Theobromatis.

Какао-Масло; Масло Какао

CAS — 8002-31-1.

UNII — 512OYT1CRR.

Pharmacopoeias. In *Br., Fr., Ger., Jpn,* and *Pol.* Also in *USNF.*

BP 2010（Theobroma Oil） 从烘焙过的可可的种子中获取的固体脂肪。为微黄白色、易碎的固体脂肪，具有微弱的可可豆臭。熔点为 31～34℃。微溶于乙醇；极易溶于氯仿、乙醚和石油醚（沸程为 40～60℃）。贮藏温度不超过 25℃。

USNF 28（Cocoa Butter） 从可可（梧桐科）的种子中获取的脂肪。微黄白色，通常为易碎的固体，具有令人愉快的轻微臭。熔点为 31～35℃。微溶于乙醇；可溶于沸腾的无水乙醇；极易溶于氯仿和乙醚。

简介

可可豆用作片剂和止咳糖的调味剂，可可豆油用于栓剂的基质。如果在制备中加热至高于 36℃，由于亚稳态的形成，凝固点会稍微降低，会导致接下来固化的困难。可可豆油为巧克力的主要成分。

哺乳 American Academy of Pediatrics 认为[1]如果母亲食用过量的巧克力（每天多于 16 盎司，大概 450g），会导致婴儿肠蠕动兴奋或加快。

1. American Academy of Pediatrics. The transfer of drugs and other chemicals into human milk. *Pediatrics* 2001; **108:** 776–89. [Retired May 2010] Correction. *ibid.* 1029. Also available at: http://aappolicy.aappublications.org/cgi/content/full/pediatrics%3b108/3/776 (accessed 08/07/04)

制剂

USNF 28: Chocolate Syrup.

专利制剂

Spain: Lapiz Gras†.

多组分制剂 **Austria:** Asthmatee EF-EM-ES; **Braz.:** Pomaderme; **Chile:** Cellenergy; **Malaysia:** Palmer's Cocoa Butter Formula; Palmer's Cocoa Butter Formula Nappy Rash Ointment; Palmer's Cocoa Butter Formula Nursing Cream; Palmer's Cocoa Butter Formula Scar Serum.

Toluene 甲苯

Fenilmetano; Metacida; Methylbenzene; Metilbenceno; Phenylmethane; Toluen; Tolueno; Toluol; Toluole.

Толуол

C_7H_8 = 92.14.

CAS — 108-88-3.

UNII — 3FPU23BG52.

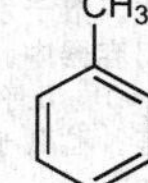

性状 甲苯为无色、挥发、易燃的液体，具有特殊臭。每毫升质量约为 0.87g。沸点约为 111℃。贮藏于密闭容器中。

俗名 不同形式的甲苯曾用以下的“俗名”（见第vii页）和俚语：Tolley；Tolly；Tooly。

不良反应、处置和注意事项

甲苯与苯（第 1942 页）的急性毒性相似，但是其工业危害较苯小。不良反应的处置和苯类似。甲苯是黏合剂中常用的组分，经常会造成挥发性物质的滥用（见下文）。工业用甲苯里会含有苯，可能影响引起不良反应的类型。除了急性毒性，甲苯滥用已经证实与神经系统、肾、肝、心和肺的损伤有关（见下文）。

甲苯的职业性暴露可引起的慢性毒性，主要表现为神经系统的病变。

1. WHO. Recommended health-based limits in occupational exposure to selected organic solvents. *WHO Tech Rep Ser 664* 1981. Available at: http://libdoc.who.int/trs/WHO_TRS_664.pdf (accessed 03/09/08)
2. WHO. Toluene. *Environmental Health Criteria 52*. Geneva: WHO, 1985. Available at: http://www.inchem.org/documents/ehc/ehc/ehc52.htm (accessed 30/06/04)
3. Health and Safety Executive. Toluene. *Toxicity Review 20*. London: HMSO, 1989.
4. IARC/WHO. Toluene. *IARC monographs on the evaluation of the carcinogenic risk of chemicals to humans* 1999; **71:** 829–64. Available at: http://monographs.iarc.fr/ENG/Monographs/vol71/volume71.pdf (accessed 10/06/09)

挥发性物质滥用造成的非神经性毒性已有综述[1]。长期甲苯滥用可能造成肾损伤，肾小管性酸中毒和肾小球肾炎已经有报道，但是后者的证据并不充分。肾小管性酸中毒已经被认为是可逆性损伤。然而，也有报道显示永久性肾小管损伤。

有关长期甲苯滥用后出现肝损伤的报道没有显示甲苯与肝肿大和肝性肾功能衰竭有联系。对心的影响通常是急性的，曾出现室性心律失常引起的猝死。也有报道发生慢性心肌炎伴纤维化。慢性甲苯吸入能导致肺损伤。通过对少数患者的尸检发现了肺气肿改变。

还有综述总结了甲苯的神经系统毒性[2~5]。甲苯滥用会造成小脑功能紊乱。如果远离甲苯源，急性中毒通常会在数周内缓解，但是急性中毒期后会出现可能的永久性的慢性期。弥漫性的中枢神经系统疾病也会发生，如脑病、痴呆和多灶性脑损伤。甲苯滥用和周围神经病变之间的联系尚未得到证实。肌无力可能是由水电解质紊乱造成的。已报道甲苯滥用后会发生舞蹈手足徐动症、癫痫和视神经萎缩伴随嗅觉缺失和耳聋。职业性暴露于甲苯也会造成上述某些神经系统影响，特别是小脑的影响和弥漫性中枢神经系统病变。

有研究[6]指出皮革工人由于运动神经病而致的过高的死亡率，但是并没有得到其他研究的证实[7]。职业性暴露于有机溶剂是推测的原因[6]。在目前皮革工业中使用的许多试剂中，具有已知的或者可能的神经毒性的溶剂包括：正己烷、甲基丁基酮、甲苯和甲基乙基酮。乙酸乙酯也被广泛使用但是并没有发现其具有神经系统的不良影响[6]。一份瑞典的针对不同职业的研究[8]发现了职业性暴露于溶剂，可能是甲苯或汽油后，发生肌萎缩性脊髓侧索硬化症风险增加的证据。另一份瑞典的研究[8]发现多发性硬化与溶剂的职业性暴露，特别是白色溶剂油（whitespirit）和汽油有关。

1. Marjot R, McLeod AA. Chronic non-neurological toxicity from volatile substance abuse. *Hum Toxicol* 1989; **8:** 301–6.
2. Lolin Y. Chronic neurological toxicity associated with exposure to volatile substances. *Hum Toxicol* 1989; **8:** 293–300.
3. White RF, Proctor SP. Solvents and neurotoxicity. *Lancet* 1997; **349:** 1239–43.
4. Filley CM, *et al.* The effects of toluene on the central nervous system. *J Neuropathol Exp Neurol* 2004; **63:** 1–12.
5. Yücel M, *et al.* Toluene misuse and long-term harms: a systematic review of the neuropsychological and neuroimaging literature. *Neurosci Biobehav Rev* 2008; **32:** 910–26.
6. Hawkes CH, *et al.* Motoneuron disease: a disorder secondary to solvent exposure? *Lancet* 1989; **i:** 73–6.
7. Martyn CN. Motoneuron disease and exposure to solvents. *Lancet* 1989; **i:** 394.
8. Gunnarsson L-G, Lindberg G. Amyotrophic lateral sclerosis in Sweden 1970-83 and solvent exposure. *Lancet* 1989; **i:** 958.

滥用 许多有机溶剂如甲苯是易挥发液体，会导致中枢神经系统的不良反应，容易被滥用。中毒临床表现和酒精中毒相似，最初是中枢神经系统兴奋，转而抑制，会导致谵妄、惊厥、昏迷和死亡。也有出现心律失常而引起猝死的报道。

1. Proceedings of a meeting on substance abuse. *Hum Toxicol* 1989; **8:** 253–334.
2. Ashton CH. Solvent abuse. *BMJ* 1990; **300:** 135–6.
3. Brouette T, Anton R. Clinical review of inhalants. *Am J Addict* 2001; **10:** 79–94.

管理 由于甲苯可以透过皮肤造成全身毒性，必须采取适当的预防措施避免皮肤接触。

妊娠 对曾经经历过溶剂滥用的妊娠妇女的回访认为：妊娠期间甲苯滥用会导致早产和围生期死亡。并认为甲苯可能具有致畸性，因为子宫内暴露与产前产后生长迟缓、小头畸形、智力发育障碍和面部畸形有关[1~4]。目前还不能确定这些结果是否能外推至由职业性暴露造成的危害。虽然有研究报道了妊娠期内职业暴露于溶剂和病变相关联[5,6]，但是通常患者暴露于多种溶剂[6]。并且暴露于任何一种特定溶剂和自发性流产、胎儿智力发育障碍、死胎或先天性畸形之间的联系没有一致性的证据加以证实[7]。

1. Wilkins-Haug L, Gabow PA. Toluene abuse during pregnancy: obstetric complications and perinatal outcomes. *Obstet Gynecol* 1991; **77:** 504–9.
2. Pearson MA, *et al.* Toluene embryopathy: delineation of the phenotype and comparison with fetal alcohol syndrome. *Pediatrics* 1994; **93:** 211–15.
3. Arnold GL, *et al.* Toluene embryopathy: clinical delineation and developmental follow-up. *Pediatrics* 1994; **93:** 216–20.
4. Bowen SE, Hannigan JH. Developmental toxicity of prenatal exposure to toluene. *AAPS J* 2006; **8:** E419–E424.
5. McDonald JC, *et al.* Chemical exposures at work in early pregnancy and congenital defect: a case-referent study. *Br J Ind Med* 1987; **44:** 527–33.
6. Khattak S, *et al.* Pregnancy outcome following gestational exposure to organic solvents: a prospective controlled study. *JAMA* 1999; **281:** 1106–9.
7. Scott A. *BMJ* 1992; **304:** 369.

药动学

吸入或者摄入甲苯均会造成吸收，通过皮肤也会有一定的吸收。甲苯主要通过氧化作用而被快速代谢成为苯甲酸，并大部分以甘氨酸结合的马尿酸形式由尿液排出体外；*o*-甲酚、*m*-甲酚和 *p*-甲酚是尿中次要的代谢物。部分原形的甲苯通过呼吸排出。

用途

甲苯广泛用作工业用溶剂。

Tonzonium Bromide（*rINN*）通佐溴铵

Bromuro de tonzonio; NC-1264; NSC-5648; Thonzonium Bromide (*USAN*); Tonzonii Bromidum; Tonzonium, Bromure de. Hexadecyl[2-(*N*-*p*-methoxybenzyl-*N*-pyrimidin-2-ylamino)ethyl]dimethylammonium bromide.

Тонзония Бромид

$C_{32}H_{55}BrN_4O$ = 591.7.

CAS — 553-08-2.

UNII — JI2B19CR0R.

简介

通佐溴铵为阳离子表面活性剂。本品作为滴耳剂和气雾剂的添加剂，通过分散和穿透细胞碎片和渗出液，促进药物与组织的结合。

制剂

多组分制剂 **USA:** Coly-Mycin S Otic; Cortisporin-TC.

Tragacanth 西黄蓍胶

Dragant; E413; Goma adragante; Goma Alcatira; Goma de tragacanto; Gomme adragante; Gum Dragon; Gum Tragacanth; Trag.; Tragacanta; Tragacantha; Tragacanto; Tragakanta; Tragakantas; Tragant; Tragantti.

Трагакантовая Камедь

CAS — 9000-65-1.

ATC Herb — HA06AC5001 (Astragalus gummifer: mucilage).

UNII — 2944357O2O.

Pharmacopoeias. In *Eur.* (see p.vii) and *Jpn.* Also in *USNF.*

Ph. Eur. 6.8（Tragacanth） *黄芪属树胶植物*和一些亚洲西部其他种类的黄芪属（豆科）植物天然分泌或树干枝条切口处流出的风干变硬的黏性树胶。呈薄的扁平片状、带状，白色或淡黄色，半透明，角质条。当被研细为粉末后可溶解在 10 倍质量的水中形成胶浆性凝胶。避光。

USNF 28（Tragacanth） *黄芪属树胶植物*或其他亚洲种属的黄芪属（豆科）植物产生的风干的树胶。无臭，扁平的薄片状，通常为弯曲的碎块，或直的或蜷曲的条状物。白色至微黄色，半透明，有角质纹理。粉末状西黄蓍胶为白色至淡黄白色。

不良反应

罕见有因摄入含有西黄蓍胶的制剂而产生的严重不良反应。有相关报道称外用西黄蓍胶会导致接触性皮炎。

用途

不同浓度的西黄蓍胶遇水可形成黏稠溶液或凝胶。在制药领域被用作悬浮剂和乳化剂。在使用西黄蓍胶配制水性制剂时，其粉末先被分散至一种润湿剂中（如乙醇），以防止加水时产生结块。

在食品工业中的应用情况类似。

Trehalose 海藻糖

Mycose; α,α-Trehalose; Trehalosum. α-D-Glucopyranosyl-α-D-glucopyranoside.

$C_{12}H_{22}O_{11}$ = 342.3.

CAS — 99-20-7 (anhydrous trehalose); 6138-23-4 (trehalose dihydrate).

UNII — B8WCK70T7I (trehalose); 7YIN7J07X4 (trehalose dihydrate).

Pharmacopoeias. In *Eur.* (see p.vii) and *USNF.*

Ph. Eur. 6.8（Trehalose Dihydrate） 白色或类白色，结晶性粉末。易溶于水；几乎不溶于乙醇；微溶于甲醇。10%水溶液的 pH 值为 4.5～6.5。

USNF 28（Trehalose） 白色，无臭，不吸湿的结晶性粉末。溶于水，溶解度随温度升高而升高，几乎不溶于无水乙醇。10%溶液的 pH 值为 4.5～6.5。贮藏于密闭容器中。

简介

海藻糖是一种自然界存在的二糖；是多种生物的能量来源，也可保护其免受寒冷或干燥的影响。在制药工艺中，作为一种填充剂和遮味剂，也是冷冻干燥法的稳定剂。还用于食品和化妆品工业中细胞低温储存。

1. Richards AB, *et al.* Trehalose: a review of properties, history of use and human tolerance, and results of multiple safety studies. *Food Chem Toxicol* 2002; **40:** 871–98.

Tributyl Acetylcitrate 乙酰枸橼酸三丁酯

Acetyltributyl Citrate; Tributilo acetilcitratas; Tributylacetylcitrat; Tributyl-acetylcitrát; Tributyle, acétylcitrate de; Tributylis acetylcitras; Tributyyliasetyylisitraatti. Tributyl 2-(acetyloxy)propane-1,2,3-tricarboxylate.

Трибутилацетилцитрат

$C_{20}H_{34}O_8$ = 402.5.

CAS — 77-90-7.

UNII — 0ZBX0N59RZ.

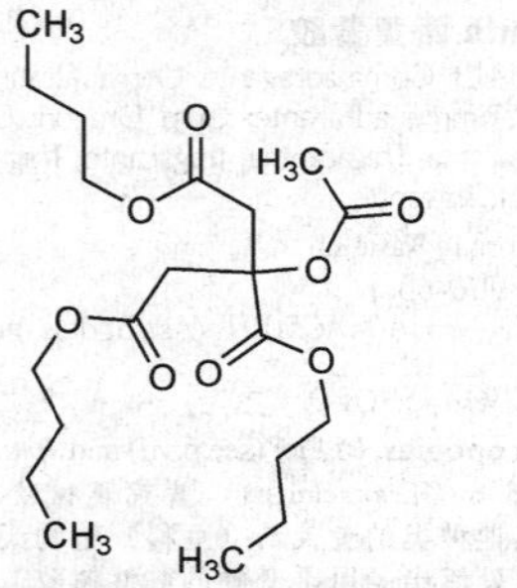

Pharmacopoeias. In *Eur.* (see p.vii). Also in *USNF.*

Ph. Eur. 6. 8（Tributyl Acetylcitrate） 澄清的油状液体。不与水混溶；能与乙醇和二氯甲烷混溶。

USNF 28（Acetyltributyl Citrate） 澄清，几乎无色的油状液体。不溶于水；溶于乙醇、异丙醇、丙酮和甲苯。贮藏于密闭容器中。

简介

乙酰枸橼酸三丁酯作为一种增塑剂和调味剂用于制药和食品业中。

Tributyl Citrate 枸橼酸三丁酯

Butyl Citrate; Tributylu cytrynian. Tributyl 2-hydroxy-1,2,3-propanetricarboxylate.

Трибутилцитрат

$C_{18}H_{32}O_7$ = 360.4.

CAS — 77-94-1.

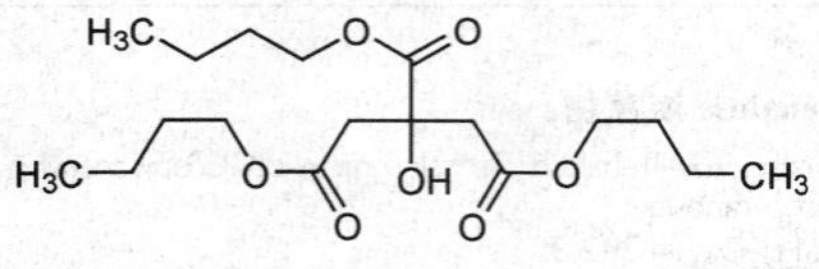

Pharmacopoeias. In *USNF.*

USNF 26（Tributyl Citrate） 澄清，几乎无色的油状液体。不溶于水；溶于乙醇、异丙醇、丙酮和甲苯。贮藏于密闭容器中。

简介

枸橼酸三丁酯是一种枸橼酸酯，作为片剂的增塑剂和其他剂型的包衣。

Tri-*n*-butyl Phosphate 磷酸三丁酯

Fosfato de tributilo; Tributyl Phosphate; Tributyl-fosfát; Tributylis Phosphas; Tri-n-butylis Phosphas; Tri(*n*-butyl)phosphate; Tri-n-butilo fosfatas; Tri-n-butyle, phosphate de; Tri-n-butylfosfat; Tri-n-butylis phosphas; Tri-n-butyylifosfaatti. Phosphoric acid tributyl ester.

Три-н-бутилфосфат

$C_{12}H_{27}O_4P$ = 266.3.

CAS — 126-73-8.

UNII — 95UAS8YAF5.

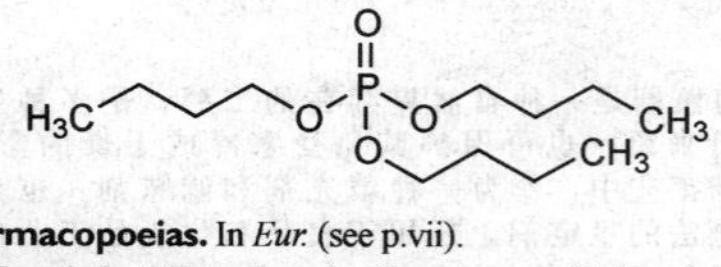

Pharmacopoeias. In *Eur.* (see p.vii).

Ph. Eur. 6. 8（Tri-*n*-butyl Phosphate; Tributyl Phosphate BP 2010） 澄清，无色至浅黄色液体。微溶于水；能与乙醇混溶。避光。

简介

磷酸三丁酯是有机磷酸酯，用于溶剂和增塑剂。

1. WHO. Tri-*n*-butyl phosphate. *Environmental Health Criteria 112.* Geneva: WHO, 1991. Available at: http://www.inchem.org/documents/ehc/ehc/ehc112.htm (accessed 29/06/04)

Trichloroethane 三氯乙烷

Methylchloroform; Metilcloroformo; α-Trichloroethane; Tricloroetano; α-Tricloroetano; Triclorometilmetano. 1,1,1-Trichloroethane.

Трихлорэтан

$C_2H_3Cl_3$ = 133.4.

CAS — 71-55-6.

UNII — 113C650IR1.

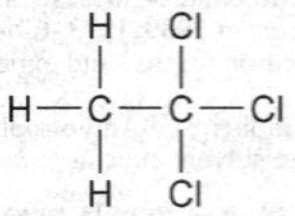

性状 三氯甲烷为无色，略有吸湿性的液体。相对密度为 1.31。沸点为 74℃。几乎不溶于水；与乙醇，氯仿和乙醚混溶。不易燃。贮藏于密闭容器中。

不良反应和处置

三氯甲烷的急性中毒可能导致中枢神经系统的先兴奋再抑制，表现为眩晕、嗜睡、头痛、头晕、共济失调，严重时出现昏迷、呼吸衰竭和导致死亡。还可发生室性心律失常造成死亡。暴露于高浓度三氯甲烷可能致命。三氯甲烷常用在干洗、修正液或石膏固定物拆除溶剂，易出现挥发性物质滥用（见甲醇项下，第 1983 页）。

有报道吸入三氯乙烷后会出现恶心、呕吐、腹痛，它是一种轻型刺激剂。

治疗不良反应的方法包括避免接触，采取对症治疗；摄入三氯乙烷后，应用活性炭效果不好，洗胃也不起作用。不应使用肾上腺素和其他拟交感神经药，否则会导致快速心律失常。

1. Health and Safety Executive. 1,1,1-Trichloroethane. *Toxicity Review 9.* London: HMSO, 1984.
2. WHO. 1,1,1-Trichloroethane. *Environmental Health Criteria 136.* Geneva: WHO, 1992. Available at: http://www.inchem.org/documents/ehc/ehc/ehc136.htm (accessed 30/06/04)
3. IARC/WHO. 1,1,1,-Trichloroethane. *IARC monographs on the evaluation of the carcinogenic risk of chemicals to humans* 1999; **71:** 881–903. Available at: http://monographs.iarc.fr/ENG/Monographs/vol71/volume71.pdf (accessed 10/06/09)
4. The Cosmetic Ingredient Review Expert Panel. Final report on the safety assessment of trichloroethane. *Int J Toxicol* 2008; **27** (suppl 4): 107–38.

对心脏的影响 滥用三氯乙烷常会导致急性心律失常而猝死，但是，三氯乙烷滥用和职业性暴露后产生慢性心脏毒性的报道较少。

1. Marjot R, McLeod AA. Chronic non-neurological toxicity from volatile substance abuse. *Hum Toxicol* 1989; **8:** 301–6.

对肝脏的影响 一篇关于挥发性物质的滥用导致非神经毒性简短的综述[1]指出，没有报道滥用三氯甲烷后产生肝毒性。有一例报道急性职业性暴露后，发生肝中毒，但可能是因为超敏反应。还有一例报道是[2]，4 名脂肪肝患者，在三氯甲烷职业性暴露后出现肝中毒，但是其中 2 例[3,4]的相关性仍存在争议。慢性活动性肝炎与接触三氯甲烷有关也有报道[5]。

1. Marjot R, McLeod AA. Chronic non-neurological toxicity from volatile substance abuse. *Hum Toxicol* 1989; **8:** 301–6.
2. Hodgson MJ, *et al.* Liver disease associated with exposure to 1,1,1-trichloroethane. *Arch Intern Med* 1989; **149:** 1793–8.
3. Guzelian PS. 1,1,1-Trichloroethane and the liver. *Arch Intern Med* 1991; **151:** 2321–2.
4. Hodgson MJ, Vanthiel DH. 1,1,1-Trichloroethane and the liver. *Arch Intern Med* 1991; **151:** 2322 and 2325–6.
5. Croquet V, *et al.* Hépatite chronique active probablement induite par le 1,1, 1-trichloroéthane. *Gastroenterol Clin Biol* 2003; **27:** 120–2.

对皮肤的影响 有报道[1]，3 名有偶然接触三氯乙烯的患者患有硬皮病，其中 2 名患者也接触过三氯乙烷。

1. Flindt-Hansen H, Isager H. Scleroderma after occupational exposure to trichlorethylene and trichlorethane. *Acta Derm Venereol (Stockh)* 1987; **67:** 263–4.

药动学

三氯乙烷经呼吸和皮肤接触吸入体内。小部分代谢成三氯甲醇和三氯甲酸，由尿排出，但大部分经过一段时间以原形经肺排出。

用途

三氯乙烷广泛用于工业溶剂。用于干洗、修正液和石膏固定物拆除溶剂。

制剂

专利制剂

UK: Zoff.

多组分制剂 ***Austral.:*** Sacsol NF†.

Triethyl Citrate 枸橼酸三乙酯

E1505; Triethyl citrát; Triéthyle, citrate de; Triethyli Citras; Triethylis citras; Trietil-citrát; Trietilo citratas; Trietilo, citrato de; Trietylcitrat; Trietyylisitraatti. 2-Hydroxy-1,2,3-propanetricarboxylic acid triethyl ester.

Триэтилцитрат

$C_{12}H_{20}O_7$ = 276.3.

CAS — 77-93-0.

UNII — 8Z96QXD6UM.

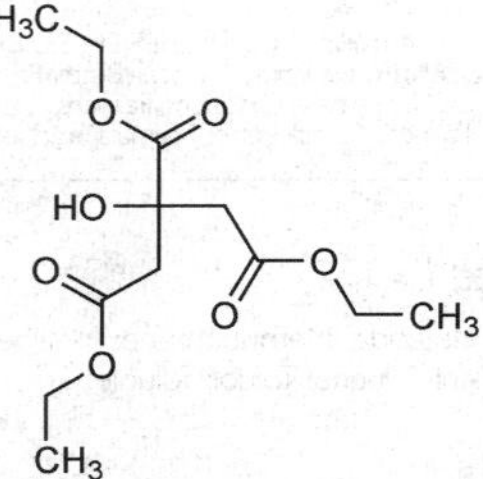

Pharmacopoeias. In *Eur.* (see p.vii). Also in *USNF.*

Ph. Eur. 6. 8（Triethyl Citrate） 澄清，黏性，无色或几乎无色的易吸湿性液体。溶于水；能与乙醇混溶；微溶于脂肪油。贮藏于密闭容器中。

USNF 28（Triethyl Citrate） 几乎无色的油状液体。溶于水；与乙醇和乙醚混溶。贮藏于密闭容器中。

简介

枸橼酸三乙酯作为一种增塑剂用于药品制剂和食品化妆品工业中。

制剂

多组分制剂 ***Chile:*** Uriage Desodorante Tri-Actif; ***Fr.:*** Spirial.

Triglycerol Diisostearate 二异硬脂酸三聚甘油酯

Triglyceroli Diisostearas; Triglyceryl Diisostearate.

CAS — 63705-03-3.

Pharmacopoeias. In *Eur.* (see p.vii).

Ph. Eur. 6. 8（Triglycerol Diisostearate） 主要由硬脂酸组成的聚甘油二酯混合物，由聚甘油和硬脂酸酯化而得。聚甘油主要由三甘油组成。澄清、淡黄色、黏性液体。几乎不溶于水；与乙醇和脂肪油混溶。贮藏于密闭容器中。避光。

简介

二异硬脂酸三聚甘油酯可作为制剂的乳化剂。

Turmeric 姜黄

CI Natural Yellow 3; Cúrcuma; Haldi; Indian Saffron.

Куркума; Турмерик

CAS — 458-37-7.

ATC Herb — HA05AW5005 (Curcuma longa: rhizome); HA03AW5020 (Curcuma longa: rhizome).

UNII — 856YO1Z64F.

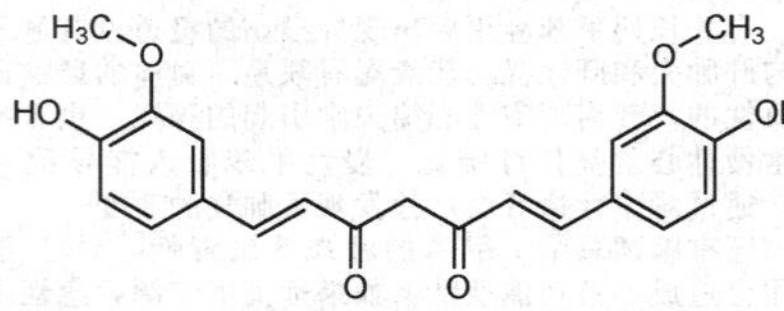

Pharmacopoeias. In *Chin.* and *US* which also includes a powdered form and a powdered extract.

USP 33（Turmeric） 姜黄（*C. domestica*）（Zingiberaceae）的干根茎。熟知的有姜黄、姜黄素、Haridra、印度藏红花。以干的根茎为基础，应含有不少于 3%的类姜黄色素。避光、防潮保存。

简介

姜黄（姜科植物）的干燥根茎，主要用于咖喱粉和其他调味品的成分。姜黄与其主要成分姜黄素（第 1950 页）用作食品的黄色着色剂。姜黄也用作治疗胆和胃肠疾病制剂的成分。姜黄是姜黄油和姜黄素类的原料（第 2220 页）。古印度医学中，广泛应用姜黄素。其他种类的姜黄也有相似的用途。

姜黄和姜黄素特性的相关文献如下。也可见姜黄素类（第 2220 页）。

1. Ammon HP, Wahl MA. Pharmacology of Curcuma longa. *Planta Med* 1991; **57:** 1–7.
2. Grant KL, Schneider CD. Turmeric. *Am J Health-Syst Pharm* 2000; **57:** 1121–2.
3. Ringman JM, *et al.* A potential role of the curry spice curcumin in Alzheimer's disease. *Curr Alzheimer Res* 2005; **2:** 131–6.
4. Singh S, Khar A. Biological effects of curcumin and its role in cancer chemoprevention and therapy. *Anticancer Agents Med Chem* 2006; **6:** 259–70.

5. Menon VP, Sudheer AR. Antioxidant and anti-inflammatory properties of curcumin. *Adv Exp Med Biol* 2007; **595:** 105–25.
6. Sharma RA, *et al.* Pharmacokinetics and pharmacodynamics of curcumin. *Adv Exp Med Biol* 2007; **595:** 453–70.
7. Strimpakos AS, Sharma RA. Curcumin: preventive and therapeutic properties in laboratory studies and clinical trials. *Antioxid Redox Signal* 2008; **10:** 511–45.
8. Hatcher H, *et al.* Curcumin: from ancient medicine to current clinical trials. *Cell Mol Life Sci* 2008; **65:** 1631–52.
9. Wongcharoen W, Phrommintikul A. The protective role of curcumin in cardiovascular diseases. *Int J Cardiol* 2009; **133:** 145–51.
10. Epstein J, *et al.* Curcumin as a therapeutic agent: the evidence from in vitro, animal and human studies. *Br J Nutr* 2010; **103:** 1545–57.

对甲状腺的影响 随着姜黄的提取物姜黄油对猪甲状腺的不良反应的报道[1,2]，姜黄油的安全性已引起关注。

1. MAFF. Food advisory committee: final report on the review of the colouring matter in food regulations 1973. *FdAC/REP/4.* London: HMSO, 1987.
2. FAO/WHO. Evaluation of certain food additives and contaminants: thirty-fifth report of the joint FAO/WHO expert committee on food additives. *WHO Tech Rep Ser 789* 1990. Also available at: http://libdoc.who.int/trs/WHO_TRS_789.pdf (accessed 30/05/07)

制剂

专利制剂

Chile: Turmerik; ***Ger.:*** Sergast†; ***Indon.:*** Rheumakur†; ***Pol.:*** Solaren.

多组分制剂 ***Austral.:*** Arthriforte†; Boswellia Complex; Extralife Arthri-Care†; Extralife Liva-Care†; Herbal Digestive Formula†; Joint Mobility†; Vitanox; ***Austria:*** Apozema; Spasmo Claim; ***Canad.:*** Milk Thistle; Painease; ***Cz.:*** Cholagol; ***Fr.:*** Aromavital; Cledist; Expuryl; Hepatoum; ***Ger.:*** Chol-Arbuz NF; Cholosom Phyto N†; Gallo Merz N†; Horvilan N†; Ventracid N; ***Hong Kong:*** Procosa II; ***Hung.:*** Antifront; Cholagol; Munipyrin; ***India:*** FN-T-Tus†; ***Indon.:*** Aptivium Liver Support†; Cursil; Diapet; Entrodiar†; Fitodiar; Heparviton NF; Hepasil; Lanagogum; Lecur; Nutrijoint; Osimax; Ositin; Procur Plus; Proliva; Tripid; Vidoran Emulsion Rasa; Vidoran Plus; ***Israel:*** Coltect; ***Ital.:*** Cinarepa; Reumafort; ***Jpn:*** Cabe 2 New; Eki Cabe U; ***Mex.:*** Ifuchol; Procosa II; Rodan; ***Philipp.:*** Cogent db+; ***Pol.:*** Chelicur; Cholitol; ***Rus.:*** Cholagol (Холагол); Doktor Mom (Доктор Мом); Suprima-Broncho (Суприма-бронхо); Travisil (Трависил); ***S.Afr.:*** Lewensessens; ***Singapore:*** Artrex†; Essentials; Hepasil DTX; Procosa II; ***Switz.:*** Kernosan 24; Stago N†; ***UK:*** Arheumacare; BackOsamine; ***Ukr.:*** Antifront (Антифронт); Cholagol (Холагол); Choliver (Холивер); Doktor Mom (Доктор Мом сироп); Olesan (Олесан).

顺势疗法制剂 ***Fr.:*** Billerol.

Tyloxapol 泰洛沙泊

Superinone; Tiloxapol; Tyloksapoli; Tyloxapolum.

Тилоксапол

CAS — 25301-02-4.
ATC — R05CA01.
ATC Vet — QR05CA01.
UNII — Y27PUL9H56.

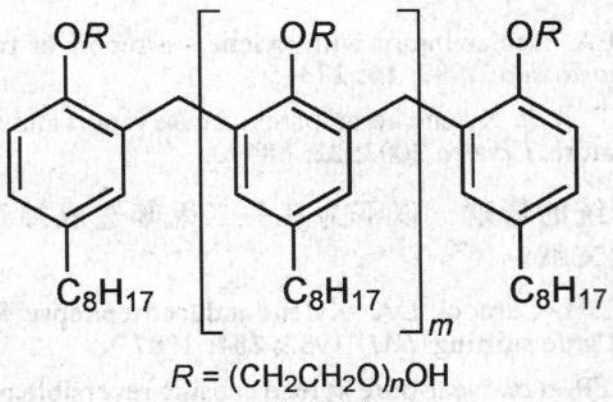

$R = (CH_2CH_2O)_nOH$
n= 8-10
m< 6

Pharmacopoeias. In *US.*

USP 33（Tyloxapol） 是 4-(1,1,3,3-四甲基丁基) 酚与环氧乙烷和甲醛的聚合物。为琥珀色黏性液体，有时轻微浑浊，伴有微弱的芳香臭。能与水慢慢自由地混溶；溶于氯仿、冰醋酸、二硫化碳、四氯化碳、甲苯和苯。5%溶液的 pH 值为 4.0～7.0。泰洛沙泊不能与金属接触。贮藏于密闭容器中。

不良反应

已报道，长期使用泰洛沙泊的吸入剂可引起轻微的睑炎。偶尔还可能引起发热反应。

用途和用法

泰洛沙泊是烷基芳香基聚氯乙烯醚类（alkyl aryl polyether alcoholtype）非离子表面活性剂。它用在清洁隐形眼镜和人造眼的溶液中。水溶液已用于吸入剂用作支气管肺分泌物的黏性溶解剂。泰洛沙泊也用作抗菌药赋形剂应用于冲洗化脓性骨或关节感染。

制剂

专利制剂

Austria: Tacholiquin†; ***Canad.:*** Enuclene; ***Ger.:*** Tacholiquin; ***NZ:*** Enuclene; ***USA:*** Enuclene.

多组分制剂 ***Austral.:*** Blink-N-Clean.

Vanilla 香草

Baunilha; Semilla de vainilla; Vaina de vainilla; Vainilla; Vanilla Beans; Vanilla Pods.

Ваниль

UNII — Q74T35078H.

Pharmacopoeias. In *USNF.*

USNF 28（Vanilla） 晒干的生长完全且未成熟*扁叶香果兰*果实。市场上常见墨西哥、波旁或马达加斯加香草，塔希提香草［市场上称塔希提香草（兰科）］也较为常见。变脆的本品不得使用。贮藏于温度不超过 8℃ 的密闭容器中。

简介

香草可作为芳香剂用于香水。然而其香味和气味并不全是因为香草醛（见下文），而是依赖于其他芳香物质。香草属可用于芳香疗法。

制剂

USNF 28: Vanilla Tincture.

Vanillin 香草醛

Vainillina; Vaniliini; Vanilin; Vanilinas; Vanillic Aldehyde; Vanilline; Vanillinum; Wanilina. 4-Hydroxy-3-methoxybenzaldehyde.

Ванилин

$C_8H_8O_3$ = 152.1.
CAS — 121-33-5.
UNII — CHI530446X.

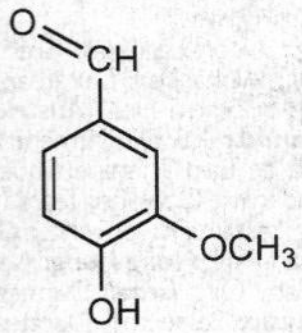

Pharmacopoeias. In *Eur.* (see p.vii) and *Viet.* Also in *USNF.*

Ph. Eur. 6.8（Vanillin） 白色或淡黄色结晶针状体或粉末。熔点为 81～84℃。微溶于水；易溶于乙醇和甲醇；可溶解于氢氧化碱溶液。避光。

USNF 28（Vanillin） 细腻的白色至淡黄色结晶体，通常为针状，有吸湿性，香草味。熔点为 81～83℃。溶于 25℃的水（1∶100）、80℃的水（1∶20）和甘油（1∶20）；易溶于乙醇、氯仿、乙醚和氢氧化碱溶液。其溶液会使酸性石蕊试纸变色。贮藏于密闭容器中。避光。

简介

香草醛可用于调味剂和香料。

制剂

BP 2010: Tolu-flavour Solution.

多组分制剂 ***Belg.:*** Pulmex; Pulmex Baby; ***Turk.:*** Musilaks.

Vegetable Carbon 植物碳

Bitkisel Kömür; Carbon Black; Carbón vegetal; Cendres végétales; Charbon végétal; Colour Index No. 77268:1; E153; Negro vegetal; Vegetable Black.

Уголь Растительный

UNII — 4XYU5U00C4.

注：黑烟末（Carbon Black）曾被当做法炭黑（Channel Black，一种着色剂，不用于食物中）使用。应当注意两者成分的区别。

简介

植物碳由细小的碳组成，植物、泥炭或木材碳化而得。用于药品、食品和化妆品的着色剂。

Vegetable Fatty Oils 植物脂肪油

Kasvirasvaöljyt; Olea Herbaria; Oljor, feta, vegetabiliska.

Растительные Масла Жирные

Pharmacopoeias. In *Eur.* (see p.vii).

Ph. Eur. 6.8（Vegetable Fatty Oils） 植物脂肪油一般为固体或液态的脂肪酸甘油酯。主要含有其他脂质，如蜡类、自由脂肪酸、不饱和甘油酯或未皂化物质。压榨、溶解种子或植物可以提取得到。如有必要，可进行精炼或氢化，还可加入适宜的抗氧化剂。详见下文：

- *初榨油*：通过机械方法如冷榨或离心过滤，从天然物质中获得。
- *精炼油*：压榨和（或）溶解提取而得，随后碱式精炼（漂白和除臭）或物理精炼。
- *氢化油*：压榨和（或）溶解提取而得，随后碱式精炼（漂白和除臭）或物理精炼，再漂白、干燥、氢化，最后再进行漂白和除臭。

只有磷酸和碱精炼的油可用于胃肠外制剂的制备。

Hydrogenated Vegetable Oil 氢化植物油

Aceite vegetal hidrogenado.

Pharmacopoeias. In *Br. Jpn* allows under the title Hydrogenated Oil a product from fish, other animals or vegetables. Also in *USNF.*

BP 2010（Hydrogenated Vegetable Oil） 从植物中提取的脂肪酸甘油三酯的混合物。类白色，室温下为细小粉末。熔点为 57～70℃，温度大于熔点温度时，呈浅黄色油状液体。几乎不溶于水；溶于氯仿、热的异丙醇和汽油。贮藏温度为 8～25℃。

USNF 28（Hydrogenated Vegetable Oil） 1 型氢化植物油是细的，白色粉末、珠状或小薄片。熔点为 57～85℃。2 型氢化植物油呈塑性（半固体）或薄片，韧度比 1 型氢化植物油软，熔点为 20～50℃。

不溶于水；溶于氯仿、热的异丙醇和汽油，贮藏于温度为 8～15℃的密闭容器中。

简介

植物脂肪油一般为固体或脂肪酸甘油三酯的液体，含少量其他脂类。由植物的种子或果实中压榨和（或）溶解提取。如必要，可以精炼或氢化而得。植物脂肪油属于不挥发油（压榨油），与可蒸发、常从芳香植物蒸馏而得到香精油（香精油，挥发油）不同的是，植物脂肪油不会因受热蒸发。因为不易挥发的植物脂肪油有润滑的特性，所以常用它来调节软膏的黏度。还可作为脂溶性物质的载体，如维生素。

氢化植物油经过精炼、漂白、氢化和脱臭，主要成分为硬脂酸和枸橼酸的甘油三酯。本品常作为片剂的润滑剂和软膏或栓剂的基质。

White Spirit 白色溶剂油

Stoddard Solvent; Trementina.

Уайтспирит

CAS — 64742-82-1 (white spirit type 1); 64741-92-0 (white spirit type 2); 64742-48-9 (white spirit type 3); 64742-88-7 (white spirit type 0); 8052-41-3 (Stoddard solvent).

性状 白色溶剂油为烃类的混合物，无色液体。避光。

不良反应和处置

参见**煤油**，第 1960 页。

白色溶剂油的毒性的参考文献如下[1]。

关于职业性暴露于白色溶剂油等溶剂后的神经毒性的讨论，见**甲苯**项下，第 1983 页。

1. WHO. Selected petroleum products. *Environmental Health Criteria 20.* Geneva: WHO, 1982. Available at: http://www.inchem.org/documents/ehc/ehc/ehc020.htm (accessed 30/06/04)

用途

白色溶剂油是一种工业溶剂，分为不同等级。其中一个级别的是美国的 Stoddard 溶剂。

Wool Alcohols 羊毛醇

Alcoholes adipis lanae; Alcoholes de lana; Alcoholes de lanolina; Alcoholia Lanae; Alcolanum; Alcools de graisse de laine; Alkoholy tuku z ovčí vlny; Gyapjúviaszalkoholok; Lanalcolum; Lanolin Alcohols; Ullfettalkoholer; Villa-alkoholit; Vilnų riebalų alkoholiai; Wollwachsalkohole; Wool Wax Alcohols.

Спирты Шерстяного Жира

CAS — 8027-33-6.
UNII — 884C3FA9HE.

Pharmacopoeias. In *Eur.* (see p.vii). Also in *USNF.*

Ph. Eur. 6.8（Wool Alcohols） 来源于羊毛脂的甾醇和更高级别的脂肪醇组成的混合物，其中含不少于 30.0%的胆固醇，可能含有不超过 200ppm 的丁羟甲苯。淡黄色至棕黄色、易碎的固体，加热后具有可塑性。熔点不低于 58℃。几乎不溶于水；微溶于 90%乙醇；可溶于沸腾的无水乙醇和二氯甲烷。贮藏于充满的容器中。避光。

USNF 28（Lanolin Alcohols） 羊毛脂水解得到的甾醇、脂肪醇和三萜醇的混合物。可能含有不超过 0.1%的氧化产物。为坚硬的蜡状琥珀色固体，具有特殊臭。熔点不低于 56℃。不溶于水；微溶于乙醇；极易溶于氯仿、乙醚和石油醚。贮藏温度不高于 25℃，短时间可保存于 15～30℃。避光。

配伍禁忌 羊毛醇与煤焦油、鱼石脂、间苯二酚和苯酚有配伍禁忌。

简介

羊毛醇在油包水型乳膏剂和软膏剂的制备中作为乳化剂和乳剂稳定剂。它能增加烃类混合物的吸水性能。加入 5%的羊毛醇能使凡士林包裹水分的量增加 3 倍，并且这类乳剂不会因为加入弱酸而破乳。

羊毛醇在皮肤上有润滑作用，可用于制备治疗干燥皮肤和干眼症的制剂。

具有类似作用的羊毛醇衍生物还有乙酰化羊毛醇和乙氧基化羊毛醇。

羊毛醇会导致超敏反应（见下文**羊毛脂**项下）。

制剂

BP 2010: Wool Alcohols Ointment.

多组分制剂 ***Arg.:*** Macoderm; ***Canad.:*** Refresh Lacri-Lube; ***Fin.:*** Lacri-Lube; ***Ger.:*** Coliquifilm; ***Irl.:*** Lacri-Lube; Oilatum Emollient; ***Israel:*** Adinol; ***Ital.:*** Lacrilube; ***NZ:*** Lacrilube; ***Switz.:*** Coliquifilm; ***UK:*** Ashbourne Emollient Medicinal Bath Oil†; Dermalo; Lacri-Lube; Oilatum Emollient; ***USA:*** Aquaphor Healing Ointment; Hydrocerin; Refresh PM.

Wool Fat 羊毛脂

Adeps lanae; Adeps lanae hydrogenatus (wool fat, hydrogenated); Anhydrous Lanolin; Cera Lanae; Graisse de laine; Graisse de laine hydrogénée (wool fat, hydrogenated); Graisse de Suint Purifiée; Gyapjúviasz; Lanoléine; Lanolin; Lanolina; Lanolina anhidra; Lanolinum; Purified Lanolin; Refined Wool Fat; Suarda; Tuk z ovčí vlny; Tuk z ovčí vlny hydrogenovaný (wool fat, hydrogenated); Ullfett; Villarasva; Vilnų riebalai; Wollfett; Wollwachs.

Ланолин; Шерстяной Жир

CAS — 8006-54-0.

UNII — 7EV65EAW6H.

Pharmacopoeias. In *Chin., Eur.* (see p.vii), *Int., Jpn, US,* and *Viet.* Some pharmacopoeias include Hydrous Wool Fat which is prepared by the addition of water to wool fat.
Eur. also includes Hydrogenated Wool Fat.
US also includes Modified Lanolin.

Ph. Eur. 6. 8（Wool Fat） 从绵羊（*Ovis aries*）毛中得到的经过纯化、无水的蜡状物质。含有不多于 200ppm 的丁羟甲苯。为黄色的油状物质。熔化后成为澄清或几乎澄清的黄色液体。滴点为 38～44℃。10g 羊毛脂能吸收不少于 20ml 的水。几乎不溶于水；微溶于沸腾的无水乙醇；在石油醚中能形成乳白色溶液。贮藏温度不超过 25℃。

Ph. Eur. 6. 8（Wool Fat，Hydrogenated；Adeps Lanae Hydrogenatus） 无水羊毛脂经过直接的高温高压氢化作用，其中的酯和酸都转变为相应的醇，由此得到高级脂肪醇和甾醇的混合物。其中会含有丁羟甲苯。为白色或淡黄色油状物质。熔点为 45～55℃。几乎不溶于水；可溶于沸腾的乙醇和石油醚。贮藏于充满的容器中。避光。

Ph. Eur. 6. 8（Wool Fat，Hydrous；Adeps Lanae Cum Aqua） 为 75%的羊毛脂和 25%的水的混合物。可能含有不多于 150ppm 的丁羟甲苯。为淡黄色的油状物质。滴点为 38～44℃。贮藏温度不超过 25℃。

USP 33（Lanolin） 从绵羊（*Ovis aries*）毛中得到的经过纯化的蜡状材料。为黄色黏稠的油状固体，有轻微的特殊气味。熔点为 38～44℃。含水不超过 0.25%，可能含有不超过 0.02%的适当的抗氧化剂。不溶于水，但是能与两倍于其质量的水混合而不分层；极微溶于冷乙醇；较易溶于热乙醇；极易溶于氯仿和乙醚。贮藏的最佳温度范围为 15～30℃。

USP 33（Modified Lanolin） 经过处理减少游离羊毛脂醇、去污剂和杀虫剂残留的羊毛脂。含水不超过 0.25%，可能含有不超过 0.02%的适当的抗氧化剂。贮藏于密闭的，最好是防铸容器中，最佳温度范围为 15～30℃。

简介

羊毛脂用于油包水型乳膏剂和软膏剂的制备。当与适量的植物油或凡士林混合时，可以制备能够透过皮肤的润滑乳膏剂。羊毛脂能吸收大约 30%的水分。羊毛脂还可用于阴道、直肠和眼科等其他制剂的制备。

羊毛脂的衍生物和修饰产物还有氢化羊毛脂、含水羊毛脂、聚羊毛脂（乙氧基化羊毛脂）、异丙基羊毛脂、羊毛脂油和羊毛脂蜡。

羊毛脂会导致超敏反应。

超敏反应 一般认为羊毛脂是一种过敏原，但是其过敏程度有很大争议[1]。疑为过敏反应的情况很难在皮肤试验中重现[2]。致敏物质未知，但认为与醇性杂质相关。一项回顾性研究表明[3]，24000 名湿疹患者对含 30%羊毛脂的软石蜡基质的标准贴剂进行再激发试验，罕见阳性者；平均每年有 1.7%的患者会出现过敏反应。

1. Lee B, Warshaw E. Lanolin allergy: history, epidemiology, responsible allergens, and management. *Dermatitis* 2008; **19:** 63–72.
2. Wolf R. The lanolin paradox. *Dermatology* 1996; **192:** 198–202.
3. Wakelin SH, *et al.* A retrospective analysis of contact allergy to lanolin. *Br J Dermatol* 2001; **145:** 28–31.

杀虫剂残留 应注意羊毛脂中残留的杀虫剂，因为如果母亲使用含有羊毛脂的软膏剂涂抹在乳头上，哺乳的婴儿会受到影响。官方发布的标准（如 Ph. Eur. 和 USP）已包含羊毛脂中含杀虫剂的限量。

1. Copeland CA, *et al.* Pesticide residue in lanolin. *JAMA* 1989; **261:** 242.
2. Cade PH. Pesticide in lanolin. *JAMA* 1989; **262:** 613.
3. Copeland CA, Wagner SL. Pesticide in lanolin. *JAMA* 1989; **262:** 613.

制剂

BP 2010: Simple Eye Ointment; Simple Ointment;
USP 33: Modified Lanolin.

专利制剂

Canad.: Lansinoh†; PureLan; ***Ger.:*** Oleo Tull; ***Port.:*** Lansinoh†; Multi-Mam Lanolina†; ***S.Afr.:*** Duratears; ***Turk.:*** Duratears; ***UK:*** Evolve Plus; ***USA:*** Lan-O-Smooth; Lansinoh.

多组分制剂 ***Arg.:*** Alcon Lagrimas; Crema Para Paspaduras†; Dr Selby; Ninderm; ***Austral.:*** Alpha Keri; Duratears; E45†; Lacri-Lube; Poly Visc; Rikoderm†; Silcon†; Soothe'n Heal; ***Austria:*** Tiroler Steinol; ***Belg.:*** Duratears; Lacrytube; ***Canad.:*** A & D Ointment; Akwa Tears; Alpha Keri†; Flexitol Heel Balm; Huile de Bain Therapeutique; Lotion Lubrifiante Calmante Hydratante; Lubriderm†; Optilube; Tears Naturale PM; ***Chile:*** Duratears; Lacri-Lube; Pasta Lassar; ***Fr.:*** Jouvence; ***Ger.:*** Sofra-Tull sine; Vita-POS; ***Gr.:*** Duratears; Fissan-Pate; ***Hong Kong:*** Alpha Keri†; Balneum†; Duratears; ***Indon.:*** Yanthi Baby Oil†; ***Israel:*** Duratears; Kamil Blue; Lacrimol; Pedisol; Vita-POS; ***Malaysia:*** Balneum†; Duratears Naturale; Lacrilube†; ***Mex.:*** Acuafil Ungena; ***Neth.:*** Duratears Z; ***NZ:*** Alpha Keri; BK; DP; DP Lotion - HC; Hydroderm; Oralife Peppermint; ***Pol.:*** E45; ***Singapore:*** Balneum; Duratears; Lacrilube; ***Spain:*** Lubrifilm; Pasta Lassar Imba; Tears Lubricante†; ***Thai.:*** Duratears; ***UK:*** Alpha Keri; Hewletts†; Lubri-Tears†; Melrose; ***USA:*** Akwa Tears; Alpha Keri; Bodi Oil; Bottom Better; Dermadrox; Dry Eyes; Duratears Naturale; Geri-Silk; Lacri-Gel; Lacri-Lube; Lansinoh Diaper Rash; Lantiseptic; LubriFresh PM; LubriTears; Paladin; Palomar E; Systane Nighttime; ***Venez.:*** Lacrimart†; Oleoderm.

Xanthan Gum 黄原胶

Corn Sugar Gum; E415; Goma de xantána; Gomme xanthane; Ksantaanikumi; Ksantano lipai; Polysaccharide B 1459; Xantán gumi; Xantangummi; Xantham Gum; Xanthani gummi; Xanthanová klovatina.

Ксантановая Камедь

CAS — 11138-66-2.

UNII — TTV12P4NEE.

Pharmacopoeias. In *Eur.* (see p.vii). Also in *USNF.*

Ph. Eur. 6. 8（Xanthan Gum） 由野油菜黄单胞菌发酵碳水化合物，纯化得到黄原胶。为高分子的多聚糖（如右旋葡萄糖、甘露糖和葡萄糖醛酸）的钠盐、钾盐或钙盐。以干燥物计，至少含有 1.5%丙酮酸。白色或淡黄白色，自由流动的粉末。溶于水，尽管为高度黏稠液体。基本不溶于有机溶剂。1%水溶液的 pH 值为 6.0～8.0。

USNF 28（Xanthan Gum） 由野油菜黄单胞菌发酵碳水化合物纯化而得的高分量多糖胶。为右旋葡萄糖、右旋甘露糖和右旋葡萄糖醛酸的钠盐、钾盐和钙盐。奶白色粉末，溶于冷水或热水。其水溶液不使石蕊变色。

简介

在制药生产中，黄原胶可作为助悬剂、稳定剂、增稠剂和乳化剂。同样可用于食品工业中。

有报道，黄原胶比黄芪胶更适用于制作含碎片或不溶性粉末的混悬剂。

一般情况下，稳定性很好，只有少数药（阿米替林、他莫昔芬、维拉帕米）发现有不相容现象。制混悬剂时，需要先配制含有羟苯酸酯的 1%黄原胶溶液，用水稀释至 0.5%使用。

食管痉挛的患者做内窥镜检查时，可以将黄原胶作为混悬载体帮助运载解痉药。当黄原胶用于某些特定薄膜衣片的助悬剂时，会出现凝固。

1. Anonymous. "Extremely useful" new suspending agent. *Pharm J* 1986; **237:** 665.
2. Evans BK, Fenton-May V. Keltrol. *Pharm J* 1986; **237:** 736–7.

制剂

USNF 28: Xanthan Gum Solution.

专利制剂

Ger.: Ronfnyl.

多组分制剂 ***Ital.:*** Resource Gelificata; ***Turk.:*** Xialine; ***USA:*** Mimyx.

Xylene 二甲苯

Dimethylbenzene; Dimetilbenceno; Ksylen; Xileno; Xylol; Xylole.

Ксилол

C_8H_{10} = 106.2.

CAS — 1330-20-7; 108-38-3 (m-xylene); 95-47-6 (o-xylene); 106-42-3 (p-xylene).

UNII — D856J1047R.

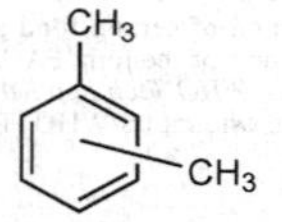

性状 二甲苯是 *o*-二甲苯、*m*-二甲苯和 *p*-二甲苯 3 种异构体的混合物，其中以 *m*-异构体为主。为无色易挥发、可燃的液体。每毫升质量约为 0.86g。沸点为 138～142℃。贮藏于密闭容器中。

不良反应、处置和注意事项

二甲苯的急性毒性与苯（第 1942 页）类似，但是没有苯的毒性显著。不良反应的处置与苯类似。

二甲苯与挥发性物质滥用有关（见**甲苯**，第 1983 页）。工业用二甲苯可能含有苯，这可能会影响产生不良反应的类型。

如果鼓膜穿孔，二甲苯不应该用于溶解耳垢。

1. WHO. Recommended health-based limits in occupational exposure to selected organic solvents. *WHO Tech Rep Ser 664* 1981. Available at: http://libdoc.who.int/trs/WHO_TRS_664.pdf (accessed 03/09/08)
2. Health and Safety Executive. Xylenes. *Toxicity Review 26.* London: HMSO, 1992.
3. WHO. Xylenes. *Environmental Health Criteria 190.* Geneva: WHO, 1997. Available at: http://www.inchem.org/documents/ehc/ehc/ehc190.htm (accessed 30/06/04)
4. IARC/WHO. Xylenes. *IARC monographs on the evaluation of the carcinogenic risk of chemicals to humans* 1999; **71:** 1189–1208. Available at: http://monographs.iarc.fr/ENG/Monographs/vol71/volume71.pdf (accessed 10/06/09)

对眼的影响 已有报道由于意外接触含有二甲苯的油漆而造成眼的损伤[1]。这种损伤类似碱烧伤，也可以使用类似的方法处置。关于二甲苯所致角膜损伤的综述如下[2]。

1. Ansari EA. Ocular injury with xylene - a report of two cases. *Hum Exp Toxicol* 1997; **16:** 273–5.
2. Trujillo F, *et al.* Xylene keratopathy: a case report and review of the literature. *Cornea* 2003; **22:** 88–90.

对神经系统的影响 以下为有关二甲苯造成神经系统损伤的参考文献。

1. Arthur LJH, Curnock DA. Xylene-induced epilepsy following innocent glue sniffing. *BMJ* 1982; **284:** 1787.
2. Roberts FP, *et al.* Near-pure xylene causing reversible neuropsychiatric disturbance. *Lancet* 1988; **ii:** 273.

管理 由于二甲苯可以透过皮肤造成全身毒性，因此必须采取适当的防护措施，避免皮肤接触二甲苯。

药动学

二甲苯可以通过吸入、摄入方式吸收，也可以一定程度通过皮肤吸收。能够很快被氧化代谢成为相应的 *o*-甲基苯甲酸、*m*-甲基苯甲酸或者 *p*-甲基苯甲酸，大部分以甘氨酸结合物，即甲基马尿酸（toluricacid）形式通过尿液排出。二甲苯酚是次要的代谢产物，以葡糖醛酸苷和硫酸结合的方式通过尿液排泄。部分原形的二甲苯通过肺排泄。

用途

二甲苯用作工业用以及药用溶剂，也用于溶解耳垢。

制剂

专利制剂

Belg.: Cerulyx; ***Fr.:*** Cerulyse; ***Ital.:*** Cerulisina; ***Switz.:*** Novo-Cerusol†.

Xylitol 木糖醇

E967; Ksilitolis; Ksylitol; Ksylitoli; Xilit; Xilitol; Xylit; *meso*-Xylitol; Xylitolum.

Ксилит

$C_5H_{12}O_5$ = 152.1.
CAS — 87-99-0 (xylitol); 16277-71-7 (D-xylitol).
UNII — VCQ006KQ1E.

Pharmacopoeias. In *Chin., Eur.* (see p.vii), and *Jpn.* Also in *USNF.*

Ph. Eur. 6.8 (Xylitol) 白色或类白色的晶体粉末或晶状体。熔点为 92～96℃，极易溶于水；部分溶于乙醇。

USNF 28 (Xylitol) 白色晶体或晶体粉末。结晶的木糖醇的熔点在 92～96℃。有甜味，在口中有凉爽的感觉。溶于水（1：0.65）；部分溶于乙醇。

不良反应

口服大剂量的木糖醇会引起腹泻和胃胀气。高草酸尿症常发生于静脉输注后，口服一般不易发生。静脉输注后还可发生高尿酸血症和酸中毒（包括乳酸酸中毒）。

超敏反应 有报道，对本品过敏的患者咀嚼含有木糖醇的口香糖后导致口腔溃疡糜烂[1]。

1. Hanakawa Y, *et al.* Xylitol as a causative agent of oral erosive eczema. *Br J Dermatol* 2005; **152:** 821–2.

用途和用法

木糖醇是含有戊糖和木糖（第 2363 页）的多元醇聚合物。本品甜度和蔗糖相似，越来越多地作为甜味剂用于食物，以及甜味剂或赋形剂用于制药。还可用于无糖制剂中，与蔗糖相比，木糖醇不易引起龋齿。经调查，木糖醇可预防龋齿和急性中耳炎。曾代替葡萄糖用于静脉营养，但因为其不良反应，已经不再使用了。

龋齿 口香糖里含有木糖醇，在龋齿（第 171 页）预防中起到重要作用[1～6]。

1. Edgar WM. Sugar substitutes, chewing gum and dental caries—a review. *Br Dent J* 1998; **184:** 29–32.
2. Gales MA, Nguyen T-M. Sorbitol compared with xylitol in prevention of dental caries. *Ann Pharmacother* 2000; **34:** 98–100.
3. Maguire A, Rugg-Gunn AJ. Xylitol and caries prevention—is it a magic bullet? *Br Dent J* 2003; **194:** 429–36.
4. van Loveren C. Sugar alcohols: what is the evidence for caries-preventive and caries-therapeutic effects? *Caries Res* 2004; **38:** 286–93.
5. Burt BA. The use of sorbitol- and xylitol-sweetened chewing gum in caries control. *J Am Dent Assoc* 2006; **137:** 190–6. Correction. *ibid.*; 447.
6. Milgrom P, *et al.* Xylitol pediatric topical oral syrup to prevent dental caries: a double-blind randomized clinical trial of efficacy. *Arch Pediatr Adolesc Med* 2009; **163:** 601–7.

中耳炎 有证据表明，含木糖醇口香糖[1,2]和木糖醇糖[2,3]有助于预防急性中耳炎（第 173 页）。然而，一项随机研究[4]发现，在急性呼吸道感染时，仅仅给予木糖醇是无效的。

1. Uhari M, *et al.* Xylitol chewing gum in prevention of acute otitis media: double blind randomised trial. *BMJ* 1996; **313:** 1180–4.
2. Uhari M, *et al.* A novel use of xylitol sugar in preventing acute otitis media. *Pediatrics* 1998; **102:** 879–84.
3. Uhari M, *et al.* Xylitol in preventing acute otitis media. *Vaccine* 2001; **19:** S144–S147.
4. Tapiainen T, *et al.* Xylitol administered only during respiratory infections failed to prevent acute otitis media. Abstract: *Pediatrics* 2002; **109:** 302. Full version: http://pediatrics.aappublications.org/cgi/reprint/109/2/e19 (accessed 23/08/10)

制剂

专利制剂

Canad.: Trident; ***Ger.:*** Xylit; ***Philipp.:*** Xylogel.

多组分制剂 ***Arg.:*** Bucal Hyper Sensitive; Emoform Total; Fluorogel 2001 Chiquitos; Fluorogel 2001 para Dientes Sensibles; Periobacter; Periodent; Solucion Oral; Tac Fluor; ***Chile:*** Oralgene; ***Ger.:*** Aminofusin N†; Cardioplegin N†; Comafusin Hepar†; GX; GXE†; Infesol XE; Parentamin GX E†; Parentamin X-E; Periamin X†; Periplasmal XE; Saliva natura; Saseem; Thomaeamin X E†; Tutofusin BX†; Tutofusin OP X†; ***India:*** Hermin; ***Indon.:*** Comafusin Hepar; Intrafusin SX-E; Precopar; Trifluid; ***Mex.:*** Dentsiblen†; Fluoxytil†; Periodentyl; Perioxidin†; ***Neth.:*** Saliva Orthana; ***Philipp.:*** Xylorinse; ***Swed.:*** Tracel; ***UK:*** AS Saliva Orthana; Biotene Oralbalance; BioXtra†; Saliva Natura; ***Ukr.:*** Glauxyl (Глюксил); Infesol 40 (Инфезол 40); Xylat (Ксилат); ***USA:*** Optimoist.

Yellow 2G 黄 2G

Acid Light Yellow 2G; Acid Yellow 17; Amarillo 2G; CI Food Yellow 5; Colour Index No. 18965; Jaune 2G. Disodium 2,5-dichloro-4-[5-hydroxy-3-methyl-4-(4-sulphonatophenylazo)pyrazol-1-yl]benzenesulphonate.

Жёлтый 2G

$C_{16}H_{10}Cl_2N_4Na_2O_7S_2$ = 551.3.
CAS — 6359-98-4.

简介

化妆品用着色剂。

Zein 玉米蛋白

Zeína.

Зеин

CAS — 9010-66-6 (zeins).
UNII — 80N308T1NN.

Pharmacopoeias. In *Chin.* Also in *USNF.*

USNF 28 (Zein) 从玉米和玉蜀黍（禾本科）中提取的醇溶谷蛋白。白色至黄色的粉末。不溶于水和丙酮；易溶于体积浓度为 60%～80%的丙酮-水的混合物；可溶于含水酒精、乙氧基乙醇、呋喃甲醇、四氢糠醇和 pH>11.5的碱性溶液；不溶于无水醇性溶剂，甲醇除外。

简介

在药品制备和食品业，可用玉米蛋白作为片剂黏合剂和涂布剂，可代替虫胶。

Zinc Stearate 硬脂酸锌

Cinko stearatas; Cink-sztearát; Cynku stearynian; Estearato de zinc; Sinkkistearaatti; Stearan zinečnatý; Zinc, stéarate de; Zinci stearas; Zinkstearat.

Стеарат Цинка

CAS — 4991-47-3 (zinc palmitate); 557-05-1 (zinc stearate).
UNII — H92E6QA4FV.

(zinc stearate)

Pharmacopoeias. In *Eur.* (see p.vii) and *US.*

Ph. Eur. 6.8 (Zinc Stearate) 硬脂酸锌[$(C_{17}H_{35}CO_2)_2Zn$=632.3]中可能含有软脂酸锌[$(C_{15}H_{31}CO_2)_2Zn$=576.2]和油酸锌[$(C_{17}H_{33}CO_2)_2Zn$=628.3]。轻质、白色或类白色的无定形粉末，不含杂质微粒。几乎不溶于水和无水乙醇。

USP 33 (Zinc Stearate) 含锌的固体有机酸的混合物，由脂肪提取，主要由多种硬脂酸锌[$(C_{17}H_{35}CO_2)_2Zn$=632.3]和软脂酸锌[$(C_{15}H_{31}CO_2)_2Zn$=576.2]组成。细腻白色的松散粉末，不含杂质，有微弱吸湿性。不溶于水、乙醇和乙醚。

不良反应

吸入硬脂酸锌会导致致命的肺炎，尤其是婴幼儿。

用途

在制备片剂和胶囊剂时，用硬脂酸锌作为颗粒的润滑剂；还可作为润滑保护剂治疗皮肤炎症，可单独使用，或与其他粉末合用，或者制备成乳剂。

制剂

USP 33: Compound Clioquinol Topical Powder.

多组分制剂 ***Arg.:*** Prurisedan; ***Israel:*** Acti Talc; ***Ital.:*** Steril Zeta; ***Switz.:*** Hydrocortisone compositum; ***Thai.:*** Banocin; ***UK:*** Simpsons.

放射性药物

放射性化合物在医学上被作为放射源用于放射治疗和诊断。它们在研究和工业中有广泛的用途。

密封放射源处于结合态或被包封，以防止放射性物质的泄漏，按提供时的状态使用。另外，非密封放射源通常是以液态、微粒或气态的形式存在的放射性物质，在使用时从容器中取出。放射性药物就属于这一类放射源。

本章的目的是提供用作放射性药物的放射性核素的背景知识。在准备、操作、使用和处置这些物质时要小心，最好由具备一定经验受过训练的人员来处理。

原子的结构

经典的原子模型是原子由位于中心的带正电荷的原子核及围绕着核在轨道上旋转的带负电荷的电子组成。电子围绕着原子核在一定数量的轨道上运动，这些轨道形成一系列的"壳"。

尽管这个模型在物理学上已经被废弃，但化学和放射化学上仍是一个简单方便的模型。

原子核由质子和中子两种主要粒子组成，每个质子带单位正电荷，中子不带电。原子核中所有微粒的总数被称为*质量数*。

每一个电子带有一个负电荷，与每个质子所带的正电荷大小相同，因此在中性原子中电子的数量与原子核中质子的数量相同。

原子核中质子数被称为*原子序数*，决定了核外电子数。一个特定的化学元素所有的原子都有相同的原子序数，但是尽管质子的数量是恒定的，原子中中子的数量可能不同，因此它们质量数也可能不同。同一元素不同的形式被称为该元素的同位素，这些同位素的某些物理性质有所不同。

一些同位素是稳定的，它们之间的区别仅在于质量的不同，另外一些同位素可能有放射性（*放射性同位素*），它们的原子核自发的变化释放出粒子或电磁波，或两者都有。

自然界存在的同位素大多数是稳定的，可是也有一些同位素是不稳定的，因而具有放射性，如铀 235。另外，可以通过将稳定的原子核变成不稳定的形式来制备人造放射性核素，或者自然界存在的放射性核素也可用人工的方式来制备。

核素的符号来源于该原子的化学符号，用原子质量数作为上标，原子序数作为下标，因此对于氢的 3 种同位素——普通的氢、氘和氚，它们的符号分别为$^{1}_{1}H$、$^{2}_{1}H$和$^{3}_{1}H$，铀的 3 种天然同位素的符号分别为$^{234}_{92}U$、$^{235}_{92}U$和$^{238}_{92}U$，由于从化学符号可以得知原子序数，通常的做法是省略下标。另外一种常用的做法是写出元素的全名，后面跟着原子质量数，例如用 chromium-51 代表^{51}Cr。

放射性同位素的放射

放射性物质发射出的射线主要有 3 种类型：α 粒子、β 粒子和 γ 射线。大多数放射源的放射形式不止一种。

α 粒子是带正电荷的粒子（氦核），每一个粒子由两个质子和两个中子组成。

β 粒子（β^-或β^+）等同于电子或者正电子但是从原子核发出。这些粒子发射出来的时候速度非常快，它们的能量形成光谱。正电子类似于电子，但是带正电荷。

γ 射线是电磁辐射或光电子，其波长远远小于可见光。在一些特定的情况下，例如铬 51，发生电子俘获(EC)，来自于内壳层的电子被原子核俘获，同时形成 X 线有特征的子体原子或发射俄歇电子（Auger electron）。

放射性核素的放射类型在很大程度上决定了它在医学上的用途。发射 α 粒子的放射性核素应用极少，部分原因在于 α 粒子检测和定量有难度。正电子发射，例如碳 11、氟 18、氮 13 和氧 15，在近年来使用更加广泛，被用于正电子断层摄影术（positron-emission tomography，PET），在这项技术中能测定体内发出的放射线，而计算机辅助断层摄影术（CT）则相反，在 CT 中能量是由外源提供的。单光子发射计算机断层摄影术（single photon emission tomography，SPECT）是另一项类似于 PET 的技术，它能得到身体的薄层断面影像，这项技术利用能发射 γ 射线的放射性核素，在放射性药物中这是一个最易得也最常见的放射源。

放射性核素的衰变

放射性核素由几种形式的原子组成，包括：不稳定原子在某个时间会经历一次能量改变，发射出电离辐射线；正在进行这种能量改变的原子和已经进行了能量改变的原子。用定量的方式表达，这种跃迁的发生有一定的速率，这是放射性核素的一个特性，用半衰期来表述——即活性下降一半所需要的时间。许多放射性核素有复杂的衰变特征，可能放射具有不同能量的粒子和射线。一些放射性核素处于激发态或亚稳定（metastable）状态，在质量数后加一个后缀 m 表示（例如，technetium-99m），进行同质异能跃迁（isomeric transition，IT）释放出 γ 射线。

放射性核素的活性用跃迁或分裂的速度来表示。单位是贝可勒尔（Bq），1Bq＝1 跃迁/秒。从前用居里（Ci）作为活性的单位，$1Ci=3.7\times10^{10}Bq$。

提供、准备和管理

从专门的制造商那里可以得到多种放射性核素和特定存在形式的放射性药物。然而对于这类化合物的使用、运输、存储和处置国家有严格的控制。在使用这类化合物之前应当咨询相关机构和当局得到许可和指导。

提供放射性核素的特殊装置是发生器。它们是装有母核素和子核素的容器，母核素与子核素处于平衡状态，子核素的半衰期通常较短，可以从发生器中洗脱分离出来。可以利用发生器制造激发态的铟 113m、氪 81m、锝 99m，也可以利用发生器得到某些正电子发射源。

放射性药物的存储条件应当既能防止放射意外泄漏又能符合标签规定的药品存储要求。因此要给予适当注意，例如温度和光线的影响。由于自放射效应，放射性药物易于分解，可能会导致溶剂、防腐剂或者其他物质的降解。对存在于放射性药物中的任何物质，即使是微量的物质，放射作用的结果能持续地形成氧化和还原化学形式。

不良反应

使用放射性核素后组织内在的放射性危害与暴露在外部放射源产生的电离辐射的危害相似，如果这些核素在特定的组织中聚集，会产生局部的高放射剂量。最严重的危害是在增殖前及增殖期间的基因损伤。那些细胞处于持续增生状态的组织对于放射效应尤其敏感。

大剂量辐射暴露的不良后果包括白细胞减少、贫血、皮肤炎症、放射病和肿瘤。

在评估某个特定的放射性核素的作用时，通常考虑这个剂量对影响最严重的器官及整个身体的作用。

在评估放射性药物的不良反应时，不要忘记携带者或者污染物可能产生的影响。

一般用途

放射性药物在内科和外科的许多分支学科中使用广泛，主要用于诊断，有时也用于疾病的治疗。它们能提供其他诊断技术，例如造影剂、超声、计算机断层扫描或者其他外部照射所不能提供的信息。带有放射性核素标签的单克隆抗体为疾病的诊断和治疗提供了高度特异的选择。

许多研究涉及口服或肠外给予放射性药物或者标记化合物，再利用成像操作研究机体。一些研究涉及器官、组织、血、尿或粪便中放射性浓度的测定。使用的剂量通常是能得到理想精度的图像或准确测定的最小剂量。

放射学术语

- α 粒子：放射性原子核发射出的氦原子核。
- 湮灭（annihilation）：一个正电子和一个负电子相互作用并消失，同时能量转化为电磁辐射。
- 原子序数（*Z*）：原子核中质子的数量。
- 俄歇效应（Auger effect）：由于填充内层电子轨道空缺导致电子从原子中发射。
- 贝可勒尔（Bq）：核素放射性的国际单位，定义为 1 跃迁/秒。以前用居里作为放射性的单位。$1Bq=2.7\times10^{-11}Ci$。
- β 粒子：放射性原子核发射的电子或正电子。
- 无载体（Carrier-free）：一种制备方法，其中活化元素大体上所有的原子都有放射性。不严格地讲，通常指高比放射性的材料为无载体。
- 居里（Ci）：作为放射性活性的单位，现在已经被贝克勒尔取代。1 居里指 3.7×10^{10} 跃迁/秒。$1Ci=3.7\times10^{10}Bq$。
- 子体（daughter）：对于一个给定的核素，由它的放射性衰变得到的任何核素。
- 电子俘获（Electron Capture，EC）：放射性衰变的一种模式，原子核俘获一个轨道电子。
- γ 射线：当一个原子核的结构发生改变或粒子湮灭时发射出的电磁辐射，其波长小于 X 射线。
- 戈瑞（Gray，Gy）：辐射吸收剂量的国际单位，定义为 1J/kg。以前用拉德作为吸收剂量的单位。1Gy＝100rads。
- 同质异能跃迁（isomeric transition，IT）：一个同质异能素衰变成另外一个处于低能级态的同质异能素，这种跃迁伴随着 γ 射线的产生。
- 同质异能素（isomers）：质量数、原子序数相同，但是原子核的能级态不同的核素间互称同质异能素。
- 同位素（isotopes）：原子序数相同，质量数不同的核素互称同位素。
- 核素（nuclide）：有特定质量数、原子序数和原子核能级状态的一类原子。
- 光子（photon）：电磁辐射的量子。
- 正电子（positron）：正 β 粒子。
- 拉德（rad）（放射吸收剂量）：放射吸收剂量单位，现在已被戈瑞替代。$1rad=10^{-2}J/kg$。在软组织中伦琴和拉德在数量级上大体相当于中等能量。$1rad=10^{-2}Gy$。
- 放射性衰变（radioactive decay）：原子核自发性的改变，发射粒子或光子。
- 放射性：某些特定的核素自发地发射粒子或光子或经历自发核裂变的特性。
- 放射性同位素：具有放射性的同位素。
- 放射性核素：具有放射性的核素。
- 雷姆（rem 人体伦琴当量）：现在已被剂量当量单位希沃特（Sv）取代。1 雷姆在数量上相当于用拉德表示的吸收剂量乘上用以定义生物效应的质量因子和其他修正因子。1Sv＝1J/kg＝100rem。
- 伦琴（röntgen，R）：X 射线或 γ 射线的照射单位，在空气中等于 $2.58\times10^{-4}C/kg$，现在已被射线的国际单位库仑/千克取代，$1C/kg=3.876\times10^{3}R$。
- 希沃特（Sievert，Sv）：剂量当量的国际单位，数值上等于用戈瑞表示的吸收剂量乘上用以定义生物效应的质量因子和用焦耳/千克表示的其他修正因子。
- 特定活度（Specific activity）：含有放射性物质的材料每单位质量上的活度。
- X 射线：电磁辐射，不同于湮灭辐射，发生在原子的核外部分，波长小于可见光。

Carbon-11 碳 11

Carbono 11.

CAS — *14333-33-6.*

半衰期：20.4min。

简介

碳 11 是一种正电子发射体，应用于正电子发射断层显像技术中（见**放射性同位素的放射**，第1988页）。^{11}C标记的化合物包括用于检测恶性肿瘤的 L-蛋氨酸、研究心肌代谢的乙酸和棕榈酸、研究中枢神经系统中多巴胺能 D_2 受体的雷氯必利和美螺利酮以及研究 γ-氨基丁酸受体的氟马西尼。^{11}C 标记的一氧化碳可用于评估血容量。

制剂

Ph. Eur.: L-Methionine ((^{11}C)Methyl) Injection; Flumazenil (N-(^{11}C)Methyl) Injection; Raclopride ((^{11}C)Methoxy) Injection; Sodium Acetate ((1-^{11}C)) Injection;

USP 33: Carbon Monoxide C 11; Flumazenil C 11 Injection; Mespiperone C 11 Injection; Methionine C 11 Injection; Raclopride C 11 Injection; Sodium Acetate C 11 Injection.

Carbon-14 碳 14

Carbono 14.

CAS — *14762-75-5.*

半衰期：5730 年。

简介

碳 14 可标记很多种应用于呼吸检测的有机化合物。

呼吸测试中应用^{14}C标记的尿素（第1545页）可检测幽门螺杆菌，作为消化性溃疡（第1624页）的辅助诊断。

制剂

USP 33: Urea C 14 Capsules.

专利制剂

Cz.: HeliCap†; ***Neth.:*** HeliCap; ***Port.:*** HeliCap; ***USA:*** Pytest.

Chromium-51 铬 51

Cromo 51.
CAS — 14392-02-0.
ATC — V09CX04 (chromium edetate (^{51}Cr)).
ATC Vet — QV09CX04 (chromium edetate (^{51}Cr)); QV09GX03 (chromate labelled cells (^{51}Cr)).
UNII — 9QAU17N705 (chromium-51); N3Y22O955Z (chromium edetate (^{51}Cr)).

半衰期：27.7 天。

简介

铬-51 以铬（^{51}Cr）酸钠的形式用于标记红细胞，可测定红细胞寿命和容量。利用^{51}Cr在粪便中的活性可评估胃肠道出血情况。^{51}Cr标记的红细胞经热破坏后再注射回人体可用于脾脏扫描。

静脉注射乙二胺四乙酸铬（^{51}Cr）可测定肾小球滤过率。

静脉注射氯化铬（^{51}Cr）可测定损失的进入胃肠道的血清蛋白情况。

制剂

Ph. Eur.: Chromium(^{51}Cr) Edetate Injection; Sodium Chromate(^{51}Cr) Sterile Solution;
USP 33: Chromium Cr 51 Edetate Injection; Sodium Chromate Cr 51 Injection.

Cobalt-57 钴 57

Cobalto 57.
CAS — 13981-50-5.
ATC — V09XX01 (cobalt cyanocobalamin (^{57}Co)).
ATC Vet — QV09XX01 (cobalt cyanocobalamin (^{57}Co)).
UNII — 72GWV0852V.

半衰期：271 天。

简介

^{57}Co以水溶液或维生素 B_{12}（^{57}Co）胶囊的形式口服给药，通过测定维生素 B_{12}的吸收，用以诊断恶性贫血和其他吸收障碍综合征。也可以与^{58}Co标记的维生素 B_{12}（^{58}Co）合用，见下文。

制剂

Ph. Eur.: Cyanocobalamin(^{57}Co) Capsules; Cyanocobalamin(^{57}Co) Solution;
USP 33: Cyanocobalamin Co 57 Capsules; Cyanocobalamin Co 57 Oral Solution.

多组分制剂 ***Cz.:*** Dicopac†; ***UK:*** Dicopac.

Cobalt-58 钴 58

Cobalto 58.
CAS — 13981-38-9.
ATC — V09XX02 (cobalt cyanocobalamin (^{58}Co)).
ATC Vet — QV09XX02 (cobalt cyanocobalamin (^{58}Co)).

半衰期：70.8 天。

简介

^{58}Co以水溶液或维生素 B_{12}（^{58}Co）胶囊的形式口服给药，通过测定维生素 B_{12}的吸收用以诊断恶性贫血和其他吸收障碍综合征。

从放射能量的不同，可以区分^{57}Co和^{58}Co的同位素。利用此特性，通过同时服用自由态的维生素 B_{12}（^{58}Co）和结合内在因子的维生素 B_{12}（^{57}Co），可区分吸收出现障碍的原因，是因为内在因子缺乏（恶性贫血）还是因为回肠吸收不良。为此，一种二元同位素的试剂盒已投入使用。

制剂

Ph. Eur.: Cyanocobalamin(^{58}Co) Capsules; Cyanocobalamin(^{58}Co) Solution;
USP 33: Cyanocobalamin Co 58 Capsules.

多组分制剂 ***Cz.:*** Dicopac†; ***UK:*** Dicopac.

Erbium-169 铒 169

CAS — 15840-13-8.
ATC — V10AX04 (erbium citrate colloid (^{169}Er)).
ATC Vet — QV10AX04 (erbium citrate colloid (^{169}Er)).

半衰期：9.4 天。

简介

铒 169，枸橼酸铒（^{169}Er）胶体悬浮液，用于治疗关节炎，尤其适用于小关节。

制剂

Cz.: Ermm-1.

Fluorine-18 氟 18

Flúor 18.
CAS — 13981-56-1.
ATC — V09IX04 (fludeoxyglucose (^{18}F)); V09IX06 (sodium fluoride (^{18}F)).
ATC Vet — QV09IX04 (fludeoxyglucose (^{18}F)).

半衰期：110min。

简介

氟 18 是一种正电子放射性核素，应用于正电子发射断层显像技术中（见**放射性同位素的放射**，第1988页）。

静脉注射氟（^{18}F）脱氧葡糖（2-脱氧-2-氟-^{18}F-α-D-吡喃葡萄糖，^{18}F-氟脱氧葡萄糖）可评估各种生理或病理状态下脑和心肌的葡萄糖代谢情况，包括卒中和心肌局部缺血。氟（^{18}F）脱氧葡糖也可用于检测各种恶性肿瘤，包括脑、肝、肺以及甲状腺的肿瘤。氟（^{18}F）多巴可用于脑显像，氟（^{18}F）化钠可用于骨扫描。

制剂

Ph. Eur.: Fludeoxyglucose (^{18}F) Injection; Sodium Fluoride (^{18}F) Injection;
USP 33: Fludeoxyglucose F 18 Injection; Fluorodopa F 18 Injection; Sodium Fluoride F 18 Injection.

专利制剂

Austria: 18F-FDG; Efdege†; Flucis†; ***Cz.:*** Efdege; FDG Scan; ***Fin.:*** Efdege†; ***Fr.:*** Flucis; ***Hung.:*** Pozitron-Scan-FDG; ***Irl.:*** Ertracer; ***Ital.:*** Steripet; ***Neth.:*** Efdege; Flucis; Glucotrace; SteriPet; ***Port.:*** Contracer; Efdege; Flucis; Steripet; ***Spain:*** Barnascan; Fama FDG; FDG Scan; FDGCadpet; Flucis; Fluodos; Fluorscan; Fluotracer; Metabolimax; Steripet.

Gallium-67 镓 67

Galio 67.
CAS — 14119-09-6.
ATC — V09HX01 (gallium citrate (^{67}Ga)).
ATC Vet — QV09HX01 (gallium citrate (^{67}Ga)).

半衰期：3.26 天。

简介

镓 67 以枸橼酸镓的形式作为静脉注射剂使用。

枸橼酸镓（^{67}Ga）浓集于淋巴系统的一些恶性肿瘤，也同样聚集在其他一些组织中，可用于肿瘤的显像。枸橼酸镓也可浓集于一些炎症损伤部位，因此注射枸橼酸镓可对如脓肿、骨髓炎以及结节病的局部炎症部位进行定位。事实证明，用镓扫描诊断 AIDS 患者发生的各种感染和恶性肿瘤是有效的。

哺乳 American Academy of Pediatrics 声明[1]，^{67}Ga暴露后，应暂时停止哺乳，因为研究表明，镓 67 的放射性在母乳中可保持 2 周。

1. American Academy of Pediatrics. The transfer of drugs and other chemicals into human milk. *Pediatrics* 2001; **108:** 776–89. [Retired May 2010] Correction. *ibid.*; 1029. Also available at: http://aappolicy.aappublications.org/cgi/content/full/pediatrics%3b108/3/776 (accessed 01/07/04)

制剂

Ph. Eur.: Gallium(^{67}Ga) Citrate Injection;
USP 33: Gallium Citrate Ga 67 Injection.

Gold-198 金 198

Oro 198.
CAS — 10043-49-9.
ATC — V10AX06 (colloidal gold (^{198}Au)).
ATC Vet — QV10AX06 (colloidal gold (^{198}Au)).
UNII — 027828ZV5Q.

半衰期：65h（2.7 天）。

简介

金 198 以胶体金（^{198}Au）的形式存在，活性主要集中在直径为 5～20nm 的颗粒，经胸腔或腹腔注射后，可治疗恶性腹水和恶性肿瘤性胸腔积液。经静脉注射后，肝脏扫描可测定肝血流量，或进行网状内皮系统的普查。由于^{198}Au的 γ 射线的能量不太适用于扫描，给予患者的辐射剂量相对偏高，所以，^{198}Au已普遍被更合适的试剂，例如锝 99m 标记的化合物所取代。

Indium-111 铟 111

Indio 111.
CAS — 15750-15-9.
ATC — V09AX01 (indium pentetate (^{111}In)); V09GX02 (indium imciromab (^{111}In)); V09HB01 (indium oxinate labelled cells (^{111}In)); V09HB02 (indium tropolonate labelled cells (^{111}In)); V09IB01 (indium pentetreotide (^{111}In)); V09IB02 (indium satumomab pendetide (^{111}In)); V09IB03 (indium antiovariumcarcinoma antibody (^{111}In)); V09IB04 (indium capromab pendetide (^{111}In)).
ATC Vet — QV09AX01 (indium pentetate (^{111}In)); QV09GX02 (indium imciromab (^{111}In)); QV09HB01 (indium oxinate labelled cells (^{111}In)); QV09HB02 (indium tropolonate labelled cells (^{111}In)); QV09IB01 (indium pentetreotide (^{111}In)); QV09IB02 (indium satumomab pendetide (^{111}In)); QV09IB03 (indium antiovariumcarcinoma antibody (^{111}In)); QV09IB04 (indium capromab pendetide (^{111}In)).

半衰期：67h（2.8 天）。

简介

铟 111（^{111}In）以喷替酸铟络合物的形式用于 CSF 诊断性研究。

铟 111 羟基喹啉标记的白细胞可定位诊断炎症损伤部位，检测和定位脓肿、感染（包括发生在艾滋病患者身上的感染）、肠炎（如克罗恩病和溃疡性结肠炎）以及移植排斥。同样标记的血小板可用于检测血栓和血小板减少症的研究，同样标记的红细胞可用于检测胃肠道出血。

氯化铟制成的胶体可用于淋巴系统的研究，静脉注射铟 111 博来霉素可检测肿瘤。铟 111 喷曲肽可检测和定位起源于神经内分泌细胞的肿瘤。

一些不同的单抗，例如喷替酸阿妥莫单抗、卡罗单抗喷地肽、替伊莫单抗、英西单抗和沙妥莫单抗喷地肽，都可以标记上铟 111。用途包括检测、诊断、评估结肠、直肠、前列腺和卵巢部位的恶性肿瘤，还能检测和定位诊断心肌梗死。

哺乳 American Academy of Pediatrics 声称[1]接受铟 111 辐射后的妇女应暂时停止哺乳，因为研究发现铟 111 的很少量放射性会在乳汁中停留 20h。

1. American Academy of Pediatrics. The transfer of drugs and other chemicals into human milk. *Pediatrics* 2001; **108:** 776–89. [Retired May 2010] Correction. *ibid.*; 1029. Also available at: http://aappolicy.aappublications.org/cgi/content/full/pediatrics%3b108/3/776 (accessed 01/07/04)

制剂

Ph. Eur.: Indium(^{111}In) Chloride Solution; Indium(^{111}In) Oxine Solution; Indium(^{111}In) Pentetate Injection;
USP 33: Indium In 111 Capromab Pendetide Injection; Indium In 111 Chloride Solution; Indium In 111 Ibritumomab Tiuxetan Injection; Indium In 111 Oxyquinoline Solution; Indium In 111 Pentetate Injection; Indium In 111 Pentetreotide Injection; Indium In 111 Satumomab Pendetide Injection.

专利制剂

Austria: OctreoScan; ***Cz.:*** Myoscint†; OctreoScan; OncoScint†; ***Israel:*** Prostascint Kit; ***Ital.:*** OctreoScan; ***Neth.:*** OctreoScan; ***Port.:*** OctreoScan; ***USA:*** OctreoScan; OncoScint CR/OV†.

多组分制剂 ***Irl.:*** OctreoScan.

Indium-113m 铟 113m

Indio 113m.
CAS — 14885-78-0 (indium-113).

半衰期：99.5min。

简介

铟 113m 是锡 113（^{113}Sn，半衰期 115 天）的子核素，因为半衰期短，一般仅在使用前制备，从无菌发生器中洗脱出来，无菌发生器含有离子交换柱，离子交换材料上吸附有^{113}Sn。

铟 113m 可标记不同物理性质的材料，包括微粒和胶体，适用于各种器官和组织的扫描程序。铟 113m 与喷替酸的螯合物也已投入使用。因为铟 113m 的半衰期短，无 β 放射性，所以允许给予患者大剂量，而实际的辐射剂量却很小，从而可得到高计数率的扫描。

Iodine-123 碘 123

Iodo 123; Yodo 123.

CAS — 15715-08-9.

ATC — V09AB01 (iodine iofetamine (^{123}I)); V09AB02 (iodine iolopride (^{123}I)); V09AB03 (iodine ioflupane (^{123}I)); V09CX01 (sodium iodohippurate (^{123}I)); V09FX02 (sodium iodide (^{123}I)); V09IX01 (iobenguane (^{123}I)).

ATC Vet — QV09AB01 (iodine iofetamine (^{123}I)); QV09AB02 (iodine iolopride (^{123}I)); QV09AB03 (iodine ioflupane (^{123}I)); QV09CX01 (sodium iodohippurate (^{123}I)); QV09FX02 (sodium iodide (^{123}I)); QV09IX01 (iobenguane (^{123}I)).

半衰期：13.2h。

简介

碘 123 和碘 131 有类似的不良反应和注意事项（见下文）。

它通过碘（^{123}I）化钠口服或静脉注射，主要用在甲状腺摄取率的检测和甲状腺显像中。

碘马尿酸钠（^{123}I）静脉注射后，用于肾功能检查和肾显像中。

碘苄胍（^{123}I）［间碘苄胍（^{123}I）］静脉注射后可定位某些特定肿瘤，如嗜铬细胞瘤，也可评估成神经细胞瘤。还可用于肾上腺髓质和心肌的功能研究。

碘（^{123}I）氟潘静脉注射给药后，可检测多巴胺能神经元的功能是否丧失，用于鉴别诊断震颤和帕金森综合征。

碘 123 标记的各种单克隆抗体可能用于检测恶性肿瘤。

哺乳 American Academy of Pediatrics 声称[1]接受^{123}I 辐射后的妇女应暂时停止哺乳，因为研究发现碘 123 的少量放射性会在乳汁中停留长达 36h。

1. American Academy of Pediatrics. The transfer of drugs and other chemicals into human milk. *Pediatrics* 2001; **108:** 776–89. [Retired May 2010] Correction. *ibid.*; 1029. Also available at: http://aappolicy.aappublications.org/cgi/content/full/pediatrics%3b108/3/776 (accessed 01/07/04)

制剂

Ph. Eur.: Sodium Iodide(^{123}I) Injection; Sodium Iodide(^{123}I) Solution for Radiolabelling; Sodium Iodohippurate(^{123}I) Injection;
USP 33: Iobenguane I 123 Injection; Iodohippurate Sodium I 123 Injection; Sodium Iodide I 123 Capsules; Sodium Iodide I 123 Solution.

专利制剂

Cz.: DaTSCAN; Hippuran; MIBG; ***Fr.:*** AdreView; DaTSCAN; ***Irl.:*** DaTSCAN; ***Ital.:*** DaTSCAN; ***Neth.:*** AdreView; DaTSCAN; Hippuran; ***Port.:*** DaTSCAN; ***Spain:*** DaTSCAN; ***UK:*** DaTSCAN; ***USA:*** AdreView.

多组分制剂 ***Irl.:*** MIBG.

Iodine-125 碘 125

Iodo 125; Yodo 125.

CAS — 14158-31-7.

ATC — V09CX03 (sodium iotalamate (^{125}I)); V09GB01 (fibrinogen (^{125}I)); V09GB02 (iodinated human albumin (^{125}I)); V09IX03 (iodine CC49 monoclonal antibody (^{125}I)).

ATC Vet — QV09CX03 (sodium iotalamate (^{125}I)); QV09GB01 (fibrinogen (^{125}I)); QV09GB02 (iodinated human albumin (^{125}I)); QV09IX03 (iodine CC49 monoclonal antibody (^{125}I)).

半衰期：60.1 天。

简介

碘 125 和碘 131 有类似的不良反应和注意事项（见下文）。

碘 125 不适宜用于放射性照射甲状腺的外部计数，因为碘 125 的 γ 射线能量非常弱，而甲状腺组织对它的吸收又特别强。但是它适用于体外放射免疫测定法，因为其半衰期长，适用于标记多种化合物用于检测和估算体液中的药物浓度和激素水平。

以碘化钠形式存在的碘 125 经口服可用于甲状腺疾病的诊断。

静脉注射碘（^{125}I）拉酸钠可测定肾小球滤过率，静脉注射碘（^{125}I）马尿酸钠可测定有效肾血浆流量。

碘 125 碘化的冻干人纤维蛋白原静脉注射后可用于指示和定位诊断腿部深静脉血栓。血液凝固出现某些障碍时，采用放射性碘 125 纤维蛋白原测定特定凝血障碍中纤维蛋白原的代谢情况。

碘 125 碘化的人血白蛋白已用于测定全血或血浆容量。

碘 125 的埋植剂已用于癌症的局部治疗（近距离放射疗法）。吸附碘 125 的银棒的钛胶囊已经用于治疗头颈、肺、胰腺和前列腺的癌症。脑肿瘤也已经采用含有吸附碘 125 的阴离子交换树脂颗粒的钛胶囊进行治疗。

哺乳 American Academy of Pediatrics 声称[1]接受辐射后的妇女应暂时停止哺乳，因为研究发现碘 125 的放射性会在乳汁中停留 12 天。

1. American Academy of Pediatrics. The transfer of drugs and other chemicals into human milk. *Pediatrics* 2001; **108:** 776–89. [Retired May 2010] Correction. *ibid.*; 1029. Also available at: http://aappolicy.aappublications.org/cgi/content/full/pediatrics%3b108/3/776 (accessed 01/07/04)

制剂

Ph. Eur.: Human Albumin Injection, Iodinated (^{125}I);
USP 33: Iodinated I 125 Albumin Injection; Iothalamate Sodium I 125 Injection.

专利制剂

Austral.: OncoSeeds†; Rapid Strand; ***USA:*** Glofil.

Iodine-131 碘 131

Iodo 131; Yodo 131.

CAS — 10043-66-0.

ATC — V09CX02 (sodium iodohippurate (^{131}I)); V09FX03 (sodium iodide (^{131}I)); V09IX02 (iobenguane (^{131}I)); V09XA01 (iodine norcholesterol (^{131}I)); V09XA02 (iodocholesterol (^{131}I)); V09XA03 (iodinated human albumin (^{131}I)); V10XA01 (sodium iodide (^{131}I)); V10XA02 (iobenguane (^{131}I)); V10XA53 (iodine tositumomab (^{131}I)).

ATC Vet — QV09CX02 (sodium iodohippurate (^{131}I)); QV09FX03 (sodium iodide (^{131}I)); QV09IX02 (iobenguane (^{131}I)); QV09XA01 (iodine norcholesterol (^{131}I)); QV09XA02 (iodocholesterol (^{131}I)); QV09XA03 (iodinated human albumin (^{131}I)); QV10XA01 (sodium iodide (^{131}I)); QV10XA02 (iobenguane (^{131}I)); QV10XA53 (iodine tositumomab (^{131}I)).

UNII — I5X6L61HUT (iodine-131); 4GC1FOQ22U (iodine-131 ion).

半衰期：8.04 天。

不良反应

使用碘 131 治疗甲状腺功能亢进症的患者随着治疗进行出现甲状腺功能减退的比例在稳步增长，严重程度与碘 131 的使用剂量有关，最终大部分患者需要进行甲状腺替代治疗。甲状旁腺功能减退症也有过报道。治疗后不久可能出现放射性甲状腺炎并伴有疼痛。也有可能会发生严重的有潜在致命危险的甲状腺肿胀，尤其是甲状腺肿大的患者，极少数情况下会引发窒息。白血病和甲状腺癌偶尔有过报道，特别是年轻患者。回顾性研究结果表明，接受碘 131 治疗的甲状腺功能亢进症的成年患者发生甲状腺癌的概率有上升趋势。但是，患上甲状腺癌的绝对概率是很小的，潜在的甲状腺疾病有一定影响。

治疗甲状腺癌时，较大剂量的放射性碘有时会在碘摄取数日后引起恶心和呕吐，这可能归因于碘 131 也能浓集于胃黏膜引发胃炎。唾液腺毒性也有发生。大剂量使用可抑制骨髓。

1. Ron E, *et al.* Cancer mortality following treatment for adult hyperthyroidism. *JAMA* 1998; **280:** 347–55.
2. Franklyn JA, *et al.* Cancer incidence and mortality after radioiodine treatment for hyperthyroidism: a population-based cohort study. *Lancet* 1999; **353:** 2111–15.
3. Rivkees SA, Cornelius EA. Influence of iodine-131 dose on the outcome of hyperthyroidism in children. *Pediatrics* 2003; **111:** 745–9.

注意事项

孕妇禁用放射性碘化钠（^{131}I），即使使用诊断剂量。碘化钠（^{131}I）不适用于患有大型中毒性结节性甲状腺肿和严重甲状腺功能亢进性心脏病的患者。放射性碘治疗是否会加重 Grave 眼病尚存有争议（见**甲状腺功能亢进症**，第2086页）。

据报道，许多药物对甲状腺和其他器官的功能都有干扰作用，因此在下判断之前，对于患者正在进行的治疗都应该进行研究和检查。

哺乳 American Academy of Pediatrics 声称[1]接受碘 131 辐射后的妇女应暂时停止哺乳，因为研究发现碘 131 放射性会在乳汁中停留 2～14 天，采用高剂量照射治疗甲状腺癌会延长婴儿对辐射的暴露时间。

1. American Academy of Pediatrics. The transfer of drugs and other chemicals into human milk. *Pediatrics* 2001; **108:** 776–89. [Retired May 2010] Correction. *ibid.*; 1029. Also available at: http://aappolicy.aappublications.org/cgi/content/full/pediatrics%3b108/3/776 (accessed 01/07/04)

用途和用法

碘放射性同位素主要用于甲状腺功能研究和治疗甲状腺功能亢进症（见第2086页）以及一些甲状腺癌（见第641页）。

碘放射性同位素可标记到许多化合物上，包括碘甲腺氨酸钠、左旋甲状腺素、甘油三酸酯和脂肪酸（如甘油三油酸酯和油酸），还包括蛋白质，如碘人血白蛋白。这些碘标记的分子具有不同程度的稳定性，其生物活性很少或不发生变化。当甲状腺不需要再吸收放射性碘时，通常用无放射性的碘来饱和甲状腺（见**放射防护**，第2091页）。

碘（^{131}I）化钠经口服或注射给药后，用于诊断甲状腺功能，尤其用于测定甲状腺摄取碘的能力，还可用于甲状腺扫描。也可用于治疗甲状腺功能亢进症和治疗甲状腺的恶性肿瘤。

注射碘（^{131}I）苄胍［间碘苄胍（^{131}I）］用于定位诊断和治疗嗜铬细胞瘤（第1138页）和神经母细胞瘤（第641页）。

碘 131 碘化的人血白蛋白可用于测定全血和血浆容量。

碘（^{131}I）马尿酸钠静脉注射后可用于肾功能测定和肾显像。

碘 131 玫瑰红琼脂钠静脉注射后可用于肝功能测定。

碘（^{131}I）化去甲胆固醇［6β-碘（^{131}I）甲基-19-降胆甾-5(10)-烯-3β-醇］缓慢静注后可用于肾上腺闪烁显像。

各种用碘 131 标记的单克隆抗体用于恶性肿瘤的检测，其中有一些用于治疗，例如，碘（^{131}I）标记的托西莫单抗用于非霍奇金淋巴瘤的治疗。

1. Van Nostrand D. The benefits and risks of I-131 therapy in patients with well-differentiated thyroid cancer. *Thyroid* 2009; **19:** 1381–91.
2. Araujo F, *et al.* Optimization of (131)I doses for the treatment of hyperthyroidism. *Cell Mol Biol (Noisy-le-grand)* 2009; **55:** 1–6.
3. Lassmann M, *et al.* Dosimetry and thyroid cancer: the individual dosage of radioiodine. *Endocr Relat Cancer* 2010; **17:** R161–R172.

制剂

Ph. Eur.: Iobenguane(^{131}I) Injection for Diagnostic Use; Iobenguane(^{131}I) Injection for Therapeutic Use; Iodinated(^{131}I) Norcholesterol Injection; Sodium Iodide(^{131}I) Capsules for Diagnostic Use; Sodium Iodide(^{131}I) Capsules for Therapeutic Use; Sodium Iodide(^{131}I) Solution; Sodium Iodide(^{131}I) Solution for Radiolabelling; Sodium Iodohippurate(^{131}I) Injection;
USP 33: Iobenguane I 131 Injection; Iodinated I 131 Albumin Aggregated Injection; Iodinated I 131 Albumin Injection; Iodohippurate Sodium I 131 Injection; Rose Bengal Sodium I 131 Injection; Sodium Iodide I 131 Capsules; Sodium Iodide I 131 Solution.

专利制剂

Canad.: Bexxar; ***Cz.:*** Capsion; Curicap; Hippuran; Lipiocis†; MIBG; Theracap; ***Fin.:*** Theracap; ***Fr.:*** Capsion; Lipiocis; ***Neth.:*** Capsion; Curicap; Jobenguaan; MIBG; Theracap; ***Port.:*** Capsion; Curicap; Theracap; ***Spain:*** Curicap; ***UK:*** Capsion; Theracap; ***USA:*** Bexxar; Hicon; Iodotope†.

Iron-59 铁 59

Hierro 59.

CAS — 14596-12-4.

ATC — V09XX04 (ferric citrate (^{59}Fe)).

ATC Vet — QV09XX04 (ferric citrate (^{59}Fe)).

半衰期：44.6 天。

简介

铁 59 以枸橼酸亚铁（^{59}Fe）或枸橼酸铁（^{59}Fe）形式静脉内注射用于测算铁的吸收和利用。氯化铁（^{59}Fe）也用于同样的目的。

Krypton-81m 氪 81m

Criptón 81m.

CAS — 15678-91-8.

ATC — V09EX01 (krypton gas (^{81m}Kr)).

ATC Vet — QV09EX01 (krypton gas (^{81m}Kr)).

UNII — 68QN45K12N.

半衰期：13.1s。

简介

氪 81m 是铷 81 的子元素（^{81}Rb，半衰期 4.58h），制备后应立刻使用，在发生器中包含一个吸附了铷 81 的合适的离子交换柱，以空气或氧气进行洗脱。氪 81m 是用于肺通气研究的气体。肺通气研究可以和肺灌注研究相结合用于肺栓塞的诊断。

制剂

Ph. Eur.: Krypton(^{81m}Kr) Inhalation Gas;
USP 33: Krypton Kr 81m.

专利制剂

Cz.: KryptoScan; **Irl.:** KryptoScan; **Neth.:** KryptoScan.

Nitrogen-13 氮 13

Nitrógeno 13.
CAS — 13981-22-1.
半衰期：9.96min。

简介

氮 13 是发射正电子的放射性核素，用于正电子发射 X 线断层摄影术（见**放射性同位素的放射**，第1988页）。它以氨水（^{13}N）的形式静脉给药，用于心、脑、肝等器官中的血流成像。氮气（^{13}N）也可用于肺通气研究。

制剂

Ph. Eur.: Ammonia(^{13}N) Injection;
USP 33: Ammonia N 13 Injection.

Oxygen-15 氧 15

Oxígeno 15.
CAS — 13982-43-9.
半衰期：2min。

简介

氧 15 是发射正电子的放射性核素，用于正电子发射 X 线断层摄影术（见**放射性同位素的放射**，第1988页）。以水（^{15}O）的形式通过静脉给药，用于心肌和大脑的灌注研究。

氧气、二氧化碳和一氧化碳都可以用氧 15 进行标记。

制剂

Ph. Eur.: Carbon Monoxide(^{15}O); Oxygen(^{15}O); Water(^{15}O) Injection;
USP 33: Water O 15 Injection.

Phosphours-32 磷 32

Fósforo 32.
CAS — 14596-37-3.
ATC — V10AX01 (phosphorus chromic phosphate colloid (^{32}P)); V10XX01 (sodium phosphate (^{32}P)).
ATC Vet — QV10AX01 (phosphorus chromic phosphate colloid (^{32}P)); QV10XX01 (sodium phosphate (^{32}P)).
UNII — 690284A407.
半衰期：14.3 天。

简介

磷 32 以磷酸钠（^{32}P）的形式静脉给药，用于真性红细胞增多症（第622页）的治疗。磷 32 被迅速增生的造血细胞充分吸收，能降低细胞的复制。静脉注射磷酸钠（^{32}P）还可用于慢性髓性白血病（第622页）和慢性淋巴细胞性白血病（第621页）的治疗以及骨转移的姑息治疗。

磷酸铬（^{32}P）通过腹膜内或胸膜内给药可以治疗恶性积液（第627页），也可以通过组织间隙注射治疗卵巢癌（第637页）或前列腺癌（第638页）。

制剂

Ph. Eur.: Sodium Phosphate(^{32}P) Injection;
USP 33: Chromic Phosphate P 32 Suspension; Sodium Phosphate P 32 Solution.

专利制剂

USA: Phosphocol†.

Rhenium-186 铼 186

Renio 186.
CAS — 14998-63-1.
ATC — V10AX05 (rhenium sulfide colloid (^{186}Re)); V10BX03 (rhenium etidronate (^{186}Re)).
ATC Vet — QV10AX05 (rhenium sulfide colloid (^{186}Re)); QV10BX03 (rhenium etidronate (^{186}Re)).
半衰期：90.6h。

简介

铼 186 以胶体硫化物的形式用作显影剂，以及关节炎的治疗。1-羟基-亚乙基-1,1-二膦酸铼（^{186}Re）用于减轻前列腺癌骨转移（第 627 页）引起的疼痛。用另一种同位素（铼 188）标记的 1-羟基-亚乙基-1,1-二膦酸铼也有以上作用。已有研究用铼 186 标记的单克隆抗体治疗多种恶性肿瘤。

1. Han SH, *et al.* 186Re-etidronate: efficacy of palliative radionuclide therapy for painful bone metastases. *Q J Nucl Med* 2001; **45:** 84–90.
2. Scheffler J, *et al.* Application of rhenium-188 HEDP in bone metastases therapy. *Nucl Med Rev Cent East Eur* 2003; **6:** 55–7.
3. Liu G, Hnatowich DJ. Labeling biomolecules with radiorhenium: a review of the bifunctional chelators. *Anticancer Agents Med Chem* 2007; **7:** 367–77.
4. Klett R, *et al.* Radiosynoviorthesis of medium-sized joints with rhenium-186-sulphide colloid: a review of the literature. *Rheumatology (Oxford)* 2007; **46:** 1531–7.
5. van der Zant FM, *et al.* Radiation synovectomy with (90)Yttrium, (186)Rhenium and (169)Erbium: a systematic literature review with meta-analyses. *Clin Exp Rheumatol* 2009; **27:** 130–9.
6. Paes FM, Serafini AN. Systemic metabolic radiopharmaceutical therapy in the treatment of metastatic bone pain. *Semin Nucl Med* 2010; **40:** 89–104.

制剂

专利制剂

Cz.: RE-186-MM-1; Re-Bone; **Fr.:** Nanocis; **Irl.:** Nanocis.

Rubidium-82 铷 82

Rubidio 82.
CAS — 14391-63-0.
UNII — 9K730EL8KU.
半衰期：75s。

简介

铷 82 是发射正电子的放射性核素，用于正电子发射 X 线断层摄影术（见**放射性同位素的放射**，第1988页）。氯化铷（^{82}Rb）静脉给药用于心脏影像。

制剂

USP 33: Rubidium Chloride Rb 82 Injection.

Samarium-153 钐 153

Samario 153.
CAS — 15766-00-4.
ATC — V10AX02 (samarium hydroxyapatite colloid (^{153}Sm)); V10BX02 (samarium lexidronam (^{153}Sm)).
ATC Vet — QV10AX02 (samarium hydroxyapatite colloid (^{153}Sm)); QV10BX02 (samarium lexidronam (^{153}Sm)).
半衰期：47h。

简介

153 以乙二胺四亚甲基膦酸钐［Samarium（^{153}Sm）lexidronam］［钐（^{153}Sm）EDTMP］形式通过静脉给药用于减轻骨转移（第627页）引起的疼痛。

1. Sartor O, *et al.* Samarium-153-lexidronam complex for treatment of painful bone metastases in hormone-refractory prostate cancer. *Urology* 2004; **63:** 940–5.
2. Finlay IG, *et al.* Radioisotopes for the palliation of metastatic bone cancer: a systematic review. *Lancet Oncol* 2005; **6:** 392–400.
3. Anderson P. Samarium for osteoblastic bone metastases and osteosarcoma. *Expert Opin Pharmacother* 2006; **7:** 1475–86.
4. Paes FM, Serafini AN. Systemic metabolic radiopharmaceutical therapy in the treatment of metastatic bone pain. *Semin Nucl Med* 2010; **40:** 89–104.

制剂

USP 33: Samarium Sm 153 Lexidronam Injection.

专利制剂

Cz.: Quadramet; **Fr.:** Quadramet; **Irl.:** Quadramet; **Ital.:** Quadramet; **Neth.:** Quadramet; **Port.:** Quadramet; **Spain:** Quadramet; **UK:** Quadramet; **USA:** Quadramet.

Selenium-75 硒 75

Selenio 75.
CAS — 14265-71-5.
ATC — V09DX01 (selenium tauroselcholic acid (^{75}Se)); V09XX03 (selenium norcholesterol (^{75}Se)).
ATC Vet — QV09DX01 (selenium tauroselcholic acid (^{75}Se)); QV09XX03 (selenium norcholesterol (^{75}Se)).
半衰期：118.5 天。

简介

硒 75 以牛磺硒胆酸（^{75}Se）($^{75}SeHCAT$) 形式口服用于测量胆酸的吸收以便评估回肠功能。

硒 75 以 6β-[(甲基［^{75}Se］硒基）甲基］-19-去甲胆甾醇-5(10)-乙二胺-3β-醇［硒基去甲胆甾醇（^{75}Se）］的形式静脉给药，用于肾上腺闪烁扫描术。

制剂

专利制剂

Fin.: SeHCAT; **Irl.:** SeHCAT; **Neth.:** SeHCAT; **UK:** Scintadren.

Strontium-89 锶 89

Estroncio 89.
CAS — 14158-27-1.
ATC — V10BX01 (strontium chloride (^{89}Sr)).
ATC Vet — QV10BX01 (strontium chloride (^{89}Sr)).
UNII — 5R78837D4A (strontium chloride (^{89}Sr)).
半衰期：50.5 天。

简介

锶 89 以氯化锶（^{89}Sr）的形式静脉注射用于减轻骨转移（第627页）患者的疼痛。

1. Robinson RG, *et al.* Strontium 89 therapy for the palliation of pain due to osseous metastases. *JAMA* 1995; **274:** 420–4.
2. Giammarile F, *et al.* Bone pain palliation with strontium-89 in cancer patients with bone metastases. *Q J Nucl Med* 2001; **45:** 78–83.
3. Finlay IG, *et al.* Radioisotopes for the palliation of metastatic bone cancer: a systematic review. *Lancet Oncol* 2005; **6:** 392–400.
4. Paes FM, Serafini AN. Systemic metabolic radiopharmaceutical therapy in the treatment of metastatic bone pain. *Semin Nucl Med* 2010; **40:** 89–104.

制剂

Ph. Eur.: Strontium(^{89}Sr) Chloride Injection;
USP 33: Strontium Chloride Sr 89 Injection.

专利制剂

Austral.: Metastron; **Austria:** Metastron†; **Cz.:** Metastron; **Fin.:** Metastron; **Fr.:** Metastron; **Ital.:** Metastron; **Neth.:** Metastron; **Port.:** Metastron; **Spain:** Metastron; **UK:** Metastron; **USA:** Metastron.

Technetium-99m 锝 99m

Tecnecio 99m.
CAS — 14133-76-7 (technetium-99).
ATC — V09AA01 (technetium exametazime (^{99m}Tc)); V09AA02 (technetium bicisate (^{99m}Tc)); V09BA01 (technetium oxidronate (^{99m}Tc)); V09BA02 (technetium medronate (^{99m}Tc)); V09BA03 (technetium pyrophosphate (^{99m}Tc)); V09BA04 (technetium butedronate (^{99m}Tc)); V09CA01 (technetium pentetate (^{99m}Tc)); V09CA02 (technetium succimer (^{99m}Tc)); V09CA03 (technetium mertiatide (^{99m}Tc)); V09CA04 (technetium gluceptate (^{99m}Tc)); V09CA05 (technetium gluconate (^{99m}Tc)); V09DA01 (technetium disofenin (^{99m}Tc)); V09DA02 (technetium etifenin (^{99m}Tc)); V09DA03 (technetium lidofenin (^{99m}Tc)); V09DA04 (technetium mebrofenin (^{99m}Tc)); V09DA05 (technetium galtifenin (^{99m}Tc)); V09DB01 (technetium nanocolloid (^{99m}Tc)); V09DB02 (technetium microcolloid (^{99m}Tc)); V09DB03 (technetium millimicrospheres (^{99m}Tc)); V09DB04 (technetium tin colloid (^{99m}Tc)); V09DB05 (technetium sulfur colloid (^{99m}Tc)); V09DB06 (technetium rhenium sulfide colloid (^{99m}Tc)); V09DB07 (technetium phytate (^{99m}Tc)); V09EA01 (technetium pentetate (^{99m}Tc)); V09EA02 (technetium technegas (^{99m}Tc)); V09EA03 (technetium nanocolloid (^{99m}Tc)); V09EB01 (technetium macrosalb (^{99m}Tc)); V09EB02 (technetium microspheres (^{99m}Tc)); V09FX01 (technetium pertechnetate (^{99m}Tc)); V09GA01 (technetium sestamibi (^{99m}Tc)); V09GA02 (technetium tetrofosmin (^{99m}Tc)); V09GA03 (technetium teboroxime (^{99m}Tc)); V09GA04 (technetium human albumin (^{99m}Tc)); V09GA05 (technetium furifosmin (^{99m}Tc)); V09GA06 (technetium stannous agent labelled cells (^{99m}Tc)); V09GA07 (technetium apcitide (^{99m}Tc)); V09HA01 (technetium human immunoglobulin (^{99m}Tc)); V09HA02 (technetium exametazime labelled cells (^{99m}Tc)); V09HA03 (technetium antigranulocyte antibody (^{99m}Tc)); V09HA04 (technetium sulesomab (^{99m}Tc)); V09IA01 (technetium antiCEA antibody (^{99m}Tc)); V09IA02 (technetium antimelanoma antibody (^{99m}Tc)); V09IA03 (technetium pentavalent succimer (^{99m}Tc)); V09IA04 (technetium votumumab (^{99m}Tc)); V09IA05 (technetium depreotide (^{99m}Tc)); V09IA06 (technetium arcitumomab (^{99m}Tc)).
ATC Vet — QV09AA01 (technetium exametazime (^{99m}Tc)); QV09AA02 (technetium bicisate (^{99m}Tc)); QV09BA01 (technetium oxidronate (^{99m}Tc)); QV09BA02 (technetium medronate (^{99m}Tc)); QV09BA03 (technetium pyrophosphate (^{99m}Tc)); QV09BA04 (technetium butedronate (^{99m}Tc)); QV09CA01 (technetium pentetate (^{99m}Tc)); QV09CA02 (technetium succimer (^{99m}Tc)); QV09CA03 (technetium mertiatide (^{99m}Tc)); QV09CA04 (technetium gluceptate (^{99m}Tc)); QV09CA05 (technetium gluconate (^{99m}Tc)); QV09DA01 (technetium disofenin (^{99m}Tc)); QV09DA02 (technetium etifenin (^{99m}Tc)); QV09DA03 (technetium lidofenin (^{99m}Tc)); QV09DA04 (technetium mebrofenin (^{99m}Tc)); QV09DA05 (technetium galtifenin (^{99m}Tc)); QV09DB01 (technetium nanocolloid (^{99m}Tc)); QV09DB02 (technetium microcolloid (^{99m}Tc)); QV09DB03 (technetium millimicrospheres (^{99m}Tc)); QV09DB04 (tech-

netium tin colloid (^{99m}Tc)); QV09DB05 (technetium sulfur colloid (^{99m}Tc)); QV09DB06 (technetium rhenium sulfide colloid (^{99m}Tc)); QV09DB07 (technetium phytate (^{99m}Tc)); QV09EA01 (technetium pentetate (^{99m}Tc)); QV09EA02 (technetium technegas (^{99m}Tc)); QV09EA03 (technetium nanocolloid (^{99m}Tc)); QV09EB01 (technetium macrosalb (^{99m}Tc)); QV09EB02 (technetium microspheres (^{99m}Tc)); QV09FX01 (technetium pertechnetate (^{99m}Tc)); QV09GA01 (technetium sestamibi (^{99m}Tc)); QV09GA02 (technetium tetrofosmin (^{99m}Tc)); QV09GA03 (technetium teboroxime (^{99m}Tc)); QV09GA04 (technetium human albumin (^{99m}Tc)); QV09GA05 (technetium furifosmin (^{99m}Tc)); QV09GA06 (technetium stannous agent labelled cells (^{99m}Tc)); QV09GA07 (technetium apcitide (^{99m}Tc)); QV09HA01 (technetium human immunoglobulin (^{99m}Tc)); QV09HA02 (technetium exametazime labelled cells (^{99m}Tc)); QV09HA03 (technetium antigranulocyte antibody (^{99m}Tc)); QV09HA04 (technetium sulesomab (^{99m}Tc)); QV09IA01 (technetium antiCEA antibody (^{99m}Tc)); QV09IA02 (technetium antimelanoma antibody (^{99m}Tc)); QV09IA03 (technetium pentavalent succimer (^{99m}Tc)); QV09IA04 (technetium votumumab (^{99m}Tc)); QV09IA05 (technetium depreotide (^{99m}Tc)); QV09IA06 (technetium arcitumomab (^{99m}Tc)).

半衰期：6.02h。

不良反应和注意事项

有对锝 99m 制剂出现超敏反应的报道。

哺乳 American Academy of Pediatrics 指出[1]，暴露于锝 99m 后应暂时停止哺乳，因为乳汁的放射性将持续 15～72h。

1. American Academy of Pediatrics. The transfer of drugs and other chemicals into human milk. *Pediatrics* 2001; **108:** 776–89. [Retired May 2010] Correction. *ibid.*; 1029. Also available at: http://aappolicy.aappublications.org/cgi/content/full/pediatrics%3b108/3/776 (accessed 01/07/04)

用途和用法

锝 99m 是钼 99 的子元素（^{99}Mo，半衰期 66.2h），由于锝 99m 的半衰期短，通常在临用前制备。通过一个无菌的发生器，在其中的玻璃柱内的氧化铝上吸附了钼 99，用无菌的 0.9％的氯化钠洗脱，得到了放射性的高锝酸盐形式的锝 99（$^{99m}TcO_4^-$）。洗脱后应尽快制备锝 99m 的放射性药物，以避免放射性衰变带来损失。

由于锝的半衰期较短，可以给予相对较大的剂量，并且它的 γ 放射很容易检测，因此，锝的用途很广，它可以以放射性的高锝酸盐形式或者以各种标记的化合物、微粒或胶体的形式，用于骨扫描和器官扫描，如脑、心、肾、肝、肺、脾及甲状腺。

静脉注射高锝酸钠（^{99m}Tc）用于血管造影术及血池（blood pools）、脑、唾液腺、甲状腺成像；口服也能用于脑及甲状腺成像。对于眼的局部应用是用来研究鼻泪的引流，对尿路的应用是尿路成像。可以在给予高锝酸之前给予高氯酸钾，这样可以阻止甲状腺及脉络丛对锝的摄取，从而增强锝在其他器官的显像。

锝 99m 标记的人白蛋白［大颗粒锝（^{99m}Tc）］大颗粒聚集体在肺扫描中用于检测异常的肺灌注模式。静注大小适当微粒悬液，通常为 10～100μm，微粒被肺毛细管捕获，从而显示出缺血区域。粒径为 10～50μm 的标记白蛋白的微球有同样的用途。标记的人白蛋白聚集体在静脉造影中的应用可以检测腿深部静脉血栓形成。锝（^{99m}Tc）阿西肽得是一种被标记的肽，与激活的血小板的糖蛋白受体Ⅱb/Ⅲa 结合，也用于深部静脉血栓成像。

锝 99m 与人血清白蛋白相结合并通过静脉给药，它将均匀地分布于血液循环中，易于定位血管密集器官或血池的区域。此种制剂用于心脏的检查中。

锝 99m 的胶体形式，如白蛋白、硫磺、硫化锑或锡，静脉给药用于检查肝、脾及骨髓。硫胶体（^{99m}Tc）可以口服用于食管及胃肠道成像。白蛋白胶体（^{99m}Tc）可以皮下给药用于扫描淋巴系统。胶状硫化铼（^{99m}Tc）用于恶性肿瘤患者的前哨淋巴结检测。

锝 99m 结合亚氨二醋酸的衍生物，如地索苯宁、依替菲宁、利多苯宁、甲溴菲宁静脉给药用于肝功能检查及肝胆管系统成像。

锝 99m 标记的葡萄糖酸盐、红霉素、三胺五乙酸静脉给药用于脑及肾的成像。其他锝 99m 标记的化合物用于脑及肾的扫描，如标记的比西酯，依沙美肟已经被用于脑部成像，贝硫肽、琥替肽、二巯琥珀酸被用于肾脏研究。喷替酸也可以吸入给药用于肺通气成像，口服给药用于研究胃食管反流及胃排空。

多种标记的磷酸盐化合物用于骨扫描，包括亚甲基二磷酸、羟亚甲基二膦酸盐和焦磷酸盐，都采用静脉给药。锝 99m 的焦磷酸盐也用于心脏闪烁扫描。锝 99m 的亚甲基二磷酸及焦磷酸盐也可标记血红细胞用于血池闪烁扫描、心脏闪烁扫描、胃肠道出血检查及睾丸闪烁扫描中。

静脉注射用于心脏成像的化合物包括锝 99m 标记的 sestamibi、teboroxime、tetrofosmin。锝（^{99m}Tc）sestamibi 也用于乳腺成像。

锝 99m 标记的白细胞（用依沙美肟制备）用于炎症及感染的定位。

标记锝 99m 的单克隆抗体，如阿西莫单抗、诺非单抗（nofetumomab merpentan）用于检测及定位恶性肿瘤。标记的硫索单抗用于检测骨髓炎。标记的 fanolesomab 被用于阑尾炎的诊断，但由于严重不良反应已被撤市。锝（^{99m}Tc）地普奥肽是一种被标记的肽，静脉使用，用于肺部恶性肿瘤的成像。

人们还制备了许多其他锝 99m 标记的化合物用于不同器官和系统检查的多种临床研究。与其他放射性核素联合应用，包括与铊 201 合用减影扫描（subtraction scanning），用于检测甲状旁腺肿瘤。

1. Banerjee S, *et al.* Evolution of Tc-99m in diagnostic radiopharmaceuticals. *Semin Nucl Med* 2001; **31:** 260–77.
2. Mease RC, Lambert C. Newer methods of labeling diagnostic agents with Tc-99m. *Semin Nucl Med* 2001; **31:** 278–85.
3. Arano Y. Recent advances in 99mTc radiopharmaceuticals. *Ann Nucl Med* 2002; **16:** 79–93.
4. Decristoforo C, Mather SJ. The influence of chelator on the pharmacokinetics of 99mTc-labelled peptides. *Q J Nucl Med* 2002; **46:** 195–205.
5. Ballinger JR. The influence of carrier on 99mTc radiopharmaceuticals. *Q J Nucl Med* 2002; **46:** 224–32.
6. Eckelman WC. Unparalleled contribution of technetium-99m to medicine over 5 decades. *JACC Cardiovasc Imaging* 2009; **2:** 364–8.

制剂

Ph. Eur.: Sodium Pertechnetate(^{99m}Tc) Injection (Fission); Sodium Pertechnetate(^{99m}Tc) Injection (Non-fission); Technetium (^{99m}Tc) Mebrofenin Injection; Technetium(^{99m}Tc) Bicisate Injection; Technetium(^{99m}Tc) Colloidal Rhenium Sulphide Injection; Technetium(^{99m}Tc) Colloidal Sulphur Injection; Technetium(^{99m}Tc) Colloidal Tin Injection; Technetium(^{99m}Tc) Etifenin Injection; Technetium(^{99m}Tc) Exametazime Injection; Technetium(^{99m}Tc) Gluconate Injection; Technetium(^{99m}Tc) Human Albumin Injection; Technetium(^{99m}Tc) Macrosalb Injection; Technetium(^{99m}Tc) Medronate Injection; Technetium(^{99m}Tc) Mertiatide Injection; Technetium(^{99m}Tc) Microspheres Injection; Technetium(^{99m}Tc) Pentetate Injection; Technetium(^{99m}Tc) Sestamibi Injection; Technetium(^{99m}Tc) Succimer Injection; Technetium(^{99m}Tc) Tin Pyrophosphate Injection;
USP 33: Sodium Pertechnetate Tc 99m Injection; Technetium ^{99m}Tc Fanolesomab Injection; Technetium Tc 99m (Pyro- and trimeta-) Phosphates Injection; Technetium Tc 99m Albumin Aggregated Injection; Technetium Tc 99m Albumin Colloid Injection; Technetium Tc 99m Albumin Injection; Technetium Tc 99m Apcitide Injection; Technetium Tc 99m Arcitumomab Injection; Technetium Tc 99m Bicisate Injection; Technetium Tc 99m Depreotide Injection; Technetium Tc 99m Disofenin Injection; Technetium Tc 99m Etidronate Injection; Technetium Tc 99m Exametazime Injection; Technetium Tc 99m Gluceptate Injection; Technetium Tc 99m Lidofenin Injection; Technetium Tc 99m Mebrofenin Injection; Technetium Tc 99m Medronate Injection; Technetium Tc 99m Mertiatide Injection; Technetium Tc 99m Nofetumomab Merpentan Injection; Technetium Tc 99m Oxidronate Injection; Technetium Tc 99m Pentetate Injection; Technetium Tc 99m Pyrophosphate Injection; Technetium Tc 99m Red Blood Cells Injection; Technetium Tc 99m Sestamibi Injection; Technetium Tc 99m Succimer Injection; Technetium Tc 99m Sulfur Colloid Injection; Technetium Tc 99m Tetrofosmin Injection.

专利制剂

Austral.: Cardiolite; Ceretec; Myoview; Neurolite; ***Austria:*** Cardiolite†; Ceretec†; Myoview†; TechneScan HDP†; TechneScan LyoMAA†; TechneScan MAG3; Ultra Technekow FM; ***Belg.:*** Neurolite†; ***Cz.:*** 6-MDP, 8-MDP; Amerscan DMSA†; Amerscan Hepatate; Amerscan Medronate; Amerscan Pentetate†; Amerscan Pulmonate†; Amerscan Stannous; Amertec†; Anti-Granulocyte BW†; Brain-Spect; Cardio-Spect; Cardiolite; CEA-Scan†; Ceretec; Drytec; DTPA; Elumatic III; Hibida; HM-PAO Kit†; Leuco-Scint; LeukoScan; Lymphoscint†; Macro-Albumon; Macrotec; Mag 3; Myoview; Nano-Albumon; Nanocis; Nanocoll; NeoSpect; Neurolite; Neuroscan; Osteocis†; Pulmocis; Rotop Mag-3†; Scintimun; Senti-Scint; Stamicis; TechneScan DMSA; TechneScan DTPA; TechneScan Has†; TechneScan HDP; TechneScan HIG; TechneScan LyoMAA; TechneScan MAG3; TechneScan PYP; TechneScan Q12†; TechneScan Sestamibi; Trimetyl-HIDA; Ultra Technekow FM; UltraTag RBC; ***Fin.:*** Amerscan Hepatate; Amerscan Medronate; Amerscan Stannous; Bridatec; Cardiolite; Ceretec; Drytec; Maasol; Myoview; Nanocoll; Neurolite; Osteosol; Pentacis; Pulmotec†; TechneScan LyoMAA; TechneScan Sestamibi; Venticoll; ***Fr.:*** Amerscan Etain Stanneux; Amerscan Hepatate; Amerscan Medronate; Amerscan Pentetate; Cardiolite; Cerestab; Ceretec; Elumatic; Myoview; Nanocoll; NeoSpect; Neurolite; Osteocis; Pentacis; Phytacis; Pulmocis; Renocis; Teceos; TechneScan HDP; TechneScan LyoMAA; Vasculocis; ***Gr.:*** Humaspect; ***Irl.:*** Amerscan Medronate; Amerscan Stannous; Ceretec; Drytec; Elumatic; LeukoScan; Myoview; NeoSpect; Osteocis; Pentacis; Pulmocis; Pulmotec; Renocis; Stamicis; TechneScan DMSA; TechneScan DTPA; TechneScan HDP; TechneScan LyoMAA; TechneScan MAG3; TechneScan MIBI; TechneScan PYP; Ultra TechneKow FM; ***Ital.:*** Cardiolite; CEA-Scan†; Ceretec; LeukoScan†; Myoview; NeoSpect; Neurolite; TechneScan MAG3; ***Neth.:*** Amerscan DMSA†; Amerscan Hepatate; Amerscan Medronate†; Amerscan Pentetate†; Amerscan Stannous; Bridatec; Cardiolite; Ceretec; Cholediam; DraxImage MAA; DraxImage MDP; Drytec; Elumatic; LeukoScan; Maasol; Myoview; NeoSpect; Neurolite; Osteocis; Osteosol†; Phytacis; Pulmocis; Pulmotec; Teceos; TechneScan DMSA; TechneScan DTPA; TechneScan HAS†; TechneScan HDP; TechneScan LyoMAA; TechneScan MAG3; TechneScan PYP; Ultra TechneKöw; UltraTag; Venticoll†; ***Port.:*** Angiocis; Bridatec; Cardiolite; Ceretec; Elumatic; LeukoScan; Macrotec; Mertioscan; Myoview; Nanocis; Nanocoll; NeoSpect; Neurolite; Osteocis; Pentacis; Phytacis; Pulmotec; Renocis; Stamicis; TechneScan DTPA; TechneScan HDP; TechneScan MAG3; Ultra TechneKow FM; ***Spain:*** Cardiolite; CEA-Scan†; Ceretec; Drytec; Elumatic; Macrotec; Myoview; NeoSpect; Neurolite; TechneScan HDP; TechneScan LyoMAA; TechneScan MAG3; Ultra Technekow FM; ***UK:*** Amerscan DMSA; Amerscan Hepatate; Amerscan Medronate; Amerscan Pentetate; Amerscan Pulmonate; Amerscan Stannous; Amertec; Angiocis; Cardiolite; CEA-Scan; Ceretec; Cholecis; Myoview; Nanocoll; Osteocis; Pentacis; Pulmocis; Renocis; ***USA:*** AcuTect; Cardiolite; CEA-Scan; Choletec; Miraluma: NeoTect; TechneScan HDP.

Thallium-201 铊 201

Talio 201.
CAS — 15064-65-0.
ATC — V09GX01 (thallium chloride (^{201}Tl)).
ATC Vet — QV09GX01 (thallium chloride (^{201}Tl)).

半衰期：73.1h。

简介

铊 201 以氯化亚铊（^{201}Tl）形式存在，静脉给药用于研究急性心肌梗死时心肌的扫描。在缺血性心脏病患者的心脏应力试验中，它也用于心肌灌注成像。对于不能耐受测试的患者，腺苷（见**缺血性心脏病**，第1160页）、双嘧达莫（见**心肌成像**，第1223页）或者多巴酚丁胺（见**诊断和测试**，第1226页）可以诱导药理学的应激。

其他用途包括外周血管疾病中的肌肉灌注闪烁扫描、大脑及甲状腺肿瘤及其转移的成像，铊 201 与锝 99m 联合应用的减影扫描（subtraction scanning）用于定位甲状旁腺肿瘤及增生。

制剂

Ph. Eur.: Thallous(^{201}Tl) Chloride Injection;
USP 33: Thallous Chloride Tl 201 Injection.

专利制剂

Austria: DRN 8103.

Tritium 氚

Hidrógeno 3; Hydrogen-3; Tritio.
CAS — 10028-17-8.

半衰期：12.3 年。

简介

氚以氚水的形式存在，通过稀释的技术用于测量机体内总含水量。

制剂

Ph. Eur.: Tritiated(^{3}H) Water Injection.

Xenon-127 氙 127

Xenón 127.
CAS — 13994-19-9.
ATC — V09EX02 (xenon gas (^{127}Xe)).
ATC Vet — QV09EX02 (xenon gas (^{127}Xe)).
UNII — H95KBR1GDB.

半衰期：36.41 天。

简介

氙 27 的物理性质与氙 133（见下文）相似，吸入用于肺功能研究及肺部成像。

制剂

USP 33: Xenon Xe 127.

Xenon-133 氙 133

Xenon (133Xe) *(rINN)*; Xénon (133Xe); Xenón (133Xe); Xenonum (133Xe).
Ксенон (133Xe)
CAS — 14932-42-4.
ATC — V09EX03 (xenon gas (^{133}Xe)).
ATC Vet — QV09EX03 (xenon gas (^{133}Xe)).
UNII — X3P9A5HNYF.

半衰期：5.25 天。

简介

氙 133 是一种惰性气体，在血浆中溶解度相对较小。它以气体的形式在气袋中或者在开放或密闭的肺活量计中与氧气或空气混合。一旦停止气体输送，氙 133 会快速而完全地从肺中排泄。它以吸入的给药方式应用于肺功能研究、肺成像以及脑血流研究。其 0.9％氯化钠注射液形式也可用于同样的用途。

制剂

Ph. Eur.: Xenon(^{133}Xe) Injection;
USP 33: Xenon Xe 133; Xenon Xe 133 Injection.

Yttrium-90 钇 90

Itrio 90.

CAS — 10098-91-6.

ATC — V10AA01 (yttrium citrate colloid (^{90}Y)); V10AA02 (yttrium ferrihydroxide colloid (^{90}Y)); V10AA03 (yttrium silicate colloid (^{90}Y)); V10XX02 (ibritumomab tiuxetan (^{90}Y)).

ATC Vet — QV10AA01 (yttrium citrate colloid (^{90}Y)); QV10AA02 (yttrium ferrihydroxide colloid (^{90}Y)); QV10AA03 (yttrium silicate colloid (^{90}Y)); QV10XX02 (ibritumomab tiuxetan (^{90}Y)).

UNII — 1K8M7UR6O1 (yttrium-90); 433ME2ATHW (yttrium-90 ion); 2L271110ED (yttrium clivatuzumab tetraxetan (^{90}Y)); J36232195E (yttrium epratuzumab tetraxetan (^{90}Y)); QA846JAV5B (yttrium ibritumomab tiuxetan (^{90}Y)); GJ2416WK6Y (yttrium tacatuzumab tetraxetan (^{90}Y)).

半衰期：64.1h。

简介

钇 90 与替伊莫单抗（第698页）形成的共轭物用于非霍奇金淋巴瘤（第624页）的治疗。与不同的单克隆抗体及化合物形成的共轭物也用于恶性肿瘤治疗的研究。

钇 90 以硅酸钇（^{90}Y）胶体混悬剂的形式，被滴注进入胸膜腔或腹膜腔，用于治疗恶性胸膜渗出或恶性腹水。

钇 90，不论是枸橼酸钇（^{90}Y）还是硅酸钇（^{90}Y）都可以治疗关节炎。

钇 90 装于玻璃或树脂微球中用于局部治疗肝脏肿瘤。

1. Heuft-Dorenbosch LL, *et al.* Yttrium radiosynoviorthesis in the treatment of knee arthritis in rheumatoid arthritis: a systematic review. *Ann Rheum Dis* 2000; **59:** 583–6.
2. Gordon LI. Practical considerations and radiation safety in radioimmunotherapy with yttrium 90 ibritumomab tiuxetan (Zevalin). *Semin Oncol* 2003; **30** (6 suppl 17): 23–8.
3. Cheson BD. The role of radioimmunotherapy with yttrium-90 ibritumomab tiuxetan in the treatment of non-Hodgkin lymphoma. *BioDrugs* 2005; **19:** 309–22.
4. Cheung MC, *et al.* Members of the Hematology Disease Site Group of the Cancer Care Ontario Program in Evidence-Based Care. Yttrium 90 ibritumomab tiuxetan in lymphoma. *Leuk Lymphoma* 2006; **47:** 967–77. Correction. *ibid.*; 1719–20.
5. Salem R, Hunter RD. Yttrium-90 microspheres for the treatment of hepatocellular carcinoma: a review. *Int J Radiat Oncol Biol Phys* 2006; **66** (suppl): S83–S88.
6. Kampen WU, *et al.* Therapeutic status of radiosynoviorthesis of the knee with yttrium [^{90}Y] colloid in rheumatoid arthritis and related indications. *Rheumatology (Oxford)* 2007; **46:** 16–24.
7. Gisselbrecht C, *et al.* Current status and future perspectives for yttrium-90 (^{90}Y)-ibritumomab tiuxetan in stem cell transplantation for non-Hodgkin's lymphoma. *Bone Marrow Transplant* 2007; **40:** 1007–17.
8. Zinzani PL, *et al.* Consensus conference: implementing treatment recommendations on yttrium-90 immunotherapy in clinical practice—report of a European workshop. *Eur J Cancer* 2008; **44:** 366–73.
9. Khodjibekova M, *et al.* Selective internal radiation therapy with Yttrium-90 for unresectable liver tumours. *Rev Recent Clin Trials* 2007; **2:** 212–16.
10. van der Zant FM, *et al.* Radiation synovectomy with (90)Yttrium, (186)Rhenium and (169)Erbium: a systematic literature review with meta-analyses. *Clin Exp Rheumatol* 2009; **27:** 130–9.
11. Riaz A, *et al.* Yttrium-90 radioembolization using TheraSphere in the management of primary and secondary liver tumors. *Q J Nucl Med Mol Imaging* 2009; **53:** 311–16.
12. Van De Wiele C, *et al.* Yttrium-90 labelled resin microspheres for treatment of primary and secondary malignant liver tumors. *Q J Nucl Med Mol Imaging* 2009; **53:** 317–24.
13. Riaz A, *et al.* Complications following radioembolization with yttrium-90 microspheres: a comprehensive literature review. *J Vasc Interv Radiol* 2009; **20:** 1121–30.
14. Kennedy AS, Salem R. Radioembolization (yttrium-90 microspheres) for primary and metastatic hepatic malignancies. *Cancer J* 2010; **16:** 163–75.

制剂

USP 33: Yttrium Y 90 Ibritumomab Tiuxetan Injection.

专利制剂

Cz.: Ytracis; Yttriga; ***Hung.:*** Ytracis; ***Irl.:*** Ytracis; Yttriga; ***Ital.:*** Ytracis; ***Neth.:*** Theryttrex†; Ytracis; ***Port.:*** Ytracis; Yttriga; ***Spain:*** Ytracis; ***UK:*** Ytracis.

性激素及其调节剂

男性和女性的性腺、肾上腺皮质和胎盘产生甾体激素，这些激素影响结构的发育和维持，并直接或间接地与生殖有关。这些性激素的分泌受垂体前叶的促性腺激素（在妊娠期，来源于胎盘）控制，而这些促性腺激素的分泌依次受下丘脑以及循环性激素浓度的影响。共有3组内源性性激素：雄激素、雌激素和孕激素，这些激素来源于同样的甾体前体。孕激素类激素孕酮（黄体酮）由孕烯醇酮转化而来，两种化合物都转化成雄烯二酮等雄激素前体。雄烯二酮通过羟化类固醇脱氢酶转化成雄激素睾酮。雌激素通过芳香化酶的作用由雄烯二酮合成（同时也来自睾酮）。

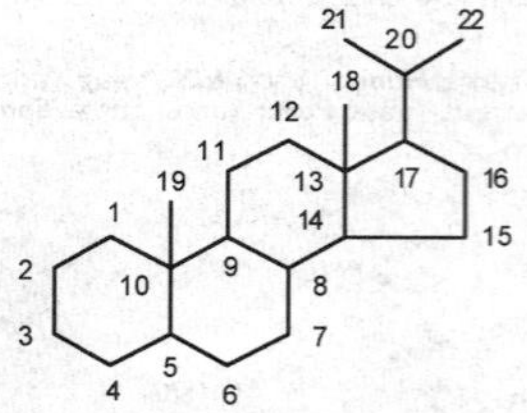

steroidal skeleton

睾酮是主要的雄激素，由睾丸的间质（Leydig）细胞产生。少部分的循环睾酮也来自肾上腺皮质和卵巢分泌的效价较低的雄激素的代谢作用。在许多靶组织中，睾酮通过 5α-还原酶转化成更有活性的双氢睾酮。一些睾酮也通过外周转化成雌二醇。

睾酮控制男性性器官和男性第二性征的发育和维持。它也引起全身的合成作用，比如增加氮、钙、钠、钾、氯化物和磷酸盐的潴留，导致水潴留增加和骨生长。皮肤变得血管丰富而含脂肪少，红细胞生成增加。

许多睾酮衍生物已经被开发。17α 位的烷化导致形成口服有效的衍生物，但伴随肝细胞毒性的风险（见下文表 1）。17β-羟基的酯化可增加脂溶性，被用于制备长效肌内制剂（比如庚酸睾丸素）。据报道去除 19 位甲基可改善合成产生雄性征的比例（如诺龙）。这些衍生物的血浆蛋白亲和力以及转换成双氢睾酮和芳香化转化成雌二醇的程度也发生改变。许多其他的结构修饰也被应用。

表 1　17α 烷化的睾酮衍生物

达那唑	诺乙雄龙
乙雌烯醇	氧雄龙
氟甲睾酮	羟甲烯龙
美雄酮	司坦唑醇
甲睾酮	

雌二醇是自然存在的活性最强的雌激素，在绝经前女性的卵泡中由雄激素前体形成。在男性和绝经后女性（在绝经前女性中不太重要）中雌激素也可由肾上腺雄激素在脂肪组织中形成。

雌激素控制女性性器官、第二性征和乳腺的发育和维持，控制子宫和附件的部分功能（特别是子宫内膜的增殖、蜕膜的发育以及宫颈和阴道的周期改变）。大量的雌激素也在胎盘中形成，在妊娠晚期它可以增加子宫肌肉的自发活动性以及其对催产药物的反应。孕酮的附加功能对维护女性性器官的全面生物功能是必需的。雌激素可对代谢产生直接影响，包括骨密度、血脂、血糖及蛋白。

许多种雌激素被用于治疗。C17 位置被乙炔基置换研制出合成的雌激素如炔雌醇和美雌醇，并且大大地改善了效价和口服活性。天然雌激素通过酯化（如戊酸雌二醇）或结合（如硫酸雌酮）使口服活性得到改善。酯化作用可增强其在脂质载体中的溶解性，并用于制备长效肌内制剂。

一些非类固醇类的雌激素已被应用，包括氯烯雌醚、己二烯雌酚和己烯雌酚。

黄体酮是黄体分泌的主要激素。它通过把雌激素诱导的增殖期转换成分泌期作用于子宫内膜，从而使子宫准备接受受精卵。孕酮有分解代谢的作用，引起月经分泌期基础体温轻度上升。在妊娠期胎盘产生大量的孕酮，这些孕酮抑制子宫的活动，并且使乳腺进一步发育。

孕激素（黄体制剂、结合孕激素、黄体酮）是人工合成的化合物，作用与孕酮相似。它们不是孕酮的衍生物就是 19-去甲睾酮的类似物。19-去甲睾酮类似物（如炔诺酮和炔诺孕酮）具有部分雄激素的活性，但一些新的炔诺孕酮衍生物（去氧孕烯、孕二烯酮和诺孕酯）几乎没有雄激素活性。孕酮的衍生物地屈孕酮、羟孕酮和甲羟孕酮比 19-去甲睾酮类似物的雄性化作用弱。孕酮衍生物氯地孕酮以及独特的环丙孕酮，具有抗雄激素的活性。

本章涵盖的主要的天然和人工合成的性激素如下：

- **雄激素和促同化类激素**，以睾酮（第2060页）为代表。
- **雌激素**，以雌二醇（第2029页）为代表。
- **孕激素**，以黄体酮（第2056页）为代表。

其他在本章描述的相关物质有：

- 主要具有**较弱的雄激素**作用的药物，如达那唑和孕三烯酮。
- 结合**雌激素和孕激素**作用的药物，如替勃龙。
- 主要起**抗雄激素**作用的药物，如孕酮衍生而出的醋酸环丙孕酮。主要用于前列腺癌激素治疗的抗雄激素药物参看**抗肿瘤药**一章，包括非类固醇类药物比卡鲁胺（第654页）、氟他胺（第692页）和尼鲁米特（第724页）。用于良性前列腺增生的非类固醇类的 5α-还原酶抑制剂非那雄胺（第2108页）和度他雄胺（第2107页）以及植物提取的锯叶棕（第2112页），参看**泌尿科用药**一章。
- 主要起**抗雌激素**作用的药物。这些药物包括非类固醇类抗雌激素氯米芬、环芬尼。主要应用于乳腺癌激素治疗的抗雌激素药物参看**抗肿瘤药**一章，包括雌激素受体拮抗药他莫昔芬（第743页）和托瑞米芬（第752页）以及多种芳香化酶抑制药如福美坦（第693页）和阿那曲唑（第649页）。
- **选择性雌激素调节剂**，如奥美昔芬和雷诺昔芬，在不同组织发挥协同或拮抗作用。
- **性腺调节激素**，包括内源性或重组的黄体生成素和卵泡刺激素，以及它们的释放激素戈那瑞林及其类似物。

性激素和相关药物的治疗应用很广泛，涵盖需要激素处理的许多情况。主要的应用是雌激素和孕激素用于**避孕**（第2004页）以及减轻**绝经期综合征**（第2010页）。生理应用是使用雄激素或雌激素治疗**青春发育延迟和性腺功能减退症**分别见第2012页和第2012页）。其他临床应用包括治疗**良性前列腺增生**（第2098页）、**子宫内膜异位症**（第2023页）、**男性乳房发育**（第2024页）、**多毛症**（第2022页）、**不孕症**（第2012页）、**乳腺痛**（第2024页）、**月经过多**（第2057页）和**经前期综合征**（第2031页）。激素治疗在乳腺（第628页）、前列腺（第638页）和子宫内膜（第631页）**恶性肿瘤**的治疗中也有重要作用。

Hormonal Contraceptives 激素性避孕药

Anticonceptivos hormonales; Contraceptifs Hormonaux; Hormonale Kontrazeptiva.

Гормональный Контрацептивы

避孕药的种类

激素性避孕药目前只有用于女性的，但用于男性的制剂正在评估中。用于女性的口服激素性避孕药分为两大类："结合性的"（包含雌激素和孕激素）和"只含有孕激素的"。胃肠外给药制剂也在研制中，包括皮下埋植剂和贮库制剂肌内注射剂。释放孕激素的子宫内节育器和复方的激素性避孕药阴道环已上市。结合的激素性透皮贴剂也已研制完成。

通过抑制月经中期必需的黄体激素的高峰，只含有孕激素的肌注避孕药能可靠地抑制排卵。但是小剂量的只含有孕激素的口服避孕药在整个周期中所起抑制作用尚不可靠。避孕的效果可通过两种方法实现，一是使宫颈黏液增厚，使其不容易被精子穿透，二是通过防止子宫内膜增殖，使其维持于不利于受精卵着床的状态。只含有孕激素的宫内节育器作用相似，其在子宫内的物理存在也可达到完全的避孕效果。

雌激素通过抑制月经中期卵泡雌激素的释放抑制排卵。在复方口服避孕药中它们与孕激素发挥协同作用，对排卵产生规律和持续的抑制。

口服制剂也用于非保护性性交后的紧急避孕，它们阻止受精卵的着床。

不良反应

与使用**复方口服避孕药**相关的不良反应的许多报道已经发表。数据主要是回顾地得到的，通常包含了比目前使用的雌激素和孕激素剂量更高的老的制剂。复方激素性避孕药经皮肤或阴道给药也可引起类似的不良反应。

可能有胃肠道不良反应，如恶心或呕吐、黄褐斑（黑斑病）和其他的皮肤或毛发改变、头痛、水潴留、体重增加、乳房触痛以及性欲改变。

在治疗中可发生月经不规律如斑点样、穿透性出血或闭经。这些反应可能源于个别产品的雌激素和孕激素作用的相对平衡，通过更换不同的药物可能减少其发生率。例如，早期或中期斑点样或缺乏撤退性出血可能需要雌激素与孕激素比例更高的制剂，或者更少的孕激素。

不能耐受隐形眼镜已有报道，在近视患者中视力可能恶化。部分患者可能出现抑郁和其他精神改变。含有雄激素作用的孕激素制剂如左炔诺孕酮或炔诺孕酮可能伴有皮肤油性和痤疮增加。相反，使用孕激素如诺孕酯或去氧孕烯，痤疮可能好转。

心血管疾病的风险和相关死亡率增加，至少部分与复方口服避孕药雌激素含量相关。新的小剂量制剂比老的大剂量制剂心血管不良反应的发生率可能更小。心肌梗死死亡率随着年龄增加和在吸烟者中明显增高，尽管也有一些证据提示年龄超过 35 岁的不吸烟的健康女性风险不增加。其他危险因素包括动脉疾病家族史、糖尿病、高血压、肥胖和偏头痛。当存在因子Ⅴ Leiden 时或血型为 A、B 或 AB 的患者血栓形成可能更常见。特异的静脉血栓栓塞的危险因素包括静脉曲张、长期制动、肥胖和静脉血栓栓塞家族史。最近的证据提示静脉血栓栓塞的风险随着复方口服避孕药孕激素含量而变化。去氧孕烯和孕二烯酮比左炔诺孕酮、炔诺酮和炔诺醇发生率更高。进一步的讨论见下文**静脉血栓栓塞**。

复方口服避孕药可能导致高血压、降低糖耐量及改变血脂代谢。肝功能可能受损，尽管黄疸很罕见。良性肝肿瘤的相对风险似乎明显增高（尽管发生率仍然非常低）。恶性肝肿瘤也有报道。

据报道复方口服避孕药增加宫颈癌（尽管其他因素可能有关）和乳腺癌风险，但减少卵巢癌和子宫内膜癌的风险。进一步的讨论见下文**致癌性**。

与复方口服避孕药一样，**只含有孕激素的避孕药**也可能导致恶心、呕吐、头痛、乳房不适、抑郁、皮肤异常和体重增加。月经不规律比如闭经、穿透性出血、斑点样和月经过多在只含有孕激素的避孕药中更常见，尤其是胃肠外给药制剂。服用只含孕激素的避孕药，引起卵巢囊肿多见，因为它并不能阻止所有的周期都不排卵，还会延迟卵泡闭锁，这些增大的卵泡会自行消失，但有时会伴有腹部疼痛或性交不适。可用的只含有孕激素的避孕药比复方口服避孕药导致血栓栓子和心血管疾病的风险更低。

致癌性　正常健康的女性使用激素性避孕药是否可能导致或增加恶性肿瘤发生的风险常常被关注。为了调查使用这些药物与癌症任何可能的关系，流行病学家使用了两大类型的研究，即前瞻性研究和病例对照研究。许多因素使得结果的直接对照困难，这些因素包括使用的口服避孕药的类型和成分（随着年代已改变）、患者的年龄、开始使用的年龄和患者性交和分娩的历史。所有的证据表明，复方口服避孕药实际上对子宫内膜癌和卵巢癌的发生起保护效应。但是使用期间和停药 10 年之后乳腺癌的风险轻度上升。此外，长期使用复方口服避孕药似乎有轻微的宫颈癌的风险以及可忽略的肝癌的风险。关于对个体器官的影响的更多的细节参看下面的章节。需要注意的是，即使相对风险已显示实际上增高，这也不会转变成许多罕见肿瘤的新病例，这使评价临床的关联性变得困难。

Oxford Family Planning 避孕研究的长期观察显示，口服避孕药对子宫及卵巢的保护作用大于对宫颈的不良作用[1]。这项大的队列研究还发现，乳腺癌的发生率并不增加。Royal College of General Practitioners Study 这项前瞻性研究的长期随访，发现总的肿瘤发生并未增加[2]。同样值得注意的是，两个大型的前瞻性病例研究（Nurses' Health Study 和 Royal College of General Practitioners'study）发现，没有证据表明服用口服避孕药和没有服用的女性总体病死率有差异[3,4]。一些关于激素性避孕药和肿瘤的综述引用如下[5~9]。

1. Vessey M, Painter R. Oral contraceptive use and cancer: findings in a large cohort study, 1968–2004. *Br J Cancer* 2006; **95:** 385–9.
2. Hannaford PC, *et al.* Cancer risk among users of oral contraceptives: cohort data from the Royal College of General Practitioner's oral contraception study. Abridged version: *BMJ* 2007; **335:** 651–4. Full version: http://www.bmj.com/cgi/reprint/335/7621/651.pdf (accessed 14/01/08)
3. Colditz GA, *et al.* Oral contraceptive use and mortality during 12 years of follow-up: the Nurses' Health Study. *Ann Intern Med* 1994; **120:** 821–6.
4. Beral V, *et al.* Mortality associated with oral contraceptive use: 25 year follow up of cohort of 46 000 women from Royal College of General Practitioners' oral contraception study. *BMJ* 1999; **318:** 96–100.
5. WHO. Oral contraceptives and neoplasia: report of a WHO scientific group. *WHO Tech Rep Ser 817* 1992. Also available at: http://libdoc.who.int/trs/WHO_TRS_817.pdf (accessed 14/01/08)
6. La Vecchia C, *et al.* Oral contraceptives and cancer: a review of the evidence. *Drug Safety* 1996; **14:** 260–72.
7. La Vecchia C, *et al.* Oral contraceptives and cancer: an update. *Drug Safety* 2001; **24:** 741–54.
8. Lech MM, Ostrowska L. Risk of cancer development in relation to oral contraception. *Eur J Contracept Reprod Health Care* 2006; **11:** 162–8.
9. IARC/WHO. Combined estrogen-progestogen contraceptives and combined estrogen-progestogen menopausal therapy. *IARC monographs on the evaluation of carcinogenic risks to humans volume 91* 2007. Available at: http://monographs.iarc.fr/ENG/Monographs/vol91/mono91.pdf (accessed 20/07/10)

乳腺 许多关于激素性避孕药和乳腺癌之间可能的关系的流行病学的研究已经发表。这些数据的大部分与使用最广泛的**复方口服避孕药**相关。由于口服避孕药的第一批使用者在逐渐变老以及由于使用方式的改变，使用这些避孕药导致的乳腺癌风险需要一定的时间去监测。

20 世纪 80 年代早期的研究变化很大，未能证明曾经使用过激素性避孕药的女性与从未使用过的女性相比乳腺癌的风险显著增加[1~4]，或者显示风险增加[5]，或者在特别的亚组的使用者中证实有风险[6~12]。潜在的被证实的风险因素的证据仍存在争议，包括当前使用[10]、使用持续的时间[7,11]、首次使用的年龄[6]、第一次足月妊娠前使用持续的时间[7,8]、未产妇[9]、大剂量制剂[11]和乳腺癌家族史[12]。也有报道使用口服避孕药可能导致乳腺癌加速显现[13]或侵袭性癌的风险增加[4]。

对于这些研究的反应，英国 CSM[14]、美国 FDA[15]和 International Committee for Research in Reproduction[16]提出建议，现有的证据并不要求改变处方习惯。尽管患者应该被告知可能轻度增加的乳腺癌风险，需要权衡治疗的确定的益处，这个建议并没有随之改变[17]。

为了重新分析关于乳腺癌风险和激素性避孕药所有的世界范围的流行病学证据，一个关于乳腺癌中激素因素的合作组已成立。这个组织从 54 个研究中鉴定了患乳腺癌的 53297 名女性和 100239 名对照（没有乳腺癌的女性）的个体数据，发表了他们的发现的摘要信息[18]以及进一步的详细的综述[19]。他们报道，当前使用口服避孕药的女性乳腺癌的相对危险度轻度升高（1.24，95%置信区间 1.15～1.33），停止使用后此风险降低，10 年或更久之后不再有明显差异。增加使用持续时间的风险有弱的增加趋势。因此，乳腺癌的风险似乎，

- 首次服药后很快增加；
- 服药持续期间不再增加；
- 停止服药 10 年之后恢复正常[18]。

1990～2000 年间发表的主要研究的综述[20,21]（包括合作组研究）也表明，总体上当前或近期口服避孕药的使用者乳腺癌风险少许增高，但不管使用持续的时间，停用口服避孕药后不存在远期的增高的风险。

合作组发现，使用过激素性避孕药的患者诊断癌症比那些从没有用过的患者临床上要迟[18]。是否与更早期的诊断或激素的生物效应有关需要进一步的信息。此外，还需要关于乳腺癌死亡率的数据。

当对开始使用的年龄分析时，青少年开始使用的女性的风险是最大的。由于对于早期使用的倾向，长期的数据需要进一步的观察[18]。但是最重要的危险因素是女性停止使用避孕药的年龄，停止的年龄越大，诊断的乳腺癌越多[17]。

合作组的数据表明，比较未产妇、在第一胎前使用口服避孕药的经产妇和在第一胎分娩后使用口服避孕药的经产妇，不同产次的风险没有差别[18]。然而，随后的荟萃分析结果显示，经产妇的肿瘤发生风险增加，尤其是那些在第一次产前口服避孕药时间大于等于 4 年的女性[22]。

小剂量口服避孕药与乳腺癌风险的降低不相关[18]。根据雌激素的剂量将药物分组（<50 μg、50μg 和>50μg），不管怎样，在停止使用 10 年或更长时间的女性随着剂量增加乳腺癌风险降低，很大程度上是由于曾经使用很高剂量药物的患者乳腺癌风险减少。

合作组的分析没有注意到根据家族史的风险的任何差别[18]。但是，一项后来的队列研究发现，使用早期处方的口服避孕药的强乳腺癌家族史的女性，其乳腺癌风险增加[23]。另一项队列研究也支持合作组的结论[24]。有乳腺癌家族史的妇女口服避孕药，乳腺癌风险并不增加；还有数据显示，长服避孕药应用有使肿瘤风险下降的趋势。尚不清楚是否这个风险适用于新的较小剂量成分的避孕药，或是否与 BRCA1 或 BRCA2 基因突变相关。这些发现被关注是因为 BRCA1 或 BRCA2 突变的女性常常被鼓励服用口服避孕药，以降低卵巢癌的风险（见下文**卵巢**）。但是，对这些突变携带者进行的研究结果已被混合。BRCA1 突变的携带者，口服避孕药乳腺癌风险轻度增加[25]。但另一项研究[26]显示，口服目前的避孕药，雌激素含量低于 1975 年前的产品，肿瘤风险下降。需要更多的研究来评价。

只含有孕激素的避孕药的使用比复方制剂少，关于其乳腺癌风险的资料也少得多。

1991 年发表的一项 WHO 的研究表明，总体上，长效醋酸甲羟孕酮不增加乳腺癌的风险（相对危险度与从未使用者比较为 1.21，95%置信区间 0.96～1.53），且风险不随使用持续时间增加[27]。但是，似乎在使用最初的 4 年内风险有轻度的上升，特别是在 35 岁以下的女性。这些发现与一项较小规模研究[28]一致，在这项研究中，在 25 岁之前曾经使用醋酸甲羟孕酮贮库制剂两年或更长时间的女性，其相对危险度为 4.6。荟萃分析这两项研究表明，当前或近期使用是关键因素[29]。最近 5 年曾经使用醋酸甲羟孕酮的女性患乳腺癌的相对危险度为 2.0，不管使用持续的时间，之前停用超过 5 年的女性风险不增高。另一项研究显示[30]，口服甲羟孕酮的女性风险并不增加；目前用药的年龄在 35～44 岁的女性，肿瘤风险增加（相对风险为 2.3），但停药 4 年后风险不再增加。

关于乳腺癌中激素因素的合作组报道，有部分证据表明，之前 5 年使用口服或注射的孕激素，乳腺癌风险增加（相对危险度 1.17），停止使用 10 年或更久则没有风险[18]。这些发现与复方制剂大体一致。至于复方制剂，最重要的危险因素是停药年龄。对于使用只含有孕激素的避孕药 5 年后在 30 岁时停用的女性，与从未使用过激素性避孕药的女性相比，预计每 10000 人中发病例数增加从 44～46 或 47。对于使用 5 年在 40 岁停用的女性，在之后 10 年预计诊断例数增加从160～170[17]。

1. Ellery C, *et al.* A case-control study of breast cancer in relation to the use of steroid contraceptive agents. *Med J Aust* 1986; **144:** 173–6.
2. Paul C, *et al.* Oral contraceptives and breast cancer: a national study. *BMJ* 1986; **293:** 723–6.
3. The Cancer and Steroid Hormone Study of the Centers for Disease Control and the National Institute of Child Health and Human Development. Oral-contraceptive use and the risk of breast cancer. *N Engl J Med* 1986; **315:** 405–11.
4. Stanford JL, *et al.* Oral contraceptives and breast cancer: results from an expanded case-control study. *Br J Cancer* 1989; **60:** 375–81.
5. Miller DR, *et al.* Breast cancer before age 45 and oral contraceptive use: new findings. *Am J Epidemiol* 1989; **129:** 269–80.
6. Pike MC, *et al.* Breast cancer in young women and use of oral contraceptives: possible modifying effect of formulation and age at use. *Lancet* 1983; **ii:** 926–30.
7. Meirik O, *et al.* Oral contraceptive use and breast cancer in young women: a joint national case-control study in Sweden and Norway. *Lancet* 1986; **ii:** 650–4.
8. McPherson K, *et al.* Early oral contraceptive use and breast cancer: results of another case-control study. *Br J Cancer* 1987; **56:** 653–60.
9. Meirik O, *et al.* Breast cancer and oral contraceptives: patterns of risk among parous and nulliparous women—further analysis of the Swedish-Norwegian material. *Contraception* 1989; **39:** 471–5.
10. Romieu I, *et al.* Prospective study of oral contraceptive use and risk of breast cancer in women. *J Natl Cancer Inst* 1989; **81:** 1313–21.
11. UK National Case-Control Study Group. Oral contraceptive use and breast cancer risk in young women. *Lancet* 1989; **i:** 973–82.
12. UK National Case-Control Study Group. Oral contraceptive use and breast cancer risk in young women: subgroup analyses. *Lancet* 1990; **335:** 1507–9.
13. Kay CR, Hannaford PC. Breast cancer and the pill—a further report from the Royal College of General Practitioners' oral contraception study. *Br J Cancer* 1988; **58:** 675–80.
14. CSM. Oral contraceptives and carcinoma of the breast. *Current Problems 26* 1989.
15. Anonymous. Cancer risks of oral contraception. *Lancet* 1989; **i:** 84.
16. International Committee for Research in Reproduction. Oral contraceptives and breast cancer. *JAMA* 1989; **262:** 206–7.
17. CSM/MCA. Oral contraceptives and breast cancer. *Current Problems* 1998; **24:** 2–3.
18. Collaborative Group on Hormonal Factors in Breast Cancer. Breast cancer and hormonal contraceptives: collaborative reanalysis of individual data on 53 297 women with breast cancer and 100 239 women without breast cancer from 54 epidemiological studies. *Lancet* 1996; **347:** 1713–27.
19. Collaborative Group on Hormonal Factors in Breast Cancer. Breast cancer and hormonal contraceptives: further results. *Contraception* 1996; **54** (suppl): 1S–106S.
20. La Vecchia C, *et al.* Oral contraceptives and cancer: a review of the evidence. *Drug Safety* 1996; **14:** 260–72.
21. La Vecchia C, *et al.* Oral contraceptives and cancer: an update. *Drug Safety* 2001; **24:** 741–54.
22. Kahlenborn C, *et al.* Oral contraceptive use as a risk factor for premenopausal breast cancer: a meta-analysis. *Mayo Clin Proc* 2006; **81:** 1290–1302.
23. Grabrick DM, *et al.* Risk of breast cancer with oral contraceptive use in women with a family history of breast cancer. *JAMA* 2000; **284:** 1791–8.
24. Silvera SAN, *et al.* Oral contraceptive use and risk of breast cancer among women with a family history of breast cancer: a prospective cohort study. *Cancer Causes Control* 2005; **16:** 1059–63.
25. Narod SA, *et al.* Oral contraceptives and the risk of breast cancer in BRCA1 and BRCA2 mutation carriers. *J Natl Cancer Inst* 2002; **94:** 1773–9.
26. Milne RL, *et al.* Oral contraceptive use and risk of early-onset breast cancer in carriers and noncarriers of BRCA1 and BRCA2 mutations. *Cancer Epidemiol Biomarkers Prev* 2005; **14:** 350–6.
27. WHO Collaborative Study of Neoplasia and Steroid Contraceptives. Breast cancer and depot-medroxyprogesterone acetate: a multinational study. *Lancet* 1991; **338:** 833–8.
28. Paul C, *et al.* Depot medroxyprogesterone (Depo-Provera) and risk of breast cancer. *BMJ* 1989; **299:** 759–62.
29. Skegg DCG, *et al.* Depot medroxyprogesterone acetate and breast cancer: a pooled analysis of the World Health Organization and New Zealand studies. *JAMA* 1995; **273:** 799–804.
30. Shapiro S, *et al.* Risk of breast cancer in relation to the use of injectable progestogen contraceptives and combined estrogen/progestogen contraceptives. *Am J Epidemiol* 2000; **151:** 396–403. Correction. *ibid.*; 1134.

宫颈 由于许多已知的变量可影响宫颈癌的发生，常常认为难以实行令人满意的关于激素性避孕药和宫颈癌之间的关系的流行病学的研究。例如，性活动本身和多个性伴侣（女性及其伴侣双方）增加风险，而使用其他的非激素性避孕的障碍方法可能对宫颈瘤形成有一定的保护作用。尽管如此，已有提示使用口服避孕药可能与宫颈癌风险增加有关。

从 20 世纪 80 年代起的两项英国的对列研究显示，接受口服避孕药的女性宫颈癌风险增加，随着使用持续时间的增加而增加[1,2]。

1992 年，WHO 综述[3]了这些队列数据以及一直执行到 1990 年的 18 项病例对照研究的数据，他们推断，使用口服避孕药超过 5 年与宫颈鳞状上皮癌的相对危险度（1.3～1.8 的顺序）小幅增加相关。另外可能的危险因素包括最近或当前使用大剂量雌激素。在宫颈癌已知的危险因素中，女性有多个性伴侣、生殖器感染或多产增强与口服避孕药相关的风险[3]。随后一个 24 项研究的分析得到相似的结论[4]，发现目前用药时间超过 5 年以上者，相对风险为 1.9（95%置信区间 1.69～2.13）。停药 10 年以上者，危险性回至正常。

大多数宫颈癌是鳞状上皮细胞癌，但有人提出使用口服避孕药可能是更少见的宫颈腺癌的特别危险因素，宫颈腺癌在较年轻的女性中发病率增高。回顾一直到 1990 年的研究，WHO 推断，关于口服避孕药和宫颈腺癌之间的关联没有足够数据能得出肯定的结论[3]。一项从 1994 年起的病例对照研究发现，在口服避孕药使用者中宫颈腺癌风险增高[5]。任何口服避孕药的使用大约有两倍的风险，使用超过 12 年比从来没有使用过避孕药的相对危险度增高 4.4 倍。1996 年 WHO 的一个研究报告，宫颈腺癌和腺鳞癌与口服避孕药之间观察到的关系强度与侵袭性宫颈鳞状上皮细胞癌的关系强度大约一样[6]。

人乳头状瘤病毒（HPV）在宫颈癌的病因学中占有一席之地，HPV 阳性和使用口服避孕药的女性宫颈新生物的发生风险会增加[7,8]。在 HPV DNA 检测阳性的女性中进行的 8 项病例对照研究的荟萃分析提示，使用口服避孕药 5 年或者更久的女性的侵袭性宫颈鳞癌或原位癌的发生风险增加 3 倍[9]。一项大的包含 8 个研究的系统性综述[10]的结果显示，HPV 阳性女性发生肿瘤的风险与普通人群相似。

关于**只含有孕激素的避孕药**的宫颈癌风险的资料有限。WHO 已经调查了使用长效注射的避孕药醋酸甲羟孕酮和宫颈瘤形成之间任何可能的联系。分析表明，仅有无显著意义的很小的风险升高（1.11，95%置信区间 0.9～1.29），并且与使用持续时间没有明确关系[11]。一项病例对照研究发现[12]，注射孕激素避孕药与浸润性宫颈癌不相关。随后一个包含 10 项研究的数据统计结果显示[4]，应用注射孕激素超过 5 年的女性，肿瘤风险轻度增加到 1.22（95%置信区间 1.01～1.46），与停药时间长短无关。

1. Vessey MP, *et al.* Neoplasia of the cervix uteri and contraception: a possible adverse effect of the pill. *Lancet* 1983; **ii:** 930–4.
2. Beral V, *et al.* Oral contraceptive use, and malignancies of the genital tract: results from the Royal College of General Practitioners' oral contraception study. *Lancet* 1988; **ii:** 1331–5.
3. WHO. Oral contraceptives and neoplasia: report of a WHO scientific group. *WHO Tech Rep Ser 817* 1992. Also available at:

http://libdoc.who.int/trs/WHO_TRS_817.pdf (accessed 14/01/08)

4. International Collaboration of Epidemiological Studies of Cervical Cancer. Cervical cancer and hormonal contraceptives: collaborative reanalysis of individual data for 16 573 women with cervical cancer and 35 509 women without cervical cancer from 24 epidemiological studies. *Lancet* 2007; **370:** 1609–21.
5. Ursin G, *et al.* Oral contraceptive use and adenocarcinoma of cervix. *Lancet* 1994; **344:** 1390–4.
6. Thomas DB, Ray RM. Oral contraceptives and invasive adenocarcinomas and adenosquamous carcinomas of the uterine cervix. *Am J Epidemiol* 1996; **144:** 281–9.
7. La Vecchia C, *et al.* Oral contraceptives and cancer: a review of the evidence. *Drug Safety* 1996; **14:** 260–72.
8. La Vecchia C, *et al.* Oral contraceptives and cancer: an update. *Drug Safety* 2001; **24:** 741–54.
9. Moreno V, *et al.* Effect of oral contraceptives on risk of cervical cancer in women with human papillomavirus infection: the IARC multicentric case-control study. *Lancet* 2002; **359:** 1085–92.
10. Smith JS, *et al.* Cervical cancer and use of hormonal contraceptives: a systematic review. *Lancet* 2003; **361:** 1159–67.
11. WHO Collaborative Study of Neoplasia and Steroid Contraceptives. Depot-medroxyprogesterone acetate (DMPA) and risk of invasive squamous cell cervical cancer. *Contraception* 1992; **45:** 299–312.
12. Shapiro S, *et al.* Risk of invasive cancer of the cervix in relation to the use of injectable progestogen contraceptives and combined estrogen/progestogen oral contraceptives (South Africa). *Cancer Causes Control* 2003; **14:** 485–95.

子宫内膜　已经表明**复方口服避孕药**可降低子宫内膜癌的风险。WHO分析了发表至1990年的病例对照和队列研究的资料[1]，包括来自美国的大规模的癌症与类固醇激素研究（Cancer and Steroid Hormone Study，CASH）[2]，并且报道了随着使用复方口服避孕药持续时间的增加，子宫内膜癌的风险有非常显著的下降的趋势。风险的下降据估计在使用1年后为20%，使用4年后为50%[1]。有和没有鳞状的因素，都观察到了对子宫内膜癌的保护作用[1,2]，而且发现停止使用后至少持续15年[2]。最近的长期随访的研究表明，保护作用至少持续20年[3,4]。一些研究显示[5]，女性在停用避孕药后25年后，肿瘤风险下降更加显著，尽管一项研究[4]的资料提示，停止使用复方口服避孕药后30年，任何保护作用都不会再存在，但仍需要进一步随访来确定保护作用真正持续的时间。

WHO关于瘤形成和类固醇避孕药的合作研究的结果提示，包含大剂量孕激素的制剂保护作用可能更大[6]。但是，最近的研究发现，子宫内膜癌的风险与口服避孕药的孕激素效价无关，尽管这项研究也报道，使用小于5年没有保护作用[7]。对CASH研究进一步数据分析显示[8]，尽管含有高剂量和低剂量孕激素的制剂均有相似的保护作用，服用含高剂量孕激素制剂的女性有更高的BMI。

不可质疑的，绝经后雌激素替代治疗增加子宫内膜癌的风险（第2006页），并且有一些证据[3,7]表明，其降低既往口服避孕药的保护作用。

关于**只含有孕激素的避孕药**对于子宫内膜癌风险的作用的资料有限，尽管其被预期有保护作用。来自WHO合作研究[9]的结果提示，醋酸甲羟孕酮贮库制剂降低子宫内膜癌的风险，估计在使用者中相对危险度为0.21。但是，这项研究中的许多女性接受雌激素补充治疗月经不规律，因此技术上接受了复合治疗的方式[10]。有一些证据表明，在没有接受雌激素的女性中醋酸甲羟孕酮的保护作用更大[10]，但这需要进一步的研究。

1. WHO. Oral contraceptives and neoplasia: report of a WHO scientific group. *WHO Tech Rep Ser 817* 1992. Also available at: http://libdoc.who.int/trs/WHO_TRS_817.pdf (accessed 14/01/08)
2. The Cancer and Steroid Hormone Study of the CDC and the National Institute of Child Health and Human Development. Combination oral contraceptive use and the risk of endometrial cancer. *JAMA* 1987; **257:** 796–800.
3. Stanford JL, *et al.* Oral contraceptives and endometrial cancer: do other risk factors modify the association? *Int J Cancer* 1993; **54:** 243–8.
4. Weiderpass E, *et al.* Use of oral contraceptives and endometrial cancer risk (Sweden). *Cancer Causes Control* 1999; **10:** 277–84.
5. Tao MH, *et al.* Oral contraceptive and IUD use and endometrial cancer: a population-based case-control study in Shanghai, China. *Int J Cancer* 2006; **119:** 2142–7.
6. Rosenblatt KA, *et al.* Hormonal content of combined oral contraceptives in relation to the reduced risk of endometrial carcinoma. *Int J Cancer* 1991; **49:** 870–4.
7. Voigt LF, *et al.* Recency, duration, and progestin content of oral contraceptives in relation to the incidence of endometrial cancer. *Cancer Causes Control* 1994; **5:** 227–33.
8. Maxwell GL, *et al.* Progestin and estrogen potency of combination oral contraceptives and endometrial cancer risk. *Gynecol Oncol* 2006; **103:** 535–40.
9. WHO Collaborative Study of Neoplasia and Steroid Contraceptives. Depot-medroxyprogesterone acetate (DMPA) and risk of endometrial cancer. *Int J Cancer* 1991; **49:** 186–90.
10. Szarewski A, Guillebaud J. Safety of DMPA. *Lancet* 1991; **338:** 1157–8.

胃肠道　已经假定女性性激素和结肠直肠癌风险之间有关。流行病学研究显示不同的结果，包括可能升高直肠癌风险[1]，可能降低曾经使用过口服避孕药的妇女的结肠直肠癌的风险[2]以及既往使用口服避孕药与结肠直肠癌之间没有关系[3]。一个包含这三项研究的荟萃分析[4]发现，曾经使用过口服避孕药的女性结肠直肠癌的风险降低。使用持续时间与风险的降低无关，但近期使用避孕药明显更强，尽管这个结果是基于有限的资料。随后的研究得出相似的结果。一项研究显示口服避孕药使肿瘤风险下降[5]，而其他研究[6,7]显示，既往或目前使用避孕药有使肿瘤风险下降的趋势，但无显著性差异（也可见第2006页，**激素替代治疗**项下）。

1. Kune GA, *et al.* Oral contraceptive use does not protect against large bowel cancer. *Contraception* 1990; **41:** 19–25.
2. Fernandez E, *et al.* Oral contraceptives, hormone replacement therapy and the risk of colorectal cancer. *Br J Cancer* 1996; **73:** 1431–5.
3. Troisi R, *et al.* Reproductive factors, oral contraceptive use, and risk of colorectal cancer. *Epidemiology* 1997; **8:** 75–9.
4. Fernandez E, *et al.* Oral contraceptives and colorectal cancer risk: a meta-analysis. *Br J Cancer* 2001; **84:** 722–7.
5. Lin J, *et al.* Oral contraceptives, reproductive factors, and risk of colorectal cancer among women in a prospective cohort study. *Am J Epidemiol* 2007; **165:** 794–801.
6. Hannaford P, Elliott A. Use of exogenous hormones by women and colorectal cancer: evidence from the Royal College of General Practitioners' Oral Contraception Study. *Contraception* 2005; **71:** 95–8.
7. Nichols HB, *et al.* Oral contraceptive use, reproductive factors, and colorectal cancer risk: findings from Wisconsin. *Cancer Epidemiol Biomarkers Prev* 2005; **14:** 1212–18.

肝脏　**复方口服避孕药**的使用与肝肿瘤之间罕有联系，包括良性的（肝腺瘤和局灶性结节性增生）[1]和恶性的（肝细胞癌）[1,2]。

*肝腺瘤*的早期研究发现，风险随着口服避孕药使用持续时间而增加，而且似乎曾经使用含有大剂量雌激素制剂的女性更高[1]。也有停止使用口服避孕药后腺瘤回缩的个案报道[3]。但是，20世纪90年代的一项研究[4]发现，风险增高与避孕药使用没有关系，而且作者认为较小剂量的雌激素可能解释不同的结果。口服避孕药使用和*局灶性结节性增生*之间的关系也已被研究。一项病例对照研究[4]发现，风险轻度增高与使用10年或更久相关。另一项研究[5]随访了一批诊断的患者大约两年，发现口服避孕药使用与损害大小和数目没有关联，并且在那些继续使用激素性避孕药的患者中损害大小没有增加。

*肝细胞癌*与乙型肝炎相关，在乙型肝炎流行的国家相对常见，而其他地方少见。肝细胞癌的高危人群的病例对照研究提示，口服避孕药的使用没有明显地影响这个风险，尽管缺乏长期的数据[6,7]。然而，根治性治疗后的预后，女性优于男性，香港的一项研究显示[8]，这可能与口服避孕药有关。相反的是，在乙型肝炎发病率低的国家进行的病例对照研究表明，口服避孕药使用者中肝细胞癌的风险增高，特别是长期使用之后（WHO[1]和La Vecchia[2,9]综述）。但是，因为这种恶性肿瘤很罕见，升高的风险可能可以忽略不计[2]。例如，自从英国传入和使用口服避孕药以来，年轻女性中肝癌的死亡率没有增加[10]，美国和瑞典报道了类似的发现[11]。

特别针对**只含有孕激素的避孕药**的资料有限。一项WHO研究[12]的结果没有提供使用长效的注射避孕药醋酸甲羟孕酮会改变肝癌发生风险的证据，但是该研究检出小的风险改变的能力有限。

1. WHO. Oral contraceptives and neoplasia: report of a WHO scientific group. *WHO Tech Rep Ser 817* 1992. Also available at: http://libdoc.who.int/trs/WHO_TRS_817.pdf (accessed 14/01/08)
2. La Vecchia C, *et al.* Oral contraceptives and cancer: a review of the evidence. *Drug Safety* 1996; **14:** 260–72.
3. Aseni P, *et al.* Rapid disappearance of hepatic adenoma after contraceptive withdrawal. *J Clin Gastroenterol* 2001; **33:** 234–6.
4. Heinemann LAJ, *et al.* Modern oral contraceptive use and benign liver tumors: the German benign liver tumor case—control study. *Eur J Contracept Reprod Health Care* 1998; **3:** 194–200.
5. Mathieu D, *et al.* Oral contraceptive use and focal nodular hyperplasia of the liver. *Gastroenterology* 2000; **118:** 560–4.
6. The WHO Collaborative Study of Neoplasia and Steroid Contraceptives. Combined oral contraceptives and liver cancer. *Int J Cancer* 1989; **43:** 254–9.
7. Kew MC, *et al.* Contraceptive steroids as a risk factor for hepatocellular carcinoma: a case/control study in South African black women. *Hepatology* 1990; **11:** 298–302.
8. Lam CM, *et al.* Better survival in female patients with hepatocellular carcinoma: oral contraceptive pills related? *J Clin Gastroenterol* 2005; **39:** 533–9.
9. La Vecchia C, *et al.* Oral contraceptives and cancer: an update. *Drug Safety* 2001; **24:** 741–54.
10. Mant JWF, Vessey MP. Trends in mortality from primary liver cancer in England and Wales 1975-1992: influence of oral contraceptives. *Br J Cancer* 1995; **72:** 800–3.
11. Waetjen LE, Grimes DA. Oral contraceptives and primary liver cancer: temporal trends in three countries. *Obstet Gynecol* 1996; **88:** 945–9.
12. Anonymous. Depot-medroxyprogesterone acetate (DMPA) and cancer: memorandum from a WHO meeting. *Bull WHO* 1986; **64:** 375–82.

卵巢　**复方口服避孕药**降低卵巢癌风险的证据令人信服[1,2]，可能是因为其抑制排卵的功能。在曾经使用口服避孕药的女性中卵巢癌的相对危险度不同的报道在0.4～0.8，并且随着使用持续时间的增加而降低。有证据表明，在保护作用变得明显之前可能有数年的延迟[3]，但是停止使用之后能持续20年或30年之久[3～5]。已注意到对于恶性和交界恶性肿瘤[6]以及上皮性卵巢癌的各种主要组织学亚型均有保护作用。对黏液性肿瘤的保护作用尚不确定[5]。

已有人认为，较新的较小剂量的雌激素制剂可能比较大剂量的制剂的保护作用稍小[7]。使用大剂量制剂的相对危险度是0.68，而小剂量制剂是0.81，但是需要注意的是这种差异可能是偶然发生的。随后的一项研究[4]报道，风险的降低不受口服避孕药成分的影响。相反，另一项研究[8]显示，与既往的高剂量避孕药相比，低剂量避孕药能更进一步降低发生肿瘤风险（比值比为0.24：0.7）。作者推测，制剂中含有孕激素可能发挥一定作用。来自CASH研究的数据显示，不管雌激素的剂量如何，与低剂量孕激素相比，高剂量孕激素与肿瘤风险下降有关[9]。孕激素含有一定的雄激素效应，似乎不影响复方口服避孕药产生的保护作用[10]。

一个包含45项研究的系统性分析结果，证实了以上诸多结论[11]。分析结果显示，曾经口服避孕药的女性，发生卵巢癌的总体相对风险为0.73（95%置信区间0.70～0.76）。风险下降与服药时间延长有关。停用药物以后，尽管获益逐渐减少，但即使在停药30年以后，发生卵巢癌的风险仍然显著低于普通人群。研究结果还显示，在不同时间段，避孕药制剂的改变并不显著影响这种保护作用。

对抗卵巢癌的保护作用可能对于公共卫生有重要的意义。在避孕药广泛应用的国家，年轻女性发生卵巢癌的发生率和病死率出现显著下降。根据测算，在欧洲，服用避孕药使卵巢癌发生每年减少3000～5000例（结果有2000～3000例死亡）。北美的数据也类似[12]。随着全球口服避孕药人数的增多以及既往用药人数的增加，因药物而避免发生卵巢癌的人数也会增加[11]。

关于**只含有孕激素的避孕药**在卵巢癌风险中的作用的资料很少。WHO调查了醋酸甲羟孕酮贮库制剂对卵巢癌的作用，发现它与风险的降低或升高都没有关系（相对危险度1.07，95%置信区间0.6～1.8）[13]。这可能令人惊讶，因为该制剂与复方口服避孕药一样抑制排卵。

含有BRCA1或BRCA2基因突变的女性，发生卵巢癌的风险增加。有研究评价了口服药物对肿瘤发生的影响。尽管一项研究显示，避孕药没有保护作用[4]，但另外多项研究显示，和非基因突变携带者一样，药物对她们也具有保护作用[5～18]。有人建议，基因突变携带者，可预防性应用避孕药以降低卵巢癌风险，但是这样做必须全面考虑药物可能增加乳腺癌的风险。子宫内膜异位症的女性，发生卵巢癌的风险也增加。一项包含4个研究的荟萃分析显示[19]，长期应用口服避孕药对此人群也有保护作用。

1. Whittemore AS, *et al.* Characteristics relating to ovarian cancer risk: collaborative analysis of 12 US case-control studies II: invasive epithelial ovarian cancers in white women. *Am J Epidemiol* 1992; **136:** 1184–1203.
2. Bosetti C, *et al.* Long-term effects of oral contraceptives on ovarian cancer risk. *Int J Cancer* 2002; **102:** 262–5.
3. Rosenberg L, *et al.* A case-control study of oral contraceptive use and invasive epithelial ovarian cancer. *Am J Epidemiol* 1994; **139:** 654–61.
4. Ness RB, *et al.* Risk of ovarian cancer in relation to estrogen and progestin dose and use characteristics of oral contraceptives. *Am J Epidemiol* 2000; **152:** 233–41.
5. Riman T, *et al.* Risk factors for invasive epithelial ovarian cancer: results from a Swedish case-control study. *Am J Epidemiol* 2002; **156:** 363–73.
6. Kumle M, *et al.* Risk for invasive and borderline epithelial ovarian neoplasias following use of hormonal contraceptives: the Norwegian-Swedish Women's Lifestyle and Health Cohort Study. *Br J Cancer* 2004; **90:** 1386–91.
7. Rosenblatt KA, *et al.* High-dose and low-dose combined oral contraceptives: protection against epithelial ovarian cancer and the length of the protective effect. *Eur J Cancer* 1992; **28A:** 1872–6.
8. Royar J, *et al.* Low-dose oral contraceptives: protective effect on ovarian cancer risk. *Int J Cancer* 2001; **95:** 370–4.
9. Schildkraut JM, *et al.* Impact of progestin and estrogen potency in oral contraceptives on ovarian cancer risk. *J Natl Cancer Inst* 2002; **94:** 32–8.
10. Greer JB, *et al.* Androgenic progestins in oral contraceptives and the risk of epithelial ovarian cancer. *Obstet Gynecol* 2005; **105:** 731–40.
11. Collaborative Group on Epidemiological Studies of Ovarian Cancer. Ovarian cancer and oral contraceptives: collaborative reanalysis of data from 45 epidemiological studies including 23 257 women with ovarian cancer and 87 303 controls. *Lancet* 2008; **371:** 303–14.
12. La Vecchia C. Oral contraceptives and ovarian cancer: an update, 1998–2004. *Eur J Cancer Prev* 2006; **15:** 117–24.
13. WHO Collaborative Study of Neoplasia and Steroid Contraceptives. Depot-medroxyprogesterone acetate (DMPA) and risk of epithelial ovarian cancer. *Int J Cancer* 1991; **49:** 191–5.

14. Modan B, *et al.* Parity, oral contraceptives, and the risk of ovarian cancer among carriers and noncarriers of a BRCA1 or BRCA2 mutation. *N Engl J Med* 2001; **345:** 235–40.
15. Narod SA, *et al.* Oral contraceptives and the risk of hereditary ovarian cancer. *N Engl J Med* 1998; **339:** 424–8.
16. McGuire V, *et al.* Relation of contraceptive and reproductive history to ovarian cancer risk in carriers and noncarriers of BRCA1 gene mutations. *Am J Epidemiol* 2004; **160:** 613–18.
17. Whittemore AS, *et al.* Oral contraceptive use and ovarian cancer risk among carriers of BRCA1 or BRCA2 mutations. *Br J Cancer* 2004; **91:** 1911–15.
18. McLaughlin JR, *et al.* Reproductive risk factors for ovarian cancer in carriers of BRCA1 or BRCA2 mutations: a case-control study. *Lancet Oncol* 2007; **8:** 26–34.
19. Modugno F, *et al.* Oral contraceptive use, reproductive history, and risk of epithelial ovarian cancer in women with and without endometriosis. *Am J Obstet Gynecol* 2004; **191:** 733–40.

皮肤 尽管已有提示，使用口服避孕药和恶性黑色素瘤的发生之间可能相关[1~4]，但大多数研究，包括相对大量的患恶性黑色素瘤的女性的分析，发现与不管当前还是既往使用口服避孕药制剂均不相关[5~12]。一个 18 项病例对照研究的荟萃分析证实缺乏联系[13]。

1. Beral V, *et al.* Malignant melanoma and oral contraceptive use among women in California. *Br J Cancer* 1977; **36:** 804–9.
2. Lerner AB, *et al.* Effects of oral contraceptives and pregnancy on melanomas. *N Engl J Med* 1979; **301:** 47.
3. Beral V, *et al.* Oral contraceptive use and malignant melanoma in Australia. *Br J Cancer* 1984; **50:** 681–5.
4. Feskanich D, *et al.* Oral contraceptive use and risk of melanoma in premenopausal women. *Br J Cancer* 1999; **81:** 918–23.
5. Bain C, *et al.* Oral contraceptive use and malignant melanoma. *J Natl Cancer Inst* 1982; **68:** 537–9.
6. Helmrich SP, *et al.* Lack of an elevated risk of malignant melanoma in relation to oral contraceptive use. *J Natl Cancer Inst* 1984; **72:** 617–20.
7. Green A, Bain C. Hormonal factors and melanoma in women. *Med J Aust* 1985; **142:** 446–8.
8. Østerlind A, *et al.* The Danish case-control study of cutaneous malignant melanoma III: hormonal and reproductive factors in women. *Int J Cancer* 1988; **42:** 821–4.
9. Palmer JR, *et al.* Oral contraceptive use and risk of cutaneous malignant melanoma. *Cancer Causes Control* 1992; **3:** 547–54.
10. Holly EA, *et al.* Cutaneous melanoma in women III: reproductive factors and oral contraceptive use. *Am J Epidemiol* 1995; **141:** 943–50.
11. Smith MA, *et al.* Hormonal and reproductive influences and risk of melanoma in women. *Int J Epidemiol* 1998; **27:** 751–7.
12. Naldi L, *et al.* Cutaneous malignant melanoma in women. Phenotypic characteristics, sun exposure, and hormonal factors: a case-control study from Italy. *Ann Epidemiol* 2005; **15:** 545–50.
13. Gefeller O, *et al.* Cutaneous malignant melanoma in women and the role of oral contraceptives. *Br J Dermatol* 1998; **138:** 122–4.

异位妊娠 所有避孕药都可通过降低总体妊娠机会而降低异位妊娠的发生。在口服或宫内放置**只含孕激素的避孕药**或左炔诺孕酮植入物的女性，如果避孕失败，她们发生异位妊娠的机会高于普通人群[1]。其他药物避孕的女性，如复方口服避孕药[1]或注射乙酸甲羟孕酮缓释制剂，异位妊娠的发生率并不增加[2]。

有报道一小部分异位妊娠的病例发生在使用 Yuzpe 法（含有雌孕激素[3]）和单纯孕激素避孕药[4]进行**紧急避孕**失败后。但是，来自临床研究[5]和上市后监测[6]的数据发现，左炔诺孕酮避孕很少发生失败，因此异位妊娠并不增加。

1. Furlong L-A. Ectopic pregnancy risk when contraception fails: a review. *J Reprod Med* 2002; **47:** 881–5.
2. Borgatta L, *et al.* Pregnancies diagnosed during Depo-Provera use. *Contraception* 2002; **66:** 169–72.
3. Nielsen CL, Miller L. Ectopic gestation following emergency contraceptive pill administration. *Contraception* 2000; **62:** 275–6.
4. Harrison-Woolrych M, Woolley J. Progestogen-only emergency contraception and ectopic pregnancy. *J Fam Plann Reprod Health Care* 2003; **29**(1): 5–6.
5. Trussell J, *et al.* Ectopic pregnancy following use of progestin-only ECPs. *J Fam Plann Reprod Health Care* 2003; **29:** 249.
6. Gainer E, *et al.* Progestogen-only emergency contraception. *J Fam Plann Reprod Health Care* 2003; **29**(2): 60. Correction. *ibid.*; 159.

对体重的影响 复方口服避孕药可导致体重增加[1,2]，但缺乏临床研究提供的强有力证据。一些证据显示，体重增加与注射长效制剂的乙酸甲羟孕酮避孕药有关。有报道用药 5 年体重增加[3]，也有报道用药 10 年体重不变[4]。有报道，青少年应用甲羟孕酮和口服甲羟孕酮 12～18 个月，更易出现体重增加[5,6]。那些在用药前已处于肥胖状态的患者，更容易出现体重增加。体重增加的风险，受到很多因素影响，比如年龄、种族、饮食、运动和既往妊娠。

关于肥胖和口服避孕药失败之间的更多内容，参看下文**注意事项**下的**肥胖**。

1. Gupta S. Weight gain on the combined pill—is it real? *Hum Reprod Update* 2000; **6:** 427–31.
2. Gallo MF, *et al.* Combination contraceptives: effects on weight. Available in The Cochrane Database of Systematic Reviews; Issue 4. Chichester: John Wiley; 2008 (accessed 25/09/09).
3. Bahamondes L, *et al.* Comparison of weight increase in users of depot medroxyprogesterone acetate and copper IUD up to 5 years. *Contraception* 2001; **64:** 223–5.
4. Taneepanichskul S, *et al.* Effects of DMPA on weight and blood pressure in long term acceptors. *Contraception* 1999; **59:** 301–3.
5. Mangan SA, *et al.* Overweight teens at increased risk for weight gain while using depot medroxyprogesterone acetate. *J Pediatr Adolesc Gynecol* 2002; **15:** 79–82.
6. Bonny AE, *et al.* Weight gain in obese and nonobese adolescent girls initiating depot medroxyprogesterone, oral contraceptive pills, or no hormonal contraceptive method. *Arch Pediatr Adolesc Med* 2006; **160:** 40–5.

对糖类代谢的影响 因为糖耐量减低、高胰岛素血症和胰岛素抵抗促进动脉粥样硬化形成和心血管疾病，口服避孕药对糖类代谢潜在的影响也被关注[1]。早期的研究提示，在口服避孕药使用者中糖耐量异常的发病率增高，为 4%～35%[2]。发现糖耐量的降低与雌激素剂量有关，特别是每日大于 75μg，并且与孕激素的类型有关。明显的高血糖与含有大剂量的雌激素的避孕药有关，但在目前使用的含有较小剂量的雌激素的复方口服避孕药中没有见到[1]。孕激素对糖耐量的影响甚微，但是与高胰岛素血症相关。这种影响是剂量依赖性的，左炔诺孕酮具有最有力的影响，而去氧孕烯、孕二烯酮和炔诺酮据报道影响较小[1]。复方口服避孕药也可诱发胰岛素抵抗[1]，认为雌激素是原因，而孕激素则修正这种影响[3]。

尽管有这些影响的证据，更近的较小剂量制剂（包括去氧孕烯、左炔诺孕酮或炔诺酮）的研究发现，对糖类代谢的各种测量很少或没有影响[4~6]。一项荟萃分析[7]，研究了激素性避孕药对非糖尿病女性的影响，也证实对糖类代谢没有影响。并且，来自护士健康研究（Nurses' Health Study）的资料表明，口服避孕药使用似乎并不增加发生 2 型糖尿病的风险[8,9]。但是，美国的一项对近期发生妊娠糖尿病的哺乳的西班牙裔女性的研究表明，在这个人群中，使用只含有孕激素的避孕药，但不是复方的，与发生 2 型糖尿病风险增加相关[10]。

有报道**注射性的只含有孕激素的避孕药**在流行病学研究中与 2 型糖尿病的发生增多相关。但是在偏倚的、非糖尿病的女性中的代谢研究普遍发现对血糖浓度没有影响，提示与注射性的只含有孕激素的避孕药使用相关的肥胖或体重增加可能起作用[11]。

1. Crook D, Godsland I. Safety evaluation of modern oral contraceptives: effects on lipoprotein and carbohydrate metabolism. *Contraception* 1998; **57:** 189–201.
2. Hurel SJ, Taylor R. Drugs and glucose tolerance. *Adverse Drug React Bull* 1995; (Oct.): 659–62.
3. Godsland IF, *et al.* Insulin resistance, secretion, and metabolism in users of oral contraceptives. *J Clin Endocrinol Metab* 1992; **74:** 64–70.
4. Kim C, *et al.* Oral contraceptive use and association with glucose, insulin, and diabetes in young adult women: the CARDIA study. *Diabetes Care* 2002; **25:** 1027–32.
5. Troisi RJ, *et al.* Oral contraceptive use and glucose metabolism in a national sample of women in the United States. *Am J Obstet Gynecol* 2000; **183:** 389–95.
6. Knopp RH, *et al.* Comparison of the lipoprotein, carbohydrate, and hemostatic effects of phasic oral contraceptives containing desogestrel or levonorgestrel. *Contraception* 2001; **63:** 1–11.
7. Lopez LM, *et al.* Steroidal contraceptives: effect on carbohydrate metabolism in women without diabetes mellitus. Available in The Cochrane Database of Systematic Reviews; Issue 4. Chichester: John Wiley; 2009 (accessed 21/07/10).
8. Rimm EB, *et al.* Oral contraceptive use and the risk of type 2 (non-insulin-dependent) diabetes mellitus in a large prospective study of women. *Diabetologia* 1992; **35:** 967–72.
9. Chasan-Taber L, *et al.* A prospective study of oral contraceptives and NIDDM among US women. *Diabetes Care* 1997; **20:** 330–5.
10. Kjos SL, *et al.* Contraception and the risk of type 2 diabetes mellitus in Latina women with prior gestational diabetes mellitus. *JAMA* 1998; **280:** 533–8.
11. Kahn HS, *et al.* Effects of injectable or implantable progestin-only contraceptives on insulin-glucose metabolism and diabetes risk. *Diabetes Care* 2003; **26:** 216–25.

对心血管系统的影响 20 世纪 60 年代**复方口服避孕药**问世后不久，就明显与心血管作用包括**高血压**、**静脉血栓栓塞**、**心肌梗死和卒中**等的风险相关。必然的，它们在有心血管疾病危险因素的女性中的使用有许多禁忌证和注意事项（见下文**注意事项**项下）。

使用模式的改变以及剂量的进行性下降，意味着需要继续评估与口服避孕药相关的风险。

当前使用的小剂量的复方口服避孕药（雌激素少于 50μg）在许多女性中升高血压，并且导致静脉血栓栓塞很小的但有统计学意义升高的风险。在不抽烟的以及没有预先存在高血压的年龄小于 35 岁的女性，任何心肌梗死和卒中增高的风险都很低。这些不良反应的进一步细节参见以下章节。

孕激素对口服避孕药心血管的风险预测的影响尚未确定。已有报道一些较新的孕激素对于血脂有更好的作用（见下文**对脂质的影响**），有提示它们可能有较低的心肌梗死的风险，但尚没有足够的资料去证实或反驳。但是最近报道，去氧孕烯和孕二烯酮比较老的孕激素静脉血栓栓塞的风险升高。

护士健康研究（Nurses' Health Study）发现，曾经使用口服避孕药和心血管疾病的死亡之间不相关[1]。Royal College of General Practitioners' Study 报告，当前或近期（10 年以内）使用口服避孕药，心血管疾病的死亡增加，但过去使用的（超过 10 年以上）没有[2]。

一些一般性综述举例如下[3~7]。

1. Colditz GA, *et al.* Oral contraceptive use and mortality during 12 years of follow-up: the Nurses' Health Study. *Ann Intern Med* 1994; **120:** 821–6.
2. Beral V, *et al.* Mortality associated with oral contraceptive use: 25 year follow up of cohort of 46 000 women from Royal College of General Practitioners' oral contraception study. *BMJ* 1999; **318:** 96–100.
3. WHO. WHO Scientific Group Meeting on Cardiovascular Disease and Steroid Hormone Contraceptive: summary of conclusions. *Wkly Epidem Rec* 1997; **72:** 361–3.
4. Chasan-Taber L, Stampfer MJ. Epidemiology of oral contraceptives and cardiovascular disease. *Ann Intern Med* 1998; **128:** 467–77.
5. WHO. Cardiovascular disease and steroid hormone contraception. *WHO Tech Rep Ser 877* 1998. Also available at: http://libdoc.who.int/trs/WHO_TRS_877.pdf (accessed 14/01/08)
6. Hannaford P. Cardiovascular events associated with different combined oral contraceptives: a review of current data. *Drug Safety* 2000; **22:** 361–71.
7. Godsland IF, *et al.* Occlusive vascular diseases in oral contraceptive users: epidemiology, pathology and mechanisms. *Drugs* 2000; **60:** 721–869.

高血压 在一项为期一年的前瞻性的多中心研究[1]中，包含 704 名年龄小于 35 岁使用含有左炔诺孕酮 250μg 和炔雌醇 50μg 的**复方口服避孕药**的女性以及 703 名使用非激素性宫内节育器的女性，使用口服避孕药一组收缩压和舒张压更高（收缩压高 3.6～5.0mmHg，舒张压高 1.9～2.7mmHg）。只有 4 名接受口服避孕药的女性发生高血压。在一项对包含 222 名含有炔雌醇 30μg 的复方口服避孕药使用者的研究[2]中，注意到了血压类似的上升。含有 250μg 左炔诺孕酮的制剂比含有 150μg 左炔诺孕酮的血压升高更多。

最近，来自护士健康研究（Nurses's Health Study）[3]的资料显示，在服用较小剂量的复方口服避孕药的女性中发生高血压的风险增加（相对危险度 1.8）。增加孕激素剂量确实与高血压相关，而接受孕激素总剂量最小的三相制剂的女性发生的风险最低。一项英国的研究[4]发现，血压 2.3/1.6mmHg 的小幅升高与使用口服避孕药相关。在这项研究中，口服**只含有孕激素的避孕药**与血压升高不相关。一篇更近的综述[5]也发现，没有证据表明使用只含有孕激素的避孕药 2～3 年与高血压相关。与此相似，缓释乙酸甲羟孕酮不升高血压[6]。

1. WHO Task Force on Oral Contraceptives. The WHO multicentre trial of the vasopressor effects of combined oral contraceptives 1: comparisons with IUD. *Contraception* 1989; **40:** 129–45.
2. Khaw K-T, Peart WS. Blood pressure and contraceptive use. *BMJ* 1982; **285:** 403–7.
3. Chasan-Taber L, *et al.* Prospective study of oral contraceptives and hypertension among women in the United States. *Circulation* 1996; **94:** 483–9.
4. Dong W, *et al.* Blood pressure in women using oral contraceptives: results from the Health Survey for England 1994. *J Hypertens* 1997; **15:** 1063–8.
5. Hussain SF. Progestogen-only pills and high blood pressure: is there an association? A literature review. *Contraception* 2004; **69:** 89–97.
6. Taneepanichskul S, *et al.* Effects of DMPA on weight and blood pressure in long term acceptors. *Contraception* 1999; **59:** 301–3.

心肌梗死 20 世纪 70 年代至 80 年代早期的病例对照研究显示，口服避孕药（普遍为大剂量类型）的使用者相对于从没有使用过的急性心肌梗死的风险增加[1,2]。几项大规模的队列研究发现了相似的结果[3~6]。在当前的使用者中报道的[1~3,5,6]心肌梗死的相对危险度在 1.8～6.4 波动，然而既往使用过口服避孕药的女性报道的[2~5]相对危险度在 0.8～2.5 波动。使用口服避孕药同时吸烟的女性风险很高[1,5,7]，那些吸烟每日超过 15～25 支的与不吸烟的非口服避孕药使用者相比，心肌梗死的风险至少增加 20 倍[1,5]。

这些研究主要来自美国和英国。WHO Collaborative Study of Cardiovascular Disease and Steroid Hormone Contraception 已经报道了一个国际多中心病例对照研究的发现[8]。当前复方口服避孕药使用者中急性心肌梗死总体的优势比在欧洲是 5.01，而在非洲、亚洲和拉丁美洲是 4.78。风险的增高反映在同时存在诸如吸烟等危险因素以及使用前没有检查血压的女性中的使用。因此，当考虑到急性心肌梗死的背景发生率时，在不吸烟的年龄小于 35 岁的女性中复方口服避孕药的使用与超过3/1000000妇女-年相关，且在使用前和使用过程中曾进行血压筛检的患者中这个值更低。但是，在吸烟的年龄较大的女性中，过分风险与复方口服避孕药的使用的相关性是重大的（400/1000000 妇女-年）。不考虑使用的持续时间，与既往使用口服避孕药相关的风险没有增加。

不同孕激素成分对心肌梗死风险的影响引起关注。来自 WHO 研究[8]和美国[9]以及英国[10]的有限的资料提示，去氧孕烯或孕二烯酮与左炔诺孕酮相比风险没有差别。欧洲的资料[11]分析提示，含有孕二烯酮和去氧孕烯的药物与其他孕激素相比风险降低（0.28，95%置信区间 0.09～0.86）的一个。WHO Scientific Group 会议推断，可得到的资料不支持心肌梗死的风险与孕激素类型相关的结论[12]（见下文）。

最近的数据显示，含有较低雌激素剂量的雌孕激素复方口服避孕药，与非常轻度并且非显著性心肌梗死发生率增加有关[10,13~15]。病例对照研究也提示这个结果。但是，每日吸烟 20～25 支的女性，发生心肌梗死风险显著增加[10,16]。然而，随后包含以上多项研究的荟萃分析显示，总体上，应用目前低剂量雌激素的雌孕激素复方口服药物（雌激素小于 50ug），发生心肌梗死的风险增加。亚组分析显示，应用二代避孕药（含有左炔诺孕酮）使心血管疾病风险增加，计算的风险比值为 2.18（95%置信区间为 1.62～2.94）[17]，2.17（1.76～2.69）[18]及 1.85（1.03～3.32）[19]。但是，应用三代避孕药（一般含有去氧孕酮或孕二烯酮），心血管风险并不增加[17~19]。在临床中，尽管心血管风险有所增加，但对于健康的未吸烟并且无其他心血管疾病危险因素的年轻女性，绝对风险非常低。尽管这些新的孕激素的心血管疾病风险降低，但静脉血栓风险小幅增加可能与去氧孕酮或孕二烯酮有关。

1. Shapiro S, *et al.* Oral-contraceptive use in relation to myocardial infarction. *Lancet* 1979; **i:** 743–7.
2. Slone D, *et al.* Risk of myocardial infarction in relation to current and discontinued use of oral contraceptives. *N Engl J Med* 1981; **305:** 420–4.
3. Royal College of General Practitioners' Oral Contraception Study. Further analyses of mortality in oral contraceptive users. *Lancet* 1981; **i:** 541–6.
4. Stampfer MJ, *et al.* A prospective study of past use of oral contraceptive agents and risk of cardiovascular diseases. *N Engl J Med* 1988; **319:** 1313–17.
5. Croft P, Hannaford PC. Risk factors for acute myocardial infarction in women: evidence from the Royal College of General Practitioners' oral contraception study. *BMJ* 1989; **298:** 165–8.
6. Vessey MP, *et al.* Mortality among oral contraceptive users: 20 year follow up of women in a cohort study. *BMJ* 1989; **299:** 1487–91.
7. Goldbaum GM, *et al.* The relative impact of smoking and oral contraceptive use on women in the United States. *JAMA* 1987; **258:** 1339–42.
8. WHO Collaborative Study of Cardiovascular Disease and Steroid Hormone Contraception. Acute myocardial infarction and combined oral contraceptives: results of an international multicentre case-control study. *Lancet* 1997; **349:** 1202–9.
9. Jick H, *et al.* Risk of acute myocardial infarction and low-dose combined oral contraceptives. *Lancet* 1996; **347:** 627–8.
10. Dunn N, *et al.* Oral contraceptives and myocardial infarction: results of the MICA case-control study. *BMJ* 1999; **318:** 1579–83.
11. Lewis MA, *et al.* The use of oral contraceptives and the occurrence of acute myocardial infarction in young women: results from the transnational study on oral contraceptives and the health of young women. *Contraception* 1997; **56:** 129–40.
12. WHO. WHO Scientific Group Meeting on Cardiovascular Disease and Steroid Hormone Contraceptives: summary of conclusions. *Wkly Epidem Rec* 1997; **72:** 361–3.
13. Thorogood M, *et al.* Is oral contraceptive use still associated with an increased risk of fatal myocardial infarction? Report of a case-control study. *Br J Obstet Gynaecol* 1991; **98:** 1245–53.
14. Sidney S, *et al.* Myocardial infarction and use of low-dose oral contraceptives: a pooled analysis of 2 US studies. *Circulation* 1998; **98:** 1058–63.
15. Tanis BC, *et al.* Oral contraceptives and the risk of myocardial infarction. *N Engl J Med* 2001; **345:** 1787–93.
16. Rosenberg L, *et al.* Low-dose oral contraceptive use and the risk of myocardial infarction. *Arch Intern Med* 2001; **161:** 1065–70.
17. Spitzer WO, *et al.* Myocardial infarction and third generation oral contraceptives: aggregation of recent studies. *Hum Reprod* 2002; **17:** 2307–14.
18. Khader YS, *et al.* Oral contraceptives use and the risk of myocardial infarction: a meta-analysis. *Contraception* 2003; **68:** 11–17.
19. Baillargeon J-P, *et al.* Association between the current use of low-dose oral contraceptives and cardiovascular arterial disease: a meta-analysis. *J Clin Endocrinol Metab* 2005; **90:** 3863–70.

卒中 当前**复方口服避孕药**的使用与卒中的风险升高有关，而大多数资料与较老的大剂量雌激素制剂有关。大体上这种相关性以缺血性脑卒中最强，而对于出血性脑卒中相对较弱[1]。一项丹麦的研究发现，小剂量口服避孕药（30～40μg 雌激素）比含有 50μg 雌激素制剂出现大脑血栓栓塞的风险低[2]。

WHO Collaborative Study of Cardiovascular Disease and Steroid Hormone Contraception 已报道了关于 2198 例卒中（出血性、缺血性和分类不明的）以及 6086 例对照的资料[3,4]。所有卒中结合起来，对于当前小剂量（小于 50μg 雌激素）和大剂量制剂使用的优势比在欧洲分别为 1.14（95%置信区间 0.90～2.20）和 2.71（1.70～4.32），而在非洲、亚洲和拉丁美洲分别为 1.86（1.49～2.33）和 1.92（1.48～2.50）。据估计欧洲年龄 20～44 的女性卒中的发病率是 4.8/100000 妇女-年，小剂量制剂使用者中升至 6.7/100000，大剂量使用者中为 12.9/100000[3]。

出血性脑卒中的风险只有在年龄超过 35 岁，同时有高血压病史以及当前吸烟的女性中才明显[3]。

对于缺血性脑卒中的总体的优势比在欧洲是 2.99（1.65～5.40），在非洲、亚洲和拉丁美洲是 2.93（2.15～4.00）。优势比在年龄小于 35 岁，并且不吸烟、没有高血压病史以及使用前检查过血压的女性中较低。当前使用持续的时间和既往使用与风险无关[4]。英国报告的类似总体风险比值为 2.3（1.15～4.59）[5]。与 WHO 研究类似的发现在美国也已公布[6]。小剂量制剂（小于 50μg 雌激素）缺血性脑卒中没有显著意义的升高，优势比是 1.18（0.54～2.59），一个随后的荟萃分析认为，小剂量复方口服避孕药与卒中之间的关联充其量是很微弱的，而且可能不存在[7]。

一个缺血性脑卒中研究的荟萃分析[8]发现，与当前使用的口服避孕药相关的风险大体上是增加的。但是，使用较小的雌激素剂量以及控制吸烟和高血压的研究中风险升高较小。

至于孕激素类型对卒中风险的影响，一项病例对照研究[9]报道，在含有第二代孕激素和含有去氧孕烯、孕二烯酮和诺孕酯的小剂量口服避孕药之间，缺血性脑卒中的风险没有明显差别。但是，另一项研究[10,11]发现，含左炔诺孕酮或诺孕酯的制剂比含去氧孕烯或孕二烯酮的制剂发生脑血栓形成的风险更高。WHO 数据的再分析得出谨慎的结论，第二代和第三代孕激素对卒中的风险是相似的[12]，并且 General Practice Research Database[13]和一项荷兰的病例对照研究[14]的分析也支持这个结论。荟萃分析[8,15]也发现，孕激素代数之间对缺血性脑卒中的风险没有明显差异。

关于**只含有孕激素的避孕药**的资料有限。丹麦的研究报道，在口服只含有孕激素的避孕药的使用者中脑血栓形成发作没有增多，优势比是 0.9（0.4～2.4）[2]。

1. Vessey MP, *et al.* Oral contraceptives and stroke: findings in a large prospective study. *BMJ* 1984; **289:** 530–1.
2. Lidegaard Ø. Oral contraception and risk of a cerebral thromboembolic attack: results of a case-control study. *BMJ* 1993; **306:** 956–63.
3. WHO Collaborative Study of Cardiovascular Disease and Steroid Hormone Contraception. Haemorrhagic stroke, overall stroke risk, and combined oral contraceptives: results of an international, multicentre, case-control study. *Lancet* 1996; **348:** 505–10.
4. WHO Collaborative Study of Cardiovascular Disease and Steroid Hormone Contraception. Ischaemic stroke and combined oral contraceptives: results of an international, multicentre, case-control study. *Lancet* 1996; **348:** 498–505.
5. Nightingale AL, Farmer RDT. Ischemic stroke in young women: a nested case-control study using the UK General Practice Research Database. *Stroke* 2004; **35:** 1574–8.
6. Petitti DB, *et al.* Stroke in users of low-dose oral contraceptives. *N Engl J Med* 1996; **335:** 8–15.
7. Chan W-S, *et al.* Risk of stroke in women exposed to low-dose oral contraceptives: a critical evaluation of the evidence. *Arch Intern Med* 2004; **164:** 741–7.
8. Gillum LA, *et al.* Ischemic stroke risk with oral contraceptives: a meta-analysis. *JAMA* 2000; **284:** 72–8.
9. Heinemann LAJ, *et al.* Case-control study of oral contraceptives and risk of thromboembolic stroke: results from international study on oral contraceptives and health of young women. *BMJ* 1997; **315:** 1502–4.
10. Lidegaard Ø, Kreiner S. Cerebral thrombosis and oral contraceptives: a case-control study. *Contraception* 1998; **57:** 303–14.
11. Lidegaard Ø, Kreiner S. Contraceptives and cerebral thrombosis: a five-year national case-control study. *Contraception* 2002; **65:** 197–205.
12. Poulter NR, *et al.* Effect on stroke of different progestagens in low oestrogen dose oral contraceptives. *Lancet* 1999; **354:** 301–2.
13. Jick SS, *et al.* Risk of idiopathic cerebral haemorrhage in women on oral contraceptives with differing progestagen components. *Lancet* 1999; **354:** 302–3.
14. Kemmeren JM, *et al.* Risk of Arterial Thrombosis in Relation to Oral Contraceptives (RATIO) study: oral contraceptives and the risk of ischemic stroke. *Stroke* 2002; **33:** 1202–8.
15. Baillargeon J-P, *et al.* Association between the current use of low-dose oral contraceptives and cardiovascular arterial disease: a meta-analysis. *J Clin Endocrinol Metab* 2005; **90:** 3863–70.

静脉血栓栓塞 早已经熟知**复方口服避孕药**的使用与静脉血栓栓子事件的风险增高相关，特别是深静脉血栓形成和肺栓塞。增高的风险对于特发性事件和与手术或创伤相关的事件均适用，对于当前使用者有限，在使用的第一年可能最高。大多数早期的资料与大剂量复方制剂相关，并且已有一些研究认为，含有较小剂量雌激素的制剂可能与风险较低有关[1]，但其他的研究不支持[2,3]。最近，报道已经表明，使用口服避孕药大脑静脉血栓形成的风险增加[4]。

WHO Collaborative Study of Cardiovascular Disease and Steroid Hormone Contraception 报道的资料比以前任何研究病例数都超过十倍[5]。与当前使用复方口服避孕药相关的特发性深静脉血栓形成和（或）肺栓塞增加的风险在欧洲是 4.15（95%置信区间 3.09～5.57），在非洲、亚洲和拉丁美洲是 3.25（2.59～4.08）。增加的风险在开始使用的 4 个月内明显，不受使用持续时间的影响，并且停用 3 个月内消失。风险不受年龄、高血压或吸烟的影响（与心肌梗死相反，见上文），但在体重指数（BMI）超过 25kg/m² 以及有妊娠高血压病史的患者中增高。在含有炔诺酮或炔诺孕酮类型孕激素的制剂中，使用小剂量雌激素与大剂量雌激素相比风险没有显著变小。

已经普遍认为孕激素成分与血栓栓子事件无关，因此，令人吃惊的是，WHO 发现，含有去氧孕烯或孕二烯酮的复方口服避孕药比含有较老的孕激素的那些风险更高[5]。这些风险数据是一个独立报告的主题[6]，且随后被 3 个进一步的病例对照研究证实[7~9]。增加的风险与非使用者相比波动在 4.8～9.1，且发现比含有左炔诺孕酮或其他孕激素的制剂高 1.5～2.6 倍。据估计静脉血栓栓塞性疾病的发病率对于含有去氧孕烯和孕二烯酮的药物达到了每年 25/100000 使用者，对于含有其他孕激素的小剂量雌激素的药物是每年 15/100000 使用者，与其比较非使用者是每年 5/100000。风险在血栓形成风险增高的因子Ⅴ Leiden 突变的女性中尤其高[8]，但认为为排除这些女性使用口服避孕药进行筛查没有必要[10,11]。尽管关于这些结果可能的偏倚和混淆有许多辩论[12,13]以及后来研究模棱两可或自相矛盾的结果[14~16]，但现在各方看来似乎同意 1997 年 WHO 科学组会议[17]的结论：使用含有去氧孕烯或孕二烯酮的药物与左炔诺孕酮相比静脉血栓栓塞的风险增高不大。与含有屈螺酮复方药物相关的任何风险的程度也没有被确定。来自一个处方事件监督研究的资料提示，其与深静脉血栓形成和肺栓塞的高发生率相关[18]，但作者承认，可能的偏倚会影响到结果。但随后大规模的队列研究[19,20]认为，深静脉血栓栓塞的比例与其他复方口服避孕药（包括含左炔诺孕酮的制剂）使用者相似。目前尚不明确，含有环丙孕酮的复方制剂在多大程度上影响了静脉血栓风险增加（参见**醋酸环丙孕酮**下的**对心血管系统的影响**，第2021页）。

调控机构已经通过不同的方式对于这些数据作出反应。英国 CSM 已经建议处方这些药物时需谨慎（见下文**注意事项**下的**心血管疾病**），与一些其他欧洲权威的建议一致。

血栓形成潜在性差异背后的机制尚不清楚，但有证据表明，口服避孕药可能升高凝血酶原和因子Ⅷ的浓度，从而诱发对血液自然抗凝系统的抵抗[11]。使用含有去氧孕烯和孕二烯酮的药物相对于较老的孕激素这些影响可能更大[11]。易栓症，包括凝血因子Ⅴ异常，进一步增加了激素性避孕药引起血栓的风险[21]。

有人顾虑**经皮贴剂**（释放乙炔雌二醇和甲基孕酮）可能增加心血管疾病的风险，因为雌二醇浓度比口服避孕药物增加了 60%。口服乙炔雌二醇 35μg，虽然血浆峰值浓度低，但持续的稳定浓度高。有两项研究比较了贴剂和口服复方避孕药（乙炔雌二醇加炔诺酮）的差异，得到不同的结论：一项研究显示[22]，静脉血栓风险相似；另一项研究显示，贴剂导致静脉血栓风险增加 2 倍[23]。需要更多研究来阐明两个研究的差异以及对心肌梗死和卒中的影响。

1. Vessey M, *et al.* Oral contraceptives and venous thromboembolism: findings in a large prospective study. *BMJ* 1986; **292:** 526.
2. Kierkegaard A. Deep vein thrombosis and the oestrogen content in oral contraceptives—an epidemiological analysis. *Contraception* 1985; **31:** 29–41.
3. Helmrich SP, *et al.* Venous thromboembolism in relation to oral contraceptive use. *Obstet Gynecol* 1987; **69:** 91–5.
4. Dentali F, *et al.* Thrombophilic abnormalities, oral contraceptives, and risk of cerebral vein thrombosis: a meta-analysis. *Blood* 2006; **107:** 2766–73.
5. WHO Collaborative Study Group. Venous thromboembolic disease and combined oral contraceptives: results of international multicentre case-control study. *Lancet* 1995; **346:** 1575–82.
6. WHO Collaborative Study Group. Effect of different progestagens in low oestrogen oral contraceptives on venous thromboembolic disease. *Lancet* 1995; **346:** 1582–8.
7. Jick H, *et al.* Risk of idiopathic cardiovascular death and nonfatal venous thromboembolism in women using oral contraceptives with differing progestagen components. *Lancet* 1995; **346:** 1589–93.
8. Bloemenkamp KWM, *et al.* Enhancement by factor V Leiden mutation of risk of deep-vein thrombosis associated with oral contraceptives containing a third-generation progestagen. *Lancet* 1995; **346:** 1593–6.
9. Spitzer WO, *et al.* Third generation oral contraceptives and risk of venous thromboembolic disorders: an international case-control study. *BMJ* 1996; **312:** 83–8.
10. Vandenbroucke JP, *et al.* Factor V Leiden: should we screen oral contraceptive users and pregnant women? *BMJ* 1996; **313:** 1127–30.
11. Vandenbroucke JP, *et al.* Oral contraceptives and the risk of venous thrombosis. *N Engl J Med* 2001; **344:** 1527–35.
12. Lewis MA, *et al.* The increased risk of venous thromboembolism and the use of third generation progestagens: role of bias in observational research. *Contraception* 1996; **54:** 5–13.
13. Farley TMM, *et al.* Oral contraceptives and thrombotic diseases: impact of new epidemiologic studies. *Contraception* 1996; **54:** 193–5.
14. Farmer RDT, *et al.* Population-based study of risk of venous thromboembolism associated with various oral contraceptives. *Lancet* 1997; **349:** 83–8.
15. Farmer RDT, *et al.* Effect of 1995 pill scare on rates of venous thromboembolism among women taking combined oral contraceptives: analysis of General Practice Research Database. *BMJ* 2000; **321:** 477–9.
16. Jick H, *et al.* Risk of venous thromboembolism among users of third generation oral contraceptives compared with users of oral contraceptives with levonorgestrel before and after 1995: cohort and case-control analysis. *BMJ* 2000; **321:** 1190–5. Correction. *ibid.* 2001; **322:** 28.
17. WHO. WHO Scientific Group Meeting on Cardiovascular Disease and Steroid Hormone Contraceptives: summary of conclusions. *Wkly Epidem Rec* 1997; **72:** 361–3.
18. Pearce HM, *et al.* Deep vein thrombosis and pulmonary embo-

lism reported in the Prescription Event Monitoring Study of Yasmin®. *Br J Clin Pharmacol* 2005; **60:** 98–102.
19. Dinger JC, *et al.* The safety of a drospirenone-containing oral contraceptive: final results from the European Active Surveillance study on Oral Contraceptives based on 142,475 women-years of observation. *Contraception* 2007; **75:** 344–54.
20. Seeger JD, *et al.* Risk of thromboembolism in women taking ethinylestradiol/drospirenone and other oral contraceptives. *Obstet Gynecol* 2007; **110:** 587–93.
21. Wu O, *et al.* Oral contraceptives, hormone replacement therapy, thrombophilias and risk of venous thromboembolism: a systematic review. The Thrombosis: Risk and Economic Assessment of Thrombophilia Screening (TREATS) Study. *Thromb Haemost* 2005; **94:** 17–25.
22. Jick SS, *et al.* Risk of nonfatal venous thromboembolism in women using a contraceptive transdermal patch and oral contraceptives containing norgestimate and 35 μg of ethinyl estradiol. *Contraception* 2006; **73:** 223–8.
23. Cole JA, *et al.* Venous thromboembolism, myocardial infarction, and stroke among transdermal contraceptive system users. *Obstet Gynecol* 2007; **109:** 339–46.

对耳的影响 在英国 Royal College of General Practitioners 口服避孕药的研究中[1]，截止到 1981 年，在口服避孕药使用者（101985 妇女-年）的各个组和对照组（146534 妇女-年）有 13 例新发的耳硬化，这表明没有显著意义的 1.29 的危险度。与妊娠类似，虽然可以谨慎地推测口服避孕药可使已存在的耳硬化加重，但数据不支持这种状况与它们的使用相关的观点。Oxford Family Planning Association 避孕药研究，对 17032 例对象随访达 26 年，得到相似的结果；口服避孕药与发生耳疾病无关，包括耳硬化症[2]。

1. Kay CR, Wingrave SJ. Oral contraceptives and otosclerosis. *BMJ* 1984; **288:** 1164.
2. Vessey M, Painter R. Oral contraception and ear disease: findings in a large cohort study. *Contraception* 2001; **63:** 61–3.

对眼的影响 来自两个大规模的英国队列研究的数据分析提示，可能除了视网膜血管损害外，口服避孕药使用不增加眼病的风险[1]。有报道紧急避孕后出现眼底静脉血栓[2]。患者表现为在服用乙炔雌二醇和炔诺酮后出现 10 天的视物模糊。以上症状在服用小剂量阿司匹林 2 个月后缓解。

1. Vessey MP, *et al.* Oral contraception and eye disease: findings in two large cohort studies. *Br J Ophthalmol* 1998; **82:** 538–42.
2. Lake SR, Vernon SA. Emergency contraception and retinal vein thrombosis. *Br J Ophthalmol* 1999; **83:** 630–1.

对生育力的影响 停用激素性避孕药后，一些患者可能出现闭经、不排卵和不育。但是，大多数研究已表明，不育是暂时的。

来自 Oxford Family Planning Association 研究[1]的资料表明，口服避孕药后生育力的减退在以前有过一个婴儿的女性中只是非常轻微的并且是短期存在的。对于年龄 25～29 岁的未产妇，生育力的减退更严重，但 48 个月后影响几乎完全消失。对于年龄 30～34 岁的未产妇生育力减退更多，但这不是永久性的，因为停止口服避孕药使用后 72 个月没有怀孕的女性数量与以前使用非激素性避孕方法的一组类似。与使用宫内节育器的女性相比，长期使用比短期使用（小于 42 个月）生育力的减退更大，似乎生育力与口服避孕药使用持续时间之间没有关联[2]。但是，尽管一致认为影响是短暂的，一项稍后的研究[3]确实发现，复方口服避孕药使用持续时间和后来妊娠的时间相关。

口服只含有孕激素的制剂对生育力没有明显的影响[3]。较小规模的研究再次表明，注射只含有孕激素的避孕药之后对生育力没有长期的影响[3,4]，但也有人认为，较早期的庚酸炔诺酮使用者比甲羟孕酮使用者恢复排卵出现明显要早[5]。

不育也可能与存在盆腔炎症疾病相关，关于口服避孕药在该疾病中的作用的进一步的内容，见下文**盆腔炎症性疾病**。

1. Anonymous. "Pill" use appears to impair fertility in a certain group of women. *Pharm J* 1986; **236:** 227.
2. Doll H, *et al.* Return of fertility in nulliparous women after discontinuation of the intrauterine device: comparison with women discontinuing other methods of contraception. *Br J Obstet Gynaecol* 2001; **108:** 304–14.
3. Hassan MAM, Killick SR. Is previous use of hormonal contraception associated with a detrimental effect on subsequent fecundity? *Hum Reprod* 2004; **19:** 344–51.
4. Fotherby K, *et al.* Return of ovulation and fertility in women using norethisterone enanthate. *Contraception* 1984; **29:** 447–55.
5. Garza-Flores J, *et al.* Return to ovulation following the use of long-acting injectable contraceptives: a comparative study. *Contraception* 1985; **31:** 361–6.

对胆囊的影响 来自 Royal College of General Practitioners（RCGP）的口服避孕药研究累积至 1979 年 12 月的资料显示，长期使用总体上胆囊疾病的风险没有增加，尽管较早期的资料和其他的研究指出与短期使用相关[1]。进一步的研究[2,3]已验证，分别在 30 岁或 20 岁以下的口服避孕药使用者胆囊疾病风险增加。一项系统性分析也显示[4]，口服避孕药与轻度的一过性的胆囊疾病有关。但是，其他一些独立的研究，产生了不同的结果。因此，作者强调，可能存在很多干扰因素和偏倚。然而他们发现，新的低剂量避孕药（雌激素小于 50μg）比既往的避孕药更不易引起胆囊疾病。随后的来自 RCGP 研究的资料表明，在口服避孕药使用的开始 4 年时间内轻度的肝炎风险增加，可能反映了胆结石相关的胆汁淤积[5]。在从未用过口服避孕药的女性此风险相对较小。

1. Wingrave SJ, Kay CR. Oral contraceptives and gallbladder disease: Royal College of General Practitioners' oral contraception study. *Lancet* 1982; **ii:** 957–9.
2. Scragg RKR, *et al.* Oral contraceptives, pregnancy, and endogenous oestrogen in gall stone disease—a case-control study. *BMJ* 1984; **288:** 1795–9.
3. Strom BL, *et al.* Oral contraceptives and other risk factors for gallbladder disease. *Clin Pharmacol Ther* 1986; **39:** 335–41.
4. Thijs C, Knipschild P. Oral contraceptives and the risk of gallbladder disease: a meta-analysis. *Am J Public Health* 1993; **83:** 1113–20.
5. Hannaford PC, *et al.* Combined oral contraceptives and liver disease. *Contraception* 1997; **55:** 145–51.

对胃肠道的影响 数项研究[1～3]、流行病学调查[4]和一个荟萃分析[5]已经表明，口服避孕药使用和克罗恩病或溃疡性结肠炎之间呈弱相关。但是，口服避孕药在慢性炎性肠病中起病因学的作用的建议并没有确定。

使用口服避孕药女性克罗恩病的复发率也已被研究。尽管一项研究[6]报道，既往使用口服避孕药女性复发的风险增加，这项研究和另一项前瞻性队列研究[7]两者均发现在当前使用者中风险没有增加。这些结果可能受吸烟和雌激素剂量和孕激素含量改变的影响。

患有炎性肠病的女性，也可选择口服避孕药，但如果存在小肠受累或吸收不良，可能会影响药物的吸收及效果[8]。

1. Corrao G, *et al.* Risk of inflammatory bowel disease attributable to smoking, oral contraception and breastfeeding in Italy: a nationwide case-control study. *Int J Epidemiol* 1998; **27:** 397–404.
2. Sicilia B, *et al.* Environmental risk factors and Crohn's disease: a population-based, case-control study in Spain. *Dig Liver Dis* 2001; **33:** 762–7.
3. Garcia Rodríguez LA, *et al.* Risk factors for inflammatory bowel disease in the general population. *Aliment Pharmacol Ther* 2005; **22:** 309–15.
4. Alic M. Epidemiology supports oral contraceptives as a risk factor in Crohn's disease. *Gut* 2000; **46:** 140.
5. Godet PG, *et al.* Meta-analysis of the role of oral contraceptive agents in inflammatory bowel disease. *Gut* 1995; **37:** 668–73.
6. Timmer A, *et al.* Oral contraceptive use and smoking are risk factors for relapse in Crohn's disease. *Gastroenterology* 1998; **114:** 1143–50.
7. Cosnes J, *et al.* Oral contraceptive use and the clinical course of Crohn's disease: a prospective cohort study. *Gut* 1999; **45:** 218–22.
8. Faculty of Sexual and Reproductive Healthcare Clinical Effectiveness Unit. Clinical guidance: sexual and reproductive health for individuals with inflammatory bowel disease (issued June 2009). Available at: http://www.ffprhc.org.uk/admin/uploads/CEUGuidanceIBD09.pdf (accessed 25/09/09)

对脂质的影响 复方口服避孕药已被报道与心血管事件多种不良反应的过分风险相关（见上文）。因为其他流行病学证据提示，血脂的构成可能是部分这些疾病的病因相关因素之一，许多工作者已经调查服用口服避孕药不同成分的女性的生物化学检测清单。结果常常是有争议的，因为净效应是雌激素和孕激素成分相对作用的结果，并且依赖于这些之间的比例。总体上，雌激素成分增高甘油三酯，但降低低密度脂蛋白，而孕激素成分倾向于降低高密度脂蛋白和升高低密度脂蛋白，特别是如果具有雄激素作用（19-去甲睾酮衍生的孕激素）。较新的没有雄激素作用的孕激素比如去氧孕烯和孕二烯酮似乎对血脂的不良影响较小。但是，在口服避孕药使用者中这些血脂改变对心血管疾病发病率的影响还不确定。尤其与预期相反的是，去氧孕烯和孕二烯酮似乎比较老的孕激素静脉血栓栓塞的风险更高（见上文）。

不同口服避孕药在血脂检测中的影响的部分参考文献给出如下[1～4]。

关于各种血脂其及亚类在心血管疾病病因中的作用的详尽内容，见**高脂血症**（第1129页）。

关于与使用复方口服避孕药相关的高脂血症继发的胰腺炎的报道，见下文。

1. Crook D, Godsland I. Safety evaluation of modern oral contraceptives: effects on lipoprotein and carbohydrate metabolism. *Contraception* 1998; **57:** 189–201. Correction. *ibid.*: 420.
2. Knopp RH, *et al.* Comparison of the lipoprotein, carbohydrate, and hemostatic effects of phasic oral contraceptives containing desogestrel or levonorgestrel. *Contraception* 2001; **63:** 1–11.
3. Graff-Iversen S, Tonstad S. Use of progestogen-only contraceptives/medications and lipid parameters in women age 40 to 42 years: results of a population-based cross-sectional Norwegian Survey. *Contraception* 2002; **66:** 7–13.
4. Gaspard U, *et al.* A randomized study on the influence of oral contraceptives containing ethinylestradiol combined with drospirenone or desogestrel on lipid and lipoprotein metabolism over a period of 13 cycles. *Contraception* 2004; **69:** 271–8.

对肝脏的影响 使用复方口服避孕药很少与良性肝肿瘤、肝腺瘤和灶性结节样增生相关（见上文**致癌性**项下）。

与胆结石相关的肝炎也有报道（见上文**对胆囊的影响**）。

对精神状态的影响 有报道，口服避孕药对精神状态产生影响。服用避孕药引起抑郁是停药的一个常见原因。但是，一项综述显示[1]，与未服药者相比，大多数服用避孕药的女性感觉良好，因为较少受到月经周期的影响，减少了月经期对生活的干扰。但是，有一部分女性，容易受到不良情绪的影响，影响因素包括既往抑郁史、服用避孕药前有经前期综合征、曾有妊娠相关的情绪症状、避孕药影响情绪的家族史。对于有经前期综合征病史的患者，孕激素和雌激素比值降低，与更多的负面情绪相关。而对于无此疾病的女性，较高的孕激素和雌激素比值，与负面情绪相关。此外，单相避孕药比三相制剂似乎能够带来更好的情绪稳定作用。有人提出一些可能的机制，用来解释复方激素性避孕药如何影响情绪[2]。

可注射的[3]和可植入的[4]只含有孕激素的避孕药的队列研究发现，抑郁症状评分总体上没有改变。在植入使用者两年的随访中，抑郁评分小幅升高，发现是发生在关系满意度下降的女性中，作者推断不依赖于避孕药使用。另一项研究发现[5]，注射甲羟孕酮与抑郁症状有关。但是其他因素也可能影响这一结果，因此不能除外其他因素所致。

1. Oinonen KA, Mazmanian D. To what extent do oral contraceptives influence mood and affect? *J Affect Disord* 2002; **70:** 229–40.
2. Kurshan N, Epperson CN. Oral contraceptives and mood in women with and without premenstrual dysphoria: a theoretical model. *Arch Womens Ment Health* 2006; **9:** 1–14.
3. Westhoff C, *et al.* Depressive symptoms and Depo-Provera®. *Contraception* 1998; **57:** 237–40.
4. Westhoff C, *et al.* Depressive symptoms and Norplant® contraceptive implants. *Contraception* 1998; **57:** 241–5.
5. Civic D, *et al.* Depressive symptoms in users and non-users of depot medroxyprogesterone acetate. *Contraception* 2000; **61:** 385–90.

对肌骨骼系统的影响 *骨密度* 尽管资料不足，但普遍认为复方口服避孕药不会对骨矿物质密度有不良作用，但研究结果不一致且临床意义不明确。总体上，联合口服避孕药不影响骨密度或骨转换生化指标[1]。

对不同年龄阶段人群的综述性研究结果显示，健康绝经前女性，避孕药不影响骨密度[2,3]。但是，有限的证据显示，与普通女性相比，服用避孕药的青少年和年轻女性（年龄小于 23 岁），骨密度降低。目前尚不明确避孕药是否会影响年轻女性达到骨密度的峰值，从而增加将来骨质疏松症的风险。有一些证据显示，对围绝经期[2,3]和绝经后女性[4]，避孕药对骨密度有好的影响，但对既往服用避孕药的绝经后女性没有影响。尽管骨密度是骨折的一个预测因子，避孕药对骨折的真正影响尚未明确[1]。老年女性的数据尤为欠缺，而她们最容易发生骨质疏松性骨折[3]。

有强证据显示，只含有孕激素的避孕药**醋酸甲羟孕酮**的使用者可能有骨矿物质密度的降低，尽管这些似乎在停止使用药物后可以逆转[4,5]，但目前尚不明确成年女性能否恢复到基线骨密度水平，青少年能否达到骨量峰值[4]。此外，对于所有年龄段女性，目前或曾经使用避孕药是否影响骨折风险，缺乏数据[1,4]。

因为青少年处于骨矿物质密度正常情况下增加的年龄，关于甲羟孕酮可能的长期影响受到一定的关注。英国 CSM 建议，在青少年中，只有其他的避孕方法不适合或不能接受时才能使用，并且对于希望持续使用超过两年的女性应该重新评价风险和益处[6]。FDA 建议[7]，对所有女性，如果没有其他避孕方案可供选择，甲羟孕酮只用于长期避孕，例如超过 2 年。但 WHO 建议，对于 18～45 岁的女性，只要满足应用甲羟孕酮的条件，用药没有限制，包括用药时间。对青少年或年龄大于 45 岁的女性，WHO 建议[8]，尽管药物可能降低骨密度，但如果医生和患者都认为这是一个最合适的选择，仍然可以使用。其他[9]指南也有类似推荐意见，并指出需要更多的研究数据。

有证据表明，雌激素补充可能减少或预防醋酸甲羟孕酮所致的骨矿物质密度的下降[10,11]。可以考虑对应用甲羟孕酮并伴骨量减少或骨折高危风险的患者提供雌激素补充，但最佳剂量、途径和获益程度尚未明确[9]。

1. Lopez LM, *et al.* Steroidal contraceptives: effect on bone fractures in women. Available in The Cochrane Database of Systematic Reviews; Issue 2. Chichester: John Wiley; 2009 (accessed 25/09/09).
2. Liu SL, Lebrun CM. Effect of oral contraceptives and hormone replacement therapy on bone mineral density in premenopausal and perimenopausal women: a systematic review. *Br J Sports Med* 2006; **40:** 11–24.

3. Martins SL, *et al.* Combined hormonal contraception and bone health: a systematic review. *Contraception* 2006; **73:** 445–69.
4. Curtis KM, Martins SL. Progestogen-only contraception and bone mineral density: a systematic review. *Contraception* 2006; **73:** 470–87.
5. Kaunitz AM, *et al.* Bone mineral density in women aged 25-35 years receiving depot medroxyprogesterone acetate: recovery following discontinuation. *Contraception* 2006; **74:** 90–9.
6. MHRA. Updated prescribing advice on the effect of Depo-Provera contraception on bones. Message from Professor G Duff, Chairman of CSM (issued 16th November, 2004). Available at: http://www.mhra.gov.uk/home/idcplg?IdcService=GET_FILE&dDocName=con019478&RevisionSelectionMethod=Latest (accessed 14/01/08)
7. FDA. Depo-Provera (medroxyprogesterone acetate injectable suspension) (issued November 18, 2004). Available at: http://www.fda.gov/Safety/MedWatch/SafetyInformation/SafetyAlertsforHumanMedicalProducts/ucm154784.htm (accessed 21/07/10)
8. WHO. Hormonal contraception and bone health (issued 2007). Available at: http://www.who.int/reproductivehealth/topics/family_planning/pbrief_bonehealth.pdf (accessed 21/07/10)
9. Cromer BA, *et al.* Depot medroxyprogesterone acetate and bone mineral density in adolescents—the Black Box Warning: a Position Paper of the Society for Adolescent Medicine. *J Adolesc Health* 2006; **39:** 296–301.
10. Cundy T, *et al.* A randomized controlled trial of estrogen replacement therapy in long-term users of depot medroxyprogesterone acetate. *J Clin Endocrinol Metab* 2003; **88:** 78–81.
11. Cromer BA, *et al.* Double-blinded randomized controlled trial of estrogen supplementation in adolescent girls who receive depot medroxyprogesterone acetate for contraception. *Am J Obstet Gynecol* 2005; **192:** 42–7.

类风湿关节炎 当有综述评论口服避孕药导致的关节炎或关节病的少见报道时，一些大规模研究已调查在口服避孕药使用者中类风湿关节炎的发病率。使用口服避孕药和类风湿关节炎的发生呈负相关，因此认为，口服避孕药使用实际上可能有部分保护作用。最近一项大规模长期队列研究[1]发现，使用口服避孕药和随后类风湿关节炎的发生之间没有有益的或有害的关系。早期一项荟萃分析发现，口服避孕药对类风湿关节炎的风险的保护作用没有明确的证据[2]。仅有限的证据提示避孕药对已经存在的类风湿关节炎的影响。一项研究发现[3]，药物对疾病进展无影响。但是，长期用药有改善影像学关节损伤及改善残疾的趋势。

1. Karlson EW, *et al.* Do breast-feeding and other reproductive factors influence future risk of rheumatoid arthritis? Results from the Nurses' Health Study. *Arthritis Rheum* 2004; **50:** 3458–67.
2. Pladevall-Vila M, *et al.* Controversy of oral contraceptives and risk of rheumatoid arthritis: meta-analysis of conflicting studies and review of conflicting meta-analyses with special emphasis on analysis of heterogeneity. *Am J Epidemiol* 1996; **144:** 1–14.
3. Drossaers-Bakker KW, *et al.* Pregnancy and oral contraceptive use do not significantly influence outcome in long term rheumatoid arthritis. *Ann Rheum Dis* 2002; **61:** 405–8.

对神经系统的影响 头痛是常见的症状，患者经常因此停用避孕药。一项系统性综述发现[1]，没有强的证据显示头痛与避孕药相关。用药的早期可能头痛较多，但随着用药时间延长，症状缓解。对大多数女性，不会导致头痛，甚至可缓解头痛症状。头痛的出现，可能与一个周期中停用雌激素有关。尚无证据显示，换用低剂量雌激素的避孕药与头痛改善有关。但是，一些女性患者有头痛的高危因素，例如有明确的头痛个人史或家族史，尤其是偏头痛。对于非偏头痛性的头痛女性，口服避孕药无禁忌，但患者需要谨慎服用。有偏头痛的女性，应避免服药，以防止卒中风险增加（见下文**注意事项**下的**偏头痛**）。

已报道使用复方口服避孕药的女性中有舞蹈病。文献综述报道，舞蹈病的发生从 1 周至 11 个月不等[2]，平均 3 个月[3]，症状的消除在停用避孕药之后 1 周至 5 个月[2]或是平均为 5 周[3]。这种影响的机制还不清楚。一些病例发生在没有神经病病史的患者中[2,3]，但其他的有风湿热的病史，常伴有 Sydenham 舞蹈病，或妊娠性舞蹈病、继发于其他情况的舞蹈病，或先天性心脏病[3]。有证据表明，舞蹈病可被抗磷脂抗体的产生介导，像原发性抗磷脂抗体综合征或继发于系统性红斑狼疮一样[4,5]。已认为这些抗体的产生可以被复方口服避孕药的雌激素成分所加重[4]。一个病例报道提示[6]，抗基底神经节抗体的出现，可能对出现舞蹈病有作用。抗体使基底神经节更易受到口服避孕药中雌激素的影响。

普遍认为复方口服避孕药在有抗磷脂抗体的女性中应该谨慎或避免使用，因为她们静脉血栓栓塞的风险增加，见下文**注意事项**项下的**心血管疾病**。

1. Loder EW, *et al.* Headache as a side effect of combination estrogen-progestin oral contraceptives: a systematic review. *Am J Obstet Gynecol* 2005; **193:** 636–49.
2. Wadlington WB, *et al.* Chorea associated with the use of oral contraceptives: report of a case and review of the literature. *Clin Pediatr (Phila)* 1981; **20:** 804–6.
3. Galimberti D. Chorea induced by the use of oral contraceptives: report of a case and review of the literature. *Ital J Neurol Sci* 1987; **8:** 383–6.
4. Omdal R, Roalsø S. Chorea gravidarum and chorea associated with oral contraceptives—diseases due to antiphospholipid antibodies? *Acta Neurol Scand* 1992; **86:** 219–20.
5. Cervera R, *et al.* Chorea in the antiphospholipid syndrome: clinical, radiologic, and immunologic characteristics of 50 patients from our clinics and the recent literature. *Medicine (Baltimore)* 1997; **76:** 203–12.
6. Miranda M, *et al.* Oral contraceptive induced chorea: another condition associated with anti-basal ganglia antibodies. *J Neurol Neurosurg Psychiatry* 2004; **75:** 327–8.

对胰腺的影响 已有胰腺炎继发于与复方口服避孕药相关的高脂血症的报道[1,2]。

1. Parker WA. Estrogen-induced pancreatitis. *Clin Pharm* 1983; **2:** 75–9.
2. Stuyt PMJ, *et al.* Pancreatitis induced by oestrogen in a patient with type I hyperlipoproteinaemia. *BMJ* 1986; **293:** 734.

对皮肤的影响 口服避孕药可能导致黄褐斑，而那些含有具雄激素作用的孕激素的口服避孕药可能导致或加重痤疮和多毛。最近，口服避孕药已被卷入光过敏反应[1]和与药物诱发的红斑狼疮有关的光过敏[2]。一个在英国商业前提下使用 A 型紫外线日光浴浴床（UV-A sunbeds）的人群调查揭示，使用口服避孕药的女性比没有接受药物治疗的女性瘙痒、恶心和皮疹等日光浴不良反应的发生率较高[3]。有一个化脓性汗腺炎的报道，发生在使用口服避孕药的 7 名女性中，化脓性汗腺炎导致在腋窝顶浆分泌汗腺、肛门生殖器区和乳腺疖的反复[4]。罕有报道提示 Sweet 综合征（急性发热性中性粒细胞性皮炎）与激素性避孕药有关。在一个病例报道中[5]，患者用药后 10 天出现症状。停药并加用口服和局部皮质激素后，症状缓解。此患者自称在 6 月前应用不同制剂的避孕药也有类似的反应。患者在宫内放置左炔诺酮后 1 个月，再次出现以上症状。可以用皮质激素控制症状，但只有移除宫内装置后，症状完全缓解[6]。

关于口服避孕药和恶性黑色素瘤之间的不相关性，见上文**致癌性**项下**皮肤**。有报道，一例有避孕药服用史的女性，出现孕激素自身免疫性皮炎（见第2056页）。

1. Cooper SM, George S. Photosensitivity reaction associated with use of the combined oral contraceptive. *Br J Dermatol* 2001; **144:** 641–2.
2. Smith AG. Drug-induced photosensitivity. *Adverse Drug React Bull* 1989; (Jun.): 508–11.
3. Diffey BL. Use of UV-A sunbeds for cosmetic tanning. *Br J Dermatol* 1986; **115:** 67–76.
4. Stellon AJ, Wakeling M. Hidradenitis suppurativa associated with use of oral contraceptives. *BMJ* 1989; **298:** 28–9.
5. Sáez M, *et al.* Sweet's syndrome induced by oral contraceptive. *Dermatology* 2002; **204:** 84.
6. Hamill M, *et al.* Sweet's syndrome and a Mirena® intrauterine system. *J Fam Plann Reprod Health Care* 2004; **30:** 115–16.

对子宫的影响 Oxford Family Planning Association 研究发现，使用口服避孕药后发生子宫平滑肌瘤的风险降低[1]。每使用口服避孕药 5 年，观察到的风险的降低大约是 17%，并且认为不是由于选择性开处方的结果[2,3]。作者假设无对抗的雌激素可能是子宫平滑肌瘤的一个危险因素，而使用口服避孕药风险降低类似于使用这些药物见到的子宫内膜癌的减少（见上文）[1]。另有研究报道[4,5]，避孕药可降低子宫平滑肌瘤的风险；既往使用避孕药女性，发病风险同从未服药的女性。但是有一项研究[4]显示，在年轻时（13～16 岁）第一次应用避孕药，平滑肌瘤风险轻度增加。但是，另外一项包含了 390 例子宫平滑肌瘤的女性的病例对照研究并没有发现使用口服避孕药有保护（或者有害）作用[6]。进一步的队列研究[7]也显示，口服避孕药物与平滑肌瘤无关，但当前应用缓释注射甲羟孕酮可降低疾病风险。

1. Ross RK, *et al.* Risk factors for uterine fibroids: reduced risk associated with oral contraceptives. *BMJ* 1986; **293:** 359–62. Correction. *ibid.*; 1027.
2. Ratner H. Risk factors for uterine fibroids: reduced risk associated with oral contraceptives. *BMJ* 1986; **293:** 1027.
3. Ross RK, *et al.* Risk factors for uterine fibroids: reduced risk associated with oral contraceptives. *BMJ* 1986; **293:** 1027.
4. Marshall LM, *et al.* A prospective study of reproductive factors and oral contraceptive use in relation to the risk of uterine leiomyomata. *Fertil Steril* 1998; **70:** 432–9.
5. Chiaffarino F, *et al.* Use of oral contraceptives and uterine fibroids: results from a case-control study. *Br J Obstet Gynaecol* 1999; **106:** 857–60.
6. Parazzini F, *et al.* Oral contraceptive use and risk of uterine fibroids. *Obstet Gynecol* 1992; **79:** 430–3.
7. Wise LA, *et al.* Reproductive factors, hormonal contraception, and risk of uterine leiomyomata in African-American women: a prospective study. *Am J Epidemiol* 2004; **159:** 113–23.

盆腔炎症性疾病 已经认为口服避孕药保护对抗盆腔炎症性疾病。然而，尽管口服避孕药被认为降低发生急性盆腔炎症性疾病的风险，有报道下生殖道感染沙眼衣原体比例更高[1]，或发现是淋病奈瑟菌[2]。另外的研究[3,4]已提示，使用口服避孕药降低症状的严重度，但没有症状并不等同于没有疾病：口服避孕药可能减轻感染的炎症反应，导致疾病不被识别，并且随后产生诸如输卵管性不孕和异位妊娠等并发症[5]。有证据表明，较老的含有超过 50μg 雌激素的口服避孕药的使用者可能输卵管性不孕的风险增加，尤其是如果在 20 岁之前首次使用[6]。有报道目前推崇的含有 50μg 或更少的雌激素的剂型风险没有增加或者风险有效地减少（取决于首次使用的年龄）。

另一项评价缓释甲羟孕酮的研究[7]结果显示，药物与宫颈衣原体和淋球菌感染增加有关。但是，作者强调了其他干扰因素的影响，比如性活动、既往感染史、性伴侣的感染背景，这些因素对甲羟孕酮与感染之间的因果关系提出了质疑[8,9]。

1. Washington AE, *et al.* Oral contraceptives, Chlamydia trachomatis infection, and pelvic inflammatory disease: a word of caution about protection. *JAMA* 1985; **253:** 2246–50.
2. Louv WC, *et al.* Oral contraceptive use and the risk of chlamydial and gonococcal infections. *Am J Obstet Gynecol* 1989; **160:** 396–402.
3. Wølner-Hanssen P, *et al.* Decreased risk of symptomatic chlamydial pelvic inflammatory disease associated with oral contraceptive use. *JAMA* 1990; **263:** 54–9.
4. Ness RB, *et al.* Hormonal and barrier contraception and risk of upper genital tract disease in the PID Evaluation and Clinical Health (PEACH) study. *Am J Obstet Gynecol* 2001; **185:** 121–7.
5. Henry-Suchet J. Hormonal contraception and pelvic inflammatory disease. *Eur J Contracept Reprod Health Care* 1997; **2:** 263–7.
6. Cramer DW, *et al.* The relationship of tubal infertility to barrier method and oral contraceptive use. *JAMA* 1987; **257:** 2446–50.
7. Morrison CS, *et al.* Hormonal contraceptive use, cervical ectopy, and the acquisition of cervical infections. *Sex Transm Dis* 2004; **31:** 561–7.
8. Dayan L, Donovan B. Chlamydia, gonorrhoea, and injectable progesterone. *Lancet* 2004; **364:** 1387–8.
9. Warner P. Concerns regarding design, analysis, and interpretation of the Morrison study on hormonal contraceptive use and acquisition of cervical infections. *Sex Transm Dis* 2005; **32:** 644.

注意事项

在给予激素性避孕药之前，需要对女性进行适当的医学检查和详细评估用药史。建议用药期间定期检查。使用复方和只含有孕激素的制剂的避孕效果在呕吐或腹泻发作期间可能降低，在这期间和恢复后 7 天可能需要额外的避孕措施。对于如果漏服"药丸"的需观察的注意事项，见下文**用途和用法**项下。

复方激素性避孕药在女性有以下情况是禁忌的：明显肝功能损伤或胆汁淤积、Dubin-Johnson 或 Rotor 综合征、肝癌、雌激素依赖的肿瘤比如乳腺或子宫内膜癌、心血管疾病（见下文）包括既往或当前的血栓栓塞性疾病或有高风险、动脉疾病或有多个危险因素、脂代谢障碍、无法诊断的阴道出血、可能妊娠、或妊娠期间瘙痒或胆汁淤积性黄疸的病史、舞蹈病、妊娠疱疹、妊娠性类天疱疮或恶化性的耳硬化。严重或局灶性偏头痛（或有其他的心血管疾病的危险因素）也属禁忌，并且在有其他类型的偏头痛时应该谨慎使用（进一步的内容见下文）。复方激素性避孕药禁用于活动性滋养层细胞疾病，直到经过治疗后尿或血浆促性腺激素回到正常水平。在有临床抑郁症、胆囊疾病、镰状细胞病或被液体潴留影响的状况的病史的女性中应该谨慎使用。当炎性肠病累及小肠或吸收时，口服避孕药的吸收和作用会下降。静脉曲张者也应谨慎使用，且在硬化性治疗时避免使用。虽然实际上不是禁忌证，但在有心血管疾病危险因素比如糖尿病、吸烟、肥胖、高血压或心血管疾病家族史的患者中也应谨慎使用（见下文）。具有心血管高危因素的患者，如果适合应用口服避孕药，可选择小剂量雌激素的复方避孕药（含有 20μg 乙炔雌二醇）。对于年龄大于 35 岁，不抽烟且无心血管疾病高危因素的患者，可选择标准雌激素剂量的复方激素性避孕药（例如单相口服制剂含有 30～35μg 乙炔雌二醇）。如果女性年龄大于 40 岁，首选口服复方激素性避孕药，应含有最低剂量的乙炔雌二醇，例如乙炔雌二醇含量小于 30μg 就比较合适。对于年龄大于 50 岁的女性，复方激素性避孕药应该转换为非激素性方案或仅含有孕激素的方案（例如，仅含孕激素避孕药、孕激素植入物、左炔诺孕酮宫内装置）。经历手术或长期卧床者使用可能增加血栓栓子发作的风险，通常建议在大多数选择性外科手术 4 周前复方激素性避孕药应该停药（见下文）。隐形眼镜可能引起发炎。复方口服避孕药的使用可能影响部分实验室检查的结果，包括肝、甲状腺、肾上腺和肾功能测试，血浆结合蛋白浓度和类脂/脂蛋白分数以及纤维蛋白溶解和凝血参数。

如果发生以下任何情况，复方激素性避孕药必须立即停用，并且进行适当的检查和治疗：

- 突发严重胸痛、突发呼吸困难或者一侧小腿严重的疼痛/肿胀（可能预示血栓栓塞的并发症）；
- 不同寻常的、严重的、长时间的头痛，突发的视力或听力障碍或其他知觉的疾病，功能减退，肢体单侧的麻木或无力，或其他提示脑血管意外的体征和症状；
- 首发的不能解释的癫痫发作；

- 肝炎、黄疸、全身瘙痒、肝肿大、严重上腹痛；
- 血压显著升高（收缩压大于160mmHg或舒张压大于95mmHg）；
- 口服避孕药或妊娠期间已知的可能恶化的其他情况明确的恶化。

只含有孕激素的避孕药，不管是口服还是注射的，当含有雌激素的制剂有禁忌证时可以使用，但某些禁忌和注意事项仍应遵守。它们在有未确诊的阴道出血、可能的妊娠、严重动脉疾病、激素依赖性肿瘤和严重肝病如肝腺瘤等的女性中是禁忌的。

与复方激素性避孕药一样，只含有孕激素的避孕药在活动性滋养细胞层疾病中不能使用。它们在有动脉疾病、吸收不良综合征、肝功能异常包括反复胆汁淤积性黄疸或妊娠期黄疸病史等的女性中使用应谨慎。口服只含有孕激素的避孕药在既往异位妊娠（见上文）或功能性卵巢囊肿中使用也应谨慎。尽管风险的证据不能令人满意，其他对只含有孕激素的避孕药建议应谨慎的包括糖尿病、高血压、偏头痛和血栓栓塞性疾病。

哺乳 哺乳女性可选择仅含有孕激素的激素性避孕药，因为它不影响乳汁分泌[1]。但对于何时开始用药，不同指南有不同的建议。一些指南推荐[2]，产后6周开始只含有孕激素的避孕药。其他[3]推荐，哺乳期女性可以在任何时间开始孕激素避孕药，尽管在产后3周内没有必要服用避孕药。*BNF 59* 提出警告，如果在产后3周内开始服用孕激素避孕药，突破性出血的风险增加。只含有孕激素的避孕药，如乙酸甲羟孕酮，一般在产后6周给药[1~3]。如果在这个时间之前给药，可能引起阴道出血。可以在产后3周给予皮下置入依托孕烯。也可以在哺乳期间放置宫内左炔诺孕酮绝育装置，时间应适当推迟，以降低子宫或宫颈穿孔的风险。注册药品信息建议在产后6周开始用药。但其他[3]建议产后4周就可放置绝育装置（如有必要，在最初7周加用避孕药）。

复方激素性避孕药会减少乳汁的产量，因此对产后哺乳的女性，产后6周内不应用药[1,3]。一般情况下，产后6个月或直到停止哺乳，都不推荐服用避孕药[2,3]。一些组织[3]建议，在产后6周和6个月期间，如果产妇既要全面哺乳又不接受其他避孕措施，可考虑应用避孕药。也有人认为，如果产妇在这段时间仅部分哺乳，复方激素性避孕药的获益可能大于风险。

复方激素性避孕药中的雌激素和孕激素，只有很小部分进入乳汁，不会对发育中的婴儿造成不良影响[3,4]。American Academy of Pediatric[5]回顾了哺乳期间激素性避孕药的使用，评论早期的资料是基于大剂量避孕药的使用。注意到乳汁产量可能降低，但没有足够的资料证实乳汁成分有任何改变，而且尽管接受大剂量避孕药的母亲母乳喂养的婴儿男性乳房发育的病例很少，但没有对婴儿长不良反应的可靠的证据。有一项随后的包含48名儿童的研究[6]，这些儿童的母亲哺乳期间接受大剂量复方口服避孕药，发现与对照组相比，直到8岁对这些儿童没有影响。该学会因此认为[7]，复方口服避孕药与哺乳不矛盾。

哺乳本身有抑制排卵作用，可用于避孕，详见**避孕**项下，第2004页。

1. Queenan JT. Contraception and breastfeeding. *Clin Obstet Gynecol* 2004; **47:** 734–9.
2. Hatcher RA, *et al. The essentials of contraceptive technology: a handbook for clinical staff.* Baltimore: John Hopkins Bloomberg School of Public Health, Population Information Program, 2003. Also available at: http://www.infoforhealth.org/pubs/ect/ (accessed 14/01/08)
3. Faculty of Sexual and Reproductive Healthcare Clinical Effectiveness Unit. Clinical guidance: postnatal sexual and reproductive health (issued September 2009). Available at: http://www.ffprhc.org.uk/admin/uploads/CEUGuidancePostnatal09.pdf (accessed 09/10/09)
4. Fraser IS. A review of the use of progestogen-only minipills for contraception during lactation. *Reprod Fertil Dev* 1991; **3:** 245–54.
5. American Academy of Pediatrics Committee on Drugs. Breastfeeding and contraception. *Pediatrics* 1981; **68:** 138–40. Also available at: http://pediatrics.aappublications.org/cgi/reprint/68/1/138.pdf (accessed 14/01/08)
6. Nilsson S, *et al.* Long-term follow-up of children breast-fed by mothers using oral contraceptives. *Contraception* 1986; **34:** 443–57.
7. American Academy of Pediatrics. The transfer of drugs and other chemicals into human milk. *Pediatrics* 2001; **108:** 776–89. [Retired May 2010] Correction. *ibid.*; 1029. Also available at: http://aappolicy.aappublications.org/cgi/content/full/pediatrics%3b108/3/776 (accessed 14/01/08)

心血管疾病 复方激素性避孕药与许多的动脉和静脉风险相关。尽管当动脉疾病严重时也需要避免使用，只含有孕激素的避孕药风险较小。

动脉疾病 在英国，*BNF 59* 建议复方激素性避孕药如果存在下列因素的任何**一个**需要**谨慎**使用，如果存在2个或以上的因素应该**避免**使用：

- 年龄小于45岁的一级亲属*动脉疾病的家族史*（如果还有致动脉粥样化的血脂的特征，也应避免使用）；
- *糖尿病*（如果存在糖尿病并发症避免使用）；
- *高血压*（如果血压高于160/95mmHg避免使用）；
- *吸烟*（如果每日吸烟40支或更多避免使用）；
- *年龄超过35岁*（如果超过50岁避免使用）；
- *肥胖*——体重指数大于30kg/m²（如果体重指数超过39kg/m²避免使用）；
- *偏头痛*，见下文**偏头痛**项下。

静脉血栓栓塞 复方激素性避孕药增加静脉血栓栓塞的风险，有静脉或动脉血栓症的病史的女性不能使用。此外，如果存在下列因素的任何**一个**需要**谨慎**使用，但如果存在**2个或以上**的因素应该**避免**使用：

- 年龄小于45岁的一级亲属*静脉血栓的家族史*（如果有已知的前血栓形成的凝血异常，比如可能发生在系统性红斑狼疮患者的抗磷脂抗体或者因子Ⅴ Leiden，避免使用）；
- 长期制动比如使用轮椅（如果被限制卧或一侧大腿石膏固定避免使用）；
- 浅表血栓性静脉炎病史；
- 吸烟；
- 年龄>35岁（如超过50岁，避免应用）；
- 肥胖——体重指数大于30kg/m²（如果体重指数大于39kg/m²避免使用）。

BNF 59 还警告，服用复方激素性避孕药的女性旅行期间长时间制动（超过5h）可能深静脉血栓形成的风险增高。旅行期间通过适当的运动和可能通过穿加压弹力袜子可以降低风险。

对于提示使用含有去氧孕烯或孕二烯酮的复方口服避孕药增加静脉血栓栓塞的风险的证据看法（见上文**对心血管系统的影响**项下**静脉血栓栓塞**），英国CSM建议对这些药物加以注意。除通常的注意事项外，最初建议在肥胖的女性（体重指数大于30kg/m²）、有静脉曲张或任何原因的静脉血栓病史的女性中不能使用。而且，还推荐只能在不能耐受其他的复方口服避孕药或愿意接受静脉血栓栓塞风险增加的女性中使用。随后CSM[1]修改其建议如下：他们推荐这些药物在已知有静脉血栓栓塞危险因素的女性中避免使用。但是，对于没有禁忌证的女性，只要女性知情含有去氧孕烯和孕二烯酮药物可能轻度增加风险，复方避孕药的类型选择是临床判断和个人选择的问题。

1. CSM/MCA. Combined oral contraceptives containing desogestrel or gestodene and the risk of venous thromboembolism. *Current Problems* 1999; **25:** 12.

红斑狼疮 系统性红斑狼疮（SLE）是一种自身免疫性疾病，在女性中远比男性多见，通常女性发病高峰是20多岁和30多岁。有部分证据提示，使用口服避孕药可能与SLE发病轻度增加的风险有关[1~3]。还有避孕药对疾病恶化的影响的报道和研究，尽管与避孕药制剂雌激素含量的降低的同时，报道明显地减少[2]。最近，对照研究[4,5]已发现，不管是给予复方口服避孕药（含有炔雌醇30μg或35μg）、只含有孕激素的口服避孕药、安慰剂还是铜IUD，在SLE稳定的女性中12个月内疾病活动度和发作是相似的。但是，有主要的疾病的患者，比如狼疮性肾炎，可能有更大的恶化的风险。通常也建议复方口服避孕药在有抗磷脂抗体（包含患SLE的所有患者的大约三分之一）的女性中应该避免使用，因为她们静脉血栓栓塞的风险增加[1,2]。

1. Petri M. Exogenous estrogen in systemic lupus erythematosus: oral contraceptives and hormone replacement therapy. *Lupus* 2001; **10:** 222–6.
2. Mok CC, *et al.* Use of exogenous estrogens in systemic lupus erythematosus. *Semin Arthritis Rheum* 2001; **30:** 426–35.
3. Costenbader KH, *et al.* Reproductive and menopausal factors and risk of systemic lupus erythematosus in women. *Arthritis Rheum* 2007; **56:** 1251–62.
4. Sánchez-Guerrero J, *et al.* A trial of contraceptive methods in women with systemic lupus erythematosus. *N Engl J Med* 2005; **353:** 2539–49.
5. Petri M, *et al.* Combined oral contraceptives in women with systemic lupus erythematosus. *N Engl J Med* 2005; **353:** 2550–8.

偏头痛 偏头痛和复方口服避孕药都是缺血性脑卒中的危险因素。一项系统性综述表明[1]，偏头痛且服用复方口服避孕药的女性，发生缺血性脑卒中的风险是未用药者的2～4倍。目前尚不明确，相对风险的增加，是避孕药和偏头痛的独立作用，还是避孕药对偏头痛患者有更大的影响作用所致。

英国 *BNF 59* 建议复方激素性避孕药在以下情况下是**禁忌**的：

- 有典型的局灶先兆的偏头痛；
- 尽管治疗规律仍持续超过72h的严重偏头痛；
- 使用麦角衍生物治疗的偏头痛。

同样建议在没有局灶先兆的偏头痛和使用5-羟色胺（5-HT_1）受体激动药控制的偏头痛时**谨慎**使用。接受复方激素性避孕药的女性应该报告头痛频率或局灶症状发生的任何增多。如果不是典型的先兆局灶神经症状持续超过1h，避孕药应该停止使用，并且该女性立刻提交神经科专门医师。对偏头痛患者，需考虑动脉疾病的其他危险因素（见上文**心血管疾病**）。

1. Curtis KM, *et al.* Use of combined oral contraceptives among women with migraine and nonmigrainous headaches: a systematic review. *Contraception* 2006; **73:** 189–94.

肥胖 有研究显示，体重增加或BMI升高，可能与口服避孕药失败有关。一些队列和病例对照研究对这种相关性进行了评价，结果不尽相同，可能与回忆性偏倚、报告的体重不精确、依从性差以及不同时间阶段雌激素的剂量不同有关。一些研究显示，体重增加与避孕失败风险增加有关[1,2]，一些研究提示两者没有相关[3]。此外，一些研究发现，对教育、收入、种族等混杂因子进行校正后，这种弱相关性失去了统计学显著性意义[4,5]。因此，这种相关性是否存在尚无定论。但肥胖是心血管疾病的危险因素，因此对这类患者，口服避孕药应当慎用或避免应用（见上文**心血管疾病**）。

1. Holt VL, *et al.* Body weight and risk of oral contraceptive failure. *Obstet Gynecol* 2002; **99:** 820–7.
2. Holt VL, *et al.* Body mass index, weight, and oral contraceptive failure risk. *Obstet Gynecol* 2005; **105:** 46–52.
3. Vessey M, Painter R. Oral contraceptive failures and body weight: findings in a large cohort study. *J Fam Plann Reprod Health Care* 2001; **27:** 90–1.
4. Brunner LR, Hogue CJ. The role of body weight in oral contraceptive failure: results from the 1995 national survey of family growth. *Ann Epidemiol* 2005; **15:** 492–9.
5. Brunner Huber LR, *et al.* Body mass index and risk for oral contraceptive failure: a case-cohort study in South Carolina. *Ann Epidemiol* 2006; **16:** 637–43.

卟啉病 口服避孕药与卟啉病急性发作有关，并且认为在卟啉性的患者中不安全。孕激素内容物被认为比雌激素内容物更危险。如果非激素性避孕药不适合且潜在的收益大于风险，只含有孕激素的避孕药可以极度谨慎地使用。在既往有发作或年龄小于30岁的女性急性发作的风险是最大的。长效的孕激素制剂在有风险的女性中绝不能使用。

妊娠 与报道的激素性妊娠测试使用大剂量性激素后众多先天畸形的病例相比，只有很少的提示妊娠早期持续使用口服避孕药可导致先天性肢体缩短畸形[1~3]和一例出生前口服避孕药暴露后新生儿舞蹈手足徐动症[4]。

相反的，许多研究表明，使用口服避孕药与先天性畸形或致畸效应之间相关没有证据，不管是既往使用（受孕前停止）、末次月经期后使用还是已知的妊娠早期使用。一个包含这些研究中的一部分加上其他研究的荟萃分析[5]证实了这个结论：使用口服避孕药的所有畸形相对危险度据估计是0.99（95%置信区间0.83～1.19）。妊娠早期使用口服避孕药也显示未必增加男性胎儿尿道下裂的风险[6,7]（见**雌二醇的注意事项**，第2030页）。

缓释肌内注射乙酸甲羟孕酮是一个非常有效的避孕措施，但极偶尔也可能出现避孕失败。一项综述对避孕失败患者进行了分析，100例女性妊娠并最终生产，未有胎儿异常的报道[8]。

紧急避孕（服用左炔诺孕酮为主的避孕药），25例避孕失败并且最终生产[9]，结果有1例出现需要药物治疗的胃食管反流，1例出现鼻泪管梗阻，需手术引流。但是，与对照组相比和预期的基线风险相比，先天性或外生殖器的畸形发生率并不增加。

关于在激素性避孕药使用者中异位妊娠风险的讨论，见上文。

1. Janerich DT, *et al.* Oral contraceptives and congenital limb reduction defects. *N Engl J Med* 1974; **291:** 697–700.
2. McCredie J, *et al.* Congenital limb defects and the pill. *Lancet* 1983; **ii:** 623.
3. Kricker A, *et al.* Congenital limb reduction deformities and use of oral contraceptives. *Am J Obstet Gynecol* 1986; **155:** 1072–8.
4. Profumo R, *et al.* Neonatal choreoathetosis following prenatal exposure to oral contraceptives. *Pediatrics* 1990; **86:** 648–9.
5. Bracken MB. Oral contraception and congenital malformations in offspring: a review and meta-analysis of the prospective studies. *Obstet Gynecol* 1990; **76:** 552–7.
6. Raman-Wilms L, *et al.* Fetal genital effects of first trimester sex hormone exposure: a meta-analysis. *Obstet Gynecol* 1995; **85:** 141–9.
7. Wogelius P, *et al.* Maternal use of oral contraceptives and risk of hypospadias—a population-based case-control study. *Eur J Epidemiol* 2006; **21:** 777–81.
8. Borgatta L, *et al.* Pregnancies diagnosed during Depo-Provera use. *Contraception* 2002; **66:** 169–72.
9. De Santis M, *et al.* Failure of the emergency contraceptive levonorgestrel and the risk of adverse effects in pregnancy and on fetal development: an observational cohort study. *Fertil Steril* 2005; **84:** 296–9.

镰状细胞病 镰状细胞病和口服避孕药使用都与血栓形成风险增加有关，但并不确定两者风险会累加。小规模的患镰状细胞病的女性的研究发现，复方和只含有孕激素的避孕药对红细胞的形变没有影响[1]。一些制剂的注册药品信息警告，镰状细胞病患者不应口服避孕药。但是目前没有强的临床证据支持这个用药禁忌[2,3]。一些研究提示，仅含有孕激素的避孕药，可能与临床症状以及镰状细胞危象的改善有关[4]。WHO 建议[5]，低剂量的复方口服避孕药（乙炔雌二醇含量小于 35ug）和其他形式的复方激素性避孕药（注射剂型、经皮贴剂、阴道环），获益大于风险。应用仅含有孕激素的避孕药（口服、缓释注射、植入、宫内节育装置）没有限制。

因为镰状细胞特性没有增加血栓形成的风险，使用复方或只含有孕激素的制剂是没有禁忌证的。因此不必把状细胞病错误地扩展到镰状细胞特性者，即许多有镰状细胞特征的女性不必拒绝使用口服避孕药[6]。

1. Yoong WC, *et al.* Red cell deformability in oral contraceptive pill users with sickle cell anaemia. *Br J Haematol* 1999; **104:** 868–70.
2. Freie HMP. Sickle cell diseases and hormonal contraception. *Acta Obstet Gynecol Scand* 1983; **62:** 211–17.
3. Howard RJ, *et al.* Contraceptives, counselling, and pregnancy in women with sickle cell disease. *BMJ* 1993; **306:** 1735–7.
4. Legardy JK, Curtis KM. Progestogen-only contraceptive use among women with sickle cell anemia: a systematic review. *Contraception* 2006; **73:** 195–204.
5. WHO. *Medical eligibility criteria for contraceptive use.* Fourth ed. Geneva: WHO, 2009. Available at: http://whqlibdoc.who.int/publications/2009/9789241563888_eng.pdf (accessed 21/07/10)
6. Evans DIK. Should patients who say that they have "sickle cells" be prescribed the contraceptive pill? *BMJ* 1984; **289:** 425.

手术 病例报告和流行病学研究显示，在服用**复方口服避孕药**的年轻女性中特发性深静脉血栓形成和肺栓塞风险增加（见上文**静脉血栓栓塞**），导致普遍的观念是口服避孕药者手术后易于形成深静脉血栓。结果，英国的一般性建议是，如果可能，复方口服避孕药应该在大部分选择性手术和所有腿部手术之前 4 周停用，如果不能的话应该考虑预防性肝素治疗[1]。通常可以在术后至少 2 周后的第一个月经期重新开始用药。但是，风险大小的评估是可变的[2~5]，一个报道[2]发现，服用复方口服避孕药年轻女性手术后深静脉血栓形成的发病率大约是没有服用避孕药女性的 2 倍，但并没有统计学上的显著差异。一些人认为[6]，年轻女性停止口服避孕药后妊娠，或预防时发生不良反应的风险可能比手术后深静脉血栓形成发生的风险更大。这与 Thromboembolic Risk Factors (THRIFT) Consensus Group 的观点是一致的[7]。他们建议，除非有其他的风险因素，没有足够的证据支持在大部分手术前常规停用复方口服避孕药的做法。此外，没有足够证据支持在没有其他风险因素的女性中进行常规性特别的血栓栓塞预防。一篇综述[8]随后建议，计划行大的选择性手术的女性应该继续服用复方口服避孕药，但在围手术期应该接受血栓预防治疗。同样有人指出[9,10]，对于需要避孕的等待手术的患者，只含有孕激素的口服避孕药或醋酸甲羟孕酮的注射剂可能是合适的，因为两者都不增加血栓形成的风险。

1. Guillebaud J. Surgery and the pill. *BMJ* 1985; **291:** 498–9.
2. Vessey M, *et al.* Oral contraceptives and venous thromboembolism: findings in a large prospective study. *BMJ* 1986; **292:** 526.
3. Tso SC, *et al.* Deep vein thrombosis and changes in coagulation and fibrinolysis after gynaecological operations in Chinese: the effect of oral contraceptives and malignant disease. *Br J Haematol* 1980; **46:** 603–12.
4. Gallus AS, *et al.* Oral contraceptives and surgery: reduced antithrombin and antifactor XA levels without postoperative venous thrombosis in low-risk patients. *Thromb Res* 1984; **35:** 513–26.
5. Sagar S, *et al.* Oral contraceptives, antithrombin III activity, and postoperative deep-vein thrombosis. *Lancet* 1976; **i:** 509–11.
6. Sue-Ling H, Hughes LE. Should the pill be stopped preoperatively? *BMJ* 1988; **296:** 447–8.
7. Thromboembolic Risk Factors (THRIFT) Consensus Group. Risk of and prophylaxis for venous thromboembolism in hospital patients. *BMJ* 1992; **305:** 567–74.
8. Anonymous. Drugs in the peri-operative period: hormonal contraceptives and hormone replacement therapy. *Drug Ther Bull* 1999; **37:** 78–80.
9. Guillebaud J. Should the pill be stopped preoperatively? *BMJ* 1988; **296:** 786–7.
10. Guillebaud J, Robinson GE. Stopping the pill. *BMJ* 1991; **302:** 789.

旅行 关于警告服用口服避孕药的女性旅行时长时间制动可能增加深静脉血栓栓塞的风险，见上文**心血管疾病**项下。

药物相互作用

酶诱导剂可通过增加代谢和清除导致复方口服避孕药失效。这种作用对于一些抗癫痫药、灰黄霉素和利福霉素抗菌药已相当肯定，对一些抗病毒药和莫达非尼也有可能。尽管很少文件证明，但这些相互作用也可预计适用于只含有孕激素的避孕药。*BNF 59* 对服用酶诱导剂药物的妇女，提供以下避孕建议：

- 短期应用酶诱导剂，复方口服避孕药剂量应该增加，乙炔雌二醇剂量增加到每日 50μg 或以上。在此期间及停药后 4 周，应增加其他非激素避孕措施。
- 对长期应用酶诱导剂的女性，可考虑选择其他不受酶诱导剂影响的避孕方法。但是，如果仍然选择药物避孕，那么复方避孕药应提供每日 50μg 或更多乙炔雌二醇剂量。也有人推荐“三个周期”方案，单相药物不间断连用 3～4 个周期，随后有 4 天停药间期。然而这种方案的有效性尚不明确。长期用药患者，在停药数周后，酶的活性可能尚未恢复正常，因此适当的避孕措施还需要维持 4～8 周。对长期使用利福霉素的患者，以上措施可能还不够，推荐患者选择放置宫内绝育装置。
- 对通过经皮贴剂或阴道环进行避孕的妇女，在短期应用酶诱导剂及停药后的 4 周，增加其他非激素避孕措施。如果应用 3 周的贴剂或阴道环避孕，不要留 1 周停药间隔，而是马上开始新的周期用药。对长期应用酶诱导剂的女性，应考虑其他避孕措施。
- 只含有孕激素的口服避孕药和注射制剂，含有炔诺酮或依托诺酮（不是甲羟孕酮），可能受到酶诱导剂的影响。在用药期间和停药后 4 周，建议增加其他避孕措施。如果需要长期应用酶诱导剂，那么患者需考虑选择其他避孕措施。仅含孕激素的宫内节育装置，不受酶诱导剂的影响。
- 在紧急避孕时，药物剂量应该增加。在服用酶诱导剂或停药 4 周内的女性，推荐单次口服左炔诺孕酮 3mg 进行避孕。或选择铜宫内绝育装置。

罕见广谱抗菌药与复方口服避孕药失效有关，可能是通过降低雌激素成分的肝肠循环。因为口服避孕药中雌激素和孕激素的剂量已经降低，归因于这些药物相互作用的月经不规律和计划外妊娠的报道增加。

药物影响激素性避孕药进一步的细节在下文特定的标题下给出。

口服避孕药可能影响其他药物。通过口服避孕药的抑制作用，化合物进行氧化代谢血浆浓度可以升高。相反的，口服避孕药似乎诱导一些药物的葡糖苷酸化，从而降低它们的血浆浓度。

口服避孕药也对抗一些药物的作用。受到影响的药物包括：

- 一些镇痛药（增加对乙酰氨基酚和吗啡的清除率）；
- 抗凝血药（据报道增加和降低作用，见第1375页）；
- 一些抗抑郁药（降低有效性，但也增加毒性，见第359页）；
- 抗糖尿病药（拮抗作用）；
- 抗癫痫药拉莫三嗪（降低血浆浓度，见第465页）；
- 抗高血压药（拮抗作用）；
- 苯二氮䓬类（增加或降低清除率，见第962页）；
- 环孢素（增加毒性，见第1745页）；
- 氯贝丁酯（增加清除率和拮抗作用）；
- 皮质激素（增强作用，见第1429页）；
- 左甲状腺素（由于增加结合球蛋白浓度降低游离部分，见第2093页）；
- 利多卡因（由于改变蛋白结合增加游离部分，见**药动学**项下**蛋白结合**，第1777页）；
- 褪黑素（增加浓度，见2275页）；
- 司来吉兰（降低清除率，见第787页）；
- 黄嘌呤（降低清除率，见第1107页）。

1. Back DJ, Orme ML'E. Pharmacokinetic drug interactions with oral contraceptives. *Clin Pharmacokinet* 1990; **18:** 472–84.
2. Shenfield GM. Oral contraceptives: are drug interactions of clinical significance? *Drug Safety* 1993; **9:** 21–37.
3. Quereux C, Bory JP. Interaction médicamenteuse et contraception orale. *Contracept Fertil Sex* 1998; **26:** 129–31.
4. Schwartz JB. Oral contraceptive therapy in women: drug interactions and unwanted outcomes. *J Gend Specif Med* 1999; **2:** 26–9.
5. Elliman A. Interactions with hormonal contraception. *Br J Fam Plann* 2000; **26:** 109–11. Correction. *ibid.*; 151.
6. Faculty of Family Planning and Reproductive Health Care Clinical Effectiveness Unit. FFPRHC guidance (April 2005): drug interactions with hormonal contraception. *J Fam Plann Reprod Health Care* 2005; **31:** 139–51. Also available at: http://www.ffprhc.org.uk/admin/uploads/DrugInteractionsFinal.pdf (accessed 14/01/08)

抗菌药 利福霉素（利福平和利福布丁）和口服避孕药之间的相互作用相当肯定，故有必要选定避孕措施（见下文**利福霉素**）。

已有报道大量的广谱抗菌药降低口服避孕药的效果。一些研究指出，肠菌类在雌激素的肝肠循环中的干扰是这种相互作用很可能的机制。尽管截至 1985 年已有 32 例接受青霉素（其中 25 例是氨苄西林）的女性意外妊娠的报道[1]，但抗菌药抑制口服避孕药作用的能力仍未被证实。但是数据与作用偶尔受损的推测是一致的[2]。使用四环素后的数个意外妊娠的病例已被报道。

BNF 59 建议对服用复方口服避孕药物患者，当短期内使用任何广谱抗菌药和停用 7 天后应该使用另外的避孕预防措施。如果这 7 天碰上周期的最后 7 天，不用药片间隔（或 7 片无效的药片）应该忽略，并立刻开始下一周期的药片。对应用复方激素性经皮贴剂或阴道环的女性，预防性措施包括加用其他避孕措施，不留出不用贴剂或阴道环的一周；但是，一些制剂的注册药品信息告知，对某些抗菌药，没有必要增加避孕措施，例如四环素与 *Evra* 经皮贴剂（*Janssen Cilag*，*UK*），阿莫西林或多西环素与 *Nuvaring* 阴道环（*Organon*，*UK*）。如果应用抗菌药的时间超过 3 周，肠菌类发生抵抗，另外的预防措施（如经口、经皮及阴道制剂）变得没有必要，除非使用新的抗菌药。

关于其他抗菌药，理论上任何对肠菌类有明显作用的都可以影响避孕药效果。使用头孢菌素、氯霉素、氨苯砜、异烟肼、呋喃妥因、磺胺类药和复方磺胺甲噁唑后妊娠的单独病例已有报道，但不能确定，若有的话，这些相互作用哪个是真实的。

1. Back DJ, *et al.* Evaluation of Committee on Safety of Medicines yellow card reports on oral contraceptive-drug interactions with anticonvulsants and antibiotics. *Br J Clin Pharmacol* 1988; **25:** 527–32.
2. Dickinson BD, *et al.* Drug interactions between oral contraceptives and antibiotics. *Obstet Gynecol* 2001; **98:** 853–60.

利福霉素 利福平经常导致月经不规律和偶然引起服用口服避孕药的女性意外妊娠。它是一个有效的酶诱导剂，并在相当程度上增强口服避孕药的代谢。对于短期使用利福平，使用期间和停止后 4 周应该采取另外的避孕预防措施。建议长期利福平治疗期间和停用后4～8周使用非激素性的避孕方法，比如子宫内节育器。

应用酶诱导剂期间，如何应用激素性避孕药的指导意见，见上文**药物相互作用**。

利福布丁治疗期间建议采取类似预防措施。

有报道避孕失败致异位妊娠，一位女性在开始利福平治疗后 3 个月，依托孕烯植入后出现异位妊娠[1]。

1. Patni S, *et al.* Ectopic pregnancy with Implanon®. *J Fam Plann Reprod Health Care* 2006; **32:** 115.

醋竹桃霉素 如果口服避孕药和醋竹桃霉素同时使用可能发生严重的瘙痒症和黄疸[1]。有提示它们的肝作用可能有累加或协同作用，应该避免同时使用。

1. Miguet J-P, *et al.* Jaundice from troleandomycin and oral contraceptives. *Ann Intern Med* 1980; **92:** 434.

抗抑郁药 圣约翰草可能通过酶诱导降低口服避孕药的血浓度[1~3]。长期口服避孕药开始使用圣约翰草的女性，已有月经间期出血和改变的月经出血的报道[4]。也有数例妊娠的报道[5,6]。

对激素性避孕药与酶诱导药物的联合应用见上文**药物相互作用**。

1. Hall SD, *et al.* The interaction between St John's wort and an oral contraceptive. *Clin Pharmacol Ther* 2003; **74:** 525–35.
2. Pfrunder A, *et al.* Interaction of St John's wort with low-dose oral contraceptive therapy: a randomized controlled trial. *Br J Clin Pharmacol* 2003; **56:** 683–90.
3. Murphy PA, *et al.* Interaction of St. John's Wort with oral contraceptives: effects on the pharmacokinetics of norethindrone and ethinyl estradiol, ovarian activity and breakthrough bleeding. *Contraception* 2005; **71:** 402–8.
4. Yue Q-Y, *et al.* Safety of St. John's wort (Hypericum perforatum). *Lancet* 2000; **355:** 576–7.
5. Läkemedelsverket (Medical Products Agency—Sweden). Minskad effekt av p-piller vid samtidig användning av johannesört har lett till oönskad graviditet (issued 4th February, 2002). Available at: http://www.lakemedelsverket.se/Tpl/NewsPage%5F%5F%5F%5F580.aspx (accessed 20/08/10)
6. Schwarz UI, *et al.* Unwanted pregnancy on self-medication with St John's wort despite hormonal contraception. *Br J Clin Pharmacol* 2003; **55:** 112–13.

抗癫痫药 已经报道了大量的抗癫痫治疗期间口服避孕药失败和突破性出血的病例[1,2]。苯妥英、巴比妥酸盐（如苯巴比妥和扑米酮）和卡马西平最常牵涉其中，而奥卡西平、非尔氨酯和托吡酯可能也有类似的相互作用[3]。这些药物通过酶诱导增加雌激素与孕激素的清除，因此降低它们的作用。不受酶诱导剂影响的避孕措施有铜或左炔诺孕酮宫内节育装置或肌内乙酸甲羟孕酮储存[4,5]。如果不适合，通常建议雌激素的含量增加至相当于炔雌醇 50μg 或更多的复方口服避孕药，孕激素增加通常也被推荐。也有建议单相制剂连续给予 3 个或 4 个周期，接着 4 天不用药间隔（3 个周期）。考虑到孕酮抑制排卵的重要性，有人建议如果炔诺酮剂量大于 1mg，或左炔诺孕酮＞150μg，或甲基炔诺酮＞300μg，乙炔雌二醇的剂量可以＜50μg[5]。不推荐应用双相、三相或仅含孕激素口服避孕药[5]。

拉莫三嗪也可能降低避孕药效果，并且反过来明显受避孕药的影响（第465页）。

口服避孕药对丙戊酸钠的影响，见第488页。在服用酶诱导抗癫痫药的患者，性交后用激素性避孕药（紧急避孕药）的效果降低[4]，建议增加剂量（见上文**药**

物相互作用）。

据报道[4,5]，不对激素性避孕药产生影响的抗癫痫药有乙琥胺、加巴喷丁、左乙拉西坦、噻加宾、丙戊酸盐和氨己烯酸。

1. Mattson RH, Cramer JA. Epilepsy, sex hormones, and antiepileptic drugs. *Epilepsia* 1985; **26** (suppl 1): S40–S51.
2. Back DJ, *et al.* Evaluation of Committee on Safety of Medicines yellow card reports on oral contraceptive-drug interactions with anticonvulsants and antibiotics. *Br J Clin Pharmacol* 1988; **25:** 527–32.
3. Wilbur K, Ensom MHH. Pharmacokinetic drug interactions between oral contraceptives and second-generation anticonvulsants. *Clin Pharmacokinet* 2000; **38:** 355–65.
4. O'Brien MD, Guillebaud J. Contraception for women with epilepsy. *Epilepsia* 2006; **47:** 1419–22.
5. Thorneycroft I, *et al.* The impact of antiepileptic drug therapy on steroidal contraceptive efficacy. *Epilepsy Behav* 2006; **9:** 31–9.

抗真菌药 已有报道接受口服避孕药和灰黄霉素[1,2]的女性月经不规律和妊娠，此药是肝酶的诱导剂，可增加避孕药的代谢。在联合应用及停用灰黄霉素后应考虑其他避孕措施。激素性避孕药与酶诱导剂的联合应用见上文**药物相互作用**。也有用氟康唑、伊曲康唑和酮康唑月经不规律和避孕失败的无对照的报道[3~5]，如果要确定避免妊娠，类似的建议也适用于这些情况。

1. van Dijke CPH, Weber JCP. Interaction between oral contraceptives and griseofulvin. *BMJ* 1984; **288:** 1125–6.
2. Back DJ, *et al.* Evaluation of Committee on Safety of Medicines yellow card reports on oral contraceptive-drug interactions with anticonvulsants and antibiotics. *Br J Clin Pharmacol* 1988; **25:** 527–32.
3. Pillans PI, Sparrow MJ. Pregnancy associated with a combined oral contraceptive and itraconazole. *N Z Med J* 1993; **106:** 436.
4. Meyboom RHB, *et al.* Disturbance of withdrawal bleeding during concomitant use of itraconazole and oral contraceptives. *N Z Med J* 1997; **110:** 300.
5. van Puijenbroek EP, *et al.* Verstoring van de pilcyclus tijdens het gelijktijdig gebruik van itraconazol en orale anticonceptiva. *Ned Tijdschr Geneeskd* 1998; **142:** 146–9.

抗病毒药 许多抗病毒药很可能加速雌激素和孕激素的代谢，因此理论上它们可能降低激素性避孕药的作用。这在HIV-蛋白酶抑制剂如那非那韦[1]、利托那韦[2]和利托那韦改进的HIV-蛋白酶抑制剂以及NNRTI奈韦拉平[3]中已有提示。应该考虑避孕的替代方式。激素性避孕药与酶诱导剂的联合应用见上文**药物相互作用**。

相反的，有报道使用HIV-蛋白酶抑制药如氨普那韦、阿扎那韦和茚地那韦以及NNRTIs地拉韦啶和依法韦仑，炔雌醇的血浆浓度-时间曲线下面积增加。尽管临床意义不清楚，但注册药品信息建议选择替代方法或其他避孕法。

BNF 59 建议，联用避孕套和长效制剂，如注射型避孕药，更适合于HIV患者或感染高危患者。

1. Clark RA, Theall K. Population-based study evaluating association between selected antiretroviral therapies and potential oral contraceptive failure. *J Acquir Immune Defic Syndr* 2004; **37:** 1219–20.
2. Ouellet D, *et al.* Effect of ritonavir on the pharmacokinetics of ethinyl oestradiol in healthy female volunteers. *Br J Clin Pharmacol* 1998; **46:** 111–16.
3. Mildvan D, *et al.* Pharmacokinetic interaction between nevirapine and ethinyl estradiol/norethindrone when administered concurrently to HIV-infected women. *J Acquir Immune Defic Syndr* 2002; **29:** 471–7.

内皮素受体拮抗药 健康女性的药动学研究显示[1]，在合用波生坦时，乙炔雌二醇和炔诺酮浓度曲线下面积（AUC）下降，这可能与药物的酶诱导作用有关，有可能出现避孕失败。注册药品信息建议，在波生坦治疗时，应改变或增加避孕措施。激素性避孕药与酶诱导剂的推荐应用见上文**药物相互作用**。

相反，西他生坦是一些细胞色素P450同工酶的抑制剂，它可增加复方口服避孕药中乙炔雌二醇和炔诺酮的血浆水平。对雌激素暴露增多可能增加患者发生血栓的风险。

1. van Giersbergen PLM, *et al.* Pharmacokinetic interaction between bosentan and the oral contraceptives norethisterone and ethinyl estradiol. *Int J Clin Pharmacol Ther* 2006; **44:** 113–18.

维生素A类 一名口服只含有孕激素的避孕药（左炔诺孕酮每日30μg）的女性当接受阿昔曲丁时显示血浆孕激素明显增高，提示发生排卵[1]。然而，只含有孕激素的避孕药并不是在所有周期都抑制排卵，并且认为这不是它们避孕作用的主要机制（见**避孕药的种类**项下，第1994页）。不过，因为接受维生素A类的女性不需要避孕，一些人推断，口服只含有孕激素的避孕药不适用于使用维生素A类者[2]。

在上述研究[1]中的8名女性使用阿昔曲丁，或在一项研究[3]中的12名女性使用依曲替酯，复方口服避孕药的抗排卵效果没有受影响。其他研究报道异维A酸并不显著改变9名女性炔雌醇和左炔诺孕酮或26例女性炔雌醇和炔诺酮[5]的血浆浓度或对避孕效果有影响[4]。据推断，除非有其他方面的禁忌证需要，口服复方避孕药对进行维生素A类治疗的女性是可选择的避孕方法[2]。注册药品信息建议，维生素A类药物，包括异维A酸，在用药期间及用药后，应采用两种避孕措施，如复方口服避孕药加避孕套（见**异维A酸**项下**妊娠**，第1527页）。

异维A酸和复方口服避孕药两者都对血脂有不良作用[6]，因此建议同时用维生素A类和口服避孕药治疗期间应该监测血脂，并且首选含有没有雄激素作用的孕激素的口服避孕药[2]，因为这些药物对脂类的不良作用更少（第1999页）。

1. Berbis P, *et al.* Acitretin (RO10-1670) and oral contraceptives: interaction study. *Arch Dermatol Res* 1988; **280:** 388–9.
2. Lehucher Ceyrac D, *et al.* Retinoids and contraception. *Dermatology* 1992; **184:** 161–70.
3. Berbis P, *et al.* Study on the influence of etretinate on biologic activity of oral contraceptives. *J Am Acad Dermatol* 1987; **17:** 302–3.
4. Orme M, *et al.* Isotretinoin and contraception. *Lancet* 1984; **ii:** 752–3.
5. Hendrix CW, *et al.* The effect of isotretinoin on the pharmacokinetics and pharmacodynamics of ethinyl estradiol and norethindrone. *Clin Pharmacol Ther* 2004; **75:** 464–75.
6. Chen Y, *et al.* Elevation of serum triglyceride and cholesterol levels from isotretinoin therapy with concomitant oral contraceptives. *Pharmacoepidemiol Drug Safety* 1995; **4:** 91–6.

刺激药 莫达非尼诱导肝酶，可能降低口服避孕药的效果[1]。注册药品信息建议用药期间应增加或更换避孕方法。美国注册药品信息建议在用药期间及停药1个月内加强避孕措施，而英国则要求在停药2个月内都加强避孕。

激素性避孕药与酶诱导剂推荐应用见上文**药物相互作用**。

1. Robertson P, *et al.* Effect of modafinil on the pharmacokinetics of ethinyl estradiol and triazolam in healthy volunteers. *Clin Pharmacol Ther* 2002; **71:** 46–56.

Sugammadex 神经肌肉阻断药可逆转药物 *sugammadex*，可能与孕激素和雌激素结合，从而降低激素性避孕药的效果。如果在口服复方避孕药的当天，静脉给予一次 *sugammadex*，相当于没有服用避孕药，应采取其他避孕措施进行补偿（见**用途和用法**）。如果一名用非口服激素性避孕药的女性接受一次静脉的 *sugammadex*，在此后7天，患者需要加用其他非激素性避孕措施。

维生素 已有报道在接受口服避孕药的女性中大量补充维生素C可增加血清炔雌醇浓度[1]，但是进一步的研究显示对乙炔雌二醇[2]和左炔诺孕酮[3]没有影响。

1. Back DJ, *et al.* Interaction of ethinyloestradiol with ascorbic acid in man. *BMJ* 1981; **282:** 1516.
2. Zamah NM, *et al.* Absence of an effect of high vitamin C dosage on the systemic availability of ethinyl estradiol in women using a combination oral contraceptive. *Contraception* 1993; **48:** 377–91.
3. Kuhnz W, *et al.* Influence of high doses of vitamin C on the bioavailability and the serum protein binding of levonorgestrel in women using a combination oral contraceptive. *Contraception* 1995; **51:** 111–16.

药动学

关于雌激素和孕激素药动学的讨论，分别见**雌二醇**（第2030页）和**黄体酮**（第2057页）。当给予雌激素时，孕激素与血清性激素结合球蛋白的结合程度可能改变。雌激素增加性激素结合球蛋白的血清浓度，而孕激素在不同程度上抑制这种作用。

激素性避孕药对结合球蛋白影响的参考文献如下[1]。

1. Fotherby K. Interactions of contraceptive steroids with binding proteins and the clinical implications. *Ann N Y Acad Sci* 1988; **538:** 313–20.

用途和用法

激素性避孕药主要用于避孕，但复方口服避孕药也经常用于月经紊乱，如痛经（第8页）、经前期综合征（第2031页）和月经过多（第2057页），特别是也需要避孕时。复方口服避孕药也用于多囊卵巢综合征（第2013页）和特纳综合征（第2014页），也可能用于子宫内膜异位症（第2023页），含无雄激素作用的孕激素的复方口服避孕药可治疗痤疮（见下文）和多毛症（第2022页）。

包含雌激素和孕激素的**复方口服避孕药**是普遍使用的最有效的避孕药类型。人工合成的乙炔基衍生物炔雌醇和美雌醇是在这些制剂中使用的代表性的雌激素，某些制剂还选用炔雌醇甲醚或戊酸雌二醇。孕激素成分通常是19-去甲睾酮衍生物，如去氧孕烯、双乙酸炔诺醇、孕二烯酮、左炔诺孕酮、利奈孕酮、炔诺酮、醋炔诺酮、诺孕酯或炔诺孕酮。其他孕激素成分还有氯地孕酮、地诺孕素和屈螺酮。制剂可以是单相的（含有固定剂量的雌激素和孕激素），或是多相的（当孕激素的剂量，或者孕激素和雌激素两者的剂量，随着周期而改变）。多相的制剂设计更接近模拟内源性激素分泌的节律，并且可能比单相的制剂提供更好的周期控制。更少见的是使用连续的制剂，只包含对部分周期的一种雌激素。大多数复方口服避孕药使用21天，随后当发生月经出血时间隔7天。一些制剂包含21片有活性的药片加上7片没有作用的药片，以避免需要计算日期（"每日"制剂）。28天的周期也存在差异：有的24天服用活性药物，间隔4天；有的22天服用活性药物，间隔6天；长期或延长周期的制剂也可获得；一些制剂可持续服用84天，随后服用7天没有作用的药片或低剂量的雌激素（如10μg炔雌醇）。新近有一种制剂，每日服用一片活性药物，不再有间断间期。目前大多数制剂的雌激素含量在每日20～40μg；一些制剂含有15μg，而另一些制剂则含多达50μg（甚至更高剂量经常被用）。考虑以下情况，应该选用与良好的周期控制一致的含有最小剂量的雌激素的制剂：

- 低剂量的制剂（炔雌醇20μg）最适合于有心血管危险因素的女性（见上文**注意事项**），如果认为复合口服避孕药不适合；
- 标准剂量的制剂（炔雌醇30μg或35μg或美雌醇如果单相的50μg，或如果相位的30～40μg）适合于大多数其他的女性；
- 高剂量的制剂（炔雌醇50μg）通常只用于雌激素的生物利用度下降的情况，比如同时使用一些酶诱导的药物（见上文**药物相互作用**）。

复方口服避孕药的选择，对于有不良反应的女性，如痤疮、头痛、抑郁、体重增加、乳房症状或突破性出血，可选择去氧孕酮、屈螺酮和孕二烯酮。但是，去氧孕酮和孕二烯酮与静脉血栓栓塞发生风险增加有关（见第1998页）。屈螺酮不能用于高钾血症患者。

当首次**开始**应用复方口服避孕药时，如果是在月经周期的第一天（出血的第一天）服用第一片药，不需要另外的避孕预防措施。如果是在周期的第四天或更后服用第一片药，需要采取另外的避孕预防措施7天（或者"每日"制剂14天，以防不小心第一次服用了无活性的药片）。如果存在闭经且已经排除了妊娠，可在任何一天开始复方口服避孕药，但在第一个7天需要使用另外的预防措施。至于堕胎或流产，应该在同一天开始复方口服避孕药。在非哺乳的女性中，可在产后3周开始。如果产后3周以后才开始复方口服避孕药，在前7天应加用其他避孕措施。在哺乳的女性中首选只含有孕激素的避孕药（见上文**注意事项**）。

当**换用**含有不同孕激素的复方制剂时，新制剂应该在老制剂最后一片有活性的药片后的那天开始。如果是在一个不服药间隔，在新制剂的第一个7天需要另外的避孕预防措施。至于"每日"制剂，考虑到可能无意中首先服用无活性的药片的事实，在初次的14天需要另外的避孕措施。精确的剂量规律很重要，如果一个剂量服用时间不当或漏服，避孕预防可能失败，特别是如果在周期的开始或结束时漏服剂量。

如果**漏服**药片是在周期的开始或结束时，延长了不服药的间隔，妊娠的风险是最大的。当漏服药物时，不同国家和不同制剂有不同的应对措施。在2004年，WHO根据漏服避孕药的片数和漏服的时间，提出建议：

- 如果在任何时间漏服1片或2片含有30～35μg的乙炔雌二醇，最近漏服的1片药物应尽快补上，剩余的周期继续原样进行。不需要其他的避孕措施或紧急避孕。每个药片含有30～35μg乙炔雌二醇，如果新周期的开始时间延迟1～2天，或每个药片含有乙炔雌二醇20μg，新周期开始时间延迟1天，以上的应对方法也可适用。
- 如果含有30～35μg乙炔雌二醇的避孕药漏服3天或更多，最近漏服的1片需要尽快补上，剩余的周期继续进行。女性需应用避孕套或停止性生活，直到服用活性药物7天后。该方法也适用于每个药片含有30～35μg乙炔雌二醇，如果新周期的开始时间延迟3天以上，或每个药片含有乙炔雌二醇20μg，新周期开始时间延迟2天以上。此外，如果在第一周就漏服药物，应进行紧急避孕。相当于患者在停药期间和周期的第一个星期，均无避孕。如果在周期的第三周漏服药物，需要跳过7天停药间隔，马上开始新的药物周期。

如果患者漏服药物超过1片，她可以把第1片漏服的药物补上，然后既可以把漏服的其他药物，也可以把漏服的药物丢弃，按照既定的日期进行服药。这取决于她在何时想起漏服1片药物，她可能在同天或同时服用2片药物。

对于服用长周期制剂的女性，注册药品信息给出了相似的建议。周期需要尽快恢复正常。如果漏服1片药物，不需要紧急避孕。如果漏服超过2片，需采取其他避孕措施，直到连续服用7天活性药物。

与此相似，在发生呕吐或腹泻期间或恢复过程中，需要采取其他避孕措施。WHO推荐，如果患者在服药后2h内出现呕吐，需再次服药一片。如果在24h内出现多次呕吐和腹泻，她应该继续服药周期。如果呕吐和腹泻持续2天以上，她应按照漏服药物进行应对处理。

某些多相序贯制剂的注册药品信息，可能会提供其他避孕注意事项，与上述的避孕方法有所不同。

当雌激素成分是禁忌时，**只含有孕激素的避孕药**对女性是适合的。它们连续服用，通常在月经周期的第一天**开始**，在经血期间没有间隔。它们可能比复方制剂失败率更高。对于这种制剂类型，服用剂量的规律性甚至更重要，如果一次剂量延迟超过3h（对于去氧孕烯延迟至12h是可以接受的），避孕效果会降低。通常使用的孕激素包括19-去甲睾酮衍生物双乙酸炔诺醇、左炔诺孕酮或炔诺孕酮以及炔诺酮。

当由复方口服避孕药制剂**改成**口服只含有孕激素的避孕药时，新药片应该立即开始，没有不服药的间隔（或对于"每日"制剂，忽略没有活性的药片）。

如果一片**漏服的药片**延迟超过3h（或对于去氧孕烯12h），应该尽快服用，并且下一片按时服用。虽然一些英国的注册药品信息建议，随后的7天或14天应该使用另外的避孕方法，取决于药物。但是，WHO建议另外的避孕法只在随后的两天需要。如果在下两片药正确服用之前发生无保护的性交，应该考虑紧急避孕法。呕吐和腹泻期间和恢复后两天也需要另外的避孕措施。WHO给出与上文描述的复方口服避孕相同的建议。

孕激素也可**胃肠外给药**单独用于避孕，并且提供非常好的避孕效果。它们通常在月经周期的最初5天内使用。注射的避孕药通常用于提供数月短期的保护作用（几个月）或用于不能使用其他方法的女性。醋酸甲羟孕酮通过肌内或皮下注射给药，作为一种长效制剂提供达至少12周的避孕。庚酸炔诺酮类似地通过肌内注射使用，提供达8周的保护效果。左炔诺孕酮以皮下埋植剂的形式使用，提供达5年的避孕。含有依托孕烯的避孕植入片3年有效，也有使用。已经开发了含有雌激素环戊丙酸雌二醇及醋酸甲羟孕酮的复方胃肠外给药避孕药，通过肌内注射每月给药。

激素性**子宫内避孕装置**也可使用，它是一种释放左炔诺孕酮提供5年的避孕。它通常在月经开始的7天内插入。释放炔雌醇和依托孕烯的**阴道避孕环**，在阴道内固定3周，然后移除，间隔1周后插入新的环。

释放炔雌醇和甲基孕酮避孕的**透皮贴剂**已经开发。一种新的贴剂每周用一片连用达3周，接着间隔1周不用贴剂。如果贴剂部分或全部脱落，或延迟应用，避孕作用会减弱或消失。

- 如果贴剂脱落时间小于24h且有黏性，应重新贴回去，或换用一个新的贴剂。不需要其他的避孕措施。随后的贴剂照常应用。如果贴剂脱落时间大于24h，应该开始一个新的4周周期，并贴上一个新的贴剂。在开始的7天，需要其他的避孕措施。
- 如果在间歇期后，延误了新周期的第一帖，应该在当天开始新的周期；需要在随后的7天采用其他避孕措施。如果在间歇期进行了无保护性生活，需考虑到妊娠的可能性。
- 在周期的中间（第2～3周）进行贴剂更换时，如未及时更换，延迟时间长达48h，应马上换用新贴剂。下一个贴剂按时应用。不需要其他的避孕措施。如果延迟时间大于48h，应开始一个新的4周周期。在7天时间内需要采取其他的避孕措施。
- 如果第三个贴剂被延迟撕脱，它后面是不用药的间歇期，那么应马上撕掉贴剂，下一个周期仍然照常进行。不需要其他的避孕措施。

性交后的激素性避孕药（紧急避孕法）应该在无保护的性交后72h内服用最有效（见下文**紧急避孕法**）。可在性交后72h内给予单次口服剂量的左炔诺孕酮1.5mg，或可在性交后72h给予一次剂量750μg，接着12h后给第二次剂量。一种可选择的制剂可用于这种情况，每片药片包含炔雌醇50μg和炔诺孕酮500μg或左炔诺孕酮250μg。应该在72h内服用两片，12h后再服两片。仅含左炔诺孕酮制剂的注册药品信息建议如果任何剂量3h内发生呕吐可以重复，可能的话使用合适的止吐药。但是，WHO认为2h已足以让药物吸收，如在服药后2h发生呕吐，不必采取措施，WHO还认为，复方避孕制剂更易引起恶心和呕吐，在重新用药前用抗呕吐药可能有所帮助。用酶诱导剂治疗的女性性交后激素性避孕药的效果可能降低，建议增加更高剂量的左炔诺孕酮（见上文**药物相互作用**）。

1. Department of Reproductive Health and Research. *Selected practice recommendations for contraceptive use*. 2nd ed. Geneva: WHO, 2004. Also available at: http://whqlibdoc.who.int/publications/2004/9241562846.pdf (accessed 14/01/08)
2. Wiegratz I, Kuhl H. Long-cycle treatment with oral contraceptives. *Drugs* 2004; **64:** 2447–62.
3. Faculty of Family Planning and Reproductive Health Care Clinical Effectiveness Unit. Missed pills: new recommendations. *J Fam Plann Reprod Health Care* 2005; **31:** 153–5. Also available at: http://www.ffprhc.org.uk/admin/uploads/MissedPillRules%20.pdf (accessed 14/01/08)
4. Faculty of Family Planning and Reproductive Health Care Clinical Effectiveness Unit. FFPRHC guidance (April 2006): emergency contraception. *J Fam Plann Reprod Health Care* 2006; **32:** 121–7. Also available at: http://www.ffprhc.org.uk/admin/uploads/449_EmergencyContraceptionCEUguidance.pdf (accessed 14/01/08)
5. Faculty of Family Planning and Reproductive Health Care Clinical Effectiveness Unit. FFPRHC guidance (issued July 2006, updated January 2007): first prescription of combined oral contraception. Available at: http://www.ffprhc.org.uk/admin/uploads/FirstPrescCombOralContJan06.pdf (accessed 14/01/08)
6. Spencer AL, *et al.* Helping women choose appropriate hormonal contraception: update on risks, benefits, and indications. *Am J Med* 2009; **122:** 497–506.

痤疮 已经证明，在需要避孕女性中，口服避孕药能够有效地[1,2]减轻她们所患有的痤疮（第1505页）的炎症及非炎症性病损，这可能与对循环雄激素发生多因素的作用有关。已有一些研究使用炔雌醇与多种孕激素复方，一篇系统性综述[2]认为，与醋酸氯地孕酮或者醋酸环丙孕酮的复方比与左炔诺孕酮的复方更有效，但证据有限。常规上，多使用以醋酸环丙孕酮为基础的联合制剂（有避孕效果）治疗痤疮（第2022页）。

1. Huber J, Walch K. Treating acne with oral contraceptives: use of lower doses. *Contraception* 2006; **73:** 23–9.
2. Arowojolu AO, *et al.* Combined oral contraceptive pills for treatment of acne. Available in The Cochrane Database of Systematic Reviews; Issue 3. Chichester: John Wiley; 2009 (accessed 09/10/09).

避孕 避孕法用于控制生育，且有一些方法对于健康还有除避孕之外的其他益处。有许多常规的方法包括安全期计划生育（natural family planning）、男性和女性障壁法、子宫内避孕器（IUDs）、女性激素避孕药以及女性或男性绝育法。此外，雌性激素避孕药和铜IUDs可用于紧急（性交后）避孕。按照避孕目的不同避孕方法可分为3类：抑制排卵、防止卵子受精和阻止受精卵着床。一旦受精卵着床就没有有效的避孕方法了，换言之，避孕药不是堕胎药。

有很多因素会影响避孕方法的选择。与女性有关的包括年龄（可能的生育能力）、经产数、患病情况、性传播疾病风险、吸烟状况、哺乳、文化和宗教因素。与方法本身有关的包括失败率、可逆性、使用的简易程度、作用机制、不良反应和对于健康的非避孕益处。

最可靠的是那些不会令使用者发生避孕失败的方法，例如*孕激素注射和埋植以及孕激素或铜质的宫内节育器*（IUDs）。使用好的话，据报道，这些方法第一年使用时的失败率为0.05%～0.6%；旧的IUD失败率更高。孕激素注射的有效时间为2个月或3个月，而根据制剂不同，孕激素埋植和孕激素宫内节育器的有效时间可以是1～5年。长效孕激素制剂可以通过使宫颈黏液变稠而阻止精子穿入，并能抑制子宫内膜而阻止着床。此外，这种制剂可抑制排卵，注射制剂能够完全抑制排卵，埋植剂的有效率为50%，孕激素宫内节育器则更低。传统上认为铜IUDs通过抑制着床发挥作用，但现在的观点认为，节育器所造成的子宫内生物化学环境的改变同样能阻碍受精。该方法有效且长效（达5年或10年）。在放置IUD后20天，发生盆腔感染的风险增加，但此后发生盆腔炎症的风险与未用IUD者相似。当前有性传播疾病或盆腔炎症的女性，不能使用IUD。但当疾病被治愈后，可以考虑IUD。对发生感染的高危患者，在放置IUD前可给予预防性抗菌药。在过去，不建议在未生育的女性放置IUD，以免摘除IUD后损伤患者的生育功能。其实，生育功能还受到其他因素的干扰，例如年轻女性性生活相关的性传播疾病风险增加。因此，未生育本身，不再是IUD的禁忌证。甚至有些IUD专门为这群妇女设计。尽管IUD可有效防止妊娠，极少避孕失败，但异位妊娠的风险增加，可高达6%～8%。

就避孕失败而言，*复方口服避孕药*的失败率最高。据报道，如果使用方法正确，第一年使用的失败率是0.3%，但通常是8%。该方法的作用原理是抑制排卵，并能同时降低受精及着床的概率。复方口服避孕药具有除避孕之外的其他优势，包括避免痛经、经前期紧张及缺铁性贫血，长期来看，此种避孕药对于子宫内膜癌及卵巢癌的发生起保护作用。但是，此方法对于预防性传播疾病无效，对于吸烟的高龄女性无效，长期使用会导致乳腺癌的发病风险轻度升高。近期开发的其他形式的口服避孕药有*每月一次的注射剂、阴道环和透皮贴剂*。

*只含有孕激素的口服避孕药*由于需要准确的剂量周期，因此被认为失败率较复方制剂要略高。在正确服用的情况下，第一年使用的失败率是0.9%，事实上，高达10%的失败率都有报道。哺乳期间服用此避孕药失败少见，因为哺乳本身提供了额外的避孕作用（见下文**安全期计划生育法**）。规律服用是关键，每次服用的时间不能延迟超过3h（去氧孕烯可达12h）。该方法的主要作用是减少受精和着床的机会，尽管据称去氧孕烯能可靠地抑制排卵，单纯孕激素的口服避孕药在阻碍排卵方面的有效率也只有14%～50%。适用于哺乳期的妇女、年龄超过35岁的吸烟妇女以及有雌激素使用禁忌的妇女。

屏障方法，包括男用和女用避孕套、含有杀精剂的阴道海绵、与杀精剂同时使用的阴道隔膜和宫颈帽，都可以作为机械屏障阻止受精并使精子失活。屏障方法可以降低性传播疾病的发生风险，尤其是HIV感染出现之后，更倾向于使用此种方法。然而，屏障方法不像激素类避孕药和IUD那样有效。即使正确使用，第一年使用的失败率男用避孕套为2%，带有杀精剂的宫颈帽为6%，经产妇阴道栓为20%。杀精剂（如壬苯醇醚9）可以泡沫、乳膏、胶、可溶性阴道片剂或栓剂以及置于宫颈的含有杀精剂的聚乙烯醇薄膜等方式使用。然而，上述方法的避孕效果相对较差，不推荐使用。

安全期计划生育法，如周期性禁欲，是通过记录日历、体温、宫颈黏液（"Billings"）或者黏液体温等方法实现的，这要求很高的学习动力和有效的实践。然而，对于一些人而言，这是唯一可以接受的方法。近来，每日测定尿液中的激素浓度成为预测排卵时间以及此后受孕风险的一项新指标，危险期需要禁欲或者使用屏障避孕法。传统的方法，如中断性交（coitus interruptus），在一些地区广泛应用，但有效率相对较低。妇女在授乳期间无月经，可用于避孕，时间为产后6个月，因为这是有效的避孕法，必须在产后马上哺乳。婴儿必须全部或大部分母乳喂养，授乳间隔为4～6h，不能有月经来潮，如能持续正确应用此方法，产后6个月的失败率为0.9%。

多种其他避孕方法正在研究中，包括抗孕激素药米非司酮、选择性性激素受体调节剂以及避孕疫苗。也有一些**男性避孕方法**的研究。每周肌注高剂量的睾酮或者诺龙以产生精子缺乏在研究中获得了一定的成功，但是研制男用口服避孕剂型的发展缓慢。目前正在进行含有睾酮的孕激素避孕药的研究，例如埋植合成雄激素曲托龙（7-α-甲基-19-去甲睾酮，MENT）。

不可逆的避孕方法包括男性或女性绝育手术。使用米帕林作为非手术的女性绝育方法也曾被尝试，但存在很大争议。

1. Belfield T. *FPA Contraceptive Handbook: a guide for family planning and other health professionals*. 3rd ed. London: Family Planning Association, 1999.
2. Baird DT, Glasier AF. Contraception. *BMJ* 1999; **319:** 969–72.
3. Baird DT. Overview of advances in contraception. *Br Med Bull* 2000; **56:** 704–16.
4. Anderson RA. Hormonal contraception in the male. *Br Med Bull* 2000; **56:** 717–28.
5. Lähteenmäki P, Jukarainen H. Novel delivery systems in contraception. *Br Med Bull* 2000; **56:** 739–48.
6. Kubba A, *et al.* Contraception. *Lancet* 2000; **356:** 1913–19.
7. Foran TM. New contraceptive choices across reproductive life. *Med J Aust* 2003; **178:** 616–20.
8. The ESHRE Capri Workshop Group. Hormonal contraception without estrogens. *Hum Reprod Update* 2003; **9:** 373–86.
9. Graesslin O, Quereux C. Mise au point sur la contraception. *J Gynecol Obstet Biol Reprod (Paris)* 2005; **34:** 529–56.
10. National Collaborating Centre for Women's and Children's Health/NICE. Long-acting reversible contraception (issued October 2005). Available at: http://guidance.nice.org.uk/CG30/niceguidance/pdf/English (accessed 14/01/08)
11. Naz RK. Contraceptive vaccines. *Drugs* 2005; **65:** 593–603.
12. Peterson HB, Curtis KM. Long-acting methods of contraception. *N Engl J Med* 2005; **353:** 2169–75.
13. Hoesl CE, *et al.* Reversible, non-barrier male contraception: status and prospects. *Eur Urol* 2005; **48:** 712–22.
14. David PS, *et al.* Hormonal contraception update. *Mayo Clin Proc* 2006; **81:** 949–55.
15. Amory JK, *et al.* Drug insight: recent advances in male hormonal contraception. *Nat Clin Pract Endocrinol Metab* 2006; **2:** 32–41.
16. Liu PY, *et al.* Rate, extent, and modifiers of spermatogenic recovery after hormonal male contraception: an integrated analysis. *Lancet* 2006; **367:** 1412–20.
17. WHO, John Hopkins Bloomberg School of Public Health, United States Agency for International Development. Family planning: a global handbook for providers (2007, updated April, 2008). Available at: http://info.k4health.org/globalhandbook/ (accessed 21/07/10)
18. Faculty of Sexual and Reproductive Healthcare Clinical Effectiveness Unit. FSRH guidance (November 2007): intrauterine contraception. Available at: http://www.ffprhc.org.uk/admin/uploads/CEUGuidanceIntrauterineContraceptionNov07.pdf (accessed 09/07/08)

紧急避孕 紧急避孕法（性交后避孕法）用于无保护性交之后受精卵着床之前。用于着床之后的方法被认为是堕胎。最常用的两种紧急避孕的方法是*口服避孕药和铜质宫内节育器*。

历史上的口服激素性避孕药（所谓的"宿醉后药

片”）是含有孕激素的高剂量雌二醇制剂，性交后72h内服用，12h后重复一次（Yuzpe法）。针对所处的月经周期的不同时期，这种制剂具有多种作用机制，包括防止着床、防止或延缓排卵、破坏受精卵转运或者改变黄体功能。然而，目前广泛推荐单独使用左炔诺孕酮（不含雌二醇）作为紧急避孕药。WHO的一项大规模的多中心研究发现，性交后72h内单独使用750μg左炔诺孕酮并且12h后重复一次比Yuzpe法更有效且更易耐受[1]。性交后24h内使用，上述两种方法都非常有效[1,2]。针对Yuzpe法的一项小规模的观察性研究[3]报道了无保护性交后72～120h内使用有效率呈现下降趋势。WHO的一项进一步的大规模研究[4]发现，性交后120h，单剂量的1.5mg左炔诺孕酮与间隔12h两次服用750μg有效率相同，怀孕率均为1.5%。

不同研究的有效性存在差异，Yuzpe法可降低妊娠的风险达75%，左炔诺孕酮达89%[5]；因为后者疗效更好，耐受性更佳，故左炔诺孕酮是最常用的紧急避孕药，在性交后120h内均可服用[6～9]。

在无保护性交后120h内置入铜质而非孕激素的宫内节育器，可以作为性交后避孕的方法。作为紧急避孕的方法，失败率不超过1%[9]。因此，在优先考虑避孕效力的时候，宫内节育器是首选的紧急避孕法。

米非司酮是一种正在研究中的紧急避孕药。它可抑制排卵或抑制着床。米非司酮的效果不差于左炔诺孕酮，但会推迟随后的月经来潮，这可引起某些女性的焦虑[10,11]。另一个抗孕激素药，孕激素受体调节药醋酸乌利司他，效果不劣于左炔诺孕酮，它可在性交后120h内应用[12,13]；但它在紧急避孕中的作用有待进一步确认。

1. Task Force on Postovulatory Methods of Fertility Regulation. Randomised controlled trial of levonorgestrel versus the Yuzpe regimen of combined oral contraceptives for emergency contraception. *Lancet* 1998; **352:** 428–33.
2. Piaggio G, *et al.* Timing of emergency contraception with levonorgestrel or the Yuzpe regimen. *Lancet* 1999; **353:** 721.
3. Rodrigues I, *et al.* Effectiveness of emergency contraceptive pills between 72 and 120 hours after unprotected sexual intercourse. *Am J Obstet Gynecol* 2001; **184:** 531–7.
4. von Hertzen H, *et al.* Low dose mifepristone and two regimens of levonorgestrel for emergency contraception: a WHO multicentre randomised trial. *Lancet* 2002; **360:** 1803–10.
5. Dunn S, Guilbert E. Society of Obstetricians and Gynaecologists of Canada. Society of Obstetricians and Gynaecologists of Canada. SOGC clinical practice guidelines no. 131, August 2003: Emergency contraception. *J Obstet Gynaecol Can* 2003; **25:** 673–9. Also available at: http://www.sogc.org/guidelines/public/131E-CPG-August2003.pdf (accessed 14/01/08)
6. WHO. Emergency contraception (fact sheet no 244, revised October 2005). Available at: http://www.who.int/mediacentre/factsheets/fs244/en/print.html (accessed 14/01/08)
7. American College of Obstetricians and Gynecologists. ACOG practice bulletin number 69, December 2005: emergency contraception. *Obstet Gynecol* 2005; **106:** 1443–52.
8. American Academy of Pediatrics Committee on Adolescence. Emergency contraception. *Pediatrics* 2005; **116:** 1026–35. Also available at: http://aappolicy.aappublications.org/cgi/reprint/pediatrics;116/4/1026.pdf (accessed 14/01/08)
9. Faculty of Family Planning and Reproductive Health Care Clinical Effectiveness Unit. FFPRHC guidance (April 2006): emergency contraception. *J Fam Plann Reprod Health Care* 2006; **32:** 121–8. Also available at: http://www.ffprhc.org.uk/admin/uploads/449_EmergencyContraceptionCEUguidance.pdf (accessed 14/01/08)
10. Sarkar NN. The potential of mifepristone (RU-486) as an emergency contraceptive drug. *Acta Obstet Gynecol Scand* 2005; **84:** 309–16.
11. Cheng L, *et al.* Interventions for emergency contraception. Available in The Cochrane Database of Systematic Reviews; Issue 2. Chichester: John Wiley; 2008 (accessed 09/07/08).
12. Creinin MD, *et al.* Progesterone receptor modulator for emergency contraception: a randomized controlled trial. *Obstet Gynecol* 2006; **108:** 1089–97.
13. Glasier AF, *et al.* Ulipristal acetate versus levonorgestrel for emergency contraception: a randomised non-inferiority trial and meta-analysis. *Lancet* 2010; **375:** 555–62.

恶性肿瘤 预防性使用口服避孕药对BRCA1和BRCA2基因突变的卵巢癌女性有保护作用，但应平衡这些女性的乳腺癌风险（见**致癌性**下的**卵巢**，第1996页）。

Hormone Replacement Therapy 激素替代治疗

Hormonersatztherapie; HRT; THS; Traitement Hormonal Substitutif; Tratamiento hormonal restitutivo.

Гормонозаместительная Терапия

绝经期

绝经期是指卵泡功能衰竭而导致周期性的月经永远消失。因此，它是一个回顾性的诊断，一般将月经停止1年后的时间称为“绝经期”。在绝经前的数年（绝经过渡期），卵巢分泌雌激素的能力就逐渐下降，有时表现为雌激素水平有所波动，垂体分泌的卵泡刺激素（FSH）随之升高。绝经过渡期突出的表现为不规则月经来潮和功能障碍性子宫出血。和育龄期相比，生育能力明显下降。“围绝经期（perimenopause）”包括绝经过渡期和绝经后第一年的时间，可能持续6年或更久。有时也称为“更年期（the climacteric）”。约在绝经后4年，女性雌激素水平降到最低点，同时FSH升高到最高水平。绝经后，卵巢可继续分泌一些雄激素，这些雄激素和来自肾上腺的雄激素一起，在外周转化为雌激素（主要是雌酮）。但是，雌激素水平较绝经前明显降低。绝经的平均年龄约51岁。女性在40岁或之前出现绝经，称为“过早绝经”。手术切除双侧卵巢、抗肿瘤药物和放疗等可引起绝经。

围绝经期雌激素水平的下降可对机体产生急性和长期的影响。有些影响和衰老本身带来的影响难以区别，不同地区的发生率也有差异。已明确的急性症状包括血管舒缩不稳定性（表现为热潮红和盗汗）、阴道萎缩和性交困难。非特异性症状包括心悸、头痛、背痛和心理症状，如疲乏、注意力难以集中、性欲降低、易怒、失眠和抑郁。失眠可能继发于盗汗。没有证据提示抑郁性疾病在绝经后出现不成比例的增加。老年女性中泌尿道疾病常见，可能在围绝经期出现，但是和雌激素缺乏之间的关系尚不明确。已经明确的雌激素水平下降带来的长期影响包括骨折的危险增加，这和绝经后骨吸收增加有关。另外，雌激素水平下降对血脂蛋白产生不利的影响，可能成为心血管疾病的一个危险因素。替代治疗（HRT）联合雌激素，联合或不联合孕激素及非激素疗法（见**绝经期疾病**，第2010页）可用于治疗绝经带来的各种急性和长期不良反应。

激素替代治疗的不良反应

雌激素用于绝经后HRT的不良反应包括恶心和呕吐、腹部痛性痉挛和腹胀、体重改变、乳房增大并压痛、月经前样症状、水钠潴留、血脂变化、阳汁淤积性黄疸、葡萄糖不耐受、痧和黄褐斑、性欲改变、偏头痛、眩晕、抑郁症、情绪改变、头痛、腿痛性痉挛、阴道念珠菌病和隐形眼镜的耐受性下降。经皮用药系统可引起接触性过敏（如持续接触药物，可能引起严重的超敏反应）。鼻腔喷雾，可引起局部刺激、流涕和鼻衄。有剧烈运动后引起头痛的报道。单独雌激素而无孕激素治疗，可导致子宫内膜增生和子宫内膜癌（见下文）发生危险增加。28天周期中，在第10～14天加用孕激素，可降低发生内膜癌的风险，但是在应用孕激素后会出现撤退性出血。连续使用雌孕激素可避免撤退性出血，但可能出现不规律的突破性出血，尤其是在治疗的早期或最后一次月经后的12个月内。当前应用绝经后HRT与静脉血栓栓塞和乳房癌的风险增加有关（见下文）。

1. Winship KA. Unopposed oestrogens. *Adverse Drug React Acute Poisoning Rev* 1987; **1:** 37–66.
2. Evans MP, *et al.* Hormone replacement therapy: management of common problems. *Mayo Clin Proc* 1995; **70:** 800–5.

致癌性 未拮抗的雌激素用于绝经后HRT，不论采用何种给药途径，发生内膜癌的风险都增加。联合应用孕激素，发生肿瘤的风险下降，虽然可能不能完全消除。也有证据显示，应用HRT，不管单独应用雌激素还是联合应用孕激素，乳腺癌的发生率均有增加。

由于对HRT的方案不断进行调整，有必要对接受治疗的患者进行各种肿瘤的监测。

有文献[1]对复方的绝经后HRT的致癌性进行综述。

1. IARC/WHO. Combined estrogen-progestogen contraceptives and combined estrogen-progestogen menopausal therapy. *IARC monographs on the evaluation of carcinogenic risks to humans volume 91* 2007. Available at: http://monographs.iarc.fr/ENG/Monographs/vol91/mono91.pdf (accessed 20/07/10)

乳腺 初潮年龄提前和绝经期时间延后均可增加乳腺癌的发生率。在年轻时切除双侧卵巢可降低乳腺癌的发生率。而且，较高水平的非结合内源性雌激素似乎可增加绝经期女性发生乳腺癌的风险[1]。这些危险因素让人们担忧，HRT可能引起乳腺癌发病率的增加。

对20世纪70年代和（或）80年代期间在绝经后女性中用**非拮抗雌激素**HRT的临床研究进行分析[2～4]，结果显示，HRT和乳腺癌风险中度增加有关。和未用雌激素人群相比，总体相对危险系数在<1至≤2。其中一项荟萃分析[3]（包括1976～1989期间的临床研究）进一步显示，尽管在雌激素替代治疗15年后，发生乳腺癌的相对风险升高到1.3，但在治疗的前5年，风险根本不增加。一项相似的荟萃分析[4]对大剂量和小剂量雌激素替代治疗进行对比，发现接受结合雌激素每日0.625mg的患者，发生乳腺癌的风险比未服药者升高1.08倍，而服药≥每日1.25mg的患者，发生乳腺癌的风险升高到2倍。而另一项荟萃分析[5]比较了正在进行的和曾经的HRT、不同持续时间和不同开始治疗时间对乳腺癌发病率的影响。结果发现，目前正接受HRT与发生乳腺癌风险最高（1.4）有关。治疗时间为10年或更多发生乳腺癌的相对危险为1.2，曾经使用HRT者，相对危险并不增加。1997年，Collaborative Group on Hormonal Factors in Breast Cancer对90%的HRT相关的乳腺癌全球患者进行了再分析[6]。结果显示，诊断乳腺癌的相对风险在用药期间，每年增加1.023；用药时间超过5年患者，相对风险达1.35。但是，一旦停止用药，发生乳腺癌的风险就会下降，在停药5年后风险几乎消失。如果女性在50岁开始激素替代治疗，在用药后5年、10年和15年的时候，在1000名年龄在50～70岁的女性中，累计诊断的额外的乳房癌分别为2例、6例和12例。从未接受激素替代治疗的人群，1000例中发生乳腺癌45例[6]。相反，Women's Health Initiative[7]将接受HRT平均7年的患者和安慰剂对照组进行比较，发现HRT组发生乳腺癌的危险呈下降趋势。一项芬兰的队列研究发现[8]，口服雌二醇或雌三醇小于5年，乳腺癌风险并不增加。在Nurse Health Study队列研究中[9]，服用未拮抗雌激素的妇女，乳腺癌风险随着用药时间的延长而增加，并未达到统计学显著意义，除非用药时间超过20年。

大多数数据来自应用非拮抗雌激素人群。同时存在以下两种推测：联合应用孕激素可能使乳腺癌的发生危险下降，也可能使之升高。Bergkvist等[10]进行的小规模研究发现，孕激素长期**联合治疗**相对危险度为4.4。但是，因置信区间太大，尚不能作出肯定的结论。Nurses'Health Study队列分析结果显示[11]，当前通用的雌孕激素联合治疗和未拮抗雌激素治疗均可增加乳腺癌的相对危险（分别为1.4和1.3）。Collaborative Group on Hormonal Factors in Breast Cancer[6]未发现单独应用雌激素和联合应用雌孕激素治疗之间的差异。然而，随机研究提示，与未拮抗雌激素相比，雌孕激素联合治疗使乳房X片密度增加更加明显[12]。进一步的队列研究[13,14]和病例对照[15,16]研究也提示，与单独雌激素治疗相比，目前或最近联合孕激素HRT使乳腺癌的发生风险增加。一项研究对象超过1百万名女性（百万女性研究，Million Women Study）的队列研究结果[17]提示，与未接受HRT人群相比，单独雌激素治疗的患者发生乳腺癌的相对危险为1.3，而联合雌孕激素HRT者相对危险为2.0。Women's Health Initiative[18]对联合雌孕激素HRT或安慰剂治疗的16000名女性进行大约5年的随访，因HRT组浸润性乳腺癌的发生率增加而提前停止。

公共卫生范畴的乳腺癌患者数的增加与所选择的背景人群发生乳腺癌的风险有关。西方国家属于乳腺癌的高发区，因此，即使HRT仅引起相对危险的轻度增加，也会导致患者数的绝对值增加很多[19]。

如果绝经后雌激素替代治疗会增加乳腺癌的发生率，那么就有必要明确是否有方法及早发现这些肿瘤，肿瘤的进展如何，与之相关的死亡率是多少。到目前为止，相关的数据并不多。

- 有证据显示[20,21]，应用HRT可降低乳腺X片筛查肿瘤的敏感性和特异性，导致假阳性和假阴性的发生率增加。HRT使乳腺X片的密度增加[22,23]，降低从密度型到脂肪型的自然改变[24]。因此有人担心筛查乳腺肿瘤的项目难以获得成功，这也是在不同检查期间（而不是在检查时）发现肿瘤的原因[25]。而且，HRT引起的影像学上乳腺密度增加本身是乳腺癌发生危险增加的一个指标[12,26]。
- 有数据显示，HRT相关的妇女乳腺癌可能有更好的预后分级[27,28]。Collaborative Group on Hormonal Factors in Breast Cancer报道，曾经或正在行HRT的女性出现的乳腺肿瘤，以局限型癌可能性大。但也有证据表明，随着HRT时间延长，肿瘤发生转移的危险性增加[6]。然而，Women's Health Initiative[26]未能够证实以前预后良好的发现。他们发现，HRT人群出现的乳腺癌体积更大、更易出现结节、诊断时肿瘤更易处于晚期。HRT妇女有较好的预后评分，可能与肿瘤的组织学类型有关：与浸润性导管癌相比，浸润性小叶和管状癌与目前应用HRT之间的关系更加密切[29]。
- 目前大多数的随访研究不能明确长期HRT对死亡率的影响。英国队列研究[30]的早期结果提示，乳腺癌的死亡率降低。但是，随后的随访观察发现，死亡率并未进一步下降[31]。与此相似，另一项包括2614例女性乳腺癌患者的长达22年的随访研究发现，诊断肿瘤时正在行HRT和死亡率下降有关，但这种保护作用随着时间的延长而消失[32]。相反，Nurses'Health Study的结果显示[11]，使用HRT≥5年者，乳腺癌导致的死亡率增加（1.45）。另一项长期（平均17年）HRT的研究也得出相似的结论，虽然乳腺癌引起的死亡率略低于上一项研究，但还是有引起死亡率增加的趋势（1.9，95%置信区间0.4～8.4）[33]。

那些伴有乳腺癌高危因素的女性应用HRT后发生乳腺癌的危险进一步增加。近期有研究发现，这些女性乳腺癌的发生率只有轻度增加，并不具有显著性差异，而且总死亡率还有所下降[34]。目前还不明确，在乳腺癌存活人群中应用 HRT 是否会增加肿瘤复发的概率和相关的死亡率（见下文**注意事项**项下**恶性肿瘤**）。

1. Toniolo PG, *et al.* A prospective study of endogenous estrogens and breast cancer in postmenopausal women. *J Natl Cancer Inst* 1995; **87:** 190–7.
2. Henderson BE. The cancer question: an overview of recent epidemiologic and retrospective data. *Am J Obstet Gynecol* 1989; **161:** 1859–64.
3. Steinberg KK, *et al.* A meta-analysis of the effect of estrogen replacement therapy on the risk of breast cancer. *JAMA* 1991; **265:** 1985–90.
4. Dupont WD, Page DL. Menopausal estrogen replacement therapy and breast cancer. *Arch Intern Med* 1991; **151:** 67–72.
5. Colditz GA, *et al.* Hormone replacement therapy and risk of breast cancer: results from epidemiologic studies. *Am J Obstet Gynecol* 1993; **168:** 1473–80.
6. Collaborative Group on Hormonal Factors in Breast Cancer. Breast cancer and hormone replacement therapy: collaborative reanalysis of data from 51 epidemiological studies of 52 705 women with breast cancer and 108 411 women without breast cancer. *Lancet* 1997; **350:** 1047–59. Correction. *ibid.*; 1484.
7. Stefanick ML, *et al.* Women's Health Initiative Investigators. Effects of conjugated equine estrogens on breast cancer and mammography screening in postmenopausal women with hysterectomy. *JAMA* 2006; **295:** 1647–57.
8. Lyytinen H, *et al.* Breast cancer risk in postmenopausal women using estrogen-only therapy. *Obstet Gynecol* 2006; **108:** 1354–60.
9. Chen WY, *et al.* Unopposed estrogen therapy and the risk of invasive breast cancer. *Arch Intern Med* 2006; **166:** 1027–32.
10. Bergkvist L, *et al.* The risk of breast cancer after estrogen and estrogen—progestin replacement. *N Engl J Med* 1989; **321:** 293–7.
11. Colditz GA, *et al.* The use of estrogens and progestins and the risk of breast cancer in postmenopausal women. *N Engl J Med* 1995; **332:** 1589–93.
12. Greendale GA, *et al.* Effects of estrogen and estrogen-progestin on mammographic parenchymal density. *Ann Intern Med* 1999; **130:** 262–9.
13. Schairer C, *et al.* Menopausal estrogen and estrogen-progestin replacement therapy and breast cancer risk. *JAMA* 2000; **283:** 485–91.
14. Colditz GA, Rosner B. Cumulative risk of breast cancer to age 70 years according to risk factor status: data from The Nurses' Health Study. *Am J Epidemiol* 2000; **152:** 950–64.
15. Ross RK, *et al.* Effect of hormone replacement therapy on breast cancer risk: estrogen versus estrogen plus progestin. *J Natl Cancer Inst* 2000; **92:** 328–32.
16. Li CI, *et al.* Relationship between long durations and different regimens of hormone therapy and risk of breast cancer. *JAMA* 2003; **289:** 3254–63.
17. Million Women Study Collaborators. Breast cancer and hormone-replacement therapy in the Million Women Study. *Lancet* 2003; **362:** 419–27. Correction. *ibid.*; 1160.
18. Writing Group for the Women's Health Initiative Investigators. Risks and benefits of estrogen plus progestin in healthy postmenopausal women: principal results from the Women's Health Initiative randomized controlled trial. *JAMA* 2002; **288:** 321–33.
19. WHO. Research on the menopause in the 1990s: report of a WHO scientific group. *WHO Tech Rep Ser 866* 1996. Also available at: http://libdoc.who.int/trs/WHO_TRS_866.pdf (accessed 24/01/08)
20. Laya MB, *et al.* Effect of estrogen replacement therapy on the specificity and sensitivity of screening mammography. *J Natl Cancer Inst* 1996; **88:** 643–9.
21. Kavanagh AM, *et al.* Hormone replacement therapy and accuracy of mammographic screening. *Lancet* 2000; **355:** 270–4.
22. Rutter CM, *et al.* Changes in breast density associated with initiation, discontinuation, and continuing use of hormone replacement therapy. *JAMA* 2001; **285:** 171–6.
23. McTiernan A, *et al.* Women's Health Initiative Mammogram Density Study Investigators. Estrogen-plus-progestin use and mammographic density in postmenopausal women: Women's Health Initiative randomized trial. *J Natl Cancer Inst* 2005; **97:** 1366–76.
24. van Duijnhoven FJB, *et al.* Postmenopausal hormone therapy and changes in mammographic density. *J Clin Oncol* 2007; **25:** 1323–8.
25. Cohen EL. Effect of hormone replacement therapy on cancer detection by mammography. *Lancet* 1997; **349:** 1624.
26. Chlebowski RT, *et al.* Influence of estrogen plus progestin on breast cancer and mammography in healthy postmenopausal women: the Women's Health Initiative randomized trial. *JAMA* 2003; **289:** 3243–53.
27. Harding C, *et al.* Hormone replacement therapy and tumour grade in breast cancer: prospective study in screening unit. *BMJ* 1996; **312:** 1646–7. Correction. *ibid.*; **313:** 198.
28. Gapstur SM, *et al.* Hormone replacement therapy and risk of breast cancer with a favorable histology: results of the Iowa Women's Health Study. *JAMA* 1999; **281:** 2091–7.
29. Reeves GK, *et al.* Million Women Study Collaborators. Hormonal therapy for menopause and breast-cancer risk by histological type: a cohort study and meta-analysis. *Lancet Oncol* 2006; **7:** 910–18.
30. Hunt K, *et al.* Long-term surveillance of mortality and cancer incidence in women receiving hormone replacement therapy. *Br J Obstet Gynaecol* 1987; **94:** 620–35.
31. Hunt K, *et al.* Mortality in a cohort of long-term users of hormone replacement therapy: an updated analysis. *Br J Obstet Gynaecol* 1990; **97:** 1080–6.
32. Schairer C, *et al.* Estrogen replacement therapy and breast cancer survival in a large screening study. *J Natl Cancer Inst* 1999; **91:** 264–70.
33. Ettinger B, *et al.* Reduced mortality associated with long-term postmenopausal estrogen therapy. *Obstet Gynecol* 1996; **87:** 6–12.
34. Sellers TA, *et al.* The role of hormone replacement therapy in the risk for breast cancer and total mortality in women with a family history of breast cancer. *Ann Intern Med* 1997; **127:** 973–80.

宫颈 HRT 对宫颈癌风险影响的研究受到其他一些复杂因素的影响，如性活动。关于 HRT 和发生宫颈癌风险的研究很少，但有研究提示，雌激素不会增加（可能还会降低）宫颈癌的发生率[1]。但另一项研究显示，未拮抗的雌激素可能增加腺癌的风险[2]。在心脏和雌孕激素替代治疗研究（Heart and Estrogen/progestin Replacement Study，HERS）中，对患者每年行宫颈涂片检查，发现联合 HRT 并不显著影响宫颈涂片细胞学异常的发生率[3]。然而，在 Women's Health Initiative study[4]，服用复方 HRT 的女性，出现新的宫颈病变的发生率增加，尽管高级鳞状间皮病变和宫颈癌并不增加。

1. Parazzini, F, *et al.* Case-control study of oestrogen replacement therapy and risk of cervical cancer. *BMJ* 1997; **315:** 85–8.
2. Lacey JV, *et al.* Use of hormone replacement therapy and adenocarcinomas and squamous cell carcinomas of the uterine cervix. *Gynecol Oncol* 2000; **77:** 149–54.
3. Sawaya GF, *et al.* The positive predictive value of cervical smears in previously screened postmenopausal women: the Heart and Estrogen/progestin Replacement Study (HERS). *Ann Intern Med* 2000; **133:** 942–50.
4. Yasmeen S, *et al.* Incidence of cervical cytological abnormalities with aging in the Women's Health Initiative: a randomized controlled trial. *Obstet Gynecol* 2006; **108:** 410–19.

子宫内膜 已经明确，非拮抗的雌激素替代治疗可增加内膜增生和内膜癌的发生率。对 20 世纪 70 年代和 80 年代期间的病例对照研究结果分析显示[1]，与未使用雌激素人群相比，曾用雌激素的患者发生子宫内膜癌的相对危险为 1.4～7.6，长期应用雌激素的患者，相对危险为 3.1～15。雌激素用量增加者发生内膜癌的危险也增加。总体上，与未用雌激素人群相比，应用雌激素引起的内膜癌患者有较好的预后分级，生存率更高[1]。停用未拮抗的雌激素治疗后数年，仍然存在内膜癌发生率增加的危险[2]。

雌激素治疗中联合应用孕激素可减少内膜增生[3]和肿瘤的发生。然而，孕激素联合治疗带来的风险和受益、最佳的孕激素类型、剂量和用药持续时间，尚未得到充分阐明。

关于发生内膜癌的风险，一项队列研究的数据发现，周期性孕激素联合治疗发生内膜癌的风险低于单独雌激素治疗[4]。进一步的病例对照研究证实，孕激素可降低子宫内膜癌的相对危险：与孕激素每月用药<10 天的患者相比，每月用药≥10 天的人群发生内膜癌的相对危险更低[5]。另外两项较大规模的病例对照研究也证实了这些结论[6,7]。然而，其中一项研究报道[6]，长期孕激素联合 HRT，内膜癌的发生率并不降低。与未用药人群相比，每月服用孕激素≥10 天的联合 HRT 治疗 5 年，发生内膜癌的相对危险性为 2.5（95%置信区间 1.1～5.5）。此结论尚需进一步证实。

有人建议，在 84 天（长周期）的周期中应用孕激素 10 天可提高孕激素联合 HRT 患者的依从性。然而，一项采用长周期 HRT 的研究提前宣告结束，因为研究者发现，与传统的月周期相比，长周期 HRT 患者发生内膜增生和不典型增生的风险增加[8]。

一些新的 HRT 方案采用持续小剂量孕激素和雌激素，以避免撤退性出血。从这些治疗方案的随机试验得到的关于子宫内膜增生发生率的数据是令人满意的[9,10,13]。连续应用炔诺酮和炔雌醇[9]或连续应用甲羟孕酮和结合雌激素[10]能够对抗单独雌激素引起的子宫内膜增生。将连续用药与序贯给药相比较，荟萃分析[13]提示，它们可造成子宫内膜增生的危险性相似，但序贯给药方案多样化，缺乏充分数据用于比较不同方案。对内膜癌影响的研究显示，联合持续孕激素 HRT，和孕激素每月给药≥10 天的联合序贯治疗方案一样，可有效降低子宫内膜癌的发生（两种 HRT 方案 5 年后，发生内膜癌的相对危险为 1.07）[7]。Women's Health Initiative 结果显示[11]，持续孕激素联合 HRT 方案可使子宫内膜癌的发生率降低，5 年后内膜癌的发生率和安慰剂组无显著性差异。然而，在百万女性队列研究[12]（Million Women cohort study）对子宫内膜癌的分析中，716738 例研究对象中有 55%未接受 HRT。结果显示，持续孕激素联合 HRT 使患者发生子宫内膜癌的危险下降，而周期性孕激素联合 HRT 不影响内膜癌发生率，单独雌激素 HRT 和替勃龙治疗使内膜癌的发生风险增加。研究发现，肥胖的女性联合 HRT 后获益最大。目前尚不明确，子宫内膜癌存活者行 HRT 是否会增加疾病复发和相关的死亡风险（见下文**注意事项**项下**恶性肿瘤**）。

1. Henderson BE. The cancer question: an overview of recent epidemiologic and retrospective data. *Am J Obstet Gynecol* 1989; **161:** 1859–64.
2. Rubin GL, *et al.* Estrogen replacement therapy and the risk of endometrial cancer: remaining controversies. *Am J Obstet Gynecol* 1990; **162:** 148–54.
4. Persson I, *et al.* Risk of endometrial cancer after treatment with oestrogens alone or in conjunction with progestogens: results of a prospective study. *BMJ* 1989; **298:** 147–51.
5. Voigt LF, *et al.* Progestagen supplementation of exogenous oestrogens and risk of endometrial cancer. *Lancet* 1991; **338:** 274–7.
6. Beresford S, *et al.* Risk of endometrial cancer in relation to use of oestrogen combined with cyclic progestagen therapy in postmenopausal women. *Lancet* 1997; **349:** 458–61.
7. Pike MC, *et al.* Estrogen-progestin replacement therapy and endometrial cancer. *J Natl Cancer Inst* 1997; **89:** 1110–16.
8. Cerin A, *et al.* Adverse endometrial effects of long-cycle estrogen and progestogen replacement therapy. *N Engl J Med* 1996; **334:** 668–9.
9. Speroff L, *et al.* The comparative effect on bone density, endometrium, and lipids of continuous hormones as replacement therapy (CHART Study). *JAMA* 1996; **276:** 1397–1403.
10. The Writing Group for the PEPI trial. Effects of hormone replacement therapy on endometrial histology in postmenopausal women. *JAMA* 1996; **275:** 370–5.
11. Anderson GL, *et al.* Effects of estrogen plus progestin on gynecologic cancers and associated diagnostic procedures: the Women's Health Initiative randomized trial. *JAMA* 2003; **290:** 1739–48.
12. Million Women Study Collaborators. Endometrial cancer and hormone-replacement therapy in the Million Women Study. *Lancet* 2005; **365:** 1543–51.
13. Furness S, *et al.* Hormone therapy in postmenopausal women and risk of endometrial hyperplasia. Available in The Cochrane Database of Systematic Reviews; Issue 2. Chichester: John Wiley; 2009 (accessed 20/07/10).

（注：英文原文缺参考文献 3。）

胃肠道 雌激素替代治疗对结肠直肠癌的影响尚无定论，因为有的文献报道可增加发病率，而有的则认为可降低发病率。1995 年的一篇荟萃分析提示，替代治疗对肿瘤发生无影响[1]。但随后的研究确实发现，接受雌激素治疗，结肠癌的发生率降低[2,3]。目前正在使用 HRT 的患者受益最明显，她们发生结肠癌的相对危险是从未接受雌激素治疗人群的 1/3～1/2。一项病例对照研究也报道了相似的结果[4]，雌激素治疗使结肠癌发生率明显降低，但对直肠癌无影响。近期的一项荟萃分析总结认为[5]，那些最近应用 HRT 的人群发生结肠癌的危险可能会下降，结肠癌相关的死亡率也随之下降。Women's Health Initiative[6]是一项联合 HRT 和安慰剂对照的临床研究，包括 16000 例女性。结果发现，HRT 组发生结肠直肠癌的危险下降，但是在发现肿瘤时，出现更多淋巴结受累，肿瘤处于更晚期的阶段。

关于 HRT 对结直肠癌死亡影响的数据不多。Nurses' Health Study 队列研究[7]显示，与未行 HRT 的女性相比，接受 HRT 的女性，结直肠癌相关的死亡率和总体死亡率下降。然而，这种获益局限于在肿瘤诊断前进行 HRT 5 年以上的女性。HRT 时间长短以及既往 HRT 均对患者的生存时间无影响。

1. MacLennan SC, *et al.* Colorectal cancer and oestrogen replacement therapy: a meta-analysis of epidemiological studies. *Med J Aust* 1995; **162:** 491–3.
2. Calle EE, *et al.* Estrogen replacement therapy and risk of fatal colon cancer in a prospective cohort of postmenopausal women. *J Natl Cancer Inst* 1995; **87:** 517–23.
3. Grodstein F, *et al.* Postmenopausal hormone use and risk for colorectal cancer and adenoma. *Ann Intern Med* 1998; **128:** 705–12.
4. Newcomb PA, Storer BE. Postmenopausal hormone use and risk of large-bowel cancer. *J Natl Cancer Inst* 1995; **87:** 1067–71.
5. Nanda K, *et al.* Hormone replacement therapy and the risk of colorectal cancer: a meta-analysis. *Obstet Gynecol* 1999; **93:** 880–8.
6. Chlebowski RT, *et al.* Estrogen plus progestin and colorectal cancer in postmenopausal women. *N Engl J Med* 2004; **350:** 991–1004.
7. Chan JA, *et al.* Hormone replacement therapy and survival after colorectal cancer diagnosis. *J Clin Oncol* 2006; **24:** 5680–6.

卵巢 Collaborative Ovarian Cancer Group[1]回顾性分析了各项病例对照研究的结果后认为，没有证据显示，雌激素替代治疗会影响发生浸润性卵巢癌的危险。然而，随后的更大规模的研究发现，长期雌激素替代治疗可能增加致死性卵巢癌的发生率[2,3]。与此相似，一项荟萃分析显示，HRT（尤其是长期 HRT）会增加浸润性上皮卵巢癌的发生[4]。随后的另一项队列研究[5]也报道，雌激素替代治疗人群卵巢癌发生率增加，尤其是替代治疗 10 年以上的人群。但是，联合 HRT 并无类似发现。瑞士的一项病例对照研究[6]对不同类型的 HRT 进行比较，也发现雌激素替代治疗会增加卵巢癌的风险。然而，研究者发现，序贯孕激素联合 HRT（连续雌激素加周期性孕激素）的女性卵巢癌发生风险增加，而连续孕激素联合 HRT 的患者卵巢癌发生率并不增加。与此相似，Women's Health Initiative[7]也得到相似的结论，这是一项连续孕激素联合 HRT 和安慰剂对照的研究，包括 16000 例患者，5.6 年的随访，并未发现卵巢癌发生率的显著增加。进一步的队列研究显示，长期且当前正在应用非拮抗的雌激素与卵巢癌发生风险增加有关[8～10]，但与孕酮的关系尚不明确。Million Women Study 研究[10]也发现，复方 HRT 可增加卵巢癌风险，但 Nurses' Health Study 研究[9]并未发现这种相关性。另一个队列研究 NIH-AARP Diet and Health Study[8]发现，复方

HRT 5 年以上女性，卵巢癌风险增加，序贯 HRT 方案组的发生率高于连续 HRT 方案组。

1. Whittemore AS, *et al.* Characteristics relating to ovarian cancer risk: collaborative analysis of 12 US case-control studies. *Am J Epidemiol* 1992; **136:** 1184–1203.
2. Rodriguez C, *et al.* Estrogen replacement therapy and fatal ovarian cancer. *Am J Epidemiol* 1995; **141:** 828–35.
3. Rodriguez C, *et al.* Estrogen replacement therapy and ovarian cancer mortality in a large prospective study of US women. *JAMA* 2001; **285:** 1460–5.
4. Garg PP, *et al.* Hormone replacement therapy and the risk of epithelial ovarian carcinoma: a meta-analysis. *Obstet Gynecol* 1998; **92:** 472–9.
5. Lacey JV, *et al.* Menopausal hormone replacement therapy and risk of ovarian cancer. *JAMA* 2002; **288:** 334–41. Correction. *ibid.*; 2544.
6. Riman T, *et al.* Hormone replacement therapy and the risk of invasive epithelial ovarian cancer in Swedish women. *J Natl Cancer Inst* 2002; **94:** 497–504.
7. Anderson GL, *et al.* Effects of estrogen plus progestin on gynecologic cancers and associated diagnostic procedures: the Women's Health Initiative randomized trial. *JAMA* 2003; **290:** 1739–48.
8. Lacey JV, *et al.* Menopausal hormone therapy and ovarian cancer risk in the National Institutes of Health-AARP Diet and Health Study Cohort. *J Natl Cancer Inst* 2006; **98:** 1397–1405.
9. Danforth KN, *et al.* A prospective study of postmenopausal hormone use and ovarian cancer risk. *Br J Cancer* 2007; **96:** 151–6.
10. Million Women Study Collaborators. Ovarian cancer and hormone replacement therapy in the Million Women Study. *Lancet* 2007; **369:** 1703–10.

对糖类代谢的影响 对绝经后女性的一项调查研究显示，当前接受 HRT 的女性糖尿病患者，血糖控制的稳定性优于从未接受 HRT 或曾经接受 HRT 的女性患者[1]。Heart and Estrogen/Progestin Replacement study[2]的对象为伴有缺血性心脏病的绝经后女性，结果显示，无论是否有糖尿病，接受 HRT 4 年的女性组，空腹血糖无显著性改变，而安慰剂组女性血糖轻度增加。接受 HRT 治疗的女性，发生糖尿病的风险低于安慰剂组（两组累计的糖尿病发生率分别为 6.2% 和 9.5%）。Women's Health Initiative study 研究[3]结果显示，接受 HRT 治疗的女性，空腹血糖和胰岛素有变化，提示胰岛素敏感性改善。在平均 5.6 年的随访中，HRT 组的糖尿病发生率（3.5%）低于安慰剂组（4.2%）。这提示，每 10000 名接受 HRT 的女性，就可减少 15 例糖尿病患者。尽管 HRT 可改善绝经后糖尿病女性患者的血糖控制，总体上仍然应该慎用 HRT。因为糖尿病患者已具有心血管疾病高危风险，而 HRT 可能与缺血性心脏病的发生风险有关（见下文）。

1. Crespo CJ, *et al.* Hormone replacement therapy and its relationship to lipid and glucose metabolism in diabetic and nondiabetic postmenopausal women: results from the Third National Health and Nutrition Examination Survey (NHANES III). *Diabetes Care* 2002; **25:** 1675–80.
2. Kanaya AM, *et al.* Glycemic effects of postmenopausal hormone therapy: the Heart and Estrogen/progestin Replacement Study: a randomized, double-blind, placebo-controlled trial. *Ann Intern Med* 2003; **138:** 1–9.
3. Margolis KL, *et al.* Effect of oestrogen plus progestin on the incidence of diabetes in postmenopausal women: results from the Women's Health Initiative Hormone Trial. *Diabetologia* 2004; **47:** 1175–87.

对心血管系统的影响 各种事实提示，内源性雌激素可能对血管有保护作用。例如，不论在哪个年龄段，女性的心血管疾病的死亡率都低于男性。而且，和自然绝经的女性相比，因手术致提前绝经的女性缺血性心脏病的发生率增加。

但也有相反的证据：为了诊治恶性疾病而使用大剂量雌激素的患者发生心血管疾病的危险增加。与此相似，复方口服避孕药（含有雌激素）使心血管疾病的发生率轻度增加（第1997页）。而且，对心肌梗死后存活男性的早期研究发现，与安慰剂相比，服用大剂量结合雌激素（每日 5mg）与随后冠脉事件发生率增加有关（见**结合雌激素**项下**对心血管系统的影响**，第2020页）。

在临床上，一些大规模的观察型研究发现，与未用药人群相比，绝经后接受 HRT 人群缺血性心脏病和死亡率的发生率降低（见下文）。心血管疾病的发生危险降低约 30%～50%，但这种估计可能受到偏倚（例如健康用药者效应）的影响。令人失望的是，对照研究的结果对雌激素可降低心血管疾病危险的作用提出了质疑。也有证据显示，HRT 可增加卒中（见下文）和静脉血栓栓塞（见下文）的危险。

雌激素对心血管产生保护作用的机制尚未阐明[1]。雌激素对脂蛋白产生有利影响，但对甘油三酯（见下文）不利。与此相似，雌激素对血栓形成中的各种因子，有的产生有利影响，其他的产生不利影响。雌激素可能对冠状动脉产生直接的有利作用。孕激素可能会减弱雌激素对一些血脂的有利影响，但目前的数据显示，它尚不能抵消雌激素的潜在有益作用。

1. Mendelsohn ME, Karas RH. The protective effects of estrogen on the cardiovascular system. *N Engl J Med* 1999; **340:** 1801–11.

高血压 尽管大剂量雌激素和血压升高有关，但正常血压和高血压的绝经后女性行 HRT 并不影响血压，甚至还与血压轻度下降有关。一项对血压正常的绝经后女性观察研究显示[1~4]，随着时间延长，接受 HRT 人群收缩压升高的平均幅度显著降低。与此相似，有证据显示，高血压女性接受 HRT 后不影响血压[2]，有时甚至可降低血压[5]。

1. Affinito P, *et al.* Effects of hormonal replacement therapy in postmenopausal hypertensive patients. *Maturitas* 2001; **40:** 75–83.
2. Mueck AO, Seeger H. Effect of hormone therapy on BP in normotensive and hypertensive postmenopausal women. *Maturitas* 2004; **49:** 189–203.
3. Steiner AZ, *et al.* Postmenopausal oral estrogen therapy and blood pressure in normotensive and hypertensive subjects: the Estrogen in the Prevention of Atherosclerosis Trial. *Menopause* 2005; **12:** 728–33.
4. Karalis I, *et al.* Hormone replacement therapy and arterial blood pressure in postmenopausal women with hypertension. *Blood Pressure* 2005; **14:** 38–44.
5. Scuteri A, *et al.* Hormone replacement therapy and longitudinal changes in blood pressure in postmenopausal women. *Ann Intern Med* 2001; **135:** 229–38.

缺血性心脏病 1991 年，Stampfer 和 Colditz 综述了 31 项绝经后 HRT 对缺血性心脏病影响的病例对照和队列研究[1]。其中 4 项研究显示对心脏不利的结果，2 项研究对心脏无影响，25 项研究显示 HRT 有**降低**缺血性心脏病**风险**的趋势，或显著降低心脏病的风险。HRT 总体的相对危险为 0.56，估计 95% 置信区间 0.50～0.61。其他综述分析也报道了类似的降低心脏病风险的结果[2,3]。研究的很多数据来源于非拮抗雌激素替代治疗，此方案因可导致子宫内膜癌风险增加而已经不推荐用于有子宫的女性（见上文）。

有人担心，**加用孕激素**可能消除或减弱雌激素对心血管的保护作用，因为孕激素可减弱雌激素诱导的高密度脂蛋白胆固醇水平升高。据推测，对这方面的影响，非睾酮类衍生的孕激素可能比黄体酮作用更加显著。绝经后雌/孕激素干预研究（Postmenopausal Estrogen/Progestin Interventions Trial，PEPI）结果显示，尽管非拮抗雌激素可给血脂蛋白和纤维蛋白原带来最强的益处，但联合甲羟孕酮或微粒化孕酮的 HRT（微粒化孕酮优于甲羟孕酮）仍可见到这种益处[4]。而且，英国的 Medical Research Council Study 报道，单独应用结合雌激素与结合雌激素加炔诺孕酮（一种去甲睾酮衍生物）联合 HRT 相比，两者对血脂水平和凝血功能的有利和不利影响几乎可以达到平衡[5]。CHART 研究以单独应用炔雌醇或联合炔诺酮 HRT 为治疗方案，也得到相似的结果[6]。尽管这些研究的结果值得信任，但这 3 项研究都只是以，替代用药观察的终点事件。

Nurses'Health Study 队列[7]的资料显示，接受雌激素加孕激素的女性发生严重缺血性心脏病的风险明显降低。与未接受激素人群相比，接受雌孕激素联合 HRT 和单独雌激素 HRT 发生缺血性心脏病的相对危险分别为 0.4 和 0.6。体外研究提示，孕激素可通过抑制平滑肌细胞增殖对抗动脉粥样硬化发生[8]。

对于 **HRT 持续时间**对缺血性心脏病的影响，当前正行 HRT 似乎是降低心血管危险的最重要的因素。与冠心病低危人群相比，高危人群行 HRT 后获益更加明显[9]。令人遗憾的是，Nurses'Health Study 报道，因乳腺癌死亡率的增加，HRT 对心血管明显的保护作用在超过 10 年后随着治疗时间的延长而下降[9]。

但是，目前的很多研究并**未**发现 HRT 对心脏有**保护作用**。相反，和先前的研究结果不同，一项回顾性病例对照研究[10]并未发现近期使用联合 HRT 或单独雌激素 HRT 与心肌梗死发生率下降有关。这项研究的作者认为，HRT 对心血管的保护作用并未达到某些综述所预期的水平，并且认为，有必要进行随机临床研究进一步证实对心血管的保护作用[10]。Heart and Estrogen/Progestin Replacement Study 是一项以确诊缺血性心脏病为终点事件的安慰剂对照随机临床研究[11]，结果证实了作者的观点。结合雌激素加甲羟孕酮的联合 HRT 并未使心肌梗死的发生率和缺血性心脏病引起的死亡率下降。在治疗后第 1 年，心血管事件发生率增加，在 3～5 年才显示后续的保护作用，总体上缺乏对心血管的保护作用。在非盲法随访 2.7 年期间[12]，后续的心血管保护作用不再持续，心血管事件的危险性不再下降。Nurses'Health Study[13]的观察结果也显示，在有缺血性心脏病的女性中，HRT 初始阶段发生心血管事件的危险增加，长期 HRT 可带来危险性下降。其他研究通过血管造影发现，HRT 不影响已经形成的动脉粥样硬化的进展[14,15]。心肌梗死后存活的绝经后女性用雌激素治疗两年，未发现对心血管事件有保护作用[16]。也有证据显示，HRT 对心血管的影响差异可能与是否存在一些特异的血栓基因突变有关[17]。

这些令人失望的结果提示，与以前的建议（见下文**用途和用法**项下**心血管疾病**）不同，HRT **不**应该作为女性心脏病的二级预防用药。

Nurses'Health Study[18]的观察结果显示，在无心脏病史的女性中，HRT 人群的主要冠脉事件发生率低于未用药人群。Women's Health Initiative[19]包含 16000 例女性，比较联合 HRT 和安慰剂在心脏病初级预防中的作用，结果发现，在平均 5 年随访中，联合 HRT 组的冠心病发生率增加。治疗第 1 年，发病危险最高。随后数年，发病危险降低到略偏高的水平，但无显著性差异[20]。Women's Health Initiative 中的一个亚组比较超过 10000 例子宫切除后女性接受非拮抗结合雌激素治疗和安慰剂治疗后的差异，平均随访 7 年后发现，发生缺血性心脏病的危险在两组之间无显著性差异[21,22]。这些结果提示，HRT 不应该作为缺血性心脏病的初级预防用药。

关于 HRT 对缺血性心脏病的影响，争议仍然存在，因为年龄也会对心脏病产生影响。一些研究总体上认为，例如 Women's Health Initiative 研究中，研究对象的年龄明显偏大，因为大多数因血管收缩症状而接受 HRT 的女性，年龄在 50～60 岁。一项荟萃分析[23]对不同年龄段的女性患者进行分析，结果显示，在年轻女性（绝经后 10 年内或年龄小于 60 岁）中，HRT 组发生心肌梗死或心源性死亡的风险降低。然而，在较高年龄人群中，心血管事件在第一年增加，两年后逐渐降低，随着时间延长，总体上呈中性影响。对 Women's Health Initiative 研究的进一步分析[24]结果显示，在绝经早期（年龄 50～59 岁，绝经后 10 年内）开始 HRT，缺血性心脏病和死亡有下降的趋势。但如果在更高龄开始 HRT，风险会增加。HRT 产生保护心血管作用的可能因素之一，是 HRT 可降低冠状动脉粥样硬化性钙化[25]。

关于绝经后马上开始 HRT 对预防动脉硬化作用的研究正在进行中。

1. Stampfer MJ, Colditz GA. Estrogen replacement therapy and coronary heart disease: a quantitative assessment of the epidemiologic evidence. *Prev Med* 1991; **20:** 47–63.
2. Grady D, *et al.* Hormone therapy to prevent disease and prolong life in postmenopausal women. *Ann Intern Med* 1992; **117:** 1016–37.
3. Barrett-Connor E, Bush TL. Estrogen and coronary heart disease in women. *JAMA* 1991; **265:** 1861–7.
4. The Writing Group for the PEPI Trial. Effects of estrogen or estrogen/progestin regimens on heart disease risk factors in postmenopausal women: the Postmenopausal Estrogen/Progestin Interventions (PEPI) Trial. *JAMA* 1995; **273:** 199–208. Correction. *ibid.*; **274:** 1676.
5. Medical Research Council's General Practice Research Framework. Randomised comparison of oestrogen versus oestrogen plus progestogen hormone replacement therapy in women with hysterectomy. *BMJ* 1996; **312:** 473–8.
6. Speroff L, *et al.* The comparative effect on bone density, endometrium, and lipids of continuous hormones as replacement therapy (CHART Study): a randomized controlled trial. *JAMA* 1996; **276:** 1397–1403.
7. Grodstein F, *et al.* Postmenopausal estrogen and progestin use and the risk of cardiovascular disease. *N Engl J Med* 1996; **335:** 453–61. Correction. *ibid.*; 1046.
8. Lee W-S, *et al.* Progesterone inhibits arterial smooth muscle cell proliferation. *Nature Med* 1997; **3:** 1005–1008.
9. Grodstein F, *et al.* Postmenopausal hormone therapy and mortality. *N Engl J Med* 1997; **336:** 1769–75.
10. Sidney S, *et al.* Myocardial infarction and the use of estrogen and estrogen-progestogen in postmenopausal women. *Ann Intern Med* 1997; **127:** 501–8.
11. Hulley S, *et al.* Randomized trial of estrogen plus progestin for secondary prevention of coronary heart disease in postmenopausal women. *JAMA* 1998; **280:** 605–13.
12. Grady D, *et al.* Cardiovascular disease outcomes during 6.8 years of hormone therapy: Heart and Estrogen/Progestin Replacement Study follow-up (HERS II). *JAMA* 2002; **288:** 49–57. Correction. *ibid.*; 1064.
13. Grodstein F, *et al.* Postmenopausal hormone use and secondary prevention of coronary events in the Nurses' Health Study: a prospective, observational study. *Ann Intern Med* 2001; **135:** 1–8.
14. Herrington DM, *et al.* Effects of estrogen replacement on the progression of coronary-artery atherosclerosis. *N Engl J Med* 2000; **343:** 522–9.
15. Hodis HN, *et al.* Hormone therapy and the progression of coronary-artery atherosclerosis in postmenopausal women. *N Engl J Med* 2003; **349:** 535–45.
16. The ESPRIT team. Oestrogen therapy for prevention of reinfarction in postmenopausal women: a randomised placebo controlled trial. *Lancet* 2002; **360:** 2001–8.
17. Psaty BM, *et al.* Hormone replacement therapy, prothrombotic mutations, and the risk of incident nonfatal myocardial infarction in postmenopausal women. *JAMA* 2001; **285:** 906–13.
18. Grodstein F, *et al.* A prospective, observational study of postmenopausal hormone therapy and primary prevention of cardiovascular disease. *Ann Intern Med* 2000; **133:** 933–41.
19. Writing Group for the Women's Health Initiative Investigators. Risks and benefits of estrogen plus progestin in healthy postmenopausal women: principal results from the Women's Health Initiative randomized controlled trial. *JAMA* 2002; **288:** 321–33.
20. Manson JE, *et al.* Estrogen plus progestin and the risk of coronary heart disease. *N Engl J Med* 2003; **349:** 523–34.
21. The Women's Health Initiative Steering Committee. Effects of conjugated equine estrogen in postmenopausal women with hysterectomy: the Women's Health Initiative randomized controlled trial. *JAMA* 2004; **291:** 1701–12.
22. Hsia J, *et al.* Conjugated equine estrogens and coronary heart disease: the Women's Health Initiative. *Arch Intern Med* 2006; **166:** 357–65.
23. Salpeter SR, *et al.* Coronary heart disease events associated

with hormone therapy in younger and older women. *J Gen Intern Med* 2006; **21:** 363–6.
24. Rossouw JE, *et al.* Postmenopausal hormone therapy and risk of cardiovascular disease by age and years since menopause. *JAMA* 2007; **297:** 1465–77. Correction. *ibid.* 2008; **299:** 1426.
25. Manson JE, *et al.* WHI and WHI-CACS Investigators. Estrogen therapy and coronary-artery calcification. *N Engl J Med* 2007; **356:** 2591–2602.

卒中 Framingham Study 显示，绝经后 HRT 使女性发生卒中的危险增加两倍以上[1]。但是，随后单独报道卒中和其他心血管事件的结果显示，HRT 对卒中无影响[2]或使发生卒中的危险降低 30%～50%[3,4]。

Nurses' Health Study 队列[5]资料显示，近期使用未拮抗雌激素或雌孕激素联合 HRT 与任何种类卒中均无相关性。但是，近期使用大剂量雌激素（1.25mg 或更高剂量）有增加卒中危险的趋势。与此类似，丹麦的大规模病例对照研究发现，非拮抗雌激素或雌孕激素联合 HRT 对致死性脑出血或血栓性卒中无影响[6]。心脏和雌/孕激素替代治疗研究（Heart and Estrogen/Progestin Replacement Study）的结果显示，有缺血性心脏病史的女性，联合 HRT 对卒中无影响[7,8]。但是，与这些研究结论相反，Women's Health Initiative（包含 16000 例健康女性的安慰剂对照研究）发现，联合 HRT 使缺血性脑卒中的发生危险增加，在开始 HRT 的 1 年后，这种危险的增加更加明显[9]。另外，Women's Health Initiative 的一个亚组，对超过 10000 例子宫切除女性接受未拮抗结合雌激素和安慰剂进行比较，发现 HRT 组卒中发生率增加[10]。更多的数据显示，在开始 HRT4 年后，缺血性脑卒中的风险增加[11]。尽管 Woman's Health Initiative 研究中，发生出血性脑卒中的人数很少，合并数据显示 HRT 对此无影响[11]。一篇系统性综述[12]（主要数据来源于 Women's Health Initiative）发现，HRT 与卒中危险增加有关。主要是缺血性脑卒中增加，而出血性、致死性卒中或一过性脑供血不足的风险并未显著增加。HRT 患者的卒中更易出现不良的预后（死亡或不能独立生活）。对 Woman's Health Initiative 研究进一步分析也显示，不管绝经后哪年进行 HRT，卒中的风险均增加[13]。

对近期卒中或一过性脑供血不足的绝经后女性研究显示，未拮抗雌激素对死亡率或再次卒中无显著影响[14]。

1. Wilson PWF, *et al.* Postmenopausal estrogen use, cigarette smoking, and cardiovascular morbidity in women over 50: the Framingham study. *N Engl J Med* 1985; **313:** 1038–43.
2. Stampfer MJ, *et al.* Postmenopausal estrogen therapy and cardiovascular disease: ten-year follow-up from the Nurses' Health Study. *N Engl J Med* 1991; **325:** 756–62.
3. Paganini-Hill A, *et al.* Postmenopausal oestrogen treatment and stroke: a prospective study. *BMJ* 1988; **297:** 519–22.
4. Finucane FF, *et al.* Decreased risk of stroke among postmenopausal hormone users: results from a national cohort. *Arch Intern Med* 1993; **153:** 73–9.
5. Grodstein F, *et al.* Postmenopausal estrogen and progestin use and the risk of cardiovascular disease. *N Engl J Med* 1996; **335:** 453–61. Correction. *ibid.*; 1406.
6. Tønnes Pedersen A, *et al.* Hormone replacement therapy and risk of non-fatal stroke. *Lancet* 1997; **350:** 1277–83.
7. Simon JA, *et al.* Postmenopausal hormone therapy and risk of stroke: the Heart and Estrogen-progestin Replacement Study (HERS). *Circulation* 2001; **103:** 638–42.
8. Grady D, *et al.* Cardiovascular disease outcomes during 6.8 years of hormone therapy: Heart and Estrogen/Progestin Replacement Study follow-up (HERS II). *JAMA* 2002; **288:** 49–57. Correction. *ibid.*; 1064.
9. Wassertheil-Smoller S, *et al.* Effect of estrogen plus progestin on stroke in postmenopausal women: the Women's Health Initiative: a randomized trial. *JAMA* 2003; **289:** 2673–84.
10. The Women's Health Initiative Steering Committee. Effects of conjugated equine estrogen in postmenopausal women with hysterectomy: the Women's Health Initiative randomized controlled trial. *JAMA* 2004; **291:** 1701–12.
11. Hendrix SL, *et al.* Effects of conjugated equine estrogen on stroke in the Women's Health Initiative. *Circulation* 2006; **113:** 2425–34.
12. Bath PMW, Gray LJ. Association between hormone replacement therapy and subsequent stroke: a meta-analysis. *BMJ* 2005; **330:** 342–4.
13. Rossouw JE, *et al.* Postmenopausal hormone therapy and risk of cardiovascular disease by age and years since menopause. *JAMA* 2007; **297:** 1465–77. Correction. *ibid.* 2008; **299:** 1426.
14. Viscoli CM, *et al.* A clinical trial of estrogen-replacement therapy after ischemic stroke. *N Engl J Med* 2001; **345:** 1243–9.

静脉血栓栓塞 传统认为，与复方口服避孕药不同，绝经后 HRT 不会导致静脉血栓栓塞发生率增加。

但是，观察型研究已经提供了大量证据：接受 HRT 的女性深静脉血栓和（或）肺栓塞发生率增加[1～4]。与有使用 HRT 史或从未用药的人群相比，目前 HRT 患者发生静脉血栓的相对危险为 2.1～3.6，相当于 100000 例女性每年增加 16～23 例静脉血栓疾病。一项研究发现，危险性增加仅限于 HRT 第 1 年[4]。另一项研究报道，危险性增加和雌激素剂量增加有关[2]。

其他一些随机安慰剂对照研究[5～8]的结果也支持以上观察型研究所得到的结论。Woman's Health Initiative 研究结果显示，复方 HRT 比单独雌激素更易诱发血栓[9]。研究还提示，经皮贴剂 HRT 更适合于有血栓史的女性（见下文**用法**），一项病例对照研究报道[10]，与口服制剂不同，经皮制剂不增加静脉血栓的风险。

英国 CSM 指出，所有使用 HRT 的女性发生静脉栓塞的绝对危险高于原先预计的水平。老年和具有高危因素（如静脉栓塞史）的女性发生静脉血栓的危险更高[11]。凝血因子Ⅴ缺乏的女性，在 HRT 时更易发生血栓，有 2 项研究的数据显示[12]，仅有Ⅴ因子缺乏者血栓风险为 3.58，仅用 HRT 者血栓风险为 3.16，而同时具备以上两个危险因素者，风险增加到 13.16。

1. Daly E, *et al.* Risk of venous thromboembolism in users of hormone replacement therapy. *Lancet* 1996; **348:** 977–80.
2. Jick H, *et al.* Risk of hospital admission for idiopathic venous thromboembolism among users of postmenopausal oestrogens. *Lancet* 1996; **348:** 981–83.
3. Grodstein F, *et al.* Prospective study of exogenous hormones and risk of pulmonary embolism in women. *Lancet* 1996; **348:** 983–7.
4. Pérez Gutthann S, *et al.* Hormone replacement therapy and risk of venous thromboembolism: population based case-control study. *BMJ* 1997; **314:** 796–800.
5. Grady D, *et al.* Postmenopausal hormone therapy increases risk for venous thromboembolic disease: the Heart and Estrogen/progestin Replacement Study. *Ann Intern Med* 2000; **132:** 689–96. Correction. *ibid.* 2001; **134:** 81.
6. Hulley S, *et al.* Noncardiovascular disease outcomes during 6.8 years of hormone therapy: Heart and Estrogen/Progestin Replacement Study follow-up (HERS II). *JAMA* 2002; **288:** 58–66.
7. Writing Group for the Women's Health Initiative Investigators. Risks and benefits of estrogen plus progestin in healthy postmenopausal women: principal results from the Women's Health Initiative randomized controlled trial. *JAMA* 2002; **288:** 321–33.
8. Cushman M, *et al.* Women's Health Initiative Investigation. Estrogen plus progestin and risk of venous thrombosis. *JAMA* 2004; **292:** 1573–80.
9. Curb JD, *et al.* Venous thrombosis and conjugated equine estrogen in women without a uterus. *Arch Intern Med* 2006; **166:** 772–80.
10. Canonico M, *et al.* Hormone therapy and venous thromboembolism among postmenopausal women: impact of the route of estrogen administration and progestogens: the ESTHER study. *Circulation* 2007; **115:** 840–5.
11. CSM/MCA. New product information for hormone replacement therapy. *Current Problems* 2002; **28:** 1–2.
12. Wu O, *et al.* Oral contraceptives, hormone replacement therapy, thrombophilias and risk of venous thromboembolism: a systematic review. The Thrombosis: Risk and Economic Assessment of Thrombophilia Screening (TREATS) Study. *Thromb Haemost* 2005; **94:** 17–25.

对眼的影响 因为正常情况下，眼泪的产生随着年龄增加而减少，因此眼干的发生率随着年龄增加而增加。女性的发生率更高，但目前尚不明确是否为围绝经期或绝经后性激素变化对此产生的影响[1]。HRT 对于眼症的影响，尚存争议。有报道，一些女性用 HRT[1]后，症状和泪液检查都有改善[2]。然而，一项大的队列研究结果显示[3]，与未用 HRT 组相比，HRT 组的干眼症发生率增加，尤其是接受单独雌激素方案。

1. Versura P, Campos EC. Menopause and dry eye: a possible relationship. *Gynecol Endocrinol* 2005; **20:** 289–98.
2. Pelit A, *et al.* Tear function tests and conjunctival impression cytology before and after hormone replacement therapy in postmenopausal women. *Eur J Ophthalmol* 2003; **13:** 337–42.
3. Schaumberg DA, *et al.* Hormone replacement therapy and dry eye syndrome. *JAMA* 2001; **286:** 2114–19.

对胆囊的影响 有报道，HRT 可增加绝经后女性胆结石形成和胆囊切除术的危险[1～4]。

1. Uhler ML, *et al.* Estrogen replacement therapy and gallbladder disease in postmenopausal women. *Menopause* 2000; **7:** 162–7.
2. Simon JA, *et al.* Effect of estrogen plus progestin on risk for biliary tract surgery in postmenopausal women with coronary artery disease: the Heart and Estrogen/progestin Replacement Study. *Ann Intern Med* 2001; **135:** 493–501.
3. Hulley S, *et al.* Noncardiovascular disease outcomes during 6.8 years of hormone therapy: Heart and Estrogen/Progestin Replacement Study follow-up (HERS II). *JAMA* 2002; **288:** 58–66.
4. Cirillo DJ, *et al.* Effect of estrogen therapy on gallbladder disease. *JAMA* 2005; **293:** 330–9.

对脂质的影响 雌激素可增加血浆高密度脂蛋白胆固醇的水平，降低低密度脂蛋白胆固醇水平。尽管对照研究并未发现联合 HRT 可减少冠心病事件，但这种血脂变化对心血管系统有利，并且可能通过这种机制，降低绝经后女性缺血性心脏病的发生（见上文**对心血管系统的影响**）。遗憾的是，雌激素也可增加甘油三酯水平。有报道，高甘油三酯血症患者接受雌激素替代治疗后，出现严重的高甘油三酯血症和胰腺炎[1,2]。同时应用孕激素可降低雌激素诱导的高甘油三酯血症[2]。

1. Glueck CJ, *et al.* Severe hypertriglyceridemia and pancreatitis when estrogen replacement therapy is given to hypertriglyceridemic women. *J Lab Clin Med* 1994; **123:** 59–64.
2. Isley WL, Oki J. Estrogen-induced pancreatitis after discontinuation of concomitant medroxyprogesterone therapy. *Am J Med* 1997; **102:** 416–17.

对心理功能的影响 研究结果显示，HRT 可能增加痴呆的危险（见下文**用途和用法**）。

对胰腺的影响 对于有高甘油三酯血症的女性，未拮抗雌激素与发生胰腺炎有关（见上文**对脂质的影响**）。有用 HRT 后产生胰腺类的个案报道，但那些个体的甘油三酯水平正常[1,2]。

1. Blake WED, Pitcher ME. Estrogen-related pancreatitis in the setting of normal plasma lipids: case report. *Menopause* 2003; **10:** 99–101.
2. Trenque-Tessereau M-GB, *et al.* Combined estradiol/gestodene and acute pancreatitis. *Ann Pharmacother* 2005; **39:** 1953–4.

注意事项

绝经后 HRT 前，应行相应的体格检查，详细评价患者的用药史。用药期间，应接受规律检查。

活动的血栓性静脉炎或血栓栓塞疾病患者不应行 HRT。对于那些有反复血栓栓塞病史的患者，在行抗凝治疗前，不应行 HRT。

诊断不明异常阴道出血者或在治疗中出现异常阴道出血者，均应停止 HRT 并行相应的检查（见下文）。HRT 也禁用于雌激素依赖性肿瘤（乳腺和子宫内膜肿瘤）患者，对有乳腺或子宫内膜肿瘤病史的患者也不应行 HRT，尽管目前对此尚存在争议（见下文）。活动性肝病和 Dubin-Johnson 或 Rotor 综合征都是 HRT 的禁忌证。

不管采用何种给药途径，长期暴露于未拮抗雌激素都可增加子宫内膜癌的发生率（见上文）；未经治疗的内膜增生，不宜用药。有抗磷脂抗体或其他血栓栓塞易感因素（见上文**静脉血栓栓塞**）、纤维囊肿病史、偏头痛、乳腺结节或子宫纤维瘤或子宫内膜异位症病史的患者，应慎用 HRT。糖尿病患者应慎重用药，因为 HRT 可能增加心血管风险。在择期手术前 4～6 周，可考虑暂时停用 HRT（见下文）。如出现以下情况，应立即停用 HRT，并开始行相应的检查和治疗：

- 突然出现的严重胸痛、突然呼吸急促或某个小腿出现严重的疼痛/肿胀（可能提示静脉血栓并发症）；
- 少见的严重持续头痛，突然出现视力、听力或其他感觉器官的异常，虚脱，半边躯体的显著麻木和乏力或其他提示脑血管意外的体征和症状；
- 首次出现难以解释的癫痫发作；
- 肝炎、黄疸、全身瘙痒、肝大、严重上腹部疼痛；
- 血压明显升高（收缩压＞160mmHg 或舒张压＞100mmHg）；
- 其他已知 HRT 或妊娠期可能恶化的病情明显恶化。

尽管在许多病例中证据还不充分，但如果患者伴有妊娠或雌激素治疗期间可能加重的疾病，应该慎用 HRT，这些疾病包括哮喘、癫痫、高血压、肾疾病、镰状细胞病、黑色素瘤、耳硬化、多发性硬化和系统性红斑狼疮。

HRT 中的雌激素剂量不足以用来避孕。妊娠或怀疑妊娠的患者及哺乳期患者禁用 HRT。

子宫内膜异位症 因子宫内膜异位症而接受子宫和双侧附件切除的女性，可能会出现更年期症状。长期雌激素缺乏，容易导致骨质疏松症。对这些患者，建议 HRT 到 50 岁。但有报道，在既往有子宫内膜异位症的患者，出现疾病复发和残留部位转化为腺癌，尤其是服用未拮抗的雌激素方案。尽管缺乏足够的数据评价 HRT 的风险，但看起来似乎风险很小。然而，复发的疾病可能増加严重，引起泌尿道梗阻甚至肾功能损害。为减少疾病复发和残留病灶恶性变的风险，患者最好选择最小有效剂量的复方 HRT。有人建议在手术后暂停数月 HRT，让异位的内膜发生消退，但目前尚缺乏足够的证据。有人建议手术后马上开始 HRT[1]。

1. Soliman NF, Hillard TC. Hormone replacement therapy in women with past history of endometriosis. *Climacteric* 2006; **9:** 325–35.

红斑狼疮 系统性红斑狼疮（SLE）是一种自身免疫性疾病，在女性中远远多于男性，发病的高峰年龄在 20 多岁和 30 多岁。有证据显示，绝经 HRT 与中老年女性发生 SLE 危险性轻度增加有关[1～3]。对于曾经有 SLE 的患者小规模的研究发现，HRT 对疾病复发无影响[2]。一项包括 351 名女性的更大规模研究对患者行联合 HRT 或安慰剂治疗 12 个月。结果显示，两组人群发生严重 SLE 复发的人数很少，但 HRT 组患者轻中度 SLE 复发的比例增加[4]。

SLE 患者发生静脉血栓风险增加，而经皮贴剂雌激素 HRT 比口服 HRT 更少引起静脉血栓[5]。有抗磷脂抗体的患者（SLE 中有 1/3 患者有抗磷脂抗体）高危，一些人建议持续存在抗磷脂抗体的患者应避免用 HRT[5]。

1. Petri M. Exogenous estrogen in systemic lupus erythematosus: oral contraceptives and hormone replacement therapy. *Lupus* 2001; **10:** 222–6.
2. Mok CC, *et al.* Use of exogenous estrogens in systemic lupus erythematosus. *Semin Arthritis Rheum* 2001; **30:** 426–35.

3. Costenbader KH, *et al.* Reproductive and menopausal factors and risk of systemic lupus erythematosus in women. *Arthritis Rheum* 2007; **56:** 1251–62.
4. Buyon JP, *et al.* The effect of combined estrogen and progesterone hormone replacement therapy on disease activity in systemic lupus erythematosus: a randomized trial. *Ann Intern Med* 2005; **142:** 953–62.
5. Gompel A, Piette JC. Systemic lupus erythematosus and hormone replacement therapy. *Menopause Int* 2007; **13:** 65–70.

恶性肿瘤 有乳腺癌病史的女性常不行HRT治疗，因雌激素可能刺激癌症复发，尽管目前尚无足够的证据证实这一点。一项以乳腺癌患者为对象的回顾性观察研究[1]和一项回顾性病例对照研究[2]发现，诊断明确后行HRT，未对患者产生不良影响。一篇关于乳腺癌存活者行HRT的系统性综述[3]也得到类似的结论，但也注意到，这些研究都是小规模、非随机、多数为非对照性的研究。最近的一项开放性随机研究[4]发现，两年的HRT使乳腺癌的发生危险增加（局部复发、对侧出现肿瘤或远端转移），研究也因此被提前结束。这个结果，使人们对HRT在乳腺癌患者中的安全性提出了疑问。一项类似的研究却发现，用HRT 4年并不增加肿瘤复发[5]。对这些结果进行对比，研究人员发现，肿瘤风险增加可能与使用含有持续孕激素的复方HRT有关，而与周期方案或长周期方案无关。一项包含20个研究的系统性综述[6]显示，HRT有很多不同的方案，尚无足够的证据说明HRT不能用于有乳腺癌病史的患者。另一项综述[7]推荐慎重用药，对这类患者，建议不把HRT当做改善更年期症状的一线用药，但是，当其他药物失败时，可考虑用。不同HRT方案的安全性，尚需更多研究[6,7]。

与此相似，子宫内膜癌患者不应行HRT，因为从理论上讲，它有刺激肿瘤复发的危险[8]。目前尚无设计良好的研究来证实这一点，但是一些数据提示，HRT可能并不增加肿瘤复发或死亡的发生率[9,10]。

*BRCA1*和*BRCA2*基因突变的女性发生乳腺癌和卵巢癌的危险明显增加。对这类人群，可考虑在生育后行预防性卵巢切除术以降低发生肿瘤的危险。关于是否行HRT来改善手术后的绝经期症状，目前尚存争议，因为有人顾虑HRT可能会增加乳腺癌的发生。一项研究[11]通过"决定分析模式（decision analytical model）"的方法，认为HRT不会抵消卵巢切除带来的益处。对预期寿命的影响相对较小，受HRT持续时间、卵巢切除年龄、是否同时行乳房切除影响。作者建议，是否行短期HRT主要取决于生活质量问题，而不是预期寿命。HRT应该在预期的自然绝经年龄或之前停用。随后的一项队列研究也发现[12]，在BRCA1/2基因突变患者中，HRT并未减弱预防性卵巢切除对预防乳腺癌的保护作用。尽管这些数据让人安心，但因证据有限，仍需要进一步的研究，来决定这些女性HRT的合适制剂及最佳治疗持续时间[13]。

1. Durna EM, *et al.* Hormone replacement therapy after a diagnosis of breast cancer: cancer recurrence and mortality. *Med J Aust* 2002; **177:** 347–51.
2. O'Meara ES, *et al.* Hormone replacement therapy after a diagnosis of breast cancer in relation to recurrence and mortality. *J Natl Cancer Inst* 2001; **93:** 754–62.
3. Col NF, *et al.* Hormone replacement therapy after breast cancer: a systematic review and quantitative assessment of risk. *J Clin Oncol* 2001; **19:** 2357–63.
4. Holmberg L, Anderson H. HABITS (hormonal replacement therapy after breast cancer—is it safe?), a randomised comparison: trial stopped. *Lancet* 2004; **363:** 453–5.
5. von Schoultz E, *et al.* Menopausal hormone therapy after breast cancer: the Stockholm randomized trial. *J Natl Cancer Inst* 2005; **97:** 533–5.
6. Antoine C, *et al.* Safety of hormone therapy after breast cancer: a qualitative systematic review. *Hum Reprod* 2007; **22:** 616–22.
7. Hickey M, *et al.* Management of menopausal symptoms in patients with breast cancer: an evidence-based approach. *Lancet Oncol* 2005; **6:** 687–95.
8. Committee on Gynecologic Practice. ACOG committee opinion: hormone replacement therapy in women treated for endometrial cancer (number 235, May 2000). *Int J Gynecol Obstet* 2001; **73:** 283–4.
9. Suriano KA, *et al.* Estrogen replacement therapy in endometrial cancer patients: a matched control study. *Obstet Gynecol* 2001; **97:** 555–60.
10. Barakat RR, *et al.* Randomized double-blind trial of estrogen replacement therapy versus placebo in stage I or II endometrial cancer: a Gynecologic Oncology Group study. *J Clin Oncol* 2006; **24:** 587–92.
11. Armstrong K, *et al.* Hormone replacement therapy and life expectancy after prophylactic oophorectomy in women with BRCA1/2 mutations: a decision analysis. *J Clin Oncol* 2004; **22:** 1045–54.
12. Rebbeck TR, *et al.* Effect of short-term hormone replacement therapy on breast cancer risk reduction after bilateral prophylactic oophorectomy in BRCA1 and BRCA2 mutation carriers: the PROSE Study Group. *J Clin Oncol* 2005; **23:** 7804–10.
13. Rubinstein WS. Surgical management of BRCA1 and BRCA2 carriers: bitter choices slightly sweetened. *J Clin Oncol* 2005; **23:** 7772–4.

卟啉病 对有卟啉病患者慎行HRT。

手术 一篇综述[1]建议，接受HRT女性如行较大的择期手术或腿部手术，在围手术期，可继续HRT，同时应该接受预防性抗血栓治疗（如皮下注射低分子肝素和使用弹性压力长袜）。急诊手术可采取相似的措施，但对于小手术，没有必要抗血栓治疗。以上是来自专家组的建议，但是与注册药品信息和*BNF*的推荐意见不一致。*BNF 59*建议，在重要手术前4～6周停止HRT是比较慎重的行为，如果未能这样做，那么推荐采取上述的预防性抗血栓措施。术后患者恢复完全活动后，才能继续HRT。

1. Anonymous. Drugs in the peri-operative period: hormonal contraceptives and hormone replacement therapy. *Drug Ther Bull* 1999; **37:** 78–80.

阴道出血 绝经后不明原因的阴道出血是HRT的禁忌证，因为这可能是子宫内膜癌的表现。关于HRT期间出现异常阴道出血的病因和进一步诊治指南已有综述[1～3]。

1. Good AE. Diagnostic options for assessment of postmenopausal bleeding. *Mayo Clin Proc* 1997; **72:** 345–9.
2. Spencer CP, *et al.* Management of abnormal bleeding in women receiving hormone replacement therapy. *BMJ* 1997; **315:** 37–42.
3. Oehler MK, *et al.* Assessment of abnormal bleeding in menopausal women: an update. *J Br Menopause Soc* 2003; **9:** 117–21.

撤药 目前普遍认为，更年期HRT用来缓解血管舒缩和阴道症状，应该应用最小的有效剂量，在没有必要时应该停药（见**绝经期疾病**，第2010页）。几乎没有研究来讨论如何撤离HRT才能减少更年期症状的复发风险。当Women's Health Initiative（WHI）研究提前终止时，对8405名女性在撤离HRT时的影响进行了评价[1]。安慰剂组和HRT组，均有成员报告出现更年期症状。在HRT组，21.2%患者报告中度到重度的血管运动症状（潮热、夜间盗汗），安慰剂组停药后为4.8%。年龄较小的女性更易出现症状。HRT组停药后，37%人员报告疼痛和关节僵硬，与同年龄人群的发生率相似。进入研究前就有这些症状，是停药后症状复发的最强预测因子。

在WHI研究提前结束的时候，医生建议很多其他女性患者停药，或患者独立选择停药。小样本的回顾性研究显示，大于30%患者出现讨厌的更年期症状[2～4]。与突然停药相比，逐渐减少剂量撤离HRT并不能带来更多获益[2,3]。这些女性应用各种方法来应对复发的更年期症状[1,3,4]，包括运动和更多饮水，阴道局部雌激素治疗，抗抑郁治疗，服用其他制剂如黑升麻、黄豆或红三叶草。个别女性重新开始HRT。

1. Ockene JK, *et al.* Symptom experience after discontinuing use of estrogen plus progestin. *JAMA* 2005; **294:** 183–93.
2. Grady D, *et al.* Predictors of difficulty when discontinuing postmenopausal hormone therapy. *Obstet Gynecol* 2003; **102:** 1233–9.
3. Haskell SG. After the Women's Health Initiative: postmenopausal women's experiences with discontinuing estrogen replacement therapy. *J Womens Health (Larchmt)* 2004; **13:** 438–42.
4. Ness J, *et al.* Menopausal symptoms after cessation of hormone replacement therapy. *Maturitas* 2006; **53:** 356–61.

药物相互作用

促进雌孕激素在肝中代谢的药物可导致复方口服避孕药治疗失败（第2002页）。重要的药物包括利福霉素、某些抗癫痫药和灰黄霉素。有理由认为，这些药物也会降低HRT的疗效，但是相关的信息很少（只有1篇报道，见下文**抗癫痫药**）。

尽管口服避孕药可改变一些药物的效果（第2002页），但是HRT含有低剂量的雌激素，引起药物相互作用的可能性小（但还是存在的）。

一项在12名20～25岁健康女性中进行的研究显示[1]，HRT（戊酸雌二酸和左炔诺孕酮）是细胞色素P450同工酶的抑制剂。

1. Palovaara S, *et al.* Inhibition of cytochrome P450 2B6 activity by hormone replacement therapy and oral contraceptive as measured by bupropion hydroxylation. *Clin Pharmacol Ther* 2003; **74:** 326–33.

乙醇 急性大量饮酒可使绝经后HRT患者循环雌激素水平升高3倍[1]。另一项研究[2]纳入309例更年期接受HRT女性，发现一半患者血浆雌二醇浓度低，适度饮酒是治疗达到有效浓度的一个因素。饮酒和HRT都是乳腺癌的高危因素。队列研究显示[3,4]，以上两个危险因素联合产生的风险，可能高于任何一个单独危险因素产生的风险。

1. Ginsburg ES, *et al.* Effects of alcohol ingestion on estrogens in postmenopausal women. *JAMA* 1996; **276:** 1747–51.
2. Gavaler JS. Oral hormone replacement therapy: factors that influence the estradiol concentrations achieved in a multiracial study population. *J Clin Pharmacol* 2002; **42:** 137–44.
3. Chen WY, *et al.* Use of postmenopausal hormones, alcohol, and risk for invasive breast cancer. *Ann Intern Med* 2002; **137:** 798–804.
4. Zhang SM, *et al.* Alcohol consumption and breast cancer risk in the Women's Health Study. *Am J Epidemiol* 2007; **165:** 667–76.

抗癫痫药 据报道，苯妥英降低结合雌激素对绝经后女性的效果[1]。

1. Notelovitz M, *et al.* Interaction between estrogen and Dilantin in a menopausal woman. *N Engl J Med* 1981; **304:** 788–9.

左甲状腺素 绝经后HRT患者在接受雌激素治疗甲状腺功能减退症时，左甲状腺素可能需加量（第2093页）。

褪黑素 雌激素对褪黑素的影响，见第2275页。

他克林 HRT可能增加血浆他克林的浓度（第350页）。

维生素 有人评价了25例接受雌二醇贴剂的绝经后女性口服维生素C（500mg，每日2次）对血浆雌二醇浓度的影响[1]。1个月后，血浆雌二醇浓度总体升高约21%。治疗前血浆维生素C和雌二醇浓度较低的人员，浓度变化最大。作者认为，维生素C具有抗氧化作用，可能逆转雌激素的氧化反应，从而增加雌二醇的浓度。但这些结果并不支持对HRT人员添加维生素C作为辅助用药。

1. Vihtamäki T, *et al.* Oral ascorbic acid increases plasma oestradiol during postmenopausal hormone replacement therapy. *Maturitas* 2002; **42:** 129–35.

药动学

关于雌激素和孕激素的药动学讨论，分别见**雌二醇**（第2030页）和**黄体酮**（第2057页）。雌激素可改变孕激素和血清性激素结合球蛋白的结合程度。雌激素可增加血清性激素结合球蛋白水平，孕激素则相反。

用途和用法

Hormone replacement therapy（HRT）这个词语，常用来指对围绝经期和绝经期女性进行雌激素补充，可以合用或不合用孕激素。HRT可用来治疗急性更年期综合征（见下文）如血管收缩症状和萎缩性阴道炎，用于长期治疗卵巢早衰或手术导致的绝经，直到患者达到绝经期的年龄。当其他药物不能应用或效果不佳时，HRT还可选择性地用于治疗绝经后女性骨质疏松（见下文）。绝经后HRT最常用的雌激素是自然雌激素，如雌二醇和结合雌激素。HRT中雌激素的用量一般低于复方口服避孕药的剂量，因此不能提供避孕作用。

HRT的雌激素有口服片剂、鼻内喷雾制剂、皮下植入剂、局部用药（如外阴阴道用药）、阴道环、经皮贴剂和凝胶制剂。一般情况下，有完整子宫的女性如预计长期雌激素替代治疗（超过2～4周），需加用孕激素以防止子宫内膜增生。根据妇女的绝经状况，可周期性给药或持续给药。周期性方案包括在28天的周期中用孕酮10～14天；另一个延长的周期方案为91天周期中用孕激素14天。黄体酮的衍生物（包括甲羟孕酮和地屈孕酮）和19-去甲睾酮类似物［如炔诺酮（Norethisterone）、炔诺孕酮、左炔诺孕酮（Levonorgestrel）］都可用于临床。HRT中孕激素的用量和复方口服避孕药中的剂量相近。

用法 在讨论经口和经皮行雌激素替代治疗[1]的相对优点时，有一些理论证据认为，在有吸烟、偏头痛、肝胆疾病、高甘油三酯血症或血栓栓塞病史患者中，可能更适合用经皮制剂。相反，口服HRT可能更适宜于高胆固醇血症患者。然而，需要进一步研究来证实这些观点。尽管有研究比较了口服或经皮贴剂对心血管标志物的影响，但临床数据尚缺乏[2]（见上文**不良反应**项下**静脉血栓栓塞**）。口服雌激素以外的其他HRT方案可参见文献综述[3～5]。关于口服或舌下以及植入、经鼻或经皮给予雌二醇的参考文献或综述，见第2301页。

1. Lufkin EG, Ory SJ. Relative value of transdermal and oral estrogen therapy in various clinical situations. *Mayo Clin Proc* 1994; **69:** 131–5.
2. Modena MG, *et al.* New evidence regarding hormone replacement therapies is urgently required: transdermal postmenopausal hormone therapy differs from oral hormone therapy in risks and benefits. *Maturitas* 2005; **52:** 1–10.
3. Baker VL. Alternatives to oral estrogen replacement: transdermal patches, percutaneous gels, vaginal creams and rings, implants, and other methods of delivery. *Obstet Gynecol Clin North Am* 1994; **21:** 271–97.
4. Jewelewicz R. New developments in topical estrogen therapy. *Fertil Steril* 1997; **67:** 1–12.
5. Yoo J-W, Lee CH. Drug delivery systems for hormone therapy. *J Control Release* 2006; **112:** 1–14.

心血管疾病 观察研究显示，接受绝经后HRT，可降低缺血性心脏病和与之有关的死亡率，雌激素对血脂产生有利影响（见上文**对脂质的影响**）然而，联合HRT的随机安慰剂对照临床研究结果却显示，HRT在初级和二级预防缺血性心脏病中，总体上并无明显益处，可能还有增加冠脉事件发生的危险（见上文**不良反应**项下**缺血性心脏病**）。因此，不推荐HRT用于防治心血管疾病[1]。关于降低心血管危险和对血脂影响的讨论，见（第1124页）。

1. Mosca L, *et al.* Evidence-based guidelines for cardiovascular disease prevention in women. *Circulation* 2004; **109:** 672–93.

痴呆 一些观察研究[1~3]报道，女性接受绝经后 HRT 可降低发生阿尔茨海默病（第342页）的风险，延缓其发作。然而，随后的荟萃分析[4,5]结果显示，目前的研究存在诸多方法学的问题，各项研究的结果相互矛盾。进一步的观察研究[6]也发现，接受 HRT 可提高大脑认知水平，减缓近 3 年大脑功能衰退的速度。这项研究还发现[7]，以前进行的 HRT 降低产生痴呆的风险，但当前行 HRT 需持续时间 10 年以上才有这种保护作用。相反，另一项观察研究（Nurse's Health Study[8]的亚研究，包括 13807 例女性）发现，HRT 与两年内的认知功能变化无相关性，并且提示，长期 HRT 或在老年人中开始 HRT，可能增加认知功能下降的危险。以前认为 HRT 可能带来的很明显的益处都因为两项大规模对照研究结果的出现而受到质疑。这两项研究对象为接受结合雌激素和甲羟孕酮或安慰剂的女性患者，观察时间为 4 年。在有冠心病的女性中进行的心脏和雌/孕激素替代治疗研究（Heart and Estrogen/Progestin Replacement Study）结果发现，HRT 组和安慰剂组在认知功能测试中无差异[9]。Women's Health Initiative Memory 研究包括 4000 余例年龄超过 65 岁的女性，结果显示，HRT 对大脑认知功能无显著影响，但是，HRT 治疗组发生智力明显减退的危险增加[10]。而且，HRT 不能预防轻度的认知损害的发生，实际上使痴呆的发生危险增加一倍[11]。然而，发生痴呆的绝对危险还是很小，相当于在 10000 例接受 HRT 的女性中每年出现 45 例痴呆，而安慰剂对照组为 22 例。Women's Health Initiative 的一个亚组人群让子宫切除术的女性接受单独结合雌激素治疗，结果相似[12,13]。这项研究中，单独雌激素和结合 HRT 的汇总数据显示，HRT 对认知功能有不良影响[13]，可增加痴呆和轻度认知功能损害的危险，不应该用于预防痴呆或认知功能下降[12]。Women's Health Initiative 研究，评价了 1416 例接受 HRT 或安慰剂治疗女性认知功能，尤其是 HRT 对记忆力的影响[14]。平均治疗 4～5 年后，复方 HRT 对语言记忆有负性影响，但是对形象记忆有正性影响的趋势。对其他方面的认知影响无显著性差异。

因此研究人员认为，观察性研究和对照研究结论之间的差异，可能与观察对象的年龄不同有关。一项综述对对照研究中不同年龄段女性进行对比，结果显示，与年龄较大女性（65 岁及以上）相比，年龄较小女性（小于 65 岁）接受单独雌激素治疗，不但不增加认知障碍的风险，反而对语言记忆和注意力产生正性影响[15]。然而，研究者注意到，年龄较小人群中单独应用雌激素的数据有限，复方 HRT 的数据缺乏。一项病例对照研究[16]也显示，HRT 治疗，在年龄较小女性（50～63 岁）中，阿尔茨海默病发生率降低，但对年龄较大的人群无影响。

一些报道显示，雌激素替代治疗可能为已诊断为阿尔茨海默病的患者带来益处[17~19]。然而，一项以轻中度阿尔茨海默病患者为对象的对照研究结果显示，雌激素替代治疗 1 年不能延缓疾病进展或改善大脑认知功能[20]。此项研究[21]的进一步分析显示，雌二醇和雌酮的血浆浓度与认知功能之间没有相关性。

1. Tang M-X, *et al.* Effect of oestrogen during menopause on risk and age at onset of Alzheimer's disease. *Lancet* 1996; **348:** 429–32.
2. Paganini-Hill A, Henderson VW. Estrogen replacement therapy and risk of Alzheimer disease. *Arch Intern Med* 1996; **156:** 2213–17.
3. Kawas C, *et al.* A prospective study of estrogen replacement therapy and the risk of developing Alzheimer's disease: the Baltimore Longitudinal Study of Aging. *Neurology* 1997; **48:** 1517–21.
4. Yaffe K, *et al.* Estrogen therapy in postmenopausal women: effects on cognitive function and dementia. *JAMA* 1998; **279:** 688–95.
5. LeBlanc ES, *et al.* Hormone replacement therapy and cognition: systematic review and meta-analysis. *JAMA* 2001; **285:** 1489–99.
6. Carlson MC, *et al.* Hormone replacement therapy and reduced cognitive decline in older women: the Cache county study. *Neurology* 2001; **57:** 2210–16.
7. Zandi PP, *et al.* Hormone replacement therapy and incidence of Alzheimer disease in older women: the Cache county study. *JAMA* 2002; **288:** 2123–9.
8. Kang JH, *et al.* Postmenopausal hormone therapy and risk of cognitive decline in community-dwelling aging women. *Neurology* 2004; **63:** 101–7.
9. Grady D, *et al.* Effect of postmenopausal hormone therapy on cognitive function: the Heart and Estrogen/progestin Replacement Study. *Am J Med* 2002; **113:** 543–8.
10. Rapp SR, *et al.* Effect of estrogen plus progestin on global cognitive function in postmenopausal women: the Women's Health Initiative Memory Study: a randomized controlled trial. *JAMA* 2003; **289:** 2663–72.
11. Shumaker SA, *et al.* Estrogen plus progestin and the incidence of dementia and mild cognitive impairment in postmenopausal women: the Women's Health Initiative Memory Study: a randomized controlled trial. *JAMA* 2003; **289:** 2651–62.
12. Shumaker SA, *et al.* Conjugated equine estrogens and incidence of probable dementia and mild cognitive impairment in postmenopausal women: Women's Health Initiative Memory Study. *JAMA* 2004; **291:** 2947–58.
13. Espeland MA, *et al.* Conjugated equine estrogens and global cognitive function in postmenopausal women: Women's Health Initiative Memory Study. *JAMA* 2004; **291:** 2959–68.
14. Resnick SM, *et al.* Women's Health Initiative Study of Cognitive Aging Investigators. Effects of combination estrogen plus progestin hormone treatment on cognition and affect. *J Clin Endocrinol Metab* 2006; **91:** 1802–10.
15. Maki PM. A systematic review of clinical trials of hormone therapy on cognitive function: effects of age at initiation and progestin use. *Ann N Y Acad Sci* 2005; **1052:** 182–97.
16. Henderson VW, *et al.* MIRAGE Study Group. Postmenopausal hormone therapy and Alzheimer's disease risk: interaction with age. *J Neurol Neurosurg Psychiatry* 2005; **76:** 103–5.
17. Ohkura T, *et al.* Long-term estrogen replacement therapy in female patients with dementia of the Alzheimer type: 7 case reports. *Dementia* 1995; **6:** 99–107.
18. Schneider LS, *et al.* Potential role for estrogen replacement in the treatment of Alzheimer's dementia. *Am J Med* 1997; **103** (suppl 3A): 46S–50S.
19. Asthana S, *et al.* High-dose estradiol improves cognition for women with AD: results of a randomized study. *Neurology* 2001; **57:** 605–12.
20. Mulnard RA, *et al.* Estrogen replacement therapy for treatment of mild to moderate Alzheimer disease: a randomized controlled trial. *JAMA* 2000; **283:** 1007–15. Correction. *ibid.*; **284:** 2597.
21. Thal LJ, *et al.* Estrogen levels do not correlate with improvement in cognition. *Arch Neurol* 2003; **60:** 209–12.

甲状旁腺功能亢进症 HRT 对伴轻度原发性甲状旁腺功能亢进症（第1052页）的绝经后女性可能产生影响。雌激素可降低这些患者的骨转归，降低血钙水平，同时增加骨矿物质密度[1~4]。

1. Marcus R, *et al.* Conjugated estrogens in the treatment of postmenopausal women with hyperparathyroidism. *Ann Intern Med* 1984; **100:** 633–40.
2. Selby PL, Peacock M. Ethinyl estradiol and norethindrone in the treatment of primary hyperparathyroidism in postmenopausal women. *N Engl J Med* 1986; **314:** 1481–5.
3. Grey AB, *et al.* Effect of hormone replacement therapy on bone mineral density in postmenopausal women with mild primary hyperparathyroidism: a randomized, controlled trial. *Ann Intern Med* 1996; **125:** 360–8.
4. Orr-Walker BJ, *et al.* Effects of hormone replacement therapy on bone mineral density in postmenopausal women with primary hyperparathyroidism: four-year follow-up and comparison with healthy postmenopausal women. *Arch Intern Med* 2000; **160:** 2161–6.

绝经期疾病 绝经（第2005页）是女性随着年龄增长而出现的自然过程。对一些人而言，这个过程仅表现为月经不规则，最后闭经。而另一些人，则出现明显的血管收缩症状和萎缩性阴道炎等不适。不仅在不同女性之间存在差异，同一个体在围绝经期不同阶段，表现也有很大变化。手术、化疗或放疗导致雌激素水平突然下降，可引起患者更加突然和强烈的症状。很多综述和指南发表了绝经期的处理意见，包括 HRT 的应用。

急性绝经症状 有一些方法来应对急性绝经症状。

- 对仅有阴道症状的绝经后女性，首先考虑非激素阴道润滑液和湿润剂[1]。如果无效，局部作用的雌激素可能有效[1,2]，数周即可改善症状，有的需要 4～6 周。只要为了缓解症状，雌激素治疗可持续很长时间。但长期用药有效性的数据尚缺乏。阴道制剂应用时，全身对雌激素的暴露不多。有子宫的女性，当局部应用小剂量雌激素时，没有必要应用孕激素来防止内膜增生[1]。但是，文献确实有报道内膜增生和过度刺激。一项综述发现，尚无足够的数据支持对局部阴道应用雌激素时间超过 6 个月的女性是否需要加用孕激素[2]。使用阴道乳剂的女性，全身暴露的雌激素可能更多一些，因为剂量多少取决于患者的用量，比阴道片剂变化更大（一些阴道制剂可提供大量的雌激素以缓解血管收缩症状，见下文）。
- 生活方式的改变，如保持较低的体温、体育运动、放松训练等，足以改善轻度的血管收缩症状[3]。中度至重度的症状，通常需要口服或经皮贴剂 HRT 治疗[3~8,23]。一些阴道环，可释放大量的雌激素进入血液循环以改善症状。短期给药以症状控制的最小剂量为宜，一般不超过 5 年。无子宫或无内膜异位症病史的女性，可给予连续的单一雌激素[6,7,23]。有子宫的女性，应同时接受孕激素以降低子宫内膜增生和癌的风险[3,4,6,23]（详见上文的**不良反应**）。绝经后女性（超过 12 个月），可选用复方 HRT[7]。然而，在围绝经期女性，连续复方 HRT 可引起不规则阴道出血。因此，常常给予周期性的口服或经皮孕激素，这样可出现规律性的撤退性出血。另一个方案是释放左炔诺孕酮的宫内装置。阴道内孕激素或口服长周期方案（每 3～6 个月，孕酮 12～14 天）可能有助于减少不良反应，但不知道这些方案能否为内膜提供足够保护[23]。

围绝经期女性仍然有妊娠可能，而 HRT 不提供避孕。有人建议，对无心血管高危因素的女性，可应用小剂量复方口服避孕药（见第2003页），达到缓解更年期症状和避孕的目的[3]。然而，他们建议在 50 岁停用避孕药，以评价月经周期和更年期状态。围绝经期女性的避孕，可选择非激素避孕或仅含孕激素的避孕药（见第2004页），一直用到 55 岁，此后一般不需要避孕[10]。

改善血管收缩症状的其他药物有孕激素甲地孕酮和甲羟孕酮[3,6,11]。替勃龙具有雌、孕、雄激素活性，是绝经后女性的另一个选择[4,7,12,13]。

虽然非激素治疗也用于改善症状，但有效性证据不如 HRT 充分[3,6,11,14]。一些小型研究提示，抗抑郁药氟西汀、帕罗西汀和文拉法新和低剂量的加巴喷丁有效。当不适宜进行 HRT 时，可考虑可乐定或维拉必利。但这些药物的不良反应可能限制它们的应用。其他用来改善血管收缩症状的方法，仅限于个案报道，安慰剂-对照研究并未显示疗效。这些药物包括来自于大豆或红三叶草的异黄酮、夜来香油、升麻属（北美升麻），当归和维生素 E。

- HRT 可能改善非特异性症状，但缺乏充分的证据，因此不能仅因为这些症状而进行 HRT。在一些易感女性，雌激素可能改善反复尿路感染[7]，但尿失禁可能加重（见下文）。很多女性报告，服用雌激素后情绪和自我感觉好转，但这可能和其他症状改善有关。两项大型对照研究显示[15,16]，复方 HRT 可改善有血管收缩症状绝经后女性的生活质量，但对无症状女性，总体上无获益。尚无足够证据证明，单用雌激素或联合孕激素来治疗抑郁[23]。而且，联合孕激素可能对情绪产生不良影响，如抑郁、焦虑和易激惹。有时，雄激素被用作 HRT 的辅助药物[17]，以改善心理和性欲，尤其对那些手术导致绝经的女性。

开始 HRT 治疗 目前对于何时开始 HRT 尚存争论，因为绝经后 HRT 的开始时间与将来的长期健康有关。尤其让人感兴趣的是，HRT 与缺血性心脏病之间的联系受年龄影响（见上文**对心血管系统影响**）。对年龄较小的女性，在自然绝经期间（大约 51 岁），短期 HRT 改善症状的获益和风险比值尚可接受。总体上，目前认为除非有特别急的适应证，否则不应该在年龄大于 60 岁的女性开始 HRT。因为她们在 50 岁左右绝经，发生心血管疾病和乳腺癌的风险增加[23]。大多数人目前认同，因自然或手术导致提前绝经的女性，应该接受 HRT 或复方口服避孕药，直到 52 岁，除非有其他禁忌证。与那些仅仅用来控制更年期症状的患者相比，这些女性需要更高剂量的 HRT。可以考虑添加辅助的雄激素治疗，尤其在卵巢切除的女性[22]。这些女性在绝经期年龄后还需要进行多长时间 HRT，和普通女性一样。

长期应用 HRT 已有广泛的数据评价长期 HRT 对骨折、心血管事件、乳腺癌风险、内膜癌风险和总体死亡率的影响。然而，这些研究中接受 HRT 的女性，人口学特点可能不同于未接受 HRT 的女性，这种偏倚可在多大程度上影响研究结论尚不明确[19]。随机前瞻性的临床研究证实，复方 HRT 相关的乳腺癌、静脉血栓、卒中和痴呆的发生风险增加（见上文**不良反应**）。与原来的预计相反，这些研究发现，HRT 组冠脉事件风险也增加，因此不再推荐患者为保护心脏而行 HRT（见上文**心血管疾病**）。根据这些研究结论，目前不建议患者仅仅为了预防绝经后女性常见慢性疾病而长期应用 HRT[6,20,21]。尽管现在有一些药物用于骨质疏松症的预防和治疗（见第1050页），但对于某些患者，长期 HRT 可能更加适宜（见下文）。

1. North American Menopause Society. The role of local vaginal estrogen for treatment of vaginal atrophy in postmenopausal women: 2007 position statement of the North American Menopause Society. *Menopause* 2007; **14:** 355–69. Also available at: http://www.menopause.org/PSvagestrogen07.pdf (accessed 23/01/08)
2. Suckling J, *et al.* Local oestrogen for vaginal atrophy in postmenopausal women. Available in The Cochrane Database of Systematic Reviews; Issue 4. Chichester: John Wiley; 2006 (accessed 23/01/08).
3. Anonymous. Treatment of menopause-associated vasomotor symptoms: position statement of The North American Menopause Society. *Menopause* 2004; **11:** 11–33. Also available at: http://www.menopause.org/Portals/0/Content/PDF/PShotflashes04.pdf (accessed 22/08/08)
4. van der Mooren MJ, Kenemans P. Postmenopausal hormone therapy: impact on menopause-related symptoms, chronic disease and quality of life. *Drugs* 2004; **64:** 821–36.
5. MacLennan AH, *et al.* Oral oestrogen and combined oestrogen/progestogen therapy versus placebo for hot flushes. Available in The Cochrane Database of Systematic Reviews; Issue 4. Chichester: John Wiley; 2004 (accessed 23/01/08).
6. AACE Menopause Guidelines Revision Task Force. American Association of Clinical Endocrinologists medical guidelines for clinical practice for the diagnosis and treatment of menopause. *Endocr Pract* 2006; **12:** 315–37. Also available at: http://www.aace.com/pub/pdf/guidelines/menopause.pdf (accessed 23/01/08)
7. Roberts H. Managing the menopause. Abridged version: *BMJ* 2007; **334:** 736–41. Correction. *ibid.*; 335. Full version: http://www.bmj.com/cgi/content/full/334/7596/736/DC1 (accessed 23/01/08)
8. International Menopause Society. IMS updated recommendations on postmenopausal hormone therapy. *Climacteric* 2007; **10:** 181–94. Also available at: http://www.imsociety.org/

pdf_files/ims_recommendations/ims_updated_recommendations_on_postmenopausal_hormone_therapy_27_02_07.pdf (accessed 23/01/08)

10. Gebbie A. Contraception in the perimenopause. *J Br Menopause Soc* 2003; **9:** 123–8.
11. Fugate SE, Church CO. Nonestrogen treatment modalities for vasomotor symptoms associated with menopause. *Ann Pharmacother* 2004; **38:** 1482–99.
12. Hickey M, *et al.* Treatment of menopausal symptoms: what shall we do now? *Lancet* 2005; **366:** 409–21.
13. NIH State-of-the-Science Panel. National Institutes of Health State-of-the-Science conference statement: management of menopause-related symptoms. *Ann Intern Med* 2005; **142:** 1003–13. Also available at: http://www.annals.org/content/142/12_Part_1/1003.full.pdf (accessed 20/07/10)
14. Nelson HD, *et al.* Nonhormonal therapies for menopausal hot flashes: systematic review and meta-analysis. *JAMA* 2006; **295:** 2057–71.
15. Hlatky MA, *et al.* Quality-of-life and depressive symptoms in postmenopausal women after receiving hormone therapy: results from the Heart and Estrogen/Progestin Replacement Study (HERS) trial. *JAMA* 2002; **287:** 591–7.
16. Hays J, *et al.* Effects of estrogen plus progestin on health-related quality of life. *N Engl J Med* 2003; **348:** 1839–54.
17. North American Menopause Society. The role of testosterone therapy in postmenopausal women: position statement of The North American Menopause Society. *Menopause* 2005; **12:** 497–511. Also available at: http://www.menopause.org/Portals/0/Content/PDF/PStestosterone05.pdf (accessed 20/07/10)
19. Grodstein F, *et al.* Understanding the divergent data on postmenopausal hormone therapy. *N Engl J Med* 2003; **348:** 645–50.
20. US Preventive Services Task Force. Hormone therapy for the prevention of chronic conditions in postmenopausal women: recommendations from the U.S. Preventive Services Task Force. *Ann Intern Med* 2005; **142:** 855–60. Also available at: http://www.annals.org/content/142/10/855.full.pdf (accessed 20/07/10)
21. Farquhar C, *et al.* Long term hormone therapy for perimenopausal and postmenopausal women. Available in The Cochrane Database of Systematic Reviews; Issue 2. Chichester: John Wiley; 2009 (accessed 19/10/09).
22. Pitkin J, *et al.* Writing group for the British Menopause Society Council. Management of premature menopause. *Menopause Int* 2007; **13:** 44–5.
23. North American Menopause Society. Estrogen and progestogen use in postmenopausal women: 2010 position statement of The North American Menopause Society. *Menopause* 2010; **17:** 242–55. Also available at: http://www.menopause.org/PSht10.pdf (accessed 20/07/10)

（注：英文原文中缺参考文献 9，18。）

骨质疏松症 一些绝经后女性可选择性使用雌激素治疗和预防绝经后骨质疏松症（第1050页）。它们可直接抑制骨吸收，增加骨质量密度（BMD）。然而，心脏和雌/孕激素替代治疗研究（Heart and Estrogen/Progestin Replacement Study，HERS）的资料却对 HRT 减少骨折发生危险的疗效提出疑问[1,2]。一项荟萃分析[3]包括了HERS研究的原始数据[1]（很多患者无骨质疏松症），最后的结论是，虽然总体的骨折危险下降20%～30%，但是在老年女性中，发生骨折的危险虽有下降，但无显著性差异。Women's Health Initiative[4]结果显示，与上一个荟萃分析的结果不同，联合 HRT 确实可降低健康绝经后女性的骨折发生风险。百万女性研究（Million Women Study）[5]是一项包含 138737 例女性的临床研究，队列数据显示，与上述结论相似，正在行 HRT 的患者发生骨折危险下降，但这种保护作用在停止 HRT 后很快消失。其他的研究也报道，HRT 保护骨无机质密度[6]和预防骨折[7]的作用在停止 HRT 后中断。

尽管 HRT 会带来很多可能的益处，但大量证据显示，HRT 和肿瘤的发生率增加有关，尤其是乳腺癌（见上文**致癌性**项下**乳腺**），增加心血管疾病（如卒中）和静脉血栓栓塞的发生风险（见上文**对心血管系统的影响**）。目前，专家组（例如英国 CSM[8]）建议，综合分析 HRT 的利弊风险，HRT 不宜成为预防骨质疏松症的首选药物。对年龄超过 50 岁的女性，不应该单纯为治疗骨质疏松症而行 HRT。然而，当患者不适宜用其他抗骨质疏松症的药物时，HRT 是一个可选的方案。提前绝经的年青女性可行 HRT 缓解绝经期症状和预防骨质疏松症。用药至 50 岁以后，需重新评价患者病情，HRT 可作为二线抗骨质疏松症药物。

推荐的最小剂量是每日口服结合雌激素 625μg、口服雌二醇 2mg 或经皮雌二醇 50μg 以及口服炔雌醇 15μg；更低的剂量可能也有效[9～15]。在美国，批准每日经皮贴剂雌二醇 14μg 用于防治骨质疏松症。不管是周期性还是连续用药，加用孕激素防止子宫内膜增生不但不影响雌激素对骨矿物质密度的保护作用[16,17]，可能还会进一步降低骨折风险[18]。尽管目前认为长期 HRT 可增加骨矿物质密度和降低骨折的风险，尚有不少问题有待解决：老年患者需行 HRT 多长时间以预防骨折发生以及什么年龄开始 HRT 以在获得骨骼最大受益的同时，又能使乳腺癌的发生风险降到最低[18～20]。

雌激素也可用于女性糖皮质激素导致的骨质疏松症的治疗（见**对骨骼和关节的影响**，第1426页）。

1. Cauley JA, *et al.* Effects of hormone replacement therapy on clinical fractures and height loss: the Heart and Estrogen/Progestin Replacement Study (HERS). *Am J Med* 2001; **110:** 442–50.
2. Hulley S, *et al.* Noncardiovascular disease outcomes during 6.8 years of hormone therapy: Heart and Estrogen/Progestin Replacement Study follow-up (HERS II). *JAMA* 2002; **288:** 58–66.
3. Torgerson DJ, Bell-Syer SEM. Hormone replacement therapy and prevention of nonvertebral fractures: a meta-analysis of randomized trials. *JAMA* 2001; **285:** 2891–7.
4. Cauley JA, *et al.* Effects of estrogen plus progestin on risk of fracture and bone mineral density: the Women's Health Initiative randomized trial. *JAMA* 2003; **290:** 1729–38.
5. Banks E, *et al.* Fracture incidence in relation to the pattern of use of hormone therapy in postmenopausal women. *JAMA* 2004; **291:** 2212–20.
6. Greendale GA, *et al.* Bone mass response to discontinuation of long-term hormone replacement therapy: results from the Postmenopausal Estrogen/Progestin Interventions (PEPI) Safety Follow-up Study. *Arch Intern Med* 2002; **162:** 665–72.
7. Yates J, *et al.* Rapid loss of hip fracture protection after estrogen cessation: evidence from the National Osteoporosis Risk Assessment. *Obstet Gynecol* 2004; **103:** 440–6.
8. MHRA. Further advice on safety of HRT: risk:benefit unfavourable for first-line use in prevention of osteoporosis—Epinet message from Professor G Duff, Chairman of CSM (issued December 2003). Available at: http://www.mhra.gov.uk/home/groups/pl-p/documents/websiteresources/con019496.pdf (accessed 26/08/08)
9. Recker RR, *et al.* The effect of low-dose continuous estrogen and progesterone therapy with calcium and vitamin D on bone in elderly women: a randomized, controlled trial. *Ann Intern Med* 1999; **130:** 897–904.
10. Prestwood KM, *et al.* The effect of low dose micronized 17β-estradiol on bone turnover, sex hormone levels, and side effects in older women: a randomized, double blind, placebo-controlled study. *J Clin Endocrinol Metab* 2000; **85:** 4462–9.
11. Bjarnason NH, *et al.* Low doses of estradiol in combination with gestodene to prevent early postmenopausal bone loss. *Am J Obstet Gynecol* 2000; **183:** 550–60.
12. Lees B, Stevenson JC. The prevention of osteoporosis using sequential low-dose hormone replacement therapy with estradiol-17β and dydrogesterone. *Osteoporosis Int* 2001; **12:** 251–8.
13. Lindsay R, *et al.* Effect of lower doses of conjugated equine estrogens with and without medroxyprogesterone acetate on bone in early postmenopausal women. *JAMA* 2002; **287:** 2668–76.
14. Prestwood KM, *et al.* Ultralow-dose micronized 17β-estradiol and bone density and bone metabolism in older women: a randomized controlled trial. *JAMA* 2003; **290:** 1042–8.
15. Lindsay R, *et al.* Bone response to treatment with lower doses of conjugated estrogens with and without medroxyprogesterone acetate in early postmenopausal women. *Osteoporosis Int* 2005; **16:** 372–9.
16. The Writing Group for the PEPI trial. Effects of hormone therapy on bone mineral density: results from the Postmenopausal Estrogen/Progestin Interventions (PEPI) trial. *JAMA* 1996; **276:** 1389–96.
17. Speroff L, *et al.* The comparative effect on bone density, endometrium, and lipids of continuous hormones as replacement therapy (CHART Study): a randomized controlled trial. *JAMA* 1996; **276:** 1397–1403.
18. Michaëlsson K, *et al.* Hormone replacement therapy and risk of hip fracture: population based case-control study. *BMJ* 1998; **316:** 1858–63.
19. Schneider DL, *et al.* Timing of postmenopausal estrogen for optimal bone mineral density: the Rancho Bernardo study. *JAMA* 1997; **277:** 543–7.
20. Cauley JA, *et al.* Timing of estrogen replacement therapy for optimal osteoporosis prevention. *J Clin Endocrinol Metab* 2001; **86:** 5700–5.

尿失禁 尿失禁（第2100页）可能是与绝经期雌激素水平下降相关的急性症状之一（见上文**绝经期疾病**）。有研究[1,2]显示，雌激素和 α 肾上腺素能受体激动剂联用可有效治疗女性张力性尿失禁，这个治疗方案也被推荐用于伴有轻度尿失禁症状的绝经后女性。令人遗憾的是，对有子宫的绝经后女性加用孕激素以减少子宫内膜癌风险，可加重尿失禁[3]。在尿失禁治疗中，不用 α 肾上腺素能受体激动药，单纯雌激素的疗效并不明确。一项研究[4]报道，对轻度张力性尿失禁患者，雌激素加盆底训练 18 个月的疗效优于单独盆底训练。但是，一项安慰剂对照研究[5]发现，雌激素治疗 6 个月，尿失禁症状无改善。

一些人认为，雌激素可用于改善绝经后女性紧张性尿失禁引起的尿急、尿频和夜尿增多的症状，尤其是通过局部给药[6]。有研究认为，雌激素水平降低可能使膀胱的敏感阈值下降[7]。一项包含 23 项临床研究的荟萃分析显示，雌激素治疗可在主观上改善绝经后女性的尿失禁症状，但其中很多临床研究都存在某些方面的缺陷[8]。随后几项设计严密的研究[9,10]以张力性、紧张性或混合性尿失禁女性为研究对象，结果发现，HRT 不能改善、甚至会加重尿失禁的症状，虽然同时使用的孕激素可能会影响治疗的效果。此外，安慰剂对照的 Women's Health Initiative[11]发现，单独雌激素治疗或联合 HRT，总体上都会增加发生张力性、紧张性或混合性尿失禁的危险，加重 HRT 治疗前已有尿失禁患者的症状。另一项安慰剂对照研究[12]也发现，复方 HRT 增加张力性或紧张性尿失禁。大规模的 Nurses' Health Study 队列[13]也显示，正在行 HRT 可增加出现尿失禁的危险。

1. Walter S, *et al.* Stress urinary incontinence in postmenopausal women treated with oral estrogen (estriol) and an alpha-adrenoceptor-stimulating agent (phenylpropanolamine): a randomized double-blind placebo-controlled study. *Int Urogynecol J* 1990; **1:** 74–9.
2. Hilton P, *et al.* Oral and intravaginal estrogens alone and in combination with alpha-adrenergic stimulation in genuine stress incontinence. *Int Urogynecol J* 1990; **1:** 80–6.
3. Benness C, *et al.* Do progestogens exacerbate urinary incontinence in women on HRT? *Neurourol Urodyn* 1991; **10:** 316–17.
4. Ishiko O, *et al.* Hormone replacement therapy plus pelvic floor muscle exercise for postmenopausal stress incontinence: a randomized, controlled trial. *J Reprod Med* 2001; **46:** 213–20.
5. Jackson S, *et al.* The effect of oestrogen supplementation on post-menopausal urinary stress incontinence: a double-blind placebo-controlled trial. *Br J Obstet Gynaecol* 1999; **106:** 711–18.
6. Cardozo L, *et al.* A systematic review of the effects of estrogens for symptoms suggestive of overactive bladder. *Acta Obstet Gynecol Scand* 2004; **83:** 892–7.
7. Fantl JA, *et al.* Postmenopausal urinary incontinence: comparison between non-estrogen-supplemented and estrogen-supplemented women. *Obstet Gynecol* 1988; **71:** 823–8.
8. Fantl JA *et al.* Estrogen therapy in the management of urinary incontinence in postmenopausal women: a meta-analysis: first report of the hormones and urogenital therapy committee. *Obstet Gynecol* 1994; **83:** 12–18.
9. Fantl JA, *et al.* Efficacy of estrogen supplementation in the treatment of urinary incontinence. *Obstet Gynecol* 1996; **88:** 745–9.
10. Grady D, *et al.* Postmenopausal hormones and incontinence: the Heart and Estrogen/Progestin Replacement Study. *Obstet Gynecol* 2001; **97:** 116–20.
11. Hendrix SL, *et al.* Effects of estrogen with and without progestin on urinary incontinence. *JAMA* 2005; **293:** 935–48.
12. Steinauer JE, *et al.* The Heart and Estrogen/Progestin Replacement Study Research Group. Postmenopausal hormone therapy: does it cause incontinence? *Obstet Gynecol* 2005; **106:** 940–5.
13. Grodstein F, *et al.* Postmenopausal hormone therapy and risk of developing urinary incontinence. *Obstet Gynecol* 2004; **103:** 254–60.

Gonad-regulating Hormones 性腺调节激素

下丘脑-垂体-性腺轴

性腺功能受到下丘脑-垂体-性腺轴的调节。

人垂体包括两个部分：垂体前叶（腺垂体）和垂体后叶（神经垂体）。垂体的上面是垂体柄，再上方为下丘脑。垂体后叶激素在下丘脑合成，通过神经纤维运送到垂体后叶进行储存。垂体前叶含有很多特异性细胞，本身可合成激素，但受到下丘脑激素、靶器官激素和大脑兴奋或抑制神经递质的复杂调节。这个相互作用的系统称为下丘脑-垂体-内分泌轴。

垂体前叶分泌的卵泡刺激素（FSH）和黄体生成素（LH），被总称为**促性腺激素**。它们是垂体促性腺细胞分泌的糖蛋白，调节性腺功能和性激素的产生。在男性，LH 刺激睾丸产生睾酮和其他雄激素。在女性，FSH 和 LH 以一种复杂的方式促进卵巢产生雌激素和孕激素。促性腺激素的另一个成分（主要具有黄体化作用），绒促性素（chorionicgonadotrophin）由胎盘分泌。

垂体分泌促性腺激素本身受到下丘脑分泌的**促性腺激素释放激素**（GnRH）调节。在青春期后，受到内源性的时钟或弓状核神经脉冲刺激，下丘脑规律间断释放 GnRH。GnRH 通过门脉血管系统的血流循环，调控垂体前叶促性腺激素的释放。长期且连续的暴露于 GnRH，导致垂体促性腺激素细胞上的受体脱敏和下调，促性腺激素除开始时一过性升高，以后就被抑制。

性激素本身对下丘脑和垂体产生负反馈作用。一般情况下，雌激素和孕激素降低促性腺激素释放的幅度。孕激素还可降低促性腺激素释放频率。睾酮通过转化为雌二醇，或者本身，对下丘脑垂体产生作用。性腺产生抑制素，选择性抑制垂体分泌 FSH 而不影响 LH。与此相反，另一种激活素（activin）刺激垂体分泌 FSH。

性腺调节激素的类型

临床应用的性腺调节激素可分为三大类：

- 内源性卵泡刺激素和黄体生成素：来源于绝经后女性的尿液，称为人绝经后促性腺激素或尿促性素（menotrophin）（第2041页）和尿卵泡素（urofollitropin）（第2067页）。重组形式的促卵泡素 α 和 β（第2036页）以及促黄体生成素 α（第2044页）。绒促性素和重组形式绒促性素 α（第2018页）也被使用。
- 下丘脑释放激素：戈那瑞林（第2038页）及其长效类似物如布舍瑞林（第2016页）、地洛瑞林（第2025页）、戈舍瑞林（第2039页）、组氨瑞林（第2040页）、亮丙瑞林（第2042页）、那法瑞林（第2049页）和曲普瑞林（第2066页）。这些激素广泛用于刺激或抑制下丘脑-垂体-性腺轴。
- 最近出现的直接促性腺激素释放激素拮抗剂，如阿巴瑞克（第2014页）、西曲瑞克（第2017页）和加尼瑞克（第2037页）。

性腺调节激素的应用

性腺调节激素在一些内分泌疾病的治疗中发挥重要作用。它们还在治疗内分泌激素敏感性肿瘤中发挥重要作用（第619页）。

闭经

闭经是指未出现月经或月经异常停止。而月经稀发是指月经频率减少和周期不规律。发生在青春期的闭经，称为原发闭经。在此后发生的闭经，称为继发性闭经。当女孩年龄到达15岁，已有正常第二性征发育，或乳房发育5年后仍然无月经来潮，需要对原发闭经进行诊治。如果一个女性既往月经规律并且没有妊娠或哺乳或绝经，那么如果连续3个月没有月经（继发闭经）或1年内月经次数少于9次，需要到医院进行检查。病理性闭经常导致不孕症（见下文）。部分患者伴有多毛症（第2022页）。

闭经或月经稀发的常见病因为卵巢或下丘脑-垂体疾病。卵巢病变包括卵巢衰竭，如特纳综合征（见下文）；卵巢早衰的病因包括创伤、药物、射线治疗和自身免疫；多囊卵巢综合征等情况（见下文）。下丘脑或垂体疾病的病因包括：因营养不良、过度运动或垂体损伤导致促性腺激素分泌减少（见下文**性腺功能减退症**）；泌乳素水平增高（见下文**高泌乳素血症**）；其他病因包括肾上腺疾病、甲状腺疾病、子宫和阴道疾病或睾丸女性化（极少见）。

闭经的诊治，首先是明确病因并治疗病因。如果病因不能去除，可考虑雌激素替代治疗，常常选择口服避孕药，如果应用恰当，可减少长期雌激素缺乏导致的各种后果。

1. McIver B, *et al.* Evaluation and management of amenorrhea. *Mayo Clin Proc* 1997; **72:** 1161–9.
2. Baird DT. Amenorrhoea. *Lancet* 1997; **350:** 275–9.
3. Practice Committee of the American Society for Reproductive Medicine. Current evaluation of amenorrhea. *Fertil Steril* 2008; **90** (suppl 3): S219–S225.

隐睾

睾丸形成于腹部，然后通过腹股沟管向下进入阴囊内。3%～6%的新生男孩可出现睾丸不下降（隐睾）。但是，很多男孩在出生第一年内睾丸下降进入阴囊，最后只有1%男孩为隐睾。对于有隐睾的男孩，到1岁时才观察到病理性的睾丸损伤，这可能导致将来的不育症。隐睾也使睾丸癌的发生风险增加。睾丸功能异常和解剖学异常（如腹股沟疝），可能是睾丸下降不良的因素。原发睾丸病变或促性腺激素缺乏症也与隐睾有关。关于性腺功能减退症和不育症的讨论，见下文。隐睾需要和可回缩性睾丸相鉴别，因为后者睾丸发育正常，不需要治疗。

尽管隐睾常见，但对最佳治疗方案尚无统一意见。在美国常用手术，而在欧洲，首选激素治疗[1,2]。

几乎所有患者，手术都可以获得成功，一般在1岁左右进行[1,2]。激素治疗，一般选用绒促性素或戈那瑞林，刺激睾丸产生雄激素。成功率各有不同，难以对不同研究的治疗效果进行比较，因为研究对象的年龄和治疗措施各不相同，而且可能包括部分可回缩性睾丸的患者。系统性综述建议[3,4]，戈那瑞林和绒促性素治疗总的成功率为20%，优于安慰剂对照组。睾丸的位置越低，激素治疗成功机会越大[3,5]。随着年龄增大，治疗成功机会减少，因此推荐在12～18个月[6]或2岁[4]进行激素治疗。一些研究显示，联合戈那瑞林和绒促性素治疗，可能提高疗效[7]，但其他研究并未发现联合用药优于单独用药[8,9]。激素治疗失败，可选择手术作为二线治疗方案。有人建议，在手术前后，加用激素药物治疗[6]，可能改善患者的生育指数（将来生育能力的一个预测指标）。绒促性素也可作为手术前的辅助治疗，让不能触摸到的睾丸下降到可以触摸的位置[10]。然而，有报道这些患者的睾丸出现炎症改变[5]。

即使治疗成功，生育功能还是会受到影响[1,2,6]。与此相似，睾丸癌的风险，也未必能够降低到普通人群水平。有证据显示，青春期前手术比青春期后手术更能降低睾丸癌风险[6]。此外，睾丸固定术有利于进行睾丸检查和尽早发现肿瘤[2]，所有患者的睾丸均需长期监测。

1. Brucker-Davis F, *et al.* Update on cryptorchidism: endocrine, environmental and therapeutic aspects. *J Endocrinol Invest* 2003; **26:** 575–87.
2. Kolon TF, *et al.* Cryptorchidism: diagnosis, treatment, and long-term prognosis. *Urol Clin North Am* 2004; **31:** 469–80.
3. Pyörälä S, *et al.* A review and meta-analysis of hormonal treatment of cryptorchidism. *J Clin Endocrinol Metab* 1995; **80:** 2795–9.
4. Henna MR, *et al.* Hormonal cryptorchidism therapy: systematic review with metanalysis of randomized clinical trials. *Pediatr Surg Int* 2004; **20:** 357–9.
5. Kaleva M, *et al.* Treatment with human chorionic gonadotrophin for cryptorchidism: clinical and histological effects. *Int J Androl* 1996; **19:** 293–8.
6. Tekgül S, *et al.* European Society for Paediatric Urology, European Association of Urology. Guidelines on paediatric urology (update March 2009). Available at: http://www.uroweb.org/fileadmin/tx_eauguidelines/2009/Full/Paediatric_Urology.pdf (accessed 20/10/09)
7. Giannopoulos MF, *et al.* 13 Year's experience with the combined hormonal therapy of cryptorchidism. *Horm Res* 2001; **55:** 33–7.
8. Bertelloni S, *et al.* Hormonal treatment for unilateral inguinal testis: comparison of four different treatments. *Horm Res* 2001; **55:** 236–9.
9. Esposito C, *et al.* Comparison of five different hormonal treatment protocols for children with cryptorchidism. *Scand J Urol Nephrol* 2003; **37:** 246–9.
10. Polascik TJ, *et al.* Reappraisal of the role of human chorionic gonadotropin in the diagnosis and treatment of the nonpalpable testis: a 10 year-old experience. *J Urol (Baltimore)* 1996; **156:** 804–6.

青春发育延迟

青春发育与LH分泌增加有关。随后性激素浓度增加，出现第二性征和身高增长加速。当女性达到13.4岁但仍然无乳房发育，或男性到14岁仍然无睾丸增大，可诊断青春发育延迟。除了性腺功能减退症的各种病因以外（见下文），一些患者的诊断比较困难。一些严重的系统性疾病（如哮喘和糖尿病）或甲状腺功能减退症，可引起性发育延迟。当不能找到明确病因时，发育延迟的家族史，可能提示患者为体质性青春发育延迟。此疾病患者，可以预期将来会出现正常青春发育。

当其他病因引起青春发育延迟时，应对病因进行治疗。在体质性青春发育延迟患者，如患者出现了心理问题，女性可给予小剂量雌激素，男性可给予小剂量雄激素（氧雄龙或睾酮酯）以促进生长和性发育。需要加强监护，因为性激素的过度治疗可引起骨骺提前闭合，影响患者最终身高。治疗过程中应经常间断给药，观察患者是否有自发性青春发育。性腺功能减退症儿童，也可用性激素治疗。低促性腺激素性性腺功能减退症男性儿童，睾酮治疗可促进男性化，但睾丸的生长需要促性腺激素治疗。绒促性素，加用人绝经后尿促性腺激素或卵泡刺激素，可促进睾丸产生精子。此外，脉冲性给予戈那瑞林，可刺激下丘脑病变患者的垂体产生促性腺激素。

1. De Luca F, *et al.* Management of puberty in constitutional delay of growth and puberty. *J Pediatr Endocrinol Metab* 2001; **14** (suppl): 953–7.
2. Traggiai C, Stanhope R. Delayed puberty. *Best Pract Res Clin Endocrinol Metab* 2002; **16:** 139–51.
3. Pozo J, Argente J. Ascertainment and treatment of delayed puberty. *Horm Res* 2003; **60** (suppl 3): 35–48.
4. Delemarre EM, *et al.* Inducing puberty. *Eur J Endocrinol* 2008; **159** (suppl): S9–S15.

子宫内膜异位症

戈那瑞林类似物可用于治疗子宫内膜异位症（见第2023页）。但需长期用药以防疾病复发，这限制了药物的应用，因为长期用药可导致骨质疏松。同时加用激素替代治疗，可预防骨质疏松。

高泌乳素血症

高泌乳素血症是指血液中泌乳素浓度异常升高。在生理状态下，妊娠、乳头刺激均可引起泌乳素升高。高泌乳素血症也可能是药物抑制了多巴胺神经递质所致，如抗精神病药和甲氧氯普胺。其他药物有：鸦片类镇痛药、甲基多巴、利血平、雌激素、SSRIs和维拉帕米。垂体泌乳素瘤、垂体柄损伤或下丘脑疾病、胸壁创伤等病理状态，也可引起泌乳素升高。其他少见原因如库欣综合征或甲状腺功能减退症。泌乳素瘤是最常见的病因。所谓的特发性高泌乳素血症，可能为垂体内不能被检测到的微小腺瘤所致。

高泌乳素血症可抑制女性卵巢功能，导致月经紊乱、闭经和不孕。在男性，可引起促性腺激素减少和睾酮缺乏、性欲下降、勃起障碍。在雌激素存在时，患者可表现为溢乳。男性很少出现乳房发育（见2024页）。

高泌乳素血症的处理取决于病因。如果考虑药物所致，在允许的情况下，停用药物。一些患者无症状。这些患者是否需要治疗尚存争议。长期卵巢功能抑制可导致骨质疏松风险增加，这也是需要治疗的理由之一[1]。

在许多病例中，高泌乳素血症继发于泌乳素瘤。泌乳素瘤分为大腺瘤（大于10mm）和微腺瘤（小于10mm）。大腺瘤患者的泌乳素水平常超过正常上限10倍。肿瘤体积可能会快速增大而导致头痛和视野缺损。多巴胺激动药（如溴隐亭）虽然很少能够根治肿瘤，但可有效降低泌乳素水平和恢复性腺功能[2,3]。很少需要进行手术切除肿瘤。有些大腺瘤患者，在溴隐亭治疗时，需进行经蝶垂体减压手术，最后可能还需要放射治疗。

应用最广的多巴胺激动药是溴隐亭；它可降低大部分患者的泌乳素分泌，缩小肿瘤体积[2]。有报道，溴隐亭治疗2～4年后，在停药后，泌乳素水平维持正常并且肿瘤体积并无变化[4]。然而，只有很少部分患者能够达到这种状态，大腺瘤患者在停药后，尤其容易发生肿瘤体积再次增大[2]。有人建议[3]，如果泌乳素瘤水平维持正常2年，肿瘤体积缩小至少50%以上，溴隐亭的剂量可逐渐减少，并且密切观察肿瘤体积变化。溴隐亭的半衰期短和不良反应，可能影响药物的应用。缓释制剂可减少以上不良反应。有报道，肌内注射缓释溴隐亭，同时口服泼尼松龙，可减少不良反应的发生[5]。

经过治疗，高泌乳素血症女性患者可恢复排卵。对于那些服药期间怀孕的女性，建议胎儿对多巴胺激动药的暴露时间应尽量缩短，因此发现妊娠时建议停药。对准备妊娠的女性，可以选择溴隐亭，因为很多妊娠相关的经验都来自于溴隐亭，而不是其他多巴胺激动药。妊娠期间高雌激素水平，可促进泌乳素瘤生长，因此患者在整个孕期需要密切监测。如果有症状提示肿瘤复发，应再次应用溴隐亭。因为药物对孕妇和胎儿的影响可能比手术更小。有人建议在孕前行肿瘤减负手术，但即使这样，可能还是不能阻止妊娠期间肿瘤增大引起症状[2,6]。

其他多巴胺激动药包括卡麦角林和喹高利特[2,7]。卡麦角林的效果和耐受性均优于溴隐亭。有些溴隐亭抵抗患者，卡麦角林有效。一些人建议卡麦角林作为一线用药，但对于有妊娠计划的女性，更好选择溴隐亭。喹高利特的疗效和溴隐亭相似，适用于其他药物不能耐受或无效的患者。

有人试用培高利特治疗，疗效和溴隐亭相似，但未获得批准。

1. Sanfilippo JS. Implications of not treating hyperprolactinemia. *J Reprod Med* 1999; **44:** 1111–15.
2. Molitch ME. Medical management of prolactin-secreting pituitary adenomas. *Pituitary* 2002; **5:** 55–65.
3. Schlechte JA. Prolactinoma. *N Engl J Med* 2003; **349:** 2035–41.
4. Passos VQ, *et al.* Long-term follow-up of prolactinomas: normoprolactinemia after bromocriptine withdrawal. *J Clin Endocrinol Metab* 2002; **87:** 3578–82.
5. Jenkins PJ, *et al.* Oral prednisolone supplement abolishes the acute adverse effects following initiation of depot bromocriptine therapy. *Clin Endocrinol (Oxf)* 1996; **45:** 447–51.
6. Randeva HS, *et al.* Prolactinoma and pregnancy. *Br J Obstet Gynaecol* 2000; **107:** 1064–8.
7. Bankowski BJ, Zacur HA. Dopamine agonist therapy for hyperprolactinemia. *Clin Obstet Gynecol* 2003; **46:** 349–62.

性腺功能减退症

性腺功能减退症（性腺功能减低或缺乏）可发生于男性和女性。可能为原发性，即性腺本身功能异常，或者为继发性，即垂体前叶功能减退或其他原因导致促性腺激素缺乏。原发性卵巢功能异常，可能归因于卵巢发育异常，如特纳综合征。或在青春期前卵巢发生退化。可能出现卵巢功能早衰，表现为提前绝经，或由于最初卵泡数目少，或因自身抗体、化疗、放疗、感染和创伤而破坏了卵泡。原发性睾丸功能异常的病因可能为先天性疾病，如Klinefelter综合征（染色体为XXY）；也可能为化疗、放疗、感染（尤其是流行性腮腺炎）、创伤所致。其他少见的病因为睾丸发育不良。

继发性性腺功能减退症，常由于垂体前叶功能减退或促性腺激素分泌缺乏、促性腺激素释放激素分泌缺乏所致。Kallmann综合征是一种先天性的低促性腺激素性性腺功能减退症，伴有嗅觉缺失。垂体或下丘脑功能减退的病因有肿瘤、头颈部放疗后、创伤、浸润性肉芽肿性疾病（如结核）。不同的药物可抑制促性腺激素的合成（如外源性性激素，连续应用GnRH类似物）。体重下降或营养不良、过度运动、严重系统性疾病、高泌乳素血症等，均可抑制促性腺激素的合成。

原发性性腺功能减退症的基础治疗是性激素替代，让患者获得正常的性发育和性生活，防止骨质疏松症，但生育功能难以恢复。在青春期前的儿童，药物诱导第二性征的出现，必须考虑到防止骨骺提前关闭而影响终身高（见上文**青春发育延迟**）。

女性通常给予雌激素和孕激素治疗，而男性常常选用长效睾酮酯制剂，如环比酸盐或十一酸睾酮，肌内注射。经皮贴剂补充睾酮也有效。在性腺功能本身无疾病的患者，可考虑用促性腺激素或促性腺激素释放激素进行治疗。总体上，这种治疗方案用于有生育需求的患者（见下文**不孕症**），因为治疗过程繁琐且昂贵。

更多详情可参考以下文献。

1. Silveira LFG, *et al.* Hypogonadotropic hypogonadism. *Semin Reprod Med* 2002; **20:** 327–38.
2. AACE Hypogonadism Task Force. American Association of Clinical Endocrinologists medical guidelines for clinical practice for the evaluation and treatment of hypogonadism in adult male patients—2002 update. *Endocr Pract* 2002; **8:** 439–56. Also available at: http://www.aace.com/pub/pdf/guidelines/hypogonadism.pdf (accessed 05/07/06)
3. Lanfranco F, *et al.* Klinefelter's syndrome. *Lancet* 2004; **364:** 273–83.
4. Nelson LM. Primary ovarian insufficiency. *N Engl J Med* 2009; **360:** 606–14.

不孕症

大约每6对夫妇中就有一对因生育困难而求医。很多患者是生育能力下降，而非不孕症。他们经过治疗或者未经治疗，最后都会怀孕。目前有一些治疗方案，具体方案的选择需根据病因而定。生育能力下降，病因可能源于男女的任何一方或者双方共同的因素。

最常见的显著病因为女性不排卵和男性精子产生障碍。可能的病因有：性腺形成异常或损伤、下丘脑垂体疾病、负反馈异常（如多囊卵巢综合征）、高泌乳素血症抑制性腺功能。这些疾病的处理已在上文进行讨论。多囊卵巢综合征（PCOS；见下文）。

女性因素 约20%女性不孕由排卵障碍所致，多数患者有PCOS。下丘脑功能异常患者，如PCOS，氯米芬是首选的促排卵药物[1~4]。有报道，70%的不排卵女性可在用药后排卵。对氯米芬治疗无效的PCOS患者，可行卵巢打孔治疗（腹腔镜下）[2,4]。那些用氯米芬后有排卵，但6个月后仍无妊娠的女性，可以进行精子宫腔内注射[4]。超重的PCOS患者，如果氯米芬无效，加用二甲双胍可增强效果[1~4]。患者也可选择在周期中间注射绒促性素[1]，然后选择最佳时间进行宫内精子注射[2]，但能否取得更好疗效，尚缺乏证据。一些对氯米芬抵抗的女性，可进行序贯氯米芬和促性腺激素刺激卵泡治疗。对于脱氢表雄酮水平升高的女性，在氯米芬应用过程中添加皮质激素，有助于排卵[1,2]。因为考虑到用药可能增加卵巢癌风险，因此，对氯米芬进行周期治疗的药物最大用量，存在不同建议。一般为6个或12个周期（见**致癌性**，第2018页）。如果患者不能耐受氯米芬，可选择他莫昔芬[3,4]。芳香化酶抑制剂如来曲唑，也可试用。其促排卵的效果不差于氯米芬[5]，但药物对母亲或胎儿的潜在毒性尚存在争议。

氯米芬或他莫昔芬无效的PCOS患者，可用促性腺激素。人绝经后促性腺激素、尿促性素、重组卵泡刺激素，这些激素效果相似[4]。下丘脑性不排卵或低促性腺激素性性腺功能减退症的治疗，通常需要具有LH活性的促性腺激素[4,6]。对这些患者应用重组LH正逐渐受到重视[6]。总体上，有多种不同的给药方式，首先给予卵泡刺激素，直到优势卵泡成熟，然后用绒促性素促进排卵和维持黄体[6]。有卵巢过度刺激和多胎妊娠的风险，尤其在PCOS患者。因此需要B超监测卵泡的发育程度[3,4]。

另一个促进排卵的方法是脉冲式戈那瑞林（促性腺激素释放激素）及其类似物治疗[4]。主要用于下丘脑性闭经。PCOS患者效果较差。

高泌乳素血症引起不排卵，用多巴胺激动药治疗，如溴隐亭，可恢复生育功能。如果因输卵管阻塞或宫内粘连导致不孕症，手术治疗可能有效[4]。当感染是病因时，需进行正确的抗感染治疗（见**盆腔炎性疾病**，第174页）。

子宫内膜异位症（第2023页）是女性不孕症的另一个重要原因，尽管两者之间的确切机制尚不明确。药物治疗内膜异位症并不改善生育能力，而保守性的手术可能有助于生育功能改善[4]。

如果患者不存在以上疾患，不能找到不孕症的病因，根据英国指南[4]，可以试用氯米芬。

还有一些其他的经验性用药。生长激素及其类似物，用来辅助促性腺激素刺激卵巢治疗，但能否提高妊娠机会尚无证据[4]。

当其他方法失败后，可考虑辅助生育。IVF是最常用的技术：从卵巢获得卵子，在体外结合形成胚胎，然后转移到子宫内。较少用的技术：把配子（未结合的卵子或精子）或受精卵导入输卵管。与以上描述的促排卵治疗不同，辅助生育技术，会通过过度刺激卵巢，以期获得多个卵子用于体外授精。女性发生卵巢过度刺激综合征的风险增加，需要密切监测。具有卵巢过度刺激综合征高危因素的患者，如PCOS患者，不应该用绒促性素刺激卵泡成熟[4]。最常用的治疗方案是"长方案"，即在月经周期开始的黄体期开始用戈那瑞林激动药让垂体脱敏，防止LH高峰的出现。当垂体和卵巢的功能都被抑制以后，用促性腺激素（人绝经后促性腺激素或卵泡刺激素）促进卵泡的产生。当卵泡发育成熟到一定阶段，给予一个剂量的绒促性素促进排卵。这种"长方案"的效果，优于短方案或超短方案（这两种方案戈那瑞林激动药给药时间更短），虽然短方案在反应较差者中更有效[6]。指南推荐认为，重组卵泡刺激素、尿促性素和人绝经后促性腺激素一样有效[4]。然而，系统性综述分析显示，根据目前的IVF操作要求进行治疗，人绝经后促性腺激素比卵泡刺激素更能提高活产率[7]。戈那瑞林拮抗药，如西曲瑞克和加尼瑞克，可作为戈那瑞林拮抗药进行应用。用药后，垂体更快出现脱敏，但可能与妊娠率降低有关[4,6,8]。在IVF过程中，最好选择孕酮进行黄体支持，因为用绒促性素会增加卵巢过度刺激征的风险[4]。

男性因素 男性不育症的可能病因有泌尿生殖道异常、生殖道感染、精索静脉曲张相关的阴囊温度升高、内分泌疾病、基因异常和免疫因素，至少有44%为特发性，不能找到明确病因[9]。梗阻导致的无精症，需要手术治疗。精索静脉曲张，可选择手术治疗、或经皮栓塞、或硬化剂治疗，但对生育的效果并不明确[9~11]。

在低促性腺激素性性腺功能减退症患者，可用促性腺激素治疗，绒促性素可促进睾丸产生睾酮。然后加用绝经后促性腺激素或更加特异的卵泡刺激素，可促进精子生成[9,10]。在治疗6~9个月后，精液中可检测到精子，但有些患者需要更长的治疗时间才能产生精子[10]。脉冲性的戈那瑞林，可能通过恢复垂体促性腺激素的分泌而治疗男性不育症[9,10]。在既往未接受促性腺激素治疗的患者，可能需要治疗1~2年，才能产生足够的精子数量[9]。

在特发性少精症患者，治疗效果不佳[9]。抗雌激素治疗，如氯米芬和他莫昔芬，用于治疗男性生育功能减退[10]，但尚缺乏有效性的证据[4]。有人用皮质激素治疗有精子抗体的男性，未证实有效性，因此一般不推荐[4,9,10]，但在某些辅助生育技术失败的男性，可以考虑用药[10]。另一方面，自身免疫性睾丸炎，可能皮质激素有效[10]。对特发性男性不育症，还有一些其他的经验性用药，但有效性尚未明确[9,10]。

当其他方法无效时，可考虑辅助生育技术。对男性的技术有：宫内精子注射和胞浆内精子注射[4,10,11]。

1. ACOG Committee on Practice Bulletins—Gynecology. Management of infertility caused by ovulatory dysfunction. *Obstet Gynecol* 2002; **99:** 347–58.
2. Practice Committee of the American Society for Reproductive Medicine. Use of clomiphene citrate in women. *Fertil Steril* 2006; **86** (issue 5 suppl 1): S187–S193.
3. Anonymous. Managing anovulatory infertility. *Drug Ther Bull* 2004; **42:** 28–32.
4. National Collaborating Centre for Women's and Children's Health/NICE. Fertility: assessment and treatment for people with fertility problems. (issued February 2004). Available at: http://www.nice.org.uk/nicemedia/pdf/CG011fullguideline.pdf (accessed 28/07/08)
5. Holzer H, *et al.* A new era in ovulation induction. *Fertil Steril* 2006; **85:** 277–84.
6. Huirne JAF, *et al.* Contemporary pharmacological manipulation in assisted reproduction. *Drugs* 2004; **64:** 297–322.
7. Afnan M. Identifying real differences in live birth rates between HMG and rFSH in IVF. *Reprod Biomed Online* 2009; **18** (suppl 2): 25–30.
8. Griesinger G, *et al.* Gonadotropin-releasing hormone antagonists for assisted reproductive techniques: are there clinical differences between agents? *Drugs* 2004; **64:** 563–75.
9. Dohle GR, *et al.* European Association of Urology. Guidelines on male infertility (update March 2007). Available at: http://www.uroweb.org/fileadmin/tx_eauguidelines/2007/Full/Male_Infertility.pdf (accessed 16/02/10)
10. Haidl G. Management strategies for male factor infertility. *Drugs* 2002; **62:** 1741–53.
11. Jarow JP, *et al.* Best practice policies for male infertility. *J Urol (Baltimore)* 2002; **167:** 2138–44.

多囊卵巢综合征（PCOS）

PCOS是指卵巢体积增大，内含多个卵泡，白色的卵巢包膜增厚；有血浆LH持续升高以及雄激素水平升高。女性表现为月经紊乱、多毛和肥胖，可能有的患者并不出现以上全部症状；生育功能受损。相关的代谢改变包括高胰岛素血症和胰岛素抵抗，容易出现高脂血症、高血压和缺血性心脏病。子宫内膜癌风险增加。

治疗主要针对症状。患者应改变生活方式，改善血脂，降低体重[1,2]。单纯体重下降可能会改善月经状态、多毛和生育能力。抗雄激素治疗，如醋酸环丙孕酮或螺内酯，联合其他雌激素或复方避孕药物，可改善高雄激素血症的症状[1~5]。氟他米特和非那雄胺也可试用于治疗（见多毛的治疗，第2022页）[5]。对无妊娠需求的女性，可推荐口服避孕药治疗闭经或月经稀发[2,5~7]。也可选择没有雄激素特性的孕激素进行周期治疗，达到撤退性出血的目的（不接受激素治疗的无排卵女性，子宫内膜癌的风险增加）[3,6,7]。二甲双胍也可改善代谢异常和月经紊乱。美国内分泌专家建议，对超重或肥胖的女性，尤其需要二甲双胍[1]。二甲双胍治疗PCOS的长期效果以及对心血管事件的影响尚未明确[8]。其他有人建议，减轻体重更加有效，应该是肥胖PCOS患者的首要治疗措施[2]。

对于有妊娠需求的女性，枸橼酸氯米芬可用于诱导排卵。对无效者，可选择促性腺激素或腹腔镜卵巢打孔术。如果这些都无效，可考虑IVF。二甲双胍对排卵的效果正在验证中[2,3,6,7,9]。在诱导排卵过程中，需要密切监测，因为PCOS患者更易出现卵巢过度刺激综合征和多个卵泡发育。更多关于促排卵和辅助生育的信息，见上文**不孕症**。

胰岛素抵抗是PCOS的特点之一，尤其在肥胖的女性。一项小规模非随机研究显示，二甲双胍可改善胰岛素抵抗，降低雄激素水平，轻微降低体重指数或腰/臀比值，改善月经周期[10,11]。早期的对照研究显示，二甲双胍单药可改善排卵率和月经周期，加用氯米芬后可进一步提高排卵率[10]。但是，一些大规模的安慰剂对照研究发现，二甲双胍，不论是单药还是联合氯米芬，不改变PCOS患者的排卵、妊娠和活产率[2]。随后的荟萃分析提示[12]，尽管有一些证据提示，二甲双胍可改善妊娠和排卵率，但并不改善活产率。另一项荟萃分析结果显示[13]，对开始用氯米芬的女性，二甲双胍不提高活产率。但是，对氯米芬抵抗的女性，联合二甲双胍和氯米芬可改善活产率。有限的数据还提示，对接受腹腔镜下卵巢打孔术或卵泡刺激素治疗的女性，二甲双胍并不带来更多获益。目前一致性的观点认为，二甲双胍不应该作为PCOS患者不孕症的首选药物，仅仅用于糖耐量减退的女性[9]。还有一些噻唑烷二酮类药物（如罗格列酮）可能有效，但药物会增加体重，这对于已经超重的PCOS患者不是一个好消息[5,10,11]。它们的临床应用正在研究中[1]。

高泌乳素血症伴PCOS患者，可选用溴隐亭[4]，详见上文。

1. AACE Polycystic Ovary Syndrome Writing Committee. American Association of Clinical Endocrinologists position statement on metabolic and cardiovascular consequences of polycystic ovary syndrome. *Endocr Pract* 2005; **11:** 126–34. Also available at: http://www.aace.com/pub/pdf/guidelines/PCOSpositionstatement.pdf (accessed 21/10/09)
2. Norman RJ, *et al.* Polycystic ovary syndrome. *Lancet* 2007; **370:** 685–97.
3. Anonymous. Tackling polycystic ovary syndrome. *Drug Ther Bull* 2001; **39:** 1–5.
4. Hyperandrogenic Disorders Task Force. American Association of Clinical Endocrinologists medical guidelines for the clinical practice for the diagnosis and treatment of hyperandrogenic disorders. *Endocr Pract* 2001; **7:** 121–34. Also available at: http://www.aace.com/pub/pdf/guidelines/hyperandrogenism2001.pdf (accessed 05/07/06)
5. Ehrmann DA. Polycystic ovary syndrome. *N Engl J Med* 2005; **352:** 1223–36.
6. ACOG Committee on Practice Bulletins—Gynecology. Polycystic ovary syndrome. *Obstet Gynecol* 2002; **100:** 1389–1402.
7. Guzick DS. Polycystic ovary syndrome. *Obstet Gynecol* 2004; **103:** 181–93. Correction. *ibid.*; 799.
8. Royal College of Obstetricians and Gynaecologists. Long-term consequences of polycystic ovary syndrome (Guideline no. 33 issued December 2007). Available at: http://www.rcog.org.uk/files/rcog-corp/uploaded-files/GT33_LongTermPCOS.pdf (accessed 20/07/10)
9. Thessaloniki ESHRE/ASRM-Sponsored PCOS Consensus Workshop Group. Consensus on infertility treatment related to polycystic ovary syndrome. *Hum Reprod* 2008; **23:** 462–77. Also published in *Fertil Steril* 2008; **89:** 505–22.
10. Harborne L, *et al.* Descriptive review of the evidence for the use of metformin in polycystic ovary syndrome. *Lancet* 2003; **361:** 1894–1901.
11. Katsiki N, *et al.* The role of insulin-sensitizing agents in the treatment of polycystic ovary syndrome. *Drugs* 2009; **69:** 1417–31.
12. Tang T, *et al.* Insulin-sensitising drugs (metformin, rosiglitazone, pioglitazone, D-chiro-inositol) for women with polycystic ovary syndrome, oligo amenorrhoea and subfertility. Available in The Cochrane Database of Systematic Reviews; Issue 1. Chichester: John Wiley; 2010 (accessed 20/07/10).
13. Moll E, *et al.* The role of metformin in polycystic ovary syndrome: a systematic review. *Hum Reprod Update* 2007; **13:** 527–37.

性早熟

性早熟是指女性在8岁之前，男性在9岁之前出现第二性征的表现。女性的发生率是男性的4~5倍。然而，女性性早熟的年龄定义，一直受到质疑[1]。最近美国的数据显示，女性青春发育时间明显提前，白人女孩在7岁，非裔美人在6岁。性早熟可分为中枢性性早熟（为下丘脑-垂体-性腺轴功能提前启动所致）和周围性性早熟（垂体外促性腺激素分泌，或性激素的分泌不依赖于下丘脑促性腺激素释放激素或垂体促性腺激素）。很多患者，病因不明确，称为特发性。一小部分患者由肿瘤所致。中枢性性早熟也可能继发于其他神经系统疾病，如脑炎、脑膜炎或肉芽肿，或创伤。周围性性早熟可能与一些先天性或家族性疾病有关，如McCune-Albright综合征或家族性睾丸毒症（家族性男性性早熟）。先天性肾上腺皮质增生症（见1435页）可导致男性性早熟和女性男性化表现。

除了导致性早熟和相关的情绪压力，性早熟导致的主要后果是因骨骺提前闭合致身材矮小[2,3]。在开始和结束治疗时，需要综合考虑年龄、情感压力和终身高等因素对治疗的影响[2]。

戈那瑞林类似物可用于治疗中枢性性早熟[2,3]。连续应用，而不是脉冲性的应用，通过脱敏和下调垂体上的受体，可抑制垂体促性腺激素的分泌。在开始治疗的时候，用醋酸环丙孕酮预防戈那瑞林类似物产生的刺激作用[2]。在过去，经皮下注射或鼻喷均可给药。但目前最常用的给药途径是肌内注射或皮下注射缓释制剂的戈那瑞林类似物，非常方便[2,3]。药物治疗可抑制性成熟和骨骼成熟，很多研究提示可改善终身高[3,4]。然而，是否需要对边界性早熟（6~8岁出现的性早熟）进行治疗尚存疑问。因为很多研究显示，这些患者不必治疗，大多数也能达到正常成年身高[1]。那些特发性缓慢进展的性早熟女孩，没有骨龄提前的证据，可能也不需要戈那瑞林治疗，但需要密切监测，是否出现快速青春发育[1,5]。同时合并生长激素缺乏的儿童（如头部照射），需加用生长激素或其他类似物[6]。生长激素有时也用于那些生长激素不缺乏，但对戈那瑞林类似物治疗反应差的患者，但获益的证据并不多[7]。

对周围性性早熟，戈那瑞林类似物无效。应对病因进行治疗，如性腺或肾上腺的肿瘤应该进行切除。另一方面，治疗目的在于抑制性成熟，环丙孕酮和甲羟孕酮也有应用的报道[8]。对 McCune-Albright 综合征导致的女性性早熟，芳香化酶抑制剂睾酮内酯可有效阻断雌激素的合成[9,10]。有2例患者用酮康唑的报道[11]。他莫昔芬也有报道有效[12]。对睾丸毒症的男性患者，睾酮内酯单独用药无效，但合用抗雄激素药螺内酯[13]，可有效降低骨骼成熟的速度。疗效随着治疗时间的延长而减弱，加用戈那瑞林类似物可恢复治疗效果[14]。有其他研究也提示，这种治疗方案可改善预测成人身高[15]。酮康唑有一定抗雄激素作用，试用于家族性男性性早熟的治疗。一项包含5例患者的研究结果显示，酮康唑可降低睾酮水平，增加终身高[16]。

1. Kaplowitz PB, *et al.* Reexamination of the age limit for defining when puberty is precocious in girls in the United States: implications for evaluation and treatment. *Pediatrics* 1999; **104:** 936–41.
2. Merke DP, Cutler GB. Evaluation and management of precocious puberty. *Arch Dis Child* 1996; **75:** 269–71.
3. Partsch C-J, *et al.* Management and outcome of central precocious puberty. *Clin Endocrinol (Oxf)* 2002; **56:** 129–48.
4. Klein KO, *et al.* Increased final height in precocious puberty after long-term treatment with LHRH agonists: the National Institutes of Health experience. *J Clin Endocrinol Metab* 2001; **86:** 4711–16.
5. Léger J, *et al.* Do all girls with apparent idiopathic precocious puberty require gonadotropin-releasing hormone agonist treatment? *J Pediatr* 2000; **137:** 819–25.
6. Adan L, *et al.* Adult height in 24 patients treated for growth hormone deficiency and early puberty. *J Clin Endocrinol Metab* 1997; **82:** 229–33.
7. Walvoord EC, Pescovitz OH. Combined use of growth hormone and gonadotropin-releasing hormone analogues in precocious puberty: theoretic and practical considerations. *Pediatrics* 1999; **104** (suppl): 1010–14.
8. Stanhope R, Traggiai C. Precocious puberty (complete, partial). *Endocr Dev* 2004; **7:** 57–65.
9. Feuillan PP, *et al.* Long term testolactone therapy for precocious puberty in girls with the McCune-Albright syndrome. *J Clin Endocrinol Metab* 1993; **77:** 647–51.
10. Albers N, *et al.* McCune-Albright syndrome - the German experience. *J Pediatr Endocrinol Metab* 2002; **15** (suppl): 897–901.
11. Syed FA, Chalew SA. Ketoconazole treatment of gonadotropin independent precocious puberty in girls with McCune-Albright syndrome: a preliminary report. *J Pediatr Endocrinol Metab* 1999; **12:** 81–3.
12. Eugster EA, *et al.* Tamoxifen treatment for precocious puberty in McCune-Albright syndrome: a multicenter trial. *J Pediatr* 2003; **143:** 60–6.
13. Laue L, *et al.* Treatment of familial male precocious puberty with spironolactone and testolactone. *N Engl J Med* 1989; **320:** 496–502.
14. Laue L, *et al.* Treatment of familial male precocious puberty with spironolactone, testolactone, and deslorelin. *J Clin Endocrinol Metab* 1993; **76:** 151–5.
15. Leschek EW, *et al.* Six-year results of spironolactone and testolactone treatment of familial male-limited precocious puberty with addition of deslorelin after central puberty onset. *J Clin Endocrinol Metab* 1999; **84:** 175–8.
16. Soriano-Guillén L, *et al.* Adult height after ketoconazole treatment in patients with familial male-limited precocious puberty. *J Clin Endocrinol Metab* 2005; **90:** 147–51.

经前期综合征

戈那瑞林类似物也曾经用于治疗有严重症状的经前期综合征患者（见2031页）。同时需要加用雌激素和孕激素的"add-back"疗法，防止雌激素缺乏相关的症状。

特纳综合征

特纳综合征（Turner 综合征），是一种因 X 或 Y 染色体丢失导致患者只有一个 X 染色体的先天性疾病。表现为女性外形，但卵巢不发育。除了性腺不发育导致不孕症和原发性闭经以外，患者还有其他多种畸形，包括身材矮小、颈蹼、特征性面容、盾胸、多痣、眼部和耳疾病、肾脏和心血管畸形。也可出现甲状腺功能减退症和糖耐量减退。

和其他卵巢衰竭女性一样，特纳综合征患者需要性激素替代治疗，促进性成熟和第二性征发生，避免骨质疏松症。如果患者在12～13岁未出现青春发育并且FSH水平升高，可以开始小剂量雌激素治疗。在2～4年内，剂量逐渐增加，模仿正常青春发育的步伐。一般在2年后，加用孕激素开始人工周期治疗。对这些患者，何种雌激素更加适宜尚无定论。结合雌激素、乙炔雌二醇和雌二醇，都有临床应用，经皮或注射缓释雌二醇可能是一个更符合生理的选择。成人可口服避孕药作为维持治疗。雌激素治疗的持续时间需要个体化，可在正常绝经年龄停药或调整剂量，应考虑到和其他绝经后女性一样的注意事项[1]。

一小部分特纳综合征患者，卵巢功能有部分残留，这些患者有妊娠的报告。在正常的激素替代治疗和他人受精卵子植入后，有持续妊娠的可能[1]。

身材矮小是特纳综合征患者最常见的表现，生长激素治疗应用广泛。National Cooperative Growth Stu-dy[2]纳入622例患者，发现应用生长激素后身高增加（6.4±4.9）cm。另一项研究纳入485例患者[3]，结果显示，在青春期前开始生长激素治疗，终身高平均增加5cm以上。一项系统性综述[4]对4项研究结果进行分析，发现生长激素可改善身高。其中一项研究发现，生长激素治疗组身高比对照组增加7cm。尽管如此，治疗组的最后身高为148cm，仍然低于正常人的身高范围。在儿童期和青少年期进行生长激素治疗，对改善骨密度、降低骨折风险也很重要[5]。尽管有研究显示，最早9个月大的患者开始生长激素治疗可获益，但开始生长激素治疗的最佳年龄尚未确立。总体上，一旦观察到身高增长减慢，就应尽早开始治疗。对年龄小于9岁的患者，开始治疗仅用单药生长激素。对年龄更大的女性，或对身高严重矮小的女性，可考虑更高剂量的生长激素联合不能被芳香化的合成代谢类固醇（如氧雄龙）[1]。

有人对雌激素治疗可能干扰生长激素的作用有所顾虑。何时开始诱导患者出现青春发育，应该考虑到对终身高的影响。有研究显示，在雌激素治疗前，应用生长激素时间越长的患者，可获得更多的终身高[6,7]。因此，他们建议，早期应用生长激素和在适当年龄诱导青春发育，可获得最佳的身高[8]。指南建议，在12岁开始雌激素治疗，既可获得正常青春发育，也可避免对生长激素产生不良干扰影响[1]。然而，在早期（8岁）使用低剂量雌激素刺激患者线性生长，并不增加生长激素促生长的效果，反而可能影响患者的终身高[9]。

特纳综合征患者需多学科联合终身治疗，包括心血管疾病监测、心理支持以及其他预防糖尿病、血脂异常、骨质疏松和高血压的教育和监测[1]。

1. Bondy CA. The Turner Syndrome Consensus Study Group. Care of girls and women with Turner syndrome: a guideline of the Turner Syndrome Study Group. *J Clin Endocrinol Metab* 2007; **92:** 10–25.
2. Plotnick L, *et al.* Growth hormone treatment of girls with Turner syndrome: the National Cooperative Growth Study experience. *Pediatrics* 1998; **102:** 479–81.
3. Betts PR, *et al.* A decade of growth hormone treatment in girls with Turner syndrome in the UK. *Arch Dis Child* 1999; **80:** 221–5.
4. Baxter L, *et al.* Recombinant growth hormone for children and adolescents with Turner syndrome. Available in The Cochrane Database of Systematic Reviews; Issue 1. Chichester: John Wiley; 2007 (accessed 30/12/08).
5. Rubin K. Turner syndrome and osteoporosis: mechanisms and prognosis. *Pediatrics* 1998; **102** (suppl): 481–5.
6. Chernausek SD, *et al.* Growth hormone therapy of Turner syndrome: the impact of age of estrogen replacement on final height. *J Clin Endocrinol Metab* 2000; **85:** 2439–45.
7. Reiter EO, *et al.* Early initiation of growth hormone treatment allows age-appropriate estrogen use in Turner's syndrome. *J Clin Endocrinol Metab* 2001; **86:** 1936–41.
8. Soriano-Guillen L, *et al.* Adult height and pubertal growth in Turner syndrome after treatment with recombinant growth hormone. *J Clin Endocrinol Metab* 2005; **90:** 5197–5204.
9. Quigley CA, *et al.* Growth hormone and low dose estrogen in Turner syndrome: results of a United States multi-center trial to near-final height. *J Clin Endocrinol Metab* 2002; **87:** 2033–41.

Abarelix (*USAN*, *rINN*) 阿巴瑞克

Abarélix; Abarelixum; PPI-149; R-3827. *N*-Acetyl-3-(2-naphthyl)-D-alanyl-4-chloro-D-phenylalanyl-3-(3-pyridyl)-D-alanyl-L-seryl-*N*-methyl-L-tyrosyl-D-asparaginyl-L-leucyl-*N*[6]-isopropyl-L-lysyl-L-prolyl-D-alaninamide.

Абареликс

$C_{72}H_{95}ClN_{14}O_{14}$ = 1416.1.

CAS — 183552-38-7.

ATC — L02BX01.

ATC Vet — QL02BX01.

UNII — W486SJ5824.

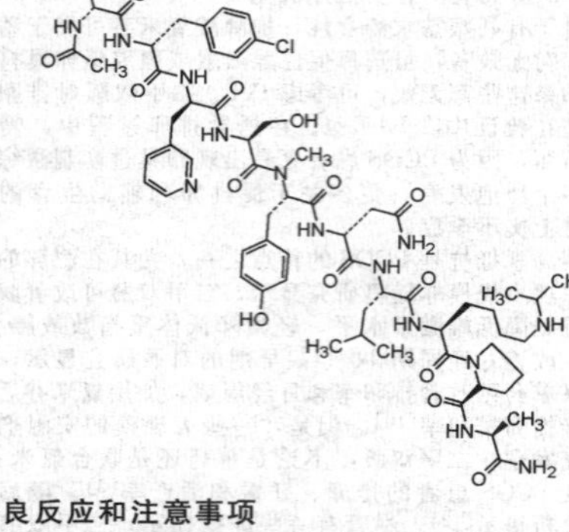

不良反应和注意事项

可发生速发型超敏反应，包括荨麻疹、瘙痒、低血压和晕厥。剂量增加，以上不良反应发生风险增大。在每次注射药物后，患者需要监护观察至少30min。潮红、睡眠异常、乳房增大和压痛可能与睾酮水平下降有关。有些患者出现QT间期延长。

也可出现转氨酶升高，治疗前以及治疗过程中应监测肝功能。阿巴瑞克治疗前列腺癌的有效性会随治疗持续而逐渐下降，在体重超过100kg的患者，有效性可能进一步降低。在治疗第29天和此后的每隔8周，应监测血睾酮水平，以评价治疗效果。

药动学

肌内注射后，阿巴瑞克缓慢吸收。3天后，血药浓度达到峰值。通过水解作用降解药物。肌内注射药物者，消除半衰期约为13天。

1. Wong SL, *et al.* Pharmacokinetics and pharmacodynamics of a novel depot formulation of abarelix, a gonadotropin-releasing hormone (GnRH) antagonist, in healthy men ages 50 to 75. *J Clin Pharmacol* 2004; **44:** 495–502.

用途和用法

与西曲瑞克（第2017页）相似，阿巴瑞克是戈那瑞林（促性腺激素释放激素）拮抗剂。它通过降低睾酮水平，用于前列腺癌的治疗（第638页）。于第1天，第15天，第29天和此后的每间隔4周，肌内注射阿巴瑞克100mg。

阿巴瑞克曾经用于治疗子宫内膜异位症。

恶性肿瘤　参考文献如下。

1. Tomera K, *et al.* The gonadotropin-releasing hormone antagonist abarelix depot versus luteinizing hormone releasing hormone agonists leuprolide or goserelin: initial results of endocrinological and biochemical efficacies in patients with prostate cancer. *J Urol (Baltimore)* 2001; **165:** 1585–9.
2. McLeod D, *et al.* A phase 3, multicenter, open-label, randomized study of abarelix versus leuprolide acetate in men with prostate cancer. *Urology* 2001; **58:** 756–61.
3. Trachtenberg J, *et al.* A phase 3, multicenter, open label, randomized study of abarelix versus leuprolide plus daily antiandrogen in men with prostate cancer. *J Urol (Baltimore)* 2002; **167:** 1670–4.
4. Koch M, *et al.* An open-label study of abarelix in men with symptomatic prostate cancer at risk of treatment with LHRH agonists. *Urology* 2003; **62:** 877–82.
5. Kirby RS, *et al.* Abarelix and other gonadotrophin-releasing hormone antagonists in prostate cancer. *BJU Int* 2009; **104:** 1580–4.

制剂

专利制剂

Ger.: Plenaxis; **USA:** Plenaxis†.

Alfatradiol (*rINN*) 阿法雌二醇

Alfatradiolum; Alpha-estradiol; Epiestradiol; 17α-Estradiol; NSC-20293. Estra-1,3,5(10)-triene-3,17α-diol.

Альфатрадиол

$C_{18}H_{24}O_2$ = 272.4.

CAS — 57-91-0.

UNII — 3VQ38D63M7.

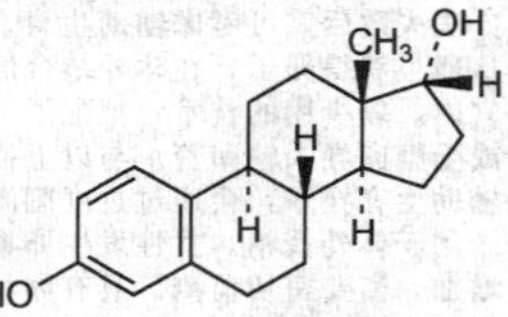

简介

阿法雌二醇是雌二醇（第2029页）的17-α同分异构体，但雌激素的活性较弱。它是5α-还原酶抑制剂。以0.025%浓度溶液局部用于男性脱发（见第1505页）的治疗。

1. Blume-Peytavi U, *et al.* Comparison of the efficacy and safety of topical minoxidil and topical alfatradiol in the treatment of androgenetic alopecia in women. *J Dtsch Dermatol Ges* 2007; **5:** 391–5.

制剂

专利制剂

Arg.: Avixis; **Ger.:** Ell-Cranell alpha; Pantostin; **Mex.:** Avixis.

多组分制剂　**Ger.:** Ell-Cranell dexa†.

Algestone Acetophenide (*USAN*, *rINNM*) 阿孕苯奈德

Acetofenido de alfasona; Acetofenido de algestona; Acetofenido de dihidroxiprogesterona; Algestone, Acétophénide d'; Algestoni Acetophenidum; Alphasone Acetophenide; Dihydroxyprogesterone Acetophenide; SQ-15101. 16α,17α-(1-Phenylethylidenedioxy)pregn-4-ene-3,20-dione; 16α,17α-Isopropylidenedioxypregn-4-ene-3,20-dione.

Альгестона Ацетофенид

$C_{29}H_{36}O_4$ = 448.6.

CAS — 595-77-7 (algestone); 24356-94-3 (algestone acetophenide).

UNII — OL7KC2O3OT.

(algestone)

简介

阿孕苯奈德是一种孕激素（见黄体酮，第2056页），肌内注射，每月 1 次，每次 150mg。与庚酸雌二醇联用，用作激素性避孕药（第1994页）。也可局部用药治疗痤疮。

1. Martínez GH, *et al.* Vaginal bleeding patterns in users of Perlutal®, a once-a-month injectable contraceptive consisting of 10 mg estradiol enanthate combined with 150 mg dihydroxyprogesterone acetophenide: a trial of 5462 woman-months. *Contraception* 1998; **58:** 21–7.
2. Coutinho EM, *et al.* Efficacy, acceptability, and clinical effects of a low-dose injectable contraceptive combination of dihydroxyprogesterone acetophenide and estradiol enanthate. *Contraception* 2000; **61:** 277–80.
3. Coutinho EM, *et al.* Comparison of two regimens of a monthly injectable contraceptive containing dihydroxyprogesterone acetophenide and estradiol enanthate. *Contraception* 2006; **73:** 249–52.

制剂

多组分制剂 ***Arg.:*** Atrimon; Perlutal; ***Braz.:*** Femineo†; Perlutan; Preg-Less; Unalmes†; Uno Ciclo; ***Chile:*** Agurin†; Unalmes; ***Mex.:*** Anafertin; Patector; Perludil; Perlutal; Yectames; ***Port.:*** Cicnor†; ***Singapore:*** Unijab; ***Spain:*** Topasel†.

Allylestrenol (*BAN*, *rINN*) 烯丙雌醇

Alilestrenol; Allylestrénol; Allylestrenolum; Allyloestrenol; Allylöstrenol; Allyyliestrenoli. 17α-Allylestr-4-en-17β-ol.

Аллилэстренол

$C_{21}H_{32}O$ = 300.5.

CAS — 432-60-0.

ATC — G03DC01.

ATC Vet — QG03DC01.

UNII — I47VB5DZ8O.

简介

烯丙雌醇是一种孕激素（见黄体酮，第2056页），结构与黄体酮相似，用于治疗危及生命和反复发生的流产，预防早产。但是，除非已证实患者存在黄体酮不足，不然不再推荐这方面的应用。对可能出现危及生命流产并缺乏黄体酮的孕妇，建议口服药物 5～7 天，每日 3 次，每次 5mg。

妊娠 一项匈牙利的病例对照研究（1980～1984 年）显示，妊娠期间应用烯丙雌醇不会致畸[1]。

1. Czeizel A, Huiskes N. A case-control study to evaluate the risk of congenital anomalies as a result of allylestrenol therapy during pregnancy. *Clin Ther* 1988; **10:** 725–39.

制剂

专利制剂

Cz.: Turinal†; ***Gr.:*** Gestanon; ***Hong Kong:*** Turinal†; ***India:*** Maintane; Profar; ***Indon.:*** Gravynon; Lestron; Preabor; Pregnolin; Pregtenol; Premaston; Prenolin†; Prestrenol; Progeston; ***Malaysia:*** Turinal†; ***Philipp.:*** Turinal; ***Rus.:*** Turinal (Туринал)†; ***Singapore:*** Turinal†; ***Ukr.:*** Turinal (Туринал).

Altrenogest (*BAN*, *USAN*, *rINN*) 烯丙孕素

A-35957; A-41300; Altrénogest; Altrenogesti; Altrenogestum; RH-2267; RU-2267. 17α-Allyl-17β-hydroxy-19-norandrosta-4,9,11-trien-3-one; 17β-Hydroxy-19,21,24-trinorchola-4,9,11,22-tetraen-3-one.

Альтреногест

$C_{21}H_{26}O_2$ = 310.4.

CAS — 850-52-2.

ATC Vet — QG03DX90.

UNII — 2U0X0JA2NB.

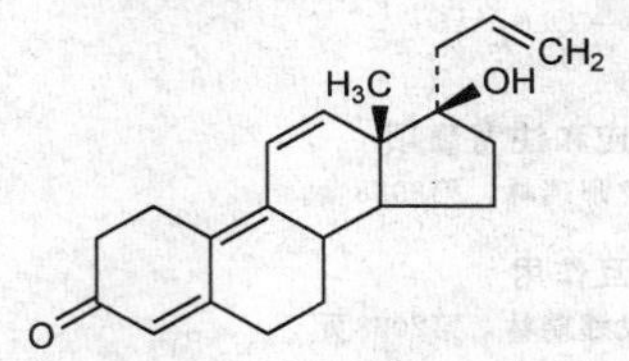

简介

烯丙孕素是一种孕激素（见黄体酮，第2056页），用于兽医学。

Androstanolone (*BAN*, *rINN*) ⊗ 雄诺龙

Androstanolo; Androstanolon; Androstanolona; Androstanoloni; Androstanolonum; Dihidrotestosterona; Dihydrotestosterone; Estanolona; Stanolon; Stanolone. 17β-Hydroxy-5α-androstan-3-one.

Андростанолон

$C_{19}H_{30}O_2$ = 290.4.

CAS — 521-18-6.

ATC — A14AA01; G03BB02.

ATC Vet — QA14AA01; QG03BB02.

UNII — 08J2K08A3Y.

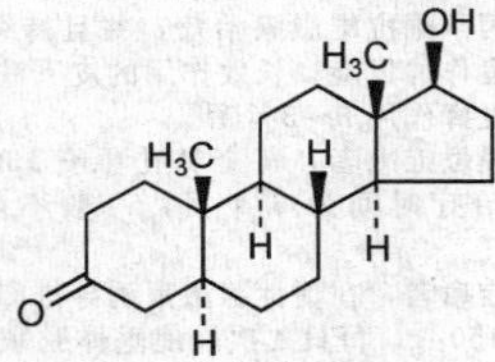

简介

雄诺龙是人体内的睾酮（第2060页）经 5α 还原酶作用而形成的自然产物，比母体化合物具有更强的生物活性。具有合成代谢和雄激素作用。一般以 2.5%凝胶形式治疗男性性腺功能减退、男性乳房发育、男性和女性的硬化性苔藓。

1. Wang C, Swerdloff RS. Should the nonaromatizable androgen dihydrotestosterone be considered as an alternative to testosterone in the treatment of the andropause? *J Clin Endocrinol Metab* 2002; **87:** 1462–6.
2. Kunelius P, *et al.* The effects of transdermal dihydrotestosterone in the aging male: a prospective, randomized, double blind study. *J Clin Endocrinol Metab* 2002; **87:** 1467–72.
3. Sakhri S, Gooren LJ. Safety aspects of androgen treatment with 5α-dihydrotestosterone. *Andrologia* 2007; **39:** 216–22.
4. Kaya C, *et al.* The efficacy of dihydrotestosterone transdermal gel before primary hypospadias surgery: a prospective, controlled, randomized study. *J Urol (Baltimore)* 2008; **179:** 684–8.

硬化性苔藓 关于雄激素（如雄诺龙）治疗硬化性苔藓的讨论，见睾酮（第2063页）。

制剂

专利制剂

Belg.: Andractim; ***Fr.:*** Andractim.

Androstenedione ⊗ 雄烯二酮

Androstenodiona. Androst-4-ene-3,17-dione.

Андростендион

$C_{19}H_{26}O_2$ = 286.4.

CAS — 63-05-8.

UNII — 409J2J96VR.

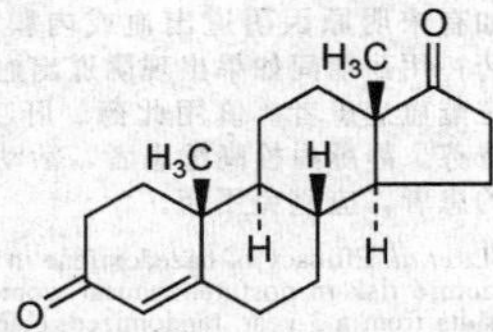

俗名 以下术语被用作各种形式的雄烯二酮的"俗名"（第vii页）或俚语：Andro。

简介

雄烯二酮是一种来源于肾上腺的雄激素，是雄激素和雌激素的前体（第1994页）。曾用于增加运动员的体能，用于男性性激素替代治疗。在 2004 年 3 月，FDA 禁止食品中添加此药物，因为药品不纯且不符合安全标准。

作用 研究了雄烯二酮对睾酮水平正常的年轻组（<40 岁）男性和老年组男性（35～65 岁）产生的影响[1~4]。用药后睾酮水平不变[1,4]或轻度增加[2,3]，长期用药 12 周后睾酮水平恢复到原来水平[3]。所有的 3 项研究都显示，用药后雌激素（雌二醇和雌酮）水平升高。血脂水平有变化，尤其是高密度脂蛋白（HDL）胆固醇水平下降[1~3]。雄烯二酮不提高阻力（负重）训练的效果[1,3]。

有报道，健身者口服此药可引起性无能和严重少精液症[5]。也有报道阴茎持续勃起[6]。

1. King DS, *et al.* Effect of oral androstenedione on serum testosterone and adaptations to resistance training in young men: a randomized controlled trial. *JAMA* 1999; **281:** 2020–8.
2. Leder BZ, *et al.* Oral androstenedione administration and serum testosterone concentrations in young men. *JAMA* 2000; **283:** 779–82.
3. Broeder CE, *et al.* The Andro Project: physiological and hormonal influences of androstenedione supplementation in men 35 to 65 years old participating in a high-intensity resistance training program. *Arch Intern Med* 2000; **160:** 3093–3104.
4. Beckham SG, Earnest CP. Four weeks of androstenedione supplementation diminishes the treatment response in middle aged men. *Br J Sports Med* 2003; **37:** 212–8.
5. Ritter RH, *et al.* Oral androstenedione-induced impotence and severe oligospermia. *Fertil Steril* 2005; **84:** 217.e7–e8.
6. Kachhi PN, Henderson SO. Priapism after androstenedione intake for athletic performance enhancement. *Ann Emerg Med* 2000; **35:** 391–3.

制剂

多组分制剂 ***Thai.:*** Metharmon-F†.

Bazedoxifene Acetate (*USAN*, *rINNM*) ⊗ 醋酸巴折昔芬

Acetato de bazedoxifeno; Bazédoxifène, Acétate de; Bazedoxifeni Acetas; TSE-424; WAY-140424; WAY-TSE-424. 1-{p-[2-(Hexahydro-1*H*-azepin-1-yl)ethoxy]benzyl}-2-(p-hydroxyphenyl)-3-methylindol-5-ol monoacetate.

Базедоксифена Ацетат

$C_{30}H_{34}N_2O_3,C_2H_4O_2$ = 530.7.

CAS — 198481-32-2 (bazedoxifene); 198481-33-3 (bazedoxifene acetate).

ATC — G03XC02.

ATC Vet — QG03XC02.

UNII — J70472UD3D.

(bazedoxifene)

注：Viviant 曾经是醋酸巴折昔芬的商品名。

简介

醋酸巴折昔芬是一种选择性雌激素受体调节剂。在骨骼，有雌激素激动剂的效果，在子宫和乳腺组织，发挥拮抗雌激素作用。它用于治疗绝经后骨质疏松（第1050页）。药物在预防绝经后骨质疏松中的作用，与结合雌激素一起在治疗更年期血管收缩症状、萎缩性阴道炎中的作用，正在验证中。巴折昔芬以醋酸盐形式存在，而药品的剂量根据巴折昔芬来决定。例如，醋酸巴折昔芬 11.3 mg 相当于巴折昔芬 10mg。治疗骨质疏松时，口服剂量相当于巴折昔芬每日 20mg。

最常见的不良反应为潮红和肌肉痉挛，包括下肢痉挛。其他反应包括外周水肿、超敏反应、荨麻疹、口干和嗜睡。偶有甘油三酯和转氨酶升高。巴折昔芬与静脉血栓风险增加有关，包括深静脉血栓、肺栓塞和视网膜

静脉血栓。如有未明原因阴道出血或内膜癌症状和体征，禁用此药；用药期间如果出现阴道出血，应查明病因；高甘油三酯血症患者，慎用此药。肝功能损害者，不推荐巴折昔芬。静脉血栓高危患者，活动性血栓或有血栓既往史的患者，应避免用药。

1. Silverman SL, *et al.* Efficacy of bazedoxifene in reducing new vertebral fracture risk in postmenopausal women with osteoporosis: results from a 3-year, randomized, placebo-, and active-controlled clinical trial. *J Bone Miner Res* 2008; **23:** 1923–34.
2. Kanis JA, *et al.* Bazedoxifene reduces vertebral and clinical fractures in postmenopausal women at high risk assessed with FRAX. *Bone* 2009; **44:** 1049–54.
3. Pickar JH, *et al.* Endometrial effects of a tissue selective estrogen complex containing bazedoxifene/conjugated estrogens as a menopausal therapy. *Fertil Steril* 2009; **92:** 1018–24.
4. Archer DF, *et al.* Bazedoxifene/conjugated estrogens (BZA/CE): incidence of uterine bleeding in postmenopausal women. *Fertil Steril* 2009; **92:** 1039–44.
5. Lobo RA, *et al.* Evaluation of bazedoxifene/conjugated estrogens for the treatment of menopausal symptoms and effects on metabolic parameters and overall safety profile. *Fertil Steril* 2009; **92:** 1025–38.
6. Lindsay R, *et al.* Efficacy of tissue-selective estrogen complex of bazedoxifene/conjugated estrogens for osteoporosis prevention in at-risk postmenopausal women. *Fertil Steril* 2009; **92:** 1045–52.
7. Utian W, *et al.* Bazedoxifene/conjugated estrogens and quality of life in postmenopausal women. *Maturitas* 2009; **63:** 329–35.

制剂

专利制剂

Cz.: Conbriza; **Fr.:** Conbriza; **Irl.:** Conbriza; **Port.:** Conbriza.

Boldenone Undecenoate (*BANM, rINNM*) ⊗ 勃地酮十一酸酯

Ba-29038; Boldenone Undecylenate *(USAN)*; Boldénone, Undécylénate de; Boldenoni Undecylenas; 1-Dehydrotestosterone (boldenone); Undecilenato de boldenona. 17β-Hydroxyandrosta-1,4-dien-3-one 17-(undec-10-enoate).

Болденона Ундециленат

$C_{30}H_{44}O_3$ = 452.7.

CAS — 846-48-0 (boldenone); 13103-34-9 (boldenone undecenoate).

UNII — ZS6D2ITA30.

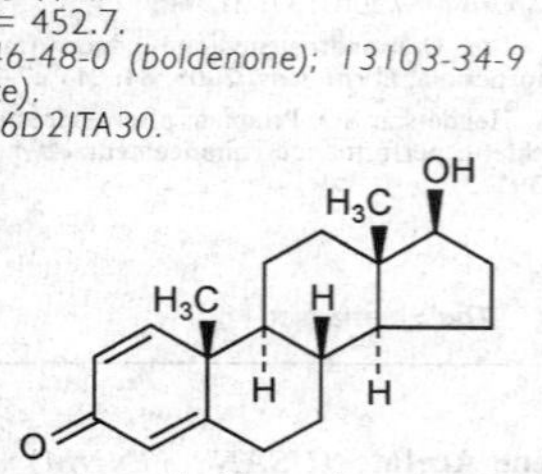

(boldenone)

简介

勃地酮十一酸酯是一种促合成代谢的类固醇（见**睾酮**，第2060页），用于兽医。曾经被滥用于运动员。

Buserelin (*BAN, rINN*) ⊗ 布舍瑞林

Busereliini; Buserelina; Buserelinas; Buséréline; Buserelinum; Buszerelin; S74-6766. (6-*O*-*tert*-Butyl-D-serine)-des-10-glycinamidegonadorelin ethylamide; 5-Oxo-L-prolyl-L-histidyl-L-tryptophyl-L-seryl-L-tyrosyl-*O*-*tert*-butyl-D-seryl-L-leucyl-L-arginyl-*N*-ethyl-L-prolinamide.

Бусерелин

$C_{60}H_{86}N_{16}O_{13}$ = 1239.4.

CAS — 57982-77-1.

ATC — L02AE01.

ATC Vet — QH01CA90; QL02AE01.

UNII — PXW8U3YXDV.

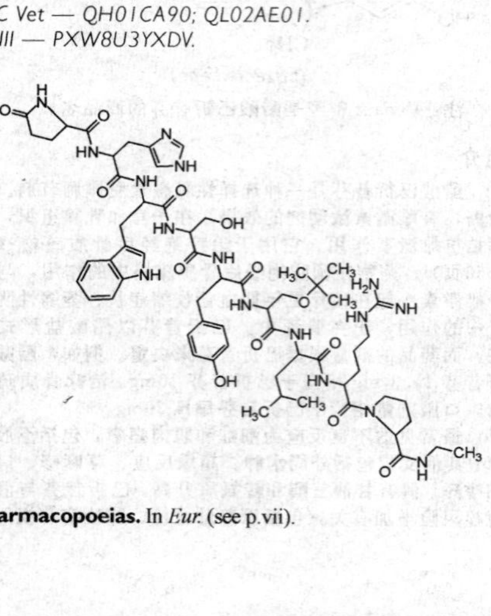

Pharmacopoeias. In *Eur.* (see p.vii).

Ph. Eur. 6.8 (Buserslin) 白色或浅黄色吸水性粉末。微溶于水和稀酸。2～8℃贮藏。避光和防潮。

Buserelin Acetate (*BANM, USAN, rINNM*) ⊗ 醋酸布舍瑞林

Acetato de buserelina; Buserelin Asetat; Buséréline, Acétate de; Buserelini Acetas; Hoe-766; D-Ser (Bu^t)^6 Pro^9 NEt LHRH acetate.

Бусерелина Ацетат

$C_{60}H_{86}N_{16}O_{13}$,$C_2H_4O_2$ = 1299.5.

CAS — 68630-75-1.

ATC — L02AE01.

ATC Vet — QL02AE01.

UNII — 13U86G7YSP.

不良反应和注意事项

同戈那瑞林，第2038页。

药物相互作用

同戈那瑞林，第2038页

药动学

皮下注射后，布舍瑞林完全吸收，1h后达血药峰值。在肝脏、肾脏和垂体前叶蓄积。它被组织蛋白肽酶所分解，以原形和代谢产物从尿和胆汁中排出。注射后的半衰期约80min。

用途和用法

布舍瑞林是戈那瑞林（第2038页）的类似物之一，具有类似的特性。它通过降低睾酮水平而治疗前列腺癌。也用于治疗内膜异位症，与促性腺激素联用辅助诱导排卵治疗不孕症。此药还用于中枢性性早熟；试用于治疗子宫肌瘤（见下文）。布舍瑞林常以醋酸盐形式存在，但药品剂量的计算取决于醋酸盐复合物中碱的含量。例如，105μg 醋酸布舍瑞林等同于 100μg 布舍瑞林。

对晚期**前列腺癌**患者，每 8h 皮下注射布舍瑞林 500μg，连续 7 天。在第 8 天，用药途径改为鼻喷。每个鼻孔鼻喷 100μg，每日 6 次（经常在餐前或餐后用药）。在用药 4～6 周可看到疗效。因为在刚开始用药时有一过性睾酮水平升高，因此在布舍瑞林治疗前 3 天，需用醋酸环丙孕酮抗雄激素治疗，并且持续至少 3 周，以减少疾病发作的风险。长效作用的皮下注射缓释制剂布舍瑞林，发挥作用 2～3 个月。

在**内膜异位症**患者，每个鼻孔鼻喷 150μg，每日 3 次。通常的治疗时间为 6 个月，一般不应超过这个时间。

对**不孕症**患者，在促性腺激素诱导排卵之前，用布舍瑞林鼻喷 150μg，每日 4 次，使垂体脱敏。在卵泡早期（月经周期第一天）或黄体期中间（第 21 天）开始用药。或者，每日皮下注射布舍瑞林 200～500μg。持续用药，直到垂体下调分泌促性腺激素，一般需要 1～3 周。如果有必要，药量为鼻喷 300μg，每日 4 次。或皮下注射 500μg，每日 2 次，直到卵泡发育到一定阶段时，加用促性腺激素治疗。当两种药物都停用时，用绒促性素诱导排卵。

1. Brogden RN, *et al.* Buserelin: a review of its pharmacodynamic and pharmacokinetic properties, and clinical profile. *Drugs* 1990; **39:** 399–437.

儿童用法 布舍瑞林可用于治疗中枢性性早熟，见下文。

子宫内膜异位症 此药可用于子宫内膜异位症的治疗（第2023页），但长期用药限制了药物的应用，因长期用药可增加骨质疏松风险。"add-back"疗法（激素替代疗法）可防止骨质疏松。

1. Lemay A, *et al.* Efficacy of intranasal or subcutaneous luteinizing hormone-releasing hormone agonist inhibition of ovarian function in the treatment of endometriosis. *Am J Obstet Gynecol* 1988; **158:** 233–6.
2. Donnez J, *et al.* Administration of nasal buserelin as compared with subcutaneous buserelin implant for endometriosis. *Fertil Steril* 1989; **52:** 27–30.
3. Nieto A, *et al.* Long term follow-up of endometriosis after two different therapies (gestrinone and buserelin). *Clin Exp Obstet Gynecol* 1996; **23:** 198–204.
4. Regidor P-A, *et al.* Long-term follow-up on the treatment of endometriosis with the GnRH-agonist buserelin acetate. *Eur J Obstet Gynecol Reprod Biol* 1997; **73:** 153–60.
5. Takeuchi H, *et al.* A prospective randomized study comparing endocrinological and clinical effects of two types of GnRH agonists in cases of uterine leiomyomas or endometriosis. *J Obstet Gynaecol Res* 2000; **26:** 325–31.

纤维瘤 和其他戈那瑞林类似物相似（第2039页），布舍瑞林治疗可缩小子宫肌瘤体积。

1. Maheux R, *et al.* Use of intranasal luteinizing hormone-releasing hormone agonist in uterine leiomyomas. *Fertil Steril* 1987; **47:** 229–33.
2. Matta WHM, *et al.* Long-term follow-up of patients with uterine fibroids after treatment with the LHRH agonist buserelin. *Br J Obstet Gynaecol* 1989; **96:** 200–6.
3. Fedele L, *et al.* Intranasal buserelin versus surgery in the treatment of uterine leiomyomata: long-term follow-up. *Eur J Obstet Gynecol Reprod Biol* 1991; **38:** 53–7.
4. Ueki M, *et al.* Endocrinological and histological changes after treatment of uterine leiomyomas with danazol or buserelin. *J Obstet Gynaecol* 1995; **21:** 1–7.

不孕症 布舍瑞林和促性腺激素联用，诱导排卵，作为 IVF 的辅助治疗手段。有报道，克罗米芬无效患者，联合布舍瑞林和促性腺激素，使患者妊娠[1,2]，存在多胎妊娠的风险[3]。用于 IVF 的各种方案，用药时间长短不同：

- 长期用药，2 周或更长；
- 短期用药，8～10 天；
- 超短期用药，3 天。

一项研究对不同方案的效果进行对比分析，发现在不同的年龄组，长期用药的方案效果最佳[4]。布舍瑞林的用药时间也很重要。有报道称，在黄体期中间开始用药，比月经早期开始用药，可更快抑制垂体分泌促性腺激素，产生更高的 IVF 妊娠率[5]。

更多关于不孕症治疗的讨论，见第2012页。

1. Armitage M, *et al.* Successful treatment of infertility due to polycystic ovary disease using a combination of luteinising hormone releasing hormone agonist and low dosage menotrophin. *BMJ* 1987; **295:** 96.
2. Owen EJ, *et al.* The use of a short regimen of buserelin, a gonadotrophin-releasing hormone agonist, and human menopausal gonadotrophin in assisted conception cycles. *Hum Reprod* 1989; **4:** 749–53.
3. Rutherford AJ, *et al.* Improvement of in vitro fertilisation after treatment with buserelin, an agonist of luteinising hormone releasing hormone. *BMJ* 1988; **296:** 1765–8.
4. Tan S-L, *et al.* Cumulative conception and live-birth rates after in vitro fertilization with and without the use of long, short, and ultrashort regimens of the gonadotrophin-releasing hormone agonist buserelin. *Am J Obstet Gynecol* 1994; **171:** 513–20.
5. Urbancsek J, Witthaus E. Midluteal buserelin is superior to early follicular phase buserelin in combined gonadotropin-releasing hormone analog and gonadotropin stimulation in in vitro fertilization. *Fertil Steril* 1996; **65:** 966–71.

恶性肿瘤 长期用药可降低男性睾酮水平，因此可用来治疗前列腺癌（第638页）[1]。戈那瑞林类似物治疗，相当于睾丸切除的效果。有时联合抗雄激素治疗以增加疗效，在治疗晚期难以治愈的患者中发挥重要作用。

有报道，此药用于治疗转移的乳腺癌患者（第628页）[2,3]。

1. de Voogt HJ, *et al.* The use of the LHRH-analogue buserelin in the treatment of prostatic cancer: a 10-year review on 1522 patients treated in 119 centers on 4 continents. *Scand J Urol Nephrol Suppl* 1991; **138:** 131–6.
2. Falkson CI, *et al.* Cyclophosphamide, doxorubicin and fluorouracil (CAF) plus depo-buserelin in the treatment of premenopausal women with metastatic breast cancer. *Ann Oncol* 1992; **3:** 849–53.
3. Klijn JG, *et al.* Combined treatment with buserelin and tamoxifen in premenopausal metastatic breast cancer: a randomized study. *J Natl Cancer Inst* 2000; **92:** 903–11.

卟啉病 有报道，2 例患者联合布舍瑞林和甲羟孕酮，抑制月经周期，防止经前期卟啉病的加重（第1390页）。用药剂量，在月经周期第 1～21 天，每晚鼻喷布舍瑞林 300μg。在第 12～21 天加用每日口服甲羟孕酮 10mg。2 例患者在用药的 11 个月期间均无卟啉病发作[1]。1 例患者用鼻喷布舍瑞林，成功预防经前期类卟啉病的加重[2]。开始剂量为每日 900μg，逐渐减量到每日 150μg。在 5 年治疗期间仅有一次小发作。作者在文章中提到，还有一些病例报道，布舍瑞林用于治疗急性间歇性卟啉病。

1. Bargetzi MJ, *et al.* Premenstrual exacerbations in hepatic porphyria: prevention by intermittent administration of an LH-RH agonist in combination with a gestagen. *JAMA* 1989; **261:** 864.
2. Yamamori I, *et al.* Prevention of premenstrual exacerbation of hereditary coproporphyria by gonadotropin-releasing hormone analogue. *Intern Med* 1999; **38:** 365–8.

性早熟 戈那瑞林类似物广泛用于中枢性性早熟的治疗（第2013页）。

布舍瑞林治疗性早熟，可参见如下相关文献。

1. Drop SLS, *et al.* The effect of treatment with an LH-RH agonist (buserelin) on gonadal activity growth and bone maturation in children with central precocious puberty. *Eur J Pediatr* 1987; **146:** 272–8.
2. Cacciari E, *et al.* Long-term follow-up and final height in girls with central precocious puberty treated with luteinizing hormone-releasing hormone analogue nasal spray. *Arch Pediatr Adolesc Med* 1994; **148:** 1194–9.
3. Juul A, *et al.* Serum insulin-like growth factor I (IGF-I) and IGF-binding protein 3 levels are increased in central precocious puberty: effects of two different treatment regimens with gonadotropin-releasing hormone agonists, without or in combination with an antiandrogen (cyproterone acetate). *J Clin Endocrinol Metab* 1995; **80:** 3059–67.

4. Bertelloni S, *et al.* Effect of central precocious puberty and gonadotropin-releasing hormone analogue treatment on peak bone mass and final height in females. *Eur J Pediatr* 1998; **157:** 363–7.
5. Tuvemo T, *et al.* Suppression of puberty in girls with short-acting intranasal versus subcutaneous depot GnRH agonist. *Horm Res* 2002; **57:** 27–31.

经前期综合征 关于布舍瑞林或其他戈那瑞林类似物治疗对其他药物无反应的女性经前期综合征的内容，包括性激素替代治疗预防更年期综合征，见**戈那瑞林**，第2039页。

制剂

专利制剂

Arg.: Suprefact; ***Austria:*** Suprecur; Suprefact; ***Belg.:*** Suprefact; ***Braz.:*** Suprefact; ***Canad.:*** Suprefact; ***Cz.:*** Suprecur†; Suprefact†; ***Denm.:*** Suprecur; Suprefact; ***Fin.:*** Suprecur; Suprefact; ***Fr.:*** Bigonist; Suprefact; ***Ger.:*** Metrelef; Profact; Suprecur†; ***Gr.:*** Suprefact; ***Hong Kong:*** Suprecur; ***Hung.:*** Suprefact; ***Irl.:*** Suprecur; Suprefact; ***Israel:*** Suprefact; ***Ital.:*** Suprefact; ***Jpn:*** Suprecur; ***Malaysia:*** Suprefact; ***Mex.:*** Suprefact; ***Neth.:*** Suprefact; ***Norw.:*** Suprecur; Suprefact; ***NZ:*** Suprefact; ***Port.:*** Suprefact; ***S.Afr.:*** Suprefact; ***Singapore:*** Suprefact; ***Spain:*** Suprefact; ***Swed.:*** Suprecur; Suprefact; ***Switz.:*** Suprefact; ***Thai.:*** Suprefact; ***Turk.:*** Suprecur; Suprefact; ***UK:*** Suprecur; Suprefact; ***Ukr.:*** Buserin (Бусерин); Suprefakt Depo (Супрефакт Депо)†.

Cetrorelix Acetate (*BANM*, *USAN*, *rINNM*) 醋酸西曲瑞克

Acetato de cetrorelix; Cétrorélix, Acétate de; Cetrorelixi Acetas; D-20761; NS-75A; SB-75 (cetrorelix); SB-075 (cetrorelix). *N*-Acetyl-3-(2-naphthyl)-D-alanyl-*p*-chloro-D-phenylalanyl-3-(3-pyridyl)-D-alanyl-L-seryl-L-tyrosyl-N^5-carbamoyl-D-ornithyl-L-leucyl-L-arginyl-L-prolyl-D-alaninamide acetate.

Цетрореликса Ацетат

$C_{70}H_{92}ClN_{17}O_{14},xC_2H_4O_2$ = 1431.0 (cetrorelix).

CAS — 120287-85-6 (cetrorelix); 145672-81-7 (cetrorelix acetate).

ATC — H01CC02.

ATC Vet — QH01CC02.

UNII — W9Y8L7GP4C.

(cetrorelix)

不良反应和注意事项

注射部位一过性的不良反应包括皮肤发红、瘙痒和水肿。偶有报道恶心和头痛。很少有全身超敏反应。

中度到重度肝肾功能损伤患者，禁用西曲瑞克。

药动学

皮下注射西曲瑞克的生物利用度约为85%。皮下注射西曲瑞克3mg，平均半衰期约为60h。剂量较小时，半衰期缩短。单次和多次注射250μg后，半衰期分别为5h和20h。

1. Pechstein B, *et al.* Pharmacokinetic-pharmacodynamic modeling of testosterone and luteinizing hormone suppression by cetrorelix in healthy volunteers. *J Clin Pharmacol* 2000; **40:** 266–74.
2. Nagaraja NV, *et al.* Pharmacokinetic and pharmacodynamic modeling of cetrorelix, an LH-RH antagonist, after subcutaneous administration in healthy premenopausal women. *Clin Pharmacol Ther* 2000; **68:** 617–25.

用途和用法

西曲瑞克作为戈那瑞林类似物，用于不孕症（第2012页）患者，进行卵巢刺激和辅助生育。它可防止LH高峰出现，防止提前排卵。它还用于治疗良性前列腺增生和前列腺癌、内膜异位症和子宫肌瘤。

醋酸西曲瑞克，皮下注射给药；肌内注射的缓释制剂正在研制中。

在辅助生育中，在月经周期第5天或第6天的早晨开始，或在第5天傍晚开始，给予相当于西曲瑞克250μg剂量的醋酸西曲瑞克，刺激卵巢，连续用药，直到诱导排卵。另一个方案为，在周期第7天，单次剂量给药西曲瑞克3mg；如果卵泡生长但在4天内不允许诱导排卵，则需另外增加西曲瑞克250μg，每日1次，直到诱导排卵的那一天。

1. Gonzalez-Barcena D, *et al.* Treatment of uterine leiomyomas with luteinizing hormone-releasing hormone antagonist cetrorelix. *Hum Reprod* 1997; **12:** 2028–35.
2. Comaru-Schally AM, *et al.* Efficacy and safety of luteinizing hormone-releasing hormone antagonist cetrorelix in the treatment of symptomatic benign prostatic hyperplasia. *J Clin Endocrinol Metab* 1998; **83:** 3826–31.
3. Felberbaum RE, *et al.* Treatment of uterine fibroids with a slow-release formulation of the gonadotrophin releasing hormone antagonist cetrorelix. *Hum Reprod* 1998; **13:** 1660–8.
4. Huirne JAF, Lambalk CB. Gonadotropin-releasing-hormone-receptor antagonists. *Lancet* 2001; **358:** 1793–1803.
5. Ludwig M, *et al.* Use of GnRH antagonists in ovarian stimulation for assisted reproductive technologies compared to the long protocol: meta-analysis. *Arch Gynecol Obstet* 2001; **265:** 175–82.
6. Roulier R, *et al.* Depot GnRH agonist versus the single dose GnRH antagonist regimen (cetrorelix, 3 mg) in patients undergoing assisted reproduction treatment. *Reprod Biomed Online* 2003; **7:** 185–9.
7. Griesinger G, *et al.* Gonadotropin-releasing hormone antagonists for assisted reproductive techniques: are there clinical differences between agents? *Drugs* 2004; **64:** 563–75.
8. Al-Inany HG, *et al.* Gonadotrophin-releasing hormone antagonists for assisted conception. Available in The Cochrane Database of Systematic Reviews; Issue 3. Chichester: John Wiley; 2006 (accessed 28/07/08).
9. Finas D, *et al.* Cetrorelix in the treatment of female infertility and endometriosis. *Expert Opin Pharmacother* 2006; **7:** 2155–68.
10. Tur-Kaspa I, Ezcurra D. GnRH antagonist, cetrorelix, for pituitary suppression in modern, patient-friendly assisted reproductive technology. *Expert Opin Drug Metab Toxicol* 2009; **5:** 1323–36.

制剂

专利制剂

Arg.: Cetrotide; ***Austral.:*** Cetrotide; ***Austria:*** Cetrotide; ***Belg.:*** Cetrotide; ***Braz.:*** Cetrotide; ***Canad.:*** Cetrotide; ***Chile:*** Cetrotide†; ***Cz.:*** Cetrotide; ***Denm.:*** Cetrotide; ***Fin.:*** Cetrotide; ***Fr.:*** Cetrotide; ***Ger.:*** Cetrotide; ***Gr.:*** Cetrotide; ***Hong Kong:*** Cetrotide; ***Hung.:*** Cetrotide; ***India:*** Cetrotide; ***Indon.:*** Cetrotide; ***Irl.:*** Cetrotide; ***Israel:*** Cetrotide; ***Ital.:*** Cetrotide; ***Malaysia:*** Cetrotide; ***Mex.:*** Cetrotide; ***Neth.:*** Cetrotide; ***Norw.:*** Cetrotide; ***NZ:*** Cetrotide; ***Philipp.:*** Cetrotide; ***Pol.:*** Cetrotide; ***Port.:*** Cetrotide; ***Rus.:*** Cetrotide (Цетротид); ***S.Afr.:*** Cetrotide; ***Singapore:*** Cetrotide; ***Spain:*** Cetrotide; ***Swed.:*** Cetrotide; ***Switz.:*** Cetrotide; ***Thai.:*** Cetrotide†; ***Turk.:*** Cetrotide; ***UK:*** Cetrotide; ***USA:*** Cetrotide; ***Venez.:*** Cetrotide.

Chlormadinone Acetate (*BANM*, *USAN*, *rINNM*) 醋酸氯地孕酮

Acetato de clormadinona; Chlormadinone, Acétate de; Chlormadinoni Acetas; NSC-92338. 6-Chloro-17-hydroxypregna-4,6-diene-3,20-dione acetate.

Хлормадинона Ацетат

$C_{23}H_{29}ClO_4$ = 404.9.

CAS — 1961-77-9 (chlormadinone); 302-22-7 (chlormadinone acetate).

ATC — G03DB06.

ATC Vet — QG03DB06.

UNII — 0SY050L61N.

Pharmacopoeias. In *Chin.*, *Fr.*, and *Jpn.*

不良反应和注意事项

参见孕激素（见**黄体酮**，第2056页）。也参见**激素性避孕药**，第1994页。

对皮肤的影响 有一篇关于醋酸氯地孕酮引起自身免疫性皮炎的报道[1]。

1. Katayama I, Nishioka K. Autoimmune progesterone dermatitis with persistent amenorrhoea. *Br J Dermatol* 1985; **112:** 487–91.

药物相互作用

参见孕激素（见**黄体酮**，第2057页）也参见**激素性避孕药**（第2002页）。

用途和用法

醋酸氯地孕酮是一种结构与黄体酮（第2057页）相关的孕激素，具有一定的拮抗雄激素作用。可单独口服或联合雌激素，治疗月经紊乱等疾病，如月经过多（第2057页）和子宫内膜异位症（第2023页）。每日服用2～10mg，可周期性服药，也可连续服药。也可作为复方口服避孕药（第2003页）中的孕激素成分，每日剂量1～2mg。尤其适用于雄激素依赖性状况（如痤疮和多毛症）的女性。在一些国家，曾用醋酸氯地孕酮治疗前列腺增生和前列腺癌，每日2次，每次剂量分别为25mg或50mg。

1. Curran MP, Wagstaff AJ. Ethinylestradiol/chlormadinone acetate. *Drugs* 2004; **64:** 751–60.
2. Bouchard P. Chlormadinone acetate (CMA) in oral contraception—a new opportunity. *Eur J Contracept Reprod Health Care* 2005; **10** (suppl 1): 7–11.
3. Schramm G, Heckes B. Switching hormonal contraceptives to a chlormadinone acetate-containing oral contraceptive: the Contraceptive Switch Study. *Contraception* 2007; **76:** 84–90.
4. Druckmann R. Profile of the progesterone derivative chlormadinone acetate - pharmocodynamic [sic] properties and therapeutic applications. *Contraception* 2009; **79:** 272–81.

制剂

专利制剂

Fr.: Luteran; ***Ger.:*** Gestafortin†; ***Jpn:*** Prostal; ***Mex.:*** Lutoral.

多组分制剂 ***Austria:*** Belara; ***Braz.:*** Belara; ***Chile:*** Belara; Lovinda; ***Cz.:*** Belara; Larabel; ***Fr.:*** Belara; ***Ger.:*** Balanca; Belara; Esticia; Gestamestrol N†; Neo-Eunomin; ***Hung.:*** Belara; ***Israel:*** Belara; ***Ital.:*** Belara; Lybella; ***Mex.:*** Belara; Lutoral-E; Secuentex-21; ***Port.:*** Belara; Libeli; ***Rus.:*** Belara (Белара); ***Spain:*** Belara; ***Switz.:*** Belara; ***Turk.:*** Belara; ***Venez.:*** Belara.

Chlorotrianisene (*BAN*, *rINN*) 氯烯雌醚

Chlorotrianisène; Chlorotrianisenum; Clorotrianiseno; Klooritrianiseeni; Klortrianisen; NSC-10108; Tri-*p*-anisylchloroethylene. Chlorotris(4-methoxyphenyl)ethylene.

Хлоротрианизен

$C_{23}H_{21}ClO_3$ = 380.9.

CAS — 569-57-3.

ATC — G03CA06.

ATC Vet — QG03CA06.

UNII — 6V5034L121.

Pharmacopoeias. In *Chin.*

简介

氯烯雌醚是一种合成的非甾体类雌激素，结构和己烯雌酚（第2026页）相似。作用时间长，曾作为口服药物治疗绝经期症状、女性性腺功能减退症和前列腺癌。

Chlorionic Gonadotrophin (*BAN*, *rINN*) ⊗ 绒促性素

CG; Choriogonadotrophin; Chorionic Gonadotropin; Chorioninis gonadotropinas; Coriogonadotrofina; Coriogonadotropina; Gonadotrofina coriónica; Gonadotrofina coriónica humana; Gonadotrophine Chorionique; Gonadotrophinum Chorionicum; Gonadotropin choriový; Gonadotropina coriónica; Gonadotropina coriónica humana; Gonadotropine chorionique; Gonadotropinum chorionicum; hCG; Human Chorionic Gonadotrophin; Koriongonadotropiini; Koriongonadotropin; Korion-gonadotropin; Koriyonik Gonadotrofin; Pregnancy-urine Hormone; PU.

Гонадотропин Хорионический

CAS — 9002-61-3.

ATC — G03GA01.

ATC Vet — QG03GA01.

UNII — 20ED16GHEB (human chorionic gonadotrophin).

Pharmacopoeias. In *Chin.*, *Eur.* (see p.vii), *Jpn*, and *US.*

Ph. Eur. 6.8（Gonadotropin, Chorionic） 从妊娠妇女尿中提取的胎盘糖蛋白干制剂。效能不低于2500U/mg。白色至黄白色非晶体粉末。溶于水。2～8℃贮藏于密闭容器中。避光。

USP 33（Chorionic Gonadotropin） 妊娠妇女尿液中提取的具有刺激性腺作用的多肽类激素。效能不低于1500 USP U/mg。白色或几乎白色非晶体粉末。溶于

水。2～8℃贮藏于密闭容器中。

Chloriogonadotropin Alfa (*BAN, USAN, rINN*) ⊗ 绒促性素 α

Choriogonadotropine Alfa; Choriogonadotropinum Alfa; Coriogonadotropina alfa.

Хориогонадотропин Альфа

CAS — 177073-44-8 (choriogonadotropin alfa); 56832-30-5 (α subunit); 56832-34-9 (β subunit).

ATC — G03GA08.

ATC Vet — QG03GA08.

UNII — 6413W06WR3.

不良反应和注意事项

报道的不良反应包括头痛、乏力、情绪改变、抑郁、不安、水肿（尤其在男性），注射部位疼痛。治疗隐睾可能引起骨骺提前闭合或性早熟。有乳房增大的报道。可能出现卵巢过度刺激，表现为卵巢体积明显增大或囊肿形成，严重的病例出现急性腹痛、腹水、胸腔积液、低血容量、休克和血栓性疾病。

对哮喘、癫痫、偏头痛或心血管疾病（高血压）、肾脏疾病患者，慎用此药，因为雄激素导致体液潴留可能加重以上疾病。可出现超敏反应，推荐高危患者治疗前进行皮试。药物可引起雄激素水平升高，因此前列腺癌和性早熟患者禁用。对于有乳腺、子宫、卵巢、睾丸肿瘤，还有下丘脑、垂体、甲状腺和肾上腺肿瘤患者，禁用此药。

药动学

肌内注射后 6h，皮下注射后 16～20h 达到血药峰值。药物主要作用于性腺。血药浓度呈双相模式下降，半衰期分别为 6～11h 和 23～38h。药物主要经肾脏排泄。肌内注射的药物中，10%～12% 在 24h 内经尿排出。

皮下注射药物后，绒促性素 α 的生物利用度为 40%。它的代谢和排泄，同绒促性素。

用途和用法

绒促性素来源于胎盘，从妊娠妇女的尿液中提取。它的作用主要是 LH（第2044页）的作用。在女性，它可促进排卵和黄体的形成。在男性，它可刺激睾丸产生睾酮。一般肌内注射，偶尔皮下注射。绒促性素 α 是绒促性素的重组形式。

对于因促性腺激素缺乏或水平低而导致女性**不排卵的不孕症**的患者，在应用 FSH 或绝经后促性腺激素促进卵泡发育后，可用绒促性素诱导排卵。在月经周期中间，肌内注射绒促性素，单剂量 5000～10000U，模拟月经中期的 LH 高峰，诱导排卵。在排卵后的 9 天内，最多重复 3 次注射，每次剂量最高 5000U，用来预防黄体功能不全。绒促性素联合绝经后促性腺激素，通过刺激产生和收集更多卵泡，用来进行 IVF 技术和其他辅助生育技术。

绒促性素 α 的用法相似，用于诱导排卵和其他辅助生育技术。当卵泡生长到合适时刻，给予皮下注射单剂量 250μg。

绒促性素也用于低促性腺激素性**性腺功能减退症**男性的治疗。药物剂量存在很大差异，一般是每次 500～4000U，每周 2～3 次肌内注射。需要加用 FSH 或绝经后促性腺激素，促进精子生成。

对于绒促性素在儿童中的用法，见下文。

儿童用法 绒促性素可用于治疗男孩的隐睾、青春期发育延迟和评价睾丸功能（见下文）。

隐睾 尽管手术有很高的治疗成功率，很多地方首选绒促性素治疗隐睾（第2012页）。系统性综述[1,2]提示，总成功率为 20%，其中包括一些可回缩性睾丸的患者。有人建议，手术前后进行药物治疗，可改善患者的生育指数（这是反应将来生育功能的一个预测指标）[3]。绒促性素可用于手术的辅助治疗，让睾丸下降到可触摸的状态[4]。但有报道认为，这种治疗可导致睾丸炎症性改变[5]。

在青春期之前开始治疗。剂量根据体重和年龄，推荐的用药方案在不同指南之间存在很大差异。总体上讲，剂量为 500～4000U，每周 3 次，肌内注射。可以给药 3～6 周或更长。

1. Pyörälä S, *et al.* A review and meta-analysis of hormonal treatment of cryptorchidism. *J Clin Endocrinol Metab* 1995; **80:** 2795–9.
2. Henna MR, *et al.* Hormonal cryptorchidism therapy: systematic review with metanalysis of randomized clinical trials. *Pediatr Surg Int* 2004; **20:** 357–9.
3. Tekgül S, *et al.* European Society for Paediatric Urology, European Association of Urology. Guidelines on paediatric urology (update March 2009). Available at: http://www.uroweb.org/fileadmin/tx_eauguidelines/2009/Full/Paediatric_Urology.pdf (accessed 23/10/09)
4. Polascik TJ, *et al.* Reappraisal of the role of human chorionic gonadotropin in the diagnosis and treatment of the nonpalpable testis: a 10-year experience. *J Urol (Baltimore)* 1996; **156:** 804–6.
5. Kaleva M, *et al.* Treatment with human chorionic gonadotrophin for cryptorchidism: clinical and histological effects. *Int J Androl* 1996; **19:** 293–8.

青春发育延迟 绒促性素可用于治疗低促性腺激素性性腺功能减退症所致的青春发育延迟（第2012页）。最初剂量为肌内注射，每周 2 次，每次 500U。剂量根据血睾酮水平进行调整。最高剂量 1500U，每周 2 次，治疗至少 6 个月。

不孕症 在不排卵女性，一旦通过其他治疗方法而产生了成熟卵泡，绒促性素和绒促性素 α 用于刺激排卵和提供黄体支持。在辅助生育中，它们的用法相似。然而，在有卵巢过度刺激风险的患者，例如多囊卵巢综合征患者，不推荐此药物。在低促性腺激素性性腺功能减退症患者，绒促性素用于刺激并维持精子生成。男性和女性不孕不育症的治疗，包括绒促性素的作用，详见第 2012页。

恶性肿瘤 有报道，一些患者，肌内注射大剂量绒促性素，卡波西肉瘤（第642页）得到控制，但药物剂量减少或停药后，肿瘤复发[1]。另有研究显示，小剂量绒促性素因药物毒性和无效而被停用[2]，但另有研究证实，局部病变部位注射绒促性素有效[3]。有证据显示，药物制剂抗肿瘤活性存在很大差异，不是药物本身，而是其他成分（可能是核糖核酸酶[4]或 β 亚单位降解产物[5]）产生抗肿瘤作用[3,6,7]。一些杂质可能对肿瘤产生刺激作用，这可能与药物的不同疗效有关[5]。

1. Harris PJ. Treatment of Kaposi's sarcoma and other manifestations of AIDS with human chorionic gonadotropin. *Lancet* 1995; **346:** 118–19.
2. Bower M, *et al.* Human chorionic gonadotropin for AIDS-related Kaposi's sarcoma. *Lancet* 1995; **346:** 642.
3. Gill PS, *et al.* The effects of preparations of human chorionic gonadotropin on AIDS-related Kaposi's sarcoma. *N Engl J Med* 1996; **335:** 1261–9. Correction. *ibid.* 1997; **336:** 1115.
4. Griffiths SJ, *et al.* Ribonuclease inhibits Kaposi's sarcoma. *Nature* 1997; **390:** 568.
5. Simonart T, *et al.* Treatment of Kaposi's sarcoma with human chorionic gonadotropin. *Dermatology* 2002; **204:** 330–3.
6. Gill PS, *et al.* Intralesional human chorionic gonadotropin for Kaposi's sarcoma. *N Engl J Med* 1997; **336:** 1188.
7. von Overbeck J, *et al.* Human chorionic gonadotropin for AIDS-related Kaposi's sarcoma. *Lancet* 1995; **346:** 642–3.

肥胖 一个包含 24 项研究的荟萃分析结果显示，没有证据表明绒促性素治疗肥胖有效（第2069页）。

1. Lijesen GKS, *et al.* The effect of human chorionic gonadotropin (HCG) in the treatment of obesity by means of the Simeons therapy: a criteria-based meta-analysis. *Br J Clin Pharmacol* 1995; **40:** 237–43.

睾丸功能 对怀疑原发性性腺功能减退症和不完全男性化的患者，绒促性素可用于评价睾丸的功能。*BNFC 2010/11* 建议，1 个月至 18 岁的男性，每日 1 次，每次 1500～2000U，连续 3 天（短期刺激试验）；或每周 2 次，连续 3 周（长期试验）。

制剂

BP 2010: Chorionic Gonadotrophin Injection;
USP 33: Chorionic Gonadotropin for Injection.

专利制剂

Arg.: Dinaron; Endocorion; Gonacor; Ovidrel; Pregnyl; ***Austral.:*** Ovidrel; Pregnyl; Profasi†; ***Austria:*** Ovitrelle; Pregnyl; Profasi†; ***Belg.:*** Choragon; Ovitrelle; Pregnyl; ***Braz.:*** Choragon†; Ovidrel; Pregnyl; Profasi HP; ***Canad.:*** Ovidrel; Pregnyl; Profasi HP; ***Chile:*** Gonacor; Ovidrel; Pregnyl; ***Cz.:*** Ovitrelle; Praedyn†; Pregnyl; Profasi†; ***Denm.:*** Ovitrelle; Pregnyl; ***Fin.:*** Ovitrelle; Pregnyl; ***Fr.:*** Ovitrelle; ***Ger.:*** Choragon; Ovitrelle; Predalon; ***Gr.:*** Ovitrelle; Pregnyl; Profasi; ***Hong Kong:*** Choragon; Choriomon†; Ovidrel; Pregnyl; Profasi†; ***Hung.:*** Choragon; Ovitrelle; Pregnyl; Profasi†; ***India:*** Corion; Profasi; Proligon; Provigil; Pubergen; ***Indon.:*** Ovidrel; Pregnyl; ***Irl.:*** Ovitrelle; Pregnyl; Profasi†; ***Israel:*** Ovitrelle; Pregnyl; ***Ital.:*** Gonasi HP; Ovitrelle; Pregnyl; ***Malaysia:*** Choragon†; Ovidrel; Pregnyl; ***Mex.:*** Choragon; Choriomon; Ovidrel; Pregnyl; ***Neth.:*** Choragon; Ovitrelle; Pregnyl; Profasi†; ***Norw.:*** Ovitrelle; Pregnyl; ***NZ:*** Ovidrel; Profasi; ***Philipp.:*** Ovidrel; Pregnyl; ***Pol.:*** Choragon; Ovitrelle; Pregnyl; ***Port.:*** Ovitrelle; Pregnyl; Profasi HP†; ***Rus.:*** Choragon (Хорагон); Ecostimulin (Экостимулин); Ovitrelle (Овитрель); Pregnyl (Прегнил); ***S.Afr.:*** APL†; Ovidrel; Pregnyl; Profasi†; ***Singapore:*** Ovidrel; Pregnyl; ***Spain:*** Ovitrelle; ***Swed.:*** Ovitrelle; Pregnyl; ***Switz.:*** Choriomon; Ovitrelle; Pregnyl; ***Thai.:*** IVF-C; Ovidrel†; Pregnyl; ***Turk.:*** Choragon; Ovitrelle; Pregnyl; Profasi; ***UK:*** Choragon; Ovitrelle; Pregnyl; ***Ukr.:*** Choragon (Хорагон); Pregnyl (Прегнил); ***USA:*** Chorex†; Choron; Gonic; Novarel; Ovidrel; Pregnyl; Profasi; ***Venez.:*** Ovidrel; Pregnyl; Profasi†.

多组分制剂 ***Ger.:*** NeyNormin (Revitorgan-Lingual Nr 65)†; NeyNormin N (Revitorgan-Dilutionen N Nr 65)†; ***Mex.:*** Gonakor.

顺势疗法制剂 ***Ger.:*** AntiFocal N†; AntiFocal†.

Clomifene Citrate (*BANM, rINNM*) ⊗ 枸橼酸氯米芬

Chloramiphene Citrate; Citrato de clomifeno; Citrato de clorамifeno; Clomifène, citrate de; Clomifeni citras; Clomiphene Citrate *(USAN)*; Klomifeenisitraatti; Klomifen Sitrat; Klomifencitrat; Klomifén-citrát; Klomifen-citrát; Klomifeno citratas; MER-41; MRL-41; NSC-35770. A mixture of the *E* and *Z* isomers of 2-[4-(2-chloro-1,2-diphenylvinyl)phenoxy]triethylamine dihydrogen citrate.

Кломифена Цитрат

$C_{26}H_{28}ClNO,C_6H_8O_7$ = 598.1.

CAS — 911-45-5 (clomifene); 15690-57-0 ((E)-clomifene); 15690-55-8 ((Z)-clomifene); 50-41-9 (clomifene citrate); 7599-79-3 ((E)-clomifene citrate); 7619-53-6 ((Z)-clomifene citrate).

ATC — G03GB02.

ATC Vet — QG03GB02.

UNII — 1B8447E7YI (clomifene citrate); UY5X264QZV ((Z)-clomifene citrate).

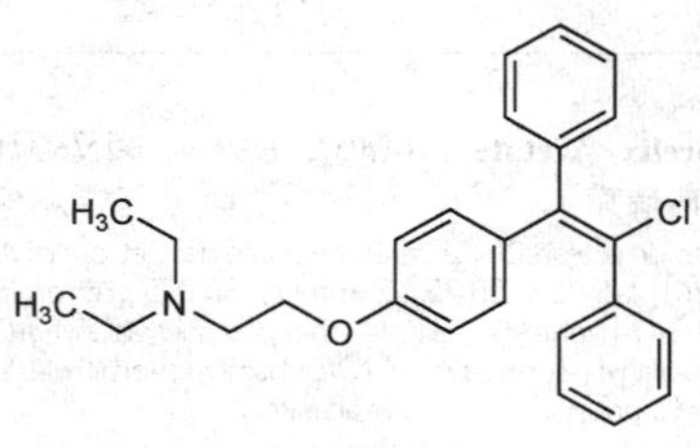

(clomifene)

注：氯米芬可分为 *Z* 型和 *E* 型异构体，即珠氯米芬和恩氯米芬。

Pharmacopoeias. In *Chin., Eur.* (see p.vii), *Int., Jpn,* and *US.*

Ph. Eur. 6. 8（Clomifene Citrate） 白色或灰黄色结晶状粉末。含有 30%～50% *Z* 型异构体。微溶于水；略溶于乙醇；避光。

USP 33（Clomiphene Citrate） 白色至灰黄色，基本无臭粉末。含有 30%～50% *Z* 型异构体；微溶于水和氯仿；略溶于乙醇；不溶于乙醚；易溶于甲醇。

不良反应

枸橼酸氯米芬引起不良反应的发生率和严重程度与药物剂量有关。最常报道的不良反应是可逆性卵巢增大和囊肿形成、类似于绝经期综合征的血管舒缩性潮红、腹部或盆腔不适和疼痛，有时伴恶心和呕吐。可能出现卵巢过度刺激综合征。其他报道的不良反应有乳房压痛、异常阴道出血、体重增加、头痛、子宫内膜异位症。有时可出现一过性视力异常（如斑或闪光、后像和视物模糊），但很少有白内障和视神经炎的报道。偶有报道出现皮肤反应（如过敏性皮疹和荨麻疹）以及可逆性脱发。中枢神经系统紊乱包括抽搐、头晕、头昏眼花、精神紧张、乏力、眩晕、失眠和抑郁。也有报道肝功能异常和黄疸。氯米芬治疗后，多胞胎妊娠的发生率增加，但很少超过双胞胎。异位妊娠的危险也增加。尽管有报道，应用氯米芬患者的新生儿有神经管缺陷或唐氏综合征等先天性疾病，但与氯米芬之间的因果关系并未明确。研究显示，氯米芬治疗引起先天性疾病的发生率和普通人群相同。

致癌性 一些报道提示，氯米芬通过刺激卵巢来治疗不孕，可能导致将来卵巢癌的发生率增加[1～5]。尤其是联合应用枸橼酸氯米芬和促性腺激素备受关注。一项研究报道，长期使用氯米芬（≥1 年）治疗，卵巢癌的发生率增加，尽管短期用药患者的发生率并不增加[6]。这项研究未观察到应用促性腺激素和卵巢癌发生率有关。研究结论仅作参考，因为这项研究中卵巢癌患者人数少。研究还指出，成功的妊娠可减少发生其他肿瘤的风险，因此全面衡量氯米芬的利弊比较困难[7]。一篇流行病和队列研究的综述[8]报道，氯米芬用药时间少于 12 个周期根本不会增加卵巢癌的发生率。但是综述也发现，有些研究的结果相互矛盾，有必要将不孕不育作为卵巢癌的危险因素考虑在内。更深入的队列研究[9,10]、病例对照研究[11]和汇总的数据分析[12,13]结果显示，氯米芬和发生卵巢癌之间无相关性。

为慎重起见，英国 CSM 推荐，氯米芬使用时间通常不应超过 6 个周期[14]。但是，英国的不孕症诊治指南[15]认为，限制氯米芬使用 6 个周期只是治疗的一个疗程。在临床中，很多女性需要治疗一个疗程以上，而且，使用药物达 12 个周期可能带来更多的治疗获益。

1. Fishel S, Jackson P. Follicular stimulation for high tech pregnancies: are we playing it safe? *BMJ* 1989; **299:** 309–11.
2. Kulkarni R, McGarry JM. Follicular stimulation and ovarian cancer. *BMJ* 1989; **299:** 740.
3. Dietl J. Ovulation and ovarian cancer. *Lancet* 1991; **338:** 445.
4. Willemsen W, *et al.* Ovarian stimulation and granulosa-cell tumour. *Lancet* 1993; **341:** 986–8.
5. Tewari K, *et al.* Fertility drugs and malignant germ-cell tumour of ovary in pregnancy. *Lancet* 1998; **351:** 957–8.
6. Rossing MA, *et al.* Ovarian tumors in a cohort of infertile women. *N Engl J Med* 1994; **331:** 77–6.
7. Whittemore AS. The risk of ovarian cancer after treatment for infertility. *N Engl J Med* 1994; **331:** 805–6.
8. Duckitt K, Templeton AA. Cancer in women with infertility. *Curr Opin Obstet Gynecol* 1998; **10:** 199–203.
9. Potashnik G, *et al.* Fertility drugs and the risk of breast and ovarian cancers: results of a long-term follow-up study. *Fertil Steril* 1999; **71:** 853–9.
10. Brinton LA, *et al.* Ovarian cancer risk after the use of ovulation-stimulating drugs. *Obstet Gynecol* 2004; **103:** 1194–1203.
11. Rossing MA, *et al.* A case-control study of ovarian cancer in relation to infertility and the use of ovulation-inducing drugs. *Am J Epidemiol* 2004; **160:** 1070–8.
12. Ness RB, *et al.* Infertility, fertility drugs, and ovarian cancer: a pooled analysis of case-control studies. *Am J Epidemiol* 2002; **155:** 217–24.
13. Kashyap S, *et al.* Assisted reproductive technology and the incidence of ovarian cancer: a meta-analysis. *Obstet Gynecol* 2004; **103:** 785–94.
14. CSM/MCA. Clomiphene (Clomid, Serophene): possible association with ovarian cancer. *Current Problems* 1995; **21:** 7.
15. National Collaborating Centre for Women's and Children's Health/NICE. Fertility: assessment and treatment for people with fertility problems (issued February 2004). Available at: http://www.nice.org.uk/nicemedia/pdf/CG011fullguideline.pdf (accessed 30/06/08)

对中枢神经系统的影响　枸橼酸氯米芬治疗不孕的女性会出现抽搐，从 1963 年至今，只有 5 例其他报道[1]。

1. Rimmington MR, *et al.* Convulsions after clomiphene citrate. *BMJ* 1994; **309:** 512.

对眼的影响　如上文所述，氯米芬可能引起视觉障碍，停药后可以恢复。但是，一些患者视觉症状可长期存在[1]。

1. Purvin VA. Visual disturbance secondary to clomiphene citrate. *Arch Ophthalmol* 1995; **113:** 482–4.

对胎儿的影响　有一些报道，药物诱导排卵后妊娠的胎儿，出现神经管缺陷。此后，对先天性缺陷登记和应用氯米芬的随诊研究发现，药物可能与神经管缺陷风险增加有关[1~5]。然而，随后的研究并未发现用药与风险增加之间的相关性[6~8]。一个纳入 10 项流行病学调查研究的数据汇总分析[9]结果显示，尚无足够证据提示两者有关。进一步的研究显示，接受药物治疗患者的后代，发生神经管缺陷[10]和男性尿道下裂[11]的风险并不增加。然而，其他的病例对照研究[12]发现，氯米芬和神经管缺陷之间可能存在相关性，但考虑到这种畸形的发生率非常低，是否用药对发生疾病的绝对风险影响很小。而且，目前还不明确，不育症的潜在病因是否也会增加这种先天性疾病的风险[9]。

1. Cornel MC, *et al.* Ovulation induction and neural tube defects. *Lancet* 1989; **i:** 1386.
2. Czeizel A. Ovulation induction and neural tube defects. *Lancet* 1989; **ii:** 167.
3. Cuckle H, Wald N. Ovulation induction and neural tube defects. *Lancet* 1989; **ii:** 1281.
4. Cornel MC, *et al.* Ovulation induction, in-vitro fertilisation, and neural tube defects. *Lancet* 1989; **ii:** 1530.
5. Vollset SE. Ovulation induction and neural tube defects. *Lancet* 1990; **337:** 178.
6. Mills JL, *et al.* Risk of neural tube defects in relation to maternal fertility and fertility drug use. *Lancet* 1990; **336:** 103–4.
7. Rosa F. Ovulation induction and neural tube defects. *Lancet* 1990; **336:** 1327.
8. Werler MM, *et al.* Ovulation induction and risk of neural tube defects. *Lancet* 1994; **344:** 445–6.
9. Greenland S, Ackerman DL. Clomiphene citrate and neural tube defects: a pooled analysis of controlled epidemiologic studies and recommendations for future studies. *Fertil Steril* 1995; **64:** 936–41.
10. Whiteman D, *et al.* Reproductive factors, subfertility, and risk of neural tube defects: a case-control study based on the Oxford Record Linkage Study Register. *Am J Epidemiol* 2000; **152:** 823–8.
11. Sørensen HT, *et al.* Use of clomifene during early pregnancy and risk of hypospadias: population based case-control study. *BMJ* 2005; **330:** 126–7.
12. Wu YW, *et al.* Potential association between infertility and spinal neural tube defects in offspring. *Birth Defects Res A Clin Mol Teratol* 2006; **76:** 718–22.

对心理功能的影响　很少有报道在服用氯米芬期间，出现偏执妄想急性精神病发作[1,2]。

1. Siedentopf F, *et al.* Clomiphene citrate as a possible cause of a psychotic reaction during infertility treatment. *Hum Reprod* 1997; **12:** 706–7.
2. Oyffe I, *et al.* Clomiphene-induced psychosis. *Am J Psychiatry* 1997; **154:** 1169–70.

注意事项

氯米芬禁忌用于有肝病或有肝功能异常史的患者。妊娠患者不应用药。诊断不明的或因激素依赖性肿瘤引起的阴道出血者不应用药。有精神抑郁或血栓性静脉炎的患者应避免用药，以免加重病情。应告知患者，用药可能出现多胎妊娠。

除了 PCOS 以外，卵巢囊肿患者不应该用氯米芬治疗，接受氯米芬治疗的患者，尤其是多囊卵巢综合征患者，应使用最小药物剂量，以减少卵巢增大和囊肿形成的危险。一些 PCOS 患者，可能对普通剂量的氯米芬产生过度的反应。需要告知患者，如出现腹部或盆腔疼痛、腹胀和体重增加，应马上就诊，因为这可能提示卵巢囊肿或囊肿增大。在每个周期治疗之前，应评价是否有卵巢囊肿。如卵巢出现异常增大，应停止用药，直到卵巢恢复到原来的大小。在随后的治疗中，应减少氯米芬的剂量。子宫平滑肌瘤患者在接受氯米芬治疗时，应警惕平滑肌瘤增大。

当患者出现视物障碍并可能影响患者驾驶或操作机器时，应停止用药。不推荐长期周期性用药，因为不能明确这是否会增加卵巢癌的发生，一般认为，最多可治疗 6 个周期，可参见上文**致癌性**。

药动学

枸橼酸氯米芬从胃肠道吸收。它在肝中代谢，缓慢通过胆汁排泄。药物原形和代谢产物经粪便排出。报道的生物半衰期是 5 天，但 6 周后还可在粪便中检测到痕量药物成分。药物有肝肠循环。和 *Z* 型异构体相比，*E* 型异构体吸收更差，更快被排出到体外。

1. Szutu M, *et al.* Pharmacokinetics of intravenous clomiphene isomers. *Br J Clin Pharmacol* 1989; **27:** 639–40.
2. Ghobadi C, *et al.* Single-dose pharmacokinetic study of clomiphene citrate isomers in anovular patients with polycystic ovary disease. *J Clin Pharmacol* 2009; **49:** 147–54.

用途和用法

氯米芬是一种非甾体类化合物，具有雌激素和抗雌激素作用，后者主要是 *E* 型异构体的作用。它对卵巢的刺激作用和抗雌激素作用有关。可通过阻断雌激素对下丘脑和垂体部位受体的负反馈，刺激垂体分泌促性腺激素。

氯米芬是治疗无排卵性不孕（第2012页）的最常用药物。不排卵的女性经过氯米芬治疗后出现排卵。在丈夫有生育能力的情况下，氯米芬治疗不孕症才能获得成功。原发性垂体病变或原发性卵巢衰竭的患者，氯米芬治疗无效。常用的剂量是口服氯米芬每日 50mg，连续 5 天，在月经周期的第 5 天开始用药。无月经的患者，可在任何时间开始服药。如果不能顺利诱发排卵，在前一个周期后的 30 天，开始每日口服氯米芬 100mg，连续 5 天。在治疗周期间，患者应接受妊娠和卵巢或卵巢囊肿增大的检查。一般情况下，3 个周期的用药足以明确排卵是否成功。如不能诱导排卵，需重新评价疾病的诊断。一旦确定已经排卵，应在月经周期第 5 天左右开始氯米芬治疗。注册药品信息建议，如果治疗 6 个周期后患者仍未怀孕，应停止氯米芬治疗（也可参见上文**致癌性**）。氯米芬也可和促性腺激素联合用药。

氯米芬已用于男性因少精子而引起的不育症的治疗，因为药物可促进促性腺激素释放，增加精子生成，但是疗效缺乏有利的证据。

不育症　参考文献如下。

1. Homburg R. Clomiphene citrate—end of an era? a mini-review. *Hum Reprod* 2005; **20:** 2043–51.
2. Cèdrin-Durnerin I. Contre l'utilisation du citrate de clomifène dans les infertilités inexpliquées. *Gynecol Obstet Fertil* 2006; **34:** 61–5.
3. Merviel P. Pour une utilisation raisonnable du citrate de clomifène dans les infertilités inexpliquées. *Gynecol Obstet Fertil* 2006; **34:** 66–9.
4. The Practice Committee of the American Society for Reproductive Medicine. Use of clomiphene citrate in women. *Fertil Steril* 2006; **86** (5 suppl): S187–S193.

制剂

BP 2010: Clomifene Tablets;
USP 33: Clomiphene Citrate Tablets.

专利制剂

Arg.: Genozym; Serofene; ***Austral.:*** Clomhexal; Clomid; Fermil; Serophene; ***Austria:*** Serophene†; ***Belg.:*** Clomid; Pergotime; ***Braz.:*** Clomid; Indux; Serophene; ***Canad.:*** Clomid; Serophene; ***Chile:*** Serofene†; Zimaquin; ***Cz.:*** Clomhexal; Clostilbegyt; Serophene†; ***Denm.:*** Pergotime; ***Fin.:*** Clomifen; ***Fr.:*** Clomid; Pergotime; ***Ger.:*** Clomhexal; ***Gr.:*** Serpafar; ***Hong Kong:*** Clostilbegyt; Fertilan; Ova-Mit†; Serophene; ***Hung.:*** Clostilbegyt; Serophene†; ***India:*** Clofert; Clopreg; Fertomid; Ovipreg; Ovofar; Siphene; ***Indon.:*** Blesifen; Clomifil†; Clovertil†; Fensipros; Fertilphen; Fertin; Genoclom; Mestrolin†; Ofertil; Pinfetil; Profertil; Provula; ***Irl.:*** Clomid; ***Israel:*** Ikaclomin; ***Ital.:*** Clomid; Prolifen†; Serofene; ***Malaysia:*** Clomid; Clostilbegyt; Duinum; Ova-Mit; Ovinum; Phenate; ***Mex.:*** Omifin; ***Neth.:*** Clomid; Serophene; ***Norw.:*** Pergotime; ***NZ:*** Phenate; Serophene; ***Philipp.:*** Clomene; Clomid; Clostil; Ferticlo; I-Clom†; Ova-Mit; Ovulet; ***Pol.:*** Clostilbegyt; ***Port.:*** Dufine; ***Rus.:*** Clostilbegyt (Клостилбегит); ***S.Afr.:*** Clomid; Clomihexal; Fertomid; Serophene†; ***Singapore:*** Clomid; Clostilbegyt; Duinum; Ova-Mit; Ovinum; Phenate; Serophene; ***Spain:*** Clomifeno†; Omifin; ***Swed.:*** Pergotime; ***Switz.:*** Clomid; Serophene; ***Thai.:*** Clomid; Duinum; Ova-Mit; Ovinum; Serophene; ***Turk.:*** Fertilin; Gonaphene; Klomen; Serophene; ***UK:*** Clomid; ***Ukr.:*** Clostilbegyt (Клостилбегит); ***USA:*** Clomid; Serophene; ***Venez.:*** Serophene.

Clostebol Acetate (*BAN, rINNM*) ⊗ 醋酸氯司替勃

Acetato de clostebol; 4-Chlorotestosterone Acetate; Chlortestosterone Acetate; Clostébol, Acétate de; Closteboli Acetas. 4-Chloro-3-oxoandrost-4-en-17β-yl acetate; 4-Chloro-17β-hydroxyandrost-4-en-3-one acetate.

Клостебола Ацетат

$C_{21}H_{29}ClO_3$ = 364.9.

CAS — 1093-58-9 (clostebol); 855-19-6 (clostebol acetate).

UNII — 780ZZX4P14.

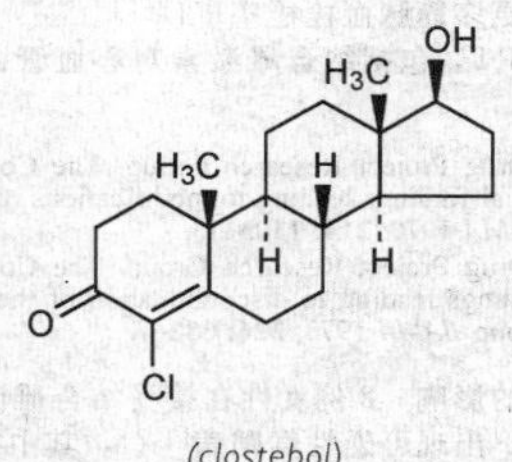

(clostebol)

简介

醋酸氯司替勃有合成代谢的作用（见睾酮，第2060页），肌注或口服给药。也可用于局部伤口和溃疡，曾经是一种眼科制剂。

制剂

专利制剂

Chile: Trofodermin; ***Mex.:*** Trofodermin-S†.

多组分制剂　***Braz.:*** Clostemin; Novaderm; Trofodermin; ***Chile:*** Trofodermin Neomicina; ***Ital.:*** Trofodermin; ***Mex.:*** Neobol; ***Thai.:*** Trofodermin†.

Conjugated Oestrogens 结合雌激素

Conjugated Estrogens; Estrogeenit, konjugoidut; Estrogena Coniugata; Estrogenai, konjuguoti; Estrogener, konjugerade; Estrogènes conjugués; Estrogeni Coniunct; Estrogeni coniuncti; Estrógenos conjugados; Estrogeny konjugované; Konjugált ösztrogének; Konjüge Östrojen.

Эстрогены Конъюгированные

ATC — G03CA57.

ATC Vet — QG03CA57.

UNII — IU5QR144QX (conjugated oestrogens); 8CC9ET5H86 (sodium 17β-dihydroequilin sulfate).

Pharmacopoeias. In *Eur.* (see p.vii) and *US.*

Ph. Eur. 6.8（Estrogens，Conjugated）　含有多种结合雌激素的混合物，从怀孕的母马尿液中提取或人工合成。溶解形成一种粉末状稀释液。主要含有两种成分，52.5%～61.5%的硫酸钠雌酮和 22.5%～30.5%的硫酸钠马烯雌酮，这两种物质占总量的 79.5%～88.0%。它还含有 2.5%～9.5%硫酸钠 17α-雌二醇、13.5%～19.5%的硫酸钠 17α-双氢马烯雌酮和 0.5%～4.0%硫酸钠 17β-双氢马烯雌酮。所有成分的百分含量都在药品标签上说明。

是一种几乎为白棕色的无定形粉末。

USP 33（Conjugated Estrogens）　硫酸钠雌酮和硫酸钠马烯雌酮的混合物，全部或部分来源于马尿或来源于雌酮和马烯雌酮的人工合成。它含有怀孕母马分泌的其他结合雌激素成分。52.5%～61.5%硫酸钠雌酮和 22.5%～30.5%硫酸钠马烯雌酮这两种成分占结合雌激素总量的 79.5%～88.0%。它还含有其他硫酸盐结合雌激素，13.5%～19.5%17α-双氢马烯雌酮、2.5%～9.5%17α-雌二醇和 0.5%～4.0%17β-双氢马烯雌酮，在结合雌激素的药品标签上说明。

如果来源于自然界，药物为浅黄色无定形粉末，无臭或轻度特异臭；合成的药物为白色至浅黄色结晶状或无定形粉末，无臭或微臭。25℃贮藏，允许温度范围 15～30℃。

Synthetic Conjugated Estrogens，A 合成结合雌激素 A

Synthetic Conjugated Oestrogens, A.

Синтетические Конъюгированные Эстрогены, A

UNII — JM2621P2LS.

Synthetic Conjugated Estrogens，B (*USAN*) 合成结合雌激素 B

CE-10; Synthetic Conjugated Oestrogens, B.

Синтетические Конъюгированные Эстрогены, B

CAS — 746658-13-9.
UNII — 8L6LAK9BTR.

不良反应和注意事项

参见雌激素（见**雌二醇**，第2030页）。

也可参见**激素替代治疗**，第2005页。

对心血管系统的影响 一项早期的研究对心肌梗死病史的男性，给予每日 5mg 结合雌激素治疗，因患者人群的冠心病发生率高，研究被结束[1]。而且，随后进行的每日低剂量 2.5mg 结合雌激素研究也被提前结束，因为出现了更多静脉血栓栓塞事件[2]。

有关 HRT，包括结合雌激素对心血管的影响，参见第2007页。

1. Coronary Drug Project Research Group. The Coronary Drug Project: initial findings leading to modifications of its research protocol. *JAMA* 1970; **214:** 1303–13.
2. Coronary Drug Project Research Group. The Coronary Drug Project: findings leading to discontinuation of the 2.5-mg/day estrogen group. *JAMA* 1973; **226:** 652–7.

对神经系统的影响 2 例女性在接受结合雌激素和炔诺孕酮治疗后，出现可逆性舞蹈病[1,2]，其中 1 例患者有偏头痛和 Sydenham 舞蹈病病史[1]。有舞蹈病子痫史的绝经后女性在接受阴道内结合雌激素治疗后，舞蹈病易复发[3]。

1. Steiger MJ, Quinn NP. Hormone replacement therapy induced chorea. *BMJ* 1991; **302:** 762.
2. Suchowersky O, Muthipeedika J. A case of late-onset chorea. *Nat Clin Pract Neurol* 2005; **1:** 113–16.
3. Caviness JN, Muenter MD. An unusual cause of recurrent chorea. *Mov Disord* 1991; **6:** 355–7.

超敏反应 有一例报道，静脉使用结合雌激素后出现过敏反应[1]。

1. Searcy CJ, *et al.* Anaphylactic reaction to intravenous conjugated estrogens. *Clin Pharm* 1987; **6:** 74–6.

药物相互作用

见**激素替代治疗**项下（第2009页）。

药动学

口服结合雌激素后，药物在小肠被酶水解后脱去硫酸基团，形成未结合雌激素被人体吸收。主要经肝代谢，有部分肝肠循环（见**雌二醇**，第2030页）。

用途和用法

结合雌激素的作用和用途与雌二醇（第2030页）相似。

用于绝经后 HRT（第2009页）时，药物剂量为每日口服 0.3～1.25mg，可周期性或连续服用，有子宫的女性，需周期性或连续服用孕激素。0.3～1.25mg 也可用于预防绝经后骨质疏松症，雌激素可保护有显著危险因素且需要激素治疗的女性。绝经后萎缩性阴道炎、外阴干皱患者，可局部阴道用药：0.0625%的乳剂每日 0.5～2g，周期性用药，在 4 周中应用 3 周。对于绝经后阴唇、阴道萎缩所致中重度性交困难的患者，局部用药，每周 2 次，或周期性用药，每 4 周中前 3 周每日用药。对于有子宫的女性，局部雌激素疗法内膜的安全性仍不能确定。小剂量短期用药，一般不需加用孕激素治疗。但长期用药应考虑联用孕激素，并且需监测有无子宫内膜增生。

用于基础性激素周期替代治疗，原发性卵巢衰竭患者通常剂量为每日口服 1.25mg，根据反映调整剂量；对于性腺功能减退症女性，每日剂量为 0.3～0.625mg，尽管曾用过更高剂量。

用于前列腺癌（第638页）的姑息治疗，剂量为口服 1.25～2.5mg，每日 3 次。曾经有人对男性（第630页）和绝经后女性（第628页）乳腺癌行姑息治疗，每日 3 次，每次 10mg，至少持续 3 个月。

药物用于治疗阴道异常出血，即刻缓慢静脉注射 25mg 结合雌激素，必要时在 6～12h 后重复给药，也可通过肌内注射。

合成的结合雌激素来源于植物，与 USP 33（见上文）描述的结合雌激素不具等效性。合成结合雌激素 A 是一种含有 9 种雌酮、马烯雌酮、雌二醇和马萘雌酮衍生物的混合物。它用于改善绝经相关的血管舒缩症状，剂量为每日口服 0.45～1.25mg。每日口服 300μg 可用于治疗绝经后阴唇和阴道萎缩，但如果只是对症治疗，可选择局部用药。治疗绝经后阴唇、阴道萎缩导致的中重度阴道干燥及性交困难，可用 0.0625%阴道乳剂，每日 1g，持续 1 周，改为 1g 每周 2 次。对于有子宫的女性，除阴道局部应用雌激素，还需联用孕激素。合成结合雌激素 B 是一种含有 10 种雌酮、马烯雌酮、雌二醇和马萘雌酮衍生物的混合物。用于改善绝经相关血管舒缩症状的剂量为每日口服 0.3～1.25mg。对于绝经后外阴及阴道萎缩者，每日口服 300μg；若不合并其他症状，可选择局部用药。

儿童用法 结合雌激素可用于降低体质性高个女孩终身高（见**雌激素**项下**生长异常**，第2031页），也可用于儿童出血性疾病（见下文）。

出血性疾病 有病例报道及小样本研究提到，大剂量结合雌激素可用于治疗与肾衰相关的出血性疾病[1～5]。但雌激素缩短出血时间的机制仍不清楚[6]。具体用法：可口服给药，但很多报道建议静脉给药，600μg/kg，输入时间大于 30～40min，每日 1 次，连用 5 天[6]。

不同剂量的结合雌激素可用于治疗出血性膀胱炎（第2098页），尤其适用于大剂量环磷酰胺所致的出血性膀胱炎（第670页）。已有治疗成功的报道，用药剂量为 25mg，静脉用药 2 天[7]，或 1mg/kg 静脉给药，然后改为 5mg 口服，连用 3 周[8]。一项治疗 10 例患者的报道，用药剂量为每日口服结合雌激素 6～12mg，分 3 次服用，持续 5 天至 16 周[9]。另外一项包括 10 例 8～19 岁患者治疗的报道[10]，其用药剂量为 12.5～50mg 静脉给药，每周 2 次，持续 2～3 天，改为口服 2.5mg、每日 2 次至 5mg、每日 4 次，维持约 3 周。

雌激素还可用于治疗其他出血性疾病（见**雌二醇**，第2031页）。

1. Liu YK, *et al.* Treatment of uraemic bleeding with conjugated oestrogen. *Lancet* 1984; **ii:** 887–90.
2. Livio M, *et al.* Conjugated estrogens for the management of bleeding associated with renal failure. *N Engl J Med* 1986; **315:** 731–5.
3. Seth S, Geier TM. Use of conjugated estrogens to control gastrointestinal tract bleeding in two patients with chronic renal failure. *Clin Pharm* 1988; **7:** 906–9.
4. Shemin D, *et al.* Oral estrogens decrease bleeding time and improve clinical bleeding in patients with renal failure. *Am J Med* 1990; **89:** 436–40.
5. Heunisch C, *et al.* Conjugated estrogens for the management of gastrointestinal bleeding secondary to uremia of acute renal failure. *Pharmacotherapy* 1998; **18:** 210–7.
6. Hedges SJ, *et al.* Evidence-based treatment recommendations for uremic bleeding. *Nat Clin Pract Nephrol* 2007; **3:** 138–53.
7. Kopterides P, *et al.* Cyclophosphamide-induced hemorrhagic cystitis successfully treated with conjugated estrogens. *Am J Hematol* 2005; **80:** 166–7.
8. Rodriguez Luna JM, *et al.* Control of massive hematuria in idiopathic hemorrhagic cystitis after administration of conjugated estrogen. *J Urol (Baltimore)* 1992; **148:** 1524–5.
9. Ordemann R, *et al.* Encouraging results in the treatment of haemorrhagic cystitis with estrogen–report of 10 cases and review of the literature. *Bone Marrow Transplant* 2000; **25:** 981–5.
10. Heath JA, *et al.* Estrogen as treatment of hemorrhagic cystitis in children and adolescents undergoing bone marrow transplantation. *Bone Marrow Transplant* 2006; **37:** 523–6.

制剂

USP 33: Conjugated Estrogens Tablets.

专利制剂

Arg.: Belestar; Livomarin; Premarin; ***Austral.:*** Premarin; ***Austria:*** Premarin†; ***Belg.:*** Premarin†; ***Braz.:*** Estrinolon; Estrogenon; Estroplus; Gestrocon; Menoprin; Menosedan†; Prem; Premarin; Repogen; ***Canad.:*** Apo-Conest; CES; Congest; Premarin; ***Chile:*** Climatrol E; Conpremin; Estrarona; Profemina; ***Cz.:*** Oestrofeminal†; Premarin†; Presomen†; ***Denm.:*** Premarin†; ***Fin.:*** Premarin†; ***Ger.:*** Climopax mono; Femavit†; Presomen; Transannon†; ***Gr.:*** Premarin; ***Hong Kong:*** Equin; Premarin; ***Hung.:*** Premarin†; ***India:*** Espauz; Estrin; Premarin; ***Irl.:*** Premarin; ***Israel:*** Premarin†; ***Ital.:*** Emopremarin†; Premarin†; ***Malaysia:*** Premarin; ***Mex.:*** DNA-EC; Equifan; Esonovag; Fahifem; Neradin; Premarin; Six Din; Sultrona; Terapova; ***Neth.:*** Dagynil; Premarin†; PremarinLite†; ***NZ:*** Premarin; ***Philipp.:*** Menpoz†; Premarin; Primax; ***S.Afr.:*** Premarin; ***Singapore:*** Equin; Premarin; ***Spain:*** Equin; Longaplex†; Premarin†; ***Swed.:*** Premarina†; ***Switz.:*** Premarin†; Transannon†; ***Thai.:*** Estromon; Premarin; ***Turk.:*** Premarin; ***UK:*** Premarin; ***USA:*** Cenestin; Enjuvia; Premarin; ***Venez.:*** Biostrogen; Climatrol E; Menostat; Premarin.

多组分制剂 ***Arg.:*** Premelle Ciclico†; Premelle Continuo†; ***Austral.:*** Premia Continuous; Premia Low†; Premia†; ***Austria:*** Perennia†; Premarin Plus†; Sequennia†; ***Belg.:*** Premelle Cycle†; Premelle†; ***Braz.:*** Menosedan Ciclo†; Menosedan Fase†; Menosedan MPA†; Menotensil; Premelle; Premelle Ciclo; Prempro Bifasico; Prempro Monofasico; Repogen Ciclo; Repogen Conti; Selecta; ***Canad.:*** Premplus; ***Chile:*** Climatrol Continuo; Climatrol HT; Climatrol HT Continuo; Conpremin Pak Plus†; Conpremin Pak†; Novafac 30; Novafac CC; Novafac†; Prempak†; Profemina CC†; Profemina MP; ***Cz.:*** Cyclo-Premella†; Premella†; Presomen Compositum†; ***Ger.:*** Climopax; Climopax Cyclo; Presomen Compositum; Presomen conti; ***Gr.:*** Premelle; Premelle Cycle; ***Hong Kong:*** Premelle; Premelle Cycle†; ***Hung.:*** Cyclo-Premella†; Premella†; ***Irl.:*** Premique; Premique Cycle; Prempak-C; ***Israel:*** Premaril MP†; Premaril Plus MP†; ***Ital.:*** Premelle Combinato; Premelle Sequenziale†; Premia; Prempak†; ***Malaysia:*** Plentiva Cycle 5†; Plentiva†; Premelle; Prempak†; ***Mex.:*** Premelle; ***Neth.:*** Premarin Plus†; Premelle Cycle†; PremelleLite†; Prempak-C†; ***NZ:*** Menoprem†; Premia Continuous; Premia†; ***Philipp.:*** Premelle; Premelle Cycle; ***Port.:*** Premarin Plus†; Premelle Cycle†; Premelle†; ***S.Afr.:*** Premelle; Premelle Cycle; Prempak N†; ***Singapore:*** Premelle; Premelle Cycle; Prempak-C; ***Spain:*** Premelle Ciclico†; Premelle†; ***Swed.:*** Premelle Sekvens†; Premelle†; ***Switz.:*** Cyclo-Premella ST†; Premarin Plus†; Premella†; Premia†; ***Thai.:*** Premelle Cycle†; Premelle†; ***Turk.:*** Premelle Cycle; Premelle†; ***UK:*** Premique; Premique Cycle; Prempak-C; ***USA:*** Premphase; Prempro; ***Venez.:*** Climatrol HT Ciclico; Climatrol HT Continuo; Cyclogesterin†; Premelle Ciclico†; Premelle Continuo; Premelle Plus Continuo†.

Corifollitropin Alfa (*USAN*, *rINN*) 绒促卵泡素 α

Corifolitropina alfa; Corifollitropine Alfa; Corifollitropinum Alfa; FSH-CTP; Org-36286. Follicle-stimulating hormone (human α-subunit reduced), complex with follicle-stimulating hormone (human β-subunit reduced) fusion protein with 118-145-chorionic gonadotropin (human β-subunit).

Корифоллитропин Альфа

CAS — 195962-23-3.
ATC — G03GA09.
ATC Vet — QG03GA09.

不良反应和注意事项

参见**人绝经后促性腺激素**，第2041页。

卵巢对绒促卵泡素 α 反应可能较卵泡刺激素好，治疗第一疗程需关注卵泡过度刺激综合征。有肾损伤的女性禁用。

药动学

绒促卵泡素 α 皮下注射给药，最大生物利用度为 58%，44h 达最大血药浓度，主要经肾脏代谢，半衰期为 69h。

用途和用法

绒促卵泡素 α 是基因重组的产物，有持久的卵泡刺激作用，与戈那瑞林（促性腺激素释放激素）拮抗剂联用可控制卵巢发育，用于无排卵性不孕症女性辅助生殖技术（见**不孕症**，第2012页）。

治疗应在月经周期的卵泡期早期。

- 治疗周期第 1 天，给予绒促卵泡素 α 腹部皮下注射，体重小于 60kg 者：100μg；体重大于 60kg 者：150μg。
- 根据卵巢的反应，在第 5 天或第 6 天给予戈那瑞林拮抗剂。
- 从第 8 天开始，每日注射重组卵泡刺激素，卵泡发育成熟常在第 9 天（6～18 天）。
- 当卵泡发育成熟，当日或次日肌注绒促性素 5000～10000U 促进排卵。

1. Devroey P, *et al.* Induction of multiple follicular development by a single dose of long-acting recombinant follicle-stimulating hormone (FSH-CTP, corifollitropin alfa) for controlled ovarian stimulation before in vitro fertilization. *J Clin Endocrinol Metab* 2004; **89:** 2062–70.
2. Balen AH, *et al.* Pharmacodynamics of a single low dose of long-acting recombinant follicle-stimulating hormone (FSH-carboxy terminal peptide, corifollitropin alfa) in women with World Health Organization group II anovulatory infertility. *J Clin Endocrinol Metab* 2004; **89:** 6297–6304.
3. Corifollitropin Alfa Dose-finding Study Group. A randomized dose-response trial of a single injection of corifollitropin alfa to sustain multifollicular growth during controlled ovarian stimulation. *Hum Reprod* 2008; **23:** 2484–92.
4. Fauser BCJM, *et al.* Advances in recombinant DNA technology: corifollitropin alfa, a hybrid molecule with sustained follicle-stimulating activity and reduced injection frequency. *Hum Reprod Update* 2009; **15:** 309–21.
5. Devroey P, *et al.* ENGAGE Investigators. A double-blind, non-inferiority RCT comparing corifollitropin alfa and recombinant FSH during the first seven days of ovarian stimulation using a GnRH antagonist protocol. *Hum Reprod* 2009; **24:** 3063–72.

制剂

专利制剂 ***UK:*** Elonva.

Cyclofenil (*BAN*, *rINN*) ⊗ 环芬尼

Ciclofenilo; Cyclofénil; Cyclofenilum; Cyklofenil; F-6066; H-3452; ICI-48213; Siklofenil; Syklofeniili. 4,4′-(Cyclohexylidenemethylene)bis(phenyl acetate).

Циклофенил

$C_{23}H_{24}O_4$ = 364.4.
CAS — 2624-43-3.
ATC — G03GB01.
ATC Vet — QG03GB01.
UNII — J468V64WZ1.

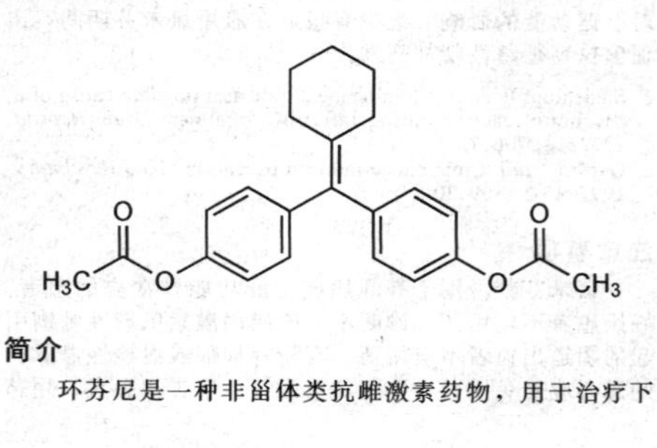

简介

环芬尼是一种非甾体类抗雌激素药物，用于治疗下

丘脑垂体功能异常引起的月经紊乱和无排卵性不孕症。

口服，每日 3 次，每次 200mg，连续 5 天。周期性用药，连续 3～4 个周期。也可用于治疗绝经后症状。

制剂

专利制剂

Braz.: Menopax; ***Ital.:*** Neoclym; ***Turk.:*** Fertodur†.

Cyproterone Acetate（*BANM, USAN, rINNM*）醋酸环丙孕酮

Acetato de ciproterona; Ciproteron-acetát; Ciproterono acetatas; Cyproteronacetat; Cyproteron-acetát; Cyprotérone, acétate de; Cyproteroni acetas; NSC-81430; SH-714; SH-881 (cyproterone); Siproteron Asetat; Syproteroniasetaatti. 6-Chloro-1β,2β-dihydro-17α-hydroxy-3′H-cyclopropa[1,2]pregna-1,4,6-triene-3,20-dione acetate.

Ципротерона Ацетат

$C_{24}H_{29}ClO_4$ = 416.9.

CAS — 2098-66-0 (cyproterone); 427-51-0 (cyproterone acetate).

ATC — G03HA01.

ATC Vet — QG03HA01.

UNII — 4KM2BN5JHF.

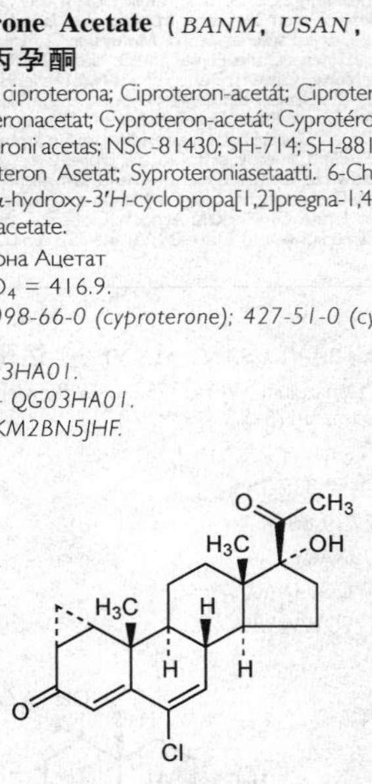

(cyproterone)

注：醋酸环丙孕酮复方制剂也可用以下名称表示。

- Co-cyprindiol（*BAN*）——醋酸环丙孕酮 2000 份和炔雌醇 35 份（质量分数）。

Pharmacopoeias. In *Eur.* (see p.vii).

Ph. Eur. 6. 8（Cyproterone Acetate） 一种白色或几乎白色的结晶状粉末。几乎不溶于水；略溶于无水乙醇；易溶于丙酮；极易溶于二氯甲烷；溶于甲醇。避光。

不良反应

用于男性，环丙孕酮可降低性欲，抑制精子生成，减少精液量，引起不育。用药 8 周后可能导致精子减少、输精管轻度萎缩。但这些不良反应可缓慢逆转，停用环丙孕酮 3～5 个月后其生精能力可恢复治疗前水平。可出现异常精子。常见男性乳房发育，可出现永久乳腺增大。很少有泌乳和乳腺良性结节的报道。常见乏力和易疲劳，偶尔可出现情绪抑郁。患者可出现体重及毛发分布的改变，皮肤干燥、皮疹及超敏反应少见，偶可出现贫血和骨质疏松症。可出现肝功能异常、气短。也有肝炎、黄疸和肝衰竭的报道，有些甚至可致命，通常发生于大剂量服用环丙孕酮后数月。药物与肝癌之间的关系尚不明确。有报道大剂量服用环丙孕酮与脑膜瘤发生有关。

低剂量环丙孕酮和炔雌醇联合用药可出现的不良反应同复方口服避孕药（第1994页）。

致癌性 见下文对脑的影响和对肝脏的影响。

对脑的影响 有报道患者服用大剂量环丙孕酮后出现脑膜瘤的报道，包括多发脑膜瘤。截至 2009 年 9 月，MHRA 在全球已报 36 例，其中 19 例为多发脑膜瘤，3 例为女性；法国常用大剂量环丙孕酮治疗高雄激素血症，故其发病例数最多。除 1 例患者外，其余每日服用环丙孕酮剂量均大于 25mg，持续时间 4～27 年不等[1]。MHRA 建议有脑膜瘤或脑膜瘤家族史患者不用大剂量环丙孕酮（每日≥25mg）。然而这一建议不适用于低剂量用药，比如含 co-cyprindiol（每日口服 2mg 环丙孕酮与炔雌醇合剂）的药物。

1. MHRA/CHM. High-dose cyproterone acetate: potential risk of (multiple) meningiomas. *Drug Safety Update* 2009; **3** (3): 3–4.

对心血管系统的影响 复方口服避孕药与心血管疾病发生率轻度增加有关（第1997页）。一项病例对照研究表明口服含环丙孕酮和左炔诺孕酮复方避孕药的女性，深静脉血栓形成的风险增加[1]。新西兰专家的一篇综述认为，发生静脉血栓的危险至少和第三代口服避孕药物相似[2]，一项关于服用避孕药女性出院时被诊断深静脉血栓或肺栓塞的研究也支持这一结论[3]。在 2002 年，英国 GSM[4]也提醒患者，若仅为避孕，不应选用含环丙孕酮和炔雌醇的复方制剂，但用于治疗口服抗菌药无效的痤疮或多毛症，在症状缓解后应停药 3～4 个周期。然而一些学者[5,6]质疑这一研究结果，他们认为含环丙孕酮的避孕药与含左炔诺孕酮的常规结合避孕药相比，血栓风险并未增加。一些学者[7]甚至要求取消 GSM 对于治疗持续时间的限制，尤其是对于停用环丙孕酮后痤疮及多毛症频繁复发的患者。2008 年 CHM（GSM 的前身）再次重申了其在 2002 年关于联合应用环丙孕酮和炔雌醇的建议[8]。另外，还增加一些内容：停药后症状反复的严重高雄激素血症患者，可在专科医生指导下持续用药，直至病情不再复发；且推荐停药后复发的痤疮及多毛患者可随时开始治疗。

任一相关的研究都会受多囊卵巢综合征患者不利的心血管疾病风险及服用环丙孕酮及炔雌醇治疗痤疮和多毛症的潜在风险的干扰。

1. Vasilakis-Scaramozza C, Jick H. Risk of venous thromboembolism with cyproterone or levonorgestrel contraceptives. *Lancet* 2001; **358:** 1427–9.
2. Savage R. New Zealand Medicines and Medical Devices Safety Authority. Venous thromboembolism with Diane 35™ and Estelle 35™ (issued March 2002).
Available at: http://www.medsafe.govt.nz/Profs/PUarticles/VTEwithCPA.htm (accessed 27/06/08)
3. Heuser P, *et al.* Specific oral contraceptive use and venous thromboembolism resulting in hospital admission. *N Z Med J* 2004; **117:** U1176. Available at: http://www.nzma.org.nz/journal/117-1206/1176/content.pdf (accessed 27/06/08)
4. CSM/MCA. Cyproterone acetate (Dianette): risk of venous thromboembolism (VTE). *Current Problems* 2002; **28:** 9–10.
5. Spitzer WO. Cyproterone acetate with ethinylestradiol as a risk factor for venous thromboembolism: an epidemiological evaluation. *J Obstet Gynaecol Can* 2003; **25:** 1011–18.
6. Seaman HE, *et al.* Venous thromboembolism associated with cyproterone acetate in combination with ethinyloestradiol (Dianette®): observational studies using the UK General Practice Research Database. *Pharmacoepidemiol Drug Safety* 2004; **13:** 427–36.
7. Franks S, *et al.* Cyproterone acetate/ethinyl estradiol for acne and hirsutism: time to revise prescribing policy. *Hum Reprod* 2008; **23:** 231–2.
8. MHRA/CHM. Cyproterone acetate with ethinylestradiol (co-cyprindiol): recommended duration of use. *Drug Safety Update* 2008; **1** (9): 4.

对眼的影响 有报道，1 例老年男性出现的双侧视神经萎缩与环丙孕酮有关[1]。作者查阅文献或笔记，未发现其他有关的报道。1 例 28 岁的女性服用环丙孕酮治疗脱发，结果导致视网膜中心静脉闭塞[2]。

1. Markus H, *et al.* Visual loss and optic atrophy associated with cyproterone acetate. *BMJ* 1992; **305:** 159.
2. Zaoui M, *et al.* Occlusion de la veine centrale de la rétine sous anti-androgènes. *J Fr Ophtalmol* 2000; **23:** 42–4.

对肝脏的影响 有大量报道，醋酸环丙孕酮与肝功能有关。1995 年 2 月，英国 CSM 声明，收到药物相关的肝损伤报告 96 例（33 例死亡），包括肝炎、胆汁淤积性黄疸和肝衰竭[1]。几乎所有病例（91/96）发生于接受大剂量（每日 300mg）治疗的前列腺癌老年患者，通常在用药数月后出现毒性反应。根据以上事实，在前列腺癌治疗中，如出现以下情况，可推荐短期醋酸环丙孕酮治疗：戈那瑞林类似物治疗初期睾酮水平下降导致脾气暴躁、手术或药物去势治疗后出现潮热反应或对其他药物治疗无反应或不能耐受。对 105 名进展性前列腺癌患者（这些患者接受每日 150mg 醋酸环丙孕酮）的资料进行的回顾性分析[2]，发现 6 名患者出现轻度至中度肝毒性，4 名患者出现重度肝毒性。给予氟他胺的类似组肝毒性发生率更高（124 名患者中有 19 例）。14 例发表的病例报告已被简单综述[3]。慢性病毒性肝炎患者在接受环丙孕酮治疗后发生肝毒性的风险更高[4]。

尽管药物的肝毒性已确信无疑，但环丙孕酮和肝癌之间的联系尚有争论。有个别报道，接受环丙孕酮治疗的患者出现了肝细胞癌[5,6]，也有体外研究的证据显示，暴露于药物的肝细胞出现 DNA 折叠[5]，但这些都不足以证明，临床应用醋酸环丙孕酮和肝肿瘤有关[7,8]。

1. CSM/MCA. Hepatic reactions with cyproterone acetate (Cyprostat, Androcur). *Current Problems* 1995; **21:** 1.
2. Lin ADY, *et al.* Antiandrogen-associated hepatotoxicity in the management of advanced prostate cancer. *J Chin Med Assoc* 2003; **66:** 735–40.
3. Savidou I, *et al.* Hepatotoxicity induced by cyproterone acetate: a report of three cases. *World J Gastroenterol* 2006; **12:** 7551–5.
4. Pu Y-S, *et al.* Antiandrogen hepatotoxicity in patients with chronic viral hepatitis. *Eur Urol* 1999; **36:** 293–7.
5. Watanabe S, *et al.* Three cases of hepatocellular carcinoma among cyproterone users. *Lancet* 1994; **344:** 1567–8.
6. Rüdiger T, *et al.* Hepatocellular carcinoma after treatment with cyproterone acetate combined with ethinyloestradiol. *Lancet* 1995; **345:** 452–3.
7. Lewis S. Warning on cyproterone. *Lancet* 1995; **345:** 247.
8. Rabe T, *et al.* Liver tumours in women on oral contraceptives. *Lancet* 1994; **344:** 1568–9.

注意事项

环丙孕酮用于性欲旺盛的男性时，肝病或恶性肿瘤或消耗性疾病为用药禁忌证。此外，严重慢性抑郁症、严重糖尿病血管病变、镰状细胞病、血栓性疾病史或脑膜瘤病史（见上文**对脑的影响**）也是禁忌证。药物可延迟骨骼成熟和睾丸发育，因此禁用于未成年男性。治疗前列腺癌时，环丙孕酮的应用没有绝对禁忌证（除外可能的脑膜瘤），但当患者有上述疾病时，应权衡利弊，慎重用药。

接受环丙孕酮治疗的男性，应在治疗前、治疗中以及出现任何肝毒性症状或体征时，监测肝功能。一旦发现药物诱导的肝毒性，应立即停药。对于前列腺癌患者应限制药物的治疗时间（见上文**对肝脏的影响**）。糖尿病男性患者在用药时，需仔细监测血糖。因为有人观察到药物和贫血有关，因此在治疗前及治疗中应定期监测血细胞计数。有报道，药物可抑制促肾上腺皮质激素释放，因此治疗中应规律监测肾上腺功能。应告知患者，用药可出现乏力和困倦，可能影响驾驶和操作机器。

接受大剂量的环丙孕酮治疗高雄激素血症的女性可出现同样的不良反应，当低剂量的环丙孕酮与炔雌醇联合用药时，也可能出现复方口服避孕药（见第2000页）所带来的各种不良反应。

妊娠 妊娠期间服用环丙孕酮可能引起男性胎儿的女性化表现。但也有报道，妊娠期早期不小心服用环丙孕酮和炔雌醇的孕妇分娩出正常健康男孩[1,2]。1 例服药女性，其引产的男性胎儿经检查未发现畸形[3]。关于口服避孕药用于妊娠的更多信息，见第2001页。

1. Statham BN, *et al.* Conception during 'Diane' therapy—a successful outcome. *Br J Dermatol* 1985; **113:** 374.
2. Bye P. Comments on 'conception during "Diane" therapy—a successful outcome'. *Br J Dermatol* 1986; **114:** 516.
3. Bergh T, Bakos O. Exposure to antiandrogen during pregnancy: case report. *BMJ* 1987; **294:** 677–8.

药物相互作用

英国注册药品信息声称，乙醇可能降低醋酸环丙孕酮的疗效，因为长期饮酒患者，药物治疗无效。对于口服降糖药或使用胰岛素的患者，环丙孕酮剂量需调整，因为它可影响糖的代谢。

当女性服用环丙孕酮和炔雌醇复方避孕药时，预计可出现复方口服避孕药（第2002页）所产生的药物相互作用。

药动学

醋酸环丙孕酮从胃肠道缓慢吸收，3h 后达到血浆药物浓度峰值。96% 的药物与蛋白结合，主要为白蛋白。药物的终末消除半衰期约 43h。环丙孕酮通过羟基化和结合等多种途径代谢，约 35% 从尿中排出；剩余的药物经胆汁排出。主要的代谢产物 15β-羟基环丙孕酮具有抗雄激素活性。

老年人 一项对健康男性的研究发现[1]，老年人肝对醋酸环丙孕酮的清除能力下降，这与年龄相关的肝体积缩小有关。

1. Kuhnz W, *et al.* Investigation into the age-dependence of the pharmacokinetics of cyproterone acetate in healthy male volunteers. *Eur J Clin Pharmacol* 1997; **53:** 75–80.

用途和用法

醋酸环丙孕酮是一种具有抗雄激素作用的孕激素（见**孕激素**，第2057页）。

可用于**控制**性欲过度旺盛或性欲异常男性的**性欲**（见**行为紊乱**，第 927 页）。通常的剂量为餐后口服 50mg，每天 2 次。也可肌内注射，间隔 10～14 天给药 1 次，每次 300mg。症状控制后，通过延长注射间隔时间来减量，最终给予维持剂量控制。

环丙孕酮可用于**前列腺癌**（第638页）的姑息治疗，可控制疾病复发或控制戈那瑞林类似物治疗或睾丸切除后出现的热潮红症状。当戈那瑞林类似物或手术有不良反应或患者不能耐受时，可选择口服环丙孕酮姑息治疗，剂量为每日 300mg，分 2～3 次，餐后服用。用于控制疾病复发时，剂量为 100mg，每日 2 次，单用 5～7 天，然后与戈那瑞林类似物联用 3～4 周。治疗热潮红，每日 50mg。必要时可增加到每日 150mg，分 3 次给药。对于前列腺癌姑息治疗，也可用 300mg 肌内注射，睾丸切除术后者每 2 周 1 次，未行睾丸切除术者每周 1 次。

环丙孕酮可以和炔雌醇合用，治疗女性雄激素依赖性**痤疮**和**多毛症**，也可同时发挥避孕作用。常用口服剂量为每日醋酸环丙孕酮 2mg 和炔雌醇 35μg，在每个月经周期中连续用药 21 天；第 1 个疗程在月经周期的第 1 天开始，以后每个疗程均在上一个疗程停药 7 天后开始。需告知患者，对于漏服药或恶心、腹泻使药效降低，应用此疗法与口服复合避孕药一样（第2003页）。

当症状完全缓解后，应停药 3～4 个疗程。若复发可重复用药。对于更严重的高雄激素血症患者可给予更大剂量治疗，月经周期前 10 天，可用环丙孕酮每日 50～100mg，并用复合避孕激素治疗维持月经周期稳定及避孕，一旦效果满意，可考虑减量。另外一种大剂量疗法见痤疮与多毛症（见下文）。

环丙孕酮有剂量依赖的肝毒性，尤其用于治疗男性前列腺癌（见上文**对肝脏的影响及注意事项**）。

醋酸环丙孕酮可用于治疗儿童性早熟（见下文）。

儿童用法 醋酸环丙孕酮可用于治疗儿童性早熟（见下文）。

痤疮 醋酸环丙孕酮可用于治疗痤疮（第1505页），痤疮常见于有高雄激素血症体征的女性。联用醋酸环丙孕酮 2mg 及炔雌醇 35μg，可治疗中重度痤疮，且同时发挥避孕作用。也可用于轻度痤疮并希望避孕的女性。对于更严重的痤疮患者，可在此基础上增加环丙孕酮的剂量，如在每个月经周期前 10～21 天，每日口服醋酸环丙孕酮 50mg[1]。一项系统性综述[2]提出联用炔雌醇和小剂量醋酸环丙孕酮治疗痤疮较应用含左炔诺孕酮的复合避孕药更有效，但这一结论证据仍有限。

1. Beylot C, *et al.* Oral contraceptives and cyproterone acetate in female acne treatment. *Dermatology* 1998; **196:** 148–52.
2. Arowojolu AO, *et al.* Combined oral contraceptive pills for treatment of acne. Available in The Cochrane Database of Systematic Reviews; Issue 3. Chichester: John Wiley; 2009 (accessed 13/11/09).

脱发 醋酸环丙孕酮可用于女性型脱发（第1505页）。绝经前妇女，用每日口服 50mg 或 100mg 的连续方案并联用雌二醇或复方口服避孕药；绝经后妇女，用每日 50mg 剂量连续治疗。一般认为有其他雄激素增多症（如痤疮和皮脂溢）症状以及脱发的女性最有可能获益，但小型研究的结果有些混乱[1～3]。

1. Vexiau P, *et al.* Effects of minoxidil 2% vs. cyproterone acetate treatment on female androgenetic alopecia: a controlled, 12-month randomized trial. *Br J Dermatol* 2002; **146:** 992–9.
2. Carmina E, Lobo RA. Treatment of hyperandrogenic alopecia in women. *Fertil Steril* 2003; **79:** 91–5.
3. Sinclair R, *et al.* Treatment of female pattern hair loss with oral antiandrogens. *Br J Dermatol* 2005; **152:** 466–73.

性别转换 醋酸环丙孕酮因其抗雄激素作用而用于男性至女性易性[1,2]。通常口服剂量为 50mg，每日 2 次，与雌二醇联用（见**雌二醇**，第2031页）。

1. Gooren L. Hormone treatment of the adult transsexual patient. *Horm Res* 2005; **64** (suppl 2): 31–6.
2. Gooren LJ, *et al.* Long-term treatment of transsexuals with cross-sex hormones: extensive personal experience. *J Clin Endocrinol Metab* 2008; **93:** 19–25.

化脓性汗腺炎 有报道[1～3]，醋酸环丙孕酮和炔雌醇联合用药治疗女性化脓性汗腺炎有效。化脓性汗腺炎是一种位于会阴和腋下部位的依赖于雄激素的皮肤和毛发疾病。

1. Mortimer PS, *et al.* A double-blind controlled cross-over trial of cyproterone acetate in females with hidradenitis suppurativa. *Br J Dermatol* 1986; **115:** 263–8.
2. Sawers RS, *et al.* Control of hidradenitis suppurativa in women using combined antiandrogen (cyproterone acetate) and oestrogen therapy. *Br J Dermatol* 1986; **115:** 269–74.
3. Mortimer PS, *et al.* Mediation of hidradenitis suppurativa by androgens. *BMJ* 1986; **292:** 961.

多毛症 女性多毛症是指女性出现粗糙的色素沉着的类似于男性分布的端毛（terminal hair），是雄激素过多的一种临床表现。大多数多毛症女性，常伴有循环中卵巢来源的雄激素水平的升高，这往往和多囊卵巢综合征（第2013页）有关。然而，很多轻微多毛的女性为特发性多毛症，这些患者月经规律，血清雄激素浓度正常，只是毛囊对雄激素作用比较敏感。少数情况下，肾上腺是雄激素的主要来源，例如先天性肾上腺皮质增生症（第1435页）。某些患者出现严重多毛，伴有明显的男性化表现，是分泌雄激素肿瘤导致血液中雄激素浓度明显增加所致。某些孕激素（如炔诺孕酮）用于激素性避孕和 HRT，因为具有雄激素样作用，可引起女性多毛等不良反应。雄激素和促同化类激素也可引起女性多毛。

多毛症的**治疗**可采用局部美容的方法，如漂白、剃毛、拔除、电解和激光脱毛。对于轻度多毛患者，以上治疗方法足以缓解临床表现。但是，对于有些患者，这些机械方法需联合药物治疗，以防止毫毛转化成端毛，减缓端毛的生长，让端毛变得细软。因为体毛的生长周期较长，因此治疗后需 6～12 个月才能见效[1～4]。

由非雄激素源性的孕激素制成的*激素避孕药*广泛用于治疗多毛症，但疗效有限[1～3]。*屈螺酮*是一种结合避孕药中的孕激素，有很弱的抗雄激素作用[4]。治疗多毛的主要药物是拮抗雄激素，最常用的甾体类抗雄激素药物有*醋酸环丙孕酮*和*螺内酯*。为了提高治疗的有效性（抑制卵巢产生雄激素）和减少妊娠的机会（因为可能引起男性胎儿女性化畸形），通常需周期性联合应用醋酸环丙孕酮和炔雌醇。而（非雄激素源性）*激素避孕药物*常常和螺内酯联合使用，因螺内酯无孕激素样活性。小剂量醋酸环丙孕酮复方制剂中包括醋酸环丙孕酮 2mg 和炔雌醇 35μg[2～5]。对于严重多毛患者，两种药物可分别单独用药，以“反序贯方案”进行治疗。大剂量疗法，即在月经周期的第 5～14 天，每日口服醋酸环丙孕酮 100mg；在月经的第 5～24 天，联用炔雌醇每日 50μg。然而小剂量即有效，且不良反应小，具体方案：在月经周期第 5～15 天，口服醋酸环丙孕酮 50mg，在月经周期第 5～25 天，口服炔雌醇每日 20μg；或在月经周期第 5～15 天，口服醋酸环丙孕酮 12.5mg，在月经周期第 5～25 天，口服炔雌醇每日 10～25μg。备选方案[2]：低剂量复合避孕药治疗基础上，在月经周期前 10 天加用醋酸环丙孕酮每日 25～50mg。当取得满意疗效后，环丙孕酮逐渐减量，最后只需小剂量的复方制剂即可控制症状。在有些国家，螺内酯是治疗多毛的药物之一，尤其是伴有肥胖和高血压的患者，常用剂量为每日 100～200mg[1,2,5]。尽管该药应用广泛，但药物有效的证据很少[6]。

氟他胺、*非那雄胺*和*亮丙瑞林*也有一定的疗效，但有人认为非那雄胺的作用较弱[5]，这些药物都不作为多毛症的常规治疗[4]；氟他胺可导致肝毒性；长期应用戈那瑞林类似物可降低骨密度；非那雄胺有潜在的致畸作用[2]。有报道*酮康唑*治疗多毛有效。*依氟鸟氨酸*局部用药治疗面毛[1,3,5]，它通过抑制毛囊中的鸟氨酸脱羧酶活性，延缓毛发的生长。依氟鸟氨酸可单独使用或与激光脱毛等其他方法联用[4]。

虽然皮质激素可抑制肾上腺雄激素产生，但*地塞米松*对多毛症的疗效不佳，需加用其他抗雄激素药物[5]。皮质激素治疗多毛症疗效有限，可能与非典型先天性肾上腺皮质增生有关[1,4]。

1. Rosenfield RL. Hirsutism. *N Engl J Med* 2005; **353:** 2578–88.
2. Claman P, *et al.* Society of Obstetricians and Gynaecologists of Canada. SOGC clinical practice guidelines no. 110, January 2002: Hirsutism: evaluation and treatment. *J Obstet Gynaecol Can* 2002; **24:** 62–7. Also available at: http://www.sogc.org/guidelines/public/110E-CPG-January2002.pdf (accessed 27/06/08)
3. Moghetti P, Toscano V. Treatment of hirsutism and acne in hyperandrogenism. *Best Pract Res Clin Endocrinol Metab* 2006; **20:** 221–34.
4. Martin KA, *et al.* Evaluation and treatment of hirsutism in premenopausal women: an Endocrine Society clinical practice guideline. *J Clin Endocrinol Metab* 2008; **93:** 1105–20. Also available at: http://www.endo-society.org/guidelines/final/upload/Hirsutism_Guideline.pdf (accessed 20/11/09)
5. Carmina E. A risk-benefit assessment of pharmacological therapies for hirsutism. *Drug Safety* 2001; **24:** 267–76.
6. Brown J, *et al.* Spironolactone versus placebo or in combination with steroids for hirsutism and/or acne. Available in The Cochrane Database of Systematic Reviews; Issue 2. Chichester: John Wiley; 2009 (accessed 20/11/09).

性早熟 尽管醋酸环丙孕酮曾用于治疗中枢性性早熟（第2013页），目前已被取代，常用戈那瑞林类似物抑制中枢性性早熟。有报道[1]，在开始戈那瑞林类似物治疗 2 周后第 3 周开始，给予口服醋酸环丙孕酮 50mg，每日 2 次。女孩在停用环丙孕酮后可能出现阴道出血，这取决于性早熟的程度。戈那瑞林类似物不能抑制肾上腺来源雄激素，若肾上腺分泌雄激素过多，可刺激肾上腺功能初现及骨龄提前，可用环丙孕酮 10～20mg，每日 2 次治疗。

有时，醋酸环丙孕酮用于治疗外周性性早熟，抑制性成熟。尽管药物在这方面的应用尚未得到批准，但 *BNFC 2010/11* 提到，治疗的起始剂量为口服 25mg，每日 2 次，根据反应调整剂量。

1. Laron Z, Kauli R. Experience with cyproterone acetate in the treatment of precocious puberty. *J Pediatr Endocrinol Metab* 2000; **13** (suppl): 805–10.

制剂

BP 2010: Cyproterone Tablets.

专利制剂

Arg.: Androcur; Androstat; Asisdun†; Asoteron; Ceprater; Ciclamil; Ciprofarma; Ciproplex; CPD†; Kebirterona; Omnigeriat; Purfilx; Rubidox†; ***Austral.:*** Androcur; Cyprohexal; Cyprone; Cyprostat; Procur; ***Austria:*** Andro-Diane; Androcur; Curandron†; ***Belg.:*** Androcur; Cyproplex; ***Braz.:*** Andelux; Androcur; Androneo; Androsteron; Bioterona†; Cetoteron; Ciprostat; ***Canad.:*** Androcur; ***Cz.:*** Androcur; Cyproplex; Cysaxal; ***Denm.:*** Androcur; ***Fin.:*** Androcur; ***Fr.:*** Androcur; Kaliale†; ***Ger.:*** Androcur; Virilit; ***Gr.:*** Androcur; ***Hong Kong:*** Androcur; ***Hung.:*** Androcur; Cysaxal; ***Indon.:*** Androcur; ***Irl.:*** Androcur; ***Israel:*** Androcur; Cypron†; ***Ital.:*** Androcur; ***Malaysia:*** Androcur; Cyproplex†; ***Mex.:*** Androcur; Bagopront; Neoproxil; ***Neth.:*** Androcur; Curandron; ***Norw.:*** Androcur; ***NZ:*** Androcur; Procur; Siterone; ***Philipp.:*** Androcur; ***Pol.:*** Androcur; ***Port.:*** Androcur; ***Rus.:*** Androcur (Андрокур); ***S.Afr.:*** Androcur; Cyproplex; ***Singapore:*** Androcur; ***Spain:*** Androcur; ***Swed.:*** Androcur; ***Switz.:*** Androcur; Elleacnelle; ***Thai.:*** Androcur; ***Turk.:*** Androcur; ***UK:*** Androcur; Cyprostat; ***Venez.:*** Androcur; Asoteron.

多组分制剂 ***Arg.:*** Avancel; Biofem 35†; Climene; Diane; Mileva; Tess 35; ***Austral.:*** Brenda-35 ED; Climen†; Diane; Estelle; Juliet; ***Austria:*** Bellgyn; Climen; Dialuna†; Diane; Femogyn†; Midane; Minerva; Sterigynon†; Xylia; ***Belg.:*** Claudia; Climen; Co-Cyproterone†; Cyprodiol; Daphne; Diane; Doccyproestra; Elisamylan; Gratiella; Merckelisa†; Ratiopharmeva; ***Braz.:*** Artemidis; Ciprane; Climene; Diane; Diclin; Elamax; Ferane 35; Repopil; Selene; Tess; ***Canad.:*** Diane; ***Chile:*** Anuar; Climene; Diane; Dixi-35; Drina; Evilin; Lady-Ten 35; ***Cz.:*** Bellune; Chloe; Climen; Diane; Minerva; Vreya; ***Denm.:*** Climen†; Diane; Dianova; Feminil; Vreya; ***Fin.:*** Cypretyl; Diane; Femilar; Feminil; Vreya; ***Fr.:*** Climene; Diane; Evepar; Holgyeme; Lumalia; Minerva; ***Ger.:*** Attempta; Bella; Clevia; Climen; Cyproderm; Cypronette; Diane; Ergalea; Juliette†; Morea; ***Gr.:*** Gynofen; ***Hong Kong:*** Climen 28; Daphne; Diane; ***Hung.:*** Climen†; Cypromix; Diane; Minerva; ***India:*** Diane; Ginette; ***Indon.:*** Climen 28; Diane; ***Irl.:*** Dianette; ***Israel:*** Diane; Estelle; ***Ital.:*** Climen; Diane; Pausene; Visofid; ***Malaysia:*** Climen; Diane; Estelle; ***Mex.:*** Angie; Climene; Diane; Eunice 35-ED; Mileva; ***Neth.:*** Climene; Diane; Minerva; ***Norw.:*** Climen†; Diane; Feminil; ***NZ:*** Diane; Estelle; ***Philipp.:*** Althea; Climen 28; Diane; ***Pol.:*** Climen; Cyprest; Diane; OC-35; Syndi-35; ***Port.:*** Climen; Diane; ***Rus.:*** Climen (Климен); Diane (Диане); ***S.Afr.:*** Adco-Fem; Climen; Diane; Diva; Ginette; Minerva; ***Singapore:*** Climen; Diane; Estelle; ***Spain:*** Climen; Clisin†; Diacare; Diane; Gyneplen; ***Swed.:*** Diane; Zyrona; ***Switz.:*** Climen; Cypestra; Diane; Feminac; Minerva; ***Thai.:*** Annie; Climen; Diane; Helen†; Lady-35; Manoane; OC-35; Preme; Sucee; ***Turk.:*** Climen; Diane; Gynelle; ***UK:*** Acnocin; Cicafem; Clairette; Dianette; Diva; ***Ukr.:*** Climen (Климен); Diane-35 (Диане-35); ***Venez.:*** Climene; Diane; Dixi.

Danazol (*BAN*, *USAN*, *pINN*) ⊗ 达那唑

Danatsoli; Danazolum; Win-17757. 17α-Pregna-2,4-dien-20-yno[2,3-*d*]isoxazol-17β-ol.

Даназол

$C_{22}H_{27}NO_2$ = 337.5.

CAS — 17230-88-5.

ATC — G03XA01.

ATC Vet — QG03XA01.

UNII — N29QWW3BUO.

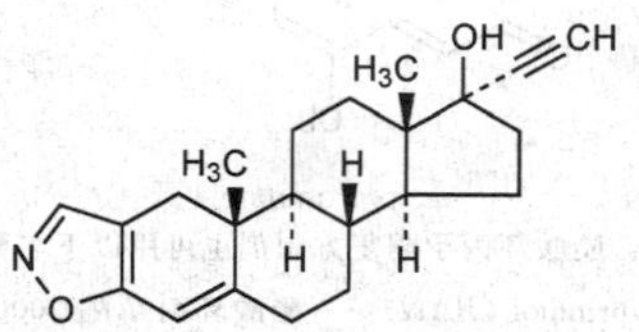

Pharmacopoeias. In *Chin.* and *US.*

USP 33（Danazol） 一种白色至灰黄色结晶状粉末。几乎不溶或不溶于水和石油醚；略溶于乙醇和苯；溶于丙酮；易溶于氯仿；微溶于乙醚。贮藏于密闭容器中。避光。

不良反应

达那唑的不良反应可反馈抑制垂体卵巢轴，引起月经紊乱、闭经（偶尔为长期闭经）、热潮红、出汗、乳房缩小、性欲改变、阴道干燥和刺激、情绪波动和神经过敏等不良反应。

药物有类似雄激素样活性，引起的不良反应有痤疮、皮肤或毛发油腻、轻度多毛、水肿、体重增加、声音变深沉、雄激素性脱发，但很少发生阴蒂增大。可出现睾丸萎缩和精子生成下降。

其他不良反应包括胃肠道紊乱、血细胞计数增加或减少、血栓事件、头痛、背痛、眩晕、震颤、抑郁、乏力、睡眠障碍、肌肉痉挛或抽搐、皮疹、胰高血糖素升高、糖耐量异常、血清高密度脂蛋白胆固醇水平下降，血清低密度脂蛋白胆固醇水平升高，肝功能检测值升高和罕见的胆汁淤积性黄疸。有些患者出现心悸、心动过速和高血压。偶尔出现良性颅内压升高和视觉障碍。

对糖类代谢的影响 1 例患者服用达那唑每次 400mg，每日 2 次，治疗子宫内膜异位症，8 周时发生糖尿病[1]，停止用药后，血糖完全恢复到正常。

1. Seifer DB, *et al.* Insulin-dependent diabetes mellitus associated with danazol. *Am J Obstet Gynecol* 1990; **162:** 474–5.

对肝脏的影响 和其他 17α 烷化类固醇（第2061页）一样，达那唑可导致肝脏病变，包括肝炎[1]和胆汁淤积[2,3]。长期服用达那唑可导致肝腺瘤[4～7]，肝腺瘤有出血和癌变的风险，故需手术切除。但有 2 例患者分别在停用达那唑 18 个月和 2 年后肝腺瘤消退[6]。而肝脏结节性增生[7,8]、肝细胞癌[9]、紫癜样肝病[10]报道罕见。

1 例一直服用环孢素的患者服用达那唑后发生急性肝功能衰竭（见下文）。

1. Ohsawa T, Iwashita S. Hepatitis associated with danazol. *Drug Intell Clin Pharm* 1986; **20:** 889.
2. Boue F, *et al.* Danazol and cholestatic hepatitis. *Ann Intern Med* 1986; **105:** 139–40.
3. Bray GP, *et al.* Resolution of danazol-induced cholestasis with S-adenosylmethionine. *Postgrad Med J* 1993; **69:** 237–9.

4. Fermand JP, *et al.* Danazol-induced hepatocellular adenoma. *Am J Med* 1990; **88:** 529–30.
5. Bork K, *et al.* Hepatocellular adenomas in patients taking danazol for hereditary angio-oedema. *Lancet* 1999; **353:** 1066–7.
6. Bork K, Schneiders V. Danazol-induced hepatocellular adenoma in patients with hereditary angio-oedema. *J Hepatol* 2002; **36:** 707–9.
7. Bartley J, *et al.* Hepatocellular adenoma and focal nodular hyperplasia after long-term use of danazol for endometriosis: a case report. *Arch Gynecol Obstet* 2004; **269:** 290–3.
8. Helsing P, Nielsen EW. Hepatocellular focal nodular hyperplasia after danazol treatment for hereditary angio-oedema. *Acta Derm Venereol* 2006; **86:** 272–3.
9. Confavreux C, *et al.* Danazol-induced hepatocellular carcinoma. *Q J Med* 2003; **96:** 317–18.
10. Makdisi WJ, *et al.* Fatal peliosis of the liver and spleen in a patient with agnogenic myeloid metaplasia treated with danazol. *Am J Gastroenterol* 1995; **90:** 317–8.

对胰腺的影响 有患者用药引起胰腺炎的报道[1,2]。

1. Chevalier X, *et al.* Danazol induced pancreatitis and hepatitis. *Clin Rheumatol* 1990; **9:** 239–41.
2. Balasch J, *et al.* Acute pancreatitis associated with danazol treatment for endometriosis. *Hum Reprod* 1994; **9:** 1163–5.

对皮肤和毛发的影响 有独立报道患者服用达那唑后出现多形性红斑。有3例患者在服用达那唑2周后出现反应，停用达那唑并用皮质激素治疗有效[1,2]。

达那唑可导致轻度多毛。1例服用达那唑治疗乳腺痛的女性患者，突然出现面部毛发大量生长及抑郁，停用达那唑后多毛好转[3]。

1. Gately LE, Andes WA. Danazol and erythema multiforme. *Ann Intern Med* 1988; **109:** 85.
2. Reynolds NJ, Sansom JE. Erythema multiforme during danazol therapy. *Clin Exp Dermatol* 1992; **17:** 140.
3. Zawar V, Sankalecha C. Facial hirsutism following danazol therapy. *Cutis* 2004; **74:** 301–3.

注意事项

达那唑可引起液体潴留，有心血管疾病、肝病、肾病、偏头痛和癫痫患者应慎用。明显心、肝、肾功能异常时应避免用药。糖尿病、红细胞增多症、血脂异常、偏头痛、癫痫患者应慎用。不明原因阴道出血或雄激素依赖性肿瘤，禁用达那唑。和其他 17α-烷化复合物一样，药物有引起肝病的危险，治疗期间需监测肝功能。血栓栓塞疾病或有血栓病史患者禁用此药。

妊娠期间禁用达那唑，因为药物的雄激素活性可能对女性胎儿产生不良影响（见下文）。达那唑治疗期间，推荐采用非激素避孕措施。儿童或青少年用药需提高警惕，可能出现男性性早熟或女性男性化表现。不论男女都可出现骨骺提前闭合。

如果服药时出现雄激素样不良反应，建议停药，因为长期用药可能造成不可逆的影响。

哺乳 注册药品信息警告，哺乳期女性禁用达那唑，因为理论上存在药物对胎儿产生雄激素作用的可能性。

卟啉病 达那唑与卟啉病的急性发作有关，因此卟啉病患者用药不安全。

妊娠 有报道，妊娠期服用达那唑的孕妇，其生产的女婴有男性化表现[1~3]。

1. Shaw RW, Farquhar JW. Female pseudohermaphroditism associated with danazol exposure in utero: case report. *Br J Obstet Gynaecol* 1984; **91:** 386–9.
2. Kingsbury AC. Danazol and fetal masculinization: a warning. *Med J Aust* 1985; **143:** 410–11.
3. Brunskill PJ. The effects of fetal exposure to danazol. *Br J Obstet Gynaecol* 1992; **99:** 212–15.

药物相互作用

达那唑可抑制几种药物在肝中代谢，包括卡马西平（第455页）、环孢素（见下文），可能还有他克莫司（第1761页）。达那唑可提高华法林的作用（见**华法林**下的**性激素**，第1375页）。服用达那唑后，可能减少帕立骨化醇（第1888页）的需要量。达那唑与他汀类合用可致横纹肌溶解症（第1338页）。

环孢素 达那唑可能通过抑制环孢素代谢从而提高血中环孢素浓度（第1745页）。1例一直服用环孢素的患者服用达那唑后出现大量肝小叶中心性坏死，最终发生急性肝衰竭[1]。达那唑可能提高了血中环孢素浓度，但学者推测这两种药物相互作用才是致病原因。

1. Hayashi T, *et al.* Fatal acute hepatic failure induced by danazol in a patient with endometriosis and aplastic anemia. *J Gastroenterol* 2001; **36:** 783–6.

药动学

达那唑从胃肠道吸收，经肝代谢。如果和食物同服，可明显增加药物的吸收。单次服药后的血浆消除半衰期为3～6h。多次服药，药物半衰期增加到26h。炔孕酮、2-羟甲基炔孕酮和17-羟甲基炔孕酮是主要的代谢产物，但均不具有抑制垂体的作用。达那唑及其代谢产物可能有肝肠循环。代谢产物经尿和粪便排出体外。

用途和用法

达那唑通过抑制垂体分泌促性腺激素而抑制垂体-卵巢轴功能，具有较弱的雄激素活性，被认为是一种较弱的雄激素。

达那唑为口服用药，用于治疗各类疾病，包括子宫内膜异位症、某些良性乳腺疾病（如乳腺痛和纤维囊性乳腺疾病）、男性乳房发育、功能异常性子宫出血相关的经量过多和预防遗传性血管性水肿（见下文）。也用于宫腔镜下内膜刮除术术前准备，使内膜变薄。还用于其他各种疾病，包括各种血液疾病和皮肤病（见下文）。

用于女性时，在月经周期第一天给药或已除外妊娠后。

治疗**子宫内膜异位症**的常规剂量是每日200～800mg，分2～4次服用，根据治疗反应调整药物剂量。治疗维持3～6个月或必要时连续用药9个月。

治疗**良性乳腺疾病**的通常起始剂量是每日100～400mg，分2次服用，根据治疗反应调整剂量，连续用药3～6个月。治疗青少年**男性乳房发育**的剂量为每日200mg，如果治疗反应差，在2个月后可增加到每日400mg。成年男性的初始剂量为每日400mg，最多可分4次服用。每日最多可用800mg，治疗一般试行6个月。

治疗功能障碍性子宫出血引起的**经量过多**，药物剂量为每日200mg，治疗3个月后观察疗效。

治疗**遗传性血管性水肿**的初始剂量为200mg，每日2～3次，根据患者的治疗反应而减少剂量。治疗儿童遗传性血管性水肿的剂量，见下文。

用于**术前准备使子宫内膜变薄**，达那唑剂量为每日400～800mg，最多分4次服用，连续用药3～6周。

儿童用法 一般不用于儿童，但达那唑可治疗遗传性血管性水肿（见下文）及青少年男性乳房发育（见上文）。

血液病 尽管达那唑可引起血小板和白细胞数目减少，但它在血液系统疾病中的应用正在研究中。有文献报道，药物可增加特发性血小板减少性紫癜（第1437页）一项小型队列研究表明对达那唑的反应率达60%～70%（包括完全反应者和部分反应者[1~3]），平均所需时间约3个月[1,2]。一项纳入96例患者的荟萃分析表明，年龄、性别、脾脏状态可影响对达那唑的反应[2]。男性患者对达那唑的反应不受年龄影响，且脾切除男性反应更好。然而，未行脾切除的老年女性对达那唑治疗反应更好，行脾切除的中青年女性（小于或等于45岁）对达那唑反应较好。另外一项研究[4]显示≥60岁的老年人对达那唑反应较好。其他研究发现，越年轻的患者对达那唑治疗反应越差，但与性别及早期脾切除无明显关系[1]。对于风湿性疾病相关的血小板减少症，如系统性红斑狼疮、抗磷脂抗体综合征和类风湿关节炎，也有达那唑治疗有效的报道[5~7]。关于达那唑在治疗*Henoch-Schönlein purpura*中的应用，见**过敏性脉管炎**，第1437页。

此外，还有达那唑治疗以下疾病有效的报道：自身免疫性溶血性贫血（第1012页）[8,9]、骨髓组织异生与骨髓纤维化所致的贫血[10]、夜间阵发性血红蛋白尿[11]、遗传性出血性毛细血管扩张症[12]和系统性红斑狼疮引起的*Evan*综合征[13]。在骨髓异常增殖综合征中的疗效并不一致[14~18]。

1. Maloisel F, *et al.* Danazol therapy in patients with chronic idiopathic thrombocytopenic purpura: long-term results. *Am J Med* 2004; **116:** 590–4.
2. Ahn YS, *et al.* Long-term danazol therapy in autoimmune thrombocytopenia: unmaintained remission and age-dependent response in women. *Ann Intern Med* 1989; **111:** 723–9.
3. Zimmer J, *et al.* Current management of adult idiopathic thrombocytopenic purpura in practice: a cohort study of 201 patients from a single center. *Clin Lab Haematol* 2004; **26:** 137–42.
4. Andrès E, *et al.* Idiopathic thrombocytopenic purpura: a retrospective analysis in 139 patients of the influence of age on the response to corticosteroids, splenectomy and danazol. *Drugs Aging* 2003; **20:** 841–6.
5. Blanco R, *et al.* Successful therapy with danazol in refractory autoimmune thrombocytopenia associated with rheumatic diseases. *Br J Rheumatol* 1997; **36:** 1095–9.
6. Arnal C, *et al.* Treatment of severe immune thrombocytopenia associated with systemic lupus erythematosus: 59 cases. *J Rheumatol* 2002; **29:** 75–83.
7. Aviña-Zubieta JA, *et al.* Long-term effectiveness of danazol corticosteroids and cytotoxic drugs in the treatment of hematologic manifestations of systemic lupus erythematosus. *Lupus* 2003; **12:** 52–7.
8. Ahn YS, *et al.* Danazol therapy for autoimmune hemolytic anemia. *Ann Intern Med* 1985; **102:** 298–301.
9. Tan AM, *et al.* Danazol for treatment of refractory autoimmune hemolytic anaemia. *Ann Acad Med Singapore* 1989; **18:** 707–9.
10. Cervantes F, *et al.* Efficacy and tolerability of danazol as a treatment for the anaemia of myelofibrosis with myeloid metaplasia: long-term results in 30 patients. *Br J Haematol* 2005; **129:** 771–5.
11. Harrington WJ, *et al.* Danazol for paroxysmal nocturnal hemoglobinuria. *Am J Hematol* 1997; **54:** 149–54.
12. Haq AU, *et al.* Hereditary hemorrhage telangiectasia and danazol. *Ann Intern Med* 1988; **109:** 171.
13. Aranegui P, *et al.* Danazol for Evan's syndrome due to SLE. *DICP Ann Pharmacother* 1990; **24:** 641–2.
14. Wattel E, *et al.* Androgen therapy in myelodysplastic syndromes with thrombocytopenia: a report on 20 cases. *Br J Haematol* 1994; **87:** 205–8.
15. Chabannon C, *et al.* A review of 76 patients with myelodysplastic syndromes treated with danazol. *Cancer* 1994; **73:** 3073–80.
16. Letendre L, *et al.* Myelodysplastic syndrome treatment with danazol and cis-retinoic acid. *Am J Hematol* 1995; **48:** 233–6.
17. Viniou N, *et al.* Danazol therapy for thrombocytopenia in patients with myelodysplastic syndromes. *Acta Haematol (Basel)* 2002; **107:** 234–6.
18. Chan G, *et al.* Danazol for the treatment of thrombocytopenia in patients with myelodysplastic syndrome. *Am J Hematol* 2002; **71:** 166–71.

子宫内膜异位症 子宫内膜异位症是指子宫腔外出现内膜组织，常发生于育龄期女性。异位内膜组织常位于腹部盆腔内，偶尔出现在其他位置如胸腔。病因不明，但目前被广泛接受的发病机理是经血逆流将内膜细胞带入盆腔，基因、免疫、激素、环境等因素影响这些细胞植入和生长[1,2]。

子宫内膜异位症的表现不同，症状轻重不一，甚至有些患者无症状[3]，其可能与肠易激综合征、盆腔炎有许多重叠症状，可依靠腹腔镜确诊。最常见症状是疼痛，表现为继发性痛经、性交困难或周期性背部或盆腔疼痛。如果异位内膜组织累及膀胱或肠道，会引起排尿或大便时疼痛。可出现组织纤维化和粘连。子宫内膜异位症还与不孕密切相关。严重的子宫内膜异位症可改变盆腔的解剖学结构，减少怀孕机会。但是，小的和轻度疾病如何影响生育力尚不明确[1,4]。根据患者主诉、疾病的广泛程度和不孕症决定治疗方案。常采取保守腹腔镜手术或药物治疗，但易复发，故需长期治疗[1,5]。然而，三分之一患者可自行缓解[4,5]。

对**不孕症**病情较重者需手术治疗，目前认为纠正解剖学异常能提高生育能力，但缺少对照研究证实[2,3,6,7]。轻度疾病患者手术提高生育能力的证据有限[3]，可能影响较小[7]。辅助生殖技术如试管婴儿（见**不孕症**，第2012页），给严重患者提供了最好的受孕机会[6,7]。但轻度子宫内膜异位症患者能否获益仍不清楚[6]，可进行宫内授精、促排卵治疗。对于35岁以上患者可行体外授精，这也是手术后年轻女性的另一选择[7]。

药物治疗不孕症无直接的疗效[7,8]。而且，治疗子宫内膜异位症的药物可抑制排卵，且有潜在避孕作用，故可降低妊娠率[3,6,9]。手术前后可试用药物治疗，但目前无充足证据显示其较单纯手术治疗更有效[10]。

以**疼痛**为主要表现的患者药物治疗有效，并且是主要治疗手段[4]。药物可使激素敏感的异位内膜组织萎缩，也可引起排卵停止及雌激素水平下降。

常用药物之一是达那唑，可改善患者疼痛的主观症状，减少盆腔结构异常和组织种植[1,11]。药物的雄激素作用可产生不良反应，对血脂有不良影响，因此药物治疗常限制在6个月，或偶尔达9个月。孕三烯酮有相似的疗效，因此两个药物可交替使用[3,8,12]。孕激素（如醋酸甲羟孕酮、地屈孕酮、醋炔诺酮）也是常用的药物。它们缓解疼痛的疗效和达那唑相似[12]，耐受性更好[1,4]。来自于子宫内节育器的左炔诺酮的局部应用也正在研究中[2,13]。

复方口服避孕药常用于缓解子宫内膜异位症所致的疼痛[1]，目前有利的证据尚不充分[14]。长期连续用药与周期性用药均可使出血停止，但哪种治疗方式更有效，目前仍不清楚[3,8]。

另一类治疗子宫内膜异位症的主要药物是戈那瑞林及其类似物，如布舍瑞林、戈舍瑞林、亮丙瑞林、那法瑞林和曲普瑞林。一篇1999年的综述显示，它们的疗效与达那唑相当[1,6,15]。长期用药因可引起骨质疏松而受限制，但同时用小剂量雌激素和孕激素联合HRT[1,3,6,8]或替勃龙[1,3]（“add-back”疗法）可预防骨质疏松，“add-back”疗法可使类似更年期的症状等药物不良反应缓解，这也使得戈那瑞林类似物治疗较达那唑更容易被患者耐受。甲状旁腺激素[16,17]对“add-back”疗法也有效。

正在研究中的其他药物包括抗孕激素药物（如米非司酮[18]）和芳香酶抑制剂（如阿那曲唑和来曲唑[19]）。

有证据表明腹腔镜手术切除可减轻疼痛，但缺乏对照研究[4,6]。诊断性腹腔镜探查过程中切除子宫内膜异位病灶[3,8,20]。目前无手术与药物疗效比较的研究。有报道显示术后再行药物治疗疼痛较前容易控制[20]，但目前仍无充足的证据表明联用手术及药物疗法效果更佳[6,10]。

保守手术和药物治疗后，子宫内膜异位症的复发率仍相对较高。若患者愿意放弃生育的机会，最根本的治疗方法是手术切除卵巢和子宫，同时完全切除子宫内膜异位病灶[3,8,20]。术后可行雌激素替代治疗，但有疾病复发的风险。有人认为，联合HRT可能是一种更好的治疗方案（第2008页）。

1. Crosignani P, *et al.* Advances in the management of endometriosis: an update for clinicians. *Hum Reprod Update* 2006; **12:** 179–89.
2. Hompes PGA, Mijatovic V. Endometriosis: the way forward. *Gynecol Endocrinol* 2007; **23:** 5–12.
3. Royal College of Obstetricians and Gynaecologists. The investigation and management of endometriosis (green-top guideline no. 24, issued October 2006). Available at: http://www.rcog.org.uk/files/rcog-corp/uploaded-files/GT24InvestigationEndometriosis2006.pdf (accessed 19/07/10)
4. Child TJ, Tan SL. Endometriosis: aetiology, pathogenesis and treatment. *Drugs* 2001; **61:** 1735–50.
5. Farquhar C. Endometriosis. *BMJ* 2007; **334:** 249–53.
6. Olive DL, Pritts EA. The treatment of endometriosis: a review of the evidence. *Ann N Y Acad Sci* 2002; **955:** 360–72.
7. Practice Committee of the American Society for Reproductive Medicine. Endometriosis and infertility. *Fertil Steril* 2006; **86** (suppl 4): S156–S160.
8. European Society for Human Reproduction and Embryology. ESHRE guideline for the diagnosis and treatment of endometriosis (last updated 30th June, 2007). Available at: http://guidelines.endometriosis.org/index.html (accessed 30/06/08)
9. Hughes E, *et al.* Ovulation suppression for endometriosis for women with subfertility. Available in The Cochrane Database of Systematic Reviews; Issue 3. Chichester: John Wiley; 2007 (accessed 10/11/09).
10. Yap C, *et al.* Pre and post operative medical therapy for endometriosis surgery. Available in The Cochrane Database of Systematic Reviews; Issue 3. Chichester: John Wiley; 2004 (accessed 30/06/08).
11. Selak V, *et al.* Danazol for pelvic pain associated with endometriosis. Available in The Cochrane Database of Systematic Reviews; Issue 4. Chichester: John Wiley; 2007 (accessed 30/06/08).
12. Prentice A, *et al.* Progestagens and anti-progestagens for pain associated with endometriosis. Available in The Cochrane Database of Systematic Reviews; Issue 2. Chichester: John Wiley; 2000 (accessed 30/06/08).
13. Vercellini P, *et al.* Endometriosis: current therapies and new pharmacological developments. *Drugs* 2009; **69:** 649–75.
14. Davis L, *et al.* Modern combined oral contraceptives for pain associated with endometriosis. Available in The Cochrane Database of Systematic Reviews; Issue 3. Chichester: John Wiley; 2007 (accessed 30/06/08).
15. Olive DL. Gonadotropin-releasing hormone agonists for endometriosis. *N Engl J Med* 2008; **359:** 1136–42.
16. Finkelstein JS, *et al.* Parathyroid hormone for the prevention of bone loss induced by estrogen deficiency. *N Engl J Med* 1994; **331:** 1618–23.
17. Finkelstein JS, *et al.* Prevention of estrogen deficiency-related bone loss with human parathyroid hormone-(1-34): a randomized controlled trial. *JAMA* 1998; **280:** 1067–73.
18. Kettel LM, *et al.* Preliminary report on the treatment of endometriosis with low-dose mifepristone (RU 486). *Am J Obstet Gynecol* 1998; **178:** 1151–6.
19. Ferrero S, *et al.* Pharmacological treatment of endometriosis: experience with aromatase inhibitors. *Drugs* 2009; **69:** 943–52.
20. Practice Committee of the American Society for Reproductive Medicine. Treatment of pelvic pain associated with endometriosis. *Fertil Steril* 2008; **90** (suppl 3): S260–S269.

男性乳房发育 男性乳房发育是男性乳腺组织增生的常见良性病变，由雌激素活性增加或雄激素活性下降所致。雌激素活性增加引起的男性乳房发育病例包括分泌雌激素的恶性肿瘤、芳香化酶活性增加、雄激素转变成雌激素（与脂肪组织增加有关）增加及服用使雌激素活性增加的药物（如洋地黄毒苷）。男性乳房发育可分为新生儿和青春期乳房发育（前者由母亲的雌激素所致，后者由雌激素水平升高时间早于雄激素所致）。雄激素活性下降引起的男性乳房发育包括老年人睾酮浓度生理性降低、各种类型的性腺功能减退症、雄激素代谢增加（如酗酒）、服用抗雄激素的药物，（如螺内酯、西咪替丁、酮康唑、醋酸环丙孕酮或氟他胺）。一些系统性疾病也会引起男性乳房发育，包括肝硬化、甲状腺功能亢进症和肾衰竭，饥饿后重新进食也可导致乳房发育。

男性乳房发育的自发缓解概率很高。只有当增大的乳房组织引起的疼痛、呼吸困难或不良情绪影响了患者的生活时，才需要进行特异性治疗（除了去除诱因以外）[1~3]。当乳腺组织处于增生阶段时，药物治疗才可能有效。一旦乳腺已经不再增生或已经发生纤维化（一般在 12 个月以后），用药则不能达到完全缓解[2,3]。

除原发性性腺功能减退症[3]，睾酮本身治疗无效（可能通过芳香化酶转变成雌激素，加重病情）[2]，但是应用不能被芳香化的雄激素如雄诺龙（双氢睾酮）进行治疗可能有效[2,4]。某些患者应用达那唑效果较好[4]，但不良反应限制其应用[2]。文献报道，他莫昔芬疗效显著[4~6]，是推荐药物之一[2,3]。一篇回顾性综述[7]显示，他莫昔芬治疗特发性男性乳房发育时，23 例中有 18 例获得完全缓解，但接受达那唑治疗的 20 例中只有 8 例获得缓解。疼痛缓解程度的发生率在两组中相似，但他莫昔芬治疗组有 5 例出现疼痛复发。有小型病例报道青春期男性乳房发育应用氯米芬[8,9]、雷诺昔芬[6]等抗雌激素作用药物有效。芳香化酶抑制药可抑制外周雄激素芳香化为雌激素。有报道睾丸酯可治疗青春期男性乳房发育[10]。一项 80 例青春期乳房发育的男孩的对照研究[11]，阿那曲唑治疗 6 个月的疗效和安慰剂组无明显差异。一些治疗男性前列腺癌的研究发现阿那曲唑对比卡鲁胺相关的男性乳房发育无预防[12,13]及治疗作用[12]。相比之下，他莫昔芬在上述研究中对治疗男性乳房发育均有效。

药物治疗无效或乳房增生已持续较长时间者，建议手术切除乳腺组织[2,3]。预防性低剂量乳房放射治疗可缓解前列腺癌患者抗雄激素药物治疗所致的乳房发育及疼痛[2]，然而对照研究显示其治疗效果较他莫昔芬差[14,15]。

1. Bembo SA, Carlson HE. Gynecomastia: its features, and when and how to treat it. *Cleve Clin J Med* 2004; **71:** 511–17.
2. Gikas P, Mokbel K. Management of gynaecomastia: an update. *Int J Clin Pract* 2007; **61:** 1209–15.
3. Braunstein GD. Gynecomastia. *N Engl J Med* 2007; **357:** 1229–37.
4. Gruntmanis U, Braunstein GD. Treatment of gynecomastia. *Curr Opin Investig Drugs* 2001; **2:** 643–9.
5. McDermott MT, *et al.* Tamoxifen therapy for painful idiopathic gynecomastia. *South Med J* 1990; **83:** 1283–5.
6. Lawrence SE, *et al.* Beneficial effects of raloxifene and tamoxifen in the treatment of pubertal gynecomastia. *J Pediatr* 2004; **145:** 71–6.
7. Ting ACW, *et al.* Comparison of tamoxifen with danazol in the management of idiopathic gynecomastia. *Am Surg* 2000; **66:** 38–40.
8. LeRoith D, *et al.* The effect of clomiphene citrate on pubertal gynaecomastia. *Acta Endocrinol (Copenh)* 1980; **95;** 177–80.
9. Plourde PV, *et al.* Clomiphene in the treatment of adolescent gynecomastia: clinical and endocrine studies. *Am J Dis Child* 1983; **137:** 1080–2.
10. Zachmann M, *et al.* Treatment of pubertal gynaecomastia with testolactone. *Acta Endocrinol (Copenh)* 1986; **279** (suppl): 218–26.
11. Plourde PV, *et al.* Safety and efficacy of anastrozole for the treatment of pubertal gynecomastia: a randomized, double-blind, placebo-controlled trial. *J Clin Endocrinol Metab* 2004; **89:** 4428–33.
12. Saltzstein D, *et al.* Prevention and management of bicalutamide-induced gynecomastia and breast pain: randomized endocrinologic and clinical studies with tamoxifen and anastrozole. *Prostate Cancer Prostatic Dis* 2005; **8:** 75–83.
13. Boccardo F, *et al.* Evaluation of tamoxifen and anastrozole in the prevention of gynecomastia and breast pain induced by bicalutamide monotherapy of prostate cancer. *J Clin Oncol* 2005; **23:** 808–15.
14. Perdonà S, *et al.* Efficacy of tamoxifen and radiotherapy for prevention and treatment of gynaecomastia and breast pain caused by bicalutamide in prostate cancer: a randomised controlled trial. *Lancet Oncol* 2005; **6:** 295–300.
15. Di Lorenzo G, *et al.* Gynecomastia and breast pain induced by adjuvant therapy with bicalutamide after radical prostatectomy in patients with prostate cancer: the role of tamoxifen and radiotherapy. *J Urol (Baltimore)* 2005; **174:** 2197–2203.

遗传性血管性水肿 达那唑可预防遗传性血管性水肿（第2216页）。常规口服剂量 200mg，每日 1 次或每日 2 次；有效剂量范围为 100mg，每周 3 次，或 400mg，每日 2 次[1]；最低的有效预防剂量可减少长期用药所致的不良反应[2]。可给予不同的起始剂量，最高每日 400～600mg，最低每日 200mg，根据反应调整剂量，最终以 50mg、每日 1 次维持[3]。在手术、拔牙或补体 C1 酯酶抑制剂失活等应激状态，可短期应用达那唑预防。达那唑每日 100～600mg，术前 5 天起用，持续至术后 48h[1,3]。在处理急性遗传性血管性水肿时不常规补充雄激素。然而，早期应用达那唑每日 1g 可缩短外周水肿持续的时间[1]。

由于不良反应，儿童不常规补充雄激素，但当其他治疗无效[4]，或伴频繁腹痛（至少每月 1 次）时可能有效[1]。推荐最低有效剂量，间断用药，密切监控[1,4]。达那唑长期的预防剂量为每日 50～200mg（或每日 2.5mg/kg），尽可能减少给药次数，隔日或每周 2 次。手术或拔牙等短期预防用药剂量为每日 300mg（或每日 5mg/kg），术前 5 天起用，持续至术后 48h。另外，其他促发因素如感染，也可短期预防应用达那唑每日 5mg/kg，持续 2～3 天[4]。成人急性遗传性血管性水肿不常规补充雄激素，对于轻微应激时，可考虑应用长程预防治疗，初始剂量加倍，持续应用至无症状后 48h。

伴有红斑狼疮样症状和遗传性血管性水肿的患者，达那唑治疗也有效[5~7]。

1. Gompels MM, *et al.* C1 inhibitor deficiency: consensus document. *Clin Exp Immunol* 2005; **139:** 379–94. Correction. *ibid.*; **141:** 189–90. [dose]
2. Craig TJ. Appraisal of danazol prophylaxis for hereditary angioedema. *Allergy Asthma Proc* 2008; **29:** 225–31.
3. Bowen T, *et al.* Hereditary angiodema: a current state-of-the-art review, VII: Canadian Hungarian 2007 international consensus algorithm for the diagnosis, therapy, and management of hereditary angioedema. *Ann Allergy Asthma Immunol* 2008; **100** (suppl 2): S30–S40.
4. Farkas H, *et al.* Management of hereditary angioedema in pediatric patients. Abstract: *Pediatrics* 2007; **120:** 635. Full version: http://pediatrics.aappublications.org/cgi/reprint/120/3/e713 (accessed 10/12/09)
5. Masse R, *et al.* Reversal of lupus-erythematosus-like disease with danazol. *Lancet* 1980; **ii:** 651.
6. Donaldson VH, Hess EV. Effect of danazol on lupus-erythematosus-like disease in hereditary angioneurotic oedema. *Lancet* 1980; **ii:** 1145.
7. Duhra P, *et al.* Discoid lupus erythematosus associated with hereditary angioneurotic oedema. *Br J Dermatol* 1990; **123:** 241–4.

乳腺痛 女性乳腺痛可单独出现，也可伴有结节样或其他纤维囊性病变。乳腺痛可分为周期性乳腺痛（大约 2/3 的患者）、非周期性乳腺痛和胸壁或肋软骨痛（Tietze 综合征）。周期性乳腺痛是一种与月经周期相关的短暂性疼痛，最常见初发于 30 多岁人群，然后呈现一个慢性复发的病程，常在绝经后缓解。非周期性乳腺痛常在中老年女性中出现，呈间断或持续疼痛，与月经周期无关。在除外病理性疾病以后，对大多数患者可行简单的安慰治疗[1~3]。对于轻度的乳腺痛患者，推荐患者进行简单的处理，如使用尺寸合适的胸罩，进行放松技巧的训练[1~3]。热敷、冰镇和温柔的按摩可缓解症状，尤其是对于周期性或间断出现的短暂性疼痛[1]。有证据显示，低脂饮食可减轻乳腺痛的症状，但限制咖啡因饮食以减轻疼痛的证据尚不一致[1,3]。很多女性可能自行服用一些简单的镇痛药（如对乙酰氨基酚）和口服或局部用 NSAIDs[1]，以缓解疼痛，但很少有临床研究来证实其疗效。接受口服避孕药或 HRT 的患者减少雌激素剂量或停止用药后，症状可改善[1,3]。

中度至重度乳腺痛症状持续时间超过 6 个月，需开始特异性药物治疗。达那唑可能是最有效的药物。研究显示，对 70%以上的周期性乳腺痛患者有效[1~3]，对非周期性乳腺痛患者有效率略低[2]。但是，不良反应迫使药物减少剂量或停止用药。对周期性乳腺痛患者，只在黄体期（第 14～28 天）给药，能有效缓解疼痛并且不良反应更少[4]。文献报道，孕三烯酮治疗周期性乳腺痛也有效[1]。治疗周期性乳腺痛时，溴隐亭虽然有效[3,5]，但疗效不如达那唑，并且因不良反应，药物的应用受到限制[1,2]。一项小规模研究报道[6]，麦角乙脲可有效治疗周期性乳腺痛。

有文献报道，*Gamolenic acid*（大多数情况下是夜来香油）被广泛用于治疗周期性乳腺痛，因为早期的研究显示其有效并且几乎无不良反应。但是，进一步的研究并未产生一致的结论，目前对药物的有效性存在疑问[2,3,5]。一些学者建议，可以试用这类药物，因为它们可能有效并且不良反应很少[1]。

对于难治性周期性或非周期性乳腺痛，他莫昔芬[3,5]治疗有效。对照试验显示，周期性乳腺痛和非周期性乳腺痛的有效率分别为 96%和 56%[1]。但是，其他方面皆健康的绝经前女性应用他莫昔芬存在其他方面的顾虑[7~9]。有报道显示，托瑞米芬治疗乳腺痛也有效[10,11]。戈舍瑞林[12,13]治疗乳腺痛也有效，但临床应用戈那瑞林类似物的经验不多，并且严重的不良反应也限制了药物的应用[1]。非周期性乳腺痛患者，注射局部麻醉药和皮质激素有效[14]。

其他用于治疗周期性乳腺痛的药物包括抗菌药、利尿药和各种维生素，但是没有证据表明它们的作用优于安慰剂[1]。

1. Smith RL, *et al.* Evaluation and management of breast pain. *Mayo Clin Proc* 2004; **79:** 353–72.
2. Gumm R, *et al.* Evidence for the management of mastalgia. *Curr Med Res Opin* 2004; **20:** 681–4.
3. Rosolowich V, *et al.* Society of Obstetricians and Gynecologists of Canada. Mastalgia. *J Obstet Gynaecol Can* 2006; **28:** 49–57. Also available at: http://www.sogc.org/guidelines/public/170E-CPG-January2006.pdf (accessed 30/06/08)
4. O'Brien PMS, Abukhalil IEH. Randomized controlled trial of the management of premenstrual syndrome and premenstrual mastalgia using luteal phase-only danazol. *Am J Obstet Gynecol* 1999; **180:** 18–23.
5. Srivastava A, *et al.* Evidence-based management of mastalgia: a meta-analysis of randomised trials. *Breast* 2007; **16:** 503–12.
6. Kaleli S, *et al.* Symptomatic treatment of premenstrual mastalgia in premenopausal women with lisuride maleate: a double-blind placebo-controlled randomized study. *Fertil Steril* 2001; **75:** 718–23.
7. Anonymous. Tamoxifen for benign breast disease. *Lancet* 1986; **i:** 305.
8. Smallwood JA, Taylor I. Tamoxifen for mastalgia. *Lancet* 1986; **i:** 680–1.
9. Fentiman IS, *et al.* Tamoxifen for mastalgia. *Lancet* 1986; **i:** 681.
10. Gong C, *et al.* A double-blind randomized controlled trial of toremifen therapy for mastalgia. *Arch Surg* 2006; **141:** 43–7.
11. Oksa S, *et al.* Toremifene for premenstrual mastalgia: a randomised, placebo-controlled crossover study. *BJOG* 2006; **113:** 713–18.
12. Hamed H, *et al.* LHRH analogue for treatment of recurrent and refractory mastalgia. *Ann R Coll Surg Engl* 1990; **72:** 221–4.
13. Mansel RE, *et al.* European randomized, multicenter study of goserelin (Zoladex) in the management of mastalgia. *Am J Obstet Gynecol* 2004; **191:** 1942–9.
14. Khan HN, *et al.* Local anaesthetic and steroid combined injection therapy in the management of non-cyclical mastalgia. *Breast* 2004; **13:** 129–32.

月经过多 达那唑治疗月经过多（第2057页）有效，但只能短期用药以避免药物的不良反应[1]，也可用于子宫内膜变薄术前准备[2]。

1. Beaumont H, *et al.* Danazol for heavy menstrual bleeding. Available in The Cochrane Database of Systematic Reviews; Issue 3. Chichester: John Wiley; 2007 (accessed 30/06/08).
2. Sowter MC, *et al.* Pre-operative endometrial thinning agents before endometrial destruction for heavy menstrual bleeding. Available in The Cochrane Database of Systematic Reviews; Issue 3. Chichester: John Wiley; 2002 (accessed 30/06/08).

经前期综合征 达那唑治疗经前期综合征可能有效[1~3]（第2031页），但有人发现，药物只是对周期性乳腺痛有效，而不能减轻患者的全身症状[4]。不良反应限制了药物在很多患者中的长期应用。

1. Halbreich U, *et al.* Elimination of ovulation and menstrual cyclicity (with danazol) improves dysphoric premenstrual syndromes. *Fertil Steril* 1991; **56:** 1066–9.
2. Deeny M, *et al.* Low dose danazol in the treatment of the premenstrual syndrome. *Postgrad Med J* 1991; **67:** 450–4.
3. Hahn PM, *et al.* A randomized, placebo-controlled, crossover trial of danazol for the treatment of premenstrual syndrome. *Psychoneuroendocrinology* 1995; **20:** 193–209.
4. O'Brien PMS, Abukhalil IEH. Randomized controlled trial of the management of premenstrual syndrome and premenstrual mastalgia using luteal phase-only danazol. *Am J Obstet Gynecol* 1999; **180:** 18–23.

皮肤疾病　达那唑对抗组胺药无效的瘙痒症（第1509页）、胆碱能性荨麻疹[1,2]、慢性光感性皮炎[3]、骨髓增生障碍[4]、自身免疫紊乱[4]有效。有2例病例报道皮肤病变与血浆抗蛋白酶浓度降低有关[1,3]。一般达那唑口服剂量为每日200～800mg[4]，需持续用药，减量或停药可导致疾病复发。

有报道称达那唑也可减少男性脂性硬皮病硬结和疼痛[5]。

1. Berth-Jones J, Graham-Brown RAC. Cholinergic pruritus, erythema and urticaria: a disease spectrum responding to danazol. *Br J Dermatol* 1989; **121:** 235–7.
2. La Shell MS, England RW. Severe refractory cholinergic urticaria treated with danazol. *J Drugs Dermatol* 2006; **5:** 664–7.
3. Humbert P, *et al.* Chronic actinic dermatitis responding to danazol. *Br J Dermatol* 1991; **124:** 195–7.
4. Kolodny L, *et al.* Danazol relieves refractory pruritus associated with myeloproliferative disorders and other diseases. *Am J Hematol* 1996; **51:** 112–16.
5. Hafner C, *et al.* Lipodermatosclerosis: successful treatment with danazol. *Acta Derm Venereol* 2005; **85:** 365–6.

制剂

USP 33: Danazol Capsules.

专利制剂

Arg.: Ladogal; ***Austral.:*** Azol; Danocrine†; ***Austria:*** Danokrin; ***Belg.:*** Danatrol; ***Braz.:*** Ladogal; ***Canad.:*** Cyclomen; ***Cz.:*** Anargil†; Danol†; Danoval; ***Fr.:*** Danatrol; ***Gr.:*** Danatrol; ***Hong Kong:*** Anargil; Azol; Danocrine; ***Hung.:*** Danoval; ***India:*** Danogen; Gonablok; Zendol; ***Indon.:*** Azol; Danocrine; ***Irl.:*** Danazant†; Danol†; ***Israel:*** Danol; ***Ital.:*** Danatrol; ***Jpn:*** Bonzol†; ***Malaysia:*** Anargil; Azol; Ladogal; Vabon†; ***Mex.:*** Danalem; Kendazol†; Ladogal; Novaprin; ***Neth.:*** Danatrol; ***NZ:*** Azol; D-Zol; Danocrine†; ***Philipp.:*** Ladogal; ***Port.:*** Danatrol; Mastodanatrol†; ***Rus.:*** Danoval (Дановал); ***S.Afr.:*** Danogen; Ladazol†; ***Singapore:*** Azol; Ladogal; ***Spain:*** Danatrol; ***Swed.:*** Danocrine†; ***Switz.:*** Danatrol; ***Thai.:*** Anargil; Ectopal; Ladogal; Vabon; ***Turk.:*** Danasin; ***UK:*** Danol; ***Ukr.:*** Danol (Данол)†; ***Venez.:*** Danogen; Ladogal.

Degarelix (*USAN*, *rINN*) 地加瑞克

Dégarélix; Degarelixum; FE-200486 (degarelix or degarelix acetate). *N*-Acetyl-3-(naphthalen-2-yl)-D-alanyl-4-chloro-D-phenylalanyl-3-(pyridin-3-yl)-D-alanyl-L-seryl-4-({[(4*S*)-2,6-dioxohexahydropyrimidin-4-yl]carbonyl}amino)-L-phenylalanyl-4-(carbamoylamino)-Dphenylalanyl-L-leucyl-N^6-(1-methylethyl)-L-lysyl-Lprolyl-D-alaninamide.

Дегареликс

$C_{82}H_{103}ClN_{18}O_{16}$ = 1632.3.
CAS — 214766-78-6.
ATC — L02BX02.
ATC Vet — QL02BX02.
UNII — SX0XJI3A11.

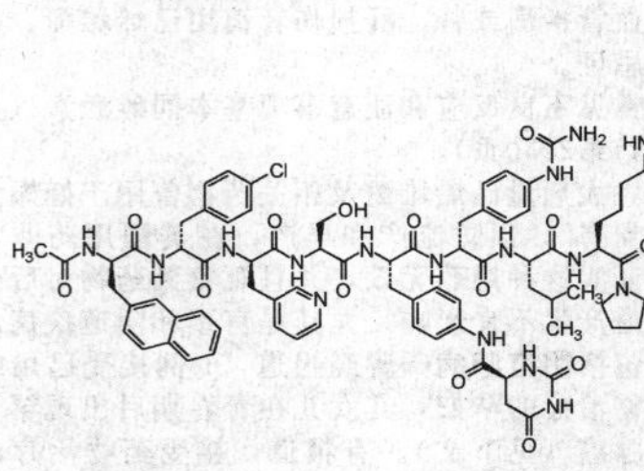

Degarelix Acetate (*USAN*, *rINNM*) 醋酸地加瑞克

Acetato de degarelix; Dégarélix, Acétate de; Degarelixi Acetas; FE-200486 (degarelix or degarelix acetate).

Дегареликс Ацетат

$C_{82}H_{103}ClN_{18}O_{16},xC_2H_4O_2,nH_2O$.
CAS — 934246-14-7.
ATC — L02BX02.
ATC Vet — QL02BX02.
UNII — 118S89P20R.

不良反应和注意事项

注射部位疼痛和红斑非常常见；水肿、硬结、小结节也较常见。注射药物数小时后可出现一过性的寒战、发热、流感样症状。其他常见的不良反应有肝酶升高、失眠、头晕、头痛及胃肠道不适。

雄激素抑制剂地加瑞克常见的不良反应有潮红、盗汗、乏力、体重增加，还可致性欲下降、勃起障碍、睾丸萎缩、男性乳房发育。长期的雄激素去势疗法可引起QT间期延长和骨密度下降。

药动学

地加瑞克约90%与血浆蛋白结合，经肝胆管系统水解，主要以肽片段形式由粪便排出，20%～30%经尿液排出。地加瑞克于皮下储存，其药动学受注射浓度的影响。皮下注射240mg（浓度为40mg/ml）地加瑞克，其终末半衰期为43～53天；维持剂量为80mg（浓度为20mg/ml）地加瑞克，半衰期为28天。

用途和用法

同西曲瑞克（第2017页），地加瑞克是促性腺激素释放激素抑制剂，用于降低晚期前列腺癌（第638页）睾酮浓度。地加瑞克以醋酸盐形式给予，但剂量是基于碱基。地加瑞克腹部皮下注射给药，初始剂量为240mg（以40mg/ml浓度），分2次注射；维持剂量为80mg（以20mg/ml浓度），间隔28天注射1次。

1. Van Poppel H, *et al.* Degarelix: a novel gonadotropin-releasing hormone (GnRH) receptor blocker—results from a 1-yr, multicentre, randomised, phase 2 dosage-finding study in the treatment of prostate cancer. *Eur Urol* 2008; **54:** 805–13.
2. Gittelman M, *et al.* Degarelix Study Group. A 1-year, open label, randomized phase II dose finding study of degarelix for the treatment of prostate cancer in North America. *J Urol (Baltimore)* 2008; **180:** 1986–92.
3. Klotz L, *et al.* The efficacy and safety of degarelix: a 12-month, comparative, randomized, open-label, parallel-group phase III study in patients with prostate cancer. *BJU Int* 2008; **102:** 1531–8.
4. Frampton JE, Lyseng-Williamson KA. Degarelix. *Drugs* 2009; **69:** 1967–76.
5. Steinberg M. Degarelix: a gonadotropin-releasing hormone antagonist for the management of prostate cancer. *Clin Ther* 2009; **31:** 2312–31.

制剂

专利制剂

Fr.: Firmagon; ***Irl.:*** Firmagon; ***Port.:*** Firmagon; ***UK:*** Firmagon; ***USA:*** Firmagon.

Delmadinone Acetate (*BANM*, *USAN*, *rINNM*) 醋酸地马孕酮

Acetato de delmadinona; Delmadinonacetat; Delmadinone, Acétate de; Delmadinoni Acetas; Delmadinoniasetaatti; RS-1301. 6-Chloro-17α-hydroxypregna-1,4,6-triene-3,20-dione acetate.

Дельмадинона Ацетат

$C_{23}H_{27}ClO_4$ = 402.9.
CAS — 15262-77-8 (delmadinone); 13698-49-2 (delmadinone acetate).
ATC Vet — QG03DX91.

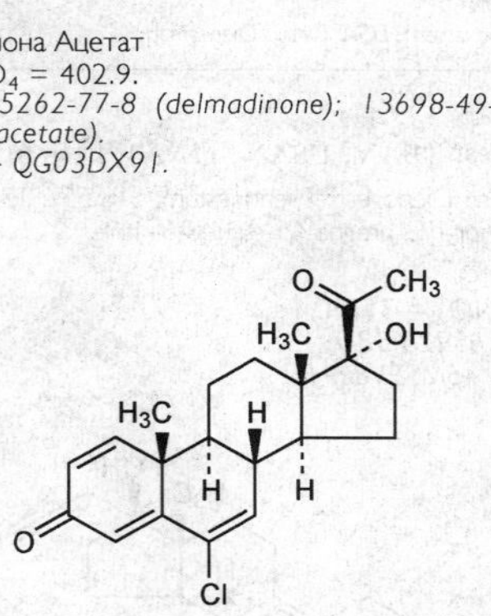

(delmadinone)

简介

醋酸地马孕酮是一种具有抗雄激素和抗雌激素活性的孕激素。在兽医学中用于抗雄激素治疗。

Deslorelin (*BAN*, *USAN*, *rINN*) ⊗ 地洛瑞林

Deslorelina; Desloréline; Deslorelinum; D-Trp LHRH-PEA. 5-Oxo-L-prolyl-L-histidyl-L-tryptophyl-L-seryl-L-tyrosyl-D-tryptophyl-L-leucyl-L-arginyl-*N*-ethyl-L-prolinamide.

Деслорелин

$C_{64}H_{83}N_{17}O_{12}$ = 1282.5.
CAS — 57773-65-6.
ATC Vet — QH01CA93.
UNII — TKG3I66TVE.

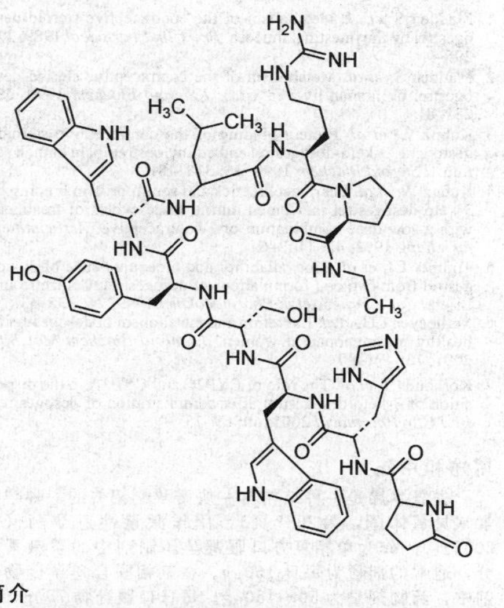

简介

地洛瑞林是一种戈那瑞林类似物（见第2038页），可用于治疗青春期性早熟、矮小症、前列腺癌、子宫内膜异位症。

1. Anonymous. Deslorelin: D-Trp-LHRH-PEA, LHRH agonist analogue, Somagard. *Drugs R D* 1999; **2:** 420–2.
2. Klein KO, *et al.* Increased final height in precocious puberty after long-term treatment with LHRH agonists: the National Institutes of Health experience. *J Clin Endocrinol Metab* 2001; **86:** 4711–16.
3. Yanovski JA, *et al.* Treatment with a luteinizing hormone-releasing hormone agonist in adolescents with short stature. *N Engl J Med* 2003; **348:** 908–17.
4. Weise M, *et al.* Determinants of growth during gonadotropin-releasing hormone analog therapy for precocious puberty. *J Clin Endocrinol Metab* 2004; **89:** 103–7.

Desogestrel (*BAN*, *USAN*, *rINN*) 去氧孕烯

Desogestreeli; Désogestrel; Desogestrelum; Dezogestrel; Org-2969. 13β-Ethyl-11-methylene-18,19-dinor-17α-pregn-4-en-20-yn-17β-ol.

Дезогестрел

$C_{22}H_{30}O$ = 310.5.
CAS — 54024-22-5.
ATC — G03AC09.
ATC Vet — QG03AC09.
UNII — 81K9V7M3A3.

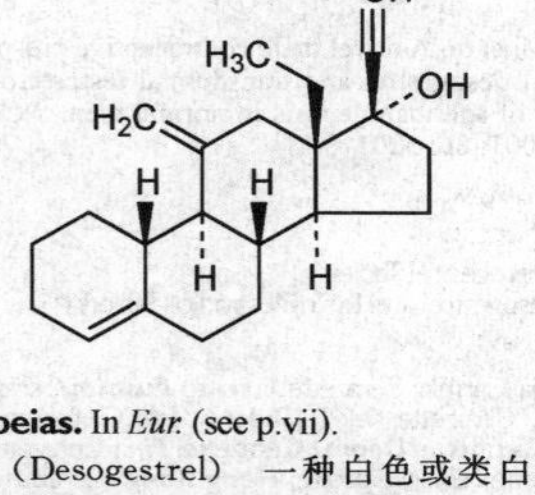

Pharmacopoeias. In *Eur.* (see p.vii).

Ph. Eur. 6.8（Desogestrel）　一种白色或类白色的结晶状粉末。几乎不溶于水；易溶于无水乙醇和二氯甲烷；极易溶于甲醇。

不良反应和注意事项

参见孕激素（见**黄体酮**，第2056页）。也可见**激素性避孕药**项下，第1994页。当用作只含有孕激素的避孕药时，去氧孕烯引起不规则阴道出血多于其他只含有孕激素的避孕药。文献报道，与其他老的19-去甲睾酮衍生物相比，去氧孕烯的雄激素作用更弱，对血脂的不良影响更小。但是，也有证据显示，含有去氧孕烯的复方口服避孕药与静脉血栓栓塞发生率轻度增加有关（见第1998页，及**注意事项**，第2000页）。

药物相互作用

参见孕激素（见**黄体酮**，第2057页）。也可见**激素性避孕药**项下，第2002页。

药动学

去氧孕烯经口服后，在小肠黏膜和肝经氧化反应转化成有活性的代谢产物3-酮-去氧孕烯（也见**依托孕烯**，第2035页）。

1. Madden S, *et al.* Metabolism of the contraceptive steroid desogestrel by the intestinal mucosa. *Br J Clin Pharmacol* 1989; **27:** 295–9.
2. Madden S, *et al.* Metabolism of the contraceptive steroid desogestrel by human liver in vitro. *J Steroid Biochem* 1990; **35:** 281–8.
3. Kuhnz W, *et al.* Protein binding of the contraceptive steroids gestodene, 3-keto-desogestrel and ethinyloestradiol in human serum. *J Steroid Biochem* 1990; **35:** 313–18.
4. Kuhnz W, *et al.* Pharmacokinetics and serum protein binding of 3-keto-desogestrel in women during three cycles of treatment with a low-dose combination oral contraceptive. *Arzneimittelforschung* 1992; **42:** 1142–6.
5. Timmer CJ, *et al.* Bioavailability and bioequivalence of etonogestrel from two oral formulations of desogestrel: Cerazette and Liseta. *Eur J Drug Metab Pharmacokinet* 1999; **24:** 335–43.
6. Verhoeven CH, *et al.* Excretion and metabolism of desogestrel in healthy postmenopausal women. *J Steroid Biochem Mol Biol* 2001; **78:** 471–80.
7. Korhonen T, *et al.* The role of CYP2C and CYP3A in the disposition of 3-keto-desogestrel after administration of desogestrel. *Br J Clin Pharmacol* 2005; **60:** 69–75.

用途和用法

去氧孕烯是一种结构与左炔诺孕酮相关的一种孕激素（见**黄体酮**，第2057页），用作激素性避孕药（第2003页）。作为单相复方口服避孕药制剂中的孕激素成分，通常的剂量为每日150μg。在三相联合避孕药物制剂中，药物剂量为50～150μg。每日口服药物75μg，可用作只含有孕激素的避孕药，和传统的只含有孕激素的避孕药不同，去氧孕烯能可靠地抑制排卵。如果延迟服用去氧孕烯超过12h，只含有孕激素的避孕药的疗效下降。

避孕 有报道，含去氧孕烯的只含有孕激素的避孕药有效[1~3]。有人曾对去氧孕烯和小剂量肌注[4]、皮下植入[5,6]或经皮贴剂[7]睾酮联合用药，对男性避孕的疗效进行过研究。

1. Collaborative study group on the desogestrel-containing progestogen-only pill. A double-blind study comparing the contraceptive efficacy, acceptability and safety of two progestogen-only pills containing desogestrel 75 micrograms/day or levonorgestrel 30 micrograms/day. *Eur J Contracept Reprod Health Care* 1998; **3:** 169–78.
2. Rice CF, *et al.* A comparison of the inhibition of ovulation achieved by desogestrel 75 μg and levonorgestrel 30 μg daily. *Hum Reprod* 1999; **14:** 982–5.
3. Korver T, *et al.* Maintenance of ovulation inhibition with the 75-μg desogestrel-only contraceptive pill (Cerazette®) after scheduled 12-h delays in tablet intake. *Contraception* 2005; **71:** 8–13.
4. Wu FCW, *et al.* Oral progestogen combined with testosterone as a potential male contraceptive: additive effects between desogestrel and testosterone enanthate in suppression of spermatogenesis, pituitary-testicular axis, and lipid metabolism. *J Clin Endocrinol Metab* 1999; **84:** 112–22.
5. Kinniburgh D, *et al.* Oral desogestrel with testosterone pellets induces consistent suppression of spermatogenesis to azoospermia in both Caucasian and Chinese men. *Hum Reprod* 2002; **17:** 1490–1501.
6. Anderson RA, *et al.* Investigation of hormonal male contraception in African men: suppression of spermatogenesis by oral desogestrel with depot testosterone. *Hum Reprod* 2002; **17:** 2869–77.
7. Hair WM, *et al.* A novel male contraceptive pill-patch combination: oral desogestrel and transdermal testosterone in the suppression of spermatogenesis in normal men. *J Clin Endocrinol Metab* 2001; **86:** 5201–9.

制剂

BP 2010: Desogestrel Tablets;
USP 33: Desogestrel and Ethinyl Estradiol Tablets.

专利制剂

Arg.: Camelia; Carmin; Cerazette; Lumilac; ***Austria:*** Cerazette; ***Belg.:*** Cerazette; ***Braz.:*** Cerazette; Kelly†; ***Chile:*** Arlette; Cerazette; Nogesta; Vanish; ***Cz.:*** Azalia; Cerazette; ***Denm.:*** Cerazette; ***Fin.:*** Cerazette; ***Fr.:*** Cerazette; ***Ger.:*** Cerazette; ***Gr.:*** Cerazette; ***Hong Kong:*** Cerazette; ***Hung.:*** Azalia; Cerazette; ***Indon.:*** Cerazette; ***Irl.:*** Cerazette; ***Israel:*** Cerazette; ***Ital.:*** Cerazette; ***Mex.:*** Cerazette; ***Neth.:*** Cerazette; ***Norw.:*** Cerazette; ***NZ:*** Cerazette; ***Philipp.:*** Cerazette; ***Pol.:*** Azalia; Cerazette; ***Port.:*** Cerazette; ***Rus.:*** Cerazette (Чарозетта); ***Spain:*** Cerazet; ***Swed.:*** Cerazette; ***Switz.:*** Cerazette; ***UK:*** Cerazette; ***Venez.:*** Arlette; Cerazette.

多组分制剂 ***Arg.:*** Marvelon; Mercilon; ***Austral.:*** Marvelon; ***Austria:*** Gracial; Laurina†; Liberel; Marvelon; Mercilon; ***Belg.:*** Desorelle; Gracial; Marvelon; Mercilon; Ovidol†; ***Braz.:*** Femina; Gestradiol; Gracial; Malu; Mercilon; Mercilon Conti; Microdiol; Minian; Novial; Primera†; Primeravinte; ***Canad.:*** Linessa; Marvelon; Ortho-Cept; ***Chile:*** Ciclidon; Conti-Marvelon; Dal; Desoren; Gracial; Gynostat; Marvelon; Midalet; Miniestrel; Neolette; ***Cz.:*** Gracial; Jenetten†; Laurina; Marvelon; Mercilon; Novynette; Regulon; Tricia; Vilonet†; ***Denm.:*** Desorelle; Gracial; Marvelon; Mercilon; Novynette; ***Fin.:*** Gracial; Laurina; Marvelon; Mercilon; Regulon†; ***Fr.:*** Cycleane; Mercilon; Varnoline; ***Ger.:*** Biviol; Cyclosa; Desmin; Lamuna; Lovelle; Marvelon; Novial; Oviol; ***Gr.:*** Gracial; Laurina; Marvelon; Mercilon; ***Hong Kong:*** Gracial; Marvelon; Mercilon; Novynette; ***Hung.:*** Gracial; Laurina; Marvelon; Mercilon; Novynette; Regulon; Samba; ***India:*** Femilon; Novelon; ***Indon.:*** Marvelon; Mercilon; ***Irl.:*** Gracial; Leticia; Marviol; Mercilon; Vivides; ***Israel:*** Feminet; Mercilon; Microdiol; ***Ital.:*** Dueva; Gracial; Lucille; Mercilon; Novynette; Planum; Practil; Securgin; ***Malaysia:*** Marvelon; Mercilon; Novynette; Regulon; ***Mex.:*** Detegen; Marvelon; Mercilon; Novial; ***Neth.:*** Gracial; Marvelon; Mercilon; Ovidol; ***Norw.:*** Marvelon; Mercilon; ***NZ:*** Marvelon; Mercilon; Trimiron†; ***Philipp.:*** Gracial; Marvelon; Mercilon; ***Pol.:*** Marvelon; Mercilon; Novynette; Regulon; ***Port.:*** Gracial; Laurina; Marvelon; Mercilon; Novynette; Regulon; ***Rus.:*** Marvelon (Марвелон); Mercilon (Мерсилон); Novynette (Новинет); Regulon (Регулон); Tri-Merci (Три-Мерси); ***S.Afr.:*** Marvelon; Mercilon; ***Singapore:*** Marvelon; Mercilon; ***Spain:*** Bemasive; Gracial; Microdiol; Suavuret; ***Swed.:*** Desolett; Mercilon; Trimiron; ***Switz.:*** Desoren; Gracial; Marvelon; Mercilon; ***Thai.:*** Marvelon; Mercilon; Oilezz; ***Turk.:*** Desolett; Myralon; ***UK:*** Gedarel; Marvelon; Mercilon; ***Ukr.:*** Marvelon (Марвелон); Mercilon (Мерсилон); Novynette (Новинет); Regulon (Регулон); Tri-Merci (Три-Мерси); ***USA:*** Apri; Caziant; Cesia; Cyclessa; Desogen; Kariva; Mircette; Ortho-Cept; Reclipsen; Solia; Velivet; ***Venez.:*** Ciclidon; Marvelon; Mercilon; Mipil; Novial.

Dienestrol（*BAN*，*rINN*）己二烯雌酚

Dehydrostilbestrol; Diènestrol; Dienestroli; Dienestrolis; Dienestrolum; Dienoestrol; Dienoestrolum; Dienösztrol; Oestrodienolum. (*E,E*)-4,4′-[Di(ethylidene)ethylene]diphenol; 4,4′-(1,2-Diethylidene-1,2-ethanediyl)bisphenol.

Диенэстрол

$C_{18}H_{18}O_2$ = 266.3.
CAS — 84-17-3 (dienestrol); 13029-44-2 ((E,E)-dienestrol).
ATC — G03CB01.
ATC Vet — QG03CB01; QG03CC02.
UNII — RRW32X4U1F.

Pharmacopoeias. In *Eur.* (see p.vii) and *US.*

Ph. Eur. 6.8（Dienestrol） 一种白色或类白色的结晶状粉末。几乎不溶于水；易溶于乙醇和丙酮；溶于碱性的氢氧化物溶液。避光。

USP 33（Dienestrol） 无色、白色或几乎白色针状晶体，或白色或几乎白色的结晶状粉末。无臭。几乎不溶于水；溶于乙醇、丙酮、乙醚、甲醇、丙二醇和碱性氢氧化物溶液；微溶于氯仿和不挥发油。

简介

己二烯雌酚是一种合成的非甾体类雌激素，结构与己烯雌酚（第2026页）相似。0.01%浓度制成的乳剂可用于治疗绝经后萎缩性阴道炎。如果长期用于有子宫的绝经后女性，应加用孕激素。

己二烯雌酚曾是治疗皮肤病变的局部用药的成分之一。

卟啉病 卟啉病患者不宜使用己二烯雌酚，因为动物或体外研究发现，药物有生卟啉作用。

制剂

USP 33: Dienestrol Cream.

专利制剂

Denm.: Sexadien†; ***USA:*** Ortho-Dienestrol†.

Dienogest（*BAN*，*USAN*，*rINN*）地诺孕素

Diénogest; Dienogesti; Dienogestum; STS-557. 17-Hydroxy-3-oxo-19-nor-17α-pregna-4,9-diene-21-nitrile.

Диеногест

$C_{20}H_{25}NO_2$ = 311.4.
CAS — 65928-58-7.
UNII — 46M3EV8HHE.

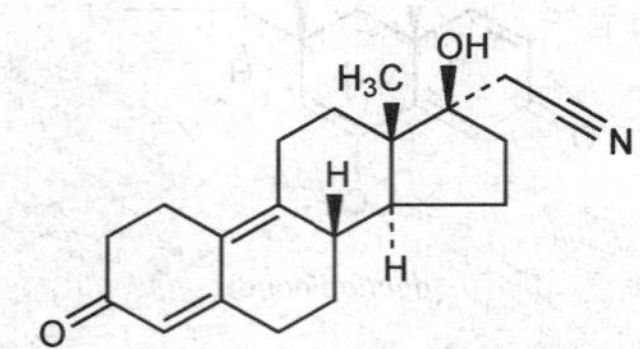

注：Visanne 被用作地诺孕素的商品名。

简介

地诺孕素是一种非乙炔基化的孕激素（见**黄体酮**，第2056页），结构与去甲睾酮相关。据报道具有抗雄激素作用。地诺孕素可用作复方口服避孕药（第1994页）中的孕激素成分。单相制剂常用剂量为每日2mg，多相连续制剂剂量为每日2mg或3mg。也用作绝经后HRT（见第2005页）中的孕激素成分，每日剂量2mg。地诺孕素也可用于治疗子宫内膜异位症。

1. Foster RH, Wilde MI. Dienogest. *Drugs* 1998; **56:** 825–33.
2. Wellington K, Perry CM. Estradiol valerate/dienogest. *Drugs* 2002; **62:** 491–504.
3. Hoy SM, Scott LJ. Estradiol valerate/dienogest: in oral contraception. *Drugs* 2009; **69:** 1635–46.
4. Pérez-Campos EF. Ethinylestradiol/dienogest in oral contraception. *Drugs* 2010; **70:** 681–9.

制剂

Jpn: Dinagest.

多组分制剂 ***Arg.:*** Florence; ***Austral.:*** Valette; ***Austria:*** Climodien†; Jeanine†; Lafamme†; Valette; ***Belg.:*** Climodien; ***Cz.:*** Dienille; Dienorette; Jeanine; Klimodien; Qlaira; ***Denm.:*** Climodien; ***Fr.:*** Climodiene; Qlaira; ***Ger.:*** Climodien; Lafamme; Valette; ***Gr.:*** Climodien; ***Hung.:*** Dienille; Klimodien†; Qlaira; ***Irl.:*** Qlaira; ***Neth.:*** Climodien; Lafamme; ***Norw.:*** Climodien; ***Pol.:*** Jeanine; Qlaira; ***Port.:*** Climodien; Jeanine†; Lafamme; Qlaira; Valette; ***Rus.:*** Climodien (Климодиен); Jeanine (Жанин); ***Spain:*** Climodien; Mevaren; ***Swed.:*** Climodien; ***Turk.:*** Climodien; ***UK:*** Qlaira; ***Ukr.:*** Jeanine (Жанин); Klimodien (Климодиен).

Diethylstilbestrol（*BAN*，*rINN*）己烯雌酚

DES; Diéthylstilbestrol; Diethylstilbestrolum; Diethylstilboestrol; Dietilestilbestrol; Dietilstilbestrolis; Dietilstilbösztrol; Dietylstilbestrol; Dietyylistilbestroli; Estilbestrol; NSC-3070; Stilbestrol; Stilboestrol. (*E*)-αβ-Diethylstilbene-4-4′-diol.

Диэтилстильбэстрол

$C_{18}H_{20}O_2$ = 268.4.
CAS — 56-53-1.
ATC — G03CB02; L02AA01.
ATC Vet — QG03CB02; QG03CC05; QL02AA01.
UNII — 731DCA35BT.

Pharmacopoeias. In *Chin., Eur.* (see p.vii), and *US.*

Ph. Eur. 6.8（Diethylstilbestrol） 一种白色或类白色结晶性粉末。几乎不溶于水；易溶于乙醇；溶于碱性氢氧化物溶液。避光。

USP 33（Diethylstilbestrol） 一种白色，无臭，结晶性粉末。几乎不溶于水；溶于乙醇、氯仿、乙醚、不挥发油和碱性氢氧化物溶液。贮藏于密闭容器中。避光。

Diethylstilbestrol Dipropionate（*BANM*，*rINNM*）二丙酸己烯雌酚

Diéthylstilbestrol, Dipropionate de; Diethylstilbestroli Dipropionas; Dipropionato de dietilestilbestrol; Stilboestrol Dipropionate. (*E*)-αβ-Diethylstilbene-4,4′-diol dipropionate.

Диэтилстильбэстрола Дипропионат

$C_{24}H_{28}O_4$ = 380.5.
CAS — 130-80-3.
ATC — G03CB02; L02AA01.
ATC Vet — QG03CB02; QL02AA01.
UNII — Y98CK3J0OL.

不良反应和注意事项

二丙酸己烯雌酚剂量相关的不良反应包括恶心、液体潴留和动静脉血栓。用于癌症姑息治疗时的剂量常可出现这些不良反应。男性可出现性无能和男性乳房发育。治疗女性乳腺癌时，可出现撤药性出血、高钙血症和骨痛。心血管疾病或肾、肝损伤者慎用己烯雌酚。妊娠是用药禁忌证。

药物的常见不良反应和注意事项基本同雌激素（见**雌二醇**项下，第2030页）。

历史上，大剂量己烯雌酚及相关药物曾用于妊娠女性的“激素支持”，预防流产和早产，在美国用药非常流行。后来证实这种用药无效，并且观察到药物对后代的泌尿生殖道产生不良影响。尤其是宫颈和阴道疾病发生率增加，包括阴道腺病，曾经报道，1例接受己烯雌酚或相关药物治疗的孕妇，其女儿在青春期后出现罕见的透明细胞腺癌（见下文）。有报道，接受药物治疗的孕妇，其男性后代的生殖道异常和精子生成异常发生率可能增加（见下文）。用药者本人发生乳腺癌的危险小幅度增加（见下文）。

致癌性 *乳腺* 有研究比较了693例25年前妊娠期接受己烯雌酚治疗的患者和668例未使用的对照组人员的乳腺癌发生率，没有显著性差异[1]。但是，这项研究的结果因缺乏足够的数据强度来推翻无效假设，因此受到质疑[2]。另一项研究[3]比较了3033例妊娠期（1940～1960年）服用己烯雌酚的患者和未服药对照组人员乳腺癌的发生率。每个组的随访均超过85000妇女年，结果发现，药物治疗组每100000妇女年出现134例乳腺癌，而对照组为93例（相对危险度1.4）。因此作者得出结论，药物治疗和乳腺癌发生率轻度增加有关。但是，不能排除其他合并用药引起乳腺癌发病率增加的可能。尽管这项研究提示，随着时间延长，乳腺癌发生危险可能增加，但随后[4]的随访证实，尽管总体

上乳腺癌的发生率轻度增加，但发生乳腺癌的风险并不随着时间增加而增加。对这些队列研究[1,3,4]进行随访与分析[5]，表明服用己烯雌酚的患者乳腺癌发生率轻度增加（相对危险度 1.27，95%置信区间 1.07～1.52）。另一大样本队列研究[6]表明服用己烯雌酚的患者乳腺癌死亡率增加。有报道，2 例患者（其母亲在妊娠时曾使用己烯雌酚）出现绝经前乳腺癌提示，妊娠期用药的女性子代，除了出现生殖泌尿道危险以外，发生乳腺癌的危险也可能增加（见下文**妊娠**项下**对女性子代的影响**）[7]。但是，一项队列研究（4536 例女性）显示[8]，胎儿期（宫内）接触药物的女性各种肿瘤的发生率无明显增加，包括发生乳腺癌的风险（相对危险度 1.18，95%置信区间 0.56～2.49）。对这一队列及其他病例进一步随访研究[9]表明，尽管总人群患乳腺瘤风险增加，但年轻女性患病率未增加；40 岁人群患病率增加至 1.91（95%置信区间 1.09～3.33），随年龄增大，患病风险增加，但由于 50 岁以上患者较少，使得很难随访观察。

1. Bibbo M, *et al.* A twenty-five-year follow-up study of women exposed to diethylstilbestrol during pregnancy. *N Engl J Med* 1978; **298:** 763–7.
2. Clark LC, Portier KM. Diethylstilbestrol and the risk of cancer. *N Engl J Med* 1979; **300:** 263–4.
3. Greenberg ER, *et al.* Breast cancer in mothers given diethylstilbestrol in pregnancy. *N Engl J Med* 1984; **311:** 1393–8.
4. Colton T, *et al.* Breast cancer in mothers prescribed diethylstilbestrol in pregnancy. *JAMA* 1993; **269:** 2096–2100.
5. Titus-Ernstoff L, *et al.* Long-term cancer risk in women given diethylstilbestrol (DES) during pregnancy. *Br J Cancer* 2001; **84:** 126–33.
6. Calle EE, *et al.* Diethylstilbestrol and risk of fatal breast cancer in a prospective cohort of US women. *Am J Epidemiol* 1996; **144:** 645–52.
7. Huckell C, *et al.* Premenopausal breast cancer after in-utero exposure to stilboestrol. *Lancet* 1996; **348:** 331.
8. Hatch EE, *et al.* Cancer risk in women exposed to diethylstilbestrol in utero. *JAMA* 1998; **280:** 630–4.
9. Palmer JR, *et al.* Prenatal diethylstilbestrol exposure and risk of breast cancer. *Cancer Epidemiol Biomarkers Prev* 2006; **15:** 1509–14.

生殖-泌尿道 见下文**妊娠**下的**对女性子代的影响**。

肾脏 有报道[1]，2 例因前列腺癌而长期用己烯雌酚的患者发生了肾癌。

1. Nissenkorn I, *et al.* Oestrogen-induced renal carcinoma. *Br J Urol* 1979; **51:** 6–9.

肝脏 1 例 76 岁男性被诊断为肝血管肉瘤[1]，他连续用己烯雌酚 12 年，每日 3mg。另一例老年男性患者在接受相似剂量治疗 4.5 年后发现肝癌[2]。

1. Hoch-Ligeti C. Angiosarcoma of the liver associated with diethylstilbestrol. *JAMA* 1978; **240:** 1510–11.
2. Brooks JJ. Hepatoma associated with diethylstilbestrol therapy for prostate carcinoma. *J Urol (Baltimore)* 1982; **128:** 1044–5.

对血液的影响 据报道，己烯雌酚对血液产生的不良影响包括 1 例 71 岁男性服用大剂量（每日 150mg）己烯雌酚 7 年，出现严重的骨髓改变[1]，另一例 69 岁老年男性，每周注射己烯雌酚 1g，连续 9 周，出现致死性免疫性溶血性贫血[2]。后一个反应是因为用药后产生了针对己烯雌酚的特异性 IgG 抗体。

1. Anderson AL, Lynch EC. Myelodyspoietic syndrome associated with diethylstilbestrol therapy. *Arch Intern Med* 1980; **140:** 976–7.
2. Rosenfeld CS, *et al.* Diethylstilbestrol-associated hemolytic anemia with a positive direct antiglobulin test result. *Am J Med* 1989; **86:** 617–18.

妊娠 **对女性子代的影响** 美国 National Cancer Institute 进行的 DESAD 研究（己烯雌酚和腺病）显示，妊娠期服用己烯雌酚可对女性子代的生殖道产生不良影响[1～3]。研究结果显示[1]，近 300 例生殖道透明细胞腺癌年轻女性患者中，超过 80%患者的母亲有妊娠期服用己烯雌酚的病史。患者确诊疾病的年龄在7～28岁。患者母亲在妊娠期的服药剂量和用药时间个体差异很大，疾病的发生和妊娠期间每日服用药物 1.5mg 或在妊娠头 3 个月服用不同剂量的药物 1 周至数周有关。阴道腺病在年轻女性中非常罕见。妊娠前 4 周服用药物的女性子代中，1/3 出现这种疾病，超过 2/3 出现宫颈外翻。阴道上皮的病变和母亲妊娠早期服用己烯雌酚的剂量和用药时间密切相关。疾病的发生率随着年龄的增加而降低。母亲接触药物后 25 年内肿瘤的发生率很小[2]。胎儿期（宫内）接触己烯雌酚的女性生育功能不受影响，但此人群发生不良妊娠事件的危险增加到 1.69。但是，妊娠期间服用己烯雌酚的患者，81%至少有一次足月分娩活婴，而未服药的对照组为 95%[3]。一篇关于阴道腺病和母亲妊娠期服用己烯雌酚相关性的综述显示[4]，此药物与阴道、宫颈良性病变（腺病）之间的相关性非常明确。药物与生殖道恶性肿瘤之间的关系不明确，美国的前瞻性研究发现恶性肿瘤的发病率很低，也支持这种观点。在英国，恶性肿瘤比较少见，但临床医生应保持高度警惕。年轻女性患者出现阴道腺病应进行有关的检查和筛查，最好将患者转诊到有阴道镜检查经验的医学中心。应避免只对阴道腺病进行治疗。

随后的文献[5,6]报道，胎儿期（宫内）接触药物的女性药物不良反应可在数十年后出现。应重视对这类患者行全面的医学检查，尤其是生殖道的检查。文献指出[6]，胎儿期（宫内）接触己烯雌酚的女性长大后在育龄期应接受严密的医学观察，因为己烯雌酚引起的生殖道损害可能在妊娠期间出现病变[5,6]。例如，文献还提示[7,8]，这类女性先兆子痫的发生率增加。

孕期服用己烯雌酚的女性对孙代可能带来影响的问题已经引起关注，但目前很少报道*暴露妇女的女性后代*。一项关于胎儿期（宫内）接触己烯雌酚的 28 名女孩（均大于 15 岁）的调查发现她们未出现乳腺或妇科疾病，其中一些人伴宫颈或阴道畸形[9]。荷兰一项队列研究（母亲 16284 人，儿子 8934 人）[10]的有限数据表明，*暴露妇女的男性后代*发生尿道下裂的风险增加，但绝对的发生率还是非常低。一项病例对照研究[11]结论同上。另外一项队列研究[12]（包括 DESAD 数据）不支持男性后代发生尿道下裂的风险增加。早期一项在不孕女性（其中一半行体外授精）中进行的队列研究表明接触药物的女性不孕的风险增加，因为该研究是对低生育力的妇女组成的队列进行的（约一半妇女已进行体外授精）。

胎儿期（宫内）接触己烯雌酚引起的更多不良反应可见后面的参考文献[13～23]。关于在这些女性中发生乳腺癌危险增加的有关内容，见上文**致癌性**。

1. Professional and Public Relations Committee of the DESAD (Diethylstilbestrol and Adenosis) Project of the Division of Cancer Control and Rehabilitation. Exposure in utero to diethylstilbestrol and related synthetic hormones: association with vaginal and cervical cancers and other abnormalities. *JAMA* 1976; **236:** 1107–9.
2. O'Brien PC, *et al.* Vaginal epithelial changes in young women enrolled in the National Cooperative Diethylstilbestrol Adenosis (DESAD) Project. *Obstet Gynecol* 1979; **53:** 300–8.
3. Barnes AB, *et al.* Fertility and outcome of pregnancy in women exposed in utero to diethylstilbestrol. *N Engl J Med* 1980; **302:** 609–13.
4. Emens M. Vaginal adenosis and diethylstilboestrol. *Br J Hosp Med* 1984; **31:** 42–8.
5. Anonymous. Diethylstilboestrol—effects of exposure in utero. *Drug Ther Bull* 1991; **29:** 49–50.
6. Wingfield M. The daughters of stilboestrol. *BMJ* 1991; **302:** 1414–15.
7. Mittendorf R, Williams MA. Stilboestrol exposure in utero and risk of pre-eclampsia. *Lancet* 1995; **345:** 265–6.
8. Troisi R, *et al.* Preeclampsia risk in women exposed in utero to diethylstilbestrol. *Obstet Gynecol* 2007; **110:** 113–20.
9. Kaufman RH, Adam E. Findings in female offspring of women exposed in utero to diethylstilbestrol. *Obstet Gynecol* 2002; **99:** 197–200.
10. Klip H, *et al.* Hypospadias in sons of women exposed to diethylstilbestrol in utero: a cohort study. *Lancet* 2002; **359:** 1102–7.
11. Brouwers MM, *et al.* Hypospadias: a transgenerational effect of diethylstilbestrol? *Hum Reprod* 2006; **21:** 666–9.
12. Palmer JR, *et al.* Hypospadias in sons of women exposed to diethylstilbestrol in utero. *Epidemiology* 2005; **16:** 583–6.
13. Herbst AL, *et al.* Prenatal exposure to stilbestrol: a prospective comparison of exposed female offspring with unexposed controls. *N Engl J Med* 1975; **292:** 334–9.
14. Herbst AL, *et al.* Age-incidence and risk of diethylstilbestrol-related clear cell adenocarcinoma of the vagina and cervix. *Am J Obstet Gynecol* 1977; **128:** 43–50.
15. Kaufman RH, *et al.* Upper genital tract changes associated with in-utero exposure to diethylstilbestrol. *Am J Obstet Gynecol* 1977; **128:** 51–9.
16. Fowler WC, Edelman DA. In utero exposure to DES: evaluation and followup of 199 women. *Obstet Gynecol* 1978; **51:** 459–63.
17. Anderson B, *et al.* Development of DES-associated clear-cell carcinoma: the importance of regular screening. *Obstet Gynecol* 1979; **53:** 293–9.
18. Noller KL, *et al.* Maturation of vaginal and cervical epithelium in women exposed in utero to diethylstilbestrol (DESAD project). *Am J Obstet Gynecol* 1983; **146:** 279–85.
19. Robboy SJ, *et al.* Increased incidence of cervical and vaginal dysplasia in 3980 diethylstilbestrol-exposed young women: experience of the National Collaborative Diethylstilbestrol Adenosis Project. *JAMA* 1984; **252:** 2979–83.
20. Kaufman RH, *et al.* Upper genital tract changes and infertility in diethylstilbestrol-exposed women. *Am J Obstet Gynecol* 1986; **154:** 1312–18.
21. Melnick S, *et al.* Rates and risks of diethylstilbestrol-related clear-cell adenocarcinoma of the vagina and cervix—an update. *N Engl J Med* 1987; **316:** 514–16.
22. Helmerhorst TJM, *et al.* Colposcopic findings and intraepithelial neoplasia in diethylstilbestrol-exposed offspring: the Dutch experience. *Am J Obstet Gynecol* 1989; **161:** 1191–4.
23. Giusti RM, *et al.* Diethylstilbestrol revisited: a review of the long-term health effects. *Ann Intern Med* 1995; **122:** 778–88.

对男性子代的影响 有人对胎儿期（宫内）接触药物的男性子代进行研究[1～4]。一项研究显示[1]，与对照人群相比，胎儿期（宫内）接触药物的男性子代尿道和尿道海绵体部异常的发生率增加。另一项研究[2]显示，163 例胎儿期接触己烯雌酚的男性中有 41 例发生生殖道异常（如附睾囊肿、阴囊硬化和睾丸功能缺陷），而 168 例对照人员中只有 11 例。暴露于药物组的男性精子数目和活动度下降。相反，另一项包括 828 例胎儿期（宫内）暴露于药物的男性和 676 例未暴露的对照人员的研究显示，总体上，药物暴露并未导致生殖泌尿道异常、不育或睾丸癌的发生率增加[3]。这提示，以前报道的生殖道异常发生率增加可能和病例选择偏倚或（和）药物的用法不同有关。另一项研究[4]以 253 例胎儿期接触药物的男性和 241 例对照人员为对象，发现药物暴露组生殖器的先天畸形发生率增加，两组人群分别有 18 例和 5 例。但是，药物暴露与生育功能或性功能下降无明显相关。综合 4 项队列研究数据的一项分析[5]表明己烯雌酚暴露组男性不育风险增加（相对危险度 1.3，95%置区间 1.0～1.6），但不增加男性总体不育的数量。另外也对上述数据将来肿瘤发生率进行分析[6]，结果显示暴露组与非暴露组人群肿瘤发生率相似。胎儿期（宫内）接触己烯雌酚的男性睾丸肿瘤发生率增加，但仅有一项队列研究支持，且无显著统计学差异。对暴露组男性还需进一步随访至肿瘤高发年龄。

女性服用己烯雌酚引起的对男性孙代的可能影响［女性的子代胎儿期（宫内）接触药物］，见上文**对女性子代的影响**。

1. Henderson BE, *et al.* Urogenital tract abnormalities in sons of women treated with diethylstilbestrol. *Pediatrics* 1976; **58:** 505–7.
2. Anonymous. Offspring of women given DES remains under study. *JAMA* 1977; **238:** 932.
3. Leary FJ, *et al.* Males exposed in utero to diethylstilbestrol. *JAMA* 1984; **252:** 2984–9.
4. Wilcox AJ, *et al.* Fertility in men exposed prenatally to diethylstilbestrol. *N Engl J Med* 1995; **332:** 1411–16.
5. Perez KM, *et al.* National Cancer Institute's DES Follow-up Study Group. Reproductive outcomes in men with prenatal exposure to diethylstilbestrol. *Fertil Steril* 2005; **84:** 1649–56.
6. Strohsnitter WC, *et al.* Cancer risk in men exposed in utero to diethylstilbestrol. *J Natl Cancer Inst* 2001; **93:** 545–51.

兽医学用途 在欧盟，禁止将己烯雌酚和其他均二苯乙烯药物用于动物，除非先前采取步骤确保治疗的动物及其产品不能作为人和动物的食物。

药动学

己烯雌酚可通过胃肠道稳定吸收。药物在肝中缓慢代谢，主要与葡糖苷酸结合后，经尿和粪便排出体外。

用途和用法

己烯雌酚是一种合成的非甾体类雌激素，用于乳腺癌和前列腺癌的姑息治疗。

在绝经后女性乳腺恶性肿瘤（第628页）患者姑息治疗中，间断口服药物，每日 10～20mg。前列腺癌（第638页）患者的常用剂量为每日口服 1～3mg，曾经也有人用过更大剂量。己烯雌酚还以双膦酸盐的形式曾经用于前列腺癌的治疗（见**磷雌酚**，第2036页）。

己烯雌酚的阴道栓剂每日 1mg，短期用于绝经后萎缩性阴道炎的治疗。

制剂

BP 2010: Diethylstilbestrol Pessaries; Diethylstilbestrol Tablets;
USP 33: Diethylstilbestrol Injection; Diethylstilbestrol Tablets.

专利制剂

Arg.: Gobbibestrol; Novo Fosfostilben; ***Braz.:*** Destilbenol; ***Fr.:*** Distilbene; ***Gr.:*** Distilbene; ***Irl.:*** Boestrol†; ***Mex.:*** Dimeprost.

Drospirenone (*BAN*, *USAN*, *rINN*) 屈螺酮

Dihydrospirenone; Drospirenon; Drospirenona; Drospirénone; Drospirenoni; Drospirenonum; SH-470; ZK-30595. (6*R*,7*R*,8*R*,9*S*,10*R*,13*S*,14*S*,15*S*,16*S*,17*S*)-1,3′,4′,6,6a,7,8,9,10,11,12,13,14,15,15a,16-Hexadecahydro-10,13-dimethylspiro-[17*H*-dicyclopropa[6,7:15,16]cyclopenta[*a*]phenanthrene-17,2′(5′*H*)-furan]-3,5′(2*H*)-dione.

Дроспиренон

$C_{24}H_{30}O_3$ = 366.5.

CAS — *67392-87-4.*

UNII — *N295J34A25.*

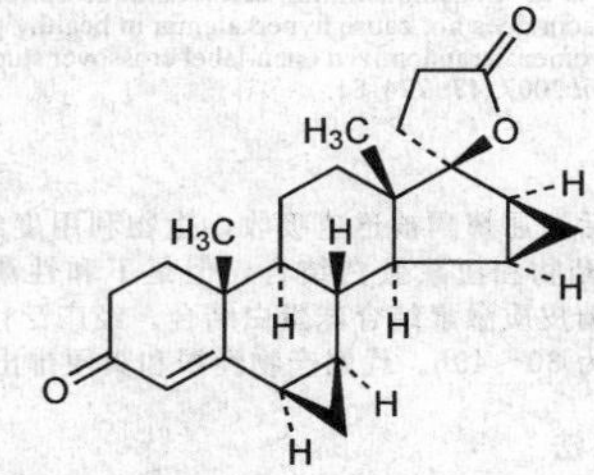

Pharmacopoeias. In *Eur.* (see p.vii) and *US.*

Ph. Eur. 6.8（Drospirenone） 是一种白色或类白色的粉末。难溶于水；微溶于乙醇；溶于甲醇；易溶于二氯甲烷。

USP 33（Drospirenone） 是一种白色或类白色的粉末。难溶于水和已烷；微溶于乙醇和乙酸乙酯；溶于甲醇和丙酮；易溶于二氯甲烷。于 20～25℃贮藏于密闭容器中，允许温度范围为 15～30℃。

不良反应和注意事项

参见孕激素（见**黄体酮**，第2056页）。也可见激素性避孕药（第1994页）。屈螺酮具有抗盐皮质激素作用，因此有高钾血症倾向的患者禁用，如肾、肝损伤或肾上腺功能不全者。

1. Heinemann LAJ, Dinger J. Safety of a new oral contraceptive containing drospirenone. *Drug Safety* 2004; **27:** 1001–18.
2. Simoncini T, Genazzani AR. A review of the cardiovascular and breast actions of drospirenone in preclinical studies. *Climacteric* 2010; **13:** 22–33.

对心血管系统的影响 文献报道[1~4]，像含其他孕激素的复方口服避孕药一样，炔雌醇和屈螺酮的复方制剂也有发生血栓和缺血性事件的风险。服用含屈螺酮的避孕药有形成静脉血栓栓塞的风险（见第1998页）。

1. Vayá A, *et al.* Transient ischaemic attack associated with the new contraceptive Yasmin. *Thromb Res* 2003; **112:** 121.
2. van Grootheest K, Vrieling T. Thromboembolism associated with the new contraceptive Yasmin. *BMJ* 2003; **326:** 257.
3. Ortí G, *et al.* Acute myocardial infarction associated with Yasmin oral contraceptive. *Clin Appl Thromb Hemost* 2007; **13:** 336–7.
4. Girolami A, *et al.* Retinal central artery occlusion in a young woman after ten days of a drospirenone-containing oral contraceptive (Yasmin). *Thromb Haemost* 2007; **98:** 473–4.

肾损伤 美国含屈螺酮药物的注册药品信息禁用于肾损伤患者；而英国禁用于严重肾损伤患者。一项伴轻度（肌酐清除率 50～80ml/min）或中度（肌酐清除率 30～50ml/min）肾损伤的女性患者应用屈螺酮的研究[1]表明，用药剂量越大，肌酐清除率越低。屈螺酮与其他药物（如 ACEI、β受体阻滞药）联用时可增加血清钾的浓度，但单用屈螺酮对血清钾的浓度并无显著影响。

1. Schürmann R, *et al.* Effect of drospirenone on serum potassium and drospirenone pharmacokinetics in women with normal or impaired renal function. *J Clin Pharmacol* 2006; **46:** 867–75.

药物相互作用

参见孕激素（见**黄体酮**，第2057页）。也可见激素性避孕药（第2002页）和激素替代治疗（第2009页）。因为屈螺酮具有抗盐皮质激素作用，因此可能会增强其他药物升高血钾的能力，如 ACEI、血管紧张素Ⅱ受体拮抗药、醛固酮拮抗药、保钾利尿药或 NSAIDs。屈螺酮还有降压作用，降压治疗时需调整。

利尿药 一项 36 名绝经后高血压女性的安慰剂对照研究[1]表明双氢克尿噻的药动学不受屈螺酮、雌二醇影响。然而，双氢克尿噻与屈螺酮联用可导致血压降低、血钾升高，这可能与屈螺酮抗盐皮质激素作用有关[2]，但无导致高钾血症的病例报道。研究表明屈螺酮潜在的降压、保钾作用对需治疗的绝经后高血压女性是有利的（见下文**绝经后疾病**）。

1. Karara AH, *et al.* Pharmacokinetics and pharmacodynamics of drospirenone-estradiol combination hormone therapy product coadministered with hydrochlorothiazide in hypertensive postmenopausal women. *J Clin Pharmacol* 2007; **47:** 1292–1302.
2. Preston RA, *et al.* Randomized, placebo-controlled trial of the effects of drospirenone-estradiol on blood pressure and potassium balance in hypertensive postmenopausal women receiving hydrochlorothiazide. *Menopause* 2007; **14:** 408–14.

NSAIDs 屈螺酮有潜在的增强其他药物的作用，如 NSAIDs，可导致血钾升高。尽管多种药物联用或已有肾损害可能导致风险增加，但注册药品信息表明临床作用未必有用。一项绝经后健康女性的研究[1]未证实吲哚美辛与屈螺酮、雌二醇联用组较单用吲哚美辛组血清钾浓度高。

1. Schütt B, *et al.* Coadministration of estradiol/drospirenone and indomethacin does not cause hyperkalemia in healthy postmenopausal women: a randomized open-label crossover study. *J Clin Pharmacol* 2007; **47:** 774–81.

药动学

口服后，屈螺酮被迅速吸收，生物利用度约 76%。大约 97%药物和血浆蛋白结合，但是不和性激素结合球蛋白或糖皮质激素结合球蛋白结合。经广泛代谢，终末半衰期为 30～40h。代谢产物经尿和粪便排出。

用途和用法

屈螺酮与螺内酯结构相似（见第1344页）；具有抗盐皮质激素和抗雄激素活性等孕激素效应（见**黄体酮**，第2057页）。可作为复方口服避孕药的孕激素成分（第2003页），常规每日剂量为屈螺酮 3mg 和炔雌醇 30μg，28 天为一个周期，前 21 天服药。联用屈螺酮 3mg 和炔雌醇 20μg（28 天为一个周期，前 24 天服药）疗法也可用于避孕或治疗经前期焦虑状态（见下文**经前期综合征**）及需要口服避孕药的中度痤疮患者（见第1505页）。屈螺酮也可作为绝经后 HRT（见下文）中孕激素成分，给药剂量为每日 0.5mg 或 2mg。

1. Krattenmacher R. Drospirenone: pharmacology and pharmacokinetics of a unique progestogen. *Contraception* 2000; **62:** 29–38.
2. Sitruk-Ware R. Pharmacology of different progestogens: the special case of drospirenone. *Climacteric* 2005; **8** (suppl 3): 4–12.
3. Oelkers WH. Drospirenone in combination with estrogens: for contraception and hormone replacement therapy. *Climacteric* 2005; **8** (suppl 3): 19–27.
4. Fenton C, *et al.* Drospirenone/ethinylestradiol 3mg/20μg (24/4 day regimen): a review of its use in contraception, premenstrual dysphoric disorder and moderate acne vulgaris. *Drugs* 2007; **67:** 1749–65.
5. Bitzer J, Paoletti AM. Added benefits and user satisfaction with a low-dose oral contraceptive containing drospirenone: results of three multicentre trials. *Clin Drug Investig* 2009; **29:** 73–8.

避孕 参考文献如下。

1. Huber J, *et al.* Efficacy and tolerability of a monophasic oral contraceptive containing ethinylestradiol and drospirenone. *Eur J Contracept Reprod Health Care* 2000; **5:** 25–34.
2. Foidart JM, *et al.* A comparative investigation of contraceptive reliability, cycle control and tolerance of two monophasic oral contraceptives containing either drospirenone or desogestrel. *Eur J Contracept Reprod Health Care* 2000; **5:** 124–34. Correction. *ibid.* 2001; **6:** 63.
3. Parsey KS, Pong A. An open-label, multicenter study to evaluate Yasmin, a low-dose combination oral contraceptive containing drospirenone, a new progestogen. *Contraception* 2000; **61:** 105–11.
4. Oelkers W, *et al.* Effect of an oral contraceptive containing drospirenone on the renin-angiotensin-aldosterone system in healthy female volunteers. *Gynecol Endocrinol* 2000; **14:** 204–13.
5. Bachmann G, *et al.* Efficacy and safety of a low-dose 24-day combined oral contraceptive containing 20 μg ethinylestradiol and 3 mg drospirenone. *Contraception* 2004; **70:** 191–8.
6. Gruber DM, *et al.* A comparison of the cycle control, safety, and efficacy profile of a 21-day regimen of ethinylestradiol 20μg and drospirenone 3mg with a 21-day regimen of ethinylestradiol 20μg and desogestrel 150μg. *Treat Endocrinol* 2006; **5:** 115–21.
7. Cibula D, *et al.* Efficacy and safety of a low-dose 21-day combined oral contraceptive containing ethinylestradiol 20μg and drospirenone 3mg. *Clin Drug Investig* 2006; **26:** 143–50.

绝经后疾病 屈螺酮可作为绝经后 HRT[1~4]中孕激素成分（第2009页）。屈螺酮的抗盐皮质激素作用可使绝经后合并治疗或未治疗的高血压女性血压下降[5]。

1. Schürmann R, *et al.* Estradiol and drospirenone for climacteric symptoms in postmenopausal women: a double-blind, randomized, placebo-controlled study of the safety and efficacy of three dose regimens. *Climacteric* 2004; **7:** 189–96.
2. Whitehead M. Hormone replacement therapy with estradiol and drospirenone: an overview of the clinical data. *J Br Menopause Soc* 2006; **12** (suppl 1): 4–7.
3. Archer DF, *et al.* Long-term safety of drospirenone-estradiol for hormone therapy: a randomized, double-blind, multicenter trial. *Menopause* 2005; **12:** 716–27.
4. Anonymous. Drospirenone in HRT? *Drug Ther Bull* 2009; **47:** 41–4.
5. Mallareddy M, *et al.* Drospirenone, a new progestogen, for postmenopausal women with hypertension. *Drugs Aging* 2007; **24:** 453–66.

经前期综合征 目前已有联用屈螺酮和炔雌醇治疗经前期综合征的研究（第2031页）。一篇总结 5 项研究的综述[1]为屈螺酮和炔雌醇联合治疗经前焦虑状态有效提供了证据。但目前仍存在一些疑问，如持续上述治疗 3 个疗程后效果如何，联合疗法对较轻的症状是否有效，应用含屈螺酮的药物是否较含其他孕激素的复方避孕药疗效更好。

1. Lopez LM, *et al.* Oral contraceptives containing drospirenone for premenstrual syndrome. Available in The Cochrane Database of Systematic Reviews; Issue 2. Chichester: John Wiley; 2009 (accessed 16/11/09).

制剂

Arg.: Diva Total.

多组分制剂 ***Arg.:*** Angeliq; Damsel; Damsella; Diva; Divina; Eos; Equifem; Gadofem; Isis; Isis Fe; Kala; Kirumelle; Maxima; Umma; Yasmin; Yasminelle; YAZ; ***Austral.:*** Angeliq; Yasmin; YAZ; ***Austria:*** Allurene†; Angeliq; Yasmin; Yasminelle; Yirala†; ***Belg.:*** Angeliq; Yasmin; Yasminelle; ***Braz.:*** Angeliq; Elani; Yasmin; YAZ; ***Canad.:*** Angeliq; Yasmin; YAZ; ***Chile:*** Altesse; Angeliq; Clinomat; Dahlia; Femelle; Femiplus; Miafem; Vexa; Yasmin; YAZ; ***Cz.:*** Angeliq; Belanette; Eloine; Yadine; Yasminelle; YAZ; ***Denm.:*** Angemin; Yasmin; Yasminelle; ***Fin.:*** Angeliq; Yasmin; Yasminelle; YAZ; ***Fr.:*** Angeliq; Jasmine; Jasminelle; YAZ; ***Ger.:*** Aida; Angeliq; Petibelle; Yasmin; Yasminelle; ***Gr.:*** Angeliq; Liofora; Yasmin; Yasminelle; YAZ; ***Hong Kong:*** Angeliq; Yasmin; YAZ; ***Hung.:*** Angeliq; Volina; Yadine; Yasminelle; ***Indon.:*** Angeliq; Yasmin; YAZ; ***Irl.:*** Allurene; Angeliq; Liofora; Yasmin; Yasminelle; YAZ; ***Israel:*** Angeliq; Yasmin; ***Ital.:*** Angeliq; Yasmin; Yasminelle; ***Malaysia:*** Angeliq; Yasmin; ***Mex.:*** Angeliq; Radiance; Yasmin; ***Neth.:*** Allurene; Angeliq; Belanette; Liofora; Yasmin; Yasminelle; YAZ; Yira; ***Norw.:*** Yasmin; Yasminelle; ***NZ:*** Yasmin; YAZ; ***Philipp.:*** Angeliq; Yasmin; YAZ; ***Pol.:*** Angeliq; Yasmin; Yasminelle; YAZ; ***Port.:*** Aliane; Allurene; Angeliq; Petibelle; Yasmin; Yasminelle; YAZ; ***Rus.:*** Angeliq (Анжелик); Yarina (Ярина); YAZ (Джес); ***S.Afr.:*** Angeliq; Yasmin; YAZ; ***Singapore:*** Yasmin; ***Spain:*** Angeliq; Yasmin; Yasminelle; ***Swed.:*** Angemin; Yasmin; Yasminelle; ***Switz.:*** Angeliq; Yasmin; Yasminelle; YAZ; ***Thai.:*** Angeliq; Yasmin; YAZ; ***Turk.:*** Angeliq; Yasmin; Yazz; ***UK:*** Angeliq; Yasmin; YAZ; ***Ukr.:*** Angeliq (Анжелик); Yarina (Ярина); ***USA:*** Angeliq; Gianvi; Ocella; Yasmin; YAZ; ***Venez.:*** Yasmin.

Drostanolone Propionate（*BANM*，*rINNM*）⊗屈他雄酮

Compound 32379; Dromostanolone Propionate (*USAN*); Drostanolone, propionate de; Drostanoloni Propionas; 2α-Methyldihydrotestosterone Propionate; NSC-12198; Propionato de drostanolona. 17β-Hydroxy-2α-methyl-5α-androstan-3-one propionate.

Дростанолона Пропионат

$C_{23}H_{36}O_3$ = 360.5.

CAS — 58-19-5 (drostanolone); 521-12-0 (drostanolone propionate).

UNII — X20UZ57G4O.

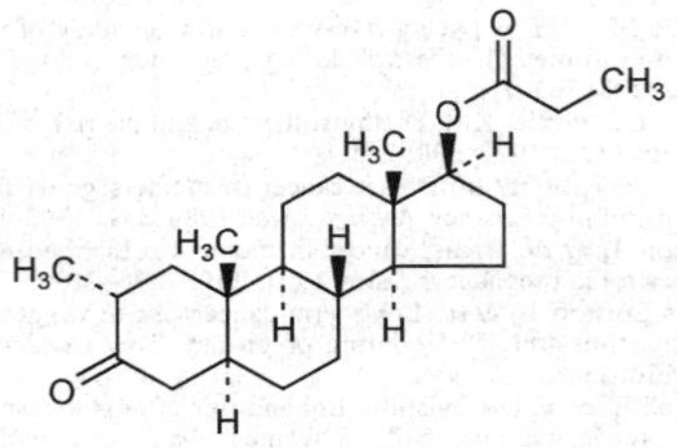

简介

屈他雄酮是一种促进合成代谢及产生男性性征的物质（见**睾酮**，第2060页），已用于治疗绝经后女性晚期乳腺癌。也常被滥用于运动中。

Dydrogesterone（*BAN*，*USAN*，*rINN*）地屈孕酮

6-Dehydro-*retro*-progesterone; 6-Dehydro-9β,10α-progesterone; Didrogesteron; Didrogesterona; Dydrogesteron; Dydrogestérone; Dydrogesteroni; Dydrogesteronum; Isopregnenone; NSC-92336. 9β,10α-Pregna-4,6-diene-3,20-dione.

Дидрогестерон

$C_{21}H_{28}O_2$ = 312.4.

CAS — 152-62-5.

ATC — G03DB01.

ATC Vet — QG03DB01.

UNII — 90I02KLE8K.

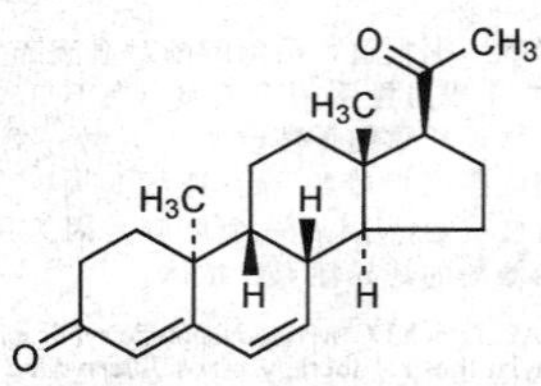

Pharmacopoeias. In *Eur.* (see p.vii), *Jpn*, and *US*.

Ph. Eur. 6.8（Dydrogesterone） 一种白色或类白色结晶性粉末。几乎不溶于水；微溶于乙醇；溶于丙酮。

USP 33（Dydrogesterone） 一种白色至黄白色结晶性粉末。几乎不溶于水；溶于乙醇（1∶40），溶于氯仿（1∶2），溶于乙醚（1∶200）。

不良反应和注意事项

参见孕激素（见**黄体酮**，第2056页）。参见**激素替代疗法**（第2005页）。

卟啉病 地屈孕酮与卟啉病的急性发作有关，对于卟啉病患者不安全。

妊娠 有报道一名 4 个月的婴儿发现泌尿生殖道异常（非男性化表现），其母亲在妊娠 8～20 周服用地屈孕酮每日 20mg，然后服用每日 10mg 直至妊娠结束[1]。她同时还在妊娠第 8～20 周使用己酸羟孕酮每周 250mg 肌注。

1. Roberts IF, West RJ. Teratogenesis and maternal progesterone. *Lancet* 1977; **ii:** 982.

药物相互作用

参见孕激素（见**黄体酮**，第2057页）。

用途和用法

地屈孕酮是一种在结构上与黄体酮（第2057页）相

关的孕激素。它不具备雌激素或雄激素的特性。

地屈孕酮可以口服用于治疗月经紊乱，如月经过多（第2057页）。常用剂量为在一个周期中给药 10mg，每日 2 次，用于治疗子宫内膜异位症（第2023页）的剂量为周期性或连续用药，每次 10mg，每日 2～3 次。本药也可周期性给药每次 10mg，每日 1～2 次；或持续给药每日 5mg，用于绝经后 HRT（第2009页）的子宫内膜的保护。

在治疗先兆流产的情况下建议给予初始剂量 40mg，然后给予 10mg 或更大剂量，每 8h 一次继续治疗至症状终止后一周在无症状复发情况下逐渐减量。在反复流产的情况下，建议剂量为每次 10mg，每日 2 次。周期性用药至受孕，且持续至孕 20 周，之后可逐渐减量。然而，这种用法并不推荐，除非患者被证实存在黄体酮的缺乏。周期性使用地屈孕酮也被用于治疗不孕症（第2012页），剂量为每次 10mg，每日 2 次。

制剂

BP 2010: Dydrogesterone Tablets;
USP 33: Dydrogesterone Tablets.

专利制剂

Austral.: Duphaston; ***Austria:*** Duphaston; ***Belg.:*** Duphaston; ***Braz.:*** Duphaston; ***Chile:*** Duphaston; ***Cz.:*** Duphaston; ***Fin.:*** Terolut; ***Fr.:*** Duphaston; ***Ger.:*** Duphaston; ***Gr.:*** Duphaston; Medichrol; ***Hong Kong:*** Duphaston; ***Hung.:*** Duphaston; ***India:*** Duphaston; ***Indon.:*** Duphaston; ***Irl.:*** Duphaston; ***Israel:*** Biphaston†; Duphaston; ***Ital.:*** Dufaston; ***Malaysia:*** Duphaston; ***Mex.:*** Duphaston; ***Neth.:*** Duphaston; ***NZ:*** Duphaston; ***Philipp.:*** Duphaston; ***Pol.:*** Duphaston; ***Port.:*** Duphaston; ***Rus.:*** Duphaston (Дюфастон); ***S.Afr.:*** Duphaston; ***Singapore:*** Duphaston; ***Swed.:*** Duphaston; ***Switz.:*** Duphaston; ***Thai.:*** Duphaston; ***Turk.:*** Duphaston; ***UK:*** Duphaston†; ***Ukr.:*** Duphaston (Дуфастон); ***Venez.:*** Duphaston.

多组分制剂 ***Austral.:*** Femoston; ***Austria:*** Femoston; Femoston Conti; Femphascyl conti†; Femphascyl†; ***Belg.:*** Femoston; Femoston Conti; ***Braz.:*** Femoston; Femoston Conti; ***Chile:*** Femoston; Femoston Conti; ***Cz.:*** Femoston; Femoston Conti; ***Fin.:*** Climoston Conti†; Femoston; Femoston Conti; ***Fr.:*** Climaston; ***Ger.:*** Femoston; Femoston Conti; ***Gr.:*** Femaston; ***Hong Kong:*** Femoston; Femoston Conti; ***Hung.:*** Femoston; ***Indon.:*** Femoston; ***Irl.:*** Femoston; Femoston Conti; Femurest-Conti; ***Ital.:*** Femoston; Femoston Conti; ***Malaysia:*** Femoston; Femoston Conti; ***Mex.:*** Lutalmin; ***Neth.:*** Climaston Continu; Femoston; Femoston Continu; Femphascyl; Femphascyl Continu; ***Philipp.:*** Femoston†; ***Pol.:*** Femoston; Femoston Conti; ***Port.:*** Femoston; Femoston 1/5; Femphascyl†; ***Rus.:*** Femoston (Фемостон); Femoston 1/5 (Фемостон 1/5); ***S.Afr.:*** Femoston; Femoston Conti; ***Singapore:*** Femoston; Femoston Conti; ***Switz.:*** Femoston; Femoston Conti; ***Thai.:*** Femoston 1/10; Femoston Conti; ***Turk.:*** Femoston; ***UK:*** Femapak; Femoston; Femoston Conti; ***Ukr.:*** Femoston (Фемостон); ***Venez.:*** Femoston; Femoston Conti.

Elcometrine 艾可美屈林

Elcometrina; 16-Methylene-17-alpha-acetoxy-19 Norprogesterone; ST-1435.
$C_{23}H_{30}O_4$ = 370.5.
CAS — 7759-35-5.

注：名称 Nestorone 已用作艾可美屈林的商品名。

简介

本品是一种合成的孕激素，被开发用作避孕药和绝经后 HRT 以及治疗子宫内膜异位症。

1. Ylänen K, *et al.* Subdermal progestin implant (Nestorone®) in the treatment of endometriosis: clinical response to various doses. *Acta Obstet Gynecol Scand* 2003; **82:** 167–72.
2. Sitruk-Ware R, *et al.* Nestorone®: clinical applications for contraception and HRT. *Steroids* 2003; **68:** 907–13.
3. Sivin I, *et al.* Two-year performance of a Nestorone®-releasing contraceptive implant: a three-center study of 300 women. *Contraception* 2004; **69:** 137–44.
4. Sivin I, *et al.* Contraceptive vaginal rings releasing Nestorone® and ethinylestradiol: a 1-year dose-finding trial. *Contraception* 2005; **71:** 122–9.
5. Fraser IS, *et al.* Serum Nestorone® and ethinyl estradiol levels, and ovulation inhibition in women using three different dosage combinations of a Nestorone progestogen-ethinyl estradiol contraceptive vaginal ring on a bleeding-signaled regimen. *Contraception* 2005; **72:** 40–5.
6. Weisberg E, *et al.* Clinical performance and menstrual bleeding patterns with three dosage combinations of a Nestorone® progestogen/ethinyl estradiol contraceptive vaginal ring used on a bleeding-signaled regimen. *Contraception* 2005; **72:** 46–52.
7. Croxatto HB, *et al.* Feasibility study of Nestorone®-ethinylestradiol vaginal contraceptive ring for emergency contraception. *Contraception* 2006; **73:** 46–52.
8. Mahabadi V, *et al.* Combined transdermal testosterone gel and the progestin nestorone suppresses serum gonadotropins in men. *J Clin Endocrinol Metab* 2009; **94:** 2313–20.

Equilin 马烯雌酮

Equilina. 3-Hydroxyestra-1,3,5(10),7-tetraen-17-one.
$C_{18}H_{20}O_2$ = 268.4.
CAS — 474-86-2.
UNII — 08086EX0J4.

Pharmacopoeias. In *US.*

USP 33（Equilin） 贮藏于密闭容器中。避光。

简介

马烯雌酮是一种在马体内发现的天然雌激素。硫酸钠马烯雌酮是结合雌激素（第2019页）和酯化雌激素（见下文）的一种成分，用于绝经后 HRT。

Esterified Oestrogens 酯化雌激素

Esterified Estrogens; Estrógenos esterificados.
Эстрогены Этерифицированные

Pharmacopoeias. In *US.*

USP 33（Esterified Estrogens） 一种雌激素类物质硫酸酯钠盐的混合物，大部分为雌酮。含有 75%～85% 的硫酸雌酮钠和 6%～15% 的硫酸钠马烯雌酮，在这种比例下，标注的酯化雌激素的数量中这两种成分的总量不少于 90%。是一种白色或浅黄色的无定形粉末，无臭或有轻微特殊臭。贮藏于密闭容器中。

简介

酯化雌激素的作用和用途与雌二醇的类似（见下文）。它们可用于同样的目的（主要是绝经后 HRT），口服用量相似，作为结合雌激素（第2019页），尽管有每日 2.5～7.5mg 的更高的周期剂量仍被允许用于女性性腺功能减退。

制剂

USP 33: Esterified Estrogens Tablets.

专利制剂

Arg.: Menest†; ***Canad.:*** Neo-Estrone; ***Chile:*** Femibel; ***Switz.:*** Oestro-Feminal†; ***USA:*** Estratab; Menest.

多组分制剂 ***Chile:*** Delitan; Feminova-T†; ***USA:*** Covaryx; Estratest; Syntest.

Estradiol（*BAN*，*rINN*） 雌二醇

Beta-oestradiol; Dihidrofoliculina; Dihidroxiestratrieno; Dihidroxiestrina; Dihydrofolliculin; Dihydrotheelin; Dihydroxyoestrin; Estradioli; Estradiolis; Estradiolum; NSC-9895; Oestradiol; Östradiol; Ösztradiol. Estra-1,3,5(10)-triene-3,17β-diol.
Эстрадиол
$C_{18}H_{24}O_2$ = 272.4.
CAS — 50-28-2 (anhydrous estradiol); 35380-71-3 (estradiol hemihydrate).
ATC — G03CA03.
ATC Vet — QG03CA03.
UNII — 4TI98Z838E (estradiol); CXY7B3Q98Z (estradiol hemihydrate).

注：本书中名称 oestradiol 被用于内源性物质。

Pharmacopoeias. In *Chin.* and *US.*
Eur. (see p.vii) includes the hemihydrate.

Ph. Eur. 6. 8（Estradiol Hemihydrate） 一种白色或类白色的结晶性粉末或无色晶体。几乎不溶于水；略溶于乙醇；溶于丙酮；微溶于二氯甲烷。

USP 33（Estradiol） 白色或乳白色，无臭，吸水性小晶体或结晶性粉末。几乎不溶于水；溶于乙醇（1∶28），溶于氯仿（1∶435），溶于乙醚（1∶150）；可溶于丙酮、二噁烷和碱性氢氧化物混合溶液；略溶于植物油。于 25℃下贮藏于密闭容器中，允许温度范围为 15～30℃。避光。

Estradiol Acetate（*BANM*，*USAN*，*rINNM*） 醋酸雌二醇

Acetato de estradiol; E-3A; Estradiol, Acétate d'; Estradiol-3-acetate; Estradioli Acetas; Oestradiol Acetate. Estra-1,3,5(10)-triene-3,17β-diol 3-acetate.
Эстрадиола Ацетат
$C_{20}H_{26}O_3$ = 314.4.
CAS — 4245-41-4.
ATC — G03CA03.
ATC Vet — QG03CA03.
UNII — 5R97F5H93P.

Estradiol Benzoate（*BANM*，*rINN*） 苯甲雌二醇

Benzoato de estradiol; Beta-oestradiol Benzoate; Dihydroxyestrin Monobenzoate; Estradiol, benzoate d'; Estradiolbensoat; Estradiol-benzoát; Estradioli benzoas; Estradiolibentsoaatti; Estradiolio benzoatas; Estradiolu benzoesan; NSC-9566; Oestradiol Benzoate; Östradiol Benzoat; Ösztradiol-benzoát. Estra-1,3,5(10)-triene-3,17β-diol 3-benzoate.
Эстрадиола Бензоат
$C_{25}H_{28}O_3$ = 376.5.
CAS — 50-50-0.
ATC — G03CA03.
ATC Vet — QG03CA03.
UNII — 1S4CJB5ZGN.

Pharmacopoeias. In *Chin., Eur.* (see p.vii), *Jpn*, and *US.*

Ph. Eur. 6. 8（Estradiol Benzoate） 一种类白色的结晶性粉末或无色晶体。具有多晶型。几乎不溶于水；略溶于丙酮；易溶于二氯甲烷；微溶于甲醇。

USP 33（Estradiol Benzoate） 一种白色或几乎白色的结晶性粉末。不溶于水；溶于乙醇和丙酮；微溶于醚。贮藏于密闭容器中。避光。

Estradiol Cipionate（*BANM*，*rINNM*） 环戊丙酸雌二醇

Cipionato de estradiol; Estradiol, Cipionate d'; Estradiol Cypionate; Estradioli Cipionas; Oestradiol Cyclopentylpropionate; Oestradiol Cypionate. Estra-1,3,5(10)-triene-3,17β-diol 17-(3-cyclopentylpropionate).
Эстрадиола Ципионат
$C_{26}H_{36}O_3$ = 396.6.
CAS — 313-06-4.
ATC — G03CA03.
ATC Vet — QG03CA03.
UNII — 7E1DV054LO.

Pharmacopoeias. In *US.*

USP 33（Estradiol Cypionate） 一种白色至几乎白色的结晶性粉末，无臭或有轻微臭。不溶于水；溶于乙醇（1∶40），溶于氯仿（1∶7），溶于乙醚（1∶2800）；可溶于丙酮和二噁烷；略溶于植物油。贮藏于密闭容器中。避光。

Estradiol Dipropionate（*BANM*，*rINNM*） 二丙酸雌二醇

Dihydroxyoestrin Dipropionate; Dipropionato de estradiol; Estradiol, Dipropionate d'; Estradioli Dipropionas; Oestradiol Dipropionate. Estra-1,3,5(10)-triene-3,17β-diol dipropionate.
Эстрадиола Дипропионат
$C_{24}H_{32}O_4$ = 384.5.
CAS — 113-38-2.
ATC — G03CA03.
ATC Vet — QG03CA03.
UNII — NIG5418BXB.

Estradiol Enantate（*BANM*，*rINNM*） 庚酸雌二醇

Enantato de estradiol; Estradiol, Enantate d'; Estradiol Enanthate *(USAN)*; Estradioli Enantas; Oestradiol Enanthate; Oestradiol 17-Heptanoate; SQ-16150. Estra-1,3,5(10)-triene-3,17β-diol 17-heptanoate.
Эстрадиола Энантат
$C_{25}H_{36}O_3$ = 384.6.
CAS — 4956-37-0.
ATC — G03CA03.
ATC Vet — QG03CA03.
UNII — PAP315WZIA.

Estradiol Hexahydrobenzoate (*BANM, rINNM*) **环己酸雌二醇**

Estradiol, Hexahydrobenzoate d'; Estradioli Hexahydrobenzoas; Hexahidrobenzoato de estradiol; Oestradiol Hexahydrobenzoate. Estra-1,3,5(10)-triene-3,17β-diol 17-cyclohexanecarboxylate.

Эстрадиола Гексагидробензоат

$C_{25}H_{34}O_3$ = 382.5.

CAS — 15140-27-9.

ATC — G03CA03.

ATC Vet — QG03CA03.

Estradiol Phenylpropionate (*BANM, rINNM*) **苯丙酸雌二醇**

Estradiol, Phénylpropionate de; Estradioli Phenylpropionas; Fenilpropionato de estradiol; Oestradiol Phenylpropionate; Östradiol Fenilpropiyonat. Estra-1,3,5(10)-triene-3,17β-diol 17-(3-phenylpropionate).

Эстрадиола Фенилпропионат

$C_{27}H_{32}O_3$ = 404.5.

ATC — G03CA03.

ATC Vet — QG03CA03.

Estradiol Valerate (*BANM, rINN*) **戊酸雌二醇**

Estradiol, valérate d'; Estradioli valeras; Estradiolio valeratas; Estradiolivaleraatti; Estradiolvalerat; Estradiol-valerát; NSC-17590; Oestradiol Valerate; Östradiol-17-Valerat; Ösztradiol-valerát; Valerato de estradiol. Estra-1,3,5(10)-triene-3,17β-diol 17-valerate.

Эстрадиола Валерат

$C_{23}H_{32}O_3$ = 356.5.

CAS — 979-32-8.

ATC — G03CA03.

ATC Vet — QG03CA03.

UNII — OKG364O896.

Pharmacopoeias. In *Chin., Eur.* (see p.vii), and *US.*

Ph. Eur. 6. 8 (Estradiol Valerate) 一种白色或类白色的结晶性粉末或无色晶体。几乎不溶于水；可溶于乙醇。避光。

USP 33 (Estradiol Valerate) 一种白色结晶性粉末，通常无臭或有轻微脂肪臭。几乎不溶于水；可溶于苯甲酸苄酯、二噁烷、甲醇和蓖麻油；略溶于花生油和芝麻油。贮藏于密闭容器中。避光。

不良反应

雌二醇和其他雌激素的不良反应在某种程度上与用药剂量和治疗持续时间以及接受治疗者的性别和年龄有关。此外，不良反应可以通过在复方口服避孕药或绝经后 HRT 中的孕激素来调节。至于天然的和人工合成的雌激素的不良反应是否有差别以及常规的用法是否会导致不良反应，目前尚不明确。

用于激素避孕的雌激素的不良反应详见（第1994页）。用于 HRT 的雌激素详见（第2005页）。

女孩使用雌激素会导致骨骺提早闭合，使最终成年身高下降。

为缓解肿瘤而使用大剂量雌激素可引起恶心、液体潴留、静脉和动脉血栓形成以及胆汁淤积性黄疸。在男性中可导致性功能丧失和女性化反应，例如男性乳房发育。在女性中可导致撤退性出血，当用于乳腺癌患者时可导致高钙血症和骨痛。

对皮肤的影响 相对于那些雌二醇自乙醇载体中释放的制剂而言，雌二醇分解在黏合剂基质中的经皮贴片所导致的皮肤反应比较小。

1. Ross D. Randomised crossover comparison of skin irritation with two transdermal oestradiol patches. *BMJ* 1997; **315:** 288.

注意事项

有关使用雌二醇或其他用于绝经后 HRT 的雌激素的注意事项，见第2008页。雌激素用在激素性避孕药中的注意事项的详细情况见第2000页。

大剂量雌激素治疗恶性疾病需慎用于脑血管疾病、冠心病或静脉血栓栓塞的患者。它们可能加重恶性疾病所导致的高钙血症。

雌激素应慎用于儿童，因为会使骨骺过早闭合，从而引起线性生长受限和身材矮小。

根据注册药品信息建议，应用雌激素的女性在用药后适当时间内避免与他人发生皮肤接触。儿童由于不小心接触外源性雌激素，比如接触使用经皮肤吸收的雌激素喷雾的女性，可导致女孩出现性早熟、男孩乳房发育。

有报道认为雌激素会干扰一些诊断试验，例如一些有关甲状腺功能和糖耐量的试验。

哺乳 在使用含量为 50mg 或 100mg 雌二醇的阴道栓剂后可在乳汁中检测到雌二醇[1]。American Academy of Pediatrics 认为雌二醇一般可以用于哺乳期[2]。

1. Nilsson S, *et al.* Transfer of estradiol to human milk. *Am J Obstet Gynecol* 1978; **132:** 653–7.
2. American Academy of Pediatrics. The transfer of drugs and other chemicals into human milk. *Pediatrics* 2001; **108:** 776–89. [Retired May 2010] Correction. *ibid.*; 1029. Also available at: http://aappolicy.aappublications.org/cgi/content/full/pediatrics%3b108/3/776 (accessed 27/06/08)

在化妆品中的用途 使用含有雌激素的化妆品也会导致不良反应，例如儿童性早熟[1,2]和男性乳房发育或成人绝经后出血[1]。在美国，非洲人较其他种族更多使用这些产品，故认为这是女孩较早即出现青春发育[3,4]和年轻女性乳腺癌发病风险增加的原因[4]。

1. Anonymous. Estrogens in cosmetics. *Med Lett Drugs Ther* 1985; **27:** 54–5.
2. Tiwary CM. Premature sexual development in children following the use of estrogen- or placenta-containing hair products. *Clin Pediatr (Phila)* 1998; **37:** 733–9.
3. Li S-T, *et al.* Hormone-containing hair product use in prepubertal children. *Arch Pediatr Adolesc Med* 2002; **156:** 85–6.
4. Donovan M, *et al.* Personal care products that contain estrogens or xenoestrogens may increase breast cancer risk. *Med Hypotheses* 2007; **68:** 756–66.

卟啉病 尽管目前有一些矛盾的关于其生卟啉作用的实验结论，但雌激素用于卟啉病患者被认为是不安全的。

妊娠 尽管有大量的关于妊娠期间使用己烯雌酚的女性的男性后代发生生殖泌尿道畸形的报道，但是目前关于雌激素是否增加这些后代中畸形、不育或睾丸癌的发生率的问题仍有争议（第2027页）。男性胎儿由于早期的睾丸发育和男性激素的分泌，其在子宫环境中通常可以避免受到自然雌激素的影响发生女性化[1]。然而，仍有相当大的可能会使男性生殖管道异常的发生率增加，使精子数量减少，这在过去的 20～30 年中受到重视。已经假设男性胎儿过度暴露于由污染物导致的雌激素环境，例如杀虫剂和塑料制品，是导致这种减少的原因[2,3]。但是仍有人对此持否定态度[4]。一篇总结流行病学数据的综述[5]表明已有证据支持胎儿期接触雌激素（药物或污染物）可能与睾丸癌发生有关，但并无证据显示与精子计数减少、隐睾症、尿道下裂有关。

在讨论激素性避孕药对胎儿无影响时，其证据包括它们不能增加男性胎儿尿道下裂的发生率，见**激素性避孕药的注意事项**项下**妊娠**，第2001页。

1. Mittwoch U, *et al.* Male sexual development in "a sea of oestrogen". *Lancet* 1993; **342:** 123–4.
2. Sharpe RM, Skakkebaek NE. Are oestrogens involved in falling sperm counts and disorders of the male reproductive tract? *Lancet* 1993; **341:** 1392–5.
3. de Kretser DM. Declining sperm counts. *BMJ* 1996; **312:** 457–8.
4. Thomas JA. Falling sperm counts. *Lancet* 1995; **346:** 635.
5. Storgaard L, *et al.* Male reproductive disorders in humans and prenatal indicators of estrogen exposure: a review of published epidemiological studies. *Reprod Toxicol* 2006; **21:** 4–15.

兽医学用途 FAO/WHO 专家委员会检查了食品中兽药残留的危险，建立了雌二醇的每日允许摄入量，但认为当药品是按照良好饲养方法用来促进生长时，没必要数值化牲畜的可食用组织中雌二醇的最大残留限量[1]。然而，要注意，在欧盟使用类固醇激素（如雌激素）用于兽医用途是受限制的，将它们用于促进生长是被禁止的。

人们目前较为关注的是环境中的雌激素对于男性生育力和男性发育的影响，见上文**妊娠**。

1. FAO/WHO. Evaluation of certain veterinary drug residues in food: fifty-second report of the joint FAO/WHO expert committee on food additives. *WHO Tech Rep Ser 893* 2000. Also available at: http://whqlibdoc.who.int/trs/WHO_TRS_893.pdf (accessed 27/06/08)

药物相互作用

关于雌二醇和其他用于绝经后 HRT 的雌激素的相互作用见（第2009页）。用在激素性避孕药中的雌激素的相互作用见（第2002页）。

药动学

通常，雌二醇和其他雌激素容易由胃肠道吸收和通过皮肤或黏膜吸收。然而，天然非结合雌激素（如雌二醇）在口服后很大程度上需经过胃肠道和肝的首关代谢。因此，它们通常无口服活性，但是微粒化的雌二醇制剂可以达到足够的生物利用度（3%～5%），可具备口服活性。雌二醇部分代谢为活性较低的雌激素，例如雌三醇和雌酮。合成的雌激素由 C17 位的烷化产生，例如炔雌醇，其代谢更慢，因此具有口服活性。结合雌激素本质上是雌激素的代谢产物，也有口服活性，因为它们在允许吸收活性雌激素的下胃肠道被酶水解。经阴道、皮肤、鼻腔或胃肠外使用雌激素也要避免肝的首关代谢。据报道，血浆雌二醇浓度可在口服后 1.5～2h 达到峰值，由于肠肝循环，在 8h 后再次达峰。雌二醇酯口服后迅速水解为游离的雌二醇，在肌内注射后吸收时间将会延长。

雌激素广泛地与血浆蛋白结合，天然存在的雌激素（如雌二醇）主要与性激素结合球蛋白结合。相反，炔雌醇主要与白蛋白结合。

雌激素在肝中代谢。形成大量的硫化物和葡糖苷酸结合物，经尿和胆汁排出。那些由胆汁排出的部分经过肠肝循环或由粪便排出。

雌二醇[1~4]和其他雌激素[5,6]的药动学参考文献如下。

1. Kuhnz W, *et al.* Pharmacokinetics of estradiol, free and total estrone, in young women following single intravenous and oral administration of 17β-estradiol. *Arzneimittelforschung* 1993; **43:** 966–73.
2. Schubert W, *et al.* Pharmacokinetic evaluation of oral 17β-oestradiol and two different fat soluble analogues in ovariectomized women. *Eur J Clin Pharmacol* 1993; **44:** 563–8.
3. Baker VL. Alternatives to oral estrogen replacement: transdermal patches, percutaneous gels, vaginal creams and rings, implants, other methods of delivery. *Obstet Gynecol Clin North Am* 1994; **21:** 271–9.
4. Price TM, *et al.* Single-dose pharmacokinetics of sublingual versus oral administration of micronized 17β-estradiol. *Obstet Gynecol* 1997; **89:** 340–5.
5. Stumpf PG. Pharmacokinetics of estrogen. *Obstet Gynecol* 1990; **75** (suppl): 9S–14S.
6. O'Connell MB. Pharmacokinetic and pharmacologic variation between different estrogen products. *J Clin Pharmacol* 1995; **35** (suppl): 18S–24S.

用途和用法

雌二醇是活性最强的天然存在的雌激素（第1994页）。雌二醇和其半合成酯类以及其他的天然雌激素主要用于绝经后 HRT（第2009页）。然而，合成的衍生物（如炔雌醇）是复方口服避孕药的主要成分（见第2003页）。雌二醇也可用于女性性腺功能减退或原发性卵巢功能衰竭（第2012页）的替代治疗。替代治疗（"add-back"疗法）也可用于那些在戈那瑞林或其类似物治疗后出现垂体-卵巢轴抑制的女性。

雌二醇的半水化物 1.03mg 相当于大约 1mg 无水物。

绝经后 HRT 通常使用口服雌二醇制剂及经皮贴剂，同样也可以使用经皮的其他形式、皮下埋植剂和鼻腔喷雾给药。以前也采用过肌内注射。对于有子宫的女性，孕激素也是必需的，周期性或连续给药，尽管有一些经皮的制剂，但是通常采用口服。阴道局部给药的雌二醇制剂专门用于治疗绝经期的萎缩性阴道炎，通常建议对于有子宫的女性，在不同时使用孕激素的情况下，雌激素仅用于短期治疗。但是不同药物的使用建议会有所差别。

*口服给药*通常使用雌二醇或戊酸雌二醇，剂量为每日 1mg 或 2mg，周期性给药或更常见的是连续给药。醋酸雌二醇的初始剂量为每日 0.45mg，必要时可增加至 0.9mg 或 1.8mg，每日 1 次。

雌二醇可以局部用作*经皮肤吸收的贴剂*，发挥全身作用，不同的贴剂每 24h 释放的雌二醇的剂量在 25～100μg。也有每日 14μg 的低剂量贴剂，用于绝经后骨质疏松风险高的女性；对于有子宫的女性也可在月经周期第 14 天加用黄体酮，每 6～12 个月用药一次。根据制剂不同，贴剂可每周更换 1～2 次。每一个新的贴剂都应循环贴在皮肤不同位置，通常要低于腰线位置，贴剂不能贴在胸部及其附近。局部使用的*凝胶制剂*也可用于全身治疗，常用剂量是雌二醇每日 0.25～1.5mg，根据需要调整，为控制女性绝经后症状可加至每日 3mg。凝胶不能用在胸部及其附近、阴道或外阴部位。同时还有*局部应用的乳剂*，剂量为雌二醇半水合物每日 8.7mg，提供全身雌激素 50μg。还有一种*皮肤喷雾器*，释放到皮肤上的雌激素剂量约 1.53mg，应喷于前臂内面的皮肤，每日上午最多可用 3 个喷雾器，根据反应不同，喷于前臂不同部位。

*鼻腔喷雾制剂*每喷一次可释放雌二醇半水合物 150μg，通常使用的初始剂量为每日 150μg（每个鼻孔内喷一次）。在 2～3 个周期后，剂量可根据患者的反应调整，常用的维持剂量是每日 300μg（每个鼻孔内每日喷一次），但是其范围可在 150μg 每日 1 次，至 450～600μg 每日分 2 次应用。

为了延长雌二醇的作用时间，可以采用*皮下埋植剂*。使用的雌二醇剂量通常为 25～100mg，下一次埋植可在前次埋植的 4～8 个月之后，可根据雌激素的浓度进行调整。

雌二醇也可以 25μg 的*阴道片剂*局部应用，初始剂量是每日 1 片，使用 2 周，然后使用维持剂量 1 片，每周 2 次；或者采用 0.01% 的*阴道乳剂*，初始剂量是每日2～4g乳剂，使用1～2周，然后剂量减半用同样长的时间，之后使用每次1g，每周3次的维持剂量。还可采用局部释药系统，即可使用3个月的阴道环，其内含有2mg雌二醇半水合物，每24h释放约7.5μg雌二醇。另外一种3个月的阴道环系统含有醋酸雌二醇，每日释放50μg或100μg雌二醇，用于减轻局部或全身的绝经后症状。

肌内注射苯甲酸雌二醇或戊酸酯的油脂depot溶液，通常每3～4周注射1次。环戊丙酸盐、二丙酸盐、庚酸盐、六氢苯甲酸盐、苯丙酸盐和十一酸酯也被用于类似的用途。

戊酸雌二醇可用作复方口服**避孕药**的雌激素成分，根据需求不同，每日剂量1～3mg。庚酸盐、环戊丙酸酯、苯甲酸酯丁酸盐和戊酸盐可用于制成复方注射避孕药。

雌二醇和其他雌激素有时使用较高剂量，用于**前列腺癌**（第638页）以及男性和绝经后妇女**乳腺癌**（第628页）的姑息治疗。

用法 口腔和舌下用法 雌二醇可通过含服吸收，已报道可以改善绝经后血管舒缩症状[1]。一项关于微粒化雌二醇的药动学研究[2]表明舌下含服较口服给药吸收更快，血药浓度峰值更高，药物清除更快。舌下含服微粒化雌二醇已被研究用于治疗产后精神抑郁[3]。

1. Gass MS, *et al.* A short study in the treatment of hot flashes with buccal administration of 17-β estradiol. *Maturitas* 2004; **49:** 140–7.
2. Price TM, *et al.* Single-dose pharmacokinetics of sublingual versus oral administration of micronized 17 β-estradiol. *Obstet Gynecol* 1997; **89:** 340–5.
3. Ahokas A, *et al.* Estrogen deficiency in severe postpartum depression: successful treatment with sublingual physiologic 17β-estradiol: a preliminary study. *J Clin Psychiatry* 2001; **62:** 332–6.

埋植剂 接受雌二醇埋植剂的女性血雌二醇浓度存在显著的个体差异[1]，即使血清雌二醇浓度在生理范围内或高于生理范围时，一些患者仍然会重复出现雌激素缺乏的症状[2]。经讨论之后，目前建议用血清雌二醇浓度作为衡量埋植剂用法恰当与否的标准，这样优于用症状作为标准[3～7]。推荐在治疗期间应监测雌二醇浓度。

对于有子宫的女性，在移去雌二醇埋植剂后需使用周期性的孕激素较长时间[7]。

1. Guirgis RR. Oestradiol implants: what dose, how often? *Lancet* 1987; **ii:** 856.
2. Gangar K, *et al.* Symptoms of oestrogen deficiency associated with supraphysiological plasma oestradiol concentrations in women with oestradiol implants. *BMJ* 1989; **299:** 601–2.
3. Ginsburg J, Hardiman P. Oestrogen deficiency and oestradiol implants. *BMJ* 1989; **299:** 1031.
4. Studd J, *et al.* Symptoms of oestrogen deficiency in women with oestradiol implants. *BMJ* 1989; **299:** 1400–1.
5. Swyer GIM. Symptoms of oestrogen deficiency in women with oestradiol implants. *BMJ* 1989; **299:** 854.
6. Tobias JH, Chambers TJ. Symptoms of oestrogen deficiency in women with oestradiol implants. *BMJ* 1989; **299:** 854.
7. Wardle P, Fox R. Symptoms of oestrogen deficiency in women with oestradiol implants. *BMJ* 1989; **299:** 1102.

鼻内用法 雌二醇HRT鼻内用药已有综述[1]。在治疗绝经期症状方面，其效果可与口服给药[2]和经皮给药[3,4]相似。相对于经皮给药，鼻内给药避免了肠和肝的首关代谢。

1. Dooley M, *et al.* Estradiol-intranasal: a review of its use in the management of menopause. *Drugs* 2001; **61:** 2243–62.
2. Studd J, *et al.* Efficacy and acceptability of intranasal 17β-oestradiol for menopausal symptoms: randomised dose-response study. *Lancet* 1999; **353:** 1574–8. Correction. *ibid.*; **354:** 780.
3. Lopes P, *et al.* Randomized comparison of intranasal and transdermal estradiol. *Obstet Gynecol* 2000; **96:** 906–12.
4. Davis SR, *et al.* Intranasal versus transdermal matrix oestrogen replacement in Australasian women. *Maturitas* 2005; **51:** 163–71.

经皮给药 通过贴剂使用的雌二醇经皮给药已有综述[1～3]。这种给药方法相对于口服有明确的优势，它避免了胃肠道和肝的首关代谢，肝酶不被刺激（尽管这也意味着其对于血脂的益处也会缺失），药物由贴剂释放的时间延长可以减少敷用的频率，因此可以增加患者的依从性。对于绝经期和绝经后女性的雌激素替代治疗，雌二醇贴剂的使用可以是连续的或采用周期性的方式，对于那些有完整子宫的女性，要增加孕激素作为周期性治疗的一部分。这不会导致药物累积，会使血雌二醇浓度和雌二醇与雌酮的比值接近正常绝经前女性的水平。贴剂能够被皮肤敏感的人很好地耐受是主要的难题。在治疗绝经期和绝经后症状，如潮红、阴道萎缩和防止骨质疏松方面，贴剂同口服雌激素一样有效。目前已有含雌激素和孕激素的复方HRT贴剂[4]。

雌二醇以凝胶[5]或乳剂形式局部用于皮肤也是有效的[6]。

1. Balfour JA, Heel RC. Transdermal estradiol: a review of its pharmacodynamic and pharmacokinetic properties, and therapeutic efficacy in the treatment of menopausal complaints. *Drugs* 1990; **40:** 561–82.
2. Cheang A, *et al.* A risk-benefit appraisal of transdermal estradiol therapy. *Drug Safety* 1993; **9:** 365–79.
3. Jewelewicz R. New developments in topical estrogen therapy. *Fertil Steril* 1997; **67:** 1–12.
4. Dando TM, Perry CM. 17 β-Estradiol/levonorgestrel transdermal system. *Treat Endocrinol* 2004; **3:** 319–24.
5. Naunton M, *et al.* Estradiol gel: review of the pharmacology, pharmacokinetics, efficacy, and safety in menopausal women. *Menopause* 2006; **13:** 517–27.
6. Simon JA. ESTRASORB Study Group. Estradiol in micellar nanoparticles: the efficacy and safety of a novel transdermal drug-delivery technology in the management of moderate to severe vasomotor symptoms. *Menopause* 2006; **13:** 222–31.

抑郁 用雌激素治疗绝经前妇女的**产后抑郁**在几个研究中被证明是有效的[1,2]。然而，尽管这种治疗可能是常规治疗（见**抑郁**，第352页）的有用辅助措施，但是发生血栓形成等严重不良反应的风险还是会限制其应用价值。

雌激素是否对老年女性有利，尤其是对与**绝经**（第2010页）有关的抑郁是否有利，目前还不明确。一些有关经皮应用雌二醇的研究报道了其有利的方面[3～5]，然而其他一些关于经皮[6]或口服[7]给药的研究并未发现其有效。孕激素联合HRT是否会减少任何已知的益处也还不明确。抗抑郁药仍然是治疗围绝经期或绝经后女性临床抑郁症的标准治疗。

1. Gregoire AJP, *et al.* Transdermal oestrogen for treatment of severe postnatal depression. *Lancet* 1996; **347:** 930–3.
2. Ahokas A, *et al.* Estrogen deficiency in severe postpartum depression: successful treatment with sublingual physiologic 17β-estradiol: a preliminary study. *J Clin Psychiatry* 2001; **62:** 332–6.
3. Soares C de N, *et al.* Efficacy of estradiol for the treatment of depressive disorders in perimenopausal women. *Arch Gen Psychiatry* 2001; **58:** 529–34.
4. Cohen LS, *et al.* Short-term use of estradiol for depression in perimenopausal and postmenopausal women: a preliminary report. *Am J Psychiatry* 2003; **160:** 1519–22.
5. Schiff R, *et al.* Short-term transdermal estradiol therapy, cognition and depressive symptoms in healthy older women: a randomised placebo controlled pilot cross-over study. *Psychoneuroendocrinology* 2005; **30:** 309–15.
6. Morrison MF, *et al.* Lack of efficacy of estradiol for depression in postmenopausal women: a randomized, controlled trial. *Biol Psychiatry* 2004; **55:** 406–12.
7. Almeida OP, *et al.* A 20-week randomized controlled trial of estradiol replacement therapy for women aged 70 years and older: effect on mood, cognition and quality of life. *Neurobiol Aging* 2006; **27:** 141–9.

性别转换 雌激素可用于男性转变为女性，以促进和保持第二性征的特点。尽管炔雌醇和结合雌激素可用于此种目的，还有一些证据表明这种用药可以改善血管功能[1]，但是另外有人认为，炔雌醇在需要剂量（典型的是每日50～100μg或更多）时凝血活性过强，建议雌二醇以戊酸盐形式口服给药剂量为每日2～4mg，或使用贴剂经皮给药，剂量为雌二醇每日100μg[2,3]。环丙孕酮也常用于对抗雌激素作用（第2022页）。

1. New G, *et al.* Long-term estrogen therapy improves vascular function in male to female transsexuals. *J Am Coll Cardiol* 1997; **29:** 1437–44.
2. Gooren L. Hormone treatment of the adult transsexual patient. *Horm Res* 2005; **64** (suppl 2): 31–6.
3. Gooren LJ, *et al.* Long-term treatment of transsexuals with cross-sex hormones: extensive personal experience. *J Clin Endocrinol Metab* 2008; **93:** 19–25.

生长异常 超生理剂量的雌激素可抑制生长，并已被应用。周期性地加用孕激素可降低体质性高身材女孩的终身高，而且这种治疗显著地降低社会标准[1]。在早期的报道中使用的是己烯雌酚，但这已经不是恰当的选择，因为它会增加癌的风险。以前炔雌醇的剂量最多可达到每日500μg，但是越来越多推荐每日50～100μg，虽然较低的剂量也同样有效[2,3]。结合雌激素也被应用，一项研究[4]报道，每日7.5～11.25mg的剂量可导致身高较预测的终身高下降5cm。实际上，低至每日625μg的剂量也曾被应用过[3]。报道的身高下降幅度在2～10cm，但是各研究之间很难对比。治疗通常持续到骨骺闭合，但是雌激素治疗的效果可能会同时受治疗开始时年龄和骨龄、治疗持续时间、使用的雌激素和剂量以及终身高的评估点的影响[2]。大剂量的雌激素治疗也与一些不良反应有关，如体重增加、头痛、恶心和乳晕或乳头色素沉着[2,3]，还会有一些凝血和血脂测定方面的不良改变[2]。一项回顾性的队列综述[5]也报道使用大剂量雌激素治疗的女孩相对于同样的未接受雌激素治疗的女孩而言，在今后更容易发生生育力问题。

雌激素治疗偶尔也用于帮助促进体质性青春发育延迟（第2012页）的女孩的生长。

1. Lee JM, Howell JD. Tall girls: the social shaping of a medical therapy. *Arch Pediatr Adolesc Med* 2006; **160:** 1035–9.
2. Drop SLS, *et al.* Sex steroid treatment of constitutionally tall stature. *Endocr Rev* 1998; **19:** 540–58.
3. Barnard ND, *et al.* The current use of estrogens for growth-suppressant therapy in adolescent girls. *J Pediatr Adolesc Gynecol* 2002; **15:** 23–6.
4. Weimann E, *et al.* Oestrogen treatment of constitutional tall stature: a risk-benefit ratio. *Arch Dis Child* 1998; **78:** 148–51.
5. Venn A, *et al.* Oestrogen treatment to reduce the adult height of tall girls: long-term effects on fertility. *Lancet* 2004; **364:** 1513–18.

出血性疾病 仅有少数证据支持雌激素可以用于各种出血性疾病。一些遗传性出血性毛细血管扩张症[1,2]患者单用雌激素或联用雌孕激素的小型研究结果表明，可应用复方口服避孕药治疗这类患者孕期鼻出血[3]。还有一些报道[2,4,5]雌激素对胃肠道血管畸形所致的出血有效。结合雌激素可用于治疗慢性肾衰竭导致的出血性疾病和出血性膀胱炎（第2020页）。

1. Vase P. Estrogen treatment of hereditary hemorrhagic telangiectasia. *Acta Med Scand* 1981; **209:** 393–6.
2. van Cutsem E, *et al.* Treatment of bleeding gastrointestinal vascular malformations with oestrogen-progesterone. *Lancet* 1990; **335:** 953–5.
3. Jameson JJ, Cave DR. Hormonal and antihormonal therapy for epistaxis in hereditary hemorrhagic telangiectasia. *Laryngoscope* 2004; **114:** 705–9.
4. Bronner MH, *et al.* Estrogen-progesterone therapy for bleeding gastrointestinal telangiectasias in chronic renal failure: an uncontrolled trial. *Ann Intern Med* 1986; **105:** 371–4.
5. Siple JF, *et al.* Use of estrogen therapy in a patient with gastrointestinal bleeding secondary to arteriovenous malformations. *Ann Pharmacother* 1997; **31:** 1311–14.

抑制泌乳 合成雌激素（如炔雌醚）和非类固醇类雌激素（如己烯雌酚）历史上用于抑制泌乳（第1902页）。然而，目前认为这种治疗是不恰当的，因为增加了产后血栓栓塞的风险。

经前期综合征 经前期综合征（PMS）可表现为各种不同的心理和躯体症状，发生于月经周期的黄体期，可在月经期或月经后立即缓解。此外，有人认为，月经前焦虑障碍掩盖了严重的功能失调的周期性情绪紊乱[1,2]。尽管20%～30%的女性有可以划分为PMS的主诉，但是只有3%～5%能达到月经前焦虑障碍的标准[2]。经前期紧张（PMT）有时表现为心理症状。很多PMS的症状与正常的经前期症状相同，但是会更加严重。目前认为经前期综合征患者对正常激素波动引起的中枢神经系统神经递质功能变化更敏感，但机制仍不清楚[2]。

最初的处置包括非药物干预[3]，如教育和支持、安慰、压力处置、放松技巧和锻炼等，咖啡因和限盐尚未被证实有益。中草药羊荆已被证实有益处[4]。对于有中度至重度症状的患者，大量的药物被试用过，均有不同程度的效果，由于诊断标准的差异、显著的安慰剂反应和所获得的反应的可重复性差等原因，使得对于疗效的客观评价受到限制。治疗可以以调节月经周期和治疗特定的症状为目的。

对照研究表明选择性*SSRIs*，尤其是氟西汀和舍曲林可缓解经前期综合征女性的心理和躯体症状[3,5,6]。一般间断用药（只在黄体期），严重经前期综合征需持续用药[1,3]，对于情绪紊乱患者，疗效显著[1,7]。若一种SSRIs无效或不能耐受，需换用另一种SSRIs或文拉法辛[1,3,5]。对于经前期综合征的青少年患者，应用SSRIs的信息较少，需警惕自杀倾向[2]。氯米帕明是一种非选择性SSRIs，也有一些试用成功的例子。抗焦虑药阿普唑仑也被应用过，对失眠症及严重的焦虑症可能有效[7]。但在一些特定的患者月经周期的黄体期使用这种或其他苯二氮䓬类药物是受限制的，以降低发生依赖和耐受的风险[8]。

习惯上认为与PMS有关的腹部胀气和腹部膨大是水钠潴留的结果。然而，在多数有上述症状的女性中，并未发现体重增加或体内总的钠和水增加的证据，因此利尿药的使用是没有根据的[9]。但是，对于那些在黄体期有可以观察到的体重增加的女性来说，使用利尿药可能是有帮助的[1,5,10]。另一个PMS的症状是周期性乳腺痛，在第2024页讨论。

维生素B_6是一种神经递质（尤其是5-羟色胺）合成过程中的辅助因子，因此也被试用于治疗PMS，发现其在某些特定的患者中可以减轻因口服避孕药导致的抑郁。然而，它对于经前期综合征的疗效是有争议的，且其每日用量高会与神经毒性有关[11]。钙剂的补充可以减轻PMS的症状[5,12]。

调整月经周期的治疗经常用于患有PMS的女性。通常，已证实有效的药物，如达那唑、雌激素埋植剂和戈那瑞林类似物，由于它们的不良反应，仅专门用于对其他治疗无反应的严重 PMS 患者。孕激素治疗一度流行，但是并没有普遍地获得有利反应，孕激素是纠正激素失衡所必需的理论也在逐步削弱。此外，一项临床试验的系统性综述[13]发现，没有证据支持黄体酮或孕激素可以用于经前期综合征。复方口服避孕药的作用亦有限[2]，它们对控制 PMS 症状非常有效，但在一些女性中，它们可导致或加重 PMS。含屈螺酮的复方避孕药治疗 PMS 较含孕激素如左炔诺孕酮或炔诺酮的避孕药效果更好[3]。对一些女性来说，停药时间间隔越短（小于 7 天）效果越好[7]，持续给药较周期性给药效果好[3]。绝经期的女性可以从应用雌激素经皮贴剂中获益。对于有子宫的女性，同时使用周期性的孕激素治疗是避免子宫内膜增生所必需的，然而孕激素可能与症状的复发有关。可通过减少促男性化的孕激素的用量及给药频率或子宫内局部应用孕激素等手段来减少复发[14]。达那唑是有帮助的[1,3]，但是在长期使用中它对于脂的不良影响值得关注，而且在妊娠期间使用会使女性胎儿男性化的风险增加。对于不能依从其他治疗的严重患者，戈那瑞林类似物（如戈舍瑞林）可用于消除卵巢功能，使用雌激素加孕激素的“add-back”疗法可以保护患者避免雌激素缺乏所引起的不良反应，包括骨质疏松[3]。这种治疗对于躯体和心理症状均十分有效[15]。短期（3 个月）单独应用戈那瑞林类似物曾被用于明确 PMS 的诊断或用于预测双侧卵巢切除术后的反应[1,3]。

1. Johnson SR. Premenstrual syndrome, premenstrual dysphoric disorder, and beyond: a clinical primer for practitioners. *Obstet Gynecol* 2004; **104:** 845–59.
2. Braverman PK. Premenstrual syndrome and premenstrual dysphoric disorder. *J Pediatr Adolesc Gynecol* 2007; **20:** 3–12.
3. Royal College of Obstetricians and Gynaecologists. Management of premenstrual syndrome (Green-top guideline 48, issued December 2007).
Available at: http://www.rcog.org.uk/files/rcog-corp/uploaded-files/GT48ManagementPremenstrualSyndrome.pdf (accessed 24/11/09)
4. Schellenberg R. Treatment for the premenstrual syndrome with agnus castus fruit extract: prospective, randomised, placebo controlled study. *BMJ* 2001; **322:** 134–7.
5. Halbreich U. Algorithm for treatment of premenstrual syndromes (PMS): experts' recommendations and limitations. *Gynecol Endocrinol* 2005; **20:** 48–56.
6. Brown J, *et al.* Selective serotonin reuptake inhibitors for premenstrual syndrome. Available in The Cochrane Database of Systematic Reviews; Issue 2. Chichester: John Wiley; 2009 (accessed 24/11/09).
7. Yonkers KA, *et al.* Premenstrual syndrome. *Lancet* 2008; **371:** 1200–10.
8. Severino SK, Moline ML. Premenstrual syndrome: identification and management. *Drugs* 1995; **49:** 71–82.
9. O'Brien PMS. Helping women with premenstrual syndrome. *BMJ* 1993; **307:** 1471–5.
10. Mortola JF. A risk-benefit appraisal of drugs used in the management of premenstrual syndrome. *Drug Safety* 1994; **10:** 160–9.
11. Wyatt KM, *et al.* Efficacy of vitamin B-6 in the treatment of premenstrual syndrome: systematic review. *BMJ* 1999; **318:** 1375–81.
12. Thys-Jacobs S, *et al.* Calcium carbonate and the premenstrual syndrome: effects on premenstrual and menstrual symptoms. *Am J Obstet Gynecol* 1998; **179:** 444–52.
13. Wyatt K, *et al.* Efficacy of progesterone and progestogens in management of premenstrual syndrome: systematic review. *BMJ* 2001; **323:** 776–80.
14. Hassan I, *et al.* PMS in the perimenopause. *J Br Menopause Soc* 2004; **10:** 151–6.
15. Wyatt KM, *et al.* The effectiveness of GnRHa with and without 'add-back' therapy in treating premenstrual syndrome: a meta analysis. *BJOG* 2004; **111:** 585–93.

特纳综合征 雌激素疗法用于治疗特纳综合征（第2014页）以促进性成熟及产生第二性征，同时避免骨质疏松等并发症。若女孩 12 岁或 13 岁仍无青春发育启动，可补充小剂量雌激素（约成人替代剂量的十分之一至八分之一）。雌二醇初始剂量肌注给药为每月 200～400μg，口服给药每日 250μg。也可使用经皮肤雌二醇贴剂，初始剂量为每日 6.25μg。由于厂家只有每日 14μg 或 25μg 的贴剂，可以按如下方法给药：每晚或每日用四分之一的贴剂；或每月用 1 片贴剂，7～10 天用完。上述方法能否提供等效剂量仍不清楚[1]。也有使用经皮雌二醇乳剂，每日剂量为 100μg[2]。

雌激素用量在 2～4 年内逐渐增加至成人剂量，从而促进正常的青春发育。雌激素用药 2 年后或出现突破性出血，常规周期性加用孕激素。对于哪种雌激素效果更好仍未达成共识，但经皮肤或注射雌激素可能是最接近生理的选择。成人每日雌二醇的剂量经皮肤给药为 100～200μg，口服给药为 2～4mg，或肌注雌二醇环戊丙酸盐每月 2.5mg。可供选择的雌激素包括每日口服炔雌醇 20mg 或结合雌激素 1.25～2.5mg。一个周期第 20～30 天加用孕酮，口服剂量为每日 200mg 或每三个月的第 100～120 天给药。口服复方避孕药可用于维持治疗[1]。

1. Bondy CA. The Turner Syndrome Consensus Study Group. Care of girls and women with Turner syndrome: a guideline of the Turner Syndrome Study Group. *J Clin Endocrinol Metab* 2007; **92:** 10–25.
2. Piippo S, *et al.* Use of percutaneous estrogen gel for induction of puberty in girls with Turner syndrome. *J Clin Endocrinol Metab* 2004; **89:** 3241–7.

制剂

BP 2010: Estradiol and Norethisterone Acetate Tablets; Estradiol and Norethisterone Tablets; Estradiol Injection; Estradiol Transdermal Patches;
USP 33: Estradiol and Norethindrone Acetate Tablets; Estradiol Cypionate Injection; Estradiol Injectable Suspension; Estradiol Pellets; Estradiol Tablets; Estradiol Transdermal System; Estradiol Vaginal Cream; Estradiol Vaginal Inserts; Estradiol Valerate Injection.

专利制剂

Arg.: Aerodiol; Estraderm; Estradot; Estreva†; Estrofem; Etrosteron; Eutocol; Evorel; Fem 7†; Ginatex; Ginediol; Hormodiol; Lindisc; Oestro Gel; Progynon; Progynova; Replasyn†; Ronfase; Rontagel; Trial Gel; Trial Sat; ***Austral.:*** Aerodiol†; Climara; Dermestril†; Estraderm; Estradot; Estrofem; Femtran; Menorest; Primogyn Depot†; Progynova; Sandrena; Vagifem; Zumenon; ***Austria:*** Aerodiol†; Climara; Cycloderm†; Dermestril†; Duokliman; Estracutan†; Estraderm†; Estradot; Estramon; Estring†; Estrofem; Estrogel; FemSeven; FemSieben†; Klimapur; Klimareduct†; Linoladiol; Menorest; Merimono†; Progynon; Progynova; Sterigin†; Systen; Vagifem; Zumenon†; ***Belg.:*** Aerodiol; Climara; Dermestril; Estraderm; Estreva; Estrofem; Feminova; Meno-Implant; Oestrogel; Progynova; Systen; Vagifem; Vivelle; Zumenon; ***Braz.:*** Aerodiol; Avicis; Benzo-Ginoestril; Climaderm; Estradelle; Estraderm†; Estradot; Estreva; Estrofem; Fem 7; Hormodose; Lindisc; Merimono; Natifa; Oestrogel; Primogyna; Riselle; Sandrena; Systen; ***Canad.:*** Climara; Delestrogen†; Estrace; Estraderm; Estradot; Estring; Estrogel; Oesclim; Vagifem; ***Chile:*** Climaderm†; Cyclobiol†; Dermatrans†; Enadiol; Epiestrol†; Estranova E†; Estreva; Farlutes; Fem 7; Femalon; Femiderm; Femidot†; Ginoderm; Mirion; Primaquin; Progynova; Sandrena; Transvital; Vagifem; ***Cz.:*** Agofollin; Climara; Dermestril; Divigel; Elleste†; Estrace†; Estraderm; Estradot†; Estrahexal; Estrapatch; Estreva†; Estrimax; Estring†; Estrofem; Fem 7†; Linoladiol N; Menorest†; Neofollin; Octodiol; Oesclim†; Oestrogel; Riselle; Systen; Vagifem; ***Denm.:*** Aerodiol†; Climara; Divigel; Estraderm†; Estring; Estrofem; Estrogel; Evorel; Femanest; Progynon; Sandrena†; Vagifem; Vivelle Dot; ***Fin.:*** Aerodiol†; Climara; Dermestril; Divigel; Estraderm†; Estradot; Estrena; Estring; Estrofem; Estrogel; Evorel; FemSeven; Merimono; Progynova; Vagifem; Zumenon; ***Fr.:*** Aerodiol†; Climara; Delidose; Dermestril; Estraderm; Estrapatch; Estrofem; Menorest†; Oesclim; Oestrodose; Oestrogel; Oromone; Progynova; Provames; Systen†; Thais; Vivelledot; ***Ger.:*** Aerodiol†; Cutanum; Dermestril; Ephelia†; Estrabeta; Estraderm; Estradot; Estramon; Estreva; Estrifam; Estring; Estronorm; Evorel†; Fem 7; Femoston mono; Gynokadin; GynPolar; Linoladiol N; Menorest†; Merimono; Progynon Depot 10†; Progynova; Sandrena†; Sisare mono; Tradelia; Vagifem; ***Gr.:*** Aerodiol; Climara; Dermestril; Estraderm TTS; Estradot; Estramon; Estring; Estrofem; Estrogel†; Menorest; Oesclim; Oestrogel; Progynon; Systen; Vagifem; ***Hong Kong:*** Dermestril†; Estraderm; Estreva; Estrofem; Oestrogel; Progynova; Vagifem; ***Hung.:*** Calidiol†; Dermestril; Divigel; Estraderm†; Estradot†; Estramon†; Estrapatch; Estrimax; Estrofem; FemSeven; Linoladiol N; Oesclim†; Oestrogel†; Systen†; Vagifem; ***India:*** Divigel; Estraderm; Evalon; ***Indon.:*** Estreva†; Fem 7†; Progynova; ***Irl.:*** Aerodiol; Climara; Dermestril; Divigel; Epiestrol; Estraderm; Estradot; Estreva; Estrofem; Evorel; Fematab; Oestrogel; Vagifem; ***Israel:*** Dermestril†; Estraderm; Estrofem; Evorel; Oestrodose; Oestrogel; Progynova; Vagifem; ***Ital.:*** Aerodiol†; Armonil; Climara; Dermestril; Ephelia; Epiestrol; Esclima; Estraderm; Estroclim†; Estrodose; Estrofem; FemSeven; Gelestra; Ginaikos; Menorest†; Progynova; Sandrena; Sprediol†; Systen; Vagifem; Zerella; ***Malaysia:*** Divigel; Estrofem†; Oestrogel†; Progynova; Trisequens†; ***Mex.:*** Armistor†; Benzo-Ginestryl; Climaderm; Essventia; Estraderm; Estramon; Estreva; Evorel; Fem 7; Ginedisc; Oestrogel; Primogyn; Sandrena; Systen; ***Mon.:*** Estreva; Femsept; ***Neth.:*** Aerodiol; Climara; Dermestril; Estraderm; Estradot; Estreva; Estrofem; Fem 7; Femring†; Meno-Implant; Menorest†; Ovestal; Progynova; Sandrena†; Systen; Vagifem; Zumenon; ***Norw.:*** Climara; Estraderm†; Estradot; Estring†; Evorel; Progynova; Vagifem; ***NZ:*** Aerodiol; Climara; Estraderm; Estrofem; Femtran; Progynova; Vagifem; ***Philipp.:*** Climara; Estrofem; Progynova; Vagifem; ***Pol.:*** Calidiol; Climara; Divigel; Estraderm; Estradot; Estrapatch†; Estreva; Estrofem; Estroplast†; Fem 7; Oesclim; Progynova; Systen; Vagifem; ***Port.:*** Climara; Crinohermal†; Dermestril; Epiestrol; Estraderm; Estradot; Estrapatch; Estreva; Estrofem; Feminova†; Femring†; Femsete; Menorest†; Oestrodose; Vagifem; Zumenon; ***Rus.:*** Climara (Климара); Divigel (Дивигель); Estrimax (Эстримакс); Estrofem (Эстрофем); Oestrogel (Эстрожель); Progynova (Прогинова); ***S.Afr.:*** Climara; Estraderm; Estradot; Estring; Estro-Pause; Estrofem; Evorel; Femigel; Primogyn Depot†; Progynova; Vagifem; ***Singapore:*** Divigel; Estraderm; Estreva†; Estring; Estrofem; Oestrogel; Progynova; Vagifem; ***Spain:*** Absorlent; Alcis; Cliogan†; Dermestril; Endomina; Esprasone; Estraderm; Estradot; Estrapatch; Estroffik; Evopad; Meriestra; Oestraclin; Progynova; Vagifem; ***Swed.:*** Climara; Divigel; Estraderm†; Estradot; Evorel; Femanest; FemSeven†; Oesclim; Oestring; Progynon; Vagifem; ***Switz.:*** Aerodiol†; Cerina†; Climara; Dermestril†; Divigel; Estraderm†; Estradot; Estramon; Estreva†; Estring; Estrofem N; Fem 7†; Menorest†; Oestrogel; Progynova; Sandrena; Systen; Vagifem; Zumenon; ***Thai.:*** Climara; Divigel; Ediol; Estrofem; Oestrogel†; Postmenop; Progynon†; Progynova; Vagifem; ***Turk.:*** Aerodiol; Akrofolline; Climara; Estraderm; Estramon; Estrava; Fem 7; Femijel; Vagifem; ***UK:*** Aerodiol†; Bedol; Climaval; Elleste-Solo; Estraderm; Estradot; Estring; Evorel; Fematrix; FemSeven; FemTab†; Menoring†; Oestrogel; Progynova; Sandrena; Vagifem; Zumenon; ***Ukr.:*** Divigel (Дивигель); Estramon (Эстрамон); Oestrogel (Эстрожель); Progynova (Прогинова); ***USA:*** Alora; Climara; Delestrogen; depGynogen; Depogen; Divigel; Elestrin; Esclim†; Estrace; Estraderm; Estrasorb; Estring; Estrogel; Evamist; FemPatch; Femring; Femtrace; Gynodiol; Menostar; Vagifem; Valergen; Vivelle; ***Venez.:*** Aerodiol; Climaderm; Estraderm†; Estradot; Estrogel; FemSeven; Progynova.

多组分制剂 ***Arg.:*** Activelle; Angeliq; Atrimon; Ciclocur; Climene; Cristerona; Dilena†; Disequens; Dos Dias N; Eos; Equifem; Estalis; Estalis Sequi; Estracomb; Estragest; Evorel Conti; Evorel Sequi; Farludiol; Farludiol Ciclo; Fem 7 Combi†; Fempack; Gadofem; Gynodian Depot; Hosterona; Kliogest; Lubriderm; Menstrogen†; Mesigyna; Perlutal; Prefest; Primosiston; Supligol NF; Totelle Ciclico; Totelle Continuo; Trial Combi; Trial Gest; Trisequens; ***Austral.:*** Angeliq; Climen†; Estalis Continuous; Estalis Sequi; Estracombi; Femoston; Kliogest; Kliovance; Trisequens; ***Austria:*** Activelle; Allurene†; Angeliq; Climen; Climodien†; Cyclacur†; Estalis; Estalis Sequens; Estracomb; Femipak†; Femoston; Femoston Conti; Femphascyl conti†; Femphascyl†; FemSeven Combi; Gynodian Depot; Ichth-Oestren†; Kliogest; Lafamme†; Mericomb; Merigest; Novofem†; Perikliman; Sequidot 2-Phasen; Trisequens; ***Belg.:*** Activelle; Angeliq; Climen; Climodien; Cyclocur; Dimenformon†; Diviplus; Diviva; Estalis; Estracombi; Feminova Plus; Femoston; Femoston Conti; Kliogest; Novofem; Totelle Cycle†; Trisequens; ***Braz.:*** Activelle; Angeliq; Avaden; Cicloprimogyna; Cliane; Climene; Cyclofemina; Dilena; Elamax; Estalis; Estalis SQ; Estandron P; Estracomb†; Estragest; Femineo†; Femoston; Femoston Conti; Gestadinona; Gineane; Kliogest; Mericomb; Merigest; Mesigyna; Natifa Pro; Noregyna†; Perlutan; Postoval†; Prefest; Preg-Less; Suprelle; Suprema; Systen Conti; Systen Sequi; Totelle; Totelle Ciclo; Trinestril; Trisequens; Unalmes†; Uno Ciclo; ***Canad.:*** Activelle; Angeliq; Climara Pro; Estalis; Estalis Sequi†; Estracomb; ***Chile:*** Activelle; Agurin†; Altesse; Angeliq; Avaden†; Cliane; Climene; Clinomat; Cyclofem†; Enadiol CC; Enadiol MP; Enadiol Neta†; Estandron Prolongado†; Estracomb; Estragest; Estranova 30 Simple†; Estranova CC†; Farlupost; Fem 7 Combi; Femoston; Femoston Conti; Ginefolin; Ginotex; Gynodian Depot; Kilios; Kliogest; Mesigyna; Novafem; Postoval†; Primaquin MP; Primaquin MP Continuo; Progyluton; Totelle Ciclico; Totelle Continuo; Trisequens; Unalmes; ***Cz.:*** Activelle; Aknefug†; Alpicort F; Angeliq; Avaden†; Climara Duo†; Climen; Convaden†; Cyclo-Menorette†; CycloOstrogynal†; Divina; Diviseq; Estalis Sequi†; Estalis†; Estrace Plus†; Estrace-C†; Estracomb†; Estragest†; Femoston; Femoston Conti; Folivirin; Gynodian Depot; Gynovel; Indivina; Kliane; Klimodien; Klimonorm; Kliogest; Linoladiol-H N†; Noviana; Novofem; Pausogest†; Qlaira; Sequidot†; Systen Conti; Systen Sequi; Triaklim†; Trisequens; ***Denm.:*** Activelle; Angemin; Climen†; Climodien; Cyclo-Progynon†; Divina; Divina Plus; Estracomb; Evo-Conti; Evo-Sequi; Femanor; Femasekvens; Indivina; Klimalet†; Kliogest; Novofem; Nuvelle; Totelle†; Trevina; Trisekvens; ***Fin.:*** Activelle; Angeliq; Climoston Conti†; Cyclabil†; Divina; Divitren; Estalis; Estalis Sekvens; Evinelle†; Evorel Conti; Evorel Sequi; Femilar; Femoston; Femoston Conti; FemSeven Combi; Indivina; Kliogest; Mericomb; Merigest; Naemis†; Novofem; Sequidot; Totelle Sekvens†; Trisekvens; ***Fr.:*** Activelle; Angeliq; Avadene; Climaston; Climene; Climodiene; Divina; Diviseq†; Duova; Kliogest; Novofemme; Qlaira; Trisequens; ***Ger.:*** Activelle; Alpicort F; Angeliq; Climen; Climodien; Clionara; Cliovelle; Crinohermal fem; Cyclo-Menorette†; Cyclo-Progynova; CycloOstrogynal; Estalis Sequi; Estracomb†; Estrafemol†; Estragest; Fem 7 Combi; Femoston; Femoston Conti; Gianda; Gynamon; Gynodian Depot; Indivina; Klimonorm; Kliogest N; Lafamme; Linoladiol-H N; Mericomb; Merigest; NeoOstrogynal†; NeyNormin (Revitorgan-Lingual Nr 65)†; NeyNormin N (Revitorgan-Dilutionen N Nr 65)†; Novofem; Osmil; Ostronara†; Procyclo†; Sequidot; Sisare; Sisare 28; Trisequens; Vitrena†; Wellnara; ***Gr.:*** Activelle; Angeliq; Climodien; Cyclacur; Divina; Estalis; Estalis Sequi; Estalis Sequidot; Estopause; Estracomb TTS; Femaston; Kliogest; Nuvelle; Systen Conti; Systen Sequi; Trisequens; ***Hong Kong:*** Activelle; Angeliq; Climen 28; Cyclofem; Dilena; Estracomb; Femoston; Femoston Conti; Hormonin†; Kliogest; Novofem; Trisequens; ***Hung.:*** Activelle; Alpicort F; Angeliq; Climen†; Cyclo-Menorette†; Divina; Divitren†; Estracomb†; Estragest; Femoston; FemSeven Combi†; Indivina; Klimodien†; Klimonorm; Kliogest; Linoladiol-H N†; Novofem; Pausogest; Qlaira; Triaklim; Trisequens; Tulita; ***India:*** Kemicetine Antiozena; Mixogen; ***Indon.:*** Angeliq; Climen 28; Cyclo-Progynova; Cyclofem†; Femoston; Mediol†; Renodiol; ***Irl.:*** Activelle; Allurene; Angeliq; Estalis; Estalis Sequi†; Estracombi†; Evorel Conti; Femoston; Femoston Conti; FemSeven Conti; FemSeven Sequi; Femurest-Conti; Indivina; Kliogest; Naemis; Novofem; Nuvelle†; Qlaira; Trisequens; ***Israel:*** Activelle; Angeliq; Evorel Conti; Evorel Sequi; Kliogest; Novofem; Progyluton; Trisequens; ***Ital.:*** Activelle; Angeliq; Climen; Combiseven; Estalis Sequi; Estracomb; Femity; Femoston; Femoston Conti; Filena; Gravibinan†; Gynodian Depot; Kliogest; Menovis; Naemis; Nuvelle†; Pausene; Totelle†; Trisequens; ***Malaysia:*** Activelle; Angeliq; Climen; Duogynon; Femoston; Femoston Conti; Klimonorm†; Kliogest†; Progyluton; ***Mex.:*** Anafertin; Angeliq; Avaden; Binodian; Cliane; Climene; Cyclofemina; Damax; Despamen; Dilena; Estalis; Estracomb; Evorel Conti; Genofort; Gravidinona; Lutalmin; Lutoginestryl F; Mesigyna; Metrigen Fuerte; Nostidyn; Patector; Perludil; Perlutal; Prefest; Primosiston†; Primoson-F; Progediol†; Proger-F; Progyluton; Totelle Continuo; Totelle Secuencial; Xofemina; Yectames; ***Mon.:*** FemseptCombi; Femseptevo; Naemis; ***Neth.:*** Activelle; Allurene; Angeliq; Avaden†; Climaston Continu; Climene; Climodien; Cyclocur; Estalis; Estalis Sequi; Estandron Prolongatum; Estracomb; Fem 7 Sequi; Femoston; Femoston Continu; Femphascyl; Femphascyl Continu; Kliogest; Lafamme; Naemis; Novofem; Trisequens; ***Norw.:*** Activelle; Climen†; Climodien; Cyclabil†; Estalis; Estalis Sekvens; Indivina; Kliogest; Novofem; Totelle Sekvens†; Trisekvens; ***NZ:*** Cliane†; Kliogest; Kliovance; Nuvelle; Trisequens; ***Philipp.:*** Angeliq; Climen 28; Femoston†; Kliogest; ***Pol.:*** Activelle; Alpicort E; Angeliq; Climen; Cliovelle; Cyclo-Progynova; Divina; Diviseq; Estalis; Estalis Sequi†; Estracomb; Fem 7 Combi; Femoston; Femoston Conti; Gynodian Depot; Indivina; Klimonorm; Kliogest; Novofem; Qlaira; Systen Conti; Systen Sequi; Trisequens; ***Port.:*** Activelle; Allurene; Angeliq; Avadene; Cicnor†; Climara Duo†; Climen; Climodien; Dilena; Emmenovis†; Estalis; Estalis Sequi; Estracomb; Femoston; Femoston 1/5; Femsete Combi; Femsete Evo; Kliogest; Lafamme; Naemis; Novofem; Nuvelle; Progyluton; Qlaira; Trisequens; ***Rus.:*** Angeliq (Анжелик); Climen (Климен); Climodien (Климодиен); Cyclo-Progynova (Цикло-прогинова); Divina (Дивина); Diviseq (Дивисек); Divitren (Дивитрен)†; Femoston (Фемостон); Femoston 1/5 (Фемостон 1/5); Gynodian Depot (Гинодиан Депо)†; Indivina (Индивина); Klimonorm (Климонорм); Kliogest (Клиогест); Pausogest (Паузогест); Triaklim (Триаклим); Trisequens (Трисеквенс); ***S.Afr.:*** Activelle; Angeliq; Climen; Divina†; Estalis; Estracombi; Estro-Pause N; Evorel Conti; Evorel Sequi; Femoston; Femoston Conti; Kliogest; Mixogen†; Novofem; Postoval; Prefesta†; Primodian Depot†; Trisequens; Trivina; ***Singapore:*** Activelle; Climen; Estracomb; Femoston; Femoston Conti; Kliogest; Progyluton; Trisequens; Unijab; ***Spain:*** Absorlent Plus; Activelle; Angeliq; Auroclim†; Climen; Climodien; Clisin†; Duofemme; Endomina Plus; Estalis; Estalis Sequi; Estracomb; Merigest; Merigest Sequi; Mevaren; Nuvelle; Perifem; Progyluton; Topasel†; Trisequens; ***Swed.:*** Activelle; Angemin; Climodien; Cliovelle; Cyclabil†; Divina Plus; Divina†; Estalis; Estalis Sekvens†; Evorel Micronor†; Femanor; Femasekvens; Indivina; Kliogest; Novofem; Sequidot; Totelle Sekvens†; Totelle†; Trisekvens; Trivina; ***Switz.:*** Activelle; Alpicort F; Angeliq; Climen; Cyclacur; Diviseq; Estalis; Estalis Sequi; Estracomb; Estragest; Estranor; Fem 7 Combi†; Femoston; Femoston Conti; Gynodian Depot; Indivina; Kliogest N; Mericomb; Merigest; Novofem; Sequidot; Systen Conti; Systen Sequi; Triaval; Trisequens; ***Thai.:*** Activelle; Angeliq; Climen; Cyclo-Progynova; Diviseq†; Duoton; Femoston 1/10; Femoston Conti; Havina; Indivina; Klimonorm†; Phenokinon-F†; Primodian Depot†; ***Turk.:*** Activelle; Angeliq; Climen; Climodien; Cyclo-Progynova; Di-Pro; Divina; Estandron Prolan; Estracombi; Femoston; Kliogest; Mesigyna; Trisequens; ***UK:*** Angeliq; Climagest; Climesse; Clinorette; Cyclo-Progynova 1 mg; Cyclo-Progynova 2 mg; Elleste Duet Conti; Elleste-Duet; Estracombi†; Evorel Conti; Evorel Pak†; Evorel Sequi; Femapak; Femoston; Femoston Conti; FemSeven Conti; FemSeven Sequi; FemTab Sequi†; Hormonin; Indivina; Kliofem; Kliovance; Novofem; Nuvelle Continuous; Nuvelle†; Qlaira; Tridestra; Trisequens; ***Ukr.:*** Angeliq (Анжелик); Climen (Климен); Divina (Дивина); Femoston (Фемостон); Indivina (Индивина); Klimodien (Климодиен); Klimonorm (Климонорм); Pausogest (Паузогест); Revmelid (Ревмелид); ***USA:*** Activella; Angeliq; ClimaraPro; CombiPatch; Depo-Testadiol; Depotestogen; Mimvey; Prefest; ***Venez.:*** Avaden; Cliane; Climene; Estracomb†; Estragest; Femoston; Femoston Conti; Ginecosid; Gynodian Depot; Mesigyna; Primosiston†; Progyluton; Totelle Ciclico; Totelle Continuo.

Estrapronicate (*rINN*) 烟丙雌二醇

Estrapronicato; Estrapronicatum. Oestradiol 17-nicotinate 3-propionate.

Эстрапроникат

$C_{27}H_{31}NO_4$ = 433.5.

CAS — 4140-20-9.

UNII — BC621AC03L.

简介

烟丙雌二醇是一种有烟酸的雌二醇（第2029页）衍生物。它被用作治疗骨质疏松复方制剂的一种成分，该制剂含有促合成代谢的类固醇和孕激素。

Estriol (*BAN*, *rINNM*) 雌三醇

Estriol; Estriolis; Estriolum; Follicular Hormone Hydrate; Oestriol; Östriol; Ösztriol; Theelol. Estra-1,3,5(10)-triene-3,16α,17β-triol.

Эстриол

$C_{18}H_{24}O_3$ = 288.4.
CAS — 50-27-1.
ATC — G03CA04.
ATC Vet — QG03CA04; QG03CC06.
UNII — FB33469R8E.

Pharmacopoeias. In *Eur.* (see p.vii), *Jpn*, and *US*.

Ph. Eur. 6.8（Estriol） 一种白色或几乎白色的结晶性粉末。几乎不溶于水；略溶于乙醇。

USP 33（Estriol） 一种白色或几乎白色的无臭结晶性粉末。不溶于水；略溶于乙醇；溶于丙酮、氯仿、二噁烷、乙醚和植物油。贮藏于密闭容器中。

Estriol Sodium Succinate (*BAN*, *rINNM*) 雌三醇琥珀酸钠

Estriol, Succinate Sodique d'; Estrioli Natrii Succinas; Oestriol Sodium Succinate; Succinato sódico de estriol. Disodium 3-hydroxyestra-1,3,5(10)-triene-16α,17β-diyl disuccinate.

Эстриола Натрия Сукцинат

$C_{26}H_{30}Na_2O_9$ = 532.5.
CAS — 113-22-4.
ATC — G03CA04.
ATC Vet — QG03CA04.
UNII — 641I00CU65.

Estriol Succinate (*BAN*, *rINN*) 琥珀酸雌三醇

Estriol, Succinate d'; Estrioli Succinas; Estriolisuksinaatti; Estriolsuccinat; Oestriol Succinate; Succinato de estriol. 3-Hydroxyestra-1,3,5(10)-triene-16α,17β-diyl di(hydrogen succinate).

Эстриола Сукцинат

$C_{26}H_{32}O_9$ = 488.5.
CAS — 514-68-1.
ATC — G03CA04.
ATC Vet — QG03CA04.
UNII — AS13K2DY03.

简介

雌三醇是一种天然存在的雌激素，其作用和用途与雌二醇（第2029页）相似。

它可用于绝经后 HRT（第2005页）。当雌激素给予有子宫的女性时，尤其是对于长期使用的患者，需要合用孕激素。雌三醇的起始剂量为每日 4～8mg，之后逐渐减量至最小有效剂量。雌三醇也可以和其他的天然雌激素合用，例如雌二醇和雌酮（见下文）。雌三醇的常用剂量范围是每日 0.25mg 至 2mg 不等。雌三醇短期阴道给药可用于治疗绝经后萎缩性阴道炎及外阴干皱，可用 0.01%或 0.1%的乳剂或阴道栓剂，每日 500μg。初期为每日给药，然后减为每周 2 次。

雌三醇也可口服用于治疗由于宫颈穿透能力差引起的不孕症（第2012页），剂量为每日 1～2mg，在月经周期第 6～15 天用药。必要时可加量，直到最终对宫颈黏液有效，最终剂量需达到每日 8mg。

口服琥珀酸雌三醇也被用于治疗绝经期疾病。其琥珀酸钠盐经胃肠外给药用于治疗出血和血小板减少症。

制剂

BP 2010: Estriol Cream.

专利制剂

Arg.: Colpoestriol; Orgestriol; ***Austral.:*** Ovestin; ***Austria:*** Ortho-Gynest; Ovestin; Styptanon†; ***Belg.:*** Aacifemine; Ortho-Gynest; ***Braz.:*** Estriopax; Hormocervix; Hormoniol; Ovestrion; Styptanon; ***Chile:*** Ovestin; Sinapause; Vacidox; ***Cz.:*** Ortho-Gynest; Ovestin; ***Denm.:*** Ovestin; ***Fin.:*** Ovestin; Pausanol; ***Fr.:*** Gydrelle; Physiogine; Trophicreme; ***Ger.:*** Cordes Estriol; Gynasan†; OeKolp; Oestro-Gynaedron M; Ortho-Gynest; Ovestin; Synapause E; Xapro; ***Gr.:*** Ovestin; ***Hung.:*** Estrokad; Ortho-Gynest; Ovestin; ***Indon.:*** Ovestin; ***Irl.:*** Ortho-Gynest; Ovestin; ***Israel:*** Ortho-Gynest; Ovestin; ***Ital.:*** Colpogyn; Ortho Gynest Depot; Ovestin; Trofogin; ***Jpn:*** Estriel; ***Mex.:*** Ortho-Gynest; Ovestin; Sinapause; ***Neth.:*** Synapause-E₃; ***Norw.:*** Ovesterin; ***NZ:*** Ovestin; ***Philipp.:*** Ovestin; ***Pol.:*** Oekolp; Ortho-Gynest; Ovestin; ***Port.:*** Ovestin; Pausigin; Synapausa†; ***Rus.:*** Estrokad (Эстрокад); Ovestin (Овестин); ***S.Afr.:*** Synapause; ***Spain:*** Ovestinon; ***Swed.:*** Ovesterin; ***Switz.:*** Oestro-Gynaedron Nouveau; Ortho-Gynest; Ovestin; ***Thai.:*** Ovestin†; ***Turk.:*** Estrofem; Ovestin; ***UK:*** Gynest; Ortho-Gynest; Ovestin; ***Ukr.:*** Ovestin (Овестин); ***Venez.:*** Ortho-Gynest; Ovestin.

多组分制剂 ***Arg.:*** Tropivag Plus; ***Austria:*** Gynoflor; ***Belg.:*** Gynoflor; ***Cz.:*** Cyclo-Menorette†; CycloOstrogynal†; Gynoflor; ***Fr.:*** Florgynal; Trophigil; ***Ger.:*** Cyclo-Menorette†; CycloOstrogynal; Gynoflor; NeoOstrogynal†; ***Hong Kong:*** Hormonin†; ***Hung.:*** Cyclo-Menorette†; Gynoflor; ***Pol.:*** Gynoflor; ***Port.:*** Gynoflor; ***Switz.:*** Gynoflor; ***Thai.:*** Gynoflor; ***Turk.:*** Gynoflor; ***UK:*** Hormonin; ***Ukr.:*** Gynoflor (Гинофлор)†.

Estrone (*BAN*, *rINN*) 雌酮

Estron; Estrona; Estroni; Estronum; Foliculina; Follicular Hormone; Folliculin; Ketohydroxyoestrin; Oestrone; Östron. 3-Hydroxyestra-1,3,5(10)-trien-17-one.

Эстрон

$C_{18}H_{22}O_2$ = 270.4.
CAS — 53-16-7.
ATC — G03CA07.
ATC Vet — QG03CA07; QG03CC04.
UNII — 2DI9HA706A.

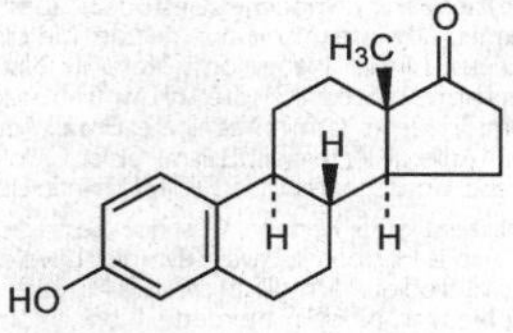

Pharmacopoeias. In *US*.

USP 33（Estrone） 无臭，小白色晶体或白色至乳白色结晶性粉末。几乎不溶于水；溶于乙醇（1∶250），在15℃下溶于氯仿（1∶110）；溶于沸乙醇（1∶50），溶于沸丙酮（1∶33），溶于沸腾的苯（1∶145），溶于沸腾的氯仿（1∶80）；在50℃下溶于丙酮（1∶50）；可溶于二噁烷和植物油；微溶于混合氢氧化碱溶液。在25℃条件下贮藏于密闭容器中，允许温度范围 15～30℃。避光。

简介

雌酮是一种天然存在的雌激素，其作用和用途与雌二醇（第2029页）相似。

雌酮用于绝经后 HRT（第2005页）的口服剂量是每日 1.4～2.8mg，周期性或连续摄入，与雌二醇和雌三醇的复方产物的用法一致（见上文）。雌酮的油溶液和水混悬液可以肌内注射给药。当专门用于绝经期萎缩性阴道炎的治疗时，雌酮可以经阴道给药。如用于有子宫的女性，以任何途径给药的雌酮都应与孕激素合用。

制剂

USP 33: Estrone Injectable Suspension; Estrone Injection.

专利制剂

Canad.: Neo-Estrone; ***USA:*** Kestrone.

多组分制剂 ***Braz.:*** Ginebumo†; ***Fr.:*** Synergon; ***Hong Kong:*** Hormonin†; ***Port.:*** Gretalvite; ***Spain:*** Cicatral; Grietalgen; ***Thai.:*** Metharmon-F†; ***Turk.:*** Synergon; ***UK:*** Hormonin.

Estropipate (*BAN*) 哌嗪雌酮硫酯

Estropipato; Piperazine Estrone Sulfate; Piperazine Oestrone Sulphate. Piperazine 17-oxoestra-1,3,5-(10)-trien-3-yl hydrogen sulphate.

Эстропипате

$C_{18}H_{22}O_5S,C_4H_{10}N_2$ = 436.6.
CAS — 7280-37-7.
UNII — SVI38UY019.

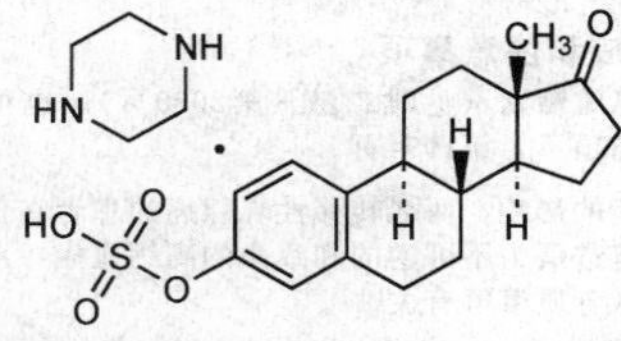

Pharmacopoeias. In *Br.* and *US*.

BP 2010（Estropipate） 一种白色或类白色的结晶性粉末。极微溶于水、乙醇、氯仿和乙醚。

USP 33（Estropipate） 一种白色至淡黄白色的细微结晶性粉末，无臭或有轻微臭。极微溶于水、乙醇、氯仿和乙醚；溶于温乙醇（1∶500）；溶于温水；贮藏于密闭容器中。

不良反应和注意事项

参见雌激素（见雌二醇，第2030页）。也可见**激素替代治疗**项下，第2005页。

药物相互作用

见**激素替代治疗**项下，第2009页。

用途和用法

哌嗪雌酮硫酯是一种半合成的雌酮和哌嗪结合物，用于绝经后 HRT（第2009页）。它的作用是通过在体内水解为雌酮（见上文）来发挥的。

口服哌嗪雌酮硫酯用于短期治疗绝经期症状，推荐剂量范围是每日 0.75～3mg，周期性给药或连续给药，周期性给药的剂量也曾最多达到每日 6mg。每日 0.75mg 周期性给药或 1.5mg 连续用药，可预防绝经后骨质疏松，但对于风险高需激素治疗的患者常规采用雌二醇治疗。对于保留有子宫的女性，哌嗪雌酮硫酯应和孕激素一起使用。哌嗪雌酮硫酯含量为 0.15%的阴道乳剂也被短期用于治疗绝经期萎缩性阴道炎，每日用量为 2～4g 乳剂。用于治疗女性性腺功能降低、去势和原发性卵巢功能衰竭，用量为每日口服 1.5～3mg，周期性给药；也有人曾使用过更高的剂量，达每日 9mg，周期性给药。

制剂

BP 2010: Estropipate Tablets;
USP 33: Estropipate Tablets; Estropipate Vaginal Cream.

专利制剂

Austral.: Genoral; Ogen; ***Canad.:*** Ogen; ***Indon.:*** Ogen†; ***Mex.:*** Ogen†; ***S.Afr.:*** Ortho-Est; ***UK:*** Harmogen†; ***USA:*** Ogen; Ortho-Est†.

Ethinylestradiol (*BAN*, *rINN*) 炔雌醇

Aethinyloestradiolum; Ethinyl Estradiol; Ethinylestradiol; Ethinylestradiolum; Ethinyloestradiol; Etinilestradiol; Etinilestradiolis; Etinilöstradiol; Etinilösztradiol; Etinylestradiol; Etinyyliestradioli; Etynyloestradiol; NSC-10973. 17α-Ethynylestra-1,3,5(10)-triene-3,17β-diol; 19-Nor-17α-pregna-1,3,5(10)-trien-20-yne-3,17β-diol.

Этинилэстрадиол

$C_{20}H_{24}O_2$ = 296.4.
CAS — 57-63-6.
ATC — G03CA01; L02AA03.
ATC Vet — QG03CA01; QL02AA03.
UNII — 423D2T571U.

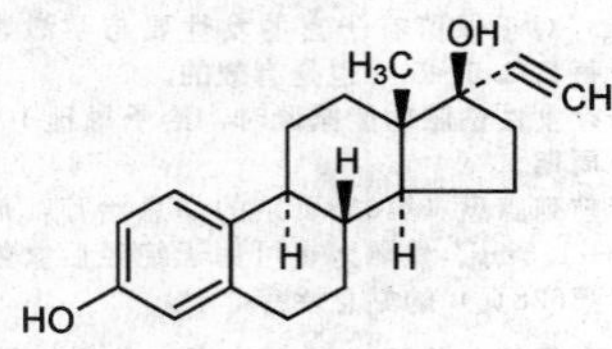

注：炔雌醇复方制剂可以用下列名称表示。

- Co-cyprindiol（*BAN*）——炔雌醇 35 份和醋酸环丙孕酮 2000 份（质量分数）。

Pharmacopoeias. In *Chin.*, *Eur.* (see p.vii), *Int.*, *Jpn*, and *US*.

Ph. Eur. 6.8（Ethinylestradiol） 一种白色至微黄白色的结晶性粉末。呈多晶型。几乎不溶于水；易溶于乙醇；溶于稀碱性溶液中。避光。

USP 33（Ethinyl Estradiol） 一种白色至乳白色、无

臭、结晶性粉末。不溶于水；溶于乙醇、氯仿、乙醚、植物油和混合氢氧化碱溶液。贮藏于非金属的密闭容器中。避光。

不良反应和注意事项

参见雌激素（见**雌二醇**，第2030页）。也可见**激素性避孕药**项下，第1994页。

对钙平衡的影响 两名转移性乳腺癌的患者在使用炔雌醇后迅速进展为不可逆的和致命的高钙血症，考虑与雌激素刺激骨质溶解有关[1]。

1. Cornbleet M, *et al.* Fatal irreversible hypercalcaemia in breast cancer. *BMJ* 1977; **1:** 145.

对肝脏的影响 1名肝移植的患者在接受了炔雌醇每日50μg治疗月经过多后发生了胆汁淤积和瘙痒[1]。停用炔雌醇后症状消失，但是再次应用后又反复。

1. Fedorkow DM, *et al.* Cholestasis induced by oestrogen after liver transplantation. *BMJ* 1989; **299:** 1080–1.

药物相互作用

见**激素性避孕药**（第2002页）及**激素替代疗法**（第2009页）。

1. Zhang H, *et al.* Pharmacokinetic drug interactions involving 17α-ethinylestradiol: a new look at an old drug. *Clin Pharmacokinet* 2007; **46:** 133–57.

药动学

炔雌醇在胃肠道迅速和完全地吸收。与雌二醇相比，在第17位存在一个乙炔基团，大大降低了肝脏的首关代谢，使得该化合物口服后的活性更高，但是会与肠壁有一些初步的结合，其全身生物利用度只有约40%。炔雌醇与蛋白高度结合，但是不像那些天然存在的雌激素主要与性激素结合球蛋白结合，炔雌醇主要与白蛋白结合。它在肝中代谢，初始由细胞色素P450同工酶CYP3A4芳香化羟基化形成2-羟乙基淀粉及各种结合代谢，由尿液和粪便清除。代谢物经过肠肝循环。

1. Back DJ, *et al.* The gut wall metabolism of ethinyloestradiol and its contribution to the pre-systemic metabolism of ethinyloestradiol in humans. *Br J Clin Pharmacol* 1982; **13:** 325–30.
2. Guengerich FP. Metabolism of 17 α-ethynylestradiol in humans. *Life Sci* 1990; **47:** 1981–8.
3. van den Heuvel MW, *et al.* Comparison of ethinylestradiol pharmacokinetics in three hormonal contraceptive formulations: the vaginal ring, the transdermal patch and an oral contraceptive. *Contraception* 2005; **72:** 168–74.

用途和用法

炔雌醇是一种合成雌激素，其作用与雌二醇（第2030页）类似。

炔雌醇常被用作复方口服**避孕药**的雌激素成分，其代表性的每日剂量为20～40μg（适宜剂量的指导，见第2003页）。炔雌醇同样也可用作复方口服避孕药中雌激素成分。炔雌醇也被用于经皮贴剂复方避孕药的雌激素成分，每日释放剂量33.9μg的炔雌醇和去甲基孕酮。目前供应一种新型的贴剂，每周用1次，在一个4周的周期中使用3周。这种贴剂相对于同样的口服避孕药而言，其雌激素暴露程度会更高，形成静脉血栓栓塞的风险也更高（第1998页）。带有避孕药的避孕环平均每日释放15μg的炔雌醇依托孕烯，也是可被利用的；避孕环在体内保留3周，第4周取出，然后再置入新的避孕环。炔雌醇可与左炔诺孕酮或炔诺孕酮联合用作紧急避孕药（第2004页）。炔雌醇可与抗雌激素环丙孕酮的复方制剂可用于痤疮（第1505页）和多毛症（第2022页）的激素治疗，尤其是当避孕药也需要使用时（见**醋酸环丙孕酮项下用途和用法**，第2021页）。

炔雌醇也被用于**绝经后 HRT**（第2009页），但是天然的雌激素通常更好；周期性用药，每日口服剂量为10～50μg（对于保留有子宫的女性要与孕激素合用），但低剂量每日2.5～5μg也是有效的。

在治疗女性**性腺功能减退**时，给予每日10～50μg，至少1个周期。

用于**前列腺癌**（第638页）的姑息治疗，剂量为每日150μg～1.5mg。炔雌醇也可用于绝经后女性恶性**乳腺肿瘤**（第628页）的姑息治疗。

儿童用法 虽然在英国未被允许用于儿童，但是*BNFC 2010/11*包括炔雌醇的剂量。在治疗女孩**青春发育延迟**（第2012页）时的初始剂量是口服每日2μg。可以根据反应每6个月增加到5μg，然后10μg，然后每日20μg。治疗12～18个月后，需要在每个28天的周期中加用7天孕激素。炔雌醇每日20μg和周期性地使用孕激素可用于维持性成熟。为了防止体质性**身材过高**，炔雌醇可以用于2～12岁的女孩，剂量为每日20～50μg（也见**雌二醇中生长异常**，第2031页）。

生长激素激发试验可协助生长迟缓（第1717页）儿童诊断为生长激素缺乏症。然而，性早熟儿童进行生长激素激发试验反应延迟，可导致假阴性。为增强对激发试验的反应，用炔雌醇对儿童进行**垂体起动试验**[1,2]，但在应用中仍未达成共识[3]。*BNFC 2010/11*包括试验前口服炔雌醇每日100μg共3天，女孩骨龄需大于10岁。

1. Loche S, *et al.* The growth hormone response to hexarelin in children: reproducibility and effect of sex steroids. *J Clin Endocrinol Metab* 1997; **82:** 861–4.
2. Coutant R, *et al.* Body composition, fasting leptin, and sex steroid administration determine GH sensitivity in peripubertal short children. *J Clin Endocrinol Metab* 2001; **86:** 5805–12.
3. Growth Hormone Research Society. Consensus guidelines for the diagnosis and treatment of growth hormone (GH) deficiency in childhood and adolescence: summary statement of the GH Research Society. *J Clin Endocrinol Metab* 2000; **85:** 3990–3. Also available at: http://www.ghresearchsociety.org/files/Eilat.pdf (accessed 22/08/08)

制剂

BP 2010: Ethinylestradiol Tablets; Levonorgestrel and Ethinylestradiol Tablets;
USP 33: Desogestrel and Ethinyl Estradiol Tablets; Ethinyl Estradiol Tablets; Ethynodiol Diacetate and Ethinyl Estradiol Tablets; Levonorgestrel and Ethinyl Estradiol Tablets; Norethindrone Acetate and Ethinyl Estradiol Tablets; Norethindrone and Ethinyl Estradiol Tablets; Norgestimate and Ethinyl Estradiol Tablets; Norgestrel and Ethinyl Estradiol Tablets.

专利制剂

Arg.: Diva Total; ***Hung.:*** Mikrofollin†; ***India:*** Lynoral; ***Indon.:*** Lynoral; ***Neth.:*** Lynoral; ***Rus.:*** Microfollin (Микрофоллин); ***Switz.:*** Elleacnelle; ***USA:*** Estinyl†.

多组分制剂 ***Arg.:*** Afrodita; Aleli; Anubis; April; Avancel; Biofem; Biofem 35†; Cilest; Cuarcic; Cuidafem; Damsel; Damsella; Diane; Diva; Divina; Dos Dias N; Evelea; Evra; Femexin; Femiane; Florence; Ginelea; Ginelea T; Gynovin; Harmonet; Isis; Isis Fe; Kala; Kirumelle; Livianne; Loette; Lutogynestryl; Marvelon; Maxima; Mercilon; Mesconcept; Microfem; Microgynon; Microvlar; Mileva; Minesse; Minulet; Miranova; Mirelle; Neogynon; Nordette; Nordiol†; Norfen; Norgestrel Minor; Norgestrel Plus; Primosiston; Secret 28; Tess 35; Tridestan N; Tridette; Trinordiol; Triquilar; Umma; Venisse; Yasmin; Yasminelle; YAZ; ***Austral.:*** Brenda-35 ED; Brevinor; Diane; Estelle; Femoden ED; Improvil; Juliet; Levlen ED; Loette; Logynon ED; Marvelon; Microgynon; Microlevlen ED; Minulet; Monofeme; Nordette; Norimin; NuvaRing; Sequilar ED†; Synphasic; Trifeme; Trioden†; Triphasil; Triquilar; Valette; Yasmin; YAZ; ***Austria:*** Belara; Bellgyn; Cileste; Dialuna†; Diane; Donnina†; Evra; Femogyn†; Gracial; Gynovin; Harmonette; Jeanine†; Laurina†; Liberel; Loette; Madonella; Marvelon; Meliane; Mercilon; Microgynon; Midane; Minerva; Minesse; Minulet; Mirelle; Myvlar†; Neo-Stediril†; NuvaRing; Ovranette; Ovysmen; Perikursal†; Primosiston; Sequilar; Stediril D†; Sterigynon†; Tri-Minulet†; TriCilest; Trigynon; Trinordiol; Trinovum; Triodena; Valette; Vivelle; Xylia; Yasmin; Yasminelle; Yirala†; Yris; ***Belg.:*** Cilest; Claudia; Co-Cyproterone†; Cyprodiol; Daphne; Desorelle; Diane; Doccyproestra; Elisamylan; Evra; Femodene; Gestodelle; Gestofeme; Gracial; Gratiella; Harmonet; Lowette; Marvelon; Meliane; Mercilon; Merckelisa†; Microgynon; Minulet; Mirelle; Neogynon†; Nora-30; NuvaRing; Ovidol†; Ovysmen; Ratiopharmeva; Stediril 30; Stediril D†; Tri-Minulet; Trigynon; Trinordiol; Trinovum; Triodene; Yasmin; Yasminelle; ***Braz.:*** Adoless; Alexa; Allestra; Anacyclin†; Anfertil; Artemidis; Belara; Ciclo; Ciclofemme; Ciclon†; Ciclovulon; Ciprane; Concepnor; Diane; Diclin; Diminut; Elani; Evanor; Evra; Femiane; Femina; Ferane 35; Fertnon; Gestinol; Gestradiol; Gestrelan; Ginesse; Gracial; Gynera; Harmonet; Level; Levordiol; Lovelle; Malu; Mercilon; Mercilon Conti; Microdiol; Micropil; Microvlar; Minesse; Minian; Minima; Minulet; Mirelle; Neovlar; Nociclin; Nordette; Normamor; Novial; NuvaRing; Ovoresta; Previane; Primera†; Primeravinte; Primosiston; Repopil; Selene; Siblima; Tamisa; Tess; Trinordiol; Triquilar; Yasmin; YAZ; ***Canad.:*** Alesse; Aviane; Brevicon; Cyclen; Demulen; Diane; Evra; FemHRT; Linessa; Loestrin 1.5/30; Marvelon; Min-Ovral; Minestrin; NuvaRing; Ortho 0.5/35; Ortho 1/35; Ortho 7/7/7; Ortho-Cept; Ovral; Portia; Select 1/35; Synphasic; Tri-Cyclen; Triphasil†; Triquilar; Yasmin; YAZ; ***Chile:*** Alesse†; Anovulatorio Micro-Dosis; Anuar; Anulette; Belara; Careza; Ciclidon; Ciclomex; Conti-Marvelon; Dahlia; Dal; Desoren; Diane; Dixi-35; Drina; Evilin; Evra; Farlutal Estrogeno†; Femelle; Feminol; Femiplus; Femitres; Gracial; Gynera; Gynostat; Harmonet; Innova Cd; Lady-Ten 35; Loette†; Lovinda; Mactex; Marvelon; Miafem; Microgen; Microgynon; Midalet; Minesse; Miniestrel; Minigest; Minulet; Mirelle; Modutrol; Neofam†; Neolette; Nordette; Nordiol; Norvetal; NuvaRing; Orlon; Primosiston; Tri-Ciclomex; Tri-Mactex; Trifas†; Trinordiol; Triquilar; Trolit; Vexa; Yasmin; YAZ; ***Cz.:*** Anteovin†; Belanette; Belara; Bellune; Chloe; Cilest; Diane; Dienille; Dienorette; Eloine; Evra; Femoden; Gracial; Gravistat; Harmonet; Jeanine; Jenetten†; Katya; Larabel; Laurina; Lindynette; Loette; Logest; Lunafem; Marvelon; Mercilon; Microgynon; Milligest; Milvane†; Minerva; Minesse; Minisiston; Minulet; Mirelle; Non-Ovlon†; Novynette; NuvaRing; Pramino; Regulon; Restovar†; Stediril†; Stodette; Sunya; Tri-Minulet; Tri-Regol; Tricia; Trinordiol; Trinovum; Triquilar; Trisiston†; Vilonet†; Vreya; Yadine; Yasminelle; YAZ; ***Denm.:*** Cilest; Desorelle; Diane; Dianova; Evra; Feminil; Gestinyl; Gestonette; Gracial; Gynera†; Harmonet; Lindynette; Malonetta; Marvelon; Meloden†; Mercilon; Microgyn; Milligest; Milvane; Minulet; Neogynon; Novynette; NuvaRing; Rigevidon; Tri-Minulet†; Triminetta; Trinordiol; Trinovum; Triquilar; Vreya; Yasmin; Yasminelle; ***Fin.:*** Cilest; Cypretyl; Diane; Evra; Feminil; Femoden; Gestinyl; Gracial; Harmonet; Laurette; Laurina; Marvelon; Meliane; Mercilon; Microgynon; Minesse†; Minulet; Miranova; Mirelle; NuvaRing; Regulon†; Tri-Femoden; Tri-Minulet†; Trikvilar; Trinordiol†; Vreya; Yasmin; Yasminelle; YAZ; ***Fr.:*** Adepal; Amarance; Belara; Carlin; Cilest; Cycleane; Daily; Diane; Efezial; Effiprev; Evanecia; Evepar; Evra; Harmonet; Holgyeme; Jasmine; Jasminelle; Ludeal; Lumalia; Meliane; Melodia; Mercilon; Minerva; Minesse; Minidril; Miniphase†; Minulet; Moneva; NuvaRing; Ortho-Novum 1/35; Perleane; Phaeva; Planor†; Stediril; Tri-Minulet; Triafemi; TriCilest; Triella; Trinordiol; Varnoline; YAZ; ***Ger.:*** Aida; Attempta; Balanca; Belara; Bella; Biviol; Cilest; Clevia; Conceplan M; Cyclosa; Cyproderm; Cypronette; Desmin; Diane; Ergalea; Eve; Evra; Femigoa; Femigyne; Femovan; Femranette mikro; Gravistat; Juliette†; Lamuna; Leios; Lovelle; Lyn-ratiopharm-Sequenz†; Marvelon; Microgynon; Minisiston; Minulet; Miranova; MonoStep; Morea; Neo-Eunomin; Neogynon†; Nora-ratiopharm†; NovaStep; Novial; NuvaRing; Oviol; Ovoresta M; Petibelle; Pramino; Sequilar†; Synphasec; Triette; Trigoa; Trinovum; Triquilar; Trisiston; TriStep†; Valette; Yasmin; Yasminelle; ***Gr.:*** Evra; Gracial; Gynera; Gynofen; Harmonette; Laurina; Liofora; Loette; Marvelon; Meliane; Mercilon; Microgynon; Minulet; Neogynon; Nordette; Nordiol; NuvaRing; Ovral; Tri-Minulet; Trigynera; Trinordiol; Triquilar; Yasmin; Yasminelle; YAZ; ***Hong Kong:*** Brevinor†; Daphne; Diane; Eugynon†; Evra; Gracial; Gynera; Harmonet; Loette; Marvelon; Meliane; Mercilon; Microgynon; Minulet†; Neogynon†; Nordette; Novynette; Rigevidon; Tri-Regol; Trinordiol†; Triquilar†; Yasmin; YAZ; ***Hung.:*** Anteovin; Belara; Cilest; Cypromix; Diane; Dienille; Evra; Femoden; Gestomix; Gracial; Harmonet; Laurina; Lindynette; Loette†; Marvelon; Meliane; Mercilon; Milligest; Minerva; Minesse†; Minulet; Miranova†; Novynette; NuvaRing; Ovidon†; Regulon; Rigevidon; Samba; Tri-Minulet†; Tri-Regol; Trinordiol†; Triodena; Triquilar†; Volina; Yadine; Yasminelle; ***India:*** Diane; Duoluton-L; Femilon; Ginette; Mixogen; Novelon; Ovilow; Ovipauz-L; Ovral; Triquilar; ***Indon.:*** Diane; Gynera; Marvelon; Mercilon; Microdiol; Microgynon; Pil Keluarga Berencana†; Planak; Trinordiol†; Triquilar; Yasmin; YAZ; ***Irl.:*** Brevinor; Cilest; Dianette; Estelle; Evra; Femodene†; Gracial; Leonore; Leticia; Liofora; Logynon; Marviol; Mercilon; Microlite; Minesse; Minulet; NuvaRing; Ovogrel; Ovran; Ovranette; Rigevidon; Tri-Minulet; Trinordiol; Triodene†; Vivides; Yasmin; Yasminelle; YAZ; ***Israel:*** Belara; Diane; Estelle; Evra; Feminet; Gynera; Harmonet; Lodene; Meliane; Mercilon; Microdiol; Microgynon; Minesse; Minulet; Nordette; NuvaRing; Ortho Cyclen; Yasmin; ***Ital.:*** Arianna; Belara; Diane; Dueva; Egogyn; Estinette; Evra; Fedra; Gestodiol; Ginoden; Gracial; Harmonet; Loette; Lucille; Lybella; Mercilon; Microgynon; Milvane; Minesse; Minulet; Miranova; Novogyn; Novynette; NuvaRing; Planum; Practil; Securgin; Tri-Minulet; Trigynon†; Trinordiol†; Visofid; Yasmin; Yasminelle; ***Jpn:*** Ange; Ortho 777; ***Malaysia:*** Diane; Estelle; Gynera; Lindynette; Loette; Marvelon; Meliane; Mercilon; Microgynon 30; Minulet; Nordette; Novynette; Oralcon; Regulon; Rigevidon; Tri-Regol†; Trinordiol†; Yasmin; ***Mex.:*** Alesse; Angie; Belara; Cilest; Detegen; Diane; Esdegen; Eunice 35-ED; Evra; Femexin; Ginelea; Gynovin; Letinnov; Marvelon; Mercilon; Microgynon; Mileva; Minesse; Minulet; Neogynon; Nordet; Nordiol†; Novial; NuvaRing; Ortho-Novum 1/35; Ovral; Radiance; Secret 28; Trinordiol; Triquilar; Yasmin; ***Mon.:*** Felixita; ***Neth.:*** Alesse; Belanette; Cilest; Diane; Evra; Femodeen; Gracial; Harmonet†; Levlen†; Logynon; Lovette; Lyndiol†; Marvelon; Meliane†; Mercilon; Microgynon; Minerva; Ministat; Minulet; Miranova; Modicon; Neocon; Neogynon†; NuvaRing; Ovidol; Ovostat†; Rigevidon†; Stediril; Tri-Minulet†; Trigynon; Trinordiol; Trinovum; Triodeen†; Yasmin; Yasminelle; YAZ; Yira; ***Norw.:*** Diane; Evra; Feminil; Follimin†; Loette; Marvelon; Mercilon; Microgynon; NuvaRing; Synfase; Trinordiol†; Trionetta†; Yasmin; Yasminelle; ***NZ:*** Brevinor; Diane; Estelle; Femodene; Levlen ED; Loette; Marvelon; Melodene†; Mercilon; Microgynon; Minulet; Monofeme; Nordette; Nordiol†; Norimin; Ovral†; Synphasic; Trifeme; Trimiron†; Triphasil; Triquilar; Yasmin; YAZ; ***Philipp.:*** Althea; Charlize; Diane; Evra; Femenal; Gracial; Gynera; Lady; Logynon; Marvelon; Meliane; Mercilon; Microgynon†; Micropil; Minulet; Nordette; Nordiol; Rigevidon; Seif; Trinordiol; Trust Pill; Yasmin; YAZ; ***Pol.:*** Anteovin†; Cilest; Cyprest; Diane; Evra; Femipol; Femoden; Gravistat; Harmonet; Jeanine; Kontracept; Logest; Marvelon; Mercilon; Microgynon; Milvane; Minisiston; Minulet†; Mirelle; Novynette; NuvaRing; OC-35; Regulon; Rigevidon; Stediril; Sylvie; Syndi-35; Tri-Minulet†; Tri-Regol; Trinordiol; Trinovum†; Triquilar; Trisiston; Yasmin; Yasminelle; YAZ; ***Port.:*** Belara; Diane; Effiplen; Estinette; Evra; Femphascyl†; Gracial; Gynera; Harmonet; Jeanine†; Laurina; Libeli; Marvelon; Mercilon; Microgeste; Microginon; Minesse; Minigeste; Minulet; Miranova; Neomonovar†; Novynette; NuvaRing; Petibelle; Regulon; Tetragynon; Tri-Gynera; Tri-Minulet; Trinordiol; Triquilar; Valette; Yasmin; Yasminelle; YAZ; ***Rus.:*** Anteovin (Антеовин)†; Belara (Белара); Cilest (Силест); Diane (Диане); Evra (Евра); Femoden (Фемоден); Jeanine (Жанин); Lindynette (Линдинет); Logest (Логест); Marvelon (Марвелон); Mercilon (Мерсилон); Microgynon (Микрогинон); Minisiston (Минизистон); Non-Ovlon (Нон-овлон)†; Novynette (Новинет); NuvaRing (НоваРинг); Ovidon (Овидон)†; Regulon (Регулон); Rigevidon (Ригевидон); Tri-Merci (Три-Мерси); Tri-Regol (Три-Регол); Triquilar (Триквилар); Trisiston (Тризистон); Yarina (Ярина); YAZ (Джес); ***S.Afr.:*** Adco-Fem; Biphasil; Cilest; Diane; Diva; E-Gen-C†; Evra; Femodene ED; Ginette; Harmonet†; Loette; Logynon ED; Marvelon; Melodene; Menoflush; Mercilon; Minerva; Minesse; Minulette; Miranova†; Mirelle; Nordette; Nordiol; Ovral; Tri-Minulet†; TriCilest; Trinovum; Triodene; Triphasil; Yasmin; YAZ; ***Singapore:*** Diane; Estelle; Evra; Gynera; Loette; Marvelon; Meliane; Mercilon; Microgynon; Minulet; Nordette; Trinordiol; Yasmin; ***Spain:*** Belara; Bemasive; Diacare; Diane; Edelsin; Evra; Gestinyl; Gracial; Gyneplen; Gynovin; Harmonet; Loette; Meliane; Melodene 15; Microdiol; Microgynon; Minesse; Minulet; Neogynona; NuvaRing; Ovoplex; Suavuret; Tri-Minulet; Triagynon; Triciclor; Trigynovin; Yasmin; Yasminelle; ***Swed.:*** Cilest; Desolett; Diane; Evra; Follimin†; Follinett†; Mercilon; Neovletta; NuvaRing; Orthonett Novum; Restovar; Synfase; Trimiron; Trinordiol; Trinovum; Trionetta; Triregol; Yasmin; Yasminelle; Zyrona; ***Switz.:*** Belara; Cilest; Cypestra; Desoren; Diane; Evra; Femadiol; Feminac; Gracial; Gynera; Gyselle; Harmonet; Marvelon; Meliane; Meloden; Mercilon; Microgynon; Milvane; Minerva; Minesse; Minulet; Miranova; Mirelle; Myvlar; Neogynon†; NuvaRing; Ologyn; Ovysmen†; Primosiston; Stediril 30†; Stediril D†; Tetragynon†; Tri-Minulet†; Trinordiol†; Trinovum; Triquilar†; Yasmin; Yasminelle; YAZ; ***Thai.:*** Anna; Annie; Annylyn; Cilest; Diane; Dior; Evra; Gynera; Helen†; Hormone Multicap†; Horon†; Jeny-FMP; Lady-35; Lindynette; Lyndiol†; Manoane; Manodiol; Marvelon; Meliane; Mercilon; Microgest; Microgynon; Microlenyn†; Minidoz; Minulet†; Nordette; OC-35; Oilezz; Oralcon-F; Preme; R-Den; Riget†; Rigevidon; Sucee; TriCilest; Triquilar; Yasmin; YAZ; ***Turk.:*** Belara; Desolett; Diane; Ginera; Gynelle; Lo-Ovral; Lyndiol; Microgynon; Minulet; Miranova; Myralon; Preven; Reginon; Triquilar; Yasmin; Yazz; ***UK:*** Acnocin; Binovum; Brevinor; Cicafem; Cilest; Clairette; Dianette; Diva; Evra; Femodene; Femodette; Gedarel; Katya; Levest; Loestrin; Logynon; Marvelon; Mercilon; Microgynon 30; Millinette; Minulet†; Norimin; NuvaRing; Ovran 30; Ovranette; Ovysmen; Rigevidon; Sunya; Synphase; Tri-Minulet†; Triadene; Trinordiol†; Trinovum; Triregol; Yasmin; YAZ; ***Ukr.:*** Diane-35 (Диане-35); Femoden (Фемоден); Jeanine (Жанин); Lindynette (Линдинет); Logest (Логест); Marvelon (Марвелон); Mercilon (Мерсилон); Microgynon (Микрогинон); Novynette (Новинет); NuvaRing (НоваРинг); Ovidon (Овидон); Regulon (Регулон); Rigevidon (Ригевидон); Tri-Merci (Три-Мерси); Tri-Regol (Три-Регол); Triquilar (Триквилар); Tristin (Тристин); Yarina (Ярина); ***USA:*** Alesse; Apri; Aranelle; Aviane; Balziva; Brevicon; Caziant; Cesia; Cryselle; Cyclessa; Demulen†; Desogen; Enpresse; Estrostep Fe; Estrostep†; Femcon Fe; FemHRT; Gianvi; Jolessa; Junel Fe; Kariva; Kelnor; Leena; Lessina; Levlen†; Levlite†; Levora; Lo/Ovral; Loestrin; Loestrin Fe; LoSeasonique; Lutera; Lybrel; Mircette; Modicon; Necon 10/11; Necon 0.5/35, 1/35; NEE 1/35; Nordette; Norinyl 1 + 35; NuvaRing; Ocella; Ortho Cyclen; Ortho Evra; Ortho Tri-Cyclen; Ortho-Cept; Ortho-Novum 1/35; Ortho-Novum 10/11; Ortho-Novum 7/7/7; Ovcon 35; Ovcon 50; Ovral; Portia; Preven†; Previfem; Quasense; Reclipsen; Seasonale; Seasonique; Solia; Sprintec; Sronyx; Tilia Fe; Tri-Legest; Tri-Levlen†; Tri-Lo-Sprintec; Tri-Norinyl; Tri-Previfem; Tri-Sprintec; TriNessa; Triphasil; Trivora; Velivet; Yasmin; YAZ; Zenchent; Zovia; ***Venez.:*** Alesse; Belara; Ciclidon; Diane; Dixi; Evra; Femiane; Gynera; Harmonet; Marvelon; Mercilon; Minesse; Minigynon; Minulet; Mipil; Mirelle; Neogynon; Nordette; Nordiol; Novial; Ortrel; Ovral; Primosiston†; Rigevidon; Tri-Regol; Trinordiol; Triquilar; Yasmin.

Ethylestrenol (*BAN, USAN, rINN*) ⊗ 乙雌烯醇

Éthylestrénol; Ethylestrenolum; Ethyloestrenol; Etilestrenol; Etylestrenol; Etyyliestrenoli. 17α-Ethylestr-4-en-17β-ol; 19-Nor-17α-pregn-4-en-17β-ol.

Этилэстренол

$C_{20}H_{32}O$ = 288.5.
CAS — *965-90-2.*
ATC — *A14AB02.*
ATC Vet — *QA14AB02.*
UNII — *ADC79EK5Q8.*

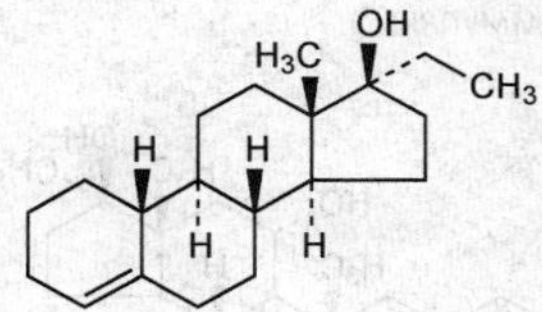

简介

乙雌烯醇是一种 17α-烷基化的促合成代谢类固醇（见**睾酮**，第2060页），有少量的雄激素作用和轻微的促孕活性。它可用于促进身材矮小或骨骼生长延迟的男孩的生长。可用于兽医。

Etonogestrel (*BAN, USAN, rINN*) 依托孕烯

Etonogestreeli; Etonogestrel; Etonogestrelum; 3-keto-Desogestrel; Org-3236. 13-Ethyl-17-hydroxy-11-methylene-18,19-dinor-17α-pregn-4-en-20-yn-3-one; 17β-Hydroxy-11-methylene-18-homo-19-nor-17α-pregn-4-en-20-yn-3-one.

Этоногестрел

$C_{22}H_{28}O_2$ = 324.5.

CAS — 54048-10-1.

ATC — G03AC08.

ATC Vet — QG03AC08.

UNII — 304GTH6RNH.

不良反应和注意事项

参见孕激素（见**黄体酮**，第2056页）。也可见**激素性避孕药**项下（第1994页）。

哺乳 在 42 名接受依托孕烯埋植剂避孕药治疗的女性的乳汁中发现了依托孕烯。在为期 4 个月的研究中，观察使用子宫内非激素装置的一组患者，依托孕烯没有影响她们的乳汁的量和成分，也没有影响母乳喂养的婴儿的生长[1]。至 3 岁时，两组儿童生长情况无明显差异[2]。

1. Reinprayoon D, *et al.* Effects of the etonogestrel-releasing contraceptive implant (Implanon®) on parameters of breastfeeding compared to those of an intrauterine device. *Contraception* 2000; **62**: 239–46.
2. Taneepanichskul S, *et al.* Effects of the etonogestrel-releasing implant Implanon® and a nonmedicated intrauterine device on the growth of breast-fed infants. *Contraception* 2006; **73**: 368–71.

阴道出血 曾报道在使用依托孕烯皮下埋植剂的患者中发生阴道出血延长至 2～26 周。其中 1 例患者需要输血治疗[1]。已证实米非司酮与炔雌醇或多西环素联用对于依托孕烯引起的出血有效[2]。有 2 例女性患者在依托孕烯刚埋植后立即出现严重的出血[3,4]。

1. Adverse Drug Reactions Advisory Committee (ADRAC). Implanon and vaginal bleeding. *Aust Adverse Drug React Bull* 2003; **22**: 11–12. Also available at: http://www.tga.gov.au/adr/aadrb/aadr0306.pdf (accessed 27/06/08)
2. Weisberg E, *et al.* A randomized controlled trial of treatment options for troublesome uterine bleeding in Implanon users. *Hum Reprod* 2009; **24**: 1852–61.
3. Pickard S, Bacon L. Persistent vaginal bleeding in a patient with a broken Implanon®. *J Fam Plann Reprod Health Care* 2002; **28**: 207–8.
4. Agrawal A, Robinson C. Spontaneous snapping of an Implanon® in two halves in situ. *J Fam Plann Reprod Health Care* 2003; **29**: 238.

药物相互作用

参见孕激素（**黄体酮**，第2057页）。见**激素性避孕药**（第2002页）。

药动学

依托孕烯与血浆蛋白高度结合。约 32%与性激素结合球蛋白结合，66%与白蛋白结合。它通过细胞色素 P450 同工酶 CYP3A4 代谢，代谢产物和原形药物均通过尿和粪便排泄。其消除半衰期为 25～30h。依托孕烯可分布到乳汁中。

1. Timmer CJ, Mulders TMT. Pharmacokinetics of etonogestrel and ethinylestradiol released from a combined contraceptive vaginal ring. *Clin Pharmacokinet* 2000; **39**: 233–42.
2. Bennink HJ. The pharmacokinetics and pharmacodynamics of Implanon, a single-rod etonogestrel contraceptive implant. *Eur J Contracept Reprod Health Care* 2000; **5** (suppl 2): 12–20.

用途和用法

依托孕烯是去氧孕烯（第2025页）的活性代谢产物，可用作激素性避孕药（第2003页）。一种只含有孕激素的避孕药含有 68mg 依托孕烯，可用作皮下埋植剂，有效期为 3 年。依托孕烯也被用作一种通过阴道环装置释放的复方避孕药的孕激素成分。该环每日平均释放 120μg 依托孕烯和 15μg 炔雌醇，可在阴道中留置 3 周，然后取出，间隔 1 周后可置入新的阴道环。

依托孕烯口服或植入与睾酮埋植剂或注射剂联合应用作为男性避孕药的方法目前正在研究当中。

1. Edwards JE, Moore A. Implanon: a review of clinical studies. *Br J Fam Plann* 1999; **24**: 3–16.
2. Le J, Tsourounis C. Implanon: a critical review. *Ann Pharmacother* 2001; **35**: 329–36.
3. Roumen F. Contraceptive efficacy and tolerability with a novel combined contraceptive vaginal ring, NuvaRing. *Eur J Contracept Reprod Health Care* 2002; 7 (suppl 2): 19–24.
4. Meirik O, *et al.* WHO Consultation on Implantable Contraceptives for Women. Implantable contraceptives for women. *Hum Reprod Update* 2003; **9**: 49–59.
5. Sarkar NN. The combined contraceptive vaginal device (NuvaRing®): a comprehensive review. *Eur J Contracept Reprod Health Care* 2005; **10**: 73–8.
6. Roumen FJ. The contraceptive vaginal ring compared with the combined oral contraceptive pill: a comprehensive review of randomized controlled trials. *Contraception* 2007; **75**: 420–9.
7. Mommers E, *et al.* Male hormonal contraception: a double-blind, placebo-controlled study. *J Clin Endocrinol Metab* 2008; **93**: 2572–80.
8. Adams K, Beal MW. Implanon: a review of the literature with recommendations for clinical management. *J Midwifery Womens Health* 2009; **54**: 142–9.
9. Barreiros FA, *et al.* Extended regimens of the contraceptive vaginal ring: evaluation of clinical aspects. *Contraception* 2010; **81**: 223–5.

制剂

专利制剂

Austral.: Implanon; ***Austria:*** Implanon; ***Belg.:*** Implanon; ***Braz.:*** Implanon; ***Chile:*** Implanon; ***Cz.:*** Implanon; ***Denm.:*** Implanon; ***Fin.:*** Implanon; ***Fr.:*** Implanon; ***Ger.:*** Implanon; ***Gr.:*** Implanon; ***Hung.:*** Implanon; ***Indon.:*** Implanon; ***Irl.:*** Implanon; ***Malaysia:*** Implanon; ***Mex.:*** Implanon; ***Neth.:*** Implanon; ***Norw.:*** Implanon; ***Port.:*** Implanon; ***Singapore:*** Implanon; ***Spain:*** Implanon; ***Swed.:*** Implanon; ***Switz.:*** Implanon; ***Thai.:*** Implanon; ***Turk.:*** Implanon; ***UK:*** Implanon; ***USA:*** Implanon; ***Venez.:*** Implanon.

多组分制剂 ***Austral.:*** NuvaRing; ***Austria:*** NuvaRing; ***Belg.:*** NuvaRing; ***Braz.:*** NuvaRing; ***Canad.:*** NuvaRing; ***Chile:*** NuvaRing; ***Cz.:*** NuvaRing; ***Denm.:*** NuvaRing; ***Fin.:*** NuvaRing; ***Fr.:*** NuvaRing; ***Ger.:*** NuvaRing; ***Gr.:*** NuvaRing; ***Hung.:*** NuvaRing; ***Irl.:*** NuvaRing; ***Israel:*** NuvaRing; ***Ital.:*** NuvaRing; ***Mex.:*** NuvaRing; ***Neth.:*** NuvaRing; ***Norw.:*** NuvaRing; ***Pol.:*** NuvaRing; ***Port.:*** NuvaRing; ***Rus.:*** NuvaRing (НоваРинг); ***Spain:*** NuvaRing; ***Swed.:*** NuvaRing; ***Switz.:*** NuvaRing; ***UK:*** NuvaRing; ***Ukr.:*** NuvaRing (НоваРинг); ***USA:*** NuvaRing.

Etynodiol Diacetate (*BANM, pINNM*) 二醋酸炔诺醇

Aethynodiolum Diaceticum; Diacetato de etinodiol; Ethynodiol Diacetate (*USAN*); Étynodiol, Diacetate d'; Etynodioli Diacetas; SC-11800. 19-Nor-17α-pregn-4-en-20-yne-3β,17β-diol diacetate.

Этинодиола Диацетат

$C_{24}H_{32}O_4$ = 384.5.

CAS — 1231-93-2 (etynodiol); 297-76-7 (etynodiol diacetate).

ATC — G03DC06.

ATC Vet — QG03DC06.

UNII — 62H10A1236.

Pharmacopoeias. In *Br., Pol.,* and *US.*

BP 2010（Etynodiol Diacetate） 一种白色或类白色、无臭或几乎无臭结晶性粉末。极微溶于水；溶于乙醇；易溶于氯仿和乙醚。避光。

USP 33（Ethynodiol Diacetate） 一种白色、无臭、结晶性粉末。不溶于水；溶于乙醇；极易溶于氯仿；易溶于乙醚；略溶于混合油脂。避光。

不良反应和注意事项

参见孕激素（见黄体酮，第2056页）。也可见**激素性避孕药**项下（第1994页）。

妊娠 一名 17 周大婴儿出现肾上腺细胞肥大，这与母亲在妊娠第 6～14 周期间服用口服避孕药有关，该药物含有二醋酸炔诺醇 2mg 和美雌醇 100μg[1]。

1. Gau GS, Bennett MJ. Fetal adrenal cytomegaly. *J Clin Pathol* 1979; **32**: 305–6.

药物相互作用

参见孕激素（见**黄体酮**，第2057页）。也可见**激素性避孕药**项下（第2002页）。

药动学

二醋酸炔诺醇易在胃肠道吸收并迅速代谢，多数变为炔诺酮（第2051页）。一次剂量的约 60%由尿清除，约 30%经粪便清除，血浆半衰期约 25h。

用途和用法

二醋酸炔诺醇是一种孕激素（见**黄体酮**，第2057页），可用作复方口服避孕药的孕激素成分，也可单独用作只含有孕激素的口服避孕药（第2003页），典型的每日用量为复方药物 1～2mg 和只含有孕激素的避孕药 500μg。

制剂

USP 33: Ethynodiol Diacetate and Ethinyl Estradiol Tablets; Ethynodiol Diacetate and Mestranol Tablets.

专利制剂

Cz.: Femulen†; ***Hung.:*** Continuin†; ***NZ:*** Femulen; ***UK:*** Femulen.

多组分制剂 ***Arg.:*** Soluna; ***Canad.:*** Demulen; ***USA:*** Demulen†; Kelnor; Zovia.

Flugestone Acetate (*BANM, rINNM*) 醋酸氟孕酮

Acetato de flugestona; Flugestone, Acétate de; Flugestoni Acetas; Flurogestone Acetate (*USAN*); NSC-65411; SC-9880. 9α-Fluoro-11β,17α-dihydroxypregn-4-ene-3,20-dione 17-acetate.

Флугестона Ацетат

$C_{23}H_{31}FO_5$ = 406.5.

CAS — 337-03-1 (flugestone); 2529-45-5 (flugestone acetate).

UNII — X60881643X.

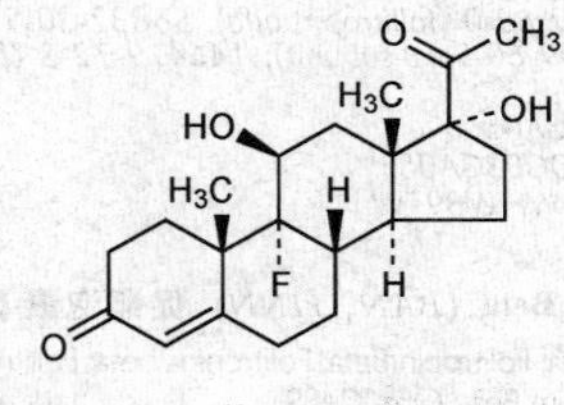

(flugestone)

简介

醋酸氟孕酮是一种用于兽医学的孕激素（见**黄体酮**，第2056页）。

Fluoxymesterone (*BAN, rINN*) ⊗氟甲睾酮

Fluoksimesteroni; Fluoximesteron; Fluoximesterona; Fluoxymestérone; Fluoxymesteronum; Fluximesterona; NSC-12165. 9α-Fluoro-11β,17β-dihydroxy-17α-methylandrost-4-en-3-one.

Флуоксиместерон

$C_{20}H_{29}FO_3$ = 336.4.

CAS — 76-43-7.

ATC — G03BA01.

ATC Vet — QG03BA01.

UNII — 9JU12S4YFY.

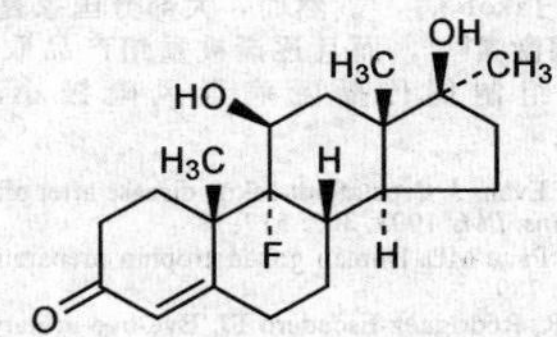

Pharmacopoeias. In *Jpn* and *US.*

USP 33（Fluoxymesterone） 一种白色或几乎白色、无臭、结晶性粉末。几乎不溶于水；略溶于乙醇；微溶于氯仿。避光。

不良反应和注意事项

参见雄激素和促同化类激素（见睾酮，第2061页）。和其他的 17α-烷基化化合物一样，氟甲睾酮可能导致肝毒性，最好不要用于有肝损伤的患者，否则肝毒性会很严重。在治疗期间应监测肝功能。

用途和用法

氟甲睾酮具有雄激素的性质（见睾酮，第2062页）。口服给药有效，而且比甲睾酮更有效。

治疗男性性腺功能减退（第2012页）时，氟甲睾酮的应用剂量为每日 5～20mg。治疗男性青春发育延迟时，见下文儿童用法。用于绝经后女性无法手术的乳腺肿瘤（第628页）的姑息治疗时，每日剂量为 10～40mg，分次服用。氟甲睾酮还被用于治疗再生障碍性贫血。

儿童用法 氟甲睾酮治疗男性青春发育延迟（第2012页）时，常用的口服剂量为每日 2．5～10mg，根据患者的反应调整（每日最大用量可达 20mg）。由于有骨骺闭合的风险，治疗时间通常为 4～6 个月。

制剂

USP 33: Fluoxymesterone Tablets.

专利制剂

Gr.: Halotestin; ***Mex.:*** Stenox; ***Thai.:*** Halotestin†; ***USA:*** Androxy.

多组分制剂 ***Arg.:*** Ferona.

Follicle-stimulating Hormone 卵泡刺激素

Folitrofina; Folitropina; FSH; Gonadotrofina foliculoestimulante; Hormona estimulante del folículo.

ATC Vet — QG03GA90.

UNII — 8W9AS43IDH (follicle stimulating hormone beta polypeptide).

Follicropin Alfa (*BAN*, *rINN*) 促卵泡素 α

Folitrofina alfa; Folitropin Alfa; Folitropina alfa; Follitropine Alfa; Follitropinum Alfa.

Фоллитропин Альфа

$C_{437}H_{682}N_{122}O_{134}S_{13}$ = 10 206 (α-subunit);

$C_{538}H_{833}N_{145}O_{171}S_{13}$ = 12 485 (β-subunit).

CAS — 9002-68-0 (follitropin alfa); 56832-30-5 (α-subunit); 110909-60-9 (β-subunit); 146479-72-3 (follitropin alfa).

ATC — G03GA05.

ATC Vet — QG03GA05.

UNII — 076WHW89TW.

Follicropin Beta (*BAN*, *rINN*) 促卵泡素 β

Folitrofina beta; Folitropin Beta; Folitropina beta; Follitropine Bêta; Follitropinum Beta; Org-32489.

Фоллитропин Бета

$C_{437}H_{682}N_{122}O_{134}S_{13}$ = 10 206 (α-subunit);

$C_{538}H_{833}N_{145}O_{171}S_{13}$ = 12 485 (β-subunit).

CAS — 169108-34-3 (follitropin beta); 150490-84-9 (follitropin beta); 56832-30-5 (α-subunit); 110909-60-9 (β-subunit).

ATC — G03GA06.

ATC Vet — QG03GA06.

单位

1986 年国际标准 1 安瓿含 4.17μg 人垂体卵泡刺激素 80U，及 5mg 甘露醇和 1mg 人血白蛋白。1995 年国际标准 1 安瓿含重组人卵泡刺激素 138U。

不良反应和注意事项

参见人绝经后促性腺激素，见第2041页。应用促卵泡素 α 的男性可导致精索曲张。

海绵状脑病 一些国家曾应用从尸体垂体组织中获得的促性腺激素治疗不孕，有报道一小部分患者因此患上 Creutzfeldt-Jakob 病[1]。然而，大部分国家是从尿液中提取促性腺激素[1]，而且逐渐被重组产品取代[2]，而且这种重组制剂传播朊病毒风险极小，可忽略不计[3～5]。

1. Healy DL, Evans J. Creutzfeldt-Jakob disease after pituitary gonadotrophins. *BMJ* 1993; **307:** 517–18.
2. Eshkol A, Page ML. Human gonadotrophin preparations. *BMJ* 1994; **308:** 789.
3. Matorras R, Rodríguez-Escudero FJ. Bye-bye urinary gonadotrophins? The use of urinary gonadotrophins should be discouraged. *Hum Reprod* 2002; **17:** 1675.
4. Balen A. Is there a risk of prion disease after the administration of urinary-derived gonadotrophins? *Hum Reprod* 2002; **17:** 1676–80.
5. Jansen C. Bye-bye urinary gonadotrophins? Reply to debate. *Hum Reprod* 2003; **18:** 895–6.

药动学

促卵泡素 α 和 β 经皮下或肌内注射给药后缓慢吸收，生物利用度达 70%～80%，促卵泡素 β 血浆浓度于给药后 12h 达峰。重复给药可使药物蓄积，3～5 天内达到稳定状态。促卵泡素在体内代谢缓慢，终末半衰期为 12～70h。约有 1/8 的促卵泡素 α 从尿中排出。

1. Karlsson MO, *et al.* The population pharmacokinetics of recombinant- and urinary-human follicle stimulating hormone in women. *Br J Clin Pharmacol* 1998; **45:** 13–20.

用途和用法

卵泡刺激素（FSH）和另外一种促性腺激素即黄体生成素（LH）均是由垂体前叶分泌（第2044页）。

促性腺激素刺激男性和女性性腺器官分泌性激素。在女性，FSH 刺激卵细胞及滤泡的发育和成熟；在男性，促进精子的生成。

重组人卵泡刺激素（rhFSH，促卵泡素 α 或 β）用于治疗无排卵且对氯米芬治疗效果差的女性不孕症。卵泡刺激素也可用于低促性性腺功能减退症所致男性不育症患者的生精治疗（见不孕症，第2012页）。

女性不孕症治疗时间及用药剂量取决于每个患者的需求；常通过测定尿中雌二醇或超声监测卵泡大小或联用两者方式以监测疗效。处于月经期患者应在月经周期前 7 天内开始治疗。

- 起始剂量每日为 75～150U，皮下或肌内注射 7～14 天；若效果欠佳，可在治疗第 7 天或第 14 天加量，直到治疗有反应，但要避免反应过度。
- 单次给予绒促性素 5000～10000U 促进排卵，然后停药并观察 1～2 天。

英国注册药品信息建议，促卵泡素 α 每日常用的最大剂量为 225U。若患者接受 1 个疗程的 4 周治疗后仍无反应，终止此疗程，开始更大起始剂量的下一疗程。

促卵泡素也可用于体外授精或其他辅助生殖技术。

- 用于辅助生殖技术，常规促卵泡素每日用量为 150～225U，持续至少 4 天，从月经周期的第 2 天或第 3 天开始。用药剂量依个人情况（即卵巢对常规最大剂量促卵泡素 450U）调整；适当的卵泡发育常发生在治疗 5～10 天内。
- 戈那瑞林类似物下调垂体和促卵泡素疗法联用。戈那瑞林类似物单用 2 周，之后与促卵泡素联用直到卵泡发育适当。
- 单次给予绒促性素 5000U 促进卵泡最终成熟，约 35h 后取出卵泡。

促卵泡素也用于低促性性腺功能减退症所致**男性不育**患者生精治疗。在应用卵泡刺激素治疗之前，先给予绒促性素 3～6 个月，以使血清中睾酮的浓度升至正常。然后给予促卵泡素 α 或 β 150U 皮下注射，每周 3 次，同时继续应用绒促性素；可能促卵泡素 α 的需要量达 300U 每周 3 次。治疗至少持续 4 个月，最多需 18 个月。同样的，促卵泡素 β 每日 75U，每周 2～3 次，皮下或肌内注射。

其他与促卵泡素联用的药物相似，包括人绝经后促性腺激素（它含黄体生成素及促卵泡素，第2041页）、尿促卵泡素（第2067页）。

不孕症 研究表明在目前用于体外授精方案中，人绝经后促性腺激素较重组卵泡刺激素出生率高（第2041页）。

制剂

专利制剂

Arg.: Gonal-F; Puregon; ***Austral.:*** Gonal-F; Puregon; ***Austria:*** Gonal-F; Puregon; ***Belg.:*** Gonal-F; Puregon; ***Braz.:*** Gonal-F; Puregon; ***Canad.:*** Gonal-F; Puregon; ***Chile:*** Gonal-F; Puregon; ***Cz.:*** Fertavid; Gonal-F; Puregon; ***Denm.:*** Gonal-F; Puregon; ***Fin.:*** Gonal-F; Puregon; ***Fr.:*** Gonal-F; Puregon; ***Ger.:*** Gonal-F; Puregon; ***Gr.:*** Gonal-F; Puregon; ***Hong Kong:*** Gonal-F; Puregon; ***Hung.:*** Gonal-F; Puregon; ***India:*** Gonal-F; ***Indon.:*** Gonal-F; Puregon; ***Irl.:*** Fertavid; Gonal-F; Puregon; ***Israel:*** Gonal-F; Puregon; ***Ital.:*** Gonal-F; Puregon; ***Malaysia:*** Gonal-F; Puregon; ***Mex.:*** Gonal-F; Puregon; ***Neth.:*** Gonal-F; Puregon; ***Norw.:*** Gonal-F; Pergoveris; Puregon; ***NZ:*** Gonal-F; Puregon; ***Philipp.:*** Gonal-F; Puregon; ***Pol.:*** Gonal-F; Puregon; ***Port.:*** Gonal-F; Puregon; ***Rus.:*** Gonal-F (Гонал-Ф); Puregon (Пурегон); ***S.Afr.:*** Gonal-F; ***Singapore:*** Gonal-F; Puregon; ***Spain:*** Gonal-F; Puregon; ***Swed.:*** Gonal-F; Puregon; ***Switz.:*** Gonal-F; Puregon; ***Thai.:*** Gonal-F†; Puregon; ***Turk.:*** Gonal-F; Puregon; ***UK:*** Gonal-F; Puregon; ***Ukr.:*** Puregon (Пурегон); ***USA:*** Follistim; Gonal-F; ***Venez.:*** Gonal-F; Puregon.

多组分制剂 ***Cz.:*** Pergoveris; ***Denm.:*** Pergoveris; ***Fr.:*** Pergoveris; ***Ger.:*** Pergoveris; ***Gr.:*** Pergoveris; ***Hung.:*** Pergoveris; ***Irl.:*** Pergoveris; ***Pol.:*** Pergoveris; ***Port.:*** Pergoveris; ***Spain:*** Pergoveris; ***Swed.:*** Pergoveris; ***UK:*** Pergoveris.

Formebolone (*BAN*, *rINN*) ⊗ 甲酰勃龙

Formebolona; Formébolone; Formebolonum; Formyldienolone. 11α,17β-Dihydroxy-17β-methyl-3-oxoandrosta-1,4-diene-2-carbaldehyde.

Формеболон

$C_{21}H_{28}O_4$ = 344.4.

CAS — 2454-11-7.

UNII — Z2MMV08KUQ.

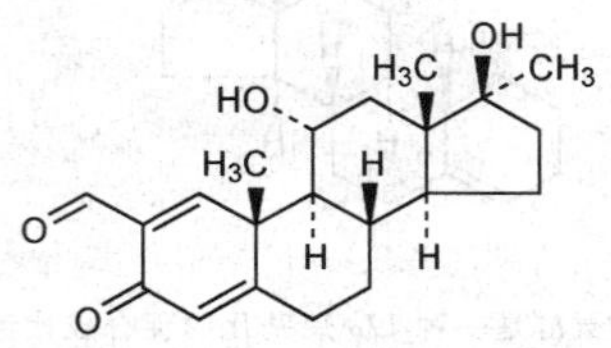

简介

甲酰勃龙有促合成代谢的作用（见睾酮，第2060页），在健美运动员中广泛被滥用。

Fosfestrol (*BAN*, *rINN*) 磷雌酚

Diethylstilbestrol Diphosphate; Fosfestroli; Fosfestrolum; Phosphoestrolum; Stilboestrol Diphosphate. (*E*)-α,α′-Diethylstilbene-4,4′-diol bis(dihydrogen phosphate); (*E*)-4,4′-(1,2-Diethylvinylene)bis(phenyl dihydrogen orthophosphate).

Фосфэстрол

$C_{18}H_{22}O_8P_2$ = 428.3.

CAS — 522-40-7.

ATC — L02AA04.

ATC Vet — QL02AA04.

UNII — A0E0NMA80F.

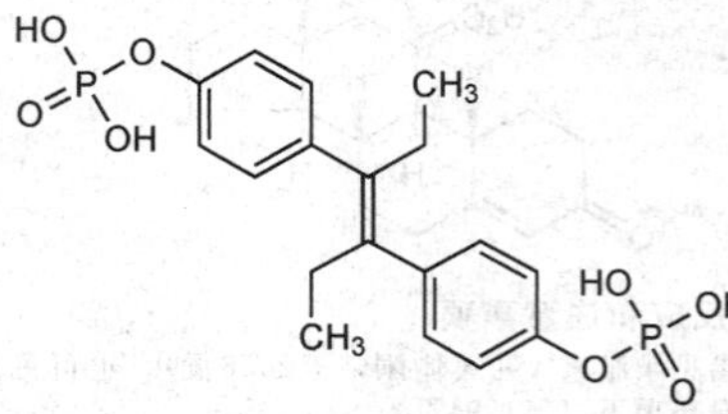

Pharmacopoeias. In *Jpn.*

Fosfestrol Sodium (*BANM*, *rINNM*) 磷雌酚钠

Fosfestrol sódico; Fosfestrol Sodique; Natrii Fosfestrolum.

Натрий Фосфэстрол

$C_{18}H_{18}Na_4O_8P_2$ = 516.2.

CAS — 23519-26-8 (fosfestrol tetrasodium xH₂O); 4719-75-9 (anhydrous fosfestrol tetrasodium).

ATC — L02AA04.

ATC Vet — QL02AA04.

Pharmacopoeias. In *Br.*, which specifies xH_2O.

BP 2010（Fosfestrol Sodium） 一种白色或类白色的粉末。易溶于水；几乎不溶于无水乙醇和乙醚。5%水溶液的 pH 值为 7.0～9.0。避光。

不良反应和注意事项

参见己烯雌酚，见（第2026页）。

静脉注射磷雌酚钠后会出现暂时的会阴部烧灼感和骨骼的转移痛。不推荐缓慢输注，因为这样不能获得药物的细胞内浓度。

用途和用法

磷雌酚是一种合成的非类固醇性雌激素，在其发挥作用前需要脱磷酸作用变为己烯雌酚（第2027页）。它用于治疗恶性前列腺肿瘤（第638页）。

磷雌酚及其钠盐均可被使用，磷雌酚钠的剂量可以磷雌酚或其钠盐形式表达；无水磷雌酚钠 300mg 相当于大约 250mg 磷雌酚。以磷雌酚钠的形式表达，最初的治疗剂量为每日 600～1200mg，缓慢静脉注射（大于 1h），持续 5～10 天；随后每日 300mg，持续 10～20 天。药物注射最好在患者平卧状态下进行。静脉维持治疗的剂量为 300～600mg 磷雌酚钠，逐渐减量，由每周 4 次减至每周 1 次。磷雌酚钠也可以口服给药，若初始剂量不能静脉注射给药，可口服 360～480mg，每日 3 次。维持治疗可给予 120～240mg，每日 3 次，逐渐减量至 240mg，每日 1 次。

制剂

BP 2010: Fosfestrol Injection; Fosfestrol Tablets.

专利制剂

Austria: Honvan†; ***Canad.:*** Honvol†; ***Gr.:*** Honvan; ***India:*** Honvan; ***Port.:*** Honvan†.

Ganirelix Acetate (*BANM, USAN, rINNM*) 醋酸加尼瑞克

Acetato de ganirelix; Ganirélix, Acétate de; Ganirelixi Acetas; Org-37462; RS-26306. *N*-Acetyl-3-(2-naphthyl)-D-alanyl-*p*-chloro-D-phenylalanyl-3-(3-pyridyl)-D-alanyl-L-seryl-L-tyrosyl-*N*⁶-(*N*,*N*′-diethylamidino)-D-lysyl-L-leucyl-*N*⁶-(*N*,*N*′-diethylamidino)-L-lysyl-L-prolyl-D-alaninamide acetate.

Ганиреликса Ацетат

$C_{80}H_{113}ClN_{18}O_{13},2C_2H_4O_2$ = 1690.4.

CAS — 124904-93-4 (ganirelix); 129311-55-3 (ganirelix acetate).

ATC — H01CC01.

ATC Vet — QH01CC01.

UNII — 56U7906FQW.

不良反应和注意事项

见西曲瑞克，第2017页。

药动学

加尼瑞克皮下注射后可快速吸收，生物利用度约91%。通过酶水解作用分解，75%代谢产物由粪便排出，未分解的药物由尿排出，半衰期约13h。

1. Oberyé JJL, *et al.* Pharmacokinetic and pharmacodynamic characteristics of ganirelix (Antagon/Orgalutron) part I: absolute bioavailability of 0.25 mg of ganirelix after a single subcutaneous injection in healthy female volunteers. *Fertil Steril* 1999; **72:** 1001–5.

用途和用法

和西曲瑞克（第2017页）一样，加尼瑞克是一种促性腺激素释放激素拮抗剂；它是不孕症患者辅助生殖刺激卵巢药物的组成成分（第2012页）。醋酸加尼瑞克通过皮下注射给药，可阻止促黄体生成素过早波动。剂量可以加尼瑞克或其醋酸盐形式表达；醋酸加尼瑞克108mg相当于大约100mg磷雌酚。在英国，给予相当剂量的加尼瑞克250μg，每日1次，从卵巢刺激第6天开始持续至诱发排卵。在美国，同样用醋酸加尼瑞克250μg。

1. Gillies PS, *et al.* Ganirelix. *Drugs* 2000; **59:** 107–11.
2. The European Orgalutran® Study Group, *et al.* Treatment with the gonadotrophin-releasing hormone antagonist ganirelix in women undergoing ovarian stimulation with recombinant follicle stimulating hormone is effective, safe and convenient: results of a controlled, randomized, multicentre trial. *Hum Reprod* 2000; **15:** 1490–8. Correction. *ibid.*; 1877.
3. The North American Ganirelix Study Group. Efficacy and safety of ganirelix acetate versus leuprolide acetate in women undergoing controlled ovarian hyperstimulation. *Fertil Steril* 2001; **75:** 38–45.
4. European and Middle East Orgalutran Study Group. Comparable clinical outcome using the GnRH antagonist ganirelix or a long protocol of the GnRH agonist triptorelin for the prevention of premature LH surges in women undergoing ovarian stimulation. *Hum Reprod* 2001; **16:** 644–51.
5. Griesinger G, *et al.* Gonadotropin-releasing hormone antagonists for assisted reproductive techniques: are there clinical differences between agents? *Drugs* 2004; **64:** 563–75.
6. Out HJ, *et al.* A randomized, double-blind, multicentre clinical trial comparing starting doses of 150 and 200 IU of recombinant FSH in women treated with the GnRH antagonist ganirelix for assisted reproduction. *Hum Reprod* 2004; **19:** 90–5.
7. Wilcox J, *et al.* CAP IV Investigator Group. Prospective, randomized trial comparing cetrorelix acetate and ganirelix acetate in a programmed, flexible protocol for premature luteinizing hormone surge prevention in assisted reproductive technologies. *Fertil Steril* 2005; **84:** 108–17.
8. Lambalk CB, *et al.* Treatment with the GnRH antagonist ganirelix prevents premature LH rises and luteinization in stimulated intrauterine insemination: results of a double-blind, placebo-controlled, multicentre trial. *Hum Reprod* 2006; **21:** 632–9.

制剂

专利制剂

Arg.: Orgalutran; ***Austral.:*** Orgalutran; ***Austria:*** Orgalutran; ***Belg.:*** Orgalutran; ***Braz.:*** Orgalutran; ***Canad.:*** Orgalutran; ***Chile:*** Orgalutran; ***Cz.:*** Orgalutran; ***Denm.:*** Orgalutran; ***Fin.:*** Orgalutran; ***Fr.:*** Orgalutran; ***Ger.:*** Orgalutran; ***Gr.:*** Orgalutran; ***Hong Kong:*** Orgalutran; ***Hung.:*** Orgalutran; ***Irl.:*** Orgalutran; ***Israel:*** Orgalutran; ***Ital.:*** Orgalutran; ***Malaysia:*** Orgalutran; ***Mex.:*** Orgalutran; ***Neth.:*** Orgalutran; ***Norw.:*** Orgalutran; ***NZ:*** Orgalutran; ***Philipp.:*** Orgalutran†; ***Port.:*** Orgalutran; ***Rus.:*** Orgalutran (Оргалутран); ***Singapore:*** Orgalutran; ***Spain:*** Orgalutran; ***Swed.:*** Orgalutran; ***Switz.:*** Orgalutran; ***Thai.:*** Orgalutran; ***Turk.:*** Orgalutran; ***UK:*** Orgalutran; ***Ukr.:*** Orgalutran (Оргалутран); ***Venez.:*** Orgalutran.

Gestodene (*BAN, USAN, rINN*) 孕二烯酮

Gestodeeni; Gestoden; Gestodène; Gestodeno; Gestodenum; SH-B-331. 13β-Ethyl-17β-hydroxy-18,19-dinor-17α-pregna-4,15-dien-20-yn-3-one.

Гестоден

$C_{21}H_{26}O_2$ = 310.4.

CAS — 60282-87-3.

UNII — 1664P6E6MI.

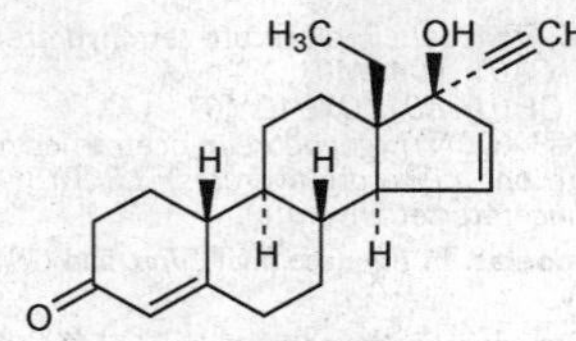

Pharmacopoeias. In *Eur.* (see p.vii).

Ph. Eur. 6. 8 (Gestodene) 一种白色或淡黄色、结晶性粉末。几乎不溶于水；微溶于乙醇；溶于甲醇；易溶于二氯甲烷。

不良反应和注意事项

参见孕激素（见**黄体酮**，第2056页）。也可见**激素性避孕药**项下，第1994页。据报道孕二烯酮具有弱雄激素作用，对于血脂的不良影响比老的19-去甲睾酮衍生物弱。然而，一些证据表明含有孕二烯酮的复方口服避孕药与静脉血栓形成的风险轻度增加有关（见第1998页；注意事项见**血管**，第2001页）。

药物相互作用

参见孕激素（见**黄体酮**，第2057页）。也可见**激素性避孕药**项下，第2002页。

抗癫痫药 非尔氨酯治疗显著增加低剂量口服复方避孕药的孕二烯酮的清除，可以降低口服避孕药的疗效[1]。也见第2002页。

1. Saano V, *et al.* Effects of felbamate on the pharmacokinetics of a low-dose combination oral contraceptive. *Clin Pharmacol Ther* 1995; **58:** 523–31.

药动学

口服孕二烯酮吸收良好，生物利用度高。该药在血浆中大部分与血浆蛋白结合（75%～87%与性激素结合球蛋白结合，13%～24%与白蛋白结合）。孕二烯酮通过肝代谢，少于1%以原形随尿液排出。与炔雌醇以多剂量合用后，孕二烯酮的半衰期约20h。

用途和用法

孕二烯酮是一种结构与左炔诺孕酮相关的孕激素（见**黄体酮**，第2057页）它可以被用作复方口服避孕药的孕激素成分（第2003页），常用每日剂量有：单相制剂中75μg及三相制剂中50～100μg。孕二烯酮也被用作绝经后HRT（第2009页）的孕激素成分，用法为在每28天的周期中，每日给药25μg或50μg，持续12天。

1. Anonymous. Femodene/Minulet—how different is gestodene? *Drug Ther Bull* 1990; **28:** 41–2.
2. Wilde MI, Balfour JA. Gestodene: a review of its pharmacology, efficacy and tolerability in combined contraceptive preparations. *Drugs* 1995; **50:** 364–95.

制剂

多组分制剂 ***Arg.:*** Aleli; Biofem; Cuidafem; Femiane; Ginelea; Ginelea T; Gynovin; Harmonet; Livianne; Mesconcept; Minesse; Minulet; Mirelle; Secret 28; Venisse; ***Austral.:*** Femoden ED; Minulet; Trioden†; ***Austria:*** Gynovin; Harmonette; Meliane; Minesse; Minulet; Mirelle; Myvlar†; Tri-Minulet†; Triodena; Yris; ***Belg.:*** Femodene; Gestodelle; Gestofeme; Harmonet; Meliane; Minulet; Mirelle; Tri-Minulet; Triodene; ***Braz.:*** Adoless; Alexa; Allestra; Avaden; Diminut; Femiane; Fertnon; Gestinol; Ginesse; Gynera; Harmonet; Micropil; Minesse; Minima; Minulet; Mirelle; Previane; Siblima; Tamisa; ***Chile:*** Avaden†; Careza; Ciclomex; Feminol; Gynera; Harmonet; Microgen; Minesse; Minigest; Minulet; Mirelle; Tri-Ciclomex; ***Cz.:*** Avaden†; Convaden†; Femoden; Harmonet; Katya; Lindynette; Logest; Lunafem; Milligest; Milvane†; Minesse; Minulet; Mirelle; Stodette; Sunya; Tri-Minulet; ***Denm.:*** Gestinyl; Gestonette; Gynera†; Harmonet; Lindynette; Meloden†; Milligest; Milvane; Minulet; Tri-Minulet†; ***Fin.:*** Femoden; Gestinyl; Harmonet; Meliane; Minesse†; Minulet; Mirelle; Tri-Femoden; Tri-Minulet†; ***Fr.:*** Avadene; Carlin; Efezial; Harmonet; Meliane; Melodia; Minesse; Minulet; Moneva; Perleane; Phaeva; Tri-Minulet; ***Ger.:*** Femovan; Minulet; ***Gr.:*** Gynera; Harmonette; Meliane; Minulet; Tri-Minulet; Trigynera; ***Hong Kong:*** Gynera; Harmonet; Meliane; Minulet†; ***Hung.:*** Femoden; Gestomix; Harmonet; Lindynette; Meliane; Milligest; Minesse†; Minulet; Tri-Minulet†; Triodena; ***Indon.:*** Gynera; ***Irl.:*** Estelle; Femodene†; Minesse; Minulet; Tri-Minulet; Triodene†; ***Israel:*** Gynera; Harmonet; Lodene; Meliane; Minesse; Minulet; ***Ital.:*** Arianna; Estinette; Fedra; Gestodiol; Ginoden; Harmonet; Milvane; Minesse; Minulet; Tri-Minulet; ***Malaysia:*** Gynera; Lindynette; Meliane; Minulet; ***Mex.:*** Avaden; Ginelea; Gynovin; Minesse; Minulet; Secret 28; ***Mon.:*** Felixita; ***Neth.:*** Avaden†; Femodeen; Harmonet†; Meliane†; Minulet; Tri-Minulet†; Triodeen†; ***NZ:*** Femodene; Melodene†; Minulet; ***Philipp.:*** Gynera; Meliane; Minulet; ***Pol.:*** Femipol; Femoden; Harmonet; Kontracept; Logest; Milvane; Minulet†; Mirelle; Sylvie; Tri-Minulet†; ***Port.:*** Avadene; Effiplen; Estinette; Gynera; Harmonet; Microgeste; Minesse; Minigeste; Minulet; Tri-Gynera; Tri-Minulet; ***Rus.:*** Femoden (Фемоден); Lindynette (Линдинет); Logest (Логест); ***S.Afr.:*** Femodene ED; Harmonet†; Melodene; Minesse; Minulette; Mirelle; Tri-Minulet†; Triodene; ***Singapore:*** Gynera; Meliane; Minulet; ***Spain:*** Gestinyl; Gynovin; Harmonet; Meliane; Melodene 15; Minesse; Minulet; Tri-Minulet; Trigynovin; ***Switz.:*** Femadiol; Gynera; Gyselle; Harmonet; Meliane; Meloden; Milvane; Minesse; Minulet; Mirelle; Myvlar; Tri-Minulet†; ***Thai.:*** Annylyn; Gynera; Lindynette; Meliane; Minidoz; Minulet†; ***Turk.:*** Ginera; Minulet; Reginon; ***UK:*** Femodene; Femodette; Katya; Millinette; Minulet†; Sunya; Tri-Minulet†; Triadene; ***Ukr.:*** Femoden (Фемоден); Lindynette (Линдинет); Logest (Логест); Tristin (Тристин); ***Venez.:*** Avaden; Femiane; Gynera; Harmonet; Minesse; Minulet; Mirelle.

Gestonorone Caproate (*BANM, USAN, rINN*) 己酸孕诺酮

Caproato de gestonorona; Caproato de gestronol; Gestonorone, caproate de; Gestonoroni caproas; Gestronol Hexanoate; Hexanoato de gestonorona; Hexanoato de gestronol; NSC-84054; SH-582. 17α-Hydroxy-19-norpregn-4-ene-3,20-dione hexanoate.

Гестонорона Капроат

$C_{26}H_{38}O_4$ = 414.6.

CAS — 1253-28-7.

ATC — G03DA01; L02AB03.

ATC Vet — QG03DA01; QL02AB03.

UNII — U38E620NS6.

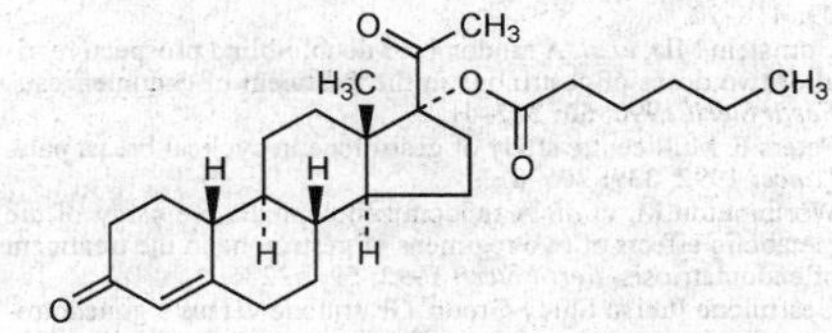

不良反应和注意事项

参见孕激素（见**黄体酮**，第2056页）。

注射部位可能有局部反应。较罕见的情况包括在注射的同时或注射后即刻可能出现咳嗽、呼吸困难以及循环紊乱，通过缓慢注射孕诺酮可以避免。对于男性，该药会暂时抑制精子发生。

药物相互作用

参见孕激素（见**黄体酮**，第2057页）。

用途和用法

己酸孕诺酮是一种结构与黄体酮相关的强力长效孕激素（第2057页）。该药可以用于子宫内膜癌（第631页）的辅助治疗，剂量为每5～7天200～400mg，以油溶液肌内注射。它也被用于良性前列腺增生（第2098页）的治疗，剂量为每周200mg，必要时可增加为每周300～400mg。

制剂

专利制剂

Cz.: Depostat; ***Gr.:*** Depostat; ***Mex.:*** Primostat; ***Rus.:*** Depostat (Депостат); ***Spain:*** Depostat†.

Gestrinone (*BAN, USAN, rINN*) ⊗孕三烯酮

A-46745; Ethylnorgestrienone; Gestrinon; Gestrinona; Gestrinoni; Gestrinonum; R-2323; RU-2323. 13β-Ethyl-17β-hydroxy-18,19-dinor-17α-pregna-4,9,11-trien-20-yn-3-one.

Гестринон

$C_{21}H_{24}O_2$ = 308.4.

CAS — 16320-04-0; 40542-65-2.

ATC — G03XA02.

ATC Vet — QG03XA02.

UNII — 1421533RCM.

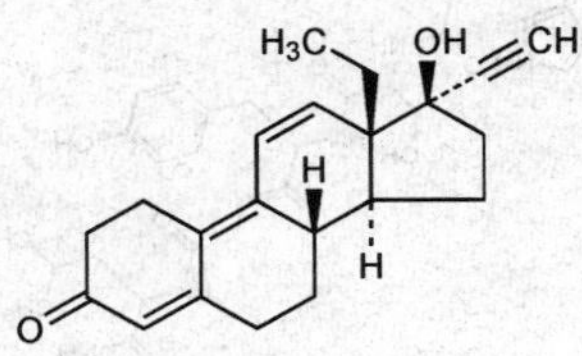

不良反应和注意事项

参见达那唑，第2022页。

药物相互作用

抗癫痫药和利福平可能加速孕三烯酮的代谢。

药动学

孕三烯酮经口服能够很好地吸收，其通过肝的首关代谢可以忽略。用药后约3h血药浓度达峰。其血浆半衰期大约24h。孕三烯酮通过形成结合代谢产物在肝中代谢。

用途和用法

孕三烯酮是一种人工合成的甾体激素，有雄激素、抗雌激素和抗孕激素的特性。它可抑制垂体促性腺激素释放。每周2次、每次口服2.5mg的孕三烯酮可以治

疗子宫内膜异位症（第2023页）；首剂于月经周期的第一天给药，3天后第二次给药，之后每周的同样两天给药，通常持续6个月。如果某天忘记服药，则应尽快给药，并按照起初的剂量维持，如果连续两次或更多次忘记服药，则应该停药并在妊娠试验阴性后下一个月经周期的第一天重新开始服药。

目前已有孕三烯酮用于周期性乳腺痛（第2024页）和子宫平滑肌瘤（第2039页）的研究。

1. Thomas EJ, Cooke ID. Impact of gestrinone on the course of asymptomatic endometriosis. *BMJ* 1987; **294:** 272–4.
2. Brosens IA, *et al.* The morphologic effect of short-term medical therapy of endometriosis. *Am J Obstet Gynecol* 1987; **157:** 1215–21.
3. Coutinho EM, Azadian-Boulanger G. Treatment of endometriosis by vaginal administration of gestrinone. *Fertil Steril* 1988; **49:** 418–22.
4. Hornstein MD, *et al.* A randomized double-blind prospective trial of two doses of gestrinone in the treatment of endometriosis. *Fertil Steril* 1990; **53:** 237–41.
5. Peters F. Multicentre study of gestrinone in cyclical breast pain. *Lancet* 1992; **339:** 205–8.
6. Worthington M, *et al.* A randomized comparative study of the metabolic effects of two regimens of gestrinone in the treatment of endometriosis. *Fertil Steril* 1993; **59:** 522–6.
7. Gestrinone Italian Study Group. Gestrinone versus a gonadotropin-releasing hormone agonist for the treatment of pelvic pain associated with endometriosis: a multicenter, randomized, double-blind study. *Fertil Steril* 1996; **66:** 911–19.
8. Dawood MY, *et al.* Clinical, endocrine, and metabolic effects of two doses of gestrinone in treatment of pelvic endometriosis. *Am J Obstet Gynecol* 1997; **176:** 387–94.
9. La Marca A, *et al.* Gestrinone in the treatment of uterine leiomyomata: effects on uterine blood supply. *Fertil Steril* 2004; **82:** 1694–6.

制剂

专利制剂

Arg.: Nemestran; ***Austral.:*** Dimetriose; ***Braz.:*** Dimetrose; ***Cz.:*** Nemestran†; ***Ital.:*** Dimetrose; ***Malaysia:*** Dimetriose; ***Mex.:*** Nemestran; ***Neth.:*** Nemestran; ***NZ:*** Dimetriose; ***Port.:*** Dimetriose; ***Rus.:*** Nemestran (Неместран); ***S.Afr.:*** Tridomose†; ***Singapore:*** Dimetriose; ***Switz.:*** Nemestran; ***Thai.:*** Dimetriose; ***UK:*** Dimetriose†.

Gonadorelin (*BAN*, *rINN*) ⊗戈那瑞林

Follicle Stimulating Hormone-releasing Factor; GnRH; Gonadoliberin; Gonadoreliini; Gonadorelina; Gonadoréline; Gonadorelinum; Gonadotrophin-releasing Hormone; Hoe-471; LH/FSH-RF; LH/FSH-RH; LH-RF; LH-RH; Luliberin; Luteinising Hormone-releasing Factor. 5-Oxo-L-prolyl-L-histidyl-L-tryptophyl-L-seryl-L-tyrosylglycyl-L-leucyl-L-arginyl-L-prolylglycinamide.

Гонадорелин

$C_{55}H_{75}N_{17}O_{13}$ = 1182.3.

CAS — 33515-09-2.

ATC — H01CA01; V04CM01.

ATC Vet — QH01CA01; QV04CM01.

UNII — 9O7312W37G.

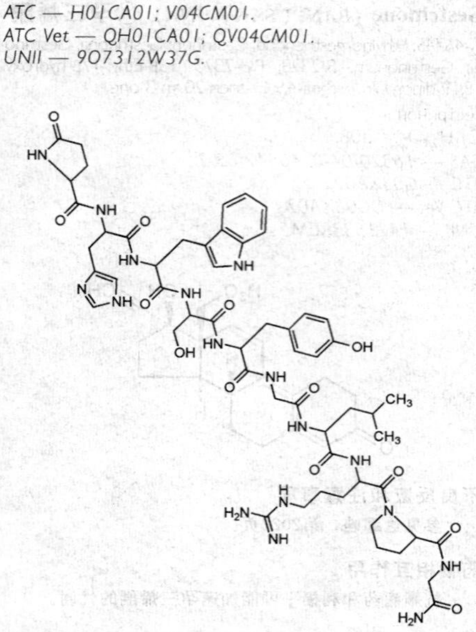

Gonadorelin Acetate (*BANM*, *USAN*, *rINNM*) 醋酸戈那瑞林

Abbott-41070; Acetato de gonadorelina; Gonadolrelin-acetát; Gonadoreliiniasetaatti; Gonadorelinacetat; Gonadorelin-acetát; Gonadoréline, acétate de; Gonadorelini acetas; Gonadorelino acetatas.

Гонадорелина Ацетат

$C_{55}H_{75}N_{17}O_{13},xC_2H_4O_2,yH_2O$.

CAS — 34973-08-5 (anhydrous gonadorelin diacetate); 52699-48-6 (gonadorelin diacetate tetrahydrate).

ATC — H01CA01; V04CM01.

ATC Vet — QH01CA01; QV04CM01.

UNII — 2RG1XQ1NYJ (gonadorelin acetate as mixture of monoacetate and diacetate hydrates); L8CRY8PWF2 (gonadorelin diacetate tetrahydrate).

Pharmacopoeias. In *Eur.* (see p.vii), *Jpn*, and *US* for veterinary use only.

USP 33 (Gonadorelin Acetate) 一种白色、淡黄色粉末。可溶于水；微溶于甲醇。贮藏于不超过8℃的密闭容器中。

Ph. Eur. 6.8 (Gonadorelin Acetate) 下丘脑肽的醋酸盐形式，可刺激垂体释放FSH和LH，可通过化学合成得到。一种白色或淡黄色粉末。可溶于水和1%的醋酸；微溶于甲醇。贮藏于2～8℃的密闭容器中。避光。

Gonadorelin Hydrochloride (*BANM*, *USAN*, *rINNM*) ⊗盐酸戈那瑞林

AY-24031; Gonadoréline, Chlorhydrate de; Gonadorelini Hydrochloridum; Hidrocloruro de gonadorelina.

Гонадорелина Гидрохлорид

$C_{55}H_{75}N_{17}O_{13},2HCl$ = 1255.2.

CAS — 51952-41-1.

ATC — H01CA01; V04CM01.

ATC Vet — QH01CA01; QV04CM01.

UNII — 3PFC574ITA.

Pharmacopoeias. In *US.*

USP 33 (Gonadorelin Hydrochloride) 一种人工合成的肽类激素，可刺激垂体释放LH。易受潮，需贮藏于干燥的密闭容器中。

不良反应

戈那瑞林及其类似物多易耐受，但可导致恶心、腹痛、腹部不适等胃肠道不良反应，也可引起头晕、头痛、月经出血量增加。持续应用戈那瑞林类似物可导致垂体性腺轴受抑；绝经期前女性出现绝经期症状，如阴道干燥、热潮红、性欲下降。若循环中雌激素长期受抑可引起骨质疏松。对于男性，也可导致热潮红、性腺功能障碍，但引起乳房增大及触痛者少见；长期应用戈那瑞林类似物也可引起骨质疏松。已报道与戈那瑞林类似物治疗有关的其他不良反应包括情绪波动、焦虑、心悸、痤疮、皮肤干燥、毛发改变、肝功能和血脂异常、糖耐量低减、关节痛、感觉异常。应用戈那瑞林的女性也可引起卵巢过度刺激（见**绒促性素**，第2017页），但极少见。

注射部位出现局部反应或疼痛，伴皮疹（局部或波及全身）、血栓性静脉炎、肿胀或瘙痒。也有出现支气管痉挛等超敏反应的报道。

一些特殊应用戈那瑞林或其类似物的治疗可能引起其他不良反应。已有报道在前列腺癌和预防性抗雌激素治疗初期，可使雄激素浓度剧增，从而导致肿瘤复发增加。提示肿瘤复发的症状有骨痛加重；偶有脊髓压迫，或血尿及尿路梗阻等泌尿系症状加重。有报道患者应用亮丙瑞林后，黏膜下纤维瘤急性加重伴严重出血。有报道接受戈那瑞林类似物治疗的乳腺癌女性症状体征增多；肿瘤转移性疾病应用这种药物可引起高钙血症。用于治疗女性性早熟时，用药初期使卵巢受刺激，随后引起雌激素撤退，故治疗第一个月可能出现阴道出血。

对心血管系统的影响 戈那瑞林类似物作为雄激素去势疗法的组分被广泛用于前列腺癌的治疗。然而，应用戈那瑞林类似物治疗性腺功能减退症可导致代谢性疾病，如胰岛素抵抗、血糖升高、脂代谢障碍和代谢综合征。一些证据表明长期进行雄激素去势治疗可能增加患糖尿病、动脉粥样硬化和心血管疾病的风险。

1. Keating NL, *et al.* Diabetes and cardiovascular disease during androgen deprivation therapy for prostate cancer. *J Clin Oncol* 2006; **24:** 4448–56.
2. Saigal CS, *et al.* Androgen deprivation therapy increases cardiovascular morbidity in men with prostate cancer. *Cancer* 2007; **110:** 1493–1500.
3. Tsai HK, *et al.* Androgen deprivation therapy for localized prostate cancer and the risk of cardiovascular mortality. *J Natl Cancer Inst* 2007; **99:** 1516–24.
4. Shahani S, *et al.* Androgen deprivation therapy in prostate cancer and metabolic risk for atherosclerosis. *J Clin Endocrinol Metab* 2008; **93:** 2042–9.

超敏反应 获得性超敏反应指已经接受皮下注射戈那瑞林10周的患者在静脉输入戈那瑞林后所引起的过敏反应[1]。

1. Potashnik G, *et al.* Anaphylactic reaction to gonadotropin-releasing hormone. *N Engl J Med* 1993; **328:** 815.

骨质疏松 长期应用戈那瑞林类似物可导致雌激素缺乏相关的骨质疏松症；但可通过多种药物减少这一不良反应。一项那法瑞林治疗的年轻女性的小型研究表明甲状旁腺激素可预防骨量减少[1,2]。联用替勃龙[3,4]或雌激素加孕激素[5,6]的"add-back"疗法对应用戈那瑞林类似物的女性改善骨密度有益。然而，这些研究采取了多种治疗，故无法明确哪种治疗更有效[6,7]。应用戈那瑞林类似物行雄激素去势治疗的男性，其骨质疏松的资料较少，但包括补充钙剂、维生素D及应用双膦酸盐[8]。雷洛昔芬在女性[9]和男性[10]中的作用仍在研究中。

1. Finkelstein JS, *et al.* Parathyroid hormone for the prevention of bone loss induced by estrogen deficiency. *N Engl J Med* 1994; **331:** 1618–23.
2. Finkelstein JS, *et al.* Prevention of estrogen deficiency-related bone loss with human parathyroid hormone-(1-34): a randomized controlled trial. *JAMA* 1998; **280:** 1067–73.
3. Lindsay PC, *et al.* The effect of add-back treatment with tibolone (Livial) on patients treated with the gonadotropin-releasing hormone agonist triptorelin (Decapeptyl). *Fertil Steril* 1996; **65:** 342–8.
4. Palomba S, *et al.* A clinical trial of the effects of tibolone administered with gonadorelin-releasing hormone analogues for the treatment of uterine leiomyomata. *Fertil Steril* 1998; **70:** 111–18.
5. Pickersgill A. GnRH agonists and add-back therapy: is there a perfect combination? *Br J Obstet Gynaecol* 1998; **105:** 475–85.
6. Sagsveen M, *et al.* Gonadotrophin-releasing hormone analogues for endometriosis: bone mineral density. Available in The Cochrane Database of Systematic Reviews; Issue 4. Chichester: John Wiley; 2003 (accessed 15/09/05).
7. Surrey ES, the Add-back Consensus Working Group. Add-back therapy and gonadotropin-releasing hormone agonists in the treatment of patients with endometriosis: can a consensus be reached? *Fertil Steril* 1999; **71:** 420–4.
8. Smith MR. Diagnosis and management of treatment-related osteoporosis in men with prostate carcinoma. *Cancer* 2003; **97** (suppl): 789–95.
9. Palomba S, *et al.* Raloxifene administration in women treated with gonadotropin-releasing hormone agonist for uterine leiomyomas: effects on bone metabolism. *J Clin Endocrinol Metab* 2002; **87:** 4476–81.
10. Smith MR, *et al.* Raloxifene to prevent gonadotropin-releasing hormone agonist-induced bone loss in men with prostate cancer: a randomized controlled trial. *J Clin Endocrinol Metab* 2004; **89:** 3841–6.

垂体卒中 目前已有用戈那瑞林行内分泌刺激试验后出现垂体卒中的报道。一项14例病例的综述[1]中有2例患者只应用了戈那瑞林，其余多数还应用了普罗瑞林（促甲状腺激素释放激素）。2h内患者开始出现症状，垂体肿瘤出血较单纯梗死更常见。

1. Matsuura I, *et al.* Infarction followed by hemorrhage in pituitary adenoma due to endocrine stimulation test. *Endocr J* 2001; **48:** 493–8.

注意事项

戈那瑞林或其类似物一般不应用垂体瘤患者，因为可能发生垂体出血梗死（垂体卒中）。体重相关的停经的患者体重正常后才能应用此类药物。不止一家制药商建议戈那瑞林不能用于女性多囊卵巢病、子宫内膜异位囊肿，但戈那瑞林及其类似物可用于多囊病诱导排卵、改善子宫纤维瘤。戈那瑞林类似物还可用于治疗子宫内膜异位症。戈那瑞林类似物可能增加宫颈抵抗力，使得宫内手术过程中宫颈不易扩张。若患者已怀孕需停用戈那瑞林及其类似物。需采取避孕措施避免意外排卵。男性患者在治疗第一个月需密切监测，警惕肿瘤复发。伴糖尿病的患者在用药期间需注意对血糖的影响。

药物相互作用

影响垂体促性腺激素释放药物可改变戈那瑞林及其类似物的效果。其他激素疗法或皮质激素也可影响其效果。螺内酯和左旋多巴可刺激促性腺激素释放，而吩噻嗪类、多巴胺拮抗药、地高辛和性激素可抑制促性腺激素分泌。

药动学

戈那瑞林不易由胃肠道吸收，静脉给药其终末半衰期是10～40min。它在血浆内水解为无活性代谢产物，由尿排出。

戈那瑞林类似物可口服、肌注、鼻内或直肠给药，且半衰期较长。

用途和用法

戈那瑞林是一种人工合成的下丘脑分泌的促性腺激素释放激素。它可刺激垂体前叶FSH和LH的合成和释放。内源性促性腺激素释放激素呈脉冲分泌，受循环中性激素等多种因素的影响。促性腺激素释放激素刺激垂体分泌的促性腺激素作用于性腺分泌性激素。单次应用促性腺激素释放素或其类似物可使循环中的性激素增加；若持续应用，可导致垂体促性腺激素受体降调节，从而导致性激素分泌反而减少。

戈那瑞林可以碱基、醋酸盐、盐酸盐等形式给药，剂量按需给予。

戈那瑞林可用于**下丘脑-垂体-性腺功能障碍的诊断**（见下文）。给予戈那瑞林 100μg 肌内或皮下注射，通过对药物的反应评估下丘脑-垂体-性腺功能。对于女性，尽可能在月经周期早期（即卵泡期）给药。儿童常用诊断剂量见下文。

戈那瑞林也用于治疗**闭经**（第2012页）和促性激素型性腺功能减退所致的**不孕症**（见下文）。肥胖相关闭经控制饮食后可好转。治疗可采取周期性泵入促性腺激素释放激素，每分钟 5～20μg，每 90min 一个脉冲，也可皮下或静脉给药，持续 6 个月以上或直到怀孕。

戈那瑞林也可用于治疗隐睾症或青春发育延迟。其类似物，如布舍瑞林、戈舍瑞林、亮丙瑞林、那法瑞林和曲普瑞林等更有效且持续时间更长，可用于治疗中枢性性早熟、子宫内膜异位症、子宫平滑肌瘤、前列腺恶性肿瘤，也可用于治疗不孕症（详见下文）。

儿童用法 戈那瑞林可用于协助儿童下丘脑-垂体-性腺功能障碍的诊断（见下文）。*BNFC 2010/11* 提出 1～18 岁儿童可应用戈那瑞林。单次给药可 2.5μg/kg，最大到 100μg，皮下或静脉给药。

戈那瑞林也可治疗隐睾症和青春发育延迟，其类似物也可用于性早熟（见下文）。

良性前列腺增生 戈那瑞林已用于治疗良性前列腺增生（见第2098页），但疗效欠佳（见**亮丙瑞林**，第2043页；**醋酸那法瑞林**，第2049页）。

隐睾 手术仍然是治疗隐睾成功率最高措施，但早期使用戈那瑞林行激素治疗可能有效（第2012页）。系统性综述[1,2]表明成功率约 20%，除外可回缩睾丸，则成功率更低。有些报道表明行隐睾术前或术后给予药物治疗可提高患者受孕指数（为评价将来受孕的预测指标）[3]。

戈那瑞林常皮下给药，每日 1.2mg，分 3 次，持续 4 周[3]。

1. Pyörälä S, *et al.* A review and meta-analysis of hormonal treatment of cryptorchidism. *J Clin Endocrinol Metab* 1995; **80:** 2795–9.
2. Henna MR, *et al.* Hormonal cryptorchidism therapy: systematic review with metanalysis of randomized clinical trials. *Pediatr Surg Int* 2004; **20:** 357–9.
3. Tekgül S, *et al.* European Society for Paediatric Urology, European Association of Urology. Guidelines on paediatric urology (update March 2009). Available at: http://www.uroweb.org/fileadmin/tx_eauguidelines/2009/Full/Paediatric_Urology.pdf (accessed 28/10/09)

青春发育延迟 戈那瑞林可用于治疗青春发育延迟（第2012页）。用于男童，可刺激内源性促性腺激素释放激素分泌，从而促进睾丸发育[1]。为了模仿内源性促性腺激素释放激素脉冲式分泌，可皮下或静脉应用戈那瑞林醋酸盐或盐酸盐；每个脉冲分泌 5～20μg，脉冲之间间隔 90～120min。治疗需持续 30～50 周。

1. Delemarre EM, *et al.* Inducing puberty. *Eur J Endocrinol* 2008; **159** (suppl): S9–S15.

下丘脑-垂体疾病诊断 戈那瑞林可用于下丘脑-垂体-性腺功能障碍性疾病诊断，如性腺功能减退症、青春发育延迟和性早熟[1,2]。戈那瑞林类似物，如曲普瑞林（第2066页）也可用于青春发育延迟诊断。

1. Eckert KL, *et al.* A single-sample, subcutaneous gonadotropin-releasing hormone test for central precocious puberty. *Pediatrics* 1996; **97:** 517–19.
2. De Martino MU, *et al.* Dynamic testing in the evaluation of male gonadal function. *J Endocrinol Invest* 2003; **26** (suppl): 107–13.

行为异常 戈那瑞林类似物，如亮丙瑞林（第2043页）或曲普瑞林（第2066页），也可用于男性性欲倒错。

1. Briken P, *et al.* Pharmacotherapy of paraphilias with long-acting agonists of luteinizing hormone-releasing hormone: a systematic review. *J Clin Psychiatry* 2003; **64:** 890–7.

子宫内膜异位症 戈那瑞林类似物对治疗子宫内膜异位症（第2023页）有效，且需要长期用药防止其复发；同时骨质疏松症风险增加，故限制了其应用。“add-back”疗法（激素替代疗法）可能减少骨量丢失和血管收缩症状。

一些关于戈那瑞林类似物治疗子宫内膜异位症的参考文献见下文，更多文献见**布舍瑞林**（第2016页）、**戈舍瑞林**（第2040页）、**亮丙瑞林**（第2043页）、**醋酸那法瑞林**（第2049页）和**曲普瑞林**（第2066页）。

1. Gargiulo AR, Hornstein MD. The role of GnRH agonists plus add-back therapy in the treatment of endometriosis. *Semin Reprod Endocrinol* 1997; **15:** 273–84.
2. Hemmings R. Combined treatment of endometriosis: GnRH agonists and laparoscopic surgery. *J Reprod Med* 1998; **43** (suppl 3): 316–20.
3. Pickersgill A. GnRH agonists and add-back therapy: is there a perfect combination? *Br J Obstet Gynaecol* 1998; **105:** 475–85.
4. Surrey ES. Add-back therapy and gonadotropin-releasing hormone agonists in the treatment of patients with endometriosis: can a consensus be reached? *Fertil Steril* 1999; **71:** 420–4.
5. Olive DL. Gonadotropin-releasing hormone agonists for endometriosis. *N Engl J Med* 2008; **359:** 1136–42.

纤维瘤 子宫平滑肌瘤是一种子宫平滑肌的良性肿瘤[1～3]。在女性中的发病率约 25%，多于 30～40 岁开始出现症状。纤维瘤可导致月经异常，尤其是出血增多、盆腔不适、不孕、流产。子宫小肌瘤不需要处理，而有症状的子宫肌瘤通常需要手术切除。由于纤维瘤为雌激素敏感依赖性，戈那瑞林类似物可导致促性腺激素型性腺功能减退，故可用戈那瑞林类似物治疗子宫平滑肌瘤，可使子宫和肌瘤体积显著缩小及闭经，但停止用药后，子宫和肌瘤体积可能恢复至治疗前水平。治疗中雌激素显著减少，可导致潮热、阴道干涩、骨量减少等绝经期症状。一旦子宫平滑肌瘤体积显著缩小，可补充雌孕激素（“add-back”疗法）以对抗药物不良反应[4,5]。有报道应用替勃龙可减轻骨量丢失和血管收缩症状[2,3]。皮下注射长效的戈那瑞林或其类似物是一种较好的治疗措施，可作为一种有意义的术前辅助治疗，可通过缩小子宫和肌瘤体积及减少术中出血以简化手术过程，还可纠正术前缺铁性贫血[6,7]。然而，并不是每个中心都常规术前应用[3]；因为担心使用戈那瑞林类似物治疗肌瘤可能使肌瘤良恶性难以鉴别[8]，也可能导致显著缩小的肌瘤手术过程中漏切除[3]。

戈那瑞林类似物治疗子宫肌瘤的更多参考文献，见**布舍瑞林**（第2016页）、**戈舍瑞林**（第2040页）、**亮丙瑞林**（第2043页）、**醋酸那法瑞林**（第2049页）和**曲普瑞林**（第2066页）。

其他正处于研究中的治疗子宫肌瘤的药物包括如西曲瑞克、加尼瑞克等戈那瑞林拮抗剂，及米非司酮。达那唑和孕三烯酮也已在少数患者中试用[2,3]。

1. Stewart EA. Uterine fibroids. *Lancet* 2001; **357:** 293–8.
2. De Leo V, *et al.* A benefit-risk assessment of medical treatment for uterine leiomyomas. *Drug Safety* 2002; **25:** 759–79.
3. Sankaran S, Manyonda IT. Medical management of fibroids. *Best Pract Res Clin Obstet Gynaecol* 2008; **22:** 655–76.
4. Friedman AJ, *et al.* Efficacy and safety considerations in women with uterine leiomyomas treated with gonadotropin-releasing hormone agonists: the estrogen threshold hypothesis. *Am J Obstet Gynecol* 1990; **163:** 1114–19.
5. Pickersgill A. GnRH agonists and add-back therapy: is there a perfect combination? *Br J Obstet Gynaecol* 1998; **105:** 475–85.
6. Lethaby A, *et al.* Pre-operative GnRH analogue therapy before hysterectomy or myomectomy for uterine fibroids. Available in The Cochrane Database of Systematic Reviews; Issue 2. Chichester: John Wiley; 2001 (accessed 15/09/05).
7. Agence Française de Sécurité Sanitaire des Produits de Santé. Les traitements médicamenteux du fibrome utérin - octobre 2004. Available at: http://www.afssaps.sante.fr/content/download/3971/39226/version/4/file/fibrorec.pdf (accessed 19/07/10)
8. Mesia AF, *et al.* Aborted leiomyosarcoma after treatment with leuprolide acetate. *Obstet Gynecol* 1998; **92:** 664–6.

生长迟缓 戈那瑞林类似物可治疗性早熟，也可能增加患儿的终身高。然而，在单纯身材矮小患者中，联用戈那瑞林类似物和生长激素治疗仍有争议，见**曲普瑞林**（第2067页）。

多毛症 文献中有提到应用戈那瑞林类似物（如亮丙瑞林）治疗多毛症（第2043页）。

不孕症 戈那瑞林及其类似物可用于治疗男性或女性低促性腺型性腺功能减退症所致的不孕症（第2012页）。更多的文献见下文，也见**布舍瑞林**（第2016页）、**亮丙瑞林**（第2043页）和**醋酸那法瑞林**（第2049页）。

应用戈那瑞林及其类似物治疗多囊卵巢综合征所致的不孕症，见下文。

1. Lingle L, Hart LL. Gonadotropin-releasing hormone in infertility. *DICP Ann Pharmacother* 1989; **23:** 246–8.
2. Thomas AK, *et al.* Induction of ovulation with subcutaneous pulsatile gonadotropin-releasing hormone: correlation with body weight and other parameters. *Fertil Steril* 1989; **51:** 786–90.
3. Homburg R, *et al.* One hundred pregnancies after treatment with pulsatile luteinising hormone releasing hormone to induce ovulation. *BMJ* 1989; **298:** 809–12.
4. Kovacs GT, *et al.* Induction of ovulation with gonadotrophin-releasing hormone—life-table analysis of 50 courses of treatment. *Med J Aust* 1989; **151:** 21–6.
5. Santoro N. Efficacy and safety of intravenous pulsatile gonadotropin-releasing hormone: Lutrepulse for injection. *Am J Obstet Gynecol* 1990; **163:** 1759–64.
6. Nachtigall LB, *et al.* Adult-onset idiopathic hypogonadotropic hypogonadism–a treatable form of male infertility. *N Engl J Med* 1997; **336:** 410–15.

恶性肿瘤 戈那瑞林类似物可用于治疗前列腺癌（第638页）；为进展期前列腺癌提供除睾丸切除术外的另一种可行的治疗方案；也可用于乳腺癌绝经后卵巢切除后的女性患者（第628页）。戈那瑞林类似物已经试用于治疗子宫内膜和卵巢肿物，但这种用法目前仍未达成共识。

可应用的类似物还有布舍瑞林（第2016页）、戈舍瑞林（第2040页）、亮丙瑞林（第2043页）和曲普瑞林（第2067页）。

乳腺痛 戈那瑞林类似物（如戈舍瑞林）对于治疗急性难以忍受的乳腺痛可能有效（第2024页）。

多囊卵巢综合征 戈那瑞林及其类似物已用于治疗多囊卵巢综合征引起的不孕症（见**不孕症**，第2012页）；也有一些资料结果不支持上述应用。

对于多囊卵巢综合征女性，单用戈那瑞林脉冲式给药可促进排卵，但排卵和受孕概率较低。对于 LH 高的多囊卵巢综合征女性患者，先给予戈那瑞林类似物，然后再脉冲式应用戈那瑞林效果更好[1]。然而，仅从短期、小型研究中获得的临床资料有限[2]。

先给予戈那瑞林类似物抑制垂体激素分泌，再给予促性腺激素诱导排卵；目前认为多囊卵巢综合征患者应用这一方案较单用促性腺激素怀孕概率高[3]。戈那瑞林类似物也可用于辅助生殖技术中刺激卵巢排卵[1]。多囊卵巢综合征女性患卵巢过度刺激综合征风险增加，故在诱导排卵期间需密切监测[1]。

1. Buckett WM, Tan SL. Use of luteinizing hormone releasing hormone agonists in polycystic ovary syndrome. *Baillieres Clin Obstet Gynaecol* 1998; **12:** 593–606.
2. Bayram N, *et al.* Pulsatile gonadotrophin releasing hormone for ovulation induction in subfertility associated with polycystic ovary syndrome. Available in The Cochrane Database of Systematic Reviews; Issue 3. Chichester: John Wiley; 2003 (accessed 15/09/05).
3. Nugent D, *et al.* Gonadotrophin therapy for ovulation induction in subfertility associated with polycystic ovary syndrome. Available in The Cochrane Database of Systematic Reviews; Issue 3. Chichester: John Wiley; 2000 (accessed 15/09/05).

卟啉病 戈那瑞林类似物可抑制急性卟啉病周期性月经前加重，见**布舍瑞林**（第2016页）、**醋酸那法瑞林**（第2049页）、和**曲普瑞林**（第2067页）。

性早熟 戈那瑞林类似物可选择性治疗中枢性性早熟（第2013页）[1]。常用的类似物包括布舍瑞林（第2016页）、戈舍瑞林（第2040页）、组胺瑞林（第2041页）、亮丙瑞林（第2043页）、那法瑞林（第2049页）和曲普瑞林（第2067页）。

1. Carel J-C, *et al.* ESPE-LWPES GnRH Analogs Consensus Conference Group. Consensus statement on the use of gonadotropin-releasing hormone analogs in children. Abstract: *Pediatrics* 2009; **123:** 1242. Full version: http://pediatrics.aappublications.org/cgi/reprint/123/4/e752 (accessed 28/10/09)

经前期综合征 对于其他药物治疗无效的经前期综合征（第2031页），可考虑联用戈那瑞林类似物和 HRT（“add-back”疗法）治疗经前期综合征[1]。短程疗法（3 个月）可用于确诊经前期综合征的诊断，并预测对于双侧卵巢切除术后的反应。戈那瑞林类似物治疗经前期综合征的相关文献如下[2～7]。

1. Wyatt KM, *et al.* The effectiveness of GnRHa with and without 'add-back' therapy in treating premenstrual syndrome: a meta analysis. *Br J Obstet Gynaecol* 2004; **111:** 585–93.
2. Hussain SY, *et al.* Buserelin in premenstrual syndrome. *Gynecol Endocrinol* 1992; **6:** 57–64.
3. Mezrow G, *et al.* Depot leuprolide acetate with estrogen and progestin add-back for long-term treatment of premenstrual syndrome. *Fertil Steril* 1994; **62:** 932–7.
4. Brown CS, *et al.* Efficacy of depot leuprolide in premenstrual syndrome: effect of symptom severity and type in a controlled trial. *Obstet Gynecol* 1994; **84:** 779–86.
5. West CP, Hillier H. Ovarian suppression with the gonadotrophin-releasing hormone agonist goserelin (Zoladex) in management of the premenstrual tension syndrome. *Hum Reprod* 1994; **9:** 1058–63.
6. Leather AT, *et al.* The treatment of severe premenstrual syndrome with goserelin with and without 'add-back' estrogen therapy: a placebo-controlled study. *Gynecol Endocrinol* 1999; **13:** 48–55.
7. Di Carlo C, *et al.* Use of leuprolide acetate plus tibolone in the treatment of severe premenstrual syndrome. *Fertil Steril* 2001; **75:** 380–4.

制剂

USP 33: Gonadorelin for Injection.

专利制剂

Arg.: Luteoliberina; ***Austria:*** Kryptocur; Lutrelef; Relefact LH-RH; ***Belg.:*** HRF; ***Braz.:*** Parlib†; ***Canad.:*** Lutrepulse; Relisorm; ***Cz.:*** Relefact LH-RH†; ***Fr.:*** Lutrelef; Stimu-LH; ***Ger.:*** Kryptocur; Lutrelef; Relefact LH-RH; ***Gr.:*** Cryptocur; Relefact LH-RH; Relisorm; ***Hung.:*** Relisorm I†; ***Irl.:*** HRF; ***Israel:*** Relefact LH-RH†; ***Ital.:*** Kryptocur; Lutrelef; ***Neth.:*** Cryptocur†; HRF; Lutrelef; Relefact LH-RH; ***S.Afr.:*** HRF†; ***Swed.:*** Lutrelef; ***Switz.:*** Kryptocur; Lutrelef; ***UK:*** HRF; ***USA:*** Factrel†.

Goserelin (*BAN*, *USAN*, *rINN*) ⊗戈舍瑞林

Gosereliini; Goserelina; Goserelinas; Goséréline; Goserelinum; Goszerelin; ICI-118630. 3-[5-Oxo-L-prolyl-L-histidyl-L-tryptophyl-L-seryl-L-tyrosyl-(3-*O*-*tert*-butyl)-D-seryl-L-leucyl-L-arginyl-L-prolyl]carbazamide.

Гозерелин

$C_{59}H_{84}N_{18}O_{14}$ = 1269.4.

CAS — 65807-02-5.

ATC — L02AE03.

ATC Vet — QL02AE03.

UNII — 0F65R8P09N.

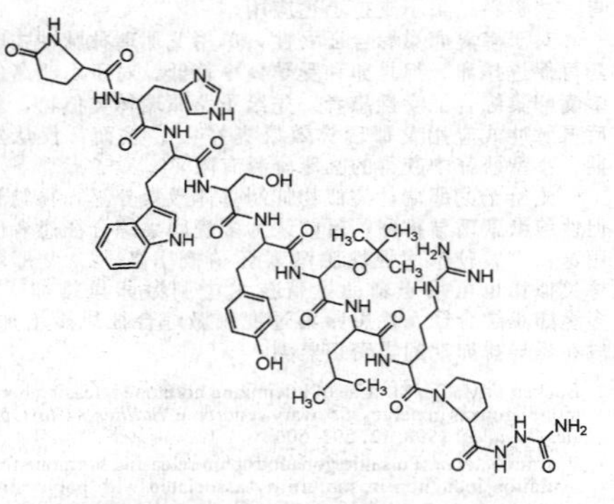

Pharmacopoeias. In *Eur.* (see p.vii).

Ph. Eur. 6.8 (Goserelin) 是一种下丘脑十肽戈那瑞林的九肽类似物；由化学合成，以醋酸盐形式发挥作用。是一种白色或类白色的粉末。可溶于水；易溶于醋酸；可溶于无机酸或强碱的稀释液中。贮藏于 2～8℃ 密闭容器中。避光。

Goserelin Acetate (*BANM*, *rINNM*) ⊗醋酸戈舍瑞林

Acetato de goserelina; Goséréline, Acétate de; Goserelini Acetas; D-Ser (Bu^t)^6 Azgly^{10}-LHRH Acetate.

Гозерелина Ацетат

$C_{59}H_{84}N_{18}O_{14},C_2H_4O_2$ = 1329.5.

CAS — 145781-92-6.

ATC — L02AE03.

ATC Vet — QL02AE03.

UNII — 6YUU2PV0U8.

不良反应和注意事项

见戈那瑞林（第2038页）。一些女性在开始用药时可能出现阴道出血，正常情况下可自行缓解。

垂体卒中 是由于垂体瘤出血或梗死导致的一种临床综合征；可见于应用戈舍瑞林治疗进展性前列腺癌且伴有无症状垂体瘤的老年患者[1,2]。常见症状包括头痛、呕吐、视力障碍、间歇热、进行性意识障碍和低钠血症。可通过皮质激素替代控制上述症状。

1. Ando S, *et al.* Pituitary apoplexy after goserelin. *Lancet* 1995; **345:** 458.
2. Eaton HJ, *et al.* Rapid onset of pituitary apoplexy after goserelin implant for prostate cancer: need for heightened awareness. *Intern Med J* 2001; **31:** 313–14.

药动学

戈舍瑞林皮下注射几乎完全被吸收，其血浆半衰期为 2～4h；超过 90%以原形或其代谢产物由尿液排出，可能增加肾脏损伤。

1. Cockshott ID. Clinical pharmacokinetics of goserelin. *Clin Pharmacokinet* 2000; **39:** 27–48.

用途和用法

戈舍瑞林是戈那瑞林（第2038页）的类似物，通过抑制性腺激素来治疗前列腺癌、绝经期前或围绝经期乳腺癌和子宫内膜异位症。对于功能障碍性子宫内膜出血，可在手术前给予相应疗程的戈舍瑞林使子宫内膜变薄；对于子宫肌瘤患者术前可联用戈舍瑞林和铁剂以改善贫血。还可与促性腺激素联用诱导排卵以治疗不孕症。戈舍瑞林常以醋酸盐形式给药，10.5mg 醋酸戈舍瑞林相当于 10mg 戈舍瑞林。

戈舍瑞林常通过在前腹壁放置可生物降解的埋植剂，皮下注射给药。通过持续给药逐渐抑制血清中雌二醇和睾酮的浓度，约在第一次注射后 3 周起效，之后重复给药以维持较低的激素浓度。治疗**前列腺癌**和**乳腺癌**常给予戈舍瑞林 3.6mg，间隔 28 天给药 1 次。治疗前列腺癌也可给予戈舍瑞林 10.8mg，间隔 12 周给药 1 次。在开始应用戈舍瑞林前需给予抗雄激素药物（如醋酸环丙孕酮）数日，维持至少 3 周，可预防疾病的复发。

对于**子宫内膜异位症**患者，可给予戈舍瑞林 3.6mg，间隔 28 天给药 1 次，持续用药 6 个月。对于功能障碍性子宫内膜出血，为使**子宫内膜变薄**，可于术前 4 周给予戈舍瑞林单次剂量。一些如子宫较大或手术时间不确定的女性患者可能需要治疗 8 周，共用药 2 次。因**子宫肌瘤**导致贫血的女性患者需在术前联用戈舍瑞林（3.6mg）和铁剂治疗约 3 个月。

对于**不孕症**患者，治疗上可收集卵母细胞行体外授精；采用戈那瑞林类似物抑制垂体功能，再给予促性腺激素诱导排卵。可给予 3.6mg 戈舍瑞林皮下注射，监测雌二醇浓度降至卵泡早期水平，这一过程需 7～21 天。雌二醇浓度达标后给予促性腺激素（卵泡刺激素）以促进卵泡发育，然后用绒促性素诱导排卵。

戈舍瑞林还可应用于其他性激素相关疾病。戈舍瑞林在儿童中的用法见下文。

1. Chrisp P, Goa KL. Goserelin: a review of its pharmacodynamic and pharmacokinetic properties, and clinical use in sex hormone-related conditions. *Drugs* 1991; **41:** 254–88.
2. Perry CM, Brogden RN. Goserelin: a review of its pharmacodynamic and pharmacokinetic properties, and therapeutic use in benign gynaecological disorders. *Drugs* 1996; **51:** 319–46.

儿童用法 戈舍瑞林可用于治疗中枢性性早熟（见下文）。

子宫内膜异位症 戈那瑞林类似物如戈舍瑞林对治疗子宫内膜异位症有效（第2023页），且需要长期用药防止其复发；同时使骨质疏松症风险增加，故限制了其应用。同时给予"add-back"疗法（激素替代疗法）可能减少这些女性骨量丢失和血管收缩症状。

1. Shaw RW, *et al.* An open randomized comparative study of the effect of goserelin depot and danazol in the treatment of endometriosis. *Fertil Steril* 1992; **58:** 265–72.
2. Schlaff WD. Extending the treatment boundaries: Zoladex and add-back. *Int J Gynaecol Obstet* 1999; **64** (suppl 1): S25–S31.
3. Franke HR, *et al.* Gonadotropin-releasing hormone agonist plus "add-back" hormone replacement therapy for treatment of endometriosis: a prospective, randomized, placebo-controlled, double-blind trial. *Fertil Steril* 2000; **74:** 534–9.
4. Pierce SJ, *et al.* Long-term use of gonadotropin-releasing hormone analogs and hormone replacement therapy in the management of endometriosis: a randomized trial with a 6-year follow-up. *Fertil Steril* 2000; **74:** 964–8.

纤维瘤 戈那瑞林类似物如戈舍瑞林可作为子宫肌瘤手术切除的辅助疗法（第2039页），但用药后可能使肌瘤良恶性难以鉴别。详见如下参考文献。

1. Lumsden MA, *et al.* Treatment with the gonadotrophin releasing hormone-agonist goserelin before hysterectomy for uterine fibroids. *Br J Obstet Gynaecol* 1994; **101:** 438–42.
2. Benagiano G, *et al.* Zoladex (goserelin acetate) and the anemic patient: results of a multicenter fibroid study. *Fertil Steril* 1996; **66:** 223–9.
3. Parazzini F, *et al.* Goserelin acetate to avoid hysterectomy in premenopausal women with fibroids requiring surgery. *Eur J Obstet Gynecol Reprod Biol* 1999; **87:** 31–3.
4. Bozzini N, *et al.* Comparative study of different dosages of goserelin in size reduction of myomatous uteri. *J Am Assoc Gynecol Laparosc* 2004; **11:** 462–3.
5. Muneyyirci-Delale O, *et al.* Goserelin acetate 10.8 mg plus iron versus iron monotherapy prior to surgery in premenopausal women with iron-deficiency anemia due to uterine leiomyomas: results from a phase III, randomized, multicenter, double-blind, controlled trial. *Clin Ther* 2007; **29:** 1682–91.
6. Lim SS, *et al.* Goserelin versus leuprolide before hysterectomy for uterine fibroids. *Int J Gynaecol Obstet* 2008; **101:** 178–83.

恶性肿瘤 戈舍瑞林可用于治疗前列腺癌（第638页）。在前列腺癌合并转移患者中应用戈舍瑞林的效果类似行睾丸切除术[1]。戈舍瑞林与抗雄激素药物（如氟他胺）联用可产生最大的阻断雄激素作用，但对于大多数患者无明显效果。有证据[2,3]表明对于局限性进展性前列腺癌，辅以戈舍瑞林治疗可提高患者生存率；当联用放疗或根治性前列腺切除术与戈舍瑞林辅助治疗较新辅助化疗获益更多[2]。

戈舍瑞林也可用于绝经前的进展性乳腺癌患者（第628页），与行卵巢切除术效果相似[4]。戈舍瑞林与他莫昔芬联用较单独应用效果更好[5]。对于绝经期前或围绝经期伴雌激素受体阳性的早期乳腺癌患者，戈舍瑞林是一种可供选择的或辅助的化学疗法[6～12]，且有潜在的保护卵巢的功能[12]。

1. Seidenfeld J, *et al.* Single-therapy androgen suppression in men with advanced prostate cancer: a systematic review and meta-analysis. *Ann Intern Med* 2000; **132:** 566–77. Correction. *ibid.* 2005; **143:** 764–5.
2. Akaza H. Adjuvant goserelin improves clinical disease-free survival and reduces disease-related mortality in patients with locally advanced or localized prostate cancer. *BJU Int* 2004; **93:** 42–6.
3. Roach M, Izaguirre A. Goserelin acetate in combination with radiotherapy for prostate cancer. *Expert Opin Pharmacother* 2007; **8:** 257–64.
4. Taylor CW, *et al.* Multicenter randomized clinical trial of goserelin versus surgical ovariectomy in premenopausal patients with receptor-positive metastatic breast cancer: an intergroup study. *J Clin Oncol* 1998; **16:** 994–9.
5. Klijn JGM, *et al.* Combined tamoxifen and luteinizing hormone-releasing hormone (LHRH) agonist versus LHRH agonist alone in premenopausal advanced breast cancer: a meta-analysis of four randomized trials. *J Clin Oncol* 2001; **19:** 343–53.
6. Jakesz R, *et al.* Randomized adjuvant trial of tamoxifen and goserelin versus cyclophosphamide, methotrexate, and fluorouracil: evidence for the superiority of treatment with endocrine blockade in premenopausal patients with hormone-responsive breast cancer—Austrian Breast and Colorectal Cancer Study Group Trial 5. *J Clin Oncol* 2002; **20:** 4621–7.
7. Jonat W, *et al.* Goserelin versus cyclophosphamide, methotrexate, and fluorouracil as adjuvant therapy in premenopausal patients with node-positive breast cancer: the Zoladex Early Breast Cancer Research Association Study. *J Clin Oncol* 2002; **20:** 4628–35.
8. International Breast Cancer Study Group (IBCSG). Adjuvant chemotherapy followed by goserelin versus either modality alone for premenopausal lymph node-negative breast cancer: a randomized trial. *J Natl Cancer Inst* 2003; **95:** 1833–46.
9. Cheer SM, *et al.* Goserelin: a review of its use in the treatment of early breast cancer in premenopausal and perimenopausal women. *Drugs* 2005; **65:** 2639–55.
10. Baum M, *et al.* ZIPP International Collaborators' Group. Adjuvant goserelin in pre-menopausal patients with early breast cancer: results from the ZIPP study. *Eur J Cancer* 2006; **42:** 895–904.
11. Hackshaw A, *et al.* Long-term effectiveness of adjuvant goserelin in premenopausal women with early breast cancer. *J Natl Cancer Inst* 2009; **101:** 341–9.
12. Sverrisdottir A, *et al.* Adjuvant goserelin and ovarian preservation in chemotherapy treated patients with early breast cancer: results from a randomized trial. *Breast Cancer Res Treat* 2009; **117:** 561–7.

乳腺癌 戈舍瑞林用于治疗乳腺癌的参考文献，见**达那唑**（第2024页）。

性早熟 戈那瑞林类似物已取代其他方案成为治疗中枢性性早熟的药物选择（第2013页）。在英国，戈舍瑞林仍未被批准用于儿童，但 *BNFC 2010/11* 已规定了戈舍瑞林治疗中枢性性早熟的用量。前腹壁皮下埋植给药，3.6mg 1 支，每 28 天给药 1 次；10.8mg 1 支，每 12 周给药 1 次。一些患者可能需要增加给药次数。

戈舍瑞林用法的参考文献如下。

1. Trueman JA, *et al.* Suppression of puberty with long-acting goserelin (Zoladex-LA): effect on gonadotrophin response to GnRH in the first treatment cycle. *Clin Endocrinol (Oxf)* 2002; **57:** 223–30.
2. Paterson WF, *et al.* Auxological outcome and time to menarche following long-acting goserelin therapy in girls with central precocious or early puberty. *Clin Endocrinol (Oxf)* 2004; **61:** 626–34.
3. Isaac H, *et al.* Efficacy of a monthly compared to 3-monthly depot GnRH analogue (goserelin) in the treatment of children with central precocious puberty. *Horm Res* 2007; **68:** 157–63.
4. Mouat F, *et al.* Initial growth deceleration during GnRH analogue therapy for precocious puberty. *Clin Endocrinol (Oxf)* 2009; **70:** 751–6.

经前期综合征 有关戈舍瑞林或其他戈那瑞林类似物（联用 HRT 预防绝经期综合征）用于其他药物治疗无效的女性的参考文献见**戈那瑞林**（第2039页）。

制剂

BP 2010: Goserelin Implants.

专利制剂

Arg.: Larmadex; Zoladex; ***Austral.:*** Zoladex; ***Austria:*** Zoladex; ***Belg.:*** Zoladex; ***Braz.:*** Zoladex; ***Canad.:*** Zoladex; ***Chile:*** Vacromil; Vicromil; Zoladex; ***Cz.:*** Zoladex; ***Denm.:*** Zoladex; ***Fin.:*** Zoladex; ***Fr.:*** Zoladex; ***Ger.:*** Zoladex; ***Gr.:*** Zoladex; ***Hong Kong:*** Zoladex; ***Hung.:*** Zoladex; ***Indon.:*** Zoladex; ***Irl.:*** Zoladex; ***Israel:*** Zoladex; ***Ital.:*** Zoladex; ***Malaysia:*** Zoladex; ***Mex.:*** Zoladex; ***Neth.:*** Zoladex; ***Norw.:*** Zoladex; ***NZ:*** Zoladex; ***Philipp.:*** Zoladex; ***Pol.:*** Zoladex; ***Port.:*** Zoladex; ***Rus.:*** Zoladex (Золадекс); ***S.Afr.:*** Zoladex; ***Singapore:*** Zoladex; ***Spain:*** Zoladex; ***Swed.:*** Zoladex; ***Switz.:*** Zoladex; ***Thai.:*** Zoladex; ***Turk.:*** Zoladex; ***UK:*** Zoladex; ***Ukr.:*** Zoladex (Золадекс); ***USA:*** Zoladex; ***Venez.:*** Zoladex.

多组分制剂 ***Austral.:*** Zolacos CP.

Hexestrol (*rINN*) 己烷雌酚

Dihydrodiethylstilboestrol; Dihydrostilboestrol; Hexanoestrol; Hexestrolum; Hexoestrol; NSC-9894; Synestrol; Synoestrol. 4,4′-(1,2-Diethylethylene)diphenol.

Гексэстрол

$C_{18}H_{22}O_2$ = 270.4.

CAS — 5635-50-7 (hexestrol); 84-16-2 (meso-hexestrol).

UNII — 10BI795R7D.

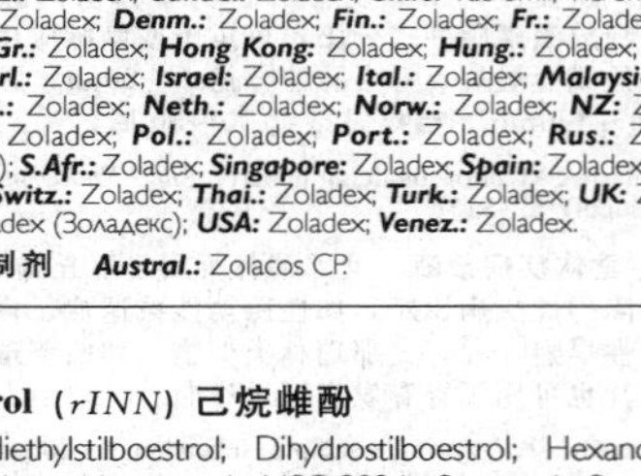

简介

己烷雌酚是一种人工合成的非甾体类雌激素，用作雌激素替代疗法，用于治疗恶性肿瘤和妇科疾病。

Histrelin (*USAN*, *rINN*) 组氨瑞林

Histrelina; Histréline; Histrelinum; ORF-17070; RWJ-17070. 5-Oxo-L-prolyl-L-histidyl-L-tryptophyl-L-seryl-L-tyrosyl-N$^\tau$-benzyl-D-histidyl-L-leucyl-L-argininyl-N-ethyl-L-prolinamide.

Гистрелин

$C_{66}H_{86}N_{18}O_{12}$ = 1323.5.

CAS — 76712-82-8.

ATC — H01CA03.

ATC Vet — QH01CA03.

UNII — H50H3S3W74.

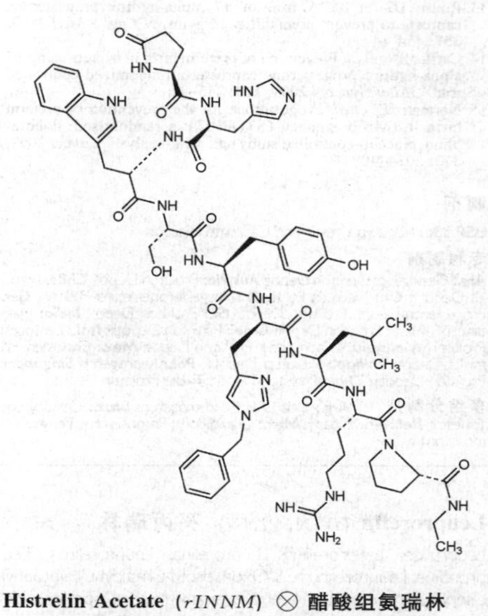

Histrelin Acetate (*rINNM*) ⊗ **醋酸组氨瑞林**

Acetato de histrelina; Histréline, Acétate d'; Histrelini Acetas.

Гистрелина Ацетат

$C_{66}H_{86}N_{18}O_{12},xC_2H_4O_2,yH_2O$.

CAS — 220810-26-4.

ATC — H01CA03.

ATC Vet — QH01CA03.

UNII — QMG7HLD1ZE.

不良反应和注意事项

见戈那瑞林，第2038页。

对肝脏的影响 有 1 例皮下注射醋酸组氨瑞林相关的肝毒性报道[1]。

1. Ricker JM, *et al.* Drug-induced liver injury caused by the histrelin (Vantus) subcutaneous implant. *South Med J* 2010; **103:** 84–6.

用途和用法

组氨瑞林是一种戈那瑞林类似物（第2038页）。含醋酸组氨瑞林 50mg 埋入皮下，设计为每日释放醋酸组氨瑞林 50～60μg，持续约 12 个月，可用于进展性前列腺癌的姑息治疗（第638页）。

组氨瑞林可用于治疗儿童性早熟（见下文）；也可用于治疗月经紊乱和急性卟啉病。

1. Anderson KE, *et al.* A gonadotropin releasing hormone analogue prevents cyclical attacks of porphyria. *Arch Intern Med* 1990; **150:** 1469–74.
2. Mortola JF, *et al.* Successful treatment of severe premenstrual syndrome by combined use of gonadotropin-releasing hormone agonist and estrogen/progestin. *J Clin Endocrinol Metab* 1991; **72:** 252A–F.
3. Cheung AP, Chang RJ. Pituitary responsiveness to gonadotrophin-releasing hormone agonist stimulation: a dose-response comparison of luteinizing hormone/follicle-stimulating hormone secretion in women with polycystic ovary syndrome and normal women. *Hum Reprod* 1995; **10:** 1054–9.
4. Chertin B, *et al.* An implant releasing the gonadotropin hormone-releasing hormone agonist histrelin maintains medical castration for up to 30 months in metastatic prostate cancer. *J Urol (Baltimore)* 2000; **163:** 838–44.
5. Schlegel PN, *et al.* Effective long-term androgen suppression in men with prostate cancer using a hydrogel implant with the GnRH agonist histrelin. *Urology* 2001; **58:** 578–82.
6. Dineen MK, *et al.* An evaluation of the pharmacokinetics and pharmacodynamics of the histrelin implant for the palliative treatment of prostate cancer. *J Clin Pharmacol* 2005; **45:** 1245–9.
7. Schlegel PN. Histrelin Study Group. Efficacy and safety of histrelin subdermal implant in patients with advanced prostate cancer. *J Urol (Baltimore)* 2006; **175:** 1353–8.
8. Schlegel P. A review of the pharmacokinetic and pharmacological properties of a once-yearly administered histrelin acetate implant in the treatment of prostate cancer. *BJU Int* 2009; **103** (suppl 2): 7–13.
9. Crawford ED. A review of the use of histrelin acetate in the treatment of prostate cancer. *BJU Int* 2009; **103** (suppl 2): 14–22.

性早熟 戈那瑞林类似物已取代其他方案成为治疗中枢性性早熟的药物选择（第2013页）。醋酸组氨瑞林皮下注射的常规剂量等同于组氨瑞林每日 10μg/kg。也可选择含醋酸组氨瑞林 50mg 埋入皮下，设计为每日释放醋酸组氨瑞林 65μg，持续约 12 个月。2 岁以下患者不建议皮下埋入给药。

组氨瑞林用法的参考文献如下。

1. Barradell LB, McTavish D. Histrelin: a review of its pharmacological properties and therapeutic role in central precocious puberty. *Drugs* 1993; **45:** 570–88.
2. Feuillan PP, *et al.* Reproductive axis after discontinuation of gonadotropin-releasing hormone analog treatment of girls with precocious puberty: long term follow-up comparing girls with hypothalamic hamartoma to those with idiopathic precocious puberty. *J Clin Endocrinol Metab* 1999; **84:** 44–9.
3. Klein KO, *et al.* Increased final height in precocious puberty after long-term treatment with LHRH agonists: the National Institutes of Health experience. *J Clin Endocrinol Metab* 2001; **86:** 4711–16.
4. Hirsch HJ, *et al.* The histrelin implant: a novel treatment for central precocious puberty. Abstract: *Pediatrics* 2005; **116:** 1534–5. Full version: http://pediatrics.aappublications.org/cgi/reprint/116/6/e798 (accessed 04/12/07)
5. Eugster EA, *et al.* Efficacy and safety of histrelin subdermal implant in children with central precocious puberty: a multicenter trial. *J Clin Endocrinol Metab* 2007; **92:** 1697–1704.
6. Lewis KA, Eugster EA. Experience with the once-yearly histrelin (GnRHa) subcutaneous implant in the treatment of central precocious puberty. *Drug Des Devel Ther* 2009; **3:** 1–5.
7. Rahhal S, *et al.* Results of a second year of therapy with the 12-month histrelin implant for the treatment of central precocious puberty. *Int J Pediatr Endocrinol* 2009; **2009:** 812517.

制剂

专利制剂

Arg.: Vantas; ***Canad.:*** Vantas; ***Irl.:*** Vantas; ***Malaysia:*** Vantas; ***Singapore:*** Vantas; ***Thai.:*** Vantas; ***UK:*** Vantas; ***USA:*** Supprelin; Vantas.

Human Menopausal Gonadotrophins (*BAN*) ⊗ **人绝经后促性腺激素**

Gonadotrofina menopáusica humana; Gonadotropina menopáusica humana; HMG; Org-31338; Urogonadotrophin.

ATC — G03GA02.

ATC Vet — QG03GA02.

性状 是一种含 FSH 和 LH 的人绝经后尿提取物，在人体内 FSH 和 LH 以一定比例分泌。FSH 与 LH 比例为 1：1 的人绝经后促性腺激素即为尿促性腺素（见下文）。

Menotrophin (*BAN*) ⊗ **尿促性素**

Menotrofina; Menotropiini; Menotropin; Menotropina; Menotropins (*USAN*); Menotropinum.

CAS — 9002-68-0.

UNII — 5Y9QQM372Q.

Pharmacopoeias. In *Br., Chin., Jpn,* and *US.*

BP2010（Menotrophin） 是一种含促性腺激素 FSH 和 LH 活性的干粉制剂。每毫克至少含 FSH 40U，其中所含 FSH 与 LH 的比值约为 1。制剂成分主要来源于垂体，可从绝经后女性尿中提取。绒促性素可由怀孕女性尿中提取，其中含 FSH 与 LH 的比值更高。尿促性素是一种几乎白色或淡黄色粉末。可溶于水。贮藏于密闭容器中。避光。

USP 33（Menotrophin） 是一种绝经后女性尿提取物，具有促性腺激素 FSH 和 LH 的活性。每毫克至少含 FSH 40U 和 LH 40U，FSH 与 LH 的比值为 1。绒促性素可从怀孕女性尿中提取，其 FSH 与 LH 的比值增加，但其中 LH 不超过 30%。2～8℃贮藏于密闭容器中。

不良反应

人绝经后促性腺激素可引起剂量相关性卵巢过度刺激，临床表现不同，轻者出现卵巢增大和腹部不适；重者可导致卵巢显著增大及囊肿形成、急性腹痛、胸腹水、低血容量、休克、血栓形成。常在行盆腔检查后出现急性卵巢囊肿破裂和腹腔出血。已有死亡病例报道。

注射部位过敏及全身超敏反应也可发生。已有恶心、呕吐、关节痛和发热的报道。男性患者可出现乳房发育、痤疮、体重增加。

致癌性 一项包括 4575 名原发浸润性乳腺癌女性的随机对照研究，关于危险因素的评估结果表明服用治疗不孕症药物不增加患乳腺癌的风险[1]。然而亚组分析发现应用绝经后促性腺激素至少 6 个月或 6 个疗程的女性乳腺癌的发病率是对照组的 2～3 倍。此项研究学者指出结果可能与样本量小有关，其他研究未发现不孕症药物治疗与乳腺癌发病有关。

1. Burkman RT, *et al.* Infertility drugs and the risk of breast cancer: findings from the National Institute of Child Health and Human Development Women's Contraceptive and Reproductive Experiences Study. *Fertil Steril* 2003; **79:** 844–51.

对卵巢的影响 4 名应用尿促性素的女性出现卵巢过度刺激综合征进展为急性附件扭转[1]。联用尿促性素和绒促性素可导致深部静脉血栓，它是一种少见的卵巢过度刺激综合征[2,3]。在另外一些应用尿促性素后出现血栓的病例中，遗传活化的蛋白 C 抵抗和吸烟也是其促发因素[4]。

1. Kemmann E, *et al.* Adnexal torsion in menotropin-induced pregnancies. *Obstet Gynecol* 1990; **76:** 403–6.
2. Kaaja R, *et al.* Severe ovarian hyperstimulation syndrome and deep venous thrombosis. *Lancet* 1989; **ii:** 1043.
3. Sobande AA, *et al.* Ovarian hyperstimulation syndrome and deep vein thrombosis. *Saudi Med J* 2000; **21:** 783–4.
4. Ludwig M, *et al.* Deep vein thrombosis during administration of HMG for ovarian stimulation. *Arch Gynecol Obstet* 2000; **263:** 139–41.

注意事项

人绝经后促性腺激素禁用于孕妇；尽量避免应用于异常生殖器出血、对激素敏感的恶性肿瘤，如乳腺癌、子宫癌、前列腺癌、卵巢癌、睾丸癌等，或非多囊卵巢综合征所致的卵巢囊肿或卵巢增大。在给予人绝经后促性腺激素治疗之前，需除外下丘脑垂体损伤、肾上腺或甲状腺异常、高泌乳素血症所致的不孕症。卵巢增大的患者有出血的风险；应避免盆腔检查或小心操作。风险大者避免性交。有妊娠多胎等风险。

药物相互作用

接受尿促性素治疗后有卵巢反应过度表现的女性患者联用含 LH 活性类药物可增加卵巢过度刺激综合征风险。

用途和用法

人绝经后促性腺激素有 FSH 活性（第2036页）和 LH 活性（第2044页）。

人绝经后促性腺激素可用于治疗男性或女性性腺功能减退所致的不孕症。对于氯米芬治疗无效的无排卵性不孕症患者，用人绝经后促性腺激素可促进卵泡形成，然后联用绒促性素刺激排卵和黄体形成（进一步讨论第2012页）。

女性不孕症治疗剂量及疗程由患者的需求决定；并通过监测血尿雌二醇含量或超声下卵泡发育情况或结合以上两者来判断治疗反应。人绝经后促性腺激素每日皮下或肌内注射给药（含 FSH 75～150U），依据情况逐渐调整剂量直至达到充分的反应。绒促性素单剂量达 5000～10000U（第2018页），使用 1～2 天后停止治疗并随诊。有正常月经周期的患者需在经期第 7 天开始治疗。在英国，建议 3 周后如无效停止治疗，如有必要，该疗程至少重复两次。在美国，注册药品信息推荐每日最大剂量为 450U，单个疗程不超过 12 天。

另一可选方案为隔日皮下或肌内注射相同剂量的人绝经后促性腺激素，每个剂量提供 FSH 225～375U，第 1 次注射后开始注射绒促性素，连续 1 周。

在体外授精（IVF）以及其他辅助生殖技术中，人绝经后促性腺激素与绒促性素合用，有时还联合使用枸橼酸氯米芬或者戈那瑞林类似物。肌内或皮下注射人绝经后促性腺激素刺激卵泡生长，每日提供 FSH75～300U，常开始于月经周期的第 2 天或者第 3 天。继续治疗直至获得足够的疗效，最后一次注射人绝经期促性腺激素后观察 1～2 天，注射人绒毛膜促性腺激素 10000U，32～36h 后取卵。美国注册药品信息推荐垂体抑制的女性起始剂量每日 225U，最大日剂量为 450U。

对于因低促性腺激素性性腺功能减退的**男性不育者**（见不孕症，第2012页），先用绒促性素刺激精子生成，然后使用含 75U 或 150U FSH 的人绝经后促性腺激素，每周 2～3 次，皮下或肌注。需至少治疗 3～4 个月。

不孕症 系统性综述并未发现人绝经后促性腺激素与无排卵性不孕症患者尿液中提取的促性腺激素相比，疗效有显著性差异[1]的证据（第2012页），其与重组卵泡刺激素辅助生殖周期的疗效相比也没有显著性差异[2]。然而，有证据显示将人绝经后促性腺激素（而不是卵泡刺激素）用于目前的 IVF 方案中可提高活产率[3,4]。早期的英国指南[5]认为，人绝经后促性腺激素、尿液卵泡刺激素以及重组卵泡刺激素在治疗女性卵巢疾病（如多囊卵巢综合征）所导致的不孕症，使患者受孕以及在体外授精中的作用是相同的。

1. Nugent D, *et al.* Gonadotrophin therapy for ovulation induction in subfertility associated with polycystic ovary syndrome. Available in The Cochrane Database of Systematic Reviews; Issue 3. Chichester: John Wiley; 2000 (accessed 16/09/05).
2. Van Wely M, *et al.* Human menopausal gonadotropin versus recombinant follicle stimulation hormone for ovarian stimulation in assisted reproductive cycles. Available in The Cochrane Database of Systematic Reviews; Issue 1. Chichester: John Wiley; 2003 (accessed 16/09/05).
3. Coomarasamy A, *et al.* Urinary hMG versus recombinant FSH for controlled ovarian hyperstimulation following an agonist long down-regulation protocol in IVF or ICSI treatment: a systematic review and meta-analysis. *Hum Reprod* 2008; **23:** 310–15.
4. Afnan M. Identifying real differences in live birth rates between HMG and rFSH in IVF. *Reprod Biomed Online* 2009; **18** (suppl 2): 25–30.
5. National Collaborating Centre for Women's and Children's Health/NICE. Fertility: assessment and treatment for people with fertility problems. February 2004. Available at: http://www.nice.org.uk/nicemedia/pdf/CG011fullguideline.pdf (accessed 28/07/08)

制剂

BP 2010: Menotrophin Injection;
USP 33: Menotropins for Injection.

专利制剂

Arg.: HMG Ferring; Lifecell; Menopur; ***Austral.:*** Humegon†; ***Austria:*** Menopur; ***Belg.:*** Menopur; ***Braz.:*** Menogon†; Menopur†; Pergonal; ***Canad.:*** Menopur; Pergonal†; Repronex; ***Chile:*** Menopur; ***Cz.:*** Humegon†; Menogon; Menopur; Merional; ***Denm.:*** Menopur; ***Fin.:*** Menogon†; Menopur; ***Fr.:*** Menopur; ***Ger.:*** Menogon; ***Gr.:*** Altermon; Humegon; Menogon; Menopur; Merional; Pergogreen; Pergonal; ***Hong Kong:*** Menogon; Menopur; Merional; Pergonal†; ***Hung.:*** Menogon†; Menopur; Merional; ***India:*** Eventin; Pergonal; Pregnorm; ***Irl.:*** Humegon†; Menopur; ***Israel:*** Menogon; Menopur; Pergonal†; ***Ital.:*** Menogon; Meropur; ***Jpn:*** Gonadoryl; ***Malaysia:*** Menopur; ***Mex.:*** Humegon†; Merapur HP; Merional; ***Neth.:*** Humegon†; Menogon; Menopur; Pergonal†; ***Norw.:*** Menopur; ***Pol.:*** Menopur; ***Port.:*** Humegon†; Menopur; ***Rus.:*** Menogon (Меногон)†; Menopur (Менопур); Pergonal (Пергонал); ***S.Afr.:*** Humegon†; Menopur; Pergonal†; ***Singapore:*** Menogon; ***Spain:*** HMG; Menopur; ***Swed.:*** Menopur; ***Switz.:*** Menogon†; Menopur; Merional; ***Thai.:*** IVF-M; Menogon; Menopur; ***Turk.:*** Humegon; Menogon; Menopur; Merional; Pergonal; ***UK:*** Menogon†; Menopur; Merional; ***Ukr.:*** Menopur (Менопур); ***USA:*** Humegon†; Menopur; Repronex; ***Venez.:*** Pergonal†.

Hydroxyestrone Diacetate 双醋羟雌酮

Hidroxiestrona, diacetato de; 16α-Hydroxyoestrone Diacetate.
3,16α-Dihydroxyestra-1,3,5(10)-trien-17-one diacetate.
$C_{22}H_{26}O_5$ = 370.4.
CAS — 566-76-7 (hydroxyestrone); 1247-71-8 (hydroxyestrone diacetate).

(hydroxyestrone)

简介

双醋羟雌酮是一种雌激素（见**雌二醇**，第2029页）。它可以口服给药用于治疗外阴阴道病症和女性不孕。

Hydroxyprogesterone Caproate（*BANM*, *rINN*）己酸羟孕酮

17-AHPC; Caproate d'hydroxyprogestirone; Caproato de hidroxiprogesterona; Hidroksiprogesteron Heksanoat; Hidroksiprogesteron Kaproat; Hydroxyprogesterone Hexanoate; Hydroxyprogesteroni Caproas; NSC-17592. 3,20-Dioxopregn-4-en-17α-yl hexanoate; 17α-Hydroxypregn-4-ene-3,20-dione hexanoate.
Гидроксипрогестерона Капроат
$C_{27}H_{40}O_4$ = 428.6.
CAS — 68-96-2 (hydroxyprogesterone); 630-56-8 (hydroxyprogesterone caproate).
ATC — G03DA03.
ATC Vet — QG03DA03.
UNII — 276F2O42F5.

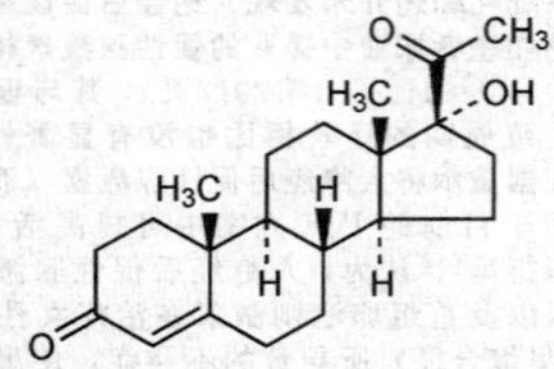

(hydroxyprogesterone)

Pharmacopoeias. In *Chin.* and *US.*

USP 33（Hydroxyprogesterone Caproate） 一种白色或乳白色的结晶性粉末。无臭或有轻微臭。不溶于水；溶于乙醚；微溶于苯。贮藏于 25℃，允许温度范围 15～30℃。避光。

不良反应和注意事项

参见孕激素（见**黄体酮**，第2056页）。

注射部位可能有局部反应。较罕见的情况包括，在注射己酸羟孕酮的同时或注射后即刻可能出现咳嗽、呼吸困难以及循环紊乱。这种不良反应可以通过缓慢注射来避免。

妊娠 妊娠妇女妊娠期间服用羟孕酮导致婴儿畸形的报道包括 1 例法洛四联征[1]、2 例泌尿-生殖道畸形[2]和 1 例肾上腺皮质癌[3]。

1. Heinonen OP, *et al.* Cardiovascular birth defects and antenatal exposure to female sex hormones. *N Engl J Med* 1977; **296:** 67–70.
2. Evans ANW, *et al.* The ingestion by pregnant women of substances toxic to the foetus. *Practitioner* 1980; **224:** 315–19.
3. Mann JR, *et al.* Transplacental carcinogenesis (adrenocortical carcinoma) associated with hydroxyprogesterone hexanoate. *Lancet* 1983; **ii:** 580.

药物相互作用

参见孕激素（见**黄体酮**，第2057页）。

用途和用法

己酸羟孕酮是一种结构与黄体酮（第2057页）相关的孕激素，用于复发性流产和多种月经紊乱。对于已证明有黄体酮缺乏的复发性流产用法为在妊娠的前半期采用每周 250～500mg 肌内注射。己酸羟孕酮还可用于预防早产（见下文）。

也可采用其乙酸盐和庚酸盐。

早产 有证据表明，对于既往有自发早产（第1903页）史的女性，预防性使用黄体酮可能降低之后的早产风险。在临床中，己酸羟孕酮也被用于预防早产[1]。一项关于持续肌内注射己酸羟孕酮疗效的对照研究[2]，给药时间为妊娠 16～20 周至妊娠 36 周或分娩，结果显示己酸羟孕酮治疗组妊娠 37 周前分娩的风险（306 例中 36.3%）较安慰剂组（153 例中 54.9%）降低。阴道内应用黄体酮可减少宫缩的频率[3]，降低宫颈较短患者孕中期早产的风险[4]。但己酸羟孕酮的最佳用药时机仍不清楚。有两项回顾性分析[5,6]显示患者分别在孕 16～20.9 周和孕 21～26.9 周开始预防性应用己酸羟孕酮，但两者早产率无明显差异。另外一项回顾性研究[7]表明停用己酸羟孕酮过早，其自发性早产复发的风险增加，认为治疗应持续至妊娠 36 周。

一些综述研究[8,9]表明，预防性应用孕酮（主要是己酸羟孕酮）可降低自发性早产史妇女早产和分娩低出生体重儿的风险。然而，给药的最佳时机、周期、剂量及用药对婴幼儿的远期影响等，仍需进一步研究[9]。由于目前资料有限，美国的一个专家委员会[10]建议黄体酮和己酸羟孕酮限用于单胎妊娠及自发性早产史（妊娠小于 37 周）的患者。且目前已有研究[11]显示单胎妊娠及有自发性早产史患者应用己酸羟孕酮可获益，对于宫颈较短或早产可否获益仍需进一步研究。在加拿大[12]，对有早产史的患者可给予己酸羟孕酮每周 250mg 肌内注射，或给予黄体酮每日 100mg 阴道给药，用药时间为妊娠 20 周开始直至早产风险降低。对宫颈过短者（妊娠第 22～26 周仍小于 15mm），可给予阴道应用孕酮，每日 200mg。

多胎妊娠妇女早产风险增加，但肌内注射己酸羟孕酮[13,14]或阴道应用黄体酮[15]并不能获益。

1. Joy S, *et al.* The risk for preterm labor in women receiving 17 alpha-hydroxyprogesterone caproate prophylaxis for preterm birth prevention. *Am J Perinatol* 2010; **27:** 343–8.
2. Meis PJ, *et al.* Prevention of recurrent preterm delivery by 17 alpha-hydroxyprogesterone caproate. *N Engl J Med* 2003; **348:** 2379–85.
3. da Fonseca EB, *et al.* Prophylactic administration of progesterone by vaginal suppository to reduce the incidence of spontaneous preterm birth in women at increased risk: a randomized placebo-controlled double-blind study. *Am J Obstet Gynecol* 2003; **188:** 419–24.
4. Fonseca EB, *et al.* Progesterone and the risk of preterm birth among women with a short cervix. *N Engl J Med* 2007; **357:** 462–9.
5. González-Quintero VH, *et al.* Gestational age at initiation of 17α-hydroxyprogesterone caproate (17P) and recurrent preterm delivery. *J Matern Fetal Neonatal Med* 2007; **20:** 249–52.
6. How HY, *et al.* Prophylaxis with 17 alpha-hydroxyprogesterone caproate for prevention of recurrent preterm delivery: does gestational age at initiation of treatment matter? *Am J Obstet Gynecol* 2007; **197:** 260.e1–4. Available at: http://download.journals.elsevierhealth.com/pdfs/journals/0002-9378/PIIS0002937807008800.pdf (accessed 17/11/09)
7. Rebarber A, *et al.* Increased recurrence of preterm delivery with early cessation of 17-alpha-hydroxyprogesterone caproate. *Am J Obstet Gynecol* 2007; **196:** 224.e1–4.
8. Sanchez-Ramos L, *et al.* Progestational agents to prevent preterm birth: a meta-analysis of randomized controlled trials. *Obstet Gynecol* 2005; **105:** 273–9.
9. Dodd JM, *et al.* Prenatal administration of progesterone for preventing preterm birth in women considered to be at risk of preterm birth. Available in The Cochrane Database of Systematic Reviews; Issue 1. Chichester: John Wiley; 2006 (accessed 17/11/09).
10. American College of Obstetricians and Gynecologists Committee on Obstetric Practice. Use of progesterone to reduce preterm birth (ACOG committee opinion number 419, issued October 2008). *Obstet Gynecol* 2008; **112:** 963–5. Also available at: http://journals.lww.com/greenjournal/Citation/2008/10000/ACOG_Committee_Opinion_No__419__Use_of.35.aspx (accessed 20/11/09)
11. Rode L, *et al.* Systematic review of progesterone for the prevention of preterm birth in singleton pregnancies. *Acta Obstet Gynecol Scand* 2009; **88:** 1180–9.
12. Farine D, *et al.* Society of Obstetricians and Gynaecologists of Canada. The use of progesterone for prevention of preterm birth. *J Obstet Gynaecol Can* 2008; **30:** 67–71. Also available at: http://www.sogc.org/guidelines/documents/guiJOGC202TU0801.pdf (accessed 27/06/08)
13. Rouse DJ, *et al.* A trial of 17 alpha-hydroxyprogesterone caproate to prevent prematurity in twins. *N Engl J Med* 2007; **357:** 454–61.
14. Caritis SN, *et al.* Prevention of preterm birth in triplets using 17 alpha-hydroxyprogesterone caproate: a randomized controlled trial. *Obstet Gynecol* 2009; **113:** 285–92.
15. Norman JE, *et al.* Progesterone for the prevention of preterm birth in twin pregnancy (STOPPIT): a randomised, double-blind, placebo-controlled study and meta-analysis. *Lancet* 2009; **373:** 2034–40.

制剂

USP 33: Hydroxyprogesterone Caproate Injection.

专利制剂

Arg.: Gestageno; Proluton Depot; ***Austria:*** Proluton Depot; ***Chile:*** Primolut Depot†; ***Cz.:*** Neolutin Forte; ***Fr.:*** Progesterone-retard Pharlon; ***Ger.:*** Progesteron-Depot; Proluton Depot; ***Gr.:*** Proluton Depot; ***India:*** Maintane; NT-Natal; Proluton Depot; ***Israel:*** Proluton Depot†; ***Ital.:*** Lentogest; Proluton; ***Malaysia:*** Jenaprogon†; Proluton Depot; ***Mex.:*** Caposten; Primolut Depot; ***Philipp.:*** Proluton Depot†; ***Pol.:*** Kaprogest†; ***Singapore:*** Proluton Depot†; ***Thai.:*** Proluton Depot; ***Turk.:*** Proluton Depot.

多组分制剂 ***Arg.:*** Dos Dias N; Primosiston; ***Braz.:*** Gestadinona; Trinestril; ***Ital.:*** Gravibinan†; ***Mex.:*** Gravidinona; Primosiston†; ***Venez.:*** Primosiston†.

Leuprorelin（*BAN*, *rINN*）亮丙瑞林

Leuprolide; Leuprorelini; Leuprorelina; Leuprorelinas; Leuproréline; Leuprorelinum. 5-Oxo-L-prolyl-L-histidyl-L-tryptophyl-L-seryl-L-tyrosyl-D-leucyl-L-leucyl-L-arginyl-*N*-ethyl-L-prolinamide.
Лейпрорелин
$C_{59}H_{84}N_{16}O_{12}$ = 1209.4.
CAS — 53714-56-0.
ATC — L02AE02.
ATC Vet — QL02AE02.
UNII — EFY6W0M8TG.

Pharmacopoeias. In *Eur.* (see p.vii).

Ph. Eur. 6.8（Leuprorelin） 一种醋酸盐形式合成的九肽，为下丘脑促性腺激素释放激素类似物。它是一种白色或类白色、易潮湿的粉末。贮藏于温度不超过 30℃的密闭容器中。避光。

Leuprorelin Acetate（*BANM*, *rINNM*）醋酸亮丙瑞林

Abbott-43818; Acetato de leuprorelina; Leuprolide Acetate (*USAN*); Leuprorelíiniasetaatti; Leuprorelinacetat; Leuproréline, Acétate de; Leuprorelini Acetas; Löprorelin Asetat; TAP-144.
Лейпрорелина Ацетат
$C_{59}H_{84}N_{16}O_{12},C_2H_4O_2$ = 1269.5.
CAS — 74381-53-6.
ATC — L02AE02.
ATC Vet — QL02AE02.
UNII — 37JNS02E7V.

Pharmacopoeias. In *US.*

USP 33（Leuprolide Acetate） 贮藏于温度不超过 30℃的密闭容器中。

不良反应和注意事项

参见戈那瑞林（第2038页），极少数患者出现血小板或白细胞减少。

良性颅内高压 少数散发病例报道亮丙瑞林治疗可导致颅内压增高[1,2]。

1. Arber N, *et al.* Pseudotumor cerebri associated with leuprorelin acetate. *Lancet* 1990; **335:** 668.
2. Boot JH. Pseudotumour cerebri as a side effect of leuprorelin acetate. *Ir J Med Sci* 1996; **165:** 60.

对眼的影响 亮丙瑞林可能导致视物模糊，一般持续至注射后 1～2h，罕有持续更长时间者[1]。也有眼部血管出血或闭塞、眼痛、眼睑水肿等报道，可能与亮丙瑞林关系不大。

1. Fraunfelder FT, Edwards R. Possible ocular adverse effects associated with leuprolide injections. *JAMA* 1995; **273:** 773–4.

对肝脏的影响 有 1 例应用亮丙瑞林导致肝毒性的报道[1]。

1. Gabbi C, *et al.* Nonalcoholic fatty liver disease induced by leuprorelin acetate. *J Clin Gastroenterol* 2008; **42:** 107–10.

超敏反应 1 例前列腺癌患者在注射醋酸亮丙瑞林后

5min 内即出现过敏反应[1]。另外 1 例子宫内膜异位症患者在注射醋酸亮丙瑞林后反复发生超敏反应，需要紧急或进一步处理[2]。

1. Taylor JD. Anaphylactic reaction to LHRH analogue, leuprorelin. *Med J Aust* 1994; **161:** 455.
2. Letterie GS, *et al.* Recurrent anaphylaxis to a depot form of GnRH analogue. *Obstet Gynecol* 1991; **78:** 943–6.

局部反应 尤其在注射促性腺激素类似物（如亮丙瑞林和曲普瑞林）后，可出现红斑、疼痛、硬结、肉芽肿、无菌性脓肿等局部反应[1~9]，皮下注射也可能出现上述反应[1]。推测可能与注射装置含羟基乙酸聚合物有关[1~5]。发生率约 5%，儿童较成人多见，其表现具有异质性，可出现在用药时、用药间期，也可不再复发[4]。

1. Manasco PK, *et al.* Local reactions to depot leuprolide therapy for central precocious puberty. *J Pediatr* 1993; **123:** 334–5.
2. Neely EK, *et al.* Local reactions to depot leuprolide therapy for central precocious puberty. *J Pediatr* 1993; **123:** 335.
3. Tonini G, *et al.* Local reactions to luteinizing hormone releasing hormone analog therapy. *J Pediatr* 1995; **126:** 159.
4. Neely EK, *et al.* Local reactions to luteinizing hormone releasing hormone analog therapy. *J Pediatr* 1995; **126:** 159–60.
5. Yasukawa K, *et al.* Leuprorelin acetate granulomas: case reports and review of the literature. *Br J Dermatol* 2005; **152:** 1045–7.
6. Dangle P, *et al.* Noninfective cutaneous granuloma with leuprorelin acetate—reality or myth. *Urology* 2007; **69:** 779.e5–6.
7. Shiota M, *et al.* Injection-site granulomas resulting from the administration of both leuprorelin acetate and goserelin acetate for the treatment of prostatic cancer. *J Nippon Med Sch* 2007; **74:** 306–8.
8. Vieu C, *et al.* Granulome sur le site d'injection de leuproréline retard: réaction à corps étranger à l'excipient? *Ann Dermatol Venereol* 2007; **134:** 771–3.
9. Watanabe T, *et al.* A morphological study of granulomas induced by subcutaneous injection of leuprorelin acetate. *J Cutan Pathol* 2009; **36:** 1299–1302.

垂体卒中 2 例前列腺癌合并腺瘤垂体腺瘤的患者，在注射亮丙瑞林后即刻发生垂体卒中[1,2]。1 例准备捐献卵子的患者每日注射亮丙瑞林，在第 3 次用药时发生了垂体卒中[3]。垂体卒中的主要症状和体征有头痛、视物模糊、全身无力、恶心、呕吐及垂体大腺瘤出血坏死。

1. Morsi A, *et al.* Pituitary apoplexy after leuprolide administration for carcinoma of the prostate. *Clin Endocrinol (Oxf)* 1996; **44:** 121–4.
2. Reznik Y, *et al.* Pituitary apoplexy of a gonadotroph adenoma following gonadotrophin releasing hormone agonist therapy for prostatic cancer. *J Endocrinol Invest* 1997; **20:** 566–8.
3. Engel G, *et al.* Pituitary apoplexy after leuprolide injection for ovum donation. *J Adolesc Health* 2003; **32:** 89–93.

药物相互作用

参见戈那瑞林（第2038页）。

药动学

醋酸亮丙瑞林皮下或深部肌内注射吸收好，不能口服。注射给药其半衰期为 3h。

1. Sennello LT, *et al.* Single-dose pharmacokinetics of leuprolide in humans following intravenous and subcutaneous administration. *J Pharm Sci* 1986; **75:** 158–60.
2. Periti P, *et al.* Clinical pharmacokinetics of depot leuprorelin. *Clin Pharmacokinet* 2002; **41:** 485–504.

用途和用法

亮丙瑞林是一种戈那瑞林的类似物（第2038页），两者作用相似。持续用药可抑制性腺激素合成，治疗前列腺恶性肿瘤、中枢性性早熟、子宫内膜异位症、子宫肌瘤，也可用于子宫内膜切除术前及治疗绝经后乳腺癌患者。亮丙瑞林主要以醋酸盐形式使用。

醋酸亮丙瑞林可用于**进展性前列腺癌**姑息治疗，常用单次剂量为每日 1mg，可皮下或肌内注射，但用药剂量及频率在各国间无统一标准。在美国，常用给药剂量有每月 7.5mg，每 3 个月 22.5mg 或每 4 个月 30mg，根据药物剂型选择皮下或肌内注射。另外，45mg 每半年皮下注射 1 次也较常用。在英国，醋酸亮丙瑞林也可用于进展性前列腺癌，可辅助手术及放疗治疗局部浸润性癌，用药剂量为 3.75mg，每月 1 次，或 11.25mg，每 3 个月 1 次，皮下或深部肌内注射。在美国，对于重症患者也可在上臂皮下植入一种不可降解的钛合金泵持续泵入醋酸亮丙瑞林 72mg，泵速为每日 120μg，持续治疗 12 个月。在开始亮丙瑞林治疗前，可给予口服抗雄激素药物（如醋酸环丙孕酮）约 3 周，以避免肿瘤复发。

对于治疗**子宫内膜异位症和子宫肌瘤**，可给予醋酸亮丙瑞林 3.75mg 皮下或深部肌内注射，每月 1 次；也可给予 11.25mg 深部肌内注射，每 3 个月 1 次。一般在月经周期的第 5 天开始用药，对于子宫内膜异位症患者需持续用药半年。对于子宫肌瘤导致贫血的患者需补充铁剂，需用药 3 个月。对于拟行子宫及子宫内膜切除术，给予醋酸亮丙瑞林单次注射 3.75mg，持续用药 5～6 周。对于拟行子宫肌瘤切除术术前，可给予每月 3.75mg 醋酸亮丙瑞林，持续用药 3～4 个月。

醋酸亮丙瑞林也可用于其他性激素相关疾病。

1. Plosker GL, Brogden RN. Leuprorelin: a review of its pharmacology and therapeutic use in prostatic cancer, endometriosis and other sex hormone-related disorders. *Drugs* 1994; **48:** 930–67.
2. Wilson AC, *et al.* Leuprolide acetate: a drug of diverse clinical applications. *Expert Opin Invest Drugs* 2007; **16:** 1851–63.

儿童用法 亮丙瑞林也可用于治疗儿童中枢性性早熟（见下文）。

良性前列腺增生 有报道提出可用促性腺激素类似物治疗良性前列腺增生，但疗效仍不确定（见第2098页）。

1. Gabrilove JL, *et al.* Effect of long-acting gonadotropin-releasing hormone analog (leuprolide) therapy on prostatic size and symptoms in 15 men with benign prostatic hypertrophy. *J Clin Endocrinol Metab* 1989; **69:** 629–32.
2. Eri LM, Tveter KJ. A prospective, placebo-controlled study of the luteinizing hormone-releasing hormone agonist leuprolide as treatment for patients with benign prostatic hyperplasia. *J Urol (Baltimore)* 1993; **150:** 359–64.
3. Eri LM, Tveter KJ. Safety, side effects and patient acceptance of the luteinizing hormone releasing hormone agonist leuprolide in treatment of benign prostatic hyperplasia. *J Urol (Baltimore)* 1994; **152:** 448–52.
4. Eri LM, *et al.* Effects on the endocrine system of long-term treatment with the luteinizing hormone-releasing hormone agonist leuprolide in patients with benign prostatic hyperplasia. *Scand J Clin Lab Invest* 1996; **56:** 319–25.

行为异常 亮丙瑞林也用于治疗男性性欲倒错（第927页）。一系列病例报道亮丙瑞林可减少异常性思维和性行为[1~3]。

1. Briken P, *et al.* Treatment of paraphilia with luteinizing hormone-releasing hormone agonists. *J Sex Marital Ther* 2001; **27:** 45–55.
2. Krueger RB, Kaplan MS. Depot-leuprolide acetate for treatment of paraphilias: a report of twelve cases. *Arch Sex Behav* 2001; **30:** 409–22.
3. Saleh FM, *et al.* Treatment of paraphilia in young adults with leuprolide acetate: a preliminary case report series. *J Forensic Sci* 2004; **49:** 1343–8.

子宫内膜异位症 戈那瑞林类似物可有效地治疗子宫内膜异位症（第2023页），需要长期用药防止复发，但长期用药可导致骨质疏松；可通过"add-back"激素替代疗法预防骨质疏松。

亮丙瑞林使用的参考文献如下。

1. Hornstein MD, *et al.* Leuprolide acetate depot and hormonal add-back in endometriosis: a 12-month study. *Obstet Gynecol* 1998; **91:** 16–24.
2. Ling FW. Randomized controlled trial of depot leuprolide in patients with chronic pelvic pain and clinically suspected endometriosis. *Obstet Gynecol* 1999; **93:** 51–8.
3. Takeuchi H, *et al.* A prospective randomized study comparing endocrinological and clinical effects of two types of GnRH agonists in cases of uterine leiomyomas or endometriosis. *J Obstet Gynaecol Res* 2000; **26:** 325–31.
4. Surrey ES, Hornstein MD. Prolonged GnRH agonist and add-back therapy for symptomatic endometriosis: long-term follow-up. *Obstet Gynecol* 2002; **99:** 709–19.
5. Rotondi M, *et al.* Depot leuprorelin acetate versus danazol in the treatment of infertile women with symptomatic endometriosis. *Eur J Gynaecol Oncol* 2002; **23:** 523–6.
6. Schlaff WD, *et al.* Subcutaneous injection of depot medroxyprogesterone acetate compared with leuprolide acetate in the treatment of endometriosis-associated pain. *Fertil Steril* 2006; **85:** 314–25.
7. Bedaiwy MA, Casper RF. Treatment with leuprolide acetate and hormonal add-back for up to 10 years in stage IV endometriosis patients with chronic pelvic pain. *Fertil Steril* 2006; **86:** 220–2.

纤维瘤 戈那瑞林类似物可在一定程度上辅助手术治疗子宫肌瘤（见第2039页），然而有人认为这可能导致肌瘤恶变。

1. Friedman AJ, *et al.* Treatment of leiomyomata uteri with leuprolide acetate depot: a double-blind, placebo-controlled, multicenter study. *Obstet Gynecol* 1991; **77:** 720–5.
2. Friedman AJ, *et al.* Long-term medical therapy for leiomyomata uteri: a prospective, randomized study of leuprolide acetate depot plus either oestrogen-progestin or progestin 'add-back' for 2 years. *Hum Reprod* 1994; **9:** 1618–25.
3. Zullo F, *et al.* A prospective randomized study to evaluate leuprolide acetate treatment before laparoscopic myomectomy: efficacy and ultrasonographic predictors. *Am J Obstet Gynecol* 1998; **178:** 108–112.
4. Scialli AR, Levi AJ. Intermittent leuprolide acetate for the nonsurgical management of women with leiomyomata uteri. *Fertil Steril* 2000; **74:** 540–6.
5. Jasonni VM, *et al.* Randomized double-blind study evaluating the efficacy on uterine fibroids shrinkage and on intra-operative blood loss of different length of leuprolide acetate depot treatment before myomectomy. *Acta Obstet Gynecol Scand* 2001; **80:** 956–8.

多毛症 药物主要是通过降低雄激素治疗多毛症（第2022页），目前常用的药物有醋酸环丙孕酮和安体舒通。戈那瑞林类似物也可有效地治疗多毛症，但需注射给药，且可导致女性闭经或严重的骨质疏松。

亮丙瑞林使用的参考文献如下。

1. Elkind-Hirsch KE, *et al.* Combination gonadotropin-releasing hormone agonist and oral contraceptive therapy improves treatment of hirsute women with ovarian hyperandrogenism. *Fertil Steril* 1995; **63:** 970–8.
2. Azziz R, *et al.* Leuprolide and estrogen versus oral contraceptive pills for the treatment of hirsutism: a prospective randomized study. *J Clin Endocrinol Metab* 1995; **80:** 3406–11.
3. Ciotta L, *et al.* Clinical and hormonal effects of gonadotropin-releasing hormone agonist plus an oral contraceptive in severely hirsute patients with polycystic ovary disease. *Fertil Steril* 1996; **65:** 61–7.
4. Bayhan G, *et al.* A comparative study of a gonadotropin-releasing hormone agonist and finasteride on idiopathic hirsutism. *Clin Exp Obstet Gynecol* 2000; **27:** 203–6.

不孕症 戈那瑞林类似物也可用于治疗不孕症（见第2012页）。

亮丙瑞林使用的参考文献如下。

1. Stone BA, *et al.* Gonadotrophin and estradiol levels during ovarian stimulation in women treated with leuprolide acetate. *Obstet Gynecol* 1989; **73:** 990–5.
2. Sathanandan M, *et al.* Adjuvant leuprolide in normal, abnormal, and poor responders to controlled ovarian hyperstimulation for in vitro fertilization/gamete intrafallopian transfer. *Fertil Steril* 1989; **51:** 998–1006.
3. Filicori M, *et al.* Different gonadotropin and leuprorelin ovulation induction regimens markedly affect follicular fluid hormone levels and folliculogenesis. *Fertil Steril* 1996; **65:** 387–93.
4. Surrey ES, *et al.* Effect of prolonged gonadotropin-releasing hormone agonist therapy on the outcome of in vitro fertilization-embryo transfer in patients with endometriosis. *Fertil Steril* 2002; **78:** 699–704.

恶性肿瘤 对于进展期前列腺癌（第638页），除行睾丸切除术还可选择戈那瑞林类似物治疗，二者在延长患者生存时间方面无明显差异[1]。联用亮丙瑞林或其他戈那瑞林类似物与抗雄激素作用的非类固醇激素以最大程度的抑制雄激素产生，但疗效甚微[2]。间断抑制大量雄激素的生成能否改善预后仍处于研究，而且亮丙瑞林作为新辅助疗法用于局限性疾病的疗效仍有待观察[3]。亮丙瑞林也可用于绝经前行卵巢切除术的乳腺癌患者[4]（第628页）。

目前也有亮丙瑞林用于子宫内膜癌[5]和卵巢癌[6]的个案报道，但戈那瑞林类似物用于此类疾病的报道极少。

1. Seidenfeld J, *et al.* Single-therapy androgen suppression in men with advanced prostate cancer: a systematic review and meta-analysis. *Ann Intern Med* 2000; **132:** 566–77.
2. Prostate Cancer Trialists' Collaborative Group. Maximum androgen blockade in advanced prostate cancer: an overview of the randomised trials. *Lancet* 2000; **355:** 1491–8.
3. Persad R. Leuprorelin acetate in prostate cancer: a European update. *Int J Clin Pract* 2002; **56:** 389–96.
4. Schmid P, *et al.* Cyclophosphamide, methotrexate and fluorouracil (CMF) versus hormonal ablation with leuprorelin acetate as adjuvant treatment of node-positive, premenopausal breast cancer patients: preliminary results of the TABLE-study (Takeda Adjuvant Breast cancer study with Leuprorelin Acetate). *Anticancer Res* 2002; **22:** 2325–32.
5. Noci I, *et al.* Longstanding survival without cancer progression in a patient affected by endometrial carcinoma treated primarily with leuprolide. *Br J Cancer* 2001; **85:** 333–6.
6. Paskeviciute L, *et al.* No rules without exception: long-term complete remission observed in a study using a LH-RH agonist in platinum-refractory ovarian cancer. *Gynecol Oncol* 2002; **86:** 297–301.

性早熟 戈那瑞林类似物也可治疗中枢性性早熟（见第2013页），其中亮丙瑞林较常用，根据不同国家不同产品其给药剂量及途径不同。美国醋酸亮丙瑞林的用法：肌内注射，每 4 周 1 次，每次 300μg/kg。这基本等同于以下根据体重所用的初始剂量：

- 大于 25kg：7.5mg；
- 25～37.5kg：11.25mg；
- 大于 37.5kg：15mg。

用药剂量还需根据治疗反应调整，可能需要量至 3.75mg 每 4 周 1 次。

醋酸亮丙瑞林也可每日皮下注射，用药剂量为每日 50μg/kg，之后根据治疗反应调整，可能需调整至每日 10μg/kg。

在英国，亮丙瑞林还未被批准用于儿童，但 *BNFC 2010/11* 已有 3.75mg 的剂型，皮下或肌内注射，每 4 周 1 次；对于体重小于 20kg 的儿童剂量减半。另外，还可 11.25mg，每 12 周 1 次。

亮丙瑞林使用的参考文献如下。

1. Lee PA, *et al.* Effects of leuprolide in the treatment of central precocious puberty. *J Pediatr* 1989; **114:** 321–4.
2. Clemons RD, *et al.* Long-term effectiveness of depot gonadotropin-releasing hormone analogue in the treatment of children with central precocious puberty. *Am J Dis Child* 1993; **147:** 653–7.
3. Carel JC, *et al.* Treatment of central precocious puberty with depot leuprorelin. *Eur J Endocrinol* 1995; **132:** 699–704.
4. Carel J-C, *et al.* Treatment of central precocious puberty by subcutaneous injections of leuprorelin 3-month depot (11.25 mg). *J Clin Endocrinol Metab* 2002; **87:** 4111–16.
5. Tanaka T, *et al.* Results of long-term follow-up after treatment of central precocious puberty with leuprorelin acetate: evaluation of effectiveness of treatment and recovery of gonadal function: the TAP-144-SR Japanese Study Group on Central Precocious Puberty. *J Clin Endocrinol Metab* 2005; **90:** 1371–6.

经期前综合征 有关亮丙瑞林或其他戈那瑞林类似物（与 HRT 联用治疗更年期综合征）用于治疗对其他药物无效患者的参考文献见戈那瑞林（第2039页）。

制剂

专利制剂

Arg.: Eligard; Lectrum; Leprid; Lupron; **Austral.:** Eligard; Lucrin; **Austria:** Eligard; Enantone; Trenantone; **Belg.:** Depo-Eligard; Lucrin; **Braz.:** Eligard; Lectrum; Lorelin; Lupron; Reliser; **Canad.:** Eligard; Lupron; **Chile:** Eligard; Lupron; **Cz.:** Eligard; Lucrin; **Denm.:** Eligard; Enanton†; Procren; **Fin.:** Eligard; Enanton; Procren; **Fr.:** Eligard; Enantone; Lucrin†; **Ger.:** Eligard; Enantone; Enantone-Gyn; Leupro-Sandoz; Leuprone; Trenantone; Uno-Enantone†; **Gr.:** Daronda; Elityran; Leuprol; **Hong Kong:** Enantone; Lorelin; **Hung.:** Eligard; Lucrin; **India:** Lupride; **Indon.:** Endrolin; Lectrum; Tapros; **Irl.:** Eligard; Prostap; **Israel:** Lucrin; **Ital.:** Eligard; Enantone; **Jpn:** Leuplin; Lupron; **Malaysia:** Lucrin; **Mex.:** Lectrum; Lorelin; Lucrin; Prelar; **Neth.:** Daronda; Eligard; Lucrin; **Norw.:** Eligard; Enanton; Procren; **NZ:** Eligard; Lucrin; **Philipp.:** Luprolex; **Pol.:** Eligard†; Lucrin Depot; **Port.:** Eligard; Lucrin; **Rus.:** Eligard (Элигард); Lucrin (Люкрин); **S.Afr.:** Lucrin; **Singapore:** Lucrin; **Spain:** Eligard; Ginecrin; Procrin; **Swed.:** Eligard; Enanton; Procren; **Switz.:** Eligard; Lucrin; **Thai.:** Enantone; **Turk.:** Lucrin; **UK:** Prostap; **Ukr.:** Eligard (Элигард); **USA:** Eligard; Lupron; Viadur†; **Venez.:** Lupron; Reliser†.

Luteinising Hormone⊗ 促黄体生成素

Gonadotropina luteinizante; Hormona luteinizante; Human Interstitial-cell-stimulating Hormone; ICSH; LH; Lutropin; Lutropina.

CAS — 9002-67-9; 39341-83-8 (human).

Lutropin Alfa (*BAN*, *USAN*, *rINN*) ⊗ 促黄体生成素 α

Lutropina alfa; Lutropine Alfa; Lutropinum Alfa.

Лутропин Альфа

CAS — 152923-57-4 (lutropin alfa); 56832-30-5 (α subunit); 53664-53-2 (β subunit).

ATC — G03GA07.

ATC Vet — QG03GA07.

UNII — 3JGY52XJNA.

单位

国际二级标准（1988 年）1 安瓿含 35U 的人垂体促黄体生成素 5.8μg（另包含 1mg 人白蛋白，5mg 甘露醇及 1mg 氯化钠）。

国际一级标准（1984 年）1 安瓿含 10U 的人垂体促黄体生成素 α-10μg（另包含 500μg 人白蛋白，2.5mg 乳糖及 45μg 氯化钠）。

国际一级标准（1984 年）1 安瓿含 10U 的人垂体促黄体生成素 β-10μg（另包含 500μg 人白蛋白，2.5mg 乳糖及 45μg 氯化钠）。

国际一级标准（2003 年）1 安瓿含 189U 的重组人促黄体生成素 8.8μg（另包含 2 mg 人白蛋白，10mg 乳糖及 8.9mg 氯化钠）。

不良反应和注意事项

参见人绝经后促性腺激素（第2041页）

药动学

皮下注射促黄体生成素 α 的生物利用度约 60%，其半衰期至少 10～12h。

用途和用法

促黄体生成素（LH）和卵泡刺激素（FSH，第2036页）均是由垂体前叶分泌的促性腺激素。

促性腺激素可刺激正常的性腺组织分泌性激素。在女性，FSH 刺激卵泡及卵子的发育和成熟，随着卵泡的发育，其分泌雌激素量增多，刺激 LH 释放在月经中期达峰，诱发排卵，然后转化为分泌孕激素的黄体。在男性，LH 刺激睾丸间质细胞分泌睾酮，睾酮进一步作用于曲细精管。

具有类 LH 或 FSH 活性的促性腺激素物质可治疗不孕症（第2012页），主要用于女性，也可用于男性。主要包括具有 LH 活性的绒促性素（HCG，第2017页）及具有 LH 和 FSH 活性的尿促性素（HMG，第2041页）。

促黄体生成素 α 是一种人重组促黄体生成激素，可用于诱发严重缺乏 LH 和 FSH 的妇女排卵。促黄体生成素 α 需要与具有促卵泡激素制剂（常用促卵泡素 α）同时应用。治疗的剂量及程序由每个患者的需求决定，用药过程中需测定尿中雌二醇水平或在 B 超下监测卵泡发育的情况以评价治疗反应。治疗开始给予 LH-α 每日 75U 皮下注射，持续 7～14 天，需同时联用 FSH。若治疗反应差，可在第 7 天或第 14 天或期间将 FSH 加量，但需注意避免卵泡过度刺激。一个治疗周期需要 5 周。1 个周期结束后，停药观察 1～2 天，然后给予 HCG 单次剂量 5000～10000U 诱发排卵。这些患者一般无正常月经，故可随时开始治疗。

1. The European Recombinant Human LH Study Group. Recombinant human luteinizing hormone (LH) to support recombinant human follicle-stimulating hormone (FSH)-induced follicular development in LH- and FSH-deficient anovulatory women: a dose-finding study. *J Clin Endocrinol Metab* 1998; **83:** 1507–14.
2. Burgués S, The Spanish Collaborative Group on Female Hypogonadotrophic Hypogonadism. The effectiveness and safety of recombinant human LH to support follicular development induced by recombinant human FSH in WHO group 1 anovulation: evidence from a multicentre study in Spain. *Hum Reprod* 2001; **16:** 2525–32.
3. The European Recombinant LH Study Group. Human recombinant luteinizing hormone is as effective as, but safer than, urinary human chorionic gonadotropin in inducing final follicular maturation and ovulation in in vitro fertilization procedures: results of a multicenter double-blind study. *J Clin Endocrinol Metab* 2001; **86:** 2607–18.
4. Dhillon S, Keating GM. Lutropin alfa. *Drugs* 2008; **68:** 1529–40.

制剂

专利制剂

Arg.: Luveris; **Austral.:** Luveris; **Austria:** Luveris; **Belg.:** Luveris; **Braz.:** Luveris; **Canad.:** Luveris; **Chile:** Luveris; **Cz.:** Luveris; **Denm.:** Luveris; **Fin.:** Luveris; **Fr.:** Luveris; **Ger.:** Luveris; **Gr.:** Luveris; **Hong Kong:** Luveris; **Hung.:** Luveris; **Indon.:** Luveris; **Irl.:** Luveris; **Israel:** Luveris; **Ital.:** Luveris; **Malaysia:** Luveris; **Mex.:** Luveris; **Neth.:** Luveris; **Norw.:** Luveris; Pergoveris; **NZ:** Luveris; **Philipp.:** Luveris; **Pol.:** Luveris; **Port.:** Luveris; **Rus.:** Luveris (Луверис); **S.Afr.:** Luveris; **Singapore:** Luveris; **Spain:** Luveris; **Swed.:** Luveris; **Switz.:** Luveris; **Thai.:** Luveris†; **Turk.:** Luveris; **UK:** Luveris; **USA:** Luveris; **Venez.:** Luveris.

多组分制剂 **Cz.:** Pergoveris; **Denm.:** Pergoveris; **Fr.:** Pergoveris; **Ger.:** Pergoveris; **Gr.:** Pergoveris; **Hung.:** Pergoveris; **Irl.:** Pergoveris; **Pol.:** Pergoveris; **Port.:** Pergoveris; **Spain:** Pergoveris; **Swed.:** Pergoveris; **UK:** Pergoveris.

Lynestrenol (*BAN*, *USAN*, *rINN*) 利奈孕酮

Ethinylestrenol; Etinilestrenol; Linestrenol; Linestrenolis; Linesztrenol; Linoestrenol; Lynenol; Lynestrénol; Lynestrenoli; Lynestrenolum; Lynoestrenol; NSC-37725. 19-Nor-17α-pregn-4-en-20-yn-17β-ol.

Линэстренол

$C_{20}H_{28}O$ = 284.4.

CAS — 52-76-6.

ATC — G03AC02; G03DC03.

ATC Vet — QG03AC02; QG03DC03.

UNII — N2Z8ALG4U5.

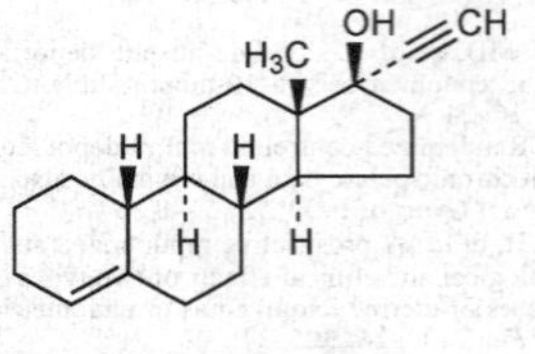

Pharmacopoeias. In *Eur.* (see p.vii).

Ph. Eur. 6.8 (Lynestrenol) 一种白色或类白色结晶性粉末。几乎不溶于水；溶于乙醇和丙酮。避光。

简介

利奈孕酮是一种结构上和炔诺酮相关的孕激素（见**黄体酮**，第2056页），单独使用或作为口服避孕药的孕激素成分使用（第1994页）。当以只含有孕激素的避孕药使用时，常用的每日口服避孕剂量为 500μg，当与雌激素合用时，常用剂量为 0.75～2.5mg。当单独用于治疗月经紊乱时，每日剂量为 5～10mg，常采用周期性给药。

卟啉病 利奈孕酮与卟啉病的急性发作有关，因此认为它对于卟啉病患者不安全。

制剂

专利制剂

Arg.: Exluton; **Austria:** Orgametril; **Belg.:** Orgametril; **Braz.:** Exluton; **Chile:** Exluton; Linosun; Normalac; **Cz.:** Exluton†; Orgametril; **Denm.:** Orgametril; **Fin.:** Orgametril; **Fr.:** Orgametril; **Ger.:** Orgametril†; **Gr.:** Orgametril; **Hung.:** Orgametril†; **Indon.:** Endometril; Exluton; **Mex.:** Exluton; **Neth.:** Exluton; Orgametril; **Norw.:** Exlutona†; **Philipp.:** Daphne; Exluton; **Pol.:** Orgametril; **Port.:** Exluton†; Orgametril†; **Rus.:** Exluton (Экслютон); Orgametril (Оргаметрил); **Spain:** Orgametril; **Swed.:** Exlutena; Orgametril; **Thai.:** Exluton; **Turk.:** Orgametril; **Ukr.:** Exluton (Экслютон); Orgametril (Оргаметрил); **Venez.:** Exluton; Normalac.

多组分制剂 **Braz.:** Anacyclin†; Ovoresta; **Chile:** Anovulatorios; **Cz.:** Restovar†; **Ger.:** Lyn-ratiopharm-Sequenz†; Ovoresta M; **Neth.:** Lyndiol†; Ministat; Ovostat†; **Swed.:** Restovar; **Thai.:** Lyndiol†; **Turk.:** Lyndiol.

Medrogestone (*BAN*, *USAN*, *rINN*) 美屈孕酮

AY-62022; Medrogeston; Medrogestona; Médrogestone; Medrogestoni; Medrogestonum; Metrogestone; NSC-123018; R-13-615. 6,17α-Dimethylpregna-4,6-diene-3,20-dione.

Медрогестон

$C_{23}H_{32}O_2$ = 340.5.

CAS — 977-79-7.

ATC — G03DB03.

ATC Vet — QG03DB03.

UNII — 077DN93G5B.

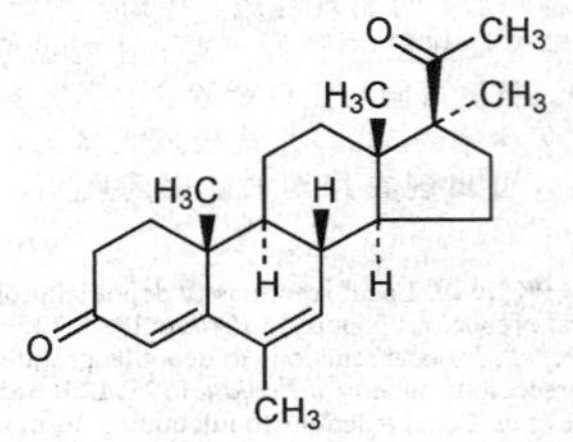

简介

美屈孕酮是一种在结构上与黄体酮（第2056页）相关的孕激素，用于月经紊乱以及绝经后 HRT（第2005页）中的孕激素。一般用法为每日 5～10mg 口服，常为周期性给药。更高剂量的药物曾被用于治疗子宫内膜癌、前列腺增生和乳腺疾病（包括乳腺癌）。它也被用于治疗先兆流产和反复性流产，但仅在已证明存在黄体酮缺乏时使用。

制剂

专利制剂

Austria: Colpron†; **Belg.:** Colprot†; **Fr.:** Colprone; **Ger.:** Prothil†; **Ital.:** Colprone†; **S.Afr.:** Colprot†; **Spain:** Colprot†.

多组分制剂 **Austria:** Premarin Plus†; **Cz.:** Presomen Compositum†; **Ger.:** Presomen Compositum; Presomen conti; **Ital.:** Prempak†; **Malaysia:** Prempak†; **Neth.:** Premarin Plus†; **Port.:** Premarin Plus†; **S.Afr.:** Prempak N†; **Switz.:** Premarin Plus†.

Medroxyprogesterone Acetate (*BANM*, *rINNM*) 醋酸甲羟孕酮

Acetato de medroxiprogesterona; Medroksiprogesteron Asetat; Medroksiprogesteroniasetaatti; Medroksiprogesterono acetatas; Medroksyprogesteronu octan; Medroxiprogesteronacetat; Medroxiprogeszteron-acetát; Medroxyprogesteron-acetát; Médroxyprogestérone, acétate de; Medroxyprogesteroni acetas; Methylacetoxyprogesterone; Metipregnone; NSC-26386. 6α-Methyl-3,20-dioxopregn-4-en-17α-yl acetate; 17α-Hydroxy-6α-methylpregn-4-ene-3,20-dione acetate.

Медроксипрогестерона Ацетат

$C_{24}H_{34}O_4$ = 386.5.

CAS — 520-85-4 (medroxyprogesterone); 71-58-9 (medroxyprogesterone acetate).

ATC — G03AC06; G03DA02; L02AB02.

ATC Vet — QG03AC06; QG03DA02; QL02AB02.

UNII — C2QI4IOI2G.

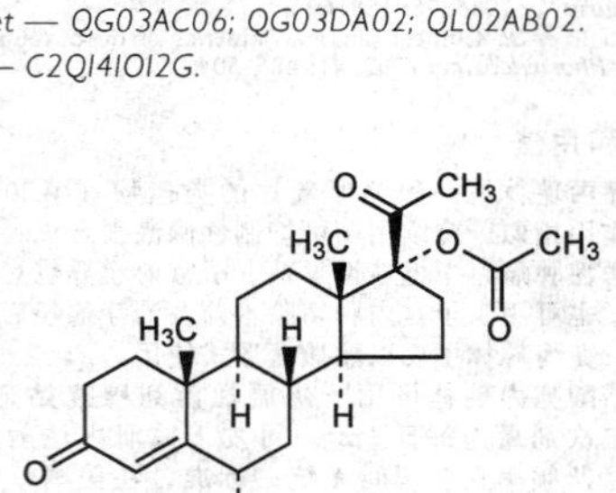

Pharmacopoeias. In *Chin.*, *Eur.* (see p.vii), *Int.*, and *US.*

Ph. Eur. 6.8 (Medroxyprogesterone Acetate) 白色或类白色结晶性粉末。不溶于水；略溶于乙醇；溶于丙酮；易溶于二氯甲烷。避光。

USP 33 (Medroxyprogesterone Acetate) 白色至灰白色无臭结晶性粉末。不溶于水；略溶于乙醇和甲醇；溶于丙酮和二噁烷；易溶于氯仿；微溶于乙醚。25℃贮藏于密闭容器，温度允许波动在 15～30℃，避光。

不良反应和注意事项

参见孕激素（见**黄体酮**，第2056页）。也可见**激素性避孕药**（第1994页）。长期大剂量使用醋酸甲羟孕酮可能有糖皮质激素作用。

哺乳 据报道，醋酸甲羟孕酮作为只含有孕激素的避孕

药贮库制剂使用时可分布于乳汁[1]。哺乳期母亲使用醋酸甲羟孕酮未发现婴儿有不良反应。American Academy of Pediatrics[2]因此认为该药哺乳期可用。若母乳喂养，则分娩后6周内不能使用只含有孕激素的胃肠外避孕药（见**激素性避孕药**项下**哺乳**，第2001页）。但推迟产后应用醋酸甲羟孕酮的证据仍不充分[3]。

1. Schwallie PC. The effect of depot-medroxyprogesterone acetate on the fetus and nursing infant: a review. *Contraception* 1981; **23:** 375–86.
2. American Academy of Pediatrics. The transfer of drugs and other chemicals into human milk. *Pediatrics* 2001; **108:** 776–89 [Retired May 2010] Correction. *ibid.*; 1029. Also available at: http://aappolicy.aappublications.org/cgi/content/full/pediatrics%3b108/3/776 (accessed 27/06/08)
3. Rodriguez MI, Kaunitz AM. An evidence-based approach to postpartum use of depot medroxyprogesterone acetate in breast-feeding women. *Contraception* 2009; **80:** 4–6.

致癌性 WHO评价了许多肿瘤与使用醋酸甲羟孕酮贮库制剂作为避孕药的关系[1]。总体来说，乳腺癌发病率未见升高，但有些证据表明目前或者近期使用可能与发病危险轻度升高有一定的关系（第1994页）。宫颈癌的发病危险无明显升高（第1995页），而且对子宫内膜癌（第1996页）的发生有保护性作用。与复方口服避孕药相反，没有证据表明对卵巢癌（第1996页）的发生有保护性作用。

1. Anonymous. Depot-medroxyprogesterone acetate (DMPA) and cancer: memorandum from a WHO meeting. *Bull WHO* 1993; **71:** 669–76.

对骨密度的影响 使用醋酸甲羟孕酮作为只含有孕激素的胃肠外避孕药与骨密度降低有关（见**对肌骨骼系统的影响**，第1999页）。该不良反应也可见于口服剂量治疗月经功能紊乱[1]，考虑与甲羟孕酮诱导的雌激素缺乏相关。

1. Cundy T, *et al.* Short-term effects of high dose oral medroxyprogesterone acetate on bone density in premenopausal women. *J Clin Endocrinol Metab* 1996; **81:** 1014–17.

对皮肤的影响 有报道肌内注射醋酸甲羟孕酮避孕制剂后出现急性局灶性皮肤坏死[1]。还有1例患者在肌注醋酸甲羟孕酮避孕制剂4个月后出现小腿紫癜[2]。

1. Clark SM, Lanigan SW. Acute necrotic skin reaction to intramuscular Depo-Provera®. *Br J Dermatol* 2000; **143:** 1356–7.
2. Tsao H, Lerner LH. Pigmented purpuric eruption associated with injection medroxyprogesterone acetate. *J Am Acad Dermatol* 2000; **43:** 308–10.

糖皮质激素作用 长期高剂量醋酸甲羟孕酮治疗恶性肿瘤可导致库欣综合征[1~5]或性欲倒错[6]。库欣样症状在停药后可慢慢消退。甲羟孕酮具有糖皮质激素活性，有可能在压力或者突然停药时发生肾上腺皮质功能不全。有人[4]认为，治疗过程中需要监测糖耐量和注意有无肾上腺皮质不全的表现。

1. Siminoski K, *et al.* The Cushing syndrome induced by medroxyprogesterone acetate. *Ann Intern Med* 1989; **111:** 758–60.
2. Donckier JE, *et al.* Cushing syndrome and medroxyprogesterone acetate. *Lancet* 1990; **335:** 1094.
3. Grenfell A, *et al.* Cushing's syndrome and medroxyprogesterone acetate. *Lancet* 1990; **336:** 256.
4. Merrin PK, Alexander WD. Cushing's syndrome induced by medroxyprogesterone. *BMJ* 1990; **301:** 345.
5. Shotliff K, Nussey SS. Medroxyprogesterone acetate induced Cushing's syndrome. *Br J Clin Pharmacol* 1997; **44:** 304.
6. Krueger RB, *et al.* Prescription of medroxyprogesterone acetate to a patient with pedophilia, resulting in Cushing's syndrome and adrenal insufficiency. *Sex Abuse* 2006; **18:** 227–8.

卟啉病 甲羟孕酮与急性卟啉病发作有关，因此认为卟啉病患者使用不安全。然而，有文献报道2名女性合用醋酸甲羟孕酮与醋酸布舍瑞林预防经前期卟啉病急性发作，见第2001页。

药物相互作用

参见孕激素概述（见**黄体酮**，第2057页）。氨鲁米特导致甲羟孕酮血浆浓度显著下降，因此与其合用时，需要增加甲羟孕酮的剂量。

药动学

甲羟孕酮通过胃肠道吸收。在血液中，与蛋白（主要是白蛋白）高度结合。在肝中代谢，主要以葡糖苷酸结合物形式通过尿液和粪便排出体外。口服半衰期16～30h，肌内注射半衰期可长达50天。甲羟孕酮可分布于乳汁。

用途和用法

醋酸甲羟孕酮是孕激素类药物，结构与黄体酮相关，作用和用途与其他孕激素类药物大致相同（见**黄体酮**，第2057页）。口服给药，若需长期疗效，根据不同产品，可用水混悬液肌内或皮下注射。

用于治疗**月经过多**（第2057页）和**继发性闭经**，口服剂量为每日2.5～10mg，推测或者计算月经周期的第16～21日开始口服，连续5～10日，也有建议对继发性闭经，治疗可开始与任何时间。

对轻中度**子宫内膜异位症**（第2023页）的治疗，常规口服剂量为10mg，每日3次口服，连用90天；肌内注射50mg，每周1次，或100mg，每2周1次，连续治疗至少6个月。另一可选方案用于治疗子宫内膜异位症导致的疼痛，剂量为104mg即0.65ml皮下注射，每12～14周1次。

注射醋酸甲羟孕酮可用作**避孕**（见**激素性避孕药**，第2004页）。作为只含有孕激素的避孕药，常用肌内注射剂量为每12～13周150mg。联合醋酸甲羟孕酮25mg与环戊丙酸雌二醇5mg肌内注射每月1次，也可避孕。另一采用只含孕激素的避孕药的可选方案为104mg即0.65ml醋酸甲羟孕酮皮下注射，每12～14周1次。

作为**绝经后HRT**（第2009页）中的孕激素成分，醋酸甲羟孕酮可有多种不同口服用药方案，包括每日1.5mg、2.5mg或5mg连续使用，每日5mg或10mg，28日周期内连续12～14日，以及每日20mg，91日周期内连续14日。

醋酸甲羟孕酮也可用于某些激素依赖性恶性肿瘤的姑息治疗。对**乳腺癌**（见下文），每日0.4～1.5g口服给药，既往曾有每日2g的方案。醋酸甲羟孕酮肌内注射初始剂量为每日500mg，连续4周，然后改为维持量每周2次。对**子宫内膜癌**（见下文）以及**肾癌**（第634页），口服剂量为每日200～600mg。初始剂量每周0.6～1.2g肌注，维持剂量减至每月450mg。对**前列腺癌**（第638页），口服剂量为每日100～600mg，也可肌内注射，每次500mg，开始每周2次，连用3个月后改为每周1次维持。

恶病质 甲羟孕酮可提高食欲，增加食物摄入，防止严重慢性疾病导致恶病质（第2046页）患者体重进一步丢失[1~3]，但相关信息有限。

1. Simons JPFHA, *et al.* Effects of medroxyprogesterone acetate on appetite, weight, and quality of life in advanced-stage non-hormone-sensitive cancer: a placebo-controlled multicenter study. *J Clin Oncol* 1996; **14:** 1077–84.
2. Simons JPFHA, *et al.* Effects of medroxyprogesterone acetate on food intake, body composition, and resting energy expenditure in patients with advanced, nonhormone-sensitive cancer: a randomized, placebo-controlled trial. *Cancer* 1998; **82:** 553–60.
3. Madeddu C, *et al.* Medroxyprogesterone acetate in the management of cancer cachexia. *Expert Opin Pharmacother* 2009; **10:** 1359–66.

避孕 醋酸甲羟孕酮用于胃肠外只含有孕激素的避孕药（第2004页）。作为孕激素成分用于复方注射用避孕药，并正研究将其用作男性激素性避孕药的成分。

1. Garza-Flores J, *et al.* Introduction of Cyclofem once-a-month injectable contraceptive in Mexico. *Contraception* 1998; **58:** 7–12.
2. Kaunitz AM, *et al.* Comparative safety, efficacy, and cycle control of Lunelle monthly contraceptive injection (medroxyprogesterone acetate and estradiol cypionate injectable suspension) and Ortho-Novum 7/7/7 oral contraceptive (norethindrone/ethinyl estradiol triphasic). *Contraception* 1999; **60:** 179–87.
3. Kaunitz AM. Current concepts regarding use of DMPA. *J Reprod Med* 2002; **47** (suppl): 785–9.
4. Turner L, *et al.* Contraceptive efficacy of a depot progestin and androgen combination in men. *J Clin Endocrinol Metab* 2003; **88:** 4659–67.
5. Gu YQ, *et al.* Male hormonal contraception: effects of injections of testosterone undecanoate and depot medroxyprogesterone acetate at eight-week intervals in Chinese men. *J Clin Endocrinol Metab* 2004; **89:** 2254–62.
6. Page ST, *et al.* Testosterone gel combined with depomedroxyprogesterone acetate is an effective male hormonal contraceptive regimen and is not enhanced by the addition of a GnRH antagonist. *J Clin Endocrinol Metab* 2006; **91:** 4374–80.

癫痫 早期研究[1]发现醋酸甲羟孕酮在治疗月经性癫痫（第446页）方面的潜在作用。后来的文献[2]认为，激素处理联合药物如甲羟孕酮应保留用于高选择性群体，并严密监测患者病情变化。

1. Mattson RH, *et al.* Treatment of seizures with medroxyprogesterone acetate: preliminary report. *Neurology* 1984; **34:** 1255–8.
2. Herkes GK. Drug treatment of catamenial epilepsy. *CNS Drugs* 1995; **3:** 260–6.

男性性欲亢进症 甲羟孕酮的抗雄激素作用在控制男性异常的或者无节制的性行为中可抑制性欲[1~8]（见行为紊乱，第927页）。常用肌注醋酸甲羟孕酮每周300mg[3]，但在一报道中的5例患者用药剂量范围从每月100mg到每周500mg[8]。有1例患者用量达每周750mg[6]。另外，1例患者口服每日30mg，效果也很好[5]。

1. Kiersch TA. Treatment of sex offenders with Depo-Provera. *Bull Am Acad Psychiatry Law* 1990; **18:** 179–87.
2. Weiner MF, *et al.* Intramuscular medroxyprogesterone acetate for sexual aggression in elderly men. *Lancet* 1992; **339:** 1121–2.
3. Kravitz HM, *et al.* Medroxyprogesterone treatment for paraphiliacs. *Bull Am Acad Psychiatry Law* 1995; **23:** 19–33.
4. Britton KR. Medroxyprogesterone in the treatment of aggressive hypersexual behaviour in traumatic brain injury. *Brain Inj* 1998; **12:** 703–7.
5. Brooks JO, Waikar MV. Inappropriate masturbation and schizophrenia. *J Clin Psychiatry* 2000; **61:** 451.
6. Stewart JT. Optimizing antilibidinal treatment with medroxyprogesterone acetate. *J Am Geriatr Soc* 2005; **53:** 359–60.
7. Maletzky BM, *et al.* The Oregon depo-Provera program: a five-year follow-up. *Sex Abuse* 2006; **18:** 303–16.
8. Light SA, Holroyd S. The use of medroxyprogesterone acetate for the treatment of sexually inappropriate behaviour in patients with dementia. *J Psychiatry Neurosci* 2006; **31:** 132–4.

恶性肿瘤 乳腺 孕激素在晚期乳腺癌（第628页）患者激素治疗中作为第二或者第三选择。醋酸甲羟孕酮用于治疗晚期乳腺癌的部分文献见下[1~8]。对比研究发现，患者对甲羟孕酮和美雄烷[1]、氨鲁米特[2]以及卵巢切除术都有良好反应[3]。

1. Izuo M, *et al.* A phase III trial of oral high-dose medroxyprogesterone acetate (MPA) versus mepitiostane in advanced postmenopausal breast cancer. *Cancer* 1985; **56:** 2576–9.
2. Canney PA, *et al.* Randomized trial comparing aminoglutethimide with high-dose medroxyprogesterone acetate in therapy for advanced breast carcinoma. *J Natl Cancer Inst* 1988; **80:** 1147–51.
3. Martoni A, *et al.* High-dose medroxyprogesterone acetate versus oophorectomy as first-line therapy of advanced breast cancer in premenopausal patients. *Oncology* 1991; **48:** 1–6.
4. Muss HB, *et al.* Tamoxifen versus high-dose oral medroxyprogesterone acetate as initial endocrine therapy for patients with metastatic breast cancer: a Piedmont Oncology Association study. *J Clin Oncol* 1994; **12:** 1630–8.
5. Clinton OP, *et al.* A prospective randomized trial to evaluate different oral dose regimens of medroxyprogesterone acetate in women with advanced breast cancer. *Clin Oncol* 1995; **7:** 251–6.
6. Byrne MJ, *et al.* Medroxyprogesterone acetate addition or substitution for tamoxifen in advanced tamoxifen-resistant breast cancer: a phase III randomized trial. *J Clin Oncol* 1997; **15:** 3141–8.
7. Koyama H, *et al.* A randomized controlled comparative study of oral medroxyprogesterone acetate 1,200 and 600 mg in patients with advanced or recurrent breast cancer. *Oncology* 1999; **56:** 283–90.
8. Kloke O, *et al.* Maintenance treatment with medroxyprogesterone acetate in patients with advanced breast cancer responding to chemotherapy: results of a randomized trial. *Breast Cancer Res Treat* 1999; **55:** 51–9.

子宫内膜 孕激素可用于治疗晚期子宫内膜癌（第631页），但其在疾病早期的价值仍不明确[1]。醋酸甲羟孕酮对少数恶性度较低的子宫内膜肉瘤有效[2]。孕激素也可用于手术后[3]和伴转移患者的辅助治疗[4]

1. Martin-Hirsch PL, *et al.* Progestagens for endometrial cancer. Available in The Cochrane Database of Systematic Reviews; Issue 4. Chichester: John Wiley; 1999 (accessed 27/06/08).
2. Rand RJ, Lowe JW. Low-grade endometrial stromal sarcoma treated with a progestogen. *Br J Hosp Med* 1990; **43:** 154–6.
3. Amant F, *et al.* Clinical study investigating the role of lymphadenectomy, surgical castration and adjuvant hormonal treatment in endometrial stromal sarcoma. *Br J Cancer* 2007; **97:** 1194–9.
4. Pink D, *et al.* Harm or benefit of hormonal treatment in metastatic low-grade endometrial stromal sarcoma: single center experience with 10 cases and review of the literature. *Gynecol Oncol* 2006; **101:** 464–9.

呼吸系统疾病 关于醋酸甲羟孕酮在阻塞性睡眠呼吸暂停综合征中应用的综述发现其收效甚微[1,2]。

孕酮常用于治疗肺淋巴管肌瘤病（一种仅发生于女性患者的罕见疾病）[3~7]。无对照的证据显示，某些可以改善或者使某些患者的症状稳定，尤其对于乳糜渗出或者乳糜腹水的患者[8]。然而，一些患者在孕酮治疗后肺功能迅速下降[5,6]。

有报道，2名先天性中枢性肺换气不足综合征患儿用醋酸甲羟孕酮治疗有效[9]。醋酸甲羟孕酮也可用于脑干卒中[10]或其他原因[11]导致的成人中枢性肺换气不足综合征。甲羟孕酮（单用或有时与乙酰唑胺联用）对慢性阻塞性肺疾病有一定效果[12~14]。

1. Millman RP. Medroxyprogesterone and obstructive sleep apnea. *Chest* 1989; **96:** 225–6.
2. Terra SG, Oberg KC. Medroxyprogesterone acetate in the treatment of obstructive sleep apnea. *Ann Pharmacother* 1997; **31:** 776–8.
3. Johnson S. Lymphangioleiomyomatosis: clinical features, management and basic mechanisms. *Thorax* 1999; **54:** 254–64.
4. Johnson SR, Tattersfield AE. Clinical experience of lymphangioleiomyomatosis in the UK. *Thorax* 2000; **55:** 1052–7.
5. Johnson SR, *et al.* Survival and disease progression in UK patients with lymphangioleiomyomatosis. *Thorax* 2004; **59:** 800–3.
6. Taveira-DaSilva AM, *et al.* Decline in lung function in patients with lymphangioleiomyomatosis treated with or without progesterone. *Chest* 2004; **126:** 1867–74.
7. Schiavina M, *et al.* Efficacy of hormonal manipulation in lymphangioleiomyomatosis: a 20-year-experience in 36 patients. *Sarcoidosis Vasc Diffuse Lung Dis* 2007; **24:** 39–50.
8. Taylor JR, *et al.* Lymphangioleiomyomatosis: clinical course in 32 patients. *N Engl J Med* 1990; **323:** 1254–60.
9. Milerad J, *et al.* Alveolar hypoventilation treated with medroxyprogesterone. *Arch Dis Child* 1985; **60:** 150–5.
10. Smyth A, Riley M. Chronic respiratory failure: an unusual cause

and treatment. *Thorax* 2002; **57:** 835–6.
11. Bootsma GP, *et al.* Chronic respiratory failure. *Thorax* 2003; **58:** 281.
12. Wagenaar M, *et al.* Combined treatment with acetazolamide and medroxyprogesterone in chronic obstructive pulmonary disease patients. *Eur Respir J* 2002; **20:** 1130–7.
13. Wagenaar M, *et al.* Comparison of acetazolamide and medroxyprogesterone as respiratory stimulants in hypercapnic patients with COPD. *Chest* 2003; **123:** 1450–9.
14. Saaresranta T, *et al.* Medroxyprogesterone improves nocturnal breathing in postmenopausal women with chronic obstructive pulmonary disease. *Respir Res* 2005; **6:** 28.

镰状细胞病 甲羟孕酮肌内注射可减少纯合性镰状细胞病（第1013页）患者的发病频率[1,2]，而且适用于要求避孕的女性患者（见**激素性避孕药**的注意事项下**镰状细胞病**，第2002页）。

1. de Ceulaer K, *et al.* Medroxyprogesterone acetate and homozygous sickle-cell disease. *Lancet* 1982; **ii:** 229–31.
2. de Abood M, *et al.* Effect of Depo-Provera® or Microgynon® on the painful crises of sickle cell anemia patients. *Contraception* 1997; **56:** 313–16.

制剂

BP 2010: Medroxyprogesterone Injection; Medroxyprogesterone Tablets; ***USP 33:*** Medroxyprogesterone Acetate Injectable Suspension; Medroxyprogesterone Acetate Tablets.

专利制剂

Arg.: Farlutale; Livomedrox; Map An†; Medrosterona; Veraplex; ***Austral.:*** Depo-Provera; Depo-Ralovera; Medroxyhexal; Provera; Ralovera; ***Austria:*** Depocon; Farlutal; Prodafem; ***Belg.:*** Depo-Provera; Farlutal; Provera; Veraplex; ***Braz.:*** Acemedrox; Acetoflux; Contracep; Cycrin; Depo-Provera; Farlutal; Medroxitest; Medroxon; Progesan†; Provera; Tricilon†; ***Canad.:*** Apo-Medroxy; Depo-Provera; Gen-Medroxy; Medroxy; Novo-Medrone; Provera; ratio-MPA†; ***Chile:*** Depo-Prodasone; Farlutal; Farlutes; Prodasone; Provera; ***Cz.:*** Depo-Provera; Femihexal†; Medroplex; Provera; Sayana; ***Denm.:*** Depo-Provera; Perlutex; Provera; ***Fin.:*** Depo-Provera; Farlutal; Gestapuran†; Lutopolar†; Mepastat; Provera; ***Fr.:*** Depo-Prodasone; Depo-Provera; Farlutal; Gestoral†; ***Ger.:*** Clinofem†; Clinovir†; Depo-Clinovir; Farlutal†; MPA; MPA Gyn; MPA-beta; ***Gr.:*** Depo-Provera; Farlutal; Gestoral†; Neolut; Progevera; Provera; ***Hong Kong:*** Apo-Medroxy; Depo-Provera; Farlutal†; Provera; ***Hung.:*** Depo-Provera; Provera; ***India:*** Depo-Provera; Meprate; ***Indon.:*** Planibu; Prothyra†; Provera; Triclofem†; Veraplex; ***Irl.:*** Depo-Provera; Provera; Sayana; ***Israel:*** Aragest†; Depo-Provera; Provera; ***Ital.:*** Depo-Provera; Farlutal; Provera; ***Jpn:*** Hysron; ***Malaysia:*** Condep; Depo-Provera; Non-Preg; Provera; Veraplex; ***Mex.:*** Ciclotal†; Depo-Provera†; Farlutal†; Megestrin†; Megestron; Provera; ***Neth.:*** Depo-Provera; Farlutal†; Megestron; Provera; ***Norw.:*** Depo-Provera; Farlutal; Perlutex; Provera; ***NZ:*** Depo-Provera; Provera; ***Philipp.:*** Depo-Provera; Deporeva; Depotrust; Lyndavel; Provera; Provestin; ***Pol.:*** Depo-Provera; Gestomikron; Provera; ***Port.:*** Depo-Provera; Provera; ***Rus.:*** Ciclotal (Циклотал); Depo-Provera (Депо-провера); Provera (Провера); Veraplex (Вераплекс); ***S.Afr.:*** Depo-Provera; Hexal-MPA; Petogen; Provera; ***Singapore:*** Depo-Provera; Farlutal†; Provera; ***Spain:*** Depo-Progevera; Farlutal; Progevera; Progevera 250; ***Swed.:*** Depo-Provera; Farlutal†; Gestapuran; Provera; ***Switz.:*** Depo-Provera; Farlutal; Prodafem; ***Thai.:*** Contracep; Depo-Gestin; Depo-M; Depo-Progesno; Depo-Progesta; Depo-Provera†; Enaf; Farlutal; Manodepo; Medeton; Pheno-M†; Provera; Veraplex; ***Turk.:*** Depo-Provera; Farlutal; ***UK:*** Climanor; Depo-Provera; Farlutal†; Provera; ***Ukr.:*** Depo-Provera (Депо-Провера); ***USA:*** Depo-Provera; Depo-subQ Provera; Provera; ***Venez.:*** Depo-Provera; Farlutal†; Provera.

多组分制剂 ***Arg.:*** Dilena†; Farludiol; Farludiol Ciclo; Premelle Ciclico†; Premelle Continuo†; ***Austral.:*** Premia Continuous; Premia Low†; Premia†; ***Austria:*** Femipak†; Perennia†; Sequennia†; ***Belg.:*** Diviplus; Diviva; Premelle Cycle†; Premelle†; ***Braz.:*** Cyclofemina; Dilena; Menosedan Ciclo†; Menosedan Fase†; Menosedan MPA†; Premelle; Premelle Ciclo; Prempro Bifasico; Prempro Monofasico; Repogen Ciclo; Repogen Conti; Selecta; ***Canad.:*** Premplus; ***Chile:*** Climatrol Continuo; Climatrol HT; Climatrol HT Continuo; Conpremin Pak Plus†; Conpremin Pak†; Cyclofem†; Enadiol CC; Enadiol MP; Estranova 30 Simple†; Estranova CC†; Farlupost; Farlutal Estrogeno†; Kilios; Novafac 30; Novafac CC; Novafac†; Novafem; Prempak†; Primaquin MP; Primaquin MP Continuo; Profemina CC†; Profemina MP; ***Cz.:*** Cyclo-Premella†; Divina; Diviseq; Indivina; Premella†; ***Denm.:*** Divina; Divina Plus; Indivina; Klimalet†; Trevina; ***Fin.:*** Divina; Divitren; Evinelle†; Indivina; ***Fr.:*** Divina; Diviseq†; Duova; Precyclan; ***Ger.:*** Climopax; Climopax Cyclo; Estrafemol†; Gianda; Indivina; Osmil; Procyclo†; Sisare; Sisare 28; Vitrena†; ***Gr.:*** Divina; Estopause; Premelle; Premelle Cycle; ***Hong Kong:*** Cyclofem; Dilena; Premelle; Premelle Cycle†; ***Hung.:*** Cyclo-Premella†; Divina; Divitren†; Indivina; Premella†; ***Indon.:*** Cyclofem†; ***Irl.:*** Indivina; Premique; Premique Cycle; ***Israel:*** Premaril MP†; Premaril Plus MP†; ***Ital.:*** Filena; Premelle Combinato; Premelle Sequenziale†; Premia; ***Malaysia:*** Plentiva Cycle 5†; Plentiva†; Premelle; ***Mex.:*** Cyclofemina; Dilena; Premelle; Xofemina; ***Neth.:*** Premelle Cycle†; Premelle†; PremelleLite†; ***Norw.:*** Indivina; ***NZ:*** Menoprem†; Premia Continuous; Premia†; ***Philipp.:*** Premelle; Premelle Cycle; ***Pol.:*** Divina; Diviseq; Indivina; ***Port.:*** Dilena; Medrivas Antibiotico†; Premelle Cycle†; Premelle†; ***Rus.:*** Divina (Дивина); Diviseq (Дивисек); Divitren (Дивитрен)†; Indivina (Индивина); ***S.Afr.:*** Divina†; Premelle; Premelle Cycle; Trivina; ***Singapore:*** Premelle; Premelle Cycle; ***Spain:*** Medrivas; Medrivas Antib; Perifem; Premelle Ciclico†; Premelle†; ***Swed.:*** Divina Plus; Divina†; Indivina; Premelle Sekvens†; Premelle†; Trivina; ***Switz.:*** Cyclo-Premella ST†; Diviseq; Indivina; Premella†; Premia†; Triaval; ***Thai.:*** Diviseq†; Indivina; Premelle Cycle†; Premelle†; ***Turk.:*** Divina; Premelle Cycle; Premelle†; ***UK:*** Indivina; Premique; Premique Cycle; Tridestra; ***Ukr.:*** Divina (Дивина); Indivina (Индивина); ***USA:*** Premphase; Prempro; ***Venez.:*** Climatrol HT Ciclico; Climatrol HT Continuo; Premelle Ciclico†; Premelle Continuo; Premelle Plus Continuo†.

Megestrol Acetate (*BANM*, *USAN*, *rINNM*) 醋酸甲地孕酮

Acetato de megestrol; BDH-1298; Compound 5071; Megestol Asetat; Mégestrol, acétate de; Megestrolacetat; Megestrol-acetát; Megestroli acetas; Megestroliasetaatti; Megestrolio acetatas; Megesztrol-acetát; NSC-71423; SC-10363. 6-Methyl-3,20-dioxopregna-4,6-dien-17α-yl acetate; 17α-Hydroxy-6-methylpregna-4,6-diene-3,20-dione acetate.

Мегестрола Ацетат

$C_{24}H_{32}O_4$ = 384.5.

CAS — 3562-63-8 (megestrol); 595-33-5 (megestrol acetate).

ATC — G03AC05; G03DB02; L02AB01.

ATC Vet — QG03AC05; QG03DB02; QL02AB01.

UNII — TJ2M0FR8ES.

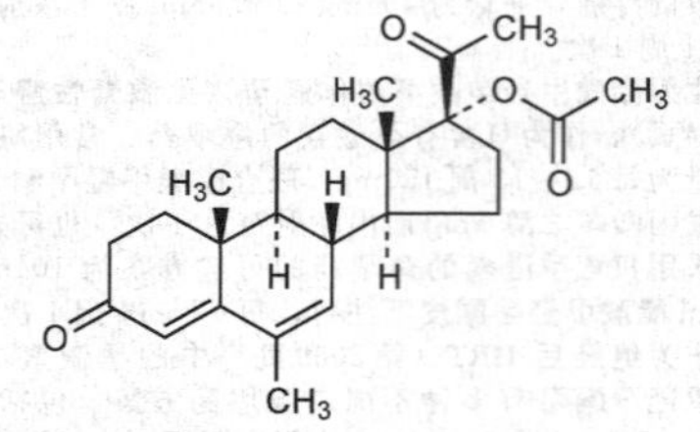

Pharmacopoeias. In *Chin.*, *Eur.* (see p.vii), and *US*.

Ph. Eur. 6. 8（Megestrol Acetate） 白色或类白色结晶性粉末。几乎不溶于水；略溶于乙醇；溶于丙酮。避光。

USP 33（Megestrol Acetate） 白色至乳白色、基本无臭、结晶性粉末。不溶于水；略溶于乙醇；溶于丙酮；极易溶解于氯仿；微溶于乙醚和不挥发油。避光。

不良反应和注意事项

参见孕激素（见**黄体酮**，第2056页）。醋酸甲地孕酮导致体重增加，可能与其提高食欲，增加食物摄入有关，而非由液体潴留引起。醋酸甲地孕酮长期使用有糖皮质激素作用。

对糖类代谢的影响 甲地孕酮治疗 AIDS 患者恶病质状态时可能导致高血糖[1~3]或者糖尿病[4]。认为甲地孕酮的糖皮质激素作用可导致外周胰岛素抵抗[5]。

1. Panwalker AP. Hyperglycemia induced by megestrol acetate. *Ann Intern Med* 1992; **116:** 878.
2. Bornemann M, Johnson AC. Endocrine effects of HIV infection. *N Engl J Med* 1993; **328:** 890.
3. Kilby JM, Tabereaux PB. Severe hyperglycemia in an HIV clinic: preexisting versus drug-associated diabetes mellitus. *J Acquir Immune Defic Syndr Hum Retrovirol* 1998; **17:** 46–50.
4. Henry K, *et al.* Diabetes mellitus induced by megestrol acetate in a patient with AIDS and cachexia. *Ann Intern Med* 1992; **116:** 53–4.
5. Leinung MC, *et al.* Induction of adrenal suppression by megestrol acetate in patients with AIDS. *Ann Intern Med* 1995; **122:** 843–5.

对肌骨骼系统的影响 4 名女性使用醋酸甲地孕酮和美法仑[1]发生严重疼痛，性质与腕管综合征相似，由甲地孕酮引起的可能性大。

2 名使用甲地孕酮治疗厌食症的绝经后女性患者发生骨质疏松以及椎体压缩性骨折[2]。2 例病例均有肾上腺皮质功能不全表现，停用甲地孕酮后好转，提示甲地孕酮的糖皮质激素作用可能引起骨质疏松。

1. DiSaia PJ, Morrow CP. Unusual side effect of megestrol acetate. *Am J Obstet Gynecol* 1977; **129:** 460–1.
2. Wermers RA, *et al.* Osteoporosis associated with megestrol acetate. *Mayo Clin Proc* 2004; **79:** 1557–61.

对呼吸系统的影响 2 名醋酸甲地孕酮用量为 80mg，每日 3 次的患者发生呼吸过度[1]。

1. Fessel WJ. Megestrol acetate and hyperpnea. *Ann Intern Med* 1989; **110:** 1034–5.

糖皮质激素作用 甲地孕酮有糖皮质激素样作用，可导致许多患者肾上腺皮质功能受到抑制[1~5]。目前已有导致严重肾上腺皮质功能不全的报道，需要皮质激素替代治疗，常选用氢化可的松[3,6~9]。

1. Naing KK, *et al.* Megestrol acetate therapy and secondary adrenal suppression. *Cancer* 1999; **86:** 1044–9.
2. Ron IG, *et al.* A low-dose adrenocorticotropin test reveals impaired adrenal function in cancer patients receiving megestrol acetate therapy. *Eur J Cancer* 2002; **38:** 1490–4.
3. Orme LM, *et al.* Megestrol acetate in pediatric oncology patients may lead to severe, symptomatic adrenal suppression. *Cancer* 2003; **98:** 397–405.
4. Chidakel AR, *et al.* High prevalence of adrenal suppression during acute illness in hospitalized patients receiving megestrol acetate. *J Endocrinol Invest* 2006; **29:** 136–40.
5. Dev R, *et al.* Association between megestrol acetate treatment and symptomatic adrenal insufficiency with hypogonadism in male patients with cancer. *Cancer* 2007; **110:** 1173–7.
6. Mann M, *et al.* Glucocorticoidlike activity of megestrol: a summary of Food and Drug Administration experience and a review of the literature. *Arch Intern Med* 1997; **157:** 1651–6.
7. Stockheim JA, *et al.* Adrenal suppression in children with the human immunodeficiency virus treated with megestrol acetate. *J Pediatr* 1999; **134:** 368–70.
8. Bulchandani D, *et al.* Megestrol acetate-associated adrenal insufficiency. *Am J Geriatr Pharmacother* 2008; **6:** 167–72.
9. Ibarra Barrueta O, *et al.* Insuficiencia suprarrenal asociada a acetato de megestrol en un paciente con el virus de la inmunodeficiencia humana. *Farm Hosp* 2009; **33:** 115–16.

卟啉病 动物实验发现甲地孕酮具有生卟啉作用，因此卟啉病患者使用并不安全。

药物相互作用

参见孕激素（见**黄体酮**，第2057页）。

药动学

醋酸甲地孕酮经胃肠道吸收，口服 1～3h 后达到血浆药物浓度峰值。醋酸甲地孕酮与蛋白结合率高。在肝中代谢，57%～78%通过尿液排泄，8%～30%通过粪便排泄。

用途和用法

醋酸甲地孕酮是孕激素类药物，结构与黄体酮（第2056页）相关。

醋酸甲地孕酮可用于激素依赖性恶性肿瘤的姑息治疗。每日 40～320mg，分次口服用于治疗**子宫内膜癌**；40mg，每日 4 次，或者 160mg，每日 1 次用于**乳腺癌**患者。

醋酸甲地孕酮也可用于治疗癌症或者 AIDS 患者的**厌食症及恶病质**（见下文）。常用剂量为每日 400～800mg，片剂或者口服混悬剂。醋酸甲地孕酮混悬剂生物利用度更高（*Megace ES*；*Par Pharmaceutical*，*USA*），每日 5ml 含 625mg 甲地孕酮用于治疗 AIDS 患者厌食症、恶病质或者不明原因的显著体重下降。

恶病质 对某些严重慢性病或恶性肿瘤患者，厌食（食欲下降）产生部分代谢异常和进行性的体能下降，即恶病质的一部分。营养摄入提高以及饮食结构改良不足以逆转恶病质状态，因此药物治疗被尝试用于刺激食欲以及增加体重。

在**肿瘤相关恶病质**中，皮质激素常用于刺激晚期恶性肿瘤患者以提高其食欲，但似乎并不能促进体重增加。然而，由于它们的作用通常短暂，且延长使用可发生不良反应[1~3]，常作为那些期望寿命只有数周的患者的短期治疗[4]。某些随机对照试验[5]中甲地孕酮能增加体重，虽然可能是由于脂肪量增加而非瘦体重增加[2,3]。通常用于那些期望寿命为数月的患者。据报道甲羟孕酮也有类似作用[1]。一篇系统性综述[6]得出结论，只有皮质激素和孕激素类药物甲地孕酮和甲羟孕酮有足够的证据支持其用于肿瘤相关的厌食症。促同化类激素类也尝试用于此，但其疗效仍需进一步评价[1,7]；甲地孕酮或地塞米松与氟甲睾酮的比较发现，后者较孕激素类药物或者皮质激素效果稍差[8]。胃动力药如甲氧氯普胺等可能对继发于患者胃肠道动力下降的症状有效[1,2]，虽然缓解呕吐并不一定会改善热量摄入或食欲[6]。NSAIDs 可能可抑制与肿瘤患者体重减轻有关的促炎症细胞因子的作用。在一项小型研究[9]中，加用布洛芬可改善对甲地孕酮的反应，但还需要更多研究。有人对二十碳五烯酸的作用也感兴趣，因其可能抑制肌肉蛋白降解，但研究结果较混乱[3]，一项系统性综述[10]认为还没有足够证据推荐使用二十碳五烯酸。其临床作用的确定还需要更多研究，或许可以确定比已报道的更高的剂量或治疗更长时间[6]。某研究[11]发现，晚期胰腺癌患者使用沙利度胺可以使体重减轻稍缓，但其生活质量和存活时间并没有显著提高和延长。联用抗恶病质治疗也有研究。一项研究对口服孕激素（甲羟孕酮或甲地孕酮）、二十碳五烯酸、肉毒碱、沙利度胺或四者联用治疗肿瘤恶病质患者进行了比较，发现单独用药无效或效果微弱，但联合治疗效果明显[12]。其他药物也有研究，但效果甚微，包括大麻素类、赛庚啶和卡比多巴[1,2,6]。

大剂量甲地孕酮[13~15]或氧雄龙[16~19]对治疗 **HIV 相关恶病质**有效，这在 **HIV 相关消瘦**项下讨论（第827页）。

与其他慢性情况（包括透析患者[20]和老年人[21]）相关的恶病质的治疗研究较少。对相关风险和收益仍有争议，尤其是后一组人群：一项用甲地孕酮治疗老年人体重明显降低的研究报道死亡率增加[22]，虽然其他研究报道有益[23]。

研究的其他用于恶病质的化合物包括生长激素[19]、内源性激素脑肠肽[24]和褪黑激素[7]，以及选择性雄激素受体调节剂。

1. Mantovani G, *et al.* Managing cancer-related anorexia/cachexia. *Drugs* 2001; **61:** 499–514.
2. Inui A. Cancer anorexia-cachexia syndrome: current issues in research and management. *CA Cancer J Clin* 2002; **52:** 72–91.
3. Tisdale MJ. Clinical anticachexia treatments. *Nutr Clin Pract* 2006; **21:** 168–74.
4. Jatoi A. Pharmacologic therapy for the cancer anorexia/weight loss syndrome: a data-driven, practical approach. *J Support Oncol* 2006; **4:** 499–502.
5. Berenstein EG, Ortiz Z. Megestrol acetate for the treatment of anorexia-cachexia syndrome. Available in The Cochrane Database of Systematic Reviews; Issue 2. Chichester: John Wiley; 2005 (accessed 27/06/08).

6. Yavuzsen T, *et al.* Systematic review of the treatment of cancer-associated anorexia and weight loss. *J Clin Oncol* 2005; **23:** 8500–11.
7. Bossola M, *et al.* Cancer cachexia: it's time for more clinical trials. *Ann Surg Oncol* 2007; **14:** 276–85.
8. Loprinzi CL, *et al.* Randomized comparison of megestrol acetate versus dexamethasone versus fluoxymesterone for the treatment of cancer anorexia/cachexia. *J Clin Oncol* 1999; **17:** 3299–3306.
9. McMillan DC, *et al.* A prospective randomized study of megestrol acetate and ibuprofen in gastrointestinal cancer patients with weight loss. *Br J Cancer* 1999; **79:** 495–500.
10. Dewey A, *et al.* Eicosapentaenoic acid (EPA, an omega-3 fatty acid from fish oils) for the treatment of cancer cachexia. Available in The Cochrane Database of Systematic Reviews; Issue 1. Chichester: John Wiley; 2007 (accessed 27/06/08).
11. Gordon JN, *et al.* Thalidomide in the treatment of cancer cachexia: a randomised placebo controlled trial. *Gut* 2005; **54:** 540–5.
12. Mantovani G, *et al.* Randomized phase III clinical trial of five different arms of treatment in 332 patients with cancer cachexia. *Oncologist* 2010; **15:** 200–11.
13. Von Roenn JH, *et al.* Megestrol acetate in patients with AIDS-related cachexia. *Ann Intern Med* 1994; **121:** 393–9.
14. Oster MH, *et al.* Megestrol acetate in patients with AIDS and cachexia. *Ann Intern Med* 1994; **121:** 400–408.
15. Clarick RH, *et al.* Megestrol acetate treatment of growth failure in children infected with human immunodeficiency virus. *Pediatrics* 1997; **99:** 354–7.
16. Strawford A, *et al.* Resistance exercise and supraphysiologic androgen therapy in eugonadal men with HIV-related weight loss: a randomized controlled trial. *JAMA* 1999; **281:** 1282–90.
17. Mwamburi DM, *et al.* Comparing megestrol acetate therapy with oxandrolone therapy for HIV-related weight loss: similar results in 2 months. *Clin Infect Dis* 2004; **38:** 895–902.
18. Grunfeld C, *et al.* Oxandrolone in the treatment of HIV-associated weight loss in men: a randomized, double-blind, placebo-controlled study. *J Acquir Immune Defic Syndr* 2006; **41:** 304–14.
19. Gullett NP, *et al.* Update on clinical trials of growth factors and anabolic steroids in cachexia and wasting. *Am J Clin Nutr* 2010; **91** (suppl): 1143S–1147S.
20. Bossola M, *et al.* Mechanisms and treatment of anorexia in end-stage renal disease patients on hemodialysis. *J Ren Nutr* 2009; **19:** 2–9.
21. Yeh S-S, *et al.* Pharmacological treatment of geriatric cachexia: evidence and safety in perspective. *J Am Med Dir Assoc* 2007; **8:** 363–77.
22. Bodenner D, *et al.* A retrospective study of the association between megestrol acetate administration and mortality among nursing home residents with clinically significant weight loss. *Am J Geriatr Pharmacother* 2007; **5:** 137–46.
23. Yeh S-S, *et al.* Usage of megestrol acetate in the treatment of anorexia-cachexia syndrome in the elderly. *J Nutr Health Aging* 2009; **13:** 448–54.
24. Ashitani J, *et al.* Ghrelin and its therapeutic potential for cachectic patients. *Peptides* 2009; **30:** 1951–6.

热潮红 甲地孕酮用于治疗有热潮红症状的乳腺癌患者（以防止雌激素潜在的肿瘤刺激作用，见**HRT**的**注意事项**项下**恶性肿瘤**，第2009页），也可用于前列腺癌睾丸切除术后或抗雄激素治疗后男性热潮红现象[1]。口服20mg的低剂量每日2次的治疗方案可使约四分之三患者中的50%甚至更多热潮红症状得到缓解。该研究结束3年后，患者被问是否一直使用甲地孕酮及热潮红的发生情况[2]。虽然服用甲地孕酮的患者中有一些仍有症状，但相比那些停止用药的患者（包括那些因无看得出的获益而停药者），发生较少且不那么严重了。服用甲地孕酮的患者，大多数使用的剂量为每日20mg或更少。收集的有关甲地孕酮的不良反应的信息显示有意外报道寒战，但总比热潮红好。后来的一项对乳腺癌妇女的研究[3]发现醋酸甲地孕酮每日20mg的低剂量与每日40mg一样有效。

1. Loprinzi CL, *et al.* Megestrol acetate for the prevention of hot flashes. *N Engl J Med* 1994; **331:** 347–52.
2. Quella SK, *et al.* Long term use of megestrol acetate by cancer survivors for the treatment of hot flashes. *Cancer* 1998; **82:** 1784–8.
3. Goodwin JW, *et al.* Phase III randomized placebo-controlled trial of two doses of megestrol acetate as treatment for menopausal symptoms in women with breast cancer: Southwest Oncology Group Study 9626. *J Clin Oncol* 2008; **26:** 1650–6.

恶性肿瘤 像某些其他孕激素一样，醋酸甲地孕酮用于治疗子宫内膜癌（第631页），据报道其对绝经后晚期乳腺癌（第628页）的疗效与阿那曲唑[1]和他莫昔芬[2]相似。对乳腺癌患者随机研究发现，增加甲地孕酮剂量（标准剂量为每日160mg）至每日800mg或1600mg在提高疗效和延长寿命方面没有优势[3]。

1. Buzdar A, *et al.* Anastrozole, a potent and selective aromatase inhibitor, versus megestrol acetate in postmenopausal women with advanced breast cancer: results of overview analysis of two phase III trials. *J Clin Oncol* 1996; **14:** 2000–11.
2. Stuart NSA, *et al.* A randomised phase III cross-over study of tamoxifen versus megestrol acetate in advanced and recurrent breast cancer. *Eur J Cancer* 1996; **32A:** 1888–92.
3. Abrams J, *et al.* Dose-response trial of megestrol acetate in advanced breast cancer: cancer and Leukemia Group B phase III study 8741. *J Clin Oncol* 1999; **17:** 64–73.

制剂

BP 2010: Megestrol Tablets;
USP 33: Megestrol Acetate Oral Suspension; Megestrol Acetate Tablets.

专利制剂

Arg.: Megace†; Megacorp; Meltonar†; Varigestrol; ***Austral.:*** Megace; ***Austria:*** Megace†; ***Belg.:*** Megace; ***Braz.:*** Femigestrol; Gynodal; Megestat; ***Canad.:*** Megace; ***Chile:*** Megace; Mestrel†; ***Cz.:*** Megace; Megaplex; ***Denm.:*** Megace; ***Fin.:*** Megace; Megestin†; ***Fr.:*** Megace; ***Ger.:*** Megestat; ***Gr.:*** Megace; ***Hong Kong:*** Megace; ***Hung.:*** Megace; Megesin; ***India:*** Endace; ***Indon.:*** Megace; Megaplex; ***Irl.:*** Megace; ***Israel:*** Megace†; ***Ital.:*** Megace; Megestil; ***Malaysia:*** Megace; ***Mex.:*** Megace; Mestrel; ***Neth.:*** Megace; ***Norw.:*** Megace; ***NZ:*** Megace; ***Philipp.:*** Megace; ***Pol.:*** Cachexan†; Gestar†; Megace; Megalia; Megesin; ***Port.:*** Acestrol; Megace; ***Rus.:*** Megaplex (Мегаплекс); ***Singapore:*** Megace†; ***Spain:*** Borea; Maygace; Megefren; ***Swed.:*** Megace; ***Switz.:*** Megestat; ***Thai.:*** Megace; Megaplex; Mestrel; ***Turk.:*** Borea; Megace; ***UK:*** Megace; ***USA:*** Megace; ***Venez.:*** Megase.

Melengestrol Acetate (*BANM, USAN, rINNM*) 醋酸美仑孕酮

5373; Acetato de melengestrol; BDH-1921; Mélengestrol, Acétate de; Melengestroli Acetas; NSC-70968. 17-Hydroxy-6-methyl-16-methylenepregna-4,6-diene-3,20-dione acetate.

Меленгестрола Ацетат

$C_{25}H_{32}O_4$ = 396.5.

CAS — 5633-18-1 (melengestrol); 2919-66-6 (melengestrol acetate).

UNII — 4W5HDS3936.

(melengestrol)

Pharmacopoeias. In *US* for veterinary use only.

USP 33 (Melengestrol Acetate) 白色至微黄色结晶性粉末。不溶于水；微溶于乙醇，易溶于氯仿和乙酸乙酯。贮藏于密闭容器中。避光。

简介

醋酸美仑孕酮是一种孕激素类药物，用于喂养母牛以提高饲养效率，提高体重增长速度并抑制动情。

WHO明确指出可接受的醋酸美仑孕酮日摄入量可作为食物中的残余量，并且建议了不同动物组织中的最大残余量上限[1]。然而，要注意是，在欧洲是禁止使用醋酸美仑孕酮和其他类固醇激素作为生长促进因子的。

1. FAO/WHO. Evaluation of certain veterinary drug residues in food: sixty-sixth report of the joint FAO/WHO expert committee on food additives. *WHO Tech Rep Ser 939* 2006. Also available at: http://libdoc.who.int/publications/2006/9241209399_eng.pdf (accessed 24/06/08)

Mepitiostane (*rINN*) ⊗美雄烷

Mépitiostane; Mepitiostano; Mepitiostanum; S-10364. 17β-(1-Methoxycyclopentyloxy)-2α,3α-epithio-5α-androstane; Cyclopentanone 2α,3α-epithio-5α-androstan-17β-yl methyl acetal.

Мепитиостан

$C_{25}H_{40}O_2S$ = 404.6.

CAS — 21362-69-6.

UNII — O00404969K.

Pharmacopoeias. In *Jpn.*

简介

美雄烷具有雄激素以及合成代谢性质（见**睾酮**，第2060页），用于合并肾衰时乳腺癌和贫血的治疗，常用口服剂量为每次10mg，每日2次。

制剂

专利制剂

Jpn: Thioderon.

Mesterolone (*BAN, USAN, rINN*) ⊗美睾酮

Mesterolon; Mesterolona; Mesterolonas; Mestérolone; Mesterol-oni; Mesterolonum; Meszterolon; NSC-75054; SH-723. 17β-Hydroxy-1α-methyl-5α-androstan-3-one.

Местеролон

$C_{20}H_{32}O_2$ = 304.5.

CAS — 1424-00-6.

ATC — G03BB01.

ATC Vet — QG03BB01.

UNII — 0SRQ75X919.

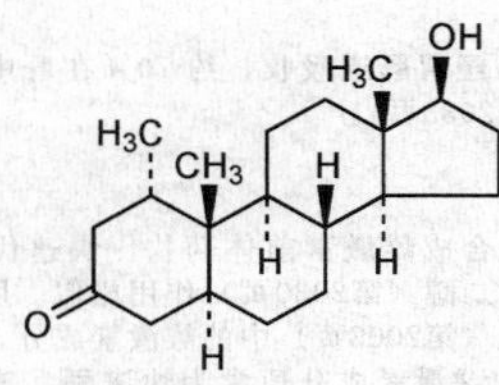

Pharmacopoeias. In *Eur.* (see p.vii).

Ph. Eur. 6. 8 (Mesterolone) 白色或淡黄色结晶性粉末。几乎不溶于水；略溶于丙酮、乙酸乙酯和甲醇。

不良反应和注意事项

参见雄激素（见**睾酮**，第2061页）。

据报道，美睾酮不抑制促性腺激素分泌或者精子发生。

药动学

口服美睾酮可迅速完全吸收，约1.6h后达血浆峰值浓度。代谢迅速，口服绝对生物利用度约为3%，终末半衰期为12～13h。不像其他雄激素（见**睾酮**，第2062页），美睾酮不代谢为雌激素类化合物。美睾酮与血浆蛋白结合，其中40%与白蛋白结合，58%与性激素结合球蛋白结合。约77%的代谢产物通过尿液排泄，13%则通过粪便排泄。

用途和用法

美睾酮具有雄激素性质（见睾酮，第2062页），但据报道，其对机体固有的睾丸功能的抑制作用比睾酮低。

口服美睾酮用于治疗雄激素缺乏或者性腺功能减退（第2012页）导致的男性不育症，初始剂量为每日75～100mg，分3～4次口服，数月后，维持剂量每日50～75mg。

制剂

专利制剂

Austral.: Proviron; ***Austria:*** Proviron; ***Belg.:*** Proviron; ***Braz.:*** Proviron; ***Chile:*** Proviron; ***Cz.:*** Proviron; ***Denm.:*** Mestoranum†; ***Fin.:*** Proviron†; ***Ger.:*** Proviron†; ***Gr.:*** Proviron; ***Hong Kong:*** Proviron†; ***Hung.:*** Proviron; ***India:*** Provironum; ***Indon.:*** Androlon†; Infelon; Proviron; ***Israel:*** Proviron; ***Ital.:*** Proviron; ***Malaysia:*** Provironum†; Vistimon†; ***Mex.:*** Proviron; ***Neth.:*** Proviron†; ***Philipp.:*** Proviron; Restore; ***Pol.:*** Proviron; ***Port.:*** Proviron; ***S.Afr.:*** Proviron; ***Singapore:*** Provironum; ***Spain:*** Proviron; ***Thai.:*** Mesviron; Provironum; ***Turk.:*** Proviron; ***UK:*** Proviron; ***Ukr.:*** Proviron (Провирон); ***Venez.:*** Proviron.

多组分制剂 ***Rus.:*** Proviron (Провирон).

Mestranol (*BAN, USAN, rINN*) 美雌醇

Compound 33355; EE_3ME; Ethinyloestradiol-3-methyl Ether; Mestranoli; Mestranolis; Mestranolum; Mesztranol. 3-Methoxy-19-nor-17α-pregna-1,3,5(10)-trien-20-yn-17β-ol.

Местранол

$C_{21}H_{26}O_2$ = 310.4.

CAS — 72-33-3.

UNII — B2V233XGE7.

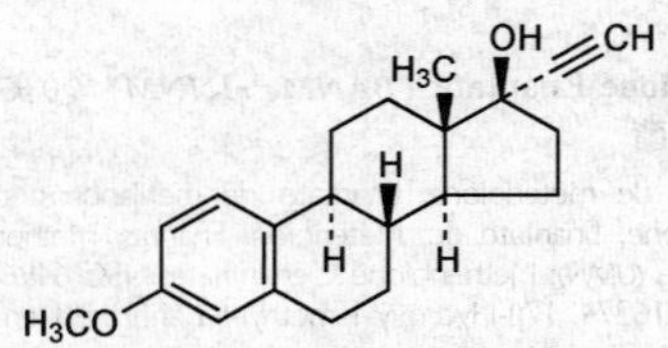

Pharmacopoeias. In *Eur.* (see p.vii), *Jpn*, and *US.*

Ph. Eur. 6.8（Mestranol） 白色或类白色结晶性粉末。几乎不溶于水；略溶于乙醇。避光。

USP 33（Mestranol） 白色至乳白色无臭结晶性粉末。不溶于水；略溶于无水乙醇；易溶于氯仿；溶于二噁烷；微溶于甲醇。避光。

不良反应和注意事项

参见雌激素（见雌二醇，第2030页）。也可见**激素性避孕药**（第1994页）。

卟啉病 因动物实验及体外试验证实美雌醇具有生卟啉作用，故其不能安全用于卟啉病患者。

药物相互作用

见**激素性避孕药**项下（第2002页），及**激素替代治疗**项下（第2009页）。

药动学

美雌醇易经胃肠道吸收，约70%在肝中迅速代谢成炔雌醇（第2033页）。

用途和用法

美雌醇是合成雌激素前体药物，快速代谢为炔雌醇，因此与雌二醇（第2030页）作用相似。用作复方口服避孕药制剂（第2003页）中的雌激素成分，常用剂量为每日50μg。孕激素成分通常为炔诺酮。美雌醇也可用作某些绝经后HRT（第2009页）制剂中的雌激素成分，但HRT中常使用天然雌激素。与周期性孕激素合用，剂量为每日50μg，连续使用。

制剂

USP 33: Ethynodiol Diacetate and Mestranol Tablets; Norethindrone and Mestranol Tablets.

多组分制剂 **Austral.:** Norinyl-1; **Braz.:** Biofim†; **Chile:** Anovulatorios; **Cz.:** Menophase†; **Ger.:** Esticia; Gestamestrol N†; **Hong Kong:** Norinyl-1†; **Mex.:** Lutoral-E; Norace; Norinyl; Secuentex-21; **NZ:** Norinyl-1; **S.Afr.:** Norinyl-1/28; **Thai.:** Anamai; **UK:** Norinyl-1; **USA:** Necon 1/50; Norinyl 1 + 50; Ortho-Novum 1/50.

Metenolone（*BAN*, *rINN*）⊗美替诺龙

Metenolon; Metenolona; Méténolone; Metenoloni; Metenolonum; Methenolone. 17β-Hydroxy-1-methyl-5α-androst-1-en-3-one.

Метенолон

$C_{20}H_{30}O_2$ = 302.5.

CAS — 153-00-4.

ATC — A14AA04.

ATC Vet — QA14AA04.

UNII — 9062ZT8Q5C.

Metenolone Acetate（*BANM*, *rINNM*）⊗醋酸美替诺龙

Acetato de metenolona; Acetato de metilandrostenolona; Méténolone, Acétate de; Metenoloni Acetas; Methenolone Acetate (*USAN*); NSC-74226; SH-567; SQ-16496. 17β-Hydroxy-1-methyl-5α-androst-1-en-3-one acetate.

Метенолона Ацетат

$C_{22}H_{32}O_3$ = 344.5.

CAS — 434-05-9.

ATC — A14AA04.

ATC Vet — QA14AA04.

UNII — W75590VPKQ.

Pharmacopoeias. In *Jpn.*

Metenolone Enantate（*BANM*, *rINNM*）⊗美替诺龙庚酸酯

Enantato de metenolona; Enantato de metilandrostenolona; Méténolone, Enantate de; Metenoloni Enantas; Methenolone Enanthate (*USAN*); Methenolone Oenanthate; NSC-64967; SH-601; SQ-16374. 17β-Hydroxy-1-methyl-5α-androst-1-en-3-one heptanoate.

Метенолона Энантат

$C_{27}H_{42}O_3$ = 414.6.

CAS — 303-42-4.

ATC — A14AA04.

ATC Vet — QA14AA04.

UNII — 0SPD480WFH.

Pharmacopoeias. In *Jpn.*

简介

美替诺龙是一种促合成代谢类固醇（见睾酮，第2060页），用于治疗再生障碍性贫血、乳腺癌以及绝经后骨质疏松。醋酸美替诺龙每日2～3mg/kg口服，用于治疗再生障碍性贫血。肌内注射depot美替诺龙庚酸酯用于治疗骨质疏松症，每两周100mg，初始治疗有效后减至每3～4周1次。口服醋酸美替诺龙在过去也用于骨质疏松症的治疗。肌内注射美替诺龙庚酸酯，每1～2周100mg或每2～3周200mg，用于治疗晚期乳腺癌。

制剂

专利制剂

Austral.: Primobolan†; **Gr.:** Primobolan; **Mex.:** Primobolan; **S.Afr.:** Primobolan; **Spain:** Primobolan Depot; **Turk.:** Primobolan.

多组分制剂 **Ger.:** FegaCoren N†; NeyPulpin N (Revitorgan-Dilutionen N Nr 10)†.

顺势疗法制剂 **Ger.:** AntiFocal N†; AntiFocal†; NeyArthros-Liposome (Revitorgan Lp Nr 83); NeyArthrosome (Revitorgan-Dilution); NeyChondrin (Revitorgan-Lingual Nr. 68)†; NeyChondrin N (Revitorgan-Dilutionen N Nr 68)†; NeyDil 66N (Revitorgan-Dilutionen Nr. 66 N)†; NeyGeront (Revitorgan-Lingual Nr 64)†; NeyGeront N (Revitorgan-Dilutionen N Nr 64)†; NeyGeront-Vitalkapseln†; NeyLing (Revitorgan-Lingual Nr.66)†.

Methandienone（*BAN*）⊗美雄酮

Metandienone (*pINN*); Metandienon; Metandienona; Métandiénone; Metandienoni; Metandienonum; Methandrostenolone; NSC-42722. 17β-Hydroxy-17α-methylandrosta-1,4-dien-3-one.

Метандиенон

$C_{20}H_{28}O_2$ = 300.4.

CAS — 72-63-9.

ATC — A14AA03; D11AE01.

ATC Vet — QA14AA03; QD11AE01.

UNII — COZ1R7EOCC.

俗名 下列名称被用于不同形式美雄酮的“俗名”（见第vii页）或俚语：Iron Brew。

Pharmacopoeias. In *Pol.*

不良反应和注意事项

参见雄激素和促同化激素（见睾酮，第2061页）。

与其他17α-烷基化化合物一样，美雄酮具有肝毒性，因此治疗过程中需监测肝功能。肝损伤患者可能应避免使用，严重者确定禁用。

文献报道[1]，2名儿童在服用含有美雄酮和赛庚啶的“食欲刺激物”后发生男性化，其中1名儿童发展为肾上腺抑制。

1. Poomthavorn P, *et al.* Childhood virilization and adrenal suppression after ingestion of methandienone and cyproheptadine. *J Pediatr Endocrinol Metab* 2009; **22:** 459–62.

药物相互作用

参见雄激素和促同化激素（见睾酮，第2062页）。

用途和用法

美雄酮具有合成代谢和雄激素作用（见睾酮，第2062页）。具有弱孕激素活性。口服用作促合成代谢药物。被运动员滥用。

制剂

专利制剂

Pol.: Metanabol; **Thai.:** Anabol; Danabol†; Melic†; Methandon.

Methyl-1-testosterone⊗甲基-1-睾酮

17β-Hydroxy-17α-methyl-5α-androst-1-en-3-one; M1T.

Метил-1-тестостерон

$C_{20}H_{30}O_2$ = 302.5.

CAS — 65-04-3.

简介

甲基-1-睾酮是一种促同化类激素（见睾酮，第2060页），被健美人士广泛滥用。

1. Health Canada. Health Canada warns consumers not to use supplements containing methyl-1-testosterone due to potential serious health risks (issued February 2006). Available at: http://www.hc-sc.gc.ca/ahc-asc/media/advisories-avis/_2006/2006_06-eng.php (accessed 19/07/10)

Methyltestosterone（*BAN*, *rINN*）⊗甲睾酮

Methyltestosteron; Méthyltestostérone; Methyltestosteronum; Metiltestosterona; Metiltestosteronas; Metiltesztoszteron; Metylotestosteron; Metyltestosteron; Metyylitestosteroni; NSC-9701. 17β-Hydroxy-17α-methylandrost-4-en-3-one.

Метилтестостерон

$C_{20}H_{30}O_2$ = 302.5.

CAS — 58-18-4.

ATC — G03BA02.

ATC Vet — QG03BA02; QG03EK01.

UNII — V9EFU16ZIF.

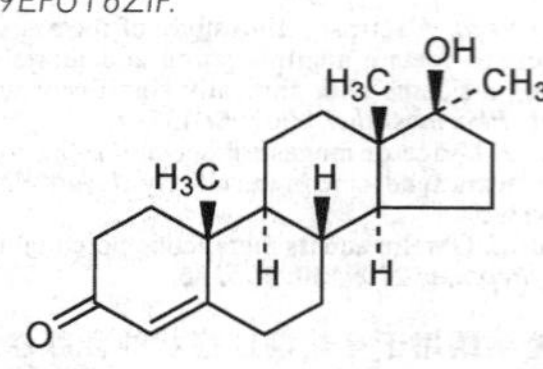

Pharmacopoeias. In *Chin.*, *Eur.* (see p.vii), *Int.*, *Jpn*, and *US.*

Ph. Eur. 6.8（Methyltestosterone） 白色或微黄白色结晶性粉末。几乎不溶于水；易溶于乙醇。避光。

USP 33（Methyltestosterone） 白色或乳白色无臭、轻微引湿性结晶或者结晶性粉末。几乎不溶于水；溶于乙醇、乙醚、甲醇以及其他有机溶剂；略溶于植物油。避光。

不良反应和注意事项

参见雄激素和促同化类激素（见睾酮，第2061页）。

与其他17α-烷基化化合物一样，甲睾酮可引起胆汁淤积性肝炎伴黄疸、紫癜样肝病以及肝肿瘤（见下文）。甲睾酮慎用于肝损伤患者，若情况严重，应尽量避免使用。治疗过程中应监测肝功能。

对肝脏的影响 有与甲睾酮相关的紫癜样肝病[1]和肝损伤[2~4]的报道。

也可见下文**恶性肿瘤**项下。

1. Bagheri SA, *et al.* Peliosis hepatis associated with androgenic-anabolic steroid therapy: a severe form of hepatic injury. *Ann Intern Med* 1974; **81:** 610–18.
2. Westaby D, *et al.* Liver damage from long-term methyltestosterone. *Lancet* 1977; **ii:** 261–3.
3. Lowdell CP, Murray-Lyon IM. Reversal of liver damage due to long term methyltestosterone and safety of non-17 α-alkylated androgens. *BMJ* 1985; **291:** 637.
4. Borhan-Manesh F, Farnum JB. Methyltestosterone-induced cholestasis: the importance of disproportionately low serum alkaline phosphatase level. *Arch Intern Med* 1989; **124:** 2127–9.

恶性肿瘤 肝细胞肝癌[1~7]和肝细胞腺瘤[5,8]与甲睾酮有关。一项对与促同化类激素相关的肝脏肿瘤报告的综述[9]指出，甲睾酮是一种常见的相关的雄激素，且多数肿瘤为肝细胞癌。

1. Johnson FL, *et al.* Association of androgenic-anabolic steroid therapy with development of hepatocellular carcinoma. *Lancet* 1972; **ii:** 1273–6.
2. Henderson JT, *et al.* Androgenic-anabolic steroid therapy and hepatocellular carcinoma. *Lancet* 1973; **i:** 934.
3. Farrell GC, *et al.* Androgen-induced hepatoma. *Lancet* 1975; **i:** 430–2.
4. Goodman MA, Laden AMJ. Hepatocellular carcinoma in association with androgen therapy. *Med J Aust* 1977; **1:** 220–1.
5. Boyd PR, Mark GJ. Multiple hepatic adenomas and a hepatocellular carcinoma in a man on oral methyl testosterone for eleven years. *Cancer* 1977; **40:** 1765–70.
6. Cocks JR. Methyltestosterone-induced liver-cell tumours. *Med J Aust* 1981; **2:** 617–19.

7. Gleeson D, *et al.* Androgen associated hepatocellular carcinoma with an aggressive course. *Gut* 1991; **32:** 1084–6.
8. Coombes GB, *et al.* An androgen-associated hepatic adenoma in a trans-sexual. *Br J Surg* 1978; **65:** 869–70.
9. Velazquez I, Alter BP. Androgens and liver tumors: Fanconi's anemia and non-Fanconi's conditions. *Am J Hematol* 2004; **77:** 257–67.

妊娠 关于母亲妊娠期使用甲睾酮导致女婴男性化，见第2062页。

药物相互作用

参见雄激素和促同化类激素（见**睾酮**，第2062页）。

药动学

甲睾酮经胃肠道及口腔黏膜吸收。口服后肝首关代谢较睾酮小，但半衰期较之长。

用途和用法

参见雄激素和促同化类激素（见**睾酮**，第2062页）。

甲睾酮口服有效，经颊给药，因避免了肝首关代谢，作用可增加两倍。

在男性性腺功能减退（第2012页）雄激素替代疗法中，甲睾酮的推荐剂量为每日 10～50mg，口服或者每日 5～25mg 经颊给药。每日 50～200mg 口服或者每日 25～100mg 经颊给药用于治疗绝经后转移性乳腺癌（第628页）。28 日周期中的 21 日，每日口服 1.25～2.5mg，与雌激素合用，作为单用雌激素无效的绝经期血管收缩症状（第2010页）的短期疗法。

制剂

USP 33: Methyltestosterone Capsules; Methyltestosterone Tablets.

专利制剂

Gr.: Teston; **Thai.:** Metesto; **Turk.:** Afro; **USA:** Android; Testred; Virilon.

多组分制剂 **Austria:** Pasuma-Dragees†; **Braz.:** Gabecon M†; Testonus†; **Chile:** Delitan; Feminova-T†; **Hong Kong:** Wari-Procomil†; **India:** Mixogen; **Mex.:** Bigenol; **Thai.:** Hormone Multicap†; Horon†; Men Hormone Compound; Wari-Procomil†; **UK:** Prowess; **USA:** Covaryx; Estratest; Syntest.

Mibolerone (*BAN, USAN, rINN*) ⊗米勃酮

Mibolerona; Mibolérone; Miboleronum; NSC-72260; U-10997. 17β-Hydroxy-7α,17-dimethylestr-4-en-3-one.

Миболерон

$C_{20}H_{30}O_2$ = 302.5.

CAS — 3704-09-4.

UNII — 9OGY4BOR8D.

Pharmacopoeias. In *US* for veterinary use only.

USP 33（Mibolerone） 白色至米色粉末。几乎不溶于水；微溶于氯仿、二噁烷和二氯甲烷。

简介

米勃酮是一种雄激素，用于兽医中雌犬避孕，也具有合成代谢的作用。

Nafarelin Acetate (*BANM, USAN, rINNM*) ⊗醋酸那法瑞林

Acetato de nafarelina; Nafareliiniasetaatti; Nafarelin Asetat; Nafarelinacetat; Nafaréline, Acétate de; Nafarelini Acetas; D-Nal(2)⁶-LHRH acetate hydrate; RS-94991298. 5-Oxo-L-prolyl-L-histidyl-L-tryptophyl-L-seryl-L-tyrosyl-3-(2-naphthyl)-D-alanyl-L-leucyl-L-arginyl-L-prolylglycinamide acetate hydrate.

Нафарелина Ацетат

$C_{66}H_{83}N_{17}O_{13},xC_2H_4O_2,yH_2O$ = 1322.5 (nafarelin).

CAS — 76932-56-4 (nafarelin); 86220-42-0 (nafarelin acetate).

ATC — H01CA02.

ATC Vet — QH01CA02.

UNII — 8ENZ0QJW4H.

(nafarelin)

不良反应和注意事项

参见**戈那瑞林**（第2038页）。

对电解质的影响 有一妇女使用那法瑞林治疗子宫肌瘤[1]，发生严重的高钾血症。除了血钾＞10mmol/L，她没有任何症状，并且心电图正常。在停用那法瑞林后血钾正常。

1. Hata T, *et al.* Severe hyperkalaemia with nafarelin. *Lancet* 1996; **347:** 333.

药物相互作用

参见**戈那瑞林**（第2038页）。

药动学

那法瑞林鼻内给药吸收迅速，在 20min 内达血浆峰值浓度，生物利用度仅约 3%。半衰期为 3～4h。被体内的肽酶代谢；皮下给药后，由尿中排除，代谢产物及一小部分原形由粪便排除。

用途和用法

醋酸那法瑞林是戈那瑞林的类似物（第2038页），有相似的特性。用于治疗子宫内膜异位症和中枢性性早熟，及与促性腺激素合用辅助诱导排卵治疗不孕症。

治疗**子宫内膜异位症**，给予那法瑞林常规剂量 200μg，每日 2 次，鼻内给药。两个月后若未发生闭经，则剂量加倍。治疗应该从月经周期的第 2～4 天开始，并且可能需持续至 6 个月。

计划为**体外授精集卵**，在促性腺激素诱导排卵之前，使用戈那瑞林类似物使垂体脱敏：那法瑞林 400μg，每日 2 次，鼻内给药，从月经周期的卵泡早期（第 2 天）或黄体中期（第 21 天）开始。治疗必须持续至达到下降调节，若在这 12 周内未发生，需停药。当下降调节发生时，加入促性腺激素的治疗直至卵泡发育的适当时期，停用这两种药物，并且使用绒促性素诱导排卵。

那法瑞林也用于其他性激素相关的疾病。

其衍生物氮杂甘氨酸那法瑞林用于兽医。

儿童用法 那法瑞林可用于中枢性性早熟的治疗，见下文。

良性前列腺增生 讨论良性前列腺增生的治疗，包括戈那瑞林类似物的使用和它们因治疗效果不明确所致的不满意的观点，见第2098页。

在 9 个男性良性前列腺增生症患者中[1]，使用醋酸那法瑞林 400μg，每日 1 次，皮下注射，持续 6 个月，前列腺的大小平均减少 24.2%。治疗结束 6 个月后，前列腺的大小恢复到了治疗前的水平。

1. Peters CA, Walsh PC. The effect of nafarelin acetate, a luteinizing-hormone-releasing hormone agonist, on benign prostatic hyperplasia. *N Engl J Med* 1987; **317:** 599–604.

子宫内膜异位症 戈那瑞林类似物治疗子宫内膜异位症是有效的（第2023页）。但是需要长期治疗以防止复发限制了它们的价值（因为存在骨质疏松的风险）；"add-back"疗法（激素替代疗法）能予以预防。

那法瑞林使用的参考文献如下。

1. Henzl MR, *et al.* Administration of nasal nafarelin as compared with oral danazol for endometriosis: a multicenter double-blind comparative clinical trial. *N Engl J Med* 1988; **318:** 485–9.
2. Burry KA. Nafarelin in the management of endometriosis: quality of life assessment. *Am J Obstet Gynecol* 1992; **166:** 735–9.
3. Hornstein MD, *et al.* Retreatment with nafarelin for recurrent endometriosis symptoms: efficacy, safety, and bone mineral density. *Fertil Steril* 1997; **67:** 1013–18.
4. Adamson GD, *et al.* Therapeutic efficacy and bone mineral density response during and following a three-month re-treatment of endometriosis with nafarelin (Synarel). *Am J Obstet Gynecol* 1997; **177:** 1413–18.
5. Agarwal SK, *et al.* Nafarelin vs. leuprolide acetate depot for endometriosis: changes in bone mineral density and vasomotor symptoms. *J Reprod Med* 1997; **42:** 413–23.
6. Zhao SZ, *et al.* Impact of nafarelin and leuprolide for endometriosis on quality of life and subjective clinical measures. *J Reprod Med* 1999; **44:** 1000–1006.
7. Bergqvist A, *et al.* A comparative study of the acceptability and effect of goserelin and nafarelin on endometriosis. *Gynecol Endocrinol* 2000; **14:** 425–32.
8. Cheng MH, *et al.* A randomized, parallel, comparative study of the efficacy and safety of nafarelin versus danazol in the treatment of endometriosis in Taiwan. *J Chin Med Assoc* 2005; **68:** 307–14.

纤维瘤 虽然戈那瑞林类似物可能使恶性肿瘤的诊断变得复杂而受关注，但已作为外科手术辅助或替代的方法试用于子宫肌瘤的治疗（见第2039页）。

那法瑞林使用的参考文献如下。

1. Minaguchi H, *et al.* Clinical use of nafarelin in the treatment of leiomyomas: a review of the literature. *J Reprod Med* 2000; **45:** 481–9.

不孕症 戈那瑞林类似物可用于不孕症的治疗（见第2012页）。除了直接使用外，它们也用于计划诱导超排来集卵和体外授精。一项荟萃分析[1]指出，使用那法瑞林后行体外授精的结果和使用其他戈那瑞林类似物的等同，但使用那法瑞林刺激排卵的时间更短，而后促性腺激素的用量更少。

1. Wong JM, *et al.* Efficacy of nafarelin in assisted reproductive technology: a meta-analysis. *Hum Reprod Update* 2001; **7:** 92–101.

卟啉病 鼻喷那法瑞林曾用于两个姐妹急性间歇性卟啉病（第1390页）月经量剧增的预防[1]。

1. McNulty SJ, Hardy KJ. Two patients with acute intermittent porphyria treated with nafarelin to prevent menstrual exacerbations. *J R Soc Med* 2000; **93:** 429–30.

性早熟 戈那瑞林类似物已经取代其他作为中枢性性早熟治疗选择的药物（第2013页）。醋酸那法瑞林常规剂量，相当于那法瑞林 800μg，每日 2 次，鼻内给药（每侧鼻孔 400μg）。若这个剂量没有达到合适的抑制，可增加至 600μg，每日 3 次，两侧鼻孔交替给药（每日 1800μg）。

那法瑞林使用的参考文献如下。

1. Kreiter M, *et al.* Preserving adult height potential in girls with idiopathic true precocious puberty. *J Pediatr* 1990; **117:** 364–70.

制剂

专利制剂

Arg.: Synrelin; **Austral.:** Synarel; **Braz.:** Synarel; **Canad.:** Synarel; **Cz.:** Synarel; **Denm.:** Synarela; **Fin.:** Synarela; **Fr.:** Synarel; **Ger.:** Synarela; **Gr.:** Synarel; **Hung.:** Synarel†; **India:** Nasarel; **Irl.:** Synarel; **Israel:** Synarel; **Neth.:** Synarel; **Norw.:** Synarela; **Pol.:** Synarel; **S.Afr.:** Synarel†; **Spain:** Synarel; **Swed.:** Synarela; **Switz.:** Synrelina; **Turk.:** Synarel; **UK:** Synarel; **USA:** Synarel.

Nandrolone (*BAN, rINN*) ⊗诺龙

Estrenolona; Hidroxiestrenona; Nandrolon; Nandrolona; Nandroloni; Nandrolonum; Norandrostenolona; 19-Nortestosterone; Nortestrionato. 17β-Hydroxyestr-4-en-3-one; 3-Oxoestr-4-en-17β-yl.

Нандролон

$C_{18}H_{26}O_2$ = 274.4.

CAS — 434-22-0.

ATC — A14AB01; S01XA11.

ATC Vet — QA14AB01; QS01XA11.

UNII — 6PG9VR430D.

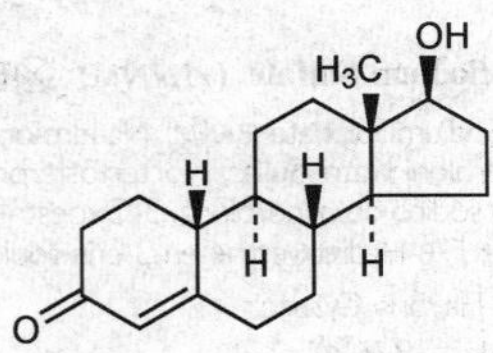

Nandrolone Cyclohexylpropionate (*BANM, rINNM*) ⊗环己丙酸诺龙

Ciclohexilpropionato de nandrolona; Nandrolone Cyclohexanepropionate; Nandrolone, Cyclohexylpropionate de; Nandroloni Cyclohexylpropionas; Nortestosterone Cyclohexylpropionate. 3-Oxoestr-4-en-17β-yl 3-cyclohexylpropionate; 17β-Hydroxyestr-4-en-3-one cyclohexylpropionate.

Нандролона Циклогексилпропионат

$C_{27}H_{40}O_3$ = 412.6.

CAS — 912-57-2.

ATC — A14AB01; S01XA11.

ATC Vet — QA14AB01; QS01XA11.

Nandrolone Decanoate (*BANM, USAN, rINNM*) ⊗癸酸诺龙

Decanoato de nandrolona; Nandrolon-dekanoát; Nandrolone, décanoate de; Nandroloni decanoas; Nandrolonu dekanonian; Nortestosterone Decanoate; Nortestosterone Decylate. 3-Oxoestr-4-en-17β-yl decanoate; 17β-Hydroxyestr-4-en-3-one decanoate.

Нандролона Деканоат

$C_{28}H_{44}O_3$ = 428.6.

CAS — 360-70-3.

ATC — A14AB01; S01XA11.

ATC Vet — QA14AB01; QS01XA11.

UNII — H45187T098.

Pharmacopoeias. In *Eur.* (see p.vii) and *US.*

Ph. Eur. 6.8（Nandrolone Decanoate） 白色或类白色结晶性粉末。熔点 34～38℃。几乎不溶于水；极易溶于乙醇和二氯甲烷。2～8℃贮藏于氮气中。避光。

USP 33（Nandrolone Decanoate） 白色至乳白色细微结晶性粉末，无臭或者可能有微臭。几乎不溶于水；可溶于乙醇、丙酮、氯仿和植物油。2～8℃贮藏于密闭容器中。避光。

Nandrolone Laurate（*BANM*, *rINNM*）⊗月桂酸诺龙

Dodecanoato de nandrolona; Laurato de nandrolona; Nandrolone Dodecanoate; Nandrolone, Laurate de; Nandroloni Lauras; Nortestosterone Laurate. 3-Oxoestr-4-en-17β-yl dodecanoate; 17β-Hydroxyestr-4-en-3-one dodecanoate.

Нандролона Лаурат

$C_{30}H_{48}O_3$ = 456.7.

CAS — 26490-31-3.

ATC — A14AB01; S01XA11.

ATC Vet — QA14AB01; QS01XA11.

Pharmacopoeias. In *BP(Vet).*

BP（Vet）2010（Nandrolone Laurate） 白色至乳白色结晶性粉末。几乎不溶于水；易溶于乙醇、氯仿、乙醚、不挥发油和脂肪酸酯类。2～8℃贮藏。避光。

Nandrolone Phenylpropionate（*BANM*, *rINNM*）⊗苯丙酸诺龙

Fenilpropionato de nandrolona; Nandrolone Hydrocinnamate; Nandrolone Phenpropionate; Nandrolone, Phénylpropionate de; Nandroloni Phenylpropionas; Nandrolonu fenylopropionian; 19-Norandrostenolone Phenylpropionate; Nortestosterone Phenylpropionate; NSC-23162. 3-Oxoestr-4-en-17β-yl 3-phenylpropionate; 17β-Hydroxyestr-4-en-3-one 3-phenylpropionate.

Нандролона Фенилпропионат

$C_{27}H_{34}O_3$ = 406.6.

CAS — 62-90-8.

ATC — A14AB01; S01XA11.

ATC Vet — QA14AB01; QS01XA11.

UNII — KF7Z9K2T3W.

俗名 以下的名称用于不同形式的苯丙酸诺龙的"俗名"（第vii页）或俚语：Iron Brew。

Pharmacopoeias. In *Br., Chin., Pol.,* and *US.*

BP 2010（Nandrolone Phenylpropionate） 白色至乳白色结晶性粉末，具有特殊臭。几乎不溶于水；溶于乙醇。避光。

USP 33（Nandrolone Phenpropionate） 贮藏于密闭容器中。避光。

Nandrolone Sodium Sulfate（*rINNM*）⊗硫酸钠诺龙

Nandrolone Sodium Sulphate *(BANM)*; Nandrolone, Sulfate Sodique de; Nandroloni Natrii Sulfas; Nortestosterone Sodium Sulphate; Sulfato sódico de nandrolona. 3-Oxoestr-4-en-17β-yl sodium sulphate; 17β-Hydroxyestr-4-en-3-one sodium sulphate.

Нандролона Натрия Сульфат

$C_{18}H_{25}O_5SNa$ = 376.4.

CAS — 60672-82-4.

ATC — A14AB01; S01XA11.

ATC Vet — QA14AB01; QS01XA11.

Nandrolone Undecylate（*rINNM*）⊗十一酸诺龙

Nandrolone Undecanoate *(BANM)*; Nandrolone, Undécylate de; Nandroloni Undecylas; Nortestosterone Undecanoate; Undecilato de nandrolona. 3-Oxoestr-4-en-17β-yl undecanoate; 17β-Hydroxyestr-4-en-3-one undecanoate.

Нандролона Ундесилат

$C_{29}H_{46}O_3$ = 442.7.

CAS — 862-89-5.

ATC — A14AB01; S01XA11.

ATC Vet — QA14AB01; QS01XA11.

不良反应和注意事项

参见雄激素和促同化类激素（见睾酮，第2061页）。

滥用 诺龙和其他合成代谢的化合物一样被运动员和健美人士滥用。然而关于以前用于检测该药物滥用的方法存在争议，有一些证据表明诺龙的代谢产物可以是内源性产生的（见睾酮的注意事项项下，第2062页）。

1. Hemmersbach P, Grosse J. Nandrolone: a multi-faceted doping agent. *Handb Exp Pharmacol* 2010; **195:** 127–54.

对肝脏的影响 接受环己丙酸诺龙治疗的患者可发生肝内胆汁淤积[1]。

1. Gil VG, *et al.* A non-C17-alkylated steroid and long-term cholestasis. *Ann Intern Med* 1986; **104:** 135–6.

卟啉病 诺龙与卟啉病的急性发作有关，对于卟啉病患者是非安全用药。

药物相互作用

参见雄激素和促同化类激素（见睾酮，第2062页）。

用途和用法

诺龙是一种促合成代谢类固醇，具有一定的雄激素的性质（见睾酮，第2062页）。它通常以癸酸酯肌内注射油剂的形式给药。己氧基苯丙酸酯、丙酸酯、苯丙酸酯和十一酸酯也可使用。

癸酸诺龙 25～100mg 的剂量，3～4 周一次，可用于消耗性疾病患者促进合成代谢、绝经后骨质疏松症以及绝经后转移性乳腺癌。50～200mg，每周 1 次的剂量推荐用于治疗慢性肾衰导致的贫血，50～150mg，每周 1 次的剂量用于治疗再生障碍性贫血。

硫酸钠诺龙主要用于治疗角膜损伤。

环己丙酸诺龙、月桂酸诺龙和苯丙酸可用于兽医。

恶病质 诺龙可增加 HIV 相关消瘦（第827页）患者的体重[1～4]，有一项研究发现[5]，在对体重和 BMI 的影响上，诺龙比睾酮的作用更大，但是在消瘦的患者中，作用是相似的。也可增加接受透析治疗的终末期肾病消瘦患者的体重[6,7]。虽然普遍建议要谨慎在肾损伤患者中使用雄激素及促合成代谢类固醇（见睾酮，第2062页）。有一项研究[8]，在慢性肾脏病患者透析前 3 个月给予诺龙，发现体重增加，不伴有液体潴留及对肾脏功能或血脂无不良影响。在这些报道中，肌注癸酸诺龙的剂量范围是 100mg，每 2 周 1 次[4]，至 600mg，每周 1 次[2]，治疗通常持续 12～24 周。

1. Gold J, *et al.* Safety and efficacy of nandrolone decanoate for treatment of wasting in patients with HIV infection. *AIDS* 1996 **10:** 745–52.
2. Sattler FR, *et al.* Effects of pharmacological doses of nandrolone decanoate and progressive resistance training in immunodeficient patients infected with human immunodeficiency virus. *J Clin Endocrinol Metab* 1999; **84:** 1268–76.
3. Storer TW, *et al.* A randomized, placebo-controlled trial of nandrolone decanoate in human immunodeficiency virus-infected men with mild to moderate weight loss with recombinant human growth hormone as active reference treatment. *J Clin Endocrinol Metab* 2005; **90:** 4474–82.
4. Mulligan K, *et al.* Effect of nandrolone decanoate therapy on weight and lean body mass in HIV-infected women with weight loss: a randomized, double-blind, placebo-controlled, multicenter trial. *Arch Intern Med* 2005; **165:** 578–85.
5. Gold J, *et al.* Effects of nandrolone decanoate compared with placebo or testosterone on HIV-associated wasting. *HIV Med* 2006; **7:** 146–55.
6. Johansen KL, *et al.* Anabolic effects of nandrolone decanoate in patients receiving dialysis: a randomized controlled trial. *JAMA* 1999; **281:** 1275–81.
7. Johansen KL, *et al.* Effects of resistance exercise training and nandrolone decanoate on body composition and muscle function among patients who receive hemodialysis: a randomized, controlled trial. *J Am Soc Nephrol* 2006; **17:** 2307–14.
8. Eiam-Ong S, *et al.* Nutritional effect of nandrolone decanoate in predialysis patients with chronic kidney disease. *J Ren Nutr* 2007; **17:** 173–8.

男性避孕 初步结果显示，诺龙可抑制精子生成[1～3]，推荐用作可能的男性避孕药（第2004页），但是随后的研究似乎更倾向于其他的雄性激素。

1. Schürmeyer T, *et al.* Reversible azoospermia induced by the anabolic steroid 19-nortestosterone. *Lancet* 1984; **i:** 417–20.
2. Knuth UA, *et al.* Combination of 19-nortestosterone-hexyloxyphenyl-propionate (Anadur) and depot-medroxyprogesterone-acetate (Clinovir) for male contraception. *Fertil Steril* 1989; **51:** 1011–18.
3. WHO Task Force on Methods for the Regulation of Male Fertility. Comparison of two androgens plus depot-medroxyprogesterone acetate for suppression to azoospermia in Indonesian men. *Fertil Steril* 1993; **60:** 1062–8.

制剂

BP 2010: Nandrolone Decanoate Injection; Nandrolone Phenylpropionate Injection;
USP 33: Nandrolone Decanoate Injection; Nandrolone Phenpropionate Injection.

专利制剂

Arg.: Deca-Durabolin; ***Austral.:*** Deca-Durabolin; ***Austria:*** Deca-Durabolin; ***Belg.:*** Deca-Durabolin; ***Braz.:*** Deca-Durabolin; ***Canad.:*** Deca-Durabolin; ***Chile:*** Anaprolina; Deca-Durabolin; Nandrosande†; ***Cz.:*** Deca-Durabolin; Keratyl†; Superanabolon†; ***Fin.:*** Deca-Durabolin; ***Fr.:*** Keratyl†; ***Ger.:*** Deca-Durabolin†; ***Gr.:*** Anaboline Depot; Anadurin; Deca-Durabolin; Elphihormo; Extraboline; Nurezan; Ziremilon; ***Hong Kong:*** Deca-Durabolin; ***Hung.:*** Retabolil; ***India:*** Deca-Durabolin; Decaneurabol; Durabolin; Metabol; Metadec; Neurabol; ***Indon.:*** Deca-Durabolin; ***Irl.:*** Deca-Durabolin; ***Ital.:*** Deca-Durabolin; ***Malaysia:*** Deca-Durabolin; ***Mex.:*** Deca-Durabolin; ***Neth.:*** Deca-Durabolin; Durabolin; ***Norw.:*** Deca-Durabolin; ***NZ:*** Deca-Durabolin; ***Pol.:*** Deca-Durabolin; ***Port.:*** Deca-Durabolin; Nandain†; ***Rus.:*** Retabolil (Ретаболил); ***S.Afr.:*** Deca-Durabolin; ***Singapore:*** Deca-Durabolin; ***Spain:*** Deca-Durabolin; ***Swed.:*** Deca-Durabol; ***Switz.:*** Deca-Durabolin; Keratyl†; ***Thai.:*** Deca-Durabolin; Keratyl†; Nandro; ***UK:*** Deca-Durabolin; ***Ukr.:*** Retabolil (Ретаболил); ***USA:*** Androlone-D; Deca-Durabolin; Durabolin; Hybolin; Neo-Durabolic; ***Venez.:*** Deca-Durabolin.

多组分制剂 ***Arg.:*** Dexatopic†; ***Gr.:*** Docabolin; ***Indon.:*** Dexatopic; ***Neth.:*** Dexatopic†.

Nomegestrol Acetate（*BANM*, *USAN*, *rINNM*）醋酸诺美孕酮

Acetato de nomegestrol; Nomegestrol acetát; Nomégestrol, acétate de; Nomegestrol Asetat; Nomegestrolacetat; Nomegestroli acetas; Nomegestroliasetaatti; Nomegestrolio acetatas; Nomegesztrol-acetát; Org-10486-0; TX-066. 17-Hydroxy-6-methyl-19-norpregna-4,6-diene-3,20-dione acetate.

Номегестрола Ацетат

$C_{23}H_{30}O_4$ = 370.5.

CAS — 58691-88-6 (nomegestrol); 58652-20-3 (nomegestrol acetate).

ATC — G03DB04.

ATC Vet — QG03DB04.

UNII — 83J78V5W05.

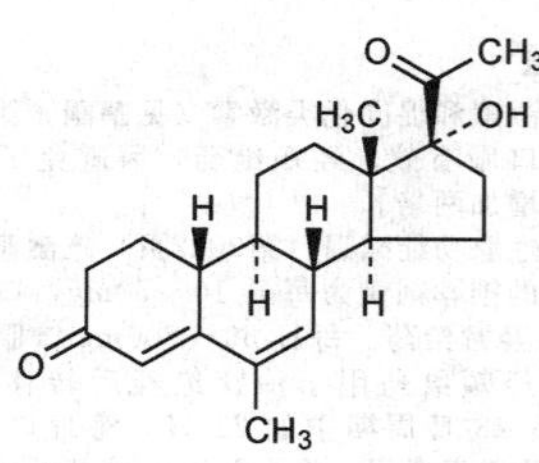

(nomegestrol)

注：名称 Uniplant 已用作醋酸诺美孕酮的商品名。

Pharmacopoeias. In *Eur.* (see p.vii).

Ph. Eur. 6.8（Nomegestrol Acetate） 一种白色或类白色的结晶性粉末。几乎不溶于水；可溶于乙醇；易溶于丙酮。避光。

简介

醋酸诺美孕酮是一种结构上与黄体酮（第2056页）相关的孕激素，已被用于治疗月经紊乱和绝经后 HRT（第2005页）的孕激素成分。经典剂量是每日 5mg 口服，28 天周期中用 10～14 天。皮下埋植剂作为长效只含有孕激素的避孕药正在研究中。

1. Coutinho EM, *et al.* Multicenter clinical trial on the efficacy and acceptability of a single contraceptive implant of nomegestrol acetate, Uniplant. *Contraception* 1996; **53:** 121–5.
2. Devoto L, *et al.* Hormonal profile, endometrial histology and ovarian ultrasound assessment during 1 year of nomegestrol acetate implant (Uniplant®). *Hum Reprod* 1997; **12:** 708–13.
3. Barbosa IC, *et al.* Carbohydrate metabolism in sickle cell patients using a subdermal implant containing nomegestrol acetate (Uniplant). *Contraception* 2001; **63:** 263–5.
4. Arowojolu AO, Ladipo OA. Nonmenstrual adverse events associated with subdermal contraceptive implants containing normegestrel [sic] and levonorgestrel. *Afr J Med Med Sci* 2003; **32:** 27–31.
5. Barbosa IC, *et al.* Effects of a single Silastic® contraceptive implant containing nomegestrol acetate (Uniplant) on endometrial morphology and ovarian function for 1 year. *Contraception* 2006; **74:** 492–7.
6. Lello S. Nomegestrol acetate: pharmacology, safety profile and therapeutic efficacy. *Drugs* 2010; **70:** 541–59.

制剂

专利制剂

Arg.: Lutenyl†; ***Belg.:*** Lutenyl; ***Braz.:*** Lutenil; ***Chile:*** Lutenyl; ***Cz.:*** Lutenyl†; ***Hong Kong:*** Lutenyl; ***Indon.:*** Lutenyl; ***Ital.:*** Lutenyl; ***Mex.:*** Luvenyl; ***Mon.:*** Lutenyl; ***Pol.:*** Lutenyl; ***Port.:*** Lutenyl; ***Turk.:*** Lutenyl; ***Venez.:*** Lutenyl†.

多组分制剂 ***Fin.:*** Naemis†; ***Irl.:*** Naemis; ***Ital.:*** Naemis; ***Mon.:*** Naemis; ***Neth.:*** Naemis; ***Port.:*** Naemis.

Norelgestromin（*BAN*, *USAN*, *rINN*）去甲艾孕明

17-Deacylnorgestimate; Norelgestromiini; Norelgestromina; Norelgestromine; Norelgestrominum; RWJ-10553. 13-Ethyl-17-hydroxy-18,19-dinor-17α-pregn-4-en-20-yn-3-one oxime.

Норэльгестромин

$C_{21}H_{29}NO_2$ = 327.5.

CAS — 53016-31-2.

UNII — R0TAY3X631.

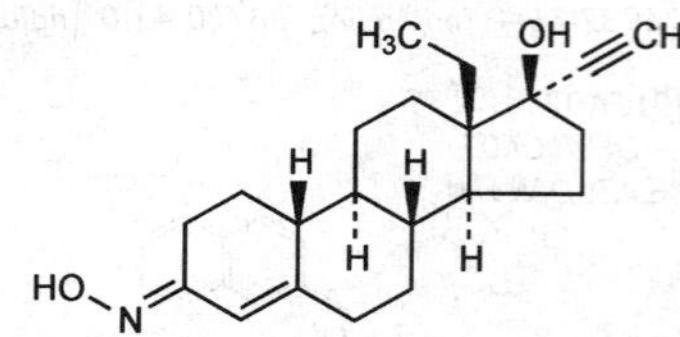

简介

去甲艾孕明是一种孕激素（见黄体酮，第2056页），

它是诺孕酯（第2052页）的主要活性代谢产物。去甲艾孕明是复方避孕药透皮贴剂的孕激素成分。去甲艾孕明以每日 203μg 与炔雌醇共同释放。一种新型的贴剂可每周使用一贴，在一个 4 周的周期中使用 3 周的时间。这种贴剂所导致的雌激素暴露大于可比较的口服避孕药。

1. Audet M-C, *et al.* Evaluation of contraceptive efficacy and cycle control of a transdermal contraceptive patch vs an oral contraceptive: a randomized controlled trial. *JAMA* 2001; **285:** 2347–54.
2. Abrams LS, *et al.* Pharmacokinetics of norelgestromin and ethinyl estradiol from two consecutive contraceptive patches. *J Clin Pharmacol* 2001; **41:** 1232–7.
3. Abrams LS, *et al.* Pharmacokinetics of norelgestromin and ethinyl estradiol delivered by a contraceptive patch (Ortho Evra™/Evra™) under conditions of heat, humidity, and exercise. *J Clin Pharmacol* 2001; **41:** 1301–9.
4. Abrams LS, *et al.* Pharmacokinetics of a contraceptive patch (Evra™/Ortho Evra™) containing norelgestromin and ethinyloestradiol at four application sites. *Br J Clin Pharmacol* 2002; **53:** 141–6.
5. Burkman RT. The transdermal contraceptive system. *Am J Obstet Gynecol* 2004; **190** (suppl): S49–S53.
6. Devineni D, *et al.* Pharmacokinetics and pharmacodynamics of a transdermal contraceptive patch and an oral contraceptive. *J Clin Pharmacol* 2007; **47:** 497–509.
7. Jick S, *et al.* Further results on the risk of nonfatal venous thromboembolism in users of the contraceptive transdermal patch compared to users of oral contraceptives containing norgestimate and 35 μg of ethinyl estradiol. *Contraception* 2007; **76:** 4–7.

制剂

多组分制剂 ***Arg.:*** Evra; ***Austria:*** Evra; ***Belg.:*** Evra; ***Braz.:*** Evra; ***Canad.:*** Evra; ***Chile:*** Evra; ***Cz.:*** Evra; ***Denm.:*** Evra; ***Fin.:*** Evra; ***Fr.:*** Evra; ***Ger.:*** Evra; ***Gr.:*** Evra; ***Hong Kong:*** Evra; ***Hung.:*** Evra; ***Irl.:*** Evra; ***Israel:*** Evra; ***Ital.:*** Evra; ***Mex.:*** Evra; ***Neth.:*** Evra; ***Norw.:*** Evra; ***Philipp.:*** Evra; ***Pol.:*** Evra; ***Port.:*** Evra; ***Rus.:*** Evra (Евра); ***S.Afr.:*** Evra; ***Singapore:*** Evra; ***Spain:*** Evra; ***Swed.:*** Evra; ***Switz.:*** Evra; ***Thai.:*** Evra; ***UK:*** Evra; ***USA:*** Ortho Evra; ***Venez.:*** Evra.

Norethandrolone（*BAN*，*rINN*）⊗诺乙雄龙

17α-Ethyl-17β-hydroxyestr-4-en-3-one; 17β-Hydroxy-19-nor-17α-pregn-4-en-3-one; Noretandrolona; Noréthandrolone; Norethandrolonum.

Норэтандролон

$C_{20}H_{30}O_2$ = 302.5.

CAS — 52-78-8.

ATC — A14AA09.

ATC Vet — QA14AA09.

UNII — P7W01638W6.

不良反应和注意事项

参见雄激素和促同化类激素（见睾酮，第2061页），和其他的 17α-烷基化化合物一样，诺乙雄龙可产生肝毒性，需要监测肝功能。尽量避免用于肝功能受损的患者，如肝功受损严重，应禁用。

用途和用法

诺乙雄龙是一种促合成代谢类固醇，具有雄激素特性（见睾酮，第2062页）。在治疗再生障碍性贫血时采用口服给药，剂量为每日 0.25～2mg/kg。

制剂

专利制剂

Fr.: Nilevar.

Norethisterone（*BAN*，*pINN*）炔诺酮

Ethinylnortestosterone; Etinil hidroxiestrona; Etinilnortestosterona; Norethindrone; Norethisteron; Noréthistérone; Norethisteronum; Noretindrona; Noretisteron; Noretisterona; Noretisteronas; Noretisterone; Noretisteroni; Noretiszteron; Noretysteron; Norpregneninolona; Norpregneninolone; NSC-9564. 17β-Hydroxy-19-nor-17α-pregn-4-en-20-yn-3-one.

Норэтистерон

$C_{20}H_{26}O_2$ = 298.4.

CAS — 68-22-4.

ATC — G03AC01; G03DC02.

ATC Vet — QG03AC01; QG03DC02.

UNII — T18F433X4S.

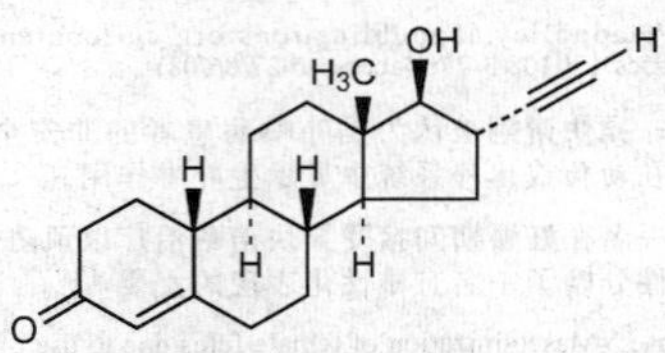

Pharmacopoeias. In *Chin.*, *Eur.* (see p.vii), *Int.*, *Jpn*, and *US*.

Ph. Eur. 6.8（Norethisterone） 一种白色或微黄白色的结晶性粉末。几乎不溶于水；略溶于无水乙醇和丙酮；溶于二氯甲烷。

USP 33（Norethindrone） 一种白色至乳白色的无臭结晶性粉末。几乎不溶于水；略溶于乙醇；溶于氯仿和二噁烷；微溶于乙醚。

Norethisterone Acetate（*BANM*，*pINNM*）醋炔诺酮

Acetato de noretisterona; Norethindrone Acetate; Norethisteron-acetát; Noréthistérone, acétate de; Norethisteroni acetas; Noretisteron Asetat; Noretisteronacetat; Noretisteroniasetaatti; Noretisterono acetatas; Noretiszteron-acetát. 17β-Hydroxy-19-nor-17α-pregn-4-en-20-yn-3-one acetate; 3-Oxo-19-nor-17α-pregn-4-en-20-yn-17β-yl acetate.

Норэтистерона Ацетат

$C_{22}H_{28}O_3$ = 340.5.

CAS — 51-98-9.

ATC — G03AC01; G03DC02.

ATC Vet — QG03AC01; QG03DC02.

UNII — 9S44LIC7OJ.

Pharmacopoeias. In *Eur.* (see p.vii), *Int.*, and *US*.

Ph. Eur. 6.8（Norethisterone Acetate） 一种白色或微黄白色晶体粉末。具有多晶型。几乎不溶于水；溶于乙醇；易溶于二氯甲烷。避光。

USP 33（Norethindrone Acetate） 一种白色至乳白色无臭结晶性粉末。几乎不溶于水；溶于乙醇（1∶10），溶于氯仿（<1∶1），溶于二噁烷（1∶2），溶于乙醚（1∶8）。

Norethisterone Enantate（*BANM*，*pINNM*）庚酸炔诺酮

Enantato de noretisterona; Norestisteron Enantat; Norethindrone Enanthate; Noréthistérone, Enantate de; Norethisterone Enanthate; Norethisterone Heptanoate; Norethisteroni Enantas. 17β-Hydroxy-19-nor-17α-pregn-4-en-20-yn-3-one heptanoate.

Норэтистерона Энантат

$C_{27}H_{38}O_3$ = 410.6.

CAS — 3836-23-5.

ATC — G03AC01; G03DC02.

ATC Vet — QG03AC01; QG03DC02.

Pharmacopoeias. In *Int.*

不良反应和注意事项

参见孕激素（见黄体酮，第2056页）。也可见**激素性避孕药**（第1994页）。

对肝脏的影响 在 107 例使用大剂量醋炔诺酮治疗乳腺癌的患者中有 6 例黄疸的报道[1]，这种黄疸是可逆的，是一种阻塞性黄疸。一项回顾分析发现[2]，异基因骨髓移植血小板减少期使用炔诺酮预防月经出血，是肝静脉梗阻性疾病的危险因素。

1. Langlands AO, Martin WMC. Jaundice associated with norethisterone-acetate treatment of breast cancer. *Lancet* 1975; **i:** 584–5.
2. Hägglund H, *et al.* Norethisterone treatment, a major risk-factor for veno-occlusive disease in the liver after allogeneic bone marrow transplantation. *Blood* 1998; **92:** 4568–72.

卟啉病 炔诺酮与卟啉病的急性发作有关，被认为是卟啉病患者的非安全用药。

妊娠 在妊娠期间接受炔诺酮治疗（单独使用或与炔雌醇合用）的女性的后代中可见到畸形，包括尿道下裂[1]、女婴男性化表现[2]、脊髓脊膜膨出或脑积水[3]和与口服避孕药有关的新生儿舞蹈手足徐动症[4]。但事实上，口服避孕药一般与致畸无关，即使是在妊娠期间不小心服药的情况下，见第2001页。

1. Aarskog D. Clinical and cytogenetic studies in hypospadias. *Acta Paediatr Scand* 1970; (suppl 203): 1–62.
2. Wilkins L. Masculinization of female fetus due to use of orally given progestins. *JAMA* 1960; **172:** 1028–32.
3. Gal I, *et al.* Hormonal pregnancy tests and congenital malformation. *Nature* 1967; **216:** 83.
4. Profumo R, *et al.* Neonatal choreoathetosis following prenatal exposure to oral contraceptives. *Pediatrics* 1990; **86:** 648–9.

静脉血栓栓塞 含有传统的孕激素成分的复方口服避孕药，如炔诺酮，似乎与含有去氧孕烯或孕二烯酮的制剂相比，发生静脉血栓栓塞的概率较低，见（第1998页）。

药物相互作用

参见孕激素（见**黄体酮**，第2057页）。也可见**激素性避孕药**（第2002页）。

药动学

炔诺酮由胃肠道吸收，经过肝的首关代谢，在口服后1～2h 达到血浆浓度峰值。它具有双相药动学，初始分布相和随后的延长清除相，半衰期约 8h 或更长。炔诺酮与蛋白高度结合，其中约 60％与白蛋白结合，35％与性激素结合球蛋白结合。与雌激素合用可提高其与性激素结合球蛋白结合的比例。其在肝中代谢，50％～80％经尿排泄，近 40％经粪便排泄。

醋炔诺酮主要在肠道组织中快速水解为炔诺酮。

肌注庚酸炔诺酮后，炔诺酮的血浆浓度要在数日后才达到峰值。

用途和用法

炔诺酮和其醋酸盐以及庚酸酯均属于由具有弱雌激素和弱雄激素性质的去甲睾酮衍生的孕激素（见**黄体酮**，第2057页）。它们经常用作**激素性避孕药**（第2003页）。炔诺酮和醋炔诺酮都采用口服给药。常用的每日剂量是炔诺酮 350μg 和醋炔诺酮 600μg 单独使用，或 0.5～1mg 炔诺酮和 1～1.5mg 醋炔诺酮与雌激素合用。庚酸炔诺酮为肌内注射给药，200mg 的剂量可以避孕 8 周。含醋炔诺酮 50mg 及戊酸雌二醇 5mg 的肌内注射剂，每月 1 次。

炔诺酮和醋炔诺酮可用作**绝经后 HRT**（第2009页）的孕激素成分。经典的用药方法包括每日连续给炔诺酮 700μg 或醋炔诺酮 0.5～1mg，或者周期性给予炔诺酮或醋炔诺酮每日 1mg，每个 28 天的周期中用药 10～12 天。醋炔诺酮也可用作经皮贴剂，有 140μg、170μg 或 250μg 3 种剂量，可连续作用 24h。每周使用 2 次，4 周的周期中用 2 周，也可以使用较低的强度每周 2 次作为连续的基础剂量治疗。

炔诺酮和醋炔诺酮常以分次口服的方式治疗**月经过多**（见下文）和**子宫内膜异位症**（第2023页）等情况。对于月经过多（功能障碍性子宫出血）的患者，炔诺酮的常用剂量是每日 10～15mg，醋炔诺酮每日 2.5～10mg，周期性给药。对于子宫内膜异位症的患者，炔诺酮的剂量为每日 10～25mg，醋炔诺酮的剂量是每日 5～15mg。治疗子宫内膜异位症通常采用连续给药 4～9 个月。

炔诺酮可用于治疗**经前期综合征**（第2031页），每日最大用量为口服 15mg，周期性用药。

炔诺酮用于治疗**乳腺癌**（第628页）的每日口服最大剂量是 60mg。

炔诺酮在儿童中的用法见下文。

儿童用法 尽管在英国尚未允许用于儿童，但 *BNFC 2010/11* 已包括了炔诺酮用于治疗女孩青春发育延迟（第2012页）。在使用雌激素治疗后 12～24 个月开始加用，以建立月经周期和维持性成熟，剂量为在每个 28 天的周期中最后 7 天以每日 5mg 口服。

月经过多 尽管周期性使用炔诺酮已广泛用于治疗月经过多（第2057页），但是它在排卵周期[1]中的作用有限，对于少数月经过多的女性中发生的无排卵性出血最有效。

1. Lethaby A, *et al.* Cyclical progestogens for heavy menstrual bleeding. Available in The Cochrane Database of Systematic Reviews; Issue 1. Chichester: John Wiley; 2008 (accessed 27/06/08).

制剂

BP 2010: Estradiol and Norethisterone Acetate Tablets; Estradiol and Norethisterone Tablets; Norethisterone Tablets;

USP 33: Estradiol and Norethindrone Acetate Tablets; Norethindrone Acetate and Ethinyl Estradiol Tablets; Norethindrone Acetate Tablets; Norethindrone and Ethinyl Estradiol Tablets; Norethindrone and Mestranol Tablets; Norethindrone Tablets.

专利制剂

Arg.: Ginediol; Primolut-Nor; Selectan; ***Austral.:*** Locilan; Micronor; Noriday; Primolut N; ***Austria:*** Duokliman; Micronovum; Primolut-Nor†; ***Belg.:*** Primolut-Nor; ***Braz.:*** Linatis; Micronor; Norestin; Primolut-Nor; ***Canad.:*** Micronor; ***Chile:*** Primolut-Nor†; ***Cz.:*** Primolut-Nor†; ***Denm.:*** Mini-Pe; ***Fin.:*** Mini-Pill; Primolut N; Primolut-Nor; ***Fr.:*** Milligynon†; Primolut-Nor†; ***Ger.:*** Gestakadin; Noristerat; Primolut-Nor; Sovel†; ***Gr.:*** Fortilut; Primolut-Nor; Santalut; Vilcolut; ***Hong Kong:*** Norcolut; Norelut; Primolut N†; ***Hung.:*** Norcolut; ***India:*** Cycloreg; Noristerat; Norlut N; Primolut N; Styptin; ***Indon.:*** Anore; Norelut; Primolut N; Regumen; ***Irl.:*** Noriday; Primolut N; ***Israel:*** Primolut-Nor; ***Ital.:*** Primolut-Nor; ***Malaysia:*** Depocon; Norcolut; Noriday; Noristerat; Primolut N†; Sunolut; Trisequens†; ***Mex.:*** Noristerat; Primolut-Nor; ***Neth.:*** Primolut N; ***Norw.:*** Conludag; Primolut N; ***NZ:*** Noriday; Primolut N; ***Philipp.:*** Noristerat†; Oretes; Primolut N; ***Pol.:*** Primolut-Nor; ***Port.:*** Primolut-Nor; ***Rus.:*** Norcolut (Норколут); Primolut-Nor (Примолют-нор)†; ***S.Afr.:*** Micronovum; Nur-Isterate; Primolut N; ***Singapore:*** Micronor; Norcolut; Noristerat†; Primolut N; ***Spain:*** Primolut-Nor; ***Swed.:*** Mini-Pe; Primolut-Nor; ***Switz.:*** Micronovum; Primolut N; ***Thai.:*** Noristerat†; Norterone; Primolut N; Steron; Sunolut; ***Turk.:*** Primolut N; ***UK:*** Micronor; Micronor HRT†; Noriday; Noristerat; Primolut N; Utovlan; ***Ukr.:*** Norcolut (Норколут); Primolut-Nor (Примолют-Нор); ***USA:*** Aygestin; Jolivette; Nor-QD; Ortho Micronor.

多组分制剂 ***Arg.:*** Activelle; Disequens; Estalis; Estalis Sequi; Estracomb; Estragest; Evorel Conti; Evorel Sequi; Kliogest; Mesigyna; Primosiston; Trial Combi; Trial Gest; Trisequens; ***Austral.:*** Brevinor; Estalis Continuous; Estalis Sequi; Estracombi; Improvil; Kliogest; Kliovance; Norimin; Norinyl-1; Synphasic; Trisequens; ***Austria:*** Activelle; Estalis; Estalis Sequens; Estracomb; Kliogest; Mericomb; Merigest; Novofem†; Ovysmen; Perikliman; Primosiston; Sequidot 2-Phasen; Trinovum; Trisequens; ***Belg.:*** Activelle; Estalis; Estracombi; Kliogest; Novofem; Ovysmen; Trinovum; Trisequens; ***Braz.:*** Activelle; Biofim†; Ciclovulon; Cliane; Estalis; Estalis SQ; Estracomb†; Estragest; Gineane; Kliogest; Mericomb; Merigest; Mesigyna; Natifa Pro; Noregyna†; Primosiston; Suprelle; Suprema; Systen Conti; Systen Sequi; Trisequens; ***Canad.:*** Activelle; Brevicon; Estalis; Estalis Sequi†; Estracomb; FemHRT; Loestrin 1.5/30; Minestrin; Ortho 0.5/35; Ortho 1/35; Ortho 7/7/7; Select 1/35; Synphasic; ***Chile:*** Activelle; Cliane; Enadiol Neta†; Estracomb; Estragest; Ginefolin; Kliogest; Mesigyna; Primosiston; Trisequens; ***Cz.:*** Activelle; Estalis Sequi†; Estalis†; Estrace Plus†; Estrace-C†; Estracomb†; Estragest†; Gynovel; Kliane; Kliogest; Menophase†; Non-Ovlon†; Noviana; Novofem; Pausogest†; Sequidot†; Systen Conti; Systen Sequi; Triaklim†; Trinovum; Trisequens; ***Denm.:*** Activelle; Estracomb; Evo-Conti; Evo-Sequi; Femanor; Femasekvens; Kliogest; Novofem; Trinovum; Trisekvens; ***Fin.:*** Activelle; Estalis; Estalis Sekvens; Evorel Conti; Evorel Sequi; Kliogest; Mericomb; Merigest; Novofem; Sequidot; Trisekvens; ***Fr.:*** Activelle; Kliogest; Miniphase†; Novofemme; Ortho-Novum 1/35; Triella; Trisequens; ***Ger.:*** Activelle; Clionara; Cliovelle; Conceplan M; Estalis Sequi; Estracomb†; Estragest; Eve; Gynamon; Kliogest N; Mericomb; Merigest; Nora-ratiopharm†; Novofem; Sequidot; Synphasec; Trinovum; Trisequens; ***Gr.:*** Activelle; Estalis; Estalis Sequi; Estalis Sequidot; Estracomb TTS; Kliogest; Systen Conti; Systen Sequi; Trisequens; ***Hong Kong:*** Activelle; Brevinor†; Estracomb; Kliogest; Norinyl-1†; Novofem; Trisequens; ***Hung.:*** Activelle; Estracomb†; Estragest; Kliogest; Novofem; Pausogest; Triaklim; Trisequens; Tulita; ***Irl.:*** Activelle; Brevinor; Estalis; Estalis Sequi†; Estracombi†; Evorel Conti; Kliogest; Novofem; Trisequens; ***Israel:*** Activelle; Evorel Conti; Evorel Sequi; Kliogest; Novofem; Trisequens; ***Ital.:*** Activelle; Estalis Sequi; Estracomb; Kliogest; Trisequens; ***Jpn:*** Ortho 777; ***Malaysia:*** Activelle; Kliogest†; ***Mex.:*** Cliane; Estalis; Estracomb; Evorel Conti; Mesigyna; Norace; Norinyl; Nostidyn; Ortho-Novum 1/35; ***Neth.:*** Activelle; Estalis; Estalis Sequi; Estracomb; Kliogest; Modicon; Neocon; Novofem; Trinovum; Trisequens; ***Norw.:*** Activelle; Estalis; Estalis Sekvens; Kliogest; Novofem; Synfase; Trisekvens; ***NZ:*** Brevinor; Cliane†; Kliogest; Kliovance; Norimin; Norinyl-1; Synphasic; Trisequens; ***Philipp.:*** Kliogest; Micropil; ***Pol.:*** Activelle; Cliovelle; Estalis; Estalis Sequi†; Estracomb; Kliogest; Novofem; Systen Conti; Systen Sequi; Trinovum†; Trisequens; ***Port.:*** Activelle; Estalis; Estalis Sequi; Estracomb; Kliogest; Novofem; Trisequens; ***Rus.:*** Kliogest (Клиогест); Non-Ovlon (Нон-овлон)†; Pausogest (Паузогест); Triaklim (Триаклим); Trisequens (Трисеквенс); ***S.Afr.:*** Activelle; Estalis; Estracombi; Estro-Pause N; Evorel Conti; Evorel Sequi; Kliogest; Norinyl-1/28; Novofem; Trinovum; Trisequens; ***Singapore:*** Activelle; Estracomb; Kliogest; Trisequens; ***Spain:*** Absorlent Plus; Activelle; Duofemme; Endomina Plus; Estalis; Estalis Sequi; Estracomb; Merigest; Merigest Sequi; Trisequens; ***Swed.:*** Activelle; Cliovelle; Estalis; Estalis Sekvens†; Evorel Micronor†; Femanor; Femasekvens; Kliogest; Novofem; Orthonett Novum; Sequidot; Synfase; Trinovum; Trisekvens; ***Switz.:*** Activelle; Estalis; Estalis Sequi; Estracomb; Estragest; Estranor; Kliogest N; Mericomb; Merigest; Novofem; Ovysmen†; Primosiston; Sequidot; Systen Conti; Systen Sequi; Trinovum; Trisequens; ***Thai.:*** Activelle; Anamai; Havina; ***Turk.:*** Activelle; Estracombi; Kliogest; Mesigyna; Trisequens; ***UK:*** Binovum; Brevinor; Climagest; Climesse; Clinorette; Elleste Duet Conti; Elleste-Duet; Estracombi†; Evorel Conti; Evorel Pak†; Evorel Sequi; Kliofem; Kliovance; Loestrin; Norimin; Norinyl-1; Novofem; Nuvelle Continuous; Ovysmen; Synphase; Trinovum; Trisequens; ***Ukr.:*** Pausogest (Паузогест); Revmelid (Ревмелид); ***USA:*** Activella; Aranelle; Balziva; Brevicon; CombiPatch; Estrostep Fe; Estrostep†; Femcon Fe; FemHRT; Junel Fe; Leena; Loestrin; Loestrin Fe; Mimvey; Modicon; Necon 1/50; Necon 10/11; Necon 0.5/35, 1/35; NEE 1/35; Norinyl 1 + 35; Norinyl 1 + 50; Ortho-Novum 1/35; Ortho-Novum 1/50; Ortho-Novum 10/11; Ortho-Novum 7/7/7; Ovcon 35; Ovcon 50; Tilia Fe; Tri-Legest; Tri-Norinyl; Zenchent; ***Venez.:*** Cliane; Estracomb†; Estragest; Mesigyna; Primosiston†.

Noretynodrel (*BAN*, *rINN*) 异炔诺酮

Norethynodrel *(USAN)*; Noretinodrel; Noretynodreeli; Norétynodrel; Noretynodrelum; NSC-15432; SC-4642. 17β-Hydroxy-19-nor-17α-pregn-5(10)-en-20-yn-3-one.

Норэтинодрел

$C_{20}H_{26}O_2$ = 298.4.

CAS — 68-23-5.

UNII — 88181ACA0M.

简介

异炔诺酮是一种孕激素（见**黄体酮**，第2056页），结构与炔诺酮相关。与雌激素（如美雌醇）一同口服用于治疗各种月经紊乱和子宫内膜异位症。

哺乳 在一项研究中对4名女性进行观察，放射标记的异炔诺酮，在乳汁中约可检测到一次口服剂量的1%[1]。在那些母亲接受异炔诺酮治疗的母乳喂养的婴儿中未发现不良影响，American Academy of Pediatrics 因此认为[2]它通常可以用于哺乳期患者。

1. Laumas KR, *et al.* Radioactivity in the breast milk of lactating women after oral administration of ³H-norethynodrel. *Am J Obstet Gynecol* 1967; **98:** 411–3.
2. American Academy of Pediatrics. The transfer of drugs and other chemicals into human milk. *Pediatrics* 2001; **108:** 776–89. [Retired May 2010] Correction. *ibid.*; 1029. Also available at: http://aappolicy.aappublications.org/cgi/content/full/pediatrics%3b108/3/776 (accessed 27/06/08)

卟啉病 异炔诺酮被认为是卟啉病患者的非安全用药，因为它在动物或体外系统中显示生卟啉作用。

妊娠 一名在妊娠期间接受异炔诺酮治疗以预防先兆流产的女性分娩了一名有雄性化表现的女婴[1]。

1. Wilkins L. Masculinization of female fetus due to use of orally given progestins. *JAMA* 1960; **172:** 1028–32.

Norgestimate (*BAN*, *USAN*, *rINN*) 诺孕酯

D-138; Dexnorgestrel Acetime; Norgestimaatti; Norgestimat; Norgestimato; Norgestimatum; ORF-10131; RWJ-10131. 13β-Ethyl-3-hydroxyimino-18,19-dinor-17α-pregn-4-en-20-yn-17β-yl acetate.

Норгестимат

$C_{23}H_{31}NO_3$ = 369.5.

CAS — 35189-28-7.

UNII — C291HFX4DY.

Pharmacopoeias. In *Eur.* (see p.vii) and *US.*

Ph. Eur. 6.8 (Norgestimate) 一种白色或类白色的粉末。几乎不溶于水；易溶于二氯甲烷；可溶于丙酮。

USP 33 (Norgestimate) 一种 (*E*)-异构体和 (*Z*)-异构体混合物，(*E*)-异构体与 (*Z*)-异构体的比例为1.27～1.78。一种白色至黄白色粉末。不溶于水；略溶于乙腈；易溶至极易溶于二氯甲烷。

简介

诺孕酯是一种孕激素（见**黄体酮**，第2056页），结构与左炔诺孕酮（诺孕酯部分变成左炔诺孕酮）相关，用作复方口服避孕药（第1994页）和绝经后HRT（第2005页）的孕激素成分。经典的每日用量为单相避孕药制剂250μg，三相制剂180～250μg。用于HRT，方法为每日给予雌二醇共3天，随后雌二醇与诺孕酯每日90μg联合应用3天，该6天的周期不中断连续使用。

制剂

USP 33: Norgestimate and Ethinyl Estradiol Tablets.

多组分制剂 ***Arg.:*** Cilest; Prefest; Tridette; ***Austria:*** Cileste; Tri-Cilest; Vivelle; ***Belg.:*** Cilest; ***Braz.:*** Prefest; ***Canad.:*** Cyclen; Tri-Cyclen; ***Chile:*** Mactex; Neofam†; Orlon; Tri-Mactex; Trifas†; ***Cz.:*** Cilest; Pramino; ***Denm.:*** Cilest; ***Fin.:*** Cilest; ***Fr.:*** Cilest; Effiprev; Triafemi; TriCilest; ***Ger.:*** Cilest; Pramino; ***Hung.:*** Cilest; ***Irl.:*** Cilest; ***Israel:*** Ortho Cyclen; ***Mex.:*** Cilest; Prefest; ***Neth.:*** Cilest; ***Pol.:*** Cilest; ***Rus.:*** Cilest (Силест); ***S.Afr.:*** Cilest; Prefesta†; TriCilest; ***Spain:*** Edelsin; ***Swed.:*** Cilest; ***Switz.:*** Cilest; ***Thai.:*** Cilest; TriCilest; ***UK:*** Cilest; ***USA:*** Ortho Cyclen; Ortho Tri-Cyclen; Prefest; Previfem; Sprintec; Tri-Lo-Sprintec; Tri-Previfem; Tri-Sprintec; Tri-Nessa; ***Venez.:*** Ortrel.

Norgestomet (*BAN*, *USAN*, *rINN*) 诺孕美特

Norgestometum; SC-21009. 11β-Methyl-3,20-dioxo-19-norpregn-4-en-17α-yl acetate.

Норгестомет

$C_{23}H_{32}O_4$ = 372.5.

CAS — 25092-41-5.

UNII — 3L33UD42X4.

简介

诺孕美特是一种孕激素（见**黄体酮**，第2056页），可与雌二醇一起用于兽医。

Norgestrel (*BAN*, *USAN*, *rINN*) 炔诺孕酮

Norgestreeli; *dl*-Norgestrel; DL-Norgestrel; Norgestrelis; Norgestrelum; Norgesztrel; Wy-3707. (±)-13-Ethyl-17β-hydroxy-18,19-dinor-17α-pregn-4-en-20-yn-3-one.

Норгестрел

$C_{21}H_{28}O_2$ = 312.4.

CAS — 6533-00-2.

UNII — 3J8Q1747Z2.

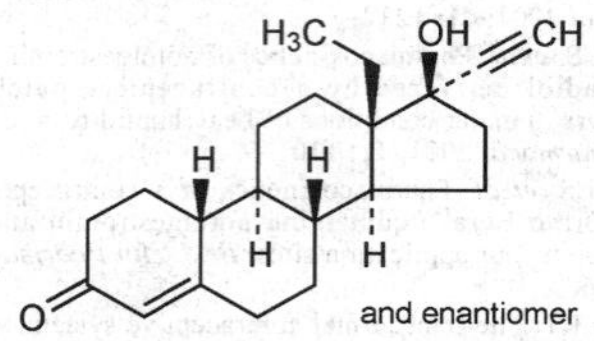

Pharmacopoeias. In *Chin.*, *Eur.* (see p.vii), *Jpn*, and *US.*

Ph. Eur. 6.8 (Norgestrel) 一种白色或类白色的结晶性粉末。几乎不溶于水；微溶于乙醇；略溶于二氯甲烷。避光。

USP 33 (Norgestrel) 一种白色或几乎白色的结晶性粉末，几乎无臭。不溶于水；略溶于乙醇；易溶于氯仿。

Levonorgestrel (*BAN*, *USAN*, *rINN*) 左炔诺孕酮

Levonorgestreeli; Lévonorgestrel; Levonorgestrelis; Levonorgestrelum; Levonorgesztrel; D-Norgestrel; Wy-5104. (−)-13β-Ethyl-17β-hydroxy-18,19-dinor-17α-pregn-4-en-20-yn-3-one.

Левоноргестрел

CAS — 797-63-7.

ATC — G03AD01.

ATC Vet — QG03AC03.

UNII — 5W7SIA7YZW.

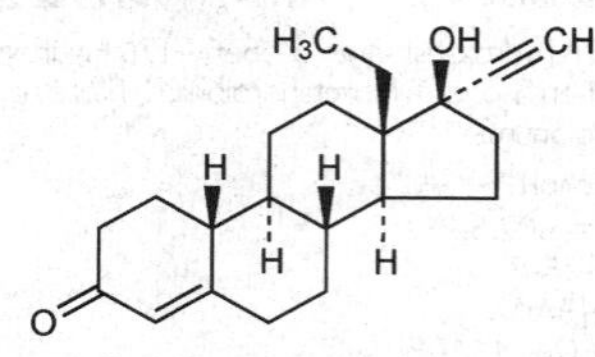

注：名称 Dexnorgestrel 也使用过。

Pharmacopoeias. In *Chin.*, *Eur.* (see p.vii), *Int.*, and *US.*

Ph. Eur. 6.8 (Levonorgestrel) 一种白色或类白色的结晶性粉末。几乎不溶于水；微溶于乙醇；略溶于二氯甲烷。避光。

USP 33 (Levonorgestrel) 一种白色或类白色的无臭粉末。几乎不溶于水；微溶于乙醇；可溶于氯仿。避光。

不良反应和注意事项

参见孕激素（见**黄体酮**，第2056页）。也可见**激素性避孕药**，第1994页。

不良反应发生率 在1991年2月引入左炔诺孕酮的皮下植入制剂后，美国FDA截止到1993年12月为止共收到约5800例有关的不良反应报告（在预计891000例分散的植入剂使用者中）[1]。与植入制剂有关的严重不良反应包括24例由药物植入引起的感染、15例卒中、39例良性颅内高压，3例血小板减少性紫癜和6例血小板减少症（1例致死）。这些不良反应的报道率并未超过预期的情况。一项为期5年的针对超过16000名接受左炔诺孕酮植入剂或IUD（无孕激素释放）或接受节育的女性的队列研究显示[2]，尽管在现有的使用者中胆囊疾病和血压升高的风险有一定程度的增加，但并未发现与植入剂有关的主要致病风险的显著增加。

1. Wysowski DK, Green L. Serious adverse events in Norplant users reported to the Food and Drug Administration's MedWatch Spontaneous Reporting System. *Obstet Gynecol* 1995; **85:** 538–42.
2. Meirik O, *et al.* Safety and efficacy of levonorgestrel implant, intrauterine device, and sterilization. *Obstet Gynecol* 2001; **97:** 539–47.

良性颅内高压 2例接受左炔诺孕酮皮下植入剂治疗4～5个月的患者出现了颅内高压，表现为头痛、呕吐和与双侧视盘水肿有关的视物模糊[1]。尽管有另外56例来自其他药物监测中心的报道和70例来自制造商的报告[2]，也尚未确定颅内压升高是否确实由药物导致，但是推荐颅内压升高的患者移出植入剂。

1. Alder JB, *et al.* Levonorgestrel implants and intracranial hypertension. *N Engl J Med* 1995; **332:** 1720–1.
2. Weber ME, *et al.* Levonorgestrel implants and intracranial hypertension. *N Engl J Med* 1995; **332:** 1721.

哺乳 在使用左炔诺孕酮宫内节育器（IUD）、皮下植入剂或只含有孕激素的口服避孕药期间，可在乳汁和母乳喂养婴儿的血液中检测到左炔诺孕酮[1]。一篇有关哺乳期使用左炔诺孕酮植入剂的研究综述[2]指出，左炔诺孕酮对泌乳的持续时间和婴儿的生长发育无不良影响。左炔诺孕酮宫内节育器（IUD）[3]、皮下植入剂[4]的进一步研究发现，在哺乳和婴儿生长方面无不良反应。这个有关皮下植入剂的研究[4]发现婴儿在第一年内呼吸减弱、皮肤和眼睛疾病的发病率有增加，但不能排除存在偏倚的可能。American Academy of Pediatrics认为左炔诺孕酮通常可以在哺乳期使用[5]。如果女性患者选择母乳喂养，只含有孕激素的避孕药在分娩后数周才可开始服用（见**激素性避孕药**项下**哺乳**，第2001页）。

服用单次剂量1.5mg左炔诺孕酮的药动学研究[6]发现，母乳中的药物浓度在2～4h内达峰，并迅速降低。研究者认为使用这个剂量行紧急避孕的哺乳期妇女，应该在服药前进行哺乳，然后将服药后8h内但不超过24h的母乳丢弃。

1. Shikary ZK, *et al.* Transfer of levonorgestrel (LNG) administered through different drug delivery systems from the maternal circulation into the newborn infant's circulation via breast milk. *Contraception* 1987; **35:** 477–86.
2. Diaz S. Contraceptive implants and lactation. *Contraception* 2002; **65:** 39–46.
3. Shaamash AH, *et al.* A comparative study of the levonorgestrel-releasing intrauterine system Mirena® versus the copper T380A intrauterine device during lactation: breast-feeding performance, infant growth and infant development. *Contraception* 2005; **72:** 346–51.
4. Schiappacasse V, *et al.* Health and growth of infants breastfed by Norplant contraceptive implants users: a six-year follow-up study. *Contraception* 2002; **66:** 57–65.
5. American Academy of Pediatrics. The transfer of drugs and other chemicals into human milk. *Pediatrics* 2001; **108:** 776–89. [Retired May 2010] Correction. *ibid.*; 1029. Also available at: http://aappolicy.aappublications.org/cgi/content/full/pediatrics%3b108/3/776 (accessed 27/06/08)
6. Gainer E, *et al.* Levonorgestrel pharmacokinetics in plasma and milk of lactating women who take 1.5 mg for emergency contraception. *Hum Reprod* 2007; **22:** 1578–84.

对血液的影响 有关给予妇女不同左炔诺孕酮皮下植入剂的研究[1～3]发现，凝血因子、纤溶蛋白活性、血小板的数量和聚集性在超过5年的给药后有多种改变，其中有一些改变在移除皮下植入剂后甚至能持续6个月之久。然而，这些血液学的改变并没有造成凝血系统的激活或者是高凝状态。

1. Singh K, *et al.* Evaluation of hemostatic function following Norplant implant removal. *Adv Contracept* 1993; **9:** 49–58.
2. Singh K, *et al.* Evaluation of hemostatic function following Norplant-2 rods removal. *Adv Contracept* 1993; **9:** 241–50.
3. Koh SCL, *et al.* A prospective study on the effects of reformulated 2-rod Norplant implant on haemostasis after five years of use. *J Obstet Gynaecol Res* 1999; **25:** 177–83.

对糖类代谢的影响 据报道，作为复方口服避孕药使用时，左炔诺孕酮是与高胰岛素血症相关的最强的孕激素，见第1997页。

糖皮质激素作用 皮下使用左炔诺孕酮对肾上腺功能的抑制作用最小[1]。

1. Toppozada MK, *et al.* Effect of Norplant® implants on the pituitary-adrenal axis function and reserve capacity. *Contraception* 1997; **55:** 7–10.

重症肌无力 置入左炔诺孕酮皮下植入剂之后发生的重症肌无力可在药物取出后得到改善[1]。

1. Brittain J, Lange LS. Myasthenia gravis and levonorgestrel implant. *Lancet* 1995; **346:** 1556.

卟啉病 左炔诺孕酮与卟啉病的急性发作有关，因此应用于卟啉病患者是不安全的。

妊娠 现有的有关母亲在妊娠早期接受含有炔诺孕酮的口服避孕药对于婴儿产生不良影响的报道包括1名婴儿发生气管-食管瘘管[1]和另外一名婴儿发生无法手术的肝毒细胞瘤[2]。然而，众多流行病学研究并未发现胎儿畸形与口服避孕药之间有任何联系，即使是在妊娠期间不慎使用的情况下，见第2001页。

1. Frost O. Tracheo-oesophageal fistula associated with hormonal contraception during pregnancy. *BMJ* 1976; **2:** 978.
2. Otten J, *et al.* Hepatoblastoma in an infant after contraceptive intake during pregnancy. *N Engl J Med* 1977; **297:** 222.

静脉血栓栓塞 与含有去氧孕烯或孕二烯酮的制剂相比，含有左炔诺孕酮的复方口服避孕药似乎发生静脉血栓栓塞的概率较低，见第1998页。也可见上文**对血液的影响**。

药物相互作用

参见孕激素（见**黄体酮**，第2057页）。也可见**激素性避孕药**（第2002页）。

药动学

左炔诺孕酮一次口服后几乎可以全部被迅速吸收，经过很小的肝首关代谢。它与血浆蛋白高度结合，42%～68%与性激素结合球蛋白结合，30%～56%与白蛋白结合。当与雌激素共同使用时，它与性激素结合球蛋白结合的比例会进一步升高。左炔诺孕酮和炔诺孕酮在肝中代谢成硫酸盐和葡糖苷酸结合物，经尿液排出，少量经粪便排出。左炔诺孕酮可以分布到乳汁。

1. Fotherby K. Levonorgestrel: clinical pharmacokinetics. *Clin Pharmacokinet* 1995; **28:** 203–15.

用途和用法

炔诺孕酮和它的活性（一）-异构体左炔诺孕酮均属于来源于去甲睾酮的孕激素（见**黄体酮**，第2057页）。它们是比炔诺酮更有力的排卵抑制剂，具有雄激素的活性。左炔诺孕酮的应用比炔诺孕酮更普遍，其作用强度为炔诺孕酮的2倍。例如，左炔诺孕酮10μg相当于炔诺孕酮20μg。

它们均可用作**激素性避孕药**（第2003页）。常用的每日剂量相当于：

- 30μg左炔诺孕酮作为只含有孕激素的口服避孕药；
- 150μg左炔诺孕酮作为单相复方口服避孕药（在不同的制剂中，左炔诺孕酮的剂量范围从100μg直至350μg；也有一种制剂，它含有90μg的左炔诺孕酮，可供持续不间断的使用）。
- 50～125μg左炔诺孕酮作为三相制剂。

左炔诺孕酮也可用作长效只含有孕激素的避孕药皮下植入。药物的植入和取出必须由完全训练过这项技术的专业人员执行。有一种产品包含2片植入剂，每片含有左炔诺孕酮75mg，要在月经周期的前7天植入，它的有效性可以达5年。另一种产品包含6片植入剂，也能达到5年的避孕效果，但不再广泛销售。每片含有左炔诺孕酮36mg。含有左炔诺孕酮用于子宫、宫颈和阴道的装置也在研究中。一种用于避孕和治疗**月经过多**的子宫内装置含有总量52mg的左炔诺孕酮，以每24h 20μg的初始速度释放，该装置的有效作用可持续5年。

左炔诺孕酮可在性交后72h内单次口服1.5mg（服用越快越好）用于**紧急避孕**（第2004页）。同样，也可在性交后72h内给药750μg（给药越早越好），12h后重复用药1次。另外，可使用相当于左炔诺孕酮500μg联合炔雌醇100μg，在性交后72h内给药，12h后重复给药1次。

左炔诺孕酮和炔诺孕酮均可用作**绝经后HRT**（第2009页）的孕激素成分。常用的用法为相当于75～250μg的左炔诺孕酮在28天的周期中口服10～12天。左炔诺孕酮也可通过复方经皮贴剂给药，与雌激素一同每24h释放10μg，在4周的周期中使用2周，每周使用1次。同样，也可以选择每24h释放7μg或15μg的与雌激素同时释放的贴剂，每周1次用于连续的HRT。之前提到的子宫内的左炔诺孕酮节育器可以与雌激素替代治疗一起使用达4年。

用法 植入剂 以下是一部分有关左炔诺孕酮作为皮下植入激素性避孕药使用的参考文献[1～3]。

1. Coukell AJ, Balfour JA. Levonorgestrel subdermal implants: a review of contraceptive efficacy and acceptability. *Drugs* 1998; **55:** 861–87.
2. Sivin I. Risks and benefits, advantages and disadvantages of levonorgestrel-releasing contraceptive implants. *Drug Safety* 2003; **26:** 303–35.
3. Power J, *et al.* Subdermal implantable contraceptives versus other forms of reversible contraceptives or other implants as effective methods of preventing pregnancy. Available in The Cochrane Database of Systematic Reviews; Issue 3. Chichester: John Wiley; 2007 (accessed 27/06/08).

子宫内节育器 以下是一部分有关子宫内左炔诺孕酮释放节育器用于避孕[1～8]和绝经后HRT[9,10]的参考文献。

1. Backman T, *et al.* Length of use and symptoms associated with premature removal of the levonorgestrel intrauterine system: a nation-wide study of 17,360 users. *Br J Obstet Gynaecol* 2000; **107:** 335–9.
2. French RS, *et al.* Levonorgestrel-releasing (20 microgram/day) intrauterine systems (Mirena) compared with other methods of reversible contraceptives. *Br J Obstet Gynaecol* 2000; **107:** 1218–25.
3. Backman T. Benefit-risk assessment of the levonorgestrel intrauterine system in contraception. *Drug Safety* 2004; **27:** 1185–1204.
4. Guillebaud J. The levonorgestrel intrauterine system: a clinical perspective from the UK. *Ann N Y Acad Sci* 2003; **997:** 185–93.
5. Jensen JT. Contraceptive and therapeutic effects of the levonorgestrel intrauterine system: an overview. *Obstet Gynecol Surv* 2005; **60:** 604–12.
6. Peled Y, *et al.* Levonorgestrel-releasing intrauterine system as an adjunct to estrogen for the treatment of menopausal symptoms—a review. *Menopause* 2007; **14:** 550–4.
7. Faculty of Sexual and Reproductive Healthcare Clinical Effectiveness Unit. FSRH guidance (November 2007): intrauterine contraception. Available at: http://www.ffprhc.org.uk/admin/uploads/CEUGuidanceIntrauterineContraceptionNov07.pdf (accessed 18/07/08)
8. Rose S, *et al.* Mirena (levonorgestrel intrauterine system): a successful novel drug delivery option in contraception. *Adv Drug Deliv Rev* 2009; **61:** 808–12.
9. Sitruk-Ware R. The levonorgestrel intrauterine system for use in peri- and postmenopausal women. *Contraception* 2007; **75** (suppl): S155–S160.
10. Chrisman C, *et al.* The levonorgestrel-releasing intrauterine system: an updated review of the contraceptive and noncontraceptive uses. *Clin Obstet Gynecol* 2007; **50:** 886–97.

月经过多 虽然周期性地口服孕激素对于月经过多（第2057页）的治疗效果有限，但是含有左炔诺孕酮的子宫内节育器似乎对于减少月经失血尤其有效。*BNF 59* 指出，如果在置入3～6个月内出血仍无好转，则需要考虑另外的治疗方法。有关左炔诺孕酮的应用已有系统综述[1,2]。

1. Lethaby AE, *et al.* Progesterone or progestogen-releasing intrauterine systems for heavy menstrual bleeding. Available in The Cochrane Database of Systematic Reviews; Issue 4. Chichester: John Wiley; 2005 (accessed 27/06/08).
2. Kaunitz AM, *et al.* Levonorgestrel-releasing intrauterine system and endometrial ablation in heavy menstrual bleeding: a systematic review and meta-analysis. *Obstet Gynecol* 2009; **113:** 1104–16.

制剂

BP 2010: Levonorgestrel and Ethinylestradiol Tablets; Levonorgestrel Tablets; Norgestrel Tablets;
USP 33: Levonorgestrel and Ethinyl Estradiol Tablets; Norgestrel and Ethinyl Estradiol Tablets; Norgestrel Tablets.

专利制剂

Arg.: Marplan; Microlut; Mirena; Norgeal†; Norgestrel Continuo; Norgestrel Max; Ovulol; Postinor-2; Secufem; Segurite; ***Austral.:*** Microlut; Microval†; Mirena; Norlevo; Postinor; ***Austria:*** Mirena; Postinor; Vikela; ***Belg.:*** Microlut; Mirena; Norlevo; Postinor; ***Braz.:*** Minipil; Minipil-2 Post; Mirena; Norlevo†; Nortrel; Pilem; Poslov; Postinor Uno; Postinor-2; Pozato; Previdez-2; Prevyol; ***Canad.:*** Mirena; Plan B; ***Chile:*** Microval; Mirena; Postinor-2†; Tace; ***Cz.:*** Escapelle; Mirena; Norplant†; Postinor; ***Denm.:*** Levonova†; Microluton†; Mirena; Norlevo; Postinor†; ***Fin.:*** Jadelle; Microluton; Mirena; Norlevo; ***Fr.:*** Microval; Mirena; Norlevo; ***Ger.:*** 28 mini; Duofem; Levogynon; Microlut; Mikro-30†; Mirena; unofem; ***Gr.:*** Mirena; Norlevo; Postinor; ***Hong Kong:*** Mirena; Postinor-2; ***Hung.:*** Escapelle; Mirena; Rigesoft; ***India:*** Ecee; Norlevo; Pill 72; ***Indon.:*** Microlut; Mirena; Norplant†; Postinor-2; ***Irl.:*** Levonelle; Microval; Mirena; Norlevo; ***Israel:*** Microlut; Mirena; Postinor; ***Ital.:*** Levonelle; Mirena; Norlevo; ***Malaysia:*** Escapelle; Madonna; Me; Mirena; Postinor; ***Mex.:*** Alterna; Ceciora T; Glanique; Hispatrel; Ladiades; Microlut; Mirena; Post-Day; Postinor-2; Silogin; ***Neth.:*** Jadelle; Mirena; Norlevo; Postinor; Vikela; ***Norw.:*** Jadelle; Levonova†; Microluton†; Mirena; Norlevo; Postinor; ***NZ:*** Jadelle; Levonelle; Microlut; Microval†; Mirena; Postinor; ***Philipp.:*** Mirena; ***Pol.:*** Escapelle; Mirena; Postinor-Duo†; ***Port.:*** Jadelle; Levonelle†; Mirena; Norlevo; Postinor; ***Rus.:*** Escapelle (Эскапел); Microlut (Микролют); Mirena (Мирена); Postinor (Постинор); ***S.Afr.:*** Escapelle; Microval; Mirena; Norlevo†; ***Singapore:*** Mirena; Postinor; ***Spain:*** Jadelle; Mirena; Norlevo; Postinor; ***Swed.:*** Follistrel†; Jadelle; Levonova; Norlevo; Norplant†; Postinor; ***Switz.:*** Microlut†; Mirena; Norlevo; ***Thai.:*** Hyan; Jadelle; Madonna; Mirena; Norplant; Postinor; ***Turk.:*** Mirena; Norlevo; ***UK:*** Levonelle; Mirena; Norgeston; Postinor-2; ***Ukr.:*** Escapelle (Эскапел); Mirena (Мирена); Postinor (Постинор); ***USA:*** Mirena; Next Choice; Ovrette†; Plan B; ***Venez.:*** Jadelle; Microval; Mirena; Norlevo; Postinor-2.

多组分制剂 ***Arg.:*** Afrodita; Anubis; April; Ciclocur; Cuarcic; Dos Dias N; Evelea; Fem 7 Combi†; Femexin; Loette; Microfem; Microgynon; Microvlar; Miranova; Neogynon; Nordette; Nordiol†; Norfen; Norgestrel Minor; Norgestrel Plus; Tridestan N; Trinordiol; Triquilar; ***Austral.:*** Levlen ED; Loette; Logynon ED; Microgynon; Microlevlen ED; Monofeme; Nordette; Sequilar ED†; Trifeme; Triphasil; Triquilar; ***Austria:*** Cyclacur†; Donnina†; FemSeven Combi; Loette; Madonella; Microgynon; Neo-Stediril†; Ovranette; Perikursal†; Sequilar; Stediril D†; Trigynon; Trinordiol; ***Belg.:*** Cyclocur; Feminova Plus; Lowette; Microgynon; Neogynon†; Nora-30; Stediril 30; Stediril D†; Trigynon; Trinordiol; ***Braz.:*** Anfertil; Ciclo; Ciclofemme; Ciclon†; Cicloprimogyna; Concepnor; Evanor; Gestrelan; Level; Levordiol; Lovelle; Microvlar; Neovlar; Nociclin; Nordette; Normamor; Postoval†; Trinordiol; Triquilar; ***Canad.:*** Alesse; Aviane; Climara Pro; Min-Ovral; Ovral; Portia; Triphasil†; Triquilar; ***Chile:*** Alesse†; Anovulatorio Micro-Dosis; Anulette; Fem 7 Combi; Femitres; Innova Cd; Loette†; Microgynon; Modutrol; Nordette; Nordiol; Norvetal; Postoval†; Progyluton; Trinordiol; Triquilar; Trolit; ***Cz.:*** Anteovin†; Climara Duo†; Cyclo-Menorette†; CycloOstrogynal†; Gravistat; Klimonorm; Loette; Microgynon; Minisiston; Stediril†; Tri-Regol; Trinordiol; Triquilar; Trisiston†; ***Denm.:*** Cyclo-Progynon†; Malonetta; Microgyn; Neogynon; Nuvelle; Rigevidon; Triminetta; Trinordiol; Triquilar; ***Fin.:*** Cyclabil†; FemSeven Combi; Laurette; Microgynon; Miranova; Trikvilar; Trinordiol†; ***Fr.:*** Adepal; Amarance; Daily; Evanecia; Ludeal; Minidril; Stediril; Trinordiol; ***Ger.:*** Cyclo-Menorette†; Cyclo-Progynova; CycloOstrogynal; Fem 7 Combi; Femigoa; Femigyne; Femranette mikro; Gravistat; Klimonorm; Leios; Microgynon; Minisiston; Miranova; MonoStep; Neogynon†; NovaStep; Ostronara†; Sequilar†; Triette; Trigoa; Triquilar; Trisiston; TriStep†; Wellnara; ***Gr.:*** Cyclacur; Loette; Microgynon; Neogynon; Nordette; Nordiol; Nuvelle; Ovral; Trinordiol; Triquilar; ***Hong Kong:*** Eugynon†; Loette; Microgynon; Neogynon†; Nordette; Rigevidon; Tri-Regol; Trinordiol†; Triquilar†; ***Hung.:*** Anteovin; Cyclo-Menorette†; FemSeven Combi†; Klimonorm; Loette†; Miranova†; Ovidon†; Rigevidon; Tri-Regol; Trinordiol†; Triquilar†; ***India:*** Duoluton-L; Ovilow; Ovipauz-L; Ovral; Triquilar; ***Indon.:*** Cyclo-Progynova; Microdiol; Microgynon; Pil Keluarga Berencana†; Planak; Trinordiol†; Triquilar; ***Irl.:*** FemSeven Conti; FemSeven Sequi; Leonore; Logynon; Microlite; Nuvelle†; Ovogrel; Ovran; Ovranette; Prempak-C; Rigevidon; Trinordiol; ***Israel:*** Microgynon; Nordette; Progyluton; ***Ital.:*** Combiseven; Egogyn; Femity; Loette; Microgynon; Miranova; Novogyn; Nuvelle†; Trigynon†; Trinordiol†; ***Jpn:*** Ange; ***Malaysia:*** Klimonorm†; Loette; Microgynon 30; Nordette; Oralcon; Progyluton; Rigevidon; Tri-Regol†; Trinordiol†; ***Mex.:*** Alesse; Esdegen; Femexin; Letinnov; Microgynon; Neogynon; Nordet; Nordiol†; Ovral; Progyluton; Trinordiol; Triquilar; ***Mon.:*** FemseptCombi; Femseptevo; ***Neth.:*** Alesse; Cyclocur; Fem 7 Sequi; Levlen†; Logynon; Lovette; Microgynon; Miranova; Neogynon†; Prempak-C†; Rigevidon†; Stediril; Trigynon; Trinordiol; ***Norw.:*** Cyclabil†; Follimin†; Loette; Microgynon; Trinordiol†; Trionetta†; ***NZ:*** Levlen ED; Loette; Microgynon; Monofeme; Nordette; Nordiol†; Nuvelle; Ovral†; Trifeme; Triphasil; Triquilar; ***Philipp.:*** Charlize; Femenal; Lady; Logynon; Microgynon†; Nordette; Nordiol; Rigevidon; Seif; Trinordiol; Trust Pill; ***Pol.:*** Anteovin†; Cyclo-Progynova; Fem 7 Combi; Gravistat; Klimonorm; Microgynon; Minisiston; Rigevidon; Stediril; Tri-Regol; Trinordiol; Triquilar; Trisiston; **Port.:** Climara Duo†; Femsete Combi; Femsete Evo; Microginon; Miranova; Neomonovar†; Nuvelle; Progyluton; Tetragynon; Trinordiol; Triquilar; **Rus.:** Anteovin (Антеовин)†; Cyclo-Progynova (Цикло-прогинова); Klimonorm (Климонорм); Microgynon (Микрогинон); Minisiston (Минизистон); Ovidon (Овидон)†; Rigevidon (Ригевидон); Tri-Regol (Три-Регол); Triquilar (Триквилар); Trisiston (Тризистон); **S.Afr.:** Biphasil; E-Gen-C†; Loette; Logynon ED; Miranova†; Nordette; Nordiol; Ovral; Postoval; Triphasil; **Singapore:** Loette; Microgynon; Nordette; Prempak-C; Progyluton; Trinordiol; **Spain:** Auroclim†; Loette; Microgynon; Neogynona; Nuvelle; Ovoplex; Progyluton; Triagynon; Triciclor; **Swed.:** Cyclabil†; Follimin†; Follinett†; Neovletta; Trinordiol; Trionetta; Triregol; **Switz.:** Cyclacur; Fem 7 Combi†; Microgynon; Miranova; Neogynon†; Ologyn; Stediril 30†; Stediril D†; Tetragynon†; Trinordiol†; Triquilar†; **Thai.:** Anna; Cyclo-Progynova; Dior; Jeny-FMP; Klimonorm†; Manodiol; Microgest; Microgynon; Microlenyn†; Nordette; Oralcon-F; R-Den; Riget†; Rigevidon; Triquilar; **Turk.:** Cyclo-Progynova; Lo-Ovral; Microgynon; Miranova; Preven; Triquilar; **UK:** Cyclo-Progynova 1 mg; Cyclo-Progynova 2 mg; FemSeven Conti; FemSeven Sequi; FemTab Sequi†; Levest; Logynon; Microgynon 30; Nuvelle†; Ovran 30; Ovranette; Prempak-C; Rigevidon; Trinordiol†; Triregol; **Ukr.:** Klimonorm (Климонорм); Microgynon (Микрогинон); Ovidon (Овидон); Rigevidon (Ригевидон); Tri-Regol (Три-Регол); Triquilar (Триквилар); **USA:** Alesse; Aviane; ClimaraPro; Cryselle; Enpresse; Jolessa; Lessina; Levlen†; Levlite†; Levora; Lo/Ovral; LoSeasonique; Lutera; Lybrel; Nordette; Ovral; Portia; Prevent†; Quasense; Seasonale; Seasonique; Sronyx; Tri-Levlen†; Triphasil; Trivora; **Venez.:** Alesse; Minigynon; Neogynon; Nordette; Nordiol; Ovral; Progyluton; Rigevidon; Tri-Regol; Trinordiol; Triquilar.

Norgestrienone (*rINN*) 诺孕烯酮

Norgestrienona; Norgestriénone; Norgestrienonum. 17β-Hydroxy-19-nor-17α-pregna-4,9,11-trien-20-yn-3-one.

Норгестриенон

$C_{20}H_{22}O_2$ = 294.4.

CAS — 848-21-5.

ATC — G03AC07.

ATC Vet — QG03AC07.

UNII — 89386PYU9O.

简介

诺孕烯酮是一种孕激素（见黄体酮，第2056页），结构与炔诺酮相关。它以每日 350μg 的剂量作为孕激素——单一口服避孕药（见第1994页）使用。也可与雌激素合用作为复方口服避孕药。

制剂

专利制剂

Fr.: Ogyline.

多组分制剂 **Fr.:** Planor†.

Normethandrone ⊗ 诺甲酮

Methylestrenolone; Methylestrenolonum; Methylnortestosterone; 17α-Methyl-19-nortestosterone; Metylöstrenolon; Metyyliestrenoloni; Normethandrolone; NSC-10039. 17β-Hydroxy-17α-methylestr-4-en-3-one.

Норметандрон

$C_{19}H_{28}O_2$ = 288.4.

CAS — 514-61-4.

ATC — G03DC31.

ATC Vet — QG03DC31.

UNII — 743F1Z557A.

简介

诺甲酮是一种孕激素，具有雄激素和促合成代谢的特性。它与雌二醇合用口服治疗闭经和绝经后功能失调。

制剂

多组分制剂 **Indon.:** Mediol†; Renodiol; **Venez.:** Ginecosid.

Ormeloxifene (*rINN*) ⊗奥美昔芬

Centchroman; Orméloxifène; Ormeloxifeno; Ormeloxifenum. *trans*-1-{2-[4-(3,4-Dihydro-7-methoxy-2,2-dimethyl-3-phenyl-2*H*-1-benzopyran-4-yl)phenoxy]ethyl}pyrrolidine.

Ормелоксифен

$C_{30}H_{35}NO_3$ = 457.6.

CAS — 31477-60-8.

UNII — 44AXY5VE90.

简介

奥美昔芬是一种选择性雌激素受体调节剂，有抗雌激素活性和弱的雌激素活性。可用作口服避孕药（见第2003页），起始剂量 30mg，每周 2 次，共 12 周，然后改为 30mg，每周 1 次。在治疗功能性子宫出血（见月经过多，第2057页）时，60mg，每周 2 次，共 12 周，然后每周 1 次，直到 12 周。奥美昔芬对良性的乳腺疾病如乳腺痛的治疗也有研究。其 *l*-异构体，具有雌激素活性的左奥美昔芬，也被用于绝经后骨质疏松症的治疗的研究，但因其不良反应，该研究已被终止。

1. Kamboj VP, *et al.* New products: centchroman. *Drugs Today* 1992; **28:** 227–32.
2. Gupta RC, *et al.* Centchroman: a new non-steroidal oral contraceptive in human milk. *Contraception* 1995; **52:** 301–5.
3. Lal J, *et al.* Pharmacokinetics of centchroman in healthy female subjects after oral administration. *Contraception* 1995; **52:** 297–300.
4. Lal J, *et al.* Optimization of contraceptive dosage regimen of centchroman. *Contraception* 2001; **63:** 47–51.
5. Alexandersen P, *et al.* Efficacy of levormeloxifene in the prevention of postmenopausal bone loss and on the lipid profile compared to low dose hormone replacement therapy. *J Clin Endocrinol Metab* 2001; **86:** 755–60.
6. Skrumsager BK, *et al.* Levormeloxifene: safety, pharmacodynamics and pharmacokinetics in healthy postmenopausal women following single and multiple doses of a new selective oestrogen receptor modulator. *Br J Clin Pharmacol* 2002; **53:** 284–95.
7. Ravn P, *et al.* What can be learned from the levormeloxifene experience? *Acta Obstet Gynecol Scand* 2006; **85:** 135–42.
8. Dhar A, Srivastava A. Role of centchroman in regression of mastalgia and fibroadenoma. *World J Surg* 2007; **31:** 1178–84.
9. Kriplani A, *et al.* Efficacy and safety of ormeloxifene in management of menorrhagia: a pilot study. *J Obstet Gynaecol Res* 2009; **35:** 746–52.

制剂

专利制剂

India: Centron†.

Ospemifene (*BAN USAN rINN*) 奥培米芬

Fc-1271; FC-1271a; Ospémifène; Ospemifeno; Ospemifenum. 2-{*p*-[(*Z*)-4-Chloro-1,2-diphenyl-1-butenyl]phenoxy}ethanol.

Оспемифен

$C_{24}H_{23}ClO_2$ = 378.9.

CAS — 128607-22-7.

UNII — B0P231ILBK.

注：名称 Ophena 已用作奥培米芬的商品名。

简介

奥培米芬是一种选择性雌激素受体调节剂。对绝经后阴道萎缩和绝经后骨质疏松症的治疗正在研究中。

1. Gennari L, *et al.* Ospemifene use in postmenopausal women. *Expert Opin Invest Drugs* 2009; **18:** 839–49.

Ovary Extracts 卵巢提取物

Extractos de ovario; Ovarian Extracts.

简介

动物来源（多来自猪或牛）的卵巢提取物已被用于多种疾病，包括妇科疾病和绝经期疾病。它们常被用于含有其他哺乳动物组织提取物或含有中草药的制剂中。

制剂

顺势疗法制剂 **Fr.:** Amphosca a l'ovarine; **Ger.:** Glandulae-F-Gastreu R20; Neydin-F; NeyGeront Vitalkapsein A; NeyGeront-Vitalkapseln†.

Oxandrolone (*BAN, USAN, rINN*) ⊗氧雄龙

NSC-67068; Oxandrolona; Oxandrolonum; SC-11585. 17β-Hydroxy-17α-methyl-2-oxa-5α-androstan-3-one.

Оксандролон

$C_{19}H_{30}O_3$ = 306.4.

CAS — 53-39-4.

ATC — A14AA08.

ATC Vet — QA14AA08.

UNII — 7H6TM3CT4L.

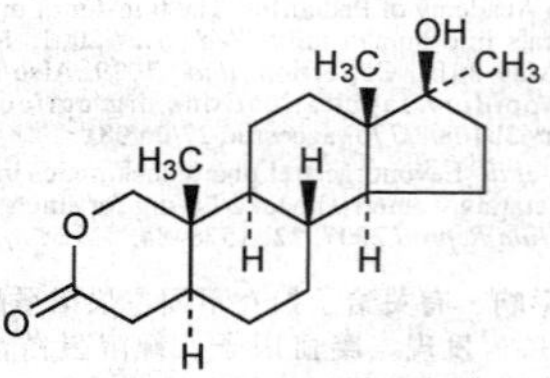

Pharmacopoeias. In *US.*

USP 33 (Oxandrolone) 一种白色无臭结晶性粉末。溶于水（1∶5200），溶于乙醇（1∶57），溶于丙酮（1∶69），溶于氯仿（<1∶5），溶于乙醚（1∶860）。避光。

不良反应和注意事项

参见雄激素和促同化类激素（见睾酮，第2061页）。和其他的 17α-烷基化化合物一样，氧雄龙可导致肝毒性，需监测肝功能。有严重肝损伤时避免使用。

药物相互作用

参见雄激素和促同化类激素（见睾酮，第2062页）。

药动学

氧雄龙经胃肠道迅速吸收，与血浆蛋白广泛结合。其代谢产物和原形主要由尿液排出，清除半衰期为 9～10h。少量经粪便排出。

用途和用法

氧雄龙具有合成代谢和雄激素的性质（见睾酮，第2062页），用于升高体重辅助治疗的用量为每日 2.5～20mg，分 2～4 次口服，疗程 2～4 周，必要时可间歇重复使用。年龄大的患者易发生氧雄龙不良反应，推荐使用剂量为 5mg，每日 2 次。氧雄龙在儿童中的使用剂量，见下文。

儿童用法 氧雄龙用于儿童增加体重的辅助治疗，每日可达 100μg/kg，分 2～4 次口服。一个疗程常为 2～4 周。必要时可间歇重复使用。

用于体制性生长发育延迟的男孩和特纳综合征的女孩生长时，常用的口服剂量为 100μg/kg。治疗需持续 1 年，必须监测骨龄以避免发生骨骺过早闭合（也可见下文生长迟缓）。

烧伤 氧雄龙用于烧伤的治疗参考文献，见下文恶病质。

恶病质 氧雄龙由于具有促蛋白质合成作用，可用于与恶病质（第2046页）和体重下降有关的情况[1]，包括酒精性肝炎、烧伤[2,3]、HIV 感染和重症肌无力（第1440页）。

1. Orr R, Singh MF. The anabolic androgenic steroid oxandrolone in the treatment of wasting and catabolic disorders: review of efficacy and safety. *Drugs* 2004; **64:** 725–50.
2. Miller JT, Btaiche IF. Oxandrolone in pediatric patients with severe thermal burn injury. *Ann Pharmacother* 2008; **42:** 1310–15.

3. Miller JT, Btaiche IF. Oxandrolone treatment in adults with severe thermal injury. *Pharmacotherapy* 2009; **29:** 213–26.

生长迟缓 氧雄龙对于**青春发育延迟**（第2012页）的男孩生长速度的有益影响已被多项研究证实[1~6]，其中两项[2,5]是安慰剂对照研究。使用的剂量包括每日1.25mg 或 2.5mg[1~3] 和每日 50μg/kg 或 100μg/kg[4~6]，一般使用3～12个月。虽然观察到骨龄有轻微提前[1,4,5]，但最终预期身高[5]和成年后实际身高[3]在氧雄龙治疗后并未达到一致。氧雄龙不影响青春发育的进程，其治疗的目的主要在于减轻与身材矮小和性腺不发育有关的心理压力，然而效果尚未明确[5]。

氧雄龙也可用于促进患特纳综合征（第2014页）的女孩的生长，常与生长激素治疗联用[7~10]。

1. Stanhope R, Brook CGD. Oxandrolone in low dose for constitutional delay of growth and puberty in boys. *Arch Dis Child* 1985; **60:** 379–81.
2. Stanhope R, *et al.* Double blind placebo controlled trial of low dose oxandrolone in the treatment of boys with constitutional delay of growth and puberty. *Arch Dis Child* 1988; **63:** 501–5.
3. Tse W-Y, *et al.* Long-term outcome of oxandrolone treatment in boys with constitutional delay of growth and puberty. *J Pediatr* 1990; **117:** 588–91.
4. Papadimitriou A, *et al.* Treatment of constitutional growth delay in prepubertal boys with a prolonged course of low dose oxandrolone. *Arch Dis Child* 1991; **66:** 841–3.
5. Wilson DM, *et al.* Oxandrolone therapy in constitutionally delayed growth and puberty. *Pediatrics* 1995; **96:** 1095–1100.
6. Lampit M, Hochberg Z. Androgen therapy in constitutional delay of growth. *Horm Res* 2003; **59:** 270–5.
7. Nilsson KO, *et al.* Improved final height in girls with Turner's syndrome treated with growth hormone and oxandrolone. *J Clin Endocrinol Metab* 1996; **81:** 635–40.
8. Ranke MB, *et al.* KIGS International Board. Prediction of long-term response to recombinant human growth hormone in Turner syndrome: development and validation of mathematical models. *J Clin Endocrinol Metab* 2000; **85:** 4212–18.
9. Stahnke N, *et al.* Favorable final height outcome in girls with Ullrich-Turner syndrome treated with low-dose growth hormone together with oxandrolone despite starting treatment after 10 years of age. *J Pediatr Endocrinol Metab* 2002; **15:** 129–38.
10. Menke LA, *et al.* Efficacy and safety of oxandrolone in growth hormone-treated girls with Turner syndrome. *J Clin Endocrinol Metab* 2010; **95:** 1151–60.

制剂

USP 33: Oxandrolone Tablets.

专利制剂

Austral.: Oxandrin†; ***Israel:*** Lonavar†; ***Mex.:*** Xtendrol; ***USA:*** Oxandrin.

Oxymetholone (*BAN, USAN, rINN*) ⊗羟甲烯龙

CI-406; HMD; Oksimetolon; Oksimetoloni; Oximetolon; Oximetolona; Oxymétholone; Oxymetholonum. 17β-Hydroxy-2-hydroxymethylene-17α-methyl-5α-androstan-3-one.

Оксиметолон

$C_{21}H_{32}O_3$ = 332.5.
CAS — 434-07-1.
ATC — A14AA05.
ATC Vet — QA14AA05.
UNII — L76T0ZCA8K.

Pharmacopoeias. In *Br*, *Jpn*, and *US*.

BP 2010（Oxymetholone） 一种白色至乳白色，无臭或几乎无臭的结晶性粉末。具有多晶型。几乎不溶于水；溶于乙醇；易溶于氯仿；微溶于乙醚。避光。避免接触含铁金属。

USP 33（Oxymetholone） 一种白色至乳白色，无臭结晶性粉末。几乎不溶于水；溶于乙醇（1∶40），溶于氯仿（1∶5），溶于乙醚（1∶82），溶于二噁烷（1∶14）。

不良反应和注意事项

参见雄激素和促同化类激素（见睾酮，第2061页）。

肝功能障碍和黄疸在使用常用剂量时较为常见，肝癌也曾有过报道（见下文）。在治疗期间应监测肝功能。和其他17α-烷基化化合物一样，羟甲烯龙应尽可能避免用于肝损伤的患者，对于严重肝损伤者应禁用。

对糖类代谢的影响 据报道有6名接受羟甲烯龙治疗的患者发生了显著的胰高血糖素血症[1]。

1. Williams G, *et al.* Severe hyperglucagonaemia during treatment with oxymetholone. *BMJ* 1986; **292:** 1637–8.

对肝脏的影响 与羟甲烯龙有关的紫癜样肝病[1~4]和各种类型肝肿瘤[4~8]的相关报道。有一篇综述[9]报道了与促同化激素类药物相关肝脏肿瘤，指出羟甲烯龙是最常被涉及的雄激素，而且大部分肿瘤为肝细胞癌。

1. Bagheri SA, Boyer JL. Peliosis hepatis associated with androgenic-anabolic steroid therapy: a severe form of hepatic injury. *Ann Intern Med* 1974; **81:** 610–18.
2. McDonald EC, Speicher CE. Peliosis hepatis associated with administration of oxymetholone. *JAMA* 1978; **240:** 243–4.
3. Hirose H, *et al.* Fatal splenic rupture in anabolic steroid-induced peliosis in a patient with myelodysplastic syndrome. *Br J Haematol* 1991; **78:** 128–9.
4. Linares M, *et al.* Hepatocellular carcinoma and squamous cell carcinoma in a patent with Fanconi's anemia. *Ann Hematol* 1991; **63:** 54–5.
5. Lesna M, *et al.* Liver nodules and androgens. *Lancet* 1976; **i:** 1124.
6. Mokrohisky ST, *et al.* Fulminant hepatic neoplasia after androgen therapy. *N Engl J Med* 1977; **296:** 1411–12.
7. Kosaka A, *et al.* Hepatocellular carcinoma associated with anabolic steroid therapy: report of a case and review of the Japanese literature. *J Gastroenterol* 1996; **31:** 450–4.
8. Nakao A, *et al.* Multiple hepatic adenomas caused by long-term administration of androgenic steroids for aplastic anemia in association with familial adenomatous polyposis. *J Gastroenterol* 2000; **35:** 557–62.
9. Velazquez I, Alter BP. Androgens and liver tumors: Fanconi's anemia and non-Fanconi's conditions. *Am J Hematol* 2004; **77:** 257–67.

对神经系统的影响 中毒性精神错乱状态和舞蹈病样运动可见于使用羟甲烯龙每日200～300mg治疗的老年男性[1]。

1. Tilzey A, *et al.* Toxic confusional state and choreiform movements after treatment with anabolic steroids. *BMJ* 1981; **283:** 349–50.

用途和用法

羟甲烯龙具有合成代谢和雄激素样作用（见睾酮，第2062页）。它的常用口服剂量每日1～5mg/kg，主要用于治疗贫血，如再生障碍性贫血。建议治疗持续3～6个月，缓解后逐步撤药或减至适当的维持剂量。

1. Pavlatos AM, *et al.* Review of oxymetholone: a 17α-alkylated anabolic-androgenic steroid. *Clin Ther* 2001; **23:** 789–801.

再生障碍性贫血 报道的羟甲烯龙用于治疗再生障碍性贫血（第1011页）的结果不一致[1~5]，通常，药物反应和生存率是令人失望的。虽然过去该药被广泛使用，但现在羟甲烯龙一般是作为患者免疫抑制治疗失败或不能耐受的一种选择。

1. Davis S, Rubin AD. Treatment and prognosis in aplastic anaemia. *Lancet* 1972; **i:** 871–3.
2. Mir MA, Delamore IW. Oxymetholone in aplastic anaemia. *Postgrad Med J* 1974; **50:** 166–71.
3. Camitta BM, *et al.* A prospective study of androgens and bone marrow transplantation for treatment of severe aplastic anemia. *Blood* 1979; **53:** 504–14.
4. Mir MA, Geary CG. Aplastic anaemia: an analysis of 174 patients. *Postgrad Med J* 1980; **56:** 322–9.
5. Webb DKH, *et al.* Acquired aplastic anaemia: still a serious disease. *Arch Dis Child* 1991; **66:** 858–61.

制剂

BP 2010: Oxymetholone Tablets;
USP 33: Oxymetholone Tablets.

专利制剂

Braz.: Hemogenin; ***India:*** Adroyd; ***Thai.:*** Androlic; ***Turk.:*** Anapolon; ***USA:*** Anadrol.

Polyestradiol Phosphate (*BAN, rINN*) 聚磷酸雌二醇

Fosfato de poliestradiol; Leo-114; Polyestradiol, Phosphate de; Polyestradiolfosfat; Polyestradioli Phosphas; Polyestradiolifosfaatti; Polyoestradiol Phosphate. A water-soluble polymeric ester of estradiol and phosphoric acid with a molecular weight of about 26 000.

Полиэстрадиола Фосфат

CAS — 28014-46-2.
ATC — L02AA02.
ATC Vet — QL02AA02.

不良反应和注意事项

参见雌激素（见雌二醇，第2030页）。注射部位可有疼痛，一些制剂为减少疼痛，会加入甲哌卡因。

药动学

肌内注射后，聚磷酸雌二醇缓慢释放入血，之后缓慢代谢为雌二醇。

用途和用法

聚磷酸雌二醇是一种雌二醇（第2030页）的聚合物，其作用的持续时间较雌二醇延长，用于治疗转移性前列腺癌（第638页）。其用于深部肌内注射的初始剂量为80～160mg，每4周1次，持续2～3个月，随后减量至40～80mg，每4周1次维持。初始剂量高至320mg和维持剂量高至240mg也使用过。

制剂

专利制剂

Austria: Estradurin; ***Belg.:*** Estradurine; ***Denm.:*** Estradurin; ***Fin.:*** Estradurin; ***Ger.:*** Estradurin†; ***Neth.:*** Estradurin†; ***Norw.:*** Estradurin; ***Rus.:*** Estradurin (Эстрадурин)†; ***Swed.:*** Estradurin; ***Switz.:*** Estradurin; ***Ukr.:*** Estradurin (Эстрадурин).

Prasterone (*rINN*) ⊗普拉睾酮

Dehydroandrosterone; Dehydroepiandrosteron; Dehydroepiandrosterone; Dehydroepiandrosteroni; Dehydroepiandrosteronum; Dehydroisoandrosterone; DHEA; GL-701; Prasterona; Prastérone; Prasteronum. 3β-Hydroxyandrost-5-en-17-one.

Прастерон

$C_{19}H_{28}O_2$ = 288.4.
CAS — 53-43-0.
ATC — A14AA07.
ATC Vet — QA14AA07.
UNII — 459AG36T1B.

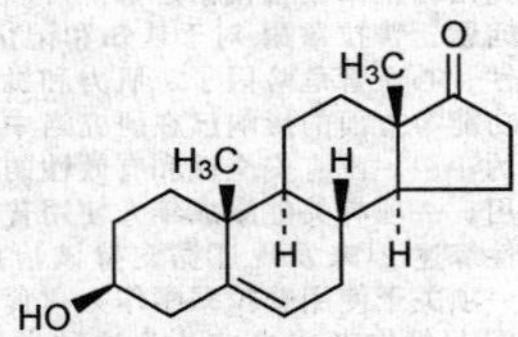

注：名称 Anastar、Aslera、Fidelin T 和 Prestara 已用作普拉睾酮的商品名。

Pharmacopoeias. In *Fr.*

Prasterone Enantate (*rINNM*) ⊗庚酸普拉睾酮

Dehydroepiandrosterone Enanthate; EDHEA; Enantato de prasterona; Prastérone, Enantate de; Prasterone Enanthate; Prasteroni Enantas. 3β-Hydroxyandrost-5-en-17-one heptanoate.

Прастерона Энантат

$C_{26}H_{40}O_3$ = 400.6.
CAS — 23983-43-9.
ATC — A14AA07.
ATC Vet — QA14AA07.

Prasterone Sodium Sulfate (*rINNM*) ⊗硫酸普拉睾酮钠

Dehydroepiandrosterone Sulphate Sodium; DHA-S (prasterone sulfate); DHEAS (prasterone sulfate); PB-005; Prasterone Sodium Sulphate; Prastérone, Sulfate Sodique de; Prasteroni Natrii Sulfas; Sulfato sódico de prasterona. 3β-Hydroxyandrost-5-en-17-one hydrogen sulphate sodium.

Прастерона Натрия Сульфат

$C_{19}H_{27}NaO_5S$ = 390.5.
CAS — 651-48-9 (prasterone sulfate); 1099-87-2 (prasterone sodium sulfate).
ATC — A14AA07.
ATC Vet — QA14AA07.
UNII — E1CR8487EN.

注：名称 Aylistormer、Levospa 和 Mylis 已用作硫酸普拉睾酮钠的商品名。

Pharmacopoeias. *Chin.* includes the dihydrate.

简介

普拉睾酮是一种天然存在的肾上腺来源的雄激素，是雄激素和雌激素的前体。庚酸普拉睾酮以每4周200mg的剂量与戊酸雌二醇一同肌内长效注射用于绝经后 HRT（第2009页）。硫酸普拉睾酮钠已用于促宫颈成熟。普拉睾酮也被研究用于肾上腺功能减退和系统性红斑狼疮，其硫酸钠盐已被研究用于治疗烧伤和急性哮喘。

1. Kroboth PD, *et al.* DHEA and DHEA-S: a review. *J Clin Pharmacol* 1999; **39:** 327–48.
2. Pepping J. DHEA: dehydroepiandrosterone. *Am J Health-Syst Pharm* 2000; **57:** 2048–56.
3. Cameron DR, Braunstein GD. The use of dehydroepiandrosterone therapy in clinical practice. *Treat Endocrinol* 2005; **4:** 95–114.

HIV 感染和 AIDS 据报道，AIDS 患者的普拉睾酮血浆浓度异常降低，使用普拉睾酮对这类患者也许有效，然而，缺乏大规模的对照研究[1]。小样本对照研究证实口服普拉睾酮能增加血液循环中普拉睾酮及其硫酸盐的浓度，并且改善生活质量[2]，减少轻度抑郁的症状[3]，但对抗病毒或免疫调节治疗的效果无益处[4]。并且，在血脂、胰岛素、生长激素或性腺、下丘脑-垂体-肾上腺轴的所有功能方面无差异[5]。

1. Centurelli MA, *et al.* The role of dehydroepiandrosterone in AIDS. *Ann Pharmacother* 1997; **31:** 639–42.
2. Piketty C, *et al.* Double-blind placebo-controlled trial of oral dehydroepiandrosterone in patients with advanced HIV disease. *Clin Endocrinol (Oxf)* 2001; **55:** 325–30.
3. Rabkin JG, *et al.* Placebo-controlled trial of dehydroepiandrosterone (DHEA) for treatment of nonmajor depression in patients with HIV/AIDS. *Am J Psychiatry* 2006; **163:** 59–66.
4. Abrams DI, *et al.* Dehydroepiandrosterone (DHEA) effects on HIV replication and host immunity: a randomized placebo-controlled study. *AIDS Res Hum Retroviruses* 2007; **23:** 77–85.
5. Poretsky L, *et al.* Endocrine effects of oral dehydroepiandrosterone in men with HIV infection: a prospective, randomized, double-blind, placebo-controlled trial. *Metabolism* 2006; **55:** 858–70.

替代治疗 有关普拉睾酮的生理作用和重要性有很多的推测，它是循环中量最大的类固醇激素。它由肾上腺产生，是雄激素和雌激素的前体。在 20 岁左右达到血清浓度的峰值，然后随年龄逐渐下降。流行病学和动物研究显示，一些与年龄相关的疾病可能与普拉睾酮浓度的下降有关，包括免疫力下降、肥胖、糖尿病和肿瘤[1]。因此，有人提出普拉睾酮替代治疗也许可以缓解与年龄相关的一些问题。普拉睾酮对于认知和记忆、性功能、胰岛素敏感性、心血管危险因子、肌力和机体构成、骨丢失和免疫功能等方面的影响已在研究当中，但结果常常是不一致的[1,2]，没有安全性和有效性的充分证据来推荐如此使用。一项有关健康成年人使用普拉睾酮替代治疗的系统性综述[3]未发现证据支持该治疗可增进认知功能。另一项关于使用普拉睾酮作为"食物补充"的综述[4]指出，尽管作者在之前认为这种做法可以逆转一些年龄导致的影响，但结果并未发现有利的证据。各种雄激素所导致的影响，包括多毛和变声，在使用普拉睾酮治疗的女性中均有报道，理论上，普拉睾酮对于两性均有促进激素敏感性肿瘤生长的可能[1,4]。

普拉睾酮也被研究用于肾上腺功能减退的患者的替代治疗，这些患者的普拉睾酮水平低于正常。通常以 50mg，每日 1 次口服。据报道通过这种治疗可将血清普拉睾酮水平提高至正常，从而改善健康措施、心情和疲劳状态[1,5~7]。其他研究[8]发现在 12 个月的治疗后，疲劳状态、认知功能或性功能无明显改善，但对股骨颈骨密度、低体重和心理自我感觉方面有益。一项系统性综述[9]得出结论，其对肾上腺皮质功能减退的妇女生活质量方面的效果，无充分的有效证据推荐使用它。普拉睾酮对糖代谢影响的研究结果不一致，有报道[10,11]认为无影响，有报道[12]认为能增加胰岛素敏感性。

1. Dhatariya KK, Nair KS. Dehydroepiandrosterone: is there a role for replacement? *Mayo Clin Proc* 2003; **78:** 1257–73.
2. GISEG (Italian Study Group on Geriatric Endocrinology). Consensus document on substitution therapy with DHEA in the elderly. *Aging Clin Exp Res* 2006; **18:** 277–300. Also available at: http://www.kurtis.it/abs/index.cfm?id_articolo_numero=2297 (accessed 13/11/07)
3. Grimley Evans J, *et al.* Dehydroepiandrosterone (DHEA) supplementation for cognitive function in healthy elderly people. Available in The Cochrane Database of Systematic Reviews; Issue 4. Chichester: John Wiley; 2006 (accessed 13/11/07).
4. Anonymous. Dehydroepiandrosterone (DHEA). *Med Lett Drugs Ther* 1996; **38:** 91–2.
5. Arlt W, *et al.* Dehydroepiandrosterone replacement in women with adrenal insufficiency. *N Engl J Med* 1999; **341:** 1013–20.
6. Hunt PJ, *et al.* Improvement in mood and fatigue after dehydroepiandrosterone replacement in Addison's disease in a randomized, double blind trial. *J Clin Endocrinol Metab* 2000; **85:** 4650–6.
7. Brooke AM, *et al.* Dehydroepiandrosterone improves psychological well-being in male and female hypopituitary patients on maintenance growth hormone replacement. *J Clin Endocrinol Metab* 2006; **91:** 3773–9.
8. Gurnell EM, *et al.* Long-term DHEA replacement in primary adrenal insufficiency: a randomized, controlled trial. *J Clin Endocrinol Metab* 2008; **93:** 400–409.
9. Alkatib AA, *et al.* A systematic review and meta-analysis of randomized placebo-controlled trials of DHEA treatment effects on quality of life in women with adrenal insufficiency. *J Clin Endocrinol Metab* 2009; **94:** 3676–81.
10. Callies F, *et al.* Dehydroepiandrosterone replacement in women with adrenal insufficiency: effects on body composition, serum leptin, bone turnover, and exercise capacity. *J Clin Endocrinol Metab* 2001; **86:** 1968–72.
11. Libè R, *et al.* Effects of dehydroepiandrosterone (DHEA) supplementation on hormonal, metabolic and behavioral status in patients with hypoadrenalism. *J Endocrinol Invest* 2004; **27:** 736–41.
12. Dhatariya K, *et al.* Effect of dehydroepiandrosterone replacement on insulin sensitivity and lipids in hypoadrenal women. *Diabetes* 2005; **54:** 765–9.

系统性红斑狼疮 一些针对一组患者的小规模研究指出[1~5]，在接受普拉睾酮每日 200mg 口服治疗数月的女性患者中，可以观察到其系统性红斑狼疮（第1444页）症状的改善和糖皮质激素用量的减少。虽然他们认为有明确的证据提示治疗有益处[6]，但是大规模的研究[7~9]还是产生了统计学上模糊的结果。他们认为，普拉睾酮可以稳定和改善疾病，减少糖皮质激素的需要量和疾病波动的时间，但是只能对活动性疾病的患者有效。这些研究中，有一项研究[10]的嵌入式数据显示，普拉睾酮治疗 1 年后，腰椎和髋部的骨密度改善。一项大样本研究[11]，纳入 155 名接受慢性皮质激素治疗的妇女，被设计用来证实这种对骨的影响。结果显示在头 6 个月的安慰剂对照中没有显著差异。然而，在后 1 年的开放标签中发现，腰椎的骨密度有小幅度升高，而髋骨的骨密度维持不变，这些患者均接受普拉睾酮每日 200mg，共 18 个月；而每日 100mg 的剂量无保护作用。一项对于静止期系统性红斑狼疮女性的腰椎骨密度的研究[12]显示，普拉睾酮对不接受雌激素和双膦酸盐治疗的绝经后女性有保护作用，而对绝经前女性无影响。

1. van Vollenhoven RF, *et al.* An open study of dehydroepiandrosterone in systemic lupus erythematosus. *Arthritis Rheum* 1994; **37:** 1305–10.
2. van Vollenhoven RF, *et al.* Dehydroepiandrosterone in systemic lupus erythematosus. *Arthritis Rheum* 1995; **38:** 1826–31.
3. van Vollenhoven RF, *et al.* Treatment of systemic lupus erythematosus with dehydroepiandrosterone: 50 patients treated up to 12 months. *J Rheumatol* 1998; **25:** 285–9.
4. Barry NN, *et al.* Dehydroepiandrosterone in systemic lupus erythematosus: relationship between dosage, serum levels, and clinical response. *J Rheumatol* 1998; **25:** 2352–6.
5. van Vollenhoven RF, *et al.* A double-blind, placebo-controlled, clinical trial of dehydroepiandrosterone in severe systemic lupus erythematosus. *Lupus* 1999; **8:** 181–7.
6. van Vollenhoven RF. Dehydroepiandrosterone in systemic lupus erythematosus. *Rheum Dis Clin North Am* 2000; **26:** 349–62.
7. Petri MA, *et al.* Effects of prasterone on corticosteroid requirements of women with systemic lupus erythematosus: a double-blind, randomized, placebo-controlled trial. *Arthritis Rheum* 2002; **46:** 1820–9.
8. Chang D-M, *et al.* Dehydroepiandrosterone treatment of women with mild-to-moderate systemic lupus erythematosus. *Arthritis Rheum* 2002; **46:** 2924–7.
9. Petri MA, *et al.* Effects of prasterone on disease activity and symptoms in women with active systemic lupus erythematosus: results of a multicenter randomized, double-blind, placebo-controlled trial. *Arthritis Rheum* 2004; **50:** 2858–68.
10. Mease PJ, *et al.* Effects of prasterone on bone mineral density in women with systemic lupus erythematosus receiving chronic glucocorticoid therapy. *J Rheumatol* 2005; **32:** 616–21.
11. Sánchez-Guerrero J, *et al.* Effects of prasterone on bone mineral density in women with active systemic lupus erythematosus receiving chronic glucocorticoid therapy. *J Rheumatol* 2008; **35:** 1567–75.
12. Hartkamp A, *et al.* The effect of dehydroepiandrosterone on lumbar spine bone mineral density in patients with quiescent systemic lupus erythematosus. *Arthritis Rheum* 2004; **50:** 3591–5.

制剂

专利制剂

Mex.: Biolaif; **Pol.:** Biosteron; BioStym Balance; **Port.:** Dinistenile†.

多组分制剂 **Arg.:** Dastonil; Gynodian Depot; Longevital; Supligol NF; **Austria:** Gynodian Depot; **Chile:** Gynodian Depot; **Cz.:** Gynodian Depot; **Ger.:** Gynodian Depot; **Ital.:** Gynodian Depot; **Mex.:** Binodian; Sten; **Pol.:** Gynodian Depot; **Rus.:** Gynodian Depot (Гинодиан Депо)†; **Switz.:** Gynodian Depot; **Venez.:** Gynodian Depot.

Progesterone (*BAN*, *rINN*) 黄体酮

Corpus Luteum Hormone; Luteal Hormone; Luteine; Luteohormone; NSC-9704; Pregnenedione; Pregnenodiona; Progesteron; Progesterona; Progesteronas; Progestérone; Progesteroni; Progesteronum; Progestina; Progeszteron. Pregn-4-ene-3,20-dione.

Прогестерон

$C_{21}H_{30}O_2$ = 314.5.

CAS — 57-83-0.

ATC — G03DA04.

ATC Vet — QG03DA04.

UNII — 4G7DS2Q64Y.

Pharmacopoeias. In *Chin.*, *Eur.* (see p.vii), *Int.*, *Jpn*, *US*, and *Viet.*

Ph. Eur. 6.8 (Progesterone) 一种白色或类白色的结晶性粉末或无色晶体。具有多晶型。几乎不溶于水；易溶于无水乙醇；略溶于丙酮和不挥发油。避光。

USP 33 (Progesterone) 一种白色或乳白色，无臭，结晶性粉末。几乎不溶于水；溶于乙醇、丙酮和二噁烷；略溶于植物油。25℃下贮藏于密闭容器中，允许温度范围为 15～30℃。避光。

不良反应

黄体酮和孕激素可导致胃肠功能紊乱、食欲和体重改变、体液潴留、水肿、痤疮、黄褐斑（黑斑病）、过敏性皮疹、荨麻疹、精神抑郁、乳房改变包括不适或偶尔男性乳房女性化、性欲改变、脱发、多毛、疲劳、困倦或失眠、发热、头痛、经前期综合征样症状和月经周期改变或不规则月经出血。过敏反应或过敏样反应很少出现。可出现血脂的改变，很少发生肝功能试验改变和黄疸。在直肠给药的情况下可出现疼痛、腹泻和胃肠胀气。胃肠外给药可发生注射部位的反应。

不良反应随剂量和孕激素剂型的不同而有差异。例如，一些男性化作用（如痤疮和多毛）多见于使用去甲睾酮衍生物（如炔诺酮和炔诺孕酮）的情况。这些衍生物也更容易对血脂产生不良影响。相反，孕二烯酮和去氧孕烯对血脂的不良影响比较少，但是这两种药物在作为复方口服避孕药（第1997页）使用时，相对于炔诺酮和炔诺孕酮而言，发生血栓栓塞的机会增加。大剂量的孕激素，例如那些用于治疗肿瘤的孕激素，也与血栓栓塞有关。关于孕激素对于绝经后 HRT 患者心血管危险因素的影响的讨论参见（第1998页）。口服只含有孕激素的避孕药比使用孕激素治疗月经紊乱和作为绝经后 HRT 的一部分更容易出现突破性子宫出血。

据报道，一些孕激素在妊娠期间使用可导致女婴男性化。这可能与那些孕激素具有较强的雄激素活性有关，例如炔诺酮。天然的孕激素黄体酮和它的衍生物如地屈孕酮和甲羟孕酮不会导致类似的情况。有关孕激素单独应用或作为避孕药与雌激素一同使用时的不良反应参见（第1994页）。用于绝经后 HRT 的不良反应参见（第2005页）。

致癌性 在一项队列研究中[1]，纳入 40～64 岁女性，在绝经期前单独使用孕激素，主要用于治疗良性乳腺病、子宫和卵巢疾病、不规则阴道流血，与乳腺癌的发病风险没有相关性。然而，数据也表明，对比那些从来没有用过孕激素的妇女，现在仍在使用孕激素且超过 4.5 年的妇女的发病风险增加（RR1.44，95%置信区间 1.03～2.0）。这项研究的不足在于没有分析不同种类的孕激素或记录使用孕激素治疗的原因。

1. Fabre A, *et al.* Oral progestagens before menopause and breast cancer risk. *Br J Cancer* 2007; **96:** 841–4.

对皮肤的影响 孕激素自身免疫性皮炎包括的反应，如湿疹、风疹、血管性水肿，经常在月经前 3～10 天发生，并且在行经 1～2 天后消失。这与月经周期黄体期内源性孕激素升高有关。这种皮肤炎的发病可以在初潮时发病，而且很多妇女并没有外源性孕激素的暴露史，但是在服用避孕药的妇女中也可发生。治疗的基础是抑制内源性孕激素的产生，而首先常试用口服避孕药，虽然它们不总是成功，这可能与其含有的孕激素成分有关。其他使用过的药物包括皮质激素、联合雌激素、戈那瑞林类似物、雄激素和他莫昔芬，但这些药物长期使用都有明显的不良反应。当药物治疗无效，双侧卵巢切除用于治疗严重的病例[1]。

有 1 名妇女使用阴道孕激素胶治疗不孕症发生孕激素自身免疫性皮炎，表现为大腿上部、腋窝、臀部水肿斑，发痒，发红[2]。这种反应可使用皮质激素局部治疗。另一个妇女，使用孕激素后加重慢性湿疹，她在卵巢切除术后使用黄体酮和作为 HRT 中成分的不同种类孕激素导致湿疹和血管性水肿[3]。使用微粒化黄体酮脱敏成功治疗该患者。

1. Baptist AP, Baldwin JL. Autoimmune progesterone dermatitis in a patient with endometriosis: case report and review of the literature. *Clin Mol Allergy* 2004; **2:** 10.
2. Jenkins J, *et al.* Autoimmune progesterone dermatitis associated with infertility treatment. *J Am Acad Dermatol* 2008; **58:** 353–5.
3. Poole JA, Rosenwasser LJ. Chronic idiopathic urticaria exacerbated with progesterone therapy treated with a novel desensitization protocol. *J Allergy Clin Immunol* 2004; **114:** 456–7.

注意事项

黄体酮和孕激素应慎用于高血压、心脏病或肾损伤、哮喘、癫痫、偏头痛或其他会因体液潴留而加重的疾病。孕激素可降低糖耐量，用于糖尿病患者需监测血糖。还应谨慎用于有抑郁症病史的患者。大剂量的孕激素要慎用于有血栓栓塞倾向的患者。

黄体酮和孕激素不能用于有诊断不明的阴道出血的患者，也不能用于既往或目前有动脉疾病高危因素的患

者，通常还要避免用于肝损伤，尤其是严重损伤的情况。除非孕激素作为治疗乳腺或生殖道肿瘤的一部分，否则不能用于具有上述情况的患者。

虽然孕激素曾被用作早孕期间的激素支持，但目前这种用法不是常规推荐的。然而在某些情况下，允许对那些黄体酮缺乏的女性使用黄体酮型的孕激素。由于这种用药会阻止死胎的自发流产，因此同时需对妊娠进行严密的监测。孕激素不能诊断性地用于妊娠试验，不能用于未发现的流产或不全流产。

当孕激素被用作避孕药时需仔细观察，见第2000页。当孕激素用于绝经后 HRT 制剂时也要谨慎，见第2008页。

滥用 有一篇关于黄体酮滥用和依赖的个案报道[1]。

1. Keefe DL, Sarrel P. Dependency on progesterone in woman with self-diagnosed premenstrual syndrome. *Lancet* 1996; **347:** 1182.

哺乳 一项大样本研究[1]对比了使用释放黄体酮的阴道环和铜制 IUD 一年的哺乳期妇女。尽管在 12 个月时使用 IUD 的母亲哺乳频率较少，该组婴儿接受了较多的辅食，体重更重一些，但是在整个研究期间，两组婴儿的体重几乎无差别。未发现黄体酮对于泌乳和婴儿生长的不良影响。进一步的小样本研究[2,3]也未发现对泌乳和婴儿生长有不良影响。American Academy of Pediatrics 尚未收到有关母亲接受黄体酮治疗的母乳喂养的婴儿发生不良反应的报告，因此认为黄体酮可以用于哺乳期[4]。

1. Sivin I, *et al.* Contraceptives for lactating women: a comparative trial of a progesterone-releasing vaginal ring and the copper T 380A IUD. *Contraception* 1997; **55:** 225–32.
2. Díaz S, *et al.* Fertility regulation in nursing women: IX contraceptive performance, duration of lactation, infant growth, and bleeding patterns during use of progesterone vaginal rings, progestin-only pills, Norplant® implants, and copper T 380-A intrauterine devices. *Contraception* 1997; **56:** 223–32.
3. Massai R, *et al.* Preregistration study on the safety and contraceptive efficacy of a progesterone-releasing vaginal ring in Chilean nursing women. *Contraception* 1999; **60:** 9–14.
4. American Academy of Pediatrics. The transfer of drugs and other chemicals into human milk. *Pediatrics* 2001; **108:** 776–89. [Retired May 2010] Correction. *ibid.*; 1029. Also available at: http://aappolicy.aappublications.org/cgi/content/full/pediatrics%3b108/3/776 (accessed 27/06/08)

卟啉病 黄体酮和孕激素与卟啉病的急性发作有关，被认为是卟啉病患者的非安全用药（但是甲羟孕酮曾与布舍瑞林一同用于抑制月经前卟啉病加剧，见第2016页）。孕激素通常要避免用于所有患卟啉病的女性，然而，当非激素避孕方法不适合使用，潜在的益处大于风险时，黄体酮也可以谨慎使用。既往有过急性发作或年龄小于 30 岁的女性出现急性发作的风险最大。长效黄体酮制剂绝对不能用于这类高风险患者。

妊娠 在匈牙利，20 世纪 80 年代早期，30％的妊娠女性会接受孕激素的激素支持治疗，一项对照研究表明，这一治疗与她们的后代发生尿道下裂之间存在因果关系[1]。

在其他的研究中，关于尿道下裂的发病风险与母体孕激素使用的相关性的结果不一致。但是妊娠早期使用孕激素的指征和类型已随时间而改变（例如，孕激素引起的撤退性出血作为妊娠试验已不再使用，妊娠早期使用孕激素支持黄体不再常规推荐，也可见下文**流产**）。然而最近一项关于分娩的病例对照研究[2]（从 1997 年 10 月至 2000 年 12 月）发现可增加至少 2 倍的发病风险。

也有有关在妊娠早期宫内孕激素暴露后非生殖器畸形的报道，包括肢复位缺陷、神经管缺陷和先天性心脏畸形。然而，许多对积累数据的分析发现[3]，没有证据表明存在可识别的畸形综合征。

详细的各案例报道，见**地屈孕酮**（第2028页）、**羟孕酮**（第2042页）、**炔诺酮**（第2051页）、**异炔诺酮**（第2052页）项下的**妊娠**。妊娠早期使用激素避孕的影响，见第2001页。使用只含有孕激素的避孕药发生异位妊娠的风险，见第1997页。

1. Czeizel A. Increasing trends in congenital malformations of male external genitalia. *Lancet* 1985; **i:** 462–3.
2. Carmichael SL, *et al.* Maternal progestin intake and risk of hypospadias. *Arch Pediatr Adolesc Med* 2005; **159:** 957–62.
3. Brent RL. Nongenital malformations following exposure to progestational drugs: the last chapter of an erroneous allegation. *Birth Defects Res A Clin Mol Teratol* 2005; **73:** 906–18.

兽医用途 FAO 和 WHO 专家委员会调查了兽药在食物中残留的风险，建立了黄体酮可接受的日摄入值，但是得出的结论却认为，没有必要确定一个可食用牛肉组织中黄体酮残余量的最大上限数值，因它用作生长促进剂已有很好的实践基础[1]。然而需要注意的是，在欧盟国家是不允许甾体激素（如孕激素）用于兽医的，将这类激素用作促生长剂是被禁止的。

1. FAO/WHO. Evaluation of certain veterinary drug residues in food: fifty-second report of the joint FAO/WHO expert committee on food additives. *WHO Tech Rep Ser 893* 2000. Also available at: http://whqlibdoc.who.int/trs/WHO_TRS_893.pdf (accessed 27/06/08)

药物相互作用

酶诱导的药物，如卡马西平、灰黄霉素、苯巴比妥、苯妥英和利福平，可以加强黄体酮和孕激素的清除。这种相互作用会减弱只含有孕激素的避孕药（第2002页）的疗效，因此建议额外加用药物或采用其他避孕手段。

氨鲁米特可显著降低醋酸甲羟孕酮和甲地孕酮的血浆浓度，这一效应可能是通过肝酶介导的。因此可能需要增加孕激素的使用剂量。

黄体酮和其他孕激素会影响糖尿病的控制，因此患者需要调整降糖药的剂量。孕激素可以抑制环孢素代谢，导致血浆环孢素浓度增高、发生中毒的风险增加（第1745页）。

药动学

黄体酮的清除半衰期短，口服后要经过较大程度的肝首关代谢，尽管黄体酮的生物利用度可以在一定程度上通过油剂载体和微粒化增强，但它的口服生物利用度还是很低的。黄体酮可经过口腔、直肠或阴道吸收，其油剂肌内注射后可由注射部位迅速吸收。现已生产了黄体酮的各种衍生物，以延长其作用时间和增强其口服后的活性。黄体酮的酯类衍生物（如己酸羟孕酮）用于肌内注射，醋酸甲地孕酮具有口服活性。醋酸甲羟孕酮用作口服和胃肠外给药。19-去甲睾酮孕激素具有良好的口服活性，因为 17-乙炔基可在肝内缓慢代谢。黄体酮和孕激素与蛋白高度结合，黄体酮与白蛋白和皮质激素结合球蛋白结合，酯类（如醋酸甲羟孕酮）主要与白蛋白结合，19-去甲睾酮类似物与性激素结合球蛋白和白蛋白结合。黄体酮在肝中代谢为各种不同的代谢产物，包括孕二醇，它以硫酸盐和葡糖苷酸结合物的形式经尿液排出。同样，孕激素经过肝代谢为各种结合物，经尿液排出。黄体酮可分布进入乳汁。

1. Kuhl H. Comparative pharmacology of newer progestogens. *Drugs* 1996; **51:** 188–215.
2. Stanczyk FZ. Structure-function relationships, metabolism, pharmacokinetics and potency of progestins. *Drugs Today* 1996; **32** (suppl H): 1–14.
3. Schindler AE, *et al.* Classification and pharmacology of progestins. *Maturitas* 2003; **46** (suppl 1): S7–S16.

用途和用法

黄体酮是一种天然的激素，而孕激素是源自黄体酮或 19-去甲睾酮的合成复合物，它的作用与黄体酮相似（更多信息详见第1994页）。

来自 19-去甲睾酮的孕激素可用作**激素性避孕药**（第2003页），可单独使用或与雌激素合用。黄体酮衍生物醋酸甲羟孕酮和黄体酮本身也可使用。

孕激素，有时是黄体酮，与雌激素一同用于**绝经后 HRT**（第2009页）以降低长期使用雌激素治疗所带来的发生子宫内膜增生和子宫内膜癌的风险。

同样，具有孕激素作用的药物可用于**月经紊乱**，例如痛经（第8页）和功能障碍性子宫出血导致的月经过多（见下文）。孕激素也可用于治疗子宫内膜异位症（第2023页）。尽管黄体酮和孕激素已被用来治疗经前期综合征（见下文），但是关于其应用价值还存在争议。

孕激素可能对进展的**子宫内膜癌**（第631页）具有治疗价值，并且已被试用于治疗其他的恶性肿瘤。代表性的用于恶性疾病的孕激素包括醋酸甲羟孕酮、甲地孕酮和炔诺酮。一些孕激素，如甲地孕酮和甲羟孕酮，用于治疗**恶病质**（第2046页）或与肿瘤、AIDS 等严重疾病有关的体重下降。

孕激素被广泛提倡用于预防**反复性流产**或治疗先兆流产（见下文）。然而，几乎没有证据证明这种治疗的益处，目前在早孕期间使用孕激素也不是常规推荐的方法，除非是针对那些黄体酮缺乏的女性（也可见上文**注意事项**项下）使用黄体酮或黄体酮衍生物。黄体酮可作为妇女**辅助生殖技术**（如体外授精）、黄体支持的首选药物（见**不孕症**，第2012页）。

黄体酮的用途和用法 黄体酮通常采用油剂肌内注射、阴道凝胶或栓剂给药。含微粒化黄体酮的制剂可供口服和阴道使用。

对于功能障碍性子宫出血或闭经的患者可给予每日 5～10mg 黄体酮，可通过肌内注射给药 5～10 天，直至预计月经出现前两天为止。同样也可以采用阴道凝胶制剂，常用剂量是隔日 45mg，直到 6 个剂量；对低剂量无反应的患者可加量至 90mg。也可使用口服制剂，剂量为每日睡前 400mg，用 10 天。

对于有反复流产史和已证明有黄体酮缺乏的女性，曾采用过每周肌注两次孕酮，每次 25～100mg（必要时可增加至每日肌注），自妊娠 15 天起用至 8～16 周。必要时，剂量可增加至每日 200mg。黄体酮微粒化制剂阴道给药的剂量为每日 200～400mg，分 2 次给药，直至妊娠 12 周。类似的肌注方案也被用于体外授精或输卵管内配子移植技术的黄体支持，治疗由胚或配子移植的当天开始。同样，在辅助生殖中，黄体酮也可以阴道给药，但是依据制剂的不同，药物的剂量差异范围很大。阴道凝胶制剂可为每日 90mg，30 天，若发生妊娠，继续给药直至胎盘能自主产生（至 10～12 周）。在卵巢衰竭的妇女中，剂量为 90mg，每日 2 次。含有微粒化黄体酮 100mg 的阴道药片，每日 2～3 次，治疗从卵母细胞出现持续至 10 周。一些含有微粒化黄体酮的软胶囊也可阴道内使用，剂量为每日 400～600mg，分 2～3 次给药，从使用促性腺激素那天开始至妊娠 12 周。

孕酮可经阴道或直肠给药用于治疗经前期综合征，剂量为 200mg 每日 1 次至 400mg 每日 2 次。治疗通常由月经周期的第 12～14 天开始，持续至月经来潮。同样的阴道给药或直肠给药的剂量还可用于治疗产后抑郁。

黄体酮已被用作绝经后 HRT 的孕激素成分。一些国家生产含有微粒化黄体酮的软胶囊制剂用于口服，剂量为每日睡前 200mg，每月使用 12～14 天。同样，月经周期的第 1～25 天，给予黄体酮每日 100mg，使得撤退性出血减少。

释放黄体酮的宫内节育器已用作激素性避孕药；该节育器含 38mg 黄体酮，其作用可维持达 12 个月。释放 10mg 黄体酮的阴道环已在一些国家用于哺乳妇女避孕。第 1 个阴道环节分娩后 6 周植入，然后每 90 天换一次。

用法 局部用于皮肤的黄体酮乳剂在各个国家都用来治疗绝经期综合征和与黄体酮缺乏有关的情况。这些制剂有时被描述为含有“天然”黄体酮或植物来源的植物黄体酮。然而，很多这类药物都可以在没有处方和医嘱的情况下获得，因此它们的安全性和有效性已经引起关注。综述[1,2]发现，早期的报道认为乳剂中黄体酮的吸收是小量的。然而，随后的研究[3]使用液相色谱法测定全血，发现不论是口服微粒化黄体酮还是使用外用的乳剂，对于女性而言其黄体酮暴露的稳定状态是相似的[3]。作者提出他们的研究结论之所以与先前的研究存在差异，可能与分析方法的不同有关，那些使用这类乳剂的女性所接受的黄体酮的组织浓度事实上较先前所认为的更高。一些黄体酮局部治疗支持者质疑血清浓度作为吸收的标志。一篇综述[4]认为黄体酮局部应用后可测得的血清浓度可能仍然是低的，需要进一步对黄体酮局部应用的药动学进行研究。在有效性方面，一些小规模对照研究尚未发现黄体酮乳剂在治疗绝经期血管收缩症状或预防骨丢失等方面比安慰剂有更好的效果，有关预防雌激素治疗所引起的子宫内膜增生的研究结果也不尽一致[1,2,4]。

1. Anonymous. ‘Natural’ progesterone creams for postmenopausal women. *Drug Ther Bull* 2001; **39:** 10–11.
2. Wren BG. Transdermal progesterone creams for postmenopausal women: more hype than hope? *Med J Aust* 2005; **182:** 237–9.
3. Hermann AC, *et al.* Over-the-counter progesterone cream produces significant drug exposure compared to a Food and Drug Administration-approved oral progesterone product. *J Clin Pharmacol* 2005; **45:** 614–19.
4. Elshafie MAA, Ewies AAA. Transdermal natural progesterone cream for postmenopausal women: inconsistent data and complex pharmacokinetics. *J Obstet Gynaecol* 2007; **27:** 655–9.

月经过多 月经过多或者过量的月经出血通常定义为每次月经失血量超过 80ml[1,2]，而正常的月经失血量约 30ml。然而，很多女性认为，即使失血量少于 80ml 也是过量的，尤其是“溢流”出现时。尽管不会危及生命，但是月经过多会导致缺铁性贫血和降低生活质量。月经过多可能与盆腔疾病（如子宫肌瘤或子宫内膜异位症）、或使用铜质宫内节育器、或一些系统性疾病有关[1~3]。然而最常见的原因为功能性子宫出血[1]，曾有一段时期把它定义为频繁的、延长或严重的子宫出血，而未能发现特殊原因（实际的、先天的或原发的月经过多）。排卵（规律的）和无排卵的周期均可以引起功能性子宫出血[2]。通常，在采取药物治疗作为对无子宫异常的妇女患者的起始治疗[3]。常用的药物有 NASAIDs、氨甲环酸、复合口服避孕药和孕激素，治疗的选择常受患者对避孕需求的影响[1~3]。药物治疗无效，可以采取手术治疗，且在特定的患者中可能作为一线治疗[3]。

NSAIDs 如甲芬那酸、布洛芬、萘普生已被广为使用。它们可以减少月经出血量 20％～50％，没有证据表明一种 NSAID 比另一种更有效[1]。它们仅在月经周期中使用，这样可以减少不良反应，并可能提高患者的依从性；它们对缓解痛经也有效（第8页）[1]。系统性

综述[4]表明 NSAIDs 比氨甲环酸、达那唑和宫内左炔诺酮在减少出血方面的效果小。当激素治疗不能被接受时，NSAIDs 被认为是一种合适的选择。在 3 个月经周期内若不能改善症状，则必须停药，但只要患者发现有益就可以使用[3]。

在月经期使用氨甲环酸可减少月经失血约一半[1]，氨甲环酸治疗的优势已被系统性综述所证实[5]。和 NSAIDs 一样，氨甲环酸可以作为不能接受激素替代治疗时的一种合适的选择。在 3 个月经周期内若不能改善症状，则必须停药，但只要患者发现有益就可以使用[3]。酚磺乙胺也用于月经过多的治疗，但是效果比 NSAIDs 和氨甲环酸差，已不再推荐使用[1,3]。

对于需要避孕的女性，使用复方口服避孕药也是有效的[1,3]，但是目前尚缺乏有利的证据[6]。对于治疗后每年少有出血事件的月经过多妇女患者，建议增加治疗周期[2]。传统的孕激素治疗（如炔诺酮或甲羟孕酮）对于有正常排卵周期的女性在黄体期给药是无效的[1,3]，但在无排卵患者的周期性治疗有效，因其可形成一个周期[2]。在一个周期中使用孕激素治疗 21 天可以导致月经失血量显著减少[1,3,7]，但是与之相关的不良反应会限制药物的使用。长效注射用黄体酮，比如醋酸甲羟孕酮，可减少月经出血量或者当它们用于避孕时可导致闭经。它们曾用于月经过多的治疗，尽管这种适应证缺乏专业的研究[1,3]。

最近，一种含有左炔诺孕酮的 IUD 被证实对于减少月经失血十分有效[1,2]。英国指南[3]建议：尽管缺少比较性的数据[8]，但当激素或者非激素治疗均可接受，并且需长期治疗时，这种装置应为首选。也有证据表明，这是替代外科手术的有效方法，但是需要长期随访的数据[9]。由于这种装置可以改变出血的模式，特别是在前几个月经周期，建议最少使用 6 个月，以达到最大收益[3]。

达那唑也是有效的[10]，可使月经失血量减少 50%[1]，但是有显著的不良反应，治疗通常被限制在 3～6 个月内。戈那瑞林类似物对于与子宫肌瘤（第2039页）有关的月经过多有效[1]。当作为子宫内膜薄化术前用药时，戈那瑞林类似物比达那唑更适合应用[11]。戈那瑞林类似物可以考虑在术前或者当其他治疗肌瘤的选择有禁忌时使用，但是建议用"add-back"激素替代治疗雌激素缺乏的不良反应或者当它们使用超过 6 个月时[3]。

对于药物治疗无反应或不适合这些治疗的患者，可以选择各种不同的外科治疗。一些保守的外科技术（使子宫内膜消融或切除）正在越来越多地应用，并成为子宫切除的有效替代方法[3,12]。子宫切除是最终的治疗方法，但是会引起明显的不健全。

1. Roy SN, Bhattacharya S. Benefits and risks of pharmacological agents used for the treatment of menorrhagia. *Drug Safety* 2004; **27:** 75–90.
2. Nelson AL, Teal SB. Medical therapies for chronic menorrhagia. *Obstet Gynecol Surv* 2007; **62:** 272–81.
3. National Collaborating Centre for Women's and Children's Health/NICE. Heavy menstrual bleeding (issued January 2007). Available at: http://www.nice.org.uk/nicemedia/pdf/CG44FullGuideline.pdf (accessed 27/06/08)
4. Lethaby A, *et al.* Nonsteroidal anti-inflammatory drugs for heavy menstrual bleeding. Available in The Cochrane Database of Systematic Reviews; Issue 4. Chichester: John Wiley; 2007 (accessed 27/06/08).
5. Lethaby A, *et al.* Antifibrinolytics for heavy menstrual bleeding. Available in The Cochrane Database of Systematic Reviews; Issue 4. Chichester: John Wiley; 2000 (accessed 27/06/08).
6. Farquhar C, Brown J. Oral contraceptive pill for heavy menstrual bleeding. Available in The Cochrane Database of Systematic Reviews; Issue 4. Chichester: John Wiley; 2009 (accessed 18/11/09).
7. Lethaby A, *et al.* Cyclical progestogens for heavy menstrual bleeding. Available in The Cochrane Database of Systematic Reviews; Issue 1. Chichester: John Wiley; 2008 (accessed 27/06/08).
8. Lethaby AE, *et al.* Progesterone or progestogen-releasing intrauterine systems for heavy menstrual bleeding. Available in The Cochrane Database of Systematic Reviews; Issue 4. Chichester: John Wiley; 2005 (accessed 27/06/08).
9. Marjoribanks J, *et al.* Surgery versus medical therapy for heavy menstrual bleeding. Available in The Cochrane Database of Systematic Reviews; Issue 2. Chichester: John Wiley; 2006 (accessed 27/06/08).
10. Beaumont H, *et al.* Danazol for heavy menstrual bleeding. Available in The Cochrane Database of Systematic Reviews; Issue 3. Chichester: John Wiley; 2007 (accessed 27/06/08).
11. Sowter MC, *et al.* Pre-operative endometrial thinning agents before endometrial destruction for heavy menstrual bleeding. Available in The Cochrane Database of Systematic Reviews; Issue 3. Chichester: John Wiley; 2002 (accessed 27/06/08).
12. Lethaby A, *et al.* Endometrial resection/ablation techniques for heavy menstrual bleeding. Available in The Cochrane Database of Systematic Reviews; Issue 4. Chichester: John Wiley; 2009 (accessed 18/11/09).

流产 先兆流产是妊娠常见并发症，表现为妊娠 20 周前阴道流血，伴或不伴腹痛，宫颈闭合，胎儿存活。内源性的黄体酮由黄体产生，维持妊娠，妊娠失败与低浓度的黄体酮相关。黄体酮曾被广泛用于先兆流产的治疗[1]，但是缺乏临床研究数据支持常规使用[2]。类似的，黄体酮被广泛用于预防流产，但是这些研究都有各种各样的不足[3]。有一篇系统性综述[4]发现没有证据支持常规使用，但是有少部分证据建议有反复流产史（3 或 3 次以上连续流产）的妇女使用，可能有获益。*BNF 59* 不建议有反复流产史的妇女预防性使用黄体酮（也见于上文妊娠，因为有报道使用激素治疗妇女的后代发生尿道下裂）。

1. Sotiriadis A, *et al.* Threatened miscarriage: evaluation and management. *BMJ* 2004; **329:** 152–5.
2. Wahabi HA, *et al.* Progestogen for treating threatened miscarriage. Available in The Cochrane Database of Systematic Reviews; Issue 3. Chichester: John Wiley; 2007 (accessed 27/06/08).
3. Walch KT, Huber JC. Progesterone for recurrent miscarriage: truth and deceptions. *Best Pract Res Clin Obstet Gynaecol* 2008; **22:** 375–89.
4. Haas DM, Ramsey PS. Progestogen for preventing miscarriage. Available in The Cochrane Database of Systematic Reviews; Issue 2. Chichester: John Wiley; 2008 (accessed 27/06/08).

早产 当妊娠妇女有早产风险时，建议使用黄体酮来预防（见己酸羟孕酮，第2042页）。

经前期综合征 孕激素治疗曾经广泛用于经前期综合征，但是并未广泛地获得有益的效果，因此需要孕激素来纠正激素失衡的理论目前正在失去依据（第2031页）。黄体酮经口服、阴道或直肠连续性给药或者黄体期给药。然而，系统性综述[1,2]发现没有证据支持这样使用。

1. Wyatt K, *et al.* Efficacy of progesterone and progestogens in management of premenstrual syndrome: systematic review. *BMJ* 2001; **323:** 776–80.
2. Ford O, *et al.* Progesterone for premenstrual syndrome. Available in The Cochrane Database of Systematic Reviews; Issue 2. Chichester: John Wiley; 2009 (accessed 20/11/09).

脊髓或脑损伤 黄体酮作为神经保护制剂用于创伤性颅脑损伤的治疗已在研究中[1～3]。

1. Wright DW, *et al.* Steady-state serum concentrations of progesterone following continuous intravenous infusion in patients with acute moderate to severe traumatic brain injury. *J Clin Pharmacol* 2005; **45:** 640–8.
2. Wright DW, *et al.* ProTECT: a randomized clinical trial of progesterone for acute traumatic brain injury. *Ann Emerg Med* 2007; **49:** 391–402.
3. Xiao G, *et al.* Improved outcomes from the administration of progesterone for patients with acute severe traumatic brain injury: a randomized controlled trial. *Crit Care* 2008; **12:** R61.

制剂

BP 2010: Progesterone Injection;
USP 33: Progesterone Injectable Suspension; Progesterone Injection; Progesterone Intrauterine Contraceptive System; Progesterone Vaginal Suppositories.

专利制剂

Arg.: Crinone; Faselut†; Gester; Mafel; Progest; Proluton; Utrogestan; ***Austral.:*** Crinone; Proluton†; ***Austria:*** Utrogestan; ***Belg.:*** Crinone†; Progestogel; Utrogestan; ***Braz.:*** Crinone; Evocanil; Utrogestan; ***Canad.:*** Crinone; Prometrium; ***Chile:*** Crinone; Fertiring; Hormoral; Progendo; Progering; ***Cz.:*** Agolutin; Crinone; Utrogestan; ***Denm.:*** Crinone; ***Fin.:*** Crinone; Lugesteron; ***Fr.:*** Estima; Evapause; Progestogel; Utrogestan; ***Ger.:*** Crinone; Progestogel; Utrogest; ***Gr.:*** Crinone; Lutorm; Promenorea; Titho-Gel; Utrogestan; Vasclor; ***Hong Kong:*** Crinone; Cyclogest; Endometrin; Progestogel; Utrogestan; ***Hung.:*** Crinone; Utrogestan; ***India:*** Crinone; Dubagest; Naturogest; Profine†; Progest†; Remens; Uterone; ***Indon.:*** Crinone; Cygest; ***Irl.:*** Crinone; Utrogestan; ***Israel:*** Crinone; Endometrin; Gestone; Utrogestan; ***Ital.:*** Crinone; Esolut; Progeffik; Prometrium; Prontogest; ***Malaysia:*** Crinone; Cyclogest; Utrogestan†; ***Mex.:*** Crinone; Cuerpo Amarillo Fuerte; Gepromi; Geslutin; Gestageno; Premastan; Prosphere; Utrogestan; ***Mon.:*** Menaelle; ***Neth.:*** Progestan†; Utrogestan; ***Norw.:*** Crinone; ***NZ:*** Crinone; Gestone; Utrogestan; ***Philipp.:*** Crinone; ***Pol.:*** Luteina; ***Port.:*** Crinone; Progenar†; Progestogel; Utrogestan; ***Rus.:*** Crinone (Крайнон); Progestogel (Прожестожель); Utrogestan (Утрожестан); ***S.Afr.:*** Crinone; Cyclogest; Utrogestan; ***Singapore:*** Crinone; Cyclogest; Utrogestan; ***Spain:*** Crinone; Darstin; Progeffik; Progesosol; Utrogestan; ***Swed.:*** Crinone; ***Switz.:*** Crinone; Progestogel; Utrogestan; ***Thai.:*** Crinone†; Cyclogest; Progestogel†; Utrogestan†; ***Turk.:*** Crinone; Cyclogest; Progestan; Progynex; ***UK:*** Crinone; Cyclogest; Gestone; Utrogestan; ***Ukr.:*** Progestogel (Прожестожель); Utrogestan (Утрожестан); ***USA:*** Crinone; Endometrin; Prochieve; Progestasert†; Prometrium; ***Venez.:*** Crinone; Progendo; Progestogel; Utrogestan.

多组分制剂 ***Arg.:*** Cristerona; Fempack; Hosterona; Lubriderm; Menstrogen†; Tropivag Plus; ***Fr.:*** Florgynal; Synergon; Trophigil; ***Ital.:*** Menovis; Vitalux Plus; ***Malaysia:*** Duogynon; ***Mex.:*** Damax; Genofort; Lutogi-nestryl F; Metrigen Fuerte; Primoson-F; Progediol†; Proger-F; ***Port.:*** Emmenovis†; ***Thai.:*** Duoton; Phenokinon-F†; ***Turk.:*** Di-Pro; Synergon; ***Venez.:*** Cyclogesterin†; Ginecosid.

Proligestone (*BAN*, *rINN*) 普罗孕酮

Proligeston; Proligestona; Proligestoni; Proligestonum. 14α,17α-Propylidene dioxypregn-4-ene-3,20-dione.

Пролигестон

$C_{24}H_{34}O_4$ = 386.5.
CAS — 23873-85-0.
ATC Vet — QG03DA90.
UNII — 55772LJ01V.

简介

普罗孕酮是一种用于兽医的孕激素。

Promegestone (*rINN*) 普美孕酮

Promegestona; Promégestone; Promegestonum; R-5020. 17α-Methyl-17-propionylestra-4,9-dien-3-one.

Промегестон

$C_{22}H_{30}O_2$ = 326.5.
CAS — 34184-77-5.
ATC — G03DB07.
ATC Vet — QG03DB07.
UNII — 9XE0V2SQYX.

简介

普美孕酮是一种结构与黄体酮（第2056页）相关的孕激素。它以一个月经周期为基础口服给药，剂量为每日 125～500μg，用于治疗月经紊乱和乳腺痛，并可作为绝经后 HRT 的孕激素成分。

制剂

专利制剂

Fr.: Surgestone; ***Port.:*** Surgestone.

Promestriene (*rINN*) 普罗雌烯

Promestrien; Promestriène; Promestrieno; Promestrienum. 17β-Methoxy-3-propoxyestra-1,3,5(10)-triene.

Прометриен

$C_{22}H_{32}O_2$ = 328.5.
CAS — 39219-28-8.
ATC — G03CA09.
ATC Vet — QG03CA09.
UNII — GXM4PER6WZ.

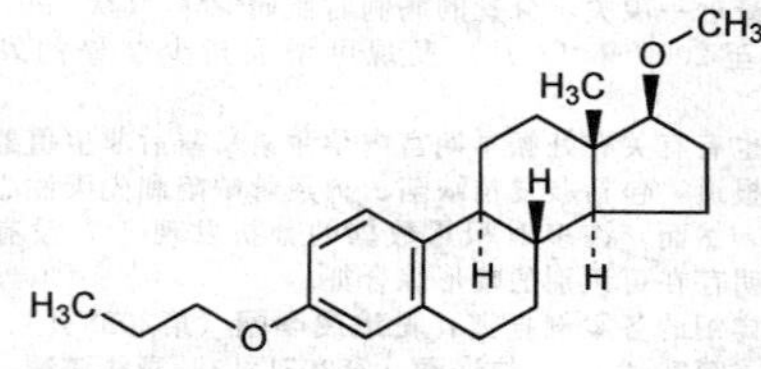

简介

普罗雌烯是雌二醇（第2029页）衍生物，主要局部用于治疗绝经期阴道萎缩和皮脂溢。

1. Santos I, Clissold S. Urogenital disorders associated with oestrogen deficiency: the role of promestriene as topical oestrogen therapy. *Gynecol Endocrinol* 2010; **26:** 644–51.

制剂

专利制剂

Arg.: Colpotrophine; ***Braz.:*** Colpotrofine; ***Cz.:*** Colpotrophine†; ***Hong Kong:*** Colpotrophine; ***Ital.:*** Colpotrophine; ***Mex.:*** Colpotrophine; ***Mon.:*** Colpotrophine; ***Port.:*** Colpotrophine; ***Singapore:*** Colpotrophine; ***Spain:*** Colpotrofin; Delipoderm; ***Switz.:*** Colpotrophine; ***Turk.:*** Colpotrophine; ***Ukr.:*** Colpotrophine (Колпотрофин); ***Venez.:*** Colpotrofina†.

多组分制剂 ***Cz.:*** Colposeptine†; ***Hong Kong:*** Colposeptine; ***Mon.:*** Colposeptine; ***Port.:*** Trophoseptine; ***Turk.:*** Colposeptine; ***Ukr.:*** Colposeptine (Колпосептин).

Quinestradol (*BAN*, *rINN*) **奎雌醇**

Oestriol 3-Cyclopentyl Ether; Quinestradiol; Quinestradolum. 3-Cyclopentyloxyestra-1,3,5(10)-triene-16α,17β-diol.

Хинэстрадол

$C_{23}H_{32}O_3$ = 356.5.

CAS — 1169-79-5.

UNII — 422L8173W8.

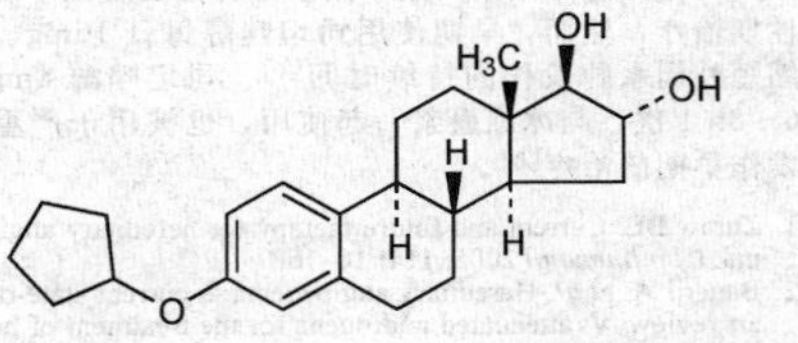

简介

奎雌醇是一种合成雌激素，口服给药用于治疗绝经期阴道症状。

Quinestrol (*BAN*, *USAN*, *rINN*) **炔雌醚**

17α-Ethinyloestradiol 3-cyclopentyl Ether; Quinestrolum; W-3566. 3-Cyclopentyloxy-19-nor-17α-pregna-1,3,5(10)-trien-20-yn-17β-ol.

Хинэстрол

$C_{25}H_{32}O_2$ = 364.5.

CAS — 152-43-2.

UNII — JR0N7XD5GZ.

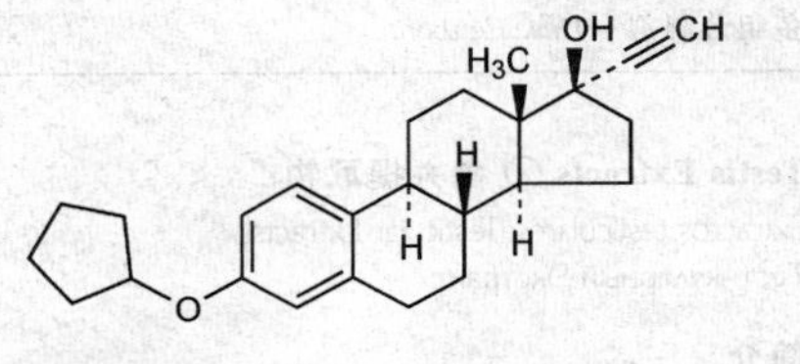

Pharmacopoeias. In *Chin.*

简介

炔雌醚是一种合成雌激素，其作用持续时间长，代谢为炔雌醇（第2033页）。

炔雌醚口服给药用于治疗绝经期综合征和其他由于雌激素缺乏导致的状况。它也被用作复方口服避孕药的雌激素成分。

制剂

专利制剂

Arg.: Qui-Lea.

多组分制剂 ***Arg.:*** Soluna.

Raloxifene Hydrochloride (*BANM*, *USAN*, *rINNM*) ⊗盐酸雷洛昔芬

Hidrocloruro de keoxifeno; Hidrocloruro de raloxifeno; Keoxifene Hydrochloride; LY-156758; LY-139481 (raloxifene); Raloksifen Hidroklorür; Raloxifène, chlorhydrate de; Raloxifeni hydrochloridum. 6-Hydroxy-2-(*p*-hydroxyphenyl)benzo[*b*]thien-3-yl-*p*-(2-piperidinoethoxy)phenyl ketone hydrochloride.

Ралоксифена Гидрохлорид

$C_{28}H_{27}NO_4S,HCl$ = 510.0.

CAS — 84449-90-1 (raloxifene); 82640-04-8 (raloxifene hydrochloride).

ATC — G03XC01.

ATC Vet — QG03XC01.

UNII — 4F86W47BR6.

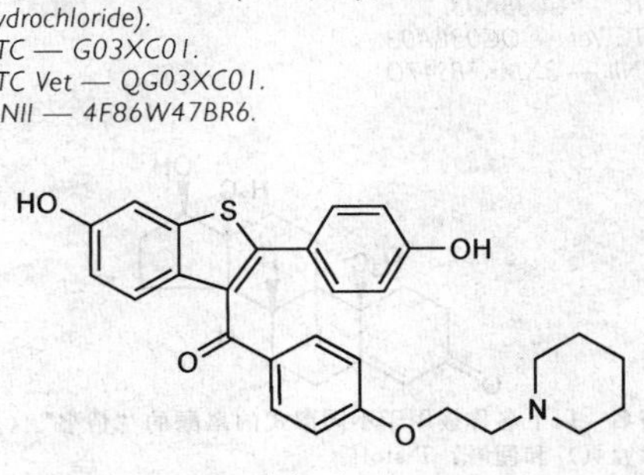

(raloxifene)

Pharmacopoeias. In *Eur.* (see p.vii) and *US.*

Ph. Eur. 6.8 (Raloxifene Hydrochloride) 一种类白色或浅黄色粉末。极微溶于或几乎不溶于水和丙酮；微溶于乙醇。

USP 33 (Raloxifene Hydrochloride) 一种类白色或浅黄色粉末。极微溶于水、异丙醇和辛醇；微溶于乙醇；略溶于甲醇；易溶于二甲基亚砜；几乎不溶于乙醚和乙酸乙酯。

不良反应

雷洛昔芬最常见的不良反应是热潮红、腿痛性痉挛和流感样综合征。雷洛昔芬会引起静脉血栓事件的风险增加，尤其是在治疗的前 4 个月。周围性水肿也有报道。疹、胃肠功能紊乱很少发生。血小板减少、血压升高、头痛（包括偏头痛）和轻微的乳房症状（比如疼痛、增大、压痛）很少发生。

不良反应发生率 一项队列观察研究[1]调查了英国初级保障体系在使用雷洛昔芬之后发生的不良反应。该队列共包括 13987 名患者，大部分是约 62 岁的女性，她们接受雷洛昔芬治疗的目的是预防或治疗骨质疏松症。共有 461 项事件被报告，其中最常见的情况包括面部潮红、头痛或偏头痛、不适或疲乏、痉挛、水肿、出汗、抑郁、体重增加和胃肠功能紊乱（如恶心、呕吐、消化不良和腹泻）。其他不常见的不良反应包括乳腺痛和其他乳房症状、阴道出血、血栓性静脉炎和视觉障碍。罕见的不良反应包括脑血管病发作、短暂脑缺血发作、肺栓塞、深静脉血栓形成、大疱疹、白细胞减少症、血小板减少症、上消化道出血和十二指肠溃疡穿孔。

也见下文的**对心血管系统的影响**。

1. Layton D, *et al.* Safety profile of raloxifene as used in general practice in England: results of a prescription-event monitoring study. *Osteoporosis Int* 2005; **16:** 490–500.

对心血管系统的影响 心血管系统疾病发病率与雷洛昔芬的治疗是否相关，经过了为期 4 年的 MORE 研究（研究了雷洛昔芬治疗妇女绝经后骨质疏松症的效果）及紧接着的 4 年随访观察（CORE）的检验[1]。在 MORE 研究中有 7705 名妇女，其中 4011 名妇女纳入了 CORE 中。在 8 年的观察中，治疗组和安慰剂组总体上没有显著性差异；服用雷洛昔芬组的发病率为每 10000 名妇女中 72 人，而安慰剂组为每 10000 名妇女中 62 人。另一项大规模的安慰剂对照研究（RUTH）[2]调查了绝经后妇女使用雷洛昔芬治疗对心血管系统的影响，看是否有或增加心肌梗死的风险。治疗约 5 年后，与安慰剂组对比，在总体心血管事件及相关死亡的发生上无显著性差异。然而雷洛昔芬治疗组致死性卒中绝对风险增加（每 1000 名妇女每年为 0.7）和静脉血栓栓塞（每 1000 名妇女每年为 1.2）的风险增加。

1. Ensrud K, *et al.* Effect of raloxifene on cardiovascular adverse events in postmenopausal women with osteoporosis. *Am J Cardiol* 2006; **97:** 520–7.
2. Barrett-Connor E, *et al.* Effects of raloxifene on cardiovascular events and breast cancer in postmenopausal women. *N Engl J Med* 2006; **355:** 125–37.

对肝脏的影响 有报道，1 名女性在开始使用雷洛昔芬治疗 1 个月后发生可能与药物有关的肝炎[1]。雷洛昔芬相关的非酒精性脂肪肝与治疗前妇女有轻微的肝功能异常、脂肪肝和不明原因肝硬化的家族史有关[2]。开始治疗 3 个月中，她的肝功能恶化，但是在停药 3 个月后可恢复。

1. Vilches AR, *et al.* Raloxifene-associated hepatitis. *Lancet* 1998; **352:** 1524–5.
2. Takamura T, *et al.* Selective estrogen receptor modulator raloxifene-associated aggravation of nonalcoholic steatohepatitis. *Intern Med* 2007; **46:** 579–81.

注意事项

雷洛昔芬应避免用于活动性静脉血栓栓塞的女性或有血栓栓塞病史的患者。在长期制动前至少 72h 需停用该药，如外科手术后的恢复期等情况。雷洛昔芬应谨慎用于有静脉血栓栓塞危险因素的女性，包括充血性心力衰竭、活动性恶性肿瘤或者有卒中危险因素（比如短暂性脑缺血发作、房颤存在时）。应避免用于肝损伤或严重肾损伤的患者，慎用于中度肾损伤患者（也见于下文**在肾损伤中的用法**）。研究显示，雷洛昔芬有动物致畸的不良反应，不能用于妊娠或可能妊娠的女性。不可用于诊断不明的子宫出血的女性。在由于雌激素治疗导致有高甘油三酯血症病史的女性中出现甘油三酯的升高。

药物相互作用

考来烯胺可减少雷洛昔芬的吸收和肠肝循环，它们不应同时应用。雷洛昔芬可以降低华法林的作用。在使用雷洛昔芬时，左甲状腺素的用量增加（见左**甲状腺素钠的药物相互作用**项下**性激素**，第2093页）。

贝特类 有文章报道，在 1 例使用雷洛昔芬治疗约 3 年的妇女同时服用非诺贝特时发生胆汁淤积[1]。该文作者回顾了雷洛昔芬或贝特类对肝脏反应的少见报道后认为在他报道的那例妇女发生胆汁淤积是由于药物的相互作用所致，尽管机制不清楚。

1. Lucena MI, *et al.* Prolonged cholestasis after raloxifene and fenofibrate interaction: a case report. *World J Gastroenterol* 2006; **12:** 5244–6.

药动学

雷洛昔芬由胃肠道吸收，经过广泛的肝首关代谢成为葡糖苷酸结合物。它与血浆蛋白高度结合，主要与白蛋白和 α_1-酸性糖蛋白结合。雷洛昔芬通过肠肝循环，半衰期约 27h。几乎全部由粪便排出。

肾损伤 雷洛昔芬的药动学被认为不受肾损伤的影响，因为在健康个体中它在肾脏的排泄率仅为 6%。然而一项有关男性患者的研究[1]发现有肾损伤的 10 人（肌酐清除率为 24～51ml/min）与肾功能正常的 10 人比较，单次口服 120mg 雷洛昔芬的清除率下降，有显著性差异。计算它的稳态血药浓度，肾损伤患者为正常的 2.3 倍。作者认为这种意外的结果可能是由于肾小管清除代谢的减少或者是因为尿毒素使胆道分泌葡糖醛酸雷洛昔芬减少所致。

1. Czock D, *et al.* Raloxifene pharmacokinetics in males with normal and impaired renal function. *Br J Clin Pharmacol* 2005; **59:** 479–82.

用途和用法

盐酸雷洛昔芬是一种选择性雌激素受体调节剂，它是一种苯并噻吩，在骨骼中有雌激素激动剂作用，在子宫和乳房组织中有拮抗作用。它可以每日 60mg 的口服剂量用于预防和治疗绝经后骨质疏松症（见下文）。对于有骨质疏松和侵袭性乳腺癌高风险的患者，见同样的剂量可以用来减少绝经后骨质疏松症妇女患侵袭性乳腺癌的风险（见下文）。

1. Khovidhunkit W, Shoback DM. Clinical effects of raloxifene hydrochloride in women. *Ann Intern Med* 1999; **130:** 431–9.
2. Snyder KR, *et al.* Raloxifene hydrochloride. *Am J Health-Syst Pharm* 2000; **57:** 1669–75.
3. Barrett-Connor E. Raloxifene: risks and benefits. *Ann N Y Acad Sci* 2001; **949:** 295–303.
4. Heringa M. Review on raloxifene: profile of a selective estrogen receptor modulator. *Int J Clin Pharmacol Ther* 2003; **41:** 331–45.
5. Trémollières F, Ribot C. Indications du raloxifène chez la femme ménopausée. *Gynecol Obstet Fertil* 2006; **34:** 147–53.

在肾损伤中的用法 虽然在意料之外，但是药动学表明肾损伤减少雷洛昔芬的清除（见上文）。英国注册药品信息将雷洛昔芬在严重肾功能损伤中使用列为禁忌证，并且美国建议在中重度肾损伤的患者中慎用。然而，在绝经后骨质疏松伴有肾损伤的妇女和严重骨质疏松或者骨质疏松的妇女使用雷洛昔芬的研究中，发现与 25 名使用安慰剂的妇女对比，25 名透析的妇女给予每日 25mg 雷洛昔芬，疗程 1 年，腰椎的骨密度改善，而且未报道有不良反应[1]。

1. Hernández E, *et al.* Effects of raloxifene on bone metabolism and serum lipids in postmenopausal women on chronic hemodialysis. *Kidney Int* 2003; **63:** 2269–74.

甲状旁腺功能亢进症 在绝经后骨质疏松伴有轻度原发性甲状旁腺功能亢进症（第1052页）的妇女中，雷洛昔芬的作用也有报道。在一项观察性研究[1]和一项小样本、短期、安慰剂对照[2]研究中报道可以减少骨转换的指标及血钙浓度。在雷洛昔芬治疗 12 个月后骨密度升高[1]。

1. Zanchetta JR, Bogado CE. Raloxifene reverses bone loss in postmenopausal women with mild asymptomatic primary hyperparathyroidism. *J Bone Miner Res* 2001; **16:** 189–90.
2. Rubin MR, *et al.* Raloxifene lowers serum calcium and markers of bone turnover in postmenopausal women with primary hyperparathyroidism. *J Clin Endocrinol Metab* 2003; **88:** 1174–8.

乳腺恶性肿瘤 研究发现雷洛昔芬可以有效预防乳腺癌（第628页）[1]。在一项针对患有骨质疏松的、无乳腺癌病史的绝经后女性的安慰剂对照研究（MORE）[2]中显示，使用雷洛昔芬治疗约 3 年可以降低发生乳腺癌的风险。可观察到侵袭性的雌激素受体阳性的乳腺癌风险下降，但是对于雌激素受体阴性的患者则无效。这种风险下降在该研究（CORE）全部 8 年的治疗中一直持续在一定的范围内[3]。同样的结果在一项大规模的安慰剂对照研究中（RUTH）[4]（妇女绝经后骨质疏松使用雷洛昔芬治疗约 5 年）也有报道。MORE/CORE[5]和 RUTH[4]均报道可减少高危或低危的风险，但是 MORE 研究发现在那些有乳腺癌家族史的妇女中的作

用更大。在一项研究[6]中发现绝经后骨质疏松妇女伴有预测的乳腺癌风险增加的患者，预防性使用雷洛昔芬5年，与他莫昔芬在减少侵袭性乳腺癌风险的效果一样。

1. Moen MD, Keating GM. Raloxifene: a review of its use in the prevention of invasive breast cancer. *Drugs* 2008; **68:** 2059–83.
2. Cummings SR, *et al.* The effect of raloxifene on risk of breast cancer in postmenopausal women: results from the MORE randomized trial. *JAMA* 1999; **281:** 2189–97. Correction. *ibid.*; **282:** 2124.
3. Martino S, *et al.* Continuing outcomes relevant to Evista: breast cancer incidence in postmenopausal osteoporotic women in a randomized trial of raloxifene. *J Natl Cancer Inst* 2004; **96:** 1751–61.
4. Barrett-Connor E, *et al.* Effects of raloxifene on cardiovascular events and breast cancer in postmenopausal women. *N Engl J Med* 2006; **355:** 125–37.
5. Lippman ME, *et al.* Effect of raloxifene on the incidence of invasive breast cancer in postmenopausal women with osteoporosis categorized by breast cancer risk. *Clin Cancer Res* 2006; **12:** 5242–7.
6. Vogel VG, *et al.* Effects of tamoxifen vs raloxifene on the risk of developing invasive breast cancer and other disease outcomes: the NSABP Study of Tamoxifen and Raloxifene (STAR) P-2 trial. *JAMA* 2006; **295:** 2727–41. Corrections. *ibid.*; **296:** 2926 and *ibid.* 2007; **298:** 973.

骨质疏松症 在绝经后妇女，雷洛昔芬部分模拟雌激素在骨骼中的作用，增加骨密度[1,2]。MORE研究，纳入7705名绝经后骨质疏松症妇女（见第1050页）发现，使用雷洛昔芬治疗4年后，脊柱骨折的风险减少[3~6]，但是对比安慰剂组，非脊柱骨折的风险并没有显著性差异[3,5]。一项荟萃[7]分析从MORE及一些小的研究数据得出结论，雷洛昔芬可以减少绝经后骨质疏松症妇女脊柱骨折的风险40%～49%。NICE推荐在不能服用二膦酸盐有脆性骨折高危风险的绝经后妇女，将雷洛昔芬作为治疗的第二选择[8]。但不作为绝经后妇女治疗的首选[9]。

少部分研究建议雷洛昔芬作为使用戈那瑞林类似物的女性[10,11]或男性[12]"add-back"治疗阻止骨密度减低可能有效。

1. Clemett D, Spencer CM. Raloxifene: a review of its use in postmenopausal osteoporosis. *Drugs* 2000; **60:** 379–411.
2. Cranney A, Adachi JD. Benefit-risk assessment of raloxifene in postmenopausal osteoporosis. *Drug Safety* 2005; **28:** 721–30.
3. Ettinger B, *et al.* Multiple Outcomes of Raloxifene Evaluation Investigators. Reduction of vertebral fracture risk in postmenopausal women with osteoporosis treated with raloxifene: results from a 3-year randomized clinical trial. *JAMA* 1999; **282:** 637–45.
4. Maricic M, *et al.* Early effects of raloxifene on clinical vertebral fractures at 12 months in postmenopausal women with osteoporosis. *Arch Intern Med* 2002; **162:** 1140–3.
5. Delmas PD, *et al.* Multiple Outcomes of Raloxifene Evaluation Investigators. Efficacy of raloxifene on vertebral fracture risk reduction in postmenopausal women with osteoporosis: four-year results from a randomized clinical trial. *J Clin Endocrinol Metab* 2002; **87:** 3609–17.
6. Qu Y, *et al.* The effect of raloxifene therapy on the risk of new clinical vertebral fractures at three and six months: a secondary analysis of the MORE trial. *Curr Med Res Opin* 2005; **21:** 1955–9.
7. Seeman E, *et al.* Anti-vertebral fracture efficacy of raloxifene: a meta-analysis. *Osteoporos Int* 2006; **17:** 313–16.
8. NICE. Alendronate, etidronate, risedronate, raloxifene, strontium ranelate and teriparatide for the secondary prevention of osteoporotic fragility fractures in postmenopausal women (amended): Technology Appraisal 161 (issued October 2008, amended January 2010). Available at: http://www.nice.org.uk/nicemedia/live/11748/47177/47177.pdf (accessed 19/07/10)
9. NICE. Alendronate, etidronate, risedronate, raloxifene and strontium ranelate for the primary prevention of osteoporotic fragility fractures in postmenopausal women: Technology Appraisal 160 (issued October 2008). Available at: http://www.nice.org.uk/nicemedia/pdf/TA160guidance.pdf (accessed 12/01/09)
10. Palomba S, *et al.* Raloxifene administration in women treated with gonadotropin-releasing hormone agonist for uterine leiomyomas: effects on bone metabolism. *J Clin Endocrinol Metab* 2002; **87:** 4476–81.
11. Palomba S, *et al.* Long-term effectiveness and safety of GnRH agonist plus raloxifene administration in women with uterine leiomyomas. *Hum Reprod* 2004; **19:** 1308–14.
12. Smith MR, *et al.* Raloxifene to prevent gonadotropin-releasing hormone agonist-induced bone loss in men with prostate cancer: a randomized controlled trial. *J Clin Endocrinol Metab* 2004; **89:** 3841–6.

制剂

USP 33: Raloxifene Hydrochloride Tablets.

专利制剂

Arg.: Evista; Ketidin; Oseofem; Raxeto; ***Austral.:*** Evista; ***Austria:*** Evista; ***Belg.:*** Evista; ***Braz.:*** Evista; ***Canad.:*** Evista; ***Chile:*** Evista; ***Cz.:*** Evista; Optruma; ***Denm.:*** Evista; ***Fin.:*** Evista; Optruma†; ***Fr.:*** Evista; Optruma; ***Ger.:*** Evista; Optruma; ***Gr.:*** Evista; ***Hong Kong:*** Evista; ***Hung.:*** Evista; ***India:*** Bonmax; Estroact; Ralista; ***Indon.:*** Evista; ***Irl.:*** Evista; Optruma; ***Israel:*** Evista; ***Ital.:*** Evista; Optruma; ***Jpn:*** Evista; ***Malaysia:*** Evista; ***Mex.:*** Evista; ***Neth.:*** Evista; Optruma; ***Norw.:*** Evista; ***NZ:*** Evista; ***Philipp.:*** Evista; ***Pol.:*** Evista; ***Port.:*** Evista; Optruma; ***Rus.:*** Evista (Эвиста); ***S.Afr.:*** Evista; ***Singapore:*** Evista; ***Spain:*** Evista; Optruma; ***Swed.:*** Evista; ***Switz.:*** Evista; ***Thai.:*** Celvista; ***Turk.:*** Evista; ***UK:*** Evista; ***USA:*** Evista; ***Venez.:*** Evista.

Stanozolol (*BAN, USAN, rINN*) ⊗司坦唑醇

Androstanazol; Androstanazole; Estanazol; Estanozolol; Methylstanazole; Metistanazol; NSC-43193; Stanotsololi; Stanozololis; Stanozololum; Stanozolum; Sztanozolol; Win-14833. 17α-Methyl-2′H-5α-androst-2-eno[3,2-c]pyrazol-17β-ol.

Станозолол

$C_{21}H_{32}N_2O$ = 328.5.

CAS — 10418-03-8.

ATC — A14AA02.

ATC Vet — QA14AA02.

UNII — 4R1VB9P8V3.

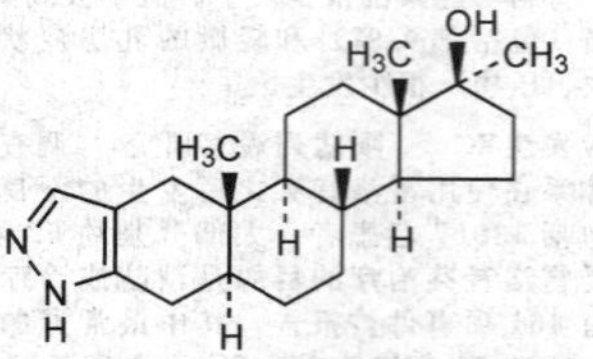

俗名 以下名称被用于各种形式的司坦唑醇的"俗名"（第vii页）和俚语：Iron Brew。

Pharmacopoeias. In *Chin., Eur.* (see p.vii), and *US.*

Ph. Eur. 6. 8（Stanozolol） 一种白色或类白色，吸湿的结晶性粉末。它具有多晶型。几乎不溶于水；微溶于乙醇；溶于二甲基甲酰胺；极微溶于二氯甲烷。贮藏于密闭容器中。避光。

USP 33（Stanozolol） 一种以两种形式存在的无臭的结晶性粉末，在大约155℃时呈针状熔融状态，而在大约235℃时呈棱晶状。不溶于水；溶于乙醇（1∶41），溶于氯仿（1∶74），溶于乙醚（1∶370）；微溶于丙酮和乙酸乙酯；溶于二甲基甲酰胺；极微溶于苯。贮藏于密闭容器中。避光。

不良反应和注意事项

参见雄激素和促同化类激素（见睾酮，第2061页）。与其他17α烷基化化合物一样，司坦唑醇可产生肝毒性，因此应监测肝功能。最好避免将其用于存在肝损伤的患者，如果肝损伤严重时应绝对避免应用。也应监测血细胞比容和血红蛋白含量。

因其雄激素的作用，不推荐司坦唑醇用于治疗绝经前期女性的遗传性血管性水肿，除非存在威胁生命的情况。

对肾脏的影响 使用司坦唑醇发生肾衰竭伴胆汁淤积性黄疸曾有报道（见下文）。

对肝脏的影响 与司坦唑醇相关的胆汁淤积性黄疸曾有报道[1~3]，在一些病例中有急性肾小管坏死和肾衰竭[4]。

1. Slater SD, *et al.* Jaundice induced by stanozolol hypersensitivity. *Postgrad Med J* 1976; **52:** 229–32.
2. Evely RS, *et al.* Severe cholestasis associated with stanozolol. *BMJ* 1987; **294:** 612–13.
3. Martínez B, *et al.* Colestasis inducida por consumo de estanozolol. *Rev Esp Enferm Dig* 2006; **98:** 219–20.
4. Yoshida EM, *et al.* At what price, glory? Severe cholestasis and acute renal failure in an athlete abusing stanozolol. *Can Med Assoc J* 1994; **151:** 791–3.

对神经系统的影响 1名接受司坦唑醇的老年女性出现良性颅内高压，停用司坦唑醇后脑脊液压力恢复正常[1]。

1. Tully MP, *et al.* Intracranial hypertension associated with stanozolol. *DICP Ann Pharmacother* 1990; **24:** 1234.

卟啉病 对于患卟啉病的患者，司坦唑醇被认为是不安全的，因为其在动物体内显示出生卟啉作用。

药物相互作用

如第2062页**睾酮**项下所提到的，促同化类激素可增加多种药物的活性。司坦唑醇对某些抗凝血药的影响，参见第1375页。

用途和用法

司坦唑醇具有合成代谢和产生雄性化的特性（见**睾酮**，第2062页）。与其他的合成代谢类固醇一起，司坦唑醇用于绝经后妇女乳腺癌、贫血、骨质疏松症和分解代谢类疾病。每8～12h口服2mg，或者每2～3周肌注50mg。

司坦唑醇可用于遗传性血管性水肿的治疗（见下文）。

遗传性血管性水肿 司坦唑醇升高血清C1酯酶抑制因子的浓度，用于防止遗传性血管性水肿的发作（第2216页）。起始剂量为最低有效的预防剂量，使长期使用的不良反应最小。司坦唑醇经典给药为每日1～2mg或者隔日给药[1,2]，或者频率更少[3]，虽然可能需要直至5mg每日1～2次的剂量[4]。在可能引起发作的情况下，如外科手术或牙科操作，需短期预防性加量。这种情况下，一般用司坦唑醇2mg，每日3次，但必须在操作前5～7天开始[1]，并且在之后持续48h[4]。也有报道[3]在操作前每6h使用4mg的较大剂量，共5天。

弱作用的雄激素一般不用于遗传性血管性水肿的急性期治疗，然而，早期使用司坦唑醇每日16mg，可能缩短外周水肿发作的持续时间[4]。司坦唑醇4mg，每6～8h 1次，与冰冻血浆一起使用，也被用于严重急性发作早期的治疗[3]。

1. Zuraw BL. Current and future therapy for hereditary angioedema. *Clin Immunol* 2005; **114:** 10–16.
2. Banerji A, *et al.* Hereditary angioedema: a current state-of-the-art review, V: attenuated androgens for the treatment of hereditary angioedema. *Ann Allergy Asthma Immunol* 2008; **100** (suppl 2): S19–S22.
3. Sloane DE, *et al.* Hereditary angioedema: safety of long-term stanozolol therapy. *J Allergy Clin Immunol* 2007; **120:** 654–8.
4. Gompels MM, *et al.* C1 inhibitor deficiency: consensus document. *Clin Exp Immunol* 2005; **139:** 379–94. Correction. *ibid.*; **141:** 189–90. [dose]

血管性疾病 司坦唑醇可用于Behcet综合征血管症状的治疗。有报道，它在血管病中促进纤维蛋白溶解。并且也有试用于各种疾病。然而，多数这类研究是非比较性的并且患者数量少，而且结果是不一致的。

制剂

USP 33: Stanozolol Tablets.

专利制剂

Gr.: Stromba; ***India:*** Menabol; Neurabol; ***Spain:*** Winstrol; ***Thai.:*** Stanol†; Stanztab; ***USA:*** Winstrol†.

多组分制剂 ***Thai.:*** Cetabon.

Testis Extracts ⊗ 睾丸提取物

Extractos testiculares; Testicular Extracts.

Тестикулярный Экстракт

简介

睾丸提取物通常来源于牛，并用于多种疾病治疗。它们作为雄激素的补充用于老年男性。含其他哺乳动物组织提取物的制剂，也常被用于外周循环或肌肉骨骼疾病的局部治疗。

制剂

多组分制剂 ***Canad.:*** ratio-Heracline†; ***Ger.:*** FegaCoren N†; FegaCoren†; NeyTumorin-Solubile†; ***Hong Kong:*** Sessoforte†; Wari-Procomil†; ***Thai.:*** Wari-Procomil†.

顺势疗法制剂 ***Fr.:*** Amphosca a l'orchitine; ***Ger.:*** NeyChon Nr 68; NeyChondrin (Revitorgan-Dilutionen Nr 68)†; NeyChondrin (Revitorgan-Lingual Nr. 68)†; NeyChondrin N (Revitorgan-Dilutionen N Nr 68)†; NeyChondrin Nr 68-Sol; NeyDil 66 (Revitorgan-Dilutionen Nr. 66)†; NeyDil 66N (Revitorgan-Dilutionen Nr. 66 N)†; NeyDil Nr 66; Neydin-M; NeyGero Nr 64; NeyGeront (Revitorgan-Dilutionen Nr 64)†; NeyGeront (Revitorgan-Lingual Nr 64)†; NeyGeront N (Revitorgan-Dilutionen N Nr 64)†; NeyGeront Nr 64-Sol L; NeyGeront Vitalkapsein A; NeyGeront-Vitalkapseln†; NeyLing (Revitorgan-Lingual Nr.66)†; NeyLing Nr 66; NeySol L 66; ***USA:*** Estrex.

Testosterone (*BAN, rINN*) ⊗睾酮

Testosteron; Testosterona; Testosteronas; Testostérone; Testosteroni; Testosteronum; Tesztoszteron. 17β-Hydroxyandrost-4-en-3-one.

Тестостерон

$C_{19}H_{28}O_2$ = 288.4.

CAS — 58-22-0.

ATC — G03BA03.

ATC Vet — QG03BA03.

UNII — 3XMK78S47O.

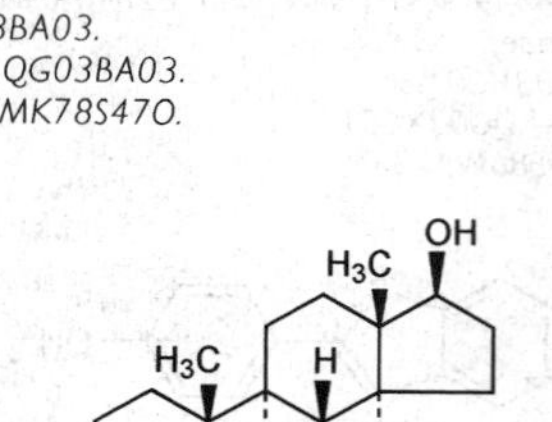

俗名 以下名称被用于不同形式的睾酮的"俗名"（见第vii页）和俚语：T-stoff。

Pharmacopoeias. In *Eur.* (see p.vii) and *US.*

Ph. Eur. 6. 8（Testosterone） 一种白色结晶性粉末或无色或淡黄白色晶体。几乎不溶于水和油脂；易溶于乙

醇和二氯甲烷。避光。

USP 33（Testosterone） 白色或微乳白色、无臭的，晶体或结晶性粉末。几乎不溶于水；溶于无水乙醇（1∶6），溶于氯仿（1∶2），溶于乙醚（1∶100）；溶于二噁烷和植物油。25℃下贮藏，允许温度范围15～30℃。

Testosterone Cipionate（*BANM*, *rINNM*）⊗环戊丙酸睾酮

Cipionato de testosterona; Testostérone, Cipionate de; Testosterone Cyclopentylpropionate; Testosterone Cypionate; Testosteroni Cipionas. 3-Oxoandrost-4-en-17β-yl 3-cyclopentylpropionate; 17β-Hydroxyandrost-4-en-3-one cyclopentanepropionate; 17β-(3-Cyclopentyl-1-oxopropoxy)androst-4-en-3-one.

Тестостерона Ципионат

$C_{27}H_{40}O_3$ = 412.6.
CAS — 58-20-8.
ATC — G03BA03.
ATC Vet — QG03BA03.
UNII — M0XW1UBI14.

Pharmacopoeias. In *US.*

USP 33（Testosterone Cypionate） 一种白色或乳白色结晶性粉末，无臭或有轻微臭。不溶于水；易溶于乙醇、氯仿、二噁烷和乙醚；溶于植物油。避光。

Testosterone Decanoate（*BANM*, *rINNM*）⊗癸酸睾酮

Decanoato de testosterona; Testosteron Dekanoat; Testostérone, décanoate de; Testosteroni decanoas. 3-Oxoandrost-4-en-17β-yl decanoate; 17β-Hydroxyandrost-4-en-3-one decanoate.

Тестостерона Деканоат

$C_{29}H_{46}O_3$ = 442.7.
CAS — 5721-91-5.
ATC — G03BA03.
ATC Vet — QG03BA03.
UNII — IJW60LAO6S.

Pharmacopoeias. In *Eur.* (see p.vii).

Ph. Eur. 6. 8（Testosterone Decanoate） 一种白色或类白色粉末。几乎不溶于水；极易溶于无水乙醇、丙酮和二氯甲烷；易溶于脂肪。贮藏温度为2～8℃。

Testosterone Enantate（*BANM*, *rINNM*）⊗庚酸睾酮

Enantato de testosterona; NSC-17591; Testosteron enantát; Testostérone, enantate de; Testosterone Enanthate; Testosterone Heptanoate; Testosterone Heptylate; Testosteronenantat; Testosteroni enantas; Testosteronienantaatti; Testosterono enantatas; Testosteronu enantan; Tesztoszteronönantát. 3-Oxoandrost-4-en-17β-yl heptanoate; 17β-Hydroxyandrost-4-en-3-one heptanoate.

Тестостерона Энантат

$C_{26}H_{40}O_3$ = 400.6.
CAS — 315-37-7.
ATC — G03BA03.
ATC Vet — QG03BA03.
UNII — 7Z6522T8N9.

Pharmacopoeias. In *Eur.* (see p.vii), *Int.*, *Jpn*, and *US.*

Ph. Eur. 6. 8（Testosterone Enantate） 一种白色或淡黄白色结晶性粉末。几乎不溶于水；极易溶于无水乙醇；易溶于不挥发油。2～8℃贮藏。避光。

USP 33（Testosterone Enantate） 一种白色或乳白色结晶性粉末。无臭或有微弱庚酸特征性臭。不溶于水；极易溶于乙醚；溶于植物油。阴凉环境贮藏。

Testosterone Isocaproate（*BANM*, *rINNM*）⊗异己酸睾酮

Isocaproato de testosterona; Testosteron Isokaproat; Testostérone, isocaproate de; Testosterone Isohexanoate; Testosteroni isocaproas. 3-Oxoandrost-4-en-17β-yl 4-methylpentanoate; 17β-Hydroxyandrost-4-en-3-one 4-methylpentanoate.

Тестостерона Изокапронат

$C_{25}H_{38}O_3$ = 386.6.
CAS — 15262-86-9.
ATC — G03BA03.
ATC Vet — QG03BA03.
UNII — X8ST05GYDM.

Pharmacopoeias. In *Eur.* (see p.vii).

Ph. Eur. 6. 8（Testosterone Isocaproate） 一种白色或类白色粉末。几乎不溶于水；极易溶于丙酮和二氯甲烷；易溶于脂肪。

Testosterone Phenylpropionate（*BANM*, *rINNM*）⊗苯丙酸睾酮

Fenilpropionato de testosterona; Testosteron Fenilpropiyonat; Téstostérone, Phénylpropionate de; Testosteroni Phenylpropionas. 3-Oxoandrost-4-en-17β-yl 3-phenylpropionate; 17β-Hydroxyandrost-4-en-3-one 3-phenylpropionate.

Тестостерона Фенилпропионат

$C_{28}H_{36}O_3$ = 420.6.
CAS — 1255-49-8.
ATC — G03BA03.
ATC Vet — QG03BA03.
UNII — 8GN84GWX51.

Pharmacopoeias. In *BP(Vet).*

BP（Vet）2010（Testosterone Phenylpropionate） 一种白色至几乎白色粉末。几乎不溶于水；略溶于乙醇。避光。

Testosterone Propionate（*BANM*, *rINNM*）⊗丙酸睾酮

NSC-9166; Propionato de testosterona; Testosteron Propiyonat; Testostérone, propionate de; Testosteroni propionas; Testosteronipropionaatti; Testosterono propionatas; Testosteronpropionat; Testosteron-propionát; Testosteronu propionian; Tesztoszteronpropionát. 3-Oxoandrost-4-en-17β-yl propionate; 17β-Hydroxyandrost-4-en-3-one propionate.

Тестостерона Пропионат

$C_{22}H_{32}O_3$ = 344.5.
CAS — 57-85-2.
ATC — G03BA03.
ATC Vet — QG03BA03.
UNII — WI93Z9138A.

Pharmacopoeias. In *Chin.*, *Eur.* (see p.vii), *Int.*, *Jpn*, and *US.*

Ph. Eur. 6. 8（Testosterone Propionate） 一种白色或类白色粉末或无色晶体。几乎不溶于水；易溶于乙醇和丙酮；溶于不挥发油。

USP 33（Testosterone Propionate） 一种白色或乳白色无臭晶体或结晶性粉末。不溶于水；易溶于乙醇、二噁烷、乙醚和其他有机溶剂；溶于植物油。避光。

Testosterone Undecylate（*rINNM*）⊗十一酸睾酮

Org-538; Testosteron Undekanoat; Testosterone Undecanoate (*BANM, USAN*); Testostérone, Undécylate de; Testosteroni Undecylas; Undecilato de testosterona. 3-Oxoandrost-4-en-17β-yl undecanoate; 17β-Hydroxyandrost-4-en-3-one undecanoate.

Тестостерона Ундесилат

$C_{30}H_{48}O_3$ = 456.7.
CAS — 5949-44-0.
ATC — G03BA03.
ATC Vet — QG03BA03.
UNII — H16A5VCT9C.

Pharmacopoeias. In *Chin.*

不良反应

睾酮和其他雄激素可引起与其产生雄性化或合成代谢活性相关的不良反应。这些不良反应包括钠和水潴留、水肿、高钙血症和葡萄糖耐量降低。其他作用包括低密度脂蛋白胆固醇增加、高密度脂蛋白胆固醇减少、血细胞比容增加和凝血因子抑制。雄激素可导致头痛、抑郁和胃肠出血。有人提出雄激素在敏感患者中可引起睡眠呼吸暂停。

可能出现肝功能检查异常，并曾有肝毒性的报道，包括黄疸和胆汁淤积性肝炎。也曾有接受大剂量长期治疗的患者出现紫癜样肝病和肝肿瘤的报道。这些肝脏的不良影响主要出现于17α-烷基化的衍生物（如甲睾酮、司坦唑醇）。

在男性中，大剂量抑制精子发生并导致睾丸萎缩，附睾炎和膀胱刺激症状。阴茎异常勃起是过量的迹象，尤其出现于老年男性。可能出现男性乳房发育。雄激素可导致前列腺增生并加速前列腺恶性肿瘤的生长。

在女性中，雄激素对垂体前叶的抑制作用导致卵巢活性和月经的抑制。持续应用出现女性男性化症状，如多毛或男性型秃发、声音低沉、乳房和子宫内膜的组织萎缩、油性皮肤、痤疮和阴蒂肥大以及性欲增加而泌乳抑制。即使停止治疗后，男性化现象过程也是不可逆的。

大量的重复剂量在青春期早期应用可导致骺闭合和线性生长的停止。儿童可能表现出男性化症状：男孩出现阴茎增大和勃起频率增加的早熟性发育，女孩出现阴蒂增大。男孩也可能出现男性乳房发育。

如果妊娠期间给予雄激素，女性胎儿外生殖器可能出现男性化表现。

经皮应用睾酮后，皮肤反应可能包括皮肤刺激、红斑、变应性接触性皮炎和有时出现烧伤样损害。使用含渗透增强剂的贴剂时，皮肤反应更常见。

促同化类激素因为通常保留某些雄激素的活性，也具有上述雄激素的不良反应，但是它们的男性化作用尤其对女性通常较弱。曾有运动员大剂量服用以尝试和提高运动成绩导致不良精神作用的报道。关于滥用促同化类激素导致的不良反应，参见下文**注意事项**项下**滥用**。

致癌性 睾酮用于血清睾酮浓度低或正常低值的健康老年男性的治疗（见下文**用途和用法**项下**性腺功能减退**）。但有担心其可能与增加前列腺癌的风险有关。这种担心是基于以下事实，就算不治疗，前列腺癌的风险也随着年龄的增加而增加，正常前列腺的生长有赖于雄激素，雄激素去势可使晚期前列腺癌消退[1]。然而，雄激素和前列腺癌发病的关系尚不清楚。有些数据表明低血清浓度睾酮能预测更有侵袭力的高分化肿瘤，其更可能发生转移及预后更差[1～3]。虽然曾有报道接受睾酮治疗的人发生前列腺癌[4]，有大量的证据，这些证据几乎都是小样本临床研究，总体上未显示增加前列腺癌的风险[3,5]。在21个人（44～78岁）[6]中，使用庚酸睾酮治疗6个月，观察对前列腺的影响，即使低血清睾酮浓度纠正至正常范围，前列腺组织中睾酮的浓度、前列腺的体积、前列腺特异性抗原或者前列腺癌的发生无显著性差异。需要进一步长期、大样本的研究来证实这种治疗的安全性。

有前列腺癌病史的人，禁忌使用睾酮治疗性腺功能减退，因为有肿瘤复发的风险。有少部分报道在外科手术治愈后睾酮的治疗是安全的，提示在严密的监测下，使用睾酮治疗有症状的性腺功能减退患者是可以考虑的[3,7]。经过放疗治愈[3]或者使用戈那瑞林类似物行雄激素去势的患者，当其有性腺功能减退时，用睾酮治疗的数据就更少了。睾酮也被用于有高分化上皮内瘤、癌前病变的性腺功能减退患者中，而未见癌症的发病风险增加[7]。

关于与雄激素和促同化类激素相关的肝恶性肿瘤，参见下文**对肝脏的影响**。滥用后致肾细胞癌也有报道（见下文**注意事项**）。

1. Raynaud J-P. Prostate cancer risk in testosterone-treated men. *J Steroid Biochem Mol Biol* 2006; **102:** 261–6.
2. Barqawi A, Crawford ED. Testosterone replacement therapy and the risk of prostate cancer: is there a link? *Int J Impot Res* 2006; **18:** 323–8.
3. Raynaud J-P. Testosterone deficiency syndrome: treatment and cancer risk. *J Steroid Biochem Mol Biol* 2009; **114:** 96–105.
4. Brand TC, *et al.* Testosterone replacement therapy and prostate cancer: a word of caution. *Curr Urol Rep* 2007; **8:** 185–9.
5. Gould DC, Kirby RS. Testosterone replacement therapy for late onset hypogonadism: what is the risk of inducing prostate cancer? *Prostate Cancer Prostatic Dis* 2006; **9:** 14–18.
6. Marks LS, *et al.* Effect of testosterone replacement therapy on prostate tissue in men with late-onset hypogonadism: a randomized controlled trial. *JAMA* 2006; **296:** 2351–61.
7. Kaufman J. A rational approach to androgen therapy for hypogonadal men with prostate cancer. *Int J Impot Res* 2006; **18:** 26–31.

对心血管系统的影响 曾有报道，1例青年男性因性腺功能减退，自行肌内注射庚酸睾酮后，发生脑血管意外[1]。应注意的是，虽然有些实验证据表明睾酮刺激血栓形成，但是血栓栓塞的并发症一般不认为是雄激素治疗的不良反应。有一篇系统性综述[2]发现在给予体质差伴低或正常睾酮浓度的患者睾酮治疗的研究中，有关于心血管事件的证据。但是有一些数据表明血脂、血压的改变没有意义。

1. Nagelberg SB, *et al.* Cerebrovascular accident associated with testosterone therapy in a 21-year-old hypogonadal man. *N Engl J Med* 1986; **314:** 649–50.
2. Haddad RM, *et al.* Testosterone and cardiovascular risk in men: a systematic review and meta-analysis of randomized placebo-controlled trials. *Mayo Clin Proc* 2007; **82:** 29–39.

对肝脏的影响 肝脏毒性包括肝酶升高、肝胆汁淤积和黄疸以及少见的紫癜样肝病和肝肿瘤，发生于雄激素和促同化类激素的应用中，尤其是17α-烷基化衍生物。长期治疗和大剂量是重要的相关因素。肿瘤包括肝细胞癌、良性腺瘤和较少见的血管肉瘤和胆管癌。停止治疗后，肿瘤和紫癜可能退回到原有状态，但是它们也可能进展至肝衰竭和死亡。雄激素和促同化类激素对肝脏的影响的综述在下面列出[1～5]。曾有1例接受庚酸睾酮治疗11年的患者发生肝良性腺瘤[6]及1例接受庚酸睾酮和甲睾酮治疗的患者发生肝细胞癌[7]的具体报道。更多具体参考文献见各药物的专论。

1. Bagheri SA, Boyer JL. Peliosis hepatis associated with androgenic-anabolic steroid therapy. *Ann Intern Med* 1974; **81:** 610–18.
2. Ishak KG, Zimmerman HJ. Hepatotoxic effects of the anabolic/androgenic steroids. *Semin Liver Dis* 1987; **7:** 230–6.
3. Søe KL, *et al.* Liver pathology associated with the use of anabolic-androgenic steroids. *Liver* 1992; **12:** 73–9.
4. Touraine RL, *et al.* Hepatic tumours during androgen therapy in Fanconi anaemia. *Eur J Pediatr* 1993; **152:** 691–3.
5. Velazquez I, Alter BP. Androgens and liver tumors: Fanconi's

anemia and non-Fanconi's conditions. *Am J Hematol* 2004; **77:** 257–67.
6. Carrasco D, *et al.* Hepatic adenomata and androgen treatment. *Ann Intern Med* 1984; **100:** 316.
7. Johnson FL. *et al.* Association of androgenic-anabolic steroid therapy with development of hepatocellular carcinoma. *Lancet* 1972; **ii:** 1273–6.

对性功能的影响 有报道应用睾酮治疗青春期延迟[1~4]或性腺功能减退[5~7]后，出现严重的阴茎异常勃起。

1. Zelissen PMJ, Stricker BHC. Severe priapism as a complication of testosterone substitution therapy. *Am J Med* 1988; **85:** 273–4.
2. Ruch W, Jenny P. Priapism following testosterone administration for delayed male puberty. *Am J Med* 1989; **86:** 256.
3. Madrid Garcia FJ, *et al.* Priapismo secundario a la administración de testosterona en el tratamiento del retraso puberal. *Arch Esp Urol* 2001; **54:** 703–5.
4. Arrigo T, *et al.* High-flow priapism in testosterone-treated boys with constitutional delay of growth and puberty may occur even when very low doses are used. *J Endocrinol Invest* 2005; **28:** 390–1.
5. Zargooshi J. Priapism as a complication of high dose testosterone therapy in a man with hypogonadism. *J Urol (Baltimore)* 2000; **163:** 907.
6. Shergill IS, *et al.* Testosterone induced priapism in Kallmann's syndrome. *J Urol (Baltimore)* 2003; **169:** 1089.
7. Ichioka K, *et al.* Testosterone-induced priapism in Klinefelter syndrome. *Urology* 2006; **67:** e17–e18.

注意事项

睾酮和其他雄激素及促同化类激素应慎用于有心血管疾病、肾损伤或肝损伤、癫痫、偏头痛、糖尿病或其他因可能的液体潴留或引发的水肿而加重的情况。它们不可用于有高钙血症或高钙尿症的患者，并应慎用于存在进展为上述风险的情况，如骨转移。17α-烷基化的衍生物的应用与肝毒性的风险增加有关，最好避免用于有肝损伤的患者，如果肝损伤严重时应绝对避免。治疗期间应监测肝功能。

在男性中，雄激素和促同化类激素不可用于有乳腺癌或前列腺癌的患者（虽然在女性中，它们被用于治疗某些乳腺癌，也见上文**致癌性**中关于有前列腺癌病史的患者睾酮的使用）。治疗期间应定期检查前列腺。

由于有发生女性胎儿男性化的风险，雄激素和促同化类激素不可用于妊娠期。

由于其男性化的作用及可能出现骨骺过早闭合导致线性生长抑制和身材矮小，雄激素和促同化类激素用于儿童时应极其注意。治疗期间应监测骨骼的成熟情况。

使用凝胶制剂的患者要注意每次使用后洗手，并且当凝胶干了以后，用衣服覆盖擦药的位置。与别人有皮肤与皮肤的接触时，这片区域要彻底洗干净。有报道，因疏忽而在这种方式下暴露于睾酮的儿童，有不适当的雄性化、骨龄的进展、性欲增加和侵袭性行为发生。

雄激素和促同化类激素可干扰一些临床实验室检查，如葡萄糖耐量和甲状腺功能的检测。

滥用 运动员对雄激素和促同化类激素的违法使用（通常超过治疗剂量）引起的不良反应已有讨论[1~5]。此类滥用伴随潜在的严重健康风险。影响包括肝功能异常和肝肿瘤（也见上文**对肝脏的影响**）、致动脉粥样化的血脂和心血管疾病风险增加以及葡萄糖耐量降低。常引起性腺功能减退的状态（在男性引起精子缺乏或少精液症以及睾丸萎缩，在女性引起闭经或稀发月经）。男性乳房发育在男性相对常见，女性男性化表现在女性中相对常见。精神病学障碍如躁狂、轻度躁狂、抑郁、攻击行为和情绪不稳定性也有描述。有证据表明，可能出现与依赖相关的急性戒断综合征。免疫应答的改变、腱损伤、肾细胞癌和紫癜样肝病罕见报道。

关于检测运动员对某些促同化类激素滥用的方法仍存在争议，一项对健康受试者的研究明显证实，存在内源性生成的少量诺龙代谢物[6]。有一些因素可能产生影响，包括遗传学、锻炼强度、创伤和低血糖应激[7]。

1. Pärssinen M, Seppälä T. Steroid use and long-term health risks in former athletes. *Sports Med* 2002; **32:** 83–94.
2. Hartgens F, Kuipers H. Effects of androgenic-anabolic steroids in athletes. *Sports Med* 2004; **34:** 513–54.
3. Maravelias C, *et al.* Adverse effects of anabolic steroids in athletes: a constant threat. *Toxicol Lett* 2005; **158:** 167–75.
4. Trenton AJ, Currier GW. Behavioural manifestations of anabolic steroid use. *CNS Drugs* 2005; **19:** 571–95.
5. Sjöqvist F, *et al.* Use of doping agents, particularly anabolic steroids, in sports and society. *Lancet* 2008; **371:** 1872–82.
6. Reznik Y, *et al.* Urinary nandrolone metabolites of endogenous origin in man: a confirmation by output regulation under human chorionic gonadotropin stimulation. *J Clin Endocrinol Metab* 2001; **86:** 146–50.
7. Kohler RMN, Lambert MI. Urine nandrolone metabolites: false positive doping test? *Br J Sports Med* 2002; **36:** 325–9.

哺乳 尚不清楚睾酮是否在乳汁中分布，但哺乳期妇女应避免使用，因为理论上对婴儿存在潜在的雄激素样作用。高剂量的雄激素会抑制泌乳。

疏忽性的转移 有一短篇综述[1]报道了妇女和儿童疏忽性的二次暴露于男性患者使用睾酮凝胶制剂替代治疗的风险，结果为男性化或高雄激素血症。

1. de Ronde W. Hyperandrogenism after transfer of topical testosterone gel: case report and review of published and unpublished studies. *Hum Reprod* 2009; **24:** 425–8.

卟啉病 卟啉病患者应用雄激素可能不安全，尽管关于其生卟啉作用的实验证据不一致。

1名患急性间歇性卟啉病（第1390页）的女性患者，当用布舍瑞林抑制月经周期获得的成功有限时，采用皮下睾酮埋植剂，可成功治疗严重的经前发作[1]。

1. Savage MW, *et al.* Acute intermittent porphyria treated by testosterone implant. *Postgrad Med J* 1992; **68:** 479–81.

妊娠 有报道，妊娠期间服用睾酮[1]或甲睾酮[2]可引起女婴男性化表现。

1. Reschini E, *et al.* Female pseudohermaphroditism due to maternal androgen administration: 25-year follow-up. *Lancet* 1985; **i:** 1226.
2. Dewhurst J, Gordon RR. Fertility following change of sex. *Lancet* 1984; **ii:** 1461.

兽医用途 FAO/WHO专家委员会检测了兽药在食物中的残留风险，建立了可接受的睾酮日常摄入值，但是认为没有必要确定可食用的牛肉组织中睾酮最大残余量的具体上限，因为作为促进生长的产品已经有很好的实践[1]。但需要注意，在欧盟，兽医学中应用雄激素受到限制，禁止其作为促进生长的药物应用。而且，对于用来食用的动物，禁用促同化类激素。

1. FAO/WHO. Evaluation of certain veterinary drug residues in food: fifty-second report of the joint FAO/WHO expert committee on food additives. *WHO Tech Rep Ser 893* 2000. Also available at: http://whqlibdoc.who.int/trs/WHO_TRS_893.pdf (accessed 09/07/08)

药物相互作用

有报道，睾酮、其他雄激素和促同化类激素可增强不同药物的活性，同时药物毒性作用增加。受影响的药物包括环孢素（第1745页）、左甲状腺素（第2093页）以及抗凝血药如华法林（第1375页）。也有报道，睾酮对神经肌肉阻滞药（第1814页）有拮抗作用。因为雄激素和促同化类激素可以改变糖代谢，胰岛素和口服降糖药的剂量需要调整。

药动学

睾酮通过胃肠道、皮肤和口腔黏膜吸收。然而，睾酮口服时经广泛的肝首关代谢，因此，通常选择肌内注射、皮下或经皮途径给药。此外，睾酮基本的分子经过修饰，形成具有口服活性的复合物，并且作用时间延长。对睾酮分子17α位进行烷化后，所产生的复合物在肝中的代谢更加缓慢，因此可以口服给药。对17β羟基进行酯化后，所形成的复合物脂溶性增强，肌内注射后，机体吸收的速度减慢。酯类被人体吸收的速度与酯基团的大小有关。十一酸睾酮口服后，完全灭活的更少，因为药物分布到淋巴系统中。睾酮酯吸收后被水解成睾酮。

约80%睾酮与性激素结合球蛋白结合。19-去甲睾酮的衍生物和17-α甲基化合物与这种球蛋白的结合降低。据报道，睾酮的血浆半衰期为10～100min。它主要在肝中经17-OH基团氧化广泛代谢，形成雄烯二酮，雄烯二酮进一步被代谢成雄激素活性更弱的雄酮和无活性的本胆烷醇酮，它们主要以葡糖苷酸和硫酸盐的形式，通过尿液排出体外。大约6%经肠肝循环后以原形从粪便中排出。在某些靶器官内，睾酮通过5α-还原酶转变成具有更高活性的双氢睾酮。19-去甲睾酮衍生物似乎不易受此酶影响。少量睾酮在体内经芳香化形成雌激素衍生物，尤其是雌二醇。具有饱和A环的化合物，如美睾酮，似乎不易被芳香化生成雌激素。

关于皮下睾酮丸[1]、肌内定点注射[2]、阴囊[3,4]和非阴囊[5~8]、透皮贴剂、凝胶剂[9,10]和口腔制剂[11,12]等的药动学，可参考以下文献。

1. Handelsman DJ, *et al.* Pharmacokinetics and pharmacodynamics of testosterone pellets in man. *J Clin Endocrinol Metab* 1990; **71:** 216–22.
2. Yassin AA, Haffejee M. Testosterone depot injection in male hypogonadism: a critical appraisal. *Clin Interv Aging* 2007; **2:** 577–90.
3. Findlay JC, *et al.* Transdermal delivery of testosterone. *J Clin Endocrinol Metab* 1987; **64:** 266–8.
4. Cunningham GR, *et al.* Testosterone replacement with transdermal therapeutic systems: physiological serum testosterone and elevated dihydrotestosterone levels. *JAMA* 1989; **261:** 2525–30.
5. Meikle AW, *et al.* Pharmacokinetics and metabolism of a permeation-enhanced testosterone transdermal system in hypogonadal men: influence of application site. *J Clin Endocrinol Metab* 1996; **81:** 1832–40.
6. Yu Z, *et al.* Transdermal testosterone administration in hypogonadal men: comparison of pharmacokinetics at different sites of application and at the first and fifth days of application. *J Clin Pharmacol* 1997; **37:** 1129–38.
7. Dobs AS, *et al.* Pharmacokinetics, efficacy, and safety of a permeation-enhanced testosterone transdermal system in comparison with bi-weekly injections of testosterone enanthate for the treatment of hypogonadal men. *J Clin Endocrinol Metab* 1999; **84:** 3469–78.
8. Singh AB, *et al.* Pharmacokinetics of a transdermal testosterone system in men with end stage renal disease receiving maintenance hemodialysis and healthy hypogonadal men. *J Clin Endocrinol Metab* 2001; **86:** 2437–45.
9. Swerdloff RS, *et al.* Long-term pharmacokinetics of transdermal testosterone gel in hypogonadal men. *J Clin Endocrinol Metab* 2000; **85:** 4500–10.
10. Marbury T, *et al.* Evaluation of the pharmacokinetic profiles of the new testosterone topical gel formulation, Testim™, compared to AndroGel®. *Biopharm Drug Dispos* 2003; **24:** 115–20.
11. Korbonits M, *et al.* A comparison of a novel testosterone bioadhesive buccal system, Striant, with a testosterone adhesive patch in hypogonadal males. *J Clin Endocrinol Metab* 2004; **89:** 2039–43.
12. Wang C, *et al.* New testosterone buccal system (Striant) delivers physiological testosterone levels: pharmacokinetics study in hypogonadal men. *J Clin Endocrinol Metab* 2004; **89:** 3821–9.

用途和用法

天然激素睾酮及其类似物具有合成代谢和雄激素性质（更详尽资料，见第1994页）。

应用雄激素如睾酮或其酯类的首要适应证是作为替代疗法用于由垂体或睾丸病症引起的**男性性腺功能减退疾病**（见下文）或用于睾丸切除后出现的性腺功能减退。可采用皮下植入途径给予睾酮100～600mg，如给予600mg，血浆睾酮水平常常可在生理浓度内维持4～5个月。也可通过经皮给药系统给予。贴剂可贴于背、腹、大腿或上臂，每日提供2.5～7.5mg睾酮。阴囊贴剂也曾被应用，但已不广泛。水醇凝胶含有1%～2%的睾酮，根据药剂不同，可每日贴到肩、上臂、腹部或大腿。应用的药物剂量中大约10%经皮吸收，提供睾酮全身剂量5～10mg。粘贴到颊黏膜的持续释放制剂含有睾酮30mg，每日粘贴2次；这种方式可提供全身睾酮剂量约3mg。睾酮也可肌内注射给药，每次剂量最多50mg，每周2～3次，但睾酮酯更适合通过这种途径给药。

睾酮酯常常制成油剂溶液用于肌内给药，以延长药物的作用时间。不同酯化物的推荐剂量如下：

- 环戊丙酸睾酮，每次50～400mg，每2～4周给药1次；
- 庚酸睾酮，每次50～400mg，每2～4周给药1次；或以每2～3周给药250mg作为初始剂量，随后每3～6周给予维持剂量；
- 丙酸睾酮，每次剂量最多50mg，每周2～3次；
- 十一酸睾酮，每次1g，每10～14周给药1次。

异己酸睾酮、苯丙酸睾酮和丙酸睾酮，可以复方制剂用于肌内注射，有时还含有癸酸睾酮。环己酸睾酮、环己碳酸睾酮和异丁酸睾酮也已应用。十一酸睾酮也口服给药，以每日120～160mg作为起始剂量，分2次口服，用药2～3周，随后以每日40～120mg作为维持剂量。在儿童中睾酮使用的一些剂量，见下文。

雄激素和促合成类激素有时和雌激素一起合用治疗某些围绝经期症状，但是用雄激素和促合成类激素治疗**妇女**骨质疏松症已不被提倡，因为其不良反应超过受益。在英国，绝经后妇女有时给予睾酮埋植剂，剂量为每4～8个月50～100mg，作为绝经后HRT的辅助治疗，如对于性欲减低。在美国，含有雄激素和雌激素的制剂用于治疗绝经后血管舒缩症状；环戊丙酸睾酮50mg和环戊丙酸雌二醇2mg一起肌内注射，每4周1次，3～6个月时尝试减量。然而，对于这些制剂的使用有一些担心，并且相反的观点认为它们是无效的（见下文）。外科手术导致的绝经（双侧卵巢切除或子宫切除）而接受雌激素治疗的妇女，有一种经皮贴片可以用来治疗性欲下降。这种贴片每周2次，每日能供全身睾酮为300mg；起始的治疗反应应在3～6个月时评估并且每6个月重新评估。在绝经后妇女，雄激素和促合成类激素有时用于散发乳腺癌的激素替代治疗，但是应选择低雄性化活性的复合制剂；短效的复合制剂优先考虑。庚酸睾酮的剂量为200～400mg，每2～4周1次肌注。

促合成类激素，有时还有雄激素，可用于治疗以红细胞生成障碍为特点的难治性贫血，如再生障碍性贫血（第1011页）。促同化类激素和作用减弱的人工合成雄激素（有时称之为"减弱的雄激素"）如达那唑，可用来治疗遗传性血管性水肿（第2216页）。

局部应用雄激素可治疗硬化性苔藓。促同化类激素可用于缓解与梗阻性黄疸有关的瘙痒（见下文）。

雄激素和促同化类激素因具有合成代谢性质，已用于各种分解代谢状况（见下文**合成作用**）。

半琥珀酸睾酮是用于治疗白内障的药物成分之一。

雄激素和促合成类激素的综述如下。

1. Hickson RC, *et al.* Adverse effects of anabolic steroids. *Med Toxicol Adverse Drug Exp* 1989; **4:** 254–71.
2. Bagatell CJ, Bremner WJ. Androgens in men—uses and abuses. *N Engl J Med* 1996; **334:** 707–14.
3. Conway AJ, *et al.* Use, misuse and abuse of androgens: the Endocrine Society of Australia consensus guidelines for androgen prescribing. *Med J Aust* 2000; **172:** 220–4. Correction. *ibid.*; 334. Also available at: http://www.mja.com.au/public/issues/172_05_060300/conway/conway.html (accessed 13/11/07)
4. Handelsman DJ. Testosterone: use, misuse and abuse. *Med J Aust* 2006; **185:** 436–9.

儿童用法 睾酮用于青春期男性性功能减退，也用于体制性青春期发育延迟。亦用于减少体制性身高材儿童的终身高（见下文）。

用于诱导和维持 12 岁以上男孩的**性成熟**。*BNFC 2010/11* 建议十一酸睾酮的剂量为 40mg 隔日口服，据反应增至每日 120mg。另外，庚酸睾酮或者丙酸睾酮可深部肌注，每月 25～50mg/m²，据反应每 6～12 个月增加剂量。在英国，虽然市场上已无销售，含有异己酸睾酮 40mg、苯丙酸睾酮 40mg 和丙酸酯化睾酮 20mg 的复合制剂也用于肌注，每月 3 次，治疗青春期延迟。经皮贴片或者埋植剂同样可用于青春期的睾酮治疗。英国注册药品信息对于贴片制剂的声明为，在 15 岁以下的儿童中没有临床经验。*BNFC 2010/11* 建议埋植剂用于 16 岁以上儿童。见上文剂量使用。然而，需要密切关注的是，使用雄激素治疗这些疾病，因早期的骨骺融合，骨骼的生长和终身高会受抑制。无需准备的睾酮乳膏也用于小阴茎的治疗（专利制剂凝胶中的乙醇会引起刺激）。

生长激素激发试验用于诊断生长迟缓（第1717页）儿童生长激素缺乏症。然而，这种反应在青春期前和围青春期儿童的反应可能是延迟的，导致假阴性。为增强对试验的反应性，使用睾酮来引导激素**垂体启动**，曾被适用于儿童[1~3]。虽然这种用法并没有达成共识[4]。有一种方案曾被使用，一种含有复合睾酮酯的制剂（异己酸睾酮 40mg、苯丙酸睾酮 40mg 和丙酸睾酮 20mg），在试验前 3～5 天单次肌注。

1. Loche S, *et al.* The growth hormone response to hexarelin in children: reproducibility and effect of sex steroids. *J Clin Endocrinol Metab* 1997; **82:** 861–4.
2. Coutant R, *et al.* Body composition, fasting leptin, and sex steroid administration determine GH sensitivity in peripubertal short children. *J Clin Endocrinol Metab* 2001; **86:** 5805–12.
3. Gönç EN, *et al.* Comparison of stimulated growth hormone levels in primed versus unprimed provocative tests: effect of various testosterone doses on growth hormone levels. *Horm Res* 2001; **56:** 32–7.
4. Growth Hormone Research Society. Consensus guidelines for the diagnosis and treatment of growth hormone (GH) deficiency in childhood and adolescence: summary statement of the GH Research Society. *J Clin Endocrinol Metab* 2000; **85:** 3990–3. Also available at: http://www.ghresearchsociety.org/files/Eilat.pdf (accessed 22/08/08)

合成作用 雄激素一般都具有合成代谢作用，以前用于受消瘦或虚弱疾病困扰的患者，以帮助他们增加体重，但最终疗效不明确。为了增加合成蛋白的能力，减少天然雄激素的男性化作用，人工合成了促同化类激素，但所有合成代谢仍保留一定的雄激素活性。促同化类激素也用于帮助恶病质（第2046页）和消耗性疾病患者增加体重。

促同化类激素和雄激素可被运动员、体育人员和健美人员滥用（见上文**注意事项**项下）以增加肌肉体积和体重，但这样的应用无法证明。

睾酮合成作用的参考文献如下。

1. Bhasin S, *et al.* The effects of supraphysiologic doses of testosterone on muscle size and strength in normal men. *N Engl J Med* 1996; **335:** 1–7.
2. Basaria S, *et al.* Anabolic-androgenic steroid therapy in the treatment of chronic diseases. *J Clin Endocrinol Metab* 2001; **86:** 5108–17.
3. Kong A, Edmonds P. Testosterone therapy in HIV wasting syndrome: systematic review and meta-analysis. *Lancet Infect Dis* 2002; **2:** 692–9.
4. Johns K, *et al.* Anabolic steroids for the treatment of weight loss in HIV-infected individuals. Available in The Cochrane Database of Systematic Reviews; Issue 4. Chichester: John Wiley; 2005 (accessed 13/11/07).

抗肿瘤药诱导的不育 关于环磷酰胺治疗期间用睾酮维持患者的性腺功能，见对**生育能力的影响**（第670页）。

体质性青春期延迟 每 1～2 个月肌内注射庚酸睾酮 3 个月至数年，对体质性青春延迟的男孩的生长和发育有利[1,2]，可增加生长速率、刺激性腺和骨骼成熟，不影响最终身高。然而，已指出青少年往往难以耐受重复肌内注射带来的疼痛[3]，有研究显示，口服十一酸睾酮或氧雄龙治疗男孩体质性发育延迟有效[4,5]，可优先选用[3]。需要注意，全身生长发育延迟男孩给予雄激素治疗还存在争议（第2012页）。关于雄激素在因性腺发育不全导致青春发育延迟男孩中应用的参考文献见下文。

1. Donaldson MDC, Savage DCL. Testosterone therapy in boys with delayed puberty. *Arch Dis Child* 1987; **62:** 647–8.
2. Richman RA, Kirsch LR. Testosterone treatment in adolescent boys with constitutional delay in growth and development. *N Engl J Med* 1988; **319:** 1563–7.
3. Kelnar CJH. Treatment of the short, sexually immature adolescent boy. *Arch Dis Child* 1994; **71:** 285–7.
4. Albanese A, *et al.* Oral treatment for constitutional delay of growth and puberty in boys: a randomised trial of an anabolic steroid or testosterone undecanoate. *Arch Dis Child* 1994; **71:** 315–17.
5. Brown DC, *et al.* A double blind, placebo controlled study of the effects of low dose testosterone undecanoate on the growth of small for age, prepubertal boys. *Arch Dis Child* 1995; **73:** 131–5.

体质性高身材 超生理量的雄激素可用来降低高身材青少年男性的终身高。已应用每月肌内注射睾酮酯剂量最多 1000mg[1]。一些平均随访 10 年的初步证据显示，治疗对生殖功能无长期效应[2]。关于睾酮用于增加生长速率的有关内容，见上文**体质性青春期延迟**。

1. Drop SLS, *et al.* Sex steroid treatment of constitutionally tall stature. *Endocr Rev* 1998; **19:** 540–58.
2. de Waal WJ, *et al.* Long term sequelae of sex steroid treatment in the management of constitutionally tall stature. *Arch Dis Child* 1995; **73:** 311–15.

痴呆 有一些研究显示，男性认知水平的下降可能与年龄相关的内源性睾酮水平下降有关（见**痴呆**，第342页）。一项对 574 例随访约 19 年的男性纵向研究[1]发现，计算得到的较低的游离睾酮水平是与发生阿尔茨海默病有关的多项危险因素之一。因此，有人提出睾酮治疗痴呆的可能作用，并且进行了一些初步研究。一项小规模研究[2]显示，老年阿尔茨海默病或轻度认知功能障碍的男性肌内注射睾酮治疗后，认知功能有所改善。然而，在一项研究[3]中，根据护理人员的评分，睾酮局部凝胶剂可改善轻微阿尔茨海默病男性患者的生活质量，但对健康老年男性的生活质量或认知功能没有一组有显著影响。已有文献综述雄性激素在其中的可能作用[4,5]。

1. Moffat SD, *et al.* Free testosterone and risk for Alzheimer disease in older men. *Neurology* 2004; **62:** 188–93.
2. Cherrier MM, *et al.* Testosterone improves spatial memory in men with Alzheimer disease and mild cognitive impairment. *Neurology* 2005; **64:** 2063–8.
3. Lu PH, *et al.* Effects of testosterone on cognition and mood in male patients with mild Alzheimer disease and healthy elderly men. *Arch Neurol* 2006; **63:** 177–85.
4. Fuller SJ, *et al.* Androgens in the etiology of Alzheimer's disease in aging men and possible therapeutic interventions. *J Alzheimers Dis* 2007; **12:** 129–42.
5. Drummond ES, *et al.* Androgens and Alzheimer's disease. *Curr Opin Endocrinol Diabetes Obes* 2009; **16:** 254–9.

勃起障碍 虽然睾酮可以增强性欲，但是它在勃起方面的作用仍然不清楚。研究的结果也不尽一致，但是建议有性功能障碍或勃起障碍（第2099页）和低睾酮浓度的男性单用睾酮[1,2]治疗，可从中获益。对 5-磷酸二酯酶抑制剂[1,3]反应差的患者，使用睾酮可有获益。然而，因为证据有限及潜在的不良反应，治疗仅限于中度性腺功能减退症的男性患者[1,2]（见下文的**性腺功能减退**）。

关于应用含有睾酮、硝酸异山梨酯和双氢麦角碱的乳剂治疗勃起障碍，见**硝酸甘油**项下（第1250页）。

1. Mikhail N. Does testosterone have a role in erectile function? *Am J Med* 2006; **119:** 373–82.
2. Boloña ER, *et al.* Testosterone use in men with sexual dysfunction: a systematic review and meta-analysis of randomized placebo-controlled trials. *Mayo Clin Proc* 2007; **82:** 20–8.
3. Shabsigh R, *et al.* The evolving role of testosterone in the treatment of erectile dysfunction. *Int J Clin Pract* 2006; **60:** 1087–92.

性别转换 睾酮可用于女性变成男性的变性患者，以促进和维持第二性征[1,2]。睾酮酯剂或者酯类合剂匀常给的剂量为 200～250mg，每 2 周 1 次肌注，根据反应调整剂量[2,3]。另外，也可给予十一酸睾酮 1g，每 10～12 周 1 次[3]。口服或者经皮睾酮制剂不常使用，并且在未行卵巢切除术的患者中，加用黄体酮抑制月经是必需的[2]。

1. Moore E, *et al.* Endocrine treatment of transsexual people: a review of treatment regimens, outcomes, and adverse effects. *J Clin Endocrinol Metab* 2003; **88:** 3467–73.
2. Gooren L. Hormone treatment of the adult transsexual patient. *Horm Res* 2005; **64** (suppl 2): 31–6.
3. Gooren LJ, *et al.* Long-term treatment of transsexuals with cross-sex hormones: extensive personal experience. *J Clin Endocrinol Metab* 2008; **93:** 19–25.

心力衰竭 曾报道心力衰竭男性患者的血清睾酮浓度低（第1127页）。有研究发现，在低或正常低值睾酮浓度的中度心力衰竭男性患者中，使用睾酮治疗能改善心力衰竭症状和活动耐力[1]。获益的机制尚不清楚。后续的研究报道了类似的获益[2]，认为可能是由于代谢和外周效应所产生。

1. Malkin CJ, *et al.* Testosterone therapy in men with moderate severity heart failure: a double-blind randomized placebo controlled trial. *Eur Heart J* 2006; **27:** 57–64.
2. Caminiti G, *et al.* Effect of long-acting testosterone treatment on functional exercise capacity, skeletal muscle performance, insulin resistance, and baroreflex sensitivity in elderly patients with chronic heart failure: a double-blind, placebo-controlled, randomized study. *J Am Coll Cardiol* 2009; **54:** 919–27.

性腺功能减退 睾酮或睾酮酯替代治疗是治疗男性原发性性腺功能减退（第2012页）的标准疗法。雄激素通常以睾酮酯肌内注射给予，尽管也可通过皮下埋植剂、口服剂型、经皮系统、表皮凝胶和口腔颊黏膜制剂给药（剂量见上文的**用途和用法**）[1~3]。睾酮也用于促进性腺功能减退男孩的男性化发育[4,5]，在预防性腺功能减退男性骨质疏松方面有价值[6,7]。睾酮对促性腺激素分泌有负反馈作用，因此有抑制精子生成的作用，雄激素几乎不用于治疗男性不育症（第2012页）。已推荐监控治疗[3,8]。

对于子宫和卵巢切除的女性，经皮睾酮作为雌二醇替代的辅助剂可能有益处（见下文的**绝经后激素替代疗法**）。

虽然有限的证据表明临床改变和随着年龄改变所致的内源性睾酮浓度生理性下降直接相关[9]，但对健康老年男性的睾酮治疗的兴趣却与日俱增。这种年龄因素所致的改变越来越多的被称为男性更年期，但是睾酮浓度的下降是逐步的，并非像妇女绝经、失去生育能力显著的激素下降那样，男性的睾酮下降不迅速[9,10]（第2005页）。其他名称如部分性睾酮缺乏症或者迟发型性腺功能减退症也曾建议使用[9]。有研究在低或正常低值血清睾酮浓度的健康老年男性患者中使用睾酮治疗。体成分改变有中度获益曾有报道（增加瘦组织量且减少脂肪组织量），但是许多研究发现在肌肉力量、活动性或者自主功能、或者减少摔倒风险上无相关性。结果也很不一致，一些研究中（测量骨骼影响、性功能、认知功能、情绪和生活质量[9]）为阴性结果。一个纳入了 8 项研究的荟萃分析[11]指出肌内注射睾酮对于增加腰椎骨密度比经皮给药更有效。也有担心睾酮对前列腺（见上文**致癌性**）和心血管系统的潜在不良反应，而且曾有报道高剂量睾酮导致或者促进呼吸暂停[9,12]。虽然建议在雄激素缺乏[12~14]的健康老年男患使用和监测睾酮治疗，但在进一步的临床研究之前，要注意只能在那些确诊的性腺功能减退症患者中使用[9,10]。

1. Gooren LJG, Bunck MCM. Androgen replacement therapy: present and future. *Drugs* 2004; **64:** 1861–91.
2. Nieschlag E. Testosterone treatment comes of age: new options for hypogonadal men. *Clin Endocrinol (Oxf)* 2006; **65:** 275–81.
3. Bhasin S, *et al.* Testosterone therapy in adult men with androgen deficiency syndromes: an Endocrine Society clinical practice guideline. *J Clin Endocrinol Metab* 2010; **95:** 2536–59. Also available at: http://www.endo-society.org/guidelines/final/upload/FINAL-Androgens-in-Men-Standalone.pdf (accessed 14/07/10)
4. Moorthy B, *et al.* Depot testosterone in boys with anorchia or gonadotrophin deficiency: effect on growth rate and adult height. *Arch Dis Child* 1991; **66:** 197–9.
5. Zacharin MR, Warne GL. Treatment of hypogonadal adolescent boys with long acting subcutaneous testosterone pellets. *Arch Dis Child* 1997; **76:** 495–9.
6. Wang C, *et al.* Effects of transdermal testosterone gel on bone turnover markers and bone mineral density in hypogonadal men. *Clin Endocrinol (Oxf)* 2001; **54:** 739–50.
7. Zacharin MR, *et al.* Bone mineral density outcomes following long-term treatment with subcutaneous testosterone pellet implants in male hypogonadism. *Clin Endocrinol (Oxf)* 2003; **58:** 691–5.
8. Rhoden EL, Morgentaler A. Risks of testosterone-replacement therapy and recommendations for monitoring. *N Engl J Med* 2004; **350:** 482–92.
9. Kaufman JM, Vermeulen A. The decline of androgen levels in elderly men and its clinical and therapeutic implications. *Endocr Rev* 2005; **26:** 833–76.
10. Juul A, Skakkebæk NE. Androgens and the ageing male. *Hum Reprod Update* 2002; **8:** 423–33.
11. Tracz MJ, *et al.* Testosterone use in men and its effects on bone health: a systematic review and meta-analysis of randomized placebo-controlled trials. *J Clin Endocrinol Metab* 2006; **91:** 2011–16.
12. Liu PY, *et al.* The rationale, efficacy and safety of androgen therapy in older men: future research and current practice recommendations. *J Clin Endocrinol Metab* 2004; **89:** 4789–96.
13. Wald M, *et al.* Testosterone replacement therapy for older men. *J Androl* 2006; **27:** 126–32.
14. Wang C, *et al.* ISA, ISSAM, EAU, EAA and ASA recommendations: investigation, treatment and monitoring of late-onset hypogonadism in males. *Int J Impot Res* 2009; **21:** 1–8. Also available at: http://www.nature.com/ijir/journal/v21/n1/abs/ijir200841a.html (accessed 11/11/09)

硬化性苔藓 局部雄激素，如雄诺龙和睾酮，已用于治疗与绝经后女性外阴硬化性苔藓（第1508页）[1~4]。然而，可能会发生雄性化，可考虑局部应用皮质激素[5]。

1. Paslin D. Treatment of lichen sclerosus with topical dihydrotestosterone. *Obstet Gynecol* 1991; **78:** 1046–9.
2. Bracco GL, *et al.* Clinical and histologic effects of topical treatments of vulval lichen sclerosus: a critical evaluation. *J Reprod Med* 1993; **38:** 37–40.
3. Paslin D. Androgens in the topical treatment of lichen sclerosus.

Int J Dermatol 1996; **35:** 298–301.

4. Joura EA, *et al.* Short-term effects of topical testosterone in vulvar lichen sclerosus. *Obstet Gynecol* 1997; **89:** 297–9.
5. Neill SM, *et al.* British Association of Dermatologists. Guidelines for the management of lichen sclerosus. *Br J Dermatol* 2002; **147:** 640–9.
Also available at: http://www.bad.org.uk/Portals/_Bad/Guidelines/Clinical%20Guidelines/Lichen%20Sclerosus.pdf (accessed 04/11/09)

男性避孕 在男性避孕研究中发现，大剂量睾酮可严重减少精子生成[1]。在未出现无精子症的患者中，出现少精现象，其剩余的精子的生殖能力显著下降。WHO[2]的一项多中心研究纳入 271 例健康且生育能力正常的男性，每周肌内注射庚酸睾酮 200mg，6 个月内 157 例出现无精子症。在随后的 12 个月对这些精子缺乏男性的研究中应用庚酸睾酮作为唯一的避孕措施，只有 1 例怀孕。停用睾酮后，精子生成功能得到恢复。这些结果在同一疗法另一项更大规模的研究中也得到证实，这项试验评价了那些精子减少（少于 3×10^6 个/ml）男性的避孕效果[3]。在无精子症男性中，没有一对夫妇出现妊娠。然而，在男性精子缺乏夫妇亚群中，妊娠率为每年 8.1/100 人年。这个比例是女性激素避孕中普遍看到的妊娠率的 6 倍[4]。两项研究都发现，亚洲男性发生无精子症的概率（95%）高于西方男性（70%）[4]。十一酸睾酮曾被研究用作长效肌注剂。有一项中国人的研究[5]发现，1g 负荷剂量后，每月 500mg 维持，在 269 个起始有反应的人中，95%能有效和持续的抑制生精，6 人恢复生精，其中 1 人的伴侣妊娠。

另一种研究抑制精子生成的方法是联合应用睾酮和孕激素，它们能够增强对精子生成的抑制作用，减少应用雄激素的剂量，且不良反应更少。研究中的孕激素包括环丙孕酮、去氧孕烯、依托孕酮、左炔诺孕酮、甲羟孕酮和炔诺酮[6,7]。

关于避孕方法选择的讨论，包括男性避孕，见第 2004页。

1. Matsumoto AM. Is high dosage testosterone an effective male contraceptive agent? *Fertil Steril* 1988; **50:** 324–8.
2. WHO Task Force on Methods for the Regulation of Male Fertility. Contraceptive efficacy of testosterone-induced azoospermia in normal men. *Lancet* 1990; **336:** 955–9.
3. WHO Task Force on Methods for the Regulation of Male Fertility. Contraceptive efficacy of testosterone-induced azoospermia and oligozoospermia in normal men. *Fertil Steril* 1996; **65:** 821–9.
4. Anonymous. An androgen contraceptive for men: preliminary findings. *WHO Drug Inf* 1996; **10:** 50–3.
5. Gu Y-Q, *et al.* A multicenter contraceptive efficacy study of injectable testosterone undecanoate in healthy Chinese men. *J Clin Endocrinol Metab* 2003; **88:** 562–8.
6. Amory JK, *et al.* Drug insight: Recent advances in male hormonal contraception. *Nat Clin Pract Endocrinol Metab* 2006; **2:** 32–41.
7. Grimes DA, *et al.* Steroid hormones for contraception in men. Available in The Cochrane Database of Systematic Reviews; Issue 2. Chichester: John Wiley; 2007 (accessed 13/11/07).

绝经后激素替代治疗 女性绝经后并不肯定伴随雄激素的缺乏，因此雄激素替代治疗并不是常规需要（见**绝经期疾病**，第2010页）。在英国，绝经后妇女有时给予睾酮埋植剂作为绝经后 HRT 的辅助治疗。在美国，可提供含有雌激素和雄激素的注射制剂，用来治疗绝经期血管收缩症状，但关于它们的有效性尚无一致的认识，需要进一步的资料[1]。在加拿大，2005 年有一种含有雌二醇和睾酮酯的肌内注射制剂（*Climacteron*；*Sabex*，*Canad*）被停止使用，因为担心睾酮被部分代谢为雌激素，雌激素在有子宫的女性中会被孕激素拮抗，在这种情况下，难以确定孕激素的推荐剂量[2]。一项有关健康绝经后妇女的研究[3]发现，单独口服睾酮不刺激内皮增生，而雌二醇可以，并且当它们合用时，睾酮可以减少雌二醇这种作用。然而，治疗仅为 3 个月，长期的效果需进一步研究。

在确诊的雄激素缺乏的绝经后妇女，如外科手术所致的绝经，睾酮可以改善情绪和性欲[4]。一项系统性综述认为绝经后 HRT，加用睾酮，在性功能获益方面有些证据支持，但是对于各种特殊组合的效果研究结果不尽一致[5]。最近，一些手术所致绝经[6~9]或自然绝经[10]妇女的安慰剂对照研究报道，HRT 加经皮睾酮改善性活动和性欲。产品（*Intrinsa*；*Proctor and Gamble*，*UK*）在英国批准用于手术所致绝经且接受雌激素替代治疗的妇女性欲减退的治疗。但是 FDA 未批准其在美国使用，因对其缺乏长期安全的数据表示担心[11]。然而，NAMS[12]推荐，因个人原因相关的性欲下降，有临床症状表现且没有其他可明确导致她们性担忧的绝经后妇女，使用睾酮治疗。然而，也警告没有雌激素而单独使用睾酮是不推荐的，因为这种情况下，其安全性和有效性缺乏足够的资料，且局部制剂由于口服制剂，最短的时间使用最小的剂量，超过 6 个月的有效性和安全性缺乏足够的资料。随后，一项为期 1 年的研究[13]发现经皮睾酮，不使用雌激素，可改善绝经后妇女的性欲。最常报道的雄激素的不良反应有毛发增加，有一些病例有轻度的阴蒂肥大，有些妇女诊断为乳腺癌；但是因果关系不确定，需进一步研究。睾酮对绝经后妇女的作用需进一步评估[14]。

Endocrine Society[15]曾评价不同人群妇女（包括那些有绝经期症状的）使用睾酮的数据，认为虽然有一些证据支持在一些特定的人群中使用睾酮的有效性，比如外科手术后绝经妇女，但是不建议广泛的使用，因为其适应证定义不明，并且缺乏长期安全性的证据。

经皮睾酮与雌激素、孕激素替代治疗一起使用，也被用于年轻女性自发性卵巢功能早衰的研究中[16]。

1. Abraham D, Carpenter PC. Issues concerning androgen replacement therapy in postmenopausal women. *Mayo Clin Proc* 1997; **72:** 1051–5.
2. Sandoz Canada. Discontinuation of Climacteron® Injection (estradiol dienanthate/estradiol benzoate and testosterone enanthate benzilic acid hydrazone injection in corn oil) (issued 23rd November, 2005). Available at:
http://www.hc-sc.gc.ca/dhp-mps/alt_formats/hpfb-dgpsa/pdf/medeff/climacteron_hpc-cps-eng.pdf (accessed 22/08/08)
3. Zang H, *et al.* Effects of testosterone treatment on endometrial proliferation in postmenopausal women. *J Clin Endocrinol Metab* 2007; **92:** 2169–75.
4. Arlt W. Androgen therapy in women. *Eur J Endocrinol* 2006; **154:** 1–11.
5. Somboonporn W, *et al.* Testosterone for peri- and postmenopausal women. Available in The Cochrane Database of Systematic Reviews; Issue 4. Chichester: John Wiley; 2005 (accessed 13/11/07).
6. Shifren JL, *et al.* Transdermal testosterone treatment in women with impaired sexual function after oophorectomy. *N Engl J Med* 2000; **343:** 682–8.
7. Simon J, *et al.* Testosterone patch increases sexual activity and desire in surgically menopausal women with hypoactive sexual desire disorder. *J Clin Endocrinol Metab* 2005; **90:** 5226–33.
8. Braunstein GD, *et al.* Safety and efficacy of a testosterone patch for the treatment of hypoactive sexual desire disorder in surgically menopausal women: a randomized, placebo-controlled trial. *Arch Intern Med* 2005; **165:** 1582–9.
9. Buster JE, *et al.* Testosterone patch for low sexual desire in surgically menopausal women: a randomized trial. *Obstet Gynecol* 2005; **105:** 944–52.
10. Shifren JL, *et al.* Testosterone patch for the treatment of hypoactive sexual desire disorder in naturally menopausal women: results from the INTIMATE NM1 Study. *Menopause* 2006; **13:** 770–9.
11. Moynihan R. FDA panel rejects testosterone patch for women on safety grounds. *BMJ* 2004; **329:** 1363.
12. North American Menopause Society. The role of testosterone therapy in postmenopausal women: position statement of The North American Menopause Society. *Menopause* 2005; **12:** 497–511. Also available at: http://www.menopause.org/Portals/0/Content/PDF/PStestosterone05.pdf (accessed 14/07/10)
13. Davis SR, *et al.* APHRODITE Study Team. Testosterone for low libido in postmenopausal women not taking estrogen. *N Engl J Med* 2008; **359:** 2005–17.
14. Krapf JM, Simon JA. The role of testosterone in the management of hypoactive sexual desire disorder in postmenopausal women. *Maturitas* 2009; **63:** 213–19.
15. Wierman ME, *et al.* Androgen therapy in women: an Endocrine Society clinical practice guideline. *J Clin Endocrinol Metab* 2006; **91:** 3697–3710. Also available at:
http://www.endo-society.org/guidelines/final/upload/Androgens_in_Women_CG.pdf (accessed 22/08/08)
16. Kalantaridou SN, *et al.* A pilot study of an investigational testosterone transdermal patch system in young women with spontaneous premature ovarian failure. *J Clin Endocrinol Metab* 2005; **90:** 6549–52.

类风湿关节炎 以低血清睾酮浓度为特征的性腺功能减退似乎至少与是男性类风湿关节炎（第12页）活动期有关[1]。一项小样本研究[1]发现低血清睾酮浓度的类风湿关节炎男性患者，口服十一酸睾酮，每日 3 次，每次 40mg，用药 6 个月，可降低类风湿因子 IgM 浓度，减少疼痛关节的数目，减少每日需要应用 NSAIDs 的剂量。另一项研究也提示，睾酮可改善类风湿关节炎的症状：绝经后女性，每 2 周肌内注射丙酸睾酮 50mg 加小剂量黄体酮（2.5mg），每 2 周 1 次，36 例中有 12 例的症状得到改善，而安慰剂对照组 32 例中只有 2 例的症状得到改善[2]。然而，有一项安慰剂对照研究[3]发现，在 30 例血清睾酮浓度正常的男性患者中，肌注庚酸睾酮对于疾病活动度的改善无获益。

1. Cutolo M, *et al.* Androgen replacement therapy in male patients with rheumatoid arthritis. *Arthritis Rheum* 1991; **34:** 1–5.
2. Booij A, *et al.* Androgens as adjuvant treatment in postmenopausal female patients with rheumatoid arthritis. *Ann Rheum Dis* 1996; **55:** 811–15.
3. Hall GM, *et al.* A randomized trial of testosterone therapy in males with rheumatoid arthritis. *Br J Rheumatol* 1996; **35:** 568–73.

制剂

BP 2010: Testosterone Implants; Testosterone Propionate Injection;
USP 33: Testosterone Cypionate Injection; Testosterone Enanthate Injection; Testosterone Injectable Suspension; Testosterone Propionate Injection.

专利制剂

Arg.: Androlone; Androtag; Nebido; Sustanon 250; Testex; Testoviron Depot 100; Testoviron Depot 250; Undestor; ***Austral.:*** Andriol; Andro-Feme; Androderm; Primoteston Depot; Reandron; Sustanon 100; Sustanon 250; Testogel; ***Austria:*** Andriol; Nebido; Reandron†; Testoderm†; Testogel; Testoviron 250†; ***Belg.:*** AndroGel; Itnogen; Nebido; Sustanon 250; Testim; Testocaps; ***Braz.:*** Androxon; Deposteron; Nebido; ***Canad.:*** Andriol; Androderm; AndroGel; Delatestryl; Testim; ***Chile:*** Actiser-T; Nebido; Primoniat Depot; Sustenan 250; Sustenan†; Testocaps; Testovital; ***Cz.:*** Agovirin; AndroGel; Intrinsa; Livensa; Nebido; Sustanon; Testopatch; Tostran; Undestor; ***Denm.:*** Andriol; Nebido; Restandol†; Striant; Testim; Testogel; Testoviron Depot 135†; Testoviron Depot 250; Tostran; ***Fin.:*** Androtopic†; Atmos†; Nebido; Panteston; Striant†; Sustanon 250; Testim†; Testogel†; Tostran; ***Fr.:*** AndroGel; Androtardyl; Fortigel; Intrinsa; Nebido; Pantestone; Testopatch; ***Ger.:*** Andriol; Androderm†; Androtop; Intrinsa; Nebido; Striant; Testim; Testogel; Testopatch; Testoviron Depot 250; Tostran; ***Gr.:*** Androderm; Andropatch; Nebido; Restandol; Testim; Testogel; Testopatch; Testoviron; Tostran; ***Hong Kong:*** Andriol; Nebido; Sustanon; Testoviron Depot; ***Hung.:*** Andriol; AndroGel; Nebido; Tostran; ***India:*** Aquaviron; Nuvir; Sustanon 100; Sustanon 250; Testanon 25†; Testanon 50†; Testoviron Depot; ***Indon.:*** Andriol; Nebido; Sustanon 250; ***Irl.:*** AndroGel; Andropatch†; Intrinsa; Livensa; Nebido; Restandol; Striant†; Sustanon 100†; Sustanon 250†; Testim; Testogel; Tostran; ***Israel:*** AndroGel; Androxon; Sustanon 250; Testomax; Testoviron Depot; ***Ital.:*** Andriol; Androderm†; AndroGel; Intrinsa; Nebid; Striant; Sustanon; Testim; Testo-Enant; Testogel; Testovis; Tostrex; ***Malaysia:*** Andriol; Jenasteron†; Nebido; ***Mex.:*** Andriol; Lowtiyel; Nebido; Primoteston Depot; Sostenon; Testoprim-D; ***Neth.:*** Andriol; AndroGel; Intrinsa; Livensa; Nebido; Striant; Sustanon 100; Sustanon 250; Testim; Testogel; Tostran; ***Norw.:*** Andriol; Androxon†; Atmos; Nebido; Testogel; Tostran; ***NZ:*** Androderm; Panteston; Primoteston Depot†; Reandron; Sustanon; ***Philipp.:*** Andriol; Nebido; ***Pol.:*** Androtop; Nebido; Omnadren; Testosteronum Prolongatum; Tostran; Undestor; ***Port.:*** Andriol; AndroGel; Intrinsa; Livensa; Nebido; Striant†; Testim; Testogel; Testopatch; Testoviron Depot; Tostran; ***Rus.:*** Andriol (Андриол); AndroGel (Андрогель); Nebido (Небидо); Omnadren (Омнадрен); Sustanon 250 (Сустанон 250); ***S.Afr.:*** Androxon†; Depotrone†; Nebido; Sustanon 250; ***Singapore:*** Andriol; Nebido; Sustanon 250; ***Spain:*** Androderm†; Intrinsa; Itnogen; Numanis; Reandron; Testex; Testim; Testogel; Testopatch; Testoviron Depot 250†; ***Swed.:*** Atmos; Nebido; Testim†; Testogel; Testoviron Depot†; Tostrex; Undestor; ***Switz.:*** Andriol; Androderm†; Nebido; Testogel; Testoviron Depot; ***Thai.:*** Andriol; Cypionax; Depo-Test; Nebido; Test-Comp; Testolic; Testoviron Depot; ***Turk.:*** Nebido; Sustanon 250; Testogel; Virigen; ***UK:*** Andropatch; Intrinsa; Nebido; Restandol; Striant; Sustanon 100†; Sustanon 250; Testim; Testogel; Testosterone Implants; Tostran; Virormone; ***Ukr.:*** Andriol (Андриол ТК); Andriol (Андриол); AndroGel (Андрожель); Nebido (Небідо); Omnadren (Омнадрен); ***USA:*** Androderm; AndroGel; Delatestryl; Striant; Testim; Testopel; Virilon†; ***Venez.:*** Andriol; AndroGel; Polysteron 250; Proviron Depot.

多组分制剂 ***Braz.:*** Durateston; Estandron P; Trinestril; ***Chile:*** Estandron Prolongado†; ***Cz.:*** Folivirin; ***India:*** Mixogen; ***Ital.:*** Facovit; Testoviron; ***Malaysia:*** Sustanon 250; ***Mex.:*** Despamen; Sten; ***Neth.:*** Estandron Prolongatum; ***Norw.:*** Primoteston Depot†; ***Port.:*** Sustenon 250; ***S.Afr.:*** Mixogen†; Primodian Depot†; ***Spain:*** Testoviron Depot 100†; ***Thai.:*** Metharmon-F†; Primodian Depot†; ***Turk.:*** Estandron Prolan; ***USA:*** Depo-Testadiol; Depotestogen.

Tetrahydrogestrinone ⊗四氢孕三烯酮

THG. 18a-Homo-pregna-4,9,11-trien-17β-ol-3-one; .

$C_{21}H_{28}O_2$ = 312.4.

CAS — 618903-56-3.

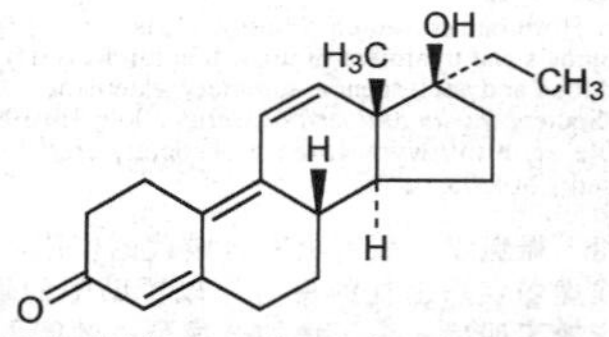

俗名 下述名称被用于不同形式四氢孕三烯酮的“俗名”（见第Ⅶ页）或俚语：The Clear。

简介

四氢孕三烯酮是一种人工合成的促同化类激素，结构与孕三烯酮（第2037页）和群勃龙（第2065页）相似。此药曾被运动员滥用。

作用 一项酵母培养的体外生物分析研究显示，四氢孕三烯炔酮具有雄激素和孕激素的活性[1]。它的促合成和雄激素活性在动物中也有研究[2~4]。

1. Death AK, *et al.* Tetrahydrogestrinone is a potent androgen and progestin. *J Clin Endocrinol Metab* 2004; **89:** 2498–2500.
2. Labrie F, *et al.* Tetrahydrogestrinone induces a genomic signature typical of a potent anabolic steroid. *J Endocrinol* 2005; **184:** 427–33.
3. Jasuja R, *et al.* Tetrahydrogestrinone is an androgenic steroid that stimulates androgen receptor-mediated, myogenic differentiation in C3H10T1/2 multipotent mesenchymal cells and promotes muscle accretion in orchidectomized male rats. *Endocrinology* 2005; **146:** 4472–8.
4. Friedel A, *et al.* Tetrahydrogestrinone is a potent but unselective binding steroid and affects glucocorticoid signalling in the liver. *Toxicol Lett* 2006; **164:** 16–23.

Tibolone (*BAN*, *USAN*, *rINN*) ⊗替勃龙

7α-Methylnorethynodrel; Org-OD-14; Tibolon; Tibolona; Tiboloni; Tibolonum. 17β-Hydroxy-7α-methyl-19-nor-17α-pregn-5(10)-en-20-yn-3-one.

Тиболон

$C_{21}H_{28}O_2$ = 312.4.

CAS — 5630-53-5.

ATC — G03CX01.

ATC Vet — QG03CX01.

UNII — FF9X0205V2.

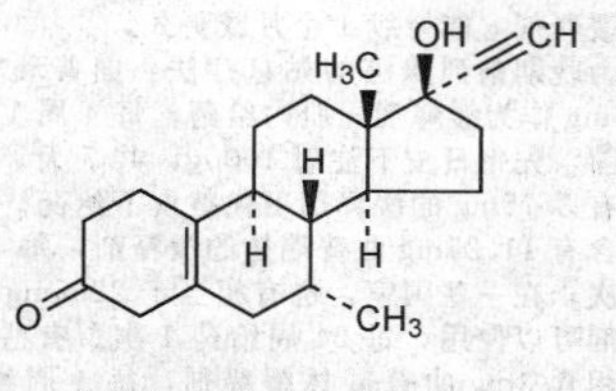

Pharmacopoeias. In *Eur.* (see p.vii).

Ph. Eur. 6.8（Tibolone） 一种白色或类白色，晶体粉末或结晶。具有多晶型。几乎不溶于水；溶于丙酮和甲醇。贮藏温度为 2～8℃。

不良反应

替勃龙可引起不规则阴道出血或斑点，主要是最初用药的数月。不像周期的但类似于连续的联合 HRT（第2005页），替勃龙治疗不引起有规律的撤退性出血。其他对生殖道的影响包括白带、瘙痒、念珠菌病和阴道炎。其他不良反应包括乳房痛、体重增加、踝关节水肿、眩晕、皮肤反应、头痛、偏头痛、视觉障碍、胃肠道紊乱、多毛症、肝功能改变、抑郁和关节痛或肌痛。

不良反应发生率 在 1994 年，英国 CSM 在 3 年内的约 666000 个处方中，收到 2796 例和替勃龙不良反应可能有关的报告[1]。最常见的不良反应是头痛、眩晕、恶心、疹、瘙痒和体重增加。用药者中 8%～9%会出现阴道出血，还有 52 例偏头痛，4 例偏头痛加重和 49 例视觉障碍，一些暗示偏头痛。

1. CSM/MCA. Tibolone (Livial). *Current Problems* 1994; **20:** 14.

致癌性 乳腺 纳入百万名妇女的大规模队列研究[1]，观察了 HRT 相关的乳腺癌的发病率和死亡率。平均随访时间：发病率为 2.6 年，死亡率为 4.1 年，数据来源于 18186 名曾使用替勃龙的女性患者。有 184 例发生浸润性乳腺癌，总体风险等于未 HRT 女性患者的 1.45 倍（95%置信区间 1.25～1.68）。这个 RR 值在单使用雌激素进行 HRT（1.30）和使用复合制剂行 HRT（2.00）之间。这种风险发生在正在使用替勃龙的患者，而非过去使用过得患者中，并且随使用的持续时间而增加。

评估有乳腺癌病史妇女的复发风险，见下文**注意事项项下恶性肿瘤**。

1. Million Women Study Collaborators. Breast cancer and hormone-replacement therapy in the Million Women Study. *Lancet* 2003; **362:** 419–27. Correction. *ibid.*; 1160.

子宫内膜 对接受替勃龙治疗的女性阴道出血研究后发现，子宫内膜增生和子宫内膜癌的病例报道很少[1～3]，但子宫腺肌病加重[4]。其中有些患者曾经接受过雌激素治疗。

一项队列和巢式病例对照研究[5]发现，与传统形式联合 HRT 相比，替勃龙可能与子宫内膜癌的风险增加有关，但数据的相关性很弱，结果可能受到偏倚和其他难控制的混杂因素影响。一项纳入百万名行 HRT 妇女的大样本队列研究[6]发现，28028 名妇女，曾使用替勃龙平均约 3 年。与未行 HRT 的妇女比较，曾使用替勃龙的妇女，子宫内膜癌发病风险增加至 1.79（95%置信区间 1.43～2.25）。并且与短期使用的妇女比较，使用超过 3 年的人群，发生的风险更高。相反的，一项样本小一些的随机研究[7]，与行复合制剂 HRT 的患者比较，在 1317 名给予替勃龙治疗 12 年的妇女中，无子宫内膜增生或癌症的病例发生。

1. von Dadelszen P, *et al.* Endometrial hyperplasia and adenocarcinoma during tibolone (Livial®) therapy. *Br J Obstet Gynaecol* 1994; **101:** 158–61.
2. Ginsburg J, Prelevic GM. Cause of vaginal bleeding in postmenopausal women taking tibolone. *Maturitas* 1996; **24:** 107–10.
3. Yazigi R, *et al.* Carcinoma of the endometrium in patients treated with tibolone. *Gynecol Oncol* 2004; **93:** 568–70.
4. Prys Davies A, Oram D. Exacerbation of adenomyosis in a postmenopausal woman taking tibolone associated with an elevation in serum CA 125. *Br J Obstet Gynaecol* 1994; **101:** 632–3.
5. de Vries CS, *et al.* Tibolone and endometrial cancer: a cohort and nested case-control study in the UK. *Drug Safety* 2005; **28:** 241–9.
6. Million Women Study Collaborators. Endometrial cancer and hormone-replacement therapy in the Million Women Study. *Lancet* 2005; **365:** 1543–51.
7. Archer DF, *et al.* Endometrial effects of tibolone. *J Clin Endocrinol Metab* 2007; **92:** 911–18.

对心血管系统的影响 有一项使用替勃龙治疗年龄在 60～85 岁绝经后骨质疏松症的研究[1]发现，虽然这可以减少骨折、乳腺癌的发病风险，结肠癌也有可能，但是增加了卒中的风险。作者因此得出结论：替勃龙不该用于老年女性或有卒中风险因素存在的女性。

1. Cummings SR, *et al.* LIFT Trial Investigators. The effects of tibolone in older postmenopausal women. *N Engl J Med* 2008; **359:** 697–708.

注意事项

女性患者应用替勃龙的禁忌证包括：乳腺癌或者激素依赖性肿瘤，心血管或脑血管疾病包括动静脉血栓及这些疾病的病史，不能诊断的阴道出血，未治疗的子宫内膜增生，卟啉病和急性肝脏疾病。孕妇、哺乳期妇女禁用，绝经期前妇女慎用，除非那些正在接受戈那瑞林类似物治疗的患者。

自然绝经 12 个月内的女性也不推荐使用替勃龙，因为可能引起不规则阴道出血。在刚开始治疗头几个月内，可能发生突破性流血或滴血，但是应该研究是否持续到 6 个月后，是那段时间后开始，或者是在替勃龙停用后仍持续。忘记服药，更有可能发 生流血或滴血。

对子宫肌瘤、子宫内膜异位症、肝病或可能被液体潴留加重的疾病如肾功能不全、癫痫、偏头痛或有这些疾病史的患者，应慎重用药。高胆固醇血症和糖耐量受损者，用药也应慎重。有发生血栓栓塞性疾病或雌激素依赖性肿瘤，或子宫内膜增生病史的患者，需密切监测。如出现血栓栓塞征兆、血压显著升高、新发类型偏头痛或发生异常肝功能试验或胆汁淤积性黄疸，应停药。如可能出现手术后长期制动的情况，应考虑在选择性手术前 4～6 周停用替勃龙。

恶性肿瘤 注册药品信息禁止替勃龙用于雌激素依赖性肿瘤或者有乳腺癌病史的患者。前文有建议，因为替勃龙对乳腺组织的雌激素作用弱，可用于有乳腺癌病史的妇女行雌激素为基础的 HRT 的一种合适的替代，并且有一些在治疗这些妇女绝经期症状使用替勃龙的报道。有一项观察研究[1]和一项病例对照研究[2]发现，对曾行乳腺癌治疗的妇女，使用替勃龙和不使用比较，没有证据表明肿瘤复发更高。病例对照研究也表明，对于治疗后的子宫内膜[3]或卵巢癌症[4]患者，使用替勃龙，没有增加复发风险。虽然前景好，但是这些数据有限，在这一部分患者中使用替勃龙治疗，需要进一步的研究来证实安全性，尤其是有些证据表明[5]，在英国的医疗中，可能对于乳腺癌或子宫内膜癌风险增加的患者，包括有乳腺癌病史的患者，优先处方替勃龙。LIBERATE 研究[6]的研究目的是看替勃龙是否不增加手术治疗后的绝经妇女（其中许多人都接受辅助治疗）乳腺癌的复发。这项研究因临时的安全性评估，早期被终止。最终结果显示，随访约 3 年后，相对于安慰剂组，替勃龙组癌症复发的风险升高。

对于妇女服用替勃龙出现乳腺癌和子宫内膜癌的报道，见上文**致癌性**。

1. Dimitrakakis C, *et al.* Clinical effects of tibolone in postmenopausal women after 5 years of tamoxifen therapy for breast cancer. *Climacteric* 2005; **8:** 342–51.
2. Goutzioulis M, *et al.* Tibolone therapy in breast cancer survivors: a retrospective study. *J Obstet Gynaecol Res* 2007; **33:** 68–73.
3. Lee K-B, *et al.* Endometrial cancer patients and tibolone: a matched case-control study. *Maturitas* 2006; **55:** 264–9.
4. Lee K-B, *et al.* The safety of tibolone in epithelial ovarian cancer patients. *Maturitas* 2006; **55:** 156–61.
5. Velthuis-te Wierik EJM, *et al.* Preferential prescribing of tibolone and combined estrogen plus progestogen therapy in postmenopausal women. *Menopause* 2007; **14:** 518–27.
6. Kenemans P, *et al.* LIBERATE Study Group. Safety and efficacy of tibolone in breast-cancer patients with vasomotor symptoms: a double-blind, randomised, non-inferiority trial. *Lancet Oncol* 2009; **10:** 135–46.

药物相互作用

肝酶诱导的化合物，如苯妥英钠、卡马西平和利福平，在理论上可能会增加替勃龙的代谢，因此降低其活性。

关于替勃龙对口服抗凝血药活性的影响，见**华法林**项下的**性激素**（第1375页）。

药动学

口服后，替勃龙迅速、广泛地被吸收，且迅速代谢成 3 种活性代谢物，其中 2 种主要具有雌激素活性，而第 3 种像母体化合物那样主要具有孕激素活性和雄激素活性。替勃龙及其代谢产物的峰值浓度发生在 1～1.5h，主要的 2 种代谢产物的清除半衰期约为 7h。代谢产物通过胆道排泄及经粪便排出。一次剂量后约 30%经尿排出。

1. Timmer CJ, Doorstam DP. Effect of renal impairment on the pharmacokinetics of a single oral dose of tibolone 2.5 mg in early postmenopausal women. *Pharmacotherapy* 2002; **22:** 148–53.
2. Timmer CJ, Huisman JA. Effect of a standardized meal on the bioavailability of a single oral dose of tibolone 2.5 mg in healthy postmenopausal women. *Pharmacotherapy* 2002; **22:** 310–15.
3. Timmer CJ, *et al.* Pharmacokinetics of tibolone in early and late postmenopausal women. *Br J Clin Pharmacol* 2002; **54:** 101–6.
4. Verheul HAM, *et al.* Pharmacokinetic parameters of sulfated tibolone metabolites in postmenopausal women after single and multiple doses of tibolone. *Clin Pharmacol Ther* 2007; **81:** 573–9.

用途和用法

替勃龙是来源于异炔诺酮的甾类衍生物，异炔诺酮具有雌激素、孕激素和弱雄激素的活性。用于绝经后 HRT（见下文），治疗绝经后妇女雌激素缺乏性症状，包括血管舒缩症状。替勃龙也用于不能使用其他方式治疗且有骨折高风险的绝经后骨质疏松症的治疗。常规剂量为每日 2.5mg，持续用药。替勃龙要在自然月经最后一次月经后至少 12 个月才可使用，但是手术后绝经或者正在接受戈那瑞林类似物治疗的患者可以即刻开始。不像雌激素为基础的 HRT，在有完整子宫的患者中，使用替勃龙治疗，不需要加用孕激素。

在有子宫的患者中，当从仅以雌激素形式的 HRT 转换为替勃龙时，建议在之前使用孕激素诱导撤退性出血，而在行周期性复合制剂 HRT 的患者，当完成 1 个循环后，当天即可转换为替勃龙。行持续性复合制剂 HRT 的患者，可以随时转换为替勃龙治疗。

"Add-back" 疗法 替勃龙用来减轻与使用戈那瑞林类似物治疗子宫内膜异位[1,2]（第2023页）或子宫肌瘤[3]（第2039页）有关的血管舒缩症状和骨丢失，而不影响疗效。替勃龙也用于减少短期使用亮丙瑞林治疗经期前综合征相关的血管舒缩症状[4]（第2031页）。

1. Lindsay PC, *et al.* The effect of add-back treatment with tibolone (Livial) on patients treated with the gonadotropin-releasing hormone agonist triptorelin (Decapeptyl). *Fertil Steril* 1996; **65:** 342–8.
2. Taskin O, *et al.* Effectiveness of tibolone on hypoestrogenic symptoms induced by goserelin treatment in patients with endometriosis. *Fertil Steril* 1997; **67:** 40–5.
3. Palomba S, *et al.* A clinical trial of the effects of tibolone administered with gonadotropin-releasing hormone analogues for the treatment of uterine leiomyomata. *Fertil Steril* 1998; **70:** 111–18.
4. Di Carlo C, *et al.* Use of leuprolide acetate plus tibolone in the treatment of severe premenstrual syndrome. *Fertil Steril* 2001; **75:** 380–4.

绝经期疾病 替勃龙的雌激素样作用，使它能有效地治疗绝经期疾病（第2010页），比如血管舒缩症状和阴道萎缩。也可以用来阻止绝经后骨丢失，并且有证据表明它治疗绝经后骨质疏松症和减少骨折的有效性。替勃龙的孕激素样作用能够阻止子宫内膜增生，所以，不像雌激素类药物用于绝经后 HRT（第2009页），对于有完整子宫的患者，替勃龙的治疗不需要加用孕激素。

1. Modelska K, Cummings S. Tibolone for postmenopausal women: systematic review of randomized trials. *J Clin Endocrinol Metab* 2002; **87:** 16–23.
2. Swegle JM, Kelly MW. Tibolone: a unique version of hormone replacement therapy. *Ann Pharmacother* 2004; **38:** 874–81.
3. Kenemans P, Speroff L. Tibolone: clinical recommendations and practical guidelines: a report of the International Tibolone Consensus Group. *Maturitas* 2005; **51:** 21–8.
4. Ettinger B. Tibolone for prevention and treatment of postmenopausal osteoporosis. *Maturitas* 2007; **57:** 35–8.

制剂

BP 2010: Tibolone Tablets.

专利制剂

Arg.: Cervictal; Climalona; Climatix; Discretal; Paraclim; Senalina; Tiboclim; Tibofem; Tirovarina; Tocline; ***Austral.:*** Livial; ***Austria:*** Liviel; ***Belg.:*** Heria; Livial; ***Braz.:*** Klimater; Libiam; Livial; Livolon; Reduclim; Tibial; ***Chile:*** Climafen; Lifar†; Lirex; Livial; Plenovid†; Tinox; Tobe; ***Cz.:*** Ladybon; Livial; Tibolvivax; ***Denm.:*** Livial; ***Fin.:*** Livial; ***Fr.:*** Livial; ***Ger.:*** Liviella; ***Gr.:*** Livial; ***Hong Kong:*** Livial; ***Hung.:*** Livial; ***India:*** Livial; Tibofem; Tibomax; ***Indon.:*** Livial; ***Irl.:*** Livial; ***Israel:*** Livial; ***Ital.:*** Livial; ***Malaysia:*** Livial; ***Mex.:*** Lisertil; Livial; ***Neth.:*** Livial; ***Norw.:*** Livial; ***NZ:*** Livial; ***Philipp.:*** Livial; ***Pol.:*** Ladybon; Livial; ***Port.:*** Clitax; Goldar; Livial; Ulcinil; ***Rus.:*** Ladybon (Ледибон); Livial (Ливиал); ***S.Afr.:*** Livifem; ***Singapore:*** Livial; ***Spain:*** Boltin; ***Swed.:*** Livial; ***Switz.:*** Livial; ***Thai.:*** Livial; ***Turk.:*** Livial; ***UK:*** Livial; ***Ukr.:*** Livial (Ливиал); ***Venez.:*** Femsel; Fomene; Livial; Tinox.

Trenbolone Acetate（*BANM*, *USAN*, *rINNM*）⊗
醋酸群勃龙

Acetato de trenbolona; RU-1697; Trenbolone, Acétate de; Trenboloni Acetas; Trienbolone Acetate. 17β-Hydroxyestra-4,9,11-trien-3-one acetate.

Тренболона Ацетат

$C_{20}H_{24}O_3$ = 312.4.

CAS — 10161-33-8 (trenbolone); 10161-34-9 (trenbolone acetate).

UNII — RUD5Y4SV0S.

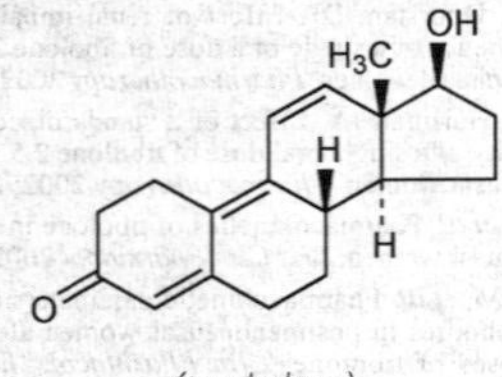

(trenbolone)

Pharmacopoeias. In *US*, for veterinary use only.

USP 33（Trenbolone Acetate） 在2～8℃下贮藏于密闭容器中。

简介

醋酸群勃龙在兽医学中作为同化类激素得到应用。六氢苯甲基碳酸盐也已因同化性质被应用。

WHO指定作为食物中残留的醋酸群勃龙的每日允许摄入量，推荐在不同的动物组织中的最大残留限量[1]。但是应注意，在欧盟，醋酸群勃龙和其他促同化类激素只能够用于不作为食物的动物，它们作为生长促进剂的应用被禁止。

1. FAO/WHO. Evaluation of certain veterinary drug residues in food: thirty-fourth report of the joint FAO/WHO expert committee on food additives. *WHO Tech Rep Ser 788* 1989. Also available at: http://libdoc.who.int/trs/WHO_TRS_788.pdf (accessed 13/11/07)

Trimegestone（*BAN*, *USAN*, *rINN*） 曲美孕酮

RU-27987; Trimegeston; Trimegestona; Trimégestone; Trimegestoni; Trimegestonum. 17β-(*S*)-Lactoyl-17-methylestra-4,9-dien-3-one; 17β-[(*S*)-2-Hydroxypropionyl]-17α-methylestra-4,9-dien-3-one.

Тримегестон

$C_{22}H_{30}O_3$ = 342.5.

CAS — *74513-62-5.*

UNII — *4658K0H08W.*

简介

曲美孕酮是一种孕激素（见**黄体酮**，第2056页），作为孕激素成分，用于绝经后HRT（第2005页）。口服，每日250～500μg，周期性服用；或者125μg持续服用。曲美孕酮作为复方口服避孕药成分的研究正在进行中。

1. Grubb G, *et al.* Clinical experience with trimegestone as a new progestin in HRT. *Steroids* 2003; **68:** 921–6.
2. Sitruk-Ware R, *et al.* Preclinical and clinical properties of trimegestone: a potent and selective progestin. *Gynecol Endocrinol* 2007; **23:** 310–19.

制剂

多组分制剂 **Arg.:** Totelle Ciclico; Totelle Continuo; **Belg.:** Totelle Cycle†; **Braz.:** Totelle; Totelle Ciclo; **Chile:** Ginotex; Totelle Ciclico; Totelle Continuo; **Denm.:** Totelle†; **Fin.:** Totelle Sekvens†; **Ital.:** Totelle†; **Mex.:** Totelle Continuo; Totelle Secuencial; **Norw.:** Totelle Sekvens†; **Swed.:** Totelle Sekvens†; Totelle†; **Venez.:** Totelle Ciclico; Totelle Continuo.

Triptorelin（*BAN*, *USAN*, *rINN*）⊗曲普瑞林

AY-25650; BIM-21003; BN-52014; CL-118532; Triptorelina; Triptoréline; Triptoreline; Triptorelinum; D-Trp⁶-LHRH; [6-D-Tryptophan] luteinising hormone-releasing factor. 5-Oxo-L-prolyl-L-histidyl-L-tryptophyl-L-seryl-L-tyrosyl-D-tryptophyl-L-leucyl-L-arginyl-L-prolylglycinamide.

Трипторелин

$C_{64}H_{82}N_{18}O_{13}$ = 1311.4.

CAS — *57773-63-4.*

ATC — *L02AE04.*

ATC Vet — *QL02AE04.*

UNII — *9081Y98W2V.*

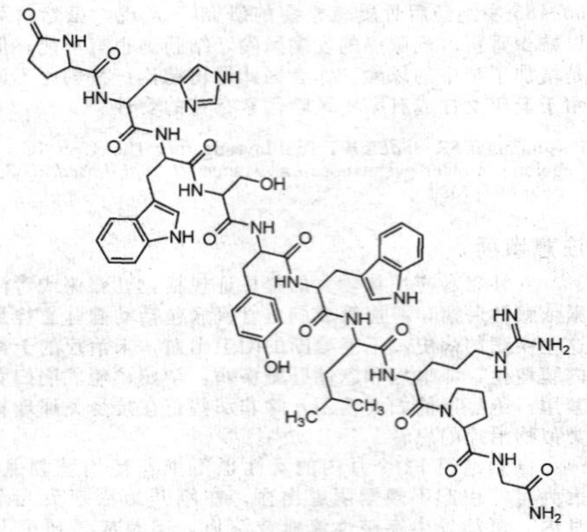

Triptorelin Acetate（*BANM*, *rINNM*）⊗醋酸曲普瑞林

Acetato de triptorelina; Triptoreliiniasetaatti; Triptorelin Asetat; Triptorelinacetat; Triptoréline, Acétate de; Triptorelini Acetas.

Трипторелина Ацетат

$C_{64}H_{82}N_{18}O_{13},C_2H_4O_2$ = 1371.5.

CAS — *140194-24-7.*

ATC — *L02AE04.*

ATC Vet — *QL02AE04.*

Triptorelin Diacetate（*BANM*, *rINNM*）⊗双乙酸曲普瑞林

Diacetato de triptorelina; Triptoréline, Diacetate de; Triptorelini Diacetas.

Трипторелина Диацетат

$C_{64}H_{82}N_{18}O_{13},2C_2H_4O_2$ = 1431.6.

CAS — *105581-02-0.*

ATC — *L02AE04.*

ATC Vet — *QL02AE04.*

Triptorelin Embonate（*BANM*, *rINNM*）⊗双羟萘酸曲普瑞林

Embonato de triptorelina; Triptorelin Pamoate (*USAN*); Triptoréline, Embonate de; Triptorelini Embonas.

Трипторелина Эмбонат

$C_{64}H_{82}N_{18}O_{13},C_{23}H_{16}O_6$ = 1699.8.

CAS — *124508-66-3.*

ATC — *L02AE04.*

ATC Vet — *QL02AE04.*

UNII — *08AN7WA2G0.*

不良反应和注意事项

见戈那瑞林，第2038页。

局部反应 注射戈那瑞林类似物（包括曲普瑞林）发生的局部反应，参见**醋酸亮丙瑞林**，第2043页。

脓毒症 有报道2名患者使用曲普瑞林治疗导致脓毒症，原因为宫颈排出坏死性纤维[1]。

1. Ellenbogen A, *et al.* Complication of triptorelin treatment for uterine myomas. *Lancet* 1989; **ii:** 167–8.

药物相互作用

见戈那瑞林，第2038页。

药动学

曲普瑞林皮下注射后迅速吸收，达峰浓度约发生在注射后40min。生物半衰期约7.5h，有报道前列腺癌患者中其半衰期延长，而在一些健康个体中半衰期缩短。

1. Müller FO, *et al.* Pharmacokinetics of triptorelin after intravenous bolus administration in healthy males and in males with renal or hepatic insufficiency. *Br J Clin Pharmacol* 1997; **44:** 335–41.

用途和用法

曲谱瑞林是戈那瑞林的一种类似物（第2038页），具有相似的特性。用来抑制性腺激素的产生，治疗前列腺恶性肿瘤、不正常的性行为、中枢性性早熟以及子宫内膜异位症、女性不孕症和子宫肌瘤。曲普瑞林可以使用的制剂有纯曲普瑞林、醋酸盐、双乙酸盐、双羟萘酸盐制剂，虽然有些制剂声称含有醋酸盐或双乙酸盐，但是不清楚真正使用的哪种。剂量是依据纯制剂来算的，下面是1mg曲普瑞林的等效剂量：

- 醋酸曲普瑞林，1.05mg；
- 双乙酸曲普瑞林，1.09mg；
- 双羟萘酸曲普瑞林，1.30mg。

曲普瑞林每日经皮下注射给药，或者作为一种肌内或皮下缓释剂，能持续1个月或更久。

作为晚期**前列腺癌**的姑息疗法，曲普瑞林3mg或者3.75mg作为缓释剂，肌内给药，每4周1次；第一次给药前，先每日皮下注射100μg，共7天。在一些国家，含有3.75mg的缓释剂可代替皮下给药。作用时间更长的含有11.25mg曲普瑞林的缓释剂，每12～13周给药1次；在一些国家，也有相当于22.5mg等效剂量的缓释剂可以使用，每24周给药1次。有些国家，也允许使用含3mg曲普瑞林缓释剂，每4周给药1次，或者11.25mg的，每12～13周给药1次，治疗局部进展疾病。在曲普瑞林开始治疗前几天应使用雄激素拮抗剂如醋酸环丙孕酮，持续大约3周，避免疾病加重的风险。

11.25mg肌内缓释剂，每12周1次，可以用于**不正常性行为**患者的治疗。开始治疗前要加用抗雄激素药物，对抗起始治疗时血清睾酮浓度的升高。

类似的剂量，3mg或者3.75mg的缓释剂在治疗**子宫内膜异位症**或者**子宫肌瘤**时，需给药直至6个月，要在月经周期前5天开始治疗。11.25mg的缓释剂可以用于子宫内膜异位症的替代。治疗女性不孕症，每日100μg皮下给药，与促性腺激素一起使用，推荐在月经周期的第二天开始，持续至10～12天。

儿童用法 曲普瑞林可以用于治疗中枢性性早熟，也用于青春期发育延迟的诊断。也曾试用于生长迟缓的治疗（见下文）。

下丘脑和垂体功能异常的诊断 戈那瑞林类似物用于青春发育延迟的诊断（第2012页）。也用于男孩鉴别诊断促性腺激素缺乏和体制性青春期发育延迟[1,2]。虽然有一项研究[3]发现，它比人绒毛膜促性腺激素试验的准确性差。

1. Zamboni G, *et al.* Use of the gonadotropin-releasing hormone agonist triptorelin in the diagnosis of delayed puberty in boys. *J Pediatr* 1995; **126:** 756–8.
2. Kauschansky A, *et al.* Use of GnRH agonist and human chorionic gonadotrophin tests for differentiating constitutional delayed puberty from gonadotrophin deficiency in boys. *Clin Endocrinol (Oxf)* 2002; **56:** 603–7.
3. Degros V, *et al.* The human chorionic gonadotropin test is more powerful than the gonadotropin-releasing hormone agonist test to discriminate male isolated hypogonadotropic hypogonadism from constitutional delayed puberty. *Eur J Endocrinol* 2003; **149:** 23–9.

行为异常 支持心理疗法与抑制垂体性腺轴从而抑制睾酮分泌的曲普瑞林一起治疗，试用于性欲倒错的患者（见第927页），虽然没有对照，但有报道[1]称可以减少不正常的性想法和行为。

1. Rösler A, Witztum E. Treatment of men with paraphilia with a long-acting analogue of gonadotropin-releasing hormone. *N Engl J Med* 1998; **338:** 416–22.

子宫内膜异位症 戈那瑞林类似物是治疗子宫内膜异位症（第2023页）的有效方法，但是需长期使用以防止复发，因有发生骨质疏松症的风险，限制了它的使用价值。"add-back"疗法（激素替代疗法）可用于预防。

1. Lindsay PC, *et al.* The effect of add-back treatment with tibolone (Livial) on patients treated with the gonadotropin-releasing hormone agonist triptorelin (Decapeptyl). *Fertil Steril* 1996; **65:** 342–8.
2. Bergqvist A, *et al.* Effects of triptorelin versus placebo on the symptoms of endometriosis. *Fertil Steril* 1998; **69:** 702–8.
3. Donnez J, *et al.* Equivalence of the 3-month and 28-day formulations of triptorelin with regard to achievement and maintenance of medical castration in women with endometriosis. *Fertil Steril* 2004; **81:** 297–304.
4. Wong AY, Tang L. An open and randomized study comparing the efficacy of standard danazol and modified triptorelin regimens for postoperative disease management of moderate to severe endometriosis. *Fertil Steril* 2004; **81:** 1522–7.
5. Loverro G, *et al.* A randomized study comparing triptorelin or expectant management following conservative laparoscopic surgery for symptomatic stage III-IV endometriosis. *Eur J Obstet Gynecol Reprod Biol* 2008; **136:** 194–8.

纤维瘤 戈那瑞林类似物替代外科手术用于子宫肌瘤治疗（见第2039页），但是有担心其使恶性肿瘤的诊断变得复杂。

曲普瑞林使用的参考文献如下。

1. van Leusden HA. Symptom-free interval after triptorelin treatment of uterine fibroids: long-term results. *Gynecol Endocrinol* 1992; **6:** 189–98.
2. Golan A, *et al.* Pre-operative gonadotrophin-releasing hormone agonist treatment in surgery for uterine leiomyomata. *Hum Reprod* 1993; **8:** 450–2.
3. Broekmans FJ, *et al.* Two-step gonadotropin-releasing hormone agonist treatment of uterine leiomyomas: standard-dose therapy followed by reduced-dose therapy. *Am J Obstet Gynecol* 1996;

175: 1208–16.
4. Vercellini P, *et al.* Treatment with a gonadotrophin releasing hormone agonist before hysterectomy for leiomyomas: results of a multicentre, randomised controlled trial. *Br J Obstet Gynaecol* 1998; **105:** 1148–54.
5. Seracchioli R, *et al.* GnRH agonist treatment before total laparoscopic hysterectomy for large uteri. *J Am Assoc Gynecol Laparosc* 2003; **10:** 316–19.

生长迟缓 在第1717页，讨论了戈那瑞林类似物和生长激素一起用于治疗无生长缺乏身材矮小的女孩，尝试延迟青春期发育和骨成熟而来达到终身高的最大值。在生长激素缺乏的儿童中的使用也有研究。然而，对于其获益性有怀疑。无论如何，没有临床生长激素缺乏的儿童使用这种治疗是有争论的，有些权威认为不合适。

1. Saggese G, *et al.* Combination treatment with growth hormone and gonadotropin-releasing hormone analogs in short normal girls. *J Pediatr* 1995; **126:** 468–73.
2. Kamp GA, *et al.* A randomized controlled trial of three years growth hormone and gonadotropin-releasing hormone agonist treatment in children with idiopathic short stature and intrauterine growth retardation. *J Clin Endocrinol Metab* 2001; **86:** 2969–75.
3. Tauber M, *et al.* Can some growth hormone (GH)-deficient children benefit from combined therapy with gonadotropin-releasing hormone analogs and GH? Results of a retrospective study. *J Clin Endocrinol Metab* 2003; **88:** 1179–83.

不孕症 戈那瑞林类似物用于男性及女性低促性腺激素性性腺功能减退症相关不孕症的治疗。有关不孕症的讨论及治疗，包括戈那瑞林类似物的作用，见第2012页。

恶性肿瘤 曲普瑞林和其他戈那瑞林类似物一样，可被用于前列腺癌（见第638页）患者雄激素的拮抗。

1. Klippel KF, *et al.* Wirksamkeit und Vertraglichkeit von 2 Applikationsformen (s.c. und i.m.) von Decapeptyl Depot bei Patienten mit fortgeschrittenem Prostatakarzinom. *Urologe* 1999; **38:** 270–5.
2. Heyns CF, *et al.* Comparative efficacy of triptorelin pamoate and leuprolide acetate in men with advanced prostate cancer. *BJU Int* 2003; **92:** 226–31.
3. Botto H, *et al.* Etude randomisée multicentrique comparant la castration médicale par triptoréline à la castration chirurgicale dans le traitement du cancer de la prostate localement avancé ou métastatique. *Prog Urol* 2007; **17:** 235–9.
4. Lundström EA, *et al.* Triptorelin 6-month formulation in the management of patients with locally advanced and metastatic prostate cancer: an open-label, non-comparative, multicentre, phase III study. *Clin Drug Investig* 2009; **29:** 757–65.
5. Keating GM. Triptorelin embonate (6-month formulation). *Drugs* 2010; **70:** 347–53.

卟啉病 曲普瑞林成功的用于抑制经期前急性间歇性卟啉病的恶化（第1390页），每月3.75mg，肌内缓释注射[1,2]。为了减少骨质疏松症，在一个病例中使用"add-back"疗法联用局部雌激素和口服钙[1]，另一病例使用替勃龙[2]。

1. De Block CEM, *et al.* Premenstrual attacks of acute intermittent porphyria: hormonal and metabolic aspects – a case report. *Eur J Endocrinol* 1999; **141:** 50–4.
2. Castelo-Branco C, *et al.* Use of gonadotropin-releasing hormone analog with tibolone to prevent cyclic attacks of acute intermittent porphyria. *Metabolism* 2001; **50:** 995–6.

青春期性早熟 戈那瑞林类似物已广泛取代其他治疗方式用于治疗中枢性性早熟（第2013页）。3mg缓释剂，相当于曲普瑞林50μg/kg，每4周肌内注射1次。也可用3.75mg制剂，体重<20kg的儿童剂量为1.875mg，20～30kg的儿童剂量为2.5mg，>30kg的儿童用3.75mg，可以肌内注射或皮下注射。头三次需间隔14天，以后每4周1次；必要时可增至每3周1次。长效的11.25mg缓释剂，每3个月肌内注射1次，可供选择。

曲普瑞林使用的参考文献如下。

1. Oostdijk W, *et al.* Final height in central precocious puberty after long term treatment with a slow release GnRH agonist. *Arch Dis Child* 1996; **75:** 292–7.
2. Cassio A, *et al.* Randomised trial of LHRH analogue treatment on final height in girls with onset of puberty aged 7.5—8.5 years. *Arch Dis Child* 1999; **81:** 329–32.
3. Heger S, *et al.* Long-term outcome after depot gonadotropin-releasing hormone agonist treatment of central precocious puberty: final height, body proportions, body composition, bone mineral density, and reproductive function. *J Clin Endocrinol Metab* 1999; **84:** 4583–90.
4. Carel J-C, *et al.* Final height after long-term treatment with triptorelin slow release for central precocious puberty: importance of statural growth after interruption of treatment. *J Clin Endocrinol Metab* 1999; **84:** 1973–8.
5. Mul D, *et al.* Effect of gonadotropin-releasing hormone agonist treatment in boys with central precocious puberty: final height results. *Horm Res* 2002; **58:** 1–7.
6. Carel JC, *et al.* Triptorelin 3-month CPP Study Group. Three-month sustained-release triptorelin (11.25 mg) in the treatment of central precocious puberty. *Eur J Endocrinol* 2006; **154:** 119–24.

制剂

专利制剂

Arg.: Decapeptyl; Gonapeptyl; **Austria:** Decapeptyl; Pamorelin; **Belg.:** Decapeptyl; **Braz.:** Neo Decapeptyl; **Canad.:** Trelstar; **Chile:** Decapeptyl; **Cz.:** Decapeptyl; Diphereline; **Denm.:** Decapeptyl; Pamorelin; **Fin.:** Decapeptyl; Pamorelin; **Fr.:** Decapeptyl; Gonapeptyl; Salvacyl; **Ger.:** Decapeptyl; Pamorelin; **Gr.:** Arvekap; Gonapeptyl; **Hong Kong:** Decapeptyl; Diphereline; **Hung.:** Decapeptyl; Diphereline; **India:** Decapeptyl; **Irl.:** Decapeptyl; Gonapeptyl; **Israel:** Decapeptyl; Diphereline†; **Ital.:** Decapeptyl; Gonapeptyl; **Malaysia:** Decapeptyl; **Mex.:** Pamorelin; Trelstar†; **Neth.:** Decapeptyl; Gonapeptyl; Pamorelin; Salvacyl; **Norw.:** Pamorelin; **Philipp.:** Decapeptyl; **Pol.:** Decapeptyl; Diphereline; **Port.:** Decapeptyl; Fertipeptil; Gonapeptyl; **Rus.:** Decapeptyl (Декапептил); Diphereline (Диферелин); **S.Afr.:** Decapeptyl†; Gonapeptyl; **Singapore:** Decapeptyl; **Spain:** Decapeptyl; Gonapeptyl; **Swed.:** Decapeptyl; Moapar; **Switz.:** Decapeptyl; **Thai.:** Decapeptyl; Diphereline; **Turk.:** Decapeptyl; **UK:** Decapeptyl; Gonapeptyl; **Ukr.:** Decapeptyl (Декапептил); Diphereline (Диферелин); **USA:** Trelstar; **Venez.:** Decapeptyl.

Ulipristal Acetate (*USAN*, *rINNM*) 醋酸乌利司他

Acetato de ulipristal; CDB-2914; RTI-3021-012; Ulipristal Acetate; Ulipristal, Acétate d'; Ulipristali Acetas; VA-2914. (11β)-17-(Acetyloxy)-11-[4-(dimethylamino)phenyl]-19-norpregna-4,9-diene-3,20-dione.

Улипристала Ацетат

$C_{30}H_{37}NO_4$ = 475.6.

CAS — 159811-51-5 (ulipristal); 126784-99-4 (ulipristal acetate).

ATC — G03AD02.

UNII — YF7V70N02B.

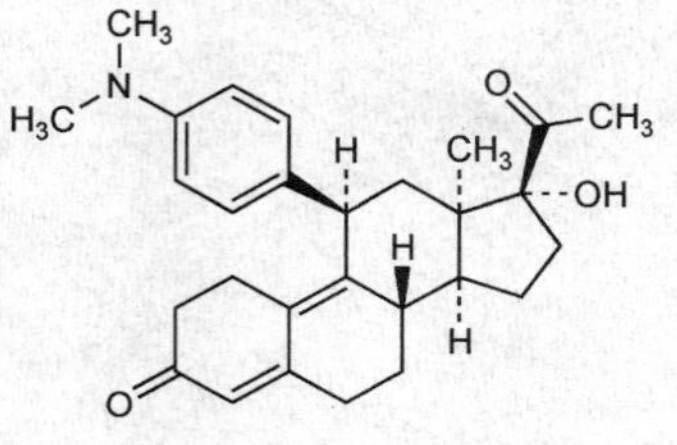

(ulipristal)

不良反应和注意事项

有关醋酸乌利司他的不良反应包括腹痛、胃肠不适（如恶心和呕吐）。其他包括头痛、眩晕、情绪异常、肌肉痉挛、背痛和疲乏。少见的有视物模糊、头晕、皮肤反应（如痤疮、皮疹、瘙痒和荨麻疹）。常见月经紊乱。紧急避孕一次服用醋酸乌利司他后，下一月经周期可能提前几天或推迟几天。

使用醋酸乌利司他行紧急避孕时需除外怀孕。

醋酸乌利司他对糖皮质激素受体有很高的亲和力，在动物的研究中发现具有拮抗糖皮质激素的作用。不推荐口服糖皮质激素未能充分控制哮喘的患者使用醋酸乌利司他。

药物相互作用

增加胃内pH的药物（如抗酸药、H_2受体拮抗药和质子泵抑制药）可以减少醋酸乌利司他的吸收至有效性下降，因此不推荐一起使用。改变细胞色素P450同工酶CYP3A4活性的药物可能影响醋酸乌利司他的血浆浓度，CYP3A4诱导剂可降低它的效用，这种相互作用可能持续至诱导剂停用2～3周后。

醋酸乌利司他可干扰孕激素的作用，如那些复合或单雌激素避孕激素那样。醋酸乌利司他用于紧急避孕后规律的激素避孕需继续，但是可靠避孕方法应该是持续至下一月经开始时。不推荐醋酸乌利司他和左炔诺孕酮一起用于紧急避孕。

药动学

醋酸乌利司他从胃肠道迅速被吸收，呈pH依赖性，而且胃内pH升高时其吸收减少。该药和血浆蛋白广泛结合。它广泛地被细胞色素P450同工酶CYP3A4和小部分被CYP1A2、CYP2D6代谢为甲基化和羟基化代谢产物。一次30mg剂量后，醋酸乌利司他最终血浆半衰期约32h。

用途和用法

乌利司他是一种孕激素受体调节剂，主要作为孕激素拮抗剂抑制或推迟排卵；改变子宫内膜可促进避孕的效果。单次口服醋酸乌利司他30mg可用于紧急避孕（第2004页）。在未保护性性交后，应尽快使用，不超过120h（5天）。如果3h内发生呕吐，需再服用一次。

乌利司他也在研究用于长效性的避孕和用于肌瘤的治疗。

1. Creinin MD, *et al.* Progesterone receptor modulator for emergency contraception: a randomized controlled trial. *Obstet Gynecol* 2006; **108:** 1089–97.
2. Chabbert-Buffet N, *et al.* Effects of the progesterone receptor modulator VA2914 in a continuous low dose on the hypothalamic-pituitary-ovarian axis and endometrium in normal women: a prospective, randomized, placebo-controlled trial. *J Clin Endocrinol Metab* 2007; **92:** 3582–9.
3. Levens ED, *et al.* CDB-2914 for uterine leiomyomata treatment: a randomized controlled trial. *Obstet Gynecol* 2008; **111:** 1129–36.
4. Glasier AF, *et al.* Ulipristal acetate versus levonorgestrel for emergency contraception: a randomised non-inferiority trial and meta-analysis. *Lancet* 2010; **375:** 555–62.

制剂

专利制剂

Cz.: ellaOne; **Fr.:** ellaOne; **Hung.:** ellaOne; **Irl.:** ellaOne; **Port.:** ellaOne; **UK:** ellaOne.

Urofollitropin (*BAN*, *USAN*, *rINN*) 尿促卵泡素

Ürofolitropin; Urofolitropin; Urofolitropina; Urofolitropinas; Urofollitrophin; Urofollitropiini; Urofollitropine; Urofollitropinum.

Урофоллитропин

CAS — 97048-13-0.

ATC — G03GA04.

ATC Vet — QG03GA04.

UNII — W9BB98U6HP.

Pharmacopoeias. In *Eur.* (see p.vii).

Ph. Eur. 6. 8（Urofollitropin） 一种干制剂，含有从绝经后妇女尿液获取的绝经后促性腺激素。有卵泡刺激素活性而几乎无黄体生成素活性。每毫克效价不少于90U的促卵泡刺激素；黄体生成素和卵泡刺激素的比值不多于1∶60。几乎白色或微黄色粉末。溶于水。2～8℃贮藏于密闭容器中。避光。

不良反应和注意事项

见人绝经后促性腺激素，第2041页。

药动学

在多次肌注或皮下定量给尿促卵泡素后，单次剂量后卵泡刺激素的血浆峰值浓度发生在约10h，清除半衰期为15～20h。

用途和用法

尿促卵泡素是一种促性腺激素，从绝经后妇女的尿中获取，有卵泡刺激素（FSH）活性，但几乎没有黄体生成素活性。FSH的作用详见第2036页。

尿促卵泡素和卵泡刺激素用法类似（第2041页），治疗**女性不孕症**，除了一点不一样，它没有黄体生成素活性，可用于任何不需要增加黄体生成素活性的疾病中，如多囊卵巢综合征。尿促卵泡素可以皮下或肌内注射，据患者的反应调整剂量。起始剂量常为每日能提供75～150U的FSH剂量。当达到充分的反应，由监测雌激素或者B超下看见卵泡决定停止治疗。并且在1～2天后，用单次剂量为5000～10000U的绒促性素诱导排卵。在治疗4周后，若无反应，则应停止尿促卵泡素的治疗，即使可在未来的周期中再次尝试。美国注册药品信息推荐每日剂量不超过450U，并且疗程不超过12天。

尿促卵泡素也和其他药物一起用作IVF的一部分。经典的剂量每日提供150～250U的FSH，常在月经周期的第2～3天开始。另外，治疗可以从枸橼酸氯米芬开始并且和尿促卵泡素一起，或者尿促卵泡素可以在戈那瑞林类似物抑制促性腺激素释放后给药。治疗持续至获得适当的反应并且在最后一次注射尿促卵泡素后1～2天，使用5000～10000U的绒促性素。卵母细胞的提取在34～35h后。

虽然一种含有黄体生成素活性的复合制剂，如人绝经后促性腺激素，可能需先使用，尿促卵泡素也和绒促性素一起合用，治疗**男性不育**，刺激生精。常规剂量的尿促卵泡素提供150U的FSH，每周3次。尿促卵泡素和绒促性素应一起持续使用至少4个月。性功能减退的简介见第2012页。

不孕症 在不孕症中，有FSH活性的制剂的使用，见第2012页。

有关尿促卵泡素的使用（包括与重组FSH相比其相关效用的相反结果）的参考文献如下。

1. McFaul PB, *et al.* Treatment of clomiphene citrate-resistant polycystic ovarian syndrome with pure follicle-stimulating hormone or human menopausal gonadotropin. *Fertil Steril* 1990; **53:** 792–7.
2. European Metrodin HP Study Group. Efficacy and safety of highly purified urinary follicle-stimulating hormone with human chorionic gonadotropin for treating men with isolated hypogona-

dotropic hypogonadism. *Fertil Steril* 1998; **70:** 256–62.

3. Crain JL, *et al.* Outcome comparison of in vitro fertilization treatment with highly purified subcutaneous follicle-stimulating hormone (Fertinex, a urofollitropin) versus intramuscular menotropins. *Am J Obstet Gynecol* 1998; **179:** 299–307.
4. Lenton E, *et al.* Induction of ovulation in women undergoing assisted reproductive techniques: recombinant human FSH (follitropin alpha) versus highly purified urinary FSH (urofollitropin HP). *Hum Reprod* 2000; **15:** 1021–7.
5. Mohamed MA, *et al.* Urinary follicle-stimulating hormone (FSH) is more effective than recombinant FSH in older women in a controlled randomized study. *Fertil Steril* 2006; **85:** 1398–1403.
6. Revelli A, *et al.* Recombinant versus highly-purified, urinary follicle-stimulating hormone (r-FSH vs. HP-uFSH) in ovulation induction: a prospective, randomized study with cost-minimization analysis. *Reprod Biol Endocrinol* 2006; **4:** 38.
7. Pacchiarotti A, *et al.* Efficacy of a combined protocol of urinary and recombinant follicle-stimulating hormone used for ovarian stimulation of patients undergoing ICSI cycle. *J Assist Reprod Genet* 2007; **24:** 400–5.
8. Baker VL, *et al.* Clinical efficacy of highly purified urinary FSH versus recombinant FSH in volunteers undergoing controlled ovarian stimulation for in vitro fertilization: a randomized, multicenter, investigator-blind trial. *Fertil Steril* 2009; **91:** 1005–11.

制剂

BP 2010: Urofollitropin Injection.

专利制剂

Arg.: Follitrin; Fostimon; ***Austral.:*** Metrodin†; ***Austria:*** Bravelle; Fostimon; ***Belg.:*** Fostimon; ***Braz.:*** Metrodin; ***Canad.:*** Bravelle; ***Chile:*** Follitrin; ***Cz.:*** Bravelle; Fostimon; Metrodin†; ***Denm.:*** Bravelle; ***Fr.:*** Fostimon; ***Ger.:*** Bravelle; ***Gr.:*** Bravelle; Metrodin; ***Hong Kong:*** Fostimon; ***Hung.:*** Fostimon; Metrodin†; ***India:*** Gonotrop F; Metrodin; Neogentin; ***Irl.:*** Bravelle; Fostimon; ***Israel:*** Bravelle; Fostimon; Metrodin†; ***Ital.:*** Fostimon; ***Mex.:*** Fostimon; ***Neth.:*** Bravelle; Fostimon; Metrodin†; ***Norw.:*** Bravelle; ***Pol.:*** Fostimon; ***Port.:*** Bravelle; Fostimon; Metrodin†; ***Rus.:*** Metrodin (Метродин); ***Spain:*** Bravelle; Fostipur; ***Swed.:*** Bravelle; ***Switz.:*** Fostimon; ***Thai.:*** Follimon; ***Turk.:*** Fostimon; Metrodin; ***UK:*** Fostimon; ***Ukr.:*** Bravelle (Бравель); Fostimon (Фостимон); ***USA:*** Bravelle; Fertinex; Metrodin.

Zeranol (*BAN*, *USAN*, *rINN*) ⊗折仑诺

MK-188; P-1496; THFES (HM); Zearalanol; Zéranol; Zeranolum. (3*S*,7*R*)-3,4,5,6,7,8,9,10,11,12-Decahydro-7,14,16-trihydroxy-3-methyl-1*H*-2-benzoxacyclotetradecin-1-one.

Зеранол

$C_{18}H_{26}O_5$ = 322.4.

CAS — 26538-44-3.

UNII — 76LO2L2V39.

简介

折仑诺是一种非类固醇类雌激素，用于治疗更年期综合征和月经紊乱。在兽医药中也用作生长促进剂。它的促合成作用可能致在体育中被滥用。

WHO 指定作为食物中残留的折仑诺的每日允许摄入量。推荐在不同的动物组织中的最大残留限量[1]。但应注意，在欧盟，折仑诺禁用于兽医学中。可有限应用某些其他的甾体类激素，但它们作为生长促进剂的应用被禁止。

1. FAO/WHO. Evaluation of certain veterinary drug residues in food: thirty-second report of the joint FAO/WHO expert committee on food additives. *WHO Tech Rep Ser 763* 1988. Also available at: http://libdoc.who.int/trs/WHO_TRS_763.pdf (accessed 30/06/08)

兴奋药和厌食药

本章介绍的是一些在医生指导下用于中枢神经兴奋和厌食作用的化合物。多数具有拟交感神经作用并且易被滥用，因此应严格控制其使用。

过动症

注意力缺陷多动症（ADHD）是一种自儿童时期开始的发育与社交能力不相称的综合征，表现为不同程度的活动过度、注意力不集中和冲动。注意力缺陷多动症的儿童易烦躁并且做事难以完成，相应的表现为对挫折的忍耐力差、情绪不稳定和叛逆。一些儿童将这些症状延续整个青春期，并且带入成年。运动过度（hyperkinesis）、运动功能亢进综合征（hyperkinetic syndrome）、轻微脑功能障碍、注意力缺陷和注意力缺陷伴活动过度，这些名词通常也指注意力缺陷多动症（ADHD），但是患者的描述不一定与 ADHD 诊断标准十分一致。

药物和行为治疗都可用于 ADHD。药物治疗常用于控制症状，但不能治愈，在伴有习惯性痉挛 Tourette 综合征或癫痫时可考虑使用。在美国，即使是症状很轻微，在专科医生指导下，药物治疗优于行为治疗；但在英国，药物治疗常用于症状比较重、并且对忠告和行为治疗无效的儿童。

中枢兴奋药哌甲酯或选择性去甲肾上腺素再摄取抑制药阿托西汀通常作为首选。儿童使用这些药物无效时，可选用右苯丙胺。中枢兴奋药的复方制剂可用于个体化治疗和提高顺应性。其他被使用过的兴奋药，如匹莫林，由于伴有肝毒性而在许多国家撤市。莫达非尼治疗过动症的研究正在进行中。很多专家认为儿童，尤其是学龄前儿童，不应接受兴奋药的治疗，应该等到疾病持续到成年时期使用。

中枢兴奋药的使用曾认为与猝死有关，一些专家建议治疗前应筛查心血管疾病，并且治疗期间应监测心率和血压（详见**右苯丙胺**下的**对心血管系统的影响**，第2074页）。对于药物治疗有效的儿童，需要持续数年药物治疗。中枢兴奋药治疗通常不会影响生长发育，但建议在治疗期间进行监测。如果生长发育明显减慢，建议中断治疗，以便正常发育。应定期考查治疗情况，决定是否有必要继续治疗。

三环类抗抑郁药，如米帕明和地昔帕明也用于治疗儿童及成年人的 ADHD，治疗效果与其抗抑郁作用不相关。这类药常用于对中枢兴奋药无效或不能耐受的患者。三环类抗抑郁药可用于合并 Tourette 综合征或有家族史的患者，因为兴奋药被认为与加速或加重肌肉抽搐（第927页）相关。三环类抗抑郁药也可用于合并焦虑症、抑郁症、遗尿症或有药物滥用史的患者。使用中枢兴奋药应注意监测（也见**右苯丙胺**的**药物相互作用**，第2074页）。单胺氧化酶抑制药（MAOIs）也被成功地使用，但对饮食的限制和潜在的药物相互作用限制了其使用。选择性 5-羟色胺再摄取抑制药（SSRIs），如氟西汀作为中枢兴奋药治疗的辅助用药，在一小部分伴有抑郁症和强迫症的患者中已证实有效，但其单独用于 ADHD 的疗效尚不确定。研究显示安非他酮是有希望的儿童用药，但对易感者可能加重抽搐和诱发癫痫。文拉法辛（venlafaxine）在少量成年患者的开放性试验中显示有效。

有证据表明卡马西平可能是中枢兴奋药之外的另一有效的选择。单用中枢兴奋药治疗效果不理想的患儿，加用 α_2 激动药可乐定取得了成功。然而，有关这种联合用药，有一些心脏不良事件的报道；一些人建议在开始使用可乐定治疗前进行心血管相关检查和心电图检查。另一种 α_{2A} 激动药胍法辛，也被试验成功，并且可能具有更好的耐受性。抗精神病药有更严重的不良反应，只限于较严重的或存在破坏行为的病例，作为中枢兴奋药的辅助用药。多巴胺能药（如左旋多巴或培高利特）被试图用于治疗伴有多动腿综合征和存在夜间周期性肢体活动的 ADHD 患者，并且消退深睡状态下的 ADHD 症状较显著。

很多争论是围绕着某些合成的食品添加剂，包括保存剂、人造香料和色素，是导致 ADHD 的病因这一假说。对照研究尚未证实饮食控制的有效性。

1. Swanson JM, *et al.* Attention-deficit hyperactivity disorder and hyperkinetic disorder. *Lancet* 1998; **351:** 429–33.
2. Zametkin AJ, Ernst M. Problems in the management of attention-deficit-hyperactivity disorder. *N Engl J Med* 1999; **340:** 40–6.
3. Elia J, *et al.* Treatment of attention-deficit-hyperactivity disorder. *N Engl J Med* 1999; **340:** 780–8.
4. The MTA Cooperative Group. A 14-month randomized clinical trial of treatment strategies for attention-deficit/hyperactivity disorder. *Arch Gen Psychiatry* 1999; **56:** 1073–86.
5. Overmeyer S, Taylor E. Annotation: principles of treatment for hyperkinetic disorder: practice approaches for the UK. *J Child Psychol Psychiatry* 1999; **40:** 1147–57.
6. Trollor JN. Attention deficit hyperactivity disorder in adults: conceptual and clinical issues. *Med J Aust* 1999; **171:** 421–5.
7. Jadad AR, *et al. Treatment of attention-deficit/hyperactivity disorder.* Rockville, MD: Agency for Healthcare Research and Quality; 1999. Available at: http://www.ahcpr.gov/clinic/epcsums/adhdsum.htm (accessed 15/04/04)
8. Spencer T, *et al.* Pharmacotherapy of attention deficit hyperactivity disorder. *Child Adolesc Psychiatr Clin North Am* 2000; **9:** 77–97.
9. Anonymous. Stimulant drugs for severe hyperactivity in childhood. *Drug Ther Bull* 2001; **39:** 52–4.
10. Scottish Intercollegiate Guidelines Network. Attention deficit and hyperkinetic disorders in children and young people: a national clinical guideline (issued June 2001). Available at: http://www.sign.ac.uk/pdf/sign52.pdf (accessed 15/04/04)
11. Maidment ID. Efficacy of stimulants in adult ADHD. *Ann Pharmacother* 2003; **37:** 1884–90.
12. Wilens TE. Drug therapy for adults with attention-deficit hyperactivity disorder. *Drugs* 2003; **63:** 2395–2411.
13. Kutcher S, *et al.* International consensus statement on attention-deficit/hyperactivity disorder (ADHD) and disruptive behaviour disorders (DBDs): clinical implications and treatment practice suggestions. *Eur Neuropsychopharmacol* 2004; **14:** 11–28.
14. MTA Cooperative Group. National Institute of Mental Health multimodal treatment study of ADHD follow-up: 24-month outcomes of treatment strategies for attention-deficit/hyperactivity disorder. *Pediatrics* 2004; **113:** 754–61.
15. MTA Cooperative Group. National Institute of Mental Health multimodal treatment study of ADHD follow-up: changes in effectiveness and growth after the end of treatment. *Pediatrics* 2004; **113:** 762–9.
16. Wilens TE, *et al.* Attention-deficit/hyperactivity disorder in adults. *JAMA* 2004; **292:** 619–23.
17. Rappley MD. Attention deficit-hyperactivity disorder. *N Engl J Med* 2005; **352:** 165–73.
18. Brown RT, *et al.* The Committee on Quality Improvement, Subcommittee on Attention-Deficit/Hyperactivity Disorder. Treatment of attention-deficit/hyperactivity disorder: overview of the evidence. Abstract: *Pediatrics* 2005; **115:** 1763. Full version: http://pediatrics.aappublications.org/cgi/reprint/115/6/e749 (accessed 25/04/06)
19. Wolraich ML, *et al.* Attention-deficit/hyperactivity disorder among adolescents: a review of the diagnosis, treatment, and clinical implications. *Pediatrics* 2005; **115:** 1734–46.
20. Dopheide JA. ASHP therapeutic position statement on the appropriate use of medications in the treatment of attention-deficit/hyperactivity disorder in pediatric patients. *Am J Health-Syst Pharm* 2005; **62:** 1502–9.
21. Biederman J, Faraone SV. Attention-deficit hyperactivity disorder. *Lancet* 2005; **366:** 237–48. Correction. *ibid.* 2006; **367:** 210.
22. NICE. Methylphenidate, atomoxetine and dexamfetamine for attention deficit hyperactivity disorder (ADHD) in children and adolescents: review of Technology Appraisal 13 (Technology Appraisal 98, issued March 2006). Available at: http://www.nice.org.uk/nicemedia/pdf/TA098guidance.pdf (accessed 08/08/08)
23. Wolraich ML, *et al.* Treatment of attention deficit hyperactivity disorder in children and adolescents: safety considerations. *Drug Safety* 2007; **30:** 17–26.
24. Jamdar S, Sathyamoorthy BT. Management of attention-deficit/hyperactivity disorder. *Br J Hosp Med* 2007; **68:** 360–6.
25. Nutt DJ, *et al.* British Association for Psychopharmacology. Evidence-based guidelines for management of attention-deficit/hyperactivity disorder in adolescents in transition to adult services and in adults: recommendations from the British Association for Psychopharmacology. *J Psychopharmacol* 2007; **21:** 10–41.
26. Pliszka S. AACAP Work Group on Quality Issues. Practice parameter for the assessment and treatment of children and adolescents with attention-deficit/hyperactivity disorder. *J Am Acad Child Adolesc Psychiatry* 2007; **46:** 894–921.
27. Harpin VA. Medication options when treating children and adolescents with ADHD: interpreting the NICE guidance 2006. *Arch Dis Child Educ Pract Ed* 2008; **93:** 58–65.
28. National Collaborating Centre for Mental Health/NICE. Attention deficit hyperactivity disorder: the NICE guideline on diagnosis and management of ADHD in children, young people and adults (issued September 2008). Available at: http://www.nice.org.uk/nicemedia/pdf/ADHDFullGuideline.pdf (accessed 25/06/09)
29. Chavez B, *et al.* An update on central nervous system stimulant formulations in children and adolescents with attention-deficit/hyperactivity disorder. *Ann Pharmacother* 2009; **43:** 1084–95.
30. May DE, Kratochvil CJ. Attention-deficit hyperactivity disorder: recent advances in paediatric pharmacotherapy. *Drugs* 2010; **70:** 15–40.

发作性睡眠综合征

发作性睡病以白天过度睡眠和持续几分钟到几小时的不可抗拒的睡意为特征。发作性睡眠综合征通常包括**猝倒**，一种由于强烈的情绪波动造成的短时间的肌紧张丧失和随意肌麻痹。发作的严重程度不同，一些患者表现为完全虚脱，但是意识清醒。**睡眠麻痹**（sleep paralysis）包括睡时或醒时短暂的完全麻痹，不影响呼吸。有些患者在入睡后或睡眠被干扰时有幻听和幻视（**催眠性幻觉**）。

对于发作性睡眠综合征的治疗，最初患者被鼓励在白天有规律的短时间睡眠并且避免易引起发作的应激事件。如果需要药物治疗，中枢兴奋药是睡眠综合征发作时的主要治疗药物，但其中多数对于猝倒的效果不佳。药物的选择、剂量和服药时间需要根据每个患者的情况进行调整，为了避免耐药性的产生，应选择适当的休药期。苯丙胺类药是第一类被使用的药物。哌甲酯由于作用迅速和不良反应较少，而优于右苯丙胺。也可选用不含苯丙胺的兴奋药治疗发作性睡病，如马吲哚、莫达非尼及其 *R* 异构体阿莫非尼，前者显示对猝倒有效。已有报道司来吉兰用于白天睡眠过多和猝倒的治疗。其他很多药物都有一定的证据表明其对发作性睡眠的有效性，但没有证据显示其疗效优于中枢兴奋药。

三环类抗抑郁药可用于猝倒和睡眠麻痹的初步治疗。然而，最近的一项系统研究表明抗抑郁药用于猝倒是缺乏依据的。米帕明和氯米帕明的应用较广泛（有人认为就此适应证而言，氯米帕明是抗抑郁药中最有效的），地昔帕明和普罗替林也有应用。三环类抗抑郁药用于此适应证较其抗抑郁作用起效快、有效剂量较小，但在 6～8 个月后将会出现耐药性，需要增加剂量。症状经常出现时，应调整每天的用药剂量以保证整个白天的状态。

有报道，对于白天应用兴奋药的患者，晚间配合应用羟丁酸钠对发作性睡眠综合征的症状有改善。

对于同时有发作性睡眠和猝倒的患者可以联用中枢兴奋药和三环类抗抑郁药，但必须严密监测、调整剂量，因为这种联合用药可导致心律失常或高血压等严重的不良反应，还可参见**右苯丙胺**的**药物相互作用**（第2074页）。

1. Aldrich MS. Narcolepsy. *N Engl J Med* 1990; **323:** 389–94.
2. Parkes JD. Daytime sleepiness. *BMJ* 1993; **306:** 772–5.
3. Eisen J, *et al.* Psychotropic drugs and sleep. *BMJ* 1993; **306:** 1331–4.
4. Wise MS. Childhood narcolepsy. *Neurology* 1998; **50** (suppl 1): S37–S42.
5. Nishino S, Mignot E. Drug treatment of patients with insomnia and excessive daytime sleepiness. *Clin Pharmacokinet* 1999; **37:** 305–30.
6. Krahn LE, *et al.* Narcolepsy: new understanding of irresistible sleep. *Mayo Clin Proc* 2001; **76:** 185–94.
7. Mitler MM, Hayduk R. Benefits and risks of pharmacotherapy for narcolepsy. *Drug Safety* 2002; **25:** 791–809.
8. Zeman A, *et al.* Narcolepsy and excessive daytime sleepiness. *BMJ* 2004; **329:** 724–8.
9. Houghton WC, *et al.* Pharmacotherapy for cataplexy. *Sleep Med Rev* 2004; **8:** 355–66.
10. Dauvilliers Y, *et al.* Narcolepsy with cataplexy. *Lancet* 2007; **369:** 499–511.
11. Roth T. Narcolepsy: treatment issues. *J Clin Psychiatry* 2007; **68** (suppl 13): 16–19.
12. Nishino S. Narcolepsy: pathophysiology and pharmacology. *J Clin Psychiatry* 2007; **68** (suppl 13): 9–15.
13. Morgenthaler TI, *et al.* Standards of Practice Committee of the American Academy of Sleep Medicine. Practice parameters for the treatment of narcolepsy and other hypersomnias of central origin. *Sleep* 2007; **30:** 1705–11.
Also available at: http://www.ncbi.nlm.nih.gov/pmc/articles/PMC2276123/pdf/aasm.30.12.1705.pdf (accessed 11/05/10)
14. Vignatelli L, *et al.* Antidepressant drugs for narcolepsy. Available in The Cochrane Database of Systematic Reviews; Issue 1. Chichester: John Wiley; 2008 (accessed 08/08/08).

肥胖症

肥胖症是由于能量的摄入和消耗不平衡造成的，并可增加发生心血管疾病、糖尿病、胆石症、呼吸系统疾病、骨关节炎和某些肿瘤的风险。肥胖症的患病率持续上升，尤其是在发达国家，并且在儿童中的患病率备受关注。肥胖可用体重指数（BMI）定义，即体重（kg）除以身高的平方（m^2）：

- BMI 25.0～29.9：超重；
- BMI 30.0～34.9：肥胖，有中度合并症；
- BMI 35.0～39.9：肥胖，有严重合并症；
- BMI 大于 40.0：肥胖，有非常严重合并症。

减肥可改善糖尿病和高血压的控制，并且可减少心血管事件的危险因素，但长期效益还难以评价，因为体重经常会反弹。

最初的控制包括饮食的调整，摄入热量的减少以及饮食中脂肪、蛋白质和糖类比例的调整。体育活动也应增加，并且避免过度饮酒。这些方法应持续至少 3 个月。如果体重减少不足 10%，且体重指数（BMI）仍高于 30，应考虑药物治疗。若患者伴有糖尿病、缺血性心脏病、高脂血症、高血压、睡眠呼吸暂停等危险因素，BMI 在 27 或 28 时就应考虑药物治疗。药物联合治疗不被推荐。最初应给药 12 周。如体重减少不足 5%，证明治疗失败并应停止。如体重减少 5% 以上，治疗可继续，并每月检查 1 次。当 BMI 降到 30 以下（如前所述，有些降到 27 或 28 以下），或体重又有回升或存在某些可疑的毒性时，治疗应停止。对于儿童患者，或伴有整形外科问题或睡眠呼吸暂停的患者，仅在生活方式干预效果不佳时才考虑药物治疗。

许多药物可减少食欲并已经用于肥胖症的治疗。其中中枢作用（抑制食欲、产生厌食）药物和那些具有胃肠道局部作用药物都已被应用。然而，毒性仍是中枢作用药物的主要问题，目前应用已很少。抑制食欲的药物可被分为两种：作用于中枢儿茶酚胺通路的中枢兴奋药和作用于中枢 5-羟色胺通路的药物。兴奋药苯丙胺和芬美曲嗪由于其潜在的成瘾性，已停止使用。其他兴奋药，包括安非拉酮、芬特明、马吲哚和苯丙醇胺仍在使用，但它们也不被推荐。作用于 5-羟色胺受体的药物右芬氟拉明和芬氟拉明以前用于长期（持续 1 年）的治疗，但因被认为与心脏瓣膜缺陷有关而几乎已在全世界范围内撤市。对于联合使用产生厌食药物的患者，也有心脏瓣膜缺陷的报道。Ⅰ型大麻素受体拮抗药利莫那班可用于肥胖症的治疗，但由于精神病学反应，而在大多数国家撤市。因此，指南推荐中枢作用的 5-羟色胺和去甲肾上腺素再摄取抑制药及胃脂肪酶抑制药，可作为配合饮食控制和锻炼的比较理想的肥胖症治疗药物。对一些长期研究（持续 1 年或 1 年以上）的一项系统性综述发现，奥利司他和西布曲明能够适当减轻体重。然而，在一项安全性观察中发现西布曲明对心血管系统的风险大于获益后，西布曲明在欧盟的批准被延迟，在美国撤市（详见**西布曲明**下的**对心血管系统的影响**，第2084页）。西布曲明在其他一些国家仍在应用。

其他一些药物，如氟西汀也被尝试用于肥胖症的治疗，并取得了一些效果，此外还有麻黄碱和咖啡因。抗癫痫药托吡酯和唑尼沙胺也被研究过。其他一些被关注的药物有：双胍类降糖药二甲双胍、利拉鲁肽、胰高血糖素样肽-1（GLP-1）、5-羟色胺、去甲肾上腺素和多巴胺再摄取抑制药替索芬辛。容积形成剂（bulk-forming），如甲基纤维素和梧桐树胶（sterculia）也被尝试用于控制食欲，它们在胃肠道膨胀而发挥局部作用，但其有效性不明显。不可消化的脂肪替代物，如蔗糖聚酯（sucrose polyesters）由于其通过减少饮食的脂肪和热量而达到控制体重的目的，而为食品工业所发展。对于包括儿童在内的严重的有合并症的肥胖症患者，当其他减肥方法失败以后可以考虑减肥手术。

食欲控制和肥胖症的机制仍在研究中。一种被称为 ob-基因的基因及其蛋白质瘦素（leptin）被认为可调整饮食摄入。

1. Kolanowski J. A risk-benefit assessment of anti-obesity drugs. *Drug Safety* 1999; **20:** 119–31.
2. Collazo-Clavell ML. Safe and effective management of the obese patient. *Mayo Clin Proc* 1999; **74:** 1255–60.
3. Egger G, *et al.* The effectiveness of popular, non-prescription weight loss supplements. *Med J Aust* 1999; **171:** 604–8.
4. WHO. Obesity: preventing and managing the global epidemic. *WHO Tech Rep Ser 894* 2000. Available at: http://libdoc.who.int/trs/WHO_TRS_894.pdf (accessed 11/08/08)
5. Glazer G. Long-term pharmacotherapy of obesity 2000: a review of efficacy and safety. *Arch Intern Med* 2001; **161:** 1814–24.
6. Yanovski SZ, Yanovski JA. Obesity. *N Engl J Med* 2002; **346:** 591–602.
7. Hitchcock Noël P, Pugh JA. Management of overweight and obese adults. *BMJ* 2002; **325:** 757–61.
8. Fernández-López JA, *et al.* Pharmacological approaches for the treatment of obesity. *Drugs* 2002; **62:** 915–44.
9. Royal College of Physicians of London. *Anti-obesity drugs: guidance on appropriate prescribing and management.* Salisbury: Royal College of Physicians of London, 2003.
10. McTigue KM, *et al.* Screening and interventions for obesity in adults: summary of the evidence for the U.S. Preventive Services Task Force. *Ann Intern Med* 2003; **139:** 933–49.
11. Kopelman PG, Grace C. New thoughts on managing obesity. *Gut* 2004; **53:** 1044–53.
12. Snow V, *et al.* Pharmacologic and surgical management of obesity in primary care: a clinical practice guideline from the American College of Physicians. *Ann Intern Med* 2005; **142:** 525–31.
13. Li Z, *et al.* Meta-analysis: pharmacologic treatment of obesity. *Ann Intern Med* 2005; **142:** 532–46.
14. Ioannides-Demos LL, *et al.* Pharmacotherapy for obesity. *Drugs* 2005; **65:** 1391–1418.
15. Haslam DW, James WPT. Obesity. *Lancet* 2005; **366:** 1197–1209.
16. Wadden TA, *et al.* Randomized trial of lifestyle modification and pharmacotherapy for obesity. *N Engl J Med* 2005; **353:** 2111–20.
17. Daniels SR, *et al.* Overweight in children and adolescents: pathophysiology, consequences, prevention, and treatment. *Circulation* 2005; **111:** 1999–2012.
18. Speiser PW, *et al.* Obesity Consensus Working Group. Childhood obesity. *J Clin Endocrinol Metab* 2005; **90:** 1871–87.
19. National Collaborating Centre for Primary Care/NICE. Obesity: the prevention, identification, assessment and management of overweight and obesity in adults and children (issued December 2006). Available at: http://www.nice.org.uk/nicemedia/pdf/CG43NICEGuideline.pdf (accessed 11/02/10)
20. Thompson WG, *et al.* Treatment of obesity. *Mayo Clin Proc* 2007; **82:** 93–101.
21. Freemark M. Pharmacotherapy of childhood obesity: an evidence-based, conceptual approach. *Diabetes Care* 2007; **30:** 395–402.
22. Rucker D, *et al.* Long term pharmacotherapy for obesity and overweight: updated meta-analysis. Abridged version: *BMJ* 2007; **335:** 1194–9. Full version: http://www.bmj.com/cgi/reprint/335/7631/1194 (accessed 21/05/08)
23. Barlow SE. Expert Committee. Expert committee recommendations regarding the prevention, assessment, and treatment of child and adolescent overweight and obesity: summary report. *Pediatrics* 2007; **120** (suppl 4): S164–S192.
24. August GP, *et al.* Endocrine Society. Prevention and treatment of pediatric obesity: an endocrine society clinical practice guideline based on expert opinion. *J Clin Endocrinol Metab* 2008; **93:** 4576–99.
25. Bray GA, Wilson JF. In the clinic: obesity. *Ann Intern Med* 2008; **149:** ITC4-1–ITC4-15. Correction. *ibid.* 2009; **150:** 363. Also available at: http://www.annals.org/content/149/7/ITC4-1.full.pdf (accessed 05/02/10)
26. Oude Luttikhuis H, *et al.* Interventions for treating obesity in children. Available in The Cochrane Database of Systematic Reviews; Issue 1. Chichester: John Wiley; 2009 (accessed 11/02/10).
27. Scottish Intercollegiate Guidelines Network. Management of obesity (issued February 2010). Available at: http://www.sign.ac.uk/pdf/sign115.pdf (accessed 05/05/10)

Prader-Willi 综合征

强迫进食和贪食是该综合征的两个临床表现，该病是一种先天性疾病，其特征是婴儿肌张力过低症、性功能减退和面部畸形，继而发展为行为和智力异常[1~3]。监督和限制饮食是控制肥胖的主要手段，但通常是不够的。氟西汀可减少某些患者的食物摄入。它也试用于自我致残行为（皮肤贴片），得到不同的结果[4,5]。生长激素可以改善疾病造成的身材矮小，降低体内脂肪的比例[6~12]，但需严密监测激素水平。有报道称患者可因严重的肥胖、呼吸系统损伤或梗阻而死亡[13]。厌食药是无效的[2]。

1. Donaldson MDC, *et al.* The Prader-Willi syndrome. *Arch Dis Child* 1994; **70:** 58–63.
2. Couper RTL, Couper JJ. Prader-Willi syndrome. *Lancet* 2000; **356:** 673–5.
3. Goldstone AP, *et al.* Recommendations for the diagnosis and management of Prader-Willi syndrome. *J Clin Endocrinol Metab* 2008; **93:** 4183–97.
4. Warnock JK, Kestenbaum T. Pharmacologic treatment of severe skin-picking behaviors in Prader-Willi syndrome. *Arch Dermatol* 1992; **128:** 1623–5.
5. Schepis C, *et al.* Failure of fluoxetine to modify the skin-picking behaviour of Prader-Willi syndrome. *Australas J Dermatol* 1998; **39:** 57–60.
6. Lindgren AC, *et al.* Five years of growth hormone treatment in children with Prader-Willi syndrome. *Acta Paediatr Suppl* 1999; **433:** 109–11.
7. Myers SE, *et al.* Physical effects of growth hormone treatment in children with Prader-Willi syndrome. *Acta Paediatr Suppl* 1999; **433:** 112–14.
8. Burman P, *et al.* Endocrine dysfunction in Prader-Willi syndrome: a review with special reference to GH. *Endocr Rev* 2001; **22:** 787–99.
9. Paterson WF, Donaldson MDC. Growth hormone therapy in the Prader-Willi syndrome. *Arch Dis Child* 2003; **88:** 283–5.
10. Eiholzer U, *et al.* Growth hormone and body composition in children younger than 2 years with Prader-Willi syndrome. *J Pediatr* 2004; **144:** 753–8.
11. Carrel AL, *et al.* Growth hormone improves mobility and body composition in infants and toddlers with Prader-Willi syndrome. *J Pediatr* 2004; **145:** 744–9.
12. Mogul HR, *et al.* Growth hormone treatment of adults with Prader-Willi syndrome and growth hormone deficiency improves lean body mass, fractional body fat, and serum triiodothyronine without glucose impairment: results from the United States multicenter trial. *J Clin Endocrinol Metab* 2008; **93:** 1238–45.
13. Stafler P, Wallis C. Prader-Willi syndrome: who can have growth hormone? *Arch Dis Child* 2008; **93:** 341–5.

Adrafinil (*rINN*) ⊗阿屈非尼

Adrafinilo; Adrafinilum; CRL-40028. 2-[(Diphenylmethyl)sulfinyl]acetohydroxamic acid.

Адрафинил

$C_{15}H_{15}NO_3S$ = 289.3.

CAS — 63547-13-7.

ATC — N06BX17.

ATC Vet — QN06BX17.

UNII — BI81Z4542G.

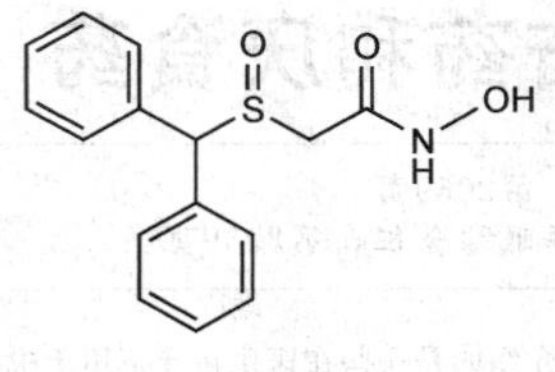

简介

阿屈非尼是一种具有 α-肾上腺素能激动作用的中枢兴奋药，化学结构与莫达非尼相似（第2081页）。口服用于老年性精神障碍，剂量为每日 600mg～1.2g。

制剂

专利制剂

Fr.: Olmifon.

Almitrine Dimesilate (*BANM*, *rINNM*) 二甲磺酸阿米三嗪

Almitrine Bismesylate; Almitrine, Dimésilate d'; Almitrine Dimesylate; Almitrine Mesylate (*USAN*); Almitrini Dimesilas; Dimesilato de almitrina; S-2620 (almitrine or almitrine dimesilate). *NN'*-Diallyl-6-[4-(4,4'-difluorobenzhydryl)piperazin-1-yl]-1,3,5-triazine-2,4-diyldiamine bis(methanesulphonate).

Альмитрина Димезилат

$C_{26}H_{29}F_2N_7,2CH_4SO_3$ = 669.8.

CAS — 27469-53-0 (almitrine); 29608-49-9 (almitrine dimesilate).

ATC — R07AB07.

ATC Vet — QR07AB07.

UNII — 6RY6V6XM8T.

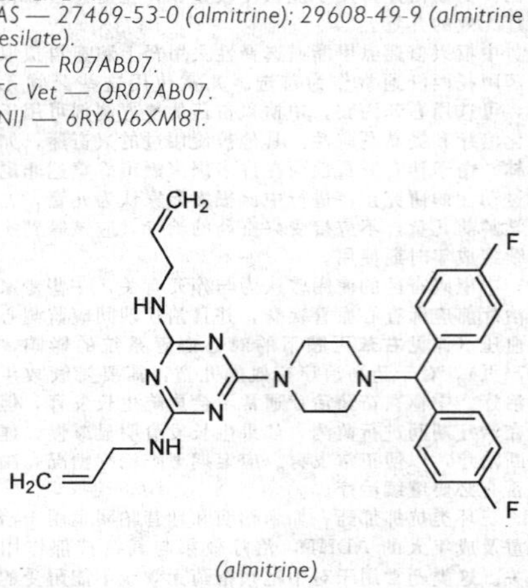

(almitrine)

Pharmacopoeias. In *Chin.*

简介

二甲磺酸阿米三嗪作为呼吸兴奋药用于慢性阻塞性肺疾病等导致的急性呼吸衰竭（见下文**呼吸系统疾病**）。通常口服剂量为每日 50～100mg，间歇给药。每日剂量达 3mg/kg 时，可分 2～3 次静脉输注，每次输注时间为 2h。该药也可与萝巴新制成复方制剂用于老年性精神功能障碍。

精神障碍 参考文献如下。

1. Poitrenaud J, *et al.* Almitrine-raubasine and cognitive impairment in the elderly: results of a 6-month controlled multicenter study. *Clin Neuropharmacol* 1990; **13** (suppl 3): S100–S108.
2. Poitrenaud J, *et al.* Time course of age-associated memory impairment in 8037 patients treated with Duxil for 6 months. *Rev Geriatr* 1994; **19:** 531–8.
3. Poitrenaud J, *et al.* Memory disorders in 8037 elderly patients with age-associated memory impairment: multicenter trial with a 6-month follow-up under almitrine-raubasine. *Eur Neurol* 1995; **35** (suppl 1): 43–6.
4. Allain H, Bentue-Ferrer D. Clinical efficacy of almitrine-raubasine: an overview. *Eur Neurol* 1998; **39** (suppl 1): 39–44.

呼吸系统疾病 呼吸兴奋药（如阿米三嗪）对于慢性阻塞性肺疾病（第1075页）引起的急性呼吸衰竭，作用是有限和短暂的。有些报道表明阿米三嗪可提高通气量和血氧水平，并且可减少出现呼吸困难和入院的次数[1~4]；而有些认为没有作用[5]。也有报道[6,7]提出该药配合氧化亚氮吸入可用于严重的低血氧性急性呼吸窘迫综合征（第1431页）患者，以及因肺损伤引起缺氧的患者[8]。该药的益处可能大于潜在的不良反应。该药的不良反应包括：周围感觉异常[1]、头痛、荨麻疹、呼吸急促、腹泻、胸痛、恶心和呕吐[3]。长期应用阿米三嗪可能出现周围神经病变[9,10]，这可能是由于治疗中的肺病引起的[11~13]，但有些人不同意这一观点[14]。

1. Watanabe S, *et al.* Long-term effect of almitrine bismesylate in patients with hypoxemic chronic obstructive pulmonary disease. *Am Rev Respir Dis* 1989; **140:** 1269–73.
2. Daskalopoulou E, *et al.* Comparison of almitrine bismesylate and medroxyprogesterone acetate on oxygenation during wakefulness and sleep in patients with chronic obstructive lung disease. *Thorax* 1990; **45:** 666–9.
3. Bakran I, *et al.* Double-blind placebo controlled clinical trial of almitrine bismesylate in patients with chronic respiratory insufficiency. *Eur J Clin Pharmacol* 1990; **38:** 249–53.
4. Górecka D, *et al.* Effects of almitrine bismesylate on arterial blood gases in patients with chronic obstructive pulmonary disease and moderate hypoxaemia: a multicentre, randomised, double-blind, placebo-controlled study. *Respiration* 2003; **70:** 275–83.
5. Sans-Torres J, *et al.* Long-term effects of almitrine bismesylate in COPD patients with chronic hypoxaemia. *Respir Med* 2003; **97:** 599–605. Correction. *ibid.*; 1243.
6. Jolliet P, *et al.* Additive beneficial effects of the prone position, nitric oxide, and almitrine bismesylate on gas exchange and oxygen transport in acute respiratory distress syndrome. *Crit Care Med* 1997; **25:** 786–94.
7. Gallart L, *et al.* The NO Almitrine Study Group. Intravenous almitrine combined with inhaled nitric oxide for acute respiratory distress syndrome. *Am J Respir Crit Care Med* 1998; **158:** 1770–7.
8. Payen D, *et al.* Inhaled nitric oxide, almitrine infusion, or their coadministration as a treatment of severe hypoxemic focal lung lesions. *Anesthesiology* 1998; **89:** 1157–65.
9. Chedru F, *et al.* Peripheral neuropathy during treatment with almitrine. *BMJ* 1985; **290:** 896.
10. Gherardi R, *et al.* Peripheral neuropathy in patients treated with almitrine dimesylate. *Lancet* 1985; **i:** 1247–50.
11. Suggett AJ, *et al.* Almitrine and peripheral neuropathy. *Lancet* 1985; **ii:** 830–1.
12. Alani SM, *et al.* Almitrine and peripheral neuropathy. *Lancet* 1985; **ii:** 1251.
13. Moore N, *et al.* Peripheral neuropathy in chronic obstructive lung disease. *Lancet* 1985; **ii:** 1311.
14. Louarn F, Gherardi R. Almitrine and peripheral neuropathy. *Lancet* 1985; **ii:** 1068.

制剂

专利制剂

Braz.: Vectarion; **Denm.:** Vectarion†; **Fr.:** Vectarion; **Irl.:** Vectarion; **Pol.:** Armanor; **Port.:** Vectarion; **Rus.:** Armanor (Арманор); **Spain:** Vectarion.

多组分制剂 **Hong Kong:** Duxaril; **Philipp.:** Duxaril; **Port.:** Duxil†; Transoxyl†; **Singapore:** Duxaril; **Spain:** Duxor†; **Thai.:** Duxaril.

Amfetamine(*BAN*, *rINN*) ⊗苯丙胺

Amfetamiini; Amfetamin; Amfétamine; Amfetaminum; Amphetamine; Amphetaminum; Anfetamina; Racemic Desoxynorephedrine. (*RS*)-α-Methylphenethylamine.

Амфетамин

$C_9H_{13}N$ = 135.2.

CAS — 300-62-9 (amfetamine); 139-10-6 (amfetamine phosphate).

ATC — N06BA01.

ATC Vet — QN06BA01.

UNII — CK833KGX7E.

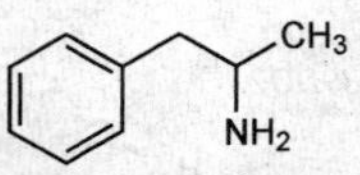

俗名 以下为各种形式的苯丙胺的"俗名"（见第vii页）或俚语：

A; Atte; Aimies; Amt; Amta; Amtis; Amp; Amph; Amphes; Amphet; Anfes; Anfetas; A-Plus; Back dex; Bam; Bambinos; Bass; B-bombs; Beans; Bennie; Bennies; Benny and the Jets; Bens; Benz; Benzedrine; Benzidrine; Berick; Billy; Billy Whizz; Biphetamine; Bippies; Black beauties; Black birds; Black bombers; Black cadillacs; Black hollies; Black mollies; Black and white; Blacks; Blue belly; Blue boy; Blue mollies; Bolt; Bombido; Bombita; Bombitas; Boostant; Bottles; Brain pills; Brain ticklers; Brownies; Browns; Bumblebees; Candy; Cartwheels; Chalk; Chicken powder; Chocolate; Christina; Christmas tree; Clear rocks; Coast to coast; Coasts to coasts; Colorado Rockies; Co-pilot; Crank; Crisscross; Croke; Cross tops; Cross-tops; Crossroads; Crystal; Crystal methadrine; Debs; Dex; Dexadrine; Dexedrine; Dexies; Diamonds; Diet Coke; Diet pills; Dolls; Dominoes; Double cross; Drivers; Eve; Eye opener; Eye openers; Fast; Fast balls; Fastin; Fives; Fly Boys; Football; Footballs; Forwards; French blue; French blues; Gaggler; Gas; GB's; Glass; Go; Go-ee; Goey; Greenies; Halloo-Wach; Hanyak; Head drugs; Head fruit; Hearts; Hi speeds; High speed; Höökipulveri; Horse heads; Hydro; Iboga; Ice; Inbetweens; Jam; Jam cecil; Jelly baby; Jelly bean; Jelly beans; Johnny go fast; Jolly bean; Jolly beans; Jugs; Khat; L.A.; La Glass; LA ice; LA turnarounds; Leapers; Lid poppers; Lid proppers; Lightning; Lip poppers; Little bomb; Little Guys; Louee; Louie; Macka; 357 Magnum; 357 Magnums; MAO; Marathons; Marching Powder; Meth; Methedrine; Methlies Quik; Mini beans; Mini berries; Minibennie; Mollies; Monoamine oxidase; Morning shoot; Morning shot; Nineteen; Nitro; Nugget; Oranges; Peaches; Pep; Pep pills; Pervitini; Pink hearts; Pixies; Pollutants; Powder; Proszek; Pulver; Purple hearts; Rhythm; Rippers; Road dope; Rosa; Roses; Shight; Shighty; Slammin'; Slamming; Slipvins; Snap; Snow; Snow pallets; Sparkle plenty; Sparklers; Speckled birds; Speckled eggs; Speed; Speed ball; Speed balls; Speed cristal; Speedball; Spivias; Splash; Splivins; Sprinkles; Star; Strawberry shortcake; Sulph; Sulphate; Sulphates; Sweeties; Sweets; Tens; The C; Thrusters; Toffee whizz; Topette; TR-6s; Truck drivers; Turkey; Turnabout; Turnarounds; Tweak; Tweek; Up; Uppers; Uppies; U.S.P.; Wake amine; Wake ups; Water; West Coast turnarounds; Wheels; Whiffle dust; Whiffledust; White; White Cross; White Crunch; Whites; Whiz; Whizz; Wire; X; X-mas tree; Zoomers.

Amfetamine Sulfate(*rINNM*) ⊗硫酸苯丙胺

Amfetamiinisulfaatti; Amfétamine, sulfate d'; Amfetamine Sulphate *(BANM)*; Amfetamini sulfas; Amfetamino sulfatas; Amfetaminsulfat; Amfetamin-sulfát; Amfetamin-szulfát; Amphetamine Sulfate; Amphetamine Sulphate; Amphetamini Sulfas; Phenaminum; Phenylaminopropanum Racemicum Sulfuricum; Sulfato de anfetamina. (*RS*)-α-Methylphenethylamine sulphate.

Амфетамина Сульфат

$(C_9H_{13}N)_2,H_2SO_4$ = 368.5.

CAS — 60-13-9.

ATC — N06BA01.

ATC Vet — QN06BA01.

UNII — 6DPV8NK46S.

Pharmacopoeias. In *Chin.*, *Eur.* (see p.vii), and *US.*

Ph. Eur. 6. 8（Amfetamine Sulphate） 白色或类白色粉末。易溶于水；微溶于乙醇。避光。

USP 33（Amfetamine Sulfate） 白色、无臭、结晶性粉末。易溶于水；微溶于乙醇；几乎不溶于乙醚。石蕊试纸呈酸性，pH 值为 5～6。

配伍禁忌 硫酸苯丙胺与碱溶液和钙盐不相容。

简介

苯丙胺为间接作用的拟交感神经药，作用和用途与其异构体右苯丙胺（第2073页）相似。硫酸苯丙胺和天冬氨酸苯丙胺通常与含有硫酸右苯丙胺的复合制剂一起口服给药。其左旋异构体左苯丙胺也有应用。苯丙胺为挥发性的，以前曾用于吸入给药，也可口服。

哺乳 苯丙胺可浓集于母乳，American Academy of Pediatrics 宣布[1]如果母亲滥用药物，可引起母乳喂养的婴儿过度兴奋和不易入睡。

1. American Academy of Pediatrics. The transfer of drugs and other chemicals into human milk. *Pediatrics* 2001; **108:** 776–89. [Retired May 2010] Correction. *ibid.*; 1029. Also available at: http://aappolicy.aappublications.org/cgi/content/full/pediatrics%3b108/3/776 (accessed 15/04/04)

制剂

USP 33: Amphetamine Sulfate Tablets.

多组分制剂 **Belg.:** Epipropane†; **Canad.:** Adderall; **USA:** Adderall.

Ammonium Camphocarbonate 樟脑碳酸铵

Canfocarbonato de amonio.

$C_{11}H_{19}NO_3$ = 213.3.

CAS — 5972-75-8.

简介

樟脑碳酸铵用于治疗呼吸道疾病的制剂中。

制剂

多组分制剂 **Spain:** Pulmofasa.

Armodafinil(*USAN*, *rINN*) ⊗阿莫非尼

Armodafinilo; Armodafinilum; CEP-10953; CRL-40982. 2-[(*R*)-(Diphenylmethyl)sulfinyl]acetamide.

Армодафинил

$C_{15}H_{15}NO_2S$ = 273.4.

CAS — 112111-43-0.

UNII — V63XWA605I.

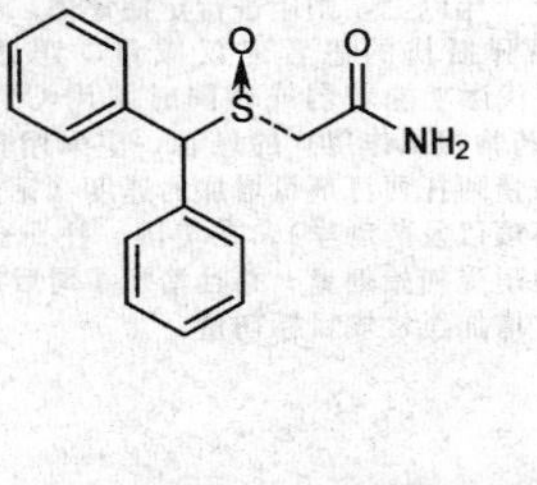

简介

阿莫非尼是莫达非尼的 *R*-异构体（第2081页），同样用于治疗白天睡眠过多的发作性睡眠综合征（第2069页）、睡眠窒息症（obstructive sleep apnoea）、倒班工作睡眠障碍（shift-work sleep disorder）。治疗发作性睡眠综合征或睡眠窒息症时，早晨单次口服阿莫非尼 150 或 250mg。治疗倒班工作睡眠障碍时，可在工作前 1 小时单剂服用 1 次 150mg。对于老年患者或严重肝损伤患者建议减量。

1. Harsh JR, *et al.* The efficacy and safety of armodafinil as treatment for adults with excessive sleepiness associated with narcolepsy. *Curr Med Res Opin* 2006; **22:** 761–74.
2. Roth T, *et al.* Effects of armodafinil in the treatment of residual excessive sleepiness associated with obstructive sleep apnea/hypopnea syndrome: a 12-week, multicenter, double-blind, randomized, placebo-controlled study in nCPAP-adherent adults. *Clin Ther* 2006; **28:** 689–706.
3. Hirshkowitz M, *et al.* Adjunct armodafinil improves wakefulness and memory in obstructive sleep apnea/hypopnea syndrome. *Respir Med* 2007; **101:** 616–27.
4. Czeisler CA, *et al.* Armodafinil for treatment of excessive sleepiness associated with shift work disorder: a randomized controlled study. *Mayo Clin Proc* 2009; **84:** 958–72.
5. Krystal AD, *et al.* A double-blind, placebo-controlled study of armodafinil for excessive sleepiness in patients with treated obstructive sleep apnea and comorbid depression. *J Clin Psychiatry* 2010; **71:** 32–40.

制剂

专利制剂

USA: Nuvigil.

Atomoxetine Hydrochloride(*BANM*, *USAN*, *rINNM*) 盐酸阿托西汀

Atomoxétine, Chlorhydrate d'; Atomoxetini Hydrochloridum; Hidrocloruro de tomoxetina; LY-135252; LY-139602; LY-139603; Tomoxetine Hydrochloride. (−)-*N*-Methyl-γ-(2-methylphenoxy)-benzenepropanamine hydrochloride.

Томоксетина Гидрохлорид

$C_{17}H_{21}NO,HCl$ = 291.8.

CAS — 83015-26-3 (atomoxetine); 82248-59-7 (atomoxetine hydrochloride).

ATC — N06BA09.

ATC Vet — QN06BA09.

UNII — 57WVB6I2W0.

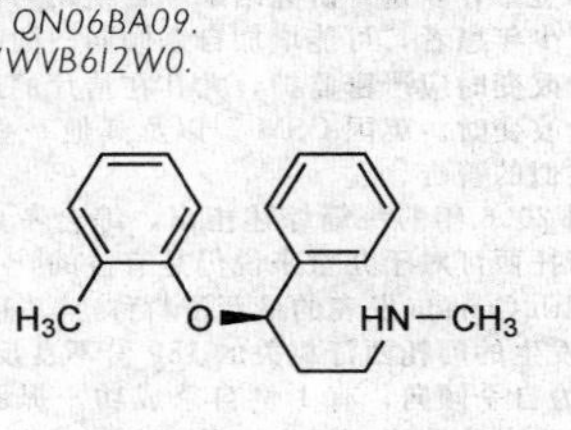

(*atomoxetine*)

不良反应和注意事项

阿托西汀的不良反应包括：消化不良及其他胃肠道功能紊乱、食欲减退、体重减轻、疲乏、睡眠障碍、头晕、易激惹、情绪不稳定、咳嗽、鼻炎、流涕、排尿弛豫或尿潴留、性欲减退、性功能障碍、皮疹、出汗增加、热潮红。可出现精神病或狂躁症状（如幻觉、妄想、躁狂或激动）和攻击行为、敌意或情绪不稳定；也有自杀行为的报道（见下文**对精神状态的影响**）。超敏反应较少发生。较少出现严重肝毒性（见下文**对肝脏的影响**）。

该药可能使血压升高、心率加快，高血压、心动过速以及心脑血管疾病患者慎用见**硫酸右苯丙胺下的对心血管系统的影响**（第2074页）。该药曾有引起体位性低血压的报道。阿托西汀可能引起 QT 间期延长，对于存在或潜在 QT 间期延长的患者应慎用。与抑制细胞色素 P450 同工酶 CYP2D6 的药物、其他可引起 QT 间期延长的药物、或易引起电解质紊乱的药物合用，可增加危险性（见下文**药物相互作用**项下）。在服用阿托西汀的患者中也有猝死、卒中和心肌梗死的报道。所有患者在治疗前应进行心血管疾病的评估。阿托西汀通常不用于患有严重心脏结构异常、心肌病、严重心律失常或者其他严重心脏病的患者。

阿托西汀有引起癫痫发作的潜在危险，有癫痫史的患者应慎用；当癫痫发生或发生频率增加时，应停药。

闭角型青光眼患者禁用阿托西汀，因可能增加瞳孔扩大的危险。

有报道表明应用阿托西汀的最初 9～12 个月的治疗或 3 年以内的常规治疗，可使儿童的身高和体重发育滞后；因此，应监测儿童的生长情况，对于发育不

良的儿童，应间断给药。

阿托西汀代谢不良的患者（见下文**药动学**）易发生不良反应。

对肝脏的影响 2004年12月，美国厂商称自2002年阿托西汀上市以来，有2例严重肝毒性的报道[1]，患者均恢复正常。然而，由于急性肝衰竭会导致死亡或需要器官移植，在患者出现黄疸或肝酶显著升高时，建议停止使用阿托西汀。

英国CSM也提出了类似的建议[2]。截至2005年2月，CSM已收到3例来自英国的阿托西汀引起肝功能不全的报道（其中肝炎、黄疸、高胆红素各1例）；来自全球的相关报道共41例。

进一步的报道来自美国企业临床研究的数据，包括7961名患者参加的临床研究和430万患者参加的历时4年的（自2002年开始）上市后观察。研究中7961名服用阿托西汀的患者，有41例出现肝脏问题，其中大多数是ALT和AST轻度升高。没有患者进一步发展为肝功能衰竭。上市后的观察表明，只有3例自发性的报告出现可逆性的药物性肝损伤，可能与服用阿托西汀有关[3]。

1. Eisenberg P. Safety data on Strattera® (atomoxetine hydrochloride)–hepatic effects (issued 21st December, 2004).
2. MHRA. Strattera (atomoxetine)–risk of hepatic disorders. Message from Professor G Duff, Chairman of Committee on Safety of Medicines (issued 2nd February 2005). Available at: http://www.mhra.gov.uk/home/idcplg?IdcService=GET_FILE&dDocName=CON019459&RevisionSelectionMethod=LatestReleased (accessed 08/08/08)
3. Bangs ME, *et al.* Hepatic events associated with atomoxetine treatment for attention-deficit hyperactivity disorder. *Drug Safety* 2008; **31:** 345–54.

对精神状态的影响 在一项有153名儿童参加的研究中，发生了51例与阿托西汀相关的易怒、攻击行为、躁狂、轻度躁狂。其中，31例有家族史，41例有个人情感障碍史，27例两者皆有，6例两者均无。作者因此建议，接受阿托西汀治疗的患者应严密监护[1]。

随后，FDA[2]要求美国厂商（*Eli Lilly*）组织一项包括2208例患者在内的12项临床试验的不良反应分析。结果发现在治疗的最初几个月内，有0.4%接受阿托西汀治疗的儿童有自杀倾向，而安慰剂组没有。没有自杀成功者，仅在阿托西汀组有1例自杀未遂。在美国的药物标签中，以这一研究结果警告使用阿托西汀的儿童以及青少年患者，可能增加自杀倾向。同时建议患者发生行为改变时应严密监护，尤其在治疗的最初几个月内或剂量改变时。英国CSM[3]以及其他一些国家[4]也发出了类似的警告。

欧洲2006年的一篇综述指出，综合考虑风险和利益比，阿托西汀对于儿童来说仍是有益的[5]。

Health Canada发表的最新资料称[6]，截止到2007年12月发生的阿托西汀相关的189份不良反应报告中，有55例为自杀倾向，有1例自杀成功。提示在治疗期间应监控患者的情绪、行为、思想和情感变化。

1. Henderson TA, Hartman K. Aggression, mania, and hypomania induction associated with atomoxetine. *Pediatrics* 2004; **114:** 895–6.
2. FDA. FDA alert for healthcare professionals: atomoxetine (marketed as Strattera)–suicidal thinking in children and adolescents (issued 29th September, 2005). Available at: http://www.fda.gov/Drugs/DrugSafety/PostmarketDrugSafetyInformationforPatientsandProviders/ucm124391.htm (accessed 22/01/10)
3. MHRA. Strattera (atomoxetine): risk of suicidal thoughts/behaviour. Message from Professor G Duff, Chairman of Committee on Safety of Medicine (issued 29th September, 2005). Available at: http://www.mhra.gov.uk/home/groups/pl-p/documents/websiteresources/con2018039.pdf (accessed 11/08/08)
4. Lilly, Canada. WARNING for atomoxetine regarding the potential for behavioural and emotional changes, including risk of self-harm (issued 28th September, 2005). Available at: http://www.hc-sc.gc.ca/dhp-mps/alt_formats/hpfb-dgpsa/pdf/medeff/strattera_hpc-cps-eng.pdf (accessed 08/08/08)
5. MHRA. Updated warnings on the attention deficit hyperactivity disorder drug Strattera: information for healthcare professionals. Message from Professor G Duff, Chairman of Commission on Human Medicines (issued 16th February, 2006). Available at: http://www.mhra.gov.uk/home/groups/pl-p/documents/websiteresources/con2018039.pdf (accessed 22/01/10)
6. Health Canada. Atomoxetine and suicidal behaviour: update. *Can Adverse React News* 2008; **18** (3): 2–3. Available at: http://www.hc-sc.gc.ca/dhp-mps/medeff/bulletin/carn-bcei_v18n3-eng.php (accessed 22/01/10)

处理 阿托西汀对眼部有刺激，因此阿托西汀胶囊不能打开。如果胶囊的内容物意外地接触眼睛，应立即用水冲洗，双手和其他可能被污染的表面都应尽快冲洗。

Tourette综合征 有很少的证据表明中枢兴奋药如右苯丙胺可能引起或加重抽搐或Tourette综合征（详见下文第2074页**右苯丙胺**）。数据表明选择性去甲肾上腺素再摄取抑制药阿托西汀不会加重抽搐，并且可以用于ADHD合并运动性抽搐或Tourette综合征患者[1]。然而，目前仅有个案报道。

Health Canada[2]收到一篇引起抽搐的报道，以及另外一篇怀疑与阿托西汀相关的引起抽搐加重的报道。第一篇报道是一名患有ADHD的7岁女孩，接受阿托西汀的治疗，在剂量增加到每日40mg时，出现了运动性抽搐。当剂量降低至每日25mg时，抽搐减轻，但仍然存在。在加服利培酮后，抽搐消失。第二篇报道是一名11岁的男孩，患有ADHD和Tourette综合征，服用阿托西汀每日60mg治疗，出现声语型抽搐加重，之后剂量降低至每日40mg，但抽搐仍然存在。

1. Allen AJ, *et al.* Atomoxetine treatment in children and adolescents with ADHD and comorbid tic disorders. *Neurology* 2005; **65:** 1941–9.
2. Health Canada. Atomoxetine (Strattera): suspected association with tics. *Can Adverse React News* 2006; **16** (4): 3. Available at: http://www.hc-sc.gc.ca/dhp-mps/medeff/bulletin/carn-bcei_v16n4-eng.php (accessed 22/01/10)

药物相互作用

使用MAOI的同时或2周内停用MAOI的患者不得使用阿托西汀，且阿托西汀停用2周内不得开始MAOI治疗。当同时使用其他具有升压作用的药物时应谨慎，可能出现叠加作用。沙丁胺醇对心血管系统可能有潜在的作用。此外，接受影响心脏传导或电解质平衡或抑制细胞色素P450同工酶CYP2D6的药物的患者，同时接受阿托西汀治疗有发生心血管事件的风险（见下文）。

阿托西汀可引起癫痫发作，在同服用降低癫痫阈值的药物时应注意。

阿托西汀通过同工酶CYP2D6代谢，该酶的抑制剂（如帕罗西汀、氟西汀和奎尼丁）可升高强代谢者在血浆中阿托西汀的浓度，而对弱代谢者无影响。

抗抑郁药 帕罗西汀通过抑制细胞色素P450同工酶CYP2D6，抑制阿托西汀的代谢，使强代谢者的阿托西汀药动学发生改变，而与弱代谢者相似。

1. Belle DJ, *et al.* Effect of potent CYP2D6 inhibition by paroxetine on atomoxetine pharmacokinetics. *J Clin Pharmacol* 2002; **42:** 1219–27.

药动学

阿托西汀口服后吸收良好，1～2h后达血浆峰浓度。生物利用度弱代谢者为94%，强代谢者为63%。阿托西汀约有98%与血浆蛋白结合。阿托西汀最初通过细胞色素P450同工酶CYP2D6代谢为活性代谢产物4-羟基阿托西汀。人群中少部分为弱代谢者，血浆浓度为强代谢者的5倍。该药的葡萄糖醛酸结合物和少量原形药物经尿排泄。不到17%的药物经粪便排泄。阿托西汀的半衰期，强代谢者为5.2h，弱代谢者为21.6h。

1. Sauer J-M, *et al.* Clinical pharmacokinetics of atomoxetine. *Clin Pharmacokinet* 2005; **44:** 571–90.
2. Cui YM, *et al.* Atomoxetine pharmacokinetics in healthy Chinese subjects and effect of the CYP2D6*10 allele. *Br J Clin Pharmacol* 2007; **64:** 445–9.

用途和用法

盐酸阿托西汀为选择性去甲肾上腺素再摄取抑制药，用于治疗成人和6岁以上儿童ADHD（**过动症**，第2069页）。该药口服应用其盐酸盐，剂量以碱基表达，11.4mg盐酸阿托西汀与大约10mg阿托西汀相当。

- 体重70kg及以下儿童和青少年，阿托西汀的初始剂量为每日500μg/kg，剂量可逐渐增加到每日1.2mg/kg；注册药品信息表明每日总剂量不应超过1.4mg/kg或100mg，小于两者中的任何一个；但*BNFC 2009*建议，在专家的监测下，每日可给到1.8mg/kg（每日最大剂量120mg）。
- 成人及体重大于70kg的儿童和青少年，阿托西汀的初始剂量为每日40mg，通常应用至少7天以后，逐渐增加到每日80mg；在美国，剂量的增加可在应用至少3天以后进行。英国注册药品信息允许在使用2～4周后，可继续增加到每日最大剂量100mg。但*BNFC 2009*建议，在专家的监测下，每日可给到最大剂量120mg。

剂量可每日早晨顿服，或分成2次在早晨及下午或晚间服用。

对于需要延长阿托西汀治疗周期的患者，如果需要继续治疗1年以上，则应进行定期评估。

出现肝损伤的患者建议减量，详见下文。对于CYP2D6代谢功能较弱或者同时服用CYP2D6抑制剂（见上文**药物相互作用**）的患者，应采用较低的初始剂量并且减慢阿托西汀剂量增加的速度（见上文**不良反应和注意事项**以及**药动学**）。在美国，注册药品信息对于能很好地耐受初始剂量、并且治疗4周后症状没有改善的患者，增加至常规目标剂量。

1. Michelson D, *et al.* Atomoxetine in the treatment of children and adolescents with attention-deficit/hyperactivity disorder: a randomized, placebo-controlled, dose-response study. Abstract: *Pediatrics* 2001; **108:** 1197. Full version: http://pediatrics.aappublications.org/cgi/content/full/108/5/e83 (accessed 15/04/04)
2. Simpson D, Plosker GL. Atomoxetine: a review of its use in adults with attention deficit hyperactivity disorder. *Drugs* 2004; **64:** 205–22.
3. Kelsey DK, *et al.* Once-daily atomoxetine treatment for children with attention-deficit/hyperactivity disorder, including an assessment of evening and morning behavior: a double-blind, placebo-controlled trial. Abstract: *Pediatrics* 2004; **114:** 240. Full version: http://pediatrics.aappublications.org/cgi/reprint/114/1/e1 (accessed 14/05/08)
4. Corman SL, *et al.* Atomoxetine: the first nonstimulant for the management of attention-deficit/hyperactivity disorder. *Am J Health-Syst Pharm* 2004; **61:** 2391–9.
5. Gibson AP, *et al.* Atomoxetine versus stimulants for treatment of attention deficit/hyperactivity disorder. *Ann Pharmacother* 2006; **40:** 1134–41.
6. Wilens TE, *et al.* Long-term atomoxetine treatment in adolescents with attention-deficit/hyperactivity disorder. *J Pediatr* 2006; **149:** 112–19.
7. Newcorn JH, *et al.* Low-dose atomoxetine for maintenance treatment of attention-deficit/hyperactivity disorder. Abstract: *Pediatrics* 2006; **118:** 2527. Full version: http://pediatrics.aappublications.org/cgi/reprint/118/6/e1701 (accessed 14/05/08)
8. Bangs ME, *et al.* Atomoxetine ADHD/ODD Study Group. Atomoxetine for the treatment of attention-deficit/hyperactivity disorder and oppositional defiant disorder. Abstract: *Pediatrics* 2008; **121:** 383–4. Full version: http://pediatrics.aappublications.org/cgi/content/full/121/2/e314 (accessed 22/01/10)

儿童用法 儿童和青少年应用阿托西汀的剂量，见上文的用途和用法。

在肝损伤中的用法 存在中度肝损伤的患者（见上文用途和用法）阿托西汀的剂量应减少50%；严重肝损伤患者，应减量75%。

1. Chalon SA, *et al.* Effect of hepatic impairment on the pharmacokinetics of atomoxetine and its metabolites. *Clin Pharmacol Ther* 2003; **73:** 178–91.

制剂

专利制剂

Arg.: Recit; Strattera; ***Austral.:*** Strattera; ***Austria:*** Strattera; ***Belg.:*** Strattera; ***Canad.:*** Strattera; ***Chile:*** Abretia; Deaten; Strattera; ***Cz.:*** Strattera; ***Denm.:*** Strattera; ***Fin.:*** Strattera; ***Fr.:*** Strattera; ***Ger.:*** Strattera; ***Gr.:*** Strattera; ***Hong Kong:*** Strattera; ***Hung.:*** Strattera; ***Irl.:*** Strattera; ***Ital.:*** Strattera; ***Malaysia:*** Strattera; ***Mex.:*** Strattera; ***Neth.:*** Strattera; ***Norw.:*** Strattera; ***NZ:*** Strattera; ***Philipp.:*** Strattera; ***Pol.:*** Strattera; ***Port.:*** Strattera; ***Rus.:*** Strattera (Страттера); ***S.Afr.:*** Strattera; ***Singapore:*** Strattera; ***Spain:*** Strattera; ***Swed.:*** Strattera; ***Thai.:*** Strattera; ***Turk.:*** Strattera; ***UK:*** Strattera; ***USA:*** Strattera.

Bemegride(*BAN*, *rINN*) 贝美格

Bemegrida; Bémégride; Bemegridum; Methetharimide. 3-Ethyl-3-methylglutarimide; 4-Ethyl-4-methylpiperidine-2,6-dione.

Бемегрид

$C_8H_{13}NO_2$ = 155.2.

CAS — 64-65-3.

ATC — R07AB05.

ATC Vet — QR07AB05.

UNII — 57DQA39DO2.

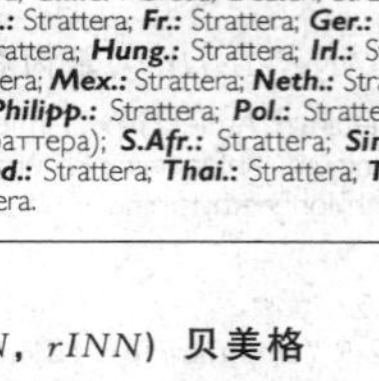

简介

贝美格性质与多沙普仑（第2076页）相似。静脉给药。

卟啉病 贝美格曾引起卟啉病的急性发作，因而被认为对卟啉病患者是不安全的。

制剂

专利制剂

Jpn: Megibal.

Benzfetamine Hydrochloride(*BANM*, *rINNM*) ⊗ 盐酸苄非他明

Benzfétamine, Chlorhydrate de; Benzfetamini Hydrochloridum; Benzphetamine Hydrochloride; Hidrocloruro de benzfetamina. (+)-*N*-Benzyl-*N*,α-dimethylphenethylamine hydrochloride.

Бензфетамина Гидрохлорид

$C_{17}H_{21}N,HCl$ = 275.8.

CAS — 156-08-1 (benzfetamine); 5411-22-3 (benzfetamine hydrochloride).
UNII — 43DWT87QT7.

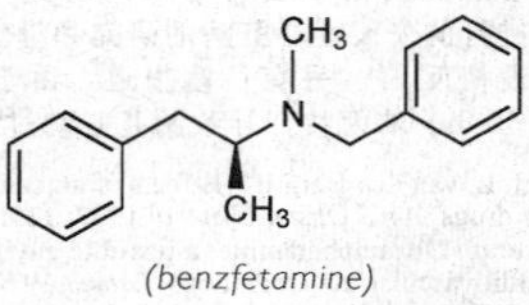

(benzfetamine)

简介

盐酸苄非他明为中枢兴奋药和拟交感神经药，特点与右苯丙胺（见第2073页）相似。尽管苯丙胺已不再用于该适应证。该药仍作为厌食药用于治疗肥胖症（第2069页），尽管苯丙胺已不再用于该适应证。通常初始剂量为每日 25～50mg，口服；然后根据需要调整，可由每日 25～50mg 增加到每日 3 次。

制剂

专利制剂

USA: Didrex.

Benzylpiperazine 苯甲哌嗪

N-Benzylpiperazine; 1-Benzylpiperazine. 1-(Phenylmethyl)piperazine.

Бензилпиперазин

$C_{11}H_{16}N_2$ = 176.3.
CAS — 2759-28-6.

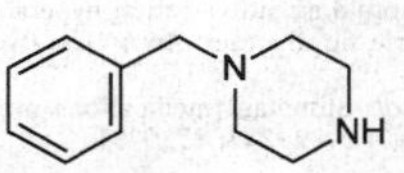

俗名 以下为各种形式的苯甲哌嗪的"俗名"（见第Ⅶ页）和俚语：

A2; Blast; BZP; Charge; Charlie; Cosmic Kelly; ESP; Euphoria; Exodus; Frenzy; Herbal ecstasy; Legal E; Legal X; Nemesis; Pep; Pep Love; Pep Stoned; Pep Twisted; Rapture; Red Eye; The Good Stuff.

简介

苯甲哌嗪的报道表明，其产生的中枢神经系统激动作用与苯丙胺类相仿（见**右苯丙胺**，第2073页），易被滥用。

其他被滥用的哌嗪衍生物有：

- 1-(3,4-亚甲基二氧苄基)哌嗪(MDBP)；
- 1-(3-三氟甲苯基)哌嗪(TFMPP)；
- 1-(3-氯苯基)哌嗪(mCPP)——注：MCPP 为杀虫剂 2-甲-4 氯丙酸的缩写，不可混淆；
- 1-(4-甲氧基苯基)哌嗪(MeOPP)。

1. Gee P, *et al.* Toxic effects of BZP-based herbal party pills in humans: a prospective study in Christchurch, New Zealand. *N Z Med J* 2005; **118:** U1784.
2. Staack RF. Piperazine designer drugs of abuse. *Lancet* 2007; **369:** 1411–13.
3. Johnstone AC, *et al.* Benzylpiperazine: a drug of abuse? *J Psychopharmacol* 2007; **21:** 888–94.
4. Wood DM, *et al.* Collapse, reported seizure—and an unexpected pill. *Lancet* 2007; **369:** 1490.

Catha⊗卡他

Abyssinian, African, or Arabian Tea; Kat; Kath; Khat; Miraa; Qat; Somali Tea; Té abisinio; Té de Arabia.

Кат

性状 为卫矛科卡他属植物（Catha edulis）（卫矛科）的叶，含有去甲伪麻黄碱、卡西酮、南蛇藤素、胆碱、鞣质和无机盐。

俗名 以下为各种形式的卡他的"俗名"（见第Ⅶ页）和俚语：Cat; Chat; Feline; Kat; Miraa; Pootie; Qat; Quaadka。

Cathine(*pINN*) ⊗去甲伪麻黄碱

Cathinum; Catina; (+)-Norpseudoephedrine. *threo*-2-Amino-1-phenylpropan-1-ol.

Катин

$C_9H_{13}NO$ = 151.2.
CAS — 492-39-7; 36393-56-3.
ATC — A08AA07.
ATC Vet — QA08AA07.
UNII — E1L4ZW2F8O.

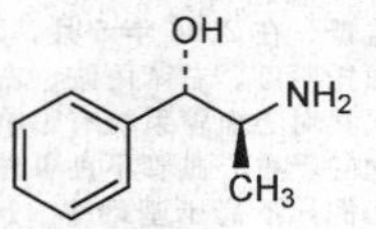

Cathinone(*pINN*) ⊗卡西酮

Cathinonum; Catinona. (S)-2-Aminopropiophenone.

Катинон

$C_9H_{11}NO$ = 149.2.
CAS — 71031-15-7.
UNII — 540EI4406J.

简介

卡他用作兴奋药，存在于非洲和中东的一些作物中，可嚼服其叶。据报道其作用与苯丙胺（见下文**硫酸右苯丙胺**）相似，被认为很可能是因为其含有卡西酮，而有依赖性和精神作用。其中另一成分，去甲伪麻黄碱的盐酸盐被当做厌食药使用。

卡他的药理学、药动学及构成[1～8]和报道的不良反应[9～15]的参考文献如下。

1. Brenneisen R, *et al.* Metabolism of cathinone to (−)-norephedrine and (−)-norpseudoephedrine. *J Pharm Pharmacol* 1986; **38:** 298–300.
2. Brenneisen R, *et al.* Amphetamine-like effects in humans of the khat alkaloid cathinone. *Br J Clin Pharmacol* 1990; **30:** 825–8.
3. Kalix P. Pharmacological properties of the stimulant khat. *Pharmacol Ther* 1990; **48:** 397–416.
4. Kalix P. Chewing khat, an old drug habit that is new in Europe. *Int J Risk Safety Med* 1992; **3:** 143–56.
5. Kalix P. Cathinone, a natural amphetamine. *Pharmacol Toxicol* 1992; **70:** 77–86.
6. Widler P, *et al.* Pharmacodynamics and pharmacokinetics of khat: a controlled study. *Clin Pharmacol Ther* 1994; **55:** 556–62.
7. Kalix P. Catha edulis, a plant that has amphetamine effects. *Pharm World Sci* 1996; **18:** 69–73.
8. Toennes SW, *et al.* Pharmacokinetics of cathinone, cathine and norephedrine after the chewing of khat leaves. *Br J Clin Pharmacol* 2003; **56:** 125–30.
9. Rumpf KW, *et al.* Rhabdomyolysis after ingestion of an appetite suppressant. *JAMA* 1983; **250:** 2112.
10. Gough SP, Cookson IB. Khat-induced schizophreniform psychosis in UK. *Lancet* 1984; **i:** 455.
11. Roper JP. The presumed neurotoxic effects of Catha edulis—an exotic plant now available in the United Kingdom. *Br J Ophthalmol* 1986; **70:** 779–81.
12. Zureikat N, *et al.* Chewing khat slows the orocaecal transit time. *Gut* 1992; **33** (suppl): S23.
13. Yousef G, *et al.* Khat chewing as a cause of psychosis. *Br J Hosp Med* 1995; **54:** 322–6.
14. Al-Motarreb A, *et al.* Khat chewing and acute myocardial infarction. *Heart* 2002; **87:** 279–280.
15. Al-Motarreb A, *et al.* Khat chewing is a risk factor for acute myocardial infarction: a case-control study. *Br J Clin Pharmacol* 2005; **59:** 574–81.

制剂

专利制剂

Ger.: Antiadipositum X-112 T; **S.Afr.:** Dietene†; Eetless; Leanor; Nobese No. 1†; Slim 'n Trim†; Thinz†; **Switz.:** Antiadipositum X-112†; Belloform†.

多组分制剂 **Mex.:** Redotex; Redotex NF.

Clobenzorex Hydrochloride(*rINNM*) ⊗盐酸氯苄雷司

Clobenzorex, Chlorhydrate de; Clobenzorexi Hydrochloridum; Hidrocloruro de clobenzorex; SD-271-12. (+)-N-(2-Chlorobenzyl)-α-methylphenethylamine hydrochloride.

Клобензорекса Гидрохлорид

$C_{16}H_{18}ClN,HCl$ = 296.2.
CAS — 13364-32-4 (clobenzorex); 5843-53-8 (clobenzorex hydrochloride).
ATC — A08AA08.
ATC Vet — QA08AA08.
UNII — BC6X5MB664.

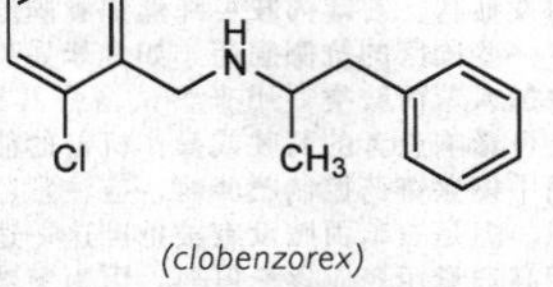

(clobenzorex)

俗名 以下为各种形式的氯苄雷司的"俗名"（见第Ⅶ页）和俚语：Dinintels 。

简介

盐酸氯苄雷司是一个中枢兴奋药和拟交感神经药，特征与右苯丙胺相似（见下）。该药作为厌食药用于肥胖症的治疗（第2069页），但欧盟的权威专家呼吁撤回市场上所有的厌食药（见芬氟拉明下的对心血管系统的影响，第2077页）。

制剂

专利制剂

Mex.: Asenlix; Itravil; Obeclox; Redicres.

Deanol(*BAN*) ⊗地阿诺

Démanol. 2-Dimethylaminoethanol.

Динол

$C_4H_{11}NO$ = 89.14.
CAS — 108-01-0 (deanol); 3342-61-8 (deanol aceglumate); 3635-74-3 (deanol acetamidobenzoate); 968-46-7 (deanol benzilate); 71-79-4 (deanol benzilate hydrochloride); 15585-86-1 (deanol cyclohexylpropionate); 5988-51-2 (deanol tartrate).
ATC — N06BX04.
ATC Vet — QN06BX04.
UNII — 2N6K9DRA24.

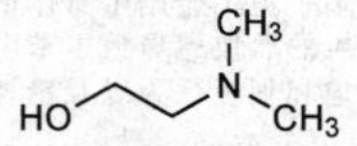

注：醋谷地阿诺（Deanol Aceglumate）为 *pINN* 名称。

简介

地阿诺是胆碱的前体，可增加中枢乙酰胆碱的生成，作为中枢兴奋药用于治疗儿童过动症，但其疗效没有被验证。该药在制剂中作为增补剂用作心理功能损伤的治疗。

该药的多种形式的盐和酯，包括醋谷地阿诺、醋氨苯甲酸地阿诺、双醋鸟氨酸地阿诺（deanol bisorcate）、环己丙酸地阿诺［deanol cyclohexylpropionate（cyprodenate; cyprodemanol)］、半琥珀酸地阿诺、氯脯氨酸地阿诺（deanol pidolate）和酒石酸地阿诺。二苯乙醇酸地阿诺［Deanol benzilate（deanol diphenyl glycolate; benzacine)］的盐酸盐被用作解痉药。

制剂

专利制剂

Arg.: DM Active; **Belg.:** Actebral†; **Fr.:** Cleregil; **Ger.:** Risatarun; **Pol.:** Bimanol†; **Rus.:** Nooclerin (Нооклерин).

多组分制剂 **Arg.:** Pharmaton Complex; **Chile:** Bedovit Pharmaton; Fortavit; Tonopron Ginseng; Ultrac; Ultrac E; **Cz.:** Geriavit; **Fr.:** Acti 5; Debrumyl; **Gr.:** Doprene; Pharmaton Geriatric; **Hung.:** Pharmaton Vital; **Indon.:** Pharmaton Formula; **Mex.:** Pharmaton Complex; **Philipp.:** K-A Plus; Pharmaton; Rogin-E; **Pol.:** Geriavit†; Geronpol; **Port.:** Actilam; Debrumyl; Forticol; Tonice; **Rus.:** Geriavit (Гериавит)†; Vitamax (Витамакс)†; **S.Afr.:** Gericomplex; **Spain:** Anti Anorex Triple; Denubil; Pharmaton Complex; **Switz.:** Pharmaton Vital Geriavit; Vigoran†; **Thai.:** Pharmaton; **Ukr.:** Energin (Энергин); **Venez.:** Energyvit.

Dexamfetamine Sulfate(*pINNM*) ⊗硫酸右苯丙胺

Deksamfetamin Sülfat; Dexamfétamine, Sulfate de; Dexamfetamine Sulphate (*BANM*); Dexamfetamini Sulfas; Dexamphetamine Sulphate; Dexamphetamini Sulfas; Dextro Amphetamine Sulphate; Dextroamphetamine Sulfate; NSC-73713 (dexamfetamine); Sulfato de dexanfetamina. (S)-α-Methylphenethylammonium sulphate; (+)-α-Methylphenethylamine sulphate.

Дексамфетамина Сульфат

$(C_9H_{13}N)_2,H_2SO_4$ = 368.5.
CAS — 51-64-9 (dexamfetamine); 7528-00-9 (dexamfetamine phosphate); 51-63-8 (dexamfetamine sulfate).
ATC — N06BA02.
ATC Vet — QN06BA02.
UNII — JJ768O327N.

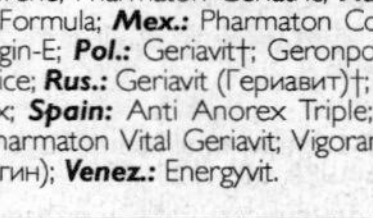

(dexamfetamine)

俗名 以下为各种形式的右苯丙胺的"俗名"（见第Ⅶ页）和俚语：Dex; Dexies; Dexy; Oranges; Panama; Peaches.。

Pharmacopoeias. In *Br., Swiss,* and *US.*

BP 2010（Dexamfetamine Sulphate） 白色或几乎白色、无臭或几乎无臭的结晶性粉末。易溶于水；微溶于乙醇；几乎不溶于乙醚。

USP 33（Dexamfatamine Sulfate） 白色、无臭的结晶性粉末。溶于水；微溶于乙醇；不溶于乙醚。5%水溶液的 pH 值为 5.0～6.0。

不良反应

右苯丙胺的不良反应通常是中枢神经系统过度兴奋

的症状，如失眠、夜惊症、神经过敏、坐立不安、易激惹和欣快，之后伴随疲乏和抑郁。还可能有口干、食欲缺乏、腹部痛性痉挛和其他胃肠道反应、头痛、头晕、震颤、发汗、心动过速、心悸、心肌梗死、血压波动、性欲改变、阳痿等。精神症状（如幻觉、妄想、躁狂）、癫痫以及卒中也有发生，以及出现与肌肉损伤相关的横纹肌溶解症和肾脏并发症。长期应用时有心肌病发生，但较罕见。儿童长期治疗可影响生长发育。心脏结构异常的患者可发生猝死（见下文**对心血管系统的影响**）。此外，儿童在长期治疗过程中可发生生长迟缓。

急性过量时，不良反应可加重，可伴有发热、瞳孔散大、反射亢进、胸痛、心律失常、意识错乱、惊恐、攻击行为、幻觉、谵妄、惊厥、呼吸抑制、昏迷、循环衰竭，甚至死亡。不同患者的反应差别很大，轻微过量也可能引起中毒反应。

右苯丙胺耐受性产生的一些中枢反应导致用药剂量逐渐增加。长期治疗后突然停药或苯丙胺的滥用与极度疲乏、饮食过量以及抑郁有关。然而，通常认为苯丙胺虽然滥用较多，但不会产生身体依赖性。

药物产生的欣快感导致了苯丙胺类的滥用，引起人格改变、强迫和刻板行为以及精神毒性，如幻听、幻视和妄想等。

滥用 苯丙胺类的滥用可引起多器官和身体系统的毒性，有报道提出可引起大脑内痔核[1~3]、心肌病[4~6]。也有发生急性心肌梗死[7]。

5 名通过静脉滥用苯丙胺类或芬美曲秦的患者，发生过一种以循环衰竭、发热、类白血病反应、弥散性血管内凝血和伴有弥散性肌痛和肌肉压痛的横纹肌溶解症为特征的综合征[8]。一项早期的研究表明[9]坏死性脉管炎与去氧麻黄碱滥用有关。1 名 30 岁的男性摄入 50 片硫酸苯丙胺，导致了横纹肌溶解症和肌红蛋白尿肾衰竭，可能继发于挤压综合征，但没有出现长时间的昏迷或其他严重的肌肉毒性症状[10]。口服滥用苯丙胺可导致急性间质性肾炎和急性肾衰竭，可不伴有横纹肌溶解症、高热、坏死性脉管炎[11]。右苯丙胺片滥用后可能出现高血糖[12]。

长期应用可导致幻觉，类似于妄想型精神分裂症的妄想性精神障碍、行为刻板和运动失调等不良反应[13]。慢性中毒通常是精神症状的前提，但个体的敏感性是影响药物反应的一个重要方面。4 名精神病患者滥用大量的苯丙胺导致左甲状腺素的血浆浓度升高[14]。

长期应用苯丙胺治疗或滥用苯丙胺后突然停药，可引起极度疲乏、饮食过量和抑郁。有报道，3 名长期滥用苯丙胺的患者突然停药导致抑郁性木僵（depressive stupor）[15]。

1. Delaney P, Estes M. Intracranial hemorrhage with amphetamine abuse. *Neurology* 1980; **30:** 1125–8.
2. Harrington H, *et al.* Intracerebral hemorrhage and oral amphetamine. *Arch Neurol* 1983; **40:** 503–7.
3. Salanova V, Taubner R. Intracerebral haemorrhage and vasculitis secondary to amphetamine use. *Postgrad Med J* 1984; **60:** 429–30.
4. Smith HJ, *et al.* Cardiomyopathy associated with amphetamine administration. *Am Heart J* 1976; **91:** 792–7.
5. Call TD, *et al.* Acute cardiomyopathy secondary to intravenous amphetamine abuse. *Ann Intern Med* 1982; **97:** 559–60.
6. Hong R, *et al.* Cardiomyopathy associated with the smoking of crystal methamphetamine. *JAMA* 1991; **265:** 1152–4.
7. Waksman J, *et al.* Acute myocardial infarction associated with amphetamine use. *Mayo Clin Proc* 2001; **76:** 323–6.
8. Kendrick WC, *et al.* Rhabdomyolysis and shock after intravenous amphetamine administration. *Ann Intern Med* 1977; **86:** 381–7.
9. Citron BP, *et al.* Necrotizing angiitis associated with drug abuse. *N Engl J Med* 1970; **283:** 1003–11.
10. Scandling J, Spital A. Amphetamine-associated myoglobinuric renal failure. *South Med J* 1982; **75:** 237–40.
11. Foley RJ, *et al.* Amphetamine-induced acute renal failure. *South Med J* 1984; **77:** 258–60.
12. Henley DE, Glatthaar C. ADHD: a diabetic hyperglycemic dilemma. *Diabetes Care* 2004; **27:** 3020–1.
13. Ellinwood EH, Kilbey MM. Fundamental mechanisms underlying altered behavior following chronic administration of psychomotor stimulants. *Biol Psychiatry* 1980; **15:** 749–57.
14. Morley JE, *et al.* Amphetamine-induced hyperthyroxinemia. *Ann Intern Med* 1980; **93:** 707–9.
15. Tuma TA. Depressive stupor following amphetamine withdrawal. *Br J Hosp Med* 1993; **49:** 361–3.

对心血管系统的影响 苯丙胺盐的复方制剂 *Adderall*（*Shire*）引起儿童和成人猝死的报道非常罕见。2005 年 2 月，Heath Canada 报道[1]有 20 名患者以常规剂量服用该药导致猝死，其中 14 名为儿童。一些病例不存在心脏病史或结构异常。Heath Canada 认为这一复方制剂引起致命的不良反应发生率高于其他兴奋药，因此决定将该产品撤出加拿大市场。然而，后来的一项研究结果建议 *Adderall* 在加拿大市场恢复[2]。但是建议存在心脏结构异常的患者不要使用[3]。

委员会也建议对所有用于治疗 ADHD 的兴奋药都增加上市后的监督。在 2006 年 5 月，Health Canada[4]在苯异丙胺、阿托西汀、右苯丙胺、右哌甲酯和哌甲酯的标签上增加了其对心血管系统有影响的警告。但同时也指出这些药物的严重心血管不良事件的发生率和报告率，包括死亡病例，不高于基础率（background rates）（在其他国家，这些药物的标签也进行了类似的修订）。

在 2009 年 6 月，FDA[5]在一项病例对照研究[6]中发现，健康儿童和青少年中猝死的发生与使用兴奋药有关，但是由于研究方法的局限，FDA[5]不能从本项研究中得到影响兴奋药整体风险-受益比的结论。他们建议不要停止对兴奋药的基础研究；提醒医生对有心血管病，包括有家族史的儿童不要使用，如有心脏疾患或有潜在风险应进一步检查。一项有关兴奋药治疗儿童 ADHD 应用的综述正在进行中。

1. Health Canada. Health Canada has suspended market authorization of ADDERALL XR™ (amphetamine salts), a drug approved for Attention Deficit Hyperactivity Disorder (ADHD) in children (issued 9th February, 2005). Available at: http://www.hc-sc.gc.ca/dhp-mps/alt_formats/hpfb-dgpsa/pdf/medeff/adderall_xr_hpc-cps-eng.pdf (accessed 11/08/08)
2. Health Canada. Report of the "Adderall XR New Drug Committee" (issued 26th August, 2005). Available at: http://www.hc-sc.gc.ca/dhp-mps/alt_formats/hpfb-dgpsa/pdf/prodpharma/ndca_rep_cnma_rap_2005-08-25-eng.pdf (accessed 11/08/08)
3. Shire, Canada. ADDERALL XR and serious adverse events (issued 31st August, 2005). Available at: http://www.hc-sc.gc.ca/dhp-mps/alt_formats/hpfb-dgpsa/pdf/medeff/adderall_xr2_hpc-cps-eng.pdf (accessed 11/08/08)
4. Health Canada. Attention deficit hyperactivity disorder (ADHD) drugs: updated and standardized labelling regarding very rare cardiac-related adverse events (issued May 2006). Available at: http://www.hc-sc.gc.ca/dhp-mps/alt_formats/hpfb-dgpsa/pdf/medeff/adhd-tdah_medic_hpc-cps_e.pdf (accessed 21/09/06)
5. FDA. Communication about an ongoing safety review of stimulant medications used in children with attention-deficit/hyperactivity disorder (ADHD) (issued 23rd June, 2009). Available at: http://www.fda.gov/Drugs/DrugSafety/PostmarketDrugSafetyInformationforPatientsandProviders/DrugSafetyInformationforHeathcareProfessionals/ucm165858.htm (accessed 25/06/09)
6. Gould MS, *et al.* Sudden death and use of stimulant medications in youths. *Am J Psychiatry* 2009; **166:** 922–1001.

对生长发育的影响 Pediatric Subcommittee of the FDA Psychopharmacologic Drugs Advisory Committee 认为，应用兴奋药右苯丙胺、哌甲酯和匹莫林治疗儿童过动症可引起生长抑制[1]。有证据表明兴奋药，特别是高剂量时，可中度抑制体重增长并轻微抑制身高增长；有些可在停药期恢复，并且早期的生长抑制在成年后不表现。建议在治疗期间注意监测生长情况。

也见**盐酸哌甲酯**，第2080页。

1. Roche AF, *et al.* The effects of stimulant medication on the growth of hyperkinetic children. *Pediatrics* 1979; **63:** 847–50.

不良反应的处置

如果患者在 1h 内服用过任何剂量的苯丙胺，可使用活性炭以延迟吸收，但洗胃是否有益不确定。通常苯丙胺类过量的处置包括支持和对症治疗。充分镇静；酸化尿液可加速苯丙胺的排泄，但仅对严重中毒的患者，否则较少应用；患者应密切观察和监护。

注意事项

右苯丙胺禁用于心血管疾病的患者，包括中度到重度的高血压和存在心脏器质性改变者，以及甲状腺功能亢进症、青光眼、兴奋过度或处于激动状态的患者。有药物或酒精滥用史者禁用，妊娠或哺乳期妇女应避免使用。

轻度高血压患者、肾功能不全患者、双相障碍或不安定型人格者应慎用。有精神病的患者，其行为紊乱和思维障碍会加重。

由于可能发生发育延迟，儿童患者应监测其身高和体重。

对于有抽搐和 Tourette 综合征的患者应慎用，因其可能引发症状。右苯丙胺可降低惊厥阈值，癫痫患者应慎用。一些国家的抗癫痫药，如含苯妥英或苯巴比妥的制剂中加入苯丙胺类，用来尝试增强其抗癫痫作用。苯丙胺类可影响患者的驾驶或操作机器的能力。

应用中枢兴奋药控制肥胖时，应注意监测糖尿病患者的血糖。但是右苯丙胺没有被批准这一适应证。

长期高剂量用药应逐渐停药，因为突然停药可引发疲乏和精神抑郁。

滥用 右苯丙胺由于存在广泛的滥用，因此严重影响了它的使用。与滥用相关的不良反应见上文。

卟啉病 尽管与一些卟啉病试验结果不符，苯丙胺类仍被认为对卟啉病患者不安全。去氧麻黄碱与卟啉病急性发作有关。

妊娠 妊娠期母亲服用苯丙胺类药物或芬美曲秦的 1824 名婴儿和母亲没有服用此类药物的 8989 名婴儿相比，没有发现发生严重先天性异常的差别[1]。但是，母亲服用苯丙胺类，其后代发生唇裂的概率增多，而发生先天性心脏病的概率没有增加[1]。这与先前在 184 名婴儿中进行的先天性心脏病的研究和母亲与右苯丙胺接触的假设相反[2]。另有一篇报道，由于母亲静脉内自我给药 500mg 苯丙胺，导致胎儿心动过缓而死亡[3]。

1. Milkovich L, van den Berg BJ. Effects of antenatal exposure to anorectic drugs. *Am J Obstet Gynecol* 1977; **129:** 637–42.
2. Nora JJ, *et al.* Dexamphetamine: a possible environmental trigger in cardiovascular malformations. *Lancet* 1970; **i:** 1290–1.
3. Dearlove JC, Betteridge TJ. Stillbirth due to intravenous amphetamine. *BMJ* 1992; **304:** 548.

Tourette 综合征 一篇综述[1]指出，事实上没有证据表明中枢兴奋药可引发或导致 Tourette 综合征，也没有充分证据证实临床常规剂量的中枢兴奋药可引起以前无症状的患者发生抽搐，或以前有症状的患者病情加重。作者指出，有证据表明高剂量或中毒剂量的药物可使易感人群发生抽搐或抽搐加重。一项对 34 名患有 ADHD 和慢性多发性抽搐病的儿童随访 2 年的研究[2]表明，长期使用哌甲酯未显示加重运动型抽搐或语音型抽搐。然而，作者指出，为消除个别患者由于药物加重病情的可能性，注意临床监测是必要的。与之相反的，一篇报道[3]15 名儿童在接受中枢兴奋药治疗过动症时发生了 Tourette 综合征，这种治疗对于患有运动性抽搐或诊断有 Tourette 综合征的儿童应禁用；对于有类似疾病家族史的儿童应慎用。此外建议，任何使用兴奋药的儿童若发生运动性抽搐，应作为立即停药的指征，以减小引起 Tourette 综合征的可能性。

1. Shapiro AK, Shapiro E. Do stimulants provoke, cause, or exacerbate tics and Tourette syndrome? *Compr Psychiatry* 1981; **22:** 265–73.
2. Gadow KD, *et al.* Long-term methylphenidate therapy in children with comorbid attention-deficit hyperactivity disorder and chronic multiple tic disorder. *Arch Gen Psychiatry* 1999; **56:** 330–6.
3. Lowe TL, *et al.* Stimulant medications precipitate Tourette's syndrome. *JAMA* 1982; **247:** 1729–31.

药物相互作用

右苯丙胺为间接作用的拟交感神经药，可能与其他一些药物存在相互作用。为避免高血压危象，使用 MAOI 的患者或停止治疗 14 天以内的患者不能应用。β 阻滞剂与苯丙胺类同用，可导致严重的高血压。右苯丙胺可降低其他抗高血压药物的作用，包括胍乙啶和类似的药物，应避免同用。患者同时使用苯丙胺类和三环类抗抑郁药，有增加发生心律失常等心血管系统反应的风险，应严密监测。碱化尿液可减少苯丙胺类的尿排泄，加强或延长其作用。酸化尿液可加速排泄。

苯丙胺类可延迟乙琥胺、苯巴比妥和苯妥英的吸收。苯丙胺类的兴奋作用可被氯丙嗪、氟哌啶醇和锂剂抑制。二硫仑可抑制苯丙胺的代谢和排泄。

拟交感神经药与挥发性麻醉药（如氟烷）同用，可增加发生心律失常的危险。

药动学

苯丙胺类在胃肠道易被吸收，分布于身体多数器官，在脑和脑脊液中浓度较高。主要经肝脏代谢，相当比例以原形药经尿排泄。尿排泄与 pH 值相关，酸化尿液可加速排泄。苯丙胺类可在母乳中分布。

1. Steiner E, *et al.* Amphetamine secretion in breast milk. *Eur J Clin Pharmacol* 1984; **27:** 123–4.
2. de la Torre R, *et al.* Clinical pharmacokinetics of amfetamine and related substances: monitoring in conventional and non-conventional matrices. *Clin Pharmacokinet* 2004; **43:** 157–85.
3. Ilett KF, *et al.* Transfer of dexamphetamine into breast milk during treatment for attention deficit hyperactivity disorder. *Br J Clin Pharmacol* 2007; **63:** 371–5.

用途和用法

右苯丙胺为苯丙胺的右旋异构体，是间接作用的拟交感神经药，具有 α-肾上腺素激动药和 β-肾上腺素激动药的活性，有显著的中枢兴奋作用，尤其对大脑皮质。

右苯丙胺用于发作性睡病的治疗（第2069页），也用于 ADHD 的治疗（见**过动症**，第2069页）。在英国，仅限于对难治性儿童过动症的治疗。尽管苯丙胺已不再用于治疗肥胖症，右苯丙胺也可用于此症。苯丙胺类也可用于克服疲乏，但是，不推荐这种用法。一些国家，右苯丙胺试图用于晕动病，但有更安全的药物可选用。

右苯丙胺通常用其硫酸盐，口服给药。

对于**发作性睡病**的治疗，初始剂量为每日 5～10mg，分次服；必要时，可以每周 5～10mg 的速度增至每日 60mg 的最大剂量。对于老年患者，建议初始剂量为每日 5mg，并限制以每周 5mg 的速度增加。

过动症的儿童个体化给药非常重要。6 岁及 6 岁以上儿童通常以每日 1～2 次，每次 5mg 的剂量开始治疗；必要时可以每周 5mg 的速度，将剂量增至每日 20mg 的较高剂量，年龄较大的儿童可能需要每日 40mg 或更多。尽管包括英国和美国在内的一些国家，批准右苯丙胺用于 6 岁以下儿童，多数专家仍认为兴奋药不应用于低龄儿童。在英国，NICE 建议成人可以给予每次 5mg，每日 2 次的初始剂量，根据治疗情况增加剂量，最大可至每日 60mg。

在美国，一种即释的复方制剂，含有右苯丙胺硫酸盐和糖化物、与硫酸苯丙胺和天冬氨酸苯丙胺一水合物（*Adderall*，*Duramed*），被批准用于治疗发作性睡病和 ADHD（见上文**对心血管系统的影响**）。该药口服给药与右苯丙胺相似（见上文）。一种调释制剂（*Adderall XR*，*Shire*）也被用于治疗儿童和成年患者的 ADHD。儿童给予相当于右苯丙胺初始剂量的苯丙胺盐 10mg，每日 1 次，逐渐增至每日最大剂量 30mg；年龄较大的儿童（13～17 岁），必要时，1 周以后可增至每日 20mg。苯丙胺盐的成人初始剂量为 20mg，每日 1 次。

儿童用法 儿童和青少年使用右苯丙胺的剂量，见上文的用途和用法。

制剂

BP 2010: Dexamfetamine Tablets.

专利制剂

Canad.: Dexedrine; **Switz.:** Dexamin†; **UK:** Dexedrine†; **USA:** Dexedrine; Dextrostat; Liquadd†; ProCentra.

多组分制剂 **Canad.:** Adderall; **USA:** Adderall.

Dexfenfluramine Hydrochloride (*BANM*, *USAN*, *rINNM*) ⊗盐酸右芬氟拉明

Deksfenfluramiinihydrokloridi; Dexfenfluramine, Chlorhydrate de; Dexfenfluraminhydroklorid; Dexfenfluramini Hydrochloridum; Hidrocloruro de dexfenfluramina; S-5614 (dexfenfluramine). (*S*)-*N*-Ethyl-α-methyl-3-trifluoromethylphenethylamine hydrochloride.

Дексфенфлурамина Гидрохлорид

$C_{12}H_{16}F_3N,HCl = 267.7.$

CAS — 3239-44-9 (dexfenfluramine); 3239-45-0 (dexfenfluramine hydrochloride).

ATC — A08AA04.

ATC Vet — QA08AA04.

UNII — PM28L0FHNP.

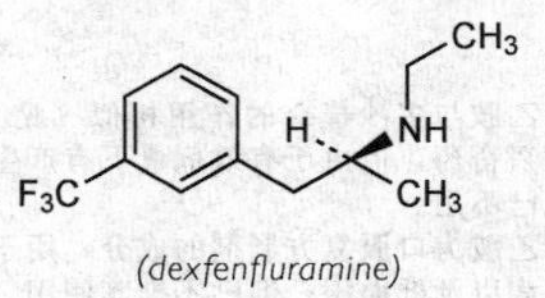

(dexfenfluramine)

简介

右芬氟拉明为芬氟拉明的 *S* 型异构体（第 2077 页）。它可以促进 5-羟色胺释放以及选择性抑制其再摄取，但不同于芬氟拉明，不具有儿茶酚胺激动药的活性。以前右芬氟拉明以盐酸盐口服用于治疗肥胖症，但是和芬氟拉明一样，由于被报道会引发心脏瓣膜病，已在全球范围内退出市场。

卟啉病 右芬氟拉明用于卟啉病患者被认为是不安全的，因为在体外试验中它可表现为卟啉原。

制剂

专利制剂

Cz.: Isolipan†; **Gr.:** Isomeran; **Hung.:** Isolipan†.

Dexmethylphenidate Hydrochloride (*USAN*, *rINNM*) ⊗盐酸右哌甲酯

Dexméthylphénidate, Chlorhydrate de; Dexmethylphenidati Hydrochloridum; d-MPH; Hidrocloruro de dexmetilfenidato; *d-threo*-Methylphenidate; *d*-Methylphenidate Hydrochloride. Methyl (2*R*)-phenyl[(2*R*)-piperidin-2-yl]acetate hydrochloride.

Дексметилфенидата Гидрохлорид

$C_{14}H_{19}NO_2,HCl = 269.8.$

CAS — 40431-64-9 (dexmethylphenidate); 19262-68-1 (dexmethylphenidate hydrochloride).

ATC — N06BA11.

ATC Vet — QN06BA11.

UNII — 1678OK0E08.

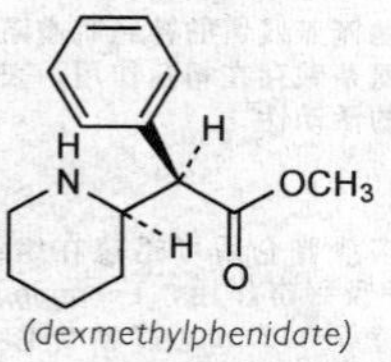

(dexmethylphenidate)

注：名称“Attenade”已被用作右哌甲酯的商标。

简介

盐酸右哌甲酯是外消旋的哌甲酯的右旋体（第 2080 页）。它被口服用作中枢兴奋药，治疗注意力缺陷多动症（见过动症，第 2069 页）。

盐酸右哌甲酯被批准用于 6 岁以上儿童。如患者新近使用哌甲酯，初始剂量为盐酸右哌甲酯 2.5mg，每日 2 次。每次给药间隔至少 4h。剂量可以每周 2.5～5mg 增量至每日 2 次，每次 10mg 的最大剂量。

如患者当前应用哌甲酯，盐酸右哌甲酯的初始剂量是消旋体剂量的一半。最大推荐剂量为 10mg，每日 2 次。

缓释制剂可以每日服用 1 次。

若经过 1 个月适当的剂量调整后，症状无改善，应停用右哌甲酯。在对患者状况进行评估时也须暂时停药。

1. Robinson DM, Keating GM. Dexmethylphenidate extended release: in attention-deficit hyperactivity disorder. *Drugs* 2006; **66:** 661–8.
2. Coury D. Dexmethylphenidate for attention deficit hyperactivity disorder. *Expert Opin Pharmacother* 2009; **10:** 2679–85.
3. Moen MD, Keam SJ. Dexmethylphenidate extended release: a review of its use in the treatment of attention-deficit hyperactivity disorder. *CNS Drugs* 2009; **23:** 1057–83.

儿童用法 儿童和青少年使用盐酸右哌甲酯的剂量，见上文的用途和用法。

制剂

专利制剂

USA: Focalin.

Diethylaminoethanol⊗二乙氨基乙醇

Dietilaminoetanol. 2-Diethylaminoethanol.

Диэтиламиноэтанол

$C_6H_{15}NO = 117.2.$

CAS — 100-37-8.

UNII — S6DL4M053U.

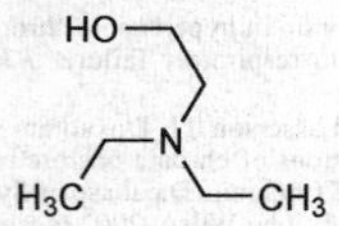

简介

二乙氨基乙醇为地阿诺（第 2073 页）的类似物，应用与苯噻啶相似。其盐酸也有应用。

制剂

专利制剂

Gr.: Durobion.

多组分制剂 **Austria:** Barokaton†.

Diethylpropion Hydrochloride (*BANM*) ⊗盐酸安非拉酮

Amfepramone Hydrochloride (*pINNM*); Amfépramone, Chlorhydrate d'; Amfepramoni Hydrochloridum; Hidrocloruro de anfepramona; Hidrocloruro de dietilpropión. *N*-(1-Benzoylethyl)-*NN*-diethylammonium chloride; 2-Diethylaminopropiophenone hydrochloride; (*RS*)-α-Diethylaminopropiophenone hydrochloride.

Амфепрамона Гидрохлорид

$C_{13}H_{19}NO,HCl = 241.8.$

CAS — 90-84-6 (diethylpropion); 134-80-5 (diethylpropion hydrochloride).

ATC — A08AA03.

ATC Vet — QA08AA03.

UNII — 19V2PL39NG.

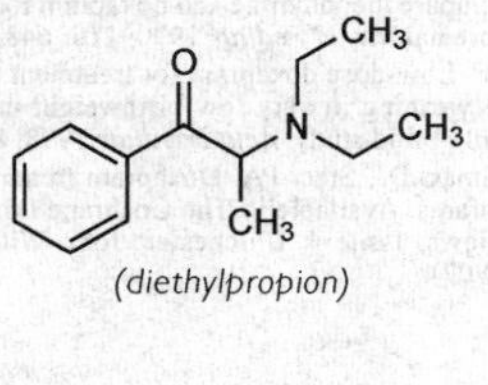

(diethylpropion)

俗名 以下是各种形式的安非拉酮的“俗名”（第 vii 页）或俚语：Blue；Blues。

Pharmacopoeias. In *US.*

USP 33（Diethylpropion Hydrochloride） 白色或米色结晶性粉末，无臭或有轻微特异臭。可含有酒石酸作为稳定剂。溶于水（1：0.5），溶于乙醇（1：3），溶于氯仿（1：3）；几乎不溶于乙醚。避光。

不良反应、处置和注意事项

参见**硫酸右苯丙胺**（第 2074 页）。罕见男性乳房发育。安非拉酮的中枢不良反应的发生率低于右苯丙胺。情绪不稳定或有精神病史的患者禁用安非拉酮。儿童和老年人避免使用。盐酸安非拉酮易被滥用。

卟啉病 安非拉酮用于卟啉病患者被认为是不安全的，因为在动物试验中它表现为卟啉原。

药物相互作用

安非拉酮是一个间接作用的拟交感神经药，药物相互作用与右苯丙胺相似（第 2074 页）。

药动学

安非拉酮易被胃肠道吸收。大量药物在肝脏和胃肠道代谢，经尿排泄。安非拉酮可透过血脑屏障和胎盘。安非拉酮及其代谢产物可分布于乳汁。

用途和用法

盐酸安非拉酮是中枢兴奋药和间接作用的拟交感神经药，与右苯丙胺作用相似（第 2074 页）。它作为口服厌食药用于肥胖症的短期治疗（第 2069 页），尽管兴奋药通常不推荐用于此适应证。

每日 3 次，每次 25mg，饭前 1h 服用。或每日 1 次，75mg，在上午 10 点左右以调释制剂的形式服用。为减少依赖性，安非拉酮一次使用不得超过几周。

欧盟的专家呼吁安非拉酮撤出市场（见**芬氟拉明**项下**对心血管系统的影响**，第 2077 页）。

制剂

USP 33: Diethylpropion Hydrochloride Tablets.

专利制剂

Austral.: Tenuate†; **Braz.:** Dualid S; Hipofagin S; Inibex S; **Canad.:** Tenuate†; **Chile:** Sacin†; **Denm.:** Regenon; **Ger.:** Regenon; Tenuate Retard; **Gr.:** Linea; **Hong Kong:** Atractil; Prothin; **Mex.:** Ifa Norex; Neobes; **NZ:** Tenuate Dospan†; **S.Afr.:** Tenuate Dospan; **Switz.:** Prefamone†; Regenon†; **Thai.:** Atractil†; Dietil†; Regenon†; **USA:** Tenuate.

多组分制剂 **Arg.:** Tratobes; **Indon.:** Apisate†.

Dimefline Hydrochloride (*BANM*, *USAN*, *rINNM*) 盐酸二甲弗林

Diméfline, Chlorhydrate de; Dimeflini Hydrochloridum; DW-62; Hidrocloruro de dimeflina; NSC-114650; Rec-7/0267. 8-Dimethylaminomethyl-7-methoxy-3-methyl-2-phenylchromen-4-one hydrochloride.

Димефлина Гидрохлорид

$C_{20}H_{21}NO_3,HCl = 359.8.$

CAS — 1165-48-6 (dimefline); 2740-04-7 (dimefline hydrochloride).

ATC — R07AB08.

ATC Vet — QR07AB08.

UNII — H0XB4R74ID.

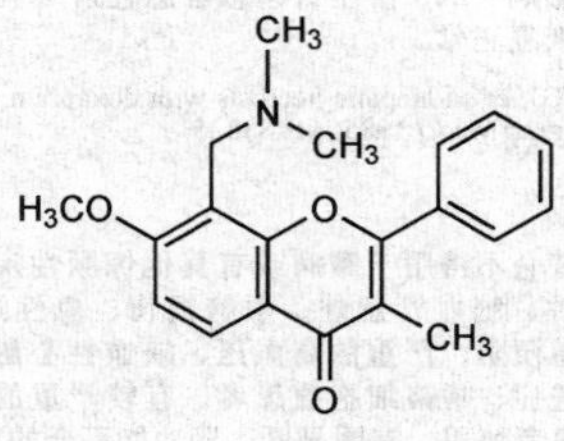

(dimefline)

简介

二甲弗林作用与多沙普仑（见下文）相似，其盐酸盐口服或静脉用作呼吸兴奋药。

制剂

专利制剂

Ital.: Remeflin.

Doxapram Hydrochloride (*BANM*, *USAN*, *rINNM*) 盐酸多沙普仑

AHR-619; Doksapraamihydrokloridi; Doksapram Hidroklorür; Doksapramo hidrochloridas; Doxapram, chlorhydrate de; Doxaprám-hidroklorid; Doxapram-hydrochlorid monohydrát; Doxapramhydroklorid; Doxaprami hydrochloridum; Doxaprami Hydrochloridum Monohydricum; Hidrocloruro de doxapram. 1-Ethyl-4-(2-morpholinoethyl)-3,3-diphenyl-2-pyrrolidinone hydrochloride monohydrate.

Доксапрама Гидрохлорид

$C_{24}H_{30}N_2O_2,HCl,H_2O$ = 433.0.

CAS — 309-29-5 (doxapram); 113-07-5 (anhydrous doxapram hydrochloride); 7081-53-0 (doxapram hydrochloride monohydrate).

ATC — R07AB01.

ATC Vet — QR07AB01.

UNII — P5RU6UOQ5Y.

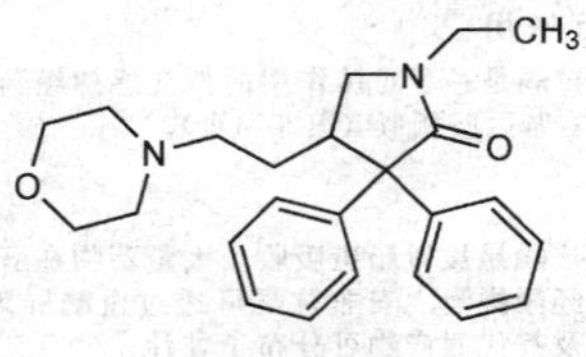

(doxapram)

Pharmacopoeias. In *Chin., Eur.* (see p.vii), *Jpn,* and *US.*

Ph. Eur. 6. 8 (Doxapram Hydrochloride) 白色或几乎白色结晶性粉末。略溶于水、乙醇和二氯甲烷。1%水溶液的pH值为3.5～5.0。

USP 33 (Doxapram Hydrochloride) 白色至米白色，无臭，结晶性粉末。溶于水（1：50），溶于氯仿；略溶于乙醇；几乎不溶于乙醚。1%水溶液的pH值3.5～5.0。贮藏于密闭容器中。

配伍禁忌 盐酸多沙普仑的注射剂不能与碱性溶液相容，如氨茶碱、呋塞米或硫喷妥钠。

不良反应

正如其他呼吸兴奋药，多沙普仑的不良反应归因于中枢神经系统的广泛兴奋。

多沙普仑可产生呼吸困难和其他呼吸系统问题，如咳嗽、支气管痉挛、喉痉挛、打嗝、通气过度和反跳性通气不足。对肌肉的影响包括从肌束震颤到痉挛。可能出现抽搐、头痛、头晕、活动过度、意识混乱、出汗、脸红、发热或温觉，尤其在生殖器官或会阴区。少见幻觉。可能出现恶心、呕吐和排尿困难。心血管系统的反应包括高血压和各种心律失常，也可能出现突发性低血压。

注射多沙普仑时溶液外渗可引起血栓性静脉炎。

对心脏的影响 使用多沙普仑的3名新生儿[1]出现QT间期延长，导致二度房室传导阻滞。尽管制剂中含有苯甲醇，但该不良反应不被认为与之有关。在一项前瞻性研究[2]中，给予40名早产儿多沙普仑以治疗早产儿窒息，在治疗的48～72h内同样发现了QT间期延长，并且血浆药物浓度在治疗范围内。有6名婴儿QT间期延长到了威胁生命的程度。该药有引起血压中度升高的趋势。作者建议多沙普仑用于早产儿时，应进行心脏监护。

1. De Villiers GS, *et al.* Second-degree atrioventricular heart block after doxapram administration. *J Pediatr* 1998; **133:** 149–50.
2. Maillard C, *et al.* QT interval lengthening in premature infants treated with doxapram. *Clin Pharmacol Ther* 2001; **70:** 540–5.

对肝脏的影响 24h输注引起患者急性肝坏死[1]，3周后肝功能恢复正常。

1. Fancourt GJ, *et al.* Hepatic necrosis with doxapram hydrochloride. *Postgrad Med J* 1985; **61:** 833–5.

注意事项

多沙普仑不得用于癫痫或有其他惊厥性疾病的患者以及脑水肿、脑血管意外、颅脑损伤、急性严重哮喘、物理性气道梗阻、严重的高血压、缺血性心脏病、甲状腺功能亢进症、嗜铬细胞瘤患者。有较严重的高血压和心脏病的患者慎用。有明显肝、肾功能不全的患者慎用。

应用多沙普仑期间，应对患者进行监测，尤其注意血气的变化。在严重不可逆性气道阻塞或严重肺顺应性降低时应用多沙普仑，由于呼吸功能增强，应同时给予氧气。支气管收缩的患者应给予β_2受体激动药。

药物相互作用

多沙普仑与拟交感神经药或MAOIs同用时，升压作用会增加。多沙普仑与有增加心肌敏感性的麻醉药，如氟烷、恩氟烷、异氟烷，同时使用可出现心律失常，这些麻醉药停用至少10min内，不得使用多沙普仑。多沙普仑可短暂地掩盖残留的神经肌肉阻滞作用。厂商报道多沙普仑与氨茶碱存在相互作用，表现为精神激动和可增加骨骼肌的活动性。

药动学

静脉给予多沙普仑后可迅速在组织中分布。20～40s即可产生呼吸兴奋作用，1～2min达最大效应，单剂量作用可维持5～12min。多沙普仑大多在肝脏。大多数代谢产物和少部分原形药物主要通过胆汁，由粪便排泄。也有的通过尿排泄。

多沙普仑口服可部分吸收。

1. Robson RH, Prescott LF. A pharmacokinetic study of doxapram in patients and volunteers. *Br J Clin Pharmacol* 1978; **7:** 81–7.
2. Baker JR, *et al.* Normal pharmacokinetics of doxapram in a patient with renal failure and hypothyroidism. *Br J Clin Pharmacol* 1981; **11:** 305–6.

用途和用法

盐酸多沙普仑为短效的中枢和呼吸兴奋药。作用于呼吸中枢和外周化学感受器；高剂量时，可兴奋脑或脊髓的其他部分。多沙普仑有升压作用，也可增加儿茶酚胺的释放。

多沙普仑限用于急性呼吸衰竭（如同时伴有慢性阻塞性肺疾病）以及术后的呼吸抑制（见氧气项下**呼吸衰竭**，第 页）。

盐酸多沙普仑治疗急性呼吸衰竭，输注速度可为1.5～4mg/min。

用于术后呼吸抑制，可以0.5～1.5mg/kg的剂量静脉注射，时间不少于30s；间隔1h可以相同剂量重复给药。也可以初始速度2～5mg/min静脉输注，根据患者的反应，逐渐减量至1～3mg/min；建议的最大给药量为4mg/kg。

盐酸多沙普仑也曾用于药物引起的中枢神经系统和呼吸抑制，但现在已不推荐用于此适应证。

儿童用法 儿童应用多沙普仑的详细剂量见下文**新生儿窒息**。

慢性阻塞性肺疾病 呼吸兴奋药（如多沙普仑）对于伴有慢性阻塞性肺疾病（第1075页）的血碳酸过多的呼吸衰竭患者，作用是有限和短暂的。对于这类患者，多沙普仑作为插管的替代法是有益的[1,2]。然而一项系统回顾表明尽管多沙普仑短期内能改善血气，但无损伤换气技术可能更有效[3]。

1. Hirshberg AJ, *et al.* Use of doxapram hydrochloride injection as an alternative to intubation to treat chronic obstructive pulmonary disease patients with hypercapnia. *Ann Emerg Med* 1994; **24:** 701–3.
2. Kerr HD. Doxapram in hypercapnic chronic obstructive pulmonary disease with respiratory failure. *J Emerg Med* 1997; **15:** 513–15.
3. Greenstone M, Lasserson TJ. Doxapram for ventilatory failure due to exacerbations of chronic obstructive pulmonary disease. Available in The Cochrane Database of Systematic Reviews; Issue 3. Chichester: John Wiley; 2002 (accessed 16/05/05).

新生儿呼吸暂停 多沙普仑用于新生儿呼吸暂停是有效的（第1081页），可作为替代疗法或者用于单用黄嘌呤类无效的新生儿呼吸暂停。该药必须连续静脉输注，并监测血压（且建议口服给药应在开始的静脉给药之后，见下文*BNFC*的剂量）。并且，一些制剂中含有苯甲醇作为保存剂，不适用于新生儿（第1556页）。静脉给药每小时使用剂量为2.5mg/kg[1～3]。该药有中枢神经系统不良反应的报道[3]。每小时0.25～1.5mg/kg的较低剂量即有效[4,5]。每小时500μg/kg的低剂量用于体重很低的早产儿，可产生高于预期的血浆多沙普仑的浓度，并且收缩压显著升高[6]。一些系统的综述[7]表明多沙普仑在新生儿呼吸暂停治疗中的地位尚未确定。

尽管没有被批准，*BNFC 2009*建议新生儿使用盐酸多沙普仑静脉给药的初始剂量为2.5mg/kg，输注5～10min后，以每小时300mg/kg继续输注，可根据反应调整，至每小时1.5mg/kg的最大剂量；或在初始的静脉剂量之后以6mg/kg的剂量，口服给药，每日4次。

1. Sagi E, *et al.* Idiopathic apnoea of prematurity treated with doxapram and aminophylline. *Arch Dis Child* 1984; **59:** 281–3.
2. Eyal F, *et al.* Aminophylline versus doxapram in idiopathic apnea of prematurity: a double-blind controlled study. *Pediatrics* 1985; **75:** 709–13.
3. Dear PRF, Wheeler D. Doxapram and neonatal apnoea. *Arch Dis Child* 1984; **59:** 903–4.
4. Bairam A, Vert P. Low-dose doxapram for apnoea of prematurity. *Lancet* 1986; **i:** 793–4.
5. Peliowski A, Finer NN. A blinded, randomized, placebo-controlled trial to compare theophylline and doxapram for the treatment of apnea of prematurity. *J Pediatr* 1990; **116:** 648–53.
6. Huon C, *et al.* Low-dose doxapram for treatment of apnoea following early weaning in very low birthweight infants: a randomized, double-blind study. *Acta Paediatr* 1998; **87:** 1180–4.
7. Henderson-Smart DJ, Steer PA. Doxapram treatment for apnea in preterm infants. Available in The Cochrane Database of Systematic Reviews; Issue 4. Chichester: John Wiley; 2004 (accessed 23/10/07).

呼吸抑制 多沙普仑用于术后呼吸抑制（见氧气项下的**呼吸衰竭**，第1613页，）的参考文献如下。

1. Jansen JE, *et al.* Effect of doxapram on postoperative pulmonary complications after upper abdominal surgery in high-risk patients. *Lancet* 1990; **335:** 936–8.
2. Thangathurai D, *et al.* Doxapram for respiratory depression after epidural morphine. *Anaesthesia* 1990; **45:** 64–5.
3. Sajjad T. Comparison of the effects of doxapram or carbon dioxide on ventilatory frequency and tidal volume during induction of anaesthesia with propofol. *Br J Anaesth* 1994; **73:** 266P.
4. Alexander-Williams M, *et al.* Doxapram and the prevention of postoperative hypoxaemia. *Br J Anaesth* 1995; **75:** 233P.

寒战 多沙普仑是用于术后寒战的药物之一，见第1700页。

1. Sarma V, Fry ENS. Doxapram after general anaesthesia: its role in stopping shivering during recovery. *Anaesthesia* 1991; **46:** 460–1.
2. Singh P, *et al.* Double-blind comparison between doxapram and pethidine in the treatment of postanaesthetic shivering. *Br J Anaesth* 1993; **71:** 685–8.
3. Wrench IJ, *et al.* The minimum effective doses of pethidine and doxapram in the treatment of post-anaesthetic shivering. *Anaesthesia* 1997; **52:** 32–6.

制剂

BP 2010: Doxapram Injection;
USP 33: Doxapram Hydrochloride Injection.

专利制剂

Austria: Dopram†; ***Belg.:*** Dopram; ***Denm.:*** Dopram†; ***Fin.:*** Dopram; ***Fr.:*** Dopram; ***Ger.:*** Dopram; ***Gr.:*** Dopram; ***Irl.:*** Dopram†; ***Neth.:*** Dopram; ***Norw.:*** Dopram; ***S.Afr.:*** Dopram; ***Spain:*** Docatone†; ***UK:*** Dopram; ***USA:*** Dopram.

Etamivan (*BAN*, *rINN*) ⊗香草二乙胺

Etamivaani; Étamivan; Etamiván; Etamivanum; Ethamivan (*USAN*); NSC-406087; Vanillic Acid Diethylamide; Vanillic Diethylamide. *N,N*-Diethylvanillamide.

Этамиван

$C_{12}H_{17}NO_3$ = 223.3.

CAS — 304-84-7.

ATC — R07AB04.

ATC Vet — QR07AB04.

UNII — M44O63YPV9.

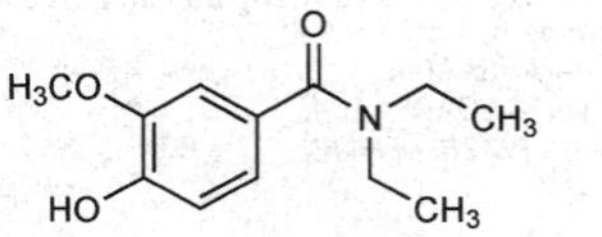

简介

香草二乙胺与多沙普仑的作用相似（见上文）。以前作为呼吸兴奋药，但由于有效剂量下有产生毒性作用的危险，现已不用。

香草二乙胺为口服复方制剂的成分，用于脑血管和循环系统疾病以及低血压，但已不推荐使用。

制剂

多组分制剂 ***Arg.:*** Dosulfin Bronquial; ***Austria:*** Cinnarplus†; Instenon†; ***Hong Kong:*** Instenon; ***Rus.:*** Instenon (Инстенон); ***Thai.:*** Instenon†; ***Ukr.:*** Instenon (Инстенон).

Fencamfamin Hydrochloride (*BANM*, *rINNM*) ⊗盐酸芬坎法明

Fencamfamine, Chlorhydrate de; Fencamfamini Hydrochloridum; H-610; Hidrocloruro de fencanfamina. *N*-Ethyl-3-phenylbicyclo[2.2.1]hept-2-ylamine hydrochloride.

Фенкамфамина Гидрохлорид

$C_{15}H_{21}N,HCl$ = 251.8.

CAS — 1209-98-9 (fencamfamin); 2240-14-4 (fencamfamin hydrochloride).

ATC — N06BA06.

ATC Vet — QN06BA06.

UNII — 0M1J60BWEX.

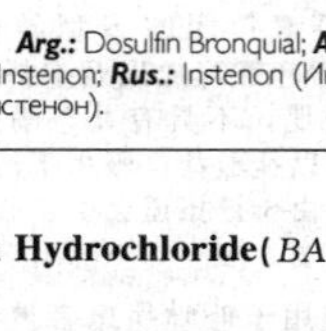

(fencamfamin)

简介

盐酸芬坎法明为口服的中枢兴奋药。

制剂

多组分制剂 ***S.Afr.:*** Reactivan†.

Fenetylline Hydrochloride (*BANM*, *rINNM*) ⊗ 盐酸芬乙茶碱

Amfetyline Hydrochloride; 7-Ethyltheophylline Amphetamine Hydrochloride; Fenethylline Hydrochloride *(USAN)*; Fénétylline, Chlorhydrate de; Fenetyllini Hydrochloridum; H-814; Hidrocloruro de fenetilina; R-720-11. 7-[2-(α-Methylphenethylamino)-ethyl]theophylline hydrochloride.

Фенетиллина Гидрохлорид

$C_{18}H_{23}N_5O_2$,HCl = 377.9.

CAS — 3736-08-1 (fenetylline); 1892-80-4 (fenetylline hydrochloride).

ATC — N06BA10.

ATC Vet — QN06BA10.

UNII — YA7K8ADZ2V.

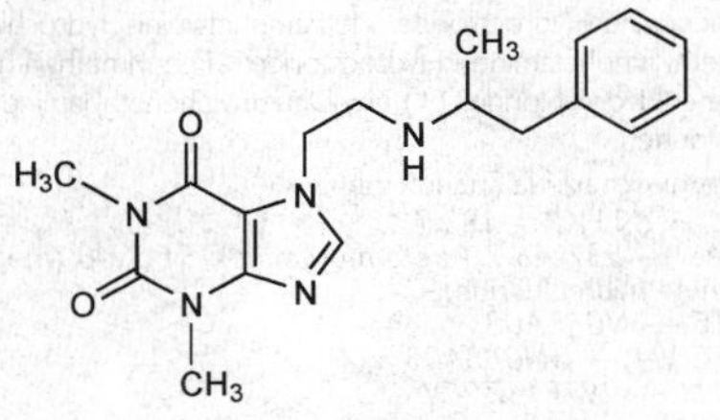

(fenetylline)

简介

芬乙茶碱为茶碱和苯丙胺的衍生物，性质与右苯丙胺相似（第2073页）。口服给药用于治疗发作性睡病（第2069页），初始剂量应为每日 25mg，可增加至常规维持剂量每日 50～100mg，分 2 次服，最大不超过每日 150mg。也可用于治疗过动症。芬乙茶碱存在滥用。

制剂

专利制剂

Belg.: Captagon.

Fenfluramine Hydrochloride (*BANM*, *USAN*, *rINNM*) ⊗盐酸芬氟拉明

AHR-3002; Fenfluramine, Chlorhydrate de; Fenfluramini Hydrochloridum; Hidrocloruro de fenfluramina; S-768. *N*-Ethyl-α-methyl-3-trifluoromethylphenethylamine hydrochloride.

Фенфлюрамина Гидрохлорид

$C_{12}H_{16}F_3N$,HCl = 267.7.

CAS — 458-24-2 (fenfluramine); 404-82-0 (fenfluramine hydrochloride).

ATC — A08AA02.

ATC Vet — QA08AA02.

UNII — 3KC089243P.

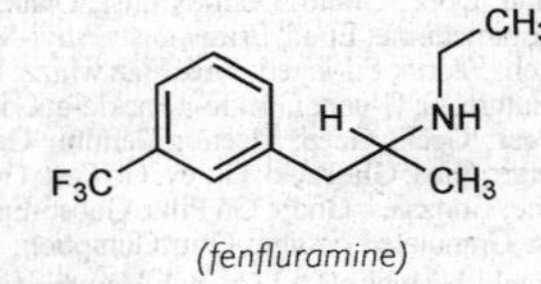

(fenfluramine)

不良反应和注意事项

参见**右苯丙胺**（第2074页），但芬氟拉明对中枢神经系统的抑制作用通常大于兴奋作用。芬氟拉明有严重的心血管系统的毒性。使用时应警惕肺动脉高压。后来有关心脏瓣膜缺损的报道导致该药在全球范围撤市。

对心血管系统的影响 原发的肺动脉高压与厌食药（包括芬氟拉明、右芬氟拉明、右苯丙胺和芬特明）的使用有关，这一观点已被普遍认可[1～3]。可逆性的和不可逆的均有报道，有些甚至导致死亡[1,4～9]。在长期或反复给药时易发生[1,10]。1992 年，英国 CSM 建议治疗不要超过 3 个月[1]，但后来在 1997 年，该委员会修正该建议，芬氟拉明和右苯丙胺在某些情况下可使用达 12 个月[2]。CSM 表示，只有在取得满意的效果（体重降低大于10%）并且可以维持的情况下，治疗可以持续 3 个月以上。也应对患者进行肺动脉高压症状的监测。其他厌食药，如苯丙胺，最大疗程仍为 3 个月。

然而，不久以后发表的一篇报道[11]概括了 24 名患者使用芬氟拉明-芬特明复方与心脏瓣膜疾病形成之间的关联。最初，CSM 的反应是建议避免厌食药的联合应用[12]，之后随着更多案例的出现，芬氟拉明、右芬氟拉明先后撤出了全球市场[13,14]。1997 年 9 月，美国 FDA[14]承认有 144 例瓣膜病的报告，包括最初的 24 例，与芬氟拉明或右芬氟拉明相关，患者合用或未合用芬特明，但没有单用芬特明的病例。美国当局建议[14]对所有先前服用过芬氟拉明或右芬氟拉明的患者进行一次筛查，以探测心脏瓣膜的损伤程度，并且给予适当的治疗。进一步的研究[15～21]也证实了药物与瓣膜异常的相关性，并且指出长期或大剂量服用右芬氟拉明或芬氟拉明增加了这一风险。大多数患者短期用药不会导致严重的临床疾病[22]。

2000 年，European Commission 呼吁欧洲市场撤出所有的厌食药，包括氯苄雷司、安非拉酮、芬普雷司、马吲哚、美芬雷司、苯甲曲秦、芬美曲秦和芬特明。然而 2002 年，受一些厂商的影响，European Court 裁定该委员会无权决定撤市。随后，一些厌食药又被允许回到欧洲市场。

1. CSM. Fenfluramine (Ponderax Pacaps), dexfenfluramine (Adifax) and pulmonary hypertension. *Current Problems 34* 1992.
2. CSM/MCA. Anorectic agents: risks and benefits. *Current Problems* 1997; **23:** 1–2.
3. Abenhaim L, *et al.* Appetite-suppressant drugs and the risk of primary pulmonary hypertension. *N Engl J Med* 1996; **335:** 609–16.
4. Douglas JG, *et al.* Pulmonary hypertension and fenfluramine. *BMJ* 1981; **283:** 881–3.
5. McMurray J, *et al.* Irreversible pulmonary hypertension after treatment with fenfluramine. *BMJ* 1986; **292:** 239–40.
6. Fotiadis I, *et al.* Fenfluramine-induced irreversible pulmonary hypertension. *Postgrad Med J* 1991; **67:** 776–7.
7. Atanassoff PG, *et al.* Pulmonary hypertension and dexfenfluramine. *Lancet* 1992; **339:** 436.
8. Cacoub P, *et al.* Pulmonary hypertension and dexfenfluramine. *Eur J Clin Pharmacol* 1995; **48:** 81–3.
9. Roche N, *et al.* Pulmonary hypertension and dexfenfluramine. *Lancet* 1992; **339:** 436–7.
10. Thomas SHL, *et al.* Appetite suppressants and primary pulmonary hypertension in the United Kingdom. *Br Heart J* 1995; **74:** 600–63.
11. Connolly HM, *et al.* Valvular heart disease associated with fenfluramine-phentermine. *N Engl J Med* 1997; **337:** 581–8. Correction. *ibid.*; 1783.
12. CSM/MCA. Anorectic agents and valvular heart disease. *Current Problems* 1997; **23:** 12.
13. CSM/MCA. Fenfluramine and dexfenfluramine withdrawn. *Current Problems* 1997; **23:** 13–14.
14. Anonymous. Cardiac valvulopathy associated with exposure to fenfluramine or dexfenfluramine: US Department of Health and Human Services interim public health recommendations, November 1997. *MMWR* 1997; **46:** 1061–6.
15. Khan MA, *et al.* The prevalence of cardiac valvular insufficiency assessed by transthoracic echocardiography in obese patients treated with appetite-suppressant drugs. *N Engl J Med* 1998; **339:** 713–18.
16. Jick H, *et al.* A population-based study of appetite-suppressant drugs and the risk of cardiac-valve regurgitation. *N Engl J Med* 1998; **339:** 719–24.
17. Weissman NJ, *et al.* An assessment of heart-valve abnormalities in obese patients taking dexfenfluramine, sustained-release dexfenfluramine, or placebo. *N Engl J Med* 1998; **339:** 725–32.
18. Gardin JM, *et al.* Valvular abnormalities and cardiovascular status following exposure to dexfenfluramine or phentermine/fenfluramine. *JAMA* 2000; **283:** 1703–9.
19. Lepor NE, *et al.* Dose and duration of fenfluramine-phentermine therapy impacts the risk of significant valvular heart disease. *Am J Cardiol* 2000; **86:** 107–10.
20. Jollis JG, *et al.* Fenfluramine and phentermine and cardiovascular findings: effect of treatment duration on prevalence of valve abnormalities. *Circulation* 2000; **101:** 2071–7.
21. Dahl CF, *et al.* Valvular regurgitation and surgery associated with fenfluramine use: an analysis of 5743 individuals. *BMC Med* 2008; **6:** 34. Available at: http://www.biomedcentral.com/content/pdf/1741-7015-6-34.pdf (accessed 23/06/09)
22. Devereux RB. Appetite suppressants and valvular heart disease. *N Engl J Med* 1998; **339:** 765–6.

对肝脏的影响 英国 Medicines and Healthcare products Regulatory Agency 警告[1]，一些肝毒性的案例与掺有传统中药的芬氟拉明和（或）亚硝基芬氟拉明有关。亚硝基芬氟拉明具有肝毒性。

1. MHRA. Shubao slimming capsules containing fenfluramine and nitrosofenfluramine (issued 28th April, 2004). Available at: http://www.mhra.gov.uk/home/groups/es-herbal/documents/websiteresources/con009291.pdf (accessed 11/08/08)

卟啉病 芬氟拉明用于卟啉病患者被认为是不安全的，因为在动物试验中它表现为卟啉原。

用途和用法

芬氟拉明为间接作用的拟交感神经药，与苯丙胺相似，但在标准剂量下它对 CNS 的抑制作用大于兴奋作用。它可以促进 5-羟色胺的释放，并选择性地抑制其再摄取，从而使 CNS 的 5-羟色胺的浓度增加。它可增加葡萄糖的利用，降低血糖浓度。

芬氟拉明盐酸盐曾口服用于治疗肥胖症（第 页），但报道有心脏瓣膜损伤后，在全球范围内普遍撤市。

制剂

专利制剂

Chile: Megaval†.

Fenproporex Hydrochloride (*rINNM*) ⊗ 盐酸芬普雷司

N-2-Cyanoethylamphetamine Hydrochloride; Fenproporex, Chlorhydrate de; Fenproporexi Hydrochloridum; Hidrocloruro de fenproporex. (±)-3-(α-Methylphenethylamino)propionitrile hydrochloride.

Фенпропорекса Гидрохлорид

$C_{12}H_{16}N_2$,HCl = 224.7.

CAS — 15686-61-0 (fenproporex); 18305-29-8 (fenproporex hydrochloride).

UNII — 09PE91J6V6.

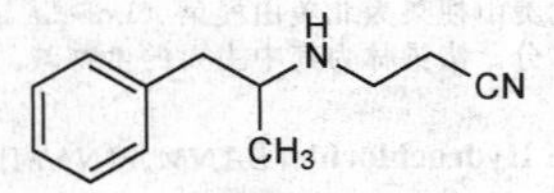

(fenproporex)

俗名 以下为各种形式的芬普雷司的“俗名”（见第 vii 页）和俚语：Pasexes。

简介

芬普雷司为中枢兴奋药和间接作用的拟交感神经药，作用与右苯丙胺相似（第2073页）。口服后，可代谢为苯丙胺。芬普雷司应用其盐酸盐、二苯乙酸盐和树脂酸盐。

盐酸芬普雷司作为厌食药用于肥胖症的治疗，尽管兴奋药的这一用法已不被推荐。EU 管理机构要求所有厌食药撤市（见芬氟拉明项下**对心血管系统的影响**，第2077页）。

制剂

专利制剂

Braz.: Desobesi-M; Lipomax†; ***Chile:*** Salcal; Sinapet†; ***Mex.:*** Feproprex; Ifa-Diety.

多组分制剂 ***Arg.:*** Tratobes; ***Mex.:*** Esbelcaps.

Lisdexamfetamine Mesilate (*rINNM*) ⊗甲磺酸赖右苯丙胺

Lisdexamfetamine Dimesylate *(USAN)*; Lisdexamfétamine, Mésilate de; Lisdexamfetamini Mesilas; Mesilato de lisdexanfetamina; NRP-104. (2*S*)-2,6-Diamino-*N*-[(1*S*)-1-methyl-2-phenylethyl]-hexanamide dimethanesulfonate.

Лисдексамфетамина Мезилат

$C_{15}H_{25}N_3O$,$(CH_4O_3S)_2$ = 455.6.

CAS — 608137-32-2 (lisdexamfetamine); 608137-33-3 (lisdexamfetamine mesilate).

ATC — N06BA12.

UNII — SJT761GEGS.

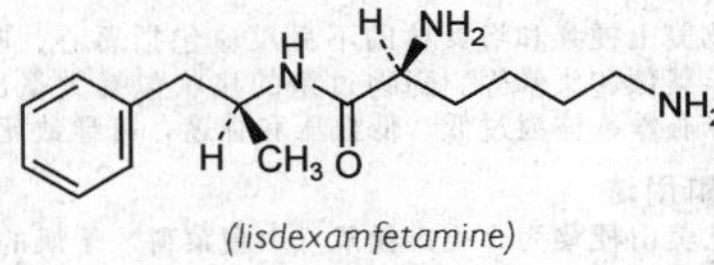

(lisdexamfetamine)

简介

赖右苯丙胺是右苯丙胺（第2073页）的前体药物。可用作中枢兴奋药，用于治疗注意力缺陷多动症（见过动症，第2069页）。

赖右苯丙胺以甲磺酸盐形式口服给药，剂量以盐计。成人和 6 岁以上儿童初始剂量为 30mg，每日 1 次，早晨服用。如需要可每周调整一次，将日剂量增加为 10mg 或 20mg，最大剂量可至每日 70mg。如治疗持续 4 周以上，应定期停用赖右苯丙胺，并评价是否有必要继续服用。

1. Blick SK, Keating GM. Lisdexamfetamine. *Paediatr Drugs* 2007; **9:** 129–35.
2. Biederman J, *et al.* Efficacy and tolerability of lisdexamfetamine dimesylate (NRP-104) in children with attention-deficit/hyperactivity disorder: a phase III, multicenter, randomized, double-blind, forced-dose, parallel-group study. *Clin Ther* 2007; **29:** 450–63.
3. Biederman J, *et al.* Lisdexamfetamine dimesylate and mixed amphetamine salts extended-release in children with ADHD: a double-blind, placebo-controlled, crossover analog classroom study. *Biol Psychiatry* 2007; **62:** 970–6.
4. Adler LA, *et al.* 303 Study Group. Double-blind, placebo-controlled study of the efficacy and safety of lisdexamfetamine dimesylate in adults with attention-deficit/hyperactivity disorder. *J Clin Psychiatry* 2008; **69:** 1364–73.
5. Cowles BJ. Lisdexamfetamine for treatment of attention-deficit/hyperactivity disorder. *Ann Pharmacother* 2009; **43:** 669–76.

儿童用法 儿童和青少年使用甲磺酸赖右苯丙胺的剂

量，见上文。

制剂

专利制剂

USA: Vyvanse.

Lobelia⊗北美山梗菜（祛痰菜）

Indian Tobacco; Tabaco indio.

Лобелия Одутлая (*Lobelia inflata*)

ATC Herb — HR03WA5002 (Lobelia inflata: herb).

UNII — 1G4GK01F67.

性状 北美山梗菜为北美山梗菜（Lobelia inflata）干燥的地上部分。洛贝林为其中主要的生物碱。

Lobeline Hydrochloride(*BANM, rINNM*) ⊗**盐酸洛贝林**

Alpha-lobeline Hydrochloride; Hidrocloruro de lobelina; Lobeliinihydrokloridi; Lobéline, chlorhydrate de; Lobelin-hidroklorid; Lobelin-hydrochlorid; Lobelinhydroklorid; Lobelini hydrochloridum; Lobelino hidrochloridas. 2-[6-(β-Hydroxyphenethyl)-1-methyl-2-piperidyl]acetophenone hydrochloride.

Лобелина Гидрохлорид

$C_{22}H_{27}NO_2$,HCl = 373.9.

CAS — 90-69-7 (lobeline); 134-63-4 (lobeline hydrochloride).

UNII — 96J834CB88.

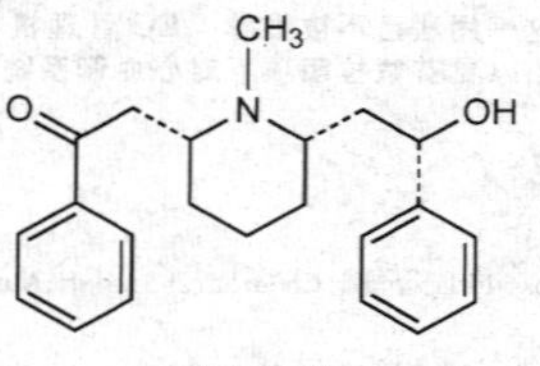

(lobeline)

Pharmacopoeias. In *Chin.* and *Eur.* (see p.vii).

Ph. Eur. 6. 8（Lobeline Hydrochloride） 白色或类白色微晶型粉末。略溶于水；易溶于乙醇；溶于二氯甲烷。1%水溶液的 pH 值为 4.6～6.4。避光。

Lobeline Sulfate(*rINNM*) ⊗**硫酸洛贝林**

Lobéline, Sulfate de; Lobeline Sulphate *(BANM)*; Lobelini Sulfas; Sulfato de lobelina.

Лобелина Сульфат

$(C_{22}H_{27}NO_2)_2$,H_2SO_4 = 773.0.

CAS — 134-64-5.

UNII — 4CJ480V2HP.

不良反应

北美山梗菜和洛贝林的不良反应包括恶心、呕吐、咳嗽、震颤和头晕等。药物过量的症状包括大量出汗、轻瘫、心悸、体温过低、低血压和昏迷，可导致死亡。

用途和用法

北美山梗菜为北美山梗菜（山梗菜科）干燥的地上部分。

洛贝林为北美山梗菜的主要活性成分，与烟碱（第2291页）相似，具有外周和中枢作用。

北美山梗菜在制剂中主要用于缓解呼吸道疾病。洛贝林的盐酸盐或硫酸盐，口服作为戒烟的一种手段（见**戒烟**，第2293页）。北美山梗菜口服或加到草药烟中，其作用相似。

戒烟 有综述表明洛贝林用于戒烟治疗几乎不比安慰剂有利[1～3]。

1. Nunn-Thompson CL, Simon PA. Pharmacotherapy for smoking cessation. *Clin Pharm* 1989; **8:** 710–20.
2. Gourlay SG, McNeil JJ. Antismoking products. *Med J Aust* 1990; **153:** 699–707.
3. Stead LF, Hughes JR. Lobeline for smoking cessation. Available in The Cochrane Database of Systematic Reviews; Issue 3. Chichester: John Wiley; 1997 (accessed 16/05/05).

制剂

专利制剂

Austral.: Cig-Ridettes†; ***Canad.:*** Butt it Out; ***Spain:*** Smokeless.

多组分制剂 ***Austral.:*** Potassium Iodide and Stramonium Compound†; ***Belg.:*** Kamfeine†; ***Braz.:*** Asmatiron†; Bronquidex; Brontoss; Expectobron†; Expectol†; Iodeto de Potassio†; Iol†; Iolin†; MM Expectorante; Pulmoforte†; ***Canad.:*** Calmane; ***Chile:*** Paltomiel Plus; Pulmagol; Ramistos; ***Spain:*** Pazbronquial; ***UK:*** Antibron; Asthma & Catarrh Relief; Balm of Gilead†; Chest Mixture; Herbelix; Horehound and Aniseed Cough Mixture; Modern Herbals Cold & Congestion; Vegetable Cough Remover; ***Venez.:*** Novacodin.

顺势疗法制剂 ***Austral.:*** Nausea Relief†; Smok Quits†; ***Austria:*** Bronchalis-Heel; Lobelia Med Complex†; Luffa compositum-Heel; Tartephedreel; Tonsan-K†; ***Braz.:*** Fumasil†; ***Canad.:*** Breathe More; Bronkeel; Cough L64†; Homeo-Form T; Nixotinex; Santaherba†; Smoking Withdrawal Support†; ***Chile:*** Drosemiel; Similibus; TBR/X; ***Cz.:*** Bronchalis-Heel; Luffeel; ***Fr.:*** Boripharm No 12; Boripharm No 3; Drosera Complexe No 64; Gentiana Complexe No 33; Lobelia Complexe No 74; Santaherba; ***Ger.:*** Angioton S; Antinicoticum mono; Antinicoticum sine (Rowo-100)†; Aralis; Asthmavowen-N; Broncho-Injektopas; Bronchopas; Cor-Select†; Corselect N; Droserapect†; HanoTussan; Lobelia comp; Luffeel Comp; Presselin All; Pulmo Bronchialcomplex; Pulmo-cyl Ho-Len-Complex; Regavasal†; Respirogutt†; Retussan†; Roth's RKT Tropfen†; Tabarell; ***Neth.:*** Lergilite; Luffeel H; ***Switz.:*** Regenaplex Nr. 24b.

Mazindol(*BAN, USAN, rINN*) ⊗**马吲哚**

42-548; AN-448; Matsindoli; Mazindolum; SaH-42548. 5-(4-Chlorophenyl)-2,5-dihydro-3*H*-imidazo[2,1-*a*]isoindol-5-ol.

Мазиндол

$C_{16}H_{13}ClN_2O$ = 284.7.

CAS — 22232-71-9.

ATC — A08AA05.

ATC Vet — QA08AA05.

UNII — C56709M5NH.

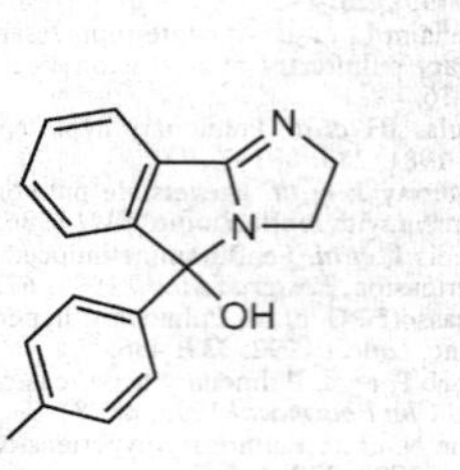

Pharmacopoeias. In *US.*

USP 33（Mazindol） 白色或米色的结晶性粉末，微臭。不溶于水；微溶于氯仿和甲醇。贮藏于密闭容器中。

简介

马吲哚为中枢兴奋药，作用与右苯丙胺相似（第2073页），尽管两药在结构上不相关。该药可抑制多巴胺和去甲肾上腺素的再摄取。作为厌食药，口服用于治疗肥胖症，尽管兴奋药已不推荐用于此适应证。EU 管理机构要求将所有厌食药撤出市场（见**芬氟拉明**项下对**心血管系统的影响**，第2077页）。

马吲哚曾被研究用于治疗 Duchenne 肌营养不良症（Duchenne muscular dystrophy）。

不良反应 有 8 名男性患者在服用马吲哚后出现睾丸痛[1]。

1. McEwen J, Meyboom RHB. Testicular pain caused by mazindol. *BMJ* 1983; **287:** 1763–4.

药物相互作用 一篇报道称马吲哚与锂剂可发生相互作用，造成锂中毒，见**中枢兴奋药**，第381页。

发作性睡病 有报道马吲哚对发作性睡病（第2069页）以及伴有猝倒的患者有效[1～4]（第2069页）。本品使用的剂量范围很大，在一项研究中[1]，每日的剂量为 3～8mg；另一项研究中[3]，从每周 1mg 到每日 16mg；儿童每日可给予 1～2mg[4]。

1. Parkes JD, Schachter M. Mazindol in the treatment of narcolepsy. *Acta Neurol Scand* 1979; **60:** 250–4.
2. Shindler J, *et al.* Amphetamine, mazindol, and fencamfamin in narcolepsy. *BMJ* 1985; **290:** 1167–70.
3. Alvarez B, *et al.* Mazindol in long-term treatment of narcolepsy. *Lancet* 1991; **337:** 1293–4.
4. Allsopp MR, Zaiwalla Z. Narcolepsy. *Arch Dis Child* 1992; **67:** 302–6.

制剂

USP 33: Mazindol Tablets.

专利制剂

Arg.: Afilan; Dimagrir; Fagolip Plus; Samonter†; ***Braz.:*** Absten S; Fagolipo; Moderine; ***Canad.:*** Sanorex†; ***Hong Kong:*** Qualizindol; ***Hung.:*** Teronac†; ***Indon.:*** Teronac; ***Mex.:*** Diestet; Ifa Lose; Ilezol; Liofindol†; MZ1; Obendol; Rezin; Solucaps; ***Philipp.:*** Mazzol; ***Singapore:*** Teronac.

多组分制剂 ***Arg.:*** Maxitratobes†; ***Braz.:*** Dobesix†.

Mesocarb(*rINN*) ⊗**美索卡**

Mésocarb; Mesocarbo; Mesocarbum. 3-(α-Methylphenethyl)-*N*-(phenylcarbamoyl)sydnone imine.

Мезокарб

$C_{18}H_{18}N_4O_2$ = 322.4.

CAS — 34262-84-5.

UNII — UMT8MP2NDU.

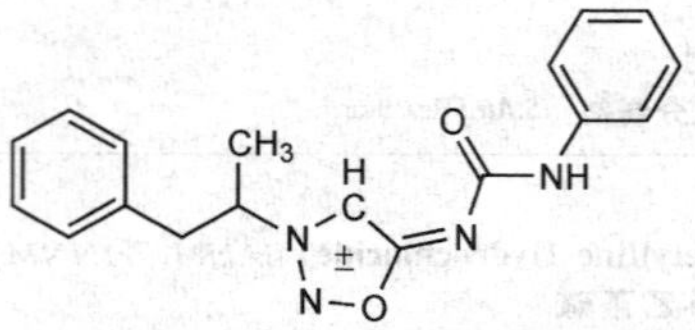

注：名称“Sydnocarb” Сиднокарб 已被用作美索卡的商标。

简介

美索卡为中枢兴奋药。

Metamfetamine Hydrochloride(*rINNM*) ⊗**盐酸去氧麻黄碱**

d-Deoxyephedrine Hydrochloride; *d*-Desoxyephedrine Hydrochloride; Hidrocloruro de metanfetamina; Métamfétamine, Chlorhydrate de; Metamfetamini Hydrochloridum; Methamphetamine Hydrochloride; Methamphetamini Hydrochloridum; Methylamphetamine Hydrochloride; Phenylmethylaminopropane Hydrochloride. (+)-*N*,α-Dimethylphenethylamine hydrochloride.

Метамфетамина Гидрохлорид

$C_{10}H_{15}N$,HCl = 185.7.

CAS — 537-46-2 (metamfetamine); 51-57-0 (metamfetamine hydrochloride).

ATC — N06BA03.

ATC Vet — QN06BA03.

UNII — 997F43Z9CV.

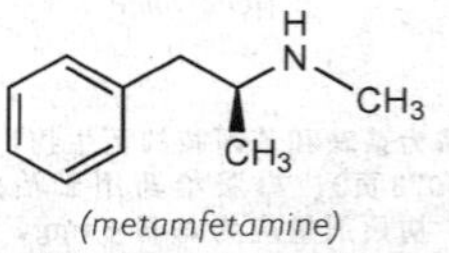

(metamfetamine)

俗名 以下为各种形式的去氧麻黄碱的“俗名”（第vii页）或俚语：

20/20; 222; 417; Agua; Albino Poo; Alffy; All tweakend long; Amp; Anny; Anything going on; Artie; Bache knock; Bache rock; Bag chasers; Baggers; Barney dope; Batak; Bathtub crank; Bato; Batu; Batu kilat; Batunas; Batuwhore; Beannies; Beegokes; Bianca; Bikerdope; Billy; Bitch; Biznack; Black; Black beauty; Blade; Blanco; Bling; Blizzard; Blue acid; Blue belly; Blue devils; Blue funk; Blue meth; Bomb; Bombita; Bombitas; Boo; Booger; Boorit-Cebuano; Bottles; Boo-Yah!; Brian Ed; Brown; Buff stick; Bugger sugar; Buggs; Bump; Bumps; Buzzard dust; Caca; Cale Gerst; California white cross; Candy; Cankinstien; Cartwheels; CC; ChaChaCha; Chach; Chalk; Chalk dust; Champagne; Chank; Cheebah; Cheese; Chicken; Chicken feed; Chicken flippin; Chikin; Chimichanga; Chingadera; Chittle; Chizel; Chiznad; Choad; Chris; Chrissy; Christal; Christina; Christine; Christmas tree; Christy; Chunkylove; Cinnamon; Clavo; Clean out the chimney; Clear; Coco; Coffee; Colorado Rockies; Cookies; Cotton Candy; CR; Crack Whore; Crank; Cranster Gansters; Creek Rock; Cri, cri; Criddle; Criddy; Cringe; Crink; Crip; Cris; Crisco; Crissie; Crissy; Cristina; Cristy; Critty; Crizzy; Croak; Crossles; Crothch dope; Crow; Crunk; Crypto; Crysnax; Crystal; Crystal glass; Crystal meth; Crystal methadrine; Crystalight; Crystals; Cube; D; Debbie; Desocsins; Desogtion; Devil dust; Devils dandruff; Devils drug; Dingles; Dirt; Dirty; Dizzle; Dizzo; Dizzy D; D-Monic; Do da; Doe; Doodoo; Doo-my-lau; Dope; Drano; Dummy dust; Dunk; Dyno; El Gato Diablo; Epimethrine; Epod; Eraser dust; Ethyl-M; Evil yellow; Fast; Fatch; Fedrin; Fil-layed; Fire; Fizz whizz; Fizz Wizz; Flash; Fluff; Future; G; G-unit; Gackle-a Fackle-a; Gab; Gagger; Gak; Gas; Gear; Geek; Geep; Geeter; Gemini; George; Get geared up; Getgo; Gina; Glass; Go; Go-ey; Go Fast; Go-fast; Go-go; Go-go juice; Gonzales; Goop; Go Pills; Goose-Egg; Got anything; Grads; Granulated orange; Grit; Gumption; Gyp; Haiwaiian salt; Hank; Hanyak; Hard Crystal; Hawaiis finest; Hidi; High Riders; High speed chicken feed; Highthen; Hillbilly crack; Hippy crack; Hironpon; Hiropon; Holy Smoke; Homework; Honk the BoBo; Hoo; Horse mumpy; Hot Ice; Hydro; Hypes; "I want to talk to Gina tonight"; Ibski; Ice; Ice cream; Icee; Ink; Ish; Izice; Jab; Jasmine; Jenny Crank; Jenny Crank Program; Jet fuel; Jetfuel; Jib; Jib nugget; Jibb Tech Warrier; Jibber jabbin; Jinga; Juddha; Juice; Junk; Kaksonjae; Kibble; Killer; KooLAID; Kryptonite; L.A.; LA Glass; L.A. glass; la glass; L.A. ice; LA Ice; Lamer; Laundry detergent; Leapers; Lemon drop; Life; Lily; Linda; Linga; Livin the Dream; Load of Laundry; Lost weekend; Love; Low; Lucille; M man; Magic; Maui-wowie; Met; Meth; Meth amps; Meth monsters; Methaine; Methandfriend; Methandfriendsofmine; Methanfelony; Methatrim; Methedrine; Methlies Quik; Methmood; Method; Mexican crack; Minibennies; Monster; Moon Juice; Motivation; Motivation in a bag; Motorcycle crack; Moving on G; Nazi crank; Nazi dope; Nazi vitamens; Nazimeth; Ned; Newday; Night Train; No doze; Nose candy; On a good one; Orange; OZs; P; Patsie; Peaking; Peanut butter; Peel dope; Pervatine; Pervitin; Phazers; Phets; Philopon; Pieta; Piko; Pink; Pink elephants; Pink hearts; Poison; Poof; Pookie; Poop; Poop'd out; Poor man's coccaine; Poor man's coke; Poot; Pootananny; Poppers; Powder; Powder monkeys; Powder point; Project propellant; Puddle; Pump; Pure; Q'd; Quarter Tee Bag; Quartz; Quick; Quill; Rachet jaw; Rails; Rank;

Red; Red devils; Red phosphorus; Redneck cocaine; Redneck heroin; Richie Rich; Rip; Rippers; Robin eggs; Rock; Rock crank; Rocket fuel; Rocky mountain high; Rosebud; Rudy; Rudy's; Rumdumb; Running Pizo; Sack; Sam's sniff; Sarahs; Satan dust; Scante; Scap; Schlep rock; Schmiz; Sciznac; Scooby snax; Scootie; Scud; Scwadge; Sean; Sha-bang; Shab; Shabs; Shabu; Shamers; Shards; Shia; Shit; Shiznac; Shiznack; Shiznastica; Shiznit; Shiznittlebang; Shiznitty; Shizzo; Shnizzie snort; Shwack; Skeech; Sketch; Ski; Skitz; Sky rocks; Sliggers; Smiley smile; Smurf dope; Smzl; Snaps; Sniff; Snow; Soap; Soap dope; Space food; Spaceman; Spackle; Spagack; Sparacked; Sparked; Sparkle; Speckled birds; Speed; Speed racer; Spin, spin, spin; Spinack; Spindarella; Spinney Boo; Spinning; Spishak; Splash; Spook; Spoosh; Sprack; Sprizzlefracked; Sprung; Spun Ducky Woo; Squawk; Stallar; Sto-Pid; Stove top; Styels; Sugar; Suger; Super ice; Sweetness; Swerve; Syabu; Ta'doww; Talkie; Tanner; Tasmanian Devil; T.D.; Teena; Tenner; Terry; Texas Tea; The attenborough; The New Prozac; The White House; Tic; Tical; Tick tick; Tik; Time; Tina; Tink Dust; Tish; Tobats; Tootie; Toots; Torqued; Trash; Trippin Trip; Truck Stop Special; Tubbytoast; Tuk; Tuk-tuk; Tutu; Twack; Twacked out; Tweak; Tweedle Doo; Tweek; Tweezwasabi; Twistaflexin; Twiz; Twizacked; Ugly Dust; Upside-down b; Uppers; Vanilla Pheromones; Wake; Wash; Water; Way; We We We; Wet; Whacked; Whip; White; White bitch; White Cross; White Crosses; White Crunch; White ink; White junk; White lady; White pony; Whiz; Whizz; Who-Ha; Wigg; Work; Working man's cocaine; Xaing; YAMA; Ya Ba; Yaaba; Yaba; Yammer Bammer; Yank; Yankee; Yay; Yead Out; Yellow bam; Yellow barn; Yellow jackets; Yellow powder; Zingin; Zip; Zoiks; Zoom.

Pharmacopoeias. In *Jpn* and *US.*

USP 33 (Methamphetamin Hydrochloride) 白色、无臭或几乎无臭，结晶或结晶性粉末。易溶于水、乙醇和氯仿；极微溶于乙醚。水溶液的 pH 值约为 6。贮藏于密闭容器中。避光。

不良反应、处置和注意事项

参见**硫酸右苯丙胺**，第2074页。

去氧麻黄碱存在广泛的滥用。

滥用 吸入去氧麻黄碱的晶体，可出现肺水肿[1,2]、心肌病[2,3]、舞蹈病和横纹肌溶解症[4]。本品也存在口服和静脉的药物滥用，甚至导致死亡[5]。直肠滥用也有报道[6,7]。长期滥用可出现牙齿问题，如猖獗龋、牙磨损和折断，俗称"meth 嘴"[8,9]。近年来，滥用现象显著增加，尤其在美国，对这一滥用的后果和对策的研究也不断增加[10～13]。

一项对先前使用者的研究表明，去氧麻黄碱滥用可导致长期神经性损伤[14]。

孕期滥用去氧麻黄碱，可抑制胎儿生长[15]。

1. Nestor TA, *et al.* Acute pulmonary oedema caused by crystalline methamphetamine. *Lancet* 1989; **ii:** 1277–8.
2. Hong R, *et al.* Cardiomyopathy associated with the smoking of crystal methamphetamine. *JAMA* 1991; **265:** 1152–4.
3. Yeo K-K, *et al.* The association of methamphetamine use and cardiomyopathy in young patients. *Am J Med* 2007; **120:** 165–71.
4. Sperling LS, Horowitz JL. Methamphetamine-induced choreoathetosis and rhabdomyolysis. *Ann Intern Med* 1994; **121:** 986.
5. Albertson TE, *et al.* Methamphetamine and the expanding complications of amphetamines. *West J Med* 1999; **170:** 214–19.
6. Cantrell FL, *et al.* Transrectal methamphetamine use: a novel route of exposure. *Ann Intern Med* 2006; **145:** 78–9.
7. Gupta M, *et al.* Bottoms up: methamphetamine toxicity from an unusual route. *Western J Emerg Med* 2009; **10:** 58–60.
8. Curtis EK. Meth mouth: a review of methamphetamine abuse and its oral manifestations. *Gen Dent* 2006; **54:** 125–9.
9. Donaldson M, Goodchild JH. Oral health of the methamphetamine abuser. *Am J Health-Syst Pharm* 2006; **63:** 2078–82. Correction. *ibid.*; 2180.
10. Cho AK, Melega WP. Patterns of methamphetamine abuse and their consequences. *J Addict Dis* 2002; **21:** 21–34.
11. Rawson RA, *et al.* Treatment of methamphetamine use disorders: an update. *J Subst Abuse Treat* 2002; **23:** 145–50.
12. Cretzmeyer M, *et al.* Treatment of methamphetamine abuse: research findings and clinical directions. *J Subst Abuse Treat* 2003; **24:** 267–77.
13. Lineberry TW, Bostwick JM. Methamphetamine abuse: a perfect storm of complications. *Mayo Clin Proc* 2006; **81:** 77–84.
14. Ernst T, *et al.* Evidence for long-term neurotoxicity associated with methamphetamine abuse: a ^{1}H MRS study. *Neurology* 2000; **54:** 1344–9.
15. Smith LM, *et al.* The infant development, environment, and lifestyle study: effects of prenatal methamphetamine exposure, polydrug exposure, and poverty on intrauterine growth. *Pediatrics* 2006; **118:** 1149–56.

卟啉病 去氧麻黄碱与卟啉病急性发作有关，被认为用于卟啉病患者是不安全的。

药物相互作用

参见**硫酸右苯丙胺**，第2074页。

药动学

如多数苯丙胺类药物（见**硫酸右苯丙胺**，第2074页），去氧麻黄碱易在胃肠道吸收，分布于体内主要器官。部分药物在肝脏代谢，经尿排泄。

1. Shappell SA, *et al.* Chronopharmacokinetics and chronopharmacodynamics of dextromethamphetamine in man. *J Clin Pharmacol* 1996; **36:** 1051–63.
2. Harris DS, *et al.* The bioavailability of intranasal and smoked methamphetamine. *Clin Pharmacol Ther* 2003; **74:** 475–86.

用途和用法

盐酸去氧麻黄碱为中枢兴奋药和间接作用的拟交感神经药，作用与右苯丙胺相似（第2074页）。

口服给药可用于治疗 6 岁及 6 岁以上儿童注意力缺陷多动症（见**过动症**，第2069页），当然，它不是主要使用的兴奋药。初始剂量为 5mg，每日 1～2 次，必要时可以每周增加 5mg 的速度增加至最佳治疗剂量，通常为每日20～25mg，分 2 次服用。

盐酸去氧麻黄碱也作为厌食药用于治疗肥胖症（第2069页），尽管苯丙胺类药物已不再推荐用于此适应证。剂量为每次餐前口服 5mg。治疗应不长于数周。

盐酸去氧麻黄碱也可注射给药，用于升高血压。

为本品的左旋体左去氧麻黄碱（第1492页）被用作鼻腔减充血剂。

儿童用法 儿童和青少年使用盐酸去氧麻黄碱的剂量，见上文的**用途和用法**。

制剂

USP 33: Methamphetamine Hydrochloride Tablets.

专利制剂

Chile: Cidrin†; Escancil†; ***USA:*** Desoxyn.

Methcathinone ⊗ 甲卡西酮

Ephedrone; Methylcathinone; Monomethylpropion. 2-(Methylamino)-1-phenyl-1-propan-1-one.

Меткатинон

$C_{10}H_{13}NO = 163.2.$

CAS — 5650-44-2.

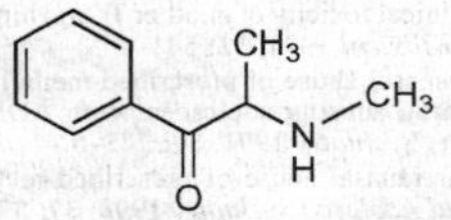

俗名 以下为各种形式的甲卡西酮的"俗名"（第vii页）或俚语：

Bathtub speed; Cadillac express; Cat; Catt; Cosmos; Crank; Gagers; Gaggers; Go fast; Go-fast; Goob; Jee cocktail; Jeff; Khat; Mulk; Mulka; Qat; Slick superspeed; Sniff; Somali; Somali tea; Speed; Star; Stat; The C; Tweak; Tweek; Tweeker; Wild cat; Wonder star.

4-Methylmethcathinone ⊗ 4-甲基甲卡西酮

Mephedrone; 4-MMC.

$C_{11}H_{15}NO = 177.2.$

CAS — 1189805-46-6.

俗名 以下为各种形式的 4-甲基甲卡西酮的"俗名"（第vii页）或俚语：

Bubble; Bubbles; Drone; MCAT; M-Cat; Meow; Meow-meow; Meph; Miaow miaow; MMCAT.

简介

甲卡西酮为卡西酮（第2073页）的甲基衍生物，与苯丙胺相似，可产生中枢兴奋作用（见**右苯丙胺**，第2073页），易被滥用。甲基衍生物 4-甲基甲卡西酮（mephedrone；4-MMC）也易被滥用。

1. Belhadj-Tahar H, Sadeg N. Methcathinone: a new postindustrial drug. *Forensic Sci Int* 2005; **153:** 99–101.

Methylenedioxymethamfetamine ⊗ 甲烯二氧甲苯丙胺

MDMA; Methylenedioxymethamphetamine; 3,4-Methylenedioxymethamphetamine; Metilendioximetanfetamina. *N*,α-Dimethyl-1,3-benzodioxole-5-ethanamine.

$C_{11}H_{15}NO_2 = 193.2.$

CAS — 42542-10-9.

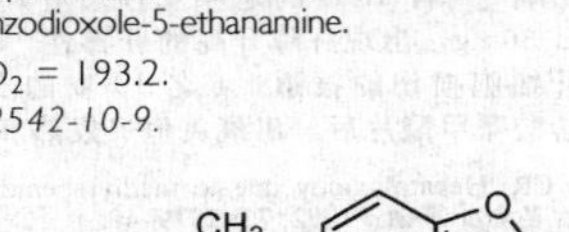

俗名 以下为各种形式的甲烯二氧甲苯丙胺的"俗名"（第vii页）或俚语：

007s; 69s; Acid; Adam; Adam MTX; AKA; Anastasia; Apples; Baby slits; Bacalao; Bart Simpson; Batmans; B-bombs; Bean; Beans; Bens; Benzedrine; Bermuda triangles; Bibs; Bicho; Bickies; Bikkies; Biphetamine; Biscuits; Blue kisses; Blue lips; Blue nile; Booty juice; Bomber; Brownies; Burgers; Candies; Candy; Care bears; Cat in the hats; Charity; Chocolate chips; Chrystal methadrine; Clarity; Cloud nine; Clovers; Cowies; Cristal; Crowns; Crystal; Dancing Shoes; Dead road; Debs; Decadence; Deccadence; Denis the Menace; Dennis the Menaces; Dex; Dexedrine; Diamonds; Diamond Whites; Disco biscuit; Disco biscuits; Doctor; Dollars; Dolls; Dolphins; Doobies; Dove; Doves; Drivers; E; EA1475; Eazy; Eazy E; E-ball; Ebeneezer; E-bomb; E-bombs; Eccies; Ecsta; Ecstacy; Ecstasy; Ecstasy Tablets; Eddie Bo; Egg Rolls; Egyptians; Ekies; Elaine; Elephants; Em; Empathy; Essence; Eve; Ex; Exiticity; Extasy; Fantasia; Fantasy; Fastin; Fizzle; Flipper; Flipping; Four leaf clover; Fuckstasy; Gaggler; Gary Abletts; Garys; Go; Googs; Green triangles; Greenies; Grey biscuits; Gum; Gurners; Gurns; GWM; Hamburger; Hamburgers; Happy drug; Happy pill; Herbal bliss; Hug drug; Hug-Drug; Huggers; Hydro; Hype; Iboga; Ice; Igloo; Illies; Jack and jills; Jellies; Jerry Garcias; Jiggas; Jills; Junnov; Khat; Kiks; Kleenex; Letter biscuits; Light meth; Lollies; Long lasting lollies; Louie Vuitton; Love-Bug; Love doctor; Love Doves; Love drug; Love drug of the '80s; Love drug of the '90s; Love heart; Love Medicine; Love pill; Love potion #9; Lovers' special; Lover's speed; Lucky charmz; "M"; M and m's; M25; Madman; Malcolm; Mandy; MAO; MDM; MDMA; Mercedes; Meth amps; Methedrine; Mini beans; Mitsibushis; Mitsies; Mitsu's; Mitsubishi; Mitsubishis; M&M; M&Ms; Mellow drug of America; Molly; Mollys; Monoamine oxidase; Morning shot; New yorker; New Yorkers; Nineteen; Number 9; Orange bandits; Orbit; Pasti; Pillage; Pills; Pilules d'Amour; Pingers; Pink Calis; Pink panthers; Pink studs; Play Station; Playboy bunnies; Playboys; Pollutants; Pressies; Rave energy; Red and Black; Red devils; Rhubarb and custard; Rhubarb & Custards; Rib; Ritual spirit; Road Runner; Roca; Roker's Barnet; Rolexes; Roll; Rolling; Rolls Royce; Running; Scooby snacks; Scum; Shabu; Shaking head pill; Skates; Slammin'; Slamming; Slits; Slows; Smartees; Smurfs; Speed for lovers; Spivias; Stars; Strawberry shortcake; Supermans; Swadger; Swans; Sweeties; Sweets; Tablets; Tabs; Tacha; Tachas; Tangos; Tens; The love drug; The yuppie drug; Thizz; Tom and Jerries; Triple crowns; Triple rolexes; Triple stacks; Tutus; Tweety Birds; Ultimate Xphoria; U.S.P.; Vitamin E; Vitamin X; Vowels; Wafers; Wee Boys; West Coast turnarounds; Wheels; Whiffledust; White Burger; White diamonds; White dove; White doves; Whiz bombs; Wigits; Wingers; X; X-ing; X-Men; X-Men 2; X-Pills; XTC; Yao tou wan; Yáo tóu wán; Yellow Burger; Yips; Yokes; Yuppie drug; Yuppie psychedelic; Zen.

简介

本品为苯乙胺类化合物，结构与苯丙胺和麦司卡林相似，为替苯丙胺（第2085页）的类似物。易被滥用。毒性和治疗与右苯丙胺相似［见下文**滥用**和**右苯丙胺**（第2073页）项下］。

滥用 本品有片剂、胶囊剂和吸入性粉末。常为混合物，含有其他苯丙胺类药物或咖啡因、麻黄碱、伪麻黄碱等[1]。

一些论题围绕着滥用本品引起的毒性[2～7]。急性反应较严重，症状包括心律失常、体温突然升高、惊厥、弥散性血管内凝血、横纹肌溶解症和急性肾衰竭，甚至死亡。反复用药可引起肝损伤。对精神的影响包括精神病[8～10]和抑郁[9～11]。精神损伤可能与中枢 5-羟色胺神经有关[8～12]。因此有人已注意到本品滥用的长期后果[13,14]。低钠血症、抗利尿激素分泌异常、脑水肿等也有报道[15～20]，液体摄入过多会使严重性增加，这些液体往往用于纠正脱水和降低体温[18～22]。也有尿潴留的报道[23]。

妊娠期的滥用已经引起关注。母亲妊娠期服用本品，常伴有其他药物的滥用的 78 名胎儿中，有 12 例先天畸形，其中 2 例为先天性心脏病[24]。

其他苯乙胺类化合物的综述见下文**替苯丙胺**，项下第2085页。

1. Smith KM, *et al.* Club drugs: methylenedioxymethamphetamine, flunitrazepam, ketamine hydrochloride, and γ-hydroxybutyrate. *Am J Health-Syst Pharm* 2002; **59:** 1067–76.
2. Henry JA. Ecstasy and the dance of death. *BMJ* 1992; **305:** 5–6.
3. Henry JA, *et al.* Toxicity and deaths from 3,4-methylenedioxymethamphetamine ("ecstasy"). *Lancet* 1992; **340:** 384–7.
4. O'Connor B. Hazards associated with the recreational drug 'ecstasy'. *Br J Hosp Med* 1994; **52:** 507–14.
5. McCann UD, *et al.* Adverse reactions with 3,4-methylenedioxymethamphetamine (MDMA; 'Ecstasy'). *Drug Safety* 1996; **15:** 107–115.
6. Hall AP. Ecstasy and the anaesthetist. *Br J Anaesth* 1997; **79:** 697–8.
7. Schwartz RH, Miller NS. MDMA (ecstasy) and the rave: a review. *Pediatrics* 1997; **100:** 705–8.
8. McGuire P, Fahy T. Chronic paranoid psychosis after misuse of MDMA ("ecstasy"). *BMJ* 1991; **302:** 697.
9. Winstock AR. Chronic paranoid psychosis after misuse of MDMA. *BMJ* 1991; **302:** 1150–1.
10. Schifano F. Chronic atypical psychosis associated with MDMA ("ecstasy") abuse. *Lancet* 1991; **338:** 1335.
11. Benazzi F, Mazzoli M. Psychiatric illness associated with "ecstasy". *Lancet* 1991; **338:** 1520.
12. McCann UD, *et al.* Positron emission tomographic evidence of toxic effect of MDMA ("Ecstasy") on brain serotonin neurons in human beings. *Lancet* 1998; **352:** 1433–7.

13. Green AR, Goodwin GM. Ecstasy and neurodegeneration. *BMJ* 1996; **312:** 1493–4.
14. Bolla KI, *et al.* Memory impairment in abstinent MDMA ("Ecstasy") users. *Neurology* 1998; **51:** 1532–7.
15. Maxwell DL, *et al.* Hyponatraemia and catatonic stupor after taking "ecstasy". *BMJ* 1993; **307:** 1399.
16. Kessel B. Hyponatraemia after ingestion of "ecstasy". *BMJ* 1994; **308:** 414.
17. Satchell SC, Connaughton M. Inappropriate antidiuretic hormone secretion and extreme rises in serum creatinine kinase following MDMA ingestion. *Br J Hosp Med* 1994; **51:** 495.
18. Holden R, Jackson MA. Near-fatal hyponatraemic coma due to vasopressin over-secretion after ecstasy (3,4-MDMA). *Lancet* 1996; **347:** 1052.
19. Matthai SM, *et al.* Cerebral oedema after ingestion of MDMA (ecstasy) and unrestricted intake of water. *BMJ* 1996; **312:** 1359.
20. Parr MJA, *et al.* Hyponatraemia and death after ecstasy ingestion. *Med J Aust* 1997; **166:** 136–7.
21. Cook TM. Cerebral oedema after MDMA ('ecstasy') and unrestricted water intake. *BMJ* 1996; **313:** 689.
22. Henry JA, *et al.* Low-dose MDMA ("ecstasy") induces vasopressin secretion. *Lancet* 1998; **351:** 1784.
23. Bryden AA, *et al.* Urinary retention with misuse of 'ecstasy'. *BMJ* 1995; **310:** 504.
24. McElhatton PR, *et al.* Congenital anomalies after prenatal ecstasy exposure. *Lancet* 1999; **354:** 1441–2.

药物相互作用 服用本品的患者同时服用西酞普兰，有发生精神病反应的报道[1]。

1名接受苯乙肼和锂剂治疗的患者，在服用本品后，出现了5-HT综合征（第392页）[2]，症状包括肌张力显著增加、发抖、异常姿势、局限性疼痛效应（limited pain response）、心动过速、高血压、体温过高、白细胞升高、肌酸磷酸激酶升高、呼吸性酸中毒、代谢性酸中毒、谵妄和精神激动。患者服用本品15min内出现昏迷，5h内苏醒且肌张力恢复正常。症状表明苯乙肼和本品的相互作用，导致发生5-HT综合征。

1例由本品导致致命的5-羟色胺反应，可能与利托那韦的相互作用有关[3]。据报道[4]另1例由小剂量本品引起的延长的和扩大的作用可能与利托那韦有关。尽管这些患者也使用了沙奎那韦，但作者认为相互作用的机制与利托那韦对细胞色素P450的同工酶CYP2D6的抑制有关。

1. Lauerma H, *et al.* Interaction of serotonin reuptake inhibitor and 3,4-methylenedioxymethamphetamine? *Biol Psychiatry* 1998; **43:** 923–8.
2. Kaskey GB. Possible interaction between an MAOI and "ecstasy". *Am J Psychiatry* 1992; **149:** 411–12.
3. Henry JA, Hill IR. Fatal interaction between ritonavir and MDMA. *Lancet* 1998; **352:** 1751–2.
4. Harrington RD, *et al.* Life-threatening interactions between HIV-1 protease inhibitors and the illicit drugs MDMA and γ-hydroxybutyrate. *Arch Intern Med* 1999; **159:** 2221–4.

Methylphenidate (*BAN, USAN, rINN*) ⊗
哌甲酯

Méthylphénidate; Methylphenidatum; Metilfenidato; Metylfenidat; Metyylifenidaatti. Methyl α-phenyl-2-piperidylacetate.

Метилфенидат

$C_{14}H_{19}NO_2$ = 233.3.

CAS — *113-45-1.*

ATC — *N06BA04.*

ATC Vet — *QN06BA04.*

UNII — *207ZZ9QZ49.*

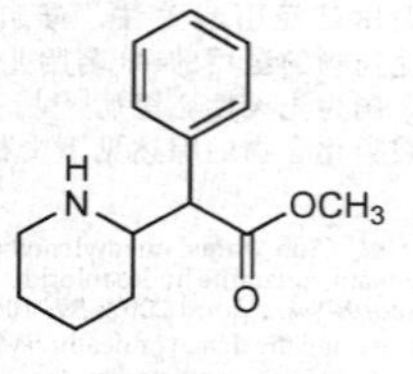

Methylphenidate Hydrochloride (*BANM, rINNM*) ⊗
盐酸哌甲酯

Hidrocloruro de metilfenidato; Methyl Phenidate Hydrochloride; Méthylphénidate, chlorhydrate de; Methylphenidati hydrochloridum; Metilfenidat Hidroklorür.

Метилфенидата Гидрохлорид

$C_{14}H_{19}NO_2$,HCl = 269.8.

CAS — *298-59-9.*

ATC — *N06BA04.*

ATC Vet — *QN06BA04.*

UNII — *4B3SC438HI.*

俗名 以下为各种形式的哌甲酯的"俗名"（第vii页）或俚语：

Kiddie cocaine; R ball; Rities; Skippy; Vitamin R; West coast.

Pharmacopoeias. In *Chin., Eur.* (see p.vii), and *US.*

Ph. Eur. 6. 8 (Methylphenidate Hydrochloride) 白色或类白色结晶性粉末。易溶于水；溶于乙醇；微溶于二氯甲烷。避光。

USP 33 (Methylphenidate Hydrochloride) 白色、无臭、结晶性粉末。易溶于水和甲醇；溶于乙醇；微溶于丙酮和氯仿。石蕊试纸呈酸性。

不良反应、处置和注意事项

参见**硫酸右苯丙胺**，第2074页。有过敏反应的报道。皮肤反应包括剥脱性皮炎和多形性红斑。出现过紫癜、血小板减少症和白细胞减少症。长期治疗时应定期检查血细胞计数。

经皮使用时，可出现局部反应，曾有皮疹、皮肤刺激、发红、瘙痒等报道。

1. Ahmann PA, *et al.* Placebo-controlled evaluation of Ritalin side effects. *Pediatrics* 1993; **91:** 1101–6.
2. Efron D, *et al.* Side effects of methylphenidate and dexamphetamine in children with attention deficit hyperactivity disorder: a double-blind, crossover trial. *Pediatrics* 1997; **100:** 662–6.
3. Rappley MD. Safety issues in the use of methylphenidate: an American perspective. *Drug Safety* 1997; **17:** 143–8.
4. Klein-Schwartz W. Abuse and toxicity of methylphenidate. *Curr Opin Pediatr* 2002; **14:** 219–23.
5. Leonard BE, *et al.* Methylphenidate: a review of its neuropharmacological, neuropsychological and adverse clinical effects. *Hum Psychopharmacol* 2004; **19:** 151–80.

滥用 有将哌甲酯片剂压碎溶解后注射发生不良反应的报道[1~3]。有静脉滥用哌甲酯和喷他佐辛的报道[4,5]。此外也有哌甲酯鼻内给药滥用的报道[6~8]，甚至导致死亡[8]。见下文对肝脏的影响。

1. Wolf J, *et al.* Eosinophilic syndrome with methylphenidate abuse. *Ann Intern Med* 1978; **89:** 224–5.
2. Gunby P. Methylphenidate abuse produces retinopathy. *JAMA* 1979; **241:** 546.
3. Parran TV, Jasinski DR. Intravenous methylphenidate abuse: prototype for prescription drug abuse. *Arch Intern Med* 1991; **151:** 781–3.
4. Debooy VD, *et al.* Intravenous pentazocine and methylphenidate abuse during pregnancy: maternal lifestyle and infant outcome. *Am J Dis Child* 1993; **147:** 1062–5.
5. Carter HS, Watson WA. IV pentazocine/methylphenidate abuse—the clinical toxicity of another Ts and blues combination. *J Toxicol Clin Toxicol* 1994; **32:** 541–7.
6. Jaffe SL. Intranasal abuse of prescribed methylphenidate by an alcohol and drug abusing adolescent with ADHD. *J Am Acad Child Adolesc Psychiatry* 1991; **30:** 773–5.
7. Garland EJ. Intranasal abuse of prescribed methylphenidate. *J Am Acad Child Adolesc Psychiatry* 1998; **37:** 573–4.
8. Massello W, Carpenter DA. A fatality due to the intranasal abuse of methylphenidate (Ritalin®). *J Forensic Sci* 1999; **44:** 220–1.

哺乳 有报道[1]，一名26岁的母亲，服用哌甲酯40mg，每日2次，大约5周，她哺乳的6个月大的婴儿没有出现不良反应。虽然乳汁-血浆比高达2.7，但婴儿的剂量低，为母体剂量的0.2%。尽管如此，专家仍建议在给予哺乳母亲哌甲酯时应谨慎。注册药品信息中也建议哺乳期用药应谨慎或避免用药。

1. Hackett LP, *et al.* Methylphenidate and breast-feeding. *Ann Pharmacother* 2006; **40:** 1890–1.

对心血管系统的影响 兴奋药对心血管系统的影响，见**硫酸右苯丙胺**，第2074页。

对生长发育的影响 儿童应用中枢兴奋药治疗过动症对生长速度的影响，已经引起了关注。一项研究显示，应用哌甲酯1年后的体重增长率降低，身高增长率在治疗2年后显著降低[1]。另一项研究显示，适当剂量的哌甲酯对身高长期抑制的危险性低于右苯丙胺[2]。也有一项研究显示，即使哌甲酯在治疗期间有抑制生长率的不良反应，停药后生长情况会代偿性地反弹，最终的身高不受影响[3]。哌甲酯治疗期间应监测身高和体重。

也见**硫酸右苯丙胺**项下（第2074页）。

1. Mattes JA, Gittelman R. Growth of hyperactive children on maintenance regimen of methylphenidate. *Arch Gen Psychiatry* 1983; **40:** 317–21.
2. Greenhill LL, *et al.* Prolactin, growth hormone and growth responses in boys with attention deficit disorder and hyperactivity treated with methylphenidate. *J Am Acad Child Psychiatry* 1984; **23:** 58–67.
3. Klein RG, Mannuzza S. Hyperactive boys almost grown up III: methylphenidate effects on ultimate height. *Arch Gen Psychiatry* 1988; **45:** 1131–4.

对肝脏的影响 1名67岁的老年女性患者，口服盐酸哌甲酯每日30mg，出现肝酶升高的肝毒性[1]。还有哌甲酯引起肝细胞损伤的报道，1名19岁的女性患者，静脉滥用盐酸哌甲酯片后，出现黄疸、发热和不适[2]。

1. Goodman CR. Hepatotoxicity due to methylphenidate hydrochloride. *N Y State J Med* 1972; **72:** 2339–40.
2. Mehta H, *et al.* Hepatic dysfunction due to intravenous abuse of methylphenidate hydrochloride. *J Clin Gastroenterol* 1984; **6:** 149–51.

对精神状态的影响 应用哌甲酯治疗的3名患者出现幻觉（视觉和触觉）[1]，停用哌甲酯后反应迅速消失。

1. Gross-Tsur V, *et al.* Hallucinations during methylphenidate therapy. *Neurology* 2004; **63:** 753–4.

对性功能的影响 曾有阴茎异常勃起与停用哌甲酯缓释制剂相关的报道。一名15岁的男孩[1]在每周24小时的哌甲酯停药间隔期，发生阴茎异常勃起；他在校期间有时也发生勃起，在服用哌甲酯早晨剂量后缓解。另一名16岁男孩[2]，每当忘记服药，便发生阴茎异常勃起，服用下一次剂量后便缓解。

1. Schwartz RH, Rushton HG. Stuttering priapism associated with withdrawal from sustained-release methylphenidate. *J Pediatr* 2004; **144:** 675–6.
2. Health Canada. Extended-release methylphenidate (Concerta) withdrawal: suspected association with priapism. *Can Adverse React News* 2006; **16:** 3.
Also available at: http://www.hc-sc.gc.ca/dhp-mps/medeff/bulletin/carn-bcei_v16n3-eng.php (accessed 04/02/10)

对皮肤的影响 2名注意力缺陷的儿童使用哌甲酯治疗后，阴囊出现固定性药疹[1]。

1. Cohen HA, *et al.* Fixed drug eruption of the scrotum due to methylphenidate. *Ann Pharmacother* 1992; **26:** 1378–9.

Tourette综合征 关于中枢兴奋药是否可引起Tourette综合征的争论，见**硫酸右苯丙胺**（第2074页）。

药物相互作用

参见**硫酸右苯丙胺**（第2074页）。

抗凝血药 对双香豆乙酯的影响见**华法林**的**药物相互作用**项下**中枢兴奋药**（第1373页）。

抗抑郁药 对三环类抗抑郁药的影响见**阿米替林**（第357页）。

抗癫痫药 1名13岁的女孩使用卡马西平后，哌甲酯的血药浓度降低，注意力缺陷多动症的症状加重[1]。

兴奋药，如哌甲酯对抗癫痫药的影响，见**苯妥英**（第478页）。

1. Schaller JL, *et al.* Carbamazepine and methylphenidate in ADHD. *J Am Acad Child Adolesc Psychiatry* 1999; **38:** 112–13.

药动学

哌甲酯在胃肠道易被吸收。食物可增加吸收速度，但不增加吸收量。即释制剂口服后2h达血浆浓度峰值；有广泛的首过效应。可持续9h释药的经皮给药系统，首过效应少。蛋白结合率低。代谢产物主要经尿排泄；粪便中有少量代谢产物，尿中有不到1%原形药物。主要代谢产物为利他林酸（2-苯基-2-哌啶基乙酸）。口服血浆消除半衰期为2h，经皮制剂为去掉贴片后3～4h。哌甲酯可分布到乳汁。

1. Aoyama T, *et al.* Nonlinear kinetics of threo-methylphenidate enantiomers in a patient with narcolepsy and in healthy volunteers. *Eur J Clin Pharmacol* 1993; **44:** 79–84.
2. Aoyama T, *et al.* Pharmacokinetics and pharmacodynamics of (+)-threo-methylphenidate enantiomer in patients with hypersomnia. *Clin Pharmacol Ther* 1994; **55:** 270–6.
3. Shader RI, *et al.* Population pharmacokinetics of methylphenidate in children with attention-deficit hyperactivity disorder. *J Clin Pharmacol* 1999; **39:** 775–785.
4. Kimko HC, *et al.* Pharmacokinetics and clinical effectiveness of methylphenidate. *Clin Pharmacokinet* 1999; **37:** 457–70.
5. Modi NB, *et al.* Single- and multiple-dose pharmacokinetics of an oral once-a-day osmotic controlled-release OROS® (methylphenidate HCl) formulation. *J Clin Pharmacol* 2000; **40:** 379–88.
6. Teo SK, *et al.* A single-dose, two-way crossover, bioequivalence study of dexmethylphenidate HCl with and without food in healthy subjects. *J Clin Pharmacol* 2004; **44:** 173–8.
7. Quinn D, *et al.* Single-dose pharmacokinetics of multilayer-release methylphenidate and immediate-release methylphenidate in children with attention-deficit/hyperactivity disorder. *J Clin Pharmacol* 2007; **47:** 760–6.

用途和用法

盐酸哌甲酯为中枢兴奋药和间接作用的拟交感神经药，作用与右苯丙胺（第2074页）相似。用于发作性睡病（第2069页）的治疗，以及作为辅助用药用于过动症儿童的心理、教育和社会性的措施。哌甲酯以盐酸盐形式口服，但透皮贴剂为哌甲酯。

治疗**发作性睡病**的剂量通常为每日20～30mg，分次口服，常在餐前30～45min服用，有效剂量范围为每日10～60mg。

6岁或以上的**过动症**儿童，通常初始剂量为5mg，每日1～2次，口服（即释制剂），必要时可以每周5～10mg的速度增加至最大剂量，即每日60mg，分次服用。*BNFC 2009* 提出在专科医生指导下可增加至每日2.1mg/kg（最大剂量每日90mg）。哌甲酯可在早饭和午饭前服。若晚上药物作用消失，出现活动过度，可考虑再次给药。青春期后一般不再继续治疗，但有些患者到成年后还需药物治疗。英国NICE建议成人通常的口服初始剂量为5mg，每日3次，根据反应调整，最大剂量可至每日100mg。

盐酸哌甲酯也有缓释制剂可用于过动症的治疗。一些缓释制剂中也含有速释哌甲酯的成分。缓释制剂的剂量按品牌而定。一种品牌的缓释释片剂（*Concerta*: *Janssen-Cilag*，*UK*；*McNeil*，*USA*）被批准的剂量如下：

- 6～17岁的儿童和青少年患者，且没有服用哌甲酯常释剂型者，初始剂量为每日18mg，每日1次，早上服用。
- 在美国，本品也用于成人：没有服用哌甲酯常释剂型者，初始剂量为每日18～36mg，每日1次，早上服用。
- 在英国，儿童和成人的剂量可每周增加18mg，直至最大剂量54mg，每日1次；美国药品信息允许年龄在13岁及以上者，最大剂量可至72mg，每日1次。*BNFC 2009* 建议 *Concerta* 可增加至每日2.1mg/kg（最大每日108mg）。
- 对于服用哌甲酯常释剂型者，剂量应以目前剂量为基础，初始剂量不得超过72mg，每日1次。

透皮贴剂可以1.1～3.3mg/h的速度释放哌甲酯，可用于6～12岁的儿童患者，每日1次，以治疗过动症。不管患者以前是否用过哌甲酯，应从最低浓度的贴剂用起；之后，根据患者的情况调整剂量，按周增加剂量，必要时可增加至最大剂量3.3mg/h（第4周）。药物应提前2h贴在臀部，最多9h后撕掉。

应用哌甲酯治疗，且适当地调整剂量，若1个月后症状仍无改善，应停药。有反应的患者也需不时（一次又一次）停药，以评定患者的情况。

哌甲酯的一个同分异构体右哌甲酯（第2075页），也用于治疗过动症。

1. Challman TD, Lipsky JJ. Methylphenidate: its pharmacology and uses. *Mayo Clin Proc* 2000; **75:** 711–21.

儿童用法 儿童和青少年应用盐酸哌甲酯的剂量，见上文的**用途和用法**。

抑郁症 尽管被验证，对于难治性抑郁症的患者，兴奋药可增强如选择性5-羟色胺再摄取抑制药等常规抗抑郁药的作用[1]，但兴奋药已不再推荐用于治疗抑郁症（第352页）。

1. Stoll AL, *et al.* Methylphenidate augmentation of serotonin selective reuptake inhibitors: a case series. *J Clin Psychiatry* 1996; **57:** 72–6.

行为紊乱 行为紊乱可以有很多原因，通常用抗精神病药或苯二氮䓬类药治疗（见第927页）。一篇自1966年至2004年6月的临床试验的综述指出，尽管哌甲酯常用于脑外伤患者，以改善记忆力、注意力、精力集中和精神状况；但对行为能力的作用仍待确定。该药最常用的剂量为300μg/kg，每日2次。

1. Siddall OM. Use of methylphenidate in traumatic brain injury. *Ann Pharmacother* 2005; **39:** 1309–13.

过动症 哌甲酯为包括ADHD（第2069页）在内的过动症的主要治疗药物之一。

小样本研究显示不同表现的儿童注意力缺陷疾病可用不同剂量的哌甲酯[1～4]。过动症者通常早晨和中午用药，但有些研究[5,6]显示，下午再用药1次可改善临床效果且对睡眠的不良影响较少。

起效较慢的调释制剂虽然作用不如即释制剂强，但可克服哌甲酯短效的缺点。一项研究[7]表明，应用起效慢的调释制剂可延长稳态血药浓度，不同于每日2次给药，应用调释制剂可产生急性耐受性。有报道[8～11]，经短期研究，有些含有即释成分的调释制剂与即释制剂疗效相当。在美国，有可持续9h释放的哌甲酯透皮贴剂[12～14]。

英国指南有哌甲酯治疗儿童及青少年ADHD的应用[15]。

1. Sprague RL, Sleator EK. Methylphenidate in hyperkinetic children: differences in dose effects on learning and social behavior. *Science* 1977; **198:** 1274–6.
2. Tannock R, *et al.* Dose-response effects of methylphenidate on academic performance and overt behavior in hyperactive children. *Pediatrics* 1989; **84:** 648–57.
3. Sebrechts MM, *et al.* Components of attention, methylphenidate dosage, and blood levels in children with attention deficit disorder. *Pediatrics* 1986; **77:** 222–8.
4. Barkley RA, *et al.* Attention deficit disorder with and without hyperactivity: clinical response to three dose levels of methylphenidate. *Pediatrics* 1991; **87:** 519–31.
5. Kent JD, *et al.* Effects of late-afternoon methylphenidate administration on behavior and sleep in attention-deficit hyperactivity disorders. *Pediatrics* 1995; **96:** 320–5.
6. Stein MA, *et al.* Methylphenidate dosing: twice daily versus three times daily. *Pediatrics* 1996; **98:** 748–56.
7. Swanson J, *et al.* Acute tolerance to methylphenidate in the treatment of attention deficit hyperactivity disorder in children. *Clin Pharmacol Ther* 1999; **66:** 295–305.
8. Pelham WE, *et al.* Once-a-day Concerta methylphenidate versus three-times-daily methylphenidate in laboratory and natural settings. Abstract: *Pediatrics* 2001; **107:** 1417. Full version: http://pediatrics.aappublications.org/cgi/content/full/107/6/e105 (accessed 15/04/04)
9. Wolraich ML, *et al.* Randomized, controlled trial of OROS methylphenidate once a day in children with attention-deficit/hyperactivity disorder. *Pediatrics* 2001; **108:** 883–92.
10. Reimherr FW, *et al.* A double-blind, placebo-controlled, crossover study of osmotic release oral system methylphenidate in adults with ADHD with assessment of oppositional and emotional dimensions of the disorder. *J Clin Psychiatry* 2007; **68:** 93–101.
11. Jain U, *et al.* Efficacy of a novel biphasic controlled-release methylphenidate formula in adults with attention-deficit/hyperactivity disorder: results of a double-blind, placebo-controlled crossover study. *J Clin Psychiatry* 2007; **68:** 268–77.
12. Anderson VR, Scott LJ. Methylphenidate transdermal system: in attention-deficit hyperactivity disorder in children. *Drugs* 2006; **66:** 1117–26.
13. Arnold LE, *et al.* Treating attention-deficit/hyperactivity disorder with a stimulant transdermal patch: the clinical art. *Pediatrics* 2007; **120:** 1100–6.
14. Findling RL, *et al.* A randomized, double-blind, placebo-controlled, parallel-group study of methylphenidate transdermal system in pediatric patients with attention-deficit/hyperactivity disorder. *J Clin Psychiatry* 2008; **69:** 149–59. Correction. *ibid.*; 329.
15. NICE. Methylphenidate, atomoxetine and dexamfetamine for attention deficit hyperactivity disorder (ADHD) in children and adolescents: review of Technology Appraisal 13 (Technology Appraisal 98, issued March 2006, reviewed March 2009). Available at: http://www.nice.org.uk/nicemedia/pdf/TA098guidance.pdf (accessed 11/08/08)

制剂

USP 33: Methylphenidate Hydrochloride Extended-release Tablets; Methylphenidate Hydrochloride Tablets.

专利制剂

Arg.: Concerta; Methylin; Ritalina; Rubifen; ***Austral.:*** Attenta; Concerta; Ritalin; ***Austria:*** Concerta; Ritalin; ***Belg.:*** Concerta; Rilatine; ***Braz.:*** Concerta; Ritalina; ***Canad.:*** Concerta; Ritalin; ***Chile:*** Aradix; Concerta; Nebapul; Ritalin; Ritrocel; ***Cz.:*** Concerta; Ritalin; ***Denm.:*** Concerta; Equasym; Medikinet; Motiron; Ritalin; ***Fin.:*** Concerta; Equasym; ***Fr.:*** Concerta; Ritaline; ***Ger.:*** Concerta; Equasym; Medikinet; Ritalin; ***Gr.:*** Concerta; Equasym; Ritalin; ***Hong Kong:*** Concerta; Ritalin; ***Hung.:*** Ritalin; ***Indon.:*** Concerta; Prohiper; Ritalin; ***Irl.:*** Concerta; Equasym; Ritalin; ***Israel:*** Concerta; Metadate†; Ritalin; ***Ital.:*** Ritalin; ***Malaysia:*** Concerta; Ritalin; Rubifen; ***Mex.:*** Concerta; Metadate; Ritalin; Tradea; ***Neth.:*** Concerta; Equasym; Medikinet; Ritalin; Rubifen†; Tifinidat; ***Norw.:*** Concerta; Equasym; Ritalin; ***NZ:*** Concerta; Ritalin; Rubifen; ***Philipp.:*** Concerta; Ritalin; ***Pol.:*** Concerta; Medikinet; ***Port.:*** Concerta; Ritalina; Rubifen; ***S.Afr.:*** Adaphen; Concerta; Ritalin; Ritaphen†; ***Singapore:*** Concerta; Ritalin; Rubifen; ***Spain:*** Concerta; Medikinet; Omozin; Rubifen; ***Swed.:*** Concerta; Equasym; Ritalin; ***Switz.:*** Concerta; Medikinet; Ritaline; ***Thai.:*** Concerta; Rubifen†; ***Turk.:*** Concerta; Ritaline; ***UK:*** Concerta; Equasym; Medikinet; Ritalin; ***USA:*** Concerta; Daytrana; Metadate; Methylin; Ritalin; ***Venez.:*** Concerta; Ritalin.

Modafinil (*BAN*, *USAN*, *rINN*) ⊗莫达非尼

CEP-1538; CRL-40476; Modafinilo; Modafinilum. 2-[(Diphenylmethyl)sulfinyl]acetamide.

Модафинил

$C_{15}H_{15}NO_2S = 273.4.$

CAS — 68693-11-8.

ATC — N06BA07.

ATC Vet — QN06BA07.

UNII — R3UK8X3U3D.

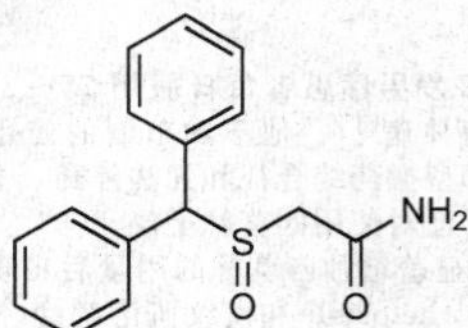

Pharmacopoeias. In *Eur.* (see p.vii) and *US.*

Ph. Eur. 6.8（Modafinil） 白色或类白色结晶性粉末。呈多型性。极微溶于或几乎不溶于水；略溶于甲醇；微溶于乙醇。

USP 33（Modafinil） 白色结晶性粉末，无臭。几乎不溶于水；微溶于乙醇；略溶于甲醇。贮藏温度为20～25℃，允许范围为15～30℃。

不良反应、处置和注意事项

据报道，有21%的患者发生莫达非尼最常见的不良反应为头痛，通常为轻到中度，与剂量相关，几天后可消失。其他不良反应可能是由中枢神经系统兴奋导致的，有神经过敏、失眠、兴奋、攻击倾向、人格障碍、震颤、欣快等报道。该药可导致胃肠功能紊乱，包括恶心、腹痛、口干、腹泻、消化不良、便秘、眩晕和食欲缺乏。肝功能异常有与剂量相关的碱性磷酸酶升高，也有运动障碍。

曾有报道的罕见严重的危及生命的皮疹，包括Stevens-Johnson综合征、多形性红斑和中毒性表皮坏死松解症（见下文**对皮肤的影响**）。良性瘙痒也可能出现，由于不可预见皮疹是否会加重，在首次出现皮疹时，不论是否清楚它与药物的相关性，都应停用莫达非尼。其他过敏反应，如血管性水肿也有很少的报道。

曾有报道的精神症状包括：精神病、抑郁症、幻觉、自杀倾向和躁狂症。对于有精神病、抑郁症和躁狂症病史的患者应慎用莫达非尼。

曾有报道的心血管反应有：高血压、心悸和心动过速。莫达非尼禁用于没有控制的中度到重度高血压和心律失常。不推荐用于有左心室肥大或缺血性心电图改变、胸痛或其他二尖瓣脱垂症状史的患者。

与其他兴奋药类似，长期使用可能会产生依赖性。莫达非尼被作为所谓的"生活方式药物"滥用，以改善机警和失眠等健康问题。

2010年7月，EMEA的Committee for Medicinal Products for Human Use（CHMP）报道了莫达非尼的安全性报告[1]。该委员会得出结论，称莫达非尼对于发作性睡病的治疗益处大于风险。对于其他适应证，发展成皮肤或者过敏反应以及神经精神并发症的风险大于疗效。因此，CHMP指出莫达非尼除治疗发作性睡病外，不应批准用于其他适应证。

1. EMEA. European Medicines Agency recommends restricting the use of modafinil (issued 22 July, 2010). Available at: http://www.ema.europa.eu/docs/en_GB/document_library/Press_release/2010/07/WC500094976.pdf (accessed 09/08/10)

对精神状态的影响 Austrlian Adverse Drug Reactions Advisory Committee报道[1]，自2003年开始，发生了5例与莫达非尼相关的严重神经精神反应。所有患者均有类偏执性人格、抑郁或产后抑郁史。所表现的症状有：焦虑、行为异常、有罪感、快速复发抑郁症、自杀倾向、自杀行为、精神病和妄想。其中3例仅服用了几次药反应就出现了，另外2例服药1年以后出现。所有患者停用莫达非尼后症状消失，有1名患者再次服药又出现抑郁。也见上文。

1. Adverse Drug Reactions Advisory Committee (ADRAC). Modafinil: adverse skin and psychiatric reactions. *Aust Adverse Drug React Bull* 2008; **27:** 22–3. Also available at: http://www.tga.gov.au/adr/aadrb/aadr0812.pdf (accessed 20/01/10)

对皮肤的影响 FDA指出[1]，在1998年12月莫达非尼上市至2007年1月期间，有6例严重皮肤不良反应的报告，其中5例需要住院治疗。尽管该药没有批准用于16岁以下的儿童，有报道，在成人和儿童中，发生的皮肤反应包括：多形性红斑、Stevens-Johnson综合征、中毒性表皮坏死松解症以及伴嗜酸性粒细胞增多和全身症状的药疹。反应开始时间从5天到5周不等，平均为17.5天。也见上文。

1. Modafinil (marketed as Provigil): serious skin reactions. *FDA Drug Safety Newsletter* 2007; **1:** 5–7. Available at: http://www.fda.gov/downloads/Drugs/DrugSafety/DrugSafetyNewsletter/ucm109158.pdf (accessed 26/01/10)

药物相互作用

莫达非尼被细胞色素P450酶部分代谢，并有酶诱导和抑制作用。与可以抑制、诱导或作为酶底物的其他药物同服，如口服避孕药和抗癫痫药，可能引起莫达非尼和（或）其他药物血药浓度的变化。

药动学

莫达非尼口服后胃肠道吸收良好，口服后2～4h达血浆峰浓度。血浆蛋白结合率约60%，主要为白蛋白。莫达非尼经肝脏代谢，部分被细胞色素P450酶CYP3A4和CYP3A5代谢，主要有两种代谢产物：酸化莫达非尼和莫达非尼砜，两者均无活性。主要经肾排泄，有不到10%以原形消除。多次给药的消除半衰期为15h。

1. Wong YN, *et al.* A double-blind, placebo-controlled, ascending-dose evaluation of the pharmacokinetics and tolerability of modafinil tablets in healthy male volunteers. *J Clin Pharmacol* 1999; **39:** 30–40.
2. Wong YN, *et al.* Open-label, single-dose pharmacokinetic study of modafinil tablets: influence of age and gender in normal subjects. *J Clin Pharmacol* 1999; **39:** 281–8.

用途和用法

莫达非尼为中枢化学兴奋药，与阿屈非尼相似（第2070页）。该药用于治疗发作性睡病（第2069页）、白天过多睡眠、睡眠窒息、轮班引起的睡眠紊乱。常用口服剂量为每日200～400mg，分早晨和中午2次口服，或早晨1次口服。老年患者初始剂量为每日100mg，必要时可调整。儿童及肝、肾损伤患者的剂量见下文。

莫达非尼还可以每日200mg的剂量口服用于治疗阻塞性睡眠呼吸暂停低通气综合征和轮班工作引起的睡眠紊乱，尽管2010年EMEA建议从说明书中撤除这些适应证（见上文）。治疗阻塞性睡眠呼吸暂停低通气综合征，应在早上服药；治疗轮班工作引起的睡眠紊乱，每日剂量应在开始工作前1小时一次服用。

莫达非尼通常以外消旋混合物形式给予。也有仅含*R*-异构体阿莫非尼的制剂，见**阿莫非尼**，第2071页。

莫达非尼曾被研究用于治疗各种疾病（包括多发性硬皮病）引起的疲劳和过动症的治疗。

1. US Modafinil in Narcolepsy Multicenter Study Group. Randomized trial of modafinil as a treatment for the excessive day-time somnolence of narcolepsy. *Neurology* 2000; **54:** 1166–75.
2. Kingshott RN, *et al.* Randomized, double-blind, placebo-controlled crossover trial of modafinil in the treatment of residual excessive daytime sleepiness in the sleep apnea/hypopnea syndrome. *Am J Respir Crit Care Med* 2001; **163:** 918–23.
3. Czeisler CA, *et al.* The US Modafinil in Shift Work Sleep Disorder Study Group. Modafinil for excessive sleepiness associated with shift-work sleep disorder. *N Engl J Med* 2005; **353:** 476–86. Correction. *ibid.*; 1078.
4. Gill M, *et al.* Cognitive performance following modafinil versus placebo in sleep-deprived emergency physicians: a double-blind randomized crossover study. *Acad Emerg Med* 2006; **13:** 158–65. Correction. *ibid.*; 477.
5. Turner D. A review of the use of modafinil for attention-deficit hyperactivity disorder. *Expert Rev Neurother* 2006; **6:** 455–68.
6. Ballon JS, Feifel D. A systematic review of modafinil: potential clinical uses and mechanisms of action. *J Clin Psychiatry* 2006; **67:** 554–66.
7. Lindsay SE, *et al.* Use of modafinil for the treatment of attention deficit/hyperactivity disorder. *Ann Pharmacother* 2006; **40:** 1829–33.
8. Kumar R. Approved and investigational uses of modafinil: an evidence-based review. *Drugs* 2008; **68:** 1803–39.

儿童用法 在英国，莫达非尼没有被批准用于儿童，但*BNFC 2009*建议，可用于5～12岁儿童治疗发作性睡病，初始剂量为每日100mg，早晨口服，剂量可根据反应调整至每日100～400mg，分早晨和中午2次服用或于清晨顿服。较大年龄的孩子可用成人剂量治疗发作性睡病，见上文。

在肝、肾损伤中的用法 在英国，注册药品信息中，对严重肝、肾损伤的患者，莫达非尼总的口服剂量应减半，成人每日总剂量为100～200mg。

制剂

USP 33: Modafinil Tablets.

专利制剂

Arg.: Forcilin; Vigicer; ***Austral.:*** Modavigil; ***Austria:*** Modasomil; ***Belg.:*** Provigil; ***Canad.:*** Alertec; ***Chile:*** Alertex; Mentix; Movigil; Naxelan; Resotyl; Zalux; ***Cz.:*** Vigil; ***Denm.:*** Modiodal; ***Fr.:*** Modiodal; ***Ger.:*** Vigil; ***Gr.:*** Modiodal; ***Hung.:*** Vigil; ***Irl.:*** Provigil; ***Israel:*** Provigil; ***Ital.:*** Provigil; ***Mex.:*** Modiodal; ***Neth.:*** Modiodal; ***Norw.:*** Modiodal; ***NZ:*** Modavigil; ***Pol.:*** Vigil; ***Port.:*** Modiodal; ***S.Afr.:*** Provigil; ***Spain:*** Modiodal; ***Swed.:*** Modiodal; ***Switz.:*** Modasomil; ***Turk.:*** Modiodal; ***UK:*** Provigil; ***USA:*** Provigil.

Naphyrone 纳非酮

Naphthylpyrovalerone; NRG-1; O-2482. 1-(2-Napthalenyl)-2-(1-pyrrolidinyl)-1-pentanone.

$C_{19}H_{23}NO$ = 281.4.

CAS — 850352-53-3 (naphyrone); 850352-11-3 (naphyrone hydrochloride).

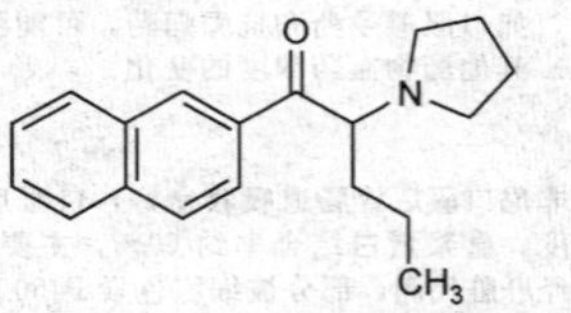

注：术语NRG-1也可表示神经调节蛋白1。

俗名 以下为不同形式的纳非酮的"俗名"（第vii页）或俚语：Energy-1；Rave。

简介

纳非酮为吡咯戊酮的衍生物，有兴奋作用，易被滥用。

Nikethamide (*BAN, rINN*) ⊗尼可刹米

Cordiaminum; Nicetamid; Nicéthamide; Nicethamidum; Nicotinic Acid Diethylamide; Nicotinoyldiaethylamidum; Niketamid; Niketamidas; Niketamidi; Niketamid; Nikethamid; Niquetamida. *N,N*-Diethylnicotinamide; *N,N*-Diethylpyridine-3-carboxamide.

Никетамид

$C_{10}H_{14}N_2O$ = 178.2.

CAS — 59-26-7.

ATC — R07AB02.

ATC Vet — QR07AB02.

UNII — 368IVD6M32.

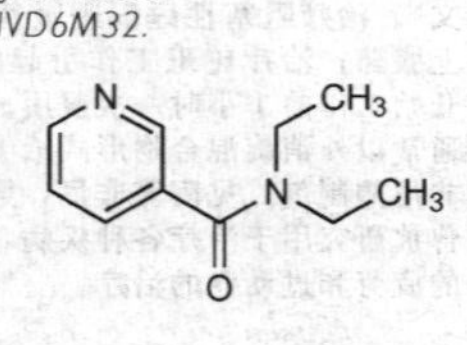

Pharmacopoeias. In *Chin., Eur.* (see p.vii), and *Viet.*

Ph. Eur. 6.8 (Nikethamide) 无色或微黄色油状液体或结晶块状物。可与水和乙醇混合。25%水溶液的pH值为6.0～7.8。

简介

尼可刹米作用与多沙普仑相似（第2076页）。以前用作呼吸兴奋药，但由于其毒性而少用。在一些国家，尼可刹米及其硫氰酸钙盐也用作中枢兴奋药，或用于治疗低血压。

卟啉病 尼可刹米与卟啉病急性发作有关，用于卟啉病患者被认为是不安全的。

制剂

BP 2010: Nikethamide Injection.

专利制剂

Pol.: Cardiamidum.

多组分制剂 ***Fr.:*** Coramine Glucose; ***Ger.:*** Zellaforte N Plus†; ***Pol.:*** Cardiamid-Coffein†; Glucardiamid; ***Switz.:*** Gly-Coramin.

Pemoline (*BAN, USAN, rINN*) ⊗匹莫林

Fenoxazol; LA-956; NSC-25159; Pemoliini; Pemolin; Pemolina; Pémoline; Pemolinum; Phenoxazole; Phenylisohydantoin; Phenylpseudohydantoin. 2-Imino-5-phenyl-4-oxazolidinone.

Пемолин

$C_9H_8N_2O_2$ = 176.2.

CAS — 2152-34-3 (pemoline); 68942-31-4 (pemoline hydrochloride); 18968-99-5 (magnesium pemoline).

ATC — N06BA05.

ATC Vet — QN06BA05.

UNII — 7GAQ2332NK.

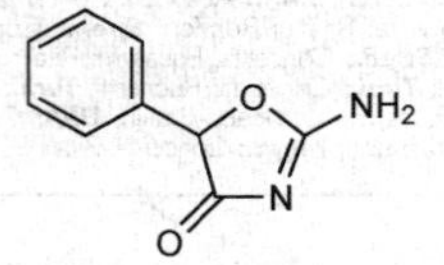

简介

匹莫林为中枢兴奋药，作用与右苯丙胺相似（第2074页）。

该药曾用于治疗儿童过动症，但在可引起严重肝毒性的报告之后，这种用法在许多国家撤除。与MAOIs合用时可引起高血压危象。

曾有匹莫林制剂含有盐酸育亨宾和甲睾酮，可导致男性和女性的性欲和性功能降低，这类制剂不推荐使用。

匹莫林曾与氢氧化镁（匹莫林镁）同用，以增加吸收。

滥用 1名38岁男性患者每日服用75～225mg匹莫林导致偏执型精神病[1]。他不加节制的使用药物，产生耐受性、抑郁型撤药综合征和无法停药，显示已产生依赖性，且患者已对使用匹莫林上瘾。

1名患者显著增加匹莫林的用量后出现舞蹈手足徐动症（choreoathetosis）和横纹肌溶解症[2]。对地西泮表现出不正常的反应。

1. Polchert SE, Morse RM. Pemoline abuse. *JAMA* 1985; **254:** 946–7.
2. Briscoe JG, *et al.* Pemoline-induced choreoathetosis and rhabdomyolysis. *Med Toxicol* 1988; **3:** 72–6.

对肝脏的影响 匹莫林具有肝毒性。

使用匹莫林治疗的过动症儿童有2%出现血清天冬氨酸氨基转移酶和丙氨酸氨基转移酶升高，该反应是一过性的和可逆的[1]。

然而，也曾出现过更严重的反应。先前有2例公开案例，1名10岁的男孩出现急性肝炎[2]与匹莫林有关；另有1名14岁的男孩出现致命性的暴发性肝衰竭[3]被认为是由该药引起的。

美国报道了33例严重肝反应，其中有6例死亡，2例需进行肝移植，英国CSM[4]由此受到警示，且促使英国停止使用该药治疗过动症。随着更多的肝衰竭导致移植或死亡的报道，FDA[5]也停止了该药在美国的使用。

1. Anonymous. 'Hyperkinesis' can have many causes, symptoms. *JAMA* 1975; **232:** 1204–16.
2. Patterson JF. Hepatitis associated with pemoline. *South Med J* 1984; **77:** 938.
3. Berkovitch M, *et al.* Pemoline-associated fulminant liver failure: testing the evidence for causation. *Clin Pharmacol Ther* 1995; **57:** 696–8.
4. CSM/MCA. Volital (pemoline) has been withdrawn. *Current Problems* 1997; **23:** 10.
5. FDA. Alert for healthcare professionals: pemoline tablets and chewable tablets (marketed as Cylert) (issued October, 2005). Available at: http://www.fda.gov/downloads/Drugs/DrugSafety/PostmarketDrugSafetyInformationforPatientsandProviders/ucm126462.pdf (accessed 09/04/10)

制剂

专利制剂

Chile: Ceractiv; Cylert†; ***Ger.:*** Tradon†; ***Israel:*** Cylert†; Nitan; ***USA:*** PemADD†; ***Venez.:*** Fenilona†.

多组分制剂 ***UK:*** Prowess.

Pentetrazol (*BAN, rINN*) ⊗戊四氮

Corazol; Leptazol; Pentamethazol; 1,5-Pentamethylenetetrazole; Pentazol; Pentetratsoli; Pentétrazol; Pentetrazolum; Pentylenetetrazol. 6,7,8,9-Tetrahydro-5*H*-tetrazoloazepine.

Пентетразол

$C_6H_{10}N_4$ = 138.2.

CAS — 54-95-5.

ATC — R07AB03.

ATC Vet — QR07AB03.

UNII — WM5Z385K7T.

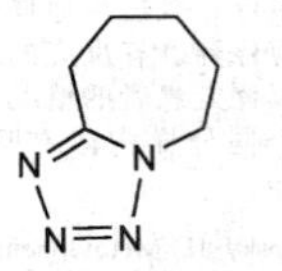

Pharmacopoeias. In *It.*

简介

戊四氮为中枢和呼吸兴奋药，与多沙普仑（第2076页）相似。用于治疗呼吸抑制；在多组分制剂中用于治疗呼吸系统疾病（如咳嗽）、心血管疾病（如低血压）以及治疗瘙痒症。口服或注射给药。

卟啉病 戊四氮与卟啉病急性发作有关，被认为对卟啉病患者不安全。

制剂

多组分制剂 ***Braz.:*** Belacodid†; Revulsan†; ***India:*** Cardiazol-Dicodid†; ***Ital.:*** Cardiazol-Paracodina; ***Port.:*** Broncodiazina†.

Phendimetrazine Tartrate (*BANM, rINNM*) ⊗酒石酸苯甲曲秦

Phendimetrazine Acid Tartrate; Phendimetrazine Bitartrate; Phendimétrazine, Tartrate de; Phendimetrazini Tartras; Tartrato de fendimetrazina. (+)-3,4-Dimethyl-2-phenylmorpholine hydrogen tartrate.

Фендиметразина Тартрат

$C_{12}H_{17}NO,C_4H_6O_6$ = 341.4.

CAS — 634-03-7 (phendimetrazine); 7635-51-0 (phendimetrazine hydrochloride); 50-58-8 (phendimetrazine tartrate).

UNII — 6985IP0T80.

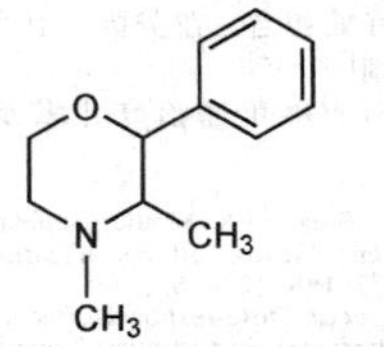

(phendimetrazine)

俗名 以下为各种形式的苯甲曲秦的"俗名"（第vii页）或俚语：Fringas；Prelo。

Pharmacopoeias. In *US.*

USP 33 (Phendimetrazine Tartrate) 白色结晶性粉末，无臭。易溶于水；略溶于热乙醇；不溶于丙酮、氯仿、乙醚和苯。2.5%水溶液的pH值为3.0～4.0。贮藏于密闭容器中。

不良反应、处置和注意事项

参见硫酸右苯丙胺，第2074页。

苯甲曲秦与其他厌食药同用，有导致肺动脉高压和心脏瓣膜缺损的报道。这些不良反应以及注意事项，在盐酸芬氟拉明项下有讨论（见对心血管系统的影响，第

2077页）。1年内使用过其他厌食药的患者不得使用苯甲曲秦。

药物相互作用

苯甲曲秦为间接作用的拟交感神经药，可与其他药物发生相互作用，与右苯丙胺（第2074页）相似。

药动学

酒石酸苯甲曲秦在胃肠道易吸收，部分原形药物、部分转化为芬美曲秦和其他代谢产物经尿排泄。

用途和用法

酒石酸苯甲曲秦为中枢兴奋药和间接作用的拟交感神经药，作用与右苯丙胺（第2074页）相似。作为厌食药用于肥胖症（第2069页）的短期治疗，但目前兴奋药已不推荐用于此适应证。常用剂量为35mg，每日2～3次，餐前口服；或每日早晨服用1次调释制剂105mg。

盐酸苯甲曲秦的用法也相似。

欧盟管理机构要求所有厌食药撤市（见芬氟拉明项下的对心血管系统的影响，第2077页）。

制剂

USP 33: Phendimetrazine Tartrate Capsules; Phendimetrazine Tartrate Tablets.

专利制剂

S.Afr.: Obesan-X; Obex-LA; ***USA:*** Bontril; Melfiat; Prelu-2.

Phenmetrazine Hydrochloride (*BANM, rINNM*) ⊗ 盐酸芬美曲秦

Hidrocloruro de fenmetrazina; Oxazimédrine; Phenmétrazine, Chlorhydrate de; Phenmetrazini Hydrochloridum. (±)-*trans*-3-Methyl-2-phenylmorpholine hydrochloride.

Фенметразина Гидрохлорид

$C_{11}H_{15}NO,HCl = 213.7.$

CAS — 134-49-6 (phenmetrazine); 1707-14-8 (phenmetrazine hydrochloride); 13931-75-4 (phenmetrazine teoclate).

UNII — 6U85YRT588.

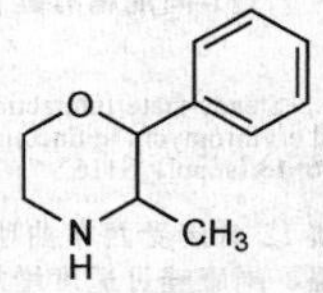

(phenmetrazine)

俗名 以下为各种形式的芬美曲秦的"俗名"（第vii页）或俚语：Preludes。

Pharmacopoeias. In *US.*

USP 33（Phemetrazine Hydrochloride） 白色或灰白色结晶性粉末。溶于水（1∶0.4）乙醇（1∶2），或氯仿（1∶2）。2.5%水溶液的pH值为4.5～5.5。贮藏于密闭容器中。

简介

盐酸芬美曲秦为中枢兴奋药和间接作用的拟交感神经药，作用与右苯丙胺（第2073页）相似。作为厌食药用于肥胖症的治疗。欧盟管理机构要求所有的厌食药撤市（见芬氟拉明项下的对心血管系统的影响，第2077页）。本药易被滥用。

滥用 静脉滥用芬美曲秦可引起严重并发症，如横纹肌溶解症，参见硫酸右苯丙胺（第2074页）。

制剂

USP 33: Phenmetrazine Hydrochloride Tablets.

Phentermine (*BAN, USAN, rINN*) ⊗ 芬特明

Fentermiini; Fentermin; Fentermina; Phenterminum. α,α-Dimethylphenethylamine.

Фентермин

$C_{10}H_{15}N = 149.2.$

CAS — 122-09-8.

ATC — A08AA01.

ATC Vet — QA08AA01.

UNII — C045TQL4WP.

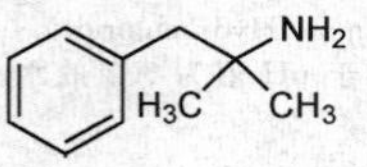

Phentermine Hydrochloride (*BANM, rINNM*) ⊗ 盐酸芬特明

Hidrocloruro de fentermina; Phentermine, Chlorhydrate de; Phentermini Hydrochloridum.

Фентермина Гидрохлорид

$C_{10}H_{15}N,HCl = 185.7.$

CAS — 1197-21-3.

ATC — A08AA01.

ATC Vet — QA08AA01.

UNII — 0K2I505OTV.

Pharmacopoeias. In *US.*

USP 33（Phentermine Hydrochloride） 白色、无臭、易吸湿、结晶性粉末。溶于水和低浓度醇；微溶于氯仿；不溶于乙醚。2%水溶液的pH值为5.0～6.0。贮藏于密闭容器中。

不良反应，处置和注意事项

参见硫酸右苯丙胺，第2074页。芬特明可能引起荨麻疹。芬特明有引起肺动脉高压的报道；该药与其他厌食药（如芬氟拉明或右芬氟拉明）同用，有引起心脏瓣膜缺损的报道。这一不良反应，以及相关的预防控制措施，在盐酸芬氟拉明项下有讨论（见对心血管系统的影响，第2077页）。

药物相互作用

芬特明为间接作用的拟交感神经药，与右苯丙胺（第2074页）相似，可能与其他药物发生相互作用。

药动学

芬特明在胃肠道易吸收，部分以原形药物、部分以代谢产物经尿排泄。

用途和用法

芬特明为中枢兴奋药和间接作用的拟交感神经药，作用与右苯丙胺（第2074页）相似。该药碱基或其盐酸盐可口服给药，作为厌食药用于中-重度肥胖症的短期治疗（第2069页），但兴奋药已不推荐用于此适应证。

芬特明的常用剂量为15～30mg，每日1次，早餐前服用，因为离子交换树脂制剂可产生缓释效果。盐酸苯丁胺的推荐剂量为8mg，每日3次，餐前服；或15～37.5mg，每日1次，早晨服。给药最长不得超过数周。

欧盟管理机构要求芬特明撤出市场（参见芬氟拉明项下的对心血管系统的影响，第2077页）。

制剂

USP 33: Phentermine Hydrochloride Capsules; Phentermine Hydrochloride Tablets.

专利制剂

Austral.: Duromine; Metermine; ***Canad.:*** Ionamin†; ***Cz.:*** Adipex; ***Hong Kong:*** Duromine; Panbesy; Redusa†; ***Israel:*** Razin; ***Malaysia:*** Adipex; Duromine; Ionamin†; ***Mex.:*** Acxion; Ifa Acxion; Ifa Reducing; Sinpet; Terfamex; ***NZ:*** Duromine; Umine†; ***Philipp.:*** Duromine; Supremin; ***S.Afr.:*** Duromine; ***Singapore:*** Duromine; Ionamin†; Panbesy; Umine; ***Switz.:*** Adipex†; Ionamine†; ***Thai.:*** Duromine†; Panbesy; ***USA:*** Adipex-P; Ionamin; ***Venez.:*** Mirubal.

Pipradrol Hydrochloride (*BANM, rINNM*) ⊗ 盐酸哌苯甲醇

Hidrocloruro de pipradrol; Pipradol Hydrochloride; Pipradrol, Chlorhydrate de; Pipradroli Hydrochloridum. α-2-Piperidylbenzhydrol hydrochloride; α,α-Diphenyl-2-piperidinemethanol hydrochloride.

Пипрадрола Гидрохлорид

$C_{18}H_{21}NO,HCl = 303.8.$

CAS — 467-60-7 (pipradrol); 71-78-3 (pipradrol hydrochloride).

ATC — N06BX15.

ATC Vet — QN06BX15.

UNII — F6E46VR9Y2.

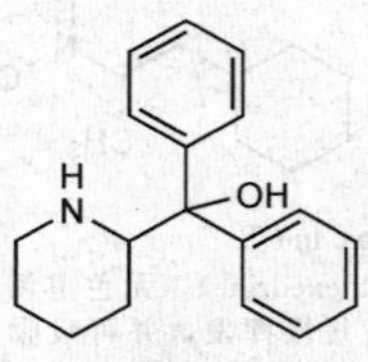

(pipradrol)

简介

盐酸哌苯甲醇在口服滋补药中作为中枢兴奋药。

制剂

多组分制剂 ***Austral.:*** Alertonic†; ***Canad.:*** Alertonic; ***S.Afr.:*** Alertonic.

Prethcamide ⊗ 克罗乙胺-克罗丙胺复合物

G-5668; Pretcamida.

Преткамид

CAS — 8015-51-8.

ATC — R07AB06.

ATC Vet — QR07AB06.

UNII — 41A1FCW148.

性状 克罗乙胺-克罗丙胺复合物为克罗乙胺和克罗丙胺等重量混合物。

Cropropamide (*BAN, pINN*) ⊗ 克罗丙胺

Cropropamida; Cropropamidum; Kropropamid; Kropropamidi. *N,N*-Dimethyl-2-(*N*-propylcrotonamido)butyramide.

Кропропамид

$C_{13}H_{24}N_2O_2 = 240.3.$

CAS — 633-47-6.

UNII — W8TYE9V9BX.

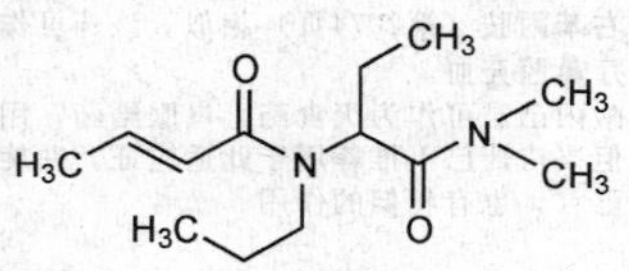

Crotetamide (*BAN, rINN*) ⊗ 克罗乙胺

Crotetamida; Crotétamide; Crotetamidum; Crotethamide. 2-(*N*-Ethylcrotonamido)-*N,N*-dimethylbutyramide.

Кротетамид

$C_{12}H_{22}N_2O_2 = 226.3.$

CAS — 6168-76-9.

UNII — 642I97LB5B.

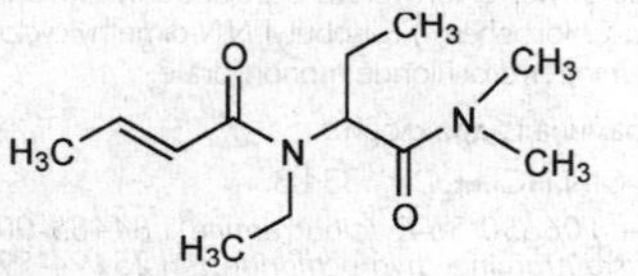

简介

克罗乙胺-克罗丙胺复合物的作用与多沙普仑（第2076页）相似，口服用作呼吸兴奋药。

制剂

专利制剂

Ital.: Micoren.

Propylhexedrine (*BAN, rINN*) ⊗ 丙己君

Hexahydrodesoxyephedrine; Propilhexedrina; Propylhexed; Propylhexédrine; Propylhexedrinum. 2-Cyclohexyl-1-methylethyl-(methyl)amine; (±)-*N*-α-Dimethylcyclo-hexaneethylamine.

Пропилгекседрин

$C_{10}H_{21}N = 155.3.$

CAS — 101-40-6; 3595-11-7 ((±)-propylhexedrine).

UNII — LQU92IU8LL.

Pharmacopoeias. In *US*.

USP 33 (Propylhexedrine) 无色澄清液体，有特异性的胺臭。室温下缓慢挥发，并可吸收空气中的二氧化碳。极微溶于水；溶于乙醇（1∶0.4）、氯仿（1∶0.2）或乙醚（1∶0.1）。石蕊试纸呈碱性。贮藏于密闭容器中。

Propylhexedrine Hydrochloride (*BANM*, *rINNM*) ⊗ 盐酸丙己君

Hidrocloruro de propilhexedrina; Propylhexédrine, Chlorhydrate de; Propylhexedrini Hydrochloridum.

Пропилгекседрина Гидрохлорид

$C_{10}H_{21}N,HCl = 191.7$.

CAS — 1007-33-6; 6192-95-6 ((±)-propylhexedrine hydrochloride).

不良反应、处置和注意事项

参见**硫酸右苯丙胺**，第2074页。

鼻腔吸入可引起短暂的烧灼感、刺激、黏膜干燥或喷嚏。长期使用可引起反跳性充血、发红、肿胀或鼻炎。可能发生某些全身反应，如头痛、血压升高、神经过敏或心率加快。

丙己君可能存在口服或静脉给药的滥用，有导致心肌梗死、心力衰竭或肺动脉高压而致死的报道。可能引起精神病。

滥用 参考文献如下。

1. White L, DiMaio VJM. Intravenous propylhexedrine and sudden death. *N Engl J Med* 1977; **297:** 1071.
2. Anderson RJ, *et al.* Intravenous propylhexedrine (Benzedrex®) abuse and sudden death. *Am J Med* 1979; **67:** 15–20.
3. Cameron J, *et al.* Possible association of pulmonary hypertension with an anorectic drug. *Med J Aust* 1984; **140:** 595–7.

用途和用法

丙己君为中枢兴奋药和间接作用的拟交感神经药，作用与右苯丙胺（第2074页）相似。该药可作为吸入剂用于治疗鼻腔充血。

盐酸丙己君可作为厌食药，口服给药，用于治疗肥胖症，但兴奋药已不推荐用于此适应证。左旋异构体盐酸左丙己君，也有相似的作用。

制剂

USP 33: Propylhexedrine Inhalant.

专利制剂

USA: Benzedrex.

Sibutramine Hydrochloride (*BANM*, *USAN*, *rINNM*) ⊗ 盐酸西布曲明

BTS-54524; Hidrocloruro de sibutramina; Sibutramin Hidroklorür; Sibutramine, Chlorhydrate de; Sibutramini Hydrochloridum. (±)-1-(*p*-Chlorophenyl)-α-isobutyl-*N*,*N*-dimethylcyclobutanemethylamine hydrochloride monohydrate.

Сибутрамина Гидрохлорид

$C_{17}H_{26}ClN,HCl,H_2O = 334.3$.

CAS — 106650-56-0 (sibutramine); 84485-00-7 (anhydrous sibutramine hydrochloride); 125494-59-9 (sibutramine hydrochloride monohydrate).

ATC — A08AA10.

ATC Vet — QA08AA10.

UNII — OGM0YHD1WF.

(sibutramine)

Pharmacopoeias. In *US*.

USP 33 (Sibutramine Hydrochloride) 白色至乳白色结晶性粉末。微溶于 pH 值为 5.2 的水。贮藏于密闭容器中。

不良反应

西布曲明常见的不良反应有口干、头痛、失眠、便秘等，而腹泻、背痛、食欲增加、头晕、流感样症状和鼻炎也有报道。较少出现的不良反应有消化不良、恶心、痛经、出汗增加、口渴、水肿、感觉异常、皮疹、味觉异常、焦虑、神经过敏、困倦和抑郁等。罕见的不良反应有异常出血包括 Henoch-Schönlein 紫癜和血小板减少症、急性间质性肾炎、肾小球肾炎、情绪不稳定、癫痫发作和视物模糊等。临床可出现心率显著增加和血压升高。西布曲明可能降低唾液流量，因此龋齿、牙周病或其他口腔病的发生有所增加。该药可引起瞳孔放大、肝酶可逆性升高等。

曾有报道，西布曲明有严重的心脑血管不良反应，包括血管扩张、心律失常、高血压、心肌梗死和卒中，这使许多国家暂停使用西布曲明（见下文进一步的描述）。

对心血管系统的影响 2010 年 1 月，EMEA 的 Committee for Medicinal Products for Human Use（CHMP）发表了西布曲明的安全性综述[1]。数据来源于一项名为 Sibutramine Cardiovascular OUT comes（SCOUT）的大型研究，研究表明在服用西布曲明的患者中，严重的但非致命的心血管事件风险增加，如心肌梗死和卒中。文章也提到，在所有研究中西布曲明对平均体重的减轻是适度的。结论是，CHMP 认为西布曲明的心血管风险大于获益，并建议西布曲明在欧洲暂停使用。

SCOUT 研究是一项随机、双盲、安慰剂对照研究，大约有 10000 名肥胖和超重并有心血管疾病和（或）治疗超过 6 年的 2 型糖尿病患者参加[1,2]。应用西布曲明治疗的患者发生非致命的心血管事件的风险较安慰剂组增加 16%。大多数入组 SCOUT 研究的患者伴有通常情况下使用西布曲明的禁忌证，但由于肥胖或超重患者的潜在心血管疾病不可能都被辨明，因此 CHMP 认为，临床正常情况下使用西布曲明应视为与心血管风险相关。因此认为给西布曲明的应用以更多的限制，也不大可能使风险降低至合适的水平。

基于 SCOUT 的数据，FDA[3]没有在 2010 年 1 月将西布曲明撤出美国市场，但声明有心血管病史的患者禁止使用。尽管如此，FDA 仍在考察 SCOUT 研究的报告以决定是否可以进一步规范使用方法以确保西布曲明的安全使用。

1. EMEA. The European Medicines Agency recommends suspension of marketing authorisations for sibutramine: weight-loss medicine associated with increased risk of cardiovascular events to be removed from all markets in the European Union (issued 21st January, 2010). Available at: http://www.ema.europa.eu/docs/en_GB/document_library/Press_release/2010/01/WC500069995.pdf (accessed 21/07/10)
2. MHRA. Sibutramine: suspension of marketing authorisation as risks outweigh benefits (issued 21st January, 2010). Available at: http://www.mhra.gov.uk/Safetyinformation/Safetywarningsalertsandrecalls/Safetywarningsandmessagesformedicines/CON068475 (accessed 27/01/10)
3. FDA. Follow-up to the November 2009 early communication about an ongoing safety review of sibutramine, marketed as Meridia (issued 21st January, 2010). Available at: http://www.fda.gov/Drugs/DrugSafety/PostmarketDrugSafetyInformationforPatientsandProviders/DrugSafetyInformationforHeathcareProfessionals/ucm198206.htm (accessed 27/01/10)

注意事项

西布曲明应避免用于有进食障碍疾病史的患者，包括神经性厌食和神经性贪食。

有卒中或一过性脑缺血发作等脑血管病，或有包括冠状动脉疾病、心律失常、充血性心力衰竭或外周动脉疾病等心血管疾病的患者，禁用西布曲明。该药禁用于未被控制或控制不佳的高血压患者，对于有高血压病或高血压病史但控制良好的患者，应谨慎使用。应监测血压和心率（见下文详述），若持续升高，应减量或停用。

严重肝、肾损伤的患者应避免使用。有轻-中度肾损伤的患者使用时应谨慎。对于双相性精神障碍、Tourette 综合征、甲状腺功能亢进症、嗜铬细胞瘤、良性前列腺增生或有药物或乙醇滥用史的患者，也不推荐使用。青光眼患者慎用，有抑郁、癫痫或胆结石病史（体重减轻会促使结石形成并恶化）或有运动或言语震颤家族史的患者应慎用。

包括西布曲明在内的任何中枢作用的药物，都可能影响需要判断、操作或识别技能的工作，如果有影响，患者不应进行驾驶或操作机器。

出血障碍 由于其他 5-羟色胺再摄取抑制剂有时引起出血障碍或对血液有其他影响（参见**氟西汀**，第368页），美国要求西布曲明的注册药品信息中注明，该药应慎用于出血障碍易感者和正在服用其他影响止血或血小板功能药物的患者。

心血管监测 西布曲明可引起血压和心率的显著性升高，药品信息中建议所有患者在治疗开始前和治疗期间应注意监测。英国注册药品信息中（在产品撤市前）建议在最初的 3 个月，应每 2 周检查一次血压和心率；接下来的 3 个月可减为每月一次，以后最少每 3 个月检查一次。当连续的两次就诊静息心率每分钟增加 10 次以上，或血压升高 10mmHg 以上时应停药。连续的两次就诊，先前有高血压病但控制良好的患者血压升高到 145/90 mmHg 以上时，应停药。

妊娠 2001 年 5 月到 2004 年 9 月期间的前瞻性研究结果表明[1]，在 52 名妊娠头 3 个月服用过西布曲明的孕妇中，7 例发生妊娠期高血压，但婴儿没有出现先天性异常。作者提示，基于小样本量结果，西布曲明可能不会导致孕期畸形。

由于缺乏充分的研究，注册药品信息中建议妊娠期间避免服用西布曲明。

1. De Santis M, *et al.* Early first-trimester sibutramine exposure: pregnancy outcome and neonatal follow-up. *Drug Safety* 2006; **29:** 255–9.

药物相互作用

单胺氧化酶抑制剂停用 2 周或 2 周之内，不得使用西布曲明。西布曲明停药至少 2 周后，才能开始使用单胺氧化酶抑制药治疗。如果西布曲明与其他 5-羟色胺能药物同时使用，如选择性 5-羟色胺再摄取抑制药（SSRIs）、舒马普坦、锂、哌替啶、芬太尼、右美沙芬或喷他佐辛，有导致 5-HT 综合征（第392页）的危险。西布曲明与其他可升高心率和血压的药物，如麻黄碱、苯丙醇胺或伪麻黄碱同时使用，应谨慎。该药不应与其他中枢作用的厌食药同时使用。该药使用期间应避免饮酒。

细胞色素 P450 同工酶 CYP3A4 抑制药，如酮康唑、红霉素等，可增加西布曲明的血浆浓度。相反，该酶的诱导药，如利福平、苯妥英、卡马西平、苯巴比妥等，可降低西布曲明的血浆浓度。

抗菌药 一项 12 名肥胖受试者参加的研究显示，使用西布曲明治疗的患者若加用红霉素，会使西布曲明的药动学发生极轻微改变，有一种活性代谢产物的血浆峰浓度有适度增加[1]。QT 间期稍有延长，但被认为没有临床意义。

1. Hinson JL, *et al.* Steady-state interaction study of sibutramine (Meridia™) and erythromycin in uncomplicated obese subjects. *Pharm Res* 1996; **13** (suppl): S116.

抗真菌药 一项 12 名接受西布曲明治疗的肥胖受试者参加的研究发现，酮康唑可适度增加西布曲明及其代谢产物的稳态血浆浓度[1]。可使心率显著增加，但对 QT 间期没有改变。

1. Hinson JL, *et al.* Steady-state interaction study of sibutramine (Meridia™) and ketoconazole in uncomplicated obese subjects. *Pharm Res* 1996; **13** (suppl): S116.

药动学

西布曲明在胃肠道吸收良好，1.2h 后母体药物达峰浓度，3～4h 后代谢产物达峰浓度。该药在肝脏有广泛的首关效应，主要通过细胞色素 P450 同工酶 CYP3A4 代谢。脱甲基产生单-脱甲基西曲布明和双-脱甲基西布曲明（两者均有药理活性），接着发生羟化反应和结合反应成为无活性的代谢产物。蛋白结合率为 97%。血浆消除半衰期为 14～16h。消除主要以无活性代谢产物经尿排泄，部分经粪便排泄。

1. Hind ID, *et al.* Sibutramine pharmacokinetics in young and elderly healthy subjects. *Eur J Clin Pharmacol* 1999; **54:** 847–9.

用途和用法

西布曲明结构与苯丙胺（第2071页）相似，为 5-羟色胺和去甲肾上腺素再摄取抑制药，也对多巴胺再摄取有一定的抑制作用。西布曲明用于治疗肥胖症（第2069页）。该药也用于超重患者（体重指数大于或等于 27kg/m²），且存在，如高血压（参见上文**注意事项**）、糖尿病或高脂血症等危险因素。

盐酸西布曲明口服给药，初始剂量为每日 10mg，通常早晨服。不能耐受每日 10mg 的患者，可从每日 5mg 开始。若经过前 4 周的治疗，体重减轻不足 2kg（4 磅），应重新评价西布曲明的治疗。这一阶段，可增加至每日 15mg 的最大剂量，考虑药物对心率和血压的影响，治疗可能需要停止。研究表明，大多数在治疗最初的 4 周中没能显著减轻体重的患者，在接下来的治疗中也不易减轻体重。

1. Nisoli E, Carruba MO. A benefit-risk assessment of sibutramine in the management of obesity. *Drug Safety* 2003; **26:** 1027–48.
2. Vettor R, *et al.* Effect of sibutramine on weight management and metabolic control in type 2 diabetes: a meta-analysis of clinical studies. *Diabetes Care* 2005; **28:** 942–9.

制剂

专利制剂

Arg.: Aderan; Downtrat; Ipomex; Raductil†; Restrical; Sacietyl; Sertinal†; Sibu-Estirol†; Sibu-Tratobes†; ***Austral.:*** Reductil; ***Austria:*** Meridia†; Reductil†; ***Belg.:*** Reductil†; ***Braz.:*** Plenty; Reductil; Vazi; ***Canad.:*** Meridia†; ***Chile:*** Adisar; Atenix; Ipogras; Medixil; Mesura; Milical; Mintagras; Noducil; Reductil; Reduten; Saton; ***Cz.:*** Lindaxa†; Meridia†; ***Denm.:*** Reductil†; ***Fin.:*** Reductil†; ***Fr.:*** Sibutral†; ***Ger.:*** Reductil†; ***Gr.:*** Reductil†; ***Hong Kong:*** Reductil; ***Hung.:*** Lindaxa†; Reductil†; ***India:*** Obestat; ***Indon.:*** Maxislim; Reductil; ***Irl.:*** Reductil†; ***Israel:*** Reductil; ***Ital.:*** Ectiva†; Reductil†; ***Malaysia:*** Reductil; ***Mex.:*** Adelseril; Adelvag; Ectiva; Gea; Ifa-Certez; Raductil; Randism; Serotramin; Siruton; Tramentel; ***Neth.:*** Reductil†; ***Norw.:*** Reductil†; ***NZ:*** Reductil; ***Philipp.:*** Lesfat; Nobese; Reductil; Sibutrim; Zytrim; ***Pol.:*** Lindaxa†; Meridia†; Zelixa†; ***Port.:*** Egostar; Reductil†; Zelium†; ***Rus.:*** Lindaxa (Линдакса); Meridia (Меридиа); Reduksin (Редуксин); Slimia (Слимия); ***S.Afr.:*** Ciplatrim; Ectiva; Reductil; ***Singapore:*** Reductil; Slenfig; ***Spain:*** Reductil†; ***Swed.:*** Reductil†; ***Switz.:*** Reductil†; ***Thai.:*** Reductil; ***Turk.:*** Burna; Nadyak; Reductil; Zelium; ***UK:*** Reductil†; ***Ukr.:*** Lindaxa (Линдакса); Meridia (Меридиа); ***USA:*** Meridia†; ***Venez.:*** Milical; Reductil; Repentil; Vintix.

多组分制剂 ***Mex.:*** Redumed.

Tenamfetamine (*rINN*) ⊗替苯丙胺

MDA; Methylenedioxyamphetamine; 3,4-Methylenedioxyamphetamine; SKF-5; Ténamfétamine; Tenamfetaminum; Tenanfetamina. α-Methyl-3,4-methylenedioxyphenethylamine.

Тенамфетамин

$C_{10}H_{13}NO_2$ = 179.2.

CAS — 4764-17-4; 51497-09-7.

UNII — XJZ28FJ27W.

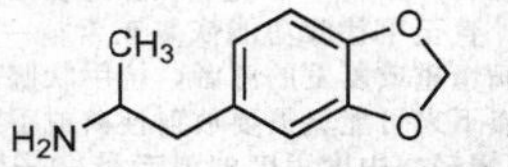

俗名 以下为各种形式的替苯丙胺的“俗名”（第vii页）或俚语：EA1299；Eve；Love Drug；Love Pill；MDMA；Mellow Drug of America。

简介

替苯丙胺为苯乙胺的复合物，结构与苯丙胺和麦司卡林相似，可致幻觉。易被滥用，并产生依赖性。以下为一些可被滥用的相似的化合物：

- brolamfetamine (4-bromo-2,5-dimethoxyamfetamine; bromo-DMA; bromo-DOM; 2,5-dimethoxy-4-bromoamfetamine; DOB)
- 4-bromo-2,5-dimethoxyphenylethylamine (2's; Afterburner; BDMPEA; Bees; Bromo; Bromo Mescaline; 2-CB; MFT; Nexus; Spectrum; Toonies; Venus)
- 2,5-dimethoxy-4-metamfetamine (DOM; 4-methyl-2,5-dimethoxyamfetamine; Serenity, Tranquillity and Peace; STP)
- 3,4-methylenedioxyethylamfetamine (Adam and eve; *N*-ethyltenamfetamine; Eve; MDE; MDEA; 3,4-methylenedioxyethamfetamine)
- *N*-hydroxy methylenedioxyamfetamine (*N*-hydroxytenamfetamine *N*-hydroxy MDA; 3,4-methylenedioxy-*N*-hydroxyamfetamine)
- methoxyamfetamine (Death; 4-methoxyamfetamine; *p*-methoxyamfetamine; PMA)
- methylenedioxymethamfetamine (Ecstasy) (见第2079页)
- 2,4,5-trimethoxyamfetamine (2,4,5-TMA; TMA; TMA-2)

大剂量时，替苯丙胺和那些相似化合物的不良反应及其处置与右苯丙胺相似（见第2074页）。这些药物的滥用可导致死亡。

以下为包括苯乙胺复合物在内的一些策划药（designer drugs）的评述。

1. Buchanan JF, Brown CR. 'Designer drugs': a problem in clinical toxicology. *Med Toxicol* 1988; **3:** 1–17.
2. Chesher G. Designer drugs—the "whats" and the "whys". *Med J Aust* 1990; **153:** 157–61.
3. Christophersen AS. Amphetamine designer drugs—an overview and epidemiology. *Toxicol Lett* 2000; **112-113:** 127–31.
4. Kraemer T, *et al.* Toxicokinetics of amphetamines: metabolism and toxicokinetic data of designer drugs, amphetamine, methamphetamine, and their N-alkyl derivatives. *Ther Drug Monit* 2002; **24:** 277–89.
5. Reneman L. Designer drugs: how dangerous are they? *J Neural Transm* 2003; **66** (suppl): 61–83.

Tesofensine (*rINN*) 替索芬辛

NS-2330; Tesofensina; Tésofensine; Tesofensinum. (1*R*,2*R*,3*S*,5*S*)-3-(3,4-Dichlorophenyl)-2-(ethoxymethyl)-8-methyl-8-azabicyclo[3.2.1]octane.

Тезофенсин

$C_{17}H_{23}Cl_2NO$ = 328.3.

CAS — 195875-84-4.

UNII — BLH9UKX9V1.

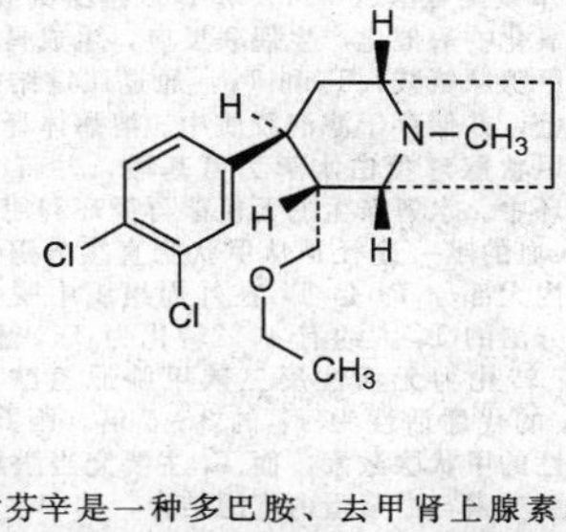

简介

替索芬辛是一种多巴胺、去甲肾上腺素和5-羟色胺再摄取抑制药，正在研究其控制肥胖的作用。

1. Astrup A, *et al.* Effect of tesofensine on bodyweight loss, body composition, and quality of life in obese patients: a randomised, double-blind, placebo-controlled trial. *Lancet* 2008; **372:** 1906–13.

甲状腺和抗甲状腺药物

甲状腺的主要作用是通过合成**甲状腺激素**，3，5，3′，5′-四-碘-L-甲腺原氨酸（左甲状腺素，L-甲状腺素，甲状腺素；T_4）和少量3，5，3′-三-碘-L-甲腺原氨酸（碘塞罗宁，L-三碘甲腺原氨酸，三碘甲腺原氨酸；T_3）来调节组织代谢。甲状腺激素同时也是婴、幼儿中枢神经系统发育、正常生长和骨骼成熟所必需的激素。

甲状腺激素的合成有赖于饮食中提供充足的碘。碘在胃肠道被还原为碘化物，很容易被肠道吸收，并主动转运到甲状腺内，经甲状腺过氧化物酶催化产生氧化反应。氧化的碘结合到甲状腺球蛋白的糖蛋白上，形成无活性的L-单碘酪氨酸（MIT）和L-双碘酪氨酸（DIT）。甲状腺过氧化物酶催化产生偶联反应，生成具有激素活性的碘化甲腺原氨酸，T_3和T_4，通过肽键结合到甲状腺球蛋白上，并储存于滤泡胶质中。溶酶体释放的蛋白水解酶把甲状腺球蛋白水解为氨基酸，并将T_3和T_4释放到循环中。水解产生的无机碘再循环利用。

T_4入血的唯一途径是从甲状腺直接分泌进入血循环，而体内大部分T_3是T_4在外周组织中脱去一个碘后产生。分泌的T_4大约有40%转化为T_3，另外40%左右的T_4转化为无活性反三碘甲腺原氨酸（反T_3；rT_3）。T_3的代谢活性为T_4的3～5倍。因此认为T_3是具有活性的甲状腺激素，而T_4主要充当激素原。

甲状腺激素与血浆蛋白广泛结合，其中主要与甲状腺结合球蛋白（TBG）相结合，但也与少部分与甲状腺结合前白蛋白（TBPA）或白蛋白结合。

甲状腺内的自身调节和下丘脑-垂体-甲状腺轴的调节机制维持**甲状腺激素的稳态**。当血浆中非结合型T_3和T_4浓度降低时，下丘脑分泌促甲状腺激素释放激素（protirelin；TRH，详见第2096页），刺激垂体前叶合成、释放促甲状腺激素（thyrotropin；TSH，详见第2097页）。TSH作用于甲状腺上的TSH受体，使T_3和T_4生成增多，使贮藏的甲状腺激素释放。当血中甲状腺激素的浓度升高时，继而抑制TSH，也可能抑制TRH的分泌。甲状功能正常一词用来指甲状腺本身功能正常，血中甲状腺激素的含量正常。

1. Ladenson PW, *et al.* American Thyroid Association guidelines for detection of thyroid dysfunction. *Arch Intern Med* 2000; **160:** 1573–5. Also available at: http://www.thyroid.org/professionals/publications/documents/GuidelinesdetectionThyDysfunc_2000.pdf (accessed 18/05/05)
2. Dayan CM. Interpretation of thyroid function tests. *Lancet* 2001; **357:** 619–24.

甲状腺肿和甲状腺结节

甲状腺肿是指甲状腺腺体增大。肿大可以是局部性的（单个甲状腺结节、腺瘤或囊肿所致），也可是广泛性的。这种情况的初期常常为弥漫性肿大，之后变为多发结节性。非毒性甲状腺肿可能伴有甲状腺功能减退（见下文）或甲状腺功能正常。毒性甲状腺肿的处理在甲状腺功能亢进部分中讨论。

非毒性甲状腺肿可能与激素产生过程中某些内在缺陷有关，或与诸如地方性甲状腺肿中饮食碘缺乏等外部因素有关（见**碘缺乏病**，第2091页）。甲状腺激素分泌减少导致垂体促甲状腺素（TSH）过量分泌，刺激甲状腺激素合成，但同时也引起甲状腺增生和肥大。如果对TSH反应超过了甲状腺激素合成的不足，患者出现甲状腺肿但甲状腺功能正常。如果对TSH代偿反应不足，则会呈甲状腺肿伴甲状腺功能减退。其他因素也能导致甲状腺肿，如自身抗体刺激甲状腺生长和甲状腺自主，即甲状腺功能不受TSH的调控。

处理甲状腺肿物总体目标是：

- 检测和治疗恶性肿瘤；
- 减轻甲状腺肿或预防甲状腺进一步肿大和缓解压迫症状；
- 维持甲状腺功能正常。

甲状腺结节临床评估的综述[1]显示细针抽吸活检能提供最准确的信息。美国指南认为这是甲状腺结节评估的必要部分[2]。超声检查也能评估结节大小、甲状腺肿的体积；虽不能区分良、恶性病变，但超声能鉴别囊肿、实性、囊实混合性结节。应用氟脱氧葡萄糖（^{18}F）正电子发射断层评估葡萄糖代谢鉴别恶性肿瘤，但此法不如细针抽吸活检经济。应用同位素放射性碘核素扫描可用来区分结节是否有功能（有功能结节几乎都是良性的），但放射性核素扫描不能精确地测定结节大小。

一旦确诊为**恶性病变**，常规处理过程是手术，接着给予左甲状腺素替代治疗（有关甲状腺癌治疗的进一步讨论见第641页）。

非毒性**良性单甲状腺结节**的治疗存在争议。对此类患者，多数人倾向单纯监测。另一种方法是采用左甲状腺素（少数用碘塞罗宁）抑制疗法。给予足以抑制TSH产生剂量的左甲状腺素，结节缩小，但这种疗法是否有效存有异议[3]。对7项研究的荟萃[4]分析提示左甲状腺素治疗有些益处，但对该药有反应的患者数相当少。另一项荟萃分析[5]（包括上述5项相同研究和1项新近的研究）均没有发现显著的治疗反应。作者结论是对单个良性甲状腺结节不推荐常规采用左甲状腺素抑制疗法，但对其中小的、实性结节的患者可能从此疗法中受益。美国指南[2]认为这种治疗通常应该避免，除非对于缺碘地区的年轻患者的甲状腺小结节，且明确没有甲状腺激素自主分泌者。左甲状腺素有可能导致骨质疏松危险[6]（见**对骨骼的影响**，第2092页）。虽然碘化钾的效果不如左甲状腺素[7]，且本身也有一些副作用[6]，但可用于替代左甲状腺素。乙醇注射硬化治疗可使结节实质缩小[2,8,9]，但存在疼痛，而且要求有娴熟的技术[1,2]。

左甲状腺素抑制疗法对**弥漫性**非毒性甲状腺肿患者有效，对**多结节性**甲状腺肿患者也可能有些益处。然而，多数大结节性甲状腺肿患者存在自主性甲状腺激素生产，对这种患者左甲状腺素治疗无益，甚至可导致临床甲状腺功能亢进症。放射性碘（^{131}I）与左甲状腺素相比更有效，更容易耐受[10]，对非毒性多结节性甲状腺肿患者来说，除手术疗法外，^{131}I治疗已成为一种可选择的方法[2,11]。

1. Hegedüs L. The thyroid nodule. *N Engl J Med* 2004; **351:** 1764–71.
2. Gharib H, *et al.* AACE/AME/ETA Task Force on Thyroid Nodules. American Association of Clinical Endocrinologists, Associazione Medici Endocrinologi, and European Thyroid Association Medical guidelines for clinical practice for the diagnosis and management of thyroid nodules: executive summary of recommendations. *Endocr Pract* 2010; **16:** 468–75. Full version: http://www.aace.com/pub/pdf/guidelines/ThyroidGuidelines.pdf (accessed 18/08/10)
3. Gharib H, Mazzaferri EL. Thyroxine suppressive therapy in patients with nodular thyroid disease. *Ann Intern Med* 1998; **128:** 386–94.
4. Zelmanovitz F, *et al.* Suppressive therapy with levothyroxine for solitary thyroid nodules: a double-blind controlled clinical study and cumulative meta-analyses. *J Clin Endocrinol Metab* 1998; **83:** 3881–5.
5. Castro MR, *et al.* Effectiveness of thyroid hormone suppressive therapy in benign solitary thyroid nodules: a meta-analysis. *J Clin Endocrinol Metab* 2002; **87:** 4154–9.
6. Blum M. Why do clinicians continue to debate the use of levothyroxine in the diagnosis and management of thyroid nodules? *Ann Intern Med* 1995; **122:** 63–4.
7. La Rosa GL, *et al.* Levothyroxine and potassium iodide are both effective in treating benign solitary cold nodules of the thyroid. *Ann Intern Med* 1995; **122:** 1–8.
8. Bennedbaek FN *et al.*. Effect of percutaneous ethanol injection therapy versus suppressive doses of L-thyroxine on benign solitary cold thyroid nodules: a randomized trial. *J Clin Endocrinol Metab* 1998; **83:** 830–5.
9. Bennedbaek FN, Hegedüs L. Percutaneous ethanol injection therapy in benign solitary solid cold thyroid nodules: a randomized trial comparing one injection with three injections. *Thyroid* 1999; **9:** 225–33.
10. Wesche MFT, *et al.* A randomized trial comparing levothyroxine with radioactive iodine in the treatment of sporadic nontoxic goiter. *J Clin Endocrinol Metab* 2001; **86:** 998–1005.
11. Nygaard B, *et al.* Radio iodine treatment of multinodular nontoxic goitre. *BMJ* 1993; **307:** 828–32.

甲状腺功能亢进症

甲状腺功能亢进症是指甲状腺功能亢进，导致激素过量分泌。虽然有人用"甲状腺毒症"一词表示甲状腺激素过多引起的效应，但甲状腺毒症和甲状腺功能亢进症二词可互换使用。甲状腺功能亢进症最常见的原因是Graves病（弥漫性毒性甲状腺肿）和单个或多个甲状腺结节过度活跃（毒性结节性甲状腺肿）。Graves病（或Basedow病）是一种自身免疫病，甲状腺刺激抗体与TSH受体结合，模拟长效TSH刺激作用。Graves病女性多发，易发生艾迪生病、1型糖尿病、恶性贫血者，有遗传易感性。碘和碘盐或含碘药物（如胺碘酮），也是引起甲状腺功能亢进和甲状腺功能减退的原因。

临床甲状腺功能亢进症有关临床表现主要有甲状腺肿、神经质、激动不安、震颤、心动过速或心房纤颤、体重减轻（尽管常常食欲增加）、情绪不稳定、肌肉无力、疲劳、怕热和多汗、大便次数增多。儿童生长加速。女性偶尔出现闭经或月经稀发，男性出现男性乳房发育。偶见黏多糖沉积于皮下导致非可凹性水肿（胫前黏液水肿）。

血TSH值降低和游离T_4或游离T_3浓度增高可确诊为原发甲状腺功能亢进症。甲状腺功能亢进时，负反馈作用使TSH降低，通过血清TSH测定可鉴别TSH分泌性垂体瘤导致甲状腺功能亢进。

亚临床甲状腺功能亢进症的特征是血甲状腺激素浓度正常，TSH浓度下降，无临床症状。报道亚临床甲状腺功能亢进症比亚临床甲状腺功能减退症少见。处理意见不一[1～6]。轻度亚临床甲状腺功能亢进症不推荐常规治疗；对存在心房纤颤或骨质疏松危险的患者给予治疗可能是有益[7]。为防止亚临床型的Graves病或毒性甲状腺甲状腺肿患者发展为临床型甲状腺功能亢进症而采取治疗也是合理的。

甲状腺功能亢进症的**治疗**主要有三种方法：药物疗法、放射性碘的使用和手术。

药物疗法 主要的**抗甲状腺药物**都是硫脲类衍生物，通过抑制甲状腺过氧化物酶阻止甲状腺激素的产生。卡比马唑（在英国）或甲巯咪唑（在美国）或丙硫氧嘧啶是最主要的治疗药物[8]。在某些情况下，考虑到丙硫氧嘧啶的肝毒性，优先选择卡比马唑或甲巯咪唑（见**丙硫氧嘧啶**项下**甲状腺功能亢进症**，第2095页）。抗甲状腺药物不能阻断已储存的甲状腺激素的释放。只有当储存的甲状腺激素耗尽之后，抗甲状腺药物才能使循环中甲状腺激素水平下降，出现临床疗效。此外，在外周组织中丙硫氧嘧啶还能抑制甲状腺素脱碘形成三碘甲腺原氨酸。抗甲状腺药物的免疫抑制功效存有争议[8]。

多数患者开始用一种抗甲状腺药物治疗；开始时服用大剂量，直至甲状腺功能恢复正常，一般在1～2月时间内。病情重或复发的患者，抗甲状腺药物治疗出现效果时，接下来可能就需要放射性碘或手术治疗（见下文），而病情轻、中度程度的患者最好采用低剂量抗甲状腺药物维持。维持治疗时间没有明确规定，但多数用药不少于1年（常常18个月），停药后接着观察是否能维持缓解[2,8～14]。50%～60%患者停药后某个阶段病情复发，常发生在停药后3～6个月，而不可预测[8]。有报道维持量的硫脲类药物加上左甲状腺素降低了Graves病的复发率[12,15]。但后续研究未发现相同的效果[13,16～19]。

另外一种维持治疗的方法是在维持最初大剂量的抗甲状腺药物的同时加用甲状腺激素。有人提出这种*阻断-替代疗法*有助于防治抗甲状腺药物单独使用导致的甲状腺功能减退。因为要用大剂量抗甲状腺药物，而只有少量的左甲状腺素可以通过胎盘[20,21]。因此，妊娠期间不应采用*阻断-替代疗法*。

β受体阻滞药或碘剂能迅速缓解甲状腺功能亢进症的症状[9,11]。β受体阻滞药一般在48h内起效。作为抗甲状腺药物短期辅助治疗药物，β受体阻滞药用于控制患有甲亢危象患者的严重的交感神经过度兴奋症状。甲状腺功能亢进伴有心衰时，β受体阻滞药的使用存有争议，因为该药有加重心衰的危险[22]。轻、中度甲状腺功能亢进症患者一般不需要使用β受体阻滞药。

甲状腺切除术患者术前准备，可给予碘和碘化物和抗甲状腺药物治疗7～14天（也见下文的**外科治疗**）；也可碘化物和β受体阻滞药联合使用。碘化物和抗甲状腺药物合用控制甲亢危象。应注意的是为防止偶联形成新的甲状腺激素并储存起来，应首先给予抗甲状腺药物[9]。

虽然锂制剂的临床使用价值有争议，但仍是试用于治疗甲状腺功能亢进症的药物[9]。还有用次氯酸钾或次氯酸钠等药物，它们能增加机体对抗甲状腺药物的反应性，也可用于碘引起的甲状腺功能亢进症[23]。

药物治疗未能完全缓解患者应考虑放射性碘或手术切除疗法。

放射性碘疗法 口服^{131}碘化钠中的^{131}碘，破坏甲状腺中的功能细胞，可治疗甲状腺功能亢进症。该疗法越来越多作为初始治疗方法[9,12,20,24,25]，尤其是在美国[6,26]。本法也可用于对抗甲状腺药物疗法不反应或抗甲状腺药物治疗后复发的患者[2,10]。

为避免甲亢危象的发生，提倡放射性碘治疗前使用抗甲状腺药物治疗2～8周。不是所有患者都必须这样做[9,20,24]，但老年人或重症甲亢患者或有心脏症状的患者应接受抗甲状腺治疗[6]。在年轻患者中，接受抗甲状腺药预治疗在停药时有病情加重危险[27]。虽然有些人认为此法不是必需的[9]，但它已成为标准化治疗方案，即放射性碘治疗前2～4天停药以增加放射性治疗的效果。荟萃分析表明，在放射碘治疗前后1周应用抗甲状腺药物治疗可降低放射碘治疗的效果，增加治疗失败的风险[28]。虽然认为丙硫氧嘧啶较甲巯咪唑更易出现对放射碘治疗反应差的情况[8]，但并未被荟萃分析证实[28]。对于复治患者，提倡增加放射碘剂量[24]。代替抗甲状腺药物，可预先给予β受体阻滞药作为放射性碘疗法的辅助治疗的方法[6,9,11,20,24]。

达到甲状腺功能正常所需的放射性碘剂量很难估计，没有最佳的统一剂量方案[2,11,24]。放射碘治疗后需要10周时间才能出现临床疗效，因此在此期间应同时使用抗甲状腺药物。一般认为放射碘不增加癌变作用[9,24,29]或也不存在致畸[20]的危险。但妊娠或哺乳期间禁用放射碘治疗[6]。人们最不想见的放射碘的作用是甲状腺功能减退。所有患者均需要长期随诊，并可能需要左甲状腺素替代治疗[6]。放射碘疗法后给予碘有助于恢复正常的甲状腺功能[9]。吸烟加重突眼[20,25]，放射碘疗法是否加重Graves眼病尚存争议[9,30,31]。队列研究发现，放射碘治疗甲状腺功能亢进患者的眼病发生增加[32,33]，然而，一旦给予甲状腺素替代治疗临床甲状腺功能减退（放射碘疗法所致），这种危险性就消失。作者认为这些发现强烈支持治疗甲状腺功能亢进症给予的有限量放射碘就可引起临床甲状腺功能减退症。放射碘疗法后应及时治疗亚临床甲状腺功能减退症[33]。

手术治疗　常用于严重甲状腺功能亢进患者或甲状腺极度肿大或单个结节患者。首先使用抗甲状腺药物使甲状腺功能恢复正常，然后术前给予碘剂7～14天以减少甲状腺的血流量。也可以使用β受体阻滞药和碘剂作术前准备的替代方法。但是，术前使用碘剂可能没有任何益处是一个共识[1]。术后可能需要左甲状腺素替代治疗。

动脉栓塞　有些患者不能或不接受治疗甲状腺功能亢进症的上述三种方法。可选用甲状腺动脉栓塞术，与甲状腺次全切除术效果类似[34]。

如果甲状腺功能亢进未治疗或未得到控制，可使**妊娠**复杂化，对围生期可产生不良影响[21,35,36]。在整个妊娠期间，甲状腺功能亢进症的治疗是选用最小剂量的抗甲状腺药物来维持甲状腺功能在正常边缘。由于其他治疗的先天缺损的报道，治疗通常选择丙硫氧嘧啶[21,36,37]。但美国注册药品信息报道了与应用丙硫氧嘧啶相关的母体及新生儿肝损害以及死亡的病例。由于肝损害的风险，丙硫氧嘧啶仅被荐用于妊娠的头3个月。而其他的抗甲状腺药物（如甲巯咪唑），建议在妊娠后期使用[38]。有时妊娠晚期可停用抗甲状腺药物[8,20,25,26]。妊娠期间抗甲状腺药物治疗可能引起胎儿或新生儿甲状腺功能减退伴或不伴甲状腺肿，这种危险性似乎与药物剂量无关[21,35]，但而这种状况可能会掩盖新生儿甲状腺功能亢进[35]（见下文）。

妊娠期间，抗甲状腺药物未能使甲状腺功能亢进症状得以控制时，提示需要手术治疗。手术常常被推迟到妊娠中期进行[21,35,36,39]。妊娠期间禁用碘化物、放射碘[6,21,35,36,39]和阻断-替代疗法[20,21,26,35]。

新生儿甲状腺功能亢进症罕见，为甲状腺刺激免疫球蛋白通过胎盘所致，应该采用抗甲状腺药物、碘化物治疗，并对心血管并发症给予适当的处理[40]。

甲亢危象（也称为甲状腺危象，甲状腺毒症危象）是甲状腺功能亢进的危重状态，应急诊治疗。甲亢危象常突发起病，与某些诱因有关，如甲状腺切除术前或放射碘治疗前准备不充分，未确诊甲状腺功能亢进患者发生感染。最常见临床表现为高热、心率明显加快，其他临床表现包括心房纤颤、心衰、休克、躁动、震颤、恐惧、痴呆、木僵、昏迷、腹痛、腹泻、呕吐、黄疸和肝肿大。治疗包括大剂量抗甲状腺药物，病情减轻后逐渐减量；β受体阻滞药和碘剂控制心血管症状，阻止储存于甲状腺内的甲状腺激素的释放和对症治疗。

Graves眼病的临床表现可能不与全身性甲状腺功能亢进症的那些临床表现伴随发生。Graves眼病是Graves病特征性的免疫异常的临床表现[41]。

Graves眼病时，眼外肌水肿和炎症，导致突眼即眼球突出和复视。极少数患者可出现视盘水肿、视力丧失。治疗效果一般不理想，眼部体征存在时间也不清楚[42]。控制甲状腺功能亢进是否可改善眼部症状，意见不一[41]。放射碘治疗是否加重Graves眼病，报道结果不一[6,9,20,24,30,31]，但一些人更愿在眼病活动期不用放射碘治疗[1]。多数甲状腺功能亢进伴轻度眼病者不需要特殊治疗；应适当处理干眼（第1959页）。有证据指示糖皮质激素对Graves眼病，特别是刚发病的中、重度患者有效。糖皮质激素和球后放疗有联合功效，联合治疗有效，如果有球后放疗的禁忌证存在时，采用环孢菌素和口服糖皮质激素治疗也是有效的治疗方法[43]。如果患者对上述治疗均不反应、或不能耐受药物的不良反应或视神经受压严重，视力受到影响则需要手术减压。

1. Vanderpump MPJ, *et al.* Consensus statement for good practice and audit measures in the management of hypothyroidism and hyperthyroidism. *BMJ* 1996; **313:** 539–44.
2. Gittoes NJL, Franklyn JA. Hyperthyroidism: current treatment guidelines. *Drugs* 1998; **55:** 543–53.
3. Helfand M, Redfern CC. American College of Physicians. Screening for thyroid disease: an update. *Ann Intern Med* 1998; **129:** 144–58. Correction. *ibid.*; **130:** 246. Also available at: http://www.annals.org/cgi/content/full/129/2/144.full.pdf+html (accessed 23/03/09)
4. Papi G, *et al.* A clinical and therapeutic approach to thyrotoxicosis with thyroid-stimulating hormone suppression only. *Am J Med* 2005; **118:** 349–61.
5. Gharib H, *et al.* Subclinical thyroid dysfunction: a joint statement on management from the American Association of Clinical Endocrinologists, the American Thyroid Association, and the Endocrine Society. *J Clin Endocrinol Metab* 2005; **90:** 581–5. Also available at: http://jcem.endojournals.org/cgi/reprint/90/1/581.pdf (accessed 23/03/09)
6. AACE Thyroid Task Force. American Association of Clinical Endocrinologists medical guidelines for clinical practice for the evaluation and treatment of hyperthyroidism and hypothyroidism. *Endocr Pract* 2002; **8:** 457–69. Amended 2006 version available at: http://www.aace.com/pub/pdf/guidelines/hypo_hyper.pdf (accessed 19/08/10)
7. Surks MI, *et al.* Subclinical thyroid disease: scientific review and guidelines for diagnosis and management. *JAMA* 2004; **291:** 228–38.
8. Cooper DS. Antithyroid drugs. *N Engl J Med* 2005; **352:** 905–17.
9. Klein I, *et al.* Treatment of hyperthyroid disease. *Ann Intern Med* 1994; **121:** 281–8.
10. Cheetham TD, *et al.* Treatment of hyperthyroidism in young people. *Arch Dis Child* 1998; **78:** 207–9.
11. Franklyn J. Thyrotoxicosis. *Prescribers' J* 1999; **39:** 1–8.
12. Topliss DJ, Eastman CJ. Diagnosis and management of hyperthyroidism and hypothyroidism. *Med J Aust* 2004; **180:** 186–93.
13. Cooper DS. Antithyroid drugs in the management of patients with Graves' disease: an evidence-based approach to therapeutic controversies. *J Clin Endocrinol Metab* 2003; **88:** 3474–81.
14. Abraham P, *et al.* Antithyroid drug regimen for treating Graves' hyperthyroidism. Available in The Cochrane Database of Systematic Reviews; Issue 1. Chichester: John Wiley; 2010 (accessed 18/08/10).
15. Hashizume K, *et al.* Administration of thyroxine in treated Graves' disease: effects on the level of antibodies to thyroid-stimulating hormone receptors and on the risk of recurrence of hyperthyroidism. *N Engl J Med* 1991; **324:** 947–53.
16. Tamai H, *et al.* Lack of effect of thyroxine administration on elevated thyroid stimulating hormone receptor antibody levels in treated Graves' disease patients. *J Clin Endocrinol Metab* 1995; **80:** 1481–4.
17. Hershman JM. Does thyroxine therapy prevent recurrence of Graves' hyperthyroidism? *J Clin Endocrinol Metab* 1995; **80:** 1479–80.
18. McIver B, *et al.* Lack of effect of thyroxine in patients with Graves' hyperthyroidism who are treated with an antithyroid drug. *N Engl J Med* 1996; **334:** 220–4.
19. Rittmaster RS, *et al.* Effect of methimazole, with or without L-thyroxine, on remission rates in Graves' disease. *J Clin Endocrinol Metab* 1998; **83:** 814–18.
20. Weetman AP. Graves' disease. *N Engl J Med* 2000; **343:** 1236–48.
21. Atkins P, *et al.* Drug therapy for hyperthyroidism in pregnancy: safety issues for mother and fetus. *Drug Safety* 2000; **23:** 229–244.
22. Ko GTC, *et al.* Should β-blocking agents be used in thyrotoxic heart disease? *Med J Aust* 1995; **162:** 426–7.
23. Wolff J. Perchlorate and the thyroid gland. *Pharmacol Rev* 1998; **50:** 89–105.
24. Kaplan MM, *et al.* Treatment of hyperthyroidism with radioactive iodine. *Endocrinol Metab Clin North Am* 1998; **27:** 205–23.
25. Woeber KA. Update on the management of hyperthyroidism and hypothyroidism. *Arch Intern Med* 2000; **160:** 1067–71.
26. Cooper DS. Hyperthyroidism. *Lancet* 2003; **362:** 459–68.
27. Burch HB, *et al.* Discontinuing antithyroid drug therapy before ablation with radioiodine in Graves disease. *Ann Intern Med* 1994; **121:** 553–9.
28. Walter MA, *et al.* Effects of antithyroid drugs on radioiodine treatment: systematic review and meta-analysis of randomised controlled trials. *BMJ* 2007; **334:** 514–17.
29. Ron E, *et al.* Cancer mortality following treatment for adult hyperthyroidism. *JAMA* 1998; **280:** 347–55.
30. Tallstedt L, *et al.* Occurrence of ophthalmopathy after treatment for Graves' hyperthyroidism. *N Engl J Med* 1992; **326:** 1733–8.
31. Bartalena L, *et al.* Relation between therapy for hyperthyroidism and the course of Graves' ophthalmopathy. *N Engl J Med* 1998; **338:** 73–8.
32. Franklyn JA, *et al.* Mortality after the treatment of hyperthyroidism with radioactive iodine. *N Engl J Med* 1998; **338:** 712–18.
33. Franklyn JA, *et al.* Thyroid function and mortality in patients treated for hyperthyroidism. *JAMA* 2005; **294:** 71–80.
34. Xiao H, *et al.* Arterial embolization: a novel approach to thyroid ablative therapy for Graves' disease. *J Clin Endocrinol Metab* 2002; **87:** 3583–9.
35. Girling JC. Thyroid disease in pregnancy. *Hosp Med* 2000; **61:** 834–40.
36. Abalovich M, *et al.* Management of thyroid dysfunction during pregnancy and postpartum: an Endocrine Society Clinical Practice Guideline. *J Clin Endocrinol Metab* 2007; **92** (suppl): S1–S47. Also published in: *Thyroid* 2007; **17:** 1159–67. Also available at: http://www.endo-society.org/guidelines/final/upload/Clinical-Guideline-Management-of-Thyroid-Dysfunction-during-Pregnancy-Postpartum.pdf (accessed 29/12/08)
37. Chattaway JM, Klepser TB. Propylthiouracil versus methimazole in treatment of Graves' disease during pregnancy. *Ann Pharmacother* 2007; **41:** 1018–22.
38. Cooper DS, Rivkees SA. Putting propylthiouracil in perspective. *J Clin Endocrinol Metab* 2009; **94:** 1881–2.
39. Masiukiewicz US, Burrow GN. Hyperthyroidism in pregnancy: diagnosis and treatment. *Thyroid* 1999; **9:** 647–52.
40. Ogilvy-Stuart AL. Neonatal thyroid disorders. *Arch Dis Child Fetal Neonatal Ed* 2002; **87:** F165–F171.
41. Char DH. Thyroid eye disease. *Br J Ophthalmol* 1996; **80:** 922–6.
42. Fleck BW, Toft AD. Graves' ophthalmopathy. *BMJ* 1990; **300:** 1352–3.
43. Hart RH, Perros P. Glucocorticoids in the medical management of Graves' ophthalmopathy. *Minerva Endocrinol* 2003; **28:** 223–31.

甲状腺功能减退症

甲状腺功能减退症是由于甲状腺激素不足导致的临床综合征，女性为主，中老年女性更常见。甲状腺功能减退症的临床表现主要是由代谢减慢或黏多糖积聚于皮下组织和声带周围所致。常见临床表现包括无力、疲乏、无生气、生理和心理缓慢、体重增加、气喘、皮下组织特别是眼周围皮下组织常发生非可凹性水肿；能发生月经紊乱、高脂血症、便秘；虽有甲状腺细胞破坏，但可出现甲状腺肿。

黏液水肿一词多数指重度或极度甲状腺功能减退症。最严重患者，表现为进行性嗜睡，反应迟钝、伴怕冷和心动过缓，直至昏迷状态，通常称为甲状腺功能减退性昏迷或黏液水肿昏迷（见下文）。

未经治疗的儿童甲状腺功能减退导致生长和智力发育受限。地方性克汀病是母亲碘缺乏导致甲状腺激素产生不足，进而导致胎儿碘缺乏，甲状腺激素产生不足（见**碘缺乏疾病**，第2091页）。

甲状腺功能减退症通常是由于原发于甲状腺功能异常所致功能减退。碘摄入充足地区，自身免疫性淋巴细胞性甲状腺炎是甲状腺功能减退症最常见的原因，包括两种类型：**桥本甲状腺炎**伴甲状腺肿，**特发性**或**原发性黏液水肿**（**萎缩性甲状腺炎**）不伴甲状腺肿大。碘过量或碘缺乏也可导致甲状腺功能减退症。碘或碘盐或含碘药物（如胺碘酮）摄入过多、抑制甲状腺激素合成药物（如锂制剂）也是导致甲状腺功能减退的原因之一。有些甲状腺功能减退症由下丘脑或垂体疾病所致。

尽管甲状腺功能减退症许多症状为非特异性，但上临床**诊断**仍十分重要。生化测定可确诊[1~3]。促甲状腺素（TSH）值升高和游离 T_4 和 T_3 浓度降低提示原发性甲状腺功能减退症。促甲状腺激素释放激素和促甲状腺素用于甲状腺功能减退症的鉴别诊断。

亚临床甲状腺功能减退症是甲状腺激素浓度正常，TSH浓度升高，而无临床症状。亚临床甲状腺功能减退症患者如果有抗甲状腺过氧化物酶或微粒体抗体，发生临床甲状腺功能减退危险较大。对其危险的识别尚无好的方法[2]。

针对甲状腺功能减退症**治疗**比较容易，左甲状腺素终生替代治疗[1,2,4~7]。虽然甲状腺产生 T_3（三碘甲腺原氨酸）和 T_4（甲状腺素），但 T_3 主要是循环中的 T_4 经外周脱去单个碘产生的。因此单独给予左旋甲状腺素治疗就足够了。含碘塞罗宁和左甲状腺素的混合制剂或干甲状腺激素提取物可能导致血清 T_3 浓度升高和甲状腺毒症症状。然而，重度甲状腺功能减退状态，像黏液水肿昏迷（见下文），碘塞罗宁在初始治疗可以快速起效。治疗初始阶段应确保甲状腺替代治疗在纠正甲状腺激素的不足而不超量。做到此点最好的方法就是监测激素的浓度。替代治疗的目标是使TSH值正常，伴有 T_4 值正常或轻度升高[2,5]。

有关亚临床甲状腺功能减退采用左甲状腺素有不同的意见。如果存在甲状腺氧化酶抗体，或TSH水平大于10mU/L，建议治疗[2~4,7,8]。如果TSH水平在5到10mU/L伴有甲状腺肿或抗体（或两者）存在时，有人也建议治疗[7]。

母体甲状腺功能减退可增加不良妊娠结局的风险，如流产、早产以及胎儿发育受损。虽然**妊娠**期间抗甲状腺抗体滴度可以下降，但有些患者可能需要逐步增加左甲状腺素的剂量[9,10]。因此推荐监测甲状腺功能[1,2,4]；现在倡导至少6周监测一次甲状腺功能[7,8,11,12]。

先天性甲状腺功能减退症的诊断（新生儿甲状腺功能减退症）目前最常见的是新生儿筛查中发现的[13,14]。为使甲状腺功能减退对身心发育的影响降到最低，需要早期足量的左甲状腺素治疗，应尽可能出生后就开始，并定期评估[13~15]。然而，公认的是在那些诊断患有严重甲状腺功能减退症的患者中，会遗留一些小缺陷和不协调之处，虽然它们轻微得不足以影响到正常的生活[16]。

甲状腺功能减退性（黏液水肿）昏迷是一种医学急症，需要立即处理。虽然有些中心使用静脉左甲状腺素，但因为三碘甲腺原氨酸起效迅速，通常静脉注射三碘甲腺原氨酸，也可经鼻胃途径给药。其他治疗包括静脉给予氢化考的松（因为右肾上腺皮质功能不全的可能）和静脉补液（为维持血浆葡萄糖和电解质浓度），辅助通气和氧气支持呼吸功能。甲状腺功能减退性昏迷患者预后差，即使接受了治疗，死亡率仍50%左右。

1. Singer PA, *et al.* American Thyroid Association. Treatment guidelines for patients with hyperthyroidism and hypothyroidism. *JAMA* 1995; **273:** 808–12. Also available at: http://www.thyroid.org/professionals/publications/documents/GuidelinesHyperHypo_1995.pdf (accessed 18/05/05)
2. Lindsay RS, Toft AD. Hypothyroidism. *Lancet* 1997; **349:** 413–17. Correction. *ibid.*; 1023.
3. Woeber KA. Update on the management of hyperthyroidism and hypothyroidism. *Arch Intern Med* 2000; **160:** 1067–71.
4. Vanderpump MPJ, *et al.* Consensus statement for good practice and audit measures in the management of hypothyroidism and hyperthyroidism. *BMJ* 1996; **313:** 539–44.
5. Toft AD. Thyroxine therapy. *N Engl J Med* 1994; **331:** 174–80.
6. Roberts CGP, Ladenson PW. Hypothyroidism. *Lancet* 2004; **363:** 793–803.
7. AACE Thyroid Task Force. American Association of Clinical Endocrinologists medical guidelines for clinical practice for the evaluation and treatment of hyperthyroidism and hypothyroidism. *Endocr Pract* 2002; **8:** 457–69. Amended 2006 version available at: http://www.aace.com/pub/pdf/guidelines/hypo_hyper.pdf (accessed 19/08/10)
8. Surks MI, *et al.* Subclinical thyroid disease: scientific review and guidelines for diagnosis and management. *JAMA* 2004; **291:** 228–38.
9. Drake WM, Wood DF. Thyroid disease in pregnancy. *Postgrad Med J* 1998; **74:** 583–6.
10. Alexander EK, *et al.* Timing and magnitude of increases in levothyroxine requirements during pregnancy in women with hypothyroidism. *N Engl J Med* 2004; **351:** 241–9.
11. Abalovich M, *et al.* Management of thyroid dysfunction during pregnancy and postpartum: an Endocrine Society Clinical Practice Guideline. *J Clin Endocrinol Metab* 2007; **92** (suppl): S1–S47. Also published in: *Thyroid* 2007; **17:** 1159–67. Also available at: http://www.endo-society.org/guidelines/final/upload/Clinical-Guideline-Management-of-Thyroid-Dysfunction-during-Pregnancy-Postpartum.pdf (accessed 29/12/08)
12. Glinoer D, Abalovich M. Unresolved questions in managing hypothyroidism during pregnancy. *BMJ* 2007; **335:** 300–302.
13. LaFranchi S. Congenital hypothyroidism: etiologies, diagnosis, and management. *Thyroid* 1999; **9:** 735–40.
14. Rose SR, *et al.* American Academy of Pediatrics. American Thyroid Association. Lawson Wilkins Pediatric Endocrine Society. Update of newborn screening and therapy for congenital hypothyroidism. *Pediatrics* 2006; **117:** 2290–2303. Available at: http://pediatrics.aappublications.org/cgi/reprint/117/6/2290 (accessed 29/12/08)
15. Hopwood NJ. Treatment of the infant with congenital hypothyroidism. *J Pediatr* 2002; **141:** 752–4.
16. Rovet JF. Congenital hypothyroidism: long term outcome. *Thyroid* 1999; **9:** 741–8.

Benzylthiouracil 苄硫氧嘧啶

Benciltiouracilo. 6-Benzyl-2,3-dihydro-2-thioxopyrimidin-4(1*H*)-one; 6-Benzyl-2-mercaptopyrimidin-4-ol; 6-Benzyl-2-thiouracil.

Бензилтиоурацил

$C_{11}H_{10}N_2OS$ = 218.3.

CAS — 33086-27-0; 6336-50-1.

ATC — H03BA03.

ATC Vet — QH03BA03.

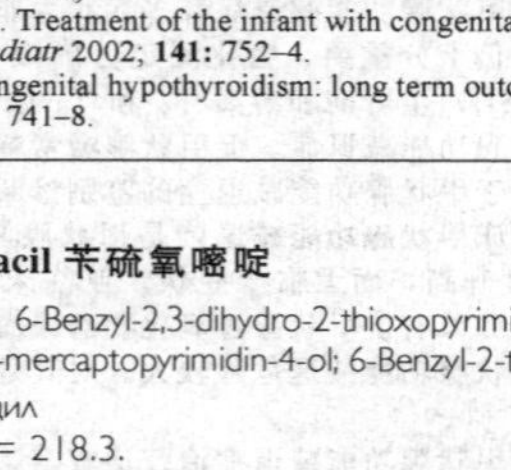

简介

苄硫氧嘧啶是硫脲类抗甲状腺药。治疗甲状腺功能亢进症（第2086页），初始口服剂量为每日150～200mg，逐渐减至维持剂量每日100mg；分次给药，最好随餐服用。

卟啉病 有人认为苄硫氧嘧啶在患卟啉病的患者中使用不安全，虽然对卟啉致病性的研究存在着矛盾的实验证据。

制剂

专利制剂

Fr.: Basdene.

Carbimazole (*BAN*, *rINN*) 卡比马唑

Carbimazol; Carbimazolum; Karbimatsoli; Karbimazol; Karbimazolas. Ethyl 3-methyl-2-thioxo-4-imidazoline-1-carboxylate.

Карбимазол

$C_7H_{10}N_2O_2S$ = 186.2.

CAS — 22232-54-8.

ATC — H03BB01.

ATC Vet — QH03BB01.

UNII — 8KQ660G60G.

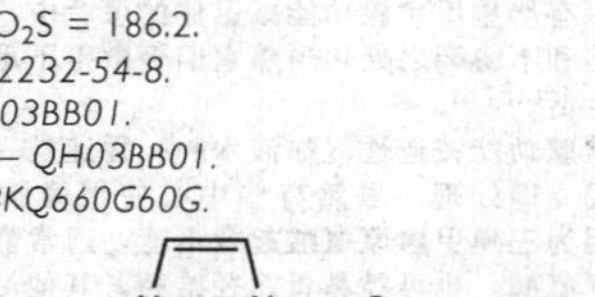

Pharmacopoeias. In *Chin.* and *Eur.* (see p.vii).

Ph. Eur. 6. 8 (Carbimazole) 白色或黄白色结晶性粉末。微溶于水；可溶于乙醇和丙酮。

不良反应和注意事项

卡比马唑及其他硫脲类抗甲状腺药的不良反应最常发生在开始治疗后的最初8周内。最常见的一些轻微不良反应有恶心和呕吐、胃肠道不适、头痛、关节痛、皮疹和瘙痒。还有脱发的报道。

可能发生骨髓抑制并常见白细胞轻度减少。粒细胞缺乏症是与这类药相关联的最严重的不良反应，该病很少发生。应该告知患者或其看护者如何识别这种毒性，并建议他们如果发生口腔溃疡或咽喉肿痛、发热、擦伤、身体不适或者非特异性疾病时，应立即寻求医疗救护。应该进行全血细胞计数检查，如果有任何临床或实验室证据证明发生中性粒细胞减少，应当立即停药。发生再生障碍性贫血或单独的血小板过低的报道极少，低凝血酶原血症也极少报道。

在服用硫脲类抗甲状腺药的患者中有几例发生肝损害的报道，其中最常见的是黄疸；对肝功能造成损害时应当停药。

应用硫脲类抗甲状腺化合物有时会观察到其他不良反应，包括发热、狼疮样综合征、肌病、血管炎和肾炎以及味觉障碍。如果患者发生肌痛，应该测量肌酸磷酸激酶值。

抗甲状腺药过量可能引起甲状腺功能减退症和甲状腺肿。妊娠期高剂量用药可能导致胎儿甲状腺功能减退症和甲状腺肿（详见下文**妊娠**）。

上述多种不良反应与免疫机制有关，并且在硫脲类抗甲状腺药之间可能存在交叉过敏反应。

哺乳 在母亲接受治疗期间哺乳的安全性在一定程度上取决于药物分布到乳汁中的剂量。硫脲类抗甲状腺药可能要谨慎应用于哺乳期妇女；应严密监测新生儿生长发育和婴幼儿的甲状腺功能，使用最低有效剂量的药物。

丙硫氧嘧啶比卡比马唑或甲巯咪唑更适用，因为该药不易进入乳汁中[1～3]。在一项对哺乳期母亲每日服用750mg丙硫氧嘧啶治疗Graves病的小样本研究中[4]，没有观察到对婴儿甲状腺状态有不良反应。

甲巯咪唑能自由进入乳汁，血浆乳汁比接近于1[3,5]。由于母亲应用一定剂量的卡比马唑（或者甲巯咪唑）后2～4h才达到浓度高峰，因此将服药后2～4h的乳汁挤出后丢弃不用，将使婴儿摄入的甲巯咪唑大幅度减少[6]。两项研究发现，在母亲用甲巯咪唑治疗的6个月[7]～1年[8]的母乳喂养的婴儿中，没有关于甲状腺功能[7,8]、甲状腺激素水平[7]或者体格和智能发育的不良反应。推荐每日母亲最大用药剂量为甲巯咪唑10mg[3]、卡比马唑15mg和丙硫氧嘧啶150mg[9]，虽然曾在一年的治疗中的第1个月给予患甲状腺毒症的哺乳期妇女甲巯咪唑20～30mg，却未观察到对其母乳喂养的婴儿的甲状腺功能的不良反应[10]。除提出使用卡巴西平可能导致甲状腺肿外，American Academy of Pediatrics认为使用全部3种药物与哺乳可以相容[11]。

1. Kampmann JP, *et al.* Propylthiouracil in human milk: revision of a dogma. *Lancet* 1980; **i:** 736–8.
2. Johansen K, *et al.* Excretion of methimazole in human milk. *Eur J Clin Pharmacol* 1982; **23:** 339–41.
3. Cooper DS. Antithyroid drugs: to breast-feed or not to breast-feed. *Am J Obstet Gynecol* 1987; **157:** 234–5.
4. Momotani N, *et al.* Thyroid function in wholly breast-feeding infants whose mothers take high doses of propylthiouracil. *Clin Endocrinol (Oxf)* 2000; **53:** 177–81.
5. Cooper DS, *et al.* Methimazole pharmacology in man: studies using a newly developed radioimmunoassay for methimazole. *J Clin Endocrinol Metab* 1984; **58:** 473–9.
6. Rylance GW, *et al.* Carbimazole and breastfeeding. *Lancet* 1987; **i:** 928.
7. Azizi F. Effect of methimazole treatment of maternal thyrotoxicosis on thyroid function in breast-feeding infants. *J Pediatr* 1996; **128:** 855–8.
8. Azizi F, *et al.* Thyroid function and intellectual development of infants nursed by mothers taking methimazole. *J Clin Endocrinol Metab* 2000; **85:** 3233–8.
9. Lamberg B-A, *et al.* Antithyroid treatment of maternal hyperthyroidism during lactation. *Clin Endocrinol (Oxf)* 1984; **21:** 81–7.
10. Azizi F, Hedayati M. Thyroid function in breast-fed infants whose mothers take high doses of methimazole. *J Endocrinol Invest* 2002; **25:** 493–6.
11. American Academy of Pediatrics. The transfer of drugs and other chemicals into human milk. *Pediatrics* 2001; **108:** 776–89. [Retired May 2010] Correction. *ibid.*; 1029. Also available at: http://aappolicy.aappublications.org/cgi/content/full/pediatrics%3b108/3/776 (accessed 18/05/05)

对血液的影响 虽然认为白细胞减少是硫脲类抗甲状腺药常见的不良反应，在用药患者中的发病可达四分之一，但通常不严重，随着治疗的继续，情况可以改善[1]。

粒细胞缺乏症危害更严重，有报道欧洲患者发病率为0.03%[2]，而他们大多是应用卡比马唑来治疗的。然而，有报道在应用甲巯咪唑的地方发生率更高(0.4%)[3,4]。致死病例也曾有报道[1,2,4,5]。虽然有人提出与应用硫脲类抗甲状腺药相关的粒细胞缺乏症是由直接毒性作用导致的，但是一般认为其是由免疫机制介导的[1,6]。粒细胞缺乏症通常发病迅速，而对全血细胞计数的监测并不是总有预示价值[3]；因而没有必要进行常规监测[2]。粒细胞缺乏症可发生在再次接受丙硫氧嘧啶治疗的患者中，而他们在第一个疗程中没有该并发症的出现[7]。有限的证据表明粒细胞缺乏症更常见于应用剂量较高和年龄较大的患者中。然而，这一点还没得到最后证实[1]。事实上，有报道在标准起始剂量的卡比马唑治疗过程中，也可出现威胁生命的粒细胞缺乏和肝功能损害[8]。

有一些关于抗甲状腺药造成**再生障碍性贫血**的病例报道，但是与药物使用相关的过度的危险性还是很低的[6,9]，而且曾报道在停用抗甲状腺药后会得到完全恢复。免疫机制可能也参与其发病。

卡比马唑能够造成**溶血性贫血**[10]。这种情况是卡比马唑所特有的免疫反应，未证明应用甲巯咪唑能发生此反应。

在极少数情况下，服用丙硫氧嘧啶的患者会发生凝血酶原值的减少和出血[10～13]。1名患者的出血与丙硫氧嘧啶诱导的**血小板减少**有关[14]。

1. Bartalena L *et al.* Adverse effects of thyroid hormone preparations and antithyroid drugs. *Drug Safety* 1996; **15:** 53–63.
2. CSM/MCA. Reminder: agranulocytosis with antithyroid drugs. *Current Problems* 1999; **25:** 3.
3. Tajiri J, *et al.* Antithyroid drug-induced agranulocytosis: the usefulness of routine white blood cell count monitoring. *Arch Intern Med* 1990; **150:** 621–4.
4. Anonymous. Elaboration: drug-induced agranulocytosis–monitoring antithyroid treatment. *Drug Ther Bull* 1997; **35:** 88.
5. Anonymous. Drug-induced agranulocytosis. *Drug Ther Bull* 1997; **35:** 49–52.
6. International Agranulocytosis and Aplastic Anaemia Study. Risk of agranulocytosis and aplastic anaemia in relation to use of antithyroid drugs. *BMJ* 1988; **297:** 262–5.
7. Shiran A, *et al.* Propylthiouracil-induced agranulocytosis in four patients previously treated with the drug. *JAMA* 1991; **266:** 3129–30.
8. Vilchez FJ, *et al.* Concomitant agranulocytosis and hepatotoxicity after treatment with carbimazole. *Ann Pharmacother* 2006; **40:** 2059–63.
9. Bishara J. Methimazole-induced aplastic anemia. *Ann Pharmacother* 1996; **30:** 684.
10. Salama A, *et al.* Carbimazole-induced immune haemolytic anaemia: role of drug-red blood cell complexes for immunization. *Br J Haematol* 1988; **68:** 479–82.
11. D'Angelo G, Le Gresley LP. Severe hypoprothrombinaemia after propylthiouracil therapy. *Can Med Assoc J* 1959; **81:** 479–81.
12. Naeye RL, Terrien CM. Hemorrhagic state after therapy with propylthiouracil. *Am J Clin Pathol* 1960; **34:** 254–7.
13. Gotta AW, *et al.* Prolonged intraoperative bleeding caused by propylthiouracil-induced hypoprothrombinemia. *Anesthesiology* 1972; **37:** 562–3.
14. Ikeda S, Schweiss JF. Excessive blood loss during operation in the patient treated with propylthiouracil. *Can Anaesth Soc J* 1982; **29:** 477–80.

对耳的影响 在Graves病患者中发生的耳痛，高频听力丧失和耳鸣可归因于对卡比马唑的超敏反应[1]；当用丙硫氧嘧啶替代了卡比马唑后听力丧失可恢复，但耳鸣没有恢复。

1. Hill D, *et al.* Hearing loss and tinnitus with carbimazole. *BMJ* 1994; **309:** 929.

对肾脏的影响 在接受硫脲类抗甲状腺药治疗的患者中可有抗中性粒细胞胞浆抗体的产生，与其相关联的肾小球肾炎的报道[1～5]。

1. Vogt BA, *et al.* Antineutrophil cytoplasmic autoantibody-positive crescentic glomerulonephritis as a complication of treatment with propylthiouracil in children. *J Pediatr* 1994; **124:** 986–8.
2. D'Cruz D, *et al.* Antineutrophil cytoplasmic antibody-positive crescentic glomerulonephritis associated with anti-thyroid drug treatment. *Br J Rheumatol* 1995; **34:** 1090–1.
3. Yuasa S, *et al.* Antineutrophil cytoplasmic antibodies (ANCA)-associated crescentic glomerulonephritis and propylthiouracil therapy. *Nephron* 1996; **73:** 701–3.
4. Kudoh Y, *et al.* Propylthiouracil-induced rapidly progressive glomerulonephritis associated with antineutrophil cytoplasmic autoantibodies. *Clin Nephrol* 1997; **48:** 41–3.
5. Prasad GVR, *et al.* Propylthiouracil-induced diffuse proliferative lupus nephritis: review of immunological complications. *J Am Soc Nephrol* 1997; **8:** 1205–10.

对肝脏的影响 应用甲巯咪唑和卡比马唑的患者有发生黄疸，通常是胆汁淤积性黄疸的报道[1～5]。有人认为可能是免疫介导机制而不是毒性反应所引起。已报道卡比马唑引起的肝毒性合并粒细胞缺乏（见上文**对血液的影响**）。肝炎（有时进展为肝硬化）[6]和肝坏死与丙硫氧嘧啶的使用有关[6～9]，有时会导致死亡的后果[7,8]。FDA进行了上市后不良事件研究，评价了1969～2009年间34例由于使用丙硫氧嘧啶导致的严重肝损害患者[10]。包括23例成年患者，其中13例死亡，5例需要进行肝移植。也包含了11例未成年患者，其中2例死亡，7例需要进行肝移植。在一项研究中[11]，几乎30%用丙硫氧嘧啶治疗的患者发生无症状的肝脏改变（谷丙转氨酶升高）。在15例发生

改变的患者中在减少药物剂量后有 13 例检验值恢复正常。

尽管应用丙硫氧嘧啶有引起肝损害的报道，但是已经有人研究用丙硫氧嘧啶治疗患有酒精性肝病的患者（详见第2095页）。

1. Becker CE, *et al.* Hepatitis from methimazole during adrenal steroid therapy for malignant exophthalmos. *JAMA* 1968; **206:** 1787–9.
2. Fischer MG, *et al.* Methimazole-induced jaundice. *JAMA* 1973; **223:** 1028–9.
3. Blom H, *et al.* A case of carbimazole-induced intrahepatic cholestasis. *Arch Intern Med* 1985; **145:** 1513–15.
4. Schmidt G, *et al.* Methimazole-associated cholestatic liver injury: case report and brief literature review. *Hepatogastroenterology* 1986; **33:** 244–6.
5. Arab DM, *et al.* Severe cholestatic jaundice in uncomplicated hyperthyroidism treated with methimazole. *J Clin Endocrinol Metab* 1995; **80:** 1083–5.
6. Özenírler S, *et al.* Propylthiouracil-induced hepatic damage. *Ann Pharmacother* 1996; **30:** 960–3.
7. Hanson JS. Propylthiouracil and hepatitis. Two cases and a review of the literature. *Arch Intern Med* 1984; **144:** 994–6.
8. Limaye A, Ruffolo PR. Propylthiouracil-induced fatal hepatic necrosis. *Am J Gastroenterol* 1987; **82:** 152–4.
9. Ichiki Y, *et al.* Propylthiouracil-induced severe hepatitis: a case report and review of the literature. *J Gastroenterol* 1998; **33:** 747–50.
10. FDA. Drug Safety Communication: new boxed warning on severe liver injury with propylthiouracil (issued 21st April, 2010). Available at: http://www.fda.gov/Drugs/DrugSafety/PostmarketDrugSafetyInformationforPatientsandProviders/ucm209023.htm (accessed 29/06/10)
11. Liaw Y-F, *et al.* Hepatic injury during propylthiouracil therapy in patients with hyperthyroidism. *Ann Intern Med* 1993; **118:** 424–8.

对肺的影响　在应用丙硫氧嘧啶的 2 例患者中发生了弥漫性间质性肺炎[1]，提示发生了超敏反应。丙硫氧嘧啶也牵涉到 2 例与抗中性粒细胞胞浆抗体相关的肺泡出血的病例[2,3]。

1. Miyazono K, *et al.* Propylthiouracil-induced diffuse interstitial pneumonitis. *Arch Intern Med* 1984; **144:** 1764–5.
2. Ohtsuka M, *et al.* Propylthiouracil-induced alveolar haemorrhage associated with antineutrophil cytoplasmic antibody. *Eur Respir J* 1997; **10:** 1405–7.
3. Dhillon SS, *et al.* Diffuse alveolar hemorrhage and pulmonary capillaritis due to propylthiouracil. *Chest* 1999; **116:** 1485–8.

对肌肉的影响　已有关于应用卡比马唑后发生伴随疼痛、无力和肌酸激酶浓度升高的肌炎的报道[1,2]。这种作用可以用"组织甲状腺功能减退症"来解释，可通过降低剂量减轻症状[3]。

1. Page SR, Nussey SS. Myositis in association with carbimazole therapy. *Lancet* 1989; **i:** 964.
2. Pasquier E, *et al.* Biopsy-proven myositis with microvasculitis in association with carbimazole. *Lancet* 1991; **338:** 1082–3.
3. O'Malley B. Carbimazole-induced cramps. *Lancet* 1989; **i:** 1456.

超敏反应　许多与硫脲类抗甲状腺药相关的不良反应似乎都有免疫基础。这些反应可能与多关节炎[1]或超敏性血管炎[2~7]有关。后者有时严重并累及多系统，有死亡的病例发生。

超敏反应也可能与抗中性粒细胞胞浆抗体（ANCA）有关，或者有时与伴或不伴抗核抗体存在的狼疮样综合征有关[2,5]。

伴关节痛和免疫球蛋白 M（IgM）浓度升高的血清病在应用甲巯咪唑的患者中有过报道[8]，胰岛素抗体的产生导致低血糖症的事件与应用甲巯咪唑[9]和卡比马唑[10]有关。

硫脲类抗甲状腺药都包含一个硫酰胺基团，预期在他们之间会发生交叉过敏反应。值得注意的是，在甲巯咪唑和卡比马唑之间有可能发生完全交叉反应，因为卡比马唑在活体内可转变成甲巯咪唑，虽然有 1 例报道指出事实未必如此[11]。丙硫氧嘧啶[12]与卡比马唑或甲巯咪唑[13]之间的交叉过敏反应已见诸报道，但是对其发生率及临床重要性还不清楚。虽然有人提出可以用卡比马唑或甲巯咪唑替代丙硫氧嘧啶用于发生超敏反应的患者，但在这些患者中停用抗甲状腺药要更安全一些[12]。

1. Bajaj S, *et al.* Antithyroid arthritis syndrome. *J Rheumatol* 1998; **25:** 1235–9.
2. Kawachi Y, *et al.* ANCA-associated vasculitis and lupus-like syndrome caused by methimazole. *Clin Exp Dermatol* 1995; **20:** 345–7.
3. Chastain MA, *et al.* Propylthiouracil hypersensitivity: report of two patients with vasculitis and review of the literature. *J Am Acad Dermatol* 1999; **41:** 757–64.
4. Gunton JE, *et al.* Clinical case seminar: antithyroid drugs and antineutrophil cytoplasmic antibody positive vasculitis. A case report and review of the literature. *J Clin Endocrinol Metab* 1999; **84:** 13–16.
5. Mathieu E, *et al.* Systemic adverse effect of antithyroid drugs. *Clin Rheumatol* 1999; **18:** 66–8.
6. Dolman KM, *et al.* Vasculitis and antineutrophil cytoplasmic autoantibodies associated with propylthiouracil therapy. *Lancet* 1993; **342:** 651–2.
7. ten Holder SM, *et al.* Cutaneous and systemic manifestations of drug-induced vasculitis. *Ann Pharmacother* 2002; **36:** 130–47.
8. Van Kuyk M, *et al.* Methimazole-induced serum sickness. *Acta Clin Belg* 1983; **38:** 68–9.
9. Hakamata M, *et al.* Insulin autoimmune syndrome after the third therapy with methimazole. *Intern Med* 1995; **34:** 410–12.
10. Burden AC, Rosenthal FD. Methimazole and insulin autoimmune syndrome. *Lancet* 1983; **ii:** 1311.
11. Kroll H, *et al.* Drug-dependent antibodies against the prodrug carbimazole do not react with the metabolite thiamazole. *Blood* 2001; **97:** 2186–7.
12. Smith A, *et al.* Cross sensitivity to antithyroid drugs. *BMJ* 1989; **298:** 1253.
13. De Weweire A, *et al.* Failure to control hyperthyroidism with a thionamide after potassium perchlorate withdrawal in a patient with amiodarone associated thyrotoxicosis. *J Endocrinol Invest* 1987; **10:** 529.

妊娠　虽然应用时有风险，但硫脲类抗甲状腺药已经成功地用于妊娠中（详见**甲状腺功能亢进症**，第2086页）。

甲巯咪唑（卡比马唑的代谢产物）是最常见的少数几例报道在母体应用后婴儿发生**先天缺陷**的药物。几例在子宫内曾暴露于甲巯咪唑的婴儿出生时伴有头皮缺失（先天性皮肤发育不全，出生时皮肤的局部缺失）[1,2]，虽然甲状腺功能亢进症本身就可能引发这种缺失[3]。其他与应用甲巯咪唑有关的先天性缺陷的个案包括后鼻孔闭锁（上呼吸道缺损）、食管闭锁和气管-食管瘘[3]，但与一般人群相比，先天畸形的发生率并未增高[4]。有 1 例关于母体应用卡比马唑后婴儿发生腹裂畸形（一种腹壁缺损）的报道[5]。

一项对照队列研究得出结论，丙硫氧嘧啶不是主要的人类致畸物[6]。但是美国注册药品信息报道了与应用丙硫氧嘧啶相关的母体及新生儿**肝损害**的病例，有时是致命的。

有些报道指出在子宫中曾暴露于硫脲类抗甲状腺药的新生儿表现出**甲状腺功能减退症**的症状（包括甲状腺肿）[6~8]。

1. Milham S. Scalp defects in infants of mothers treated for hyperthyroidism with methimazole or carbimazole during pregnancy. *Teratology* 1985; **32:** 321.
2. Vogt T, *et al.* Aplasia cutis congenita after exposure to methimazole: a causal relationship? *Br J Dermatol* 1995; **133:** 994–6.
3. Johnsson E, *et al.* Severe malformations in infant born to hyperthyroid woman on methimazole. *Lancet* 1997; **350:** 1520.
4. Wing DA, *et al.* A comparison of propylthiouracil versus methimazole in the treatment of hyperthyroidism in pregnancy. *Am J Obstet Gynecol* 1994; **170:** 90–5.
5. Guignon A-M, *et al.* Carbimazole-related gastroschisis. *Ann Pharmacother* 2003; **37:** 829–31.
6. Rosenfeld H, *et al.* Pregnancy outcome, thyroid dysfunction and fetal goitre after in utero exposure to propylthiouracil: a controlled cohort study. *Br J Clin Pharmacol* 2009; **68:** 609–17.
7. O'Doherty MJ, *et al.* Treating thyrotoxicosis in pregnant or potentially pregnant women. *BMJ* 1999; **318:** 5–6.
8. Masiukiewicz US, Barrow GN. Hyperthyroidism in pregnancy: diagnosis and treatment. *Thyroid* 1999; **9:** 647–52.

药动学

卡比马唑和甲巯咪唑的药动学可以共同讨论，因为卡比马唑在体内迅速而完全的代谢为甲巯咪唑。卡比马唑的抗甲状腺活性有赖于其转化为甲巯咪唑的效率。

卡比马唑和其他硫脲类抗甲状腺药经口服给药后立即被胃肠道吸收，1～2h 达血浆浓度高峰。

药物积聚于甲状腺腺体中；由于其作用持续时间与甲状腺内药物浓度的关系比与其血浆半衰期的关系更密切些，所以每日用药 1 次可产生长效的抗甲状腺活性。甲巯咪唑不与血浆蛋白结合。

甲巯咪唑从血浆清除的半衰期为 3～6h，可能通过肝代谢，并经肾排泄。可能有不足 12% 的甲巯咪唑以原形排泄。一般认为 3-甲基-2-硫代乙内酰脲是甲巯咪唑的代谢产物。有肝肾损伤时药物的消除半衰期可能会变长。

甲巯咪唑能透过胎盘并分布到乳汁中。

卡比马唑和甲巯咪唑药动学的参考文献如下。

1. Skellern GG, *et al.* The pharmacokinetics of methimazole after oral administration of carbimazole and methimazole, in hyperthyroid patients. *Br J Clin Pharmacol* 1980; **9:** 137–43.
2. Kampmann JP, Hansen JM. Clinical pharmacokinetics of antithyroid drugs. *Clin Pharmacokinet* 1981; **6:** 401–28.
3. Jansson R, *et al.* Intrathyroidal concentrations of methimazole in patients with Graves' disease. *J Clin Endocrinol Metab* 1983; **57:** 129–32.
4. Cooper DS, *et al.* Methimazole pharmacology in man: studies using a newly developed radioimmunoassay for methimazole. *J Clin Endocrinol Metab* 1984; **58:** 473–9.
5. Jansson R, *et al.* Pharmacokinetic properties and bioavailability of methimazole. *Clin Pharmacokinet* 1985; **10:** 443–50.

用途和用法

卡比马唑是硫脲类抗甲状腺药，通过抑制甲状腺激素的合成起作用（详见第2085页）。用于治疗甲状腺功能亢进症（第2085页），包括 Graves 病的治疗、行甲状腺切除术的甲状腺功能亢进症患者的术前准备、作为放射碘治疗的辅助治疗以及用于甲状腺危象的治疗。

卡比马唑完全代谢为甲巯咪唑，该代谢使卡比马唑获得抗甲状腺活性。

卡比马唑典型的口服给药初始剂量为每日 15～40mg，分次给药；偶尔需要用到每日 60mg。通常 1～2 个月后能控制症状。当患者甲状腺功能达到正常状态时，药物剂量逐渐减少到能维持甲状腺功能正常状态的最小维持量。典型的维持剂量是每日 5～15mg，可作为单次日剂量给药。在甲状腺危象时可能需要更高的起始剂量。

也可给予口服卡比马唑每日 20～60mg，再追加左甲状腺素，作为阻断-替代疗法。

任何一种维持治疗通常都要持续至少 1 年，经常为 18 个月；如有需求，治疗时间也可达 2 年。

卡比马唑在儿童及青少年中的用法见下文。

儿童用法　对于 12 岁以下的儿童及婴儿的甲状腺功能亢进症（包括 Graves 病）、甲状腺危象及甲状腺毒症的治疗，*BNFC 2010/11* 推荐起始口服剂量为卡比马唑 250μg/kg。每日 3 次。12～18 岁儿童可给予起始剂量为每次 10mg，每日 3 次，根据反应调整剂量。甲状腺危象时可能需要更高的起始剂量。

制剂

BP 2010: Carbimazole Tablets.

专利制剂

Austral.: Neo-Mercazole; ***Austria:*** Carbistad; ***Denm.:*** Neo-Mercazole; ***Fin.:*** Tyrazol; ***Fr.:*** Neo-Mercazole; ***Ger.:*** Car†; Neo-Thyreostat†; ***Gr.:*** Thyrostat; ***Hong Kong:*** Cazole; Neo-Mercazole; ***India:*** Neo-Mercazole; ***Indon.:*** Neo-Mercazole; ***Irl.:*** Neo-Mercazole; ***Norw.:*** Neo-Mercazole; ***NZ:*** Neo-Mercazole; ***Philipp.:*** Anti-Thyrox; Neomercazole; ***S.Afr.:*** Neo-Mercazole; ***Singapore:*** Camazol; Cazole†; ***Spain:*** Neo Tomizol; ***Switz.:*** Neo-Mercazole; ***UK:*** Neo-Mercazole.

Dibromotyrosine 二溴酪氨酸

Dibromotirosina. 3,5-Dibromo-L-tyrosine.

Дибромотирозин

$C_9H_9Br_2NO_3$ = 339.0.

CAS — 300-38-9.

ATC — H03BX02.

ATC Vet — QH03BX02.

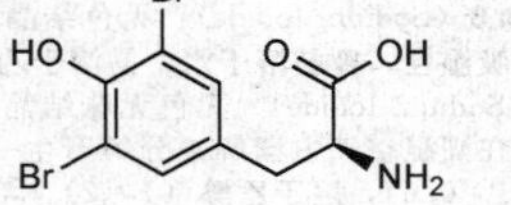

简介

二溴酪氨酸是一种抗甲状腺药，用于治疗甲状腺功能亢进症（第 2085 页）时，口服给药的剂量为每日 300～900mg。

制剂

专利制剂

Ital.: Bromotiren.

多组分制剂　***Ital.:*** Bromazolo.

Iodine 碘

Iod; Iode; Iodium; Iodo; Iodum; Iyot; Jód; Jod; Jodas; Jodi; Jodum; Yodo.

Йод

I_2 = 253.80894.

CAS — 7553-56-2.

ATC — D08AG03.

ATC Vet — QD08AG03.

UNII — 9679TC07X4.

Pharmacopoeias. In *Chin., Eur.* (see p.vii), *Int., Jpn, US,* and *Viet.*

Ph. Eur. 6.8（Iodine）　紫灰色、有金属光泽的脆片状或细小的结晶。在室温下能缓慢挥发。极微溶于水；可溶于乙醇；微溶于甘油；极易溶于浓碘化物溶液中。

USP 33（Iodine）　质重、灰黑色具有金属光泽的薄片或颗粒，有特殊气味。溶于水（1∶3000），溶于乙醇（1∶13），溶于二硫化碳（1∶4），溶于甘油（1∶80）；易溶于氯仿、乙醚和四氯化碳中；可溶于碘化物溶液中。贮藏于密闭容器中。

不相容性　碘与丙酮形成一种气味难闻的有刺激性的化合物。

Potassium Iodate 碘酸钾

Iodato potásico; Potasu jodan; Yodato potásico.

Йодат Калия

KIO_3 = 214.0.

CAS — 7758-05-6.

UNII — I139E44NHL.

Pharmacopoeias. In *Br., Chin.,* and *It.*

BP 2010（Postassium Iodate） 有轻微气味的白色结晶性粉末。缓慢溶解于水；不溶于乙醇，5%水溶液的pH值为5.0～8.0。

Potassium Iodide 碘化钾

Iodeto de Potássio; Ioduro potásico; Jodid draselný; Kalii Iodetum; Kalii iodidum; Kalii Jodidum; Kalio jodidas; Kalium Iodatum; Kalium Jodatum; Kaliumjodid; Kálium-jodid; Kaliumjodidi; Pot. Iod.; Potassii Iodidum; Potassium (Iodure de); Potassium, iodure de; Potasu jodek; Potasyum Iyodür; Yoduro potásico.

Йодид Калия

KI = 166.0.

CAS — 7681-11-0.

ATC — R05CA02; S01XA04; V03AB21.

ATC Vet — QR05CA02; QS01XA04; QV03AB21.

UNII — 1C4QK22F9J.

Pharmacopoeias. In *Chin., Eur.* (see p.vii), *Int., Jpn, US,* and *Viet.*

Ph. Eur. 6.8（Potassium Iodide） 白色粉末或无色结晶。极易溶于水；可溶于乙醇；易溶于甘油。避光。

USP 33（Potassium Iodide） 无色透明或白色略不透明的六面体结晶，或者白色颗粒状粉末。有轻微吸湿性。溶于水（1∶0.7），溶于沸水（1∶0.5），溶于乙醇（1∶22），溶于甘油（1∶2）。其溶液对石蕊指示剂显示中性或碱性。

Sodium Iodide 碘化钠

Iodeto de Sódio; Ioduro sódico; Jodid sodný; Natrii Iodetum; Natrii iodidum; Natrii Jodidum; Natrio jodidas; Natrium Iodatum; Natriumjodid; Nátrium-jodid; Natriumjodidi; Sod. Iod.; Sodii Iodidum; Sodium (Iodure de); Sodium, iodure de; Sodu jodek; Sodyum Iyodür; Yoduro sódico.

Йодид Натрия

NaI = 149.9.

CAS — 7681-82-5.

UNII — F5WR8N145C.

Pharmacopoeias. In *Chin., Eur.* (see p.vii), *Jpn,* and *US.*

Ph. Eur. 6.8（Sodium Iodide） 无色结晶或白色结晶性粉末。有吸湿性。极易溶于水；易溶于乙醇。避光。

USP 33（Sodium Iodide） 无色无味结晶，或白色结晶性粉末。在潮湿空气中潮解，分解产生一种棕色染料。溶于水（1∶0.6），溶于乙醇（1∶2），溶于甘油（1∶1）。贮藏于密闭容器中。

不良反应和处置

碘和碘化物无论局部应用还是系统给药，都能引发超敏反应，包括荨麻疹、血管性水肿、皮肤出血或紫癜、发热、关节痛、淋巴结病和嗜酸性粒细胞增多症。

吸入碘蒸气后对黏膜有很大的刺激性。

碘和碘化物对甲状腺的作用呈多样性（详见下文），能产生甲状腺肿、甲状腺功能减退症和甲状腺功能亢进症（Iod-Basedow现象或Jod-Basedow现象）。甲状腺肿和甲状腺功能减退症也发生于妊娠期间服用碘化物的母亲所生的婴儿中。

长期应用会导致一系列不良反应，通常称为“碘中毒”，其中有一些不良反应可能也归因于超敏反应。不良反应包括金属性味觉、唾液分泌增多、口腔烧灼感或疼痛；可能有急性关节炎、感冒样症状以及喉头炎症水肿。有可能发生眼部水肿和刺激症状，以及流泪增多。也可能发生肺水肿、呼吸困难和支气管炎。皮肤反应包括痤疮，或者更少见的情况下发生严重暴发性出疹（碘皮肤病）。其他已报道过的反应包括抑郁、失眠、阳痿、头痛、胃肠道紊乱、显著的恶心、呕吐和腹泻。

食入碘剂所引起的急性中毒症状主要是对胃肠道的腐蚀作用；不适的金属性味觉、呕吐、腹痛及血便。口渴和头痛也见诸报道。全身性毒性作用可导致休克、心动过速、低血压、发热、代谢性酸中毒和肾损伤。死亡可能是由于循环衰竭或会厌水肿导致窒息、吸入性肺炎或者肺水肿。如果患者渡过急性期，可能会发生食管狭窄。

应给予急性中毒的受害者大量的牛奶或者淀粉胶浆；不应该随意尝试洗胃，除非食入的碘剂已充分的稀释不能产生胃肠道腐蚀作用否则肯定不能洗胃。其他可能的口服治疗方法包括用活性炭或者硫代硫酸钠溶液（通常用1%的溶液）将碘降解为毒性较小的碘化物。

对甲状腺的影响 人体获取的碘化物有大量的来源，包括富含碘的饮食或者一些消毒剂和含碘药物（详见**胺碘酮**项下，第1167页）。虽然甲状腺激素的合成需要碘，但是过量碘能引起甲状腺功能亢进症，或者甚至引发相反的甲状腺肿和甲状腺功能减退症。

正常的日需要量变动范围是100～300μg[1,2]。每日用量在500μg～1mg的大部分病例中，似乎对甲状腺未造成不良反应[2]。当逐渐加大给药剂量时，甲状腺激素一开始产生增多，但是随着剂量增加，激素合成反而减少（Woff-Chaikoff效应）。这一效应常见于应用日剂量超过2mg的患者，但多为一过性的，重复用药时产生适应现象。某些适应能力缺乏的特殊个体，会产生慢性甲状腺激素合成抑制从而导致甲状腺肿和**甲状腺功能减退症**[1,2]。针对碘摄入的人群的研究发现，甲状腺功能减退症的发生率是增加的，尤其是在之前缺碘的人群中[3,4]。

碘过量也能诱导**甲状腺功能亢进症**（Iod-Basedow或Jod-Basedow现象）。在发展中国家，碘诱发的甲状腺功能亢进症与碘预防计划相关[5]。有报道甲状腺功能亢进症最高发生率出现的时间是在进行碘补充治疗后的1～3年，而尽管继续碘治疗，发生率也会在3～10年内恢复正常[6]。已经发现年老患者和那些患有结节性甲状腺肿的患者的危险性最大。

为克服**妊娠**期间由于碘防治所引起的对甲状腺功能的不良反应，WHO已颁布了孕期安全使用碘油的治疗指南[7,8]。有证据证明妊娠妇女和新生儿应用含碘防腐剂可引起甲状腺功能紊乱[9,10]。

1. Arthur JR, Beckett GJ. Thyroid function. *Br Med Bull* 1999; **55:** 658–68.
2. WHO. Iodine. In *Trace elements in human nutrition and health.* Geneva: WHO, 1996: 49–71.
3. Teng W, *et al.* Effect of iodine intake on thyroid diseases in China. *N Engl J Med* 2006; **354:** 2783–93.
4. Pedersen IB, *et al.* An increased incidence of overt hypothyroidism after iodine fortification of salt in Denmark: a prospective population study. *J Clin Endocrinol Metab* 2007; **92:** 3122–7.
5. Delange F, *et al.* Risks of iodine-induced hyperthyroidism after correction of iodine deficiency by iodized salt. *Thyroid* 1999; **9:** 545–56.
6. Fradkin JE, Wolff J. Iodide-induced thyrotoxicosis. *Medicine (Baltimore)* 1983; **62:** 1–20.
7. WHO. Safe use of iodized oil to prevent iodine deficiency in pregnant women. *Bull WHO* 1996; **74:** 1–3.
8. Delange F. Administration of iodized oil during pregnancy: a summary of the published evidence. *Bull WHO* 1996; **74:** 101–8.
9. Linder N *et al.* Topical iodine-containing antiseptics and subclinical hypothyroidism in preterm infants. *J Pediatr* 1997; **131:** 434–9.
10. Weber G *et al.* Neonatal transient hypothyroidism: aetiological study. *Arch Dis Child Fetal Neonatal Ed* 1998; **79:** F70–2.

注意事项

如果要长期服用含有碘或碘化物的制剂，则应小心谨慎，除非必须进行碘补充治疗，否则孕妇不应常规服用碘剂。给予儿童碘或碘化物时也需谨慎。45岁以上或者患有结节性甲状腺肿的患者在给予碘补充治疗时特别易患甲状腺功能亢进症。因此应该减少剂量并且不适合补充碘油。

用于皮肤的碘溶液不应该用密闭敷料覆盖。碱和蛋白都能减弱碘的消毒活性。

由于碘和碘化物能影响甲状腺腺体，所以它们的使用会干扰甲状腺功能检查。

哺乳 乳腺腺体将碘浓集于乳汁中以确保哺乳婴儿的充足供应。由于碘主要依赖于母体的饮食摄入[1]，所以WHO推荐乳母的碘每日摄入量为200μg，详见下文**碘缺乏病**。

BNFC 2010/11 认为用碘或碘化物治疗是哺乳的禁忌证。然而，American Academy of Pediatrics[2]认为这种治疗通常是适合哺乳的，但特别指出的是曾有过发生甲状腺肿或对甲状腺功能有影响的报道。该危险并非仅限定于口服治疗：已有在母亲用碘棉球治疗的母乳喂养的婴儿中发生一过性新生儿甲状腺功能减退症的报道[3]，且有乳汁中碘浓度升高与阴道中的聚维酮碘相关联的报道，见第1582页。

1. Semba RD, Delange F. Iodine in human milk: perspectives for infant health. *Nutr Rev* 2001; **59:** 269–78.
2. American Academy of Pediatrics. The transfer of drugs and other chemicals into human milk. *Pediatrics* 2001; **108:** 776–89. [Retired May 2010] Correction. *ibid.*; 1029. Also available at: http://aappolicy.aappublications.org/cgi/content/full/pediatrics%3b108/3/776 (accessed 18/05/05)
3. Casteels K, *et al.* Transient neonatal hypothyroidism during breastfeeding after post-natal maternal topical iodine treatment. *Eur J Pediatr* 2000; **159:** 716–17.

药物相互作用

胺碘酮和锂制剂可能会改变碘和碘化物对甲状腺的作用。

药动学

碘在用于皮肤时吸收少。口服给药时，碘制剂（可转变为碘化物）和碘化物被转运并且浓聚到甲状腺（详见第2086页）。未被甲状腺摄取的碘化物主要排泄到尿中，少量出现于粪便、唾液和汗液中。它们能透过胎盘并能分布到乳汁中。

用途和用法

碘是人类膳食中一种必需的微量元素，是合成甲状腺激素所必需（第2086页），因此用于碘缺乏和甲状腺疾病。碘也具有抗菌活性。

为防治**碘缺乏病**（见下文）碘元素可以通过碘化钾或碘化钠、碘油或碘酸钾的形式给予。每克碘化钾相当于大约6mmol钾及碘。每克碘化钠相当于大约6.7mmol钠及碘。每克碘酸钾相当于大约4.7mmol钾及碘。

碘和碘化物与抗甲状腺药（如卡比马唑、甲巯咪唑或丙硫氧嘧啶）合用于**甲状腺功能亢进症**的术前处理中（第2086页）。有人认为这种用法可使甲状腺变韧并且避免由单独应用抗甲状腺药引起的血流增多和腺体变脆（有出血的危险）。然而，证明该法有效的证据极少。

碘可作为一种含碘化钾的溶液（水溶的碘口服溶液BP 2010；卢戈液或者浓碘溶液USP 33），该溶液每毫升含130mg游离碘和结合碘；以0.1～0.3ml加入牛奶或水中，每日3次，服用10～14天。也可选用碘化钾每次250mg，每日3次与食物同服。用来口服的碘化钾溶液应该充分稀释以免刺激胃。碘化钠也可在服抗甲状腺药后1h给予，作为甲状腺危象的部分处理措施；建议每4h用500mg。碘化钠静脉给药用于处理甲状腺危象。

放射性碘化钠（详见**碘-131**，第1990页）也用于治疗甲状腺功能亢进症，尤其是那些伴有心脏病或者甲状腺切除术后复发的患者，不能采用其他治疗方法或依从性有问题时。

碘化钾试用于良性**甲状腺结节**（第2086页）的治疗。

碘化钾或碘酸钾口服给药作为**放射防护**（详见下文）使甲状腺在不需要摄取放射性碘时达到饱和。

碘剂具有强大的杀菌作用。它也能抵抗真菌、病毒、原生动物、孢囊和孢子。碘化钾可用于真菌感染的治疗，如孢子丝菌病（见下文）。一般以2%或2.5%的碘溶液用作**防腐剂**和**消毒剂**。有机物的出现会降低其活性，虽然不会降低到像其他卤素类消毒剂一样的程度。碘和丙酮能形成一种刺激性的催泪化合物。而如果用工业用的甲基化酒精作为溶剂，则不应含有丙酮。碘溶液可能用于小伤口或者擦伤，也可用于未破损的皮肤，但聚维酮碘（第1582页）可能更适合。

碘也可以用来消毒饮用水；据报道5滴本品2%的碘酒精溶液加入大约1L（一美国夸脱）水中能在15min内杀灭阿米巴和细菌。被贾第鞭毛虫污染的水每升需要12滴2%的碘酒精溶液作用1h才能达到消毒作用。用高碘甘氨酸片（第1586页）可能更好。

碘在发生化合反应时被脱色，而这种所谓的无色碘制剂不具有碘的消毒剂特性。

碘能使皮肤染成深棕红色，碱或硫代硫酸钠的稀释液能快速的除去这种染色。碘的稀释液（Schiller碘）也可在阴道镜检查中用作一种**诊断**染料。

碘和碘化物还有众多其他用途。碘化物已长时期用作祛痰药混合物的成分之一（详见**咳嗽**，第1476页），但由于碘化物对甲状腺功能潜在的抑制作用，使人们关注治疗的安全性。目前正在进行用二原子碘的处方治疗乳腺纤维囊肿病的研究。碘化有机物包括碘油可用作X线的造影剂（见**放射造影剂**，第1409页）。碘化钾可用于治疗Sweet综合征（急性热病性嗜中性粒细胞皮肤病）。碘和碘化物的混合物用于静脉曲张的硬化疗法（第2286页）。

儿童用法 碘或者碘化物在儿童中的剂量，分别见**碘缺乏病**和**放射防护**（见下文）。

真菌感染 碘化钾可用于治疗皮肤孢子丝菌病（第498页），其作用机制还不清楚，未发现其在体外状态下有对抗申克氏胞丝菌的抗真菌活性。在由固孢蛙粪霉菌引起的藻菌病的治疗中，碘化钾也显示出有效性[1,2]，但对其作用模式也不清楚[3]。碘化钾通常口服给药，逐渐增加剂量直至耐受极限。WHO[4]推荐初始剂量为1ml（1g）碘化钾的饱和溶液（1g/ml），每日3次；可以由每日1ml增加至最大剂量每日10ml。应该持续治疗到损伤消失或稳定后至少4周。

碘化钾和碘化钠通过腔内滴注试用于由肺曲霉菌病引起的威胁生命的大咯血的治疗[5]。机械因素可能要比任何抗真菌药的作用更有效。曲霉菌病通常保守处理，较严重的病例可合用抗真菌药或外科手术治疗（详见第493页）。

1. Kelly S, *et al.* Subcutaneous phycomycosis in Sierra Leone. *Trans R Soc Trop Med Hyg* 1980; **74:** 396–7.
2. Kamalam A, Thambiah AS. Muscle invasion by Basidiobolus haptosporus. *Sabouraudia* 1984; **22:** 273–7.
3. Yangco BG, *et al.* In vitro susceptibilities of human and wild-type isolates of Basidiobolus and Conidiobolus species. *Antimicrob Agents Chemother* 1984; **25:** 413–16.

4. WHO. *WHO model formulary.* Geneva: WHO, 2008. Available at: http://www.who.int/selection_medicines/list/WMF2008.pdf (accessed 28/04/10)
5. Rumbak M, *et al.* Topical treatment of life threatening haemoptysis from aspergillomas. *Thorax* 1996; **51:** 253–5.

碘缺乏病 碘是甲状腺激素合成所需要的必需微量元素。英国的成人推荐营养素摄入量（RNI）为每日摄入碘 140μg（1.1μmol）[1]，美国的推荐膳食供给量（RDA）为每日 150μg[2]。对 RNI 和 RDA 的全面解释可以在**人类营养素需要量**（第1825页）中找到。1996年，WHO[3]推荐如下每日碘摄入量标准：

- 12 个月龄以下，每日 50μg；
- 1～6 岁，每日 90μg；
- 7～12 岁，每日 120μg；
- 12 岁以上，每日 150μg；
- 妊娠期和哺乳期，每日 200μg。

随后的来自于 International Council for Control of Iodine Deficiency Disorders、UNICEF 和 WHO 的文件推荐所有 59 个月龄以下的婴幼儿每日碘摄入量为 90μg，6～12 岁儿童为 120μg[4]。

当不能满足碘的需要量，机体就会产生一系列疾病。这些碘缺乏病包括地方性甲状腺肿（甲状腺的增大）、地方性克汀病（以聋哑、智力缺陷、痉挛、有时伴有甲状腺功能减退症为特征的一种综合征），儿童和成人的智能损伤，死产发生率、围生期以及婴儿死亡率升高[3,5]。

通过补充碘可预防碘缺乏病。地方性甲状腺肿、地方性克汀病以及智力发育迟缓的发生率可减少，已有的碘缺乏的症状也可好转，仅有较轻的危险性[6]。

虽然经研究的补碘方法有很多，包括加碘食糖、水和面包以及给予碘化钾等，但一般常用的方法只有加碘食盐和碘油两种[3]。

盐可通过加入碘化钾或碘酸钾而碘化。在不同国家，其浓度变动的范围较宽，元素碘范围为 10～80ppm[4]。

能替代碘盐的首要选择是*碘油*，通常经肌内注射；在碘含量不可靠或不充足地区或者有必要立即采取行动纠正严重碘缺乏的地方，给予碘油是有效的方法[3]。常用的碘油类型是一种罂粟籽油，含有大约 38%（*w/w*）或者 480mg/ml 的碘（详见**碘化油**，第1417页）。一些国家已经生产出某些以花生油或油菜籽油等替代品为原料的碘油[7,8]。单剂量肌内注射就能提供充足的碘以致 3 年以内不会发生碘缺乏。WHO 已推荐[9] 1 岁以内的婴儿以肌注碘油（480mg/ml 碘）的形式接受碘 190mg；给予儿童和 45 岁以下的成人 380mg。45 岁以上的患者和那些患有结节性甲状腺肿的患者在给予碘剂时易患甲状腺功能亢进症，因此碘油可能并非适宜的补碘方式。如需应用，应给予的剂量为 76mg[9]。

碘油也可每年 1 次通过口服给予。WHO 推荐[9] 1 岁以下的婴儿给予单剂量 100mg，1～5 岁儿童给予 200mg，6 岁以上者给予 400mg。有证据表明口服碘油在预防儿童碘缺乏病上和肌注给药同样有效[10]。成人需求量为 400mg，但妊娠除外，妊娠期推荐给予单剂量 200mg[9]。

碘或碘化物可能抑制新生儿甲状腺功能，通常推荐**妊娠期**避免给予碘化合物。但在必需预防新生儿甲状腺肿和克汀病的地方，不应该停止对孕妇进行补碘[11,12]。已有发现，假若在妊娠 1～6 个月时给母亲补充碘，能有效预防胎儿脑损害[11]；若在妊娠后期给予治疗则不能有效改善其神经学状态，只能见到某些发育的改善和甲状腺功能减退症的纠正。WHO 已经指出，在碘缺乏病发生中到重度的地区，在妊娠前或妊娠任一阶段给予碘油都是有益处的[9,12]。推荐给予妊娠妇女和产后至少一年的妇女每年肌内注射 480mg 碘，或者每年口服 300mg～480mg，或者每 6 个月口服 100～300mg 碘。推荐给予非妊娠生育期妇女肌注同等剂量碘，口服剂量为每年 400～960mg 碘，或者每 6 个月 200～480mg[9]。

间接碘补充，是通过用添加碘酸钾的水来灌溉庄稼。这种方法已经试用于一些经证实其他方法难以施行的碘缺乏地区[13]。

1. DoH. Dietary reference values for food energy and nutrients for the United Kingdom: report of the panel on dietary reference values of the Committee on Medical Aspects of Food Policy. *Report on health and social subjects 41.* London: HMSO, 1991.
2. Standing Committee on the Scientific Evaluation of Dietary Reference Intakes of the Food and Nutrition Board. *Dietary Reference Intakes for Vitamin A, Vitamin K, Arsenic, Boron, Chromium, Copper, Iodine, Iron, Manganese, Molybdenum, Nickel, Silicon, Vanadium, and Zinc.* Washington DC: National Academy Press, 2001. Also available at: http://www.nap.edu/openbook.php?isbn=0309072794 (accessed 21/07/08)
3. WHO. Iodine. In *Trace elements in human nutrition and health.* Geneva: WHO, 1996: 49–71.
4. ICCIDD/UNICEF/WHO. *Assessment of Iodine Deficiency Disorders and Monitoring their Elimination.* 2nd ed. Geneva: WHO, 2001. Also available at: http://www.who.int/nutrition/publications/en/idd_assessment_monitoring_eliminination.pdf (accessed 01/08/08)
5. WHO. Iodine status worldwide: WHO Global Database on Iodine Deficiency. Geneva: WHO, 2004. Also available at: http://whqlibdoc.who.int/publications/2004/9241592001.pdf (accessed 18/05/05)
6. Delange F, Lecomte P. Iodine supplementation: benefits outweigh risks. *Drug Safety* 2000; **22:** 89–95.
7. Ingenbleek Y, *et al.* Iodised rapeseed oil for eradication of severe endemic goitre. *Lancet* 1997; **350:** 1542–5.
8. Untoro J, *et al.* Efficacy of different types of iodised oil. *Lancet* 1998; **351:** 752–3.
9. WHO. *WHO model formulary.* Geneva: WHO, 2008. Available at: http://www.who.int/selection_medicines/list/WMF2008.pdf (accessed 19/08/10)
10. Angermayr L, Clar C. Iodine supplementation for preventing iodine deficiency disorders in children. Available in The Cochrane Database of Systemic Reviews; Issue 2. Chichester: John Wiley; 2004 (accessed 18/05/05).
11. Delange F. Administration of iodized oil during pregnancy: a summary of the published evidence. *Bull WHO* 1996; **74:** 101–8.
12. WHO. Safe use of iodized oil to prevent iodine deficiency in pregnant women. *Bull WHO* 1996; **74:** 1–3.
13. Cao X-Y, *et al.* Iodination of irrigation water as a method of supplying iodine to a severely iodine-deficient population in Xinjiang, China. *Lancet* 1994; **344:** 107–10.

放射防护 用无放射性的碘剂来饱和甲状腺腺体，保护甲状腺免受碘的放射性核素损伤[1,2]。

当需要使甲状腺从涉及的*医疗流程*中得到保护时，可以使用碘化钾或碘酸钾。在流程前 24～48h 开始，每日口服碘化钾 130mg 或碘酸钾 170mg（提供大约 100mg 碘）。治疗持续到体内放射性碘活性衰减到可接受水平，依据使用的放射药物进行公式计算，最多需持续到流程后 15 天。

如果发生了*核事故*，美国的权威人士推荐[1,3]成人每日口服 130mg 的碘化钾（包括妊娠期和哺乳期妇女）。应当每日给予该剂量直至暴露危险已经过去并且辅助措施已经施行。儿童每日碘化钾的推荐剂量为：

- 1 个月以下，16mg；
- 1 个月～3 岁，32mg；
- 3～12 岁（包括 18 岁以下，体重低于 70kg），65mg。

在英国，推荐成人（包括妊娠妇女和哺乳妇女）在放射暴露后和排清前应尽快单剂量口服给予稳定碘同位素 100mg[4]（相当于 170mg 的碘酸钾）。给儿童的剂量为：

- 3～12 岁，50mg 稳定碘同位素（85mg 碘酸钾）；
- 1 个月～3 岁，25mg 稳定碘同位素（42.5mg 碘酸钾）；
- 新生儿，12.5mg 稳定碘同位素（21.25mg 碘酸钾）。

在持续暴露事件中，必须重复每日剂量。但是，英国当局建议，由于婴儿和胎儿的甲状腺对大剂量碘的敏感性，新生儿、孕妇和哺乳期妇女应避免重复给药。当局还建议，在碘化物治疗后几周，所有的新生儿都应当监测甲状腺功能。

1. Halperin JA. Potassium iodide as a thyroid blocker— Three Mile Island today. *Drug Intell Clin Pharm* 1989; **23:** 422–7.
2. Nauman J, Wolff J. Iodide prophylaxis in Poland after the Chernobyl reactor accident: benefits and risks. *Am J Med* 1993; **94:** 524–32.
3. FDA Center for Drug Evaluation and Research. Guidance: potassium iodide as a thyroid blocking agent in radiation emergencies (issued December 2001).
Available at: http://www.fda.gov/downloads/Drugs/GuidanceComplianceRegulatoryInformation/Guidances/ucm080542.pdf (accessed 18/08/10)
4. National Radiological Protection Board. Stable iodine prophylaxis: recommendations of the 2nd UK Working Group on Stable Iodine Prophylaxis. *Doc NRPB* 2001; **12** (3): 1–30. Also available at: http://www.hpa.org.uk/web/HPAwebfile/HPAweb_C/1194947336017 (accessed 01/08/08)

制剂

BP 2010: Alcoholic Iodine Solution; Aqueous Iodine Oral Solution; Potassium Iodate Tablets; Sodium Iodide Injection;
BPC 1968: Compound Iodine Paint;
USP 33: Iodine Tincture; Iodine Topical Solution; Minerals Capsules; Minerals Tablets; Oil- and Water-soluble Vitamins with Minerals Capsules; Oil- and Water-soluble Vitamins with Minerals Oral Solution; Oil- and Water-soluble Vitamins with Minerals Tablets; Potassium Iodide Delayed-release Tablets; Potassium Iodide Oral Solution; Potassium Iodide Tablets; Strong Iodine Solution; Strong Iodine Tincture; Trace Elements Injection; Water-soluble Vitamins with Minerals Capsules; Water-soluble Vitamins with Minerals Tablets.

专利制剂

Austria: Jodid; ***Braz.:*** Elixir Americano†; Glitosslab; Iodeton†; Iodetoss; Iodex; Iopotoss†; Minostoss†; Sifpol†; Xarope Neo; ***Canad.:*** Micro I; Radblock; Sclerodine; ***Cz.:*** Kalijev†; ***Fin.:*** Jodix; ***Ger.:*** Jod beta; Jodetten; Jodgamma; Jodid; Mono-Jod; Thyprotect; ***Gr.:*** Jodosan; ***Hung.:*** Jod plus†; Jodid; Jodomax†; ***India:*** Collosol; ***Indon.:*** Yodsaben†; ***Ital.:*** Chitodine; Goccemed; Sol-Jod†; ***Mex.:*** Yodolactina; ***Norw.:*** Jodosan; ***Philipp.:*** Ilens; Jodid; Vistalens; Vitreolent; ***Pol.:*** Jodid; Jodox†; Vitreolent; ***Port.:*** Iodisis†; ***Rus.:*** Iodomarin (Йодомарин); Jodbalance (Йодбаланс); Jodid (Йодид); Microiodid (Микройодид); ***Spain:*** Yoduk; ***Thai.:*** Pose-Iodophore†; ***Turk.:*** Tenturdiyot; ***UK:*** Bioiodine; ***Ukr.:*** Antistrumin (Антиструмин); Iodbalance (Йодбаланс)†; Iodicerinum (Йоддицерин)†; Iodomarin (Йодомарин); ***USA:*** Geri-Dyne; Iodopen; Pima; SSKI; Thyro-Block; ThyroShield.

多组分制剂 ***Arg.:*** Antikatarata Plus; Yodofrixon Saliciladо†; ***Austral.:*** Asa Tones†; Gartech; Haemo-Red Formula; PM IQShield; Potassium Iodide and Stramonium Compound†; ***Austria:*** Jodthyrox; ***Belg.:*** Depuratif des Alpes†; ***Braz.:*** ABC Solucao†; Antimicon†; Antiphlogistine†; Becantosse†; Bontoss†; Broncofisin†; Bronquidex; Brontoss; Dermicon; Dermol†; Dermycose†; Elixir 914†; Elixir de Marinheiro†; Endotussin; Expec; Expectobron†; Frenotossil†; Fungolab; Glycon; Glyteol Balsamico; Hebrin; Ikaflux; Iodepol†; Iodesin; Iodetal; Iodeto de Potassio†; Iodex com Salicilato de Metila; Iodopulmin†; Iol†; Iolin†; KI-Expectorante; Micotiazol†; MM Expectorante; Phosphocalcina Iodada†; Pulmoforte†; Pulmonix†; Spectolab; Teutoss†; Tossivitan†; Tussivit†; Tussol†; Xarope Iodo-Suma†; ***Canad.:*** Herba Tone; Iode; ratio-Theo-Bronc; Theraplex F; Vito Bronches†; ***Chile:*** Paralymphine; ***Cz.:*** Aphlox†; Jodthyrox; Solutan†; ***Fr.:*** Folio; Nitrol; Sel D†; ***Ger.:*** Adelheid-Jodquelle, Tolzer; Eferox Jod†; Jodthyrox; L-Thyrox Jod; Lento Nit K; Thyreocomb N†; Thyronajod; ***Gr.:*** Iodocollyre; Tentil; Vitreolent; ***Hong Kong:*** Duraprep; Vitreolent†; ***India:*** Catarest; Cato-Bell†; ***Indon.:*** Calmin-AF; Feritrin; Vitachol; ***Israel:*** Iodax; ***Ital.:*** Antiadiposo; Esoform Jod 20 and 50†; Facovit; Fertomcidina-U; Jodo Calcio Vitaminico; Linfoiodine; Polijodurato; Rubjovit; ***Malaysia:*** Bio-Cal; ***Mex.:*** Calciyodina; Iodex Clasico; Jarabe de Rabano Yodado; ***Pol.:*** Jodthyrox; ***Port.:*** Prelus†; ***Rus.:*** Antioxycaps with Iodine (Антиоксикапс с Йодом); Jodthyrox (Йодтирокс); Neo-Anusol (Нео-анузол); Solutan (Солутан)†; Thyreocomb (Тиреокомб); ***S.Afr.:*** SB Blood Purifying Mixture†; ***Singapore:*** Chitosano; Shine Bio-Cal; Vitreolent; ***Spain:*** Adiod; Audione; Callicida Rojo; Depurativo Richelet; Nitroina; Yodocefol; Yoduk Complex; ***Switz.:*** Perpector†; Radix; Vitreolent; ***Thai.:*** Cenamin; Tincture Sahakarn; Tr Iodine Sahakarn; ***Turk.:*** Broksin; Eupnase; Fenastma; Neo Sedeks; ***UK:*** Estroven; Nasciodine; TCP; ***Ukr.:*** Prostalin (Простадин); Vimifor Multivitamin with Beta-Carotene (Вiмiфор Мультивiтамiн З Бета-каротином); ***USA:*** Elixophyllin-KI; Iodex with Methyl Salicylate; KIE; ORA5; Pediacof; Pedituss Cough; Phylorinol; Quadrinal; ***Venez.:*** Fedratal†; Iodex con Salicilato de Metilo; Na-Iodina Compuesta†; Yodalmina†.

顺势疗法制剂 ***Austral.:*** Cold & Flu Respatona Head Cold Relief†; Hay Fever; Respatona Nasal Spray Decongestant; ***Austria:*** Famulan; Gentos; Globuli gegen Husten Nr 2; Petroleum Med Complex†; ***Canad.:*** Arth-A Oligocan†; C-Plus; Calnor; Homeo-Form S; Hylands Flu; Hylands Formula F; Itires; Osteel; Rhinar; Silhouette Duo†; Sore Throat L39†; Urarthone†; Weight Control; ***Chile:*** Formula II Especial; Fucus Especial; ***Fr.:*** Arthro-Drainol; Badiaga Complexe No 47; Boripharm No 31; Dolistamine†; Formule de l'Abbe Chaupitre no 48; Formule de l'Abbe Chaupitre no 91; Granules Boripharm no 39†; Granules Boripharm no 5†; Iodum Complexe No 118; Kalium Iodatum Complexe No 84; Mercur Sol Complexe No 39; Urarthone; Urtica Complexe No 82; Zincum Cyanidum Complexe No 101; ***Ger.:*** Angibosan†; Antihypertonicum Forte†; Arteria-cyl Ho-Len-Complex; Arthribosan B 31†; Asthmavowen-N; Bronchikatt†; Bronchosyx comp; Cankerol N†; Colomba spezial†; Droserapect†; Drufusan N; Febro-cyl L Ho-Len-Complex; Girheulit HM; Girheulit HOM; Hewethyreon; Infekt-Komplex L Ho-Fu-Complex; Lymphaden Lymphdrusentabletten; Mandelo-katt†; Neuri-cyl N Ho-Len-Complex; Otovowen; Phonix Thuja-Lachesis spag; Pulmo Bronchialcomplex; Pulmo-cyl Ho-Len-Complex; Rufebran allergo; Thuja N Oligoplex; Uwobletten novum†; ***Neth.:*** Kruidvat Homeopathie Neusspray; Nisyspray; Rinikind†; ***Rus.:*** Famulan (Фамулан); Gentos (Гентос); ***Switz.:*** Regenaplex Nr. 21e; Regenaplex Nr. 24c; ***Ukr.:*** Arsenic Comp Iov-Diabet (Арсеник Комп Иов-Диабет); Berberis Comp Iov-Maliuk (Барбарис Комп Иов-Малыш)†.

Levothyroxine Sodium（*BANM*, *rINN*）左甲状腺素钠

Levothyroxin sodná sůl hydrát; Lévothyroxine sodique; Levothyroxinnatrium; Levothyroxinum natricum; Levothyroxinum Natricum Hydricum; Levotiroksin Sodyum; Levotiroksino natrio druska; Levotiroxina sódica; Levotiroxin-nátrium; Levotyroksiininatrium; Levotyroxinnatrium; Lewotyroksyna sodowa; 3,5,3′,5′-Tetraiodo-L-thyronine Sodium; Thyroxine Sodium; L-Thyroxine Sodium; Thyroxinum Natricum; Tirossina; Tiroxina Sodica. Sodium 4-*O*-(4-hydroxy-3,5-di-iodophenyl)-3,5-di-iodo-L-tyrosine hydrate.

Левотироксин Натрий

$C_{15}H_{10}I_4NNaO_4,xH_2O$ = 798.9 (anhydrous).

CAS — 51-48-9 (levothyroxine); 55-03-8 (anhydrous levothyroxine sodium); 25416-65-3 (levothyroxine sodium, hydrate); 8065-29-0 (liotrix).

ATC — H03AA01.

ATC Vet — QH03AA01.

UNII — 9J765S329G (levothyroxine sodium); YW8HJ0N26X (liotrix).

(levothyroxine)

注：在医学和生物化学报告中，缩写形式 T_4 通常用来表示内源性甲状腺素。Liotrix 是 *USAN*，用于表示碘塞罗宁钠和左甲状腺素钠的混合物。

Pharmacopoeias. In *Eur.* (see p.vii), *Int.*, *Jpn*, *US*, and *Viet. Int.* includes the anhydrous form.

Ph. Eur. 6.8（Levothyroxine Sodium） 类白色或淡棕黄色粉末或者细结晶性粉末。极微溶于水；微溶于乙醇。在稀氢氧化碱溶液中溶解。贮藏于 2～8℃ 的密闭容器中。避光。

USP 33（Levothyroxine Sodium） 左甲状腺素的左旋异构体的钠盐，是从食用家畜的甲状腺中获得，或者是从化学合成中得到。一种淡黄色到米黄色、无味、有吸湿性的粉末。暴露于光线下可能呈现淡粉色。溶于水（1：700）；

溶于乙醇（1：300）；不溶于丙酮、氯仿和乙醚中；溶于氢氧化碱溶液中以及热碳酸碱溶液中。本品饱和水溶液 pH 值大约是 8.9。贮藏于密闭容器中。避光。

不良反应和处置

左甲状腺素的不良反应一般与药物过量有关，并与甲状腺功能亢进症的症状相符合。不良反应可能包括心动过速、心悸、心律失常、血压升高、心绞痛、头痛、焦虑不安、兴奋、失眠、震颤、肌无力和麻痹、怕热、出汗、面红、发热、体重减轻、月经不规律、腹泻和呕吐。这些不良反应通常在药物减量后或者暂时停止治疗后消失。时有报道甲状腺危象发生在大剂量或慢性中毒后，而痉挛、心律失常、心力衰竭、昏迷和死亡也曾发生过。

在急性药物过量中，若成人服药超过 10mg，或儿童服药超过 5mg，且在服药 1h 内，可用活性炭减少胃肠道的吸收。通常是对症支持治疗；丙硫氧嘧啶可能在控制交感过度兴奋所致症状中起作用。由于左甲状腺素在外周能逐渐转化为三碘甲腺原氨酸，这样中毒症状可能至少延后 6 天，所以左甲状腺素过量需要一个延长的随访期间。美国注册药品信息建议给予糖皮质激素抑制甲状腺素的这种转化。

致癌性 已有人提出妇女使用甲状腺激素与患乳腺癌的危险性升高有关[1]，但是对该数据的进一步分析[2]和此后的研究[3～5]未能确定这种联系。

1. Kapdi CC, Wolfe JN. Breast cancer. Relationship to thyroid supplements for hypothyroidism. *JAMA* 1976; **236:** 1124–7.
2. Mustacchi P, Greenspan F. Thyroid supplementation for hypothyroidism. An iatrogenic cause of breast cancer? *JAMA* 1977; **237:** 1446–7.
3. Wallace RB, *et al.* Thyroid hormone use in patients with breast cancer. Absence of an association. *JAMA* 1978; **239:** 958.
4. Shapiro S, *et al.* Use of thyroid supplements in relation to the risk of breast cancer. *JAMA* 1980; **244:** 1685–7.
5. Hoffman DA, *et al.* Breast cancer in hypothyroid women using thyroid supplements. *JAMA* 1984; **251:** 616–19.

对骨骼的影响 甲状腺功能亢进症是骨质疏松的一个已知的危险因素，而且在理论上甲状腺激素治疗也可能是一个危险因素。对来自于 63 项研究的超过 3000 名患者的回顾性综述总结出左甲状腺素与骨密度之间的联系的有效证据[1]。强调现存的研究结果复杂且令人迷惑，蹩脚的方法学使结果的比较很困难。然而，得出的结论是左甲状腺素的剂量以及治疗的持续时间与骨密度没有任何关系：31 项研究显示左甲状腺素没有影响，23 项研究提供出部分负面的和（或）正面的影响，而 9 例病例显示全部为负面的影响。该综述[1]推荐对于绝经后妇女，尤其是那些有甲状腺功能亢进症病史的，应监测甲状腺激素水平以避免临床型甲状腺功能亢进症，并筛查骨质疏松的危险因素；如果危险存在，应该使用骨密度计并且对骨密度的任何下降采取恰当的处理。

1. Schneider R, Reiners C. The effect of levothyroxine therapy on bone mineral density: a systematic review of the literature. *Exp Clin Endocrinol Diabetes* 2003; **111:** 455–70.

对肌肉的影响 一例既往甲状腺功能正常的妇女，为了减肥滥用左甲状腺素 100μg，每日 2 次，2 个星期后，发生四肢周期性瘫痪[1]。经静脉补钾治疗和停用左甲状腺素后发作平息。

1. Chen YC, *et al.* Thyrotoxic periodic paralysis in a patient abusing thyroxine for weight reduction. *Ren Fail* 2001; **23:** 139–42.

对神经系统的影响 一名 8 岁和一名 11 岁的儿童在开始用左甲状腺素治疗甲状腺功能减退症后不久即发生假性脑瘤（良性颅内高压）[1]。在个别的婴幼儿[4]和儿童[2,3]中对该病有进一步的报道。

患有 Turner 综合征的甲状腺功能减退症的患者在接受左甲状腺素治疗黏液水肿昏迷时，观察到复杂部分性癫痫持续状态的发作，包括有精神错乱、焦虑不安、左侧面部及左手肌阵挛性跳动的症状[5]。抗惊厥药对这种情况有效；患者随着左甲状腺素剂量减少并合用了苯妥英后可保持癫痫不发作。

1. Van Dop C, *et al.* Pseudotumor cerebri associated with initiation of levothyroxine therapy for juvenile hypothyroidism. *N Engl J Med* 1983; **308:** 1076–80.
2. McVie R. Pseudotumor cerebri and thyroid-replacement therapy. *N Engl J Med* 1983; **309:** 731.
3. Hymes LC, *et al.* Pseudotumor cerebri and thyroid-replacement therapy. *N Engl J Med* 1983; **309:** 732.
4. Raghavan S, *et al.* Pseudotumor cerebri in an infant after L-thyroxine therapy for transient neonatal hypothyroidism. *J Pediatr* 1997; **130:** 478–80.
5. Duarte J, *et al.* Thyroxine-induced partial complex status epilepticus. *Ann Pharmacother* 1993; **27:** 1139.

超敏反应 据报道一个患桥本甲状腺炎而甲状腺功能减退的 63 岁妇女，在应用三碘甲腺原氨酸或左甲状腺素治疗期间，发生了超敏反应（发热、嗜酸性粒细胞增多症和肝功能不全）[1]。停药后症状消失。在间隔 4 个月后逐渐重新应用三碘甲腺原氨酸未见不良反应。在接受甲状腺素和左甲状腺素的患者中曾有荨麻疹和血管水肿的描述[2]。在另一案例中，相同的反应可归因于左甲状腺素的专利制剂中存在日落黄的着色剂[3]。

1. Shibata H, *et al.* Hypersensitivity caused by synthetic thyroid hormones in a hypothyroid patient with Hashimoto's thyroiditis. *Arch Intern Med* 1986; **146:** 1624–5.
2. Pandya AG, *et al.* Chronic urticaria associated with exogenous thyroid use. *Arch Dermatol* 1990; **126:** 1238–9.
3. Lévesque H, *et al.* Reporting adverse drug reactions by proprietary name. *Lancet* 1991; **338:** 393.

过量 虽然已在大剂量药物过量中试用了各种疗法，但是在甲状腺药物过量中，对无症状的患者不适于采取激进疗法。

在少数患者中已有对左甲状腺素和三碘甲腺原氨酸大量药物过量（用量达到正常用量的 1000 倍超过 2～12 天）的描述[1～6]。甲状腺毒症的症状能发生在服用三碘甲腺原氨酸后的最初 6h 内，而服用左甲状腺素后要延迟至 2～5 天，主要需要时间代谢转化为三碘甲腺原氨酸。据报道甲状腺毒症的症状包括发热、心律失常、心动过速、血压升高、精神错乱、焦虑不安、神经系统并发症和昏迷[1,2,5]。药物过量的治疗包括考虑应用活性炭以及用 β 受体阻滞药（如普萘洛尔或美托洛尔）治疗快速型心律失常[2,4,5]。在大部分病例中不会发生严重毒性作用并且患者在支持治疗后会得到恢复。由于甲状腺激素与蛋白高度结合，因此利尿和血液透析不能增强其消除。也有结论指出血浆置换和血液灌注不能提供显著的临床疗效[4,6]。

1. Kulig K, *et al.* Levothyroxine overdosage associated with seizures in a young child. *JAMA* 1985; **254:** 2109–10.
2. Binimelis J, *et al.* Massive thyroxine intoxication: evaluation of plasma extraction. *Intensive Care Med* 1987; **13:** 33–8.
3. Golightly LK, *et al.* Clinical effects of accidental levothyroxine ingestion in children. *Am J Dis Child* 1987; **141:** 1025–7.
4. Henderson A, *et al.* Lack of efficacy of plasmapheresis in a patient overdosed with thyroxine. *Anaesth Intensive Care* 1994; **22:** 463–4.
5. Hack JB, *et al.* Severe symptoms following a massive intentional L-thyroxine ingestion. *Vet Hum Toxicol* 1999; **41:** 323–6.
6. Solá E, *et al.* Massive triiodothyronine intoxication: efficacy of hemoperfusion? *Thyroid* 2002; **7:** 637–40.

注意事项

左甲状腺素禁用于未经治疗的甲状腺功能亢进症。该药的治疗指数窄，应该极度谨慎的用于患有心血管疾病，包括心绞痛、心力衰竭、心肌梗死和高血压的患者中；必须用较低的初始剂量，增加药量幅度要小，并且增加药量的间隔时间要较长。在应用左甲状腺素开始治疗之前进行的心电图（ECG）检查可能有助于识别出是潜在的心肌缺血还是甲状腺功能减退症诱导的病变。年老患者和那些长期存在甲状腺功能减退症的患者也应该采用左甲状腺素以避免出现任何代谢需求的突然增加。伴肾上腺功能不全未经充分皮质激素保护的患者不应给予左甲状腺素，否则甲状腺替代治疗可能会促发急性肾上腺危象。伴有糖尿病或尿崩症的患者在给予左甲状腺素时也要求小心谨慎。

甲状腺功能检查易受一些非甲状腺临床疾病的影响和大量不同的药品的相互作用而改变，其中有些药在下文的**药物相互作用**中会提到。

滥用 对于运动员滥用左甲状腺素减肥的叙述见下文**用途和用法**下的**肥胖**。对滥用左甲状腺素作为瘦身辅助药的妇女发生周期性瘫痪的讨论，见上文**对肌肉的影响**。

肾上腺皮质功能不全 未增加皮质激素剂量就给予甲状腺激素替代治疗，可能促使患有肾上腺皮质功能损伤（包括那些亚临床型或者未识别出的肾上腺皮质疾病）的患者发生急性肾上腺皮质功能不全[1]。迅速的诊断和皮质激素替代治疗能阻止潜在的致死性的危象的发生。已经指出的是，单独的促甲状腺激素浓度增高可能未必就暗示着慢性肾上腺皮质功能不全的患者会发生甲状腺功能减退症[2]。甚至这些患者中已确诊为甲状腺功能减退症的也可能不会永久性的患有该病。

1. Fonseca V, *et al.* Acute adrenal crisis precipitated by thyroxine. *BMJ* 1986; **292:** 1185–6.
2. Davis J, Sheppard M. Acute adrenal crisis precipitated by thyroxine. *BMJ* 1986; **292:** 1595.

贫血 4 例患缺铁性贫血和原发性甲状腺功能减退症的患者在用左甲状腺素钠治疗时发生了心悸和坐立不安，并且不得不停药。当用硫酸亚铁纠正贫血时，所有患者都能耐受左甲状腺素治疗[1]。对于硫酸亚铁减少左甲状腺素在胃肠道吸收的警告见下文**药物相互作用**项下的**铁盐**。

1. Shakir KMM, *et al.* Anemia: a cause of intolerance to thyroxine sodium. *Mayo Clin Proc* 2000; **75:** 189–92.

哺乳 甲状腺激素分布到乳汁中的量最少。American Academy of Pediatrics 指出在母亲正服用左甲状腺素的母乳喂养的婴儿中没有能够观察到的任何影响，认为哺乳期可使用左甲状腺素[1]。

虽然乳汁中的左甲状腺素不足以治疗授乳新生儿的甲状腺功能减退症，但是有人提议它能掩盖这些新生儿的甲状腺功能减退症的检出[2]。然而，*BNF 59* 认为由于其分布的量太小以至于不能影响到新生儿甲状腺功能减退症的检测。

1. American Academy of Pediatrics. The transfer of drugs and other chemicals into human milk. *Pediatrics* 2001; **108:** 776–89. [Retired May 2010] Correction. *ibid.*; 1029. Also available at: http://aappolicy.aappublications.org/cgi/content/full/pediatrics%3b108/3/776 (accessed 18/05/05)
2. Anonymous. Can a woman on thyroxine safely breast-feed her baby? *BMJ* 1977; **2:** 1589.

心血管疾病 心脏与甲状腺之间存在复杂的关系[1]。心血管畸形可能与甲状腺功能减退症有关，也可能与左甲状腺素替代治疗有关，因此需要谨慎用药。

1. Gammage M, Franklyn J. Hypothyroidism, thyroxine treatment, and the heart. *Heart* 1997; **77:** 189–90.

肌无力 甲状腺激素可能偶尔会促发或加重已存在的肌无力综合征[1,2]。

1. Mastaglia FL. Adverse effects of drugs on muscle. *Drugs* 1982; **24:** 304–21.
2. Lane RJM, Routledge PA. Drug-induced neurological disorders. *Drugs* 1983; **26:** 124–47.

妊娠 大部分权威人士认为甲状腺激素不易透过胎盘。胎盘转运已见诸报道[1]，但是数量有限以至于体内有正常生理浓度的甲状腺素和三碘甲腺原氨酸的母亲，也不能给患有先天性甲状腺功能减退症的胎儿提供正常的甲状腺激素浓度[2～4]。

甲状腺功能减退的妇女在早期妊娠时左甲状腺素的需求量会增加。涉及 20 例妊娠的小样本研究发现，药物需求量在达到坪高线之前从妊娠第 6～16 周会增加；在 17 例病例中最终需要增加剂量近 50%[5]。作者推荐所有甲状腺功能减退的妇女一旦确定妊娠就应增加 30% 的左甲状腺素的剂量，以避免首次产科就诊前发生初期低甲状腺素血症的任何危险。此后，应该根据血清促甲状腺激素浓度来调整药物剂量。

1. Vulsma T, *et al.* Maternal-fetal transfer of thyroxine in congenital hypothyroidism due to a total organification defect or thyroid agenesis. *N Engl J Med* 1989; **321:** 13–16.
2. Sack J, *et al.* Maternal-fetal transfer of thyroxine. *N Engl J Med* 1989; **321:** 1549–50.
3. Bachrach LK, Burrow GN. Maternal-fetal transfer of thyroxine. *N Engl J Med* 1989; **321:** 1549.
4. Vulsma T, *et al.* Maternal-fetal transfer of thyroxine. *N Engl J Med* 1989; **321:** 1550.
5. Alexander EK, *et al.* Timing and magnitude of increases in levothyroxine requirements during pregnancy in women with hypothyroidism. *N Engl J Med* 2004; **351:** 241–9.

药物相互作用

抗心律失常药 胺碘酮[1]能阻碍甲状腺素的脱碘变为三碘甲腺原氨酸的作用，结果导致三碘甲腺原氨酸浓度降低，而无活性的反三碘甲腺原氨酸浓度升高。

1. Hershman JM, *et al.* Thyroxine and triiodothyronine kinetics in cardiac patients taking amiodarone. *Acta Endocrinol (Copenh)* 1986; **111:** 193–9.

抗菌药 利福平的酶诱导作用[1,2]可增强甲状腺激素的代谢，导致血清甲状腺激素浓度降低。

已发现 2 名因接受左甲状腺素治疗而之前的甲状腺功能稳定的患者在开始环丙沙星口服治疗 3～4 周后，发生甲状腺功能减退症[3]。增加其中一个患者的左甲状腺素的剂量没有收到效果而停用环丙沙星后甲状腺功能仅恢复正常。在另一个患者，两药间隔 6h 给予就足以克服药物的相互作用。

1. Ohnhaus EE, Studer H. A link between liver microsomal enzyme activity and thyroid hormone metabolism in man. *Br J Clin Pharmacol* 1983; **15:** 71–6.
2. Nolan SR, *et al.* Interaction between rifampin and levothyroxine. *South Med J* 1999; **92:** 529–31.
3. Cooper JG, *et al* Ciprofloxacin interacts with thyroid replacement therapy. *BMJ* 2005; **330:** 1002.

抗凝血药 甲状腺激素能增强口服抗凝血药的作用（详见与**华法林**的**药物相互作用**项下，第1375页）。因此，在开始用甲状腺药治疗时，或者由于可能需要调整口服抗凝血药的剂量而改变治疗时，需要对进行抗凝治疗的患者进行严密监测。

抗抑郁药 有些药物如锂制剂，可直接作用于甲状腺体，抑止甲状腺激素的释放，从而导致临床型甲状腺功能减退症[1]。

通过应用舍曲林能减弱左甲状腺素在甲状腺功能减退的患者中的作用，并且可能需要增加左甲状腺激素的剂量[2]。

关于甲状腺激素对三环类抗抑郁药的作用见**阿米替林**，（第359页）项下。

1. Ramsay I. Drugs and non-thyroid induced changes in thyroid function tests. *Postgrad Med J* 1985; **61:** 375–7.
2. McCowen KC, *et al.* Elevated serum thyrotropin in thyroxine-treated patients with hypothyroidism given sertraline. *N Engl J Med* 1997; **337:** 1010–11.

抗糖尿病药 当甲状腺的状况影响到代谢活动和大部分机体系统时，对甲状腺功能减退症的纠正可能会影响到其他疾病的状况以及任何药物治疗的剂量。例如，在甲状腺功能减退的糖尿病患者中，开始甲状腺替代治疗可能会增加其胰岛素或者口服降糖药的需要量[1]。

1. Refetoff S. Thyroid hormone therapy. *Med Clin North Am* 1975; **59:** 1147–62.

抗癫痫药 药物（如卡马西平[1,2]、苯妥英钠[2,3]或者巴比妥[4]）的酶诱导作用，能增强甲状腺激素的代谢，从而导致血清甲状腺激素浓度的降低。因此，在进行甲状腺替代治疗的患者，如果也同时给予上述药物时，需要增加替代治疗的剂量[5]；如果停用酶诱导药时则需减量[6]。苯妥英钠[3]和卡马西平可能通过从甲状腺激素的血浆结合位点置换甲状腺激素而减少其与蛋白结合。甲状腺激素与蛋白高度结合，如改变其蛋白结合状态可影响甲状腺替代治疗的剂量，但实际上，除甲状腺功能试验外，尚未发现其他任何问题。

1. Connell JMC, *et al.* Changes in circulating thyroid hormones during short-term hepatic enzyme induction with carbamazepine. *Eur J Clin Pharmacol* 1984; **26:** 453–6.
2. Larkin JG, *et al.* Thyroid hormone concentrations in epileptic patients. *Eur J Clin Pharmacol* 1989; **36:** 213–6.
3. Franklyn JA, *et al.* Measurement of free thyroid hormones in patients on long-term phenytoin therapy. *Eur J Clin Pharmacol* 1984; **26:** 633–4.
4. Ohnhaus EE, Studer H. A link between liver microsomal enzyme activity and thyroid hormone metabolism in man. *Br J Clin Pharmacol* 1983; **15:** 71–6.
5. Blackshear JL, *et al.* Thyroxine replacement requirements in hypothyroid patients receiving phenytoin. *Ann Intern Med* 1983; **99:** 341–2.
6. Hoffbrand BI. Barbiturate/thyroid-hormone interaction. *Lancet* 1979; **ii:** 903–4.

抗疟药 用左甲状腺素治疗而病情稳定的一名患者，在用氯喹和氯胍预防疟疾后，注意到其促甲状腺激素的浓度升高[1]。其作用机制可能是氯喹的肝药酶诱导作用导致左甲状腺素的代谢增强。

1. Munera Y, *et al.* Interaction of thyroxine sodium with antimalarial drugs. *BMJ* 1997; **314:** 1593.

抗肿瘤药 8 例甲状腺切除术后服用左甲状腺素的患者，当服用伊马替尼治疗时，出现促甲状腺激素（TSH）浓度升高，临床出现甲状腺功能减退表现。仅有 3 例患者为了逆转甲状腺功能减退增加了左甲状腺素的剂量。但当停用伊马替尼后，所有患者的 TSH 浓度均恢复了正常。相反的，在其他 3 例甲状腺功能正常的患者身上未见到同样的作用。作者推论：伊马替尼可能通过诱导尿磷酸葡糖醛酸基转移酶的活性，刺激甲状腺素和三碘甲状腺素的清除，但机制还需要证据进一步确认。作者建议，应用左甲状腺素的患者在接受伊马替尼治疗时，左甲状腺素的剂量至少加倍，并密切监测甲状腺功能。

1. de Groot JWB, *et al.* Imatinib induces hypothyroidism in patients receiving levothyroxine. *Clin Pharmacol Ther* 2005; **78:** 433–8.

抗病毒药 有些关于左甲状腺素和 HIV-蛋白酶抑制药的药物相互作用的报道。在应用利托那韦[1]时有必要增加左甲状腺素的用量，然而用茚地那韦[2]时则需减少其用量。

1. Tseng A, Fletcher D. Interaction between ritonavir and levothyroxine. *AIDS* 1998; **12:** 2235–6.
2. Lanzafame M, *et al.* Interaction between levothyroxine and indinavir in a patient with HIV infection. *Infection* 2002; **30:** 54–5.

β 受体阻滞药 有研究表明，可能是由于清除增多，在甲状腺功能亢进症中与在正常甲状腺功能状态中相比普萘洛尔的血浆浓度降低[1～4]；而长期接受普萘洛尔治疗的甲状腺功能减退症的患者，当给予左甲状腺素治疗时血浆普萘洛尔的浓度会降低[2]。

普萘洛尔可能阻止甲状腺素脱碘转变为三碘甲腺原氨酸，结果导致三碘甲腺原氨酸的浓度降低而无活性的反三碘甲腺原氨酸浓度升高[5,6]。

1. Feely J, *et al.* Increased clearance of propranolol in thyrotoxicosis. *Ann Intern Med* 1981; **94:** 472–4.
2. Feely J, *et al.* Plasma propranolol steady state concentrations in thyroid disorders. *Eur J Clin Pharmacol* 1981; **19:** 329–33.
3. Aro A, *et al.* Pharmacokinetics of propranolol and sotalol in hyperthyroidism. *Eur J Clin Pharmacol* 1982; **21:** 373–7.
4. Hallengren B, *et al.* Influence of hyperthyroidism on the kinetics of methimazole, propranolol, metoprolol, and atenolol. *Eur J Clin Pharmacol* 1982; **21:** 379–84.
5. Chambers JB, *et al.* The effects of propranolol on thyroxine metabolism and triiodothyronines production in man. *J Clin Pharmacol* 1982; **22:** 110–16.
6. Wilkins MR, *et al.* Effect of propranolol on thyroid homeostasis of healthy volunteers. *Postgrad Med J* 1985; **61:** 391–4.

强心苷 血清地高辛浓度似乎在甲状腺功能亢进症中较低而在甲状腺功能减退症中较高[1]。这可能部分解释了甲状腺功能亢进症患者对地高辛治疗的不敏感[2]，虽然有人已经提出过其他机制[3]。

1. Croxson MS, Ibbertson HK. Serum digoxin in patients with thyroid disease. *BMJ* 1975; **3:** 566–8.
2. Huffman DH, *et al.* Digoxin in hyperthyroidism. *Clin Pharmacol Ther* 1977; **22:** 533–8.
3. Lawrence JR, *et al.* Digoxin kinetics in patients with thyroid dysfunction. *Clin Pharmacol Ther* 1977; **22:** 7–13.

胃肠药 硫糖铝能减少左甲状腺素从胃肠道的吸收[1,2]，氢氧化铝[3]和碳酸钙[4,5]也有如此作用。

1. Sherman SI, *et al.* Sucralfate causes malabsorption of L-thyroxine. *Am J Med* 1994; **96:** 531–5.
2. Campbell JA, *et al.* Sucralfate and the absorption of L-thyroxine. *Ann Intern Med* 1994; **121:** 152.
3. Liel Y, *et al.* Nonspecific intestinal adsorption of levothyroxine by aluminium hydroxide. *Am J Med* 1994; **97:** 363–5.
4. Schneyer CR. Calcium carbonate and reduction of levothyroxine efficacy. *JAMA* 1998; **279:** 750.
5. Singh N, *et al.* Effect of calcium carbonate on the absorption of levothyroxine. *JAMA* 2000; **283:** 2822–5.

全身麻醉药 服用左甲状腺素的患者在应用氯胺酮时有发生严重高血压和心动过速的报道[1]。

1. Kaplan JA, Cooperman LH. Alarming reactions to ketamine in patients taking thyroid medication-treatment with propranolol. *Anesthesiology* 1971; **35:** 229–30.

离子交换树脂 考来烯胺通过与甲状腺激素结合能显著减少左甲状腺素在胃肠道的吸收。设置 4～5h 的服药间隔可使左甲状腺素的吸收不良最小化[1]。应用聚苯乙烯磺酸钠也观察到了相似的作用[2]。

1. Northcutt RC, *et al.* The influence of cholestyramine on thyroxine absorption. *JAMA* 1969; **208:** 1857–61.
2. McLean M, *et al.* Cation-exchange resin and inhibition of intestinal absorption of thyroxine. *Lancet* 1993; **341:** 1286.

铁盐 硫酸亚铁能减少左甲状腺素从胃肠道的吸收[1]。

1. Campbell NRC, *et al.* Ferrous sulfate reduces thyroxine efficacy in patients with hypothyroidism. *Ann Intern Med* 1992; **117:** 1010–13.

血脂调节药 曾报道在个别给予洛伐他汀的患者中既出现过左甲状腺素效能降低[1]又出现过效能增高[2]的情况。有报道在开始使用辛伐他汀时，如促甲状腺激素浓度升高，则要求增加左甲状腺素的剂量[3]。

1. Demke DM. Drug interaction between thyroxine and lovastatin. *N Engl J Med* 1989; **321:** 1341–2.
2. Gormley GJ, Tobert JA. Drug interaction between thyroxine and lovastatin. *N Engl J Med* 1989; **321:** 1342.
3. Kisch E, Segall HS. Interaction between simvastatin and L-thyroxine. *Ann Intern Med* 2005; **143:** 547.

NSAIDs 据报道在应用某些抗炎药治疗期间出现假性 T_4 或 T_3 浓度降低。血清 TSH 测定较少受 NSAIDs 的影响，因此 TSH 将成为服用 NSAIDs 患者最佳的筛查试验[1]。

1. Samuels MH, *et al.* Variable effects of nonsteroidal antiinflammatory agents on thyroid test results. *J Clin Endocrinol Metab* 2003; **88:** 5710–16.

奥利司他 有报道 1 例使用稳定的甲状腺素治疗的女性，在开始奥利司他治疗的 2 周内出现有症状的甲状腺功能减退。美国注册药品信息建议，若患者同时服用左甲状腺素和奥利司他治疗，应在服药至少 4h 后监测患者有无甲状腺功能变化。

1. Madhava K, Hartley A. Hypothyroidism in thyroid carcinoma follow-up: orlistat may inhibit the absorption of thyroxine. *Clin Oncol (R Coll Radiol)* 2005; **17:** 492.

性激素类 雌激素治疗能升高血清甲状腺结合球蛋白的浓度，因此能增加结合型甲状腺素的量。正常的甲状腺功能可刺激甲状腺激素的合成来代偿这种作用并保持游离甲状腺素的血清浓度的正常。然而，在甲状腺功能减退症中，用外源性左甲状腺素治疗的患者，如接受雌激素作为口服避孕药或者激素替代疗疗（HRT）[1]，就可能要求增加左甲状腺素的剂量。与之相对，雄激素能降低结合球蛋白的浓度，因而当把雄激素给予经左甲状腺素替代治疗保持稳定的绝经后妇女时，则导致了临床型甲状腺功能亢进症[2]。

有报道 2 名妇女在服用左甲状腺素的同时服用雷洛昔芬，左甲状腺素的需要量增加。两种药物间隔 12h 服用可逆转这种影响[3,4]。

1. Arafah BM. Increased need for thyroxine in women with hypothyroidism during estrogen therapy. *N Engl J Med* 2001; **344:** 1743–9.
2. Arafah BM. Decreased levothyroxine requirement in women with hypothyroidism during androgen therapy for breast cancer. *Ann Intern Med* 1994; **121:** 247–51.
3. Siraj ES, *et al.* Raloxifene causing malabsorption of levothyroxine. *Arch Intern Med* 2003; **163:** 1367–70.
4. Garwood CL, *et al.* Increased thyroid-stimulating hormone levels associated with concomitant administration of levothyroxine and raloxifene. *Pharmacotherapy* 2006; **26:** 881–5.

拟交感神经药 甲状腺药能增加代谢需求量，而其他已知能影响心功能的药，如拟交感神经药，由于能够增强这种作用，因此在与之合用时应该慎重使用。此外，甲状腺激素可能会增加对儿茶酚胺受体的敏感性。

药动学

左甲状腺素口服后胃肠道吸收不稳定。空腹能增加吸收。左甲状腺素一进入血液循环就与蛋白质广泛结合，主要与甲状腺结合球蛋白（TBG）结合，也有少量与甲状腺结合前白蛋白（TBPA）或白蛋白结合。左甲状腺素的血浆半衰期在甲状腺功能正常的受试者中为 6～7 天；在甲状腺功能减退症患者中延长而在甲状腺功能亢进症患者中缩短。

左甲状腺素主要在肝和肾中代谢为三碘甲腺原氨酸（碘塞罗宁），大约 40%代谢为无活性的反三碘甲腺原氨酸（反 T_3），两者都经过进一步的脱碘转变为无活性的代谢产物。进一步的代谢产物是左甲状腺素经脱氨基和脱羧基作用所产生的四碘甲腺乙酸。

左甲状腺素经过肠肝循环并经粪便排泄。

关于甲状腺激素在乳汁和胎盘的分布的讨论详见**哺乳和妊娠**项下（见上文）。

用途和用法

左甲状腺素是一种甲状腺激素（详见第2086页对内源性激素的描述），用于甲状腺功能减退症的替代治疗（第2087页）。在弥漫性甲状腺肿（详见**甲状腺肿和甲状腺结节**，第2086页）和桥本甲状腺炎（详见**甲状腺功能减退症**，第2087页）的情况下可给予该药用来抑制促甲状腺激素（TSH）的分泌，并因此而阻止或者逆转甲状腺腺体的增大。左甲状腺素也用于甲状腺癌（第641页）的治疗中抑制 TSH 的产生，也可作为一种诊断试剂用于甲状腺功能亢进症的鉴别诊断。与抗甲状腺药共同用于治疗甲状腺功能亢进症的阻断-替代疗法（第2086页）。

常规口服左甲状腺素可能要过几周后才能达到疗效高峰，对剂量的变化反应慢。同样，在停药后药物作用仍可能存在几周。左甲状腺素以钠盐的形式每日单次给予。其吸收不规律，可能在空腹时吸收最好，通常在早餐前给药。

左甲状腺素钠治疗任何甲状腺疾病时的剂量都应根据临床反应和生化试验而个体化，并且应该进行定期监测。

在甲状腺功能减退症中，成人初始剂量为左甲状腺素钠口服每日 50～100μg，大约每隔 4 周可增加 25～50μg 直到甲状腺激素缺乏被纠正后确立其维持剂量。成人的维持剂量通常在每日 100～200μg。对 50 岁以上患者，那些伴有心血管疾病患者，或者那些长期存在严重甲状腺功能减退症的患者，应该更循序渐进的导入治疗：初始剂量为每日 12.5～50μg，大约每隔 4 周增量 12.5～25μg 比较合适。

左甲状腺素的儿童用法见下文。

左甲状腺素钠可通过静脉注射给药。也有经肌内给药的途径。在甲状腺功能减退性（黏液水肿）昏迷的患者，可通过静脉注射给予初始剂量 200～500μg。如果没有明显的改善第二天可进一步给予 100～300μg 的剂量，之后每日补充 100～200μg，直到患者的甲状腺功能正常并能够耐受口服剂量。

右甲状腺素是左甲状腺素的 D-异构体，有脂调节的特性，可用于高胆固醇血症的治疗。但由于心脏毒性而严重限制了它的使用。它仅有很弱的甲状腺激素活性。

1. Mandel SJ, *et al.* Levothyroxine therapy in patients with thyroid disease. *Ann Intern Med* 1993; **119:** 492–502.
2. Toft AD. Thyroxine therapy. *N Engl J Med* 1994; **331:** 174–80. Correction. *ibid.*; 1035.
3. Escobar-Morreale HF, *et al.* Treatment of hypothyroidism with combinations of levothyroxine plus liothyronine. *J Clin Endocrinol Metab* 2005; **90:** 4946–54.

用法 关于不同厂家生产的左甲状腺素的生物等效性或其他方面存在着争议。大部分研究和报告来自于美国，而结果可能在某种程度上依赖于所比较的特殊的商品。产品处方可能也有所变化，这使得对结果的比较困难化。一项研究[1]得出的结论是，两种仿制的左甲状腺素产品与两种科研的产品具有生物等效性并且可相互替换。

2004 年，FDA 发布了关于在美国上市的几个左甲状腺素产品的等效性的指南，但是该指南遭到了几个美国职业协会在一项联合声明中的强烈批判[2]。作为应答，这些协会向医生做出的推荐是患者应坚持使用同一种商标的左甲状腺素，而如果改变商标类型，应该重新检测患者的血清 TSH 水平，有必要时应重新调整左甲状腺素的剂量。新西兰 2008 年发布了相似的建议，当同样品牌的左甲状腺素的剂型发生改变时，可能导致更多的药物不良反应报告[3]。

1. Dong BJ, *et al.* Bioequivalence of generic and brand-name levothyroxine products in the treatment of hypothyroidism. *JAMA* 1997; **277:** 1205–13.
2. American Association of Clinical Endocrinologists, The Endocrine Society, and American Thyroid Association. Joint position statement on the use and interchangeability of thyroxine products. Available at: http://www.aace.com/pub/pdf/guidelines/AACE-TES-ATA-ThyroxineProducts.pdf (accessed 20/06/06) See also American Thyroid Association, The Endocrine Society, and American Association of Clinical Endocrinologists. Joint Statement on the U.S. Food and Drug Administration's decision regarding bioequivalence of levothyroxine sodium. *Thyroid* 2004; **14:** 486.
3. New Zealand Medicines and Medical Devices Safety Authority. Eltroxin formulation change - Monitor patients and adjust dosing if necessary (issued 26 June, 2008). Available at: http://www.medsafe.govt.nz/hot/alerts/eltroxin.asp (accessed 12/12/08)

儿童用法 对于甲状腺功能减退症的儿童患者，剂量个体化和治疗监测尤为重要。在英国，*BNFC 2010/11* 推荐左甲状腺素钠的口服剂量如下：

- 新生儿：起始剂量为 10～15μg/kg，每日 1 次（最大剂量为每日 50μg），每 2 周逐步调整 5μg/kg 或按需调整，常用剂量为每日 20～50μg；
- 1 个月～2 岁儿童：起始剂量为 5μg/kg，每日 1 次（最大剂量为每日 5μg），每 2～4 周逐步调整每日10～25μg，直到代谢正常，常用剂量为每日 25～75μg；
- 2～12 岁儿童：起始剂量为 50μg/kg，每日 1 次，每 2～4 周逐步调整每日 25μg，直到代谢正常，常用剂量为每日 75～100μg；
- 12～18 岁儿童：起始剂量为 50μg，每日 1 次，调整同成人，见上文。

心肌病 扩张型心肌病（第1124页）的处理通常涉及对心力衰竭的传统的治疗方法，但是一个小样本研究已报道短期使用左甲状腺素可使患者受益[1]。左甲状腺素耐受性好，但是促甲状腺激素的水平减低，可能限制了其长期使用。

1. Moruzzi P, *et al.* Medium-term effectiveness of L-thyroxine treatment in idiopathic dilated cardiomyopathy. *Am J Med* 1996; **101:** 461–7.

抑郁 虽然甲状腺激素可能会提高三环类抗抑郁药（详见阿米替林的**药物相互作用**项下**甲状腺激素**，第359页）的活性，但是对其是否有益于加强抑郁（第352页）的治疗尚存在争议。8 项研究涉及 292 名患有顽固性抑郁症的患者，除给予其三环类抗抑郁药外还给予碘塞罗宁治疗；对这 8 项研究[1]的荟萃分析指出，这种治疗对其中一个亚群的病例有效，但是纳入研究的患者人数很少，还需作进一步安慰剂对照试验。

在对非顽固性抑郁症的研究中，一项荟萃分析[2]也指出当给予三环类抗抑郁药加上碘塞罗宁时对治疗有益，虽然众所周知因受到方法学限制很多研究都很古老。然而，对碘塞罗宁与帕罗西汀所做的一项对照试验不能肯定这种协同治疗的任何优点[3]。

1. Aronson R, *et al.* Triiodothyronine augmentation in the treatment of refractory depression: a meta-analysis. *Arch Gen Psychiatry* 1996; **53:** 842–8.
2. Altshuler LL, *et al.* Does thyroid supplementation accelerate tricyclic antidepressant response? A review and meta-analysis of the literature. *Am J Psychiatry* 2001; **158:** 1617–22.
3. Appelhof BC, *et al.* Triiodothyronine addition to paroxetine in the treatment of major depressive disorder. *J Clin Endocrinol Metab* 2004; **89:** 6271–6.

肥胖 甲状腺药已试用于甲状腺功能正常的患者的肥胖（第2069页）治疗，但只能短期减轻体重，主要是减去脂肪体重，而且能够引起严重的不良反应，尤其是心脏并发症[1]。正进行单纯性肥胖治疗的以前甲状腺功能正常的患者，当停用这些药时也有发生甲状腺功能减退症的报道[2]。一些运动员似乎也滥用左甲状腺素来减肥[3]。

1. Rivlin RS. Therapy of obesity with hormones. *N Engl J Med* 1975; **292:** 26–9.
2. Dornhorst A, *et al.* Possible iatrogenic hypothyroidism. *Lancet* 1981; **i:** 52.
3. MacAuley D. Drugs in sport. *BMJ* 1996; **313:** 211–15.

荨麻疹 有人提出慢性荨麻疹（第1511页）可能与甲状腺自身免疫有关，因而用甲状腺激素治疗可能会使临床症状缓解[1]。在一项研究中，一名 9 岁的男孩以左甲状腺素每日 50～100μg 的剂量成功的治愈了慢性荨麻疹[2]。作者建议，如果发生慢性荨麻疹，应筛查甲状腺功能和抗甲状腺微粒体抗体，因为这些患者有可能从甲状腺激素治疗中受益。一个小型调查研究总结出应用左甲状腺素钠（在甲状腺功能减退症患者中）或抗甲状腺药（在患 Graves 病的患者中）对治疗患有与甲状腺自身免疫有关的严重慢性荨麻疹的患者有益[3]。

1. Rumbyrt JS, *et al.* Resolution of chronic urticaria in patients with thyroid autoimmunity. *J Allergy Clin Immunol* 1995; **96:** 901–5.
2. Dreyfus DH, *et al.* Steroid-resistant chronic urticaria associated with anti-thyroid microsomal antibodies in a nine-year-old boy. *J Pediatr* 1996; **128:** 576–8.
3. Gaig P, *et al.* Successful treatment of chronic idiopathic urticaria associated with thyroid autoimmunity. *J Investig Allergol Clin Immunol* 2000; **10:** 342–5.

制剂

BP 2010: Levothyroxine Tablets;
USP 33: Levothyroxine Sodium Tablets; Liotrix Tablets.

专利制剂

Arg.: Euthyrox; Juno†; Synthroid; T4; ***Austral.:*** Eutroxsig; Oroxine; ***Austria:*** Euthyrox; Neothyron†; Thyrex; ***Belg.:*** Elthyrone; Euthyrox; Thyrax; ***Braz.:*** Euthyrox; Puran T4; Synthroid; Tetroid; Tiroidin; ***Canad.:*** Eltroxin; Euthyrox; Synthroid; ***Chile:*** Esaldox; Eutirox; ***Cz.:*** Eltroxin; Euthyrox; Letrox; Thyrax†; ***Denm.:*** Eltroxin; ***Fr.:*** Levothyrox; ***Ger.:*** Berlthyrox; Eferox†; Euthyrox; L-Thyrox; Lixin†; Thevier; ***Gr.:*** Euthyrox; Levothroid; Medithyrox; T4; Thyro-4; Thyrohormone; ***Hong Kong:*** Eltroxin†; ***Hung.:*** Euthyrox; Letrox; ***India:*** Eltroxin; ***Indon.:*** Euthyrox; Thyrax; ***Irl.:*** Eltroxin; ***Israel:*** Eltroxin; ***Ital.:*** Eutirox; Tiracrin; Tirosint; ***Jpn:*** Thyradin-S; ***Malaysia:*** Euthyrox; Oroxine; ***Mex.:*** Abutiroi; Cynocuatro; Eutirox; Karet; Leutiral; Tiroidine; ***Neth.:*** Eltroxin; Euthyrox; Thyrax; ***Norw.:*** Euthyrox; Levaxin; ***NZ:*** Eltroxin; Synthroid; ***Philipp.:*** Eltroxin; Eurolev; Euthyrox; Synthroid; Thyrax; Thyrohex†; ***Pol.:*** Eferox†; Eltroxin; Euthyrox; Letrox; ***Port.:*** Eutirox; Letequatro; Letter; Thyrax; ***Rus.:*** Bagothyrox (Баготирокс); Euthyrox (Эутирокс); ***S.Afr.:*** Eltroxin; Euthyrox; ***Singapore:*** Eltroxin; Euthyrox; Oroxine; Thyrosit; ***Spain:*** Dexnon; Eutirox; Levothroid; ***Swed.:*** Euthyrox; Levaxin; ***Switz.:*** Eltroxine; Euthyrox; Tirosint; ***Thai.:*** El-Thyro; Eltroxin; Euthyrox; Patroxin; Pondtroxin; Thyrosit; ***Turk.:*** Euthyrox; Levotiron; Tefor; ***UK:*** Eltroxin; Evotrox; ***Ukr.:*** Euthirox (Эутирокс); Tivoral (Тиворал)†; ***USA:*** Levothroid; Levoxyl; Novothyrox; Synthroid; Unithroid; ***Venez.:*** Euthyrox; Thyrax.

多组分制剂 ***Arg.:*** Eutroid; Levotrin; ***Austria:*** Combithyrex; Jodthyrox; Novothyral; Prothyrid†; ***Belg.:*** Novothyral; ***Chile:*** Novothyral; ***Cz.:*** Jodthyrox; Novothyral†; Thyreotom; ***Fr.:*** Euthyral; ***Ger.:*** Eferox Jod†; Jodthyrox; L-Thyrox Jod; Novothyral; Prothyrid; Thyreocomb N†; Thyreotom†; Thyronajod; ***Gr.:*** Dithyron; ***Ital.:*** Dermocinetic; Somatoline; Tiroide Amsa; ***Mex.:*** Cynoplus; Novotiral; Proloid S†; ***Pol.:*** Jodthyrox; Novothyral; ***Rus.:*** Jodthyrox (Йодтирокс); Novothyral (Новотирал); Thyreocomb (Тиреокомб); Thyreotom (Тиреотом); ***S.Afr.:*** Diotroxin; ***Switz.:*** Novothyral; ***Turk.:*** Bitiron; ***USA:*** Thyrolar.

顺势疗法制剂 ***Austria:*** Lymphomyosot; ***Cz.:*** Lymphomyosot; ***Ger.:*** Lymphomyosot; Lymphomyosot N; ***S.Afr.:*** Lymphomyosot; ***Ukr.:*** Lymphomyosot (Лімфоміозот)†; Lymphomyosot N (Лімфоміозот Н)†; ***Venez.:*** Lymphomyosot†.

Liothyronine Sodium (*BANM, rINNM*) 碘塞罗宁钠

Liothyronin sodná sůl; Liothyronine sodique; Liothyroninum natricum; Liotironin Sodyum; Liotironina sódica; Liotironin-nátrium; Liotironino natrio druska; Liotyroniininatrium; Liotyronina sodowa; Liotyroninnatrium; Natrii Liothyroninum; Sodium Liothyronine; L-Tri-iodothyronine Sodium; 3,5,3′-Tri-iodo-L-thyronine Sodium; Tri-iodotironin Sodyum. Sodium 4-O-(4-hydroxy-3-iodophenyl)-3,5-di-iodo-L-tyrosine.

Натрий Лиотиронин

$C_{15}H_{11}I_3NNaO_4$ = 673.0.

CAS — 6893-02-3 (liothyronine); 55-06-1 (liothyronine sodium); 8065-29-0 (liotrix).

ATC — H03AA02.

ATC Vet — QH03AA02.

UNII — GCA9VV7D2N.

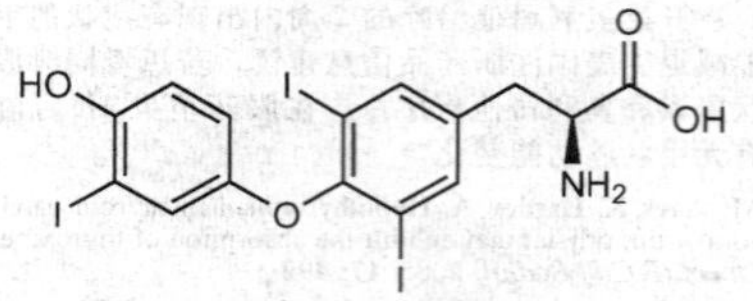

(liothyronine)

注：在医学和生物化学报告中，缩写形式 T_3 通常用来代表内源性三碘甲腺原氨酸。Liotrix 是 *USAN* 用于表示碘塞罗宁钠与左甲状腺素钠的混合物。

Pharmacopoeias. In *Eur.* (see p.vii), *Jpn*, and *US*.

Ph. Eur. 6. 8（Liothyronine Sodium） 白色或略带颜色的粉末。几乎不溶于水；微溶于乙醇。在稀氢氧化碱溶液中溶解。贮藏于 2～8℃ 的密闭容器中。避光。

USP 33（Liothyronine Sodium） 淡褐色、无味、结晶性粉末。极微溶于水；微溶于乙醇；几乎不溶于大多数其他有机溶剂中。贮藏于密闭容器中。

不良反应、处置和注意事项

参见左甲状腺素钠，第2092页。

药物相互作用

参见左甲状腺素钠，第2092页。

药动学

碘塞罗宁容易从胃肠道吸收且几乎完全吸收。一旦进入血液循环，碘塞罗宁主要与甲状腺结合球蛋白（TBG）结合，但是结合力不如左甲状腺素强；一些也同甲状腺结合前白蛋白（TBPA）或者白蛋白结合。碘塞罗宁在甲状腺功能正常者的血浆半衰期为 1～2 天；其半衰期在甲状腺功能减退症者中延长，在甲状腺功能亢进症者中缩短。

碘塞罗宁通过脱碘作用能够代谢为二碘甲腺原氨酸和单碘甲腺原氨酸。通过脱碘作用释放出的碘大部分在甲状腺细胞内被重新利用。进一步的代谢产物来自于脱氨基作用和脱羧基作用而产生三碘甲腺乙酸。

用途和用法

碘塞罗宁是一种甲状腺激素（见第2086页）。用于治疗甲状腺功能减退症（第2087页），一般认为其比左甲状腺素活性更大（第2092页）。碘塞罗宁起效快，几小时内就产生作用，因此倾向用于需要起效快和作用持续时间短的情况，尤其是用于甲状腺功能减退性（黏液水肿）昏迷中。

应用常规剂量通常要 3 天后达到疗效高峰；停药后其作用可能要持续 1～3 天。

碘塞罗宁的剂量应根据临床反应和生化试验而个体化，并且应该进行定期监测。虽然碘塞罗宁以钠盐的形式给予，但其剂量也可用碘塞罗宁钠或碘塞罗宁的形式表示；下面的剂量是以碘塞罗宁钠的形式表示的。10.3μg 的碘赛罗宁钠与大约 10μg 的碘塞罗宁是等效的。一般认为 20～25μg 的碘塞罗宁钠在活性上相当于大约 100μg 的左旋甲状腺素钠。

在**甲状腺功能减退症**中通常成人的初始剂量为口服每日 5～25μg，逐渐增加到维持量为每日 60～75μg，分作 2～3 次服，虽然在某些患者中也有可能要求每日用到 100μg。对年老患者，那些伴有心血管疾病患者，或者那些长期存在严重甲状腺功能减退症的患者，如有必要应该从最低剂量开始治疗，并较小幅度增加药量，增加药量的间隔时间较长。

在黏液水肿昏迷的患者，可能要通过静脉缓慢注射碘塞罗宁钠 5～20μg，如有必要，通常在间隔 12h 后重复使用；给药的最小间隔为 4h。另一种替代疗法提倡初始静脉给药剂量为 50μg，每 8h 再注射 25μg，直到症状改善；而后将剂量减少到每次静脉给药 25μg，每日 2 次。

碘塞罗宁的儿童用法，见下文。

碘塞罗宁也用于**诊断**成人甲状腺功能亢进症。在接受碘塞罗宁钠几天后，如不能抑制放射碘的摄入，则暗示着可诊断为甲状腺功能亢进症。

用于抗抑郁的扩展治疗，见**左甲状腺素**项下**抑郁**，第2094页。

也可应用盐酸碘塞罗宁。

儿童用法 在美国，口服碘塞罗宁可用于治疗先天性甲状腺功能减退症。起始剂量为每日 50μg，根据反应，可以每 3～4 天增加 5μg，直到下面的常用剂量：

- 1 岁以下儿童可能需要每日 20μg；
- 1～3 岁儿童可能需要每日 50 μg；
- 3 岁以上儿童同成人，见上文。

在英国，碘塞罗宁钠未被批准用于儿童。但是 *BNFC 2010/11* 推荐 12～18 岁儿童在治疗甲状腺功能减退性昏迷（见上文）时，可以应用与成年人相同的剂量。

制剂

BP 2010: Liothyronine Tablets;
USP 33: Liothyronine Sodium Tablets; Liotrix Tablets.

专利制剂

Austral.: Tertroxin; ***Canad.:*** Cytomel; ***Cz.:*** Tertroxin†; ***Fr.:*** Cynomel; ***Ger.:*** Thybon; Thyrotardin; ***Gr.:*** Cynomel; T3; ***Irl.:*** Tertroxin; ***Ital.:*** Dispon†; Liotir; Ti-Tre; ***Mex.:*** Cynomel; Liotrex†; Triyotex; ***Neth.:*** Cytomel; ***NZ:*** Tertroxin; ***Port.:*** Neo-Tiroimade; ***S.Afr.:*** Tertroxin; ***Turk.:*** Tiromel; ***UK:*** Tertroxin†; Triiodothyronine Injection; ***USA:*** Cytomel; Triostat; ***Venez.:*** Tertroxin†.

多组分制剂 ***Arg.:*** Eutroid; Levotrin; Tresite F; ***Austria:*** Combithyrex; Novothyral; Prothyrid†; ***Belg.:*** Novothyral; ***Chile:*** Novothyral; ***Cz.:*** Novothyral†; Thyreotom; ***Fr.:*** Euthyral; ***Ger.:*** FegaCoren N†; NeyNormin (Revitorgan-Lingual Nr 65)†; NeyNormin N (Revitorgan-Dilutionen N Nr 65)†; Novothyral; Prothyrid; Thyreotom†; ***Gr.:*** Dithyron; ***Ital.:*** Tiroide Amsa; ***Mex.:*** Cynoplus; Novotiral; Proloid S†; Redotex; ***Pol.:*** Novothyral; ***Rus.:*** Novothyral (Новотирал); Thyreocomb (Тиреокомб); Thyreotom (Тиреотом); ***S.Afr.:*** Diotroxin; ***Switz.:*** Novothyral; ***Turk.:*** Bitiron; ***USA:*** Thyrolar.

顺势疗法制剂 ***Ger.:*** AntiFocal N†; AntiFocal†; NeyDil 66N (Revitorgan-Dilutionen Nr. 66 N)†; NeyGeront (Revitorgan-Lingual Nr 64)†; NeyGeront N (Revitorgan-Dilutionen N Nr 64)†; NeyGeront Vitalkapsein A; NeyGeront-Vitalkapseln†; NeyLing (Revitorgan-Lingual Nr.66)†.

Perchlorates 过氯酸盐

Перхлораты

Potassium Perchlorate 过氯酸钾

Chloristan draselný; Kalii perchloras; Kalio perchloratas; Kaliumperkloraatti; Kaliumperklorat; Kálium-perklorát; Perclorato potásico; Potassium, perchlorate de.

Перхлорат Калия

$KClO_4$ = 138.5.

CAS — 7778-74-7.

ATC — H03BC01.

ATC Vet — QH03BC01.

UNII — 42255P5X4D.

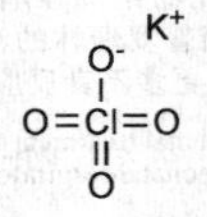

Pharmacopoeias. In *Eur.* (see p.vii) and *US.*

Ph. Eur. 6.8（Potassium Perchlorate） 白色结晶性粉末或无色晶体。略溶于水；几乎不溶于乙醇。

USP 33（Potassium Perchlorate） 0.1M 水溶液的 pH 值为 5.0～6.5。

Sodium Perchlorate 过氯酸钠

Perclorato sódico; Sodu nadchloran.

Перхлорат Натрия

$NaClO_4$ = 122.4.

CAS — 7601-89-0 (anhydrous sodium perchlorate); 7791-07-3 (sodium perchlorate monohydrate).

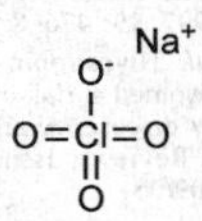

不良反应

应用过氯酸盐后会出现发热和出疹。一些患者会有恶心和呕吐。过氯酸钾作为单一制剂用于诊断时很少发生不良反应。作为抗甲状腺药长期使用时易发生剂量相关性不良反应。再生障碍性贫血（某些为致命性）、粒细胞缺乏症、白细胞减少症、全血细胞减少症以及肾病综合征也见诸报道。剂量过大会造成甲状腺功能减退症和甲状腺肿。

对血液的影响 与应用过氯酸钾治疗甲状腺功能亢进症相关的致死性再生障碍性贫血[1,2]、白细胞减少症和粒细胞缺乏症[1]已有过报道。1998 年的一篇综述[3]指出，尽管近年来过氯酸盐的应用增多，但自从 20 世纪 60 年代以来似乎没有再出现再生障碍性贫血的案例。

1. Anonymous. Potassium perchlorate and aplastic anaemia. *BMJ* 1961; **1:** 1520–1.
2. Krevans JR, *et al.* Fatal aplastic anemia following use of potassium perchlorate in thyrotoxicosis. *JAMA* 1962; **181:** 182–4.
3. Wolff J. Perchlorate and the thyroid gland. *Pharmacol Rev* 1998; **50:** 89–105.

管理 过氯酸钠和过氯酸钾曾用于非法制备烟花爆竹或炸药；要求谨慎供应。在搬运溶液状态或干燥状态的过氯酸盐时应极度小心，因为如果其接触了有机物或者其他易氧化的物质后可能发生爆炸。

用途和用法

可能通过主动转运机制的竞争性抑制作用，过氯酸钾和过氯酸钠能减少碘化物、高锝酸盐和其他阴离子在甲状腺、脉络丛、胃黏膜和唾液腺的摄取和浓聚。

过氯酸钾和过氯酸钠在**诊断学**上用作高锝酸盐（^{99m}Tc）的辅助剂，通过减弱其他器官的多余影像来增强大脑、Meckel 憩室或胎盘的显影。通常在应用高锝酸钠（^{99m}Tc）前 30～60min，经口服给予过氯酸钾或过氯酸钠 200～400mg。

过氯酸钾和过氯酸钠也可与碘化钠（^{131}I）一同用于过氯酸盐排泌试验中来测定甲状腺的功能。口服过氯酸盐后从腺体释放出来放射性碘，暗示甲状腺碘化物的结合能力缺陷，因此也能显示甲状腺激素合成的缺陷。该试验也用于抗甲状腺药的作用的研究。

过氯酸钾和过氯酸钠用于治疗**甲状腺功能亢进症**（第2086页），但是由于其毒性，其他替代治疗方法已在很大程度上取代了该药。然而，过氯酸盐可能通过增强对传统抗甲状腺药的反应性而对患碘诱导的甲状腺功能亢进症（例如与胺碘酮治疗相关的）的患者有作用。在胺碘酮诱导的甲状腺功能亢进症的治疗中，过氯酸钠有代表性的用药剂量为每日 1g。

1. Bartalena L, *et al.* Treatment of amiodarone-induced thyrotoxicosis, a difficult challenge: results of a prospective study. *J Clin Endocrinol Metab* 1996; **81:** 2930–3.
2. Wolff J. Perchlorate and the thyroid gland. *Pharmacol Rev* 1998; **50:** 89–105.
3. Soldin OP, *et al.* Perchlorate clinical pharmacology and human health: a review. *Ther Drug Monit* 2001; **23:** 316–31.
4. Bartalena L, *et al.* Diagnosis and management of amiodarone-induced thyrotoxicosis in Europe: results of an international survey among members of the European Thyroid Association. *Clin Endocrinol (Oxf)* 2004; **61:** 494–502.

制剂

USP 33: Potassium Perchlorate Capsules.

专利制剂

Austria: Irenat; ***Canad.:*** Perchloracap; ***Cz.:*** Irenat; ***Ger.:*** Irenat; ***Ital.:*** Pertiroid; ***Pol.:*** Irenat.

Prolonium Iodide（*rINN*）普罗碘铵

Ioduro de prolonio; Prolonii Iodidum; Prolonium, Iodure de; Yoduro de prolonio. *NN*-(2-Hydroxytrimethylene)bis(trimethylammonium) di-iodide.

Пролония Йодид

$C_9H_{24}I_2N_2O$ = 430.1.

CAS — 123-47-7.

UNII — VKH95UNQ6N.

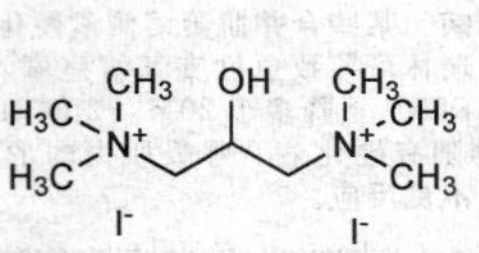

Pharmacopoeias. In *Chin.*

简介

普罗碘铵通过注射给药作为碘剂（第2090页）的一个来源用于甲状腺危象的部分治疗和甲状腺功能亢进症的术前处理。

Propylthiouracil（*BAN, rINN*）丙硫氧嘧啶

Proitiourasiil; Propiltiouracil; Propiltiouracilas; Propiltiouracilo; Propylthiouracile; Propylthiouracilum; Propyltiouracil; Propyylitiourasiili. 2,3-Dihydro-6-propyl-2-thioxopyrimidin-4(1*H*)-one; 2-Mercapto-6-propylpyrimidin-4-ol; 6-Propyl-2-thiouracil.

Пропилтиоурацил

$C_7H_{10}N_2OS$ = 170.2.

CAS — 51-52-5.

ATC — H03BA02.

ATC Vet — QH03BA02.

UNII — 721M9407IY.

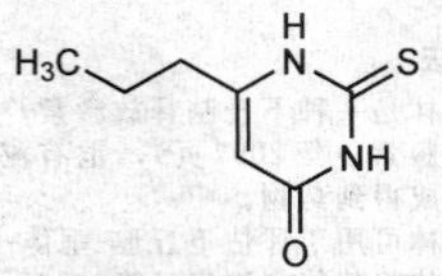

Pharmacopoeias. In *Chin., Eur.* (see p.vii), *Int., Jpn,* and *US.*

Ph. Eur. 6.8（Propylthiouracil） 白色或类白色晶体或结晶性粉末。极微溶于水；略溶于乙醇；在稀氢氧化碱溶液中溶解。避光。

USP 33（Propylthiouracil） 白色、粉末状、结晶性物质。外观和手感与淀粉相似。微溶于水、氯仿和乙醚；略溶于乙醇；溶于氢氧化铵和氢氧化碱中。避光。

不良反应和注意事项

参见**卡比马唑**（第2088页），虽然不一定与卡比马唑发生交叉过敏反应。

丙硫氧嘧啶比其他硫脲类抗甲状腺药（如卡比马唑或甲巯咪唑）与肝毒性的相关性更大。患者或者看护者应该被告知此种风险，以及如何识别毒性症状（如厌食、瘙痒、黄疸、右上腹痛），尤其是在治疗的前 6 个月，一旦发生应建议患者或看护者立即寻求医疗帮助。很少发生肝炎、肝坏死、脑病和死亡；无症状性肝损伤更常见（详见**卡比马唑项下对肝脏的影响**，第2088页）。发生肝损害时需要减少药物剂量。

丙硫氧嘧啶在有肾损伤的患者中应慎用并减少给药剂量。

哺乳 丙硫氧嘧啶由于不易进入乳汁中而比卡比马唑或甲巯咪唑更优越，详见**卡比马唑项下哺乳**（第2088页）。

药动学

丙硫氧嘧啶口服给药后迅速从胃肠道吸收，生物利用度为 50%～75%，服药后约 2h 达血浆峰浓度。该药浓聚于甲状腺；由于其作用持续时间与甲状腺内药物浓度的关系比其血浆半衰期的关系更大，所以每日给药 1 次可产生长时间的抗甲状腺效能。约 80%的丙硫氧嘧啶与血浆蛋白结合。

丙硫氧嘧啶的消除半衰期为 1～2h。该药在肝经迅速的首关代谢后，主要以葡萄糖醛酸结合物的形式排泄到尿液中，少于 2%的药物以原形排泄。肾或肝损伤可能会延长药物的消除半衰期。

丙硫氧嘧啶透过胎盘并能分布到乳汁中。

用途和用法

丙硫氧嘧啶是一种硫脲类抗甲状腺药，通过抑制甲状腺激素的产生而起作用（详见第2086页）；该药也能抑制甲状腺素在外周脱碘转变为三碘甲腺原氨酸。该药用于治疗甲状腺功能亢进症（见下文）包括 Graves 病的治疗、要进行甲状腺切除术的甲状腺功能亢进患者的术前准备、作为放射碘治疗的辅助剂，以及甲状腺危象的治疗。

丙硫氧嘧啶通常口服给药。初始给药剂量范围是每日 150～450mg（*BNF 59* 推荐每日 200～400mg），虽然在严重病例中也曾用每日 600～1200mg 的初始剂量。通常每日分次给药，但是也可每日给药 1 次。通常在1～3 周后能见到症状改善，而症状的控制要在 1～2 个月后才能实现。当患者甲状腺功能正常时，要将剂量逐渐减到维持量，通常为每日 50～150mg。治疗通常要持续 1～2 年。

肾损伤时应减少使用剂量（见下文）。

丙硫氧嘧啶在儿童及青少年中的用法，见下文。

儿童用法 在英国，对于儿童甲状腺功能亢进症（包括 Graves 病）、甲状腺危象及甲状腺毒症，*BNFC 2010/11* 推荐以下口服丙硫氧嘧啶的起始剂量：

- 新生儿：2.5～5mg/kg，每日 2 次；
- 1 个月～1 岁：2.5mg/kg，每日 3 次；
- 1～5 岁：25mg，每日 3 次；
- 5～12 岁：50mg，每日 3 次；
- 12～18 岁：100mg，每日 3 次。

给予上述剂量直至甲状腺功能恢复正常，之后按需调整给药剂量。也可能需要较高剂量，尤其是在甲状腺危象时。

在美国，鉴于肝损害，FDA 及其他机构均不建议在儿童中常规使用丙硫氧嘧啶。

1. FDA. Drug Safety Communication: new boxed warning on severe liver injury with propylthiouracil (issued 21st April, 2010). Available at: http://www.fda.gov/Drugs/DrugSafety/PostmarketDrugSafetyInformationforPatientsandProviders/ucm209023.htm (accessed 29/06/10)
2. Rivkees SA, Mattison DR. Ending propylthiouracil-induced liver failure in children. *N Engl J Med* 2009; **360:** 1574–5.

在肾损伤中的用法 在肾损伤患者中，口服丙硫氧嘧啶的剂量需要减少。*BNF 59* 建议根据计算的肾小球滤过率（eGFR）进行如下调整：

- eGFR 10～50mg/(min·1.73m²)，剂量减少 25%；
- eGFR <10mg/(min·1.73m²)，剂量减少 50%。

酒精性肝病 有研究称丙硫氧嘧啶能减轻高代谢动物的高氧性肝损伤，尽管有与丙硫氧嘧啶（详见**卡比马唑项下对肝脏的影响**，第2088页）相关的肝毒性（包括一些死亡病例）的报道，但是已研究将该药用于酒精性肝病患者的治疗。然而，一篇系统性综述[1]总结出目前没有任何证据能证明该用法有根据。丙硫氧嘧啶有相关不良反应，但还没有显示出对死亡、肝相关性死亡、肝并发症和肝组织学有任何显著的作用。

1. Rambaldi A, Gluud C. Propylthiouracil for alcoholic liver disease. Available in The Cochrane Database of Systematic Reviews; Issue 4. Chichester: John Wiley; 2005 (accessed 01/08/08).

甲状腺功能亢进症 丙硫氧嘧啶是甲状腺功能亢进症（见第 2086 页）主要的治疗方法之一。然而，在 2010 年，FDA 突出了与之相关的严重肝损害的风险，推荐甲状腺功能亢进症开始治疗时，丙硫氧嘧啶仅用于不能耐受甲巯咪唑或不适宜进行放射碘或手术治疗的患者。同时推荐丙硫氧嘧啶不适用于儿童，除非其他治疗方法均不合适时。但是，FDA 确实推荐丙硫氧嘧啶作为妊娠第一阶段的治疗选择。

1. FDA. Drug Safety Communication: new boxed warning on severe liver injury with propylthiouracil (issued 21st April, 2010). Available at: http://www.fda.gov/Drugs/DrugSafety/PostmarketDrugSafetyInformationforPatientsandProviders/ucm209023.htm (accessed 29/06/10)

银屑病 有几个报告曾叙述给予银屑病（第1510页）患者丙硫氧嘧啶对其治疗有益。已采用口服给药每日 300mg，8～12 周，不会造成临床型甲状腺功能减退症[1]。

1. Elias AN. Anti-thyroid thioureylenes in the treatment of psoriasis. *Med Hypotheses* 2004; **62:** 431–7.

制剂

BP 2010: Propylthiouracil Tablets;
USP 33: Propylthiouracil Tablets.

专利制剂

Austria: Prothiucil; ***Braz.:*** Propil; Propilracil; ***Canad.:*** Propyl-Thyracil; ***Cz.:*** Propycil; ***Fr.:*** Proracyl; ***Ger.:*** Propycil; Thyreostat II†; ***Gr.:*** Prothuril; ***Hong Kong:*** CP-PTU; ***Hung.:*** Propycil; ***Israel:*** Propylthiocil; ***Pol.:*** Thyrosan; ***Port.:*** Propycil; ***Singapore:*** Propyl; ***Swed.:*** Tiotil; ***Switz.:*** Propycil; ***Thai.:*** Peteyu; Propyl; Uracil; ***Turk.:*** Propycil.

Protirelin (*BAN, USAN, rINN*) 普罗瑞林

Abbott-38579; Lopremone; Protireliini; Protirelina; Protirelinas; Protiréline; Protirelinum; Synthetic TRH; Thyrotrophin-releasing Hormone; Thyrotropin-releasing Hormone; TRF; TRH. L-Pyroglutamyl-L-histidyl-L-prolinamide; 1-[*N*-(5-Oxo-L-prolyl)-L-histidyl]-L-prolinamide; Glu-His-Pro-NH_2.

Протирелин

$C_{16}H_{22}N_6O_4$ = 362.4.
CAS — 24305-27-9.
ATC — V04CJ02.
ATC Vet — QV04CJ02.
UNII — 5Y5F15120W.

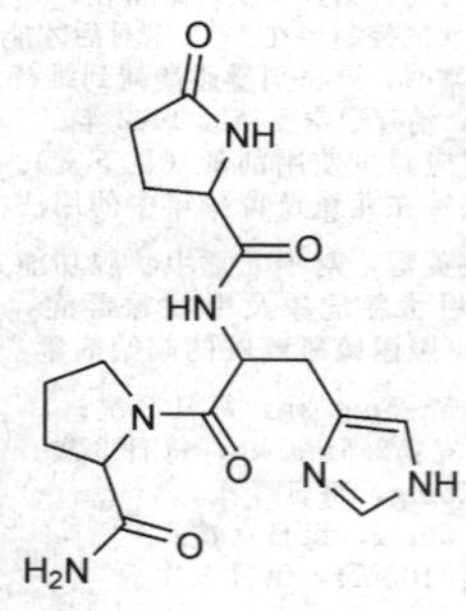

Pharmacopoeias. In *Eur.* (see p.vii) and *Jpn*, which also includes the tartrate.

Ph. Eur 6. 8（Protirelin） 一种人工合成的三肽化合物，与天然的下丘脑神经激素有相同的氨基酸序列，它能刺激促甲状腺激素的合成和分泌。白色或黄白色吸湿性粉末。极易溶于水；易溶于甲醇。贮藏于2～8℃。避光、避湿。

不良反应

静脉内注射普罗瑞林可造成头痛、恶心、排尿感、脸红、头晕以及味觉改变。这些反应被认为是由于单次快速静脉注射引起的平滑肌收缩所致。高血压、心率增快或低血压偶有报道。极少数病例有黑矇和惊厥。

黑矇 4例垂体瘤患者在应用普罗瑞林后出现严重头痛，其中1例出现黑矇，显然与垂体卒中相关[1]。手术治疗以后视力获得改善。

1. Drury PL, *et al.* Transient amaurosis and headache after thyrotropin releasing hormone. *Lancet* 1982; **i:** 218–19.

对心血管系统的影响 有报道，产前妇女给予普罗瑞林后出现血压增高[1,2]。这种现象表明，即使在血压正常的妇女中，血压改变的程度不见得有临床意义，但对于子痫前期的妇女，血压可明显增高[2,3]，严重到增加脑出血的风险[2]。

1. ACTOBAT Study Group. Australian collaborative trial of antenatal thyrotropin-releasing hormone (ACTOBAT) for prevention of neonatal respiratory disease. *Lancet* 1995; **345:** 877–82.
2. Peek MJ, *et al.* Hypertensive effect of antenatal thyrotropin-releasing hormone in pre-eclampsia. *Lancet* 1995; **345:** 793. Correction. *ibid.*; 1124.
3. Tan ASA, *et al.* Is maternal thyrotropin releasing hormone administration safe in the pregnant women with preeclampsia? *Am J Perinatol* 1997; **14:** 5–6.

对中枢神经系统的影响 已有报道静脉注射400μg普罗瑞林的不良反应包括意识丧失、低血压及惊厥[1]。另一名有惊厥史的患者，静脉注射500μg普罗瑞林引起了癫痫发作[2]。

1. Dolva LØ, *et al.* Side effects of thyrotrophin releasing hormone. *BMJ* 1983; **287:** 532.
2. Maeda K, Tanimoto K. Epileptic seizures induced by thyrotropin releasing hormone. *Lancet* 1981; **i:** 1058–9.

对呼吸系统的影响 一名有哮喘病史的男孩，静脉应用普罗瑞林后出现支气管痉挛。

在合并运动神经元病的患者中应用普罗瑞林可引起支气管痉挛，见下文**注意事项**项下。

1. McFadden RG, *et al.* TRH and bronchospasm. *Lancet* 1981; **ii:** 758–9.

对性功能的影响 在问卷中，16例妇女中的7例报告在注射普罗瑞林后1～3min，有轻微性冲动的感觉[1]。4例妇女也有尿意，3例报告了不包含性意味的强烈的排尿冲动。

1. Blum M, Pulini M. Vaginal sensations after injection of thyrotropin releasing hormone. *Lancet* 1980; **ii:** 43.

垂体卒中 已有报道，垂体瘤患者在联合检测垂体前叶功能后出现垂体卒中，在所应用的药物中，普罗瑞林被认为最有可能是病因[1,2]。也有报道，在单独应用普罗瑞林后出现垂体卒中[3]。

见上文**黑矇**。

1. Chapman AJ, *et al.* Pituitary apoplexy after combined test of anterior pituitary function. *BMJ* 1985; **291:** 26.
2. Dökmetaş HS, *et al.* Pituitary apoplexy probably due to TRH and GnRH stimulation tests in a patient with acromegaly. *J Endocrinol Invest* 1999; **22:** 698–700.
3. Szabolcs I, *et al.* Apoplexy of a pituitary macroadenoma as a severe complication of preoperative thyrotropin-releasing hormone (TRH) testing. *Exp Clin Endocrinol Diabetes* 1997; **105:** 234–6.

注意事项

普罗瑞林慎用于缺血性心脏病、阻塞性气道疾病或严重垂体功能低减的患者。应用普罗瑞林时平卧可减少低血压的发生。

子痫 普罗瑞林升高血压的作用增加了子痫前期妇女脑出血的风险，见上文**对心血管系统的影响**。

运动神经元病 某些合并肌萎缩侧索硬化症的患者，静脉注射普罗瑞林可导致急性支气管痉挛[1]。25例患者中的5例，FEV_1下降多于20%，2例动脉血氧分压下降15%。伴随有硬化症、呼吸肌力弱的患者，应警惕此种潜在的不良反应。

1. Braun SR, *et al.* Pulmonary effects of thyrotropin-releasing hormone in amyotrophic lateral sclerosis. *Lancet* 1984; **ii** 529–30.

药物相互作用

影响普罗瑞林效果的药物已有综述[1]。在下丘脑和垂体水平，多巴胺能和去甲肾上腺素旁路均被激活，改变了促甲状腺素的分泌。多巴胺和溴麦角环肽可抑制普罗瑞林的作用，左旋多巴是很强的抑制剂。有报道，氯丙嗪、硫利达嗪、酚妥拉明有部分抑制作用，这些药物都具有β受体阻滞功能β受体不涉及促甲状腺素对普罗瑞林的反应，而五羟色胺抑制剂赛庚啶，对此有抑制作用。阿司匹林和皮质激素，主要是糖皮质激素活性，也能抑制此种反应。应用茶碱类药物后可见到普罗瑞林的作用增强。雌激素在男性中可增强药物的作用，但在女性中不常见。与孕激素联合应用时可能有轻度抑制作用。

其他报道可抑制普罗瑞林作用的药物包括锂[2]和雷尼替丁[3]。

1. Lamberg B-A, Gordin A. Abnormalities of thyrotrophin secretion and clinical implications of the thyrotrophin releasing hormone stimulation test. *Ann Clin Res* 1978; **10:** 171–83.
2. Lauridsen UB, *et al.* Lithium and the pituitary-thyroid axis in normal subjects. *J Clin Endocrinol Metab* 1974; **39:** 383–5.
3. Tarditi E, *et al.* Impaired TSH response to TRH after intravenous ranitidine in man. *Experientia* 1983; **39:** 109–10.

用途和用法

普罗瑞林是一种下丘脑释放激素，可刺激垂体前叶释放促甲状腺素（第2097页），也有泌乳素释放活性。可以通过合成得到药物。

普罗瑞林可用于评估下丘脑-垂体-甲状腺轴，用于诊断轻度甲状腺功能亢进症（第2086页）或甲状腺功能减退症（第2087页）、Graves眼病，虽然在许多病例中，目前可以进行甲状腺刺激激素的免疫测定。普罗瑞林的反应可以用来区分原发性和继发性甲状腺功能减退症。在解释结果时要慎重，不能单独用来确定诊断。普罗瑞林和戈那瑞林（第2038页）可以一起用来评价垂体前叶功能。

普罗瑞林需要静脉用药，常用剂量为200μg，最高可用至400μg。

普罗瑞林在儿童中的用法，见下文。

普罗瑞林被用于研究治疗神经性疾病，防止新生儿呼吸窘迫综合征，但尚未有确切结论。

酒石酸普罗瑞林已用于治疗神经性疾病。

儿童用法 单次静脉应用1μg/kg的普罗瑞林可用来评价儿童的甲状腺功能。*BNFC 2010/11* 推荐剂量为7μg/kg（最大剂量为200μg），静脉注射，用来诊断下丘脑疾病和垂体功能减退。

泌乳诱导 有人曾进行过尝试，静脉注射普罗瑞林用于刺激泌乳（第1902页），但是缺乏合适的商业制剂，在所有病例中，机械刺激均优于药物治疗。

新生儿呼吸窘迫综合征 胎儿的肺部发育受多种激素调控，甲状腺激素的作用表现为刺激肺部成熟。但是在早产儿分娩时，甲状腺激素和促甲状腺激素不能顺利通过胎盘，可能发展为胎儿呼吸窘迫综合征（第1440页），应用普罗瑞林的治疗方案正在研究中[1]。

已有普罗瑞林和皮质激素联合应用于母体有益的报道[1]。一项研究应用400μg普罗瑞林，每8h 1次，一共4次，表明产前皮质激素联合应用普罗瑞林可以减少慢性肺病的发生率，但不影响呼吸窘迫综合征的发生[2]。但是2项大型多中心的研究发现，与单独应用皮质激素比较，联合应用普罗瑞林治疗未见到更好的疗效[3,4]，事实上这个研究的早期，应用普罗瑞林的母亲的后代，婴儿呼吸窘迫综合征和需要通气治疗的更多，随后得到的结论确认了这个队列中普罗瑞林的不良反应[5]。此研究意料之外的不良反应引起了一些争论[6~8]。第二项研究注意到两组新生儿的结局没有区别[4]。一项荟萃分析[9]的结论是，产前普罗瑞林的治疗没有益处，与单独应用皮质激素相比有更多不良反应。

1. de Zegher F, *et al.* Prenatal treatment with thyrotrophin releasing hormone to prevent neonatal respiratory distress. *Arch Dis Child* 1992; **67:** 450–4.
2. Ballard RA, *et al.* Respiratory disease in very-low-birthweight infants after prenatal thyrotropin-releasing hormone and glucocorticoid. *Lancet* 1992; **339:** 510–5.
3. ACTOBAT Study Group. Australian collaborative trial of antenatal thyrotropin-releasing hormone (ACTOBAT) for prevention of neonatal respiratory disease. *Lancet* 1995; **345:** 877–82.
4. Ballard RA, *et al.* Antenatal thyrotropin-releasing hormone to prevent lung disease in preterm infants. *N Engl J Med* 1998; **338:** 493–8.
5. Crowther CA, *et al.* Australian collaborative trial of antenatal thyrotropin-releasing hormone: adverse effects at 12-month follow-up. *Pediatrics* 1997; **99:** 311–17.
6. Ballard RA, *et al.* Thyrotropin-releasing hormone for prevention of neonatal respiratory disease. *Lancet* 1995; **345:** 1572.
7. Moya FR, Maturana A. Thyrotropin-releasing hormone for prevention of neonatal respiratory disease. *Lancet* 1995; **345:** 1572–3.
8. McCormick MC. The credibility of the ACTOBAT follow-up study. *Pediatrics* 1997; **99:** 476–8.
9. Crowther CA, *et al.* Thyrotropin-releasing hormone added to corticosteroids for women at risk of preterm birth for preventing neonatal respiratory disease. Available in The Cochrane Database of Systematic Reviews; Issue 2. Chichester: John Wiley; 2004 (accessed 16/09/05).

神经性疾病 在各种神经性疾病中均有普罗瑞林的应用报道。

1. Bonuccelli U, *et al.* Oral thyrotropin-releasing hormone treatment in inherited ataxias. *Clin Neuropharmacol* 1988; **11:** 520–8.
2. Filla A, *et al.* Sperimentazione cronica del TRH per via intramuscolare nelle degenerazioni spino-cerebellari: studio in doppio cieco cross-over su 30 soggetti. *Riv Neurol* 1989; **59:** 83–8.
3. Mellow AM, *et al.* A peptide enhancement strategy in Alzheimer's disease: pilot study with TRH-physostigmine infusions. *Biol Psychiatry* 1993; **34:** 271–3.
4. Chemaly R, *et al.* Myélinolyse extra-pontine: traitement par T.R.H. *Rev Neurol (Paris)* 1998; **154:** 163–5.
5. Tzeng AC, *et al.* A study of thyrotropin-releasing hormone for the treatment of spinal muscular atrophy: a preliminary report. *Am J Phys Med Rehabil* 2000; **79:** 435–40.
6. Kubek MJ, Garg BP. Thyrotropin-releasing hormone in the treatment of intractable epilepsy. *Pediatr Neurol* 2002; **26:** 9–17.

制剂

专利制剂

Arg.: TRH; Trhelea; ***Austria:*** Antepan; Relefact TRH†; ***Belg.:*** TRH†; ***Braz.:*** TRH†; ***Canad.:*** Relefact TRH; ***Cz.:*** TRH†; ***Fr.:*** Stimu-TSH; ***Ger.:*** Antepan; Relefact TRH†; Thyroliberin; TRH; ***Gr.:*** Relefact; TRH; ***Israel:*** Relefact TRH†; TRH; ***Jpn:*** Hirtonin; ***Neth.:*** Relefact TRH; ***Spain:*** TRH Prem; ***Turk.:*** TRH.

Thiamazole (*BAN, rINN*) 甲巯咪唑

Mercazolylum; Methimazole; Methylmercaptoimidazole; Metimazol; Thiamazol; Thiamazolum; Tiamatsoli; Tiamazol; Tiamazolas. 1-Methylimidazole-2-thiol.

Тиамазол

$C_4H_6N_2S$ = 114.2.
CAS — 60-56-0.
ATC — H03BB02.
ATC Vet — QH03BB02.
UNII — 554Z48XN5E.

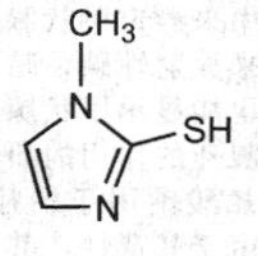

Pharmacopoeias. In *Chin.*, *Eur.* (see p.vii), *Jpn*, and *US.*

Ph. Eur. 6. 8（Thiamazole） 白色或淡棕色，结晶性粉末。易溶于水和二氯甲烷；易溶于或可溶于乙醇。

USP 33（Methimazole） 白色到黄白色结晶性粉末，有轻微特殊臭味。溶于水（1∶5），溶于乙醇（1∶5），溶

于氯仿（1∶4.5），溶于乙醚（1∶125）。其溶液对石蕊指示剂显示近中性。避光。

不良反应和注意事项

参见卡比马唑，第2088页。

哺乳 甲巯咪唑在哺乳期间的使用在**卡比马唑**项下有讨论，见第2088页。

药动学

由于卡比马唑在体内迅速而全部的代谢为甲巯咪唑，因而甲巯咪唑的药动学可参见卡比马唑（第2089页）。

用途和用法

甲巯咪唑是一种硫脲类抗甲状腺药，通过抑制甲状腺激素的产生而起作用（详见第2086页）。该药用于治疗甲状腺功能亢进症（第2087页）（包括 Graves 病的治疗）、要进行甲状腺切除术的甲状腺功能亢进患者的术前准备、作为放射性碘治疗的辅助治疗以及甲状腺危象的治疗。

甲巯咪唑通常口服给药，初始剂量为每日 15～60μg。通常分作 3 次给药，但也可每日给药 1 次。通常在 1～3 周后能见到症状改善，而症状的控制要等到1～2 个月后。当患者甲状腺功能正常时，要将剂量逐渐减到维持量，通常为每日 5～15mg。或者，继续用初始剂量的同时增补左甲状腺素作为*阻断-替代疗法*。任何一种形式的维持治疗通常都要持续 1～2 年。

在治疗甲状腺危象时，静脉应用甲巯咪唑，每日剂量为 80～240mg，通常分为 3～4 次给药。

甲巯咪唑在儿童中的用法，见下文。

儿童用法 儿童甲状腺功能亢进症患者，甲巯咪唑的初始剂量为每日 400μg/kg，分 3 次服用，维持剂量可能要减半。

制剂

USP 33: Methimazole Tablets.

专利制剂

Arg.: Danantizol; ***Belg.:*** Strumazol; ***Braz.:*** Tapazol; ***Canad.:*** Tapazole; ***Chile:*** Thyrozol; Tirozol 5/10†; ***Cz.:*** Favistan†; Thyrozol; ***Denm.:*** Thycapzol; ***Fr.:*** Thyrozol; ***Ger.:*** Favistan; Thyrozol; ***Gr.:*** Unimazole; ***Hung.:*** Metothyrin; ***Indon.:*** Thyrozol; ***Israel:*** Mercaptizol; ***Ital.:*** Tapazole; ***Mex.:*** Tapazol; Tizorol; ***Neth.:*** Strumazol; ***Philipp.:*** Strumazol; Tapazole; Tapdin; Thyrazol; ***Pol.:*** Metizol; Thyrozol; ***Port.:*** Metibasol; ***Rus.:*** Mercazolil (Мерказолил); Thyrozol (Тирозол); ***Singapore:*** Thyrozol; ***Spain:*** Tirodril; ***Swed.:*** Thacapzol; ***Switz.:*** Tapazole†; ***Thai.:*** Tapazole; Timazol; ***Turk.:*** Thyromazol; ***Ukr.:*** Metizol (Метизол); Thyrozol (Тирозол); ***USA:*** Northyx; Tapazole; ***Venez.:*** Tapazol.

多组分制剂 ***Ital.:*** Bromazolo.

Thyroglobulin（*USAN*，*rINN*）甲状腺球蛋白

Thyroglobuline; Thyroglobulinum; Tiroglobulina.

Тироглобулин

CAS — 9010-34-8.

UNII — NN2P9VPL7M.

简介

甲状腺球蛋白是通过分馏法获得的猪甲状腺的提取物，经水解可产生左甲状腺素和三碘甲腺原氨酸。该药曾用于甲状腺功能减退症的治疗，但现已不推荐用这种混合甲状腺激素或动物提取物的制剂来治疗。

制剂

专利制剂

Ital.: Tiroide Vister.

Thyroid 甲状腺干粉

Dry Thyroid; Getrocknete Schilddrüse; Glándula tiroides, extracto de; NSC-26492; Threoidin; Thyroid Extract; Thyroid Gland; Thyroidea; Thyroideum Siccum; Tiroide Secca.

Щитовидная Железа

ATC — H03AA05.

ATC Vet — QH03AA05.

UNII — 0B4FDL9I6P.

Pharmacopoeias. In *Chin.*, *Jpn*, and *US*.

USP 33（Thyroid） 该药是由人类食用的家畜获得的，预先除去结缔组织和脂肪后，经清洁、干燥并磨成粉末状的甲状腺干粉。经水解作用产生左甲状腺素和三碘甲腺原氨酸，以干燥品计，各自的标定量为 90%～110%，本品不含非有机碘及其他任何甲状腺之外的碘结合物。它可能会含有适当的稀释剂，如葡萄糖、果糖、氯化钠、淀粉或蔗糖。微黄色到浅黄色无定形粉末、有轻微的特殊的肉味。贮藏于密闭容器中。

简介

甲状腺干粉用于治疗甲状腺功能减退症，但是不推荐使用本品与其他甲状腺激素或动物提取物的混和制剂来治疗。

制剂

USP 33: Thyroid Tablets.

专利制剂

Ital.: Cinetic; ***Mex.:*** Amet; ***Thai.:*** Thiroyd; TR; ***USA:*** Nature Throid.

多组分制剂 ***Braz.:*** Emagrex†; Obesidex†; Obesifran†; ***Ger.:*** Fega-Coren N†; FegaCoren†; NeyTumorin-Solubile†; ***India:*** Ebexid; ***Thai.:*** Metharmon-F†.

顺势疗法制剂 ***Canad.:*** Fucus L111†; Silhouette Duo†; Weight Control; ***Chile:*** Fucus Especial; ***Fr.:*** Fucus Complexe No 111; Granules Boripharm no 39†; ***Ger.:*** AntiFocal N†; AntiFocal Nr 69-Sol L; AntiFocal pro inj (Revitorgan-Dilution Nr 69)†; AntiFocal†; Glandulae-F-Gastreu R20; Hewethyreon; NeyDil 66 (Revitorgan-Dilutionen Nr. 66)†; NeyDil 66N (Revitorgan-Dilutionen Nr. 66 N)†; NeyDil Nr 66; NeyFoc Nr 69; NeyLing (Revitorgan-Lingual Nr.66)†; NeyLing Nr 66; NeySol L 66.

Thyrotropin（*BAN*，*rINN*）促甲状腺素

Hormona tirotrófica; Thyroid-stimulating Hormone; Thyrotrophic Hormone; Thyrotrophine; Thyrotrophinum; Thyrotropin; Thyrotropinum; Tirotrofina; TSH; Tyrotropiini; Tyrotropin.

Тиротропин

CAS — 9002-71-5.

ATC — H01AB01; V04CJ01.

ATC Vet — QH01AB01; QV04CJ01.

性状 促甲状腺素是由垂体前叶分泌的一种糖蛋白，人体分泌的促甲状腺素分子量大约为 30000。

Thyrotropin Alfa（*BAN*，*USAN*，*rINN*）α-促甲状腺素

rhTSH; Thyrotropine Alfa; Thyrotropinum Alfa; Tirotropina alfa.

Тиротропин Альфа

CAS — 194100-83-9.

ATC — V04CJ01.

ATC Vet — QV04CJ01.

UNII — AVX3D5A4LM.

单位

0.037U 免疫分析和生化分析用人垂体促甲状腺素含在第二次国际参考制剂（1983）一安瓿中（7.5 μg 促甲状腺素、1mg 白蛋白和 5mg 乳糖）。

不良反应

促甲状腺素的罕见不良反应包括恶心、呕吐、头痛、排尿感、脸红。大剂量可能导致甲状腺过度刺激，出现心绞痛、心动过速或心律失常、呼吸困难、出汗、紧张不安和易激惹。超敏反应包括注射部位皮疹和荨麻疹、红斑和水肿。也会出现过敏反应，重复应用时尤其明显。

注意事项

促甲状腺素不应用于近期心肌梗死或未被纠正的肾上腺皮质功能不全的患者，包括继发于垂体功能减低的肾上腺皮质功能不全。慎用于心血管疾病患者。

用法和用途

促甲状腺素是一种糖蛋白，由垂体前叶分泌，与促性腺激素有着共同的 α 亚单位。主要作用是增加甲状腺碘的摄入，刺激甲状腺激素的合成和释放。可以促进甲状腺组织的增生。促甲状腺素的分泌受下丘脑释放的激素调控（参见**普罗瑞林**，第2096页），受甲状腺激素的反馈调节。生长抑素（第1927页）可抑制促甲状腺素的释放。

促甲状腺素与放射碘一起用于甲状腺功能减退症的诊断（第2087页），以及区分原发性和继发性甲状腺功能减退症。循环中内生的甲状腺刺激激素可以通过直接的放射免疫测定进行。促甲状腺素增加甲状腺放射碘的摄取，被用作诊断工具以及辅助某些类型甲状腺癌的治疗。

α-促甲状腺素是促甲状腺素的重组形式，在甲状腺癌患者随诊中，伴随或者不伴放射碘成像，被用作血清-甲状腺球蛋白测定的辅助诊断工具。也用于甲状腺切除术后，增加放射碘的摄取，以消灭甲状腺残余组织。常用的 α-促甲状腺素治疗方案，包括 900μg 肌内注射，应用 2 次，相隔 24h。在第二次 α-促甲状腺素应用后 24h，应用放射碘进行成像扫描或者去残治疗。诊断扫描在给予放射碘后进行 48～72h，但是治疗后扫描可以再延迟一天，以允许本底性下降。检测血清甲状腺球蛋白的标本，在第二次 α-促甲状腺素给予后 72h 获取。

甲状腺肿和甲状腺结节 在选择性结节性甲状腺肿的患者的治疗中，α-促甲状腺素作为增加甲状腺放射碘（^{131}I 摄取的辅助手段，正在研究中[1～4]（第2086页）。

1. Nielsen VE, *et al.* The effects of recombinant human thyrotropin, in normal subjects and patients with goitre. *Clin Endocrinol (Oxf)* 2004; **61:** 655–63.
2. Duick DS, Baskin HJ. Significance of radioiodine uptake at 72 hours versus 24 hours after pretreatment with recombinant human thyrotropin for enhancement of radioiodine therapy in patients with symptomatic nontoxic or toxic multinodular goiter. *Endocr Pract* 2004; **10:** 253–60.
3. Nielsen VE, *et al.* Recombinant human thyrotropin markedly changes the ^{131}I kinetics during ^{131}I therapy of patients with nodular goiter: an evaluation by a randomized double-blinded trial. *J Clin Endocrinol Metab* 2005; **90:** 79–83.
4. Albino CC, *et al.* Recombinant human thyrotropin as adjuvant in the treatment of multinodular goiters with radioiodine. *J Clin Endocrinol Metab* 2005; **90:** 2775–80.

甲状腺恶性肿瘤 高分化甲状腺癌（第641页）手术后的患者，进行或未进行碘 131 治疗。他们都接受甲状腺激素治疗来抑制促甲状腺素（TSH）水平，因为大部分已分化的甲状腺癌表达促甲状腺素受体，可在促甲状腺素的刺激下生长。在此之后监测肿瘤是否复发，需要中断甲状腺激素的治疗，以便促甲状腺素水平升高，刺激残余的或复发的肿瘤摄取碘 131。但是停药可导致甲状腺功能减退，一些患者症状可能相当严重[1]。

有研究证明[2,3]，在放射碘扫描前，应用 α-促甲状腺素而不是停用甲状腺激素治疗确实可以刺激放射碘的摄取，虽然扫描的敏感性依赖于使用的技术。α-促甲状腺素可以作为停用甲状腺激素的合适的替代治疗。对于有中枢神经系统或者脊椎转移的患者，或者甲状腺区域有大量病变的患者，α-促甲状腺素可能会导致肿瘤扩大而出现急性并发症。此类患者推荐预防性的皮质激素治疗[1]。

在分化型甲状腺癌患者的治疗中，为了去除残余的甲状腺组织和治疗转移灶，也需要停止甲状腺激素治疗，增加放射性碘的摄取。α-促甲状腺素也作为可选择的辅助治疗手段[4]。

1. Basaria M, *et al.* The use of recombinant thyrotropin in the follow-up of patients with differentiated thyroid cancer. *Am J Med* 2002; **112:** 721–5.
2. Ladenson PW, *et al.* Comparison of administration of recombinant human thyrotropin with withdrawal of thyroid hormone for radioactive iodine scanning in patients with thyroid carcinoma. *N Engl J Med* 1997; **337:** 888–96.
3. Haugen BR, *et al.* A comparison of recombinant human thyrotropin and thyroid hormone withdrawal for the detection of thyroid remnant or cancer. *J Clin Endocrinol Metab* 1999: **84:** 3877–85.
4. Robbins RJ, Robbins AK. Recombinant human thyrotropin and thyroid cancer management. *J Clin Endocrinol Metab* 2003; **88:** 1993–8.

制剂

专利制剂

Austria: Thyrogen; ***Belg.:*** Thyrogen; ***Braz.:*** Thyrogen†; ***Canad.:*** Thyrogen; ***Cz.:*** Thyrogen; ***Denm.:*** Thyrogen; ***Fin.:*** Thyrogen; ***Fr.:*** Thyrogen; ***Ger.:*** Thyrogen; ***Gr.:*** Thyrogen; ***Hong Kong:*** Thyrogen; ***Hung.:*** Thyrogen; ***Irl.:*** Thyrogen; ***Israel:*** Thyrogen; Thytropar†; ***Ital.:*** Thyrogen; ***Malaysia:*** Thyrogen; ***Neth.:*** Thyrogen; ***Norw.:*** Thyrogen; ***Pol.:*** Thyrogen; ***Port.:*** Thyrogen; ***Singapore:*** Thyrogen; ***Spain:*** Thyrogen; ***Swed.:*** Thyrogen; ***Switz.:*** Thyrogen; ***Thai.:*** Thyrogen; ***Turk.:*** Thyrogen; ***UK:*** Thyrogen; ***USA:*** Thyrogen.

Tiratricol（*rINN*）三碘甲腺乙酸

Tiratricolum; Tiratrikol; Tiratrikoli; Triac; Triiodothyroacetic Acid. [4-(4-Hydroxy-3-iodophenoxy)-3,5-di-iodophenyl]acetic acid.

Тиратрикол

$C_{14}H_9I_3O_4$ = 621.9.

CAS — 51-24-1.

ATC — D11AX08; H03AA04.

ATC Vet — QD11AX08; QH03AA04.

UNII — 29OQ9EU4R1.

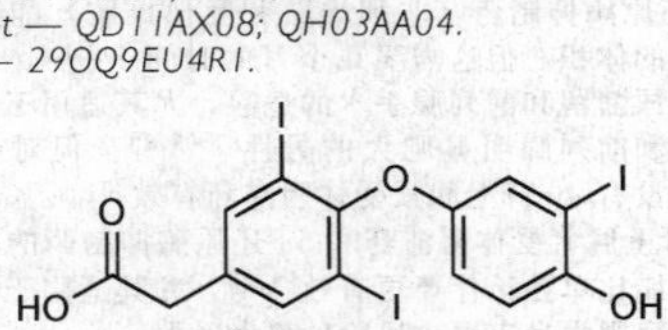

注：Tri-ac 也用来做其他药物专利制剂的命名。

简介

三碘甲腺乙酸是三碘甲腺原氨酸的代谢产物，据报道其活性不如甲状腺激素，但是口服给药能抑制促甲状腺激素的分泌。

肥胖 在服用含有三碘甲腺乙酸的膳食补充剂的患者中已经出现了甲状腺功能异常、严重腹泻、乏力、昏睡和体重极度减轻的现象[1,2]。FDA 已经警告，含有三碘甲腺乙酸的膳食可能引起心脏病发作和休克[3]。

1. Anonymous. Triax®: a harmful product sold on the internet. *WHO Drug Inf* 2000; **14:** 30.
2. Bauer BA, *et al.* Symptomatic hyperthyroidism in a patient taking the dietary supplement tiratricol. *Mayo Clin Proc* 2002; **77:** 587–90.
3. FDA. Safety alert for human medical products: tiratricol (triiodothyroacetic acid) (issued 22nd November 2000). Available at: http://www.fda.gov/Safety/MedWatch/SafetyInformation/SafetyAlertsforHumanMedicalProducts/ucm173259.htm (accessed 18/08/10)

制剂

专利制剂

Arg.: Nulobes; Triacana; ***Braz.:*** Redulip†; Triac†; Trimag†; ***Fr.:*** Teatrois.

泌尿科用药

本章主要包括一些用于泌尿外科或泌尿生殖器问题的药物，如尿失禁、良性前列腺增生、勃起障碍等。

用于类似情况的其他一些药物可以在本书的其他章节查到：包括三环类抗抑郁药米帕明（第376页）、5-羟色胺和去甲肾上腺素再摄取抑制剂度洛西汀（第367页），其主要在**抗抑郁药**一章中出现（第351页）；一些α-受体阻滞药如多沙唑嗪（第1228页）、酚妥拉明（第1316页）、哌唑嗪（第1321页）。另外还有更常用的如利尿药、改善肾功能的ACEI类药物［可以在**心血管药物**一章中查到（第1114页）］各种电解质（第1590页）。

对于泌尿生殖器感染的治疗，可以参见抗菌药（第150页）的选择。对于泌尿生殖道肿瘤的治疗，可以参见**抗肿瘤药的选择**，第613页。

良性前列腺增生

随着年龄的增加，男性前列腺肥大很常见。年龄超过60岁的男性，至少50%以上有前列腺增生的情况。有前列腺增生的男性可表现出下尿道的阻塞症状，如急性或慢性尿潴留，或表现为易激惹的症状（如尿频、尿急、遗尿或因继发于膀胱逼尿肌超敏而出现偶尔急迫性尿失禁）。治疗选择主要由症状的严重程度和对患者生活质量的影响来决定。主要的三种方案包括密切观察（没有干预的观察）、药物治疗和手术[1~7]。

密切观察适用于有轻至中度前列腺增生且症状不明显的男性[3]，或者有中到重度的症状，但尚未出现良性前列腺增生并发症（如肾损害、尿潴留或复发感染的患者[2]）。这些患者常可通过改变生活方式来改善症状：睡前或外出前减少饮水量，平时减少咖啡因和酒精的摄入，膀胱肌训练等。

药物治疗：当出现了影响生活的一些症状时，就有必要使用α_1-肾上腺素受体阻滞药和5α-还原酶抑制药治疗。

- α_1-肾上腺素受体阻滞药（如阿夫唑嗪、多沙唑嗪、哌唑嗪、吲哚胺、坦索罗辛或特拉唑嗪）主要作用于前列腺和膀胱平滑肌受体，能在几周内缓解症状[1,3]。它们的作用效果相似[1~3,8]，使用时的选择主要基于对不良反应和使用方法的考虑[8]。
- 5α-还原酶抑制药（非那雄胺和度他雄胺）能减小前列腺的体积，但这需要几个月的时间[1,3,8]。它们能降低尿潴留和前列腺手术的危险，尤其适用于有尿路症状和前列腺明显肥大的男性[1~3,8]。但对于改善症状没有α_1-肾上腺素受体阻滞药有效[2]。
- α_1-肾上腺素受体阻滞药和5α-还原酶抑制药的联合治疗可能比单独治疗要更有效[1,3]，尤其适用于那些有前列腺肥大且有恶化风险的患者[2,8]。

还有其他一些药物，但是尚未得到证实和广泛应用。戈那瑞林类似物（如亮丙瑞林或那法瑞林）也能减小前列腺的体积，但其不良反应限制了这类药物的相关应用。最近，正在进行戈那瑞林拮抗物西曲瑞克的研究。据报道，抗真菌药美帕曲星也有缓解症状的作用，可能是通过与肠道内的雌激素结合来降低血中雌激素浓度来发挥作用的。一些小规模研究表明前列腺注射A型肉毒毒素有一定效果。一些植物提取物，如锯叶棕榈提取物和非洲臀果木提取物也可用于治疗。对后者[9]以及植物甾醇[10]（两者共有的成分）的系统性综述发现，对于良性前列腺增生的治疗能带来益处。但是，很多研究都是短期的，所使用的也非标准化制剂，后期对棕榈[11]的综述未发现其疗效。抗毒蕈碱药在有症状的良性前列腺增生患者治疗中也曾受到关注，对于膀胱活动过度的患者，抗毒蕈碱药（如奥昔布宁）单独使用或作为辅助用药，能降低逼尿肌的收缩亢进，减少膀胱过度活动（参见**尿失禁和尿潴留**，第2100页）[6]。

手术治疗主要适用于那些症状严重且药物治疗效果不理想的患者，或者是有急性尿潴留、血尿、肾衰竭、膀胱结石、复发泌尿道感染等并发症的患者。主要的手术方法是经尿道前列腺切除术（TURP）[1~3]，这比药物治疗更有效，但有一些手术并发症的风险如阳痿（但并不是总与手术相关）、膀胱颈挛缩[2,3]等。经尿道前列腺切开术适用于前列腺稍小[1~3]的情况。开放式前列腺摘除术适用于摘除比较大的前列腺[3]。还有很多替代TURP的方法，用热来破坏尿道周围的前列腺组织[1~3,12]。这些微创手术包括经尿道微波热疗、水温热疗法、经尿道射频针刺消融术、激光间质疗法、直肠高强度聚焦超声等。

1. Thorpe A, Neal D. Benign prostatic hyperplasia. *Lancet* 2003; **361:** 1359–67. Correction. *ibid.*; **362:** 496.
2. American Urological Association Practice Guidelines Committee. AUA guideline on management of benign prostatic hyperplasia (2003). Chapter 1: diagnosis and treatment recommendations. *J Urol (Baltimore)* 2003; **170:** 530–47.
Also available at: http://www.auanet.org/guidelines/main_reports/bph_management/chapt_1_appendix.pdf (accessed 01/09/08)
3. Madersbacher S, *et al.* EAU 2004 guidelines on assessment, therapy and follow-up of men with lower urinary tract symptoms suggestive of benign prostatic obstruction (BPH guidelines). *Eur Urol* 2004; **46:** 547–54. Also available as: de la Rosette J, *et al.* European Association of Urology guidelines on benign prostatic hyperplasia (2004). Available at: http://www.uroweb.org/fileadmin/tx_eauguidelines/BPH.pdf (accessed 02/09/08)
4. McNaughton-Collins M, Barry MJ. Managing patients with lower urinary tract symptoms suggestive of benign prostatic hyperplasia. *Am J Med* 2005; **118:** 1331–9.
5. Patel AK, Chapple CR. Benign prostatic hyperplasia: treatment in primary care. *BMJ* 2006; **333:** 535–9.
6. Wilt TJ, N'Dow J. Benign prostatic hyperplasia: part 2 management. *BMJ* 2008; **336:** 206–10.
7. Gur S, *et al.* Guide to drug therapy for lower urinary tract symptoms in patients with benign prostatic obstruction: implications for sexual dysfunction. *Drugs* 2008; **68:** 209–29.
8. Speakman MJ, *et al.* Guideline for the primary care management of male lower urinary tract symptoms. *BJU Int* 2004; **93:** 985–90.
9. Ishani A, *et al.* Pygeum africanum for the treatment of patients with benign prostatic hyperplasia: a systematic review and quantitative meta-analysis. *Am J Med* 2000; **109:** 654–64.
10. Wilt T, *et al.* Beta-sitosterols for benign prostatic hyperplasia. Available in The Cochrane Database of Systematic Reviews; Issue 3. Chichester: John Wiley; 1999 (accessed 17/03/10).
11. Tacklind J, *et al.* Serenoa repens for benign prostatic hyperplasia. Available in The Cochrane Database of Systematic Reviews; Issue 2. Chichester: John Wiley; 2009 (accessed 17/03/10).
12. Larson TR. Rationale and assessment of minimally invasive approaches to benign prostatic hyperplasia therapy. *Urology* 2002; **59** (suppl 2A): 12–16.

膀胱炎

膀胱炎的症状主要包括有耻骨上痛、排尿困难、尿频、尿急、夜间遗尿和血尿。可能由很多原因导致，但主要原因是泌尿道感染（第189页）。非感染性膀胱炎可以作为药物的不良反应而出现，如NSAIDs（特别是噻洛芬酸）诱发的不良反应[1]。盆骨腔放射线治疗和某些化疗药物的使用会造成出血性膀胱炎。其他非感染性膀胱炎包括间质性膀胱炎（见下文），还有一些罕见情况下的嗜酸性膀胱炎[2]。

1. Bramble FJ, Morley R. Drug-induced cystitis: the need for vigilance. *Br J Urol* 1997; **79:** 3–7.
2. Teegavarapu PS, *et al.* Eosinophilic cystitis and its management. *Int J Clin Pract* 2005; **59:** 356–60.

出血性膀胱炎 出血性膀胱炎可能是由于膀胱壁受损引起内皮层渗血而导致的。损伤范围可以从小毛细血管出血到弥漫的溃疡、坏死[1]。症状表现包括有血尿、排尿困难、尿急、尿频。

出血性膀胱炎可能与很多疾病、药物治疗、放射治疗和毒素相关。疾病包括膀胱癌、类风湿关节炎和淀粉样变性[1]。与出血性膀胱炎相关的药物常是抗肿瘤药，尤其是烷化剂环磷酰胺和异环磷酰胺[1,2]（参见第670页，**环磷酰胺项下对膀胱的影响**）。其他能引起出血性膀胱炎的药物有青霉素、NSAIDs[2]等。用于泌尿生殖系肿瘤的盆腔放射治疗[3]常常在放疗后6个月内出现急性症状。一些患者可能会发展成慢性症状，极少部分患者会恶化，并且保守治疗难以控制。某些病毒（如腺病毒、BK病毒、巨细胞病毒）能导致出血性膀胱炎，特别是在免疫功能低下的患者中[1,4]。在某些情况下，细菌或真菌感染或寄生虫的寄生也可能是致病原因[2]。其他相关因素还有毒素，如染料、杀虫剂和松节油[1]。

对出血性膀胱炎首选的支持**治疗**包括增加液体摄入量，使膀胱充盈，稀释尿中毒素。解痉药和镇痛药有时可以缓解症状[1]。如果尿血的情况不能解决或缓解，可能需要考虑灌注治疗。一般先以0.9%的氯化钠溶液持续冲洗膀胱，清洗出存在的血块[1~3]。对于持续出血或恶化的患者，在一些病例报道中描述了其他的一些方法[1~5]。明矾因为其具有收敛性也用于灌注冲洗，但作用一般不持久。不良反应包括耻骨上痛、发热、膀胱痉挛、尿潴留或尿频。明矾沉积会堵塞导尿管，有时罕见出现铝毒性。硝酸银滴注通过使膀胱黏膜蛋白凝固而起到灼烧（cauterising）的作用。酚也起化学灼烧的作用，甲醛水解膀胱壁的蛋白，控制黏膜和黏膜下出血。但这些试剂的灼烧作用常常是短暂的，且禁用于有输尿管反流的患者。若治疗过程中有疼痛，必须要麻醉。前列腺素（如前列地尔、卡前列甲酯和地诺前列酮）已用于膀胱的缓慢灌输来发挥细胞保护作用，刺激血小板聚集和局部血管收缩。

对于膀胱灌注治疗难以控制的患者，已有一些治疗成功的病例报道[1]。可以口服或静脉给予妊马雌酮、抗纤维蛋白溶解药（如氨基己酸[1,2]、氨甲环酸[2]）。可以静脉或口服给药，其中氨基己酸还可以用于膀胱灌注治疗。口服木聚硫钠用于放射治疗导致的出血性膀胱炎[3]。高压氧疗因其能加快组织的氧化，用于放射性出血性膀胱炎，治疗放射性坏死和组织缺血[3,5]。极少数情况下会用液氮进行冷冻治疗[1]。系统性抗病毒药（如西多福韦）也可用于造血干细胞移植后病毒相关的出血性膀胱炎[4]。凝血因子（如依他凝血素α）用于造血干细胞移植患者，但其不良反应限制其只用于难治性、威胁生命和急性出血的情况[4]。

如果对药物治疗不敏感，可采用的手术治疗包括尿路分流术，髂内动脉介入治疗、单侧下腹动脉结扎、如果这些都无效，则进行膀胱部分切除术[1~3]。也可采用充气的球囊进行膀胱壁施压扩张治疗[5]。这需要实施麻醉，效果是暂时的，并且有膀胱穿孔的风险[1,2,5]。

预防是为减少大剂量环磷酰胺和异环磷酰胺导致的出血性膀胱炎，包括通过利尿的静脉水合作用，用0.9%的氯化钠溶液灌注膀胱或膀胱导尿术，以及使用美司钠[1,2]。放射治疗技术的改进也能减少放射性出血性膀胱炎的发生[3]。

1. West NJ. Prevention and treatment of hemorrhagic cystitis. *Pharmacotherapy* 1997; **17:** 696–706.
2. Traxer O, *et al.* Cystite hémorragique: étiologie et traitement. *Prog Urol* 2001; **11:** 591–601.
3. Crew JP, *et al.* Radiation-induced haemorrhagic cystitis. *Eur Urol* 2001; **40:** 111–23.
4. Harkensee C, *et al.* Prevention and management of BK-virus associated haemorrhagic cystitis in children following haematopoietic stem cell transplantation—a systematic review and evidence-based guidance for clinical management. *Br J Haematol* 2008; **142:** 717–31.
5. Choong SKS, *et al.* The management of intractable haematuria. *BJU Int* 2000; **86:** 951–9.

间质性膀胱炎 这是膀胱的一种慢性炎症，主要发患者群为中年妇女[1~5]。也有少数关于儿童病例的报道，通常为女孩的报道[6]。症状主要包括有会阴和盆腔痛（通常通过排尿可以缓解）、尿频、尿急、夜间遗尿。间质性膀胱炎的病理学机制尚不清楚，可能与膀胱上皮细胞通透性异常、神经源性异常、自身免疫紊乱以及肥大细胞自身活化相关的过敏反应等有关[1,2]。一般情况下是不可治愈的，**处理**方法包括局部和系统的药物治疗及手术治疗。非药物治疗包括运动、减压、膀胱训练以及避免患者已知的能恶化病情的食物，如咖啡因、人造甜味剂及酸性饮料[1,2,6]。但是尚缺乏支持这些方法的科学数据[1,6]。

口服木聚硫钠可以保护膀胱上皮表层，对于部分患者能缓解症状，可能需要3个月以上才显示治疗效果[1,2]。其他缓解症状的口服药物还有阿米替林、羟嗪[1~4]、西咪替丁[3]、加巴喷丁，还有一些关于槲皮素的研究[2,4]。

膀胱灌注二甲亚砜对于间质性膀胱炎也有一定疗效[1~3]，但尚缺系统性研究的证据[5]。肝素也可用于膀胱的灌注[1,2]。此外，还有卡介苗（BCG vaccine）、奥昔布宁、辣椒素类似物也可作此用途[5]。

麻醉下膀胱镜检查作为诊断手段，通过破坏黏膜神经丛和膀胱压力感受器，对于间质性膀胱炎也有缓解的作用。虽然有一些支持其诊断和治疗作用的证据[1,3,6]，但也有一些资料显示这种方法有局限性[2]。手术治疗用于那些对以上治疗不敏感的难处理症状[1]。

1. Selo-Ojeme DO, Onwude JL. Interstitial cystitis. *J Obstet Gynaecol* 2004; **24:** 216–25.
2. Kahn BS, *et al.* Management of patients with interstitial cystitis or chronic pelvic pain of bladder origin: a consensus report. *Curr Med Res Opin* 2005; **21:** 509–16.
3. Tincello DG, Walker ACH. Interstitial cystitis in the UK: results of a questionnaire survey of members of the Interstitial Cystitis Support Group. *Eur J Obstet Gynecol Reprod Biol* 2005; **118:** 91–5.
4. Theoharides TC. Treatment approaches for painful bladder syndrome/interstitial cystitis. *Drugs* 2007; **67:** 215–35.
5. Dawson TE, Jamison J. Intravesical treatments for painful bladder syndrome/interstitial cystitis. Available in The Cochrane Database of Systematic Reviews; Issue 4. Chichester: John Wiley; 2007 (accessed 17/05/10).
6. Mattox TF. Interstitial cystitis in adolescents and children: a review. *J Pediatr Adolesc Gynecol* 2004; **17:** 7–11.

尿崩症

在尿崩症的情况下，肾的尿浓缩功能丧失，导致生成大量的稀释尿（多尿）和过度的渴感（烦渴）。患者通常血中钠浓度中度上升，但在限水的情况下容易发生严重的低钠血症（第1592页）。

尿崩症由以下原因导致：

- 脑垂体后叶抗利尿激素（ADH，如后叶加压素）分泌缺乏（中枢性、垂体性或神经源性尿崩症）；
- 肾小管对分泌的 ADH 反应缺乏（肾源性尿崩症）。

中枢性尿崩症通常是原发性的（但现在逐渐怀疑其有自身免疫的基础），也可能由于手术或创伤导致，这可能是暂时性的。比较罕见的情况也可由于肿瘤、感染、中枢神经系统浸润导致或是家族性 DIDMOAD 综合征（尿崩症、糖尿病、视神经萎缩、耳聋）的表现之一。肾源性尿崩症可能是男性婴儿中出现的家族性 X 染色体遗传导致，但更常继发于高钙血症、低钾血症或药物治疗（包括锂盐、膦甲酸、去甲金霉素）。

尿崩症主要的**诊断**方法是检测血和尿的渗透压、尿比重和尿钠浓度。如果这些指标都在正常范围内，需要进行一个常规的禁水试验，密切观测尿体积、渗透压和体重。如果尿量超过 3L 或总体重降低超过 3%，则须停止试验，虽然这个试验可以做出最终诊断。然后给一次剂量去氨加压素（ADH）测定肾的反应：如果尿比重快速升高，提示中枢性尿崩症，反之则提示肾源性尿崩症。

*中枢性尿崩症*常用 ADH 替代疗法**治疗**，使用 ADH 鼻喷剂，还有片剂可供使用，尤其在儿童中用得较多。ADH 有更强的抗利尿激素作用，而且相比赖氨加压素和加压素，血管收缩活性更小。

*肾源性尿崩症*为对 ADH 治疗无反应，水替代是最主要的治疗方法。噻嗪类利尿药（尤其是氢氯噻嗪）在限制钠摄入前提下用于肾源性尿崩症治疗，轻度的钠的消耗可以促进近端肾小管钠和水的吸收。据报道，使用阿米洛利能产生协同作用，同时预防低钾血症的发生。

还有一些药物用于尿崩症的治疗，对于部分性中枢性尿崩症患者，氯磺丙脲能刺激 ADH 分泌，增强体内 ADH 活性。氯贝丁酯和卡马西平也能促进这类患者的 ADH 分泌。吲哚美辛和其他前列腺素合成抑制剂能降低所有类型尿崩症患者的尿量。已有对吲哚美辛与噻嗪类和 ADH 联合使用的研究。

1. Singer I, *et al.* The management of diabetes insipidus in adults. *Arch Intern Med* 1997; **157:** 1293–1301.
2. Baylis PH, Cheetham T. Diabetes insipidus. *Arch Dis Child* 1998; **79:** 84–9.
3. Bendz H, Aurell M. Drug-induced diabetes insipidus. *Drug Safety* 1999; **21:** 449–56.
4. Cheetham T, Baylis PH. Diabetes insipidus in children: pathophysiology, diagnosis and management. *Pediatr Drugs* 2002; **4:** 785–96.
5. Sands JM, Bichet DG. Nephrogenic diabetes insipidus. *Ann Intern Med* 2006; **144:** 186–94.

勃起障碍

勃起障碍指男性在性交过程中阴茎不能正常勃起。勃起障碍的患病率在一定程度上与它的定义有关，一般认为这是较普遍的现象，尤其在老年男性中。导致勃起障碍原因可能是心理的、器质的或者两者都有。心理因素包括对性的紧张、精神压抑和焦虑等。器质性因素包括由性腺功能减退、神经功能紊乱（包括肿瘤或外伤造成的中枢或外周神经损伤）、外周血管畸形、阴茎畸形如 Peyronie 病或小阴茎。有些情况下，器质性病变可能是继发于其他疾病，比如超过 1/3 的糖尿病因神经和血管损害，会进一步导致勃起障碍。此外，勃起障碍也有可能是药物引起的。

解决勃起障碍在一定程度上取决于导致这一问题的原因。

对于少数因为*性腺功能减退而导致缺乏雄激素*的勃起障碍患者，用雄激素替代疗法，尤其睾酮酯的肌肉注射或者透皮贴剂治疗可能比较有价值。雄激素替代疗法不适用于雄激素水平正常的患者，这对于患者健康有很大风险。对于继发于高泌乳素血症的患者，溴隐亭对于改善性功能往往是有效的。

单独的心理疗法或行为疗法对于那些没有发现器质性原因的患者很可能是有效的。但即使对那些有器质性原因的患者，*心理因素*仍然很重要，适当的劝导也是必要的。

当勃起障碍部分或主要是*器质性*原因时，有以下方法可供选择。

- 由一个真空泵利用负压来诱导勃起，然后用带子从阴茎根部扎住来维持勃起的状态；
- 通过口服或舌下含服药物来治疗；
- 阴茎海绵体注射血管活性药物；
- 经尿道给血管活性物质；
- 对其他治疗无效或拒绝其他治疗的患者，可以采用阴茎假体植入术。对于某些患者，这可能是首选的方法。

对于血管源性的功能障碍，血管外科手术有一定的疗效。但它的治疗地位还尚未确定，其长期疗效也受到质疑。

对勃起障碍的**口服药物治疗**有一个"曲折"的历史，很多药物被证明与安慰剂相比没有明显疗效。但是西地那非和其他一些 5 型磷酸二酯酶抑制剂的使用，建立起了口服药物在治疗勃起障碍中的重要地位。来自随机对照实验的数据显示，西地那非治疗勃起障碍与安慰剂相比是有效的，包括患糖尿病的男性和脊髓损伤的患者。其在没有性刺激的情况下对阴茎没有影响，通常对于心理源性及轻到中度器质性因素导致的勃起障碍效果显著。但是有报与使用西地那非相关的心源性死亡事件报道，虽然其因果关系还没有得到最后的证实。还有关于视力异常和听力下降的报道。其他 5 型磷酸二酯酶抑制药同类药物还有他达拉非和伐地那非。

α_2-肾上腺素受体阻滞药育亨宾也有一定疗效，相对器质性来说，其治疗心理源性的勃起障碍更有效。在部分国家有报道口服酚妥拉明对勃起障碍治疗有效。曲唑酮是 5-羟色胺的拮抗药，并可以阻断 5-HT 再吸收，用于抑郁症的治疗，有的情况下会导致阴茎的异常勃起，因此也在研究其在治疗勃起障碍中的作用。已有报道证实其单独治疗或与育亨宾联合治疗的益处。L-精氨酸，一氧化氮的前体物，在一些研究中被证明了是有效的。

舌下给多巴胺能（D_1 或 D_2）激动剂阿扑吗啡在勃起障碍治疗中的作用已被证实，但其致恶心的副作用是一个问题。

海绵体注射是治疗勃起障碍最有效的药物治疗方法，在口服药物治疗之前也是使用最广泛的方法。但这种方法最大的缺点就是需要重复地自己进行海绵体注射，研究发现长期治疗中中途放弃这种方法的比例很高。不过对于那些对口服药物效果不好或不能使用的患者，仍是一种很好的治疗方法。常用的药物有前列地尔、罂粟碱和酚妥拉明。前列地尔是优选药物，因为它比罂粟碱（单独用或与酚妥拉明合用）更有效，而且阴茎异常勃起和纤维化发生率低。但是，勃起过程中会有疼痛的感觉。罂粟碱是一个非选择性的磷酸二酯酶抑制药，可单独使用或与 α-肾上腺素受体阻滞药酚妥拉明合用。神经或心源性的勃起障碍对罂粟碱的反应性，相对血管源性的要好一些。但长期进行罂粟碱海绵体注射可能会导致纤维化，并且研究显示这种方法一周不能超过 3 次或连续使用 2 天。阴茎的异常勃起也是一个问题。三联疗法（包括前列地尔，罂粟碱和酚妥拉明的合用）更有效，同时不良反应发生率也低。用于海绵体注射的其他药物还有阿肽地尔（该药有平滑肌松弛作用），与酚妥拉明合用；前列地尔与酮色林合用；以及莫西塞利。

经尿道途径与海绵体注射疗法相比，这种方法侵入性小一些，但疗效相对也差。经尿道给药的前列地尔小丸据报道有一定疗效，但是效果不稳定。常见不良反应包括阴茎疼痛、尿道痛或烧灼感。经尿道给药的前列地尔的膏剂或凝胶剂也是有效的。一些研究探究经皮治疗，初步研究发现经皮给药的硝酸甘油、罂粟碱、米诺地尔或者前列地尔的膏剂，凝胶剂，透皮贴剂的效果不一致。也对含有甲磺酸二氢麦角碱、硝酸异山梨酯、氨茶碱或睾酮激素的膏剂局部治疗进行了研究，但结果尚无定论。

1. Morgentaler A. Male impotence. *Lancet* 1999; **354:** 1713–18.
2. Lue TF. Erectile dysfunction. *N Engl J Med* 2000; **342:** 1802–13.
3. Ralph D, McNicholas T. UK management guidelines for erectile dysfunction. *BMJ* 2000; **321:** 499–503. Also available at: http://bmj.bmjjournals.com/cgi/reprint/321/7259/499.pdf (accessed 19/05/06)
4. Dey J, Shepherd MD. Evaluation and treatment of erectile dysfunction in men with diabetes mellitus. *Mayo Clin Proc* 2002; **77:** 276–82.
5. Guay AT, *et al.* American Association of Clinical Endocrinologists medical guidelines for clinical practice for the evaluation and treatment of male sexual dysfunction: a couple's problem—2003 update. *Endocr Pract* 2003; **9:** 77–95. Also available at: http://www.aace.com/pub/pdf/guidelines/sexdysguid.pdf (accessed 14/06/06)
6. Jackson G. Treatment of erectile dysfunction in patients with cardiovascular disease: guide to drug selection. *Drugs* 2004; **64:** 1533–45.
7. Russell ST, *et al.* Erectile dysfunction and cardiovascular disease. *Mayo Clin Proc* 2004; **79:** 782–94.
8. Basu A, Ryder REJ. New treatment options for erectile dysfunction in patients with diabetes mellitus. *Drugs* 2004; **64:** 2667–88.
9. Anonymous. New oral drugs for erectile dysfunction. *Drug Ther Bull* 2004; **42:** 49–52.
10. Ramos AS, Samsó JV. Specific aspects of erectile dysfunction in spinal cord injury. *Int J Impot Res* 2004; **16** (suppl): S42–S45.
11. Wespes E, *et al.* European Association of Urology guidelines on erectile dysfunction (update March 2005). Available at: http://www.uroweb.org/fileadmin/tx_eauguidelines/Erectile%20Dysfunction.pdf (accessed 02/09/08)
12. Montague DK, *et al.* American Urological Association. Chapter 1: the management of erectile dysfunction: an AUA update. *J Urol (Baltimore)* 2005; **174:** 230–9. Also available at: http://www.auanet.org/guidelines/edmgmt.cfm (accessed 29/11/05)
13. Hatzimouratidis K, Hatzichristou DG. A comparative review of the options for treatment of erectile dysfunction: which treatment for which patient? *Drugs* 2005; **65:** 1621–50.
14. McMahon CN, *et al.* Treating erectile dysfunction when PDE5 inhibitors fail. *BMJ* 2006; **332:** 589–92.
15. Sivalingam S, *et al.* An overview of the diagnosis and treatment of erectile dysfunction. *Drugs* 2006; **66:** 2339–55.
16. Barry JM. Treating erectile dysfunction in renal transplant recipients. *Drugs* 2007; **67:** 975–83.
17. Vardi M, Nini A. Phosphodiesterase inhibitors for erectile dysfunction in patients with diabetes mellitus. Available in The Cochrane Database of Systematic Reviews; Issue 1. Chichester: John Wiley; 2007 (accessed 18/06/08).
18. Miles CL, *et al.* Interventions for sexual dysfunction following treatments for cancer. Available in The Cochrane Database of Systematic Reviews; Issue 4. Chichester: John Wiley; 2007 (accessed 18/06/08).
19. McVary KT. Erectile dysfunction. *N Engl J Med* 2007; **357:** 2472–81.
20. Gur S, *et al.* Guide to drug therapy for lower urinary tract symptoms in patients with benign prostatic obstruction: implications for sexual dysfunction. *Drugs* 2008; **68:** 209–29.
21. Hatzimouratidis K, Hatzichristou DG. Looking to the future for erectile dysfunction therapies. *Drugs* 2008; **68:** 231–50.
22. Tsertsvadze A, *et al.* Oral phosphodiesterase-5 inhibitors and hormonal treatments for erectile dysfunction: a systematic review and meta-analysis. *Ann Intern Med* 2009; **151:** 650–61.

肾小球肾病

对于各种肾小球疾病及其治疗，详见第1436页。

恶性肿瘤

在发达国家恶性膀胱肿瘤相对常见。对于膀胱癌的处理在第627页有所讨论。前列腺癌是男性最常见的肿瘤之一，并且是肿瘤致死的主要原因之一，对于前列腺癌的处理在第 638 页有讨论。对于肾癌的讨论在第 634页。

排尿失调

正常排尿指膀胱充盈有想排尿的意识，能延迟到适宜的时候再排尿，且能自主排尿，是由膀胱逼尿肌（主要由副交感神经支配）和外括约肌（交感神经支配）来控制。在排尿过程中，刺激副交感神经使得膀胱逼尿肌收缩，同时降低交感神经兴奋性使得外括约肌舒张。膀胱或尿道的局部作用或神经功能紊乱都能导致排尿失调。排尿失调包括夜间遗尿、尿失禁、尿潴留。"神经源性膀胱障碍"和"神经性膀胱障碍"都用来描述因为神经功能紊乱导致的膀胱功能失调。

夜间遗尿 在睡觉时非自主性的排尿，定义夜间遗尿（尿床），在幼年小孩中为正常现象，但是约有 5% 的孩子长到 10 岁以后仍然持续这种状态。原发性遗尿定义为尿床从婴儿期开始，从未有过 6 个月以上的不尿床期。继发性遗尿定义为在 6 个月以上的不尿床期后再次出现尿床现象。

非药物治疗包括膀胱潴留训练、激发治疗、行为修正或用湿度敏感信号的条件治疗。药物治疗可能在一开始的时候起效较快，但是训练和使用报警铃一般来说更有效，并且复发概率小。虽然有可用于5岁儿童的治疗药物，但是*BNFC 2009*认为对这个年龄进行药物治疗是不恰当的，并且对于7岁以下的孩子及父母和孩子对尿床都没有特别的关注的情况下，没有必要用药。但是10岁以上的孩子通常需要积极的治疗。药物治疗在某些特殊情况下间断使用是最有效的，如不在家里睡觉或者对于非药物治疗不敏感的孩子。对于长期用药治疗夜间遗尿尚有争议。

- 使用口服*去氨加压素*对于短期控制夜间遗尿是有效的，并且从安全性角度考虑，现在普遍认为这个药为首选。但是它不能用在因为烦渴多饮引起遗尿的情况，因为这可能会引起水中毒以及低钠血症导致的惊厥。
- 三环类抗抑郁药也可用于这种治疗，其中使用经验比较多的是*米帕明*。这类药物治疗遗尿的机制尚不清楚，可能与其抗毒蕈碱作用和解痉作用有关。
- 抗毒蕈碱药如*奥昔布宁*可减少不受控制的膀胱收缩，这类药对于白天遗尿治疗有一定益处，但是对于单纯夜间遗尿没有太大的益处。与去氨加压素联用已有研究。

1. Evans JHC. Evidence based management of nocturnal enuresis. *BMJ* 2001; **323:** 1167–9. Correction. *ibid.* 2002; **324:** 98.
2. Glazener CMA, Evans JHC. Desmopressin for nocturnal enuresis in children. Available in The Cochrane Database of Systematic Reviews; Issue 3. Chichester: John Wiley; 2002 (accessed 29/11/05).
3. Glazener CMA, *et al.* Tricyclic and related drugs for nocturnal enuresis in children. Available in The Cochrane Database of Systematic Reviews; Issue 3. Chichester: John Wiley; 2003 (accessed 29/11/05).
4. Glazener CMA, *et al.* Drugs for nocturnal enuresis in children (other than desmopressin and tricyclics). Available in The Cochrane Database of Systematic Reviews; Issue 4. Chichester: John Wiley; 2003 (accessed 29/11/05).
5. Anonymous. Management of bedwetting in children. *Drug Ther Bull* 2004; **42:** 33–7.
6. Müller D, *et al.* Comparative tolerability of drug treatment for nocturnal enuresis in children. *Drug Safety* 2004; **27:** 717–27.
7. Hjalmas K, *et al.* Nocturnal enuresis: an international evidence based management strategy. *J Urol (Baltimore)* 2004; **171:** 2545–61.
8. Fritz G, *et al.* American Academy of Child and Adolescent Psychiatry. Practice parameter for the assessment and treatment of children and adolescents with enuresis. *J Am Acad Child Adolesc Psychiatry* 2004; **43:** 1540–50. Also available at: http://www.aacap.org/galleries/PracticeParameters/Enuresis.pdf (accessed 02/09/08)
9. Glazener CMA, *et al.* Alarm interventions for nocturnal enuresis in children. Available in The Cochrane Database of Systematic Reviews; Issue 2. Chichester: John Wiley; 2005 (accessed 29/11/05).
10. Robson WLM. Evaluation and management of enuresis. *N Engl J Med* 2009; **360:** 1429–36.

尿失禁和尿潴留 尿失禁是一种非自主的排尿现象。儿童夜间遗尿在上面已经讨论过了。不同致病原因的患者表现可能为尿频、夜间遗尿、尿急、尿淋漓或排尿困难。尿失禁的分类很多，但主要分为压迫性尿失禁、急迫性尿失禁和充溢性尿失禁（尿潴留的后果）。患者有时可能为混合型，如压迫性合并急迫性尿失禁。功能性尿失禁指的是因患者行动或智力受损而引起的尿失禁。在治疗之前对此进行分型很重要，如果可能的话，尽量找出病因。尿路感染、便秘以及良性前列腺增生可能会有类似或导致尿失禁的症状，应该进行鉴别诊断。

压迫性尿失禁是妇女发生尿失禁最常见的原因。患者常常有尿道括约肌功能的减退，并且排尿常常与站立或咳嗽时腹压增加有关。初始治疗应保守，首选应该是盆底肌锻炼，其他治疗包括电刺激或生物反馈以及使用一些装置（如阴道圆锥物）；手术或药物治疗。

- 药物在压迫性尿失禁的治疗中并不重要，虽然5-羟色胺和去甲肾上腺素再摄取抑制药*度洛西汀*在很多国家已批准用于此疾病治疗，增加尿道张力，用于中至重度的压迫性尿失禁，可作为手术的替代疗法。α-受体激动剂（如*麻黄碱*、*苯丙醇胺*、*伪麻黄碱*）也用于增加尿道肌和膀胱底肌的张力。它们能阻止某些压迫刺激引起的尿失禁。*雌激素*与α-受体激动药（如苯丙胺）合用有效，并可治疗绝经后妇女的轻度压迫性尿失禁。但是孕激素与之合用可能会使之恶化。不与α-受体激动药合用，单独使用雌激素治疗的效果尚不明确。尿道内注射胶原质或聚四氟乙烯也是有效的，但使用聚四氟乙烯会有肉芽肿形成的可能。

在**急迫性尿失禁**（膀胱不稳定或逼尿肌功能失调）情况下，尽管患者可能会想尽办法来阻止排尿发生，但逼尿肌的收缩以及对抗括约肌阻力的作用还是会在没有预兆的情况下发生。急迫性尿失禁常常发生于老年人，并且常难以治疗。一般难以找到病因，有些病例发现可能与**特发性逼尿肌不稳**定有关。当有明显的神经疾病，如脊髓损伤中的上运动神经元损伤或多发硬化症所导致，则称为**逼尿肌反射亢进**。**过度活动性膀胱综合征**是指急迫性（一种强烈的排尿欲望）合并或不合并实际的急迫性尿失禁；患者常出现排尿次数增加和夜尿。在男性患者中常常与良性前列腺增生有关（见上文）。

避免过多液体的摄入、避免含有咖啡因或酒精饮料的摄入可控制轻度的急迫性尿失禁或过度活动性膀胱症状。行为疗法可能是有用的：对于急迫性或混合性尿失禁的妇女，至少6周的膀胱训练是首选治疗方法。混合型尿失禁妇女还可以从盆底肌锻炼中获益。其他治疗方法还包括催眠疗法、针灸和生物反馈等。

- 目前还没有一种药物治疗被公认为是有效的。抗毒蕈碱药能抑制不稳定逼尿肌收缩，但是不良反应发生率高。这些药物能增加膀胱容积，因此不能用于尿潴留的患者。抗毒蕈碱药*奥昔布宁*有直接松弛肌肉的作用而广泛使用，但不良反应也常见。透皮贴剂或缓释剂型可考虑用于那些对奥昔布宁传统剂型不耐受的妇女。*特托罗定*、*曲司氯铵*、*丙哌维林*可作为奥昔布宁的备选药物（在英国，丙哌维林建议用于过度活动性膀胱，而非尿失禁）最近发现选择性的抗 M_3 毒蕈碱药*达非那新*、*索利那新*是有效的，至少和弱选择性抗毒蕈碱药具有相似的疗效。*黄酮哌酯*、*丙胺太林*和*依美溴铵*目前也很少使用。

*三环类抗抑郁药*因为其抗毒蕈碱能作用也可以用于治疗急迫性尿失禁，但它主要用于夜间遗尿的治疗（前文已有叙述）。*去氨加压素*也主要用于夜间遗尿的治疗。关于*雌激素*的证据还不充分，但对于有阴道萎缩、急迫性尿失禁、尿频、遗尿的绝经后妇女，这仍是一种不错的辅助治疗方法。对于逼尿肌反射亢进的急迫性尿失禁患者，其对抗毒蕈碱药抵抗，用*A型肉毒毒素*进行逼尿肌注射是一种有效的方法。对于药物治疗效果不好的患者，用一个植入装置刺激骶骨神经是一种选择。

急迫性尿失禁还可能与膀胱感觉异常有关。**感觉性尿急**的原因不太明确，但可能与尿路感染或间质性膀胱炎有关。当没有其他可能存在的问题的时候，建议进行膀胱再训练和抗毒蕈碱药治疗。

充溢性尿失禁的患者，常常要忍受持续的或频繁的点滴尿症状，这是**尿潴留**导致膀胱过度扩张的结果。它可能是因为尿路堵塞、药物、膀胱逼尿肌收缩减退或尿道舒张障碍等引起的。充溢性尿失禁患者妇女少见，多是老年男性，因为良性前列腺增生引起尿路堵塞所造成（见第2098页）。但是尿潴留有时也发生在产后或手术后。治疗的选择依情况而定，插管介入治疗常用于缓解急性有疼痛的尿潴留或无法找到病因的情况。手术及扩张术常用来解决机械性阻塞。

- α-受体阻滞药（如*阿夫唑嗪*、*多沙唑嗪*、*哌唑拉明*、*哌唑嗪*、*坦索罗辛和特拉唑嗪*）可用于等待手术或不适合手术的患者。它们能降低流出阻力、改善膀胱排空。有逼尿肌功能减退的患者，可以用拟副交感神经药如*氨甲酰甲胆碱*，*卡巴胆碱*和*地斯的明*能增加逼尿肌收缩性，但对于它们的疗效存在有争议，术后尿潴留使用拟副交感神经药已经被插管术取代。

1. Scientific Committee of the First International Consultation on Incontinence. Assessment and treatment of urinary incontinence. *Lancet* 2000; **355:** 2153–8.
2. Couture JA, Valiquette L. Urinary incontinence. *Ann Pharmacother* 2000; **34:** 646–55.
3. Thakar R, Stanton S. Management of urinary incontinence in women. *BMJ* 2000; **321:** 1326–31.
4. Haeusler G, *et al.* Drug therapy of urinary urge incontinence: a systematic review. *Obstet Gynecol* 2002; **100:** 1003–16.
5. Anonymous. Managing lower urinary tract symptoms in men. *Drug Ther Bull* 2003; **41:** 18–21.
6. Ellerkmann RM, McBride A. Management of obstructive voiding dysfunction. *Drugs Today* 2003; **39:** 513–40.
7. Ouslander JG. Management of overactive bladder. *N Engl J Med* 2004; **350:** 786–99.
8. Holroyd-Leduc JM, Straus SE. Management of urinary incontinence in women: scientific review. *JAMA* 2004; **291:** 986–95.
9. Scottish Intercollegiate Guidelines Network. Management of urinary incontinence in primary care: a national clinical guideline (December 2004). Available at: http://www.sign.ac.uk/pdf/sign79.pdf (accessed 29/11/05)
10. Zinner NR, *et al.* Pharmacotherapy for stress urinary incontinence: present and future options. *Drugs* 2004; **64:** 1503–16.
11. Hashim H, Abrams P. Drug treatment of overactive bladder: efficacy, cost and quality-of-life considerations. *Drugs* 2004; **64:** 1643–56.
12. Sutherland SE, Goldman HB. Treatment options for female urinary incontinence. *Med Clin North Am* 2004; **88:** 345–66.
13. Thomas DR. Pharmacologic management of urinary incontinence. *Clin Geriatr Med* 2004; **20:** 511–23.
14. Thüroff J, *et al.* European Association of Urology. Guidelines on urinary incontinence (2005). Available at: http://www.uroweb.org/fileadmin/tx_eauguidelines/16%20Urinary%20Incontinence.pdf (accessed 09/12/08)
15. American College of Obstetricians and Gynecologists. Urinary incontinence in women. *Obstet Gynecol* 2005; **105:** 1533–45.
16. Alhasso A, *et al.* Adrenergic drugs for urinary incontinence in adults. Available in The Cochrane Database of Systematic Reviews; Issue 3. Chichester: John Wiley; 2005 (accessed 29/11/05).
17. Hay-Smith J, *et al.* Which anticholinergic drug for overactive bladder symptoms in adults. Available in The Cochrane Database of Systematic Reviews; Issue 3. Chichester: John Wiley; 2005 (accessed 29/11/05).
18. Hay-Smith EJC, Dumoulin C. Pelvic floor muscle training versus no treatment, or inactive control treatments, for urinary incontinence in women. Available in The Cochrane Database of Systematic Reviews; Issue 1. Chichester: John Wiley; 2006 (accessed 19/05/06).
19. Badawi JK, Langbein S. Selective beta-adrenoceptor agonists, calcium antagonists and potassium channel openers as a possible medical treatment of the overactive bladder and urge incontinence. *Pharmazie* 2006; **61:** 175–8.
20. Staskin DR, MacDiarmid SA. Pharmacologic management of overactive bladder: practical options for the primary care physician. *Am J Med* 2006; **119** (suppl 1): 24–8.
21. NICE. Urinary incontinence: the management of urinary incontinence in women (issued October 2006). Available at: http://www.nice.org.uk/nicemedia/pdf/CG40NICEguideline.pdf (accessed 02/09/08)
22. Appell RA. Pharmacotherapy for overactive bladder: an evidence-based approach to selecting an antimuscarinic agent. *Drugs* 2006; **66:** 1361–70.
23. Norton P, Brubaker L. Urinary incontinence in women. *Lancet* 2006; **367:** 57–67.
24. Hashim H, Abrams P. Pharmacological management of women with mixed urinary incontinence. *Drugs* 2006; **66:** 591–606.
25. Schurch B. Botulinum toxin for the management of bladder dysfunction. *Drugs* 2006; **66:** 1301–18.
26. Alhasso AA, *et al.* Anticholinergic drugs versus non-drug active therapies for overactive bladder syndrome in adults. Available in The Cochrane Database of Systematic Reviews; Issue 4. Chichester: John Wiley; 2006 (accessed 24/06/08).
27. Nabi G, *et al.* Anticholinergic drugs versus placebo for overactive bladder syndrome in adults. Available in The Cochrane Database of Systematic Reviews; Issue 4. Chichester: John Wiley; 2006 (accessed 24/06/08).
28. Gibbs CF, *et al.* Office management of geriatric urinary incontinence. *Am J Med* 2007; **120:** 211–20.
29. Duthie J, *et al.* Botulinum toxin injections for adults with overactive bladder syndrome. Available in The Cochrane Database of Systematic Reviews; Issue 3. Chichester: John Wiley; 2007 (accessed 24/06/08).
30. Roxburgh C, *et al.* Anticholinergic drugs versus other medications for overactive bladder syndrome in adults. Available in The Cochrane Database of Systematic Reviews; Issue 4. Chichester: John Wiley; 2007 (accessed 24/06/08).
31. Anonymous. Update on drugs for overactive bladder syndrome. *Drug Ther Bull* 2007; **45:** 44–8.
32. Aning JJ, *et al.* Management of acute urinary retention. *Br J Hosp Med* 2007; **68:** 408–11.
33. Shamliyan TA, *et al.* Systematic review: randomized, controlled trials of nonsurgical treatments for urinary incontinence in women. *Ann Intern Med* 2008; **148:** 459–73.
34. Rogers RG. Urinary stress incontinence in women. *N Engl J Med* 2008; **358:** 1029–36.
35. Verhamme KMC, *et al.* Drug-induced urinary retention: incidence, management and prevention. *Drug Safety* 2008; **31:** 373–88.

早泄

对于早泄公认的定义还没有建立起来。American Urological Association对此的定义是射精比预期要早，或发生在插入之前或插入后不久，导致一方或双方的沮丧情绪[1]。

治疗包括心理、行为和药物三方面[1]。一些抗抑郁药对于治疗早泄有效[1~3]，主要基于其能降低性欲的不良反应和延迟射精的作用。SSRIs类药物氟西汀、帕罗西汀、舍曲林和三环类抗抑郁药氯米帕明已成功地用于治疗中。但是还没有建立起这类药物最优的给药方案，目前的给药方案是持续每天服药，或者是单剂量只在性交前服药。对于早泄治疗的剂量一般比推荐的抗抑郁治疗剂量低。吸收迅速、作用时间短的SSRI类药达泊西汀尤其适用于早泄的治疗。局部麻醉药（如利多卡因/丙胺卡因霜）用于阴茎可延迟射精[1~3]。这种治疗的缺点是长期应用的麻醉作用会导致勃起困难，残余的局麻药会导致对方的麻木感[1,3]。现在上市的这类制剂有苯佐卡因凝胶、利多卡因喷雾剂。5型磷酸二酯酶抑制药西地那非，用于治疗勃起障碍，对于治疗早泄也有一些成功的例子[1]。但是有人认为这类药仅适用于合并勃起障碍的患者。

1. American Urological Association. Erectile Dysfunction Guideline Update Panel. AUA guideline on the pharmacologic management of premature ejaculation. *J Urol (Baltimore)* 2004; **172:** 290–4. Also available at: http://www.auanet.org/guidelines/pe.cfm (accessed 29/11/05)
2. Waldinger MD. Lifelong premature ejaculation: from authority-based to evidence-based medicine. *BJU Int* 2004; **93:** 201–7.
3. Waldinger MD. Premature ejaculation: definition and drug treatment. *Drugs* 2007; **67:** 547–68.

前列腺炎

前列腺炎主要用来描述一些临床症状，包括定义明确的前列腺细菌感染，定义不明确的慢性盆腔疼痛、无症状的前列腺炎症。前列腺炎在泌尿外科疾病诊断中比较常见。大约有30%的男性在他们一生都会有这样的经历[1]。美国国立卫生研究所分类系统[1,2]对前列腺炎做了如下分类。

- Ⅰ：急性细菌性前列腺炎；
- Ⅱ：慢性细菌性前列腺炎；
- Ⅲ：慢性前列腺炎/慢性盆腔疼痛综合征（细分为炎性的ⅢA和非炎性的ⅢB两型）；
- Ⅳ：无症状的炎性前列腺炎。

急性细菌性前列腺炎（Ⅰ类）主要病原体是革兰阴性菌，尤其是大肠杆菌和其他肠杆菌科。症状包括发热、寒战、不舒服、肌痛以及直肠、背下部或会阴痛。尿频和急性排尿困难，常出现菌尿症。前列腺体积变大、变软、变热[1~3]。

慢性细菌性前列腺炎（Ⅱ类）相对少见，可能是由急性细菌性前列腺炎发展而成的。它主要表现为盆腔疼痛和复发尿路感染，前列腺是正常形态，但有时也会肿胀或变硬[1]。细菌性前列腺炎需要使用合适的抗菌药治疗[2~5]（参见**泌尿道感染**，第189页）。

慢性前列腺炎/慢性盆腔疼痛综合征（Ⅲ类）也叫做非细菌性前列腺炎，是最常见的前列腺炎形式。其病原学和病因学尚不清楚，有一些说法包括认为是由非典型微生物感染造成，只是传统的方法还不能检查出这类微生物；此外还有前列腺内反流和自身免疫过程等可能的因素[1]。对于某些患者，心理[1,6]和神经因素[6]的原因也不能排除。慢性盆腔疼痛综合征包括盆腔、会阴、生殖器疼痛、下尿路症状、性功能障碍和一些全身症状（如头痛和疲劳[1,3]）。炎性慢性盆腔疼痛综合征（ⅢA）可以在前列腺分泌物，按摩前列腺后的尿液、精子中找到白细胞；而在非炎性慢性盆腔疼痛综合征（ⅢB，以前称为前列腺痛）患者的相应的分泌物或排泄物中找不到白细胞[1,3,6]。

对于慢性盆腔疼痛综合征没有公认比较好的治疗方法；一些治疗的试验都是小规模或质量差的[2,5~7]。即使细菌培养的结果是阴性的，很多医生喜欢开始先使用抗菌药，以治疗那些未知非典型感染[2]。选择口服氟喹诺酮类（或对氟喹诺酮类过敏的患者换成四环素）抗菌治疗，推荐的疗程不一，一般在4～8周，主要取决于开始几周的疗效[3,4,6]。但这种治疗方法缺少强有力的证据支持[2,7]。虽然有一些研究证明了对于炎性慢性盆腔疼痛综合征使用抗菌药是有益处的，但仍缺乏对非炎性慢性盆腔疼痛综合征治疗的证据[4]。其他还有一些治疗方法，但结果变化很大[2,3,5~9]。包括5α-还原酶抑制药非那雄胺，α-受体阻滞药阿夫唑嗪、特拉唑嗪或坦洛新、氟西汀、木聚硫钠、美帕曲星、花粉提取物、槲皮素和NSAIDs。别嘌醇的作用还存在争议。非药物治疗现在有一些新的进展，包括经尿道或直肠的微波热疗法[5~7]和骶神经刺激[6]。用于改善神经性疼痛症状的药物有三环类抗抑郁药（如阿米替林），还有抗癫痫药加巴喷丁、抗胆碱能药（如奥昔布宁或托特罗定）也用于尿频的治疗[6]。

无症状的炎性前列腺炎（Ⅳ类）常于检查其他问题时无意中发现[1]。

1. Schneider H, *et al.* Prostate-related pain in patients with chronic prostatitis/chronic pelvic pain syndrome. *BJU Int* 2005; **95:** 238–43.
2. British Association for Sexual Health and HIV Clinical Effectiveness Group. United Kingdom national guideline for the management of prostatitis (2008). Available at: http://www.bashh.org/guidelines (accessed 09/04/10)
3. Murphy AB, *et al.* Chronic prostatitis: management strategies. *Drugs* 2009; **69:** 71–84.
4. Wagenlehner FME, Naber KG. Prostatitis: the role of antibiotic treatment. *World J Urol* 2003; **21:** 105–8.
5. Schaeffer AJ. Chronic prostatitis and the chronic pelvic pain syndrome. *N Engl J Med* 2006; **355:** 1690–8.
6. Pontari MA. Chronic prostatitis/chronic pelvic pain syndrome in elderly men: toward better understanding and treatment. *Drugs Aging* 2003; **20:** 1111–25.
7. Collins MM, *et al.* Diagnosis and treatment of chronic abacterial prostatitis: a systematic review. *Ann Intern Med* 2000; **133:** 367–81.
8. Mishra VC, *et al.* Role of alpha-blockers in type III prostatitis: a systematic review of the literature. *J Urol (Baltimore)* 2007; **177:** 25–30.
9. Nickel JC, *et al.* Chronic Prostatitis Collaborative Research Network. Alfuzosin and symptoms of chronic prostatitis-chronic pelvic pain syndrome. *N Engl J Med* 2008; **359:** 2663–73.

肾结石

尿中的钙盐、草酸盐和磷酸盐通过许多抑制结晶的有机或无机物质，保持其溶解状态。但是尿中晶体浓度升高，或抑制结晶的物质浓度降低，都会使得机体易于形成尿石，导致肾结石。肾结石是由有机基质包围着的结晶组分组成的，主要形成于肾小盏或肾盂，停留在输尿管。在结石中最常见的是含钙的石头（通常是多种比例的草酸钙和磷酸钙），有时也可以看到其他一些类型的结石，可以有胱氨酸、尿酸或磷酸镁铵（也叫做鸟粪石或感染性结石）。

肾结石的发病率目前正在上升[1,2]，一生中结石的发生率在男性白种人中约为15%，女性白种人约为6%，而且复发率高达50%[3]。危险因素包括有肥胖、水摄入少、高蛋白饮食、细粮及盐摄入多等[1]。有些情况下会促进结石的形成，如肾小管酸中毒、原发性甲状旁腺功能亢进症、结节病、原发性高草酸尿症、炎症性肠病、高尿酸血症、囊性纤维化等[4]。药源性的结石主要由那些溶解度不好同时大部分经肾排泄的药物引起，或者因草酸钙或嘌呤代谢引起[5]。

治疗 大部分肾结石都很小，直径小于5mm的结石可自然排出[6~9]。患者可能没有症状，或者在结石排出的时候会有轻微不适，但大一些的结石通过输尿管时会伴有极度疼痛（肾或输尿管绞痛），需要用镇痛药（参见**胆绞痛和肾绞痛**，第6页）。如果没有堵塞、感染或其他并发症，主要采取保守治疗。患者通过X线监测一段时间，看结石能否自然排出[10]。

也可以适当使用一些药物以利于结石排出。有小规模研究发现对于没有并发症的下输尿管结石患者，使用钙通道阻滞药（常用硝苯地平）或α_1-受体阻滞药（如坦洛新）（有时也合用皮质激素或地夫可特），可以改善结石排出的概率和需要的时间，并且减少镇痛药的需要量。一个纳入9项研究的荟萃分析结果显示这种方法可以带来明显益处[11]，另一个纳入11项关于α-受体阻滞药研究的荟萃分析发现，相对于对照组，研究组患者能自发排出结石的概率增大了44%[12]。药物治疗可作为除碎石术或尿管镜检术之外的一种选择，但还需要进一步的随机对照研究来证实其疗效[11]。一篇文献综述认为每日服用硝苯地平30mg、多沙唑嗪4mg、坦洛新400mg或特拉唑嗪5mg，连续服用28～45天，能促进直径<15mm的尿路结石排出[13]。另外，有人认为α-受体阻滞药比钙通道阻滞药更有效[14]；有一些在α-受体阻滞药基础上加用皮质激素或抗毒蕈碱药的小规模研究，并未发现能获益。

当结石的排除需要介入干预时，对于所采用的技术主要取决于结石的大小、成分、位置。体外冲击波碎石术应用比较广泛，对于复杂的病例，常用其他一些方法如输尿管镜检查术和经皮肾结石切除术治疗[7,8,15]。对于有感染的情况，可能需要使用抗菌药（参见**泌尿道感染**，第189页）。

预防 对于防止复发，很重要的是确定结石的类型、正确的位置以及其他潜在疾病过程、生化的或解剖的异常。要适当做一些常规的检查。患者要保证每天喝2～3L水，来维持足够的尿量[1,3,7,16]。如果天气热或在工作环境中应该喝更多的水。

为了预防含*钙结石*的复发，应该提倡一种平衡的饮食习惯，包括低蛋白、低盐[1,3,10,17]、高纤维素[1,7]。过去教育结石患者应该减少钙的摄入，但研究发现对于钙摄入与结石有相反的关系[3,7,16,17]。另外，因为草酸盐在肠内与钙结合在一起，阻止了它的吸收，低钙将会增加草酸盐的吸收从而增加了结石的危险。因此建议饮食中摄入正常量的钙[1,3,7,17,18]（对于Ⅰ型吸收性高钙尿症患者除外，这是一种胃肠道对钙高吸收的特例[1]）。但是补充钙剂仍然会增加结石形成的风险，要注意避免[3,7,17]。如果使用这类钙剂，要餐时服用来避免高钙尿症[1,18]。饮食中过多的草酸盐摄入也要避免[3,7,10,17]，富含可被机体利用的草酸盐的食物有菠菜、大黄、干果、可可豆等[17]。

当需要药物治疗时，治疗方案的选择主要取决于潜在的代谢异常和结石的成分。枸橼酸盐（常用枸橼酸钾）可预防含钙结石的复发。它能碱化尿液，增加枸橼酸的排泄。枸橼酸与钙形成复合物来降低尿中钙盐的饱和度以抑制结晶形成[2,7,16,18]。枸橼酸钾是低枸橼酸血症、肾小管性酸中毒患者[1,3,7]的主要治疗药物。在高钙尿症时，噻嗪类利尿药或吲达帕胺也可以用来增加远端小管对钙的重吸收[1~3,6,7,10,16,19]。枸橼酸钾也可以用于防止这些患者因利尿药导致的低钾血症。对于预防高草酸尿症者的钙结石，应该限制含草酸盐高的食物，饮食中要摄入足够的钙（或吃饭时服钙制剂）[6,10,17,18]。镁也有应用[1]，但是它可能并不比安慰剂有效[3,7]。大剂量维生素B_6可能对原发性草酸盐过多症有效[1,3,7,10,18]。对于高尿酸尿症者，减少嘌呤摄入、使用别嘌醇可能有效[1,3,7,10]。

预防**尿酸结石**主要是需要饮足够的水，低嘌呤饮食，使用枸橼酸钾碱化尿液。对于尿酸水平高的情况可使用别嘌醇[1~3,6,7]，也可以用乙酰唑胺短期治疗[6]。

感染性结石（*鸟粪石*）由脲酶菌所致，需要使用抗菌药物，并且有可能要长期使用，同时用氯化铵[7]或蛋氨酸酸化尿液[1,7]。对于尿磷排泄超过35mmol/L的患者[1]，应该进行饮食限磷。细菌性尿酶抑制剂醋羟胺酸在一些严重感染的病例中，可作为一种辅助的治疗手段[7]，但其不良反应限制了它的广泛使用[3,10]。

胱氨酸结石与胱氨酸尿症（第1400页）有关，可以通过碱化尿液和足量摄入水（每天3-4L）[2,3,6,7]来预防。青霉胺可用做一种螯合剂[3,6,10]，维生素C、硫普罗宁[1,7]及卡托普利[7]也可使用。

1. Straub M, Hautmann RE. Developments in stone prevention. *Curr Opin Urol* 2005; **15:** 119–26.
2. Moe OW. Kidney stones: pathophysiology and medical management. *Lancet* 2006; **367:** 333–44.
3. Reynolds TM. Chemical pathology clinical investigation and management of nephrolithiasis. *J Clin Pathol* 2005; **58:** 134–40.
4. Matlaga BR, Assimos DG. Urologic manifestations of nonurologic disease: urolithiasis. *Urol Clin North Am* 2003; **30:** 91–9.
5. Daudon M, Jungers P. Drug-induced renal calculi: epidemiology, prevention and management. *Drugs* 2004; **64:** 245–75.
6. Bihl G, Meyers A. Recurrent renal stone disease—advances in pathogenesis and clinical management. *Lancet* 2001; **358:** 651–6.
7. Tiselius H-G, *et al.* European Association of Urology guidelines on urolithiasis (update March 2008). Available at: http://www.uroweb.org/fileadmin/tx_eauguidelines/Urolithiasis.pdf (accessed 02/09/08)
8. Anagnostou T, Tolley D. Management of ureteric stones. *Eur Urol* 2004; **45:** 714–21.
9. Miller NL, Lingeman JE. Management of kidney stones. *BMJ* 2007; **334:** 468–72.
10. Parmar MS. Kidney stones. *BMJ* 2004; **328:** 1420–4.
11. Hollingsworth JM, *et al.* Medical therapy to facilitate urinary stone passage: a meta-analysis. *Lancet* 2006; **368:** 1171–9.
12. Parsons JK, *et al.* Efficacy of α-blockers for the treatment of ureteral stones. *J Urol (Baltimore)* 2007; **177:** 983–7.
13. Beach MA, Mauro LS. Pharmacologic expulsive treatment of ureteral calculi. *Ann Pharmacother* 2006; **40:** 1361–8.
14. Tzortzis V, *et al.* Medical expulsive therapy for distal ureteral stones. *Drugs* 2009; **69:** 677–92.
15. Preminger GM, *et al.* American Urological Association. AUA guideline on management of staghorn calculi: diagnosis and treatment recommendations. *J Urol (Baltimore)* 2005; **173:** 1991–2000. Also available at: http://www.auanet.org/guidelines/staghorncalculi05.cfm (accessed 29/11/05)
16. Pearle MS. Prevention of nephrolithiasis. *Curr Opin Nephrol Hypertens* 2001; **10:** 203–9.
17. Baker MJ, Longyhore DS. Dietary calcium, calcium supplements, and the risk of calcium oxalate kidney stones. *Am J Health-Syst Pharm* 2006; **63:** 772–5.
18. Tiselius H-G. Epidemiology and medical management of stone disease. *BJU Int* 2003; **91:** 758–67.
19. Pearle MS, *et al.* Meta-analysis of randomized trials for medical prevention of calcium oxalate nephrolithiasis. *J Endourol* 1999; **13:** 679–85.

肾绞痛

泌尿道疼痛的治疗可参见**肾绞痛和胆绞痛**，见第6页。

肾衰竭

对于急性和慢性肾衰竭的讨论及其治疗，参见第1594页。

性传播疾病

对于性传播疾病的讨论和治疗，参见第181页。

抗利尿激素分泌失调综合征

某些患者分泌的抗利尿激素（ADH；加压素）导致出现低渗性细胞外液和水潴留，即为抗利尿激素分泌失调综合征（SIADH）。随着水负荷的加重，出现的低钠血症可能会导致的症状包括意识不清、抽搐或昏迷。一些患者可能会出现异常的干渴以及ADH分泌，因此导致症状进一步的恶化。关于钠离子平衡和稀释性低钠血症的讨论，见第1592页。

导致SIADH的原因包括中枢神经系统疾病、感染（如脑炎和脑膜炎）、头部创伤、卟啉病或肺部疾病（如肺结核和肺炎）。ADH还可能是肿瘤部位异源性分泌的，较常见的有小细胞支气管癌。药物也有可能引起SIADH，如卡马西平、氯磺丙脲、细胞毒性药物（如环磷酰胺和长春碱类药物）、催产素、抗精神病药、三环类抗抑郁药和SSRIs。

SIADH的诊断通常是由于出现了低钠血症及血浆低渗透压，伴或不伴有神经症状。高血容量、持续过量钠分泌、无水肿、正常肾功能和肾上腺功能已证实。

轻度的水负荷常是无症状的，不需要治疗。但SIADH患者的症状一般都比较严重，并且治疗最好是针对病因的。如果无法治疗或症状持续存在，需要考虑限水。但是限水的过程是不易忍受的，因为患者会比较干渴，有可能无法耐受。这种情况下可能需要使用去甲金霉素来拮抗ADH在肾小管的作用。锂盐因为其不良反应率高，可以作为备选药物。苯妥英可以用于抑制垂体ADH的分泌。利尿药如呋塞米（与氯化钠同时使用）也曾用于利尿同时保留钠离子。小部分患者使用过口服尿素。在危及生命的急性水中毒患者中（见**低钠血症**，第1592页），初始治疗主要是通过静脉输入高渗（通常是3%）或等渗的氯化钠溶液，改善低钠血症。常使用呋塞米或袢利尿药以避免体容量的扩大。直接作用于肾小管的药物如血管加压素V_2受体拮抗药（如托伐普坦）还在研究中。

1. Kinzie BJ. Management of the syndrome of inappropriate secretion of antidiuretic hormone. *Clin Pharm* 1987; **6:** 625–33.
2. Kovacs L, Robertson GL. Syndrome of inappropriate antidiuresis. *Endocrinol Metab Clin North Am* 1992; **21:** 859–75.
3. Miller M. Syndromes of excess antidiuretic hormone release. *Crit Care Clin* 2001; **17:** 11–23.
4. Verbalis JG. Vasopressin V_2 receptor antagonists. *J Mol Endocrinol* 2002; **29:** 1–9.
5. Rabinstein AA. Vasopressin antagonism: potential impact on neurologic disease. *Clin Neuropharmacol* 2006; **29:** 87–93.
6. Ellison DH, Berl T. The syndrome of inappropriate antidiuresis. *N Engl J Med* 2007; **356:** 2064–72.
7. Huang EA, *et al.* Oral urea for the treatment of chronic syndrome of inappropriate antidiuresis in children. *J Pediatr* 2006; **148:** 128–31.
8. Zietse R, *et al.* Current and future treatment options in SIADH. *NDT Plus* 2009; **2** (suppl 3): iii12–iii19.

泌尿道感染

对泌尿道感染的讨论和治疗，参见第189页。

Acetildenafil 醋地那非

Hongdenafil. 5-{2-Ethoxy-5-[2-(4-ethylpiperazine-1-yl)-acetyl]-phenyl}-1-methyl-3-*n*-propyl-1,6-dihydro-7*H*-pyrazolo[4,3-*d*]-pyrimidin-7-one.

$C_{25}H_{34}N_6O_3$ = 466.6.

CAS — 831217-01-7.

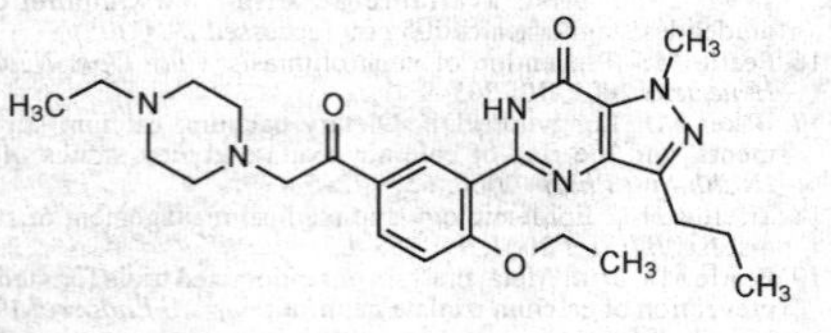

简介

醋地那非是西地那非的一种类似物（参见第2113页），用于各种制剂或食品添加剂中。在一些地区还被非法地用于勃起障碍的治疗。检索发现其他与西地那非相关的类似药物还有：

- 艾地那非；
- 二甲西地那非硫酮［dimethyl sildenafil thione（sulfoaildenafil）］；
- 高西地那非（homosildenafil）；
- 羟高西地那非（hydroxyhomosildenafil）；
- 去乙酰地那非（nor-acetildenafil）；
- 硫高西地那非（sulfohomosildenafil）。

Alfuzosin Hydrochloride (*BANM*, *USAN*, *rINNM*) 盐酸阿夫唑嗪

Alfutsosiinihydrokloridi; Alfuzosin Hidroklorür; Alfuzosine, chlorhydrate d'; Alfuzosin-hydrochlorid; Alfuzosinhydroklorid; Alfuzosini hydrochloridum; Alfuzozin-hidroklorid; Alfuzozino hidrochloridas; Hidrocloruro de alfuzosina; SL-77499-10; SL-77499 (alfuzosin). *N*-{3-[4-Amino-6,7-dimethoxyquinazolin-2-yl(methyl)amino]propyl}tetrahydro-2-furamide hydrochloride.

Альфузозина Гидрохлорид

$C_{19}H_{27}N_5O_4$,HCl = 425.9.

CAS — 81403-80-7 (alfuzosin); 81403-68-1 (alfuzosin hydrochloride).

ATC — G04CA01.

ATC Vet — QG04CA01.

UNII — 75046A1XTN.

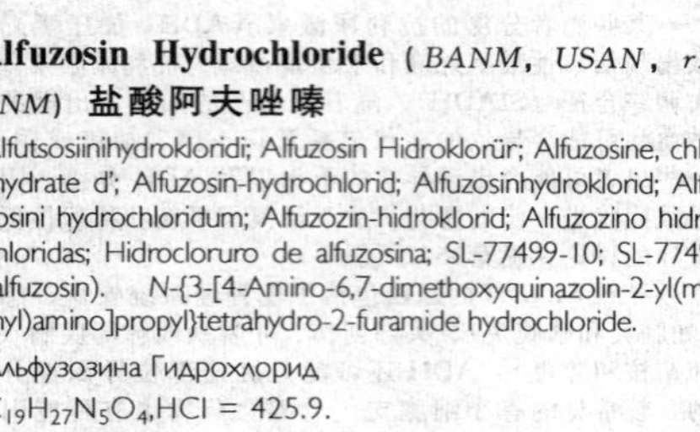

(alfuzosin)

Pharmacopoeias. In *Eur.* (see p.vii) and *US.*

Ph. Eur. 6.8（Alfuzosin Hydrochloride） 一种白色或几乎白色，有轻微吸湿性的结晶性粉末。易溶于水；略溶于乙醇；几乎不溶于二氯甲烷。2%阿夫唑嗪水溶液的pH值为4.0～6.0。贮藏于密闭容器中。避光。

USP 33（Alfuzosin Hydrochloride） 白色或近白色粉末，有轻微吸湿性。易溶于水；略溶于乙醇；几乎不溶于二氯甲烷。2%阿夫唑嗪水溶液的pH值为4.0～6.0。贮藏于密闭容器中。避光。

不良反应、处置和注意事项

参见**盐酸哌唑嗪**，第1321页。阿夫唑嗪对于尿道作用具有选择性，对血管的舒张作用较弱。阿夫唑嗪的其他不良反应包括鼻炎、支气管炎、鼻窦炎、咽炎和上呼吸道感染。先前存在心肌缺血的患者会可能出现心绞痛，如果治疗期间出现症状或症状加重，需停用阿夫唑嗪。阿夫唑嗪使用期间曾有过QT间期延长的报道，对于先天性或后天性QT间期延长的患者，或正在服用其他可使QT间期延长的药物的患者，需要慎用本药。还可导致肝细胞性或胆汁淤积性肝损伤，包括黄疸，这种情况可能需要停用阿夫唑嗪。阿夫唑嗪应避免用于伴严重肝损伤的情况，对于轻度至中度肝损伤及肾损伤的情况，需要减少剂量（见下文）。

不良反应发生率 在一个上市后再评价中，13389名患者每日口服阿夫唑嗪3次，每次2.5mg，治疗良性前列腺增生。大约3.7%的患者因为出现不良反应而未能完成治疗，这些不良反应主要为血管舒张（眩晕、头晕、晕厥或不适、低血压和头痛），并且大多发生在年龄75岁以上处于治疗第1周的患者[1]。

1. Lukacs B, *et al.* Safety profile of 3 months' therapy with alfuzosin in 13,389 patients suffering from benign prostatic hypertrophy. *Eur Urol* 1996; **29:** 29–35.

白内障手术 包括阿夫唑嗪在内的α-受体阻滞药，对于白内障手术患者可能会导致虹膜松弛综合征（IFIS）。详见坦洛新（第2117页）。

药物相互作用

参见**盐酸哌唑嗪**，第1322页。细胞色素P450同工酶CYP3A4的强抑制剂，如酮康唑、伊曲康唑和利托那韦等，可能会增加阿夫唑嗪的血药浓度。

药动学

阿夫唑嗪口服后易吸收，其峰浓度常出现在服药后的0.5～3h，生物利用度约64%。食物能增加其缓释制剂的吸收。它大部分在肝中代谢，主要经过细胞色素P450同工酶CYP3A4代谢成无活性代谢产物后经胆汁从粪便排出，仅有11%以原形从尿中排出。阿夫唑嗪血浆消除半衰期3～5h，约90%与血浆蛋白结合。

用途和用法

阿夫唑嗪是一种α_1-肾上腺素受体阻滞药（第1114页），其作用与哌唑嗪相似（第1322页）。它主要作用于下尿道受体，因此用于良性前列腺增生（第2098页），可减轻尿路梗阻的症状包括急性尿潴留。

阿夫唑嗪以盐酸盐的形式口服给药。和其他α_1-肾上腺素受体阻滞药一样，它可以导致患者首次服药后晕倒，因此应该在睡觉前给药以减少危险。有肝损伤和肾损伤的患者应适当减少剂量（见下文），老年人首剂也应该减量。

对于**良性前列腺增生**的患者，通常服用盐酸阿夫唑嗪每次2.5mg，每日3次，必要时可以增加到每天10mg。对于正在接受高血压治疗的老年患者，应该考虑每次2.5mg，每日2次的低起始剂量。其缓释制剂可于饭后给药，每次10mg，每日1次。

对于年龄65岁以上因良性前列腺增生导致**急性尿潴留**的患者，建议给予缓释制剂10mg，每日1次，饭后给药，连续给药3～4天。

1. Wilde MI, *et al.* Alfuzosin: a review of its pharmacodynamic and pharmacokinetic properties, and therapeutic potential in benign prostatic hyperplasia. *Drugs* 1993; **45:** 410–29.
2. McKeage K, Plosker GL. Alfuzosin: a review of the therapeutic use of the prolonged-release formulation given once daily in the management of benign prostatic hyperplasia. *Drugs* 2002; **62:** 633–53.
3. Lee M. Alfuzosin hydrochloride for the treatment of benign prostatic hyperplasia. *Am J Health-Syst Pharm* 2003; **60:** 1426–39. Correction. *ibid.* 2004; **61:** 437.
4. Weiner DM, Lowe FC. Alfuzosin for the management of benign prostate hyperplasia. *Expert Opin Pharmacother* 2003; **4:** 2057–63.
5. Guay DR. Extended-release alfuzosin hydrochloride: a new alpha-adrenergic receptor antagonist for symptomatic benign prostatic hyperplasia. *Am J Geriatr Pharmacother* 2004; **2:** 14–23.
6. MacDonald R, Wilt TJ. Alfuzosin for treatment of lower urinary tract symptoms compatible with benign prostatic hyperplasia: a systematic review of efficacy and adverse effects. *Urology* 2005; **66:** 780–8.
7. McVary KT. Alfuzosin for symptomatic benign prostatic hyperplasia: long-term experience. *J Urol (Baltimore)* 2006; **175:** 35–42.
8. Roehrborn CG, Rosen RC. Medical therapy options for aging men with benign prostatic hyperplasia: focus on alfuzosin 10 mg once daily. *Clin Interv Aging* 2008; **3:** 511–24.

在肝损伤或肾损伤中的用法 对于有轻度至中度肝损伤的患者，开始以盐酸阿夫唑嗪每日2.5mg给药，然后根据患者反应可增加至2.5mg，每日2次给药，不推荐缓释制剂。

对于有肾损伤的患者，开始以盐酸阿夫唑嗪每次2.5mg，每日2次给药，然后根据患者反应来调整。虽然英国和美国在注册药品信息中提到，对于严重肾损伤的患者应该慎用缓释制剂（肌酐清除率小于30ml/min），但一项对不同程度肾功能受损患者（包括严重肾损伤）的研究发现并不需要进行剂量调整[1]。

1. Marbury TC, *et al.* Pharmacokinetics and safety of a single oral dose of once-daily alfuzosin, 10 mg, in male subjects with mild to severe renal impairment. *J Clin Pharmacol* 2002; **42:** 1311–17.

制剂

专利制剂

Arg.: Dalfaz; UroXatral; ***Austria:*** Xatral; ***Belg.:*** Xatral; ***Braz.:*** Xatral; ***Canad.:*** Xatral; ***Chile:*** UroXatral; ***Cz.:*** Alfuzostad; Xatral; ***Denm.:*** Xatral; ***Fin.:*** Lafunomyl; Xatral; ***Fr.:*** Urion; Xatral; ***Ger.:*** Alfunar; Alfusin; Urion; UroXatral; ***Gr.:*** Alcinin; Alfuprost; Alfural; Alfuzin; Innosensitive; Spedamyl; Xatral; ***Hong Kong:*** Xatral; ***Hung.:*** Alfetim; Alfugen; Alfuzostad; Fetamozin; ***India:*** Flotral; ***Indon.:*** Xatral; ***Irl.:*** Alfirum; Alfu; Tevax; Xatger; Xatral; ***Israel:*** Xatral; ***Ital.:*** Mittoval; Xatral; ***Malaysia:*** Xatral; ***Mex.:*** Ranplasia; Xatral; ***Neth.:*** Mittoval†; Urion†; UroXatral†; Xatral; ***Norw.:*** Xatral; ***Philipp.:*** Xatral; ***Pol.:*** AlfuLEK; Alfuzostad; Alugen; Dalfaz; ***Port.:*** Benestan; ***Rus.:*** Dalfaz (Дальфаз); ***S.Afr.:*** Xatral; ***Singapore:*** Xatral; ***Spain:*** Benestan; Unibenestan; ***Swed.:*** Xatral; ***Switz.:*** Xatral; ***Thai.:*** Xatral; ***Turk.:*** Xatral; ***UK:*** Besavar; Vasran; Xatral; ***Ukr.:*** Dalfusin (Дальфузин); ***USA:*** UroXatral; ***Venez.:*** Xatral.

多组分制剂 ***Hung.:*** Alfin Combo; ***Mex.:*** Profidox.

Alprostadil (*BAN*, *USAN*, *rINN*) 前列地尔

Alprostadiili; Alprostadilis; Alprostadilum; Alprosztadil; PGE_1; Prostaglandin E_1; U-10136. (*E*)-(8*R*,11*R*,12*R*,15*S*)-11,15-Dihydroxy-9-oxoprost-13-enoic acid; 7-{(1*R*,2*R*,3*R*)-3-Hydroxy-2-[(*E*)-(3*S*)-3-hydroxyoct-1-enyl]-5-oxocyclopentyl}heptanoic acid.

Алпростадил

$C_{20}H_{34}O_5$ = 354.5.

CAS — 745-65-3.

ATC — C01EA01; G04BE01.

ATC Vet — QC01EA01; QG04BE01.

UNII — F5TD010360.

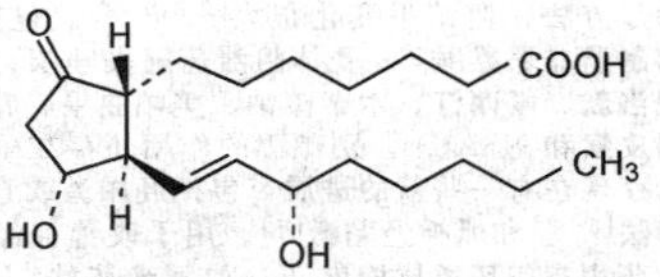

注：本书中，名词前列地尔指外源性物质，而名词前列腺素E1指内源性物质。

Pharmacopoeias. In *Chin.*, *Eur.* (see p.vii), *Jpn*, and *US.*

Ph. Eur. 6.8（Alprostadil） 白色或微黄色结晶性粉末。几乎不溶于水；易溶于乙醇；溶于丙酮；微溶于乙酸乙酯。

USP 33（Alprostadil） 白色或米色结晶性粉末。熔点约110℃。溶于水；易溶于乙醇；溶于丙酮；极微溶于氯仿和乙醚；微溶于乙酸乙酯。于2～8℃贮藏于密闭容器中。

Alprostadil Alfadex (*BAN*, *rINNM*) 阿法环糊精前列地尔

Alprostadilum Alfadexum; α-Cyclodextrin Alprostadil; PGE_1 α-CD; Prostaglandin E_1 α-Cyclodextrin Clathrate Compound.

Алпростадил Альфадекс

$C_{20}H_{34}O_5$,x[$C_{36}H_{60}O_{30}$].

ATC — C01EA01; G04BE01.

ATC Vet — QC01EA01; QG04BE01.

Pharmacopoeias. In *Jpn.*

不良反应、处置和注意事项

先天性心脏病婴儿用前列地尔治疗的报道中，最常见的不良反应是窒息、发热、潮红、低血压、心动过缓、心动过速、腹泻和惊厥。其他报道包括水肿、心脏停搏、低血钾、弥散性血管内凝血和长骨皮质增生。长时间输注可能导致动脉导管壁和肺动脉壁变薄。新生儿呼吸窘迫征应避免应用前列地尔，有出血倾向者应慎用前列地尔，输液期间应监测血压和呼吸情况。成人应用前列地尔的不良反应包括头痛、潮红、低血压、腹泻以及输液部位的疼痛和炎症。在治疗勃起功能障碍时，经海绵体或尿道内给予前列地尔最常见的不良反应是勃起时的疼痛。已有报道的局部反应包括阴茎纤维化、纤维变性结节和Peyronie病的报道。可能出现阴茎勃起异常（见下文）。全身性反应较少，但有低血压和其他一

些不良反应的报道。在患者并发阴茎畸形或伴有镰状细胞病、骨髓瘤、白血病或其他可诱发长时间勃起的疾病时，应避免海绵体内或尿道给药。

儿童 先天性心脏病儿童用前列地尔治疗引起的不良反应的综述[1,2]如下。

1. Lewis AB, *et al.* Side effects of therapy with prostaglandin E_1 in infants with critical congenital heart disease. *Circulation* 1981; **64:** 893–8.
2. Lucron H, *et al.* Complications du traitement par prostaglandines E1 des cardiopathies congénitales en réanimation médicale pédiatrique. *Arch Mal Coeur Vaiss* 2005; **98:** 524–30.

对骨的影响 已有发绀型先天性心脏病婴儿给予前列地尔出现骨膜或骨质增生的报道[1,2]。一项 30 例婴儿[3]应用前列地尔的系统性综述提示：有 5 例出现骨膜反应射线迹象，甚至在短程治疗后也可以观察到变化；有 3 例在输注 9～205h 后出现肋骨相对较轻的骨膜变化；有 1 例在输液 71h 后左股骨受损。大多数骨骼的病变在 6～12 个月后消失。进一步的研究表明[4]，在 86 例术前输注前列地尔的心脏移植婴儿中，有 53 例出现有放射学证据的骨皮质增生。在 53 例使用前列地尔的 30 天以下的婴儿中，有 21 例受到影响（2 例严重）。相应地，在接受30～60 天治疗的 22 例婴儿中，有 18 例受到影响（13 例严重）。治疗 60 天以上的 14 例婴儿全部受到影响（7 例严重）。由于这些相关的骨的变化在停用前列地尔后会持续数月，应注意避免误诊。

1. Kalloghlian AK, *et al.* Cortical hyperostosis simulating osteomyelitis after short-term prostaglandin E_1 infusion. *Eur J Pediatr* 1996; **155:** 173–4.
2. Estes K, *et al.* Cortical hyperostosis secondary to prostaglandin E_1 therapy. *J Pediatr* 2007; **151:** 441.
3. Ringel RE, *et al.* Periosteal changes secondary to prostaglandin administration. *J Pediatr* 1983; **103:** 251–3.
4. Woo K, *et al.* Cortical hyperostosis: a complication of prolonged prostaglandin infusion in infants awaiting cardiac transplantation. *Pediatrics* 1994; **93:** 417–20.

对胃肠道的影响 已有几例输注前列地尔的新生儿因胃黏膜增生导致胃出口梗阻的报道[1～3]。有人认为这种作用是剂量依赖性的[1]。停止治疗后梗阻通常可以消失。

一项关于应用前列地尔治疗的先天性心脏病婴儿出现坏死性小肠结肠炎的报道，见**地诺前列酮**（第1906页）。

1. Peled N, *et al.* Gastric-outlet obstruction induced by prostaglandin therapy in neonates. *N Engl J Med* 1992; **327:** 505–10.
2. Merkus PJFM, *et al.* Prostaglandin E1 and gastric outlet obstruction in infants. *Lancet* 1993; **342:** 747.
3. Kobayashi N, *et al.* Acute gastric outlet obstruction following the administration of prostaglandin: an additional case. *Pediatr Radiol* 1997; **27:** 57–9.

对代谢的影响 1 例婴儿（其母患有糖尿病）在术后输注前列地尔发生伴有明显酮症酸中毒的严重血糖升高[1]。生产厂商已接到 5 例婴儿应用前列地尔出现血糖升高的报告，其中 1 例其母患有糖尿病。也有几例婴儿出现低血糖的报道[2]。

1. Cohen MH, Nihill MR. Postoperative ketotic hyperglycaemia during prostaglandin E_1 infusion in infancy. *Pediatrics* 1983; **71:** 842–4.
2. Lewis AB, *et al.* Side effects of therapy with prostaglandin E_1 in infants with critical congenital heart disease. *Circulation* 1981; **64:** 893–8.

对皮肤的影响 1 例 63 岁 Peyronie 病患者[1]，为界定阴茎形态学而海绵体内单次注射前列地尔，6 天后发生脓疱皮肤病（急性全身发疹脓疱病）。经采用抗组胺药及外用皮质激素治疗，1 周后完全恢复。

1. Gallego I, *et al.* Toxic pustuloderma induced by intracavernous prostaglandin E_1. *Br J Dermatol* 1997; **136:** 975–6.

阴茎勃起异常 如果为治疗勃起功能障碍使用前列地尔后发生阴茎勃起异常（见第1282页），须在 6h 内进行处理。*BNF 59* 推荐初期治疗采用阴茎吸引术，如果效果不佳可使用 0.9%生理盐水从阴茎海绵体的一侧注射，再从另一侧排出。如果吸引法和灌洗法都不成功，则需要以作用于 α-肾上腺素受体的拟交感神经药，谨慎地经海绵体内注射，并连续监测血压和脉搏。对冠心病、高血压、脑缺血患者或正在服用抗抑郁药的患者则需要格外小心。建议的低剂量和稀释溶液如下：

- 海绵体内注射去氧肾上腺素，每 5～10min 注射100～200μg（200μg/ml 溶液取 0.5～1ml），最高总剂量为 1mg。

或者

- 海绵体内注射肾上腺素，每 5～10min 注射 10～20μg（20μg/ml 溶液取 0.5～1ml），最高总剂量为 100μg。

或者

- 海绵体内注射间羟胺，但注意已有致死性高血压危象的报道。剂量为每 15min 100μg（20μg/ml 溶液取 5ml）谨慎注射，建议最高总剂量为 1mg。

必要时可在阴茎吸引术后注射拟交感神经药。如拟交感神经药无效，需紧急外科转诊。

药动学

输注的前列地尔通过肺循环迅速被氧化代谢。它以代谢物形式经尿于 24h 内排出体外。海绵体内注射前列地尔后可发生全身性吸收。

1. Cox JW, *et al.* Pulmonary extraction and pharmacokinetics of prostaglandin E_1 during continuous intravenous infusion in patients with adult respiratory distress syndrome. *Am Rev Respir Dis* 1988; **137:** 5–12.
2. Cawello W, *et al.* Dose proportional pharmacokinetics of alprostadil (prostaglandin E_1) in healthy volunteers following intravenous infusion. *Br J Clin Pharmacol* 1995; **40:** 273–6.
3. Lea AP, *et al.* Intracavernous alprostadil: a review of its pharmacodynamic and pharmacokinetic properties and therapeutic potential in erectile dysfunction. *Drugs Aging* 1996; **8:** 56–74.

用途和用法

前列地尔是舒张血管和防止血小板聚集的前列腺素（见第2315页）。其内源性物质称为前列腺素 E_1。前列地尔主要用于先天性心脏病和勃起障碍（见第2099页）。

治疗**勃起功能障碍**时，可经海绵体内注射前列地尔，包括含有前列地尔或阿法环糊精前列地尔的制剂，但剂量以碱基的形式表达。前列地尔也可以经尿道内给药。

海绵体内注射时，开始剂量应较低，如 2.5μg，然后逐步增加剂量至最合适剂量。一般而言，如果观察到第一次剂量反应，则第二次剂量应为 5μg，或者如果没有反应则用 7.5μg，然后增量应为 5～10μg，直至达到有效剂量。常用剂量的范围是 5～20μg，而最高推荐剂量是 60μg。对于继发于脊髓损伤的神经源性勃起功能障碍的患者，初始剂量为 1.25μg，第二次剂量为 2.5μg，第三次剂量为 5μg，随后可增加 5μg。找到了一个合适的剂量后，如果曾经出现过部分反应，则其剂量之间的间隔应至少为 1 天。如果没有反应，接下来可在 1h 内给予较高剂量。一旦确定，给予最佳剂量每日不应超过 1 次，每周不应超过 3 次。

在诊断勃起障碍时，前列地尔也可海绵体内注射，剂量范围为 5～20μg。

尿道内（经尿道）给药时，起始剂量是 250μg。根据反应，可将剂量逐步增加至 500μg 或 1000μg，或减少到 125μg。给予最佳剂量每日不应超过 2 次或每周不应超过 7 次。诊断用剂量为 500μg。

在某些国家，前列地尔也以*外用剂型*用于治疗勃起功能障碍。目前也正在研究使用外用剂型治疗女性性功能障碍。一种用于多种情况的注射用脂质体前列地尔剂型（脂质前列腺素 E_1，lipo-PGE_1）也正在研究当中。

对于前列地尔用于**新生儿动脉导管未闭**的用法，可参见下文的儿童用法。

儿童用法 前列地尔用于维持新生儿动脉导管未闭先天性心脏病直至可能进行手术。连续静脉输注给药，起始剂量每分钟 50～100ng/kg，应尽快减少剂量至维持作用所需要的最小剂量。在有些患者中较低的起始剂量就有效。在英国注册药品信息中，推荐的起始剂量低至每分钟 5 ng/kg，曾成功用于需要转运的婴儿。*BNFC 2009* 建议的初始剂量是每分钟 5～10ng/kg，根据反应以每分钟 5～10ng/kg 调整剂量，直至最大剂量为每分钟 100 ng/kg。美国注册药品信息中最大剂量可达每分钟 400ng/kg，但总的来看，较快的输注速度并不提高效果。前列地尔也可通过置于开放导管的脐动脉导管连续输注。

麦角胺中毒 前列地尔[1,2]是许多曾被用于治疗麦角胺中毒时循环系统障碍的药物之一（见**对心血管的影响**，第591页）。

1. Levy JM, *et al.* Prostaglandin E_1 for alleviating symptoms of ergot intoxication: a case report. *Cardiovasc Intervent Radiol* 1984; **7:** 28–30.
2. Horstmann R, *et al.* Kritische Extremitätenischämie durch Ergotismus. *Dtsch Med Wochenschr* 1993; **118:** 1067–71.

出血性膀胱炎 6 名接受骨髓移植的儿童，以前列地尔冲洗膀胱，其中 5 名的严重出血性膀胱炎消失[1]。每日经导管给予前列地尔并保留 1h，至少连续 7 日。

1. Trigg ME, *et al.* Prostaglandin E_1 bladder instillations to control severe hemorrhagic cystitis. *J Urol (Baltimore)* 1990; **143:** 92–4.

听力丧失 前列地尔可增加耳蜗血流量和氧气支持，用于治疗突然性听力丧失。一项纳入 13 个随机试验的荟萃分析结果显示，与对照组相比，接受前列地尔治疗的患者听力有改善[1]。

1. Zhuo X-L, *et al.* Is the application of prostaglandin E_1 effective for the treatment of sudden hearing loss? An evidence-based meta-analysis. *J Int Med Res* 2008; **36:** 467–70.

肝病 已有关于*病毒性肝炎*（见第821页）患者单独静脉注射前列地尔或随后口服地诺前列酮类或米索前列醇获益的报道[1,2]。因为之前有报道前列腺素对实验性肝炎或离体肝细胞有细胞保护作用，所以就对前列腺素进行了研究，但其获益的机制尚不明确。

以前列地尔脂质微球与胰高血糖、胰岛素联合静脉注射预防因肝动脉灌注抗癌化疗所致*急性暴发性肝衰竭*，也已认为有效[3]。

1. Sinclair SB, *et al.* Biochemical and clinical response of fulminant viral hepatitis to administration of prostaglandin E: a preliminary report. *J Clin Invest* 1989; **84:** 1063–9.
2. Flowers M, *et al.* Prostaglandin E in the treatment of recurrent hepatitis B infection after orthotopic liver transplantation. *Transplantation* 1994; **58:** 183–92.
3. Ikegami T, *et al.* Randomized control trial of lipo-prostaglandin E_1 in patients with acute liver injury induced by Lipiodol-targeted chemotherapy. *Clin Pharmacol Ther* 1995; **57:** 582–9.

器官和组织移植 对于前列地尔及前列腺素类似物用于实体器官移植的用途已进行过研究，但结果不太一致。对于前列地尔在小肠移植中的用法，见第1728页。

1. Merion RM. Prostaglandins in liver transplantation. *Adv Exp Med Biol* 1997; **433:** 13–18.
2. Iberer F, *et al.* Prostaglandins in heart transplantation. *Adv Exp Med Biol* 1997; **433:** 19–22.
3. Ray JG. Prostaglandin E1 analogs do not improve renal function among either transplant or nontransplant patients: no further trials required. *Transplantation* 1998; **66:** 476–83.

外周血管病 各种前列腺素，其中包括前列地尔[1～7]，已用于治疗外周血管病（见第1137页），虽然作用仍不明确。它们对严重雷诺综合征并发溃疡和坏疽可能有效（见**动脉痉挛性疾病**，第1147页）。

1. Clifford PC, *et al.* Treatment of vasospastic disease with prostaglandin E_1. *BMJ* 1980; **281:** 1031–4.
2. Telles GS, *et al.* Prostaglandin E_1 in severe lower limb ischaemia: a double-blind controlled trial. *Br J Surg* 1984; **71:** 506–8.
3. Mohrland JS, *et al.* A multiclinic, placebo-controlled, double-blind study of prostaglandin E_1 in Raynaud's syndrome. *Ann Rheum Dis* 1985; **44:** 754–60.
4. Sethi GK, *et al.* Intravenous infusion of prostaglandin E_1 (PGE_1) in management of limb ischemia. *Am Surg* 1986; **52:** 474–8.
5. Langevitz P, *et al.* Treatment of refractory ischemic skin ulcers in patients with Raynaud's phenomenon with PGE_1 infusions. *J Rheumatol* 1989; **16:** 1433–5.
6. The ICAI Study Group. Prostanoids for chronic critical leg ischemia: a randomized, controlled, open-label trial with prostaglandin E_1. *Ann Intern Med* 1999; **130:** 412–21.
7. Bartolone S, *et al.* Efficacy evaluation of prostaglandin E1 against placebo in patients with progressive systemic sclerosis and significant Raynaud's phenomenon. *Minerva Cardioangiol* 1999; **47:** 137–43.

肺动脉高压 对于有肺动脉高压的患者，前列地尔已显示出一定的治疗益处[1,2]。

1. Shen J, *et al.* Effects of lipo-prostaglandin E1 on pulmonary hemodynamics and clinical outcomes in patients with pulmonary arterial hypertension. *Chest* 2005; **128:** 714–19.
2. von Scheidt W, *et al.* Prostaglandin E1 testing in heart failure-associated pulmonary hypertension enables transplantation: the PROPHET study. *J Heart Lung Transplant* 2006; **25:** 1070–6.

制剂

USP 33: Alprostadil Injection.

专利制剂

Arg.: Cardiobron; Prolisina VR; Prostavasin; ***Austral.:*** Caverject; Prostin VR; ***Austria:*** Alprostapint; Caverject; Minprog; Muse†; Prostavasin; Virilan†; ***Belg.:*** Caverject; Prostin VR; ***Braz.:*** Apilcav†; Aplicav; Caverject; Prostavasin; ***Canad.:*** Caverject; Muse; Prostin VR; ***Chile:*** Caverject; Prostin Pediatrico; ***Cz.:*** Alprestil; Alprostan; Alprostapint; Caverject; Edex†; Karon; Muse; Prostavasin; Prostin VR†; ***Denm.:*** Caverject; Muse; Prostivas; ***Fin.:*** Caverject; Muse; Prostivas; ***Fr.:*** Caverject; Caverjectdual; Edex; Muse; Prostine VR; ***Ger.:*** Caverject; Minprog; Muse; Prostavasin; Viridal; ***Gr.:*** Caverject; Edex; Muse; Prostavasin; Prostin VR; ***Hong Kong:*** Befar; Caverject; Eglandin; Prostavasin†; Prostin VR; ***Hung.:*** Alprestil; Alprostapint†; Caverject; Prostavasin; Prostin VR; ***India:*** Prostin VR; ***Irl.:*** Caverject; Muse; Viridal; ***Israel:*** Alprostapint; Caverject; Prostin VR; ***Ital.:*** Alprostar; Caverject; Prostavasin; Prostin VR; Viridal; ***Jpn:*** Liple; Palux; Prostandin; ***Malaysia:*** Caverject; Prostin VR; ***Mex.:*** Caverject; ***Neth.:*** Caverject†; Muse; Prostin VR; ***Norw.:*** Bondil; Caverject; Prostivas; ***NZ:*** Caverject; Muse†; Prostin VR; ***Pol.:*** Caverject; Prostavasin; Prostin VR; ***Port.:*** Caverject; Muse; Prostin VR; Vasoprost; ***Rus.:*** Alprostan (Алпростан); Caverject (Каверджект); Prostin VR (Простин ВР); Vasaprostan (Вазапростан); ***S.Afr.:*** Caverject; Muse†; Prostin VR; ***Singapore:*** Caverject; Prostin VR; ***Spain:*** Caverject; Sugiran; ***Swed.:*** Bondil; Caverject; Prostivas; ***Switz.:*** Caverject; Muse; Prostin VR; ***Thai.:*** Caverject†; Prostin VR; ***UK:*** Caverject; Muse; Prostin VR; Viridal; ***USA:*** Caverject; Edex; Muse; Prostin VR; ***Venez.:*** Caverject.

多组分制剂 ***USA:*** Tri-Mix.

Aminotadalafil 氨他达拉非

6-(1,3-Benzodioxol-5-yl)-2,3,6,7,12,12a-hexahydro-2-aminopyrazino[1′,2′:1,6]pyrido[3,4-b]indole-1,4-dione.

Аминотадалафил

$C_{21}H_{18}N_4O_4$ = 390.4.

UNII — FY501Q0030.

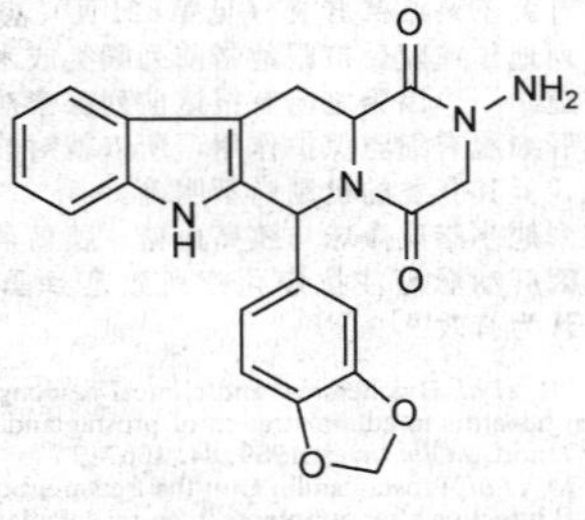

简介

氨他达拉非是他达那非（见第2116页）的一个类似物，用于多种制剂或食品添加剂中，在某些国家非法用于治疗勃起功能障碍。

Avanafil (*USAN*, *rINN*) **阿凡那非**

Avanafilo; Avanafilum; TA-1790. 4-[(3-Chloro-4-methoxybenzyl)amino]-2-[(2S)-2-(hydroxymethyl)pyrrolidin-1-yl]-N-(pyrimidin-2-ylmethyl)pyrimidine-5-carboxamide.

Аванафил

$C_{23}H_{26}ClN_7O_3$ = 484.0.

CAS — 330784-47-9.

UNII — DR5S136IVO.

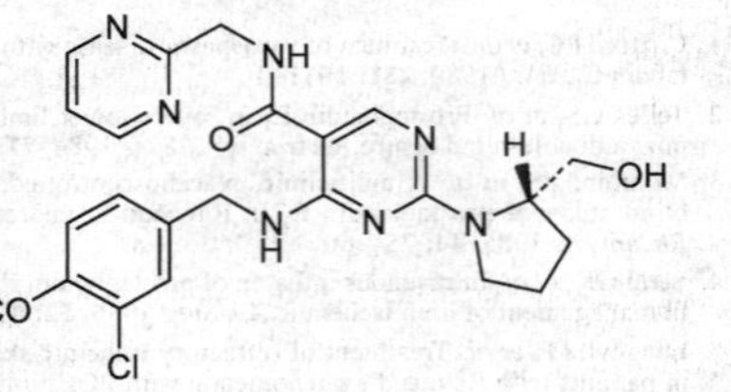

简介

阿凡那非是正在研究当中的一种 5-磷酸二酯酶抑制药，用于治疗勃起功能障碍。

Benzamidenafil 苯扎地那非

N-((3,4-dimethoxyphenyl)methyl)-2-(1-hydroxypropan-2-ylamino)-5-nitro-benzamide.

$C_{19}H_{23}N_3O_6$ = 389.4.

CAS — 1020251-53-9.

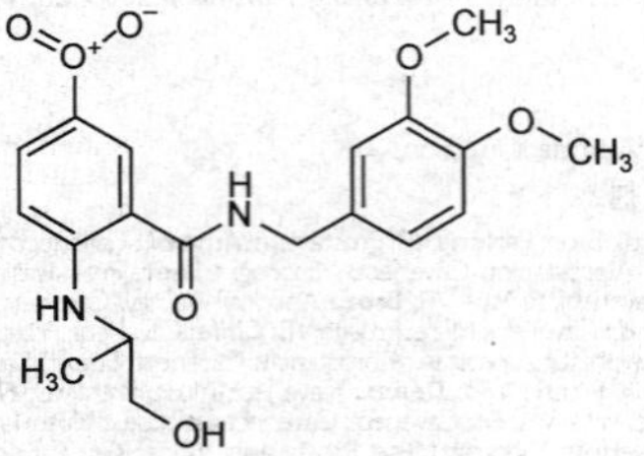

简介

苯扎地那非是一种 5-磷酸二酯酶抑制药，用于多种制剂或食品添加剂中，在某些国家非法用于治疗勃起功能障碍。

1. Zou P, *et al.* Identification of benzamidenafil, a new class of phosphodiesterase-5 inhibitor, as an adulterant in a dietary supplement. *J Pharm Biomed Anal* 2008; **47:** 255–9.

Dapoxetine (*rINN*) **达泊西丁**

Dapoxetina; Dapoxétine; Dapoxetinum; LY-210448. (+)-(S)-N,N-Dimethyl-α-[2-(1-naphthyloxy)ethyl]benzylamine.

Дапоксетин

$C_{21}H_{23}NO$ = 305.4.

CAS — 119356-77-3.

ATC — G04BX14.

ATC Vet — QG04BX14.

UNII — GB2433A4M3.

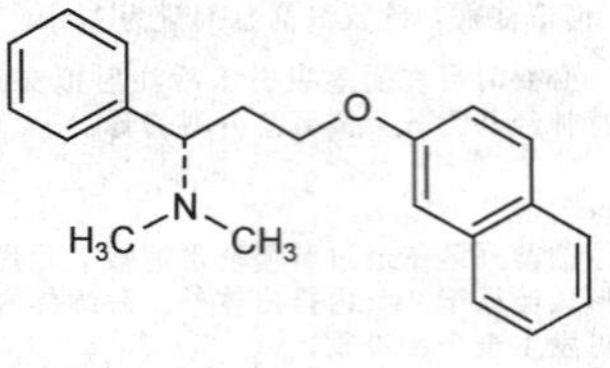

Dapoxetine Hydrochloride (*USAN*, *rINN*) **盐酸达泊西丁**

Dapoxétine, Chlorhydrate de; Dapoxetini Hydrochloridum; Hidrocloruro de dapoxetina. (+)-(S)-N, N-Dimethyl-alpha-[2-(1-naphthyloxy)ethyl]benzylamine hydrochloride.

Дапоксетина Гидрохлорид

$C_{21}H_{23}NO, HCl$ = 341.9.

CAS — 129938-20-1.

ATC — G04BX14.

ATC Vet — QG04BX14.

UNII — U4OHT63MRI.

简介

达泊西丁是一个快速吸收的短效 SSRI，用于需要治疗的早泄（见第2100页）。达泊西丁多用其盐酸盐，但剂量主要以碱基计算。通常口服剂量等量于达泊西丁 30mg 或 60mg，于性交前 1～3h 前服用；在 24h 内只能服用 1 次。对于正在服用 CYP2D6 酶抑制剂或表现为 CYP2D6 慢代谢者，给予较高剂量应谨慎。对于正服用 CYP3A4 酶抑制剂的患者，达泊西丁的最大剂量是 30mg。如果患者正在服用强 CYP3A4 酶抑制剂，禁用本药。

达泊西丁还用于成人食品添加剂中，用于性保健。

1. Pryor JL, *et al.* Efficacy and tolerability of dapoxetine in treatment of premature ejaculation: an integrated analysis of two double-blind, randomised controlled trials. *Lancet* 2006; **368:** 929–37.
2. Modi NB, *et al.* Single- and multiple-dose pharmacokinetics of dapoxetine hydrochloride, a novel agent for the treatment of premature ejaculation. *J Clin Pharmacol* 2006; **46:** 301–9.
3. Andersson KE, *et al.* Pharmacokinetic and pharmacodynamic features of dapoxetine, a novel drug for 'on-demand' treatment of premature ejaculation. *BJU Int* 2006; **97:** 311–15.
4. Dresser MJ, *et al.* Pharmacokinetics of dapoxetine, a new treatment for premature ejaculation: impact of age and effects of a high-fat meal. *J Clin Pharmacol* 2006; **46:** 1023–9.
5. Shabsigh R, *et al.* Perceived control over ejaculation is central to treatment benefit in men with premature ejaculation: results from phase III trials with dapoxetine. *BJU Int* 2008; **102:** 824–8.
6. Kaufman JM, *et al.* Treatment benefit of dapoxetine for premature ejaculation: results from a placebo-controlled phase III trial. *BJU Int* 2009; **103:** 651–8.
7. Buvat J, *et al.* Dapoxetine for the treatment of premature ejaculation: results from a randomized, double-blind, placebo-controlled phase 3 trial in 22 countries. *Eur Urol* 2009; **55:** 957–67.
8. Hellstrom WJG. Emerging treatments for premature ejaculation: focus on dapoxetine. *Neuropsychiatr Dis Treat* 2009; **5:** 37–46.
9. McMahon C, *et al.* Dapoxetine 3003 Study Investigators. Treatment of premature ejaculation in the Asia-Pacific region: results from a phase III double-blind, parallel-group study of dapoxetine. *J Sex Med* 2010; **7:** 256–68.

制剂

专利制剂

Fin.: Priligy; **Fr.:** Priligy; **Ger.:** Priligy; **Ital.:** Priligy; **Port.:** Priligy; **Swed.:** Priligy; **UK:** Priligy.

Darifenacin (*BAN*, *USAN*, *rINN*) **达非那新**

Darifenacina; Darifénacine; Darifenacinum; UK-88525. (S)-1-[2-(2,3-Dihydro-5-benzofuranyl)ethyl]-α,α-diphenyl-3-pyrrolidineacetamide.

Дарифенацин

$C_{28}H_{30}N_2O_2$ = 426.6.

CAS — 133099-04-4.

ATC — G04BD10.

ATC Vet — QG04BD10.

UNII — APG9819VLM.

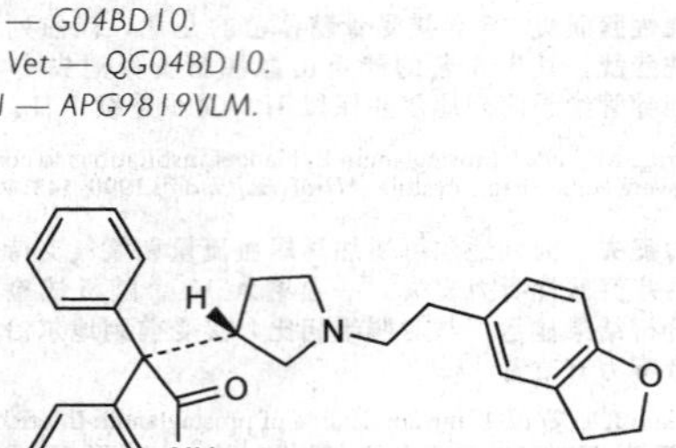

Darifenacin Hydrobromide (*BANM*, *USAN*, *rINNM*) **盐酸达非那新**

Darifénacine, Bromhydrate de; Darifenacini Hydrobromidum; Hidrobromuro de darifenacina; UK-88525-04. (S)-2-{1-[2-(2,3-Dihydrobenzofuran-5-yl)ethyl]-3-pyrrolidnyl}-2,2-diphenylacetamide hydrobromide.

Дарифенацина Гидробромид

$C_{28}H_{30}N_2O_2,HBr$ = 507.5.

CAS — 133099-07-7.

ATC — G04BD10.

ATC Vet — QG04BD10.

UNII — CR02EYQ8GV.

不良反应、处置和注意事项

参见硫酸阿托品，第1176页。对于正在使用细胞色素 P450 同工酶抑制剂的患者，应慎用达非那新（见下文**药物相互作用**及**用途和用法**）。对于有肝损伤的患者也应该慎用（见下文在**肝损伤中的用法**）。

药物相互作用

参见**抗毒蕈碱药**（见**硫酸阿托品**，第1176页）。与细胞色素 P450 同工酶 CYP2D6 和 CYP3A4 抑制剂同时使用会导致达非那新的血药浓度升高，CYP3A4 的诱导剂会导致达非那新血药浓度的降低，可能需要调整达非那新的剂量（见下文**用途和用法**）。达非那新本身也是一个中度的 CYP2D6 抑制剂。

药动学

达非那新口服会有广泛的首关代谢，其生物利用度为 15%～19%，约 98%与血浆蛋白结合。主要在肝中经细胞色素 P450 同工酶 CYP2D6 和 CYP3A4 代谢。达非那新达稳态后的药动学特征是剂量依赖的，因为其 CYP2D6 代谢达到了饱和。服药后大部分以代谢物形式从尿液和粪便排出。

1. Kerbusch T, *et al.* Population pharmacokinetic modelling of darifenacin and its hydroxylated metabolite using pooled data, incorporating saturable first-pass metabolism, CYP2D6 genotype and formulation-dependent bioavailability. *Br J Clin Pharmacol* 2003; **56:** 639–52.
2. Devineni D, *et al.* Pharmacokinetics of darifenacin, an M_3 selective receptor antagonist: effects of renal or hepatic impairment. *Br J Clin Pharmacol* 2005; **59:** 632–3.
3. Skerjanec A. The clinical pharmacokinetics of darifenacin. *Clin Pharmacokinet* 2006; **45:** 325–50.

用途和用法

达非那新是一个选择性的 M_3 抗毒蕈碱药，与阿托品（第1176页）有相似的作用。有学者认为达非那新对膀胱毒蕈碱受体有高度选择性。

达非那新用于因膀胱逼尿肌功能失调导致的尿频、尿急和尿失禁的治疗（第2100页）。它常以盐酸盐的形式给药，但剂量以碱基的形式表达，8.9mg 盐酸达非那新相当于约 7.5mg 达非那新。口服达非那新的起始剂量为每日 7.5mg，必要时可在 2 周后增加至每日 15mg。

对于正在接受细胞色素 P450 同工酶 CYP2D6 强抑制剂（如帕罗西汀和特比萘芬）药物治疗的患者，开始以 7.5mg 达非那新初始剂量治疗，在增加剂量时应谨慎。对于同时还接受细胞色素 P450 同工酶 CYP3A4 强抑制剂（如 HIV-蛋白酶抑制药、酮康唑和伊曲康唑）药物治疗的患者，应尽量避免使用达非那新或使用剂量不能超过每日 7.5mg。对于正在接受细胞色素 P450 同工酶 CYP3A4 中度抑制剂（如大环内酯类抗菌药、氟康唑和葡萄柚汁）药物治疗的患者，达非那新在增加剂量时应谨慎。

达非那新在肝功能受损的情况下应谨慎使用，见下文。

达非那新对肠道易激综合征的研究正在进行中。

1. Haab F, *et al.* Darifenacin, an M_3 selective receptor antagonist, is an effective and well-tolerated once-daily treatment for overactive bladder. *Eur Urol* 2004; **45:** 420–9.
2. Chapple C, *et al.* A pooled analysis of three phase III studies to investigate the efficacy, tolerability and safety of darifenacin, a muscarinic M_3 selective receptor antagonist, in the treatment of overactive bladder. *BJU Int* 2005; **95:** 993–1001.
3. Foote J, *et al.* Treatment of overactive bladder in the older patient: pooled analysis of three phase III studies of darifenacin, an M_3 selective receptor antagonist. *Eur Urol* 2005; **48:** 471–7.
4. Parsons M, *et al.* Darifenacin in the treatment of overactive bladder. *Int J Clin Pract* 2005; **59:** 831–8.
5. Hill S, *et al.* Long-term darifenacin treatment for overactive bladder in patients aged 65 years and older: analysis of results from a 2-year, open-label extension study. *Curr Med Res Opin* 2007; **23:** 2697–2704.
6. Dwyer P, *et al.* Long-term benefits of darifenacin treatment for patient quality of life: results from a 2-year extension study. *Neurourol Urodyn* 2008; **27:** 540–7.

在肝损伤中的用法 在注册药品信息中提到，对于有中度肝损伤的患者，每日剂量不能超过 7.5mg（Child-Pugh 分类为 B），应避免用于严重肝损伤的患者（Child-Pugh 分类为 C）。

制剂

专利制剂

Arg.: Extracta; **Austral.:** Enablex; **Belg.:** Emselex; **Cz.:** Emselex; **Denm.:** Emselex; **Ger.:** Emselex; **Gr.:** Emselex; **Hung.:** Emselex; **Irl.:** Emselex; **Neth.:** Emselex; **Norw.:** Emselex; **Pol.:** Emselex; **Port.:** Emselex; **S.Afr.:** Enablex; **Swed.:** Emselex; **Switz.:** Emselex; **Turk.:** Emselex; **UK:** Emselex; **USA:** Enablex.

Desmopressin (*BAN*, *rINN*) 去氨加压素

DDAVP; Desmopresina; Desmopresinas; Desmopressiini; Desmopressine; Desmopressinum; Dezmopresszin. 1-(3-Mercaptopropionic acid)-8-D-arginine-vasopressin; [1-Deamino,8-D-arginine]vasopressin.

Десмопрессин

$C_{46}H_{64}N_{14}O_{12}S_2$ = 1069.2.

CAS — *16679-58-6.*

ATC — *H01BA02.*

ATC Vet — *QH01BA02.*

UNII — *ENR1LLB0FP.*

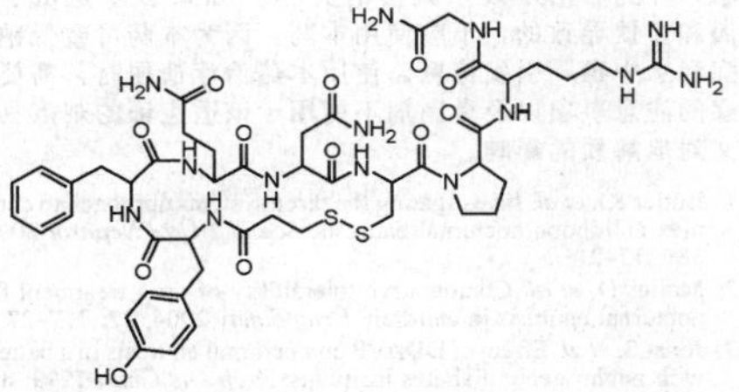

Pharmacopoeias. In *Eur.* (see p.vii).

Ph. Eur. 6.8 (Desmopressin) 一个合成的环状非肽类化合物，多用其醋酸盐形式。白色松散粉末。可溶于水、乙醇和醋酸。于2～8℃贮藏于密闭容器中。避光。

Desmopressin Acetate (*BANM*, *USAN*, *rINNM*) 醋酸去氨加压素

Acetato de desmopresina; Desmopresin Asetat; Desmopressine, Acétate de; Desmopressini Acetas.

Десмопрессина Ацетат

$C_{46}H_{64}N_{14}O_{12}S_2,C_2H_4O_2,3H_2O$ = 1183.3.

CAS — *62288-83-9 (anhydrous desmopressin acetate); 62357-86-2 (desmopressin acetate trihydrate).*

ATC — *H01BA02.*

ATC Vet — *QH01BA02.*

UNII — *XB13HYU18U.*

Pharmacopoeias. In *US.*

USP 33 (Desmopressin Acetate) 白色松散粉末，溶于水、乙醇和醋酸。贮藏于密闭容器中，温度应低于25℃，但最好是2～8℃。避光。

单位

按第一国际标准制剂（1980），1安瓿药物含有27U去氨加压素，包含27μg去氨加压素（有5mg人白蛋白和枸橼酸）。

不良反应和注意事项

去氨加压素的不良反应包括头痛、恶心和轻微腹部痉挛，注射部位可能出现肿胀和疼痛。当大量鼻腔注射后可能出现低血压、心动过速和面部潮红，有些患者可能出现血压升高。偶尔也可能出现脑和冠状动脉血栓以及超敏反应。去氨加压素的抗利尿作用可能导致水中毒和低钠血症，偶致惊厥。鼻喷制剂导致低钠血症的发生率可能比口服制剂高。鼻喷制剂可能引起局部刺激症状、充血和鼻衄。

使用去氨加压素的注意事项和加压素类似（见第2357页）。它不应用于有ⅡB型von Willebrand病的患者，因为凝血因子的释放可以导致血小板聚集和血小板减少。有肾功能损伤的患者应慎用该药，见下文**在肾损伤中的用法**。当去氨加压素用于诊断或治疗遗尿时，用药前1h至用药后8h，液体摄入量应限制至最小量，仅用于满足渴感（见下文**对电解质的影响**）。

对心血管系统的影响 静脉注射去氨加压素后出现的面部潮红和发热，反映了其血管扩张功能[1]或对CNS的阿片样作用[2]。当静脉给予去氨加压素剂量达到或大于400ng/kg时，舒张压将下降约14mmHg，心率增加约20次/分[1]。去氨加压素的降压效应导致一例21个月的发绀型心脏病婴儿出现发绀和呼吸困难的严重反应[3]。已认为血栓[4～6]（包括心肌梗死）和脑梗死[7]基本与使用去氨加压素无关。对较大手术意外事件分析[8]提示，经历手术的较大年龄患者本身具有较高的血栓风险，使用去氨加压素并不增加血栓事件发生的风险。

注册药品信息也警示药物有升高血压的可能。

1. Brommer EJP, *et al.* Desmopressin and hypotension. *Ann Intern Med* 1985; **103:** 962.
2. Pigache RM. Facial flushing induced by vasopressin-like peptides lacking pressor activity. *J Clin Pharmacol* 1984; **17:** 369–71.
3. Israels SJ, Kobrinsky NL. Serious reaction to desmopressin in a child with cyanotic heart disease. *N Engl J Med* 1989; **320:** 1563–4.
4. Anonymous. Desmopressin and arterial thrombosis. *Lancet* 1989; **i:** 938–9.
5. Mannucci PM, Lusher JM. Desmopressin and thrombosis. *Lancet* 1989; **ii:** 675–6.
6. Hartmann S, Reinhart W. Fatal complication of desmopressin. *Lancet* 1995; **345:** 1302–3. Correction. *ibid.*; 1648.
7. Grunwald Z, Sather SDC. Intraoperative cerebral infarction after desmopressin administration in infant with end-stage renal disease. *Lancet* 1995; **345:** 1364–5.
8. Mannucci PM, *et al.* Desmopressin, surgery and thrombosis. *Thromb Haemost* 1994; **71:** 154–5.

对电解质的影响 已经有数个关于因鼻腔给药[1～8]和静脉注射[9]去氨加压素出现低钠血症和水中毒引起癫痫发作的报道。英国CSM在1996年3月已收到21名儿童和3名成人因接受去氨加压素治疗后出现低钠血症引起惊厥的报告（其中有些被不准确地描述成加压素）[10]。当该药被用于治疗原发性夜间遗尿时，应注意下列情况，以将低钠血症风险降至最低。

- 避免使用一些可增加ADH分泌的药物，如三环类抗抑郁药等；
- 从推荐的起始用量开始用；
- 避免过多液体摄入，包括在游泳期间；
- 出现呕吐或腹泻时暂时停止用药，以恢复正常的水和电解质平衡。

有人建议，使用去氨加压素时，夜间液体摄入不要超过240ml[7]。也有人建议，在开始去氨加压素治疗后24～48h、1周和1个月检测血钠水平[8]。一篇关于尿失禁老年患者治疗的系统性综述显示[11]，低钠血症的发生率约为8%，也建议进行规律的血钠监测。

2007年4月，MHRA要求在英国将去氨加压素鼻喷剂的治疗适应证中，除去原发性夜间遗尿。与口服制剂相比，鼻腔给药在原发性夜间遗尿患者中与更多的严重不良反应有关，包括低钠血症、水中毒和惊厥。在使用过鼻腔给药的患者中，低钠血症的发生率为每一百万人中约15例，而使用口服制剂的患者则为每一百万人中6例。低钠血症的发生多与用药过量、液体摄入过多和药物使用不当有关[12]。其他相关部门也发出了类似的警示，包括FDA[13]。

1. Simmonds EJ, *et al.* Convulsions and coma after intranasal desmopressin in cystic fibrosis. *BMJ* 1988; **297:** 1614.
2. Salvatoni A, *et al.* Hyponatremia and seizures during desmopressin acetate treatment in hypothyroidism. *J Pediatr* 1990; **116:** 835–6.
3. Davis RC, *et al.* Nocturnal enuresis: *Lancet* 1992; **340:** 1550.
4. Hamed M, *et al.* Hyponatraemic convulsion associated with desmopressin and imipramine treatment. *BMJ* 1993; **306:** 1169.
5. Hourihane J, Salisbury AJ. Use caution in prescribing desmopressin for nocturnal enuresis. *BMJ* 1993; **306:** 1545.
6. Robson WLM, Leung AKC. Hyponatraemia following desmopressin. *BMJ* 1993; **307:** 64–5.
7. Robson WLM, *et al.* Hyponatremia in patients with nocturnal enuresis treated with DDAVP. *Eur J Pediatr* 1996; **155:** 959–62.
8. Odeh M, Oliven A. Coma and seizures due to severe hyponatremia and water intoxication in an adult with intranasal desmopressin therapy for nocturnal enuresis. *J Clin Pharmacol* 2001; **41:** 582–4.
9. Shepherd LL, *et al.* Hyponatremia and seizures after intravenous administration of desmopressin acetate for surgical hemostasis. *J Pediatr* 1989; **114:** 470–2.
10. CSM/MCA Hyponatraemic convulsions in patients with enuresis treated with vasopressin. *Current Problems* 1996; **22:** 4.
11. Weatherall M. The risk of hyponatremia in older adults using desmopressin for nocturia: a systematic review and meta-analysis. *Neurourol Urodyn* 2004; **23:** 302–5.
12. MHRA. Desmopressin nasal spray: removal of the primary nocturnal enuresis (bedwetting) indication (issued 18th April 2007). Available at: http://www.mhra.gov.uk/Safetyinformation/Safetywarningsalertsandrecalls/Safetywarningsandmessagesformedicines/CON2030795 (accessed 02/09/08)
13. FDA. Information for healthcare professionals: desmopressin acetate (marketed as DDAVP Nasal Spray, DDAVP Rhinal Tube, DDAVP, DDVP, Minirin, and Stimate Nasal Spray) (issued 4th December 2007). Available at: http://www.fda.gov/cder/drug/InfoSheets/HCP/desmopressinHCP.htm (accessed 11/06/08)

对眼的影响 有报道1例患者在接受去氨加压素治疗时出现了假性脑瘤[1]。

1. Neely DE, *et al.* Desmopressin (DDAVP)-induced pseudotumor cerebri. *J Pediatr* 2003; **143:** 808.

对心理功能的影响 1例患阿尔茨海默病的患者在接受了去氨加压素治疗后出现了偏执性精神病[1]。

1. Collins GB, *et al.* Paranoid psychosis after DDAVP therapy for Alzheimer's dementia. *Lancet* 1981; **ii:** 808.

耐药性 3例尿毒症患者在接受去氨加压素输注后先后出现出血时间缩短，在反复输液后这一现象减少，甚至出现基础出血时间的延长。一天内两次静脉输注去氨加压素300ng/kg，表现出诱导接近最大的作用，此后需要不同的治疗[1]。

1. Canavese C, *et al.* Reduced response of uraemic bleeding time to repeated doses of desmopressin. *Lancet* 1985; **i:** 867–8.

药物相互作用

参见加压素，第2358页。也可见上文**对电解质的影响**。NSAIDs，如布洛芬（参见**布洛芬**项下的**对电解质的影响**，第62页）和吲哚美辛，可能增加去氨加压素的抗利尿作用。

胃肠药 在一项对健康受试者的研究中[1]，洛哌丁胺使胃肠道对口服去氨加压素吸收阈值升高，原因可能是胃肠道运动的减慢。但在同一研究中，由红霉素引起的胃肠道运动增加并未影响去氨加压素的吸收。

1. Callréus T, *et al.* Changes in gastrointestinal motility influence the absorption of desmopressin. *Eur J Clin Pharmacol* 1999; **55:** 305–9.

药动学

从鼻黏膜吸收的去氨加压素生物利用度为10%～20%。口服后大多数在胃肠道被分解，但吸收的量已经足够产生治疗效果。当静脉给药后表现为双相的药动学，半衰期分别为8min和75min。

1. Fjellestad-Paulsen A, *et al.* Pharmacokinetics of 1-deamino-8-D-arginine vasopressin after various routes of administration in healthy volunteers. *Clin Endocrinol (Oxf)* 1993; **38:** 177–82.
2. Lam KSL, *et al.* Pharmacokinetics, pharmacodynamics, long-term efficacy and safety of oral 1-deamino-8-D-arginine vasopressin in adult patients with central diabetes insipidus. *Br J Clin Pharmacol* 1996; **42:** 379–85.
3. Agersø H, *et al.* Pharmacokinetics and renal excretion of desmopressin after intravenous administration to healthy subjects and renally impaired patients. *Br J Clin Pharmacol* 2004; **58:** 352–8.
4. Østerberg O, *et al.* Pharmacokinetics of desmopressin administrated [sic] as an oral lyophilisate dosage form in children with primary nocturnal enuresis and healthy adults. *J Clin Pharmacol* 2006; **46:** 1204–11.

用途和用法

去氨加压素是加压素的合成类似物（见第2358页），它较加压素和赖氨加压素具有更强和更持久的抗利尿活性。它同样可激活凝血因子Ⅷ和纤溶酶原活性，但是几乎没有加压的活性。

去氨加压素用于中枢性尿崩症的诊治、夜间遗尿的治疗和肾功能试验。它同样可以用于治疗轻度或中度血友病和Ⅰ型von Willebrand病以及纤溶反应的检验。

它一般以醋酸盐的形式给药，经口服、鼻腔或静脉给药。经鼻给药的剂量是静脉给药剂量的10倍，而口服给药的剂量又是经鼻给药的10倍。剂量通常以醋酸去氨加压素表示，但有些制剂以碱基表示。110.7μg醋酸去氨加压素约等于100μg去氨加压素。

用于治疗**中枢性尿崩症**时，口服醋酸去氨加压素起始剂量一般为100μg，每日3次。剂量可根据反应调整，虽然日总剂量可以在100～1200μg，但维持剂量一般是100～200μg，每日3次。

在英国，还有含有醋酸去氨加压素的舌下冻干型剂型，其剂量以碱基表示。成人和儿童的起始剂量相当于60μg去氨加压素，舌下给药，每日3次。可适当调整剂量，最大日剂量可达720μg，但维持剂量一般是60～120μg，每日3次。

醋酸去氨加压素可经鼻给药，常用剂量为每日10～40μg，可单次或分次给药。

本药也可以皮下注射、肌内注射或静脉注射给药，每日1～4μg。

单次鼻腔给药20μg或皮下或肌内注射2μg本药，已被用于尿崩症的**诊断**。

在**肾功能试验**中，醋酸去氨加压素经鼻给药时单次剂量40μg，皮下或肌内注射剂量为2μg。

在**硬膜穿刺后头痛**治疗中，在穿刺后即刻，或出现头痛后，给予皮下或肌内注射醋酸去氨加压素4μg，必要时可于24h后重复给药（见下文）。

在治疗**原发性夜间遗尿**时，去氨加压素通常于睡前口服200～400μg。舌下应用冻干型剂型时，使用剂量应等价于120μg，必要时可增加至240μg。需要持续治疗的必要性应在3个月后撤药至少1周后再评价。鼻腔给药制剂不宜用于原发性夜间遗尿的治疗，见上文**不良反应**项下**对电解质的影响**。用于控制多发性硬化患者的**多尿**时，睡前经鼻腔给予醋酸去氨加压素的推荐剂量是10～20μg（见下文**尿失禁**）。

对轻至中度**血友病**患者及Ⅰ型von Willebrand病患者，醋酸去氨加压素可以增加术前凝血因子Ⅷ的浓度。常用剂量为300ng/kg或400ng/kg术前静脉缓慢输注，时间为15～30min。也可以术前肌内注射。可以重复给药，但治疗反应可能会下降。它也可以用于治疗自发性或创伤性出血，经鼻腔内给药150μg（体重＜50kg时）

或 300μg，应在手术前 0.5～2h 给药。可以重复给药，但治疗反应可能会降低。

用于**纤溶反应试验**时，醋酸去氨加压素的剂量为 300ng/kg 或 400ng/kg，输注时间为 20min。或者肌内注射 300ng/kg。应在输液结束后 20min 取血在纤维蛋白板上检验纤溶活性。如果是鼻腔给药，剂量为 300μg，给药后 1h 采集血样。

在儿童中的使用和剂量，详见下文。

儿童用法 虽然有一些去氨加压素制剂在英国和美国批准用于儿童，但是适应证与成人相比更少，而且并没有对年龄范围进行区分。

但是在 *BNFC 2009* 中，列出了对于批准或未获准适应证的治疗剂量，根据年龄范围的剂量如下：

中枢性尿崩症的治疗

口服给药

- 婴儿：初始剂量 1～4μg，每日 2～3 次，根据反应调整剂量；
- 1 个月～2 岁：初始剂量 10μg，每日 2～3 次，根据反应调整剂量（日剂量范围 30～150μg）；
- 2～12 岁：初始剂量 50μg，每日 2～3 次，根据反应调整剂量（日剂量范围 100～800μg）；
- 12～18 岁：初始剂量 100μg，每日 2～3 次，根据反应调整剂量（日剂量范围 200～1200μg）。

舌下给药

- 2～18 岁：初始剂量 60μg，每日 3 次（日剂量范围 40～240μg）。

经鼻给药

- 婴儿：初始剂量 100～500ng，根据反应调整剂量（日剂量范围 1.25～10μg，单次或分 2 次给药）；
- 1 个月～2 岁：初始剂量 2.5～5μg，每日 1～2 次，根据反应调整剂量；
- 2～12 岁：初始剂量 5～20μg，每日 1～2 次，根据反应调整剂量；
- 12～18 岁：初始剂量 10～20μg，每日 1～2 次，根据反应调整剂量。

肌内注射或皮下注射给药

- 婴儿：初始剂量 100ng，每日 1 次，根据反应调整剂量（仅限于肌内注射）；
- 1 个月～12 岁：初始剂量 400ng，每日 1 次，根据反应调整剂量；
- 12～18 岁：初始剂量 1～4μg，每日 1 次，根据反应调整剂量。

尿崩症试验

经鼻给药

- 1 个月～2 岁：5～10μg，单次给药（该试验一般不推荐用于幼童）；
- 2～12 岁：10～20μg，单次给药；
- 12～18 岁：20μg，单次给药。

肌内注射或皮下注射给药

- 1 个月～2 岁：400ng，单次给药（该试验一般不推荐用于幼童）；
- 2～12 岁：0.5～1μg，单次给药；
- 12～18 岁：1～2μg，单次给药。

肾功能试验

经鼻给药

- 1 个月～1 岁：10μg；
- 1～15 岁：20μg；
- 15～18 岁：40μg。

肌内注射或皮下注射给药

- 1 个月～1 岁：400ng；
- 1～18 岁：2μg。

抗利尿激素分泌试验（可疑先天性缺陷）

经鼻给药

- 1 个月～2 岁：100～500ng，单次给药。

抗利尿激素分泌试验（非可疑先天性缺陷）。

经鼻给药

- 1 个月～2 岁：1～5μg，单次给药。

原发性夜间遗尿症

口服给药

- 5～18 岁（最好＞7 岁）：200μg 睡前服用，必要时可增加至 400μg。

舌下给药

- 5～18 岁（最好＞7 岁）：120μg 睡前给药，必要时可增加至 240μg。

任何治疗如果需要持续，在停用本药至少 1 周后，再过 3 个月后进行再评价。

轻至中度血友病或 von Willedrand 病

静脉给药（输液时间＞20min）或肌内注射给药

- 1 个月～18 岁：手术前或创伤后即刻给予 300ng/kg，单次给药，若 12h 内无心动过缓出现，可再次给药。

经鼻给药

- 1～18 岁：4μg/kg，单次给药；手术前使用需要在术前 2h 给药。

纤溶反应试验

静脉给药（输液时间＞20min）或肌内注射给药

- 2～18 岁：300 ng/kg，单次给药；20min 后采集血样进行纤溶活性试验。

在肾损伤中的用法 几乎所有英国注册药品信息都推荐肾功能减退患者应慎用去氨加压素。*Demospray*（*Ferring*，*UK*）和美国注册药品信息提示，本品禁用于中度至重度肾功能损伤的患者（定义为肌酐清除率＜50ml/min）。但这个禁忌证曾被质疑过，因为与去氨加压素相关的低钠血症风险（见上文**对电解质的影响**）在慢性肾功能疾病中是降低的。这是因为尿浓缩功能的丧失（去氨加压素的利尿作用降低），以及该药能发挥作用的滤过的水的体积有限。建议对于慢性肾疾病患者，使用本药时可以根据反应进行调整以达到一个合适的剂量。

1. Sica DA, Gehr TWB. Desmopressin: safety considerations in patients with chronic renal disease. *Drug Safety* 2006; **29:** 553–6.

尿崩症 去氨加压素通常用于中枢性尿崩症的治疗（见第2099页）。

出血性疾病 去氨加压素可用于治疗轻度的 A 型血友病患者、低凝血因子Ⅷ浓度的血友病携带者和低滴度因子Ⅷ抗体的获得性血友病患者（见**血友病**，第1016页）。去氨加压素也用于治疗 von Willebrand 病患者（见第1018页）。使用去氨加压素可使血浆凝血因子Ⅷ和 von Willebrand 因子浓度增加 2～6 倍[1]，而且患者必须有这些因子的可测的基础值以显示对去氨加压素的反应[1,2]。通常因子Ⅷ的基础浓度在 0.1～0.15U/ml，需要在注射后达到 0.3～0.5U/ml 才能足够止住轻微的出血或更轻的损伤。因子Ⅷ的浓度至少在 0.7～1U/ml 才能耐受大手术[1]。去氨加压素可以皮下注射给药，但是因子已达到峰值时间要晚于静脉给药。经鼻给药也有效，可以允许患者在出血期在医院外面自己治疗，而不至于延误。当需要治疗这些疾病时，去氨加压素的使用可作为血液制品的首选替代被推荐为避免血源性感染的制剂[1]。

去氨加压素可用于控制与肝病[3,4]和尿毒症[5~8]相关的出血（但有 1 例尿毒症患者多次使用本药耐药的报道，参见**不良反应和注意事项**）。去氨加压素还有用于控制其他疾病的报道，如毛细血管扩张[9]和血小板储备功能减退[10~12]。见**加压素中出血性疾病**（见第2358页）以及**加压素**（见第2357页）和**特利加压素**（见第2340页）**中静脉曲张性出血**。本药还用于月经出血量过多的治疗，但治疗效果不一致[13]。

去氨加压素在手术操作中应用的结论是有矛盾的[2]。一项主要包括心脏手术的荟萃分析显示并没有证据支持药物可以减少有先天性出血疾病患者围手术期输血量[14]。本药在手术中使用的另一个原因，可能是患者宗教信仰阻碍了血液制品的使用[15,16]。有报道认为本药可以有效治疗术后阿司匹林相关的出血，对于这样的出血以前认为凝血因子是无效的[17]。在接受阿司匹林治疗的心脏搭桥手术患者术前 7 天预防性使用去氨加压素的研究中，得出的结果是矛盾的，显示可减少出血[18]或无效的结论都有[19]。

1. Lethagen S. Desmopressin in mild hemophilia A: indications, limitations, efficacy, and safety. *Semin Thromb Hemost* 2003; **29:** 101–5.
2. Mannucci PM. Desmopressin (DDAVP) in the treatment of bleeding disorders: the first 20 years. *Blood* 1997; **90:** 2515–21.
3. Burroughs AK, *et al.* Desmopressin and bleeding time in patients with cirrhosis. *BMJ* 1985; **291:** 1377–81.
4. Rak K, *et al.* Desmopressin and bleeding time in patients with cirrhosis. *BMJ* 1986; **292:** 138.
5. Mannucci PM, *et al.* Deamino-8-D-arginine vasopressin shortens the bleeding time in uremia. *N Engl J Med* 1983; **308:** 8–12.
6. Shapiro MD, Kelleher SP. Intranasal deamino-8-D-arginine vasopressin shortens the bleeding time in uremia. *Am J Nephrol* 1984; **4:** 260–1.
7. Viganò GL, *et al.* Subcutaneous desmopressin (DDAVP) shortens the bleeding time in uremia. *Am J Hematol* 1989; **31:** 32–5.
8. Jacquot C, *et al.* Addition of desmopressin to recombinant human erythropoietin in treatment of haemostatic defect of uraemia. *Lancet* 1988; **i:** 420.
9. Quitt M, *et al.* The effect of desmopressin on massive gastrointestinal bleeding in hereditary telangiectasia unresponsive to treatment with cryoprecipitate. *Arch Intern Med* 1990; **150:** 1744–6.
10. Nieuwenhuis HK, Sixma JJ. 1-Desamino-8-D-arginine vasopressin (desmopressin) shortens the bleeding time in storage pool deficiency. *Ann Intern Med* 1988; **108:** 65–7.
11. Castaman G, Rodeghiero F. Consistency of responses to separate desmopressin infusions in patients with storage pool disease and isolated prolonged bleeding time. *Thromb Res* 1993; **69:** 407–12.
12. Zatik J, *et al.* Variable response of Hermansky-Pudlak syndrome to prophylactic administration of 1-desamino 8D-arginine in subsequent pregnancies. *Eur J Obstet Gynecol Reprod Biol* 2002; **104:** 165–6.
13. Fraser IS, *et al.* A benefit-risk review of systemic haemostatic agents, part 2: in excessive or heavy menstrual bleeding. *Drug Safety* 2008; **31:** 275–82.
14. Carless PA, *et al.* Desmopressin for minimising perioperative allogeneic blood transfusion. Available in The Cochrane Database of Systematic Reviews; Issue 1. Chichester: John Wiley; 2004 (accessed 15/09/05).
15. Martens PR. Desmopressin and Jehovah's witness. *Lancet* 1989; **i:** 1322.
16. Beholz S, *et al.* Use of desmopressin and erythropoietin in an anaemic Jehovah's Witness patient with severely impaired coagulation capacity undergoing stentless aortic valve replacement. *Perfusion* 2001; **16:** 485–9.
17. Chard RB, *et al.* Use of desmopressin in the management of aspirin-related and intractable haemorrhage after cardiopulmonary bypass. *Aust N Z J Surg* 1990; **60:** 125–8.
18. Sheridan DP, *et al.* Use of desmopressin acetate to reduce blood transfusion requirements during cardiac surgery in patients with acetylsalicylic-acid-induced platelet dysfunction. *Can J Surg* 1994; **37:** 33–6.
19. Pleym H, *et al.* Prophylactic treatment with desmopressin does not reduce postoperative bleeding after coronary surgery in patients treated with aspirin before surgery. *Anesth Analg* 2004; **98:** 578–84.

夜间遗尿 去氨加压素是非药物治疗的夜间遗尿儿童的主要备选或辅助方法（见第2099页）。正常人夜间分泌的加压素可减少尿的生成，因此有些儿童夜间遗尿被认为可能是由于夜间加压素的分泌受损。但是，其他的机制还包括膀胱不稳定和夜间膀胱功能性容积的减少，而且已经有观点认为夜间遗尿的治疗应该基于更为广泛的多因素条件下考虑[1]。

合成的加压素类似物去氨加压素对肾脏产生抗利尿作用[2]。但也有一些证据显示其可能通过其他机制发挥作用，可能有作用于中枢的机制[3,4]。有证据表明夜间给药对于夜间遗尿的短期控制是有效的[2,5]，而且从安全性角度考虑也是一个合适的选择[6]。有证据表示长期用药同样也是有效的[7,8]。然而，一项荟萃分析显示，停药后治疗效果就会消失[9]。如果多尿是由于烦渴和多饮导致的，不应使用本药，因为本药可致低钠血症和水中毒，引发惊厥。使用本药治疗遗尿时，需要观察的注意事项以及鼻制剂不能用于该适应证的观点见上文**对电解质的影响**。

1. Butler RJ, *et al.* Investigating the three systems approach to complex childhood nocturnal enuresis. *Scand J Urol Nephrol* 2004; **38:** 117–21.
2. Müller D, *et al.* Comparative tolerability of drug treatment for nocturnal enuresis in children. *Drug Safety* 2004; **27:** 717–27.
3. Jonat S, *et al.* Effect of DDAVP on nocturnal enuresis in a patient with nephrogenic diabetes insipidus. *Arch Dis Child* 1999; **81:** 57–9.
4. Müller D, *et al.* Desmopressin for nocturnal enuresis in nephrogenic diabetes insipidus. *Lancet* 2002; **359:** 495–7.
5. Moffat MEK, *et al.* Desmopressin acetate and nocturnal enuresis: how much do we know? *Pediatrics* 1993; **92:** 420–5.
6. Van de Walle J, *et al.* Is there still a role for desmopressin in children with primary monosymptomatic nocturnal enuresis? A focus on safety issues. *Drug Safety* 2010; **33:** 261–71.
7. Hjälmås K, *et al.* Long-term treatment with desmopressin in children with primary monosymptomatic nocturnal enuresis: an open multicentre study. *Br J Urol* 1998; **82:** 704–9.
8. Wolfish NM, *et al.* The Canadian Enuresis Study and Evaluation: short- and long-term safety and efficacy of an oral desmopressin preparation. *Scand J Urol Nephrol* 2003; **37:** 22–7.
9. Glazener CMA, Evans JHC. Desmopressin for nocturnal enuresis in children. Available in The Cochrane Database of Systematic Reviews; Issue 3. Chichester: John Wiley; 2002 (accessed 15/09/05).

体位性低血压 第一种试用于非药物疗法无效的体位性低血压（见第1460页）的药物是氟氢可的松，但对中枢神经性异常的患者，去氨加压素可能是有效的[1]。

1. Mathias CJ, *et al.* The effect of desmopressin on nocturnal polyuria, overnight weight loss, and morning postural hypotension in patients with autonomic failure. *BMJ* 1986; **293:** 353–4.

硬膜穿刺后头痛 去氨加压素在英国被批准用于预防或治疗腰穿后引起的头痛，给药方法是皮下或肌内注射。但是，目前支持这种使用的数据非常缺乏，很多患者应用保守治疗有效（见第1766页）。

1. Durward WF, Harrington H. Headache after lumbar puncture. *Lancet* 1976; **ii:** 1403–4.
2. Widerlöv E, Lindström L. DDAVP and headache after lumbar puncture. *Lancet* 1979; **i:** 548.
3. Hansen PE, Hansen JH. DDAVP, a synthetic analogue of vasopressin, in prevention of headache after lumbar puncture and lumbar pneumoencephalography. *Acta Neurol Scand* 1979; **60:** 183–8.
4. Cowan JMA, *et al.* DDAVP in the prevention of headache after lumbar puncture. *BMJ* 1980; **280:** 224.

肾绞痛 经鼻给药已经研究用于急性肾绞痛引起的疼痛治疗（见第6页）。

1. Zabihi N, Teichman JMH. Dealing with the pain of renal colic. *Lancet* 2001; **358:** 437–8.

尿失禁 一项研究报道，26 例多发性硬化患者由于膀胱功能障碍对抗毒蕈碱药反应不佳，而经鼻给予去氨加压素似乎可以有效减少排尿次数或尿失禁[1]。其余一些对多发性硬化患者的小规模研究也有类似的结论[2]。但一篇对使用本药治疗此类患者的研究综述，对药物与临床上排尿次数有限减少的相关性提出了质疑[3]。但长期使用本药治疗夜尿症的益处是肯定的。而且，一些夜尿症患者也经常同断白天使用去氨加压素，目的是能在特殊场合控制症状[4]。有报道认为口服去氨加压素在观察女性[5]或男性[6]诸如减少夜间排尿次数和增加夜间排尿后的睡眠时间有更好的效果。许多持续使用去氨加压素 10～12 个月的患者，疗效可以保持或进一步改善[7]。在治疗女性白天尿失禁时，有报道发现使用一次鼻喷去氨加压素后 4 小时内漏尿的发生率明显降低[8]。

关于尿失禁的常规治疗，参见尿失禁和尿潴留，第2100页。

1. Fredrikson S. Nasal spray desmopressin treatment of bladder dysfunction in patients with multiple sclerosis. *Acta Neurol Scand* 1996; **94:** 31–4.
2. Cvetković RS, Plosker GL. Desmopressin: in adults with nocturia. *Drugs* 2005; **65:** 99–107.
3. Ferreira E, Letwin SR. Desmopressin for nocturia and enuresis associated with multiple sclerosis. *Ann Pharmacother* 1998; **32:** 114–16.
4. Tubridy N, *et al.* Long term use of desmopressin for urinary symptoms in multiple sclerosis. *Multiple Sclerosis* 1999; **5:** 416–17.
5. Lose G, *et al.* Efficacy of desmopressin (Minirin) in the treatment of nocturia: a double-blind placebo-controlled study in women. *Am J Obstet Gynecol* 2003; **189:** 1106–13.
6. Mattiasson A, *et al.* Efficacy of desmopressin in the treatment of nocturia: a double-blind placebo-controlled study in men. *BJU Int* 2002; **89:** 855–62.
7. Lose G, *et al.* Clinical experiences with desmopressin for long-term treatment of nocturia. *J Urol (Baltimore)* 2004; **172:** 1021–5.
8. Robinson D, *et al.* Antidiuresis: a new concept in managing female daytime urinary incontinence. *BJU Int* 2004; **93:** 996–1000.

制剂

BP 2010: Desmopressin Injection; Desmopressin Intranasal Solution; Desmopressin Tablets;
USP 33: Desmopressin Acetate Injection; Desmopressin Nasal Spray Solution.

专利制剂

Arg.: Emosint; Octostim; Presinex; ***Austral.:*** Minirin; Octostim; ***Austria:*** Minirin; Nocturin†; Nocutil; Nordurine†; Novidin†; Octostim; ***Belg.:*** Minirin; Octostim; ***Braz.:*** Octostim†; ***Canad.:*** DDAVP; Minirin; Octostim; ***Chile:*** DDAVP; Octostim; ***Cz.:*** Adiuretin†; Desmospray; Desmotabs; Minirin; Nocutil†; ***Denm.:*** Minirin; Nocutil; Octostim; ***Fin.:*** Minirin; Octostim; ***Fr.:*** Minirin; Minirinmelt; Octim; ***Ger.:*** Desmogalen; Desmospray; Desmotabs; Minirin; Nocutil; Octostim; ***Gr.:*** DDAVP; Defirin; Desmoprol; Esmon; Minirin; ***Hong Kong:*** Minirin; Octostim; ***Hung.:*** Desmopress†; Minirin; Nocutil; Octostim; ***India:*** D-Void; ***Irl.:*** DDAVP; Desmospray; Desmotabs; Nordurine; ***Israel:*** Adin; Minirin; Octostim; Presinex†; ***Ital.:*** Emosint; Minirin/DDAVP; ***Malaysia:*** Minirin; ***Mex.:*** Minirin; Nafiset; Octostim; ***Neth.:*** Adiuretin; Minirin; Minrin; Minurin†; Octostim; ***Norw.:*** Minirin; Octostim; ***NZ:*** Minirin; Octostim; ***Philipp.:*** Minirin; Octostim; ***Pol.:*** Minirin; ***Port.:*** DDAVP; Desmospray; Minirin; Presinex; ***Rus.:*** Emosint (Эмосинт); Minirin (Минирин); Presinex (Пресайнекс); ***S.Afr.:*** DDAVP; ***Singapore:*** Minirin; ***Spain:*** Minurin; Nocturin†; Octostim; Presinex; ***Swed.:*** Minirin; Nocutil; Octostim; ***Switz.:*** Minirin; Nocutil; Octostim; ***Thai.:*** Minirin; ***Turk.:*** Desmovital; Minirin; Octostim; ***UK:*** DDAVP; DesmoMelt; Desmospray; Desmotabs; Nocutil†; Octim; Presinex; ***Ukr.:*** Adiupressin (Адиупрессин); Minirin (Минирин); Uropress (Уропресс); ***USA:*** DDAVP; Minirin; Stimate.

Dutasteride (*BAN, USAN, rINN*) 度他雄胺

Dutasterid; Dutasterida; Dutastéride; Dutasteridum; GG-745; GI-198745; GI-198745X. α,α,α,α′,α′,α′-Hexafluoro-3-oxo-4-aza-5α-androst-1-ene-17β-carboxy-2′,5′-xylidide; 3-Oxo-2′,5′-bis-(trifluoromethyl)-4-aza-5α-androst-1-ene-17β-carboxanilide.

Дутастерид

$C_{27}H_{30}F_6N_2O_2$ = 528.5.
CAS — 164656-23-9.
ATC — G04CB02.
ATC Vet — QG04CB02.
UNII — O0J6XJN02I.

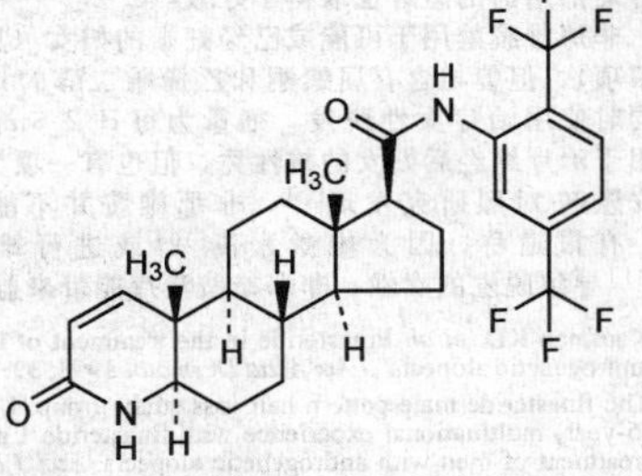

不良反应和注意事项

参见非那雄胺，第2108页。

药物相互作用

度他雄胺主要通过细胞色素 P450 酶 CYP3A4 和 CYP3A5 代谢。当与中效或强效 CYP3A4 酶抑制剂合用时，其浓度可能会升高。如果出现不良反应需要减少其剂量或给药次数。

药动学

度他雄胺经胃肠道吸收，1～3h 达到峰浓度，生物利用度约 60%，蛋白结合率高。度他雄胺经过细胞色素 P450 同工酶 CYP3A4 和 CYP3A5 代谢，且大部分以代谢物的形式从粪便排出。达稳态后消除半衰期为 3～5 周。

用途和用法

度他雄胺与非那雄胺（第2108页）相似，是一种 5α-还原酶的抑制剂。与非那雄胺不同的是，它能同时抑制Ⅰ型和Ⅱ型还原酶。度他雄胺用于治疗良性前列腺增生（第2098页）。它能减少急性尿潴留和需要手术的发生率。度他雄胺口服给药，剂量为每日 500μg，单独使用或与 α-受体阻滞剂坦洛新合用（见第 2117 页）。治疗效果可能会有延后，应在治疗 6 个月后评价是否取得效果。

目前正在研究度他雄胺是否能减少前列腺癌的发生，并研究其对脱发的治疗效果。

1. Djavan B, *et al.* Dutasteride: a novel dual inhibitor of 5alpha-reductase for benign prostatic hyperplasia. *Expert Opin Pharmacother* 2005; **6:** 311–17. Correction. *ibid.*; 681.
2. Dolder CR. Dutasteride: a dual 5-α reductase inhibitor for the treatment of symptomatic benign prostatic hyperplasia. *Ann Pharmacother* 2006; **40:** 658–64.
3. Keam SJ, Scott LJ. Dutasteride: a review of its use in the management of prostate disorders. *Drugs* 2008; **68:** 463–85.
4. Fenter TC, *et al.* Dutasteride vs finasteride: assessment of differences in acute urinary retention rates and surgical risk outcomes in an elderly population aged ≥ 65 years. *Am J Manag Care* 2008; **14** (suppl 2): S154–S159.
5. Musquera M, *et al.* The REDUCE trial: chemoprevention in prostate cancer using a dual 5α-reductase inhibitor, dutasteride. *Expert Rev Anticancer Ther* 2008; **8:** 1073–9.
6. Rittmaster R, *et al.* Effect of dutasteride on intraprostatic androgen levels in men with benign prostatic hyperplasia or prostate cancer. *Urology* 2008; **72:** 808–12.
7. Roehrborn CG, *et al.* CombAT Study Group. The effects of combination therapy with dutasteride and tamsulosin on clinical outcomes in men with symptomatic benign prostatic hyperplasia: 4-year results from the CombAT study. *Eur Urol* 2010; **57:** 123–31.
8. Andriole GL, *et al.* REDUCE Study Group. Effect of dutasteride on the risk of prostate cancer. *N Engl J Med* 2010; **362:** 1192–1202.

制剂

专利制剂

Arg.: Avodart; ***Austral.:*** Avodart; ***Austria:*** Avodart; Avolve; Zyfetor†; ***Belg.:*** Avodart; ***Canad.:*** Avodart; ***Chile:*** Avodart; ***Cz.:*** Avodart; ***Denm.:*** Avodart; ***Fin.:*** Avodart; ***Fr.:*** Avodart; ***Ger.:*** Avodart; ***Gr.:*** Avodart; Duagen; ***Hong Kong:*** Avodart; ***India:*** Duprost; ***Indon.:*** Avodart; ***Irl.:*** Avodart; ***Israel:*** Avodart; ***Ital.:*** Avodart; ***Malaysia:*** Avodart; ***Mex.:*** Avodart; ***Neth.:*** Avodart; Duagen†; ***Norw.:*** Avodart; ***Philipp.:*** Avodart; ***Pol.:*** Avodart†; ***Port.:*** Avodart; Avolve†; Duagen; ***Rus.:*** Avodart (Аводарт); ***S.Afr.:*** Avodart; ***Singapore:*** Avodart; ***Spain:*** Avidart; Duagen; ***Swed.:*** Avodart; ***Switz.:*** Avodart; ***Thai.:*** Avodart; ***Turk.:*** Avodart; ***UK:*** Avodart; ***USA:*** Avodart.

多组分制剂 ***UK:*** Combodart; ***USA:*** Jalyn.

Elocalcitol (*rINN*) 埃洛骨化醇

BXL-628; Élocalcitol; Elocalcitolum. (1S,3R,5Z,7E,23E)-1-Fluoro-26,27-dihomo-9,10-secocholesta-5,7,10(19),16,23-pentaene-3,25-diol.

Эльокальцитол

$C_{29}H_{43}FO_2$ = 442.6.
CAS — 199798-84-0.

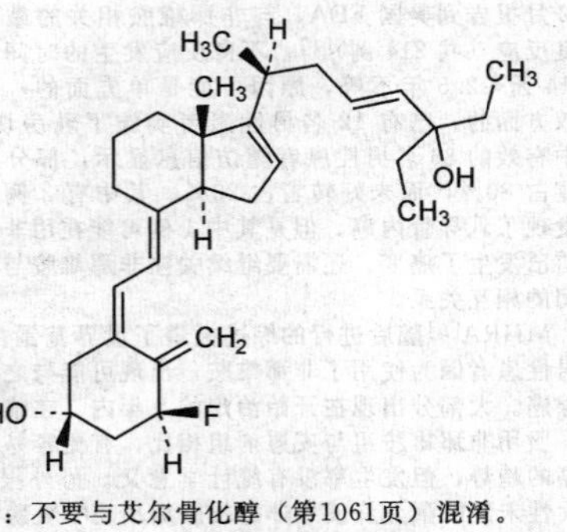

注：不要与艾尔骨化醇（第1061页）混淆。

简介

埃洛骨化醇是维生素 D（见第1886页）的一个衍生物，正在研究其对良性前列腺增生、过度活动性膀胱和男性不育症的治疗效果。

1. Tiwari A. Elocalcitol, a vitamin D3 analog for the potential treatment of benign prostatic hyperplasia, overactive bladder and male infertility. *IDrugs* 2009; **12:** 381–93.

Emepronium Bromide (*BAN, rINN*) 依美溴铵

Bromuro de emepronio; Emepronii Bromidum; Émépronium, Bromure d'; Emeproniumbromid; Emeproniumbromidi. Ethyldimethyl(1-methyl-3,3-diphenylpropyl)ammonium bromide.

Эмепрония Бромид

$C_{20}H_{28}BrN$ = 362.3.
CAS — 27892-33-7 (emepronium); 3614-30-0 (emepronium bromide).
ATC — G04BD01.
ATC Vet — QG04BD01.

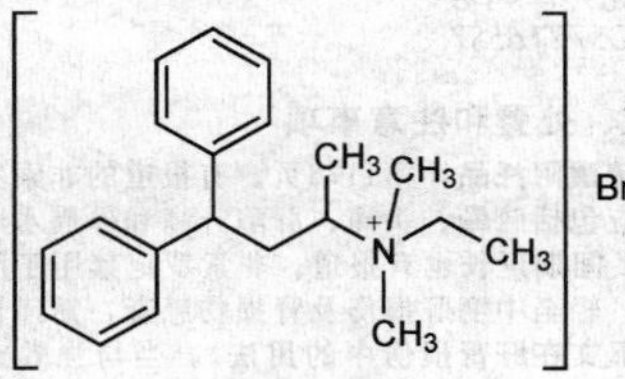

Emepronium Carrageenate (*BAN*) 角叉菜酸依美铵

Emepronio, carragenato de.

ATC — G04BD01.
ATC Vet — QG04BD01.

不良反应、处置和注意事项

参见硫酸阿托品，第1176页。

为了避免食管溃疡，依美溴铵片应该用足量水送服，并且服药时及服药后 10～15min 内应该保持坐姿或站姿。对于有食管梗阻症状或体征或已患有食管炎的患者禁用本药。

口腔和食管溃疡 药片导致的食管损伤比较常见，主要与药物对黏膜的直接损伤相关。依美溴铵也常引起这种类型的黏膜损伤，但是它很少会导致狭窄的形成[1]。

1. McCord GS, Clouse RE. Pill-induced esophageal strictures: clinical features and risk factors for development. *Am J Med* 1990; **88:** 512–18.

药物相互作用

参见抗毒蕈碱药（见硫酸阿托品，第1176页）。

药动学

依美溴铵从胃肠道吸收不完全，主要以原形经尿和粪便排出。在治疗剂量时不易透过血脑屏障。

用途和用法

依美溴铵是一种季铵抗毒蕈碱药，与阿托品（第1176页）有相似的外周作用，主要以溴化物和角叉菜盐形式用于治疗尿频和尿失禁（第2010页）；溴化物还可用于皮下或肌内注射。

尿失禁 在英国，由 NICE 制定的指南中，不推荐将依美溴铵用于治疗女性尿失禁和过度活动性膀胱，优选其他抗毒蕈碱药[1]。

1. NICE. Urinary incontinence: the management of urinary incontinence in women (issued October 2006). Available at: http://www.nice.org.uk/nicemedia/pdf/CG40NICEguideline.pdf (accessed 02/09/08)

制剂

专利制剂

Denm.: Cetiprin†; ***Swed.:*** Cetiprin†.

Fesoterodine (*rINN*) 非索罗定

Fesoterodina; Fésotérodine; Fesoterodinum. 2-[(1R)-3-(Diisopropylamino)-1-phenylpropyl]-4-(hydroxymethyl)phenyl isobutyrate.

Фезотеродин

$C_{26}H_{37}NO_3$ = 411.6.
CAS — 286930-02-7.
ATC — G04BD11.
ATC Vet — QG04BD11.
UNII — 621G617227.

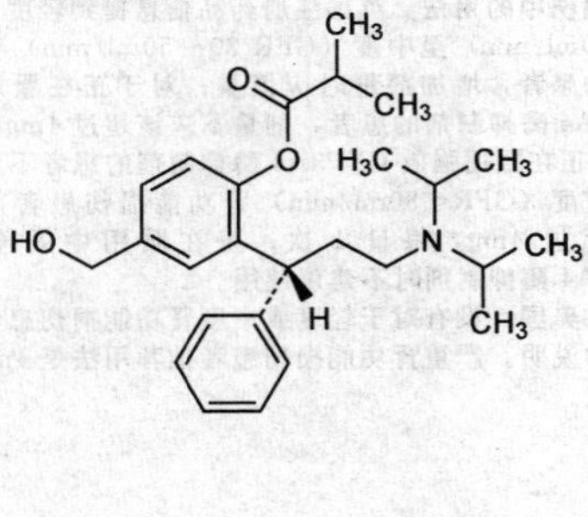

Fesoterodine Fumarate (*USAN*, *rINN*) **富马酸非索罗定**

Fésotérodine, Fumarate de; Fesoterodini Fumaras; Fumarato de fesoterodina; SPM-907; SPM-8272.

Фезотеродина Фумарат

$C_{26}H_{37}NO_3,C_4H_4O_4$ = 527.6.

CAS — 286930-03-8.

UNII — EOS72165S7.

不良反应、处置和注意事项

参见**硫酸阿托品**，第1176页。有报道的非索罗定其他不良反应包括眩晕、头痛、肝酶升高和外周水肿。心绞痛和 QT 间期延长也有报道。非索罗定禁用于严重肝损伤患者。轻至中度肝损伤及肾损伤患者，需谨慎使用本药（见下文**在肝肾损伤中的用法**）。当与强效或中效的 CPY3A4 酶抑制剂或诱导剂或强效的 CYP2D6 抑制剂合用时，需要慎用本药（见下文**药物相互作用和用途和用法**）。非索罗定不能用于正在服用强效 CYP3A4 抑制剂，同时伴有中至重度肝损伤或肾损伤的患者。

药物相互作用

参见抗毒蕈碱药（见**硫酸阿托品**，第1176页）。非索罗定通过 CYP3A4 和 CYP2D6 代谢，这些酶的抑制剂或诱导剂会影响非索罗定的暴露量；需要进行剂量的调整（见下文**用途和用法**）。

药动学

非索罗定口服吸收良好，被血浆中酯酶快速水解为活性代谢产物（5-羟甲基托特罗定）。活性代谢产物的生物利用度大约为 52%。药物的峰浓度出现在口服本药 5h 后。活性代谢产物约 50%与蛋白结合。经肝脏的 CYP3A4 和 CYP2D6 进一步代谢为其羧基，羧基-*N*-去异丙基及 *N*-去异丙基代谢产物，这些代谢产物都没有明显的抗毒蕈碱活性。在肝肾功能受损患者，以及 CYP2D6 酶慢代谢患者中对非索罗定代谢产物的暴露量相对较高。口服非索罗定后，约 70%代谢后经肾排出，其余经粪便排出。口服后药物半衰期约为 7h，静脉给药半衰期约为 4h。

1. Malhotra B, *et al.* Assessment of the effects of renal impairment on the pharmacokinetic profile of fesoterodine. *J Clin Pharmacol* 2009; **49:** 477–82.

用法和用途

非索罗定是抗毒蕈碱药，用于治疗尿频、尿急及过度活动性膀胱所致尿失禁（见第2100页）。它以富马酸盐形式给药，通常初始剂量是 4mg，每日 1 次，根据反应，必要时可增加到 8mg，每日 1 次。治疗 8 周后应重新评估。正在服用细胞色素、P450 同工酶 CYP3A4 中效抑制剂的患者，当富马酸非索罗定剂量增加到 8mg，每日 1 次时应谨慎。英国和美国注册药品信息推荐，正在服用强效 CYP3A4 酶抑制剂的患者，富马酸非索罗定的剂量不应超过 4mg，每日 1 次。对于服用 CYP2D6 酶抑制剂患者，英国注册药品信息建议剂量也应该减少至 4mg，每日 1 次。对于肝肾功能损伤患者的用量，可参见下文。

1. McKeage K, Keating GM. Fesoterodine. *Drugs* 2009; **69:** 731–8.
2. Tzefos M, *et al.* Fesoterodine for the treatment of overactive bladder. *Ann Pharmacother* 2009; **43:** 1992–2000.

在肝损伤中的用法 英国注册药品信息提到轻度肝损伤患者增加剂量时应慎重；对于正在服用中效 CYP3A4 酶抑制剂的患者，剂量不应该超过 4mg，每日 1 次，正在服用强效 CYP3A4 酶抑制剂时不建议使用。中度肝功能受损（Child-Pugh 分类 B）患者剂量不应该超过 4mg，每日 1 次；正在服用中效或强效 CYP3A4 酶抑制剂时不建议使用。

在美国，对轻度或中度肝损伤患者，建议不调整剂量。

因为缺少数据支持，富马酸非索罗定不建议用于重度肝功能受损（Child-Pugh 分类 C）的患者。

在肾损伤中的用法 英国注册药品信息提到轻度（GFR 50～80ml/min）至中度（GFR 30～50ml/min）肾功能损伤的患者，增加剂量时应慎重；对于正在服用中效 CYP3A4 酶抑制剂的患者，剂量不应该超过 4mg，每日 1 次，正在服用强效 CYP3A4 酶抑制剂的患者不建议使用。重度（GFR<30ml/min）肾功能损伤患者剂量不应该超过 4mg，每日 1 次；正在服用中效至强效 CYP3A4 酶抑制剂时不建议使用。

在美国，没有对于轻度或中度肾功能损伤患者剂量调整的说明。严重肾功能损伤患者推荐用法是 4mg，每日 1 次。

制剂

专利制剂

Belg.: Toviaz; **Cz.:** Toviaz; **Denm.:** Toviaz; **Gr.:** Toviaz; **Irl.:** Toviaz; **Neth.:** Toviaz; **Port.:** Toviaz; **UK:** Toviaz; **USA:** Toviaz.

Finasteride(*BAN*,*USAN*,*rINN*) **非那雄胺**

Finasterid; Finasterida; Finasteridas; Finastéride; Finasteridi; Finasteridum; Finaszterid; MK-906; MK-0906; YM-152. *N-tert*-Butyl-3-oxo-4-aza-5α-androst-1-ene-17β-carboxamide.

Финастерид

$C_{23}H_{36}N_2O_2$ = 372.5.

CAS — 98319-26-7.

ATC — D11AX10; G04CB01.

ATC Vet — QD11AX10; QG04CB01.

UNII — 57GNO57U7G.

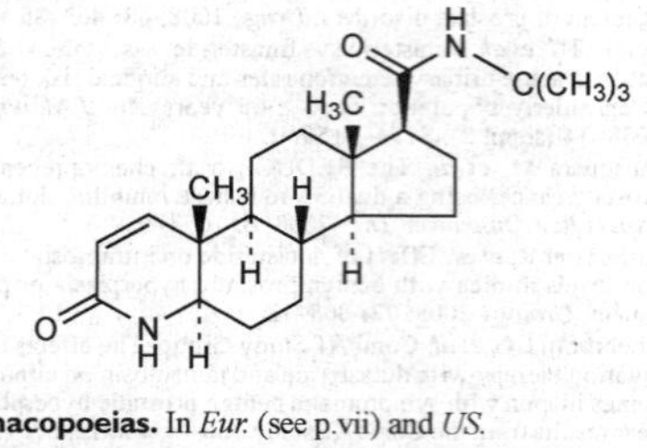

Pharmacopoeias. In *Eur.* (see p.vii) and *US.*

Ph. Eur. 6. 8（Finasteride） 一种白色或几乎白色的结晶性粉末。具多晶型。几乎不溶于水；易溶于无水乙醇和二氯甲烷。避光。

USP 33（Finasteride） 一种白色至米色的晶状固体。极微溶于水；易溶于乙醇和三氯甲烷。贮藏于密闭容器中。

不良反应

非那雄胺最常见的不良反应是性欲降低、勃起障碍、射精障碍和精液减少。还会出现乳房变软、增大（男性乳腺发育）。此外还会发生超敏反应，如唇部和脸部的肿胀、瘙痒、荨麻疹和疹。还有报道出现睾丸痛的症状。

不良反应发生率 在一项处方事件监测研究中发现[1]，在 14772 例患者中最常见的不良反应为阳痿或射精障碍（2.1%）、性欲减退（1%）和乳房异常如男性乳腺发育（0.4%）。在每个患者中出现且经再次激发证实的不良反应有剥脱性皮炎、口周麻木和腺体肿大。非那雄胺似乎与一例患者的共济失调和另一例患者的气喘有关。

1. Wilton L, *et al.* The safety of finasteride used in benign prostatic hypertrophy: a non-interventional observational cohort study in 14 772 patients. *Br J Urol* 1996; **78:** 379–84.

对乳房的影响 男性乳腺发育是从 1992 年 6 月到 1995 年 2 月报告到美国 FDA，与非那雄胺相关的最常见的不良反应（共 214 例）[1]。不良反应发生的时间从服药后 14 天～2.5 年不等，原因可能是单方面的，也可能是双方面的。已有 12 名男性患者实施了乳房切除术。其中有效的 86 名男性患者随访信息显示，部分或完全恢复占 80%，而未好转者占 20%。其中有 2 例患者随后发现了乳导管内癌，但是其中 1 例可能在用非那雄胺之前已发生了癌变。还需要继续关注非那雄胺与乳腺癌之间的相互关系。

MHRA[2]随后进行的综述报道了世界范围内的 53 例男性患者因为使用了非那雄胺，出现可能与之相关的乳腺癌。大部分出现在开始治疗的 5 年内。在临床试验中，服用非那雄胺组与安慰剂组相比，有更容易发生乳腺癌的趋势，但发生率没有统计学意义。另外报道有 4 名女性未经医嘱允许使用非那雄胺后出现了乳腺癌，出现的时间相对较短（约服药后 1 年）。建议患者在服用非那雄胺时，一旦发现乳腺组织出现异常需要立即复诊，如发胀、疼痛和乳头有分泌物等。但是没有证据表明男性乳腺发育是乳腺癌的先兆，因为仅 9%的癌患者出现这一情况，但是约 50%的男性患者都可能发生乳腺发育。

1. Green L, *et al.* Gynecomastia and breast cancer during finasteride therapy. *N Engl J Med* 1996; **335:** 823.
2. MHRA. MHRA public assessment report: the risk of male breast cancer with finasteride (issued December 2009). Available at: http://www.mhra.gov.uk/home/groups/pl-p/documents/websiteresources/con06 (accessed 23/03/10)

对心理功能的影响 用非那雄胺治疗脱发的患者中有 20 例出现了抑郁症状[1,2]。在更多的例子中，在服用该药后 3～4 个月出现抑郁，停药几周后抑郁症状可以缓解。2 例患者再次用药两周内又出现了抑郁症状[1]。

1. Altomare G, Capella GL. Depression circumstantially related to the administration of finasteride for androgenetic alopecia. *J Dermatol* 2002; **29:** 665–9.
2. Health Canada. Finasteride: suspected association with depression. *Can Adverse React News* 2004; **14** (1): 3. Also available at: http://www.hc-sc.gc.ca/dhp-mps/alt_formats/hpfb-dgp-sa/pdf/medeff/carn-bcei_v14n1-eng.pdf (accessed 02/09/08)

注意事项

肝损伤患者应慎用非那雄胺。在治疗良性前列腺增生过程中，患者可能有尿路梗阻的情况下应慎用本药。患者在用药前和治疗中应评价前列腺癌的情况。使用非那雄胺能使血中前列腺癌标记物如前列腺特异抗原（PSA）的浓度降低约 50%，即使癌症已经出现。因此，参考范围应该相应做出调整。游离 PSA 与总 PSA 的比值仍保持常数。

动物研究显示，妊娠妇女使用非那雄胺可能会使男性胚胎出现女性化（尿道下裂）。因此，该药禁用于妊娠妇女或可能妊娠的妇女。此外，妊娠或可能妊娠的妇女最好不要接触碎的或破了的非那雄胺片。精液中可以检出非那雄胺，因此服用该药的男性在性生活时如果伴侣妊娠或可能妊娠，推荐使用避孕套。

药动学

非那雄胺口服后吸收，1～2h 可以达到峰浓度，有不同报道其平均生物利用度为 63%或 80%。约 90%与血浆蛋白结合。非那雄胺能透过血脑屏障，并能分布到精液中。它主要经肝细胞色素 P450 同工酶 CYP3A4 代谢，代谢物通过尿和粪便排出。60 岁以下患者的平均终末半衰期约为 6h，但 70 岁或以上者可能会延长到 8h。

1. Steiner JF. Clinical pharmacokinetics and pharmacodynamics of finasteride. *Clin Pharmacokinet* 1996; **30:** 16–27.
2. Suzuki R, *et al.* Saturable binding of finasteride to steroid 5α-reductase as determinant of nonlinear pharmacokinetics. *Drug Metab Pharmacokinet* 2010; **25:** 208–13.

用途和用法

非那雄胺是一种氮杂甾体类 2 型的 5α-还原酶抑制剂，这种酶能将睾酮转化为活性更强的二氢睾酮，因此具有抗雄激素作用。该药每日口服 5mg 用于治疗**良性前列腺增生**，使增大的前列腺缩小以改善症状，它可以降低尿潴留和需要手术的发生率。患者反应可能会延迟，一般服药后 6 个月或更长时间才能评价治疗效果。

非那雄胺用于治疗**雄性秃顶**（男性秃头症），每日口服给药 1mg，一般需要服药 3 个月以上才能出现疗效，且停药 12 个月内症状会出现反复。

脱发 对于男性的雄性秃顶（脱发，见第1505页），口服非那雄胺治疗 12 个月后约有 11%的患者头顶部长出了头发，坚持治疗者能持续地生长[1]。长达 5 年的研究表明，非那雄胺长期治疗能带来持续的益处，至少减慢头发减少[2]。使用非那雄胺治疗的患者，年龄在 26 岁以下，5α-二氢睾酮基线值高，预示着治疗效果较好[3]。口服本药治疗脱发已经有相关综述[4～6]，并且部分局部用药的患者也取得了疗效[7]。

非那雄胺禁用于可能或已经妊娠的妇女（见上文**注意事项**），但曾与含有屈螺酮和乙烯雌二醇的口服避孕药同时使用治疗女性脱发，剂量为每日 2.5mg[8]。也可用于治疗绝经后妇女的雄性秃，但也有一项为期 1 年的安慰剂-对照研究发现[9]，非那雄胺并不能带来益处。有报道称，因为雄激素高[10]或进行雄激素治疗[11]导致脱发的女性，非那雄胺治疗能带来益处。

1. Kaufman KD, *et al.* Finasteride in the treatment of men with androgenetic alopecia. *J Am Acad Dermatol* 1998; **39:** 578–89.
2. The finasteride male pattern hair loss study group. Long-term (5-year) multinational experience with finasteride 1 mg in the treatment of men with androgenetic alopecia. *Eur J Dermatol* 2002; **12:** 38–49.
3. Camacho FM, *et al.* Value of hormonal levels in patients with male androgenetic alopecia treated with finasteride: better response in patients under 26 years old. *Br J Dermatol* 2008; **158:** 1121–4.
4. McClellan KJ, Markham A. Finasteride: a review of its use in male pattern hair loss. *Drugs* 1999; **57:** 111–26.
5. Whiting DA. Advances in the treatment of male androgenetic alopecia: a brief review of finasteride studies. *Eur J Dermatol* 2001; **11:** 332–4.
6. Libecco JF, Bergfeld WF. Finasteride in the treatment of alopecia. *Expert Opin Pharmacother* 2004; **5:** 933–40.
7. Mazzerella F, *et al.* Topical finasteride in the treatment of androgenic alopecia. *J Dermatol Treat* 1997; **8:** 189–92.
8. Iorizzo M, *et al.* Finasteride treatment of female pattern hair loss. *Arch Dermatol* 2006; **142:** 298–302.
9. Price VH, *et al.* Lack of efficacy of finasteride in postmenopausal women with androgenetic alopecia. *J Am Acad Dermatol* 2000; **43:** 768–76.

10. Shum KW, *et al.* Hair loss in women with hyperandrogenism: four cases responding to finasteride. *J Am Acad Dermatol* 2002; **47:** 733–9.
11. Hong J-B, *et al.* A woman with iatrogenic androgenetic alopecia responding to finasteride. *Br J Dermatol* 2007; **156:** 754–5.

良性前列腺增生 非那雄胺[1,2]用于良性前列腺增生（第2098页）的治疗。它能中等程度地减小前列腺体积，但是这常需要数月的时间，并且不一定显著减轻症状。为了保持疗效需要坚持长期用药。一项为期 4 年的研究发现，非那雄胺能降低前列腺肥大有良性前列腺增生症状的男性患者手术和急性尿潴留发生的概率[3]。虽然前列腺切除的需要降低了约 55%，但研究指出[4]，仅有 6% 的患者能从非那雄胺治疗中受益。对于每 100 例接受治疗的男性患者中，7 例服用非那雄胺的患者和 13 例服用安慰剂的患者需要手术。一个为期 2 年开放式研究的随访发现[5]，降低前列腺肥大男性患者手术发生率和急性尿潴留发生的可能仍然成立。研究还发现，在研究中接受安慰剂的患者，在换为非那雄胺之后，结果与之前接受非那雄胺治疗组相似。一项 12 个月的对比实验发现[6]，α 受体阻滞剂特拉唑嗪能更有效地改善症状和最高尿流速，但非那雄胺与特拉唑嗪合用效果并不比单独使用特拉唑嗪好。而且虽然非那雄胺减小前列腺体积，但效果并不比安慰剂好，这与之前的安慰剂-对照研究不一致。有一种解释[7]是，该项研究中患者前列腺体积相对较小，导致了阴性结果，前列腺增生显著的患者服用非那雄胺能从中受益。一项为期 12 个月使用多沙唑嗪的研究[8]也证实了上述说法。另一项大规模的研究结果显示[9,10]，多沙唑嗪与非那雄胺联用 4 年或更长时间，减少临床进展的危险效果比单用任何一个药更显著。因此，α 受体阻滞剂和 5α-还原酶抑制剂合用推荐用于有尿路症状的患者和前列腺增生患者以及处于进展期的患者。

1. Wilde MI, Goa KL. Finasteride: an update of its use in the management of symptomatic benign prostatic hyperplasia. *Drugs* 1999; **57:** 557–81.
2. Smith AB, Carson CC. Finasteride in the treatment of patients with benign prostatic hyperplasia: a review. *Ther Clin Risk Manag* 2009; **5:** 535–45.
3. McConnell JD, *et al.* The effect of finasteride on the risk of acute urinary retention and the need for surgical treatment among men with benign prostate hyperplasia. *N Engl J Med* 1998; **338:** 557–63.
4. Wasson JH. Finasteride to prevent morbidity from benign prostatic hyperplasia. *N Engl J Med* 1998; **338:** 612–13.
5. Roehrborn CG, *et al.* Sustained decrease in incidence of acute urinary retention and surgery with finasteride for 6 years in men with benign prostatic hyperplasia. *J Urol (Baltimore)* 2004; **171:** 1194–8.
6. Lepor H, *et al.* The efficacy of terazosin, finasteride, or both in benign prostatic hyperplasia. *N Engl J Med* 1996; **335:** 533–9.
7. Walsh PC. Treatment of benign prostatic hyperplasia. *N Engl J Med* 1996; **335:** 586–7.
8. Kirby RS, *et al.* Efficacy and tolerability of doxazosin and finasteride, alone or in combination, in treatment of symptomatic benign prostatic hyperplasia: the Prospective European Doxazosin and Combination Therapy (PREDICT) trial. *Urology* 2003; **61:** 119–26.
9. McConnell JD, *et al.* The long-term effect of doxazosin, finasteride, and combination therapy on the clinical progression of benign prostatic hyperplasia. *N Engl J Med* 2003; **349:** 2387–98.
10. Kaplan SA, *et al.* Medical Therapy of Prostatic Symptoms (MTOPS) Research Group. Combination therapy with doxazosin and finasteride for benign prostatic hyperplasia in patients with lower urinary tract symptoms and a baseline total prostate volume of 25 ml or greater. *J Urol (Baltimore)* 2006; **175:** 217–20.

多毛症 据报道非那雄胺可有效治疗女性的多毛症[1~7]（第2022页）。应注意的是，非那雄胺不能用于可能或已经妊娠的妇女（见上文**注意事项**）。

1. Falsetti L, *et al.* Comparison of finasteride versus flutamide in the treatment of hirsutism. *Eur J Endocrinol* 1999; **141:** 361–7.
2. Moghetti P, *et al.* Comparison of spironolactone, flutamide, and finasteride efficacy in the treatment of hirsutism: a randomized, double blind, placebo-controlled trial. *J Clin Endocrinol Metab* 2000; **85:** 89–94.
3. Müderris II, *et al.* A prospective, randomized trial comparing flutamide (250 mg/d) and finasteride (5 mg/d) in the treatment of hirsutism. *Fertil Steril* 2000; **73:** 984–7.
4. Bayram F, *et al.* Comparison of high-dose finasteride (5 mg/day) versus low-dose finasteride (2.5 mg/day) in the treatment of hirsutism. *Eur J Endocrinol* 2002; **147:** 467–71.
5. Lumachi F, Rondinone R. Use of cyproterone acetate, finasteride, and spironolactone to treat idiopathic hirsutism. *Fertil Steril* 2003; **79:** 942–6.
6. Beigi A, *et al.* Finasteride versus cyproterone acetate-estrogen regimens in the treatment of hirsutism. *Int J Gynaecol Obstet* 2004; **87:** 29–33.
7. Tartagni M, *et al.* Intermittent low-dose finasteride is as effective as daily administration for the treatment of hirsute women. *Fertil Steril* 2004; **82:** 752–5.

前列腺恶性肿瘤 非那雄胺对于已确诊前列腺癌的疗效很小[1,2]，但是正在研究其预防作用（第638页），在指南中也提到了这方面内容[3]。一项关于其对前列腺作用的小规模研究结果[4]，并未发现它能预防高危人群发生恶性肿瘤的证据。一项大规模健康男性的对照试验（PCPT）[5]发现，与对照组相比，7 年非那雄胺的预防能使前列腺癌的发生率降低 25%，但是这个益处被与非那雄胺相关的其他严重肿瘤发生率升高抵消了。对于结果中的风险与益处一直存在争议，有人提议[6~9]对于其预防使用应做出调整，至少对于某些特定患者。对 PCPT 研究数据进一步分析[10]发现，非那雄胺会导致对前列腺癌和高级别前列腺癌的检出偏差。非那雄胺可能增加前列腺特异性抗原（PSA）试验的敏感度，提示 PCPT 的主要研究结果，即高级别前列腺癌风险增加，一定程度上因为检出敏感度的改变。对于增加前列腺癌 25% 发生率的报道，也可能是过高估计的结果。根据这个研究结果，European Association of Urology 签署了对前列腺癌治疗指南的更新[11]。

1. Presti JC, *et al.* Multicenter, randomized, double-blind placebo controlled study to investigate the effect of finasteride (MK-906) on stage D prostate cancer. *J Urol (Baltimore)* 1992; **148:** 1201–4.
2. Rittmaster RS. Finasteride. *N Engl J Med* 1994; **330:** 120–5.
3. Kramer BS, *et al.* American Society of Clinical Oncology Health Services Committee, American Urological Association Practice Guidelines Committee. Use of 5-α-reductase inhibitors for prostate cancer chemoprevention: American Society of Clinical Oncology/American Urological Association 2008 Clinical Practice Guideline. *J Clin Oncol* 2009; **27:** 1502–16. Correction. *ibid.*; 2742.
Also available at: http://www.ncbi.nlm.nih.gov/pmc/articles/PMC2668556/pdf/zlj1502.pdf (accessed 16/06/10)
4. Cote RJ, *et al.* The effect of finasteride on the prostate gland in men with elevated serum prostate-specific antigen levels. *Br J Cancer* 1998; **78:** 413–18.
5. Thompson IM, *et al.* The influence of finasteride on the development of prostate cancer. *N Engl J Med* 2003; **349:** 215–24.
6. Parnes HL, *et al.* Prevention of hormone-related cancers: prostate cancer. *J Clin Oncol* 2005; **23:** 368–77.
7. Unger JM, *et al.* Estimated impact of the Prostate Cancer Prevention Trial on population mortality. *Cancer* 2005; **103:** 1375–80.
8. Lotan Y, *et al.* Implications of the prostate cancer prevention trial: a decision analysis model of survival outcomes. *J Clin Oncol* 2005; **23:** 1911–20.
9. Vickers AJ, *et al.* Finasteride to prevent prostate cancer: should all men or only a high-risk subgroup be treated? *J Clin Oncol* 2010; **28:** 1112–16.
10. Thompson IM, *et al.* Effect of finasteride on the sensitivity of PSA for detecting prostate cancer. *J Natl Cancer Inst* 2006; **98:** 1128–33.
11. Teillac P, Abrahamsson P-A. The Prostate Cancer Prevention Trial and its implications for clinical practice: a european consensus. *Eur Urol Suppl* 2006; **5:** 640–6.

制剂

BP 2010: Finasteride Tablets;
USP 33: Finasteride Tablets.

专利制剂

Arg.: Andropel; Avertex; Daric; Eutiz†; Finasterin; Finprostat; Finterac; Flutiamik; Folcres; HPB; Ivix Fin; Nasteril; Pelicrep†; Propecia; Proscar; Prosmin; Prostanil; Prostanovag; Prostene; Q-Prost; Q-Prost Alopex; Renacidin; Sutrico; Tealep; Tricofarma; Urofin; Urototal; Vetiprost; ***Austral.:*** Finasta; Finnacar; Propecia; Proscar; ***Austria:*** Androfin; Propecia; Proscar; ***Belg.:*** Proscar; ***Braz.:*** Alfasin; Capyla; Fendical; Finalop; Finastec; Finastil; Flaxin; Nasterid; Nasterid A; Pracap; Prohair†; Pronasteron; Propecia; Proscar; Prostide; Reduscar†; ***Canad.:*** Propecia; Proscar; ***Chile:*** Apeplus†; Folipil; Prohair; Proscar; Regenex; Saniprostol; Tricoplus; Vastus; ***Cz.:*** Androfin; Apo-Finas; Duromeran; Edufil; Finajelf; Finanorm; Finard; Finex; Finpros; Gefin; Ibition; Lekoprost; Mostrafin; Penester; Propecia; Proscar†; Radicut; ***Denm.:*** Propecia; Proscar; ***Fin.:*** Fina Uro†; Finaprost†; Gefina; Propecia; Proscar; Prostafin†; Tifisterid; ***Fr.:*** Chibro-Proscar; Propecia; ***Ger.:*** Finamed; Finascar; Finural; Propecia; Proscar; Prosmin; ***Gr.:*** Finar; Finastir; Glopisine; Pervil; Poruxin; Prohype; Propecia; Proscar; Prostafin; ***Hong Kong:*** Fincar; Propecia; Proscar; ***Hung.:*** Andofin; Finanorm; Finastep; Finpros; Hyplafin; Proscar; Prosterid; Sterakfin; ***India:*** Fincar; Finpecia; Ultrafina†; ***Indon.:*** Alopros; Finaxal†; Finpro; Proscar; Prostacom; Prostide; Reprostom; ***Irl.:*** Finocar; Fintex; Fintrid; Profal; Proscar; ***Israel:*** Pro-Cure; Propecia; ***Ital.:*** Finastid; Genaprost; Propecia; Proscar; Prostide; ***Malaysia:*** Propecia; Proscar; ***Mex.:*** Fhilterin; Propeshia; Proscar; Riterid-Z; Vanorid; ***Neth.:*** Finaburg†; Finagalen; Finahold; Finajelf; Finaschwarz; Finastad; Propecia; Proscar; ***Norw.:*** Proscar; ***NZ:*** Fintral; Propecia; Proscar; ***Philipp.:*** Atepros; Finarid; Finast; Propecia; Proscar; ***Pol.:*** Ambulase†; Apo-Fina; Aprost; FinaGen; Finamef; Finaran; Finaride; Finaster; Finpros; Fintral; Finxta; Hyplafin; Lifin; Penester; Propecia; Proscar; Symasteride; Ulgafen; Zasterid; ***Port.:*** Binpros; Finox; Growancer; Propecia; Proscar; Prostacide; Prostafin; Zidoril; Zylfina†; ***Rus.:*** Alfinal (Альфинал); Finast (Финаст); Finpros (Финпрос); Penester (Пенестер); Proscar (Проскар); Prosterid (Простерид); ***S.Afr.:*** Fincar; Finpecia; Finpro; Propecia; Proscar; ***Singapore:*** Propecia; Proscar; ***Spain:*** Ativol; Eucoprost; Propecia; Proscar; ***Swed.:*** Propecia; Proscar; ***Switz.:*** Finasterax; Propecia; Proscar; ***Thai.:*** Firide; Harifin; Propecia; Proscar; ***Turk.:*** Dilaprost; Finarid; Propecia; Proscar; Prosterit; ***UK:*** Propecia; Proscar; ***Ukr.:*** Adenosterid (Аденостерид-Здоровье); Finast (Финаст); Penester (Пенестер); Prostan (Простан)†; Prosterid (Простерид); ***USA:*** Propecia; Proscar; ***Venez.:*** Finast†; Nasterol; Propecia; Proscar; Prosdina.

多组分制剂 ***Hung.:*** Alfin Combo; Duamild; ***India:*** Urimax F; ***Mex.:*** Profidox.

Flavoxate Hydrochloride (*BANM*, *USAN*, *rINNM*) 盐酸黄酮哌酯

DW-61; Flavoksat Hidroklorür; Flavoxate, chlorhydrate de; Flavoxati hydrochloridum; Hidrocloruro de flavoxato; NSC-114649; Rec-7-0040. 2-Piperidinoethyl 3-methyl-4-oxo-2-phenyl-4*H*-chromene-8-carboxylate hydrochloride.

Флавоксата Гидрохлорид

$C_{24}H_{25}NO_4,HCl = 427.9.$

CAS — 15301-69-6 (flavoxate); 3717-88-2 (flavoxate hydrochloride).

ATC — G04BD02.

ATC Vet — QG04BD02.

UNII — 9C05J6089W.

(flavoxate)

Pharmacopoeias. In *Eur.* (see p.vii), *Jpn*, and *US*

Ph. Eur. 6. 8（Flavoxate Hydrochloride） 一种白色或几乎白色的结晶性粉末。微溶于水和乙醇；难溶于二氯甲烷。避光。

USP 33（Flavoxate Hydrochloride） 一种白色或几乎白色的结晶性粉末。微溶于水、乙醇和二氯甲烷。避光。

不良反应、处置和注意事项

参见**硫酸阿托品**，第1176页。对于眼的影响（包括增加眼内压）偶尔会给患者带来不便。其他不良反应有镇静或疲乏、眩晕和超敏反应。罕有白细胞减少和嗜酸性细胞增多的报道。

药物相互作用

参见抗毒蕈碱药（见**硫酸阿托品**，第1176页）。

药动学

黄酮哌酯能经胃肠道迅速吸收，并很快代谢。50%～60%以甲基黄酮酸于 24h 内经尿液排出。

用途和用法

盐酸黄酮哌酯是一种平滑肌松弛剂，同时也有抗毒蕈碱作用（第1176页）。它是一种叔胺化合物，用于减轻与尿路炎症相关的疼痛症状、尿频和尿失禁。也可以用于因为使用仪器或手术引起的膀胱-尿道痉挛。常用剂量为口服 200mg，每日 3 次。

尿失禁 黄酮哌酯主要用于治疗尿失禁（第2100页），但是研究结果有时却不令人满意[1,2]，虽然不良反应比其他抗毒蕈碱药（如奥昔布宁[3]）的发生率低一些。在英国，NICE 制订的指南不推荐本药用于女性尿失禁或过度活动性膀胱的治疗，优选其他抗毒蕈碱药[4]。

1. Chapple CR, *et al.* Double-blind, placebo-controlled, cross-over study of flavoxate in the treatment of idiopathic detrusor instability. *Br J Urol* 1990; **66:** 491–4.
2. Dahm TL, *et al.* Flavoxate treatment of micturition disorders accompanying benign prostatic hypertrophy: a double-blind placebo-controlled multicenter investigation. *Urol Int* 1995; **55:** 205–8.
3. Fehrmann-Zumpe P, *et al.* Using flavoxate as primary medication for patients suffering from urge symptomatology. *Int Urogynecol J* 1999; **10:** 91–5.
4. NICE. Urinary incontinence: the management of urinary incontinence in women (issued October 2006). Available at: http://www.nice.org.uk/nicemedia/pdf/CG40NICEguideline.pdf (accessed 02/09/08)

制剂

BP 2010: Flavoxate Tablets;
USP 33: Flavoxate Hydrochloride Tablets.

专利制剂

Arg.: Bladuril; ***Austria:*** Urispas†; ***Belg.:*** Urispas; ***Braz.:*** Genurin-S; ***Canad.:*** Urispas; ***Chile:*** Bladuril; ***Cz.:*** Urispas†; ***Denm.:*** Urispadol; ***Fr.:*** Urispas; ***Ger.:*** Spasuret; ***Gr.:*** Verispasmin; ***Hong Kong:*** Urispas; ***India:*** Flavate; Urisol; Urispas; ***Indon.:*** Uroxal; ***Irl.:*** Urispas; ***Ital.:*** Genurin; ***Jpn:*** Bladderon; Lady Guard; ***Malaysia:*** Cleanxate; Uripax; Urispas; ***Mex.:*** Bladuril; ***Neth.:*** Urispas; Uronid; ***Port.:*** Urispas; ***S.Afr.:*** Urispas; ***Singapore:*** Cleanxate; Genurin; Urispas; ***Spain:*** Uronid; ***Switz.:*** Urispas; ***Thai.:*** Flavo-Spa; Flavorin; Spasdic; Spasuri; U-Spa; Uroxate; Voxate; ***Turk.:*** Urispas; ***UK:*** Urispas; ***USA:*** Urispas; ***Venez.:*** Genurin.

多组分制剂 ***Arg.:*** Algio-Bladuril; ***Ital.:*** Cistalgan.

Imidafenacin (*rINN*) 咪芬那新

Imidafenacina; Imidafénacine; Imidafenacinum; KRP-197; KRP-1979; Ono-8025. 4-(2-Methyl-1*H*-imidazol-1-yl)-2,2-diphenylbutanamide.

Имидафенацин

$C_{20}H_{21}N_3O = 319.4.$

CAS — 170105-16-5.

UNII — XJR8Y07LJO.

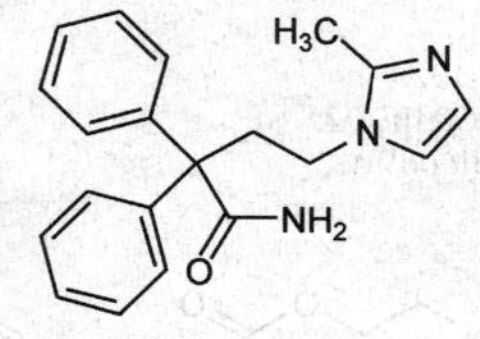

简介

咪芬那新是抗毒蕈碱药，用于治疗尿频、尿急和尿失禁（见第2100页）。用法是饭后口服 100mg，每日2次。

制剂

Jpn: Staybla; Uritos.

Mirabegron (*USAN*, *rINN*) 米拉倍隆

Mirabégron; Mirabegrón; Mirabegronum; YM-178. 2-(2-Amino-1,3-thiazol-4-yl)-*N*-[4-(2-{[(2*R*)-2-hydroxy-2-phenylethyl]amino}ethyl)phenyl]acetamide.

Мирабегрон

$C_{21}H_{24}N_4O_2S$ = 396.5.

CAS — 223673-61-8.

UNII — MVR3JL3B2V.

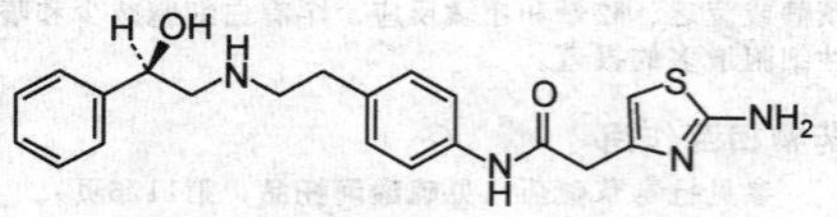

简介

米拉倍隆是一个 β_3-肾上腺素受体激动药，正被研究用于治疗尿频、尿急和过度活动性膀胱综合征的尿失禁。

Naftopidil (*rINN*) 萘哌地尔

BM-15275; KT-611; Naftopidilum. (±)-4-(*o*-Methoxyphenyl)-α-[(1-naphthyloxy)methyl]-1-piperazineethanol.

Нафтопидил

$C_{24}H_{28}N_2O_3$ = 392.5.

CAS — 57149-07-2.

UNII — R9PHW59SFN.

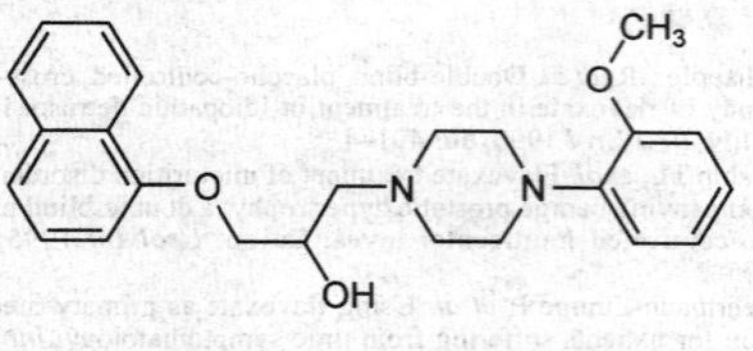

简介

萘哌地尔是一个外周 α_1-受体阻滞药，其结构和性质与乌拉地尔（见第1363页）相似。主要用于前列腺增生相关的尿路梗阻症状。

1. Yokoyama T, *et al.* Comparison of 25 and 75 mg/day naftopidil for lower urinary tract symptoms associated with benign prostatic hyperplasia: a prospective, randomized controlled study. *Int J Urol* 2006; **13:** 932–8.
2. Maruyama O, *et al.* Naftopidil monotherapy vs naftopidil and an anticholinergic agent combined therapy for storage symptoms associated with benign prostatic hyperplasia: a prospective randomized controlled study. *Int J Urol* 2006; **13:** 1280–5.
3. Masumori N, *et al.* Short-term efficacy and long-term compliance/treatment failure of the α1 blocker naftopidil for patients with lower urinary tract symptoms suggestive of benign prostatic hyperplasia. *Scand J Urol Nephrol* 2007; **41:** 422–9.
4. Oh-oka H. Effect of naftopidil on nocturia after failure of tamsulosin. *Urology* 2008; **72:** 1051–5.
5. Ukimura O, *et al.* Naftopidil versus tamsulosin hydrochloride for lower urinary tract symptoms associated with benign prostatic hyperplasia with special reference to the storage symptom: a prospective randomized controlled study. *Int J Urol* 2008; **15:** 1049–54.
6. Garimella PS, *et al.* Naftopidil for the treatment of lower urinary tract symptoms compatible with benign prostatic hyperplasia. Available in The Cochrane Database of Systematic Reviews; Issue 4. Chichester: John Wiley; 2009 (accessed 23/03/10).

制剂

Jpn: Avishot; Flivas.

Oxendolone (*USAN*, *rINN*) 奥生多龙

Oxendolona; Oxendolonum; TSAA-291. 16β-Ethyl-17β-hydroxyestr-4-en-3-one.

Оксендолон

$C_{20}H_{30}O_2$ = 302.5.

CAS — 33765-68-3.

UNII — MN4I850D4P.

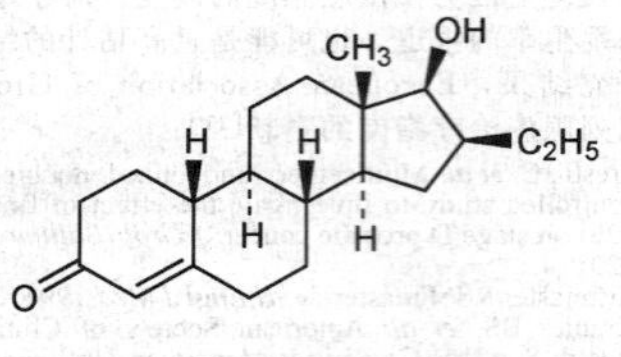

简介

奥生多龙是一种抗雄激素药，主要用于治疗良性前列腺增生。

Oxybutynin (*BAN*, *USAN*, *rINN*) 奥昔布宁

Oxibutinina; Oxybutynine; Oxybutyninum. 4-Diethylaminobut-2-ynyl 2-cyclohexyl-2-phenylglycolate; 4-(Diethylamino)-2-butynyl α-phenylcyclohexaneglycolic acid ester.

Оксибутинин

$C_{22}H_{31}NO_3$ = 357.5.

CAS — 5633-20-5.

ATC — G04BD04.

ATC Vet — QG04BD04.

UNII — K9P6MC7092.

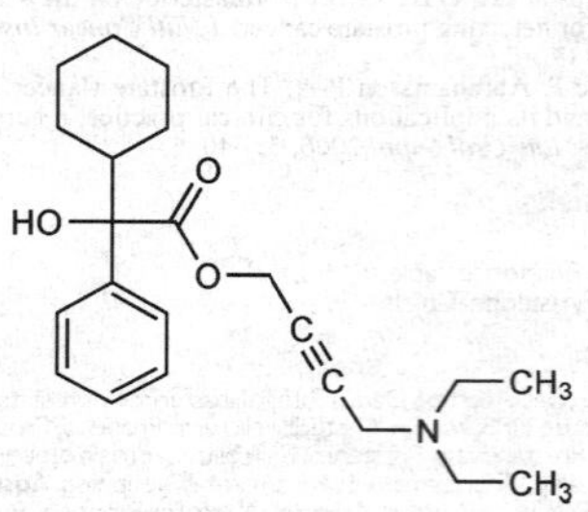

Oxybutynin Hydrochloride (*BANM*, *rINN*) 盐酸奥昔布宁

5058; Hidrocloruro de oxibutinina; MJ-4309-1; Oksibütinin Hidroklorür; Oksibutinino hidrochloridas; Oksibutyniinihydrokloridi; Oksybutyniny chlorowodorek; Oxibutinin-hidroklorid; Oxibutyninhydroklorid; Oxybutynin Chloride (*USAN*); Oxybutynin hydrochlorid; Oxybutynine, chlorhydrate d'; Oxybutynini hydrochloridum. 4-Diethylaminobut-2-ynyl α-cyclohexylmandelate hydrochloride; 4-(Diethylamino)but-2-ynyl (*RS*)-2-cyclohexyl-2-hydroxy-2-phenylacetate hydrochloride.

Оксибутинина Гидрохлорид

$C_{22}H_{31}NO_3,HCl$ = 393.9.

CAS — 1508-65-2.

ATC — G04BD04.

ATC Vet — QG04BD04.

UNII — L9F3D9RENQ.

Pharmacopoeias. In *Eur.* (see p.vii) and *US.*

Ph. Eur. 6.8（Oxybutynin Hydrochloride） 一种白色或几乎白色的结晶性粉末。易溶于水和乙醇；溶于丙酮；微溶于环己烷。避光。

USP 33（Oxybutynin Chloride） 一种白色、几乎无臭的结晶性粉末。易溶于水和乙醇；溶于丙酮；极易溶于氯仿和甲醇；微溶于乙醚；极微溶于正己烷。

不良反应、处置和注意事项

参见硫酸阿托品，第1176页。

动物实验显示大剂量奥昔布宁有生殖毒性，提示应该避免用于妊娠期，哺乳期间也应谨慎用药。

对体温的影响 一名 76 岁的男性患者服用盐酸奥昔布宁每次 5mg，每日 3 次，某天突然中暑，当时环境温度约为 37℃。而在以前的夏天，该患者在服用奥昔布宁期间也曾出现过发热的情况[1]。

1. Adubofour KO, *et al.* Oxybutynin-induced heatstroke in an elderly patient. *Ann Pharmacother* 1996; **30:** 144–7.

对眼的影响 24 名及 28 名患急性尿失禁的女性分别接受奥昔布宁和托特罗定的治疗[1]。经过 4 周的治疗，对奥昔布宁和托特罗定对眼的不良反应进行评估。根据患者主诉，两种药物的不良反应发生率相似。半数的患者诉有眼的灼烧感，眼异物感和眼干相对少见。有视野缩小，但仅奥昔布宁有统计学意义，昏暗光线下瞳孔直径相对较大，仅托特罗定有统计学意义。两种药物都能降低泪膜的稳定性，但对眼内压没有显著的影响。

有报道 1 名老年女性患者因急性尿失禁服用奥昔布宁，导致急性闭角型青光眼[2]。

1. Altan-Yaycioglu R, *et al.* Ocular side-effects of tolterodine and oxybutynin, a single-blind prospective randomized trial. *Br J Clin Pharmacol* 2005; **59:** 588–92.
2. Sung VCT, Corridan PG. Acute-angle closure glaucoma as a side-effect of oxybutynin. *Br J Urol* 1998; **81:** 634–5.

对胃肠道的影响 有报道[1]一名 36 岁的脑瘫及裂孔疝的女性患者，5 年来服用奥昔布宁来防止尿失禁，出现了反流性食管炎，停药后食管反流的症状好转。

1. Lee M, Sharifi R. Oxybutynin-induced reflux esophagitis. *DICP Ann Pharmacother* 1990; **24:** 583–5.

对神经系统的影响 在奥昔布宁相关的中枢神经系统不良反应的一篇综述中，有关于 37 例儿童和 143 例成人的报道。儿童中最常见的是幻觉，其次是易激惹、镇静、意识错乱、健忘和噩梦。儿童中易激惹的报道是成人中的 2 倍，而成人中镇静的报道是儿童的 2 倍。60 岁以上患者中最常见的是意识错乱，是年轻患者的 3 倍[1]。一项对健康受试者的研究[2]也发现，在 65 岁及以上患者中容易出现认知障碍。

1. Gish P, *et al.* Spectrum of central anticholinergic adverse effects associated with oxybutynin: comparison of pediatric and adult cases. *J Pediatr* 2009; **155:** 432–4.
2. Katz IR, *et al.* Identification of medications that cause cognitive impairment in older people: the case of oxybutynin chloride. *J Am Geriatr Soc* 1998; **46:** 8–13.

夜惊 有报道服用奥昔布宁的 5 名患者出现了夜惊[1]。其中 4 名为儿童，另 1 名为老年妇女。再次给药确认 2 例是阳性的。

1. Valsecia ME, *et al.* New adverse effect of oxybutynin: "night terror". *Ann Pharmacother* 1998; **32:** 506.

过量 有报道[1] 1 名 34 岁的女性患者服用奥昔布宁 100mg 后，主要的症状为抗毒蕈碱样作用，包括嗜睡、幻觉、瞳孔扩大和尿潴留。入院后心动过速很快就解决了，但是室性异位搏动和二联律 24h 后才得到缓解。患者经过对症治疗后恢复。

1. Banerjee S, *et al.* Poisoning with oxybutynin. *Hum Exp Toxicol* 1991; **10:** 225–6.

卟啉病 盐酸奥昔布宁对于患有卟啉病的患者是不安全的，因为它在动物和体外实验中显示具有生卟啉作用。

药物相互作用

参见抗毒蕈碱药（见硫酸阿托品，第1176页）。

伊曲康唑 伊曲康唑与奥昔布宁合用可能会导致后者血药浓度轻度升高[1]。但是奥昔布宁活性代谢产物 *N*-去乙基奥昔布宁浓度并没有发生改变。因此二者相互作用的临床意义不大。

1. Lukkari E, *et al.* Itraconazole moderately increases serum concentrations of oxybutynin but does not affect those of the active metabolite. *Eur J Clin Pharmacol* 1997; **52:** 403–6.

药动学

口服奥昔布宁后 1h 内能达到峰浓度。奥昔布宁皮肤用药也能吸收。其血浆蛋白结合率很高。奥昔布宁经广泛的首过代谢，主要经细胞色素 P450 同工酶 CYP3A4 代谢，据报道全身口服生物利用度只有 6%。*N*-去乙基奥昔布宁是其活性代谢产物，奥昔布宁和其代谢产物经过尿液和粪便排出，消除半衰期为 2～3h。乳汁中能检测到奥昔布宁，且有证据表明其能透过血脑屏障。

1. Gupta SK, Sathyan G. Pharmacokinetics of an oral once-a-day controlled-release oxybutynin formulation compared with immediate-release oxybutynin. *J Clin Pharmacol* 1999; **39:** 289–96.
2. Appell RA, *et al.* Pharmacokinetics, metabolism, and saliva output during transdermal and extended-release oral oxybutynin administration in healthy subjects. *Mayo Clin Proc* 2003; **78:** 696–702.
3. Reiz JL, *et al.* Pharmacokinetics and pharmacodynamics of once-daily controlled-release oxybutynin and immediate-release oxybutynin. *J Clin Pharmacol* 2007; **47:** 351–7.

用途和用法

盐酸奥昔布宁是一种叔胺化合物，属抗毒蕈碱药

物，其作用与阿托品相似（第1176页）。同时它对平滑肌有直接作用。它主要用于因神经源性膀胱功能障碍和先天性膀胱逼尿肌不稳定导致的尿频、尿急和尿失禁。也作为以非药物治疗为主的夜间遗尿的一种辅助手段。

一般口服盐酸奥昔布宁每次 5mg，每日 2～3 次。必要时可增加至 5mg，每日 4 次。对老年患者，以每次 2.5mg 或 3mg，每日 2 次的低剂量开始，必要时可逐渐加量至 5mg，每日 2 次。还可用盐酸奥昔布宁缓释制剂，起始剂量 5mg，每日 1 次，必要时可每隔 1 周加量 5mg，最大剂量可达到每日 20mg 或 30mg，取决于所用制剂（奥昔布宁还可通过透皮贴剂给药，每日一贴 3.9mg，透皮贴剂应该用于皮肤完好的腹部、髋或臀部等部位皮肤，每 3～4 天换 1 次药）；贴于同一部位应间隔 7 天以上。此外，奥昔布宁还有凝胶制剂用于过度活动性膀胱综合征。一袋凝胶含有 100mg 盐酸奥昔布宁，可用于皮肤完好的腹部、大腿、上肢或肩部。

关于儿童用法，见下文。

儿童用法 在英国和美国，盐酸奥昔布宁批准用于治疗 5 岁以上儿童的**神经源性膀胱功能障碍**，其缓释剂型被批准用于 6 岁以上儿童。

- 传统口服剂型初始剂量是 2.5～3mg，每日 2 次。根据反应可增加到最大剂量 5mg，每日 3 次；缓释片剂初始剂量为 5mg，每日 1 次，以周为间隔，每次增加 5mg，根据剂型规格和反应直至 15mg 或 20mg。缓释剂型不推荐用于无吞咽整片药物能力的儿童。
- *BNFC 2009* 推荐 2～5 岁的儿童可以用传统口服剂型 1.25～2.5mg，每日 2～3 次。>12 岁的儿童，可以参照成人用法，见上文。
- 奥昔布宁还可以通过膀胱灌注的方式给药，但该给药方法还未获得批准。对于 2～18 岁的儿童，*BNFC 2009* 建议可以将 5 mg（盐酸盐）溶于 30ml 溶剂中，每日给药 2～3 次。

在英国，奥昔布宁被批准用于 5 岁以上儿童的**夜尿症**，以传统剂型的方式，用法与神经源性膀胱功能障碍相同；最后一次给药应该在睡前。但是 *BNFC 2009* 一般认为 7 岁以下儿童没有必要治疗夜间遗尿。

良性前列腺增生 对于有症状的良性前列腺增生患者，使用抗毒蕈碱药有一些顾虑（见第2098页），但一些患者下尿路症状提示膀胱过度活动时，抗毒蕈碱药如奥昔布宁的使用逐渐增多，单独使用或作为辅助用药。与安慰剂组相比，单独使用坦洛新且尿潴留症状（如尿频、夜尿和急迫性尿失禁）未完全缓解的患者，再合用控释剂型的奥昔布宁可使症状进一步缓解。

1. MacDiarmid SA, *et al.* Efficacy and safety of extended-release oxybutynin in combination with tamsulosin for treatment of lower urinary tract symptoms in men: randomized, double-blind, placebo-controlled study. *Mayo Clin Proc* 2008; **83:** 1002–10.

夜尿症 抗毒蕈碱药如奥昔布宁可以减少不受抑制的膀胱收缩，虽然它们可以用于白天遗尿，但对于仅夜间遗尿的患者很少收到治疗效果（第2099页）。对于膀胱功能正常儿童，奥昔布宁治疗原发性夜尿症的效果并不理想[1]。但是对于膀胱低容量及膀胱逼尿肌功能不稳定的儿童患者，通过奥昔布宁治疗能带来一定益处[2,3]。

1. Lovering JS, *et al.* Oxybutynin efficacy in the treatment of primary enuresis. *Pediatrics* 1988; **82:** 104–6.
2. Koşar A, *et al.* Effectiveness of oxybutynin hydrochloride in the treatment of enuresis nocturna: a clinical and urodynamic study. *Scand J Urol Nephrol* 1999; **33:** 115–18.
3. Nevéus T. Oxybutynin, desmopressin and enuresis. *J Urol (Baltimore)* 2001; **166:** 2459–62.

尿失禁 除了抗毒蕈碱作用，在治疗急性尿失禁中，奥昔布宁还具有直接的解痉作用，能减少不受抑制的膀胱收缩次数（第2100页）。口服[1～4]和透皮贴剂[5～7]都有效。NICE 认为在过度活动性膀胱综合征或经膀胱训练无效的混合性尿失禁女性患者中，口服奥昔布宁是首选[8]。但是不良反应限制了其使用，如果不能耐受速释剂型，可以考虑控释剂型或透皮贴剂[8]。有相关不同剂型的药动学和疗效比较的综述[9]，有证据表明，透皮贴剂在老年患者中有良好耐受性，但是缺乏直接比较的研究。

口服奥昔布宁对于成人[10,11]和儿童[12]神经源性膀胱逼尿肌反射亢进有效。曾有研究直接膀胱灌注奥昔布宁的给药方法。在一项研究中[13]，患者年龄范围为 1～34 岁。32 名患者中有 21 名经过每日 300μg/kg，分 3 次的膀胱灌注后，尿失禁得到有效治疗，7 名患者剂量逐渐增加到最大值每日 900μg/kg 后也取得了明显疗效，但是，另外 4 名患者未见疗效。还有报道[14,15]使用 5mg 单剂量或多剂量给药，将 5mg 片剂压碎后溶于 30ml 蒸馏水中或 0.9%氯化钠中给药。

1. Riva D, Casolati E. Oxybutynin chloride in the treatment of female idiopathic bladder instability: results from double blind treatment. *Clin Exp Obstet Gynecol* 1984; **11:** 37–42.
2. Moore KH, *et al.* Oxybutynin hydrochloride (3 mg) in the treatment of women with idiopathic detrusor instability. *Br J Urol* 1990; **66:** 479–85.
3. Tapp AJS, *et al.* The treatment of detrusor instability in post-menopausal women with oxybutynin chloride: a double blind placebo controlled study. *Br J Obstet Gynaecol* 1990; **97:** 521–6.
4. Siddiqui MA, *et al.* Oxybutynin extended-release: a review of its use in the management of overactive bladder. *Drugs* 2004; **64:** 885–912.
5. Davila GW, *et al.* A short-term, multicenter, randomized double-blind dose titration study of the efficacy and anticholinergic side effects of transdermal compared to immediate release oral oxybutynin treatment of patients with urge urinary incontinence. *J Urol (Baltimore)* 2001; **166:** 140–5.
6. Dmochowski RR, *et al.* Efficacy and safety of transdermal oxybutynin in patients with urge and mixed urinary incontinence. *J Urol (Baltimore)* 2002; **168:** 580–6.
7. Dmochowski RR, *et al.* Comparative efficacy and safety of transdermal oxybutynin and oral tolterodine versus placebo in previously treated patients with urge and mixed urinary incontinence. *Urology* 2003; **62:** 237–42.
8. NICE. Urinary incontinence: the management of urinary incontinence in women (issued October 2006). Available at: http://www.nice.org.uk/nicemedia/pdf/CG40NICEguideline.pdf (accessed 02/09/08)
9. Kennelly MJ. A comparative review of oxybutynin chloride formulations: pharmacokinetics and therapeutic efficacy in overactive bladder. *Rev Urol* 2010; **12:** 12–19.
10. O'Leary M, *et al.* Effect of controlled-release oxybutynin on neurogenic bladder function in spinal cord injury. *J Spinal Cord Med* 2003; **26:** 159–62.
11. Bennett N, *et al.* Can higher doses of oxybutynin improve efficacy in neurogenic bladder? *J Urol (Baltimore)* 2004; **171:** 749–51.
12. Franco I, *et al.* Efficacy and safety of oxybutynin in children with detrusor hyperreflexia secondary to neurogenic bladder dysfunction. *J Urol (Baltimore)* 2005; **173:** 221–5.
13. Haferkamp A, *et al.* Dosage escalation of intravesical oxybutynin in the treatment of neurogenic bladder patients. *Spinal Cord* 2000; **38:** 250–4.
14. Szollar SM, Lee SM. Intravesical oxybutynin for spinal cord injury patients. *Spinal Cord* 1996; **34:** 284–7.
15. Lose G, Nørgaard JP. Intravesical oxybutynin for treating incontinence resulting from an overactive detrusor. *BJU Int* 2001; **87:** 767–73.

制剂

BP 2010: Oxybutynin Tablets;
USP 33: Oxybutynin Chloride Extended-Release Tablets; Oxybutynin Chloride Syrup; Oxybutynin Chloride Tablets.

专利制剂

Arg.: Continex†; Delak; Ditropan; Oxi-Q; Oxitina; Oxyurin; Retebem; Retemicon; Soxsup; Urequin; ***Austral.:*** Ditropan; Oxytrol; ***Austria:*** Cystrin†; Detrusan; Ditropan; Kentera; Lyrinel†; ***Belg.:*** Ditropan; Driptane†; Kentera; ***Braz.:*** Frenurin†; Incontinol; Retemic; ***Canad.:*** Ditropan; Nu-Oxybutyn; Oxytrol; Uromax; ***Chile:*** Odranal; Oxiburin†; Urazol; Uricont; ***Cz.:*** Cystrin†; Ditropan; Driptane†; Kentera; Uroxal; ***Denm.:*** Kentera; ***Fin.:*** Cystrin; Ditropan†; Kentera; Oksibutin†; ***Fr.:*** Ditropan; Driptane; Zatur†; ***Ger.:*** Cystonorm†; Dridase; Kentera; Lyrinel; Oxyb†; Oxybugamma; Oxybutin; Oxybuton†; Oxymedin; Ryol; Spasyt; ***Gr.:*** Ditropan; Kentera; Lyrinel; Oxybase; ***Hung.:*** Ditropan; Uroxal; ***India:*** Oxyspas; ***Irl.:*** Cystrin; Ditropan; Kentera; Lyrinel XL; ***Israel:*** Lyrinel; Novitropan; ***Ital.:*** Ditropan; ***Malaysia:*** Ditropan†; ***Mex.:*** Inprax; Lyrinel; Nefryl; Tavor; ***Neth.:*** Cystrin†; Dridase; Kentera; ***Norw.:*** Kentera; ***NZ:*** Oxytrol; ***Philipp.:*** Driptane; ***Pol.:*** Cystrin; Ditropan; Driptane; Uroton; ***Port.:*** Ditropan; Kentera; Lyrinel; ***Rus.:*** Driptane (Дриптан); Novitropan (Новитропан); ***S.Afr.:*** Ditropan; Lenditro; Lyrinel; Oxyspas†; Urihexal; ***Singapore:*** Obutin; ***Spain:*** Ditropan; Dresplan; ***Swed.:*** Ditropan; Kentera; ***Switz.:*** Ditropan; Kentera; Lyrinel; ***Thai.:*** Diutropan; ***Turk.:*** Uropan; ***UK:*** Cystrin; Ditropan; Kentera; Lyrinel XL; ***Ukr.:*** Driptane (Дриптан); Sibutin (Сибутин); ***USA:*** Ditropan; Gelnique; Oxytrol; ***Venez.:*** Reteven.

Papaverine（*BAN*） 罂粟碱

Papaveriini; Papaverin; Papaverina; Papaverinum. 6,7-Dimethoxy-1-(3,4-dimethoxybenzyl)isoquinoline.

Папаверин

$C_{20}H_{21}NO_4$ = 339.4.

CAS — 58-74-2.

ATC — A03AD01; G04BE02.

ATC Vet — QA03AD01; QG04BE02.

UNII — DAA13NKG2Q.

注：不要混淆罂粟碱（Papaverine）和阿片全碱（Papaveretum）（第99页）。

Papaverine Hydrochloride（*BANM*） 盐酸罂粟碱

Papaveriinihydrokloridi; Papaverina, hidrocloruro de; Papavérine, chlorhydrate de; Papaverin-hidroklorid; Papaverin-hydrochlorid; Papaverinhydroklorid; Papaverini hydrochloridum; Papaverinii Chloridum; Papaverinium Chloride; Papaverino hidrochloridas; Papaweryny chlorowodorek. 6,7-Dimethoxy-1-(3,4-dimethoxybenzyl)isoquinoline hydrochloride.

Папаверина Гидрохлорид

$C_{20}H_{21}NO_4$,HCl = 375.8.

CAS — 63817-84-5 (papaverine cromesilate); 61-25-6 (papaverine hydrochloride); 39024-96-9 (papaverine monophosadenine); 2053-26-1 (anhydrous papaverine sulfate).

ATC — A03AD01; G04BE02.

ATC Vet — QA03AD01; QG04BE02.

UNII — 23473EC6BQ.

Pharmacopoeias. In *Chin., Eur.* (see p.vii), *Int., Jpn, US,* and *Viet.*

Ph. Eur. 6. 8（Papaverine Hydrochloride） 白色或几乎白色结晶或结晶性粉末。略溶于水；微溶于乙醇。2%水溶液的 pH 值为 3.0～4.0。

USP 33（Papaverine Hydrochloride） 白色无臭结晶或白色结晶性粉末。溶于水（1∶30），溶于乙醇（1∶120）；溶于氯仿；几乎不溶于乙醚。2%水溶液的 pH 值为 3.0～4.5。贮藏于温度为 25℃的密闭容器中，允许范围为 15～30℃。避光。

不良反应和注意事项

口服罂粟碱的不良反应包括胃肠道功能紊乱、面部潮红、头痛、不适、困倦、皮疹、出汗、体位性低血压和头晕。有时还会发生黄疸、嗜酸性细胞增多和肝功能异常，这些有时也可能是因为超敏反应引起的。此外，高剂量胃肠外给药可能会导致心律失常，因此静脉或肌内给药速度应该慢一些。还有报道在注射部位会引起血栓形成。

长期进行海绵体注射可能引起剂量相关性海绵体异常勃起和局部纤维化。

罂粟碱用于胃肠道蠕动减少的患者时要谨慎，对于有心脏传导障碍或心血管疾病非稳定期的患者也应谨慎，尤其是胃肠外给药的情况。静脉给药禁用于完全性房室传导阻滞的患者。

青光眼 没有厂家提出该药在青光眼患者使用时需要谨慎[1]，也没有明确的药理机制来支持这种警告，FDA 只收到了一例这样的不良反应报告。作者给予有青光眼的患者罂粟碱，经海绵窦内给药，没有观察到恶化。

1. Swartz DA, Todd MW. Intracavernous papaverine and glaucoma. *JAMA* 1990; **264:** 570.

海绵窦内给药 海绵窦内注射给予罂粟碱后，全身的不良反应并不多见，但包括头晕和晕厥[1,2]，可能与罂粟碱低血压效应有关。有时肝功能检查也会出现异常[1～3]。

最严重的急性不良反应是阴茎异常勃起[1,2,4]。如果患者的阴茎勃起持续 4h 以上应该就医寻求帮助。消肿受到体内血液聚流或局部注射 α 肾上腺素能受体激动剂，如肾上腺素或去氧肾上腺素（见前列地尔项下**阴茎异常勃起**，第2103页）的影响。其他局部影响包括血肿、感染、长期治疗的纤维化和阴茎扭曲变形[1,2]。

若无意中调剂错误，将阿片全碱注射会导致致命的后果[2,5,6]。

1. Krane RJ, *et al.* Impotence. *N Engl J Med* 1989; **321:** 1648–59.
2. Bénard F, Lue TF. Self-administration in the pharmacological treatment of impotence. *Drugs* 1990; **39:** 394–8.
3. Levine SB, *et al.* Side effects of self-administration of intracavernous papaverine and phentolamine for the treatment of impotence. *J Urol (Baltimore)* 1989; **141:** 54–7.
4. Virag R. About pharmacologically induced prolonged erection. *Lancet* 1985; **i:** 519–20.
5. Robinson LQ, Stephenson TP. Self injection treatment for impotence. *BMJ* 1989; **299:** 1568.
6. Gregoire A. Self injection treatment for impotence. *BMJ* 1990; **300:** 537.

药物相互作用

左旋多巴 关于罂粟碱对左旋多巴的影响，见第778页。

药动学

据报道口服罂粟碱的生物半衰期在 1～2h，但存在很大的个体差异。约 90%能与血浆蛋白结合。

罂粟碱主要在肝中代谢，几乎全部以葡糖苷酸结合的酚代谢物经尿液排出。

海绵窦内注射给药的全身不良反应并不多见，提示有一些从海绵体分布到体循环。

用途和用法

罂粟碱是阿片中含有的一种生物碱，但与其他阿片生物碱的化学或药理作用并不相关。罂粟碱对平滑肌有直接的松弛作用，这可能与其对磷酸二酯酶有抑制作用相关，可作用于大脑、外周和冠状血管，还可以用于胃肠道解痉和咳嗽治疗。但是目前还没有足够的证据支持其在这些情况下的临床应用。

盐酸罂粟碱口服给药可以达到每日最多600mg，还可以用缓释制剂。其以脱羧辅酶衍生物、色甲磺酸盐、氢溴酸盐、一磷酸腺苷、烟酸酯、硫酸盐以及萘丙磺酸盐的形式也在使用。盐酸罂粟碱可以肌内注射或缓慢静脉注射给药，剂量为30～120mg，必要时每3h重复给药一次（但是需要参见上文**不良反应**和**注意事项**）。

盐酸罂粟碱阴茎海绵体注射用于治疗勃起障碍（第2099页），剂量范围在2.5～60mg，但是需要由处方医师逐渐加量。剂量加至约30mg已与酚妥拉明合用。

制剂

BP 2010: Papaverine Injection;
USP 33: Papaverine Hydrochloride Injection; Papaverine Hydrochloride Tablets.

专利制剂

Arg.: Mesotina; ***Braz.:*** Dipaverina†; ***Venez.:*** Atrophena†; Atroveran; Papaveryl; Tropaverin†.

多组分制剂 ***Arg.:*** Antipasmol; Antispasmina; Gastranil†; Hepatodirectol; Saltos†; ***Austria:*** Androskat; Asthma 23 D†; Myocardon†; Ora-Gallin compositum†; ***Braz.:*** Analgosedan†; Calmazin†; Codeverin†; Ductoveran; Espasmalgon†; Espasmocron; Gaba†; Melpaz†; Monotrean; Monotrean B6; Pasmalgin†; Plenocedan†; Revulsan†; Sedalene; Sedalin; Spasmotropin; Vagostesyl; ***Chile:*** Buton; Dipatropin; Dolospam; ***Cz.:*** Contraspan†; Spasmoveralgin Neo†; ***Fr.:*** Acticarbine; ***Hong Kong:*** Bromhexine Compound†; Codolax†; Codomex Orange†; Codomex Purple†; Codoplex†; Enterocin Compound†; Methor-Co; Metoplex†; Vickolax; ***Hung.:*** Bilagit†; Meristin; Neo-Bilagit; Troparinum; ***India:*** Brovon; ***Indon.:*** Sanmag; Spaslic; Spasmal; Spasminal†; ***Israel:*** Patropin†; Spasmalgin; ***Ital.:*** Antispasmina Colica; ***Mex.:*** Acilin; Taliviform†; ***Neth.:*** Androskat; ***Pol.:*** Biospasmil†; Fortestomachicae; Spasticol; Tolargin; ***Port.:*** Antispasmina Colica; ***Rus.:*** Pagluferal (Паглюферал); ***Spain:*** Sulmetin Papaver; ***Swed.:*** Spasmofen; ***Switz.:*** Spasmosol; ***UK:*** Brovon; ***USA:*** Tri-Mix; ***Venez.:*** Atrobel; Cloverin†; Neo-Atropan†; Tropifen†.

Propiverine Hydrochloride (*BANM*, *rINNM*) 盐酸丙哌维林

BUP-4 (propiverine); Hidrocloruro de propiverina; Propiverin Hidroklorür; Propivérine, Chlorhydrate de; Propiverini Hydrochloridum. 1-Methyl-4-piperidyl diphenylpropoxyacetate hydrochloride.

Пропиверина Гидрохлорид

$C_{23}H_{29}NO_3,HCl = 403.9.$

CAS — 60569-19-9 (propiverine); 54556-98-8 (propiverine hydrochloride).

ATC — G04BD06.

ATC Vet — QG04BD06.

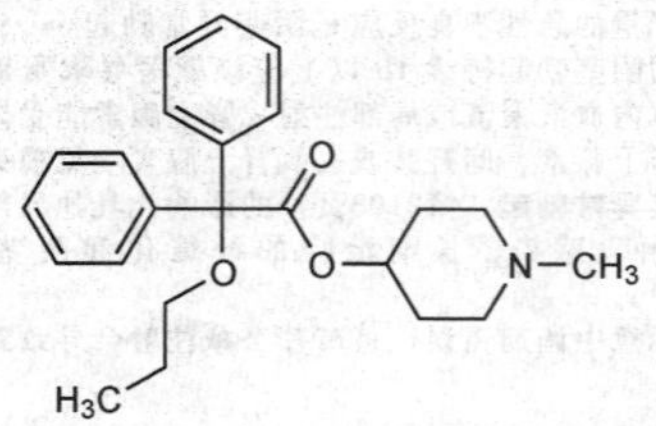

(propiverine)

不良反应、处置和注意事项

参见硫酸阿托品，第1176页。使用丙哌维林可能会出现低血压和困倦。对于中度至重度的肝损伤患者禁用丙哌维林（见下文）。长期治疗患者要监测其肝功能水平。在动物实验中发现，妊娠期间给予高剂量丙哌维林能使动物后代骨骼发育延迟，因此不推荐用于妊娠期妇女。

药物相互作用

参见抗毒蕈碱药（见第1176页，**硫酸阿托品**）。异烟肼和丙哌维林合用易导致患者的低血压，与CNS抑制药物合用会增加困倦。

药动学

丙哌维林经胃肠道吸收，口服后约2.3h达到峰浓度。它经广泛的首关代谢，其平均绝对生物利用度约为41%。其主要代谢产物*N*-氧化物在血中的浓度远超过其母体药物的浓度。丙哌维林的血浆蛋白结合率约为90%，其代谢产物*N*-氧化物则约为60%。丙哌维林和其代谢产物经尿液、胆汁和粪便排出体外。消除半衰期约为20h。

1. Haustein K-O, Hüller G. On the pharmacokinetics and metabolism of propiverine in man. *Eur J Drug Metab Pharmacokinet* 1988; **13:** 81–90.

用途和用法

盐酸丙哌维林是一种叔胺类抗毒蕈碱药，与阿托品具有相似的作用（第1176页）。它主要用于神经源性膀胱功能障碍和膀胱逼尿肌不稳定导致的尿频、尿急和尿失禁（第2100页）。盐酸丙哌维林的常规用法是口服每次15mg，每日2～3次，必要时可加至每日4次。部分患者每次15mg，每日1次就可能取得理想疗效，最大日剂量不能超过60mg。还可以使用盐酸丙哌维林的控释剂型，每日单次给药30mg。

在肝损伤中的用法 在英国，注册药品信息中提到，不推荐丙哌维林用于中度至重度肝损伤患者。但有人提出[1]，根据其药动学特征，轻度至中度肝损伤患者使用推荐剂量的丙哌维林并不会增加其不良反应的发生。

1. Siepmann M, *et al.* Pharmacokinetics and safety of propiverine in patients with fatty liver disease. *Eur J Clin Pharmacol* 1998; **54:** 767–71.

尿失禁 在英国上市的丙哌维林批准用于尿频、尿急和尿失禁（见上文）。但是之后NICE制订的指南中，丙哌维林可作为女性过度活动性膀胱所致尿频的治疗选择，但不推荐用于显著的尿失禁[1]。

1. NICE. Urinary incontinence: the management of urinary incontinence in women (issued October 2006). Available at: http://www.nice.org.uk/nicemedia/pdf/CG40NICEguideline.pdf (accessed 02/09/08)

制剂

专利制剂

Cz.: Mictonetten; Mictonorm; ***Ger.:*** Mictonetten; Mictonorm; ***Gr.:*** Mictonorm; ***Hong Kong:*** Mictonorm; ***Indon.:*** Mictonorm; ***Irl.:*** Detrunorm; Propinorm; ***Jpn:*** BUP-4; ***Philipp.:*** Mictonorm; ***Port.:*** Detrunorm†; Mictonorm; ***S.Afr.:*** Detrunorm; ***Singapore:*** Mictonorm; ***Thai.:*** Mictonorm; ***Turk.:*** Mictonorm; ***UK:*** Detrunorm.

Pygeum Africanum 非洲臀果木

African Prune; Afrikankirsikkapuunkuori (pygeum africanum bark); Afrikinių slyvų žievė (pygeum africanum bark); Kůra slivoně africké (pygeum africanum bark); Pigeum; Pruni Africanae; Pruni africanae cortex (pygeum africanum bark); Prunier d'Afrique; Prunier d'Afrique, écorce de (pygeum africanum bark).

Африканская Слива

ATC — G04CX01.

ATC Vet — QG04CX01.

ATC Herb — HG04CW5007 (Prunus africana: bark).

Pharmacopoeias. In *Eur.* (see p.vii) and *US.*

Ph. Eur. 6.8（Pygeum Africanum Bark; Pygeum Bark BP 2010） *Prunus africana*（非洲臀果木 *Pygeum africanum*）树干或枝条的整块或切片干树皮。

USP 33（Pygeum） *Prunus africana*（非洲臀果木 *Pygeum africanum*）（蔷薇科）的树皮，它含有不少于9.0%的提取物。

简介

非洲臀果木树皮的提取物用于治疗良性前列腺增生（第2098页）。像治疗这种疾病的其他植物药疗法一样，它可能含有多种谷甾醇。常规用量为每日口服100mg。

良性前列腺增生 非洲臀果木对尿路症状和尿流速测量能产生中度的改善作用。

1. Andro M-C, Riffaud J-P. Pygeum africanum extract for the treatment of patients with benign prostatic hyperplasia: a review of 25 years of published experience. *Curr Ther Res* 1995; **56:** 796–817.
2. Buck AC. Phytotherapy for the prostate. *Br J Urol* 1996; **78:** 325–36.
3. Ishani A, *et al.* Pygeum africanum for the treatment of patients with benign prostatic hyperplasia: a systematic review and quantitative meta-analysis. *Am J Med* 2000; **109:** 654–64.

制剂

USP 33: Pygeum Capsules.

专利制剂

Austria: Tadenan†; ***Braz.:*** Prostem; ***Cz.:*** Tadenan; ***Fr.:*** Tadenan; ***Gr.:*** Foudaril; Rotamat; Tadenan; ***Hung.:*** Tadenan†; ***Ital.:*** Pigenil; Tadenan†; ***Mex.:*** Tadenom; ***Philipp.:*** Tadenan; ***Pol.:*** Poldanen; Tadenan; ***Port.:*** Tadenan†; ***Rus.:*** Tadenan (Таденан); Trianol (Трианол); ***Spain:*** Acubiron; Bidrolar; Pronitol; Tuzanil; ***Switz.:*** Tadenan; ***Thai.:*** Tadenan; ***Ukr.:*** Tadenan (Таденан); Trianol (Трианол).

多组分制剂 ***Arg.:*** Catiz Plus; Normoprost Compuesto; Normoprost Plus; Ultracal; ***Austria:*** Prostatonin†; ***Braz.:*** Prostem Plus; ***Canad.:*** Prostate Ease; Prostease; ***Cz.:*** Prostatonin†; ***Hong Kong:*** Prostease; ***Hung.:*** Prostatonin; ***Pol.:*** Neopoldanen†; ***Port.:*** Neo Urgenin; ***Spain:*** Neo Urgenin; Prosturol; Tebetane Compuesto; ***Switz.:*** Prostatonin; ***UK:*** Potenzia.

Saw Palmetto 锯叶棕

American Dwarf Palm; *Brahea serrulata*; PA-109; Palma enana americana; Palmera de Florida; Sabal; Sabal, fruit de (saw palmetto fruit); *Sabal serrulata*; Sabalis Serrulatae; Sabalis serrulatae fructus (saw palmetto fruit); Sågpalmettofrukt (saw palmetto fruit); Sahapalmunhedelmä (saw palmetto fruit); *Serenoa repens*; *Serenoa serrulatum*; Serenový plod (saw palmetto fruit); Šiaužančiųjų serenojų vaisiai (saw palmetto fruit).

Пальма Сереноа

ATC — G04CX02.

ATC Vet — QG04CX02.

ATC Herb — HG04CW5008 (Serenoa repens: fruit).

UNII — J7WWH9M8QS.

Pharmacopoeias. In *Eur.* (see p.vii) and *US. US* also includes the extract and the powdered form.

Ph. Eur. 6.8（Saw Palmetto Fruit） *Serenoa repens*（*Sabal serrulata*）的干燥成熟果实。以干燥物计算，它含有不少于11%的总脂肪酸。避光。

USP 33（Saw Palmetto） *Serenoa repens*（Arecaceae）部分干燥、成熟的果实。贮藏于密闭容器中。避光。

简介

锯叶棕是美国棕榈科矮棕榈 *Serenoa repens*（Arecaceae）的干燥果实，它含有多种甾类化合物，具有抗雄性激素作用，同时具有雌激素的活性，其中一种就是谷甾醇（第1319页）。锯叶棕用于治疗良性前列腺增生。代表性的有其果实的亲脂性提取物及乙醇提取物制剂已投入应用，常规用法为每次160mg，每日2次口服，或320mg，每日1次口服。

不良反应 关于锯叶棕不良反应的综述，数据包括来自国内外的报道、临床试验、案例报告、制造厂家等，发现最常见的不良反应是胃肠道不适、腹痛、疲倦、头痛、性欲减退和鼻炎。还有1例来自澳大利亚出现致死性低钾血症的报道[1]。

1. Agbabiaka TB, *et al.* Serenoa repens (saw palmetto): a systematic review of adverse events. *Drug Safety* 2009; **32:** 637–47.

对肝脏的影响 一名男性患者因为夜尿和排尿困难而服用含有锯叶棕提取物的中草药制剂，2周后出现了胆汁淤积性肝炎[1]。

1. Hamid S, *et al.* Protracted cholestatic hepatitis after the use of Prostata. *Ann Intern Med* 1997; **127:** 169–70.

用途 良性前列腺增生 在良性前列腺增生（第2098页）的治疗中，锯叶棕脂溶性正己烷提取物疗效优于安慰剂[1,2]，且与非那雄胺相似[3]。但是一项双盲试验发现[4]，经过一年的治疗，其改善尿路症状和客观指标并不优于安慰剂。随后在一项包括了30个锯叶棕各种提取物的随机试验的系统性综述中，得出的结论是其并不能改善良性前列腺增生患者的尿路症状和尿流速率[5]。

1. Champault G, *et al.* A double-blind trial of an extract of the plant Serenoa repens in benign prostatic hyperplasia. *Br J Clin Pharmacol* 1984; **18:** 461.
2. Plosker GL, Brogden RN. Serenoa repens (Permixon): a review of its pharmacology and therapeutic efficacy in benign prostatic hyperplasia. *Drugs Aging* 1996; **9:** 379–95.
3. Carraro J-C, *et al.* Comparison of phytotherapy (Permixon) with finasteride in the treatment of benign prostate hyperplasia: a randomized international study of 1,098 patients. *Prostate* 1996; **29:** 231–40.
4. Bent S, *et al.* Saw palmetto for benign prostatic hyperplasia. *N Engl J Med* 2006; **354:** 557–66.
5. Tacklind J, *et al.* Serenoa repens for benign prostatic hyperplasia. Available in The Cochrane Database of Systematic Reviews; Issue 2. Chichester: John Wiley; 2009 (accessed 15/01/10).

制剂

USP 33: Saw Palmetto Capsules.

专利制剂

Arg.: Beltrax Uno; Permicaps; Permixon; ***Austral.:*** Pro-Guard†; Prosta†; ***Austria:*** Permixon; Prosta-Urgenin; Prostasan; Sabal; Urogutt; ***Belg.:*** Prosta-Urgenin; Prostaserene; ***Braz.:*** Prostalium†; Prostat; Prostatal; Renopen; ***Canad.:*** Sabalasan; ***Chile:*** Prostafort; Sabal; ***Cz.:*** Capistan; Prosta-Urgenin; Prostakan Mono; Prostamol Uno; Spalda Sabal; ***Fr.:*** Permixon; Sabal; ***Ger.:*** Azuprostat Sabal†; Eviprostat-S; Horphagen uno; Hyperprost Uno; Normurol†; Planturol†; Prosta Urgenin Uno; Prostagutt mono; Prostagutt uno; Prostaplant†; Prostess; Remiprostan uno; Sabacur uno†; Sabal; Sabal uno; Sabalvit; Sabonal Uno†; Sita; Steiprostat; Strogen; Talso; ***Gr.:*** Libeprosta; Urisedon; ***Hong Kong:*** Permixon; ***Hung.:*** Prostakan†; Prostamol Uno; Saballo; Strogen Uno; ***Indon.:*** Lanaprost†; Prostakur†; ***Israel:*** Permixon; ***Ital.:***

Permixon; Prosteren; Rilaprost; Saba; Serpens; ***Malaysia:*** Lanaprost; ***Mex.:*** Permixon; Prostasan; Prostex; Urogutt; ***Pol.:*** Bioprost; Fitoprost; Permixon; Prostamol Uno; Prostaplant; Sterko; ***Port.:*** Permixon; Prostiva†; Sereprosta; ***Rus.:*** Permixon (Пермиксон); Prostamol Uno (Простамол Уно); Prostaplant (Простаплант); ***Singapore:*** Lanaprost; Permixon; ***Spain:*** Permixon; Sereprostat; ***Switz.:*** Permixon; Prosta-Urgenine; Prostagutt uno; ProstaMed; Prostasan; SabCaps; ***Thai.:*** Permixon; Urogutt; ***Turk.:*** Prostagood; ***UK:*** Prostasan; Sabalin; ***Ukr.:*** Prosta Urgenin Uno (Проста Ургенин Уно); Prostamol Uno (Простамол Уно); Prostaplant (Простаплант); ***Venez.:*** Permixon†.

多组分制剂 ***Arg.:*** ADX; Anastim; Argeal; Catiz Plus; Keracnyl; Normoprost Plus; PR21; Sabal; Troxac; Ultracal; ***Austral.:*** Advanced Prostate Care; Extralife Flow-Care†; Lifechange Mens Complex with Saw Palmetto†; Masculine Herbal Complex; Mens Super Soy/Clover†; Serenoa Complex†; Urapro†; Urgenin†; Urinase†; ***Austria:*** Prostagutt; Spasmo-Urgenin; Urgenin; ***Belg.:*** Prostalane; Urgenin; ***Braz.:*** Memorisan†; ***Canad.:*** Damiana-Sarsaparilla Formula†; Digest Plus†; Herbal Support for Men Over 45†; Prostate Ease; Prostease; ProstGard†; Saw Palmetto Formula†; Wild Cherry-Slippery Elm Formula†; ***Chile:*** Argeal; Keracnyl; ***Cz.:*** Prostakan Forte; ***Fr.:*** Argeal; Kelual DS; Keracnyl; Kertyol Shampooing; ***Ger.:*** Cefasabal; Granu Fink Prosta; Nephroselect M; Prostagutt forte; ***Hong Kong:*** Palmetto Plus; Phyto-Ease; Prostease; Urgenin; ***Hung.:*** Prostazyn; ***Indon.:*** Instink†; Maxirex; Menolia†; Reximax; Soprost; ***Israel:*** Urgenin; ***Ital.:*** Bioesse Plus; Biothymus M; Pluvio; Prostaplant; ***Malaysia:*** Cefasabal; Prostakan†; Total Man†; ***Mex.:*** Prosgutt; ***Pol.:*** Naturapia Prostata†; Penigra; ***Port.:*** Efluvium Anti-caspa; Efluvium Anti-seborreico; Neo Urgenin; Spasmo-Urgenin†; ***Rus.:*** Prostagutt Forte (Простагут Форте); ***Singapore:*** Palmetto Plus; ***Spain:*** Neo Urgenin; Spasmo-Urgenin; Urgenin; ***Switz.:*** Granu Fink Prosta; Phytomed Prosta†; Prosta-Caps Chassot N†; Prostagutt-F; ***Thai.:*** Spasmo-Urgenin; ***UK:*** Antiglan; Daily Fatigue Relief; Damiana and Kola Tablets; Elixir Damiana and Saw Palmetto; Potenzia; Regina Royal Concorde; Strength; ***USA:*** Udamin SP; ***Venez.:*** Sabal.

顺势疗法制剂 ***Austria:*** Berberis Cosmoplex; Cantharis Med Complex†; Erbiode-Starkungstropfen; Gentos; Ginseng Med Complex†; Tropfen gegen Prostatabeschwerden†; ***Canad.:*** Cystitis Juniperus†; Male +; Prost-X L8†; Reneel; ***Fr.:*** Juniperus Complexe No 6; Sabal Serrulata Compose; ***Ger.:*** Cystibosin B 48†; Cysto Hevert; Hewesabal mono; JuCystan S†; Miktosyx†; Nierano HOM†; Nieren-Elixier ST†; Pascosabal; Prostamed Mikto; Prostata-Gastreu N R25; Prostata-Komplex N Ho-Fu-Complex; Seniovita aktiv†; Urofossat; Urokatt; Urotruw N; Ursinol; ***Neth.:*** Reneel H; Sabal-Homaccord; ***Rus.:*** Gentos (Гентос); ***Switz.:*** Regenaplex Nr. 49a.

Sildenafil Citrate (*BANM*, *USAN*, *rINNM*)
枸橼酸西地那非

Citrato de sildenafilo; Sildénafil, citrate de; Sildenafil Sitrat; Sildenafili citras; UK-92480-10. 5-[2-Ethoxy-5-(4-methylpiperazin-1-ylsulfonyl)phenyl]-1,6-dihydro-1-methyl-3-propylpyrazolo[4,3-*d*]pyrimidin-7-one citrate; 1-{[3-(6,7-Dihydro-1-methyl-7-oxo-3-propyl-1*H*-pyrazolo[4,3-*d*]pyrimidin-5-yl)-4-ethoxyphenyl]sulfonyl}-4-methylpiperazone citrate.

Сильденафила Цитрат

$C_{22}H_{30}N_6O_4S,C_6H_8O_7$ = 666.7.

CAS — 139755-83-2 (sildenafil); 171599-83-0 (sildenafil citrate).

ATC — G04BE03.

ATC Vet — QG04BE03.

UNII — BW9B0ZE037.

(*sildenafil*)

稳定性 枸橼酸西地那非片研成粉末，在 1∶1 比例混合的 1%甲基纤维素和糖浆（USNF）中，或在 1∶1 比例混合的 *Ora-Plus* 和 *Ora-Sweet*（均为 *Paddock*，*USA*）中，制成标定为 2.5mg/ml 的枸橼酸西地那非混悬剂[1]。这两个混悬液置于塑料瓶中，在 4～25℃的条件下，能保持其理化稳定性达 91 天。

1. Nahata MC, *et al.* Extemporaneous sildenafil citrate oral suspensions for the treatment of pulmonary hypertension in children. *Am J Health-Syst Pharm* 2006; **63:** 254–7.

不良反应

西地那非最常见的不良反应是头痛、面色潮红和消化不良。此外还包括视力障碍（如视物模糊、畏光、色盲症、蓝视症、眼涩、眼红痛等）。还可能出现视网膜出血，罕见报道有非动脉炎性前部缺血性视神经病变（NAION）导致的失明。其他常见的不良反应包括眩晕、失眠、焦虑、眩晕、鼻衄、鼻塞、发热和胃肠道不适（如腹泻和呕吐）。有时可能出现阴茎勃起异常。

其他不良反应包括皮疹、红斑、脱发、四肢或背痛、肌痛、颜面水肿、水钠潴留、感觉异常和尿路感染。还可能出现呼吸困难、咳嗽、鼻炎、鼻窦炎、支气管炎和蜂窝组织炎。曾有过听力突然降低或缺失，其他一些报道有贫血、白细胞减少症、男性乳腺发育、尿频和尿失禁、血尿和惊厥。罕见有超敏反应的报道。

曾有过脑出血和暂时性脑缺血发作的报道。此外，还报道有心悸、晕厥、高血压、低血压以及严重心血管事件的发生（如心肌梗死、心律失常、心动过速、不稳定性心绞痛及心源性猝死）。

1. Vitezic D. A risk-benefit assessment of sildenafil in the treatment of erectile dysfunction. *Drug Safety* 2001; **24:** 255–65.
2. Padma-nathan H, *et al.* A 4-year update on the safety of sildenafil citrate (Viagra). *Urology* 2002; **60** (suppl 2): 67–90.
3. Tsertsvadze A, *et al.* Oral sildenafil citrate (Viagra) for erectile dysfunction: a systematic review and meta-analysis of harms. *Urology* 2009; **74:** 831–836.

惊厥 有报道[1]两名患者在服用西地那非后，很快出现了强直阵挛性惊厥，而之前没有发生过。

1. Gilad R, *et al.* Tonic-clonic seizures in patients taking sildenafil. *BMJ* 2002; **325:** 869.

对血液的影响 一名患者服用西地那非 25mg，每日 3 次，出现了血小板减少症。停药后血小板计数上升，再次使用该药物后出现下降[1]。

1. Philip A, *et al.* Sildenafil-induced thrombocytopenia. *Ann Intern Med* 2008; **149:** 437–9.

对心血管系统的影响 已经有过对 5-磷酸二酯酶抑制剂（西地那非、他达那非和伐地那非）对心血管系统的影响[1,2]，以及对已有心血管疾病男性患者[3]性交过程中的潜在风险的回顾性分析。

对于西地那非治疗中对心血管系统潜在风险还存在很多不确定性。轻微影响如与血管扩张相关的头痛和面部潮红较常见。患者先前无心血管危险因素，其发生与药物相关的严重心血管事件的危险性较低。但有报道说不存在危险因素的患者出现了心肌梗死[4,5]，并且由 American College of Cardiology 和 the American Heart Association（ACC/AHA）共同发表的文件指出，伴有勃起障碍的男性患者多数为 45 岁以上，这个年龄段本身具有多种危险因素，为心血管疾病易感人群[6]。

截至 1998 年 11 月，FDA 收到服用过西地那非的 130 例死亡病例报告，3 例死于卒中，77 例死于种种与心血管疾病相关的原因[7]。事件与药物的关系还是不太清楚，但部分患者同时服用了硝酸盐类，现在禁止硝酸盐类与西地那非合用，因其会增加危及生命的低血压发生率[6]。2002 年 6 月，Australian Adverse Drug Reaction Advisory Committee[8]收到与西地那非相关药物不良反应报告 773 份。20 份报道为心肌梗死，其中 4 例死亡，这 20 例中 9 例为先前有心血管疾病，或糖尿病或心血管疾病等危险因素，1 例同时服用了硝酸盐类药物。其他与心血管系统相关的报道包括 26 例胸痛和 10 例死亡（6 例为不明原因的死亡，2 例卒中，2 例蛛网膜下腔出血）。然而，同时还指出，由于这些不良反应报告没有提到发生时间与服用西地那非的关系，西地那非服用时间一般与性交过程有前后关系。在一些情况下，潜在的心血管疾病和服用西地那非这二者与心血管事件的关系很难评估。

对于先前有心血管疾病的患者，也很难评估其在不合用硝酸盐类药物的情况下服用西地那非是否会增加心血管事件的发生。ACC/AHA 达成的共识指出，因为证据不足，西地那非可以继续使用。但对于存在稳定性冠状动脉疾病且在不服用硝酸盐类药物的前提下，可以谨慎使用本药[6]。之后进行的综述分析[9]和运动试验研究[10,11]发现，多数有慢性稳定性冠状动脉疾病的患者对西地那非有良好的耐受性。在伴有轻度至中度慢性心衰的男性患者中进行的一些小规模研究发现，西地那非对治疗勃起障碍有很好的疗效和耐受性[12～14]，并能改善活动耐量[12]。同时分析了合并治疗的数据[15,16]，调查西地那非对于长期坚持抗高血压治疗（包括利尿药、β受体阻滞药、α受体阻滞药、ACEI 和钙通道阻滞药）的患者，与非高血压患者之间影响的比较。结果发现，西地那非对于两组勃起障碍治疗效果相似[16]，而且两组间服药后血压和心率的变化[15]以及治疗相关血压降低导致的不良反应发生率并没有统计学差异[16]。对心血管相关其他问题的评价没有展开，但是一名心肌肥厚的患者，在服用西地那非后出现了心血管系统的不良反应，提示该药在这种情况下可能会导致血流动力学的改变[17]。

1. Brindis RG, Kloner RA. Sildenafil in patients with cardiovascular disease. *Am J Cardiol* 2003; **92** (suppl): 26M–36M.
2. Kloner RA. Cardiovascular effects of the 3 phosphodiesterase-5 inhibitors approved for the treatment of erectile dysfunction. *Circulation* 2004; **110:** 3149–55.
3. Kostis JB, *et al.* Sexual dysfunction and cardiac risk (the Second Princeton Consensus Conference). *Am J Cardiol* 2005; **96:** 313–21.
4. Feenstra J, *et al.* Acute myocardial infarction associated with sildenafil. *Lancet* 1998; **352:** 957–8.
5. Kekilli M, *et al.* Acute myocardial infarction after sildenafil citrate ingestion. *Ann Pharmacother* 2005; **39:** 1362–4.
6. Cheitlin MD, *et al.* Use of sildenafil (Viagra) in patients with cardiovascular disease. ACC/AHA Expert Consensus Document. *J Am Coll Cardiol* 1999; **33:** 273–82. Correction. *ibid.*; **34:** 1850. Also available at: http://circ.ahajournals.org/cgi/reprint/99/1/168.pdf (accessed 29/11/05)
7. FDA. Postmarketing safety of sildenafil citrate (Viagra): summary of reports of death in Viagra users received from marketing (late March) through mid-November 1998. Available at: http://www.fda.gov/cder/consumerinfo/viagra/safety3.htm (accessed 29/11/05)
8. Adverse Drug Reactions Advisory Committee (ADRAC). Sildenafil—three years experience. *Aust Adverse Drug React Bull* 2002; **21:** 6. Also available at: http://www.tga.gov.au/adr/aadrb/aadr0206.pdf (accessed 02/09/08)
9. Tran D, Howes LG Cardiovascular safety of sildenafil. *Drug Safety* 2003; **26:** 453–60.
10. Arruda-Olson AM, *et al.* Cardiovascular effects of sildenafil during exercise in men with known or probable coronary artery disease: a randomized crossover trial. *JAMA* 2002; **287:** 719–25.
11. Fox KM, *et al.* Sildenafil citrate does not reduce exercise tolerance in men with erectile dysfunction and chronic stable angina. *Eur Heart J* 2003; **24:** 2206–12.
12. Bocchi EA, *et al.* Sildenafil effects on exercise, neurohormonal activation, and erectile dysfunction in congestive heart failure: a double-blind, placebo-controlled, randomized study followed by a prospective treatment for erectile dysfunction. *Circulation* 2002; **106:** 1097–1103.
13. Webster LJ, *et al.* Use of sildenafil for safe improvement of erectile function and quality of life in men with New York Heart Association classes II and III congestive heart failure: a prospective, placebo-controlled, double-blind crossover trial. *Arch Intern Med* 2004; **164:** 514–20.
14. Katz SD, *et al.* Efficacy and safety of sildenafil citrate in men with erectile dysfunction and chronic heart failure. *Am J Cardiol* 2005; **95:** 36–42.
15. Zusman RM, *et al.* Effect of sildenafil citrate on blood pressure and heart rate in men with erectile dysfunction taking concomitant antihypertensive medication. *J Hypertens* 2000; **18:** 1865–9.
16. Kloner RA, *et al.* Effect of sildenafil in patients with erectile dysfunction taking antihypertensive therapy. *Am J Hypertens* 2001; **14:** 70–3.
17. Stauffer J-C, *et al.* Subaortic obstruction after sildenafil in a patient with hypertrophic cardiomyopathy. *N Engl J Med* 1999; **341:** 700–701.

对耳的影响 至 2007 年 10 月，美国 FDA 共收到 29 例 5-磷酸二酯酶抑制剂导致突然性听力受损的报告。出现这一情况还常伴有耳鸣、眩晕或眼花。大多数情况下，只是一侧耳出现听力受损，可能是部分或全部听力的丧失。约 1/3 的情况，听力受损只是暂时性的。但是这个因果关系还不清楚，需要告知患者这类药物可能出现听力受损，一旦出现需要寻求医疗救助[1]。

1. FDA. FDA announces revisions to labels for Cialis, Levitra and Viagra: potential risk of sudden hearing loss with ED drugs to be displayed more prominently (issued 18th October 2007). Available at: http://www.fda.gov/bbs/topics/NEWS/2007/NEW01730.html (accessed 18/01/08)

对眼的影响 Australian Adverse Drug Reactions Advisory Committee[1]截至 2002 年 6 月，共收到过去 3 年中与西地那非使用相关的不良反应报告 773 份，其中 65 份与视力异常相关。患者服用西地那非后视野有薄雾感或出现蓝色，有人对光的敏感性增强，并且与剂量增加成正比[2]。这种视觉症状常在服药后 1～2h 达峰，在 3～4h 后缓解。对 5 名健康受试者进行的试验中[3]，单次服用西地那非 100mg 后，视网膜电流图显示出了与西地那非血药浓度较强相关性的变化，给药后 1h 达到峰值，大约 6h 能完全恢复。西地那非对感光器视杆细胞受体的 6-磷酸二酯酶抑制作用，可能是其引起视网膜功能异常的机制。一篇关于 5-磷酸二酯酶抑制剂相关视觉异常的综述中发现，西地那非相关视觉障碍的发生率为 2%～5%；伐地那非和他达那非的发生率相对较低，但支持的数据有限。这类药物的眼毒性证据有限，但仍不推荐用于伴有遗传性视网膜退化疾病的患者，因为其对 6-磷酸二酯酶有很小的抑制作用，而 6-磷酸二酯酶在视觉传导级联反应中发挥很重要的作用[4]。其他服用西地那非后出现的视觉障碍还有暂时性失明和眼压升高[5]。1 名 69 岁的男性患者服用西地那非 100mg 后出现了一只眼的永久性失明，发现其视网膜动脉一处出现闭塞[6]。另 1 名患者发生了相似的视网膜动脉闭塞[7]，其伴有不受控制的高血压。报告者认为，患者先前颈动脉存在的动脉硬化斑块栓塞起因于血压升高和性交过程中的心脏负荷，而不是西地那非的直接不良反应引起的。

部分例子中出现了非动脉炎性前部缺血性视神经病变（NAION，视神经乳头血管功能不全和局部缺血）导致的持久视物模糊和视力丧失与西地那非相关[8～11]。一般而言，仅一只眼出现视力丧失常发生在服药后 24h 内，虽然这些患者在以前服药过程中并未发现过类似的不良反应。也有过少数关于他达那非[11～14]和伐地那非[11]的类似报道。但是，这些患者中多数都存在 NAION 的潜在解剖学或血管危险因素，包括杯盘面积比（cup to disc ratio）低、年龄超过 50 岁、糖尿病患者、高血压、缺血性心脏病、高脂血症和吸烟。一个小规模的回顾性病例对照研究发现，有心肌梗死病史的患者服用西地那非或他达那非时，发生 NAION 风险升高[15]。到 2005 年 5 月，FDA 做出的结论是不能确定发生 NAION 是否直接与 5-磷酸二酯酶抑制剂相关，可能还与患者的血管危险因素、生理缺陷及合并这些因素或其他原因相关[11]。之后进行的综述得出了相似的结论[4,16]。评估接受西地那非治疗的患者发生 NAION 的概率，结果与普遍人群相似[17]。

1. Adverse Drug Reactions Advisory Committee (ADRAC). Sildenafil—three years experience. *Aust Adverse Drug React Bull* 2002; **21:** 6. Also available at: http://www.tga.gov.au/adr/aadrb/aadr0206.pdf (accessed 02/09/08)
2. Marmor MF. Sildenafil (Viagra) and ophthalmology. *Arch Ophthalmol* 1999; **117:** 518–19.
3. Vobig MA, *et al.* Retinal side-effects of sildenafil. *Lancet* 1999; **353:** 375.
4. Laties AM. Vision disorders and phosphodiesterase type 5 inhibitors: a review of the evidence to date. *Drug Safety* 2009; **32:** 1–18.
5. CSM/MCA Sildenafil (Viagra). *Current Problems* 1999; **25:** 16.
6. Tripathi A, O'Donnell N. Branch retinal artery occlusion; another complication of sildenafil. *Br J Ophthalmol* 2000; **84:** 934–5.
7. Bertolucci A, *et al.* Hemi-retinal artery occlusion associated with sexual activity and sildenafil citrate (Viagra). *Acta Ophthalmol Scand* 2003; **81:** 198–200.
8. Boshier A, *et al.* A case of nonarteritic ischemic optic neuropathy (NAION) in a male patient taking sildenafil. *Int J Clin Pharmacol Ther* 2002; **40:** 422–3.
9. Pomeranz HD, *et al.* Sildenafil-associated nonarteritic anterior ischemic optic neuropathy. *Ophthalmology* 2002; **109:** 584–7.
10. Pomeranz HD, Bhavsar AR. Nonarteritic ischemic optic neuropathy developing soon after use of sildenafil (Viagra): a report of seven new cases. *J Neuroophthalmol* 2005; **25:** 9–13.
11. FDA. Alert 07/2005: Sildenafil (marketed as Viagra). Available at: http://www.fda.gov/cder/drug/InfoSheets/HCP/sildenafilHCP.pdf (accessed 28/07/05)
12. Peter NM, *et al.* Tadalafil-associated anterior ischaemic optic neuropathy. *Eye* 2005; **19:** 715–17.
13. Escaravage GK, *et al.* Tadalafil associated with anterior ischemic optic neuropathy. *Arch Ophthalmol* 2005; **123:** 399–400.
14. Bollinger K, Lee MS. Recurrent visual field defect and ischemic optic neuropathy associated with tadalafil rechallenge. *Arch Ophthalmol* 2005; **123:** 400–401.
15. McGwin G, *et al.* Non-arteritic anterior ischaemic optic neuropathy and the treatment of erectile dysfunction. *Br J Ophthalmol* 2006; **90:** 154–7.
16. Danesh-Meyer HV, Levin LA. Erectile dysfunction drugs and risk of anterior ischaemic optic neuropathy: casual or causal association? *Br J Ophthalmol* 2007; **91:** 1551–5.
17. Gorkin L, *et al.* Sildenafil citrate use and the incidence of nonarteritic anterior ischemic optic neuropathy. *Int J Clin Pract* 2006; **60:** 500–3.

对心理功能的影响 有过一些服用西地那非或他达那非后出现一过性完全性遗忘症的报道[1~3]。FDA 在 1998 年 1 月到 2001 年 2 月间共收到 35 份出现健忘症的不良反应报告，西地那非列为首要怀疑药物[4]。

1. Gandolfo C, *et al.* Sildenafil and transient global amnesia. *Neurol Sci* 2003; **24:** 145–6.
2. Savitz SA, Caplan LR. Transient global amnesia after sildenafil (Viagra) use. *Neurology* 2002; **59:** 778.
3. Schiefer J, Sparing R. Transient global amnesia after intake of tadalafil, a PDE-5 inhibitor: a possible association? *Int J Impot Res* 2005; **17:** 383–4.
4. Milman HA, Arnold SB. Neurologic, psychological, and aggressive disturbances with sildenafil. *Ann Pharmacother* 2002; **36:** 1129–34.

注意事项

对于有肝损伤或严重肾损伤的患者应谨慎用药，可能需要适当减少西地那非的用药剂量。阴茎有生理性结构异常或血流动力学异常的患者用药后易发生阴茎的持续勃起，需要密切观察。对于持续勃起的情况（超过 4h）需要寻求医疗救助，否则可致阴茎组织损伤和永久性功能丧失。患者出现突然性听力或视力受损时，建议停用西地那非并寻求医疗救助。西地那非也不应用于那些伴有非动脉炎性前部缺血性视神经病变（NAION）致视力受损的患者，不管这与之前使用 5-磷酸二酯酶抑制剂是否相关。对于出现头晕或视觉障碍的患者，应避免驾驶或操作危险机器。

对于有严重肝损伤、出血性疾病、消化道溃疡活动期、低血压、高血压、近期卒中史、心肌梗死、危及生命的心律失常、不稳定性心绞痛、心衰或视网膜病变（如色素性视网膜炎）（少数具有视网膜磷酸二酯酶遗传病）的患者，西地那非的安全性尚不确定。注册药品信息中提出对该人群组用药应谨慎。

心血管疾病 关于合并有心血管疾病患者使用西地那非的一些共识，见上文。

中草药制剂的添加 西地那非被添加于食品或草药中用于治疗勃起功能障碍。已有严重不良反应的报道，FDA 发出警告这类药物与其他药物存在潜在的相互作用。其他确认添加到中草药的药物还有格列苯脲和他达那非[1]。

与西地那非相关药物（同样用作膳食补充剂）的信息见醋地那非（第2102页）。

1. MHRA/CHM. Herbal products marketed for erectile dysfunction. *Drug Safety Update* 2008; **1** (11): 8. Also available at: http://www.mhra.gov.uk/home/idcplg?IdcService=GET_FILE&dDocName=CON017930&RevisionSelectionMethod=LatestReleased (accessed 13/11/08)

药物相互作用

西地那非或其他 5-磷酸二酯酶抑制剂都能加强硝酸盐类的降血压作用，所以两类药禁止合用。西地那非也会增加尼可地尔的降血压作用，不宜合用。5-磷酸二酯酶抑制剂与 α 受体阻滞药合用也易出现低血压症状，一般来讲，患者在开始小剂量 5-磷酸二酯酶抑制剂治疗之前，应该先达到 α 受体阻滞药治疗的平稳状态，并根据患者的反应来调整剂量。抑制细胞色素 P450 同工酶 CYP3A4 的药物（如西咪替丁、地拉韦啶、红霉素、伊曲康唑、酮康唑）会减少 5-磷酸二酯酶抑制剂在体内的清除。HIV-蛋白酶抑制药能显著升高 5-磷酸二酯酶抑制剂的血药浓度，尤其利托那韦大剂量给药。除非绝对必要的情况，这种合并用药应尽量避免。葡萄柚汁能增加西地那非及其他 5-磷酸二酯酶抑制剂的血药浓度，也应尽量避免饮用。CYP3A4 的诱导剂（如利福平），可能会降低 5-磷酸二酯酶抑制剂的血药浓度。

很多 5-磷酸二酯酶抑制剂与上述药物合用的情况，都有相应的推荐用法，见下文**西地那非的用途和用法**项下以及**他达那非**（第2116页）和**伐地那非**（第2119页）。

抗病毒药 使用沙奎那韦和利托那韦会使西地那非的血药浓度上升，这与细胞色素 P450 同工酶 CYP3A4 介导的代谢抑制作用相一致[1]。其中与利托那韦合用浓度上升高更多可能与其还抑制 CYP2C9 有关。曾有过一名 47 岁患者服用 25mg 西地那非的同时合用了沙奎那韦和利托那韦，引发了致死性的心肌梗死[2]。在一项研究中[3]，有 6 名正接受三联抗逆转录病毒疗法（包括茚地那韦）的 HIV 阳性患者，西地那非的血药浓度与对照组相比显著升高。

1. Muirhead GJ, *et al.* Pharmacokinetic interactions between sildenafil and saquinavir/ritonavir. *Br J Pharmacol* 2000; **50:** 99–107.
2. Hall MCS, Ahmad S. Interaction between sildenafil and HIV-1 combination therapy. *Lancet* 1999; **353:** 2071–2.
3. Merry C, *et al.* Interaction of sildenafil and indinavir when co-administered to HIV-positive patients. *AIDS* 1999; **13:** F101–F107.

心血管药 关于西地那非对一般抗高血压治疗稳定状态的男性患者的影响，见上文**对心血管系统的影响**。关于西地那非与维拉帕米之间可能的相互作用，见下文**免疫抑制药**。

在一项研究中[1]，10 名伴肺动脉高压的患者服用波生坦使西地那非的血药浓度降低，可能是通过细胞色素 P450 同工酶 CYP3A4 的诱导作用，这会增加西地那非的代谢。有关于西地那非与波生坦合用于肺动脉高压的报道（见下文），这种潜在的相互作用应该引起注意。

稳定性心绞痛男性患者同时服用西地那非和舌下给硝酸甘油后，最短 8h 后会出现低血压症状；服药后 6h 内一般不考虑这个相互作用，但对血压仍有一定影响。研究者认为基于这些数据，对于血流动力学稳定的心绞痛住院患者，在服用硝酸甘油至少 6h 后，可谨慎使用西地那非[2]。

1. Paul GA, *et al.* Bosentan decreases the plasma concentration of sildenafil when coprescribed in pulmonary hypertension. *Br J Clin Pharmacol* 2005; **60:** 107–12.
2. Oliver JJ, *et al.* Time-dependent interactions of the hypotensive effects of sildenafil citrate and sublingual glyceryl trinitrate. *Br J Clin Pharmacol* 2009; **67:** 403–12.

双氢可待因 有 2 例患者合用双氢可待因与西地那非引起阴茎异常勃起的报道，他们之前使用过西地那非有效[1]。第一位患者经历过两次长时间的勃起，分别持续了 4h 和 5h，停用双氢可待因后没有再出现过。第二位患者在使用双氢可待因的第一周，出现了 3 次长时间勃起，但是第二周尽管继续合用两种药物，没有再出现类似反应。

1. Goldmeier D, Lamba H. Prolonged erections produced by dihydrocodeine and sildenafil. *BMJ* 2002; **324:** 1555.

食物 葡萄柚汁能增加健康受试者对西地那非的生物利用度，但是延缓其吸收[1]。

1. Jetter A, *et al.* Effects of grapefruit juice on the pharmacokinetics of sildenafil. *Clin Pharmacol Ther* 2002; **71:** 21–9.

免疫抑制药 对肾移植术后接受他克莫司的勃起障碍的患者研究中发现，西地那非对他克莫司的药动学并没有影响[1,2]。但是西地那非的药动学特征与在健康受试者中的研究不同，峰浓度更高，浓度-时间曲线下面积增加，消除半衰期延长[1]。同时还发现服用西地那非后能引起血压下降，也可能是与维拉帕米之间的相互作用导致的。研究者建议西地那非开始剂量为 25mg，在服用西地那非的时候，抗高血压药的剂量可能需要根据血压情况进行调整[1,2]。

1. Christ B, *et al.* Interactions of sildenafil and tacrolimus in men with erectile dysfunction after kidney transplantation. *Urology* 2001; **58:** 589–93.
2. Christ B, *et al.* Investigation on interaction between tacrolimus and sildenafil in kidney-transplanted patients with erectile dysfunction. *Int J Clin Pharmacol Ther* 2004; **42:** 149–56.

硝酸盐 在一项针对心绞痛患者的研究中，给予正在服用单硝酸异山梨酯的患者 50mg 西地那非或在服用西地那非 1h 后给予患者舌下含服硝酸甘油，与单独给予硝酸盐类相比，都能更显著地降低血压[1]。16 例合用西地那非和单硝酸异山梨酯的患者中有 8 例报告了与治疗相关的不良反应，15 例合用西地那非和硝酸甘油的患者中有 3 例报告了与治疗相关的不良反应。研究者认为不推荐西地那非与硝酸盐类一起服用。

1. Webb DJ, *et al.* Sildenafil citrate potentiates the hypotensive effects of nitric oxide donor drugs in male patients with stable angina. *J Am Coll Cardiol* 2000; **36:** 25–31.

药动学

口服后西地那非能迅速吸收，生物利用度约为 40%。能在 30～120min 内达到峰浓度，食物能减慢西地那非的吸收速度。

西地那非能广泛分布到全身各组织，血浆蛋白结合率约为 96%。在肝中主要经细胞色素 P450 同工酶 CYP3A4（主要途径）和 CYP2C9 代谢。主要代谢产物 *N*-去甲基西地那非（UK-103320）也有一些活性。西地那非和代谢产物 *N*-去甲基西地那非的终末半衰期约为 4h。

西地那非主要以代谢物的形式从粪便排出，少量经尿液排出。老年患者及肝损伤、严重肾损伤患者的清除率可能会降低。

1. Nichols DJ, *et al.* Pharmacokinetics of sildenafil citrate after single oral doses in healthy male subjects: absolute bioavailability, food effects and dose proportionality. *Br J Clin Pharmacol* 2002; **53** (suppl 1): 5S–12S.
2. Muirhead GJ, *et al.* The effects of age and renal and hepatic impairment on the pharmacokinetics of sildenafil. *Br J Clin Pharmacol* 2002; **53** (suppl 1): 21S–30S.
3. Gupta M, *et al.* The clinical pharmacokinetics of phosphodiesterase-5 inhibitors for erectile dysfunction. *J Clin Pharmacol* 2005; **45:** 987–1003.
4. Mukherjee A, *et al.* Population pharmacokinetics of sildenafil in term neonates: evidence of rapid maturation of metabolic clearance in the early postnatal period. *Clin Pharmacol Ther* 2009; **85:** 56–63.

用途和用法

西地那非是 5-磷酸二酯酶抑制剂，用于勃起障碍和肺动脉高压的治疗。主要以枸橼酸盐的形式口服或静脉注射给药，但剂量以碱基的形式表达。14mg 枸橼酸西地那非相当于约 10mg 西地那非。

治疗**勃起障碍**时，在性交过程前 1h 口服给予 50mg 西地那非的相当剂量，根据反应可以适当增加或减少剂量。最大推荐剂量为 100mg，24h 内最多服用 1 次。

- 在美国，年龄超过 65 岁的患者建议起始剂量为 25mg，但在英国认为起始减少剂量并不必要。
- 对于同时服用细胞色素 P450 同工酶 CYP3A4 抑制剂的患者，建议起始剂量不要超过 25mg。与利托那韦增效的 HIV-蛋白酶抑制药合用，每 48h 剂量不能超过 25mg，但是这种合用最好尽量避免（见上文**药物相互作用**）。
- 对于使用 α 受体阻滞药已达到平稳状态的患者，西地那非的起始剂量推荐为 25mg，在服用 α 受体阻滞药 4h 内不要服用大剂量的西地那非，以免增加低血压风险。

为改善**肺动脉高压**患者的运动耐量，西地那非口服给药每次 20mg，每日 3 次。如果不能口服给药，还可以静脉注射 10mg，每日 3 次。在肺动脉高压治疗中，不推荐西地那非与强效 CYP3A4 酶抑制剂合用，如酮康唑、伊曲康唑和利托那韦；与其他一些 CYP3A4 抑制剂合用可能需要降低西地那非的剂量。在英国，服用西地那非的患者，同时合用中等强度 CYP3A4 酶抑制剂（如红霉素、沙奎那韦），口服剂量减少为 20mg，每日 2 次，静脉注射剂量减少为 10mg，每日 2 次。与更强的 CYP3A4 酶抑制剂（如克林霉素、泰利霉素、萘法唑酮）合用时，口服剂量减少为 20mg，每日 1 次；或静脉注射剂量减少为 10mg，每日 1 次。

在儿童中的用法，可参见下文**儿童用法**。

关于肝损伤患者的剂量，见下文。

儿童用法 在英国，西地那非并未批准用于儿童，但 *BNFC 2009* 推荐在新生儿及 18 岁以下儿童患者中使用西地那非治疗肺动脉高压时，初始口服剂量为 250～500μg/kg，每 4～8h 1 次。根据治疗反应逐渐调整剂量最大至 2mg/kg，每 4h 1 次。在新生儿中需要逐渐停药。

在肝损伤中的用法 肝损伤患者中西地那非的清除率下降，在严重肝功能受损（Child-Pugh 分类 C）患者中的安全性尚不清楚，禁用于这类患者。

注册药品信息中推荐，治疗肝损伤患者的**勃起功能障碍**时，西地那非的口服初始剂量为 25mg。

注册药品信息中推荐，治疗轻至中度肝损伤（Child-Pugh 分类 A 或 B）患者的**肺动脉高压**时，不需要调整西地那非的剂量。在英国，如果对治疗不耐受，可将剂量调整至口服 20mg，每日 2 次；或静脉注射 10mg，每日 2 次。

在肾损伤中的用法 严重肾损伤患者中，西地那非的清除率降低。

注册药品信息中推荐**勃起功能障碍**患者初始口服剂量为 25mg。在英国，如果患者对治疗耐受，必要时可增加口服剂量至 50～100mg。

对于**肺动脉高压**患者，注册药品信息中指出肾损伤患者不需要进行剂量调整，也包括严重肾损伤（肌酐清除率<30ml/min）患者。在英国，如果对治疗不耐受，建议剂量减少为口服 20mg，每日 2 次；或静脉注射 10mg，每日 2 次。

良性前列腺增生 西地那非曾用于治疗良性前列腺增生相关的下尿路症状（见第2098页），但由于缺少数据并不推荐作为常规治疗[1]。

1. Gales BJ, Gales MA. Phosphodiesterase-5 inhibitors for lower urinary tract symptoms in men. *Ann Pharmacother* 2008; **42:** 111–15.

勃起障碍 西地那非作为一种 5-磷酸二酯酶抑制剂，口服用于勃起障碍的治疗（第2099页）。它对于心理原因或器质性原因，如糖尿病、脊髓损伤和前列腺切除术所引起的勃起障碍都有效。

1. Langtry HD, Markham A. Sildenafil: a review of its use in erectile dysfunction. *Drugs* 1999; **57:** 967–89.
2. Montorsi F, *et al.* Efficacy and safety of fixed-dose oral sildenafil in the treatment of erectile dysfunction of various etiologies. *Urology* 1999; **53:** 1011–18.
3. Rendell MS, *et al.* Sildenafil for treatment of erectile dysfunction in men with diabetes: a randomized controlled trial. *JAMA* 1999; **281:** 421–6.
4. Kedia S, *et al.* Treatment of erectile dysfunction with sildenafil citrate (Viagra) after radiation therapy for prostate cancer. *Urology* 1999; **54:** 308–12.
5. Zippe CD, *et al.* Role of Viagra after radical prostatectomy. *Urology* 2000; **55:** 241–5.
6. Fink HA, *et al.* Sildenafil for male erectile dysfunction: a systematic review and meta-analysis. *Arch Intern Med* 2002; **162:** 1349–60.
7. Fedele D, *et al.* Experience with sildenafil in diabetes. *Diabetes Nutr Metab* 2002; **15:** 49–52.
8. Derry F, *et al.* Efficacy and safety of sildenafil citrate (Viagra®) in men with erectile dysfunction and spinal cord injury: a review. *Urology* 2002; **60** (suppl): 49–57.
9. Raina R, *et al.* Long-term effect of sildenafil citrate on erectile dysfunction after radical prostatectomy: 3-year follow-up. *Urology* 2003; **62:** 110–15.
10. Carson CC. Sildenafil: a 4-year update in the treatment of 20 million erectile dysfunction patients. *Curr Urol Rep* 2003; **4:** 488–96.
11. Setter SM, *et al.* Phosphodiesterase 5 inhibitors for erectile dysfunction. *Ann Pharmacother* 2005; **39:** 1286–95.

女性性功能障碍 有报道指出，在女性发生的抗抑郁药相关性功能障碍治疗中，西地那非与安慰剂相比有改善作用[1]。一篇综述[2]的结论是，虽然数据表明西地那非在女性性功能障碍方面有治疗作用，但目前研究规模小，数据质量变动大，使用时需要谨慎。

1. Nurnberg HG, *et al.* Sildenafil treatment of women with antidepressant-associated sexual dysfunction: a randomized controlled trial. *JAMA* 2008; **300:** 395–404.
2. Brown DA, *et al.* Assessing the clinical efficacy of sildenafil for the treatment of female sexual dysfunction. *Ann Pharmacother* 2009; **43:** 1275–85.

高原病 与高海拔相关的低氧性肺动脉高压用西地那非治疗可能有效（第1129页），一些小规模研究结果提示能达到希望的结果[1~3]。

1. Ghofrani HA, *et al.* Sildenafil increased exercise capacity during hypoxia at low altitudes and at Mount Everest base camp: a randomized, double-blind, placebo-controlled crossover trial. *Ann Intern Med* 2004; **141:** 169–77.
2. Richalet JP, *et al.* Sildenafil inhibits altitude-induced hypoxemia and pulmonary hypertension. *Am J Respir Crit Care Med* 2005; **171:** 275–81.
3. Ricart A, *et al.* Effects of sildenafil on the human response to acute hypoxia and exercise. *High Alt Med Biol* 2005; **6:** 43–9.

食管动力疾病 一些初步研究发现[1~3]，服用西地那非可治疗食管动力疾病（第1624页）[如松弛不能或尖峰钳样（nutcracker）食管]。研究报道治疗能带来一定的益处，但仍需要进一步的研究证实。

1. Bortolotti M, *et al.* Effects of sildenafil on esophageal motility of patients with idiopathic achalasia. *Gastroenterology* 2000; **118:** 253–7.
2. Eherer AJ, *et al.* Effect of sildenafil on oesophageal motor function in healthy subjects and patients with oesophageal motor disorders. *Gut* 2002; **50:** 758–64.
3. Lee JI, *et al.* The effect of sildenafil on oesophageal motor function in healthy subjects and patients with nutcracker oesophagus. *Neurogastroenterol Motil* 2003; **15:** 617–23.

早泄 早期有报道西地那非对早泄治疗有效（第2100页），并对这项用途的合理性进行了综述[1]。

1. Abdel-Hamid IA. Phosphodiesterase 5 inhibitors in rapid ejaculation: potential use and possible mechanisms of action. *Drugs* 2004; **64:** 13–26.

阴茎异常勃起 据报道西地那非对 3 名镰状细胞病患者的阴茎异常勃起治疗有效[1]。其中 2 名患者在发作前服用西地那非可以成功阻止再次发作。

1. Bialecki ES. Sildenafil relieves priapism in patients with sickle cell disease. *Am J Med* 2002; **113:** 252.

肺动脉高压 对肺动脉高压（第1138页）患者，口服西地那非治疗有效，在肺功能Ⅱ级或Ⅲ级患者中，可作为一线或二线治疗药物。它可以单独使用[1~7]，也可以和其他治疗如吸入氧化亚氮[6]、伊洛前列素[1]、静脉依前列醇[8~10]或口服贝前列素[11]合用。在对小规模患者的研究[12]中，将西地那非与波生坦合用能带来益处。关于二者合用时药动学的相互影响，可以参见上文**心血管药**。门脉性肺动脉高压相关肝硬化治疗中，西地那非对于稳定症状以利于肝移植是有益的[13]。已有西地那非短期和长期研究结果的综述[14,15]。在一项 5-磷酸二酯酶抑制剂的单剂量给药研究[16]发现，西地那非和他达那非与伐地那非相比，对肺循环有更高的选择性，并且只有西地那非能改善动脉氧合作用。在一个很有影响力的研究中[7]，西地那非能改善患者的运动耐量和血流动力学。西地那非的口服给药剂量分别为 20mg、40mg 和 80mg，每日 3 次。没有数据表明，运动耐量的主要终点事件为剂量依赖性，在血流动力学测定中发现具有线性关系。在一个高剂量研究中，在耐受的情况下，所有患者口服给药 80mg，每日 3 次。一些研究者质疑批准剂量 20mg、每日 3 次的剂量是不够的[17]，尤其是患者还同时合用波生坦，他们建议西地那非的初始剂量增加至 40mg 或 80mg，每日 3 次，以达到或维持理想的治疗效果[18]。

西地那非同时还被研究应用于儿科肺动脉高压的治疗。一些专家认为其在新生儿持续的肺动脉高压治疗中有效[19,20]，包括那些与先天性心脏病相关或继发于肺疾病或门脉性肺动脉高压以及不能停止吸入氧化亚氮的情况[20]。但仍然需要进一步的对照研究[19,20]。尽管在英国没有获得批准，但 *BNFC 2009* 仍建议对以下新生儿及儿童肺动脉高压者使用西地那非：心脏手术后的肺动脉高压、停止吸入氧化亚氮、特发性肺动脉高压以及新生儿持续性肺动脉高压（剂量相关详细内容见上文）。

曾报道西地那非对高原性肺动脉高压的治疗有益[21]，并且用于肺动脉高压相关的慢性血栓栓塞性疾病[22]。

1. Ghofrani HA, *et al.* Combination therapy with oral sildenafil and inhaled iloprost for severe pulmonary hypertension. *Ann Intern Med* 2002; **136:** 515–22.
2. Ghofrani HA, *et al.* Sildenafil for treatment of lung fibrosis and pulmonary hypertension: a randomised controlled trial. *Lancet* 2002; **360:** 895–900.
3. Watanabe H, *et al.* Sildenafil for primary and secondary pulmonary hypertension. *Clin Pharmacol Ther* 2002; **71:** 398–402.
4. Carroll WD, Dhillon R. Sildenafil as a treatment for pulmonary hypertension. *Arch Dis Child* 2003; **88:** 827–8.
5. Sastry BKS, *et al.* Clinical efficacy of sildenafil in primary pulmonary hypertension: a randomized, placebo-controlled, double-blind, crossover study. *J Am Coll Cardiol* 2004; **43:** 1149–53.
6. Michelakis E, *et al.* Oral sildenafil is an effective and specific pulmonary vasodilator in patients with pulmonary arterial hypertension: comparison with inhaled nitric oxide. *Circulation* 2002; **105:** 2398–2403.
7. Galiè N, *et al.* Sildenafil Use in Pulmonary Arterial Hypertension (SUPER) Study Group. Sildenafil citrate therapy for pulmonary arterial hypertension. *N Engl J Med* 2005; **353:** 2148–57.
8. Bhatia S, *et al.* Immediate and long-term hemodynamic and clinical effects of sildenafil in patients with pulmonary arterial hypertension receiving vasodilator therapy. *Mayo Clin Proc* 2003; **78:** 1207–13.
9. Stiebellehner L, *et al.* Long-term treatment with oral sildenafil in addition to continuous IV epoprostenol in patients with pulmonary arterial hypertension. *Chest* 2003; **123:** 1293–5.
10. Simonneau G, *et al.* PACES Study Group. Addition of sildenafil to long-term intravenous epoprostenol therapy in patients with pulmonary arterial hypertension: a randomized trial. *Ann Intern Med* 2008; **149:** 521–30. Correction. *ibid.* 2009; **150:** 63.
11. Ikeda D, *et al.* Addition of oral sildenafil to beraprost is a safe and effective therapeutic option for patients with pulmonary hypertension. *J Cardiovasc Pharmacol* 2005; **45:** 286–9.
12. Hoeper MM, *et al.* Combination therapy with bosentan and sildenafil in idiopathic pulmonary arterial hypertension. *Eur Respir J* 2004; **24:** 1007–10.
13. Hemnes AR, Robbins IM. Sildenafil monotherapy in portopulmonary hypertension can facilitate liver transplantation. *Liver Transpl* 2009; **15:** 15–19.
14. Lee AJ, *et al.* Sildenafil for pulmonary hypertension. *Ann Pharmacother* 2005; **39:** 869–84.
15. Croom KF, Curran, MP. Sildenafil: a review of its use in pulmonary arterial hypertension. *Drugs* 2008; **68:** 383–97.
16. Ghofrani HA, *et al.* Differences in hemodynamic and oxygenation responses to three different phosphodiesterase-5 inhibitors in patients with pulmonary arterial hypertension: a randomized prospective study. *J Am Coll Cardiol* 2004; **44:** 1488–96.
17. Hoeper MM, Welte T. Sildenafil citrate therapy for pulmonary arterial hypertension. *N Engl J Med* 2006; **354:** 1091.
18. Galiè N, *et al.* Sildenafil citrate therapy for pulmonary arterial hypertension. *N Engl J Med* 2006; **354:** 1092–3.
19. Shah PS, Ohlsson A. Sildenafil for pulmonary hypertension in neonates. Available in The Cochrane Database of Systematic Reviews; Issue 3. Chichester: John Wiley; 2007 (accessed 18/01/08).
20. Leibovitch L, *et al.* Therapeutic applications of sildenafil citrate in the management of paediatric pulmonary hypertension. *Drugs* 2007; **67:** 57–73.
21. Aldashev AA, *et al.* Phosphodiesterase type 5 and high altitude pulmonary hypertension. *Thorax* 2005; **60:** 683–7.
22. Suntharalingam J, *et al.* Long-term use of sildenafil in inoperable chronic thromboembolic pulmonary hypertension. *Chest* 2008; **134:** 229–36.

雷诺综合征 据报道，对血管舒张药已耐药的雷诺现象，西地那非治疗有效[1]（见**动脉痉挛性疾病**，第1147页）。

1. Fries R, *et al.* Sildenafil in the treatment of Raynaud's phenomenon resistant to vasodilatory therapy. *Circulation* 2005; **112:** 2980–5.

制剂

专利制剂

Arg.: Activil; Almaximo; Anaus; Bifort; Cagno; Egomax; Erectol; Expit; Falic; File†; Firmel; Forzak; Gimonte Sildenafil; Gladium; Incresil; Juvigor; Lorbinafil; Lumix; Magnus; Maxdosa; Maximo†; Nexofil; Nitro; Openvas; Paramen; Permitil; Segurex; Sildefil; Super-O; Tecnomax; Viagra; Vigor Plus; Vimax; Virilon; Viripotens; Vorst; ***Austral.:*** Revatio; Viagra; ***Austria:*** Revatio; Viagra; ***Belg.:*** Revatio; Viagra; ***Braz.:*** Revatio; Viagra; ***Canad.:*** Revatio; Viagra; ***Chile:*** Alfin; Dirtop; Disilden; Erosfil; Esantop; Helpin; Lifter; Novalif; Ripol; Seler†; Selerup; Siafil; Viagra; Vimax; Zilfic; ***Cz.:*** Revatio; Viagra; Vigrande; Vizarsin; ***Denm.:*** Revatio; Viagra; ***Fin.:*** Viagra; ***Fr.:*** Revatio; Viagra; ***Ger.:*** Revatio; Viagra; ***Gr.:*** Revatio; Viagra; ***Hong Kong:*** Revatio; Viagra; ***Hung.:*** Revatio; Viagra; ***India:*** Caverta; Fiagra†; Juan; Penegra; Silagra; Viagra; ***Indon.:*** Viagra; Vimax; ***Irl.:*** Revatio; Sidena; Viagra; Vizarsin; ***Israel:*** Revatio; Viagra; ***Ital.:*** Revatio; Viagra; ***Jpn:*** Viagra; ***Malaysia:*** Viagra; ***Mex.:*** Apodefil; Patrex; Viagra; ***Neth.:*** Revatio; Viagra; ***Norw.:*** Revatio; Viagra; ***NZ:*** Revatio; Viagra; ***Philipp.:*** Andros; Neo-Up; Viagra; ***Pol.:*** Maxigra; Viagra; ***Port.:*** Revatio; Viagra; ***Rus.:*** Viagra (Виагра); ***S.Afr.:*** Viagra; ***Singapore:*** Revatio; Viagra; ***Spain:*** Revatio; Viagra; ***Swed.:*** Revatio; Viagra; ***Switz.:*** Revatio; Viagra; ***Thai.:*** Elonza; Viagra; ***Turk.:*** Degra; Egira; Revatio; Sildegra; Viagra; Vigrande; ***UK:*** Revatio; Viagra; ***Ukr.:*** Erasmo (Эрасмо); Erektil (Эректил); Extra (Экстра); Novygra (Новигра); Potentiale (Потенціале)†; Superviga (Супервига); Ulti-mate (Алти-Мет); Viagra (Виагра); ***USA:*** Revatio; Viagra; ***Venez.:*** Duroval; Itaka; Viagra; Viasek; Viasil; Vigrasol; Viosex; Viridil.

Silodosin（*rINN*）西洛辛

KAD-3213; KMD-3213; Selodosin; Silodosina; Silodosine; Silodosinum. (−)-1-(3-Hydroxypropyl)-5-[(2*R*)-2-({2-[2-(2,2,2-trifluoroethoxy)phenoxy]ethyl}amino)propyl]-2,3-dihydro-1*H*-indole-7-carboxamide.

Сильодозин

$C_{25}H_{32}F_3N_3O_4$ = 495.5.
CAS — 160970-54-7.
ATC — G04CA04.
ATC Vet — QG04CA04.
UNII — CUZ39LUY82.

不良反应、处置和注意事项

参见**盐酸哌唑嗪**，第1321页。其他不良反应包括射精异常如逆行射精（通常停药后可恢复）、心律失常、甘油三酯升高、皮肤反应等。曾报道出现与使用 α-受体阻滞药相关的术中虹膜松弛综合征（IFIS），参见**坦洛新项下白内障手术**，第2117页。

西洛辛不宜用于严重肾损伤患者，用于中度肾损伤患者时应调整剂量（见下文**在肾损伤中的用法**）。曾报道本药能造成肝酶升高、肝损伤、黄疸，因此西洛辛避免用于严重肝损伤患者。它也不能与强效的细胞色素 P450 同工酶 CYP3A4 或 P-糖蛋白抑制剂合用，慎与中度细胞色素 P450 同工酶 CYP3A4 抑制剂合用（见下文**药物相互作用**）。

药物相互作用

参见**盐酸哌唑嗪**，第1322页。

西洛辛经细胞色素 P450 同工酶 CYP3A4 代谢，细胞色素 P450 同工酶 CYP3A4 抑制剂可增加西洛辛的暴露量，因此禁止与强效细胞色素 P450 同工酶 CYP3A4 抑制剂（如酮康唑）合用；慎与中度细胞色素 P450 同工酶 CYP3A4 抑制剂合用。本药还经 UDP-葡糖醛酸基转移酶 2B7（UGT2B7）代谢，与这个酶的抑制剂合用时也会增加西洛辛的暴露量。

西洛辛是 P-糖蛋白的底物，与该酶的抑制剂合用会增加本药的暴露量；禁止与强效抑制剂（如环孢素）合用。

药动学

口服本药后约 2.6h 达峰浓度；绝对生物利用度约 32%。与适度增加脂肪和热量的餐同服，暴露量会减少。其蛋白结合率为 97%，经过葡醛酯化、乙醇和乙醛脱氢酶、细胞色素 P450 同工酶 CYP3A4 代谢，最主要的产物是经 UGT2B7 代谢后的葡糖醛酸苷共轭化合物（KMD-3213G），其具有活性，半衰期约 24h，其暴露量是西洛辛的 4 倍以上。其次是经乙醇和乙醛脱氢酶生成的 KMD-3293，其并不增加药物的活性。口服后约 34%经尿、55%经粪排出体外。

用法和用途

西洛辛是一个 α_1-受体阻滞药（见第1114页），据报道其对 α_{1A}-肾上腺素受体亚型有选择性。口服用于治疗良性前列腺增生（见第2089页），以减轻尿路梗阻症状。通常是每日口服 8mg，与食物同服，单次给药或分 2 次给药。肾损伤时需要减少剂量，见下文。

1. Schilit S, Benzeroual KE. Silodosin: a selective α_{1A}-adrenergic receptor antagonist for the treatment of benign prostatic hyperplasia. *Clin Ther* 2009; **31:** 2489–2502.
2. Cantrell MA, *et al.* Silodosin for benign prostatic hyperplasia. *Ann Pharmacother* 2010; **44:** 302–10.

在肾损伤中的用法 肾损伤患者对西洛辛的暴露量可能会增加。轻度肾损伤患者（肌酐清除率＞50ml/min）不必进行剂量调整。中度肾损伤患者（肌酐清除率为 30～50ml/min）需要把剂量减少至每日 4mg。重度肾损伤患者（肌酐清除率＜30ml/min）禁用本药。

制剂

专利制剂

Jpn: Urief; ***USA:*** Rapaflo.

Solifenacin Succinate (*BANM, USAN, rINNM*) 琥珀酸索非那辛

Solifénacine, Succinate de; Solifenacini Succinas; Succinato de solifenacina; YM-905; YM-67905. (3*R*)-1-Azabicyclo[2.2.2]-oct-3-yl (1*S*)-1-phenyl-3,4-dihydroisoquinoline-2(1*H*)-carboxylate compound with butanedioic acid (1:1).

Солифенацина Суксинат

$C_{23}H_{26}N_2O_2,C_4H_6O_4$ = 480.6.

CAS — 242478-37-1 (solifenacin); 242478-38-2 (solifenacin succinate).

ATC — G04BD08.

ATC Vet — QG04BD08.

UNII — KKA5DLD701.

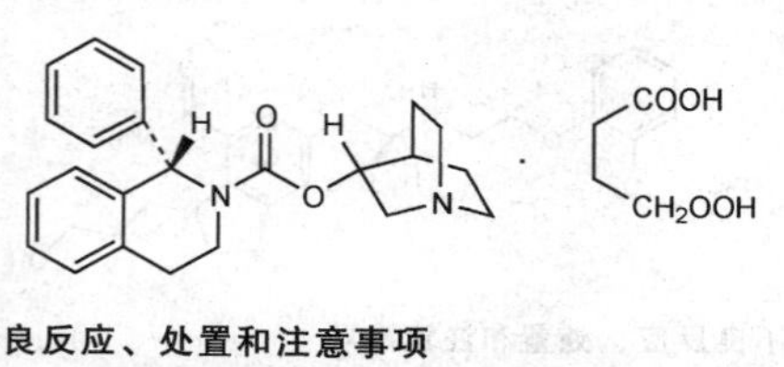

不良反应、处置和注意事项

参见**硫酸阿托品**，第1176页。对正在使用细胞色素 P450 同工酶 CYP3A4 抑制剂的患者，应慎用琥珀酸索非那辛（见下文**药物相互作用**及**用途和用法**）。有肝损伤或肾损伤的患者也应该谨慎使用。

对心血管系统的影响 一个为期 12 周的上市后再评价研究发现，索非那辛对过度活动性膀胱综合征患者的心率或血压没有影响，即使这些患者中许多合并有心血管疾病[1]。但是，美国注册药品信息中提到，有使用本药出现 QT 间期延长和尖端扭转型心律失常的案例报道，尽管因果关系和出现频率尚未确定。

1. Michel MC, *et al.* Cardiovascular safety and overall tolerability of solifenacin in routine clinical use: a 12-week, open-label, post-marketing surveillance study. *Drug Safety* 2008; **31:** 505–14.

药物相互作用

参见抗毒蕈碱药（见**硫酸阿托品**，第1176页）。细胞色素 P450 同工酶 CYP3A4 抑制剂能增加琥珀酸索非那辛的血药浓度。注册药品信息也警告，CYP3A4 底物或诱导剂能与琥珀酸索非那辛发生相互作用，但尚无数据支持，必要时需要调整琥珀酸索非那辛的剂量（见下文**用途和用法**项下）。

药动学

琥珀酸索非那辛口服后经胃肠道吸收，经 3～8h 可达到峰浓度，生物利用度约为 90%。约有 98%索非那辛与血浆蛋白结合。其主要在肝中经细胞色素 P450 同工酶 CYP3A4 代谢，终末半衰期 45～68h。索非那辛主要以代谢物形式从尿液和粪便中排出。

1. Kuipers ME, *et al.* Solifenacin demonstrates high absolute bioavailability in healthy men. *Drugs R D* 2004; **5:** 73–81.
2. Smulders RA, *et al.* Pharmacokinetics and safety of solifenacin succinate in healthy young men. *J Clin Pharmacol* 2004; **44:** 1023–33.
3. Doroshyenko O, Fuhr U. Clinical pharmacokinetics and pharmacodynamics of solifenacin. *Clin Pharmacokinet* 2009; **48:** 281–302.

用途和用法

琥珀酸索非那辛是一种选择性 M_3 型抗毒蕈碱药，作用与阿托品（第1176页）相似。它主要用于膀胱逼尿肌不稳定引起的尿频、尿急和尿失禁（第2100页）。琥珀酸索非那辛常规用量为口服 5mg，每日 1 次，必要时可增加到 10mg，每日 1 次。对于同时服用酮康唑或利他那韦（细胞色素 P450 同工酶 CYP3A4 的强抑制剂）的患者，推荐最大剂量为 5mg，每日 1 次。对于肝损伤或肾损伤患者的用量见下文。

1. Chapple CR, *et al.* Randomized, double-blind placebo- and tolterodine-controlled trial of the once-daily antimuscarinic agent solifenacin in patients with symptomatic overactive bladder. *BJU Int* 2004; **93:** 303–10.
2. Cardozo L, *et al.* Randomized, double-blind placebo controlled trial of the once daily antimuscarinic agent solifenacin succinate in patients with overactive bladder. *J Urol (Baltimore)* 2004; **172:** 1919–24.
3. Haab F, *et al.* Long-term open-label solifenacin treatment associated with persistence with therapy in patients with overactive bladder syndrome. *Eur Urol* 2005; **47:** 376–84.
4. Chapple CR, *et al.* A comparison of the efficacy and tolerability of solifenacin succinate and extended release tolterodine at treating overactive bladder syndrome: results of the STAR trial. *Eur Urol* 2005; **48:** 464–70.
5. Abrams P, Swift S. Solifenacin is effective for the treatment of OAB dry patients: a pooled analysis. *Eur Urol* 2005; **48:** 483–7.
6. Payne CK. Solifenacin in overactive bladder syndrome. *Drugs* 2006; **66:** 175–90.
7. Garely AD, *et al.* Solifenacin for overactive bladder with incontinence: symptom bother and health-related quality of life outcomes. *Ann Pharmacother* 2007; **41:** 391–8.
8. Michel MC, *et al.* Cardiovascular safety and overall tolerability of solifenacin in routine clinical use: a 12-week, open-label, post-marketing surveillance study. *Drug Safety* 2008; **31:** 505–14.
9. Pelman RS, *et al.* Solifenacin at 3 years: a review of efficacy and safety. *Postgrad Med* 2008; **120:** 85–91.
10. Cardozo L, *et al.* SUNRISE Study Group. Solifenacin in the treatment of urgency and other symptoms of overactive bladder: results from a randomized, double-blind, placebo-controlled, rising-dose trial. *BJU Int* 2008; **102:** 1120–7.

在肝损伤和肾损伤中的用法 对中度肝损伤（Child-Pugh 分类为 B）或严重肾损伤（肌酐清除率小于 30ml/min）的患者，推荐琥珀酸索非那辛剂量为 5mg，每日 1 次口服。不能用于严重肝损伤的患者（Child-Pugh 分类为 C）或正在进行血液透析的患者。

制剂

专利制剂

Arg.: Vesicare; ***Austral.:*** Vesicare; ***Austria:*** Vesicare; ***Belg.:*** Vesicare; ***Canad.:*** Vesicare; ***Cz.:*** Vesicare; ***Denm.:*** Vesicare; ***Fin.:*** Vesicare; ***Fr.:*** Vesicare; ***Ger.:*** Vesikur; ***Gr.:*** Vesicare; ***Hong Kong:*** Vesicare; ***Hung.:*** Vesicare; ***Indon.:*** Vesicare; ***Irl.:*** Vesitirim; ***Israel:*** Vesicare; ***Ital.:*** Vesiker; ***Jpn:*** Vesicare; ***Mex.:*** Vesicare; ***Neth.:*** Flomin; Uriclin; Vesicare; ***Norw.:*** Vesicare; ***NZ:*** Vesicare; ***Philipp.:*** Vesicare; ***Pol.:*** Vesicare; ***Port.:*** Flomin; Uriclin; Vesicare; ***Rus.:*** Vesicare (Везикар); ***S.Afr.:*** Vesicare; ***Spain:*** Vesicare; ***Swed.:*** Vesicare; ***Switz.:*** Vesicare; ***Thai.:*** Vesicare; ***UK:*** Vesicare; ***Ukr.:*** Vesicare (Везикар); ***USA:*** Vesicare.

Tadalafil (*BAN, USAN, rINN*) 他达那非

GF-196960; IC-351; Tadalafiili; Tadalafilo; Tadalafilum. (6*R*,12a*R*)-2,3,6,7,12,12a-Hexahydro-2-methyl-6-[3,4-(methylenedioxy)-phenyl]pyrazino[1′,2′:1,6]pyrido[3,4-*b*]indole-1,4-dione.

Тадалафил

$C_{22}H_{19}N_3O_4$ = 389.4.

CAS — 171596-29-5.

ATC — G04BE08.

ATC Vet — QG04BE08.

UNII — 742SXX0ICT.

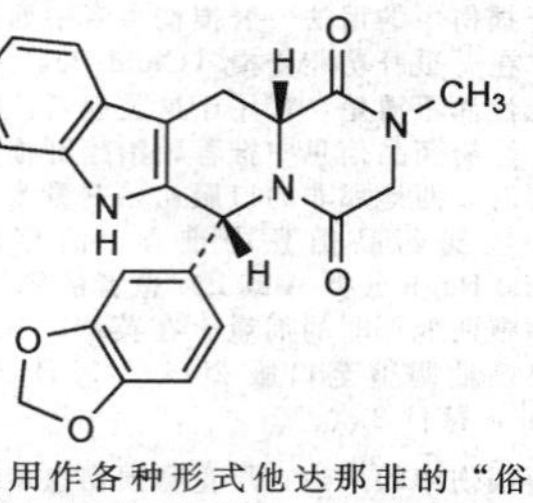

俗名 以下术语已用作各种形式他达那非的"俗名"（见第ⅶ页）或俚语：Weekend Pill。

不良反应和注意事项

参见**西地那非**，第2113页。他达那非引起视觉障碍的发生率要低于西地那非。对于有肝损伤或肾损伤的患者，可能需要减少剂量。

1. Montorsi F, *et al.* Long-term safety and tolerability of tadalafil in the treatment of erectile dysfunction. *Eur Urol* 2004; **45:** 339–44.

中草药制剂的添加 食品中添加药物如他达那非的内容，可参见**西地那非**的**中草药制剂的添加**项下内容，第2114页。

对心血管系统的影响 参考文献如下。

1. Kloner RA, *et al.* Cardiovascular effects of tadalafil. *Am J Cardiol* 2003; **92:** 37M–46M.

药物相互作用

参见**西地那非**，第2114页。

抗真菌药 一名男性患者在服用伊曲康唑期间，服用过两次他达那非 10mg，出现了阴茎异常勃起，两次服药间隔至少 1 个月[1]。他在服伊曲康唑的同时服用西地那非没有发生不良反应。当同时服用细胞色素 P450 同工酶 CYP3A4 抑制剂时，他达那非的推荐用法可见下文**用途和用法**。

1. Galatti L, *et al.* Interaction between tadalafil and itraconazole. *Ann Pharmacother* 2005; **39:** 200.

硝酸盐类 5-磷酸二酯酶抑制剂能加强硝酸盐类降低血压的效应，因此禁用于同时服用硝酸盐类药物的患者。曾有过在服用他达那非 24h 后舌下含服硝酸甘油，发生相互作用的报道，但是 48h 后情况尚没有发生过[1]。注册药品信息推荐对于危及生命的情况下需要使用硝酸盐类，必须是在最后一次服用他达那非 48h 以后，同时要密切观察患者情况。

1. Kloner RA, *et al.* Time course of the interaction between tadalafil and nitrates. *J Am Coll Cardiol* 2003; **42:** 1855–60.

药动学

他达那非口服后吸收良好，能在 2h 内达到峰浓度，食物不影响药物的吸收速度和程度。他达那非广泛分布于体内组织，约 94%与血浆蛋白结合。主要在肝中经细胞色素 P450 同工酶 CYP3A4 代谢，主要的代谢产物为无活性的甲基儿茶酚葡糖苷酸。他达那非的平均半衰期约 17.5h。

他达那非主要以代谢物的形式排出体外。其中约 61%经粪便，36%经尿液排出。老年及肾损伤者的清除率会有所降低。

1. Gupta M, *et al.* The clinical pharmacokinetics of phosphodiesterase-5 inhibitors for erectile dysfunction. *J Clin Pharmacol* 2005; **45:** 987–1003.
2. Forgue ST, *et al.* Tadalafil pharmacokinetics in healthy subjects. *Br J Clin Pharmacol* 2006; **61:** 280–8.
3. Forgue ST, *et al.* Effects of gender, age, diabetes mellitus and renal and hepatic impairment on tadalafil pharmacokinetics. *Br J Clin Pharmacol* 2007; **63:** 24–35.

用途和用法

他达那非是一种 5-磷酸二酯酶抑制剂，作用和用途与西地那非（第2114页）相似。主要用于治疗勃起功能障碍（第2099页）和肺动脉高压（第1138页）。

治疗**勃起功能障碍**，他达那非口服剂量为 10mg，至少于性行为前 30min 服用，食物不影响药物作用。必要时剂量可增加至 20mg 或减少至 5mg。药效可持续到给药后 36h，故 24h 内只能服药 1 次。

在英国，对于那些他达那非治疗有效的患者，按预期的频率使用（定义为一周 2 次），或持续每天使用认为是可以的。这类患者的推荐剂量是 5mg，每日 1 次，每日同一时间段服药。根据个体耐受情况可减少剂量至每日 2.5mg。在美国，他达那非推荐起始剂量是 2.5mg，每日同一时段服药。根据耐受性和疗效增加剂量至 5mg。

在英国，不推荐他达那非与多沙唑嗪合用，但在美国，他达那非允许与 α-受体阻滞药合用。患者使用 α-受体阻滞药达到稳定状态后，可以从他达那非推荐的最小

剂量开始使用。对于患者正在使用强效细胞色素 P450 同工酶 CYP3A4 抑制剂（如酮康唑或利他那韦增效的 HIV-蛋白酶抑制药）的情况，他达那非需要剂量每 72h 不能超过 10mg；若正在进行勃起功能障碍的每日常规基础治疗时，剂量不能超过 2.5mg。

为改善**肺动脉高压**患者的运动耐量，他达那非口服给药每日 40mg。在开始利他那韦前需要停用本药至少 24h。对于服用利他那韦至少 1 周的患者，他达那非起始为每日 20mg，根据耐受情况增加至每日 40mg。本药应避免用于正在服用强效细胞色素 P450 同工酶 CYP3A4 抑制剂或诱导剂的患者。老年患者中不必进行剂量调整，在肾损伤或肝损伤中的用法，见下文。

1. Brock GB, *et al.* Efficacy and safety of tadalafil for the treatment of erectile dysfunction: results of integrated analyses. *J Urol (Baltimore)* 2002; **168:** 1332–6. Correction. *ibid.* 2005; **173:** 664. [dosage error in abstract]
2. Brock GB. Tadalafil: a new agent for erectile dysfunction. *Can J Urol* 2003; **10** (suppl 1): 17–22.
3. Bella AJ, Brock GB. Tadalafil in the treatment of erectile dysfunction. *Curr Urol Rep* 2003; **4:** 472–8.
4. Curran MP, Keating GM. Tadalafil. *Drugs* 2003; **63:** 2203–12. Correction. *ibid.*; 2703.
5. Meuleman EJ. Review of tadalafil in the treatment of erectile dysfunction. *Expert Opin Pharmacother* 2003; **4:** 2049–56.
6. Padma-Nathan H. Efficacy and tolerability of tadalafil, a novel phosphodiesterase 5 inhibitor, in treatment of erectile dysfunction. *Am J Cardiol* 2003; **92** (suppl 1): 19M–25M.
7. Carson CC, *et al.* The efficacy and safety of tadalafil: an update. *BJU Int* 2004; **93:** 1276–81.
8. Doggrell SA. Comparison of clinical trials with sildenafil, vardenafil and tadalafil in erectile dysfunction. *Expert Opin Pharmacother* 2005; **6:** 75–84.
9. Donatucci CF, *et al.* Efficacy and safety of tadalafil once daily: considerations for the practical application of a daily dosing option. *Curr Med Res Opin* 2008; **24:** 3383–92.
10. Galiè N, *et al.* Pulmonary Arterial Hypertension and Response to Tadalafil (PHIRST) Study Group. Tadalafil therapy for pulmonary arterial hypertension. *Circulation* 2009; **119:** 2894–2903.

在肝损伤中的用法 当剂量为 10mg 时，轻至中度肝损伤患者对他达那非的暴露与健康受试者是相似的。

用于治疗**勃起功能障碍**，注册药品信息中作如下说明：

- 轻至中度肝损伤（Child-Pugh 分类 A 或 B）：最大剂量是 10mg，尚未对每日持续给药进行评估。
- 严重肝损伤（Child-Pugh 分类 C）：数据不充分，在英国建议慎重使用，在美国不建议使用。

用于治疗**肺动脉高压**，注册药品信息指出对于轻至中度肝损伤患者，推荐他达那非口服起始剂量减至 20mg，每日 1 次；严重肝损伤患者不建议使用。

在肾损伤中的用法 肾损伤患者中他达那非的清除率下降。

用于治疗**勃起功能障碍**，在英国注册药品信息作如下说明：

- 轻至中度肾损伤：不需要调整剂量；
- 严重肾损伤：最大剂量是 10mg，不推荐这类患者每日持续给药。

在美国，用于治疗勃起功能障碍时的剂量推荐在必要时才使用，根据肌酐清除率（CC）调整剂量：

- 轻度肾损伤（CC 51～80ml/min）：不需要调整剂量；
- 中度肾损伤（CC 31～50ml/min）：初始剂量≤每日 5mg，48h 内剂量不超过 10mg；
- 严重肾损伤（CC＜30ml/min）或行血液透析：72h 内最大剂量不超过 5mg。

对于每日持续服用他达那非治疗勃起功能障碍的患者：

- 轻度肾损伤（CC 51～80ml/min）：不需要调整剂量；
- 中度肾损伤（CC 31～50ml/min）：不需要调整剂量；
- 严重肾损伤（CC＜30ml/min）或行血液透析：不推荐使用。

用于治疗**肺动脉高压**，在轻至中度肾损伤（CC 31～80ml/min）患者中，口服初始剂量为 20mg，每日 1 次，根据耐受情况可增加至 40mg，每日 1 次。由于缺乏临床使用经验，应避免用于严重肾损伤（CC＜30ml/min）或进行血液透析的患者。本药不能经血液透析清除。

高原病 与高原病（第1129页）相关的低氧性肺动脉高压，他达那非治疗可能有效。一项小规模研究显示[1]，在有高原性肺水肿史的成人中使用该药显示有益的结果。

1. Maggiorini M, *et al.* Both tadalafil and dexamethasone may reduce the incidence of high-altitude pulmonary edema: a randomized trial. *Ann Intern Med* 2006; **145:** 497–506.

制剂

专利制剂

Arg.: Cialis; **Austral.:** Cialis; **Austria:** Cialis; **Belg.:** Cialis; **Braz.:** Cialis; **Canad.:** Cialis; **Chile:** Cialis; **Cz.:** Cialis; **Denm.:** Cialis; **Fin.:** Cialis; **Fr.:** Adcirca; Cialis; **Ger.:** Cialis; **Gr.:** Cialis; **Hong Kong:** Cialis; **Hung.:** Cialis; **India:** Forzest; Sialis†; Tadacip; Zydalis; **Indon.:** Cialis; **Irl.:** Cialis; **Israel:** Cialis; **Ital.:** Cialis; **Malaysia:** Cialis; **Mex.:** Cialis; **Neth.:** Cialis; **Norw.:** Cialis; **NZ:** Cialis; **Philipp.:** Cialis; **Pol.:** Cialis; **Port.:** Cialis; **Rus.:** Cialis (Сиалис); **S.Afr.:** Cialis; **Singapore:** Cialis; **Spain:** Cialis; **Swed.:** Cialis; **Switz.:** Cialis; **Thai.:** Cialis; **Turk.:** Cialis; Pasport; **UK:** Cialis; **Ukr.:** Cialis (Сиалис); **USA:** Adcirca; Cialis; **Venez.:** Cialis.

Tamsulosin Hydrochloride (*BANM*, *USAN*, *rINNM*) 盐酸坦洛新

Amsulosin Hydrochloride; Hidrocloruro de tamsulosina; LY-253351; Tamsulosiinihydrokloridi; Tamsulosin Hidroklorür; Tamsulosine, chlorhydrate de; Tamsulosinhydroklorid; Tamsulosini hydrochloridum; YM-617; *R*-(−)-YM-12617; YM-12617-1. (−)-(*R*)-5-(2-{[2-(o-Ethoxyphenoxy)ethyl]amino}-propyl)-2-methoxybenzenesulfonamide hydrochloride.

Тамсулозина Гидрохлорид

$C_{20}H_{28}N_2O_5S,HCl = 445.0.$

CAS — 106133-20-4 (tamsulosin); 106463-17-6 (tamsulosin hydrochloride).

ATC — G04CA02.

ATC Vet — QG04CA02.

UNII — 11SV1951MR.

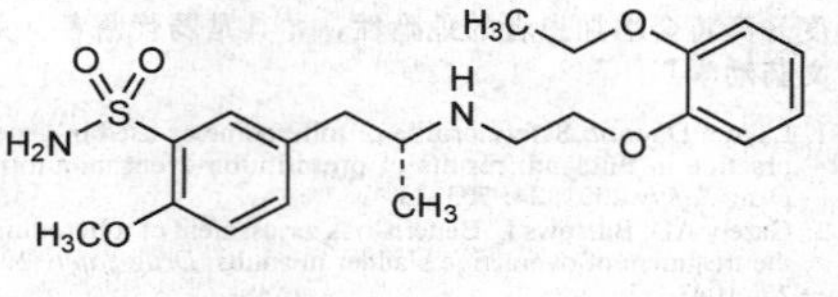

(tamsulosin)

Pharmacopoeias. In *Eur.* (see p.vii), *Jpn*, and *US*.

Ph. Eur. 6.8（Tamsulosin Hydrochloride） 一种白色或近白色粉末。微溶于水和无水乙醇；易溶于甲酸。

USP 33（Tamsulosin Hydrochloride） 一种白色或近白色晶体粉末。微溶于水和无水乙醇；难溶于甲醇；几乎不溶于乙醚；易溶于甲酸。贮藏于密闭容器中，温度在 20～25℃，允许偏差在 15～30℃。

不良反应、处置和注意事项

参见**盐酸哌唑嗪**，第1321页。因为坦洛新对于前列腺 α_1 受体有选择性，其血管舒张的影响较小。坦洛新可能会导致射精的异常。在严重肝损伤的患者中应避免使用。

不良反应发生率 对 12000 例使用坦洛新治疗的患者应用处方-事件监测进行研究[1]发现，最常见的不良反应有头晕、头痛、周身不适和低血压。

1. Mann RD, *et al.* The pharmacovigilance of tamsulosin: event data on 12 484 patients. *BJU Int* 2000; **85:** 446–50.

白内障手术 2005 年坦洛新的生产厂家警告[1,2]，服用过或正在服用 α 受体阻滞药的患者，在做白内障手术过程中可能会出现虹膜无张力、进行性瞳孔缩小和容易脱落（术中无张力虹膜综合征，IFIS）。一个研究组[3]做了 741 例白内障手术的系列报道，16 名接受过坦洛新治疗的患者中，有 15 名出现了 IFIS。这个工作组在前期一个包括 511 名患者的回顾性研究[3]中发现，16 名服用了坦洛新的患者中有 10 名发生了 IFIS。其他患者没有发生类似的情况，包括 11 名服用过其他 α 受体阻滞药的患者。一个回顾性病例对照分析发现，正在服用本药 14 天内进行手术发生严重术后眼科事件的风险高 2 倍。而之前使用本药或其他 α-受体阻滞药治疗良性前列腺增生患者中未发现类似关联[4]。美国厂家[2]说明，虽然出现这种情况的大部分患者同时服用了 α 受体阻滞药或服用至手术前 2 周，但是白内障手术前停药的临床益处并不明确，因为少数患者在手术前 9 个月停用 α 受体阻滞药仍然出现了这种情况。坦洛新的生产厂家建议对于考虑进行白内障手术的患者，应该询问其是否服用本药物[1,2]。一篇文献综述发现[5]，其他 α-受体阻滞药，包括阿夫唑嗪、多沙唑嗪、特拉唑嗪，也都发现与 IFIS 相关，但最主要还是与坦洛新相关。在英国，MHRA[6]要求所有 α-受体阻滞药说明书中增加一个警告，建议患者告知白内障手术医生曾经服用过或正在服用这类药物。

1. Boehringer Ingelheim (Canada). Important safety information on intraoperative floppy iris syndrome (IFIS) (issued 14th October 2005). Available at: http://www.hc-sc.gc.ca/dhp-mps/alt_formats/hpfb-dgpsa/pdf/medeff/flomax_hpc-cps-eng.pdf (accessed 02/09/08)
2. Boodee HW [Boehringer Ingelheim Pharmaceuticals, Inc (USA)]. Important drug information for physicians (issued November 2005) Available at: http://www.fda.gov/medwatch/safety/2005/Flomax_dearhcp_nov22_PI.pdf (accessed 01/12/05)
3. Chang DF, Campbell JR. Intraoperative floppy iris syndrome associated with tamsulosin. *J Cataract Refract Surg* 2005; **31:** 664–73.
4. Bell CM, *et al.* Association between tamsulosin and serious ophthalmic adverse events in older men following cataract surgery. *JAMA* 2009; **301:** 1991–6.
5. Cantrell MA, *et al.* Intraoperative floppy iris syndrome associated with α_1-adrenergic receptor antagonists. *Ann Pharmacother* 2008; **42:** 558–63.
6. MHRA/CHM. α-1 adrenoceptor antagonists: intraoperative floppy iris syndrome. *Drug Safety Update* 2007: **1** (1): 4–5. Available at: http://www.mhra.gov.uk/Publications/Safetyguidance/DrugSafetyUpdate/CON2031802 (accessed 17/06/08)

药物相互作用

参见**盐酸哌唑嗪**，第1322页。

坦洛新经细胞色素 P450 同工酶 CYP2D6 和 CYP3A4 代谢，这些酶的抑制剂能增加坦洛新的暴露量，应避免与强效的 CYP3A4 酶抑制剂或中至强度 CYP2D6 酶抑制剂合用。还应避免用于 CYP2D6 慢代谢者，尤其是口服剂量高于每日 400mg。

当坦洛新与华法林或双氯芬酸合用时需谨慎，因本药的清除会加快，暴露减少。呋塞米也会减少其暴露量，但坦洛新浓度能维持在正常范围。

药动学

坦洛新经胃肠道吸收，生物利用度几乎为 100%，食物能减慢药物吸收的速度，降低药物吸收的程度。口服以后药物能快速释放，约 1h 达到峰浓度。其血浆蛋白结合率约 99%。在肝中经细胞色素 P450 同工酶 CYP2D6 和 CYP3A4 缓慢代谢，主要以代谢物的形式从尿中排出，也有少量原形药物。血浆消除半衰期为 4～5.5h。

当以缓释剂型（这也是一种常用的剂型）给药时，上述的药动学参数可能会发生变化。比如，服药后达峰时间约为 6h，表观消除半衰期为 10～15h。

肾损伤 与正常肾功能受试者相比，有报道指出坦洛新在肾损伤患者中的血药浓度会升高[1,2]。但是，两个组具有药理活性的游离药物浓度是相似的，提示总血浆浓度升高是因为与血浆蛋白结合。

1. Koiso K, *et al.* Pharmacokinetics of tamsulosin hydrochloride in patients with renal impairment: effects of α_1-acid glycoprotein. *J Clin Pharmacol* 1996; **36:** 1029–38.
2. Wolzt M, *et al.* Pharmacokinetics of tamsulosin in subjects with normal and varying degrees of impaired renal function: an open-label single-dose and multiple-dose study. *Eur J Clin Pharmacol* 1998; **54:** 367–73.

用途和用法

坦洛新是一种 α_1-肾上腺素受体阻滞药（第1114页），其作用与哌唑嗪相似（第1322页）。据报道它对 α_{1A}-受体亚型有更高的选择性，分布在前列腺的 α_1-肾上腺素受体约 70%为该亚型。它主要用于良性前列腺增生（第2098页）的治疗，减轻尿路梗阻症状。

治疗良性前列腺增生，口服盐酸坦洛新缓释片 400μg，每日 1 次。美国注册药品信息指出，2～4 周后可以加量，必要时可加至 800μg，每日 1 次。

1. Wilde MI, McTavish D. Tamsulosin: a review of its pharmacological properties and therapeutic potential in the management of symptomatic benign prostatic hyperplasia. *Drugs* 1996; **52:** 883–98.
2. Lee M. Tamsulosin for the treatment of benign prostatic hypertrophy. *Ann Pharmacother* 2000; **34:** 188–99.
3. Lyseng-Williamson KA, *et al.* Tamsulosin: an update of its role in the management of lower urinary tract symptoms. *Drugs* 2002; **62:** 135–67.
4. Wilt TJ, *et al.* Tamsulosin for benign prostatic hyperplasia. Available in The Cochrane Database of Systematic Reviews; Issue 4. Chichester: John Wiley; 2002 (accessed 29/11/05).
5. Ren R-M, *et al.* Efficacy and safety of tamsulosin for the treatment of benign prostatic hyperplasia: a meta analysis. *Chin Med J (Engl)* 2010; **123:** 234–8.

抗抑郁药致泌尿生殖疾病 坦洛新曾成功用于 6 名服罗瑞波西汀所致排尿困难的男性患者[1]以及 2 名因使用瑞波西汀引起射精疼痛的患者[2]。

1. Demyttenaere K, *et al.* Tamsulosin as an effective treatment for reboxetine-associated urinary hesitancy. *Int Clin Psychopharmacol* 2001; **16:** 353–5.
2. Demyttenaere K, Huygens R. Painful ejaculation and urinary hesitancy in association with antidepressant therapy: relief with tamsulosin. *Eur Neuropsychopharmacol* 2002; **12:** 337–41.

前列腺炎 α_1-肾上腺素受体阻滞药是一类治疗慢性前列腺炎（第2101页）的常用药物之一。在一项为期 6 周的多中心、双盲、安慰剂对照研究中[1]，58 名患有中度至重度的慢性前列腺炎或慢性盆腔疼痛综合征的患者，每日服用坦洛新 400μg，与安慰剂组相比，能显著改善症状。此结果提示，坦洛新治疗男性严重前列腺炎有临床意义，需要几周的时间才能发挥药效，并且认为

长期用药能带来更多益处。

1. Nickel JC, *et al.* Treatment of chronic prostatitis/chronic pelvic pain syndrome with tamsulosin: a randomized double blind trial. *J Urol (Baltimore)* 2004; **171:** 1594–7.

肾结石 肾结石的保守治疗（第2101页）是使用药物促使结石通过尿道自然排出。α_1-肾上腺素受体阻滞药减少输尿管平滑肌痉挛、减轻阻塞及改善尿流速。对下尿道非复杂性结石的患者进行研究表明[1~5]，坦洛新能改善结石排出率及排出速度，减少对镇痛药的需求。坦洛新每日口服给药 400μg，最多用 4 周，对照组给予各种其他解痉剂包括苯二氮䓬类、间苯三酚和硝苯地平，多数研究中还给予患者预防性的抗菌药、地夫可特和 NSAIDs。一篇综述和荟萃分析[6]认为坦洛新对于辅助下尿路直径小于10mm 的结石排出是有益的，需要治疗的数值是 3。

一篇综述[7]提供证据支持坦洛新对于辅助直径更大一些且同时进行超声波碎石术治疗的肾结石排出是安全有效的。对于输尿管结石中该药的辅助治疗作用未得出一致结论，但报道其能减轻疼痛。

1. Červenàkov I, *et al.* Speedy elimination of ureterolithiasis in lower part of ureters with the alpha 1-blocker–tamsulosin. *Int Urol Nephrol* 2002; **34:** 25–9.
2. Dellabella M, *et al.* Efficacy of tamsulosin in the medical management of juxtavesical ureteral stones. *J Urol (Baltimore)* 2003; **170:** 2202–5.
3. Porpiglia F, *et al.* Nifedipine versus tamsulosin for the management of lower ureteral stones. *J Urol (Baltimore)* 2004; **172:** 568–71.
4. Yilmaz E, *et al.* The comparison and efficacy of 3 different α_1-adrenergic blockers for distal ureteral stones. *J Urol (Baltimore)* 2005; **173:** 2010–12.
5. Dellabella M, *et al.* Randomized trial of the efficacy of tamsulosin, nifedipine and phloroglucinol in medical expulsive therapy for distal ureteral calculi. *J Urol (Baltimore)* 2005; **174:** 167–72.
6. Arrabal-Martin M, *et al.* Treatment of ureteral lithiasis with tamsulosin: literature review and meta-analysis. *Urol Int* 2010; **84:** 254–9.
7. Losek RL, Mauro LS. Efficacy of tamsulosin with extracorporeal shock wave lithotripsy for passage of renal and ureteral calculi. *Ann Pharmacother* 2008; **42:** 692–6.

制剂

BP 2010: Prolonged-release Tamsulosin Capsules;
USP 33: Tamsulosin Hydrochloride Capsules.

专利制剂

Arg.: Aclosan; Controlpros; Espontal; Lostam; Omnic; Prostoklar; Reduprost; Secotex; Tamsuna; Tansiloprost; Uroprost-Q; ***Austral.:*** Flomax†; Flomaxtra; ***Austria:*** Aglandin; Alna; Tamsu; Tamsunova; ***Belg.:*** Omic; Ranomax; ***Braz.:*** Contiflo; Omnic; Secotex; Tamsulon; ***Canad.:*** Flomax; ***Chile:*** Eupen; Gotely; Omnic; Prostall; Secotex; Sulix; Vi-Uril; ***Cz.:*** Apo-Tamis; Damurgin; Fokusin; Lannatam; Omnic; Solesmin; Taflosin; Tamipro; Tamsec; Tamurox; Tanyz; Urostad; ***Denm.:*** Cepalux; Masulin; Omnic; Omnistad; Tamsin; Tamsukon; Tamsulogen; ***Fin.:*** Expros; Omnic; Tamictor; Tamsact; Tamsu-Anlini; TamsuCinfa; TamsuGaran; Tamsulogen; Tamsumin; TamsuPli; TamsuTeva†; ***Fr.:*** Josir; Mecir; Omexel; Omix; ***Ger.:*** Alna; Omnic; Prostacure; Prostadil; Prostazid; Tadin; Tamsu-Q; Tamsublock; Tamsulo-Isis; Tamsumedin; Tamsunar; ***Gr.:*** Novelio; Omnic; Pradif; Prosolvin; Sintamel; Tamsol; Tamsulijn; Zidrolin; ***Hong Kong:*** Harnal; ***Hung.:*** Flosin; Fokusin; Omipro; Omnic; Provosal; Ranomax; Tamsol; Tamsudil; Tamsugen; Tanyz; Totalprost; Urostad; ***India:*** Urimax; ***Indon.:*** Harnal; ***Irl.:*** Omnexel; Omnic; Omsil; Prolosin; Tacap; Tamnic; Tamsu; Tamsulas†; ***Israel:*** Omnic; Promnix; Tamsulin; ***Ital.:*** Botam; Lura; Omnic; Pradif; Tamlic; ***Jpn:*** Harnal; ***Mex.:*** Amzuvag; Asoflon; Hipebe; Secadryckel; Secotex; Suprosina; ***Neth.:*** Mapelor; Omnic; Tamsin; Tamsulijn; ***Norw.:*** Cepalux; Omnic; ***NZ:*** Flomax; Flomaxtra; ***Philipp.:*** Harnal; Prozelax; ***Pol.:*** Apo-Tamis; Bazetham; Fokusin; Omipro; Omnic; Omsal; Prostamnic; Proximic; Ranlosin; Symlosin; Tamsec; Tamsudil; Tamsugen; TamsuLek; Tanyz; Uprox; Urostad; ***Port.:*** Omnic; Pradif; Sulin; Tacap; ***Rus.:*** Fokusin (Фокусин); Hyperprost (Гиперпрост); Omnic (Омник); Omsulosin (Омсулозин); Sonizin (Сонизин); Tamsulon (Тамсулона); Tanyz (Таниз-К); Tulosin (Тулозин); ***S.Afr.:*** Flomax; Tamsul; Uromax; ***Spain:*** Manfredol; Omnic; Sebrane; Urolosin; Vetevel; ***Switz.:*** Omix; Pradif; Tamsunax; ***Thai.:*** Harnal; ***Turk.:*** Flomax; Floprost; Tocas; Uromax; ***UK:*** Bazetham; Contiflo; Diffundox; Flomax; Flomaxtra; Stronazon; Tabphyn; ***Ukr.:*** Fokusin (Фокусин); Omiks (Омікс); Omnic (Омник); Ranoprost (Ранопрост); Tamsol (Тамсол); ***USA:*** Flomax; ***Venez.:*** Secotex; Tamsulon.

多组分制剂 ***Hung.:*** Duamild; ***India:*** Urimax F; ***UK:*** Combodart; ***USA:*** Jalyn.

Tolterodine Tartrate (*BANM*, *USAN*, *rINNM*)
酒石酸托特罗定

Kabi-2234 (tolterodine); PNU-200583E; Tartrato de tolterodina; Tolterodin Tartrat; Tolterodine L-Tartrate; Toltérodine, Tartrate de; Tolterodini Tartras. (+)-(*R*)-2-{α-[2-(Diisopropylamino)-ethyl]benzyl}-*p*-cresol tartrate.

Тольтеродина Тартрат

$C_{22}H_{31}NO,C_4H_6O_6 = 475.6.$

CAS — 124937-51-5 (tolterodine); 124937-52-6 (tolterodine tartrate).

ATC — G04BD07.

ATC Vet — QG04BD07.

UNII — 5T619TQR3R.

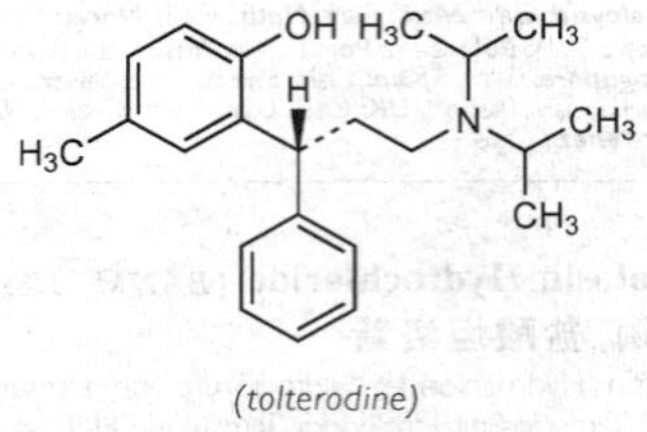

(tolterodine)

不良反应、处置和注意事项

参见**硫酸阿托品**，第1176页。关于一例托特罗定对眼的不良反应报道，见**奥昔布宁**项下**对眼的影响**，第2110页。肝损伤或肾损伤的患者使用托特罗定需要谨慎。动物实验发现高剂量托特罗定有胎儿毒性，妊娠期间要避免使用托特罗定。

在对托特罗定治疗剂量和高剂量的对照研究中，都出现了 QT 间期延长的情况。但是超过基线的变化未超过需要引起注意的阈值，其临床意义尚不清楚。因此，注册药品信息中警告，对于有 QT 间期延长或相关危险因素的患者，如电解质紊乱、心动过缓、心脏疾病史或合用其他可致 QT 间期延长的药物等，使用本药时要谨慎。因药物相互作用（见下文）导致托特罗定的血药浓度升高将会增加患者的危险性，尤其是弱代谢者（见下文**药动学**）。

1. Layton D, *et al.* Safety profile of tolterodine as used in general practice in England: results of prescription-event monitoring. *Drug Safety* 2001; **24:** 703–13.
2. Garely AD, Burrows L. Benefit-risk assessment of tolterodine in the treatment of overactive bladder in adults. *Drug Safety* 2004; **27:** 1043–57.
3. Malhotra BK, *et al.* Thorough QT study with recommended and supratherapeutic doses of tolterodine. *Clin Pharmacol Ther* 2007; **81:** 377–85.

药物相互作用

参见抗毒蕈碱药（见**硫酸阿托品**，第1176页）。

托特罗定与能抑制细胞色素 P450 同工酶 CYP3A4 或 CYP2D6（见下文**抗抑郁药**）的药物合用时，有发生相互作用的危险。托特罗定与 CYP3A4 强抑制剂（如大环内酯类抗菌药红霉素和克拉霉素，唑类抗真菌药酮康唑、伊曲康唑或咪康唑）合用时的剂量推荐，可参见下文**用途和用法**。托特罗定可使 QT 间期延长，与某些已知有此效应的药物合用时需要谨慎，特别是Ⅰa 和Ⅲ类抗心律失常药。

抗胆碱酯酶药 对于托特罗定与多奈哌齐或利伐斯的明的相互作用，参见**多奈哌齐**项下**抗毒蕈碱药**，第344页。

抗凝血药 关于托特罗定对华法林活性的影响，可参见**抗毒蕈碱药**项下，第1372页。

抗抑郁药 SSRI 类抗抑郁药氟西汀是一种很强的细胞色素 P450 同工酶 CYP2D6 的抑制剂，与托特罗定合用可以导致托特罗定血清浓度-时间曲线下面积（AUC）增加 4 倍以上及其 5-羟甲基代谢产物曲线下面积下降到约 20%[1]。但是，因为二者都有药理活性，所以最终导致的变化并无临床意义。因此，注册药品信息并不推荐托特罗定与氟西汀合用时调整剂量。

1. Brynne N, *et al.* Fluoxetine inhibits the metabolism of tolterodine—pharmacokinetic implications and proposed clinical relevance. *Br J Clin Pharmacol* 1999; **48:** 553–63.

胃肠药 一项在健康受试者中的研究发现[1]，服用抗酸药可以加速托特罗定缓释剂型的释放，可能是因为胃内 pH 升高的原因。血中托特罗定的浓度升高，但是半衰期和血浆浓度-时间曲线下面积并没有发生显著变化。在另一项研究中发现，奥美拉唑有类似的效应[2]。这种药物释放的变化的临床意义尚不十分明确。

1. Sathyan G, *et al.* Effect of antacid on the pharmacokinetics of extended-release formulations of tolterodine and oxybutynin. *Clin Pharmacokinet* 2004; **43:** 1059–68.
2. Dmochowski R, *et al.* Effect of the proton pump inhibitor omeprazole on the pharmacokinetics of extended-release formulations of oxybutynin and tolterodine. *J Clin Pharmacol* 2005; **45:** 961–8.

药动学

托特罗定口服后 1～3h 达到峰浓度，其血浆蛋白结合率很高。主要经肝 P450 同工酶 CYP2D6 代谢为有活性的 5-羟甲基衍生物（DD-01），少数托特罗定弱代谢者经 CYP3A4 代谢为无活性的 *N*-脱烷基衍生物。其绝对生物利用度约为 17%，半衰期 2～3h。弱代谢者这些参数都增加，绝对生物利用度约 65%，半衰期约 10h。但是这些代谢上的差异并不影响临床使用，因为弱代谢者机体暴露于游离托特罗定与强代谢者暴露于游离托特罗定和活性 5-羟甲基代谢物相似。托特罗定主要经尿排泄，约 17%从粪便中排出，少于 1%的药物以原形排出。

1. Brynne N, *et al.* Pharmacokinetics and pharmacodynamics of tolterodine in man: a new drug for the treatment of urinary bladder overactivity. *Int J Clin Pharmacol Ther* 1997; **35:** 287–95.
2. Brynne N, *et al.* Influence of CYP2D6 polymorphism on the pharmacokinetics and pharmacodynamics of tolterodine. *Clin Pharmacol Ther* 1998; **63:** 529–39.

用途和用法

酒石酸托特罗定是一种叔胺化合物，属于抗毒蕈碱药，作用与阿托品（第1176页）相似。据报道，其对分布于膀胱的毒蕈碱受体有高度选择性。主要用于膀胱逼尿肌不稳定所致的尿急、尿频和尿失禁。酒石酸托特罗定口服常规用法为 2mg，每日 2 次；缓释制剂一般口服 4mg，每日 1 次。对于发生过不良反应的患者，推荐用法为口服 1mg，每日 2 次（或缓释制剂 2mg，每日 1 次）。美国注册药品信息指出，正在接受对 CYP3A4 有强抑制作用药物的同时，托特罗定的最大剂量不应超过每日 2mg。英国药品信息则不推荐两类药物的合用。对于有肝损伤或肾损伤患者的用法及儿童的用法可参见下文。

儿童用法 在英国，虽然托特罗定未获得批准用于儿童，*BNFC 2009* 建议 2 岁以上儿童尿频、尿急和尿失禁治疗可使用托特罗定，剂量为每日 1mg，根据反应逐渐增加剂量至 2mg，每日 2 次。儿童使用 2mg、每日 2 次剂量达到稳定状态后，可以转换为缓释剂型 4mg，每日 1 次。

在肝损伤或肾损伤中的用法 在肝损伤或肾损伤患者中，美国和英国的注册药品信息推荐的剂量为口服 1mg 酒石酸托特罗定，每日 2 次（或服用调释剂型，每日 2mg）。

良性前列腺增生 虽然使用抗毒蕈碱药治疗有症状的前列腺增生患者还有一些顾虑（第2098页），但在一些有下尿路症状提示为过度活动性膀胱的患者中，抗毒蕈碱药如托特罗定单独或辅助使用治疗这些症状的是逐渐增加的。

1. Kaplan SA, *et al.* Tolterodine extended release attenuates lower urinary tract symptoms in men with benign prostatic hyperplasia. *J Urol (Baltimore)* 2005; **174:** 2273–5.
2. Kaplan SA, *et al.* Tolterodine and tamsulosin for treatment of men with lower urinary tract symptoms and overactive bladder: a randomized controlled trial. *JAMA* 2006; **296:** 2319–28. Correction. *ibid.*; **297:** 1195. Correction. *ibid.*; **298:** 1864.
3. Rovner ES, *et al.* Effect of tolterodine extended release with or without tamsulosin on measures of urgency and patient reported outcomes in men with lower urinary tract symptoms. *J Urol (Baltimore)* 2008; **180:** 1034–41.

夜间遗尿 在儿童患者中当单独使用去氨加压素治疗夜间遗尿的疗效不完全时，曾尝试加用托特罗定（第2099页）[1]。与去氨加压素单独使用相比，加用托特罗定后，尿床的发生率能降低 66%。

1. Austin PF, *et al.* Combination therapy with desmopressin and an anticholinergic medication for nonresponders to desmopressin for monosymptomatic nocturnal enuresis: a randomized, double-blind, placebo-controlled trial. *Pediatrics* 2008; **122:** 1027–32.

尿失禁 托特罗定用作急性尿失禁（第2100页）治疗中除奥昔布宁外的备选药物。托特罗定不良反应较奥昔布宁少见，但 *BNF 59* 指出在疗效和不良反应方面与其缓释制剂相当。

1. Harvey M-A, *et al.* Tolterodine versus oxybutynin in the treatment of urge urinary incontinence: a meta-analysis. *Am J Obstet Gynecol* 2001; **185:** 56–61.
2. Jacquetin B, Wyndaele J. Tolterodine reduces the number of urge incontinence episodes in patients with an overactive bladder. *Eur J Obstet Gynecol Reprod Biol* 2001; **98:** 97–102.
3. Sussman D, Garely A. Treatment of overactive bladder with once-daily extended-release tolterodine or oxybutynin: the antimuscarinic clinical effectiveness trial (ACET). *Curr Med Res Opin* 2002; **18:** 177–84.
4. Swift S, *et al.* A new once-daily formulation of tolterodine provides superior efficacy and is well tolerated in women with overactive bladder. *Int Urogynecol J Pelvic Floor Dysfunct* 2003; **14:** 50–4.
5. Diokno AC, *et al.* Prospective, randomized, double-blind study of the efficacy and tolerability of the extended-release formulations of oxybutynin and tolterodine for overactive bladder: results of the OPERA trial. *Mayo Clin Proc* 2003; **78:** 687–95.
6. Khullar V, *et al.* Treatment of urge-predominant mixed urinary incontinence with tolterodine extended release: a randomized, placebo-controlled trial. *Urology* 2004; **64:** 269–74.
7. Sand PK, *et al.* A comparison of extended-release oxybutynin and tolterodine for treatment of overactive bladder in women. *Int Urogynecol J Pelvic Floor Dysfunct* 2004; **15:** 243–8.
8. Nijman RJ, *et al.* Tolterodine treatment for children with symptoms of urinary urge incontinence suggestive of detrusor overactivity: results from 2 randomized, placebo controlled trials. *J Urol (Baltimore)* 2005; **173:** 1334–9.
9. Rovner ES. Tolterodine for the treatment of overactive bladder: a review. *Expert Opin Pharmacother* 2005; **6:** 653–66.
10. NICE. Urinary incontinence: the management of urinary incontinence in women (issued October 2006). Available at: http://www.nice.org.uk/nicemedia/pdf/CG40NICEguideline.pdf (accessed 02/09/08)
11. Jumadilova Z, *et al.* Retrospective evaluation of outcomes in

patients with overactive bladder receiving tolterodine versus oxybutynin. *Am J Health-Syst Pharm* 2006; **63:** 2357–64.
12. Salvatore S, *et al.* Tolterodine for the treatment of overactive bladder. *Expert Opin Pharmacother* 2008; **9:** 1249–55.
13. Ulahannan D, Wagg A. The safety and efficacy of tolterodine extended release in the treatment of overactive bladder in the elderly. *Clin Interv Aging* 2009; **4:** 191–6.
14. Chung DE, Te AE. Tolterodine extended-release for overactive bladder. *Expert Opin Pharmacother* 2009; **10:** 2181–94.

制剂

专利制剂

Arg.: Breminal; Detrusitol; Toltem; Urginol; **Austral.:** Detrusitol; **Austria:** Detrusitol; Detsel†; **Belg.:** Detrusitol; **Braz.:** Detrusitol; **Canad.:** Detrol; **Chile:** Detrusitol; **Cz.:** Detrusitol; Uroflow; **Denm.:** Detrusitol; **Fin.:** Detrusitol; **Fr.:** Detrusitol; **Ger.:** Detrusitol; **Gr.:** Detrusitol; **Hong Kong:** Detrusitol; **Hung.:** Detrusitol; **India:** Detrusitol; Terol; **Indon.:** Detrusitol; **Irl.:** Detrusitol; **Israel:** Detrusitol; **Ital.:** Detrusitol; **Malaysia:** Detrusitol; **Mex.:** Detrusitol; **Neth.:** Detrusitol; Detsel†; **Norw.:** Detrusitol; **NZ:** Detrusitol; **Pol.:** Detrusitol; Uroflow; **Port.:** Detrusitol; **Rus.:** Detrusitol (Детрузитол); Roliten (Ролитен); Urotol (Уротол); **S.Afr.:** Detrusitol; **Singapore:** Detrusitol; **Spain:** Detrusitol; Urotrol; **Swed.:** Detrusitol; **Switz.:** Detrusitol; **Thai.:** Detrusitol; **Turk.:** Detrusitol; Toltex; **UK:** Detrusitol; **Ukr.:** Detrusitol (Детрузитол); Roliten (Ролитен); **USA:** Detrol; **Venez.:** Detrusitol.

Trospium Chloride (*BAN, USAN, rINN*) 曲司氯铵

Cloruro de trospio; IP-631; Trospii chloridum; Trospio chloridas; Trospium, chlorure de; Trospium-chlorid; Trospiumklorid; Trospiumkloridi; Trospiyum Klorür. 3α-Benziloyloxynortropane-8-spiro-1′-pyrrolidinium chloride.

Троспия Хлорид

$C_{25}H_{30}ClNO_3$ = 428.0.

CAS — 10405-02-4.

ATC — G04BD09.

ATC Vet — QG04BD09.

UNII — 1E6682427E.

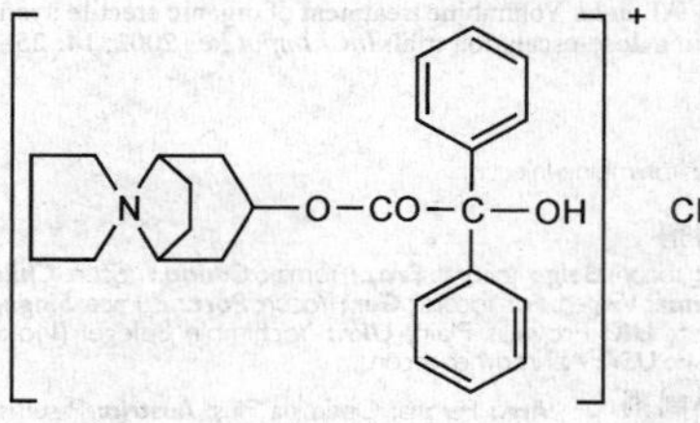

Pharmacopoeias. In *Eur.* (see p.vii).

Ph. Eur. 6. 8 (Trospium Chloride) 一种白色或几乎白色的结晶性粉末。极易溶于水；几乎不溶于二氯甲烷；易溶于甲醇。1%水溶液的 pH 值为 5.0～7.0。避光。

不良反应、处置和注意事项

参见硫酸阿托品（第1176页）。对有肝损伤或肾损伤的患者，使用须谨慎。动物实验显示曲司氯铵能透过胎盘，并分布入乳汁。注册药品信息建议用于妊娠和哺乳期妇女时须密切观察。

药物相互作用

参见抗毒蕈碱药（见硫酸阿托品，第1176页）。

药动学

口服曲司氯铵后 4～6h 能达到峰浓度，同时进食能降低其生物利用度，特别是高脂饮食。血浆蛋白结合率范围在 50%～80%。曲司氯铵主要通过肾小管分泌作用以原形经尿液排泄，约 10%为螺醇（spiroalcohol）。据报道速释剂型终末消除半衰期约 10～20h，缓释剂型为 35h，严重肾损伤的患者（肌酐清除率为 8～32ml/min）平均半衰期可延长两倍。曲司氯铵在小鼠的实验中能透过胎盘，并可在乳汁中检测到。

1. Doroshyenko O, *et al.* Clinical pharmacokinetics of trospium chloride. *Clin Pharmacokinet* 2005; **44:** 701–20.

曲库氯铵膀胱灌注后生物利用度的资料见下文。

用途和用法

曲司氯铵是一种季铵化合物，属抗毒蕈碱药，作用与阿托品（第1176页）相似。主要用于膀胱逼尿肌不稳定或反射亢进引起的尿频、尿急和尿失禁。它还可以用作解痉药。

速释剂型通常口服给药剂量是 20mg，每日 2 次，餐前空腹服用。警示在年龄大于 75 岁的患者，应给更低剂量，为 20mg，每日 1 次。每 3～6 个月对是否需要继续治疗进行评估。在可以使用缓释剂型的一些国家，通常口服给药剂量是 60mg，每日 1 次，早晨餐前至少 1h 服用。对于肝损伤或肾损伤患者的用法，见下文。

曲司氯铵还可以缓慢静脉注射给药。此外，用于治疗慢性阻塞性肺疾病的吸入性剂型也正在研究当中。

1. Walter P, *et al.* Bioavailability of trospium chloride after intravesical instillation in patients with neurogenic lower urinary tract dysfunction: a pilot study. *Neurourol Urodyn* 1999; **18:** 447–53.
2. Frohlich G, *et al.* Trospium chloride in patients with detrusor overactivity: meta-analysis of placebo-controlled, randomized, double-blind, multi-center clinical trials on the efficacy and safety of 20 mg trospium chloride twice daily. *Int J Clin Pharmacol Ther* 2002; **40:** 295–303.
3. Halaska M, *et al.* Controlled, double-blind, multicentre clinical trial to investigate long-term tolerability and efficacy of trospium chloride in patients with detrusor instability. *World J Urol* 2003; **20:** 392–9.
4. Lopez Pereira P, *et al.* Trospium chloride for the treatment of detrusor instability in children. *J Urol (Baltimore)* 2003; **170:** 1978–81.
5. Zinner N, *et al.* Trospium chloride improves overactive bladder symptoms: a multicenter phase III trial. *J Urol (Baltimore)* 2004; **171:** 2311–15.
6. Rovner ES. Trospium chloride in the management of overactive bladder. *Drugs* 2004; **64:** 2433–46.
7. Singh-Franco D, *et al.* Trospium chloride for the treatment of overactive bladder with urge incontinence. *Clin Ther* 2005; **27:** 511–30.
8. Rudy D, *et al.* Multicenter phase III trial studying trospium chloride in patients with overactive bladder. *Urology* 2006; **67:** 275–80.
9. Menarini M, *et al.* TcP128-Study Group. Trospium chloride in patients with neurogenic detrusor overactivity: is dose titration of benefit to the patients? *Int J Clin Pharmacol Ther* 2006; **44:** 623–32.
10. Staskin D, *et al.* Trospium Study Group. Once daily trospium chloride is effective and well tolerated for the treatment of overactive bladder: results from a multicenter phase III trial. *J Urol (Baltimore)* 2007; **178:** 978–83.
11. Biastre K, Burnakis T. Trospium chloride treatment of overactive bladder. *Ann Pharmacother* 2009; **43:** 283–95.

在肝损伤中的用法 曲司氯铵的注册药品信息中提到，与健康受试者相比，轻度（Child-Pugh 得分 5～6）至中度（Child-Pugh 得分 7～12）肝损伤患者，其血药峰浓度和曲线下面积均增加。目前没有关于重度肝损伤患者使用该药的信息。英国建议轻至中度肝损伤患者慎用该药，不建议重度肝损伤患者使用。在美国注册药品信息中，提到中至重度肝损伤患者使用本药的速释或缓释剂型均应慎重。无论是英国或美国的注册药品信息，均未推荐具体剂量。

在肾损伤中的用法 盐酸曲司氯铵主要通过活性小管分泌消除。注册药品信息中提到，对于重度肾损伤患者，使用速释剂型后其峰浓度、曲线下面积和半衰期均有增加。在轻至中度肾损伤患者中，本药的药动学特征尚无研究。

英国速释剂型的注册药品信息提到，在轻至中度肾损伤患者中慎用本药，推荐口服剂量为 20mg，每日 1 次；对于重度肾损伤患者，即 CC 为每 $1.73m^2$ 10～30ml/min，口服剂量为 20mg，隔日 1 次。

美国速释剂型的注册药品信息提到，对于重度肾损伤患者（CC<30ml/min），推荐剂量为 20mg，睡前服用。不建议这类患者使用缓释剂型。

制剂

专利制剂

Arg.: Spasmex; **Austria:** Inkontan; Rekont†; Spasmolyt; **Chile:** Spasmex; **Cz.:** Spasmed; Spasmex†; Uraplex; **Denm.:** Spasmo-Lyt; **Fin.:** Spasmo-Lyt; **Fr.:** Ceris; **Ger.:** Spasmex; Spasmo-Rhoival TC; Spasmo-Urgenin TC; Spasmolyt; Trospi; **Gr.:** Uraplex; **Irl.:** Ceris; Flotros; Regurin; **Israel:** Spasmex; **Ital.:** Uraplex; **Malaysia:** Spasmolyt; **Port.:** Spasmoplex; Urivesc; **Rus.:** Spasmex (Спазмекс); **S.Afr.:** Uricon; **Spain:** Uraplex; **Switz.:** Spasmo-Urgenine Neo; **Thai.:** Spasmex; Spasmo-Lyt; **Turk.:** Spasmex; **UK:** Flotros; Regurin; **Ukr.:** Spasmo-Lyt (Спазмо); **USA:** Sanctura.

多组分制剂 **Austria:** Spasmo-Urgenin; **Port.:** Spasmo-Urgenin†; **Spain:** Spasmo-Urgenin; **Thai.:** Spasmo-Urgenin.

Udenafil (*USAN, rINN*) 优地那非

DA-8159; Udénafil; Udenafilo; Udenafilum. 3-(1-Methyl-7-oxo-3-propyl-4,7-dihydro-1*H*-pyrazolo[4,3-*d*]pyrimidin-5-yl)-*N*-{2-[(2*RS*)-1-methylpyrrolidin-2-yl]ethyl}-4-propoxybenzenesulfonamide.

Уденафил

$C_{25}H_{36}N_6O_4S$ = 516.7.

CAS — 268203-93-6.

UNII — L5IB4XLY36.

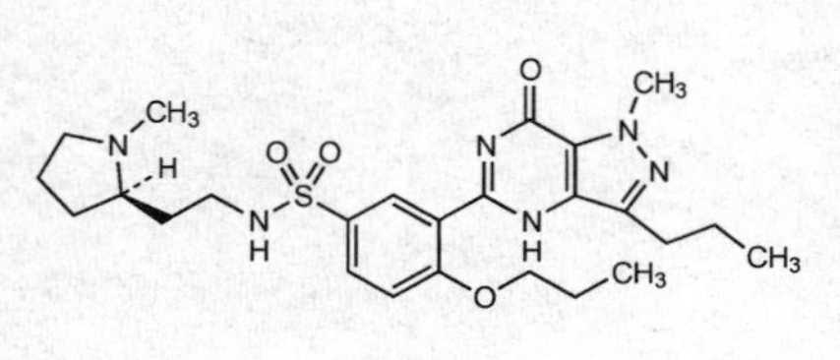

简介

伐地那非是一种 5-磷酸二酯酶抑制剂，其作用和用途与西地那非（第2113页）相似。主要用于勃起障碍的治疗。在性行为前 3min～2h 前服用，剂量为 100～200mg。24h 内服药不能超过 1 次。

制剂

专利制剂

Rus.: Zydena (Зидена).

Vardenafil (*rINN*) 伐地那非

Vardénafil; Vardenafilum. 1-{[3-(3,4-Dihydro-5-methyl-4-oxo-7-propylimidazo[5,1-*f*]-*as*-triazin-2-yl)-4-ethoxyphenyl]sulfonyl}-4-ethylpiperazine.

Варденафил

$C_{23}H_{32}N_6O_4S$ = 488.6.

CAS — 224785-90-4.

ATC — G04BE09.

ATC Vet — QG04BE09.

UNII — UCE6F4125H.

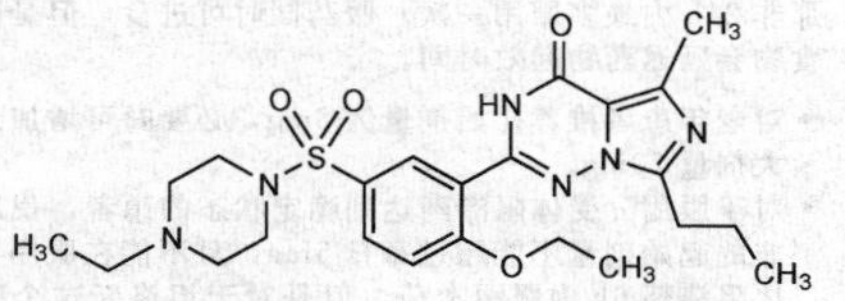

Vardenafil Dihydrochloride (*USAN, rINNM*) 伐地那非二盐酸盐

Dihidrocloruro de vardenafil; Vardénafil, Dichlorhydrate de; Vardenafili Dihydrochloridum.

Варденафила Дигидрохлорид

$C_{23}H_{32}N_6O_4S,2HCl$ = 561.5.

CAS — 224789-15-5.

ATC — G04BE09.

ATC Vet — QG04BE09.

UNII — 5O8R96XMH7.

Vardenafil Hydrochloride (*USAN, rINNM*) 盐酸伐地那非

Bay-38-9456; Hidrocloruro de vardenafil; Vardénafil, Chlorhydrate de; Vardenafil Monohydrochloride; Vardenafili Hydrochloridum.

Варденафила Гидрохлорид

$C_{23}H_{32}N_6O_4S,HCl$ = 525.1.

CAS — 224785-91-5.

ATC — G04BE09.

ATC Vet — QG04BE09.

UNII — 5M8S2CU0TS.

不良反应和注意事项

参见西地那非，第2114页。伐地那非有过光敏性的报道。它能延长 QT 间期，尽量避免有危险因素的患者使用该药，如低钾血症、先天性 QT 间期延长或正在使用Ⅰa 或Ⅲ类抗心律失常药。对有肝损伤或肾损伤的患者应该减少剂量。

对心血管系统的影响 参考文献如下。

1. Thadani U, *et al.* The effect of vardenafil, a potent and highly selective phosphodiesterase-5 inhibitor for the treatment of erectile dysfunction, on the cardiovascular response to exercise in patients with coronary artery disease. *J Am Coll Cardiol* 2002; **40:** 2006–12.

药物相互作用

参见西地那非，第2114页。伐地那非需避免与强效的细胞色素 P450 同工酶 CYP3A4 抑制剂合用（如 HIV-蛋白酶抑制药、一些唑类抗真菌药及大环类抗菌药），必需使用时，需要调整剂量，参见下文（第2120页）。75 岁以上患者在使用酮康唑或伊曲康唑时禁用本药。伐地那非与硝苯地平合用会增加其降压效应。它能延长 QT 间期，因此应避免与Ⅰa 类或Ⅲ类抗心律失常药合用。

药动学

伐地那非口服能迅速吸收，生物利用度约为 15%。30～120min 内能达到峰浓度。高脂饮食会减少伐地那

非的吸收速率。

伐地那非能广泛分布到组织中，约 95%与血浆蛋白结合。主要在肝中经细胞色素 P450 同工酶 CYP3A4（主要途径）以及 CYP3A5 和 CYP2C 亚型代谢。其主要代谢产物为伐地那非的去乙基化产物，也具有一定的药理活性。终末半衰期为 4～5h。

伐地那非主要以代谢物形式从粪便中排出（91%～95%），少量通过尿排泄（2%～6%）。老年患者或有肝损伤或严重肾损伤的患者，其清除率会有所下降。

1. Rajagopalan P, *et al.* Effect of high-fat breakfast and moderate-fat evening meal on the pharmacokinetics of vardenafil, an oral phosphodiesterase-5 inhibitor for the treatment of erectile dysfunction. *J Clin Pharmacol* 2003; **43:** 260–7.
2. Gupta M, *et al.* The clinical pharmacokinetics of phosphodiesterase-5 inhibitors for erectile dysfunction. *J Clin Pharmacol* 2005; **45:** 987–1003.

用途和用法

伐地那非是一种 5-磷酸二酯酶抑制剂，其作用和用途与西地那非（第2114页）相似。主要用于勃起障碍（第2099页）。伐地那非以三水合盐酸盐的形式口服给药，但剂量表达以碱基的形式表达，11.85mg 三水合盐酸伐地那非相当于 10mg 伐地那非。

常规用法为性交过程前 25min 服用 10mg。可以根据反应增加或减少剂量。最大推荐剂量是 20mg，伐地那非 24h 内最多服用一次。服药同时可进食，但是高脂食物会延迟药物起效时间。

- 对老年患者推荐初始剂量为 5mg，必要时可增加到最大剂量 20mg。
- 对于服用 α 受体阻滞药达到稳定状态的患者，伐地那非的起始剂量不能超过每日 5mg，且不能在服用 α 受体阻滞药 6h 内服用本药。但是对于坦洛新这个时间间隔并不必要。
- 正在服用红霉素（说明书中未指出剂量）、伊曲康唑（每日 200mg）、或酮康唑（每日 200mg）的患者，伐地那非的最大推荐剂量为每日 5mg。对于正在服用克拉霉素（说明书中未指出剂量）、伊曲康唑（每日 400mg）、或酮康唑（每日 400mg）的患者，推荐剂量为每日 2.5 mg。
- 正在服用 HIV-蛋白酶抑制药的患者，推荐每 24h 内剂量不超过 2.5mg。对于正在服用利他那韦的患者，剂量减为每 72h 2.5 mg，两者最好能避免合用（参见上文**药物相互作用**）。

对于肝损伤或肾损伤中的用量，见下文。

1. Keating GM, Scott LJ. Vardenafil: a review of its use in erectile dysfunction. *Drugs* 2003; **63:** 2673–2703.
2. Crowe SM, Streetman DS. Vardenafil treatment for erectile dysfunction. *Ann Pharmacother* 2004; **38:** 77–85.
3. Kendirci M, *et al.* Vardenafil: a novel type 5 phosphodiesterase inhibitor for the treatment of erectile dysfunction. *Expert Opin Pharmacother* 2004; **5:** 923–32.
4. Markou S, *et al.* Vardenafil (Levitra) for erectile dysfunction: a systematic review and meta-analysis of clinical trial reports. *Int J Impot Res* 2004; **16:** 470–8.
5. van Ahlen H, *et al.* The real-life safety and efficacy of vardenafil: an international post-marketing surveillance study—results from 29 358 German patients. *J Int Med Res* 2005; **33:** 337–48.
6. Montorsi F, *et al.* Vardenafil for the treatment of erectile dysfunction: a critical review of the literature based on personal clinical experience. *Eur Urol* 2005; **47:** 612–21.
7. Sommer F. Potency and selectivity of vardenafil: a phosphodiesterase type 5 inhibitor. *Expert Opin Drug Metab Toxicol* 2005; **1:** 295–301.
8. Reffelmann T, Kloner RA. Vardenafil: a selective inhibitor of phosphodiesterase-5 for the treatment of erectile dysfunction. *Expert Opin Pharmacother* 2007; **8:** 965–74.
9. Eardley I, *et al.* Global experiences with vardenafil in men with erectile dysfunction and underlying conditions. *Int J Clin Pract* 2008; **62:** 1594–1603.
10. Morales AM, *et al.* Vardenafil for the treatment of erectile dysfunction: an overview of the clinical evidence. *Clin Interv Aging* 2009; **4:** 463–72.

在肝损伤中的用法 在英国，注册药品信息推荐，对轻度至中度肝损伤患者（Child-Pugh 分类 A～B），起始剂量为 5mg，根据反应和耐受性，必要时可增加剂量。中度肝损伤患者最大日剂量为 10mg。尚未在严重肝损伤患者（Child-Pugh 分类 C）中对伐地那非进行过评价。

在肾损伤中的用法 在英国，注册药品信息推荐，肌酐清除率小于 30ml/min 的患者起始剂量为 5mg，根据反应和耐受性，必要时可增加至 10mg，再到 20mg。美国注册药品信息认为不必要进行剂量调整。尚未对伐地那非在血液透析患者中的药动学特征进行过研究。

制剂

专利制剂

Arg.: Levitra; ***Austral.:*** Levitra; ***Austria:*** Levitra; ***Belg.:*** Levitra; ***Braz.:*** Levitra; Vivanza; ***Canad.:*** Levitra; ***Chile:*** Levitra; ***Cz.:*** Levitra; Vivanza; ***Denm.:*** Levitra; ***Fin.:*** Levitra; ***Fr.:*** Levitra; ***Ger.:*** Levitra; ***Gr.:*** Levitra; Vivanza; ***Hong Kong:*** Levitra; ***Hung.:*** Levitra; ***Indon.:*** Levitra; ***Irl.:*** Levitra; Vivanza; ***Israel:*** Levitra; ***Ital.:*** Levitra; Vivanza†; ***Malaysia:*** Levitra; ***Mex.:*** Levitra; ***Neth.:*** Levitra; Vivanza; ***Norw.:*** Levitra; ***NZ:*** Levitra; ***Philipp.:*** Levitra; ***Pol.:*** Levitra; ***Port.:*** Levitra; Vivanza; ***Rus.:*** Levitra (Левитра); ***S.Afr.:*** Levitra; ***Singapore:*** Levitra; ***Spain:*** Levitra; ***Swed.:*** Levitra; ***Switz.:*** Levitra; ***Thai.:*** Levitra; ***Turk.:*** Levitra; ***UK:*** Levitra; ***Ukr.:*** Levitra (Левитра); ***USA:*** Levitra; ***Venez.:*** Levitra.

Yohimbine Hydrochloride (*BAN*) 盐酸育亨宾

Aphrodine Hydrochloride; Chlorhydrate de Québrachine; Corynine Hydrochloride; Hidrocloruro de Afrodina; Yohimbina, hidrocloruro de; Yohimbine, chlorhydrate de; Yohimbini hydrochloridum. Methyl 17α-hydroxy-yohimban-16α-carboxylate hydrochloride.

Иохимбина Гидрохлорид

$C_{21}H_{26}N_2O_3,HCl = 390.9.$

CAS — 146-48-5 (yohimbine); 65-19-0 (yohimbine hydrochloride).

ATC — G04BE04.

ATC Vet — QG04BE04.

UNII — NB2E1YP49F.

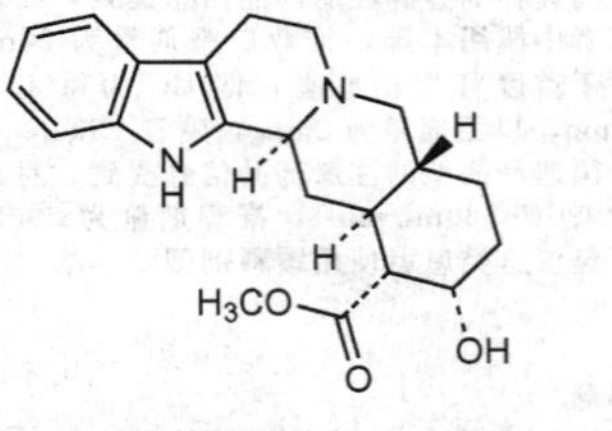

(yohimbine)

Pharmacopoeias. In *Eur.* (see p.vii) and *US.*

Ph. Eur. 6.8（Yohimbine Hydrochloride） 一种白色或淡黄色的晶体粉末。难溶于水；几乎不溶于乙醇和二氯甲烷。在 pH3.5～5.5 的水中溶解度为 1%。贮藏于密闭容器中。避光。

USP 33（Yohimbine Hydrochloride） 一种白色至黄色粉末。微溶于水和乙醇；溶于沸水。贮藏于密闭容器中。

简介

育亨宾是从 *Pausinystalia yohimbe*（*Corynanthe Yohimbi*）（茜草科）育亨宾树的树皮中提取的一种主要生物碱。也能在 *Rauwolfia serpentina* 中发现。它属于 α_2-肾上腺素受体阻滞药，作用时间短。有抗利尿的作用，能增加心率和血压。据报道它还产生 CNS 的影响包括焦虑和躁狂反应。口服给药用于治疗勃起障碍（第2099页）以及利用其所谓的增加性欲的作用，但尚无与此作用相关的令人信服的证据。禁用于有肝病或肾病的患者。

不良反应 潜在的不良反应（包括焦虑、躁狂反应、支气管痉挛和狼疮样症状）与保健食品中含有的育亨宾相关[1]。与三环类抗抑郁药和酚噻嗪类药物也可能发生相互作用。曾有一例严重的急性神经毒性的报道[2]。

1. De Smet PAGM, Smeets OSNM. Potential risks of health food products containing yohimbe extracts. *BMJ* 1994; **309:** 958.
2. Giampreti A, *et al.* Acute neurotoxicity after yohimbine ingestion by a body builder. *Clin Toxicol* 2009; **47:** 827–9.

用途 育亨宾治疗勃起障碍的参考文献如下。

1. Ernst E, Pittler MH. Yohimbine for erectile dysfunction: a systematic review and meta-analysis of randomised clinical trials. *J Urol (Baltimore)* 1998; **159:** 433–6.
2. Tam SW, *et al.* Yohimbine: a clinical review. *Pharmacol Ther* 2001; **91:** 215–43.
3. Lebret T, *et al.* Efficacy and safety of a novel combination of L-arginine glutamate and yohimbine hydrochloride: a new oral therapy for erectile dysfunction. *Eur Urol* 2002; **41:** 608–13.
4. Guay AT, *et al.* Yohimbine treatment of organic erectile dysfunction in a dose-escalation trial. *Int J Impot Res* 2002; **14:** 25–31.

制剂

USP 33: Yohimbine Injection.

专利制剂

Austria: Yocon; ***Belg.:*** Yocoral; ***Braz.:*** Yomax; ***Canad.:*** Yocon; ***Chile:*** Yocon; ***Denm.:*** Virigen; ***Fr.:*** Yocoral; ***Ger.:*** Yocon; ***Port.:*** Zumba; ***Singapore:*** Urobine†; ***UK:*** Prowess Plain; ***Ukr.:*** Yochimbin Spiegel (Йохімбін Шпігель)†; ***USA:*** Aphrodyne; Yocon.

多组分制剂 ***Arg.:*** Ferona; Optimina Plus; ***Austria:*** Pasuma-Dragees†; ***Braz.:*** Geravitine†; Libiplus; Testofran†; Tonaton; ***Hong Kong:*** Sessoforte†; Wari-Procomil†; ***Indon.:*** Sirec; ***Israel:*** Tesopalmed Forte cum Yohimbine†; ***Thai.:*** Wari-Procomil†; ***UK:*** Prowess; ***Ukr.:*** Yohimbex-Garmonia (Йохимбекс-Гармония).

顺势疗法制剂 ***Fr.:*** Kali Phos Complexe No 100.

疫苗、免疫球蛋白和抗血清

本章所述药剂（产品）是指用以进行主动和被动免疫的免疫制剂。

*主动免疫*是指使免疫系统暴露于有活性的、以微生物或制品形式存在的抗原，以刺激产生抗体并获得具有特异性保护力的细胞介导应答。该过程可以是感染后的一个自然进程，也可以是通过接种*疫苗*产生的人为诱导过程。抗体的产生速度决定了它必然是一个缓慢的过程。虽然疫苗接种和免疫接种这两个术语常常作为同义词，并交替使用，*疫苗接种*仅指一种疫苗的接种，而*免疫接种*则含有能产生达到保护水平的抗体的意义。

被动免疫是指通过给予抗血清（动物来源）或免疫球蛋白形式的外源抗体而获得的短期保护作用。

Antisera 抗血清

Antisérums; Antisueros; Immunsera; Sueros inmunológicos.
Антисыворотки

性状

抗血清（免疫血清）是从免疫动物血清中纯化获得的含有免疫球蛋白的无菌制剂。术语抗血清的概念中包括抗毒素，即可与特异性毒素结合并进行中和的抗体，以及抗毒液血清（antivenoms），即特异性针对有毒动物（如蛇和节肢动物）毒液中毒性成分的抗毒素。

抗血清是通过给健康动物免疫注射适量的毒素或类毒素、蛇毒、微生物或其他抗原悬液而获得的。特异性免疫球蛋白可经分段沉淀和酶处理或其他化学或物理方法从血清中获得。产品可加入适当的抗菌防腐剂，如生产产品是多剂量/瓶，则一定要加入防腐剂。Ph. Eur. 6.8 指出如抗血清中含有苯酚，其浓度应不高于 0.25%。抗血清应无菌分装至无菌瓶内，密封以防止微生物污染。也可以作为冻干制剂，在使用前复溶。

不良反应和注意事项

任何动物源性血清注射后都容易出现不良反应。主要是过敏性反应（Ⅰ型超敏反应，第 534 页），出现血压过低、呼吸困难、荨麻疹和休克等症状，需要作为医学紧急事件处理（参见**过敏反应和过敏性休克**第 1162 页）。

另外也可能发生血清病（Ⅲ型超敏反应，第 534 页），通常在注射动物源性血清后的 7～10 天出现。

因此，注射血清前，应尽可能获得关于患者是否易患超敏性疾病和以前是否接受过血清注射的信息。在注射抗血清前应进行过敏性试验。注射全剂量抗血清后必须对患者进行连续观察。应备有肾上腺素注射剂和复苏设备。

用途和用法

抗血清有中和蛇毒或细菌毒素，或与细菌、病毒等免疫用抗原结合的特定能力。目前使用的大多数抗血清是抗毒素或抗蛇毒素。在诱导被动免疫时使用抗血清的情况已减少；而更倾向于使用的是免疫球蛋白。虽然抗血清定义为动物来源制品（见上文），但在一些国家人源抗毒素（免疫球蛋白）也称为抗血清。

Immunoglobulins 免疫球蛋白

Immunglobuline; Inmunoglobulinas.
Иммуноглобулины

性状

免疫球蛋白是由 B 淋巴细胞产生的、针对外来抗原的体液免疫反应的一个组成部分。临床使用的免疫球蛋白是含有抗体的制剂，通常由人血浆或血清制备，主要含 IgG。普通免疫球蛋白是由献血者提供的血浆或血清制备的含有多种在一般人群中流行的感染性疾病的抗体，而特异性免疫球蛋白是指含有某种不低于指定水平滴度抗体的产品。也可以通过基因工程技术来制备抗体。

不良反应

使用免疫球蛋白可能会产生肌内注射部位疼痛和肿胀的局部反应。也有产生超敏反应的报道，包括罕见的过敏反应；但这些反应的发生频率远低于使用动物来源的抗血清。

有些免疫球蛋白可作为静脉注射制剂使用。可能会出现发热、寒战、面红、头痛和恶心等全身反应，尤其是在快速输注时，更易出现。

注意事项

应尽最大努力筛选为制备免疫球蛋白提供血浆和血清的献血者；虽然诸如乙型肝炎和 HIV 等病毒的传播与某些血液制品的使用相关（见第 1016 页），但目前似乎与免疫球蛋白的使用无关。

在一些免疫球蛋白制剂中存在 IgA，可能会引起 IgA 缺陷患者体内抗 IgA 抗体的产生，并导致产生过敏反应的危险。对这些患者的预防方法参见**普通免疫球蛋白的不良反应和注意事项**项下**超敏反应**，第 2146 页。

药物相互作用

免疫球蛋白可能会妨碍活疫苗诱导免疫应答的能力，应间隔适当时间分开注射（参见**疫苗**下的**药物相互作用**，第 2122 页）。

用途和用法

免疫球蛋白用于被动免疫，可产生即时保护作用以抵抗传染性疾病。由于不良反应的发生率低于动物来源的抗血清，因此，一般倾向于使用免疫球蛋白。

被动免疫是一种应急措施，重要的是，应在实施被动免疫后注射适当的抗原诱导主动免疫。

Vaccines 疫苗

Vacunas.
Вакцины

性状

传统上，疫苗是抗原性制剂，其目的是诱导接种者产生针对特异性感染源-毒素或由其产生的抗原的主动免疫。疫苗可含有活、死的微生物、细菌类毒素，或来源于感染微生物特异成分的抗原物质，该抗原也可源自微生物或通过重组 DNA 技术生产。疫苗可以是单一组分疫苗或混合的联合疫苗。现正在开发针对某些非传染性疾病的疫苗。

贮藏 所有疫苗均不同程度地对热敏感，常规使用的疫苗中口服脊髓灰质炎疫苗和麻疹疫苗对热最敏感。冻干疫苗复溶后会变得对热更加敏感。热对疫苗的影响通常表现在效力的不可逆损失，热暴露也可使疫苗的不良反应增多。用于贮藏和分发疫苗的低温系统称为冷链，是由一系列储存库和运输链组成，所有这些设计旨在保证疫苗能在正确的温度下送达使用者。WHO 推荐[1]口服脊髓灰质炎疫苗贮藏在－25～－15℃，一般的冻干疫苗应贮藏在 2～ 8℃[1]。

有些疫苗对冰冻也敏感，特别是乙肝疫苗和流感嗜血杆菌疫苗，应注意一定不能在过低温度下贮藏[1]。

除了温度敏感性以外，有些疫苗对强光也敏感，如 BCG 疫苗、含有麻疹成分的疫苗和含有风疹成分的疫苗。有时需使用颜色较深的玻璃瓶来贮藏这些疫苗，但还应注意避免阳光、紫外线包括荧光的照射[2]。

关于疫苗贮藏的更多的建议参见以下参考文献[3～6]。初步研究表明[7]，通过对蔗糖和海藻糖悬液中的抗原进行干燥，有可能开发不需冷冻的稳定疫苗。

1. WHO. *Temperature sensitivity of vaccines*. Geneva: WHO, 2006. Also available at: http://www.who.int/vaccines-documents/DocsPDF06/847.pdf (accessed 23/04/10)
2. WHO. *Cold chain, vaccines and safe-injection equipment management*. Geneva: WHO, 2008. Also available at: http://www.who.int/immunization_delivery/systems_policy/MLM_module1.pdf (accessed 23/04/10)
3. Department of Vaccines and Other Biologicals. *Temperature monitors for vaccines and the cold chain*. Geneva: WHO, 1999. Also available at: http://www.who.int/vaccines-documents/DocsPDF/www9804.pdf (accessed 15/09/05)
4. CDC. Notice to readers: guidelines for maintaining and managing the vaccine cold chain. *MMWR* 2003; **52:** 1023–5. Also available at: http://www.cdc.gov/mmwr/PDF/wk/mm5242.pdf (accessed 24/05/06)
5. Australian Government Department of Health and Ageing. National vaccine storage guidelines: strive for 5 (2005). Available at: http://www.immunise.health.gov.au/internet/immunise/publishing.nsf/Content/DF94731AD8CBF34ECA2575BD001C8129/06.00File/strive-4-five.pdf (accessed 27/08/10)
6. Public Health Agency of Canada. National vaccine storage and handling guidelines for immunization providers (2007). Available at: http://www.phac-aspc.gc.ca/publicat/2007/nvshglp-ldemv/pdf/nvshglp-ldemv-eng.pdf (accessed 27/08/10)
7. Alcock R, *et al.* Long-term thermostabilization of live poxviral and adenoviral vaccine vectors at supraphysiological temperatures in carbohydrate glass. *Sci Transl Med* 2010; **2:** 19ra12.

不良反应

注射疫苗可能会引起局部反应，也可引起炎症和淋巴管炎。注射部位可能出现硬结或无菌性脓肿。注射后几小时会出现发热、头痛和不适，并持续 1～2 天。可能发生超敏反应，过敏性反应罕有报道。

如有条件，有关疫苗不良反应的更多详细资料可查阅相关专论。

过敏反应 美国进行的一项对儿童和青少年接种疫苗后产生过敏反应危险性量化的回顾性研究显示[1]，在 750 多万接种针次中，只有 5 例被鉴定为与疫苗有潜在的相关性。涉及的疫苗一般为联合疫苗，包括以下组分：白喉和破伤风；白喉、破伤风和百日咳；乙型肝炎；流感嗜血杆菌；麻疹、腮腺炎和风疹；以及口服脊髓灰质炎疫苗。一个病例出现在单独接种麻疹风疹腮腺炎疫苗（简称麻腮风疫苗）之后。因此与疫苗相关的过敏性反应是罕见的。

美国已颁布对出现疑似过敏反应者的评价和管理办法[2]。

1. Bohlke K, *et al.* Risk of anaphylaxis after vaccination of children and adolescents. *Pediatrics* 2003; **112:** 815–20.
2. Kelso JM, *et al.* Joint Task Force on Practice Parameters for Allergy & Immunology. Adverse reactions to vaccines. *Ann Allergy Asthma Immunol* 2009; **103** (suppl 2): S1–S14.

长期影响 随着儿童期疫苗常规接种的引入，导致了对常用疫苗安全性和可能产生长期后遗症的担心。但在区分短暂的、存在因果联系的影响时存在困难，有些情况下，疫苗接种的潜在危险导致接种停顿。经常与儿童期疫苗接种相关的（但一般无因果联系）疾病有神经系统紊乱、婴儿猝死综合征、1 型糖尿病和脱髓鞘疾病。本书列举了与下列特定疫苗相关的不良反应信息资料：白喉、破伤风和百日咳疫苗（第 2130 页），乙型肝炎疫苗（第 2134 页），流感疫苗（第 2138 页），麻腮风联合疫苗（第 2143 页）和百日咳疫苗（第 2150 页）。

添加剂或赋形剂有时也是引起不良反应的原因——参见以下详细资料。

1. Jefferson T. Vaccination and its adverse effects: real or perceived. *BMJ* 1998; **317:** 159–60.
2. Ball LK, *et al.* Risky business: challenges in vaccine risk communication. *Pediatrics* 1998; **101:** 453–8.
3. Hiltunen M, *et al.* Immunisation and type 1 diabetes mellitus: is there a link? *Drug Safety* 1999; **20:** 207–12.
4. Institute for Vaccine Safety Diabetes Workshop Panel. Childhood immunizations and type 1 diabetes: summary of an Institute for Vaccine Safety workshop. *Pediatr Infect Dis J* 1999; **18:** 217–22.
5. Stratton K *et al. Immunization safety review: multiple immunizations and immune dysfunction*. Washington DC: National Academy Press, 2002. Also available at: http://www.nap.edu/catalog.php?record_id=10306 (accessed 14/07/08)
6. Offitt PA, Hackett CJ. Addressing parents' concerns: do vaccines cause allergic or autoimmune diseases? *Pediatrics* 2003; **111:** 653–9.
7. Wraith DC, *et al.* Vaccination and autoimmune disease: what is the evidence? *Lancet* 2003; **362:** 1659–66.
8. Stratton K *et al. Immunization safety review: vaccinations and sudden unexpected death in infancy*. Washington DC: National Academy Press, 2003. Also available at: http://www.nap.edu/catalog.php?record_id=10649 (accessed 14/07/08)
9. CDC. Surveillance for safety after immunization: vaccine adverse event reporting system (VAERS) — United States, 1991–2001. *MMWR* 2003; **52** (SS-1): 1–24. Correction. *ibid.*; 113.
10. Hviid A, *et al.* Childhood vaccination and type 1 diabetes. *N Engl J Med* 2004; **350:** 1398–1404.
11. Koppen S, *et al.* No epidemiological evidence for infant vaccination to cause allergic disease. *Vaccine* 2004; **22:** 3375–85.
12. Schattner A. Consequence or coincidence? The occurrence, pathogenesis and significance of autoimmune manifestations after viral vaccines. *Vaccine* 2005; **23:** 3876–86.

佐剂的影响 *氢氧化铝*经常被用作疫苗吸附剂。一篇综述[1]报道，含铝疫苗明显比普通疫苗引起更多的红斑和硬结。但是，尚无证据表明铝盐会引起严重的或持久的不良反应。

*硫柳汞*一般作为防腐剂，但因认为其会引起不良反应，现已不如以前应用广泛（更多详细资料见**疫苗**下的**硫柳汞**，第 1586 页）。但需考虑的是，在发展中国家使用现行的、便宜的、适合国产的含硫柳汞疫苗来保护儿童比引进无硫柳汞的替代品有更多益处[2]。

1. Jefferson T, *et al.* Adverse events after immunisation with aluminium-containing DTP vaccines: systematic review of the evidence. *Lancet Infect Dis* 2004; **4:** 84–90.
2. Bigham M, Copes R. Thiomersal in vaccines: balancing the risk of adverse effects with the risk of vaccine-preventable disease. *Drug Safety* 2005; **28:** 89–101.

对神经系统的影响 *吉兰-巴雷综合征* 虽然较难评价

其因果关系，但有接种疫苗后偶发吉兰-巴雷综合征的报道（见**肌肉骨骼与神经疾病**项下第2148页）[1]。这些报道涉及接种白喉和破伤风疫苗（第2129页）、流感嗜血杆菌疫苗（第2133页）、甲型肝炎疫苗（第2134页）、乙型肝炎疫苗（第2134页）、猪流感疫苗（第2138页）、麻疹腮腺炎和风疹疫苗（第2143页）、脑膜炎球菌疫苗（第2144页）、口服脊髓灰质炎疫苗（第2152页）和狂犬病疫苗（第2154页），其中与猪流感疫苗的相关性最为明显。

1. Haber P, *et al.* Vaccines and Guillain-Barré syndrome. *Drug Safety* 2009; **32:** 309–23.

注意事项

对大多数人来说，可以安全地接种大部分的疫苗。但有小部分人不能接种疫苗或需推迟接种。

对曾接种过含相同抗原的疫苗有过敏反应，或者对相关疫苗内其他成分（如新霉素、多黏菌素B或链霉素）确有过敏反应的人来说，所有疫苗都是禁忌的。

有些疫苗是通过鸡胚培养的，对鸡蛋有过敏反应的人应禁用。

活疫苗对下列免疫抑制患者是禁用的：

- 原发性重症免疫缺陷患者；
- 正在进行化疗或放疗以及停止治疗不足6个月的恶性肿瘤患者；
- 接受免疫抑制治疗的实体器官移植患者；
- 骨髓移植后正在接受免疫抑制治疗以及停止免疫抑制治疗不足12个月的患者（如果有移植物抗宿主反应发生则延迟时间更久）；
- 所有接受高剂量全身性皮质激素治疗停药不足3个月的患者；包括儿童接受泼尼松龙治疗，口服或直肠给药，日剂量（或相当于）为2mg/kg，至少1周，或者1mg/kg，1个月，以及成人日剂量40mg超过1周；
- 存在免疫抑制的HIV阳性患者。

对患急性疾病和有进展性神经系统症状的患者应推迟接种疫苗（直至病情稳定）。怀孕期间应等到分娩后接种；如果怀孕期间不慎接种了疫苗，建议不要终止妊娠。

任何清洁皮肤的酒精或消毒剂都要挥发后接种疫苗，否则可能会使活疫苗灭活。

免疫受损患者 对HIV感染和其他免疫受损患者使用疫苗的建议，请参见下文用途项下。

早产儿 英国Royal College of Pediatrics and Child Heath[1]和Department of Health[2]认为，所有常规儿童期免疫接种应以儿童实际出生日期为依据，不以早产为依据。American Academy of Pediatrics也提出相似的建议[3]。对早产儿的免疫接种还需要更多的研究，特别是对接受皮质激素治疗的婴儿[1]。有证据表明少数早产儿对流感嗜血杆菌疫苗和乙型肝炎疫苗不能产生足够的免疫反应[1]。也有研究认为早产儿接种多价疫苗会增加出现窒息和心动过缓的危险[4,5]，且有几种注册的五价或六价疫苗的药品信息以此为依据作了修改。

1. Royal College of Paediatrics and Child Health. Immunisation of the immunocompromised child: best practice statement February 2002. Available at: http://www.rcpch.ac.uk/doc.aspx?id_Resource=1768 (accessed 27/08/10)
2. DoH. *Immunisation Against Infectious Disease* 2006: "The Green Book". Available at: http://www.dh.gov.uk/PolicyAndGuidance/HealthAndSocialCareTopics/GreenBook/GreenBookGeneralInformation/GreenBookGeneralArticle/fs/en?CONTENT_ID=4097254&chk=isTfGX (accessed 27/08/10)
3. American Academy of Pediatrics. *2009 Red Book: Report of the Committee on Infectious Diseases,* 28th ed. Elk Grove Village, Illinois, USA: American Academy of Pediatrics, 2009.
4. Schulzke S, *et al.* Apnoea and bradycardia in preterm infants following immunisation with pentavalent or hexavalent vaccines. *Eur J Pediatr* 2005; **164:** 432–5.
5. Cooper PA, *et al.* Apnea and its possible relationship to immunization in ex-premature infants. *Vaccine* 2008; **26:** 3410–3.

药物相互作用

疫苗诱导免疫应答的能力受近期是否接种了其他疫苗或使用免疫球蛋白的影响。活疫苗应在不同部位同时接种或应至少间隔3周接种。通常活疫苗在使用免疫球蛋白之前至少3周或之后3个月接种。但是，如果时间不够，旅行者可以接种适当的疫苗而不必考虑这些限制。

接受免疫抑制治疗的患者，包括接受抗肿瘤药或治疗剂量的皮质激素，也有可能造成对疫苗的反应能力减弱，建议推迟免疫接种，参见上文的**注意事项**。有关免疫受损患者免疫接种的更多详细信息参见下文的**用途和用法**。

存在于疫苗中的抗菌和抗病毒成分都可能干扰保护性免疫反应的产生，但是抗菌治疗不是免疫接种的禁忌证。

用途和用法

疫苗作为一种针对某些传染性疾病的预防措施，用于人体主动免疫，它们可提供长达数月或数年的部分或完全的保护力。对灭活疫苗而言，在第一次或第二次接种后可产生轻微且相当缓慢的以IgM为主的抗体反应（初次应答），而间隔适当的时间后再次接种疫苗，可迅速产生抗体反应，血液中出现高浓度的IgG（再次应答）。虽然抗体浓度以后可能会下降，但只需再接种一次疫苗就可迅速恢复到高水平。大多数活疫苗只需接种一次即可，但脊髓灰质炎活疫苗（口服）需接种3次来达到完全的免疫效果。一些灭活疫苗含有氢氧化铝或磷酸铝佐剂以增强免疫反应。

在出生早期进行主动免疫接种可对一些传染性疾病提供保护力，儿童免疫接种国家程序是定期审查和更新的。婴儿和儿童的常规免疫接种程序一般设计为与常规健康检查和重要事件时间点（如入学和离校）相符。不同国家应对本国的免疫接种程序进行研讨，以获得最佳、最适的详细接种方案。

英国推荐的疫苗免疫接种程序如下：

- 第2月龄，接种第一针白喉、破伤风、百日咳（无细胞组分）、脊髓灰质炎（灭活）、*流感嗜血杆菌*联合疫苗（第2131页）和第一针肺炎球菌结合疫苗（第2151页）；
- 3月龄时，接种第二针白喉、破伤风、百日咳（无细胞组分）、脊髓灰质炎（灭活）、*流感嗜血杆菌*联合疫苗和第一针流脑C群结合疫苗（第2144页）；
- 4月龄时，接种第三针白喉-破伤风-百日咳（无细胞组分）、脊髓灰质炎（灭活）、*流感嗜血杆菌*联合疫苗、第二针流脑C群结合疫苗和第二针肺炎球菌结合疫苗；
- 约12月龄时，接种第四针*流感嗜血杆菌*疫苗（第2133页）和第三针流脑C群结合疫苗；
- 约13月龄时，接种麻腮风疫苗（第2143页）和第三针肺炎球菌结合疫苗；
- 在3岁零4个月或之后不久，加强免疫白喉、破伤风、百日咳（无细胞组分）和脊髓灰质炎（灭活）联合疫苗（第2131页），并接种第二针麻腮风疫苗；
- 12～13岁，所有女孩接种人乳头瘤病毒疫苗（第2137页）；
- 离校前（13～18岁），加强免疫低剂量白喉、破伤风、百日咳联合疫苗和脊髓灰质炎（灭活）疫苗（第2131页）。

下面是**美国**推荐的疫苗免疫接种程序：

- 出生时，接种第一针乙型肝炎疫苗（第2134页）；
- 1～2月龄，接种第二针乙型肝炎疫苗；
- 2月龄，接种第一针白喉-破伤风-百日咳（无细胞组分）联合疫苗（第2130页）、*流感嗜血杆菌*疫苗（第2133页）、肺炎球菌结合疫苗（第2151页）、脊髓灰质炎（灭活）疫苗（第2152页）和轮状病毒疫苗（第2156页）；
- 4月龄，接种第二针白喉-破伤风-百日咳（无细胞组分）联合疫苗、第二针*流感嗜血杆菌*疫苗、肺炎球菌结合疫苗、脊髓灰质炎（灭活）疫苗和轮状病毒疫苗；
- 6月龄时，如有必要接种第三针*流感嗜血杆菌疫苗*（取决于所用疫苗的型别），接种第三针白喉-破伤风-百日咳（无细胞组分）联合疫苗和第三针肺炎球菌结合菌苗；如有必要，接种第三针轮状病毒疫苗（取决于所用疫苗的型别）；
- 6～18月龄接种第三针乙型肝炎疫苗和脊髓灰质炎（灭活）疫苗；
- 6月龄～18岁，每年接种一次流感疫苗；
- 12～23月龄，接种2针甲型肝炎疫苗（第2134页，至少间隔6个月）；
- 12～15月龄，加强一次*流感嗜血杆菌*疫苗，首次接种麻腮风疫苗，并接种第一针水痘-带状疱疹疫苗（第2162页）和第四针肺炎球菌共价菌苗；
- 15～18月龄接种第四针白喉-破伤风-百日咳（无细胞组分）联合疫苗；
- 对特定的高危人群，在2～18岁期间应再次接种肺炎球菌多糖疫苗（含已接种肺炎球菌结合菌苗的）；
- 2～10岁，末端补体缺陷（terminal complement deficiencies）或无脾儿童以及其他高危人群应接种流脑C群结合疫苗（第2144页），也可用脑膜炎球菌多糖疫苗代替；
- 4～6岁接种第五针白喉-破伤风-百日咳（无细胞组分）联合疫苗、第四针脊髓灰质炎（灭活）疫苗、第二针麻腮风疫苗和第二针水痘-带状疱疹疫苗；
- 11～12岁，接种第六针低剂量白喉-破伤风-百日咳（无细胞组分）联合疫苗；先前未接种过流脑结合疫苗的人群应补种该疫苗（可用脑膜炎球菌多糖疫苗代替）；女孩可接种第一针人乳头瘤病毒疫苗（第2137页），并在接种第一针后2个月接种第二针，6个月接种第三针。

同时，美国还制订了对大龄儿童和成人的免疫接种程序，并对高危人群（包括免疫受损患者和老年人）和旅行者也推荐了免疫接种方案。

除细菌和病毒疫苗外，现正在开发生产真菌、原虫、寄生虫以及非传染性疾病，包括肿瘤（第605页）和自身免疫性疾病的疫苗。

新疫苗的配方和给药方法也在研究中，包括经皮和黏膜进行免疫的系统。同时，也对食物进行基因操控研究，以期达到生产可食用疫苗的目的。

免疫接种程序 英国[1]和美国[2,3]常规免疫接种程序的参考文献如下。

1. DoH. *Immunisation Against Infectious Disease* 2006: "The Green Book". Available at: http://www.dh.gov.uk/PolicyAndGuidance/HealthAndSocialCareTopics/GreenBook/GreenBookGeneralInformation/GreenBookGeneralArticle/fs/en?CONTENT_ID=4097254&chk=isTfGX (accessed 27/08/10)
2. CDC. Recommended immunization schedules for persons aged 0 through 18 years—United States, 2010. *MMWR* 2010; **58** (51,52): Q1–Q4. Also available at: http://www.cdc.gov/mmwr/preview/mmwrhtml/mm5851a6.htm (accessed 10/02/10)
3. CDC. Recommended adult immunization schedule—United States, 2010. *MMWR* 2010; **58** (1): Q1–Q4. Also available at: http://www.cdc.gov/mmwr/preview/mmwrhtml/mm5901a5.htm (accessed 10/02/10)

扩大免疫规划 1974年，World Health Assembly通过了一项扩大免疫规划（Expanded Programme on Immunization，EPI）的决议，其目的是在1990年前对世界范围内所有儿童提供预防六大目标疾病（白喉、麻疹、百日咳、脊髓灰质炎、破伤风和结核）的免疫接种。后来，EPI又将乙型肝炎、肺炎和*流感嗜血杆菌*感染纳入到目标疾病列表中，最近又增加了轮状病毒疫苗和针对女孩的人乳头瘤病毒疫苗。虽然此计划以发展中国家为主，但WHO强调也包括其他国家。除WHO外，包括UNICEF的许多其他组织也参与到该计划中。自2000年以来，在Global Alliance for Vaccination and Immunisation（GAVI）的支持下做了大量的工作。2006年，UNICEF和WHO制订了Global Immunization Vision and Strategy（GIVS），其目标是在5年之内，使这些可预防疾病的免疫覆盖率在每个国家均达到并维持在不低于90%的水平。

虽然目标疾病中很多发病和死亡已得到预防，但疫苗的覆盖率（尤其是对麻疹和新生儿破伤风的覆盖率）仍然很低。特别重要的是要尽早对儿童进行免疫接种，不能因患有轻微疾病或营养不良而不予接种。1990年疫苗的接种覆盖率大概在70%，而1974年只有不到5%。到2003年，WHO的192个成员国已对18个月龄以下的儿童进行了常规免疫接种以预防白喉、麻疹、百日咳、脊髓灰质炎和破伤风。同样，158个成员国已对结核病进行了常规免疫，但是由于较低的风险性和流行性，包括英国在内的一些国家，已停止了常规BCG疫苗接种。

为使儿童尽早获得保护力，大力推荐采用以下免疫程序：

- 出生时，接种一针BCG疫苗（第2126页）；单价乙型肝炎疫苗（第2134页）应在出生后尽早接种，该疫苗的其他针次（可使用结合疫苗）可在6周和10周龄（任选其一）及14周龄接种；脊髓灰质炎流行区或最近有该病流行的国家的儿童，可在出生时接种一剂脊髓灰质炎疫苗（OPV，第2152页）；
- 6周龄时，接种第一针白喉-破伤风-百日咳疫苗（第2130页）、*流感嗜血杆菌*疫苗（第2133页）、肺炎球菌结合疫苗（第2151页）、轮状病毒疫苗（第2156页）和脊髓灰质炎疫苗（OPV）；
- 10周龄时，接种第二针白喉-破伤风-百日咳疫苗（第2130页）、第二针*流感嗜血杆菌*疫苗、肺炎球菌结合疫苗、轮状病毒疫苗和第二剂或第三剂脊髓灰质炎疫苗（OPV）；
- 14周龄时，接种第三针白喉-破伤风-百日咳疫苗、第三针*流感嗜血杆菌*疫苗、肺炎球菌结合疫苗、轮状病毒疫苗（只限于完成TotaTeq全程免疫的人群）以及第三剂（或第四剂）脊髓灰质炎疫苗（OPV）；
- 9～15月龄，接种2针麻疹疫苗（第2141页），间隔至少4周；
- 1～6岁，接种第四针（加强针）白喉-破伤风-百日咳疫苗；
- 9～13岁，女孩可接种第一针四价人乳头瘤病毒疫苗（第2137页），并在接种第一针后2个月接种第二针，6个月接种第三针。另一种方法是在10～13岁接种第一针双价人乳头瘤病毒疫苗，并在接种第一针后1个月接种第二针，6个月接种第三针。

在脊髓灰质炎输入和传播危险性都极低的国家，可采用单独接种灭活脊髓灰质炎疫苗（IPV）代替单独接种OPV，也可采用IPV/OPV连续接种程序。三剂基础免疫应在2月龄开始，并间隔4～8周接种其后剂次。如果在更早的时间（如6周龄）开始此基础免疫程序，那么应在至少间隔6个月后加强免疫一次。

除这些疫苗外，生活在某些地区的儿童还应接种乙型脑炎疫苗（第2139页）和黄热疫苗（第2163页）。对一些高危人群中的儿童、大龄儿童和成人也制订了免疫程序。

1. WHO Global Programme for Vaccines and Immunization: Expanded Programme on Immunization: Module 1: EPI target diseases. Geneva: WHO, 1998. Available at: http://www.who.int/vaccines-documents/DoxTrng/IIP-E/www9556-01.pdf (accessed 08/09/04)
2. WHO. Department of Vaccines and Biologicals: Module 2: EPI vaccines. Geneva: WHO, 2001. Available at: http://www.who.int/vaccines-documents/DoxTrng/IIP-E/www9556-02.pdf (accessed 08/09/04)
3. WHO. WHO vaccine-preventable diseases: monitoring system 2004 global summary. Geneva: WHO, 2004. Also available at: http://www.who.int/vaccines_documents/DocsPDF04/WHO_IVB_2004.pdf (accessed 30/09/05)
4. WHO. WHO recommendations for routine immunization–summary tables (issued 9 June 2010). Available at: http://www.who.int/immunization/policy/immunization_tables/en/print.html (accessed 27/08/10)

免疫受损患者的免疫接种 免疫受损患者可能需要免疫接种以预防机会性感染。但正如上文在**注意事项**中讨论的那样，接种疫苗后，免疫受损患者的免疫反应有可能减弱，还存在活疫苗传播感染的风险。

对HIV阳性者进行免疫接种的推荐方案复杂多样，特别是对活疫苗的免疫接种。

一般建议用于儿童常规免疫接种的疫苗可以给无症状的HIV阳性者使用，前提是他们没有出现免疫抑制，但是不能接种BCG和黄热疫苗[1,2]。WHO建议，对于无症状的HIV阳性者，应在6月龄接种额外剂量麻疹疫苗，标准剂量应在9月龄后尽早接种[3]。

英国Royal College of Paediatrics and Child Health[4]以及英国和爱尔兰Children's HIV Association[5]提供了有关免疫受损儿童免疫接种的一些详细指导。British HIV Association提供了对感染HIV成人的免疫指导[6]。

1. DoH. *Immunisation Against Infectious Disease* 2006: "The Green Book". Available at: http://www.dh.gov.uk/PolicyAndGuidance/HealthAndSocialCareTopics/GreenBook/GreenBookGeneralInformation/GreenBookGeneralArticle/fs/en?CONTENT_ID=4097254&chk=isTfGX (accessed 27/08/10)
2. Eley B. Immunization in patients with HIV infection: are practical recommendations possible? *Drugs* 2008; **68:** 1473–81.
3. WHO. Measles vaccines: WHO position paper. *Wkly Epidem Rec* 2009; **84:** 349–60. Also available at: http://www.who.int/wer/2009/wer8435.pdf (accessed 16/12/09)
4. Royal College of Paediatrics and Child Health. Immunisation of the immunocompromised child: best practice statement February 2002. Available at: http://www.rcpch.ac.uk/doc.aspx?id_Resource=1768 (accessed 15/07/08)
5. Riordan A. Children's HIV Association of UK and Ireland. Immunisation of HIV-infected children, June 2007 [under review]. Available at: http://www.chiva.org.uk/health/guidelines/immunisation (accessed 27/08/10)
6. Geretti AM, *et al.* British HIV Association Immunisation Subcommittee. Immunisation guidelines for HIV-infected adults 2008. Available at: http://www.bhiva.org/documents/Guidelines/Immunisation/Immunization2008.pdf (accessed 10/02/10)

旅行者的免疫接种 WHO每年出版"International Travel and Health"的指南[1]。2010年版中提供了以下疫苗接种证明的相关信息。

黄热疫苗接种证明是目前唯一按国际规则要求应出示的证明，尽管获得某些国家的入境许可还需出示其他接种证明。所用疫苗必须经WHO批准并在指定地点接种。在去黄热流行区域的国家城区以外的地方旅行时，即使在这些国家没有官方报道过此病，在入境时不需要提供疫苗接种证明，也强烈建议进行疫苗接种。许多国家需要来自疫区或有疫情的国家或经过那些地方的旅行者提供证明。一些国家要求所有入境的旅行者都提供证明，包括那些过境者；尽管该规定没有流行病学依据，且明显超出了国际卫生法规的范围（WHO对预防疾病国际传播的建议），但此规定是被强制实施的，尤其对那些从非洲或南美洲进入亚洲的人。国际上黄热疫苗接种证的有效期限是10年，从免疫接种之日10天后算起。

一些无脊髓灰质炎的国家要求从有该病流行国家来的旅行者在获得入境许可前，需出示脊髓灰质炎疫苗接种证明。沙特阿拉伯还要求朝圣者具有脑膜炎疫苗接种证明。

已没有国家或地区再要求霍乱疫苗免疫接种的证明，因为霍乱疫苗接种不能防止霍乱传入任何国家。

由于已经消灭了天花，每个国家都不再要求天花疫苗的接种。

除某些国家规定对进入其领土所需进行的疫苗接种之外，其他疫苗接种或是由WHO推荐以全面预防某些疾病，或是在某些特定环境下建议接种的。应建立涉及旅行者目的地、健康状态、当前免疫状态、旅行持续时间和类型以及行前时间的免疫接种计划。

对国际旅行者的更多资料也常由包括英国[2]和美国[3]在内的国家当局提供。

1. WHO. *International Travel and Health*. Geneva: WHO, 2010. Also available at: http://www.who.int/ith/en/ (accessed 02/07/10)
2. The National Travel Health Network and Centre. *Health Information for Overseas Travel*. Available at: http://www.nathnac.org/pro/yellowbook_revision.htm (accessed 16/11/09)
3. CDC. *The Yellow Book*: 2010. Available at: http://wwwn.cdc.gov/travel/content/yellowbook/home-2010.aspx (accessed 16/11/09)

传染病消灭 事实证明消灭传染性疾病比预想要困难得多，迄今为止，天花是唯一一个官方认可的被消灭的疾病。消灭（eradication）定义为引起某一传染病病原体的灭绝，而消除（elimination）是指疾病的消失，但其致病因子仍然存在。在WHO扩大免疫规划的目标疾病中（见上文），具备了消除每种疾病所必需的许多因素，但也有例外。麻疹是传染性相当高的一种疾病，95%的疫苗接种有效率可能都不足以达到消除，更不要谈消灭疾病。然而，在某些国家，尽管可能必须进行重复免疫接种，但免疫接种战略的实施已大幅度降低了感染率。百日咳的传染性也很高，几乎可以肯定，疫苗效力是不够的。破伤风是不能消灭的，因为其致病病原体无处不在。但是，在有超过80%的出生婴儿有保护力的时候，消除新生儿破伤风是有可能的。这不仅依赖母亲的免疫接种，还与分娩方式有关。对于脊髓灰质炎，在有效实施疫苗接种的国家已证明有显著成效，不仅在实践中可消除疾病，还可在实质上消灭病原体。可确定的是结核目前是不能消灭的，白喉有许多特点提示它也是不容易消灭的。消灭先天性风疹综合征的前景较令人鼓舞，消除或消灭腮腺炎的前景大概与风疹相似。

在消灭疾病的过程中，可能导致免疫接种政策失败的其他因素包括：无根据的对疫苗安全性的担心，固守已过时的禁忌证观念，使用不合适指标评价疫苗的有效性，不同类型疫苗和疫苗接种程序不相匹配，疫苗供应困难以及引起疫苗接种依从性减低的社会和行为压力。

疫苗研发 WHO疫苗研究行动计划（Initiative for Vaccine Research，IVR）支持并促进可在世界范围内使用、针对重大公共卫生传染性疾病的（特别是发展中国家）安全、有效、廉价疫苗的研发和临床评价。全球疫苗研究论坛主持一年一度的大会来讨论疫苗研究和发展议题，更新研究议程。WHO经常更新信息[1,2]。

1. WHO. State of the art of new vaccines: research and development (revised 2005). Available at: http://www.who.int/vaccine_research/documents/stateoftheart/en/index.html (accessed 29/04/06)
2. WHO. New vaccines against infectious diseases: research and development status (April 2005, updated February 2006). Available at: http://www.who.int/vaccine_research/documents/en/Status_Table.pdf (accessed 29/04/06)

AIDS Vaccines 艾滋病疫苗

HIV Vaccines; Vacunas contra VIH; Vacunas del SIDA.

简介

许多典型的艾滋病疫苗已被开发或正在开发，但总体看来，临床研究的结果尚不尽如人意。

尽管自艾滋病病毒被发现以来，时间已经过去了20多年，但至今既没有疫苗能够有效减轻病情，也没有疫苗能够有效预防感染[1～14]。全球有上千万人感染艾滋病病毒，其中绝大多数出现在发展中国家，那里常因资源和基础设施的匮乏而无法进行高成本的抗逆转录病毒治疗。因此急需一种安全、有效、使用方便且价格低廉的艾滋病疫苗。

造成直至今日尚无这样的疫苗问世的原因有许多。首先，艾滋病病毒的自然感染并不会产生保护性免疫；更确切地说，该病毒造成了持续终生的感染，但病毒清除和对再感染的抵抗力却从未出现过。这意味着缺少可用于模拟疫苗接种过程的保护性免疫力模型。对病毒的生物学研究也从不同方面证明了开发疫苗尚存在许多难以克服的困难。艾滋病病毒包膜糖蛋白的复合物结构，使其对抗体进攻有着天然的抵抗力，且病毒可快速进化，以逃避宿主产生的任何中和抗体应答。另外，选择性感染、进行性破坏、CD4＋T辅助细胞再生受损以及艾滋病病毒数不清的遗传学差异和不断变化的地理分布和流行区域都是难以解决的问题。最后，艾滋病病毒逃避免疫监测的能力，使其在长寿的CD4＋细胞内形成一种前病毒潜伏状态，为病毒感染提供了一个持久的、但在免疫学上却是不可见的储存器。

尽管存在这些问题，有关艾滋病疫苗的研究仍在从两个截然不同的方面继续进行[1～9,15]。一方面是预防性疫苗，旨在预防原发性感染；另一方面是治疗性疫苗，旨在延缓艾滋病病毒感染者的病情发展。研究表明亚单位重组病毒包膜蛋白既可用作预防性疫苗，也可用作治疗性疫苗，其中最典型的例子是gp120，但Ⅲ期临床观察的结果不尽如人意[9]。在一项临床观察中，为5009名观察对象（大部分为男性同性恋者）接种从艾滋病病毒B亚型，即北美和欧洲最有代表性的亚型中提取的双价重组gp120蛋白AIDSVAX B/B，结果对艾滋病病毒感染率无影响。在泰国进行的一项观察中[9]，为2546名艾滋病病毒阴性的注射吸毒者接种采用从艾滋病病毒B亚型和E亚型，即东南亚最具代表性的亚型中提取的重组gp120蛋白制备的疫苗AIDSVAX B/E，结果显示该疫苗对艾滋病病毒感染无保护作用。尽管这些结果不尽如人意，泰国依然将AIDSVAX B/E用作一项采用"初免-加强"（prime-boost）方式进行的联合免疫中的加强疫苗（初免疫苗为一种减毒canarypox载体疫苗ALVAC vCP1521），对社区中的高危人群进行了大规模观察，并对其效果进行了评价[14]。结果表明这一免疫程序的唯一益处是具有降低HIV感染风险的趋势，但在那些最终成为感染者的人群中，并不能影响早期病毒载量或CD4＋T淋巴细胞数量。

尽管典型的艾滋病病毒中和抗体应答只对特定的人群暂时有效，且通常情况下不与其他分离物产生交叉反应，但从艾滋病病毒自然感染人群的B细胞或免疫球蛋白基因分子克隆中已获得数种单克隆抗体，并对多种艾滋病病毒分离物表现出的明显中和活性。这些单克隆抗体的作用机制是穿入gp120和其他病毒包膜蛋白，从而阻止CD4与病毒黏附。由于它们具有抗广谱分离物的活性，且可通过基因工程技术大量制备，采用单克隆抗体"鸡尾酒"被动免疫作为一种预防措施，已在动物模型中进行研究[9]。但这种方法的高成本可能会使它将来难以在人群中广泛应用。

目前人们仍在努力探讨从可有效产生中和抗体应答的艾滋病病毒包膜中提取免疫原为何如此困难，但与此同时，关注的焦点已转向细胞毒性T淋巴细胞（CTL）假说[9]。这一假说认为对未感染人群进行接种不会预防感染，但可以诱导抗艾滋病病毒的CTL（CD8＋）应答。如果以后受到艾滋病病毒感染，这些免疫人群会将病毒复制和病情进展控制得更加缓慢，还可能不完全地减少病毒传播。这个假说是否成立，目前尚不清楚，但在某些高度暴露于艾滋病病毒但未受到感染的人群中，观察到低水平但可检出的艾滋病病毒特异性CD8＋T细胞应答，支持了这一假说。

另外，新的疫苗策略正在不断问世。这些策略有可能产生足够水平的CTL应答，可以在人群中直接验证这一假说。为评价大量复制缺陷型重组病毒载体（改良的痘苗病毒Ankara株、水泡性口炎病毒、委内瑞拉马脑炎病毒、腺相关病毒和腺病毒）以及细菌、酵母和质粒DNA载体的安全性和免疫原性，正在进行大量动物实验。所有这些实验都是为诱导抗病毒CD8＋T细胞应答水平而设计[9]。但是，对一项采用腺病毒载体疫苗加强T细胞应答（STEP观察）的大型研究进行的初步分析结果表明，该疫苗并未降低对HIV的易感性，在某些观察对象中还可能增强其易感性[16]。对这项研究的最终分析发现，疫苗并不能预防HIV-1感染或降低早期病毒水平[17]。

重组质粒DNA免疫原由于具有引人注目的安全性和表达确定且有个体差异的艾滋病病毒抗原的能力，也可能成为艾滋病的候选疫苗，目前有关研究正在进行中。它们可以单独接种，也可以在采用不同的疫苗载体进行序贯免疫的"初免-加强"（prime-boost）策略中用作初免抗原。临床前动物实验的初步结果是令人满意的，但随后进行的Ⅰ期临床观察结果不尽如人意[8]。

在艾滋病疫苗研究领域，决定将候选疫苗由Ⅰ期或Ⅱ期观察推进到Ⅲ期观察是件比较复杂的事。目前对这样的决定尚缺少统一的指导标准，为促进疫苗开发，应该建立一套协调、客观且严格的程序，以决定进行临床观察的优先权。出于同样的目的，另一种Ⅲ期临床观察方案也正在酝酿中，内容包括以减少病毒载量或保持CD4＋T细胞数目为观察终点来评价疫苗的效力，而不是仅仅以预防感染作为简单的终点。这些措施以及其他一些措施将促进疫苗早日获得许可证。

1. Esparza J, Bhamarapravati N. Accelerating the development and future availability of HIV-1 vaccines: why, when, where, and how? *Lancet* 2000; **355:** 2061–6.
2. Hanke T. Prospect of a prophylactic vaccine for HIV. *Br Med Bull* 2001; **58:** 205–18.
3. Makgoba MW, *et al.* The search for an HIV vaccine. *BMJ* 2002; **324:** 211–13.
4. Weidle PJ, *et al.* HIV/AIDS treatment and HIV vaccines for Africa. *Lancet* 2002; **359:** 2261–7.
5. Tramont EC, Johnston MI. Progress in the development of an HIV vaccine. *Expert Opin Emerg Drugs* 2003; **8:** 37–45.
6. Stevceva L, Strober W. Mucosal HIV vaccines: where are we now? *Curr HIV Res* 2004; **2:** 1–10.

7. Kinloch-de Loes S. Role of therapeutic vaccines in the control of HIV-1. *J Antimicrob Chemother* 2004; **53:** 562–6.
8. Giri M, *et al.* DNA vaccines against human immunodeficiency virus type 1 in the past decade. *Clin Microbiol Rev* 2004; **17:** 370–89.
9. Garber DA, *et al.* Prospects for an AIDS vaccine: three big questions, no easy answers. *Lancet Infect Dis* 2004; **4:** 397–413.
10. Duerr A, *et al.* HIV vaccines: new frontiers in vaccine development. *Clin Infect Dis* 2006; **43:** 500–11.
11. Robinson HL. HIV/AIDS vaccines: 2007. *Clin Pharmacol Ther* 2007; **82:** 686–93.
12. Johnston MI, Fauci AS. An HIV vaccine–evolving concepts. *N Engl J Med* 2007; **356:** 2073–81.
13. Kawalekar OU, *et al.* Current strategies and limitations of HIV vaccines. *Curr Opin Investig Drugs* 2010; **11:** 192–202.
14. Rerks-Ngarm S, *et al.* Vaccination with ALVAC and AIDSVAX to prevent HIV-1 infection in Thailand. *N Engl J Med* 2009; **361:** 2209–20.
15. Bansal GP, *et al.* Future paths for HIV vaccine research: exploiting results from recent clinical trials and current scientific advances. *Curr Opin Mol Ther* 2010; **12:** 39–46.
16. Sekaly R-P. The failed HIV Merck vaccine study: a step back or a launching point for future vaccine development? *J Exp Med* 2008; **205:** 7–12.
17. Buchbinder SP, *et al.* Efficacy assessment of a cell-mediated immunity HIV-1 vaccine (the Step Study): a double-blind, randomised, placebo-controlled, test-of-concept trial. *Lancet* 2008; **372:** 1881–93.

Anthrax Vaccines 炭疽疫苗

Vacunas del carbunco.

ATC — J07AC01.

Pharmacopoeias. Many pharmacopoeias, including *Eur.* (see p.vii), have monographs.

Ph. Eur. 6.8 [Anthrax Vaccine for Human Use (Adsorbed, Prepared from Culture Filtrates); Vaccinum Anthracis Adsorbatum ab Colato Culturarum ad Usum Humanum] 炭疽疫苗是一种采用硫酸铝钾沉淀法制备的炭疽杆菌制剂。抗原由无荚膜的炭疽杆菌无毒株或减毒株的无菌培养滤液制备。炭疽杆菌的主要毒力成分为聚谷氨酸荚膜和两种炭疽毒素（即致死毒素和水肿毒素）。这两种毒素分别由保护性抗原与致死因子和水肿因子结合形成。另外，疫苗似乎含有许多其他炭疽杆菌抗原，包括膜蛋白、分泌蛋白、胞质蛋白、肽聚糖、核酸和糖类。该疫苗应在 2～8℃避光保存，避免冻结。

不良反应和注意事项

参见疫苗项下，第2121页。

药物相互作用

参见疫苗项下，第2122页。

用途和用法

英国现行人用炭疽疫苗是一种炭疽杆菌 Sterne 株培养物无菌滤液的铝沉淀物，用于接触潜在感染的动物或动物制品的人群的抗炭疽（见第 154 页）主动免疫和暴露前预防。共需接种 4 针，每针 0.5ml，采用肌内注射方式接种。前 3 针各间隔 3 周，第 4 针与第 3 针间隔 6 个月。每年用 0.5 ml 疫苗加强免疫一次。在美国，最早注册的炭疽疫苗用于皮下注射，共需接种 6 针，分别于 0、2、4 周龄和 6、12、18 月龄时接种，每年需加强免疫一次。2008 年 12 月，FDA 批准了一种 5 针肌内注射免疫程序，首次接种 0.5ml，分别于 0 和 4 周龄及 6、12、18 月龄时接种，并要求在接种完 18 月龄时的针次后，每年加强免疫一次。有肌内注射医学禁忌证者可采用先前的皮下注射 6 针免疫程序。对于暴露后预防，FDA 建议采用 3 针免疫程序，每次注射 0.5ml，可在推荐的抗菌治疗外，于 0、2、4 周皮下注射。

1. CDC. Use of anthrax vaccine in response to terrorism: supplemental recommendations of the Advisory Committee on Immunization Practices. *MMWR* 2002; **51:** 1024–6. Also available at: http://www.cdc.gov/mmwr/preview/mmwrhtml/mm5145a4.htm (accessed 27/08/10)
2. Health Protection Agency. Guidelines for action in the event of a deliberate release: anthrax. Version 5.9, 16 April 2007. Available at: http://www.hpa.org.uk/webc/HPAwebFile/HPAweb_C/1194947401128 (accessed 15/07/08)
3. Grabenstein JD. Countering anthrax: vaccines and immunoglobulins. *Clin Infect Dis* 2008; **46:** 129–36.
4. Donegan S, *et al.* Vaccines for preventing anthrax. Available in The Cochrane Database of Systematic Reviews; Issue 2. Chichester: John Wiley; 2009 (accessed 01/12/09).
5. CDC. Use of anthrax vaccine in the United States: recommendations of the Advisory Committee on Immunization Practices (ACIP), 2009. *MMWR* 2010; **59** (RR-6): 1–30. Also available at: http://www.cdc.gov/mmwr/pdf/rr/rr5906.pdf (accessed 26/07/10)

制剂

Ph. Eur.: Anthrax Vaccine for Human Use (Adsorbed, Prepared from Culture Filtrates);
USP 33: Anthrax Vaccine Adsorbed.

专利制剂

USA: Biothrax.

Anti-D Immunoglobulins 抗 D 免疫球蛋白

Immunoglobulinas anti-D; Inmunoglobulinas anti Rh; Inmunoglobulinas anti-D.

ATC — J06BB01.

UNII — 48W7181FLP (human Rh_o (D) immune globulin).

Pharmacopoeias. Many pharmacopoeias, including *Eur.* (see p.vii) and *US*, have monographs.

Ph. Eur. 6.8 [Human Anti-D Immunoglobulin; Immunoglobulinum Humanum Anti-D; Anti-D (Rh_o) Immunoglobulin BP 2010] 人抗 D 免疫球蛋白是一种含免疫球蛋白（主要是 IgG）的液体或冻干制剂，用于肌内注射。系由经 D 抗原免疫的 D 阴性献血者血浆制备。该制剂含有抗红细胞 D 抗原的特异性抗体，也可含有少量其他血型抗体，如抗 C、抗 E、抗 A 和抗 B。可添加正常免疫球蛋白。液体和冻干剂型均应避光保存在无色玻璃容器中。冻干剂型应贮藏于密闭容器中。

Ph. Eur. 6.8（Human Anti-D Immunoglobulin for Intravenous Administration; Immunoglobulinum Humanum Anti-D ad Usum Intravenosum; Anti-D Immunoglobulin for Intravenous Use BP 2010） 静脉注射用抗 D 免疫球蛋白是一种含免疫球蛋白（主要是 IgG）的液体或冻干制剂，由经 D 抗原免疫的 D 阴性献血者血浆制备。该制剂含有抗红细胞 D 抗原的特异性抗体，也可含有少量其他血型抗体。可添加静脉注射用正常人免疫球蛋白。除冻干剂型保存温度不应超过 25℃外，其保存条件与人抗 D 免疫球蛋白相似。

USP 33 [Rh_o(D) Immune Globulin] Rh_o(D) 免疫球蛋白是一种无菌球蛋白溶液，由含抗红细胞因子 Rh_o(D) 的人血浆制备，含有 10%～18%的蛋白，其中至少 90%是 γ 球蛋白。该制剂含有甘氨酸稳定剂和适当的防腐剂。应保存在 2～8℃。

不良反应和注意事项

参见免疫球蛋白项下，第 2121 页。

在使用抗 D 免疫球蛋白治疗的特发性血小板减少性紫癜患者中，很少出现背痛、寒战、发热和小便变色，这些体征和症状可能与血管内溶血有关。严重的血管内溶血并发症包括贫血、急性肾功能不全或弥散性血管内凝血，有时会引起死亡，但很少有报道。多数报告的病例出现在接种后 4h 以内；死亡和并发症在 65 岁以上有共存性疾病的患者中更为常见。患者接种抗 D 免疫球蛋白后，应密切观察至少 8h。

Rh 阴性或脾切除患者不应使用抗 D 免疫球蛋白治疗特发性血小板减少性紫癜。需要输血的特发性血小板减少性紫癜患者应输入 Rh 阴性红细胞，以免加重持续存在的贫血。原来血红蛋白浓度较低（10g/dL 以下）的人群应使用剂量减少的免疫球蛋白，以尽量降低出现严重贫血的风险。

Rh 阳性人群不应使用抗 D 免疫球蛋白来预防 Rh 致敏。

药物相互作用

参见免疫球蛋白项下，第2121页。

用途和用法

抗 D 免疫球蛋白用于在分娩、流产过程中或发生其他致敏性事件时，预防 Rh 阴性母亲形成抗可能进入母体循环的胎儿 Rh 阳性红细胞的抗体。在继发性 Rh 阳性孕妇中，这些抗体可导致新生儿溶血症（胎儿幼红细胞增多病）。一旦母体已经形成抗 D 抗体，注射抗 D 免疫球蛋白无效。抗 D 免疫球蛋白也用于某些血液病，主要是特发性血小板减少性紫癜。

抗 D 免疫球蛋白有仅用于肌内注射的制品，也有既可用于肌内注射、又可用于静脉注射的制品。这些制品的剂量不同，生产厂家的说明书应与市售制品相符。

在英国，专家小组推荐使用 National Blood Transfusion Service 的非专利产品。他们建议血清中无抗 D 抗体且刚生下 Rh 阳性婴儿的 Rh 阴性母亲可使用抗 D 免疫球蛋白进行**产后预防**。该制剂应在分娩后尽早使用，但即使用药延迟了 72h 以上，依然可以产生一些保护作用。一次肌内注射 500U（100μg）抗 D 免疫球蛋白，最多可清除 4ml 胎儿红细胞。视经过胎盘的出血量，可决定是否需要注射第 2 针抗 D 免疫球蛋白；如果这种出血量超过 4ml，则应按 125U/ml 红细胞的剂量注射第 2 针抗 D 免疫球蛋白。

作为**孕期**的常规**预防**，应在妊娠第 28 周和第 34 周肌内注射 2 针抗 D 免疫球蛋白，每针剂量可以是 500U，也可以是 1000～1650U。也可以在妊娠 28 周和 30 周之间注射 1 针 1500U 的抗 D 免疫球蛋白。剂量视所用制品而定。仍需进行产后预防。

自然流产、人工流产、先兆流产、羊膜穿刺术或体外胎位倒转术也有导致孕期致敏的危险。任何妊娠期间有经胎盘出血危险且不知是否已致敏的 Rh 阴性孕妇都应注射抗 D 免疫球蛋白。如果妊娠不超过 20 周，应肌内注射 250U；如果妊娠超过 20 周，则应注射 500U。

意外输入了 Rh 不能配伍的全血或含有 **Rh 阳性红细胞的血液**成分，或接受了来自 Rh 阳性供者的器官移植的 Rh 阴性妇女如果还有生育的可能，也应注射抗 D 免疫球蛋白。剂量视输入的红细胞数量而定，最高肌内注射剂量可达 125U/ml 输入细胞。

对于治疗**特发性血小板减少性紫癜**，初次使用注册的抗 D 免疫球蛋白制品的剂量通常为 250U/kg（50μg/kg）静脉注射；也可以在不同的日期分 2 次注射。维持剂量视临床应答情况而定，通常为 125～300U/kg（25～60μg/kg）。对先前存在贫血（血红蛋白低于 10 g/dL）的患者，建议将初次使用抗 D 免疫球蛋白的剂量降至 125～200U/kg（25～40μg/kg）。

新生儿溶血症 Rh 血型不配伍，特别是 Rh（D）不配伍是引起潜在的严重新生儿溶血症的原因之一[1]，尽管其他血型抗体也可引起此病。通过使用抗 D 免疫球蛋白抑制 Rh（D）阴性母亲因通过胎盘的 Rh（D）阳性胎儿红细胞发生渗漏而产生抗 D 抗体，已使该病的发生率明显下降。

预防 对于产下 Rh（D）阳性婴儿的 Rh（D）阴性母亲，已经建立了完善的产后预防机制。1971 年，WHO 建议抗 D 免疫球蛋白的肌内注射标准剂量为 200～300μg，但声明 100μg 似乎就可以取得成功，其成功率仅比 200μg 略低一点，因此允许优化使用方案，以节约有限的资源[2]。英国的临床经验证明了肌内注射 100μg（500U）抗 D 免疫球蛋白的有效性，这也是英国官方推荐的剂量[3,4]。但是，其他国家对剂量有不同的认识。

尽管使用抗 D 免疫球蛋白预防取得了成功，但致敏现象仍在不断出现。其原因可能有多种，主要原因之一是于妊娠期间尚无看得见的致敏现象出现时即进行接种。失察或失去随防可能会造成产后漏种。评价经胎盘出血量对避免使用剂量不当是必要的。包括剖宫产在内的创伤性分娩、人工胎盘剥离、死产或宫内死亡、在妊娠后 3 个月腹部受到外伤、生双胞胎或无法解释的胎儿水肿都可引起明显的胎儿-产妇大量出血。

产后预防的效果是毋庸置疑的，但对于妊娠期是否需要预防的意见却不统一。通常认为所有未致敏的 Rh（D）阴性妇女在孕期的任何阶段接受治疗性终止妊娠，包括采用米非司酮堕胎、发生异位妊娠、12 周后完全或不完全自然流产以及 12 周后出现异常流血或腹痛等先兆流产现象的妇女都应进行预防。British Committee for Standards in Haematology 已对这些致敏事件的管理提出了建议[4]。

所有未致敏的 Rh（D）阴性孕妇在下列致敏性事件发生后，也均需进行预防：侵袭性产前诊断，包括羊膜穿刺术、绒毛取样和胎儿采血；其他宫内操作，如插管分流或减胎术；产前出血；胎儿体外头位倒转术；闭合性腹部外伤或宫内死亡[3,4]。如在妊娠 20 周内发生上述事件，抗 D 免疫球蛋白的推荐剂量为 50μg（250U）；如在妊娠 20 周以上发生，则剂量至少为 100μg（500U）。

在英国，建议对所有 Rh（D）阴性妇女于妊娠第 28 周和第 34 周进行常规产前预防接种[3～5]，且不需考虑在此次妊娠期间和先前妊娠时，是否因其他致敏事件而进行过抗 D 预防[4]。

治疗 对于较轻病例，产生的高胆红素血症可采用光疗。对于严重病例，需用交换输血法治疗，34 周以内的孕妇还可进行宫内输血。除此以外，常常更多选择提前分娩[6]。一些临床医生报道宫内输血治疗失败，但发现每 2～3 周按 400mg/kg 的剂量为母亲静脉注射正常免疫球蛋白（每日 1 次，连续 5 日）却很有效。有数篇报告表明采用类似的剂量获得了较好的免疫应答[7,8]，但有 4 名每周 1 次用药 1000mg/kg 的患者未产生有效应答[9]。然而，这一剂量却使 1 名 Kell 致敏的患者溶血症病情有所减轻[9]。有报告表明新生儿按 500mg/kg 的剂量静脉注射 1 针正常免疫球蛋白后，胆红素浓度有所下降[10]。一篇系统性综述[11]认为这种治疗减少了需要进行交换输血治疗和光疗的患儿人数，也缩短了患儿的住院天数。对少数婴儿进行的研究表明，依泊汀在控制出生后 2～8 周出现的贫血方面可能具有一定价值[12～16]。

1. Regan F, *et al.* Haemolytic disease of the newborn and its prevention. In: Contreras M, ed. *ABC of transfusion.* 4th ed. Chichester: Wiley-Blackwell, 2009: 27–32.
2. WHO. Prevention of Rh sensitization: report of a WHO scientific group. *WHO Tech Rep Ser 468* 1971. Also available at: http://libdoc.who.int/trs/WHO_TRS_468.pdf (accessed 03/10/07)
3. McClelland DBL, ed. *Handbook of transfusion medicine: Blood Transfusion Services of the United Kingdom.* 4th ed. London: The Stationery Office, 2007. Also available at: http://www.transfusionguidelines.org.uk/docs/pdfs/htm_edition-4_all-pages.pdf (accessed 02/10/07)

4. Parker J, *et al.* Guidelines for the use of prophylactic anti-D immunoglobulin: British Committee for Standards in Haematology. (issued 5th December, 2006; awaiting update). Available at: http://www.bcshguidelines.com/pdf/Anti-D_070606.pdf (accessed 27/08/10)
5. NICE. Routine antenatal anti-D prophylaxis for women who are rhesus D negative: review of NICE technology appraisal guidance 41 (issued August 2008). Available at: http://www.nice.org.uk/nicemedia/pdf/TA156Guidance.pdf (accessed 16/11/09)
6. Whittle MJ. Rhesus haemolytic disease. *Arch Dis Child* 1992; **67:** 65–8.
7. Berlin G, *et al.* Rhesus haemolytic disease treated with high-dose intravenous immunoglobulin. *Lancet* 1985; **i:** 1153.
8. de la Cámara C, *et al.* High-dose intravenous immunoglobulin as the sole prenatal treatment for severe Rh immunization. *N Engl J Med* 1988; **318:** 519–20.
9. Chitkara U, *et al.* High-dose intravenous gamma globulin: does it have a role in the treatment of severe erythroblastosis fetalis? *Obstet Gynecol* 1990; **76:** 703–8.
10. Rübo J, *et al.* High-dose intravenous immune globulin therapy for hyperbilirubinemia caused by Rh hemolytic disease. *J Pediatr* 1992; **121:** 93–7.
11. Gottstein R, Cooke RWI. Systematic review of intravenous immunoglobulin in haemolytic disease of the newborn. *Arch Dis Child Fetal Neonatal Ed* 2003; **88:** F6–F10.
12. Ohls RK, *et al.* Recombinant erythropoietin as treatment for the late hyporegenerative anemia of Rh hemolytic disease. *Pediatrics* 1992; **90:** 678–80.
13. Scaradavou A, *et al.* Suppression of erythropoiesis by intrauterine transfusions in hemolytic disease of the newborn: use of erythropoietin to treat the late anemia. *J Pediatr* 1993; **123:** 279–84.
14. Ovali F, *et al.* Management of late anemia in Rhesus hemolytic disease: use of recombinant human erythropoietin (a pilot study). *Pediatr Res* 1996; **39:** 831–4.
15. Zuppa AA, *et al.* Recombinant erythropoietin in the prevention of late anaemia in intrauterine transfused neonates with Rh-haemolytic disease. *Fetal Diagn Ther* 1999; **14:** 270–4.
16. Dhodapkar KM, Blei F. Treatment of hemolytic disease of the newborn caused by anti-Kell antibody with recombinant erythropoietin. *J Pediatr Hematol Oncol* 2001; **23:** 69–70.

特发性血小板减少性紫癜 正常免疫球蛋白可用于治疗慢性特发性血小板减少性紫癜（见第1437页），研究发现抗D免疫球蛋白也有类似的作用。有数篇综述探讨了抗D免疫球蛋白在治疗特发性血小板减少性紫癜方面的潜在作用[1~3]。一般情况下，尽管有许多研究表明静脉注射抗D免疫球蛋白临床上有效且毒性较低，但由于种种原因，其确切作用尚不清楚。首先，尚未确定最适剂量。所用剂量从早期研究中的每日12.5～25μg/kg持续至少2天，到后来研究中允许使用的50～75μg/kg不等。其次，没有研究表明抗D免疫球蛋白在开始治疗时与皮质激素疗法一样有效。进一步讲，尽管有人认为抗D免疫球蛋白比正常免疫球蛋白更安全也更有效，但缺少有说服力的比较性研究资料。临床研究已表明抗D免疫球蛋白对Rh（D）阳性、未接受脾摘除手术的特发性血小板减少性紫癜患者安全且有效[1]。一项对患有特发性血小板减少性紫癜的Rh（D）阳性儿童进行的前瞻性随机临床研究发现，一次静脉注射75μg/kg比50μg/kg能更快地提高血小板数量，其效果与一次静脉注射800 mg/kg正常免疫球蛋白相当[4]。

1. Scaradavou A, Bussel JB. Clinical experience with anti-D in the treatment of idiopathic thrombocytopenic purpura. *Semin Hematol* 1998; **35** (suppl 1): 52–7.
2. Sandler SG. Treating immune thrombocytopenic purpura and preventing Rh alloimmunization using intravenous rho (D) immune globulin. *Transfus Med Rev* 2001; **15:** 67–76.
3. Sandler SG. Intravenous Rh immune globulin for treating immune thrombocytopenic purpura. *Curr Opin Hematol* 2001; **8:** 417–20. Correction. *ibid.* 2002; **9:** 179.
4. Tarantino MD, *et al.* Single dose of anti-D immune globulin at 75μg/kg is as effective as intravenous immune globulin at rapidly raising the platelet count in newly diagnosed immune thrombocytopenic purpura in children. *J Pediatr* 2006; **148:** 489–94.

制剂

Ph. Eur.: Human Anti-D Immunoglobulin; Human Anti-D Immunoglobulin for Intravenous Administration;
USP 33: Rh_o (D) Immune Globulin.

专利制剂

Arg.: BayRho-D†; Igantid; Immunorho; Kam Rho-D; Partoben; Partogamma; Rhesogamma; Rhophylac; ***Austral.:*** WinRho; ***Austria:*** Partobulin; Rhesogam; ***Belg.:*** RhoGAM; WinRho; ***Braz.:*** Matergam; Partogama†; Win-Rho†; ***Canad.:*** BayRho-D†; HyperRho S/D†; WinRho; ***Chile:*** Igamad; Immunorho; Rhesogamma P†; ***Cz.:*** Igamad; Partobulin; Rhesonativ; Rhophylac; ***Denm.:*** Rhesogamma P†; Rhesonativ; Rhophylac; ***Fin.:*** Rhophylac; ***Fr.:*** Rhophylac; ***Ger.:*** Partobulin; Rhesogam†; Rhesonativ; Rhophylac; ***Gr.:*** Rhesogamma P; Rhesuman; Rhophylac; WinRho; ***Hong Kong:*** BayRho-D†; HyperRho-D; Partobulin; RhoGAM; WinRho; ***Hung.:*** Rhesonativ; RhoGAM†; ***India:*** Matergam-P; ***Indon.:*** HyperRho S/D; ***Irl.:*** Rhesonativ; Rhophylac; ***Israel:*** BayRho-D; KamRho-D; Rhophylac; WinRho; ***Ital.:*** Igamad; Immunorho; Partobulin; Rhophylac; WinRho; ***Mex.:*** BayRho-D†; Octaglob D; Probi-Rho D†; Rhesogamma P; Rhophylac; ***Neth.:*** RheDQuin; Rhesonativ; Rhophylac; WinRho; ***Norw.:*** Rhesogamma†; Rhesonativ; Rhophylac; ***NZ:*** RhoGAM; WinRho; ***Philipp.:*** WinRho; ***Pol.:*** Gamma Anty D; Partobulin; Rhesonativ; ***Port.:*** Rhesonativ; Rhesuman†; Rhophylac; WinRho; ***Rus.:*** HyperRho S/D (ГиперРОУ С/Д); ***S.Afr.:*** Rhesugam; ***Singapore:*** BayRho-D†; ***Spain:*** Gamma Anti D; Rhesogamma; Rhesuman†; ***Swed.:*** Rhesogamma†; Rhesonativ; Rhophylac; ***Switz.:*** Rhophylac; ***Thai.:*** Igamad; Rhesonativ; Rhesuman†; ***Turk.:*** BayRho-D; HyperRho-D; Immunorho; Partobulin; Rhesogamma P; Rhesuman; RhoGAM; Rhophylac; WinRho; ***UK:*** D-Gam; Partobulin; Rhophylac; WinRho†; ***USA:*** HyperRho S/D; MICRhoGAM; RhoGAM; Rhophylac; WinRho; ***Venez.:*** RhoGAM†.

Argentine Haemorrhagic Fever Vaccines 阿根廷出血热疫苗

Junin Haemorrhagic Fever Vaccines; Vacunas de la fiebre hemorrágica argentina.

简介

一种用于抗阿根廷出血热主动免疫的减毒活疫苗已在研究中。

1. Maiztegui JI, *et al.* Protective efficacy of a live attenuated vaccine against Argentine hemorrhagic fever. *J Infect Dis* 1998; **177:** 277–83.
2. Feuillade MR, Enria DA. Análisis de la utilidad de la vacuna Candid 1 en la prevención de la fiebre hemorrágica argentina en niños. *Rev Panam Salud Publica* 2005; **18:** 100–106.

BCG Vaccines 卡介苗

Bacillus Calmette-Guérin Vaccines; Vacunas BCG.
Вакцины БЦЖ
ATC — J07AN01; L03AX03.
UNII — 0BQ62LY3KF (bacillus calmette-guerin live (attenuated) antigen); 5H5854UBMZ (bacillus calmette-guerin live antigen, B).

Pharmacopoeias. Many pharmacopoeias, including *Br., Eur.* (see p.vii), and *US*, have monographs.

Ph. Eur. 6. 8［BCG Vaccine, Freeze-dried; Vaccinum Tuberculosis（BCG）Cryodesiccatum; Bacillus Calmette-Guérin Vaccine BP 2010］ 冻干卡介苗是一种由卡-介氏杆菌（牛型分枝杆菌）活菌制备的、具有预防结核病作用的冻干制剂。该疫苗可含有稳定剂，应保存在2～8℃，避免阳光直射。

BP 2010 声明标签上可标有 Dried/Tub/BCG 字样。

BP 2010 批准 BCG Vaccine 作为卡介苗的同义词。

BP 2010（Percutaneous Bacillus Calmette-Guérin Vaccine） 皮内注射用卡介苗是一种含有卡-介氏杆菌的活细胞混悬液，其活菌数高于卡介苗。该疫苗是一种冻干制剂，用前以适当的无菌液体复溶。应于−20℃以下避光保存。

BP 2010 声明标签上可标有 Tub/Vac/BCG（Perc）字样。

BP 2010 批准 Percut. BCG Vaccine 作为皮内注射用卡介苗的同义词。

USP 33（BCG Vaccine） 卡介苗是由具有免疫力的牛型结核分枝杆菌卡-介氏株制备的冻干活菌培养物，含有一定数量的活菌，按推荐剂量为结核菌素阴性人群接种，会产生可接受的结核菌素阳转率。该疫苗含有适当的稳定剂，但不含抗菌剂。冻干疫苗应分装密封容器中，保存于2～8℃。复溶后的疫苗应立即使用，在2h内未用完的部分应舍弃。

Ph. Eur. 6. 8（BCG for Immunotherapy; BCG ad Immunocurationem） 免疫治疗用卡介苗是一种冻干活菌制剂，由具有治疗作用的卡-介氏杆菌牛型结核分枝杆菌培养制备，可含有稳定剂。应保存于2～8℃，避免阳光直射。

USP 33（BCG Live） 活卡介苗是一种卡-介氏菌（牛型分枝杆菌）培养物的冻干减毒活菌制剂，只用于膀胱内滴注。用前复溶，并经无菌稀释剂进一步稀释。复溶的疫苗每剂含1.0×10^8～19.2×10^8个集落形成单位（cfu）。不含防腐剂。活卡介苗对光敏感，必须于2～8℃保存在玻璃容器中，避免阳光直射。

不良反应和处置

参见疫苗项下，第2121页。

使用卡介苗进行抗结核免疫很少出现严重不良反应，但不良反应的发生率因菌株而异。正常的治疗性反应包括硬结和接种部位皮损，可能伴有局部淋巴结肿大。这种皮损后来可能会出现溃疡，并在数月后愈合，留下瘢痕。少数人中会出现超常反应，可能产生脓肿、化脓性溃疡或化脓性淋巴结炎，这些反应通常与接种剂量过量、不慎造成皮下注射或为结核菌素阳性者接种有关。非特异性全身反应包括发热和头痛。报道过几例引起死亡的全身反应，可能是超敏反应。播散性卡介苗感染可能出现，也引起过死亡，特别是对免疫抑制人群。接种卡介苗引起播散性卡介苗并发症如骨炎也有报道。类狼疮反应极为罕见，多发生在多次反复接种后。

膀胱内灌注卡介苗治疗和预防膀胱癌与一种炎性反应有关。会出现一过性尿痛和尿频，有时还伴有发热或流感样症状和血尿，特别是在反复用药的时候（如同在持续治疗中那样）。膀胱挛缩和附睾-睾丸炎很少有报道。如同接种疫苗一样，播散性BCG感染极为罕见，但可能引起死亡。对持续24h以上的发热应进行观察，必要时可采用抗分枝杆菌疗法。其他报道的不良反应有包括皮疹和关节痛在内的超敏反应，以及包括眼色素层炎、结膜炎、虹膜炎和角膜炎在内的眼部症状。

关于卡介苗的不良反应及其管理的研究和综述见文献[1~6]。皮内注射高剂量卡介苗会使局部反应发生率上升[7,8]。不良反应的发生率可因菌株不同而不同；在爱尔兰，有报道以Evan菌株为基础的疫苗撤出后并以卡介苗SSI菌株的疫苗替代后，不良反应发生率升高[9]。

1. Lotte A, *et al.* Second IUATLD study on complications induced by intradermal BCG-vaccination. *Bull Int Union Tuberc Lung Dis* 1988; **63:** 47–59.
2. Milstien JB, Gibson JJ. Quality control of BCG vaccine by WHO: a review of factors that may influence vaccine effectiveness and safety. *Bull WHO* 1990; **68:** 93–108.
3. Grange JM. Complications of bacille Calmette-Guérin (BCG) vaccination and immunotherapy and their management. *Commun Dis Public Health* 1998; **1:** 84–8.
4. FitzGerald JM. Management of adverse reactions to bacille Calmette-Guerin vaccine. *Clin Infect Dis* 2000; **31** (suppl 3): S75–S76.
5. Turnbull FM, *et al.* National study of adverse reactions after vaccination with bacille Calmette-Guérin. *Clin Infect Dis* 2002; **34:** 447–53.
6. Bellet JS, Prose NS. Skin complications of bacillus Calmette-Guérin immunization. *Curr Opin Infect Dis* 2005; **18:** 97–100.
7. Miles MM, Shaw RJ. Effect of inadvertent intradermal administration of high dose percutaneous BCG vaccine. *BMJ* 1996; **312:** 1014.
8. Puliyel JM, *et al.* Adverse local reactions from accidental BCG overdose in infants. *BMJ* 1996; **313:** 528–9.
9. Bolger T, *et al.* Complications associated with the bacille Calmette-Guérin vaccination in Ireland. *Arch Dis Child* 2006; **91:** 594–7.

对骨和关节的影响 关于接种卡介苗引起骨炎的危险，不同国家的报道不同，与所用菌株有关[1]。

也有报道表明膀胱内灌注卡介苗会引起骨炎或关节炎（见下文）。

1. Milstien JB, Gibson JJ. Quality control of BCG vaccine by WHO: a review of factors that may influence vaccine effectiveness and safety. *Bull WHO* 1990; **68:** 93–108.

对眼的影响 眼部意外污染卡介苗后，会引起滤泡性角膜炎[1]。局部使用皮质激素对角膜炎有效，但要使用一个疗程的异烟肼作为预防措施。

1. Pollard AJ, George RH. Ocular contamination with BCG vaccine. *Arch Dis Child* 1994; **70:** 71.

对淋巴系统的影响 有文献对与接种卡介苗相关的淋巴结炎进行了综述[1]。它是接种卡介苗最常见的不良反应，可在接种后2～24周出现，多数病例在6个月内出现。该反应的发生率和严重性取决于剂量、疫苗菌株、接种年龄及患者的免疫状况。病例中30%～80%为化脓性淋巴结炎。新生儿和免疫缺陷患者出现该反应的危险性增加。

对卡介苗淋巴结炎的治疗存在不同意见。尽管已经使用抗菌药和抗结核药如异烟肼和利福平，但很少有证据支持它们的使用。非化脓性（单纯性）淋巴结炎无需治疗即可自行消退，但化脓的淋巴结可在经针头吸引术引流后愈合。

1. Goraya JS, Virdi VS. Bacille Calmette-Guerin lymphadenitis. *Postgrad Med J* 2002; **78:** 327–9.

膀胱内灌注 膀胱内灌注卡介苗可引起局部和全身不良反应的增加，这是为清除癌细胞而产生的免疫刺激作用的结果[1~3]。最严重的并发症由播散性感染引起，包括伴有心搏呼吸衰竭的重度脓毒症以及伴有肉芽肿性肺炎和肝炎的播散性分枝杆菌感染。这些并发症均需立即进行抗结核分枝杆菌治疗[1,4,5]。也出现过死亡病例[6,7]。其他报道的不良反应包括重症嗜血细胞综合征[8]、眼色素层炎[9,10]、关节炎和骨炎[11,12]。曾有报道表明在接受卡介苗膀胱内灌注治疗最长达4年后的时间出现附睾-睾丸炎[13,14]。

一项对115名患者进行的研究[15]表明，预防性使用具有抑制结核菌生长活性的喹诺酮类药物氧氟沙星，可降低与膀胱灌注卡介苗有关的中度和重度不良反应发生率，但一年后，无复发生存率没有明显下降。氧氟沙星在每次卡介苗灌注后以口服方式给药，剂量为200mg，于第一次排尿6h后服用第一次，10～12h后再服用一次。但这些结果尚需长期研究来验证。

1. Lamm DL. Efficacy and safety of bacille Calmette-Guérin immunotherapy in superficial bladder cancer. *Clin Infect Dis* 2000; **31:** S86–S90.
2. Rischmann P, *et al.* BCG intravesical instillations: recommendations for side-effects management. *Eur Urol* 2000; **37** (suppl 1): 33–6.
3. Huang TC. Management of complications of bacillus Calmette-Guerin immunotherapy in the treatment of bladder cancer. *Ann Pharmacother* 2000; **34:** 529–32.
4. Mooren FC, *et al.* Systemic granulomatous disease after intravesical BCG instillation. *BMJ* 2000; **320:** 219.
5. Gómez-Ferrer Lozano A, *et al.* Neumonitis granulomatosa por instilación endovesical de BCG. *Actas Urol Esp* 2006; **30:** 839–42.
6. Peyrière H, *et al.* Fatal systemic reaction after multiple doses of intravesical bacillus Calmette-Guérin for polyposis. *Ann Pharmacother* 2000; **34:** 1279–82.

7. Kamphuis JT, *et al.* BCG immunotherapy: be cautious of granulomas. Disseminated BCG infection and mycotic aneurysm as late complications of intravesical BCG instillations. *Neth J Med* 2001; **58:** 71–5.
8. Schleinitz N, *et al.* Severe hemophagocytic syndrome after intravesical BCG instillation. *Am J Med* 2002; **112:** 593–4.
9. Wertheim M, Astbury N. Bilateral uveitis after intravesical BCG immunotherapy for bladder carcinoma. *Br J Ophthalmol* 2002; **86:** 706.
10. Jacob M, *et al.* Pan-uvéite dans les suites d'instillations intravésicales de BCG (Bacille de Calmette et Guérin). *J Fr Ophtalmol* 2006; **29:** 552–5.
11. Morgan MB, Iseman MD. Mycobacterium bovis vertebral osteomyelitis as a complication of intravesical administration of Bacille Calmette-Guérin. *Am J Med* 1996; **100:** 372–3.
12. Tinazzi E, *et al.* Reactive arthritis following BCG immunotherapy for urinary bladder carcinoma: a systematic review. *Rheumatol Int* 2006; **26:** 481–8.
13. Menke JJ, Heins JR. Epididymo-orchitis following intravesical bacillus Calmette-Guérin therapy. *Ann Pharmacother* 2000; **34:** 479–82.
14. Falkensammer C, *et al.* Late occurrence of bilateral tuberculous-like epididymo-orchitis after intravesical bacille Calmette-Guérin therapy for superficial bladder carcinoma. *Urology* 2005; **65:** 175.
15. Colombel M, *et al.* The effect of ofloxacin on bacillus Calmette-Guerin induced toxicity in patients with superficial bladder cancer: results of a randomized, prospective, double-blind, placebo controlled, multicenter study. *J Urol (Baltimore)* 2006; **176:** 935–9.

注意事项

参见疫苗项下，第2122页。

卡介苗可与其他活疫苗联合使用，但如果不是同时使用，其接种时间最好间隔4周以上，尽管在绝对必要的情况下，这一期限可减少到10天。但不应推迟对婴儿的常规初次免疫，包括脊髓灰质炎活疫苗。接种卡介苗的手臂，至少在3个月内不能接种其他疫苗，因为有发生淋巴结炎的危险。发热或出现全身性皮肤感染的患者应推迟接种卡介苗。对于湿疹患者，卡介苗应在无皮损处接种。不应为包括艾滋病病毒感染者在内的免疫抑制患者接种卡介苗，因为有造成播散性感染的潜在危险。HIV阳性母亲所生的婴儿一旦排除HIV感染，即可接种卡介苗。在结核高流行区，如果未出现HIV感染的迹象，可以考虑为感染状况不明的婴儿接种卡介苗。正在接受抗结核分枝杆菌治疗、有结核病史或结核菌素皮试阳性者不应接种卡介苗。与已知或疑似活动性肺结核的患者有家庭接触的新生儿不应接种卡介苗。

出现任何尿道损伤，包括经尿道进行的切除手术和活检以及插导尿管造成的损伤后，应推迟7～14天进行卡介苗膀胱内灌注。急性发热性疾病、尿路感染和严重血尿患者也应推迟灌注。活动性结核患者、对卡介苗有全身反应史者以及接受抗结核分枝杆菌治疗者不应进行卡介苗膀胱内灌注。与接种卡介苗一样，包括艾滋病病毒感染者在内的免疫抑制患者不应接受卡介苗膀胱内灌注。由于卡介苗含有可能经尿道排泄的活分枝杆菌，所以应告知患者存在污染的危险，并建议采取适当的控制感染措施，保护其家人和密切接触者。

免疫抑制者 与其他活疫苗一样，卡介苗不应为包括无症状艾滋病病毒感染者在内的免疫抑制者接种。在婴儿和儿童无症状HIV感染者中观察到播散型卡介苗感染的危险性增加，死亡率高达80%左右[1~3]。因此WHO Global Advisory Committee on Vaccine Safety不再推荐为已知感染HIV的婴儿和儿童接种卡介苗（见下文**结核病**项下的**艾滋病病毒感染者**）。

1. Hesseling AC, *et al.* Bacille Calmette-Guérin vaccine-induced disease in HIV-infected and HIV-uninfected children. *Clin Infect Dis* 2006; **42:** 548–58.
2. Hesseling AC, *et al.* The risk of disseminated Bacille Calmette-Guerin (BCG) disease in HIV-infected children. *Vaccine* 2007; **25:** 14–18.
3. Azzopardi P, *et al.* Bacille Calmette-Guérin vaccine-related disease in HIV-infected children: a systematic review. *Int J Tuberc Lung Dis* 2009; **13:** 1331–44.

药物相互作用

参见疫苗项下，第2122页。

茶碱 曾有一篇报道表明接种卡介苗后导致茶碱半衰期延长和血清浓度升高，见**茶碱水合物**项下（第1104页）。

用途和用法

卡介苗用于抗结核病的主动免疫。也可采用适当剂型局部用药，对原位膀胱癌进行治疗和预防，并预防膀胱乳头瘤的术后早期复发。

接种卡介苗预防**结核**可采用不同的策略，取决于结核在当地人群中的流行率、HIV共感染率、婴儿暴露于这些疾病的可能性以及用于诊断感染和对接种人群进行随访的基础设施。WHO不建议在正常情况下为成人接种卡介苗，但可以考虑在结核菌素阴性人群与耐药性结核发生不可避免的密切接触时，为其接种卡介苗。在结核流行率较高的国家，理想的做法是在婴儿出生后尽早接种一针卡介苗。但是，在这些人群中同样具有HIV感染率升高的趋势，而HIV感染者是不能接种卡介苗的。不论怎样，WHO认为在这种环境下，未受到HIV感染的儿童接种卡介苗会受益匪浅，并建议为以下人群接种：

- HIV感染状况不明的母亲所生婴儿；
- HIV感染的母亲所生的无明显HIV感染迹象的婴儿；
- 经病毒学检测为HIV阴性的婴儿。

WHO认为已知感染HIV或由HIV感染者母亲所生但HIV感染状况不明以及出现HIV感染症状和迹象的婴儿不应接种卡介苗。

相反，在像英国这样结核流行率相对较低的国家，不再进行卡介苗常规免疫。取而代之的是，只为高危人群接种卡介苗：

- 结核病年发病率超过40/100000的地区的所有新生儿和婴儿（0～12月龄）；
- 父母或祖父母中有1人出生在结核病年发病率高于40/100000的国家的所有新生儿和婴儿；
- 先前未接种过卡介苗，且父母或祖父母中有1人出生在结核病年发病率高于40/100000的国家的1～5岁儿童；这样的儿童如果年龄在6～16岁且为结核菌素阴性，也应接种卡介苗；
- 先前未接种过卡介苗，结核菌素阴性，且接触活动性呼吸道结核病患者的人群；
- 先前未接种过卡介苗，结核菌素阴性，出生在结核病年发病率高于40/100000的国家或在这样的国家居住过至少3个月的16岁以下移民；
- 先前未接种过卡介苗，结核菌素阴性，计划在结核病年发病率高于40/100000的国家停留或与当地人一起工作超过3个月的16岁以下人群；
- 所有已知感染或疑似感染HIV的人群，无论临床状况如何，都应停止接种卡介苗。具有接种适应证的人群如HIV阳性母亲所生的婴儿，只有在出生后两次定期HIV感染检查结果均为阴性后，才能接种卡介苗。

在英国，卡介苗也建议给先前未接过该苗、结核菌素阴性且年龄在35岁以下的下列人群使用：

- 感染结核病危险性较高的保健工作者或实验室人员；
- 兽医或接触疑患有结核病的动物的其他工作人员；
- 任何结核病发生率较高的机构里的工作人员；

在美国，CDC建议更有选择性地使用卡介苗。基本上只为结核菌素阴性的儿童或连续暴露于未进行治疗的或耐药型的结核患者的保健工作者接种。

卡介苗是以0.1ml的剂量于上臂三角肌皮内注射，12月龄以下婴儿注射0.05ml。

活动性肺结核患者的接触者尽管先前接种过卡介苗，也可以进行药物预防（见**结核病**项下，第187页）。新生儿和2岁以下婴儿应该接受药物预防，而且如果条件适宜，一旦完成用药过程，即接种疫苗。一种专门用于接受异烟肼治疗的患者的异烟肼耐受型卡介苗已经问世，但目前不建议使用。

采用卡介苗对**膀胱癌**进行免疫治疗已尝试过多种方案。典型的诱导方案是用约50 ml含有1×10^8～16×10^8集落形成单位卡介苗且不含防腐剂的0.9%盐水进行膀胱内灌注，每周1次，连续6周。维持方案差异较大，从一次性用药或间隔3～6个月的短疗程（每周1次，共3周），到每月灌注1次不等。建议的维持时间也从6个月到3年不等。也有人喜欢在完成诱导6周后，采用再灌注3次，每次间隔1周的巩固方案。如有可能，灌注的液体应在膀胱内保留2h，然后由患者采取坐位排空，以尽量减少环境污染的危险（也见上文**注意事项**）。

1. WHO. BCG vaccine: WHO position paper. *Wkly Epidem Rec* 2004; **79:** 27–38. Also available at: http://www.who.int/immunization/wer7904BCG_Jan04_position_paper.pdf (accessed 23/06/10)

麻风 卡介苗可提供抗麻风病保护作用[1,2]，已被认定为降低麻风发病率的因素之一。一项对使用卡介苗预防麻风病的荟萃分析[1]表明，临床研究和观察（队列或病例对照）研究中疫苗的平均保护率分别为26%和61%。对多菌型麻风病的预防作用优于少菌型。接种时的年龄与疫苗效果无关，但在观察研究中，发现保护作用随着年龄的增长而下降。临床研究表明额外接种一针卡介苗比只接种一针更有效。关于卡介苗用于麻风病的免疫预防和免疫治疗的更多细节，参见**麻风疫苗**项下，第2140页。

1. Setia MS, *et al.* The role of BCG in prevention of leprosy: a meta-analysis. *Lancet Infect Dis* 2006; **6:** 162–70.
2. Merle CSC, *et al.* BCG vaccination and leprosy protection: review of current evidence and status of BCG in leprosy control. *Expert Rev Vaccines* 2010; **9:** 209–22.

恶性肿瘤 已用卡介苗对不同恶性肿瘤进行过免疫治疗试验，且在局部用药时获得很大成功。对采用接种卡介苗预防儿童恶性肿瘤的可能性已进行了讨论[1]。

1. Grange JM, Stanford JL. BCG vaccination and cancer. *Tubercle* 1990; **71:** 61–4.

膀胱 采用膀胱内灌注卡介苗对膀胱癌进行免疫治疗是原位癌的可选疗法之一（见第627页），尽管对该疗法在非肌肉侵袭性膀胱癌中的确切作用尚存在争议[1,2]。该疗法对肿瘤细胞并无直接毒性作用，但可产生一连串的免疫反应，据报道这些反应可减少肿瘤复发和疾病进展。一篇系统性综述表明在进行经尿道切除术后再采用卡介苗膀胱内灌注，Ta和T1膀胱癌复发率较单纯进行手术有所下降[3]。另一篇膀胱灌注疗法的系统性综述认为，使用卡介苗后的肿瘤复发率比使用丝裂霉素C明显降低，但只在属于复发高危人群的患者中观察到这一现象[4]。疾病进程和生存率未见明显差异。但是，一项荟萃分析[5]报道表明膀胱灌注卡介苗预防肿瘤复发的效果优于丝裂霉素C，特别是那些采用卡介苗维持方案的患者，而与复发的危险性无关。

1. Ayres BE, *et al.* Is the role of intravesical bacillus Calmette-Guérin in non-muscle-invasive bladder cancer changing? *BJU Int* 2010; **105** (suppl 2): 8–13.
2. Gontero P, *et al.* The role of bacillus Calmette-Guérin in the treatment of non-muscle-invasive bladder cancer. *Eur Urol* 2010; **57:** 410–29.
3. Shelley M, *et al.* Intravesical bacillus Calmette-Guerin in Ta and T1 bladder cancer. Available in The Cochrane Database of Systematic Reviews; Issue 4. Chichester: John Wiley; 2000 (accessed 05/11/07).
4. Shelley M, *et al.* Intravesical bacillus Calmette-Guerin versus mitomycin C for Ta and T1 bladder cancer. Available in The Cochrane Database of Systematic Reviews; Issue 3. Chichester: John Wiley; 2003 (accessed 05/11/07).
5. Böhle A, *et al.* Intravesical bacillus Calmette-Guerin versus mitomycin C for superficial bladder cancer: a formal meta-analysis of comparative studies on recurrence and toxicity. *J Urol (Baltimore)* 2003; **169:** 90–5.

皮肤 有几项研究表明将卡介苗注射入皮内转移的黑色瘤（见第640页）会引起注射处，有时还有未注射处的小结节消退。卡介苗治疗内脏转移的肿瘤的效果令人失望。许多报道和非随机性研究都证明了卡介苗作为佐剂疗法的优点，但其结果未在大规模随机对照观察中得到证实[1,2]。

1. Ho VC, Sober AJ. Therapy for cutaneous melanoma: an update. *J Am Acad Dermatol* 1990; **22:** 159–76.
2. Agarwala SS, *et al.* Mature results of a phase III randomized trial of bacillus Calmette-Guerin (BCG) versus observation and BCG plus dacarbazine versus BCG in the adjuvant therapy of American Joint Committee on Cancer stage I-III melanoma (E1673): a trial of the Eastern Oncology Group. *Cancer* 2004; **100:** 1692–8.

结核病 来自世界上许多国家或地区的研究都对卡介苗抗结核病的保护作用进行了评价。保护率从0～80%以上不等[1]。对于这种差异有许多解释：与对其他分枝杆菌感染的免疫应答之间的相互作用；卡介苗在抗原性、微生物学或配方上的差异；自然感染史和病史的差异；宿主遗传学或营养学的差异以及研究方法学的差异[1,2]。值得注意的是，卡介苗在任何地区的效果总体上都与该地区到赤道的距离成比例，这可能表明暴露的环境分枝杆菌存在差异[3]。这种差异对疫苗效果的影响也许是最大的[3]，其结果可能是卡介苗在地球上结核病风险最大的地方效果最差。研究还表明卡介苗抗全身性（粟粒性结核和脑膜炎性结核）结核比抗肺结核更有效。卡介苗似乎不能产生抗感染的完全保护，新疫苗的开发一直在进行中[4~6]。

不同国家接种卡介苗的政策差异很大。有些国家建议将卡介苗作为常规免疫，而在其他国家（如英国[7]和美国[8]）已不再将该疫苗作为常规免疫，而是只为高危婴儿和其他人群接种（见上文**用途和用法**项下）。全世界的接种程序也有所不同，从只在出生时皮内接种1针（如WHO推荐的那样）[9]，到只在10～14岁接种1针，再到每隔几年重复接种1次（特别是在东欧）。研究发现经皮接种途径与皮内接种同样有效[10]。这些政策的差异既与对疫苗作用机制和效果的见解不同有关，也与各地结核病的流行病学情况不同有关[1]。世界卫生组织认为接种卡介苗是结核病控制中病例检查与治疗的辅助手段[9,11]，并主张既不要进行结核菌素皮试，也不要进行重复接种。

1. Fine PEM, Rodrigues LC. Modern vaccines: mycobacterial diseases. *Lancet* 1990; **335:** 1016–20.
2. Fine PEM. BCG vaccination against tuberculosis and leprosy. *Br Med Bull* 1988; **44:** 691–703.
3. Fine PEM. Variation in protection by BCG: implications of and for heterologous immunity. *Lancet* 1995; **346:** 1339–45. Correction. *ibid.*; **347:** 340.
4. von Reyn CF, Vuola JM. New vaccines for the prevention of tuberculosis. *Clin Infect Dis* 2002; **35:** 465–74.
5. Orme IM. Tuberculosis vaccines: current progress. *Drugs* 2005; **65:** 2437–44.
6. Lambert PH, *et al.* New vaccines against tuberculosis. *Clin Chest Med* 2009; **30:** 811–26.
7. DoH. *Immunisation Against Infectious Disease* 2006: "The Green Book". Available at:

http://www.dh.gov.uk/en/Publicationsandstatistics/Publications/PublicationsPolicyAndGuidance/DH_079917?IdcService=GET_FILE&dID=115974&Rendition=Web (accessed 15/07/08)
8. CDC. TB elimination: BCG vaccine. (issued November 2008). Available at: http://www.cdc.gov/tb/publications/factsheets/prevention/BCG.pdf (accessed 26/08/10)
9. Anonymous. WHO statement on BCG revaccination for the prevention of tuberculosis. *Bull WHO* 1995; **73:** 805–6.
10. Hawkridge A, *et al.* Efficacy of percutaneous versus intradermal BCG in the prevention of tuberculosis in South African infants: randomised trial. *BMJ* 2008; **337:** 1275–8.
11. WHO. BCG vaccine. *Wkly Epidem Rec* 2004; **79:** 27–38. Available at: http://www.who.int/entity/wer/2004/en/wer7904.pdf (accessed 01/11/07)

艾滋病病毒感染者 如同其他活疫苗一样，卡介苗不应为包括有症状的HIV感染者或AIDS患者在内的免疫抑制者接种。WHO声明HIV流行率是制订当地卡介苗接种政策时需考虑的因素之一（见上文**用途和用法**），并建议不要为已知感染或疑似感染HIV的婴儿接种卡介苗，因为这部分人群接种后危险性会增加（见上文**注意事项**项下**免疫抑制者**）。在英国和美国，不建议为HIV阳性人群接种卡介苗。

1. WHO. Revised BCG vaccination guidelines for infants at risk for HIV infection. *Wkly Epidem Rec* 2007; **82:** 193–6. Available at: http://www.who.int/wer/2007/wer8221.pdf (accessed 01/11/07)

制剂

Ph. Eur.: BCG for Immunotherapy; Freeze-dried BCG Vaccine;
USP 33: BCG Live; BCG Vaccine.

专利制剂

Austral.: ImmuCyst; OncoTICE; **Austria:** ImmuCyst; OncoTICE; **Belg.:** ImmuCyst; OncoTICE; **Braz.:** ImmuCyst†; Imunoest; **Canad.:** ImmuCyst; OncoTICE; **Chile:** ImmuCyst†; **Cz.:** ImmuCyst; **Denm.:** OncoTICE†; **Fin.:** OncoTICE; **Fr.:** ImmuCyst; Monovax†; **Ger.:** ImmuCyst; OncoTICE; **Gr.:** ImmuCyst; OncoTICE; **Hong Kong:** ImmuCyst; **Hung.:** ImmuCyst; **Irl.:** ImmuCyst; **Israel:** ImmuCyst; Immune BCG Pasteur F†; OncoTICE; **Ital.:** ImmuCyst; Imovax BCG†; OncoTICE; **Malaysia:** Glutamate BCG; ImmuCyst; **Mex.:** Cultivo BCG; OncoTICE; **Neth.:** OncoTICE; **Norw.:** OncoTICE; **NZ:** ImmuCyst; OncoTICE; **Philipp.:** Glovax; **Pol.:** OncoTICE; Onko BCG; **Port.:** ImmuCyst; OncoTICE; **Singapore:** ImmuCyst; **Spain:** ImmuCyst; OncoTICE; Vejicur; **Swed.:** OncoTICE; **Switz.:** ImmuCyst; OncoTICE; **Thai.:** ImmuCyst; **Turk.:** ImmuCyst; OncoTICE; **UK:** ImmuCyst; OncoTICE; **USA:** TheraCys; Tice; **Venez.:** ImmuCyst†; OncoTICE.

Botulism Antitoxins 肉毒抗毒素

Antitoxinas botulínicas; Antitoxinas del botulismo.
Ботулинические Антитоксины
ATC — J06AA04.

Pharmacopoeias. Many pharmacopoeias, including *Eur.* (see p.vii) and *US*, have monographs.

Ph. Eur. 6.8 (Botulinum Antitoxin; Immunoserum Botulinicum) 肉毒抗毒素是一种无菌制剂，含有可中和A型、B型、E型或任何一种混合型肉毒梭状芽孢杆菌毒素的抗毒素免疫球蛋白。每毫升肉毒抗毒素含有不低于500IU的A型和B型抗毒素以及不低于50U的E型抗毒素。该制剂应保存于2～8℃，避免冻结。

BP 2010 声明标签上可使用Bot/Ser字样。

BP 2010 声明当处方或要求上写明"混合型肉毒抗毒素"或"肉毒抗毒素"，而未指明所包含的抗毒素类型时，应发放或提供A、B、E混合型肉毒抗毒素。

USP 33 (Botulism Antitoxin) 肉毒抗毒素是一种无菌溶液，含有精制或浓缩的抗毒素抗体，主要成分为球蛋白，由经肉毒梭状芽孢杆菌毒素A、B和（或）B型株制备的毒素免疫的健康马血制备。该制剂含有适当的抗菌剂，应分装于一次性使用容器，保存在2～8℃。

注：某些在英国使用的抗毒素并不符合BP 2010和Ph. Eur. 6.8的要求（酚含量高于药典要求水平），因此应称作botulism antitoxin，而非botulinum antitoxin。

不良反应和注意事项

参见抗血清项下，第2121页。

用途和用法

肉毒抗毒素用于肉毒中毒的暴露后预防和治疗。治疗应尽可能在病程的早期进行。

由于很少有人了解肉毒毒素的类型，所以通常使用的是多价抗毒素。使用抗毒素前必须进行过敏性试验。

在英国使用的是马源A、B、E三价抗毒素，每型抗毒素的含量均不低于500U/ml。治疗肉毒中毒，需用0.9%氯化钠溶液将20ml这样的抗毒素稀释至100ml后，进行慢速静脉输注，整个注射过程持续至少30min。必要时可在2～4h后再注射10ml，间隔12～24h还可以再注射。已暴露于毒素但未表现出症状的人需肌内注射20ml作为预防。

在英国，还有一种用于治疗肉毒中毒的制剂，含750U/ml A型抗毒素、500U/ml B型抗毒素和50U/ml E型抗毒素。使用时为患者慢速静脉注射250ml，然后连续静脉滴注250ml。视应答情况，必要时可在4～6h后再注射250ml。严重中毒患者，特别是静脉注射后无好转者应于腰髓内注射20ml。如果必要，可间隔24h再注射1次。

在美国，使用一种人源静脉注射用肉毒免疫球蛋白(BIG-IV)治疗由A型或B型毒素引起的1岁以下婴儿肉毒中毒。推荐的剂量为1.5ml/kg (75 mg/kg)，一次静脉输注，至少6个月其中和抗体可达保护水平。美国也使用一种抗A、B、C、D、E、F和G型毒素的七价肉毒抗毒素治疗自然发生的非婴儿肉毒中毒。

肉毒中毒 肉毒中毒[1～4]系由肉毒梭状芽孢杆菌外毒素引起。肉毒梭状芽孢杆菌是一种形成芽孢的革兰阴性厌氧菌，存在于土壤和泥浆中。自然界的肉毒中毒有三种形式，即因食用被污染的腌制食品而引起的食源性肉毒中毒、由伤口中可释放毒素的微生物生长所致的创伤性肉毒中毒和由肉毒梭状芽孢杆菌胃肠道定植和毒素产生所致的胃肠道肉毒中毒（包括婴儿肉毒中毒和成人胃肠道毒血症）。意外暴露或胃肠道暴露于肉毒杆菌毒素可引起吸入性肉毒中毒（由肉毒杆菌毒素雾化所致）或医源性肉毒中毒（由注射毒素所致）。可识别的肉毒梭状芽孢杆菌有7种类型，每种都产生不同的外毒素。人类疾病经常是由A、B和E型引起。毒素对热不稳定，但芽孢可耐120℃的高温。

各种类型的肉毒中毒均引起相同的临床症状。症状系由毒素阻断神经肌肉接头处的乙酰胆碱释放所致，包括对称性颅神经麻痹、下行性松弛型麻痹、直立性低血压、口干和瞳孔扩大。食源性或胃肠道定植性肉毒中毒伴有胃肠道症状。死亡通常是由呼吸抑制所致。

肉毒中毒的治疗包括使用马源抗毒素以及强化呼吸和支持疗法。抗毒素应尽早使用，因为只有未与神经末梢结合的能够被中和，但延迟使用依然有效。对某些患者可使用逆转神经肌肉阻滞的药物，如氨吡啶或胍。接种疫苗作为一种预防措施，已在高危人群中进行了观察，但对这种方法仍存在争议，因为它可能影响毒素在医疗和美容方面的作用。

婴儿肉毒中毒显得更为重要，特别是在美国，因为据报道，那里的肉毒中毒多发生在婴儿，蜂蜜（见第1849页）是最常见的传染源。与食源肉毒中毒形成对照的是，在婴儿肉毒中毒中，低剂量毒在一定时间内还将持续向内脏释放。治疗采用强化支持护理疗法。用于成人的马肉毒中毒抗毒素通常不用于婴儿肉毒中毒，因为它会产生严重不良反应（包括血清病和过敏），同时半衰期较短，且可能导致对马源蛋白终生过敏[5]。在美国，正使用一种静脉注射用人源肉毒中毒免疫球蛋白(BIG-IV)治疗A型或B型毒素引起的1岁以下婴儿肉毒中毒。临床研究表明[5]，在得到医院允许后7日内使用BIG-IV，可缩短A型或B型肉毒中毒婴儿的住院时间并减轻病情的严重程度；在得到医院允许后3天内使用，比4～7天使用更有效。

1. Robinson RF, Nahata MC. Management of botulism. *Ann Pharmacother* 2003; **37:** 127–31.
2. Health Protection Agency. Guidelines for action in the event of a deliberate release: botulism (issued March 2009). Available at: http://www.hpa.org.uk/webc/HPAwebFile/HPAweb_C/1194947315628 (accessed 26/08/10)
3. Sobel J. Botulism. *Clin Infect Dis* 2005; **41:** 1167–73.
4. Smith LA. Botulism and vaccines for its prevention. *Vaccine* 2009; **27** (suppl 4): D33–D39.
5. Arnon SS, *et al.* Human botulism immune globulin for the treatment of infant botulism. *N Engl J Med* 2006; **354:** 462–71.

制剂

Ph. Eur.: Botulinum Antitoxin;
USP 33: Botulism Antitoxin.

专利制剂

Cz.: Bosea†; **USA:** BabyBIG.

Bovine Colostrum 牛初乳

Calostro bovino.

简介

牛初乳与抗血清和人免疫球蛋白制剂的作用相似，可提供抗传染病的被动免疫。超免牛初乳来源于经特异性抗原免疫的母牛，对于其预防婴儿隐孢子虫病和轮状病毒腹泻的作用已进行过研究。牛初乳对幽门螺杆菌、志贺杆菌和麻疹病毒感染也可能有潜在的预防作用。

1. Kelly GS. Bovine colostrums: a review of clinical uses. *Altern Med Rev* 2003; **8:** 378–94. Correction. *ibid.* 2004; **9:** 69.

制剂

专利制剂

Austral.: PM Auscolos; Travelan.

多组分制剂 **Austral.:** PM IQShield; **Indon.:** Bd-GARD; Biostrum; Brainvit; Calostrum; Curbexon; Curmunos; Hepimun Plus; Idesar Plus; Igastrum Plus; Imustrum; Intrum Plus; Kolivit; Kuminta; Prokids; Stimox; Truvit; Vistrum; Vitaplex; **Ital.:** Colostrum; **UK:** BioXtra†.

Brucellosis Vaccines 布鲁菌病疫苗

Vacunas de la brucelosis.
ATC — J07AD01.

简介

布鲁菌病疫苗由流产布鲁杆菌（*Brucella abortus*）抗原抽提物制备，用于对接触布鲁菌病（见第156页）的高危人群进行主动免疫。

Campylobacter Jejuni Vaccines 空肠弯曲杆菌疫苗

Vacunas contra el Campylobacter jejuni.

简介

空肠弯曲杆菌疫苗是一种正在开发中的口服疫苗，可提供抗空肠弯曲杆菌感染的主动免疫。

Cholera Vaccines 霍乱疫苗

Vacunas del cólera.
ATC — J07AE01; J07AE02.

Pharmacopoeias. Many pharmacopoeias, including *Eur.* (see p.vii), have monographs.

Ph. Eur. 6.8 (Cholera Vaccine; Vaccinum Cholerae) 霍乱疫苗是一种含有适当的霍乱弧菌活菌株或灭活菌株的无菌均匀混悬液，系由2个主要血清型的霍乱弧菌光滑菌株制备的疫苗按等分混合而成。经典的霍乱疫苗所含的2个主要血清型通常为Inaba和Ogawa型，可含也可以不含El Tor型。所含的每种血清型可有1个或几个菌株。除了自身O抗原外，所有菌株都必须含有Inaba和Ogawa型中常见的热稳定O抗原。如果这2个型中每型有1个以上菌株用于制备疫苗，则必须选择含其他O抗原的株。每剂疫苗含霍乱菌数不低于80亿，容量不超过1ml。疫苗含有不超过0.5%的苯酚，应于2～8℃避光保存。

BP 2010 声明标签上可标有Cholera字样。

Ph. Eur. 6.8 (Cholera Vaccine, Freeze-dried; Vaccinum Cholerae Cryodesiccatum) 霍乱疫苗是一种冻干制剂，用前以适当的无菌液体复溶。该疫苗不含苯酚，应于2～8℃避光保存。

Ph. Eur. 6.8 [Cholera Vaccine (Inactivated, Oral); Vaccinum Cholerae Perorale Inactivatum] 霍乱疫苗是一种含有灭活的霍乱弧菌血清型O1适宜株以及流行株的代表血清型和生物型的均匀混悬液。疫苗可含有霍乱毒素B亚单位(CTB)。口服前，将1剂疫苗悬液与标签上标明的适宜缓冲液混合。于2～8℃避光保存。

BP 2010 声明标签上可标有Dried/Cholera字样。

不良反应和注意事项

参见疫苗项下，第2121页。

偶见注射部位轻度红肿和压痛。发热、不适和全身反应（包括过敏和超敏反应）也有报道。偶尔出现神经和精神反应。

口服霍乱疫苗后出现过胃肠道紊乱、头痛、眩晕和呼吸系统症状。

血型 O型血患者感染El Tor或O139型霍乱后，似乎更容易出现严重症状，且霍乱疫苗对这部分人群的保护作用较弱[1]。建议在制订流行病学计划时应考虑到这一点。

1. Holmner Å, *et al.* Molecular basis of cholera blood-group dependence and implications for a world characterized by climate change. *FEBS Lett* 2010; **584:** 2548–55.

药物相互作用

参见疫苗项下，第2122页。

在英国使用的口服霍乱疫苗对酸不稳定，在服用前后1h内应禁止进食。

用途和用法

可注射的灭活全细胞霍乱疫苗用于预防霍乱的主动免疫（第164页），但效果并不十分理想，且产生的免疫力持续时间较短。该疫苗对病例接触者或控制感染的蔓延不起作用。

口服疫苗含有在某些国家流行菌株的减毒活株或灭活株，效果好于肠外应用的（见下文内容）。在英国，为到有感染霍乱危险的地区旅行的成人和2岁以上儿童接种含霍乱弧菌O1灭活株的口服疫苗和重组霍乱毒素B亚单位疫苗。所用疫苗为混悬液，每剂3ml，与碳酸氢钠混合。成人与6岁以上儿童口服2剂，2～6岁儿童口服3剂，每剂间隔1周。免疫应在有可能暴露于霍乱弧菌前至少1周完成。如果需要连续提供保护作用，成人和6岁以上儿童可在2年后，2～6岁儿童可在6个月后加强免疫1次。有些国家使用含*霍乱弧菌* CVD 103-HgR株减毒活株的口服疫苗。该疫苗对01血清型霍乱有效，但不能提供抗0139血清型霍乱的保护。可为到有感染霍乱危险的地区旅行的成人和2岁以上儿童接种，只需口服1次，系碳酸氢钠混悬液。免疫应在有可能暴露于霍乱弧菌前至少1周完成。必要时可每6个月重复免疫1次。

WHO International Health Regulations 并不要求旅行者接种霍乱疫苗，因为接种疫苗不能阻断霍乱在任何国家的传播。但是，在某些边境，还是要求旅行者出具免疫证明。

1. WHO. Cholera vaccines: WHO position paper. *Wkly Epidem Rec* 2010; **85:** 117–28. Also available at: http://www.who.int/wer/2010/wer8513.pdf (accessed 22/06/10)

口服霍乱疫苗 由于注射用霍乱疫苗效果并不理想，最高保护率仅为50%，且免疫力仅持续3～6个月，人们把注意力转向可刺激胃肠道免疫的口服疫苗[1]。口服灭活和减毒活疫苗均已问世并显示出免疫原性，且无毒性。灭活疫苗可单独含有灭活的*霍乱弧菌*01全细胞，也可既含有该全细胞，也含有霍乱毒素B亚单位成分，保护率为60%～70%，均可减轻已造成的感染并预防新的感染。这些疫苗在以El Tor型为主的霍乱流行区有效，它们对经典菌株更有效。免疫力，特别是抗El Tor型的免疫力，在5岁以下儿童中的持续时间可能要比在大龄儿童和成人中短。主要缺点是为产生保护作用，需要以1～2周的时间间隔接种2次或2次以上。保护作用迅速产生，但又迅速消失，需进行加强接种，以维持较高水平的免疫力。目前正在使用一种含有CVD 103 HgR的减毒活疫苗，其中编码毒素A亚单位的基因已通过重组技术被删除[2,3]。该疫苗在接种1剂后8天依然有效，但预防El Tor株的效果不如预防经典菌株。对*霍乱弧菌*0139株无效。

目前正在开发对El Tor型有效的口服活疫苗[4,5]，且有报道表明口服0139减毒活疫苗产生了较好的应答[6]。许多其他候选疫苗，包括那些更适用于发展中国家的疫苗，正在开发中[7]。

口服疫苗在难民中控制霍乱暴发的效果以及费用-效益比尚不清楚。

1. Ryan ET, Calderwood SB. Cholera vaccines. *Clin Infect Dis* 2000; **31:** 561–5.
2. Tacket CO, *et al.* Randomized, double-blind, placebo-controlled, multicentered trial of the efficacy of a single dose of live oral cholera vaccine CVD 103-HgR in preventing cholera following challenge with Vibrio cholerae O1 El tor inaba three months after vaccination. *Infect Immun* 1999; **67:** 6341–5.
3. Richie E, *et al.* Efficacy trial of single-dose live oral cholera vaccine CVD 103-HgR in North Jakarta, Indonesia, a cholera-endemic area. *Vaccine* 2000; **18:** 2399–2410.
4. Tacket CO, *et al.* Volunteer studies investigating the safety and efficacy of live El Tor Vibrio cholerae O1 vaccine strain CVD 111. *Am J Trop Med Hyg* 1997; **56:** 533–7.
5. Sack DA, *et al.* Evaluation of Peru-15, a new live oral vaccine for cholera, in volunteers. *J Infect Dis* 1997; **176:** 201–5.
6. Coster TS, *et al.* Safety, immunogenicity, and efficacy of live attenuated Vibrio cholerae O139 vaccine prototype. *Lancet* 1995; **345:** 949–52.
7. Lopez AL, *et al.* Cholera vaccines for the developing world. *Hum Vaccin* 2008; **4:** 165–9.

制剂

Ph. Eur.: Cholera Vaccine; Cholera Vaccine (Inactivated, Oral); Freeze-dried Cholera Vaccine.

专利制剂

Arg.: Orochol; **Austral.:** Dukoral; **Austria:** Dukoral; **Belg.:** Dukoral; **Braz.:** Vacina Oral Contra Colera; **Canad.:** Dukoral; **Cz.:** Dukoral; **Denm.:** Dukoral; **Fin.:** Dukoral; **Fr.:** Dukoral; **Ger.:** Dukoral; **Hong Kong:** Orochol†; **Hung.:** Dukoral; **Irl.:** Dukoral; **Ital.:** Dukoral; **Malaysia:** Dukoral; **Neth.:** Dukoral; **Norw.:** Dukoral; **NZ:** Dukoral; **Philipp.:** Dukoral; Orochol†; **Port.:** Dukoral; **S.Afr.:** Dukoral; **Singapore:** Dukoral; **Spain:** Dukoral; **Swed.:** Dukoral; **Switz.:** Dukoral; Orochol†; **Thai.:** Dukoral; **Turk.:** Dukoral†; **UK:** Dukoral.

Controceptive Vaccines 避孕疫苗

Vacunas anticonceptivas.

简介

开发避孕疫苗的不同方案正在探讨中。正在研究的分子主要靶向以下几方面：

- 配子产生（促性腺激素释放激素、滤泡刺激激素和黄体生成素）；
- 配子功能（透明带蛋白和精子抗原）；
- 配子结果（人绒毛膜促性腺激素）。

人绒毛膜促性腺激素疫苗的Ⅰ期和Ⅱ期临床观察显示了可逆转的避孕作用，且无免疫毒性。但是，靶向精子抗原的疫苗似乎更有前景。

1. Delves PJ. The development of contraceptive vaccines. *Expert Opin Invest Drugs* 2002; **11:** 1225–37.
2. Aitken RJ. Immunocontraceptive vaccines for human use. *J Reprod Immunol* 2002; **57:** 273–87.
3. McLaughlin EA, *et al.* Contraceptive vaccines. *Expert Opin Biol Ther* 2003; **3:** 829–41.
4. Ferro VA, Mordini E. Peptide vaccines in immunocontraception. *Curr Opin Mol Ther* 2004; **6:** 83–9.
5. Naz RK. Contraceptive vaccines. *Drugs* 2005; **65:** 593–603.
6. Naz RK. Status of contraceptive vaccines. *Am J Reprod Immunol* 2009; **61:** 11–8.

Crimean-Congo Haemorrhagic Fever Immunoglobulins 克里木-刚果出血热免疫球蛋白

Inmunoglobulinas contra la fiebre hemorrágica de Congo-Crimea.

简介

克里木-刚果出血热免疫球蛋白是一种含有抗克里木-刚果出血热抗体的制剂，用于预防该病的被动免疫。

1. Vassilenko SM, *et al.* Specific intravenous immunoglobulin for Crimean-Congo haemorrhagic fever. *Lancet* 1990; **335:** 791–2.
2. Ergonul O. Treatment of Crimean-Congo hemorrhagic fever. *Antiviral Res* 2008; **78:** 125–31.

Crimean-Congo Haemorrhagic Fever Vaccines 克里木-刚果出血热疫苗

简介

克里木-刚果出血热疫苗是一种由鼠脑制备、在东欧使用的抗克里木-刚果出血热灭活疫苗。

Cytomegalovirus Immunoglobulins 巨细胞病毒免疫球蛋白

Inmunoglobulinas contra el citomegalovirus.

ATC — J06BB09.

UNII — 129L90A25N (human cytomegalovirus immune globulin).

性状 巨细胞病毒免疫球蛋白由人血浆制备，含有高水平抗巨细胞病毒特异性抗体。

不良反应和注意事项

参见免疫球蛋白项下，第2121页。

药物相互作用

参见免疫球蛋白项下，第2121页。

用途和用法

巨细胞病毒免疫球蛋白用于抗巨细胞病毒感染的被动免疫。该制品具有预防作用，特别是对接受某些移植手术的患者。在将器官从巨细胞病毒血清阳性的供者移植给血清阴性的受者时，应考虑将巨细胞免疫球蛋白与更昔洛韦联合使用作为预防。

在美国，为接受心、肾、肝、肺和胰移植者使用巨细胞免疫球蛋白G；如果除肾以外的其他器官来自血清CMV阳性供者，而受者为血清阴性，那么受者也需使用CMV免疫球蛋白。接受肾移植者的使用剂量为在术后72h内静脉滴注150mg/kg，然后每隔2周滴注100mg/kg，共滴注4次，再每隔4周滴注50mg/kg，共滴注2次。滴注速度开始为每小时15mg/kg，以后逐渐增加至最高速度每小时60mg/kg。对于接受除肾以外的其他器官移植者，推荐剂量为术后72h内滴注150mg/kg，然后每2周1次，共滴注4次，再每4周滴注100mg/kg，共2次。在英国，对接受免疫抑制治疗的患者使用巨细胞病毒免疫球蛋白。

司韦单抗（Sevirumab）是一种χ-链人单克隆巨细胞病毒免疫球蛋白G1的名称。

制剂

专利制剂

Arg.: CytoGam†; Megalotect; **Austral.:** CMV Immunoglobulin; **Austria:** Cytoglobin†; Cytotect; **Belg.:** Ivegam-CMV; **Canad.:** CytoGam; **Chile:** Cytotect†; **Cz.:** Cytotect; **Ger.:** Cytoglobin†; Cytotect; **Gr.:** Megalotect; **Hong Kong:** Cytotect; **Hung.:** Cytotect; **Irl.:** Megalotect; **Israel:** Megalotect; **Ital.:** Cytotect; Uman-Cig†; **Neth.:** Megalotect; **Pol.:** Cytotect; **Port.:** Megalotect; **Singapore:** Megalotect; **Switz.:** Cytotect; **Thai.:** Megalotect; **Turk.:** CytoGam; Cytotect; **USA:** CytoGam.

Cytomegalovirus Vaccines 巨细胞病毒疫苗

Vacunas contra el citomegalovirus.

简介

几种用于抗巨细胞病毒感染主动免疫的疫苗正在研究中，包括用基因工程技术制备的疫苗。一种含有人巨细胞病毒Towne株的巨细胞病毒减毒活疫苗自20世纪70年代即开始进行人体观察，特别是在肾移植患者中的观察。但是，对其安全性尚有疑问。

几种很有前景的抗人巨细胞病毒感染候选疫苗已问世，发表于2004年的一篇综述表明，其中5种已经进行或正在进行人体观察[1]。首先进入观察的是Towne株减毒活疫苗，结果发现其效果不能肯定，且出现基因片段缺失。为克服这一不足，设计了一种更纯的疫苗，由巨细胞病毒减毒株和野生型的嵌合体组成。开发的第3种疫苗，即ALVAC，由含有巨细胞病毒pp65（一种在自然感染中可被CD8＋T淋巴细胞识别的蛋白）糖蛋白B外膜或核心抗原的金丝雀痘病毒载体组成。第4种蛋白亚单位疫苗由重组外膜糖蛋白构成，使用安全且可诱导中和抗体应答。第5种疫苗是含有T辅助表位即CD8＋细胞毒性T细胞表位与一个脂肪尾的合成肽混合物。目前，减毒巨细胞病毒疫苗、蛋白亚单位疫苗和重组载体疫苗均已在或正在巨细胞病毒阴性对象中进行观察，嵌合疫苗已在巨细胞病毒阳性患者中进行观察，以备下一步在巨细胞病毒阴性人群中观察[1]。更多的候选疫苗包括DNA疫苗和以重组技术为基础的疫苗[1]。已有进一步的研究[2,3]，但还没有候选疫苗进入实际应用。一些评论者[4]认为减少或预防巨细胞病毒疾病的疫苗可能是比预防感染的疫苗更现实。

1. Arvin AM, *et al.* Vaccine development to prevent cytomegalovirus disease: report from the National Vaccine Advisory Committee. *Clin Infect Dis* 2004; **39:** 233–9.
2. Schleiss MR. Cytomegalovirus vaccine development. *Curr Top Microbiol Immunol* 2008; **325:** 361–82.
3. Herr W, Plachter B. Cytomegalovirus and varicella-zoster virus vaccines in hematopoietic stem cell transplantation. *Expert Rev Vaccines* 2009; **8:** 999–1021.
4. Khanna R, Diamond DJ. Human cytomegalovirus vaccine: time to look for alternative options. *Trends Mol Med* 2006; **12:** 26–33.

Dengue Fever Vaccines 登革热疫苗

Vacunas del dengue.

简介

正在研究中的登革热减毒活疫苗用于抗登革热主动免疫，含有登革病毒1、2、3、4型中的单独一型或不同型别的组合。WHO认为抗一种或两种型别登革病毒的保护作用实际上可能会增加引起更严重疾病的危险。最终目标是制备可主动对抗各种型别登革病毒的疫苗。

重组疫苗也正在研究中。

1. Velzing J, *et al.* Induction of protective immunity against dengue virus type 2: comparison of candidate live attenuated and recombinant vaccines. *Vaccine* 1999; **17:** 1312–30.
2. Kanesa-Thasan N, *et al.* Safety and immunogenicity of attenuated dengue virus vaccines (Aventis Pasteur) in human volunteers. *Vaccine* 2001; **19:** 3179–88.
3. Rothman AL, *et al.* Induction of T lymphocyte responses to dengue virus by a candidate tetravalent live attenuated dengue virus vaccine. *Vaccine* 2001; **19:** 4694–99.
4. Sabchareon A, *et al.* Safety and immunogenicity of tetravalent live-attenuated dengue vaccines in Thai adult volunteers: role of serotype concentration, ratio, and multiple doses. *Am J Trop Med Hyg* 2002; **66:** 264–72.
5. Sun W, *et al.* Vaccination of human volunteers with monovalent and tetravalent live-attenuated dengue vaccine candidates. *Am J Trop Med Hyg* 2003; **69** (suppl 6): 24–31.
6. Sabchareon A, *et al.* Safety and immunogenicity of a three dose regimen of two tetravalent live-attenuated dengue vaccines in five- to twelve-year-old Thai children. *Pediatr Infect Dis J* 2004; **23:** 99–109.
7. Monath TP. Dengue and yellow fever—challenges for the development and use of vaccines. *N Engl J Med* 2007; **357:** 2222–5.
8. Edelman R. Dengue vaccines approach the finish line. *Clin Infect Dis* 2007; **45** (suppl 1): S56–60.
9. Hatch S, *et al.* Dengue vaccine: opportunities and challenges. *IDrugs* 2008; **11:** 42–5.
10. Webster DP, *et al.* Progress towards a dengue vaccine. *Lancet Infect Dis* 2009; **9:** 678–87.
11. Durbin AP, Whitehead SS. Dengue vaccine candidates in development. *Curr Top Microbiol Immunol* 2010; **338:** 129–43.
12. Miller N. Recent progress in dengue vaccine research and development. *Curr Opin Mol Ther* 2010; **12:** 31–8.

Dental Caries Vaccines 龋齿疫苗

Vacunas de la caries dental.

简介

正在开发中的龋齿疫苗系从链球菌齿斑葡聚糖（*Streptococcus mutans*）或茸毛链球菌（*Str. sobrinus*）中提纯。用于局部被动免疫的单克隆抗体也正在研究中。

几项候选疫苗预防龋齿的动物实验表明，采用从链球菌齿斑葡聚糖或茸毛链球菌中提纯的蛋白抗原进行免疫，可诱导唾液 IgA 抗体，抑制这些细菌在牙齿表面的蔗糖依赖性和非蔗糖依赖性积聚。研究认为进行人体观察的候选疫苗可采用黏膜接种的方式，因为儿童在 1 岁以内即已自然暴露于有关抗原。正常情况下，儿童自 18 月龄起出现链球菌齿斑葡聚糖感染，因此该疫苗旨在为 1 岁儿童接种，以阻止细菌的定植。但是，要获得用于抗龋齿主动免疫的疫苗，尚需更多的临床评价。一些临床前研究和小规模人体观察已证明，采用抗链球菌齿斑葡聚糖唾液抗体进行被动免疫也可提供一定的保护[1~4]。

1. Koga T, *et al.* Immunization against dental caries. *Vaccine* 2002; **20:** 2027–44.
2. Smith DJ. Caries vaccines for the twenty-first century. *J Dent Educ* 2003; **67:** 1130–9.
3. Russell MW, *et al.* A caries vaccine? The state of the science of immunization against dental caries. *Caries Res* 2004; **38:** 230–5.
4. Smith DJ, Mattos-Graner RO. Secretory immunity following mutans streptococcal infection or immunization. *Curr Top Microbiol Immunol* 2008; **319:** 131–56.

Diphtheria Antitoxins 白喉抗毒素

Antitoxinas diftéricas.

ATC — J06AA01.

Pharmacopoeias. Many pharmacopoeias, including *Eur.* (see p.vii), have monographs.

Ph. Eur. 6. 8 (Diphtheria Antitoxin; Immunoserum Diphthericum) 白喉抗毒素是一种无菌制剂，含有可中和白喉棒状杆菌毒素的特异性抗毒素球蛋白。由马血清制备的白喉抗毒素效力不低于 1000IU/ml，由其他哺乳动物血清制备的不低于 500IU/ml。该制品应保存在 2～8℃，且避免冻结。

BP 2010 声明标签上可标明 Dip/Ser 字样。

不良反应和注意事项

参见抗血清项下，第 2121 页。

用途和用法

白喉抗毒素可中和由白喉棒状杆菌在感染部位和循环系统产生的毒素。

白喉抗毒素用于对疑似白喉病例的被动免疫，不需等到对感染做出细菌学诊断即可接种。经常同时使用抗菌药（见第159页）。白喉抗毒素通常不用于白喉的预防，因为有引起过敏反应的危险。对白喉患者的接触者应立即展开调查，给予抗菌药预防，用含有白喉成分的适当疫苗进行主动免疫，并继续观察。

必须皮内注射一个试验剂量的稀释白喉抗毒素，作为过敏反应试验。在英国，按以下推荐剂量静脉滴注白喉抗毒素来治疗轻度和中度白喉：

- 鼻白喉，10000～20000U；
- 扁桃体白喉，15000～25000U；
- 咽或喉白喉，20000～40000U。

对于混合型白喉或延迟诊断病例，应注射 40000～60000U；对严重病例，剂量可升至 100000U。对于多数皮肤感染，白喉抗毒素因吸收不足而不必使用。但是，如果溃疡面很大（超过 $2cm^2$），特别是出现膜性溃疡时，可注射 20000～40000U 白喉抗毒素。某些国家也使用更高的剂量。

制剂

Ph. Eur.: Diphtheria Antitoxin.

Diphtheria Vaccines 白喉疫苗

Vacunas de la difteria.

ATC — J07AF01.

Pharmacopoeias. Many pharmacopoeias, including *Eur.* (see p.vii), have monographs.

Ph. Eur. 6. 8 [Diphtheria Vaccine (Adsorbed); Vaccinum Diphtheriae Adsorbatum] 吸附白喉疫苗是一种吸附于矿物质载体的白喉甲醛类毒素制剂。甲醛类毒素由白喉棒状杆菌产生的毒素制备。矿物质载体可以是水合磷酸铝，也可以是氢氧化铝，产生的混合物与血液基本等渗。某些抗菌防腐剂，特别是苯酚类，对抗原性质会产生负面影响。每剂疫苗含量不低于 30IU。应于 2～8℃避光保存，且避免冻结。

Ph. Eur. 6. 8 [Diphtheria Vaccine (Adsorbed, Reduced Antigen Content); Vaccinum Diphtheriae, Antigeniis Minutum, Adsorbatum] 每剂成人与青少年用吸附白喉疫苗含量不低于 2IU。

BP 2010 声明，在英国使用的该疫苗，类毒素含量应调整至每剂成品疫苗中不超过 2.0 个絮状当量（flocculation equivalents）。

不良反应和注意事项

参见疫苗项下（第2121页）。

在低龄儿童中可能出现局部反应，但通常不严重。据报道，2 岁以下儿童出现反应的频率和严重性均低于大龄儿童和成人。如果 10 岁以上儿童或成人需接种白喉疫苗或含有白喉成分的疫苗，应采用白喉类毒素含量减少且用于成人和青少年的疫苗。更多细节详见用**途和用法**项下。

药物相互作用

参见疫苗项下，第2122页。

用途和用法

白喉疫苗用于抗白喉主动免疫。非吸附疫苗免疫原性较差，采用吸附剂型可增强其效果。基础免疫常采用结合疫苗，最常见的是百白破联合疫苗（见第 2130 页）和百白破脊髓灰质炎流感嗜血杆菌联合疫苗（见第 2131 页）。有时也使用单一成分的白喉疫苗，比如在接触白喉患者或携带者时。关于免疫程序的讨论见**疫苗**项下，第 2122 页。

即将接触白喉患者或产毒株携带者，或即将到白喉属于地方病或流行病的地区旅行的人，应接受全程基础免疫，或根据年龄和接种史进行加强免疫。先前未接种过的人应接受全程基础免疫，先前接种过的人应接种 1 针含有白喉成分的疫苗作为加强免疫。接触白喉患者或产毒株携带者的人还应使用抗菌药预防（见第159页）。有反复暴露于感染危险的人应每 10 年接受 1 次加强免疫。

成人接种低剂量白喉疫苗前，不再要求进行锡克试验（见第 2327 页）以确定免疫状态。有规律地暴露于白喉者应进行抗体试验，以检查免疫力。

在某些国家，建议每 10 年加强接种 1 次白喉破伤风联合疫苗（见**白喉破伤风联合疫苗**项下，第 2129 页）。

与白喉类毒素结合已被用于提高其他疫苗的免疫原性（见**流感嗜血杆菌疫苗**项下，第 2133 页）。

1. WHO. Diphtheria vaccine: WHO position paper. *Wkly Epidem Rec* 2006; **81:** 24–32. Also available at: http://www.who.int/immunization/wer8103Diphtheria_Jan06_position_paper.pdf (accessed 23/06/10)

制剂

Ph. Eur.: Diphtheria Vaccine (Adsorbed); Diphtheria Vaccine (Adsorbed, Reduced Antigen Content).

专利制剂

Cz.: Aldiana†; ***Denm.:*** Difterivaccine; ***NZ:*** Di Anatoxal.

Diphtheria and Tetanus Vaccines 白喉破伤风联合疫苗

Vacunas de la difteria y el tétanos; Vacunas dobles DT; Vacunas DT.

ATC — J07AM51.

Pharmacopoeias. Many pharmacopoeias, including *Eur.* (see p.vii) and *US*, have monographs.

Ph. Eur. 6. 8 [Diphtheria and Tetanus Vaccine (Adsorbed); Vaccinum Diphtheriae et Tetani Adsorbatum] 白喉破伤风联合疫苗是一种吸附于矿物质载体上的白喉甲醛类毒素与破伤风甲醛类毒素制剂。矿物质载体可以是水合磷酸铝，也可以是氢氧化铝，产生的混合物与血液基本等渗。某些抗菌防腐剂，特别是苯酚类，对抗原性质会产生负面影响。每剂疫苗含有不低于 30IU 的白喉类毒素和不低于 40IU 的破伤风类毒素。该疫苗应于 2～8℃避光保存，且避免冻结。

BP 2010 声明标签上可标有 DT/Vac/Ads (Child) 字样。

BP 2010 批准 Adsorbed Diphtheria-Tetanus Prophylactic 作为吸附白喉-破伤风二联疫苗的同义词。

Ph. Eur. 6. 8 {Diphtheria and Tetanus Vaccine [Adsorbed, Reduced Antigen(s) Content]; Vaccinum Diphtheriae et Tetani, Antigeni-o-(-is) Minutum} 每剂该疫苗含有不低于 2U 的白喉类毒素和不低于 20U 的破伤风类毒素。

BP 2010 声明，在英国使用的该疫苗，类毒素含量应调整至每剂成品疫苗中不超过 2.0 个絮状当量。

BP 2010 声明标签上可标有 dT 字样。

USP 33 (Diphtheria and Tetanus Toxoids Adsorbed) 吸附白喉破伤风联合疫苗是将适量的白喉简单类毒素（plain toxoid）或吸附类毒素与适量的破伤风简单类毒素或吸附类毒素混合制备的无菌悬液。如使用简单类毒素，则需使用铝吸附剂。所用类毒素的抗原性或效力以及两种类毒素的比例，应使标示量的疫苗中每种类毒素都达到 1 个免疫剂量。该疫苗应保存在 2～8℃，且避免冻结。

USP 33 (Tetanus and Diphtheria Toxoids Adsorbed for Adult Use) 成人用吸附白喉破伤风联合疫苗是将适量的吸附白喉类毒素与吸附破伤风类毒素混合制备的无菌悬液。两种类毒素使用相同的沉淀剂或吸附剂。所用类毒素的抗原性或效力以及两种类毒素的比例，应使每剂标示量的疫苗中含有 1 个儿童免疫剂量的吸附破伤风类毒素和 1/10 儿童免疫剂量的吸附白喉类毒素，且白喉类毒素含量不超过 2Lf。该疫苗应保存在 2～8℃，且避免冻结。

不良反应和注意事项

参见疫苗项下，第 2121 页。也分别见上文的**白喉疫苗**项下和**破伤风疫苗**项下（第 2160 页）。据报道，白喉破伤风联合疫苗的不良反应率低于百白破联合疫苗（见**不良反应发生率**项下，第 2130 页）。

剂量相关反应 据报道，十几岁的青少年在误接种了用于婴幼儿的高剂量白喉破伤风联合疫苗后，不良反应发生率较高[1]。多数反应属于轻度或中度，但严重的局部或全身反应占所报道反应的 1/3。

1. Sidebotham PD, Lenton SW. Incidence of adverse reactions after administration of high dose diphtheria with tetanus vaccine to school leavers: retrospective questionnaire study. *BMJ* 1996; **313:** 533–4.

对神经系统的影响 接种百白破联合疫苗（见第2130页）引起的脑病比接种白喉破伤风联合疫苗更为常见。在意大利的一个小镇，报道过几例儿童接种白喉破伤风联合疫苗后出现的脑病[1]，尽管无法断定二者间存在因果关系。曾报道过接种白喉破伤风联合疫苗出现 1 例多神经根神经炎，多数人认为系由破伤风成分引起[2]。

1. Greco D. Case-control study on encephalopathy associated with diphtheria-tetanus immunization in Campania, Italy. *Bull WHO* 1985; **63:** 919–25.
2. Holliday PL, Bauer RB. Polyradiculoneuritis secondary to immunization with tetanus and diphtheria toxoids. *Arch Neurol* 1983; **40:** 56–7.

吉兰-巴雷综合征 主要来自病例报告和非对照研究的证据支持在接种白喉破伤风联合疫苗或单一抗原成分的破伤风疫苗与吉兰-巴雷综合征之间存在因果关系。资料主要来自免疫抑制者[1]。但是，后来对吉兰-巴雷综合征和破伤风免疫史进行的主动监测流行病学研究得出结论，认为如果二者间存在关系，那么这种关系也极为罕见，且不具有公共卫生意义[2]。

1. Stratton KR, *et al.* Adverse events associated with childhood vaccines other than pertussis and rubella: summary of a report from the Institute of Medicine. *JAMA* 1994; **271:** 1602–5.
2. Tuttle J, *et al.* The risk of Guillain-Barré syndrome after tetanus-toxoid-containing vaccines in adults and children in the United States. *Am J Public Health* 1997; **87:** 2045–8.

药物相互作用

参见疫苗项下，第2122页。

用途和用法

吸附白喉破伤风联合疫苗可用于主动免疫，尽管用于基础免疫的疫苗常常是百白破联合疫苗，有时甚至是百白破嗜血杆菌流感脊髓灰质炎联合疫苗。在某些国家，白喉破伤风联合疫苗用于基础免疫后的加强免疫；在美国，每 10 年对成人进行一次加强免疫。有关免疫程序的讨论见**疫苗**项下，第2122页。

非吸附白喉破伤风联合疫苗由于免疫原性较吸附疫苗弱，已不再推荐使用。

加强免疫 在许多国家，建议每 10 年进行一次白喉破伤风联合疫苗的加强免疫，并已就此建议是否必要进行研究。由于白喉在西欧和北美许多国家的发病率接近于零，有人认为尽管成人的抗体滴度较低，但没有必要进行加强免疫，只要保持在婴儿期进行免疫的政策即可[1,2]。但是，在瑞典又报告了白喉暴发之后[3]，成人的免疫力以及加强免疫的必要性问题又被提了出来，因为此前瑞典已连续多年无本地病例发生，甚至认为该国已消灭了白喉。在美国，曾认为每 10 年用白喉破伤风联合疫苗加强免疫一次是强制性的[4]，且在需采用破伤风疫苗处理急性创伤时也应使用该疫苗。白喉在俄罗斯及其邻国的暴发[5]，促使有关部门建议对到这些国家的旅行者进行加强免疫。

1. Mathias RG, Schechter MT. Booster immunisation for diphtheria and tetanus: no evidence of need in adults. *Lancet* 1985; **i:** 1089–91.
2. Anonymous. Diphtheria and tetanus boosters. *Lancet* 1985; **i:** 1081–2.
3. Rappuoli R, *et al.* Molecular epidemiology of the 1984–1986 outbreak of diphtheria in Sweden. *N Engl J Med* 1988; **318:** 12–14.
4. Karzon DT, Edwards KM. Diphtheria outbreaks in immunized populations. *N Engl J Med* 1988; **318:** 41–3.
5. Anonymous. Diphtheria immunisation—advice from the Chief Medical Officer. *Commun Dis Rep* 1993; **3:** 27.

制剂

Ph. Eur.: Diphtheria and Tetanus Vaccine (Adsorbed); Diphtheria and Tetanus Vaccine (Adsorbed, Reduced Antigen(s) Content);
USP 33: Diphtheria and Tetanus Toxoids Adsorbed; Tetanus and Diphtheria Toxoids Adsorbed for Adult Use.

专利制剂

Arg.: Diftavax†; Imovax DT; Vacuna Doble; ***Austral.:*** ADT; CDT†; ***Austria:*** DiTe Anatoxal; DT-reduct; Td-pur; ***Belg.:*** Tedivax; ***Braz.:*** Dif-Tet-All; DT Vax†; Refortrix†; ***Canad.:*** Td Adsorbed; ***Cz.:*** Alditeana†; ***Denm.:*** DiTe Booster; ***Fin.:*** DiTe Booster; ***Ger.:*** Td-Impfstoff; Td-pur; Td-Rix; ***Gr.:*** Anatoxal Di Te Berna; DT Vax; ***Hong Kong:*** Diftet; DiTe Anatoxal†; Imovax DT; ***India:*** DT-Vac†; Dual Antigen; ***Irl.:*** Diftavax†; ***Ital.:*** Anatoxal Adulti†; Dif-Tet-All; Diftavax; Ditanrix; ***Malaysia:*** Adsorbed DT Vaccine; Di Te Anatoxal†; ***Norw.:*** DiTe Booster; ***NZ:*** ADT; CDT; DiTe Anatoxal; ***Philipp.:*** Di Te Anatoxal†; Td-pur; ***Pol.:*** DT; ***Port.:*** Ditanrix; DiTe Booster; DT Vax; ***S.Afr.:*** DT Vax†; ***Singapore:*** Di Te Anatoxal†; ***Spain:*** Anatoxal Di Te†; Anatoxal Te Di; Diftavax; Ditanrix; TD†; ***Swed.:*** DiTe Booster; ***Switz.:*** Anatoxal Di Te†; Ditanrix; Td-pur; ***Thai.:*** Adsorbed DT Vaccine; Di Te Anatoxal†; DT Vax†; Td-pur; ***Turk.:*** Di Te Anatoxal; ***UK:*** Diftavax†; ***USA:*** Decavac.

多组分制剂　***Irl.:*** DiTe Booster.

Diphtheria，Tetanus，and Haemophilus Influenzae Vaccines 白喉破伤风嗜血杆菌流感联合疫苗

Vacunas de la difteria, el tétanos y Haemophilus influenzae.

简介

白喉破伤风 b 型流感嗜血杆菌联合疫苗已在某些国家用于对婴儿进行主动免疫。有关免疫程序的讨论见**疫苗**项下，第2121页。关于结合疫苗中 b 型嗜血杆菌流感疫苗的抗原性，见**流感嗜血杆菌疫苗**下的**药物相互作用**项下，第2133页。

Diphtheria，Tetanus，and Hepatitis B Vaccines 白喉破伤风乙型肝炎联合疫苗

ATC — J07CA07.

Pharmacopoeias. Many pharmacopoeias, including *Eur.* (see p.vii), have monographs.

Ph. Eur. 6. 8［Diphtheria，Tetanus，and Hepatitis B（rDNA）Vaccine（Adsorbed）；Vaccinum Diphtheriae，Tetani et Hepatitids B（ADNr）Adsorbatum］　吸附白喉破伤风乙型肝炎（rDNA）联合疫苗由白喉甲醛类毒素、破伤风甲醛类毒素、乙型肝炎表面抗原和矿物质载体（如氢氧化铝或水合磷酸铝）组成。该疫苗应于 2～8℃避光保存，且避免冻结。

简介

白喉破伤风乙型肝炎联合疫苗已在某些国家用于主动免疫。

制剂

Ph. Eur.: Diphtheria, Tetanus and Hepatitis B (rDNA) Vaccine (Adsorbed).

Diphtheria，Tetanus，and Pertussis Vaccines 百白破联合疫苗

DTP Vaccines; Vacunas de la difteria, el tétanos y la tos ferina.

Pharmacopoeias. Many pharmacopoeias, including *Eur.* (see p.vii), have monographs.

Ph. Eur. 6. 8［Diphtheria，Tetanus，and Pertussis Vaccine（Adsorbed）；Vaccinum Diphtheriae，Tetani et Pertussis Adsorbatum］　吸附百白破联合疫苗系将白喉甲醛类毒素和破伤风甲醛类毒素吸附于一种矿物质载体，再加入灭活的百日咳杆菌悬液制备而成。矿物质载体可以是水合磷酸铝，也可以是氢氧化铝，产生的混合物与血液基本等渗。某些抗菌防腐剂，特别是苯酚类，对抗原性质会产生负面影响。每剂疫苗含有不低于 30IU 的白喉类毒素、不低于 40IU（豚鼠试验）或 60IU（小鼠试验）的破伤风类毒素和不低于 4IU 的百日咳组分。该疫苗应于 2～8℃避光保存，且避免冻结。

BP 2010 声明标签上可标有 DTwP 字样。

Ph. Eur. 6. 8［Diphtheria，Tetanus and Pertussis（Acellular，Component）Vaccine（Adsorbed）；Vaccinum Diphtheriae，Tetani et Pertussis Sine Cellulis ex Elementis Praeparatum Adsorbatum］　吸附无细胞百白破联合疫苗系由白喉甲醛类毒素、破伤风甲醛类毒素、纯化的百日咳杆菌抗原与一种矿物质载体（如氢氧化铝或水合磷酸铝）组成的结合疫苗。该疫苗应于 2～8℃避光保存，且避免冻结。

BP 2010 声明标签上可标有 DTaP 字样。

不良反应和注意事项

参见疫苗项下，第2121页，也见**白喉疫苗**（第2129页）、**百日咳疫苗**（第2150页）与**破伤风疫苗**（第2160页）项下。

据报道，采用快速免疫程序的局部反应与发热的发生率低于先前采用的 6 个月完成基础免疫的程序。接种无细胞百日咳疫苗后，局部反应和热病的发生率低于全细胞百日咳疫苗，特别是对 6 月龄以上儿童。

对于本人或其近亲有癫痫发作史的婴儿，应注意避免发热。关于有神经系统疾病史人群的注意事项与禁忌证的更多细节参见**百日咳疫苗**项下。

不良反应发生率　接种无细胞百白破联合疫苗后的局部反应的发生率低于全细胞百白破联合疫苗，与白喉破伤风联合疫苗接近。这类反应通常是轻微的，且具有自限性。高热、持续的或无法安慰的哭闹（可能是一种疼痛反应）、低张力低反应性虚脱或短时间的惊厥（最常见的是发热引起的惊厥）尽管罕见，但也可能出现。接种白喉破伤风联合疫苗和无细胞百白破联合疫苗后的上述反应均有报道，且发生率相当。这类反应不会带来长期后果。接种含有全细胞百日咳成分的疫苗后，报道过罕见但严重的急性神经系统并发症，包括脑病和长时间的癫痫（见**对神经系统的影响**项下，第2150页），但二者间的关系也许是种巧合。流行病学研究已表明这种事件相当罕见，且只是偶尔伴有长期的神经系统损害。对这些研究进行分析很困难，但英国和美国有关当局认为这些证据不足以说明二者间的联系。

接种百白破联合疫苗与婴儿猝死综合征之间不存在因果关系，任何暂时的联系都似乎是出于偶然[1,2]。有证据表明接种过疫苗的婴儿发生婴儿猝死综合征的危险有所降低[3]。

即发型过敏反应有过报道，且被视为继续使用百白破联合疫苗的禁忌证。但是，通常不认为出现皮疹是继续接种的禁忌证。

有关接种含百日咳成分的疫苗禁忌证与注意事项的更多细节，参见第2150页。

1. Hoffman HJ, *et al.* Diphtheria-tetanus-pertussis immunization and sudden infant death: results of the National Institute of Child Health and Human Development Cooperative Epidemiological Study of Sudden Infant Death Syndrome Risk Factors. *Pediatrics* 1987; **79:** 598–611.
2. Griffin MR, *et al.* Risk of sudden infant death syndrome after immunization with the diphtheria-tetanus-pertussis vaccine. *N Engl J Med* 1988; **319:** 618–23.
3. Mitchell EA, *et al.* Immunisation and the sudden infant death syndrome. *Arch Dis Child* 1995; **73:** 498–501.

药物相互作用

参见疫苗项下，第2122页。

有一篇报道表明接种无细胞百白破流感嗜血杆菌联合疫苗后，减弱了对流感嗜血杆菌的免疫应答，见**流感嗜血杆菌疫苗**项下，第2133页。

用途和用法

百白破联合疫苗用于对儿童的主动免疫。有关免疫程序的讨论见**疫苗**项下，第 2122 页。

百白破联合疫苗可采用深度皮下注射或肌内注射的方式接种（含有无细胞百日咳成分的疫苗只能采用肌内注射方式），常用剂量为 0.5ml。在美国，无细胞百白破联合疫苗是推荐的基础免疫的一部分。先接种 3 针，每针间隔 2 个月（第 1 针最好在 2 月龄时接种），第 3 针后间隔至少 6 个月接种第 4 针，并在 4～6 岁时接种第 5 针。由破伤风类毒素、减量白喉类毒素和无细胞百日咳成分组成的特殊配方联合疫苗已注册用于 10 或 11～64 岁人群。可为 11～12 岁青少年接种该疫苗。

比起含全细胞百日咳成分的联合疫苗，目前更倾向于使用含无细胞百日咳成分的联合疫苗（见**疫苗开发**项下，第2151页）。非吸附性百白破联合疫苗由于免疫原性较吸附疫苗弱，已不再推荐使用。

1. Pichichero ME, *et al.* An adolescent and adult formulation combined tetanus, diphtheria and five-component pertussis vaccine. *Expert Rev Vaccines* 2006; **5:** 175–87.
2. Wilson TR. Update on adolescent immunization: review of pertussis and the efficacy, safety, and clinical use of vaccines that contain tetanus-diphtheria-acellular pertussis. *J Pediatr Health Care* 2006; **20:** 229–37.
3. Frampton JE, Keating GM. Reduced-antigen, combined diphtheria, tetanus, and acellular pertussis vaccine (Boostrix): a review of its use as a single-dose booster immunization. *BioDrugs* 2006; **20:** 371–89.
4. Murphy TV, *et al.* Prevention of pertussis, tetanus, and diphtheria among pregnant and postpartum women and their infants recommendations of the Advisory Committee on Immunization Practices (ACIP). *MMWR* 2008; **57** (RR-4): 1–51.
5. Plosker GL. Combined, reduced-antigen content tetanus, diphtheria, and acellular pertussis vaccine (Boostrix): a review of its use as a single-dose booster immunization in individuals aged 10-64 years in the US. *BioDrugs* 2009; **23:** 253–67.
6. Li WC, *et al.* Boostrix: a reduced-dose acellular pertussis vaccine for use in adolescents and adults. *Expert Rev Vaccines* 2009; **8:** 1317–27.

制剂

Ph. Eur.: Diphtheria, Tetanus and Pertussis (Acellular, Component) Vaccine (Adsorbed); Diphtheria, Tetanus and Pertussis Vaccine (Adsorbed).

专利制剂

Arg.: Bustrix; Triacel; Vacuna Triple; ***Austral.:*** Adacel; Boostrix; Infanrix†; Tripacel; ***Austria:*** Boostrix; Infanrix†; ***Belg.:*** Boostrix; Infanrix†; ***Braz.:*** DT-Coq/DTP†; Infanrix†; Pertacel†; Vacina Acel Ads Contra Dif, Tet e Coq; Vacina Comb. Contra Dif.-Tet,-Pert. Acel; Vacina Comb. Contra Dift.-Tet.-Coq.Acel; ***Canad.:*** Adacel; Tripacel; ***Cz.:*** Alditepera†; Boostrix; Infanrix; ***Denm.:*** Di-Te-Ki-Booster; ***Fin.:*** Boostrix; Di-Te-Kik; Infanrix†; ***Ger.:*** Boostrix; Covaxis; Infanrix; ***Gr.:*** DT Coq; Infanrix; ***Hong Kong:*** Boostrix; Diftetkok; Infanrix; Tripacel; Triple Antigen†; ***Hung.:*** Boostrix; ***India:*** Triple Antigen; Tripvac; ***Indon.:*** Infanrix; Tripacel; ***Irl.:*** Infanrix; ***Israel:*** Acelluvax DTP; Boostrix; DTCoq/DTP†; Infanrix; Tripacel; ***Ital.:*** Boostrix; Infanrix; ***Malaysia:*** Boostrix; DTP Vaccine; Infanrix; ***Mex.:*** Boostrix; ***Neth.:*** Boostrix; Infanrix; ***Norw.:*** Boostrix; ***NZ:*** Adacel; Boostrix; DiTePer Anatoxal; Infanrix; Tripacel; Triple Antigen; ***Philipp.:*** Adacel; DPT, DT COQ; Infanrix; Tripacel†; Tripavac; ***Pol.:*** DT Coq†; DTaP; DTP; Infanrix DTPa; Tripacel; ***Port.:*** Boostrix; Infanrix; ***Rus.:*** Infanrix (Инфанрикс); ***S.Afr.:*** DTP-Merieux†; Infanrix DTPa; ***Singapore:*** Boostrix; DTP; Infanrix; Tripacel; ***Spain:*** Anatoxal Di Te Per†; Boostrix; DTP-Merieux†; Infanrix; ***Swed.:*** Boostrix; Di-Te-Kik†; Infanrix; ***Switz.:*** Boostrix; Infanrix DTPa†; ***Thai.:*** Boostrix; DT-Coq/DTP; DTP Vaccine; Infanrix; Tripacel; ***Turk.:*** Acelluvax DTP†; Di Te Per Anatoxal; Infanrix DTPa; Tripacel; ***UK:*** Trivax-AD; ***Ukr.:*** Infanrix (Инфанрикс); ***USA:*** Adacel; Boostrix; Daptacel; Infanrix; Tripedia.

多组分制剂　***Irl.:*** Boostrix.

Diphtheria，Tetanus，Pertussis，and Haemophilus Influenzae Vaccines 百白破流感嗜血杆菌联合疫苗

Vacunas de la difteria, el tétanos, la tos ferina y Haemophilus influenzae.

Pharmacopoeias. Many pharmacopoeias, including *Eur.* (see p.vii), have monographs.

Ph. Eur. 6. 8［Diphtheria，Tetanus，Pertussis（Acellular，Component）and Haemophilus type b Conjugate Vaccine（Adsorbed）；Vaccinum Diphtheriae，Tetani，Pertussis Sine Cellulis ex Elementis Praeparatum et Haemophili Stirpe b Conjugatum Adsorbatum）］　吸附无细胞百白破 b 型嗜血杆菌流感联合疫苗由白喉甲醛类毒素、破伤风甲醛类毒素、纯化的百日咳杆菌抗原成分、从适宜的 b 型嗜血杆菌流感毒株中提取并与载体蛋白共价结合的磷酸多核糖醇以及一种矿物质载体（如氢氧化铝或水合磷酸铝）组成。b 型嗜血杆菌流感成分可保存在单独的容器内，用前与其他成分混合。该疫苗应于 2～8℃避光保存，且避免冻结。

不良反应和注意事项

参见疫苗项下，第2121页。

也见**白喉疫苗**（第2129页）、**百白破联合疫苗**（第2130页）、**流感嗜血杆菌疫苗**（第2133页）、**百日咳疫苗**（第2150页）和**破伤风疫苗**（第2160页）项下。

药物相互作用

参见疫苗项下，第2122页。

用途和用法

全细胞或无细胞百白破 b 型嗜血杆菌流感联合疫苗在某些国家用于对儿童的主动免疫。有关免疫程序的讨论见**疫苗**项下，第2122页。有些疫苗由于涉及对 b 型嗜血杆菌流感成分的应答（见**流感嗜血杆菌疫苗的药物相互作用**项下，第2133页），没有被注册用于基础免疫。

制剂

Ph. Eur.: Diphtheria, Tetanus, Pertussis (Acellular, Component) and Haemophilus Type b Conjugate Vaccine (Adsorbed); Diphtheria, Tetanus, Pertussis (Acellular, Component), Poliomyelitis (Inactivated) and Haemophilus Type b Conjugate Vaccine (Adsorbed); Diphtheria, Tetanus, Pertussis, Poliomyelitis (Inactivated) and Haemophilus Type b Conjugate Vaccine (Adsorbed).

专利制剂

Arg.: Actacel; ***Austral.:*** Infanrix Hib†; ***Belg.:*** Infanrix + Hib†; ***Braz.:*** Tetract-HIB†; Vacina Comb. Contra Dif.-Tet,-Pert. Acel e HIB; ***Chile:*** Actacel; Tetract-HIB; ***Cz.:*** Infanrix Hib; Tetract-HIB†; ***Indon.:*** Infanrix Hib; Tetract-HIB; ***Irl.:*** Infanrix Hib; ***Israel:*** Actacel; Infanrix Hib; Tetract-HIB; ***Malaysia:*** Infanrix Hib; Tetract-HIB†; ***NZ:*** Infanrix Hib; ***Philipp.:*** Tetract-HIB; ***Port.:*** Infanrix Hib; ***S.Afr.:*** Actacel†; Combact-HIB†; ***Singapore:*** Actacel; Infanrix Hib; Tetract-HIB; ***Spain:*** Infanrix Hib; Tetract-HIB†; ***Thai.:*** Actacel†; Tetract-HIB; ***Turk.:*** Tetract-HIB; ***USA:*** TriHIBit†; ***Venez.:*** Vacuna Tetract-HIB†; Vacuna Tetravalente.

Diphtheria，Tetanus，Pertussis，Haemophilus Influenzae，and Hepatitis B Vaccines 百白破流感嗜血杆菌乙型肝炎联合疫苗

ATC — J07CA11.

简介

百白破嗜血杆菌流感乙型肝炎联合疫苗在某些国家用于主动免疫。

制剂

专利制剂

Arg.: Tritanrix HB-HIB; ***Chile:*** Quinvaxem; ***Cz.:*** Quintanrix†; ***Mex.:*** Tritanrix HB + Hiberix; ***Neth.:*** Quintanrix; ***Philipp.:*** Quinvaxem; ***Port.:*** Quintanrix†.

多组分制剂 ***NZ:*** Tritanrix HB + HIB†.

Diphtheria，Tetanus，Pertussis and Hepatitis B Vaccines 百白破乙型肝炎联合疫苗

Vacunas de la difteria, el tétanos, la tos ferina y la hepatitis B.

ATC — J07CA05.

Pharmacopoeias. Many pharmacopoeias, including *Eur.* (see p.vii), have monographs.

Ph. Eur. 6. 8 ［Diphtheria，Tetanus，Pertussis（Acellular，Component）and Hepatitis B（rDNA）Vaccine（Adsorbed）；Vaccinum Diphtheriae，Tetani，Pertussis Sine Cellulis ex Elementis Praeparatum et Hepatitidis B（ADNr）Adsorbatum］ 吸附无细胞百白破乙型肝炎（rDNA）疫苗由白喉甲醛类毒素、破伤风甲醛类毒素、纯化的百日咳杆菌抗原成分、乙型肝炎表面抗原及一种矿物质载体（如氢氧化铝或水合磷酸铝）组成。该疫苗应于2～8℃避光保存，且避免冻结。

简介

百白破乙型肝炎联合疫苗在某些国家用于主动免疫。

制剂

Ph. Eur.: Diphtheria, Tetanus, Pertussis (Acellular, Component) and Hepatitis B (rDNA) Vaccine (Adsorbed).

专利制剂

Austral.: Infanrix HepB†; ***Braz.:*** Vacina Comb. Contra Dif.-Tet.-Pert.Acel e Hepat.B; ***Cz.:*** Infanrix HepB†; Tritanrix HepB; ***Fin.:*** Infanrix HepB†; ***Gr.:*** Infanrix HepB; ***India:*** Tritanrix HB; ***Indon.:*** Tritanrix HB†; ***Ital.:*** Infanrix HepB†; ***Malaysia:*** Tritanrix HB; ***Mex.:*** Tritanrix HB; ***Neth.:*** Tritanrix-HepB; ***NZ:*** Infanrix HepB; ***Philipp.:*** Tritanrix HB; ***Port.:*** Tritanrix HepB; ***S.Afr.:*** Infanrix HB†; Tritanrix HB; ***Spain:*** Infanrix HepB†; Tritanrix HB; ***Thai.:*** DTP-HB; Tritanrix HB; ***Turk.:*** Tritanrix HB; ***Venez.:*** Tritanrix HB†.

多组分制剂 ***Irl.:*** Tritanrix HB.

Diphtheria，Tetanus，Pertussis，Hepatitis B，Poliomyelitis，and Haemophilus Influenzae Vaccines 百白破乙型肝炎脊髓灰质炎嗜血杆菌流感联合疫苗

ATC — J07CA09.

Pharmacopoeias. Many pharmacopoeias, including *Eur.* (see p.vii), have monographs.

Ph. Eur. 6. 8 ［Diphtheria，Tetanus，Pertussis（Acellular，Component），Hepatitis B（rDNA），Poliomyelitis（Inactivated）and Haemophilus type b Conjugate Vaccine（Adsorbed）；Vaccinum Diphtheriae，Tetani，Pertussis Sine Cellulis ex Elementis Praeparatum，Hepatitidis B（ADNr），Poliomyelitidis Inactivatum et Haemophili Stirpe b Coniugatum Adsorbatum］ 吸附无细胞百白破乙型肝炎（rDNA）脊髓灰质炎（灭活）b型嗜血杆菌流感联合疫苗由白喉甲醛类毒素、破伤风甲醛类毒素、纯化的百日咳杆菌抗原成分、乙型肝炎表面抗原、生长在适宜细胞培养物并经有效方法灭活的人脊髓灰质炎1、2、3型适宜毒株、从适宜的b型嗜血杆菌流感毒株中提取并与载体蛋白共价结合的磷酸多核糖基核糖醇以及一种矿物质载体（如氢氧化铝或水合磷酸铝）组成。b型嗜血杆菌流感成分可保存在单独的容器内，用前与其他成分混合。该疫苗应于2～8℃避光保存，且避免冻结。

简介

百白破乙型肝炎脊髓灰质炎嗜血杆菌流感联合疫苗在某些国家用于主动免疫。

1. Curran MP, Goa KL. DTPa-HBV-IPV/Hib vaccine (Infanrix hexa™). *Drugs* 2003; **63:** 673–82.
2. Dhillon S. DTPa-HBV-IPV/Hib Vaccine (Infanrix hexa™): a review of its use as primary and booster vaccination. *Drugs* 2010; **70:** 1021–58.

制剂

Ph. Eur.: Diphtheria, Tetanus, Pertussis (Acellular, Component), Hepatitis B (rDNA), Poliomyelitis (Inactivated) and Haemophilus Type b Conjugate Vaccine (Adsorbed).

专利制剂

Arg.: Hexavac†; Infanrix Hexa; ***Austral.:*** Infanrix Hexa; ***Austria:*** Infanrix Hexa; ***Belg.:*** Infanrix Hexa; ***Braz.:*** Hexavac†; Infanrix Hexa; Vacina Adsorvida Contra Dif, Tet, Coq Acel, Polio Inat Hepat B (Rec) e Hib Conj†; Vacina Comb. Contra Dif.-Tet,-Pert. Acel Hepat.B r-DNA, Polio Inat e HIB; ***Canad.:*** Infanrix Hexa; ***Chile:*** Hexavac†; Infanrix Hexa; ***Cz.:*** Infanrix Hexa; ***Fin.:*** Infanrix Hexa†; ***Fr.:*** Infanrixhexa; ***Ger.:*** Infanrix Hexa; ***Gr.:*** Hexavac; Infanrix Hexa; ***Hong Kong:*** Infanrix Hexa; ***Hung.:*** Hexavac†; ***Irl.:*** Infanrix Hexa; ***Ital.:*** Infanrix Hexa; ***Malaysia:*** Infanrix Hexa; ***Mex.:*** Hexavac†; Infanrix Hexa; ***Neth.:*** Infanrix Hexa; ***NZ:*** Infanrix Hexa; ***Philipp.:*** Infanrix Hexa; ***Pol.:*** Hexavac†; Infanrix Hexa; ***Port.:*** Infanrix Hexa; ***S.Afr.:*** Infanrix Hexa; ***Singapore:*** Infanrix Hexa; ***Spain:*** Infanrix Hexa; ***Swed.:*** Infanrix Hexa; ***Switz.:*** Hexavac†; Infanrix Hexa; ***Thai.:*** Infanrix Hexa; ***Turk.:*** Infanrix Hexa; ***Ukr.:*** Infanrix Hexa (Инфанрикс Гекса); ***Venez.:*** Infanrix Hexa; Vacuna Conjugada Hexavalente.

Diphtheria，Tetanus，Pertussis，and Poliomyelitis Vaccines 百白破脊髓灰质炎联合疫苗

Vacunas de la difteria, el tétanos, la tos ferina y la poliomielitis.

ATC — J07CA02.

Pharmacopoeias. Many pharmacopoeias, including *Eur.* (see p.vii), have monographs.

Ph. Eur. 6. 8 ［Diphtheria，Tetanus，Pertussis（Acellular，Component）and Poliomyelitis（Inactivated）Vaccine（Adsorbed）；Vaccinum Diphtheriae，Tetani，Pertussis Sine Cellulis ex Elementis Praeparatum et Poliomyelitidis Inactivatum Adsorbatum］ 吸附无细胞百白破脊髓灰质炎（灭活）联合疫苗是由白喉甲醛类毒素、破伤风甲醛类毒素、纯化的百日咳杆菌抗原成分、生长在适宜细胞培养物并经有效方法灭活的人脊髓灰质炎1、2、3型适宜毒株以及一种矿物质载体（如氢氧化铝或水合磷酸铝）组成。该疫苗应于2～8℃避光保存，且避免冻结。

Ph. Eur. 6. 8 ［Diphtheria，Tetanus，Pertussis and Poliomyelitis（Inactivated）Vaccine（Adsorbed）；Vaccinum Diphtheriae，Tetani，Pertussis et Poliomyelitidis Inactivatum Adsorbatum］ 吸附百白破脊髓灰质炎（灭活）联合疫苗由白喉甲醛类毒素、破伤风甲醛类毒素、灭活的百日咳杆菌悬液、生长在适宜细胞培养物并经有效方法灭活的人脊髓灰质炎1、2、3型适宜毒株以及一种矿物质载体（如氢氧化铝或水合磷酸铝）组成。该疫苗应于2～8℃避光保存，且避免冻结。

Ph. Eur. 6. 8 ［Diphtheria，Tetanus，Pertussis（Acellular，Component）and Poliomyelitis（Inactivated）Vaccine（Adsorbed，Reduced Antigen（s）Content；Vaccinum Diphtheriae，Tetani，Pertussis Sine Cellulis ex Elementis Praeparatum et Poliomyelitidis Inactivatum，Antigeni-o(-is)Minutum，Adorbatum］ 抗原含量减少的吸附无细胞百白破脊髓灰质炎灭活疫苗由白喉甲醛类毒素、破伤风甲醛类毒素、各种纯化的百日咳抗原组分、生长在适宜细胞培养物并经有效方法灭活的人脊髓灰质炎1、2、3型适宜毒株以及一种矿物质载体（如氢氧化铝或水合磷酸铝）组成。每个人用剂量中的白喉类毒素、破伤风类毒素与百日咳组分的含量与基础免疫的常用疫苗相比均有所减少。该疫苗应于2～8℃避光保存，且避免冻结。

不良反应和注意事项

参见疫苗项下，第2121页。

也见**白喉疫苗**（第2129页）、**百白破联合疫苗**（第2130页）、**百日咳疫苗**（第2150页）和**破伤风疫苗**（第2160页）项下。

药物相互作用

参见疫苗项下，第2122页。

用途和用法

无细胞百白破脊髓灰质炎（灭活）联合疫苗用于主动免疫。有关免疫程序的讨论见**疫苗**项下（第2122页）。

在英国，它作为推荐免疫程序的一部分，以一次性肌内注射0.5ml的方式对学龄前儿童（3岁零4个月～5岁）进行加强免疫。在美国的使用情况与此类似。该疫苗不适用于基础免疫。

制剂

Ph. Eur.: Diphtheria, Tetanus, Pertussis (Acellular, Component) and Poliomyelitis (Inactivated) Vaccine (Adsorbed); Diphtheria, Tetanus, Pertussis (Acellular, Component) and Poliomyelitis (Inactivated) Vaccine (Adsorbed, Reduced Antigen(s) Content); Diphtheria, Tetanus, Pertussis and Poliomyelitis (Inactivated) Vaccine (Adsorbed).

专利制剂

Arg.: Tetraxim; ***Austral.:*** Adacel Polio; Boostrix IPV; Infanrix IPV; Quadracel; ***Austria:*** Boostrix Polio; Repevax; Tetravac; ***Belg.:*** Infanrix IPV; Tetravac; ***Braz.:*** Tetracoq†; Vacina Acel Ads Contra Dif, Tet e Coq Pol; Vacina Ads Cont Dift, Tet, Coq Acel Polio; ***Canad.:*** Quadracel; ***Cz.:*** Boostrix Polio; Infanrix Polio; ***Denm.:*** Di-Te-Ki-Pol; ***Fin.:*** Boostrix Polio; Di-Te-Ki-Pol; Infanrix Polio; Tetravac; ***Fr.:*** Boostrixtetra; Infanrixtetra; Repevax; Tetravac; ***Ger.:*** Boostrix Polio; Repevax; ***Gr.:*** Boostrix Polio; Infanrix Tetra; Repevax; Tetracoq; Tetravac; ***Hong Kong:*** Adacel Polio; Boostrix Polio; Infanrix IPV; Tetraxim; ***Hung.:*** Boostrix Polio; Infanrix IPV; Tetraxim; ***Irl.:*** Boostrix IPV; Infanrix IPV; Tetravac; ***Israel:*** Boostrix Polio; Tetracoq; ***Ital.:*** PolioBoostrix; Tetravac; ***Malaysia:*** Infanrix IPV; Tetraxim; ***Mex.:*** Infanrix IPV; ***Neth.:*** Infanrix IPV; Triaxis; ***Norw.:*** Boostrix Polio; ***NZ:*** Adacel Polio; Boostrix IPV; Infanrix IPV; Quadracel; ***Philipp.:*** Tetracoq†; Tetraxim; ***Pol.:*** DTaP-IPV; Tetracoq†; ***Port.:*** Boostrix Polio; Infanrix Tetra; Repevax; Tetravac; ***S.Afr.:*** Adacel Quadra; Tetraxim; ***Swed.:*** Boostrix Polio; Infanrix Polio; Tetravac; ***Switz.:*** Boostrix Polio; Infanrix DTPa-IPV; Tetravac; ***Thai.:*** Adacel Polio; Boostrix Polio; Infanrix IPV; Tetracoq†; Tetraxin; ***Turk.:*** Tetracoq; ***UK:*** Infanrix IPV; Repevax; ***Ukr.:*** Infanrix IPV (Инфанрикс ИПВ); ***USA:*** Kinrix; ***Venez.:*** Vacuna Adsorbida Tetravalente.

Diphtheria，Tetanus，Pertussis，Poliomyelitis，and Haemophilus Influenzae Vaccines 百白破脊髓灰质炎流感嗜血杆菌联合疫苗

Vacunas de la difteria, el tétanos, la tos ferina, la poliomielitis y Haemophilus influenzae.

ATC — J07CA06.

Pharmacopoeias. Many pharmacopoeias, including *Eur.* (see p.vii), have monographs.

Ph. Eur. 6. 8 ［Diphtheria，Tetanus，Pertussis（Acellular，Component），Poliomyelitis（Inactivated）and Haemophilus type b Conjugate Vaccine（Adsorbed）；Vaccinum Diphtheriae，Tetani，Pertussis Sine Cellulis ex Elementis Praeparatum Poliomyelitidis Inactivatum et Haemophili Stirpe b Conjugatum Adsorbatum］ 吸附无细胞百白破脊髓灰质炎（灭活）b型流感嗜血杆菌联合疫苗由白喉甲醛类毒素、破伤风甲醛类毒素、纯化的百日咳杆菌抗原成分、生长在适宜细胞培养物并经有效方法灭活的人脊髓灰质炎1、2、3型适宜毒株、从适当的b型嗜血杆菌流感菌株中提取并与载体蛋白共价结合的磷酸多核糖基核糖醇以及一种矿物质载体（如氢氧化铝或水合磷酸铝）组成。该疫苗可以是分装于同一个容器中的五价液体疫苗，也可以是四价液体疫苗加上分装于单独容器内的冻干b型嗜血杆菌流感成分，用前混合。该疫苗应于2～8℃避光保存，且避免冻结。

Ph. Eur. 6. 8 ［Diphtheria，Tetanus，Pertussis，Poliomyelitis（Inactivated）and Haemophilus type b Conjugate Vaccine（Adsorbed）；Vaccinum Diphtheriae，Tetani，Pertussis，Poliomyelitidis Inactivatum et Haemophili Stirpe b Conjugatum Adsorbatum］ 吸附百白破脊髓灰质炎（灭活）b型嗜血杆菌流感联合疫苗由白喉甲醛类毒素、破伤风甲醛类毒素、灭活的百日咳杆菌悬液、生长在适宜细胞培养物并经有效方法灭活的人脊髓灰质炎1、2、3型适宜毒株、从适当的b型嗜血杆菌流感菌株中提取并与载体蛋白共价结合的磷酸多核糖基核糖醇以及一种矿物质载体（如氢氧化铝或水合磷酸铝）组成。b型嗜血杆菌流感成分可保存在单独的容器内，用前与其他成分混合。该疫苗应于2～8℃避光保存，且避免冻结。

不良反应和注意事项

参见疫苗项下（第2121页）。

也见**白喉疫苗**（第2129页）、**百白破联合疫苗**（第2130页）、**流感嗜血杆菌疫苗**（第2133页）、**百日咳疫苗**（第2150页）和**破伤风疫苗**（第2160页）项下。

早产儿 在一项观察性研究中，为78名出生低体重的早产儿在出院前接种吸附无细胞百白破脊髓灰质炎（灭活）嗜血杆菌流感联合疫苗[1]，结果在接种后24～48h内，47%的早产儿发生窒息、心搏徐缓、去饱和的次数或需要输氧的次数增多。所有这些指标都在48～72h内恢复到基线水平，对病程未产生不利影响。作者认为尽管需要进行监测并给予适当干预，但并没有正当理由推迟接种疫苗，该观点与英国和美国的官方推荐一致（第页）。

1. Pfister RE, *et al.* Safety of DTaP-based combined immunization in very-low-birth-weight premature infants: frequent but mostly benign cardiorespiratory events. *J Pediatr* 2004; **145:** 58–66.

药物相互作用

参见疫苗项下，第2122页。

用途和用法

无细胞百白破脊髓灰质炎（灭活）嗜血杆菌流感联合疫苗用于对儿童的主动免疫。有关免疫程序的讨论见**疫苗**项下，第2122页。

在英国，该疫苗是推荐的基础免疫程序的一部分，采用肌内注射方式接种，常用剂量为0.5ml。需接种3针，每针间隔1个月，最好从2月龄开始接种。尽管该疫苗并未被注册用于4岁以上儿童，但国家免疫计划认为使用该疫苗的最大年龄为10岁。

在美国，该疫苗已注册用于6周龄至4岁婴幼儿，可作为推荐的免疫程序的一部分，于2、4、6和15～18月龄接种。该疫苗不需要在4～6岁时进行加强免疫，但是，如果5岁或5岁以上儿童意外接种了该疫苗，也可视为一次有效针剂。

制剂

专利制剂

Arg.: Pentaxim; Poliacel†; ***Austral.:*** Pediacel†; Poliacel†; ***Austria:*** Infanrix IPV + Hib†; ***Belg.:*** Infanrix IPV + Hib†; ***Braz.:*** Infanrix IPV + Hib†; Pentact-HIB†; Poliacel†; Vacina Acel Ads Contra Dif, Tet, Coq e Polio Inat Comb C/Vac Conj Contra Hib†; Vacina Comb. Contra Dif.-Tet,-Pert. Acel, Polio Inat e HIB; ***Canad.:*** Pediacel; Pentacel; ***Chile:*** Pentact-HIB†; ***Cz.:*** Infanrix IPV + Hib; ***Denm.:*** Di-Te-Ki-Pol/Act-Hib; ***Fin.:*** Infanrix Polio + Hib; Pentavac; ***Fr.:*** Infanrixquinta; Pentacoq†; Pentavac; ***Ger.:*** Infanrix IPV + Hib; Pentavac; ***Gr.:*** Infanrix IPV + Hib; Pentavac; ***Hong Kong:*** Infanrix IPV + Hib; Pediacel; Pentact-HIB†; Pentaxim; ***Hung.:*** Infanrix IPV + Hib; Pentaxim; ***Indon.:*** Pediacel; ***Irl.:*** Infanrix IPV + Hib; Pentavac; ***Israel:*** Infanrix Polio IPV - Hib; Pentact-HIB; Poliacel-Act-Hib; ***Ital.:*** Pentavac; ***Malaysia:*** Infanrix IPV + Hib; Pediacel; Pentaxim; ***Mex.:*** Infanrix IPV + Hib; Pediacel; ***Neth.:*** DKTP-Hib; Infanrix IPV + Hib; Pediacel; ***Norw.:*** Infanrix Polio + Hib; ***NZ:*** Infanrix IPV + Hib; Poliacel; ***Philipp.:*** Pentact-HIB†; Pentaxim; ***Pol.:*** Infanrix IPV + Hib; Pentaxim; ***Port.:*** Infanrix IPV + Hib; Pediacel; Pentavac; ***S.Afr.:*** Pentact-HIB†; Pentaxim; ***Singapore:*** Infanrix IPV + Hib; ***Spain:*** Infanrix IPV + Hib; Pentavac; ***Swed.:*** Infanrix Polio + Hib; Pentavac; ***Switz.:*** Infanrix DTPa-IPV+Hib; Pentavac; ***Thai.:*** Infanrix IPV + Hib; Pediacel; Pentact-HIB†; Pentaxim; ***Turk.:*** Infanrix IPV-HIB; Pentact-HIB; Poliacel; ***UK:*** Infanrix IPV + Hib; Pediacel; ***USA:*** Pentacel; ***Venez.:*** Infanrix IPV + Hib; Vacuna Adsorbida Pentavalente.

Diphtheria, Tetanus, Pertussis, Poliomyelitis, and Hepatitis B Vaccines 百白破脊髓灰质炎乙型肝炎联合疫苗

ATC — J07CA12.

不良反应和注意事项

参见疫苗项下，第2121页。

也见**白喉疫苗**（第2129页）、**百白破联合疫苗**（第2130页）、**乙型肝炎疫苗**（第2134页）、**百日咳疫苗**（第2150页）和**破伤风疫苗**（第2160页）项下。

药物相互作用

参见疫苗项下，第2122页。

用途和用法

无细胞百白破脊髓灰质炎（灭活）乙型肝炎联合疫苗在某些国家用于对儿童进行主动免疫。

制剂

专利制剂

Austral.: Infanrix Penta; ***Cz.:*** Infanrix Penta; ***Gr.:*** Infanrix Penta; ***Irl.:*** Infanrix Penta; ***Ital.:*** Infanrix Penta; ***Neth.:*** Infanrix Penta; ***NZ:*** Infanrix Penta; ***Port.:*** Infanrix Penta; ***USA:*** Pediarix.

Diphtheria, Tetanus, and Poliomyelitis Vaccines 白喉破伤风脊髓灰质炎联合疫苗

Vacunas de la difteria, el tétanos y la poliomielitis.

ATC — J07CA01.

Pharmacopoeias. Many pharmacopoeias, including *Eur.* (see p.vii), have monographs.

Ph. Eur. 6.8 [Diphtheria, Tetanus and Poliomyelitis (Inactivated) Vaccine (Adsorbed, Reduced Antigens (s) Content); Vaccinum Diphtheriae, Tetani et Poliomyelitidis Inactivatum, Antigeni-o (-is) Minutum, Adsorbatum] 白喉破伤风脊髓灰质炎联合疫苗由白喉甲醛类毒素、破伤风甲醛类毒素、生长在适宜细胞培养物并经有效方法灭活的人脊髓灰质炎1、2、3型适宜毒株以及一种矿物质载体（如氢氧化铝或水合磷酸铝）组成。每人用剂量中白喉类毒素的含量与常用于基础免疫的疫苗相比有所减少，破伤风类毒素和百日咳组分的含量也可减少。该疫苗应于2～8℃避光保存，且避免冻结。

不良反应和注意事项

参见疫苗项下，第2121页。

也见**白喉疫苗**（第2129页）、**百喉破伤风联合疫苗**（第2129页）和**破伤风疫苗**（第2160页）项下。

药物相互作用

参见疫苗项下，第2122页。

用途和用法

白喉破伤风脊髓灰质炎（灭活）联合疫苗用于主动免疫。关于免疫程序的讨论见**疫苗**项下，第2122页。

在英国，该疫苗是推荐免疫程序的一部分。采用一次性肌内注射（常用剂量为0.5ml）的方式对13～18岁青少年进行加强免疫。该疫苗未注册用于基础免疫。

制剂

Ph. Eur.: Diphtheria, Tetanus, and Poliomyelitis (Inactivated) Vaccine (Adsorbed, Reduced Antigen(s) Content).

专利制剂

Austria: Revaxis; ***Belg.:*** Revaxis; ***Canad.:*** Td-Polio; ***Fr.:*** DT Polio; Revaxis; ***Ger.:*** Revaxis; Td-Virelon; ***Gr.:*** Revaxis; ***Hung.:*** Dultavax; ***Irl.:*** Revaxis; ***Ital.:*** Revaxis; ***Neth.:*** Revaxis; ***Port.:*** Revaxis; ***S.Afr.:*** Td-Polio; ***Switz.:*** Revaxis; Td-Virelon; ***UK:*** Revaxis.

Endotoxin Antibodies 内毒素抗体

Anticuerpos antiendotoxinas.

简介

目前已进行抗革兰阴性菌内毒素抗体作为预防和治疗革兰阴性菌血症和休克的辅助治疗的研究。

早期的内毒素抗体系由经大肠杆菌J5免疫的献血者血清制备的抗血清，但目前已被人或鼠IgM单克隆抗体所代替。Nebacumab（HA-1A）是一种与内毒素脂质A区特异性结合的人单克隆IgM抗体。循环中的脂质A从巨噬细胞和内皮细胞中释放肿瘤坏死因子和其他细胞因子，最终在产生某些生理作用（如多器官衰竭）时停止。尽管早期临床研究取得了令人满意的结果，Nebacumab对无革兰阴性败血症的患者的安全性仍令人怀疑，且此制品已停止使用。

一种鼠单克隆IgM抗体（Edobacomab；E5）也已进入临床观察，但结果令人失望。

Epstein-Barr Virus Vaccines EB病毒疫苗

Vacunas del virus de Epstein-Barr.

简介

几种用于抗传染性单核细胞增多症和移植术后淋巴组织增生病主动免疫的EB病毒疫苗已在研究中。

EB病毒是一种在成人中普遍存在的疱疹病毒。它只引起初次感染出现在青少年或成人时期的临床疾病，约50%的感染者出现传染性单核细胞增多症的症状。但是，世界上90%以上的人是这种可引起B淋巴细胞终生潜在感染的病毒携带者，结果导致EB病毒也与许多恶性疾病（如淋巴组织增生病、Burkitt淋巴瘤、胃癌、口腔毛状白斑、鼻咽癌和霍奇金病）有关。

抗EB病毒感染的疫苗正在研究中[1～3]，目标主要针对预防初次感染或最大限度地减少感染造成的后果，即传染性单核细胞增多症和移植术后淋巴组织增生病，而不是针对已在极少数患者中出现的与该病毒相关的恶性病。通过两条主要途径进行研究。其一是开发病毒的主要外膜蛋白，即gp340，因为它具有诱导中和抗体的能力。该疫苗主要是通过减缓初次感染后的病毒早期复制和传播，从而阻断对裂解抗原的细胞毒性T淋巴细胞应答来预防传染性单核细胞增多症，否则该抗原就要参与引起临床症状的免疫学过程。其二是诱导产生针对EB病毒的细胞毒性T细胞，从而减轻传染性单核细胞增多症的临床症状，而不是预防初次感染。

未来的疫苗对与EB病毒相关的恶性病的作用主要是治疗而不是预防，利用的是肿瘤细胞中存在的病毒；它们也可能针对非EB病毒编码的肿瘤抗原[1,2]。

1. Moss DJ, *et al.* Candidate vaccines for Epstein-Barr virus. *BMJ* 1998; **317:** 423–4.
2. Macsween KF, Crawford DH. Epstein-Barr virus—recent advances. *Lancet Infect Dis* 2003; **3:** 131–40.
3. Lockey TD, *et al.* Epstein-Barr virus vaccine development: a lytic and latent protein cocktail. *Front Biosci* 2008; **13:** 5916–27.

Escherichia Coli Vaccines 大肠杆菌疫苗

Vacunas de Escherichia coli.

简介

抗大肠杆菌产肠毒素株的疫苗正在研究中。候选疫苗包括类毒素、灭活全菌体、纯化表面抗原和口服活疫苗。

传染性腹泻仍然是世界上引起发病和死亡的主要原因，其中相当一部分是由大肠杆菌的致病株引起。尽管开发抗大肠杆菌的疫苗被视为一件容易的事，但至今无这样的疫苗问世。目前的抗产肠毒素大肠杆菌（EPEC）和肠出血性大肠杆菌（EHEC）疫苗开发集中在三个领域，即与肠内定植有关的EPEC和EHEC、EHEC O157特异性脂多糖侧链以及该菌产生的志贺毒素的免疫原性。尽管抗EPEC疫苗直接针对易感人群，与控制EHEC感染有关的途径却可能有两条，既可以接种人，也可以接种该菌的动物宿主牛。目前正在动物模型和健康人中进行候选疫苗的体外研究。对于这两种致病原，疫苗的开发不仅在于用其自身消灭感染的传播，还需要配合开展公共卫生运动，以提高饮食卫生水平，并监测供水及其设施[1]。

肠产毒性大肠杆菌（ETEC）是引起旅行者腹泻的主要原因。一项安慰剂对照Ⅱ期临床观察表明，用含有ETEC不耐热肠毒素的疫苗制成皮外膏药（共用2帖，间隔2～3周），可使旅行者发生中度到重度腹泻的危险性降低75%，重度腹泻降低84%[2]。即使接种过该疫苗的旅行者又发生腹泻，其病程也明显缩短，且病情明显减轻。

更多的参考资料见参考文献[3～8]。

1. Horne C, *et al.* Current progress in enteropathogenic and enterohemorrhagic Escherichia coli vaccines. *Expert Rev Vaccines* 2002; **1:** 483–93.
2. Frech SA, *et al.* Use of a patch containing heat-labile toxin from Escherichia coli against travellers' diarrhoea: a phase II, randomised, double-blind, placebo-controlled field trial. *Lancet* 2008; **371:** 2019–25.
3. Boedeker EC. Vaccines for enterotoxigenic Escherichia coli: current status. *Curr Opin Gastroenterol* 2005; **21:** 15–9.
4. Steffen R, *et al.* Vaccination against enterotoxigenic Escherichia coli, a cause of travelers' diarrhea. *J Travel Med* 2005; **12:** 102–7.
5. Walker RI, *et al.* Ad Hoc ETEC Technical Expert Committee. Analysis of strategies to successfully vaccinate infants in developing countries against enterotoxigenic E. coli (ETEC) disease. *Vaccine* 2007; **25:** 2545–66.
6. Goldwater PN. Treatment and prevention of enterohemorrhagic Escherichia coli infection and hemolytic uremic syndrome. *Expert Rev Anti Infect Ther* 2007; **5:** 653–63.
7. Serna A, Boedeker EC. Pathogenesis and treatment of Shiga toxin-producing Escherichia coli infections. *Curr Opin Gastroenterol* 2008; **24:** 38–47.
8. Svennerholm AM, Tobias J. Vaccines against enterotoxigenic Escherichia coli. *Expert Rev Vaccines* 2008; **7:** 795–804.

Gas-gangrene Antitoxins 气性坏疽抗毒素

Antitoxinas de la gangrena gaseosa.

ATC — J06AA05.

Pharmacopoeias. Many pharmacopoeias, including *Eur.* (see p.vii), have monographs.

Ph. Eur. 6.8 [Gas-gangrene Antitoxin (Novyi); Immunoserum Gangraenicum (Clostridium Novyi)] 气性坏疽抗毒素（诺维）是一种无菌制剂，含有可中和诺维梭状芽孢杆菌α毒素的特异性抗毒素球蛋白，其效力不低于3750IU/ml。该疫苗应保存于2～8℃，且避免冻结。

BP 2010声明标签上可标有Nov/Ser字样。

BP 2010批准Gas-gangrene Antitoxin (Oedematiens)作为气性坏疽抗毒素（诺维）的同义词。

Ph. Eur. 6.8 [Gas-gangrene Antitoxin (Perfringens); Immunoserum Gangraenicum (Clostridium Perfringens)] 气性坏疽抗毒素（诺维）是一种无菌制剂，含有可中和产气梭状芽孢杆菌α毒素的特异性抗毒素球蛋白，其效力不低于1500IU/ml。该疫苗应保存于2～8℃，且避免冻结。

BP 2010声明标签上可标有Perf/Ser字样。

Ph. Eur. 6.8 [Gas-gangrene Antitoxin (Septicum); Immunoserum Gangraenicum (Clostridium Septicum)] 气性坏疽抗毒素（败血）是一种无菌制剂，含有可中和败血梭状芽孢杆菌α毒素的特异性抗毒素球蛋白，其效力不低于1500IU/ml。该疫苗应保存于2～8℃，且避免冻结。

BP 2010声明标签上可标有Sep/Ser字样。

Ph. Eur. 6.8 [Gas-gangrene Antitoxin, Mixed; Immunoserum Gangraenicum Mixtum] 混合气性坏疽抗毒素系由适当数量的诺维气性坏疽抗毒素、产气气性坏疽抗毒素和败血气性坏疽抗毒素混合制备。其中诺维气性坏疽抗毒素效力不低于1000IU/ml，产气气性坏疽抗毒素效力不低于1000IU/ml，败血气性坏疽抗毒素效力不低于500IU/ml。该疫苗应保存于2～8℃，避免冻结。

BP 2010声明标签上可标有Gas/Ser字样。

简介

气性坏疽抗毒素用于治疗气性坏疽，也用于受伤后有感染气性坏疽危险的患者的预防。目前该制剂很少使用，已被抗菌药取代。单价气性坏疽抗毒素很少使用，因为快速鉴定感染细菌存在困难。

制剂

Ph. Eur.: Gas-gangrene Antitoxin (Novyi); Gas-gangrene Antitoxin (Perfringens); Gas-gangrene Antitoxin (Septicum); Mixed Gas-gangrene Antitoxin.

专利制剂

Cz.: Gasea†.

Gonococcal Vaccines 淋球菌疫苗

Gonorrhoea Vaccines; Vacunas de la gonorrea.

简介

实验性淋球菌疫苗已在研究中，通常是由淋球菌表面抗原制备的。

Haemophilus Influenzae Vaccines 流感嗜血杆菌疫苗

Vacunas de Haemophilus influenzae.

ATC — J07AG01 (B, purified antig. conjugate).

Pharmacopoeias. Many pharmacopoeias, including *Eur.* (see p.vii), have monographs.

Ph. Eur. 6. 8 [Haemophilus type b Conjugate Vaccine; Vaccinum Haemophili Stripe B Conjugatum] b型嗜血杆菌结合疫苗是一种从与载体蛋白共价结合的b型流感嗜血杆菌适宜菌株中提取的多糖与磷酸多核糖基核糖醇液体或冻干制剂。载体蛋白与磷酸多核糖基核糖醇结合时，可诱导针对多糖的T细胞依赖性B细胞免疫应答。目前批准的载体蛋白有白喉类毒素、破伤风类毒素、CRM 197白喉蛋白和B群脑膜炎球菌外膜蛋白。该疫苗应于2～8℃避光保存。

BP 2010声明标签上可标有Hib字样。

不良反应和注意事项

参见疫苗项下，第2121页。

各种红斑和下肢一过性发绀在接种含流感嗜血杆菌成分的疫苗的儿童中很少有报道。

对神经系统的影响 有报告表明少数婴儿接种流感嗜血杆菌结合疫苗后出现了吉兰-巴雷综合征[1]。一篇报道声称有3名婴儿在接种流感嗜血杆菌结合疫苗（与白喉类毒素结合）后1周内出现吉兰-巴雷综合征症状。但是，二者间的因果关系尚未确定。

1. D'Cruz OF, *et al.* Acute inflammatory demyelinating polyradiculoneuropathy (Guillain-Barré syndrome) after immunization with Haemophilus influenzae type b conjugate vaccine. *J Pediatr* 1989; **115:** 743–6.

药物相互作用

参见疫苗项下，第2122页。

抗肿瘤药 流感嗜血杆菌感染出现在接种抗肿瘤治疗的儿童中，尽管在诊断患有肿瘤之前已接受过基础免疫[1]。流感嗜血杆菌疫苗加强免疫会产生适当的抗体应答。抗肿瘤治疗可能会削弱对感染的T细胞应答。

1. Jenkins DR, *et al.* Childhood neoplasia and Haemophilus influenzae type b vaccine failure. *Lancet* 1996; **348:** 131.

百白破联合疫苗 有些流感嗜血杆菌结合疫苗可能在接种前与百白破联合疫苗混合，而对疫苗各成分的免疫原性无负面影响[1,2]，尽管已有报道表明免疫原性可能会下降[3]。生产厂家应提供更多有关相容性的信息。关于流感嗜血杆菌疫苗与其他儿童疫苗混合制备成的结合疫苗的安全性和有效性，已有综述发表[4,5]。

1. Miller MA, *et al.* Safety and immunogenicity of PRP-T combined with DTP: excretion of capsular polysaccharide and antibody response in the immediate post-vaccination period. *Pediatrics* 1995; **95:** 522–7.
2. Mulholland EK, *et al.* The use of Haemophilus influenzae type b-tetanus toxoid conjugate vaccine mixed with diphtheria-tetanus-pertussis vaccine in Gambian infants. *Vaccine* 1996; **14:** 905–9.
3. Eskola J, *et al.* Randomised trial of the effect of co-administration with acellular pertussis DTP vaccine on immunogenicity of Haemophilus influenzae type b conjugated vaccine. *Lancet* 1996; **348:** 1688–92.
4. Knuf M, *et al.* Immunogenicity of routinely used childhood vaccines when coadministered with the 10-valent pneumococcal non-typeable Haemophilus influenzae protein D conjugate vaccine (PHiD-CV). *Pediatr Infect Dis J* 2009; **28** (4 suppl): S97–S108.
5. Chevallier B, *et al.* Safety and reactogenicity of the 10-valent pneumococcal non-typeable Haemophilus influenzae protein D conjugate vaccine (PHiD-CV) when coadministered with routine childhood vaccines. *Pediatr Infect Dis J* 2009; **28** (4 suppl): S109–S118.

用途和用法

流感嗜血杆菌疫苗（Hib）用于抗b型流感嗜血杆菌感染的主动免疫。疫苗由b型流感嗜血杆菌的荚膜多糖制备。通常将多糖与蛋白载体连接制成结合物疫苗，可提高疫苗的免疫原性，特别是对低龄儿童的免疫原性。

不同的疫苗专利产品可以与不同的蛋白结合，但通常认为这些蛋白是可以互相替换的。

流感嗜血杆菌白喉类毒素结合物疫苗PRP-D系由纯化的b型流感嗜血杆菌荚膜多糖与白喉类毒素共价结合制备。

流感嗜血杆菌白喉CRM197蛋白结合物疫苗HbOC系由纯化的b型流感嗜血杆菌荚膜寡糖与从白喉棒状杆菌中分离的白喉毒素的无毒变异体共价结合制备。

流感嗜血杆菌脑膜炎球菌蛋白结合疫苗PRP-OMP或PRPOMPC系由纯化的b型流感嗜血杆菌荚膜多糖与B群奈瑟脑膜炎球菌的一种外膜蛋白复合物共价结合制备。

流感嗜血杆菌破伤风类毒素结合疫苗PRP-T系由纯化的b型流感嗜血杆菌荚膜多糖与破伤风类毒素共价结合制备。

任何一种流感嗜血杆菌结合疫苗或单一成分疫苗均可用于基础免疫。

在英国，使用一种无细胞百白破脊髓灰质炎（灭活）流感嗜血杆菌联合疫苗（见第　　页）。1岁以上、10岁以下儿童如果未接种过流感嗜血杆菌疫苗或未完成百白破疫苗或脊髓灰质炎疫苗的基础免疫，应接种3针无细胞百白破-灭活脊髓灰质炎-流感嗜血杆菌结合疫苗。完成百白破和脊髓灰质炎基础免疫者只接种1针流感嗜血杆菌-C群脑膜炎球菌结合疫苗即可。英国并不建议为10岁以上儿童或成人常规接种流感嗜血杆菌疫苗，但脾摘除或脾功能丧失的10岁以上儿童以及先前未接种过该疫苗的成人应接种2针。流感嗜血杆菌-C群脑膜炎球菌结合疫苗，间隔2个月。

在美国，流感嗜血杆菌疫苗的基础免疫也与百白破联合疫苗的接种同时进行。如果使用脑膜炎球菌蛋白结合疫苗，基础免疫只需接种2针。在12～15月龄时，可用任何一种现行疫苗进行1次加强免疫。

由于具有相容性，流感嗜血杆菌疫苗可以在接种前与百白破联合疫苗混合（但要参见上文的**药物相互作用**）。

1. WHO. WHO position paper on *Haemophilus influenzae* type b conjugate vaccines. *Wkly Epidem Rec* 2006; **81:** 445–52. Also available at: http://www.who.int/immunization/REH_47_8_pages.pdf (accessed 23/06/10)

制剂

Ph. Eur.: Haemophilus Type b Conjugate Vaccine.

专利制剂

Austral.: Hiberix; PedvaxHIB; **Austria:** Act-HIB; HibTITER†; **Belg.:** Act-HIB; **Braz.:** Act-HIB†; Hiberix†; PedvaxHIB; Vacina Conj Com Proteina Tetanica HIB; Vacina Conj Contra Haemophilus Influenzae Tipo B; **Canad.:** Act-HIB; PedvaxHIB; **Chile:** Act-HIB; **Cz.:** Act-HIB†; Hiberix; HibTITER†; **Denm.:** Act-HIB; **Fin.:** Act-HIB; Hiberix; **Fr.:** Act-HIB; **Ger.:** HibTITER†; PedvaxHIB†; **Gr.:** Act-HIB; Hiberix; HibTITER; **Hong Kong:** Act-HIB; Hiberix; PedvaxHIB†; **Hung.:** Act-HIB; **India:** Hiberix; Vaxim HIB†; **Indon.:** Act-HIB; Hiberix; PedvaxHIB; **Irl.:** Act-HIB†; Hiberix†; **Israel:** Act-HIB; **Ital.:** Act-HIB; Hiberix; Vaxem Hib; **Malaysia:** Hiberix; **Mex.:** PedvaxHIB; **Neth.:** Act-HIB; Hiberix; **Norw.:** Act-HIB; **NZ:** Hiberix; **Philipp.:** Act-HIB; Hiberix; Vaxem Hib; **Pol.:** Act-HIB; Hiberix; HibTITER; PedvaxHIB; **Port.:** Act-HIB; Hiberix; HibTITER†; **Rus.:** Hiberix (Хиберикс); **S.Afr.:** Act-HIB†; Hiberix; **Singapore:** Act-HIB; Hiberix; PedvaxHIB†; **Spain:** Act-HIB†; Hiberix†; HibTITER†; **Swed.:** Act-HIB; **Switz.:** Hiberix; **Thai.:** Act-HIB; Hiberix; PedvaxHIB; Vaxem Hib; **Turk.:** Act-HIB; Hiberix; PedvaxHIB†; **UK:** Hiberix†; **USA:** Act-HIB; Hiberix; HibTITER†; OmniHIB; PedvaxHIB; **Venez.:** Act-HIB†; Hiberix.

Haemophilus Influenzae and Hepatitis B Vaccines 流感嗜血杆菌乙型肝炎联合疫苗

Vacunas de Haemophilus influenzae y la hepatitis B.

ATC — J07CA08.

不良反应和注意事项

参见疫苗项下，第2121页。

药物相互作用

参见疫苗项下，第2122页。

用途和用法

某些国家使用b型流感嗜血杆菌乙型肝炎联合疫苗进行主动免疫，作为HBsAg阴性母亲所生婴儿的基础免疫的一部分。在美国，使用一种b型流感嗜血杆菌脑膜炎球菌蛋白结合物基因工程乙型肝炎联合疫苗。该疫苗采用3针免疫程序，分别在2、4和12～15月龄肌内注射0.5ml。不建议为6周龄以下婴儿接种。

制剂

专利制剂

Austral.: Comvax; **Austria:** Procomvax†; **Cz.:** Procomvax†; **Gr.:** Procomvax; **Irl.:** Procomvax; **Ital.:** Procomvax†; **Mex.:** Comvax; **Neth.:** Procomvax; **NZ:** Comvax; **Pol.:** Procomvax†; **Port.:** Procomvax; **USA:** Comvax.

Haemophilus Influenzae and Meningococcal Vaccines 流感嗜血杆菌脑膜炎联合疫苗

Pharmacopoeias. *Br.* includes a monograph.

BP 2010 (Haemophilus Type b and Menignococcal Group C Conjugate Vaccine) 流感嗜血杆菌脑膜炎联合疫苗由C群脑膜炎奈瑟菌适宜株和b型流感嗜血杆菌适宜株的纯化多糖与载体蛋白共价结合制备。该联合疫苗各组分的原液中可添加适当的佐剂、抗菌剂和稳定剂。该疫苗是一种含有b型流感嗜血杆菌和C群脑膜炎组分的冻干制剂，配有分装于独立容器中的溶剂。用前将两个容器中的内容物混合。标签上应标有Hib/MenC字样。

简介

流感嗜血杆菌脑膜炎联合疫苗在某些国家用于主动免疫。在英国，可为完成百白破和脊髓灰质炎基础免疫的1～10岁儿童接种1针该疫苗。建议用该联合疫苗对完成含有b型流感嗜血杆菌组分的疫苗3针基础免疫的12月龄儿童进行加强免疫。10岁以上的无脾儿童和先前未免疫过的成人可接种2针该疫苗，间隔2个月。

制剂

BP 2010: Haemophilus Type b and Meningococcal Group C Conjugate Vaccine.

专利制剂

Irl.: Menitorix; **UK:** Menitorix.

Haemophilus Influenzae and Poliomyelitis Vaccines 流感嗜血杆菌脊髓灰质炎联合疫苗

ATC — J07CA04.

简介

b型流感嗜血杆菌灭活脊髓灰质炎联合疫苗已在某些国家用于对婴儿的主动免疫。

Haemorrhagic Fever with Renal Syndrome Vaccines 肾综合征出血热疫苗

HFRS Vaccine; Vaccinum Haemorrhagia Febris cum Renis Sindronum; Vacunas de la fiebre de Korin; Vacunas de la fiebre hemorrágica con síndrome renal; Vacunas de la fiebre hemorrágica de Corea y Extremo Oriente; Vacunas de la fiebre renal epidémica; Vacunas de la nefrosonefritis hemorrágica.

性状 肾综合征出血热疫苗系由生长在未断乳的啮齿类动物脑组织或细胞培养物中的汉坦病毒经灭活制备的液体或冻干制剂。液体疫苗应保存于2～8℃，且避免冻结。冻干疫苗应保存在10℃以下。

简介

抗肾综合征出血热病毒灭活疫苗已在多个国家进行研究并使用，但在产生足够的和持续的免疫应答方面还存在问题。

1. Sohn YM, *et al.* Primary humoral immune responses to formalin inactivated hemorrhagic fever with renal syndrome vaccine (Hantavax): consideration of active immunization in South Korea. *Yonsei Med J* 2001; **42:** 278–84.
2. Cho HW, *et al.* Review of an inactivated vaccine against hantaviruses. *Intervirology* 2002; **45:** 328–33.
3. Park K, *et al.* Protective effectiveness of hantavirus vaccine. *Emerg Infect Dis* 2004; **10:** 2218–20.

Helicobacter Pylori Vaccines 幽门螺杆菌疫苗

Vacunas de Helicobacter pylori.

简介

用于预防消化道溃疡和胃癌的幽门螺杆菌疫苗正在开发中。

动物实验表明抗幽门螺杆菌的预防性与治疗性免疫均具有可行性，但尚缺少人体观察。以氢氧化铝为基质的注射用多成分疫苗安全性与免疫原性均令人满意。相反的，采用黏膜给药方式接种的单一成分疫苗的初步研究结果却令人失望，部分原因是由于开发经黏膜给药后还能保持足够免疫原性的纯化疫苗本身即存在困难。目前正在对宿主的基因修饰改变对幽门螺杆菌的炎性和免疫学应答的机制进行研究，并正在开发适宜的佐剂[1～6]。

1. Ruggiero P, *et al.* The quest for a vaccine against Helicobacter pylori: how to move from mouse to man? *Microbes Infect* 2003; **5:** 749–56.
2. Sutton P, Doidge C. Helicobacter pylori vaccines spiral into the new millennium. *Dig Liver Dis* 2003; **35:** 675–87.
3. Del Giudice G, Michetti P. Inflammation, immunity and vaccines for Helicobacter pylori. *Helicobacter* 2004; **9** (suppl 1): 23–8.
4. Agarwal K, Agarwal S. Helicobacter pylori vaccine: from past to future. *Mayo Clin Proc* 2008; **83:** 169–75.
5. Sijun H, Yong X. *Helicobacter pylori* vaccine: mucosal adjuvant & delivery systems. *Indian J Med Res* 2009; **130:** 115–24.
6. Velin D, Michetti P. Advances in vaccination against *Helicobacter pylori*. *Expert Rev Gastroenterol Hepatol* 2010; **4:** 157–66.

Hepatitis A Immunoglobulins 甲型肝炎免疫球蛋白

Inmunoglobulinas contra la hepatitis A.

ATC — J06BB11.

Pharmacopoeias. Many pharmacopoeias, including *Eur.* (see p.vii), have monographs.

Ph. Eur. 6. 8 [Human Hepatitis A Immunoglobulin; Immunoglobulium Humanum Hepatitidis A] 人甲型肝炎免疫球蛋白是一种含有人免疫球蛋白（主要是IgG）的液体或冻干制剂，系由挑选的具有抗甲型肝炎病毒特异性抗体的献血者血浆制备。可添加正常免疫球蛋白。含量不低于600IU/ml。液体制剂应避光保存在封闭、无色的玻璃容器内。冻干制剂应在无色玻璃容器内，于真空条件下或充氮后避光保存。

简介

某些国家已将含抗甲型肝炎特异性抗体的免疫球蛋白用于抗甲型肝炎感染的被动免疫。在英国，通常使用正常免疫球蛋白。

1. Liu JP, *et al.* Immunoglobulins for preventing hepatitis A. Available in The Cochrane Database of Systematic Reviews; Issue 2. Chichester: John Wiley; 2009 (accessed 10/02/10).

制剂

Ph. Eur.: Human Hepatitis A Immunoglobulin.

专利制剂

Gr.: Globuman Hepatite A; **Port.:** Globuman Hepatite A†.

Hepatitis A Vaccines 甲型肝炎疫苗

Vacunas de la hepatitis A.

ATC — J07BC02.

Pharmacopoeias. Many pharmacopoeias, including *Eur.* (see p.vii), have monographs.

Ph. Eur. 6. 8 [Hepatitis A Vaccine (Inactivated, Adsorbed); Vaccinum Hepatitidis A Inactivatum Adsorbatum; Inactivated Hepatitis A Vaccine BP 2010] 吸附甲型肝炎灭活疫苗是一种将适宜的甲型肝炎病毒株细胞培养物经有效的方法灭活，然后吸附于矿物质载体制备的液体制剂。该疫苗应于2～8℃避光保存，且避免冻结。

BP 2010 声明标签上可标有 Hep A 字样。

Ph. Eur. 6. 8 [Hepatitis A Vaccine (Inactivated, Virosome); Vaccinum Hepatitidis A Inactivatum Virosomale] 吸附甲型肝炎灭活疫苗是一种将适宜的甲型肝炎病毒株细胞培养物经有效的方法灭活而制备的液体制剂。由流感蛋白和磷脂组成的病毒颗粒作为佐剂使用。该疫苗应于2～8℃避光保存，且避免冻结。

BP 2010 版声明标签上可标有 Hep A 字样。

不良反应和注意事项

参见疫苗项下，第2121页。

1. Niu MT, *et al.* Two-year review of hepatitis A vaccine safety: data from the Vaccine Adverse Event Reporting System (VAERS). *Clin Infect Dis* 1998; **26:** 1475–6.

对血液的影响 WHO已收到报告，称有5例血小板减少症（其中3例伴有紫癜）与接种甲型肝炎疫苗有关[1]。

1. Meyboom RHB, *et al.* Thrombocytopenia reported in association with hepatitis B and A vaccines. *Lancet* 1995; **345:** 1638.

对神经系统的影响 接种第3针甲型肝炎疫苗后，出现过类似脑炎的神经系统症状[1]。在接种甲型肝炎疫苗者中报告的其他严重神经学反应包括横向脊髓炎、吉兰-巴雷综合征和神经痛性肌萎缩[2]。这些反应很少出现，而且，由于经常同时接种其他疫苗，反应不一定与甲型肝炎疫苗有直接关系。

1. Hughes PJ, *et al.* Probable post-hepatitis A vaccination encephalopathy. *Lancet* 1993; **342:** 302.
2. CSM/MCA Hepatitis A vaccination (Havrix). *Current Problems* 1994; **20:** 16.

药物相互作用

参见疫苗项下，第2122页。

用途和用法

甲型肝炎疫苗用于抗甲型肝炎感染的主动免疫。

在英国，对频繁到甲型肝炎高度或中度流行地区旅行的人或在这类地区停留3个月以上的人，建议使用甲型肝炎疫苗代替正常免疫球蛋白。在某些国家，为停留时间较短或来往次数较少的旅行者接种甲型肝炎免疫球蛋白（见第2133页）。也建议对血友病患者、慢性肝病患者和由于职业原因有暴露于甲肝危险者接种甲型肝炎疫苗。由于生活方式原因有感染危险的人群也应考虑接种甲型肝炎疫苗。除了对血友病患者采用深度皮下注射方式外，甲型肝炎疫苗对所有人均应采用肌内注射方式接种。在英国，有多种甲型肝炎疫苗可供选择，剂量（0.5ml或1ml）视所用制品和接种对象的年龄而定。这些疫苗可由几个不同的甲型肝炎病毒灭活毒株（如CR326F、GBM、HM175和RG-SB等）制备。所有疫苗的基础免疫程序都是在适当的年龄接种1针，6～12个月后加强接种1针。接种后的免疫力至少可持续10年。

在美国，12～23月龄时接种甲型肝炎疫苗（至少6个月后接种第2针）是常规基础免疫程序的一部分。对先前未接种过甲型肝炎疫苗的人，建议进行暴露后预防。也推荐为位于甲型肝炎高流行区国家的旅行者接种疫苗。

1. WHO. Hepatitis A vaccines: WHO position paper. *Wkly Epidem Rec* 2000; **75:** 38–44. Also available at: http://www.who.int/immunization/wer7505Hepatitis%20A_Feb00_position_paper.pdf (accessed 23/06/10)
2. American Academy of Pediatrics Committee on Infectious Diseases. Hepatitis A vaccine recommendations. *Pediatrics* 2007; **120:** 189–99. http://pediatrics.aappublications.org/cgi/reprint/120/1/189.pdf (accessed 15/07/08)
3. Koslap-Petraco MB, *et al.* Hepatitis A: disease burden and current childhood vaccination strategies in the United States. *J Pediatr Health Care* 2008; **22:** 3–11.
4. Nothdurft HD. Hepatitis A vaccines. *Expert Rev Vaccines* 2008; **7:** 535–45.

疫苗开发 商品化的甲型肝炎疫苗通常是由在细胞培养物（常用人二倍体成纤维细胞）中增殖的甲型肝炎病毒株经灭活制备。即将问世的“病毒体”甲型肝炎疫苗由灭活的甲型肝炎病毒表位与脂质体配制而成。甲型肝炎减毒活疫苗也有产品问世，尽管口服活疫苗尚无产品。

制剂

Ph. Eur.: Hepatitis A Vaccine (Inactivated, Adsorbed); Hepatitis A Vaccine (Inactivated, Virosome).

专利制剂

Arg.: Avaxim; Epaxal; Havrix; VAQTA; Virohep-A; **Austral.:** Avaxim; Havrix; VAQTA; **Austria:** Avaxim; Epaxal; Havrix; **Belg.:** Epaxal; Havrix; **Braz.:** Avaxim†; Havrix†; Vacina Contra Hepatite A; VAQTA†; **Canad.:** Avaxim; Epaxal; Havrix; VAQTA; **Chile:** Avaxim; Epaxal; Havrix; **Cz.:** Avaxim; Epaxal†; Havrix; VAQTA; **Denm.:** Epaxal; Havrix; **Fin.:** Avaxim; Epaxal; Havrix; VAQTA†; **Fr.:** Avaxim; Havrix; **Ger.:** Havpur; Havrix; VAQTA; **Gr.:** Avaxim; Epaxal; Havrix; VAQTA; **Hong Kong:** Avaxim; Epaxal; Havrix; VAQTA; **Hung.:** Avaxim; Havrix; VAQTA; **India:** Havrix; **Indon.:** Avaxim; Havrix; VAQTA; **Irl.:** Avaxim; Epaxal; Havrix; VAQTA; **Israel:** Avaxim; Epaxal; Havrix; VAQTA; **Ital.:** Avaxim; Epaxal; Havrix; Nothav†; VAQTA; **Malaysia:** Avaxim; Epaxal; Havrix; **Mex.:** Avaxim; Havrix; VAQTA; **Neth.:** Avaxim; Epaxal; Havrix; VAQTA; **Norw.:** Epaxal; Havrix; VAQTA†; **NZ:** Avaxim; Epaxal; Havrix; VAQTA; **Philipp.:** Avaxim; Epaxal; Havrix; Mevac-A; **Pol.:** Avaxim; Havrix; VAQTA; **Port.:** Avaxim; Epaxal; Havrix; VAQTA; **Rus.:** Havrix (Хаврикс); VAQTA (ВАКТА); **S.Afr.:** Avaxim; Havrix; **Singapore:** Avaxim; Epaxal; Havrix; VAQTA; **Spain:** Avaxim†; Epaxal; Havrix; VAQTA; **Swed.:** Avaxim; Epaxal; Havrix; **Switz.:** Epaxal; Havrix; **Thai.:** Avaxim; Epaxal; Havrix; VAQTA; **Turk.:** Avaxim; Epaxal; Havrix; VAQTA; **UK:** Avaxim; Epaxal; Havrix; VAQTA; **Ukr.:** Havrix (Хаврикс); **USA:** Havrix; VAQTA; **Venez.:** Epaxal†; Havrix.

Hepatitis B Immunoglobulins 乙型肝炎免疫球蛋白

Inmunoglobulinas contra la hepatitis B.

ATC — J06BB04.

Pharmacopoeias. Many pharmacopoeias, including *Eur.* (see p.vii) and *US*, have monographs.

Ph. Eur. 6. 8 (Human Hepatitis B Immunoglobulin; Immunoglobulinum Humanum Hepatitidis B) 人乙型肝炎免疫球蛋白是一种含有人免疫球蛋白（主要是IgG）的液体或冻干制剂，系由挑选的和（或）经疫苗免疫而具有抗乙型肝炎表面抗原特异性抗体的献血者血浆制备。可添加正常免疫球蛋白。含量不低于100IU/ml。液体制剂应避光保存在封闭、无色的玻璃容器内。冻干制剂应在无色玻璃容器内，于真空条件下或充氮后避光保存。

Ph. Eur. 6. 8 (Human Hepatitis B Immunglobulin for Intravenous Adiministration; Immunoglobulinum Humanum Hepatitidis B ad Usum Intravenosum) 静脉注射用人乙型肝炎免疫球蛋白是一种含有人免疫球蛋白（主要是IgG）的液体或冻干制剂，系由挑选的和（或）经疫苗免疫而具有抗乙型肝炎表面抗原特异性抗体的献血者血浆制备。可添加静脉注射用正常人免疫球蛋白。含量不低于50IU/ml。除冻干剂型保存温度不得超过25℃外，其保存条件与人乙型肝炎免疫球蛋白相似。

USP 33 (Hepatitis B Immune Globulin) 乙型肝炎免疫球蛋白是一种由具有高滴度抗乙型肝炎表面抗原抗体的人类献血者血浆制备的无菌球蛋白溶液，含有10%～18%的蛋白，其中至少80%是单聚体IgG。该制剂含有甘氨酸稳定剂和适当的防腐剂，应保存在2～8℃。

不良反应和注意事项

参见免疫球蛋白项下，第2121页。

制剂浓度 关于不同的乙型肝炎免疫球蛋白制剂之间可能不存在等同关系的警告，见下文的**用途和用法**项下。

用途和用法

乙型肝炎免疫球蛋白用于对暴露或可能暴露于乙型肝炎病毒（包括性接触）者进行被动免疫。该制剂不适用于治疗。对暴露于乙型肝炎病毒的高危人群，除用乙型肝炎疫苗进行主动免疫外，还应注射乙型肝炎免疫球蛋白。

在英国，目前使用一种含量为100IU/ml的肌内注射用乙型肝炎免疫球蛋白。成人和10岁以上儿童用量为一次性肌内注射500IU，最好在暴露后48h内注射，不要超过暴露后1周。5～9岁儿童应注射300IU，5岁以下儿童注射200IU。母亲为乙型肝炎表面抗原持续携带者或由于近期感染造成的乙型肝炎表面抗原阳性者的高危新生儿也应注射乙型肝炎免疫球蛋白，剂量为200IU，肌内注射。最好在出生时注射，不得超过出生后24h。

按目前英国和欧洲的标准，静脉注射用制剂含量不得超过50IU/ml。

在美国，采用一种蛋白含量为15%～18%的肌内注射用乙型肝炎免疫球蛋白。成人剂量为0.06ml/kg。在围生期暴露于乙型肝炎的婴儿注射0.5ml，这一剂量似乎明显低于在英国使用的剂量。乙型肝炎免疫球蛋白也可用于预防乙型肝炎表面抗原阳性患者接受肝移植后的乙型肝炎复发。该制剂在手术过程中以20 000 IU的剂量静脉注射，术后1～7天每日注射1次，第2～12周每2周注射1次，从第4个月开始每月注射1次。

制剂浓度 不同国家和不同生产厂家之间，乙型肝炎免疫球蛋白制品的含量可能有差异。当剂量不是以国际单位表示时，应注意对建议剂量的解释。在美国使用的制品有它自己的浓度，用FDA标准品的参考品来表示，至少相当于200IU/ml。

单克隆抗体 有一种人乙型肝炎单克隆抗体名为Tuvirumab。一种鼠源单克隆抗体已在几名原发性抗体缺陷患者中进行观察[1]。

1. Lever AML, *et al.* Monoclonal antibody to HBsAg for chronic hepatitis B virus infection with hypogammaglobulinaemia. *Lancet* 1990; **335:** 1529.

器官与组织移植 在接受肝移植（见第1732页）的乙型肝炎表面抗原阳性患者中进行的研究表明[1～5]，用乙型肝炎免疫球蛋白进行长期被动免疫可减少乙型肝炎重复感染，提高患者的生存率。

1. Samuel D, *et al.* Passive immunoprophylaxis after liver transplantation in HBsAg-positive patients. *Lancet* 1991; **337:** 813–15.
2. Nymann T, *et al.* Prevention of hepatitis B recurrence with indefinite hepatitis B immune globulin (HBIG) prophylaxis after liver transplantation. *Clin Transplant* 1996; **10:** 663–7.
3. McGory RW, *et al.* Improved outcome of orthotopic liver transplantation for chronic hepatitis B cirrhosis with aggressive passive immunization. *Transplantation* 1996; **61:** 1358–64.
4. Terrault NA, *et al.* Prophylaxis in liver transplant recipients using a fixed dosing schedule of hepatitis B immunoglobulin. *Hepatology* 1996; **24:** 1327–33.
5. Sanchez-Fueyo A, *et al.* Hepatitis B immunoglobulin discontinuation followed by hepatitis B virus vaccination: a new strategy in the prophylaxis of hepatitis B virus recurrence after liver transplantation. *Hepatology* 2000; **31:** 496–501.

暴露后预防 关于暴露于乙型肝炎病毒者使用乙型肝炎免疫球蛋白的讨论，见下文的**乙型肝炎疫苗**中**用途和用法**下的**暴露后预防**项下。

制剂

Ph. Eur.: Human Hepatitis B Immunoglobulin; Human Hepatitis B Immunoglobulin for Intravenous Administration;
USP 33: Hepatitis B Immune Globulin.

专利制剂

Arg.: Antib; Igantibe; **Austria:** Hepatect; **Belg.:** Hepacaf; **Canad.:** BayHep B†; HepaGam B; HyperHep B; **Chile:** Igantibe; **Cz.:** Aunativ†; Hepatect†; NeoHepatect; **Denm.:** Aunativ†; **Fr.:** IVHeBex; **Ger.:** Hepatect; **Gr.:** Aunativ; Hepatect; Hepuman; Igantibe; IVheBex; **Hong Kong:** BayHep B†; Hepatect†; Hyper Hep B; **Hung.:** Hepatect; **Indon.:** HyperHep B; **Irl.:** Hepatect; **Israel:** BayHep†; Hepatect; HyperHep B; Omri-Hep-B; **Ital.:** Igantibe; ImmunoHBs; Neohepatect; Uman-Big; Venbig; **Jpn:** Hebsbulin-IH†; **Malaysia:** Hepabig; **Neth.:** Hepatect; HepBQuin; IVheBex; **Norw.:** Aunativ†; **NZ:** HyperHep B; **Philipp.:** BayHep B; Hepabig; **Pol.:** Gamma Anty HBs; Hepatect; **Port.:** Hepatect; IVheBex; Venbig; **Rus.:** Antihep (Антиген); **S.Afr.:** Hebagam IM; **Singapore:** BayHep B†; **Spain:** Gamma Antihepatitis B; Gammaglob Antihepatitis BP; Hepuman†; **Swed.:** Aunativ†; **Switz.:** Hepatect; Hepuman†; **Thai.:** Igantibe; ImmunoHBs; **Turk.:** BayHep B; Hep B Quin; Hepatect; Hepatitis B Ig-P; Hepuman; Hyper Hep B; **UK:** Zutectra; **USA:** HepaGam B; HyperHep B; Nabi-HB.

Hepatitis B Vaccines 乙型肝炎疫苗

Vacunas de la hepatitis B.

ATC — J07BC01.

Pharmacopoeias. Many pharmacopoeias, including *Eur.* (see p.vii) have monographs.

Ph. Eur. 6. 8 [Hepatitis B Vaccine (rDNA); Vaccium Hepatitidis B (ADNr)] 乙型肝炎重组DNA疫苗是一种采用DNA重组技术获得的乙型肝炎表面抗原制剂。该疫苗应于2～8℃避光保存，且避免冻结。在此条件下，效力可望保持24个月。

BP 2010 声明标签上可标有 Hep B 字样。

不良反应

参见疫苗项下，第2121页。

另外，接种乙型肝炎后的腹痛、胃肠紊乱以及肌肉骨骼与关节疼痛和炎症也有报道。反应也可能包括眩晕和睡眠障碍。对心血管方面的影响偶然可见低血压，极少数情况下也有心动过速。其他罕见的不良反应还有尿痛、视觉障碍和耳痛。

1. McMahon BJ, *et al.* Frequency of adverse reactions to hepatitis B vaccine in 43,618 persons. *Am J Med* 1992; **92:** 254–6.
2. Anonymous. Adverse events after hepatitis B vaccination. *Can Med Assoc J* 1992; **147:** 1023–6.
3. Duclos P. Safety of immunisation and adverse events following vaccination against hepatitis B. *Expert Opin Drug Safety* 2003; **2:** 225–31.
4. Autret-Leca E, *et al.* Tolérance du vaccin contre l'hépatite B: exemple d'une complémentarité notification spontanée/études pharmacoépidémiologiques. *Presse Med* 2007; **36:** 563–4.

对血液的影响 报道过很少几例与接种乙型肝炎疫苗有关的血小板减少症[1～4]和全血细胞减少症[5]。

1. Poullin P, Gabriel B. Thrombocytopenic purpura after recombinant hepatitis B vaccine. *Lancet* 1994; **344:** 1293.
2. Meyboom RHB, *et al.* Thrombocytopenia reported in association with hepatitis B and A vaccines. *Lancet* 1995; **345:** 1638.
3. Ronchi F, *et al.* Thrombocytopenic purpura as adverse reaction to recombinant hepatitis B vaccine. *Arch Dis Child* 1998; **78:** 273–4.
4. Nuevo H, *et al.* Thrombocytopenic purpura after hepatitis B vaccine: case report and review of the literature. *Pediatr Infect Dis J* 2004; **23:** 183–4.
5. Viallard JF, *et al.* Severe pancytopenia triggered by recombinant hepatitis B vaccine. *Br J Haematol* 2000; **110:** 230–3.

对骨和关节的影响 接种乙型肝炎疫苗后，报道过反应性关节炎[1～3]和 Reiter 综合征[2]。也有独立报告表明接种乙型肝炎疫苗后出现类风湿关节炎[3,4]，还有人认为接种该疫苗可诱导潜在的系统性红斑狼疮[5]。英国的 CSM 和 *Engerix B*[2]的生产厂家收到过一些有关关节痛的报告。

1. Rogerson SJ, Nye FJ. Hepatitis B vaccine associated with erythema nodosum and polyarthritis. *BMJ* 1990; **301:** 345.
2. Hassan W, Oldham R. Reiter's syndrome and reactive arthritis in health care workers after vaccination. *BMJ* 1994; **309:** 94–5.
3. Gross K, *et al.* Arthritis after hepatitis B vaccination: report of three cases. *Scand J Rheumatol* 1995; **24:** 50–2.
4. Pope JE, *et al.* The development of rheumatoid arthritis after recombinant hepatitis B vaccination. *J Rheumatol* 1998; **25:** 1687–93.
5. Maillefert JF, *et al.* Rheumatic disorders developed after hepatitis B vaccination. *Rheumatology (Oxford)* 1999; **38:** 978–83.

对眼的影响 接种乙型肝炎疫苗后的急性后葡萄膜炎[1]、与嗜酸性红细胞增多有关的视力受损[2]、急性后部多病灶性盾鳞状色素上皮病变（acute posterior uveitis pigment epitheliopathy）[3]、视网膜中央静脉栓塞[4]以及多发性一过性白点综合征[5]均有独立的病例报道。

关于乙型肝炎疫苗接种者中的视神经炎，参见下文的**对神经系统的影响**。

1. Fried M, *et al.* Uveitis after hepatitis B vaccination. *Lancet* 1987; **ii:** 631–2.
2. Brézin AP, *et al.* Visual loss and eosinophilia after recombinant hepatitis B vaccine. *Lancet* 1993; **342:** 563–4.
3. Brézin AP, *et al.* Acute posterior multifocal placoid pigment epitheliopathy after hepatitis B vaccine. *Arch Ophthalmol* 1995; **113:** 297–300.
4. Devin F, *et al.* Occlusion of central retinal vein after hepatitis B vaccination. *Lancet* 1996; **347:** 1626.
5. Baglivo E, *et al.* Multiple evanescent white dot syndrome after hepatitis B vaccine. *Am J Ophthalmol* 1996; **122:** 431–2.

对肾脏的影响 有病例报道表明接种乙型肝炎后发生急性肾小球肾炎[1,2]。

1. Carmeli Y, Oren R. Hepatitis B vaccine side-effect. *Lancet* 1993; **341:** 250–1.
2. Pennesi M, *et al.* Glomerulonephritis after recombinant hepatitis B vaccine. *Pediatr Infect Dis J* 2002; **21:** 172–3.

对肝脏的影响 与乙型肝炎疫苗有关的一过性肝功能异常偶有报道[1～3]。1 名患者出现自身抗体[2]，另有 1 名患者出现与过敏机制一致的严重细胞溶解[3]。

1. Rajendran V, Brooks AP. Symptomatic reaction to hepatitis B vaccine with abnormal liver function values. *BMJ* 1985; **290:** 1476.
2. Lilic D, Ghosh SK. Liver dysfunction and DNA antibodies after hepatitis B vaccination. *Lancet* 1994; **344:** 1292–3.
3. Germanaud J, *et al.* A case of severe cytolysis after hepatitis B vaccination. *Am J Med* 1995; **98:** 595.

对神经系统的影响 1982 至 1985 年间，美国 CDC、FDA 和血源乙型肝炎疫苗生产厂家收到 41 份关于神经系统不良反应的报告[1]。据估计当时有大约 85 万人接种了该疫苗。所报告的神经系统不良反应包括惊厥（5 例）、Bell 麻痹（10 例）、吉兰-巴雷综合征（9 例）、腰部神经根病（5 例）、臂丛神经损伤（3 例）、视神经炎（5 例）和横向脊髓炎（4 例）。一些分析表明报告的吉兰-巴雷综合征比预想的多。但是，任何神经系统不良反应与疫苗之间的流行病学关系都尚无结论。

在法国，有自发性报告表明接种乙型肝炎疫苗后出现多发性硬化和中枢脱髓鞘病，这些报告使法国当局于 1998 年在学校里暂停了乙型肝炎疫苗的接种。这一决定遭到了包括 WHO、US National Multiple Scherosis Society 和 Viral Hepatitis Prevention Board 在内的许多权力机构的一致谴责，人们担心疫苗信誉的下降会严重影响其使用。关于乙型肝炎疫苗与多发性硬化之间关系的论据[2]有乙型肝炎感染发生率与脱髓鞘病间无相关性、临床研究的资料包括过多的售后监测以及法国病例分析得出结论说接种疫苗者的多发性硬化发病率总体上并不高于人群中的预期发患者数。一个顾问小组总结说[3]，鉴于存在这么多证据，接种乙型肝炎疫苗的益处支持了当前 WHO 的建议，即所有国家都应制订大规模的婴幼儿和（或）青少年乙型肝炎免疫计划，且那些属于感染高危人群的成人也应接种。最近有更多的研究表明乙型肝炎疫苗与多发性硬化无关[4,5]，尽管有一篇研究还是认为患多发性硬化的危险增加了 3 倍[6]。

一项病例对照分析表明，接种乙型肝炎疫苗一般情况下不会增加儿童患中枢神经系统炎性脱髓鞘的危险[7]。但是，接种一种特殊的乙型肝炎疫苗（*Engerix B*）的资料表明出现上述情况的长期危险性略有增加，特别是对那些已确诊的多发性硬化患者。一篇综述注意到，除报告的神经病变外，还有报告表明接种乙型肝炎疫苗与重症肌无力、结节性多动脉炎以及皮肌炎之间也存在着短暂的联系[8]。但这些证据在很大程度上局限于仅有微弱说服力的病例报告，并不能证明因果关系成立。

1. Shaw FE, *et al.* Postmarketing surveillance for neurologic adverse events reported after hepatitis B vaccination: experience of the first three years. *Am J Epidemiol* 1988; **127:** 337–52.
2. Anonymous. Expanded Programme on Immunization (EPI): lack of evidence that hepatitis B vaccine causes multiple sclerosis. *Wkly Epidem Rec* 1997; **72:** 149–52.
3. Halsey NA, *et al.* Hepatitis B vaccine and central nervous system demyelinating diseases. *Pediatr Infect Dis J* 1999; **18:** 23–4.
4. Ascherio A, *et al.* Hepatitis B vaccination and the risk of multiple sclerosis. *N Engl J Med* 2001; **344:** 327–32.
5. Mikaeloff Y, *et al.* Hepatitis B vaccination and the risk of childhood-onset multiple sclerosis. *Arch Pediatr Adolesc Med* 2007; **161:** 1176–82.
6. Hernán MA, *et al.* Recombinant hepatitis B vaccine and the risk of multiple sclerosis: a prospective study. *Neurology* 2004; **63:** 838–42.
7. Mikaeloff Y, *et al.* Hepatitis B vaccine and the risk of CNS inflammatory demyelination in childhood. *Neurology* 2009; **72:** 873–80.
8. Stübgen J-P. Neuromuscular disorders associated with hepatitis B vaccination. *J Neurol Sci* 2010; **292:** 1–4.

对皮肤的影响 接种乙型肝炎疫苗后，在少数人中报告过皮肤反应，包括多形性红斑[1,2]、结节性红斑[3～5]、扁平苔藓[6～8]和脉管炎[9]。

1. Feldshon SD, Sampliner RE. Reaction to hepatitis B virus vaccine. *Ann Intern Med* 1984; **100:** 156–7.
2. Wakeel RA, White MI. Erythema multiforme associated with hepatitis B vaccine. *Br J Dermatol* 1992; **126:** 94–5.
3. Di Giusto CA, Bernhard JD. Erythema nodosum provoked by hepatitis B vaccine. *Lancet* 1986; **ii:** 1042.
4. Goolsby PL. Erythema nodosum after Recombivax HB hepatitis B vaccine. *N Engl J Med* 1989; **321:** 1198–9.
5. Rogerson SJ, Nye FJ. Hepatitis B vaccine associated with erythema nodosum and polyarthritis. *BMJ* 1990; **301:** 345.
6. Ciaccio M, Rebora A. Lichen planus following HBV vaccination: a coincidence? *Br J Dermatol* 1990; **122:** 424.
7. Ferrnado MF, *et al.* Lichen planus following hepatitis B vaccination. *Br J Dermatol* 1998; **139:** 350.
8. Usman A, *et al.* Lichenoid eruption following hepatitis B vaccination: first North American case report. *Pediatr Dermatol* 2001; **18:** 123–6.
9. de Carvalho JF, *et al.* Systemic polyarteritis nodosa following hepatitis B vaccination. *Eur J Intern Med* 2008; **19:** 575–8.

超敏反应 有报道表明接种乙型肝炎疫苗后，由疫苗组分包括甲醛[1]、硫柳汞[2]和啤酒酵母[3]引起超敏反应。

1. Ring J. Exacerbation of eczema by formalin-containing hepatitis B vaccine in formaldehyde-allergic patient. *Lancet* 1986; **ii:** 522–3.
2. Noel I, *et al.* Hypersensitivity to thiomersal in hepatitis B vaccine. *Lancet* 1991; **338:** 705.
3. Brightman CAJ, *et al.* Yeast-derived hepatitis B vaccine and yeast sensitivity. *Lancet* 1989; **i:** 903.

注意事项

参见疫苗项下，第2122页。

免疫应答水平下降 对乙型肝炎疫苗的免疫应答既依赖于宿主相关因素，也依赖于免疫相关因素[1]。降低免疫应答的宿主相关因素有年龄的增长、体重的增加、吸烟[1,2]以及男性[3]，特别是 HLA 单倍型也可能与低水平应答有关[4]。乙型肝炎疫苗对婴儿免疫的失败可能与围生期孕妇病毒血症发病率高[5]有关，而不是与对疫苗的内在耐受有关。

有研究表明在慢性酒精中毒患者中存在缺损免疫应答[6,7]，但其他人中没有[8]。肝损伤的程度也可能是个明显的影响因素。曾认为可对有酒精中毒史者增加疫苗剂量[9]。曼森裂体吸虫的活动性感染也与乙型肝炎疫苗免疫水平下降有关[10]。HIV 阳性患者[11～13]与正在接受血液透析的患者[1]免疫应答水平也出现下降，建议对这些患者增加接种剂量。在非 HIV 阳性的血友病患者中[14]，曾报道接种后免疫力迅速衰退，需要频繁进行加强免疫。在某些接受血液透析的患者中，曾成功使用生物学应答调节剂（如胸腺喷丁[15]和干扰素[16]）克服免疫缺陷。白介素 2 的使用却不能确定获得了成功。对粒细胞-巨噬细胞集落刺激因子作为健康人、慢性肾衰患者、正在进行血液透析的患者以及 HIV 感染者接种乙型肝炎疫苗的佐剂的效果也进行了研究。从总体上看，粒细胞-巨噬细胞集落刺激因子可提高血清阳转率和抗体滴度，但仍需进一步研究[17]。

肌内注射部位对乙型肝炎疫苗的免疫应答也有影响。建议成人于上臂三角肌注射，婴儿于大腿前外侧注射。免疫应答水平下降与在臀部注射有关[1]。

感染了乙型肝炎的接种对象尽管对免疫产生了适当的应答，但也带来了相关问题。在一项研究中，1590 名乙型肝炎疫苗接种对象尽管产生了达到保护水平的抗体滴度，但其中 44 名检测到了病毒复制[18]，11 名出现急性肝炎。尽管在接种疫苗时可能已经有了潜伏感染，但从急性发病的儿童中分离的病毒为一逃逸型变异株，其 DNA 序列与从母亲体内分离的病毒不同。

1. Hollinger FB. Factors influencing the immune response to hepatitis b vaccine, booster dose guidelines, and vaccine protocol recommendations. *Am J Med* 1989; **87** (suppl 3A): 36S–40S.
2. Horowitz MM, *et al.* Duration of immunity after hepatitis B vaccination: efficacy of low-dose booster vaccine. *Ann Intern Med* 1988; **108:** 185–9.
3. Morris CA, *et al.* Intradermal hepatitis B immunization with yeast-derived vaccine: serological response by sex and age. *Epidemiol Infect* 1989; **103:** 387–94.
4. Alper CA, *et al.* Genetic prediction of nonresponse to hepatitis B vaccine. *N Engl J Med* 1989; **321:** 708–12.
5. del Canho R, *et al.* Failure of neonatal hepatitis B vaccination: the role of HBV-DNA levels in hepatitis B carrier mothers and HLA antigens in neonates. *J Hepatol* 1994; **20:** 483–6.
6. Degos F, *et al.* Hepatitis B vaccination and alcoholic cirrhosis. *Lancet* 1983; **ii:** 1498.
7. Mendenhall C, *et al.* Hepatitis B vaccination: response of alcoholic with and without liver injury. *Dig Dis Sci* 1988; **33:** 263–9.
8. McMahon BJ, *et al.* Response to hepatitis B vaccine in Alaska Natives with chronic alcoholism compared with non-alcoholic control subjects. *Am J Med* 1990; **88:** 460–4.
9. Rosman AS, *et al.* Efficacy of a high and accelerated dose of hepatitis B vaccine in alcoholic patients: a randomized clinical trial. *Am J Med* 1997; **103:** 217–22.
10. Ghaffar YA, *et al.* Response to hepatitis B vaccine in infants born to mothers with schistosomiasis. *Lancet* 1989; **ii:** 272.
11. Carne CA, *et al.* Impaired responsiveness of homosexual men with HIV antibodies to plasma derived hepatitis B vaccine. *BMJ* 1987; **294:** 866–8.
12. Collier AC, *et al.* Antibody to human immunodeficiency virus (HIV) and suboptimal response to hepatitis B vaccination. *Ann Intern Med* 1988; **109:** 101–5.
13. Chan W, *et al.* Response to hepatitis B immunization in children with hemophilia: relationship to infection with human immunodeficiency virus type 1. *J Pediatr* 1990; **117:** 427–30.
14. Maris JM, *et al.* Loss of detectable antibody to hepatitis B surface antigen in immunized patients with hemophilia but without human immunodeficiency virus infection. *J Pediatr* 1995; **126:** 269–71.
15. Donati D, Gastaldi L. Controlled trial of thymopentin in hemodialysis patients who fail to respond to hepatitis B vaccination. *Nephron* 1988; **50:** 133–6.
16. Quiroga JA, Carreño V. Interferon and hepatitis B vaccine in haemodialysis patients. *Lancet* 1989; **i:** 1264.
17. Cruciani M, *et al.* Granulocyte macrophage colony-stimulating factor as an adjuvant for hepatitis B vaccination: a meta-analysis. *Vaccine* 2007; **25:** 709–18.
18. Carman WF, *et al.* Vaccine-induced escape mutant of hepatitis B virus. *Lancet* 1990; **336:** 325–9.

用途和用法

乙型肝炎疫苗用于抗乙型肝炎感染的主动免疫。目前使用的两种疫苗均含有吸附于氢氧化铝或类似吸附剂上的乙型肝炎表面抗原。一种疫苗系用酵母细胞生产表面抗原，采用重组 DNA 技术制备，目前应用广泛，研究认为该疫苗有益于进一步提高免疫原性。另一种疫苗中的表面抗原系由血浆获得，经纯化和灭活制备，目前不常使用。

WHO 建议国家免疫政策应包括到 1997 年，对所有人群进行乙型肝炎疫苗的常规免疫。包括美国在内的一些国家已经实行了这种政策（见下文的**用法**）。目前英国建议对接触乙型肝炎的高危人群进行免疫。这类人群包括：

- 保健工作者、体力劳动者以及其他直接接触患者及其体液或组织者；
- 严重学习障碍者住宿处的居民和工作人员；
- 慢性肝病患者；
- 慢性肾衰竭患者，包括接受血液透析者；
- 血友病患者及接种常规输血或血制品者；
- 乙型肝炎携带者的家庭密切接触者和性伙伴；
- 从乙型肝炎发病率高的国家领养儿童的家庭成员；
- 护工；
- 频繁更换性伙伴者；
- 滥用注射药物者；
- 看守所的犯人；
- 到有乙型肝炎流行的地区的旅行者；
- 乙型肝炎持续携带者母亲或由于近期感染造成的乙型肝炎表面抗原阳性母亲所生婴儿。

未接受过抗乙型肝炎免疫的丙型肝炎携带者也应接种乙型肝炎疫苗。

基础免疫程序包括 3 针疫苗，第 2 针与第 3 针分别在第 1 针后 1 个月和 6 个月接种。在美国，有些制品还可以采用另一种 2 针免疫程序为成人接种，2 针间隔 4～6 个月。应采用肌内注射方式接种，上臂三角肌为成人与大龄儿童首选接种部位，新生儿、婴儿和低龄儿童最好选择大腿前外侧接种。不应在臀大肌接种，因为会降低免疫效果。对于血友病患者应采用皮下注射方式接种。基因工程疫苗的接种剂量取决于所用产品。典型的剂量是成人 10μg 或 20μg，婴儿和儿童 5μg 或 10μg。含量为 40μg 的疫苗用于正在进行透析和准备进行透析的患者，他们对疫苗的免疫应答水平有所下降。但是，不同的基因工程乙型肝炎疫苗的剂量不具有可比性。

对高危人群进行暴露前预防或者对普通人群进行暴露后预防均应采用一种快速免疫程序。该程序也可用于更快速的免疫，比如对旅行者进行免疫时。按照这种程序，第 3 针应在第 1 针后 2 个月接种，并在 1 年后加强免疫 1 次。当成人到疫区旅行，需要在启程前 1 个月内开始接种的特殊情况下，应采用一种 0、7 和 21 天的更快速免疫程序。采用这种程序时，建议在 1 年后加强免疫 1 次。

对于高危新生儿，建议联合进行抗乙型肝炎主动和被动免疫。第 1 针疫苗最好在出生时接种，当然不能晚于出生后 24h。应同时在不同部位注射 1 针乙型肝炎免疫球蛋白（200IU）。另外，对于要求获得即刻保护的任何人，都应考虑同时进行主动和被动免疫，成人应注射 1 针 500IU 的乙型肝炎免疫球蛋白。儿童使用剂量见**乙型肝炎免疫球蛋白**项下，第2134页。

1. Buynak EB, *et al.* Vaccine against human hepatitis B. *JAMA* 1976; **235:** 2832–4.
2. Douglas RG. The heritage of hepatitis B vaccine. *JAMA* 1996; **276:** 1796–8.
3. Lemon SM, Thomas DL. Vaccines to prevent viral hepatitis. *N Engl J Med* 1997; **336:** 196–204.
4. Keating GM, Noble S. Recombinant hepatitis B vaccine (Engerix-B): a review of its immunogenicity and protective efficacy against hepatitis B. *Drugs* 2003; **63:** 1021–51.
5. WHO. Hepatitis B vaccines: WHO position paper. *Wkly Epidem Rec* 2009; **84:** 405–20. Also available at: http://www.who.int/wer/2009/wer8440.pdf (accessed 22/06/10)

用法 乙型肝炎感染为发展中国家带来的公共卫生负担主要是造成乙型肝炎病毒慢性携带（肝细胞癌和慢性肝硬化）的后果，而不是急性感染。WHO 认为在全球范围控制乙型肝炎和降低其后遗症引起的死亡率的最重要方法，就是对婴儿进行大规模免疫[1]。它认为应将乙型肝炎疫苗纳入扩大免疫计划（EPI），许多国家已经做到了这一点。WHO 随后又重申这一目标[2]，宣布乙型肝炎（HBsAg）携带率不低于 8% 的国家到 1995 年，所有国家到 1997 年，都应将乙型肝炎疫苗纳入国家免疫计划。WHO 的目标是到 2001 年，将新增儿童携带者的数量减少 80%。来自中国台湾地区的结果表明，自当地于 20 世纪 80 年代中期对婴儿实行大规模免疫以来，10 岁以下儿童携带者的数量已明显下降[3,4]。儿童肝细胞癌的发病率也有所下降[5,6]。

在英国，关于实行乙型肝炎全球免疫的意见有了分歧[7~9]。有人认为对已证明有效的政策，如产前筛查应多加关注[7,8]。

合适的免疫策略取决于特定国家的乙型肝炎传播方式[10]。在乙型肝炎具有高度地方性的地区，多数人在生命的早期就会受到感染，应在出生后尽可能短的时间内接种疫苗，并将乙型肝炎疫苗纳入扩大免疫计划。对于慢性乙型肝炎病毒携带率超过 2% 的人群，应考虑对所有婴儿进行免疫；当携带率超过 10% 时，对所有婴儿进行免疫应成为公共卫生的首要问题。携带率低的国家可选择对所有青少年进行免疫来代替婴儿免疫。除常规免疫程序外[2]，还应继续对感染的高危人群进行免疫，而且，如果乙型肝炎未被纳入婴儿计划免疫，应继续在孕妇中筛查 HBsAg，并对 HBsAg 阳性母亲所生的婴儿进行免疫[1]。

如果将乙型肝炎疫苗纳入扩大免疫计划，应采用 3 针肌内注射免疫程序，第 1 针应在出生后尽早接种，是一生中接受的第 1 次计划免疫。接种这些针次的具体时间视出生时乙型肝炎传播的危险性和运作中的计划免疫程序而定。在美国，对所有婴儿以及年龄在 2～18 岁、先前未接种过 3 针乙型肝炎疫苗的儿童和青少年进行免疫。推荐的免疫程序是对所有婴儿，于出生后不久接种第 1 针单价乙型肝炎疫苗，以后再接种 2 针单价疫苗或 3 针含有乙型肝炎成分的结合疫苗。HBsAg 阳性母亲所生的婴儿应在出生后 12h 内接种乙型肝炎疫苗加乙型肝炎免疫球蛋白。HBsAg 情况不明的母亲所生婴儿应在出生后 12h 内接种乙型肝炎疫苗，并在分娩时采集母血进行检查。如为 HBsAg 阳性，应尽快为婴儿接种乙型肝炎免疫球蛋白（不超过出生后 1 周）。第 2 针应在 1～2 月龄接种，最后 1 针在 6 月龄或以后接种。出生后接种结合疫苗的婴儿，可在 4 月龄时额外接种 1 针。某些制品也可采用 2 针免疫程序，间隔 4～6 个月。

1. WHO. Progress in the control of viral hepatitis: memorandum from a WHO meeting. *Bull WHO* 1988; **66:** 443–55.
2. Anonymous. Hepatitis B vaccine. *WHO Drug Inf* 1993; **7:** 130–1.
3. Chen H-L, *et al.* Seroepidemiology of hepatitis B virus infection in children: ten years of mass vaccination in Taiwan. *JAMA* 1996; **276:** 906–8.
4. Hsu H-M, *et al.* Seroepidemiologic survey for hepatitis B virus infection in Taiwan: the effect of hepatitis B mass immunization. *J Infect Dis* 1999; **179:** 367–70.
5. Lee C-L, Ko Y-C. Hepatitis B vaccination and hepatocellular carcinoma in Taiwan. *Pediatrics* 1997; **99:** 351–3.
6. Chang M-H, *et al.* Universal hepatitis B vaccination in Taiwan and the incidence of hepatocellular carcinoma in children. *N Engl J Med* 1997; **336:** 1855–9.
7. Mortimer PP, Miller E. Commentary: antenatal screening and targeting should be sufficient in some countries. *BMJ* 1997; **314:** 1036–7.
8. Dunn J, *et al.* Integration of hepatitis B vaccination into national immunisation programmes: alternative strategies must be considered before universal vaccination is adopted. *BMJ* 1997; **315:** 121–2.
9. Goldberg D, McMenamin J. The United Kingdom's hepatitis B immunisation strategy—where now? *Commun Dis Public Health* 1998; **1:** 79–83.
10. Rots NY, *et al.* Hepatitis B vaccination strategies tailored to different endemicity levels: some considerations. *Vaccine* 2010; **28:** 893–900.

加强免疫 接种乙型肝炎疫苗诱导的免疫力的持续，以及是否需要加强免疫的问题备受关注[1~3]。

在英国，目前建议对有继续感染危险的人，在完成基础免疫后 5 年左右进行 1 次加强免疫。当眼、口部位或皮肤新伤口被 HBsAg 阳性者的血液污染时，如果被感染者的抗体未达到保护水平，也应进行加强免疫。但是，一项荟萃分析表明，为免疫功能正常人群接种 3 针乙型肝炎疫苗会产生很好的抗感染保护作用，并可持续 20 年[3]。

1. European Consensus Group on Hepatitis B Immunity. Are booster immunisations needed for lifelong hepatitis B immunity? *Lancet* 2000; **355:** 561–5.
2. Banatvala JE, Van Damme P. Hepatitis B vaccine—do we need boosters? *J Viral Hepatitis* 2003; **10:** 1–6.
3. Poorolajal J, *et al.* Long-term protection provided by hepatitis B vaccine and need for booster dose: a meta-analysis. *Vaccine* 2010; **28:** 623–31.

暴露后预防 对于乙型肝炎的暴露后预防，通常推荐采用乙型肝炎免疫球蛋白被动免疫与乙型肝炎疫苗主动免疫相结合的办法。

需要进行暴露后预防者包括乙型肝炎表面抗原持续携带者母亲所生的婴儿。如果母亲被检测出乙型肝炎 e 抗原或乙型肝炎病毒 DNA，或检测不出抗乙型肝炎 e 抗原抗体，则婴儿感染的危险性特别高。在英国，建议进行暴露后预防的对象还包括意外输入 HBsAg 阳性者血液或眼、口、皮肤新伤口被 HBsAg 阳性者血液所污染的人，以及患急性乙型肝炎、看上去将在 1 周内出现黄疸的患者的性接触者（有时也包括家庭密切接触者）。

按在英国推荐用于暴露后预防的免疫程序，第 1 针最好在暴露后 48h 内接种，不得超过暴露后 1 周（对出生即暴露于乙型肝炎的新生儿，不得超过出生后 24h），同时接种乙型肝炎免疫球蛋白，但接种部位要分开。第 2 针与第 3 针疫苗分别在第 1 针后 1 个月和 2 个月接种，并在第 1 针后 12 个月加强免疫 1 次。已成功接受免疫的保健工作者再接触感染者的血液时，也应进行加强免疫，除非确知他们具有足够的抗体水平。

制剂

Ph. Eur.: Hepatitis B Vaccine (rDNA).

专利制剂

Arg.: AGB; Biovac HB; Engerix-B; HBVaxPro; Hepativax; Supervax; ***Austral.:*** Engerix-B; H-B-Vax II; ***Austria:*** Engerix-B; HBVaxPro; ***Belg.:*** Engerix-B; Fendrix; HBVaxPro; ***Braz.:*** Engerix-B†; Recombivax HB†; Vacina Contra Hepatite B; ***Canad.:*** Engerix-B; Recombivax HB; ***Chile:*** Engerix-B; Heberbiovac HB; Hepavax-Gene; Recomvax B; ***Cz.:*** Engerix-B; Fendrix; H-B-Vax II†; HBVaxPro; ***Denm.:*** Engerix-B; ***Fin.:*** Engerix-B; HBVaxPro†; ***Fr.:*** Engerix-B; Fendrix; GenHevac B; HBVaxPro; ***Ger.:*** Engerix-B; HBVaxPro; ***Gr.:*** Engerix-B; Fendrix; HBVaxPro; Recombivax; ***Hong Kong:*** Engerix-B; H-B-Vax II†; HBVaxPro; Sci-B-Vac; ***Hung.:*** Engerix-B; HBVaxPro; ***India:*** Engerix-B; Enivac-HB; Genevac-B; HB Vac; Shanvac-B; ***Indon.:*** Engerix-B; Euvax B; H-B-Vax II; Hepavax†; ***Irl.:*** Engerix-B; Fendrix; HBVaxPro; ***Israel:*** Bio-Hep-B†; Engerix-B; Recombinant H-B Vax II; ***Ital.:*** Engerix-B; Fendrix; HBVaxPro; ***Malaysia:*** Engerix-B; Euvax B; HBVaxPro; Hepavax-Gene; ***Mex.:*** Engerix-B; H-B-Vax II; Heberbiovac HB; Probivac-B; ***Neth.:*** Engerix-B; Fendrix; HB-Vax-DNA; HBVaxPro; ***Norw.:*** Engerix-B; Fendrix; ***NZ:*** Engerix-B; H-B-Vax II; HBVaxPro; ***Philipp.:*** Engerix-B; Euvax B; Genvac-B; Hepavax-Gene; Hepliv; Recomvax B†; Shanvac-B; Temrevac-HB; ***Pol.:*** Engerix-B; Euvax B; HBVaxPro; Hepavax-Gene; ***Port.:*** Engerix-B; Fendrix; HBVaxPro; Recombivax HB†; ***Rus.:*** Biovac-B (Биовак-в); Engerix-B (Энджерикс В); H-B-Vax II (H-B-Вакс II); ***S.Afr.:*** Engerix-B; H-B-Vax II; Heberbiovac HB; Hepaccine-B†; ***Singapore:*** Engerix-B; H-B-Vax II†; HBVaxPro; ***Spain:*** Engerix-B; Fendrix; HBVaxPro; ***Swed.:*** Engerix-B; HBVaxPro; ***Switz.:*** Engerix-B; Gen H-B-Vax†; HBVaxPro; Heprecomb†; ***Thai.:*** Engerix-B; Euvax B; H-B-Vax II†; HBVaxPro; Heberbiovac HB; Hepavax-Gene; Shanvac-B; ***Turk.:*** Engerix-B; Euvax B; GenHevac B; HBVaxPro; Hepavax-Gene; ***UK:*** Engerix-B; Fendrix; HBVaxPro; ***Ukr.:*** Engerix-B (Энджерикс-В); ***USA:*** Engerix-B; Recombivax HB; ***Venez.:*** Eberbiovac HB†; Engerix-B.

Hepatitis A and B Vaccines 甲乙型肝炎联合疫苗

Vacunas de las hepatitis A y B.

Pharmacopoeias. Many pharmacopoeias, including *Eur.* (see p.vii), have monographs.

Ph. Eur. 6. 8 ［Hepatitis A（Inactivated）and Hepatitis B（rDNA）Vaccine（Adsorbed）；Vaccium Hepatitidis A Inactivatum et Hepatitidis B（ADNr）Adsorbatum；Hepatitis A（Inactivated）and Hepatitis B（rDNA）Vaccine BP 2010］ 吸附甲型肝炎（灭活）与乙型肝炎（rDNA）联合疫苗是一种悬液，含有生长于细胞培养物并经有效方法灭活的甲型肝炎适宜毒株以及通过重组 DNA 技术获得的乙型肝炎表面抗原。乙型肝炎表面抗原被吸附于矿物质载体，如氢氧化铝或水合磷酸铝。该疫苗应于 2～8℃避光保存，且避免冻结。

BP 2010 声明标签上可标有 HepA/HepB 字样。

不良反应和注意事项

参见疫苗项下，第2121页。

也见**甲型肝炎疫苗**（第2134页）和**乙型肝炎疫苗**（第2134页）项下。

用途和用法

甲乙型肝炎联合疫苗用于抗甲型肝炎和乙型肝炎的主动免疫。一种目前使用的甲乙型肝炎联合疫苗（*Twinrix*，*GSK*）每毫升含有不低于 720 ELISA 单位的灭活甲型肝炎病毒和不低于 20μg 的重组乙型肝炎表面抗原。基础免疫应接种 3 针，每针 1ml，肌内注射，第 2 针与第 3 针分别在第 1 针后 1 个月和 6 个月接种。满 16 岁的青少年应接种 0.5ml。

如果计划在接种第 1 针后 1 个月或多一点的时间内去旅行，没有足够的时间接标准程序进行免疫，可采用一种快速免疫程序对成人进行免疫。在英国，这种程序是于 0、7 和 21 天各接种 1 针；在美国，推荐的快速免疫程序是于 0、7 和 21～30 天各接种 1 针，并于第 12 个月加强免疫一针。

由于抗甲型肝炎和乙型肝炎的抗体下降速度不同，可选用适当的单价疫苗进行加强免疫。也可在成人完成基础免疫 5 年后、儿童完成基础免疫 4 年后，用联合疫苗进行加强免疫。如果按快速免疫程序接种疫苗，建议在 1 年后加强免疫 1 次。

在英国，一种类似的疫苗（*Ambirix*，*GSK*）已注册用于对 1～15 岁儿童采用 2 针程序进行基础免疫。第 2 针于第 1 针后 6～12 个月之间接种。

1. Murdoch DL, *et al.* Combined hepatitis A and B vaccines: a review of their immunogenicity and tolerability. *Drugs* 2003; **63:** 2625–49.
2. Van Damme P, Van Herck K. A review of the efficacy, immunogenicity and tolerability of a combined hepatitis A and B vaccine. *Expert Rev Vaccines* 2004; **3:** 249–67.
3. Zuckerman JN. Vaccination against hepatitis A and B: developments, deployment and delusions. *Curr Opin Infect Dis* 2006; **19:** 456–9.
4. Hewlett AT. Combined hepatitis A and B vaccine: providing a bright future for preventing hepatitis. *Expert Opin Biol Ther* 2009; **9:** 1235–40.

制剂

Ph. Eur.: Hepatitis A (Inactivated) and Hepatitis B (rDNA) Vaccine (Adsorbed).

专利制剂

Arg.: Twinrix; ***Austral.:*** Twinrix; ***Austria:*** Twinrix; ***Belg.:*** Twinrix; ***Braz.:*** Twinrix†; Vacina Comb. Contra Hepatite A e B; ***Canad.:*** Twinrix; ***Chile:*** Twinrix; ***Cz.:*** Ambirix; Twinrix; ***Denm.:*** Twinrix; ***Fin.:*** Twinrix; ***Fr.:*** Twinrix; ***Ger.:*** Twinrix; ***Gr.:*** Twinrix; ***Hong Kong:*** Twinrix; ***Hung.:*** Twinrix; ***Indon.:*** Twinrix; ***Irl.:*** Ambirix; Twinrix; ***Israel:*** Twinrix; ***Ital.:*** Twinrix; ***Malaysia:*** Twinrix; ***Mex.:*** Twinrix; ***Neth.:*** Ambirix; Twinrix; ***Norw.:*** Twinrix; ***NZ:*** Twinrix; ***Philipp.:*** Twinrix; ***Pol.:*** Twinrix; ***Port.:*** Ambirix; Twinrix; ***S.Afr.:*** Twinrix; ***Singapore:*** Twinrix; ***Spain:*** Twinrix; ***Swed.:*** Ambirix†; Twinrix; ***Switz.:*** Twinrix; ***Thai.:*** Twinrix; ***Turk.:*** Twinrix; ***UK:*** Ambirix; Ambrix; Twinrix; ***USA:*** Twinrix; ***Venez.:*** Twinrix.

多组分制剂 ***Ukr.:*** Twinrix (Твінрикс).

Hepatitis A and Typhoid Vaccines 甲型肝炎-伤寒联合疫苗

Vacunas de la hepatitis A y fiebre tifoidea.

ATC — J07CA10.

不良反应和注意事项

参见疫苗项下，第2121页。

用途和用法

甲型肝炎伤寒联合疫苗用于主动免疫。该疫苗含有灭活的 HM175 或 GBM 甲型肝炎病毒毒株以及从伤寒沙门菌 Ty2 株中提取的 Vi 荚膜多糖。成人与 15 岁以上青少年可在暴露于伤寒与甲型肝炎前至少 2 周，肌内注射 1 针剂量为 1ml 的该疫苗。可在 6～12 月后加强注射 1 针，以获得长期保护。

制剂

专利制剂

Austral.: Vivaxim; ***Austria:*** Hepatyrix; ViATIM; ***Canad.:*** Vivaxim; ***Fr.:*** Tyavax; ***Ger.:*** Hepatyrix; ViATIM; ***Hong Kong:*** Vivaxim; ***Irl.:*** Hepatyrix; ViATIM; ***Israel:*** Hepatyrix; ***Malaysia:*** Vivaxim; ***Neth.:*** ViATIM; ***NZ:*** Hepatyrix; Vivaxim; ***Port.:*** ViATIM; ***UK:*** Hepatyrix; ViATIM.

Herpes Simplex Vaccines 单纯疱疹疫苗

Vacunas del herpes común; Vacunas del herpes simple.

简介

几种抗 1 型和 2 型单纯疱疹病毒的疫苗已经问世，并在口腔疱疹和生殖器疱疹患者中进行了观察。对该疫苗预防生殖器疱疹患者性伙伴感染的作用也已进行研究。

1 型和 2 型单纯疱疹在全世界人口中广泛传播。2 型疱疹病毒可引起终生感染，发病率较高。尽管抗病毒疗法有效，但单纯疱疹病毒感染带来的负担越来越重，从而促进了疫苗的开发。新生儿疱疹感染的发病率也有所增加，这种风险也促使人们开发适当的疫苗。开发疫苗的另一个益处是减少 HIV 感染的危险。

抗单纯疱疹病毒的疫苗自 20 世纪 20 年代开始研究，现已对许多类型的疫苗进行了评价。这些疫苗包括自身接种的单纯疱疹活病毒、全灭活疫苗、减毒活疫苗、改进的活病毒亚单位疫苗、细胞培养亚单位疫苗、重组糖蛋白亚单位疫苗、失去感染能力的单环疫苗以及核酸（DNA）疫苗[1,2]。

抗 2 型单纯疱疹病毒的预防性疫苗，无论是能够改变感染的阈值即提高引起感染所需的病毒滴度，还是能够预防临床疾病本身，都会带来效益。一种在改进的 1 型单纯疱疹病毒基础上开发的减毒活疫苗已在进行临床研究，但以产生免疫应答所需的剂量接种时，很少有患者能够耐受。有些预防性疫苗，包括编码病毒糖蛋白并与佐剂一起使用的亚单位疫苗，已显示出一定的效果[1,2]。

到目前为止，尚无随机临床观察证明抗 1 型和 2 型单纯疱疹病毒治疗性疫苗的效果。治疗性疫苗应该能够预防重复感染，至少也应减低感染的严重程度或缩短感染持续时间。对亚单位疫苗以及由 1 型（Lupidon H）和 2 型（Lupidon G）单纯疱疹病毒制备的全病毒热灭活疫苗已进行研究，但结果常常令人失望[1,2]。对重组糖蛋白疫苗也进行了研究，结果同样令人失望[1,2]。

1. Morrison LA. Vaccines against genital herpes: progress and limitations. *Drugs* 2002; **62:** 1119–29.
2. Stanberry LR. Clinical trials of prophylactic and therapeutic herpes simplex virus vaccines. *Herpes* 2004; **11** (suppl 3): 161A–169A.

制剂

专利制剂

Ital.: Lupidon G; Lupidon H; ***Switz.:*** Lupidon H+G.

Human Papillomavirus Vaccines 人乳头瘤病毒疫苗

HPV Vaccines; Human Papilloma Virus Vaccines; Vacunas del virus del papiloma humano.

ATC — J07BM01.

UNII — 23CVL7WF4J (human papillomavirus antigen); 61746O90DY (human papillomavirus type 6 L1 capsid protein antigen); Z845VHQ61P (human papillomavirus type 11 L1 capsid protein antigen); 6LTE2DNX63 (human papillomavirus type 16 L1 capsid protein antigen); J2D279PEM5 (human papillomavirus type 18 L1 capsid protein antigen); 7XB76X2V7T (human papillomavirus type 16 L1 capsid protein residues 2-471 antigen); M7H9CF9G0Z (human papillomavirus type 18 L1 capsid protein residues 2-472 antigen).

Pharmacopoeias. Many pharmacopoeias, including *Eur.* (see p.vii), have monographs.

Ph. Eur. 6.8 [Human Papillomavirus Vaccine (rDNA); Vaccinum Papillomaviri Humain (ADNr)] 人乳头瘤病毒疫苗是一种采用重组 DNA 技术制备的、由一个或多个基因型的人乳头瘤病毒（HPV）主要衣壳蛋白组成的纯化病毒样颗粒，可含有佐剂。该疫苗应于 2～8℃避光保存，且避免冻结。

不良反应和注意事项

参见疫苗项下，第2121页。

哺乳 临床研究表明，在接种四价重组人乳头瘤病毒的母亲及其用母乳喂养的婴儿中，不良反应发生率和疫苗的免疫原性与安慰剂对照组不相上下。依据这些数据，英国在注册药品信息中声明该疫苗可以为哺乳期妇女接种，但美国建议采取谨慎态度。英国在双价疫苗的注册药品信息中，推荐只有在利益超过可能存在的风险时才可接种疫苗。

不良反应发生率 截至 2009 年 9 月，美国已发放 2600 万剂以上的四价重组人乳头瘤病毒疫苗（qHPV），Vaccine Adverse Event Reporting System（VAERS）共接到 15037 次接种后的不良反应报告。这些报告的不良反应中，93%为非严重不良反应，7%为严重不良反应。非严重不良反应包括晕厥（有时伴有强直阵挛发作和其他癫痫发作样症状）、注射部分疼痛肿胀、头晕、发热、恶心、头痛、超敏反应和荨麻疹。严重不良反应包括吉兰-巴雷综合征、横贯性脊髓炎、胰腺炎、自身免疫性疾病、运动神经疾病及过敏性反应。静脉血栓栓塞虽然罕见，但也有报道。在出现这些不良反应的人群中，绝大多数具有危险因素，如使用口服避孕药。接种后共报告出现 44 例死亡，其中 27 例得到了证实和跟踪调查[1,2]。

与其他疫苗相比，多数 qHPV 的不良反应发生率并不高。进一步讲，未发现非正常死亡和集中死亡以及严重的不良反应，可能表明疫苗是可靠的[1,2]。

在英国，双价重组人乳头瘤病毒疫苗是免疫计划的一部分。在 2009 年 7 月末，至少接种了 140 万剂疫苗，MHRA 共收到 2195 次不良反应报告。不良反应中最常见的是头晕、头痛、恶心、肢体（主要是手臂）疼痛、晕厥、呕吐、不适、疲惫、发热和皮疹。其他报告的不良反应包括 13 例慢性疲劳综合征、1 例吉兰-巴雷综合征和 1 例面部麻痹[3]。

1. Slade BA, *et al.* Postlicensure safety surveillance for quadrivalent human papillomavirus recombinant vaccine. *JAMA* 2009; **302:** 750–7.
2. CDC. Reports of health concerns following HPV vaccination (as updated 5th November 2009). Available at: http://www.cdc.gov/vaccinesafety/Vaccines/HPV/gardasil.html (accessed 23/11/09)
3. MHRA. Human papillomavirus (HPV) immunisation programme—first year safety review. *Drug Safety Update* 2009; **3:** 5–8. Available at: http://www.mhra.gov.uk/home/idcplg?IdcService=GET_FILE&dDocName=CON059813&RevisionSelectionMethod=LatestReleased (accessed 26/08/10)

妊娠 尽管尚未进行孕妇接种四价和双价重组人乳头瘤病毒疫苗的特殊研究，但有一些接受临床观察的妇女事实上是在妊娠状态下接种了疫苗。总体上说，孕妇接种疫苗后的不良反应率与安慰剂对照组不相上下。但不管怎样，都建议应推迟至妊娠结束后接种疫苗。

用途和用法

一种由衣壳蛋白 L1 的纯化病毒样颗粒制备的四价重组人乳头瘤病毒（HPV）疫苗目前正在 9～26 岁女性中使用，以预防生殖器尖锐湿疣、宫颈癌以及由 HPV6、11、16 和 18 型引起的其他（宫颈、阴户和阴道）癌性病变。在英国，该疫苗也注册用于预防阴户和阴道癌以及 9～26 岁男性的生殖器尖锐湿疣。关于该疫苗预防 27～45 岁女性宫颈癌的研究也在进行中。

该疫苗需接种 3 针，每针 0.5ml，肌内注射。第 1 针可在 9～26 岁的任何时间接种，第 2 针和第 3 铡分别于第 1 针后 2 个月和 6 个月接种。

一种由 HPV16 和 18 型 L1 衣壳蛋白混合物制备的、含有佐剂 AS04 的双价重组 HPV 疫苗已在某些国家注册，用于在 10～25 岁（在澳大利亚为 10～45 岁）女性中预防宫颈癌和高级（2 级和 3 级）宫颈上皮内瘤样病变。该疫苗采用 3 针肌内注射，每针 0.5ml。第 1 针可在批准的年龄范围内的任何时间接种，第 2 针和第 3 针分别于第 1 针后 1 个月和 6 个月接种。

用于预防和治疗生殖器尖锐湿疣和几种恶性肿瘤的更多疫苗正在研究中。

1. Siddiqui MAA, Perry CM. Human papillomavirus quadrivalent (types 6, 11, 16, 18) recombinant vaccine (Gardasil®). *Drugs* 2006; **66:** 1263–71.
2. Schmiedeskamp MR, Kockler DR. Human papillomavirus vaccines. *Ann Pharmacother* 2006; **40:** 1344–52.
3. Block SL, *et al.* Comparison of the immunogenicity and reactogenicity of a prophylactic quadrivalent human papillomavirus (types 6, 11, 16, and 18) L1 virus-like particle vaccine in male and female adolescents and young adult women. *Pediatrics* 2006; **118:** 2135–45. Also available at: http://pediatrics.aappublications.org/cgi/reprint/118/5/2135 (accessed 26/06/07)
4. FUTURE II Study Group. Quadrivalent vaccine against human papillomavirus to prevent high-grade cervical lesions. *N Engl J Med* 2007; **356:** 1915–27.
5. Garland SM, *et al.* Quadrivalent vaccine against human papillomavirus to prevent anogenital diseases. *N Engl J Med* 2007; **356:** 1928–43.
6. Joura EA, *et al.* Efficacy of a quadrivalent prophylactic human papillomavirus (types 6, 11, 16, and 18) L1 virus-like-particle vaccine against high-grade vulval and vaginal lesions: a combined analysis of three randomised clinical trials. *Lancet* 2007; **369:** 1693–1702.
7. Cutts FT, *et al.* Human papillomavirus and HPV vaccines: a review. *Bull World Health Organ* 2007; **85:** 719–26.
8. Keam SJ, Harper DM. Human papillomavirus types 16 and 18 vaccine (recombinant, AS04 adjuvanted, adsorbed) [Cervarix™]. *Drugs* 2008; **68:** 359–72.
9. Stanley M. HPV vaccines: are they the answer? *Br Med Bull* 2008; **88:** 59–74.
10. Huang CM. Human papillomavirus and vaccination. *Mayo Clin Proc* 2008; **83:** 701–6.
11. Flaherty DK, Alkhateeb FM. Human papillomavirus quadrivalent vaccine: a look behind the numbers. *Ann Pharmacother* 2009; **43:** 740–4.
12. Muñoz N, *et al.* Safety, immunogenicity, and efficacy of quadrivalent human papillomavirus (types 6, 11, 16, 18) recombinant vaccine in women aged 24-45 years: a randomised, double-blind trial. *Lancet* 2009; **373:** 1949–57.
13. Romanowski B, *et al.* GlaxoSmithKline Vaccine HPV-007 Study Group. Sustained efficacy and immunogenicity of the human papillomavirus (HPV)-16/18 AS04-adjuvanted vaccine: analysis of a randomised placebo-controlled trial up to 6.4 years. *Lancet* 2009; **374:** 1975–85.
14. Kenter GG, *et al.* Vaccination against HPV-16 oncoproteins for vulvar intraepithelial neoplasia. *N Engl J Med* 2009; **361:** 1838–47.
15. WHO. Human papillomavirus vaccines: WHO position paper. *Wkly Epidem Rec* 2009; **84:** 118–31. Also available at: http://www.who.int/wer/2009/wer8415.pdf (accessed 23/06/10)
16. Campo MS, Roden RB. Papillomavirus prophylactic vaccines: established successes, new approaches. *J Virol* 2010; **84:** 1214–20.
17. Garland SM, Smith JS. Human papillomavirus vaccines: current status and future prospects. *Drugs* 2010; **70:** 1079–98.

疫苗开发与效果 已知 HPV 有 100 多种基因型，其中至少有 13 种可引起宫颈癌，也与其他肛门与生殖癌及头颈癌有关。在所有宫颈癌中，约为 70%由 HPV16 和 18 型引起，且 6 和 11 型可引起生殖器尖锐湿疣。HPV 具有高度传染性，且在性生活开始不久感染的危险性最高。多数人群在其一生的某些阶段出现过无症状和一过性感染。但是，在被诊断为宫颈癌的病例中，99%与人乳头瘤病毒 DNA 的性传播有关，这使疫苗的开发成为可能。

作为预防性和治疗性疫苗抗原成分的重组病毒蛋白正在研究中[1～9]。候选预防性疫苗是以自身组装病毒样颗粒的重组衣壳蛋白 L1 和 L2 为基础开发的，该病毒样颗粒可诱导抗体，诱导的抗体转而中和感染病毒。目前有两种疫苗在多个国家注册，一种是可有效预防 HPV6、11、16 和 18 型感染的四价疫苗，一种是可有效预防 HPV16 和 18 型感染的双价疫苗。有报道表明该双价疫苗对预防 HPV31、33 和 45 型也有效[10]。这些预防性疫苗无治疗效果，因此不能为有发生宫颈癌危险的持续性感染 HPV 的女性接种。进一步讲，接种疫苗并不能预防由接种时即已存在的 HPV 诱导的宫颈上皮内瘤样病变进展。所以，开发治疗性疫苗对 HPV DNA 已为阳性的妇女有益[9,11]。治疗性疫苗是以病毒致癌蛋白 E6 和 E7 为基础开发的，疫苗的设计旨在诱导细胞介导免疫应答，以清除感染细胞。目前候选疫苗正在进行Ⅱ期观察。此外还在进行前期研究，以探讨开发一种既有预防成分，又有治疗成分的“嵌合”疫苗的可能性，但这类疫苗的免疫原性和效果还有待确证。

要想有理由地声明一种预防性疫苗可预防宫颈癌，就必须证明该疫苗不但可预防感染，还可预防癌症本身，至少可预防确定的癌前病变。由于将确诊为癌症作为安慰剂对照研究的终点显然是不符合伦理的，于是采取了一种折中的办法，即将出现高度发育异常或癌前病变作为终点，这个终点可视为宫颈癌的直接前兆。但是，这类真正的癌前病变在当前的实际生活中是相对不常见的，因此Ⅲ期临床试验要求有上万名受试者，以确证效果[3]。

WHO 已就 HPV、HPV 相关疾病和 HPV 疫苗提供了指南和技术资料[12]。他们认为 HPV 疫苗对第一次接种时尚未暴露于疫苗病毒基因型的女性非常有效，且接种疫苗的目标人群可能为青春前期（9～12 岁）的女孩。美国 CDC[13]、American Cancer Society[14] 和 American Academy of Pediatrics[15] 已颁布使用 HPV 疫苗预防宫颈癌的指南。这些管理机构推荐对所有 11～12 岁女孩进行常规接种，但 9 岁女孩是否接种应由医生慎重决定。对未接种过该疫苗或未完成该疫苗免疫程序的较大年龄女孩及青年女性，可进行补种。在英国，Joint Committee on Vaccination and Immunisation[16] 推荐对所有 12～13 岁女孩进行常规接种，并对 18 岁以下女孩进行补种。

1. Galloway DA. Papillomavirus vaccines in clinical trials. *Lancet Infect Dis* 2003; **3:** 469–75.
2. Lehtinen M, Paavonen J. Effectiveness of preventive human papillomavirus vaccination. *Int J STD AIDS* 2003; **14:** 787–92.
3. Jansen KU, Shaw AR. Human papillomavirus vaccines and prevention of cervical cancer. *Annu Rev Med* 2004; **55:** 319–31.
4. Mandic A, Vujkov T. Human papillomavirus vaccine as a new way of preventing cervical cancer: a dream or the future? *Ann Oncol* 2004; **15:** 197–200.
5. Roden RBS, *et al.* Vaccination to prevent and treat cervical cancer. *Hum Pathol* 2004; **35:** 971–82.
6. Lowndes CM, Gill ON. Cervical cancer, human papillomavirus, and vaccination. *BMJ* 2005; **331:** 915–16.
7. Harper DM, *et al.* Efficacy of a bivalent L1 virus-like particle vaccine in prevention of infection with human papillomavirus types 16 and 18 in young women: a randomised controlled trial. *Lancet* 2004; **364:** 1757–65.
8. Poland GA, *et al.* Immunogenicity and reactogenicity of a novel vaccine for human papillomavirus 16: a 2-year randomized controlled clinical trial. *Mayo Clin Proc* 2005; **80:** 601–10.
9. Cid-Arregui A. Therapeutic vaccines against human papillomavirus and cervical cancer. *Open Virol J* 2009; **3:** 67–83.
10. Paavonen J, *et al.* Efficacy of human papillomavirus (HPV)-16/18 AS04-adjuvanted vaccine against cervical infection and precancer caused by oncogenic HPV types (PATRICIA): final analysis of a double-blind, randomised study in young women. *Lancet* 2009; **374:** 301–14.
11. Hildesheim A, *et al.* Effect of human papillomavirus 16/18 L1 viruslike particle vaccine among young women with preexisting infection: a randomized trial. *JAMA* 2007; **298:** 743–53.
12. WHO. *Human papillomavirus and HPV vaccines: technical information for policy-makers and health professionals.* Geneva: WHO, 2007. Available at: http://www.who.int/vaccines-documents/DocsPDF07/866.pdf (accessed 26/06/07)
13. CDC. FDA licensure of bivalent human papillomavirus vaccine (HPV2, Cervarix) for use in females and updated HPV vaccination recommendations from the Advisory Committee on Immunization Practices (ACIP). *MMWR* 2010; **59:** 626–9.
14. Saslow D, *et al.* American Cancer Society guidelines for human papillomavirus (HPV) vaccine use to prevent cervical cancer and its precursors. *CA Cancer J Clin* 2007; **57:** 7–28. Also available at: http://caonline.amcancersoc.org/cgi/reprint/57/1/7 (accessed 26/06/07)
15. American Academy of Pediatrics Committee on Infectious Diseases. Prevention of human papillomavirus infection: provisional recommendations for immunization of girls and women with quadrivalent human papillomavirus vaccine. *Pediatrics* 2007; **120:** 666–8. http://pediatrics.aappublications.org/cgi/reprint/120/3/666.pdf (accessed 15/07/08)
16. Health Protection Report. HPV vaccination programme to begin in the UK in Autumn 2008 (issued 2 November, 2008). Available at: http://www.hpa.org.uk/hpr/archives/2007/news2007/news4407.htm (accessed 07/04/08)

制剂

Ph. Eur.: Human Papillomavirus Vaccine (rDNA).

专利制剂

Arg.: Cervarix; Gardasil; **Austral.:** Cervarix; Gardasil; **Austria:** Gardasil; **Belg.:** Cervarix; Gardasil; **Canad.:** Gardasil; **Chile:** Cervarix; Gardasil; **Cz.:** Cervarix; Gardasil; Silgard; **Denm.:** Cervarix; Gardasil; **Fr.:** Cervarix; Gardasil; **Ger.:** Cervarix; Gardasil; **Gr.:** Cervarix; Gardasil; **Hong Kong:** Cervarix; Gardasil; **Hung.:** Cervarix; Silgard; **Indon.:** Cervarix; Gardasil; **Irl.:** Gardasil; Silgard; **Israel:** Cervarix; Gardasil; **Ital.:** Cervarix; Gardasil; **Malaysia:** Cervarix; Gardasil; **Neth.:** Cervarix; Gardasil; Silgard; **Norw.:** Cervarix; Gardasil; **NZ:** Gardasil; **Philipp.:** Cervarix; Gardasil; **Pol.:** Cervarix; Silgard; **Port.:** Cervarix; Gardasil; Silgard; **Rus.:** Cervarix (Церварикс); Gardasil (Гардасил); **S.Afr.:** Cervarix; Gardasil; **Singapore:** Cervarix; Gardasil; **Spain:** Cervarix; Gardasil; **Swed.:** Cervarix; Gardasil; **Switz.:** Gardasil; **Thai.:** Cervarix; Gardasil; **Turk.:** Cervarix; Gardasil; **UK:** Cervarix; Gardasil; **USA:** Cervarix; Gardasil.

Influenza Vaccines 流感疫苗

Flu Vaccines; Vacunas de la gripe.

Противогриппозные Вакцины

ATC — J07BB01; J07BB02; J07BB03.

Pharmacopoeias. Many pharmacopoeias, including *Eur.* (see p.vii) and *US*, have monographs.

Ph. Eur. 6.8 [Influenza Vaccine (Whole Virion, Inactivated); Vaccinum Influenzae Inactivatum ex Viris Integris Praeparatum] 流感全病毒灭活疫苗是一种无菌水性悬液，含有甲型和乙型流感的适宜毒株，可以是单个毒株，也可以是混合毒株，分别生长于鸡胚并经灭活，但仍保持抗原性。每剂疫苗中，每个毒株的血凝素抗原标示量通常为15μg。疫苗所含毒株为WHO推荐毒株。可添加抗菌防腐剂。该疫苗应于2～8℃避光保存，且避免冻结。

BP 2010 声明标签上可标有 Flu 字样。

BP 2010 声明当处方或要求上写明**流感灭活疫苗**或**流感疫苗**，而未注明疫苗类型时，可发放或提供流感全病毒灭活疫苗、流感裂解病毒灭活疫苗或流感表面抗原灭活疫苗。

Ph. Eur. 6.8 [Influenza Vaccine (Split Virion, Inactivated); Vaccinum Influenzae Inactivatum ex Virorum Fragmentis Praeparatum] 流感裂解病毒灭活疫苗是一种无菌水性悬液，含有甲型和乙型流感的适宜毒株，可以是单个毒株，也可以是混合毒株，分别生长于鸡胚并经灭活，病毒颗粒的完整性被破坏，但其抗原性并未下降。每剂疫苗中，每个毒株的血凝素抗原标示量通常为15μg。疫苗所含毒株为WHO推荐毒株。可添加抗菌防腐剂。该疫苗应于2～8℃避光保存，且避免冻结。

BP 2010 声明标签上可标有 Flu 字样。

BP 2010 声明当处方或要求上写明**流感灭活疫苗**或**流感疫苗**，而未注明疫苗类型时，可发放或提供流感全病毒灭活疫苗、流感裂解病毒灭活疫苗或流感表面抗原灭活疫苗。

Ph. Eur. 6.8 [Influenza Vaccine (Surface Antigen, Inactivated); Vaccinum Influenzae Inactivatum ex Corticis Antigeniis Praeparatum] 流感表面抗原灭活疫苗是一种无菌悬液，主要含有甲型和乙型流感病毒适宜毒株的血凝素抗原和神经氨酸酶抗原。所含毒株可以是单个毒株，也可以是混合毒株，分别生长于鸡胚并经灭活，但仍保持抗原性。每剂疫苗中，每个毒株的血凝素抗原标示量通常为15μg。疫苗可含佐剂。疫苗所含毒株为WHO推荐毒株。可添加抗菌防腐剂。该疫苗应于2～8℃避光保存，且避免冻结。

BP 2010 声明标签上可视实际情况标有 Flu 或 Flu (adj) 字样。

BP 2010 声明当处方或要求上写明**流感灭活疫苗**或**流感疫苗**，而未注明疫苗类型时，可发放或提供流感全病毒灭活疫苗、流感裂解病毒灭活疫苗或流感表面抗原灭活疫苗。

Ph. Eur. 6.8 [Influenza Vaccine (Surface Antigen, Inactivated, Virosome); Vaccinum Influenzae Inactivatum ex Corticis Antigeniis Praeparatum Virosomale] 流感表面抗原病毒体灭活疫苗是一种无菌水性悬液，主要含有甲型和乙型流感病毒适宜毒株的血凝素抗原和神经氨酸酶抗原。所含毒株可以是单个毒株，也可以是混合毒株，分别生长于鸡胚并经灭活，但仍保持抗原性，并可用磷脂复溶为病毒体，而不降低其抗原性。每剂疫苗中，每个毒株的血凝抗原标示量通常为15μg。疫苗所含毒株为WHO推荐毒株。可添加抗菌防腐剂。该疫苗应于2～8℃避光保存，且避免冻结。

BP 2010 声明标签上可标有 Flu 字样。

Ph. Eur. 6.8 [Influenza Vaccine (Whole Virion, Inactivated, Prepared in Cell Cultures); Vaccinum Influenzae Inactivatum ex Cellulis Virisque Integris Praeparatum] 细胞培养流感全病毒灭活疫苗是一种无菌水性悬液，含有甲型和乙型流感的适宜毒株，可以是单个毒株，也可以是混合毒株，分别生长于细胞培养物（哺乳动物来源的二倍体或连续细胞系）并经灭活，但仍保持抗原性。疫苗可含有佐剂。每剂疫苗中，每个毒株的血凝素抗原标示量通常为15μg。疫苗所含毒株为WHO推荐毒株。可添加抗菌防腐剂。该疫苗应于2～8℃避光保存，且避免冻结。

Ph. Eur. 6.8 [Influenza Vaccine (Surface Antigen, Inactivated Prepared in Cell Cultures); Vaccinum Influenzae Inactivatumex Cellulis Corticisque Antigeniis Praeparatum] 细胞培养流感病毒表面抗原灭活疫苗是一种无菌水性悬液，含有甲型和乙型流感的适宜毒株，可以是单个毒株，也可以是混合毒株，分别生长于细胞培养物（哺乳动物来源的二倍体或连续细胞系）并经灭活，但仍保持抗原性。疫苗可含有佐剂。每剂疫苗中，每个毒株的血凝素抗原标示量通常为15μg。疫苗所含毒株为WHO推荐毒株。可添加抗菌防腐剂。该疫苗应于2～8℃避光保存，且避免冻结。

BP 2010 声明标签上可标有 Flu 或 Flu (adj) 字样。

USP 33 (Influenza Virus Vaccine) 流感病毒疫苗是一种无菌水性悬液，含有经适宜方法灭活的甲型和乙型流感病毒，可以是单一病毒，也可以是结合病毒或病毒亚单位，由病毒感染鸡胚的胚外液制备。疫苗所含毒株由US Govemment's Expert Committee on Influenza 指定，Surgeon General of the US Public Health Service 推荐。可添加抗菌防腐剂。该疫苗应保存于2～8℃，避免冻结。

毒株的命名 甲、乙、丙型流感病毒的毒株名称包括以下内容：对核蛋白抗原（一种内部抗原，也称为基质抗原）特异性的描述（甲、乙、丙型）；宿主来源（如果不是人类，还应适当包括非生物来源）；地理来源；毒株编号以及分离年份，例如，甲/湖水/Wisconsin/1/79。对甲型病毒抗原性的描述（见圆括号内）包括血凝素的抗原特性（如H1）和神经氨酸酶的抗原特性（如N1）。对乙型和丙型病毒亚型的描述没有规定。病毒很容易发生型内重组，此时应在毒株名称后面加上字母R以表示毒株的重组状态，如甲/香港/1/68 (H3N2) R。另外，应标出具有抗原性的杂交重组甲、乙型病毒H和N抗原的来源毒株，如A/BEL/42 (H1)-Singapore/1/57 (N2) R[1]。

1. Assaad FA, *et al.* Revision of the system of nomenclature for influenza viruses: a WHO Memorandum. *Bull WHO* 1980; **58:** 585–91.

不良反应

参见疫苗项下，第2121页。

局部和全身反应均可能出现，但通常是轻微的。有时出现发热和不适，严重的发热反应也有报道，特别是在儿童接种全病毒疫苗后，尽管这一类型的疫苗目前已很少使用。鼻内接种疫苗也可能出现流感样症状。

各种神经症状与接种流感疫苗短暂相关，其中最有名的是1976年接种猪流感灭活疫苗后出现吉兰-巴雷综合征（见下文）。

对眼的影响 双眼发红是接种流感疫苗引起的眼呼吸综合征的一部分，有关它的讨论见下文。

对神经系统的影响 Bell麻痹 2000年10月至2001年4月间，Swiss Drug Monitoring Centre 与 University of Zurich 接到了46份接种流感灭活疫苗（*Nasalflu*）后发生Bell麻痹的报告。生产厂家推迟了疫苗的发放，并在后来的研究表明疫苗与Bell麻痹明显相关后[1]，中止了该疫苗的临床应用。

1. Mutsch M, *et al.* Use of the inactivated intranasal influenza vaccine and the risk of Bell's palsy in Switzerland. *N Engl J Med* 2004; **350:** 896–903.

吉兰-巴雷综合征 1976年，在美国出现了一次小规模的流感暴发。引起这次暴发的病毒与猪流感病毒极其相似，所以采用灭活猪流感疫苗来控制[1]。在接种了大约4500万份疫苗后，却停止了接种计划，因为有证据表明接种疫苗与一种吉兰-巴雷型麻痹性多发性神经病变短暂相关。对这些病例的流行病学与临床评价表明，接种疫苗与伴有大面积麻痹的该综合征的发生明显相关，但与限制性运动元原损伤的发生无关。

监测系统从此开始观察任何与吉兰-巴雷综合征的发生可能有关联的事。美国 Immunization Safety Review Committee 于2004年总结说，现有证据不足以肯定或否认该病的发生与1976年以后使用的非猪流感疫苗之间存在因果关系[2]。这篇文献总结了1990～2003年间呈递给美国 Vaccine Adverse Events Reporting System (VAERS) 的报告，认为这些病例报告并未为疫苗与吉兰-巴雷综合征之间的因果关系提供依据，尽管它们有助于假说的产生。美国VAERS监测人员质疑吉兰-巴雷综合征的发生是否与弯曲菌感染有关[3]。因为流感疫苗传统上是采用鸡胚制备，而弯曲菌在鸡中有流行，且被确认为吉兰-巴雷综合征的一个病因。

2009年10月，CDC的 Emerging Infectious Program 开始主动监测，以评价接种大流行（H1N1）2009流感疫苗后发生吉兰-巴雷综合征的危险性。初步结果表明接种疫苗后发生吉兰-巴雷综合征危险性增加，且具有统计学意义。如果到监测结束时，分析结果仍能证明存在上述现象，那么接种大流行（H1N1）2009流感疫苗引起的吉兰-巴雷综合征危险性的增加（每100万名接种对象中约增加0.8个病例）与某些三价季节性流感疫苗（每100万名接种对象中约增加1个病例）不相上下，且远低于1976年猪流感疫苗接种项目观察到的结果（每100万名接种对象中约增加10个病例）[4]。

1. Anonymous. Influenza and the Guillain-Barré syndrome. *Lancet* 1984; **ii:** 850–1.
2. Stratton K, *et al. Immunization Safety Review: influenza vaccines and neurological complications.* Washington DC: The National Academies Press, 2004. Available at: http://www.nap.edu/catalog.php?record_id=10822 (accessed 26/08/10)
3. Haber P, *et al.* Guillain-Barré syndrome following influenza vaccination. *JAMA* 2004; **292:** 2478–81.
4. CDC. Preliminary results: surveillance for Guillain-Barré syndrome after receipt of influenza A (H1N1) 2009 monovalent vaccine - United States, 2009-2010. *MMWR* 2010; **59:** 657–61.

多发性硬化 分析表明美国于1976年使用的含有猪病毒成分的流感疫苗与多发性硬化的发生无关[1]。后来，美国 Immunization Safty Review Committee 继续进行分析[2]，并于2004年总结说，证据表明各年所用流感疫苗（包括1976年使用的猪流感疫苗）与多发性硬化的复发无关，但现有证据不足以肯定或否认疫苗与伴随的多发性硬化间的关系。

1. Kurland LT, *et al.* Swine flu vaccine and multiple sclerosis. *JAMA* 1984; **251:** 2672–5.
2. Stratton K, *et al. Immunization Safety Review: influenza vaccines and neurological complications.* Washington DC: The National Academies Press, 2004. Available at: http://www.nap.edu/catalog.php?record_id=10822 (accessed 26/08/10)

对呼吸道的影响 呼吸道症状是接种流感疫苗引起的眼呼吸综合征的一部分，有关它的讨论见下文。

Henoch-Schönlein 紫癜 接种流感疫苗与 Henoch-Schönlein 紫癜的发生[1]和加重[2]均有关。

1. Patel U, *et al.* Henoch-Schönlein purpura after influenza vaccination. *BMJ* 1988; **296:** 1800.
2. Damjanov I, Amato JA. Progression of renal disease in Henoch-Schönlein purpura after influenza vaccination. *JAMA* 1979; **242:** 2555–6.

眼呼吸综合征 2000～2001年间，加拿大报道960名患者发生眼部和呼吸道疾病，其中96%接种过一种特异性流感裂解病毒疫苗（*Fluviral S/F*）[1]。症状包括两眼发红和面部水肿，并伴有咳嗽、气喘、胸闷、呼吸困难或咽喉痛，统称为眼呼吸综合征[1,2]。该综合征被假定由疫苗中未裂解病毒的无数微聚物引起。一项使用改进配方的该疫苗的研究发现[3]，接种对象中仍有6.3%出现眼呼吸综合征，且这些症状一般说来可能与流感疫苗有关，因为这种改进的配方在其他方面反应原性很弱。在一项后来的研究中，为先前患眼呼吸综合征的人接种流感疫苗[4]，但这项研究很快就停止了，因为在24h内，这些症状的复发率就达到33%。作者认为，虽然先前患眼呼吸综合征的人应被告诫有复发的危险，但复发通常是轻微且完全可以耐受的[4]。

1. National Advisory Committee on Immunization. Supplementary statement for the 2001-2002 season: influenza vaccination of persons who experienced oculo-respiratory syndrome following previous influenza vaccination. *Can Commun Dis Rep* 2001; **27** (Nov.15): 1–7.
2. Boulianne N, *et al.* Clinical manifestations and incidence of oculo-respiratory syndrome following influenza vaccination—Quebec, 2000. *Can Commun Dis Rep* 2001; **27:** 85–90.
3. Scheifele DW, *et al.* Ocular and respiratory symptoms attributable to inactivated split influenza vaccine: evidence from a controlled trial involving adults. *Clin Infect Dis* 2003; **36:** 850–7.
4. Skowronski DM, *et al.* Randomized, double-blind, placebo-controlled trial to assess the rate of recurrence of oculorespiratory syndrome following influenza vaccination among persons previously affected. *Clin Infect Dis* 2003; **37:** 1059–66.

注意事项

参见疫苗项下，第2122页。

不建议为儿童接种全病毒流感疫苗，因为会增加引起发热反应的危险性。但裂解病毒和表面抗原疫苗适用于儿童和婴儿，可广泛用于大规模免疫。对蛋制品过敏的人群不应接种流感疫苗。活动性传染病或发热性疾病患者应推迟接种。

哮喘 有报道表明接种流感疫苗会加重哮喘[1,2]，但也有文献认为二者间的因果关系证据不足，且流感自身的风险要超过这种可能存在的加重哮喘的风险[3,4]。在英国和美国，包括哮喘在内的慢性呼吸系统疾病都是接种流感疫苗的适应证。一篇系统性综述支持对慢性阻塞性肺疾病患者使用流感疫苗[5]。但另有一篇系统性综述认为，尽管接种流感疫苗（至少是在接种流感灭活疫苗）后，哮喘加重现象不会马上明显增多，但接种疫苗对感染流感后哮喘加重的保护程度尚不清楚[6]。

1. Hassan WU, *et al.* Influenza vaccination in asthma. *Lancet* 1992; **339:** 194.
2. Nicholson KG, *et al.* Randomised placebo-controlled crossover trial on effect of inactivated influenza vaccine on pulmonary function in asthma. *Lancet* 1998; **351:** 326–31.
3. Watson JM, *et al.* Does influenza immunisation cause exacerbations of chronic airflow obstruction or asthma? *Thorax* 1997; **52:** 190–4.
4. Park CL, Frank A. Does influenza vaccination exacerbate asthma? *Drug Safety* 1998; **19:** 83–8.
5. Poole P, *et al.* Influenza vaccine for patients with chronic obstructive pulmonary disease. Available in The Cochrane Database of Systematic Reviews; Issue 1. Chichester: John Wiley; 2006 (accessed 04/05/06).

6. Cates CJ, *et al.* Vaccines for preventing influenza in people with asthma. Available in The Cochrane Database of Systematic Reviews; Issue 2. Chichester: John Wiley; 2008 (accessed 09/06/08).

诊断试验 关于采用酶联免疫吸附试验对近期接种过流感疫苗的献血者进行 HIV-1、HTLV-1 和丙型肝炎病毒假阳性筛查有过报道[1]。假阳性结果系由所用试剂与非特异性 IgM 产生交叉反应所致。

1. Anonymous. False-positive serologic tests for human T-cell lymphotropic virus type 1 among blood donors following influenza vaccination, 1992. *JAMA* 1993; **269:** 2076 and 2078.

药物相互作用

关于接种流感疫苗对其他药物的影响，参见**苯巴比妥钠**项下（第471页）、**苯妥英钠**项下（第475页）、**水合茶碱**项下（第1104页）和**新双香豆素钠**项下（第1370页）。

用途和用法

流感疫苗用于抗季节性流感主动免疫。

目前有 3 种类型的流感病毒，即甲型、乙型和丙型，疫苗的配方和成分需要经常检查并改进，以适应流感病毒的抗原性转变和漂移。WHO 每年都会就流感疫苗的抗原性状况提出建议。目前，流感疫苗主要以裂解病毒灭活疫苗或各种表面抗原灭活疫苗（包括病毒体疫苗）的形式投入使用。很少使用全病毒疫苗。一种可预防甲型和乙型流感病毒的减毒活疫苗正在美国使用。

通常建议对特殊危险人群，特别是老年人以及慢性心脏病、慢性呼吸系统疾病包括气喘（见上文**注意事项**下的**哮喘**）、慢性肝病、神经系统疾病或肾病、糖尿病患者和免疫抑制者接种流感疫苗。也建议为封闭的福利机构内的居民，特别是老人和儿童接种流感疫苗。医务工作者和其他接触感染患者的高危人群也应接种流感疫苗。在美国，推荐为所有 6 月龄至 18 岁儿童以及所有 50 岁以上成人每年接种一次流感疫苗。通常在接种后 14 天左右产生免疫力，可持续 6 个月～1 年。因此免疫程序需每年制订 1 次，以使免疫力的最长持续时间与流感感染期相符。在英国和美国，疫苗通常在 9 月～11 月初接种。

英国通常采用深度皮下注射或肌内注射方式接种流感疫苗。成人与大龄儿童首选接种部位为上臂三角肌，婴儿和低龄儿童为大腿前外侧。成人与 3 岁以上儿童的推荐剂量为 0.5ml。6 个月～3 岁的儿童可接种 0.25 或 0.5ml。首次接种流感疫苗的儿童，应在接种第 1 针至少 4 周后接种第 2 针。美国使用一种一次性肌内注射的 0.5 ml 高剂量流感灭活疫苗，该疫苗中每种毒株的含量为 60μg（每 0.5 ml 的含量为 180 μg），可用于 65 岁以上人群的主动免疫。

在英国，为 18～59 岁成人使用一种皮内接种季节性流感灭活疫苗，其中每个毒株的抗原含量为 9 μg。另有一种每个毒株抗原含量为 15 μg 的疫苗用于 60 岁以上人群。两种疫苗均为一次性接种 0.1 ml。

美国目前正在使用一种鼻内接种的流感减毒活疫苗，对成人（49 岁以下）与 2 岁以上儿童的接种剂量均为 0.2 ml（每个鼻孔 0.1 ml）。9 岁以下儿童如果是首次接种该疫苗，应在至少 4 周后接种第 2 次。

目前的市售流感疫苗对预防禽流感 H5N1 病毒或大流行（H1N1）2009 流感无效。有关预防这些流感毒株的更多资料参见下文。

1. WHO. Influenza vaccines: WHO position paper. *Wkly Epidem Rec* 2005; **80:** 279–87.
Also available at: http://www.who.int/immunization/wer8033influenza_August2005_position_paper.pdf (accessed 23/6/10)
2. Jefferson T, *et al.* Vaccines for preventing influenza in healthy children. Available in The Cochrane Database of Systematic Reviews; Issue 2. Chichester: John Wiley; 2008 (accessed 09/06/08).
3. Audsley JM, Tannock GA. Cell-based influenza vaccines: progress to date. *Drugs* 2008; **68:** 1483–91.
4. Goossen GM, *et al.* Influenza vaccination in children being treated with chemotherapy for cancer. Available in The Cochrane Database of Systematic Reviews; Issue 2. Chichester: John Wiley; 2009 (accessed 01/12/09).
5. Jefferson T, *et al.* Vaccines for preventing influenza in the elderly. Available in The Cochrane Database of Systematic Reviews; Issue 2. Chichester: John Wiley; 2010 (accessed 26/08/10).
6. Jefferson T, *et al.* Vaccines for preventing influenza in healthy adults. Available in The Cochrane Database of Systematic Reviews; Issue 7. Chichester: John Wiley; 2010 (accessed 26/08/10).
7. CDC. Prevention and control of influenza with vaccines: recommendations of the Advisory Committee on Immunization Practices (ACIP), 2010. *MMWR* 2010; **59** (RR-8): 1–62. Correction. *ibid.*; 993. Also available at: http://www.cdc.gov/mmwr/pdf/rr/rr5908.pdf (accessed 02/09/10)

禽流感疫苗 自 1997 年以来，人类感染禽流感病毒已有报道，且死亡率较高。尽管目前尚未发现 H5N1 流感毒株可在人与人之间传播，但该毒株的进一步突变及其与人流感毒株混合后可能转化为可在人与人之间传播并引起严重的大流行的毒株，仍是人们主要关心的问题。候选禽流感疫苗已在研究中，且美国的 Sanofi Pasteur 公司已有疫苗问世。尽管该疫苗目前尚未上市，但已由 FDA 注册，并被美国列入国家应急储备物品，以备在一旦 H5N1 病毒能在人与人之间传播时使用[1]。在必要时储备抗禽流感病毒疫苗的流程已经 EMEA 批准。

1. FDA. FDA news: FDA approves first U.S. vaccine for humans against the avian influenza virus H5N1 (issued 17th April, 2007). Available at: http://www.fda.gov/NewsEvents/Newsroom/PressAnnouncements/2007/ucm108892.htm (accessed 26/08/10)

大流行（H1N1）2009 流感 2009 年 4 月于墨西哥最先发现的人群中的流感暴发，即所谓的"猪流感"，系由一种新的甲型流感毒株引起。该毒株属 H1N1 亚型，很容易发生人与人之间传播。在全世界均有感染和死亡病例报告，2009 年 6 月 11 日，WHO 宣布这是一个全球范围的大流行。无即时可用的有效疫苗，CDC 评价的结果认为，接种近期（2005～2009）季节性流感疫苗似乎不能提供抗这次大流行病毒的保护作用[1]。

抗这种大流行甲型流感毒株的疫苗于 2009 年 9 月首次获得批准。开发和生产这些疫苗的方法与用于季节性流感疫苗和 A/California/07/2009（H1N1）株病毒的方法相似。FDA 已经批准 4 种单价疫苗，其中 3 种为肌内注射的灭活疫苗，1 种为鼻内接种的减毒活疫苗。EMEA 已批准 2 种含有佐剂的肌内注射用单价灭活疫苗。这些疫苗的使用指南也已颁布[2～4]。WHO 已推荐将 A/California/07/2009（H1N1）株病毒纳入 2010～2011 年度北半球流感季节所用疫苗株中[5]。

1. CDC. Serum cross-reactive antibody response to a novel influenza A (H1N1) virus after vaccination with seasonal influenza vaccine. *MMWR* 2009; **58:** 521–4. Also available at: http://www.cdc.gov/mmwr/PDF/wk/mm5819.pdf (accessed 22/05/09)
2. National Center for Immunization and Respiratory Diseases, CDC. Use of influenza A (H1N1) 2009 monovalent vaccine: recommendations of the Advisory Committee on Immunization Practices (ACIP), 2009. *MMWR* 2009; **58** (RR-10): 1–8. Also available at: http://www.cdc.gov/mmwr/PDF/rr/rr5810.pdf (accessed 29/09/09)
3. WHO. WHO recommendations on pandemic (H1N1) 2009 vaccines: pandemic (H1N1) 2009 briefing note 2 (issued 13th July, 2009). Available at: http://www.who.int/csr/disease/swineflu/notes/h1n1_vaccine_20090713/en/index.html (accessed 29/09/09)
4. DoH. Further details about the H1N1 swine flu vaccination programme 2009–2010. Message from the Chief Medical Officer, Sir Liam Donaldson (issued 13th August, 2009). Available at: http://www.dh.gov.uk/prod_consum_dh/groups/dh_digitalassets/documents/digitalasset/dh_104315.pdf (accessed 27/08/10)
5. WHO. Recommended viruses for influenza vaccines for use in the 2010-2011 northern hemisphere influenza season; February 2010. Available at: http://www.who.int/csr/disease/influenza/201002_Recommendation.pdf (accessed 16/03/10)

制剂

Ph. Eur.: Inactivated Influenza Vaccine (Split Virion, Inactivated); Influenza Vaccine (Surface Antigen, Inactivated); Influenza Vaccine (Surface Antigen, Inactivated, Prepared in Cell Cultures); Influenza Vaccine (Surface Antigen, Inactivated, Virosome); Influenza Vaccine (Whole Virion, Inactivated); Influenza Vaccine (Whole Virion, Inactivated, Prepared in Cell Cultures);
USP 33: Influenza Virus Vaccine.

专利制剂

Arg.: Agrippal; Fluad; Fluarix; Inflexal; Influvac; Istivac; Mutagrip; Nilgrip; Vaxigrip; ***Austral.:*** Fluad; Fluarix; Fluvax; Influvac; Intanza; Panvax; Vaxigrip; ***Austria:*** Addigrip; Batrevac; Begrivac; Fluad; Fluarix†; FluVaccinol; Inflexal; Influvac; Invivac†; Sandovac; Vacciflu†; Vaxigrip; ***Belg.:*** α-Rix; Addigrip†; Fluvirin†; Inflexal; Influvac S; Mutagrip†; Vaxigrip; ***Braz.:*** Agrippal; Fluarix†; Fluzone†; Vacina Contra Gripe; Vacina de Virus Inativado Contra Gripe; Vaxigrip†; ***Canad.:*** Arepanrix; Fluviral; Influenza A (H1N1) Monovalent Vaccine; Influvac; Vaxigrip; ***Chile:*** Begrivac; Fluarix; Inflexal; Influvac; Vaxigrip; ***Cz.:*** Agrippal†; Begrivac; Celvapan; Daronrix; Fluad; Fluarix; Fluvirin†; Focetria; IDflu; Inflexal; Influvac; Intanza; Optaflu; Pandemrix; Prepandrix; Vaxigrip; ***Denm.:*** Fluarix; Influvac; Vaxigrip†; ***Fin.:*** Agrippal; Begrivac; Fluarix; Flupar; Fluvirin†; Influvac; Vaxigrip; Viroflu; ***Fr.:*** Agrippal; Celvapan; Fluarix; Fluvirine; Focetria; Gripguard; Humenza; Immugrip; Influvac; Mutagrip; Pandemrix; Panenza; Previgrip; Vaxigrip; ***Ger.:*** Addigrip; Begrivac; Fluad; FluVaccinol; Infectovac Flu; Inflexal; Influsplit SSW; Influvac; Invivac†; Mutagrip; ***Gr.:*** Addigrip; Agrippal; Evagrip; Fluarix; Inflexal; Influvac; Mutagrip; Vaxigrip; ***Hong Kong:*** Agrippal; Fluad†; Fluarix; Fluvax; Fluzone; Inflexal†; Influvac; Vaxigrip; ***Hung.:*** Agrippal; Begrivac; Fluarix; Fluval; IDflu; Influvac; Vaxigrip; ***Indon.:*** Agrippal; Fluarix; Vaxigrip; ***Irl.:*** Addiflu; Agrippal; Begrivac; Celvapan; Daronrix; Enzira; Fluarix; Focetria; IDflu; Influvac; Intanza; Optaflu; Pandemrix; Prepandemic Influenza Vaccine; Prepandrix; ***Israel:*** Agrippal; Fluarix; Fluvirin; Influvac; Vaxigrip; ***Ital.:*** Adiugrip; Agrippal; Begrivac†; Fluad; Fluarix; Focusvax†; Inflexal; Influpozzi; Influsplit†; Influvac S; Influvirus; Isiflu V; Isigrip Zonale; Mutagrip; Vaxigrip; ***Malaysia:*** Agrippal; Fluarix; Fluvax; Inflexal; Influvac; Vaxigrip; ***Mex.:*** Agrippal†; Fluarix; Fluzone; Influvac†; ***Neth.:*** Afluria; Agrippal; Batrevac; Fluarix; Fluvax; Fluvirin; Inflexal; Influject; Influvac; Invivac; Mutagrip; Optaflu; Vacciflu; Vaxigrip; ***Norw.:*** Begrivac†; Fluarix; Fluvirin†; Influvac; Invivac; Vaxigrip; ***NZ:*** Fluarix; Fluvax; Influvac; Vaxigrip; ***Philipp.:*** Agrippal; Fluad†; Fluarix; Inflexal; Influvac; Vaxigrip; ***Pol.:*** Begrivac; Fluarix; Inflexal; Influvac; Vaxigrip; ***Port.:*** Addigrip; Batrevac; Celvapan; Chiroflu; Daronrix; Fluad; Fluarix; Fluvirin; Focetria; IDflu; Inflexal; Influvac; Intanza; Invivac; Istivac; Optaflu; Pandemrix; Prepandrix; Vaxigrip; ***Rus.:*** Agrippal (Агриппал); Fluarix (Флюарикс); Grifor (Грифор); Grippol (Гриппол); Grippovac (Гripповак); Influvac (Инфлювак); OrniFlu (ОрниФлю); Ultravac (Ультравак); ***S.Afr.:*** Agrippal†; Fluarix; Fluvirin†; Influvac; Mutagrip†; Vaxigrip; ***Singapore:*** Agrippal; Fluad; Fluarix; Fluvax; Influvac; Vaxigrip; ***Spain:*** Chiroflu; Chiromas; Evagrip†; Fluarix; Gripavac; Imuvac†; Influvac; Levrison; Mutagrip; Vac Antigripal; Vacuna Antigripal; ***Swed.:*** Agrippal†; Batrevac†; Begrivac†; Fluad†; Fluarix; Fluvirin†; Influvac; Vaxigrip; ***Switz.:*** Fluad; Fluarix; Inflexal; Influvac; Mutagrip; ***Thai.:*** Agrippal; Fluad; Fluarix; Fluzone; Influvac; Vaxigrip; ***Turk.:*** Agrippal†; Fluarix; Inflexal; Influvac; Vaxigrip; ***UK:*** Agrippal; Begrivac; Celvapan; Enzira; Fluarix; Fluvirin; Focetria; Imuvac; Inflexal†; Influvac; Intanza; Invivac; Mastaflu; Optaflu; Pandemrix; Viroflu; ***Ukr.:*** Inflexal (Инфлексал); Influvac (Инфлувак); ***USA:*** Afluria; Agriflu; Fluarix; FluLaval; FluMist; Fluvirin; Fluzone; Influenza A (H1N1) Monovalent Vaccine; ***Venez.:*** Fluarix; Imovax Gripe†; Isiflu; Vacuna Purificada.

顺势疗法制剂 ***Austria:*** Globuli gegen Grippe; ***Fr.:*** Homeomunil; ***Ger.:*** metavirulent; ***Neth.:*** Dolivaxil.

Japanese Encephalitis Vaccines 乙型脑炎疫苗

Vacunas de la encefalitis japonesa.
ATC — J07BA02.

不良反应和注意事项

参见疫苗项下，第2121页。

据报道，不良反应包括荨麻疹、血管性水肿、低血压和呼吸困难，主要发生在来自非疫区的旅行者。2005 年 5 月，日本政府暂停了鼠脑疫苗的常规免疫，其原因是有一份报告表明接种后发生了急性弥散性脑脊髓炎，但尚未证明二者之间存在因果关系。

具有不稳定的神经症状，包括在过去一年中发生过惊厥的人群可视为发生不良反应的高危人群。建议不为急性弥散性脑脊髓炎或吉兰-巴雷综合征、多发性硬化及其他脱髓鞘疾病的康复患者接种疫苗。

一种名为 IC-51 的疫苗系采用 Vero 细胞培养法生产，不含明胶或动物蛋白，从理论上可减少发生超敏反应和神经性反应的可能性。

1. Andersen MM, Rønne T. Side-effects with Japanese encephalitis vaccine. *Lancet* 1991; **337:** 1044.
2. Ruff TA, *et al.* Adverse reactions to Japanese encephalitis vaccine. *Lancet* 1991; **338:** 881–2.
3. Plesner A-M, *et al.* Neurological complications and Japanese encephalitis vaccination. *Lancet* 1996; **348:** 202–3.
4. Nothdurft HD, *et al.* Adverse reactions to Japanese encephalitis vaccine in travellers. *J Infect* 1996; **32:** 119–22.
5. Jelinek T, Nothdurft HD. Japanese encephalitis vaccine in travellers: is wider use prudent? *Drug Safety* 1997; **16:** 153–6.
6. Berg SW, *et al.* Systemic reactions in US Marine Corps personnel who received Japanese encephalitis vaccine. *Clin Infect Dis* 1997; **24:** 265–6.
7. Liu ZL, *et al.* Short-term safety of live attenuated Japanese encephalitis vaccine (SA14-14-2): results of a randomized trial with 26,239 subjects. *J Infect Dis* 1997; **176:** 1366–9.
8. Plesner AM. Allergic reactions to Japanese encephalitis vaccine. *Immunol Allergy Clin North Am* 2003; **23:** 665–97. Correction. *ibid.* 2004; **24:** 335.

药物相互作用

参见疫苗项下，第2122页。

用途和用法

用于抗乙型脑炎主动免疫的乙型脑炎疫苗通常有两种。这两种疫苗系采用 Nakayama 株或 Beijing-1 株经鼠脑组织制备。日本生产的 Nakayama 株疫苗在国际上广泛应用，但已停止生产。另一种乙型脑炎灭活疫苗由中国采用叙利亚地鼠肾细胞培养 Beijing-3 株制备。在中国的免疫计划中，该疫苗已被一种同样由地鼠肾细胞制备的 SA14-14-2 株减毒活疫苗所代替。最近开发的 IC-51 疫苗已被批准在多个国家使用。该疫苗是一种吸附灭活疫苗，系采用 Vero 细胞培养 SA14-14-2 株制备。乙型脑炎疫苗在中国、日本及有乙型脑炎流行的其他亚洲国家和地区广泛使用，有可能成为 WHO 扩大免疫计划的一部分。建议为到有乙型脑炎流行的东南亚和远东地区的农村居住 1 个月以上的旅行者接种疫苗，也建议为到个别有异常感染危险的地区的短期旅行者接种疫苗。

在英国，使用两种乙型脑炎灭活疫苗。一种系采用鼠脑培养 Nakayama 株制备，另一种采用 Vero 细胞培养制备。

- 对未接受过乙型脑炎免疫的旅行者中的 1～3 岁儿童可接种 3 针灭活鼠脑疫苗，每针 0.5ml，分别于 0、7～14 和 28～30 天皮下注射。3～17 岁儿童和青少年可接种 3 针，每针 1 ml。末次免疫后 1 个月可产生足够的免疫力。如果完成标准免疫程序的时间不够，建议对 3～17 岁人群采用一种压缩免疫程序。采用该程序可接种 2 针，接种时间分别为 0 和 7～14 天；也可接种 3 针，接种时间分别为 0、7 和 14 天。应在完成基础免疫 12 个月后加强免疫 1 次，并在以后每 3 年加强免疫 1 次。
- 成人（18 岁以上）可接种 2 针 Vero 细胞疫苗，每针 0.5ml，分别于 0 和 28 天肌内注射。末次免疫后 1 周可产生足够的免疫力。应在完成基础免疫 12～24 个月后，于再次可暴露于乙型脑炎病毒前加强免疫 1 次。有连续感染乙型脑炎危险的人群应在基础免疫后 12 个月加强免疫 1 次。

在美国，使用两种乙型脑炎灭活疫苗。一种系采用鼠脑培养 Nakayama 株制备，另一种采用 Vero 细胞培养制备。Vero 细胞疫苗不建议为儿童和青少年接种，已注册用于成人（17 岁以上）。分别于 0 和 28 天肌内注射，每针 0.5ml。鼠脑疫苗可用于 1 岁以上儿童和成人，可接种 3 针，分别于 0、7 和 30 天皮下注射。1～2 岁儿童的剂量为 0.5ml，3 岁以上人群为 1ml。

在有乙型脑炎流行的地区，需按不同程序用灭活疫苗进行基础免疫。尽管不同国家后来进行加强免疫的年龄和程序不同，但用于基础免疫的程序却是相同的。根据各国的具体情况，在 6 月龄～3 岁之间接种第 1 针，但所有接种对象都在 1～4 周后接种第 2 针，1 年后接种第 3 针。在某些有该病流行的远东国家，也使用乙型脑炎减毒活疫苗，采用 1 针或 2 针免疫程序（见下文）。

1. WHO. Japanese encephalitis vaccines: WHO position paper. *Wkly Epidem Rec* 2006; **81:** 331–40.
Also available at: http://www.who.int/immunization/wer8134japanese%20encephalitis_Aug06_position%20paper.pdf (accessed 23/06/10)
2. CDC. Japanese encephalitis vaccines: recommendations of the Advisory Committee on Immunization Practices (ACIP).

MMWR 2010; **59** (RR-1): 1–27. Also available at: http://www.cdc.gov/mmwr/pdf/rr/rr5901.pdf (accessed 23/06/10)

采用鼠脑组织培养的乙型脑炎灭活疫苗在亚洲广泛使用已有多年。在日本，自从20世纪60年代中期在全国范围接种疫苗以来，乙型脑炎的发生率已有所下降。最近，另一种采用Vero细胞培养SA14-14-2株制备的灭活疫苗IC-51已批准使用[1~4]。

一种减毒活疫苗SA 14-14-2在中国广泛使用，并取代了灭活疫苗。有关减毒活疫苗的研究表明，在中国的农村疫区接种2针，间隔1年，有效率为97%[5,6]。将接种的时间间隔缩短到1～3个月，也观察到了类似的结果。在尼泊尔进行的另一项病例对照研究发现，接种1针减毒活疫苗的有效率可达99%以上[7]。

其他正在开发中的疫苗有重组DNA疫苗和嵌合疫苗。采用痘病毒载体的重组疫苗也正在进行研究，但研究有可能被停止[8]。

1. Tauber E, *et al.* Safety and immunogenicity of a Vero-cell-derived, inactivated Japanese encephalitis vaccine: a non-inferiority, phase III, randomised controlled trial. *Lancet* 2007; **370:** 1847–53.
2. Duggan ST, Plosker GL. Japanese encephalitis vaccine (inactivated, adsorbed) [IXIARO]. *Drugs* 2009; **69:** 115–22.
3. Kollaritsch H, *et al.* IC51 Japanese encephalitis vaccine. *Expert Opin Biol Ther* 2009; **9:** 921–31.
4. Jelinek T. Ixiaro: a new vaccine against Japanese encephalitis. *Expert Rev Vaccines* 2009; **8:** 1501–11.
5. Hennessy S, *et al.* Effectiveness of live-attenuated Japanese encephalitis vaccine (SA14-14-2): a case-control study. *Lancet* 1996; **347:** 1583–6.
6. Tsai TF, *et al.* Immunogenicity of live attenuated SA14-14-2 Japanese encephalitis vaccine—a comparison of 1- and 3-month immunization schedules. *J Infect Dis* 1998; **177:** 221–3.
7. Bista MB, *et al.* Efficacy of single-dose SA 14-14-2 vaccine against Japanese encephalitis: a case control study. *Lancet* 2001; **358:** 791–5.
8. Schiøler KL, *et al.* Vaccines for preventing Japanese encephalitis. Available in The Cochrane Database of Systematic Reviews; Issue 3. Chichester: John Wiley; 2007 (accessed 11/04/08).

制剂

专利制剂

Austral.: JE-Vax; Jespect; ***Canad.:*** JE-Vax; ***Cz.:*** Ixiaro; JE-Vax†; ***Fr.:*** Ixiaro; ***Irl.:*** Ixiaro; ***Port.:*** Ixiaro; ***Thai.:*** CD Jevax; JE-Vaccine; ***UK:*** Ixiaro; ***USA:*** Ixiaro; JE-Vax.

Jellyfish Venom Antisera 水母毒抗血清

Antídoto contra las picaduras de medusa; Antisuero contra el veneno de la medusa; Jellyfish Antivenins; Jellyfish Antivenoms.

不良反应和注意事项

参见抗血清项下，第2121页。

用途和用法

在加拿大，使用一种抗血清处理箱形水母或海黄蜂（*Chironex fleckeri*）的严重蜇伤。该制剂含有可中和海黄蜂毒素的特异性抗毒素球蛋白，由经箱形水母毒素免疫的羊血清制备。

箱形水母抗毒素常采用静脉注射途径给药，剂量为20000U。也可采用60000U肌内注射。

水母蜇伤 多数由箱形水母（海黄蜂）造成的蜇伤很少留下后遗症，可以采用简单的急救处理。但是，有些蜇伤可能是快速致死性的，所以对情况作出快速判断是性命攸关的事[1]。对黏附于皮肤上的触手应采用醋剂或3%～10%的乙酸溶液灭活。对严重蜇伤者，必要时可实施心肺复苏术。尽管对多数心搏、呼吸不稳定或出现用阿片类镇痛药都难以缓解的严重疼痛者以及有产生明显瘢痕危险的人在临床上推荐迟使用抗血清[1,3]，但抗血清如果以适当的剂量快速使用会是有效的[2,3]。曾有几项实验证明可采用维拉帕米治疗水母毒素引起的心脏毒性，并允许抗血清花费更长的时间以产生作用[1,4]，但目前认为应禁忌使用维拉帕米[3]。有人认为海黄蜂抗血清可能对相关动物种类的严重蜇伤也有效[3,5]。

Irukandji综合征包括几种高儿茶酚胺能症状（如全身疼痛、筋疲力尽、高血压、心肌病和肺水肿），系由小箱形水母 *Carukia barnesi* 蜇伤引起[1,6,7]，需采用对症与支持疗法，使用海黄蜂抗毒素无效[3,5,7]。乙酸也可能对某些种类的水母螫伤有效（见第2165页）。

1. Bailey PM, *et al.* Jellyfish envenoming syndromes: unknown toxic mechanisms and unproven therapies. *Med J Aust* 2003; **178:** 34–7.
2. Fenner PJ, *et al.* Successful use of chironex antivenom by members of the Queensland Ambulance Transport Brigade. *Med J Aust* 1989; **151:** 708–10.
3. Tibballs J. Australian venomous jellyfish, envenomation syndromes, toxins and therapy. *Toxicon* 2006; **48:** 830–59.
4. Burnett JW. The use of verapamil to treat box-jellyfish stings. *Med J Aust* 1990; **153:** 363.
5. Fenner PJ, Williamson JA. Worldwide deaths and severe envenomation from jellyfish stings. *Med J Aust* 1996; **165:** 658–61.
6. Macrokanis CJ, *et al.* Irukandji syndrome in northern Western Australia: an emerging health problem. *Med J Aust* 2004; **181:** 699–702.
7. Nickson CP, *et al.* Irukandji syndrome case series from Australia's tropical Northern Territory. *Ann Emerg Med* 2009; **54:** 395–403.

Leishmaniasis Vaccines 利什曼病疫苗

Vacunas de la leishmaniasis.

简介

含有利什曼原虫、用于预防皮肤利什曼病的疫苗正在研究中。

将具有感染性的利什曼原虫株接种入皮肤，这一技术被称为利什曼原虫化（leishmanisation），已被用来预防皮肤利什曼病（见第794页）。尽管这项技术已被标准化，但尚未被推荐使用，因为有些接种对象会出现愈合缓慢的大面积皮损。目前尚无抗任何类型利什曼病的有效疫苗。第一代疫苗已经问世并进行人体观察。这些疫苗含有灭活的利什曼前鞭毛体，可含也可不含卡介苗佐剂，能够提供一定的抗皮肤病保护作用，但在部分病例中，效果消退较快。尚未发现这些疫苗可提供抗内脏利什曼原虫的保护作用。使用铝作为这类疫苗佐剂的研究正在进行中。也有人在用不同方法进行第二代疫苗的研究，如使用表面抗原（gp63和磷质聚糖）、亚马逊利什曼原虫的前鞭毛体、酶受体（LACK），诱导Th1型应答的佐剂［如白细胞介素-12、带有利什曼抗原的反义寡核苷酸或重组利什曼抗原（TSA，LmSTI-1）］，所有这些都在一定程度上显示了对小鼠的保护作用。巴西目前正使用一种糖蛋白富集的兽用预防性杜氏利什曼原虫前鞭毛体疫苗（*Leishmune*®）。所构建的编码gp63和LACK的DNA也在小鼠中显示了抗硕大利什曼原虫的保护作用。一种将3种利什曼抗原（LeIF、LmSTI-1和TSA）与单磷酰基脂质A佐剂结合的嵌合疫苗也已经问世，但即使在目前已是最理想的狗实验中，观察到的结果也是有好有坏。通过基因删除制备的减毒活疫苗也在小鼠实验中显示出一定的使用前景。白蛉的唾液（载体）似乎可提高感染力，而且抗这种昆虫唾液或内脏抗原的疫苗也已在研究中。

1. Dumonteil E, *et al. Report of the fourth TDR/IDRI meeting on second-generation vaccines against leishmaniasis,* May 2001. Available at: http://apps.who.int/tdr/publications/tdr-research-publications/second-generation-vaccines/pdf/second-generation.pdf (accessed 27/08/10)
2. Melby PC. Vaccination against cutaneous leishmaniasis: current status. *Am J Clin Dermatol* 2002; **3:** 557–70.
3. Mauel J. Vaccination against Leishmania infections. *Curr Drug Targets Immune Endocr Metabol Disord* 2002; **2:** 201–26.
4. Brodskyn C, *et al.* Vaccines in leishmaniasis: advances in the last five years. *Expert Rev Vaccines* 2003; **2:** 705–17.
5. WHO. State of the art of new vaccines: research & development (January 2005). Available at: http://www.who.int/vaccine_research/documents/Dip%20814.pdf (accessed 27/08/10)
6. Palatnik-de-Sousa CB. Vaccines for leishmaniasis in the fore coming 25 years. *Vaccine* 2008; **26:** 1709–24.

Leprosy Vaccines 麻风病疫苗

Vacunas de la lepra.

简介

使用麻风分枝杆菌和其他分枝杆菌的麻风病疫苗正在研究中。一种灭活疫苗已在印度问世，被用于麻风病在标准多药疗法之外的辅助治疗。尽管新疫苗的研究仍在继续，但卡介苗（第2125页）也显示出一定的效果。

正在研究中的麻风病疫苗既用于预防麻风分枝杆菌感染（免疫预防），又用于预防感染者发病（免疫治疗）。尝试开发麻风病疫苗的基础，是诱导抗麻风分枝杆菌的细胞介导免疫应答会产生抗该菌的保护作用这一假设。已对多种疫苗已进研究，其中包括卡介苗、卡介苗与热灭活麻风分枝杆菌结合疫苗、热灭活分 *W* 分枝杆菌疫苗和 Indian Cancer Research Centre（ICRC）杆菌疫苗。偶然发现廉价且应用广泛的卡介苗抗麻风病有效，这对控制麻风病具有重要意义。接种卡介苗对麻风病具有明显的**免疫预防作用**（第2126页），在马拉维进行的一项研究表明反复接种会提供更多的保护[1]。但是，将灭活麻风分枝杆菌与卡介苗结合却并未提高免疫效果，这与在委内瑞拉进行的一项研究的初步结果是一致的[2]。然而，WHO Technical Advisory Group on the Elimination of Leprosy 在第六次会议报告中提到[3]了在印度南部地区进行的一项麻风病预防性疫苗研究，指出将卡介苗与灭活麻风分枝杆菌疫苗结合的免疫效果优于单独使用卡介苗。这项研究开始于1991年，共观察171 400人，分别接种卡介苗、卡介苗与热灭活麻风分枝杆菌结合疫苗、热灭活 *W* 分枝杆菌疫苗、ICRC杆菌疫苗和安慰剂，以随访的方式对研究结果进行考察。最新发现表明单独接种卡介苗的总有效率为22%，卡介苗与热灭活麻风分枝杆菌结合疫苗为67%，*W* 分枝杆菌疫苗为41%，ICRC杆菌疫苗为51%。对麻风病患者接触者的有效率，单独接种卡介苗为11%，卡介苗与热灭活麻风分枝杆菌结合疫苗为88%，*W* 分枝杆菌疫苗为87%，ICRC杆菌疫苗为11%。目前正在巴西进行有关使用卡介苗对学龄儿童进行加强免疫和对家庭接触者进行免疫的深入研究。也有证据表明将接种BCG疫苗与利福平药物预防结合起来会产生更好的效果[4]。有报告表明采用标准多药疗法（第168页）以 *W* 分枝杆菌疫苗进行**免疫治疗**产生了较好的应答[5~11]，尽管1型麻风反应略有增加[10~12]。对一种由ICRC杆菌制备的相似疫苗，也可能是相同疫苗也进行了评价[13,14]。当采用化学疗法治疗麻风病，同时以卡介苗与热灭活麻风分枝杆菌结合疫苗免疫疗法作为辅助治疗时，产生了较好的应答[15]。WHO认为研究最终会证明在临床上疫苗将更多用于免疫治疗，更不是免疫预防[13]，且目前看上去免疫疗法具有较强的顺应性[16]。

1. Karonga Prevention Trial Group. Randomised controlled trial of single BCG, repeated BCG, or combined BCG and killed Mycobacterium leprae vaccine for prevention of leprosy and tuberculosis in Malawi. *Lancet* 1996; **348:** 17–24.
2. Convit J, *et al.* Immunoprophylactic trial with combined Mycobacterium leprae/BCG vaccine against leprosy: preliminary results. *Lancet* 1992; **339:** 446–50.
3. WHO. Report on the sixth meeting of the WHO Technical Advisory Group on the Elimination of Leprosy: Geneva, February 2004. Available at: http://www.ops-oms.org/English/AD/DPC/CD/lep-TAG-6.pdf (accessed 01/04/08)
4. Schuring RP, *et al.* Protective effect of the combination BCG vaccination and rifampicin prophylaxis in leprosy prevention. *Vaccine* 2009; **27:** 7125–8.
5. Zaheer SA, *et al.* Combined multidrug and Mycobacterium w vaccine therapy in patients with multibacillary leprosy. *J Infect Dis* 1993; **167:** 401–10.
6. Zaheer SA, *et al.* Immunotherapy with Mycobacterium w vaccine decreases the incidence and severity of type 2 (ENL) reactions. *Lepr Rev* 1993; **64:** 7–14.
7. Zaheer SA, *et al.* Addition of immunotherapy with Mycobacterium w vaccine to multi-drug therapy benefits multibacillary leprosy patients. *Vaccine* 1995; **13:** 1102–10.
8. Katoch K, *et al.* Treatment of bacilliferous BL/LL cases with combined chemotherapy and immunotherapy. *Int J Lepr* 1995; **63:** 202–12.
9. Talwar GP. An immunotherapeutic vaccine for multibacillary leprosy. *Int Rev Immunol* 1999; **18:** 229–49.
10. De Sarkar A, *et al.* Impact of combined Mycobacterium w vaccine and 1 year of MDT on multibacillary leprosy patients. *Int J Lepr Other Mycobact Dis* 2001; **69:** 187–94.
11. Kaur I, *et al.* Combined 12-month WHO/MDT MB regimen and Mycobacterium w vaccine in multibacillary leprosy: a follow-up of 136 patients. *Int J Lepr Other Mycobact Dis* 2002; **70:** 174–81.
12. Kar HK, *et al.* Reversal reaction in multibacillary leprosy patients following MDT with and without immunotherapy with a candidate for an antileprosy vaccine, Mycobacterium w. *Lepr Rev* 1993; **64:** 219–26.
13. Mangla B. Leprosy vaccine debate in India re-ignited. *Lancet* 1993; **342:** 233.
14. Jayaraman KS. Charges fly over rival leprosy vaccines. *Nature* 1994: **367:** 403.
15. Rada E, *et al.* A follow-up study of multibacillary Hansen's disease patients treated with multidrug therapy (MDT) or MDT + immunotherapy (IMT). *Int J Lepr* 1997; **65:** 320–7.
16. Walia R, *et al.* Field trials on the use of Mycobacterium w vaccine in conjunction with multidrug therapy in leprosy patients for immunotherapeutic and immunoprophylactic purposes. *Lepr Rev* 1993; **64:** 302–11.

制剂

专利制剂

India: Immuvac.

Leptospirosis Vaccines 钩端螺旋体病疫苗

Leptospira Vaccines; Vacunas de la leptospirosis.

简介

在某些国家采用经问号钩端螺旋体灭活制备的钩端螺旋体病疫苗。该疫苗用于对接触黄疸出血型钩端螺旋体病（螺旋体黄疸；Weil病）的高危人群进行抗该病的主动免疫。

制剂

专利制剂

Fr.: Spirolept; ***Switz.:*** Spirolept†.

Lyme Disease Vaccines 莱姆病疫苗

Vacunas de la enfermedad de Lyme.

简介

由重组伯氏包柔螺旋体外表面蛋白制备的疫苗已经问世，并在某些国家用于对接触莱姆病的高危人群进行抗该病主动免疫。

难以用抗菌药治疗的莱姆关节炎是由疫苗中伯氏包柔氏螺旋体外表面蛋白引起的免疫反应，但这种反应目前已很少出现。

Malaria Vaccines 疟疾疫苗

Vacunas de la malaria; Vacunas del paludismo.

简介

抗子孢子和生命周期中无性和有性阶段的恶性疟原虫的疟疾疫苗正在研究中，同时被研究的还有由不同阶段结合抗原组成的多成分疫苗。

疫苗开发 疟疾的化学预防暴露出越来越多的问题（见第566页），从而使人们对开发有效的疟疾疫苗也日益失去了信心，尽管对其中几种疫苗已进行过或正在进行临床研究。关于开发疟疾疫苗的各种途径已有大量综述[1～15]，该疫苗主要分为以下4类。

- 抗寄生虫的前红细胞形式，特别是子孢子和处于肝感染阶段的寄生虫疫苗。子孢子疫苗既可通过诱导抗体应答，阻止寄生虫侵入肝细胞来预防感染，也可通过阻止寄生虫释放入血流，诱导破坏感染肝细胞的细胞介导免疫应答来预防感染。由子孢子上的环子孢子抗原制备的疫苗是这些疫苗中最先进的，以RTS、S为代表。该疫苗系由具有抗原性的恶性疟原虫环子孢子基因C-端与乙型肝炎表面抗原融合后加不同佐剂配制而成，其变异体RTS，S/AS02A[16]、RTS，S/AS02D[17]和RTS,S/AS01E[18]在南非疫区的早期研究中均取得了满意的结果。在美国军队中也正在观察用DNA疫苗预防疟疾的可能性，包括一种编码恶性疟原虫环子孢子蛋白的肝阶段DNA候选疫苗。但是，到目前为止，该疫苗未能诱导出抗原特异性抗体。一种名为MuStDo5、编码包括环子孢子在内的5个不同肝阶段抗原的多抗原DNA疫苗也正在研究中。有些科研人员正在探讨用DNA疫苗进行基础免疫，再用重组抗原或病毒载体进行加强免疫的前景。也有一些疫苗的开发将目标锁定细胞内的肝阶段寄生虫，因为某些由子孢子或裂殖子表达的抗原也可由肝阶段寄生虫表达。
- 抗无性红细胞阶段裂殖子形式寄生虫的疫苗。这些疫苗有望通过降低血液中的寄生虫密度来减轻病情和缩短病程，其效果与减少症状和降低死亡危险有关。最先进的无性候选疫苗是裂殖子表面蛋白1（Merozoite surface protein 1，MSP-1），该蛋白可形成部分可能与红细胞侵袭有关的复合物。抗MSP-1抗体可在体外阻止寄生虫进入红细胞。动物实验表明重组MSP-1可提供抗致死量寄生虫攻击的保护。几种其他裂殖子表面蛋白（MSP-2、MSP-3、MSP-4、MSP-5、MSP-8和MSP-9）也在开发中。最近在巴布亚-新几内亚进行的一项研究表明，一种由MSP-1和MSP-2与恶性疟原虫环感染的红细胞结合而成的疫苗可使儿童中的寄生虫密度减少62%。另外两种有前景的无性红细胞阶段候选疫苗是顶端膜抗原-1（AMA-1）和红细胞结合抗原-175（EBA-175）。
- 诱导人体产生抗存在于蚊子内脏中的配子阶段寄生虫抗体的传播阻断疫苗。这些抗体随后会被叮人的蚊子从血液中吸取，阻止蚊子体内产生更多的寄生虫，从而使蚊子不再具有传播该病的能力。以这种方式阻断传播可减少蚊子携带寄生虫的数量，降低蚊子的感染性，并通过阻断耐抗体突变寄生虫的传播，延长红细胞前疫苗或红细胞疫苗的作用时间。最先进的候选疫苗为恶性疟原虫表面抗原Pfs-25与Pfs-28或间日疟原虫表面抗原Pvs-25和Pvs-28。目前正在采用基因工程技术开发这些抗原。正在研究的其他性阶段疫苗包括Pfs48/45和Pfs-230。
- 抗由引起疾病本身的寄生虫产生的毒素的疫苗。将数种寄生虫抗原与红细胞膜结合的糖基磷脂酰肌醇（GPI）锚形体在鼠模型研究中显示出较强的毒性，但如果被解毒而具有安全性，则有望减轻病情。

开发多抗原多阶段结合疫苗是抗疟疾免疫的最佳途径。已经开始研究的这类疫苗中有一种名为SPf66，是由血液中无性阶段寄生虫的3种抗原与子孢子抗原连接而成的合成疫苗，但几乎无证据表明该疫苗具有保护作用[3]。已经进行研究的另一种多组分疫苗NYVAC-Pf7系采用重组痘苗病毒载体表达疟疾感染不同阶段的7种蛋白制备[19]，但结果令人失望。还有一种多组分疫苗CDC/NIIMALVAC-1，在动物实验和体外研究中的初步结果令人满意[20]。

1. Webster D, Hill AVS. Progress with new malaria vaccines. *Bull WHO* 2003; **81:** 902–9.
2. Moorthy VS, *et al.* Malaria vaccine developments. *Lancet* 2004; **363:** 150–6.
3. Graves PM, Gelband H. Vaccines for preventing malaria (SPf66). Available in The Cochrane Library; Issue 2. Chichester: John Wiley; 2006.
4. WHO. State of the art of new vaccines: research & development (January 2005). Available at: http://www.who.int/vaccine_research/documents/Dip%20814.pdf (accessed 27/08/10)
5. Graves PM, Gelband H. Vaccines for preventing malaria (pre-erythrocytic). Available in The Cochrane Database of Systematic Reviews; Issue 4. Chichester: John Wiley; 2006 (accessed 10/06/08).
6. Graves PM, Gelband H. Vaccines for preventing malaria (blood-stage). Available in The Cochrane Database of Systematic Reviews; Issue 4. Chichester: John Wiley; 2006 (accessed 10/06/08).
7. Tetteh KK, Polley SD. Progress and challenges towards the development of malaria vaccines. *BioDrugs* 2007; **21:** 357–73.
8. Matuschewski K, Mueller AK. Vaccines against malaria - an update. *FEBS J* 2007; **274:** 4680–7.
9. Mikolajczak SA, *et al.* Preerythrocytic malaria vaccine development. *Curr Opin Infect Dis* 2007; **20:** 461–6. Correction. *ibid.*; 656.
10. Genton B, Reed ZH. Asexual blood-stage malaria vaccine development: facing the challenges. *Curr Opin Infect Dis* 2007; **20:** 467–75.
11. Saul A. Mosquito stage, transmission blocking vaccines for malaria. *Curr Opin Infect Dis* 2007; **20:** 476–81.
12. Sharma S, Pathak S. Malaria vaccine: a current perspective. *J Vector Borne Dis* 2008; **45:** 1–20.
13. Vekemans J, Ballou WR. Plasmodium falciparum malaria vaccines in development. *Expert Rev Vaccines* 2008; **7:** 223–40.
14. Pinzon-Charry A, Good MF. Malaria vaccines: the case for a whole-organism approach. *Expert Opin Biol Ther* 2008; **8:** 441–8.
15. Tyagi RK, *et al.* Various carrier system(s)-mediated genetic vaccination strategies against malaria. *Expert Rev Vaccines* 2008; **7:** 499–520.
16. Alonso PL, *et al.* Duration of protection with RTS,S/ASO2A malaria vaccine in prevention of Plasmodium falciparum disease in Mozambican children: single-blind extended follow-up of a randomised controlled trial. *Lancet* 2005; **366:** 2012–12.
17. Abdulla S, *et al.* Safety and immunogenicity of RTS,S/AS02D malaria vaccine in infants. *N Engl J Med* 2008; **359:** 2533–44.
18. Bejon P, *et al.* Efficacy of RTS,S/AS01E vaccine against malaria in children 5 to 17 months of age. *N Engl J Med* 2008; **359:** 2521–32.
19. Ockenhouse CF, *et al.* Phase I/IIa safety, immunogenicity, and efficacy trial of NYVAC-Pf7, a pox-vectored, multiantigen, multistage vaccine candidate for Plasmodium falciparum malaria. *J Infect Dis* 1998; **177:** 1664–73.
20. Shi YP, *et al.* Immunogenicity and in vitro protective efficacy of a recombinant multistage Plasmodium falciparum candidate vaccine. *Proc Natl Acad Sci U S A* 1999; **96:** 1615–20.

Measles Immunoglobulins 麻疹免疫球蛋白

Inmunoglobulinas contra el sarampión.
ATC — J06BB14.

Pharmacopoeias. Many pharmacopoeias, including *Eur.* (see p.vii), have monographs.

Ph. Eur. 6.8（Human Measles Immunoglobulin；Immunoglobulinum Humanum Morbillicum） 人麻疹免疫球蛋白是一种液体或冻干免疫球蛋白制剂，其主要成分为IgG。该制剂由含抗麻疹病毒特异性抗体的血浆制备，可添加正常免疫球蛋白。其含量不低于50IU/ml。液体和冻干制剂均应避光保存于无色玻璃容器中。冻干制剂应于真空条件下或充氮后保存。

不良反应和注意事项

参见免疫球蛋白项下，第2121页。

药物相互作用

参见免疫球蛋白项下，第2121页。

用途和用法

麻疹免疫球蛋白可用于预防麻疹的被动免疫。该制剂可在暴露于感染的易感人群中阻断或减少麻疹的传播。在英国，经常使用正常免疫球蛋白。

制剂

Ph. Eur.: Human Measles Immunoglobulin.

专利制剂

Gr.: Moruman.

Measles Vaccines 麻疹疫苗

Vacunas del sarampión.
ATC — J07BD01.

Pharmacopoeias. Many pharmacopoeias, including *Eur.* (see p.vii) and *US*, have monographs.

Ph. Eur. 6.8［Measles Vaccine（Live）；Vaccinum Morbillorum Vivum］ 麻疹减毒活疫苗是一种冻干制剂，由适宜的麻疹病毒减毒株经鸡胚细胞或人二倍体细胞培养制备，用前复溶。每剂疫苗的病毒滴度不低于3.0log $CCID_{50}$。该疫苗应于2～8℃避光保存。

BP 2010声明标签上可标有Measles字样。

USP 33（Measles Virus Vaccine Live） 麻疹减毒活疫苗是一种由适宜的麻疹病毒减毒株经鸡胚细胞培养制备的无菌制剂。该疫苗每个免疫剂量病毒滴度不低于1×10^3 $TCID_{50}$，可含有适当的抗菌剂。应于2～8℃避光保存。

不良反应

参见疫苗项下，第2121页。

接种疫苗后可出现发热和皮疹。发热通常在接种后1周左右出现，持续约2天或3天，有时伴有惊厥。更严重的反应（如脑炎和血小板减少等）很少有报道。

1. Duclos P, Ward BJ. Measles vaccines: a review of adverse events. *Drug Safety* 1998; **19:** 435–54.

不良反应发生率 美国Advisory Committee on Immunization Practices就标准麻疹疫苗的不良反应发表了简单的评论[1]。截至1993年，麻疹疫苗的使用超过2.4亿份，一直保持着良好的安全性记录。有5%～15%的接种对象于接种疫苗后5～12天出现39.4℃以上的高热，通常持续数日。据报道，一过性皮疹的发生率约为5%。每接种100万份麻疹疫苗，出现不到1例中枢神经系统疾病，包括脑炎和脑病。接种疫苗后脑炎或脑病的发生率低于不明原因的脑炎发生率，提示这类疾病只是与接种疫苗暂时有关，而不是由接种疫苗引起。

1. Immunization Practices Advisory Committee. Update: vaccine side effects, adverse reactions, contraindications, and precautions. *MMWR* 1996; **45** (RR 12): 1–35.

非典型麻疹 在接种过麻疹疫苗后又暴露于自然感染的人群中，出现过非典型麻疹症状，其特点是高热和非典型皮疹；腹痛比较常见，肺炎几乎是普遍存在的[1]。非典型麻疹主要出现在接种灭活疫苗（已不再使用）的人群中[1]，但在接种活疫苗的人群中也有报道[2,3]。

发生在先前接种过麻疹减毒活疫苗者中的麻疹可能是轻微的和几乎察觉不到的。再次免疫失败已不是主要问题（见下文**用途和用法**项下的**免疫程序**）。

1. Anonymous. The atypical-measles syndrome. *Lancet* 1979; **i:** 962–3.
2. Chatterji M, Mankad V. Failure of attenuated viral vaccine in prevention of atypical measles. *JAMA* 1977; **238:** 2635.
3. Henderson JAM, Hammond DI. Delayed diagnosis in atypical measles syndrome. *Can Med Assoc J* 1985; **133:** 211–13.

对听力的影响 关于接种单价麻疹疫苗或含有麻疹成分的其他疫苗后的感觉神经性听觉损失的报道参见**麻腮风联合疫苗**项下，第2143页。

对神经系统的影响 吉兰-巴雷综合征 对2296个病例进行分析，未发现接种麻疹疫苗与吉兰-巴雷综合征有关[1]。

1. da Silveira CM, *et al.* Measles vaccination and Guillain-Barré syndrome. *Lancet* 1997; **349:** 14–16.

视神经炎 报道过2名儿童接种麻疹风疹联合疫苗后发生了视神经炎，见**麻疹风疹联合疫苗**下的**不良反应**项下（第2142页）。

亚急性硬化性泛脑炎 亚急性硬化性泛脑炎是一种罕见的麻疹感染并发症（见第851页），在接种过麻疹疫苗但无麻疹病史的儿童中已有报道。然而麻疹疫苗的大规模接种在发展中国家和工业化国家均已有效降低了亚急性硬化性泛脑炎的发病率[1,2]，且未接种疫苗患该病的风险要高于接种疫苗。

1. Anonymous. SSPE in the developing world. *Lancet* 1990; **336:** 600.
2. Immunization Practices Advisory Committee. Update: vaccine side effects, adverse reactions, contraindications, and precautions. *MMWR* 1996; **45** (RR 12): 1–35.

对皮肤的影响 在1名10月龄婴儿中发生了与接种麻疹疫苗有关的Stevens-Johnson综合征[1]。

1. Hazir T, *et al.* Stevens-Johnson syndrome following measles vaccination. *J Pakistan Med Assoc* 1997; **47:** 264–5.

高滴度疫苗与死亡率 在报道儿童特别是女孩接种高滴度Edmonston-Zagreb（EZ）麻疹疫苗出现较高的死亡率之后[1]，WHO撤销了将该疫苗用于发展中国家扩大免疫计划的建议[2,3]。后来的研究表明，接种高滴度EZ疫苗对儿童，无论是男孩还是女孩的营养状况均有不良影响[4]，证明该疫苗在通常情况下是有害的。但也有其他研究认为与使用EZ疫苗有关的问题被夸大了[5,6]。一篇综述指出所有的研究均未观察到过高的死亡率，并得出结论，认为这类问题并非疫苗本身所致[6]。

1. Knudsen KM, *et al.* Child mortality following standard, medium or high titre measles immunization in West Africa. *Int J Epidemiol* 1996; **25:** 665–73.
2. Anonymous. High-titre measles vaccines dropped. *Lancet* 1992; **340:** 232.
3. WHO. Expanded Programme on Immunization; safety of high-titre measles vaccines. *Wkly Epidem Rec* 1992; **67:** 357–61.
4. Garenne M. Effect of Edmonston-Zagreb high-titre vaccine on nutritional status. *Lancet* 1994; **344:** 261–2.
5. Bennett JV, *et al.* Edmonston-Zagreb measles vaccine: a good vaccine with an image problem. *Pediatrics* 1999; **104:** 1123–4.
6. Aaby P, *et al.* High-titer measles vaccination before 9 months of age and increased female mortality: do we have an explanation? *Semin Pediatr Infect Dis* 2003; **14:** 220–32.

注意事项

参见疫苗项下，第2121页。

通常不建议为1岁以下婴儿接种麻疹疫苗，因为其体内的母体抗体可能会阻碍免疫应答的产生。但当感染麻疹的危险特别高时，也为低龄婴儿接种麻疹疫苗（更多的讨论见下文的**用途和用法**项下的**免疫程序**）。

超敏反应 关于为鸡蛋过敏儿童接种麻疹疫苗应注意事项的讨论，见**麻腮风联合疫苗**项下，第2143页。

免疫抑制者 关于为包括HIV感染者在内的免疫抑制者接种活疫苗的讨论，见第2122页的**注意事项**。

同其他活疫苗一样，麻疹疫苗通常不建议为免疫力受损者接种，但对 HIV 阳性人群可以接种麻腮腺风联合疫苗，除非他们处于严重免疫抑制状态或有其他禁忌证。WHO 建议，对疑似 HIV 感染或确诊为 HIV 感染的儿童或在 HIV 感染及麻疹病毒感染高发区的儿童，除按计划免疫程序于 9 月龄接种麻疹疫苗外，还应在 6 月龄接种 1 针[1,2]。即将接触麻疹的免疫抑制者应接种正常免疫球蛋白。某些国家已在使用特异性麻疹免疫球蛋白（见第 2141 页）。尽管已有麻疹疫苗用于免疫抑制者且未引起不良反应[3]，但也有引起严重反应的报告。曾报道 1 名先天性免疫缺陷儿童接种疫苗后出现播散性麻疹感染[4]，1 名成人 AIDS 患者接种疫苗后出现致死性的巨大细胞肺炎[5]。

1. WHO. Measles vaccines: WHO position paper. *Wkly Epidem Rec* 2009; **84:** 349–60. Also available at: http://www.who.int/wer/2009/wer8435.pdf (accessed 12/02/10)
2. WHO. WHO recommendations for routine immunization–summary tables (issued 9 June 2010). Available at: http://www.who.int/immunization/policy/immunization_tables/en/print.html (accessed 27/08/10)
3. Krasinski K, Borkowsky W. Measles and measles immunity in children infected with human immunodeficiency virus. *JAMA* 1989; **261:** 2512–16.
4. Monafo WJ, *et al.* Disseminated measles infection after vaccination in a child with a congenital immunodeficiency. *J Pediatr* 1994; **124:** 273–6.
5. Angel JB, *et al.* Vaccine-associated measles pneumonitis in an adult with AIDS. *Ann Intern Med* 1998; **129:** 104–6.

炎性肠病 接种麻疹疫苗可能是炎性肠病的一个诱发因素[1]。但对 140 名炎性肠病患者进行的一项病例对照研究并不支持这一假设[2]，且在患者的组织活检标本中并未检出麻疹病毒[3]。后来发表的文献认为没有证据表明接种含有麻疹成分的疫苗与炎性肠病之间存在任何关系[4~6]。一种认为麻疹疫苗相关的炎性肠病与自闭症之间存在联系的观点现在已被否认（第 2143 页）。

1. Thompson NP, *et al.* Is measles vaccination a risk factor for inflammatory bowel disease? *Lancet* 1995; **345:** 1071–4.
2. Feeney M, *et al.* A case-control study of measles vaccination and inflammatory bowel disease. *Lancet* 1997; **350:** 764–6.
3. Afzal MA, *et al.* Absence of measles-virus genome in inflammatory bowel disease. *Lancet* 1998; **351:** 646–7.
4. Davis RL, Bohlke K. Measles vaccination and inflammatory bowel disease: controversy laid to rest? *Drug Safety* 2001; **24:** 939–46.
5. Seagroatt V, Goldacre MJ. Crohn's disease, ulcerative colitis, and measles vaccine in an English population, 1979-1998. *J Epidemiol Community Health* 2003; **57:** 883–7.
6. Demicheli V, *et al.* Vaccines for measles, mumps and rubella in children. Available in The Cochrane Database of Systematic Reviews; Issue 4. Chichester: John Wiley; 2005 (accessed 02/05/06).

药物相互作用

参见疫苗项下，第2122页。

维生素 A 补充维生素 A（见**缺乏状态**，第1831页）是目前 WHO 扩大免疫计划的一部分[1]。关于补充维生素 A 对接种麻疹疫苗的影响，正反两方面都有证据。一项研究表明如果在 6 月龄接种麻疹疫苗（早于扩大免疫计划通常建议的接种年龄），补充维生素 A 会使免疫应答水平下降[2]。但另有研究表明于 9 月龄（通常开始接种麻疹疫苗的年龄）接种疫苗的儿童，血清抗体阻转率和免疫应答水平均无明显变化[3,4]。

1. WHO. Measles vaccines: WHO position paper. *Wkly Epidem Rec* 2009; **84:** 349–60. Also available at: http://www.who.int/wer/2009/wer8435.pdf (accessed 12/02/10)
2. Semba RD, *et al.* Reduced seroconversion to measles in infants given vitamin A with measles vaccination. *Lancet* 1995; **345:** 1330–2.
3. Benn CS, *et al.* Randomised trial of effect of vitamin A supplementation on antibody response to measles vaccine in Guinea-Bissau, West Africa. *Lancet* 1997; **350:** 101–5.
4. Cherian T, *et al.* Effect of Vitamin A supplementation on the immune response to measles vaccination. *Vaccine* 2003; **23:** 2418–20.

用途和用法

麻疹疫苗用于抗麻疹主动免疫。目前疫苗所用毒株通常是毒性进一步降低的 Enders 减毒 Edmonston 株或 Schwarz 株。先前使用的由 Edmonston-Zagreb 株麻疹病毒制备的高效疫苗已停止使用，因为有证据表明会增加死亡率（见上文**不良反应**的**高滴度疫苗与死亡率**项下）。

基础免疫通常使用麻腮风联合疫苗（第 2143 页）。有关免疫程序将在下文讨论。

通常不建议为 1 岁以下儿童接种麻疹疫苗，因其体内的母体抗体可能会妨碍免疫应答的产生。但是，在发展中国家和美国的某些特殊情况下（如麻疹暴发期间），已为 6~9月龄婴儿接种麻疹疫苗（见下文的**免疫程序**项下）。

单抗原成分麻疹疫苗如果在接触麻疹后 72h 内接种，也可用于暴露后预防。

用法 目前已对接种麻疹疫苗的几种替代途径进行研究，以克服皮下和肌内注射的不足[1]。以气雾剂形式接种已在 9 月龄以上儿童中产生了较好的应答，尽管对低龄儿童不是那么有效[2,3]。一项随机研究证明气雾剂还可能用于大规模免疫接种[4]。

以可食用植物生产口服麻疹疫苗正在研究中[5,6]。

目前正在开发适用于因母体抗体衰落而极其易感的 9 月龄以下婴儿的口服和（或）滴鼻疫苗。

1. Cutts FT, *et al.* Alternative routes of measles immunization: a review. *Biologicals* 1997; **25:** 323–38.
2. Hiremath GS, Omer SB. A meta-analysis of studies comparing the respiratory route with the subcutaneous route of measles vaccine administration. *Hum Vaccin* 2005; **1:** 30–6.
3. Low N, *et al.* Immunogenicity and safety of aerosolized measles vaccine: systematic review and meta-analysis. *Vaccine* 2008; **26:** 383–98.
4. Dilraj A, *et al.* Response to different measles vaccine strains given by aerosol and subcutaneous routes to schoolchildren: a randomised trial. *Lancet* 2000; **355:** 798–803.
5. Webster DE, *et al.* Appetising solutions: an edible vaccine for measles. *Med J Aust* 2002; **176:** 434–7.
6. Muller CP, *et al.* Immunogenic measles antigens expressed in plants: role as an edible vaccine for adults. *Vaccine* 2003; **21:** 816–19. Correction. *ibid.*; 3093.

免疫程序 在发达国家，麻疹疫苗（常用麻腮风联合疫苗）通常是在出生后第 2 年接种。考虑到由于循环中母体抗体的持续存在，麻疹疫苗不能在小月龄婴儿中诱导适当的免疫应答，通常不为 12 月龄以下婴儿接种麻疹疫苗。但是，接种过麻疹疫苗的母亲所生婴儿往往由于母体抗体水平较低，在 12 月龄以前即对麻疹易感。对这类儿童，有证据表明在 6~9 月龄接种疫苗是有效的[1~3]，尽管于 6 月龄接种的婴儿抗体滴度要低于以后接种[1,4]。

在英国和美国，于 12～15 月龄进行常规接种，第 2 针于 4～6 岁接种（见**疫苗**的**免疫程序**项下，第2122页）。其他国家也采用类似的程序。有证据表明这种 2 针免疫程序会在社会上产生高水平的免疫力。在麻疹暴发期间，接种可提前至 6 月龄[5]。建议对所有于 1 岁前接种疫苗的儿童进行加强免疫。任何年龄段的未免疫人群出现感染危险时都可接种麻疹疫苗，即使其免疫状况不清楚也可接种。

有关在发展中国家免疫程序的讨论，参见下文的**扩大免疫计划**。

1. Johnson CE, *et al.* Measles vaccine immunogenicity in 6- versus 15-month-old infants born to mothers in the measles vaccine era. *Pediatrics* 1994; **93:** 939–44.
2. Carson MM, *et al.* Measles vaccination of infants in a well-vaccinated population. *Pediatr Infect Dis J* 1995; **14:** 17–22.
3. Markowitz LE, *et al.* Changing levels of measles antibody titers in women and children in the United States: impact on response to vaccination. *Pediatrics* 1996; **97:** 53–8.
4. Gans HA, *et al.* Deficiency of the humoral immune response to measles vaccine in infants immunized at age 6 months. *JAMA* 1998; **280:** 527–32.
5. De Serres G, *et al.* Effectiveness of vaccination at 6 to 11 months of age during an outbreak of measles. *Pediatrics* 1996; **97:** 232–5.

扩大免疫计划 尽管使用安全有效的麻疹疫苗已有 40 年，但麻疹依然是低龄儿童的主要死因之一。据 WHO 估计，在 2004 年有 45.4 万人死于麻疹和麻疹并发症，其中多数是儿童。

在发达国家，麻疹疫苗（常用麻腮风联合疫苗）通常是在出生后第 2 年接种。如果在早些时候接种，被动获得的母体麻疹抗体会干扰保护性免疫力的产生。

在发展中国家，母体抗体提供的保护作用常常很快就会消失，而且在麻疹高发区（如城市和城市周边地区），5~6 月龄婴儿中就可能出现临床麻疹病例。抗麻疹免疫是 WHO 扩大免疫计划的一部分（见第2122页）。第 1 针麻疹疫苗于 9 月龄或略晚一点的时候接种。所有儿童，无论是接受常规免疫的还是视当地情况补种的，都应接种第 2 针疫苗。这可以确保先前未接种过麻疹疫苗以及虽接种过疫苗但并未产生免疫力（占 9 月龄接种疫苗儿童的 10%～15%）的儿童具有足够的麻疹免疫力。

1. WHO. Measles vaccines: WHO position paper. *Wkly Epidem Rec* 2009; **84:** 349–60. Also available at: http://www.who.int/wer/2009/wer8435.pdf (accessed 03/03/10)

对旅行者的免疫 WHO 建议对所有先前未免疫过的旅行者都应接种麻疹疫苗。到麻疹流行区旅行的婴儿可在 6 月龄时接种一次，如果在 6~8 月龄时接种过第 1 针麻疹疫苗，也应接种按基础免疫程序要求需在以后接种的针次[1]。

一般情况下，建议有着至少是中度免疫缺陷的人群，即使是到接触麻疹危险性很低的地区旅行，也应接种麻疹疫苗[1]。

1. WHO. *International travel and health* 2010 ed. Available at: http://www.who.int/entity/ith/ITH2010.pdf (accessed 27/08/10)

制剂

Ph. Eur.: Measles Vaccine (Live);
USP 33: Measles Virus Vaccine Live.

专利制剂

Arg.: Lirugen†; ***Austral.:*** Rimevax†; ***Braz.:*** Rouvax†; ***Cz.:*** Movivac†; ***Fr.:*** Rouvax; ***Ger.:*** Masern-Impfstoff Merieux; ***Gr.:*** Moraten; ***India:*** M-Vac; ***Israel:*** Rouvax; ***Ital.:*** Morbilvax†; Rouvax†; ***Mex.:*** Rimevax†; ***Neth.:*** Attenuvax†; ***NZ:*** Rimevax; ***Philipp.:*** Rouvax; ***Pol.:*** Rouvax; ***S.Afr.:*** Diplovax†; Morbilvax†; Rimevax†; Rouvax; ***Singapore:*** Moraten; ***Spain:*** Amunovax†; Rimevax; ***Switz.:*** Attenuvax†; Moraten†; ***Thai.:*** Rouvax†; ***Turk.:*** Rouvax; ***USA:*** Attenuvax; ***Venez.:*** Imovax Sarampion†.

Measles and Mumps Vaccines 麻疹腮腺炎联合疫苗

Vacuna del sarampión y las paperas; Vacunas del sarampión y la parotiditis.
ATC — J07BD51.

不良反应和注意事项

参见疫苗项下（第2121页）。

也见**麻疹疫苗**（第 2141 页）和**腮腺炎疫苗**（第 2145 页）项下。

对骨和关节的影响 有关接种麻疹腮腺炎联合疫苗后关节炎的参考资料，见下文**麻腮风联合疫苗**项下（第 2143 页）。

对听力的影响 有关接种含有麻疹成分的疫苗引起感觉神经性听力损失的报道，见下文**麻腮风联合疫苗**项下。

药物相互作用

参见疫苗项下，第2122页。

也见**麻疹疫苗**项下，第2141页。

用途和用法

麻疹腮腺炎联合疫苗可用于主动免疫，尽管基础免疫经常使用麻腮风联合疫苗（第2143页）。有关免疫程序的讨论见**疫苗**项下，第2122页。

制剂

专利制剂

Cz.: Mopavac†; ***Gr.:*** Rouvax.

Measels and Rubella Vaccines 麻疹风疹联合疫苗

Vacunas del sarampión; Vacunas del sarampión y la rubéola.
ATC — J07BD53.

Pharmacopoeias. Many pharmacopoeias, including *US*, have monographs.

USP 33（Measles and Rubella Virus Vaccine Live） 麻疹风疹联合减毒活疫苗是一种由麻疹病毒和风疹病毒的适宜活毒株制备的无菌制剂，可含有适当的抗菌剂。每个标示剂量的疫苗中，每种成分的含量均为 1 个免疫剂量。该疫苗应于 2~8℃避光保存。

不良反应和注意事项

参见疫苗项下，第2121页。

也见**麻疹疫苗**（第2141页）与**风疹疫苗**（第2157页）项下。

不良反应发生率 1994 年，在英国共有 800 万名 5~16 岁儿童接种了麻疹风疹联合疫苗。截止 1995 年 10 月，英国 CSM 共收到 2735 例疑似不良反应报告，其中多数反应轻微且具有自限性[1]。疑似严重不良反应病例很少见，且在一般情况下，所报告的病例数与该病的本底率是一致的。

1. CSM/MCA. Adverse reactions to measles rubella vaccine. *Current Problems* 1995; **21:** 9–10.

对听力的影响 有关接种含有麻疹成分的疫苗引起感觉神经性听力损失的报告，见下文**麻腮风联合疫苗**项下。

对神经系统的影响 曾报道过有 2 名儿童在接种麻疹风疹联合疫苗 2~3 周后发生视神经炎[1]。

1. Stevenson VL, *et al.* Optic neuritis following measles/rubella vaccination in two 13-year-old children. *Br J Ophthalmol* 1996; **80:** 1110–11.

药物相互作用

参见疫苗项下，第2122页。

也见**麻疹疫苗**项下，第2141页。

用途和用法

麻疹风疹联合疫苗可用于主动免疫，尽管基础免疫经常使用麻腮风联合疫苗（第 2143 页）。有关免疫程序的讨论见**疫苗**项下，第 2122 页。

制剂

USP 33: Measles and Rubella Virus Vaccine Live.

专利制剂

Braz.: Rudi-Rouvax†; ***Canad.:*** MoRu-Viraten; ***Chile:*** MoRu-Viraten; ***Ital.:*** MoRu-Viraten†; ***Mex.:*** Moruviraten; ***Thai.:*** Rudi-Rouvax†.

Measles, Mumps, and Rubella Vaccines 麻腮风联合疫苗

MMR Vaccines; Vacunas del sarampión, de la rubéola y de la parotiditis epidémica; Vacunas del sarampión, de la rubéola y de las paperas; Vacunas del sarampión, la parotiditis y la rubéola; Vacunas triples víricas.
ATC — J07BD52.

Pharmacopoeias. Many pharmacopoeias, including *Eur.* (see p.vii) and *US*, have monographs.

Ph. Eur. 6.8 [Measles, Mumps, and Rubella Vaccine (Live); Vaccinum Morbillorum, Parotitidis et Rubellae Vivum] 麻腮风联合减毒活疫苗是一种由麻疹病毒、腮腺炎病毒（腮腺炎副黏病毒）和风疹病毒的适宜减毒

株制备的冻干制剂，用前复溶。该疫苗含有不低于3.0log $CCID_{50}$的感染性麻疹病毒、不低于3.7log $CCID_{50}$的感染性腮腺炎病毒和不低于3.0log $CCID_{50}$的感染性风疹病毒。应于2～8℃避光保存。

BP 2010 声明标签上可标有 MMR（Live）字样。

USP 33（Measles, Mumps, and Rubella Virus Vaccine Live） 麻腮风联合减毒活疫苗是一种由麻疹病毒、腮腺炎病毒和风疹病毒的适宜活毒株制备的无菌制剂，可含有适当抗菌剂。每个标示量的疫苗中，各组分含量均为1个免疫剂量。应于2～8℃避光保存。

不良反应和注意事项

参见疫苗项下，第2121页。

也见**麻疹疫苗**（第2141页）、**腮腺炎疫苗**（第2145页）和**风疹疫苗**（第2151页）项下。

由疫苗中麻疹成分引起的反应通常出现在接种后6～11天，腮腺炎和风疹成分引起的反应通常出现在接种后2～3周，但也可能在6周出现。

接种第2针疫苗后，不良反应的发生率与接种第1针相比呈现出下降的趋势。

麻腮风联合疫苗不应为对在疫苗生产过程中可能用到的任何抗菌药，如新霉素或卡那霉素有过敏反应的人接种。

关于对鸡蛋过敏者接种该疫苗的建议，将在下文的**超敏反应**中讨论。

不良反应的发生率 一项对581对双胞胎进行的双盲安慰剂对照交叉研究表明，接种麻腮风联合疫苗的不良反应率为0.5%～4.0%，提示不良反应率远离于预想的水平[1]。在美国进行的一项研究结果显示，4～6岁儿童接种该疫苗的不良反应率低于10～12岁儿童[2]。后来进行的一项以家庭为单位的研究表明，无论是4～6岁还是10～12岁儿童，接种第2针麻腮风疫苗后均未观察到任何与疫苗有关的不良反应症状[3]。据报道，12～20月龄婴儿接种第1针麻腮风疫苗后，与疫苗有关的不良反应发生率约为17%。

另有一项研究评价了约300万份麻腮风联合疫苗在180万人中使用的效果，结果有173例严重不良反应声称系由接种引起[4]，包括77例神经病学反应、73例过敏反应、22例混合反应和1例死亡。但是，这些反应中有45%可能是由其他原因引起。因此可以得出结论，接种麻腮风联合疫苗引起的严重反应极为罕见，且自然感染疾病的风险要远超过接种疫苗的风险。

1. Peltola H, Heinonen OP. Frequency of true adverse reactions to measles-mumps-rubella vaccine: a double-blind placebo-controlled trial in twins. *Lancet* 1986; **i:** 939–42.
2. Davis RL, *et al.* MMR2 immunization at 4 to 5 years and 10 to 12 years of age: a comparison of adverse clinical events after immunization in the vaccine safety datalink project. *Pediatrics* 1997; **100:** 767–71.
3. LeBaron CW, *et al.* Evaluation of potentially common adverse events associated with the first and second doses of measles-mumps-rubella vaccine. *Pediatrics* 2006; **118:** 1422–30.
4. Patja A, *et al.* Serious adverse events after measles-mumps-rubella vaccination during a fourteen-year prospective follow-up. *Pediatr Infect Dis J* 2000; **19:** 1127–34.

对血液的影响 血小板减少症在接种麻腮风联合疫苗（MMR）的儿童中很少出现，且通常能够自行消退。疫苗中的风疹成分被视为该病的主要诱因。在接种第1针疫苗后出现血小板减少症的儿童，接种第2针后该病的发生率有所增加[1]。一项由英国 Public Health Laboratory Service 进行的研究认为，接种麻腮风联合疫苗与特发性血小板减少性紫癜有关[2]。在接种第1针后6周内发生该反应的危险性为1/22300，且每3例不良反应中就有2例属于这一类型。在接种疫苗前即患有特发性血小板减少性紫癜的儿童中，未观察到与接种有关的复发。在1988年1月～1999年12月，对第一次诊断为特发性血小板减少性紫癜的13～24月龄儿童进行了观察，结果发现接种疫苗后6周内，发生该病的危险约为1/25000[3]。鉴于这些研究结果，英国 CSM 建议[4]在接种麻腮风联合疫苗或该疫苗中任何成分的儿童，如果接种后6周内出现特发性血小板减少性紫癜，那么在接种第2针前应进行血清学检查。如果检查结果证明未产生足够的免疫力，应接种第2针疫苗。一项对 CDC Vaccine Safety Datalink 1991 ～ 2000 年的数据进行的回顾性分析也表明，在12～23月龄婴儿中，接种麻腮风联合疫苗与出现特发性血小板减少性紫癜的危险性密切相关。二者的关系在12～15月龄的婴儿中最为密切，且男孩发生该病的危险高于女孩。有据可查的发生血小板减少性紫癜的危险性为1/40000针次[5]。

1. Vlacha V, *et al.* Recurrent thrombocytopenic purpura after repeated measles-mumps-rubella vaccination. *Pediatrics* 1996; **97:** 738–9.
2. Miller E, *et al.* Idiopathic thrombocytopenic purpura and MMR vaccine. *Arch Dis Child* 2001; **84:** 227–9.
3. Black C, *et al.* MMR vaccine and idiopathic thrombocytopaenic purpura. *Br J Clin Pharmacol* 2003; **55:** 107–11.
4. CSM/MCA. MMR vaccine and idiopathic thrombocytopenic purpura. *Current Problems* 2001; **27:** 15.
5. France EK, *et al.* Vaccine Safety Datalink Team. Risk of immune thrombocytopenic purpura after measles-mumps-rubella immunization in children. *Pediatrics* 2008; **121:** e687–92.

对骨和关节的影响 在接种麻腮风联合疫苗者中出现的关节痛和关节炎通常是由疫苗中的风疹成分引起[1]。但是，也报道过1名婴儿接种麻疹腮腺炎联合疫苗后出现关节炎[2]。

1. Benjamin CM, *et al.* Joint and limb symptoms in children after immunisation with measles, mumps, and rubella vaccine. *BMJ* 1992; **304:** 1075–8.
2. Nussinovitch M, *et al.* Arthritis after mumps and measles vaccination. *Arch Dis Child* 1995; **72:** 348–9.

对听力的影响 现已明确听力损失是野生型麻疹和腮腺炎病毒感染的并发症，因此疫苗所使用的这些病毒的活减毒株也有可能影响听力。关于接种麻疹疫苗后的感觉神经性听力损失已有个例报道[1,2]。据报道，1名27岁的妇女接种1针麻疹风疹联合疫苗后，出现了不可逆转的深度感觉神经性耳聋[3]。英国 CSM 在1988～1993年曾报道过9例接种麻腮风联合疫苗后出现的感觉神经性听力损失[4]，其中3例被判定与疫苗无关。其余6例如果系由疫苗引起，那么疫苗中的腮腺炎病毒成分似乎是耳聋的主要诱因，但研究认为接种疫苗的危险低于自然感染的危险。在美国，一篇对 Vaccine Adverse Events Reporting System（VAERS）1990 ～ 2003 年间报告的综述指出，这期间接种麻疹和（或）腮腺炎减毒活疫苗后，共发生44例感觉神经性听力损失，另外在已发表的文献中还报道过11例。多数听力损失病例的发生与野生麻疹和腮腺炎病毒的培养时间有关。据估计，每年接种麻腮风联合疫苗后的听力损失发生率为1/[（6～8）×10⁶]针次[5]。

1. Watson JG. Bilateral hearing loss in a 3-year-old girl following measles immunisation at the age of 15 months. *Int J Pediatr Otorhinolaryngol* 1990; **19:** 189–90.
2. Jayarajan V, Sedler PA. Hearing loss following measles vaccination. *J Infect* 1995; **30:** 184–5.
3. Hulbert TV, *et al.* Bilateral hearing loss after measles and rubella vaccination in an adult. *N Engl J Med* 1991; **325:** 134.
4. Stewart BJA, Prabhu PU. Reports of sensorineural deafness after measles, mumps, and rubella immunisation. *Arch Dis Child* 1993; **69:** 153–4.
5. Asatryan A, *et al.* Live attenuated measles and mumps viral strain-containing vaccines and hearing loss: Vaccine Adverse Event Reporting System (VAERS), United States, 1990—2003. *Vaccine* 2008; **26:** 1166–72.

对神经系统的影响 尽管有病例报告表明吉兰-巴雷综合征与麻腮风联合疫苗有关[1]，但对189名吉兰-巴雷综合征患者和约63万名麻腮风联合疫苗接种者进行的一项回顾性研究并未发现二者间存在因果关系[2]。

1名16个月大的女婴在接种麻腮风联合疫苗6天后，出现了与延长性偏瘫有关的延长性强直性-阵挛性癫痫[3]。有证据表明接种疫苗会引起一过性脑病。但是，通常认为含有麻疹成分的疫苗与脑炎之间似乎不存在因果关系。所报道的接种疫苗对神经系统的其他影响包括步态失调[4,5]和横向脊髓炎[6]。但有一项回顾性研究认为没有证据表明接种疫苗与急性共济失调及发生步态失调之间存在因果关系，并称原始报告中描述的只是偶然发生的事件[7]。

有关接种麻腮风联合疫苗后出现脑膜炎和脑炎的讨论，参见**腮腺炎疫苗**下的**不良反应**，第2145页。

1. Morris K, Rylance G. Guillain-Barré syndrome after measles, mumps, and rubella vaccine. *Lancet* 1994; **343:** 60.
2. Patja A, *et al.* Risk of Guillain-Barré syndrome after measles-mumps-rubella vaccination. *J Pediatr* 2001; **138:** 250–4.
3. Sackey AH, Broadhead RL. Hemiplegia after measles, mumps, and rubella vaccination. *BMJ* 1993; **306:** 1169.
4. Plesner A-M. Gait disturbances after measles, mumps, and rubella vaccine. *Lancet* 1995; **345:** 316.
5. Plesner AM, *et al.* Gait disturbance interpreted as cerebellar ataxia after MMR vaccination at 15 months of age: a follow-up study. *Acta Paediatr* 2000; **89:** 58–63.
6. Joyce KA, Rees JE. Transverse myelitis after measles, mumps, and rubella vaccine. *BMJ* 1995; **311:** 422.
7. Miller E, *et al.* No evidence of an association between MMR vaccine and gait disturbance. *Arch Dis Child* 2005; **90:** 292–6.

超敏反应 由于麻腮风联合疫苗中的麻疹和腮腺炎病毒是生长在鸡胚细胞培养物中的，因此一度禁止为有鸡蛋过敏史者接种该疫苗。在英国和美国，对鸡蛋的严重反应（包括过敏）已不再是接种该疫苗的绝对禁忌证，尽管接种疫苗仍必须听取专家意见，且只能在严格控制条件下进行。通常认为对鸡蛋过敏不严重的儿童接种该疫苗是安全的。

对明胶、卡那霉素或新霉素确有过敏反应的人群应禁止接种麻腮风联合疫苗。

炎性肠病与自闭症 1998年发表的一篇有争议的报道，认为接种麻腮风联合疫苗与发生炎性肠病及包括自闭症在内的行为异常存在联系[1]。但是，目前已从研究和分析中获得无数证据，证明接种该疫苗不会引起自闭症[2～12]。与此情况相类似，含有麻疹成分的疫苗与炎性肠道疾病之间也不存在实质性的联系（见**麻疹疫苗**下的**注意事项**，第2141页）。

1. Wakefield AJ, *et al.* Ileal-lymphoid-nodular hyperplasia, non-specific colitis, and pervasive developmental disorder in children. *Lancet* 1998; **351:** 637–41.
2. Peltola H, *et al.* No evidence for measles, mumps, and rubella vaccine-associated inflammatory bowel disease or autism in a 14-year prospective study. *Lancet* 1998; **351:** 1327–8.
3. Roberts R. There is no causal link between MMR vaccine and autism. *BMJ* 1998; **316:** 1824.
4. Taylor B, *et al.* Autism and measles, mumps, and rubella vaccine: no epidemiological evidence for a causal association. *Lancet* 1999; **353:** 2026–9.
5. Kaye JA, *et al.* Mumps, measles, and rubella vaccine and the incidence of autism recorded by general practitioners: a time trend analysis. *BMJ* 2001; **322:** 460–3. Correction. *ibid.*; 720.
6. Dales L, *et al.* Time trends in autism and in MMR immunization coverage in California. *JAMA* 2001; **285:** 1183–5.
7. Halsey NA, *et al.* Measles-mumps-rubella vaccine and autistic spectrum disorder: report from the new challenges in childhood immunizations conference convened in Oak Brook, Illinois, June 12-13, 2000. Abstract: *Pediatrics* 2001; **107:** 1174. Full version: http://pediatrics.aappublications.org/cgi/content/full/107/5/e84 (accessed 14/12/04)
8. Smeeth L, *et al.* MMR vaccination and pervasive developmental disorders: a case-control study. *Lancet* 2004; **364:** 963–9.
9. Immunization Safety Review Committee. *Immunization safety review: vaccines and autism.* Washington DC: National Academy Press, 2004. Available at: http://www.nap.edu/catalog.php?record_id=10822 (accessed 26/08/10)
10. Demicheli V, *et al.* Vaccines for measles, mumps and rubella in children. Available in The Cochrane Database of Systematic Reviews; Issue 4. Chichester: John Wiley; 2005 (accessed 02/05/06)
11. DoH. *Immunisation Against Infectious Disease* 2006: "The Green Book". Available at: http://www.dh.gov.uk/PolicyAndGuidance/HealthAndSocialCareTopics/GreenBook/GreenBookGeneralInformation/GreenBookGeneralArticle/fs/en?CONTENT_ID=4097254&chk=isTfGX (accessed 27/08/10)
12. Hornig M, *et al.* Lack of association between measles virus vaccine and autism with enteropathy: a case-control study. *PLoS One* 2008; **3:** e3140.

药物相互作用

参见疫苗项下，第2121页。

也见**麻疹疫苗**项下，第2141页。

用途和用法

麻腮风联合疫苗用于抗麻疹、腮腺炎和风疹的主动免疫。该疫苗用于对12月龄或以上儿童进行基础免疫，以在麻疹暴发期间对易感接触者提供保护。有关免疫程序的讨论见**疫苗**项下，第2122页。

在英国，建议为所有儿童以肌内注射（如果患有出血性疾病，则采用皮下注射）方式接种2针0.5ml的麻腮风联合疫苗。这2针疫苗经常在1周岁以后到入小学之前这段时间内以较短的时间间隔接种。但如果错过了常规免疫，也可在任何年龄接种，2针之间间隔3个月。这种联合疫苗如果在接触麻疹后72h内接种，也可用于麻疹的暴露后预防，但并不认为该疫苗对腮腺炎或风疹的暴露后预防有效。如果该疫苗在12月龄以前接种，需在12～15月龄按国家免疫程序进行加强免疫。

在美国也采用类似的免疫程序。

制剂

Ph. Eur.: Measles, Mumps, and Rubella Vaccine (Live);
USP 33: Measles, Mumps, and Rubella Virus Vaccine Live.

专利制剂

Arg.: MMR II; Trimovax; Triviraten; ***Austral.:*** MMR II†; Priorix; ***Austria:*** Priorix; ***Belg.:*** MMRVaxPro; Priorix; ***Braz.:*** MMR II†; Priorix†; Trimovax†; Vacina Comb. Contra Sarampo, Caxumba e Rubeola; Vacina Contra Sarampo, Caxumba e Rubeola; Vacina de Virus Vivos de Sarampo, Caxumba e Rubeola; ***Canad.:*** MMR II; Priorix; ***Cz.:*** MMR II; MMRVaxPro; Priorix; Trimovax†; Trivivac; ***Denm.:*** MMR; ***Fin.:*** MMR II; Priorix; ***Fr.:*** MMRVaxPro; Priorix; R.O.R.; ***Ger.:*** MMR Triplovax; MMR Vax†; Priorix; ***Gr.:*** MMR II; MMRVaxPro; Pluserix; Priorix; ***Hong Kong:*** MMR II; Priorix; Trimovax; Triviraten†; ***Hung.:*** MMR II†; Priorix; ***India:*** Tresivac; ***Indon.:*** MMR II; Trimovax; ***Irl.:*** MMR II†; MMRVaxPro; Priorix; ***Israel:*** MMR II; Priorix; ***Ital.:*** MMR II; MMRVaxPro; Morupar†; Priorix; ***Malaysia:*** MMR II; Priorix; Triviraten†; ***Mex.:*** MMR II; Morupar†; Priorix; ***Neth.:*** MMRVaxPro; Priorix; ***Norw.:*** MMR II; Priorix; ***NZ:*** MMR II; Priorix; Triviraten; ***Philipp.:*** Morupar†; Priorix; Trimovax; Triviraten†; ***Pol.:*** MMR II; Priorix; Trimovax†; ***Port.:*** MMR II; MMRVaxPro; Priorix; ***Rus.:*** MMR II (MMP II); Priorix (Приорикс); ***S.Afr.:*** Morupar†; Priorix; Trimovax; ***Singapore:*** MMR II; Priorix; ***Spain:*** Priorix; Vacuna Triple MSD; ***Swed.:*** MMR II; Priorix; ***Switz.:*** MMR II†; MMRVaxPro; Priorix; Triviraten†; ***Thai.:*** MMR II; Morupar†; Priorix; Trimovax; Triviraten†; ***Turk.:*** MMR II; Priorix; Trimovax; Triviraten; ***UK:*** MMR II; Priorix; ***USA:*** MMR II; ***Venez.:*** Priorix; Trimovax†.

Measles, Mumps, Rubella, and Varicella-Zoster Vaccines 麻腮风水痘-带状疱疹联合疫苗

MMRV Vaccines.

ATC — J07BD54.

Pharmacopoeias. Many pharmacopoeias, including *Eur.* (see p.vii), have monographs.

Ph. Eur. 6.8［Measles, Mumps, Rubella and Varicella Vaccine (live); Vaccinum Morbillorum, Parotitidis, Rubellae et Varicellae Vivum］ 麻腮风水痘-带状疱疹联合疫苗是一种由麻疹病毒、腮腺炎病毒（腮腺炎副黏病毒）、风疹病毒和人疱疹病毒3型的适宜减毒株制备的冻干制剂，用前复溶。该疫苗每剂含有不低于3.0 log $CCID_{50}$的感染性麻疹病毒、不低于3.7 log $CCID_{50}$的感染性腮腺炎病毒和不低于3.0 log $CCID_{50}$的感染性风疹

病毒。应于2～8℃避光保存。

简介

麻腮风水痘-带状疱疹联合疫苗用于抗麻疹、腮腺炎、风疹和水痘的主动免疫。

在美国，Advisory Committee on Immunization Practices（ACIP）称麻腮风水痘（MMRV）疫苗可在12月龄至12岁儿童同时接种以预防这些病毒性疾病。监测数据表明，与那些分开接种麻腮风（MMR）疫苗同时接种水痘疫苗的儿童相比，接种MMRV疫苗第一针的儿童，热性癫痫发作的风险增加。ACIP因此不再认为该四价疫苗优于分开接种的同成分疫苗。

1. Vesikari T, *et al.* Increasing coverage and efficiency of measles, mumps, and rubella vaccine and introducing universal varicella vaccination in Europe: a role for the combined vaccine. *Pediatr Infect Dis J* 2007; **26:** 632–8.
2. Ramet J. A new challenge for Europe: introducing a pediatric quadrivalent vaccine for measles, mumps, rubella, and varicella. *Int J Infect Dis* 2007; **11** (suppl 2): S49–S55.
3. Dhillon S, Curran MP. Live attenuated measles, mumps, rubella, and varicella zoster virus vaccine (Priorix-Tetra). *Paediatr Drugs* 2008; **10:** 337–47.
4. Czajka H, *et al.* A combined measles, mumps, rubella and varicella vaccine (Priorix-Tetra): immunogenicity and safety profile. *Vaccine* 2009; **27:** 6504–11.
5. CDC. Use of combination measles, mumps, rubella, and varicella vaccine: recommendations of the Advisory Committee on Immunization Practices (ACIP). *MMWR* 2010; **59** (RR-3): 1–12. Also available at: http://www.cdc.gov/mmwr/pdf/rr/rr5903.pdf (accessed 25/06/10)

制剂

Ph. Eur.: Measles, Mumps, Rubella and Varicella Vaccine (Live).

专利制剂

Canad.: Priorix-Tetra; ***Cz.:*** Priorix-Tetra; ProQuad; ***Fin.:*** Priorix-Tetra; ***Gr.:*** Priorix-Tetra; ***Irl.:*** Priorix-Tetra; ProQuad; ***Ital.:*** ProQuad; ***Neth.:*** ProQuad; ***NZ:*** Priorix-Tetra; ProQuad; ***Port.:*** Priorix-Tetra; ProQuad; ***Switz.:*** Priorix-Tetra; ***USA:*** ProQuad.

Meningococcal Vaccines 脑膜炎球菌疫苗

Vacunas de polisacáridos meningocócicos.

ATC — J07AH01; J07AH02; J07AH03; J07AH04; J07AH05; J07AH06; J07AH07; J07AH08.

Pharmacopoeias. Many pharmacopoeias, including *Eur.* (see p.vii), have monographs.

Ph. Eur. 6. 8（Meningococcal Polysaccharide Vaccine; Vaccinum Meningitidis Cerebrospinalis） 脑膜炎球菌多糖疫苗由从A、C、Y和W135群脑膜炎奈瑟菌的一个或多个适宜菌株中提纯的一种或多种荚膜多糖制备，可含有一种单一类型的多糖或多种类型的混合多糖。用前以适当的无菌液体由稳定的冻干疫苗复溶为液体疫苗。冻干疫苗应于2～8℃避光保存。

BP 2010声明标签上可标有Men与相关抗原的字样（如MenAC）。

Ph. Eur. 6. 8（Meningococcal Group C Conjngate Vaccine; Vaccinum Meningococcale Classis C Coniugatum）

C群脑膜炎球菌结合疫苗是一种液体或冻干制剂，由从C群脑膜炎奈瑟菌的一个适宜菌株中提纯的荚膜多糖与一种载体蛋白共价结合制备。可含有适当佐剂。冻干疫苗应于2～8℃避光保存。

BP 2010声明标签上可标有MenC（conj）字样。

不良反应和注意事项

参见疫苗项下，第2122页。

对脑膜炎球菌疫苗中未结合的血清C群多糖的免疫力可能不足以为2岁以下婴儿提供抗感染保护。

对神经系统的影响 2005年6月至2006年9月，Vaccine Adverse Event Reporting System共接到17例接种四价（A、C、W135和Y群）脑膜炎球菌结合疫苗（Menactra）后出现吉兰-巴雷综合征的报告。至于这些病例是由疫苗引起还是纯属巧合尚不清楚[1,2]。CDC建议有吉兰-巴雷综合征病史的人群不要接种四价脑膜炎球菌结合疫苗[2]。

1. CDC. Guillain-Barré syndrome among recipients of Menactra meningococcal conjugate vaccine - United States, June-July 2005. *MMWR* 2005; **54:** 1023–5.
2. CDC. Update: Guillain-Barré syndrome among recipients of Menactra® meningococcal conjugate vaccine— United States, June 2005-September 2006. *MMWR* 2006; **55:** 1120–4. Correction. *ibid.*; 1177.

妊娠与新生儿 对157名在妊娠6个月以后接种四价脑膜炎球菌多糖疫苗的亚洲妇女进行的一项研究发现，接种疫苗对母亲和婴儿都是安全的[1]。通过母乳喂养，婴儿获得了持续2～3个月较高的IgG水平和持续6个月较高的口腔IgA水平。

1. Shahid NS, *et al.* Placental and breast transfer of antibodies after maternal immunization with polysaccharide meningococcal vaccine: a randomized, controlled evaluation. *Vaccine* 2002; **20:** 2404–9.

药物相互作用

参见疫苗项下，第2122页。

用途和用法

脑膜炎球菌疫苗用于抗脑膜炎奈瑟菌感染（包括脑膜炎和败血症）的主动免疫。该疫苗由从脑膜炎奈瑟菌中提纯的多糖抗原制备，可以是含有一种血清型脑膜炎奈瑟菌抗原的单价疫苗，也可以是含有两种或两种以上血清型脑膜炎奈瑟菌抗原的多价疫苗。将多糖抗原与一种载体（如白喉CRM197蛋白或破伤风类毒素蛋白）结合，增强了免疫原性。

在英国，建议在婴儿期进行基础免疫；但在美国，建议对青少年或患脑膜炎球菌病危险性增加的2岁以上人群进行常规免疫。英国使用一种C群脑膜炎球菌结合疫苗，通常采用肌内注射，但对血友病或血小板减少症患者采用皮下注射。婴儿基础免疫需接种2针，每针0.5ml。第1针于3月龄时接种，间隔1个月后接种第2针。建议在12月龄时进行1次加强免疫。1岁以上儿童和成人只需接种1针。在美国，对先前未接种过的人群进行常规免疫，只需在11～12或13～18岁时接种1针A、C、Y和W135群四价脑膜炎球菌疫苗。关于免疫程序的讨论见**疫苗**项下，第2122页。

脾摘除或脾功能丧失者以及末端补体成分缺陷者感染脑膜炎球菌的危险比常人更高，因此应进行免疫。可视实际情况选用C群脑膜炎球菌结合疫苗，也可选用四价（A、C、Y和W135群，结合或未结合均可）疫苗。

脑膜炎球菌疫苗也适用于到感染危险性较高的国家的旅行者。这些旅行者应接种四价脑膜炎球菌多糖疫苗（结合或未结合均可），而不是C群结合疫苗。即使他们接种过C群结合疫苗，也应接种四价疫苗。旅行时间不少于1个月者、徒步旅行者以及与当地居民一起生活或工作的人更应接种疫苗。去麦加朝圣者在进入沙特阿拉伯签证时需出具接种证明。

脑膜炎球菌疫苗可用于脑膜炎患者的接触者，作为化学预防的辅助手段（第169页）。

新西兰已开发出一种含有从B群脑膜炎奈瑟菌NZ 98/254株中提取的外膜小泡的B群脑膜炎球菌疫苗，用于抗B群脑膜炎球菌病新西兰株（P1.7-b，4* PorA蛋白）的基础免疫。成人与6月龄以上儿童接种3针，每针0.5ml，间隔6周，采用肌内注射方式接种；6月龄以下婴儿接种4针，分别在6周龄、3月龄、5月龄和10月龄时接种。抗其他B群脑膜炎球菌的疫苗正在研究中（见下文）。

1. WHO. Meningococcal vaccines: polysaccharide and polysaccharide conjugate vaccines: WHO position paper. *Wkly Epidem Rec* 2002; **77:** 331–40. Also available at: http://www.who.int/immunization/wer7740meningococcal_Oct02_position_paper.pdf (accessed 25/06/10)
2. Ruggeberg J, Heath PT. Safety and efficacy of meningococcal group C conjugate vaccines. *Expert Opin Drug Safety* 2003; **2:** 7–19.
3. Conterno LO, *et al.* Conjugate vaccines for preventing meningococcal C meningitis and septicaemia. Available in The Cochrane Database of Systematic Reviews; Issue 3. Chichester: John Wiley; 2006 (accessed 12/02/10).
4. Snape MD, *et al.* Seroprotection against serogroup C meningococcal disease in adolescents in the United Kingdom: observational study. Abridged version: *BMJ* 2008; **336:** 1487–91. Full version: http://www.bmj.com/cgi/reprint/336/7659/1487 (accessed 03/03/10)
5. Snape MD, *et al.* Immunogenicity of a tetravalent meningococcal glycoconjugate vaccine in infants: a randomized controlled trial. *JAMA* 2008; **299:** 173–84.
6. Smith MJ. Meningococcal tetravalent conjugate vaccine. *Expert Opin Biol Ther* 2008; **8:** 1941–6.
7. Campbell H, *et al.* Meningococcal C conjugate vaccine: the experience in England and Wales. *Vaccine* 2009; **27** (suppl 2): B20–B29.
8. Wilder-Smith A. Meningococcal vaccines: a neglected topic in travel medicine? *Expert Rev Vaccines* 2009; **8:** 1343–50.
9. Granoff DM. Review of meningococcal group B vaccines. *Clin Infect Dis* 2010; **50** (suppl 2): S54–S65.
10. Poland GA. Prevention of meningococcal disease: current use of polysaccharide and conjugate vaccines. *Clin Infect Dis* 2010; **50** (suppl 2): S45–S53.
11. Tan LK, *et al.* Advances in the development of vaccines against Neisseria meningitidis. *N Engl J Med* 2010; **362:** 1511–20.

疫苗开发 尽管已经使用了抗A、C、W135和Y群脑膜炎球菌疫苗，在英国和美国仍有60%～80%的脑膜炎球菌感染（见第170页）是由B群血清型脑膜炎奈瑟菌引起。不幸的是，纯化B群多糖即使与蛋白结合后免疫原性仍很低，但已在尝试从几种不同的途径开发有效疫苗。这些疫苗包括在外膜小泡中包含其他外膜蛋白特别是最重要的PorA蛋白的疫苗，以及由磷多糖衍生物制备的疫苗。最近，以PorA蛋白为基础的B群脑膜炎球菌疫苗在新西兰问世（见上文**用途和用法**），专门用于抗新西兰株感染的基础免疫，并使该国的感染发生率明显下降。荷兰已采用重组技术开发了一种单价PorA疫苗和一种含有包括新西兰株蛋白在内的6种PorA蛋白的六价疫苗。含新西兰PorA抗原的六价疫苗效果不尽如人意，但单价疫苗已在婴儿或低龄儿童中刺激产生了令人满意的免疫应答。经对脑膜炎球菌基因组的成功测序，发现了几种新蛋白，增加了开发新型候选疫苗的可能性。这些新型候选疫苗中有一种表面定位疫苗，目前正在进行临床前评价。

一种鼻内接种的B群脑膜炎球菌疫苗也正在开发中。

1. Katial RK, *et al.* Immunogenicity and safety testing of a group B intranasal meningococcal native outer membrane vesicle vaccine. *Infect Immun* 2002; **70:** 702–7.
2. Jodar L, *et al.* Development of vaccines against meningococcal disease. *Lancet* 2002; **359:** 1499–1508.
3. Vermont CL, van den Dobbelsteen GP. Meningococcal serogroup B infections: a search for a broadly protective vaccine. *Expert Rev Vaccines* 2003; **2:** 673–81.
4. Broker M. Development of new vaccines against meningococcal disease. *Arzneimittelforschung* 2003; **53:** 805–13.
5. Zimmer SM, Stephens DS. Meningococcal conjugate vaccines. *Expert Opin Pharmacother* 2004; **5:** 855–63.
6. Zimmer SM, Stephens DS. Serogroup B meningococcal vaccines. *Curr Opin Investig Drugs* 2006; **7:** 733–9.
7. Holst J. Strategies for development of universal vaccines against meningococcal serogroup B disease: the most promising options and the challenges evaluating them. *Hum Vaccin* 2007; **3:** 290–4.
8. Kelly C, *et al.* A prospective study of the effectiveness of the New Zealand meningococcal B vaccine. *Am J Epidemiol* 2007; **166:** 817–23.
9. McNicholas A, *et al.* Surveillance of vaccine breakthrough cases following MeNZB vaccination. *N Z Med J* 2008; **121:** 38–46.
10. van Alphen L, van den Dobbelsteen G. Meningococcal B vaccine development and evaluation of efficacy. *Hum Vaccin* 2008; **4:** 158–61.
11. WHO: Initiative for Vaccine Research (IVR). Meningococcal disease. Information available at: http://www.who.int/vaccine_research/diseases/soa_bacterial/en/index1.html (accessed 27/08/10)
12. Lewis S, *et al.* Challenges and progress in the development of a serogroup B meningococcal vaccine. *Expert Rev Vaccines* 2009; **8:** 729–45.

制剂

Ph. Eur.: Meningococcal Group C Conjugate Vaccine; Meningococcal Polysaccharide Vaccine.

专利制剂

Arg.: Antimeningococica A+C; Meningitec†; Menjugate; NeisVac-C; Va-Mengoc-BC; ***Austral.:*** Mencevax ACWY; Meningitec; Menjugate; Menomune; NeisVac-C; ***Austria:*** Mencevax ACWY; Meningitec; Menomune†; NeisVac-C; ***Belg.:*** Mencevax ACWY; Meningitec; Meningovax A+C†; Menjugate; NeisVac-C; ***Braz.:*** Vacina Meningococica A+C; Vacina Meningococica Conjugada Grupo C; ***Canad.:*** Menactra; Meningitec; Menjugate; Menomune; NeisVac-C; ***Chile:*** Meningo A+C; NeisVac-C; ***Cz.:*** Menjugate; Menpovax A+C†; NeisVac-C; ***Denm.:*** Meningovax A+C; NeisVac-C; ***Fin.:*** Mencevax ACWY; Meningovax A+C; Meninvact†; Menjugate; NeisVac-C; ***Fr.:*** Meningitec; Meninvact†; Menjugate; Menomune; NeisVac; ***Ger.:*** Mencevax ACWY; Meningitec; Meningokokken-Impfstoff A + C; Menjugate; NeisVac-C; ***Gr.:*** Meningitec; Meninvact; Menjugate; Menomune; NeisVac-C; Vaccin Meningococcique; ***Hong Kong:*** Mencevax ACWY; Meningococcal A+C†; ***Hung.:*** Mencevax ACWY; Meningitec; Menjugate; NeisVac-C; ***Indon.:*** Mencevax ACWY; ***Irl.:*** Mengivac (A+C)†; Meningitec; Menjugate; NeisVac-C; ***Israel:*** Mencevax ACWY; ***Ital.:*** Mencevax ACWY†; Meningitec; Meninvact†; Menjugate; Menomune†; NeisVac-C; ***Malaysia:*** Mencevax ACWY; Menomune; ***Mex.:*** Va-Mengoc-BC; ***Neth.:*** Meningitec; Meningovax A+C; Meninvact; Menjugate; NeisVac-C; ***Norw.:*** Mencevax AC†; Meningitec; Meningovax A+C; NeisVac-C; ***NZ:*** Mencevax ACWY; Meningitec; Menomune; MeNZB; NeisVac-C; ***Philipp.:*** Euro A & C; Mencevax ACWY; Menovac; ***Pol.:*** NeisVac-C; ***Port.:*** Meningitec; Menjugate; NeisVac-C; ***Rus.:*** Mencevax ACWY (Менцевакс АСWY); ***S.Afr.:*** Imovax Meningo A & C†; Mencevax; ***Singapore:*** Mencevax ACWY; Menomune; ***Spain:*** Mencevax AC; Meningitec; Meninvact†; Menjugate; NeisVac-C; Vacuna Antimeningococic A+C†; ***Swed.:*** Meningitec†; Meningovax A+C; NeisVac-C; ***Switz.:*** Mencevax ACWY; Meningitec; Menjugate; NeisVac-C; ***Thai.:*** Meningococcal A+C†; Menomune; ***Turk.:*** Imovax Meningo A+C†; ***UK:*** ACWY Vax; Meningitec; Menjugate; Menveo; NeisVac-C; ***USA:*** Menactra; Menomune; Menveo; ***Venez.:*** Imovax Meningo A+C†; Mencevax ACWY†.

Multiple Sclerosis Vaccines 多发性硬化疫苗

Vacunas de la esclerosis múltiple.

简介

以T细胞为基础的用于多发性硬化的疫苗已开始研究。由疫苗免疫羊血清制备的多克隆抗体的应用也在研究中。

1. Hellings N, *et al.* T-cell vaccination in multiple sclerosis: update on clinical application and mode of action. *Autoimmun Rev* 2004; **3:** 267–75.
2. Sospedra M, Martin R. Antigen-specific therapies in multiple sclerosis. *Int Rev Immunol* 2005; **24:** 393–413.
3. Fontoura P, *et al.* Antigen-specific therapies in multiple sclerosis: going beyond proteins and peptides. *Int Rev Immunol* 2005; **24:** 415–46.
4. Correale J, *et al.* Vaccines for multiple sclerosis: progress to date. *CNS Drugs* 2008; **22:** 175–98.

Mumps Immunoglobulins 腮腺炎免疫球蛋白

Inmunoglobulinas contra la parotiditis; Inmunoglobulinas contra las paperas.

ATC — J06BB15.

简介

在某些国家使用含抗腮腺炎病毒的抗体进行抗腮腺

炎被动免疫。

制剂

专利制剂

Gr.: Paruman.

Mumps Vaccines 腮腺炎疫苗

Vacunas de la parotiditis; Vacunas de las paperas.
ATC — J07BE01.

Pharmacopoeias. Many pharmacopoeias, including *Eur.* (see p.vii) and *US*, have monographs.

Ph. Eur. 6.8 [Mumps Vaccine (Live); Vaccinum Parotitidis Vivum] 腮腺炎减毒活疫苗是一种冻干制剂，含有经人二倍体细胞、鸡胚细胞或鸡胚羊膜腔培养的腮腺炎病毒（*腮腺炎副黏病毒*）适宜活减毒株，用前复溶。细胞培养液中可含有最低有效浓度的适宜抗菌剂。每剂的病毒滴度不低于 3.7log $CCID_{50}$。该疫苗应于2～8℃避光保存。

BP 2010 声明标签上可标有 Mump 字样。

USP 33 (Mumps Virus Vaccine Live) 腮腺炎减毒活疫苗是一种由腮腺炎病毒的适宜毒株经鸡胚细胞培养制备的无菌制剂，每个免疫剂量疫苗的含量不低于 5×10^3 $TCID_{50}$。该疫苗可含有适当的抗菌剂，应于 2～8℃避光保存。

不良反应和注意事项

参见疫苗项下，第 2121 页。

可能出现腮腺肿胀。单侧神经性耳聋、无菌性脑膜炎和脑炎很少出现（下文将进一步讨论）。腮腺炎疫苗通常不建议与 1 岁以下婴儿接种，因其母体抗体可能会妨碍应答的产生。

对听力的影响 关于接种麻腮风联合疫苗后出现感觉神经性耳聋的报道，见第2143页。

对神经系统的影响 有几篇报道表明接种麻腮风联合疫苗后会出现包括脑膜炎和脑炎在内的神经学反应。这些反应是由疫苗中的腮腺炎成分引起。但是，不可能从每名患者的 CSF 中都分离出病毒并鉴定其为疫苗株还是野生型毒株。脑膜炎可在接种后长达 35 天出现，但很轻微，也很少留下后遗症[1,2]。一项研究表明，由腮腺炎疫苗 Urabe 株引起的接种后病毒阳性脑膜炎在免疫儿童中的发病率约为 1/11000，接种 Jeryl Lynn 腮腺炎疫苗后的发病率则更低[3]。另一项研究表明该病发病率约为 1/4000，支持了这一结果[4]，使得这结果看上去不像是偶然事件，且比先前报告中估计的最多为 1/100 万高得多[5]。后来在英国进行的一项研究中[6]，从全部 20 名患接种后脑膜炎的儿童 CSF 样品中都分离出了 Urabe 疫苗株，而在脑膜炎患者的 80 份样品中均未分离到 Jeryl Lynn 株。因此，在英国和其他一些国家不再使用含有 Urabe 株的疫苗，包括麻腮风联合疫苗[7]。接种一种由腮腺炎病毒 Leningard-3 株制备的麻疹腮腺炎联合疫苗后，也观察到了较高的脑膜炎发病率，约为 1/1000[8,9]。

与接种腮腺炎疫苗相关的脑炎发病率比脑膜炎低，但病情可能更严重[1]。美国 Advisory Committee on Immunization Practices 报告说，接种含有腮腺炎成分的疫苗后 30 天内，脑炎的发病率为 0.4/100 万剂[10]，并不高于普通人群中枢神经系统功能障碍的基础发病率。考虑到上述数据，人们应该记得在英国，腮腺炎是 15 岁以下儿童脑膜脑炎最常见的病因，也是儿童永久性感觉神经性耳聋的重要病因之一[1]。据估计，腮腺炎自然感染后的脑膜炎发病率为 1/400，远远高于任何报告的与接种疫苗有关的脑膜炎发病率。

1. Anonymous. Mumps meningitis and MMR vaccination. *Lancet* 1989; **ii:** 1015–16.
2. Maguire HC, *et al.* Meningoencephalitis associated with MMR vaccine. *Commun Dis Rep* 1991; **1** (review 6): R60–R61.
3. Miller E, *et al.* Risk of aseptic meningitis after measles, mumps, and rubella vaccine in UK children. *Lancet* 1993; **341:** 979–82.
4. Colville A, Pugh S. Mumps meningitis and measles, mumps, and rubella vaccine. *Lancet* 1992; **340:** 786. Correction. *ibid.*: 986.
5. McDonald JC, *et al.* Clinical and epidemiologic features of mumps meningoencephalitis and possible vaccine-related disease. *Pediatr Infect Dis J* 1989; **8:** 751–5.
6. Forsey T, *et al.* Mumps vaccine and meningitis. *Lancet* 1992; **340:** 980.
7. Anonymous. Two MMR vaccines withdrawn. *Lancet* 1992; **340:** 722.
8. Čižman M, *et al.* Aseptic meningitis after vaccination against measles and mumps. *Pediatr Infect Dis J* 1989; **8:** 302–8.
9. Tešović G, *et al.* Aseptic meningitis after measles, mumps, and rubella vaccine. *Lancet* 1993; **341:** 1541.
10. Immunization Practices Advisory Committee. Mumps prevention. *MMWR* 1989; **38:** 388–400.

药物相互作用

参见疫苗项下，第2122页。

用途和用法

腮腺炎疫苗用于抗腮腺炎主动免疫。

基础免疫经常使用麻腮风联合疫苗（见第2143页）。有关免疫程序的讨论，参见**疫苗**项下，第2122页。

许多不同的腮腺炎病毒减毒株已被用于制备疫苗，常用的有 Jeryl Lynn 株、Urabe 株、Leningrad-3 株（及其适应株 L-Zagreb）和 Rubini 株。除 Rubini 株外，这些毒株的效果大体相当。据报道，Rubini 株的效果低于 Leryl Lynn 株或 Urabe 株。

在美国使用由腮腺炎病毒 Jeryl Lynn 株（B 级）制备的疫苗，每剂 0.5ml，皮下注射。但更常用的是联合疫苗。

1. WHO. Mumps virus vaccines: WHO position paper. *Wkly Epidem Rec* 2007; **82:** 51–60. Also available at: http://www.who.int/immunization/wer8207mumps_Feb07_position_paper.pdf (accessed 25/06/10)

制剂

Ph. Eur.: Mumps Vaccine (Live);
USP 33: Mumps Virus Vaccine Live.

专利制剂

Braz.: Imovax Mumps†; **Cz.:** Pavivac; **Gr.:** Mumpsvax; **Ital.:** Vaxipar†; **Switz.:** Mumpsvax†; **USA:** Mumpsvax; **Venez.:** Imovax Parotiditis†.

Mycobacterium Vaccae Vaccines 母牛分枝杆菌疫苗

SRL-172; Vacunas de Mycobacterium vaccae.

简介

用于对结核和其他分枝杆菌感染进行预防和免疫治疗的含*母牛分枝杆菌*成分的疫苗正在研究中。目前也在研究将这类疫苗用于气喘、湿疹、银屑病和某些恶性肿瘤的免疫治疗。

哮喘 热灭活*母牛分枝杆菌*对 Th_2 类细胞因子具有潜在的下调作用，而该类因子在气喘中发挥重要作用。在对 24 名男性气喘病患者进行的一项随机双盲安慰剂对照研究中[1]，在皮内注射 1 针*母牛分枝杆菌*疫苗前 2 周和注射后 3 周，分别用支气管过敏原进行激发。结果接种疫苗后，在对激发产生过敏性应答期间，FEV 的最大降幅平均下降了 34%，但这一结果与安慰剂对照组相比，差异无显著意义。

1. Camporota L, *et al.* The effects of Mycobacterium vaccae on allergen-induced airway responses in atopic asthma. *Eur Respir J* 2003; **21:** 287–93.

湿疹 在对 41 名患有中度或重度特异反应性皮炎的5～18岁儿童与青少年进行的随机双盲安慰剂对照研究中[1]，皮内注射 1 针*母牛分枝杆菌*疫苗 3 个月后，患病皮肤的表面积减少了 48%，相比之下，安慰剂对照组仅减少 4%。在后来对 56 名 2～6 岁儿童进行的一项研究中[2]，却未能重复出现上述结果，因为患病皮肤表面积的减少情况与安慰剂对照组相比，差异无显著意义。

1. Arkwright PD, David TJ. Intradermal administration of a killed Mycobacterium vaccae suspension (SRL 172) is associated with improvement in atopic dermatitis in children with moderate-to-severe disease. *J Allergy Clin Immunol* 2001; **107:** 531–4.
2. Arkwright PD, David TJ. Effect of Mycobacterium vaccae on atopic dermatitis in children of different ages. *Br J Dermatol* 2003; **149:** 1029–34.

恶性肿瘤 *母牛分枝杆菌*疫苗已作为辅助疗法用于各种肿瘤，特别是前列腺癌、恶性黑色素瘤和非小细胞肺癌，并取得了有限的成功。在一项初步研究中[1]，28 名无法手术的非小细胞肺癌和间皮瘤患者接受了化疗，并被随机分为皮内注射热灭活*母牛分枝杆菌*疫苗（SRL-172）作为辅助治疗和不注射疫苗的两组。结果接种疫苗的患者应答率呈现出升高的趋势，同时平均生存率和 1 年生存率也有所提高，某些患者后来还可以接受手术或放疗。在 419 名患者中进行的一项类似的Ⅲ期临床观察发现[2]，接种疫苗作为辅助治疗的患者生活质量有所提高，但生存时间却没有延长到与前一项研究同样的水平。对这些结果进行二次分析[3]，证明腺癌患者的生存时间有所延长，但鳞状细胞癌患者的生存时间没有延长。也有证据表明该疫苗对转移性肾细胞癌患者有效[4]。

1. O'Brien ME, *et al.* A randomized phase II study of SRL172 (Mycobacterium vaccae) combined with chemotherapy in patients with advanced inoperable non-small-cell lung cancer and mesothelioma. *Br J Cancer* 2000; **83:** 853–7.
2. O'Brien ME, *et al.* SRL172 (killed Mycobacterium vaccae) in addition to standard chemotherapy improves quality of life without affecting survival, in patients with advanced non-small-cell lung cancer: phase III results. *Ann Oncol* 2004; **15:** 906–14.
3. Stanford JL, *et al.* Successful immunotherapy with Mycobacterium vaccae in the treatment of adenocarcinoma of the lung. *Eur J Cancer* 2008; **44:** 224–7.
4. Patel PM, *et al.* An evaluation of a preparation of Mycobacterium vaccae (SRL172) as an immunotherapeutic agent in renal cancer. *Eur J Cancer* 2008; **44:** 216–23.

银屑病 初步研究表明皮内注射热灭活*母牛分枝杆菌*疫苗可诱导银屑病进入缓解期。在一项开放式研究中[1]，24 名患者于上臂三角肌皮肤无损伤处皮内注射了 2 针疫苗，间隔 3 周。结果发现开始治疗 12 周后，14 名患者症状明显改善，2 名中度改善，6 名无变化，2 名症状加重。到 24 周，22 名患者中有 11 名皮损面积继续减少 50%以上，其中 5 名患者持续了至少 6 个月的皮损完全消失。在另一项研究中[2]，为 20 名中度或重度银屑病患者接种了一种更有效的去脂化去糖脂化热灭活疫苗。12 周后，20 名患者中有 13 名症状明显改善，3 名无变化，3 名加重，1 名因鳞片样脱皮突然加剧而中止了治疗。至 24 周时，19 名患者中有 13 名皮损面积继续减少 50%以上，有些皮损已持续了至少 6 个月。用该疫苗又对 36 名银屑病关节炎患者进行了一项随机双盲安慰剂对照研究[3]，结果发现与安慰剂对照组相比，虽然疼痛状况有所改善，但银屑病皮损症状并未减轻。另一项对银屑病患者的安慰剂对照研究也未显示出效果[4]。

1. Balagon MV, *et al.* Improvement in psoriasis after intradermal administration of heat-killed Mycobacterium vaccae. *Int J Dermatol* 2000; **39:** 51–8.
2. Balagon MV, *et al.* Improvement in psoriasis after intradermal administration of delipidated, deglycolipidated Mycobacterium vaccae (PVAC): results of an open-label trial. *Clin Exp Dermatol* 2001; **26:** 233–41.
3. Dalbeth N, *et al.* A randomised placebo controlled trial of delipidated, deglycolipidated Mycobacterium vaccae as immunotherapy for psoriatic arthritis. *Ann Rheum Dis* 2004; **63:** 718–22.
4. Netto EM, *et al.* Phase II randomized, placebo-controlled trial of M. vaccae-derived protein (PVAC) for the treatment of psoriasis. *Vaccine* 2006; **24:** 5056–63.

结核病 *免疫* 参见下面的参考文献。

1. von Reyn CF, *et al.* Cellular immune responses to mycobacteria in healthy and human immunodeficiency virus-positive subjects in the United States after a five-dose schedule of Mycobacterium vaccae vaccine. *Clin Infect Dis* 1998; **27:** 1517–20.
2. Waddell RD, *et al.* Safety and immunogenicity of a five-dose series of inactivated Mycobacterium vaccae vaccination for the prevention of HIV-associated tuberculosis. *Clin Infect Dis* 2000; **30** (suppl 3): S309–S315.
3. Vuola JM, *et al.* Immunogenicity of an inactivated mycobacterial vaccine for the prevention of HIV-associated tuberculosis: a randomized, controlled trial. *AIDS* 2003; **17:** 2351–5.
4. Yang XY, *et al.* Mycobacterium vaccae vaccine to prevent tuberculosis in high risk people: a meta-analysis. *J Infect* 2010; **60:** 320–30.
5. Beresford B, Sadoff JC. Update on research and development pipeline: tuberculosis vaccines. *Clin Infect Dis* 2010; **50** (suppl 3): S178–S183.

免疫疗法 一篇系统性综述认为，用*母牛分枝杆菌*进行免疫治疗对结核病患者无效[1]。

1. de Bruyn G, Garner P. Mycobacterium vaccae immunotherapy for treating tuberculosis. Available in The Cochrane Database of Systematic Reviews; Issue 1. Chichester: John Wiley; 2003 (accessed 16/12/04).

Normal Immunoglobulins 正常免疫球蛋白

Inmunoglobulinas inespecíficas.
ATC — J06BA01; J06BA02.
UNII — 66Y330CJHS (human immunoglobulin G).

Pharmacopoeias. Many pharmacopoeias, including *Eur.* (see p.vii) and *US*, have monographs.

Ph. Eur. 6.8 (Human Normal Immunoglobulin; Immunoglobulinum Humanum Normale) 人正常免疫球蛋白是一种液体或冻干制剂，含有正常人免疫球蛋白（主要是 IgG 抗体），也可存在其他蛋白。其总蛋白含量不低于 10%，但不超过 18%。用于肌内或皮下注射。该制剂由至少 1000 名献血者的混合血浆制备。献血者必须身体健康，未接受过人垂体来源制品的治疗，并尽可能地被确认无可检出的经血液或血液成分传播的感染因子。所用血浆中不应加入抗菌药。该制剂被制成一种稳定溶液，并经膜过滤除菌。多人份制剂含有抗菌保护剂，但单一人份制剂不含。用 0.9%氯化钠溶解成含 1%蛋白的溶液后，pH 应为 5.0～7.2。液体制剂应于无色、玻璃封口容器中，避光保存。冻干制剂应置于无色密封容器中，避光保存。

Ph. Eur. 6.8 (Human Normal Immunoglobulin for Intravenous Administration; Immunoglobulinum Humanum Normale ad Usum Intravenosum) 静脉注射用人正常免疫球蛋白是一种免疫球蛋白（主要是 IgG 抗体）的液体或冻干制剂，可含有其他蛋白，总蛋白含量不低于 3%。该制剂含有正常人的 IgG 抗体，其标准并不适用于制备含 IgG 片段或化学修饰 IgG 的制品。该制剂被制成一种稳定溶液，并经膜过滤除菌。不含抗菌保护剂。用 0.9%氯化钠溶解成含 1%蛋白的溶液后，pH 应为 4.0～7.4。除冻干制剂应保存在密封容器中，温度不超过 25℃外，其保存要求与正常人免疫球蛋白相似。

USP 33 (Immune Globulin) 免疫球蛋白是一种球蛋白的无菌溶液，含有许多成人血液中正常存在的抗体，由采自至少 1000 名供者的混合原材料（等量混合的全血、血浆、血清或胎盘）制备。其蛋白含量为 15%～18%，其中至少 90%是 γ-球蛋白。该制剂用于静脉注射，含有甘氨酸稳定剂和适当防腐剂。制剂中含有抗白喉、麻疹和脊髓灰质炎病毒抗体。应保存于 2～8℃。

不良反应和注意事项

参见免疫球蛋白项下，第2121页。肾脏受损患者应慎用静脉注射免疫球蛋白。含有蔗糖的免疫球蛋白可能与诱导急性肾衰竭的危险性增加有关（见下文的**对肾脏的影响**）。有报道表明使用静脉注射用免疫球蛋白后出现血栓栓塞性反应如心肌梗死、卒中、肺栓塞和深静脉血栓形成。肥胖症患者和先前存在血栓栓塞危险的人群应慎用这类制品。

不同生产厂家和不同批次的制品对某些普通致病原的抗体滴度可能差异很大，因此不能认为静脉注射免疫球蛋白的配方相同。

1. Nydegger UE, Sturzenegger M. Adverse effects of intravenous immunoglobulin therapy. *Drug Safety* 1999; **21:** 171–85.
2. Wittstock M, *et al.* Therapy with intravenous immunoglobulins: complications and side-effects. *Eur Neurol* 2003; **50:** 172–5.
3. Pierce LR, Jain N. Risks associated with the use of intravenous immunoglobulin. *Transfus Med Rev* 2003; **17:** 241–51.
4. Ameratunga R, *et al.* Increased risk of adverse events when changing intravenous immunoglobulin preparations. *Clin Exp Immunol* 2004; **136:** 111–13.
5. Singh-Grewal D, *et al.* A prospective study of the immediate and delayed adverse events following intravenous immunoglobulin infusions. *Arch Dis Child* 2006; **91:** 651–4.
6. Katz U, *et al.* Safety of intravenous immunoglobulin (IVIG) therapy. *Autoimmun Rev* 2007; **6:** 257–9.
7. Carbone J. Adverse reactions and pathogen safety of intravenous immunoglobulin. *Curr Drug Safety* 2007; **2:** 9–18.
8. Bonilla FA. Intravenous immunoglobulin: adverse reactions and management. *J Allergy Clin Immunol* 2008; **122:** 1238–9.

对血液的影响 特发性血小板减少性紫癜和其他自身免疫性疾病患者在静脉注射免疫球蛋白以提高血小板数量后，偶见对血液有负面影响的报道。1 名患者出现血小板黏附性下降，伴有多处皮下血肿[1]。静脉注射免疫球蛋白后出现过血栓[2～4]，特别是在老年人中（有时是致死性的），说明在采用正常免疫球蛋白治疗过程中，血小板数量的增加对粥样动脉硬化患者可能会有危险[2]。但是，一篇综述分析了 34 名 60 岁以上患者采用正常免疫球蛋白治疗的情况，认为没有证据表明二者之间存在联系[5]。

有时也出现溶血反应，包括新生儿溶血症[6～8]，需要被动输入抗-A 或抗-B、抗-D 抗体，或采用正常免疫球蛋白制剂中的血型物质进行主动免疫。建议在开始正常免疫球蛋白治疗前检测血液表型[7]。

血小板减少性紫癜患者使用正常免疫球蛋白后，也出现过一过性嗜中性白细胞减少，但对这种现象在临床上的意义尚存在争议[9～11]。

1. Ljung R, Nilsson IM. High-dose intravenous gammaglobulin: a cautionary note. *Lancet* 1985; **i:** 467.
2. Woodruff RK, *et al.* Fatal thrombotic events during treatment of autoimmune thrombocytopenia with intravenous immunoglobulin in elderly patients. *Lancet* 1986; **ii:** 217–18.
3. Go RS, Call TG. Deep venous thrombosis of the arm after intravenous immunoglobulin infusion: case report and literature review of intravenous immunoglobulin-related thrombotic complications. *Mayo Clin Proc* 2000; **75:** 83–5.
4. Marie I, *et al.* Intravenous immunoglobulin-associated arterial and venous thrombosis; report of a series and review of the literature. *Br J Dermatol* 2006; **155:** 714–21.
5. Frame WD, Crawford RJ. Thrombotic events after intravenous immunoglobulin. *Lancet* 1986; **ii:** 468.
6. Potter M, *et al.* ABO alloimmunisation after intravenous immunoglobulin infusion. *Lancet* 1988; **i:** 932–3.
7. Nicholls MD, *et al.* Haemolysis induced by intravenously-administered immunoglobulin. *Med J Aust* 1989; **150:** 404–6.
8. Gordon DJ, *et al.* A pediatric case series of acute hemolysis after administration of intravenous immunoglobulin. *Am J Hematol* 2009; **84:** 771–2.
9. Majer RV, Green PJ. Neutropenia caused by intravenous immunoglobulin. *BMJ* 1988; **296:** 1262.
10. Veys PA, *et al.* Neutropenia following intravenous immunoglobulin. *BMJ* 1988; **296:** 1800.
11. Ben-Chetrit E, Putterman C. Transient neutropenia induced by intravenous immune globulin. *N Engl J Med* 1992; **326:** 270–1.

对肾脏的影响 与静脉注射用免疫球蛋白有关的肾功能衰竭或损伤的病例已有报道[1～3]。使用含有蔗糖的免疫球蛋白制品后的肾功能衰竭发病率最高[1,4]。美国 FDA 已颁布一份警告，提醒医生们静脉注射用正常免疫球蛋白制品，特别是含有蔗糖的制品可能具有诱发急性肾功能衰竭的潜在危险[5]。

1. Orbach H *et al.* Intravenous immunoglobulin and the kidney—a two-edged sword. *Semin Arthritis Rheum* 2004; **34:** 593–601.
2. Itkin YM, Trujillo TC. Intravenous immunoglobulin-associated acute renal failure: case series and literature review. *Pharmacotherapy* 2005; **25:** 886–92.
3. Shah S, Vervan M. Use of i.v. immune globulin and occurrence of associated acute renal failure and thrombosis. *Am J Health-Syst Pharm* 2005; **62:** 720–5.
4. Zhang R, Szerlip HM. Reemergence of sucrose nephropathy: acute renal failure caused by high-dose intravenous immune globulin therapy. *South Med J* 2000; **93:** 901–4.
5. FDA. Important drug warning: potential risk of acute renal failure reported to be associated with administration of immune globulin intravenous (human) (issued 24 September 1999). Available at: http://www.fda.gov/BiologicsBloodVaccines/SafetyAvailability/ucm105901.htm (accessed 27/08/10)

对神经系统的影响 使用静脉注射正常免疫球蛋白后，曾报道出现过无菌性脑膜炎[1～5]。

1 名患者出现过 2 次与静脉注射免疫球蛋白有关的偏头痛，经使用普萘洛尔预防后未再复发过[6]。

曾报道 1 名 4 岁儿童在使用静脉注射用免疫球蛋白治疗免疫性血小板减少性紫癜后，出现了偏瘫[7]。

1. Kato E, *et al.* Administration of immune globulin associated with aseptic meningitis. *JAMA* 1988; **259:** 3269–71.
2. Casteels-Van Daele M, *et al.* Intravenous immune globulin and acute aseptic meningitis. *N Engl J Med* 1990; **323:** 614–15.
3. Sekul EA, *et al.* Aseptic meningitis associated with high-dose intravenous immunoglobulin therapy: frequency and risk factors. *Ann Intern Med* 1994; **121:** 259–62.
4. Picton P, Chisholm M. Aseptic meningitis associated with high dose immunoglobulin: case report. *BMJ* 1997; **315:** 1203–4.
5. Boyce TG, Spearman P. Acute aseptic meningitis secondary to intravenous immunoglobulin in a patient with Kawasaki syndrome. *Pediatr Infect Dis J* 1998; **17:** 1054–6.
6. Constantinescu CS, *et al.* Recurrent migraine and intravenous immune globulin therapy. *N Engl J Med* 1993; **329:** 583–4.
7. Tsiouris J, Tsiouris N. Hemiplegia as a complication of treatment of childhood immune thrombocytopenic purpura with intravenously administered immunoglobulin. *J Pediatr* 1998; **133:** 717.

对皮肤的影响 据报道，有 3 名妇女在使用静脉注射正常免疫球蛋白后 1～4 周内出现了弥散性脱发[1]。也有报道表明老年患者静脉注射正常免疫球蛋白最多 3 周后，出现了重度大面积湿疹[2,3]。还有一篇报道表明 1 名妇女静脉注射正常免疫球蛋白后，面部出现了皮肤脉管炎性皮疹[4]。1 名患者使用静脉注射正常免疫球蛋白治疗Ⅱ型混合冷球蛋白血症后，出现了严重的皮肤脉管炎[5]。1 名患者使用正常免疫球蛋白治疗慢性炎性脱髓鞘性多神经病，在完成一个 5 天的疗程 3 天后，手足部位出现了红斑疹[6]，并在这一疗程完成后 2～3 周消退。先前也曾 5 次报道过在采用正常免疫球蛋白治疗后出现类似的皮疹。1 名患者在使用静脉注射用正常免疫球蛋白治疗 Stevens-Jonhson 综合征后，出现了水泡大疱疹[7]。

关于 1 名 AIDS 患者静脉注射正常免疫球蛋白后出现具有 5 号病特征的红斑的情况，参见下文的**感染**项下。

1. Chan-Lam D, *et al.* Alopecia after immunoglobulin infusion. *Lancet* 1987; **i:** 1436.
2. Barucha C, McMillan JC. Eczema after intravenous infusion of immunoglobulin. *BMJ* 1987; **295:** 1141.
3. Whittam LR, *et al.* Eczematous reactions to human immune globulin. *Br J Dermatol* 1997; **137:** 481–2.
4. Howse M, *et al.* Facial vasculitic rash associated with intravenous immunoglobulin. *BMJ* 1998; **317:** 1291.
5. Yebra M, *et al.* Severe cutaneous vasculitis following intravenous infusion of gammaglobulin in a patient with type II mixed cryoglobulinemia. *Clin Exp Rheumatol* 2002; **20:** 225–7.
6. Mutasim DF, Sheth PB. An eruption secondary to intravenous immunoglobulin therapy. *Cutis* 2002 **69:** 35–6, 38.
7. Lin WL, *et al.* Intravenous immunoglobulin-induced, non-eczematous, vesiculobullous eruptions in Stevens-Johnson syndrome. *Am J Clin Dermatol* 2009; **10:** 339–42.

超敏反应 肌内或静脉注射正常免疫球蛋白后可能偶尔会出现超敏反应，特别是低丙种球蛋白血症或无丙种球蛋白血症患者。速发型和迟发型超敏反应都有过报道[1]。

正常免疫球蛋白中的 IgA 成分可在缺乏 IgA 的免疫缺陷患者中诱导产生抗 IgA 的 IgE 和 IgG 抗体。有人认为超敏反应系由抗 IgA 的 IgE 抗体引起[2]，但也有人不同意这种观点[3]。有 2 名对常规正常免疫球蛋白制剂过敏的患者能够耐受含有少量 IgA 的制剂[2]。某些正常免疫球蛋白制剂生产厂家建议这些制剂不应为已证实具有抗 IgA 抗体的选择性 IgA 缺乏患者使用。

也有人认为某些制剂中的 IgE 成分是超敏反应的诱因[4]，但这一观点尚存在争议[5]。尽管制剂的抗补体活性似乎与不良反应的发生无关[5]，但补体激活的 IgG 聚集也可能是超敏反应的一个诱因。

1. Hachimi-Idrissi S, *et al.* Type III allergic reaction after infusion of immunoglobulins. *Lancet* 1990; **336:** 55.
2. Burks AW, *et al.* Anaphylactic reactions after gamma globulin administration in patients with hypogammaglobulinemia. *N Engl J Med* 1986; **314:** 560–4.
3. Hammarström L, Smith CIE. Anaphylaxis after administration of gamma globulin for hypogammaglobulinemia. *N Engl J Med* 1986; **315:** 519.
4. Tovo P-A, *et al.* IgE content of commercial intravenous IgG preparations. *Lancet* 1984; **i:** 458.
5. Newland AC, *et al.* IgE in intravenous IgG. *Lancet* 1984; **i:** 1406–7.

感染 使用某些静脉注射免疫球蛋白制剂与丙型肝炎感染之间的关系，迫使人们改变生产工艺，并从市场上召回被污染的制品[1～3]。

另外，有报道表明 1 名 AIDS 患者静脉注射正常免疫球蛋白治疗细小病毒感染后，出现了 5 号病（传染性红斑）[4]。与此自相矛盾的是，也有一篇报道表明，1 名因柯萨奇 B4 病毒感染而导致肝功能异常的患者在使用正常免疫球蛋治疗后，出现了威胁生命的细小病毒 B19 感染，引起了纯红细胞发育不全和肝炎及暴发性疾病的加重[5]。

1. Quinti I, *et al.* Intravenous gammaglobulin may still infect patients. *BMJ* 1994; **308:** 856.
2. Bader J-M. HCV and Gammagard in France. *Lancet* 1994; **343:** 1628. Corrections. *ibid.*; **344:** 201 and 206.
3. Anonymous. Outbreak of hepatitis C associated with intravenous immunoglobulin administration—United States, October 1993–June 1994. *JAMA* 1994; **272:** 424–5.
4. French AL, *et al.* Fifth disease after immunoglobulin administration in an AIDS patient with parvovirus-induced red cell aplasia. *Am J Med* 1996; **101:** 108–9.
5. Hayakawa F, *et al.* Life-threatening human parvovirus B19 infection transmitted by intravenous immune globulin. *Br J Haematol* 2002; **118:** 1187–9.

药物相互作用

正常免疫球蛋白可干扰对活病毒疫苗的免疫应答，所以这类疫苗应在注射正常免疫球蛋白前至少 3 周或注射后 3 个月接种。但黄热疫苗与英国生产的免疫球蛋白一起使用时，以及使用口服脊髓灰质炎疫苗进行加强免疫时不受此规定约束。这一时间间隔对于出国旅行前的免疫是不切实际的，因此出国旅行前的免疫也不必遵守此项规定。

脊髓灰质炎疫苗 有研究表明正常免疫球蛋白不影响对口服脊髓灰质炎疫苗的抗体应答，参见第 2152 页。

用途和用法

正常免疫球蛋白包括两种截然不同的制剂和配方：

- 一种肌内注射用制剂（即 Ph. Eur. 6. 8 中的**"人正常免疫球蛋白"**和 USP 33 中的**"免疫球蛋白"**）通常含有 16%的蛋白，用于被动免疫，有时也用于治疗原发性抗体缺乏。
- 另一种制剂为静脉注射用（即 Ph. Eur. 6. 8 中的**静脉注射用人正常免疫球蛋白**），用于治疗原发性和继发性抗体缺乏等疾病，也可作为特发性血小板减少性紫癜的免疫调解剂，还可用于治疗慢性炎性和免疫介导性疾病，通常含有 3%～6%的蛋白，但有些制剂蛋白含量可高达 12%。

正常免疫球蛋白的剂量经常容易造成混淆，既可以用重量（蛋白或免疫球蛋白 G 含量）表示，又可以用注射的体积表示，且二者又并不总是相符的。应该记住的是静脉注射正常免疫球蛋白之间可能存在差异，包括 IgA 含量和 IgG 亚类分布的差异。

由献血者的混合血浆制备的正常免疫球蛋白含有抗分布在普通人群中的细菌和病毒的抗体。在英国和其他一些国家，这些典型的抗体包括甲型肝炎、麻疹、腮腺炎、风疹和水痘抗体。因此可采用正常免疫球蛋白进行抗这些疾病的被动免疫。

正常免疫球蛋白可用于控制**甲型肝炎**的暴发，推荐用于密切接触者的剂量为：10 岁以下肌内注射 250mg，大龄儿童和成人 500mg。如果免疫抑制者对甲型肝炎疫苗的应答水平不够，也可采用正常免疫球蛋白进行预防。

正常免疫球蛋白可用于预防**麻疹**在属于特殊危险人群（如免疫抑制者）的儿童与成人的感染，也可能减轻感染后的病情，但需在接触麻疹后尽快使用。在英国，用于预防麻疹或减轻麻疹病情的推荐肌内注射剂量为：1 岁以下 250mg，1～3 岁 500mg，3 岁以上 750mg。

正常免疫球蛋白并不能预防**风疹**感染，不建议为暴露于风疹的孕妇注射；只有不同意终止妊娠时，才可考虑使用正常免疫球蛋白。剂量为肌内注射 750mg。

正常免疫球蛋白可用于**原发性抗体缺乏**患者，如先天性无丙种球蛋白血症、低丙种球蛋白血症患者或包括**免疫缺陷综合征患者**在内的免疫抑制者，为这类患者提供抗传染病保护。可采用肌内注射，但最好采用静脉注射，因为可以减少疼痛。也可采用皮下注射。用于静脉输注的剂量如果用重量（蛋白或免疫球蛋白 G 含量）表示，通常为最初注射 400～800mg/kg，然后根据免疫球蛋白的最低浓度（trough-Immunoglobulin concentration），视需要调整为每 3 周注射 200mg/kg；维持剂量通常为每个月 200～800mg/kg。对于继发性免疫缺陷综合征患者，建议每 3～4 周注射 200～400mg/kg。也采用其他的规定剂量。用于皮下注射的剂量最初为 200～500mg/kg（分数日给药），随后的维持剂量以相同的时间间隔重复给药，最后使每个月的累计剂量为 400～800mg/kg。当采用静脉输注时，正常免疫球蛋白必须小心、缓慢地注入，注射速度逐渐增加。

为预防**骨髓移植**后的感染，需每周静脉注射 500mg/kg 正常免疫球蛋白，视应答情况调整剂量。

静脉输注正常免疫球蛋白也用于提高**特发性血小板减少性紫癜**患者的血小板数量。需连续用药 2～5 天，每日剂量为 400mg/kg。也可在第 1 天注射 800～1000mg/kg，必要时在 3 天内重复注射 1 次。视需要决定是否继续用药。

用于**川崎病**的正常免疫球蛋白（与阿司匹林联合使

用）需静脉注射，剂量为1.6～2g/kg，分2～5天给药，或一次注射2g/kg。对一系列自身免疫病，也采用类似剂量的静脉注射免疫球蛋白进行了疗效观察。正常免疫球蛋白对这类疾病的确切作用方式尚不清楚。

为治疗**吉兰-巴雷综合征**，需连续5天静脉注射400mg/kg正常免疫球蛋白，必要时每4周重复注射1次。

1. Anonymous. Intravenous immunoglobulin (IVIG). *Med Lett Drugs Ther* 2006; **48:** 101–3.
2. Gürcan HM, Ahmed AR. Efficacy of various intravenous immunoglobulin therapy protocols in autoimmune and chronic inflammatory disorders. *Ann Pharmacother* 2007; **41:** 812–23.
3. Provan D, *et al.* UK Immunoglobulin Expert Working Group. Prescribing intravenous immunoglobulin: summary of Department of Health guidelines. *BMJ* 2008; **337:** 990–2.
4. Anonymous. I.V. immunoglobulin therapy for infectious diseases. *Drug Ther Bull* 2010; **48:** 57–60.

用法 有人建议采用口服正常免疫球蛋白以降低胃肠感染的发生率和减轻发病的严重程度，特别是对包括新生儿在内的免疫系统有缺陷者。尽管分泌到免疫系统正常者胃肠道中的免疫球蛋白主要是存在市售正常免疫球蛋白中并非大量存在的IgA，但仍有报告表明口服正常免疫球蛋白后产生了有益的免疫应答，特别是抗病毒感染的应答。但是，有几篇系统性综述并不支持常规使用口服免疫球蛋白预防或治疗胃肠道感染[1～3]。某些国家已尝试使用免疫球蛋白A制剂，主要用于抗胃肠道细菌感染[4,5]。

1. Mohan P, Haque KN. Oral immunoglobulin for the prevention of rotavirus infection in low birth weight infants. Available in The Cochrane Database of Systematic Reviews; Issue 3. Chichester: John Wiley; 2002 (accessed 22/03/05).
2. Mohan P, Haque KN. Oral immunoglobulin for the treatment of rotavirus diarrhoea in low birth weight infants. Available in The Cochrane Database of Systematic Reviews; Issue 3. Chichester: John Wiley; 2002 (accessed 22/03/05).
3. Foster JP, Cole MJ. Oral immunoglobulin for preventing necrotizing enterocolitis in preterm and low birth-weight neonates. Available in The Cochrane Database of Systematic Reviews; Issue 1. Chichester: John Wiley; 2004 (accessed 22/03/05).
4. Tjellström B, *et al.* Oral immunoglobulin A supplement in treatment of Clostridium difficile enteritis. *Lancet* 1993; **341:** 701–2.
5. Hammarström V, *et al.* Oral immunoglobulin treatment in Campylobacter jejuni enteritis. *Lancet* 1993; **341:** 1036.

血液病 静脉注射用正常免疫球蛋白用于治疗有症状的重度急慢性特发性血小板减少性紫癜（见第1437页）。其他尝试用正常免疫球蛋白治疗的血液病包括粒细胞缺乏症[1]、新生儿溶血症（见第2124页）、溶血性贫血（第1012页）、细小病毒B19感染引起的红细胞发育不全（见下文的**被动免疫**）、血栓形成性血小板减少性紫癜、溶血性尿毒症综合征（见**血栓形成性微血管病变**，第　页）以及各种原因引起的血小板减少症[2～10]。

1. Fasth A. Immunoglobulin for neonatal agranulocytosis. *Arch Dis Child* 1986; **61:** 86–7.
2. Hoffman DM, *et al.* Human immunodeficiency virus-associated thrombocytopenia. *DICP Ann Pharmacother* 1989; **23:** 157–160.
3. Frame JN, *et al.* Correction of severe heparin-associated thrombocytopenia with intravenous immunoglobulin. *Ann Intern Med* 1989; **111:** 946–7.
4. Howrie DL, *et al.* Use of iv immune globulin for treatment of phenytoin-induced thrombocytopenia. *Clin Pharm* 1989; **8:** 734–7.
5. Landonio G, *et al.* HIV-related severe thrombocytopenia in intravenous drug users: prevalence, response to therapy in a medium-term follow-up, and pathogenic evaluation. *AIDS* 1990; **4:** 29–34.
6. Goulder P, *et al.* Intravenous immunoglobulin in virus associated haemophagocytic syndrome. *Arch Dis Child* 1990; **65:** 1275–7.
7. Larner AJ, *et al.* Life threatening thrombocytopenia in sarcoidosis: response to vincristine, human immunoglobulin, and corticosteroids. *BMJ* 1990; **300:** 317–19.
8. Ray JB, *et al.* Intravenous immune globulin for the treatment of presumed quinidine-induced thrombocytopenia. *DICP Ann Pharmacother* 1990; **24:** 693–5.
9. Salzman MB, Smith EM. Phenytoin-induced thrombocytopenia treated with intravenous immune globulin. *J Pediatr Hematol Oncol* 1998; **20:** 152–3.
10. Majluf-Cruz A, *et al.* Usefulness of a low-dose intravenous immunoglobulin regimen for the treatment of thrombocytopenia associated with AIDS. *Am J Hematol* 1998; **59:** 127–32.

肠道疾病 静脉注射正常免疫球蛋白有利于诱导节段性回肠炎和溃疡性结肠炎的缓解[1～3]，对与抗生素有关的结肠炎或与*难辨梭状芽孢杆菌*感染有关的伪膜状结肠炎也有所裨益[4,5]。

1. Rohr G, *et al.* Treatment of Crohn's disease and ulcerative colitis with 7S-immunoglobulin. *Lancet* 1987; **i:** 170.
2. Knoflach P, *et al.* Crohn disease and intravenous immunoglobulin G. *Ann Intern Med* 1990; **112:** 385–6.
3. Körber J, *et al.* A case of Crohn's disease with increased CD8 T-cell activation and remission during therapy with intravenous immunoglobulins. *Scand J Gastroenterol* 1998; **33:** 1113–17.
4. Leung DYM, *et al.* Treatment with intravenously administered gamma globulin of chronic relapsing colitis induced by Clostridium difficile toxin. *J Pediatr* 1991; **118:** 633–7.
5. Wilcox MH. Descriptive study of intravenous immunoglobulin for the treatment of recurrent Clostridium difficile diarrhoea. *J Antimicrob Chemother* 2004; **53:** 882–4.

复杂区域痛疼综合征 已有研究认为免疫系统与持续性复杂区域痛疼综合征（CRPS，见第7页）有关。对病程为6～30个月、难以用标准疗法治疗的CRPS患者进行了一项小规模双盲交叉观察，结果表明低剂量静脉注射正常免疫球蛋白（每日250 mg/kg，连续用药2天）可持续性减轻疼痛，并改善自主肢体症状[1]。

1. Goebel A, *et al.* Intravenous immunoglobulin treatment of the complex regional pain syndrome: a randomized trial. *Ann Intern Med* 2010; **152:** 152–8.

癫痫 正常免疫球蛋白有时对治疗儿童顽固性癫痫，包括Lennox-Gastaut综合征和West综合征有利[1～3]，但有一篇文献综述认为在这方面几乎没有进行过较好的对照研究[4]，还有一篇加拿大的循证性指导性文献反对使用正常免疫球蛋白[5]。尽管有一项在61名患者中进行的双盲对照研究倾向于支持用静脉免疫球蛋白治疗顽固性癫痫[6]，但结果并不具有统计学意义。

1. Ariizumi M, *et al.* High dose gammaglobulin for intractable childhood epilepsy. *Lancet* 1983; **ii:** 162–3.
2. Sandstedt P, *et al.* Intravenous gammaglobulin for post-encephalitic epilepsy. *Lancet* 1984; **ii:** 1154–5.
3. van Engelen BGH, *et al.* High-dose intravenous immunoglobulin treatment in cryptogenic West and Lennox-Gastaut syndrome: an add-on study. *Eur J Pediatr* 1994; **153:** 762–9.
4. Duse M, *et al.* Intravenous immune globulin in the treatment of intractable childhood epilepsy. *Clin Exp Immunol* 1996; **104** (suppl 1): 71–6.
5. Feasby T, *et al.* Guidelines on the use of intravenous immune globulin for neurologic conditions. *Transfus Med Rev* 2007; **21** (suppl 1): S57–S107.
6. van Rijckevorsel-Harmant K, *et al.* Treatment of refractory epilepsy with intravenous immunoglobulins: results of the first double-blind/dose finding clinical study. *Int J Clin Lab Res* 1994; **24:** 162–6.

低丙种球蛋白血症 见下文的**原发性抗体缺乏**。

免疫抑制者 免疫缺陷可能是由免疫系统的原发疾病所致，但更常见的是继发性免疫缺陷，病因是免疫抑制治疗、艾滋病病毒感染或血液恶性肿瘤。早产新生儿因未发育成熟，免疫系统可能有缺陷；母体抗体经常出现在妊娠32周左右。这类患者和新生儿可能缺少丙种球蛋白，使用正常免疫球蛋白可能会增加其易感性。有关在特殊情况下使用免疫球蛋白的信息，参见下文的各段内容及**新生儿感染**项下。

恶性肿瘤 低丙种球蛋白血症及其治疗可能会增加慢性淋巴细胞白血病患者的易感性[1]。一项研究为81名感染危险性增加的慢性淋巴细胞白血病患者每3周静脉注射正常免疫球蛋白400mg/kg[2]，共用药1年，结果与安慰剂对照组相比，细菌感染的发病率有所下降。正常免疫球蛋白对病毒和真菌感染无效。一项对34名患者进行的研究表明，每月按剂量250mg/kg注射1次正常免疫球蛋白，足以对多数患者进行常规预防[3]。有报道表明对*多发性骨髓瘤*患者使用正常免疫球蛋白会降低感染率[4]。一篇系统性综述认为预防性使用正常免疫球蛋白对降低淋巴细胞增生性疾病患者的死亡率无效，但感染率明显下降为使用这种药物提供了支持[5]。

1. Wierda WG. Immunologic monitoring in chronic lymphocytic leukaemia. *Curr Oncol Rep* 2003; **5:** 419–25.
2. Cooperative Group for the Study of Immunoglobulin in Chronic Lymphocytic Leukemia. Intravenous immunoglobulin for the prevention of infection in chronic lymphocytic leukemia: a randomized, controlled clinical trial. *N Engl J Med* 1988; **319:** 902–7.
3. Chapel H, *et al.* Immunoglobulin replacement in patients with chronic lymphocytic leukaemia: a comparison of two dose regimes. *Br J Haematol* 1994; **88:** 209–12.
4. Chapel HM, *et al.* Randomised trial of intravenous immunoglobulin as prophylaxis against infection in plateau-phase multiple myeloma. *Lancet* 1994; **343:** 1059–63.
5. Raanani P, *et al.* Immunoglobulin prophylaxis in hematological malignancies and hematopoietic stem cell transplantation. Available in The Cochrane Database of Systematic Reviews; Issue 4. Chichester: John Wiley; 2008 (accessed 24/02/10).

原发性抗体缺乏 原发性抗体缺乏（原发性免疫缺陷）有3种主要表现形式，即X-连锁无丙种球蛋白血症（XLA，Bruton无丙种球蛋白血症）、包括IgG亚类缺乏和特异性抗体缺乏在内的普通可变性免疫缺陷（CVID）以及选择性IgA缺乏。大范围的感染合并症和自身免疫性疾病是该病的特点。可采用正常免疫球蛋白替代疗法，辅以适当的抗菌药治疗，以阻断感染[1～5]。抗感染免疫对该病基本无效（但某些CVID患者偶尔会产生应答），且不得使用活病毒疫苗。

正常免疫球蛋白传统上是用于肌内注射的。但是，这种用药途径的最大合理给药剂量仅为每周25mg/kg，因此只对病情较轻的患者有较好疗效[6]。静脉注射免疫球蛋白可以为重症患者大剂量使用，因此所有XLA患者以及轻度以上的CVID患者均采用静脉注射[1]。尽管采用静脉注射正常免疫球蛋白治疗IgG亚类缺乏（无论是否伴有IgA缺乏）或特异性抗体缺乏的效果尚未完全确定，但总体来说是成功的。静脉注射正常免疫球蛋白的用药剂量和用药频次各不相同，应视阻断感染的需要调整。研究表明不同的正常免疫球蛋白制品可能不是等价的；但一份加拿大的指导性文献认为，从有效性的观点出发，这些制品可以互相交换使用，尽管个别患者因可能对某种特殊制品出现比较少见的不良反应而不愿意交换[5]。多数患者需每2周或3周注射200～600mg/kg，以维持适当的保护作用[6]。在一项研究中[7]，要将血清IgG浓度维持在500mg/dl以上，需每3周注射260～1120mg/kg。研究发现这些剂量可有效降低XLA患儿重症急性细菌感染和肺功能不全的发病率。手术过程中应使用正常免疫球蛋白和适当的预防性抗菌药。用静脉注射正常免疫球蛋白进行居家治疗在多个国家的成人和儿童中都取得了成功[5,6,8～11]。不良反应很少出现，且通常是轻微的[6,9,10]。这些反应多出现在第1次输注以及治疗间发病的过程中，快速输注会使其发生率急剧下降[11]。抗体缺乏患儿在长期使用静脉注射正常免疫球蛋白治疗后可正常生长，且其感染率与非免疫缺陷儿童相似[12]。

免疫球蛋白替换疗法也可采用皮下注射来代替静脉注射[2,4,13,14]。研究认为皮下注射在预防感染方面与静脉注射同样有效，而且更便于居家用药，但在有严重自身免疫症状的患者中，还缺少同样有效的证据。对多数患者，建议的起始剂量为每周100～150mg/kg[5]。心室内注射对某些艾柯病毒脑炎患者有效[6,15]。

1. Carrock Sewell WA, *et al.* Therapeutic strategies in common variable immunodeficiency. *Drugs* 2003; **63:** 1359–71.
2. Schwartz SA. Intravenous immunoglobulin treatment of immunodeficiency disorders. *Pediatr Clin North Am* 2000; **47:** 1355–69.
3. Empson M, *et al.* The assessment and management of primary antibody deficiency. *N Z Med J* 2004; **117:** U914.
4. Durandy A, *et al.* Immunoglobulin replacement therapy in primary antibody deficiency diseases—maximizing success. *Int Arch Allergy Immunol* 2005; **136:** 217–29.
5. Shehata N, *et al.* The use of immunoglobulin therapy for patients with primary immune deficiency: an evidence-based practice guideline. *Transfus Med Rev* 2010; **24** (suppl 1): S28–S50.
6. Spickett GP, *et al.* Primary antibody deficiency in adults. *Lancet* 1991; **337:** 281–4.
7. Quartier P, *et al.* Early and prolonged intravenous immunoglobulin replacement therapy in childhood agammaglobulinemia: a retrospective survey of 31 patients. *J Pediatr* 1999; **134:** 589–96.
8. Ochs HD, *et al.* Intravenous immunoglobulin home treatment for patients with primary immunodeficiency diseases. *Lancet* 1986; **i:** 610–11.
9. Ryan A, *et al.* Home intravenous immunoglobulin therapy for patients with primary hypogammaglobulinaemia. *Lancet* 1988; **ii:** 793.
10. Kobayashi RH, *et al.* Home self-administration of intravenous immunoglobulin therapy in children. *Pediatrics* 1990; **85:** 705–9.
11. Chapel HM. Consensus on diagnosis and management of primary antibody deficiencies. *BMJ* 1994; **308:** 581–5.
12. Skull S, Kemp A. Treatment of hypogammaglobulinaemia with intravenous immunoglobulin, 1973-93. *Arch Dis Child* 1996; **74:** 527–30.
13. Gardulf A. Immunoglobulin treatment for primary antibody deficiencies: advantages of the subcutaneous route. *BioDrugs* 2007; **21:** 105–16.
14. Helbert M, Farragher A. Subcutaneous immunoglobulin for patients with antibody deficiency. *Br J Hosp Med* 2007; **68:** 206–10.
15. Erlendsson K, *et al.* Successful reversal of echovirus encephalitis in x-linked hypogammaglobulinemia by intraventricular administration of immunoglobulin. *N Engl J Med* 1985; **312:** 351–3.

移植 正常免疫球蛋白可用于接受造血干细胞移植患者（HSCT，见第1729页），其目的是减少细菌感染、有症状的CMV感染以及移植物抗宿主反应病的发生率[1,2]。1990年，National Institutes of Health一致认为静脉注射正常免疫球蛋白有助于在这些免疫抑制患者中实现上述目标[3]。但后来的研究结果并不支持这些观点。几篇综述和荟萃分析认为，目前几乎没有证据支持正常免疫球蛋白对减少感染[1,2,4]或各种原因导致的死亡[4]有任何作用。尽管有证据表明可能会减少患间质性肺炎的危险，但这也被患肝静脉闭塞病危险的增加所抵消。减少移植物抗宿主反应病的证据不存在[1]，至少是不确定[4]。因此得出结论，认为正常免疫球蛋白不能用于造血干细胞移植患者的常规预防[2,4]。

正常免疫球蛋白也越来越多地用于实体器官移植。加拿大的一篇循证指导性文献[5]认为，当患者即将接受来自他或她对其敏感的活体供者的肾移植时，有足够的证据支持对患者使用正常免疫球蛋白；也支持对发生急性抗体介导的排斥反应的患者使用正常免疫球蛋白。没有证据支持对心、肝或肺移植患者使用正常免疫球蛋白。

1. Sokos DR, *et al.* Intravenous immunoglobulin: appropriate indications and uses in hematopoietic stem cell transplantation. *Biol Blood Marrow Transplant* 2002; **8:** 117–30.
2. Raanani P, *et al.* Immunoglobulin prophylaxis in hematological malignancies and hematopoietic stem cell transplantation. Available in The Cochrane Database of Systematic Reviews; Issue 4. Chichester: John Wiley; 2008 (accessed 24/02/10).
3. NIH. Intravenous immunoglobulin: prevention and treatment of disease. *NIH Consens Statement Online* 1990; **8:** 1–23. Available at: http://www.ncbi.nlm.nih.gov/bookshelf/br.fcgi?book=hsnihcdc&part=A7621 (accessed 24/02/10)
4. Raanani P, *et al.* Immunoglobulin prophylaxis in hematopoietic stem cell transplantation: systematic review and meta-analysis. *J Clin Oncol* 2009; **27:** 770–81.
5. Shehata N, *et al.* The use of immunoglobulin therapy for patients undergoing solid organ transplantation: an evidence-based practice guideline. *Transfus Med Rev* 2010; **24** (suppl 1): S7–S27.

川崎病 川崎病也称小儿黏膜皮肤淋巴结综合征，主要发生于5岁以下儿童。它是一种世界范围内的流行病和地方病，但在日本问题显得尤为突出。川崎病的典型症状是持续至少5天的高热，可伴有双侧结膜炎、口咽黏膜变化、末端脉管炎迹象、皮疹以及颈淋巴结病。主要并发症是对心脏的影响，包括冠状动脉瘤、主动脉或二尖瓣闭锁不全、心肌炎和伴有渗出的心包炎。此病的病因尚不清楚，尽管有人认为是感染所致。早期诊断、心脏专家评价和即时早期治疗是改善预后所必需的。

治疗的目的是减少炎症，特别是冠状动脉壁和心肌部位的炎症，从而预防心脏并发症的发生。必要时可进行长期抗血小板治疗，以预防冠状血栓形成。

最初的治疗是采用阿司匹林与正常免疫球蛋白[1~3]。尽管阿司匹林具有消炎和抗血小板作用，但它单独使用时，似乎不能降低川崎病冠状动脉异常的发病率。但是，高剂量的阿司匹林与静脉注射高剂量正常免疫球蛋白合用似乎增强了消炎作用，且降低了冠状动脉异常的发病率。如果有可能，应在发病后10天内，最好是7天内开始治疗。发病后5天内开始治疗在预防心脏后遗症方面并不比5～7天开始治疗更有效，但可能与使用正常免疫球蛋白重复治疗的需要增加有关。如果患儿出现不明原因的持续高热或伴有进行性全身炎症的动脉瘤，治疗应在发病10天后开始[2]。

正常免疫球蛋白以静脉输注方式分2～5天给药，但目前建议一次性大剂量给药。一项荟萃分析[4]和一篇系统性综述[5]认为一次给药比多次给药更能降低30天后的冠状动脉异常发病率。使用阿司匹林的最适剂量与治疗时间尚不清楚，但通常是采用消炎方案，直到热度消退且稳定，然后转为抗血栓治疗方案。少数患者对阿司匹林和正常免疫球蛋白联合治疗不产生应答。对持续发热或反复发热患者可重复使用正常免疫球蛋白治疗[2,6]。

使用皮质激素的证据尚不确定[1]。某些医疗中心使用皮质激素[7]，但自从引入免疫球蛋白疗法后，皮质激素已不再作为常规药物，因为有加重冠状动脉瘤的危险。然而，皮质激素的使用重新引起了人们的注意。有随机研究将使用皮质激素作为辅助治疗，与单独采用标准疗法进行了比较，认为皮质激素对治疗有所裨益[8~10]。也试图用皮质激素代替第二个疗程的正常免疫球蛋白。一项研究[11]表明皮质激素静脉冲击疗法与第二个疗程的正常免疫球蛋白同样有效。但是，多数专家不主张使用皮质激素，除非在第二个疗程的正常免疫球蛋白治疗后依然持续高热[2]。

对于采用正常免疫球蛋白治疗不起作用的患者，建议使用另一种药物乌司他丁[12]。该药曾在日本用于辅助治疗，但其效果尚未得到证实。阿昔单抗已被用于治疗大冠状动脉瘤。有研究表明患者在接种标准疗法的同时使用阿昔单抗，会使动脉瘤的体积大幅度减少[13]。已在最初采用正常免疫球蛋白治疗不产生应答的患者中进行过观察的其他方法包括己酮可可碱[2]，对特别难治的病例联合使用环磷酰胺与皮质激素[2]，以及英夫利昔单抗[14,15]。对美国2001～2006年间耐药性川崎病治疗情况的一项分析表明，英夫利昔单抗的使用有增加的趋势[16]。

长期治疗 低剂量阿司匹林通常在发病后连续使用6周，如果未出现冠状动脉异常即可停用[1,2]。某些医生联合使用阿司匹林和双嘧达莫进行抗血栓治疗，尽管尚不清楚这种疗法是否比单独使用阿司匹林更有效。对于不能耐受阿司匹林的患者，双嘧达莫可作为一种替代的抗血栓剂。如果存在冠状动脉异常，阿司匹林经常需要连续使用至少1年，且只要冠状动脉瘤存在，就应无限期地使用下去。对于某些患者（如巨形或多发性动脉瘤患者），在阿司匹林之外，需使用新双香豆素或肝素进行抗凝治疗。

1. Harnden A, *et al.* Kawasaki disease. *BMJ* 2009; **338:** 1133–8.
2. Newburger JW, *et al.* Diagnosis, treatment, and long-term management of Kawasaki disease: a statement for health professionals from the Committee on Rheumatic Fever, Endocarditis, and Kawasaki Disease, Council on Cardiovascular Disease in the Young, American Heart Association. *Pediatrics* 2004; **114:** 1708–33. Correction. *ibid.* 2005; **115:** 1118.
Also available at: http://pediatrics.aappublications.org/cgi/reprint/114/6/1708.pdf (accessed 25/05/06) Also published in *Circulation* 2004; **110:** 2747–71. Also available at: http://circ.ahajournals.org/cgi/reprint/110/17/2747.pdf (accessed 12/04/07)
3. Wood LE, Tulloh RM. Kawasaki disease in children. *Heart* 2009; **95:** 787–92.
4. Durongpisitkul K, *et al.* The prevention of coronary artery aneurysm in Kawasaki disease: a meta-analysis on the efficacy of aspirin and immunoglobulin treatment. *Pediatrics* 1995; **96:** 1057–61.
5. Oates-Whitehead RM, *et al.* Intravenous immunoglobulin for the treatment of Kawasaki disease in children. Available in The Cochrane Database of Systematic Reviews; Issue 4. Chichester: John Wiley; 2003 (accessed 24/03/05).
6. Sundel RP, *et al.* Gamma globulin re-treatment in Kawasaki disease. *J Pediatr* 1993; **123:** 657–9.
7. Shinohara M, *et al.* Corticosteroids in the treatment of the acute phase of Kawasaki disease. *J Pediatr* 1999; **135:** 465–9.
8. Sundel RP, *et al.* Corticosteroids in the initial treatment of Kawasaki disease: report of a randomized trial. *J Pediatr* 2003; **142:** 611–16.
9. Okada Y, *et al.* Effect of corticosteroids in addition to intravenous gamma globulin therapy on serum cytokine levels in the acute phase of Kawasaki disease in children. *J Pediatr* 2003; **143:** 363–7.
10. Wooditch AC, Aronoff SC. Effect of initial corticosteroid therapy on coronary artery aneurysm formation in Kawasaki disease: a meta-analysis of 862 children. *Pediatrics* 2005; **116:** 989–95.
11. Furukawa T, *et al.* Effects of steroid pulse therapy on immunoglobulin-resistant Kawasaki disease. *Arch Dis Child* 2008; **93:** 142–6.
12. Zaitsu M, *et al.* Ulinastatin, an elastase inhibitor, inhibits the increased mRNA expression of prostaglandin H2 synthase-type 2 in Kawasaki disease. *J Infect Dis* 2000; **181:** 1101–9.
13. Williams RV, *et al.* Does abciximab enhance regression of coronary aneurysms resulting from Kawasaki disease? Abstract: *Pediatrics* 2002; **109:** 132. Full version: http://pediatrics.aappublications.org/cgi/content/full/109/1/e4 (accessed 24/03/05)
14. Burns JC, *et al.* Infliximab treatment for refractory Kawasaki syndrome. *J Pediatr* 2005; **146:** 662–7.
15. Burns JC, *et al.* Infliximab treatment of intravenous immunoglobulin-resistant Kawasaki disease. *J Pediatr* 2008; **153:** 833–8.
16. Son MB, *et al.* Treatment of Kawasaki disease: analysis of 27 US pediatric hospitals from 2001 to 2006. *Pediatrics* 2009; **124:** 1–8.

肾脏疾病 采用正常免疫球蛋白治疗对某些溶血性尿毒症综合征患者和狼疮肾炎患者有益（见下文的**肌肉骨骼与神经疾病**）。关于使用正常免疫球蛋白治疗IgA肾病，参见**肾小球疾病**，第1436页。

肌肉骨骼与神经疾病 高剂量静脉注射正常免疫球蛋白已用于治疗各种可能与自身免疫有关的神经、肌肉、关节及结缔组织疾病，并取得了一定效果[1]。这些疾病包括多发性硬化[2~4]、慢性炎性脱髓鞘多发性神经病[5,6]、多发性肌炎与皮肤真菌病[7~12]、重症肌无力[13~17]、僵人综合征（Stiff-man syndrome）[18~22]、慢性系统性青少年关节炎[23~25]、系统性红斑狼疮[26]（包括狼疮肾炎）[27]、吉兰-巴雷综合征（见下文）与运动神经元病（见下文）。治疗阿尔茨海默病的研究也正在进行中[28]。在加拿大一个专家委员会颁布的指南中，建议用正常免疫球蛋白治疗急性弥散性脑脊髓炎、慢性炎性脱髓鞘性多发性神经病、皮肌炎、多发性肌炎、吉兰-巴雷综合征、Lambert-Eaton肌无力综合征、重症肌无力、多灶性运动神经病、多发性硬化、副肿瘤性眼阵挛-肌阵挛综合征及与儿童链球菌感染相关的神经精神病学疾病，也可用于Rasmussen脑炎和僵人综合征的短期治疗，并给出了正常免疫球蛋白的推荐剂量[29]。

1. Dalakas MC. Intravenous immunoglobulin in autoimmune neuromuscular diseases. *JAMA* 2004; **291:** 2367–75.
2. Fazekas F, *et al.* Randomised placebo-controlled trial of monthly intravenous immunoglobulin therapy in relapsing-remitting multiple sclerosis. *Lancet* 1997; **349:** 589–93.
3. Hommes OR, *et al.* Intravenous immunoglobulin in secondary progressive multiple sclerosis: randomised placebo-controlled trial. *Lancet* 2004; **364:** 1149–56.
4. Achiron A, *et al.* Intravenous immunoglobulin treatment following the first demyelinating event suggestive of multiple sclerosis: a randomized, double-blind, placebo-controlled trial. *Arch Neurol* 2004; **61:** 1515–20.
5. Dalakas MC. Mechanisms of action of IVIg and therapeutic considerations in the treatment of acute and chronic demyelinating neuropathies. *Neurology* 2002; **59** (suppl 6): S13–S21.
6. Brannagan TH. Intravenous gammaglobulin (IVIg) for treatment of CIDP and related immune-mediated neuropathies. *Neurology* 2002; **59** (suppl 6): S33–S40.
7. Cherin P, *et al.* Efficacy of intravenous gammaglobulin therapy in chronic refractory polymyositis and dermatomyositis: an open study with 20 adult patients. *Am J Med* 1991; **91:** 162–8.
8. Lang BA, *et al.* Treatment of dermatomyositis with intravenous gammaglobulin. *Am J Med* 1991; **91:** 169–72.
9. Dalakas MC, *et al.* A controlled trial of high-dose intravenous immune globulin infusions as treatment for dermatomyositis. *N Engl J Med* 1993; **329:** 1993–2000.
10. Brownell AKW. Intravenous immune globulin for dermatomyositis. *N Engl J Med* 1994; **330:** 1392.
11. Collet E, *et al.* Juvenile dermatomyositis: treatment with intravenous gammaglobulin. *Br J Dermatol* 1994; **130:** 231–4.
12. Cherin P, *et al.* Results and long-term followup of intravenous immunoglobulin infusions in chronic, refractory polymyositis: an open study with thirty-five adult patients. *Arthritis Rheum* 2002; **46:** 467–74.
13. Bassan H, *et al.* High-dose intravenous immunoglobulin in transient neonatal myasthenia gravis. *Pediatr Neurol* 1998; **18:** 181–3.
14. Jongen JLM, *et al.* High-dose intravenous immunoglobulin therapy for myasthenia gravis. *J Neurol* 1998; **245:** 26–31.
15. Howard JF. Intravenous immunoglobulin for the treatment of acquired myasthenia gravis. *Neurology* 1998; **51** (suppl 5): S30–S36.
16. Selcen D, *et al.* High-dose intravenous immunoglobulin therapy in juvenile myasthenia gravis. *Pediatr Neurol* 2000; **22:** 40–3.
17. Zinman L, *et al.* IV immunoglobulin in patients with myasthenia gravis: a randomized controlled trial. *Neurology* 2007; **68:** 837–41.
18. Karlson EW, *et al.* Treatment of stiff-man syndrome with intravenous immune globulin. *Arthritis Rheum* 1994; **37:** 915–18.
19. Amato AA, *et al.* Treatment of stiff-man syndrome with intravenous immunoglobulin. *Neurology* 1994; **44:** 1652–4.
20. Barker RA, Marsden CD. Successful treatment of stiff man syndrome with intravenous immunoglobulin. *J Neurol Neurosurg Psychiatry* 1997; **62:** 426–7.
21. Khanlou H, Eiger G. Long-term remission of refractory stiff-man syndrome after treatment with intravenous immunoglobulin. *Mayo Clin Proc* 1999; **74:** 1231–2.
22. Dalakas MC, *et al.* High-dose intravenous immune globulin for stiff-person syndrome. *N Engl J Med* 2001; **345:** 1870–6.
23. Groothoff JW, van Leeuwen EF. High dose intravenous gammaglobulin in chronic systemic juvenile arthritis. *BMJ* 1988; **296:** 1362–3.
24. Giannini EH, *et al.* Intravenous immunoglobulin in the treatment of polyarticular juvenile rheumatoid arthritis: a phase I/II study. *J Rheumatol* 1996; **23:** 919–24.
25. Uziel Y, *et al.* Intravenous immunoglobulin therapy in systemic onset juvenile rheumatoid arthritis: a followup study. *J Rheumatol* 1996; **23:** 910–18.
26. Francioni C, *et al.* Long term IV Ig treatment in systemic lupus erythematosus. *Clin Exp Rheumatol* 1994; **12:** 163–8.
27. Lin C-Y, *et al.* Improvement of histological and immunological change in steroid and immunosuppressive drug-resistant lupus nephritis by high-dose intravenous gamma globulin. *Nephron* 1989; **53:** 303–10.
28. Dodel R, *et al.* Intravenous immunoglobulins as a treatment for Alzheimer's disease: rationale and current evidence. *Drugs* 2010; **70:** 513–28.
29. Feasby T, *et al.* Guidelines on the use of intravenous immune globulin for neurologic conditions. *Transfus Med Rev* 2007; **21** (suppl 1): S57–S107.

吉兰-巴雷综合征 吉兰-巴雷综合征（急性特发性炎性多神经病；急性特发性脱髓鞘神经病；急性感染性多神经病）可能发生在感染后，也有极少数发生在免疫后，但引起感染的因素常常不能确定[1,2]。经常发现感染与空肠弯曲菌有关[2,3]，但这种综合征通常也与CMV、EB病毒、流感嗜血杆菌和肺炎支原体感染有关[1,2]。可逆转的脱髓鞘作用可引起疼痛和进行性松弛性麻痹，似乎是一种自身免疫性疾病。感染严重的患者如果呼吸肌受到影响或出现自主不稳定性，则需进行心血管监测和呼吸支持。也曾采用皮质激素治疗，但通常认为作用不大[2,4]。血浆交换疗法（见第1017页）如果早期采用是有效的[5]，但应用不广，且不是对所有患者都适用。因此，静脉注射正常免疫球蛋白成为许多中心的首选疗法，最理想的是在发病后2周内使用[2]。一篇系统性综述认为使用正常免疫球蛋白至少可以和血浆交换疗法一样有效[6]，但将这两种疗法结合起来使用并未显出更多优势。尽管有一项研究[9]表明采用血浆置换治疗后的复发率高于使用正常免疫球蛋白，但在某些患者中也注意到免疫治疗后出现病情恶化[7,8]。

1. Kuwabara S. Guillain Barré syndrome: epidemiology, pathophysiology and management. *Drugs* 2004; **64:** 597–610.
2. van Doorn PA, *et al.* Clinical features, pathogenesis, and treatment of Guillain-Barré syndrome. *Lancet Neurol* 2008; **7:** 939–50.
3. Rees JH, *et al.* Campylobacter jejuni infection and Guillain-Barré syndrome. *N Engl J Med* 1995; **333:** 1374–9.
4. Hughes RAC, *et al.* Corticosteroids for Guillain-Barré syndrome. Available in The Cochrane Database of Systematic Reviews; Issue 2. Chichester: John Wiley; 2010 (accessed 27/08/10).
5. Raphaël JC, *et al.* Plasma exchange for Guillain-Barré syndrome. Available in The Cochrane Database of Systematic Reviews; Issue 2. Chichester: John Wiley; 2002 (accessed 29/03/05).
6. Hughes RAC, *et al.* Intravenous immunoglobulin for Guillain-Barré syndrome. Available in The Cochrane Database of Systematic Reviews; Issue 6. Chichester: John Wiley; 2010 (accessed 05/08/10).
7. Irani DN, *et al.* Relapse in Guillain-Barré syndrome after treatment with human immune globulin. *Neurology* 1993; **43:** 872–5.
8. Castro LHM, Ropper AH. Human immune globulin infusion in Guillain-Barré syndrome: worsening during and after treatment. *Neurology* 1993; **43:** 1034–6.
9. Romano JG, *et al.* Relapses in the Guillain-Barré syndrome after treatment with intravenous immune globulin or plasma exchange. *Muscle Nerve* 1998; **21:** 1327–30.

运动神经元病 有几项研究和一篇系统性综述表明正常免疫球蛋白对治疗多病灶运动神经病（一种与抗GM1抗体形成有关的运动神经元病，见第2321页）有效[1~7]。但多数患者需采用周期性注射来维持病情好转，有些患者对长时间治疗的应答水平下降，需加大用药剂量。在一项回顾性研究中，对10名多病灶运动神经病患者用正常免疫球蛋白治疗，结果最初的应答可持续数年，但在延长的治疗时间内，即使不断调整剂量，疗效依然下降[8]。在治疗的最初几年内，增加剂量可恢复正常免疫球蛋白的有效性，但在后来的随访中发现已很少具有这样的作用。

1. Van den Berg LH, *et al.* Treatment of multifocal motor neuropathy with high dose intravenous immunoglobulins: a double blind, placebo controlled study. *J Neurol Neurosurg Psychiatry* 1995; **59:** 248–52.
2. Meucci N, *et al.* Long term effect of intravenous immunoglobulins and oral cyclophosphamide in multifocal motor neuropathy. *J Neurol Neurosurg Psychiatry* 1997; **63:** 765–9.
3. Van den Berg LH, *et al.* The long-term effect of intravenous immunoglobulin treatment in multifocal motor neuropathy. *Brain* 1998; **121:** 421–8.
4. Ellis CM, *et al.* Use of human intravenous immunoglobulin in lower motor neuron syndromes. *J Neurol Neurosurg Psychiatry* 1999; **67:** 15–19.
5. Federico P, *et al.* Multifocal motor neuropathy improved by IVIg: randomized, double-blind, placebo-controlled study. *Neurology* 2000; **55:** 1256–62.
6. Léger JM, *et al.* Intravenous immunoglobulin therapy in multifocal motor neuropathy: a double-blind, placebo-controlled

study. *Brain* 2001; **124:** 145–53.
7. van Schaik IN, *et al.* Intravenous immunoglobulin for multifocal motor neuropathy. Available in The Cochrane Database of Systematic Reviews; Issue 2. Chichester: John Wiley; 2005 (accessed 14/02/06).
8. Terenghi F, *et al.* How long is IVIg effective in multifocal motor neuropathy? *Neurology* 2004; **62:** 666–8.

新生儿疾病 新生儿溶血症 关于新生儿溶血症及其治疗的讨论，包括在患病的孕妇中采用静脉免疫球蛋白取代交换输血疗法，参见第2124页。

新生儿感染 尽管有适当的抗菌药疗法，但脓毒症在早产新生儿中依然是一个严重的问题。早产儿出生时血清免疫球蛋白浓度较低，且在出生后数周内继续下降。同时他们也缺少对特殊微生物（如B群链球菌、表皮葡萄球菌和大肠杆菌）的抗体。

有些研究而不是所有研究认为早产新生儿在出生后短时间内使用静脉注射正常免疫球蛋白可降低败血症的发病率[1]。但这些研究的方法学却遭到了批评[2]。一篇系统性综述认为静脉注射免疫球蛋白在预防早产或低体重新生儿感染方面，充其量也只是具有边际效益，而对预防脓毒症无效，不建议作为常规使用[3]。使用静脉免疫球蛋白治疗疑似患有脓毒症的新生儿已显示出效果[1]，且可提高对抗菌药的应答水平[4]。但另一篇系统性综述认为尚缺少足够的证据支持将正常免疫球蛋白用作疑似被感染或后来证实感染的婴儿的常规治疗[5]。

静脉注射免疫球蛋白的最适剂量尚未确定。对于感染常发生于极低体重新生儿的医疗机构，建议的预防剂量为500mg/kg，并允许每1～2周重复用药1次[1]。另有研究建议调整剂量，以将血清免疫球蛋白维持在特定浓度。也可以只为免疫球蛋白浓度低于某一特定水平的婴儿使用正常免疫球蛋白，或将正常免疫球蛋白保存起来，待婴儿出现疑似脓毒症时即刻使用[1]。

正常免疫球蛋白不能提供抗所有类型感染的保护。不同厂家的免疫球蛋白制剂对某一特定致病原的特异性抗体水平和功能性可能不同，同一厂家的制剂功能活性也可能存在批间差异。这种差异导致National Institute of Child Health Study使用的4批免疫球蛋白出现低水平功能性抗体[6]，从而使该研究中的免疫球蛋白缺少有效性。该研究是迄今为止规模最大的研究之一。

1. Whitelaw A. Treatment of sepsis with IgG in very low birthweight infants. *Arch Dis Child* 1990; **65:** 347–8.
2. Noya FJD, Baker CJ. Intravenously administered immune globulin for premature infants: a time to wait. *J Pediatr* 1989; **115:** 969–71.
3. Ohlsson A, Lacy J. Intravenous immunoglobulin for preventing infection in preterm and/or low-birth-weight infants. Available in The Cochrane Database of Systematic Reviews; Issue 1. Chichester: John Wiley; 2004 (accessed 29/03/05).
4. Christensen RD, *et al.* Effect on neutrophil kinetics and serum opsonic capacity of intravenous administration of immune globulin to neonates with clinical signs of early-onset sepsis. *J Pediatr* 1991; **118:** 606–14.
5. Ohlsson A, Lacy J. Intravenous immunoglobulin for suspected or subsequently proven infection in neonates. Available in The Cochrane Database of Systematic Reviews; Issue 3. Chichester: John Wiley; 2010 (accessed 28/06/10).
6. Fanaroff AA, *et al.* A controlled trial of intravenous immune globulin to reduce nosocomial infections in very-low-birthweight infants. *N Engl J Med* 1994; **330:** 1107–13.

神经精神病 已证实血浆置换术或静脉注射免疫球蛋白对强迫性神经官能症或包括与链球菌感染有关的Tourette综合征在内的抽搐性疾病加重的患儿有效[1]。这些结果表明，对于与链球菌感染有关的小儿自身免疫神经精神病患者，采用免疫调解疗法可能有效，相信其原因是由于抗链球菌抗体与神经组织的交叉反应。一项使用正常免疫球蛋白治疗30名抽搐性疾病患者的双盲安慰剂对照研究表明[2]，尽管最初8周与安慰剂对照组相比出现好转，但此后心神不宁与强迫行为的严重程度均与安慰剂对照组无显著差异。

1. Perlmutter SJ, *et al.* Therapeutic plasma exchange and intravenous immunoglobulin for obsessive-compulsive disorder and tic disorders in childhood. *Lancet* 1999; **354:** 1153–8.
2. Hoekstra PJ, *et al.* Lack of effect of intravenous immunoglobulins on tics: a double-blind placebo-controlled study. *J Clin Psychiatry* 2004; **65:** 537–42.

被动免疫 巨细胞病毒感染 见上文的**免疫抑制者的移植**项下。

丙型肝炎 在一项对丙型肝炎抗体阳性患者的血清阴性性伙伴进行的随机安慰剂对照研究中[1]，发现每2个月肌内注射1次正常免疫球蛋白可明显降低后来血清阳转的发生率。在随访过程中，450名注射正常免疫球蛋白者中有1名出现血清抗体阳转，而449名注射安慰剂者中有6名出现阳转。

1. Piazza M, *et al.* Sexual transmission of the hepatitis C virus and efficacy of prophylaxis with intramuscular immune serum globulin: a randomized controlled trial. *Arch Intern Med* 1997; **157:** 1537–44.

细小病毒B19感染 人细小病毒B19持续性感染可引起伴有贫血的红细胞发育不全，特别是在免疫抑制者中。正常免疫球蛋白含有可中和细小病毒B19的抗体，已被用于各类感染患者[1]。曾报道过1名红细胞发育不全长达10年的患者在使用正常免疫球蛋白后，贫血消失，且细小病毒B19被从循环中清除[2]。正常免疫球蛋白是以静脉输注方式给药，剂量为每日400mg/kg，连续用药10天，并在之后的数月内定期给药。采用去血浆法与静脉免疫球蛋白治疗细胞病毒B19诱导红细胞发育不全引起的贫血，在一名肝移植者身上取得了成功[3]。在其他实体器官（包括心、肾和肺）的移植者中也观察到了同样的效果[1]。在AIDS患者中也报道过从循环系统中清除细小病毒B19，但伴随的机会性感染可能会阻碍贫血的消失[4,5]。

为与慢性疲劳综合征有关的细小病毒B19感染者使用正常免疫球蛋白也可以从循环系统中清除该病毒，并消除贫血[6,7]。

也有报道表明几名与脉管炎综合征有关的细小病毒B19感染者对静脉注射免疫球蛋白产生了有益的应答[8,9]。

1. Mouthon L, *et al.* Intravenous immunoglobulins in autoimmune- or parvovirus B19-mediated pure red-cell aplasia. *Autoimmun Rev* 2005; **4:** 264–9.
2. Kurtzman G, *et al.* Pure red-cell aplasia of 10 years' duration due to persistent parvovirus B19 infection and its cure with immunoglobulin therapy. *N Engl J Med* 1989; **321:** 519–23.
3. Ramage JK, *et al.* Parvovirus B19-induced red cell aplasia treated with plasmapheresis and immunoglobulin. *Lancet* 1994; **343:** 667–8.
4. Frickhofen N, *et al.* Persistent B19 parvovirus infection in patients infected with human immunodeficiency virus type 1 (HIV-1): a treatable cause of anemia in AIDS. *Ann Intern Med* 1990; **113:** 926–33.
5. Bowman CA, *et al.* Red cell aplasia associated with human parvovirus B19 and HIV infection: failure to respond clinically to intravenous immunoglobulin. *AIDS* 1990; **4:** 1038–9.
6. Kerr JR, *et al.* Successful intravenous immunoglobulin therapy in 3 cases of parvovirus B19-associated chronic fatigue syndrome. *Clin Infect Dis* 2003; **36:** e100–e106. Full version: http://www.journals.uchicago.edu/doi/pdf/10.1086/374666 (accessed 15/07/08)
7. McGhee SA, *et al.* Persistent parvovirus-associated chronic fatigue treated with high dose intravenous immunoglobulin. *Pediatr Infect Dis J* 2005; **24:** 272–4.
8. Finkel TH, *et al.* Chronic parvovirus B19 infection and systemic necrotising vasculitis: opportunistic infection or aetiological agent? *Lancet* 1994; **343:** 1255–8.
9. Viguier M, *et al.* Treatment of parvovirus B19-associated polyarteritis nodosa with intravenous immune globulin. *N Engl J Med* 2001; **344:** 1481–2.

中毒性休克综合征 关于中毒性休克综合征及其治疗的讨论，包括使用静脉注射正常免疫球蛋白提高生存率的文献，参见第186页。

妊娠 由于母体存在抗磷脂抗体（狼疮抗凝血药和抗心磷脂）而导致死胎已有几例报道。有几名这样的孕妇在使用静脉注射正常免疫球蛋白后实现了成功保胎[1]。

1. Triolo G, *et al.* IVIG in APS pregnancy. *Lupus* 2004; **13:** 731–5.

皮肤病 已尝试用正常免疫球蛋白治疗几名发疱性皮肤病患者[1～3]。对于天疱疮和类天疱疮，通常采用皮质激素治疗。单独使用高剂量静脉注射正常免疫球蛋白通常会产生一过性好转[4]，尽管也有引起皮质激素节约效应的报道[5,6]。也有采用高剂量静脉注射用正常免疫球蛋白加利妥昔单抗成功治疗几例顽固性慢性天疱疮的报道[7]。有病例报告表明重症后天性大疱性表皮松解患者对高剂量静脉注射免疫球蛋白疗法产生了应答[8,9]。使用高剂量正常免疫球蛋白治疗其他发疱性皮肤病（包括Stevens-Johnson综合征和中毒性表皮坏死松解症[10]）的研究已在进行。一项对48例中毒性表皮坏死松解症进行的回顾性分析表明正常免疫球蛋白具有较好的疗效，患者中有42名存活[11]。相反，对34名因Stevens-Johnson综合征或中毒性表皮坏死松解症而住院治疗的患者进行的一项回顾性开放式研究表明，正常免疫球蛋白实际上可能与死亡率的增加有关[12]。但是，对16名住院的中毒性表皮坏死松解症患者[13]和7名患Stevens-Johnson综合征的儿童[14]进行回顾性分析，却发现死亡率有所下降。正常免疫球蛋白对坏疽性脓皮症也有效[15～19]。

10名自身免疫性慢性荨麻疹患者在使用静脉注射免疫球蛋白治疗5天后，9名被认定为临床有效，随访表明其中2名缓解时间在3年以上[20]。高剂量静脉注射免疫球蛋白疗法对特应性皮炎[21]、银屑病[22]和毛发红糠疹[23]也有一定疗效。采用高剂量静脉注射用正常免疫球蛋白，成功治疗了患青少年型皮肌炎的低龄儿童的皮肤损害[24]。

肌内注射正常免疫球蛋白无论单独使用还是与其他疗法联合使用，治疗顽固性化脓性皮肤病如化脓性汗腺炎、秃发性毛囊炎、慢性复发型疖病或毛囊炎均取得了一定的成功[25]。

1. Harman KE, Black MM. High-dose intravenous immune globulin for the treatment of autoimmune blistering diseases: an evaluation of its use in 14 cases. *Br J Dermatol* 1999; **140:** 865–74.
2. Ahmed AR, Dahl MV. Consensus statement on the use of intravenous immunoglobulin therapy in the treatment of autoimmune mucocutaneous blistering diseases. *Arch Dermatol* 2003; **139:** 1051–9.
3. Ahmed AR. Use of intravenous immunoglobulin therapy in autoimmune blistering diseases. *Int Immunopharmacol* 2006; **6:** 557–78.
4. Godard W, *et al.* Bullous pemphigoid and intravenous gammaglobulin. *Ann Intern Med* 1985; **103:** 965.
5. Beckers RCY, *et al.* Adjuvant high-dose intravenous gammaglobulin in the treatment of pemphigus and bullous pemphigoid: experience in six patients. *Br J Dermatol* 1995; **133:** 289–93.
6. Ahmed AR. Intravenous immunoglobulin therapy for patients with bullous pemphigoid unresponsive to conventional immunosuppressive treatment. *J Am Acad Dermatol* 2001; **45:** 825–35.
7. Ahmed AR, *et al.* Treatment of pemphigus vulgaris with rituximab and intravenous immune globulin. *N Engl J Med* 2006; **355:** 1772–9.
8. Mohr C, *et al.* Successful treatment of epidermolysis bullosa acquisita using intravenous immunoglobulins. *Br J Dermatol* 1995; **132:** 824–6.
9. Gourgiotou K, *et al.* Epidermolysis bullosa acquisita: treatment with intravenous immunoglobulins. *J Eur Acad Dermatol Venereol* 2002; **16:** 77–80.
10. Mittmann N, *et al.* Intravenous immunoglobulin use in patients with toxic epidermal necrolysis and Stevens-Johnson syndrome. *Am J Clin Dermatol* 2006; **7:** 359–68.
11. Prins C, *et al.* Treatment of toxic epidermal necrolysis with high-dose intravenous immunoglobulins: multicenter retrospective analysis of 48 consecutive cases. *Arch Dermatol* 2003; **139:** 26–32.
12. Bachot N, *et al.* Intravenous immunoglobulin treatment for Stevens-Johnson syndrome and toxic epidermal necrolysis: a prospective noncomparative study showing no benefit on mortality or progression. *Arch Dermatol* 2003; **139:** 33–6.
13. Trent JT, *et al.* Analysis of intravenous immunoglobulin for the treatment of toxic epidermal necrolysis using SCORTEN: the University of Miami experience. *Arch Dermatol* 2003; **139:** 39–43.
14. Metry DW, *et al.* Use of intravenous immunoglobulin in children with Stevens-Johnson syndrome and toxic epidermal necrolysis: seven cases and review of the literature. *Pediatrics* 2003; **112:** 1430 6.
15. Dirschka T, *et al.* Successful treatment of pyoderma gangrenosum with intravenous human immunoglobulin. *J Am Acad Dermatol* 1998; **39:** 789–90.
16. Hagman JH, *et al.* The use of high-dose immunoglobulin in the treatment of pyoderma gangrenosum. *J Dermatol Treat* 2001; **12:** 19–22.
17. Dobson CM, *et al.* Superficial granulomatous pyoderma treated with intravenous immunoglobulin. *J Am Acad Dermatol* 2003; **48:** 456–60.
18. Cummins DL, *et al.* Treatment of pyoderma gangrenosum with intravenous immunoglobulin. *Br J Dermatol* 2007; **157:** 1235–9.
19. Kreuter A, *et al.* Intravenous immunoglobulin for pyoderma gangrenosum. *Br J Dermatol* 2008; **158:** 856–7.
20. O'Donnell BF, *et al.* Intravenous immunoglobulin in autoimmune chronic urticaria. *Br J Dermatol* 1998; **138:** 101–6.
21. Jolles S. A review of high-dose intravenous immunoglobulin treatment for atopic dermatitis. *Clin Exp Dermatol* 2002; **27:** 3–7.
22. Gurmin V, *et al.* Psoriasis: response to high-dose intravenous immunoglobulin in three patients. *Br J Dermatol* 2002; **147:** 554–7.
23. Kerr AC, Ferguson J. Type II adult-onset pityriasis rubra pilaris successfully treated with intravenous immunoglobulin. *Br J Dermatol* 2007; **156:** 1055–6.
24. Amano H, *et al.* Successful treatment of cutaneous lesions in juvenile dermatomyositis with high-dose intravenous immunoglobulin. *Br J Dermatol* 2007; **156:** 1390–2.
25. Goo B, *et al.* Intramuscular immunoglobulin for recalcitrant suppurative diseases of the skin: a retrospective review of 63 cases. *Br J Dermatol* 2007; **157:** 563–8.

制剂

Ph. Eur.: Human Normal Immunoglobulin; Human Normal Immunoglobulin for Intravenous Administration;
USP 33: Immune Globulin.

专利制剂

Arg.: Beriglobina; Citax F; Endobulin; Flebogamma; Gamimune†; Gammaglobulina; IgG; Kiovig; Pentaglobin; Seroglubin; Vigam; ***Austral.:*** Intragam; Octagam; Sandoglobulin; ***Austria:*** Beriglobin; Endobulin; Gammabulin†; Gammagard; Gammanorm†; Intraglobin; Intratect; Kiovig; Octagam; Pentaglobin; Sandoglobulin; Subcuvia; Venimmun N†; Vivaglobin; ***Belg.:*** Gammagard SD; Multigam; Nanogam; Octagam; Sandoglobuline; Subcuvia; Vivaglobin; ***Braz.:*** Armoglobulina; Beriglobina; Blauimuno†; Gama-Venina; Octagam†; Venimmuna; ***Canad.:*** Baygam†; Gamastan; Gammagard; Gamunex; Iveegam†; Sandoglobulin; Vivaglobin; ***Chile:*** Beriglobina P†; Flebogamma; Ig Vena N; Pentaglobin; ***Cz.:*** Biaven†; Endobulin†; Flebogamma; Flebogammadif; Gamimune N†; Gamma-Venin†; Gammagard; Gammanorm; Gamunex; Intraglobin F†; Kiovig; Octagam; Pentaglobin†; Privigen; Subcuvia; Venimmun N†; Vivaglobin; ***Denm.:*** Beriglobin; Endobulin; Gammagard†; Gammaglobulin†; Gammanorm; Kiovig; Octagam; Sandoglobulin†; Subcuvia; Vivaglobin; ***Fin.:*** Endobulin†; Gammagard; Gammaglobulin†; Gammanorm; Nanogam; Octagam; Subcuvia; Venogamma†; Vivaglobin; ***Fr.:*** Endobuline†; Gammagard; Gammanorm; Kiovig; Octagam; Sandogloburine; Subcuvia; Tegeline; Vivaglobin; ***Ger.:*** Beriglobin; Endobulin; Flebogamma; Gamma-Venin†; Gammagard; Gammanorm; Gamunex; Ig Vena; Intraglobin†; Intratect; Kiovig; Octagam; Pentaglobin; Polyglobin†; Sandoglobulin; Subcuvia; Venimmun†; Vivaglobin; ***Gr.:*** Anosoglobin; Beriglobin; Flebogamma; Gamimune; Gaminex; Gamma-Venin; Gammagard; Globuman; Ig Vena; Intraglobin F; Intratect; Kiovig; Octagam; Omr-IgG; Pentaglobin; Privigen; Sandoglobulin; Subcuvia; Vivaglobin; ***Hong Kong:*** Baygam; Flebogamma; Gamimune N; Gammagard; Globuman†; Intragam P; Intraglobin F; Octagam†; Pentaglobin; ***Hung.:*** Gammagard†; Gammanorm; Humaglobin; Intratect; Octagam; Pentaglobin; Vivaglobin; ***India:*** Gamafine; ***Indon.:*** Gamimune N†; Gammaraas; Gamunex; ***Irl.:*** Flebogamma; Flebogammadif; Gammagard; Gammanorm; Intraglobin†; Intratect; Kiovig; Privigen; Subcuvia; ***Israel:*** Beriglobin P; Flebogamma; Gamunex; Intraglobin F; Omr-IgG; Sandoglobulin; Venoglobulin; Vigam; ***Ital.:*** Biaven†; Endobulin; Flebogamma; Gamma-Venin P†; Gammagard; Haimaven†; Ig Vena; Intraglobin; Intratect; Isiven†; Pentaglobin; Sandoglobulina; Subcuvia; Uman-Gamma†; Vivaglobin; ***Jpn:*** Venilon; Venoglobulin; ***Malaysia:*** Flebogamma; Gamma-Globulin; Gammagard†; Globuman†; Intraglobin F†; IV-Globulin; Pentaglobin†; Venoglobulin-S†; Vigam; ***Mex.:*** Beriglobina P; Gamma-Venin P; Gammagard†; Octagam; Pentaglobin; Sandoglobulina; Seroglubin†; Vigam; ***Neth.:*** Endobuline†; Flebogamma; Gammagard; Gammanorm; GammaQuin; Gamunex; Ivegam†; Kiovig; Nanogam; Octagam; Subcuvia; Vivaglobin; ***Norw.:*** Gammanorm; Kiovig; Octagam; Subcuvia; ***NZ:*** Gammanorm; Intragam; Octagam; Sandoglobulin; ***Philipp.:*** Gamimune N; Gammagard; IV-Globulin S; Vizcarra; ***Pol.:*** Endobulin; Gamma-Globulina†; Gammagard; Intraglobin F; Intratect; Kiovig; Pentaglobin; Sandoglobulin; Subcuvia; Venimmun; Vivaglobin; ***Port.:*** Flebogamma; Flebogammadif; Gammagard; Gammanorm; Gamunex; Globuman†; Ig Vena; Kiovig; Octagam; Privigen; Sandoglobulina; Subcuvia; Tegeline; Vivaglobin; ***Rus.:*** Gabriglobine (Габриглобин); Gamimune N (Гамимун Н); Gamunex (Гамунекс); Humaglobin (Хумаглобин); Immunovenin (Иммуновенин); Octagam (Октагам); ***S.Afr.:*** Beriglobin; Endobulin†; Intragam; Intraglobin F†; Pentaglobin†; Polygam; ***Singapore:*** Flebogamma; Gammagard; Intraglobin F; Octagam; Pentaglobin; Venoglobulin; Vigam†; ***Spain:*** Beriglobina P; Endobulin; Flebogamma; Gammagard; Gammaglobulina; Kiovig; Octagamocta; Vivaglobin; ***Swed.:*** Beriglobin; Endobulin†; Gammagard; Gammanorm; Gammonativ†; Kiovig; Octagam; Subcuvia; Vivaglobin; Xepol; ***Switz.:*** Beriglobin; Endobulin; Gammagard†; Globuman†; Intraglobin F†; Intratect; Kiovig; Octagam; Pentaglobin†; Privigen; Redimune; Vivaglobin; ***Thai.:*** Flebogamma; Gammagard; Gammaraas; Globuman†; Ig Vena; Intraglobin; LIV-Gamma; Octagam; Pentaglobin; Venoglobulin-S†; Vigam; ***Turk.:*** Endobulin; Flebogamma; Gamimune N; Gammar; Gamunex; Globuman†; Ig Vena; Intraglobin; Isiven†; Octagam; Pentaglobin; Subcuvia†; Tegeline; Vigam; ***UK:*** Flebogamma; Flebogammadif; Gammagard; Gammaplex; Kiovig; Octagam; Sandoglobulin; Subcuvia; Subgam; Vigam; Vivaglobin; ***USA:*** Carimune; Flebogamma; Gamastan; Gammagard; Gammar-P†; Gamunex; Octagam; Panglobulin†; Polygam†; Privigen; Vivaglobin; ***Venez.:*** Flebogamma; Sandoglobulina†; Venoglobulina†.

多组分制剂 ***Arg.:*** Biotaer Gamma†; Histaglobin; ***Austria:*** Histaglobin; ***Cz.:*** Histaglobin†; ***Ger.:*** Histadestal†; ***India:*** Histaglobulin; ***Pol.:*** Histaglobulina; ***Rus.:*** Kipferon (Кипферон); ***S.Afr.:*** Histaglobin.

Pertussis Immunoglobulins 百日咳免疫球蛋白

Inmunoglobulinas contra la tos ferina.

ATC — J06BB13.

Pharmacopoeias. Many pharmacopoeias, including *US*, have monographs.

USP 33 (Pertussis Immune Globulin) 百日咳免疫球蛋白是一种由经百日咳疫苗免疫的成人献血者血浆制备的无菌球蛋白溶液，可含有甘氨酸稳定剂和适当的防腐剂。应保存于2～8℃。

不良反应和注意事项

参见免疫球蛋白项下，第2121页。

药物相互作用

参见免疫球蛋白项下，第2121页。

用途和用法

百日咳免疫球蛋白用于抗百日咳的被动免疫，可在已暴露于感染的易感人群中预防发病或减轻病情。

制剂

USP 33: Pertussis Immune Globulin.

专利制剂

Gr.: Tosuman; ***Turk.:*** Tosuman.

Pertussis Vaccines 百日咳疫苗

Vacunas de la tos ferina.

ATC — J07AJ01; J07AJ02.

Pharmacopoeias. Many pharmacopoeias, including *Eur.* (see p.vii), have monographs.

Ph. Eur. 6.8 [Pertussis Vaccine (Whole Cell, Adsorbed) Vaccinum Pertussis ex Celulis Integris Adsorbatum] 吸附百日咳疫苗是由一个或多个百日咳杆菌的全菌经灭活并加入水合磷酸铝或氢氧化铝制备的无菌盐水悬液，可含有适当的抗菌防腐剂。据估计每剂疫苗的效价不低于4U。应于2～8℃避光保存，且避免冻结。

Ph. Eur. 6.8 [Pertussis Vaccine (Acellular, Component, Adsorbed); Vaccinum Pertussis sine Cellulis ex Elementis Praeparatum Adsorbatum] 吸附无细胞百日咳组分疫苗系采用将分别制备并纯化的百日咳杆菌抗原组分吸附至一种矿物质载体如氢氧化铝或水合磷酸铝的方法制备。该疫苗既可含有经适当方法制备的百日咳类毒素，也可含有将相应基因经基因工程改造后进行表达而制备的百日咳毒素样蛋白，还可含有丝状凝血素、百日咳黏着素及其他明确的抗原如菌毛-2和菌毛-3抗原。每剂成品疫苗中细菌内毒素含量不超过100U。可含有适当的抗菌防腐剂。应于2～8℃避光保存，且避免冻结。

Ph. Eur. 6.8 [Pertussis Vaccine (Acellular, Co-purified, Adsorbed); Vaccinum Pertussis Sine Cellulis Copurificatum Adsorbatum] 吸附无细胞共纯化百日咳疫苗系由百日咳杆菌的抗原组分吸附于氢氧化铝或水合磷酸铝等矿物质上面制备。疫苗应于2～8℃避光保存，且避免冻结。

BP 2010 声明标签上可标有aP字样。

不良反应

参见疫苗项下，第2121页。

在百日咳疫苗或含有百日咳组分的疫苗的接种部位可能出现局部反应，并可能伴有发热和烦躁。接种无细胞疫苗后的局部反应与发热出现频率少于全细胞疫苗，特别是在6月龄以上儿童和成人中。但是，用含有无细胞百日咳组分的疫苗进行加强免疫会增加发生注射部位反应的风险性。

已报告的严重反应包括持久性尖叫和全身性虚脱，但这些反应通常与早期的疫苗类型有关，在现行疫苗使用过程中很少发现。

罕见的神经系统不良反应包括惊厥和脑病。但是，关于百日咳疫苗是否为这类反应的诱因，尚存在许多争议（下文将详细讨论）。应该记住的是，神经系统并发症更多的是由于百日咳感染所致，而不是接种疫苗所致。

哮喘 据报道，在接种全细胞百日咳疫苗的243名儿童中，哮喘的发病率高于未接种该疫苗的203名儿童[1]。但是，对瑞典一项大型研究进行的随访表明，在接种和未接种全细胞百白破联合疫苗的儿童中，哮喘或过敏反应的发生率无明显差异[2]。后来进行的一项前瞻性研究也未发现接种全细胞百日咳疫苗增加低龄儿童患哮喘病危险的证据[3]。而且，对同一组儿童在婴儿期接种百日咳疫苗，并在7岁时观察哮喘发病情况，结果未发现二者之间存在联系[4]。一项人群队列研究也报道在6000多名婴儿时期接种过无细胞或全细胞百日咳疫苗的8～12岁儿童中，没有证据表明会增加哮鸣或哮喘的风险性[5]。

1. Odent MR, *et al.* Pertussis vaccination and asthma: is there a link? *JAMA* 1994; **272:** 592–3.
2. Nilsson L, *et al.* Lack of association between pertussis vaccination and symptoms of asthma and allergy. *JAMA* 1996; **275:** 760.
3. Henderson J, *et al.* Pertussis vaccination and wheezing illnesses in young children: prospective cohort study. *BMJ* 1999; **318:** 1173–6.
4. Maitra A, *et al.* Pertussis vaccination in infancy and asthma or allergy in later childhood: birth cohort study. *BMJ* 2004; **328:** 925–6.
5. Spycher BD, *et al.* Routine vaccination against pertussis and the risk of childhood asthma: a population-based cohort study. *Pediatrics* 2009; **123:** 944–50. Correction. *ibid.*; 1437.

对神经系统的影响 关于接种百日咳疫苗与脑损伤是否确实有关，数十年来一直存在争议。20世纪70年代中期，英国的公共事业与卫生保健专家对全细胞百日咳疫苗的安全性表示忧虑，导致了1977/79和1981/83年度百日咳疫苗在婴儿中和在主要疫区的接种的接受率下降。从那时起人们对全细胞疫苗的信心已逐渐恢复，伴随着无细胞疫苗的问世，到今天绝大多数婴儿都在2岁之前接种百日咳疫苗。通常将全细胞疫苗与无细胞疫苗进行比较，证明后者与严重神经系统疾病发病率的大幅度下降有关[1]。

目前一致认为全细胞百日咳疫苗与急性神经系统疾病之间存在暂时的但不是必然的联系。这类急性神经系统疾病偶尔可导致长期功能障碍，且不接种疫苗的危险性要高于接种疫苗带来的潜在危险。

很难确定全细胞百日咳疫苗（常用百白破联合疫苗）与急性神经系统反应之间是否存在因果关系，其原因之一是在初次接种该疫苗的年龄，其他原因导致的神经功能障碍往往率先表现出来。观察到的疫苗与疾病之间的暂时联系也许完全是种巧合，可能是由于间隔因素（如接种后的发热）所致，也可能是百白破联合疫苗的直接作用。大量的证据来自大型流行病学观察[2～7]及其10年随访[9]，特别是在英国National Childhood Encephalopathy Study（NCES）进行的观察。研究发现报告到NCES的重症急性神经系统疾病更多出现在接种后7天内的婴儿（相对危险系数2.4），特别是接种后72h内，而不是未接种的婴儿[8]。无论结果如何，在先前正常的儿童中，据估计每接种110000针疫苗有1人有发病危险。在诊断为婴儿抽搐的患者中，总体上未发现疾病与接种疫苗有关，但患儿中先前正常而在发病前7天内接种过百白破联合疫苗或白喉破伤风联合疫苗（相对危险系数2.0～2.5）的人数略多[10]，有关症状持续约3周。这表明接种疫苗可能会在有潜在易感性的儿童中引发抽搐。

1991年，美国医学研究所对当时的资料，包括NCES的研究结果进行综述，认为百白破联合疫苗中的全细胞百日咳成分与急性脑病之间可能存在因果关系，估计每接种100万针疫苗，有0～10.5人有发病的危险[11]。他们对接种疫苗与婴儿抽搐之间似乎不存在因果关系的结论表示赞成。

NCES的10年随访发现患有重症急性神经系统疾病（不包括婴儿抽搐）的儿童，造成死亡或长期功能障碍的危险性增加，但在发病前7日内接种过百白破联合疫苗的儿童并未表现出更高的危险性[9]。National Vaccines Advisory Committee会认为这些结果不足以认定接种百白破联合疫苗是否对慢性神经系统功能障碍的发生有影响。Advisory Committee on Immunization Practices[12]和American Academy of Pediatrics[13]都赞同这一结论。

1. Geier DA, Geier MR. An evaluation of serious neurological disorders following immunization: a comparison of whole-cell pertussis and acellular pertussis vaccines. *Brain Dev* 2004; **26:** 296–300.
2. Pollock TM, Morris J. A 7-year survey of disorders attributed to vaccination in North West Thames Region. *Lancet* 1983; **i:** 753–7.
3. Pollock TM, *et al.* Symptoms after primary immunisation with DTP and with DT vaccine. *Lancet* 1984; **ii:** 146–9.
4. Walker AM, *et al.* Neurologic events following diphtheria-tetanus-pertussis immunization. *Pediatrics* 1988; **81:** 345–9.
5. Shields WD, *et al.* Relationship of pertussis immunization to the onset of neurologic disorders: a retrospective epidemiologic study. *J Pediatr* 1988; **113:** 801–5.
6. Griffin MR, *et al.* Risk of seizures and encephalopathy after immunization with the diphtheria-tetanus-pertussis vaccine. *JAMA* 1990; **263:** 1641–5.
7. Gale JL, *et al.* Risk of serious acute neurological illness after immunization with diphtheria-tetanus-pertussis vaccine: a population-based case-control study. *JAMA* 1994; **271:** 37–41.
8. Miller DL, *et al.* Pertussis immunisation and serious acute neurological illness in children. *BMJ* 1981; **282:** 1595–9.
9. Miller D, *et al.* Pertussis immunisation and serious acute neurological illnesses in children. *BMJ* 1993; **307:** 1171–6.
10. Bellman MH, *et al.* Infantile spasms and pertussis immunisation. *Lancet* 1983; **i:** 1031–4.
11. Howson CP, Fineberg HV. Adverse events following pertussis and rubella vaccines: summary of a report of the Institute of Medicine. *JAMA* 1992; **267:** 392–6.
12. CDC. Update: vaccine side effects, adverse reactions, contraindications, and precautions: recommendations of the Advisory Committee on Immunization Practices (ACIP). *MMWR* 1996; **45** (RR-12): 1–45. Also available at: http://www.cdc.gov/mmwr/PDF/rr/rr4512.pdf (accessed 25/05/06)
13. Committee on Infectious Disease, American Academy of Pediatrics. The relationship between pertussis vaccine and central nervous system sequelae: continuing assessment. *Pediatrics* 1996; **97:** 279–81.

注意事项

参见疫苗项下，第2122页。由于对百日咳疫苗的潜在副作用，特别是神经毒性（见上文的**对神经系统的影响**）还存在争议，对注意事项和禁忌证的要求不但是接种疫苗所必需的，有时甚至更严格。在英国，目前建议即使接种1针后出现发热（无论严重程度如何）、低张力低反应发作、持续性哭闹或严重局部反应（无论程度如何），都应继续接种无细胞百日咳疫苗。接种全细胞疫苗后出现局部或全身反应的儿童应采用无细胞百日咳疫苗完成其免疫程序。

本人或家族有惊厥或癫痫病史以及在婴儿期出现过大脑损伤的儿童是否应接种百日咳疫苗，在过去一直是个难以回答的问题。在英国，目前认为家族癫痫不是接种疫苗的禁忌证。当儿童有过与发热相关的癫痫史而无神经退化的证据时，免疫应照常进行，但在接种疫苗时应告知预防发热（关于预防接种后发热，参见第10页**发热与高热**）。与此情况相类似，当有与发热无关的癫痫史而无经退化的证据时，免疫也应照常进行。如果与发热有关的癫痫出现在接种疫苗后72h内，未查明潜在病因，且患儿在24h内未能完全康复，那么其余的针次应推迟接种，直至情况稳定。在婴儿期有过大脑损伤史的儿童也应接种疫苗，除非有证据表明出现渐进性神经异常。对于神经系统出现问题且还在进一步发展的儿童，建议推迟进行免疫，直至情况稳定。如果儿童在接种疫苗后7天内患脑病或脑炎，未查明潜在病因，且患儿在7天内未能完全康复，其余的针次应推迟接种。

通常不认为本人或家族过敏反应史是接种百日咳疫苗的禁忌证，稳定的神经系统情况（如脊柱裂、先天性脑异常和围生期缺氧缺血性脑病等）也不是接种的禁忌证。

药物相互作用

参见疫苗项下，第2122页。

用途和用法

百日咳疫苗用于抗百日咳主动免疫（见第176页）。在包括英国和美国在内的多个国家，使用无细胞百日咳疫苗代替全细胞疫苗。

基础免疫通常使用百日咳结合疫苗，如百白破联合疫苗（第2130页）或百白破脊髓灰质炎流感嗜血杆菌联合疫苗（第2131页）。入学前加强免疫有时使用百白破脊髓灰质炎联合疫苗（第2131页）。免疫程序将在下文中讨论。

1. Casey JR, Pichichero ME. Acellular pertussis vaccine safety and efficacy in children, adolescents and adults. *Drugs* 2005; **65:** 1367–89.
2. WHO. Pertussis vaccines–WHO position paper. *Wkly Epidem Rec* 2005; **80:** 31–9. Also available at: http://www.who.int/immunization/topics/wer8004pertussis_Jan_2005.pdf (accessed 10/12/09)
3. Guiso N. Bordetella pertussis and pertussis vaccines. *Clin Infect Dis* 2009; **49:** 1565–9.

免疫程序 百日咳是一种常见的高传染性呼吸系统疾病，主要感染儿童，目前尚无有效疗法。WHO估计每年有2000万～4000万人发病，其中20万～40万人死亡。百日咳的最高发病率出现在免疫水平较低的发展中国家。

目前多数国家采用结合疫苗，但百日咳成分的强度与生产方法各不相同，以致疫苗的效价也不同。无细胞疫苗的成本远高于全细胞疫苗，这意味着后者在发展中国家仍广泛使用。

不同国家婴儿接种第1针结合疫苗的年龄从5周到6个月不等（关于英国与美国免疫程序的概况，参见第2122页**疫苗**项下）。在百日咳发病率较高的国家，WHO建议从6周龄开始免疫，整个免疫程序包括3针，每针间隔1个月，并在18月龄～6岁加强免疫1次。在英国和美国，加强免疫应在3针基础免疫结束到入学前这段时间进行。有几篇报道介绍了采用2针程序进行大范围基础免疫，这的确可以简化发展中国家的免疫程序；但是，这种程序有其局限性，即在2针之间的时间间隔内，接种对象因缺少足够的保护而长期处于被感染的危险下，除非接种间隔能缩短至4周。因此这种程序并不适用于在疫区大面积接种。

疫苗开发 20世纪70年代，全细胞疫苗因存在不良反应而无法取得令人满意的效果，从而在几个国家导致疫苗使用的减少和百日咳的卷土重来。日本致力于低反应性百日咳疫苗的研究，结果在20世纪80年代初将无细胞百日咳疫苗纳入了常规免疫。无细胞百日咳疫苗可含有多种百日咳成分：

- 百日咳毒素（PT，先前也称为促淋巴细胞增多因子）；
- 丝状血凝素（FHA）；
- 百日咳杆菌黏附素（PRN）；
- 菌毛凝集原（FIM）2与FIM3。

常用的无细胞疫苗有3组分疫苗（PT/FHA/PRN）和5组分疫苗（PT/FHA/PRN/FIM2/FIM3）。在英国，用于基础免疫的结合疫苗中的百日咳部分为5组分疫苗。3组分疫苗在基础免疫中不能提供与5组分疫苗相同的抗百日咳保护水平。3组分和5组分疫苗均可用于制备入学前加强免疫用结合疫苗。含5组分百日咳疫苗的入学前加强免疫用结合疫苗抗白喉保护作用达不到基础免疫的水平。

在英国和美国，无论基础免疫还是入学前加强免疫，均建议采用无细胞疫苗。但全细胞疫苗仍在其他国家广泛使用，特别是发展中国家。

制剂

Ph. Eur.: Pertussis Vaccine (Acellular Component, Adsorbed); Pertussis Vaccine (Acellular, Co-purified, Adsorbed); Pertussis Vaccine (Whole Cell, Adsorbed).

专利制剂

Ger.: Pac Merieux†; ***Neth.:*** Acellulair.

Pigbel Vaccines 坏死性肠炎疫苗

Vacuna de Pigbel; Vacunas de la enteritis necrotizante.

简介

坏死性肠炎疫苗含有C型产气荚膜梭状芽孢杆菌类毒素，用于抗坏死性肠炎的主动免疫。该病主要发生于巴布亚-新几内亚高地的儿童。

1980年，巴布亚-新几内亚制订了一个免疫程序，分别于2月龄、4月龄和6月龄为婴儿接种坏死性肠炎疫苗，并首次为大龄儿童接种[1]。观察表明随着诱导免疫力的提高，重症坏死性肠炎的发病率持续全面下降。但是，保护作用持续时间相对较短，对低龄儿童需进行加强免疫，以提供完全保护。在后来发表的一篇综述中阐明了接种政策，指出一种新疫苗已投入使用，但这种疾病依然是一个问题[2]。

1. Lawrence GW, *et al.* Impact of active immunisation against enteritis necroticans in Papua New Guinea. *Lancet* 1990; **336:** 1165–7.
2. Poka H, Duke T. In search of pigbel: gone or just forgotten in the highlands of Papua New Guinea? *P N G Med J* 2003; **46:** 135–42.

Plague Vaccines 鼠疫疫苗

Vacunas de la peste.
ATC — J07AK01.

不良反应和注意事项

参见疫苗项下，第2121页。

药物相互作用

参见疫苗项下，第2122页。

用途和用法

鼠疫疫苗用于对因职业关系暴露于致病菌的人及在疫区的现场工作人员进行主动免疫。疫苗可降低腺鼠疫的发病率和死亡率，但其抗肺炎鼠疫的活性尚不清楚。

1. Cornelius C, *et al.* Protective immunity against plague. *Adv Exp Med Biol* 2007; **603:** 415–24.
2. Smiley ST. Current challenges in the development of vaccines for pneumonic plague. *Expert Rev Vaccines* 2008; **7:** 209–21.
3. Smiley ST. Immune defense against pneumonic plague. *Immunol Rev* 2008; **225:** 256–71.
4. Alvarez ML, Cardineau GA. Prevention of bubonic and pneumonic plague using plant-derived vaccines. *Biotechnol Adv* 2010; **28:** 184–96.
5. Feodorova VA, Corbel MJ. Prospects for new plague vaccines. *Expert Rev Vaccines* 2009; **8:** 1721–38.

Pneumococcal Vaccines 肺炎球菌疫苗

Vacunas neumocócicas.
ATC — J07AL01; J07AL02.

Pharmacopoeias. Many pharmacopoeias, including *Eur.* (see p.vii), have monographs.

Ph. Eur. 6. 8（Pneumococcal Polysaccharide Vaccine; Vaccinum Pneumococcale Polysaccharidum） 肺炎球菌多糖疫苗是从23个血清型的*肺炎链球菌*中提纯的荚膜多糖抗原的混合物。每0.5ml疫苗中，每个血清型多糖的含量均为25μg。疫苗中可加入抗菌防腐剂。疫苗的pH值为4.5～7.4。应于2～8℃避光保存，且避免冻结。

BP 2010声明标签上可标有Pneumo字样。

Ph. Eur. 6. 8［Pneumococcal Polysaccharide Conjugate Vaccine (Adsorbed); Vaccinum Pneumococcale Polysaccharidcum Coniugatum Adsorbatum］ 吸附肺炎球菌多糖结合疫苗是一种溶液，由从不同血清型*肺炎链球菌*中提纯的免疫化学性质各异的荚膜多糖分别与载体蛋白结合制备。该疫苗可吸附于适当的佐剂或吸附剂上。应于2～8℃避光保存，且避免冻结。

BP 2010声明标签上可标有Pneumo (conj) 字样。

不良反应和注意事项

参见疫苗项下，第2121页。

以下信息是针对未结合的多价疫苗，但另有说明除外。

通常不建议对成人进行加强免疫，因为会增加不良反应的发生率和严重程度。

接种肺炎球菌疫苗对多发性骨髓瘤和Hodgkin白血病及非霍奇金白血病患者，特别是治疗期间的患者以及慢性酒精中毒患者效果相对较差。对接种大剂量化疗或结节放疗的霍奇金病患者，不建议接种肺炎球菌疫苗。该疫苗应在开始免疫抑制治疗前至少2周（最好是4～6周）或完成治疗后至少3个月接种。

2岁以下儿童接种未结合的多价肺炎球菌疫苗后，未产生令人满意的免疫应答，因此不建议对这个年龄组接种该疫苗。但是，对2月龄以上婴儿可接种一种肺炎球菌结合疫苗。

对血液的影响 稳定期特发性血小板减少性紫癜患者在接种抗肺炎球菌感染的疫苗后2～14天，偶见旧病复发，最多可持续2周。曾报道过一个这样的病例，于顺利完成肺炎球菌疫苗基础免疫后不足2.5年进行加强免疫时旧病复发[1]。

1. Neil VS. Long term management after splenectomy: revaccination may cause relapse. *BMJ* 1994; **308:** 339.

对肾脏的影响 1名脾摘除患者接种肺炎球菌疫苗后出现了肾小球肾炎[1]，据推测是近期肺炎球菌感染产生的高抗体滴度所致。1名67岁老妇接种肺炎球菌疫苗4个月后，出现面部和腿部水肿、使人联想到眼色素层炎的视觉障碍以及大量蛋白尿，研究认为其病因是伴有轻度胞间肾炎的轻度肾变综合征[2]。

1. Tan SY, Cumming AD. Vaccine related glomerulonephritis. *BMJ* 1993; **306:** 248.
2. Kikuchi Y, *et al.* Minimal change nephrotic syndrome, lymphadenopathy and hyperimmunoglobulinemia after immunization with a pneumococcal vaccine. *Clin Nephrol* 2002; **58:** 68–72.

对营养状况的影响 有报道表明1名血清维生素B_{12}浓度低的老年人接种肺炎球菌疫苗后，抗体应答受损[1]。

1. Fata FT, *et al.* Impaired antibody responses to pneumococcal polysaccharide in elderly patients with low serum vitamin B12 levels. *Ann Intern Med* 1996; **124:** 299–304.

药物相互作用

参见疫苗项下，第2122页。

用途和用法

96%的肺炎球菌病系由*肺炎链球菌*众多血清型中用于提取抗原制备最常用疫苗的23个血清型引起。

肺炎球菌疫苗用于对感染疫苗中所包含的*肺炎链球菌*血清型危险性增加的人群进行主动免疫。肺炎球菌疫苗可以是未结合的23价多糖疫苗（PPV，仅适用于2岁以上人群），也可以是含有7个血清型的结合疫苗（PCV，适用于2月龄至5岁儿童）。一种适用于6周龄至71月龄儿童的含有13个血清型的结合疫苗已在某些国家被批准使用，并取代儿童常规免疫计划所使用的含有7个血清型的疫苗。

在英国，建议将接种肺炎球菌疫苗作为儿童常规免疫计划的一部分，并认为所有肺炎球菌感染更常见和（或）严重的人群都应接种该疫苗，如65岁以上人群和2月龄以上的临床高危人群。以下人群被视为高危人群：

- 脾摘除或脾功能丧失者，包括镰状细胞病和腹腔疾病造成的脾摘除或脾功能丧失；
- 由疾病或治疗导致的免疫缺陷或免疫抑制者，包括各阶段的HIV感染者；
- 慢性心、肺、肝、肾损害者，包括肾病综合征或糖尿病患者；
- 接受脑脊液分流术者；
- 耳蜗植入者。

接种后第3周产生抗体应答，通常持续约5年。低龄儿童与免疫功能受损者的抗体应答不够可靠且下降很快。

一剂0.5ml的23价疫苗中，每个血清型多糖的含量均为25μg，为属于高危人群的成人和2岁以上儿童采用肌内注射（出血性疾病患者采用皮下注射）方式接种。先前未接种过疫苗且可酌情决定是否接受脾摘除术、化疗或其他免疫抑制治疗的儿童和成人因感染肺炎球菌病的危险性增加，应接种相应的疫苗（见下文）。疫苗应在治疗前至少2周（但最好是4～6周）接种。通常不建议加强免疫，除非是5年后抗体浓度迅速下降者（如脾摘除或脾功能障碍者以及肾病综合征患者）。

7价和13价肺炎球菌结合疫苗采用肌内注射方式接种。在英国，13价PCV适用于6周龄至5岁儿童，并建议作为常规免疫程序的一部分。剂量为0.5ml，于2月龄和4月龄时接种，并于13月龄时加强免疫1次。所有65岁以上成人均接种1次23价PPV。对临床高危人群推荐的其他免疫程序如下：

- *2～12月龄儿童（包括脾摘除或脾功能丧失者及免疫抑制者）*：按常规免疫程序接种13价PCV，并于2岁后接种1针23价PPV；
- *12月龄至5岁以下儿童*：接种1针13价PCV，并于2岁后接种1针23价PPV（与PCV至少间隔2个月）

脾摘除或脾功能丧失者及免疫抑制者：应接种2针13价PCV，间隔至少2个月；并于2岁后接种1针23价PPV（与最后1针PCV至少间隔2个月）；

- *5岁以上人群*：接种1针23价PPV。

在美国，建议将为2～59月龄儿童接种13价PCV作为常规基础免疫的一部分，同时也为60～71月龄体质较弱的儿童接种。基础免疫需接种3针，分别在2、4和6月龄接种，并在12～15月龄加强免疫1次。先前接种过7价PCV的71月龄以下高危人群应补种1针13价PCV。高危人群也应在2岁时接种1针23价PPV（2岁以上人群在诊断为高危慢性病后尽快接种），与最后1针13价PCV间隔至少2个月。对于镰状细胞病患者、脾摘除者、脾功能丧失者、HIV感染者和免疫抑制人群，推荐在接种第1针23价PPV 5年后再接种第2针。在美国，已推荐用23价疫苗在成人中预防侵袭性肺炎球菌病。

1. Sheikh A, *et al.* Pneumococcal vaccine for asthma. Available in The Cochrane Database of Systematic Reviews; Issue 1. Chichester: John Wiley; 2002 (accessed 22/04/05).
2. Davies EG, *et al.* Pneumococcal vaccines for sickle cell disease. Available in The Cochrane Database of Systematic Reviews; Issue 1. Chichester: John Wiley; 2004 (accessed 22/04/06).
3. Lin PL, *et al.* Safety and immunogenicity of the American Academy of Pediatrics-recommended sequential pneumococcal conjugate and polysaccharide vaccine schedule in pediatric solid organ transplant recipients. *Pediatrics* 2005; **116:** 160–7.
4. Bernatoniene J, Finn A. Advances in pneumococcal vaccines: advantages for infants and children. *Drugs* 2005; **65:** 229–55.
5. WHO. Pneumococcal conjugate vaccine for childhood immunization–WHO position paper. *Wkly Epidem Rec* 2007; **82:** 93–104. Also available at: http://www.who.int/immunization/wer8212pneumococcus_child_Mar07_position_paper.pdf (accessed 28/06/10)
6. WHO. 23-valent pneumococcal polysaccharide vaccine: WHO position paper. *Wkly Epidem Rec* 2008; **83:** 373–84. Also available at: http://www.who.int/wer/2008/wer8342.pdf (accessed 28/06/10)
7. Moberley S, *et al.* Vaccines for preventing pneumococcal infection in adults. Available in The Cochrane Database of Systematic Reviews; Issue 1. Chichester: John Wiley; 2008 (accessed 10/06/08).
8. Jackson LA, Janoff EN. Pneumococcal vaccination of elderly adults: new paradigms for protection. *Clin Infect Dis* 2008; **47:** 1328–38.
9. Adamkiewicz TV, *et al.* Effectiveness of the 7-valent pneumococcal conjugate vaccine in children with sickle cell disease in

the first decade of life. *Pediatrics* 2008; **121:** 562–9.
10. Jansen AGSC, *et al.* Pneumococcal conjugate vaccines for preventing otitis media. Available in The Cochrane Database of Systematic Reviews; Issue 2. Chichester: John Wiley; 2009 (accessed 11/12/09).
11. Chang CC, *et al.* Pneumococcal vaccines for children and adults with bronchiectasis. Available in The Cochrane Database of Systematic Reviews; Issue 2. Chichester: John Wiley; 2009 (accessed 11/12/09).
12. Goldblatt D, *et al.* The immunogenicity of 7-valent pneumococcal conjugate vaccine versus 23-valent polysaccharide vaccine in adults aged 50-80 years. *Clin Infect Dis* 2009; **49:** 1318–25.
13. American Academy of Pediatrics, Committee on Infectious Diseases. Policy Statement—Recommendations for the prevention of *Streptococcus pneumoniae* infections in infants and children: use of 13-valent pneumococcal conjugate vaccine (PCV13) and pneumococcal polysaccharide vaccine (PPSV23). *Pediatrics* 2010; **126:** 186–90. Also available at: http://pediatrics.aappublications.org/cgi/reprint/126/1/186 (accessed 28/06/10)
14. Bryant KA, *et al.* Safety and immunogenicity of a 13-valent pneumococcal conjugate vaccine. *Pediatrics* 2010; **125:** 866–75. Also available at: http://pediatrics.aappublications.org/cgi/reprint/125/5/866 (accessed 29/07/10)
15. CDC. Updated recommendations for prevention of invasive pneumococcal disease among adults using the 23-valent pneumococcal polysaccharide vaccine (PPSV23). *MMWR* 2010; **59:** 1102–6. Also available at: http://www.cdc.gov/mmwr/preview/mmwrhtml/mm5934a3.htm (accessed 07/09/10)

制剂

Ph. Eur.: Pneumococcal Polysaccharide Conjugate Vaccine (Adsorbed); Pneumococcal Polysaccharide Vaccine.

专利制剂

Arg.: Pneumo 23; Pneumovax 23; Prevenar; Prote-Neu; ***Austral.:*** Pneumovax 23; Prevenar; Synflorix; ***Austria:*** Pneumo 23; Prevenar; ***Belg.:*** Pneumo 23; Prevenar; ***Braz.:*** Pneumo 23†; Pneumovax 23†; Vacina Pneumococica Conjugada 7-Valente; Vacina Pneumococica Polivalente; Vacina Pneumococica Polivalente Pneumo 23; ***Canad.:*** Pneumo 23; Pneumovax 23; Prevnar; ***Chile:*** Pneumo 23; Pneumovax 23; Prevenar; ***Cz.:*** Pneumo 23; Prevenar; Synflorix; ***Denm.:*** Pneumo Novum; Pneumovax†; Prevenar; ***Fin.:*** Pneumovax; Prevenar; ***Fr.:*** Pneumo 23; Prevenar; ***Ger.:*** Pneumopur†; Pneumovax 23; Prevenar; ***Gr.:*** Pneumo 23; Pneumovax 23; Pnu-Imune 23; Prevenar; ***Hong Kong:*** Pneumo 23; Pneumovax 23; Prevenar; ***Hung.:*** Pneumo 23; Pneumovax 23; Prevenar; ***Indon.:*** Pneumo 23; Prevenar; ***Irl.:*** Pneumovax II; Prevenar; Synflorix; ***Israel:*** Pneumo 23; Pneumovax 23; Prevenar; ***Ital.:*** Pneumo 23; Pneumopur†; Pneumovax†; Prevenar; Streptopur†; ***Malaysia:*** Pneumo 23; Prevenar; ***Mex.:*** Prevenar; Pulmovax; ***Neth.:*** Pneumo 23; Pneumovax 23; Prevenar; ***Norw.:*** Pneumovax; Prevenar; ***NZ:*** Pneumo 23; Pneumovax 23; Prevenar; ***Philipp.:*** Pneumo 23; Prevenar; ***Pol.:*** Pneumo 23; Pneumovax 23; Prevenar; Synflorix; ***Port.:*** Pneumo 23; Pneumovax 23; Pnu-Imune†; Prevenar; Synflorix; ***S.Afr.:*** Imovax Pneumo 23; Pneumovax 23; Prevenar; ***Singapore:*** Pneumo 23; Pneumovax 23; Prevenar; ***Spain:*** Pneumo 23; Pneumovax 23; Prevenar; ***Swed.:*** Pneumo 23; Prevenar; ***Switz.:*** Pneumovax 23; Prevenar; ***Thai.:*** Pneumo 23; Prevnar; ***Turk.:*** Pneumo 23; Prevenar; Synflorix; ***UK:*** Pneumovax II; Prevenar; Synflorix; ***USA:*** Pneumovax 23; Prevnar; ***Venez.:*** Imovax Neumo 23†; Prevenar.

Poliomyelitis Vaccines 脊髓灰质炎疫苗

Polio Vaccines; Poliovirus Vaccines; Vacunas de la polio; Vacunas de la poliomielitis.

ATC — J07BF01; J07BF02; J07BF03.

注：脊髓灰质炎灭活疫苗有时被称作 Salk 疫苗，口服脊髓灰质炎减毒活疫苗有时被称作 Sabin 疫苗。

Pharmacopoeias. Many pharmacopoeias, including *Eur.* (see p.vii) and *US*, have monographs.

Ph. Eur. 6. 8 [Poliomyelitis Vaccine (Inactivated); Vaccinum Poliomyelitidis Inactivatum] 脊髓灰质炎灭活疫苗是一种由生长在适宜细胞培养物中的脊髓灰质炎病毒1型、2型、3型适宜毒株经适当方法灭活制备的液体制剂。生产过程中可使用允许的抗菌剂。疫苗可含有防腐剂。应于2～8℃避光保存。

BP 2010 声明标签上可标有 IPV 字样。

Ph. Eur. 6. 8 [Poliomyelitis Vaccine (Oral); Vaccinum Poliomyelitidis Perorale; Poliomyelitis Vaccine, Live (Oral) BP 2010] 口服脊髓灰质炎疫苗是一种由生长在经批准的适宜细胞培养物中的脊髓灰质炎病毒1型、2型、3型适宜减毒株制备的液体制剂，可含有3型病毒中的任何一型，也可是3型的结合疫苗。三价疫苗的病毒滴度经标化，每剂疫苗中1型滴度不低于6.0log $CCID_{50}$，2型不低于5.0log $CCID_{50}$，3型不低于5.5log $CCID_{50}$。生产过程中可使用允许的抗菌剂。疫苗应于2～8℃避光保存，且避免冻结。

BP 2010 声明标签上可标有 OPV 字样。

USP 33 (Poliovirus Vaccine Inactivated) 脊髓灰质炎灭活疫苗是一种无菌水溶液，由分别生长在猴肾组织培养物中的1型、2型、3型脊髓灰质炎病毒经灭活制备。生产过程中可使用适当的抗菌剂。疫苗应保存于2～8℃。

不良反应

参见疫苗项下，第2121页。

接种口服脊髓灰质炎疫苗者及其接触者中出现的疫苗相关麻痹性脊髓灰质炎很少有报告（见下文）。

致癌性 研究发现20世纪50年代和60年代使用的某些脊髓灰质炎疫苗受到了生产过程中所用猴细胞培养物中的猴病毒40（SV40）污染[1]。一旦造成污染，应采取措施将SV40从未来的疫苗中清除。但是，SV40与致癌病毒的生物学性质相近，因此已在进行研究，以确定疫苗接种对象后来是否罹患癌症。尽管这些研究尚未发现患癌症的危险增加，但美国医学研究所于2002年发表的一篇报告认为，这些研究无法排除任何正在形成的结论。研究也对妊娠期间接种这些疫苗的妇女的后代致癌的危险性进行了评价（见下文）。目前使用的疫苗不是用猴细胞培养物生产的，因此不含SV40。

1. Stratton K, *et al.*, eds., Institute of Medicine of the National Academies. SV40 contamination of polio vaccine and cancer. *Immunization Safety Review*. Washington D.C.: National Academies Press, 2003. Also available at: http://www.nap.edu/openbook.php?isbn=0309086108 (accessed 15/07/08)

对神经系统的影响 有几篇病例报告表明在接种脊髓灰质炎疫苗者的脑脊髓液中分离出脊髓灰质炎病毒。1名在婴儿期接种过脊髓灰质炎灭活疫苗的7岁女孩在接种口服疫苗后，出现了长时间的头痛、呕吐和发热，但无麻痹[1]。口服疫苗34天后，从她的脑脊髓液中分离出了脊髓灰质炎病毒，因此，认为她先前的免疫无效结论。在另一篇报告中[2]，采用脑室-腹腔分流术从2名口服脊髓灰质炎疫苗后出现无菌性脑膜炎但无麻痹的婴儿脑脊髓液中分离出了脊髓灰质炎病毒。从1名患有一过性低丙种球蛋白血症、于口服脊髓灰质炎疫苗后出现了脑膜脑炎、视网膜炎和不可逆转的听力损失的婴儿脑脊髓液和粪便中，都分离出了脊髓灰质炎疫苗病毒Sabin 2型的神经毒性变异株[3]。1名在1岁和2岁时口服过脊髓灰质炎疫苗的6岁女孩出现急性播散性脑脊髓炎，从其脑脊髓液中分离出了脊髓灰质炎的突变株[4]。据分析这名女孩是受到了来自家庭外接触者的突变病毒感染，其病因可能与女孩的HLA类型有关。

1. Rantala H, *et al.* Poliovaccine virus in the cerebrospinal fluid after oral polio vaccination. *J Infect* 1989; **19:** 173–6.
2. Gutierrez K, Abzug MJ. Vaccine-associated poliovirus meningitis in children with ventriculoperitoneal shunts. *J Pediatr* 1990; **117:** 424–7.
3. Inaba H, *et al.* Polio vaccine virus-associated meningoencephalitis in an infant with transient hypogammaglobulinemia. *Scand J Infect Dis* 2001; **33:** 630–1.
4. Ozawa H, *et al.* Acute disseminated encephalomyelitis associated with poliomyelitis vaccine. *Pediatr Neurol* 2000; **23:** 177–9.

吉兰-巴雷综合征 1985年，芬兰开展了一次大规模脊髓灰质炎疫苗接种活动，在接种疫苗的儿童中观察到少数吉兰-巴雷综合征病例[1]。成人中的吉兰-巴雷综合征病例也有所增多。但是，不能确认吉兰-巴雷综合征与脊髓灰质炎疫苗病毒感染有直接关系，且后来在加利福尼亚进行的流行病学观察也未发现吉兰-巴雷综合征与口服脊髓灰质炎疫苗有关[2]。

1. Uhari M, *et al.* Cluster of childhood Guillain-Barré cases after an oral poliovaccine campaign. *Lancet* 1989; **ii:** 440–1.
2. Rantala H, *et al.* Epidemiology of Guillain-Barré syndrome in children: relationship of oral polio vaccine administration to occurrence. *J Pediatr* 1994; **124:** 220–3.

疫苗相关的麻痹性脊髓灰质炎 尽管通常认为口服脊髓灰质炎活疫苗是安全有效的，但该疫苗仍可在接种者或其密切接触者中引起极少数疫苗相关的麻痹性脊髓灰质炎。接种灭活脊髓灰质炎疫苗不存在这种危险。每接种250万份疫苗约发生1例疫苗相关的麻痹性脊髓灰质炎，在免疫抑制人群中，发病率还有可能提高。一项病例对照研究认为在接种疫苗后30天内接受肌内注射是发生疫苗相关的麻痹性脊髓灰质炎的危险因素[1]。这一现象被称为诱发麻痹或诱发脊髓灰质炎，在野生病毒感染中已观察到[2]，在英国和美国已被视为疫苗相关的麻痹性脊髓灰质炎的一个病因[3]。如果接种疫苗的儿童的父母缺少先前免疫证据，可与儿童同时接种疫苗，通过这项措施，可降低麻痹性脊髓灰质炎在接种对象的密切接触者中的发病率。研究认为接种口服脊髓灰质炎疫苗的益处远远超过其很少的风险，但是，许多野毒株引起脊髓灰质炎的危险已降为零的国家目前正在考虑采用口服活疫苗与灭活脊髓灰质炎疫苗相结合的免疫程序。已建议在全球使用脊髓灰质炎灭活疫苗[4]。

1. Strebel PM, *et al.* Intramuscular injections within 30 days of immunization with oral poliovirus vaccine—a risk factor for vaccine-associated paralytic poliomyelitis. *N Engl J Med* 1995; **332:** 500–6.
2. Anonymous. Provocation paralysis. *Lancet* 1992; **340:** 1005–6.
3. Wyatt HV. Vaccine-associated poliomyelitis. *Lancet* 1994; **343:** 610.
4. Heinsbroek E, Ruitenberg EJ. The global introduction of inactivated polio vaccine can circumvent the oral polio vaccine paradox. *Vaccine* 2010; **28:** 3778–83.

注意事项

参见疫苗项下，第2122页。

脊髓灰质炎疫苗可含有微量抗菌药，如新霉素、多黏霉素B和链霉素，对这些抗菌药有严重过敏反应者应慎用疫苗。

出现腹泻或呕吐症状者不应接种口服脊髓灰质炎疫苗。

由于口服脊髓灰质炎疫苗可通过粪便排毒长达6周，近期服苗的婴幼儿接触者应被告知严格注意个人卫生，特别是换尿布后要洗手，以减少未免疫接触者感染的可能性。未免疫的成人可与他们的孩子同时接种疫苗。

免疫抑制者患疫苗相关麻痹性脊髓灰质炎的危险性增加。免疫抑制者及其家庭接触者不应接种口服脊髓灰质炎减毒活疫苗，而应接种灭活疫苗。无症状的HIV阳性人群可接种口服脊髓灰质炎疫苗，但粪便排毒的持续时间要比未感染HIV的人群长。有症状的HIV阳性人群可考虑接种脊髓灰质炎灭活疫苗。

口服脊髓灰质炎疫苗后接受肌内注射可会增加患疫苗相关的麻痹性脊髓灰质炎的危险性（见上文）。

妊娠 活疫苗（如口服脊髓灰质炎疫苗）通常禁止为孕妇接种，因为从理论上讲对胎儿有危险。但如果将孕妇和育龄妇女排除在外，就无法实行大范围人群免疫计划[1]。1985年2月，在芬兰脊髓灰质炎暴发期间开始了口服脊髓灰质炎减毒活疫苗的大面积接种[1]。孕妇被告知服用疫苗。对1982～1986年间报告的所有先天性畸形病例进行了分析，结果表明无论从畸形的总体分布，还是从中枢神经系统或口面部缺陷的发生率来看，口服脊髓灰质炎疫苗对胎儿发育均无不利影响。但这些结果并不包括以其他胎儿发育标准来衡量的疫苗影响。

在以色列的一项大规模脊髓灰质炎疫苗接种活动中，分析了自然流产的发生率[2]。结果在妊娠头3个月接种疫苗的妇女，发生自然流产的人数与对照组差异无显著意义，自然流产相对于活产的百分比也接近。对自然流产的胎盘进行显微镜检查表明，口服脊髓灰质炎疫苗对病变的发生率和类型均无影响。另外，后来的流行病学研究发现，大规模脊髓灰质炎疫苗接种活动期间以及这一活动结束之后短时间内，出生婴儿的先天畸形率或早产率与开展活动之前相比并未增加[3]。

美国的 Collaborative Perinatal Project（CPP）对50897名孕妇进行了随访，以分析1959～1966年间出生的婴儿患恶性肿瘤的危险因素[4]。结果母亲在妊娠期间接种脊髓灰质炎灭活疫苗的18342名儿童中，有14名患恶性肿瘤（7.6/10000），而在32555名非暴露儿童中，10名患恶性肿瘤（3.1/10000）。这些暴露儿童中有7名患神经组织肿瘤（3.8/10000），而非暴露儿童有1名（0.3/10000）。因此宫内暴露于脊髓灰质炎灭活疫苗的儿童，其神经肿瘤而不是白血病或其他恶性肿瘤的发生率明显超过非暴露儿童。3056名接种口服脊髓灰质炎疫苗的孕妇所生的婴儿中未发生恶性肿瘤。对孕妇们在开始接受CPP观察时和分娩时采集的血清样品进行分析，以确证是否存在抗猴病毒40（SV40）抗体[5]。结果患神经肿瘤的8名儿童的母亲血样中，无一份检出SV40抗体。7名白血病患儿的母亲中，有2人检出SV40抗体，但只有一人在妊娠期出现抗体阳转。7名其他类型恶性肿瘤患儿的母亲中，无一人血样检出抗体。对照组36份血样中有3份检出抗体，但在两次采集的血样中均可检出。母亲接种脊髓灰质炎灭活疫苗与婴儿发生神经肿瘤之间的关系不能用疫苗的SV40污染来解释。后来对CPP观察的54796名儿童进行分析[6]，发现接种1963年以前生产的脊髓灰质炎疫苗的母亲，其婴儿患神经肿瘤和血液恶性肿瘤的危险性增加，但认为这似乎不是SV40传播所致。

1. Harjulehto T, *et al.* Congenital malformations and oral poliovirus vaccination during pregnancy. *Lancet* 1989; **i:** 771–2.
2. Ornoy A, *et al.* Spontaneous abortions following oral poliovirus vaccination in first trimester. *Lancet* 1990; **i:** 800.
3. Ornoy A, Ben Ishai P. Congenital anomalies after oral poliovirus vaccination during pregnancy. *Lancet* 1993; **341:** 1162.
4. Heinonen OP, *et al.* Immunization during pregnancy against poliomyelitis and influenza in relation to childhood malignancy. *Int J Epidemiol* 1973; **2:** 229–35.
5. Rosa FW, *et al.* Absence of antibody response to simian virus 40 after inoculation with killed-poliovirus vaccine of mothers of offspring with neurologic tumors. *N Engl J Med* 1988; **318:** 1469.
6. Engels EA, *et al.* Poliovirus vaccination during pregnancy, maternal seroconversion to simian virus 40, and risk of childhood cancer. *Am J Epidemiol* 2004; **160:** 306–16.

药物相互作用

参见疫苗项下，第2122页。

正常免疫球蛋白 尽管通常不建议同时使用活疫苗与免疫球蛋白，但对50名对象进行观察表明，当口服脊髓灰质炎疫苗与免疫球蛋白同时接种后，正常免疫球蛋白不影响对疫苗的抗体应答[1]。

1. Green MS, *et al.* Response to trivalent oral poliovirus vaccine with and without immune serum globulin in young adults in Israel in 1988. *J Infect Dis* 1990; **162:** 971–4.

用途和用法

脊髓灰质炎疫苗用于抗脊髓灰质炎的主动免疫。关于免疫程序的讨论，参见**疫苗**项下，第 2122 页。脊髓灰质炎病毒有 3 个血清型，三价口服减毒活疫苗和三价灭活疫苗均可用于常规免疫。在发生脊髓灰质炎危险性最高的地区，使用抗脊髓灰质炎野毒株 1 型或 3 型的单价口服疫苗进行补充免疫。一种双价口服脊髓灰质炎疫苗正在进行观察。口服疫苗刺激血液和胃肠道黏膜组织中的抗体形成。

在英国，建议采用一种三价脊髓灰质炎灭活疫苗对各年龄组人群进行基础免疫，共需接种 3 针，每针间隔 4 周。将该疫苗制备成无细胞百白破脊髓灰质炎（灭活）嗜血杆菌流感联合疫苗，采用肌内注射方式接种。对于婴儿期接受过基础免疫的儿童，建议在入学时（采用百白破脊髓灰质炎联合疫苗）和毕业前（采用白喉破伤风脊髓灰质炎联合疫苗）各加强免疫 1 次。只有成人暴露者，包括到脊髓灰质炎属于流行病或地方病的国家的旅行者和接触脊髓灰质炎病例的保健工作者才需要更多的加强免疫。每次加强免疫只需接种 1 针，必要时可每 10 年重复接种 1 次。

在美国，建议的灭活疫苗免疫程序需接种 4 针，分别在 2 月龄、4 月龄、6～18 月龄和 4～6 岁接种。

如果出现 1 例野毒株引起的麻痹性脊髓灰质炎，建议患者的所有邻居都应接种 1 剂口服脊髓灰质炎疫苗，无论他们先前是否接受过免疫。先前未接种过疫苗者应完成全程基础免疫。

1. CDC. Updated recommendations of the Advisory Committee on Immunization Practices (ACIP) regarding routine poliovirus vaccination. *MMWR* 2009; **58:** 829–30. Also available at: http://www.cdc.gov/mmwr/preview/mmwrhtml/mm5830a3.htm (accessed 30/06/10)
2. WHO. Polio vaccines and polio immunization in the pre-eradication era: WHO position paper. *Wkly Epidem Rec* 2010; **85:** 213–28. Also available at: http://www.who.int/wer/2010/wer8523.pdf (accessed 30/06/10)

疫苗的选择 现行脊髓灰质炎疫苗有两种：口服减毒活疫苗（OPV）和注射用灭活疫苗（IPV）。两种疫苗对所有 3 型脊髓灰质炎都非常有效，但其使用各有利弊。

口服减毒活疫苗有以下优点：

- 在血液中和肠内壁均可产生免疫应答，因此既可预防感染在中枢系统传播，又可阻止病毒在胃肠道复制从而通过粪便和唾液传播；
- 以口服方式接种，因此给药方便，无需专门训练；
- 价格相对低廉，尤其在发展中国家，这是一个需重点考虑的因素；

口服减毒活疫苗的缺点在于可引起极少数的疫苗相关的麻痹性脊髓灰质炎病例。

脊髓灰质炎灭活疫苗的优点在于它不是活疫苗，因此不存在引起疫苗相关的麻痹性脊髓灰质炎的危险；但该疫苗也存于如下缺点：

- 它几乎不能在胃肠道诱导免疫力，因此个别接种过灭活疫苗的人当受到脊髓灰质炎病毒野毒株感染时，病毒依然会在肠内复制并经粪便排出，有继续传播的危险；
- 注射方式接种需要训练有素的医务人员；
- 价格远高于口服减毒活疫苗。

目前世界上许多国家（见下文）已消灭了脊髓灰质炎，因此包括英国和美国在内的许多国家认为可以仅采用脊髓灰质炎灭活疫苗进行常规免疫。但是，全球消灭脊髓灰质炎创议认为必要时可继续使用口服脊髓灰质炎疫苗，直至该病在全球被消灭。这一创议声明当人群抗脊髓灰质炎免疫力和麻痹的监测灵敏度较高时，应尽快停止使用口服活疫苗，而代之以灭活疫苗[1]。

1. WHO. Framework for national policy makers in OPV-using countries: cessation of routine oral polio vaccine (OPV) use after global polio eradication. Geneva: WHO, 2005. Also available at: http://www.polioeradication.org/content/publications/OPVCessationFrameworkEnglish.pdf (accessed 12/10/05)

感染的消灭 到 20 世纪 80 年代中期，由于开展大规模口服脊髓灰质炎疫苗接种活动，世界上许多地区的脊髓灰质炎发病率下降。1988 年，WHO 宣布，到 2000 年全球将消灭脊髓灰质炎。其他团体加入了这项计划，这就是众所周知的 Global Polio Eradication Initiative[1]。尽管到 2000 年未能实现这个目标，但已取得了相当大的进展。在 1988 年，脊髓灰质炎野毒株（WPV）在 125 个国家流行，每天有 1000 多名儿童出现麻痹。最后的 WPV 2 型感染病例于 1999 年 10 月报告[2]，到 2006 年，全球已阻断 WPV 2 感染的本地传播[3]。到 2008 年，还有 4 个国家（阿富汗、印度、尼日利亚和巴基斯坦）出现 WPV 1 型和 3 型（WPV1 和 WPV3）的本地传播[2~4]。这些国家仍是 WPV 的来源，而 WPV 可能重新传入先前已停止传播的国家。2009 年，15 个国家共报告 WPV 输入引起的 207 个病例[2]。

一旦在全球阻断 WPV 的传播，脊髓灰质炎死灰复燃的最大危险将来自口服脊髓灰质炎疫苗中的减毒株。这些毒株可在极少数人群中引起疫苗相关的麻痹性脊髓灰质炎（VAPP），也可引起脊髓灰质炎疫苗病毒（VDPV）感染的暴发[1]。第一份循环 VDPV 的报告诞生于 2000 年。2009 年，共有 6 个国家检出 VDPV[2]。VDPV 甚至在免疫状况良好的国家也能循环，导致口服脊髓灰质炎疫苗覆盖率低的地区暴发脊髓灰质炎。而且，VDPV 可在免疫抑制人群中复制多年[4]。因此要实现完全消灭脊髓灰质炎的目标，最终也必须消灭口服减毒活疫苗，还须使用现行灭活疫苗或新一代灭活疫苗在全球保持高水平的脊髓灰质炎免疫力，即使在野生脊髓灰质炎病毒消灭后也不例外[5]。

1. Global Polio Eradication Initiative. Information available at: http://www.polioeradication.org (accessed 14/12/09)
2. CDC. Progress towards interruption of wild poliovirus transmission—worldwide, 2009. *MMWR* 2010; **59:** 545–50. Also available at: http://www.cdc.gov/mmwr/preview/mmwrhtml/mm5918a1.htm (accessed 30/06/10)
3. CDC. Wild poliovirus type 1 and type 3 importations—15 countries, Africa, 2008–2009. *MMWR* 2009; **58:** 357–62. Also available at: http://www.cdc.gov/mmwr/preview/mmwrhtml/mm5814a1.htm (accessed 14/12/09)
4. CDC. Update on vaccine-derived polioviruses—worldwide, January 2008–June 2009. *MMWR* 2009; **58:** 1002–6. Also available at: http://www.cdc.gov/mmwr/preview/mmwrhtml/mm5836a3.htm (accessed 14/12/09)
5. Chumakov K, Ehrenfeld E. New generation of inactivated poliovirus vaccines for universal immunization after eradication of poliomyelitis. *Clin Infect Dis* 2008; **47:** 1587–92.

制剂

Ph. Eur.: Poliomyelitis Vaccine (Inactivated); Poliomyelitis Vaccine (Oral); ***USP 33:*** Poliovirus Vaccine Inactivated.

专利制剂

Arg.: Imovax Polio; Opvero; Sabin†; ***Austral.:*** Ipol; ***Belg.:*** Imovax Polio; ***Braz.:*** Imovax Polio†; IPV; Vacina Poliomielitica†; ***Canad.:*** Imovax Polio; ***Cz.:*** Imovax Polio; IPV-Virelon†; VeroPol; ***Fin.:*** Imovax Polio; ***Fr.:*** Imovax Polio; ***Ger.:*** IPV Merieux; IPV-Virelon; ***Gr.:*** Poliorix; Vaccin Antipoliomyelitique/Merieux; ***Hong Kong:*** Imovax Polio; ***Indon.:*** Imovax Polio; ***Israel:*** Imovax Polio; Polio Sabin; Polioral†; ***Ital.:*** Imovax Polio; Polio Sabin†; Polioral†; Poliovax-IN; ***Malaysia:*** Polio Sabin; ***Mex.:*** Polio Sabin†; Polioral; ***Norw.:*** Imovax Polio; ***NZ:*** Imovax Polio; Ipol; ***Philipp.:*** Imovax Polio; Polio Sabin; Polioral; Poliorix†; ***Pol.:*** Imovax Polio; Polio Sabin; ***Port.:*** Imovax Polio; ***S.Afr.:*** OPV-Merieux; Polioral; ***Singapore:*** Imovax Polio; ***Spain:*** Vac Antipolio Or†; Vac Polio Sabin; Vac Poliomielitica; ***Swed.:*** Imovax Polio; ***Switz.:*** Poliorix; ***Thai.:*** Opvero; Polio Sabin; Polioral; ***Turk.:*** Buccapol; OPV; Polio Sabin†; Poliorix†; ***USA:*** Ipol; ***Venez.:*** Imovax Polio†; Vacuna Sabin†.

Pseudomonas Vaccines 假单胞菌疫苗

Vacunas de pseudomonas.

简介

用于在不同疾病中预防假单胞菌感染的候选铜绿假单胞菌疫苗正在研究中。

铜绿假单胞菌对许多抗菌药具有明显的抗药性，引起了人们对开发有效疫苗的关注[1~4]。但是，临床研究结果令人失望以及抗菌疗法的改进意味着尚无这样的疫苗投入临床使用。

20 世纪 60 年代，开发疫苗的焦点集中在细胞壁成分（脂多糖）上。多价脂多糖疫苗已进行了动物实验和人体观察，包括在烧伤患者以及各种恶性肿瘤和急慢性肺病患者中的观察。尽管取得了一些正面结果，但该疫苗尚未达到临床接受的水平，因为存在与使用脂多糖有关的问题。针对铜绿假单胞菌的毒性外产物即外毒素 A 设计的疫苗，充其量会产生成败互现的结果；研究者对将外毒素 A 类毒素与其他保护性免疫原结合和制备多组分疫苗仍有兴趣。核糖体及核糖体 RNA 疫苗曾引起短暂的关注，但现在研究者已对它们失去了兴趣。

铜绿假单胞菌的能动性与其毒力有关，这一发现促使人们研究将鞭毛作为保护性免疫原。铜绿假单胞菌只有两种类型的鞭毛，一种双价疫苗已在进行试验，但仅有轻微的保护作用。人们对开发抗菌毛，即用于黏附的细菌附属物的疫苗仍保持着一定兴趣。

有研究者曾试图将高相对分子质量多糖作为潜在候选疫苗，但这一领域目前已不再引人注目。另一个已过时的研究领域是将假单胞菌藻酸盐和黏液样外多糖用于胆囊纤维样变性患者，但没有在动物实验以外的研究中取得进展。

自从 20 世纪 80 年代以来，使用各种外膜蛋白开发疫苗备受关注，其部分原因是外膜蛋白暴露于细胞表面，且其中至少有一种蛋白，即 F 蛋白，是所有血清型的共同抗原。烧伤感染及慢性肺病的动物模型研究取得了令人满意的结果。在健康人中进行的初步观察产生了大量抗体，且抗体滴度持续升高，同时发现外膜蛋白可以被很好地耐受。由已知的假单胞菌毒力因子（如蛋白酶、弹性蛋白酶和外毒素 A）组成的多组分疫苗已经问世。结合疫苗在动物模型研究中显示有效，且在胆囊纤维样变性患者中诱导产生了高滴度抗体。

近年来，人们的注意力也转向了开发 DNA 疫苗和采用新型免疫途径，如使用抗各种铜绿假单胞菌毒力抗原的混合单克隆抗体及假单胞菌弹性蛋白酶的抗原表位。另外，用铜绿假单胞菌的Ⅲ型易位蛋白进行主动和被动免疫，对肺部感染和烧伤的鼠模型均有效，尽管联合进行主动和被动免疫的临床研究结果令人失望。最后，目前通过黏膜途径，特别是胃肠道和鼻腔递呈假单胞菌抗原而获得免疫保护也备受关注。

1. Johansen HK, Gøtzsche PC. Vaccines for preventing infection with Pseudomonas aeruginosa in cystic fibrosis. Available in The Cochrane Database of Systematic Reviews; Issue 4. Chichester: John Wiley; 2008 (accessed 27/08/10).
2. Cachia PJ, Hodges RS. Synthetic peptide vaccine and antibody therapeutic development: prevention and treatment of Pseudomonas aeruginosa. *Biopolymers* 2003; **71:** 141–68.
3. Holder IA. Pseudomonas vaccination: a historical overview. *Vaccine* 2004; **22:** 831–9.
4. Döring G, Pier GB. Vaccines and immunotherapy against Pseudomonas aeruginosa. *Vaccine* 2008; **26:** 1011–24.

制剂

专利制剂

Cz.: Psaeva†; ***Pol.:*** Pseudovac.

Q Fever Vaccines Q 热疫苗

Vacunas de la fiebre Q.

简介

Q 热疫苗是一种悬液，含有纯化的灭活伯纳特立克次体，目前在澳大利亚使用。该疫苗由伯纳特立克次体的Ⅰ期 Henzerling 株经受精鸡胚的卵黄囊培养制备。对 Q 热高危人群主动免疫需皮下注射 1 针，剂量为 0.5ml。高危人群包括屠宰场工人、兽医、农民及其他暴露于饲养场动物者，也包括操作可能感染的组织的实验室工作人员。

免疫前应检测抗体滴度并进行皮试。对 Q 热抗原过敏者接种疫苗后，可能会出现严重的超敏反应。

制剂

专利制剂

Austral.: Q-Vax.

Rabies Antisera 狂犬病抗血清

Antisuero de la rabia; Suero antirrábico.

ATC — J06AA06.

简介

狂犬病抗血清用于抗狂犬病被动免疫，但最好使用狂犬病免疫球蛋白（见下文）。

Rabies Immunoglobulins 狂犬病免疫球蛋白

Inmunoglobulinas contra la rabia.

ATC — J06BB05.

UNII — 95F619ATQ2 (human rabies virus immunoglobulin).

Pharmacopoeias. Many pharmacopoeias, including *Eur.* (see p.vii) and *US*, have monographs.

Ph. Eur. 6.8（Human Rabies Immunoglobulin；Immunoglobulinum Humanum Rabicum） 人狂犬病免疫球蛋白是一种液体或冻干制剂，含有人免疫球蛋白，主要是 IgG。该制剂由经狂犬病疫苗免疫的献血者血浆制备，含有可中和狂犬病病毒的特异性抗体。可添加正常免疫球蛋白。该制剂含量不低于 150IU/ml。液体制剂应避光保存在无色玻璃容器中。冻干制剂应在真空或充氮条件下，于无色玻璃容器中避光保存。

USP 33（Rabies Immune Globulin） 狂犬病免疫球蛋白是一种无菌溶液，含有从挑选的成人献血者血浆或血清中提取的球蛋白。这些献血者均经接种狂犬病疫苗诱导了高滴度的狂犬病抗体。该制剂含有 10%～18% 的蛋白，其中至少 80% 是单体 IgG。其效力不低于 150IU/ml。该制剂含有甘氨酸稳定剂和适当的防腐剂。被稀释至蛋白含量为 1% 的制剂溶液，其 pH 值为 6.4～7.2。应保存于 2～8℃。

不良反应和注意事项

参见免疫球蛋白项下，第 2121 页。

用途和用法

狂犬病免疫球蛋白用于抗狂犬病的被动免疫。它与狂犬病疫苗（见下文）主动免疫相结合，作为暴露后处理的一部分，用来在先前未免疫过而被患狂犬病或疑似患狂犬病的动物咬伤者中预防狂犬病。现行狂犬病免疫球蛋白有两种类型：人狂犬病免疫球蛋白（HRIG）以及胰酶消化或高度纯化的马狂犬病球蛋白（ERIG）。HRIG 的推荐剂量为 20 IU/kg；ERIG 为 40 IU/kg。应在清洁的伤口周围作浸润注射。如果浸润注射没有用完全部狂犬病免疫球蛋白，剩余部分应进行肌内注射（注射部位为大腿前部，而不是臀部），但与狂犬病疫苗的注射部位要分开。

制剂

Ph. Eur.: Human Rabies Immunoglobulin;
USP 33: Rabies Immune Globulin.

专利制剂

Arg.: Imogam Rabia; **Austral.:** Imogam; **Austria:** Berirab; **Canad.:** BayRab†; HyperRab; Imogam; **Cz.:** Favirab; Imogam Rabies†; **Fr.:** Favirab; Imogam Rage; **Ger.:** Berirab; Tollwutglobulin; **Hong Kong:** BayRab†; HyperRab; **India:** Berirab-P; Carig; **Indon.:** Imogam; **Israel:** BayRab†; Berirab; HyperRab; Imogam Rabies; KamRab; **Mex.:** BayRab†; Berirab-P; Kamrab; **Philipp.:** BayRab; Berirab-P; Favirab; **S.Afr.:** Rabigam; **Singapore:** BayRab†; **Spain:** Imogam Rabia; **Switz.:** Berirab; Rabuman†; **Thai.:** Berirab; Favirab; Imogam Rabies†; Rabuman†; TRCS ERIG; **Turk.:** BayRab; Imogam†; **USA:** HyperRab; Imogam Rabies; **Venez.:** Imogan Rabia†.

Rabies Vaccines 狂犬病疫苗

Vacunas de la rabia.
ATC — J07BG01.

Pharmacopoeias. Many pharmacopoeias, including *Eur.* (see p.vii) and *US*, have monographs.

Ph. Eur. 6. 8（Rabies Vaccine for Human Use Prepared in Cell Cultures；Vaccinum Rabiei ex Cellulis ad Usum Humanum；Rabies Vaccine BP 2010） 细胞培养人用狂犬病疫苗是一种由生长在批准的细胞培养物中并经灭活的狂犬病病毒适宜毒株制备的无菌冻干悬液。细胞培养基可含有最低有效浓度的适宜抗菌药。疫苗于接种前使用适当的无菌液体复溶。每剂疫苗的效力据估计不低于 2.5 IU。冻干疫苗应于 2～8℃避光保存。

BP 2010 声明标签上可标有 Rab 字样。

USP 33（Rabies Vaccine） 狂犬病疫苗是一种无菌液体或冻干制剂，由接种于二倍体细胞的狂犬病病毒经灭活制备。每剂疫苗的效力不低于 2.5 IU。应保存于 2～8℃。

不良反应和注意事项

参见疫苗项下，第 2121 页。

接种人二倍体细胞或纯化鸡胚细胞狂犬病疫苗后可能会出现注射部位疼痛、发红和硬结。全身反应包括腹痛、腹泻、恶心、呕吐、头痛、寒战、发热、不适、惊厥、脑炎、淋巴结病、关节痛、肌痛、呼吸困难和哮鸣，也可能出现皮疹。重新接种时反应可能会更严重。接种由非人来源细胞制备的疫苗后，超敏反应较人二倍体细胞疫苗更为常见。但是，这些反应也可能与人二倍体细胞中存在的 β-丙内酯改造的人白蛋白有关。

神经麻痹反应（脑膜脑炎、脑膜脊髓炎、多神经炎、横向脊髓炎或上行性麻痹）与使用动物神经组织疫苗有关。WHO 认为不应再使用神经组织疫苗。关于使用人二倍体细胞疫苗后的神经系统反应，只有个别的报告。

已知对特殊疫苗及其成分超敏者在可能的情况下应接种疫苗的替代产品，尽管疫苗作为暴露后预防没有绝对的禁忌。发热性疾病患者应推迟进行暴露前预防，直至退热。

对神经系统的影响 狂犬病疫苗最初是由感染的动物脑组织制备的。接种这类疫苗后，神经并发症的发生率约为 1/1 600，总死亡率为 15%[1]。神经不良反应是由这些疫苗中的髓鞘碱性蛋白所致[1～4]。后来，用相对无髓鞘的乳鼠神经组织制备了一种高免疫原性的狂犬病疫苗。但是，在接种过这种疫苗的人群中，神经并发症的发病率约为 1/8000[1,5]。多数并发症为吉兰-巴雷型疾病，死亡率为 20%～50%[1]。

接种鸭胚组织制备的疫苗后的神经麻痹反应发生概率（1/32000）较低[1,5]。但是，这些疫苗已不再生产[5]。具有更高安全性的细胞制备狂犬病疫苗已经问世[1,5,6]。

接种人二倍体细胞或鸡胚细胞疫苗后的神经麻痹反应有独立的病例报告[1,7～10]，多数表现为吉兰-巴雷型疾病。

1. Bernard KW, *et al.* Neuroparalytic illness and human diploid cell rabies vaccine. *JAMA* 1982; **248:** 3136–8.
2. WHO. WHO expert committee on rabies: eighth report. *WHO Tech Rep Ser 824* 1992. Also available at: http://libdoc.who.int/trs/WHO_TRS_824.pdf (accessed 15/10/07)
3. Kulkarni V, *et al.* Biphasic demyelination of the nervous system following anti-rabies vaccination. *Neurol India* 2004; **52:** 106–8.
4. Siddiqui A, *et al.* Guillain-Barre syndrome occurring after rabies vaccination. *J Pakistan Med Assoc* 2005; **55:** 87–8.
5. Anonymous. Rabies vaccines. *Wkly Epidem Rec* 2002; **77:** 109–19.
6. WHO. WHO expert consultation on rabies: first report. *WHO Tech Rep Ser 931* 2004. Also available at: http://libdoc.who.int/trs/WHO_TRS_931_eng.pdf (accessed 15/10/07)
7. Knittel T, *et al.* Guillain-Barré syndrome and human diploid cell rabies vaccine. *Lancet* 1989; **i:** 1334–5.
8. Tornatore CS, Richert JR. CNS demyelination associated with diploid cell rabies vaccine. *Lancet* 1990; **335:** 1346–7.
9. Mortiere MD, Falcone AL. An acute neurologic syndrome temporally associated with postexposure treatment of rabies. *Pediatrics* 1997; **100:** 720–1.
10. Chakravarty A. Neurologic illness following post-exposure prophylaxis with purified chick embryo cell antirabies vaccine. *J Assoc Physicians India* 2001; **49:** 927–8.

超敏反应 接种人二倍体细胞狂犬病疫苗（HDCV）后，全身性超敏反应的发生率最高可达 6%，于接种后 2～21 天出现[1]。呈现的特征包括全身性或瘙痒型皮疹或荨麻疹、血管性水肿、关节痛、发热、恶心和呕吐。这些反应与 HDCV 中存在的 β-丙内酯改造的人白蛋白有关。使用不含或基本不含人白蛋白的新型细胞疫苗，如纯化鸡胚细胞狂犬病疫苗（PCECV）或纯化 Vero 细胞狂犬病疫苗，可降低发生超敏反应的危险。一篇综述指出，用 PCECV 进行加强免疫者通常不会出现全身性超敏反应[2]。来自美国 Vaccine Adverse Event Reporting System 的资料表明，在 1997 年 10 月至 2005 年 12 月间共报告 336 例接种 PCECV 后的不良反应，其中仅 20 例可能是超敏反应，且只有 3 例比较严重[3]。在对 400 名儿童进行的一项比较研究中，用一种新型色谱纯 Vero 细胞疫苗进行加强免疫者的全身性超敏反应发生率（0.7%）低于用 HDCV 进行加强免疫者（1.2%）[4]。

1. Anonymous. Rabies vaccines. *Wkly Epidem Rec* 2002; **77:** 109–19.
2. Dreesen DW. A global review of rabies vaccines for human use. *Vaccine* 1997; **15** (suppl): S2–S6.
3. Dobardzic A, *et al.* Safety review of the purified chick embryo cell rabies vaccine: data from the Vaccine Adverse Event Reporting System (VAERS), 1997–2005. *Vaccine* 2007; **25:** 4244–51.
4. Sabchareon A, *et al.* A new Vero cell rabies vaccine: results of a comparative trial with human diploid cell rabies vaccine in children. *Clin Infect Dis* 1999; **29:** 141–9.

海绵样脑病 据报道，在印度可能存在与羊脑狂犬病疫苗有关的 Creutzfeldt-Jakob 病的传播[1]，研究认为可能与患瘙痒病的绵羊传播异常朊病毒蛋白有一定联系。

1. Arya SC. Acquisition of spongiform encephalopathies in India through sheep-brain rabies vaccination. *Natl Med J India* 1992; **4:** 311–12.

药物相互作用

参见疫苗项下，第2122页。

抗疟药 研究认为在采用人二倍体细胞狂犬病疫苗进行基础免疫期间，如果连续皮内注射氯喹作为疟疾的暴露前化学预防，可能会导致抗狂犬病抗体应答水平非常低下[1,2]。WHO 建议那些正在进行疟疾预防或在开始疟疾预防前不能完成狂犬病疫苗 3 针暴露前免疫者，应采用肌内注射途径完成狂犬病暴露前免疫[3]。

1. Taylor DN, *et al.* Chloroquine prophylaxis associated with a poor antibody response to human diploid cell rabies vaccine. *Lancet* 1984; **i:** 1405.
2. Pappaioanou M, *et al.* Antibody response to preexposure human diploid-cell rabies vaccine given concurrently with chloroquine. *N Engl J Med* 1986; **314:** 280–4.
3. WHO. WHO expert consultation on rabies: first report. *WHO Tech Rep Ser 931* 2005. Also available at: http://libdoc.who.int/trs/WHO_TRS_931_eng.pdf (accessed 15/10/07)

用途和用法

狂犬病疫苗用于抗狂犬病主动免疫。该疫苗作为暴露后处理的一部分，为被患狂犬病或疑似狂犬病的动物咬伤者接种，以预防狂犬病。感染不会通过未破损的皮肤传播，但却可能通过未损伤的黏膜传播，并且已有报告表明在实验室吸入病毒会造成感染。狂犬病疫苗也可用于对极有可能被患狂犬病或疑似狂犬病的动物咬伤的高危人群进行暴露前预防。

用于狂犬病预防和治疗的免疫程序是 WHO 推荐的（见下文的**暴露前预防**项下），许多国家的免疫程序是以此为依据制订的。

在英国，使用两种类型的狂犬病疫苗。第一种由人二倍体细胞培养的 Wistar 狂犬病病毒株 PM/W138 1503-3M 经灭活制备，第二种由 Flury LEP 毒株培养于纯化的鸡胚细胞并经灭活制备。两种疫苗的效力均不低于 2.5IU/ml。纯化的鸡胚细胞疫苗于三角肌为成人肌内注射，但对儿童，则应注射于大腿前侧。人二倍体细胞疫苗无论对成人还是儿童，均于三角肌肌内注射，其他国家也使用其他细胞培养疫苗，如 Vero 细胞狂犬病疫苗。

对于狂犬病的**暴露前预防**，在英国建议的免疫程序包括 3 针，每针 1ml，分别于 0 天、7 天和 28 天肌内注射。如果在旅行前没有足够的时间，第 3 针也可在 21 天注射。有经常性和持续性暴露危险者应在完成基础免疫 1 年后加强接种 1 次，然后每隔 3～5 年再加强接种。有间歇性暴露危险者应在完成基础免疫 2 年后加强接种 1 次。

立即用肥皂水彻底清洗伤口对于**暴露后预防**是必要的。在英国，对于未免疫过或免疫不完全的人，建议的暴露后预防程序包括 5 针，每针 1ml，分别于 0 天、3 天、7 天、14 和 30 天肌内注射（某些国家更愿意采用 4 针免疫程序，见下文）；对于接受过全程免疫者，暴露后预防需接种 2 针，分别于 0 天和 3 天肌内注射。应在暴露后尽可能短的时间内接种疫苗，而且一旦确定没有感染危险，可停止接种。先前未免疫过的高危人群，应在接种第 1 针疫苗的同时注射狂犬病免疫球蛋白（见上文）。

狂犬病 狂犬病由狂犬病病毒属的弹状病毒感染引起。狂犬病在全世界分布广泛，主要发生于家犬和野狗，也发生于蝙蝠和其他温血动物，尽管包括英国、澳大利亚大部分地区和南极洲在内的某些国家和地区已被划为无狂犬病区。狂犬病病毒常常是通过被感染的动物咬伤或经唾液污染破损的皮肤传播给人。感染也可能通过完整的黏膜和气雾传播，但似乎不能通过污染完整的皮肤传播。其他体液（如尿液和泪水）也可能具有潜在传染性；也有报道表明接受被误诊的供者的器官移植会传播狂犬病毒。

人类狂犬病一旦出现症状，死亡率几乎是百分之百。潜伏期从 2 周到 6 年不等（平均 2～3 个月），取决于伤口到脑部的距离以及感染病毒的数量。狂犬病的临床表现分为两类，即脑炎型（狂怒）和麻痹型（失语）。脑炎型狂犬病表现为伴有严重焦虑和怪异行为的超兴奋期与清醒期交替出现。在试图吞咽或面部有风吹过（气流恐怖）时常引起严重的咽喉痉挛，导致恐水症。其他症状有多涎、发热和惊厥。麻痹型狂犬病表现为被咬伤肢体发生进行性松弛性麻痹，并以有症状和无症状的方式上行。未在急性期死于呼吸或心跳停止的患者可能出现各种合并症，最终导致昏迷和死亡，很少有人康复。据文献报道，只有少数几名患者在出现昏迷后又得以存活，且这些患者均接受过暴露前或暴露后免疫。

国家控制计划包括流行病学监测、大面积犬群免疫和犬群管理。通过食物诱饵接种的口服兽用疫苗的开发在许多地区已明显取得成功，成为在野生动物中消灭狂犬病的基本工具。为防止狂犬病重新出现，对动物跨国转移的条件必须严格控制，包括对进入无狂犬病区的动物必须要求出具接种证和检疫证。

尽管已对某些疗法，如抗病毒药、干扰素、高剂量狂犬病免疫球蛋白和皮质激素进行了试验，但没有证据表明其中的任何一种对狂犬病有效。在接触确证患病或疑似患病的动物后进行暴露前处理可能会避免出现死亡；处理方式包括立即对污染部位进行彻底清洗，并从速接种狂犬病疫苗。狂犬病免疫球蛋白可与疫苗同时使用，也可以不使用。关于暴露后处理的简要概述将在下文中讨论。

建议对包括因职业关系暴露者和到疫区的旅行者在内的高危人群进行暴露前预防。细胞培养疫苗的昂贵价格是进行大规模暴露前免疫的主要障碍。关于推荐的免疫程序的要点，参见下文的**暴露前免疫**。

疫苗的选择 人用狂犬病疫苗有多种，有些由动物神经组织制备，有些由禽类组织（鸭胚）制备，还有一些是通过细胞培养制备的。第一种狂犬病疫苗由来自脱水神经组织的病毒减毒株制备。后来，由患狂犬病的绵羊、山羊（Semple 疫苗）或乳鼠脑组织（Feunzalida Palacios 疫苗）制备的灭活神经组织疫苗问世。神经组织疫苗的暴露后免疫程序最多需注射 23 针，易出现严重的神经反应，且有一定的免疫失败率。因此 WHO 强烈建议不要使用神经组织疫苗，并停止其生产。细胞来源的狂犬病疫苗随后问世。人二倍体细胞狂犬病疫苗（HDVC）于 1967 年研制成功，后来又有廉价的纯化鸡胚细胞疫苗（PCEVC）和纯化 Vero 细胞狂犬病疫苗投入使用。按推荐的免疫程序接种，这 3 种疫苗的安全性和抗原性几乎没有差异。但是，接种纯化 Vero 细胞疫苗和纯化鸡胚细胞疫苗后的严重过敏反应发生率应低于人二倍体细胞疫苗，因为在病毒灭活以前，纯化工艺已从细胞生长液中除去了大多数人血清白蛋白（见上文**不良反应和注意事项**项下的**超敏反应**）。一种纯化鸭胚疫苗的有效性和安全性与细胞培养疫苗接近，但已不再生产。

有关狂犬病疫苗效果的资料很少。神经组织疫苗对轻微暴露于狂犬病毒的保护作用似乎有限，对头部咬伤的效果较差，在暴露情况严重时很少使用。据估计，在美国、加拿大和欧洲，人二倍体细胞疫苗、纯化鸡胚细胞疫苗和纯化 Vero 细胞疫苗的免疫失败病例（包括接种次数少于推荐程序规定的病例）均在 1/80000 以下，在泰国为 1/12000～1/20000，在其他热带国家为 1/30000。报告的免疫失败病例常常与创伤严重或靠近头部和（或）疫苗使用不当（如不按推荐程序接种、接种部位错误或延迟接种）有关。WHO 建议，每剂用于肌内注射的细胞来源狂犬病疫苗的最低效力为 2.5 IU。

细胞培养狂犬病疫苗的昂贵价格限制了其在发展中国家的使用。尽管神经组织疫苗的不良反应妨碍了其用于暴露前预防，但该疫苗在某些国家仍可用于暴露后预防。WHO希望价格可以承受得起的细胞培养疫苗能尽早取代神经组织疫苗。在此期间，出台了采用皮内注射接种细胞培养狂犬疫苗的经济型免疫程序。按这种程序，快速免疫可通过多点注射实现，接种针次少于传统的肌内注射免疫程序。

暴露前免疫 WHO已出台关于暴露前免疫对象的指南[1,2]。但是，各国的国家政策与WHO政策略有不同，视当地感染狂犬病的危险性及疫苗的使用情况而定。通常建议对狂犬病病毒感染的高危人群进行暴露前预防。应优先选用细胞培养疫苗或鸡胚纯化疫苗，而不是动物组织疫苗（见上文的**疫苗的选择**）。WHO建议有规律暴露的高危人群，如某些实验工作人员、兽医、动物饲养员、野生动物管理者以及狂犬病疫区的居住者和旅行者（特别是15岁以下儿童）应进行暴露前预防[1,2]。免疫程序最好包括3针狂犬病疫苗，每剂疫苗效力不低于2.5IU，分别在0天、7天和21天或28天接种，但相差几天也无关紧要。疫苗应注射于上臂三角肌，低龄儿童注射于大腿前侧。病毒中和抗体可在接种最后1针1～3周后采集的血清样品中检测到。因工作关系接触活病毒者应每6个月检测一次抗体滴度，如果滴度降至0.5 IU以下，应加强免疫1次[1,2]。有持续暴露危险者应每12个月检测一次抗体滴度，如果滴度低于0.5 IU，应加强免疫1次[1]。如果无法进行血清学检查，也可每5年加强免疫1次[2]。

WHO也建议按0、7和21天或28天的程序皮内接种0.1 ml狂犬病疫苗，但最好采用肌内注射。而且，对于正在预防疟疾的人群，应强制采用肌内注射。

在英国[3]，免疫程序（见上文的**用途和用法**项下）与WHO推荐程序相似。

在美国，使用一种人二倍体细胞疫苗或一种纯化鸡胚疫苗，免疫程序与WHO推荐程序相似，视暴露水平，每6个月～2年检测1次抗体滴度，必要时进行加强免疫。美国已不再使用皮内注射用疫苗[4]。

1. WHO. *Current WHO guide for rabies pre and post-exposure prophylaxis in humans* (revised December 2007, June 2009). Available at: http://www.who.int/rabies/PEP_prophylaxis_guidelines_June09.pdf (accessed 14/12/09)
2. WHO. Rabies vaccines. WHO position paper. *Wkly Epidem Rec* 2007; **82:** 425–35. Also available at: http://www.who.int/wer/2007/wer8249_50.pdf (accessed 14/12/09) Correction *ibid.* 2008; **83:** 15–16.
3. DoH. *Immunisation Against Infectious Disease* 2006: "The Green Book". Available at: http://www.dh.gov.uk/en/Publicationsandstatistics/Publications/PublicationsPolicyAndGuidance/DH_079917?IdcService=GET_FILE&dID=115974&Rendition=Web (accessed 27/08/10)
4. CDC. Human rabies prevention—United States, 2008: recommendations of the Advisory Committee on Immunization Practices (ACIP). *MMWR* 2008; **57** (RR-3): 1–28. Also available at: http://www.cdc.gov/mmwr/PDF/rr/rr5703.pdf (accessed 14/12/09)

暴露后处置 WHO强调对所有可能受到狂犬病病毒污染的咬伤和抓伤都应立即进行局部处理，并视与动物接触的具体情况，单独接种狂犬病疫苗或与狂犬病免疫球蛋白联合接种[1,2]。在暴露后立即联合采取这些措施，基本上可保证暴露者受到完全保护。孕妇和婴儿不是暴露后接种的禁忌对象。即使对咬伤已发生数月的暴露者，也应采取这些措施。

急救和局部处理包括立即用水、肥皂水或洗涤剂彻底冲洗伤口，然后用70%碘酒、碘酊或碘的水溶液消毒。医疗处理包括将狂犬病免疫球蛋白深度滴入伤口并在伤口周围作浸润注射。伤口最好不要缝合，但如果需要缝合，则事先必须如上所述使用狂犬病免疫球蛋白。必要时也可使用抗菌药和破伤风疫苗。

狂犬病疫苗与狂犬病免疫球蛋白的使用视接触动物的具体情况而定。WHO将与患狂犬病或疑似狂犬病动物的接种分为3类。

- Ⅰ类：触摸或饲喂动物，被动物舔舐完整的皮肤；
- Ⅱ类：暴露的皮肤被轻度咬伤，轻度抓伤或不流血的擦伤，被动物舔舐破损的皮肤；
- Ⅲ类：一处或多处经皮咬伤或抓伤，被动物舔舐破损的皮肤，动物的唾液污染黏膜，以及暴露于蝙蝠；

通常情况下，Ⅰ类接触无须处理。Ⅱ类接触应接种狂犬病疫苗，但如果咬人的猫或狗经观察10天后依然健康，或对咬人动物进行尸检证明为狂犬病毒阴性，可停止接种。Ⅱ类接触者中的免疫抑制人群还应接种狂犬病免疫球蛋白。Ⅲ类接触者应如上所述，采用狂犬病免疫球蛋白在伤口周围作浸润注射，并将球蛋白滴入伤口，然后注射狂犬病疫苗。

现行狂犬病免疫球蛋白有两种，即人狂犬病免疫球蛋白（HRIG）以及胰酶消化或高度纯化的马狂犬病免疫球蛋白（ERIG）。HRIG的推荐剂量为20 IU/kg，ERIG为40 IU/kg。应尽可能多地滴入伤口和在伤口周围作浸润注射，并将其余部位作肌内注射，但注射部位与接种疫苗部位要分开，比如选在大腿前部注射。

每个人用剂量的狂犬病疫苗效价至少应为2.5IU。肌内注射免疫程序需分别在0天、3天、7天、14天和28天于上臂三角肌注射1针，低龄儿童需注射于大腿前侧。另一种缩短的多部位注射免疫程序（2-1-1程序）可诱导早期抗体应答，在暴露后预防不包括狂犬病免疫球蛋白时尤其有效。这种程序需在0天于左右臂各注射1针，再分别于7天和21天在上臂三角肌注射1针。

皮内接种可减少注射量，因此适用于疫苗供应不足或资金短缺时。皮内免疫程序需在0、3、7和28天，于两侧部位（通常是左右上臂）各接种0.1ml纯化鸡胚疫苗或纯化Vero细胞疫苗。在缺少狂犬病免疫球蛋白的紧急情况下，可在0天于8个部位、7天于4个部位、28天或30天和90天分别于1个部位皮内注射1针人二倍体细胞疫苗或纯化鸡胚细胞疫苗。

为了对先前接种过疫苗的人群进行暴露后预防，WHO建议先对伤口进行局部处理，然后分别于0和3天接种狂犬病疫苗，既可采用标准的肌内注射剂量，也可采用皮内注射中每个部位的剂量。不应注射狂犬病免疫球蛋白。先前接种的疫苗效价不明或没有产生可接受的狂犬病中和抗体滴度者，应和先前未免疫者一样接受全程免疫。

在英国[3]，如果暴露者先前未接受过免疫且处于高度危险中，应注射狂犬病免疫球蛋白。未免疫人群应在0天、3天、7天、14天和30天分别接种1针疫苗（共5针，尽管英国的人二倍体细胞疫苗注册药品信息建议在90天接种第6针）；先前接受过全程免疫的人应分别在0天和3天接种疫苗，共2针。

在美国，暴露后预防采用一种人二倍体细胞狂犬病疫苗或一种纯化的鸡胚细胞疫苗[4]。对于先前未免疫过的人群，先前推荐一种与WHO程序相似的5针肌内注射免疫程序[4]，但越来越多的证据支持目前CDC[6]推荐的缩短的4针免疫程序[5]，即在0、3、7和14天分别肌内注射1ml疫苗，同时按WHO推荐程序注射狂犬病免疫球蛋白。先前免疫过的人群应在0天和3天各接种1针疫苗，不要求注射狂犬病免疫球蛋白。

1. WHO. *Current WHO guide for rabies pre and post-exposure prophylaxis in humans* (revised December 2007, June 2009). Available at: http://www.who.int/rabies/PEP_prophylaxis_guidelines_June09.pdf (accessed 14/12/09)
2. WHO. Rabies vaccines. WHO position paper. *Wkly Epidem Rec* 2007; **82:** 425–35. Also available at: http://www.who.int/wer/2007/wer8249_50.pdf (accessed 14/12/09) Correction. *ibid.* 2008; **83:** 15–16.
3. DoH. *Immunisation Against Infectious Disease* 2006: "The Green Book". Available at: http://www.dh.gov.uk/en/Publicationsandstatistics/Publications/PublicationsPolicyAndGuidance/DH_079917?IdcService=GET_FILE&dID=115974&Rendition=Web (accessed 27/08/10)
4. CDC. Human rabies prevention—United States, 2008: recommendations of the Advisory Committee on Immunization Practices (ACIP). *MMWR* 2008; **57** (RR-3): 1–28. Also available at: http://www.cdc.gov/mmwr/PDF/rr/rr5703.pdf (accessed 14/12/09)
5. Rupprecht CE, *et al.* Evidence for a 4-dose vaccine schedule for human rabies post-exposure prophylaxis in previously non-vaccinated individuals. *Vaccine* 2009; **27:** 7141–8.
6. CDC/ACIP. Use of a reduced (4-dose) vaccine schedule for postexposure prophylaxis to prevent human rabies: recommendations of the Advisory Committee on Immunization Practices. *MMWR* 2010; **59** RR-2: 1–9. Also available at: http://www.cdc.gov/mmwr/pdf/rr/rr5902.pdf (accessed 30/04/10)

制剂

Ph. Eur.: Rabies Vaccine for Human Use Prepared in Cell Cultures;
USP 33: Rabies Vaccine.

专利制剂

Arg.: Verorab; **Austral.:** Rabipur; **Austria:** Rabipur; **Braz.:** HDCV; Vacina Anti-Rabica Humana; Verorab†; **Canad.:** Imovax Rabies; RabAvert; **Chile:** Lyssavac N; Verorab; **Cz.:** Rabipur; Verorab; **Denm.:** Rabies-Imovax; **Fin.:** Rabies-Imovax; **Fr.:** Rabipur; **Ger.:** Rabipur; Rabivac†; Tollwut-Impfstoff (HDC); **Hong Kong:** Verorab; **India:** Rabipur; Rabivax; **Indon.:** Verorab; **Israel:** Rabipur; **Ital.:** Imovax Rabbia; Rabipur; **Malaysia:** Verorab; **Neth.:** Rabipur; **Norw.:** Rabies-Imovax; **Philipp.:** Indirab; Rabipur; Verorab; **Pol.:** Verorab; **Port.:** Rabipur; **S.Afr.:** Rabipor; Verorab; **Spain:** Vacuna Antirrabica; **Swed.:** Rabies-Imovax; **Switz.:** Lyssavac N†; Rabipur; **Thai.:** Lyssavac N†; Rabipur; Verorab; **Turk.:** HDCV†; Rabivac; **UK:** Rabipur; **USA:** Imovax Rabies; RabAvert; **Venez.:** Verorab.

Respiratory Syncytial Virus Immunoglobulins 呼吸道合胞体病毒免疫球蛋白

Inmunoglobulinas contra el virus sincitial respiratorio.

Palivizumab (*BAN*, *rINN*) 帕利珠单抗

MEDI-493; Palivitsumabi; Palivizumabum. immunoglobulin G 1 (human-mouse monoclonal MEDI-493 γ1-chain antirespiratory syncytial virus protein F), disulfide with human-mouse monoclonal MEDI-493 κ-chain, dimer.

Паливизумаб

CAS — 188039-54-5.
ATC — J06BB16.
UNII — DQ448MW7KS.

不良反应和注意事项

参见免疫球蛋白项下，第2121页。

药物相互作用

参见免疫球蛋白项下，第2122页。

有证据表明婴儿使用呼吸道合胞体病毒免疫球蛋白会降低对百日咳白喉破伤风嗜血杆菌流感联合疫苗的抗体应答。

用途和用法

某些国家采用呼吸道合胞体病毒免疫球蛋白（RSVI）进行主动免疫，预防呼吸道合胞体病毒引起的婴幼儿下呼吸道感染。该制剂由筛选出来的具有高滴度抗呼吸道合胞体病毒中和抗体的成人献血员血浆混合制备，蛋白含量约为50mg/ml。

在美国，2岁以下患早产儿慢性肺病（支气管肺发育异常）或有早产史的儿童可在呼吸道合胞体病毒流行季节（典型的流行季节是11月至次年4月或5月上旬）每月静脉滴注1次呼吸道合胞体病毒免疫球蛋白作为预防。最大给药剂量为750mg/kg，先以每小时75mg/kg的流速滴注15min，然后以每小时180mg/kg的流速滴注，直至滴完。

某些国家使用一种人源化抗呼吸道合胞体病毒单克隆抗体帕利珠单抗预防早产儿（孕35周或更短时间出生）呼吸道合胞体病毒感染，也用于在2岁以下儿童中治疗早产儿慢性肺病，还可为2岁以下血液动力学明显的先天性心脏病患儿接种。帕利珠单抗于呼吸道合胞体病毒流行季节接种，每月肌内注射1次，剂量为15mg/kg。第1针最理想的是在流行季节开始前接种，通常最多接种5次。接受心脏旁路修补手术的患儿一旦术后病情稳定，应尽快加强接种1针帕利珠单抗，随后再恢复为每月接种1针。

American Academy of Pediatrics（AAP）已公布了修改后的帕利珠单抗（不再包括呼吸道合胞体病毒免疫球蛋白）适应证[1]。2岁以下早产儿慢性肺病（支气管肺发育异常）患儿如果接受治疗的时间距呼吸道合胞体病毒流行季节不足6个月，可考虑使用帕利珠单抗。在妊娠32周或以前出生的婴儿即使无慢性肺病，采用帕利珠单抗进行预防也对其有所裨益。帕利珠单抗还可以为2岁以下血液动力学明显的先天性心脏病患儿接种。尽管采取这样的预防措施可减少在32～35周出生的婴儿的住院率，但对人数如此众多的一组婴儿进行预防的费用却是一个需仔细考虑的问题。通常情况下，AAP建议所有血液动力学明显的先天性心脏病和慢性肺病患儿以及在妊娠32周或以前出生的婴儿最多应接种5针。对于在妊娠32周0天和34周6天之间出生的无血液动力学明显的先天性心脏病或慢性肺病的婴儿，预防仅限于高危人群。目前，AAP建议如果这部分婴儿在呼吸道合胞体病毒流行季节期间或季节到来前3个月内出生，由托幼机构照料，或家庭中还有其他5岁以下儿童，则应对他们最多接种3针帕利珠单抗。只推荐为3月龄以下婴儿接种。

帕利珠单抗与呼吸道合胞体病毒免疫球蛋白均可降低高危婴幼儿患严重呼吸道合胞体病毒感染的危险。危险性最高的儿童最好选用帕利珠单抗而不是呼吸道合胞体病毒免疫球蛋白，因为前者接种相对简便且安全有效（美国已不再使用呼吸道合胞体病毒免疫球蛋白）。在呼吸道合胞体病毒流行季节，每月接种1次帕利珠单抗可使住院率减少45%～55%。尽管通常情况下最好使用帕利珠单抗，但呼吸道合胞体病毒免疫球蛋白也可以降低其他呼吸道感染的发生率，这对6月龄以下、不适于接种流感疫苗或患有严重肺病、对其他呼吸道感染更易感的婴儿都有益处。目前尚未发现帕利珠单抗对非呼吸道合胞病毒感染导致的住院率或中耳炎的发生率有影响。

1. Committee on Infectious Diseases of the American Academy of Pediatrics. Policy statements–modified recommendations for use of palivizumab for prevention of respiratory syncytial virus infections. *Pediatrics* 2009; **124:** 1694–1701. Also available at: http://pediatrics.aappublications.org/cgi/reprint/124/6/1694 (accessed 17/12/09)

制剂

专利制剂

Arg.: Synagis; **Austral.:** Synagis; **Austria:** Synagis; **Belg.:** Synagis; **Braz.:** Synagis; **Canad.:** Synagis; **Chile:** Synagis; **Cz.:** Synagis; **Denm.:** Synagis; **Fin.:** Synagis; **Fr.:** Synagis; **Ger.:** Synagis; **Gr.:** Synagis; **Hong Kong:** Synagis; **Hung.:** Synagis; **Irl.:** Synagis; **Israel:** Abbosynagis; **Ital.:** Synagis; **Malaysia:** Synagis; **Mex.:** Synagis; **Neth.:** Synagis; **Norw.:** Synagis; **NZ:** Synagis; **Pol.:** Synagis; **Port.:** Synagis; **S.Afr.:** Synagis; **Singapore:** Synagis; **Spain:** Synagis; **Swed.:** Synagis; **Switz.:** Synagis; **Turk.:** Synagis; **UK:** Synagis; **USA:** RespiGam†; Synagis; **Venez.:** Synagis.

Respiratory Syncytial Virus Vaccines 呼吸道合胞体病毒疫苗

Vacunas del virus sincitial respiratorio.

简介

用于主动免疫的呼吸道合胞体病毒蛋白亚单位疫苗正在研究中。

开发安全有效的呼吸道合胞体病毒疫苗受多种因素的制约[1~3]。疫苗的目标人群主要是由于抗原多样性、免疫系统未发育成熟或存在母体抗体而对免疫无法产生足够应答的小月龄婴儿。早在 20 世纪 60 年代初期，一种福尔马林灭活的呼吸道合胞体病毒疫苗 FI-RSV（有时也称 Lot100）就在 2 月龄～7 岁婴幼儿中进行了观察，但未能产生对后来出现的野生型病毒感染的保护。该疫苗在接种前未受过呼吸道合胞体病毒感染的婴儿中诱导的免疫应答被无限夸大，导致接种对象中大部分住院，其中 2 人死亡。从那以后又陆续开发了多种候选疫苗，包括减毒活疫苗和病毒蛋白亚单位疫苗[1,2]。几种候选减毒活疫苗已在人体进行了观察，但结果通常是令人失望的。最近开发了候选基因工程减毒活疫苗，有些正在进行临床研究[1,2]。

亚单位疫苗由呼吸道合胞病毒的 F 和 G 糖蛋白组成，因为这些糖蛋白可诱导抗体应答[1,2]。这些疫苗更有可能用于较大年龄的人群和高危儿童，也可能用于孕妇免疫。一种嵌合 FG 融合蛋白疫苗已在Ⅰ期临床观察中进行评价，但已停止开发。

1. Durbin AP, Karron RA. Progress in the development of respiratory syncytial virus and parainfluenza virus vaccines. *Clin Infect Dis* 2003; **37:** 1668–77.
2. Kneyber MCJ, Kimpen JLL. Advances in respiratory syncytial virus vaccine development. *Curr Opin Investig Drugs* 2004; **5:** 163–70.
3. Power UF. Respiratory syncytial virus (RSV) vaccines—two steps back for one leap forward. *J Clin Virol* 2008; **41:** 38–44.

Rift Valley Fever Vaccines 山谷热疫苗

Vacunas de la fiebre del valle del Rift.

简介

一种用于在感染山谷热的高危人群中进行主动免疫的山谷热灭活疫苗已问世。

Rotavirus Vaccines 轮状病毒疫苗

Vacunas de rotavirus.

ATC — J07BH01; J07BH02.

Pharmacopoeias. In *Eur* (see p.vii).

Ph. Eur. 6.8［Rotavirus Vaccine（Live，Oral）；Vaccinum Rotaviri Vivum ad Peroralia］ 口服轮状病毒减毒活疫苗系采用经批准的细胞基质培养一个或多个适宜血清型的病毒制备成适于口服的剂型。该疫苗为透明液体，也可制备成冻干剂型，用前按标签上的说明复溶成轻度混浊的液体。待服疫苗可因存在 pH 指示剂而变色。配制疫苗时应避免被胃液灭活。疫苗应于 2～8℃避光保存。

不良反应和注意事项

参见疫苗项下，第2121页。

接种轮状病毒疫苗（人减毒株或五价重配轮状病毒制备）后最常见的不良反应为发热、疲惫、易怒和胃肠道紊乱。也有报道表明接种五价疫苗后会出现中耳炎、鼻咽炎、支气管痉挛和便血。据报道，接种五价疫苗后出现过几例川崎病，但没有证据表明二者之间存在因果关系。

关于接种轮状病毒疫苗与肠套叠之间是否存在因果关系尚有许多争议（见下文）疫苗上市后有过几例报道。

在英国注册药品信息中，禁止为有肠套叠病史或先天性胃肠道疾病的儿童接种人减毒株疫苗。而美国的注册药品信息指出应慎用五价疫苗。在美国，无论五价还是单价疫苗，对诊断为重症联合免疫缺陷综合征的婴儿都是禁忌的。通常也建议对患胃肠道疾病、生长迟缓或免疫抑制的儿童慎用疫苗，并对腹泻或呕吐的儿童推迟接种。对于与免疫缺陷者有家庭密切接触的婴儿，应慎用疫苗；如果已经接种了疫苗，应注意防止排出的疫苗病毒的传播。

肠套叠 一种四价口服活疫苗（RRV-TV）已于 1998 年 8 月在美国使用，但在 1999 年 10 月有报告表明与肠套叠（一部分肠子脱垂进入邻近腔中引起肠梗阻）有关后，已由生产厂家从市场上召回。从 1998 年 9 月～1999 年 7 月，Vaccine Adverse Event Reporting System（VAERS）共接到 15 例肠套叠报告，其中 12 例于接种疫苗后 1 周内出现症状[1]。此证据尚未得到最后确认，需进一步研究以阐明与常规接种该疫苗有关的危险。一项研究对 429 名患肠套叠的婴儿进行了回顾性分析[2]，发现有 74 名（17.2%）接种了 RRV-TV，而对照组的 1763 名健康儿童中，只有 226 名（12.8%）接种过 RRV-TV，因此得出结论，认为肠套叠与疫苗之间存在因果关系。但另一项回顾性研究发现，在使用 RRV-TV 期间因肠套叠引起的住院率并没有增加[3]，并建议进行疫苗的大规模随机双盲研究，以确定绝对危险性。对肠套叠发生率与 RRV-TV 之间关系的进一步分析促使人们展开讨论，以明确事实上的绝对危险性是否足够低，使疫苗引起的死亡率不会高于可能由肠套叠引起的死亡率[4]。对 RRV-TV 和肠套叠的资料进行重新评价后，认为发生肠套叠的危险与年龄有关。随着年龄的增长，接种第 1 次 RRV-TV 后发生肠套叠的相对危险性增加[5,6]。WHO Global Advisory Committee on Vaccine Safety 认为，关于在 60 日龄前接种 RRV-TV 是否会降低发生肠套叠的危险证据不足，但却肯定在 60 日龄后对婴儿进行免疫可增加出现肠套叠的危险[7]。这样的想法对评价其他候选轮状病毒活疫苗产生了影响。一旦出现肠套叠病例，就需要确定一个可接受的发病率[4]。

自 2006 年 2 月至 2007 年 2 月，VAERS 共接到 35 例接种五价重配疫苗后发生肠套叠的报告。这 35 名患者中有 17 名在接种后 21 日内出现症状，其中 11 名在 7 日内出现症状。但是，这样的病例数并不比同年龄段的肠套叠基础发病率高[8]。关于目前市售单价和五价疫苗的安全性已有综述发表[9]。

1. CDC. Intussusception among recipients of rotavirus vaccine—United States, 1998-1999. *MMWR* 1999; **48:** 577–81.
2. Murphy TV, *et al.* Intussusception among infants given an oral rotavirus vaccine. *N Engl J Med* 2001; **344:** 564–72. Correction. *ibid.*; 1564.
3. Simonsen L, *et al.* Effect of rotavirus vaccination programme on trends in admission of infants to hospital for intussusception. *Lancet* 2001; **358:** 1224–9.
4. Murphy BR, *et al.* Reappraisal of the association of intussusception with the licensed live rotavirus vaccine challenges initial conclusions. *J Infect Dis* 2003; **187:** 1301–8.
5. Rothman KJ, *et al.* Age dependence of the relation between reassortant rotavirus vaccine (RotaShield) and intussusception. *J Infect Dis* 2006; **193:** 898.
6. Simonsen L, *et al.* More on RotaShield and intussusception: the role of age at the time of vaccination. *J Infect Dis* 2005; **192** (suppl 1): S36–S43.
7. WHO. Global Advisory Committee on Vaccine Safety, 1–2 December 2005. *Wkly Epidem Rec* 2006; **81:** 15–19.
8. CDC. Postmarketing monitoring of intussusception after RotaTeq™ vaccination—United States, February 1, 2006–February 15, 2007. *MMWR* 2007; **56:** 218–22.
9. Patel MM, *et al.* Intussusception and rotavirus vaccination: a review of the available evidence. *Expert Rev Vaccines* 2009; **8:** 1555–64.

药物相互作用

参见疫苗项下，第2122页。

用途和用法

多种用于预防儿童腹泻的口服轮状病毒活疫苗已经问世，有的已被注册。自 2009 年 4 月以来，WHO Strategic Advisory Group of Experts（SAGE）建议将轮状病毒疫苗纳入所有的国家儿童计划免疫。

目前多个国家使用一种由人 RIX4414 株制备的单价口服轮状病毒减毒活疫苗。该疫苗需接种 2 针，第 1 针自 6 周龄起开始接种，第 2 针在至少 4 周后接种。整个免疫程序最好在 16 周龄前，且必须在 24 周龄前完成。美国也使用一种由人和牛毒株制备的五价重配口服轮状病毒活疫苗。该疫苗需接种 3 针，于 6～12 周龄接种第 1 针，后 2 针每针间隔 4～10 周，但第 3 针不应在 32 周龄后接种。

美国先前也使用一种四价口服轮状病毒活疫苗（RRV-TV），但自 1999 年 10 月报告其使用与肠套叠有关后，厂家已停止生产该疫苗。

1. Vesikari T, *et al.* Safety and efficacy of a pentavalent human-bovine (WC3) reassortant rotavirus vaccine. *N Engl J Med* 2006; **354:** 23–33.
2. Ruiz-Palacios GM, *et al.* Safety and efficacy of an attenuated vaccine against severe rotavirus gastroenteritis. *N Engl J Med* 2006; **354:** 11–22.
3. Buttery JP, Kirkwood C. Rotavirus vaccines in developed countries. *Curr Opin Infect Dis* 2007; **20:** 253–8.
4. Cunliffe N, Nakagomi O. Introduction of rotavirus vaccines in developing countries: remaining challenges. *Ann Trop Paediatr* 2007; **27:** 157–67.
5. WHO. Rotavirus vaccines: WHO position paper. *Wkly Epidem Rec* 2007; **82:** 285–96. Also available at: http://www.who.int/wer/2007/wer8232.pdf (accessed 30/06/10)
6. Dennehy PH. Rotavirus vaccines: an overview. *Clin Microbiol Rev* 2008; **21:** 198–208.
7. WHO. Rotavirus vaccines: an update. *Wkly Epidem Rec* 2009; **84:** 533–7. Also available at http://www.who.int/wer/2009/wer8451_52.pdf (accessed 30/06/10)
8. Desselberger U, *et al.* Rotaviruses and rotavirus vaccines. *Br Med Bull* 2009; **90:** 37–51.
9. Ward RL, Bernstein DI. Rotarix: a rotavirus vaccine for the world. *Clin Infect Dis* 2009; **48:** 222–8.
10. Soares-Weiser K, *et al.* Vaccines for preventing rotavirus diarrhoea: vaccines in use. Available in The Cochrane Database of Systematic Reviews; Issue 5. Chichester: John Wiley; 2010 (accessed 05/08/10).
11. Plosker GL. Pentavalent rotavirus vaccine (RotaTeq®): a review of its use in the prevention of rotavirus gastroenteritis in Europe. *Drugs* 2010; **70:** 1165–88.

疫苗开发 无论在发达国家还是发展中国家，轮状病毒都是引起重症腹泻的重要病因（见胃肠炎，第 820 页）。发达国家和发展中国家的发病率接近，且水质和公共卫生状况的改善对病毒传播并无显著影响。该病几乎感染所有 5 岁以下儿童，但以 4～23 月龄儿童最为严重[1]。人轮状病毒腹泻由 A、B 或 C 群轮状病毒引起[2]。虽然首次感染并不会产生完全免疫力，但对后来的重症胃肠炎具有保护作用。因此接种疫苗旨在产生类似的效果[1,3]。轮状病毒的多样性为开发适宜的疫苗带来了困难[2]。最初试图用单一的牛或恒河猴毒株开发疫苗，但效果良莠不齐，且产生了各种各样的不良反应[4~6]。

为解决这些问题，构建了重配轮状病毒株（RRV）。利用这些带有编码血清型特异性抗原的人轮状病毒基因的结合动物毒株，有可能开发预防轮状病毒主要致病血清型的多价疫苗。几种这样的候选疫苗正在开发中[7]，有的已获得注册[8]。美国已颁布轮状病毒疫苗的使用指南[1,3]。

1. CDC. Prevention of rotavirus gastroenteritis among infants and children: recommendations of the Advisory Committee on Immunization Practices (ACIP). *MMWR* 2009; **58** (RR-2): 1–25. Correction. *ibid.* 2010; **59:** 1074. Also available at: http://www.cdc.gov/mmwr/PDF/rr/rr5802.pdf (accessed 17/12/09)
2. Anonymous. Puzzling diversity of rotaviruses. *Lancet* 1990; **335:** 573–5.
3. Committee on Infectious Diseases. American Academy of Pediatrics. Prevention of rotavirus disease: updated guidelines for use of rotavirus vaccine. *Pediatrics* 2009; **123:** 1412–20. Also available at: http://pediatrics.aappublications.org/cgi/reprint/123/5/1412 (accessed 17/12/09)
4. Levine MM. Modern vaccines: enteric infections. *Lancet* 1990; **335:** 958–61.
5. Bernstein DI, *et al.* Evaluation of WC3 rotavirus vaccine and correlates of protection in healthy infants. *J Infect Dis* 1990; **162:** 1055–62.
6. Flores J, *et al.* Protection against severe rotavirus diarrhoea by rhesus rotavirus vaccine in Venezuelan infants. *Lancet* 1987; **i:** 882–4.
7. Glass RI, *et al.* The future of rotavirus vaccines: a major setback leads to new opportunities. *Lancet* 2004; **363:** 1547–50.
8. Heaton PM, Ciarlet M. Vaccines: the pentavalent rotavirus vaccine: discovery to licensure and beyond. *Clin Infect Dis* 2007; **45:** 1618–24.

制剂

专利制剂

Arg.: Rotarix; RotaTeq; ***Austral.:*** Rotarix†; RotaTeq; ***Austria:*** Rotarix; RotaTeq; ***Belg.:*** Rotarix; RotaTeq; ***Canad.:*** Rotarix; RotaTeq; ***Chile:*** Rotarix; ***Cz.:*** Rotarix; RotaTeq; ***Denm.:*** Rotarix; RotaTeq; ***Fr.:*** Rotarix; RotaTeq; ***Ger.:*** Rotarix; RotaTeq; ***Gr.:*** Rotarix; RotaTeq; ***Hong Kong:*** Rotarix; RotaTeq; ***Hung.:*** Rotarix; RotaTeq; ***Irl.:*** Rotarix; RotaTeq; ***Israel:*** Rotarix; RotaTeq; ***Ital.:*** Rotarix; RotaTeq; ***Malaysia:*** Rotarix; RotaTeq; ***Mex.:*** Rotarix; ***Neth.:*** Rotarix; ***Norw.:*** Rotarix; ***NZ:*** Rotarix; RotaTeq; ***Philipp.:*** Rotarix; RotaTeq; ***Pol.:*** Rotarix; RotaTeq; ***Port.:*** Rotarix; RotaTeq; ***S.Afr.:*** Rotarix; ***Singapore:*** Rotarix; RotaTeq; ***Spain:*** Rotarix; RotaTeq; ***Swed.:*** Rotarix; ***Switz.:*** Rotarix; ***Thai.:*** Rotarix; RotaTeq; ***Turk.:*** Rotarix; RotaTeq; ***UK:*** Rotarix; ***USA:*** Rotarix; RotaTeq; ***Venez.:*** Rotarix.

Rubella Immunoglobulins 风疹免疫球蛋白

Inmunoglobulinas contra la rubéola.

ATC — J06BB06.

Pharmacopoeias. Many pharmacopoeias, including *Eur.* (see p.vii), have monographs.

Ph. Eur. 6.8（Human Rubella Immunoglobulin；Immunoglobulinum Humanum Rubellae） 人风疹免疫球蛋白是一种液体或冻干制剂，含有免疫球蛋白（主要是 IgG）。该制剂由含抗风疹病毒特异性抗体的血浆制备，可添加正常免疫球蛋白。其含量不低于 4500IU/ml。液体和冻干制剂均应在无色玻璃容器中避光保存。冻干制剂应在真空条件下或充氮后保存。

不良反应和注意事项

参见免疫球蛋白项下，第2121页。

药物相互作用

参见免疫球蛋白项下，第2121页。

用途和用法

风疹免疫球蛋白可用于抗风疹（德国麻疹）被动免疫，已在易感人群中用于预防感染或减轻病情。

制剂

Ph. Eur.: Human Rubella Immunoglobulin.

Rubella Vaccines 风疹疫苗

Vacunas de la rubéola.

ATC — J07BJ01.

UNII — 52202H034Z (rubella virus live antigen); U751HEX436 (rubella virus antigen).

Pharmacopoeias. Many pharmacopoeias, including *Eur.* (see p.vii) and *US*, have monographs.

Ph. Eur. 6.8［Rubella Vaccine（Live）；Vaccinum Rubellae Vivum］ 风疹减毒活疫苗是由风疹病毒的适宜减毒株经人二倍体细胞培养制备的冻干制剂，用前复溶。细胞培养液可含有最低有效浓度的允许使用的抗菌药，疫苗原液中可添加适当的稳定剂。每剂成品疫苗的含量不低于 3.0log $CCID_{50}$。冻干疫苗应于 2～8℃避光保存。

BP 2010 声明标签上可标有 Rub（live）字样。

USP 33（Rubella Virus Vaccine Live） 风疹减毒活疫苗是一种无菌制剂，由风疹病毒的适宜活毒株经鸭胚组织或人体组织培养制备。每个免疫剂量的含量不低于 1.0 log $TCID_{50}$。应于 2～8℃避光保存。

不良反应

参见疫苗项下，第2121页。

通常情况下，不良反应并不严重。最常见的有皮疹、咽炎、发热与淋巴结病；关节痛和关节炎也可能出现。血小板减少症（包括特发性血小板减少性紫癜）很少有报道。

对骨和关节的影响 尽管女性接种风疹疫苗后，急性关节痛或关节炎的发生率最高可达 30%[1]，但一项回顾性分析发现患慢性关节炎的危险性并没有增加[2]。

1. Tingle AJ, *et al.* Randomised double-blind placebo-controlled study on adverse effects of rubella immunisation in seronegative women. *Lancet* 1997; **349:** 1277–81.
2. Ray P, *et al.* Risk of chronic arthropathy among women after rubella vaccination. *JAMA* 1997; **278:** 551–6.

对听力的影响 有一篇报道认为不可逆转的感觉神经性耳聋与接种麻疹风疹联合疫苗有关，见第2142页。

对神经系统的影响 有报道表明 2 名儿童在接种麻疹风疹联合疫苗后发生了视神经炎，见**麻疹风疹联合疫苗**下的**不良反应**项下，第2142页。

注意事项

参见疫苗项下（第2122页）。

妊娠期间不应接种风疹疫苗。在英国，建议应告知接种对象在接种后 1 个月内不要怀孕。但是，尚无在怀孕前短时间或怀孕期间误种风疹疫苗引起先天性风疹综合征的报道，也没有证据表明疫苗会导致胎儿畸形。所以对怀孕期间误种风疹疫苗者不建议中止妊娠。孕妇与近期接种风疹疫苗者接触没有危险，因为疫苗病毒不会传播。通常不建议为 1 岁以下儿童接种风疹疫苗，因为其母体抗体可能阻止应答的产生。疫苗可含有微量的新霉素和（或）多黏菌药，因此不应为对这些抗菌药有过敏史的人接种。

妊娠 自 1971 年开始，美国 CDC 对妊娠前 3 个月内或妊娠期间接种过风疹疫苗的妇女进行了随访[1]。直到 1979 年，所用疫苗中既有含 Cendehill 株的，也有含 HPV-77 株的。538 名妇女接种了这些疫苗，所生的 290 名婴儿中无一人出现类似先天性风疹综合征的缺陷，其中包括在接种疫苗前已知对风疹易感的妇女所生的 94 名活产婴儿。1979 年，一种含 Wistar RA 27/3 株的风疹疫苗问世。在 1979～1988 年间，已知对风疹病毒易感并接种 RA 27/3 风疹疫苗的 254 名妇女所生的 212 名活产婴儿中，无一人出现类似先天性风疹综合征的缺陷。这些结果与在德国[2]和英国[3,4]观察到的结果一致。但是，由于有证据表明风疹疫苗病毒可穿过胎盘并感染胎儿，从理论上不能排除疫苗对胎儿的危险[1]。因此英国和美国都把妊娠作为接种风疹疫苗的禁忌证，且应告知接种对象在接种后 1 个月内不要怀孕。但是，如果在怀孕期间误种了风疹疫苗，两个国家都不建议中止妊娠。

1. Anonymous. Rubella vaccination during pregnancy—United States, 1971–1988. *JAMA* 1989; **261:** 3374–83.
2. Enders G. Rubella antibody titers in vaccinated and nonvaccinated women and results of vaccination during pregnancy. *Rev Infect Dis* 1985; **7** (suppl 1): S103–S107.
3. Sheppard S, *et al.* Rubella vaccination and pregnancy: preliminary report of a national survey. *BMJ* 1986; **292:** 727.
4. Tookey PA, *et al.* Rubella vaccination in pregnancy. *Commun Dis Rep* 1991; **1** (review 7): R86–R88.

药物相互作用

参见疫苗项下，第2122页。

用途和用法

风疹疫苗用于抗风疹（德国麻疹）的主动免疫。风疹感染的症状通常是轻微的，但怀孕早期感染会使多数婴儿受到先天性伤害。

基础免疫经常使用麻腮风联合疫苗（见第 2143 页）。有关免疫程序的讨论见**疫苗**项下，第 2122 页。

育龄妇女如果血清风疹抗体为阴性，也应接种这种联合疫苗。妊娠期间发现为血清阴性的妇女应在产后早期接种。接种后 1 个月内必须采取有效的避孕措施。为避免将风疹传播给孕妇的危险，所有保健工作者，无论男女，均需筛查抗体，并为血清抗体阴性者接种疫苗。

在美国和其他许多国家也使用一种单抗原风疹疫苗，尽管最好选择结合疫苗。

1. WHO. Rubella vaccines: WHO position paper. *Wkly Epidem Rec* 2000; **75:** 161–69. Also available at: http://www.who.int/immunization/wer7520rubella%20_May00_position_paper.pdf (accessed 30/06/10)

制剂

Ph. Eur.: Rubella Vaccine (Live);
USP 33: Rubella Virus Vaccine Live.

专利制剂

Arg.: Imovax Rubeola†; Rudivax; ***Austral.:*** Ervevax†; Meruvax II; ***Austria:*** Ervevax†; Rubeaten†; ***Braz.:*** Rudivax†; ***Cz.:*** Ervevax†; Rudivax†; ***Fr.:*** Rudivax; ***Gr.:*** Rubeaten; Vaccin Rubeole; ***India:*** R-Vac; ***Israel:*** Rudivax; ***Ital.:*** Gunevax†; Rudivax†; ***Mex.:*** Ervevax†; ***NZ:*** Ervevax; ***Port.:*** Rubeaten†; Rudivax; ***Rus.:*** Ervevax (Эрвевакс)†; ***S.Afr.:*** Rudivax†; ***Switz.:*** Meruvax†; Rubeaten†; ***Thai.:*** Rudivax†; ***UK:*** Almevax; ***USA:*** Meruvax II; ***Venez.:*** Imovax Rubeola†.

Rubella and Mumps Vaccines 风疹腮腺炎联合疫苗

Vacunas de la rubéola y la parotiditis; Vacunas de la rubéola y las paperas.

ATC — J07BJ51.

不良反应和注意事项

参见疫苗项下，第 2121 页。

也见**腮腺炎疫苗**（第 2145 页）和**风疹疫苗**（第 2157 页）。

药物相互作用

参见**疫苗**项下，第 2122 页。

用途和用法

风疹腮腺炎联合疫苗被用于主动免疫，尽管基础免疫经常使用麻腮风联合疫苗（见第 2143 页）。关于免疫程序的讨论参见**疫苗**项下，第 2122 页。

制剂

专利制剂

USA: Biavax II†.

Schistosomiasis Vaccines 血吸虫病疫苗

Bilharzia Vaccines; Vacunas de la esquistosomiasis.

简介

抗血吸虫病疫苗正在开发中。

尽管从 20 世纪 60 年代就已开始研究，但实践证明开发有效的抗血吸虫病疫苗很困难[1,2]。研究认为疾病并非虫体本身引起，但当虫卵陷入组织中时，会引起强有力的破坏性免疫应答。

由于在疫区，只有年纪很小的人群才不曾暴露于血吸虫病，所以候选疫苗的保护性抗原必须能够攻击成年寄生虫，因为成年寄生虫与卵抗原不产生交叉反应。从而使感染者发展为慢性病患者的危险性增加。迄今为止，尽管采用照射致弱尾蚴在鼠模型中反复免疫产生了接近 80%的保护率，但多数候选疫苗抗原对动物模型的保护率最多为 50%～60%。结果使人们对是否应将无菌免疫作为目标产生了疑问。更现实的做法也许是开发一种可减少虫体总数以及活虫生殖力，从而减少释放和在肝脏沉积的虫卵数的疫苗。这反过来会通过减少感染钉螺的毛蚴数量降低感染率。但这样的疫苗只对降低较长时间，可能是 20 多年后的感染率和发病率有效。另外，开发针对寄生虫生命周期中特殊阶段的候选疫苗也许是可行的。一些潜在的疫苗候选抗原已被鉴定，且从埃及裂体吸虫中提取的谷胱甘肽-S-转移酶抗原 Sh28GST 已进入临床观察。将抗原与重组细胞因子合用以增强免疫应答或与霍乱毒素 B 亚单位合用以抑制有害的炎性反应的研究也在进行中。也有研究者认为可开发一种由多种抗原组成的、可提供抗处于生命周期中不同阶段的寄生虫的保护作用的多组分疫苗[1]。

1. Lebens M, *et al.* Current status and future prospects for a vaccine against schistosomiasis. *Expert Rev Vaccines* 2004; **3:** 315–28.
2. McManus DP, Loukas A. Current status of vaccines for schistosomiasis. *Clin Microbiol Rev* 2008; **21:** 225–42.

Scorpion Venom Antisera 蝎毒抗血清

Antídoto contra las picaduras de escorpión o alacrán; Antisuero contra el veneno de escorpión; Scorpion Antivenins; Scorpion Antivenoms.

不良反应和注意事项

参见抗血清项下，第 2121 页。

用途和用法

有些蝎蜇是危险的，甚至是致命的。如果在蝎蜇后尽快使用适宜的蝎毒抗血清，可避免出现症状；同时也需采取常规支持疗法和对症治疗。蝎毒抗血清的有效性在临床上尚存在争议。

蝎蜇 蝎蜇在整个热带地区都很常见，但最危险且具有潜在致死作用的蝎子种类分布在印度、北非、中东、北美南部、墨西哥、拉丁美洲、加勒比和南非。蝎蜇后的局部症状包括剧痛和肿胀。蝎毒刺激神经和肌肉细胞可引起全身症状，具体表现因蝎子种类而异。多涎、呕吐和腹泻等症状经常伴有肾上腺素能特征，同时释放可引起高血压、毒性心肌炎、心律不齐、心衰和肺水肿的儿茶酚胺。在印度、北非和中东，蝎蜇的最显著特点是心脏毒性。北美种类的蝎子蜇伤易产生神经毒性作用，如肌纤维自发性收缩、痉挛和呼吸麻痹。被特立尼达岛的黑蝎蜇伤也可产生胰腺炎。

采用局部浸润或用局部麻醉剂进行外周神经阻断来治疗疼痛；鸦片类麻醉剂也可使用，但用于某些北美种类的蝎子蜇伤是危险的。在毒液蜇入后应尽快使用适宜的抗血清，尽管对某些抗血清的有效性尚存在疑问，且有的国家已不再认为其有效。对心脏毒性作用的支持疗法包括 α 阻断剂、钙离子通道阻断剂和 ACE 抑制剂。强心苷、β 阻断剂和阿托品的使用尚存在争议。治疗神经毒性作用建议使用苯巴比妥和苯二氮䓬类。

1. el Amin EO, *et al.* Scorpion sting: a management problem. *Ann Trop Paediatr* 1991; **11:** 143–8.
2. Bond GR. Antivenin administration for Centruroides scorpion sting: risks and benefits. *Ann Emerg Med* 1992; **21:** 788–91.
3. Warrell DA, Fenner PJ. Venomous bites and stings. *Br Med Bull* 1993; **49:** 423–39.
4. Müller GJ. Scorpionism in South Africa: a report of 42 serious scorpion envenomations. *S Afr Med J* 1993; **83:** 405–11.
5. Gateau T, *et al.* Response to specific centruroides sculpturatus antivenom in 151 cases of scorpion stings. *Clin Toxicol* 1994; **32:** 165–71.
6. Sofer S, *et al.* Scorpion envenomation and antivenom therapy. *J Pediatr* 1994; **124:** 973–8.
7. Karalliedde L. Animal toxins. *Br J Anaesth* 1995; **74:** 319–27.
8. Abroug F, *et al.* Serotherapy in scorpion envenomation: a randomised controlled trial. *Lancet* 1999; **354:** 906–9.
9. Isbister GK, *et al.* Scorpion stings in Australia: five definite stings and a review. *Intern Med J* 2004; **34:** 427–30.
10. Gazarian KG, *et al.* Immunology of scorpion toxins and perspectives for generation of anti-venom vaccines. *Vaccine* 2005; **23:** 3357–68.
11. Bencheikh RS, *et al.* Conduite à tenir devant une piqûre de scorpion au Maroc. *Ann Fr Anesth Reanim* 2008; **27:** 317–22.
12. Boyer LV, *et al.* Arizona Envenomation Investigators. Antivenom for critically ill children with neurotoxicity from scorpion stings. *N Engl J Med* 2009; **360:** 2090–8.

制剂

专利制剂

Mex.: Alacramyn.

Shigella Vaccines 志贺杆菌疫苗

Dysentery Vaccines; Shigellosis Vaccines; Vacunas contra Shigella; Vacunas de la disentería; Vacunas de la shigellosis.

简介

志贺杆菌自 20 世纪 60 年代开始研究，但早期的制品并不令人满意。口服减毒活疫苗、注射用结合疫苗和鼻内接种疫苗目前也在开发中。

已证明自然暴露或实验性暴露于志贺杆菌抗原均可诱导临床免疫力，也开展了几项开发有效疫苗的工作[1,2]。正在研究中的免疫途径主要有 3 种[1]。首先，美国 National Institutes of Health 的工作人员将宋内志贺菌（*S. sonnei*）、福氏志贺菌（*S. flexneri*）2a 株或 1 型痢疾志贺菌的 O 抗原与铜绿假单胞菌重组外蛋白 A 结合，开发了一系列疫苗。这些疫苗采用肌内注射方式接种，已在成人和儿童中诱导了强免疫应答，有的已进行Ⅲ期临床观察。其次是经鼻腔接种的志贺杆菌脂多糖蛋白酶体疫苗，该疫苗是一种可在抗原周围形成多分子泡状复合物的纯化外膜蛋白，目前正在进行Ⅰ期临床观察。另外还有口服减毒活疫苗，系通过删除支配菌体中生命代谢过程的基因或使编码特异性毒力因子的基因发生突变来实现减毒。

开发志贺杆菌疫苗遇到的一个主要挑战是提供抗所有具有重要流行病学意义的血清型的保护作用，这部分血清型为数众多。多数专家认为，一种在全球范围内均有效的志贺杆菌疫苗必须能提供抗 1 型痢疾志贺菌、宋内志贺菌和全部 15 个经典的福氏志贺菌血清型的保护。但是，研究证明将 3 个血清型（2a、3a 和 6）的福氏志贺菌混合，可提供抗其余 12 个血清型的交叉保护。因此最终计划是开发一种由 3 个血清型的福氏志贺菌、宋内志贺菌与痢疾志贺菌组成的五价疫苗[1]。志贺杆菌疫苗已在中国注册使用[2]。

1. Kotloff KL. Progress in Shigella vaccine development. In: de Quadros CA, ed. *Vaccines: Preventing Disease and Protecting Health.* Washington D.C., 2004: 130–9.
2. Kweon MN. Shigellosis: the current status of vaccine development. *Curr Opin Infect Dis* 2008; **21:** 313–8.

制剂

专利制剂

Rus.: Shigelat (Шигелвак).

Smallpox Vaccines 天花疫苗

Vacunas de la viruela.

Pharmacopoeias. Many pharmacopoeias, including *Eur.* (see p.vii) and *US*, have monographs.

Ph. Eur. 6.8 [Smallpox Vaccine (Live)] 天花疫苗是一种液体或冻干制剂，由生长于经细胞培养的鸡胚膜或活动物皮肤上的牛痘活病毒制备。细胞培养基可含有最低有效浓度的适宜抗菌剂。于2～8℃避光保存，液体疫苗应避免冻结。

USP 33 (Smallpox Vaccine) 天花疫苗是一种悬液或固体制剂，含有生长于牛皮肤上的牛痘活病毒的适宜毒株。该疫苗可含有适当保护剂。液体疫苗应保存于0℃以下，冻干疫苗保存于2～8℃。

不良反应和注意事项

参见疫苗项下，第2121页。

接种第一代和第二代天花疫苗的不良反应发生率较高。最常见的不良反应为注射部位局部反应、疲惫、发热、头痛、不适、肌痛、红斑和全身性皮疹。罕见的反应有全身性牛痘感染及可导致脑炎、脑脊髓炎、脑病、坏死性皮肤感染（进行性牛痘、坏疽性牛痘或弥散性牛痘）、牛痘性湿疹和多形性红斑（包括 Stevens-Johnson 综合征）的重症皮肤或中枢神经系统感染等。有些反应，特别是种痘后脑炎和进行性牛痘，是致命性的。身体其他部位（如面部、口、鼻、唇和生殖器）受到接种部位污染也比较常见。眼部自身接种（眼牛痘）可导致失明。接种部位的良性和恶性损伤也有报道。

已有报道表明心肌炎和（或）心包炎，包括一些死亡病例，都与接种天花疫苗有关。不推荐为12月龄以下儿童、有湿疹或其他皮肤病史者、免疫抑制者、孕妇和哺乳期妇女接种天花疫苗。这些人群的家庭接触者也不应接种疫苗。已知患有心血管病的人最好不要接种疫苗。

1. CDC. Smallpox vaccination and adverse reactions: guidance for clinicians. *MMWR* 2003; **52** (RR-04): 1–28. Also available at: http://www.cdc.gov/mmwr/PDF/rr/rr5204.pdf (accessed 05/11/07)
2. CDC. Notice to readers: supplemental recommendations on adverse events following smallpox vaccine in the pre-event vaccination program: recommendations of the Advisory Committee on Immunization Practices. *MMWR* 2003; **52** (RR-07): 1–16. Also available at: http://www.cdc.gov/mmwr/PDF/rr/rr5207.pdf (accessed 05/11/07)
3. Fulginiti VA, *et al.* Smallpox vaccination: a review, part II. Adverse events. *Clin Infect Dis* 2003; **37:** 251–71.
4. CDC. Update: adverse events following civilian smallpox vaccination—United States, 2003. *MMWR* 2004; **53:** 106–7. Correction. *ibid.*; 133. Also available at: http://www.cdc.gov/mmwr/preview/mmwrhtml/mm5305a4.htm (accessed 06/11/07)
5. Sejvar JJ, *et al.* Neurologic adverse events associated with smallpox vaccination in the United States, 2002–2004. *JAMA* 2005; **294:** 2744–50. Corrections. *ibid.*; 3092 and **298:** 1864.
6. Casey CG, *et al.* Surveillance guidelines for smallpox vaccine (vaccinia) adverse reactions. *MMWR* 2006; **55** (RR-1): 1–16. Also available at: http://www.cdc.gov/mmwr/PDF/rr/rr5501.pdf (accessed 05/11/07)
7. Vora S, *et al.* Severe eczema vaccinatum in a household contact of a smallpox vaccinee. *Clin Infect Dis* 2008; **46:** 1555–61.
8. Lederman E, *et al.* Eczema vaccinatum resulting from the transmission of vaccinia virus from a smallpox vaccinee: an investigation of potential fomites in the home environment. *Vaccine* 2009; **27:** 375–7.
9. CDC. Progressive vaccinia in a military smallpox vaccinee—United States, 2009. *MMWR* 2009; **58:** 532–6. Also available at: http://www.cdc.gov/mmwr/preview/mmwrhtml/mm5819a5.htm (accessed 14/12/09)

用途和用法

1980年全球消灭天花后，接种第一代牛痘病毒疫苗预防天花只适用于高危人群，如操作某些正痘病毒的实验室工作人员以及必须对生物恐怖分子释放天花病毒作出反应的急救人员、医务工作者和军人。一种第二代天花疫苗已在美国注册，作为国家储备，用于为天花感染高危人群接种。接受过预防天花基础免疫的高危人群，应视暴露情况，每3～10年加强免疫1次。不推荐为操作高度减毒株或正痘病毒的人群接种疫苗。

WHO认为尽管可以为有暴露危险或有证据表明受到感染者接种疫苗，但目前大规模接种疫苗预防天花是不合适的。

目前正在研究将重组痘苗病毒用作外源抗原的载体，如一种艾滋病候选疫苗的开发即采用这种方法（见第2123页）。

疫苗开发 天花是一种由天花病毒引起的急性接触性传染病[1]，有时可致命。天花病毒是痘病毒科正痘病毒属家族成员之一。事实上，在同一种属的痘病毒之间存在着交叉保护作用。全球免疫计划中所用的非常有效的第一代天花疫苗就是由一种正痘病毒即牛痘病毒制备的。1980年，WHO宣布全球消灭了天花。

从那时起人们一直担心天花会成为恐怖分子的武器（尽管WHO认为这种危险在多数国家都相当低）。因此，研究更安全的天花疫苗的工作仍在继续。第一代疫苗由生长在活动物皮肤或牛淋巴上的牛痘毒株制备。尽管采用了纯化工艺，但疫苗仍会受到某些细菌、动物蛋白和外源动物病毒的污染，不良反应率较高，其中包括一些相当严重的不良反应（见上文**不良反应和注意事项**）。第二代疫苗为牛痘病毒的单克隆，系从第一代疫苗所用病毒中分离并经组织细胞（而不是动物皮肤或牛痘浆）培养制备，不含细胞和外源动物病毒。一种第二代疫苗已被证明有效，并已在美国注册用作国家储备。但是，这种疫苗的不良反应率依然较高。第三代疫苗正处于研发的早期[2]。它们系由牛痘病毒株通过在非人组织上连续传代或基因操作进行减毒而制备，预计会比第一、二代疫苗更安全。应用单克隆天花病毒抗体进行被动免疫也备受关注[1,3]。

目前仅在美国和俄罗斯的几个安全可靠的实验室保存天花毒种。由于天花已被消灭，WHO拥有一定的天花疫苗储备，并推荐为因职业关系暴露于有完全活性的正痘病毒的人群，如某些实验室和医务工作者接种。由于担心天花可能成为生物恐怖主义的武器，WHO和几个国家增加了疫苗的储备量[1]。许多国家如美国[4,5]和英国[6,7]已制订了使用天花疫苗的政策，包括对抗生物恐怖袭击。有些国家建议为急救人员和军人接种天花疫苗。

1. Moore ZS, *et al.* Smallpox. *Lancet* 2006; **367:** 425–35.
2. Saito T, *et al.* Clinical and immunological response to attenuated tissue-cultured smallpox vaccine LC16m8. *JAMA* 2009; **301:** 1025–33.
3. Metzger W, Mordmueller BG. Vaccines for preventing smallpox. Available in the Cochrane Database of Systematic Reviews; Issue 3. Chichester: John Wiley; 2007 (accessed 14/09/07).
4. CDC. Vaccinia (smallpox) vaccine: recommendations of the Advisory Committee on Immunization Practices (ACIP), 2001. *MMWR* 2001; **50** (RR-10): 1–25. Also available at: http://www.cdc.gov/mmwr/PDF/rr/rr5010.pdf (accessed 25/05/06)
5. CDC. Recommendations for using smallpox vaccine in a pre-event vaccination program: supplemental recommendations of the Advisory Committee on Immunization Practices (ACIP) and the Healthcare Infection Control Practices Advisory Committee (HICPAC). *MMWR* 2003; **52** (RR-7): 1–16. Also available at: http://www.cdc.gov/mmwr/PDF/rr/rr5207.pdf (accessed 25/05/06)
6. Health Protection Agency. Interim guidelines for action in the event of a deliberate release: smallpox (issued January 2008). Available at: http://www.hpa.org.uk/webc/HPAwebFile/HPAweb_C/1194947373093 (accessed 15/07/08)
7. DoH. Guidelines for smallpox response and management in the post-eradication era (smallpox plan) (issued December 2003). Available at: http://www.dh.gov.uk/en/Publicationsandstatistics/Publications/PublicationsPolicyAndGuidance/DH_4070830 (accessed 15/07/08)

制剂

Ph. Eur.: Smallpox Vaccine (Live);
USP 33: Smallpox Vaccine.

专利制剂

USA: ACAM2000; Dryvax†.

Snake Vemon Antisera 蛇毒抗血清

Antídoto contra las mordeduras de serpiente; Antisuero contra el veneno de serpiente; Snake Antivenins; Snake Antivenoms.
ATC — J06AA03.

Pharmacopoeias. Many pharmacopoeias, including *Eur.* (see p.vii) and *US*, have monographs.

Ph. Eur. 6.8 (Viper Venom Antiserum, European; Immunoserum Contra Venena Viperarum Europaearum) 欧洲蝰蛇蛇毒抗血清是一种特异性抗毒性球蛋白制剂，可中和一种或多种蝰蛇的蛇毒（高鼻蝮蛇、毒蝰、欧洲蝰或草原蝰）。球蛋白系由经蛇毒免疫的动物血清分级分离制备。每毫升抗血清在小鼠试验中，可中和不低于100 LD_{50}的高鼻蝮蛇蛇毒、不低于100 LD_{50}的毒蝰蛇毒、不低于50 LD_{50}的极北蝰蛇毒或不低于50 LD_{50}的草原蝰蛇毒。该制剂应保存在2～8℃，且避免冻结。

BP 2010声明不列颠群岛的地产毒蛇只有小蝰蛇或普通蝰蛇、极北蝰。在发现其他种类蛇（包括眼镜蛇）的地区，应使用可中和当地所产种类的毒蛇毒液的抗血清。当该制剂用于中和蝰蛇之外的一种或多种毒蛇的毒液时，其品名应为**蛇毒抗血清**。

USP 33 [Antivenin (Crotalidae) Polyvalent] 多价响尾蛇毒抗毒素是一种可中和特异性蛇毒的球蛋白无菌冻干制剂，由经4种响尾蛇科毒蛇，即大响尾蛇（西方菱背响尾蛇）、衲脊响尾蛇、南美响尾蛇以及大具窍蝮蛇（南美矛头蛇）的蛇毒免疫的健康马血清制备。每剂在小鼠试验中可中和不低于80 LD_{50}的大响尾蛇蛇毒、不低于1320 LD_{50}的南美响尾蛇蛇毒和不低于780 LD_{50}的大具窍蝮蛇蛇毒。该制剂可含有适当的防腐剂，应单剂分装，保存温度不得超过40℃。

UPS 33 [Antivenin (Micrurus Fulvius)] 黄金珊瑚蛇蛇毒抗毒素是一种可中和特异性蛇毒的球蛋白无菌冻干制剂，由经黄金珊瑚蛇（东方珊瑚眼镜蛇）蛇毒免疫的健康马血清制备。每剂该制剂在小鼠试验中可中和不低于250 LD_{50}的黄金珊瑚蛇蛇毒。可含适当防腐剂。应单剂分装，保存温度不得超过40℃。

不良反应和注意事项

参见抗血清项下，第2121页。

血清病并不罕见，过敏反应也可能发生。

过敏反应 在尼日利亚对因锯鳞蝰咬伤引起全身中毒的患者以及在泰国对因竹叶青（白唇竹叶青和大眼竹叶青）、孟加拉眼镜蛇或红口蝮咬伤引起的局部或全身中毒患者进行的观察表明，结膜或皮肤过敏反应试验不能预测对抗蛇毒素的早期过敏反应。研究认为常规过敏反应试验对使用抗蛇毒素出现的过敏反应没有预测价值，没有理由为判断这些试验的结果而耽搁20min或30min的治疗时间。尽管静脉滴注抗血清的速度更容易控制，但这种方法在热带地区农村使用却存在严重的不足，而绝大多数蛇咬伤发生在这类地区。静脉推注的优点之一，是在多数严重过敏反应发生期间，医务人员因实施注射而必须与患者在一起，因此可进行必要的监护。

预先皮下注射低剂量肾上腺素可减少对抗血清的过敏反应和其他急性不良反应的发生[1]。但是，预先使用肾上腺素、抗组胺和皮质激素尽管已很普遍，但却是有争议的。在一项研究中[2]，使用异丙嗪对预防因注射抗具窍蝮蛇咬伤中毒抗血清而出现的过敏反应无效。

1. Premawardhena AP, *et al.* Low dose subcutaneous adrenaline to prevent acute adverse reactions to antivenom serum in people bitten by snakes: randomised, placebo controlled trial. *BMJ* 1999; **318:** 1041–3.
2. Fan HW, *et al.* Sequential randomised and double blind trial of promethazine prophylaxis against early anaphylactic reactions to antivenom for bothrops snake bites. *BMJ* 1999; **318:** 1451–2.

用途和用法

毒蛇包括蝰蛇类（蝰蛇）、眼镜蛇类（眼镜蛇、金环蛇和树眼镜蛇）和海蛇。

蛇毒是一种复杂的混合物，主要成分为蛋白，其中多数具有酶活性，可激起炎性反应。蛇毒对组织、血管和其他器官、血细胞和凝固作用均可能有深刻影响，也可能有累及感觉、运动、心脏、肾脏和呼吸系统的肌毒性或神经毒性作用。

蛇毒抗血清是毒蛇咬伤的唯一特异性治疗手段，但可能产生严重的不良反应，只有在出现全身性中毒或严重局部中毒的明确指征时、患者出现全身或局部中毒的危险性很高时或抗血清的供应不受限制时才使用。对抗血清出现过敏反应时应使用肾上腺素；目前普遍预先使用肾上腺素、皮质激素和（或）抗组胺，但对这种做法尚存在争议。

在大不列颠，当地唯一土生土长的毒蛇为蝰蛇（极北蝰），其咬伤很少致死，但欧洲蝰蛇蛇毒抗血清（或萨格勒布抗蛇毒素）有时被视为蝰蛇咬伤全面治疗的一部分。成人和儿童的常用剂量均为10ml，采用静脉推注方式给药，注射时间为10～15min，也可按5ml/kg的量用0.9%氯化钠溶液稀释后，采用静脉滴注方式给药。如果全身中毒症状依然存在，间隔约1～2h后可重复给药1次。

在美国，使用一种抗大具窍蝮蛇、衲脊响尾蛇、大响尾蛇和南美响尾蛇的多价响尾蛇蛇毒抗血清，以及一种抗北美珊瑚眼镜蛇（黄金珊瑚蛇）毒素的抗血清。在澳大利亚，使用抗棕蛇、死蝰蛇、眼镜蛇科大毒蛇、虎蛇毒素与抗棕蛇王毒素或抗黑蛇毒素结合的多价抗血清。其他许多国家也使用各种适用于当地毒蛇种类的多价和单价抗血清。

蛇咬伤 绝大多数蛇类是无毒的，属于游蛇家族，尽管有少数游蛇从严格意义上讲是有毒的。3类有着前毒牙的毒蛇分别为眼镜蛇类、蝰蛇类和海蛇类。眼镜蛇类包括眼镜蛇、树眼镜蛇、金环蛇、珊瑚眼镜蛇和澳大利亚陆地毒蛇。蝰蛇类又分为响尾蛇和蝰蛇。除了在无天然蝰蛇生长的澳大利亚以外，蝰蛇咬伤比眼镜蛇咬伤更为常见。海蛇咬伤发生于亚洲和西太平洋沿岸地区的渔民。尽管有些明显的例外情况存在，但蝰蛇咬伤往往引起血管毒性，眼镜蛇引起神经毒性，海蛇引起肌肉毒性。

目前所知，只有几种蛇具有重要药用价值，其中蝰蛇类有大具窍蝮蛇（美国中南部）、扁头蝮蛇（非洲）、锯鳞蝰（非洲和亚洲）、圆斑蝰蛇（亚洲）和马来西亚红口蝮蛇（东南亚）。在非洲和亚洲的少数限人区，眼镜蛇咬伤较为常见；树眼镜蛇（非洲）和金环蛇（亚洲）咬伤比较罕见。地毯蛇和锯鳞蝰理所当然被视为世界上最危险的毒蛇，比其他蛇类能引起更多的死亡和严重的中毒。

蛇咬伤的处理包括常规支持疗法和生命机能监测，但对全身性蛇咬伤中毒，特异性蛇毒抗血清是目前最有效的治疗药物。如果在咬伤数小时后甚至在数天后使用，但只要使用正确，它都可以逆转全身中毒状况。目前迫切需要解决的问题是，对使用抗血清前的全身中毒情况尚缺少明确的临床证据，因此还不能对所有的蛇咬伤常规使用抗血清。单特异性抗血清比多特异性抗血清更有效，且似乎不会引起反应。抗血清的使用剂量取决于蛇的种类和要求产生的抗血清效价。抗血清应在使用等渗盐水稀释后静脉注射，滴注或推注均可（见上文的**不良反应和注意事项**）。急救措施包括采用切开或抽吸法除去毒液，使用止血带的效果通常并不理想。大多数情况下，应将被咬伤的肢体固定，并在有可能的情况下，将患者与蛇一起送到医疗机构。当被眼镜蛇咬伤的患者在送到医院前可能出现呼吸衰竭时，有理由使用止血带推迟神经毒性的发作。即使患者已使用了足够剂量的抗血清，也需采用支持疗法。局部疼痛可使用适当的镇痛药。对出现神经毒性症状的患者应进行人工呼吸。抗胆碱酯酶可能对抗某些蛇毒引起的神经毒性有效，现已建议对出现严重神经毒性状的患者，应先使用阿托品，然后静脉注射试验剂量的腾喜龙（edrophonium）。对产生应答的患者，应开始采用新斯的明治疗，但抗胆碱酯酶似乎对已要求采用辅助呼吸的患者的后果不会产生影响。应采用注射补液的方法，小心改善血容量减少状况。低血压可采用皮下注射肾上腺素治疗。在拉塞尔蝰蛇咬伤者中已观察到对多巴胺产生了应答。肾损伤患者如果采用复水、利尿药和多巴胺治疗无效，可进行透析。广谱抗菌药和破伤风疫苗可作为预防措施。一旦恢复正常止血，可进行手术减压和对坏死组织进行清创。

1. Reid HA, Theakston RDG. The management of snake bite. *Bull WHO* 1983; **61:** 885–95.
2. Nelson BK. Snake envenomation: incidence, clinical presentation and management. *Med Toxicol* 1989; **4:** 17–31.
3. Warrell DA. Snake venoms in science and clinical medicine: 1. Russell's viper: biology, venom and treatment of bites. *Trans R Soc Trop Med Hyg* 1989; **83:** 732–40.
4. Theakston RDG. Snakes venoms in science and clinical medicine: 2. applied immunology in snake venom research. *Trans R Soc Trop Med Hyg* 1989; **83:** 741–4.
5. Hulton RA, *et al.* Arboreal green pit vipers (genus Trimeresurus) of South-east Asia: bites by T. albolabris and T. macrops in Thailand and a review of the literature. *Trans R Soc Trop Med Hyg* 1990; **84:** 866–74.
6. Smith TA, Figge HL. Treatment of snakebite poisoning. *Am J Hosp Pharm* 1991; **48:** 2190–6.
7. Warrell DA, Fenner PJ. Venomous bites and stings. *Br Med Bull* 1993; **49:** 423–39.
8. Tibballs J. Premedication for snake antivenom. *Med J Aust* 1994; **160:** 4–7.
9. Mead HJ, Jelinek GA. Suspected snakebite in children: a study of 156 patients over 10 years. *Med J Aust* 1996; **164:** 467–70.
10. Gold BS, *et al.* Bites of venomous snakes. *N Engl J Med* 2002; **347:** 347–56.
11. Lalloo DG, Theakston RD. Snake antivenoms. *J Toxicol Clin Toxicol* 2003; **41:** 277–90 and 317–27.
12. Cheng AC, Currie BJ. Venomous snakebites worldwide with a focus on the Australia-Pacific region: current management and controversies. *J Intensive Care Med* 2004; **19:** 259–69.
13. Warrell DA. Treatment of bites by adders and exotic venomous snakes. *BMJ* 2005; **331:** 1244–7.
14. Currie BJ. Treatment of snakebite in Australia: the current evidence base and questions requiring collaborative multicentre prospective studies. *Toxicon* 2006; **48:** 941–56.
15. Gutiérrez JM, *et al.* Trends in snakebite envenomation therapy: scientific, technological and public health considerations. *Curr Pharm Des* 2007; **13:** 2935–50.
16. Prenzel F, *et al.* Kreuzotterbisse—Klinik, Diagnostik und Behandlung. *Dtsch Med Wochenschr* 2008; **133:** 1075–80.
17. Warrell DA. Snake bite. *Lancet* 2010; **375:** 77–88. Correction. *ibid.*; 640.

制剂

Ph. Eur.: European Viper Venom Antiserum;
USP 33: Antivenin (Crotalidae) Polyvalent; Antivenin (Micrurus Fulvius).

专利制剂

Arg.: Suero Antiofidico Polivalente; ***Austral.:*** Black Snake Antivenom; Polyvalent Snake Antivenom; ***Fr.:*** Viperfav; ***Hong Kong:*** Tiger Snake; ***Mex.:*** Antivipmyn; Coralmyn; ***USA:*** CroFab.

多组分制剂 ***Hung.:*** Crotalgin; Crotalgin Forte; Kovitox.

Spider Venom Antisera 蜘蛛毒抗血清

Antídoto contra el veneno de las arañas; Antisuero contra el veneno de arañas; Spider Antivenins; Spider Antivenoms.

Pharmacopoeias. Many pharmacopoeias, including *US*, have monographs.

USP 33［Antivenin (Latrodectus Mactans)］ 抗黑寡妇珠腹蛛毒素是一种无菌冻干制剂，含有可中和特异性蜘蛛毒素的球蛋白，由经免疫可抵抗黑寡妇珠腹蛛毒素的健康马血清制备。在小鼠试验中，每剂该制剂可中和至少 6000 LD_{50} 的黑寡妇珠腹蛛毒素。该制剂含有硫柳汞防腐剂，应保存在单剂量分装容器中，温度不得超过 40℃。

不良反应和注意事项

参见**抗血清**项下，第 2121 页。

用途和用法

如果在蜘蛛咬伤后尽早使用适用于相应种类蜘蛛的蜘蛛毒抗血清，可避免出现症状。也可能需要其他普通支持疗法和对症治疗。

目前在美国和加拿大使用一种抗黑寡妇珠腹蛛的抗血清。每瓶含量不低于 6000 抗毒素单位，即成人和儿童的常用剂量。对于严重病例和 12 岁以下儿童，该制剂以 0.9% 氯化钠复溶，采用静脉滴注方式给药，注射时间为 15min。对于不严重的病例，可采用肌内注射方式给药。

抗毒素也可用于抗其他种类蜘蛛，包括澳大利亚红背蛛（哈氏寇蛛）和南非钮扣蛛的咬伤。在澳大利亚使用一种抗漏斗网蜘蛛（雪梨漏斗网蜘蛛）的抗血清。抗斜蛛和罗纳栉蛛属蜘蛛的抗毒素已经问世，但其有效性尚缺少证据。

蜘蛛咬伤 尽管有毒的蜘蛛种类很多，但会给人类带来危险的相对较少。目前公认的临床症状有两类，一类是坏死性蜘蛛中毒，主要由包括棕色隐士蛛在内的斜蛛属成员引起；另一类是神经毒性蜘蛛中毒，由毒蛛属（包括黑寡妇和红背蛛）、罗纳栉蛛属蜘属（南美香蕉蛛）和澳毒蜘蛛属（漏斗网蜘蛛）成员引起。

坏死性蜘蛛中毒表现为咬伤部位局部疼痛和红斑，经常发展为有着黑色焦痂的坏死性损伤，于几周后腐烂，有时会形成一个溃疡面并逐渐愈合。感染面积可进一步扩大。包括血管内凝血、溶血性贫血、呼吸困难和肾衰竭在内的全身症状尽管较为罕见，但也可能出现并威胁生命。曾建议采用过多种疗法，但通常采用保守疗法，必要时对永久性的缺陷进行手术修补。据报道，氨苯砜可促进伤口愈合。对全身症状可采用支持疗法。有些国家使用抗血清。

神经毒性蜘蛛中毒可出现严重疼痛、头痛、呕吐、心动过速、高血压、肌肉痉挛，偶尔也出现肺水肿和昏迷，因蜘蛛种类而异。有报告表明抗血清治疗神经毒性蜘蛛中毒比坏死性蜘蛛中毒更有效，但应留待严重毒液蜇入时使用。研究表明静脉注射 10% 葡萄糖酸钙能够减轻肌肉痉挛，可作为常规肌肉松弛剂的替代药物。

1. Clark RF, *et al.* Clinical presentation and treatment of black widow spider envenomation: a review of 163 cases. *Ann Emerg Med* 1992; **21:** 782–7.
2. Isbister GK, *et al.* Antivenom treatment in arachnidism. *J Toxicol Clin Toxicol* 2003; **41:** 291–300.
3. Nimorakiotakis B, Winkel KD. The funnel web and common spider bites. *Aust Fam Physician* 2004; **33:** 244–51.
4. Saucier JR. Arachnid envenomation. *Emerg Med Clin North Am* 2004; **22:** 405–22, ix.
5. Swanson DL, Vetter RS. Bites of brown recluse spiders and suspected necrotic arachnidism. *N Engl J Med* 2005; **352:** 700–707.
6. Vetter RS, Isbister GK. Medical aspects of spider bites. *Annu Rev Entomol* 2008; **53:** 409–29.
7. Cabrerizo S, *et al.* Loxoscelismo: epidemiología y clínica de una patología endémica en el país. *Arch Argent Pediatr* 2009; **107:** 152–9.
8. Braitberg G, Segal L. Spider bites—assessment and management. *Aust Fam Physician* 2009; **38:** 862–7.

制剂

USP 33: Antivenin (Latrodectus Mactans).

专利制剂

Canad.: Antivenin (Latrodectus Mactans)†; ***Mex.:*** Aracmyn; Reclusmyn.

Staphylococcal Immunoglobulins 葡萄球菌免疫球蛋白

简介

用于抗金黄葡萄球菌感染被动免疫的葡萄球菌免疫球蛋白正在研究中。

两种抗葡萄球菌免疫球蛋白，即 INH A-21 和 *Altastaph* 已进入Ⅱ期和Ⅲ期临床试验，用于在出生时体重极低的新生儿中预防葡萄球菌感染。但有一篇系统性综述认为未发现细菌感染率有明显降低[1]。其他葡萄球菌免疫球蛋白（Pagibaximab、Tefibazumab 和 *Aurograb*）的Ⅱ期和Ⅲ期临床试验正在进行中[1,2]。

1. Shah PS, Kaufman DA. Antistaphylococcal immunoglobulins to prevent staphylococcal infection in very low birth weight infants. Available in The Cochrane Database of Systematic Reviews; Issue 2. Chichester: John Wiley; 2009 (accessed 15/12/09).
2. Deresinski S. Antistaphylococcal vaccines and immunoglobulins: current status and future prospects. *Drugs* 2006; **66:** 1797–1806.

Staphylococcal Vaccines 葡萄球菌疫苗

Vacunas estafilocócicas.

简介

用于预防葡萄球菌感染的葡萄球菌疫苗已经问世。

早期研究表明，一种通过将金黄葡萄球菌 5 型和 8 型荚膜多糖与非毒性重组铜绿假单胞菌外毒素 A 结合制备的疫苗在接受血液透析的晚期肾病患者中显示出较好的使用前景[1]。但后来的研究并未证明该疫苗的效果，因此其开发已被中止[1,2]。

1. Shinefield H, *et al.* Use of a Staphylococcus aureus conjugate vaccine in patients receiving hemodialysis. *N Engl J Med* 2002; **346:** 491–6.
2. Deresinski S. Antistaphylococcal vaccines and immunoglobulins: current status and future prospects. *Drugs* 2006; **66:** 1797–1806.

制剂

专利制剂

Braz.: Estafiloide; ***Cz.:*** Polystafana†; Stafal†; ***USA:*** SPL.

Stone Fish Venom Antisera 石鱼毒抗血清

Antídoto contra el veneno del pez piedra estuarino; Antisuero contra el veneno del pez piedra estuarino; Stone Fish Antivenins; Stone Fish Antivenoms.

不良反应和注意事项

参见抗血清项下，第2121页。

用途和用法

一种治疗石鱼叮咬的抗血清正在澳大利亚使用。该抗血清是由经石鱼毒素免疫的马血清制备的。也可采用其他对症与支持治疗。

石鱼毒素抗血清可采用肌内注射，对于更严重的病例，也可采用静脉滴注。在静脉滴注时，应采用静脉注射溶液对该制剂进行 1：10 稀释。成人和儿童初次使用石鱼抗毒素的剂量取决于可见的穿刺点数：1～2 点注射 2000U；3～4 点注射 4000U；5 点或 5 点以上注射 6000U。如果症状持续存在，可视实际需要重复注射。

1. Sutherland SK. Stone fish bite. *BMJ* 1990; **300:** 679–80.
2. Lehmann DF, Hardy JC. Stonefish envenomation. *N Engl J Med* 1993; **329:** 510–11.
3. Brenneke F, Hatz C. Stonefish envenomation—a lucky outcome. *Travel Med Infect Dis* 2006; **4:** 281–5.
4. Grandcolas N, *et al.* Piqûres par poisson-pierre: une antalgie difficile, un risque notable de complications. *Presse Med* 2008; **37:** 395–400.
5. Prentice O, *et al.* Stonefish envenomation. *Am J Emerg Med* 2008; **26:** 972.e1–972.e2.
6. Ngo SY, *et al.* Stonefish envenomation presenting to a Singapore hospital. *Singapore Med J* 2009; **50:** 506–9.

Streptococcus Group B Vaccines 链球菌 B 群疫苗

Vacunas contra estreptococos del grupo B.

简介

用于抗链球菌 B 群感染主动免疫的疫苗正在开发中。已有人提议为孕妇接种疫苗以预防新生儿感染。

1. Baker CJ, Edwards MS. Group B streptococcal conjugate vaccines. *Arch Dis Child* 2003; **88:** 375–8.

Tetanus Antitoxins 破伤风抗毒素

Antitoxinas del tétanos; Antitoxinas tetánicas.
ATC — J06AA02.

Pharmacopoeias. Many pharmacopoeias, including *Eur.* (see p.vii), have monographs.

Ph. Eur. 6. 8（Tetanus Antitoxin for Human Use; Immunoserum Tetanicum ad Usum Humanum） 人用破伤风抗毒素是一种无菌制剂，含有可中和破伤风梭状芽孢杆菌毒素的特异性抗毒性球蛋白。该制剂系由经破伤风毒素免疫的马或其他动物血清分级分离制备。预防用抗毒素效价不低于 1000 IU/ml，治疗用效价不低于 3000 IU/ml。该制剂应保存于 2～8℃，且避免冻结。

BP 2010 声明标签上可标有 Tet/Ser 字样。

简介

破伤风抗毒素可中和破伤风梭状芽孢杆菌产生的毒素，已被用于提供抗破伤风的暂时被动免疫，但最好使用破伤风免疫球蛋白（见下文）。使用破伤风抗毒素时，必须先注射 1 个试验剂量，以鉴别可能出现过敏反应的人群。

当未免疫过的人群因伤就诊时，应接受全程主动免疫（见**破伤风疫苗**，第2160页）。

制剂

Ph. Eur.: Tetanus Antitoxin for Human Use.

专利制剂

Philipp.: Antitet; Toxigen.

Tetanus Immunoglobulins 破伤风免疫球蛋白

Inmunoglobulinas contra el tétanos.

ATC — J06BB02.

Pharmacopoeias. Many pharmacopoeias, including *Eur.* (see p.vii) and *US*, have monographs.

Ph. Eur. 6. 8（Human Tetanus Immunoglobulin Immunoglobulinum Humanum Tetanicum） 人破伤风免疫球蛋白是一种液体或冻干免疫球蛋白（主要是 IgG）制剂，由含抗*破伤风芽孢杆菌*毒素特异性抗体的血浆制备，可添加正常免疫球蛋白。其含量不低于 100IU/ml。液体和冻干制剂均应避光保存于无色玻璃容器内。冻干制剂应在真空条件下或充入氮气后保存。

USP 33（Tetanus Immune Globulin） 破伤风免疫球蛋白是一种无菌球蛋白溶液，由经破伤风疫苗免疫的成人献血者血浆制备，每毫升中破伤风抗毒素含量不低于 50U。该制剂含有 10%～18% 的蛋白，其中至少 90% 为 γ-球蛋白。含有甘氨酸稳定剂和适当的防腐剂。应保存于 2～8℃。

不良反应和注意事项

参见免疫球蛋白项下，第 2121 页。

药物相互作用

参见免疫球蛋白项下，第 2121 页。

破伤风免疫球蛋白可中和破伤风类毒素，不应与破伤风疫苗注射于同一部位或使用同一支注射器。

用途和用法

破伤风免疫球蛋白用于抗破伤风被动免疫。

在英国和美国，建议将破伤风免疫球蛋白作为对未进行抗破伤风免疫、免疫不完全、免疫史不清、接种最后 1 针破伤风疫苗的时间至少在 10 年前以及免疫受损的人群中伤口处理的一部分，因为这部分人群的伤口易感染破伤风。应同时用破伤风疫苗（见第 2160 页）开始主动免疫，并适当使用抗菌药和进行对症治疗（分别参见第 186 页和第 1811 页）。破伤风免疫球蛋白的常用剂量为肌内注射 250U，但如果受伤后的时间超过 24h、伤口有严重污染的危险或系烧伤，则不考虑患者的免疫史如何，一律注射 500U。

破伤风免疫球蛋白也用于治疗破伤风，推荐的总剂量为 150U/kg 体重，采用多点肌内注射。

在某些国家采用静脉注射破伤风免疫球蛋白，用于治疗破伤风的剂量为 5000～10000U，采用静脉滴注。

制剂

Ph. Eur.: Human Tetanus Immunoglobulin;
USP 33: Tetanus Immune Globulin.

专利制剂

Arg.: Gammatet; Igantet; IT SD-T; Tetabulin; ***Austria:*** Tetabulin; Tetagam; ***Belg.:*** Tetabuline; ***Braz.:*** Tetanobulin†; Tetanogamma; ***Canad.:*** BayTet†; Hypertet; ***Chile:*** Igantet; ***Cz.:*** Tetabulin; Tetaglobuline†; ***Fr.:*** Gammatetanos; ***Ger.:*** Tetagam N; Tetanobulin; ***Gr.:*** Tetagam-P; Tetanosson; Tetuman; ***Hong Kong:*** BayTet†; Hyper-Tet; ***Hung.:*** Tetig; ***India:*** Tetagam-P; ***Indon.:*** Tetagam P; ***Irl.:*** Tetabulin; ***Israel:*** BayTet†; HyperTET; Tetaglobuline†; ***Ital.:*** Gamma-Tet P; Igantet; Immunotetan†; Tetabulin; Tetagamma†; Tetanus-Gamma; ***Malaysia:*** Igantet; Sero-Tet; Tetuman†; ***Mex.:*** BayTet†; Tetanogamma; ***Neth.:*** TetaQuin; ***Philipp.:*** BayTet†; IG Tetano; Sero-Tet; Tetagam-P; Tetanea; ***Pol.:*** Tetabulin; ***Port.:*** Tetagam; Tetuman†; ***S.Afr.:*** Tetagam; ***Singapore:*** BayTet†; Igantet; ***Spain:*** Gamma Antitetanos; Tetagamma P; Tetuman†; ***Switz.:*** Tetagam; Tetuman†; ***Thai.:*** Tetagam; Tetuman†; ***Turk.:*** BayTet; Tetanea; Tetuman†; ***UK:*** Liberim T†; Tetabulin†; ***USA:*** BayTet†.

Tetanus Vaccines 破伤风疫苗

Vacunas del tétanos.

ATC — J07AM01.

Pharmacopoeias. Many pharmacopoeias, including *Eur.* (see p.vii) and *US*, have monographs.

Ph. Eur. 6. 8［Tetanus Vaccine（Adsorbed）; Vaccinum Tetani Adsorbatum］ 吸附破伤风疫苗系由破伤风甲醛类毒素吸附于一种矿物质载体制备。该矿物质载体可以是水合磷酸铝，也可以是氢氧化铝。产生的混合物与血液等渗。该疫苗可含有适当的抗菌防腐剂。某些抗菌防腐剂特别是酚类防腐剂对抗原特性有负面影响，不能添加于疫苗。每剂疫苗的含量不低于 40U。疫苗应于 2～8℃避光保存，且避免冻结。

BP 2010 声明标签上可标有 Tet 字样。

BP 2010 指出当处方或要求上写明**破伤风疫苗**而未注明剂型时，可发放或供应吸附破伤风疫苗。

BP 2010（Tetanus Vaccine） 破伤风疫苗由培养*破伤风梭状芽孢杆菌*产生的破伤风毒素制备。采用甲醛溶液处理，将毒素转化为破伤风甲醛类毒素。该疫苗含有非酚类抗菌防腐剂。应于 2～8℃避光保存。

BP 2010 声明标签上可标有 Tet/Vac/FT 字样。

BP 2010 指出当处方或要求上写明**破伤风疫苗**而未注明剂型时，可发放或供应吸附破伤风疫苗。

USP 33（Tetanus Toxoid） 破伤风类毒素是采用*破伤风梭状芽孢杆菌*培养物经甲醛处理制备的无菌溶液。该疫苗含有非酚类防腐剂，应保存于 2～8℃，且避免冻结。

USP 33（Tetanus Toxoid Adsorbed） 吸附破伤风疫苗系由简单破伤风类毒素经铝、氢氧化铝或磷酸铝佐剂沉淀或吸附制备的无菌制剂，应保存于 2～8℃，且避免冻结。

不良反应和注意事项

参见疫苗项下，第 2121 页。

局部反应和轻度全身反应都可能出现，其中局部反应多发生于接种吸附疫苗后。反应的发生率与严重性均随着接种针次的增加而增加。

过敏反应和神经系统反应很少有报道。

尽管对急性发热性疾病患者经常推迟接种各类疫苗，但当这类患者出现易感染破伤风的创伤时，应及时接种破伤风疫苗。

除第 1 次加强接种破伤风疫苗（通常是在入学前和完成基础免疫约 3 年后接种）外，一般情况下在 10 年内不需要再进行加强免疫，因为有增加严重局部反应的危险。

对神经系统的影响 接种破伤风疫苗引起的神经病很少有报道。1 名 11 岁女孩在常规加强接种破伤风疫苗后出现了视神经炎和脊髓炎[1]。经采用皮质激素和免疫球蛋白治疗，视力和肌肉力量在 11 个月后均得到了恢复。据报道[2]，1 名 50 岁男子因受伤接种破伤风疫苗和免疫球蛋白后，出现了急性横向脊髓炎。尽管采用皮质激素进行了治疗，但神经系统缺陷在 1 个月后仍未发生改变。这 2 个病例均不能排除其他病因。2 名婴儿接种百白破联合疫苗后出现了神经痛性肌萎缩，系由疫苗中的破伤风成分引起[3]。

1. Topaloglu H, *et al.* Optic neuritis and myelitis after booster tetanus toxoid vaccination. *Lancet* 1992; **339:** 178–9.
2. Read SJ, *et al.* Acute transverse myelitis after tetanus toxoid vaccination. *Lancet* 1992; **339:** 1111–12.
3. Hamati-Haddad A, Fenichel GM. Brachial neuritis following routine childhood immunization for diphtheria, tetanus, and pertussis (DTP): report of two cases and review of the literature. *Pediatrics* 1997; **99:** 602–3.

吉兰-巴雷综合征 关于含有破伤风成分的疫苗与吉兰-巴雷综合征之间关系的讨论，参见**白喉破伤风联合疫苗**项下，第 2129 页。

妊娠 尚未发现妊娠期间接种破伤风疫苗与先天畸形[1]或自然流产[2]有关。

1. Silveira CM, *et al.* Safety of tetanus toxoid in pregnant women: a hospital-based case-control study of congenital anomalies. *Bull WHO* 1995; **73:** 605–8.
2. Catindig N, *et al.* Tetanus toxoid and spontaneous abortions: is there epidemiological evidence of an association? *Lancet* 1996; **348:** 1098–9.

药物相互作用

参见疫苗项下，第 2122 页。

破伤风免疫球蛋白可中和破伤风类毒素，因此不能与破伤风疫苗于同一部位或使用同一支注射器接种。

用途和用法

破伤风疫苗用于抗破伤风主动免疫。

基础免疫使用结合疫苗，通常是百白破联合疫苗（第 2130 页）或百白破脊髓灰质炎嗜血杆菌流感联合疫苗（第 2131 页）。关于免疫程序的讨论，参见**疫苗**项下（第 2122 页）。成人基础免疫使用结合疫苗，如白喉破伤风联合疫苗（第 2129 页）或白喉破伤风脊髓灰质炎联合疫苗（第 2132 页）。

在婴儿期完成基础免疫的儿童应在入学时（4～6 岁）加强接种 1 针。对青少年应使用推荐的结合疫苗。成人应每隔 10 年进行 1 次加强免疫。

如果基础免疫没有完成或加强免疫没有按时进行，应将接种破伤风疫苗作为伤口处理的一部分。对于容易感染破伤风的创伤，也可使用破伤风免疫球蛋白（见上文）。破伤风疫苗与破伤风免疫球蛋白可同时接种，但注射部位要分开。如果伤者属于未免疫或免疫状态不清楚的人群，可按程序进行基础免疫。由于基础免疫不能立即提供保护，建议对易感染破伤风的创伤采用破伤风免疫球蛋白进行预防性治疗。也可采用适当的抗菌药治疗（第 186 页）。

1. WHO. Tetanus vaccines: WHO position paper. *Wkly Epidem Rec* 2006; **75:** 198–208. Also available at: http://www.who.int/immunization/wer8120tetanus_May06_position_paper.pdf (accessed 30/05/10)

新生儿破伤风 1989 年，WHO 采纳了消灭新生儿破伤风的建议。据估计，当时该病每年在全球（除中国外）导致 800000 名新生儿死亡，约占发展中国家新生儿死亡总数的 50%。通过确保分娩过程的绝对卫生和孕妇在妊娠晚期具有保护性免疫力，可实现控制新生儿破伤风的目标。但是，2000 年已过去一半，仍有 57 个国家未消灭孕产妇和新生儿破伤风。WHO、UNICEF 和 UNFPA 一致决定将消灭新生破伤风（即以地区为单位，活产新生儿中破伤风发病率降至 1/1000 以下）的时间定在 2005 年。然而，到 2007 年末，仍有 47 个国家被认定为未实现这一目标。

为所有育龄妇女接种破伤风疫苗是 WHO 扩大免疫计划的一部分。孕妇应接种 2 针疫苗，第 2 针应与第 1 针至少间隔 4 周，且在分娩前至少 2 周接种。这将为约 80% 的新生儿提供抗破伤风保护。所有育龄妇女都应接种 3 针疫苗，第 1 针与第 2 针至少间隔 4 周，第 2 针与第 3 针间隔 6～12 个月，其保护率为 95%～98%，且至少可持续 5 年。第 4 针和第 5 针均与前面的针次间隔至少 1 年，分别可以将免疫力延长 10 年和 20 年。

成人加强免疫 尽管目前在英国建议接种的 5 针破伤风疫苗（婴儿期基础免疫 3 针，在入学时和青少年时期分别加强免疫 1 针）在多数情况下足够产生令人满意且长期持续的保护作用，但对年长人群特别是妇女的免疫力还令人担忧。

英国于 1961 年开始进行抗破伤风常规基础免疫，所以此前出生的人群在婴儿期未接受过免疫，除非他们在军队中服过役，否则可能永远都不会接受全程基础免疫。而在免疫史不清的情况下，很难对抗破伤风免疫力进行评价。英国还建议对到医疗条件不好的地区的旅行者及接种最后 1 针破伤风疫苗已超过 10 年的人，即使他们以前曾接种过 5 针疫苗，也应进行加强免疫。

在美国[1]、澳大利亚[2]和奥地利[3]进行的研究表明，至少半数 50 岁以上的健康人群体内缺少足够的破伤风循环抗体。但是，在缺少抗原攻击条件下的循环抗体水平并不能恰当地表明免疫状态。临床破伤风在成人中的发生率较低，间接证明了暴露于破伤风时可诱导足够的抗体应答，尽管抗体浓度随着年龄的增长而下降[4,5]。相反，有报道表明尽管抗体浓度较高，但仍会出现破伤风[6,7]。有呼声要求对成人进行定期加强免疫[3,7～9]，如同在美国已形成的惯例那样，也可以在中年晚期加强接种 1 针[10,11]，或对从未接种过破伤风疫苗的年龄较大的人群进行全程基础免疫[1]。

1. Gergen PJ, *et al.* A population-based serologic survey of immunity to tetanus in the United States. *N Engl J Med* 1995; **332:** 761–6.
2. Heath TC, *et al.* Tetanus immunity in an older Australian population. *Med J Aust* 1996; **164:** 593–6.
3. Steger MM, *et al.* Vaccination against tetanus in the elderly: do recommended vaccination strategies give sufficient protection? *Lancet* 1996; **348:** 762.
4. Bowie C. Tetanus toxoid for adults—too much of a good thing. *Lancet* 1996; **348:** 1185–6.
5. Baily G. Are the elderly inadequately protected against tetanus? *Lancet* 1996; **348:** 1389–90.
6. Passen EL, Andersen BR. Clinical tetanus despite a 'protective' level of toxin-neutralising antibody. *JAMA* 1986; **255:** 1171–3.
7. Bowman C, *et al.* Tetanus toxoid for adults. *Lancet* 1996; **348:** 1664.
8. Rethy LA, Rethy L. Can tetanus boosting be rejected? *Lancet* 1997; **349:** 359–60.
9. Sehgal R. Tetanus toxoid for adults. *Lancet* 1997; **349:** 573.
10. Balestra DJ, Littenberg B. Tetanus immunization in adults. *JAMA* 1994; **272:** 1900.
11. Gardner P, LaForce FM. Protection against tetanus. *N Engl J Med* 1995; **333:** 599.

制剂

Ph. Eur.: Tetanus Vaccine (Adsorbed);
USP 33: Tetanus Toxoid; Tetanus Toxoid Adsorbed.

专利制剂

Arg.: Tetanol; Tetavax; ***Austral.:*** Tet-Tox†; ***Austria:*** Tetanol; ***Braz.:*** Tetavax†; ***Chile:*** Tetavax; ***Cz.:*** Alteana; Tetanol; Tetavax; ***Ger.:*** Tetanol; ***Gr.:*** Anatoxal-Te-Berna; Tetanol; ***Hong Kong:*** Te Anatoxal†; Tetatox; Tetavax; ***Hung.:*** Tetanol; ***Ital.:*** Anatetall; Imovax Tetano; Tetatox†; ***Malaysia:*** Te Anatoxal†; Tetavax†; TT Vaccine; ***Mex.:*** Tetamyn†; Tetanol; Tetinox; ***Neth.:*** Tetavax†; ***Norw.:*** Tetavax; ***NZ:*** Te Anatoxal; Tet-Tox; ***Philipp.:*** Anatetall; Imatet; T-Vac; Te Anatoxal†; Tet-vac; Tetavax; Tetliv; Tetox; ***Port.:*** Anatoxal Te†; ***S.Afr.:*** Tetavax; ***Singapore:*** Te Anatoxal†; ***Spain:*** Anatoxal Te; ***Switz.:*** Anatoxal Te†; Tetanol pur; ***Thai.:*** Anatetall; Bio-TT; Te Anatoxal†; Tetavax; TT Vaccine; ***Turk.:*** Anatetall†; Tetavax; ***USA:*** Te Anatoxal.

Tetanus and Influenza Vaccines 破伤风流感联合疫苗

Vacunas del tétanos y la gripe.

简介

某些国家使用破伤风流感联合疫苗进行主动免疫。

制剂

专利制剂

Fr.: Tetagrip.

Tetanus and Poliomyelitis Vaccines 破伤风脊髓灰质炎联合疫苗

Vacunas del tétanos y la poliomielitis.

简介

破伤风脊髓灰质炎灭活疫苗在某些国家已用于抗破伤风和脊髓灰质炎的主动免疫。

Tick Venom Antisera 蜱毒抗血清

Antídoto contra las picaduras de garrapata; Antisuero contra el veneno de garrapata; Tick Antivenins; Tick Antivenoms.

简介

在澳大利亚，使用一种抗血清治疗由全环硬蜱叮咬引起的神经毒性作用。该抗血清由经蜱毒素免疫的狗血清制备。

蜱毒抗血清采用慢速静脉滴注方式给药。

Tick-borne Encephalitis Immunoglobulins 森林脑炎免疫球蛋白

Inmunoglobulinas de la encefalitis transmitida por garrapatas.
ATC — J06BB12.

简介

在某些国家，采用含森林脑炎病毒抗体的制剂进行抗该病的被动免疫。

制剂

专利制剂

Cz.: FSME-Bulin†; **Ger.:** FSME-Bulin†.

Tick-borne Encephalitis Vaccines 森林脑炎疫苗

Vacunas de la encefalitis transmitida por garrapatas.
ATC — J07BA01.

Pharmacopoeias. Many pharmacopoeias, including *Eur.* (see p.vii), have monographs.

Ph. Eur. 6. 8 ［Tick-borne Encephalitis Vaccine（Inactivated）；Vaccinum Encephalitidis Ixodibus Advectae Inactivatum］ 森林脑炎灭活疫苗是一种液体制剂，由森林脑炎病毒的适宜毒株经鸡胚细胞或其他适宜细胞培养，并采用适当方法灭活制备。该疫苗应于 2～8℃避光保存，且避免冻结。

BP 2010 声明标签上可标有 Tic/enceph 字样。

不良反应和注意事项

参见疫苗项下，第 2121 页。

对神经系统的影响 一名 54 岁男子在接种第 2 针森林脑炎疫苗后，出现了严重的进行性感觉运动痉挛性麻痹[1]，约 6 个月后出现部分好转。

1. Bohus M, *et al.* Myelitis after immunisation against tick-borne encephalitis. *Lancet* 1993; **342:** 239–40.

药物相互作用

参见疫苗项下，第 2122 页。

用途和用法

在某些国家，使用一种疫苗进行抗森林脑炎的主动免疫。

在英国，建议为那些将持续暴露于感染因子者，如到欧洲和斯堪的纳维亚的温带林区参观或工作的人接种森林脑炎疫苗。该疫苗采用肌内注射，成人剂量为 0.5ml。基础免疫需接种 3 针，第 2 针与第 1 针间隔4～12 周，第 3 针与第 2 针间隔 5～12 个月。1 岁以上、16 岁以下儿童应接种 3 针儿童配方疫苗，剂量为 0.25 ml，每针次间隔时间与成人免疫程序相同。为在成人和儿童中快速产生短期保护作用，第 2 针可在第 1 针后 2 周接种。有持续暴露危险的成人和儿童需在最后 1 针基础免疫或加强免疫 3 年后再加强接种 1 针。

1. Demicheli V, *et al.* Vaccines for preventing tick-borne encephalitis. Available in The Cochrane Database of Systematic Reviews; Issue 1. Chichester: John Wiley; 2009 (accessed 18/12/09).

制剂

Ph. Eur.: Tick-borne Encephalitis Vaccine (Inactivated).

专利制剂

Austria: Encepur; FSME-Immun; **Belg.:** FSME-Immun; **Canad.:** FSME-Immun; **Cz.:** Encepur; FSME-Immun; **Denm.:** TicoVac; **Fin.:** Encepur; TicoVac; **Fr.:** TicoVac; **Ger.:** Encepur; FSME-Immun; **Hung.:** Encepur; FSME-Immun; **Irl.:** TicoVac; **Ital.:** TicoVac; **Neth.:** FSME-Immun; **Norw.:** TicoVac; **Pol.:** Encepur†; FSME-Immun; **Port.:** FSME-Immun; **Rus.:** Encepur (Энцепур); Encevir (Энцевир); **Swed.:** Encepur; FSME-Immun; **Switz.:** Encepur; FSME-Immun; **UK:** TicoVac.

Trichomoniasis Vaccines 毛滴虫病疫苗

Vacunas de la tricomoniasis.

简介

在某些国家，采用一种含有灭活乳酸杆菌的毛滴虫病疫苗预防阴道毛滴虫病的复发。据报道，该疫苗可刺激产生既抗与毛滴虫病有关的畸变球形种类乳酸菌，也可通过交叉反应抗毛滴虫本身的抗体。

制剂

专利制剂

Ger.: Gynatren.

Tularaemia Vaccines 土拉菌病疫苗

Vacunas de la tularemia.

简介

一种由土拉热杆菌减毒活菌株制备的疫苗已在接触土拉菌病的高危人群中用于抗该病的主动免疫。

1. Titball R, Oyston P. A vaccine for tularaemia. *Expert Opin Biol Ther* 2003; **3:** 645–53.
2. Conlan JW. Vaccines against Francisella tularensis: past, present and future. *Expert Rev Vaccines* 2004; **3:** 307–14.
3. Oyston PC. Francisella tularensis vaccines. *Vaccine* 2009; **27** (suppl 4): D48–D51.
4. Pechous RD, *et al.* Working toward the future: insights into Francisella tularensis pathogenesis and vaccine development. *Microbiol Mol Biol Rev* 2009; **73:** 684–711.

Typhoid Vaccines 伤寒疫苗

Vacunas de la fiebre tifoidea.
ATC — J07AP01; J07AP02; J07AP03.

Pharmacopoeias. Many pharmacopoeias, including *Eur.* (see p.vii), have monographs.

Ph. Eur. 6. 8（Typhoid Vaccine；Vaccinum Febris Typhoidi） 伤寒疫苗是一种灭活伤寒沙门菌的无菌悬液，每剂不超过 1ml，含菌数 5×10^8～1×10^9。该疫苗系由伤寒沙门菌的适宜菌株如 Ty 2 株制备，经加热或经丙酮、甲醛、苯酚处理灭活，也可采用苯酚处理与加热联合灭活。疫苗应于 2～8℃避光保存。

BP 2010 声明标签上可标有 Typhoid 字样。

Ph. Eur. 6. 8（Typhoid Vaccine，Freeze-dried；Vaccinum Febris Typhoidi Cryodesiccatum） 冻干伤寒疫苗是一种灭活伤寒沙门菌的冻干制剂，每剂不超过 1ml，含菌数 5×10^8～1×10^9。该疫苗系由伤寒沙门菌的适宜菌株如 Ty 2 株制备，经加热或经丙酮或甲醛处理灭活。苯酚不得用于该疫苗。疫苗应于 2～8℃避光保存。用前加入适宜的无菌液体复溶，并于复溶后 8h 内使用。

BP 2010 声明标签上可标有 Typhoid 字样。

Ph. Eur. 6. 8［Typhoid Vaccine（Live，Oral，Strain Ty 21a）；Vaccinum Febris Typhoidis Vivum Perorale（Stripe Ty 21a）］ Ty 21a 株口服伤寒减毒活疫苗是一种冻干制剂，由伤寒沙门菌的 Ty 21a 活菌株经适宜培养基培养制备。每剂疫苗含菌数不低于 2×10^9。疫苗应于 2～8℃避光保存。

BP 2010 声明标签上可标有 Typhoid（live，oral）字样。

Ph. Eur. 6. 8（Typhoid Polysaccharide Vaccine；Vaccinum Febris Typhoidis Polysaccharidicum） 伤寒多糖疫苗系由从伤寒沙门菌 Ty2 株或可产生 Vi 多糖的其他适宜菌株中提纯的 Vi 荚膜多糖制备，每剂疫苗多糖含量为 25μg。该疫苗应于 2～8℃避光保存。

BP 2010 声明标签上可标有 Typhoid 字样。

不良反应和注意事项

参见疫苗项下，第 2121 页。

接种口服伤寒减毒活疫苗和注射用伤寒多糖疫苗出现的不良反应少于注射用伤寒灭活疫苗，因此在许多国家已用前两种疫苗取代后一种疫苗。

药物相互作用

参见疫苗项下，第 2122 页。

关于口服伤寒减毒活疫苗与抗菌药或抗疟疾药（特别是甲氟喹或氯胍）合用存在相互抵触的意见。WHO 声明所有这些药物在接种口服伤寒 Ty 21a 株减毒活疫苗前后 3 天都应停用。英国注册药品信息建议该疫苗的使用应与抗菌药间隔 3 天，与甲氟喹间隔 12h（但甲氟喹的注册药品信息建议至少间隔 3 天），与其他抗疟药间隔 3 天，但当阿托代醌与氯胍以固定剂量联合用药时，可与口服伤寒 Ty 21a 株减毒活疫苗同时使用。美国注册药品信息认为甲氟喹（和氯喹）可与疫苗同时使用，但氯呱只能在接种疫苗 10 天后使用。但美国甲氟喹的注册药品信息认为，接种疫苗后应至少间隔 3 天再使用甲氟喹。

用途和用法

伤寒疫苗用于抗伤寒热主动免疫。与许多疫苗一样，伤寒疫苗不是完全有效，关注的重点应集中在到疫区的旅行者身上。

建议为操作含有伤寒菌的标本的实验室工作人员和到伤寒流行区的旅行者接种伤寒疫苗。在英国，不建议为伤寒携带者的接触者接种疫苗；但在美国，建议为这类人群接种疫苗。伤寒疫苗对于控制伤寒在非疫区的暴发不起作用。

在英国使用两种疫苗，一种注射用荚膜多糖疫苗和一种口服活疫苗。

这种伤寒荚膜多糖疫苗每剂含有 25μg Vi 多糖抗原。每剂疫苗容量为 0.5ml，采用深部皮下注射或肌内注射接种。有持续暴露危险者应每 3 年加强免疫 1 次。18 月龄以下婴儿可能不会产生最适免疫应答，应视暴露于感染的危险性决定是否应该接种。

口服伤寒减毒活疫苗含有减毒的伤寒沙门菌Ty 21a 株，制备成肠衣胶囊，每剂含菌数不低于 2×10^9。基础免疫程序需每隔 1 天接种 1 剂，共 3 剂。

在美国，使用 Vi 荚膜多糖疫苗和口服 Ty 21a 株活疫苗。与在英国的情况相似，荚膜多糖疫苗采用肌内注射，建议每 2 年加强免疫 1 次。口服疫苗无论基础免疫还是加强免疫，均需接种 4 剂，每隔 1 天接种 1 剂。如果有持续暴露危险，需每 5 年加强免疫 1 次。

在伤寒流行区，WHO 建议将接种疫苗作为常规计划免疫的一部分；应为 2 岁以上儿童接种 Vi 荚膜多糖疫苗或口服 Ty 21a 株减毒活疫苗。在伤寒暴发期间，应为所有人群接种疫苗；如果没有这种可能，应将 2～19 岁儿童和青少年作为目标人群。

1. WHO. Typhoid vaccines: WHO position paper. *Wkly Epidem Rec* 2008; **83:** 49–59. Also available at: http://www.who.int/wer/2008/wer8306.pdf (accessed 30/06/10)

旅行者的免疫 在多数没有伤寒病流行的发达国家，伤寒疫苗主要用于未经免疫的到疫区旅行者。伤寒的最高发生率与到印度次大陆地区和位于热带的南非旅行有关，尽管也建议为到暴露危险性较低的非洲、亚洲和东南欧的旅行者接种疫苗。到目前为止，抗胃肠道感染的最重要保护措施仍是密切关注个人、饮食和饮水卫生，尽管在实践中这些常常很难做到[1]。

没有一种疫苗百分之百对预防疾病有效。疫苗的有效性通常采用对疫区人群的现场观察来评价。这些人群由于持续暴露而获得了一定程度的自然免疫力，在他们中也许不可能获得与在未免疫的旅行者中同样的保护率。现场观察表明口服减毒活疫苗可产生一定程度的免疫力，但可能不足以保护未免疫过的人群。通过提高接种物剂量或使用液体制剂，可能会提高诱导的免疫力水平。另外，按要求配制剂量和进行保存可能会使这一剂量的有效性受到限制。

大规模现场观察证明了荚膜多糖疫苗的有效性，但对疫苗在未免疫人群中的有效性尚未进行评价。然而，该疫苗已具备只需接种 1 剂的优点。

全细胞疫苗因经常出现不良反应，一般情况下已不再使用。

1. WHO. *The diagnosis, treatment and prevention of typhoid fever.* Geneva: WHO, 2003. Also available at: http://www.who.int/vaccine_research/documents/en/typhoid_diagnosis.pdf (accessed 20/02/06)

制剂

Ph. Eur.: Freeze-dried Typhoid Vaccine; Typhoid Polysaccharide Vaccine; Typhoid Vaccine; Typhoid Vaccine (Live, Oral, Strain Ty 21a).

专利制剂

Arg.: Typhim Vi; Vivotif; ***Austral.:*** Typherix; Typhim Vi; Vivotif; ***Austria:*** Typherix; Typhim Vi; Vivotif; ***Belg.:*** Typherix; Typhim Vi; Vivotif†; ***Canad.:*** Typherix; Typhim Vi; Vivotif; ***Chile:*** Typhim Vi; Vivotif; ***Cz.:*** Typherix; Typhim Vi; ***Denm.:*** Typhim Vi; Vivotif; ***Fin.:*** Typherix; Typhim Vi; Vivotif; ***Fr.:*** Typherix; Typhim Vi; ***Ger.:*** Typherix; Typhim Vi; Typhoral L; ***Gr.:*** Typherix; Vivotif; ***Hong Kong:*** Typherix; Typhim Vi; Vivotif†; ***Hung.:*** Typherix; Typhim Vi; ***India:*** Typhim Vi; Typhoral; Vactyph; ***Indon.:*** Typherix; Typhim Vi; Vivotif; ***Irl.:*** Typherix; Typhim Vi; ***Israel:*** Typherix; Typhim Vi; ***Ital.:*** Typherix; Typhim Vi; Vivotif; ***Malaysia:*** Typherix; Typhim Vi; Vivotif; ***Neth.:*** Typherix; Typhim Vi; Vivotif; ***Norw.:*** Typherix; Typhim Vi; Vivotif; ***NZ:*** Typh-Vax; Typherix; Typhim Vi; Vivotif; ***Philipp.:*** Typherix; Typhim Vi; Vivotif; ***Pol.:*** Typhim Vi; ***Port.:*** Typherix; Typhim Vi; Vivotif†; ***S.Afr.:*** Typherix; Typhim Vi; ***Singapore:*** Typherix; Typhim Vi; Vivotif; ***Spain:*** Typherix; Typhim Vi; Vivotif; ***Swed.:*** Typherix; Typhim Vi; Vivotif; ***Switz.:*** Vivotif; ***Thai.:*** Typhim Vi; Vivotif†; ***Turk.:*** Typhim; ***UK:*** Typherix; Typhim Vi; Vivotif; ***USA:*** Typhim Vi; Vivotif; ***Venez.:*** Typhim Vi†.

Vaccinia Immunoglobulins 牛痘免疫球蛋白

Inmunoglobulinas contra el virus de la vacuna.

ATC — J06BB07.

UNII — 7UB4J759TD (human vaccinia virus immunoglobulin).

Pharmacopoeias. Many pharmacopoeias, including *US*, have monographs.

USP 33 (Vaccine Immune Globulin) 牛痘免疫球蛋白是一种无菌球蛋白溶液，由经牛痘病毒（天花疫苗）免疫的成人献血员血浆制备。该制剂含 15%～18% 的蛋白，其中至少 90% 是 γ-球蛋白。含甘氨酸稳定剂和适当的抗菌剂。应保存于 2～8℃。

简介

牛痘免疫球蛋白采用肌内注射方式接种，用于治疗接种天花疫苗后的临床并发症，对病毒后脑炎无效。美国目前使用一种静脉注射用牛痘免疫球蛋白。

1. Hopkins RJ, *et al.* Safety and pharmacokinetic evaluation of intravenous vaccinia immune globulin in healthy volunteers. *Clin Infect Dis* 2004; **39:** 759–66.
2. Hopkins RJ, Lane JM. Clinical efficacy of intramuscular vaccinia immune globulin: a literature review. *Clin Infect Dis* 2004; **39:** 819–26.

制剂

USP 33: Vaccinia Immune Globulin.

Varicella-Zoster Immunoglobulins 水痘-带状疱疹免疫球蛋白

Inmunoglobulinas contra el herpesvirus 3 humano; Inmunoglobulinas contra el virus de la varicela zóster.

ATC — J06BB03.

Pharmacopoeias. Many pharmacopoeias, including *Eur.* (see p.vii) and *US*, have monographs.

Ph. Eur. 6.8 (Human Varicella Immunoglobulin; Immunoglobulinum Humanum Varicellae) 人水痘免疫球蛋白是一种液体或冻干制剂，含有免疫球蛋白（主要是 IgG），由挑选出来的具有抗水痘疱疹病毒特异性抗体的献血者血浆制备。可添加正常免疫球蛋白。该制剂含量不低于 100IU/ml。液体或冻干制剂均应在无色玻璃容器中避光保存。冻干制剂应在真空条件下或充入氮气后保存。

Ph. Eur. 6.8 (Human Varicella Immunoglobulin for Intravenous Administration; Immunoglobulinum Humanum Varicellae ad Usum Intravenosum) 静脉注射用人水痘免疫球蛋白是一种液体或冻干制剂，含有免疫球蛋白（主要是 IgG），由挑选出来的具有抗人疱疹病毒 3 型（水痘-带状疱疹病毒-1 型）特异性抗体的献血者血浆制备。可添加静脉注射用人正常免疫球蛋白。该制剂含量不低于 25IU/ml。除冻干制剂保存温度不得超过 25℃外，其保存条件与人水痘免疫球蛋白相似。

USP 33 (Varicella-Zoster Immune Globulin) 水痘-带状疱疹免疫球蛋白是一种无菌球蛋白溶液，由具有高滴度抗水痘-带状疱疹病毒抗体的成人献血者血浆制备。该制剂含有 15%～18% 的球蛋白，其中至少 99% 是 IgG，伴有痕量的 IgA 和 IgM。含有甘氨酸稳定剂和硫柳汞防腐剂。每 2.5ml 该制剂中，特异性抗体含量不低于 125U。应保存于 2～8℃。

不良反应和注意事项

参见免疫球蛋白项下，第 2121 页。

药物相互作用

参见免疫球蛋白项下，第 2121 页。

用途和用法

水痘-带状疱疹免疫球蛋白用于在易感人群中进行抗水痘被动免疫，这些人群暴露于水痘或带状疱疹后，出现水痘相关并发症的危险性较高。

在英国，建议为患严重水痘危险性较高的人群、水痘-带状疱疹病毒抗体阴性人群以及明显暴露于水痘或带状疱疹的人群接种水痘-带状疱疹免疫球蛋白。高危人群主要有免疫抑制者和新生儿，包括那些母亲在分娩前后 7 天内患水痘（但无带状疱疹）的新生儿。孕妇也属高危人群。暴露后接种水痘-带状疱疹免疫球蛋白不能预防感染，但可以改变病程。对严重病例可采用抗病毒剂治疗（见第 824 页）。

在英国，用于深部肌内注射的水痘-带状疱疹免疫球蛋白剂量如下：5 岁以下儿童 250mg；6～10 岁 500mg；11～14 岁 750mg；所有 15 岁或 15 岁以上人群均需注射 1 g。如果在接种 3 周以上时间后出现第 2 次暴露，可加强接种 1 次。水痘-带状疱疹免疫球蛋白需在暴露后尽早接种，最迟不超过暴露后 10 天。可采用静脉注射用正常免疫球蛋白诱导即刻抗体。

制剂

Ph. Eur.: Human Varicella Immunoglobulin; Human Varicella Immunoglobulin for Intravenous Administration;
USP 33: Varicella-Zoster Immune Globulin.

专利制剂

Arg.: Varitect; ***Austria:*** Varitect; ***Canad.:*** VariZIG; ***Cz.:*** Varitect†; ***Ger.:*** Varicellon; Varitect; ***Gr.:*** Varitect; ***Hong Kong:*** Varitect; ***Irl.:*** Varitect†; ***Israel:*** Varitect; ***Ital.:*** Varitect; ***Neth.:*** VariQuin; ***Pol.:*** Varitect†; ***Port.:*** Varitect†; ***S.Afr.:*** Vazigam; ***Singapore:*** Varitect; ***Switz.:*** Varitect; ***Thai.:*** Varitect; ***Turk.:*** Immunozig†; Varitect.

Varicella-Zoster Vaccines 水痘-带状疱疹疫苗

Vacunas de la varicela zóster.

Ветряночные Вакцины

ATC — J07BK01.

Pharmacopoeias. Many pharmacopoeias have monographs including *Eur.* (see p.vii).

Ph. Eur. 6.8 [Shingles (Herpes Zoster) Vaccine (Live); Vaccinum Zonae Vivum] 水痘减毒活疫苗是一种冻干制剂，由人疱疹病毒 3 型适宜株经人二倍体细胞培养制备。培养基可含有最低有效剂量的适宜抗菌药。该疫苗于用前即刻复溶为透明或略带乳光液体或几乎全部呈白色的悬液，也可以是可能因存在 pH 指示剂而变色的淡黄色液体。该疫苗可用于成人。冻干疫苗应于 2～8℃避光保存。

Ph. Eur. 6.8 [Varicella Vaccine (Live); Vaccinum Varicellae Vivum] 水痘减毒活疫苗是一种冻干制剂，由人疱疹病毒 3 型适宜株经人二倍体细胞培养制备。培养基可含有最低有效剂量的适宜抗菌药。该疫苗于用前即刻复溶为可能因存在指示剂而变色的透明液体；可含有稳定剂。冻干疫苗应于 2～8℃避光保存。

BP 2010 声明标签上可标有 Var (Live) 字样。

不良反应和注意事项

参见疫苗项下，第 2121 页。

水痘疫苗通常耐受良好。注射部位可能出现皮疹，在别处发生并扩散至全身的水痘样皮疹也有报道。疫苗毒株可能具有潜伏性，可导致后来发生带状疱疹感染，但接种疫苗的人群中带状疱疹发生率低于未接种疫苗的人群。按 1 针或 2 针免疫程序接种疫苗后的临界病例也有报道，但绝大多数症状较轻。按 2 针免疫程序接种疫苗后，临界水痘的发生率显著下降。

注册用于抗带状疱疹主动免疫的高效价水痘疫苗不能用于抗水痘主动免疫。未经治疗的活动性结核患者不应接种疫苗。

1. Black S, *et al.* Postmarketing evaluation of the safety and effectiveness of varicella vaccine. *Pediatr Infect Dis J* 1999; **18:** 1041–6.

妊娠 正常情况下，孕妇发生水痘-带状疱疹感染会对胎儿造成伤害，因此为孕妇接种疫苗作为对水痘的预防措施通常是禁忌的。也建议接种疫苗后 3 个月内要避孕。但是，通过对在妊娠期间意外接种疫苗的妇女进行监测，结果表明并未增加出现先天性水痘或先天性畸形的危险性。

还应注意水痘-带状疱疹疫苗毒株，特别是来自出现皮疹的接种对象的毒株具有传染性。

药物相互作用

参见疫苗项下，第 2122 页。

用途和用法

水痘-带状疱疹减毒活疫苗可用于抗水痘和带状疱疹的主动免疫。

在英国，只建议为感染水痘的高危人群或对水痘引起的任何并发症高度易感的人群接种疫苗作为预防。这样的人群包括易感的保健工作者以及不可避免地要持续密切接触免疫抑制者的健康人。1 岁以上儿童及成人可接种 2 针（每针 0.5ml），可采用肌内注射，也可采用皮下注射（视所用产品而定）；两针之间必须间隔 4～8 周。

在美国，建议将按 2 针程序接种水痘疫苗作为婴幼儿基础免疫计划的一部分（见**疫苗**项下，第 2122 页）。第 1 针 0.5ml 于 12～15 月龄时皮下注射，第 2 针于 4～6岁时注射。也推荐为 7 岁以上无免疫证明的人群进行常规免疫，共需接种 2 针，7～12 岁儿童至少间隔 3 个月，13 岁以上人群至少间隔 28 天。只接种过 1 针的人群应补种一次。

在美国，建议对 60 岁以上人群使用一种高效价疫苗（至少含有 19400 个噬斑形成单位）预防带状疱疹，需皮下注射 1 针，每针 0.65ml。

一种麻疹腮腺炎风疹水痘结合疫苗目前正在美国 12 月龄至 12 岁儿童中使用。

1. WHO. Varicella vaccines: WHO position paper. *Wkly Epidem Rec* 1998; **73:** 241–48. Also available at: http://www.who.int/immunization/wer7332varicella_Aug98_position_paper.pdf (accessed 30/06/10)

研究表明健康儿童和白血病患儿接种水痘-带状疱疹疫苗进行抗水痘主动免疫均取得了非常令人满意的效果。该疫苗对健康儿童的保护率在 90% 以上。健康青少年和成人在接种第 1 针 4 周或 8 周后再接种第 2 剂，血清抗体阳转率从 70%～80% 提高到 97% 或 97% 以上[1]。据报道，白血病患儿接种 1 剂水痘-带状疱疹疫苗后，保护率约为 85%[2,3]，而且就疫苗的免疫原性而言，接种疫苗并不需要中断化疗[2,4]。

关于按 1 针免疫程序接种水痘-带状疱疹疫苗进行抗水痘主动免疫后**免疫力的持续时间**也存在争议。尽管有效率至少为 70%～90%，但仍有人认为接种 1 针疫苗不能提供足以预防暴发的群体免疫力，特别是在学校环境中[5,6]。最初的研究表明野生病毒自然感染诱导的免疫力优于疫苗诱导的免疫力。在一项研究中[3]，所有接种对象（既包括白血病患儿，也包括健康成人）中约有 1/4 在接种第 2 剂疫苗 1 年后出现血清抗体阴转，但在感染水痘后最长达 6 年的时间里，无一人出现血清抗体阴转。

然而对水痘-带状疱疹的免疫力是复杂的，不仅取决于循环抗体，还取决于细胞免疫力和分泌抗体。因此，尽管人接种疫苗后可能出现血清抗体阴转，但抗水痘保护作用可能依然存在，尽管只是部分的保护作用[2]。研究表明接种疫苗后，无论是体液免疫力还是细胞介导的免疫力，最长都可持续 20 年[7]。为白血病患儿接种疫苗后，观察时间最长达 6 年，结果表明保护率依然较高[2]。先前接种过疫苗者感染水痘后的病情较轻[5,6]。

美国于 1995～2004 年间对 11356 名儿童的监测数据表明，临界水痘的年发病率随着时间推移明显增加。5 年或更长时间以前接种过疫苗的 8～12 岁儿童，其发生中度或重度水痘的可能性是 5 年以内接种过疫苗的儿童的 2.6 倍[8]。对采用 2 针免疫程序（间隔 3 个月）在 2216 名儿童中接种疫苗的效果进行了 9～10 年的观察[9]。结果表明按 2 针免疫程序接种疫苗的儿童，其在接种疫苗 42 天以后发生水痘的可能性比接种 1 针疫苗的儿童低 3.3 倍。在 10 年的随访期内，按 2 针免疫程序接种疫苗的儿童中最多的临界病例数均出现在接种后 2～5 年。在按 2 针免疫程序接种疫苗的儿童中，接种后 7～10 年无临界病例报告，但在按 1 针程序接种疫苗的儿童中有 10 例报告。2007 年

6月以后，美国 Advisory Committee on Immunization Practices（ACIP）已推荐为4～6岁儿童接种第2针水痘疫苗[6]。

一篇系统性综述认为，水痘-带状疱疹疫苗如果在暴露于感染后3天内接种，可能预防发病或减轻病情[10]。该疫苗可对水痘-带状疱疹免疫球蛋白治疗起到**辅助作用**。关于用抗病毒剂治疗水痘-带状疱疹感染的讨论，参见第824页。

接种水痘-带状疱疹疫苗有可能会增加儿童患**带状疱疹的危险**一直是令人担忧的问题。尽管在接种过疫苗的人群中出现带状疱疹已有报道，但在一项对346名白血病患儿和84名对照者进行的研究中，接种水痘-带状疱疹疫苗后带状疱疹的发病率并不高于水痘自然感染后[11]。研究认为接种疫苗后患带状疱疹的危险性可能会降低，但需经过长期随访才能确证。在约90000名疫苗接种对象中进行的疫苗售后监测也表明带状疱疹的发病率较低[12]。带状疱疹病毒的疫苗株是可以传播的，特别是来自出现皮疹的接种对象的毒株。没有证据表明次级传播的疫苗株毒力会出现逆转。另一个令人担心的问题是接种疫苗的儿童在其后半生免疫力衰退后，会出现更严重的感染。但是，研究表明在通常情况下，先前接种过疫苗的人群患水痘的严重性低于未免疫过的人群[13,14]。

患带状疱疹的危险随着年龄的增长而增加，这反映了抗病毒特异性细胞介导免疫力的衰退。因此，在老年人中接种高效价水痘-带状疱疹疫苗已在进行研究[15]。在一项对38000多名60岁以上老年人进行的随机双盲安慰剂对照研究中，患带状疱疹带来的负担减少了61.1%，带状疱疹发病率下降了51.3%，疱疹后神经痛发病率下降了66.5%[16]。在美国，ACIP建议对所有60岁以上人群，包括已发生过带状疱疹的人群使用一种高效价水痘-带状疱疹疫苗[17]。

1. Kuter BJ, *et al.* Safety, tolerability, and immunogenicity of two regimens of Oka/Merck varicella vaccine (Varivax) in healthy adolescents and adults. *Vaccine* 1995; **13:** 967 72.
2. Gershon AA, *et al.* Persistence of immunity to varicella in children with leukemia immunized with live attenuated varicella vaccine. *N Engl J Med* 1989; **320:** 892–7.
3. Gershon AA, *et al.* Live attenuated varicella vaccine: protection in healthy adults compared with leukemic children. *J Infect Dis* 1990; **161:** 661–6.
4. Arbeter AM, *et al.* Immunization of children with acute lymphoblastic leukemia with live attenuated varicella vaccine without complete suspension of chemotherapy. *Pediatrics* 1990; **85:** 338–44.
5. Lopez AS, *et al.* One dose of varicella vaccine does not prevent school outbreaks: is it time for a second dose? *Pediatrics* 2006; **117:** 2253–4. Full version: http://pediatrics.aappublications.org/cgi/reprint/117/6/e1070 (accessed 06/07/07)
6. CDC. Prevention of varicella: recommendations of the Advisory Committee on Immunization Practices (ACIP). *MMWR* 2007; **56** (RR-4): 1–40. Also available at: http://www.cdc.gov/mmwr/PDF/rr/rr5604.pdf (accessed 06/07/07)
7. Asano Y, *et al.* Experience and reason: twenty-year follow-up of protective immunity of the Oka strain live varicella vaccine. *Pediatrics* 1994; **94:** 524–6.
8. Chaves SS, *et al.* Loss of vaccine-induced immunity to varicella over time. *N Engl J Med* 2007; **356:** 1121–9.
9. Kuter B, *et al.* Ten year follow-up of healthy children who received one or two injections of varicella vaccine. *Pediatr Infect Dis J* 2004; **23:** 132–7.
10. Macartney K, McIntyre P. Vaccines for post-exposure prophylaxis against varicella (chickenpox) in children and adults. Available in The Cochrane Database of Systematic Reviews; Issue 3. Chichester: John Wiley; 2008 (accessed 18/12/09).
11. Lawrence R, *et al.* The risk of zoster after varicella vaccination in children with leukemia. *N Engl J Med* 1988; **318:** 543–8.
12. Black S, *et al.* Postmarketing evaluation of the safety and effectiveness of varicella vaccine. *Pediatr Infect Dis J* 1999; **18:** 1041–6.
13. Watson BM, *et al.* Modified chickenpox in children immunized with the Oka/Merck varicella vaccine. *Pediatrics* 1993; **91:** 17–22.
14. Bernstein HH, *et al.* Clinical survey of natural varicella compared with breakthrough varicella after immunization with live attenuated Oka/Merck varicella vaccine. *Pediatrics* 1993; **92:** 833–7.
15. Sanford M, Keating GM. Zoster vaccine (Zostavax): a review of its use in preventing herpes zoster and postherpetic neuralgia in older adults. *Drugs Aging* 2010; **27:** 159–76.
16. Oxman MN, *et al.* A vaccine to prevent herpes zoster and postherpetic neuralgia in older adults. *N Engl J Med* 2005; **352:** 2271–84.
17. CDC. Prevention of herpes zoster: recommendations of the Advisory Committee on Immunization Practices (ACIP). *MMWR* 2008; **57:** 1–30. Also available at: http://www.cdc.gov/mmwr/preview/mmwrhtml/rr5705a1.htm (accessed 12/02/10)

制剂

Ph. Eur.: Shingles (Herpes Zoster) Vaccine (Live); Varicella Vaccine (Live).

专利制剂

Arg.: Varicela Biken; Varilrix; ***Austral.:*** Varilrix; Varivax; Zostavax; ***Austria:*** Varilrix; Varivax; ***Belg.:*** Provarivax; Varilrix; ***Braz.:*** Vacina Contra A Varicela (Virus Atenuado); Vacina Contra Varicela; Varilrix†; Varivax†; ***Canad.:*** Varilrix; Varivax; ***Chile:*** Varicela Biken; Varilrix; ***Cz.:*** Varilrix; Zostavax; ***Denm.:*** Varilrix; ***Fin.:*** Varilrix; ***Fr.:*** Varilrix; Varivax; ***Ger.:*** Varilrix; Varivax; ***Gr.:*** Varilrix; Varirix; Varivax; ***Hong Kong:*** Okavax; Varilrix; Varivax; ***Hung.:*** Varilrix; ***India:*** Varilrix; Varipox†; ***Indon.:*** Okavax; Varilrix; ***Irl.:*** Varivax; Zostavax; ***Israel:*** Varilrix; ***Ital.:*** Varilrix; Varivax; ***Malaysia:*** Okavax; Varilrix; ***Mex.:*** Okavax; Varilrix; Varivax; ***Neth.:*** Provarivax; Zostavax; ***Norw.:*** Varilrix; ***NZ:*** Varilrix; Varivax; Zostavax; ***Philipp.:*** Okavax; V-Z Vax; Varilrix; ***Pol.:*** Varilrix; ***Port.:*** Varilrix; Varivax; Zostavax; ***Rus.:*** Varilrix (Варилрикс); ***S.Afr.:*** Varilrix; ***Singapore:*** Okavax; Varilrix; Varivax†; ***Spain:*** Varilrix; Varivax; ***Swed.:*** Varilrix; ***Switz.:*** Varilrix; Varivax; Zostavax; ***Thai.:*** Okavax; Varilrix; ***Turk.:*** Okavax; Varilrix; ***UK:*** Varilrix; Varivax; ***Ukr.:*** Varilrix (Варилрикс); ***USA:*** Varivax; Zostavax; ***Venez.:*** Varilrix.

Yellow Fever Vaccines 黄热疫苗

Vacunas de la fiebre amarilla.

ATC — J07BL01.

UNII — 4G601DAM77 (yellow fever virus antigen); PY4EET359T (yellow fever virus live antigen).

Pharmacopoeias. Many pharmacopoeias, including *Eur.* (see p.vii) and *US*, have monographs.

Ph. Eur. 6. 8［Yellow Fever Vaccine (Live); Vaccinum Febris Flavae Vivum］ 黄热减毒活疫苗是一种由生长于受精的鸡蛋内的黄热病毒17D株制备的冻干制剂，用前复溶。该疫苗应于2～8℃避光保存。

BP 2010声明标签上可标有Yel (live) 字样。

USP 33（Yellower Fever Vaccine） 黄热疫苗是一种冻干制剂，由挑选的黄热病毒减毒株经鸡胚培养制备，用前以不含抗菌药的氯化钠溶液复溶。该疫苗应在氮气环境下保存，温度最好在0℃以下，不得超过5℃。

不良反应和注意事项

参见疫苗项下，第2121页。

接种黄热疫苗后的局部和全身反应均不常见。脑炎比较罕见，通常发生于9月龄以下婴儿。因此，通常不为9月龄以下婴儿接种（但具体情况参见下文的**疫苗相关性神经病**）。

关于HIV阳性人群接种黄热疫苗的安全性尚缺少资料。在英国，建议对这类人群接种黄热疫苗应征求专家意见。WHO注意到已有有症状的HIV阳性人群接种了该疫苗。关于HIV感染人群接种黄热疫苗的详细信息见下文。

哺乳 在美国，Advisory Committee on Immunization Practices建议哺乳期妇女除无法避免或无法推迟到黄热流行高危地区旅行外，不应接种黄热疫苗[1]。

1. CDC. Yellow fever vaccine: recommendations of the Advisory Committee on Immunization Practices (ACIP), 2002. *MMWR* 2002; **51** (RR-17): 1–11. Also available at: http://www.cdc.gov/mmwr/PDF/rr/rr5117.pdf (accessed 25/05/06)

HIV感染 许多有黄热流行的国家HIV感染率较高，但HIV感染人群使用17D黄热疫苗的免疫原性或安全性数据却很有限。一项对102名HIV感染者（主要为轻到中度免疫缺陷）接种17D黄热疫苗的研究表明接种后未出现严重不良反应，但注意到疫苗的免疫原性与未感染HIV的人群相比受到了损害[1]。未检出HIV RNA且CD4+ T淋巴细胞数较高的HIV感染者对疫苗产生了较好的应答。作者认为对HIV感染人群每10年进行1次加强免疫是不够的，并建议在可能发生暴露2～5年后，应考虑检测中和滴度或再次接种疫苗。

1. Veit O, *et al.* Immunogenicity and safety of yellow fever vaccination for 102 HIV-infected patients. *Clin Infect Dis* 2009; **48:** 659–66.

妊娠 尽管黄热疫苗已为孕妇接种且未对婴儿产生不良影响[1]，有报告表明出现过胎儿感染[2]。来自美国方面的意见[3]认为妊娠期间接种黄热疫苗的安全性尚不明确，疫苗只能为不可避免要到疫区旅行和暴露危险性增加的孕妇接种。对这些孕妇所生的婴儿应密切监测，以观察有无先天感染或其他负面影响的证据。

1. Nasidi A, *et al.* Yellow fever vaccination and pregnancy: a four-year prospective study. *Trans R Soc Trop Med Hyg* 1993; **87:** 337–9.
2. Tsai TF, *et al.* Congenital yellow fever virus infection after immunization in pregnancy. *J Infect Dis* 1993; **168:** 1520–3.
3. CDC. Yellow fever vaccine: recommendations of the Advisory Committee on Immunization Practices (ACIP), 2002. *MMWR* 2002; **51** (RR-17): 1–11. Also available at: http://www.cdc.gov/mmwr/PDF/rr/rr5117.pdf (accessed 25/05/06)

疫苗相关性神经病 黄热疫苗与一种鲜有报告的脑炎有关，现称之为疫苗相关性神经病。WHO声称自1945年以来，至少报告过26例已证实或疑似疫苗相关性神经病，其中16例发生于6月龄以下婴儿。在这26名患者中，24名康复且无更多并发症，2名死亡[1]。从一名死亡的3岁儿童身上分离到了疫苗病毒，研究显示该病毒的外膜基因已发生突变，但不知类似的突变是否也发生在其他病例。另一名死者是一名感染HIV的免疫抑制成人。为避免可能出现的脑炎，通常不为9月龄以下婴儿接种疫苗，尽管在黄热病流行期间，对6～8月龄婴儿也建议接种疫苗。

1例经实验室确证的黄热疫苗相关性神经病发生于1名婴儿，系由经母乳传播黄热疫苗病毒所致。该婴儿经针对脑膜脑炎的抗菌和抗病毒治疗后完全康复，6月龄时随访表明其神经发育和生长均正常[2]。

1. WHO. Yellow fever vaccine: WHO position paper. *Wkly Epidem Rec* 2003; **78:** 349–59.
2. CDC. Transmission of yellow fever vaccine virus through breast-feeding - Brazil, 2009. *MMWR* 2010; **59:** 130–2.

疫苗相关的亲内脏病 黄热疫苗与一种鲜有报道的多脏器衰竭有关，现称之为黄热疫苗相关的亲内脏病。WHO声称在1996～2001年间[1]，有记录的黄热疫苗相关的亲内脏病共有7例（6例死亡），其中2例出现在巴西[2]，4例在美国[3]，1例在澳大利亚[4]。另1例导致死亡的病例于2004年出现在西班牙[5]。2007年，秘鲁出现5个病例，其中4例死亡[6]。研究认为造成这些病例的可能性最大的原因是对17D疫苗株的特应性宿主易感性，而不是疫苗株逆转为野生型毒株[5]。也有证据表明60岁以上老年人发生疫苗相关的亲内脏病的危险性增加[7]。

1. WHO. Yellow fever vaccine: WHO position paper. *Wkly Epidem Rec* 2003; **78:** 349–59.
2. Vasconcelos PFC, *et al.* Serious adverse events associated with yellow fever 17DD vaccine in Brazil: a report of two cases. *Lancet* 2001; **358:** 91–7. Corrections. *ibid.*; 336. *ibid.*; 1018.
3. Chan RC, *et al.* Hepatitis and death following vaccination with 17D-204 yellow fever vaccine. *Lancet* 2001; **358:** 121–2.
4. Martin M, *et al.* Fever and multisystem organ failure associated with 17D-204 yellow fever vaccination: a report of four cases. *Lancet* 2001; **358:** 98–104.
5. Agencia Española del Medicamentos y Productos Sanitarios. A death associated with yellow fever vaccination reported in Spain. Available at: http://www.eurosurveillance.org/ew/2004/041104.asp (accessed 25/08/05)
6. Whittembury A, *et al.* Viscerotropic disease following yellow fever vaccination in Peru. *Vaccine* 2009; **27:** 5974–81.
7. Khromava AY, *et al.* Yellow fever vaccine: an updated assessment of advanced age as a risk factor for serious adverse events. *Vaccine* 2005; **23:** 3265–63.

药物相互作用

参见疫苗项下，第2122页。

用途和用法

黄热疫苗用于抗黄热病主动免疫。免疫力通常在接种疫苗后10天左右产生，可持续多年。免疫只需深部皮下注射1剂，剂量为0.5ml，含有至少1000个小鼠LD_{50}单位。

在英国，建议为操作感染材料的实验室工作人员、旅行经过疫区或居住在疫区的人以及进入需出示国际免疫证书的国家的旅行者接种黄热疫苗。产生的免疫力可持续终生，尽管官方的黄热疫苗国际免疫证书的有效期仅为10年。有效期从初次接种后10天开始计算，且只有使用经WHO批准的疫苗在指定的中心接种才有效。

通常不建议为9月龄以下婴儿接种疫苗（见上文的**不良反应和注意事项**）。

1. Barrett ADT. Yellow fever vaccines. *Biologicals* 1997; **25:** 17–25.
2. WHO. Yellow fever vaccine: WHO position paper. *Wkly Epidem Rec* 2003; **78:** 349–59. Also available at: http://www.who.int/wer/2003/en/wer7840.pdf (accessed 30/06/10)
3. Barnett ED. Yellow fever: epidemiology and prevention. *Clin Infect Dis* 2007; **44:** 850–6.
4. Barrett AD, Teuwen DE. Yellow fever vaccine - how does it work and why do rare cases of serious adverse events take place? *Curr Opin Immunol* 2009; **21:** 308–13.
5. CDC. Yellow fever vaccine: recommendations of the Advisory Committee on Immunization Practices (ACIP). *MMWR* 2010; **59** (RR-7): 1–27. Also available at: http://www.cdc.gov/mmwr/pdf/rr/rr5907.pdf (accessed 02/09/10)

免疫程序 17D黄热疫苗是目前生产的唯一黄热疫苗[1,2]。世界上该疫苗的数量有限，相对较短的半衰期又不允许对该疫苗进行大量储备。对该疫苗的需要也有几分不规律，在黄热流行期间骤然增多，流行间期又需求很少。

在非洲和南美，执行两种不同的黄热免疫策略[1,2]。第一种是一旦疫病暴发即执行的应急免疫计划，旨在对处在流行中心的所有人群进行免疫，不论其先前免疫状况如何，以限制感染的传播。这种策略的缺点之一是直到接种后7天才能产生免疫力，而死亡在这个过渡期间就可能出现。第二种是常规大面积抗黄热免疫计划，旨在事先对所有有暴露危险的人群进行免疫。在WHO的扩大免疫计划中包括黄热疫苗；将该疫苗与麻疹疫苗同时为9月龄婴儿接种具有合乎逻辑的优点。在危险性较高的流行地带的农村地区，接受免疫的最低年龄可降至6月龄（见上文的**疫苗相关性神经病**）。

1. WHO. *Prevention and control of yellow fever in Africa*. Geneva: WHO, 1986.
2. WHO. Yellow fever vaccine: WHO position paper. *Wkly Epidem Rec* 2003; **78:** 349–60.

旅行者的免疫 WHO每年出版一份题为International Travel and Health的指导性文件。提供的信息涉及有黄热流行的非洲和南美以及其他要求旅行者出具有效免疫证件的国家。详情参见第2123页。

制剂

Ph. Eur.: Yellow Fever Vaccine (Live);
USP 33: Yellow Fever Vaccine.

专利制剂

Arg.: Stamaril; ***Austral.:*** Stamaril; ***Austria:*** Stamaril; ***Belg.:*** Stamaril; ***Canad.:*** YF-Vax; ***Chile:*** Stamaril; ***Cz.:*** Stamaril; ***Denm.:*** Stamaril; ***Fin.:*** Arilvax†; Stamaril; ***Fr.:*** Stamaril; ***Ger.:*** Stamaril; ***Hong Kong:*** Stamaril; ***Hung.:*** Stamaril; ***Irl.:*** Stamaril; ***Israel:*** Arilvax; Stamaril; ***Ital.:*** Stamaril; ***Malaysia:*** Stamaril; ***Neth.:*** Arilvax; Stamaril; ***Norw.:*** Stamaril; ***NZ:*** Stamaril; ***Pol.:*** Stamaril; ***Port.:*** Stamaril; ***S.Afr.:*** Arilvax†; Stamaril; ***Singapore:*** Stamaril; ***Spain:*** Stamaril; ***Swed.:*** Stamaril; ***Switz.:*** Arilvax†; Stamaril; ***Turk.:*** Stamaril†; ***UK:*** Arilvax; Stamaril; ***USA:*** YF-Vax; ***Venez.:*** Stamaril†.

其他

本章包括某些不容易分类的药物、草药、治疗地位尚不明确的新药，以及虽然临床不再使用，但仍存在研究价值的药物。还有关于毒性物质的专论，其毒性可能是药物治疗所需的。

Abrus 相思子

Abrus Seed; Bejuco de peonia; Indian Liquorice; Jequirity Bean; Jumble Beads; Prayer Beads; Regaliz americano; Rosary Beans; Semillas del regaliz americano.

简介

相思子是相思子植物（豆科）的种子。其成分之一是相思子毒素。与蓖麻毒素作用相似的相思子毒素，被认为是相思子导致毒性作用的根源。儿童食入一颗或数颗相思子足以致死。由于相思子存在坚硬的表皮，种子被整体吞咽时发生毒性的可能性小于被咀嚼以后。毒性作用发生在摄入后的几小时内或延迟到数天后。相思子中毒的迹象和症状与蓖麻毒蛋白中毒的描述（第2320页）类似。

相思子已经被用作草药形式的口服避孕药。

顺势疗法　相思子已经以下列名称被用作顺势疗法药物：Jeguirity。

1. Aslam M, Shaw JMH. Abrus in Asian medicine. *Pharm J* 1998; **261:** 822–4.
2. Fernando C. Poisoning due to Abrus precatorius (jequirity bean). *Anaesthesia* 2001; **56:** 1178–80.

制剂

多组分制剂　***Indon.:*** Enkasari; Ika Sariawan; ***Rus.:*** Travisil (Трависил).

顺势疗法制剂　***Austral.:*** Sedatif†; ***Canad.:*** Sedatif; ***Cz.:*** Sedatif PC; ***Fr.:*** Sedatif PC; ***Hung.:*** Sedatif; ***Port.:*** Sedatif PC; ***Switz.:*** Sedatif PC.

Absinthium 苦艾

Absinthe; Absinthii herba; Absintio; Ajenjo; Ajorizo; Artemisa; Assenzio; Fehér ürömfű; Hierba santa; Incienso de Andalucía; Karčiųjų kiečių žolė; Losna; Mali, Koiruoho; Malört; Pelin; Pelyňková nať; Wermutkraut; Wormwood; Ziele piołunu.

Полынь Горькая

CAS — 546-80-5 (α-thujone); 471-15-8 (β-thujone).

ATC Herb — HA03AW5004 (Artemisia absinthium: herb); HA05AW5002 (Artemisia absinthium: herb); HA09WA5002 (Artemisia absinthium: herb); HP02WA5001 (Artemisia absinthium: herb).

UNII — F84709P2XV.

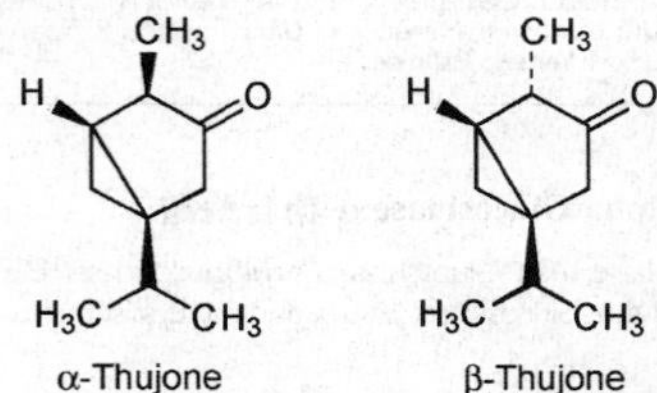

(*α-thujone*)

注：Hierba Santa（yerba santa）这个名称已用于包括圣草（the genus *Eriodictyon*）类在内的许多植物（第1488页）。

俗名　以下术语已被用作各类苦艾的"俗名"（见第vii页）或俚语：Green Fairy；Green Goddess；La Fée Verte。

Pharmacopoeias. In *Eur.* (see p.vii)

Ph. Eur. 6. 8（Wormwood）　苦艾是艾属植物苦艾的叶子或者花的顶部，或者干燥全草切割的混合物。以干燥品计，苦艾中含有的挥发油不低于2ml/kg。避光。

简介

苦艾通常被作为一种苦味剂，也作为香料小量地放入醇类饮料中。但在某些国家，苦艾用于食品、饮料或药品被认为是不安全的。长期或大剂量服用苦艾会导致苦艾中毒，特征是不安、呕吐、眩晕、震颤和惊厥。与樟脑作用相似的侧柏酮（Thujone）是苦艾挥发油的主要成分。

苦艾已经被研究用于治疗炎性肠道疾病。

顺势疗法　苦艾已经以下列名称被用作顺势疗法药物：Artemisia absinthium；Artemisia absinthium ex herba siccata；Absinth。

1. Weisbord SD, *et al.* Poison on line—acute renal failure caused by oil of wormwood purchased through the Internet. *N Engl J Med* 1997; **337:** 825–7.
2. Skyles AJ, Sweet BV. Wormwood. *Am J Health-Syst Pharm* 2004; **61:** 239–42.
3. Omer B, *et al.* Steroid-sparing effect of wormwood (Artemisia absinthium) in Crohn's disease: a double-blind placebo-controlled study. *Phytomedicine* 2007; **14:** 87–95.
4. Krebs S, *et al.* Wormwood (***Artemisia absinthium***) suppresses tumour necrosis factor alpha and accelerates healing in patients with Crohn's disease—a controlled clinical trial. *Phytomedicine* 2010; **17:** 305–9.

制剂

专利制剂

Cz.: Nat Pelynku Praveho†.

多组分制剂　***Austria:*** Abdomilon N; Eryval†; Magentee St Severin; Mariazeller; Pervivo; Sigman-Haustropfen; Virgilocard†; ***Braz.:*** Camomila; ***Canad.:*** Gallexier; Para Gard; ***Cz.:*** Abdomilon†; Contraspan†; Eugastrin†; Original Schwedenbitter; Zaludecni Cajova Smes; ***Fr.:*** Tisane Hepatique de Hoerdt; ***Ger.:*** Abdomilon N; Amara-Tropfen; Floradix Multipretten N; Gallemolan forte; Gallexier; Gastritol; Lomatol†; Pascopankreat; Stomachysat N†; Stullmaton†; ventri-loges N; ***Hung.:*** Bittner; ***India:*** Toniazol†; ***Pol.:*** Artemisol; Krople Zoladkowe; Pervivo†; ***Rus.:*** Gastroguttal (Гастрогуттал); Maraslavin (Мараславин); Original Grosser Bittner Balsam (Оригинальный Большой Бальзам Биттнера); ***S.Afr.:*** Amara†; ***Switz.:*** Baume; Gouttes Amara; Kernosan Heidelberger Poudre; Metabol; Pommade au Baume; ***Ukr.:*** Gastritol (Гастритол).

顺势疗法制剂　***Canad.:*** Amaratopfen; Digest-X Yucca L110†; Formula ES 211; ***Fr.:*** Carominthe; Yucca Complexe No 110; ***Ger.:*** Antinephrin M†; Gastritis Complex; K 1000 T†; Kattwigast†; Magen-Darmtropfen N; Payasanit gastro†; Ventrigutt M; ***UK:*** Nausyn.

Acedoben（*pINN*）醋氨苯酸

Acedobén; Acédobène; Acedobenum. *p*-Acetamidobenzoic acid.

Ацедобен

$C_9H_9NO_3$ = 179.2.

CAS — 556-08-1.

UNII — 04Z20NMK31.

简介

醋氨苯酸是异丙肌苷（第851页）的成分，以钾盐形式口服，用于治疗皮肤病。醋氨苯酸及其钠盐已经被局部使用。

制剂

多组分制剂　***Spain:*** Amplidermis†; Hongosan.

Aceglutamide（*rINN*）乙酰谷酰胺

Aceglutamida; Acéglutamide; Aceglutamidum. N^2-Acetyl-L-glutamine; 2-Acetylamino-L-glutaramic acid.

Ацеглутамид

$C_7H_{12}N_2O_4$ = 188.2.

CAS — 2490-97-3.

UNII — 01J18G9G97.

简介

乙酰谷酰胺用于改善患者的记忆力和注意力。乙酰谷酰胺铝（第1625页）作为制酸剂使用。

制剂

多组分制剂　***Chile:*** Cebrocal; ***Ital.:*** Acutil Fosforo; Memovisus†; Tonoplus†; ***Mex.:*** Italviron.

Acemannan（*USAN*, *rINN*）醋孟南

Acemanán; Acémannan; Acemannanum; Polymanoacetate.

Ацеманнан

CAS — 110042-95-0.

简介

醋孟南是从芦荟黏液（*A. barbadensis*）中提取的高度乙酰化、多分散系的直链甘露聚糖。它具有免疫调节的特性，通常作为外伤及口腔黏膜制剂配方的辅料成分。

制剂

专利制剂

USA: Carrasyn; DiaB Gel; Oral Wound Rinse; RadiaGel; SaliCept; Ultrex.

Acetic Acid 乙酸

Acide acétique; Ácido acético; Ácido etanóico; Ácido etílico; Ácido metanocarboxílico; Acidum aceticum; Acto rūgštis; Asetik Asit; Ättiksyra; E260; Ecetsav; Eisessig (glacial acetic acid); Essigsäure; Etanoico; Ethanoic Acid; Etikkahappo; Kwas octowy; Kyselina octová.

$C_2H_4O_2$ = 60.05.

CAS — 64-19-7.

ATC — G01AD02; S02AA10.

ATC Vet — QG01AD02; QS02AA10.

UNII — Q40Q9N063P.

注：术语乙酸常会引起混淆，关于其浓度是否以冰乙酸（$C_2H_4O_2$）或其稀释液的百分比表示。在本书中，乙酸的百分比数字代表 $C_2H_4O_2$ 的总量。

Pharmacopoeias. Glacial acetic acid is included in *Chin.*, *Eur.* (see p.vii), *Int.*, *Jpn*, and *US.*

Solutions containing about 30 to 37% are included in *Br.* (33%), *Chin.* (36 to 37%), *Int.*, *Jpn* (30 to 32%), and *Swiss* (30%). Also in *USNF* (36 to 37%).

Dilute acetic acid (6%) is included in *Br.* and *Int.* Also in *USNF.*

Ph. Eur. 6. 8（Acetic Acid, Glacial; Acidum Aceticum Glaciale）　结晶性聚积或澄清无色的挥发性液体。凝固点不低于14.8℃。可与水、乙醇和二氯甲烷混合。贮藏于密闭容器中。

BP 2010［Acetic Acid（33 per cent）］　含有32.5%～33.5%（w/w）的 $C_2H_4O_2$。为澄清无色、带有刺激性臭的液体。可与水、乙醇和甘油混合。

BP 2010［Acetic Acid（6 per cent）］　含5.7%～6.3%（w/w）的 $C_2H_4O_2$，由33%的乙酸稀释而得。

USP 33（Glacial Acetic Acid）　一种澄清无色、带有刺激性臭的液体。沸点约118℃。可与水、乙醇、甘油混合。贮藏于密闭容器中。

USNF 28（Acetic Acid）　含36%～37%（w/v）的 $C_2H_4O_2$。为澄清无色、带有强烈特征性臭的液体。可与水、乙醇以及甘油混溶。贮藏于密闭容器中。

USNF 28（Diluted Acetic Acid）　含5.7%～6.3%（w/v）的 $C_2H_4O_2$。由乙酸稀释而得。贮藏于密闭容器中。

不良反应和处置

局部使用乙酸制剂可以产生刺激或灼伤。食入冰乙酸会产生与食入盐酸（第2255页）相似的不良反应，处理的方法也与盐酸类似。

用途和用法

冰乙酸通常被用作腐蚀剂。稀释液具有抗细菌（据报告可有效对抗嗜血杆菌和假单胞菌）、抗真菌、抗原虫的作用。常用剂型有阴道凝胶剂、皮肤和指甲用的局部制剂以及滴耳剂。稀释的乙酸也可作为祛痰剂和收敛剂，还用于治疗疣（第1511页）、伤愈组织和海蜇螯伤（见下文）。溶液也被用于软化耵聍（第1646页）和治疗外耳炎（第173页）。作为一种对宫颈癌的筛查方法，用乙酸进行子宫颈部视觉检查（VIA）的方法正在被研究，特别是在细胞学方法的设备受限的地方。

4%（w/v）的 $C_2H_4O_2$ 溶液是众所周知的人造醋，或称非发酵调味品。醋是一种发酵的产品。

水母螯伤　将醋或3%～10%的醋酸，放入盛水母（海蜇）的容器中，使海蜇附着的触须失去活动能力（见第2140页）。有报告指出，醋酸溶液也可用于相关种群的螯伤[1]，尽管某些海蜇会进一步释放毒液[2]。

1. Fenner PJ, *et al.* "Morbakka", another cubomedusan. *Med J Aust* 1985; **143:** 550–5.
2. Fenner PJ, Fitzpatrick PF. Experiments with the nematocysts of Cyanea capillata. *Med J Aust* 1986; **145:** 174.

外伤和烧伤 铜绿假单胞菌感染的外伤（第1511页）和烧伤（第1505页），可延迟伤口愈合，使用5%浓度的乙酸溶液可以治愈这些感染[1]。

1. Milner SM. Acetic acid to treat Pseudomonas aeruginosa in superficial wounds and burns. *Lancet* 1992; **340:** 61.

制剂

BP 2010: Strong Ammonium Acetate Solution;
USP 33: Acetic Acid Irrigation; Acetic Acid Otic Solution; Hydrocortisone and Acetic Acid Otic Solution.

专利制剂

Arg.: Cutinova; Hexa-Defital Crema Enjuague; Otopreven; Pelo Libre Protectora; Pil-G Uso†; ***Austral.:*** Summers Eve Douche; ***Chile:*** Soft Kilnits†; ***Fr.:*** Para Lentes; ***Ger.:*** Liberanit; ***Gr.:*** Instaret; ***UK:*** EarCalm; Meltus Baby; ***USA:*** Feminique; Massengill Disposable; Summers Eve Disposable; ***Venez.:*** Duvagin; Fem Ducha.

多组分制剂 ***Arg.:*** Aglio†; Callicida; Detebencil Nit; Fuera Bicho; Hexa-Defital Plus; Microsona Otica; Uze Active; Yalu†; ***Austral.:*** Aqua Ear; Ear Clear for Swimmer's Ear; ***Belg.:*** Aporil; ***Braz.:*** A Curitybina; Kalostop†; Lacto Vagin†; ***Canad.:*** Haemosol H; SH-206†; Viron Wart Lotion; ***Chile:*** Concentrado Acido; Summer's Eve Vinagre y Agua†; ***Cz.:*** Solcogyn†; ***Fr.:*** Anticor; Dialysol Acide; Nitrol; Ysol 206; ***Ger.:*** Gehwol Huhneraugen-Tinktur; Solco-Derman; ***Gr.:*** Otocort; ***Hong Kong:*** Baby Cough with Antihistamine; Solcoderm†; ***Hung.:*** Strand; ***India:*** Perfocyn†; ***Irl.:*** Phytex; ***Ital.:*** Cue Soluzione Otologica; Oleo Calcarea; ***Malaysia:*** Solcoderm†; ***Neth.:*** Buckleys Kinderhoestsiroop†; ***NZ:*** VoSoL; ***Pol.:*** Acifungin; Solcogyn; ***Rus.:*** Bubil (Бубил)†; Solcoderm (Солкодерм); Solcovagin (Солковагин); ***Spain:*** Callicida Cor Pik; Callicida Rojo; Keranin; Nitroina; Quocin; ***Switz.:*** Solcoderm; Solcogyn; Waruzol; ***Thai.:*** Baby Cough Syrup Atlantic; Baby Cough with Antihistamine; ***Turk.:*** Dilan†; Rendializat Sodyum; SH-206; Tuba; ***UK:*** Ellimans; Goddards Embrocation; Phytex; Potters Gees Linctus; Sanderson's Throat Specific; ***Ukr.:*** Solcoderm (Солкодерм); Solcovagin (Солковагин); ***USA:*** AABP; Acetasol; Acetasol HC; Acid Jelly; Auralgan; Borofair Otic; Burow's; Fem pH; Klout; Otic Domeboro; Otic Edge; Star-Otic; Tridesilon†; VoSoL HC; ***Venez.:*** Gynovit; Kayivis; Saxacid.

顺势疗法制剂 ***Austria:*** Santus†.

Acetohydroxamic Acid (*USAN*, *rINN*) 乙酰异羟肟酸

N-Acetyl Hydroxyacetamide; Acide Acétohydroxamique; Ácido acetohidroxámico; Acidum Acetohydroxamicum; AHA.

Ацетогидроксамовая Кислота

$C_2H_5NO_2$ = 75.07.
CAS — 546-88-3.
ATC — G04BX03.
ATC Vet — QG04BX03.
UNII — 4RZ82L2GY5.

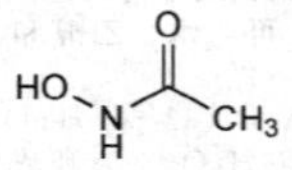

Pharmacopoeias. In *US.*

USP 33（Acetohydroxamic Acid） 白色、微吸湿的结晶粉末。易溶于水和乙醇；极微溶于氯仿。贮藏于8～15℃的密闭容器中。

不良反应和注意事项

可发生静脉炎、血栓、溶血性贫血和缺铁性贫血。动物试验报告存在骨髓抑制。其他不良反应包括头痛、胃肠功能紊乱、脱发、皮疹（特别在饮酒以后）、震颤以及焦虑和抑郁等精神症状。治疗过程中应有规律地监测血细胞计数和肾脏功能。急性肾功能衰竭患者不应给予乙酰异羟肟酸。

妊娠 动物试验结果表明，乙酰异羟肟酸可致畸。

药物相互作用

乙酰异羟肟酸能与口服的铁螯合，使两者的吸收都降低。与酒同服可导致皮疹。

药动学

乙酰异羟肟酸在胃肠道吸收迅速，血浆浓度在1h内达峰。血浆半衰期达10h，在肾功能受损时可能更长。乙酰异羟肟酸部分代谢为惰性的乙酰胺，剂量的2/3可能以原形经尿排泄。

用途和用法

乙酰异羟肟酸抑制细菌的尿素酶，从而降低尿液的氨浓度和碱性。它被用于慢性泌尿道感染的辅助治疗（第189页），也被用于预防鸟粪石肾结石的形成（第2101页），尽管这一疗效尚未被明确认定。

乙酰异羟肟酸口服给药，常用剂量为每次250mg，每日3～4次。每日总剂量不应该超过1.5g。儿童剂量和肾损伤患者的剂量见下文。

儿童用法 患有慢性顽固性尿素分裂（urea-splitting）的尿路感染的儿童已经口服给予醋羟胺酸。每日10mg/kg，分2次或3次服用，用药周期可至1年。但是，用药期间应密切监控，因为剂量与用药间隔没有经过临床研究确认。

在肾损伤中的用法 血清肌酐浓度超过220μmol/L的患者不宜使用乙酰异羟肟酸；如果血清肌酐浓度为160～220μmol/L，最大的每日口服剂量应为1g，服药的时间间隔应该延长到12h。

制剂

USP 33: Acetohydroxamic Acid Tablets.

专利制剂

Spain: Uronefrex; ***USA:*** Lithostat.

Acetylleucine (*rINN*) 乙酰亮氨酸

Acetileucina; Acétylleucine; Acetylleucinum; RP-7542. *N*-Acetyl-DL-leucine.

Ацетилейцин

$C_8H_{15}NO_3$ = 173.2.
CAS — 99-15-0.
ATC — N07CA04.
ATC Vet — QN07CA04.
UNII — K76S41V71X.

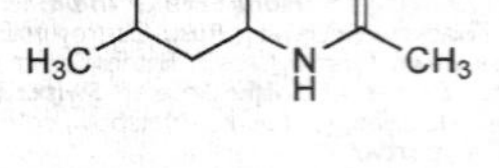

简介

乙酰亮氨酸用于治疗眩晕（第538页），常用剂量是每日最高2g，分次口服；或每日1g静脉注射。偶尔也可使用更高的剂量。

1. Ferber-Viart C, *et al.* Effects of acetyl-DL-leucine in vestibular patients: a clinical study following neurotomy and labyrinthectomy. *Audiol Neurotol* 2009; **14:** 17–25.

制剂

专利制剂

Fr.: Tanganil.

Acexamic Acid (*BAN*, *rINN*) 乙酰氨己酸

Acide Acexamique; Ácido acexámico; Acidum Acexamicum; CY-153; Epsilon Acetamidocaproic Acid. 6-Acetamidohexanoic acid.

Ацексамовая Кислота

$C_8H_{15}NO_3$ = 173.2.
CAS — 57-08-9 (acexamic acid); 70020-71-2 (zinc acexamate).
UNII — 7IC4BO7D3R.

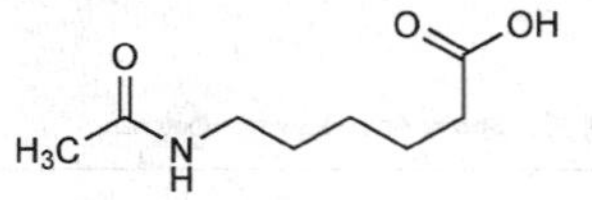

Pharmacopoeias. *Eur.* (see p.vii) includes Zinc Acexamate.

简介

乙酰氨基己酸结构上与抗纤溶药物氨基己酸（第1020页）相似。乙酰氨基己酸一般以钙盐或钠盐的形式存在，局部或全身应用，可促进溃疡和各种其他皮肤损伤的痊愈。其锌盐用于治疗消化器官溃疡症。

1. Reis AM, *et al.* Allergic contact dermatitis to acexamic acid. *Contact Dermatitis* 2008; **58:** 241–2.

制剂

专利制剂

Arg.: Plastenan; Restaurene; ***Belg.:*** Plastenan†; ***Fr.:*** Plastenan; ***Mex.:*** Recoveron; ***Spain:*** Copinal.

多组分制剂 ***Arg.:*** Bagoderm; Cicatrizol; Lisoderma; Plastenan con Neomicina; ***Mex.:*** Dermatolona; Recoveron N; Recoveron NC; ***Port.:*** Plastenan Neomicina†; ***Spain:*** Plaskine Neomicina.

Achillea 蓍（草）属

Achillée millefeuille; Aquilea; Cickafarkfű; Cientoenrama; Kraujažolių žolė; Milenrama; Milfoil; Milhojas; Millefolii herba; Řebříčková nať; Rölleka; Schafgarbe; Siankärsämö; Yarrow; Ziele krwawnika.

Тысячелистник Обыкновенный

CAS — 8022-07-9 (yarrow root oil).
ATC Herb — HA03AW5001 (Achillea millefolium: herb); HA09WA5001 (Achillea millefolium: herb); HA05AW5001 (Achillea millefolium: herb); HC05AW5001 (Achillea millefolium: herb); HA03WX5001 (Achillea millefolium: herb); HG02WA5001 (Achillea millefolium: herb); HR05YA5001 (Achillea millefolium: herb); HM01AW5001 (Achillea millefolium: herb); HN02BG5001 (Achillea millefolium: herb).
UNII — 2FXJ6SW4PK.

Pharmacopoeias. In *Eur.* (see p.vii).

Ph. Eur. 6.8（Yarrow） 整体或切割的、干燥的蓍草花的顶部。以干燥品计，其含有不少于2ml/kg的挥发油和不少于0.02%的原薁（proazulenes） [以菊薁（chamazulene）($C_{14}H_{16}$=184.3) 表示]。避光。

简介

蓍（草）属已被用作草药。据称其具有发汗、抗炎以及其他多种作用。有报告称它会引起接触性皮炎。

蓍草根油也被用于芳香疗法。

顺势疗法 蓍（草）属作为顺势疗法药物常用下列名称：Achillea millefolium；Millefolium；Achillea ex herba；Millef。

1. Anonymous. Final report on the safety assessment of yarrow (Achillea millefolium) extract. *Int J Toxicol* 2001; **20** (suppl 2): 79–84.
2. Benedek B, Kopp B. Achillea millefolium L. s.l. revisited: recent findings confirm the traditional use. *Wien Med Wochenschr* 2007; **157:** 312–14.
3. Nemeth E, Bernath J. Biological activities of yarrow species (*Achillea* spp.). *Curr Pharm Des* 2008; **14:** 3151–67.

制剂

专利制剂

Cz.: Gallentee†; Nat Rebricku†; Rebrickovy Caj, Rebrickova Nat; ***Mex.:*** Blancaler.

多组分制剂 ***Austral.:*** Diaco; Flavons†; Masculine Herbal Complex; ***Austria:*** Abfuhrtee St Severin; Amersan; Gallen- und Lebertee St Severin; Mariazeller; Menodoron; ***Canad.:*** Cystoforce; Floradix Kindervital; Honey Herb Cough Drops; Natraway Sport 1 & 2; Natraway Sport 3; Original Herb Cough Drops; ***Cz.:*** Amersan; Cajova Smes pri Redukcni Diete†; Cicaderma; Hemoral†; Hertz- und Kreislauftee†; Kamillan Plus†; Perospir†; Projimava; Species Urologicae Planta; Stomatosan†; Ungolen†; Zaludecni Cajova Smes; ***Fr.:*** Afra; Colitisane; Gonaxine; Menoxine†; Tisane Hepatique de Hoerdt; Tisane Provencale no 5; ***Ger.:*** Alasenn; Amara-Tropfen; Floradix Multipretten N; Gallexier; Hevert Stoffwechsel-Tee N; Imupret; Menodoron; Sedovent; Stomachysat N†; Tonsilgon†; ***Hung.:*** Gallexier; Gastrosol; Hemorid; Menofit; Mensesyl; Noditran†; Salus Multipretten; Szent Lukacs; Urogin; Uroherb; ***Ital.:*** Bulboshap; Forticrin; Lozione Same Urto; Pik Gel; ***Malaysia:*** Bonnisan; ***Pol.:*** Amarosal; Artecholin†; Artecholwex†; Cholavisol; Dyspepsin; Enterosol; Gastrobonisol; Hemorol; Liv 52; Nefrobonisol; Nervosan; Pervivo†; Reumosol; Salviasept; Sanofil; ***Port.:*** Cicaderma; Fade Cream†; ***Rus.:*** Doppelherz Energotonik (Доппельгерц Энерготоник); Fitantis (Фитантис); GeKaTon (Жекатон); Laxantis Species No 1 (Слабительный Сбор 1); Liv 52 (Лив 52); Original Grosser Bittner Balsam (Оригинальный Большой Бальзам Биттнера); Tonsilgon N (Тонзилгон Н); ***S.Afr.:*** Amara†; Clairo†; Menodoron†; ***Spain:*** Jaquesor†; Menstrunat†; Natusor Circusil†; Natusor Gastrolen†; Natusor Jaquesan†; ***Switz.:*** Baume; Gastrosan; Gouttes Amara; Kernosan 24; Kernosan 26; Kernosan Heidelberger Poudre; Liv 52; Pommade au Baume; Tisane hepatique et biliaire; Tisane pour l'estomac; Venaphyt N; ***UK:*** Catarrh-eeze; Rheumatic Pain Remedy; Tabritis; Wellwoman; ***Ukr.:*** Imupret (Имупрет); Tonsilgon N (Тонзилгон).

顺势疗法制剂 ***Austral.:*** Echine†; ***Austria:*** Kolsan†; Traumeel; ***Canad.:*** Amaratopfen; Cicaderma; Traumeel; ***Chile:*** Variplex; ***Cz.:*** Traumeel; ***Fr.:*** Arnica Complexe no 1; Cicaderma; Diacure; Homeodose†; Millefolium Complexe No 7; ***Ger.:*** Chiroplexan H†; Heweven Complex; Infihepan†; Pflugerplex Arnica†; Regena-Haut W; Traumeel S; Venokatt; Zimpels Erkaltungskomplex I†; ***Neth.:*** Cystilite; Traumeel; ***Rus.:*** Cicaderma (Цикадерма); ***S.Afr.:*** Achillea Comp†; Chamomilla/Millefolium Comp†; Traumeel S; ***Switz.:*** Regenaplex Nr. 25b; Regenaplex Nr. 31c; Regenaplex Nr. 59b; ***UK:*** Laxadoron; Menodoron; ***Ukr.:*** Traumeel S (Траумель С)†; ***USA:*** Traumeel; ***Venez.:*** Traumeel.

Acid Alpha Glucosidase α-糖苷酶酸

Acid Maltase; Alfa Glucosidasa; Amyloglucosidase; EC 3.2.1.3; Glucan 1,4-α-Glucosidase; α-Glucosidasa; Lysosomal α-glucosidase.

Альфа-глюкозидаза

CAS — 9032-08-0.

Alglucosidase Alfa (*USAN*, *rINN*) α-糖苷酶

Alglucosidasa alfa; Alglucosidasum Alfa; rhGAA.

Альглюкозидаза Альфа

CAS — 420784-05-0.
ATC — A16AB07.
ATC Vet — QA16AB07.
UNII — DTI67O9503.

注：名称"Pompase"已经被用作α-糖苷酶的商标。

不良反应、处置和注意事项

α-糖苷酶通常会引起发热、潮红、腹泻、呕吐、荨麻疹、咳嗽、上呼吸道感染、中耳炎、肺炎、心动过速、气促和缺氧。也有报道会出现心搏骤停。急性病患者在输液给药时，会承担心肺功能衰竭的较大风险。

α-糖苷酶常见输液反应；其症状可以通过减缓输注速度、暂停输液和/或给予抗组胺药、皮质激素或解热药加以缓解，这些药物也可以在治疗前使用。严重的过敏反应可能需要立即停止输注。也有报道，在输注α-糖苷酶时，发生过包括过敏性休克在内的严重过敏反应。

晚期糖原贮积症Ⅱ型患者的心功能衰弱，应密切监控，因为他们可能预先有倾向发生更严重的输液反应并发症的风险。

虽然长期功效的作用还不清楚，但多数患者在治疗最初的3个月中，对α-糖苷酶产生IgG抗体。抗体的存在，使患者倾向于产生输液反应。

用途和用法

α-糖苷酶是一种重组型人酸性α-葡糖苷酶，作为酶替代疗法，用于糖原贮积症Ⅱ型的治疗（见下文）。它通过输液泵静脉给药，每2周1次，每次20mg/kg。药液总容量由患者的体重决定，输注时间应该长于4h。输注的速率应该逐步提高。初始速率应不高于每小时1mg/kg。一旦患者可以忍受这一速率，就可以每隔30min，将速率提高到每小时2mg/kg。同时，在每次提高速率以前，监测生命体征。最高的输注速率为每小时重7mg/kg。

儿童用法 注册药品信息提及，对于α-糖苷酶治疗儿童和青少年的糖原贮积症Ⅱ型，不存在特别原因的证据。*BNFC 2010/11* 注释，上述剂量，可用于新生儿以及婴幼儿和儿童。

糖原贮积症Ⅱ型 糖原贮积症Ⅱ型（Ⅱ型糖原贮积病；Ⅱ型糖原病；酸性α-麦芽糖酶缺乏）是一种罕见、致命的、因酸性葡糖苷酶缺乏导致的常染色体隐性紊乱。酸性葡糖苷酶能够切断α-1,4和α-1,6葡萄糖苷与溶糖原之间的连接键，释放葡萄糖。糖原累积会导致进行性肌病，尤其是呼吸肌、骨骼肌和心肌。婴儿罹患糖原贮积症Ⅱ型，在其出生后的第一年，会迅速、进行性地导致心肺功能衰竭。青少年和成年人罹患糖原贮积症Ⅱ型，糖原积聚主要局限在骨骼肌，导致肌肉无力和呼吸衰弱程度变化的进程非常缓慢。少数患者也可能牵连到心脏。糖原贮积症Ⅱ型为多系统紊乱，需要广泛的支持治疗。α-糖苷酶是重组型人酸性α-葡糖苷酶，作为酶替补疗法，治疗糖原贮积症Ⅱ型，其最大的治疗效果表现在婴儿患病的初期，而对迟发性糖原贮积症Ⅱ型功效的证据有限。

1. Amalfitano A, *et al.* Recombinant human acid alpha-glucosidase enzyme therapy for infantile glycogen storage disease type II: results of a phase I/II clinical trial. *Genet Med* 2001; **3:** 132–8.
2. Van den Hout JM, *et al.* Enzyme therapy for Pompe disease with recombinant human alpha-glucosidase from rabbit milk. *J Inherit Metab Dis* 2001; **24:** 266–74.
3. Kishnani PS, Howell RR. Pompe disease in infants and children. *J Pediatr* 2004; **144** (suppl): S35–S43.
4. Hunley TE, *et al.* Nephrotic syndrome complicating alpha-glucosidase replacement therapy for Pompe disease. Abstract: *Pediatrics* 2004; **114:** 1080.
Full version: http://www.pediatrics.org/cgi/content/full/114/4/e532 (accessed 17/01/06)
5. Kishnani PS, *et al.* Chinese hamster ovary cell-derived recombinant human acid α-glucosidase in infantile-onset Pompe disease. *J Pediatr* 2006; **149:** 89–97.
6. van der Beek NA, *et al.* Pompe disease (glycogen storage disease type II): clinical features and enzyme replacement therapy. *Acta Neurol Belg* 2006; **106:** 82–6.
7. Kishnani PS, *et al.* Recombinant human acid α-glucosidase: major clinical benefits in infantile-onset Pompe disease. *Neurology* 2007; **68:** 99–109.
8. Fukuda T, *et al.* Acid alpha-glucosidase deficiency (Pompe disease). *Curr Neurol Neurosci Rep* 2007; **7:** 71–7.
9. Rossi M, *et al.* Long-term enzyme replacement therapy for Pompe disease with recombinant human alpha-glucosidase derived from Chinese hamster ovary cells. *J Child Neurol* 2007; **22:** 565–73.
10. Chen L-R, *et al.* Reversal of cardiac dysfunction after enzyme replacement in patients with infantile-onset Pompe disease. *J Pediatr* 2009; **155:** 271–5.
11. Llerena JC, *et al.* The Brazilian consensus on the management of Pompe disease. *J Pediatr* 2009; **155** (suppl 2): S47–S56.
12. Chien Y-H, *et al.* Pompe disease in infants: improving the prognosis by newborn screening and early treatment. *Pediatrics* 2009; **124:** e1116–e1125.
Available at: http://pediatrics.aappublications.org/cgi/reprint/124/6/e1116 (accessed 12/02/10)

制剂

Austria: Myozyme; ***Belg.:*** Myozyme; ***Canad.:*** Myozyme; ***Cz.:*** Myozyme; ***Denm.:*** Myozyme; ***Fr.:*** Myozyme; ***Ger.:*** Myozyme; ***Gr.:*** Myozyme; ***Hong Kong:*** Myozyme; ***Irl.:*** Myozyme; ***Israel:*** Myozyme; ***Ital.:*** Myozyme; ***Neth.:*** Myozyme; ***Norw.:*** Myozyme; ***Port.:*** Myozyme; ***Spain:*** Myozyme; ***Swed.:*** Myozyme; ***Switz.:*** Myozyme; ***UK:*** Myozyme; ***USA:*** Myozyme.

多组分制剂 ***Canad.:*** Digesta.

Acid Fuchsine 酸性品红

Acid Magenta; Acid Roseine; Acid Rubine; CI Acid Violet 19; Colour Index No. 42685; Fucsina ácida; Rubina ácida.

Кислый Фуксин

CAS — 3244-88-0;.

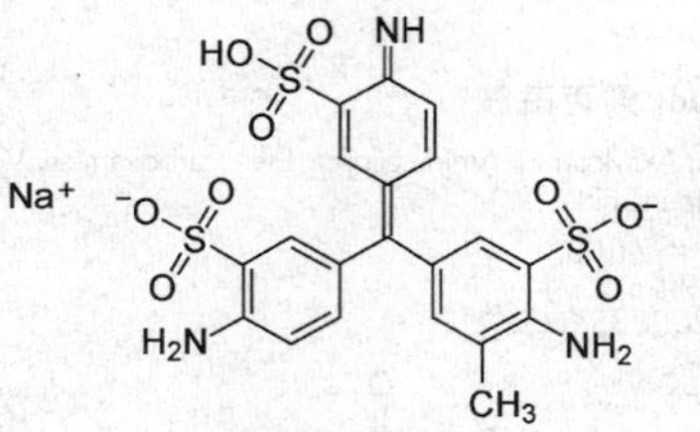

简介

酸性品红是三磺酸品红的双钠或双氨盐，通常作为显微染色剂和pH指示剂。

Acitazanolast (*rINN*) 阿扎斯特

Acitazanolastum; WP-871. 3'-(1*H*-tetrazol-5-yl)oxanilic acid.

Ацитазанопаст

$C_9H_7N_5O_3$ = 233.2.

CAS — 114607-46-4.

UNII — 99Y8VJ356G.

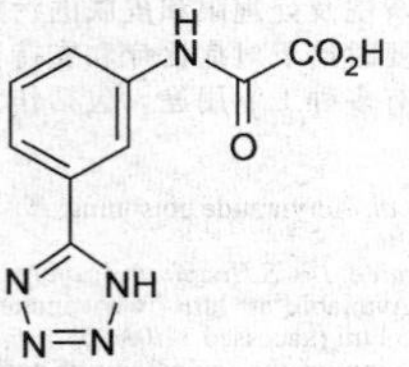

简介

阿扎斯特是一种白三烯抑制剂，以0.1%浓度的水合物用于滴眼剂，治疗过敏性结膜炎（第536页）。

制剂

Jpn: Zepelin.

Aconite 乌头

Acetylbenzoylaconine (aconitine); Aconit.; Aconit napel; Aconite Root; Aconiti Tuber; Acónito; Aconitum napellus; Amapelo; Anapelo; Matalobos; Monkshood Root; Napelo; Radix Aconiti; Vedegambre azul; Wolfsbane Root. 8-Acetoxy-3,11,18-trihydroxy-16-ethyl-1,6,19-trimethoxy-4-methoxymethylaconitan-10-yl benzoate (aconitine).

Аконит; Борец; Царь-зелье

$C_{34}H_{47}NO_{11}$ = 645.7 (aconitine).

CAS — 8063-12-5 (aconite); 302-27-2 (aconitine).

ATC Herb — HM02AX5001 (Aconitum napellus: root).

UNII — U0NQ8555JD (Aconitum napellus); KPD2N7348X (Aconitum napellus, root).

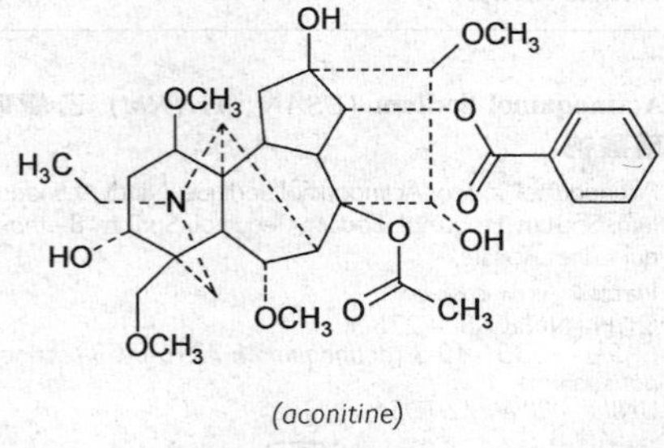

(aconitine)

注：牛扁（附子草）通常被称为山金车花（第2183页）。

性状 乌头是*Aconitum napellus* agg.（毛茛科）的干燥块根，含有多种生物碱，主要的药理活性成分是乌头碱。

Pharmacopoeias. *Chin.* and *Jpn* include the root of various *Aconitum* spp.

不良反应和处置

乌头导致心力衰竭反复不定地发作，也侵袭中枢神经系统。

乌头的中毒症状可出现在口服后的几分钟到2h。中毒死亡一般发生在12h以内。但是剂量较大时死亡也可能瞬间发生。

最初的症状（一个重要的诊断指征）是随着全身性感觉异常而出现的口舌、手指和脚趾的麻刺感。其他症状还有恶心、呕吐、腹泻、肌肉无力、骨骼肌麻痹和呼吸困难。可能出现的症状还有出汗、寒战和一种强烈的寒冷感觉。一些严重病例还可能发生呼吸麻痹、低血压和心律失常。

虽然洗胃的效果并不确实，但是对口服中毒1h以内的患者仍应该尝试洗胃。也可考虑使用活性炭。应该对患者进行观察和监控，必要时应给予纠正和支持治疗。虽然对于心动过缓的患者可试用阿托品缓解，但是心律失常仍然会干扰治疗过程。

中毒 参考文献如下。

1. Kelly SP. Aconite poisoning. *Med J Aust* 1990; **153:** 499.
2. Tai Y-T, *et al.* Cardiotoxicity after accidental herb-induced aconite poisoning. *Lancet* 1992; **340:** 1254–6.
3. Kolev ST, *et al.* Toxicity following accidental ingestion of Aconitum containing Chinese remedy. *Hum Exp Toxicol* 1996; **15:** 839–42.
4. Mak W, Lau CP. A woman with tetraparesis and missed beats. *Hosp Med* 2000; **61:** 438.
5. Imazio M, *et al.* Malignant ventricular arrhythmias due to Aconitum napellus seeds. *Circulation* 2000; **102:** 2907–8.
6. Chan TYK. Incidence of herb-induced aconitine poisoning in Hong Kong: impact of publicity measures to promote awareness among the herbalists and the public. *Drug Safety* 2002; **25:** 823–8.
7. Lowe L, *et al.* Herbal aconite tea and refractory ventricular tachycardia. *N Engl J Med* 2005; **353:**1532.
8. Chan TY. Aconite poisoning. *Clin Toxicol* 2009; **47:** 279–85.

用途和用法

乌头搽剂已经用于治疗神经痛、坐骨神经痛和风湿病。足量的乌头碱能经过皮肤吸收导致中毒，因此搽剂绝不应该用于伤口或破损的皮肤表面。乌头不应内服使用，因为其治疗指数低，潜在的作用反复不定。可是有报告指出，乌头在传统中药中是一种普通的有效成分，也是某些咳嗽合剂中的有效成分。

顺势疗法 乌头已经以下列名称被用作顺势疗法药物：Aconitum，radix；Aconitum，rad。

全植物欧乌头（Aconitum nap），与相关植物乌头茨（Aconitum fer）的根一样，也被用作顺势疗法药物。

制剂

多组分制剂 ***Arg.:*** No-Tos Adultos; ***Austral.:*** Cold & Flu Respatona Decongestant Cough Relief†; Cold & Flu Respatona Dry Cough Relief†; ***Austria:*** Rheuma; ***Belg.:*** Colimax†; Eucalyptine Pholcodine Le Brun†; Saintbois; ***Braz.:*** Agrimel†; Expectomel†; Gotas Nican†; Limao Bravo†; Melagriao; Pectal†; ***Chile:*** Gotas Nican†; ***Cz.:*** Pleumolysin; ***Ital.:*** Lactocol†; ***Jpn:*** Keishikajutsubuto; ***Pol.:*** Padma 28; ***Switz.:*** Padma 28; Padmed Circosan; ***UK:*** Padma 28.

顺势疗法制剂 ***Austral.:*** Childrens Cold and Flu Relief; Cold & Flu Respatona Flu & Fever Relief†; Pain & Fever Relief; Respatona Dry Cough & Nasal Congestion; Respatona Head Cold; Sedatif†; Teething Relief; Trauma Relief†; ***Austria:*** Aconitum Med Complex†; Aflubin; Apozema Allium Cepa compositum; Gripp Heel; Grippetropfen Nr 20†; Infludo; Lobelia Med Complex†; Luffa Med Complex†; Meditonsin; Nisylen; Pneumodoron Nr 1; Rheumadoron†; Traumeel; ***Canad.:*** Aches & Pains; Arum Triphyllum Plex; Barijodeel; Baudry†; Bryaconeel; Calms Forte 4 Kids; Calnor; Calsom; Cold Tablets with Zinc; Comp-Drops 3 Bowel Support; Cough Syrup with Honey; Crou Complex; Echinacea Compositum; Eye Formula Euphr L115†; Formula INF; Homeovox; Hylands Formula CS; Hylands Formula CZ; Hylands LCQ; Hylands Leg Cramps; Ivemax; L52 Cough & Cold; Leg Cramps with Quinine; Mandarine†; Rheumatism Rhus Tox L80†; Sedatil; Spascupreel; Traumeel; ***Chile:*** Bioactiv Z; ***Cz.:*** Gripp Heel; Homeovox; Lehnigrip; Sedatif PC; Spascupreel S; Traumeel; ***Fr.:*** Abbe Chaupitre no 66; Aconitum Compose; Arnica Complexe no 1; Arum Triphyllum Compose; Baudry; Boripharm No 1; Boripharm No 11; Crataegus Complexe No 15; Euphrasia Complexe No 115; Formule de l'Abbe Chaupitre no 1; Formule de l'Abbe Chaupitre no 18; Formule de l'Abbe Chaupitre no 20; Formule de l'Abbe Chaupitre no 25; Formule de l'Abbe Chaupitre no 6; Formule de l'Abbe Chaupitre no 8†; Formule de l'Abbe Chaupitre no 91; Gelsemium Complexe No 70; Geranium Complexe No 108; Granules Boripharm no 4†; Granules Boripharm no 5†; Hivernum; Homeogrippe; Homeovox; Infludo; Iodum Complexe No 118; L 52; Pates Pectorales; Pulsatilla Complexe No 60; Ranunculus Complexe No 79; Rheumadoron; Rhododendron Complexe No 42; Rhus Toxicodendron Complexe No 80; Sclero-Drainol; Sedatif PC; Urtica Complexe No 82; Uva Ursi Complexe No 9; ***Ger.:*** Aconit Schmerzol†; Aconitum Nicotiana comp; Agnesin†; Antiflammin H†; Arche-gripal†; Arnica comp/Apis; Arnica Oligoplex; Arnica/Symphytum comp; Arthribosan B 31†; Asthmavowen-N; Aurum-Gastreu S R2; Cefagrippin; Chiroplexan H†; Contramutan; Echinacin akut; Eupatorium N Oligoplex; Febro-cyl L Ho-Len-Complex; Ferrum phosphoricum comp; Finil†; Gelsemium Comp; Gelsemium N Oligoplex; Glonoin Complex N†; Gnaphalium Injektopas SL; Gripp-Heel; Grippe-Gastreu S R6; Hanotoxin M; Hanotoxin N†; Hevert-Migrane N; Hevert-Migrane†; Infekt 1-Injektopas N; Infekt-Komplex L Ho-Fu-Complex; Infi-Echinacea†; Infigripp; Infihepan†; Infludo; Influex; Influtruw†; Influvit; Jsoskleran; Kattwigripp†; Mato; Meditonsin; metavirulent; Natuimmun; Neuralgie-Gastreu R70; Nisylen; Original-Tinktur N Truw; Otofren; Otovowen; Pascoleucyn; Pharysyx N†; phono Gripp; Pneumodoron 1; Rheumodoron 1; Rheumodoron 102 A; Rowo-778 Symphytum Ro-Plex T (Rowo-778)†; Rufebran neuro; Schworotox A; Spascupreel; Tonsillosyx; toxi-loges; Traumeel S; Tussistin; Viscum album H; Wiedimmun; Wiedimmun N; Zincum valerianicum-Hevert†; ***Hung.:*** Homeovox; Sedatif; ***Neth.:*** Arnilite; Cold Care; Echilite; Febrilite; Gripp-Heel H; Grippe-Gastreu R6; Head Care; Homeocare weerstand; Homeovox; Infludo; Kinditherm†; Kruidvat Homeopathie Influ-complex; Nervival; Nisykind†; Nisyleen; ***Port.:*** Homeovox; Sedatif PC; ***Rus.:*** Aflubin (Афлубин); Homeovox (Гомеовокс); Influcid (Инфлюцид); ***S.Afr.:*** Ferrum Phos Comp†; Gripp-Heel; Infludo†; Pneumodoron 1†; Rheumadoron†; Traumeel S; ***Switz.:*** Homeovox; Influaforce; Infludo; Regenaplex Nr. 21c; Regenaplex Nr. 31c; Sedatif PC; ***UK:*** Infludo; Rheumadoron; ***Ukr.:*** Cerebrum Compositum H (Церебрум Композитум Н)†; Dr Theiss Gripp Drops (Капли От Гриппа Др. Тайсс); Echinacea Comositum S (Эхинацея Композитум С)†; Influcid (Инфлюцид); Traumeel S (Траумель С)†; ***USA:*** Preferred Remedies Cold & Flu; Traumeel; ***Venez.:*** Traumeel.

Acridine Orange 吖啶橙

Naranja de acridina. 3,6-Bis(dimethylamino)acridine.

Акридиновый Оранжевый

$C_{17}H_{19}N_3$ = 265.4.

CAS — 494-38-2.

简介

吖啶橙是一种具有杀菌作用的染料。它已经被作为微生物学诊断中的染色剂。

吖啶衍生物的杀菌作用，详见第1550页。

诊断应用 吖啶橙在定量血沉棕黄层（QBC）技术中[1~6]，用于对疟原虫进行诊断染色。吖啶橙可以针对离心分离后血样中疟原虫的DNA进行染色，并在荧光显微镜下，对位于核细胞层（buffy coat）下的区域进行检验。这种方法被认为比标准血涂片染色检验更加简便和快捷，适合在需要紧急诊断，以及在流行地区，短时间内需要进行大数量检验，和/或技术人员缺乏经验的情况下使用。但不能适用于所有种类的疟疾诊断，对于低水平寄生虫血症诊断灵敏度较低。此外，特殊仪器的初始投资，如微型离心机、荧光或可适应光学显微镜，以及QBC试剂盒持续性的费用，对于发展中国家而言也过高了。

QBC技术也已被用于其他疾病的诊断，如巴贝西虫病、丝虫病和椎体虫病。

吖啶橙也已被试用于血液涂片染色[7~10]。

1. Warhurst DC, Williams JE. ACP Broadsheet no 148, July 1996, Laboratory diagnosis of malaria. *J Clin Pathol* 1996; **49:** 533–8.
2. WHO. WHO expert committee on malaria: twentieth report. *WHO Tech Rep Ser 892* 2000. Available at: http://libdoc.who.int/trs/WHO_TRS_892.pdf (accessed 18/08/09)
3. Pinto MJW, *et al.* Usefulness of quantitative buffy coat blood parasite detection system in diagnosis of malaria. *Indian J Med Microbiol* 2001; **19:** 219–21.
4. Shujatullah F, *et al.* Comparison of different diagnostic techniques in Plasmodium falciparum cerebral malaria. *J Vector Borne Dis* 2006; **43:** 186–90.
5. Parija SC, *et al.* A comparative study of blood smear, QBC and antigen detection for diagnosis of malaria. *Indian J Pathol Microbiol* 2009; **52:** 200–2.
6. Tangpukdee N, *et al.* Malaria diagnosis: a brief review. *Korean J Parasitol* 2009; **47:** 93–102.
7. Gay F, *et al.* Direct acridine orange fluorescence examination of blood slides compared to current techniques for malaria diagnosis. *Trans R Soc Trop Med Hyg* 1996; **90:** 516–18.
8. Craig MH, Sharp BL. Comparative evaluation of four techniques for the diagnosis of Plasmodium falciparum infections. *Trans R Soc Trop Med Hyg* 1997; **91:** 279–82.
9. Tarimo DS, *et al.* Appraisal of the acridine orange method for rapid malaria diagnosis at three Tanzanian district hospitals. *East Afr Med J* 1998; **75:** 504–7.
10. Lema OE, *et al.* Comparison of five methods of malaria detection in the outpatient setting. *Am J Trop Med Hyg* 1999; **60:** 177–82.

Acrolein 丙烯醛

Acraldehyde; Acrialdehído; Acroleína; Acrylaldehyde; Acrylic Aldehyde; Alilaldehído; Propenal. Prop-2-enal.

C_3H_4O = 56.06.

CAS — 107-02-8.

UNII — 7864XYD3JJ.

简介

丙烯醛常温常压下是一种易挥发、高度易燃的液体。丙烯醛具有多种工业用途，但它也是一种有毒的燃烧副产物，可能存在于排放的废气、吸烟和燃烧产生的烟雾中。它对皮肤有刺激性，可能导致皮肤灼伤。食入丙烯醛会引起严重的胃肠道不适。丙烯醛蒸气可引起流泪和肺部刺激，吸入可导致肺水肿和永久性肺损伤。丙烯醛是环磷酰胺的代谢产物（第670页），可能与后者的膀胱毒性有关。

1. WHO. Acrolein. *IPCS Health and Safety Guide 67.* Geneva: WHO, 1991. Available at: http://www.inchem.org/documents/hsg/hsg/hsg067.htm (accessed 23/07/08)
2. WHO. Acrolein. *Environmental Health Criteria 127.* Geneva: WHO, 1992. Available at: http://www.inchem.org/documents/ehc/ehc/ehc127.htm (accessed 23/07/08)
3. Stevens JF, Maier CS. Acrolein: sources, metabolism, and biomolecular interactions relevant to human health and disease. *Mol Nutr Food Res* 2008; **52:** 7–25.
4. Faroon O, *et al.* Acrolein health effects. *Toxicol Ind Health* 2008; **24:** 447–90.

Acrylamide 烯丙酰胺

Acrilamida; Akryloamid; Amida acrílica; Etilencarboxamida; Vinilamida. Propenamide.

C_3H_5NO = 71.08.

CAS — 79-06-1.

UNII — 20R035KLCI.

简介

烯丙酰胺具有高度的毒性和刺激性，它可以通过未破损的皮肤吸收。经口摄入的中毒症状包括口腔和咽喉的灼伤和溃疡，常见过度出汗。其他症状有肢体麻木、感觉异常和肌肉无力。过量接触烯丙酰胺可能产生中枢神经系统的反应，如嗜睡、意识错乱、幻觉、共济失调、震动、发音障碍和眼球震颤等。急性过量接触烯丙酰胺后的几周内可能出现外周神经性病变，慢性接触也可能导致外周神经性病变。对于食入烯丙酰胺1h以内的患者可以尝试洗胃，虽然有人推荐以胃吸入替代洗胃；也可考虑使用活性炭，但是不主张使用吐根诱导呕吐，因为存在导致中枢神经系统抑郁和癫痫的风险。应该像灼伤一样清洗及处理眼和皮肤的污染。应该对患者进行监控，必要时给予对症治疗和支持治疗。

烯丙酰胺有多种工业用途，包括作为增塑剂和防水的化学涂料。

1. Kesson CM, *et al.* Acrylamide poisoning. *Postgrad Med J* 1977; **53:** 16–17.
2. WHO. Acrylamide. *IPCS Health and Safety Guide 45.* Geneva: WHO, 1991. Available at: http://www.inchem.org/documents/hsg/hsg/hsg045.htm (accessed 31/03/06)
3. Exon JH. A review of the toxicology of acrylamide. *J Toxicol Environ Health B* 2006; **9:** 397–412.

食物毒性 Swedish National Food Administration特别关注烯丙酰胺在某些熟食中的浓度，特别是那些像油炸那样暴露在高温下的食品，以及其潜在的致癌风险。但是普遍认为，尽管这一结果已被其他国际性的实验室所重复，但是总体样品量小，采用的研究方法中至今没有是公认的[1]。一项随后展开的、以人口为基础的研究没有发现在含高或中等量烯丙酰胺食物的消费群体中，存在罹患肠癌、膀胱癌或肾癌的任何过度风险或者令人信服的倾向[2]。

FAO/WHO联合食品添加剂专家委员会（JECFA）[3]审查了2002—2004年，24个国家对食品中烯丙酰胺的分析资料，建议对完成的致癌性和神经毒性的研究中烯丙酰胺的作用进行再评估，并应该为继续降低食品中烯丙酰胺的浓度做出努力。

1. Kapp C. WHO urges more research into acrylamide in food. *Lancet* 2002; **360:** 64.
2. Mucci LA, *et al.* Dietary acrylamide and cancer of the large bowel, kidney, and bladder: absence of an association in a population-based study in Sweden. *Br J Cancer* 2003 **88:** 84–9.
3. FAO/WHO. Evaluation of certain food contaminants: sixty-fourth report of the joint FAO/WHO expert committee on food additives. *WHO Tech Rep Ser 930* 2006. Available at: http://whqlibdoc.who.int/trs/WHO_TRS_930_eng.pdf (accessed 18/07/08)

Actinoquinol Sodium (*USAN*, *rINNM*) 乙氧喹啉磺酸钠

Actinoquinol sódico; Actinoquinol Sodique; Natrii Actinoquinolum; Sodium Etoquinol; Sodium Tequinol. Sodium 8-ethoxy-5-quinolinesulfonate.

Натрий Актинохинол

$C_{11}H_{10}NNaO_4S$ = 275.3.

CAS — 15301-40-3 (actinoquinol); 7246-07-3 (actinoquinol sodium).

UNII — 8PW272ITDS.

(actinoquinol)

简介

乙氧喹啉磺酸和乙氧喹啉磺酸钠已经被作为防光线刺激的护目滴眼剂中的有效成分。

制剂

专利制剂

Austria: Ultra Augenschutz†.

多组分制剂 ***Fr.:*** Uvicol†; ***Ger.:*** duraultra; ***Ital.:*** Fotofil.

Ademetionine (*rINN*) 腺苷蛋氨酸

Ademethionine; Ademetioniini; Adémétionine; Ademetionin; Ademetionina; Ademetioninum; S-Adenosyl-L-methionine; Methioninyl adenylate; SAMe. (S)-5′-[(3-Amino-3-carboxypropyl)methylsulphonio]-5′-deoxyadenosine hydroxide, inner salt.

Адеметионин

$C_{15}H_{22}N_6O_5S$ = 398.4.

CAS — 29908-03-0; 485-80-3; 17176-17-9.

ATC — A16AA02.

ATC Vet — QA16AA02.

UNII — 7LP2MPO46S.

简介

腺苷蛋氨酸是以分子形式存在于机体所有组织和体液中的天然物质。它在很多转甲基反应中作为甲基供体，因此与维持细胞正常功能的数种化合物的合成和代谢有关。其硫酸盐、甲苯磺酸盐和丁基二磺酸盐是腺苷蛋氨酸的稳定形式。本品用于治疗抑郁症（见下文）、肝功能紊乱和骨骼肌与关节疾病，如骨关节炎和纤维肌痛（见下文）。

1. Bottiglieri T, *et al.* The clinical potential of ademetionine (S-adenosylmethionine) in neurological disorders. *Drugs* 1994; **48:** 137–52.
2. Chavez M. SAMe: S-adenosylmethionine. *Am J Health-Syst Pharm* 2000; **57:** 119–23.
3. Fetrow CW, Avila JR. Efficacy of the dietary supplement S-adenosyl-L-methionine. *Ann Pharmacother* 2001; **35:** 1414–25.
4. Bottiglieri T. S-Adenosyl-L-methionine (SAMe): from the bench to the bedside—molecular basis of a pleiotrophic molecule. *Am J Clin Nutr* 2002; **76** (suppl): 1151S–1157S.
5. Gören JL, *et al.* Bioavailability and lack of toxicity of S-adenosyl-L-methionine (SAMe) in humans. *Pharmacotherapy* 2004; **24:** 1501–7.

抑郁症 腺苷蛋氨酸口服或注射可用于治疗抑郁症（第352页）。它已显示出与三环类抗抑郁药相似的作用。但是，证据仅局限于小规模、非均匀性患者分组、短时间的研究。随之进行的很多研究是注射给药而不是口服给药。

1. Bressa GM. S-Adenosyl-l-methionine (SAMe) as antidepressant: meta-analysis of clinical studies. *Acta Neurol Scand* 1994; **154** (suppl): 7–14.
2. Mischoulon D, Fava M. Role of *S*-adenosyl-L-methionine in the treatment of depression: a review of the evidence. *Am J Clin Nutr* 2002; **76:** 1158S–1161S.
3. Papakostas GI, *et al.* S-Adenosyl-methionine in depression: a comprehensive review of the literature. *Curr Psychiatry Rep* 2003; **5:** 460–6.
4. Williams AL, *et al.* S-adenosylmethionine (SAMe) as treatment for depression: a systematic review. *Clin Invest Med* 2005; **28:** 132–9.

肝功能紊乱 一些研究人员发现，腺苷蛋氨酸对**肝内胆汁淤积**[1,2]的患者，包括因妊娠引发的患者[3,4]产生了临床改善。由此产生的皮肤瘙痒症也得到了减轻。但是，其他研究[5,6]尚未发现任何益处。

腺苷蛋氨酸对**脂肪肝**患者[7]产生了良好的或极佳的临床效应。在一项对**酒精性肝硬化**患者的研究中[8]，用腺苷蛋氨酸治疗2年，出现了总体死亡率或肝移植需求降低的趋势，但是，仅限于那些肝功能紊乱不那么严重的患者。然而，一项针对9个随机安慰剂对照研究，包括后继研究在内的系统综述[9]，没有发现支持或驳倒声称腺苷蛋氨酸对于酒精性肝病患者具有有益效果的证据。因此，较大规模高质量的随机安慰剂对照研究仍有必要。

1. Frezza M, *et al.* Oral S-adenosylmethionine in the symptomatic treatment of intrahepatic cholestasis: a double-blind, placebo-controlled study. *Gastroenterology* 1990; **99:** 211–15.
2. Almasio P, *et al.* Role of S-adenosyl-L-methionine in the treatment of intrahepatic cholestasis. *Drugs* 1990; **40** (suppl 3): 111–23.
3. Bonfirraro G, *et al.* S-Adenosyl-L-methionine (SAMe)-induced amelioration of intrahepatic cholestasis of pregnancy: results of an open study. *Drug Invest* 1990; **2:** 125–8.
4. Frezza M, *et al.* S-Adenosylmethionine for the treatment of intrahepatic cholestasis of pregnancy: results of a controlled clinical trial. *Hepatogastroenterology* 1990; **37** (suppl 2): 122–5.
5. Ribalta J, *et al.* S-Adenosyl-L-methionine in the treatment of patients with intrahepatic cholestasis of pregnancy: a randomized, double-blind, placebo-controlled study with negative results. *Hepatology* 1991; **13:** 1084–9.

6. Floreani A, *et al.* S-Adenosylmethionine versus ursodeoxycholic acid in the treatment of intrahepatic cholestasis of pregnancy: preliminary results of a controlled trial. *Eur J Obstet Gynecol Reprod Biol* 1996; **67:** 109–13.
7. Caballeria E, Moreno J. Therapeutic effects of S-adenosylmethionine (SAMe) in hepatic steatosis. *Acta Ther* 1990; **16:** 253–64.
8. Mato JM, *et al.* S-Adenosylmethionine in alcoholic liver cirrhosis: a randomized, placebo-controlled, double-blind, multicenter clinical trial. *J Hepatol* 1999; **30:** 1081–9.
9. Rambaldi A, Gluud C. S-Adenosyl-L-methionine for alcoholic liver diseases. Available in The Cochrane Database of Systematic Reviews; Issue 2. Chichester: John Wiley; 2006 (accessed 01/04/08).

骨骼肌肉和关节损伤 腺苷蛋氨酸已被报道[1~5]具有治疗骨关节炎（第11页）和相似病症的疗效，这可能是由于对软骨代谢的作用和在细胞内形成抗炎介质的作用。它也可能抑制白三烯，但没有明显出现对前列腺素合成的干扰。然而，一项系统性综述[6]发现，有效的研究大体上规模都较小，而且存在质量问题。所以，常规应用腺苷蛋氨酸治疗膝盖或臀部的骨关节炎并未被推荐，除非通过较大规模的随机对照试验作出了进一步评估。已显示出对于纤维肌痛可能的疗效（见**软组织风湿症**，第13页）。

1. Domljan Z, *et al.* A double-blind trial of ademethionine vs naproxen in activated gonarthrosis. *Int J Clin Pharmacol Ther Toxicol* 1989; **27:** 329–33.
2. Bradley JD, *et al.* A randomized, double blind, placebo controlled trial of intravenous loading with S-adenosylmethionine (SAM) followed by oral SAM therapy in patients with knee osteoarthritis. *J Rheumatol* 1994; **21:** 905–11.
3. Soeken KL, *et al.* Safety and efficacy of S-adenosylmethionine (SAMe) for osteoarthritis. *J Fam Pract* 2002; **51:** 425–30.
4. Najm WI, *et al.* S-Adenosyl methionine (SAMe) versus celecoxib for the treatment of osteoarthritis symptoms: a double-blind cross-over trial. *BMC Musculoskelet Disord* 2004; **5:** 6.
5. Arthritis Research Campaign. Complementary and alternative medicines for the treatment of rheumatoid arthritis, osteoarthritis and fibromyalgia (issued February 2009). Available at: http://www.arthritisresearchuk.org/pdf/Complementary%20and%20alternative%20medicines_11012010154331.pdf (accessed 16/08/10)
6. Rutjes AW, *et al.* S-Adenosylmethionine for osteoarthritis of the knee or hip. Available in The Cochrane Database of Systematic Reviews; Issue 4. Chichester: John Wiley; 2009 (accessed 15/07/10).

制剂

专利制剂

Arg.: Tunik; ***Cz.:*** Transmetil; ***Ger.:*** Gumbaral; ***Ital.:*** Donamet; Isimet†; Samyr; Transmetil; ***Mex.:*** Samyr; ***Rus.:*** Heptor (Гептор); Heptral (Гептрал); ***Spain:*** S Amet†; ***Ukr.:*** Heptral (Гептрал).

多组分制剂 ***Arg.:*** Tunik B12; ***Ital.:*** Selene.

Adenine 腺嘌呤

Adeniini; Adenin; Adenina; Adeninas; Adénine; Adeninum; Vitamin B_4; Vitamina B_4. 6-Aminopurine; 1,6-Dihydro-6-iminopurine.

Аденин

$C_5H_5N_5$ = 135.1.
CAS — 73-24-5.
UNII — JAC85A2161.

Pharmacopoeias. In *Eur.* (see p.vii) and *US.*

Ph. Eur. 6. 8（Adenine） 白色或类白色粉末。极微溶于水和乙醇；溶于稀无机酸和强碱性氢氧化物稀溶液。

USP 33（Adenine） 无臭白色晶体或结晶性粉末。极微溶于水；略溶于沸水；微溶于乙醇；几乎不溶于氯仿和乙醚。

简介

腺嘌呤是一种嘌呤碱，是构成核酸（第2294页）的腺苷核苷酸的成分之一，也是很多辅酶的一种成分。腺嘌呤用于延长全血（第1023页）的保存期限，也用于控制白细胞损伤和酒精中毒。腺嘌呤的盐酸盐具有类似的用途。

制剂

USP 33: Anticoagulant Citrate Phosphate Dextrose Adenine Solution.

专利制剂

Fr.: Leuco-4†.

多组分制剂 ***Fr.:*** TTD-B_3-B_4†; ***Israel:*** Rejuvesol†; ***Philipp.:*** Godex; ***Rus.:*** Lidevine (Лидевин); ***Spain:*** Hepadif; Pleon; ***Ukr.:*** Lidevin (Лидевин).

Adenosine Phosphate（*BAN*, *USAN*, *rINN*）磷酸腺苷

Adenosine Monophosphate; Adenosine 5′-Monophosphate; Adénosine, Phosphate d′; Adenosine-5′-(dihydrogen phosphate); Adenosine-5′-phosphoric Acid; Adenosini Phosphas; 5′-Adenylic Acid; AMP; A-5MP; Fosfato de adenosina; Monophosadénine; Muscle Adenylic Acid; NSC-20264. 6-Amino-9-β-D-ribofuranosylpurine 5′-(dihydrogen phosphate).

Аденозина Фосфат

$C_{10}H_{14}N_5O_7P$ = 347.2.
CAS — 61-19-8.
ATC — C01EB10.
ATC Vet — QC01EB10.
UNII — 415SHH325A.

(adenosine)

Pharmacopoeias. *Ger.* includes the disodium salt ($C_{10}H_{12}N_5Na_2O_7P$,xH_2O).

简介

磷酸腺苷是一种参与很多生物学过程的内源性腺嘌呤核苷酸。腺苷一磷酸（AMP）是一种血管扩张药，用在治疗各类静脉功能不全、痔疮和静脉曲张的制剂中。还用于疼痛和炎症。腺苷二磷酸以及其二钠盐也被使用。AMP还可用于支气管激发试验，以评估哮喘和其他呼吸障碍的气管过度反应。

与腺苷（第1159页）或三磷腺苷（见下文）不同，磷酸腺苷不用于治疗室上性心动过速。

制剂

专利制剂

Fr.: Adenyl; ***Rus.:*** Phosphaden (Фосфаден).

多组分制剂 ***Cz.:*** Laevadosin†; ***Fr.:*** Surelen; ***Gr.:*** Arkadin; ***Indon.:*** Nevradin; ***S.Afr.:*** Lipostabil†; ***Spain:*** Artri; Pleo Vitamin.

Adenosine Triphosphate 三磷腺苷

Ácido adeniltrifosfórico; Ácido adenosintrifosfórico; Adenosina, trifosfato de; Adenosine 5′-Triphosphate; 5′-Adenyldiphosphoric Acid; Adenylpyrophosphoric Acid; ATP; Trifosadenina; Triphosadénine. Adenosine 5′-(tetrahydrogen triphosphate).

Аденозинтрифосфат

$C_{10}H_{16}N_5O_{13}P_3$ = 507.2.
CAS — 56-65-5.
ATC — C01EB10.
ATC Vet — QC01EB10.
UNII — 8L70Q75FXE.

Pharmacopoeias. *Ger.* includes the disodium sale ($C_{10}H_{14}N_5Na_2O_{13}P_3$ = 551.1).

简介

三磷腺苷（ATP）是内源性腺嘌呤核苷酸，承担细胞能量转换的基本任务。ATP水解为腺苷二磷酸，释放储存在磷酸键中的能量。另外，细胞外ATP影响多种生物学过程。

三磷腺苷作为多种损伤的血管扩张药。其钠盐和二钠盐已用于脑和外周血管损伤，也用于室上性心动过速的治疗，虽然腺苷（第1159页）通常被用作抗心律失常药。ATP还试用于癌症患者的恶病质。

1. Agteresch HJ, *et al.* Adenosine triphosphate: established and potential clinical applications. *Drugs* 1999; **58:** 211–32.

制剂

专利制剂

Fr.: Atepadene; Striadyne; ***Hong Kong:*** ATP-Daiichi; ***Jpn:*** Adetphos; ***Philipp.:*** Nutaphake; ***Rus.:*** Fosfobion (Фосфобион); ***Spain:*** Atepodin.

多组分制剂 ***Arg.:*** Fospartan Ginseng; ***Canad.:*** Vitathion-ATP†; ***Cz.:*** Laevadosin†; ***Indon.:*** Bio-ATP; Enerplus; Myoviton; Nichoviton; Vitap; ***Jpn:*** Panion; ***Spain:*** Refulgin; Tomevit.

Adiphenine（*rINN*）阿地芬宁

Adifenina; Adiphénine; Adipheninum. 2-Diethylaminoethyl diphenylacetate.

Адифенин

$C_{20}H_{25}NO_2$ = 311.4.
CAS — 64-95-9.
UNII — YKG6OR043Q.

Adiphenine Hydrochloride（*USAN*, *rINNM*）盐酸阿地芬宁

Adiphénine, Chlorhydrate d′; Adiphenini Hydrochloridum; Cloridrato de Adifenina; Hidrocloruro de adifenina; NSC-129224; Spasmolytine.

Адифенина Гидрохлорид

$C_{20}H_{25}NO_2$,HCl = 347.9.
CAS — 50-42-0.
UNII — 42B4PDY0AV.

简介

阿地芬宁和盐酸阿地芬宁用作解痉药。

制剂

多组分制剂 ***Braz.:*** Analgosedan†; Dorilen; Doriless; Lisador; Sedalene; Sedalin; ***Chile:*** Abalgin; Andil†; SAF; ***Turk.:*** Spasmo-Panalgine.

Adipic Acid 己二酸

Acide adipique; Ácido hexanodioico; Acidum adipicum; Adípico, ácido; Adipiinihappo; Adipinsäure; Adipinsav; Adipinsyra; Adipo rūgštis; Hexanedioic Acid; Kwas adypinowy; Kyselina adipová. 1,4-Butanedicarboxylic acid.

Адипиновая Кислота

$C_6H_{10}O_4$ = 146.1.
CAS — 124-04-9.
UNII — 76A0JE0FKJ.

Pharmacopoeias. In *Eur.* (see p.vii). Also in *USNF.*

Ph. Eur. 6. 8（Adipic Acid） 白色或类白色结晶性粉末。略溶于水；溶于沸水；易溶于乙醇和甲醇；溶于丙酮。

USNF 28（Adipic Acid） 白色结晶性粉末。略溶于水；溶于沸水和丙酮；易溶于乙醇和甲醇；贮藏于密闭容器中。

简介

己二酸在药品和食品中用作酸化剂，加入制剂中用于治疗泌尿道感染。

Adonis Vernalis 春福寿草

Adonide; Adonidis Vernalis Herba; Adonis; Adonis de primavera; Adonis vernal; Adoniskraut; False Hellebore; Herba Adonidis; Vernal Pheasant's Eye; Ziele miłka wiosennego.

Горицвет Весенний

ATC Herb — HC01AX5001 (Adonis vernalis: herb).
UNII — DX3ZN125WK.

Pharmacopoeias. In *Ger.* and *Pol.*

简介

春福寿草是 *Adonis Vernalis*（毛茛科）干燥的地上部分，含有作用类似于地高辛（第1215页）的强心苷。

顺势疗法 春福寿草已经以下列名称用于顺势疗法药物中：Adonis；Adonis v。

制剂

多组分制剂 ***Braz.:*** Calmazin†; Serenus; ***Ger.:*** Miroton.

顺势疗法制剂 ***Fr.:*** Vespa Complexe No 46; ***Ger.:*** Angioton S; Convallocor Herztropfen N; Cor-Select†; Lowe-Komplex Nr 10†; Municor†; Scillacor†; Truw Gold.

Adrenalone (*USAN*, *pINN*) ⊗**肾上腺酮**

Adrenalon; Adrenalona; Adrénalone; Adrenaloni; Adrenalonum. 3′,4′-Dihydroxy-2-(methylamino)acetophenone.

Адреналон

$C_9H_{11}NO_3$ = 181.2.
CAS — 99-45-6.
ATC — A01AD06; B02BC05.
ATC Vet — QA01AD06; QB02BC05.
UNII — EGU41QL329.

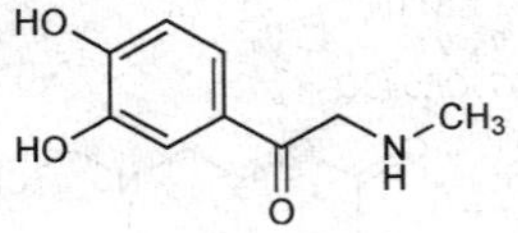

Adrenalone Hydrochloride (*pINNM*) ⊗**盐酸肾上腺酮**

Adrénalone, Chlorhydrate d'; Adrenaloni Hydrochloridum; Adrenalonu chlorowodorek; Hidrocloruro de adrenalona.

Адреналона Гидрохлорид

$C_9H_{11}NO_3,HCl$ = 217.6.
CAS — 62-13-5.
ATC — A01AD06; B02BC05.
ATC Vet — QA01AD06; QB02BC05.
UNII — NN82YWE2IC.

简介

盐酸肾上腺酮用作局部止血药和血管收缩药。它与肾上腺素共同用在滴眼剂中治疗青光眼。

制剂

专利制剂

Denm.: Stryphnon†.

Aesculus 七叶树属

Aesculus hippocastanum; Castaño de indias; Falso castaño; Hippocastani semen; Horse-chestnut; Marron d'Inde; Rosskastaniensamen.

Конский Каштан

CAS — 6805-41-0 (aescin); 11072-93-8 (β-aescin); 531-75-9 (anhydrous esculoside).
ATC Herb — HA07XA5001 (Aesculus hippocastanum; bark); HD03WX5001 (Aesculus hippocastanum; bark); HR05DB5001 (Aesculus hippocastanum; leaf); HC05CW5001 (Aesculus hippocastanum; leaf); HC05CW5002 (Aesculus hippocastanum; seed); HC05BW5001 (Aesculus hippocastanum; seed).
UNII — KK0Z92II8M (Aesculus hippocastanum flower); 3C18L6RJAZ (horse chestnut nut).

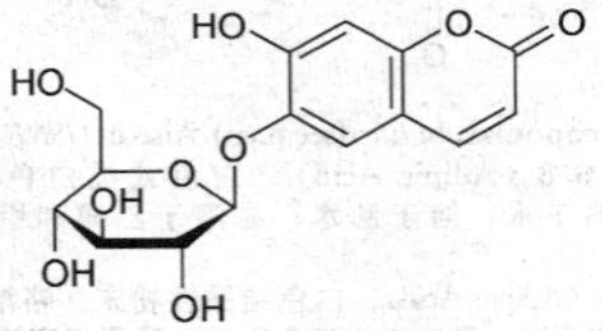

(esculoside)

Pharmacopoeias. In *Fr., Ger., It.,* and *US.*
US also includes the powdered form and powdered extract.
Ger. also includes esculoside in the sesquihydrate form.

USP 33 (Horse Chestnut) 秋季收获的 *Aescullus hippocastamm*（七叶树科）干燥的种子。以七叶皂苷干燥品计，含有不少于 3.0%的三萜苷。避光、防潮。

不良反应

摄入七叶树成分可引起恶心、呕吐、腹泻、腹部绞痛、精神错乱，大剂量可致呼吸停止（但见下文**中毒**项下）。

对肾脏的影响 心脏手术后，接受大剂量静脉注射七叶皂苷治疗的患者，有急性肾功能衰竭发病率的报告[1]。在 70 例平均给予最高日剂量 340μg/kg 的患者中，未观察到肾功能改变；16 例接受 360μg/kg 剂量的患者中，发生了轻微的肾损伤；40 例给予 510μg/kg 剂量的患者，出现了急性肾功能衰竭。

1. Hellberg K, *et al.* Medikamentös bedingtes post-operatives Nierenversagen nach herzchirurgischen Eingriffen. *Thoraxchirurgie* 1975; **23:** 396–400.

对呼吸道的影响 据报道，一名制药厂的工人罹患了与吸入七叶皂苷有关的支气管哮喘[1]。

1. Muñoz X, *et al.* Occupational asthma related to aescin inhalation. *Ann Allergy Asthma Immunol* 2006; **96:** 494–6.

对皮肤的影响 据报道，使用含有相关提取物的外用制剂后，会发生对七叶苷糖的接触性皮炎[1]和对七叶皂苷的接触性荨麻疹[2]。两项反应通过阳性皮肤反应试验证实。

1. Comaish JS, Kersey PJ. Contact dermatitis to extract of horse chestnut (esculin). *Contact Dermatitis* 1980; **6:** 150–1.
2. Escribano MM, *et al.* Contact urticaria due to aescin. *Contact Dermatitis* 1997; **37:** 233.

中毒 据报道，食人七叶树种子或饮用其叶子和嫩枝的浸液会导致儿童中毒[1]。毒性成分被认为是七叶苷糖。中毒症状有肌肉抽搐、虚弱、共济失调、瞳孔散大、呕吐、腹泻、麻痹和木僵。

然而，英国 National Poisons Information Service 认为，由于种子固有的苦味和七叶糖苷难以被胃肠吸收，因此不太可能造成明显的中毒。

1. Nagy M. Human poisoning from horse chestnuts. *JAMA* 1973; **226:** 213.

用途和用法

种子（七叶树果实）和七叶树的其他部分含有多种有效成本，包括七叶苷糖（七叶苷或秦皮甲素、6-β-D-glucopyranosyloxy-7-香豆精，$C_{15}H_{16}O_9$ = 340. 3）和七叶皂苷（七叶素），是皂苷的混合物。

七叶皂苷和七叶苷糖是七叶树的主要有效成分，用于预防和治疗各类外周血管损伤，包括痔（第1619页）。它们的给药方式有口服、静脉注射（以七叶皂苷钠的形式）、直肠栓剂和局部使用。七叶皂苷也以静脉注射的方式，预防和治疗手术后水肿。

其他衍生物，如多磺酸七叶皂苷钠，也已经被使用。

顺势疗法 七叶树已经以下列名称用于顺势疗法药物：Aesculus hippocastanum; Aesculus hipp; Aesculus cortex; Aesculus hippocastanum ex cortice; Aesc. hip.; Aesculus hippocastanum, flos; Aesculus hipp, flos。

相关植物也以下列名称用于顺势疗法药物：Aesculus carnea, flos; Aesculus glabra; Aesculus glab。

七叶苷糖已经以下列名称用于顺势疗法药物：Aesculinum; Aescul。

1. WHO. Semen Hippocastani. *WHO Monographs on Selected Medicinal Plants*, volume 2. Geneva: WHO, 2004. Also available at: http://apps.who.int/medicinedocs/en/d/Js4927e/15.html (accessed 04/02/10)

七叶树属的用途已有相关综述[1~3]；尽管某些迹象显示其对慢性静脉功能不全有效，但仍需要进一步确认研究[2]。

1. Sirtori CR. Aescin: pharmacology, pharmacokinetics and therapeutic profile. *Pharmacol Res* 2001; **44:** 183–93.
2. Pittler MH, Ernst E. Horse chestnut seed extract for chronic venous insufficiency. Available in The Cochrane Database of Systematic Reviews; Issue 1. Chichester: John Wiley; 2006 (accessed 31/03/06).
3. Anonymous. Aesculus hippocastanum (Horse chestnut). *Altern Med Rev* 2009; **14:** 278–83.

制剂

专利制剂

Arg.: Grafic Retard; Herbaccion Venotonico; Nadem; Venastat; Venostasin; ***Austria:*** Aesculaforce; Provenen; Reparil; Venosin; Venostasin; ***Belg.:*** Reparil; Veinofytol; Venoplant; ***Braz.:*** Phytovein; Reparil; Varilise; Venafort; Venostasin†; Zarv; ***Chile:*** Venastat; ***Cz.:*** Reparil; Traumaril†; Venitan; Yellon†; ***Fin.:*** Venaforce; ***Fr.:*** Flogencyl; ***Ger.:*** Aescorin Forte; Aescusan; Aescuven; Concentrin†; Essaven; Essaven Neu; Heweven Phyto; Hoevenol; Noricaven; opino N†; Opino†; Plissamur; Reparil; Sklerovenol N†; Venalot novo†; Venen-Dragees†; Venen-Fluid†; Venen-Tabletten; Venen-Tropfen N; Venentabs; veno-biomo; Venodura†; Venoplant; Venopyronum; Venorutin retard Rosskastanie; Venostasin; ***Hong Kong:*** Reparil; ***Hung.:*** Venastat; ***Ital.:*** Edeven; Flebostasin; Reparil†; Reparilexin; ***Mex.:*** Alevarin; Venastat; ***Pol.:*** Aescuven; Esceven; Hiposem; Reparil; Sapoven; Venastat; Venitan†; Venoplant; Venotonin; ***Port.:*** Varison; Venoparil†; ***Rus.:*** Escizane (Эсцизан); Rectaktiv (Ректактив); Venitan (Венитан); Venoplant (Веноплант); ***Spain:*** Flebostasin; Plantivenol†; Varicid; ***Switz.:*** Aesculaforce; AesculaMed; Phlebostasin; Reparil†; Venavit N; Venostasin; ***Thai.:*** Reparil; ***Turk.:*** Reparil; ***UK:*** Venaforce; ***Ukr.:*** Aescusan (Эскузан); Eskuvit (Эскувит); Venoplant (Веноплант); ***Venez.:*** Vasoplant.

多组分制剂 ***Arg.:*** CVP Cellulite; Escina Forte; Escina Omega; Esculeol P; Flaval; Grafic Forte; Ixana; Troxeven; Tubarine; Venoful; Venostasin; VNS 45; ***Austral.:*** Cirflo†; Extralife Leg-Care†; Herbal Capillary Care†; Proflo†; Zellulean with Escin†; ***Austria:*** Amphodyn; Augentropfen Stulln; Dilaescol†; Heparin Comp†; Opino; Reparil; Urelium Neu; Venostasin compositum†; ***Belg.:*** Mictasol-P†; Rectovasol; Reparil; ***Braz.:*** Castanha de India Composta†; Digestron†; Hemorroidex†; Mirorroidin†; Novarrutina; Proctosan; Reparil; Supositorio Hamamelis Composto†; Traumed†; Varizol†; Venocur Triplex; Venofortan†; Venostasin†; ***Canad.:*** Proctol; Proctomyxin HC; Proctosedyl; ratio-Proctosone; ***Chile:*** Proctoplex; Repariven; ***Cz.:*** Anavenol; Evercil†; Heparin-Gel†; Ophthalmo-Evercil; Reparil-Gel N; ***Denm.:*** Proctosedyl; ***Fin.:*** Proctosedyl; ***Fr.:*** Aphloine P; Arterase; Climaxol; Creme Rap; Escinogel†; Evarose; Hemorrogel†; Histo-Fluine P; Intrait de Marron d'Inde P; Opo-Veinogene; Phlebocreme; Phlebogel; Phlebosedol; Phlebosup; Phytomelis; Preparation H†; Reparil; Sedorrhoide; Veinophytum; Veinostase; Veinotonyl; Vivene†; ***Ger.:*** Aescusan; Amphodyn†; Augentropfen Stulln Mono; Cefasabal; Cycloven Forte N†; Diu Venostasin; Fagorutin Rosskastanien-Balsam N; Heparin Comp†; Hoevenol; Intradermi; PC 30 V; Ratanhia comp; Reparil-Gel N; Solum Ol†; Sportupac M; Traumacyl; Varicylum-S; Venen Krauter NT†; Venen-Salbe N†; Venengel†; Weleda Hamorrhoidalzapfchen; ***Gr.:*** Opino; ***Hong Kong:*** Proctosone†; Reparil; ***Hung.:*** Aranyer Elleni; Reparil N; Venen; ***India:*** Proctosedyl; ***Indon.:*** Lanaven; Lanaven Plus†; Opino†; ***Irl.:*** Proctosedyl; ***Ital.:*** Algorex; Altadrine; Angiovein; Capill; Capill Venogel; Centella Complex; Centeril H; Criotonal; Dermocinetic; Dermoprolyn†; Edeven; Enatus; Essaven; Flavion; Flebo-Si; Flebolider; Flebozin; Flodolor; Flogofort; Flogofort Cremagel; Flogovis; Flogovis IdroGel; Inflamase; Inflamase IdroGel; Levital Plus; Linfonorm Cremagel; Liotontrauma; Muscoril Trauma; Osmogel; Osteolip Crema; Pik Gel; Proctena†; Proctopure; Proctosedyl; Recto-Reparil; Reparil CM; Reparil†; Signum; Snell Cell; Somatoline; Varicogel†; Vasotonal; Venactive; Venalta; Venoplant; Venoplus†; Venoton; ***Malaysia:*** Cefasabal; Proctosedyl; Proctosone†; Reparil-Gel N; ***Mex.:*** Almodin; Varicyl; ***Mon.:*** Fluon; ***Norw.:*** Proctosedyl; ***Philipp.:*** Proctosedyl; Reparil N; ***Pol.:*** Aesculan; Anavenol†; Arcalen; Amisol; Emorect; Escalar; Fitoven; Hemorol; Neo-Aesculan; Proctosone; Reparil N; Sapoven AT; Sapoven T; Savarix; Venacom; Venescin; Venoforton; Venozel; ***Port.:*** Relmus Compositum†; Synchrocell; Venoparil; ***Rus.:*** Aescusan (Эскузан); Anavenol (Анавенол); Herbion Aesculus (Гербион Эскулюс); Proctosedyl (Проктоседил); Proctosedyl M (Проктоседил М); Venitan Forte (Венитан Форте); ***S.Afr.:*** Essaven†; Proctosedyl; Reparil; Stibium Comp†; ***Singapore:*** Erase; Proctosedyl; ***Spain:*** Caprofides Hemostatico†; Contusin; Essavenon; Feparil; Roidhemo†; Ruscimel†; Urgenin; Venacol; ***Swed.:*** Proctosedyl†; ***Switz.:*** Augentonicum; Demoven N; Dolo-Veniten†; Flavovenyl; Flogecyl†; Hametum-N; Ipasin; Lapidar 4†; PC 30 V; Reparil N; Reparil†; Strath Gouttes pour les veines†; Suppositoires contre les hemorroides†; Veino-Gouttes-N†; Venaphyt N; Venoplant comp†; Venoplant-N†; ***Thai.:*** Essaven; Proctosedyl; Reparil; Veno-gel; ***Turk.:*** Prepagel; ***Ukr.:*** Aescusan (Эскузан); Fitoval Plus Lotion (Фитовал Плюс лосьон); Herbion Aesculus (Гербион Эскулус); Proctosedyl (Проктоседил); Reparil-Gel N (Репарил-Гель Н); Venen Theiss (Венен Тайсс); Venitan Forte (Венитан); Venosan (Веносан); ***USA:*** Bioflex; ***Venez.:*** Gelsem.

顺势疗法制剂 ***Austria:*** Aesculus Med Complex†; Tropfen gegen Venenbeschwerden†; Vensa; Wirbelsaule- und Gelenkstropfen Nr 2; ***Canad.:*** Avenoc; Cutisitum; Formula Cl 207; Formula Homeo QR 209; Ginkgo-Comp; Hae 2 Complex; Hylands Hemorrhoids; ***Chile:*** Calcarea fluor Compuesta; Variplant; Variplex; ***Fr.:*** Aesculus Complexe No 103; Aesculus Compose; Avenoc; Boripharm No 1; Formule de l'Abbe Chaupitre no 15; Formule de l'Abbe Chaupitre no 64; Hamamelis Compose; Homeodose 20; Sepia Compose; Vascoflor; Veinosium; ***Ger.:*** Aescosulf N†; Conjunctisan-AN; Conjunctisan-BN; Dyscornut†; Hautfunktionstropfen S†; Heweven Complex; Neuri-cyl N Ho-Len-Complex; Phonix Silybum spag; phono Ven; Poikiven T†; Reproven N; Rheuma-Hevert; Secalosan N†; Spiraphan†; Symphytum-Komplex†; Trauma-cyl N Complex†; Varicylum N; Venen-Komplex Ho-Fu-Complex; Veno N-Injekopas; veno-loges N; Venokatt; Venoselect N; Wibotin HM; ***Neth.:*** Acidolite; Ambheel; Homeocare doorbloeding; Omnilite; Venafleur; ***Port.:*** Avenoc; ***Rus.:*** Vensa (Венза); ***S.Afr.:*** Achillea Comp†; ***Switz.:*** Gastronol; Regenaplex Nr. 12; Regenaplex Nr. 24c; Regenaplex Nr. 25a; Regenaplex Nr. 25c; Regenaplex Nr. 31a; Regenaplex Nr. 31b; Regenaplex Nr. 31c; Regenaplex Nr. 51c; Regenaplex Nr. 59b; ***UK:*** Catarrh Cream; Haemorrhoid Cream; Medicinal Gargle; ***Ukr.:*** Cerebrum Compositum H (Церебрум Композитум Н)†.

Afegostat Tartrate (*USAN*, *rINNM*) **酒石酸阿戈司特**

Afégostat, Tartrate d'; Afegostati Tartras; AT-2101; HGT-3410; Isofagomine Tartrate; Tartrato de afegostat. (3R,4R,5R)-5-(Hydroxymethyl)piperidine-3,4-diol hydrogen tartrate.

Афегостата Тартрат

$C_6H_{13}NO_3,C_4H_6O_6$ = 297.3.
CAS — 169105-89-9 (afegostat); 161302-93-8 (afegostat hydrochloride); 919364-56-0 (afegostat tartrate).
UNII — 285ZJJ9773.

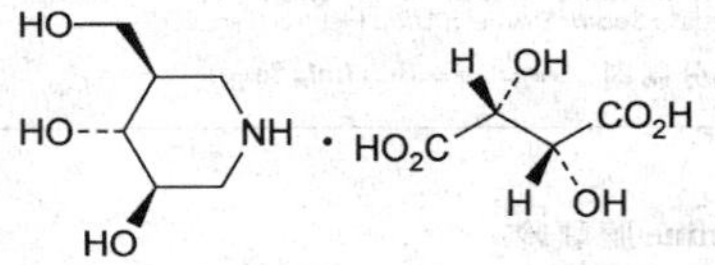

注：名称"Plicera"已用作酒石酸阿戈司特的商标。代码 AT-2101 表示以透明质酸为基质的双氯芬酸外用制剂。这种制剂用于治疗光化性角化病。

简介

酒石酸阿戈司特是一种亚氨基糖（iminosugar），口服用于治疗弋谢病（第2172页）的研究正在进行。它是一种药理学伴侣分子，可稳定各类葡糖脑苷酯酶，以利于其折叠并从细胞的内质网转运到溶酶体，从而充实活性内源性酶池。

Afelimomab (*rINN*) **阿非莫单抗**

Afélimomab; Afelimomabum; MAK-195F. Immunoglobulin G3, anti-(human tumor necrosis factor α) F(ab′)2 fragment (mouse monoclonal LU54107 γ3-chain), disulfide with mouse monoclonal LU54107 κ-chain, dimer.

Афелимомаб

CAS — 156227-98-4.
ATC — L04AB03.
ATC Vet — QL04AB03.

注：名称 Segar 已经用作阿非莫单抗的商标。

简介

阿非莫单抗是一种单克隆肿瘤坏死因子抗体，它可用于治疗脓毒症（败血症）。

1. Vincent JL. Afelimomab. *Int J Clin Pract* 2000; **54:** 190–3.
2. Reinhart K, *et al.* Randomized, placebo-controlled trial of the anti-tumor necrosis factor antibody fragment afelimomab in hyperinflammatory response during severe sepsis: the RAMSES study. *Crit Care Med* 2001; **29:** 765–9.
3. Gallagher J, *et al.* A multicenter, open-label, prospective, randomized, dose-ranging pharmacokinetic study of the anti-TNF-

alpha antibody afelimomab in patients with sepsis syndrome. *Intensive Care Med.* 2001; **27:** 1169–78.
4. Panacek EA, *et al.* Efficacy and safety of the monoclonal antitumor necrosis factor antibody F(ab')2 fragment afelimomab in patients with severe sepsis and elevated interleukin-6 levels. *Crit Care Med* 2004; **32:** 2173–82.

Aflatoxins 黄曲霉毒素

Aflatoxinas.

CAS — 1162-65-8 (aflatoxin B_1); 7220-81-7 (aflatoxin B_2); 1165-39-5 (aflatoxin G_1); 7241-98-7 (aflatoxin G_2); 6795-23-9 (aflatoxin M_1); 6885-57-0 (aflatoxin M_2).

简介

黄曲霉毒素是多种黄曲霉菌株和 *A. parasiticus* 菌株产生的毒性代谢产物。这些菌株寄生于许多植物性食品中，特别是玉米和花生类食品。黄曲霉毒素有数种类型，已经被鉴定的有黄曲霉毒素 B_1、黄曲霉毒素 B_2、黄曲霉毒素 G_1 和黄曲霉毒素 G_2。黄曲霉毒素 M_1 和黄曲霉毒素 M_2 是动物食入黄曲霉素 B_1 和黄曲霉毒素 B_2 后产生的代谢物，它们可在牛奶中检出。

黄曲霉毒素能引起肝炎和肝硬化。它们与肝癌有关，可能是与乙型肝炎病毒一起成为共同致癌物质。有报道称黄曲霉毒素 B_1 是动物中已知的最强有力的致癌物质之一。据报道，一些国家用黄曲霉毒素制造生物武器。

1. Ross RK, *et al.* Urinary aflatoxin biomarkers and risk of hepatocellular carcinoma. *Lancet* 1992; **339:** 943–6.
2. Jackson PE, Groopman JD. Aflatoxin and liver cancer. *Baillieres Best Pract Res Clin Gastroenterol* 1999; **13:** 545–55.
3. Peraica M, *et al.* Toxic effects of mycotoxins in humans. *Bull WHO* 1999; **77:** 754–66.
4. Pitt JI. Toxigenic fungi and mycotoxins. *Br Med Bull* 2000; **56:** 184–92.

Agnus Castus⊗羊荆

Agni Casti; Agni casti fructus; Agnocasto; Chaste Tree Fruit; Chasteberry; Drmkový plod; Gattilier, fruit de; Keuschlamm; Mönchspfeffer; Monk's Pepper; Munkpeppar; Owoc niepokalanka zwyczajnego; Sauzgatillo; Siveydenpuunhedelmä; Zerolo.

Монаший Перец

ATC Herb — HG02WX5005 (Vitex agnus-castus: fruit).
UNII — 433OSF3U8A.

Pharmacopoeias. In *Eur.* (see p.vii) and *US.*

Ph. Eur. 6.8（Agnus Castus Fruit） 整体、成熟、干燥的 *Vitex agnus castus* 果实。干燥药材中最低含有 0.08%的紫花牡荆素。避光。

USP 33（Chaste Tree） *Vitex agnuscastus*（马鞭草科）干燥成熟的果实，含有不低于 0.05%的穗花牡荆苷和不低于 0.08%的紫花牡荆素。

不良反应和注意事项

据报道，羊荆的不良反应轻而可逆，痤疮、红斑性皮疹、头痛、胃肠功能紊乱、月经失调、恶心和瘙痒最常见。妊娠和哺乳期间使用羊荆的毒性资料少见[1,2]，因此安全性尚不明确。鉴于其药理作用，不推荐使用[1]。羊荆和多巴胺拮抗药之间，理论上存在药物相互作用的可能性。

1. Daniele C, *et al.* Vitex agnus castus: a systematic review of adverse events. *Drug Safety* 2005; **28:** 319–32.
2. Dugoua J-J, *et al.* Safety and efficacy of chastetree (*Vitex agnus-castus*) during pregnancy and lactation. *Can J Clin Pharmacol* 2008; **15:** e74–e79.

药物相互作用

羊荆可能的药物相互作用，见上文。

用途和用法

据报道，羊荆影响脑垂体分泌促黄体激素、促卵泡激素和促乳素。对促乳素的分泌、抑制和刺激作用都存在，可能是剂量依赖的。含有羊荆的草本制剂，用于治疗包括乳腺痛在内的经前综合征，也被用于月经不调和更年期障碍，但应避免用于正在应用外源性激素，包括口服避孕药的患者。

顺势疗法 羊荆已经以下列名称用于顺势疗法药物：Vitex agnus-castus；Agn. cast.；Agnus。

1. Houghton P. Agnus castus. *Pharm J* 1994; **253:** 720–1.
2. Christie S, Walker AF. Vitex agnus-castus L.: (1) a review of its traditional and modern therapeutic use; (2) current use from a survey of practitioners. *Eur J Herbal Med* 1997; **3:** 29–45.
3. Schellenberg R. Treatment for the premenstrual syndrome with agnus castus fruit extract: prospective, randomised, placebo controlled study. *BMJ* 2001; **322:** 134–7.
4. Chrubasik S, Roufogalis BD. Chaste tree fruit for female disorders. *Aust J Pharm* 2001; **82:** 156–7.
5. Wuttke W, *et al.* Chaste tree (Vitex agnus-castus)—pharmacology and clinical indications. *Phytomedicine* 2003; **10:** 348–57.
6. Döll M. Das prämenstruelle Syndrom: Wirksamkeit von Vitex agnus castus. *Med Monatsschr Pharm* 2009; **32:** 186–91.
7. van Die MD, *et al. Vitex agnus-castus* (Chaste-Tree/Berry) in the treatment of menopause-related complaints. *J Altern Complement Med* 2009; **15:** 853–62.

制剂

专利制剂

Austral.: Premular; ***Austria:*** Agnofem; Agnucaston; Agnumens; ***Braz.:*** Lutene; Nalle; Regulatum†; Tenag; Vitenon; Vitex; ***Chile:*** Dimenox; ***Cz.:*** Agnucaston; Cesrafemme; Evana†; ***Ger.:*** Agno-Sabona†; Agnolyt; Agnucaston; Agnufemil†; Agnus; Biofem; Castufemin; Cefanorm; Femicur N; Feminon A; Femisana mens; Gynocastus; Hevertogyn†; Sarai; Strotan; Valverde Monchspfeffer bei Menstruationsbeschwerden†; ***Hung.:*** Agnucaston; Cefanorm; PreMens; ***Indon.:*** Agnu Gyne†; Agnucaston†; ***Mex.:*** Cicloplant†; ***Pol.:*** Agufem; Castagnus; ***Rus.:*** Agnucaston (Агнукастон); Cyclodynon (Циклодинон); ***Spain:*** Dismegyn; Femiplante; ***Switz.:*** Agnolyt†; Cyclodynon; Emoton†; Oprane; Prefemine; PreMens; ***Thai.:*** Agnucaston†; ***Turk.:*** Agnucaston; Biofem†; ***UK:*** Cyclopret; Herbal Premens; Kira Prem; Premherb; ***Ukr.:*** Cyclodynon (Циклодинон).

多组分制剂 ***Austral.:*** Dong Quai Complex†; Extralife Meno-Care†; Extralife PMS-Care†; Feminine Herbal Complex; Lifesystem Herbal Formula 4 Women's Formula†; PM H-Regulator; PM LifePro Max for Women; PMT Complex†; PMT-Eze†; Women's Formula Herbal Formula 3†; ***Canad.:*** Estro-Logic†; Herbal Support for Women Over 45†; Natural HRT; ***Hong Kong:*** Phytoestrin; ***Indon.:*** Herbalacta†; ***Ital.:*** Bioestril Blu†; Bioestril Ginseng; Bioestril Rosso†; Bioestril Valeriana; Spm-OK; ***Singapore:*** Phytoestrin; ***Ukr.:*** Evica (Евика).

顺势疗法制剂 ***Austria:*** Erbiode-Starkungstropfen; Ginseng Med Complex†; Mastodynon; Muliment†; ***Canad.:*** Alfalfa Tonic; Amphosca; Ervopax; Fatigue Relief; Homeo-Form F; Tonique Alfalfa; ***Cz.:*** Feminon†; Mastodynon; ***Fr.:*** Agnus Castus Complexe No 2; Amphosca a l'orchitine; Amphosca a l'ovarine; Boripharm No 31; Nervopax; ***Ger.:*** Agnurell; Agnus castus comp; Agnus femin; Antimas; Antimast N†; Antimast T†; Antimast TN; Auroplatin†; Bomaklim Complex; Bomaklim†; Emasex-A vitex; Feminon N; Femisana H†; Kalovowen†; Klimaktosin; Mastodynon; Mulimen S†; Muliment†; Pascofemin; Phyto-L; Sejungin B21†; Turnera comp†; Viragil; Virilis-Gastreu S R41; ***Neth.:*** Homeocare cyclus; Mulimen H; ***Rus.:*** Dysmenorm (Дисменорм); Mastodynon (Мастодинон); ***Switz.:*** Menosan; ***Thai.:*** Mastodynon†; ***Ukr.:*** Dysmenorm (Дисменорм.); Mastodynon (Мастодинон).

Agrimony 仙鹤草

Agrimoña; Agrimonia; Agrimoniae herba; Aigremoine; Cafetí; Dirvuolių žolė; Hierba bacera; Hierba de San Guillermo; Hierba del podador; Maarianverijuuri; Odermennigkraut; Párlófű; Řepíková nať; Småborre.

Репешок Аптечный

ATC Herb — HA01WA5001 (Agrimonia eupatoria: herb); HD02WX5001 (Agrimonia eupatoria: herb).
UNII — EBU0U94820 (Agrimonia eupatoria).

Pharmacopoeias. In *Eur.* (see p.vii).

Ph. Eur. 6.8（Agrimony） 佩兰属仙鹤草干燥花顶。以干燥品计，含有不少于 2.0%连苯三酚结构的单宁酸。

简介

仙鹤草是佩兰属植物仙鹤草（蔷薇科）或为更稀少的 *A. procera* 植物（*A. odorata*；fragrant agrimony）的地上部分，具有收敛和利尿的作用。仙鹤草内服可治疗腹泻、胆道或胃肠功能紊乱性疾病以及泌尿系统功能紊乱性疾病。仙鹤草还可用于治疗口腔和咽喉炎症性疾病。仙鹤草外用可促进创伤愈合和治疗皮肤病。

A. pilosa 是中药。它含有仙鹤草鞣质（tannin agrimoniin），据报道这种物质是白介素-1 生成诱导剂。

顺势疗法 仙鹤草已经以下列名称用于顺势疗法药物：Agrimonia eupatoria；Agrimonia eup；Agrimonia eupatoria，flos；Agrimonia odorata，flos。

制剂

专利制剂

Cz.: Nat Repiku Lekarskeho†; Repik Lekarsky†; Repikovy Caj, Repikova Nat.

多组分制剂 ***Austria:*** Amersan; Gallen- und Lebertee St Severin; Novocholin†; ***Cz.:*** Amersan; Cynarosan†; Eugastrin†; Hemoral†; Naturland Grosser Swedenbitter†; Nontusyl†; Species Cholagogae Planta; Stomaran; The Salvat; Ungolen†; Zlucnikova Cajova Smes; ***Fr.:*** Tisane Hepatique de Hoerdt; ***Hung.:*** Urogin; ***Rus.:*** Herbion Drops for the Gallbladder (Гербион Капли Желчегонные); ***Spain:*** Natusor Astringel†; Natusor Farinol†; ***Switz.:*** Kernosan 24; ***UK:*** Piletabs; ***Ukr.:*** Herbion Drops for the Gallbladder (Гербион Капли Желчегонные).

顺势疗法制剂 ***Fr.:*** Poconeol no 57; Poconeol no 81; ***Switz.:*** Regenaplex Nr. 25b; Regenaplex Nr. 35b; Regenaplex Nr. 79; Regenaplex Nr. 80aN.

Alfalfa 紫花苜蓿

Alfaz; Lucerne; Mielga; Purple medick.

Люцерна

CAS — 543-38-4 (canavanine).
ATC Herb — HG04BW5022 (Medicago sativa: herb); HA10BX5004 (Medicago sativa: herb).
UNII — SQI2NBY9KR (alfalfa top); HY3L927V6M (alfalfa leaf); DJO934BRBD (alfalfa).

(canavanine)

简介

紫花苜蓿是一种作为动物饲料种植的紫苜蓿（豆科）。紫花苜蓿的种子和嫩芽中含有刀豆氨酸［2-氨基-4-(胍氧基)丁酸］。刀豆氨酸是一种结构与精氨酸相关的毒性氨基酸，其含量约为干燥品重量的 1.5%。有报道，用紫花苜蓿饲养的猴子中发现系统性红斑狼疮样症状。

紫花苜蓿用于草药制剂可治疗多种疾病。

顺势疗法 紫花苜蓿已经以下列名称用于顺势疗法药物：Alfa。

制剂

专利制剂

Hung.: Esterin.

多组分制剂 ***Austral.:*** Irontona; Panax Complex†; Plantiodine Plus†; Vitatona†; ***Chile:*** Calcio 520; ***Fr.:*** Gonaxine; Gynosoja†; Menoxine†; ***Ukr.:*** Alfagin (Алфагин).

顺势疗法制剂 ***Austria:*** Salvara†; ***Canad.:*** Alfalfa Tonic; Comp-Drops 1 Stress; Energy†; Fatigue Relief; Homeo-Form F; Homeo-Form P; Maxi Force Energy Cocktail†; Motherwort Combination 3; Tonique Alfalfa; ***Fr.:*** Soreal; ***Switz.:*** Nelsons Noctura; ***UK:*** Noctura.

Alfaprostol (*BAN*, *USAN*, *rINN*) 阿法前列醇

Alfaprostolum; K-11941; Ro-22-9000. Methyl (*Z*)-7-{(1*R*,2*S*,3*R*,5*S*)-2-[(3*S*)-5-cyclohexyl-3-hydroxypent-1-ynyl]-3,5-dihydroxycyclopentyl}hept-5-enoate.

Альфапростол

$C_{24}H_{38}O_5$ = 406.6.
CAS — 74176-31-1.
ATC Vet — QG02AD94.
UNII — 4XKL2JJ08I.

简介

阿法前列醇是地诺前列醇（前列腺素 $F_{2\alpha}$）的合成类似物。在兽医中用作黄体溶解剂。

Alglucerase (*BAN*, *USAN*, *rINN*) 阿糖苷酶

Alglucerasa; Alglucérase; Alglucerasum; Glucosylceramidase; Macrophage-targeted β-Glucocerebrosidase.

Альглюцераза

CAS — 143003-46-7.
ATC — A16AB01.
ATC Vet — QA16AB01.
UNII — 27T56C7KKO.

性状 阿糖苷酶是人胎盘 β-葡萄糖脑苷脂酶（神经酰胺葡萄糖苷酶；β-D-葡萄糖基-*N*-酰基鞘氨醇葡萄糖水解酶）的一种被修饰形式。它是一种由 497 个氨基酸构成的单体糖蛋白，其分子的 6%被糖基化。

Imiglucerase (*BAN*, *USAN*, *rINN*) 伊米苷酶

Imiglucerasa; Imiglucérase; Imiglucerasum; Imiglukeraasi; Imiglukeras; Imigluseraz; Recombinant Macrophage-targeted β-Glucocerebrosidase; r-GCR.

Имиглюцераза

CAS — 154248-97-2.
ATC — A16AB02.
ATC Vet — QA16AB02.
UNII — Q6U6J48BWY.

性状 伊米苷酶是重组人 β-葡萄糖脑苷脂酶衍生物。它

是一种由 497 个氨基酸组成的单体糖蛋白，含有 4 个 *N*-糖基化位点。

Velaglucerase Alfa (*USAN*, *rINN*) 维拉苷酶 α

Velaglucerasa alfa; Vélaglucérase alfa; Velaglucerasum alfa.
Велаглюцераза Альфа
CAS — 884604-91-5.
ATC — A16AB10.
UNII — 23HYE36B0I.

不良反应和注意事项

有报道称，使用阿糖苷酶或伊米苷酶后，可出现发热、寒战、瘙痒、面红以及胃肠道症状（如痉挛、腹部绞、腹泻、恶心和呕吐等），其中一些症状可能是超敏反应。其他的超敏反应包括荨麻疹、血管性水肿、呼吸症状和低血压。伊米苷酶很少出现过敏反应。对已经显示超敏反应征兆的患者需要引起注意，应降低注射速率和预防性使用抗过敏药和（或）皮质激素以及进一步的治疗措施。约 15%接受葡萄糖脑苷脂酶治疗的患者，在用药后第一年内就已经产生了抗体。产生抗体的患者发生超敏反应的风险增高。因此，对抗体形成进行定期鉴定已被推荐。

伊米苷酶注射给药后，局部可能发生疼痛和刺激。其他不良反应包括疲乏、头晕、头痛、背痛、末梢水肿、口腔溃疡和嗅觉紊乱。

阿糖苷酶是用人胎盘制备的，因此注射阿糖苷酶制剂有传递感染的风险，尽管这种风险已被生产过程降低到最小。绒毛膜促性腺激素是一种天然存在于人胎盘中的激素，已经从阿糖苷酶制剂中被检测出来。如果大量给予阿糖苷酶制剂，由于这种制剂中含有绒毛膜促性腺激素，可能使幼小的男婴过早出现男性征。还可使建立在检出绒毛膜促性腺激素基础上的妊娠试验结果出现假阳性。如果确实如此，对于雄激素敏感性癌症患者，阿糖苷酶应该谨慎使用。

1. Starzyk K, *et al.* The long-term international safety experience of imiglucerase therapy for Gaucher disease. *Mol Genet Metab* 2007; **90:** 157–63.

对肺的影响　2 例患有戈谢病的患者使用阿糖苷酶治疗以后，出现了肺动脉高压症[1]。无证据显示这两名患者出现肺实质被戈谢细胞浸润。

1. Dawson A, *et al.* Pulmonary hypertension developing after alglucerase therapy in two patients with type 1 Gaucher disease complicated by the hepatopulmonary syndrome. *Ann Intern Med* 1996; **125:** 901–4.

药动学

静脉注射给药后，阿糖苷酶和伊米苷酶的血浆酶活性迅速从稳态下降，消除半衰期为 3.6～10.4min。

用途和用法

戈谢病患者通过长期补充伊米苷酶，或偶尔是阿糖苷酶，使肌体因缺乏 β-葡萄糖脑苷脂酶而出现的症状得以改善（见下文）。酶的低聚糖链被修饰为以甘露糖残基为末端，以确保其被巨噬细胞摄入而发挥治疗作用。

在治疗 1 型和 3 型戈谢病时，静脉输注伊米苷酶的时间应不小于 1～2h，或者开始输注时，输注的速率不超过每分钟 0.5U/kg，之后输注时，速率可增加到每分钟最高 1U/kg。给药剂量取决于症状的严重程度。初始剂量可有所不同，可从每周 3 次，每次 2.5U/kg，到每 2 周 1 次，每次 60U/kg。根据个体反应增加或减少给药剂量。一旦患者的病情趋于稳定，需根据个人情况监测并调高或调低剂量。维拉苷酶 α 治疗 1 型戈谢病，以静脉输注的方式给药，剂量为每隔 1 周 60U/kg，输注时间需在 1h 以上。剂量可根据反应进行调整。

阿糖苷酶已通过静脉输注给药，剂量与伊米苷酶相似，对于病情稳定的 1 型戈谢病患者，应监测并调整给药剂量，用药间隔调整为 3～6 个月。

儿童用法　*BNFC 2010/11* 认为，治疗新生儿以及婴儿和年龄较大儿童的 1 型戈谢病，伊米苷酶的初始剂量为 60U/kg，给药方式同上。对于 3 型戈谢病，则推荐较高剂量，可达到 120U/kg，每 2 周给药 1 次。

戈谢病　戈谢病（葡糖脑苷脂沉积病）是一种罕见的、常染色体隐性遗传性疾病，也是最普通的溶酶体贮存功能紊乱性疾病。戈谢病是由溶酶体酶 β-葡糖脑苷脂酶缺乏引起的。该酶催化葡萄糖脑苷脂——一种细胞膜的脂质成分，水解为葡萄糖和神经酰胺。当 β-葡糖脑苷脂酶缺乏时，导致葡萄糖脑苷脂在网状内皮细胞特别是巨噬细胞的溶酶体中蓄积[1~5]。

根据临床体征和症状，戈谢病分为 3 种主要**类型**。所有的类型均会出现肝脾肿大。**1 型戈谢病**（慢性成人非神经病变疾病）占戈谢病发病总数的 90%以上，尤其好发于北欧犹太族群。1 型戈谢病有半数以上的患者在 10 岁以前就被确诊[6]。患病者经历着长期的病情严重程度变化的过程，以肝脾肿大、血液和骨骼病症为主要特征，不存在神经受累。在 **2 型戈谢病**（急性婴儿神经病变疾病）中，神经受累为主要特征。患儿表现为 6 个月以前发育迟缓，罹患癫痫、肺部感染，通常死于幼儿时期。**3 型戈谢病**是亚急性神经病变疾病，具有缓慢、累进的特点[4]。按照严重程度和预后的不同又分为 3 个亚型。3a 型：缓慢、累进的神经损坏，死亡通常发生在儿童时期。3b 型（Norrbotten 病）：存在慢性认知衰退，患者可以生存到成年。3c 型：通常影响巴勒斯坦、阿拉伯或日本血统的患者，可存活到青少年。

戈谢病的**治疗**以前仅限于对症处理，直至出现了 β-葡糖脑苷脂酶的酶补充治疗法。由于戈谢病是罕见的疾病，早期的临床研究主要局限在 1 型疾病患者群中的少数病例。β-葡糖脑苷脂酶的给药方式与伊米苷酶或维拉苷酶 α（重组人衍生物），或偶尔与阿糖苷酶（一种修饰的人胎盘衍生形式）相同。使用这样的疗法已经显示出具有逆转戈谢病肝脾肿大和血液异常症状的疗效[7,8]，其效果可以在短暂的几个月内看到，尽管在很多情况下，效果在最初的 6～9 个月内很弱，但之后病情迅速好转[2]。据报道，血红蛋白可在 6～12 个月内恢复正常。同样，肝脏的体积在 2 年以内缩减了20%～30%，5 年左右缩减 30%～40%；脾脏的体积也缩减了 50%[9]。而骨组织的反应比较慢。已经有报道显示，尽管骨组织没有影像学上的改善，但骨痛在治疗的第一年可以缓解[8]。骨组织对于酶补充疗法反应缓慢或不敏感，但是阿屈膦酸盐对 36 名腰椎骨密度计数为负值，对于骨量减少的成年患者并且已经接受葡糖脑苷脂酶治疗至少 2 年的患者，作为一种辅助治疗手段，已经表现出了益处[10]。有报道指出，儿童已经恢复了标准生长速度[11]。X 线摄片判定，骨密度和矿化作用已经显示改善[12]。有证据显示，长达 8 年的酶补充治疗，完全或部分地改善了贫血、血小板减少、器官巨大症和 1 型戈谢病患者的骨痛，同时可预防进一步恶化[9,13]。然而，症状能否控制与疾病的进展程度有关。为了得到更好的预后，应及早开始治疗[5,14]。戈谢病的酶补充治疗是终生的，随着治疗间歇期的拖延易复发[6,15]。维拉苷酶 α 是由人纤维母细胞制备的基因激活的人重组葡糖脑苷酯酶。与伊米苷酶类似，用于治疗 1 型戈谢病[22,23]。阿糖苷酶也被试用于累及心脏和眼的戈谢病稀有病例的治疗[16,17]。酶补充治疗是否能够预防无症状患者的症状发生尚未可知。

酶补充治疗控制 2 型和 3 型戈谢病患者神经症状的有效性还有待确认[18]。一项小规模研究[19]中，大部分 3 型戈谢病患者使用可以改善所有系统症状的药物剂量进行治疗，结果没有出现神经性恶化。但有人指出，穿过血脑屏障的酶量不太可能有显著效果。因此，其他治疗方法特别是针对神经病变谢病的治疗方法仍然需要开发。

那些不适合采用酶补充疗法的 1 型戈谢病患者，可以使用麦格司他（miglustat）。它可以通过抑制葡萄糖糖基转移酶（神经鞘脂类生物合成途径中的早期酶之一），减少葡糖脑苷脂的合成。但是，权衡利弊，使用麦格司他的益处小于伊米苷酶。在可能的情况下，使用伊米苷酶仍然是标准的疗法。这两种药物不应该一起使用[20]。

造血干细胞移植对于戈谢病患者已经产生了有利的效果，有可能达到永久性痊愈。但是，治疗过程中有死亡或显著发病的风险。在这些风险还没有确切的方法控制到可以接受的水平之前，它将作为次选治疗方案。到目前为止，戈谢病患者完全治愈的可能性很小[21]。

正在研究中的可能治疗戈谢病的未来疗法包括口服药理学伴侣分子酒石酸阿戈司特和基因疗法。β-葡糖脑苷脂酶的其他修饰体也在研究中，目的是改善受累巨噬细胞的摄入功能。

1. NIH Technology Assessment Panel on Gaucher Disease. Gaucher disease: current issues in diagnosis and treatment. *JAMA* 1996; **275:** 548–53.
2. Morales LE. Gaucher's disease: a review. *Ann Pharmacother* 1996; **30:** 381–8.
3. Elstein D, *et al.* Gaucher's disease. *Lancet* 2001; **358:** 324–7.
4. Grabowski GA. Gaucher disease: lessons from a decade of therapy. *J Pediatr* 2004; **144** (suppl): S15–S19.
5. Martins AM, *et al.* Recommendations on diagnosis, treatment, and monitoring for Gaucher disease. *J Pediatr* 2009; **155** (suppl 2): S10–S18.
6. Charrow J, *et al.* Enzyme replacement therapy and monitoring for children with type 1 Gaucher disease: consensus recommendations. *J Pediatr* 2004; **144:** 112–20.
7. Grabowski GA, *et al.* Enzyme therapy in type 1 Gaucher disease: comparative efficacy of mannose-terminated glucocerebrosidase from natural and recombinant sources. *Ann Intern Med* 1995; **122:** 33–9.
8. Pastores GM, *et al.* Enzyme therapy in Gaucher disease type 1: dosage efficacy and adverse effects in 33 patients treated for 6 to 24 months. *Blood* 1993; **82:** 408–16.
9. Weinreb NJ, *et al.* Effectiveness of enzyme replacement therapy in 1028 patients with type 1 Gaucher disease after 2 to 5 years of treatment: a report from the Gaucher Registry. *Am J Med* 2002; **113:** 112–19.
10. Wenstrup RJ, *et al.* Gaucher disease: alendronate disodium improves bone mineral density in adults receiving enzyme therapy. *Blood* 2004; **104:** 1253–7.
11. Kaplan P, *et al.* Acceleration of retarded growth in children with Gaucher disease after treatment with alglucerase. *J Pediatr* 1996; **129:** 149–53.
12. Rosenthal DI, *et al.* Enzyme replacement therapy for Gaucher disease: skeletal responses to macrophage-targeted glucocerebrosidase. *Pediatrics* 1995; **96:** 629–37.
13. Andersson H, *et al.* Eight-year clinical outcomes of long-term enzyme replacement therapy for 884 children with Gaucher disease type 1. *Pediatrics* 2008; **122:** 1182–90.
14. Mistry PK, *et al.* Timing of initiation of enzyme replacement therapy after diagnosis of type 1 Gaucher disease: effect on incidence of avascular necrosis. *Br J Haematol* 2009; **147:** 561–70.
15. Drelichman G, *et al.* Clinical consequences of interrupting enzyme replacement therapy in children with type 1 Gaucher disease. *J Pediatr* 2007; **151:** 197–201.
16. Spada M, *et al.* Cardiac response to enzyme-replacement therapy in Gaucher's disease. *N Engl J Med* 1998; **339:** 1165–6.
17. vom Dahl S, *et al.* Loss of vision in Gaucher's disease and its reversal by enzyme-replacement therapy. *N Engl J Med* 1998; **338:** 1471–2.
18. Bembi B, *et al.* Enzyme replacement treatment in type 1 and type 3 Gaucher's disease. *Lancet* 1994; **344:** 1679–82.
19. Altarescu G, *et al.* The efficacy of enzyme replacement therapy in patients with chronic neuronopathic Gaucher's disease. *J Pediatr* 2001; **138:** 539–47.
20. Weinreb NJ, *et al.* Guidance on the use of miglustat for treating patients with type 1 Gaucher disease. *Am J Hematol* 2005; **80:** 223–9.
21. Somaraju UR, Tadepalli K. Hematopoietic stem cell transplantation for Gaucher disease. Available in The Cochrane Database of Systematic Reviews; Issue 4. Chichester: John Wiley; 2008 (accessed 18/02/10).
22. Pastores GM. Velaglucerase alfa, a human recombinant glucocerebrosidase enzyme replacement therapy for type 1 Gaucher disease. *Curr Opin Investig Drugs* 2010; **11:** 472–8.
23. Anonymous. Velaglucerase (Vpriv) for Gaucher's disease. *Med Lett Drugs Ther* 2010; **52:** 36.

制剂

专利制剂

Austral.: Cerezyme; **Austria:** Cerezyme; **Belg.:** Cerezyme; **Canad.:** Cerezyme; **Cz.:** Cerezyme; **Denm.:** Cerezyme; **Fin.:** Cerezyme; **Fr.:** Cerezyme; **Ger.:** Cerezyme; **Gr.:** Cerezyme; **Hong Kong:** Cerezyme; **Irl.:** Cerezyme; **Israel:** Ceredase†; Cerezyme; **Ital.:** Cerezyme; **Jpn:** Ceredase†; Cerezyme; **Neth.:** Cerezyme; **Norw.:** Cerezyme; **NZ:** Cerezyme; **Pol.:** Cerezyme; **Port.:** Cerezyme; **S.Afr.:** Cerezyme; **Spain:** Cerezyme; **Swed.:** Cerezyme; **Switz.:** Cerezyme; **Turk.:** Cerezyme; **UK:** Cerezyme; **USA:** Ceredase; Cerezyme; VPRIV.

Alibendol (*rINN*) 阿利苯多

Alibendolum. 5-Allyl-*N*-(2-hydroxyethyl)-3-methoxysalicylamide.
Алибендол
$C_{13}H_{17}NO_4$ = 251.3.
CAS — 26750-81-2.
UNII — A8C01VZK2Z.

简介

阿利苯多是一种治疗胃肠疾病的利胆药物。

Allergen Products 变应原制剂

Alergenos; Allergeenivalmisteet; Allergenprodukter; Producta allergenica; Produits allergènes.

不良反应和处置

变应原制剂的不良反应既包括轻微的局部反应，也有致命的全身反应，尤其是对蜜蜂和黄蜂毒液。超敏反应可以是速发的，也可以迟发。

皮验的不良反应不常见，虽然注射部位隆起，有刺激感。可出现鼻炎、荨麻疹、哮鸣、胸部紧迫感以及罕见的过敏性休克。

注射用变应原免疫疗法可引起注射部位隆起、有刺激感、发红、发硬。全身反应包括眼痒、喷嚏、咳嗽、哮鸣、胸部紧迫感、特应性湿疹、荨麻疹和水肿。过敏性休克和急性迟发反应也会发生。**舌下给予**变应原制剂最常报道的不良反应包括口腔水肿、瘙痒、感觉异常、喉部刺激感、喷嚏、鼻炎、鼻充血、眼痒、耳痒以及头痛；如未遵守给药方案也可能发生全身反应。

对变应原制剂的严重不良反应一般发生于 30min 内，应立即肌内注射 1∶1000（1mg/ml）的肾上腺素。

必须实施完全支持措施，必要时使用抗组胺药和皮质激素进行治疗（过敏反应和过敏性休克治疗的讨论见第1162页）。应终止进一步的变应原免疫疗法，或根据反应的严重程度并依据注册药品信息减少剂量继续治疗。

1. Lockey RF, *et al.* Systemic reactions and fatalities associat with allergen immunotherapy. *Ann Allergy Asthma Immur* 2001; **87** (suppl 1): 47–55.
2. Borchers AT, *et al.* Fatalities following allergen immunothera| *Clin Rev Allergy Immunol* 2004; **27:** 147–58.
3. Amin HS, *et al.* Evaluation of near-fatal reactions to allergen i: munotherapy injections. *J Allergy Clin Immunol* 2006; **11** 169–75.

1986年，英国CSM曾报道[1]脱敏疫苗可能引起严重支气管痉挛及过敏反应。从1957年起，此类反应在英国已经引起26例患者死亡。大多数患者对以前的脱敏注射没有反应。1989年FDA报道，自1980年起American Acadeny of Allergy and Immunology和FDA已经收到14例因脱敏免疫疗法引起死亡的报告，其中4例死于皮试过敏[2]。这些患者都普遍存在哮喘病史。

通过对这些报告及其他文献的研究，FDA已经提出一些降低变应原制剂全身危险性反应的建议[3~6]。变应原免疫疗法只应用于对抗过敏药物无效的、季节性变应性鼻炎以及因膜翅目昆虫叮咬引起的超敏反应。在英国[4]，此种疗法一般不用于哮喘患者（虽然哮喘并不是膜翅目昆虫变应原免疫疗法的绝对禁忌证），不过[3,5,6]对于病情稳定、不严重的哮喘患者可以进行此种治疗。只有拥有并能随时使用全套心脏复苏设备的机构才能使用脱敏试剂。注射后，对患者进行医疗监护的推荐时间从30min[3]至1h[4]不等。即便患者出现轻微的全身反应症状，也应加强监控力度，直到症状完全缓解。对于具有高危反应的患者，应延长监控期。

在12例应用曲霉菌提取物进行变应原免疫疗法的样本中，4例含有黄曲霉毒素（第2171页），1例经Ames测试发现具有高诱变性的物质。此结果表明应加强对商业用真菌提取物的检测[7]。

1. CSM. Desensitising vaccines. *BMJ* 1986; **293:** 948.
2. FDA. Fatality risk with allergenic extract use. *JAMA* 1989; **261:** 3368.
3. Malling H-J, Weeke B, eds. Position paper: Immunotherapy. (EAACI) The European Academy of Allergology and Clinical Immunology. *Allergy* 1993; **48** (suppl 14): 9–35.
4. CSM/MCA. Desensitising vaccines: new advice. *Current Problems* 1994; **20:** 5.
5. Bousquet J, *et al.* WHO Position Paper: Allergen immunotherapy: therapeutic vaccines for allergic diseases. *J Allergy Clin Immunol* 1998; **102:** 558–62.
6. Joint Task Force on Practice Parameters: American Academy of Allergy, Asthma and Immunology; American College of Allergy, Asthma and Immunology; Joint Council of Allergy, Asthma and Immunology. Allergen immunotherapy: a practice parameter second update. *J Allergy Clin Immunol* 2007; **120** (3 suppl): S25–S85. Also available at: http://www.jcaai.org/file_depot/0-10000000/20000-30000/27387/folder/63948/IT_supplement.pdf (accessed 28/04/08)
7. Legator MS, *et al.* Aflatoxin B_1 in mould extracts used for desensitisation. *Lancet* 1983; **ii:** 915.

注意事项

患者每次服用变应原制剂后应该观察30～60min，以免发生过敏反应（见上文**不良反应**）。同时应避免使用β受体阻滞药，因为过敏反应会使肾上腺素失去活性。连续服用抗过敏药物会掩盖患者的过敏反应。

皮试不能在有皮肤损伤的地方进行。应当告知患者不要擦拭或者抓挠皮试点。过敏测试之前应停用抗过敏药物以防止假阴性反应。全身或长期局部使用强效皮质激素也会掩盖皮肤反应。

具有严重免疫性疾病、癌症、氨基酸代谢紊乱、出血性疾病以及甲状腺功能亢进症患者不得应用**变应原免疫疗法**。患者感染或者发热以及服用变应原制剂之后的24～48h恢复期间不得应用变应原免疫疗法。妊娠期间不得使用变应原免疫疗法，以免引起胎儿全身反应。哮喘患者可能更易对变应原产品产生过敏反应，不建议对哮喘患者进行变应原免疫疗法，或者谨慎使用。6岁以下儿童不得应用注射免疫疗法，2岁以下儿童应该使用舌下含服免疫疗法。舌下含服免疫疗法禁忌患者：有严重口腔炎症性疾病（如地衣扁平苔藓溃疡）患者，或严重的真菌病患者。如果患者需要做口腔手术（包括拔牙）以及儿童乳牙脱落，舌下含服免疫疗法应停止7天让伤口愈合。

心血管或肺功能不全或严重湿疹患者应避免使用变应原免疫疗法或慎用。很少有患者使用变应原免疫治疗制剂会产生嗜睡，如果嗜睡，应避免驾驶或操作机械。

注射用变应原免疫疗法只有在拥有并能随时使用全套心脏复苏设备的机构才能进行。注射用免疫疗法应给予皮下注射而不是静脉注射或者肌内注射。在注射免疫变应原12h内或舌下含服前后1h内，患者应避免激烈运动。同时建议注射此类制剂时，不要饱食或饮酒。曾有关于使用变应原免疫疗法同时接受ACEI治疗的患者出现严重过敏反应的报告（见**超敏反应**第1152页）。一些厂商指出，每次脱敏期间暂时停止使用ACEI能够避免不良反应。变应原免疫制剂和抗感染疫苗不能在1周之内同时使用，或直到每种疫苗所有可能反应都消失后再给予变应原免疫制剂。

药物相互作用

接受ACEI、抗过敏药、β受体阻滞药、皮质激素或疫苗的患者在使用变应原制剂时必须谨遵预防措施，见上文**注意事项**。

用途和用法

变应原制剂主要用于在皮试及诱导试验中的诊断，以确定引起可疑过敏反应的原因。变应原制剂还可用于某些过敏反应患者的变应原免疫疗法，特别是昆虫毒液（如蜜蜂或黄蜂毒液）、花粉（第2312页）、房屋粉尘和房尘螨引起的反应。变应原免疫疗法制剂通过皮下注射或舌下含服给药。其他给药途径（如口、鼻或支气管）也已有研究。

用法 用于变应原免疫治疗的变应原疫苗（见下文）应疗效确切，必须对其过敏效用、生物活性和保质期有明确的标准。由于不同批次疫苗之间可能存在效价差别，因此在同一个疗程中，应尽可能使用同一批次的疫苗。变应原疫苗注射液以水提物的剂型或者配以溶剂皮下注射给药，目的是为了降低不良反应，同时保持或增强免疫原性。这种改型疫苗是缓释制剂，可以延长给药周期。疫苗可以通过吸附惰性载体，如铝、钙盐或酪氨酸进行物理修饰，或者通过戊二醛、甲醛、脂质体进行化学修饰。以上两种经过修饰的变应原疫苗都已投入使用。

给药剂量是依据患者对疫苗的敏感性和厂商推荐剂量来决定的。初始阶段，变应原疫苗剂量需慢慢增加（增加其浓度或者剂量体积）直到达到维持剂量。然而，如果发生全身反应，则应减少剂量，发生严重反应，则应停止给药。同样，对于暴露于自然界变应原中的高敏感性患者，应减少剂量或者不给药。

在*传统疗法*的初期，变应原水提取物一般每周给予1次或2次剂量，直到到达维持剂量，维持剂量应用4～6周。储库型制剂每1～2周给予。如果需要更快速达到维持剂量，可以使用*修正剂量疗法*（modified dosage schedules），但该方案会增大不良反应的风险，尽管可以通过给予抗组胺药改善。使用水提物时要修正剂量疗法，直到达到维持剂量。在*集簇疗法*（cluster schedules）中，一天内进行多次剂量注射，通常间隔30min，1周1～2次（非连续天数），相对于传统疗法和维持治疗来说，集簇疗法可以缩短到达维持剂量时间到4周，但是会增加全身反应的风险。*冲击疗法*（rush schedules）比集簇疗法更快，连续几天内每日进行一次固定时间间隔的多剂量注射，直到达到维持量；通常，这种剂量方案会增大全身不良反应的风险，同时相对于传统疗法需要更密切更长时间地监控患者的反应情况。*超冲击疗法*（ultrarnsh schedules）脱敏更快，可用于高敏感性群体昆虫叮咬脱敏，当维持剂量达到后，根据安全性和有效性，逐步增加注射间隔时间。变应原注射时间间隔通常为2～4周，昆虫毒液为8周。变应原免疫疗法的最佳疗程尚未确定，不过一般推荐为3～5年，依据个体反应情况而终止治疗。有些患者终止变应原免疫疗法治疗后将持续脱敏，而一部分患者在变应原免疫疗法终止后还会复发。

舌下含服方案也用于变应原免疫疗法。每日给予溶液状疫苗或口服冻干片剂。考虑到安全性和有效性，舌下含服是替代皮下注射的一个很好的选择，尽管最有效的疫苗剂量和最佳疗程仍未确定。变应原免疫疗法已有通过口服、鼻腔、支气管途径给药的尝试，尽管疗效和安全性还未被证实。

改进型变应原正在被研究作为一种替代的方法来增加安全性和有效性，其开发包括重组蛋白、肽类、质粒DNA疫苗，以及与特定变应原结合的DNA免疫刺激序列。其他免疫调节方法包括使用特异的变应原抗体或片段，以及人源化抗IgE单克隆抗体（例如奥马佐单抗，第1091页）。更多有效的佐剂如单磷酰脂质A也在研究中。

1. Bousquet J, *et al.* WHO Position Paper: Allergen immunotherapy: therapeutic vaccines for allergic diseases. *J Allergy Clin Immunol* 1998; **102:** 558–62.
2. Royal College of Physicians. *Allergy: the unmet need: a blueprint for better patient care.* Report of a working party. London: RCP, 2003. Also available at: http://www.rcplondon.ac.uk/pubs/contents/81e384d6-0328-4653-9cc2-2aa7baa3c56a.pdf (accessed 28/4/08)
3. Joint Task Force on Practice Parameters: American Academy of Allergy, Asthma and Immunology; American College of Allergy, Asthma and Immunology; Joint Council of Allergy, Asthma and Immunology. Allergen immunotherapy: a practice parameter second update. *J Allergy Clin Immunol* 2007; **120** (3 suppl): S25–S85. Also available at: http://www.jcaai.org/file_depot/0-10000000/20000-30000/27387/folder/63948/IT_supplement.pdf (accessed 28/04/08)
4. Cox L, *et al.* Accelerated immunotherapy schedules: review of efficacy and safety. *Ann Allergy Asthma Immunol* 2006; **97:** 126–37.
5. Crameri R, Rhyner C. Novel vaccines and adjuvants for allergen-specific immunotherapy. *Curr Opin Immunol* 2006; **18:** 761–8.
6. Pajno GB. Sublingual immunotherapy: the optimism and the issues. *J Allergy Clin Immunol* 2007; **119:** 796–801.

变应原免疫疗法 Ⅰ型（速发型）超敏反应是由IgE抗体（见**超敏反应**项下，第534页）介导的过敏反应，IgE抗体通常由抗过敏药物或者可能由变应原阻碍物诱导生成。对于那些没有有效的或者适合的治疗方法的患者，将采用变应原免疫疗法（脱敏或者降低敏感性）。特异性变应原免疫疗法（SIT）是向诊断为IgE介导的过敏反应的患者施以剂量不断增加的变应原疫苗，直至达到维持剂量，即患者随后暴露在变应原中也能有效缓解症状[1~4]。作用机制被认为是通过辅助性T细胞（Th）通过调节Th1和Th2淋巴细胞之间的平衡转化，增加保护性IgG的水平，同时降低IgE的水平[2,4~6]。长期持续益处尚有待讨论，对于不能避免接触过敏原的患者生活质量可大幅提高。患者在进行变应原免疫治疗（见下文**诊断用途**）前必须有证据证明其存在特异的IgE抗体，一般推荐在专科中心进行变应原的诊断，变应原免疫治疗只能在专科中心进行。皮下注射免疫疗法（SCIT）是传统的给药方法，已有一段使用历史。舌下含服免疫疗法（SLIT）现已广泛应用，其他给药途径正在研究中（见上文**用法**）。有关变应原制剂引起的严重甚至致命超敏反应的报告促使相关人士提出建议，以降低出现全身反应的危险性（见上文**不良反应**项下）。

变应原免疫疗法的应用已有综述[4,7]，相关建议也已公布[2,3,8,9]。过敏性疾病的影响和严重程度随着环境的改变正逐步增加，在发达国家，过敏反应是引发疾病的一个主要原因。例如在英国，估计有1/3的人出现过过敏反应。其中特别关注的是多系统过敏反应的增加[4]。普通的过敏原包括：产生季节性过敏性鼻炎和结膜炎的花粉和真菌孢子（花粉症）；产生常年性过敏性鼻炎的屋尘、屋尘螨和动物皮屑；蜜蜂、黄蜂和蜇人蚂蚁产生的毒液；橡胶乳、面粉和产生职业性鼻炎的其他过敏原；药物（如青霉素类，麻醉药）以及一些食物（如坚果、贝类）[4]。过敏反应是引发儿童哮喘的常见原因，同时也与过敏性湿疹有关[4]。

并非所有过敏反应都适合使用特异性变应原免疫疗法治疗，在英国，CSM[10]建议，变应原免疫疗法仅适用于抗过敏药物治疗无效的季节性过敏性鼻炎（花粉症）患者，以及蜜蜂和黄蜂毒液导致的超敏反应；哮喘患者应谨慎使用（尽管变应原免疫疗法在有一些国家用于过敏性哮喘治疗——见下文）。英国CSM[10]还指出，没有证据证明对屋尘、屋尘螨、动物皮鞋及食物等过敏原脱敏带来的益处，因此在这些案例中并不建议使用变应原免疫疗法。

一般认为变应原免疫疗法用于**儿童**比用于成人更加有效[2]。曾有研究指出，此疗法用于过敏性鼻结膜炎儿童时也可预防哮喘的发生[3]。对照研究和荟萃分析[11]综述证实，在儿童过敏性哮喘中，过敏原注射免疫疗法是有效的，早期干预可以防止向多种过敏原过敏发展。然而，由于变应原免疫疗法的不良反应与哮喘很相似，禁用于不稳定期哮喘（见下文）。此疗法一般不推荐应用于小于5岁或6岁的儿童[2,3,8]，因为耐受性太差，年幼儿童合作困难[3]，并且此年龄段儿童的过敏性鼻炎及病毒性上呼吸道感染症状不易区分[2]。

变应原免疫疗法一般作为抗过敏药治疗无效的由花粉促发的季节性**过敏性鼻炎**和**结膜炎**危重患者的储备治疗方案[2,3,8]。多项对照试验的系统评价[5]得出的结论是那些经过抗过敏药物治疗无效的患者，通过变应原疗法能显著缓解症状，同时能够将不良反应控制在一个已知相对较小的风险范围内，且无长期不良反应。舌下含服给药途径可以缓解由注射免疫疗法引起的严重的全身反应，同时提供了一种更方便的剂型[12]。舌下含服免疫疗法治疗季节性和常年性过敏性鼻炎患者的系统评价分析支持了这种给药途径的提议，用舌下含服免疫疗法治疗成年人鼻炎症状与使用抗过敏药物相比，患者的症状得到了显著改善，并且没有全身性不良反应的报道。但是很难评估舌下含服给药途径的效价与注射免疫疗法的差异。对于儿童，疗效并不显著。然而，对更多数量儿童的对照研究荟萃分析[13]，得出结论：舌下含服免疫疗法对于过敏性鼻炎儿童是有疗效的。

很多证据表明变应原免疫疗法应用于诸如鼻炎的过敏反应可以防止**哮喘**[3]的发生，尽早使用很有必要[14]。一项多个随机对照研究的系统评价[15]证实，尽管无法与其他疗法的收益进行量化比较，并且仍可能产生严重的或致命的过敏反应，但使用变应原免疫疗法治疗哮喘患者时，仍能获得减轻哮喘症状，减少哮喘药物使用的收益。关于使用变应原免疫疗法治疗哮喘患者的建议各不相同。1994年，英国颁布一项准则[10]，建议不要使用变应原免疫疗法治疗哮喘患者，因为患者很可能出现严重不良反应（虽然哮喘并不是治疗膜翅目昆虫引起的过敏症的变应原免疫疗法的禁忌证）。其他建议[3,9]，包括WHO[2]认为当不足以避免变应原或药物治疗无效时，变应原免疫疗法可以治疗哮喘症状稳定或不严重的哮喘患者（FEV_1 不低于预期值的70%）[2]。当患者可以通过抗哮喘药物控制哮喘症状或可以避免接触过敏原时，不得使用变应原免疫疗法[16]。

变应原免疫疗法适用于因**昆虫叮咬**，特别是膜翅目昆虫（蜜蜂、黄蜂及蜇人蚂蚁）叮咬，引起的严重过敏反应且具有特异性IgE抗体的患者[2,3,8,17,18]。含有纯化毒液（多数膜翅目昆虫分泌该毒液）的疫苗已经替代了全虫体提取物制剂，因为后者在多数情况下效果并不明显。在降低可疑患者因毒液引起的全身反应症状方便，毒液免疫疗法非常有效[8]。虽然蜇人蚂蚁的毒液很不易获得，但是含有足够有效毒液抗原的全身提取物疫苗具有良好的效果[2,3,18]。不可避免变应原时，屋尘螨或动物皮屑引起的鼻结膜炎和哮喘可以使用变应原免疫疗法治疗[2,3,9,15]。一项回顾性研究[19]证实，尽管相比较如花粉疫苗变应原免疫疗法等，其安全性还不确定，但在患有哮喘或鼻炎的成人和儿童中，注射和舌下含服给药进行螨免疫治疗都有效。一项多中心随机剂量-效应研究[20]发现，特异性螨注射免疫疗法1年改善了屋尘螨过敏引起的特异性皮炎过敏患者的湿疹症状。有限的数据显示，对于吸入性变应原敏感[3]引起的特异性皮炎，变应原免疫治疗有效。然而，需要更多的对照研究来证实其疗效[4]。

在一些需要持续使用的情况下，变应原免疫疗法可以用于治疗**药物超敏反应**，特别是青霉素或胰岛素引起的过敏[8,21]。大多数情况下，脱敏作用都是暂时的，如果其后需要再次治疗，需要重复此治疗过程[22]。

变应原免疫疗法也曾应用于**其他疾病**，如荨麻疹以及食物过敏，但尚无足够证据证明其疗效[3,4,8,10]，并不推荐使用。使用传统变应原免疫疗法治疗花生过敏时，具有不能接受的全身性不良反应的发生率，正在寻求其他的免疫治疗干预方法[23]。

1. Yang X. Does allergen immunotherapy alter the natural course of allergic disorders? *Drugs* 2001; **61:** 365–74.
2. Bousquet J, *et al.* WHO Position Paper: Allergen immunotherapy: therapeutic vaccines for allergic diseases. *J Allergy Clin Immunol* 1998; **102:** 558–62.
3. Joint Task Force on Practice Parameters: American Academy of Allergy, Asthma and Immunology; American College of Allergy, Asthma and Immunology; Joint Council of Allergy, Asthma and Immunology. Allergen immunotherapy: a practice parameter second update. *J Allergy Clin Immunol* 2007; **120** (3 suppl): S25–S85. Also available at: http://www.jcaai.org/file_depot/0-10000000/20000-30000/27387/folder/63948/IT_supplement.pdf (accessed 28/4/08)
4. Royal College of Physicians. *Allergy: the unmet need: a blueprint for better patient care.* Report of a working party. London: RCP, 2003. Also available at: http://www.rcplondon.ac.uk/pubs/contents/81e384d6-0328-4653-9cc2-2aa7baa3c56a.pdf (accessed 28/4/08)
5. Calderon MA, *et al.* Allergen injection immunotherapy for seasonal allergic rhinitis. Available in The Cochrane Database of Systematic Reviews; Issue 1. Chichester: John Wiley; 2007 (accessed 8/11/07).
6. Wilson DR, *et al.* Sublingual immunotherapy for allergic rhinitis. Available in The Cochrane Database of Systematic Reviews; Issue 2. Chichester: John Wiley; 2003 (accessed 8/11/07).
7. Moss MH. Immunotherapy: first do no harm. *Immunol Allergy Clin North Am* 2005; **25:** 421–39.
8. Frew AJ, British Society for Allergy and Clinical Immunology Working Party. Injection Immunotherapy. *BMJ* 1993; **307:** 919–23.
9. Thoracic Society of Australia and New Zealand and Australasian Society of Clinical Immunology and Allergy. A position paper: specific allergen immunotherapy for asthma. *Med J Aust* 1997; **167:** 540–44. Also available at: http://www.mja.com.au/public/issues/nov17/weiner/weiner.html (accessed 03/04/06)
10. CSM/MCA. Desensitising vaccines: new advice. *Current Problems* 1994; **20:** 5.
11. Anonymous. Immunotherapy. *CMAJ* 2005; **173** (suppl): S46–S50.
12. Frew AJ. Sublingual immunotherapy. *N Engl J Med* 2008; **358:** 2259–64.
13. Penagos M, *et al.* Efficacy of sublingual immunotherapy in the treatment of allergic rhinitis in pediatric patients 3 to 18 years of age: a meta-analysis of randomized, placebo-controlled, double-blind trials. *Ann Allergy Asthma Immunol* 2006; **97:** 141–8.
14. van Cauwenberge P, *et al.* European Academy of Allergology and Clinical Immunology. Consensus statement on the treatment of allergic rhinitis. *Allergy* 2000; **55:** 116–34. Also available at: http://eaaci.net/attachments/903_Treatment.pdf (accessed 06/05/10)
15. Abramson MJ, *et al.* Allergen immunotherapy for asthma. Available in The Cochrane Database of Systematic Reviews; Issue 4. Chichester: John Wiley; 2003 (accessed 19/01/06).
16. Platts-Mills T, *et al.* The role of allergens in asthma. *Am Fam Physician* 2007; **76:** 675–80.
17. Bonifazi F, *et al.* European Academy of Allergology and Clinical Immunology Interest Group on Insect Venom Hypersensitivity. Prevention and treatment of hymenoptera venom allergy: guidelines for clinical practice. *Allergy* 2005; **60:** 1459–70. Also available at: http://www.eaaci.net/media/PDF/P/653.pdf (accessed 31/03/06)
18. Moffitt JE, *et al.* Joint Task Force on Practice Parameters: American Academy of Allergy, Asthma and Immunology; American College of Allergy, Asthma and Immunology; Joint Council of Allergy, Asthma and Immunology. Stinging insect hypersensitivity: a practice parameter update. *J Allergy Clin Immunol* 2004; **114:** 869–86. Also available at: http://www.jcaai.readyportal.net/file_depot/0-10000000/20000-30000/27387/folder/63948/Insect_hypersensitivity_2004.pdf (accessed 30/04/08)
19. Fernández-Caldas E, *et al.* Mite immunotherapy. *Curr Allergy Asthma Rep* 2006; **6:** 413–19.
20. Werfel T, *et al.* Usefulness of specific immunotherapy in patients with atopic dermatitis and allergic sensitization to house dust mites: a multi-centre, randomized, dose-response study. *Allergy* 2006; **61:** 202–5.
21. Joint Task Force on Practice Parameters: American Academy of Allergy, Asthma and Immunology; American Academy of Allergy, Asthma and Immunology; Joint Council of Allergy, Asthma and Immunology. Executive summary of disease management of drug hypersensitivity: a practice parameter. *Ann Allergy Asthma Immunol* 1999; **83:** S665–S700. Also available at: http://www.jcaai.readyportal.net/file_depot/0-10000000/20000-30000/27387/folder/63948/Drug_Allergy_1999.pdf (accessed 30/04/08)
22. Lieberman P, *et al.* Joint Task Force on Practice Parameters: American Academy of Allergy, Asthma and Immunology; American College of Allergy, Asthma and Immunology; Joint Council of Allergy, Asthma and Immunology. The diagnosis and management of anaphylaxis: an updated practice parameter. *J Allergy Clin Immunol* 2005; 115 (suppl 2): S483–S523. Also available at: http://www.jcaai.readyportal.net/file_depot/0-10000000/20000-30000/27387/folder/63948/Anaphylaxis_20051.pdf (accessed 30/04/08)
23. Al-Muhsen S, *et al.* Peanut allergy: an overview. *CMAJ* 2003; **168:** 1279–85. Correction. *ibid.*; 1529.

诊断用途 敏感性测试可用来验证可疑过敏原是造成可疑超敏反应症状出现的主要原因。患者在确定是否接受变应原免疫疗法之前，应当进行可疑超敏反应变应原的敏感性检测（见上文）。但是，敏感性测试不能作为进行治疗超敏反应的单一依据。

Ⅳ型（迟发型）超敏反应（如接触性皮炎）经常采用斑贴试验进行诊断。有许多标准技术可以使用，但是一般都要使用标准剂量的测试物质接触皮肤48～72h。阳性反应表现为红斑、肿胀或水疱。身体各部分敏感度并不相同，与测试物质及对照有关系。一般在去除斑贴0.5～1h后检查结果，以避免斑贴压力造成的影响。诊断多种变应原引起的接触性皮炎时，需要进行含有变应原混合物的斑贴试验。

对于Ⅰ型（速发型）超敏反应（如过敏性鼻炎、过敏性哮喘及昆虫叮咬引起的超敏反应），进行诊断时一般使用单刺试验或皮内试验。在测试中由于变应原是通过皮肤进入体内的，因此出现全身反应的危险性很大，要保证随时可以使用肾上腺素。进行测试时，穿刺皮肤，注入一滴变应原，15～20min后与阳性及阴性对照对比结果。该测试价格低廉，可快速得到结果。如果单刺试验与临床推测不符，需要进行皮内试验，尽管现在高效的变应原提取物已被应用于针刺试验，但皮内试验优势不足且有发生全身反应的巨大风险。除了青霉素及某些特定大分子，皮试无法可靠评价药物引起的超敏反应。连续稀释皮试滴定法可以用来确定变应原免疫疗法的安全起始剂量。

诱发试验可以通过控制可疑变应原的暴露，复制超敏症状。当皮试或化验无效，或IgE不在机制中涉及时，可以应用诱发试验可通过支气管、口、鼻或眼等途径进行诱导。实施过程中要保证全套心脏复苏设备随时可用。

抗原特异性IgE的体外检测方法包括免疫测定法，如酶联免疫吸附测定法（ELSIA），现已替代放射变应原吸附试验法（RAST）。这些测试可以替代皮试，但是价格昂贵，并且不能快速得到结果。

1. Anonymous. Allergen testing in patients with type I hypersensitivity. *Drug Ther Bull* 1995; **33:** 45–7. Correction. *ibid.*: 55.
2. Britton JER, *et al.* The British standard series of contact dermatitis allergens: validation in clinical practice and value for clinical governance. *Br J Dermatol* 2003; **148:** 259–64.
3. van Hage-Hamsten M, Pauli G. Provocation testing with recombinant allergens. *Methods* 2004; **32:** 281–91.
4. Gendo K, Larson EB. Evidence-based diagnostic strategies for evaluating suspected allergic rhinitis. *Ann Intern Med* 2004; **140:** 278–89.
5. Biló BM, *et al.* Diagnosis of Hymenoptera venom allergy. *Allergy* 2005; **60:** 1339–49.
6. Mowad CM. Patch testing: pitfalls and performance. *Curr Opin Allergy Clin Immunol* 2006; **6:** 340–4.
7. Bernstein IL, *et al.* American Academy of Allergy, Asthma and Immunology; American College of Allergy, Asthma and Immunology. Allergy diagnostic testing: an updated practice parameter. *Ann Allergy Asthma Immunol* 2008; **100** (suppl 3): S1–S148. Also available at: http://www.jcaai.org/file_depot/0-10000000/20000-30000/27387/folder/63948/PP_Allergy_Diagnostic_Testing_Dx_Testing_2008.pdf (accessed 30/04/08)

制剂

专利制剂

Austral.: Albay†; Allpyral†; ***Austria:*** Grazax; ***Belg.:*** Alyostal; Pharmalgen; True Test; ***Braz.:*** Nikkho Vac; ***Canad.:*** Pharmalgen; Pollinex-R; Venomil; ***Cz.:*** Alutard SQ; Alyostal; APSI/AQ†; ASAD†; D-Al; Grazax; H-AL; Pangramin; Pollinex; Soluprick SQ; Staloral; ***Denm.:*** ALK; Alutard SQ; Aquagen SQ; Grazax; Nixema; Pharmalgen; Sensitiner†; Soluprick SQ; True Test; ***Fin.:*** Grazax; ***Fr.:*** Albey; Alyostal; ASAD; Diallertest; Grazax; True Test; ***Ger.:*** ALK; Allergovit; Clustoid; Depiquick; Depot-Hal; Grazax; Hymnox; Novo-Helisen; Oralvac; Phostal; Pollinex Quattro; Purethal; Reless; Roxiod; Staloral; TA Baume; TA Graser; TA MIX; Tol; Tyrosin TU; Venomenhal; Venomil; ***Gr.:*** Grazax; Staloral; ***Hung.:*** Alustal; Alyostal; Lais; Pangramin; Purethal; Staloral; Venomenhal; ***Irl.:*** Grazax; ***Israel:*** True Test; ***Ital.:*** Grazax; Phostal; Staloral; ***Neth.:*** Allergopharma; Allergovit; Alutard; Artu; Artuvac; Bencard Priktestoplossing; Depot-Hal; Grazax; Nixema; Novo-Helisen; Oralgen; Pharmalgen; Pollinex; Purethal; Soluprick SQ; ***Norw.:*** Alutard; Grazax; ***NZ:*** Albey; True Test; ***Pol.:*** Allergovit; Alutard SQ; Alyostal; Catalet; Novo-Helisen; Perosall; Pharmalgen; Phostal; Pollinex†; Purethal; Staloral; Venomenhal; ***Port.:*** Grazax; Polagen†; Soluprick; Truetest; ***Rus.:*** Ungapiven (Унгапивен); ***S.Afr.:*** Albay†; Albey; Allpyral Pure Mite†; Allpyral Special Grass†; EH Retard†; Tol†; ***Swed.:*** Alutard SQ; Aquagen SQ; Grazax; Soluprick SQ; ***Switz.:*** Alavac-S†; ALK; Allergovit; Alutard SQ; Alyostal; Grazax; Novo-Helisen; Pharmalgen; Phostal; Polvac; Soluprick SQ; Staloral; ***Turk.:*** Allergovit; ***UK:*** Bencard Skin Testing Solutions; Grazax; Pharmalgen; Pollinex; ***USA:*** Albay; Allpyral; Center-Al; Pharmalgen; True Test; Venomil†.

多组分制剂 ***Arg.:*** Summavac; ***Braz.:*** Alergoral; Aminovac; Multigen AL†; Multivac VR†; Urtivac; Vag Oral; ***Canad.:*** Center-AL; True Test; ***Cz.:*** Phostal; ***Fin.:*** Alutard SQ; Aquagen SQ; Soluprick SQ; ***Ger.:*** Alustal; BU Pangramin SLIT; Depigoid; Deposit; Slit One; Sublivac; Sulgen; ***Gr.:*** Allergopharm; ***Ital.:*** Alustal; ***Neth.:*** Trolab; True Test; ***NZ:*** Alustal; ***Switz.:*** Alustal.

顺势疗法制剂 ***Austria:*** Berberis Cosmoplex; ***Ger.:*** Nieren-Elixier ST†; Schworosin; Tonsillopas; ***Switz.:*** Regenaplex Nr. 25b.

Allyl Isothiocyanate（*USAN*）异硫氰酸烯丙酯

Isothiocyanato-l-propene.

Аллилизотиоцианат

C_4H_5NS = 99.15.

CAS — 57-06-7.

UNII — BN34FX42G3.

Pharmacopoeias. *Fr.* and *US*

USP 33（Allyl Isothiocyanate） 无色至暗黄色，屈光度很高，具有刺激性的液体，有刺激性气味和刺鼻味道。微溶于水，可与乙醇、二硫化碳及乙醚混合。贮藏于密闭容器中。

简介

异硫氰酸烯丙酯是来源于黑芥种子（第2288页）的挥发性芥子油（第2360页）的主要成分。它具有很强的刺激性，已用作反刺激剂和发红剂。

管理 异硫氰酸烯丙酯是一种较强的催泪剂，具有刺鼻的刺激性气味。应注意保护眼睛，不得吸入，不得品尝。

制剂

多组分制剂 ***Hung.:*** Apisarthron; ***Ukr.:*** Apisarthron (Апизартрон).

Almond Oil 杏仁油

Aceite de Almendra; Aceite de almendras; Almendras dulces, aceite de; Amande, huile d'; Amygdalae oleum; Badem Yağı; Bitter Almond Oil; Expressed Almond Oil; Huile d'Amande; Mandelöl; Mandelolja; Mandlový olej; Mandulaolaj; Manteliöljy; Migdolų aliejus; Ol. Amygdal.; Olej migdałowy; Oleo de Amêndoas; Olio di Mandorla; Sweet Almond Oil.

Миндальное Масло

CAS — 8007-69-0.

ATC Herb — HD02WB5008 (Prunus dulcis: oil).

UNII — 66YXD4DKO9 (almond oil); 6TQK77W0EX (bitter almond oil).

Pharmacopoeias. In *USNF.*

Eur (see p.vii) includes the virgin oil and a refined oil.

Fr. also specifies Huile de Noyaux, an oil obtained from various species of *Prunus.*

Ph. Eur. 6.8（Almond Oil, Virgin; Amygdalae Oleum Virginale） 黄色澄清液体。通过冷压榨法从 *Prunus dulcis* var. *amara* 或 *P. dulcis* var. *dulcis* 的成熟种子或两者混合物中提炼出的不挥发油。微溶于乙醇；可与石油醚混合。贮藏于密闭容器中。避光。

Ph. Eur. 6.8（Almond Oil, Refined; Amygdalae Oleum Raffinatum） 此不挥发油经由杏仁油提纯、除臭制得。可能含有相关抗氧化剂。为淡黄色透明液体。微溶于乙醇；可混合于石油醚。贮藏于密闭容器中。避光。

USNF 28（Almond Oil） 由苦杏（*扁桃*）仁（蔷薇科）提纯的非挥发油。可能含适当的抗氧化剂。澄清无色或淡黄色油状液体，无臭。微溶于乙醇；可与氯仿、醚、石油醚以及苯混合。贮藏于密闭容器中。避光。

简介

杏仁油主要含有油酸甘油酯及少量亚油酸及棕榈酸，可食用，具有润滑功效。常用做湿润剂以软化耳垢。可用做一些注射剂的溶剂。

1. Ahmad Z. The uses and properties of almond oil. *Complement Ther Clin Pract* 2010; **16:** 10–12.

制剂

BP 2010: Almond Oil Ear Drops;
USP 33: Rose Water Ointment.

专利制剂

Braz.: Laderm; **Gr.:** Karelyne.

多组分制剂 **Arg.:** Caien†; **Austral.:** Curash Babycare Medicated Nappy Rash Cream; Snor-Away†; **Canad.:** Pure Gardens; **Chile:** Akerat; **Cz.:** Balmandol; **Fr.:** Aromadetox; **Ger.:** Excipial†; **Irl.:** Earex; **Ital.:** Baby Zanzara; Babygella; Babysteril; **Mex.:** Liniderm; **NZ:** Am-O-Lin†; Snorenz; **Port.:** Cuidaderma; Olidermil; **Singapore:** Earex; Snoreeze; **Spain:** Pasta Lassar Imba; **Switz.:** Antidry; Balmandol; Viola; Wolodermat†; **Turk.:** Balmandol; Metamorfoz; Myo-Oil; Snoreless; **UK:** Calendula Nappy Change Cream; Earex; Imuderm; Infaderm; Snor-Away.

Alpha Galactosidase A α-半乳糖苷酶 A

α-D-Galactosidase; α-Galactosidase A; α-D-Galactoside Galactohydrolase.

Альфа-галактозидаза A

UNII — 6215K8E2M8 (Aspergillus niger alpha-galactosidase).

Agalsidase Alfa (*BAN, USAN, rINN*) α-半乳糖苷酶

Agalsidasa alfa; Agalsidasum Alfa.

Агальсидаза Альфа

CAS — 104138-64-9 (protein moiety).
ATC — A16AB03.
ATC Vet — QA16AB03.
UNII — 2HLC17MX9G.

Agalsidase Beta (*rINN*) β-半乳糖苷酶

Agalsidasum Beta; Agalsidaz Beta; Alfasidasa β.

Агальсидаза Бета

CAS — 104138-64-9 (protein moiety).
ATC — A16AB04.
ATC Vet — QA16AB04.
UNII — RZD65TSM9U.

不良反应、处置和注意事项

据报道，有 14% 的患者在使用 α-半乳糖苷酶治疗时出现了输液反应，而使用 β-半乳糖苷酶治疗的患者有 67% 出现了输液反应。继续治疗后，此类反应出现的频率开始降低，虽然 1 年后仍有关于不良反应的报道，但大多数都发生于治疗开始后的 2～4 个月内。反应症状一般发生于输液过程中或其后 1h 内。大多数症状为寒战、呼吸困难、面部潮红、头痛、恶心、发热以及疲劳。其他一些报道的症状包括腹痛、腹泻、呕吐、鼻充血、咽痛、胸痛、头晕、感觉异常、肌痛、喘鸣、组织缺氧、高血压、心动过缓、心动过速以及瘙痒症、荨麻疹和血管水肿；过敏性休克极少有记载。可以中断输液 5～10min，待症状消失后继续输液。可以在输液前 1～24h 口服抗组胺药、对乙酰氨基酚、布洛芬以及皮质激素，以预防继发反应的发生。对由 Fabry 病引起的心脏疾病患者要进行严密监测，因为输液有可能引起严重并发症。大多数患者出现针对 α-半乳糖苷酶及 β-半乳糖苷酶的 IgG 抗体，使出现超敏反应的危险性上升。α-半乳糖苷酶及 β-半乳糖苷酶输液期间引发严重超敏反应包括过敏性休克已有报道。

药物相互作用

α-半乳糖苷酶及 β-半乳糖苷酶不得与胺碘酮、氯喹、对苄氧酚或庆大霉素合用，因为这些药物都有可能抑制细胞内 α-半乳糖苷酶的活性。

药动学

α-半乳糖苷酶的药动学特性不受剂量的影响；据报道，单剂量给药血中消除半衰期大约为 100min。β-半乳糖苷酶具有饱和清除率；单次剂量给药后消除半衰期为 45～100min。

除血清清除率外，在患有 Fabry 病的儿童中，α-半乳糖苷酶的大多数药动学参数与单次和重复剂量后的成人相似，血清清除率与年龄有关，在儿童中显著增加[1]。但在年龄组之间，药效学并无不同。

1. Ries M, *et al.* Enzyme replacement in Fabry disease: pharmacokinetics and pharmacodynamics of agalsidase alfa in children and adolescents. *J Clin Pharmacol* 2007; **47:** 1222–30.

用途和用法

α-半乳糖苷酶 A 是一种内源性酶，它能够将低聚糖及半乳糖脂 α-D-半乳糖末端残基水解为更容易吸收的单糖和双糖。一种从真菌中提取的 α-半乳糖苷酶 A 可以预防肠积气。

α-半乳糖苷酶及 β-半乳糖苷酶是重组 α-半乳糖苷酶 A，用于 Fabry 病的长期酶替代疗法（见下文）。

α-半乳糖苷酶经静脉输注给药，200μg/kg，注射时间为 40min 以上。每 2 周重复注射一次。

β-半乳糖苷酶以 1mg/kg 剂量静脉输注，其初始速率不得超过 250μg/min；一旦建立耐受性，体重大于 30kg 的患者，每次注射速率可逐渐增大 50～80μg/min。每 2 周重复一次。

儿童用法 注册药品信息建议，α-半乳糖苷酶可用于 7 岁以上儿童，β-半乳糖苷酶可用于 8 岁以上儿童。Fabry 病治疗剂量已在上文给出。

Fabry 病 Fabry 病（Anderson-Fabry 病）是一种罕见的 X 染色体相关隐性溶酶体贮积病。主要见于男性，有时女性携带者也会出现临床表征。由于缺乏 α 半乳糖苷酶 A 引起神经酰胺已三糖苷［globotriaosylceramide (Gb_3)］及其他鞘糖脂在细胞（特别是血管内皮细胞及平滑肌细胞）内堆积。症状包括严重神经病变、发热、皮肤损伤（血管胶质瘤）、角膜及晶状体浑浊以及胃肠功能紊乱。进而出现心脏、脑血管以及肾脏功能衰退，使患者早发性心肌梗死、卒中及肾功能衰竭的可能性增大[1~7]。

在出现 α-半乳糖苷酶[2,8]及 β-半乳糖苷酶[7,9]酶替代疗法[3,6]之前，只能进行对症治疗。对照研究结果显示此疗法能够有效地清除肾脏、心脏和皮肤[10~14]中的沉积物，并能够改善周围神经病变[15]。一项针对之前参与 20 周对照Ⅲ期试验[12]的 58 例患者进行的开放-标签研究[16]都证实了经过 30 个月的治疗后，β-半乳糖苷酶酶替代疗法具有持续安全性及有效性。这些患者在接下来的 24 个月[17]将会继续受益，其中 8 位患者肾活检证实完全清除了酰基鞘鞍醇三己糖。一项系统的前瞻性随机对照开放-标签研究[6]证实，β-半乳糖苷酶替代疗法，1mg/kg，每 2 周 1 次，治疗效果比 α-半乳糖苷酶替代疗法 200μg/kg 每 2 周 1 次疗效好。尽管疗效因剂量和药物的不同而变化。据对 Fabry 病对心脏影响的回顾[18]报道，α-半乳糖苷酶和 β-半乳糖苷酶都能改善左心室结构和功能。进一步的研究[19~21]证实了 α-半乳糖苷酶或 β-半乳糖苷酶使左心室肥大减弱，但是只有在患者心肌纤维化早期[21]开始实施酶替代疗法治疗，才更容易改善心肌纤维化功能或运动能力。虽然大多数研究是针对成人的，但酶替代疗法已经被证实在 6 岁以上儿童使用是安全的[22]。除非普遍建议，在出现临床体征及症状时尽早进行治疗[4,23]。基因疗法[24]也正在研究中。

1. Brady RO, Schiffmann R. Clinical features of and recent advances in therapy for Fabry disease. *JAMA* 2000; **284:** 2771–5.
2. Mehta A. Agalsidase alfa: specific treatment for Fabry disease. *Hosp Med* 2002; **63:** 347–50.
3. Desnick RJ, *et al.* Fabry disease, an under-recognized multisystemic disorder: expert recommendations for diagnosis, management, and enzyme replacement therapy. *Ann Intern Med* 2003; **138:** 338–46.
4. Desnick RJ, *et al.* Fabry disease in childhood. *J Pediatr* 2004; **144:** S20–S26.
5. Clarke JTR. Narrative review: Fabry disease. *Ann Intern Med* 2007; **146:** 425–33.
6. Schaefer RM, *et al.* Enzyme replacement therapy for Fabry disease: a systematic review of available evidence. *Drugs* 2009; **69:** 2179–2205.
7. Martins AM, *et al.* Guidelines to diagnosis and monitoring of Fabry disease and review of treatment experiences. *J Pediatr* 2009; **155** (suppl 2): S19–S31.
8. Beck M, *et al.* Fabry disease: overall effects of agalsidase alfa treatment. *Eur J Clin Invest* 2004; **34:** 838–44.
9. Keating GM, Simpson D. Agalsidase beta: a review of its use in the management of Fabry disease. *Drugs* 2007; **67:** 435–55.
10. Moore DF, *et al.* Regional cerebral hyperperfusion and nitric oxide pathway dysregulation in Fabry disease: reversal by enzyme replacement therapy. *Circulation* 2001; **104:** 1506–12.
11. Schiffmann R, *et al.* Enzyme replacement therapy in Fabry disease: a randomized controlled trial. *JAMA* 2001; **285:** 2743–9.
12. Eng CM, *et al.* Safety and efficacy of recombinant human α-galactosidase A replacement therapy in Fabry's disease. *N Engl J Med* 2001; **345:** 9–16.
13. Moore DF, *et al.* Elevated cerebral blood flow velocities in Fabry disease with reversal after enzyme replacement. *Stroke* 2002; **33:** 525–31.
14. Wraith JE, *et al.* Safety and efficacy of enzyme replacement therapy with agalsidase beta: an international, open-label study in pediatric patients with Fabry disease. *J Pediatr* 2008; **152:** 563–70.
15. Hilz MJ, *et al.* Enzyme replacement therapy improves function of C-, Aδ-, and Aβ-nerve fibers in Fabry neuropathy. *Neurology* 2004; **62:** 1066–72.
16. Wilcox WR, *et al.* Long-term safety and efficacy of enzyme replacement therapy for Fabry disease. *Am J Hum Genet* 2004; **75:** 65–74.
17. Germain DP, *et al.* Sustained, long-term renal stabilization after 54 months of agalsidase β therapy in patients with Fabry disease. *J Am Soc Nephrol* 2007; **18:** 1547–57.
18. Linhart A, Elliott PM. The heart in Anderson-Fabry disease and other lysosomal storage disorders. *Heart* 2007; **93:** 528–35.
19. Hughes DA, *et al.* Effects of enzyme replacement therapy on the cardiomyopathy of Anderson-Fabry disease: a randomised, double-blind, placebo-controlled clinical trial of agalsidase alfa. *Heart* 2008; **94:** 153–8.
20. Imbriaco M, *et al.* Effects of enzyme-replacement therapy in patients with Anderson-Fabry disease: a prospective long-term cardiac magnetic resonance imaging study. *Heart* 2009; **95:** 1103–7.
21. Weidemann F, *et al.* Long-term effects of enzyme replacement therapy on Fabry cardiomyopathy: evidence for a better outcome with early treatment. *Circulation* 2009; **119:** 524–9.
22. Ries M, *et al.* Enzyme-replacement therapy with agalsidase alfa in children with Fabry disease. *Pediatrics* 2006; **118:** 924–32.
23. Banikazemi M, *et al.* Agalsidase-beta therapy for advanced Fabry disease: a randomized trial. *Ann Intern Med* 2007; **146:** 77–86.
24. Siatskas C, Medin JA. Gene therapy for Fabry disease. *J Inherit Metab Dis* 2001; **24** (suppl 2): 25–41.

制剂

专利制剂

Austral.: Fabrazyme; Replagal; **Austria:** Fabrazyme; Replagal; **Belg.:** Fabrazyme; Replagal; **Canad.:** Beano†; Fabrazyme; Gaz Away; Replagal; **Cz.:** Fabrazyme; Replagal; **Denm.:** Fabrazyme; Replagal; **Fin.:** Fabrazyme; **Fr.:** Fabrazyme; Replagal; **Ger.:** Fabrazyme; Replagal; **Gr.:** Fabrazyme; Replagal; **Hong Kong:** Fabrazyme; **Hung.:** Fabrazyme; Replagal; **Irl.:** Fabrazyme; Replagal; **Israel:** Fabrazyme; Replagal; **Ital.:** Fabrazyme; Replagal; **Jpn:** Fabrazyme; **Neth.:** Fabrazyme; Replagal; **Norw.:** Fabrazyme; **NZ:** Fabrazyme; Replagal; **Pol.:** Fabrazyme; **Port.:** Fabrazyme; Replagal; **Spain:** Fabrazyme; Replagal; **Swed.:** Fabrazyme; Replagal; **Switz.:** Fabrazyme; Replagal; **Turk.:** Fabrazyme; **UK:** Beano; Fabrazyme; Replagal; **USA:** Beano; Fabrazyme.

多组分制剂 **Ital.:** No Gas Enzimi.

Alpha₁-proteinase Inhibitor α₁-蛋白水解酶抑制剂

Alpha₁ Antitrypsin; alpha-1-Antitrypsinum; Antitrypsine alpha-1; Inhibidor de la α₁-proteinasa.

Альфа1 Антитрипсин

ATC — B02AB02.
ATC Vet — QB02AB02.
UNII — F43I396OIS (alpha₁-proteinase inhibitor human).

Pharmacopoeias. In *Eur.* (see p.vii).

Ph. Eur. 6.8（Human α-1-proteinase Inhibitor） 血浆蛋白级分主要包含人 α-1-蛋白水解酶抑制剂。它是从健康人体血液血浆中制得的；血浆需要检测是否存在乙型肝炎表面抗原、抗 HIV-1 和 HIV-2 抗体以及抗丙型肝炎病毒抗体。制备方法包括一步或分步灭活，可去除使感染物失活。其他血浆蛋白可存在。血浆蛋白的冷冻干燥产品具有吸水性，为白色或浅黄色或浅棕色粉末，血浆蛋白的液体制剂为无色或浅黄色或浅绿色或浅棕色的澄清溶液或乳浊液。pH 值为 6.5～7.8。贮藏于温度不超过 25℃ 的灭菌容器中。

不良反应和注意事项

静脉注射 α₁-蛋白水解酶抑制剂引起的不良反应包括无力、寒战、咳嗽、头晕、呼吸困难、流感样症状、头痛、低血压、注射部位疼痛、感觉异常、咽炎、瘙痒、皮疹、嗜睡及心动过速等。如果出现不良反应，要停止注射或降低速率，待到症状消退后再以更具耐受性的速率进行注射。一旦出现过敏反应或过敏样反应，要立即停止注射，并启用全套支持措施。从混合人血浆中提取的制剂有可能引起感染（见第1023页**血液**）。

此药物不得用于具有已知 IgA 抗体的选择性 IgA 缺乏症患者，因为此药物可能引起患者对 IgA 的严重反应。

用途和用法

内源性 α₁-蛋白水解酶抑制剂是一种肝合成的血清糖蛋白，作为弹性蛋白酶抑制剂，主要抑制中性粒细胞弹性蛋白酶。使用混合人血浆制备的 α₁-蛋白水解酶抑制剂主要用于内源性 α₁ 抗胰蛋白酶缺乏肺气肿患者的替代疗法（见下文）。每周 1 次，60mg/kg，以每分钟 0.08ml/kg经静脉注射（通常相当于输液 15～30min）。

一种喷雾用 α₁-蛋白水解酶抑制剂重组体正在研究当中，以治疗先天性 α₁ 抗胰蛋白酶缺乏及囊性纤维化（见下文）。

将 α₁-蛋白水解酶抑制剂用于预防早产期新生儿支气管肺发育不良的研究正在进行中（第1433页）。

α₁-抗胰蛋白酶缺乏 α₁-抗胰蛋白酶缺乏（α₁-蛋白水解酶抑制因子缺乏）主要表现为与 α₁-蛋白水解酶抑制因子[1,2]缺乏有关的慢性阻塞性肺疾病（COPD）及慢性肝病。α₁-蛋白水解酶抑制因子产生于肝脏，但是主要影响部位在肺，作为因炎症反应释放的酶——中性粒细胞弹性蛋白酶抑制剂而发挥作用。肺部内源性缺乏此抑制剂会更容易受弹性蛋白酶破坏，引发肺气肿，一般发生于三四十岁年龄段人群（见**慢性阻塞性肺疾病**，第1075页）。肝脏缺乏症状包括肝炎、肝硬化以及肝癌。在一些表型中也可能出现脂膜炎或血管炎，不过比较少见[3,4]。

对与此物质缺乏有关的 CPOD 进行治疗时，要注

意避免引起肺部炎症的因素（主要为吸烟），并运用支气管扩张术及吸氧等支持措施。使用 α_1-蛋白水解酶抑制剂进行强化治疗，使血浆浓度升高到保护性阈值以上，在一些患者中也能产生效果[3,5]。静脉注射此药物可以纠正生化异常[6]，已被推荐用于肺功能受损患者[3~7]。在一项短期研究中[8]，对接受强化疗法超过4周的12例患者的 α_1-蛋白水解酶抑制剂以及嗜中性粒细胞炎症标记物进行了监测。结果表明，血清 α_1-蛋白水解酶抑制剂水平升高到了保护阈值以上，弹性酶活性及白细胞三烯 B_4 水平出现降低（可能对 α_1-抗胰蛋白酶缺乏症中的气管炎症起重要作用）。一项小规模安慰剂对照试验[9]发现，在接受治疗至少3年的患者中，FEV_1 的降低率未受影响。一项大规模登记的数据[10]显示，总体上来说治疗没有影响 FEV_1 降低率，不过使死亡率有所降低，虽然此降低也受其他因素影响。对此两项[9,10]及另一项研究进行评价[7]发现，替代疗法可以降低被选患者疾病的进展，但尚需随机安慰剂对照试验提供有关整体临床效果的更有力的证据。加拿大胸科学会[11]建议将替代疗法用于 FEV_1 在35%～65%、不再吸烟、处于最佳治疗状态但 FEV_1 依然迅速降低的患者时要慎重。一项对96例患者随访至少12个月的回顾性队列研究[12]发现，患者在接受强化治疗时，肺气肿进展速率减慢，肺功能维持良好状态，FEV_1 迅速降低。作者建议进行早期诊断，以确认危险患者，即使肺功能超过预期的65%，也要开始强化治疗。

与肝脏有关的疾病不会对 α_1-蛋白水解酶抑制剂治疗产生反应，需要进行对症治疗[3]。

几种治疗 α_1-抗胰蛋白酶缺乏症的新方法正处于研究[3,4,13]中：吸入用血浆提取及重组 α_1-蛋白水解酶抑制剂；口服用合成弹性酶抑制剂；阻断抑制剂肝内聚合的伴侣蛋白的合成及其他提高血清浓度的方法；类视黄醇；吸入性透明质酸；基因疗法。

1. Köhnlein T, Welte T. Alpha-1 antitrypsin deficiency: pathogenesis, clinical presentation, diagnosis, and treatment. *Am J Med* 2008; **121:** 3–9.
2. Silverman EK, Sandhaus RA. Alpha$_1$-antitrypsin deficiency. *N Engl J Med* 2009; **360:** 2749–57.
3. American Thoracic Society/European Respiratory Society. Standards for the diagnosis and management of individuals with alpha-1 antitrypsin deficiency. *Am J Respir Crit Care Med* 2003; **168:** 818–900. Also available at: http://www.thoracic.org/sections/publications/statements/pages/respiratory-disease-adults/alpha1.html (accessed 14/07/06)
4. Stoller JK, Aboussouan LS. α_1-Antitrypsin deficiency. *Lancet* 2005; **365:** 2225–36.
5. Juvelekian GS, Stoller JK. Augmentation therapy for α_1-antitrypsin deficiency. *Drugs* 2004; **64:** 1743–56.
6. Coakley RJ, *et al.* α1-Antitrypsin deficiency: biological answers to clinical questions. *Am J Med Sci* 2001; **321:** 33–41.
7. Abboud RT, *et al.* Alpha$_1$-antitrypsin deficiency: a position statement of the Canadian Thoracic Society. *Can Respir J* 2001; **8:** 81–8.
8. Stockley RA, *et al.* The effect of augmentation therapy on bronchial inflammation in α1-antitrypsin deficiency. *Am J Respir Crit Care Med* 2002; **165:** 1494–8.
9. Dirksen A, *et al.* A randomized clinical trial of α_1-antitrypsin augmentation therapy. *Am J Respir Crit Care Med* 1999; **160:** 1468–72.
10. The Alpha-1-Antitrypsin Deficiency Registry Study Group. Survival and FEV_1 decline in individuals with severe deficiency of α_1-antitrypsin. *Am J Respir Crit Care Med* 1998; **158:** 49–59.
11. O'Donnell DE, *et al.* Canadian Thoracic Society recommendations for management of chronic obstructive pulmonary disease – 2007 update. *Can Respir J* 2007; **14** (suppl B): 5B–32B.
12. Wencker M, *et al.* Longitudinal follow-up of patients with α_1-protease inhibitor deficiency before and during therapy with IV α_1-protease inhibitor. *Chest* 2001; **119:** 737–44.
13. Sandhaus RA. α_1-Antitrypsin deficiency 6: new and emerging treatments for α_1-antitrypsin deficiency. *Thorax* 2004; **59:** 904–9.

囊性纤维化 囊性纤维化肺部疾病患者中的炎症损伤可能是由局部弹性酶释放过量引起的。喷雾式 α_1-蛋白水解酶抑制剂治疗囊性纤维化患者正在研究中[1~3]（第157页）。

1. Martin SL, *et al.* Safety and efficacy of recombinant alpha$_1$-antitrypsin therapy in cystic fibrosis. *Pediatr Pulmonol* 2006; **41:** 177–83.
2. Cantin AM, *et al.* Prolastin aerosol therapy and sputum taurine in cystic fibrosis. *Clin Invest Med* 2006; **29:** 201–7.
3. Griese M, *et al.* α_1-Antitrypsin inhalation reduces airway inflammation in cystic fibrosis patients. *Eur Respir J* 2007; **29:** 240–50.

制剂

专利制剂

Arg.: Prolastin; Trypsan; ***Austria:*** Prolastin; ***Canad.:*** Prolastin; ***Chile:*** Trypsan; ***Cz.:*** Trypsone; ***Denm.:*** Prolastina; ***Fr.:*** Alfalastin; ***Ger.:*** Prolastin; ***Gr.:*** Aralast; Prolastin; ***Irl.:*** Prolastin; ***Ital.:*** Prolastina; ***Neth.:*** Prolastin; ***Port.:*** Prolastin; ***Spain:*** Prolastina; Trypsone; ***Switz.:*** Prolastin; ***USA:*** Aralast; Prolastin; Zemaira.

Althaea 蜀葵属植物

Altea; Alteablad (marshmallow leaf); Altearot (marshmallow root); Alteeanjuuri (marshmallow root); Alteeanlehti (marshmallow leaf); Alteia; Alth.; Althaca; Althaea folium (marshmallow leaf); Althaeae radix (marshmallow root); Bismalva; Eibisch; Guimauve; Guimauve, feuille de (marshmallow leaf); Guimauve, racine de (marshmallow root); Hierba cañamera; Korzeń prawoślazu (marshmallow root); Liść prawoślazu (marshmallow leaf); Malvavisco; Marshmallow; Orvosizilíz-gyökér (marshmallow root); Orvosizilíz-levél (marshmallow leaf); Proskurníkový kořen (marshmallow root); Proskurníkový list (marshmallow leaf); Svilarožių lapai (marshmallow leaf); Svilarožių šaknys (marshmallow root).

Алтей

ATC — R05CA05.
ATC Vet — QR05CA05.
ATC Herb — HD02WA5002 (Althaea officinalis: root); HA01WB5001 (Althaea officinalis: root); HR05DB5002 (Althaea officinalis: root).
UNII — TRW2FUF47H (Althaea officinalis root).

Pharmacopoeias. *Eur.* (see p.vii) includes the root and the leaf. *Fr.* also includes the flower.

Ph. Eur. 6.8（Marshmallow Root; Althaeae Radix） 去皮或带皮、完整或切碎的干燥蜀葵（欧蜀葵）根。避光。

Ph. Eur. 6.8（Marshmallow Leaf; Althaea Folium） 完整或切碎的药物蜀葵叶。避光。

简介

蜀葵属植物具有润滑软化的功效，用于治疗口腔及咽喉的刺激及发炎症状，缓解干咳。传统疗法中也曾用于一系列疾病（包括胃肠功能紊乱）的治疗。

1. WHO. Radix Altheae. *WHO Monographs on Selected Medicinal Plants*, volume 2. Geneva: WHO, 2004. Also available at: http://apps.who.int/medicinedocs/en/d/Js4927e/3.html (accessed 04/02/10)

制剂

专利制剂

Fr.: Colluvoxyl; Primadrill; ***Ger.:*** Phytohustil; ***Pol.:*** Althagem; Althamel; Rubital; ***Ukr.:*** Alteyka (Алтейка); Althemix (Алтемикс).

多组分制剂 ***Austral.:*** Althaea Complex†; Cold & Flu Respatona Decongestant Cough Relief†; Cold & Flu Respatona Dry Cough Relief†; Cough Relief†; Digestive Aid; Garlic and Horseradish + C Complex†; Hydrastis Complex†; ***Austria:*** Heumann's Bronchialtee; Paracodin†; The Chambard-Tee; Tuscalman; ***Belg.:*** Sedemol; Sulfa-Sedemol; ***Braz.:*** Peitoral Angico Pelotense†; ***Canad.:*** Bilonat; Honey Herb Cough Drops; Original Herb Cough Drops; Swiss Herb Cough Drops; ***Cz.:*** Detska Cajova Smes; Detsky Caj s Hermankem; Nontusyl†; Pruduškova; Pulmoran; Species Pectorales Planta; ***Fr.:*** Apilaxe; Boribel Tisane No 13; Boribel Tisane No 6; Colitisane; Pansoral Premieres Dents; Pectoflorine; Tisane D'Ars; Tisane Provencale no 1; Tisane Saint-Urbain; ***Ger.:*** Heumann Bronchialtee Solubifix T; Imupret; Tonsilgon†; ***Gr.:*** Golden Seal Compound; ***Indon.:*** Silex; ***Ital.:*** Altuss; Enatus; Gastrotuss; ***Malaysia:*** Horseradish Plus†; ***Pol.:*** Bronchial; Gastrosan fix; Rubital Compositum; Syrop Prawoslazowy Zlozony; Tabulettae Laxantes; ***Rus.:*** Linkus (Линкас); Mixture Conta Tussis for Children (Микстура От Кашля Для Детей); Pansoral Teething (Пансорал Первые Зубы); Pectorales Species No 1 (Грудной Сбор 1); Pectorales Species No 3 (Грудной Сбор 3); Tonsilgon N (Тонзилгон Н); ***S.Afr.:*** Cough Elixir†; ***Singapore:*** Pansoral Teething; ***Spain:*** Bronpul†; Llantusil†; Malvaliz†; Natusor Broncopul†; Natusor Farinol†; Natusor Gastrolen†; Natusor Malvasen†; Senalsor†; ***Switz.:*** Elixir contre la toux Malveol; Neo-DP†; Tisane pectorale et antitussive; Tisane pectorale pour les enfants; Tisane Provencale no 1; Tuscalman; ***UK:*** Herb and Honey Cough Elixir; Herbheal Ointment; Modern Herbals Cold & Catarrh; Potter's Catarrh Pastilles; Sinotar; ***Ukr.:*** Imupret (Имупрет); Linkus (Линкас); Tonsilgon N (Тонзилгон); ***Venez.:*** Novacodin.

顺势疗法制剂 ***Fr.:*** Poconeol no 37; ***UK:*** Cough Elixir.

Alum 明矾

Alaun; Allume; Aluin; Alumbre; Alumen; Aluminium Kalium Sulfuricum; Aluminium Potassium Sulphate; Alumínium-kálium-szulfát; Aluminum Potassium Sulfate; Alun; Aluna; Alūnas; E522; Glinowo-potasowy siarczan; Glinu potasu siarczan; Kalii Aluminii Sulfas Dodecahydricus; Potash Alum; Potassium Alum; Síran draselno-hlinitý dodekahydrát; Sulfato alumínico potásico; Sulfato de aluminio potasio. Potassium aluminium sulphate dodecahydrate.

Алюм; Квасцы

$AlK(SO_4)_2,12H_2O = 474.4.$
CAS — 7784-24-9 (alum dodecahydrate); 10043-67-1 (anhydrous alum).
ATC — S01XA07.
ATC Vet — QS01XA07.
UNII — 1L24V9R23S (alum); 09OXB01F3O (anhydrous alum).

Pharmacopoeias. In *Chin.*, *Eur.* (see p.vii), *Jpn*, and *US*. *US* also includes dodecahydrated ammonia alum (Ammonium Alum). *Jpn* also includes dried alum.

Ph. Eur. 6.8（Alum） 无色透明结晶块或颗粒状粉末。易溶于水；极易溶于沸水；不溶于乙醇；可溶于甘油。10%水溶液的 pH 值为 3.0～3.5。

USP 33（Potassium，Alum） 白色粉末或大块、无色结晶或晶状碎片。无臭。溶于水（1∶7），溶于沸水（1∶0.3）；不溶于乙醇；溶于甘油，但速度较慢。溶液经石蕊测试为酸性。贮藏于密封容器中。

不良反应和注意事项

大剂量明矾具有刺激性，可能具有腐蚀性；曾发现引起牙龈坏死及胃肠道出血。因膀胱冲洗液产生的全身性吸收可引起急性铝中毒（见下文**铝**项下），包括脑病。

曾有报道[1,2]使用明矾溶液治疗膀胱出血时可对膀胱产生刺激，引起急性脑病。无对照试验证据提示避免将此疗法应用于肾功能不全患者[1]。

1. Phelps KR, *et al.* Encephalopathy after bladder irrigation with alum: case report and literature review. *Am J Med Sci* 1999; **318:** 181–5.
2. Nakamura H, *et al.* Acute encephalopathy due to aluminium toxicity successfully treated by combined intravenous deferoxamine and hemodialysis. *J Clin Pharmacol* 2000; **40:** 296–300.

用途和用法

明矾是一种很强的收敛剂，可以沉淀蛋白。通常被用来制备口腔清洁剂或者含漱剂或者皮肤病学制剂。

无论是固体还是液体的明矾，都可以用作止血剂。明矾膀胱灌洗，尤其是1%明矾溶液已经被用于出血性膀胱炎的治疗（第2098页）。

明矾是疫苗制备中的佐剂。明矾还是印染工业上的媒染剂。

制剂

专利制剂

Ger.: Citramin†; ***Hung.:*** Stepton; Varikopax.

多组分制剂 ***Arg.:*** Bentophyto; ***Austria:*** EST; ***Braz.:*** Lucretin; ***Canad.:*** Fletchers Sore Mouth Medicine; ***Ger.:*** Retterspitz Ausserlich; Retterspitz Innerlich; ***India:*** Feel Chill†; ***Irl.:*** Pedamed; ***Ital.:*** Lavanda Sofar; ***Mex.:*** Forcremol; ***Neth.:*** Trachitol; ***NZ:*** Grans Remedy; ***Spain:*** Co Bucal; Lindemil; ***USA:*** BFI; Massengill; Mycinette; ***Venez.:*** Borogin.

顺势疗法制剂 ***Canad.:*** Psoriasis-Sulfur L12†; ***Fr.:*** Poconeol no 82; Sulfur Complexe No 12.

Aluminium 铝

Aluminio; Aluminum; E173; Glin.

Алюминий

Al = 26.9815386.
CAS — 7429-90-5.
UNII — CPD4NFA903 (aluminium); 3XHB1D032B (aluminium ion).

性状 铝是一种可锻的、柔软的银白色金属，表面常包裹一层薄氧化层。

Pharmacopoeias. *Br.* includes Aluminium Powder.

BP 2010（Aluminium Powder） 一种无臭或几近无臭的灰白色粉末。主要由金属氧化铝组成的，呈剥脱片并呈现氧化铝的外观。通常涂硬脂酸来防止金属氧化。几乎不溶于乙醇和水，但溶于稀酸和碱性氢氧化物溶液并放出氢气。

管理 铝粉已被非法用于爆炸物和烟花爆竹的制作，所以需谨慎供应。

配伍禁忌 已有报道显示注射器中的铝和甲硝唑不相容[1,2]，铝与数种抗肿瘤药物（如顺铂、柔红霉素和多柔比星）不相容[3~6]。含糖液体的铝质瓶盖是否合适也受到质疑。头孢氨苄糖浆含糖制剂的铝质瓶盖磨损可导致黑色黏性物质的形成[7]。

1. Schell KH, Copeland JR. Metronidazole hydrochloride-aluminum interaction. *Am J Hosp Pharm* 1985; **42:** 1040, 1042.
2. Struthers BJ, Parr RJ. Clarifying the metronidazole hydrochloride-aluminum interaction. *Am J Hosp Pharm* 1985; **42:** 2660.
3. Bohart RD, Ogawa G. An observation on the stability of cis-dichlorodiammineplatinum (II): a caution regarding its administration. *Cancer Treat Rep* 1979; **63:** 2117–18.
4. Gardiner WA. Possible incompatibility of doxorubicin hydrochloride with aluminum. *Am J Hosp Pharm* 1981; **38:** 1276.
5. Williamson MJ, *et al.* Doxorubicin hydrochloride-aluminum interaction. *Am J Hosp Pharm* 1983; **40:** 214.
6. Ogawa GS, *et al.* Dispensing-pin problems. *Am J Hosp Pharm* 1985; **42:** 1042.
7. Tressler LJ. Medicine bottle caps. *Pharm J* 1985; **235:** 99.

不良反应、处置和注意事项

铝的毒性在肾功能不全患者身上非常明显。透析的患者发生脑病、骨营养不良和贫血与磷酸铝盐摄入或者含铝水的供应有关。因此，不含铝的磷酸盐黏合剂常用于透析患者，透析液中的铝浓度必须控制在每升 10μg 以下（见**透析溶液的铝过量**项下，第1593页）。透析患者的血清铝浓度必须定期监测。铝毒性还见于高铝浓度的肠外营养剂或者婴儿食品。

铝毒性反应的治疗通常用去铁胺进行排铝治疗（第1384页）。

铝盐的不良反应和观察注意事项见**氢氧化铝**（第1628页）。

一份关于铝毒性的综述[1]列举了铝的可能来源，包括水、抗酸药、磷酸盐黏合胶、全肠外营养液、经处理的人血清白蛋白、用于婴儿的补液和环境污染。烹具和饮料（如茶），也可能是铝的来源。非处方抗酸药可能含有大剂量的铝，是铝的暴露的罪魁祸首[2]。由于胃肠道对铝的吸收有屏障作用，铝毒性作用易发生于避开这一屏障时，如静脉用或者透析或者肾功能不全时铝的排泄减少。婴儿，尤其是早产儿，是特别高危的人群[3~7]。

1988 年英国 Cornwall 一个蓄水池意外沉积了 20 吨硫酸铝，导致了邻近村镇水源的污染[8]。报道的中毒症状包括腹泻、口腔溃疡和水疱、抑郁、关节症状（主要为退化变性）和记忆力障碍（事故发生后 2～3 个月多见）。虽然有专家认为不会发生远期并发症[8]，6～7 个月后还是有 2 例患者骨质中发现了铝的沉积[9]。一项对该事故进行了 3 年的研究发现[10]，55 例被认为有脑损害的成年人在精神运动测试中反应极差。研究者认为这与铝暴露有关，但该试验的设计和结论受到了质疑[11~13]。英国 DoH[14]做了一项调查，预测在该事故中暴露在铝源的成人或幼儿并不会出现长期健康问题，尽管这种远期预测还需进一步在婴幼儿（如 小于 1 岁）身上调查研究。进一步的研究建议在神经心理学方面和人群中喝了污染水的人群患病情况联合进行。

1. Monteagudo FSE, *et al.* Recent developments in aluminium toxicology. *Med Toxicol* 1989; **4:** 1–16.
2. Reinke CM, *et al.* Aluminium in over-the-counter drugs: risks outweigh benefits? *Drug Safety* 2003; **26:** 1011–25.
3. Bishop N, *et al.* Aluminium in infant formulas. *Lancet* 1989; **i:** 490.
4. Lawson M, *et al.* Aluminium and infant formulae. *Lancet* 1989; **i:** 614–15.
5. Anonymous. Aluminium content of parenteral drug products. *WHO Drug Inf* 1990; **4:** 70.
6. American Academy of Pediatrics Committee on Nutrition. Aluminum toxicity in infants and children. *Pediatrics* 1996; **97:** 413–16.
7. Fewtrell MS, *et al.* Aluminum exposure from parenteral nutrition in preterm infants: bone health at 15-year follow-up. *Pediatrics* 2009; **124:** 1372–9. Correction. *ibid.*; 1709.
8. Anonymous. Camelford two years on. *Lancet* 1990; **336:** 366.
9. Eastwood JB, *et al.* Aluminium deposition in bone after contamination of drinking water supply. *Lancet* 1990; **336:** 462–4.
10. Altmann P, *et al.* Disturbance of cerebral function in people exposed to drinking water contaminated with aluminium sulphate: retrospective study of the Camelford water incident. *BMJ* 1999; **319:** 807–11.
11. David A. Cerebral dysfunction after water pollution incident in Camelford: results were biased by self selection of cases. *BMJ* 2000; **320:** 1337.
12. Esmonde TFG. Cerebral dysfunction after water pollution incident in Camelford: study has several methodological errors. *BMJ* 2000; **320:** 1337–8.
13. McMillan TM. Cerebral dysfunction after water pollution incident in Camelford: study may prolong the agony. *BMJ* 2000; **320:** 1338.
14. Committee on Toxicity of Chemicals in Food, Consumer Products and the Environment. Subgroup Report on the Lowermoor Water Pollution Incident. DoH (issued 26th January, 2005). Available at: http://cot.food.gov.uk/pdfs/lowermoorreport05.pdf (accessed 16/08/10)

烧伤 当穿戴有透皮吸收药物绷带的患者进行核磁共振成像（MRI）时，绷带中基底材料含有铝[1]。铝是一种导电性材料，如果放置在核磁共振成像的区域，可诱导形成足够强度的电流以致严重烧伤；类似的现象也会发生在除颤过度中。

1. Health Canada. Association of transdermal drug patches with thermal burns during magnetic resonance imaging procedures (issued 26th April 2005). Available at: http://www.hc-sc.gc.ca/dhp-mps/alt_formats/hpfb-dgpsa/pdf/medeff/mri-irm_patch-timbre_nth-ah_e.pdf (accessed 03/04/08)

对神经功能的影响 在骨重建时使用的含铝材料被认为与癫痫发作性脑病有关[1,2]。在每一个病例中，颅骨重建区域导致了脑脊液中的高铝浓度。

1. Renard JL, *et al.* Post-otoneurosurgery aluminium encephalopathy. *Lancet* 1994; **344:** 63–4.
2. Hantson P, *et al.* Encephalopathy with seizures after use of aluminium-containing bone cement. *Lancet* 1994; **344:** 1647.

阿尔茨海默病 铝在阿尔茨海默病发病中的作用（见**痴呆**，第342页）还不清楚[1~4]。一些详细的说明它们之间呈正相关的资料来自于动物试验、体外试验以及临床观察。阿尔茨海默病患者的老年斑以及神经纤维缠结处可发现铝，让阿尔茨海默病患者服用铝的螯合剂可以延缓疾病进展，而居住在饮用水源含高浓度铝的患者则更易加重。这些发现并不是所有人都赞同和接受，一些人提出质疑。下面列出的是部分指出铝摄入与阿尔茨海默病有关的研究[5~8]，反对意见[9~13]，以及部分阴性结果[14,15]。

并没有证据表明肾功能正常的患者正常使用含铝抗酸药会有铝聚集的危险。因此，对这些患者，如此使用抗酸药不应被认为会增加他们患阿尔茨海默病的风险[16,17]。

1. Crapper McLachlan DR, *et al.* Would decreased aluminum ingestion reduce the incidence of Alzheimer's disease? *Can Med Assoc J* 1991; **145:** 793–804.
2. Anonymous. Is aluminium a dementing ion? *Lancet* 1992; **339:** 713–14.
3. Munoz DG. Is exposure to aluminium a risk factor for the development of Alzheimer disease?—No. *Arch Neurol* 1998; **55:** 737–9.
4. Forbes WF, Hill GB. Is exposure to aluminium a risk factor for the development of Alzheimer disease?—Yes. *Arch Neurol* 1998; **55:** 740–1.
5. Martyn CN, *et al.* Geographical relation between Alzheimer's disease and aluminium in drinking water. *Lancet* 1989; **i:** 59–62.
6. Crapper McLachlan DR, *et al.* Intramuscular desferrioxamine in patients with Alzheimer's disease. *Lancet* 1991; **337:** 1304–8.
7. Good PF, *et al.* Selective accumulation of aluminum and iron in the neurofibrillary tangles of Alzheimer's disease: a laser microprobe (LAMMA) study. *Ann Neurol* 1992; **31:** 286–92.
8. Harrington CR, *et al.* Alzheimer's-disease-like changes in tau protein processing: association with aluminium accumulation in brains of renal dialysis patients. *Lancet* 1994; **343:** 993–7.
9. Ebrahim S. Aluminium and Alzheimer's disease. *Lancet* 1989; **i:** 267.
10. Schupf N, *et al.* Aluminium and Alzheimer's disease. *Lancet* 1989; **i:** 267.
11. Lindesay J. Aluminium and Alzheimer's disease. *Lancet* 1989; **i:** 268.
12. Birchall JD, Chappell JS. Aluminium, water chemistry, and Alzheimer's disease. *Lancet* 1989; **i:** 953.
13. Whalley LJ, *et al.* Aluminium and dementia. *Lancet* 1992; **339:** 1235–6.
14. Markesbery WR, *et al.* Instrumental neutron activation analysis of brain aluminum in Alzheimer's disease and aging. *Ann Neurol* 1981; **10:** 511–16.
15. Wettstein A, *et al.* Failure to find a relationship between mnestic skills of octogenarians and aluminum in drinking water. *Int Arch Occup Environ Health* 1991; **63:** 97–103.
16. Anonymous. Aluminium salts and Alzheimer's disease. *Pharm J* 1991; **246:** 809.
17. Flaten TP, *et al.* Mortality from dementia among gastroduodenal ulcer patients. *J Epidemiol Community Health* 1991; **45:** 203–6.

用途和用法

铝被用来包裹和制作注射器。铝箔用作敷料和绝缘。铝还被用作某些食品的着色剂。单用铝粉或者与氧化锌混合的糊剂被用作敷料。铝盐收敛剂可用于止汗。氢氧化铝（第1628页）用作抗酸药。

氧化铝（第1512页）也作为研磨剂。

顺势疗法 铝已经以下列名称用于顺势疗法药物 Aluminium metallicum；Alumin met；Al. met。

制剂

BP 2010: Compound Aluminium Paste.

专利制剂

Chile: Podexine Exfoliante.

多组分制剂 ***Braz.:*** Belagin; ***Chile:*** Podexine Anti-Transpirante; ***Fr.:*** Suprot†; ***Ital.:*** Rino Get; ***Mex.:*** Dicentril†; Gavicid†; Ulgel.

顺势疗法制剂 ***Fr.:*** Formule de l'Abbe Chaupitre no 10; Formule de l'Abbe Chaupitre no 22.

Aluminium Acetate 醋酸铝

Aluminio, acetato de; Aluminum Acetate.

Ацетат Алюминия; Уксуснокислый Алюминий

$C_6H_9AlO_6$ = 204.1.

CAS — 139-12-8.

UNII — 80EHD8I43D.

简介

醋酸铝由硫酸铝和醋酸制成。其溶液为收敛剂。用乙酰酒石酸铝溶液配制的滴耳剂是由硫酸铝加上醋酸和酒石酸制成的，通过创造一个不利于病原体生长的酸性环境达到耳（如外耳炎，第173页）抗炎消肿的目的。它们还可以吸湿。通常用冰醋酸和碱式醋酸铝盐（硫酸铝和醋酸自然合成）制成的局部用溶液已用于皮肤病科，减轻皮肤刺激症状的收敛洗剂。

各种醋酸铝剂型包括 Burow 霜、乳液、洗剂和溶液。乙酰酒石酸铝和次醋酸铝（碱式醋酸铝）也可用作局部收敛剂。

制剂

BP 2010: Aluminium Acetate Ear Drops;
USP 33: Aluminum Subacetate Topical Solution.

专利制剂

Canad.: Buro-Sol; ***Ger.:*** Alsol; Essigsaure Tonerde-Salbe; Essitol; ***Hung.:*** Alsol; Cremor; ***Pol.:*** Altacet; Altaziaja; Altix; ***Switz.:*** Euceta; ***USA:*** Bite Rx; ***Venez.:*** Acid Mantle.

多组分制剂 ***Arg.:*** Epiprocto†; ***Austral.:*** Xyloproct; ***Austria:*** Acetonal; Euceta mit Kamille†; Methyment†; Nasanal; ***Braz.:*** Xyloproct; ***Fin.:*** Xyloproct†; ***Fr.:*** Gel a l'Acetotartrate d'Alumine Defresne†; ***Gr.:*** Xyloproct; ***Hong Kong:*** Haemoral; ***Indon.:*** Haemocaine†; ***Irl.:*** Xyloproct†; ***Israel:*** Proctozorin-N; ***Ital.:*** Betaderm; Micofoot; Oleo Calcarea; Vegetallumina; ***Malaysia:*** Xyloproct; ***Mex.:*** Dermanol; Litiset; Xyloproct Plus; ***Norw.:*** Xyloproct; ***NZ:*** Xyloproct; ***Pol.:*** Kamagel; ***Port.:*** Proctonostrum†; ***Spain:*** Avril; ***Swed.:*** Xyloproct; ***Switz.:*** Anginesin†; Euceta avec camomille et arnica; Euceta Pic†; Fenipic; Fortacet; Frigoplasma†; Fungex†; Leucen†; Mikutan N; Realderm; Topaceta; ***Turk.:*** Hemoralgine; ***UK:*** Xyloproct; ***USA:*** Borofair Otic; Burow's; Otic Domeboro; Star-Otic.

Aluminium Lactate 乳酸铝

Aluminio, lactato de; Aluminum Lactate. Tris(lactato)aluminium.

Алюминия Лактат

$C_9H_{15}AlO_9$ = 294.2.

CAS — 537-02-0; 18917-91-4.

UNII — V797H4GG0Z.

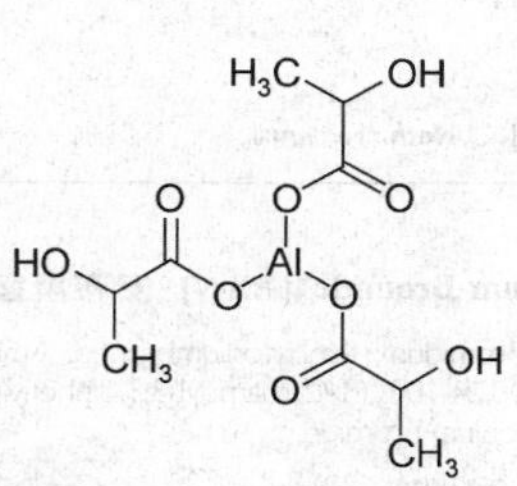

简介

乳酸铝用于各种口腔疾病的局部治疗。

制剂

专利制剂

Fr.: Etiaxil; ***Ital.:*** Aluctyl.

多组分制剂 ***Israel:*** Aronal Forte; ***Ital.:*** Lacalut; ***Port.:*** Gartun; ***Switz.:*** Deaftol.

Aluminium Sulfate 硫酸铝

Aliuminio sulfatas; Alumiinisulfaatti; Aluminii sulfas; Aluminii Sulfas Hydricus; Aluminio, sulfato de; Aluminium, sulfate d'; Aluminium Sulfuricum; Aluminium Sulphate; Aluminium Trisulphate; Alumíniumsulfat; Alumínium-szulfát; Aluminium Sulfate; E520; Glinu siarczan; Síran hlinitý hydrát.

Сульфат Алюминия

$Al_2(SO_4)_3,xH_2O$ = 342.2 (anhydrous).

CAS — 10043-01-3 (anhydrous aluminium sulfate); 17927-65-0 (aluminium sulfate hydrate).

UNII — 34S289N54E (aluminium sulfate hydrate); I7T908772F (anhydrous aluminium sulfate).

Pharmacopoeias. In *Eur.* (see p.vii), *Int.*, and *US.*

Ph. Eur. 6. 8（Aluminium Sulphate） 无色有光泽晶体或结晶样物质。含 51%～59% $Al_2(SO_4)_3$。溶于冷水；易溶于热水；不溶于乙醇。贮藏于密闭容器。

USP 33（Aluminium Sulfate） 含 54%～59% $Al_2(SO_4)_3$。无味白色晶体样粉末、箔片或结晶样片段。可溶于水(1∶1)；不溶于乙醇；5%水溶液的 pH 值不小于 2.9。

简介

硫酸铝与明矾（第2176页）相似，但收敛作用更强。外用制剂含 20%硫酸铝，可用于治疗昆虫或海洋微生物刺伤。铝使得毒液里的蛋白成分沉淀，因此能减轻局部毒性。收敛剂的制备也包括硫酸铝，用于减轻皮肤刺激。硫酸铝也用于醋酸铝溶液的制备。

不良反应 在公共给水系统中可能存在的不良反应或毒性与铝及铝盐相关，见铝项下的描述（第2176页）

制剂

USP 33: Aluminum Subacetate Topical Solution; Aluminum Sulfate and Calcium Acetate for Topical Solution; Aluminum Sulfate and Calcium Acetate Tablets for Topical Solution.

专利制剂

Austral.: Stingose; ***Hong Kong:*** Stingose†; ***NZ:*** Stingose; ***UK:*** Stingose.

多组分制剂 ***Arg.:*** Gineseptina†; ***Canad.:*** Boropak; ***Hung.:*** Burofix†; ***Mex.:*** Domeboro; ***USA:*** Bluboro†; Boropak†; Domeboro; Ostiderm; Pedi-Boro Soak Paks†.

Ambucetamide（*BAN*，*rINN*）**氨布醋胺**

A-16; Ambucetamida; Ambucétamide; Ambucetamidum; Dibutamide. 2-Dibutylamino-2-(4-methoxyphenyl)acetamide.

Амбуцетамид

$C_{17}H_{28}N_2O_2$ = 292.4.

CAS — 519-88-0.

UNII — 131B408RZI.

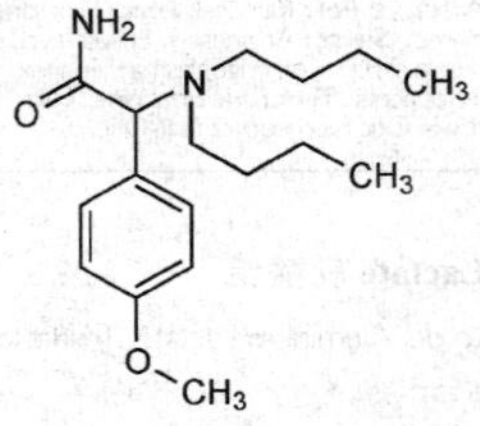

简介

氨布醋胺是一种解痉药，用于缓解痛经。其氢氯化物也可应用。

制剂

多组分制剂 ***Neth.:*** Femerital.

Ambutonium Bromide（*BAN*）**安布溴铵**

Ambutonii Bromidum; Ambutoniumbromid; Ambutoniumbromidi; BL-700B; R-100. (3-Carbamoyl-3,3-diphenylpropyl)ethyldimethylammonium bromide.

Амбутония Бромид

$C_{20}H_{27}BrN_2O$ = 391.3.

CAS — 14007-49-9 (ambutonium); 115-51-5 (ambutonium bromide).

UNII — 9J8YA3ZT14.

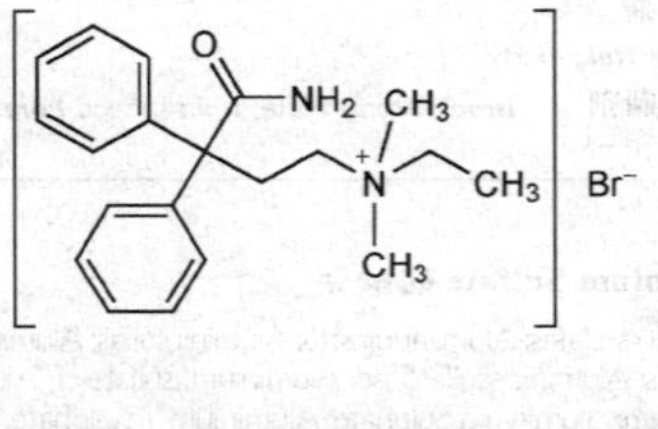

简介

安布溴铵是一种用于治疗平滑肌痉挛所致胃肠疾病的一种季铵盐抗毒蕈碱药。

制剂

多组分制剂 ***Port.:*** Sedioton†.

Amilomer（*rINN*）**阿米洛姆**

Amilomère; Amilómero; Amilomerum.

Амиломер

CAS — 42615-49-6.

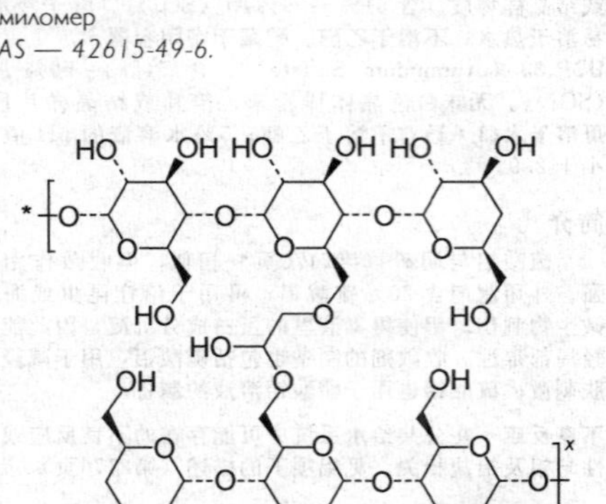

简介

阿米洛姆是用环氧氯丙烷与部分水解淀粉反应后，迅速用淀粉酶降解（半衰期小于 120min）产生的微球组成；命名是由数字编码连接成，以分钟表示的半衰期值在前，随后以微米表示微球的直径。

阿米洛姆用于经动脉化学栓塞治疗肝癌。

制剂

专利制剂

Ger.: Spherex†.

Aminohippuric Acid 氨基马尿酸

Ácido *p*-aminohipúrico; Ácido paraminohipúrico; Acidum Aminohippuricum; *p*-Aminobenzoylglycine; *p*-Aminohippuric Acid; Aminohippurihappo; Aminohippursyra; Aminohipúrico, ácido; Kwas aminohipurowy; PAHA; Para-aminohippuric Acid. *N*-4-Aminobenzoylaminoacetic acid.

Аминогиппуровая Кислота

$C_9H_{10}N_2O_3$ = 194.2.

CAS — 61-78-9 (aminohippuric acid); 94-16-6 (sodium aminohippurate).

ATC — V04CH30.

ATC Vet — QV04CH30.

UNII — Y79XT83BJ9.

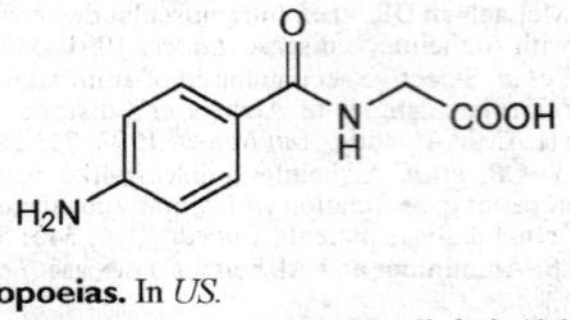

Pharmacopoeias. In *US.*

USP 33（Aminohippuric Acid） 一种白色晶状粉末，遇光会变色。溶于水（1∶45），溶于乙醇（1∶50），溶于 3N 盐酸（1∶5）；极微溶于四氯化碳、氯仿、乙醚和苯；易溶于碱性溶液和稀盐酸中。贮藏于密闭容器中。避光。

不良反应

氨基马尿酸钠可能引起恶心、呕吐、过敏反应、血管舒缩障碍、面色潮红、麻刺感、痉挛以及灼热感。注射后可能引起患者排尿和排便增多。

药物相互作用

可能由于患者服用普鲁卡因、磺胺类药物或噻唑砜而受到影响。丙磺酸可使氨基马尿酸排泄减少。药物清除受青霉素、水杨酸盐以及其他相同排泄途径的药物的影响。

用途和用法

氨基马尿酸的清除主要通过近端肾小管分泌和部分肾小球的滤过。以氨基马尿酸钠（$C_9H_9N_2NaO_3$ = 216.2）的用量来估算有效肾血浆流量。氨基马尿酸钠的初始给药剂量为 6～10mg/kg，以 10～24mg/min 的速度静脉输注，直到血浆氨基马尿酸钠浓度达到 2mg/100ml。此浓度下，约有 90%氨基马尿酸由肾功能正常的患者通过单次的肾血流回路清除。氨基马尿酸钠也可用于评价肾小管分泌机制。此时剂量要缓慢注入以使血浆浓度达到 400～600μg/ml，从而使肾小管分泌饱和。这些检查主要用于实验研究。

制剂

USP 33: Aminohippurate Sodium Injection.

Ammi Visnaga 阿密茴香

Bishop's Weed; Biznaga; Kela; Khella; Khellah; Picktooth Fruit; Visnaga.

Амми зубная (*Ammi visnaga*)

ATC Herb — HC01DW5001 (Ammi visnaga: fruit); HA03WA5001 (Ammi visnaga: fruit); HR03WB5001 (Ammi visnaga: leaf).

UNII — 3UN285QN0C.

注：名称"Bishops Weed"通常用来指相关的草药白芷。也用于羊角芹（伞形科）（Groutweed，Ground Wlder）。

简介

阿密茴香（伞形科）果用在中草药制剂中。它也是凯林（第2263页）和维司那定（第2360页）的来源。

顺势疗法 阿密茴香已经以下列名称用于顺势疗法药物：Ammi vis。

制剂

多组分制剂 ***Austria:*** Urelium Neu; ***Ger.:*** Cefadrin; ***Pol.:*** Kelicardina; Nefrol; ***Ukr.:*** Phytolyt (Фитолит).

顺势疗法制剂 ***Ger.:*** A-Bomin; Antihypertonicum Forte†; Aranisan-N†; Asthma H†; Asthma-Bomin H†; Asthmakhell N; Cefangipect; Cefaspasmon N; Heparanox; Hevertigon†; Lowe-Komplex Nr 10†; Pollinosan; Pulmo Bronchialcomplex; Schworocard; Uwobletten novum†; ***Neth.:*** Asthmakhell; ***Switz.:*** A Vogel Spray contre le rhume des foins; Pollinosan.

Ammonia 氨水

Amoníaco, solución diluida de; Amonowy wodorotlenek; Amonyak.

CAS — 7664-41-7.

UNII — 5138Q19F1X.

NH_3

注：氢氧化铵的附加食品编号为 E527。氨水即氢氧化铵水溶液。浓氨水又名氨草胶、阿摩匿、阿摩尼亚脂、强氨水液。稀氨水也即氨水、氢氧化铵溶液、氨液和稀氨液。

Pharmacopoeias. Strong ammonia solutions are included in *Chin.* (25 to 28%), *Eur.* (see p.vii) (25 to 30%), and *USNF* (27 to 31%). Dilute ammonia solutions are included in *Br., Chin., Ger., Jpn,* and *Swiss* (all about 10%).

Ph. Eur. 6. 8（Ammonia Solution, Concentrated；Ammoniae Solutio Concentrata；Strong Ammonia Solution BP 2010） 它包含 25%～30%（*w/w*）的氨，NH_3。无色液体。有强腐蚀性。可与水和乙醇混溶。贮藏于不超过 20℃的密闭容器中。

BP 2010（Dilute Ammonia Solution） 该溶液由浓氨溶液加入新配制沸腾后冷却的纯净水而成。该溶液含 9.5%～10.5%的氨。

注：BP 规定，当处方中需氨水时，应调制或提供稀氨水溶液。

USNF 28（Strong Ammonia Solution） 该溶液含27%～31%（*w/w*）氨。一旦暴露于空气中将很快失去氨。其特性为纯净无色的液体，具极刺激的特征性臭。必须贮藏于不超过 25℃的密闭容器中。

管理 浓氨溶液必须十分小心地运送，因为其具有腐蚀性且其挥发的气体具有刺激性。在开启贮藏容器时必须将其冷冻以防止吸入挥发的气体。

不良反应

食入浓氨溶液将引起口腔、喉部及胃肠道剧烈疼痛，同时伴有严重的局部水肿、流涎增多及咳嗽、呕吐甚至休克。食管及胃受灼烧可能引起穿孔。数周或数月后可能形成狭窄，这多发生于食管。食入还可能引起呼吸道水肿及肺炎，虽然该并发症在数小时内不会有所进展。

吸入浓氨溶液挥发气体会出现喷嚏、咳嗽，浓度高时还会引起肺部水肿。有因声带水肿及痉挛而引起窒息的报道。氨气可刺激眼睛引起流泪，并可引起结膜充血肿胀及一过性失明。

氨水溶液与皮肤和眼部接触会引起水疱形成。因为其对组织有皂化作用，所以氨水灼伤就像涂了肥皂一样。浓溶液作用于结膜可引起严重反应，包括结膜水肿、角膜损伤及急性青光眼。迟发性并发症包括闭角型青光眼、角膜白翳、虹膜萎缩及白内障形成。氨水烧伤还可因使用浓氨水治疗昆虫咬伤、蜇伤造成，甚至使用稀溶液也可发生，尤其在治疗后立即包扎者。

1. Beare JDL, *et al.* Ammonia burns of the eye: an old weapon in new hands. *BMJ* 1988; **296:** 590.
2. WHO. Ammonia health and safety guide. *IPCS Health and Safety Guide 37.* Geneva: WHO, 1990. Available at: http://www.inchem.org/documents/hsg/hsg/hsg037.htm (accessed 04/04/06)
3. Payne MP, Delic JI. Ammonia. In: *Toxicity Review 24.* London: HMSO, 1991: 1–12.
4. Payne MP, *et al. Toxicology of substances in relation to major hazards: ammonia.* London: HMSO, 1991.
5. Leduc D, *et al.* Acute and long term respiratory damage following inhalation of ammonia. *Thorax* 1992; **47:** 755–7.
6. Michaels RA. Emergency planning and the acute toxic potency of inhaled ammonia. *Environ Health Perspect* 1999; **107:** 617–27.
7. Amshel CE, *et al.* Anhydrous ammonia burns case report and review of the literature. *Burns* 2000; **26:** 493–7.
8. Kerstein MD, *et al.* Acute management of exposure to liquid ammonia. *Mil Med* 2001; **166:** 913–14.

混合清洁剂产生的毒性 混合以氨水和以次氯酸盐为主要成分的清洁剂，产生的不良反应参见**次氯酸钠**（第1584页）。

不良反应的处置

食入氨水溶液不能以洗胃及催吐法治疗。牛奶或水可当稀释剂，但剂量需小以减少诱导呕吐的危险。应该采取适当措施以减轻疼痛，治疗休克及肺部水肿，并保持呼吸道通畅。

应立即以清水冲洗受污染的皮肤和眼，并需持续至少 15min。冲洗时所有受污染的衣物需全部脱掉。

用途和用法

氨水的稀释溶液可以嗅盐或口服液用于引起反射性刺激。也被用作发赤药及抗刺激剂（见第6页）及治疗昆虫叮咬。使用者应始终注意氨水刺激特性。

有时用鹿角精和油命名一种氨水擦剂。氨水和油酸或肥皂制成的清洁剂被分别称为家用氨水和浑浊氨水。氨水饱和溶液含 35%（w/w）氨，被称为"0.880 ammonia"，在化学及工业方面有较多用途。

蜇伤 被"葡萄牙战士"（僧帽水母）蜇伤的浴疗者使用芳香氨醑敷料可很快有效缓解不适、局部麻痹、刺激感及其他症状[1]。

1. Frohman IG. Treatment of physalia stings. *JAMA* 1966; **197:** 733.

制剂

BP 2010: Aromatic Ammonia Solution; Aromatic Ammonia Spirit; Strong Ammonium Acetate Solution; White Liniment.

专利制剂

Canad.: After Bite; **Irl.:** After Bite; **Israel:** Afterbite; **Spain:** After Bite; Calmapica; **Switz.:** After Bite; **UK:** After Bite.

多组分制剂 **Austral.:** Cold & Flu Respatona Decongestant Cough Relief†; Cold & Flu Respatona Dry Cough Relief†; Senega and Ammonia; **Austria:** Rowalind; **Canad.:** Calmapic; SJ Liniment; **Chile:** Rhus Opodeldoc; **Cz.:** Pain Expeller†; **Fr.:** Hypneine; Lipothymal; **Hung.:** Opodeldok†; **Irl.:** Blistex Relief; **Ital.:** Baby Zanzara; **Rus.:** Pectorales Elixir (Грудной Эликсир); **S.Afr.:** Enterodyne; Neurotone†; **Spain:** Masagil; **UK:** Blistex Relief; Goddards Embrocation; Mackenzies Smelling Salts; Pickles Smelling Salts; **USA:** Emergent-Ez.

顺势疗法制剂 **Austral.:** Cold & Flu Respatona Sore Throat Relief†; Respatona Sore Throat.

Ammonium Citrate 枸橼酸铵

Ammon. Cit.; Amonowy cytrynian; E380; Triammonium Citrate.

Цитрат Аммония

$C_6H_5O_7(NH_4)_3 = 243.2.$

CAS — 3458-72-8.

简介

枸橼铵被用作一种食品添加剂，用于呼吸道功能紊乱者。

制剂

多组分制剂 **Chile:** Ambrotos; Mucobrol.

Ammonium Phosphate ⊗ 磷酸铵

545 (ammonium polyphosphates); Amonowy wodorofosforan; Diammonium Hydrogen Phosphate; Dibasic Ammonium Phosphate; Fosfato de amonio. Diammonium hydrogen orthophosphate.

Фосфат Аммония

$(NH_4)_2HPO_4 = 132.1.$

CAS — 7783-28-0.

UNII — 10LGE70FSU.

Pharmacopoeias. In *USNF.*

USNF 28（Ammonium Phosphate） 无色或白色的颗粒或粉末。易溶于水；几乎不溶于乙醇及丙酮。1%水溶液的 pH 值为 7.6～8.2。贮藏于密闭容器中。

简介

磷酸铵以前多用作利尿药。在药物制剂中可用作缓冲剂。

磷酸二氢铵（一元磷酸铵，$NH_4H_2PO_4 = 115.0$）可用于酸化尿液，并作为磷酸盐的补充物。

制剂

多组分制剂 **Fr.:** Phosphore Alko; Phosphore Medifa†; **Pol.:** Phosphor†.

顺势疗法制剂 **Chile:** Ikoplex No 5; **Ger.:** Girheulit HM; Girheulit HOM; Rufebran rheumo.

Amnion 羊膜

Amnios.

Амнион

简介

人类胚胎外胎膜包含里层羊膜、外层膜，以及绒毛膜。羊膜在眼外科中有一定的应用。羊膜和整个复合膜都可用于覆盖裸露的伤口，包括慢性溃疡和烧伤。

制剂

多组分制剂 **Ger.:** FegaCoren N†; FegaCoren†.

顺势疗法制剂 **Ger.:** Neydin-F; Neydin-M; NeyGero Nr 64; Ney-Geront (Revitorgan-Dilutionen Nr 64)†; NeyGeront (Revitorgan-Lingual Nr 64)†; NeyGeront N (Revitorgan-Dilutionen N Nr 64)†; NeyGeront Nr 64-Sol L; NeyGeront Vitalkapsein A; NeyGeront-Vitalkapseln†.

Amylase 淀粉酶

Amilasa; Amylaza; Diastasa; Diastase; EC 3.2.1.1 (α-amylase); EC 3.2.1.2 (β-amylase); EC 3.2.1.3 (glucoamylase); Glucogenasa; Glucogenase; Ptialina; Ptyalin.

Амилаза

CAS — 9000-92-4 (amylase); 9000-85-5 (bacterial α-amylase); 9000-90-2 (porcine α-amylase, pancreatic); 9001-19-8 (taka-diastase); 9000-91-3 (β-amylase); 9032-08-0 (glucoamylase);.

ATC — A09AA01.

ATC Vet — QA09AA01.

UNII — 1909J9CFAT (α-amylase a type-1/2).

Pharmacopoeias. In *Fr.* and *Jpn.*

不良反应

曾有超敏反应的报道。

超敏反应 以下为职业暴露于面粉研磨[1~3]和去污剂[4,5]制造业所产生的淀粉酶中而引发哮喘的参考文献，以及对摄入小麦产品（包括面包）后可能发生淀粉酶超敏反应的评估研究[6~8]。

1. Smith TA, *et al.* Respiratory symptoms and wheat flour exposure: a study of flour millers. *Occup Med (Lond)* 2000; **50:** 25–9.
2. Cullinan P, *et al.* Allergen and dust exposure as determinants of work-related symptoms and sensitization in a cohort of flour-exposed workers; a case-control analysis. *Ann Occup Hyg* 2001; **45:** 97–103.
3. Quirce S, *et al.* Glucoamylase: another fungal enzyme associated with baker's asthma. *Ann Allergy Asthma Immunol* 2002; **89:** 197–202.
4. Hole AM, *et al.* Occupational asthma caused by bacillary amylase used in the detergent industry. *Occup Environ Med* 2000; **57:** 840–2.
5. Cullinan P, *et al.* An outbreak of asthma in a modern detergent factory. *Lancet* 2000; **356:** 1899–1900.
6. Cullinan P, *et al.* Clinical responses to ingested fungal alpha-amylase and hemicellulase in persons sensitized to Aspergillus fumigatus? *Allergy* 1997; **52:** 346–9.
7. Sander I, *et al.* Is fungal alpha-amylase in bread an allergen? *Clin Exp Allergy* 2000; **30:** 560–5.
8. Simonato B, *et al.* IgE binding to soluble and insoluble wheat flour proteins in atopic and non-atopic patients suffering from gastrointestinal symptoms after wheat ingestion. *Clin Exp Allergy* 2001; **31:** 1771–8.

用途和用法

淀粉酶是一种能催化水解多糖 α-1,4-糖苷键的酶，如淀粉、糖原及其降解产物。淀粉酶根据水解哪一种糖苷键进行分类。内淀粉酶随机地水解 α-1,4-糖苷键。α 淀粉酶是已知唯一一种内淀粉酶，产物为糊精、寡糖及单糖。更常见的淀粉酶是从人类唾液、哺乳动物胰腺、枯草杆菌、米曲霉和大麦麦芽等中分离出的。外淀粉酶只作用于非还原多糖链末端的 α-1,4 糖苷键。其包括 β 淀粉酶及葡萄糖淀粉酶（淀粉葡萄糖苷酶或 γ 淀粉酶），来源于蔬菜和微生物。β 淀粉酶产生 β 限制性糊精和麦芽糖。葡萄糖淀粉酶产生葡萄糖。

淀粉酶用于易消化淀粉食品的产物，并可在烘烤、酿造及发酵工业将淀粉转化为可发酵糖。

各种来源的淀粉酶已经被用为消化酶制剂的原料，并可口服，用以减少呼吸道炎症、局部肿胀及水肿。胰腺酶，如胰酶（见第2300页）和胰脂酶（见第 2300 页）也具有淀粉酶活性。

制剂

专利制剂

Cz.: Orenzym; **Fr.:** Flaviastase; Maxilase; Megamylase; Oromylase; Ribamylase†; **Mon.:** Amylodiastase; **Port.:** Maxilase.

多组分制剂 **Arg.:** Docechol; Dom-Polienzim; Gastridin-E; Homocisteon Compuesto; Pakinase; Polienzim; Tridigestivo Soubeiran; **Austral.:** Enzyme; **Austria:** Wobenzym; **Belg.:** Digestomen†; **Braz.:** Bromelin†; Enziprid†; Essen; Filogaster†; Pantopept†; Peptopancreasi; Primeral; Thiomucase; **Canad.:** Digesdyn; Digesta; Digestolax; Dipan; Multi-Zyme; Pancrezyme; Synergy Defense; **Chile:** Flapex E; **Cz.:** Wobenzym; **Hong Kong:** Bio-Tomosan; Caricose; Digezym; Enzyme Co; Enzyplex; Magesto; Uni-Paptase; **India:** Aristozyme; Bestozyme; Bestozyme P; Catazyme; Catazyme-P; Digeplex; Digeplex-T; Dipep; Farizym; Lupizyme; Neopeptine; Nutrozyme; Papytazyme; Sanzyme-DS; Unienzyme; Vitazyme; **Indon.:** Aludonna; Enzyplex; Excelase-E; Librozym Plus†; Librozym†; Vitazym; Xepazym; **Ital.:** Digestopan†; Essen Enzimatico†; **Jpn:** Cabagin†; **Malaysia:** Biotase; Enzyme Digest; Enzyplex†; Pepfiz; **Mex.:** Ochozim; Wobenzym; Zimotris; **Port.:** Modulanzime; **Rus.:** Pepfiz (Пепфиз); Unienzyme с MPS (Юниэнзим с МПС); Wobenzym (Вобэнзим); **Singapore:** Biotase; Enzyplex†; **Spain:** Demusin; Digestomen Complex; Paidozim†; **Thai.:** Corisul; Diasgest; Digestin; Enzyplex; Flataco; Flatulence; Magesto; Mesto-Of; Patarsul; Pepfiz; Pepsitase; Polyenzyme-l; **UK:** Enzyme Digest; Enzyme Plus; **Ukr.:** Wobenzym (Вобэнзим); **USA:** Digex; Enzyme; Ku-Zyme†; Kutrase; Papaya Enzyme; **Venez.:** Festal Reformulado.

Anagrelide Hydrochloride (*BANM, USAN, rINNM*) 盐酸阿那格雷

Anagrélide, Chlorhydrate d'; Anagrelidi Hydrochloridum; BL-4162a; BMY-26538-01; Hidrocloruro de anagrelida. 6,7-Dichloro-1,5-dihydroimidazo[2,1-*b*]quinazolin-2(3*H*)-one hydrochloride.

Анагрелида Гидрохлорид

$C_{10}H_7Cl_2N_3O,HCl = 292.5.$

CAS — 68475-42-3 (anagrelide); 58579-51-4 (anagrelide hydrochloride).

ATC — L01XX35.

ATC Vet — QL01XX35.

UNII — VNS4435G39.

(anagrelide)

不良反应

据报道阿那格雷最常见的不良反应包括头痛、心悸和心动过速、液体潴留、腹泻、恶心和腹痛；也可见疲乏、眩晕、胃肠胀气、呕吐、呼吸困难、皮疹和贫血。心血管反应还包括血管扩张和正性肌力作用；已有心肌梗死、心肌病和心力衰竭的报道。动物试验表明，阿那格雷具有胚胎毒性和胎儿毒性。

对心脏的影响 给予原发性血小板增多症的患者阿那格雷出现高输出量性心力衰竭[1]。一停用阿那格雷，临床和血流动力学的不良反应几乎立即消退。

1. Engel PJ, *et al.* High-output heart failure associated with anagrelide therapy for essential thrombocytosis. *Ann Intern Med* 2005; **143:** 311–13.

对肺的影响 严重威及生命的过敏性肺炎与阿那格雷相关[1]。

1. Raghavan M, *et al.* Severe hypersensitivity pneumonitis associated with anagrelide. *Ann Pharmacother* 2003; **37:** 1228–31.

勃起功能障碍 据报道有一名患者出现了与阿那格雷治疗相关的勃起功能障碍[1]。

1. Braester A, Laver B. Anagrelide-induced erectile dysfunction. *Ann Pharmacother* 2002; **36:** 1291.

注意事项

阿那格雷主要通过肝脏代谢从机体中清除，禁用于严重肝损伤患者。在英国，它也禁用于中度肝损伤的患者，但在美国允许降低剂量使用（见下文）。在英国注册药品信息中本品禁用于中重度肾损伤（肌酐清除率低于 50ml/min）的患者。

在心血管疾病患者中应慎用阿那格雷。治疗之前和治疗期间应评估患者的心脏功能，并且在治疗期间应监测患者的心血管不良反应。同时服用阿那格雷和阿司匹林的患者，其注意事项见下文的**药物相互作用**。

应密切监测血小板计数，尤其是在治疗开始时（见下文的**用途和用法**）。还应监测血红蛋白、白细胞和肝肾功能直至建立维持剂量。

眩晕可影响技能性工作的操作，如驾驶。

妊娠期间不应使用阿那格雷。

药物相互作用

理论上，细胞色素 P450 同工酶 CYP1A2 抑制剂可能减少阿那格雷的清除。阿那格雷对 CYP1A2 的抑制活性有限。阿那格雷增强其他磷酸二酯酶抑制剂的效能，如氨力农、西洛他唑、依诺昔酮、米力农和奥普力农等产生正性肌力作用的药物。

与阿那格雷合用，在理论上可增强其他改变血小板功能药物的效能；与阿司匹林联合用于治疗原发性血小

板增多症患者时，未见临床上的显著影响，但有报道对健康受试者联合给药与单独使用阿司匹林比较，结果阿那格雷和阿司匹林合用增强抗血小板聚集效果。英国制造商因此建议开始上述两种药物同时治疗之前，应评估高危出血患者潜在的风险-收益。

药动学

阿那格雷经胃肠道吸收良好，空腹口服给药后约1h血浆浓度达峰值，而食物存在时会增加达峰时间，但在临床上这对生物利用度不具有显著的影响。本品可以被广泛代谢，但主要通过细胞色素P450同工酶CYP1A2代谢，并在尿液中排出；低于1%的药物以原形排泄。血浆半衰期约为1.3h。

用途和用法

阿那格雷是环磷腺苷磷酸二酯酶Ⅲ（该酶减少血小板生成）抑制剂，并且在高于治疗剂量时抑制血小板聚集。本品用于治疗对其他疗法不耐受或无应答的原发性血小板增多症（第623页）患者，也用于继发于其他骨髓增生性疾病的血小板病。

阿那格雷以盐酸盐一水合物（$C_{10}H_7Cl_2N_3O$，HCl，H_2O=310.6）口服给药，但是剂量以盐形式表示；1.2mg盐酸阿那格雷一水合物相当于1mg阿那格雷。起始剂量为每日相当于阿那格雷的1mg，分2次给药。至少1周后，调整剂量增加日剂量，在任何一周内剂量增加不得超过500μg，直至血小板计数维持在正常范围内。通常的维持剂量为每日1～3mg。剂量不应超过每日10mg或单剂量不超过2.5mg。在美国，使用较高的起始剂量每日2mg，分2次或4次给予；儿童和肝损伤患者的使用剂量见下文。

阿那格雷治疗的效果必须进行监测：治疗的第一周应每2天测定血小板计数，然后至少每周测定，直至达到维持剂量。

1. Spencer CM, Brogden RN. Anagrelide: a review of its pharmacodynamic and pharmacokinetic properties, and therapeutic potential in the treatment of thrombocythaemia. *Drugs* 1994; **47:** 809–22.
2. Chintagumpala MM, *et al.* Treatment of essential thrombocythemia with anagrelide. *J Pediatr* 1995; **127:** 495–8.
3. Oertel MD. Anagrelide, a selective thrombocytopenic agent. *Am J Health-Syst Pharm* 1998; **55:** 1979–86.
4. Lackner H, *et al.* Treatment of children with anagrelide for thrombocythemia. *J Pediatr Hematol Oncol* 1998; **20:** 469–73.
5. Pescatore SL, Lindley C. Anagrelide: a novel agent for the treatment of myeloproliferative disorders. *Expert Opin Pharmacother* 2000; **1:** 537–46.
6. Dingli D, Tefferi A. Anagrelide: an update on its mechanisms of action and therapeutic potential. *Expert Rev Anticancer Ther* 2004; **4:** 533–41.
7. Steurer M, *et al.* Anagrelide for thrombocytosis in myeloproliferative disorders: a prospective study to assess efficacy and adverse event profile. *Cancer* 2004; **101:** 2239–46.
8. Wagstaff AJ, Keating GM. Anagrelide: a review of its use in the management of essential thrombocythaemia. *Drugs* 2006; **66:** 111–31.
9. Christoforidou A, *et al.* Hydroxyurea and anagrelide combination therapy in patients with chronic myeloproliferative diseases resistant or intolerant to monotherapy. *Acta Haematol (Basel)* 2008; **120:** 195–8.
10. Emadi A, Spivak JL. Anagrelide: 20 years later. *Expert Rev Anticancer Ther* 2009; **9:** 37–50.

儿童用法 7岁及以上儿童，推荐起始阿那格雷日剂量为500μg，口服1周，然后每两周增加日剂量500μg，直到血小板数维持在正常范围。一般维持剂量为每日1～3mg；每日剂量不应超过10mg或单次剂量不超过2.5mg。

在肝损伤中的用法 在美国注册药品信息中不推荐阿那格雷用于中度或重度肝损伤患者。在美国，虽然中度肝损伤患者可以起始日剂量500μg服药，但该剂量应维持至少1周并进行心血管监测；然后如上所述谨慎增加日剂量。也不推荐在重度肝损伤患者中使用。

制剂

专利制剂

Arg.: Agrelid; ***Austral.:*** Agrylin; ***Austria:*** Thromboreductin; ***Belg.:*** Xagrid; ***Braz.:*** Agrylin†; ***Canad.:*** Agrylin; ***Cz.:*** Thromboreductin; Xagrid; ***Denm.:*** Xagrid; ***Fin.:*** Xagrid; ***Fr.:*** Xagrid; ***Ger.:*** Xagrid; ***Gr.:*** Agrylin; Xagrid; ***Hong Kong:*** Agrylin; Thromboreductin; ***Hung.:*** Thromboreductin; ***Indon.:*** Agrylin; Thromboreductin; ***Irl.:*** Xagrid; ***Israel:*** Agrylin; ***Ital.:*** Xagrid; ***Malaysia:*** Thromboreductin; ***Neth.:*** Xagrid; ***Norw.:*** Xagrid; ***Philipp.:*** Agrylin; ***Port.:*** Xagrid; ***S.Afr.:*** Agrylin; Thromboreductin; ***Spain:*** Xagrid; ***Swed.:*** Xagrid; ***Switz.:*** Xagrid; ***Thai.:*** Thromboreductin; ***Turk.:*** Thromboreductin; ***UK:*** Xagrid; ***USA:*** Agrylin.

Andrograhis 穿心莲

Chuanxinlian; Kalmegh; Kariyat; Kirayat.

CAS — 5508-58-7 (andrographolide).

ATC Herb — HA05BA5001 (Andrographis paniculata: herb); HN02BG5002 (Andrographis paniculata: herb).

UNII — 0P49L952WZ.

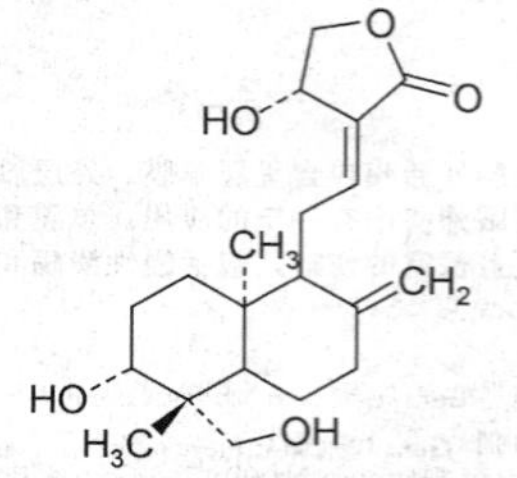

(andrographolide)

Pharmacopoeias. In *Chin.*

简介

穿心莲是穿心莲（爵床科）干燥植物全部或叶子和根。在亚洲已作为一种传统草药使用。穿心莲内酯是其主要成分之一。

1. WHO. Herba Andrographidis. *WHO Monographs on Selected Medicinal Plants*, volume 2. Geneva: WHO, 2004. Also available at: http://apps.who.int/medicinedocs/en/d/Js4927e/4.html (accessed 05/02/10)

呼吸道感染 上呼吸道感染中穿心莲使用的参考文献如下。

1. Coon JT, Ernst E. Andrographis paniculata in the treatment of upper respiratory tract infections: a systematic review of safety and efficacy. *Planta Med* 2004; **70:** 293–8.
2. Poolsup N, *et al. Andrographis paniculata* in the symptomatic treatment of uncomplicated upper respiratory tract infection: systematic review of randomized controlled trials. *J Clin Pharm Ther* 2004; **29:** 37–45.

制剂

专利制剂

Canad.: Restorin.

多组分制剂 ***Austral.:*** Andrographis Complex; Andrographis Compound; Gartech; ***Hung.:*** Livfit; ***Indon.:*** Neoboost; ***Ital.:*** Angiovein; ***Philipp.:*** Bo-D-Fense†; ***Rus.:*** Dipana (Дипана).

Anecortave (*rINN*) 阿奈可他

AL-3789; Anecortava; Anécortave; Anecortave Acetate (*USAN*); Anecortavum. 17,21-Dihydroxypregna-4,9(11)-diene-3,20-dione 21-acetate.

Анекортав

$C_{23}H_{30}O_5$ = 386.5.

CAS — 7753-60-8.

ATC — S01LA02.

ATC Vet — QS01LA02.

UNII — Y0PC411K4T.

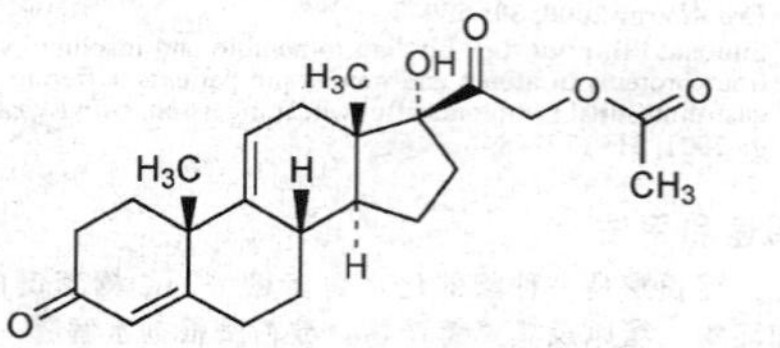

简介

阿奈可他是一种正处于研究阶段的血管生成抑制剂，用于治疗患有新生血管（湿性）年龄相关性黄斑变性的患者（第756页）。其结构与醋酸氢化可的松相似，但是没有任何糖皮质激素活性，并且可以抑制许多新生血管形成。通过后巩膜旁仓库注射（posterior juxtascleral depot injection）给药，在一些国家需要在实名制门诊（named-patient）基础上斟酌使用才有效。

1. Clark AF. Mechanism of action of the angiostatic cortisene anecortave acetate. *Surv Ophthalmol* 2007; **52** (suppl 1): S26–S34.
2. Regillo CD, *et al.* Clinical safety profile of posterior juxtascleral depot administration of anecortave acetate 15 mg suspension as primary therapy or adjunctive therapy with photodynamic therapy for treatment of wet age-related macular degeneration. *Surv Ophthalmol* 2007; **52** (suppl 1): S70–S78.
3. Russell SR, *et al.* Anecortave acetate for the treatment of exudative age-related macular degeneration—a review of clinical outcomes. *Surv Ophthalmol* 2007; **52** (suppl 1): S79–S90.
4. Geltzer A, *et al.* Surgical implantation of steroids with antiangiogenic characteristics for treating neovascular age-related macular degeneration. Available in The Cochrane Database of Systematic Reviews; Issue 4. Chichester: John Wiley; 2007 (accessed 08/04/08).
5. Robin AL, *et al.* Reduction of intraocular pressure with anecortave acetate in eyes with ocular steroid injection-related glaucoma. *Arch Ophthalmol* 2009; **127:** 173–8.

Anethole 茴萝脑

Anethol; Anetol; *p*-Propenylanisole. (*E*)-1-Methoxy-4-(prop-1-enyl)benzene.

Анетол

$C_{10}H_{12}O$ = 148.2.

CAS — 104-46-1; 4180-23-8 (E isomer).

UNII — Q3JEK5DO4K (natural anethole); A79C64YD3Q (synthetic anethole).

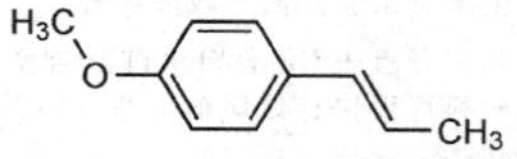

注：应与茴三硫（见下文）区分。

Pharmacopoeias. In *Ger.* Also in *USNF.*

USNF 28（Anethole） 从茴香油或其他来源获得或合成制备。大于或等于23℃时，莳萝脑为无色或淡黄色液体，味甜，并具有茴香籽的芳香臭。极微溶于水；溶于乙醇（1∶2）；易与氯仿和乙醚相混。贮藏于密闭容器中。避光。

简介

莳萝脑具有与茴香油（见下文）相似的性质。它还混于含萜类的制剂中，用于治疗泌尿系统疾病。

制剂

多组分制剂 ***Austria:*** Rowatinex; ***Canad.:*** Beech Nut Cough Drops†; Bentasil Licorice with Echinacea†; Bentasil†; Bronco Asmol; ***Chile:*** Rowatinex; ***Cz.:*** Rowatinex; ***Ger.:*** Rowatinex; ***Hong Kong:*** Neo-Rowatinex; Rowatinex; ***Hung.:*** Rowatinex; ***Indon.:*** Listerine Coolmint†; ***Irl.:*** Rowatinex; ***Israel:*** Rowatinex; ***Malaysia:*** Rowatinex; ***Philipp.:*** Listerine Coolmint; Rowatinex; ***Pol.:*** Rowatinex; ***Rus.:*** Rowatinex (Роватинекс); ***Spain:*** Pulmofasa; Rowanefrin; ***Switz.:*** GU Eau†; Neo-Angin sans sucre†; Pectocalmine Junior N; ***Thai.:*** Rowatinex; ***Ukr.:*** Angi Sept Dr Theiss (Анги Септ Др. Тайсс); ***Venez.:*** Rowatinex.

Anethole Trithione 茴三硫

Anethole Dithiolthione; Anetholtrithion; Anetol tritiona; SKF-1717; Trithioparamethoxyphenylpropene. 5-(4-Methoxyphenyl)-3*H*-1,2-dithiole-3-thione.

Анетола Тритион

$C_{10}H_8OS_3$ = 240.4.

CAS — 532-11-6.

ATC — A16AX02.

ATC Vet — QA16AX02.

UNII — QUY32964DJ.

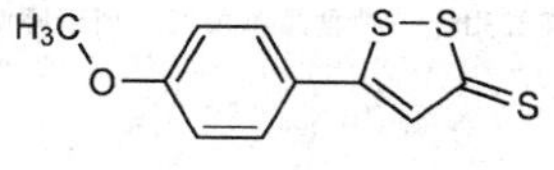

注：应与莳萝脑（上文）区分。

简介

口服给予茴三硫可治疗口干（第1945页），并作为利胆药。通常的日剂量是75mg，一般分3次餐前给予；茴三硫可引起尿液变色。

制剂

专利制剂

Belg.: Sulfarlem; ***Canad.:*** Sialor; ***Fr.:*** Sulfarlem; ***India:*** Hepasulfol; ***Port.:*** Sufralem†; ***S.Afr.:*** Sulfarlem†; ***Spain:*** Sonicur†; ***Switz.:*** Sulfarlem; ***Turk.:*** Sulfarlem; ***Venez.:*** Sialor†.

多组分制剂 ***India:*** Hepasulfol-AA.

Angelica 白芷

Andělikový kořen; Angélica; Angelicae radix; Angelikarot; Angélique, racine d'; Angyalgyökér; Archangelica; Archangelicae Radix; Korzeń arcydzięgla; Šventagaršvių šaknys; Väinönputkenjuuri.

Ангелика; Дудник

CAS — 8015-64-3 (angelica oils).

ATC Herb — HG04BW5003 (Angelica archangelica: root); HA03AW5003 (Angelica archangelica: root); HR05YA5002 (Angelica archangelica: root).

UNII — 3W51R3EK30 (Angelica acutiloba root); DTN01M69SN (Angelica archangelica root); 0MF1EI01KJ (Angelica pubescens root).

Pharmacopoeias. In *Eur.* (see p.vii).

Jpn has separate monographs for *Angelica acutiloba* (Japanese Angelica) and *A. dahurica*.

Chin. specifies *A. dahurica*, *A. dahurica* var. *formosana*, *A. pubescens*, and *A. sinensis*.

Ph. Eur. 6.8（Angelica Root） 整个或截断、干燥 *Angelica archangelica* 的根茎和根。以干燥品计，含至少

0.2%(*v*/*w*)挥发油。

简介

白芷(欧白芷根)广泛用于草药。其根可用作食欲刺激剂。白芷还具有发汗和化痰的作用,并已用于循环和呼吸疾病。

白芷油用于芳香疗法。

白芷含有呋喃香豆素,并可引起光过敏反应或干扰抗凝血治疗。

在草药中使用的其他的白芷属包括 *A. acutiloba*(日本白芷)、*A. dahurica*、*A. pubescens* 和 *A. sinensis*(见当归,第2228页)。

白芷茎用于制成可食用的糖果。

顺势疗法 白芷已经以下列名称用于顺势疗法药物:Archangelica; Angelica archangelica; Angelica archangelica var. archangelica.

制剂

多组分制剂 ***Arg.:*** Sigmafem; ***Austral.:*** Infant Tonic†; Irontona; Lifesystem Herbal Formula 4 Women's Formula†; Medinat Esten†; Olf†; Vitatona†; Women's Formula Herbal Formula 3†; ***Austria:*** Abdomilon N; Iberogast; Klosterfrau Melissengeist; Pervivo; ***Belg.:*** Eau Des Carmes; ***Canad.:*** Formula T4; ***Cz.:*** Abdomilon†; Dr Theiss Rheuma Creme†; Dr Theiss Schweden Krauter; Dr Theiss Schwedenbitter; Iberogast; Klosterfrau Melisana; Original Schwedenbitter; Stomaran; TJ-23 Tsumura Toki-Shakuyaku-San†; Valofyt Neo†; ***Fr.:*** Boribel Tisane No 6; Boribel Tisane No 7; Dystolise; Mediflor Digestive No 3; Santane C_6; ***Ger.:*** Abdomilon N; Gastritol; Iberogast; Klosterfrau Melissengeist; Melissengeist; Schwedentrunk Elixier; ***Hung.:*** Antipoll; Bano Svedkeseru; Bittner; Iberogast; Klosterfrau Melisana; ***Ital.:*** Florelax; ***Jpn:*** Bofutsushosan; Gorin-san; Hochu-ekki-to; Juzen-taiho-to; Kami-shoyo-san; Kamikihito; Keigairengyoto; Ninjin-yoei-to; Saikoseikanto; Toki-shakuyaku-san; Unkei-to; Unseiin; Yokukansan; ***Philipp.:*** Hemofer; Zilongjin; ***Pol.:*** Iberogast; Melis-Tonic; Melisal; Melisana Klosterfrau; Melissed; Nervosol; Pervivo†; ***Rus.:*** Doppelherz Energotonik (Доппельгерц Энерготоник); Doppelherz Melissa (Доппельгерц Мелисса); Original Grosser Bittner Balsam (Оригинальный Большой Бальзам Биттнера); ***S.Afr.:*** Melissengeist†; Spiritus Contra Tussim Drops†; ***Spain:*** Agua del Carmen; Himelan†; ***Switz.:*** Alcoolat de Melisse†; Gastrosan; Iberogast; Phytomed Gastro†; ***UK:*** Melissa Comp.; ***Ukr.:*** Gastritol (Гастритол); Iberogast (Иберогаст); Swedish Bitters Dr Theiss (Шведская Др Тайсс).

顺势疗法制剂 ***Braz.:*** Tiralcol†; ***Ger.:*** Echtronerval-N†; ***Switz.:*** Regenaplex Nr. 3; ***UK:*** Cough Drops.

Aniseed 茴香籽

Anice; Anis; Anis, fruit d'; Anís, semilla de; Anis Verde; Anis Vert; Anise; Anise Fruit; Anise Seed; Anisi fructus; Ánizstermés (fruit); Anyžių vaisiai (fruit); Anýzový plod (fruit); Owoc anyżu (fruit).

Анис

UNII — 21C2F5E8RE.

Pharmacopoeias. In *Eur.* (see p.vii).

Ph. Eur. 6.8(Aniseed; Anisi Fructus) 伞芹属茴香整个干燥的果实,以无水品计,含有不低于 2%(*v*/*w*)的挥发油。具有莳萝脑臭。避光。

简介

茴香籽具有祛风和轻度祛痰作用;主要用作茴香油,或者用作油制品。本品可引起接触性皮炎,可能由于其中含有莳萝脑的成分。

茴香油来源于茴香籽(下文)。

1. Chandler RF, Hawkes D. Aniseed—a spice, a flavor, a drug. *Can Pharm J* 1984; **117:** 28–9.
2. Fraj J, *et al.* Occupational asthma induced by aniseed. *Allergy* 1996; **51:** 337–9.
3. Garcia-Gonzalez JJ, *et al.* Occupational rhinoconjunctivitis and food allergy because of aniseed sensitization. *Ann Allergy Asthma Immunol* 2002; **88:** 518–22.
4. Gázquez García V, *et al.* Aniseed-induced nocturnal tongue angioedema. *J Investig Allergol Clin Immunol* 2007; **17:** 406–8.

制剂

多组分制剂 ***Austral.:*** Neo-Cleanse; ***Austria:*** Asthmatee EF-EM-ES; Brady's-Magentropfen; Euka; Nesthakchen†; ***Braz.:*** Balsamo Branco; Camomila; ***Canad.:*** Digestol; Floradix Kindervital; Formula T4; Herbal Laxative; ***Chile:*** Paltomiel; ***Cz.:*** Blahungstee N†; ***Fr.:*** Elixir Bonjean; Herbesan; Mucinum a l'Extrait de Cascara; Tisane Provencale no 5; ***Ger.:*** Em-medical†; Floradix Multipretten N; Majocarmin-Tee†; Ramend Krauter†; ***Hong Kong:*** Mucinum Cascara†; ***Hung.:*** Salus Multipretten; ***Israel:*** Jungborn; ***Ital.:*** Cadifen; Cadimint; Dicalmir; Lassatina†; Tisana Kelemata; ***Neth.:*** Herbesan; ***Pol.:*** Apinorm; Pervivo†; Syrop Sosnowy Zlozony; ***Port.:*** Mucinum; ***Rus.:*** Original Grosser Bittner Balsam (Оригинальный Большой Бальзам Биттнера); Pectorales Species No 3 (Грудной Сбор 3); ***S.Afr.:*** Clairo†; Cough Elixir†; Fragador†; ***Spain:*** Crislaxo; Digestovital†; Laxante Sanatorium; Laxomax†; ***Switz.:*** Elixir contre la toux; Kernosan Elixir; Kernosan Heidelberger Poudre; Metabol; Tisane favorisant l'allaitement; ***UK:*** Herb and Honey Cough Elixir; Revitonil; ***Venez.:*** Neo-Atropan†.

顺势疗法制剂 ***Austral.:*** Cold & Flu Respatona Sore Throat Relief†; ***Canad.:*** Voxpax; ***Fr.:*** Voxpax; ***UK:*** Cough Elixir; Fragador; Laxadoron.

Anise Oil 茴香油

Anís, aceite esencial de; Anis, huile essentielle d'; Aniseed Oil; Anisi aetheroleum; Anisi Etheroleum; Anisolja; Anisöljy; Ánizsolaj; Anyžių eterinis aliejus; Anýzová silice; Esencia de Anís; Essence d'Anis; Olejek anyżowy; Oleum Anisi.

Анисовое Масло

ATC Herb — HR05WA5032 (Pimpinella anisum: essential oil); HA03AW5048 (Pimpinella anisum: fruit); HR05WA5033 (Pimpinella anisum: fruit); HA03AW5047 (Pimpinella anisum: essential oil).

UNII — 6Y89129C8H.

注:茴香油的名称也可用于八角茴香油,第2336页。

Pharmacopoeias. In *Chin.* and *Eur.* (see p.vii). Also in *USNF.*

Ph. Eur. 6.8(Anise Oil; Anisi Aetheroleum) 从茴芹属茴香的干燥成熟果实中随水蒸气蒸馏获得的一种香油。其含有低于 1.5%的芳樟醇,0.5%～5.0%草蒿脑,低于 1.2% 的 α-萜品醇,0.1%～0.4%顺式茴香醚,87%～94%反式茴香醚,0.1%～1.4%茴香醛以及 0.3%～2.0% 2-甲基丁酸假异丁子酚酯。本品为澄明、无色或淡黄色液体。相对密度为 0.980～0.990。冰点为 15℃～19℃。贮藏于温度不超过 25℃的密闭容器中。避光。

USNF 28(Anise Oil) 从茴芹属(*apiaceae*)的干燥成熟果实或从八角茴香(*illiaceae*)的干燥成熟果实中随水蒸气蒸馏获得的一种挥发油。凝固温度不低于 15℃。溶于 90%乙醇(1∶3)。贮藏于密闭容器中。如果有固体物质析出,则小心温热直至其完全变为液态,使用前混合。

配伍禁忌 茴香油会使 PVC 瓶迅速地变软、变形,因此茴香油不应在此类容器中贮藏或调剂[1]。

1. Department of Pharmaceutical Sciences of the Pharmaceutical Society of Great Britain. Plastics medicine bottles of rigid PVC. *Pharm J* 1973; **210:** 100.

简介

茴香油具有祛风和温和的化痰作用,并且是止咳制剂中的常用成分。它还是一种香料。茴香油用于芳香疗法。

本品可引起接触性皮炎,这可能是由于其中的茴香脑成分。

对于茴香籽和茴香油的参考文献,见上文的茴香籽。

制剂

BP 2010: Camphorated Opium Tincture; Compound Orange Spirit; Concentrated Anise Water; Concentrated Camphorated Opium Tincture;
USNF 28: Compound Orange Spirit.

多组分制剂 ***Arg.:*** Paranix; ***Austral.:*** Cold & Flu Respatona Decongestant Cough Relief†; Cold & Flu Respatona Dry Cough Relief†; Cough Relief†; Digestive Aid; Gartech; ***Austria:*** Bradosol; Bronchostop; Expectal-Tropfen†; Heumann's Bronchialtee; Kamillosan; Luuf-Hustentee; Neo-Angin; Nesthakchen†; ***Braz.:*** Ovariusedan†; ***Canad.:*** Anifen; ***Cz.:*** Bronchosan†; Bronchostop†; Neo-Angin; Stopangin; ***Fr.:*** Aromadetox; Aromadigest; Paregorique; ***Ger.:*** Bronchoforton; Em-medical†; Ephepect-Pastillen N; Floradix Multipretten N; Heumann Bronchialtee Solubifix T; Kamillosan Mundspray; Pulmotin; ratioGast†; Repha-Os; Salmiak†; Salviathymol N; Sinuforton; Verdauungstropfen Gastrofunkten; ***Hong Kong:*** Ephepect Blocker; ***Hung.:*** Carmol; Salus Multipretten; ***India:*** Bestozyme; Bestozyme P; Kamillosan-N; Neopeptine; ***Indon.:*** Bital; Minyak Telon Cap Tiga Anak†; OBH; Silex; Telon 3 Anak; ***Neth.:*** Bronchicum; ***Philipp.:*** Kamillosan M; ***Pol.:*** Carmolis; Herbolen D†; Tobacoff; ***Rus.:*** Bronchosan (Бронхосан); Carmolis (Кармолис); Carmolis Fluid (Кармолис Жидкость); Mixture Conta Tussis for Adults (Микстура От Кашля Для Взрослых); Mixture Conta Tussis for Children (Микстура От Кашля Для Детей); Pectorales Elixir (Грудной Эликсир); Stopangin (Стопангин); ***S.Afr.:*** Borsdruppels; Paragoriese-Elikser†; Puma Cough Balsam†; ***Spain:*** Carminativo Juventus; H Tussan; Odontocromil c Sulfamida†; ***Switz.:*** Bronchofluid N†; Carmol Plus†; Carmol†; DemoPectol; Gem†; Kamillosan; Makaphyt Gouttes antitussives; Neo-Bronchol†; Odontal; Paranix; Pastilles bronchiques S; Pastilles pectorales Demo N†; Pastilles pectorales du Dr. Welti; Penta; ***Thai.:*** Corinap; Gas-Nep; Mesto-Of; Rheum; ***Turk.:*** Myo-Oil; ***UK:*** Hactos; Honey & Molasses; Lightning Cough Remedy; Potters Strong Bronchial Catarrh Pastilles; Potters Sugar Free Cough Pastilles; Slippery Elm Stomach Tablets; Vegetable Cough Remover; Zubes; Zubes Blackcurrant; ***Ukr.:*** Bronchosan (Бронхосан); Kofanol (Кофанол); Stopangin (Стопангин).

顺势疗法制剂 ***Ger.:*** Bolus alba comp†; Bomaklim†.

Anisodamine 山莨菪碱

6-Hydroxy-hyoscyamine.

$C_{17}H_{23}NO_4$ = 305.4.

CAS — 55869-99-3.

Pharmacopoeias. *Chin.* has a monograph for Raceanisodamine and Anisodamine Hydrobromide.

简介

山莨菪碱是从山莨菪中分离得到的生物碱,在中国,其整株植物可入药,是一种传统药物。与之相关的阿托品和莨菪碱具有相似的抗胆碱能作用(第1177页)。山莨菪碱因其解痉作用口服给药用于胃肠道痉挛的治疗。它还用于循环系统疾病、感染性休克和有机磷中毒。

1. Poupko JM, *et al.* The pharmacological properties of anisodamine. *J Appl Toxicol* 2007; **27:** 116–21.
2. Fu XH, *et al.* Effect of intracoronary administration of anisodamine on slow reflow phenomenon following primary percutaneous coronary intervention in patients with acute myocardial infarction. *Chin Med J (Engl)* 2007; **120:** 1226–31.

Apis Mellifera 蜜蜂

Abeille domestique; Abeja de la Miel; The honey bee.

Медоносная Пчела Домашняя

UNII — 7S82P3R43Z (Apis mellifera); 76013O881M (Apis mellifera venom).

Pharmacopoeias. *Eur.* (see p.vii) includes the live worker honey bee for homoeopathic preparations.

Ph. Eur. 6.8(Honey Bee for Homoeopathic Preparations; Apis Mellifera ad Praeparationes Homoeopathicas) 活工蜂,蜜蜂。

简介

蜜蜂是蜂蜜(第1849页)、王浆(第2324页)、蜂胶(第2315页)和蜜蜂花粉的来源(见**花粉**和**花粉浸膏**,第2312页)。

顺势疗法 蜂蜜的制剂已经以下列名称用于顺势疗法药物:Apis; Apis mellifica; Apis mel; Apis mell。

变应原免疫疗法 用膜翅目属的全虫体提取物或毒液对过敏个体进行变应原免疫疗法的参考文献见第2173页。

关节炎 传统上,蜜蜂毒液已用于治疗关节炎[1,2]。体外研究已表明蜜蜂毒液具有与环磷酰胺相似的抗炎活性。蜂毒素似乎是活性成分,并且似乎通过干扰人白细胞产生超氧游离基而起作用[1]。

1. Somerfield SD. Bee venom and arthritis: magic, myth or medicine? *N Z Med J* 1986; **99:** 281–3.
2. Caldwell JR. Venoms, copper and zinc in the treatment of arthritis. *Rheum Dis Clin North Am* 1999, **25:** 919–28.

超敏反应 加拿大卫生当局(加拿大卫生部)在 1998 年 1 月至 2004 年 10 月之间收到了 14 份可疑不良反应的报告(其中 10 份是严重的),涉及了蜂蜜产品如蜂蜜花粉(第2312页)、蜂胶(第2315页)和王浆(第2324页)的过敏反应[1]。

还有报道称,通过斑贴试验[2,3]确诊了**蜂胶**接触性过敏性皮炎,以及职业性接触性皮炎[4]的个案报道。

同时有个别人在服用**蜂王浆**后有发生变态过敏反应[5]和急性哮喘恶化[6～9](1 例致死[7])的报道。

但很少有外用**蜂蜡**(第1941页)产品发生超敏反应的报道。但有使用涂有蜂蜡的乳头保护器发生接触性皮炎的报道[10],也有使用蜂蜡润唇膏发生唇炎的报道[11]。在一些[10,12]但并非所有案例[11]中,反应强度与蜂蜡中蜂胶含量有关。

1. Health Canada. Products derived from bees: serious adverse reactions. *Can Adverse React News* 2005; **15** (2): 2–3. Also available at: http://www.hc-sc.gc.ca/dhp-mps/alt_formats/hpfb-dgpsa/pdf/medeff/carn-bcei_v15n2eng.pdf (accessed 08/08/08)
2. Giusti F, *et al.* Sensitization to propolis in 1255 children undergoing patch testing. *Contact Dermatitis* 2004; **51:** 255–8.
3. Walgrave SE, *et al.* Allergic contact dermatitis from propolis. *Dermatitis* 2005; **16:** 209–15.
4. Lieberman HD, *et al.* Allergic contact dermatitis to propolis in a violin maker. *J Am Acad Dermatol* 2002; **46** (suppl): S30–S31.
5. Takahama H, Shimazu T. Food-induced anaphylaxis caused by ingestion of royal jelly. *J Dermatol* 2006; **33:** 424–6.
6. Thien FCK, *et al.* Royal jelly-induced asthma. *Med J Aust* 1993; **159:** 639.
7. Bullock RJ, *et al.* Fatal royal jelly-induced asthma. *Med J Aust* 1994; **160:** 44.
8. Peacock S, *et al.* Respiratory distress and royal jelly. *BMJ* 1995; **311:** 1472.
9. Thien FCK, *et al.* Asthma and anaphylaxis induced by royal jelly. *Clin Exp Allergy* 1996; **26:** 216–22.
10. Garcia M, *et al.* Allergic contact dermatitis from a beeswax nipple-protective. *Contact Dermatitis* 1995; **33:** 440–1.
11. Lucente P, *et al.* Contact cheilitis due to beeswax. *Contact Dermatitis* 1996; **35:** 258.
12. Jacob SE, *et al.* Allergic contact dermatitis to propolis and carnauba wax from lip balm and chewable vitamins in a child. *Contact Dermatitis* 2008; **58:** 242–3.

制剂

多组分制剂 ***Austral.:*** Cold and Flu Relief†; ***Cz.:*** Apisarthron†; ***Hung.:*** Apisarthron; Melliora; Rheudol; ***Rus.:*** Apisarthron (Апизартрон); ***S.Afr.:*** Bolus Eucalypti Comp†; ***Ukr.:*** Apisarthron (Апизартрон).

顺势疗法制剂 ***Austral.:*** Arthritis Relief†; Cold & Flu Respatona Sore Throat Relief†; Fever & Inflammation Relief†; Joint & Muscle Oral Spray; Respatona Sore Throat; Snore Eze; Sports Ice Joint & Muscle; ***Austria:***

Apozema Allium Cepa compositum; Apozema Apis compositum; Aralia Med Complex†; Bolus Eucalypti Comp; Erysidoron Nr 1; Escatitona†; Globuli gegen Halsweh Nr 2; Globuli gegen Heiserkeit; Halstropfen Nr 21†; Incena†; Iris Med Complex†; Tropfen gegen Insektenstiche†; **Canad.:** Angeel; Apisgel†; Arnica-Heel Comp; Arthritic Pain; Arthritic Pain L10†; Cruroheel S; EnurAid; Erysidoron 1; Execalm; Eye Formula Euphr L115†; Hay Fever Relief; Hives; Homeo-Form AR; Hylands Formula E; Larydol; Lympatox; Pollinil†; Renelix; SK Complex; **Chile:** Apis Compuesto; **Cz.:** Angin-Heel S; Galium; **Fr.:** Aconitum Compose; Agnus Castus Complexe No 2; Boripharm No 10; Dermo-Drainol; Dolidermil†; Euphrasia Complexe No 115; Granules Boripharm no 5†; Mercurius Cyanatus Complexe No 43; Natrum Carbonicum Complexe No 10; **Ger.:** Allergo-Loges; Angi Truw N; Angina-Gastreu S R1; Arnica comp/Apis; Arthribosan B 31†; Arthriplex; Arthrokatt; Cystibosin B 48†; Dermi-cyl L Ho-Len-Complex; Desarell; Echinacea-Complex†; Echtrosept-N†; Erysidoron 1; Febro-cyl L Ho-Len-Complex; Flenin; Genu-cyl L Ho-Len-Complex; Girha "Schuh"†; Hanotoxin M; Hanotoxin N†; Hevertotox; Hewallergia Complex; Immunja†; Infekt-Komplex L Ho-Fu-Complex; Influex; Lowe-Komplex Nr 13†; Lowe-Komplex Nr 5 Echinacea†; Lymphtropfen S†; Ossidal; Pascorenal N; Pascorenal-Injektopas; Regasinum antallergicum†; Rowo-778 Symphytum Ro-Plex T (Rowo-778)†; Sinusitis Hevert SL; Solidago Hevert Complex; Solidagosan N†; Sponwiga†; toxi-loges; Toxiselect; Virobin†; Zahnungstropfen Escatitona; **Neth.:** Amilite; Belachin-Gastreu R1; Echilite; Gynaelite; Homeocare keelspray; Lergilite; Prurilite; Urtizon complex; Vinceel H; **Rus.:** Dysmenorm (Дисменорм); Urtica-Plus (Уртика-Плюс); **S.Afr.:** Berberis/Cantharis Comp†; Erysidoron 1†; **Switz.:** HerbAllerg†; Regenaplex Nr. 50b; **UK:** Bolus Eucalypti Comp; Erysidoron 1; **Ukr.:** Dysmenorm (Дисменорм.); **USA:** Preferred Remedies Allergy.

Apricot 杏

Абрикос
UNII — 269CJD5GZ9.

Pharmacopoeias. *Chin.* includes Bitter Apricot Seed, the kernel obtained from various species of *Prunus*. *Jpn* includes a monograph for Apricot Kernel.

简介

杏树（*Armeniaca vulgaris*，蔷薇科）果实杏的种子，作为中药治疗呼吸道疾病和便秘。

杏是桃仁油（第2306页）的来源。杏仁中主要的氰苷苦杏仁苷，是苦杏仁苷（第2265页）的主要成分。杏仁也是泮加酸（第2302页）的一个来源。

杏常作为一种食物。

制剂

多组分制剂 ***Jpn:*** Colgen Maoto.

Aptiganel (*pINN*) 阿替加奈

Aptiganelum. 1-(*m*-Ethylphenyl)-1-methyl-3-(1-naphthyl)guanidine.
Аптиганел
$C_{20}H_{21}N_3$ = 303.4.
CAS — 137159-92-3.
UNII — 46475LV84I.

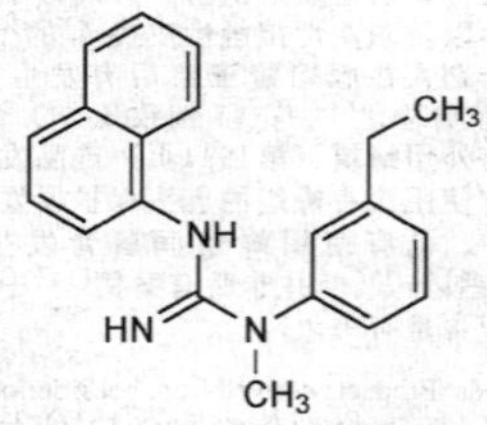

Aptiganel Hydrochloride (*USAN*) 盐酸阿替加奈

CNS-1102.
$C_{20}H_{21}N_3$,HCl = 339.9.
CAS — 137160-11-3.
UNII — 40PWH14OXW.

注：盐酸阿替加奈的商标名是 Cerestat。

简介

阿替加奈是一种胍衍生物，拮抗兴奋性氨基酸神经递质谷氨酸对 NMDA 受体的作用。对于静脉给药预防患有创伤性头部损伤或休克的患者中的缺血性脑损伤已有研究。

根据在健康受试者[1]和患者[2]中进行了阿替加奈的剂量-范围研究后，在动物中已有神经保护作用的剂量下，急性缺血性休克的患者中报道的不良反应[3]包括收缩压增加和 CNS 作用过度。在急性缺血性休克的患者中进行的一项随机对照研究[4]被中止了，因为与安慰剂相比缺乏疗效以及死亡率的潜在失衡。

1. Muir KW, *et al.* Pharmacological effects of the non-competitive NMDA antagonist CNS 1102 in normal volunteers. *Br J Clin Pharmacol* 1994; **38:** 33–8.
2. Block GA, *et al.* Final results from a dose-escalating safety and tolerance study of the non-competitive NMDA antagonist CNS1102 in patients with acute cerebral ischaemia. *Stroke* 1995; **26:** 185.
3. Dyker AG, *et al.* Safety and tolerability study of aptiganel hydrochloride in patients with an acute ischemic stroke. *Stroke* 1999; **30:** 2038–42.
4. Albers GW, *et al.* Aptiganel hydrochloride in acute ischemic stroke: a randomized controlled trial. *JAMA* 2001; **286:** 2673–82.

Arachis Oil 花生油

Aceite de maní; Arachide, huile d', raffinée; Arachidis Oleum; Arachidis oleum raffinatum; Cacahuete, aceite de; Earth-nut Oil; Erdnussöl; Finomított földimogyoróolaj; Ground-nut Oil; Huile d'Arachide; Jordnötolja, raffinerad; Maapähkinäöljy, puhdistettu; Nut Oil; Ol. Arach.; Olej arachidowy oczyszczony; Óleo de Amendoim; Oleum Arachis; Peanut Oil; Podzemnicový olej čištěný; Refined Arachis Oil; Yerfıstığı Yağı; Žemės riešutų aliejus.
Арахисовое Масло; Масло Земляного Ореха
ATC Herb — HB05BA5001 (Arachis hypogaea: oil); HD02WB5001 (Arachis hypogaea: oil).
UNII — 5TL50QU0W4.

Pharmacopoeias. In *Eur.* (see p.vii), *Int.*, and *Jpn.* Also in *USNF*.
Eur. also includes hydrogenated arachis oil.

Ph. Eur. 6. 8（Arachis Oil，Refined；Arachis Oil BP 2010） 该精制的脂肪油从落花生的去壳种子获得。可加入适宜的抗氧化剂。本品是澄明的淡黄色黏稠液体，由甘油酯构成，主要是油酸和亚油酸以及少量的其他酸。本品在约 2℃时凝固。极微溶于乙醇；溶于石油醚。贮藏于密闭容器中。避光。

BP 2010 给出 Ground-nut oil 和 Peanut Oil 作为批准的同义词。

Ph. Eur. 6. 8（Arachis Oil，Hydrogenated；Arachidis Oleum Hydrogenatum） 花生油已被精制、脱色、氢化和脱臭。本品为白色或微淡黄色软块，当加热时融化为澄明淡黄色液体。几乎不溶于水；极微溶于乙醇；易溶于二氯甲烷和石油醚（沸点为 65～70℃）。避光。

USNF 28（Peanut Oil） 为完全精制（于 230～260℃时碱精制、脱色和脱臭）的油，从一种或多种栽培的落花生（豆科）的种子仁中得到。本品为味淡的无色或淡黄色油状液体；具有特征性的坚果气味。极微溶于乙醇；易溶于二硫化碳和氯仿及乙醚。贮藏于密闭容器中，温度不超过 40℃。避光。

简介

含有花生油的乳状液可用于营养品中。可作为灌肠剂以软化粪便。用作滴剂以软化耵聍（见**多库酯类**项下内容，第1646页）。花生油通常和山梨醇一起口服给予，作为胆囊造影术前的胆囊促排药。

注意事项 有人指出，婴儿期间使用含有花生油的制品（包括婴儿制品和局部制剂），可能有对花生敏感和继发的过敏反应的风险[1~3]。在这类制品中使用的花生油是精制的油，有人指出这种油不应含有在易感人群中产生过敏反应的蛋白质[4,5]。在美国，已建议在制备期间加热花生油以进一步降低蛋白质的含量[6]。但是，一些人认为在精制的花生油中可能存在足量的蛋白质以产生致敏作用[7]。然而，其他报道指出，花生油经皮吸收产生致敏作用并没有可靠的数据支持，使用精制花生油产品保护皮肤屏障功能的过敏患者，利大于弊[8]。在英国，CSM 认为尚无足够的证据得出含有花生油的药品可导致过敏这一结论[9]。然而，虽然认为反应的风险较低，但是 CSM 建议已知对花生过敏的患者不应使用含有花生油的药物（因为交叉过敏的可能性，患者不应对大豆过敏），并且认为这类药物应在标签中包括适宜的警告。

1. de Montis G, *et al.* Sensitisation to peanut and vitamin D oily preparations. *Lancet* 1993; **341:** 1411.
2. Lever LR. Peanut and nut allergy: creams and ointments containing peanut oil may lead to sensitisation. *BMJ* 1996; **313:** 299.
3. Lack G, *et al.* Factors associated with the development of peanut allergy in childhood. *N Engl J Med* 2003; **348:** 977–85.
4. Hourihane J O'B, *et al.* Randomised, double blind, crossover challenge study of allergenicity of peanut oil in subjects allergic to peanuts. *BMJ* 1997; **314:** 1084–8.
5. Committee on Toxicity of chemicals in Food, Consumer Products and the Environment. *Peanut allergy.* London: DoH, 1998.
6. Wilkin JK, *et al.* Peanut allergy. *N Engl J Med* 2003; **349:** 302.
7. Lack G, *et al.* Peanut allergy. *N Engl J Med* 2003; **349:** 302–3.
8. Ring J, Möhrenschlager M. Allergy to peanut oil — clinically relevant? *J Eur Acad Dermatol Venereol* 2007; **21:** 452–5.
9. CSM/MHRA. Medicines containing peanut (arachis) oil. *Current Problems* 2003; **29:** 5.

制剂

BP 2010: Arachis Oil Enema.

专利制剂

Chile: Oilatum†; ***Denm.:*** Olie; ***Fin.:*** Calogen; ***Ger.:*** Olbad Cordes F; ***Indon.:*** Oilatum Cream†; ***Irl.:*** Fletcher's Arachis Oil†; Oilatum Cream; ***Ital.:*** Calogen; ***Mex.:*** Dermo Bell; Nutrisil; Oilatum; ***NZ:*** Calogen; ***S.Afr.:*** Oilatum Cream†; ***Singapore:*** Oilatum Cream; ***UK:*** Calogen; Fletchers Arachis Oil Retention Enema†.

多组分制剂 ***Austral.:*** Cerumol; Medevac†; ***Austria:*** Balneum F; ***Chile:*** Tarytar†; ***Cz.:*** Balneum Hermal F; ***Ger.:*** Balneum F; ***Hung.:*** Balneum Hermal F; ***Irl.:*** Cerumol; Earex; Polytar; Polytar Emollient; ***Israel:*** Balneum F; Cerumol; ***Ital.:*** Balneum Hermal Forte; ***NZ:*** Medevac†; ***Pol.:*** Balneum Hermal F; ***S.Afr.:*** Cerumol; Haarlemensis; ***Singapore:*** Cerumol; Earex; ***Spain:*** Emolytar; ***Switz.:*** Balmed Hermal F; ***UK:*** Cerumol; Earex; Hewletts†; Nowax; Red Oil; Soothol; ***Venez.:*** Nutricap.

Areca 槟榔

Areca Nuts; Arecae Semen; Arekasame; Betel; Betel Nuts; Noix d'Arec; Nuez de areca; Nuez de betel.
Арека
UNII — 48300360NZ.

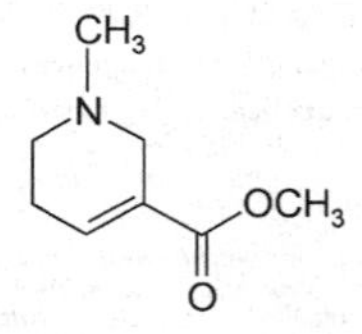

(arecoline)

俗名 下列术语被用作各种形式槟榔的"俗名"（见第vii页）或俚语：Daka；Gua；Maag；Mak；Marg；Pan parag；Pinang；Pugua；Puwak；Supai；Suparim。

Pharmacopoeias. In *Chin.* and *Jpn.*

不良反应

槟榔碱和槟榔次碱（与石灰咀嚼时，由槟榔碱水解生成——详见下文**用途和用法**）具有胆碱能活性，开始或大量使用槟榔发生的不良反应包括过度流涎、出汗、流泪、尿失禁或腹泻。经常咀嚼槟榔，口腔黏膜下层发生纤维变性、出现口腔白斑，口腔鳞状上皮细胞癌的概率增加。

嚼槟榔 有关文献讨论了亚洲的土著人[1~3]和在英国[4]、美国[5]及新西兰[6]的移民咀嚼含有槟榔坚果所造成的疾病风险，包括急性作用[2,3,5]。槟榔和烟草混合物的参考文献见**烟碱**项下**烟草制品的不良反应**（第2291页）。

1. Mack TM. The new pan-Asian paan problem. *Lancet* 2001; **357:** 1638–9.
2. Deng JF, *et al.* Acute toxicities of betel nut: rare but probably overlooked events. *J Toxicol Clin Toxicol* 2001; **39:** 355–60.
3. Chu NS. Effects of betel chewing on the central and autonomic nervous systems. *J Biomed Sci* 2001; **8:** 229–36.
4. Warnakulasuriya S, *et al.* Areca nut use: an independent risk factor for oral cancer. *BMJ* 2002; **324:** 799–800.
5. Nelson BS, Heischober B. Betel nut: a common drug used by naturalized citizens from India, Far East Asia, and the South Pacific Islands. *Ann Emerg Med* 1999; **34:** 238–43.
6. Yoganathan P. Betel chewing creeps into the New World. *N Z Dent J* 2002; **98:** 40–5.

致癌性 口腔的癌前和癌性症状是由于咀嚼了含有槟榔（见下文**用途和用法**）的制品。在酱叶咀嚼者的黏膜中，口腔黏膜变色，并且出现口腔上皮的脱皮或脱屑，这来自咀嚼的外伤作用和组分可能的化学作用。此症状是口腔黏膜下层纤维变性的前兆，后者被认为是癌前病变[1]。口腔白斑是已被报道的另一种癌前病变。在这些症状和口腔鳞状上皮细胞癌的发展中，槟榔的作用已被讨论。此作用可能是由于槟榔中槟榔碱的含量、石灰的碱性、烟草的存在或这些因素的组合[2,3]。病例对照研究[4]的结果指出，与未使用槟榔者相比，在不含烟草的制品中，口腔鳞状上皮细胞癌和咀嚼槟榔种子之间存在独立联系。一篇可得到证据的综述[5]有力支持这种联系。

1. Reichart PA, Philipsen HP. Betel chewer's mucosa—a review. *J Oral Pathol Med* 1998; **27:** 239–42.
2. Norton SA. Betel: consumption and consequences. *J Am Acad Dermatol* 1998; **38:** 81–8.
3. Nelson BS, Heischober B. Betel nut: a common drug used by naturalized citizens from India, Far East Asia, and the South Pacific Islands. *Ann Emerg Med* 1999; **34:** 238–43.
4. Merchant A, *et al.* Paan without tobacco: an independent risk factor for oral cancer. *Int J Cancer* 2000; **86:** 128–31.
5. Nair U, *et al.* Alert for an epidemic of oral cancer due to use of the betel quid substitutes gutkha and pan masala: a review of agents and causative mechanisms. *Mutagenesis* 2004; **19:** 251–62.

对肺的影响 有证据表明哮喘患者中酱叶坚果咀嚼和支气管收缩之间有关联性[1,2]。

1. Taylor RFH, *et al.* Betel-nut chewing and asthma. *Lancet* 1992; **339:** 1134–6.
2. Kiyingi KS. Betel nut chewing and asthma. *Lancet* 1992; **340:** 59–60.

对神经系统的影响 咀嚼槟榔坚果（酱叶坚果）与习惯

性、成瘾性和依赖性相关[1]，并且戒断的 CNS 症状在 2 名患者中有描述[2]。也有 1 例其母亲经常咀嚼槟榔、坚果的新生儿戒断症状案例的报道[3]。还有精神病的报道[1]。

有人认为槟榔生物碱的毒蕈碱作用可以对精神分裂症症状产生有利的影响，而密克罗尼西亚人群中这类患者的研究为上述理论提供了一些支持[4]。然而，在 2 名慢性精神分裂症患者（他们也接受了抗精神病治疗）中，严重锥体外系症状出现在酱叶坚果咀嚼后[5]。

1. Nelson BS, Heischober B. Betel nut: a common drug used by naturalized citizens from India, Far East Asia, and the South Pacific Islands. *Ann Emerg Med* 1999; **34:** 238–43.
2. Wiesner DM. Betel-nut withdrawal. *Med J Aust* 1987; **146:** 453.
3. López-Vilchez MA, *et al.* Areca-nut abuse and neonatal withdrawal syndrome. Abstract: *Pediatrics* 2006; **117:** 203. Full version: http://pediatrics.aappublications.org/cgi/reprint/117/1/e129.pdf (accessed 16/08/10)
4. Sullivan RJ, *et al.* Effects of chewing betel nut (Areca catechu) on the symptoms of people with schizophrenia in Palau, Micronesia. *Br J Psychiatry* 2000; **177:** 174–8.
5. Deahl MP. Psychostimulant properties of betel nuts. *BMJ* 1987; **294:** 841.

用途和用法

槟榔（棕榈科）由干燥成熟种子组成，含有生物碱（槟榔碱）的槟榔儿茶。

亚洲国家将槟榔用来咀嚼。本品具有催涎的功能，咀嚼槟榔可产生轻度致醉和欣快作用，通常的风俗是咀嚼由石灰（氢氧化钙）、酱叶（酱叶藤）、胡椒叶（胡椒酱叶）和槟榔种子（槟榔碱化过；酱叶坚果）的混合物。其被称为"酱叶咀嚼物"（酱叶）或"paan"（pan-masala），当咀嚼时产生红色汁液，可将唾液、牙齿和黏膜染红。可加入的其他成分包括儿茶胶、香料或烟草。

以前，槟榔用于治疗绦虫感染，并且槟榔碱作为泻药和驱绦虫药也用于兽药中。

制剂

多组分制剂 ***Ukr.:*** Evica (Евика).

Aristolochia 马兜铃

Serpentaria.

CAS — 313-67-7 (aristolochic acid).

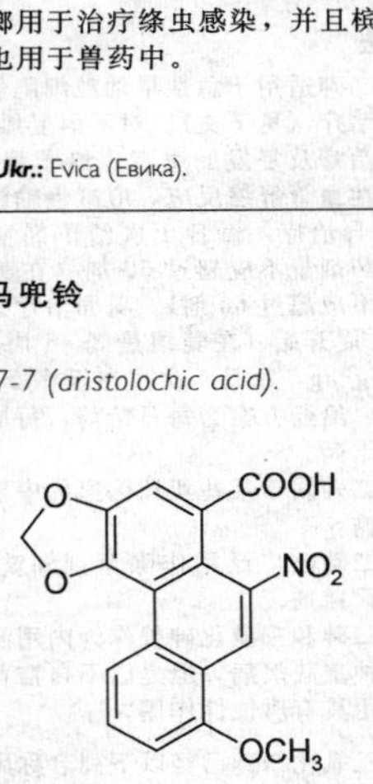

(aristolochic acid)

注：*Aristolochia clematitis* 也称为欧细辛（asarabacca）（第2185页）。

Pharmacopoeias. In *Chin.* as Herba Aristolochiae (Tianxianteng; Dutchman's Pipe Vine), which allows *Aristolochia debilis* or *A. contorta*.

不良反应

长期摄入来源于马兜铃属的马兜铃酸可导致严重肾毒性和致癌性。

对肾脏的影响 1993 年，比利时报道 70 名患者因使用含有草药的减肥药而出现肾脏渐进性间质纤维化；这些患者中有 30 位最终出现了肾功能衰竭[1]。英国有 2 名患者使用中草药后也有出现肾功能衰竭的报道[2]，后来发现此种中草药中含有马兜铃酸，是一种已知的肾毒素[3]；其中一位患者后来发展为侵袭性膀胱上皮癌[4]。不慎食用马兜铃酸，可能是由于马兜铃属的草药（可能是 *A. manshuriensis*）替代其他无毒草药而产生的[2,5]；比利时的案例可能是由于使用广防己提取物替代汉防己造成[1]。由于上述药物不良事件，1999 年英国 MCA 提议永久禁用马兜铃制品。在其他一些国家也制定了类似的禁令[3]；2004 年，中国政府也禁止在中草药和中药制剂中使用广防己和马兜铃。39 名因摄入广防己而出现肾病的比利时患者，有 18 例出现了膀胱上皮癌，19 名患者有轻度发育不良的迹象[6]。广防己使用总量超过 200g，致癌风险可能会很高。

马兜铃酸被认为是引起地方性（巴尔干）肾病的原因[7]，地方性（巴尔干）肾病只分布于特定乡村，最早在 20 世纪 50 年代就有相关描述。支持该假说的资料包括在受影响患者的肾脏样本中发现了与马兜铃酸有关的 DNA 损伤，以及在当地牧养的马中也发生了肾损伤。*Aristolochia clematitis* 是区域分布，存在于种植过小麦谷物的田地。很有可能是当地人食用含 *A. clematitis* 种子的谷物制成的面包而长期暴露于马兜铃酸的毒性果汁量。

1. Vanhaelen M, *et al.* Identification of aristolochic acid in Chinese herbs. *Lancet* 1994; **343:** 174.
2. Lord GM, *et al.* Nephropathy caused by Chinese herbs in the UK. *Lancet* 1999; **354:** 481–2.
3. Cosyns JP. Aristolochic acid and 'Chinese herbs nephropathy': a review of the evidence to date. *Drug Safety* 2003; **26:** 33–48.
4. Lord GM, *et al.* Urothelial malignant disease and Chinese herbal nephropathy. *Lancet* 2001; **358:** 1515–6.
5. But PP, Ma S-c. Chinese-herb nephropathy. *Lancet* 1999; **354:** 1731–2.
6. Nortier JL, *et al.* Urothelial carcinoma associated with the use of a chinese herb (Aristolochia fangchi). *N Engl J Med* 2000; **342:** 1686–92.
7. Grollman AP, *et al.* Aristolochic acid and the etiology of endemic (Balkan) nephropathy. *Proc Natl Acad Sci U S A* 2007; **104:** 12129–34.

用途和用法

马兜铃属（birthworts）植物 *A. clematitis* 和 *A. labiata*（*A. brasiliensis*）作为草药使用。中国已经将马兜铃的各种种属作为草药使用，包括 *A. controta*、*A. debilis* 和关木通。术语木通和防己在传统药物中都用于马兜铃属。

蛇根（蛇根马兜铃）是马兜铃蛇根（维吉尼亚州的蛇根马兜铃）和 *A. reticulata*（德克萨斯的蛇根马兜铃）（马兜铃科）干燥的根茎和根。但蛇根也常作为有毒佩兰属的通用名。蛇根的制剂常被用作苦味剂。

活性成分是马兜铃酸，已用于许多炎性疾病，主要用于民间医药中；马兜铃酸的钠盐也常被使用。然而，由于马兜铃和马兜铃酸具有严重毒性，限制了其使用，一些国家禁止使用含有马兜铃酸的制品（见上文）。

制剂

专利制剂

Ital.: Euserpina Cellulite.

多组分制剂 ***S.Afr.:*** Borstol Cough Remedy†.

顺势疗法制剂 ***Canad.:*** Detox L37; ***Switz.:*** Menstruasan.

Arjuna 阿江榄仁

Arjun; Arjun Myrobalan.

注：通用名"诃子"或"诃子类"是指几种不同的结果实植物物种，包括余甘子属（*Emblica*，*officinalis*，Emblic Myrobalan，见印度醋栗，第2258页），李属（*P. cerasifera*，Myrobalan Plum）以及榄仁树属（*T. arjuna*，Arjnn Myrobalan-阿江榄仁，如上；*T. bellirica*，见贝来诃子第2188页；和 *T. chebuls*，见诃子，第2207页）。应注意区别它们。

名称 Terminalia 用于以上提到的所有诃子，如 *Terminalia genus* 等，还应注意避免混淆。

Pharmacopoeias. *Br.* includes Terminalia Arjuna Stem Bark for use in Traditional Herbal Medicinal Product.

BP 2010（Terminalia Arjuna Stem Bark for use in THMP）阿江榄仁茎皮切碎后干燥，以干燥品计，含有丹宁酸不低于 6%，以连苯三酚形式计算。

简介

阿江榄仁（使君子科）皮，在印度草药医学中主要用于治疗心血管疾病。其草药制剂也用于治疗肝病。

制剂

多组分制剂 ***Hung.:*** Herbadict; ***Pol.:*** Liv 52; ***Rus.:*** Liv 52 (Лив 52); ***Switz.:*** Liv 52.

Arnica 山金车花

Árnica; Arnica, fleur d' (arnica flower); Arnicae Anthodium; Arnicae flos (arnica flower); Arnikablomma (arnica flower); Arnikinkukka (arnica flower); Arnikový květ (arnica flower); Arnikų žiedai (arnica flower); Hegyi árnika virág (arnica flower); Koszyczek arniki (arnica flower); Leopard's Bane; Mountain Tobacco; Wolf's Bane; Wolfsbane.

Арника

ATC Herb — HD03WX5003 (Arnica montana: flower).

UNII — OZ0E5Y15PZ (Arnica montana flower); O80TY208ZW (Arnica montana); MUE8YI1327 (Arnica montana root).

注：山金车花也用作乌头的通用名称（第2167页）。

Pharmacopoeias. In *Eur.* (see p.vii).

Ph. Eur. 6. 8（Arnica Flower；Arnica Flos） 本品由全部或部分取自 *A. montana* 的干燥花的头部组成。以干燥品计，本品含有不低于 0.4%（*v/w*）总的倍半萜内酯，（以二氢堆心菊灵惕各酯酸表示）。本品具有芳香臭。避光。

简介

山金车花通常以 *Arnica montana*（菊科）花头的形式使用。

山金车花对黏膜具有刺激性，当摄入时会产生严重症状，包括胃肠道和神经系统不适、心动过速和心动过缓以及虚脱。当用于过敏体质人的皮肤时，山金车花的酊剂可引起皮炎。

山金车的花和山金车花的根的制品用作收敛剂，局部用于未破损皮肤的症状（如扭伤和挫伤）。这种制品不适于内服。山金车花的花是山金车花油的来源，其具有相似的用途。

含有山金车花的草药制剂可口服使用。

巴西山金车花（*Solidago chilensis*，arnica do campo）与山金车花外用相似。

顺势疗法 山金车花已经以下列名称用在顺势疗法药物中：Arnica Montana；Arnica；Flos；Arnica Montana e flore；Arnica nontana ex herba；Amica，Plantatota；Arnica montana ex planta tota；Arnica montana，radix；Arnica，rad；Arn. mont。其中一些顺势疗法药物可以口服使用。

1. Leivers K. Unravelling the confusion around arnica's herbal and homoeopathic use. *Pharm J* 2005; **275:** 289–91.
2. Kouzi SA, Nuzum DS. Arnica for bruising and swelling. *Am J Health-Syst Pharm* 2007; **64:** 2434–43.

制剂

Ph. Eur.: Arnica Tincture.

专利制剂

Austral.: Sports Ice Bruising Relief; ***Belg.:*** Arnican; ***Chile:*** Arnikaderm; ***Fr.:*** Arnicagel; Arnican; Arnigel; Pharmadose teinture d'arnica; ***Ger.:*** Arnikatinktur; Arthrosenex AR†; Arthrosenex N; Doc; Enelbin-Salbe†; Hyzum N†; ***Mex.:*** Balsamo Nordin; Estimul; ***Port.:*** Arnigel; ***Singapore:*** SinEccH; ***Switz.:*** A Vogel Gel en cas de rhumatisme; AtroMed; ***UK:*** Arnicare; Atrogel.

多组分制剂 ***Arg.:*** CVP Cellulite; Fluido; Lavandula Oligoplex; ***Austral.:*** Hernidisc; Joint & Muscle Cream; Percutane; ***Austria:*** Arnicet; Asthmatee EF-EM-ES; Berggeist; Cional; Dynexan; Heparin Comp†; Rheuma; ***Belg.:*** Algi-Cool; Purigel Crisp; Purigel NF; ***Braz.:*** Dermol†; Traumed†; ***Canad.:*** Arnica Ointment; ***Chile:*** Lefkaflam; Matikomp; ***Cz.:*** Arnidol; Heparin-Gel†; ***Fr.:*** Arnicadol; Creme Rap; Decramp†; Dermocica†; Evarose; ***Ger.:*** Cefawell†; Chlorophyllin Salbe "Schuh"†; Combudoron; Dolo-cyl; Gothaplast Rheumamed AC; Heparin Comp†; Kneipp Arnika Salbe S; Lindofluid N†; Retterspitz Ausserlich; Retterspitz Quick; Sportino Akut; Stullmaton†; Trauma-cyl; Varicylum-S; Venengel†; ***Hong Kong:*** New Patecs A†; ***Hung.:*** Forte Hirudo; Kobralgin; Kovitox; Medhirud; Melliora; Rheudol; ***Irl.:*** Combudoron; Massage Balm with Arnica; ***Ital.:*** Criotonal; Flebolider; Flodolor; Lactacyd Lentivo; Proctocella Complex; Vaginol; Vasotonal; Venalta; Venoplant; ***Malaysia:*** A-Bruzzy; Arnica Comp; ***Mex.:*** Arnident; Reudol; ***Pol.:*** Arcalen; Arnisol; Dentosept; Dentosept A; Emorect; Escalar; Prostapol; Reumobonisol; Stomatosol; Uroprost; Venoforton; ***S.Afr.:*** Arnica Massage Oil; Combudoron†; Dynexan; Lotio Pruni Comp cum Cupro†; Muscle Rub†; Wecesin†; Zeel; ***Singapore:*** Scar Esthetique; ***Spain:*** Arnicon†; ***Switz.:*** Combudoron†; Eubucal†; Euceta avec camomille et arnica; Fortacet; Gel de consoude; GU Eau†; Mucosan; Onguent aux herbes Keller; Perskindol Cool Arnica; Topaceta; Venadoron; Wecesin†; ***UK:*** Arnica Massage Balm; Hansaplast Herbal Heat Plaster; Profelan; ***Ukr.:*** Fitoval Plus Shampoo (Фитовал Плюс шампунь); ***Venez.:*** Andantol Jalea; Biomicovo†; Gelsem.

顺势疗法制剂 ***Austral.:*** Arthritis Relief†; Echine†; Sports Ice Joint & Muscle; Trauma Relief†; ***Austria:*** Arnica Komplex; Arnica Med Complex†; Aurumheel; Echinacea Med Complex†; Frostsalbe; Ledum Med Complex; Memoria; Pumpan; Repisan; Rheuma; Rheumadoron†; Rhus Med Complex†; Secale Med Complex†; Thuja Med Complex; Traumeel; Tropfen bei Verletzungen; Tropfen gegen Kreislaufbeschwerden†; Zeel Plus†; ***Canad.:*** Aches & Pains; Adrisin; Angeel; Arnica +; Arnica Cream; Arnica-Heel Comp; Arnicaid; Arnicalm†; Art Complex; Arthritic Pain; Arthritic Pain L10†; Arthritis Pain Formula; Artis-Heel; Ateria-Heel; Aurumheel; Backache with Arnica; Barijodeel; Bioactiv E; Bioactiv R; Bumps and Bruises; Calnor; Capsicum + Arthri-Cream; Comp-Drops 9; Drosera Compose; Drosera Plex; Drosetux†; Echinacea Compositum; Echinacea L40†; Energy†; EnurAid; Formula CI 207; Formula Homeo QR 209; Ginkgo-Comp; Homeo-Form AR; Homeo-S-Asp; Hylagesic APF; Hylands Formula E; Hylands Leg Cramps; Ikoplex 12; Ivernax; Jet Lag Relief; Kid's Bumps†; Kids' Teething; L52 Cough & Cold; Lympatox; Osteel; Paragip†; Phytotux H; Roxalia; Soludor; Sportenine†; Traumeel; Zeel Comp; ***Chile:*** Anacardio con Fosforo; Arnica Compuesta; Arnica Hamamelis Compuesta; Bioactiv E; Bioactiv R; Grippakit; Ikoplex No 12; ***Cz.:*** Angin-Heel S; Drosetux; Homeogene 9; Lehnigrip; Paragrippe; Traumeel; Zeel Compositum; Zeel Salbe; ***Fr.:*** Abbe Chaupitre no 13; Abbe Chaupitre no 30; Aconitum Compose; Arnica Complexe no 1; Arthro-Drainol; Boripharm No 1; Calendula Complexe No 89; Crataegus Complexe No 15; Dolisedal†; Drosera Compose; Drosetux; Echinacea Complexe No 40; Formule de l'Abbe Chaupitre no 10; Formule de l'Abbe Chaupitre no 15; Formule de l'Abbe Chaupitre no 25; Formule de l'Abbe Chaupitre no 8†; Gelsemium Complexe No 70; grippe; Homeodose†; Homeofortil; Homeogene 41; Homeogene 9; Hypericum Complexe No 26; Kalium Iodatum Complexe No 84; L 52; Menocynesine; Natrum Carbonicum Complexe No 10; Oenanthe Crocata Complexe No 78; Poconeol no 61; Rheumadoron; Rhododendron Complexe No 42; Sepia Compose; Soludor; Sportenine; Symphytum Complexe No 48; Tabacum Compose; Veino-Drainol; Veinosium; Zincum Cyanidum Complexe No 101; ***Ger.:*** Aderplus spezial Dr Hagedorn; Aescosulf N†; Agnesin†; Allya†; Antihypertonicum-Weliplex†; Arnica Comp; Arnica comp/Apis; Arnica Hevert Complex†; Arnica Oligoplex; Arnica/Betula comp; Arnica/Symphytum comp; Arthrifid S†; Arthrose-Gastreu R73†; Atemaron N R30†; Aurum-Gastreu S R2; Capillaron Vertigo; Capillaron†; Cardioselect N; Cefadybasin SE; Cerebral-Do; Chirofossat; Chiroplexan H†; Colchicum comp†; Derivatio H; Echi-bosan†; Glonoin Complex N†; Goldtropfen S; Hautfunktionstropfen S†; Hydrastis Salbe N†; Infifer†; Infigripp; Infihepan†; Jsoskleran; K 1000 T†; Kattwicor; Lowe-Komplex Nr 10†; Mandragora comp; Multojod-Gastreu N R12†; Naranocor H†; Naranotox Plus†; Normo-Loges†; Odonton-Echtroplex; Ossidal; Pascoe-Agil HOM; Pasconal forte Nerventropfen†; Pflugerplex Arnica†; Phonix Silybum spag; Phonix Solidago spag; Phonix Thuja-Lachesis spag; Phonix Urtica-Arsenicum spag; phono Arnica comp†; Plantacard N; Poikiven T†; Rauwolsan H†; Regena-Haut G; Regena-Haut W; Resistan†; Rheumodoron 1; Rheumodoron 102 A; Roth's RKT Tropfen†; Roth's Rotacard†; Rowo-778 Symphytum Ro-Plex T (Rowo-778)†; Ruta-Gastreu N R55; Salicort-R†; Santa Flora S; Secalosan N†; Spiraphan†; Strophanthus comp; Symphytum Rowo; Symphytum-Komplex†; Trauma-cyl N Complex†; Traumakatt; Traumeel S; Uwobletten Arteriosklerose-Complex; Uwobletten novum†; Varicylum N; Venen-Komplex Ho-Fu-Complex; veno-loges N; Venokatt; Wecesin; Wibotin HM; Wund- und Brandgel†; Zeel comp; ***Hung.:*** Homeogene 9; ***Neth.:*** Arniflor; Arnigel; Arnilite; Artifleur; Auriculite; Cephalite; Echilite; Gynaelite; Homeocare doorbloeding; Homeogene 9; Muscle Care; Myamolite; Omnilite; Paragrippe; Rhumeel; Sportenine; Traumeel; Venafleur; Zeel comp N; ***Port.:*** Homeogene 9; Paragrippe; ***Rus.:*** Memoria (Мемория); Pumpan (Пумпан); Repisan (Реписан); ***S.Afr.:*** Rheumadoron†; Traumeel S; ***Switz.:*** Arnigel; Contusin†; Drosetux; Exsepta†; Homeogene 9; Nelsons Traumatica; Omida Gargaline†; Regenaplex Nr. 12; Regenaplex Nr. 24c; Regenaplex Nr. 25a; Regenaplex Nr. 25b; Regenaplex Nr. 3; Regenaplex Nr. 31c; Regenaplex Nr. 49a; Regenaplex Nr. 50b; Regenaplex Nr. 51c; Regenaplex Nr. 88b; ***UK:*** Combudoron; Frost Cream; Pyrethrum Spray; Rheumadoron; WCS Dusting Powder; ***Ukr.:*** Aurocard (Аурокард); Cerebrum Compositum H (Церебрум Композитум Н)†; Echinacea Comositum S (Эхинацея Композитум С)†; Iov-Venum (Іов-Венум)†; Traumeel S (Траумель С)†; ***USA:*** Preferred Remedies Aches & Pains; Traumeel; ***Venez.:*** Traumeel.

Arsenic Trioxide（*USAN*）三氧化二砷

Acidum Arsenicosum Anhydricum; Anhídrido arsenioso; Arseni Trioxydum; Arsenic; Arsenic Oxide; Arsénico, trióxido de; Arsenicum Album; Arsénieux, anhydride; Arsenii trioxidum; Arsenious Acid; Arsenous Oxide; White Arsenic. Diarsenic trioxide.

As_2O_3 = 197.8.

CAS — 1327-53-3 (arsenic trioxide); 7784-45-4 (arsenic triiodide).

ATC — L01XX27.

ATC Vet — QL01XX27.

UNII — S7V92P67HO.

Pharmacopoeias. In *Jpn.*

Eur. (see p.vii) includes a form for homoeopathic preparations.

Ph. Eur. 6.8（Arsenious Trioxide for Homoeopathic Preparations; Arsenii Trioxidum ad Praeparationes Homoeopathicae） 白色或类白色的粉末。几乎不溶或略溶于水，本品溶于碱氢氧化物和碳酸盐溶液中。

不良反应

砷化合物毒性随化学组成、溶解度以及效价的变化而不同。无机砷化合物毒性比有机砷化合物毒性大，元素砷毒性最小。毒性随溶解度的增加而增加，三价（亚砷酸盐）化合物较五价（砷酸盐）化合物毒性更大。砷通过一系列的病理生理机制（如诱导氧化应激和与巯基基团键合）对酶施加影响，并能影响体内多数器官的系统功能；还能诱导基因表达改变。

急性毒性 口服致死剂量和不同中毒剂量的差异：三氧化二砷致死剂量有报道称为 1～3mg/kg；1mg/kg 的砷剂量可能导致儿童死亡；有报道砷化合物产生急性毒性反应的剂量范围是 1mg 至 10g。急性中毒症状通常发生在摄入后 30min 至数小时内，食物可延缓病情发作。

摄入砷后，急性砷中毒的早期症状包括：消化道有金属或大蒜味、口腔咽喉有烧灼感、吞咽困难、腹痛、严重恶心、喷射性呕吐、出血性胃炎，以及严重的"米汤样"腹泻导致低血容量性休克；呼吸可有大蒜气味。如果缺乏足够的治疗，患者摄入中毒剂量的砷后，可在 24h 内发生死亡。砷吸收后数天或几周后，可产生多系统毒性，包括心肌病、贫血、白细胞减少症、急性呼吸窘迫综合征、肝炎、肾衰竭、脑病以及周围神经病。

吸入、皮肤或眼睛接触砷的化合物会产生刺激性及腐蚀性；吸入或接触后可能发生急性全身反应。

慢性毒性 砷广泛分布在环境中；冶炼业（有色金属）是土壤、水和空气中砷污染的主要工业来源。采矿残留、含砷的农药和木材防腐剂也会导致土壤和水污染。海产品是有机砷的一个来源。职业暴露会导致慢性砷中毒，但在普通人群中，砷的主要来源是食物和饮水。

慢性砷中毒或职业性暴露，通常在 1～10 年内产生各种皮肤疾病，特别是皮肤过度角化，尤其影响手掌和足底。砷摄入后数周内，指甲中可能会出现横向的白色线条（米斯线）。尽管长期暴露于砷，发生上述这类不良反应的可能性较小，但患者也会发生胃肠功能紊乱。现已证实慢性砷中毒会导致高血压、心血管疾病以及糖尿病。由于肝肿大导致的黄疸，最终可能发展为门静脉高压症。砷中毒也会引发脑病和外周神经病。砷有骨髓毒性，可引发多种血液系统疾病，包括白细胞减少症和再生障碍性贫血。皮肤、肺、膀胱、肝和肾的赘生物与长期暴露于砷有关。长期吸入砷盐可能导致鼻中隔穿孔。

治疗应用时的不良反应 在用三氧化二砷治疗急性早幼粒细胞性白血病（APL）患者中，报道的不良反应包括白细胞增多、嗜中性粒细胞减少、肝脏酶值升高、胃肠功能紊乱、疲乏、水肿、高血糖、低血钾、呼吸困难、咳嗽、皮疹、瘙痒、发热、头痛、感觉异常和眩晕。已出现过发生了 QT 间期延长和其他心律失常。所谓的白细胞激活综合征（API 区别综合征）与在一些患者中用维 A 酸治疗发生的综合征（见**维 A 酸综合征**，第1544页）相似。已有数个患者猝死的报道。

参考文献[1～9]如下。包括对因砷污染饮水导致的表皮毒性的讨论[4,6～8]。

1. Health and Safety Executive. Inorganic arsenic compounds. *Toxicity Review 16.* London: HMSO, 1986.
2. Shannon RL, Strayer DS. Arsenic-induced skin toxicity. *Hum Toxicol* 1989; **8:** 99–104.
3. Gebel T. Confounding variables in the environmental toxicology of arsenic. *Toxicology* 2000; **144:** 155–62.
4. WHO. Arsenic and arsenic compounds. *Environmental Health Criteria 224.* Geneva: WHO, 2001. Also available at: http://www.inchem.org/documents/ehc/ehc/ehc224.htm (accessed 11/04/08)
5. Borak J, Hosgood HD. Seafood arsenic: implications for human risk assessment. *Regul Toxicol Pharmacol* 2007; **47:** 204–12.
6. Flora SJ, *et al.* Arsenic induced oxidative stress and the role of antioxidant supplementation during chelation: a review. *J Environ Biol* 2007; **28** (2 suppl): 333–47.
7. Islam LN, *et al.* Association of respiratory complications and elevated serum immunoglobulins with drinking water arsenic toxicity in human. *J Environ Sci Health A Tox Hazard Subst Environ Eng* 2007; **42:** 1807–14.
8. Guha Mazumder DN. Arsenic and non-malignant lung disease. *J Environ Sci Health A Tox Hazard Subst Environ Eng* 2007; **42:** 1859–67.
9. Navas-Acien A, *et al.* Arsenic exposure and prevalence of type 2 diabetes in US adults. *JAMA* 2008; **300:** 814–22.

掺杂 已有报道，砷化合物用于"戒断"可卡因时，在可卡因滥用者中可现砷中毒的症状[1]。也已有在各人种治疗方案中，由于砷存在而产生毒性的报道[2～4]。

1. Lombard J, *et al.* Arsenic intoxication in a cocaine abuser. *N Engl J Med* 1989; **320:** 869.
2. Kew J, *et al.* Arsenic and mercury intoxication due to Indian ethnic remedies. *BMJ* 1993; **306:** 506–7.
3. Ernst E, Thompson Coon J. Heavy metals in traditional Chinese medicines: a systematic review. *Clin Pharmacol Ther* 2001; **70:** 497–504.
4. Ernst E. Heavy metals in traditional Indian remedies. *Eur J Clin Pharmacol* 2002; **57:** 891–6.

治疗白血病 以下为三氧化二砷用于治疗急性早幼粒细胞性白血病患者不良反应的参考文献[1～6]和一篇综述[7]，包括一篇在"剂量-症状"研究中有 3 例发生猝死的报道[5]。

1. Huang SY, *et al.* Acute and chronic arsenic poisoning associated with treatment of acute promyelocytic leukaemia. *Br J Haematol* 1998; **103:** 1092–5.
2. Huang CH, *et al.* Complete atrioventricular block after arsenic trioxide treatment in an acute promyelocytic leukemic patient. *Pacing Clin Electrophysiol* 1999; **22:** 965–7.
3. Camacho LH, *et al.* Leukocytosis and the retinoic acid syndrome in patients with acute promyelocytic leukemia treated with arsenic trioxide. *J Clin Oncol* 2000; **18:** 2620–5.
4. Ohnishi K, *et al.* Prolongation of the QT interval and ventricular tachycardia in patients treated with arsenic trioxide for acute promyelocytic leukemia. *Ann Intern Med* 2000; **133:** 881–5.
5. Westervelt P, *et al.* Sudden death among patients with acute promyelocytic leukemia treated with arsenic trioxide. *Blood* 2001; **98:** 266–71.
6. Cashin R, *et al.* Acute renal failure, gastrointestinal bleeding, and cardiac arrhythmia after administration of arsenic trioxide for acute promyelocytic leukemia. *Am J Health-Syst Pharm* 2008; **65:** 941–6.
7. Rust DM, Soignet SL. Risk/benefit profile of arsenic trioxide. *Oncologist* 2001; **6** (suppl 2): 29–32.

不良反应的处置

对食入砷化合物的急性中毒，若患者发生在 1h 之内并且尚未呕吐，应立即洗胃治疗。活性炭常用于减缓砷在体内吸收，但是除非摄入大量的砷，否则活性炭通常无效。必要时应静脉输液进行液体置换，并纠正脱水和电解质失衡；同时可能需要升压剂。

如果患者有砷中毒症状或者尿中砷的浓度超过 200ng/ml，应立即开始进行螯合剂的治疗。在英国，急性砷中毒首选静脉注射二巯丙磺钠（第1408页），尤其是出现胃肠道毒性患者；患者病情稳定之后可改用口服给药。当胃肠道紊乱消失后，可改为口服二巯丁二酸（第1406页）。在英国，二巯丙醇（第1386页）由于其不良反应，不推荐作为首选药。在美国，二巯丙醇、二巯丁二酸、青霉胺（第1398页）或二巯丙磺钠等螯合剂被用于砷中毒。在使用螯合剂进行砷中毒治疗时应反复给药，直到尿砷浓度降至 50ng/ml 或症状有明显改善。慢性砷中毒患者应尽快远离污染源。何时开始改用口服螯合剂，主要取决于患者临床症状和实验室尿、头发和指甲砷检测的结果。在英国，尽管可以口服给药，但还是推荐静脉注射二巯丙磺钠。二巯丁二酸被认为不利于慢性砷中毒治疗。

如果发生肾衰竭，需要进行血液透析。

中毒 已描述了 3 位摄入大量砷的患者的治疗[1,2]。1 名成人在摄入三氧化二砷[1]54g 后幸存：除标准的支持疗法外，曾试图从其胃肠道除去砷的方法包括洗胃、内镜除去、胃切开后手动除去及清洗灌肠加螯合疗法。2 名摄入了杀虫剂溶液[2]中溶解的无机砷的同胞儿童，其中 1 名儿童死亡（年龄为 4 个月），估计是由于摄入 428mg/kg 砷，尽管进行了除砷的努力（包括螯合疗法、体外膜式人工氧合法、交换输注和血液透析）。另 1 名儿童（2 岁）估计摄入 14.6mg/kg 砷，接受标准螯合疗法后幸存。

1. Dueñas-Laita A, *et al.* Acute arsenic poisoning. *Lancet* 2005; **365:** 1982.
2. Lai MW, *et al.* Acute arsenic poisoning in two siblings. *Pediatrics* 2005; **116:** 249–57.

注意事项

接受了三氧化二砷的急性早幼粒细胞性白血病患者在诱导期间应每周至少 2 次监测其 ECG、血糖、电解质、血细胞计数和凝血功能，在加强期间至少每周监测。在临床上不稳定的患者中需要更频繁监测。在肾损伤患者中应慎用三氧化二砷，因为肾排泄是砷消除的主要途径。

药动学

水溶性砷酸及其盐较不溶性砷剂（如三氧化二砷）从胃肠道吸收更迅速。三氧化二砷的吸收取决于化合物的物理形式，粗粉可以在明显溶解和吸收之前从粪便中消除。可溶性砷盐也可以吸入和经皮吸收。

一旦被吸收，砷主要贮存于肝、肾、心和肺中，较少量贮存在肌肉和神经组织中。摄入后约 2 周，砷沉积在头发和指甲中，并且能固定于角蛋白中多年。它也沉积于骨和牙齿中。

五价砷在体内可被还原成毒性更高的三价砷，三价砷可被缓慢氧化为五价砷。两种形式可被甲基化，并主要以二甲砷酸的形式从尿液中排出，较少量的以单甲基砷酸和无机砷化合物的形式排出。单次给药后 8 天之内 60% 的剂量可以在尿中消除，给药数周后少部分可继续排出。几乎没有明显的砷由粪便、汗及通过肺和皮肤排出。它也可分布于乳汁中并易穿过胎盘。

用途和用法

三氧化二砷适用于急性早幼粒细胞性白血病缓解和巩固的诱导治疗（见下文）。对不耐受维 A 酸类和抗肿瘤药的传统治疗及复发的患者，给予静脉输注 1～2h；如果发生急性血管舒缩反应，应减慢输注速率，可采用至多 4h。诱导治疗，每日 1 次给予剂量为150μg/kg直至缓解；给药剂量不应超过 50 剂（在美国，诱导治疗的最大剂量不应超过 60 剂）。巩固治疗必须在诱导治疗完成后 3～4 周开始（在美国是 3～6 周）。巩固治疗的剂量为 150μg/kg，每日 1 次，在至多 5 周的期间为 25 剂；在英国，给药方案为每日给药，每周连续 5 天，然后有 2 天不给药。

三氧化二砷用于某些亚洲国家的中草药中。也已使用砷的无水物。

三氧化二砷已广泛用作除草剂和洗羊消毒水的成分，并用作灭鼠剂。

三氧化二砷和三碘化砷曾作为内用溶液或外用软膏用于治疗各种皮肤疾病，但是已不再推荐这种应用。三氧化二砷外用具有腐蚀性作用。

顺势疗法 三氧化二砷已经以下列名称用于顺势疗法药物：Arsenious trioxide; Arseinci trioxidum; Arsenicum album; Acidum arsenicosum; Arsenicum alb; Ars. alb。

急性髓性白血病 已进行了三氧化二砷在急性早幼粒细胞白血病（第621页）患者中的用途综述[1～5]。尽管使用维 A 酸类和抗肿瘤药的传统治疗，但是复发患者还是得到减轻[6,7]。已经进行了三氧化二砷的缓解后治疗以及与移植术联用的研究[4]。在新确诊患者中已获得了成功，但在一些病例中发生了严重的肝脏毒性[6]。

对于急性早幼粒细胞性白血病接受了三氧化二砷的患者中发生的不良反应参见上文**不良反应**项下。

1. Soignet SL. Clinical experience of arsenic trioxide in relapsed acute promyelocytic leukemia. *Oncologist* 2001; **6** (suppl 2): 11–6.
2. Murgo AJ. Clinical trials of arsenic trioxide in hematologic and solid tumors: overview of the National Cancer Institute Cooperative Research and Development Studies. *Oncologist* 2001; **6** (suppl 2): 22–8.
3. Slack JL, *et al.* Advances in the management of acute promyelocytic leukemia and other hematologic malignancies with arsenic trioxide. *Oncologist* 2002; **7** (suppl 1): 1–13.
4. Douer D, Tallman MS. Arsenic trioxide: new clinical experience with an old medication in hematologic malignancies. *J Clin Oncol* 2005; **23:** 2396–2410.
5. Leu L, Mohassel L. Arsenic trioxide as first-line treatment for acute promyelocytic leukemia. *Am J Health-Syst Pharm* 2009; **66:** 1913–18.
6. Niu C, *et al.* Studies on treatment of acute promyelocytic leukemia with arsenic trioxide: remission induction, follow-up, and molecular monitoring in 11 newly diagnosed and 47 relapsed acute promyelocytic leukemia patients. *Blood* 1999; **94:** 3315–24.
7. Soignet SL, *et al.* United States multicenter study of arsenic trioxide in relapsed acute promyelocytic leukemia. *J Clin Oncol* 2001; **19:** 3852–60.

多发性骨髓瘤 三氧化二砷正研究用于在复发或不耐受

多发性骨髓瘤（第626页）中的治疗。

1. Munshi NC. Arsenic trioxide: an emerging therapy for multiple myeloma. *Oncologist* 2001; **6** (suppl 2): 17–21.
2. Munshi NC, *et al.* Clinical activity of arsenic trioxide for the treatment of multiple myeloma. *Leukemia* 2002; **16:** 1835–7.
3. Bahlis NJ, *et al.* Feasibility and correlates of arsenic trioxide combined with ascorbic acid-mediated depletion of intracellular glutathione for the treatment of relapsed/refractory multiple myeloma. *Clin Cancer Res* 2002; **8:** 3658–68.
4. Berenson JR, Yeh HS. Arsenic compounds in the treatment of multiple myeloma: a new role for a historical remedy. *Clin Lymphoma Myeloma* 2006; **7:** 192–8.

骨髓增生异常综合征 使用三氧化二砷治疗骨髓增生异常综合征（第622页）正在研究中。

1. List A, *et al.* Opportunities for Trisenox (arsenic trioxide) in the treatment of myelodysplastic syndromes. *Leukemia* 2003; **17:** 1499–1507.
2. Vey N. Arsenic trioxide for the treatment of myelodysplastic syndromes. *Expert Opin Pharmacother* 2004; **5:** 613–21.
3. Schiller GJ, *et al.* Phase II multicenter study of arsenic trioxide in patients with myelodysplastic syndromes. *J Clin Oncol* 2006; **24:** 2456–64.
4. Vey N, *et al.* Arsenic trioxide in patients with myelodysplastic syndromes: a phase II multicenter study. *J Clin Oncol* 2006; **24:** 2465–71.
5. Sekeres MA. New data with arsenic trioxide in leukemias and myelodysplastic syndromes. *Clin Lymphoma Myeloma* 2007; **8** (suppl 1): S7–S12.

制剂

专利制剂

Austria: Trisenox; ***Belg.:*** Trisenox; ***Cz.:*** Trisenox; ***Fr.:*** Trisenox; ***Ger.:*** Trisenox; ***Gr.:*** Trisenox; ***Irl.:*** Trisenox; ***Ital.:*** Trisenox; ***Jpn:*** Trisenox; ***Neth.:*** Trisenox; ***Pol.:*** Trisenox; ***Port.:*** Trisenox; ***Spain:*** Trisenox; ***Thai.:*** Asadin; ***UK:*** Trisenox; ***USA:*** Trisenox.

多组分制剂 ***Austral.:*** Cold and Flu Relief†; ***Fr.:*** Caustinerf Arsenical; Devitasol Arsenical; Yranicid Arsenical; ***Ital.:*** Pasta Arsenicale.

顺势疗法制剂 ***Austral.:*** Childrens Cold and Flu Relief; Cold & Flu Respatona Flu & Fever Relief†; Dermatitis Relief†; Diarrhoea Relief Tablets†; Fever & Inflammation Relief†; Hangover Relief; Hay Fever; Homoderma; IBS Eze; Respatona Head Cold; Respatona Sore Throat; Vitatona Energy; ***Austria:*** Apozema Allium Cepa compositum; Aralia Med Complex†; Atma†; Daram†; Echinacea-Cosmoplex; Famulan; Gastricumeel; Petroleum Med Complex†; Pulsatilla Med Complex†; Santus†; Tropfen gegen Akne†; ***Canad.:*** Allergies; Aloe Complex†; Auricum†; Cat Complex; Diarrex; Hives; Kids' Earache; ***Chile:*** Bioactiv H; Formula II Especial; Ikoplex No 24; ***Fr.:*** Abbe Chaupitre no 30; Abbe Chaupitre no 43; Abbe Chaupitre no 90; Agnus Castus Complexe No 2; Aloe Compose; Boripharm No 12; Cistus Canadensis Complexe No 86; Conium Complexe No 36; Crataegus Complexe No 15; Dermo-Drainol; Diabene; Diaralia; Euphrasia Complexe No 115; Ferrum Complexe No 29; Formule de l'Abbe Chaupitre no 19; Formule de l'Abbe Chaupitre no 20; Formule de l'Abbe Chaupitre no 59; Formule de l'Abbe Chaupitre no 64; Formule de l'Abbe Chaupitre no 67; Formule de l'Abbe Chaupitre no 83; Formule de l'Abbe Chaupitre no 88; Gastro-Drainol; Gelsemium Complexe No 70; Geranium Complexe No 108; Granules Boripharm no 24†; Granules Boripharm no 4†; Grindelia Complexe No 58; Kalmia Complexe No 18; L 107; Natrum Carbonicum Complexe No 10; Nervopax; Nux Vomica Complexe No 49; Oenanthe Crocata Complexe No 78; Pareira Brava Compose; Silicea Complexe No 11; Sulfur Complexe No 12; Tonique Vegetal; Urtica Complexe No 82; Voxpax; ***Ger.:*** Acidumphos-Gastreu†; Allergie-Injektopas; BN dolo; Bolus alba comp†; Cefabene Cistus Komplex; Cistus canadensis Oligoplex; Curare comp†; Diabetan S†; Echinacea Ro-Plex (Rowo-415)†; Entzundungstropfen; Flenin; Hautfunktionstropfen S†; Hewesoor N; Infidyston†; Infifer†; Influtruw†; Kinolymphat; Lymphaden Complex; Lymphaden PE; Lymphdiaral; Neuri-cyl N Ho-Len-Complex; Nieren-Elixier ST†; Paravertebral LWS†; Pharysyx N†; Phonix Silybum spag; Phonix Urtica-Arsenicum spag; Presselin All; Rhino-Gastreu N R49†; Rufebran gastro; Virobin†; ***Neth.:*** Enulite; Gastricumeel; Kindigest†; Lymphdiaral; Okugest; ***Rus.:*** Atma (Атма); Famulan (Фамулан); ***Switz.:*** Regenaplex Nr. 12; Regenaplex Nr. 24b; Regenaplex Nr. 35b; ***Ukr.:*** Arsenic Comp Iov-Diabet (Арсеник Комп Иов-Диабет); Echinacea Comositum S (Эхинацея Композитум С)†; Gastrokind (Гастрокинд).

Arsine 砷化三氢

Arsenic Trihydride; Arsina; Hydrogen Arsenide; Trihidruro de arsénico.

$AsH_3 = 77.95.$
CAS — 7784-42-1.

简介

砷化三氢是一种重、无色带有大蒜臭味的气体，无临床应用但有环境或职业危害。它具有极高的毒性，可引起严重的红细胞溶解而导致急性肾功能衰竭。在气体浓度 0.5ppm 范围内可能存在毒性，当接触极少量如 3ppm 有危险的毒性。暴露之后，在症状发展前，潜伏期可至 24h。砷化三氢中毒症状有全身虚弱疲乏、肌肉痉挛、口渴、头痛、腹痛、恶心、呕吐、厌食、黄疸、皮肤呈青铜色、溶血性贫血、血尿、少尿和无尿。曾有肺水肿、心电图异常和外周神经异常的报道。处理包括使用交换输血、血液透析、二巯丙醇和其他螯合剂，但在急性期无效，不能阻止溶血。

1. Fowler BA, Weissberg JB. Arsine poisoning. *N Engl J Med* 1974; **291:** 1171–4.
2. Hesdorffer CS, *et al.* Arsine gas poisoning: the importance of exchange transfusions in severe cases. *Br J Ind Med* 1986; **43:** 353–5.
3. Pakulska D, Czerczak S. Hazardous effects of arsine: a short review. *Int J Occup Med Environ Health* 2006; **19:** 36–44.

Asafetida 阿魏胶

Asafétida; Asafoetida; Asant; Devil's Dung; Gum Asafetida.

Асафетида

ATC Herb — HA03AW5026 (Ferula gummosa: resin); HA03AW5025 (Ferula assafoetida: gum); HR05WA5011 (Ferula assafoetida: resin); HR05WA5012 (Ferula gummosa: resin).
UNII — W9FZA51AS1.

Pharmacopoeias. In *Chin.*

简介

阿魏胶是一种来自于多种大茴香（伞形科）的油胶树脂，被用作祛风剂、解痉药，也曾作为祛痰药使用。可在烹饪中使用，用作某种食品的原料。

1. Kelly KJ, *et al.* Methemoglobinemia in an infant treated with the folk remedy glycerited asafoetida. *Pediatrics* 1984; **73:** 717–19.

制剂

专利制剂

S.Afr.: Duiwelsdrekdruppels.

多组分制剂 ***India:*** Tummy Ease†; ***S.Afr.:*** Entressdruppels HM; Stuidruppels†; ***Thai.:*** Corisul; Flataco; Flatulence; Patarsul; ***UK:*** Daily Tension & Strain Relief.

顺势疗法制剂 ***Austral.:*** Indigestion Tablets†; ***Austria:*** Nerventropfen†; ***Canad.:*** Homeo-Form ST; Hylands Gas; Kids Calm; Osteel; Stress; Stress L72†; Upset Stomach†; ***Cz.:*** Ypsiloheel; ***Fr.:*** Abbe Chaupitre no 90; Basilicum Complexe No 96; Cina Complexe No 55; Homeodose 8; L 72; Poconeol no 82; Symphytum Complexe No 48; ***Ger.:*** Gnaphalium Injektopas SL; Metaharonga; Nervoregin comp; Nervoregin H†; Psychoneuroticum (Rowo-578); Rowo-Sedaphin 138 (Rowo-138)†; Schwoneural N; Sedaphin; Ypsiloheel N; ***Neth.:*** Discus comp H; Nervival.

Asarabacca 欧细辛

Ásaro europeo; Bacará; Hazelwort; Rhizoma Asari; Wild Nard.

Копытень Европейский

UNII — H0876AL67A.

注：欧细辛也是铁线莲状马兜铃的一种常用名（见马兜铃，第2183页）。

简介

欧细辛是 *Asarum europaeum*（Aristolochiaceae）干燥的根茎、根及叶，可作为鼻吸药的一种成分。是一种具刺激性的催吐药。也被用作杀灭啮齿类动物的毒药。也可作为治疗呼吸系统疾病制剂的原料。

顺势疗法 欧细辛已经以下列名称用于顺势疗法药物：Asarum；Asarum europaeum；Asarum eur；Asar. eur。

制剂

顺势疗法制剂 ***Austral.:*** Nausea Relief†; ***Austria:*** Asarum Med Complex†; Migrenopas; ***Fr.:*** Gastro-Drainol; ***Ger.:*** Antimigren.

Asbestos 石棉

Amianto; Asbesto.

简介

石棉的名称适用于几种存在于自然界且广泛分布具纤维状硅酸盐矿物质的蛇纹石和闪石族，包括褐色石棉（brown asbestos）、直闪石（anthophyllite）、温石棉（白石棉）、青石棉（蓝石棉）。

石棉具有耐热、绝缘、强化的特性，用于热或电绝缘、防火、摩擦剂原料和建筑业，也是一种广泛应用的材料，如黏合剂、套管和贴砖。

若被吸入，石棉纤维可引起石棉沉着病（肺部的纤维病症）、肺癌及胸膜和腹膜的间皮瘤。曾有暴露于少量石棉的人在平均潜伏期 30～40 年后患间皮瘤的报道。也有职业性暴露与胃肠、喉部及其他肿瘤发病率增加彼此相关的报道。一些形式的石棉比其他石棉更具危害，青石棉（闪石的一种成分）被认为危害最大。

1. Landrigan PJ, *et al.* The hazards of chrysotile asbestos: a critical review. *Ind Health* 1999; **37:** 271–80.
2. Browne K, Gee JB. Asbestos exposure and laryngeal cancer. *Ann Occup Hyg* 2000; **44:** 239–50.
3. Bourdes V, *et al.* Environmental exposure to asbestos and risk of pleural mesothelioma: review and meta-analysis. *Eur J Epidemiol* 2000; **16:** 411–7.
4. Bolton C, *et al.* Asbestos-related disease. *Hosp Med* 2002; **63:** 148–51.
5. American Thoracic Society. Diagnosis and initial management of nonmalignant diseases related to asbestos. *Am J Respir Crit Care Med* 2004; **170:** 691–715. Also available at: http://www.thoracic.org/sections/publications/statements/pages/eoh/asbestos.html (accessed 24/07/08)
6. Uibu T, *et al.* Asbestos exposure as a risk factor for retroperitoneal fibrosis. *Lancet* 2004; **363:** 1422–6.
7. Hessel PA, *et al.* Asbestos, asbestosis, and lung cancer: a critical assessment of the epidemiological evidence. *Thorax* 2005; **60:** 433–6.
8. O'Reilly KM, *et al.* Asbestos-related lung disease. *Am Fam Physician* 2007; **75:** 683–8.
9. British Thoracic Society Standards of Care Committee. BTS statement on malignant mesothelioma in the UK, 2007. *Thorax* 2007; **62** (suppl 2): ii1–ii19.
Also available at: http://www.brit-thoracic.org.uk/Portals/0/Clinical%20Information/Malignant%20Mesothelioma/Guidelines/statement%20on%20malignant%20mesothelioma2007.pdf (accessed 24/07/08)

Ash 白蜡树

Askblad (ash leaf); Chinese Ash (*Fraxinus chinensis*); Common Ash; Esche; European Ash (*Fraxinus excelsior*); Fraxini folium (ash leaf); Frêne; Frêne Élevé (*Fraxinus excelsior*); Frêne, feuille de (ash leaf); Fresno; Jasanový list (ash leaf); Magas kőrisfa levél (ash leaf); Saarnenlehti (ash leaf); Uosių lapai (ash leaf).

Ясень

UNII — 9F7B1YGJ59 (Ash); R6KCX5H8I2 (Fraxinus excelsior bark); RC38362Q7M (Fraxinus excelsior leaf); 7G2O12V1NZ (Fraxinus excelsior seed).

Pharmacopoeias. *Chin.* includes Ash Bark (Cortex Fraxin Qinpi). *Eur.* (see p.vii) includes Ash Leaf.

Ph. Eur. 6. 8（Ash Leaf；Fraxini Folium） 为 *Fraxinus excelsior* 或 *F. oxyphylla* 的干燥树叶。以干燥品计，含羟基苯丙烯酸衍生物不低于总量的 2.5%［以绿原酸的形式（$C_{16}H_{18}O_9$＝354.3）］，避光。

简介

欧洲白蜡树（*Fraxinus excelsior*）的树叶用于治疗风湿和关节病症、泌尿系统病症及便秘的草药中。*F. oxyphylla* 的树叶也被使用。

白蜡树皮用于退热和补药。

中国白蜡树、*F. chinensis* 或其他相关物种的树皮在传统中药中用于治疗急性中毒性痢疾和腹泻。

制剂

多组分制剂 ***Austral.:*** Phytodolor; ***Austria:*** Phytodolor; ***Cz.:*** Phytodolor; ***Fr.:*** Arthritisane; Arthroflorine; Azema; Boribel Tisane No 17; Boribel Tisane No 9; Calmiflorine; Mediflor Contre la Constipation Passagere No 7; Mediflor Diuretique No 4; Mediflor Douleurs Articulaires no 2; Mediflor no 1; Mediflor Tisane Antirhumatismale No 2†; Obeflorine; Santane O_1 minceur; Tisane de Sante; Tisane Provencale no 2; Tisane Provencale no 6; Urotisan; ***Ger.:*** Phytodolor; ***Spain:*** Natusor Artilane†.

Ashwagandha 酸浆

Winter Cherry.

Витания Снотворная (*Withania somnifera*)

注：名称"Winter Cherry"是指几种植物，包括酸浆（*Physalis alkekengi*）（第2308页）、*Cardiospermum halicacabum* 和 *Withania somnifera*。酸浆也称作印度人参，不要与其他人参（第2243页）混淆。

BP2010（Withania Somnifera Root for use in THMP） 酸浆干燥成熟根。睡茄皂苷元 A 含量不低于 0.01%（$C_{28}H_{38}O_6$＝470.6），睡茄交酯 A 含量不低于 0.01%（$C_{29}H_{42}O_7$＝502.6）。贮藏于密闭容器中。

简介

酸浆是睡茄（*Physalis somnifera*）（茄科）的根，在印度传统医药中制成不同的草药制剂应用。其果实也被使用。

1. Kulkarni SK, Dhir A. *Withania somnifera*: an Indian ginseng. *Prog Neuropsychopharmacol Biol Psychiatry* 2008; **32:** 1093–1105.

制剂

多组分制剂 ***Austral.:*** Ginsynergy; Humulus Compound; Mindac; ***Hung.:*** Herbadict; Munipyrin; ***Ital.:*** Euroton; ***Malaysia:*** 30 Plus†; ***Rus.:*** Fitovit (Фитовит); Tentex (Тентекс); Verona (Верона); ***Singapore:*** Artrex†; ***Ukr.:*** Fitovit (Фитовит); Verona (Верона).

Asparagus 天门冬

Asperge; Garden Asparagus; Sparrow Grass; Sparrowgrass.

Аспарагус; Спаржа

UNII — Z1EJP3037Z.

注：应与野生天门冬（见芦笋草，第2329页）。

Pharmacopoeias. In *Fr.*

简介

天门冬是天门冬（天门冬科）的根及地上部分，具有利尿和通便的作用，其草药制剂用于治疗泌尿系统疾病和便秘。嫩芽通常作为食物，食用后会排除各种含硫化合物，在尿中产生特异性气味。

顺势疗法 天门冬已经以下列名称用于顺势疗法药物：Asparagus officinalis。

制剂

多组分制剂 ***Austral.:*** Neo-Cleanse; ***Fr.:*** Mediflor Tisane Antirhumatismale No 2†; ***Ger.:*** Asparagus-P; ***Hung.:*** Herbadict; Lactonic; ***Rus.:*** Fitovit (Фитовит).

顺势疗法制剂 ***Fr.:*** Formule de l'Abbe Chaupitre no 20; Poconeol no 67; ***Ger.:*** phono Uren†.

Avena 燕麦属

Aven; Avione; Cultivated White Oats; Hafer; Oatmeal; Oats.
Овёс

ATC Herb — HN06BX5001 (Avena sativa: fresh herb).
UNII — 8PI54V663Y (oatmeal); Z6J799EAJK (Avena sativa grain).

Pharmacopoeias. *US* includes colloidal oatmeal.

USP 33 (Colloidal Oatmeal) 燕麦全谷粒经研磨及更复杂工艺制备的粉末。120℃干燥 4h，减失的重量不得超过 10%。

简介

燕麦属是燕麦（禾本科）的谷粒。常用作草药，有镇静的活性。

从燕麦属中提取的胶态物质用于皮肤科制剂中的软化剂。

燕麦蛋白（燕麦中的一种蛋白质），是否对腹部疾病患者有害尚有争议。

顺势疗法 燕麦已经以下列名称用于顺势疗法药物：Avena sativa；Avena e plantatota；Aven. sat。

1. Haboubi NY, *et al.* Coeliac disease and oats: a systematic review. *Postgrad Med J* 2006; **82:** 672–8.
2. Kurtz ES, Wallo W. Colloidal oatmeal: history, chemistry and clinical properties. *J Drugs Dermatol* 2007; **6:** 167–70.
3. Garsed K, Scott BB. Can oats be taken in a gluten-free diet? A systematic review. *Scand J Gastroenterol* 2007; **42:** 171–8.
4. Butt MS, *et al.* Oat: unique among the cereals. *Eur J Nutr* 2008; **47:** 68–79.

制剂

专利制剂

Arg.: Dermopan; ***Austral.:*** Aveeno Preparations; DermaVeen Bath; DermaVeen Dry Skin†; ***Canad.:*** Aveeno Preparations; Life Brand Soothing Bath Treatment†; ***Chile:*** Dermopan; ***Fr.:*** Sensifluid; ***Hong Kong:*** DermaVeen†; ***Ital.:*** Avalon; Aveeno Preparations; Emulave; Micaveen†; ***NZ:*** DermaVeen; ***Port.:*** Aveeno Preparations; Emulave; ***Singapore:*** DermaVeen Bath; DermaVeen Dry Skin; DermaVeen Moisturising; DermaVeen Oatmeal Shampoo; DermaVeen Soap Free; ***Switz.:*** Avenaforce†; ***UK:*** Aveeno Preparations; ***USA:*** ActiBath.

多组分制剂 ***Arg.:*** Dermalibour; Epithelial†; Epitheliale A-Derma; Epitheliale AH; Exomega; Lactoplus; Proavenal Omegatopic; Purasoft; Valeriana Oligoplex; ***Austral.:*** Avena Complex†; Calmo†; DermaVeen Moisturising; DermaVeen Shower & Bath; Dong Quai Complex†; Executive B Stress Formula; For Women Active Woman Formula†; Glycyrrhiza Complex†; Masculine Herbal Complex; Olf†; Pacifenity†; Panax Complex†; The Blue One†; ***Canad.:*** Cystoforce; ***Chile:*** Cytelium; Dermalibour; Epithelial AH; Exomega; Exomega Barrera; Proaven; ***Cz.:*** Valofyt Neo†; ***Fr.:*** A-Derma Lait Solaire; Biocarde; Cytelium; Derm'Intim; Dermalibour; Epitheliale; Eryase; Exomega; Filigel; Gonaxine; Menoxine†; Septalibour†; ***Ger.:*** Requiesan; Vollmers praparierter gruner N; ***Indon.:*** Menolia†; ***Irl.:*** Avena Sativa Comp; ***Ital.:*** Dimagrasi†; ***Mex.:*** Aveendix; Bonaven; Fruticoline; Suavene; ***Philipp.:*** Dermablend Colloidal Oatmeal Lotion; ***Pol.:*** Sedomix; ***Port.:*** D'Aveia†; Micaveen; ***S.Afr.:*** Avena Sativa Comp†; Nahrkraftquell Irocal†; ***Singapore:*** DermaVeen Acne†; DermaVeen Shower & Bath; ***Switz.:*** Mucilar Avena; The a l'avoine sauvage de Vollmer†; The d'avoine verte Vollmers; ***UK:*** Avena Sativa Comp; Daily Overwork & Mental Fatigue Relief; Daily Tension & Strain Relief; Outlook; ***USA:*** Aveeno Cleansing Bar; ***Venez.:*** Avensyl; Bonaven; Cytelium; Dagenol; Dermopan; Epitheliale AH; Exomega; Fiberfull; Fibralax†.

顺势疗法制剂 ***Austria:*** Acidum phosphoricum Med Complex; Avena Med Complex†; Avena Rihom Komplex; Globuli gegen Schlafstorungen; Notta; Schlaftropfen Nr 30†; Valerianaheel; ***Canad.:*** Alfalfa Tonic; Calms Forte; Calms†; Comp-Drops 1 Stress; Comp-Drops 7 Sleepless; Fatigue Relief; Hepar Compositum; Homeo-Form F; Homeo-Form I; Homeo-Form ST; Hylands Formula C; Hylands Formula CF; Insomnia Passiflora†; Insomnia Relief; Kids Calm; Soludor; Stress; Stress L72†; Ton 2 Complex; Tonique Alfalfa; Valerianaheel Comp; Vegetal Tonic; ***Chile:*** Melinerv; ***Fr.:*** Cereales Germees; Eudyne; L 72; Passiflora GHL; Sativol; Slipeol; Soludor; Tonique Vegetal; Zincum Cyanidum Complexe No 101; ***Ger.:*** Alho-Sedosan; Dormi-Gastreu S R14; Dyscomut†; Dystophan†; Echtronerval-N†; Hepar comp; Jsoskleran; Kalovowen†; Liquidorm N; Lycoaktin; Nervenja†; Nervo-Plantin; Nervoid N; Nervoregin H; Neurexan; Neuro-Ginsan N; Noxom S†; Pasconal forte Nerventropfen†; Pasconal Nerventropfen; Passiflora Complex; Seda-Do; Sedacalman; Sedakatt; Sedaselect; Seditiva-Injektopas; Thyreo-Injektopas; Tondinel H; ***Neth.:*** Hyperilite; Sativol; ***Rus.:*** Notta (Нотта); ***Switz.:*** Nelsons Noctura; ***UK:*** Noctura; ***Ukr.:*** Hepar Compositum (Гепар Композитум)†; ***USA:*** Preferred Remedies Sleep.

Avocado 鳄梨

Aguacate; Ahuacate; Alligator Pear.
Авокадо; Аллигаторова Груша

UNII — SDS87L369F.

简介

鳄梨，油梨（*P. persea*；*P. gratissima*）（樟科），其草药制剂主要用于治疗呼吸道疾病和肝功能异常。包括果实和叶子在内的植物大部分成分，都可用于治疗一系列疾病。

其果实含有维生素 E、维生素 B_6、维生素 K 和铁。

鳄梨油外用常用作软化剂，以及芳香疗法中挥发油的载体，可以口服。

骨关节炎 由 1/3 鳄梨油和 2/3 大豆油（第1867页）组成的混合物，称为 avocado-soybean unsaponifiable（ASU），作为骨关节炎患者的膳食补充剂；英国 Arthritis Research Campaign 的一份基于证据的研究报告[1]认为，其用于减轻患者行走和日常生活中所出现的疼痛是安全的，并且可能有效。

1. Arthritis Research Campaign. Complementary and alternative medicines for the treatment of rheumatoid arthritis, osteoarthritis and fibromyalgia (issued February 2009). Available at: http://www.arthritisresearchuk.org/pdf/Complementary%20and%20alternative%20medicines_11012010154331.pdf (accessed 16/08/10)

制剂

多组分制剂 ***Arg.:*** Dermal; ***Austral.:*** Macro Natural Vitamin E Cream; ***Braz.:*** Abacateirol†; Lisian†; Piascledine; ***Chile:*** Codetol PM; Jarabe Palto Compuesto con Miel Adulto; Jarabe Palto Compuesto con Miel Infantil; Paltomiel; Paltomiel Plus; Piascledine; Pulmosina; ***Cz.:*** Piascledine; ***Fr.:*** Piascledine; ***Ital.:*** Piascledine; Pluvio; ***Mex.:*** Piascledine; ***NZ:*** Mr Nits; ***Pol.:*** Biafine†; Piascledine; ***Port.:*** Biureol; Nutraisdin; ***Rus.:*** Piascledine (Пиаскледин).

顺势疗法制剂 ***Fr.:*** Poconeol no 25; Poconeol no 7; Poconeol no 76.

Azadirachta 楝树

Margosa; Neem; Nim.
Ним

UNII — 3TE8A92UPM (neem extract); G580B439YI (Azadirachta indica bark).

不良反应

对皮肤的影响 有报道称，一名患者使用印度楝树油治疗斑秃 1 周后，其面部和耳发生了接触性皮炎[1]。

1. Reutemann P, Ehrlich A. Neem oil: an herbal therapy for alopecia causes dermatitis. *Dermatitis* 2008; **19:** E12–E15.

中毒 在印度儿童中，有因为使用印度楝树油进行辅助治疗而出现严重中毒的报道[1]。

1. Sinniah D, Baskaran G. Margosa oil poisoning as a cause of Reye's syndrome. *Lancet* 1981; **i:** 487–9.

用途和用法

楝树是印楝［*Melia azadirachta*，（*Meliaceae*）］干燥的茎皮、根皮以及树叶，用作一种苦味剂。在南亚被广泛食用，据报道有杀虫、抗疟疾及杀精子的作用。提取自种子的楝树油（neem oil，margosa oil）也常被使用。

1. Prakash A, *et al.* A preliminary field study on repellency of neem oil against *Anopheles dirus* (Diptera:Culicidae) in Assam. *J Commun Dis* 2000; **32:** 145–7.
2. Boeke SJ, *et al.* Safety evaluation of neem (*Azadirachta indica*) derived pesticides. *J Ethnopharmacol* 2004; **94:** 25–41.
3. Subapriya R, Nagini S. Medicinal properties of neem leaves: a review. *Curr Med Chem Anticancer Agents* 2005; **5:** 149–56.
4. Maity P, *et al.* The use of neem for controlling gastric hyperacidity and ulcer. *Phytother Res* 2009; **23:** 747–55.

制剂

专利制剂

India: Nimbola†; ***Malaysia:*** Moz-Away; ***UK:*** Nice 'n Clear.

多组分制剂 ***India:*** Flexi-muv†; ***Indon.:*** Bionam; ***NZ:*** Mr Nits; ***Philipp.:*** Cogent db+; ***UK:*** Dr Johnsons Nit & Lice; MozzyOff Cocktail.

Azapentacene Sulfonate Sodium 阿扎本生磺酸钠

Disodium 5,12-dihydroquinoxalino[2,3-*b*]phenazine disulfonate.
Натрия Азапентацена Полисульфонат

$C_{18}H_{12}N_4O_6S_2,Na_2$ = 490.4.

CAS — 1790-56-3 (azapentacene disulfonic acid); 3863-80-7 (azapentacene disulfonate disodium).

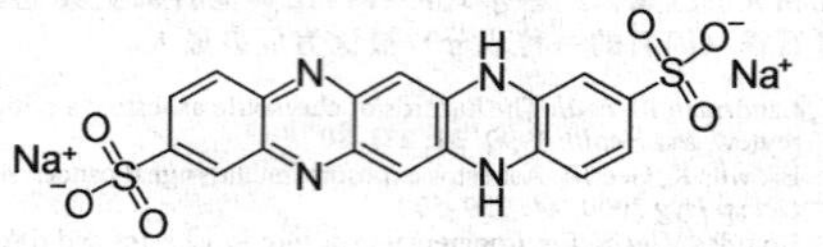

简介

阿扎本生磺酸钠用于白内障的治疗。

制剂

Gr.: Luisar; ***Hong Kong:*** Quinax; ***Indon.:*** Pentacin†; ***Mex.:*** Lutrax; ***Philipp.:*** Quinax; ***Pol.:*** Quinax; ***Rus.:*** Quinax (Квинакс); ***Singapore:*** Quinax; ***Thai.:*** Quinax; ***Ukr.:*** Quinax (Квинакс).

Azintamide (*rINN*) 阿嗪米特

Azintamida; Azintamidum; Azinthiamide; ST-9067. 2-[(6-Chloro-3-pyridazinyl)thio]-*N*,*N*-diethylacetamide.
Азинтамид

$C_{10}H_{14}ClN_3OS$ = 259.8.

CAS — 1830-32-6.
UNII — ACZ6L64B41.

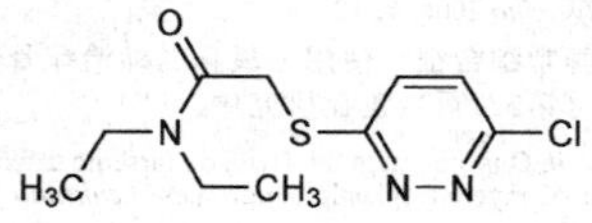

简介

阿嗪米特用作利胆药。

制剂

专利制剂

Austria: Ora-Gallin purum†; ***Port.:*** Colerin†.

多组分制剂 ***Arg.:*** Biluen Enzimatico; ***Austria:*** Ora-Gallin compositum†; Ora-Gallin†; ***Port.:*** Colerin-F; ***Spain:*** Oragalin Espasmolitico.

Azovan Blue (*BAN*) 伊文斯蓝

Azovanum Caeruleum; Azul azován; Azul de Evans; CI Direct Blue 53; Colour Index No. 23860; Evans Blue; T-1824. Tetrasodium 1,1′-diamino-8,8′-dihydroxy-7,7′-(2,2′-dimethylbiphenyl-4,4′-diylbisdiazo)di-(naphthalene-2,4-disulphonate); Tetrasodium 6,6′-[3,3′-dimethylbiphenyl-4,4′-diylbis(azo)]bis[4-amino-5-hydroxynaphthalene-1,3-disulphonate].
Эванс Голубой

$C_{34}H_{24}N_6Na_4O_{14}S_4$ = 960.8.

CAS — 314-13-6.
UNII — 45PG892GO1.

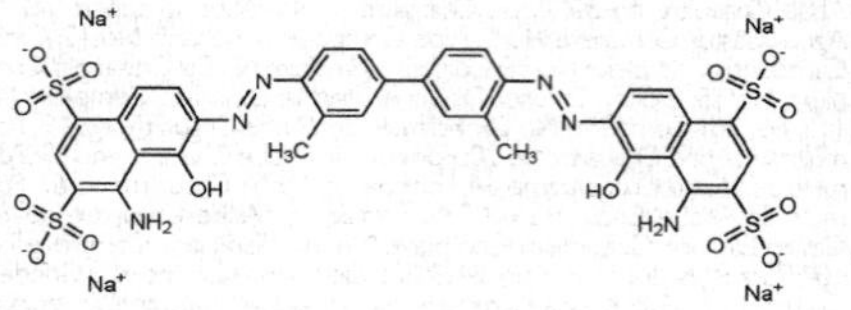

简介

伊文斯蓝是一种静脉给药、用于测定血容量的染料，能与血浆蛋白紧密结合，缓慢离开循环。有些患者可出现皮肤染色。

Azulene 甘葡环烃

Atsuleeni; Azulen; Azuleno; Azulenum; Cyclopentacycloheptene.
Азулен

$C_{10}H_8$ = 128.2.

CAS — 275-51-4.
UNII — 82R6M9MGLP.

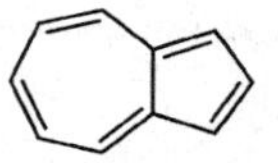

注：甘葡环烃的衍生物，如磺酸钠、蓝香油烯（chamazulene）、愈创蓝油烃及丙甲奥磺酸钠也称为甘葡环烃。

简介

甘葡环烃常用于肛门直肠、皮肤病的治疗，也用于口腔卫生。磺酸钠盐用于治疗口腔、咽部病症及消化不良的制剂。丙甲奥磺酸钠可治疗胃肠道病症。

超敏反应 长期使用含有甘葡环烃牙膏的患者可能发生过敏性唇炎[1]。

1. Balato N, *et al.* Allergic cheilitis to azulene. *Contact Dermatitis* 1985; **13:** 39–40.

制剂

专利制剂

Hong Kong: Azunol†; ***Israel:*** Kamil Blue.

多组分制剂 ***Arg.:*** Domuderm; Ninderm; ***Austria:*** Emser Nasensalbe†; ***Braz.:*** Eritrex A; Proctosan; ***Hong Kong:*** Eye-Ruby Violet; ***Israel:*** Kamil Blue; ***Ital.:*** AZ 15.

Bacopa 巴可帕

Becopa; Brahmi; Herb of Grace; Thyme Leaved Gratiola; Water Hyssop.

Бакопа

简介

巴可帕是假马齿苋（*B. monnieria*，*Gratiola monnieria*，*Herpestis monniera*，*Lysimachia monnieri*）的全草，玄参科（有时也归为车前草科）。其在印度的草药中用于多种适应证，还用在草药制剂中用于治疗记忆和认知障碍。

1. Anonymous. Bacopa monniera. *Altern Med Rev* 2004; **9:** 79–85.
2. Russo A, Borrelli F. Bacopa monniera, a reputed nootropic plant: an overview. *Phytomedicine* 2005; **12:** 305–17.

制剂

专利制剂

Austral.: PM Branin; ***Philipp.:*** Memo Plus Gold; ***UK:*** Memory Plus.

多组分制剂 ***Austral.:*** AB Neurocard; Bacopa Complex; PM Kids Intelligent; PM LifeBrain; ***Philipp.:*** Memory DD†; Premium Memori Plus; ***Rus.:*** Dipana (Дипана); Fitovit (Фитовит); ***Ukr.:*** Fitovit (Фитовит); Intellan (Интеллан)†.

Bactericidal Permeability Increasing Protein 细菌透性增加蛋白

Proteína bactericida incrementadora de la permeabilidad.

Бактерицидный Белок, Увеличивающий Проницаемость Клеточной Мембраны

Opebacan (*BAN*, *USAN*, *rINN*) 奥培巴坎

Opébacan; Opebacán; Opebacanum; rBPI-21. 132-L-Alanine-1-193-bactericidal/permeability-increasing protein (human).

Опебакан

CAS — 206254-79-7.

简介

细菌透性增加蛋白由人白细胞产生，具有杀灭革兰阴性菌和中和内毒素的特性。也能抑制血管生成。许多已开发的衍生物正在研究中。奥培巴坎是细菌透性增加蛋白改良的重组物，用于克罗恩病、脑膜炎球菌败血症的治疗研究。其他细菌透性增加蛋白的衍生物用于治疗视网膜病和痤疮。

细菌透性增加蛋白也具有抗真菌活性。

1. Giroir BP, *et al.* Preliminary evaluation of recombinant amino-terminal fragment of human bactericidal/permeability-increasing protein in children with severe meningococcal sepsis. *Lancet* 1997; **350:** 1439–43.
2. Levin M, *et al.* Recombinant bactericidal/permeability-increasing protein ($rBPI_{21}$) as adjunctive treatment for children with severe meningococcal sepsis: a randomised trial. *Lancet* 2000; **356:** 961–7.
3. Levy O. A neutrophil-derived anti-infective molecule: bactericidal/permeability-increasing protein. *Antimicrob Agents Chemother* 2000; **44:** 2925–31.
4. van der Schaft DW, *et al.* The antiangiogenic properties of bactericidal/permeability-increasing protein (BPI). *Ann Med* 2002; **34:** 19–27.

Barium 钡

Bario; Baryum.

Барий

Ba = 137.327.

CAS — 7440-39-3.

UNII — V645272HLN (barium ion); 24GP945V5T (barium).

性状 钡是软、高活性、银白色的金属。

不良反应和处置

所有的钡盐无论是水溶性或酸溶性都有很强的毒性。钡中毒的症状起于各种形式的肌肉兴奋，包括呕吐、唾液分泌过多、疝气、腹泻、缓慢或不规则脉搏、高血压、发音困难、意识模糊、头晕、感觉异常、眩晕、肌肉震颤、癫痫发作、肌肉麻痹、呼吸或代谢性酸中毒。常见低钾血症。有肾损害的报道。可能发生心脏衰竭或呼吸衰竭导致死亡。

急性中毒时，推荐采用洗胃的方法使胃排空。镁或硫酸钠可使钡盐转变不溶的硫酸钡。低钾血和代谢性酸中毒可以矫正，如果需要可辅助换气。通过利尿可加速排泄。血液透析常用于重度中毒。

1. Lewi Z, Bar-Khayim Y. Food poisoning from barium carbonate. *Lancet* 1964; **ii:** 342–3.
2. Diengott D, *et al.* Hypokalaemia in barium poisoning. *Lancet* 1964; **ii:** 343–4.
3. Gould DB, *et al.* Barium sulfide poisoning: some factors contributing to survival. *Arch Intern Med* 1973; **132:** 891–4.
4. Berning J. Hypokalaemia of barium poisoning. *Lancet* 1975; **i:** 110.
5. Wetherill SF, *et al.* Acute renal failure associated with barium chloride poisoning. *Ann Intern Med* 1981; **95:** 187–8.
6. Phelan DM, *et al.* Is hypokalaemia the cause of paralysis in barium poisoning? *BMJ* 1984; **289:** 882.
7. WHO. Barium. *Environmental Health Criteria 107.* Geneva: WHO, 1990. Available at: http://www.inchem.org/documents/ehc/ehc/ehc107.htm (accessed 24/07/08)
8. Sigue G, *et al.* From profound hypokalemia to life-threatening hyperkalemia: a case of barium sulfide poisoning. *Arch Intern Med* 2000; **160:** 548–51.
9. Wells JA, Wood KE. Acute barium poisoning treated with hemodialysis. *Am J Emerg Med* 2001; **19:** 175–7.
10. Jacobs IA, *et al.* Poisoning as a result of barium styphnate explosion. *Am J Ind Med* 2002; **41:** 285–8.
11. Bahlmann H, *et al.* Acute barium nitrate intoxication treated by hemodialysis. *Acta Anaesthesiol Scand* 2005; **49:** 110–12.

用途和用法

可溶性钡盐不常用于治疗，而是更广泛地用于工业。氯化钡和氢氧化钡石灰的使用见下文氯化钡项下。硫化钡常用作脱毛剂，碳酸钡常用于灭鼠剂。不溶的硫酸钡混悬剂（第1412页）常作为造影剂使用。

Barium Chloride 氯化钡

Barii chloridum; Bario chloridas; Bariumklorid; Bariumkloridi; Baru chlorek; Baryum, chlorure de.

Бария Хлорид

$BaCl_2$ = 208.2.

CAS — 10361-37-2 (anhydrous barium chloride); 10326-27-9 (barium chloride dihydrate).

UNII — 0VK51DA1T2 (anhydrous barium chloride); EL5GJ3U77E (barium chloride dihydrate).

Pharmacopoeias. *Eur.* (see p.vii) includes a form for homoeopathic preparations.

Ph. Eur. 6. 8（Barium Chloride Dihydrate for Homoeopathic Preparations；Barii Chloridum Dihydricum ad Praeparationes Homoeopathicas） 一种白色或类白色、结晶性粉末或无色结晶。易溶于水；极微溶于或几乎不溶于乙醇。

简介

氯化钡有广泛的工业用途，包括制造颜料和染色、皮革鞣制、锅炉除垢剂、软水机和铝精炼。

氯化钡是一种可溶性盐，因此如果摄入可产生毒性。已有报道熔融氯化钡灼伤皮肤引发的全身性毒性。钡及钡盐的不良反应和处置，以及氯化钡相关毒性，参见上文钡项下。

顺势疗法 氯化钠已经以下列名称用于顺势疗法药物：Barium chloratum；Baryta muriatica；Baryta mur；Bar. mur。

制剂

顺势疗法制剂 ***Austria:*** Arnica Med Complex†; Secale Med Complex†; ***Canad.:*** HPB Complex; ***Fr.:*** Pulmo-Drainol; Sclero-Drainol; ***Ger.:*** Multojod-Gastreu N R12†; RauwolfiaViscomp; ***Neth.:*** Rinileen.

Barium Hydroxide Lime 氢氧化钡石灰

Bario, cal con hidróxido de.

Бариевая Известь

CAS — 17194-00-2 (anhydrous barium hydroxide); 12230-71-6 (barium hydroxide octahydrate).

Pharmacopoeias. In *US.*

USP 33（Barium Hydroxide Lime） 为八水氢氧化钡和氢氧化钙的混合物，还含有氢氧化钾。白色或灰白色颗粒，有色指示剂用来表明其吸收能力已经耗尽。可吸收不少于其质量19%的二氧化碳。贮藏于密闭容器中。

简介

氢氧化钡石灰与碱石灰用法相似，都用于吸收密闭回路麻醉器械中的二氧化碳。氢氧化钡石灰含有可溶性钡，如果吞咽会有毒性。对于不良反应和钡中毒的处理，见上文。

注意事项 麻醉装置中，氢氧化钡石灰可导致过度失水。若通过该装置的氧气滞留较长时间，能产生一氧化碳，并使使用该装置的患者产生一氧化碳血红蛋白血而失去知觉[1]。

1. CSM/MCA. Safety issues in anaesthesia: volatile anesthetic agents and carboxyhaemoglobinaemia. *Current Problems* 1997; **23:** 7.

Basil 罗勒

Albahaca; Basil Herb; Basilic; Basilici Herba; Basilienkraut; Sweet Basil.

Базилик

ATC Herb — HA01WA5002 (Ocimum basilicum: herb); HA03AW5044 (Ocimum basilicum: leaf); HR05YA5016 (Ocimum basilicum: leaf); HD11AX5003 (Ocimum basilicum: leaf); HA03AW5043 (Ocimum basilicum: herb).

UNII — 2U0KZP0FDW.

Pharmacopoeias. In *Fr.*

简介

罗勒［*Ocimum basilicum*（Lamiaceae）］的地上部分常用治疗胃肠道疾病或作为利尿药。也常用作烹调用香料。

罗勒油是一种具有防腐作用的挥发油。它用于香水和美容剂的制造及芳香疗法。

制剂

多组分制剂 ***Cz.:*** Naturland Grosser Swedenbitter†; ***Fr.:*** Aromadetox; Aromadigest; Aromazen; ***Ger.:*** Weleda-Rheumasalbe M; ***Ital.:*** Citrosystem†; ***Rus.:*** Bronchitussin (Бронхитуссен); Bronchocin (Бронхоцин); Travisil (Трависил).

顺势疗法制剂 ***Canad.:*** Indigestion†; Upset Stomach†; ***Fr.:*** Basilicum Complexe No 96; ***Ger.:*** Phyto-C.

Bay Oil 月桂油

Aceite esencial de malagueta; Laurel dulce, aceite esencial de; Myrcia Oil; Oleum Myrciae.

Масло Бея

UNII — 3T5GC5CQ33; SM55N6PW57.

注：区别于月桂叶油（Bay Leaf Oil），月桂叶油提取于月桂（Lauraceae）树叶。

简介

月桂油为黄色的挥发油，暴露于空气中颜色很快变暗，具令人愉悦的、辛辣的气味。由香叶多香果（桃金娘科）和其他同源物种的树叶经蒸馏而得。

月桂油主要用于桂油香水的制备，桂油香水是一种洗发液。也作收敛剂应用。提取自 *P. racemosa* 和 *Laurus nobilis* 的月桂油也用于芳香疗法。

制剂

多组分制剂 ***Fr.:*** Aromadetox; Aromadigest; ***UK:*** Adiantine; Medicated Extract of Rosemary.

Bayberry 月桂果

Árbol de la cera; Bayberry Bark; Candle Berry Bark; Chak-lol; Guanacalá; Huacanalá; Mirto ceroso; Myrica; Wax Myrtle Bark.

Восковница Восконосная (*Myrica cerifera*)

UNII — S46HJ3710D.

注：月桂果是沼泽桃金娘（第　　页）的同物异名。

简介

月桂果是 *Myrica cerifera*（Myricaceae）的根皮，用于治疗上呼吸道疾病及作为咽喉痛的漱口剂。常用于胃肠道疾病，治疗阴道分泌物，局部用于溃疡和疮。

顺势疗法 月桂果已经以下列名称用于顺势疗法药物：Myrica cerifera；Myrica；Myri. cer。

制剂

多组分制剂 ***UK:*** EP&C Essence; Peerless Composition Essence.

Bearberry 熊果

Aguavilla; Bärentraubenblätter; Bearberry Leaves; Busserole; Busserole, feuille de; Gayuba; Liść mą; Medvědicový list; Medveszőlőlevél; Meškauogių lapai; Mjölonrisblad; Ptarmiganberry Leaves; Sianpuolukanlehti; Uva de oso; Uvaduz; Uvae ursi folium; Uva-Ursi.

Медвежье Ушко

ATC Herb — HJ01WB5003 (Arctostaphylos uva-ursi: leaf).

UNII — 3M5V3D1X36.

Pharmacopoeias. In *Eur.* (see p.vii) and *Jpn.*

Ph. Eur. 6. 8（Bearberry Leaf） 结红果实桃类的全部或切碎的树叶。以干燥品计，含不低于7.0%无水熊果（叶）苷。避光。

简介

已有报道熊果可用作利尿药、抑菌药、收敛药及用于泌尿道疾病的治疗。

顺势疗法 熊果已经以下列名称用于顺势疗法药物：Uva ursi；Uva ur。

不良反应 一名56岁的妇女发生双眼黄斑病变，怀疑

可能是由于她把熊果叶泡茶饮，并且这一习惯超过了3年的时间，从而引发黄斑病变，因为熊果叶能抑制黑色素代谢[1]。

1. Wang L, Del Priore LV. Bull's-eye maculopathy secondary to herbal toxicity from uva ursi. *Am J Ophthalmol* 2004; **137:** 1135–7.

制剂

专利制剂

Belg.: Urocystil; ***Braz.:*** Uromed; ***Cz.:*** List Medvedice Lecive†; Medvedice†; ***Ger.:*** Cystinol Akut; Uvalysat; ***Mex.:*** Uvavid†; ***Pol.:*** Uversan†; ***Rus.:*** Uriflorin (Урифлорин).

多组分制剂 ***Arg.:*** Ajolip; Cellasene†; Herbaccion Antioxidante; KLB6 Fruit Diet†; ***Austral.:*** Althaea Complex†; Cranberry Complex; Cranbiotic Super†; De Witts New Pills; Extralife Fluid-Care†; Extralife PMS-Care†; Extralife Uri-Care†; Fluid Loss†; Herbal Diuretic Formula†; Medinat PMT-Eze†; PMT-Eze†; Profluid†; Protemp†; Urinase†; Uva-Ursi Complex†; Uva-Ursi Plus†; ***Austria:*** Uropurat; ***Braz.:*** Composto Anticelulitico†; Emagrevit†; Lisian†; Pilulas De Witt's†; ***Canad.:*** Bio Renal; Cellutex; Cystoforce; Diurenat; Diuretic Formula; Diuretic Tablets; Eliminex; Entwasserungstee; Hepaflor; Herbal Diuretic; Salusan; ***Cz.:*** Blasen- und Nierentee†; Species Urologicae Planta; Urcyston Planta; Urologicka Cajova Smes; ***Fr.:*** Boribel Tisane No 17; Mediflor Diuretique No 4; Mediflor Tisane Antirhumatismale No 2†; Uromil; Urophytum; ***Ger.:*** Arctuvan; Harntee STADA†; ***Hung.:*** Urogin; Uroherb; ***Israel:*** Jungborn; ***Ital.:*** Bionefrol; Litostop; ***Malaysia:*** Primolin Total Woman†; ***Mex.:*** Noxivid; ***NZ:*** De Witts Pills†; ***Pol.:*** Nefrosept; Urofort; ***Port.:*** Asic†; Rilastil Dermo Solar; ***Rus.:*** Herbion Urological Drops (Гербион Урологические Капли); Phytonefrol (Фитонефрол); ***Spain:*** Genurat; Urisor†; ***Switz.:*** Demonatur Dragees pour les reins et la vessie; Dragees S pour les reins et la vessie; Femicin Tisane pour reins/vessie; Strath Gouttes pour les reins et la vessie; Tisane pour les reins et la vessie; Urinex; ***UK:*** Antitis; Aqua Ban Herbal; Backache; Backache Relief; Cascade; De Witt's K & B Pills; Diuretabs; HealthAid Boldo-Plus; HRI Water Balance; Kas-Bah; Modern Herbals Water Retention; Potenzia; Prementaid; Sciargo; Tabritis; Uvacin; Watershed; ***Ukr.:*** Herbion Drops for the Kidneys and Bladder (Гербион Капли для Почек и Мочевого Пузыря).

顺势疗法制剂 ***Canad.:*** Goldenrod Combination; ***Fr.:*** Pareira Brava Compose; Uva Ursi Complexe No 9; ***Ger.:*** Antinephrin M†; Cystibosin B 48†; HanoNephrin; phono Uren†; ***Switz.:*** Regenaplex Nr. 49a.

Beleric Myrobalan 贝来诃子

Belleric Myrobalan.

注：常用名"诃子"或"诃子类"是指几种不同的结果实的植物物种，包括余甘子属（*Emblica officinalis*，Emblic Myrobalan-见**印度醋栗**，第2258页），李属（*P. cerasifera*，Myrobalan Plum），及榄仁树属（*T. arjuna*，Arjun Myrobalan，见**阿江榄仁**，第2183页；*T. bellirica*，见上文**贝来诃子**；和 *T. chebula*，见诃子，第2207页）。应注意区别它们。

名称"Terminalia"用于以上提到的所有诃子，如 *Terminalia* genus 等，还应注意避免混淆。

Pharmacopoeias. *Br.* includes Terminalia Belerica Fruit for use in Traditional Herbal Medicinal Product.

BP 2010（Terminalia Belerica Fruit for use in THMP） 毛诃子成熟果实的干燥果皮。鞣酸含量不低于10%，以联苯三酚表示，按干燥药物计算。

简介

贝来诃子、毛诃子（*T. bellerica*；*T. belerica*）（使君子科）的果实，在印度医学中，适用于治疗包括咳嗽及其他呼吸道疾病的症状。未熟果实用于便秘，成熟果实用于腹泻。

传统印度医学中提到的三诃子（triphala）是贝来诃子、诃子［chebulic myrobalan（第2207页）］和印度醋栗（第2258页）三种物质的联合。

制剂

多组分制剂 ***Hung.:*** Munipyrin; ***India:*** Flexi-muv†; FN-T-Tus†; ***Philipp.:*** Cogent db+; ***Rus.:*** Doktor Mom (Доктор Мом); Travisil (Трависил); ***Ukr.:*** Doktor Mom (Доктор Мом сироп).

Belladonna 颠茄

Belladon; Belladona; Belladone; Belladone, feuille de (belladonna leaf); Belladonnablad (belladonna leaf); Belladonnae folium (belladonna leaf); Belladonnanlehti (belladonna leaf); Deadly Nightshade; Liść pokrzyku (belladonna leaf); Nadragulyalevél (belladonna leaf); Rulíkový list (belladonna leaf); Šunvyšnių lapai (belladonna leaf); Tollkirschen.

Беладонна

ATC — A03BA04.

ATC Vet — QA03BA04.

ATC Herb — HN05CW5002 (Atropa belladonna: leaf); HA03YA5002 (Atropa belladonna: leaf); HA03YA5001 (Atropa belladonna: herb); HN05CW5001 (Atropa belladonna: herb).

UNII — WQZ3G9PF0H (Atropa belladonna); 6GZW20TIOI (belladonna leaf); 6MW97Q6E8M (belladonna radix).

注：与俄罗斯颠茄区别（见东莨菪属，第2327页）。

Pharmacopoeias. *Eur.* (see p.vii) and *US* include a monograph for Belladonna Leaf. *Chin.* includes Belladonna Herb. *Eur.* also includes Prepared Belladonna Leaf, Standardised Belladonna Leaf Tincture, and Standardised Belladonna Leaf Dry Extract.

Ph. Eur. 6. 8（Belladonna Leaf；Belladonnae Folium） 由干树叶或干树叶和花或用颠茄顶部的果实组成。以莨菪碱计，含生物碱不低于总生物碱的0.30%。生物碱主要由莨菪碱组成，含有少量东莨菪碱。气微臭。避光。

BP 2010要求，当以颠茄草、颠茄叶或颠茄草粉末入药时，应用颠茄提取物来调剂。

Ph. Eur. 6. 8（Belladonna, Prepared；Belladonnae Pulvis Normatus；Prepared Belladonna Herb BP 2010） 以莨菪碱计，颠茄叶粉末为总生物碱的0.28%～0.32%。贮藏于密闭容器中。避光。

USP 33（Belladonna Leaf） 由干颠茄叶、干颠茄叶和花或颠茄（茄科）顶部的果实组成。颠茄叶中含有的生物碱不低于0.35%。润湿后，有微弱的烟草味。避免长时间日光照射。颠茄叶的粉末避光贮藏。

混合物的稳定性 颠茄制剂中的阿托品碱性条件下不稳定，在pH7以上很快在混合物中降解[1]。BPC 1973中所述混合物包括氢氧化铝和颠茄混合物、药鼠李和颠茄混合物及三硅酸镁和颠茄混合物。

1. *PSGB Lab Report P/71/9* 1971.

不良反应、处置和注意事项

参见**硫酸阿托品**，第1176页。

1. Mateo Montoya A, *et al.* Acute anticholinergic syndrome from Atropa belladonna mistaken for blueberries. *Eur J Ophthalmol* 2009; **19:** 170–2.

2. Bogan R, *et al.* Plasma level of atropine after accidental ingestion of Atropa belladonna. *Clin Toxicol* 2009; **47:** 602–4.

药物相互作用

参见抗毒蕈碱药（见**硫酸阿托品**，第1176页）。

用途和用法

颠茄有抗毒蕈碱（见**阿托品**项下，第1177页）的作用。颠茄草及其制剂在多种症状中用于抗毒蕈碱样作用，包括减缓与胃肠道和泌尿系统疾病相关的平滑肌痉挛，但被认为是一种过时的治疗方法。

颠茄搽剂和膏剂作为抗刺激剂可用于减缓疼痛，但很少有证据表明它们有效或有不良反应。

顺势疗法 颠茄已经以下列名称用于顺势疗法药物：Atropa bella-donna；Belladonna. radix；Belladonna. rad；Bell。

1. Ulbricht C, *et al.* An evidence-based systematic review of belladonna by the Natural Standard Research Collaboration. *J Herb Pharmacother* 2004; **4:** 61–90.

2. Lee MR. Solanaceae IV: Atropa belladonna, deadly nightshade. *J R Coll Physicians Edinb* 2007; **37:** 77–84.

制剂

Ph. Eur.: Belladonna Leaf Dry Extract, Standardised; Belladonna Leaf Tincture, Standardised;

USP 33: Belladonna Extract; Belladonna Extract Tablets; Belladonna Tincture.

专利制剂

Austral.: Atrobel†; ***Austria:*** Bellanorm; ***Ger.:*** Belladonnysat Burger; ***Pol.:*** Bellapan; ***Venez.:*** Atroveran.

多组分制剂 ***Arg.:*** Antipasmol; Benitol; Cascara Sagrada Bouzen†; Cascara Sagrada Oligoplex; Dioxicolagol; Hepacur; Hepatodirectol; Opobyl; Passacanthine†; ***Austral.:*** Calm; Cold and Flu Relief†; Joint & Muscle Cream; ***Austria:*** Asthma 23 D†; Tampositorien mit Belladonna†; ***Belg.:*** Colimax†; Eucalyptine Pholcodine Le Brun†; Gastrofilm†; Grains de Vals†; Saintbois; ***Braz.:*** Acridin; Benzomel†; Bisuisan†; Broncol; Bronquidex; Brontoss; Calminex Atleta; Calminex H; Cessatosse†; Cystex; Ductoveran; Etaverol†; Gastrobene; Gotas Nican†; Iodeto de Potassio†; Pilulas Ross; Regulador Xavier N-1†; Regulador Xavier N-2†; Revulsan†; Salicilato de Bismuto Composto†; Solvobil; Teutoss†; Tussucalman†; ***Canad.:*** Bellergal; Cystoforce; ***Chile:*** Broncodeina; Cafergot-PB†; Ergobelan; Fenokomp 39; Gotas Nican†; Gruben; Ramistos; ***Cz.:*** Bellaspon†; Capsicolle; Cephyl†; Contraspan†; ***Denm.:*** Gynergen Comp†; ***Fin.:*** Tannopon†; ***Fr.:*** Cephyl; Gelumaline†; Humex†; Suppomaline†; ***Hung.:*** Artin†; Kefalgin; ***India:*** Migranil; ***Indon.:*** Bellapheen; Spasmal; Spasminal†; Stomadon†; ***Israel:*** Laxative Comp; Laxative†; ***Ital.:*** Antiemorroidali; Antispasmina Colica; Lassatina†; ***Jpn:*** Colgen Kowa Bien Soft Mini; ***Mex.:*** Chofabol; Parche Negro Belladona; Reudol; ***Pol.:*** Alax; Bellergot; Biospasmil†; Cholitol; Hemorol; Kapsiplast; Spasticol; ***Port.:*** Antispasmina Colica; Balsamo Analgesico Sanitas; Cephyl; Doce Alivio; Migretil; Servetinal†; ***Rus.:*** Anusol (Анузол); Bethiol (Бетиол); Gastroguttal (Гастрогуттал); Solutan (Солутан)†; Theophedrinum-N (Теофедрин-Н); Valocormid (Валокормид); Zelenin (Зеленин); ***S.Afr.:*** Bennetts Colic Mixture; Bolus Eucalypti Comp†; Cafergot-PB†; ***Spain:*** Alofedina; Broncovital†; Carminativo Juventus; Crislaxo; Digestovital†; Dolokey; Laxante Bescansa Aloico; Menabil Complex†; Sin Mareo x 4†; Tanagel; ***Switz.:*** Bellagotin†; Bromocod N; Cafergot-PB; Demo Elixir pectoral N; Dragees S contre la toux†; Escotussin; Lysedil†; Nican; Phol-Tux; Saintbois†; ***Thai.:*** Belacid; Benera; Delta Charcoal; Neuramizone; New Gel; Pro ABS; ***Turk.:*** Bellergal; ***UK:*** Opazimes; ***Ukr.:*** Bellalgin (Беллалгин); Bellasthesin (Белластезин); Distonin (Дистонин); ***USA:*** B & O Supprettes No. 15A; B & O Supprettes No. 16A; Bel-Phen-Ergot S†; Bellamine†; Bellergal-S; Butibel; Cafatine-PB; Folergot-DF; Phenerbel-S; ***Venez.:*** Atrobel; Cloverin†; Codoformo†; Ervostal; Neo-Atropan†; Traveget.

顺势疗法制剂 ***Austral.:*** Arthritis Relief†; Bed Wetting Relief†; Cold & Flu Respatona Flu & Fever Relief†; Cold & Flu Respatona Sore Throat Relief†; Earache Relief†; Fever & Inflammation Relief†; Pain & Fever Relief; PMT Oral Spray†; Respatona Dry Cough & Nasal Congestion; Respatona Sinus Relief; Respatona Sore Throat; Sedatif†; Snorestop; Sports Ice Joint & Muscle; Teething Relief; ***Austria:*** Aconitum Med Complex†; Apozema Apis compositum; Augentropfen Similasan†; Belladonna Med Complex†; Bolus Eucalypti Comp; Bronchalis-Heel; Cantharis Med Complex†; Echinacea-Cosmoplex; Erbiode Regelbeschwerden; Erysidoron Nr 1; Exangina; Globuli gegen Fieber und Grippe Nr 2; Globuli gegen Halsweh Nr 2; Gripagil Husten- und Bronchialtropfen; Halstropfen Nr 21†; Incena†; Nux Med Complex†; Pertudoron; Spigelon; Taraxacum Med Complex†; Tartephedreel; Tingosan†; Tonsan akut; Traumeel; Tropfen bei Regelbeschwerden Nr 36†; Tropfen gegen Leber-Galle Beschwerden†; Viburcol†; Vocara; ***Canad.:*** Aches & Pains; Aloe Complex†; Angeel; Auricum†; Baudry†; Bed Wetting; Bioactiv N; Bioactiv R; Breathe More; Bronkeel; Calnor; Camilia; Carduus Plex; China Diarrhea L107†; Cholest-X L112†; Comp-Drops 5 Expectorant; Consolin†; Coryzalia; Cough & Cold; Cough L64†; Cystitis Juniperus†; Den 141; Diarrhea Relief; Drosera Compose; Drosera Plex; Drosetux†; Earache; Endoteel; EnurAid; Erysidoron 1; Eye Formula Euphr L115†; Formula DM 210; Formula ES 211; Homeo-Form R; Homeovox; Husteel; Hyalgesic HP; Hylands Formula E; Hylands Headache; Hylands Kinder-BW; Hylands Kinder-T; Hylands Sore Throat; Ikoplex 12; Indigestion†; Insomnia Passiflora†; Ivernax; Kids' Earache; L52 Cough & Cold; Larydol; Paragip†; Pertudoron 1; Phytotux H; Roxalia; Santaherba†; Sedatil; Sinusalia; Sinuspax†; Snore No More; Sore Throat; Spascupreel; Spigelon; Tee Complex; Teething; Traumeel; Travel Sickness Cocculus L73†; Upset Stomach†; Uri-Plus Rubia L3†; Viburcol; ***Chile:*** Allium Compuesto; Bioactiv N; Bioactiv R; Bioactiv Z; Grippakit; Ikoplex No 12; Influk; ***Cz.:*** Angin-Heel S; Bronchalis-Heel; Coryzalia; Drosetux; Homeogene 9; Homeovox; Husteel; Lehnigrip; Paragrippe; Sedatif PC; Traumeel; Viburcol; ***Fr.:*** Abbe Chaupitre no 13; Abbe Chaupitre no 66; Agnus Castus Complexe No 2; Allium Cepa Compose; Aloe Compose; Arnica Complexe no 1; Basilicum Complexe No 96; Baudry; Boripharm No 1; Boripharm No 10; Boripharm No 12; Boripharm No 22; Boripharm No 31; Cholesterolum Complexe No 112; Cocculus Complexe No 73; Coryzalia; Diabene; Dolifebril†; Drosera Complexe No 64; Drosera Compose; Drosetux; Euphrasia Complexe No 115; Formica Rufa Compose; Formule de l'Abbe Chaupitre no 1; Formule de l'Abbe Chaupitre no 22; Formule de l'Abbe Chaupitre no 23; Formule de l'Abbe Chaupitre no 25; Formule de l'Abbe Chaupitre no 6; Formule de l'Abbe Chaupitre no 88; Formule de l'Abbe Chaupitre no 8†; Formule de l'Abbe Chaupitre no 91; Gelsemium Complexe No 70; Granules Boripharm no 5†; Granules Boripharm no 8†; Grindelia Complexe No 58; grippe; Hedera Complexe No 120; Helonias Compose; Hivernum; Homeogene 9; Homeogrippe; Homeovox; Hypericum Complexe No 26; Ipeca Complexe No 65; Juniperus Complexe No 6; Kalium Iodatum Complexe No 84; Kalium Muriaticum Complexe No 41; L 107; L 52; L 8; Mercurius Cyanatus Complexe No 43; Millefolium Complexe No 7; Momordica Complexe No 109; Passiflora GHL; Pertudoron; Pulsatilla Complexe No 60; Pulviplasmine; Rubia Complexe No 3; Santaherba; Scrofularia Compose; Sedatif PC; Sinuspax; Tabacum Compose; Urtica Complexe No 82; Uva Ursi Complexe No 9; Vespa Complexe No 46; ***Ger.:*** Angina-Gastreu S R1; Antihypertonicum Forte†; Aranisan-N†; Arnica Oligoplex; Arthrifid S†; Chamomilla Comp†; Cinaebosan†; Cocculus Oligoplex; Contramutan; Coradol†; Echi-bosan†; Echinacea/Quarz comp†; Echinacin akut; Entzundungstropfen; Enuroplant N; Erysidoron 1; Exangina N†; Febro-cyl L Ho-Len-Complex; Gastritis Complex; Habstal-Pulm N†; HanoTussan; Hepothesan†; Hevertigon†; Heweurat N; Infekt-Komplex L Ho-Fu-Complex; Infigripp; Infihepan†; Influtruw†; Jutussin; Lithias-cyl L Ho-Len-Complex; Mato; Mucosa compositum; Mullersche Tabletten; Mundbalsam†; Nierano HOM†; Nuxal; Original-Tinktur N Truw; Pankrevowen†; Pasconal forte Nerventropfen†; Pascorenal-Injektopas; Pascosabal; Pertudoron 1; Phonix Silybum spag; phono Chol†; Pulmo Bronchialcomplex; Pulmosan; Regasinum antiinfectiosum N†; Retussan†; Schworotox; Solidago Hevert Complex; Stoma-Gastreu S R5; Traumeel S; Ulco-cyl L Ho-Len-Complex; Ventrigutt M; Viburcol N; Weleda Fieber- und Zahnungszapfchen; Wiedimmun N; ***Hung.:*** Coryzalia; Homeogene 9; Homeovox; Sedatif; ***Neth.:*** Auriculite; Belachin-Gastreu R1; Chamodent†; Cystilite; Echilite; Febrilite; Head Care; Hemorrolite; Homeocare keelspray; Homeogene 9; Homeovox; Husteel; Jutussin R9; Kinditherm†; Myamolite; Paragrippe; Red Skin; Snurdim; Tonsiotreen; Viburcol H; Vinceel H; ***Port.:*** Coryzalia; Homeogene 9; Homeovox; Paragrippe; Sedatif PC; ***Rus.:*** Coryzalia (Коризалия); Homeovox (Гомеовокс); Tonsan-Akut (Тонзан-акут); Vocara (Вокара); ***S.Afr.:*** Chamomilla/Millefolium Comp†; Erysidoron 1†; Pertudoron Drops†; Traumeel S; Viburcol; ***Switz.:*** Coryzalia; Drosetux; Homeogene 9; Homeovox; Regenaplex Nr. 24b; Regenaplex Nr. 3; Sedatif PC; ***UK:*** Bolus Eucalypti Comp; Erysidoron 1; ***Ukr.:*** Dentokind (Дентокинд); Traumeel S (Траумель С)†; ***USA:*** Preferred Remedies Cold & Flu; Traumeel; ***Venez.:*** Traumeel.

Bendazol Hydrochloride (*rINNM*) 盐酸地巴唑

Bendazol, Chlorhydrate de; Bendazoli Hydrochloridum; Dibazol; Hidrocloruro de bendazol. 2-Benzylbenzimidazole hydrochloride.

Бендазола Гидрохлорид

$C_{14}H_{12}N_2$,HCl = 244.7.

CAS — 621-72-7 (bendazol); 1212-48-2 (bendazol hydrochloride).

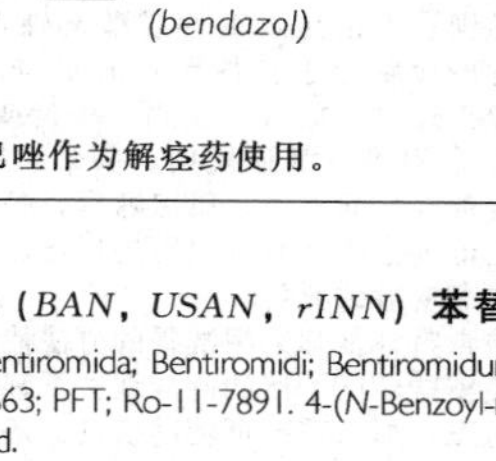

(bendazol)

简介

盐酸地巴唑作为解痉药使用。

Bentiromide (*BAN, USAN, rINN*) 苯替酪胺

Bentiromid; Bentiromida; Bentiromidi; Bentiromidum; BTPABA; BT-PABA; E-2663; PFT; Ro-11-7891. 4-(*N*-Benzoyl-L-tyrosylamino)benzoic acid.

Бентиромид

$C_{23}H_{20}N_2O_5$ = 404.4.

CAS — 37106-97-1.

ATC — V04CK03.

ATC Vet — QV04CK03.

UNII — 239IF5W61J.

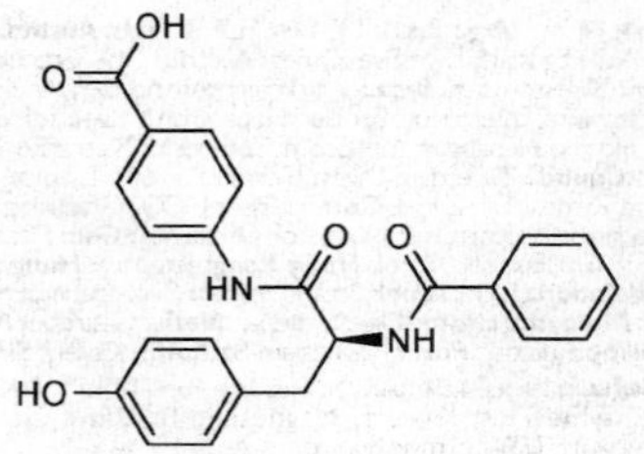

简介

苯替酪胺是一种非侵入性诊断用药，口服用于胰腺外分泌功能（见胰腺炎项下，第2301页）的测定。服用后测定经尿排出的对氨基苯甲酸和苯替酪胺代谢产物的量，来确定胰腺糜蛋白酶的分泌功能。服用苯替酪胺的患者中有头痛和胃肠功能失常的报道。胃肠道疾病、肝病或肾病患者使用苯替酪胺进行胰腺功测定时，试验结果会产生偏差。摄入某些食物和药物后，会排出芳香胺，这也会使试验结果产生偏差。这些药物包括：苯佐卡因、氯霉素、利多卡因、双乙酰氨基酚、普鲁卡因、普鲁卡因胺、磺胺类药物和利尿药。

1. Hoek FJ, *et al.* Improved specificity of the PABA test with p-aminosalicylic acid (PAS). *Gut* 1987; **28:** 468–73.
2. Puntis JWL, *et al.* Simplified oral pancreatic function test. *Arch Dis Child* 1988; **63:** 780–4.

Benzyl Cinnamate 桂皮酸苄酯

Benzylu cynamonian; Cinnamein. Phenylmethyl 3-phenyl-2-propenoate.
Бензилциннамат
$C_{16}H_{14}O_2$ = 238.3.
CAS — 103-41-3.
UNII — V67O3RO97U.

简介

桂皮酸苄酯是多种香脂和树脂的成分，包括秘鲁香脂（第2306页）其用法与这些香脂和树脂类似。通常用作调料和香料。

制剂

多组分制剂 **Belg.:** Pulmex; Pulmex Baby; **Braz.:** Ozonyl; **Irl.:** Sudocrem; **UK:** Sudocrem; **Ukr.:** Sudocream (Судокрем).

Benzyl Isothiocyanate 异硫氰酸苄酯

Bencilo, isotiocinato de; Benzyl Mustard Oil; Benzylsenföl; Oleum Tropaeoli.
Бензилгорчичное Масло; Бензилизотиоцианат
C_8H_7NS = 149.2.
CAS — 622-78-6.

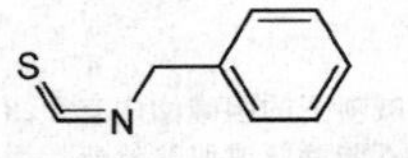

Pharmacopoeias. *Fr.* includes Capucine (*Tropaeolum majus*).

简介

异硫氰酸苄酯是从旱莲花（旱金莲科）中提取的油，这种油常作为抗菌药。
旱莲花常被用作草药。

顺势疗法 旱莲花已经以下列名称用于顺势疗法药物：Tropaeolum。

制剂

多组分制剂 **Ger.:** Angocin Anti-Infekt N; Nephroselect M.
顺势疗法制剂 **Ger.:** Echinacea-Complex†; Echtrosept-N†; Jsostoma S.

Benzyl Mandelate 扁桃酸苄酯

Benzyl Phenylglycolate; Benzylin; Benzylis Mandelas; Benzylium Amygdalicum; Benzyl-DL-mandelate; Mandelsäurebenzylester.
Бензил Манделат
$C_{15}H_{14}O_3$ = 242.3.
CAS — 890-98-2.

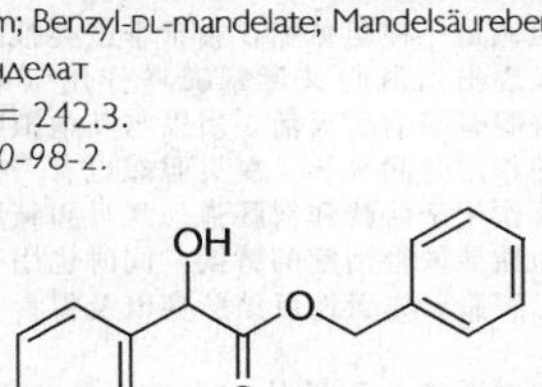

简介

扁桃酸苄酯用于缓解痉挛。它还包含在镇痛制剂中以增强镇痛作用。

制剂

多组分制剂 **Austria:** Spasmo Claim; Spasmocor†; **Turk.:** Spalt.

Berberine 小檗碱

Berberina. 5,6-Dihydro-9,10-dimethoxybenzo[g]-1,3-benzodioxolo[5,6-*a*]quinolizinium.
$C_{20}H_{18}NO_4$ = 336.4.
CAS — 2086-83-1 (berberine); 633-65-8 (berberine chloride); 633-66-9 (berberine sulfate).
UNII — 0I8Y3P32UF.

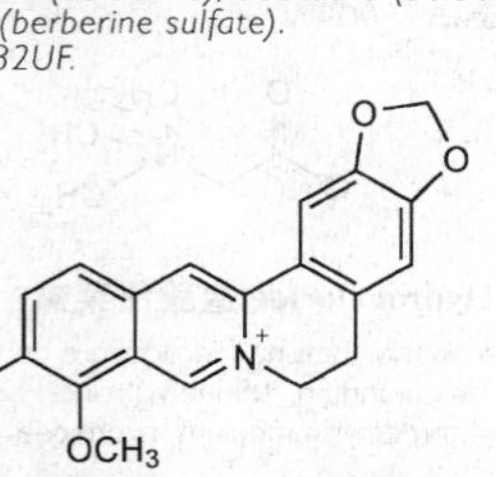

Pharmacopoeias. *Chin.* includes berberine chloride. *Jpn* includes berberine chloride hydrate and berberine tannate. *Viet.* includes berberine chloride dihydrate.

简介

小檗碱是一种四价生物碱，常存在于白毛茛属的各种小檗类植物以及其他多种植物中。它常用作食品和酒类的添加剂和香料。小檗碱具有抗菌活性，其多种盐的化合物被用于治疗感染。

1. Khin-Maung-U, *et al.* Clinical trial of berberine in acute watery diarrhoea. *BMJ* 1985; **291**: 1601–5.
2. Rabbani GH, *et al.* Randomized controlled trial of berberine sulfate therapy for diarrhea due to enterotoxigenic Escherichia coli and Vibrio cholerae. *J Infect Dis* 1987; **155**: 979–84.
3. Vennerstrom JL, *et al.* Berberine derivatives as antileishmanial drugs. *Antimicrob Agents Chemother* 1990; **34**: 918–21.
4. Phillipson JD, Wright CW. Medicinal plants in tropical medicine: 1 Medicinal plants against protozoal diseases. *Trans R Soc Trop Med Hyg* 1991; **85**: 18–21.

制剂

专利制剂
Austral.: Murine; **Venez.:** Irisol†.
多组分制剂 **Braz.:** Neo Quimica Colirio; Visazul; Visolon; **Fr.:** Sedacollyre†; **Hong Kong:** Berber CO.

Bergamot Oil 香柠檬油

Bergamot Essence; Bergamota, aceite esencial de; Esencia de bergamota; Oleum Bergamottae.
Бергамотное Масло
UNII — 39W1PKE3JI.

Pharmacopoeias. In *Fr.* and *It.*

不良反应

使用含有香柠檬油的外用制剂后可能会发生光敏反应。

对肌肉的影响 有报道[1]一名患者每日饮用4L“伯爵茶”后，出现了肌肉痉挛的症状。

1. Finsterer J. Earl Grey tea intoxication. *Lancet* 2002; **359:** 1484.

用途和用法

香柠檬油是一种绿色或黄褐色的挥发油，带有特殊的香味，尝起来有苦味和香味，它是从佛手柑（芸香科）新鲜的果皮中压榨提取的。成分包括醋酸芳樟酯和5-甲氧补骨脂素（第1533页）。

香柠檬油被用作伯爵茶的香料。一些治疗上呼吸道疾病和多汗症的药物中也含有这种成分。它也被用于芳香疗法。

制剂

多组分制剂 **Fr.:** Ephydrol; **Ital.:** Bergacid; **Philipp.:** Kamillosan M; **Switz.:** Perskindol Classic.

Beta-glucans β-葡聚糖

Beta-glucani; Beta-glucanos; Betaglukaner; β-Glucans; β-D-Glucans.
Бета-глюканы
CAS — 39464-87-4 (betasizofiran); 9013-94-9 (chrysolaminaran); 104074-36-4 (grifolan); 54724-00-4 (curdlan); 9008-22-4 (laminaran); 9037-88-1 (pachyman); 51052-65-4 (paramylon); 159940-37-1 (pleuran); 9010-72-4 (zymosan).

简介

β-葡聚糖由一些天然形成的多糖异构体组成，这些多糖由β-1→3键链接的D-吡喃葡萄糖基团构成主链，一些D-吡喃葡萄糖基团则通过β-1→6、β-1→3或β-1→4与侧链和支链连接。

β-葡聚糖有很多种类，其物理性质（如溶解度）以及其生物活性根据β-葡聚糖主链长度、支链类型和支链长度以及侧链长度不同而不同。通常来源包括：酵母、蘑菇（灵芝、香菇、灰树花）以及其他真菌；海藻及其他藻类；谷类（麦、大麦）；以及细菌。β-葡聚糖结构上的差异不仅源自不同来源，相同来源的不同支链中也存在不同的差异。遗憾的是，关于β-葡聚糖的本质文献中经常比较模糊，也无法说明其来源。

一些β-葡聚糖及其来源包括：

酵母：
- PGG-葡聚糖（*Saccharomyces cerevisiae*）；
- Macrogard®（*Saccharomyces cerevisiae*）；
- 酵母多糖（*Saccharomyces cerevisiae*）。

藻类：
- 金藻昆布糖（金藻昆布多糖；硅藻多糖）（*Chaetoceros mucelleri*）；
- 裸藻淀粉（*Euglena gracillis*）。

细菌：
- 产碱杆菌多糖（*Alcaligenes facecalis*）。

真菌：
- 倍他西佐喃（小核菌葡萄聚糖）（*Athelia rolfsii*；*Sclerotium glucanicum*；Sclerotium rolfsii）；
- 小丛壳多糖（*Glomerella cingulata*）；
- 灰树花多糖（*Grifola frondosa*；椎茸）；
- 香菇多糖（*Lentimula edodes*；香菇；见第2268页）；
- 茯苓聚糖（*Wolfiporia extensa*；*Poria cocos*）；
- Pleuran（*Pleurotus Ostreatus*）；
- 云芝多糖-K（*Trametes versicolor*；Coriolus versicolor；见第2312页）；
- 西佐喃（*Schizophyllum commune*；见第741页）。

海藻：
- 海带（*Laminaria digitata*；*Laminaria hyperborea*；见第2265页）。

据报道很多β-葡聚糖具有免疫调节活性，其中一些如蘑菇多糖、云芝多糖-K（β-葡聚糖蛋白质复合物）和西佐喃在治疗恶性肿瘤中被用作辅助治疗剂。其他一些也正在被研究用于治疗不同疾病，对免疫系统进行调控将对糖尿病的治疗产生辅助作用。一些β-葡聚糖已经被批准用作膳食补充剂。

据报道，相对于不可溶的和葡聚糖侧链被修饰的衍生物（如羧甲基化的化合物），可溶性β-葡聚糖对于免疫调节的活性更强。

1. AkramienėD, *et al.* Effects of β-glucans on the immune system. *Medicina (Kaunas)* 2007; **43:** 597–606.
2. Chen J, Raymond K. Beta-glucans in the treatment of diabetes and associated cardiovascular risks. *Vasc Health Risk Manag* 2008; **4:** 1265–72.
3. Soltanian S, *et al.* Beta-glucans as immunostimulant in vertebrates and invertebrates. *Crit Rev Microbiol* 2009; **35:** 109–38.
4. Novak M, Vetvicka V. Glucans as biological response modifiers. *Endocr Metab Immune Disord Drug Targets* 2009; **9:** 67–75.

制剂

专利制剂
Ital.: Decon Nasale; Evacream; Glucanet; Immuwash; Viscoblast Mono; **Turk.:** Imuneks.
多组分制剂 **Braz.:** Minesol; **Ital.:** Biorag; Edodes; Glucanoos†; Grip Stop; Immun-up; Immun-up Junior; Imoviral; Imoviral Junior; Linfoflu; Proctocella Complex; Rinotrofina C; Ripavir; Viscoblast; **Port.:** Glucanet†; **Singapore:** Bios Life; **USA:** Better Cholesterol.

Betahistine (*BAN*, *rINN*) 倍他司丁

Betahistiini; Betahistin; Betahistina; Bétahistine; Betahistinum. *N*-Methyl-2-(2-pyridyl)ethylamine.
Бетагистин
$C_8H_{12}N_2$ = 136.2.
CAS — 5638-76-6.
ATC — N07CA01.
ATC Vet — QN07CA01.
UNII — X32KK4201D.

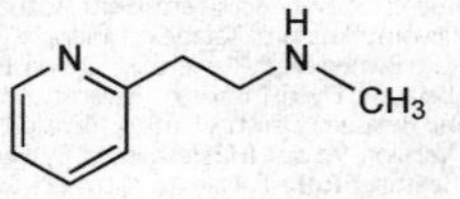

Betahistine Hydrochloride (*USAN*, *rINNM*) 盐酸倍他司丁

Betahistiinidihydrokloridi; Betahistin Dihidroklorür; Betahistin-dihydrochlorid; Betahistindihydroklorid; Bétahistine, Chlorhydrate de; Bétahistine, dichlorhydrate de; Betahistine Dihydrochloride (BANM); Betahistini dihydrochloridum; Betahistini Hydrochloridum; Betahistino dihidrochloridas; Hidrocloruro de betahistina; PT-9. N-Methyl-2-(2-pyridyl)ethylamine dihydrochloride.

Бетагистина Гидрохлорид

$C_8H_{12}N_2,2HCl$ = 209.1.
CAS — *5579-84-0.*
ATC — *N07CA01.*
ATC Vet — *QN07CA01.*
UNII — *49K58SMZ7U.*

Pharmacopoeias. In *Chin., Eur.* (see p.vii), and *US.*

Ph. Eur. 6.8 (Betahistine Dihydrochloride) 白色至微黄色极吸湿的粉末。极易溶于水；溶于乙醇；几乎不溶于异丙醇。本品10%水溶液的pH值为2.0～3.0。贮藏于密闭容器中。

USP 33 (Betahistine Hydrochloride) 白色或灰黄色的极吸湿的结晶性粉末。极易溶于水；易溶于乙醇；几乎不溶于异丙醇。本品10%水溶液的pH值为2.0～3.0。

Betahistine Mesilate (*BANM, rINNM*) 甲磺酸倍他司丁

Betahistiinimesilaatti; Betahistin-dimesylát; Bétahistine, mésilate de; Betahistine Mesylate; Betahistini Dimesilas; Betahistini mesilas; Betahistinmesilat; Betahistino mesilatas; Betahisztin-mezilát; Mesilato de betahistina. N-Methyl-2-(2-pyridyl)ethylamine bismethanesulphonate.

Бетагистина Мезилат

$C_8H_{12}N_2,(CH_4O_3S)_2$ = 328.4.
CAS — *54856-23-4.*
ATC — *N07CA01.*
ATC Vet — *QN07CA01.*
UNII — *X1L0E3R43Y.*

Pharmacopoeias. In *Eur.* (see p.vii) and *Jpn.*

Ph. Eur. 6.8 (Betahistine Mesilate) 高度吸湿性白色或类白色结晶粉末。极易溶于水；易溶于乙醇；微溶于异丙醇。本品10%水溶液的pH值为2.0～3.0。贮藏于密闭容器中。

不良反应

胃肠功能紊乱、头痛、皮疹和皮肤瘙痒均有报道。

1. De Riu G, *et al.* An elderly female patient with tardive oromandibular dystonia after prolonged use of the histamine analog betahistine. *J Clin Neurosci* 2010;

注意事项

倍他司丁不能用于嗜铬细胞瘤患者。哮喘患者、消化性溃疡病患者或有消化性溃疡病病史的患者慎用。

卟啉病 盐酸倍他司丁用于卟啉病患者不安全，因为在体外试验中，它具有生卟啉性。

用途和用法

倍他司丁是一种组胺类似物，它有改善微循环从而降低内淋巴压力的作用。本品用于缓解眩晕（第538页）、耳鸣（第1779页）、梅尼埃病（第537页）所致的听力丧失等症状。

倍他司丁的盐酸盐或甲磺酸盐口服给药。通常盐酸倍他司丁的开始剂量为每日3次，每次16mg，最好与餐同服。维持剂量通常为每日24～48mg。甲磺酸倍他司丁的用药剂量与此相似。

1. Lacour M, Sterkers O. Histamine and betahistine in the treatment of vertigo: elucidation of mechanisms of action. *CNS Drugs* 2001; **15:** 853–70.
2. James A, Burton MJ. Betahistine for Ménière's disease or syndrome. Available in The Cochrane Database of Systematic Reviews; Issue 1. Chichester: John Wiley; 2001 (accessed 30/05/06).
3. Della Pepa C, *et al.* Betahistine in the treatment of vertiginous syndromes: a meta-analysis. *Acta Otorhinolaryngol Ital* 2006; **26:** 208–15.
4. Phillips JS, Prinsley PR. Prescribing practices for betahistine. *Br J Clin Pharmacol* 2008; **65:** 470–1.
5. Barak N. Betahistine: what's new on the agenda? *Expert Opin Invest Drugs* 2008; **17:** 795–804.

制剂

BP 2010: Betahistine Dihydrochloride Tablets.

专利制剂

Arg.: Meniex; Microser; Ronistina; Travelmin; ***Austral.:*** Serc; ***Austria:*** Betaserc; ***Belg.:*** Betahistop; Betaserc; Docbetahi; ***Braz.:*** Betaserc; Labirin; ***Canad.:*** Serc; ***Chile:*** Microser; Vasomotal; ***Cz.:*** Avertin; Betaserc; Emperin; Microser; Polvertic; Vertibetis; Vertisan; Zenostig; ***Denm.:*** Betaserc; ***Fin.:*** Betaserc; ***Fr.:*** Betaserc; Extovyl; Lectil; Serc; ***Ger.:*** Aequamen; Betavert; Vasomotal; ***Gr.:*** Antivom; Betaserc; Katabexin; Ribrain; Riva; ***Hong Kong:*** Beta-Synto; Betaserc; Bymeniere†; Meniero†; Merislon; ***Hung.:*** Acuver; Betagen; Betarevin; Betaserc; Elven; Microser; Polvertic; Zenostig; ***India:*** Betahist; Vertin; ***Indon.:*** Betaserc; Darvon; Histigo; Merislon; Mertigo; Noverty; Vastigo; Vercure; Versilon; Vertex; ***Irl.:*** Betahecon; By-Vertin; Serc; Vertigon; ***Israel:*** Agiserc; Betistine; ***Ital.:*** Fortamid; Microser; Sincrover; Vertiserc; ***Jpn:*** Merislon; ***Malaysia:*** Alfinor; Betaserc; Merislon; ***Mex.:*** Serc; ***Neth.:*** Betalane; Betalene; Betaline; Betaserc; ***NZ:*** Vergo; ***Philipp.:*** Merislon; Serc; Verdiz; Vertegra; Vertilate; ***Pol.:*** Betalan; Betaserc; Histigen; Histimerck†; Lavistina; Microser; Neatin; Polvertic; Verhist; Vertigen; Vertix; Vestibo; Zenostig; ***Port.:*** Betaserc; Nucleus; ***Rus.:*** Asniton (Аснитон); Betaserc (Бетасерк); Betaver (Бетавер); Tagista (Тагиста); Vestibo (Вестибо); ***S.Afr.:*** Serc; ***Singapore:*** Betaserc; Merislon; ***Spain:*** Fidium; Serc; ***Switz.:*** Betaserc; ***Thai.:*** Behistin; Betahis; Betahist-B†; Merislon; Merlin; Mertigo; Serc; ***Turk.:*** Betaserc; Vasoserc; Vertiserc; Vestibo; ***UK:*** Serc; ***Ukr.:*** Betaserc (Бетасерк); Vasoserc (Вазосерк); Vestibo (Вестібо); Vestinorm (Вестинорм); ***Venez.:*** Microser; Serc.

Betaine 甜菜碱

Betaína; Glicina Betaina; Glicolol Betaina; Glycine Betaine; Glycocoll Betaine; Lycine; Trimethylglycine. (Carboxymethyl)trimethylammonium hydroxide inner salt.

Бетаин

$C_5H_{11}NO_2$ = 117.1.
CAS — *107-43-7.*
ATC — *A16AA06.*
ATC Vet — *QA16AA06.*
UNII — *3SCV180C9W.*

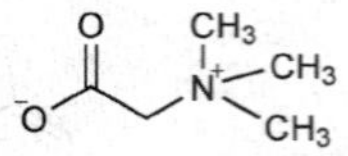

Betaine Hydrochloride 盐酸甜菜碱

Betaiinihydrokloridi; Betaína, hidrocloruro de; Betainhydroklorid; Betaini Hydrochloridum; Trimethylglycine Hydrochloride. (Carboxymethyl)trimethylammonium hydroxide inner salt hydrochloride.

Бетаина Гидрохлорид

$C_5H_{11}NO_2,HCl$ = 153.6.
CAS — *590-46-5.*
ATC — *A09AB02.*
ATC Vet — *QA09AB02.*
UNII — *JK8U8K4D6K.*

Pharmacopoeias. In *US.*

USP 33 (Betaine Hydrochloride) 白色结晶性粉末。溶于水和乙醇；几乎不溶于氯仿和乙醚。其25%水溶液的pH值为0.8～1.2。

简介

甜菜碱作为甲基供体，使高半胱氨酸重甲基化后变为蛋氨酸，从而治疗高胱氨酸尿症患者（见**氨基酸代谢障碍**，第1822页）。本品通常每日2次，每次3g口服。剂量的调整要根据血浆中的高半胱氨酸浓度；在一些患者中最大剂量为每日20g。儿童剂量见下文。

有报道，少数严重脑水肿和高甲硫氨酸血症患者开始使用甜菜碱治疗时，建议监测其血浆蛋氨酸浓度，此后定期监测。胱硫醚β-合酶缺乏患者使用甜菜碱治疗时，由于甜菜碱会进一步增加已升高的蛋氨酸浓度，会产生一些特殊的问题，从而增加脑水肿的风险。

甜菜碱多种盐的制剂用于治疗肝和胃肠道疾病。它的盐酸化物可以提供盐酸从而治疗胃酸过少。

儿童用法 在英国，10岁以下儿童口服给予甜菜碱，通常日剂量为100mg/kg，分2次给予，根据其反应，调整日剂量最大为每日150mg/kg。然而，在美国，注册药品信息推荐较低剂量仅适用于3岁以下儿童，推荐3岁以上儿童使用常用成人剂量（见上文）。

不良反应 参考文献如下。

1. Devlin AM, *et al.* Cerebral edema associated with betaine treatment in classical homocystinuria. *J Pediatr* 2004; **144:** 545–8.

高胱氨酸尿症 参考文献如下。

1. Smolin LA, *et al.* The use of betaine for the treatment of homocystinuria. *J Pediatr* 1981; **99:** 467–72.
2. Wilcken DEL, *et al.* Homocystinuria—the effects of betaine in the treatment of patients not responsive to pyridoxine. *N Engl J Med* 1983; **309:** 448–53.
3. Holme E, *et al.* Betaine for treatment of homocystinuria caused by methylenetetrahydrofolate reductase deficiency. *Arch Dis Child* 1989; **64:** 1061–4.
4. Anonymous. Betaine for homocystinuria. *Med Lett Drugs Ther* 1997; **39:** 12.

肝病 正在研究甜菜碱用于治疗非酒精性脂肪肝。

1. Miglio F, *et al.* Efficacy and safety of oral betaine glucuronate in non-alcoholic steatohepatitis: a double-blind, randomized, parallel-group, placebo-controlled prospective clinical study. *Arzneimittelforschung* 2000; **50:** 722–7.
2. Abdelmalek MF, *et al.* Betaine, a promising new agent for patients with nonalcoholic steatohepatitis: results of a pilot study. *Am J Gastroenterol* 2001; **96:** 2711–7.

药动学 参考文献如下。

1. Schwahn BC, *et al.* Pharmacokinetics of oral betaine in healthy subjects and patients with homocystinuria. *Br J Clin Pharmacol* 2003; **55:** 6–13.

制剂

专利制剂

Austral.: Cystadane; ***Austria:*** Cystadane; ***Belg.:*** Cystadane; ***Canad.:*** Cystadane; ***Cz.:*** Cystadane; ***Denm.:*** Cystadane; ***Fr.:*** Cystadane; ***Ger.:*** Cystadane; ***Irl.:*** Cystadane; ***Israel:*** Cystadan; ***Ital.:*** Somatyl†; ***Port.:*** Cystadane; ***Spain:*** Cystadane; ***USA:*** Cystadane.

多组分制剂 ***Arg.:*** Eucos-L†; Skin Hair & Nails; ***Austral.:*** Betaine Digestive Aid; Digestaid; Digestive Zyme†; ***Austria:*** CO_2 Granulat†; Oroacid; ***Belg.:*** Digestoment†; ***Braz.:*** Acromax†; Aminotox†; Anekron; Biohepax; Colachofra; Enterofigon; Epocler; Hepacitron†; Hepalin; Hepatobe†; Hepatox; Hormo Hepatico†; Metiocolin Composto; Necro B6; Xantinon Complex; ***Canad.:*** Digesdyn; Digest; Formula 17605 Diaplex; Formula 3358; Mega Zyme; Multi-Zyme; ***Cz.:*** Citrargine†; CO_2 Granulat†; ***Fr.:*** Actigess; Citrarginine; Hepagrume; Nivabetol; Ornitaine†; ***Ger.:*** Flacar; Unexym MD S†; ***Gr.:*** Efkalsol; Kloref; ***Hong Kong:*** Jetepar†; ***Hung.:*** Betacid; Gastrobul†; ***Indon.:*** DFM; ***Israel:*** Betazim†; ***Ital.:*** Citroepatina; Epabetina†; Ri-Donna; ***Malaysia:*** Enzyme Digest; Jetepar; ***Neth.:*** Gastrobul; ***NZ:*** TMG Folic†; ***Philipp.:*** Jetepar; ***Port.:*** Magnesium-B†; ***S.Afr.:*** Kloref†; ***Singapore:*** Jetepar; ***Switz.:*** Halipepsin; Multivitamines N†; Pepsi-Chlor†; ***UK:*** Enzyme Digest; Enzyme Plus; Kloref†; Magnesium-B; ***Ukr.:*** Citrarginine (Цитраргинин)†; ***USA:*** Mimyx; Sunnie.

Bethanechol Chloride (*BAN*) 氯贝胆碱

Betanecol, cloruro de; Betanekoliklorìdi; Betanekolklorid; Bethanecholi Chloridum; Carbamylmethylcholine Chloride. (2-Carbamoyloxypropyl)trimethylammonium chloride.

Бетанехола Хлорид

$C_7H_{17}ClN_2O_2$ = 196.7.
CAS — *674-38-4 (bethanechol); 590-63-6 (bethanechol chloride).*
ATC — *N07AB02.*
ATC Vet — *QN07AB02.*
UNII — *H4QBZ2LO84.*

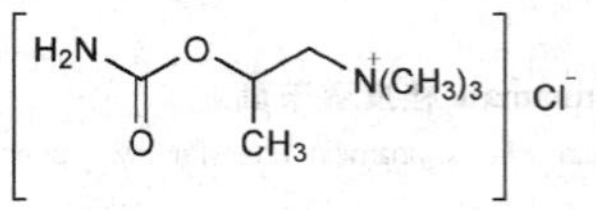

Pharmacopoeias. In *Jpn* and *US.*

USP 33 (Bethanechol Chloride) 无色或白色结晶或白色结晶性粉末，通常带有轻微的类似于胺臭。具有吸湿性并呈现多晶型形态。易溶于水中和乙醇；不溶于氯仿和乙醚。其1%水溶液的pH为5.5～6.5。贮藏于密闭容器中。

稳定性 氯贝胆碱片临用时配成口服溶液的稳定性的参考文献如下。

1. Schlatter JL, Saulnier J-L. Bethanechol chloride oral solutions: stability and use in infants. *Ann Pharmacother* 1997; **31:** 294–6.
2. Allen LV, Erickson MA. Stability of bethanechol chloride, pyrazinamide, quinidine sulfate, rifampin, and tetracycline hydrochloride in extemporaneously compounded oral liquids. *Am J Health-Syst Pharm* 1998; **55:** 1804–9.

灭菌 美国的生产企业提出氯贝胆碱进行120℃，20min的高压灭菌，不会变色或效价降低。

不良反应和处置

在氯乙酰胆碱下的胆碱酯中有介绍第1788页。

注意事项

氯乙酰胆碱项下的胆碱酯中有介绍，第1788页。

氯贝胆碱不能静脉或肌注给药，因为可能发生非常严重的毒蕈碱样不良反应。如发生毒蕈碱样不良反应，用阿托品进行急救。

自主神经病 氯贝胆碱对于患有自主神经病的患者更易产生不良反应，这类患者应该从低剂量开始使用，并在使用过程中严密监视患者有无中毒迹象[1]。

1. Caraco Y, *et al.* Bethanechol-induced cholinergic toxicity in diabetic neuropathy. *DICP Ann Pharmacother* 1990; **24:** 327–8.

药物相互作用

参见新斯地明，第602页。

药动学

氯贝胆碱不经胃肠道吸收，不被乙酰胆碱酯酶水解，正常剂量的氯贝胆碱无法通过血脑屏障。

用途和用法

氯贝胆碱是一种胆碱酯，属于季铵类拟副交感神经药，主要表现出乙酰胆碱毒蕈碱样作用（第1788页）。它不被乙酰胆碱酯酶所灭活，所以与其他拟胆碱类药物相比，它的作用时间更长。氯贝胆碱也有一些烟碱样作用，它主要作用于膀胱和胃肠道。氯贝胆碱用于治疗尿潴留可作为插导尿管治疗的替换，同时也用于胃无力症和胃潴留、腹胀、先天性巨结肠症以及胃食管反流性疾病的治疗。

氯贝胆碱通常的用量是10～50mg，口服，每日最多给药4次，但是剂量必须进行个体化调整。应空腹口

服。氯贝胆碱也可皮下给药。注意避免静脉或肌内注射，见上文注意事项项下。

胃肠动力不足 作用于副交感神经系统的药物（如氯贝胆碱），可增强胃的收缩和肠的蠕动。治疗胃肠动力不足的多种治疗方案中都包含氯贝胆碱（第1617页）。

胃食管反流 促动力药（如氯贝胆碱）被尝试用于治疗胃食管反流（第1618页）。

1. Thanick KD, *et al.* Reflux esophagitis: effect of oral bethanechol on symptoms and endoscopic findings. *Ann Intern Med* 1980; **93:** 805–8.
2. Saco LS, *et al.* Double-blind controlled trial of bethanechol and antacid versus placebo and antacid in the treatment of erosive esophagitis. *Gastroenterology* 1982; **82:** 1369–73.
3. Thanick K, *et al.* Bethanechol or cimetidine in the treatment of symptomatic reflux esophagitis: a double-blind control study. *Arch Intern Med* 1982; **142:** 1479–81.
4. Strickland AD, Chang JHT. Results of treatment of gastroesophageal reflux with bethanechol. *J Pediatr* 1983; **103:** 311–15.

尿失禁和尿潴留 氯贝胆碱是增强溢流性尿失禁患者逼尿肌能力的拟副交感神经药之一，但是对于它的治疗效果目前还不确定（见第2100页）。氯贝胆碱也是用以控制手术后尿潴留的拟副交感神经药之一，但目前基本都以插导尿管来替代药物治疗。

1. Finkbeiner AE. Is bethanechol chloride clinically effective in promoting bladder emptying: a literature review. *J Urol (Baltimore)* 1985; **134:** 443–9.
2. Kemp B, *et al.* Prophylaxis and treatment of bladder dysfunction after Wertheim-Meigs operation: the positive effect of early postoperative detrusor stimulation using the cholinergic drug betanecholchloride. *Int Urogynecol J Pelvic Floor Dysfunct* 1997; **8:** 138–41.
3. Riedl CR, *et al.* Electromotive administration of intravesical bethanechol and the clinical impact on acontractile detrusor management: introduction of a new test. *J Urol (Baltimore)* 2000; **164:** 2108–11.

制剂

USP 33: Bethanechol Chloride Injection; Bethanechol Chloride Oral Solution; Bethanechol Chloride Oral Suspension; Bethanechol Chloride Tablets.

专利制剂

Arg.: Miotonachol; ***Austral.:*** Urocarb; ***Austria:*** Myocholine; ***Belg.:*** Myocholine; ***Braz.:*** Liberan; ***Canad.:*** Duvoid; Myotonachol; ***Ger.:*** Myocholine; ***India:*** Urotone; Urotonin; ***Philipp.:*** Uriflow; ***Switz.:*** Myocholine; ***Thai.:*** Ucholine; ***UK:*** Myotonine; ***USA:*** Myotonachol; Urecholine.

Bibrocathol (*rINN*) 铋溴酚

Bibrocathin; Bibrocatholum; Bibrocatol; Bibrokatol; Bibrokatoli; Bismuth Tetrabrompyrocatechinate; Tetrabromopyrocatechol Bismuth. 4,5,6,7-Tetrabromo-2-hydroxy-1,3,2-benzodioxabismole.

Биброкатол

$C_6HBiBr_4O_3$ = 649.7.

CAS — 6915-57-7.

ATC — S01AX05.

ATC Vet — QS01AX05.

UNII — 0KJ20H1BLJ.

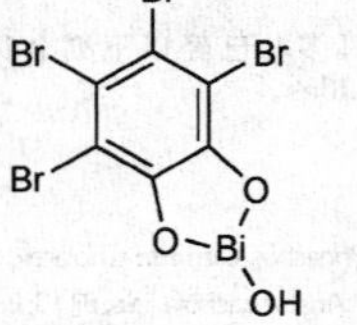

简介

铋溴酚是一种含铋的制剂，外用治疗眼部疾病、创伤和烧伤。

1. Behrens-Baumann W, *et al.* Bibrocathol-Augensalbe ist wirksam bei Blepharitis. Ergebnisse einer randomisierten, doppelblinden, kontrollierten klinischen Studie. *Ophthalmologe* 2006; **103:** 960–5.

制剂

专利制剂

Ger.: Noviform; Posiformin; ***Swed.:*** Noviform; ***Switz.:*** Noviform†.

Bicyclol 双环醇

4,4′-Dimethoxy-5,6,5′,6′-bis(methylene-dioxy)-2-hydroxymethyl-2′methoxycarbonyl biphenyl.

Бициклол

$C_{19}H_{18}O_9$ = 390.3.

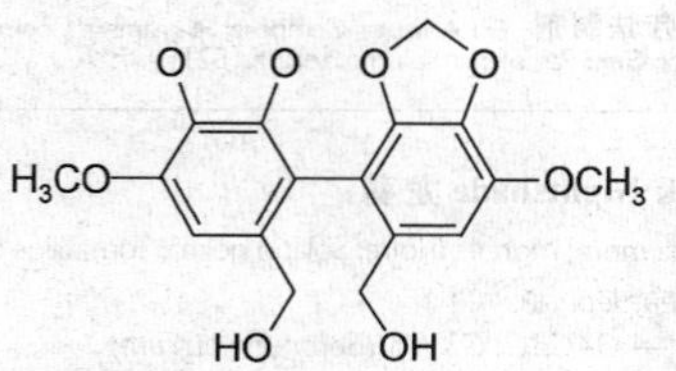

简介

双环醇作为保肝因子已用于肝炎治疗。口服给药25mg或50mg，每日3次，至少持续6个月。

1. Liu Q, *et al.* A useful agent for chemoprevention of hepatocellular carcinoma? *Cancer Biol Ther* 2006; **5:** 1674–6.
2. Wu T, *et al.* Bicyclol for chronic hepatitis B. Available in The Cochrane Database of Systematic Reviews; Issue 4. Chichester: John Wiley; 2006 (accessed 01/05/08).
3. Yang X, *et al.* Bicyclol for chronic hepatitis C. Available in The Cochrane Database of Systematic Reviews; Issue 1. Chichester: John Wiley; 2007 (accessed 01/05/08).
4. Liu GT. Bicyclol: a novel drug for treating chronic viral hepatitis B and C. *Med Chem* 2009; **5:** 29–43.

Bifendate 联苯双酯

Dimethyl 7,7′-dimethoxy-(4,4′-bi-1,3-benzodioxole)-5,5′-dicarboxylate.

$C_{20}H_{18}O_{10}$ = 418.4.

CAS — 73536-69-3.

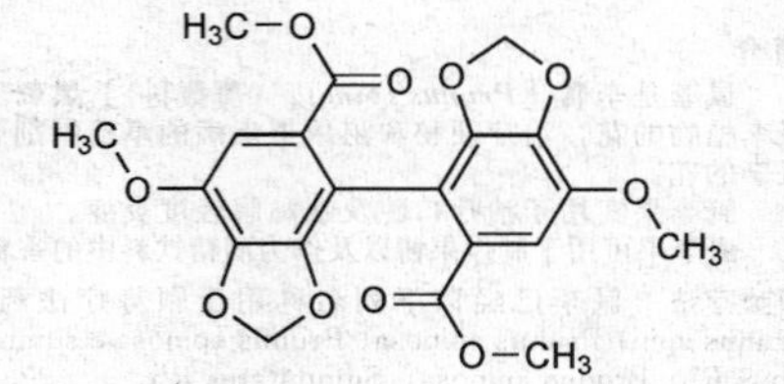

Pharmacopoeias. In *Chin.*

简介

联苯双酯是从五味子（第2327页）中提取的，用于治疗慢性肝炎。

有报道联苯双酯可以降低环孢素的血药浓度（第1743页）。

Bile Acids and Salts 胆汁酸和胆盐

Biliares, ácidos y sales.

Желчные Кислоты и Соли Желчных Кислот

CAS — 81-25-4 (cholic acid); 11006-55-6 (sodium taurоglycocholate); 361-09-1 (sodium cholate).

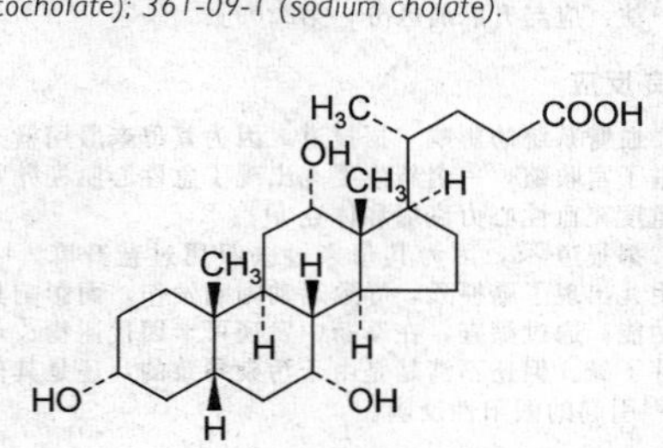

(cholic acid)

Pharmacopoeias. *Jpn* includes bear bile.

简介

胆汁酸的两种主要成分是胆酸和鹅去氧胆酸（第2207页），它们是以胆固醇为原料在肝脏中产生，并和甘氨酸或牛磺酸结合产生甘胆酸、牛胆酸、甘氨鹅脱氧胆酸、牛磺鹅脱氧胆酸。在分泌入胆汁前，它们以钠盐或钾盐的形式存在（胆盐）。次级胆酸在结肠中通过细菌的分解而产生，胆酸和鹅去氧胆酸发生7α-脱羟基作用，分别产生去氧胆酸和石胆酸。熊去氧胆酸（第2353页）在人胆酸的组成中只占很少一部分，但它是熊胆酸的主要成分。去氢胆酸（第2222页）是一种半合成的胆酸。

人体胆盐的总量大约有3g，大部分人体分泌的胆盐在肝肠循环中被重吸收，所以人体每天只需要重新合成一小部分的胆盐即可。

胆盐是强两性分子，在磷脂的作用下，它们形成微粒和乳化胆固醇，以及其他胆中的脂类物质。口服鹅去氧胆酸也可以减少胆固醇在肝中的合成，同时熊去氧胆酸可增加胆固醇向其他胆酸的转化，从而明显减少胆内胆固醇的分泌。胆酸（但不是胆盐）也有促进胆汁分泌的作用，口服给药可以增加胆汁的分泌。

鹅去氧胆酸和熊去氧胆酸口服治疗高胆固醇性胆石症（第2354页），用于不适合或不愿意接受手术的患者。熊去氧胆酸也同时适用于某些慢性肝病（第2353页），包括原发性胆汁性肝硬变（第2354页）。

含有胆盐的制剂在胃肠道胆汁不足的情况下，用于加速脂肪的乳化和增进脂溶性维生素的吸收。牛胆酸用于治疗慢性便秘。胆酸用于治疗先天性胆汁合成不足症。

胆酸钠已用于屏障避孕中杀精。

制剂

专利制剂

Chile: Desicol; ***Mex.:*** Virulizin; ***Rus.:*** Festal (Фестал); ***S.Afr.:*** Bilron; ***Ukr.:*** Allocholum (Аллохол); ***Venez.:*** Hepa-Desicol.

多组分制剂 ***Arg.:*** Bibol Leloup; Bil 13; Bilagol; Bilidren; Biliosan Compuesto†; Carbogasol Digestivo; Cascara Sagrada Bouzen†; Digesplen; Hepatalgina; Niflux; Opobyl; Pankreon Compuesto†; Veracolate†; Zimerol; ***Austral.:*** Digestaid; Enzyme; Lexat†; ***Austria:*** Arca-Enzym†; Buccalin; Combizym Compositum†; Helopanzym; Intestinol; Silberne; ***Belg.:*** Buccaline; Grains de Vals†; ***Braz.:*** B-Vesil; Dasc; Emagrex†; Figatil; ***Canad.:*** Artechol; Articho-Nat; Bicholate; Colibyl; Digesdyn; Digestolax; Formula B-1; Hepartichaut; Herbalax†; Laxative†; Lipozyme; Multi-Zyme; Protectaid†; Regubil; ***Chile:*** Combizym Compositum†; Flapex E; Hepabil; K.C.M.C; Katin; ***Cz.:*** Combizym Compositum†; ***Fin.:*** Combizym Compositum†; ***Fr.:*** Rectopanbiline; ***Hong Kong:*** Bilsan†; Enzyplex; Hepatofalk†; Protectaid; ***Hung.:*** Combizym Compositum†; ***India:*** Cyltabs; Digeplex-T; Dispeptal; Ipental†; Merckenzyme†; Papytazyme; ***Indon.:*** Benozym†; Berzymplex†; Cotazym Forte; Enzymfort; Enzyplex; Eviprostat; Pankreon Comp; ***Israel:*** Encypalmed; Protectaid; ***Ital.:*** Solvobil; ***Malaysia:*** Enzyplex†; ***Mex.:*** Dixiflen; Espaven Enzimatico; Ochozim; Zimeton; ***NZ:*** Buccaline; ***Philipp.:*** SG-Glutergen; ***Port.:*** Byl†; Combizym Compositum†; Fermetone Composto; ***Rus.:*** Ipental (Ипентал)†; Pheresthal (Ферестал); ***Singapore:*** Enzyplex†; ***Spain:*** Menabil Complex†; ***Swed.:*** Combizym Compositum; ***Switz.:*** Buccaline; Combizym Compositum; ***Thai.:*** Combizym Compositum; Enzyplex; Patarcolate; Veracolate†; ***Turk.:*** Flaton; Intestinol; Multanzim†; Pankreon Comp; Pankrodigest†; ***UK:*** Protectaid; ***Ukr.:*** Choliver (Холивер); Festal (Фестал); ***USA:*** Digepepsin; ***Venez.:*** Combizym Forte; Nutizym Compositum; Pankreon Compositum; Stamyl.

顺势疗法制剂 ***Canad.:*** Carduus Plex; ***Fr.:*** Bilinum Complexe No 113; Hepatodrainol; ***Ger.:*** Carduokatt N†; Hepothesan†; ***Ukr.:*** Hepar Compositum (Гепар Композитум)†.

Birch Leaf 桦木叶

Abedul, hojas de; Beržų lapai; Betulae folium; Birkenblätter; Björkblad; Bouleau; Bouleau, feuille de; Březový list; Koivunlehti; Liść brzozy; Nyírfalevél; Silver Birch Leaf.

Берёзовый Лист

ATC Herb — HG04BW5005 (Betula pendula: leaf).

UNII — 5HW39H9KDH.

Pharmacopoeias. In *Eur.* (see p.vii).

Ph. Eur. 6. 8 (Birch Leaf) 垂枝桦和（或）白色桦木、或这两种树的杂交品种干燥的叶子。以干燥品计，它包括至少1.5%的黄酮类化合物，[以金丝桃苷计($C_{21}H_{20}O_{12}$=464.4)]。避光。

简介

桦木叶用在草药中，用于治疗泌尿系统疾病。也常使用桦木叶油。

制剂

专利制剂

Ger.: Urorenal; ***Hung.:*** Salus Diuretic.

多组分制剂 ***Arg.:*** Sequals G; ***Austral.:*** Guaiacum Complex†; ***Austria:*** Blasentee St Severin; Heumann's Blasen- und Nierentee†; Rheuma; Solubitrat; ***Canad.:*** Bio Renal; Entschlackungstee N; Entwasserungstee; Rheuma Heilkrauter Tee; ***Chile:*** Cellenergy; ***Cz.:*** Abfuhr-Heilkrautertee†; Blasen- und Nierentee†; Cajova Smes pri Redukcni Diete†; Fytokliman Planta; Nephrosal†; Reduktan; Senalax; Species Diureticae Planta†; Species Urologicae Planta; Stoffwechseltee N†; Urologicka Cajova Smes; ***Fr.:*** B.O.P.; Depuratum; Drainactil; Mediflor Douleurs Articulaires no 2; Mediflor no 11 Draineur Renal et Digestif†; Mediflor Tisane Antirhumatismale No 2†; Nutrapurete†; Urotisan; ***Ger.:*** Antihypertonicum S; BioCyst; Biofax; Canephron novo†; Cystinol N; Dr Wiemanns Rheumatonikum; Dr. Scheffler Bergischer Krautertee Blasen- und Nierentee; Harntee 400 N; Harntee STADA†; Harntee-Steiner; Heumann Blasen- und Nierentee Solubitrat uro; Hevert-Blasen-Nieren-Tee N; Heweberberol-Tee†; Nephronorm med†; Nephroselect M; Nephrubin-N†; Renob Blasen- und Nierentee; ***Hung.:*** Kilo-Nit; Mensesyl; Urogin; Uroherb; ***Ital.:*** Dimafit†; Flebonorm; Gemiol Plus; Linfonorm; Lipaven; Listerine Fresh Citrus; Listerine Tartar Control; Slimmer; ***Pol.:*** Betasol; Diabetofort; Herbaton†; Nefrobonisol; NeoFitolizyna†; Urosan; Urosept; ***Rus.:*** Herbion Urological Drops (Гербион Урологические Капли); Sibectan (Сибектан); ***S.Afr.:*** Arnica Massage Oil; ***Spain:*** Diurinat; Genurat; Natusor Artilane†; Natusor High Blood Pressure†; Natusor Renal†; Renusor†; Tensiben†; ***Switz.:*** Dragees S pour les reins et la vessie; Nephrosolid; Phytomed Nephro†; Tisane Diuretique; Tisane pour le coeur et la circulation; Tisane pour les reins et la vessie; Urinex; ***UK:*** Massage Balm with Calendula; ***Ukr.:*** Herbion Drops for the Kidneys and Bladder (Гербион Капли для Почек и Мочевого Пузыря).

顺势疗法制剂 ***Austria:*** Rheumadoron†; ***Canad.:*** Homeodel 15; Nixotinex; Urarthone†; ***Cz.:*** Galium; ***Fr.:*** Berberis Complexe No 83; Rheumadoron; Sclerocalcine; Urarthone; ***Ger.:*** Antinephrin M†; Arnica comp/Apis; Arnica/Betula comp; Arnica/Symphytum comp; K 1000 T†; Mandragora comp; Rheumodoron 102 A; ***UK:*** Rheumadoron.

Black Catechu 黑儿茶

Cutch.
Акация-катеху (*Acacia catechu*)
CAS — 8001-76-1.
UNII — 55J167EEON.

注：应与儿茶区分（第2205页）。

Pharmacopoeias. In *Chin.*

简介

黑儿茶是从儿茶（豆科）中提取的，用作收敛剂。

制剂

多组分制剂 ***Hung.:*** Herbadict; ***India:*** Arowash†.

Black Currant 黑醋栗

Blackcurrant; Cassis; Grosella negra (casis); Rib. Nig.
Чёрная Смородина (*Ribes nigrum*)
ATC Herb — HR05YA5019 (Ribes nigrum: fruit); HA07XA5011 (Ribes nigrum: fruit).
UNII — 9755T40D11 (Ribes nigrum fruit); Z46FSZ2M25 (Ribes nigrum leaf).

Pharmacopoeias. *Br.* includes the fruit.
Fr. includes the leaf.

BP 2010 (Black Currant) 为虎耳草科醋栗属植物的果实，附带果实的梗节和花轴。它具有强烈特殊臭和适口的酸味。

简介

黑醋栗的果实是维生素C的原料（第1884页）。它也用来制作黑醋栗糖浆，这种糖浆用作营养补充剂和调味料。

治疗泌尿系统、肌肉骨骼和胃肠道疾病的草药制剂中含有黑醋栗的叶子。有报道黑醋栗含有生物类黄酮，一些治疗血管病症的制剂中也含有它。在民间医药中它也被用作一种利尿药。

黑醋栗种子油（见下文）是加玛仑酸（第2239页）的原料。

制剂

BP 2010: Black Currant Syrup.

专利制剂 ***Braz.:*** Tiliv.

多组分制剂 ***Austria:*** Amersan; ***Cz.:*** Amersan; ***Fr.:*** Arkophytum; Arthritisane; Arthroflorine; Drainactil; Expuryl; Hydracur; IgeE; Mediflor Douleurs Articulaires no 2; Mediflor no 11 Draineur Renal et Digestif†; Mediflor Tisane Antirhumatismale No 2†; Mincifit; Nutramince†; Nutrapurete†; Resource Rhubagil; Santane A_4; Santane O1; Santane O_1 minceur; Santane R_8; Tisane Provencale no 6; Urotisan; Veinobiase; ***Ger.:*** Venobiase†; ***Hung.:*** Crategil; ***Ital.:*** Anaribes Plus; Gemiol Plus; Imoviral; Nepiros; Ribovir; ***Pol.:*** Melisal; Melissed; ***S.Afr.:*** Vitaforce Acerola C†; ***Spain:*** Exodren; Fitosvelt.

Black Currant Seed Oil 黑醋栗种子油

Blackcurrant seed oil.
UNII — GKE1188837.

简介

黑醋栗种子油是从虎耳草科醋栗属植物（茶藨子科）的种子中提取的。它含有加玛仑酸（第2239页），其作用类似于月见草油（第2232页）。

制剂

专利制剂
Austral.: Proglan†.

Black Haw 黑山楂

American Sloe; Nanny Bush; Stag Bush.
Калина Сливолистная
UNII — J411UTU0HN (Viburnum prunifolium bark).

Pharmacopoeias. In *Fr.*

简介

据称，荚蒾属（Viburnum）的植物雄鹿布什（prunifolim）黑山楂树皮具有对子宫平滑肌及其他平滑肌解痉的作用。它被包括在用于治疗外周血管疾病和月经紊乱的草药制剂中。其根皮也可入药。

制剂

专利制剂

多组分制剂 ***Braz.:*** Bromidrastina†; Ginebumo†; ***Fr.:*** Aphloine P; Climaxol; Jouvence de l'Abbe Soury; Phlebosedol; ***Mon.:*** Fluon.

顺势疗法制剂 ***Fr.:*** Aesculus Compose; Hamamelis Compose; Veino-Drainol; ***Ger.:*** Pascofemin spasmo; Sejungin B21†.

Black Nightshade 龙葵

Hierba mora; Morelle Noire; Solano negro; Tomatillos del diablo.
Паслён Чёрный
UNII — 04G5C1G3W5 (Solanum nigrum).

简介

龙葵是龙葵（茄科）的地上部分的叶和花。它含有茄碱和类似的生物碱。龙葵以野生植物的形式广泛分布于世界各地。它的药用价值似乎不大，但已用在一些草药产品中及用于搽剂、敷剂和外用药水等外用制剂中。口服本品后可造成典型的抗毒蕈碱样反应，治疗方法参见阿托品项下的介绍（第1176页）。

制剂

多组分制剂 ***Pol.:*** Liv 52; ***Rus.:*** Dipana (Дипана); Liv 52 (Лив 52); ***Ukr.:*** Bonjigar (Бонджигар)†.

顺势疗法制剂 ***Canad.:*** Arnica-Heel Comp; Ateria-Heel; ***Fr.:*** Poconeol no 71; ***Ger.:*** Paravertebral LWS†.

Blackthorn 鼠李

Black Thorn; Épine noir; Prugnolo; Prunellier; Schlehe; Schwarzdorn; Sloe.
Тёрн; Терновник
ATC Herb — HA06AX5008 (Prunus spinosa: flower).
UNII — 53Y84VPS2W (Prunus spinosa).

简介

鼠李是李属［*Prunus spinosa*（蔷薇科）］黑刺李或野李植物的花，治疗便秘和泌尿道疾病的草药制剂含有鼠李的花。

野李果实用于治疗口腔及咽黏膜轻度炎症。

野李果可用于制作果酱以及作为酒精饮料中的香料。

顺势疗法 鼠李已经以下列名称用于顺势疗法药物：Prunus spin；Prunus spinosa；Prunus spinosa e summitatibus Rh；Prunus spinosa，Summitates Rh。

制剂

专利制剂 ***S.Afr.:*** Schlehen Elixir.

多组分制剂 ***Ger.:*** Nasenbalsam fur Kinder†; Nasenbalsam†; ***S.Afr.:*** Lotio Pruni Comp cum Cupro†; ***Switz.:*** Venadoron; Wala Baume nasal; Wala Baume nasal doux.

顺势疗法制剂 ***Neth.:*** Weleda Sleedoorn; ***UK:*** Catarrh Cream.

Blue Cohosh 蓝升麻

Caulófilo; Caulophyllum; Papoose Root; Squaw Root.
Стеблелист Василистниковидный (*Caulophyllum thalictroides*)
UNII — JTJ6HH6YEH.

注：应与升麻属区分，第2209页。

不良反应

对心血管系统的影响 据报道，因为其母亲服用蓝升麻促进子宫收缩，一名新生婴儿出现了急性心肌梗死并伴随重度充血性心力衰竭和休克[1]。

据报道[2]，因为其母亲过去服用过蓝升麻，一名新生儿出现了脑梗死，导致运动癫痫发作，而影响其右臂功能；通过筛查，在草药中发现可卡因代谢物、苯甲酰芽子碱。但还不清楚是由于污染导致的，还是其他成分[3]引起的假阳性反应。

1. Jones TK, Lawson BM. Profound neonatal congestive heart failure caused by maternal consumption of blue cohosh herbal medication. *J Pediatr* 1998; **132:** 550–2.
2. Finkel RS, Zarlengo KM. Blue cohosh and perinatal stroke. *N Engl J Med* 2004; **351:** 302–3.
3. Finkel RS, Zarlengo KM. More on blue cohosh and perinatal stroke. *N Engl J Med* 2004; **351:** 2240–41.

用途和用法

蓝升麻是藏岩仙属（小檗科）植物地上部分的根和茎，具有收缩子宫和抗风湿的作用。用于月经不调和其他妇科疾病。

顺势疗法 蓝升麻已经以下列名称用于顺势疗法药物：Caulophyllum；Caulophyllum thalictroides；Caulph。

1. Dugoua JJ, *et al.* Safety and efficacy of blue cohosh (Caulophyllum thalictroides) during pregnancy and lactation. *Can J Clin Pharmacol* 2008; **15:** e66–e73.

制剂

多组分制剂 ***Austral.:*** Dyzco†; Lifesystem Herbal Formula 4 Women's Formula†; Women's Formula Herbal Formula 3†.

顺势疗法制剂 ***Austral.:*** Headache Relief†; ***Austria:*** Mastodynon; Tropfen bei Regelbeschwerden Nr 36†; ***Canad.:*** Caulophyllum Complex†; Comp-Drops 9; Hylands PMS; Hylaprin; ***Cz.:*** Mastodynon; ***Ger.:*** Antimast T†; Dysmenorrhoe-Gastreu S R75; Mastodynon; Naranofem; Nuxal; Pascofemin; Pascofemin spasmo; ***Rus.:*** Mastodynon (Мастодинон); ***Thai.:*** Mastodynon†; ***Ukr.:*** Mastodynon (Мастодинон).

Bog Myrtle 沼泽桃金娘

Sweet Gale.
Восковница Обыкновенная (*Myrica gale*)

注：沼泽桃金娘也被作为睡菜（见睡菜苷，第2277页）的常用名称。月桂果（第2187页）也被作为沼泽桃金娘的异名。

简介

从沼泽桃金娘和杨梅（杨梅科）中提取的精油，常用作驱虫剂。

制剂

多组分制剂 ***UK:*** MozzyOff Cocktail.

Boldo 波耳多叶

Boldi folium; Boldo, feuille de; Boldo Folium; Boldo Leaves; Boldoblad; Boldólevél; Boldonlehti; Boldovníkový list; Hojas de boldo; Kvapiųjų čilmedžių lapai; Liść boldo; Peumus.
Больдо
CAS — 476-70-0 (boldine); 1398-22-7 (boldoglucin).
ATC Herb — HA05AW5013 (Peumus boldus: leaf); HG04BW5028 (Peumus boldus: leaf).
UNII — Q4EWM09M3O.

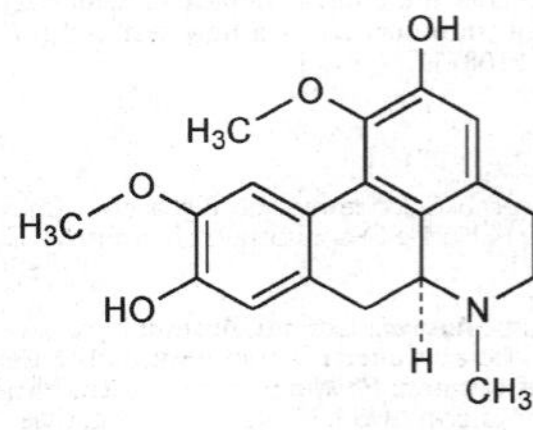

(boldine)

Pharmacopoeias. In *Eur.* (see p.vii), which also includes Boldo Leaf Dry Extract.
Fr. includes Boldine.

Ph. Eur. 6.8 (Boldo Leaf) 波耳多叶是波耳多树干燥叶片。以干燥品计，它包含不多于4%（v/w）的挥发油。其包含的总生物碱不少于0.1%［以波耳多苷（$C_{19}H_{21}NO_4$=327.4）计］。它具有特殊臭，特别是在摩擦波耳多叶之后。避光保存。

简介

波耳多叶在草药中常用作利尿药，用于治疗肝胆管疾病和胃肠道疾病，如便秘。其生物碱波耳多苷也被使用。

顺势疗法 波耳多叶已经以下列名称用于顺势疗法药物：Peumus boldus。

制剂

专利制剂
Braz.: Hepatilon; Prinachol; ***Canad.:*** Cholarex; ***Mex.:*** Bliz†.

多组分制剂 ***Arg.:*** Alcachofa Plus; Bil 13; Biliosan Compuesto†; Boldina†; Digenat; Dioxicolagol; Drenocol†; Hepacur; Hepatalgina; Hepatodirectol; Metiogen; Opobyl; Palatrobil; Radicura; Sabelin; ***Austral.:*** Berberis Complex†; Lexat†; ***Austria:*** St Bonifatius-Tee; ***Braz.:*** Alcafelol†; Alcaflor†; Bilifel†; Boldopeptan†; Boljuprima†; Colachofra; Ductoveran; Emagrevit†; Eparema; Figatil; Gotas Digestivas; Hepatoregius†; Jurubileno†; Solvobil; ***Canad.:*** Hepaflor; Hepaticol; Hepatol; Herbaraphanus; Phyto-Marinex; ***Chile:*** Hepabil; Nature Complex Reduct-Te; Reduc-Te; Te Laxante†; ***Cz.:*** The Salvat; ***Fr.:*** Afra; Azema; Bolcitol; Boldoflorine; Boribel Tisane No 7; Drainactil; Elixir Spark; Gastrotisane; Grains de Vals; Hepaclem; Hepatoflorine; Hepax†; Jecopeptol; Maalox Digestion Difficile; Mediflor Hepatique No 5; Mediflor no 11 Draineur Renal et Digestif†; Mucinum a l'Extrait de Cascara; Opobyl†; Oxyboldine; Petites Pilules Carters; Santane C_6; Santane F_{10}; Solution Stago Diluee; Tisane Garfield; Tisane Hepatique de Hoerdt; ***Ger.:*** Cynarzym N†; Heumann Verdauungstee Solu-Lipar; ***Hong Kong:*** Mucinum Cascara†; ***Ital.:*** Amaro Medicinale; Boldina He; Caramelle alle Erbe Digestive; Coladren†; Colax; Confetti Lassativi CM; Criticho†; Digelax†; Dis-Cinil Complex; Eparema; Eparema-Levul; Eupatol; Hepatos; Hepatos B12; Magisbile†; Mepalax†; Solvobil; ***Mex.:*** Chofabol; Hepedren; Ifuchol; Peptochol; ***Pol.:*** Boldaloin; Boldovera; ***Port.:*** Mucinum; ***Spain:*** Menabil Complex†; Natusor Hepavesical†; Nico Hepatocyn; Odisor†; Opobyl; Resolutivo Regium; Solucion Schoum; ***Switz.:*** Boldocynara; Heparfelien†; Kernosan 24; Stago N†; Tisane hepatique et biliaire; ***UK:*** Adios; Aquella; Boldex; HealthAid Boldo-Plus; Weight Loss Aid; ***Venez.:*** Cynascool; Natrossil.

顺势疗法制剂 ***Canad.:*** Cynara Complex; Digestion; Formula FV 213; Hecocur; ***Chile:*** Cynara Compuesta; Digherbal; ***Fr.:*** Aesculus Complexe No 103; Granules Boripharm no 45†; L 114; Poconeol no 7; ***Ger.:*** Cuparcen HM†; EAP-61†; ***Neth.:*** Apo-Hepat.

Boneset 贯叶泽兰

Feverwort; Hierba de la fiebre; Thoroughwort.

Посконник Пробоёенный (*Eupatorium perfoliatum*)

ATC Herb — HR05YA5006 (Eupatorium perfoliatum: herb).

注：贯叶泽兰也通常被叫做黑草（见**聚合草**，第2215页）。紫贯叶泽兰是佩兰根（Gravel Root），见第2249页。

简介

贯叶泽兰是泽兰（菊科）的地上部分，有发汗和免疫增强作用，用于治疗发热、流行性感冒、感冒和其他上呼吸道疾病。

顺势疗法 贯叶泽兰已经以下列名称用于顺势疗法药物：Eupatorium perfoliatum；Eupatorium perf；Eup. Perf。

1. Habtemariam S, Macpherson AM. Cytotoxicity and antibacterial activity of ethanol extract from leaves of a herbal drug, boneset (Eupatorium perfoliatum). *Phytother Res* 2000; **14:** 575–7.

制剂

多组分制剂 ***Austral.:*** Flavons†; ***Switz.:*** Spagymun†; ***UK:*** Catarrh Mixture.

顺势疗法制剂 ***Austral.:*** Childrens Cold and Flu Relief; Cold & Flu Respatona Flu & Fever Relief†; Echine†; ***Austria:*** Globuli gegen Grippe; Gripp Heel; Grippetropfen Nr 20†; Infludo; Nisylen; ***Canad.:*** C-Plus; Comp-Drops 5 Expectorant; Echinacea Compositum; Formula INF; Hylands Flu; Hylands Formula F; Ikoplex 12; Ivemax; L52 Cough & Cold; Paragip†; ***Chile:*** Ikoplex No 12; Influk; Similibus; ***Cz.:*** Gripp Heel; Lehnigrip; Paragrippe; ***Fr.:*** Aconitum Compose; Boripharm No 11; Dolifebril†; grippe; Infludo; L 52; ***Ger.:*** Antiflammin H†; Arche-gripal†; Broncho-Injektopas; Cefagrippin; Cinaebosan†; Contramutan; Echinacea comp; Echinacea-Complex†; Echtrosept-N†; Eupatorium N Oligoplex; Ferrum phosphoricum comp; Gripp-Heel; Grippe-Gastreu S R6; Infi-Echinacea†; Infigripp; Infludo; Influvit; Ju-Bronchan C†; JuGrippan S†; Kattwigripp†; Nisylen; Pascoleucyn; Pascoleucyn N; PCF N†; phono Gripp; Regasinum antiinfectiosum N†; Resistan†; Schleimhaut-Komplex Ho-Fu-Complex; Spiroject†; toxi-loges; Wiedimmun; Wiedimmun N; ***Neth.:*** Echilite; Febrilite; Gripp-Heel H; Grippe-Gastreu R6; Homeocare weerstand; Infludo; Kruidvat Homeopathie Influ-complex; Nisykind†; Nisyleen; Paragrippe; ***Port.:*** Paragrippe; ***Rus.:*** Influcid (Инфлюцид); ***S.Afr.:*** Ferrum Phos Comp†; Gripp-Heel; Infludo†; ***Switz.:*** Influaforce; Infludo; ***UK:*** Infludo; ***Ukr.:*** Berberis Comp Iov-Maliuk (Барбарис Комп Иов-Малыш)†; Dr Theiss Gripp Drops (Капли От Гриппа Др. Тайсс); Echinacea Comositum S (Эхинацея Композитум С)†; Influcid (Инфлюцид); ***USA:*** Preferred Remedies Cold & Flu.

Borage 琉璃苣

Borraja; Bourrache.

Бораго; Огуречник

ATC Herb — HJ01WB5005 (Borago officinalis: herb); HM01AW5003 (Borago officinalis: herb); HR05DB5003 (Borago officinalis: herb).

UNII — 7X23S1OW1N (borage flower); PB618V0K2W (borage leaf).

Pharmacopoeias. *Fr.* includes monographs for flowers and flowering tops.

简介

天门冬属琉璃苣（紫草科）的地上部分，在草药中用作镇痛药和润肛药。但是，它含有双稠吡咯啶类生物碱，有毒性，故不建议内服。

琉璃苣油的原料是琉璃苣的种子（见下文），琉璃苣油是全顺十八碳-6,9,12-三烯酸的来源。

制剂

专利制剂

Chile: Dexol.

多组分制剂 ***Canad.:*** Natraway Sport 1 & 2; Natraway Sport 3; ***Chile:*** Celltech; ***Fr.:*** Nutraderme†; ***Ital.:*** Sclerovis H Plus; Sclerovis H†; ***Mex.:*** Aveendix; ***NZ:*** Mr Nits; ***Port.:*** Bioclin Kera†; Rilastil Anti-Oxidante†.

顺势疗法制剂 ***Chile:*** TBR/X; ***Ger.:*** Quercus Salbe†.

Borage Oil 琉璃苣油

Boraginis Oleum; Borago officinalis oleum; Borraja, aceite de; Bourrache, huile de; Brutnákový olej; Gurkörtolja; Purasruohoöljy; Starflower Oil; Vaistinių agurklių aliejus.

Масло Бурачника

UNII — F8XAG1755S.

Pharmacopoeias. In *Eur.* (see p.vii).

Ph. Eur. 6. 8 ［Borage（Starflower）Oil，Refined；Refined Borage Oil BP 2010］ 琉璃苣油是从琉璃苣种子中萃取和（或）压榨出的脂肪油。之后精炼，并加入一些抗氧化剂。它是一种澄清、带有微黄色或黄色的液体。相对密度为 0.921。几乎不溶于水和乙醇中；可与石油醚混合。贮藏于充满惰性气体的密闭容器中。避光。

BP 2010 将琉璃苣油称为七瓣莲油。

简介

琉璃苣油是必需脂肪酸的来源之一，主要是加玛仑酸（见第2239页），经常与鱼油或其他来源的 ω-3 脂肪酸一起合用作为食品添加剂（见第1308页）。

湿疹 琉璃苣油对于湿疹的作用，见**加玛仑酸**（见第2239页）。

类风湿关节炎 琉璃苣油是加玛仑酸的来源之一，可以用来治疗类风湿关节炎，见**加玛仑酸**（见第2240页）。

制剂

专利制剂

Braz.: Tiliv L; ***Fr.:*** Omegaline; ***Malaysia:*** Primolin GLA MAX†; ***Pol.:*** Biogal†; Neoglandyna; ***Switz.:*** Boracaps†; ***UK:*** Floresse.

多组分制剂 ***Arg.:*** Cellasene Gold; Cellasene†; La Edad De Oro; Ureadin Facial; ***Braz.:*** Borag; Gamaline-V; Livten Vit; Primoris; Votag O6; ***Canad.:*** Primanol Borage Oil; ***Chile:*** Ureadin Facial; Ureadin Facial Antiarrugas; ***Fr.:*** Alpharegul; Androlistica; Effadiane relipidantes; Elteans; Menolistica; Omegaline Solaire; Phytophanere; Phytosolaire; Topialyse; Topialyse Fluide†; Topialyse Plus†; Topialyse Sensitive; ***Hung.:*** Fumago; Klimin; Memolife; Obesmin; ***Ital.:*** Atopil†; Biophase Complex; LCP; Secril; Spm-OK; Topialyse; ***Pol.:*** Dehalid†; ***Port.:*** Antiestrias; Bioclin Sebo Care†; Hidratante W; Nutraisdin; Rilastil Dermo Solar; Ureadin Facial; ***UK:*** Arheumacare; Super Antioxidant Plus.

Borax 硼砂

Booraksi; Boraksas; Borato de sodio decahidratado; Bórax; Disodium Tetraborate; Disodu tetraboran; E285; Heptaoxotetraborato de sodio decahidratado; Natrii Tetraboras; Natrii Tetraboras Decahydricus; Natrium Boricum; Nátrium-tetraborát; Purified Borax; Sodium Biborate; Sodium Borate; Sodium Pyroborate; Sodium Tetraborate; Sodu tetraboran; Tetraborato de sodio; Tetraboritan sodný dekahydrát.

Боракс; Бура

$Na_2B_4O_7 \cdot 10H_2O = 381.4.$

CAS — 1330-43-4 (anhydrous borax); 61028-24-8 (anhydrous borax); 1303-96-4 (borax decahydrate).

ATC — S01AX07.

ATC Vet — QS01AX07.

UNII — 91MBZ8H3QO (sodium borate decahydrate); 8191EN8ZMD (anhydrous sodium borate).

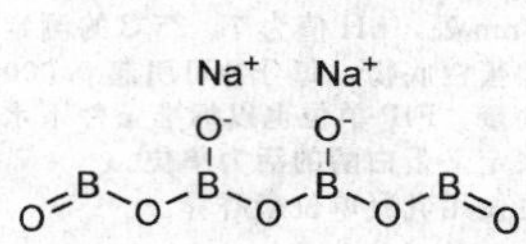

Pharmacopoeias. In *Chin., Eur.* (see p.vii), and *Jpn.* Also in *USNF.*

Ph. Eur. 6. 8（Borax） 无色结晶或结晶块或白色或类白色结晶性粉末。可风化。溶于水；极易溶于沸水；易溶于甘油。其 4%水溶液的 pH 值为 9.0～9.6。

BP 2010 将 Sodium Borate 和 Sodium Tetraborate 作为其官方异名。

USNF 28（Sodium Borate） 无色无味透明的结晶或结晶性粉末。它的水溶液呈碱性，可使酚酞变色。在干燥的热空气中可以风化。溶于水（1∶16）；溶于沸水（1∶1）；溶于甘油（1∶1）；不溶于乙醇。贮藏于密闭容器中。

Boric Acid 硼酸

Acide borique; Ácido bórico; Acidum boricum; Boorihappo; Boracic Acid; Borato rūgštis; Borsäure; Bórsav; Borsyra; E284; Kwas borowy; Kyselina boritá; Orthoboric Acid; Sal Sedativa de Homberg.

Борная Кислота

$H_3BO_3 = 61.83.$

CAS — 10043-35-3.

ATC — S02AA03.

ATC Vet — QS02AA03.

UNII — R57ZHV85D4.

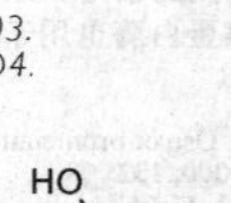

Pharmacopoeias. In *Chin., Eur.* (see p.vii), *Jpn*, and *Viet.* Also in *USNF.*

Ph. Eur. 6. 8（Boric Acid） 无色有光泽的鳞片状结晶，有滑腻手感，或白色或类白色结晶，或白色或类白色结晶性粉末状。溶于水和乙醇；易溶于沸水和 85%的甘油。其 3.3%的水溶液 pH 值为 3.8～4.8。

USNF 28（Boric Acid） 无臭，无色。略微带有珍珠光泽的鳞片状结晶，或结晶，或白色粉末状。有轻微滑腻的手感。溶于水（1∶18）；溶于沸水（1∶4）；溶于乙醇（1∶18）；溶于沸腾的乙醇（1∶6）；溶于甘油（1∶4）。

稳定性 硼酸能随水蒸气蒸发。与甘油混合后酸性比硼酸明显增强。

不良反应、处置和注意事项

急性硼酸中毒的症状是呕吐和腹泻、腹痛、皮肤和黏膜出现红斑皮疹，之后出现脱皮和刺激等症状以及中枢神经抑制。其不良反应还包括癫痫和高热，并可能出现肾小管损害。但出现肝功能异常和黄疸的不良反应报道很少。急性硼酸中毒致死的主要原因是循环衰竭和休克，可能在中毒的几天内发生。

硼酸在体内的排泄缓慢，在反复使用后可以造成蓄积中毒。慢性中毒的症状包括食欲减退、胃肠功能紊乱、虚弱、精神失常、皮炎、月经紊乱、贫血、癫痫和脱发。幼儿在误服硼酸或在破损的皮肤上涂抹硼酸粉后引起死亡的概率更大。

在英国含有硼酸、硼酸盐和四硼酸盐的美容品受到控制：硼酸粉滑石粉混合的粉底硼酸含量限定为 5%，口腔用制剂硼酸含量限定为 0.1%，其他美容品限定为 3%。在烫发产品中四硼酸盐的含量限定为 8%，在洗浴用品中四硼酸盐的含量限定为 18%。含有硼酸的制剂不能用于年龄小于 3 岁的幼儿；口腔用硼酸制剂不能吞咽；硼酸含量高于 1.5%的外用制剂不能用于脱皮和发红的皮肤表面。

在用硼酸溶液灌洗体腔后，身体吸收过多的硼酸可以导致死亡，所以目前已经不推荐使用硼酸灌洗了。

吸入硼酸和硼砂可造成肺部炎症。

治疗中毒的方法是对症治疗。如果患者误服大量的硼酸，在误服硼酸后 1h 内应进行催吐清胃；使用活性炭吸附并没有效。在中毒严重的情况下进行血液透析也是有用的。

在英国，药师被建议不销售硼酸粉（见上文）。尽管对患者有适当的用药警告，但还是不建议药师向患者提供硼砂甘油或硼砂蜜。因为儿童在使用这类制剂的过程中会受到伤害。

药动学

硼酸通过胃肠道、破损的皮肤、伤口和黏膜吸收。它不易渗入未受损的皮肤。人体吸收硼酸总量的 50%会在 24h 内从尿液排除体外，余下的大部分将会在用药后的 96h 内被排泄掉。

用途和用法

硼酸有轻微抑制细菌和真菌的作用；但它已经被更加有效且毒性更小的消毒剂所替代。硼酸也用作杀虫剂用以对抗蚂蚁和蟑螂。

硼酸常作为硼砂的缓冲溶液和抗菌剂在滴眼剂中使用，以前也常作为可溶性润滑剂在溶解片中使用。硼酸同时也用作保存尿液样本的抗菌剂。硼酸和硼砂都不可内服。

在英国，美容品和化妆品中使用硼酸是被限制的（见上文**不良反应**）。

硼砂与硼酸的用法类似，也被作为温和的收敛剂和乳膏中的乳化剂在外用制剂中使用。硼砂的甘油或蜜制剂（硼砂甘油、硼砂蜜）以前作为咽喉、舌和口腔的涂剂，但因为其毒性所以不应该再使用了。

其他硼酸盐的制剂，包括硼酸的钾盐和锌盐都被使用过。

顺势疗法 硼酸已经以下列名称用于顺势疗法药物：Acidum boricum；Acidum Boracium；Ac. boric.；Boricum acidum；Boricum ac。

硼砂已经以下列名称用于顺势疗法药物：Natrium tetraboracicum。

尿样保存 2%硼酸溶液可作为做细菌检查的尿样运送过程中的抗菌剂，以保存尿样[1,2]。但是，使用硼酸保存过夜的尿样可能会对化验的结果产生明显影响[3]。

1. Porter IA, Brodie J. Boric acid preservation of urine samples. *BMJ* 1969; **2:** 353–5.
2. Lum KT, Meers PD. Boric acid converts urine into an effective bacteriostatic transport medium. *J Infect* 1989; **18:** 51–8.
3. Gillespie T, *et al.* The effect of specimen processing delay on borate urine preservation. *J Clin Pathol* 1999; **52:** 95–8.

阴道炎 阴道念珠菌病（第 494 页）由光滑念珠菌和其他非乳头状菌引起，这些细菌通常对硼酸敏感[1,2]。2 名反复使用唑类抗真菌药无效的光滑念珠菌阴道炎患者，在外用硼酸后收到了满意的临床抗真菌疗效[3]。6 名患者有由克鲁假丝酵母菌引起的顽固性阴道炎的患者，在接受硼酸治疗后，其中 4 名患者获得了有效的临床抗真菌疗效[4]。长期使用硼酸显示对治疗和预防复发性外阴道念珠菌炎有效，但这种效果在停药后消失[5]。与此类似，一份关于糖尿病妇女的研究发现[6]，尽管在初始的 14 天疗程中，外用硼酸效果比氟康唑好，但是接下来 3 个月病情仍会复发。

1. Sobel JD, Chaim W. Treatment of Torulopsis glabrata vaginitis: retrospective review of boric acid therapy. *Clin Infect Dis* 1997; **24:** 649–52.
2. Pappas PG, *et al.* Infectious Diseases Society of America. Guidelines for treatment of candidiasis. *Clin Infect Dis* 2004; **38:** 161–89. Also available at: http://www.journals.uchicago.edu/doi/pdf/10.1086/380796 (accessed 24/07/08)
3. Redondo-Lopez V, *et al.* Torulopsis glabrata vaginitis: clinical aspects and susceptibility of antifungal agents. *Obstet Gynecol* 1990; **76:** 651–5.
4. Singh S, *et al.* Vaginitis due to Candida krusei: epidemiology, clinical aspects, and therapy. *Clin Infect Dis* 2002; **35:** 1066–70.
5. Guaschino S, *et al.* Efficacy of maintenance therapy with topical boric acid in comparison with oral itraconazole in the treatment of recurrent vulvovaginal candidiasis. *Am J Obstet Gynecol* 2001; **184:** 598–602.
6. Ray D, *et al.* Prolonged (3-month) mycological cure rate after boric acid suppositories in diabetic women with vulvovaginal candidiasis. *J Infect* 2007; **55:** 374–7.

制剂

BP 2010: Kaolin Poultice;
BPC 1973: Magenta Paint; Surgical Chlorinated Soda Solution;
USP 33: Rose Water Ointment.

专利制剂

Canad.: Eye Wash; ***Fr.:*** Dacryum; Hydralin†; Optrex; ***Mon.:*** Steridose; ***Pol.:*** Aphtin; Borasol; Gemiderma; ***Turk.:*** Bibora; ***Venez.:*** Sax.

多组分制剂 ***Arg.:*** Anusol; Baby-Tex; Bentophyto; Calcusan Bebe; Cutidermin Bebe Polvo; Fungocop; Gineseptina†; Griseoplus; Hipoglos Cicatrizante; Hipoglos con Hidrocortisona; Irigal; Lemil; Phylarm; Prurisedan; Sebulex; ***Austria:*** Coldophthal; Ophtaguttal; ***Belg.:*** Alcasol; Boradrine; Borostyrol; Ocal†; Sedemol; Sulfa-Sedemol; ***Braz.:*** Adeglos†; Antiphlogistine†; Bluderm†; Cariderm†; Cloraseptic; Colpagex-N; Dermosed†; Dinill; Gynax-N; Gyrol†; Higicler; Hipodermon; Lavolho†; Leucocida†; Lucretin; Malvona†; Oto-Biotic†; Oturga; Po Antisseptico; Polvilho Antisseptico†; Pomaderme; Senophile†; Talco Alivio†; Vagitrin-N; Visiplex; Visual†; ***Chile:*** Dexagin; Frescansol; Hipoglos; Perfungol; ***Cz.:*** Aphlox†; Herbadent; Ophtal; Ophthalmo-Septonex; Pityol; ***Fin.:*** Otiborin; ***Fr.:*** Borostyrol; Dacryoboraline†; Dacryoserum; Dacudoses; Eau Precieuse; Hydralin†; Ophtaclair†; Ophtalmine; Paps; Pate a l'Eau Roche-Posay†; Sophtal; ***Gr.:*** Oulogram; Septobore; Vaseline Borique; ***Hong Kong:*** Eye Glo Plus; Eye Glo Regular; Eye Wash; Gly Thymol; Hydralin; ***India:*** Andre; Feel Chill†; New Eye Lotion†; Proto-Boric†; ***Indon.:*** Skintex†; Verile; ***Irl.:*** Phytex; ***Israel:*** Gargol; ***Ital.:*** Bergacid; Boma; Fotofil; Fucsina Fenica; ***Mex.:*** Clarex; Forcremol; Hipoglos; Lav Ofteno; Lowila; Oftaboril; Tokolirio; ***Mon.:*** Boroclarine†; Glyco-Thymoline; ***Philipp.:*** Soothing Eye Wash; United Home Burn Ointment; ***Pol.:*** Acifungin; Afronis; Dentosept A; Gargarin; Hemorectal; Neo-Tormentil; Pigmentum Castellani; Tormentile Forte; Tormentiol; ***Rus.:*** Calcemin (Кальцемин); Contraceptin T (Контрацептин T); Lysoplac (Лизоплак)†; Osarbon (Осарбон); Ottoslavin (Оттославин); Teimurov (Теймурова); ***S.Afr.:*** Anugesic†; Caloplast†; Prep†; Universal Eye Drops†; Vagarsol; ***Spain:*** Banoftal; Cloram Hemidex; Coliriocilina Adren Astr; Dermomycose Liquido; Fungusol; Milrosina; Natusan; Oftalmol Ocular; Vaselina Boricada; Zolina; ***Thai.:*** Eye Mo; Eye-Gene; Eye-Gene Soft; Mano; Opplin; Optal; Optic; Quinradon-N†; Visotone†; ***Turk.:*** Antidot; Dermikolin; Undo-Talk; ***UK:*** Oxy Clean Facial Scrub; Phytex; ***Ukr.:*** Calcemin Advance (Кальцемин Адванс); ***USA:*** BFI; Castaderm; Collyrium for Fresh Eyes; Columbia Antiseptic Powder; Ear-Dry; Paladin; Palomar E; Phylorinol; RA Lotion; Saratoga; Seale's Lotion; Star-Otic; Trimo-San; ***Venez.:*** Adel†; Ademina; Boramint†; Bori-Zinc†; Borocanfor; Borogin; Diodonato†; Hipoglos†; Micofeet; Polifix†; Sebaxyl.

顺势疗法制剂 ***Austral.:*** Dermatitis Relief†; ***Canad.:*** Bioactiv H; Cold Sores & Fever Blisters; Consolin†; Homeoplasmine; Hylavir FB; Kids' Teething; ***Chile:*** Bioactiv H; ***Fr.:*** Aftosium; Boripharm No 10; Gastro-Drainol; Homeoaftyl; Homeoplasmine; Poconeol no 82; Staphysagria Complexe No 92; ***Ger.:*** Hewesoor N; Myogeloticum N†; Otovowen; ***USA:*** Succus Cineraria Maritima†.

Borneol 冰片

Baros Camphor; Bhimsaim Camphor; Borneo Camphor; Borneokampfer; Bornyl Alcohol; Camphol; Dryobalanops Camphor; Malayan Camphor; Sumatra Camphor. *endo*-1,7,7-Trimethylbicyclo[2.2.1]heptan-2-ol.

Борнеол

$C_{10}H_{18}O$ = 154.2.
CAS — 507-70-0.

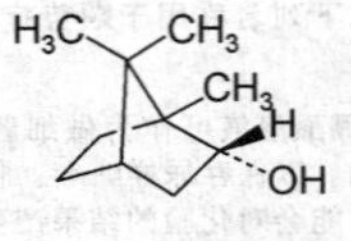

Pharmacopoeias. In *Chin* as synthetic borneol (Borneolum Syntheticum).

简介

冰片是许多挥发油的成分之一。它具有杀菌和止痉挛作用，治疗胆道疾病和泌尿道疾病的制剂通常含有冰片。

制剂

多组分制剂 ***Austria:*** Rowachol; Rowatinex; ***Chile:*** Rowatinex; ***Cz.:*** Rowachol; Rowatinex; ***Fr.:*** Biolau†; ***Ger.:*** Rowachol; Rowachol-Digestiv†; Rowatinex; ***Hong Kong:*** Neo-Rowachol; Neo-Rowatinex; Rowachol; Rowatinex; ***Hung.:*** Rowachol; Rowatinex; ***Irl.:*** Rowachol; Rowatinex; ***Israel:*** Rowachol; Rowatinex; ***Malaysia:*** Rowachol; Rowatinex; ***Mex.:*** Cholex; ***Philipp.:*** Mentopas; Rowachol; Rowatinex; ***Pol.:*** Rowachol; Rowatinex; Terpichol; ***Rus.:*** Rowatinex (Роватинекс); ***Spain:*** Rowachol; Rowanefrin; ***Switz.:*** Rowachol†; ***Thai.:*** Rowachol; Rowatinex; ***UK:*** Rowachol; ***Venez.:*** Rowachol; Rowatinex.

Bornyl Acetate (*USAN*) 乙酸冰片酯

Borneol Acetate; Bornilo, acetato de; Bornylu octan. 1,7,7-Trimethylbicyclo[2.2.1]heptan-2-ol acetate.

Борнилацетат

$C_{12}H_{20}O_2$ = 196.3.
CAS — 76-49-3.

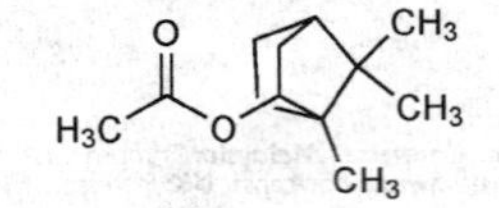

简介

乙酸冰片酯是某些精油的成分。它被用于配制芳香制剂以治疗咳嗽或其他呼吸道疾病以及肌肉骨骼和关节疾病。

制剂

多组分制剂 ***Arg.:*** Jabonacid; ***Chile:*** Expanden; ***Ger.:*** Lindofluid N†; ***Hung.:*** Nozi.

Bromelains (*BAN*, *USAN*, *rINN*) ⊗菠萝蛋白酶

Bromelaiinit; Bromelaína; Bromelaina; Bromelainer; Bromelainy; Bromélaïones; Bromelins; EC 3.4.22.33; Plant Protease Concentrate.

Бромелаины

CAS — 9001-00-7.
ATC — B06AA11.
ATC Vet — QB06AA11.
ATC Herb — HA09AA5001 (Ananas comosus: extract); HD03WX5002 (Ananas comosus: extract).
UNII — U182GP2CF3 (bromelains); F0ZCA6O9QT (fruit bromelain).

单位

蛋白酶的一个活力单位被定义为使用紫外光分光光度法在280nm处，pH值为7，25℃的测定条件下，水解标准的酪蛋白底物，每分钟可引起0.00001的吸光度增加的酶的量。FIP单位也以标准条件下水解酪蛋白底物的速率来定义蛋白酶的活力单位。

活性也使用乳凝单位来解释。

不良反应

菠萝蛋白酶可造成恶心、呕吐和腹泻。有时也会造成子宫不规则出血和月经过多。也有菠萝蛋白酶引起皮肤反应和哮喘等过敏反应的报道。

对呼吸系统的影响 2名哮喘患者在接触菠萝蛋白酶之后出现支气管哮喘的症状[1]。6名对木瓜蛋白酶过敏的患者，有5名的菠萝蛋白酶皮试结果呈阳性，过去还有2名在接受菠萝蛋白酶气管过敏试验时立刻出现了哮喘的症状[2]。

1. Galleguillos F, Rodriguez JC. Asthma caused by bromelin inhalation. *Clin Allergy* 1978; **8:** 21–4.
2. Baur X, Fruhmann G. Allergic reactions, including asthma, to the pineapple protease bromelain following occupational exposure. *Clin Allergy* 1979; **9:** 443–50.

注意事项

在凝血功能障碍或严重肝肾损伤的患者中慎用菠萝蛋白酶。

用途和用法

菠萝蛋白酶是从菠萝（凤梨科）中浓缩提取的蛋白水解酶，它作为辅助用药治疗软组织炎及外伤和手术后引起的水肿。菠萝蛋白酶也用于帮助消化，以及用于治疗Ⅱ、Ⅲ度烧伤。

1. Kane S, Goldberg MJ. Use of bromelain for mild ulcerative colitis. *Ann Intern Med* 2000; **132:** 680.
2. Maurer HR. Bromelain: biochemistry, pharmacology and medical use. *Cell Mol Life Sci* 2001; **58:** 1234–45.

制剂

专利制剂

Chile: Ananase Forte; ***Fr.:*** Extranase; ***Ger.:*** dontisanin; Mucozym; Proteozym; Traumanase; Wobenzym mono; ***Hong Kong:*** Internase; ***Ital.:*** Ananase; ***Port.:*** Ananase; ***Switz.:*** Traumanase; ***Venez.:*** Ananase.

多组分制剂 ***Austral.:*** Bio-Disc†; Digestaid; Discone†; Hernidisc; Prost-1†; Prozyme†; ***Austria:*** Arca-Enzym†; Phlogenzym; Rutozym†; Traumazym†; Wobenzym; ***Braz.:*** Bromelin†; Expectoral†; Monocetin; Plasil Enzimatico; Reumat†; Sintozima; ***Canad.:*** Digest Plus†; Mega Zyme; Multi Enzyme; Multi-Zyme; Wobenzym; ***Cz.:*** Phlogenzym; Wobenzym; ***Ger.:*** Phlogenzym; Wobenzym N; ***Hung.:*** Phlogenzym; Salus Multipretten; ***India:*** Merckenzyme†; ***Indon.:*** Benozym†; Elsazym; ***Ital.:*** Algorex; Flogofort; Flogovis; Flogovis IdroGel; Inflamase; Inflamase IdroGel; Signum; ***Jpn:*** Kimotab; ***Malaysia:*** Enzyme Digest; ***Mex.:*** Phlogenzym; Plasil Enzimatico; Wobenzym; ***Philipp.:*** Lungcaire Plus; ***Port.:*** Bioregime SlimKit†; ***Rus.:*** Phlogenzym (Флогэнзим); Wobenzym (Вобэнзим); ***Singapore:*** Essentials; ***Turk.:*** Ultimate; ***UK:*** BackOsamine; Enzyme Digest; ***Ukr.:*** Phlogenzym (Флогэнзим); Wobenzym (Вобэнзим); ***Venez.:*** Enzima de Lechoza†; Nutizym Compositum; Phlogenzym; Wobenzym N.

Bromides 溴化物

Bromuros.

Бромиды

ATC — N05CM11.
ATC Vet — QN05CM11.

Ammonium Bromide 溴化铵

Ammon. Brom.; Ammonii bromidum; Ammonium Bromatum; Ammonium, bromure d'; Ammoniumbromid; Ammónium-bromid; Ammoniumbromidi; Amonio bromidas; Amonowy bromek; Brometo de Amônio; Bromid amonný.

Бромид Аммония; Бромистый Аммоний

NH_4Br = 97.94.
CAS — 12124-97-9.
UNII — R0JB3224WS.

Pharmacopoeias. In *Eur.* (see p.vii).

Ph. Eur. 6.8（Ammonium Bromide） 白色或类白色的高吸湿性结晶性粉末或无色结晶。在光照和接触空气后会变为黄色。易溶于水；略溶于乙醇。贮藏于密闭容器中。避光。

Potassium Bromide 溴化钾

Brometo de Potássio; Bromid draselný; Bromure de Potassium; Kalii bromidum; Kalio bromidas; Kalium Bromatum; Kaliumbromid; Kálium-bromid; Kaliumbromidi; Pot. Brom.; Potassii Bromidum; Potassium, bromure de; Potasu bromek.

Бромистый Калий

KBr = 119.0.
CAS — 7758-02-3.
UNII — OSD78555ZM.

Pharmacopoeias. In *Eur.* (see p.vii), *Jpn*, *US*, and *Viet.*

Ph. Eur. 6.8（Potassium Bromide） 白色或类白色结晶性粉末或无色结晶。易溶于水和甘油；微溶于乙醇。

USP 33（Potassium Bromide） 白色结晶性粉末或无色，立方状结晶。易溶于水和甘油；微溶于乙醇。

Sodium Bromide 溴化钠

Brometo de Sódio; Bromid sodný; Bromure de Sodium; Natrii bromidum; Natrio bromidas; Natrium Bromatum; Natriumbromid; Nátrium-bromid; Natriumbromidi; Sod. Brom.; Sodii Bromidum; Sodium, bromure de; Sodu bromek.

Бромистый Натрий

NaBr = 102.9.
CAS — 7647-15-6.
UNII — LC1V549NOM.

Pharmacopoeias. In *Eur.* (see p.vii), *Jpn*, *US*, and *Viet.*

Ph. Eur. 6.8（Sodium Bromide） 具有轻微吸湿性的白色或类白色颗粒状粉末，或微小无色透明结晶或不透明的结晶。易溶于水；可溶于乙醇。贮藏于密闭容器中。

USP 33（Sodium Bromide） 白色结晶性粉末或无色立方状结晶。易溶于水；溶于乙醇。

不良反应和注意事项

长时间接触溴化物造成蓄积，可造成溴化物中毒或溴中毒。中毒的症状包括了呕吐、厌食、迷惑、行为障碍、言语不清、记忆力减退、困倦、易激惹、共济失调、震颤、幻觉、躁狂、意识模糊、精神病、木僵、昏迷和其他明显的中枢神经抑制症状。还有报道发生不同类型皮疹及中毒性表皮坏死松解症。急性中毒后死亡的情况还很少见，大量误服后的主要症状为呕吐。

有报道因为其母在怀孕期间服用溴化物，从而造成了新生儿溴化物中毒和先天性缺陷。

哺乳 American Academy of Pediatrics[1]认为溴化物可随母乳进入婴儿体内，有报道哺乳期母亲服用溴化物后婴儿出现了皮疹、虚弱或啼哭消失等情况。甚至暴露于照片冲印室、室内的溴化物也有进入人体并分泌入母乳的潜在危险。

1. American Academy of Pediatrics. The transfer of drugs and other chemicals into human milk. *Pediatrics* 2001; **108:** 776–89. [Retired May 2010] Correction. *ibid.*; 1029. Also available at: http://pediatrics.aappublications.org/cgi/content/full/108/3/776 (accessed 22/07/08)

不良反应的处置

对于急性中毒，应进行催吐和清胃（如果患者不呕吐），同时给予氯化钠静脉滴注。有可能还需同时给予

葡萄糖，并使用呋塞米进行利尿。

对于溴化物慢性中毒，要停用溴化物，此时需要给予氯化钠注射液静脉滴注或将氯化钠溶于足量水中口服。以前对于溴化物慢性中毒一直使用氯化铵，但目前不再推荐这种治疗方法，因为其沉淀产物可造成代谢性酸中毒。利尿药在治疗中也有作用。对于严重的溴化物中毒或常规的治疗不起效的时候，进行血液透析可能会有一定的价值。

药动学

溴化物容易在胃肠道吸收，它们能取代细胞外液中的氯化物，在体内的半衰期为 12 天。溴化物还会分布在乳汁中并且能通过胎盘。

用途和用法

溴化物对中枢神经系统有抑制作用。溴化钙、溴化钾、溴化钠都作为镇静药和抗惊厥药来使用，但已经基本被其他更加有效、毒性更低的药物所替代。溴化铵和溴化锶的用途相似，因为都含有溴仿和稀氢溴酸。溴化物也用于治疗咳嗽的复方制剂。

顺势疗法 氢溴酸以及不同的溴化物已经以下列名称用于顺势疗法药物：

- 氢溴酸：Hydr. ac；
- 溴化铵：Ammonium bromatum；Ammonium bromidum；Amm. brom.；Ammon brom；
- 溴化砷：Arsenicum bromatum；Arsenicum brom；Ars. brom.；
- 溴化镉：Cadmium bromatum；Cadmium brom；Cad. brom.；
- 溴化钙：Calcarea bromata；Calc. bro.；
- 溴化铁：Ferrum bromatum；Ferrum brom；Fer. brom.；
- 溴化钾：Kalium bromatum；Kali bromatum；Kali brom；Kali. br.；
- 溴化钠：Natrum bromatum；Nat. brom.；
- 溴化镭：Radium bromatum；Radium brom；Rad. br.；
- 溴化锌：Zincum bromatum；Zinc brom；Zinc. br.。

制剂

专利制剂

Ger.: Dibro-Be Mono.

多组分制剂 ***Braz.:*** Alergitrat†; Bromidrastina†; Frenotosse; Gotas Nican†; Naquinto†; Xpe SPC†; ***Chile:*** Gotas Nican†; Gruben; Ramistos; ***Fr.:*** Galirene; Sedatif Tiber; Sel D†; ***Ger.:*** Adelheid-Jodquelle, Tolzer; ***Hung.:*** Yam; ***Indon.:*** Thymcal; ***Ital.:*** Fertomcidina-U; ***Pol.:*** Sal Ems Factitium; ***Rus.:*** Valocormid (Валокормид).

顺势疗法制剂 ***Austria:*** Exangina; Hustentropfen Nr 24†; Nervoheel; Valerianaheel; ***Canad.:*** Acne†; Nervita; ***Cz.:*** Sedalia; Spascupreel S; ***Fr.:*** Formule de l'Abbe Chaupitre no 1; Formule de l'Abbe Chaupitre no 91; Quietude; ***Ger.:*** Drufusan N; Exangina N†; Liquidorm N; Mato; Mullersche Tabletten; Roth's RKT Tropfen†; Rowo-Sedaphin 138 (Rowo-138)†; Sedacalman; Sedaphin; Spascupreel; Tonsillopas; ***Neth.:*** Gynaelite; Quietude; ***Switz.:*** Nelsons Noctura; Quietude; ***UK:*** Noctura; ***USA:*** Eczemol.

Bromine 溴

Brom; Brome; Bromium; Bromo; Bromum.

Бром

Br_2 = 159.808.

CAS — 7726-95-6.

UNII — SBV4XY874G.

性状 溴是一种深赤褐色、密度较大的液体。散发强烈刺激性臭的褐色烟雾。

不良反应

溴对眼和黏膜有强烈的刺激性和腐蚀性；如果误服将引起严重的胃肠道反应。直接接触溴可以造成皮肤严重的烧伤，吸入挥发的溴气可引起严重的呼吸道刺激和肺水肿。

不良反应的处置

在误服溴后需要尽快服用牛奶或水，但不推荐洗胃、活性炭吸附、使用吐根以及中和。如果吸入挥发的溴气，需要给予患者吸氧，必要时给予辅助通气。对于喉部水肿和肺水肿是否需要预防性使用皮质激素目前还有争论。溴溅在皮肤和眼时需要立刻清洗，皮肤接触后，使用足量的水至少冲洗 15min；眼部接触后，使用 0.9%的氯化钠水溶液至少冲洗 30min。

用途和用法

溴在工业中被广泛使用。溴以前经常与季铵类化合物形成加合物，用于治疗脚底疣。

制剂

顺势疗法制剂 ***Canad.:*** Roxalia; ***Cz.:*** Homeogene 9; ***Fr.:*** Homeogene 9; ***Hung.:*** Homeogene 9; ***Neth.:*** Homeogene 9; ***Port.:*** Homeogene 9; ***Rus.:*** Valeriana-Plus (Валериана-Плюс); ***Switz.:*** Homeogene 9.

Bryonia 泻根

Brionia; Bryony; Nueza.

Бриония; Переступень

ATC Herb — HA06AB5004 (Bryonia dioica: root).

UNII — T7J046YI2B.

简介

泻根是白泻根或雌雄异株泻根（葫芦科）的根部，在治疗呼吸道感染和炎症性疾病的制剂中常含有这种成分。有报道在食用泻根的果实后，出现中毒症状和死亡的情况。

顺势疗法 泻根已经以下列名称用于顺势疗法药物：Bryonia cretica；Bryonia e radice；Bry. cre.；Bryonia alba；Bry. alba。

制剂

多组分制剂 ***Austral.:*** Cold & Flu Respatona Decongestant Cough Relief†; Cold & Flu Respatona Dry Cough Relief†; Cold and Flu Relief†; Cough Relief†; Joint & Muscle Cream; ***Mex.:*** Reudol; ***Port.:*** Stodal.

顺势疗法制剂 ***Austral.:*** Allergy Relief; Arthritis Relief†; Childrens Cold and Flu Relief; Cold & Flu Respatona Sore Throat Relief†; Colic Relief; Fever & Inflammation Relief†; Joint & Muscle Oral Spray; Respatona Dry Cough & Nasal Congestion; Respatona Sore Throat; Sports Ice Joint & Muscle; Stodal†; ***Austria:*** Aconitum Med Complex†; Aflubin; Grippetropfen Nr 20†; Infludo; Nisylen; Pneumodoron Nr 1; Rhus Med Complex†; Sulfur Med Complex†; Tonsan akut; ***Canad.:*** Aches & Pains; Aloe Complex†; Arnica-Heel Comp; Artis-Heel; Baudry†; Bronkeel; Bryaconeel; Calnor; Comp-Drops 3 Bowel Support; Comp-Drops 5 Expectorant; Constipation L106†; Cou Complex; Echinacea Compositum; Formula DM 210; Formula INF; Homeo-Form C; Homeo-Form G; Homeo-Form ME; Homeoplasmine; Homeovox; Hylagesic APF; Hylands Cough; Hylands Flu; Hylands Formula F; Ivernax; Mandarine†; Menopause; Menopause L122; Nuxil†; Phytotux H; Roxalia; Spigelon; Stodal; Toxex; ***Chile:*** Bioactiv V; Influk; Similibus; ***Cz.:*** Bronchalis-Heel; Gripp Heel; Homeogene 9; Homeovox; Lehnigrip; Stodal; ***Fr.:*** Aconitum Compose; Aloe Compose; Arthro-Drainol; Baudry; Boripharm No 23; Bryonia Opodeldoch; Cholesterolum Complexe No 112; Dolifebril†; Formule de l'Abbe Chaupitre no 1; Formule de l'Abbe Chaupitre no 25; Formule de l'Abbe Chaupitre no 6; Formule de l'Abbe Chaupitre no 88; Hivernum; Homeogene 14; Homeogene 9; Homeogrippe; Homeoplasmine; Homeovox; Infludo; Ipeca Compose; Kalium Muriaticum Complexe No 41; L 107; Lachesis Complexe No 122; Nux Vomica Complexe No 49; Nux Vomica Compose; Pates Pectorales; Pulmo-Drainol; Pulsatilla Complexe No 60; Ranunculus Complexe No 79; Stodal; ***Ger.:*** Allya†; Angibosan†; Arthrokatt; Arthrose-Gastreu R73†; Bronchi-Do; Bronchiselect; Bryorheum; Capillaron Vertigo; Cinaebosan†; Echi-bosan†; Echinacin akut; Entzundungstropfen; Eupatorium N Oligoplex; Ferrum phosphoricum comp; G1-Injektopas; Genu-cyl L Ho-Len-Complex; Girha "Schuh"†; Gripp-Heel; Grippe-Gastreu S R6; Hevertnier Complex†; Hevertotox; Hewerheum N; Infekt 1-Injektopas N; Infi-Echinacea†; Infigripp; Infludo; JuBronchan C†; JuGrippan S†; Jutussin; Lowe-Komplex Nr 6†; Mato; Nisylen; Nux Vomica N Oligoplex; Pascoe-Agil HOM; Pascoleucyn; PCF N†; Pneumodoron 1; Pulmo-cyl Ho-Len-Complex; Pyrogenium; Restructa SN†; Rheucostan R; Rheuma Echtroplex†; Rheuma-Hevert; Rheuma-Pasc; Rheumaselect; Rheumeda; Rheumodoron 1; Rhus toxicodendron N Oligoplex; Roth's Ropulmin†; Salicort-R†; Schworotox; toxi-loges; Toxiselect; Traumakatt; Tussistin; Tussistin N; Viro-Do†; ***Hung.:*** Homeogene 9; Homeovox; Stodal; ***Port.:*** Homeogene 9; Homeoplasmine; Homeovox; ***Rus.:*** Aflubin (Афлубин); Homeovox (Гомеовокс); Influcid (Инфлюцид); Stodal (Стодаль); Tonsan-Akut (Тонзан-акут); ***S.Afr.:*** Ferrum Phos Comp†; Gripp-Heel; Infludo†; Pneumodoron 1†; ***Switz.:*** Infludo; Regenaplex Nr. 35b; Regenaplex Nr. 50b; ***UK:*** Sootha; ***Ukr.:*** Echinacea Comositum S (Эхинацея Композитум С)†; Influcid (Инфлюцид).

Buchu 布枯

Barosma; Bucco; Buchú; Buchu Leaves; Diosma; Folia Bucco; Hojas de buchú.

Бучу

CAS — 68650-46-4 (buchu leaf oil).

ATC Herb — HG04BW5002 (Agathosma betulina: leaf); HJ01WB5001 (Agathosma betulina: leaf).

UNII — 369DDH39Z0 (Agathosma betulina leaf); KOS935A04V (buchu leaves extract).

Pharmacopoeias. In *Fr.*, which allows the dried leaves of *Agathosma betulina* (short or round buchu), *A. crenulata* (oval buchu), and *A. serratifolia* (long buchu).

简介

布枯是矮布枯或圆布枯［*Agathosma betulina*（*Barosma betulina*）（芸香科）］干燥的树叶，具有轻微的利尿和尿道防腐作用，常用于治疗泌尿系统疾病的复方制剂。椭圆布枯或长布枯，是 *Agathosma crenulata*（*B. crenulata*）的叶子，也常被使用。长布枯的名字也被用来指 *A. serratifolia*（*B. serratifolia*）·*A. serratifolia* 的叶子也作药用。

布枯叶油通常从 *A. betulina* 中提取，布枯有时用于芳香疗法，但目前已经很少使用。

顺势疗法 布枯已经以下列名称用于顺势疗法药物：Barosma；Brosma crenata；Bar. cren.；Barosma serratifolia；Bar. ser。

1. Moolla A, Viljoen AM. 'Buchu'–*Agathosma betulina* and *Agathosma crenulata* (Rutaceae): a review. *J Ethnopharmacol* 2008; **119:** 413–19.

制剂

多组分制剂 ***Austral.:*** Althaea Complex†; Cranberry Complex; Cranbiotic Super†; De Witts New Pills; Extralife Uri-Care†; Fluid Loss†; Medinat PMT-Eze†; PMS Support†; Serenoa Complex†; Urinase†; Uva-Ursi Complex†; ***Canad.:*** Bio Renal; Cellutex; Diurenat; Diuretic Tablets; Hepaflor; Herbal Diretic; Herbal Diuretic; Herbal Laxative plus Yogurt; Stomach Ease; ***Cz.:*** Epilobin; ***Fr.:*** Phytemag; Urophytum; ***NZ:*** De Witts Pills†; ***S.Afr.:*** Borstol Cough Remedy†; Doans Backache Pills†; ***Switz.:*** Heparfelien†; Urinex; ***UK:*** Antitis; Backache; Backache Relief; De Witt's K & B Pills; Diuretabs; HRI Water Balance; Kas-Bah; Skin Eruptions Mixture; Watershed.

顺势疗法制剂 ***Austria:*** Berberis Cosmoplex; ***Ger.:*** Cysto Hevert; Nieren-Elixier ST†.

Bucillamine (*rINN*) 布西拉明

Bucilamina; Bucillaminum; DE-019; SA-96; Tiobutarit. *N*-(2-Mercapto-2-methylpropionyl)-L-cysteine.

Буциламин

$C_7H_{13}NO_3S_2$ = 223.3.

CAS — 65002-17-7.

ATC — M01CC02.

ATC Vet — QM01CC02.

UNII — R80LRA5WTF.

Pharmacopoeias. In *Jpn.*

简介

布西拉明与青霉胺（第1398页）化学结构相似，据报道是一种免疫调节药，用于治疗风湿性关节炎。

不良反应 布西拉明可引起皮肤病[1]、肾病[2,3]和肺部疾病[4]。

1. Ogata K, *et al.* Drug-induced pemphigus foliaceus with features of pemphigus vulgaris. *Br J Dermatol* 2001; **144:** 421–2.
2. Nagahama K, *et al.* Bucillamine induces membranous glomerulonephritis. *Am J Kidney Dis* 2002; **39:** 706–12.
3. Hoshino J, *et al.* Outcome and treatment of bucillamine-induced nephropathy. *Nephron Clin Pract* 2006; **104:** c15–c19.
4. Saito Y, *et al.* A case of bucillamine-induced interstitial pneumonia with positive lymphocyte stimulation test for bucillamine using bronchoalveolar lavage lymphocytes. *Intern Med* 2007; **46:** 1739–43.

制剂

专利制剂

Jpn: Rimatil.

Buckwheat 荞麦

Blé Noir; Boekweit; Boveteört (aerial parts); Buchweizen; Fagopyri Herba (aerial parts); Grano Turco; Grikių žolė (aerial parts); Pohanková nat' (aerial parts); Sarrasin; Sarrasin Commun; Viljatatar (aerial parts); Ziele gryki.

Гречиха Обыкновенная

ATC Herb — HC05CW5003 (Fagopyrum esculentum: herb).

UNII — N0Y68724R3 (Fagopyrum esculentum grain); B10M69172N (Fagopyrum esculentum).

Pharmacopoeias. In *Eur.* (see p.vii).

Ph. Eur. 6.8（Buckwheat Herb；Fagopyri Herba） 荞麦属（*Fagopyrum esculentum*）全草或收割地上部分。以干品计算，芸香苷含量不低于 4.0%。避光。

简介

荞麦属（蓼科）植物荞麦地上部分，包含在草药制剂（含有荞麦）中用于治疗慢性静脉功能不全。

荞麦含有黄酮类化合物，是芦丁（见第2236页）的一个来源。

顺势疗法 荞麦已经以下列名称用于顺势疗法药物：Fagopyrum；Fagopyrum esculentum；Fago. esc。

制剂

专利制剂 ***Ger.:*** Fagorutin Buchweizen.

多组分制剂 ***Fr.:*** Flebior†; ***Ger.:*** Fagorutin Buchweizen; ***Pol.:*** Betasol; Fitoven.

顺势疗法制剂 ***Austria:*** Globuli gegen Sonnenallergie; ***Ger.:*** Muco-cyl Ho-Len-Complex; Schleimhaut-Komplex Ho-Fu-Complex.

Bucladesine Sodium (*rINNM*) **布拉地新钠**

Bucladesina sódica; Bucladésine Sodique; DBcAMP (bucladesine); Dibutyryl Cyclic AMP Sodium; DT-5621 (bucladesine); Natrii Bucladesinum. *N*-(9-β-D-Ribofuranosyl-9*H*-purin-6-yl)butyramide cyclic 3′,5′-(hydrogen phosphate) 2′-butyrate sodium.

Натрий Букладезин

$C_{18}H_{24}N_5O_8PNa$ = 492.4.

CAS — 362-74-3 (bucladesine); 16980-89-5 (bucladesine sodium).

ATC — C01CE04.

ATC Vet — QC01CE04.

UNII — 4DZN2C97A7.

(bucladesine)

简介

据报道布拉地新钠静脉注射有强心的作用。已外用于治疗压疮。

Bufotenine 蟾蜍特宁

Bufotenin; Bufotenina; *NN*-Dimethylserotonin; 5-Hydroxy-*NN*-dimethyltryptamine; Mappine. 3-(2-Dimethylaminoethyl)indol-5-ol.

Буфотенин

$C_{12}H_{16}N_2O$ = 204.3.

CAS — 487-93-4.

简介

蟾蜍特宁是一种吲哚生物碱，从 *Piptadenia peregrina* 的种子和树叶中提取，柯呼拉（一种可引起幻觉的嗅剂）就是用它配制的。蟾蜍特宁最先是从蟾蜍（蟾蜍属）的皮腺中提取出来的。之后也从伞形毒菌（伞菌科）中提取出了这种物质。蟾蜍特宁具有 5-羟色胺能，据报道有引起幻觉的作用。蟾蜍特宁不用于治疗疾病。

Buphenine Hydrochloride (*BANM*, *rINNM*) ⊗**盐酸布酚宁**

Buphénine, Chlorhydrate de; Buphenini Hydrochloridum; Hidrocloruro de bufenina; Nylidrin Hydrochloride; Nylidrinium Chloride. 1-(4-Hydroxyphenyl)-2-(1-methyl-3-phenylpropylamino)-propan-1-ol hydrochloride.

Буфенина Гидрохлорид

$C_{19}H_{25}NO_2,HCl$ = 335.9.

CAS — 447-41-6 (buphenine); 849-55-8 (buphenine hydrochloride).

ATC — C04AA02; G02CA02.

ATC Vet — QC04AA02; QG02CA02.

UNII — EC69E3PW7E.

(buphenine)

不良反应和注意事项

参见拟交感神经能药，第1351页；布酚宁主要具有β受体激动作用。

用途和用法

布酚宁通过激动β-肾上腺受体，产生外周血管舒张作用，对动脉和骨骼肌小动脉产生直接作用。

布酚宁用于治疗外周血管病和脑血管病。盐酸布酚宁日剂量范围12～48mg，分3～4次口服给予。同时它也用于治疗鼻炎和鼻充血的制剂中。

静脉输注盐酸布酚宁一直被用于治疗早产。口服的盐酸布酚宁也是预防性抑制分娩的。

制剂

专利制剂

Austria: Dilatol†; ***Canad.:*** Arlidin; ***India:*** Arlidin; ***Mex.:*** Arlidin; Nilken; ***Switz.:*** Tocodrine†.

多组分制剂 ***Austria:*** Arbid†; Dilaescol†; Dilatol-Chinin†; Opino; Tropoderm†; ***Fr.:*** Phlebogel; ***Gr.:*** Opino; ***Indon.:*** Opino†; ***Mex.:*** Flumil; ***Switz.:*** Arbid; Visaline.

Burnet 地榆

Garden Burnet; Greater Burnet; Pimpinela mayor; Salad Burnet; Sanguisorba.

Кровохлёбка

UNII — 4NYV2HT01X (burnet extract).

注：与地榆虎耳草科（Burnet Saxifrage）区分（见下文）。

Pharmacopoeias. In *Chin.* and *Eur.* (see p.vii).

Ph. Eur. 6.8（Sanguisorba Root） 地榆除去根后的全部或部分干燥地下部分。不定根长5～25cm，直径最大2cm。按干燥品计，以联苯三酚（$C_6H_6O_3$＝126.1）表示，它包含至少5.0%的鞣酸。

简介

地榆为蔷薇科植物地榆和长叶地榆的根，具有抗出血和收敛作用。内服治疗月经过多和胃肠道疾病，外用治疗湿疹、烧伤和其他皮肤病。

地榆也用作动物饲料或作为蔬菜沙拉食用，是制作啤酒的原料之一。

顺势疗法 地榆已经以下列名称用于顺势疗法药物：Sanguisorba officinalis。

制剂

多组分制剂 ***Canad.:*** Swiss Herb Cough Drops; ***Cz.:*** Tormentan; ***Indon.:*** Ambevent†.

顺势疗法制剂 ***Fr.:*** Cetraria Complexe No 61; Geranium Complexe No 108; ***Ger.:*** Sanguisorbis N†.

Burnet Saxifrage 虎耳草科地榆

Bibernell; Boucage; Pimpinella.

Бедренец Камнеломковый (*Pimpinella saxifraga*)

ATC Herb — HA01WA5003 (Pimpinella major: root); HR05WA5034 (Pimpinella major: herb); HR05WA5037 (Pimpinella saxifraga: root); HJ01WB5011 (Pimpinella saxifraga: root); HA03AW5050 (Pimpinella saxifraga: root); HA01WA5004 (Pimpinella saxifraga: root); HR05WA5036 (Pimpinella saxifraga: herb); HC05BW5003 (Pimpinella major: herb); HC05BW5004 (Pimpinella saxifraga: herb); HA09WX5001 (Pimpinella major: herb); HA09WX5002 (Pimpinella saxifraga: herb); HR05WA5035 (Pimpinella major: root); HJ01WB5010 (Pimpinella major: root); HA03AW5049 (Pimpinella major: root).

UNII — 8O53J9196C (Pimpinella); 5Y05905N7G (Pimpinella saxifraga).

注：与上述的地榆区分（见上文）。

简介

虎耳草科植物地榆（*Pimpinella Saxifraga*）、或较大地榆（*saxifrage*，*P. major*）的根部，已被包含在草药制剂中用于治疗咳嗽和轻度上呼吸道疾病。

制剂

多组分制剂 ***Arg.:*** Expectosan Hierbas y Miel; ***Canad.:*** Honey Herb Cough Drops; Original Herb Cough Drops; ***Cz.:*** Bronchicum Elixir†; Bronchicum Hustensirup†; ***Ger.:*** Cefabronchin; ***Neth.:*** Bronchicum; ***Pol.:*** Bronchicum Eliksir; ***Spain:*** Himelan†; Natusor Aerofane†; Natusor Astringel†; Regamint†; ***Switz.:*** Kernosan Elixir; Kernosan Heidelberger Poudre; Makaphyt Gouttes antitussives.

Butcher's Broom 假叶树

Box Holly; Dygiųjų pelžiedžių šakniastiebiai; Kłącze ruszczyka; Listnatcový kořen; Petit houx; Rautamyrtinjuurakko; Rusci Radix; Rusci rhizoma; Stickmyrtenrot.

Иглица Шиповатая (*Ruscus aculeatus*)

ATC Herb — HC05AW5006 (Ruscus aculeatus: rhizome); HC05BW5005 (Ruscus aculeatus: rhizome).

UNII — ZW12V9511Q.

Pharmacopoeias. In *Eur.* (see p.vii).

Ph. Eur. 6.8（Butcher's Broom; Rusci Rhizoma） 假叶树（*Ruscus aculeatus*）地下完整干燥的部分。以干燥品计，并以鲁斯可皂苷元的形式表示［为新鲁斯皂苷元（$C_{27}H_{40}O_4$＝428.6）和鲁斯皂苷元的混合物］，它包含至少1.0%的皂苷元。避光。

简介

假叶树干燥的茎和根用在治疗慢性静脉功能不全和痔疮的草药制剂中。它含有包括鲁斯可皂苷元在内的甾体皂苷（见第2324页），这些皂苷与假叶树有相似的作用。假叶树的剂量可以总鲁斯皂苷元的形式表示。

1. Anonymous. *Ruscus aculeatus* (butcher's broom). *Altern Med Rev* 2001; **6:** 608–12.

制剂

专利制剂

Chile: Venoserin; ***Ger.:*** Cefadyn; Duoform Novo†; Fagorutin Ruscus; Phlebodril mono; Venelbin ruscus†; Venobiase mono†; ***Ukr.:*** Cyclo 3 Fort (Цикло 3 Форт).

多组分制剂 ***Arg.:*** Cellasene Gold; Celu-Atlas; CVP Cellulite; CVP Flebo; Cyclo 3; Fiblast; Venart; Venart Crema; Venidium; ***Austral.:*** Cirflo†; Extralife Leg-Care†; Proflo†; ***Austria:*** Phlebodril†; ***Chile:*** Anastim; ***Cz.:*** Cyclo 3 Fort; ***Fr.:*** Avene Antirougeurs; Bicirkan; Cirkan†; Climaxol; Creme au Melilot Composee; Cyclo 3; Cyclo 3 Fort; Evarose; Veinobiase; ***Ger.:*** Phlebodril; Phlebodril N†; Venobiase†; ***Gr.:*** Cyclo 3 Forte; ***Indon.:*** Venos; ***Ital.:*** Angiorex Complex; Capill Venogel; Dermoprolyn†; Flebolider; ***Mex.:*** Fabroven; ***Pol.:*** Cyclo 3 Fort; ***Port.:*** Creme Laser Hidrante; Cyclo 3; ***Rus.:*** Cyclo 3 (Цикло 3); Cyclo 3 Fort (Цикло-3 Форт); ***Singapore:*** Cyclo 3; Cyclo 3 Fort; ***Spain:*** Fabroven; Ruscimel†; Venofit†; ***Switz.:*** Phlebodril; Phlebodril N; Silence; Veino-Gouttes-N†; ***Thai.:*** Cyclo 3 Fort.

Butinoline Phosphate (*rINNM*) **磷酸布替诺林**

Butinoline, Phosphate de; Butinolini Phosphas; Fosfato de butinolina. 1,1-Diphenyl-4-pyrrolidino-1′-yl but-2-yn-l-ol phosphate.

Бутинолина Фосфат

$C_{20}H_{21}NO,H_3PO_4$ = 389.4.

CAS — 968-63-8 (butinoline); 54118-66-0 (butinoline phosphate).

UNII — EB2657YYBG.

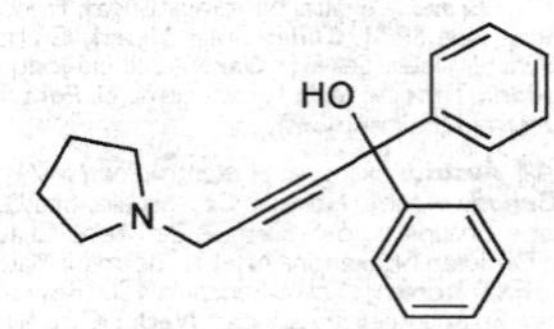

(butinoline)

简介

磷酸布替诺林是一种解痉药，常用于治疗胃肠道疾病的制剂。

制剂

多组分制剂 ***Austria:*** Spasmo-Solugastril†.

Butterbur 蜂斗菜

Белокопытник

ATC Herb — HN02CW5003 (Petasites hybridus: leaf); HR03WX5007 (Petasites hybridus: leaf); HA03WX5005 (Petasites hybridus: rhizome); HG02WB5005 (Petasites hybridus: leaf); HG04BX5001 (Petasites hybridus: rhizome); HA03WX5004 (Petasites hybridus: leaf); HN02CW5004 (Petasites hybridus: rhizome); HR03WX5008 (Petasites hybridus: rhizome).

简介

蜂斗菜，*Petasites hybridus*（*P. officinalis*）（Astera-ceae）的叶和根具有止痉挛和抗炎的作用，其制剂可以治疗多种疾病，包括胃肠道疾病、呼吸道疾病和偏头痛。

1. Schapowal A. Randomised controlled trial of butterbur and cetirizine for treating seasonal allergic rhinitis. *BMJ* 2002; **324:** 144–6.
2. Lee DK, *et al.* Butterbur, a herbal remedy, attenuates adenosine monophosphate induced nasal responsiveness in seasonal allergic rhinitis. *Clin Exp Allergy* 2003; **33:** 882–6.
3. Diener HC, *et al.* The first placebo-controlled trial of a special

butterbur root extract for the prevention of migraine: reanalysis of efficacy criteria. *Eur Neurol* 2004; **51:** 89–97.
4. Jackson CM, *et al.* The effects of butterbur on the histamine and allergen cutaneous response. *Ann Allergy Asthma Immunol* 2004; **92:** 250–4.
5. Lipton RB, *et al.* Petasites hybridus root (butterbur) is an effective preventive treatment for migraine. *Neurology* 2004; **63:** 2240–4.
6. Pothmann R, Danesch U. Migraine prevention in children and adolescents: results of an open study with a special butterbur root extract. *Headache* 2005; **45:** 196–203.
7. Giles M, *et al.* Butterbur: an evidence-based systematic review by the Natural Standard Research Collaboration. *J Herb Pharmacother* 2005; **5:** 119–43.
8. Käufeler R, *et al.* Efficacy and safety of butterbur herbal extract Ze 339 in seasonal allergic rhinitis: postmarketing surveillance study. *Adv Therapy* 2006; **23:** 373–84.
9. Agosti R, *et al.* Effectiveness of Petasites hybridus preparations in the prophylaxis of migraine: a systematic review. *Phytomedicine* 2006; **13:** 743–6.
10. Sadler C, *et al.* American Academy of Pediatrics Provisional Section on Complementary, Holistic, and Integrative Medicine. Complementary, holistic, and integrative medicine: butterbur. *Pediatr Rev* 2007; **28:** 235–8. Correction [dose error]. *ibid.*; 385.

制剂

专利制剂

Ger.: Petadolex; Petaforce V†; ***Switz.:*** DoloMed†; Petadolor†; Pollivita; Tesalin N.

多组分制剂 ***Switz.:*** Dragees aux figues avec du sene; Dragees pour la detente nerveuse; Relaxane; Valverde Constipation dragees; Valverde Detente dragees; Wala Pulmonium suc contre la toux.

顺势疗法制剂 ***Fr.:*** Kalium Muriaticum Complexe No 41; Santalum Complexe No 30; ***Ger.:*** Colchicum comp†.

Butternut 白胡桃

Butternussbaum (Butternußbaum); Juglans; Lemon Walnut; Nogal Ceniciento; Noyer Cendré; Oil Nut; White Walnut.

注：与英国胡桃（第 2360 页）和黑胡桃（第 2360 页）区分。名称“Juglans”，也用英国胡桃。

简介

白胡桃［*Juglans cinerea*（*J. cathartica*；*J. oblonga*；*Wallia cinerea*），胡桃科］的树内皮或根内皮，据报道有刺激性泻药作用。白胡桃被包括在草药制剂中用于治疗胃肠道疾病和胆道疾病，还用于治疗皮肤疾病。

顺势疗法 白胡桃已经以下名称用于顺势疗法药物：Juglans cinerea；Juglans cin。

制剂

多组分制剂 ***Austral.:*** Colax†; ***Canad.:*** Milk Thistle Extract Formula†; Para Gard; ***UK:*** Adios; Boldex.

顺势疗法制剂 ***Fr.:*** Agnus Castus Complexe No 2; Cistus Canadensis Complexe No 86; ***Ger.:*** Cholo 2-injektopas; Relivora Komplex.

Butyl Nitrite 亚硝酸丁酯

n-Butyl Nitrite; Nitrito de butilo; Nitrous Acid Butyl Ester.

Бутилнитрит

$C_4H_9NO_2$ = 103.1.

CAS — 544-16-1.

H_3C O N O

俗名 下列术语已被作为不同形式的亚硝酸丁酯的“俗名”（见第vii页）或俚语：Blot；Climax；Locker room；Poppers；Rush；Snappers；Video head cleaner。

简介

亚硝酸丁酯不用作药品，但与其他挥发性亚硝酸盐一样，因为具有血管舒张作用而且吸入后人体会产生一系列的反应，所以常被滥用（见**亚硝酸异戊酯**项下的滥用，第1380页）。

Cadmium 镉

Cadmio; Kadm; Kadmium.

Кадмий

Cd = 112.411.

CAS — 7440-43-9.

UNII — 00BH33GNGH.

Cadmium Sulfate 硫酸镉

Cadmii sulfas; Cadmium, sulfate de; Kadmiumsulfaatti; Kadmiumsulfat; Kadmu siarczan.

$CdSO_4$ = 208.5.

CAS — 10124-36-4.

UNII — 947UNF3Z6O.

Pharmacopoeias. *Eur.* (see p.vii) includes a form for homoeopathic preparations.

Ph. Eur. 6. 8（Cadmium Sulphate Hydrate for Homoeopathic Preparations；Cadmii Sulfas Hydricus ad Praeparationes Homoeopathicas） 白色或类白色的结晶性粉末。易溶于水；几乎不溶于乙醇。

简介

镉在许多制造工艺中被使用，所以镉中毒是公认的工业危害。在焊接过程中吸入镉烟尘 12～36h 后才会出现中毒的症状。中毒症状包括呼吸窘迫以及由此引起的肺水肿。摄入镉或镉盐还可以引起严重的胃肠道反应。镉具有很长的生物半衰期并可在身体组织中蓄积，特别是在肝脏和肾脏。在急性摄入镉之后给予依地酸钙钠解毒治疗，但对于镉中毒通常不推荐螯合疗法。对于镉慢性中毒的治疗，螯合剂并不能加快镉的排泄，使用二巯丙醇反而可能会加重镉中毒，所以应该避免使用。人长期暴露于镉可导致进展性肾功能损害和其他的作用（见下文）。

硫化镉在一些国家一直作为治疗皮肤和头皮疾病的外用药来使用。一些治疗眼发炎的制剂中也含有硫化镉。

顺势疗法 镉和一些含镉化合物已经以下列名称用于顺势疗法药物：

- Cadmium metallicum；Cadmium met；Cad. met；
- 氯化镉：Cadmium muriaticum；Cadmium mur；
- 碘化镉：Cadmium iodatum；Cadmium iod；
- 硫酸镉：Cadmium sulfuricum；Cadmium sulphuricum；Cad. sul；
- 硫化镉：Cadmium sulphuratum；Cad. sulph。

其他含镉化合物用于顺势疗法药物见**溴化钠**项下的**溴化镉**，第2195页。

不良反应 镉引起的中毒有相应的综述[1]。因环境和职业因素暴露于镉的人，会发生肾功能衰竭[2~5]，通过减少暴露于镉，可以逆转由镉中毒引起的肾功能衰竭[6]。同时，这些暴露于镉的人还可能发生骨密度降低[7]。由于在工作环境中接触镉或服毒引起死亡的也有报道[8,9]。对 77 名在工作环境中暴露于镉的工人进行的调查指出，镉对这些工人睾丸内分泌功能没有影响[3]。

有报道暴露于高浓度的镉可以增加前列腺癌发病的概率，但这一论点尚未得出最后的结论[10]。暴露于镉与肺癌之间可能也有关系，但由于多种有害因素均可引起肺癌（如吸烟），所以对于镉是否引起肺癌很难定论。

1. Fielder RJ, Dale EA. Cadmium and its compounds. *Toxicity Review 7.* London: HMSO, 1983.
2. Buchet JP, *et al.* Renal effects of cadmium body burden of the general population. *Lancet* 1990; **336:** 699–702. Correction. *ibid.* 1991; **337:** 1554.
3. Mason HJ. Occupational cadmium exposure and testicular endocrine function. *Hum Exp Toxicol* 1990; **9:** 91–4.
4. Cai S, *et al.* Renal dysfunction from cadmium contamination of irrigation water: dose-response analysis in a Chinese population. *Bull WHO* 1998; **76:** 153–9.
5. Satarug S, *et al.* Safe levels of cadmium intake to prevent renal toxicity in human subjects. *Br J Nutr* 2000; **84:** 791–802.
6. Hotz P, *et al.* Renal effects of low-level environmental cadmium exposure: 5-year follow-up of a subcohort from the Cadmibel study. *Lancet* 1999; **354:** 1508–13.
7. Staessen JA, *et al.* Environmental exposure to cadmium, forearm bone density, and risk of fractures: prospective population study. *Lancet* 1999; **353:** 1140–44.
8. Taylor A, *et al.* Poisoning with cadmium fumes after smelting lead. *BMJ* 1984; **288:** 1270–1.
9. Buckler HM, *et al.* Self poisoning with oral cadmium chloride. *BMJ* 1986; **292:** 1559–60. Correction. *ibid.*; **293:** 236.
10. Bell GM. Carcinogenicity of cadmium and its compounds. *Toxicity Review 24.* London: HMSO, 1991.

制剂

专利制剂

Spain: Biocadmio.

顺势疗法制剂 ***Fr.:*** Conium Complexe No 36; ***Ger.:*** Rufebran gastro.

Cajuput Oil 玉树油

Cajeput Oil; Cajuput Essence; Cayeput, aceite esencial de; Esencia de cayeput; Oleum Cajuputi.

Каепутовое Масло

UNII — J3TO6BUQ37.

注：不要与桉树脑（第 2210 页）混淆，有相似的同义词“Cajupetol”和“cayeputol”。

简介

玉树油是从白千层属植物玉树（*M. leucadendron*）（桃金娘科）的新鲜树叶和树枝中蒸馏提取的。含有桉叶脑（第2210页）。玉树油作为一种兴奋剂和治疗风湿病的发赤药外用。它也与其他几种挥发性液体配制成用于缓解呼吸道疾病和鼻充血的制剂。也用于芳香疗法。

制剂

多组分制剂 ***Austral.:*** Goanna Heat Cream; Methyl Salicylate Ointment Compound†; Tiger Balm Oil; Tiger Balm Red; Tiger Balm White; ***Austria:*** Babix; Tiger Balsam Rot; ***Belg.:*** Olbas; ***Canad.:*** External Anti-Pain Oil; Penetrating Rub; Tiger Balm Arthritis Rub; Tiger Balm Red; Tiger Balm Ultra†; Tiger Balm White; Youngflex Massage 168; ***Cz.:*** Tiger Balm Rot†; ***Fr.:*** Vegebom†; ***Ger.:*** Liniplant; Nasenbalsam†; Olbas; ***Gr.:*** Tiger Balm; ***Hong Kong:*** BF-Analgesic Balm; Vida Salirub†; ***Hung.:*** Tiger Balm Red; Tiger Balm White; ***India:*** Flexi-muv†; ***Indon.:*** Balsam Sakti†; Minyak Telon Cap Tiga Anak†; Minyak Telon†; Telon 3 Anak; ***Irl.:*** Olbas; Tiger Balm Red; Tiger Balm White; ***Israel:*** Tiger Balm Red; Tiger Balm White; ***Neth.:*** Olbas; ***Philipp.:*** Begesic; ***Pol.:*** Argol Rheuma; Olbas; ***S.Afr.:*** Muscle Rub†; ***Singapore:*** Begesic; ***Switz.:*** Frigoplasma†; Novital; Olbas; Wala Baume nasal; ***Thai.:*** Dexalin Balm; Hot Ize; Olympic Balm†; ***UK:*** Bells Muscle Rub; Olbas; Olbas for Children; Soothol; Tiger Balm; Vadarex; ***USA:*** Tiger Balm.

Calamus 羽根

Acore Vrai; Ácoro aromático; Ácoro verdadero; Cálamo aromático; Calamus Rhizome; Kalmus; Sweet Flag Root.

Аир Обыкновенный (*Acorus calamus*)

CAS — 8015-79-0 (calamus oil).

ATC Herb — HA03AW5002 (Acorus calamus: rhizome).

UNII — XY1K7KIQ0F (Acorus calamus).

Pharmacopoeias. In *Chin.* and *Swiss.*

简介

羽根是白菖蒲 *Acorus calamus*（菖蒲属）干燥的根茎，用作苦味药和祛风药；它是羽根油的原料，羽根油可以用来调配香水。美国 FDA 禁止将羽根作为食物或食物添加剂；有报道这种油（Jammu variety）是一种致癌物。

顺势疗法 羽根已经以下列名称用于顺势疗法药物：Calamus aromaticus；Acorus calamus。

1. Björnstad K, *et al.* Bioanalytical investigation of asarone in connection with Acorus calamus oil intoxications. *J Anal Toxicol* 2009; **33:** 604–9.

制剂

专利制剂

Cz.: Koren Puskvorce†.

多组分制剂 ***Austria:*** Abdomilon N; Pervivo; ***Canad.:*** Gallexier; ***Cz.:*** Abdomilon†; Dr Theiss Schwedenbitter; Eugastrin†; Original Schwedenbitter; Stomaran; ***Fr.:*** Jouvence de l'Abbe Soury; ***Ger.:*** Abdomilon N; ventri-loges N; ***Hung.:*** Bano Svedkeseru; Bittner; ***Israel:*** Rekiv; ***Pol.:*** Dentosept A; Gastro†; Krople Zoladkowe; Pervivo†; Seboren; ***Port.:*** Cholagutt†; ***Rus.:*** Original Grosser Bittner Balsam (Оригинальный Большой Бальзам Биттнера); Vicair (Викаир); Vicalin (Викалин); ***Switz.:*** Kernosan 26; Kernosan Elixir; Tisane pour l'estomac; Urinex; ***UK:*** Pegina; ***Ukr.:*** Swedish Bitters Dr Theiss (Шведская Др Тайсс).

顺势疗法制剂 ***Fr.:*** Carominthe; ***Ger.:*** Bolus alba comp†; Infi-Symphytum†.

Calcium Carbimide（*rINN*）氰胺钙

Calcii Carbimidum; Calcium Cyanamide; Carbimida cálcica; Carbimide Calcique; Cyanamide.

Кальция Карбимид

$CCaN_2$ = 80.1.

CAS — 156-62-7 (calcium carbimide); 8013-88-5 (citrated calcium carbimide).

ATC — N07BB02.

ATC Vet — QN07BB02; QV03AA02.

UNII — ZLR270912W.

$N\equiv\!\!-N=Ca$

注：氨基氰（cyanamide）也用于命名碳酰亚胺。碳酰亚胺在兽医学中使用。

简介

氰胺钙与双硫仑（第2226页）具有相似的功效和用途。它是一种忌避剂，作为辅助用药治疗慢性酒精中毒（见**戒酒和戒瘾**，第1551页），可引起饮酒患者双硫仑样反应（见第2226页）。口服给药，每次最大剂量 60mg，每日 2 次。枸橼酸氰胺钙与氰胺钙作用相似。

制剂

专利制剂

Austria: Colme; ***Rus.:*** Colme (Колме); ***Spain:*** Colme.

Calcium Dihydrogen Phosphate 二磷酸四氢钙

Acid Calcium Phosphate; Calcium Dihydrogenphosphoricum; E341; Fosfato monocálcico; Monobasic Calcium Phosphate; Monobasic Calcium Phosphate, Monohydrate; Monocalcium Phosphate. Calcium tetrahydrogen diorthophosphate monohydrate.

Кальция Дигидрофосфат
$Ca(H_2PO_4)_2,H_2O$ = 252.1.
CAS — 7758-23-8 (anhydrous calcium dihydrogen phosphate).
UNII — 701EKV9RMN (anhydrous calcium dihydrogen phosphate); 0N4E6L5449 (calcium dihydrogen phosphate monohydrate).

Pharmacopoeias. In *Jpn* and *Swiss.*

简介

二磷酸四氢钙用作肥料。还用作发酵粉和面粉的抗氧化剂，也作为钙源用于某些补充矿物质的药物。

制剂

多组分制剂 ***Austral.:*** Hypol†; ***Fr.:*** Phosphoneuros; ***Ukr.:*** Pregnavit (Пренавит).

Calcium Dobesilate (*rINN*) 羟苯磺酸钙

Calcii dobesilas; Calcium, dobésilate de; Calcium Doxybenzylate; CLS-2210; Dobesilan vápenatý; Dobésilate de Calcium; Dobesilato de calcio; 205E; Kalcio dobesilatas; Kalciumdobesilat; Kalcium-dobezilát; Kalsiumdobesilaatti; Kalsiyum Dobesilat. Calcium 2,5-dihydroxybenzenesulphonate.
Кальция Добезилат
$C_{12}H_{10}CaO_{10}S_2$ = 418.4.
CAS — 88-46-0 (dobesilic acid); 20123-80-2 (calcium dobesilate).
ATC — C05BX01.
ATC Vet — QC05BX01.

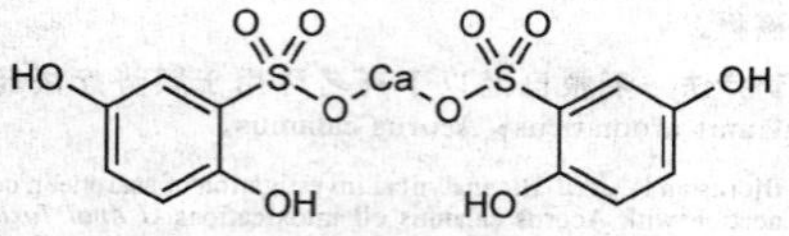

Pharmacopoeias. In *Eur.* (see p.vii) which specifies the monohydrate.

Ph. Eur. 6.8 (Calcium Dobesilate Monohydrate) 白色或类白色的吸湿性粉末。极易溶于水；易溶于无水乙醇；几乎不溶于二氯甲烷；极微溶于异丙醇。其10%水溶液的pH值为4.5～6.0。贮藏于密闭容器中。避光。

简介

羟苯磺酸钙具有降低毛细血管通透性的作用，用于多种外周循环系统疾病，包括糖尿病性视网膜病和痔疮（第1619页）。在使用羟苯磺酸钙的过程中会出现胃肠功能紊乱，并且有报道使用后出现超敏反应。

羟苯磺酸钙口服给药，通常的剂量为每日0.5～1.5g，分几次给药。也可经直肠给药用于治疗痔，同时在治疗皮肤病的制剂中也常含有羟苯磺酸钙。

不良反应 在接受羟苯磺酸钙治疗后有报道[1～3]少数患者出现了粒细胞缺乏症，其中有2例患者恢复后再次给药，又出现了同样的症状[1,2]。但是，在稍后一项有关羟苯磺酸钙安全性的综述显示[4]，整体上来说其发生不良反应的风险很低，最常见的突发不良反应为发热、关节痛和胃肠功能紊乱。罕见粒细胞缺乏，作者推断，在之前的风险评估中可能存在方法学偏差。

1. Kulessa W, *et al.* Wiederholte Agranulozytose nach Einnahme von Calciumdobesilat. *Dtsch Med Wochenschr* 1992; **117:** 372–4.
2. Cladera Serra A, *et al.* Agranulocitosis inducida por dobesilato calcico. *Med Clin (Barc)* 1995; **105:** 558–9.
3. Garcia Benayas E, *et al.* Calcium dobesilate-induced agranulocytosis. *Pharm World Sci* 1997; **19:** 251–2.
4. Allain H, *et al.* Safety of calcium dobesilate in chronic venous disease, diabetic retinopathy and haemorrhoids. *Drug Safety* 2004; **27:** 649–60.

用途 虽然有少量研究报道，羟苯磺酸钙用于糖尿病视网膜病变治疗有积极作用，但大型多中心、随机、双盲法、安慰剂对照研究结论是，2型糖尿病患者和轻中度非增生性糖尿病视网膜病变患者在5年的随访期中，羟苯磺酸钙既不会阻止也不会减少具有临床意义的黄斑水肿发生的可能性[1]。

1. Haritoglou C, *et al.* Effect of calcium dobesilate on occurrence of diabetic macular oedema (CALDIRET study): randomised, double-blind, placebo-controlled, multicentre trial. *Lancet* 2009; **373:** 1364–71.

制剂

专利制剂

Arg.: Doxium; Duflemina†; Eflevar; ***Austria:*** Doxium; Vasactin†; ***Chile:*** Doxium; ***Cz.:*** Danium; Dobica; Doxium; ***Ger.:*** Dexium; Dobica; ***Gr.:*** Difilina; Doxytrex; Nugatex; Stifarol; ***Hong Kong:*** Doxium; ***Hung.:*** Doxilek; Doxium; ***India:*** Dobilet; ***Ital.:*** Doxium; ***Malaysia:*** Doxium; ***Mex.:*** Doxium; ***Mon.:*** Doxium; ***Philipp.:*** Doxium; ***Pol.:*** Doxium; Galvenox; ***Port.:*** Doxi-Om; ***Rus.:*** Doxi-Hem (Докси-хем); ***S.Afr.:*** Doxium†; ***Spain:*** Doxium; ***Switz.:*** Doxium; ***Turk.:*** Doxium; ***Venez.:*** Deoxical; Doxium.

多组分制剂 ***Cz.:*** Danium Compositum†; Dobexil; Dobexil Plus†; Doxiproct; Doxiproct Plus; Doxivenil†; ***Hung.:*** Doxiproct; Doxiproct Plus; Doxivenil†; ***Ital.:*** Doxiproct; ***Mex.:*** Doxiproct Plus; Doxiproct†; Vasculflow; ***Port.:*** Doxiproct; Doxiproct Plus; Doxivenil†; ***Spain:*** Acnisdin Retinoico†; Acnisdin†; Proctium†; ***Switz.:*** Doxiproct; Doxiproct Plus; Doxivenil; ***Venez.:*** Doxivenil.

Calcium Hopantenate (*rINNM*) 胡泮酸钙

Calcii Hopantenas; Calcium Homopantothenate; Hopanténate de Calcium; Hopantenato cálcico. Calcium D-(+)-4-(2,4-dihydroxy-3,3-dimethylbutyramido)butyrate hemihydrate.
Кальций Гопантенат
$Ca(C_{10}H_{18}NO_5)_2,½H_2O$ = 513.6.
CAS — 18679-90-8 (hopantenic acid); 17097-76-6 (anhydrous calcium hopantenate); 1990-07-4 (calcium hopantenate hemihydrate).
UNII — LK8EOC1M6K (anhydrous calcium hopantenate); RQA63PEI5Q (calcium hopantenate hemihydrate).

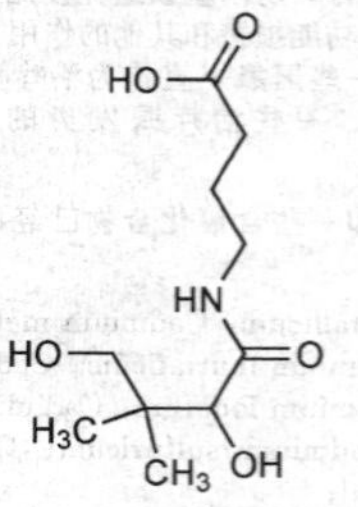

(hopantenic acid)

简介

胡泮酸钙是泛酸（第1861页）的同系物，口服给药用于治疗行为疾病、椎体外系疾病及其他神经系统疾病。但由于其可造成严重的代谢方面的不良反应，并且有致死的报道，所以它的使用受到限制。

制剂

专利制剂

Rus.: Gopantam (Гопантам); Pantocalcin (Пантокальцин); Pantogam (Пантогам); Pantohamum (Пантогам)†; ***Ukr.:*** Pantocalcin (Пантокальцин).

Calcium Hydroxide 氢氧化钙

Cal apagada; Cal hidratada; Calcii hydroxidum; Calcium Hydrate; Calcium, hydroxyde de; E526; Hidróxido cálcico; Hydroxid vápenatý; Kalcio hidroksidas; Kalcium-hidroxid; Kalciumhydroxid; Kalsiumhydroksidi; Slaked Lime; Wapnia wodorotlenek.
Гашёная Известь; Гидроокись Кальция
$Ca(OH)_2$ = 74.09.
CAS — 1305-62-0.
UNII — PF5DZW74VN.

Pharmacopoeias. In *Eur.* (see p.vii), *Jpn, US,* and *Viet.*

Ph. Eur. 6.8 (Calcium Hydroxide) 一种精白或类白色的粉末。几乎不溶于水。

USP 33 (Calcium Hydroxide) 白色粉末带有轻微的苦碱味。溶于水（1∶630）；溶于沸水（1∶1300）；不溶于乙醇；溶于甘油和糖浆。贮藏于密闭容器中。

简介

氢氧化钙是一种弱碱。氢氧化钙溶液（石灰水）用于某些皮肤科用药的洗剂和油剂中。与脂肪酸产生多价皂，从而生成油包水型乳剂。

氢氧化钙糊用于牙科。牙科使用的腐蚀剂维也纳糊（Vienna paste）就是由氢氧化钙和氢氧化钾混合配制而成的。碱石灰（第2331页）是由氢氧化钙和氢氧化钾和（或）氢氧化钠的混合物。氢氧化钙可与硫黄混合配制成硫化石灰溶液（第1540页）。

顺势疗法 氢氧化钙已经以下列名称用于顺势疗法药物：Calcarea caustica；Cal. caus.；Calc caust。

不良反应 印度有报道氢氧化钙对儿童眼的烧伤，引起严重的视力丧失。烧伤儿童眼的是一包氢氧化钙，其作为印度当地流行的咀嚼烟草所使用的添加剂（'Chuna'）[1]。

依地酸钠可治疗氢氧化钙对眼的烧伤，见第1404页。

1. Agarwal T, Vajpayee RB. A warning about the dangers of chuna packets. *Lancet* 2003; **361:** 2247.

制剂

BP 2010: Calcium Hydroxide Solution;
USP 33: Calcium Hydroxide Topical Solution.

专利制剂

Canad.: Calcipulpe; ***Ger.:*** Dermi-cyl; ***Mex.:*** Oleoderm.

多组分制剂 ***Cz.:*** Aviril H†; ***Gr.:*** Calvicef; ***Mex.:*** Liniderm; Oleoderm Plus; ***Pol.:*** Acne Sulf†; ***Spain:*** Cremsol; ***Switz.:*** Sansilla†.

Calcium Oxide 氧化钙

Cal viva; Calcii Oxidum; Calcium Oxydatum; Calcium, oxyde de; Calx; Calx Usta; Chaux Vive; E529; Gebrannter Kalk; Lime; Óxid cálcico; Oxid vápenatý; Óxido de calcio; Quicklime; Wapnia tlenek; Wapnia tlenek.
Окись Кальция
CaO = 56.08.
CAS — 1305-78-8.
ATC Vet — QP53AX18.
UNII — C7X2M0VVNH.

Pharmacopoeias. In *Jpn, Pol.,* and *US.*

USP 33 (Lime) 坚硬、无臭、白色或灰白色的块、粒或粉末状固体。当与水混合时发生反应，放热并产生氢氧化钙。微溶于水；微溶于沸水。贮藏于密闭容器中。

不良反应和处置

氧化钙在与湿润皮肤和黏膜接触时可引起烧伤，它特别容易引起眼刺激。对于接触氧化钙的皮肤应该用清水长时间冲洗。吸入氧化钙后可以引起肺炎。

依地酸钠可治疗氧化钙引起的眼烧伤，见第1404页。

用途和用法

氧化钙被用于多种皮科制剂。腐蚀剂伦敦糊（London paste）就是由氧化钙和氢氧化钠混合而成的糊。

制剂

多组分制剂 ***Ital.:*** Oleo Calcarea.

Dried Calcium Sulfate 干燥硫酸钙

Calcii Sulfas Hemihydricus; Calcined Gypsum; Calcium Sulfuricum ad Usum Chirurgicum; Calcium Sulphuricum Ustum; Dried Calcium Sulphate; Exsiccated Calcium Sulphate; Gebrannter Gips; Gêsso; Gypsum Siccatum; Plaster of Paris; Plâtre Cuit; Síran vápenatý hemihydrát; Sulfato cálcico anhidro; Sulfato de calcio anhidro; Sulphate of Lime; Yeso Blanco; Yeso de París.
Сернокислый Кальций (calcium sulfate); Сульфат Кальция (calcium sulfate)
$CaSO_4,½H_2O$ = 145.1.
CAS — 10034-76-1 (calcium sulfate hemihydrate); 26499-65-0 (calcium sulfate hemihydrate).
UNII — 3RW091J48V.

Pharmacopoeias. In *Br., Chin., Ger., Jpn, Pol.,* and *Viet.*

BP 2010 (Dried Calcium Sulphate) 白色或类白色、无臭或几乎无臭、吸湿性粉末。可能包含适量的加速剂或减速剂。微溶于水；更易溶于稀无机酸；几乎不溶于乙醇。

BP将干燥的硫酸钙和熟石膏规定为同物异名。

简介

干燥硫酸钙用于制备石膏绷带，石膏绷带用于固定四肢和骨折的部位。它也被用于制作牙模和骨科移植替代物。

制剂

专利制剂

Fr.: Biplatrix†.

Calendula 金盏草

Caléndula; Calendulae Anthodium; Calendulae flos; Flor de muerto; Gold-bloom; Kehäkukka; Körömvirág; Koszyczek nagietka; Maravilla; Marigold; Marybud; Medetkų žiedai; Mercadela; Měsíčkový květ; Pot Marigold; Ringblomma; Souci.
Ноготки
ATC Herb — HD02WX5002 (Calendula officinalis: flower); HD03WX5004 (Calendula officinalis: flower); HC05AW5002 (Calendula officinalis: flower);

HD03WX5005 (Calendula officinalis: herb).
UNII — 18E7415PXQ (calendula); P0M7O4Y7YD (Calendula officinalis flower).

Pharmacopoeias. In *Eur.* (see p.vii).

Ph. Eur. 6.8 (Calendula Flower) 由从天冬门属植物金盏草花托上分离的完全开放的花朵组成，属重瓣花型。以干燥品的金丝桃糖苷含量计（$C_{21}H_{20}O_{12}=464.4$），它包含至少0.4%的黄酮类化合物。避光。

简介

金盏草具有防腐、抗炎和收敛的作用。它用于配制外用制剂用来治疗一般的皮肤病，也可以内服治疗胃肠功能紊乱和月经紊乱。

金盏草也用于多种草药制剂以改善其外观。

金盏草油也被使用。

顺势疗法 金盏草已经以下列名称用于顺势疗法药物：Calendula officinalis; Calend。

1. Anonymous. Final report on the safety assessment of Calendula officinalis extract and Calendula officinalis. *Int J Toxicol* 2001; **20** (suppl 2): 13–20.
2. WHO. Flos Calendulae. *WHO Monographs on Selected Medicinal Plants*, volume 2. Geneva: WHO; 2004. Also available at: http://apps.who.int/medicinedocs/en/d/Js4927e/6.html (accessed 04/02/10)
3. Basch E, *et al.* Natural Standard Research Collaboration. Marigold (*Calendula officinalis* L.): an evidence-based systematic review by the Natural Standard Research Collaboration. *J Herb Pharmacother* 2006; **6:** 135–59.

制剂

专利制剂

Arg.: Spin-Care; ***Cz.:*** Calendumed†; Dr Theiss Ringelblumen Salbe; Gallentee†; Mesickovy; ***Fr.:*** Calendulene†; ***Hung.:*** Plerico; ***Irl.:*** Calendolon; ***Mex.:*** Cicadin; ***Pol.:*** Calendulin†; ***UK:*** Calendolon.

多组分制剂 ***Arg.:*** Acnetrol; Brunavera; Bushi; Control Acne; Eurocolor Post Solar; Europrotec Post Solar†; Lavandula Oligoplex; Odontobiotic†; Talquisedan; ***Austral.:*** Eczema Relief†; Galium Complex†; Nappy Rash Relief Cream; Skin Healing Cream†; ***Austria:*** The Chambard-Tee; ***Braz.:*** Calendula Concreta†; Cetrilan; Malvatricin Natural; ***Canad.:*** Clear-Ac Cleanser; Formula T13 Tea; Formula T4; Pure Gardens; ***Chile:*** Matikomp; Talquisedan; ***Cz.:*** Abfuhr-Heilkrautertee†; Blahungstee N†; Blasen- und Nierentee†; Cicaderma; Epilobin; Hertz- und Kreislauftee†; ***Fr.:*** Alkagin†; Cicatridine; Eryange†; Hemorrogel†; Santane F_{10}; Stimunal; ***Ger.:*** Befelka-Oel†; bioplant-Kamillenfluid†; Cefawell†; Nephronorm med†; Unguentum lymphaticum; ***Hong Kong:*** Calmiderm; Pregnacare; ***Hung.:*** Aranyer Elleni; Depsorin; Gastrosol; Plerudin; Rheuvit; Szent Lukacs; Venen; ***Ital.:*** Alkagin; Allerlux; Babygella; Decon Ovuli; Emoform Alifresh; Fito Stomygen; Lenirose†; Nevril; Proctopure; Pso-Rad†; Sclerovis H Plus; Vaginol; Zaedema Crono; ***Malaysia:*** A-Bruzzy; Arnica Comp; Bio-oil; Natberry Extra; ***Mex.:*** Aloemagnolia; Sanicut; Suavene; Supranettes Naturalag; ***Mon.:*** Akipic†; ***Neth.:*** Herbesan; ***Philipp.:*** Lactaderm†; ***Pol.:*** Arcalen; Azucalen; Dyspepsin; Escalar; Mucosit; Padma 28; Reumosol; Sanofil; ***Port.:*** Alkagin; Cicaderma; ***Rus.:*** Elecasol (Элекасол); GeKaTon (Жекатон); Pectorales Species No 4 (Грудной Сбор 4); Phytonefrol (Фитонефрол); ***S.Afr.:*** Arnica Massage Oil; Heilsalbe†; Oleum Rhinale Nasal Oil†; Wecesin†; ***Spain:*** Banoftal; Menstrunat†; ***Switz.:*** Echinadoron; Gel a la consoude†; Gel de consoude; Keppur; Kytta Gel†; Onguent aux herbes Keller; Urinex; Venaphyt N; Wala Echinacea; Wecesin†; Ziegella; ***UK:*** Calendula Nappy Change Cream; Eucanol; Massage Balm with Calendula; ***Ukr.:*** Venen Theiss (Венен Тайсс); ***USA:*** Nasal-Ease; ***Venez.:*** Andantol Jalea; Biomicovo†; Flucirac; Gelsem; Linfoderm; Supranettes†.

顺势疗法制剂 ***Austral.:*** Burn Healing Cream†; Echine†; Homoderma; Sedatif†; ***Austria:*** Calendumed; Repisan; Sonnenbrandspray; Traumeel; Tropfen bei Verletzungen; ***Canad.:*** Arnica Cream; Calendula +; Calendula Ointment; Capsicum + Arthri-Cream; Cicaderma; Erinol; Formula MBC; Homeodent†; Homeoplasmine; Homeovox; Optalia†; Sedatil; Traumeel; ***Chile:*** Calendaderm; Calendula Echinacea Comp; Matico Compuesto; Ovukalen; ***Cz.:*** Homeovox; Sedatif PC; Traumeel; ***Fr.:*** Calendula Complexe No 89; Cicaderma; Endhometrol; Homeodose†; Homeoplasmine; Homeoptic; Homeovox; Sedatif PC; Symphytum Complexe No 48; ***Ger.:*** Arnica Comp; Atemaron N R30†; Calcea Wund- und Heilcreme†; Calendumed; Cefalymphat; Cefalymphat H; Chiroplexan H†; Echinacea Ro-Plex (Rowo-415)†; Infihepan†; Lymphdiaral; Lymphdiaral sensitiv; Naranotox comp; Naranotox Plus†; Odonton-Echtroplex; Roth's Ropulmin†; Rowo-778 Symphytum Ro-Plex T (Rowo-778)†; Ruta-Gastreu N R55; Traumeel S; Wecesin; Weleda Heilsalbe; Wund- und Brandgel†; ***Hung.:*** Homeovox; Sedatif; ***Neth.:*** Calendulan; Dermalite; Homeoptic; Homeovox; Lymphdiaral; Omnilite; Traumeel; Vinceel H; ***Port.:*** Homeodent; Homeoplasmine; Homeovox; Sedatif PC; ***Rus.:*** Cicaderma (Цикадерма); Homeovox (Гомеовокс); Repisan (Реписан); Urtica-Plus (Уртика-Плюс); ***S.Afr.:*** Traumeel S; ***Switz.:*** Contusin†; Homeoplasmine; Omida Gargaline†; Omidaline teinture vulneraire homeopathique†; Sedatif PC; ***UK:*** Balsamicum; Burns Cream; Haemorrhoid Cream; Healing Cream; Hypercal; Oleum Rhinale; Pyrethrum Spray; WCS Dusting Powder; ***Ukr.:*** Traumeel S (Траумель С)†; ***USA:*** Traumeel; ***Venez.:*** Traumeel.

California Poppy 加利福尼亚罂粟

Californian Poppy; Eschscholtzia; Gold Poppy; Goldmohn; Kalifomiantulunikko; Kalifornischer Kappenmohn; Pavot de Californie; Schlafmützchen; Sömntuta; Tuliunikko.

ATC Herb — HN05CW5003 (Eschscholzia californica: herb).
UNII — 9315HN272X.

注：花菱草（*Eschscholzia californica*）是花菱草（*Eschscholzia*）属第一个命名的，其命名是为了纪念植物学家 *Johann Friedrich von Eschscholtz*。注意现在该科学的植物命名中一般无姓氏中的"t"，但很多来源仍将该种属拼为"Eschscholtzia"或者"Escholtia"。

Pharmacopoeias. In *Fr.*

简介

加利福尼亚罂粟［花菱草（罂粟科）］干燥地上部分，以草药制剂的形式治疗焦虑症和失眠。

其含有许多生物碱，据报道包括隐品碱和普罗托品。

顺势疗法 加利福尼亚罂粟已经以下列名称用于顺势疗法药物：Eschscholtzia californica; Eschscholtzia。

制剂

多组分制剂 ***Austral.:*** The Blue One†; ***Fr.:*** Calmiflorine; Panxeol; Plenesia; Sedalozia; Sedopal; Sympathyl; ***Ger.:*** Requiesan; ***Ital.:*** Alosen; Dormil; Fitosonno; Sedofit†; Vagostabil Junior; ***Rus.:*** Sympathyl (Симпатил).

顺势疗法制剂 ***Ger.:*** Dormi-Gastreu S R14; ***Rus.:*** Passidorm (Пассидорм).

Calumba 古伦仆根

Calumba Root; Colombo; Raíz de colombo.
Калумба
UNII — V36I2B8LD5.

Pharmacopoeias. In *Jpn.*

简介

古伦仆根为 *Jateorhiza palmata*（*J. columba*）（防己科）干燥的根，用作调味剂和香料。

制剂

多组分制剂 ***Switz.:*** Padma-Lax; Padmed Laxan; ***UK:*** Appetiser Mixture; Pegina.

Camostat Mesilate (*pINNM*) ⊗甲磺酸卡莫司他

Camostat, Mésilate de; Camostat Mesylate; Camostati Mesilas; FOY-305; Mesilato de camostat. *N,N*-Dimethylcarbamoylmethyl 4-(4-guanidinobenzoyloxy)phenylacetate methanesulphonate.
Камостата Мезилат
$C_{20}H_{22}N_4O_5,CH_4O_3S = 494.5.$
CAS — 59721-28-7 (camostat); 59721-29-8 (camostat mesilate).
ATC — B02AB04.
ATC Vet — QB02AB04.
UNII — 451M50A1EQ.

(camostat)

Pharmacopoeias. In *Jpn.*

简介

甲磺酸卡莫司他是一种解蛋白酶抑制剂，口服给药用于治疗手术后反流性食管炎（见胃食管反流，第1618页）。用量为每日3次，每次100mg。用于缓解慢性胰腺炎的急性症状（第2301页），用量为每日3次，每次200mg。

1. Ashizawa N, *et al.* Efficacy of camostat mesilate compared with famotidine for treatment of functional dyspepsia: is camostat mesilate effective? *J Gastroenterol Hepatol* 2006; **21:** 767–71.

制剂

专利制剂

Jpn: Foipan.

Camphene 莰烯

Kamfen. 2,2-Dimethyl-3-methylenebicyclo[2.2.1]heptane; .
Камфен
$C_{10}H_{16} = 136.2.$
CAS — 79-92-5;.

简介

莰烯是许多挥发油的组成成分。它有杀菌和止痉挛作用，一些治疗胆道疾病和泌尿道疾病的制剂中含有莰烯。

制剂

多组分制剂 ***Austria:*** Rowachol; Rowatinex; ***Braz.:*** Quelodin†; ***Chile:*** Rowatinex; ***Cz.:*** Rowachol; Rowatinex; ***Ger.:*** Rowachol; Rowachol-Digestiv†; Rowatinex; ***Hong Kong:*** Neo-Rowachol; Neo-Rowatinex; Rowachol; Rowatinex; ***Hung.:*** Rowachol; Rowatinex; ***Irl.:*** Rowachol; Rowatinex; ***Israel:*** Rowachol; Rowatinex; ***Malaysia:*** Rowachol; Rowatinex; ***Mex.:*** Cholex; ***Philipp.:*** Rowachol; Rowatinex; ***Pol.:*** Rowachol; Rowatinex; Terpichol; ***Rus.:*** Rowatinex (Роватинекс); ***Spain:*** Rowachol; Rowanefrin; ***Switz.:*** Rowachol†; ***Thai.:*** Rowachol; Rowatinex; ***UK:*** Rowachol; ***Venez.:*** Rowachol; Rowatinex.

Camphor 樟脑

Alcanfor; 2-Camphanone; D-Camphor (natural); Camphora; Camphora D; Camphre; Camphre Droit (natural); Camphre du Japon (natural); Cânfora; D-Kafr; Kafr; Kamfer; Kamferi; Kámfor; Kamfora; Kamparas. Boman-2-one; 1,7,7-Trimethylbicyclo[2.2.1]heptan-2-one.
Камфора
$C_{10}H_{16}O = 152.2.$
CAS — 76-22-2 (± camphor); 21368-68-3 (± camphor); 464-49-3 (+ camphor); 464-48-2 (− camphor).
ATC — C01EB02.
ATC Vet — QC01EB02.
UNII — 5TJD82A1ET (synthetic DL-camphor); N20HL7Q941 (natural D-camphor).

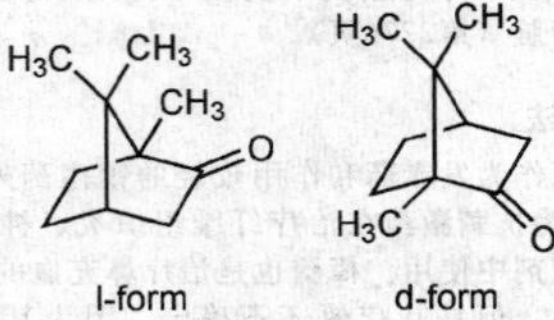

Pharmacopoeias. In *Chin.*, *Eur.* (see p.vii), *Jpn*, *US*, and *Viet.*; some only describe natural camphor and some only synthetic camphor; *Eur.* and *Jpn* have separate monographs for natural and racemic or synthetic camphor.

Ph. Eur. 6.8 (Camphor, Racemic) 白色或类白色结晶性粉末或易碎的块状结晶体，甚至在室温条件下都很容易挥发。微溶于水；极易溶于乙醇和石油醚；极微溶于甘油；易溶于脂肪油。

Ph. Eur. 6.8 (D-Camphor; Natural Camphor BP 2010) 白色或类白色结晶性粉末或易碎的块状结晶体，甚至在室温条件下都很容易挥发。微溶于水；极易溶于乙醇和石油醚；极微溶于甘油；易溶于脂肪油。

USP 33 (Camphor) 从樟属植物樟脑（樟科）提取或人工合成而得的一种酮。天然提取的樟脑是右旋的，人工合成的樟脑无旋光。

为无色或白色、粒状或块状结晶，或无色至白色、半透明、可透光的坚硬块状体，具有特殊气味。在常温下缓慢挥发。

溶于水（1∶800）；溶于乙醇（1∶1）；溶于氯仿（1∶0.5）；溶于乙醚（1∶1）；易溶于二硫化碳、石油醚以及挥发性和不挥发性油。贮藏于温度不超过40℃的密闭容器中。

混合 当樟脑与水合氯醛、薄荷醇、酚或其他物质共同研磨碎后可形成液体或软块。在加入几滴乙醇、乙醚或氯仿后，樟脑易研磨形成粉末。

不良反应

除了误服含有樟脑的制剂发生中毒外，也发生过由于把樟脑油（外用樟脑搽剂）与蓖麻油混淆给儿童服用造成中毒的事件。中毒的症状包括恶心、呕吐、心口痛、头痛、头晕、口咽部有灼烧感、意识模糊、肌肉抽搐、癫痫性惊厥、中枢神经系统抑制以及昏迷。呼吸困难并且呼出的气体带有特殊臭；也可能会出现无尿症。死亡多是由呼吸衰竭或癫痫持续发作引起的；有记载1g樟脑就可引起儿童死亡。有报道因为在婴儿的鼻孔内涂抹了樟脑制剂从而引起了婴儿瞬间的虚脱。

对神经系统的影响 尽管樟脑在医药产品中的使用在许多国家受控制（见下文用途和用法），但是偶尔中毒的个案仍不断出现[1]。在美国，3名15～36个月的儿童因摄入一些少数民族作为自然疗法或者杀虫剂使用的樟脑，而出现了癫痫发作。其中2位患者，是摄入含有樟脑的制剂而造成的，第三位患者是因为反复局部外用中毒浓度的樟脑而造成的。

1. Khine H, *et al.* A cluster of children with seizures caused by camphor poisoning. *Pediatrics* 2009; **123:** 1269–72.

不良反应的处置

支持疗法（包括抗惊厥治疗）是治疗樟脑中毒的主要治疗方案。胃脱毒的效果仍不确定，但是如果患者摄入樟脑在1h以内，可以考虑口服活性炭，对摄入剂量过大，可造成生命危险的患者进行洗胃治疗；但要首先控制惊厥的发生。用脂质透析液进行血液透析或血液灌注等方法都被用过，但疗效还应考察。

注意事项

就算是微量樟脑也不能涂抹于婴儿的鼻孔内，因为这可能会造成瞬间的虚脱。

英国 Committee on the Review of Medicines[1] 建议，在治疗肝病和胆病、胆结石、绞痛、肾病、尿路感染或输尿管结石的药品中不能含有樟脑。因为樟脑对健康的危害，所以很少有用于肠道外给药或灌洗。

1. Anonymous. Camphorated oil: licensing authority takes action on camphor products. *Pharm J* 1984; **232:** 792.

药动学

樟脑易被人体吸收，各种给药部位均是如此。其在肝内被羟化，产生的羟化樟脑代谢物与葡萄糖醛酸结合并随尿排泄。樟脑可透过胎盘。

关于樟脑、薄荷脑及水杨酸甲酯的表皮吸收的研究，见**薄荷脑**（第2276页）。

用途和用法

樟脑可作为发赤药和作用较轻的镇痛药外用（第4页），并作为抗刺激药在治疗纤维组织炎、神经痛或类似病症的搽剂中使用。樟脑也是治疗鼻充血的鼻吸入剂的成分之一，但是其疗效还不确定。因为其潜在的毒性，所以不建议使用樟脑搽剂（樟脑油）。美国和英国市场已经停止了樟脑的销售。在美国含有樟脑的外用制剂其樟脑含量不能超过11%。在许多国家，其使用是受特殊控制的，尤其是儿童。

樟脑油有时被用于芳香疗法。

口服樟脑具有刺激和祛风的作用，被用作祛痰药。它也用在治疗心血管疾病的制剂中。

制剂

BP 2010: Camphorated Opium Tincture; Concentrated Camphor Water; Concentrated Camphorated Opium Tincture;
USP 33: Camphor Spirit; Camphorated Phenol Topical Gel; Flexible Collodion.

专利制剂

Canad.: Band-Aid Anti-Itch; Jointflex; Watkins Liniment; ***Fr.:*** Camphrice Du Canada; ***Ger.:*** Camphoderm N; Caprisana†; Korovit Kreislauf; Mulmicor; Pectocor N; Rheunervol N; Vaopin N; ***Pol.:*** Migrenol; ***Port.:*** Vicks Vaporub; ***Switz.:*** Nicobrevin N†; ***UK:*** Rohto Zi.

顺势疗法制剂 ***Austral.:*** Arthritis Relief†; Diarrhoea Relief Tablets†; Sports Ice Joint & Muscle; ***Austria:*** Tonginal†; Tropfen gegen Kreislaufbeschwerden†; ***Canad.:*** Eczema L87; Soludor; ***Fr.:*** Boripharm No 15; Granules Boripharm no 45†; Granules Boripharm no 4†; Scabiosa Complexe No 87; Soludor; Strophantus Compose; Vinicard; ***Ger.:*** Aconit Schmerzol†; Cardiavis N†; Chamoca M; Conva-cyl Ho-Len-Complex; Cor-Select†; Corselect N; Crataegus comp; Diacard; Gold-Komplex†; Grippe-Gastreu S R6; Hevert-Activon Kreislauftropfen; Infi-Camphora†; Infifer†; Kollaps-Gastreu N R67†; Municor†; Phonix Silybum spag; Phonix Solidago spag; Phonix Urtica-Arsenicum spag; Procordal; Roth's Rotacard†; Santa Flora S; ***Neth.:*** Calendulan; Grippe-Gastreu R6; ***Rus.:*** Tonginal (Тонгинал); ***Switz.:*** Gouttes d'Or; ***UK:*** Catarrh Cream.

Camylofin Hydrochloride (*rINNM*) 盐酸胺苯戊酯

Acamylophenine Hydrochloride; Camylofin Dihydrochloride; Camylofine, Chlorhydrate de; Camylofini Hydrochloridum; Hidrocloruro de camilofina. Isopentyl 2-(2-diethylaminoethylamino)-2-phenylacetate dihydrochloride.

Камилофина Гидрохлорид

$C_{19}H_{32}N_2O_2,2HCl = 393.4.$

CAS — 54-30-8 (camylofin); 5892-41-1 (camylofin hydrochloride).

ATC — A03AA03.

ATC Vet — QA03AA03.

UNII — MO02H82C7M.

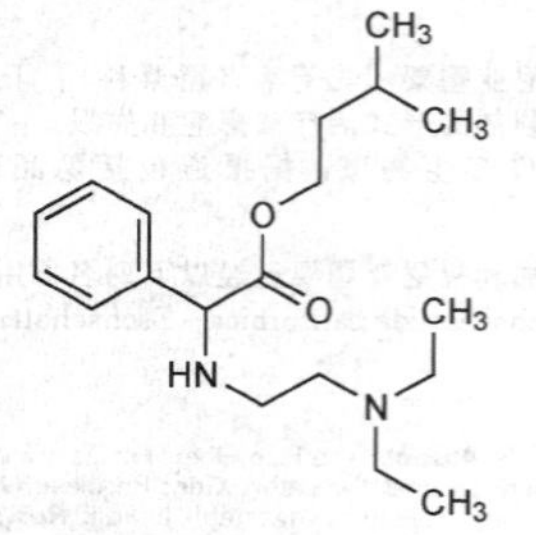

(camylofin)

简介

胺苯戊酯被用作解痉药，常在复方制剂中使用。常用其盐酸化物，去甲氨基比林甲磺酸盐和钠盐也被使用。

过量 2名婴儿服用过量的胺苯戊酯后产生了类似与阿片样中毒的情况[1]。纳洛酮治疗对他们有效。

1. Schvartsman S, *et al.* Camylofin intoxication reversed by naloxone. *Lancet* 1988; **ii:** 1246.

制剂

专利制剂

India: Anafortan.

多组分制剂 ***Arg.:*** Apasmo; ***Austria:*** Avamigran; ***Braz.:*** Espasmo Silidron; ***Fr.:*** Avafortan†; ***India:*** Anafortan; ***Ukr.:*** Nomigren (Номигрен).

Canakinumab (*USAN*, *rINN*) 卡纳京单抗

ACZ-885; Canakinumabum. immunoglobulin G1, anti-[*Homo sapiens* interleukin 1, beta (IL1B)] human monoclonal ACZ885; gamma1 heavy chain (*Homo sapiens* VH-IGHG1*03) (221-214')-disulfide with kappa light chain (*Homo sapiens* V-KAPPA-IGKC*01); (227-227":230-230")-bisdisulfide dimer.

Канакинумаб

CAS — 914613-48-2 (canakinumab); 402710-27-4 (light chain); 402710-25-2 (heavy chain).

ATC — L04AC08.

ATC Vet — QL04AC08.

UNII — 37CQ2C7X93.

不良反应和注意事项

据报道，使用卡纳京单抗后最常见的不良反应是头痛、鼻咽炎、恶心、腹泻、包括流行性感冒在内的呼吸道感染和眩晕。注射部位也常有局部症状出现。

卡纳京单抗用于治疗严重感染发生时，其不良反应发生的概率增加，因此应该关注感染的患者，如有反复感染史，或存在感染风险的患者。卡纳京单抗不能用于严重感染的患者。开始使用卡纳京单抗治疗之前，需要筛查确认患者为主动和潜伏性结核感染。开始卡纳京单抗治疗之前，患者应接受最新的免疫接种计划，包括肺炎球菌疫苗和灭活流感。活疫苗不能与卡纳京单抗同时服用，除非平衡好利弊。肿瘤坏死因子和卡纳京单抗同时服用会增加严重感染的风险。

嗜中性白细胞减少症患者不能使用卡纳京单抗治疗，建议在开始治疗之前进行中性粒细胞计数，1～2个月之后，定期计数。

卡纳京单抗治疗期间，眩晕的患者应避免驾驶或从事机械操作。

药物相互作用

炎症期间，细胞色素P450同工酶的表达受到白介素-1β等细胞因子的抑制，因此，当使用细胞因子抑制剂（如卡纳京单抗）治疗时，细胞色素P450将恢复常规水平。由于某些通过细胞色素P450酶代谢的药物治疗窗较窄，必须对其进行个体化调整（例如华法林）。因此，当开始或停止使用卡纳京单抗时，应当考虑某些药物的剂量调整。

用途和用法

卡纳京单抗是一种单克隆重组人白介素-1β抗体，用于治疗 Cryopyrin 蛋白相关综合征（cryopyrin-associated periodic syndromes，CAPS），包括家族性寒冷自动炎症综合征（familial cold auto-inflammatory syndrome，FCAS）和穆-韦二氏综合征（Muckle-Wells syndrome，MWS），MWS患者很少遗传自动炎症性疾病。

卡纳京单抗皮下注射给药，体重超过40kg的患者单次剂量150mg，体重15～40kg的患者单次剂量2mg/kg，每8周1次。如果治疗不满意，7天之后可以第二次给药150mg或2mg/kg。如果治疗响应较好，则给予更高的剂量300mg或4mg/kg，每8周1次。体重15～40kg，响应不足的儿童，建议更换剂量为3mg/kg。

1. Lachmann HJ, *et al.* Use of canakinumab in the cryopyrin-associated periodic syndrome. *N Engl J Med* 2009; **360:** 2416–25.

儿童用法 儿童中用药见上文。

制剂

专利制剂

UK: Ilaris; ***USA:*** Ilaris.

Cannabidiol ⊗ 大麻二酚

CBD. (3*R*, 4*R*)-2-*p*-Mentha-1,8-dien-3-yl-5-pentylresorcinol.

Каннабидиол

$C_{21}H_{30}O_2 = 314.5.$

CAS — 13956-29-1.

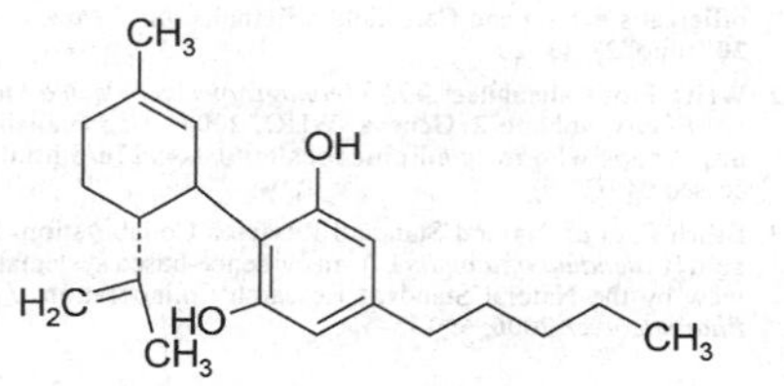

简介

大麻二酚是大麻（第2200页）中的大麻素，正在研究开发其许多潜在用途治疗用途，Nabiximols（*USAN*）是大麻二酚与 Δ^9-四氢大麻酚（屈大麻酚，第1649页）组成的口腔喷雾制剂（见下文**大麻**项下内容）。

大麻二酚的潜在用途参考文献，详见**大麻**项下内容，第2202页。

制剂

专利制剂 ***Canad.:*** Sativex; ***UK:*** Sativex.

Cannabis ⊗ 大麻

Cáñamo Indiano; Cannab.; Cannabis Indica; Chanvre; Hanfkraut; Indian Hemp.

CAS — 8063-14-7.

ATC Herb — HA04WA5001 (Cannabis sativa: herb).

UNII — 8X454SZ22D (Cannabis sativa subsp. sativa flowering top); FTS5RM302N (Cannabis sativa subsp. indica top).

性状 大麻是大麻（大麻科）的母本植物干燥的顶端花和果实。英国法律定义大麻为所有大麻属植物的任意部位。北美大麻通常是大麻叶和花顶混合物。大麻在不同国家有不同的名称：*Bhang*、*dagga*、*ganja*、*kif* 和 *maconha* 都是大麻制品的名称。尽管在一些国家将所有大麻制品都称为 *hashish*，但 *hashish* 和 *charas*（印度大麻树脂制品）这两个名称通常还是指大麻的树脂化制品。

可以从大麻中提取一系列大麻素，其中最重要的是 Δ^9-四氢大麻酚（屈大麻酚）、Δ^8-四氢大麻酚、Δ^9-四氢大麻酚酸、大麻酚酸和大麻二酚。

俗名 大麻和大麻制品有以下名称，很多都是"俗名"（见第vii页）或俚语：

30s; 50; 420; 4.20; 4/20; 4/20; Abu-Sufian; Acapulco; Acapulco gold; Acapulco red; Ace; Afgani indica; Afghan; Afghan black; Afghanais; Afi; African; African black; African bush; Airplane; Ait makhlif; Ak-47; Al Green; Al Sharpton; Aliamba; Amsterdam; Anassa; Angola; Angolaise; Anhascha; Arathi; Arathi Highlands; Ashes; Assassin of Youth; Assyuni; Astro turf; Atshitshi; Aunt Mary; Baby; Baby belong; Baby bhang; Babysitter; Bad One; Bad seed; Bale; Bamba; Bambalacha; Bambia; Bammer; Bammies; Bammy; Bangi-Aku; Bango; Bangoo; Bangue; Banji; Bank Head Bud; Banzai Buds; Bar; Barbara Jean; Barn Man; Bash; BC bud; BC budd; BC Kindbud; Beaster; Beat N Sleep; Belyando spruce; Bergspinasie; Bhang; Bhangaku; Bheng; Biff; Bigfoot; Biggy; Birthday Cake; Black; Black bart; Black ganga; Black gold; Black gungi; Black gunion; Black Maria; Black mo; Black moat; Black powder; Black Russian; Blah; Blast; Blaze; Block; Blonde; Blonde hash; Blow; Blowhead; Blowing smoke; Blue de hue; Blue sage; Blue sky blond; Blueberry; Bo; Bob Hope; Bobby Brown; Bo-bo; Bobo bush; Bohd; Boi; Boléia; Bomb; Bombay Black; Bomb-dizzle; Bone; Boo; Boo boo bama; Boom; Bowgma-Chuff; Brass; Bread; Brick; Bristol Brown; Broccoli; Brown; Brown Frown; B-ster; Bubble gum; Bubonic Chronic; Bud; Buda; Buddha; Buddha grass; Buds; Buen; Bueno; Bullyon; Bunk; Burnie; Burrito; Bush; Butt; Butter; Butter flower; Buzzles; Cabbage; Cable; Caca; Caca de Chango; Cam red; Cam trip; Cambodian red; Can; Canadian black; Canamo; Canapa; Canappa; Cangonha;

Canhama; Cann; Cannabis tea; Cannacoro; Can-Yac; Carmabis; Caroçuda; Cavite All Star; Cavite All Stars; CDs; Cereal; Cess; Cest; Chamom; Chara; Charas; Charge; Charris; Cheeba; Cheebong; Cheech and Chong; Cheeo; Cheese; Chemo; Chiba chiba; Chicago black; Chicago green; Chillums; Chippie; Chira; Chitari; Chocolate; Chocolate Thai; Choof; Chrin; Christmas bud; Christmas tree; Chro; Chron; Chron Chron; Chronic; Chucky; Chunky; Chur ganja; Churrus; Churus; Chus; Chutras; Chutsao; Citral; Citrol; Clone; Club; Cochornis; Coconut Rabbi; Colarado cocktail; Colas; Coli; Coliflor tostao; Collie Weed; Colombian; Colombo; Columbia; Columbian; Columbus black; Compresses; Cosa; Costo; Crazy weed; Creeper; Creeper Weed; Crippy; Crown Town Brown; Crying weed; Cryppie; Cryptonie; C.S.; Cubes; Culican; Cumming Air; Cung; Curro; Cush; D Nugs; Daboa; Dacha; Dagga; Dak; Dancouver; Dan K; Dank; Darakte-Bang; Dark; Dawamesk; Deaf; Dew; Diamba; Diambista; Diggidy; Diggity; Dimba; Ding; Dinkie dow; Dirijo; Dirt; Dirt grass; Ditch; Ditch weed; Ditchweed; Dizz; Djamba; Djoma; Do a joint; Doctor Kissinger's Crutch; DoggyNuggz; Doja; Dokka; Dolja; Domestic; Don jem; Don Juan; Dona Juana; Dona Juanita; Donajuanita; Doob; Doobee; Doobie; Dooko; Dope; Doradilla; Dormilona; Doshia; Double zero; Doug; Doug Funnie; Downtown brown; Dozer; Draf; Draf weed; Drag weed; Draw; Dread; Dro; Droski; Drottleneck; Dry high; Dubbe; Dube; Duby; Durban Poison; Durijo; Durog; Durong; Duros; Dustwallow Marsh; Ebenieghber; El Gallo; Electric Puha; Elephant; Elva; Endo; Erva do norte; Erva maligna; Esra; Esrar; Exotics; Fallbrook redhair; Faso; Feeling; Fêmea; Feng Shui inner tam-tam; Fine stuff; Finger; Finger lid; Fininha; Finote; Fir; Fire; Firebush; Firewood; Flack Juice; Flame; Flower; Flower tops; Fokkra; Food; Four twenty; Fraho; Frajo; Friend; Fruit; Fu; Fuma D'Angola; Fumo brabo; Fumo de caboclo; Funk; Funny stuff; Fur; Gage; Gandia; Ganga; Gange; Gangster; Ganj; Ganja; Ganjila; Garaouich; Garawiche; Garbage; Garoarsch; Gash; Gauche butt; Gauge; Gauge butt; Gauja; Gear; Gerp; Ghana; Ghanja; Giggle smoke; Giggle weed; Gnaoui; Goblet of jam; Gold; Gold star; Golden; Golden leaf; Gong; Gongo; Gonj; Good giggles; Good Goods; Good stuff; Goody-goody; Goof; Goof butt; Gorge; Gozah; Grahni Sherdool; Grain; Grand Pants; Gram; Grapefruit Hydro; Grass; Grass brownies; Grasshopper; Grata; Greefe; Green; Green buds; Green Candy; Green cheesy wham; Green Funk; Green Goblin; Green goddess; Green Jesus Love; Green paint; Green Penis; Greens; Greeter; Grefa; Grefer; Greta; Grey shields; Griefo; Griefs; Grifa; Griff; Griffa; Griffa-griffo; Griffo; Grim Creeper; Grimmy; Grolid; Guabza; Guaza; Gunga; Gungeon; Gungun; Gunja; Gunjah; Gunney; Gunney sack; Gunza; Gweeler; H; H caps; Hachiche; Haircut; Hairy Ogre; Hameni; Hamp; Hang Liu; Hanhich; Haouzi; Harm reducer; Harry Potter; Harsh; Has; Hascisc; Hash; Hash oil; Hashish; Hasis; Hasji's; Hasjisj; Haszysz; Hawaiian; Hawaiian Black; Hawiian homegrown hay; Hax; Haxixe; Hay; Haze; Headies; Heady Nugs; Heat; Heloua; Hemp; Hen-Nab; Herb; Herba; Herbals; Herbalz; High; High-Grade; Hippie Lettuce; Hocus; Hola-wola-shupidy-doo; Home Grown; Homegrown; Hooch; Hooda; Hooter; Huile; Humboltd Green; Hursini; Hydro; Hydrophonic; Hyge; Ice Cream; Igbo; Indian boy; Indian hay; Indian hemp; Indiana ditchweed; Indiana hay; Indica; Indische-hennepkruid; Indisk hampa; Indo; Indonesian bud; Indoor; Instaga; Instagu; Intianhamppu; Intsangu; Isangu; Ish; IZM; Jamaican gold; Jamaican red; Jamaican red hair; Jane; Janjah; Janjaweed; Jatiphaladya churna; Jay smoke; Jea; Jive; Jive stick; Johnson grass; Jolly green; Jonko; Joy smoke; Juan Valdez; Juana; Juanita; Juja; Kabak; Kaff; Kajees; Kalakit; Kali; Kamonga; Kanab; Kansas Grass; Karpura rasa; Kate bush; Kawaii electric; Kaya; KB; K.B.; Kee; Keif; Kentucky blue; Key; KGB; K.G.B.; Khanh-Chha; Khanje; Khayf; Khif-kiff; Ki; Kief; Kif; Kif Ktami; Kiff; Kill; Killer; Killer green bud; Killer weed; Kilroy; Kilter; Kind; Kind bud; Kind-Bud; Kine-Bud; King bud; Kinnab; Kitt; Kolto; Kona gold; Kraut; Krippies; Krippy; Kronic; Kryptonite; Kumba; Kush; Kushempeng; Kutchie; Kynd; Kynd-Bud; La-LaLa; Ladies; Lakbay diva; Lakbay viva; Lamb's bread; Lang; Laughing grass; Laughing weed; Leaf; Lebanese; Lebanese blonde; Lebanese gold; Leno; Leon Mcarthy; Leon Punders; LG; Liamba; Lianda; Light Green; Light stuff; Lima; Limbo; Lime green; Little green friends; Little smoke; L.L.; Llesca; Loaf; Lobo; Local weed; Loco; Loco Weed; Locoweed; Longbottom Leaf; Loose shank; Love nuggets; Love weed; Lows; Lubage; Lucas; Lumber; M; Macaroni; Machinery; Macon; Maconha; Maconia; Madi; Mafu; Maggie; Magic smoke; Magiyam; Majat; Makhlif; Malak; Malawi Cob; Malawi Gold; Malawi grass; Malawian gold; Malva; Manhattan silver; Manitoba Hydro; Manzul; Marachuan; Maraguango; Marajuana; Marie Jeanne; Marie-Jane; Marie-Juana; Marigongo; Marihuana; Marijuana; Marimba; Mariquita; Marley; Maroc; Marocaine; Maruamba; Mary; Mary Ann; Mary Jane; Mary and Johnny; Mary Jonas; Mary Warner; Mary Weaver; Mary-Ann; Mary-Jane; Mary-Jonas; Matekwane; Maui wauie; Maui-wowie; May Ann; Mbanje; Meck; Meconha; Meg; Meggie; Merda; Merde; Mersh; Messorole; Method; Methtical; Mex; Mexican brown; Mexican green; Mexican locoweed; Mexican red; Mezz; Mid-Grade; Middies; Middys; Midies; Mids; Mighty mite; Mint; Misari; Mister Brownstone; M.J.; Mnoana; Mo; M.O.; Modams; Mohasky; Mohasty; Momea; Momeka; Monte; Mooca; Moocah; Mooster; Moota; Mooters; Mootie; Mootos; Mor a grifa; Moragrifa; Moroc; Mota; Motah; Mother; Moto; Mr. Piff; Mu; M.U.; Muggie; Muggle; Muggles; Mulatinha; Mull; Mundyadi vatika; Murphy; Musty Marty; Muta; Mutah; Mutha; Nail; Namba; Nederweed; Nederwiet; Neihe; Nigra; Nordle; Northern lights; N'rama; Ntsangu; Nug; Nugget; Nuggets; Nuggs; Nugglets; Nwonkaka; Oboy; O.J.; Old Toby; Oleo; Olja; Ooh-Wee; Orange Cat; Oregano; Out-Do; Owl; Ozone; Paca lolo; Pack; Pack a bowl; Pakaloco; Pakalolo; Paki black; Pakistani black; Panama cut; Panama gold; Panama red; Pappa C's funky space boots; Parsley; Passa; Pasta; Pasto; Pat; Pétard; Peinka; Penek; Penka; Philip Drummond; Philly blunts; Piff; Pin; Pine; Pito; Pizza; Platters; Plow; Pocket rocket; Pod; Poison; Poke; Poke Smot; Politics; Po-Pa; Porro; Pot; Potlikker; Potten bush; P.R.; Pretendica; Pretendo; Pretinha; Pretties; Pretty Ladies; Puff; Purp; Purple; Purple haze; Purple Urple; Purps; Quarter moon; Queen Ann's lace; Rafe; Rafi; Rafo; Ragweed; Railroad weed; Rainy day woman; Rangood; Rasta Plant; Rasta weed; RB; Red bud; Red cross; Red dirt; Red oil; Red seal; Redge; Reef; Reefer; Reggies; Reggiwegs; Regs; Regular; Relish; Resin; R.G.B.; Riamba; Righteous bush; Rip; RIP; Roacha; Rocky; Rongony; Root; Rope; Rora; Rosa Maria; Rose Maria; Rose Marie; Rose-Marie; Rough stuff; Rube; Rubia; Ruderalis; Rugs; Sabsi; Sadda; Salad; Salt and pepper; Santa Marta; Sasfras; Sativa; Schwag; Schwagg; Schwamp; Scissors; Scraps; Scrapes; Scrub; Seeds; Sen; Sense; Sensemilia; Sensi; Sess; Sezz; Shake; Sheeba; Sheebz; Shit; Shmagma; Shrimp; Shrubs; Shwig; Shwiggity Shwag; Shwag; Shwuggets; Siddhi; Siddi; Sighirma; Sins; Sinse; Sinsemilla; Sizzla; Skunk; Skunkweed; Sky; Smokage; Smoke; Smoke a bowl; Smoke Canada; Smoochywoochypoochy; Snop; Soap bar; Soles; Soñadora; Soruma; Soul Flower; Soussi; Speed boat; Splim; Square mackerel; Stack; Stank; Stank-a-dank; Stash; Stems; Stick; Sticks; Sticky; Sticky Black; Sticky brown; Sticky Icky; Sticky Icky Icky; Stink weed; Stinkweed; Stinky; Stoney weed; Stress; Striijj; Stuff; Subji; Sugar weed; Summitates cannabis; SupaDank; Super grass; Super pot; Supergrass; Suruma; Swag; Swamp Grass; Swazi Gold; SWED; Sweet Leaf; Sweet Lucy; T; Tablete; Tack; Tahgalim; Tai Alon; Taima; Takkouri; Takrouri; Tea; Tedrika; Teloeut; Tempel; Temple; Temple balls; Teriaki; Texas pot; Texas Red; Texas tea; Tex-mex; Thai Sticks; That Shit; THC; The Dank; The Peeping Jesus; The Pig Farmer's laptop; The Shit That Killed Elvis; The Wizard; Thirteen; Thumb; Thump! Thump! Thump!; Tia; Tical; Tijuana; Time; Time Machine's Glory; TJ; Tochi; Toke; Torch; Towels; Transkei; Trauma; Trees; Triple A; Tronadora; Trupence bag; Turtle; Tustin; Tweed; Tweeds; Twenty Twen Twen; Tweny Bag; Umya; Unotque; Urumogi; Utilities; Vipe; Viper's weed; Wacky Baccy; Wacky Backy; Wacky Tabacky; Wacky terbacky; Wacky tobaccky; Wacky weed; Wag; Wake and Bake; Wasch; Weasel feed; Wee; Weed; Weed tea; Weed tear; Wewe; Whack; Whackatabacky; Wheat; White Rhino; White Russian; White Widow; White-haired lady; Woo blunts; Woodle; Woof; Wooz; Wooze; X; Yaa; Yamba; Yandi; Yarndi; Yeah; Yeh; Yellow submarine; Yen pop; Yerba; Yerhia; Yesca; Yesco; Yeska; Ying; Yoda; Yoruba; Yum Yum; Zacate chino; Zacatecas purple; Zambi; Zani; Zerouali; Ziele konopi indyjskich; Zig Zag man; Zol; Zoot.

Pharmacopoeias. In *Chin.* and *Jpn.*

依赖性

长期大量使用大麻可以引起耐受和心理依赖，但是否造成生理依赖还有争论。有报道戒断症状包括厌食、激动、恐惧、攻击、焦虑、失眠、易怒、坐立不安、发热、出汗、震颤、烦躁不安、头痛和恶心。

有报道指出，因为其母亲在怀孕期间使用大麻，新生儿出生后有戒断症状，包括神经过敏和震颤、哭泣和睡眠不安，出生后 30 天对光过敏。

1. Smith NT. A review of the published literature into cannabis withdrawal symptoms in human users. *Addiction* 2002; **97:** 621–32.
2. Budney AJ, Moore BA. Development and consequences of cannabis dependence. *J Clin Pharmacol* 2002; **42** (11 suppl): 28S–33S.
3. Haney M. Effects of smoked marijuana in healthy and HIV+ marijuana smokers. *J Clin Pharmacol* 2002; **42** (11 suppl): 34S–40S.
4. Haney M. The marijuana withdrawal syndrome: diagnosis and treatment. *Curr Psychiatry Rep* 2005; **7:** 360–6.
5. Nordstrom BR, Levin FR. Treatment of cannabis use disorders: a review of the literature. *Am J Addict* 2007; **16:** 331–42.
6. Budney AJ, *et al.* Marijuana dependence and its treatment. *Addict Sci Clin Pract* 2007; **4:** 4–16.
7. Benyamina A, *et al.* Pharmacotherapy and psychotherapy in cannabis withdrawal and dependence. *Expert Rev Neurother* 2008; **8:** 479–91.
8. Hasin DS, *et al.* Cannabis withdrawal in the United States: results from NESARC. *J Clin Psychiatry* 2008; **69:** 1354–63.
9. Winstock AR, *et al.* Assessment and management of cannabis use disorders in primary care. *BMJ* 2010; **340:** 800–804.

不良反应、处置和注意事项

大麻因为其心理效应而被广泛滥用，主要活性物质大麻素是 Δ^9-四氢大麻酚。大麻的毒性是剂量依赖的，当用于毒品时，其毒性很大程度上取决于使用者的经验及耐受性。大麻与中枢神经系统（CNS）镇静药同时服用，会影响其效果。

低剂量大麻引发的心理效应包括平静、安乐感、放松、困倦、一种健康幸福的感觉、感觉意识增强、时空感错乱，有时初始效应过后会发生镇静作用。焦虑和恐慌反应也可发生在低剂量时。

随着中毒程度的增加，使用者会体验到人格解体、迷惘、意志力下降、心情改变、记忆力丧失以及难以集中注意力。严重中毒症状包括共济失调、运动失调、骨骼肌抽搐、口齿不清。也会发生不信任、烦躁不安、集中力差、反应时间慢、昏睡以及镇静。敏感患者恐惧、惊恐发作、幻觉以及暂时性偏执或精神病发作的情况也有报道。

除此之外，大麻影响许多生理反应，其中毒症状包括心动过速、心悸、阵发性心房颤动和直立性低血压；大剂量摄入后可能发生威胁生命的室性心动过速。眼内压下降、结膜充血、咳嗽、口干燥、食欲增加以及肠蠕动减弱也有报道。

大麻的毒性随静脉应用而增加。报道的毒性反应包括：胃肠功能紊乱，包括恶心、呕吐、腹痛和腹泻。其他症状包括头痛、寒战、发热、呼吸困难、心血管损伤、黄疸、休克、弥散性血管内凝血、肾功能不全和死亡。

儿童摄入大麻可能会致死。瞳孔扩大、张力过低、反射减弱、共济失调、体温降低、心动过速、呼吸抑制、嗜睡、木僵以及昏迷也有报道。

据报道，长期使用大麻会降低对感染的抵抗力，造成持久性神经毒性，大麻烟中存在的致癌物质可能增加患癌症的风险。然而，对于大麻的长期影响却没有确凿的证据。

已证实大麻会影响驾驶，因为使用者反应变慢、认知功能受影响，出现知觉改变，虽然对于这些影响并没有确凿的证据，并且大麻的血药浓度和驾驶能力尚未建立起科学的联系。

如果大麻中毒患者出现昏睡或激动，洗胃等措施将不宜进行。在摄入毒性剂量的 1h 内推荐使用活性炭，如果摄入 30～90min 则替换为吐根。大麻产品摄入或吸入过量而出现的急性毒性反应的治疗方法是对症和支持治疗。当临床毒性异常严重时，需要对患者采取严密监护，通常这些反应会在几小时内自动消失。患者静脉注射大麻产品后需密切观察 6h。儿童摄入后也应观察 6h。出现激动的患者可能需要使用地西泮镇静；也可使用劳拉西泮和咪达唑仑。氟哌啶醇或齐拉西酮也可替代苯二氮䓬类。

1. Johnson BA. Psychopharmacological effects of cannabis. *Br J Hosp Med* 1990; **43:** 114–22.
2. American Academy of Pediatrics. Marijuana: a continuing concern for pediatricians. *Pediatrics* 1991; **88:** 1070–2.
3. Wills S. Cannabis and cocaine. *Pharm J* 1993; **251:** 483–5.
4. Hall W, Solowij N. Adverse effects of cannabis. *Lancet* 1998; **352:** 1611–16.
5. Ashton CH. Adverse effects of cannabis and cannabinoids. *Br J Anaesth* 1999; **83:** 637–49.
6. Ashton CH. Pharmacology and effects of cannabis: a brief review. *Br J Psychiatry* 2001; **178:** 101–6.
7. Hall W, Degenhardt L. Adverse health effects of non-medical cannabis use. *Lancet* 2009; **374:** 1383–91.

哺乳 American Academy of Pediatrics 不赞成[1]哺乳期妇女滥用大麻；一份发表的文章报道[2]指出，大麻素可以进入母乳并被乳儿吸收，之后没有发生不良反应。大麻中的一些成分有很长的半衰期。

1. American Academy of Pediatrics. The transfer of drugs and other chemicals into human milk. *Pediatrics* 2001; **108:** 776–89. [Retired May 2010] Correction. *ibid.*; 1029. Also available at: http://aappolicy.aappublications.org/cgi/content/full/pediatrics%3b108/3/776 (accessed 06/07/04)
2. Perez-Reyes M, Wall ME. Presence of delta9-tetrahydrocannabinol in human milk. *N Engl J Med* 1982; **307:** 819–20.

对心血管系统的影响 参考文献如下。

1. Jones RT. Cardiovascular system effects of marijuana. *J Clin Pharmacol* 2002; **42** (11 suppl): 58S–63S.
2. Sidney S. Cardiovascular consequences of marijuana use. *J Clin Pharmacol* 2002; **42** (11 suppl): 64S–70S.

对脑血管系统的影响 参考文献如下。

1. Herning RI, *et al.* Cerebrovascular perfusion in marijuana users during a month of monitored abstinence. *Neurology* 2005; **64:** 488–93.

对中枢神经系统的影响 参考和回顾大麻对中枢系统的影响，如对认知能力造成的影响[1～5]、引起焦虑和抑郁[6]、引起精神病[7～13]（包括精神分裂症）[14,15]。有报道 2 名儿童摄入大麻后出现了昏迷，使用氟马西尼后逆转[16]。

1. Pope HG Jr, *et al.* Neuropsychological performance in long-term cannabis users. *Arch Gen Psychiatry* 2001; **58:** 909–15.
2. Solowij N, *et al.* Cognitive functioning of long-term heavy cannabis users seeking treatment. *JAMA* 2002; **287:** 1123–31. Correction: *ibid.*: 1651.
3. Harrison GP Jr, *et al.* Cognitive measures in long-term cannabis users. *J Clin Pharmacol* 2002; **42** (11 suppl): 41S–47S.
4. Gonzalez R, *et al.* Nonacute (residual) neuropsychological effects of cannabis use: a qualitative analysis and systematic review. *J Clin Pharmacol* 2002; **42** (11 suppl): 48S–57S.
5. Ghaffar O, Feinstein A. Multiple sclerosis and cannabis: a cognitive and psychiatric study. *Neurology* 2008; **71:** 164–9.
6. Patton GC, *et al.* Cannabis use and mental health in young people: cohort study. *BMJ* 2002; **325:** 1195–8.
7. McKay DR, Tennant CC. Is the grass greener? The link between cannabis and psychosis. *Med J Aust* 2000; **172:** 284–6.
8. Johns A. Psychiatric effects of cannabis. *Br J Psychiatry* 2001; **178:** 116–22.
9. Henquet C, *et al.* Prospective cohort study of cannabis use, predisposition for psychosis, and psychotic symptoms in young people. *BMJ* 2005; **330:** 11.
10. Fergusson DM, *et al.* Cannabis and psychosis. *BMJ* 2006; **332:** 172–5.

11. Hall W. Is cannabis use psychotogenic? *Lancet* 2006; **367:** 193–5. Correction. *ibid.*; 1056.
12. Moore THM, *et al.* Cannabis use and risk of psychotic or affective mental health outcomes: a systematic review. *Lancet* 2007; **370:** 319–28.
13. González-Pinto A, *et al.* Impact of cannabis and other drugs on age at onset of psychosis. *J Clin Psychiatry* 2008; **69:** 1210–16.
14. Zammit S, *et al.* Self reported cannabis use as a risk factor for schizophrenia in Swedish conscripts of 1969: historical cohort study. *BMJ* 2002; **325:** 1199.
15. Arseneault L, *et al.* Cannabis use in adolescence and risk for adult psychosis: longitudinal prospective study. *BMJ* 2002; **325:** 1212–3.
16. Rubio F, *et al.* Flumazenil for coma reversal in children after cannabis. *Lancet* 1993; **341:** 1028–9.

对眼的影响 有报道一名严重滥用大麻的患者，在停止使用大麻后出现了持续的视觉异常[1]。精神方面没有持续的症状，经检查没有器官的病变。

1. Laffi GL, Safran AB. Persistent visual changes following hashish consumption. *Br J Ophthalmol* 1993; **77:** 601–2.

对胃肠道的影响 有很多报道，关于大量使用大麻会导致伴随腹痛的严重恶心和呕吐的周期性复发；热水浴或淋浴之后症状会得到暂时性的解除，但是患者可能因此养成强迫性洗浴的习惯。这种所谓的大麻剧吐综合征（cannabinoid hyperemesis syndrome）的作用机制还是未知的。停止使用大麻将会阻止其进一步发生，但还不知道其他的治疗方案。

1. Allen JH, *et al.* Cannabinoid hyperemesis: cyclical hyperemesis in association with chronic cannabis abuse. *Gut* 2004; **53:** 1566–70.
2. Roche E, Foster PN. Cannabinoid hyperemesis: not just a problem in Adelaide Hills. *Gut* 2005; **54:** 731.
3. Wallace D, *et al.* Cannabinoid hyperemesis: marijuana puts patients in hot water. *Australas Psychiatry* 2007; **15:** 156–8.
4. Chang YH, Windish DM. Cannabinoid hyperemesis relieved by compulsive bathing. *Mayo Clin Proc* 2009; **84:** 76–8.
5. Sontineni SP, *et al.* Cannabinoid hyperemesis syndrome: clinical diagnosis of an underrecognised manifestation of chronic cannabis abuse. *World J Gastroenterol* 2009; **15:** 1264–6.
6. Watts M. Cannabinoid hyperemesis presenting to a New Zealand hospital. *N Z Med J* 2009; **122:** 116–18.
7. Donnino MW, *et al.* Cannabinoid hyperemesis: a case series. *J Emerg Med* 2009. Available at: doi:10.1016/j.jemermed.2009.07.033 (accessed 16/06/10)
8. Sullivan S. Cannabinoid hyperemesis. *Can J Gastroenterol* 2010; **24:** 284–5.

对肺的影响 参考文献如下。

1. Tashkin DR, *et al.* Respiratory and immunologic consequences of marijuana smoking. *J Clin Pharmacol* 2002; **42** (11 suppl): 71S–81S.
2. Aldington S, *et al.* Effects of cannabis on pulmonary structure, function and symptoms. *Thorax* 2007; **62:** 1058–63. Correction. *ibid.* 2008; **63:** 385.

体温过高 有报道一名 24 岁男性在抽大麻后慢跑，结果因体温过高而威胁到生命。

1. Walter FG, *et al.* Marijuana and hyperthermia. *J Toxicol Clin Toxicol* 1996; **34:** 217–21.

外周血管疾病 参考文献如下。

1. Combemale P, *et al.* Cannabis arteritis. *Br J Dermatol* 2005; **152:** 166–9.

妊娠 大麻可以影响精子并可改变生殖激素系统。在怀孕期间使用大麻可以造成新生儿体重过低[1,2]，并且婴儿在出生后处于不断增强的兴奋状态[3]。

1. Zuckerman B, *et al.* Effects of maternal marijuana and cocaine use on fetal growth. *N Engl J Med* 1989; **320:** 762–8.
2. Frank DA, *et al.* Neonatal body proportionality and body composition after in utero exposure to cocaine and marijuana. *J Pediatr* 1990; **117:** 622–6.
3. Silverman S. Interaction of drug-abusing mother, fetus, types of drugs examined in numerous studies. *JAMA* 1989; **261:** 1689, 1693.

药物相互作用

大麻与酒精可产生累加效应。与中枢神经系统镇静药一起使用可能产生潜在的抑制毒性。大麻可增加抗毒蕈碱作用，与三环类抗抑郁药合用可产生心动过速症状。大麻可诱导微粒体酶类，所以通过这些酶代谢的许多药物与大麻同用时可能产生相互作用（如**茶碱**，见第1106页）。

双硫仑 表明双硫仑与大麻合用可造成轻度躁狂状态的证据有限[1]。

1. Lacoursiere RB, Swatek R. Adverse interaction between disulfiram and marijuana: a case report. *Am J Psychiatry* 1983; **140:** 243–4.

药动学

大麻作用的起效时间和持续时间随使用途径和使用者经验的不同而不同。大麻的活性成分很容易被肺吸收。吸食大麻的 Δ^9-四氢大麻酚的全身生物利用度一般范围为10%～35%，经常吸食大麻者这一生物利用度可更高。大麻可在数分钟之内产生作用，在 30min 内达到顶峰，持续 3～4h。注射大麻与吸食大麻的药动学相似。

Δ^9-四氢大麻酚从胃肠道吸收，可能较为缓慢且无规则，但是由于肝脏的首过效应造成其大量代谢，根据个体差异，全身生物利用度可减少到 20%。血药浓度高峰在 1～4h 内，持续至 6h。

Δ^9-四氢大麻酚是亲脂性的，可在体内广泛分布。血浆蛋白结合率为 97%～99%。它主要在肝脏被细胞色素 P450 同工酶 CYP2C 亚家族代谢，主要生成有活性的 11-羟基衍生物。

口服后 72h 内，有 10%～15%以结合物和代谢物通过尿排泄，有 35%～50%以代谢结合物存在。有80%～90%剂量在摄入后 5 天之内排泄。对于长期大量使用者，可检测出其尿代谢物的时间差异性很大，甚至可达几周。

大麻可透过胎盘，分布到乳汁中。

1. Grotenhermen F. Pharmacokinetics and pharmacodynamics of cannabinoids. *Clin Pharmacokinet* 2003; **42:** 327–60.

用途和用法

大麻含有约 60 种大麻素，其中主要活性成分是 Δ^9-四氢大麻酚。两种类型特异性内源性大麻素结合受体已确定为：CB_1 受体，分布于整个中枢神经系统和一些周边组织，参与调节不同的神经递质，神经递质被认为是产生大麻素临床效应的物质；CB_2 受体，主要在免疫细胞中表达，参与调节免疫系统。大麻素受体激动药和拮抗药也已被发现。

治疗使用 大麻过去作为镇静药和麻醉药使用。大麻素 Δ^9-四氢大麻酚（屈大麻酚，第1649页）和合成的大麻二酚（大麻隆，第1671页）作为止吐药可在癌症化疗中使用。屈大麻酚也用于刺激 HIV 患者的食欲。Nabiximols（*USAN*）是屈大麻酚和大麻二酚（第2200页）的复方制剂，作为另一种大麻素的口腔喷雾剂（*Sativex*），作为缓解多发性硬化患者神经痛的辅助用药。该制剂还用于晚期耐受最高剂量强阿片类药物的中重度疼痛癌症患者，出现背部持续疼痛时的治疗。

正在研究大麻素类用于其他可能治疗用途，包括缓解多发性硬化患者的痉挛状态、脊髓损伤和多种不同的疼痛，包括糖尿病神经病变和其他类型神经性疼痛，以及类风湿关节炎疼痛。大麻素科降低眼内压，据报道对青光眼有益。泛化作用正被研究作为传递大麻素类治疗剂量的一种方法。

滥用 大麻作为一种精神药品，其被广泛滥用的历史很长。Δ^9-四氢大麻酚在大麻中的含量多少取决于其植物的地理来源，其含量的比例也因使用部位不同而各异。有报道大麻叶子和开花顶端含有 1%～4%Δ^9-四氢大麻酚；一些高产量大麻素类（也称为 shunk）培育品种，Δ^9-四氢大麻酚可高达 15%；精育无籽大麻（从未授粉的雌性植物获得）含 5%～12%Δ^9-四氢大麻酚；树脂（印度大麻）含 3%～6%Δ^9-四氢大麻酚；从碎树脂中提取得到的印度大麻油中为 30%～50%。滥用的途径，通常有抽含来自植物部分的干叶子和花或更有力的干树脂（印度大麻）的大麻香烟；或使用软管和蒸发器进行吸入。大麻也以糕点或甜点摄入。静脉注射大麻提取物或印度大麻油的情况不太常见。

1. Robson P. Therapeutic aspects of cannabis and cannabinoids. *Br J Psychiatry* 2001; **178:** 107–15.
2. Mechoulam R, *et al.* Cannabidiol: an overview of some pharmacological aspects. *J Clin Pharmacol* 2002; **42** (11 suppl): 11S–19S.
3. Zajicek J, *et al.* Cannabinoids for treatment of spasticity and other symptoms related to multiple sclerosis (CAMS study): multicentre randomised placebo-controlled trial. *Lancet* 2003; **362:** 1517–26.
4. Killestein J, *et al.* Cannabinoids in multiple sclerosis: do they have a therapeutic role? *Drugs* 2004; **64:** 1–11.
5. Berman JS, *et al.* Efficacy of two cannabis based medicinal extracts for relief of central neuropathic pain from brachial plexus avulsion: results of a randomised controlled trial. *Pain* 2004; **112:** 299–306.
6. Guy GW, *et al. The Medicinal Uses of Cannabis and Cannabinoids*, London: The Pharmaceutical Press, 2004.
7. Fox P, *et al.* The effect of cannabis on tremor in patients with multiple sclerosis. *Neurology* 2004; **62:** 1105–9.
8. Rog DJ, *et al.* Randomized, controlled trial of cannabis-based medicine in central pain in multiple sclerosis. *Neurology* 2005; **65:** 812–19.
9. Burns TL, Ineck JR. Cannabinoid analgesia as a potential new therapeutic option in the treatment of chronic pain. *Ann Pharmacother* 2006; **40:** 251–60.
10. Holdcroft A, *et al.* A multicenter dose-escalation study of the analgesic and adverse effects of an oral cannabis extract (Cannador) for postoperative pain management. *Anesthesiology* 2006; **104:** 1040–6.
11. Strasser F, *et al.* Comparison of orally administered cannabis extract and delta-9-tetrahydrocannabinol in treating patients with cancer-related anorexia-cachexia syndrome: a multicenter, phase III, randomized, double-blind, placebo-controlled clinical trial from the Cannabis-In-Cachexia-Study-Group. *J Clin Oncol* 2006; **24:** 3394–3400.
12. Abrams DI, *et al.* Cannabis in painful HIV-associated sensory neuropathy: a randomized placebo-controlled trial. *Neurology* 2007; **68:** 515–21.
13. Abrams DI, *et al.* Vaporization as a smokeless cannabis delivery system: a pilot study. *Clin Pharmacol Ther* 2007; **82:** 572–8.
14. Seamon MJ, *et al.* Medical marijuana and the developing role of the pharmacist. *Am J Health-Syst Pharm* 2007; **64:** 1037–44.

Canola Oil 芸苔油

Cánola, aceite de.
Масло Канолы
CAS — 120962-03-0.
UNII — 331KBJ17RK.

简介

芸苔油是菜子油（第2319页）的一种，从低芥酸含量的成分中滤过而得。它是一种食用油，并在制药业和化妆品中使用。

制剂

多组分制剂 ***NZ:*** Mr Nits.

Cantharides 斑蝥

Blistering Beetle; Cantáridas; Cantharis; Insectes Coléoptères Hétéromères; Lytta; Méloides; Russian Flies; Spanish Fly.
Шпанские Мушки
UNII — 3Q034RO3BT.

不良反应

斑蝥不良反应与其活性成分斑蝥素相关，见下文。

用途与用法

斑蝥是西班牙绿芫青或其他种的干燥甲壳虫（芫青科），包括至少 0.6%斑蝥素，斑蝥素是由甲壳虫分泌的一种保护性渗出液。斑蝥制剂含有其活性物质斑蝥素（见下文）。

斑蝥属（中国斑蝥甲虫、中国斑蝥、印度斑蝥）以及 *Mylabrus sidae*（= *M. phalerata*），*M. cichorii* 和 *M. pustulator* 的干燥甲壳虫都用作斑蝥的替代品，在东方它们也作为斑蝥的来源（见下文）。

顺势疗法 斑蝥已经以下列名称用于顺势疗法药物：Cantharis；Lytta vesicatoria；Canthr。

制剂

顺势疗法制剂 ***Austral.:*** Burn Healing Cream†; ***Canad.:*** Bladder Irritation; Calendula +; Cystitis Juniperus†; EnurAid; Hylands Formula E; Renee; ***Fr.:*** Amanita Complexe No 75; Cistus Canadensis Complexe No 86; Geranium Complexe No 108; Juniperus Complexe No 6; ***Ger.:*** Cysto-cyl L Ho-Len-Complex; Hevertnier Complex†; Hewecyst Blasen-Nieren; metasolidago S; Nieren-Elixier ST†; Pascorenal-Injektopas; phono Uren†; Solidago Hevert Complex; Urofossat; Uroselect; Wund- und Brandgel†; ***S.Afr.:*** Berberis/Cantharis Comp†.

Cantharidin 斑蝥素

Cantaridina. Hexahydro-3aα,7aα-dimethyl-4β,7β-epoxyisobenzofuran-1,3-dione.
Кантаридин
$C_{10}H_{12}O_4$ = 196.2.
CAS — 56-25-7.
UNII — IGL471WQ8P.

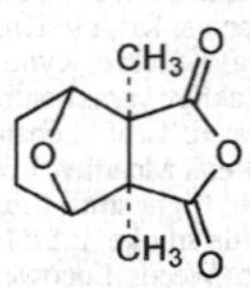

不良反应和处置

斑蝥素是斑蝥甲虫（见上文**斑蝥**项下）分泌的保护性渗出液，其不良反应的发生是由于刺激性和起疱性质所致的，可能发生在接触斑蝥制剂或斑蝥虫之后。斑蝥素使黏膜起疱。食用斑蝥素后，在咽喉和胃会有灼痛感，会出现吞咽困难、恶心、呕吐、呕血、腹痛、腹泻（部分患者）、里急后重、肾痛、尿频、排尿困难、阴茎异常勃起、血尿、蛋白尿、肾衰竭、严重低血压和循环衰竭。严重胃肠功能紊乱可能导致较高的发病率。口服斑蝥素 10～80mg 可能致死，尽管有报道口服 175mg 斑蝥素之后患者仍存活下来。斑蝥素是脂溶性的，与富含油脂的食物同服，口服生物利用度增加。

皮肤接触斑蝥可能导致皮肤炎、起疱和溃疡。症状可能在接触数小时之后才出现。明显的皮肤接触可能会引发全身毒性。与眼部或眼部周围组织接触可能出现角结膜炎、虹膜炎和水肿。

斑蝥素已被滥用为性兴奋药。

治疗斑蝥素中毒很大程度采用的是支持疗法。由于斑蝥素对黏膜有严重的刺激，服用斑蝥后应避免呕吐。尽管活性炭是否能与斑蝥素结合仍未确认，但这种方法已经被用于斑蝥误服解救。

中毒 参考文献如下。

1. Hundt HKL, *et al.* Post-mortem serum concentration of cantharidin in a fatal case of cantharides poisoning. *Hum Exp Toxicol* 1990; **9:** 35–40.
2. Polettini A, *et al.* A fatal case of poisoning with cantharidin. *Forensic Sci Int* 1992; **56:** 37–43.
3. Karras DJ, *et al.* Poisoning from "Spanish fly" (cantharidin). *Am J Emerg Med* 1996; **14:** 478–83.
4. Tagwireyi D, *et al.* Cantharidin poisoning due to "Blister beetle" ingestion. *Toxicon* 2000; **38:** 1865–9.

用途和用法

斑蝥素是从斑蝥或斑蝥属的昆虫（mylabris）（见上文**斑蝥**项下）中提取的。斑蝥素有发疱活性，其0.7%的弹性火棉胶溶液用于去除疣和上皮软疣。斑蝥和斑蝥素制剂也作为发赤药和抗刺激药外用。由于斑蝥素具有强烈的刺激性，因此不能内服。同样不可大面积涂抹，以免被吸收。

斑蝥和斑蝥素制剂以前用于脱发治疗，但是，在英国目前已经禁止使用该物质。

上皮软疣 参考文献如下。

1. Silverberg NB, *et al.* Childhood molluscum contagiosum: experience with cantharidin therapy in 300 patients. *J Am Acad Dermatol* 2000; **43:** 503–7.
2. Moed L, *et al.* Cantharidin revisited: a blistering defense of an ancient medicine. *Arch Dermatol* 2001; **137:** 1357–60.
3. Ross GL, Orchard DC. Combination topical treatment of molluscum contagiosum with cantharidin and imiquimod 5% in children: a case series of 16 patients. *Australas J Dermatol* 2004; **45:** 100–2.
4. Hanna D, *et al.* A prospective randomized trial comparing the efficacy and adverse effects of four recognized treatments of molluscum contagiosum in children. *Pediatr Dermatol* 2006; **23:** 574–9.

制剂

专利制剂

Canad.: Canthacur; Cantharone.

多组分制剂 ***Canad.:*** Canthacur-PS; Cantharone Plus; ***Turk.:*** Canthacur-PS.

Capsicum 辣椒

Capsic.; Capsici fructus; Chillies; Espanjanpippuri; Paprikový plod; Paprikų vaisiai; Piment de cayenne; Piment Rouge; Pimentão; Red Pepper; Spanischer Pfeffer; Spansk peppar.

Перец Красный

ATC Herb — HM02AB5001 (Capsicum annuum: fruit); HA03AW5006 (Capsicum annuum: fruit).

UNII — 6M47G7C4SY (red pepper); T5KDM4J239 (Capsicum spp. fruit).

注：市场上销售的辣椒通常是多种辣椒的混合物。红辣椒是辣椒的变种 *Capsicum annuum* var. *longum*，它较辣椒的辣味温和。

Pharmacopoeias. In *Eur.* (see p.vii), *Jpn,* and *US.*

Eur. and *US* also include capsicum oleoresin (capsicin).

Ph. Eur. 6.8（Capsicum） 辣椒（原变种）的干燥的果实和 *Capsicum annuum* var. *minimum* 以及 *C. frutescens* 的小果实变种。以干燥品计，包含至少0.4%的辣椒素类物质（以辣椒辣素表示）。避光。

Ph. Eur. 6.8（Capsicum Oleoresin，Refined and Quantified） 红色或棕色的流动提取液，包含6.5%～8.0%的辣椒素类物质（以辣椒辣素表示）。它是由草药和乙醇或甲醇经过适当方法提取得到的。

USP 33（Capsicum） *Capsicum frutescens*（在市场上被称为非洲干辣椒）、或 *C. annuum* var. *connoides*（在市场上被称为塔巴斯哥辣酱油）、或 *C. annuum* var. *longum*（在市场上被称为路易斯安那长椒）或日本Honka椒与老路易斯安那芽变椒的杂交品种（被称作路易斯安那芽变椒）成熟干燥的果实。

USP 33（Capsicum Oleoresin） 辣椒 *annum* var. *minimum* 干燥的成熟果实以及 *C. fruiscons*（茄科）的多种浆果。它包含至少8%的辣椒辣素。为深红色的油状液。溶于乙醇、丙酮、氯仿、乙醚和挥发油。在不挥发油中可溶，溶后有乳光。贮藏于密闭容器中。

不良反应

辣椒和辣椒油树脂制剂对皮肤和黏膜具有很强的刺激作用。

胡椒粉喷雾剂的不良反应 参考包含辣椒油树脂的“胡椒粉喷雾剂”的毒性作用。

1. Brown L, *et al.* Corneal abrasions associated with pepper spray exposure. *Am J Emerg Med* 2000; **18:** 271–2.
2. Zollman TM, *et al.* Clinical effects of oleoresin capsicum (pepper spray) on the human cornea and conjunctiva. *Ophthalmology* 2000; **107:** 2186–9.
3. Chan TC, *et al.* The effect of oleoresin capsicum "pepper" spray inhalation on respiratory function. *J Forensic Sci* 2002; **47:** 299–304.
4. Das S, *et al.* Capsicum spray injury of the eye. *Int Ophthalmol* 2005; **26:** 171–3.
5. Miller JJ, Skolnick J. Inhalation injury after capsaicin exposure. *J Ky Med Assoc* 2006; **104:** 103–5.

对胃肠道的影响 在食用尖辣椒后最初的感觉是口腔有辣和灼烧感，造成这一感觉的原因是辣椒辣素与口腔中的受体结合[1]。含有酪蛋白的物质（如牛奶）可以减轻这种灼烧感，原因是酪蛋白可以取代与口腔中受体结合的辣椒辣素，也由于辣椒辣素具有亲脂性。

辣味的饮食与胃肠道不适一直都有着直接的关系。每餐食用1.5g红辣椒或黑胡椒，其对胃黏膜造成的损伤与口服625mg阿司匹林对胃黏膜造成的损伤程度相同[2]。但是其他对于动物[3]和人[4,5]的研究也显示，辣椒辣素对胃黏膜有保护作用。让12名健康受试者食用30g jalapeño椒（一种辣椒），结果并没有对十二指肠或胃黏膜造成明显的损伤[6]。使用抗酸药的十二指肠溃疡患者，每日食用总量达3g的辣椒粉，临床显示对病情进展没有影响[7]。

1. Henkin R. Cooling the burn from hot peppers. *JAMA* 1991; **266:** 2766.
2. Myers BM, *et al.* Effect of red pepper and black pepper on the stomach. *Am J Gastroenterol* 1987; **82:** 211–14.
3. Holzer P. Peppers, capsaicin, and the gastric mucosa. *JAMA* 1989; **261:** 3244–5.
4. Kang JY, *et al.* Chili—protective factor against peptic ulcer? *Dig Dis Sci* 1995; **40:** 576–9.
5. Yeoh KG, *et al.* Chili protects against aspirin-induced gastroduodenal mucosal injury in humans. *Dig Dis Sci* 1995; **40:** 580–3.
6. Graham DY, *et al.* Spicy food and the stomach: evaluation by videoendoscopy. *JAMA* 1988; **260:** 3473–5.
7. Kumar N, *et al.* Do chillies influence healing of duodenal ulcer? *BMJ* 1984; **288:** 1803–4.

中毒 参考文献如下。

1. Snyman T, *et al.* A fatal case of pepper poisoning. *Forensic Sci Int* 2001; **124:** 43–6.

用途和用法

辣椒具有祛风的作用，但目前还是以辣椒油树脂外用为主，作为抗刺激药（见**发赤药和局部镇痛**，第6页）。在治疗咳嗽和感冒症状的制剂中也含有辣椒。辣椒辣素（第31页）是辣椒中的活性成分，也制成外用制剂治疗皮肤疼痛。

辣椒油树脂用于制造“辣椒喷雾剂”，作为法警武器或自卫武器。

辣椒也用于烹调。

顺势疗法 辣椒已经以下列名称用于顺势疗法药物：Capsicum annuum；Cap. a。

制剂

Ph. Eur.: Capsicum Tincture, Standardised.

专利制剂

Austria: ABC†; Hansaplast ABC Warme-Pflaster; ***Braz.:*** Hercap; ***Chile:*** Dolorub Capsico; Parche Leon Fortificante†; ***Fin.:*** Termo†; ***Ger.:*** Capsamol; Dolenon†; Hansaplast ABC Warme-Pflaster†; Jucurba†; Rheumamed; Thermo Burger; ***Gr.:*** Hansaplast Leontos; ***Irl.:*** Elastoplast; ***Israel:*** Dragon Plaster; ***Ital.:*** Cerotto Bertelli Arnikos; Dolpyc; Thermogene; ***Port.:*** Neodor; ***Switz.:*** Hansaplast ABC; ***UK:*** Fiery Jack; ***USA:*** Salonpas Hot.

多组分制剂 ***Arg.:*** Bifena; Sebulex; Veracolate†; ***Austral.:*** Euphrasia Complex; Euphrasia Compound; For Peripheral Circulation Herbal Plus Formula 5†; Gingo A†; Goanna Heat Cream; Joint Mobility†; Lifesystem Herbal Formula 6 For Peripheral Circulation†; Masculine Herbal Complex; Percutane; Radian-B†; The Blue One†; Valerian†; ***Austria:*** Mentopin†; Salhumin†; Trauma-Salbe warmend; ***Belg.:*** Rado-Salil; Stilene; Thermocream; ***Braz.:*** Pilulas Ross; ***Canad.:*** Absorbine Arthritis; Cayenne Plus†; Hot Stuff; Natraway Sport 3; Rhumatisme†; ***Chile:*** Cellenergy; ***Fr.:*** Baume Saint-Bernard; Curomal; Disalgyl†; Geldolor; Kamol†; Le Thermogene†; ***Ger.:*** Caye Rheuma-Balsam†; Gothaplast Rheumamed AC; ***Hong Kong:*** Salonsip Hot Patch; Sloan's Liniment; ***India:*** Algipan; Flexi-muv†; Inflazone; Relaxyl; ***Indon.:*** Lafalos Plus; Osteor-C†; Sloan's Liniment; ***Irl.:*** Menthol & Wintergreen; Ralgex; ***Israel:*** Dragon Massage Cream; Ment-O-Cap; Radian-B; Rublex Massage Cream; ***Ital.:*** Altadrine; Capso; Capsolin; Criotonal; Gelovis; Remy; Sloan; Vasotonal; ***Malaysia:*** Dandelion Complex†; Primolin Total Woman†; Total Man†; ***Mex.:*** Parche Negro Belladona; ***Neth.:*** Cremor capsici comp; Cremor Capsici compositus; Kruidvat Spierbalsem; ***Pol.:*** Kapsiplast; ***Port.:*** Medalginan; ***Rus.:*** Efcamon (Эфкамон); Espol (Эспол); Percamf (Перкамф); ***S.Afr.:*** Brooklax Pills†; Infrarub†; Moultons Pain Paint†; Muscle Rub†; SB 3 Triple Action Pills†; SB Shisalene†; Sloan's Heat Rub†; Sloan's Liniment Rub†; Tandpyndruppels†; ***Spain:*** Dolokey; Embrocacion Gras; Linimento Naion; Termosan; ***Switz.:*** Carmol Plus†; Midalgan†; ***Thai.:*** Carminative Patar; Carminative Sahakarn; Flataco; Flatulence; Meloids; Mist Carminative; Patarcolate; Patarsul; Veracolate†; ***Turk.:*** Algo-Wax; Capsalgine; Capsi-Gel; Gelocaps; Mentolin; ***UK:*** Allens Dry Tickly Cough; Balmosa; Buttercup Syrup; Catarrh Mixture; Cremalgin; Fiery Jack; Hactos; Hansaplast Herbal Heat Plaster; Herbal Indigestion Naturtabs; Honey & Molasses; Indian Brandee; Indigestion and Flatulence; Indigestion Relief; Jamaican Sarsaparilla; Kilkof; Life Drops; Potters Strong Bronchial Catarrh Pastilles; Potters Sugar Free Cough Pastilles; Radian-B; Ralgex; Rheumatic Pain Relief; Sanderson's Throat Specific; Vegetable Cough Remover; ***USA:*** Duraflex Comfort; Pharmacists Creme; Pharmacists Lotion; Salonpas Gel Patch; Throat Discs; ***Venez.:*** Ehrlich Balsamo.

顺势疗法制剂 ***Austral.:*** Sleep & Insomnia Relief; ***Austria:*** Berberis Cosmoplex; Incena†; Robinia Med Complex†; ***Canad.:*** Auricum†; Capsicum + Arthri-Cream; Earache Relief; Kids' Earache; ***Fr.:*** Euphrasia Complexe No 115; Grindelia Complexe No 58; Slimum†; ***Ger.:*** Otovowen; Pankreas S Comp†; Tonsipret; ***Neth.:*** Oteel H; ***Rus.:*** Tonsipret (Тонзипрет); ***Switz.:*** Regenaplex Nr. 24b; ***Ukr.:*** Tonsipret (Тонзипрет).

Caraway 鱼追蒿

Alcarahueya; Alcaravea; Alcaravia; Caraway Fruit; Caraway Seed; Carum; Carvi; Carvi fructus; Carvia; Cumin des Prés; Fructus Carvi; Frutos de la alcaravea; Kmínový plod; Kmynų vaisiai; Köménytermés; Kumina; Kümmel; Kummin; Owoc kminku.

Тмин

ATC Herb — HA03AW5008 (Carum carvi: fruit).

UNII — W2FH8O2BBE.

Pharmacopoeias. In *Eur.* (see p.vii). Also in *USNF.*

Ph. Eur. 6.8（Caraway Fruit；Caraway BP 2010） 葛缕子 *carvi* 属植物完整干燥的果实。以干燥品计，它含有至少3.0%（*v/w*）的挥发油。它具有香芹酮的气味。避光。

BP 2010规定，在调配和提供粉状鱼追蒿中所含的挥发油不能少于2.5%（*v/w*）。

USNF 28（Caraway） 葛缕（胡萝卜科）干燥成熟的果实。贮藏时避免虫蛀。

简介

鱼追蒿是一芳香祛风剂，用于治疗胃肠道疾病，也用作香料。其种子有用于烹调的。它是草贡蒿油的原料（见下文）。

制剂

USNF 28: Compound Cardamom Tincture.

多组分制剂 ***Austria:*** Iberogast; Mag Kottas Krauterexpress Abfuhrtee†; Midro Tee; Montana; Nesthakchen†; ***Braz.:*** Balsamo Branco; ***Canad.:*** Anti Dyspepsia Digestive Aid; Clear Capsules; Formula T4; ***Cz.:*** Blahungstee N†; Iberogast; ***Fr.:*** Santane C_6; Santane D_5; Santane F_{10}; Santane O1; Santane O_1 minceur; ***Ger.:*** Carminativum Hofmann; Carminativum-Hetterich; Cholosom-Tee†; Floradix Multipretten N; Gastrosecur†; Iberogast; Lomatol†; Majocarmin-Tee†; Montana N; Pascoventral; ***Hung.:*** Iberogast; Montana; Salus Multipretten; ***Israel:*** Jungborn; Lido Tea; Midro-Tea; ***Ital.:*** Cadifen; Cadimint; Florelax; Midro; Relaxcol; ***Neth.:*** Herbesan; ***Pol.:*** Apinorm; Iberogast; Laxantol†; Melis-Tonic; Normosan; Rhelax; Tabletki Przeciw Niestrawnosci; Tabulettae Laxantes; ***Rus.:*** Herbion Drops for the Gallbladder (Гербион Капли Желчегонные); Herbion Drops for the Stomach (Гербион Желудочные Капли); ***S.Afr.:*** Clairo†; ***Spain:*** Natusor Aerofane†; ***Switz.:*** Kernosan Heidelberger Poudre; Phytomed Gastro†; Tisane favorisant l'allaitement; ***Ukr.:*** Herbion Drops for the Gallbladder (Гербион Капли Желчегонные); Herbion Drops for the Stomach (Гербион Желудочные Капли); Iberogast (Ибергаст).

顺势疗法制剂 ***Canad.:*** Cynara Complex; ***UK:*** Laxadoron.

Caraway Oil 草贡蒿油

Alcaravea, aceite esencial de; Carvi aetheroleum; Carvi Etheroleum; Carvi, huile essentielle de; Kmínová silice; Kuminaöljy; Kümmelöl; Kumminolja; Olejek kminkowy; Oleum Cari; Oleum Carui; Oleum Carvi.

Тминное Масло

ATC Herb — HA03AW5007 (Carum carvi: essential oil).

UNII — C2J9B08Q3I.

Pharmacopoeias. In *Eur.* (see p.vii). Also in *USNF.*

Ph. Eur. 6.8（Caraway Oil） 这种油通过水蒸气蒸馏从葛缕的干燥果实中提取。为清澈、无色或黄色的液体。相对密度为0.904～0.920。在不超过25℃的条件下，贮藏于充满的密闭容器中。避光。

USNF 28（Caraway Oil） 这种挥发油从鱼追蒿中蒸馏而得。它包含不多于50%（*v/v*）香芹酮（$C_{10}H_{14}O$）。溶于80%乙醇（1∶8）。贮藏于密闭容器中。避光。

简介

草贡蒿油是一种芳香的祛风剂，用于治疗胃肠道疾病，也用作香料。鱼追蒿的水溶液可用于治疗婴儿胃肠道绞痛（见**胃肠道痉挛**，第1618页）。

制剂

BP 2010: Aromatic Cardamom Tincture; Compound Cardamom Tincture.

专利制剂

Belg.: Balyfen.

多组分制剂 ***Austria:*** Nesthakchen†; Parodontax; Sabatif†; Sigman-Haustropfen; Spasmo Claim; ***Cz.:*** Contraspan†; Naturident†; ***Ger.:*** Enteroplant; Floradix Multipretten N; Gastrysat; Lomatol†; ratioGast†; Verdauungstropfen Gastrofunkten; ***Hung.:*** Enteroplant†; Salus Multipretten; Stompax; ***India:*** Bestozyme; Bestozyme P; Catazyme; Neopeptine; Vitazyme; ***Ital.:*** Relaxcol; ***Mex.:*** Enterokan; ***Singapore:*** Enterokan†; ***Switz.:*** Flatulex; Huile Po-Ho A. Vogel; Parodontax†; ***Thai.:*** Corinap; Gas-Nep; Gripe Mixture; ***UK:*** Atkinson & Barker's Gripe Mixture; Nurse Harvey's Gripe Mixture.

顺势疗法制剂 ***Ger.:*** Bolus alba comp†.

Carbon-13 碳-13

Carbono 13.

Углерод-13

CAS — 14762-74-4.

简介

碳-13是自然存在的，不具放射性，是碳的稳定同位素。它可用来标记有机化合物，如尿素（第 1545 页），用于诊断检测，包括用来诊断幽门螺杆菌感染的呼吸试验。

制剂

USP 33: Urea C 13 for Oral Solution.

专利制剂

Cz.: Pylobactell; ***Denm.:*** Diabact; Helicobacter Test; ***Fin.:*** Diabact UBT; ***Fr.:*** Heli-Kit; ***Ger.:*** Helicobacter Test; ***Gr.:*** Helicobacter Test; Pylobactell; ***Ital.:*** Breathquality-UBT; Citredici UBT Kit; Expirobacter; Helicokit; ***Neth.:*** Helico State; Pylobactell-13C; UBTest; ***Port.:*** Helico-teste; Helicobacter Test; Pylobactell; Ubit; ***Spain:*** Pylori Chek†; Tau Kit; Ubtest; ***Swed.:*** Diabact UBT; Helicobacter Test†; ***Switz.:*** Helicobacter Test; ***UK:*** Diabact UBT; Pylobactell; ***USA:*** Meretek UBT.

多组分制剂 ***Irl.:*** Diabact UBT; Helicobacter Test; Pylobactell; ***USA:*** Ez-HBT.

Cardamom 豆蔻

Cardamomi; Cardamomo, fruto del.

Кардамон

UNII — 8BC4CUT4JL.

Pharmacopoeias. In *Br.* and *Jpn.* Also in *USNF.*

BP 2010（Cardamom Fruit） *Elettaria cardamomum* var. *minuscule* 干燥接近成熟的果实，其中的种子用于配制豆蔻制剂，并且需要在种子从果实剥离之后立即使用。豆蔻的种子从果实中剥离后不能贮藏。它具有很强的芳香气味和口味，至少包含 4%（*v/w*）的挥发油。

USNF 28（Cardamom Seed） 刚刚从荚膜中取出的小豆蔻成熟干燥的种子（姜科）。避免虫蛀。

简介

豆蔻的制品作为祛风剂和香料使用。豆蔻的种子有用于烹调的。豆蔻油就是由豆蔻种子榨出。

制剂

USNF 28: Compound Cardamom Tincture.

多组分制剂 ***Austral.:*** Peritone; Travelaide†; ***Austria:*** Klosterfrau Melissengeist; Mariazeller; ***Cz.:*** Dr Theiss Rheuma Creme†; Dr Theiss Schwedenbitter; Klosterfrau Melisana; Naturland Grosser Swedenbitter†; ***Ger.:*** Gallexier; Klosterfrau Melissengeist; Montana N; Schwedentrunk Elixier; ***Hung.:*** Klosterfrau Melisana; ***Malaysia:*** Bonnisan; ***Pol.:*** Melisana Klosterfrau; Padma 28; ***Rus.:*** Sodecor (Содекор); Suprima-Broncho (Суприма-бронхо); ***S.Afr.:*** Alma; Enterodyne; Helmontskruie†; Neurotone†; ***Spain:*** Digestovital†; ***Switz.:*** Stomacine; ***Thai.:*** Carminative Patar; Carminative Sahakarn; Caryopin; Mist Carminative; ***UK:*** Indian Brandee; Pegina; ***Ukr.:*** Swedish Bitters Dr Theiss (Шведская Др Тайсс).

Cardamom Oil 豆蔻油

Cardamomo, aceite esencial de; Ol. Cardamom.

Кардамоновое Масло

ATC Herb — HA03AW5024 (Elettaria cardamomum: essential oil).

UNII — JM0KJ091HZ.

Pharmacopoeias. In *Br.* Also in *USNF.*

BP 2010（Cardamom Oil） 清澈、无色或黄白色的液体，在水中透明，带有豆蔻果实臭。它是从粉碎的豆蔻果实中蒸馏提取的。在 20℃时，溶于 70%乙醇（1：6）。在温度不超过 25℃的条件下，贮藏于充满的密闭容器中。避光。

USNF 28（Cardamom Oil） 从豆蔻的种子中提取的挥发油。溶于 70%乙醇（1：5）。贮藏于密闭容器中。避光。

简介

豆蔻油的制剂作为祛风剂和香料使用。

制剂

BP 2010: Aromatic Cardamom Tincture; Compound Cardamom Tincture; Compound Rhubarb Tincture.

多组分制剂 ***Fr.:*** Aromadigest; ***India:*** Carmicide; Catazyme; Digeplex; Vitazyme; ***Thai.:*** Corinap; Gas-Nep.

Carglumic Acid（*rINN*）卡谷氨酸

Acide Carglumique; Ácido carglúmico; Acidum Carglumicum; Carglutamic Acid; Karglumik Asit; OE-312. *N*-Carbamoyl-L-glutamic acid.

Карглумовая Кислота

$C_6H_{10}N_2O_5$ = 190.2

CAS — 1188-38-1.

ATC — A16AA05.

ATC Vet — QA16AA05.

UNII — 5L0HB4V1EW.

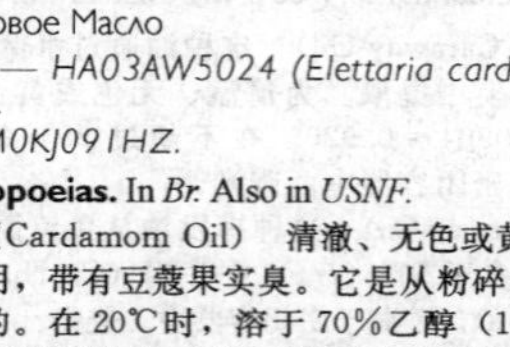

简介

卡谷氨酸用于治疗 *N*-乙酰谷氨酸合酶缺乏的高氨血症患者。初始日剂量范围为 100～250mg/kg，随后调整剂量，直至血氨浓度处于正常范围内。在开始长期治疗前，应观察个体对卡谷氨酸的反应性；日维持剂量为 10～100mg/kg。每日总剂量分 2～4 次，于餐前服用。

卡谷氨酸用于治疗 *N*-乙酰谷氨酸合酶缺乏的高氨血症的参考文献如下。

1. Bélanger-Quintana A, *et al.* Hyperammonaemia as a cause of psychosis in an adolescent. *Eur J Pediatr* 2003; **162:** 773–5.
2. Caldovic L, *et al.* Restoration of ureagenesis in N-acetylglutamate synthase deficiency by N-carbamylglutamate. *J Pediatr* 2004; **145:** 552–4.
3. Gebhardt B, *et al.* N-carbamylglutamate protects patients with decompensated propionic aciduria from hyperammonaemia. *J Inherit Metab Dis* 2005; **28:** 241–4.
4. Guffon N, *et al.* Neonatal hyperammonemia: the N-carbamoyl-L-glutamic acid test. *J Pediatr* 2005; **147:** 260–2.
5. Jones S, *et al.* N-Carbamylglutamate for neonatal hyperammonaemia in propionic acidaemia. *J Inherit Metab Dis* 2008. Available at: doi: 10.1007/s10545-008-0777-1

制剂

专利制剂

Austria: Carbaglu; ***Belg.:*** Carbaglu; ***Cz.:*** Carbaglu; ***Denm.:*** Carbaglu; ***Fr.:*** Carbaglu; ***Ger.:*** Carbaglu; ***Irl.:*** Carbaglu; ***Ital.:*** Carbaglu; ***Neth.:*** Carbaglu; ***Pol.:*** Carbaglu; ***Port.:*** Carbaglu; ***Spain:*** Carbaglu; ***UK:*** Carbaglu.

Caroverine（*pINN*）卡罗维林

Caroverina; Carovérine; Caroverinum. 1-[2-(Diethylamino)ethyl]-3-(*p*-methoxybenzyl)-2(1*H*)-quinoxalinone.

Кароверин

$C_{22}H_{27}N_3O_2$ = 365.5.

CAS — 23465-76-1.

ATC — A03AX11.

ATC Vet — QA03AX11.

UNII — XJ73B0K6KB.

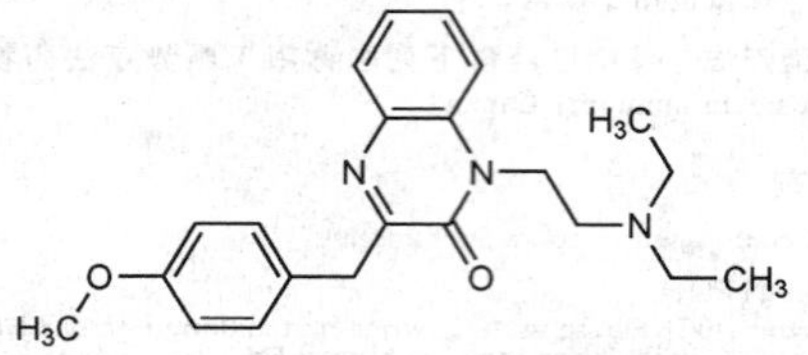

简介

卡罗维林是一种具有钙通道阻滞药和谷氨酸拮抗药特性的平滑肌松弛药。采用其碱或盐酸盐形式，用于平滑肌痉挛导致的疼痛。常规剂量（以碱基计）为 20～40mg，每日 3～4 次，口服给药。也可缓慢经静脉输注或肌内注射，剂量为每日 40～80mg。还通过直肠给药。卡罗维林也可用于治疗脑循环障碍和耳鸣。

1. Denk DM, *et al.* Caroverine in tinnitus treatment: a placebo-controlled blind study. *Acta Otolaryngol* 1997; **117:** 825–30.
2. Ehrenberger K. Clinical experience with caroverine in inner ear diseases. *Adv Otorhinolaryngol* 2002; **59:** 156–62.
3. Quint C, *et al.* The quinoxaline derivative caroverine in the treatment of sensorineural smell disorders: a proof-of-concept study. *Acta Otolaryngol* 2002; **122:** 877–81.

制剂

专利制剂

Austria: Delirex; Spasmium; Tinnitin; ***Switz.:*** Calmaverine.

多组分制剂 ***Austria:*** Spagall†; Spasmium comp†.

Carqueja 卡决耶

Baccharis.

注：卡决耶名称也用于与之没有关联的植物 *Krameria tomentosa*（刺球果科）的命名。

简介

卡决耶包括多种 *Baccharis* 种属（菊科）的地上茎，尤其是 *B. articulata* 和 *B. genistelloides var. trimera*（*B. trimera*）。

卡决耶用于南美洲的传统医药，多偏重于胃肠道和肝脏疾病的草药治疗。

顺势疗法 卡决耶用于顺势疗法药物，使用以下名称：Baccharis trimera。

制剂

多组分制剂 ***Arg.:*** Alcachofa Plus; Bilosan Compuesto†; Boldina†; Digenat; HDG; Hepacur; Hepatodirectol; Radicura; Sabelin.

顺势疗法制剂 ***Fr.:*** Poconeol no 37; Poconeol no 74.

Cartilage and Cartilage Extracts 软骨和软骨提取物

Хрящ и Хрящевые Экстракты

UNII — D5P3K3V822 (autologous cultured chondrocytes).

简介

包含来源多样化的软骨或软骨提取物的制剂可作为营养补充剂，用于治疗肌肉骨骼和关节疾病。自体培养软骨细胞用于治疗股骨髁远端（femoral condyle in the knee）的症状性软骨缺损症。鲨鱼软骨提取物（AE-941，第644页）也作为抗肿瘤药进行研究。

制剂

专利制剂

Arg.: Car-ti-buron; Cartilago Vital; Cartimax; CT1000; ***Austral.:*** Cartilag†; ***Indon.:*** Fellafit; Sharko Inside; ***Ukr.:*** Rumalon (Румалон).

多组分制剂 ***Arg.:*** Car-ti buron flex†; Cartiflex; Collagen T2-Gag†; Rep-Cartil; ***Chile:*** Cartilago T-500; Rumalon; ***Hong Kong:*** Cervusen†; ***Hung.:*** Rumalon†; ***Indon.:*** Osteokom; ***Mex.:*** Mex-Amina; ***Rus.:*** Rumalon (Румалон); ***S.Afr.:*** Zeel.

顺势疗法制剂 ***Cz.:*** Zeel Salbe; ***Ger.:*** NeyArthros (Revitorgan-Dilutionen Nr 43)†; NeyArthros Nr 43-Sol; NeyArthros-Liposome (Revitorgan Lp Nr 83); NeyArthrosome (Revitorgan-Dilution); NeyAthos Nr 43.

Oriental Cashew 东方腰果

Anacardier d'orient; Anacardium; Cashew-pähkinä; Indisk nöt; Marking Nut Tree; Markingnut Tree; Nanercz wschodni; Semecarpus anacardium.

Восточный Анакардовый Орех

UNII — Y0F0BU8RDU.

Pharmacopoeias. *Eur.* (see p.vii) includes a form for homoeopathic preparations.

Ph. Eur. 6. 8（Oriental Cashew for Homoeopathic Preparations；Semecarpus Anacardium ad Praeparationes Homoeopathicas） 本品为肉托果属腰果（东方腰果）［*Semecarpus anacardium*（*Anacardium orientale*）］的干果。含有至少 6.0%的总苯酚衍生物（以丁香油酚计）。

简介

传统印度医学中常使用东方腰果不同部位和它们的制剂形式。提取油中含有具有细胞毒作用的刺激性物质——比拉万醇油。

顺势疗法 东方腰果的干燥成熟果实用于顺势疗法药物，使用以下名称：Anacardium；Semecarpus anacardium；Anacardium orientale；Anacard；Anac. or。

制剂

顺势疗法制剂 ***Austral.:*** Dermatitis Relief†; ***Austria:*** Astomera†; ***Canad.:*** Barijodeel; Formula ES 211; Nervita; Nettle Rash L88†; ***Chile:*** Anacardio con Fosforo; Bioactiv M; ***Fr.:*** Anxietum; Euphorbium Complexe No 88; Formule de l'Abbe Chaupitre no 6; ***Ger.:*** Arche-cerin†; Cefabene Cistus Komplex; Cistus canadensis Oligoplex; Lowe-Komplex Nr 6†; Mucosa compositum; Nervoid N; Rowo-Sedaphin 138 (Rowo-138)†; Sedaphin; Stoma-Gastreu S R5; Ventrigutt M; ***Neth.:*** Mucosa comp H; ***Switz.:*** Regenaplex Nr. 25a; ***Ukr.:*** Cerebrum Compositum H (Церебрум Композитум Н)†.

Cassia Oil 桂皮油

Aceite de Casia; Canela de la China, aceite de; Cannelier, huile essentielle de; Chinese Cinnamon Oil; Cinnamomi cassiae aetheroleum; Cinnamomi Cassiae Etheroleum; Kassiakaneliöljy; Kassiaolja; Kínai fahéjolaj; Kininių cinamonų eterinis aliejus; Oleum Cassiae; Oleum Cinnamomi; Oleum Cinnamomi Cassiae; Silice skořicovníku čínského.

Масло Кассии
UNII — A4W0626T5.

Pharmacopoeias. In *Chin., Eur.* (see p.vii), and *Jpn.*
Chin. and *Jpn* also include cassia bark which may be known as cinnamon bark. In some countries cassia oil is known as cinnamon oil

ph. Eur. 6.8（Cassia Oil） 由肉桂（*C. aromaticum*）的树叶和嫩枝通过水蒸气蒸馏获得桂皮油。含70%～90%的桂皮醛。为一种澄清、易流动、黄色至赤褐色的液体，具有桂皮醛的特殊臭。贮藏于充满的密闭容器中。避光、避热。

简介

桂皮油具有与肉桂油相似的特性（第2211页），同样用于祛风剂和香料。也可用于芳香疗法。有报道桂皮油中的主要成分桂皮醛曾引起过敏反应。

制剂

多组分制剂 ***Austral.:*** Tiger Balm Red; ***S.Afr.:*** Balsem Vita GEEL†; Balsem Vita ROOI†; Balsem Vita Wit; Moultons Pain Paint†; Stuidruppels†; ***UK:*** Dragon Balm.

Castor Oil 蓖麻子油

Aceite de Ricino; Hintyağı; Huile de Ricin; Ol. Ricin.; Oleum Ricini; Ricini Oleum; Ricini Oleum Virginale; Ricino, aceite de; Ricinolja (jungfruolja); Ricinový olej panenský; Ricinusolaj; Risiiniöljy, neitsytöljy; Rizinusöl.

Касторка; Касторовое Масло; Клещевинное Масло
ATC — A06AB05.
ATC Vet — QA06AB05.
ATC Herb — HD02WB5010 (Ricinus communis: oil); HS01XW5001 (Ricinus communis: oil); HA06AB5016 (Ricinus communis: oil).
UNII — D5340Y2I9G.

注：由于单个容器的外表面积有限，无法容纳所有标示信息。因此BP 2010批准：在含蓖麻子油滴眼剂的单剂量外包装上用"CASOIL"来标识。

Pharmacopoeias. In *Chin., Eur.* (see p.vii), *Jpn,* and *US.*
Eur. also includes hydrogenated castor oil and refined castor oil.
USNF includes hydrogenated castor oil.

Ph. Eur. 6.8（Castor Oil，Virgin） 为大戟科植物蓖麻（*Ricinus communis*）种子用冷压法提取所得的脂肪油。相对密度约0.958。为一种澄清、几乎无色或微黄色、黏稠、具有吸湿性的液体。与乙醇和冰醋酸易混溶；微溶于石油醚。贮藏于充满的密闭容器中。避光。

Ph. Eur. 6.8（Castor Oil，Hydrogenated；Ricini Oleum Hydrogenatum） 本品由初榨蓖麻油经氢化处理获得。主要含12-羟硬脂酸甘油三酯。为白色或淡黄色细粉、块状物或片状物。熔点83～88℃。几乎不溶于水和石油醚；极微溶于无水乙醇；微溶于二氯甲烷。密闭贮藏。

Ph. Eur. 6.8（Castor Oil，Refined） 为大蓟科植物蓖麻（Ricinus communis）种子用冷压法提取并精炼所得的脂肪油。加入适量的抗氧化剂。相对密度约0．958。为一种澄清、几乎无色或微黄色、黏稠、具有吸湿性的液体。与乙醇和冰醋酸易混溶；微溶于石油醚。贮藏于充满的密闭容器中。避光。

USP 33（Castor Oil） 是由 *Ricinus communis*（Euphorbiaceae）的种子获得的不挥发油。为浅黄色或几乎无色、透明、黏滞性液体。具微弱的柔和臭；无异质和酸败味；具微弱的独特味道。溶于乙醇；与无水乙醇、氯仿、乙醚和冰醋酸易混溶。贮藏于密闭容器中，温度不高于40℃。

USNF 28（Hydrogenated Castor Oil） 为经精炼、褪色、氢化并脱臭处理的蓖麻子油，主要含羟硬脂酸甘油三酯。为白色晶状蜡。熔点85～88℃。不溶于水和大多数常见的有机溶剂。贮藏于温度不高于40℃的密闭容器中。

不良反应和注意事项

口服蓖麻子油，尤其是大剂量使用时，可能会引起恶心、呕吐、腹痛和严重的腹泻。肠梗阻时不宜使用。

Ricinus communis 的种子含蓖麻毒蛋白（第2320页），具有毒性。有报道受试者接触种子后会出现过敏反应。

用途和用法

多外用，做软化剂。也可局部用于减轻异物进入眼中所导致的刺激。蓖麻子油还可作为部分注射液的溶剂和增塑剂。

氢化蓖麻子油用作硬化剂。聚乙二醇蓖麻子油类（第1970页）用作乳化剂和增溶剂。

蓖麻子油曾作为泻药使用，但这种用法已废弃。

制剂

BP 2010: Chloroxylenol Solution; Flexible Collodion; Zinc and Castor Oil Ointment;
USP 33: Aromatic Castor Oil; Castor Oil Capsules; Castor Oil Emulsion; Flexible Collodion.

专利制剂

Arg.: Capsulas Handel†; ***Braz.:*** Laxol; ***Canad.:*** Neoloid†; ***Ger.:*** Laxopol; ***Israel:*** Laxopol; ***Mex.:*** Ricitel; ***Switz.:*** Rical; ***Turk.:*** Ricilaks; Riciment; Rici-pan; ***USA:*** Emulsoil; Neoloid†.

多组分制剂 ***Austral.:*** Seda-Rash†; ***Chile:*** Node DS; ***Cz.:*** Suspensio Visnevski cum Pice Liquida Herbacos; ***Ger.:*** Itax; ***Pol.:*** Salicylol; ***Spain:*** Callicida Cor Pik; Keranin; Linitul; Otocerum; ***Switz.:*** Peru Stick†; ***Ukr.:*** Urolesan (Уролесан); ***USA:*** Allanderm-T; Dermuspray; Dr Dermi-Heal; Granulderm; Granulex; GranuMed; Mammol; Proderm; Vasolex; Venelex; Xenaderm.

Catalase 过氧化氢酶

Caperase; Catalasa; EC 1.11.1.6; Equilase; Optidase.
Каталаза
CAS — 9001-05-2;.

简介

过氧化氢酶属于酶类，可从多种生物来源中获得，包括动物肝脏（肝过氧化氢酶）和特定的细菌和真菌。该蛋白含有4个多肽亚基，其精细结构依来源不同而有所差异，分子量约240000。过氧化氢酶能加速过氧化氢分解为水和氧气的过程。

可用于伤口、皮肤溃疡和白癜风的治疗。有时与葡萄糖氧化酶（第2245页）合用，在葡萄糖氧化过程中破坏过氧化氢的生成。也可用于食物防腐。还用于隐形眼镜护理液中，以分解过氧化氢。

过氧化氢酶是一种自由基清除剂。研究表明，其减少再灌注损伤的能力与自由基的生成有关。过氧化氢酶和过氧化物歧化酶的联合使用也有研究。

制剂

专利制剂

Ital.: Citrizan; ***Spain:*** Biocatalase†.

多组分制剂 ***Arg.:*** Arion Cronos; Vitix; ***Canad.:*** UltraCare†; ***Fr.:*** Pulvo 47†; ***Ger.:*** Pulvo Neomycin†; Pulvo†; ***Gr.:*** Pulvo 47; Pulvo-Hexa; ***Ital.:*** Citrizan Antibiotico; ***Mex.:*** Avitil; ***NZ:*** Omnicare 1 Step; ***Thai.:*** Pulvo 47; ***Turk.:*** Pulvo 47; ***USA:*** UltraCare.

Catechu 儿茶

Gambier; Gambir; Pale Catechu.
Гамбир
CAS — 8001-48-7.
ATC Herb — HA07XA5013 (Uncaria gambir: extract); HA01WA5008 (Uncaria gambir: extract).
UNII — 3NJQ5D8S6N.

注：与黑儿茶（Black Catechu）（第2192页）相区别。

Pharmacopoeias. In *Jpn.* Also in *BP(Vet).*

BP（Vet）2010（Catechu） 本品为 *Uncaria gambier* 叶和嫩枝的水浸膏干燥物，呈淡灰棕色至深赤褐色。无臭或几乎无臭。

简介

儿茶作为一种收敛剂，其制剂可用于治疗腹泻和其他胃肠道病症。

制剂

多组分制剂 ***Austral.:*** Diarcalm†; ***Fr.:*** Elixir Bonjean; ***Indon.:*** Entrodiar†; ***Ital.:*** Flavion; Imoviral; ***Rus.:*** Travisil (Трависил); ***S.Afr.:*** Enterodyne; SB Diarrhoea Mixture†; Tandpyndruppels†; ***Thai.:*** Patarver; ***UK:*** Chesty Cough Relief; Spanish Tummy Mixture.

CD4 Antibodies CD4 抗体

Anti-CD4 Monoclonal Antibodies; Anticuerpos CD4; CD4mAb; Monoclonal CD4 Antibodies.
Антитела Против СД4-Клеток

简介

为抗CD4受体的单克隆抗体可治疗免疫介导的病症，如类风湿关节炎、多发性硬化、肠炎、哮喘、皮肤T淋巴细胞瘤、银屑病和其他皮肤病症，有助于降低并消除循环性辅助T淋巴细胞。也应用于移植术中。已研究的CD4抗体包括克立昔单抗（clenliximab）、凯利昔单抗（keliximab）、普立昔单抗（priliximab）和扎诺木单抗（zanolimumab）。

Cedar Wood Oil 雪松木油

Eastern Red Cedar Stem Oil; *Juniperus virginiana* Oil; Oleum Cedri; Red Cedar Oil; Red Cedar Stem Oil; Red Cedarwood Oil; *Juniperus virginiana* Stem Oil.
CAS — 8000-27-9.
UNII — PAD4FN7P2G.

注：与从 *Juniperus virginiana* 种属获得的雪松木油（cedar wood oil）和从 *Thuja occidentalis*（见侧柏，第2345页）种属获得的雪松叶油（cedar leaf oil）相区别。

简介

雪松木油（cedarwood oil；red cedar oil）从红雪松[*Juniperus virginiana*（Cupressaceae）]中获得。该油用于制造香料；可添加于治疗鼻充血和各种皮肤病症的制剂中；也用于芳香疗法。从松科北非雪松[*Cedrus atlantica*（Pinaceae）]中提取的大西洋雪松木油（Atlas cedarwood oil）与从刺柏属（*Juniperus*）和雪松属（*Cedrus*）的木材中提取的雪松油，其使用方式相似。

顺势疗法 红雪松用于顺势疗法药物，使用以下名称：Juniperus virginiana；Juniperus virg。

制剂

多组分制剂 ***Austria:*** Emser Nasensalbe†; Wick Vaporub; ***Fr.:*** Vegebom†; ***Gr.:*** EKS; Revigel; ***Hung.:*** Kinder Luuf Balsam; ***Mon.:*** Betacade†; ***NZ:*** Vicks Vaporub; ***Port.:*** Betacade†; ***Swed.:*** Vicks Vaporub†; ***UK:*** No-Sor Vapour Rub.

Celery 芹菜

Apio; Apium; Celery Fruit; Celery Seed.
Сельдерей
CAS — 8015-90-5 (celery oil).
ATC Herb — HA03WA5003 (Apium graveolens: fruit); HM01AW5002 (Apium graveolens: fruit); HA03WA5002 (Apium graveolens: essential oil); HG04BW5004 (Apium graveolens: fruit).
UNII — 44IDY6DTKX (celery); 1G1EAA320L (celery seed).

药物相互作用

一例报道指出，一名患者在进行PUVA治疗前食用了芹菜汤，结果发生了严重的光毒性作用。详见甲氧沙林项下药物相互作用，（第1531页）。

用途和用法

芹菜由伞形科植物 *Apium graveolens* 的干燥成熟果实组成。也可采用该植物的其他部分。芹菜具有利尿作用，治疗风湿病的草药制剂中也含有该成分。芹菜油具有相似用法。有报道称芹菜会导致过敏和光敏反应。

芹菜也用于烹饪中。芹菜种子油可用于芳香疗法。

顺势疗法 芹菜用于顺势疗法药物，使用以下名称：Apium graveolens；Apium. gr。

1. Houghton P. Bearberry, dandelion and celery. *Pharm J* 1995; **255:** 272–3.

驱虫药 芹菜种子的己烷提取物有望制成驱蚊药[1]。

1. Tuetun B, *et al.* Repellent properties of celery, *Apium graveolens* L., compared with commercial repellents, against mosquitoes under laboratory and field conditions. *Trop Med Int Health* 2005; **10:** 1190–8.

制剂

多组分制剂 ***Austral.:*** Arthri Plus†; Arthriforte†; Arthritic Pain Herbal Formula 1†; Boswellia Complex; Devils Claw Plus†; Fluid Loss†; Guaiacum Complex†; Lifesystem Herbal Formula 1 Arthritic Aid†; Masculine Herbal Complex; Olf†; ***Canad.:*** Herbal Diretic; Herbal Diuretic†; ***India:*** Flexi-muv†; ***Indon.:*** Tensigard; ***Malaysia:*** Celery Plus†; ***Philipp.:*** Ruflex; ***Singapore:*** Ruflex; ***UK:*** Mixed Vegetable Tablets; Modern Herbals Rheumatic Pain; Rheumatic Pain; Rheumatic Pain Relief; Vegetex.

Cellobiose 纤维二糖

Glucobiosa. 4-*O*-β-D-Glucopyranosyl-D-glucose.
Целлобиоза
$C_{12}H_{22}O_{11}$ = 342.3.
CAS — 528-50-7.

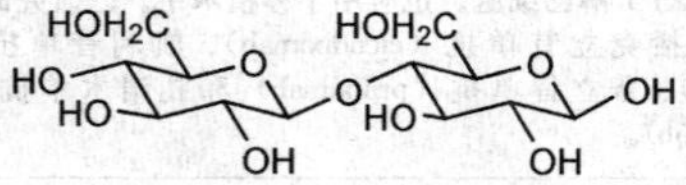

简介

纤维二糖难以被消化，用于评估肠通透性。在不同糖吸收试验（第1659页）中用作乳果糖的替代物。

Cellulase（*USAN*）纤维素酶

Celulasa; EC 3.2.1.4.

Целлюлаза

CAS — 9012-54-8.

简介

纤维素酶由 *Aspergillus niger* 或其他来源获得，为一组纤维素分解酶的总称。用于食品加工，或与其他消化酶类同时口服，用于治疗如消化不良、胃胀气等较轻的胃肠功能紊乱。半纤维素酶（Hemicellulase）具有相似的用法。

制剂

专利制剂

Fr.: Pancrelase; ***Rus.:*** Festal (Фестал).

多组分制剂 ***Arg.:*** Arnol; Biletan Enzimatico; Biluen Enzimatico; Dom-Polienzim; Gastridin-E; Pakinase; Pankreon Total; Polienzim; ***Austria:*** Arca-Enzym†; Ora-Gallin†; ***Belg.:*** Digestomen†; ***Braz.:*** Dasc; Digecap-Zimatico; Digeplus; Essen; Sintozima; ***Canad.:*** Digesdyn; Digesta; Multi-Zyme; Synergy Defense; ***India:*** Dipep; Ipental†; ***Indon.:*** Cotazym Forte; ***Ital.:*** Digestopan†; Essen Enzimatico†; ***Mex.:*** Dixiflen; Espaven Enzimatico; Ochozim; Onoton; ***Philipp.:*** Spasmo-Canulase; ***Port.:*** Colerin-F; Espasmo Canulase; Fermetone Composto; ***Rus.:*** Ipental (Ипентал)†; Pheresthal (Ферестал); ***S.Afr.:*** Spasmo-Canulase; ***Spain:*** Paidozim†; ***Switz.:*** Spasmo-Canulase; ***Thai.:*** Sanzyme-S†; ***Turk.:*** Flaton; ***Ukr.:*** Festal (Фестал); ***USA:*** Digex; Enzyme; ***Venez.:*** Stamyl.

Centaury 矢车菊

Centáurea menor; Centaurée, petite; Centaurii herba; Centaurii Minoris Herba; Ezerjófű; Hiel de la tierra; Petite Centaurée; Rohtorantasappi; Širdažolių žolė; Tausendgüldenkraut; Tusengyllenört; Zeměžlučová nať; Ziele centurii.

ATC Herb — HA09WA5004 (Centaurium erythraea: herb).

UNII — 57X4TSH58S (Centaurium erythraea); B204P54Z1F (Centaurium erythraea extract).

Pharmacopoeias. In *Eur.* (see p.vii).

Ph. Eur. 6.8（Centaury） 为龙胆科植物百金花 *Centaurium erythraea* 干燥花期的地上部分。味苦。避光。

不良反应

对肝脏的影响 据报道[1]，本品与 *Copaltra* 联合用药，可能会引起肝毒性作用，这种上市的含矢车菊和考他里亚（copalchi）（第2218页）成分的草药制剂用于辅助治疗糖尿病。French pharmacovigilance network 报道过5例相关病例。

1. Wurtz A-S, *et al.* Possible hepatotoxicity from Copaltra, an herbal medicine. *Ann Pharmacother* 2002; **36:** 941–2.

用途和用法

矢车菊作为苦味药使用，可治疗食欲缺乏和消化不良等。

制剂

专利制剂

Cz.: Nat Zemezluce†.

多组分制剂 ***Austria:*** China-Eisenwein; Eryval†; Magentee St Severin; Mariazeller; Pervivo; ***Braz.:*** Camomila; ***Canad.:*** Floradix Tab; Formula T4; ***Cz.:*** Naturland Grosser Swedenbitter†; Stomaran; ***Fr.:*** Diatisan; Tisane D'Ars; Tisane Hepatique de Hoerdt; ***Ger.:*** Amara-Tropfen; Canephron; Montana N; Stullmaton†; ***Hung.:*** Bittner; ***Pol.:*** Pervivo†; ***Rus.:*** Canephron N (Канефрон Н); Herbion Drops for the Stomach (Гербион Желудочные Капли); Original Grosser Bittner Balsam (Оригинальный Большой Бальзам Биттнера); ***S.Afr.:*** Amara†; Clairo†; ***Spain:*** Natusor Hepavesical†; Odisor†; ***Switz.:*** Gastrosan; Gouttes Amara; Kernosan 24; Kernosan 26; Metabol; Phytomed Gastro†; Tisane pour l'estomac; ***Ukr.:*** Canephron N (Канефрон Н); Herbion Drops for the Stomach (Гербион Желудочные Капли).

顺势疗法制剂 ***Canad.:*** Amaratopfen; ***Fr.:*** Diacure; ***Ger.:*** Cuparcen HM†; Gastrin-Do; Gastroplant; ***UK:*** Laxadoron.

Cereus 夜后草

Cacto grandifloro; Cactus; Night-blooming Cereus; Pitahaya; Reina de la noche.

Селеницереус Крупноцветковый (*Selenicereus grandiflorus*)

简介

夜后草是夜花仙人掌（*Selenicereus grandiflorus*；*Cactus grandiflorus*）(Cactaceae) 的花和茎，具有心脏兴奋作用，用于多种心血管疾病。也作为驱虫药和风湿病治疗药物。

顺势疗法 夜后草用于顺势疗法药物，使用以下名称：Cactus；Selenicereus grandiflorus；Catus grandiflorus。

制剂

专利制剂

UAE: Mebo Scar.

多组分制剂 ***Switz.:*** Femisan.

顺势疗法制剂 ***Austral.:*** PMT Oral Spray†; Solaurit†; ***Austria:*** Cactus compositum; Crataegus Med Complex†; ***Canad.:*** Menopause L122; Soludor; ***Chile:*** Ikoplex No 6; Lachess; ***Fr.:*** Crataegus Complexe No 15; Formule de l'Abbe Chaupitre no 20; Lachesis Complexe No 122; Poconeol no 31; Poconeol no 5; Soludor; Strophantus Compose; Vinicard; ***Ger.:*** A-Bomin; Angioton S; Aranisan-N†; Arteria-cyl Ho-Len-Complex; Asthma-Bomin H†; Aurum-Gastreu S R2; Cardioselect N; Cefangipect; Confludin N; Conva-cyl Ho-Len-Complex; Cor-Select†; Corodoc S†; Corselect N; Crataegus comp; Crataegus Herzcomplex; Derivatio H; Diacard; Glonoin Complex N†; Gold-Komplex†; HanoCor N; Herztropfen N Cosmochema†; Iberis HM†; Infi-Camphora†; JuCor†; Lowe-Komplex Nr 10†; Lycoaktin; Naranocor H†; Pasconal forte Nerventropfen†; Pectapas; Pectapas CPL; Pectapas SL; Procordal Gold†; Rauwolsan H†; Rauwolsan HM†; Regasinum cardiale N†; Respirogutt†; Schworocard; Scillacor†; Steicardin N; Strophanthus comp; Toncard-Do†; Truw Gold; ***Neth.:*** Cralonin H; ***Switz.:*** Gouttes d'Or; Strophanthus†.

Ceruletide（*BAN*，*USAN*，*rINN*）蓝肽

Caerulein; Cerulein; Ceruleína; Ceruletid; Ceruletida; Cérulétide; Ceruletidum; FI-6934; 883-S; Seruletidi.

Церулетид

$C_{58}H_{73}N_{13}O_{21}S_2$ = 1352.4.

CAS — 17650-98-5 (ceruletide); 71247-25-1 (ceruletide diethylamine).

ATC — V04CC04.

ATC Vet — QV04CC04.

UNII — 888Y08971B.

注：Ceruleinum 是指靛胭脂（第2258页）。

性状 本品为十肽菌素酰胺，从澳大利亚蛙 *Hyla caerulea* 和其他两栖动物的皮肤中提取。以含1～3mol二乙胺盐形式存在（蓝肽二乙胺）。

不良反应

蓝肽刺激胆囊收缩和胃肠肌肉，可能导致腹部不适。可能引发低血压。

用途和用法

蓝肽的结构和作用与促胰酶素（第2302页）相似。经注射给药，刺激胆囊收缩，松弛 Oddi 括约肌；促进胰酶分泌，兴奋肠肌。

蓝肽二乙胺可用于放射诊断学和治疗麻痹性肠梗阻。也可用于胰分泌功能试验（见胰腺炎项下，第2301页）[可与胰泌素（第2327页）合用]，但这些研究通常要求患者进行十二指肠插管，检查十二指肠液，因此较少采用。

在大多数胆道和消化道的放射诊断过程中，通常采用肌内注射蓝肽二乙胺，剂量（以蓝肽计）为300ng/kg。在胰分泌功能试验和麻痹性肠梗阻治疗中采用静脉输注，速度为1～2ng/(kg·min)。

制剂

专利制剂

Ger.: Takus.

Cevimeline Hydrochloride（*USAN*，*rINNM*）盐酸西维美林

AF-102; AF-102B; Céviméline, Chlorhydrate de; Cevimelini Hydrochloridum; FKS-508; Hidrocloruro de cevimelina; SND-5008; SNI-2011; SNK-508. (±)-*cis*-2-Methylspiro[1,3-oxathiolane-5,3′-quinuclidine] hydrochloride hemihydrate.

Цевимелина Гидрохлорид

$C_{10}H_{17}NOS,HCl,½H_2O$ = 244.8.

CAS — 107233-08-9 (cevimeline); 153504-70-2 (cevimeline hydrochloride).

ATC — N07AX03.

ATC Vet — QN07AX03.

UNII — P81Q6V85NP.

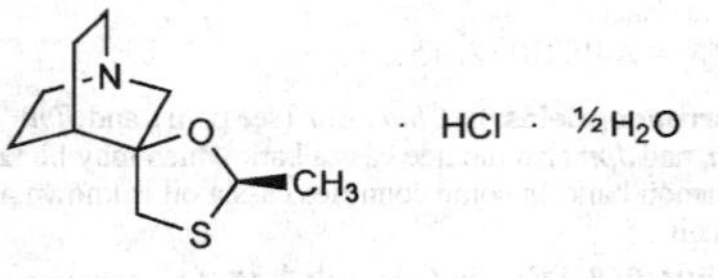

(cevimeline)

不良反应、处置和注意事项

参见新斯的明，第601页。

西维美林的常见不良反应为出汗；若患者出汗严重，建议补充液体以免脱水。当出现急性虹膜炎或闭角型青光眼等病症，导致瞳孔缩小时，不建议使用西维美林。视物模糊会影响患者从事技能性工作。对患肾结石或胆道病症者，也需谨慎服用西维美林。对细胞色素P450同工酶CYP2D6缺乏者也要给予足够的重视，因其发生不良反应的概率更高。

药物相互作用

参见新斯的明，第602页。

抑制细胞色素P450同工酶CYP2D6、CYP3A3或CYP3A4的药物会抑制西维美林代谢。

药动学

口服西维美林经胃肠道吸收，1.5～2h达峰浓度。进食会降低吸收速率和程度。血浆蛋白结合率低于20%。西维美林经肝脏细胞色素P450同工酶CYP2D6、CYP3A3或CYP3A4代谢。西维美林主要经尿排泄，多数为代谢物形式；粪便排泄量约为0.5%。

用途和用法

西维美林为选择性毒蕈碱 M_1 受体激动药，用于改善Sjögren综合征患者口干症状（见第1945页）。以盐酸盐形式口服给药，剂量为每日3次，每次30mg。

1. Weber J, Keating GM. Cevimeline. *Drugs* 2008; **68:** 1691–8.

痴呆 已证明西维美林类毒蕈碱 M_1 受体激动药用于减轻阿尔茨海默病症状无效（见第342页）。

制剂

专利制剂

USA: Evoxac.

Chamomile 甘菊

Camomila; Camomille romaine, fleur de (chamomile flower, Roman); Chamomillae romanae flos (chamomile flower, Roman); Heřmánkový květ (matricaria flower); Kamillavirágzat (matricaria flower); Kamomillankukka (matricaria flower); Kamomillankukka, roomalainen (chamomile flower, Roman); Kamomillblomma (matricaria flower); Kamomillblomma, romersk (chamomile flower, Roman); Koszyczek rumianku (matricaria flower); Květ heřmánku římského (chamomile flower, Roman); Manzanilla; Matricaire, fleur de (matricaria flower); Matricariae flos (matricaria flower); Ramunėlių žiedai (matricaria flower); Rómaikamilla-virág (chamomile flower, Roman); Tauriųjų didramunių žiedai (chamomile flower, Roman).

Ромашка

ATC Herb — HA09WA5006 (Chamaemelum nobile: flower); HA03WB5001 (Chamaemelum nobile: flower); HA03AW5010 (Chamaemelum nobile: flower); HN05CM5013 (Matricaria recutita: flower); HM01AW5014 (Matricaria recutita: flower); HA01WX5001 (Chamaemelum nobile: flower); HD03WX5011 (Matricaria recutita: flower); HG02WB5001 (Chamaemelum nobile: flower); HA03WB5002 (Matricaria recutita: flower); HA03AW5034 (Matricaria recutita: flower).

UNII — FGL3685T2X (chamomile tea); G0R4UBI2ZZ (Matricaria recutita).

性状 甘菊的名称指菊科中两个种的干燥头状花序，并具有相似的药用特性。

- 来源于 *Anthemis nobilis*（*Chamaemelum nobile*）的甘菊被称为 Chamomile Flowers、Chamomillae Romanae Flos、Manzanilla Romana 或 Roman Chamomile Flower。
- 来源于 *Matricaria recutita*（*Chamomilla recutita*）的甘菊被称为 Camomile Allemande、Camomilla、Chamomilla、Chamomillae Anthodium、Flos Chamomillae、Flos Chamomillae Vulgaris、German Chamomile、Hungarian Chamomile、Kamillenblüten、Manzanilla Ordinaria、Matricaria Flower 或 Matricariae Flos。

Pharmacopoeias. *Eur.* (see p.vii) includes chamomile from *Anthemis nobilis* and *Matricaria recutita*. *US* includes chamomile from *Matricaria recutita*.

Eur. also includes Matricaria Oil.

Ph. Eur. 6.8（Chamomile Flower；Roman；Chamomile Flowers BP 2010） 为重瓣品种 *Anthemis nobilis*（*Chamaemelum nobile*）的干燥头状花序，以干燥药材计，含有不少于 0.7％（*v/w*）的挥发油。具有强烈的特殊臭。避光。

Ph. Eur. 6.8（Matricaria Flower；Matricariae Flos；Matricaria Flowers BP 2010） 为 *Matricaria recutita*（*Chamomilla recutita*）的干燥头状花序。以干燥药材计，含有不少于 0.4％（*v/w*）的蓝色挥发油和 0.25％的芹菜苷元-7-葡糖苷（apigenin-7-glucoside）。避光。

Ph. Eur. 6.8（Matricaria Oil；Matricariae Aetheroleum）由 *Matricaria recutita*（*Chamomilla recutita*）新鲜或干燥的头状花序或花期地上部分经水蒸气蒸馏得到蓝色挥发油。含两种类型母菊油，均富含没药醇氧化物或左旋环烯庚烯醇。贮藏于温度不高于 25℃的密闭容器中。避光。

USP 33（Chamomile） 为 *Matricaria recutita*（*Matricaria chamomilla*，*Matricaria chamomilla* var. *courrantiana*，*Chamomilla recutita*）（Asteraceae alt. Compositae）的干燥头状花序。以左旋环烯庚烯醇计，含有不少于 0.4％的蓝色挥发油，不少于 0.3％的芹菜苷元-7-葡糖苷和不少于 0.15％的没药烷衍生物。避光。

不良反应

有报道称甘菊会导致接触性过敏反应和过敏样反应。

超敏反应 参考文献如下。

1. Van Ketel WG. Allergy to Matricaria chamomilla. *Contact Dermatitis* 1987; **16:** 50–1.
2. McGeorge BC, Steele MC. Allergic contact dermatitis of the nipple from Roman chamomile ointment. *Contact Dermatitis* 1991; **24:** 139–40.
3. Rodriguez-Serna M, *et al.* Allergic and systemic contact dermatitis from Matricaria chamomilla tea. *Contact Dermatitis* 1998; **39:** 192–3.
4. Jensen-Jarolim E, *et al.* Fatal outcome of anaphylaxis to camomile-containing enema during labor: a case study. *J Allergy Clin Immunol* 1998; **102:** 1041–2.
5. Giordano-Labadie F, *et al.* Allergic contact dermatitis from camomile used in phytotherapy. *Contact Dermatitis* 2000; **42:** 247.
6. Foti C, *et al.* Contact urticaria from Matricaria chamomilla. *Contact Dermatitis* 2000; **42:** 360–1.
7. de la Torre Morín F, *et al.* Clinical cross-reactivity between Artemisia vulgaris and Matricaria chamomilla (chamomile). *J Investig Allergol Clin Immunol* 2001; **11:** 118–22.
8. Vandenplas O, *et al.* Occupational asthma caused by chamomile. *Allergy* 2008; **63:** 1090–2.
9. Andres C, *et al.* Anaphylactic reaction to camomile tea. *Allergol Int* 2009; **58:** 135–6.

用途和用法

甘菊多在炎症早期时以糊剂形式使用。该制剂含甘菊或甘菊提取物（包括挥发油或蓝香油烯），用于预防和治疗乳头皲裂和尿布疹等皮肤病。German 甘菊油和 Roman 甘菊油用于芳香疗法。甘菊茶可用于家庭治疗消化不良，也有报道称甘菊茶具有催眠作用。

顺势疗法 甘菊用于顺势疗法药物，使用以下名称：Anthemis nobilis；Anthemis nob；Chamomilla；Cham。

1. Berry M. The chamomiles. *Pharm J* 1995; **254:** 191–3.
2. WHO. Flos Chamomillae. *WHO Monographs on Selected Medicinal Plants*, volume 1. Geneva: WHO; 1999. Also available at: http://apps.who.int/medicinedocs/en/d/Js2200e/11.html (accessed 04/02/10)
3. McKay DL, Blumberg JB. A review of the bioactivity and potential health benefits of chamomile tea (Matricaria recutita L.). *Phytother Res* 2006; **20:** 519–30.
4. Gardiner P. Complementary, holistic, and integrative medicine: chamomile. *Pediatr Rev* 2007; **28:** e16–e18.

制剂

Ph. Eur.: Matricaria Liquid Extract.

专利制剂

Austria: Kamillosan; ***Belg.:*** Babygencal; Kamillosan; ***Braz.:*** Ad-Muc; Kamillosan; ***Canad.:*** Paraterol; ***Cz.:*** APS Balneum†; Hermankovy; Kamillosan; Rumancek Pravy†; ***Fr.:*** Cefamig†; ***Ger.:*** Azulon†; Chamo S†; Eukamillat†; Kamillan supra†; Kamille N†; Kamille†; Kamillen-Bad N Ritsert; Kamillenbad Intradermi; Kamillin; Kamillopur†; Kamillosan; Markalakt†; Matmille; PC 30 N; ***Hong Kong:*** Camoderm; ***India:*** Kamillosan; ***Indon.:*** Kamillosan; ***Irl.:*** Kamillosan; ***Ital.:*** Ceru Spray; Milla; ***Mex.:*** Balsamo Nordin; Kamillosan; ***NZ:*** Kamillosan†; ***Pol.:*** Azulan; Azuseptol; ***Port.:*** Kamilosan; ***Rus.:*** Romasulan (Ромазулан); ***S.Afr.:*** Ashton & Parsons Infants Powders†; Kamillosan; ***Singapore:*** Camoderm†; ***Switz.:*** Kamillex; Kamillin Medipharm; Kamillofluid; Kamillosan; ***UK:*** Ashton & Parsons Infants Powders; Kamillosan; ***Venez.:*** Kamillen.

顺势疗法制剂 ***Austral.:*** Allergy Relief; Candalba†; Colic Relief; Diarrhoea Relief Tablets†; Earache Relief†; Indigestion Tablets†; PMT Oral Spray†; Sleep & Insomnia Relief; Teething Relief; Trauma Relief†; ***Austria:*** Avena Med Complex†; Belladonna Med Complex†; Birkenkohle comp†; Daram†; Echinacea-Cosmoplex; Erbiode Regelbeschwerden; Escatitona†; Kolsan†; Notta; Traumeel; Tropfen bei Regelbeschwerden Nr 36†; Valerianaheel; Viburcol†; Zahnkugelchen; ***Canad.:*** Auricum†; Calms Forte; Calms Forte 4 Kids; Calms†; Calsom; Camilia; Caulophyllum Complex†; China Diarrhea L107†; Circulation†; Col 138; Colic; Consolin†; Den 141; Diarrex; Diarrhea Relief; Earache; Formula DM 210; Hylands Formula C; Hylands Formula CF; Hylands Kinder-CL; Hylands Kinder-T; Indigestion†; Jet Lag Relief; Kid's Colic; Kids' Teething; Lemon Balm; Nuxil†; Serenol†; Spascupreel; Tee Complex; Teething; Traumeel; Upset Stomach†; Valerianaheel Comp; Viburcol; ***Chile:*** Gug/X†; ***Cz.:*** Sedalia; Spascupreel S; Traumeel; Viburcol; ***Fr.:*** Abbe Chaupitre no 30; Abbe Chaupitre no 43; Arthro-Drainol; Basilicum Complexe No 96; Camilia; Formule de l'Abbe Chaupitre no 18; Formule de l'Abbe Chaupitre no 7; Formule de l'Abbe Chaupitre no 83; Gelsemium Complexe No 70; Hedera Complexe No 120; Hypophysis Complexe No 31; L 107; L 25; Poconeol no 37; Quietude; Ricinus Compose; ***Ger.:*** A-Bomin; Angi Truw N; Asthma H†; Asthma-Bomin H†; Birkenkohle comp; Bolus alba comp†; Carduokatt N†; Cefaspasmon N; Chamomilla Comp†; Cocculus Oligoplex; dysto-loges N; dysto-loges†; Entero-Gastreu S R4; Entzundungstropfen; Galloselect; Gastrin-Do; Gastro-Plantin N; Infihepan†; Jsostoma S; Kalovowen†; Kattwigast†; Magen-Darmtropfen N; Meno-cyl L Ho-Len-Complex; Osanit; Otovowen; Passiflora Complex; Payasanit gastro†; Rapako comp; Regena-Haut W; Roth's Rotacard†; Scorotox†; Sedacalman; Spascupreel; Spasmosyx F; Stoma-Gastreu S R5; Traumeel S; Viburcol N; Weleda Fieber- und Zahnungszapfchen; Zahnungstropfen Escatitona; Zappelin; Zimpels Erkaltungskomplex I†; ***Neth.:*** Artifleur; Auriculite; Chamodent†; Cinababy†; Collite; Entero-Gastreu R4; Gastrifleur; Homeocare digestie; Homeocare keelspray; Kinditherm†; Omnilite; Oteel H; Quietude; Spascupreel H; Traumeel; Viburcol H; ***Rus.:*** Notta (Нотта); ***S.Afr.:*** Chamomilla/Millefolium Comp†; Traumeel S; Viburcol; ***Switz.:*** Osanit†; Quietude; Regenaplex Nr. 35b; Regenaplex Nr. 79; ***UK:*** Teetha; ***Ukr.:*** Dentokind (Дентокинд); Enterocind (Энтерокинд); Kindinorm (Киндинорм); Traumeel S (Траумель С)†; ***USA:*** Preferred Remedies Sleep; Preferred Remedies Stress; Traumeel; ***Venez.:*** Traumeel.

Chaparral 查帕拉尔群落

Gobernadora.

Чапаррель

UNII — PK0TXD049P (Larrea tridentata).

不良反应

摄入查帕拉尔群落会引发严重的肝毒性，包括永久性肝功能衰竭。

用途和用法

查帕拉尔群落来源于樵油（creosote）灌木［*larrea tridentata*（Zygophyllaceae）］。它存在于多种草本植物制剂中，但其制剂可能会引发严重的毒性反应，一些国家建议不再使用含此成分的产品（见上文）。

马索罗酚为从樵油灌木中提取出的抗肿瘤药物。

对肝脏的影响 参考文献如下。

1. Gordon DW, *et al.* Chaparral ingestion: the broadening spectrum of liver injury caused by herbal medications. *JAMA* 1995; **273:** 489–90.
2. Batchelor WB, *et al.* Chaparral-induced hepatic injury. *Am J Gastroenterol* 1995; **90:** 831–3.
3. Sheikh NM, *et al.* Chaparral-associated hepatotoxicity. *Arch Intern Med* 1997; **157:** 913–19.
4. Kauma H, *et al.* Toxic acute hepatitis and hepatic fibrosis after consumption of chaparral tablets. *Scand J Gastroenterol* 2004; **39:** 1168–71.

制剂

多组分制剂

Austral.: Proyeast†.

顺势疗法制剂 ***Ger.:*** Pollinosan; ***Switz.:*** A Vogel Spray contre le rhume des foins; Pollinosan.

Chebulic Myrobalan 诃子

Haritaki; He Zi; Ink Nut; Inknut; Jangi Harara; Myrobalan.

注：常用名"诃子"或"诃子类"是指几种不同的结果实的植物物种，包括余甘子属（*Emblica officinalis*，Emblic Myrobalan——见**印度醋栗**，第 2258 页），李属（*P. cerasifera*，Myrobalan Plum）和榄仁树属（*T. arjuna*，Arjun Myrobalan，见**阿江榄仁**，第 2183 页；*T. bellirica*——见**贝来诃子**，第 2188 页；和 *T. chebula*，诃子，见上文）。注意区分以上种属。

"Terminalia"这一名称可用于上述 Terminalia 种属中所有的诃子种类。注意避免混淆。

Pharmacopoeias. *Br.* includes Terminalia Chebula Fruit for use in Traditional Herbal Medicinal Product.

BP 2010（Terminalia Chebula Fruit for use in THMP） *Terminalia chebula* 种属成熟果实的果皮。以焦性没食子酸计，干燥药材中含有不少于 20％的单宁。

简介

在印度草药医学中，诃子的果实［*Terminalia chebula*（Combretaceae）］作为补药，用于治疗多种疾病，包括腹泻和便秘等。诃子未成熟的果实为黑诃子。

诃子的其他部分也可药用。

在传统的印度草药医学中，triphala 疗法为同时服用三种植物的果实，包括诃子、贝来诃子（第2188页）和印度醋栗（第2258页）。

制剂

多组分制剂 ***Hung.:*** Herbadict; Livfit; Munipyrin; ***India:*** Flexi-muv†; ***Malaysia:*** Bonnisan; ***Philipp.:*** Cogent db+; ***Rus.:*** Fitovit (Фитовит); Travisil (Трависил); ***Switz.:*** Padma-Lax; Padmed Laxan; ***Ukr.:*** Fitovit (Фитовит).

Chenodeoxycholic Acid（*BAN*，*rINN*）鹅去氧胆酸

Acide chénodésoxycholique; Ácido quenodeoxicólico; Acidum chenodeoxycholicum; CDCA; Chenic Acid; Chenodeoksicholio rūgštis; Chenodiol *(USAN)*; Kenodeoksikolik Asit; Kenodeoksikoolihappo; Kenodeoxicholsyra; Kenodezoxikólsav; Kyselina chenodeoxycholová. 3α,7α-Dihydroxy-5β-cholan-24-oic acid.

Хенодезоксихолевая Кислота

$C_{24}H_{40}O_4$ = 392.6.

CAS — 474-25-9.

ATC — A05AA01.

ATC Vet — QA05AA01.

UNII — 0GEI24LG0J.

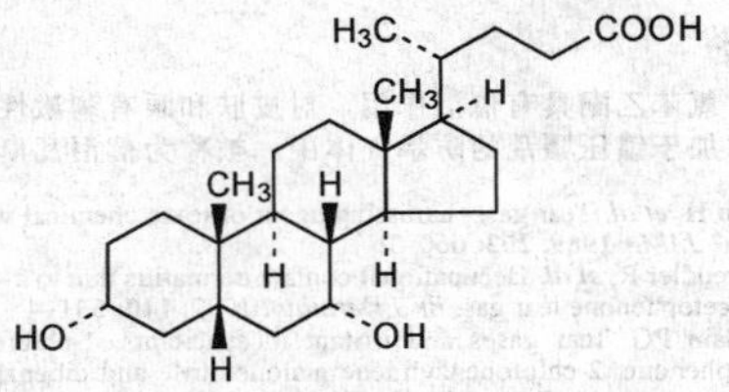

Pharmacopoeias. In *Eur.* (see p.vii) and *Jpn.*

Ph. Eur. 6.8（Chenodeoxycholic Acid） 白色或类白色粉末。极微溶于水；易溶于乙醇；溶于丙酮；微溶于二氯甲烷。

不良反应和注意事项

参见熊去氧胆酸（第2353页）。较熊去氧胆酸更易引起腹泻。有报道鹅去氧胆酸会短暂升高肝功能检查值和导致高胆固醇血症（低密度脂蛋白）。

鹅去氧胆酸对某些动物具有胚胎毒性。

药物相互作用

参见熊去氧胆酸（第2353页）。

药动学

鹅去氧胆酸由胃肠道吸收后经首关代谢和肠肝循环。在分泌入胆汁前，部分在肝脏形成结合形式，随后在肠道细菌的影响下，游离形式和结合形式经 7α-脱羟基作用成为石胆酸。部分石胆酸经粪便直接排泄，剩余部分被吸收，大多数在肝脏结合成为硫酸盐后经粪便排泄。鹅去氧胆酸也会经差向异构化作用成为熊去氧胆酸。

1. Crosignani A, *et al.* Clinical pharmacokinetics of therapeutic bile acids. *Clin Pharmacokinet* 1996; **30:** 333–58.

用途和用法

鹅去氧胆酸属天然存在的胆酸（第2191页）。口服鹅去氧胆酸减少其肝脏合成，并提供额外的胆汁盐以利于胆固醇和脂质的增溶。对胆囊功能仍保留者，可用于溶解胆固醇型胆结石（第 2354 页）通常日剂量约 15mg/kg。每次服药剂量不等，睡前服用大剂量，以对抗夜晚胆汁中胆固醇浓度的升高。治疗持续时间依胆结石大小而定，给药可达 2 年。经放射学检查结石消失后，还需持续给药约 3 个月。鹅去氧胆酸也可用于减少熊去氧胆酸用量（第2353页）。

鹅去氧胆酸用作先天性胆酸合成异常的新生儿和儿童的膳食补充剂，用于治疗脑腱性黄瘤病；与胆固醇合用，治疗 Smith-Lemli-Opitz 综合征；与胆酸合用，治疗胆酸合成缺乏症。

脑腱黄瘤病 脑腱黄瘤病是一种少见的常染色体隐性先天胆酸代谢缺陷病。多脏器中胆甾醇的累积和胆汁中鹅去氧胆酸的缺乏导致胆汁酸通过胆甾醇途径进行代谢。在一例病例报告中[1]，一个家庭中的 4 位脑腱黄瘤病患者都服用鹅去氧胆酸进行治疗，并随访 14 年。2 姐妹早在 2 岁和 7 岁就分别开始接受治疗，因此无任何病症表现。而她们的 2 位叔叔，分别在 16 岁和 27 岁，已有严重病症表现时才开始接受治疗，因此病症改善有限。

1. Berginer VM, *et al.* Chronic diarrhea and juvenile cataracts: think cerebrotendinous xanthomatosis and treat. *Pediatrics* 2009; **123:** 143–7.

制剂

专利制剂

Ger.: Chenofalk; **Gr.:** Theramatic; **Hong Kong:** Chenofalk†; **Hung.:** Chenofalk†; **Indon.:** Chenofalk†; **Israel:** Chenofalk; **Mex.:** Sulobil; **Neth.:** Chenofalk; **Port.:** Chebil†; Xebyl; **Spain:** Quenobilan; **Turk.:** Chenofalk; **USA:** Chenodal.

多组分制剂 **Ger.:** Lithofalk; Urso Mix†; **Gr.:** Lithofalk; **Ital.:** Bilenor.

Chloroacetophenone 氯苯乙酮

ω-Chloroacetophenone; 1-Chloroacetophenone; Cloroacetofenona; CN; CN Gas; Phenacyl Chloride. 2-Chloroacetophenone.

C_8H_7ClO = 154.6.

CAS — 532-27-4.

注："mace"这一名称应用于氯苯乙酮溶液。

简介

氯苯乙酮具有催泪作用，对皮肤和眼有刺激性。曾被添加于镇压骚乱的防暴气体中，被称为催泪瓦斯。

1. Hu H, *et al.* Tear gas—harassing agent or toxic chemical weapon? *JAMA* 1989; **262:** 660–3.
2. Treudler R, *et al.* Occupational contact dermatitis due to 2-chloroacetophenone tear gas. *Br J Dermatol* 1999; **140:** 531–4.
3. Blain PG. Tear gases and irritant incapacitants. 1-chloroacetophenone, 2-chlorobenzylidene malononitrile and dibenz[b,f]-1,4-oxazepine. *Toxicol Rev* 2003; **22:** 103–10.
4. Carron PN, Yersin B. Management of the effects of exposure to tear gas. *BMJ* 2009; **338:** 1554–8.

Chloroplatinic Acid 氯铂酸

Cloroplatínico, ácido; Kloroplatinasyra; Kwas chloroplatynowy. Hexachloroplatinic acid hexahydrate.

Платинохлористоводородная Кислота

$H_2PtCl_6,6H_2O$ = 517.9.

CAS — 16941-12-1 (anhydrous chloroplatinic acid); 18497-13-7 (chloroplatinic acid hexahydrate).

UNII — Q65224GJ7F (chloroplatinic acid); 9W7LR29OOB (chloroplatinic acid hexahydrate).

注：名称"Platinic Chloride"和"Platinum Chloride"也应用于 chloroplatinic acid 和 platinum tetrachloride。

简介

氯化铂（$PtCl_4$=336.9）的水溶液，用于角膜染色溶液。

1. Khan AO, Meyer D. Corneal tattooing for the treatment of debilitating glare in a child with traumatic iris loss. *Am J Ophthalmol* 2005; **139:** 920–1.

制剂

顺势疗法制剂 **Fr.:** Aurum Complexe No 38; Ferrum Complexe No 29; **Ger.:** Auroplatin†; Cimicifuga comp†; Cocculus Oligoplex.

Chondroitin Sulfate Sodium 硫酸软骨素钠

Chondroitin 4-Sulfate (chondroitin sulfate A); Chondroitin Sulphate Sodium; Chondroïtine, sulfate sodique de; Chondroitini natrii sulfas; Chondroitin-sulfát sodná sůl; Chondroityny sodu siarczan; CSA (chondroitin sulfate A); Sodium Chondroitin Sulfate; Sodyum Kondroitin Sülfat.

Хондроитин Сульфат Натрия

$(C_{14}H_{19}NO_{14}SNa_2)_n$.

CAS — 9007-28-7 (chondroitin sulfate); 9082-07-9 (chondroitin sulfate sodium); 24967-93-9 (chondroitin sulfate A); 39455-18-0 (chondroitin sulfate A sodium); 25322-46-7 (chondroitin sulfate C); 12678-07-8 (chondroitin sulfate C sodium).

ATC — M01AX25.

ATC Vet — QM01AX25.

R = SO_3Na and R' = H
or
R = H and R' = SO_3Na

(chondroitin silfate)

Pharmacopoeias. In *Eur.* (see p.vii) and *US.*

Ph. Eur. 6.8 (Chondroitin Sulphate Sodium) 主要从陆栖动物和海栖动物软骨中的二糖结构中获得的天然多聚体。根据动物种类的不同，其 4-硫酸酯和 6-硫酸酯的组成比例也不同。为具吸湿性的白色或类白色粉末。易溶于水；几乎不溶于乙醇和丙酮。5%的水溶液 pH 值为 5.5～7.5。贮藏于密闭容器中。避光。

USP 33 (Chondroitin Sulfate Sodium) 硫酸软骨素钠是指从健康动物（牛、猪、鸟类等）软骨制成的黏多糖钠盐。主要由 *N*-乙酰半乳糖胺（2-acetamido-2-deoxy-β-D-galactopyranose）和 D-葡萄糖醛酸的多聚体组成的硫酸酯的钠盐。链中的己糖通过 β-1,4 与 β-1,3 交替结合成多聚体。存在于硫酸软骨中的黏多糖多数在 4 位碳上、少数在 6 位碳上成单硫酸酯。硫酸软骨素钠干燥后极易吸湿。贮藏于密闭容器中。

药物相互作用

含葡糖胺软骨素的制剂对华法林的影响，参见**食品添加剂**项下，第1373页。

用途和用法

硫酸软骨素系黏性黏多糖，是多种软骨组织的组成成分。使用其钠盐（即软骨素的硫酸钠盐）形式。口服治疗活动性关节炎（见**脊椎关节病**项下，第13页），如淋球菌性关节炎，有时与氨基葡萄糖（第2245页）合用来保护肌骨骼和关节的软骨部分，如治疗骨关节炎（见**氨基葡萄糖**项下，第2245页）。可利用其黏弹性特点，作为眼科手术流程中的辅助剂，包括白内障摘除术和人工晶体置入术，也可用于缓解干眼症。含有硫酸软骨素 A 的培养基可用于保护待移植的角膜。硫酸软骨素钠可替代膀胱内黏多糖层以治疗间质性膀胱炎（第2098页）。硫酸软骨素 A 和硫酸软骨素 C 为类肝素物达肝素（第1210页）的组成成分。

制剂

USP 33: Chondroitin Sulfate Sodium Tablets; Glucosamine and Chondroitin Sulfate Sodium Tablets; Glucosamine, Chondroitin Sulfate Sodium, and Methylsulfonylmethane Tablets.

专利制剂

Arg.: Bioflogil; Dunason; Liquiprin†; Lubrictin; Prof†; Structum; **Austria:** Condrosulf; **Belg.:** Lacrypos; **Braz.:** Dunason; **Canad.:** Uracyst; **Chile:** Condro Sorb†; Condrosulf; **Cz.:** Condral; Condrosulf; Structum; **Fin.:** Artosolv; **Fr.:** Chondrosulf; Lacrypos†; Structum; **Ger.:** Gepan Instill; Sanaven; Uropol-S†; **Hung.:** Condrosulf; **Indon.:** Viostin S; **Ital.:** Condrosulf; **Malaysia:** Chondri†; Consulf; **Mex.:** Condrosulf; Dunason; Maxus; Structum; **Pol.:** Condral; Recalcin; Structum; **Port.:** Condrosulf; Ossin; Structum; **Rus.:** Chondroitine-Akos (Хондроитин-Акос); Chondrolon (Хондролон); Chondroxide (Хондроксид); Mucosat (Мукосат); Structum (Структум); **Singapore:** Consulf; **Spain:** Condro San; Condrodin†; Condrosulf; **Switz.:** Condrosulf; Structum; **Ukr.:** Structum (Структум).

多组分制剂 **Arg.:** Adaxil Forte; Adaxil Plus; Artrilase Complex; Artrocaptin; Asotrex; Baliartrin Duo; Cartiflex Forte; Ecosamina; Etinox; Finartrit; Findol Plus; Gluco Arrumalon Duo; Glucometil 3; Glucotrin VL; Lacrimax†; Maxus; Mecanyl Duo; Mecanyl K Duo; Optilac; Reumosan Compuesto; Sigmaflex; Vartalon Duo; Vartalon Duo K; Viscoat; **Austral.:** AB Ausbiobone; AB Carsa Giox; Bonlutin; Duovisc; GenFlex 3; GenFlex Plus; MeticGlucotin; PM Metic-Glucotin; Viscoat†; **Braz.:** Artrolive; Condroflex; **Canad.:** Uracyst Test Kit†; **Chile:** Artridol Duo; Condrosamina†; Dinaflex Duo; Eniflex Duo; Euroflex; Flexure; Hiperflex; Osteo Bi-Flex†; **Fr.:** Viscoat; **Ger.:** DisCoVisc; Duovisc; Integra†; Mobilat DuoAktiv; Viscoat; **Gr.:** Viscoat; **Hong Kong:** Arthritil Plus; Doctor's Choice Fortified Joint Support; **Hung.:** Porcerosito; Viscoat†; **India:** Kondro; Osteocip; Osteoflex; **Indon.:** Aptivium Optimum Joint Formula†; Artriox†; Artritin; Artro; Artro Plus; Bonic; Bonic Plus; Cartin; Chondro-PA; Fitbon Plus; Flexor; Fripos Joint Care; Joint Care Plus; Jointfit; Lavarix; Maxtrin; Nutrijoint; OA; OA Forte; OA Plus; Osamin; Ositin; Osmetin 3; Oste; Ostela; Osteoflam; Osteokom; Osteokom Forte; Osteonic; Osteor Plus†; Osteor-C†; Osteor†; Osteotin; Osvion Plus; Rebone; Rheumatin; Rheumatin Forte; Risteon; Triflexor; Triostee; Viopor; Viopor-M; Viopor-M Forte; Viostin Com; Viostin Com DS; Viostin-X; Vostem; Vosteon; **Irl.:** Seven Seas Active Sport†; **Israel:** Mega Gluflex; Mega Gluflex with MSN; **Ital.:** Cartago; Condrorexil; DisCoVisc; Fitogenase; Joint Support; Reumil; Reumilase SD; Viscoat; **Malaysia:** Conart; Cosamine Plus; Duovisc†; Viscoat†; **Mex.:** Actiman; Artiflex; Humylub Ofteno; Mex-Amina; Splash Tears; Vartalon Compositum; **NZ:** Viscoat; **Philipp.:** Artiflex; Flexxbon; Viscoat; **Rus.:** Artra (Артра); Chondroitine-Akos (Хондроитин-Акос); Chondroxide (Хондроксид); KONDROnova (КОНДРОнова); Theraflex (Терафлекс); Theraflex Advance (Терафлекс Адванс); Theraflex M (Терафлекс М); **S.Afr.:** Duovisc; Viscoat; **Singapore:** Artril C; Artrilase; Duovisc; Glutilage Plus; Seven Seas JointCare; Viscoat; **Thai.:** Duovisc; Viscoat; **Turk.:** Duovisc†; Jointace; Ultimate; Viscoat; **UK:** BackOsamine; Flexeze; GlucOsamax; Joint Action; Jointace; **Ukr.:** Arthron Complex (Артрон Комплекс); Arthron-Triactive (Артрон Триактив); Chondrasil (Хондрасил); Chondroxide (Хондроксид); Flex-A-Min Complex (Флекс-А-Мин Комплекс)†; Theraflex (Терафлекс); Theraflex Advance (Терафлекс Адванс); Theraflex M (Терафлекс М); **USA:** Cosamin; DisCoVisc; Viscoat; **Venez.:** Artrosamin; Flexurat†; Viscoat†.

Chrome Alum 铬明矾

Chromium Potassium Sulfate; Chromium Potassium Sulphate; Cromo, alumbre de.

Хромовые Квасцы

$KCr(SO_4)_2,12H_2O$ = 499.4.

CAS — 10141-00-1 (anhydrous chrome alum); 7788-99-0 (chromium potassium sulfate dodecahydrate).

简介

铬明矾为制革工艺中染色的媒染体和照相材料中的硬化明胶。也作为医疗中的组织硬化剂。

制剂

多组分制剂 **Braz.:** Varikromo†; **Fr.:** Scleremo.

顺势疗法制剂 **Ger.:** Pascallerg.

Chromium Trioxide 三氧化铬

Anhídrido Crómico; Chromic Acid; Chromic Anhydride; Chromu(VI) tlenek; Cromo, trióxido de.

CrO_3 = 99.99.

CAS — 1333-82-0.

UNII — 8LV49809UC.

简介

三氧化铬和其他铬化合物用于工业中。三氧化铬溶液具氧化腐蚀性。反复接触铬及其盐会引起湿疹性皮炎，尤其对于敏感性人群会引起深度孔状溃疡，如铬溃疡。吸入铬粉尘会引起鼻炎和无痛感溃疡，导致鼻中隔穿孔；吸入会导致严重的肺损伤和眼部炎症。还可引起中枢神经系统疾病，增加肺癌发病风险。六价铬化合物比二价化合物或三价铬化合物更具危险性。

摄入铬盐会导致急性毒性，症状包括极度口渴、眩晕、腹痛并伴有呕吐和腹泻、肝损伤、无尿或少尿以及末梢血管萎缩。肾损伤可能会导致尿毒症。

采取对症支持治疗。当接触或从事与铬和铬盐相关行业工作时，注意采取保护措施。

三氧化铬曾作为腐蚀剂和收敛剂使用。

铬是一种必要的微量元素，见第1834页。

不良反应 通常关于铬毒性的文献[1～4]涉及以下几种化合物，重铬酸铵[5]、甲基吡啶铬[6]、三氧化铬[7]、重铬酸钾[8～10]、重铬酸钠[11]。

1. WHO. Chromium. *Environmental Health Criteria 61.* Geneva: WHO, 1988. Available at: http://www.inchem.org/documents/ehc/ehc/ehc61.htm (accessed 30/07/08)
2. Health and Safety Executive. The toxicity of chromium and inorganic chromium compounds. *Toxicity Review 21.* London: HMSO, 1989.
3. Barceloux DG. Chromium. *J Toxicol Clin Toxicol* 1999; **37:** 173–94.
4. Dayan AD, Paine AJ. Mechanisms of chromium toxicity, carcinogenicity and allergenicity: review of the literature from 1985 to 2000. *Hum Exp Toxicol* 2001; **20:** 439–51.
5. Meert KL, *et al.* Acute ammonium dichromate poisoning. *Ann Emerg Med* 1994; **24:** 748–50.
6. Cerulli J, *et al.* Chromium picolinate toxicity. *Ann Pharmacother* 1998; **32:** 428–31.
7. Matey P, *et al.* Chromic acid burns: early aggressive excision is the best method to prevent systemic toxicity. *J Burn Care Rehabil* 2000; **21:** 241–5.
8. Michie CA, *et al.* Poisoning with a traditional remedy containing potassium dichromate. *Hum Exp Toxicol* 1991; **10:** 129–31.
9. Stift A, *et al.* Liver transplantation for potassium dichromate poisoning. *N Engl J Med* 1998; **338:** 766–7.
10. Kolacinski Z, *et al.* Acute potassium dichromate poisoning: a toxicokinetic case study. *J Toxicol Clin Toxicol* 1999; **37:** 785–91.
11. Ellis EN, *et al.* Effects of hemodialysis and dimercaprol in acute dichromate poisoning. *J Toxicol Clin Toxicol* 1982; **19:** 249–58.

管理 三氧化铬是一种粉末状强氧化剂，与少量的醇、醚、甘油和其他有机物质接触可能会发生爆炸。

Chromocarb Diethylamine (*rINNM*) 色烯卡二乙胺

Chromocarbe, Diéthylamine de; Chromocarbi Diethylaminum; Dietilamina de cromocarbo. The diethylamine salt of 4-oxo-4*H*-1-benzopyran-2-carboxylic acid.

Хромокарба Диэтиламин

$C_{14}H_{17}O_4N$ = 263.3.

CAS — 4940-39-0 (chromocarb).

UNII — R008TF63DH.

(chromocarb)

简介

色烯卡二乙胺用于减少与多种功能障碍和静脉功能不全有关的毛细血管出血（包括结膜出血）。口服每日

3次，每次200mg。也可用于滴眼液，10%溶液每日6次，每次1～2滴。

制剂

专利制剂

Fr.: Campel†; **Ital.:** Fludarene; **Port.:** Fradilen; **Spain:** Activadone.

Chrysoidine Hydrochloride Citrate 枸橼酸盐酸二氨基偶氮苯

Crisoidina, hidrocloruro del citrato de. 4-Phenylazobenzene-1,3-diamine hydrochloride citrate; Azobenzene-2,4-diamine hydrochloride citrate.

$C_{12}H_{12}N_4,HCl,C_6H_8O_7$ = 440.8.

CAS — 532-82-1 (chrysoidine hydrochloride); 5909-04-6 (chrysoidine hydrochloride citrate).

简介

枸橼酸盐酸二氨基偶氮苯作为染料使用，但可能会导致膀胱肿瘤。

致癌性 钓鱼者膀胱肿瘤的发生与发展可能与作为鱼诱饵（蛆）显色剂的盐酸二氨基偶氮苯有关[1～3]（chrysoidine Y; CI Basic Orange 2; Colour Index No. 11270）。

1. Searle CE, Teale J. Chrysoidine-dyed bait: a possible carcinogenic hazard to anglers? *Lancet* 1982; **i:** 564.
2. Sole GM. Maggots dyed with chrysoidine: a possible risk to anglers. *BMJ* 1984; **289:** 1043–4.
3. Massey JA, *et al.* Maggots dyed with chrysoidine. *BMJ* 1984; **289:** 1451–2.

Chymopapain (*BAN, USAN, rINN*) ⊗糜木瓜酶

BAX-1526; Chymopapaïne; Chymopapainum; EC 3.4.22.6; Kymopapaiini; Kymopapain; NSC-107079; Quimopapaína; Quimopapaina.

Химопапаин

CAS — 9001-09-6.
ATC — M09AB01.
ATC Vet — QM09AB01.
ATC Herb — HA09AA5002 (Carica papaya: extract).
UNII — 1UK146T40N.

性状 糜木瓜酶是一种蛋白水解酶，从木瓜（*Carica papaya*）的乳液中分离出，与木瓜蛋白酶的电泳迁移率、溶解度、底物特异性不同。分子量约为27000。

单位

一个纳开特（nanokatal, nKat）单位定义为pH 6.4，37℃时，每秒从DL-benzoylarginine-*p*-nitroanilide底物生成1nmol硝基苯胺所需糜木瓜酶的量。

一些国家也使用CTE为单位，定义为pH 4.0时，经过1min，从酸性变性血红蛋白（acid-denatured haemoglobin）产生相应浓度水解产物所需糜木瓜酶的量，要求其水解产物在275nm处的吸光度应等于0.0001%酪氨酸溶液的吸光度。

不良反应

糜木瓜酶最重要的不良反应是过敏反应，发生率达到1%。由于其致命性，应限制每位患者只使用一个疗程。典型症状包括血管性水肿、低血压、喉水肿、支气管痉挛、休克和心脏停搏。可能发生过敏性皮肤反应。其他已报道过的症状还包括头痛、恶心、呕吐、麻痹性肠梗阻、尿潴留、血栓性静脉炎、感觉异常、足下垂和椎间盘炎。也常见严重的肌肉痉挛和背部疼痛增加。已出现偏瘫、急性横贯性脊髓炎、大脑内和蛛网膜下出血症状。

不良反应发生率 美国于1984年进行了一项关于糜木瓜酶制剂（糜木瓜酶粉针剂，chymodiactin）上市后监督研究，此项研究包含了29075位用于腰椎间盘注射的患者的数据（占针剂总销售量约50%）[1]。确认有194例（0.67%）患者发生过敏反应，其中2例死亡。女性不良反应的发生率较男性更高。给予试验剂量后有52例出现过敏反应。严重的神经系统反应包括：脑出血（共6例，3例死亡，尸检表明曾出现脑血管异常）；截瘫（共11例，5例可能由于注射部位不正确引起）；横贯性脊髓炎合并截瘫（共2例，2～3周后康复）；癫痫发作（2例注射后发作，1例持续数天治疗后发作）。22例患者发生椎间盘炎并伴有严重的背部疼痛和痉挛。9例患者出现细菌培养物，1例随后发展为致命的金黄色葡萄球菌脑膜炎。

另一份关于糜木瓜酶严重不良反应的综述[2]，涉及1982年至1991年期间（包括早期的药物上市后研究数据）135000位患者大约121篇报道。它们包括致命性过敏反应（7例）、感染（24例）、出血（32例）和神经系统反应（32例）。

以上两份综述都指出，慎重选择适宜注射的患者和正确选取腰椎间盘注射部位是避免出现糜木瓜酶不良反应最重要的因素。

1. Agre K, *et al.* Chymodiactin postmarketing surveillance: demographic and adverse experience data in 29075 patients. *Spine* 1984; **9:** 479–85.
2. Nordby EJ, *et al.* Safety of chemonucleolysis: adverse effects reported in the United States, 1982–1991. *Clin Orthop* 1993; **293:** 122–34.

注意事项

已知对木瓜蛋白过敏的患者或患有进行性麻痹、脊髓肿瘤或马尾损伤的患者不应使用糜木瓜酶。严重的脊椎前移也属禁忌证。患心力衰竭、冠状动脉疾病或呼吸衰竭的患者、接受β阻滞药治疗的患者避免使用糜木瓜酶，因为发生过敏反应会增加患者危险性。

小心注射糜木瓜酶，确保药物准确注入椎间盘内，勿将药物注入鞘内。但不推荐采用椎间盘造影术，因为使用造影剂可能会加重神经毒性并使酶失活。

由于糜木瓜酶造成的过敏反应危险性较大，每位患者只能使用一次。相关的证明试验危险性很高，需要采用抗组胺类药物（H_1和H_2）和皮质激素类药物进行预处理。进行治疗时，为及时处理可能的过敏反应，要保证有相应抢救设备。女性过敏反应发生率更高。

因为注射多个椎间盘可能会导致神经系统反应发生率升高，故只能在进一步明确了涉及多个椎间盘时才能采用此种注射方法。

用途和用法

临床上糜木瓜酶进行椎间盘注射，治疗坐骨神经痛和继发于腰髓疝的其他症状（化学髓核溶解术）。

最好在局部麻醉而不是全身麻醉状态下进行注射。患者单个椎间盘注射剂量为2～4nKat，最大不超过8nKat。

化学髓核溶解术 糜木瓜酶或其他酶的注射疗法（化学髓核溶解术）为椎间盘突出（见**腰背痛**，第8页）手术疗法的有效替代方案。但因注射疗法的安全性问题而较少采用该疗法，通常倾向于椎间盘切除术。

1. Nordby EJ, *et al.* Chemonucleolysis. *Spine* 1996; **21:** 1102–5.
2. Brown MD. Update on chemonucleolysis. *Spine* 1996; **21** (24 suppl): 62S–68S.
3. Poynton AR, *et al.* Chymopapain chemonucleolysis: a review of 105 cases. *J R Coll Surg Edinb* 1998; **43:** 407–9.
4. Wittenberg RH, *et al.* Five-year results from chemonucleolysis with chymopapain or collagenase: a prospective randomized study. *Spine* 2001; **26:** 1835–41.

制剂

专利制剂

Austral.: Chymodiactin†.

Chymotrypsin (*BAN, rINN*) ⊗糜蛋白酶

Chimotripsinas; α-Chymotrypsin; Chymotrypsine; Chymotrypsinum; EC 3.4.21.1; Kimotripszin; Kymotrypsiini; Kymotrypsin; Quimotripsina.

Химотрипсин

CAS — 9004-07-3.
ATC — B06AA04; S01KX01.
ATC Vet — QB06AA04; QS01KX01.
UNII — BVS505O332.

Pharmacopoeias. In *Chin., Eur.* (see p.vii), and *US.*

Ph. Eur. 6.8（Chymotrypsin） 从牛胰腺中提出的糜蛋白酶原经活化后获得的一种蛋白水解酶。每毫克含量不少于5微卡他。白色或类白色结晶或无定形粉末；无定形粉末具有吸湿性。略溶于水。1%水溶液pH值为3.0～5.0。pH值为3时溶液稳定性最好，pH值为8时溶液活性最高。贮藏于密闭容器中，温度2～8℃。避光。

USP 33（Chymotrypsin） 从牛［*Bos taurus*（Bovidae）］胰腺提取物经结晶而得的一种蛋白水解酶。以干燥物计，每毫克含量不少于1000USP单位。白色至淡黄白色结晶或无定形粉末，无味。100000USP单位的糜蛋白酶量可溶于10ml水和10ml 0.9%氯化钠溶液中。贮藏于温度不高于40℃的密闭容器中。

单位

采用多种方法测定糜蛋白酶效价。Ph. Eur. 6.8以微卡他（microkatal）表示活性，USP 33以USP单位表示。另外还有FIP单位、Armour单位和Denver（或Wallace，Wampole）单位。

用途和用法

作为蛋白水解酶，糜蛋白酶在眼科学中用于酶性分解晶状体悬韧带，有利于囊内白内障摘除并减少眼部创伤。白内障晶体摘出手术用法，将糜蛋白酶的无菌稀释液（如0.9%氯化钠溶液）注入后房灌洗之。

糜蛋白酶可经口腔或局部给药，用于减少与手术或外伤有关的软组织炎症和水肿，促进患者上呼吸道分泌物液化。

有报道本品可引起超敏反应。

制剂

USP 33: Chymotrypsin for Ophthalmic Solution.

专利制剂

Fr.: Alphacutanee†.

多组分制剂 **Austria:** Wobenzym; **Braz.:** Parenzyme; Parenzyme Ampicilina; Parenzyme Analgesico; Parenzyme Tetraciclina; Thiomucase; **Canad.:** Wobenzym; **Cz.:** Wobe-Mugos†; Wobenzym; **Ger.:** Wobe-Mugos E†; **Gr.:** Chymoral; Itastab; Tricuval; **India:** Alfapsin; Orthal Forte; Soluzyme; **Ital.:** Essen Enzimatico†; **Mex.:** Ochozim; Quimotrip; Ribotripsin; Wobe-Mugos; Wobenzym; Zimotris; **Port.:** Chimar; **Rus.:** Wobe-Mugos E (Вобэ-Мугос Е); Wobenzym (Вобэнзим); **Spain:** Bristaciclina Dental†; Dertrase; Dosil Enzimatico; Doxiten Enzimatico; Quimodril; **Ukr.:** Wobe-Mugos E (Вобэ-Мугос Е); Wobenzym (Вобэнзим); **Venez.:** Wobenzym N.

Ciliary Neurotrophic Factor 睫状节神经细胞营养因子

CNTF; Factor neurotrófico ciliar.

Цилиарный Нейротрофический Фактор

注：名称阿索开（Axokine）也作为与睫状节神经细胞营养因子有关的神经细胞营养因子的商标使用。

简介

睫状节神经细胞营养因子（Ciliary neurotrophic factor，CNTF）是由神经组织生成的一种神经生长因子，受外伤刺激后释放。已尝试应用CNTF重组体治疗运动神经元疾病（第2321页）、外周神经病变和肥胖症。也在研究通过在眼内植入含有人视网膜上皮细胞（该细胞经过转基因后，能分泌CNTF）的聚合物，尝试应用CNTF治疗色素性视网膜炎和年龄相关性黄斑变性。

1. Miller RG, *et al.* A placebo-controlled trial of recombinant human ciliary neurotrophic (rhCNTF) factor in amyotrophic lateral sclerosis. *Ann Neurol* 1996; **39:** 256–60.
2. Ettinger MP, *et al.* Recombinant variant of ciliary neurotrophic factor for weight loss in obese adults: a randomized, dose-ranging study. *JAMA* 2003; **289:** 1826–32.
3. Sieving PA, *et al.* Ciliary neurotrophic factor (CNTF) for human retinal degeneration: phase I trial of CNTF delivered by encapsulated cell intraocular implants. *Proc Natl Acad Sci U S A* 2006; **103:** 3896–901.

Cimicifuga 升麻属

Actée à grappes; Black Cohosh; Black Snakeroot; Bugbane; Cimicífuga; Cimicifugae rhizoma; Cohosh negro; Herbe aux Punaises.

Цимицифуга

ATC Herb — HG03WA5001 (Cimicifuga racemosa: rhizome); HM01AW5006 (Cimicifuga racemosa: rhizome).
UNII — K73E24S6X9 (Cimicifuga racemosa root); 1D114JZ36B (Cimicifuga dahurica root).

注：与蓝升麻（Blue Cohosh）（第2192页）相区别。

Pharmacopoeias. *Chin.* includes the rhizome of *Cimicifuga heracleifolia, C. dahurica,* and *C. foetida.*
Jpn includes the rhizome of *C. simplex, C. heracleifolia, C. dahurica,* and *C. foetida.*
US includes the rhizome and roots of *C. racemosa. US* also includes the powdered form.

USP 33（Black Cohosh） 为*Actaearacemosa*（*Cimicifuga racemosa*）干燥的根茎部和根部。以23-*epi*-26-deoxyactein（$C_{37}H_{56}O_{10}$=660.8）计，干燥药材中含有不少于0.4%的三萜苷。避光避湿。

不良反应

一项对有限数据的系统性综述推论，升麻属的不良反应轻微且短暂[1]。有报道服用大剂量的升麻属可能

引起头晕、眩晕、头痛、呕吐和胃肠道刺激[2]。从1998年1月到2005年2月，Health Canada[3]收到7例与黑色总状升麻（black cohosh）有关的不良反应报告，包括头晕、皮疹、瘙痒、水肿、脉搏加速、心动过缓、心房纤颤、血浆甲状腺激素浓度改变、阴道出血和抽搐等。但由于缺乏数据，因此无法证明其因果关系。

从1998年到2006年3月，英国MHRA[2]收到21例与服用升麻属有关的**肝毒性**报告，此类不良反应例数占到升麻属不良反应报告总数的2/3以上。同样，美国、德国和瑞典[2]也有相似的肝毒性不良反应报告。截至2006年4月，澳大利亚[4]报道了11例与升麻属有关的肝损伤病例。全球报道的肝不良反应包括肝功能异常、黄疸、肝炎和肝功能衰竭[2]。停止服用升麻属后，患者病症通常会有所改善[2]。部分管理机构认为，即使风险等级难以确定，已有的证据也可以证实升麻属和肝毒性风险之间存在罕见的关联性[2,5,6]。因此建议在相应制剂的说明中加入可能导致肝功能受损的潜在风险提示。一旦患者出现肝损伤症状，应停止使用升麻属制剂[2,5~7]。曾有肝功能异常或其他疾病的患者，在使用升麻属制剂前应咨询医生[2,6]。

1. Huntley A, Ernst E. A systematic review of the safety of black cohosh. *Menopause* 2003; **10:** 58–64.
2. MHRA. UK Public Assessment Report. Black Cohosh (issued 31st July 2006). Available at: http://www.mhra.gov.uk/Howweregulate/Medicines/Herbalmedicines/CON2024279 (accessed 16/08/10)
3. Health Canada. Black cohosh: international reports of liver toxicity. *Can Adverse React News* 2005; **15** (3): 2. Also available at: http://www.hc-sc.gc.ca/dhp-mps/alt_formats/hpfb-dgpsa/pdf/medeff/carn-bcei_v15n3_e.pdf (accessed 31/10/05)
4. Adverse Drug Reactions Advisory Committee (ADRAC). Hepatotoxicity with black cohosh. *Aust Adverse Drug React Bull* 2006; **25:** 6. Also available at: http://www.tga.gov.au/adr/aadrb/aadr0604.pdf (accessed 25/05/06)
5. EMEA. EMEA Public statement on herbal medicinal products containing cimicifuga racemosae rhizoma (black cohosh, root) — serious hepatic reactions (issued 18th July 2006). Available at: http://www.emea.europa.eu/pdfs/human/hmpc/26925906en.pdf (accessed 01/11/07)
6. Australian Government Department of Health and Ageing: Therapeutic Goods Administration. Black cohosh (*Cimicifuga racemosa*): new labelling requirements and consumer information for medicines containing black cohosh (issued 29th May 2007). Available at: http://www.tga.gov.au/cm/0705blkcohosh.htm (accessed 01/11/07)
7. Health Canada. Health Canada is advising consumers about a possible link between black cohosh and liver damage (issued 18th August 2006). Available at: http://www.hc-sc.gc.ca/ahc-asc/media/advisories-avis/2006/2006_72_e.html (accessed 05/11/07)

药动学

化合物23-epi-26-deoxyactein为黑色总状升麻中含量最高的三萜苷之一。对该化合物的药动学研究[1]表明，其浓度、药时曲线下面积与服用剂量成正比，半衰期约2h。24h后尿液中该化合物的回收率小于0.01%。15名处于更年期内健康妇女一次口服1.4mg、2.8mg或5.6mg该化合物的75%乙醇提取物后，未观察到急性毒性反应或雌激素样影响。

1. van Breemen RB, *et al.* Pharmacokinetics of 23-epi-26-deoxyactein in women after oral administration of a standardized extract of black cohosh. *Clin Pharmacol Ther* 2010; **87:** 219–25.

用途和用法

升麻属为*Cimicifuga racemosa*（*Actaea racemosa*）（Ranunculaceae）的根部，用于治疗绝经和妇科病，也可添加入制剂中治疗咳嗽。

顺势疗法 升麻属用于顺势疗法药物，使用以下名称：Actaea racemosa；Actaea rac.；Cimicifuga racemosa；Cim. rac.

1. WHO. Rhizoma Cimicifugae Racemosae. *WHO Monographs on Selected Medicinal Plants*, volume 2. WHO: Geneva; 2004. Also available at: http://apps.who.int/medicinedocs/en/d/Js4927e/8.html (accessed 04/02/10)

更年期综合征 尽管对其疗效观点不一，升麻属仍用于治疗更年期综合征，特别是减轻潮热。部分系统性回顾评价[1,2]认为，没有确凿证据证明升麻属有此类疗效，另一部分[3]则认为，就总体而言，升麻属仍有裨益。

1. Borrelli F, Ernst E. Black cohosh (*Cimicifuga racemosa*) for menopausal symptoms: a systematic review of its efficacy. *Pharmacol Res* 2008; **58:** 8–14.
2. Palacio C, *et al.* Black cohosh for the management of menopausal symptoms : a systematic review of clinical trials. *Drugs Aging* 2009; **26:** 23–36.
3. Shams T, *et al.* Efficacy of black cohosh-containing preparations on menopausal symptoms: a meta-analysis. *Altern Ther Health Med* 2010; **16:** 36–44.

制剂

USP 33: Black Cohosh Fluidextract; Black Cohosh Tablets; Powdered Black Cohosh Extract.

专利制剂

Arg.: Menofem; ***Austria:*** Agnukliman; Jinda; Klimadynon; Remifemin; Sanvita Meno; ***Braz.:*** Amenopam; Aplause; Clifemin; Mencirax; Menocalm; Menocimed; Menoliv†; Tensiane; ***Canad.:*** Women's Formula; ***Chile:*** Ginemaxim; Mensifem†; ***Cz.:*** Cesracimi; Cimisan†; Menofem; ***Fr.:*** Cimipax; ***Ger.:*** Cefakliman mono; Cimisan; Femi; Femikliman uno; Femilla N†; Feminon C; Femisana gyn†; Jinda; Klimadynon; Kofemin; Natu-fem; Remifemin; Sinei; Solcosplen C†; ***Hong Kong:*** Klimadynon; ***Hung.:*** Cefakliman mono; Cimicin; Femitan†; Klimadynon†; Klimapur†; Remifemin; ***Indon.:*** Klimadynon†; Remifemin†; ***Malaysia:*** Cefakliman; Remifemin; ***Mex.:*** Avala; Clifenal; Mensifem; ***Philipp.:*** Remifemin; ***Pol.:*** Klimasol†; Menofem; Remifemin; ***Rus.:*** Klimadynon (Климадинон); ***Singapore:*** Klimadynon; Nopause; Remifemin; ***Spain:*** Avala; Remifemin; Ymea; ***Switz.:*** Cimifemine; Climavita; Femicine; Feminelle; Klimadynon; Maxifem; Sanafem; ***Thai.:*** Remifemin; ***Turk.:*** Klimadynon; ***UK:*** DiaBlack; DiaCimi; MenoCool; Menoherb; Menopret; ***Ukr.:*** Klimadynon (Климадинон).

多组分制剂 ***Austral.:*** Cimicifuga Compound; Dong Quai Complex†; Dyzco†; Extralife Meno-Care†; Extralife PMS-Care†; Herbal PMS Formula†; Lifesystem Herbal Formula 4 Women's Formula†; Medinat Esten†; PM Meno-Care; PMT Complex†; Proesten†; Soy Forte with Black Cohosh†; Women's Formula Herbal Formula 3†; ***Austria:*** Remifemin plus; ***Canad.:*** Calm-Aid; Estro-Logic†; Herbal Support for Women Over 45†; Natural HRT; Natural HRT Nightime; ***Cz.:*** Dr Theiss Rheuma Creme†; Dr Theiss Schwedenbitter; Naturland Grosser Swedenbitter†; ***Ger.:*** Cimicifuga comp; Remifemin plus; ***Hong Kong:*** Phytoestrin; ***Hung.:*** Remifemin Plus; ***Indon.:*** Anstrep; Femosa†; Menose; Menoxa†; Osteopor; Pectum; Voldilex; ***Ital.:*** Bioestril Blu†; Bioestril Rosso†; Biomineral Donna; Climil Complex; Climil-80; Hiperogyn; ***Malaysia:*** Gyno-Plus; Primolin Total Woman†; ***Pol.:*** Klimax; Naturapia Menopauza; ***Singapore:*** Phytoestrin; ***UK:*** Gerard House Reumalex; Modern Herbals Rheumatic Pain; St Johnswort Compound; Vegetable Cough Remover; Vegetex; ***Ukr.:*** Swedish Bitters Dr Theiss (Шведская Др Тайсс); ***USA:*** Estrocare.

顺势疗法制剂 ***Austral.:*** Pain & Fever Relief; PMT Oral Spray†; ***Austria:*** Cimicifuga Med Complex†; Frauentropfen Nr 18†; Haemex; Klimaktoplant; Lilium Med Complex†; Muliment†; Remens; ***Canad.:*** Arthritis Pain Formula; Caulophyllum Complex†; Comp-Drops 9; Headache & Migraine L77; Homeo-Form PMT; Hylagesic APF; Hylands Formula MC; Hylands Menstrual Cramps; Men Complex; PMS; PMS L21†; ***Cz.:*** Feminon†; Gelsemium-Homaccord; ***Fr.:*** Cimicifuga Complexe No 21; Helonias Compose; L 25; Menocynesine; Phapax; ***Ger.:*** Agnus castus comp; Agnus femin; Anore Dolor†; Arche-cerin†; Auroplatin†; Bomaklim Complex; Bomaklim†; Capillaron†; Cefakliman; Cefakliman N; Cimicifuga comp†; Cimicifuga N Oligoplex; DolorA; Dysmenorrhoe-Gastreu S R75; Elana; Elana mono†; Femaplus N Dr Hagedorn†; Feminon N; Femisana H†; HanoFemin; Infi-Symphytum†; Klimaktoplant H; Klimax-Gastreu S R10; Migrane-Gastreu R16; Mulimen S†; Muliment†; Naranofem; Nervoid N; Neuro-Ginsan N; Ovarell; Pascofemin; Pascolibrin; Rheuma-Pasc; Unotex†; Zincum Hevert N; Zincum valerianicum comp; Zincum valerianicum-Hevert; ***Neth.:*** Homeocare cyclus; Klimaktolan; Klimax-Gastreu R10; Kruidvat Homeopathie Meno; Mulimen H; ***Rus.:*** Klimaktoplan (Климактоплан); Mirticam (Миртикам); Remens (Ременс); ***Switz.:*** Klimaktoplant†; Menosan; Menstruasan; Regenaplex Nr. 21c; ***Ukr.:*** Capadol (Кападол); Klimaktoplan N (Климактоплан Н); ***USA:*** Estrex.

Cinametic Acid (*rINN*) 桂美酸

Acide Cinamétique; Ácido cinamético; Acidum Cinameticum. 4-(2-Hydroxyethoxy)-3-methoxycinnamic acid.

Цинаметовая Кислота

$C_{12}H_{14}O_5$ = 238.2.

CAS — 35703-32-3.

UNII — 3E3106052Y.

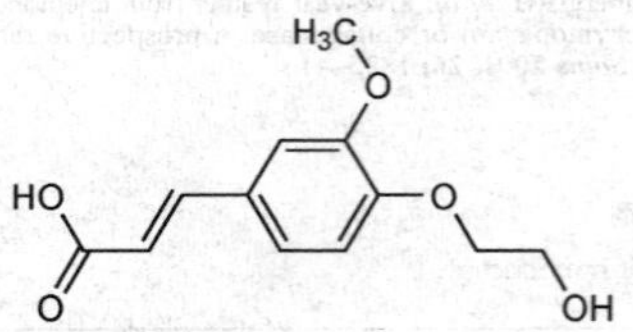

简介

桂美酸作为利胆药使用。

Cinchona Bark 金鸡纳皮

Chinae Cortex; Chinarinde; Chininmedžių žievė; Chinovníková kůra; Cinchona; Cinchonae cortex; Cinchonae Succirubrae Cortex; Jesuit's Bark; Kiinankuori; Kinabark; Peruvian Bark; Quina; Quina Vermelha; Quino, corteza del; Quinquina; Quinquina Rouge; Red Cinchona Bark; Vöröskínafa-kéreg.

Хинная Кора

ATC Herb — HA09WA5007 (Cinchona pubescens: bark); HN02BW5003 (Cinchona pubescens: bark); HP01BC5001 (Cinchona pubescens: bark).

UNII — S003A158SB (Cinchona officinalis); 292E43P4I9 (cinchona bark).

Pharmacopoeias. In *Eur.* (see p.vii).

Ph. Eur. 6.8（Cinchona Bark） 本品为柔毛金鸡纳（鸡纳树）［*Cinchona pubescens*（*Cinchona succirubra*）］、白金鸡纳树（*C. calisaya*）、金鸡纳树（*C. ledgeriana*）及其变种及杂交品种的完整或切段的干燥树皮。本品（以干燥品计）所含总生物碱类成分不得少于6.5%，其中的奎宁类生物碱含量应在30%～60%。本品具有强烈苦味和少许涩味。避光。

简介

金鸡纳含多种生物碱，包括2对光学异构体：奎宁（第583页）和奎尼丁（第1328页）以及金鸡纳宁和金鸡纳定。金鸡纳生物碱很早就因其抗疟活性而被采用，包括单一形式如奎宁和奎尼丁，或混合形式如金鸡纳全碱。奎尼丁也可作为抗心律失常药。

金鸡纳皮用作苦味药，也用于草药治疗。

顺势疗法 金鸡纳皮用于顺势疗法药物，使用以下名称：Cinchonae cortex；China；China pubescens；China rubra；Cinchora succirubra；China officinalis；Cinchona；Cinchona officinalis；Cinc. of。

制剂

多组分制剂 ***Arg.:*** Bifena; ***Austria:*** Brady's-Magentropfen; China-Eisenwein; Ferrovin-Chinaeisenwein†; Mariazeller; ***Braz.:*** Agua Inglesa; Fosfatan†; Gastrogenol†; ***Fr.:*** Gripponyl†; Quinimax; Quintonine; ***Ger.:*** Amara-Pascoe; ***Ital.:*** Bulboshap; Lozione Same Urto; ***Pol.:*** Melisana Klosterfrau; ***S.Afr.:*** Borstol Cough Remedy†; Neurotone†; Versterkdruppels; ***Switz.:*** Enuton.

顺势疗法制剂 ***Austral.:*** Vitatona Energy; ***Austria:*** Acidum phosphoricum Med Complex; China Med Complex†; Colchicum Med Complex†; Gripagil-Grippetropfen mit Echinacea; Pertudoron; Santus†; ***Canad.:*** Aches & Pains; Backache Ledum†; Bioactiv E; Calms Forte 4 Kids; Carduus Plex; China Diarrhea L107†; Diarrhea Relief; Formula ES 211; Formula FV 213; Formula Homeo QR 209; Hepar Compositum; Hylagene; Hylands LCQ; Indigestion; Infilex; L52 Cough & Cold; Leg Cramps with Quinine; Serenol†; Ton 2 Complex; Vegetal Tonic; ***Chile:*** Bioactiv A; Bioactiv E; Bioactiv L; ***Cz.:*** Hepeel; Lehnigrip; ***Fr.:*** Adenocynesine; Amanita Complexe No 75; Arnica Complexe no 1; Basilicum Complexe No 96; Boripharm No 1; Boripharm No 15; Chelidonium Compose; Cina Compose; Diaralia; Formule de l'Abbe Chaupitre no 18; Formule de l'Abbe Chaupitre no 82; Formule de l'Abbe Chaupitre no 88; Gastro-Drainol; Granules Boripharm no 45†; Granules Boripharm no 4†; Grindelia Complexe No 58; Hepatocynesine; Homeogene 22; Hydrastis Compose; Hypophysis Complexe No 31; L 107; L 25; L 28; L 52; Ledum Complexe No 81; Millefolium Complexe No 7; Momordica Complexe No 109; Nux Vomica Complexe No 49; Pertudoron; Tonique Vegetal; ***Ger.:*** Aletris Oligoplex; Arnica Oligoplex; Capillaron Vertigo; Conva-cyl Ho-Len-Complex; Coradol†; Febro-cyl L Ho-Len-Complex; Hanotoxin M; Hanotoxin N†; Hepa-Gastreu N R7; Hepa-Gastreu S R7†; Hepar comp; Infi-China†; Infi-Symphytum†; Infigripp; Infihepan†; Mato; Milzimmunosyx; Monapax; Municor†; Nettinerv S†; Nux Vomica N Oligoplex; Pasconal forte Nerventropfen†; Pertudoron 1; Restructa SN†; Rheuma-Pasc; toxi-loges; Ventrigutt M; ***Neth.:*** Febrilite; Hepa-Gastreu R7; Infragil; Lymphomyosot; Restructa H; ***S.Afr.:*** Pertudoron Drops†; ***Switz.:*** Regenaplex Nr. 35b; Regenaplex Nr. 59b; ***Ukr.:*** Cerebrum Compositum H (Церебрум Композитум Н)†; Enterocind (Энтерокинд); Hepar Compositum (Гепар Композитум)†.

Cineole 桉树脑

Cajuputol; Cayeputol; Cineol; Cineolas; Cinéole; Cineolum; Cyneol; Eucaliptol; Eucalyptol *(USAN)*; Eucalyptolum; Sineoli. 1,8-Epoxy-*p*-menthane; 1,3,3-Trimethyl-2-oxabicyclo[2.2.2]octane.

Цинеол

$C_{10}H_{18}O$ = 154.2.

CAS — 470-82-6.

UNII — RV6J6604TK.

注：勿与玉树油（第2197页）混淆，二者共用相同的同义词 cajupetol 和 cayeputol。

性状 桉树脑为无色液体，具有樟脑样芳香臭。由桉叶油、玉树油和其他油中获取。

Pharmacopoeias. In *Eur.* (see p.vii), *US*, and *Viet.*

Ph. Eur. 6.8（Cineole） 为澄清无色液体。凝固温度约0.5℃。几乎不溶于水，与乙醇和二氯甲烷互溶。贮藏于密闭容器中。避光。

USP 33（Eucalyptol） 从桉叶油和其他油中获取。贮藏于密闭容器中。

简介

桉树脑具有桉叶油的效用（第2231页）。用于抗炎软膏和牙科制剂中。也用于鼻制剂中，但油性溶液会抑制鼻纤毛运动，可能会导致油吸入性肺炎。含有桉树脑和其他挥发性物质的制剂用于治疗肾结石和胆结石。

1. Kehrl W, *et al.* Therapy for acute nonpurulent rhinosinusitis with cineole: results of a double-blind, randomized, placebo-controlled trial. *Laryngoscope* 2004; **114:** 738–42.

制剂

专利制剂

Cz.: Soledum†; ***Ger.:*** Soledum; Soledum Balsam; ***Ital.:*** Fluirespir†.

多组分制剂 ***Arg.:*** Aseptobron; Aseptobron N; Atomo Desinflamante; Atomo Desinflamante Familiar; Atomo Desinflamante G; Bronco Etersan; Di-Neumobron; Listerine Clasico; Listerine Cool Mint; Listerine Fresh Burst; No-Tos Adultos; Refenax Caramelos Expectorantes; ***Austral.:*** Bosisto's Vaporising Ointment†; Euky Bearub; Methyl Salicylate Ointment Compound†; Nasex; Spray-Tish Menthol; Tixylix Chest Rub†; Vasylox†; ***Austria:*** Rhinospray Plus; Rowachol; Rowatinex; Wick Sinex†; Wick Sinex-Aloe; ***Belg.:*** Balsoclase Expectorans†; Eucalyptine; Eucalyptine Le Brun†; Eucalyptine Pholcodine; Eucalyptine Pholcodine Le Brun†; Inhalo Rhinathiol; Inopectol; Olbas; Pulmex; Pulmex Baby; ***Braz.:*** Algice†; Angino-Rub; Baldin-CE†; Bromil; Bromil Grip; Canfomenol†; Eucaliptan†; Fluomint; Gargotan†; Gripanil†; Gripomatine†; Griponia†; Gripsay; Inhadrina†; Inhalante Yatropan; Killgrip†; Mentalol†; Ozonyl; Ozonyl Aquoso; Ozonyl Expectorante; Pastilhas Valda†; Pectal†; Penetro; Quelodin†; Tabletes Valda†; Tetrapulmo; Transpulmin; Transpulmin Balsamo; Transpulmin†; Valda†; Vick Pastilhas; ***Canad.:*** Alsirub†; Antiseptic Mouthwash; Arthriflex†; Cal Mo Dol; Carboseptol; Demo-Cineol; Glenalgesic Forte; Larynsol; Listerine Antiseptic Tartar Control; Listerine†; Mielocol; Mouthwash Antiseptic & Gargle†; Naturub; Original Antiseptic Mouthwash; Orthorub; Physio-Rub†; Rhino-Vaccin; Thermo Rub†; Valda†; ***Chile:*** Listerine; Oralfresh Citrus†; Oralfresh Clasico†; Rowatinex; ***Cz.:*** Biocalyptol S†; Rowachol; Rowatinex; ***Denm.:*** Otrivin Menthol; ***Fin.:*** Otrivin Menthol; ***Fr.:*** Bi-Qui-Nol; Biolau†; Dinacode avec codeine†; Dinacode†; Essence Algerienne; Eucalyptine; Eucalyptine Le Brun; Hexapneumine†; Listerine protection dents et gencives; Listerine†; Pectoderme†; Pholcones Bismuth; Pulmofluide Simple; Valda; Vegebom†; ***Ger.:*** Rhinospray Plus; Rhinospray sensitive†; Rowachol; Rowachol-Digestiv†; Rowatinex; Transpulmin Balsam; ***Hong Kong:*** BF-Analgesic Balm; Cool Mint Listerine; Listerine; Listerine Tartar Control; Listerine Teeth and Gum Defence; Neo-Rowachol; Neo-Rowatinex; Rowachol; Rowatinex; ***Hung.:*** Rhinospray Plus; Rowachol; Rowatinex; ***India:*** Dristan Nasal Drops†; Endrine; Endrine Mild; Karvol Plus; Sinarest Vapocaps; ***Indon.:*** Dactylen; Listerine Coolmint†; Listerine†; Transpulmin BB Balsam; ***Irl.:*** Rowachol; Rowatinex; ***Israel:*** Gargol; Rowachol; Rowatinex; ***Ital.:*** Abiostil; Balsamico; Balta Intimo†; Calyptol; Lipobalsamo; Listerine Fresh Citrus; Listerine Tartar Control; Paidorinovit†; Pastiglie Valda†; Pulmarin†; Pumilene Vapo; Rinogutt; Rinovit; Transpulmina Gola; Transpulmina Tosse; Vicks Baby Balsam†; Vicks Sinex; ***Malaysia:*** Listerine†; Rowachol; Rowatinex; ***Mex.:*** Bronkitose Mielimon; Cholex; Guayalin; Iodex Cristal; Listerine; Numonyl†; ***Mon.:*** Bronchodermine; Calyptol; Glyco-Thymoline; ***Neth.:*** Balsoclase Compositum; Balsoclase-E; Otrivin Menthol; Rhinospray met menthol; ***NZ:*** Listerine; Listerine Citrus Fresh; Listerine Tartar Control; Listerine Teeth Defence; Tixylix Chest Rub; Vicks Sinex; ***Philipp.:*** Kamillosan M; Listerine Coolmint; Listerine Fresh Citrus; Listerine Freshburst; Listerine Original; Listerine Tartar Control; Listerine Teeth & Gum Defense; Rhea Superscent Oil†; Rowachol; Rowatinex; Supercent; Transpulmin Balsam†; ***Pol.:*** Rowachol; Rowatinex; Salviasept; Terpichol; ***Port.:*** Listerine†; Transpulmina; Valda†; ***Rus.:*** Nazol Advance (Назол Адванс); Rowatinex (Роватинекс); Sleepex (Слипекс); ***S.Afr.:*** Respisniffers†; Woodwards Inhalant; ***Singapore:*** Listerine; Listerine Cool Mint; Listerine Fresh Burst; Listerine Tartar Control; Listerine Teeth & Gum Defense; ***Spain:*** Broncovital†; Brota Rectal Balsamico; Caltoson Balsamico; Caramelos Agua del Carmen†; Diminex Antitusigeno; Dolmitin; Eupnol; Mentobox; Pastillas Pectorales Kely; Pulmofasa; Rinobanedif; Rowachol; Rowanefrin; Sinus Inhalaciones; Vitavox; ***Swed.:*** Otrivin Menthol; ***Switz.:*** Mucosan; Nasobol Inhalo; Neo-Bronchol†; Onguent aux herbes Keller; Parapic; Rectoseptal-Neo bismuthe; Rectoseptal-Neo simple; Resorbane; Rowachol†; Sedotussin†; Transpulmin N; Vicks Sinex; ***Thai.:*** Dexalin Balm; Hot Ize; Olympic Balm†; Rowachol; Rowatinex; Sore Mouth Gel†; ***Turk.:*** Bugumentol; Bugusan; Buguseptil; Gelocaps; Mentimol; Mentolin; Mentoseptol; Oka Mentol; Otaci Oka Mentol; Otaci Salvia; Otrivine Mentol; Rinolar; Sulfarhin; ***UK:*** Dubam; Listerine Antiseptic Mouthwash; Lockets; Nostroline; Nowax; Rowachol; ***Ukr.:*** Nasol Kids (Назол Кидс); Nazol Advans (Назол Адванс); ***USA:*** Babee; BFI; Listerine; Nostrilla Conditioning Double Moisture; Pfeiffer's Cold Sore; Rid-a-Pain; Saratoga; Sting-Eze; ***Venez.:*** Derpinol†; Robitussin Caramelos†; Rowachol; Rowatinex; Transmin.

Cinnamedrine (*USAN*, *rINN*) ⊗桂美君

Cinamedrina; Cinnamédrine; Cinnamedrinum; *N*-Cinnamylephedrine. α-{1-[Methyl(3-phenyl-2-propenyl)amino]ethyl}benzenemethanol.

Циннамедрин

$C_{19}H_{23}NO = 281.4.$

CAS — 90-86-8.

UNII — Y1245J8012.

Cinnamedrine Hydrochloride (*rINNM*) ⊗盐酸桂美君

Cinnamédrine, Chlorhydrate de; Cinnamedrini Hydrochloridum; *N*-Cinnamylephedrine Hydrochloride; Hidrocloruro de cinamedrina.

Циннамедрина Гидрохлорид

$C_{19}H_{23}NO,HCl = 317.9.$

UNII — T4B6SPQ0UF.

简介

盐酸桂美君有类似麻黄素样拟交感神经作用。曾用于痛经时镇痛治疗。

制剂

多组分制剂 ***Chile:*** Tapal-2†.

Cinnamon 肉桂

Canela; Canela do Ceilão; Cannelle dite de Ceylan; Ceylon Cinnamon; Ceylonzimt; Cinamonų žievė; Cinnam.; Cinnamomi cortex; Cinnamon Bark; Fahéj; Kanel; Kaneli; Skořicovníková kůra; Zimt.

Корица

UNII — 5S29HWU6QB.

Pharmacopoeias. In *Eur.* (see p.vii).

Ph. Eur. 6. 8（Cinnamon） 本品为樟科植物锡兰肉桂（*Cinnamomum zeylanicum*）嫩枝的干燥树皮。挥发油含量不得少于 1.2%（*v/w*）。具有特殊的芳香臭。避光。

BP 2010 指出，当提及或要求使用肉桂粉末时，应该使用挥发油含量不少于 1.0%（*v/w*）的干燥树皮。

简介

肉桂具有祛风和轻微的收敛功效。添加于治疗胃肠功能紊乱的制剂中。正在研究用于辅助治疗 2 型糖尿病的可能性。也作为香料使用。它是锡兰桂皮油（见下文）的来源。

1. WHO. Cortex Cinnamomi. *WHO Monographs on Selected Medicinal Plants*, volume 1. Geneva: WHO, 1999. Also available at: http://apps.who.int/medicinedocs/en/d/Js2200e/12.html (accessed 04/02/10)
2. Dugoua JJ, *et al.* From type 2 diabetes to antioxidant activity: a systematic review of the safety and efficacy of common and cassia cinnamon bark. *Can J Physiol Pharmacol* 2007; **85:** 837–47.
3. Chase CK, McQueen CE. Cinnamon in diabetes mellitus. *Am J Health-Syst Pharm* 2007; **64:** 1033–5.
4. Pham AQ, *et al.* Cinnamon supplementation in patients with type 2 diabetes mellitus. *Pharmacotherapy* 2007; **27:** 595–9.
5. Barceloux DG. Cinnamon (*Cinnamomum* species). *Dis Mon* 2009; **55:** 327–35.

制剂

Ph. Eur.: Cinnamon Tincture;
USNF 28: Compound Cardamom Tincture.

多组分制剂 ***Austral.:*** Olf†; ***Austria:*** Brady's-Magentropfen; China-Eisenwein; Klosterfrau Melissengeist; Mariazeller; Montana; ***Belg.:*** Eau Des Carmes; ***Braz.:*** Balsamo Branco; Ferrotonico†; Paratonico; Tonico Blumen†; ***Canad.:*** Magen- und Darmtee N; ***Cz.:*** Blahungstee N†; Dr Theiss Rheuma Creme†; Dr Theiss Schwedenbitter; Klosterfrau Melisana; Magen- und Darmtee N†; Naturland Grosser Swedenbitter†; Passedan†; ***Fr.:*** Afra; Elixir Grez†; Quintonine; Santane D_5; Santane F_{10}; Santane R_8; ***Ger.:*** Amara-Pascoe; Gastrosecur†; Klosterfrau Melissengeist; Melissengeist; Montana N; Schwedentrunk Elixier; Sedovent; ***Hung.:*** Klosterfrau Melisana; Montana; ***Indon.:*** Cinula; ***Israel:*** Davilla†; ***Ital.:*** Biophase Shampoo; Dam; ***Jpn:*** Colgen Maoto; Gorei-san; Gosha-jinki-gan; Goshakusan; Hachimi-jio-gan; Juzen-taiho-to; Kakkon-to; Kakkontokasenkyushin'i; Keishi-bukuryo-gan; Keishikajutsubuto; Keishikaryukotsuboreito; Keishikashakuyakudaioto; Keishikashakuyakuto; Keishito; Ninjin-yoei-to; Saikokaryukotsuboreito; Saikokeishito; Sairei-to; Sho-seiryu-to; Shokenchuto; The Guard Seichojo; Tokakujokito; Unkei-to; ***Malaysia:*** Kampo; ***Mex.:*** Varicyl; ***Pol.:*** Reumpapai; ***Rus.:*** Doppelherz Melissa (Доппельгерц Мелисса); Himcolin (Химколин); ***S.Afr.:*** Melissengeist†; Rooilavental; Spiritus Contra Tussim Drops†; ***Spain:*** Agua del Carmen; Vigortonic†; ***Switz.:*** Alcoolat de Melisse†; Baume; Odontal; Tisane pour les problemes de prostate; ***Thai.:*** Meloids; ***Turk.:*** Keten; ***UK:*** Melissa Comp.; ***Ukr.:*** Swedish Bitters Dr Theiss (Шведская Др Тайсс); ***Venez.:*** Aftil; Ocoxin.

顺势疗法制剂 ***Canad.:*** Alfalfa Tonic; Tonique Alfalfa; Vegetal Tonic; ***Fr.:*** Tonique Vegetal; ***UK:*** Cough Drops.

Cinnamon Oil 肉桂油

Aetheroleum Cinnamomi Zeylanici; Canela, aceite esencial de; Cinnam. Oil; Esencia de Canela; Essence de Cannelle de Ceylan; Oleum Cinnamomi; Zimtöl.

Коричное Масло

CAS — 8015-91-6.

UNII — E5GY416YCZ.

(cinnamaldehyde)

Pharmacopoeias. *Eur.* (see p.vii) includes oil from both the bark and the leaf of *Cinnamomum zeylanicum* (*C. verum*).

Cinnamon oil is also used as the name for cassia oil in some countries. For example, *Jpn* under the title Cinnamon Oil specifies oil from either *Cinnamomum cassia* or *Cinnamomum zeylanicum*.

Cinnamon Bark Oil 桂皮油

Cannelle dite de Ceylan, huile essentielle de; Ceiloninių cinamonų žievės eterinis aliejus; Ceylon Cinnamon Bark Oil; Ceyloni fahéjkéreg-olaj; Cinnamomi zeylanicii corticis aetheroleum; Cinnamomi Zeylanicii Corticus Aetheroleum; Kaneliöljy, Ceylonin; Kanelolja, ceylonesisk; Silice kůry skořicovníku cejlonského.

Коричное Масло Из Коры

ATC Herb — HA03AW5011 (Cinnamomum verum: essential oil); HA03AW5012 (Cinnamomum verum: bark).

UNII — XE54U569EC.

Pharmacopoeias. In *Eur.* (see p.vii) and *Jpn.*

Ph. Eur. 6. 8（Cinnamon Bark Oil，Ceylon） 本品系由锡兰肉桂［*C. zeylanicum*（*C. verum*）］的嫩枝树皮经蒸馏提取获得的挥发油。它包含 55%～75% 的桂皮醛和不高于 7. 5% 的丁香油酚。本品为一种澄清、流动的淡黄色液体，久置呈微红色，具特殊的肉桂醛臭。贮藏于充满的密闭容器中。避光、避热。

Cinnamon Leaf Oil 桂叶油

Cannelier dit de Ceylan (feuille de), huile essentielle de; Ceiloninių cinamonų lapų eterinis aliejus; Ceyloni fahéjfalevél-olaj; Cinnamomi zeylanici folii aetheroleum; Cinnamomi Zeylanici Folii Etheroleum; Kanelbladolja, ceylonesisk; Kanelinlehtiöljy, Ceylonin; Ol. Cinnam. Fol; Silice listu skořicovníku cejlonského.

Коричное Масло Из Листьев

UNII — S92U8SQ71V.

Pharmacopoeias. In *Eur.* (see p.vii).

Ph. Eur. 6. 8（Cinnamon Leaf Oil，Ceylon） 本品系由锡兰肉桂［*C. zeylanicum*（*C. verum*）］的树叶经蒸馏提取获得的挥发油。它包含不高于 3% 的桂皮醛和 70%～85% 的丁香油酚。本品为一种澄清、流动性良好的赤褐色至暗褐色液体。具特殊的丁香油酚臭。贮藏于充满的密闭容器中。避光、避热。

简介

桂皮油的特性和使用方法与肉桂（见上文）相似。它也包含在治疗肌肉骨骼、关节异常和呼吸道疾病的制剂中。有多例与肉桂醛和肉桂油其他组成成分相关的过敏反应报告。尽管桂叶油的丁香油酚和肉桂醛含量与桂皮油不同，但桂叶油也被应用。桂皮油或桂叶油均用于芳香疗法。

制剂

BP 2010: Aromatic Cardamom Tincture; Compound Cardamom Tincture; Concentrated Cinnamon Water; Tolu-flavour Solution.

多组分制剂 ***Austral.:*** Gartech; ***Austria:*** Tiger Balsam Rot; ***Braz.:*** Ovariusedan†; ***Canad.:*** Amol; Melisana; Tiger Balm Red; Tiger Balm Ultra†; ***Chile:*** Agua del Carmen; Agua Melisa Carminativa; ***Cz.:*** Amol; Tiger Balm Rot†; ***Fr.:*** Aromasol; Aromavital; Esculape; Gouttes aux Essences; Resistim; Stomargil; Tigridol; ***Ger.:*** Amol Heilkrautergeist N; esto-gast; Jukunda Melissen-Krautergeist N†; Melissengeist; Salviathymol N; Verdauungstropfen Gastrofunkten; ***Hong Kong:*** Magesto; ***Hung.:*** Amol; Carmol; Cholasyl; Fagifor†; Tiger Balm Red; ***India:*** Bestozyme P; Carmicide; Catazyme; Digeplex; Sensur; Vitazyme; ***Indon.:*** Corsabalm; ***Irl.:*** Tiger Balm Red; ***Israel:*** Karvol; ***Ital.:*** Relaxcol; Valda Propoli; ***NZ:*** Karvol; ***Pol.:*** Amol; Argol Essenza Balsamica; Argol Grip; Argol Rheuma; Aromatol; Carmolis; ***Rus.:*** Efcamon (Эфкамон); ***S.Afr.:*** Enterodyne; Karvol†; ***Singapore:*** Karvol; ***Spain:*** Depurativo Richelet; ***Switz.:*** Baume de Chine Temple of Heaven blanc†; Carmol†; Echinarom; Pirom; Sansilla†; Spagyrom; ***Thai.:*** Caryopin; Magesto; Mesto-Of; ***UK:*** Slippery Elm Stomach Tablets.

Citicoline (*pINN*) 胞磷胆碱

CDP-Choline; Citicolina; Citicolinum; Citidoline; Cytidine Diphosphate Choline; Cytidine diphosphocholine; Cytidyl Diphosphocholine; IP-302. Choline cytidine-5′-pyrophosphate.

Цитиколин

$C_{14}H_{26}N_4O_{11}P_2 = 488.3.$

CAS — 987-78-0.

ATC — N06BX06.

ATC Vet — QN06BX06.

Citicoline Sodium (*USAN*, *pINNM*) 胞磷胆碱钠

Citicolina sódica; Citicoline Sodique; Natrii Citicolinum; Sodium Citicoline; Sodium Cytidine Diphosphate Choline. Cytidine 5′-{sodium P′-[2-(trimethylammonio)-ethyl] hydrogen diphosphate}, inner salt.

Натрий Цитиколин

$C_{14}H_{25}N_4NaO_{11}P_2$ = 510.3.

CAS — 33818-15-4.

UNII — 7XQ5AKD9YD.

Pharmacopoeias. In *Chin.*

简介

胞磷胆碱为胆碱和胞嘧啶的衍生物，参与卵磷脂的生物合成。本品能增加脑血流量和耗氧量，用于脑血管功能障碍（包括缺血性脑卒中，第1143页）、帕金森综合征和颅脑损伤。通过静脉滴注或肌内注射给药，每日总剂量不超过1g，或口服给药每日分次服用，总剂量为200～600mg。

也使用胞磷胆碱钠。

1. Secades JJ, Lorenzo JL. Citicoline: pharmacological and clinical review, 2006 update. *Methods Find Exp Clin Pharmacol* 2006; **28** (suppl B): 1–56.
2. Anonymous. Citicoline. *Altern Med Rev* 2008; **13:** 50–7.

脑血管功能障碍 胞磷腥碱对脑血管功能障碍所致的记忆和行为障碍有短期或中期疗效[1]。

1. Fioravanti M, Yanagi M. Cytidinediphosphocholine (CDP choline) for cognitive and behavioural disturbances associated with chronic cerebral disorders in the elderly. Available in The Cochrane Database of Systematic Reviews; Issue 2. Chichester: John Wiley; 2005 (accessed 09/05/06).

斜视 实验研究表明，中枢作用药物（如胞磷胆碱），可以改善弱视者的视觉能力（见斜视项下，第1786页）。然而，它们在临床治疗过程中的作用仍未明确[1]。

1. Chatzistefanou KI, Mills MD. The role of drug treatment in children with strabismus and amblyopia. *Paediatr Drugs* 2000; **2:** 91–100.

制剂

专利制剂

Arg.: Complegel Novo; Neuriclor†; Nimo-Somazina; Reagin; Somazina; ***Austria:*** Startonyl; ***Braz.:*** Somazina; ***Chile:*** Somazina; ***Indon.:*** Beclov; Brainact; Brainolin; Bralin; Cercul; Cholimed; Cholinaar; Cibren; Crolin; Incelin; Lancolin; Neuciti; Neulin; Neurolin; Nicholin; Serfac; Soholin; Strolin; Takelin; Zeufor; ***Ital.:*** Brassel; Cebroton; Cidilin; Citifar†; Difosfocin; Flussorex†; Gerolin; Link†; Logan; Neurex; Neuroton; Nicholin; Nicolsint†; Sinkron†; Sintoclar; ***Jpn:*** Nicholin; ***Mex.:*** Onquevit; Somazina; Zunun; ***Philipp.:*** Cholinerv; Nicholin; Somazine; Zynapse; ***Port.:*** Hipercol; Somazina; Startonyl; Trausan; ***Rus.:*** Ceraxon (Цераксон); ***Spain:*** Numatol; Prelidita; Somazina; ***Thai.:*** Somazina; ***Ukr.:*** Ceraxon (Цераксон); Somazina (Сомазина); ***Venez.:*** Somazina.

多组分制剂 ***Arg.:*** Neuriclor Vascular†; Nimodilat Plus; Nimoreagin; Nivas Plus; Reagin Vascular; ***Ital.:*** Cebrolux.

Citral 柠檬醛

Cytral. 3,7-Dimethyl-2,6-octadienal.

Цитраль

$C_{10}H_{16}O$ = 152.2.

CAS — 5392-40-5 (citral); 141-27-5 (geranial); 106-26-3 (neral).

UNII — T7EU0O9VPP.

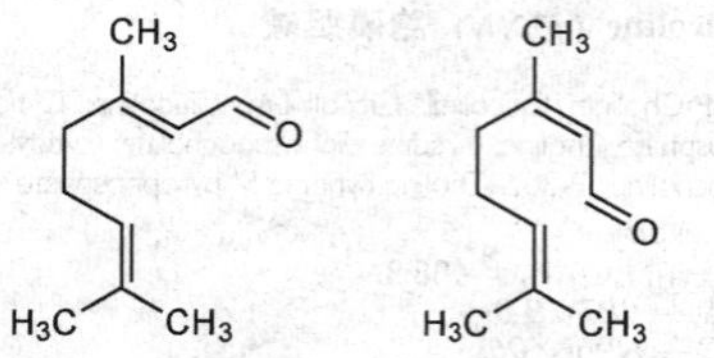

Geranial　　Neral

简介

柠檬醛是柠檬油（第2267页）、柠檬草油（第2268页）、蜜蜂花油（第2276页）和其他多种精油中的萜类化合物组成成分，有反式-柠檬醛（geranial）和顺式-柠檬醛（neral）两种同分异构体。常添加于治疗呼吸道、肌骨骼和其他疾病的制剂中，也可作为调味料和香料使用。

超敏反应 参考文献如下。

1. Heydorn S, *et al.* Citral a fragrance allergen and irritant. *Contact Dermatitis* 2003; **49:** 32–6.
2. Lalko J, Api AM. Citral: identifying a threshold for induction of dermal sensitization. *Regul Toxicol Pharmacol* 2008; **52:** 62–73.

制剂

多组分制剂 ***Fr.:*** Bronchorectine au Citral; ***Switz.:*** Carmol Plus†.

Anhydrous Citric Acid 无水枸橼酸

Acidum Citricum; Acidum citricum anhydricum; Cítrico anhidro, ácido; Citrinų rūgštis, bevandenė; Citrique (acide) anhydre; Citronensäure; Citronsyra, vattenfri; E330; Kyselina citronová; Sitruunahappo, vedetön; Vízmentes citromsav. 2-Hydroxypropane-1,2,3-tricarboxylic acid.

Лимонная Кислота Безводная

$C_6H_8O_7$ = 192.1.

CAS — 77-92-9.

ATC — A09AB04.

ATC Vet — QA09AB04.

UNII — XF417D3PSL.

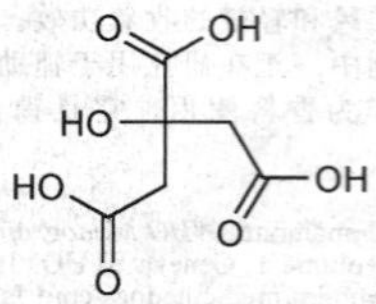

Pharmacopoeias. In *Eur.* (see p.vii), *Int.*, *Jpn*, and *US.*

Ph. Eur. 6. 8（Citric Acid, Anhydrous） 无色结晶或细小颗粒，或白色或类白色结晶性粉末。极易溶于水；易溶于乙醇。

USP 33（Anhydrous Citric Acid） 无色半透明结晶或白色细微结晶性粉末。溶于水（1∶0.5）、乙醇（1∶2）和乙醚（1∶30）。贮藏于密闭容器中。

Citric Acid Monohydrate 一水枸橼酸

Ácido del Limón; Acidum citricum monohydricum; Cítrico monohidrato, ácido; Citrinų rūgštis monohidratas; Citrique (acide) monohydraté; Citromsav-monohidrát; Citronsyramonohydrat; Hydrous Citric Acid; Kwas cytrynowy jednowodny; Kyselina citronová monohydrát; Sitruunahappomonohydraatti.

Лимонная Кислота Моногидрат

$C_6H_8O_7,H_2O$ = 210.1.

CAS — 5949-29-1.

ATC — A09AB04.

ATC Vet — QA09AB04.

UNII — 2968PHW8QP.

Pharmacopoeias. In *Chin.*, *Eur.* (see p.vii), *Int.*, *Jpn*, *US*, and *Viet.*

Ph. Eur. 6. 8（Citric Acid Monohydrate） 为具风化性、无色结晶或细小颗粒，白色或类白色结晶性粉末。极易溶于水，易溶于乙醇。贮藏于密闭容器中。

UPS 33（Citric Acid Monohydrate） 为无色半透明结晶或白色细微结晶性粉末。在干燥空气中具有风化性。溶于水（1∶0.5）、乙醇（1∶2）和乙醚（1∶30）。贮藏于密闭容器中。

不良反应和注意事项

频繁或大剂量摄入枸橼酸可能会侵蚀牙齿，并有局部刺激作用。

药物相互作用

水合氢氧化铝 口服剂量的枸橼酸会增加铝离子在肠内的吸收。患有慢性肾病的患者服用水合氢氧化铝作为磷酸盐结合剂时，当同时服用含有枸橼酸，用以补充钙含量的泡腾片时，需要谨慎小心[1]。

1. Mees EJD, Basçi A. Citric acid in calcium effervescent tablets may favour aluminium intoxication. *Nephron* 1991; **59:** 322.

用途和用法

枸橼酸用于泡腾复合剂中；一水合物用于泡腾颗粒制剂中。

枸橼酸作为抗氧化剂的增效剂，增强其抗氧化功效。

含有枸橼酸的制剂用于治疗口干（第1945页），溶解肾结石，碱化尿液，预防导尿管结垢。枸橼酸是枸橼酸抗凝血溶液的组成成分。枸橼酸制剂也用于治疗咳嗽、胃肠功能紊乱和代谢性酸中毒。

制剂

BP 2010: Lemon Syrup; Paediatric Compound Tolu Linctus; Paediatric Simple Linctus; Potassium Citrate Mixture; Simple Linctus;
Ph. Eur.: Anticoagulant Acid-Citrate-Glucose Solutions (ACD); Anticoagulant Citrate-Phosphate-Glucose Solution (CPD);
USP 33: Anticoagulant Citrate Dextrose Solution; Anticoagulant Citrate Phosphate Dextrose Adenine Solution; Anticoagulant Citrate Phosphate Dextrose Solution; Citric Acid, Magnesium Oxide, and Sodium Carbonate Irrigation; Magnesium Carbonate and Citric Acid for Oral Solution; Magnesium Carbonate, Citric Acid, and Potassium Citrate for Oral Solution; Magnesium Citrate Oral Solution; Potassium and Sodium Bicarbonates and Citric Acid Effervescent Tablets for Oral Solution; Potassium Citrate And Citric Acid Oral Solution; Sodium Citrate and Citric Acid Oral Solution; Tricitrates Oral Solution.

专利制剂

Canad.: Urologic G; ***Gr.:*** Citrolithin; ***India:*** Revici; ***Mex.:*** Lipocinetic†; ***Pol.:*** Citrolyt; ***S.Afr.:*** Crystacit; ***Venez.:*** Policitra.

多组分制剂 ***Arg.:*** Alikal; Alka-Seltzer Doble Accion; Azodac; Sal de Fruta Eno; Uvasal; ***Austral.:*** Alka-Seltzer; Citralite†; Citravescent; Eno; Gastrolyte; Medefizz†; Picoprep; Ural; ***Austria:*** Alka-Seltzer; Duplotrast Z†; Helo-acid; Kalioral; ***Braz.:*** Alka-Seltzer; Citrosodine†; Control; Digestbem; Emidrat; Regulador Xavier N-2†; Sadol; Sal de Andrews; Sal de Fruta Eno; Sonrisal; ***Canad.:*** Alka-Seltzer; Bromo Madelon; Dicitrate†; Enfalyte†; Pico-Salax; Picodan; ***Chile:*** Disfruta; Fenokomp 39; Justegas†; Kanacitrin; Sal de Fruta Eno; Summer's Eve Hierbas†; Uroalquine; Yasta; ***Cz.:*** Alka-Seltzer; Blemaren N; Carbocit; E-Z-Gas†; Herbadent; ***Fin.:*** Alka-Seltzer; CitraFleet; ***Fr.:*** Actigess; Alhydrate; Alka-Seltzer; Citrocholine; Doculyse; Elixir Grez†; Fanolyte; Hepargitol; Hydrigoz; Ornitaine†; Picolite; Sensilube†; ***Ger.:*** Alka-Seltzer; Barilux Brausetabletten†; Blemaren N; Citropepsin†; Lithurex S†; Pepzitrat; Retterspitz Ausserlich; Retterspitz Innerlich; Uronor†; Weleda Heuschnupfenspray; ***Gr.:*** E-Z-Gas; Gastrovison; ***Hong Kong:*** Alka-Seltzer; Eno; ***Hung.:*** Alka-Seltzer; Blemaren N; E-Z-Gas; Egaver; Egaver Plusz; Magurlit†; ***India:*** Carmicide; Dristan Expectorant; Urisoda; ***Indon.:*** Koffex for Children; Promethazine Ikapharmindo; ***Irl.:*** Alka-Seltzer; Andrews; CitraFleet; Cymalon; Lemsip Dry Cough; Picolax; Rehidrat†; Resolve; ***Israel:*** E-Z-Gas II; Eno†; Minerali; Urikal; ***Ital.:*** Alka-Seltzer; Citroepatina; Duogas; Geffer; Lavanda Sofar; Reocol†; ***Malaysia:*** Alka-Seltzer; Ezee; pH Care; Picoprep†; Potcit; Ural; ***Mex.:*** Hidraplus†; Kaposalt; Lipo Slim N†; Uroclasio NF; ***Mon.:*** Foncitril; ***Neth.:*** Alka-Seltzer; Gastrogas; ***NZ:*** Alka-Seltzer; E-Lyte†; Lemsip Dry Cough†; Medefizz†; Picoprep; Ural; ***Philipp.:*** Alka-Seltzer†; ***Pol.:*** Citropepsin; ***Port.:*** Alka-Seltzer; CitraFleet; Creme Laser Hidrante; Detoxergon; Eno†; ***Rus.:*** Alka-Seltzer (Алка-Зельтцер); Blemaren (Блемарен); ***S.Afr.:*** Adco-Sodasol; Alkafizz; Citro-Soda; Citrocit†; Effersol; Picoprep; Pneucid; Quatro-Soda; Uri-Alk; Vicks Cough Syrup†; ***Singapore:*** Alka-Seltzer; Dicitrate; K-Mix; Potcit; ***Spain:*** Alka-Seltzer; Citorsal; Justegas; Pastillas Antisep Garg L†; Sal de Fruta Eno; Sales de Frutas P G†; Uralyt Urato; ***Swed.:*** Alka-Seltzer; Renapur; ***Switz.:*** Alka-Seltzer; E-Z-Gas II; Pepsi-Chlor†; Siesta-1; ***Thai.:*** Alka-Seltzer; Polyvit; ***Turk.:*** Alka-Seltzer; Historan; ***UK:*** Alka-Seltzer; Alka-Seltzer XS; Allens Junior Cough; Andrews; Carbex; Cymalon; Dioralyte Effervescent†; Effercitrate; Eno; Entrocalm Replace; Hill's Balsam Chesty Cough for Children; Lemsip Cough & Cold Dry Cough; Potters Children's Cough Pastilles; Resolve; Uriflex G; Uriflex R; Uro-Tainer Solution R; Uro-Tainer Suby G; Zubes Blackcurrant; Zubes Honey & Lemon; ***Ukr.:*** Alka-Seltzer (Алка-Зельтцер); Blemaren (Блемарен); Citramon Forte (Цитрамон-Форте); ***USA:*** Alka-Seltzer; Alka-Seltzer Antacid; Alka-Seltzer Heartburn Relief; Alka-Seltzer with Aspirin; Bicitra†; Bromo Seltzer Effervescent Granules; Cytra-2; Cytra-3; Cytra-K; Cytra-LC; E-Z-Gas II; Extra Strength Alka-Seltzer Effervescent Tablets; Gold Alka-Seltzer; Oracit; Original Alka-Seltzer Effervescent Tablets; Polycitra-K†; Polycitra-LC†; Polycitra†; Renacidin; Resol; Sparkles; Zee-Seltzer; ***Venez.:*** Alka-Seltzer; Eno; Rehidrosol†.

顺势疗法制剂 ***Canad.:*** Ubicoenzyme; ***Ger.:*** Citrokehl; Zitronensaurezyklus-Heel.

Citronella Oil 香茅油

Citrinžolių eterinis aliejus; Citronela, aceite esencial de; Citronellae aetheroleum; Citronellae Etheroleum; Citronellaolaj; Citronellolja; Citronelová silice; Citronnelle, huile essentielle de; Esencia de citronela; Oleum Citronellae; Sitronellaöljy.

Цитронелловое Масло

UNII — QYO8Q067D0.

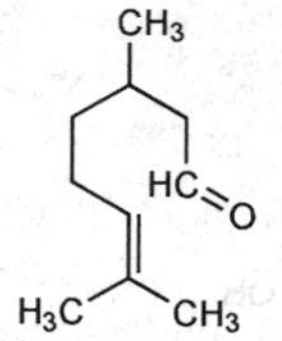

(citronellal)

Pharmacopoeias. In *Eur.* (see p.vii).

Ph. Eur. 6. 8（Citronella Oil） 本品系由香茅属（*Cymbopogon winterianus*）的新鲜或部分干燥的地上部分经蒸馏提取获得。含有30.0%～45.0%香茅醛，9.0%～15.0%香茅醇，2.0%～4.0%香茅醇乙酸酯，香叶醛少于2.0%，20.0%～25.0%香叶醇，3.0%～8.0%香叶醇乙酸酯，1.0%～5.0%柠檬烯，橙花醛少于2.0%。淡黄色至黄褐色液体，具浓烈的香茅醛臭。贮藏于充满的密闭容器中。避光。

简介

香茅油用作香料和驱虫药。用于芳香疗法。有报道会发生超敏反应。

制剂

专利制剂

Arg.: Aulo Gelio Repelente; Repelente Rep; ***Canad.:*** Buzz Away†; Druide Insect Repellent†; ***Ger.:*** Kneipp Beruhigungs-Bad spezial†; ***Malaysia:*** Moz-Away; ***UK:*** Mozzie Patch; Natrapel.

多组分制剂 **Arg.:** Aulo Repelente De Piojos; Repelente Rep; **Austral.:** Apex Repel Natural†; **Austria:** Valin Baldrian†; **Belg.:** Mouskito Travel Stick; **Canad.:** Natrapel; **Cz.:** Amol; **Fr.:** Ysol 206; **Ger.:** esto-gast; Melissengeist; **Hung.:** Carmol; **Indon.:** Corsabalm; **Ital.:** Air Citronella†; Citrosystem†; Mistick Verde; **Pol.:** Carmolis; **S.Afr.:** Melissengeist†; **Switz.:** Baume du Chalet; Novital; Saltrates†; Sansilla†; **UK:** Snowfire; **USA:** Treo.

Clivers 猪殃

Amor de hortelano; Azotalenguas; Bardana; Cleavers; Galii Aparinis Herba; Galium; Goosegrass; Presera.

Липушник

UNII — Z4B6561488.

简介

本品系 *Galium aparine*（茜草科）的干燥地上部分。作为草药使用，多为利尿药。

制剂

多组分制剂 **Austral.:** DermaCo; Galium Complex†; Herbal Cleanse†; Uva-Ursi Complex†; **UK:** Antitis; Aqua Ban Herbal; Athera; Backache; Cascade; Gerard House Water Relief Tablets; HealthAid Boldo-Plus; Kas-Bah; Modern Herbals Menopause; Modern Herbals Water Retention; Psorasolv; Sciargo; Skin Cleansing; Tabritis; Water Naturtabs; Watershed.

顺势疗法制剂 **Canad.:** Cutisitum; Essigen; Itires; Toxex; Tyglan; Visceel; Yellow Dock Combination; **Cz.:** Galium; **Ger.:** Hevertnier Complex†; Lymphtropfen S†; Zimpels Nieren- und Hautkomplex†.

Cloprostenol Sodium（*BANM*, *USAN*, *rINNM*）氯前列醇钠

Cloprostenol sódico; Cloprosténol sodique; Cloprostenoli natricum; ICI-80996; Natrii Cloprostenolum. Sodium (±)-(*Z*)-7-{(1*R*,2*R*,3*R*,5*S*)-2-[(*E*)-(3*R*)-4-(3-chlorophenoxy)-3-hydroxybut-1-enyl]-3,5-dihydroxycyclopentyl}hept-5-enoate.

Натрий Клопростенол

$C_{22}H_{28}ClNaO_6$ = 446.9.

CAS — 40665-92-7 (cloprostenol); 55028-72-3 (cloprostenol sodium).

UNII — 886SAV9675.

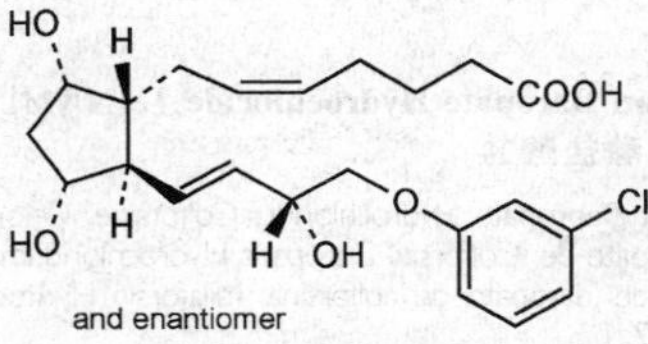

(cloprostenol)

Pharmacopoeias. In *BP(Vet)* and *US* for veterinary use only.

BP（Vet）2010（Cloprostenol Sodium） 白色或类白色无定形易吸湿粉末。易溶于水、乙醇和甲醇；几乎不溶于乙腈。避光、避湿。

USP 33（Cloprostenol Sodium） 白色或类白色无定形易吸湿粉末。易溶于水、乙醇和甲醇；几乎不溶于乙腈。贮藏于密闭容器中。避光。

简介

氯前列醇为地诺前列素（前列腺素 $F_{2\alpha}$）的合成替代物。其钠盐形式用作兽医学中的黄体溶解激素。据报告，氯前列醇易透皮吸收，因此使用时应谨慎小心。

Clove 丁香

Caryoph.; Caryophylli flos; Caryophyllum; Clavo; Clou de girofle; Cloves; Cravinho; Cravo-da-Índia; Gewürznelke; Giroflier; Gvazdikėliai; Hřebíčkovcový květ; Kryddnejlika; Mausteneilikka; Szegfűszeg; Tropical Myrtle.

Гвоздика

ATC Herb — HA03AW5056 (Syzygium aromaticum: flower bud).

UNII — K48IKT5321.

Pharmacopoeias. In *Chin.*, *Eur.* (see p.vii), and *Jpn.*

Ph. Eur. 6.8（Clove） 本品为桃金娘科植物丁香 *Syzygium aromaticum*（*Eugenia caryophyllus*）整个花芽，含有不少于 15%（*v/w*）的挥发油，干燥至颜色为赤褐色，具有特殊芳香臭。避光。

BP 2010 指出，当提及或要求使用丁香粉末时，应该使用挥发油含量不少于 12%（*v/w*）的粉末。

不良反应

滥用 吸食含有烟叶和丁香混合成分的卷烟（丁香香烟）的习惯起源于印度尼西亚，后扩散至包括英国、美国在内的其他国家。有报告指出，吸入含丁香的香烟烟雾会导致严重，甚至有时是致命的呼吸系统疾病。动物研究证据表明，吸入含丁香的香烟烟雾和丁香酚（丁香油的主要成分）会对肺部造成损害。美国医学会科学委员会认为：除了吸食烟叶造成的损害外，含丁香的香烟也可能会对特定的易感人群造成严重的肺部损伤；丁香酚的局部麻醉作用会造成咽反射的减少，从而诱发健康人群肺吸气[1]。American Academy of Pediatrics 也提醒美国的儿科医师，吸入含丁香的香烟烟雾会对青少年造成伤害[2]。

1. American Medical Association Council on Scientific Affairs. Evaluation of the health hazard of clove cigarettes. *JAMA* 1988; **260:** 3641–4.
2. Committee on Substance Abuse. Hazards of clove cigarettes. *Pediatrics* 1991; **88:** 395–6.

用途和用法

丁香为祛风剂，作为香料使用。本品为丁香油（见下文）的来源。

香烟中存在滥用丁香和丁香油情况。

制剂

多组分制剂 **Austria:** Klosterfrau Melissengeist; Mariazeller; Pervivo; **Belg.:** Eau Des Carmes; **Braz.:** Balsamo Branco; Vitonico; **Canad.:** Clear Capsules; Intestinal Bulking Agent II; Kalenite; Para-Gone; Special Formula Bulking Agent; **Cz.:** Klosterfrau Melisana; Naturland Grosser Swedenbitter†; Stomatosan†; **Ger.:** Inconturina†; Klosterfrau Melissengeist; Melissengeist; **Hung.:** Bittner; Klosterfrau Melisana; **Ital.:** Biophase Shampoo; Saugella Uomo; **Jpn:** Cabe 2 New; **Pol.:** Padma 28; Pervivo†; **Port.:** Midro†; **Rus.:** Doppelherz Melissa (Доппельгерц Мелисса); Maraslavin (Мараславин); Original Grosser Bittner Balsam (Оригинальный Большой Бальзам Биттнера); **S.Afr.:** Clairo†; Melissengeist†; Spiritus Contra Tussim Drops†; **Singapore:** Stop Snoring; **Switz.:** Alcoolat de Melisse†; Kernosan Eau Dentifrice; Odontal; Padmed Circosan; Tisane pour les problemes de prostate; **UK:** Melissa Comp.; Padma 28; Revitonil; **Ukr.:** Olesan (Олесан).

顺势疗法制剂 **UK:** Cough Drops; Laxadoron.

Clove Oil 丁香油

Caryophylli floris aetheroleum; Caryophylli Floris Etheroleum; Clavo, aceite esencial de; Clou de girofle, huile essentielle de; Esencia de Clavo; Essence de Girofle; Gvazdikėlių eterinis aliejus; Neilikkaöljy; Nejlikolja; Nelkenöl; Ol. Caryoph.; Oleum Caryophylli; Silice hřebíčkovcového květu; Szegfűszegolaj.

Гвоздичное Масло

ATC Herb — HN01BW5001 (Syzygium aromaticum: essential oil); HA03AW5055 (Syzygium aromaticum: essential oil); HA01WC5005 (Syzygium aromaticum: essential oil).

UNII — 578389D6D0.

Pharmacopoeias. In *Eur.* (see p.vii) and *Jpn.* Also in *USNF.*

Ph. Eur. 6.8（Clove Oil） 本品系由含 75.0%～88.0% 丁香油酚的丁香经蒸馏提取获得的澄清黄色液体。暴露于空气中会变为棕色。与二氯甲烷、甲苯和脂肪油互溶。贮藏于充满的密闭容器中。避光、避热。

USNF 28（Clove Oil） 本品系由丁香经蒸馏提取获得的挥发油。本品含有不少于 85.0% 的酚类物质，其中主要为丁香油酚。溶于 70% 的乙醇（1∶2）。贮藏于充满的密闭容器中。

配伍禁忌 丁香油会使 PVC 瓶很快软化并卷曲，因此在贮藏和调配中不能采用此类包装[1]。

1. Department of Pharmaceutical Sciences of the Pharmaceutical Society of Great Britain. Plastics medicine bottles of rigid PVC. *Pharm J* 1973; **210:** 100.

不良反应

丁香油中的丁香油酚对皮肤和黏膜有刺激性，可能会引起超敏反应。有关吸烟导致滥用丁香油而引起的不良反应见上文**丁香**项下。

中毒 有报道儿童摄入丁香油后发生了严重的毒性反应[1～4]。不良反应包括昏迷、酸中毒、全面性发作癫痫、凝血障碍和急性肝损伤。

1. Lane BW, *et al.* Clove oil ingestion in an infant. *Hum Exp Toxicol* 1991; **10:** 291–4.
2. Hartnoll G, *et al.* Near fatal ingestion of oil of cloves. *Arch Dis Child* 1993; **69:** 392–3.
3. Eisen JS, *et al.* N-acetylcysteine for the treatment of clove oil-induced fulminant hepatic failure. *J Toxicol Clin Toxicol* 2004; **42:** 89–92.
4. Janes SE, *et al.* Essential oil poisoning: N-acetylcysteine for eugenol-induced hepatic failure and analysis of a national database. *Eur J Pediatr* 2005; **164:** 520–2.

用途和用法

丁香油为祛风剂，用于治疗气胀。也可作为香料使用。

丁香油对皮肤有刺激性，并会产生局部麻醉作用。用于治疗牙痛，方法为脱脂棉浸油后塞入龋齿腔内；反复使用会损伤牙龈组织。与氧化锌混合，作为补牙临时填充物，兼具镇痛功效，但实际中常使用丁香油酚，第 2232页。丁香油在治疗肌骨骼和关节疾病的制剂中作为抗刺激剂使用。也用于芳香疗法。

制剂

BP 2010: Aromatic Cardamom Tincture.

专利制剂

S.Afr.: Naeltjie-Olie; **UK:** Dentogen; Soothake Toothache Gel.

多组分制剂 **Austral.:** Oral-Eze; Tiger Balm Oil; Tiger Balm Red; Tiger Balm White; **Austria:** Parodontax; Tiger Balsam Rot; **Braz.:** Algidente†; Anestesiol†; Dentisan; **Canad.:** Amol; External Anti-Pain Oil; Muscle Mist; Tiger Balm Arthritis Rub; Tiger Balm Red; Tiger Balm Ultra†; Tiger Balm White; Wonder Oil; **Chile:** Agua del Carmen; Agua Melisa Carminativa; **Cz.:** Amol; Herbadent; Parodontal F5†; Stopangin; Tiger Balm Rot†; **Fr.:** Amicadol; Aromasol; Aromavital; Baume Aroma; Esculape; Gouttes aux Essences; Nazinette du Docteur Gilbert; Tigridol; **Ger.:** Amol Heilkräutergeist N; China-Balsam†; esto-gast; Jukunda Melissen-Krautergeist N†; Melissengeist; Repha-Os; Salviathymol N; Verdauungstropfen Gastrofunkten; **Gr.:** Tiger Balm; **Hong Kong:** Magesto; **Hung.:** Amol; Carmol; China-Balsam; Gingisol; Hustagil Anticold Cream; Tiger Balm Red; Tiger Balm White; **India:** Arowash†; Sensur; **Indon.:** Balsam Sakti†; Corsabalm; **Irl.:** Olbas; Soothake Toothache Tincture; Tiger Balm Red; Tiger Balm White; **Israel:** Tiger Balm Red; Tiger Balm White; **Ital.:** Dentosan Azione Intensiva; Dentosan Mese; Fialetta Odontalgica Dr Knapp; **Neth.:** Olbas; **NZ:** Electric Blue Headlice; Toothache Drops†; **Pol.:** Amol; Argol Essenza Balsamica; Argol Grip; Argol Rheuma; Aromatol; Carmolis; Olbas; Salviasept; **Rus.:** Carmolis (Кармолис); Carmolis Fluid (Кармолис Жидкость); Efcamon (Эфкамон); **S.Afr.:** Alpha Toothache Essence†; Balsem Vita GEEL†; Balsem Vita ROOI†; Balsem Vita Wit; Enterodyne; Helmontskruie†; Moultons Pain Paint†; Muscle Rub†; Prep†; Puma Balm†; SB Toothache Drops†; **Singapore:** Teenstick; **Spain:** Dentol Topico†; Otogen Calmante; **Switz.:** Baume de Chine Temple of Heaven blanc†; Carmol Plus†; Carmol†; Echinarom; Olbas; Osa gel dentaire aux plantes†; Parodontax†; Sansilla†; Spagyrom; **Thai.:** Caryopin; Magesto; Masaga; Mesto-Of; **Turk.:** Disinol; Piyraleks; Sena-Oil; **UK:** Hactos; Nine Rubbing Oils; Olbas; Olbas for Children; Potters Sugar Free Cough Pastilles; Red Oil; Snowfire; Soothake Toothache Tincture; Teenstick; Tiger Balm; **Ukr.:** Stopangin (Стопангин); **USA:** Dentapaine; Numzit†; Tiger Balm; Toothache Gel; **Venez.:** One Drop Only†.

顺势疗法制剂 **UK:** Medicinal Gargle.

Red Clover 红三叶草

Cow Clover; Meadow Clover; Purple Clover; Trébol rojo; Trefoil.

Красный Клевер; Луговой Клевер

UNII — L9153EKV2Y.

Pharmacopoeias. In *US*, which also includes the powdered form and powdered extract.

USP 33（Red Clover） 豆科伪红花草属 *Trifolium pratense*（Fabaceae）的干燥花序。它含有异黄酮不少于 0.5%，以干燥品计算黄豆苷元（第2335页）、三羟异黄酮（第2335页）、芒柄花素（formononetin）和鸡豆黄素 A（biochamin A）的总量。避光防潮。

简介

红三叶草的花序用在草药中。红三叶草中所含异黄酮与植物雌激素有相似的潜在的内分泌作用。

1. Booth NL, *et al.* Clinical studies of red clover (Trifolium pratense) dietary supplements in menopause: a literature review. *Menopause* 2006; **13:** 251–64.
2. Coon JT, *et al.* *Trifolium pratense* isoflavones in the treatment of menopausal hot flushes: a systematic review and meta-analysis. *Phytomedicine* 2007; **14:** 153–9.
3. Sabudak T, Guler N. Trifolium L. a review on its phytochemical and pharmacological profile. *Phytother Res* 2009; **23:** 439–46.

制剂

USP 33: Red Clover Tablets.

专利制剂

Austral.: Promensil; Trinovin; **Braz.:** Climadil; Clinet; **Indon.:** Promeno; **UK:** Menoflavon; Promensil.

多组分制剂 **Austral.:** Lifechange Menopause Formula†; Mens Super Soy/Clover†; PM Meno-Care; Soy Power Plus†; Trifolium Complex†; **Canad.:** Herbal Support for Women Over 45†; Libeeda for Women; **Indon.:** Femosa†; Osteopor; **Ital.:** Bioestril Blu†; Bioestril Ginseng; Bioestril Rosso†; Bioestril Valeriana; **Malaysia:** Cleansa Plus†; **Philipp.:** Thinber Fiber Complex†; **Rus.:** Sedativae Species No 3 (Седативный Сбор 3); **Spain:** Fitogyn; Soyred; **Switz.:** Metabol; **USA:** Detox.

顺势疗法制剂 **Canad.:** Essigen; Yellow Dock Combination.

Cnicus Benedictus 藏掖花

Blessed Thistle; Cardo bendito; Cardo Santo; Centáurea bendita; Centáurea Sudorífica; Chardon Bénit; Holy Thistle; Kardobenediktenkraut.

Кникус Аптечный

ATC Herb — HA09WA5010 (Cnicus benedictus: herb).

UNII — 6L5ZL09795 (Cnicus benedictus); NJN80GZ34N (Cnicus benedictus flowering top).

简介

本品为菊科植物藏掖花（*Carbenia benedicta*；*Carduus benedictus*）的花顶部，作为苦味药使用。

顺势疗法 藏掖花用于顺势疗法药物，使用以下名称：Carduus benedictus；Carduus ben。

制剂

多组分制剂 ***Austria:*** Mariazeller; Pervivo; ***Braz.:*** Digestron†; ***Cz.:*** Ungolen†; ***Ger.:*** Gallexier; Gastritol; ***Hung.:*** Bittner; ***Pol.:*** Artecholin†; Artecholwex†; Pervivo†; ***Rus.:*** Original Grosser Bittner Balsam (Оригинальный Большой Бальзам Биттнера); ***S.Afr.:*** Essens Amara of Groen Amara; Neurotone†; ***Switz.:*** Gastrosan; Kernosan 24; Kernosan 26; ***UK:*** Bio-Strath Artichoke Formula; Sure-Lax (Herbal); ***Ukr.:*** Gastritol (Гастритол).

顺势疗法制剂 ***Ger.:*** Hepar 202 N†; Heweberberol; Payasanit gastro†; Rufebran heparo; ***USA:*** Preferred Remedies Detoxin.

Cobalt 钴

Cobalto; Cobaltum; Kobalt.

Кобальт

Co = 58.933195.

CAS — 7440-48-4.

UNII — 3G0H8C9362.

Cobalt Chloride 氯化钴

Cloruro cobaltoso; Cobalto, cloruro de; Cobaltous Chloride; Kobaltu(II) chlorek.

Хлористый Кобальт

$CoCl_2,6H_2O$ = 237.9.

CAS — 7646-79-9 (anhydrous cobalt chloride); 7791-13-1 (cobalt chloride hexahydrate).

UNII — EVS87XF13W (cobalt chloride); 17AVG63ZBC (cobalt chloride hexahydrate).

Cobalt Oxide 氧化钴

Cobalto, óxido de; Óxido cobaltoso-cobáltico; Tetraóxido de tricobalto; Tricobalt Tetroxide.

Кобальт Оксид; Окись Кобальта

Co_3O_4 = 240.8.

CAS — 1308-06-1.

BP (Vet) 2010 (Cobalt Oxide) 本品含四氧化三钴（Ⅱ，Ⅲ）(tricobalt tetroxide) 和少量三氧化二钴（Ⅲ）(dicobalt trioxide)。黑色粉末。几乎不溶于水；溶于无机酸和碱金属氢氧化物溶液。

不良反应

氯化钴导致的不良反应包括食欲缺乏、恶心、呕吐、腹泻、心前区疼痛、心肌病、面部及肢体末端潮红、皮疹、耳鸣、暂时性神经性聋、肾损伤、弥漫性甲状腺肿大和甲状腺功能减退。大剂量会减少红细胞生成。

1. Kennedy A, *et al.* Fatal myocardial disease associated with industrial exposure to cobalt. *Lancet* 1981; **i:** 412–4.
2. Cugell DW, *et al.* The respiratory effects of cobalt. *Arch Intern Med* 1990; **150**: 177–83.
3. Evans P, *et al.* Cobalt and cobalt compounds. *Toxicity Review 29.* London: HMSO, 1993.
4. Torresani C, *et al.* Erosive oral lichen planus due to sensitization to cobalt chloride. *Clin Exp Dermatol* 1994; **19:** 535–6.
5. Krakowiak A, *et al.* Occupational asthma caused by cobalt chloride in a diamond polisher after cessation of occupational exposure: a case report. *Int J Occup Med Environ Health* 2005; **18:** 151–8.

用途和用法

钴是维生素 B_{12} 合成所需的微量无机物，食物添加剂中的一些化合物（如醋酸盐、葡糖酸盐、硫酸盐和葡糖酸钠等）也可能含有微量钴。尽管有报道氯化钴可促使网状细胞增多和红细胞计数增加，但该贫血疗法已经弃用。

兽医学中各种钴盐作为反刍动物的食物添加剂。

制剂

专利制剂

India: Infladase Forte.

多组分制剂 ***Arg.:*** Gingeron; Total Magnesiano Sport; ***Fr.:*** Stimuplexe; ***Hung.:*** Ferrocomp; Humet-R; ***Indon.:*** Emineton; Nonemi; ***Philipp.:*** Ferroplex.

顺势疗法制剂 ***Canad.:*** Arth-B Oligocan†; Formula FA 224; Formula PC 223; Weight Loss Kit†; ***Ger.:*** Chirofossat; Infi-China†.

Coccidioidin 球孢菌素

Coccidioidina.

Кокцидиоидин

CAS — 12622-73-0.

Pharmacopoeias. In *US.*

USP 33 (Coccidioidin) 本品为含抗原灭菌溶液，抗原由菌丝体生长副产物或粗球孢子菌类真菌内孢囊获得；含适当的抗菌剂。本品为澄清、几乎无色或琥珀色液体。2～8℃贮藏。稀释液需 2～8℃贮藏，并于 24h 内使用。一旦从生产商的冷藏包装容器内取出，有效期不超过 3 年（来源于菌丝体）或 18 个月（来源于内孢囊衍生物）。

简介

球孢菌素用于诊断球孢子菌病，与其他抗原结合，用于评估细胞免疫状况。常规皮内注射 0.1ml 1：100 稀释液。

制剂

USP 33: Coccidioidin.

专利制剂

USA: Spherulin†.

Cocoyl Caprylocaprate 辛酸癸酸高级醇酯

Coco-Caprylate/Caprate; Cocoyle, caprylocaprate de; Cocoylis caprylocapras; Cocoylis Octanodecanoas; Kokoilo kaprilokapratas; Kokoyl oktanodekanoát; Kokoylkaprylokaprat; Kokoyylikaprylokapraatti; Kókuszalkoholok kaprilátjai és kaprátjai.

Коко-каприлат/капрат

CAS — 95912-86-0.

注：名称"Cetiol LC"为"辛酸癸酸高级醇酯"的商标。

Pharmacopoeias. In *Eur.* (see p.vii).

Ph. Eur. 6.8 (Cocoyl Caprylocaprate) 饱和的 C_{12}～C_{18} 醇与辛酸和癸酸反应得到的酯化物的混合体。通过上述酸与植物的饱和脂肪醇反应获得。相对密度约 0.86，黏度约 11mPa·s。淡黄色液体。几乎不溶于水；可与乙醇和液状石蜡混溶。

简介

辛酸癸酸高级醇酯作为软化剂使用。

Coenzyme A 辅酶 A

CoA; CoASH; Coenzima A. 5′-O-{3-Hydroxy-3-[2-(2-mercaptoethylcarbamoyl)ethylcarbamoyl]-2,2-dimethylpropyl}adenosine-3′-dihydrogenphosphate-5′-trihydrogendiphosphate.

Кофермент А

$C_{21}H_{36}N_7O_{16}P_3S$ = 767.5.

CAS — 85-61-0.

UNII — SAA04E81UX.

简介

辅酶 A 由三磷腺苷、半胱氨酸和泛酸组成，广泛参与体内多种生理活动，包括枸橼酸盐的生成，丙酮酸盐的氧化，脂肪酸的合成与氧化，甘油三酯、胆固醇和磷脂的合成，胺、胆碱和葡糖胺的乙酰化。临床注射使用，用于治疗多种代谢紊乱症。

制剂

多组分制剂 ***Philipp.:*** Enervon-C; ***S.Afr.:*** Zeel.

顺势疗法制剂 ***Cz.:*** Zeel Salbe.

Cogalactoisomerase Sodium 尿苷半乳糖异构酶钠

Cogalactoisomerasa sódica; UDPG; Uridine-5′-diphosphoglucose Sodium.

Уридиндифосфатглюкоза Натрий

$C_{15}H_{22}N_2Na_2O_{17}P_2,3H_2O$ = 664.3.

CAS — 133-89-1 (cogalactoisomerase).

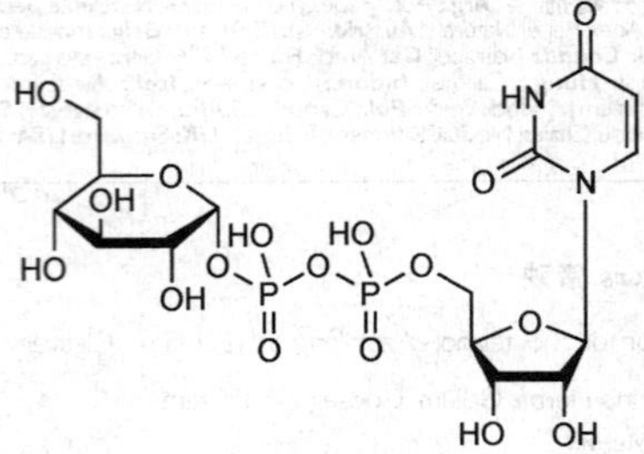

简介

本品用于治疗多种肝病。

制剂

专利制剂

Ital.: Bivitox†; Epatoxil†.

Colforsin (*USAN, rINN*) 考福新

Boforsin; Colforsina; Colforsine; Colforsinum; Forscolin; Forskolin; HL-362; L-75-1362B. (3R,4aR,5S,6S,6aS,10S,10aR,10bS)-Dodecahydro-5,6,10,10b-tetrahydroxy-3,4a,7,7,10a-pentamethyl-3-vinyl-1*H*-naphtho[2,1-*b*]pyran-1-one, 5-acetate.

Колфорсин

$C_{22}H_{34}O_7$ = 410.5.

CAS — 66575-29-9.

UNII — 1F7A44V60U.

Colforsin Daropate Hydrochloride (*rINNM*) 考福新达普酸盐酸盐

Colforsin Dapropate Hydrochloride; Colforsine, Chlorhydrate de Daropate de; Colforsini Daropatis Hydrochloridum; Hidrocloruro del daropato de colforsina; Milaforsin Hydrochloride; NKH-477.

Колфорсина Даропата Гидрохлорид

$C_{27}H_{43}NO_8,HCl$ = 546.1.

CAS — 138605-00-2.

简介

本品为腺苷酸环化酶激动剂，由唇形科植物 *Plectranthus barbatus*（*Coleus forskohlii*）衍生而来。本品可能的适应证包括青光眼、阳萎等。据报道本品具有正性肌力和支气管扩张作用。临床使用考福新达普酸盐酸盐。

制剂

专利制剂

Jpn: Adehl.

Collagen 胶原

ARG-201 (type I bovine collagen); Colágeno.

Коллаген

ATC — B02BC07; G04BX11.

ATC Vet — QB02BC07; QG04BX11.

Pharmacopoeias. *US* includes Bovine Acellular Dermal Matrix.

USP 33 (Bovine Acellular Dermal Matrix) 源于牛胎儿或新生牛的牛皮的改型胶原支架，白色平片状形式，使用前按合适尺寸裁剪，并置于无菌生理盐水中形成水合物。在整形外科、神经外科、妇科泌尿学、皮肤病学、整形和其他置换操作中作为结构支架使用。牛胎儿或新生牛的牛皮经过物理和化学步骤处理，去除细胞和细胞成分，分离出真皮。为预防转染病的传播，制造工艺需经过认证，以确保能有效灭活原料中潜在的病毒。为预防感染性海绵状脑病的扩散，要求原料来源于特定的地

理位置。15～30℃贮藏。

简介

本品为哺乳动物结缔组织的纤维蛋白组成成分，占体内总蛋白约三分之一。

胶原具有多种用途：外科中用作止血剂和修补缝合材料。整形外科手术中将胶原注射入真皮内，用以消除皮肤斑痕和畸形轮廓。胶原埋植剂抑制泪液流出，用于治疗干眼症（第1959页）。

采用尿道给药治疗腹部压迫性尿失禁（第2100页）。口服给药抑制类风湿关节炎（第12页）、骨关节炎（第11页）和硬皮病（第1734页）的炎性进程。

弹性蛋白（另一种结缔组织的组成分）常与胶原合用，作为多种皮肤病制剂的原料药。

1. Herschorn S, *et al.* Early experience with intraurethral collagen injections for urinary incontinence. *J Urol (Baltimore)* 1992; **148:** 1797–1800.
2. Sieper J, *et al.* Oral type II collagen treatment in early rheumatoid arthritis: a double-blind, placebo-controlled, randomized trial. *Arthritis Rheum* 1996; **39:** 41–51.
3. Stanton SL, Monga AK. Incontinence in elderly women: is periurethral collagen an advance? *Br J Obstet Gynaecol* 1997; **104:** 154–7.
4. Anonymous. GAX collagen for genuine stress incontinence. *Drug Ther Bull* 1997; **35:** 86–7.
5. Moskowitz RW. Role of collagen hydrolysate in bone and joint disease. *Semin Arthritis Rheum* 2000; **30:** 87–99.
6. Hamraoui K, *et al.* Efficacy and safety of percutaneous treatment of iatrogenic femoral artery pseudoaneurysm by biodegradable collagen injection. *J Am Coll Cardiol* 2002; **39:** 1297–1304.
7. Corcos J, *et al.* Multicenter randomized clinical trial comparing surgery and collagen injections for treatment of female stress urinary incontinence. *Urology* 2005; **65:** 898–904.
8. Bello AE, Oesser S. Collagen hydrolysate for the treatment of osteoarthritis and other joint disorders: a review of the literature. *Curr Med Res Opin* 2006; **22:** 2221–32.
9. Poon CI, Zimmern PE. Is there a role for periurethral collagen injection in the management of urodynamically proven mixed urinary incontinence? *Urology* 2006; **67:** 725–9.
10. Sakamoto K, *et al.* Long-term subjective continence status and use of alternative treatments by women with stress urinary incontinence after collagen injection therapy. *World J Urol* 2007; **25:** 431–3.
11. Postlethwaite AE, *et al.* A multicenter, randomized, double-blind, placebo-controlled trial of oral type I collagen treatment in patients with diffuse cutaneous systemic sclerosis: I. oral type I collagen does not improve skin in all patients, but may improve skin in late-phase disease. *Arthritis Rheum* 2008; **58:** 1810–22.

制剂

专利制剂

Arg.: Covadenyl†; Eurohair; Hidroplus CL; Medic-S†; Skinderm CL; Zyplast†; ***Austral.:*** Ionil Rinse†; Zyderm†; Zyplast†; ***Canad.:*** Dermatix Catrix†; ***Chile:*** Artrimax; Cosmoplast; ***Fr.:*** Pangen†; ***Ger.:*** Catrix; Colloss; Hemocol; Matricur†; Medifome; Promogran†; Surgicoll†; TissuCone; TissuFleece; TissuFoil; Tutoplast Dura†; Tutoplast Fascia lata†; Zyderm†; Zyplast†; ***Gr.:*** Colgen; Gelfix; ***Ital.:*** Condress; Idroskin; Neopellet; Skinatt; Stimtest; Suprasorb C; ***Mex.:*** Fibroquel; ***NZ:*** Contigen; Ionil Rinse†; Zyderm; Zyplast; ***Singapore:*** CosmoDerm; CosmoPlast; Zyderm†; Zyplast†; ***UK:*** Catrix†; Contigen; ***USA:*** Avitene†; Hemotene†.

多组分制剂 ***Arg.:*** Amenite E†; Amenite Plus†; Aristaloe; Colageno + C; Collagen T2-Gag†; E-devit; Estri-Atlas; Fibracol Plus; Galenic Restaurador Capilar; Hairplus; Hidrosam; Hidrosam T; Ketohair†; Lociherp Liposomas Antiage; Lociherp Liposomas Vitaminado; Medicreme; Puraloe Nutritivo; Rep-Cartil; Rominafort; Skinderm R; Totalos Plus; Turgent Colageno; ***Austria:*** TachoComb†; ***Belg.:*** Duracoll; ***Chile:*** Acnoxyl Gel Humectante; ***Cz.:*** TachoComb†; ***Fr.:*** Collatamp G†; Promogran†; Taido; ***Ger.:*** Collapat II; Integra†; Septocoll; TachoComb†; Targobone; ***Hong Kong:*** TachoComb; ***Hung.:*** TachoComb†; ***Indon.:*** Biolastin; Colaskin; Jointfit; Legreskin; OA Plus; ***Ital.:*** Artrodue; Biomineral 5-Alfa Shampoo; Condrocaps†; Emofix; Osteoclar; Promogran; Promogran Prisma; Reumilase; Reumilase Plus; Reumilase SD; Secril; Unidermo; Vitreoclar Crono; ***Malaysia:*** Balance Elastin E; ***Rus.:*** Methuracol (Метуракол); TachoComb (ТахоКомб); ***Singapore:*** Articolase (w/glucosamine); Seven Seas JointCare Max; ***Switz.:*** Gorgonium; ***Thai.:*** TachoComb†; ***UK:*** Collatamp EG; Jointace; JointCare Max; ***Ukr.:*** TachoComb (Тахокомб); ***USA:*** PDP Liquid Protein; ***Venez.:*** Artrosamin.

Collagenase⊗胶原酶

Clostridiopeptidas; Clostridiopeptidasa A; Clostridiopeptidase A; Clostridiopeptidasum A; Colagenasa; EC 3.4.24.3; Klostridiopeptidaasi A.

Коллагеназа

CAS — 9001-12-1.
ATC — D03BA02.
ATC Vet — QD03BA02.
UNII — 9X7O8V25IT (collagenease Clostridium histolyticum gene colh isoenzyme aux-II); 231982L46K (collagenease Clostridium histolyticum gene colg isoenzyme aux-I); 15Z7208B52 (collagenease Clostridium histolyticum).

单位

以分解单位未变性胶原所需的胶原酶量表示胶原酶活性能力。

不良反应和注意事项

可能会出现超敏反应。

症状包括用药部位出现灼伤、红斑和疼痛。对感染伤口进行清创术可能会增加菌血症的风险，因此建议密切观察患者是否出现全身性细菌感染的症状。含去污成分、六氯酚和重金属离子的防腐剂会降低胶原酶活性。

因其可能会导致肌腱断裂、韧带受损等永久性损伤，应避免在手部的肌腱、神经、血管或其他含胶原组织的部位中注射胶原酶。对有凝血障碍或过去7天内服用了抗凝药（不包括低剂量的阿司匹林）的患者，注射胶原酶可能导致淤血、青肿或注射部位出血等风险，故需谨慎对待。

用途和用法

本品是从溶组织梭状芽孢杆菌发酵而得的蛋白水解酶，能破坏胶原。局部采用胶原酶制剂对皮肤溃疡、灼伤和其他可能出现的坏死斑进行清创处理，以利于肉芽和上皮组织生长。在病灶部位注射胶原酶可治疗杜普伊特伦挛缩症。在掌指关节或近端指间关节发生挛缩的硬结条索处注射 580μg 胶原酶。如果挛缩症状持续，可在每个硬结条索处注射最多不超过3次，每次间隔4周。如果同时有多条硬结条索，每次只能注射其中一处，并且应该依次注射。化学髓核溶解术中可注射入椎间盘内，治疗腰椎间盘突出症（见**腰背痛**，第8页）。正在研究将胶原酶用于 Peyronie 病和肩凝症。

化学髓核溶解术 由于糜木瓜酶（第2209页）存在较高的过敏反应现象，因此研究了胶原酶替代糜木瓜酶用于化学髓核溶解术。尽管早期实验表明胶原酶具有益处，但也同时报道了背痛和肌肉痉挛等不良反应[1]。对照实验表明，胶原酶疗效不如糜木瓜酶[2]，因此在确定建议前要进行更深一步的研究。

1. Brown MD. Update on chemonucleolysis. *Spine* 1996; **21** (24 suppl): 62S–68S.
2. Wittenberg RH, *et al.* Five-year results from chemonucleolysis with chymopapain or collagenase: a prospective randomized study. *Spine* 2001; **26:** 1835–41.

杜普伊特伦挛缩症 有报道胶原酶有利于治疗杜普伊特伦挛缩症[1,2]。

1. Badalamente MA, Hurst LC. Efficacy and safety of injectable mixed collagenase subtypes in the treatment of Dupuytren's contracture. *J Hand Surg (Am)* 2007; **32:** 767–74.
2. Hurst LC, *et al.* Injectable collagenase clostridium histolyticum for Dupuytren's contracture. *N Engl J Med* 2009; **361:** 968–79.

Peyronie 病 有报道 Peyronie 病患者于病灶处使用胶原酶具有益处[1～3]。

1. Gelbard MK, *et al.* The use of collagenase in the treatment of Peyronie's disease. *J Urol (Baltimore)* 1985; **134:** 280–3.
2. Gelbard MK, *et al.* Collagenase versus placebo in the treatment of Peyronie's disease: a double-blind study. *J Urol (Baltimore)* 1993; **149:** 56–8.
3. Jordan GH. The use of intralesional clostridial collagenase injection therapy for Peyronie's disease: a prospective, single-center, non-placebo-controlled study. *J Sex Med* 2008; **5:** 180–7.

制剂

专利制剂

Belg.: Iruxol Mono; ***Braz.:*** Iruxol Mono; Kollagenase; ***Canad.:*** Santyl; ***Gr.:*** Iruxol Mono; ***Hong Kong:*** Iruxol Mono†; ***Ital.:*** Noruxol; ***Neth.:*** Novuxol; ***Port.:*** Ulcerase; ***Rus.:*** Kollalysin (Коллализин); ***Switz.:*** Iruxol Mono; ***Turk.:*** Novuxol; ***USA:*** Santyl; Xiaflex; ***Venez.:*** Iruxol Simplex.

多组分制剂 ***Arg.:*** Iruxol; ***Braz.:*** Gyno Iruxol; Iruxol; Kollagenase com cloranfenicol; ***Cz.:*** Iruxol Mono; ***Fin.:*** Iruxol; Iruxol Mono; ***Hung.:*** Iruxol Mono†; ***Indon.:*** Plasmin; ***Irl.:*** Iruxol Mono; ***Ital.:*** Iruxol; ***Malaysia:*** Iruxol Mono; ***Mex.:*** Ulcoderma†; ***Philipp.:*** Plasmin; ***Rus.:*** Iruxol (Ируксол)†; ***S.Afr.:*** Iruxol Mono; ***Singapore:*** Iruxol Mono†; ***Spain:*** Iruxol Mono; Iruxol Neo.

Colophony 松香

Colofonia; Coloph.; Colophane; Colophonium; Kalafuna; Kanifolija; Kolofoni; Kolofónium; Kolofonium; Resin; Resina Pini; Resina Terebinthinae; Rosin.

Канифоль

UNII — 88S87KL877.

Pharmacopoeias. In *Eur.* (see p.vii) and *Jpn.*

Ph. Eur. 6.8（Colophony） 本品为松科松属多种植物的油树脂经反复蒸馏后剩余的残渣。半透明、淡白色至棕黄色、具棱角、不规则形状、具脆性、表面积不等的玻璃状碎块（如贝壳状）。不能使其变为细粉。

简介

松香为部分火棉胶和石膏材质的组成成分。常作为软膏剂和敷料的成分，用于创伤和轻微的皮肤病症。有报道会发生皮肤过敏和呼吸过敏症状。

超敏反应 参考文献如下。

1. Downs AM, Sansom JE. Colophony allergy: a review. *Contact Dermatitis* 1999; **41:** 305–10.

制剂

BP 2010: Flexible Collodion.

专利制剂

Rus.: Biopin (Биопин).

多组分制剂 ***Arg.:*** Adhesol; ***Austral.:*** Zam-Buk†; ***Austria:*** Ehrenhofer-Salbe; Vulpuran; ***Braz.:*** Basilicao†; ***Gr.:*** Ilon; ***Ital.:*** Fialetta Odontalgica Dr Knapp; ***Mex.:*** Parche Negro Belladona; ***Switz.:*** Leucen†; ***UK:*** Dispello; Herbheal Ointment; Pickles Corn Caps.

Comfrey 聚合草

Boneset; Comfrey Root; Common Comfrey; Consolidae Radix; Consuelda; Sínfito mayor; Symphytum.

Окопник Лекарственный

ATC Herb — HM02AX5004 (Symphytum officinale: root); HA02WX5003 (Symphytum officinale: herb); HA02WB5001 (Symphytum officinale: root); HD03WC5002 (Symphytum officinale: root); HD03WC5001 (Symphytum officinale: herb).
UNII — D05HXK6R3G (comfrey); DG4F8T839X (comfrey leaf); M9VVZ08EKQ (comfrey root).

注：贯叶泽兰（Boneset）也为 *Eupatorium perfoliatum* 通用名（第2193页）。

紫色贯叶泽兰（Purple boneset）是**佩兰根**（第2249页）。

Pharmacopoeias. *Br.* includes Symphytum Officinale Root for Homoeopathic Preparations and Symphytum Officinale Root, Ethanol. decoctum for Homoeopathic Preparations.

BP 2010（Symphytum Officinale Root for Homoeopathic Preparations） 聚合草（*Symphytum officinale*）的新鲜根部。

BP 2010（Symphytum Officinale Root，Ethanol，decoctum for Homoeopathic Preparations） 聚合草（*Symphytum officinale*）的新鲜根部。

不良反应

食用聚合草会导致肝毒性。

对肝脏的影响 从多种紫草科植物中分离出具有毒性的吡咯里西啶类生物碱，包括普通紫草科植物（*Symphytum officinale*）、多刺紫草科植物（*S. asperum*）和俄罗斯紫草科植物（*S. uplandicum*）。食用了含有吡咯里西啶类生物碱的植物是造成发展中国家人群罹患肝静脉梗阻症的常见原因[1]，北美和欧洲也有可能由紫草科植物吡咯里西啶类生物碱导致肝毒性病例的报告[1,2]。曾报道动物体发生肺内皮增生和致癌活性变化[1,2]。

1. Ridker PM, McDermott WV. Comfrey herb tea and hepatic veno-occlusive disease. *Lancet* 1989; **i:** 657–8.
2. Bach N, *et al.* Comfrey herb tea-induced hepatic veno-occlusive disease. *Am J Med* 1989; **87:** 97–9.

用途和用法

本品为紫草科聚合草［*Symphytum officinale* (Boraginaceae)］的干燥根和根茎，叶也已使用。含有约0.7%的尿囊素，含大量黏质和少量鞣质。还含有吡咯里西啶类生物碱。

本品曾作为敷料用于伤口和溃疡的愈合，也可全身用药用于胃溃疡。局部用药用于治疗炎症。本品愈合伤口和溃疡的功效归功于尿囊素（第1514页）的存在。

由于存在肝毒性（见上文），部分国家终止或禁止使用聚合草的口服制剂。

顺势疗法 聚合草用于顺势疗法药物，使用以下名称：Symphytum officinale；Symph. of.；Symphytum。

1. Stickel F, Seitz HK. The efficacy and safety of comfrey. *Public Health Nutr* 2000; **3:** 501–8.
2. Grube B, *et al.* Efficacy of a comfrey root (Symphyti offic. radix) extract ointment in the treatment of patients with painful osteoarthritis of the knee: results of a double-blind, randomised, bicenter, placebo-controlled trial. *Phytomedicine* 2007; **14:** 2–10.
3. D'Anchise R, *et al.* Comfrey extract ointment in comparison to diclofenac gel in the treatment of acute unilateral ankle sprains (distortions). *Arzneimittelforschung* 2007; **57:** 712–16.

制剂

专利制剂

Austria: Traumaplant; ***Cz.:*** Traumaplant; ***Fr.:*** Epidermine; ***Ger.:*** Kytta-Plasma f; Kytta-Salbe f; Traumaplant; ***Hung.:*** Flexagil; ***Indon.:*** Mediflor†; ***Port.:*** Elas; ***Switz.:*** Kytta Pommade; Symphosan; Traumaplant; ***UK:*** Comfrelieve; ***Venez.:*** Traumaplant.

多组分制剂 ***Arg.:*** Lavandula Oligoplex; ***Austral.:*** Joint & Muscle Cream; ***Canad.:*** Natraway Sport 1 & 2; Natraway Sport 3; ***Cz.:*** Dr Theiss Beinwell Salbe†; Stomatosan†; ***Fr.:*** Cicactive; ***Ger.:*** Kytta-Balsam f; Rhus-Rheuma-Gel N; ***Israel:*** Comfrey Plus; ***S.Afr.:*** Zeel; ***Switz.:*** Gel a la consoude†; Gel de consoude; Keppur; Kytta Baume; Kytta Gel†; Perskindol Cool Consoude.

顺势疗法制剂 ***Austral.:*** Arthritis Relief†; Sports Ice Joint & Muscle; ***Austria:*** Osteoplex; Repisan; Traumeel; Wirbelsaule- und Gelenkstropfen Nr 2; ***Canad.:*** Arnica +; Calendula Ointment; Capsicum + Arthri-Cream; Traumeel; ***Chile:*** Osteofix; ***Cz.:*** Traumeel; Zeel Salbe; ***Fr.:*** Symphytum Complexe No 48; ***Ger.:*** Allya†; Araniforce rheuma; Araniforce-forte†; Arnica/Symphytum comp; Chirofossat; Colchicum comp†; Infi-Symphytum†; Infihepan†; Infiossan†; Odonton-Echtroplex; Rowo-778 Symphytum Ro-Plex T (Rowo-778)†; Ruta-Gastreu N R55; Sponwiga†; Steirocall N; Steiroplex; Symphytum Ro-Plex (Rowo-776)†; Symphytum Rowo; Symphytum-Komplex†; Traumeel S; Wund- und Brandgel†; ***Neth.:*** Arnilite; Homeocare beweging; Kruidvat Homeopathie Spier- en gewrichtsgel; Spiroflor; Traumeel; ***Rus.:*** Repisan (Леписан); Rewma-Gel (Ревма-Гель); ***S.Afr.:*** Traumeel S; ***Switz.:*** Contusin†; Nelsons Traumatica; Regenaplex Nr. 88b; Rheumed†; ***Ukr.:*** Reuma-Gel (Ревма-Гель); Traumeel S (Траумель С)†; ***USA:*** Traumeel; ***Venez.:*** Traumeel.

Complement Blockers 补体阻滞药

Inhibidores del complemento.

Блокаторы Комплемента

简介

补体是一类有助于先天免疫系统的血浆和细胞蛋白的总称，能增强抗体的杀菌能力。补体系统被抗原-抗体复合物激活，随后补体蛋白发生进一步反应，并最终导致微生物细胞融裂。补体参与其他多种生理过程，在调节机制中，补体通过不是特别有效的活性作用来预防宿主组织的炎症损伤。补体系统的遗传性异常或获得性异常通常与机体不同部位受到感染导致的相关病症有关，其中包括感染复发、皮下脂肪萎缩、遗传性血管性水肿、阵发性睡眠性血红蛋白尿症、非特异性血管炎、肾小球性肾炎、冠心病、银屑病、系统性红斑狼疮、大疱性类天疱疮、盘状狼疮和实体器官移植术后的移植物存活。

已经运用或正在研究多种具有抑制补体系统活性的物质：

- 补体C1酯酶抑制药（第2216页）用于遗传性血管性水肿的替代疗法。
- 依可珠单抗（eculizumab，第2229页）是结合于补体C5蛋白末端的单克隆抗体，用于治疗阵发性睡眠性血红蛋白尿症。
- 匹利珠单抗（pexelizumab，第2306页）是研究用于冠状动脉血管再造患者的类似物质。
- 米罗可西普（mirococept）（APT-070，SCR1-3）是Ⅰ型可溶性补体受体（SCR1）的衍生物，研究用于预防移植术后移植物功能紊乱。
- TP-10是SCR1的一种形式，已研究用于治疗呼吸障碍。
- 肉豆蔻酰-肽基-重组人CD59正研究用于治疗阵发性睡眠性血红蛋白尿症。

1. Bhole D, Stahl GL. Therapeutic potential of targeting the complement cascade in critical care medicine. *Crit Care Med* 2003; **31** (suppl): S97–S104.
2. Brook E, *et al.* Opportunities for new therapies based on the natural regulators of complement activation. *Ann N Y Acad Sci* 2005; **1056:** 176–88.

Complement C1 Esterase Inhibitor 补体C1酯酶抑制药

Factor de inhibición de la C1 esterasa; Inhibidor de la C1 esterasa.

C1-Ингибитор Комплемента

ATC — B02AB03.
ATC Vet — QB02AB03.
UNII — 6KIC4BB60G.

Conestat Alfa (rINN) 康奈司他-α

Conestatum alfa; rhC1INH. Human plasma protease C1 inhibitor (C1 esterase inhibitor) (*N,O*-glycosylated recombinant protein expressed in the mammary gland of transgenic rabbits), glycoform α.

Конестат Альфа

CAS — 80295-38-1.
ATC — B02AB03.
ATC Vet — QB02AB03.

注：名称Rhucin为康奈司他-α的商标。

不良反应和注意事项

给予补体C1酯酶抑制药的患者，罕见超敏反应的报道，包括荨麻疹、哮喘和过敏。头痛、寒战、发热和注射部位反应包括红肿、疼痛也有发生。研究中发现，当补体C1酯酶抑制药的给药剂量大于治疗遗传性血管性水肿的规定用量时，会有血栓形成。

与其他血浆来源制剂相同，存在传染病扩散的风险。

药动学

对病情稳定的遗传性血管性水肿患者，静脉注射补体C1酯酶抑制药后，其半衰期依制剂品种的不同，从20～60h不等。对儿童或病情严重发作患者，半衰期稍有缩短。

用途和用法

补体C1酯酶抑制药是内源性的补体抑制药（第2216页），在补体系统调控中发挥作用。由人类血浆制备，用于内源性补体C1酯酶抑制药不足导致的遗传性血管性水肿的替代疗法（见下文）。用于病情急性发作或外科手术前的预防时，给药剂量为20 U/kg，缓慢静脉注射或滴注。根据患者给药后的症状表现，可加大给药剂量。常规预防用药时，每3～4日给予1000U。儿童用药剂量见下文。

目前正在研究重组补体C1酯酶抑制药（康奈司他-α）用于治疗遗传性血管性水肿和毛细血管漏综合征，在器官移植中用于预防移植物功能起效延迟，减少急性心肌梗死患者的再灌注损伤（见下文）。

儿童用法 补体C1酯酶抑制药可治疗婴幼儿和儿童的遗传性血管性水肿的急性发作，或用于外科手术前的预防治疗。给药剂量为20 U/kg，缓慢静脉注射或滴注。根据患者给药后的症状表现，可重复给药。

遗传性血管性水肿 遗传性血管性水肿曾称遗传性血管神经性水肿，是一种少见的常染色体显性疾病，由体内缺乏补体C1酯酶抑制药或功能性抑制药造成[1～6]。该病表现为四肢和脸部水肿的短暂发作、胃肠道黏膜导致的腹痛、无瘙痒感的皮疹。部分患者会发展成危及生命的喉头水肿。症状通常持续1～3天，发病间隔从数周到数年不等。初始症状表现最常出现在儿童中，但也可以在任何年龄段发病。即使没有其他诱因存在，诸如外伤，尤其是口腔手术，疾病和情绪压力也可能会诱发该病。部分药物，如血管紧张素抑制药、避孕药和激素替代疗法中的雌激素成分也会诱发该病。

用于遗传性血管性水肿急性发作的治疗。如果出现喉头水肿，尽管给予肾上腺素后疗效通常不显著，但仍建议给予肾上腺素治疗（见**过敏反应**，第1162页）。抗组胺药和肾上腺皮质激素类药物通常无疗效。补体C1酯酶抑制药的替代疗法为急性发作的常规治疗方案[1～5]。尽管血浆中存在的其他补体会导致治疗初期水肿加重，但仍采用新鲜冰冻血浆。如有必要可行气管切开术或气管插管术。如果没有补体C1酯酶抑制药，雄激素或抗纤维蛋白溶解药的用量应该大于常规预防治疗[1～4]。但是以上做法会延缓并降低疗效。最近，ecallantide（一种人体血浆激肽释放酶抑制药）开始用于治疗遗传性血管性水肿的急性发作。

一旦急性发作的病情开始稳定，大多数患者不需要进一步治疗。但对于危及生命的病情、反复出现脸部和颈部水肿以及失能性发作等，则需要长期的**预防治疗**。合成雄激素（达那唑、司坦唑醇）或抗纤溶药为长期预防用药[1,2,4,5]。达那唑和司坦唑醇能增强C1酯酶抑制药在肝脏的合成，提高其血清浓度[2]。氨基己酸和凝血酸通过抑制血纤维蛋白溶酶活性起效[7]。因合成雄激素似比抗纤溶药更有效，故更倾向于使用合成雄激素。仅当抗纤溶药无效时，儿童才能在严密监护下使用雄激素，否则不应使用雄激素，以避免不良反应[3]。在一些长期用药预防的病例中，当抗纤溶药和雄激素无效、不能耐受或存在禁忌证时，成年人可每周或每两周服用C1酯酶抑制药[2,4,6]。

当外科手术或口腔治疗可能引发遗传性血管性水肿时，可短期用药预防[2～5]。通常在治疗前1h给药。当没有补体C1酯酶抑制药时，也可使用新鲜冰冻血浆。或者给予合成雄激素或抗纤溶药，但必须提前数天给药，且需持续至治疗后2天。

遗传性血管性水肿管理的**研究性疗法**包括康奈司他-α（重组补体C1酯酶抑制药）和醋酸艾替班特（血管舒缓激肽受体拮抗药）[6]。

1. Zuraw BL. Current and future therapy for hereditary angioedema. *Clin Immunol* 2005; **114:** 10–16.
2. Gompels MM, *et al.* C1 inhibitor deficiency: consensus document. *Clin Exp Immunol* 2005; **139:** 379–94. Correction. *ibid.*; **141:** 189–90. [dose]
3. Farkas H, *et al.* Management of hereditary angioedema in pediatric patients. Abstract: *Pediatrics* 2007; **120:** 635. Full version: http://pediatrics.aappublications.org/cgi/reprint/120/3/e713 (accessed 10/12/09)
4. Bowen T, *et al.* Hereditary angiodema: a current state-of-the-art review, VII: Canadian Hungarian 2007 international consensus algorithm for the diagnosis, therapy, and management of hereditary angioedema. *Ann Allergy Asthma Immunol* 2008; **100** (suppl 2): S30–S40.
5. Zuraw BL. Hereditary angioedema. *N Engl J Med* 2008; **359:** 1027–36.
6. Epstein TG, Bernstein JA. Current and emerging management options for hereditary angioedema in the US. *Drugs* 2008; **68:** 2561–73.
7. Ritchie BC. Protease inhibitors in the treatment of hereditary angioedema. *Transfus Apheresis Sci* 2003; **29:** 259–67.

心肌梗死 尝试将补体C1酯酶抑制药用于治疗急性心肌梗死患者，减少再灌注损伤[1～3]。

1. de Zwaan C, *et al.* Continuous 48-h C1-inhibitor treatment, following reperfusion therapy, in patients with acute myocardial infarction. *Eur Heart J* 2002; **23:** 1670–7.
2. Thielmann M, *et al.* Administration of C1-esterase inhibitor during emergency coronary artery bypass surgery in acute ST-elevation myocardial infarction. *Eur J Cardiothorac Surg* 2006; **30:** 285–93.
3. Fattouch K, *et al.* Beneficial effects of C1 esterase inhibitor in ST-elevation myocardial infarction in patients who underwent surgical reperfusion: a randomised double-blind study. *Eur J Cardiothorac Surg* 2007; **32:** 326–32.

制剂

专利制剂

Arg.: Berinert P; ***Austria:*** Berinert; ***Cz.:*** Berinert; ***Fr.:*** Berinert; ***Ger.:*** Berinert; ***Gr.:*** Berinert P; ***Hung.:*** Berinert P; ***Ital.:*** C1 Inattivatore Umano†; ***Neth.:*** Cetor; ***Port.:*** Berinert; ***Switz.:*** Berinert; ***Turk.:*** Cetor; ***UK:*** Berinert; ***USA:*** Berinert; Cinryze.

Condurango 南美牛奶菜皮

Condurango Bark; Condurango cortex; Condurango, écorce de; Eagle-vine Bark.

Кондуранго

ATC Herb — HA09WA5017 (Marsdenia cundurango: bark).

Pharmacopoeias. In *Jpn* and *Swiss.*

简介

本品为萝藦科植物［*Marsdenia condurango* (*Gonolobus condurango*)］的干燥茎皮，作为苦味药使用。

顺势疗法 南美牛奶菜皮用于顺势疗法药物，使用以下名称：Marsdenia cundurango；Cond。

制剂

多组分制剂 ***Austria:*** Sigman-Haustropfen; ***Braz.:*** Camomila; Estomafitino†; ***Ger.:*** Pascopankreat; ***Hung.:*** Kilo-Nit; ***Pol.:*** Herbaton†; ***Switz.:*** Elixir tonique N†; Kernosan 26; Padma-Lax; Padmed Laxan; Stomacine.

顺势疗法制剂 ***Fr.:*** Gastro-Drainol; Hydrastis Compose; Nux Vomica Compose; ***Ger.:*** Antimas; Antimast N†; Cankerol N†; Flenin; Hewesoor N; Juv 110; Lowe-Komplex Nr 6†; Lymphdiaral; Mucosa compositum; Stomabococin†; Virobin†; ***Neth.:*** Lymphdiaral; ***USA:*** Preferred Remedies Antacid.

Congo Red 刚果红

CI Direct Red 28; Colour Index No. 22120; Czerwień Kongo; Rojo Congo; Rubrum Congoensis. Disodium 3,3′-[biphenyl-4,4′-diylbis(azo)]bis[4-aminonaphthalene-1-sulphonate].

Конго Красный

$C_{32}H_{22}N_6Na_2O_6S_2$ = 696.7.
CAS — 573-58-0.
UNII — 3U05FHG59S.

简介

本品为淀粉样变性病诊断的染色剂。它能使组织样本内的淀粉体在偏振光下显荧光。

Conivaptan Hydrochloride (*rINNM*) ⊗
盐酸考尼伐坦

Cl-1025; Conivaptan, Chlorhydrate de; Conivaptán, hidrocloruro de; Conivaptani Hydrochloridum; YM-087 (conivaptan or conivaptan hydrochloride). 4″-[(4,5-Dihydro-2-methylimidazo[4,5-*d*][1]benzazepin-6(1*H*)-yl)carbonyl]-2-biphenylcarboxanilide hydrochloride.

Кониваптана Гидрохлорид

$C_{32}H_{26}N_4O_2$,HCl = 535.0.

CAS — 210101-16-9 (conivaptan); 168626-94-6 (conivaptan hydrochloride).

ATC — C03XA02.

ATC Vet — QC03XA02.

UNII — 75L57R6X36.

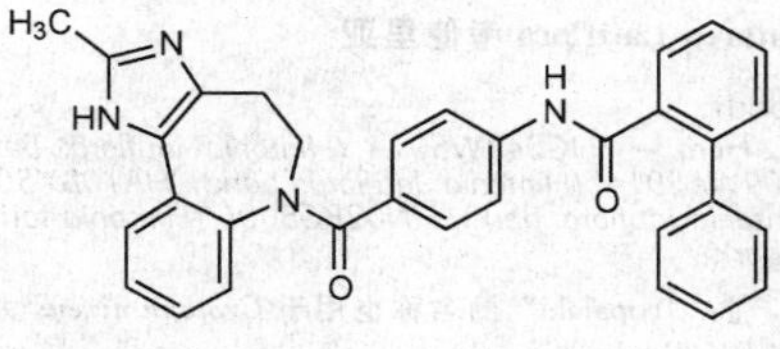

(conivaptan)

不良反应和注意事项

考尼伐坦最常见的不良反应是输液部位的局部反应，例如红斑、疼痛、静脉炎和肿胀，这些反应通常症状轻微，但对于某些患者可能严重到必须停止输液。其他不良反应还包括心房纤颤、胃肠功能紊乱、发热、渴感、电解质紊乱、头痛以及高血压或低血压。

考尼伐坦禁用于低血容量性低钠血症，也不适用于充血性心力衰竭的患者。当考尼伐坦用于快速纠正血钠浓度后可能增加渗透性脱髓鞘综合征的风险。由于可能增加药物对全身的暴露强度，考尼伐坦应慎用于肝肾损伤患者。由于药效不确定，因此在任何情况下也不建议严重肾损伤患者和无尿患者使用该药物。

药物相互作用

作为细胞色素 P450 同工酶 CYP3A4 的代谢底物，CYP3A4 抑制剂可增加考尼伐坦的浓度。禁忌同时使用考尼伐坦和潜在的 CYP3A4 抑制剂如酮康唑、伊曲康唑、克拉霉素、利托那韦和茚地那韦。考尼伐坦自身也对 CYP3A4 具有潜在的抑制作用，可能会增加包括氨氯地平、咪达唑仑和辛伐他汀等在内的 CYP3A4 底物的浓度。

考尼伐坦对地高辛的影响见第1218页。

药动学

考尼伐坦经细胞色素 P450 同工酶 CYP3A4 代谢，但是考尼伐坦抑制自身代谢。在先给予考尼伐坦静脉负荷量后给予持续静脉输注，其血药浓度在负荷量达峰后先下降约 12h，然后逐渐增加。当停用后，其消除半衰期约 5h。考尼伐坦和血浆蛋白高度结合。

用途和用法

盐酸考尼伐坦是加压素 $V_{1\alpha}$ 和 V_2 受体拮抗药。在治疗低钠血症时主要作用于肾集合管 V_2 受体以增加自由水的生成。可用于治疗正常容量性低钠血症和高容量性低钠血症（第1592页）。正在研究用于治疗心力衰竭，但由于安全性尚不能得到确认，因此仅当收益大于风险时才考虑使用该药物。

盐酸考尼伐坦通过静脉输注给药。药物应用 5%的葡萄糖溶液稀释，并选取较粗的静脉血管给药，以尽可能减少输液部位的刺激。输液部位应每 24h 更换一次。给予药物的负荷剂量 20mg 时，对应用药时长应超过 30min，随后持续输注剂量为 20mg，对应给药时长应大于 24h。治疗可持续 1～3 天，每日剂量 20mg，必要时，剂量可逐步增加至最大 40mg。如果血钠浓度快速增加（24h 内超过 12mmol/L），应停用考尼伐坦。考虑到渗透性脱髓鞘综合征的风险，应严密监测血钠和神经系统状态改变。如果出现低血容量或低血压，应停用考尼伐坦并监测容量状态和生命体征。当血钠停止上升时，如果患者没有出现神经系统不良反应的指征，且血容量和血压恢复正常，可以考虑从低剂量开始恢复使用考尼伐坦。肝肾功能不全患者用药剂量调整方法见下文。

1. Walter KA. Conivaptan: new treatment for hyponatremia. *Am J Health-Syst Pharm* 2007; **64:** 1385–95.

在肝损伤中的用法 肝损伤患者（Child-Pugh 分级 A、B 或 C）静脉输注考尼伐坦，初始负荷剂量为 10mg，随后持续输注剂量为 10mg，给药时长应大于 24h，连续用药 2～4 天。如果血钠浓度的上升速度没有达到预期，可以考虑在不少于 24h 内逐步提高用药剂量至 20mg。

在肾损伤中的用法 中度肾损伤患者（肌酐清除率为 30～60ml/min）静脉输注考尼伐坦，初始负荷剂量为 10mg，随后持续输注剂量为 10mg，给药时长应大于 24h，连续用药 2～4 天。如果血钠浓度的上升速度没有达到预期，可以考虑在不少于 24h 内逐步提高用药剂量至 20mg。严重肾损伤患者或无尿患者不推荐使用考尼伐坦。

制剂

专利制剂

USA: Vaprisol.

Convallaria 铃兰

Convalaria; Convallariae Herba; Lily of the Valley; Lirio Convalio; Lirio de los Valles; Maiblume; Maiglöckchenkraut; May Lily; Muguet; Mugueta; Muguete; Ziele konwalii.

Ландыш

CAS — 3253-62-1 (convallatoxol); 13473-51-3 (convalloside); 13289-19-5 (convallatoxoloside); 508-75-8 (convallatoxin).

ATC Herb — HC01AX5002 (Convallaria majalis: herb).

UNII — 261W7X975U (convallaria); QHH4HVF5QE (Convallaria majalis).

Pharmacopoeias. In *Ger.* and *Pol.* (from *C. majalis* or closely related species).

简介

本品为百合科铃兰属谷中百合的干燥花、全草或者根及根茎。本品中可获取多种晶状苷类物质，包括铃兰苷、铃兰毒原苷、铃兰醇苷（convallatoxoloside）和铃兰毒苷。

铃兰含有强心苷物质，对心脏作用与地高辛（第1215页）相似。用于草药疗法。

顺势疗法 铃兰用于顺势疗法药物使用以下名称：Convallaria majalis；Conval. m。

美国 FDA 指出，添加了铃兰的食物、饮料和药物存在不安全性[1]。

1. Larkin T. *FDA Consumer* 1983; **17** (Oct.): 5.

制剂

专利制剂

Pol.: Convafort.

多组分制剂 ***Arg.:*** Passacanthine†; ***Austria:*** Omega†; ***Ger.:*** Convallocor-SL†; Convastabil; Miroton; ***Pol.:*** Cardiol C; Kelicardina; Neocardina; ***Rus.:*** Valocormid (Валокормид); Zelenin (Зеленин).

顺势疗法制剂 ***Austria:*** Aurumheel; Pumpan; ***Canad.:*** Aurumheel; ***Ger.:*** Angioton S; Aranisan-N†; Arthribosan B 31†; Asthmavowen-N; Cardioject; Confludin N; Conva-cyl Ho-Len-Complex; Convallocor Herztropfen N; Cor-loges; Glonoin Complex N†; Gold-Komplex†; Goldtropfen S; HanoCor N; Infi-Camphora†; JuCor†; Lowe-Komplex Nr 10†; Lowe-Komplex Nr 13†; Naranocor H†; Roth's Rotacard†; Schworocard; Scillacor†; Steicardin N; Zincum valerianicum-Hevert†; ***Rus.:*** Pumpan (Пумпан); ***Switz.:*** Gouttes d'Or; ***Ukr.:*** Aurocard (Аурокард).

Copper Acetate 醋酸铜

Cuivre, acétate de; Cupri acetas; Cupric Acetate; Kopparacetat; Kupariasetaatti; Miedzi(II) octan; Vario acetatas.

Ацетат Меди; Уксуснокислая Медь

$(C_2H_3O_2)_2Cu,H_2O$ = 199.6.

CAS — 142-71-2 (anhydrous).

UNII — 39M11XPH03.

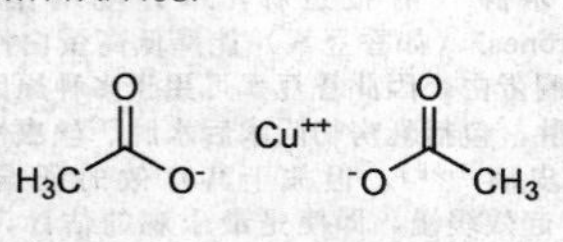

Pharmacopoeias. *Eur.* (see p.vii) includes a form for homoeopathic preparations.

Ph. Eur. 6.8 (Copper Acetate Monohydrate for Homoeopathic Preparations; Cupri Acetas Monohydricus ad Praeparationes Homoeopathicas) 青蓝色或绿色粉末。溶于水；微溶于或极微溶于乙醇。

简介

醋酸铜用于多种治疗皮肤病的制剂中。与三肽形成醋肽铜复合物（第1536页）为目前常用形式。该复合物可提供铜离子，供赖氨酰氧化酶（一种在胶原蛋白和弹性蛋白的交联过程中发挥重要作用的铜依赖型酶）使用。铜及铜盐的营养和其他作用，见第1836页。

顺势疗法 醋酸铜用于顺势疗法药物使用以下名称：Cuprum aceticum；Cuprum acet；Cup. acet。

制剂

多组分制剂 ***Ital.:*** Verel; ***Mex.:*** Emplasto Monopolis.

顺势疗法制剂 ***Austria:*** Gripagil Husten- und Bronchialtropfen; Tonsan-K†; ***Canad.:*** Drosera Homaccord; Homeo-Form I; Husteel; Insomnia Relief; Pertudoron 2; Spascupreel; ***Cz.:*** Husteel; ***Fr.:*** Amanita Complexe No 75; Cina Complexe No 55; Drosera Complexe No 64; Geranium Complexe No 108; Lobelia Complexe No 74; Momordica Complexe No 109; Nervopax; Oenanthe Crocata Complexe No 78; Pulsatilla Complexe No 60; Rhododendron Complexe No 42; Zincum Cyanidum Complexe No 101; ***Ger.:*** Bomapect N; Cocculus Oligoplex; Habstal-Pulm N†; Jutussin; Pertudoron 2; Presselin All; Pulmo-Bosan†; Pulmosan; Vasa-Gastreu N R63; Viropect; ***Neth.:*** Husteel; Jutussin R9; ***Switz.:*** Regenaplex Nr. 12; Regenaplex Nr. 24b.

Corbadrine (*rINN*) ⊗**可巴君**

Corbadrina; Corbadrinum; *l*-3,4-Dihydroxynorephedrine; Levonordefrin; *l*-Nordefrin. (−)-2-Amino-1-(3,4-dihydroxyphenyl)propan-1-ol.

Корбадрин

$C_9H_{13}NO_3$ = 183.2.

CAS — 829-74-3 (corbadrine); 6539-57-7 (nordefrin); 61-96-1 (nordefrin hydrochloride).

UNII — V008L6478D.

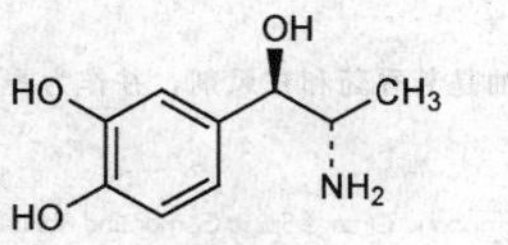

Pharmacopoeias. In *US.*

USP 33 (Levonordefrin) 为白色至浅黄色结晶，无臭。几乎不溶于水；微溶于酒精、丙酮、氯仿、乙醚；易溶于无机酸水溶液。

简介

可巴君是一种拟交感神经药（第1351页），在牙科手术时加至局部麻醉剂中，能减少局麻药的吸收，延长局部麻醉作用，使用浓度为 1：20000。

制剂

USP 33: Mepivacaine Hydrochloride and Levonordefrin Injection; Procaine and Tetracaine Hydrochlorides and Levonordefrin Injection; Propoxycaine and Procaine Hydrochlorides and Levonordefrin Injection.

专利制剂

Used as an adjunct in: ***Canad.:*** Isocaine; Polocaine; Scandonest; ***S.Afr.:*** Carbocaine; ***USA:*** Carbocaine with Neo-Cobefrin; Isocaine; Polocaine.

Coriander 胡荽

Chinese Parsley; Coentro; Coriand.; Coriander Fruit; Coriander Seed; Coriandre; Coriandri fructus; Coriandro; Fruto del cilantro; Kalendrų vaisiai; Koriander; Koriandertermés; Koriandrový plod; Korianteri; Owoc kolendry; Perejil chino.

Кориандр

ATC Herb — HA03AW5019 (Coriandrum sativum: fruit).

UNII — 1OV56052IK.

Pharmacopoeias. In *Eur.* (see p.vii).

Ph. Eur. 6.8 (Coriander) 为芫荽（*Coriandrum sativum*）的干燥双悬果，以干燥物质量计，挥发油含量不低于 0.3%（*v/w*）。避光。

BP 2010 要求，当调配或出于其他目的使用粉末状胡荽时，挥发油含量不应低于 0.2%（*v/w*）。

简介

胡荽是胡荽油（见下文）的原料。它是祛风剂，并作为香料使用。

制剂

专利制剂

Arg.: Salutaris.

多组分制剂 ***Austria:*** Brady's-Magentropfen; Mariazeller; Planta Lax; ***Belg.:*** Eau Des Carmes; ***Braz.:*** Fitolax; Florlax†; Fontolax; Frutalax†; Laxarine†; Laxtam; Naturetti; Sene Composta†; Tamaril; Tamarine; Tamarix†; ***Canad.:*** Digestol; Floradix Kindervital; Formula T4; ***Cz.:*** Abführ-Heilkrautertee†; Carminativum Babynos†; Hertz- und Kreislauftee†; ***Fr.:*** Azema; Calmiflorine; Mediflor Digestive No 3; Tisane Provencale no 5; ***Ger.:*** Floradix Multipretten N; Ramend Krauter†; ***Gr.:*** Tamarine; ***Hung.:*** Babynos; Menofit; Salus Multipretten; Tamarinlax; ***Ital.:*** Cadifen; Cadimint; Dicalmir; Tamarine; ***Mex.:*** MD Lax; ***Neth.:*** Herbesan; ***Pol.:*** Cholesol; Diges-Tonic; ***Rus.:*** Sodecor (Содекор); ***S.Afr.:*** Melissengeist†; Spiritus Contra Tussim Drops†; ***Spain:*** Agua del Carmen; Jarabe Manceau; Pruina; ***Switz.:*** Alcoolat de Melisse†; Femisan; ***UK:*** Melissa Comp.; ***Ukr.:*** Carminativum Babynos (Карминативум Бебинос); Intellan (Интеллан)†.

顺势疗法制剂 ***Fr.:*** Poconeol no 27; ***UK:*** Cough Drops.

Coriander Oil 胡妥油

Cilantro, aceite esencial de; Coriandre, huile essentielle de; Coriandri aetheroleum; Coriandri Etheroleum; Kalendrų eterinis aliejus; Korianderolja; Koriandrová silice; Korianteriöljy; Ol. Coriand; Oleum Coriandri.

Кориандровое Масло

ATC Herb — HA03AW5018 (Coriandrum sativum: essential oil).

UNII — 7626GC95E5.

Pharmacopoeias. In *Eur.* (see p.vii). Also in *USNF.*

Ph. Eur. 6. 8（Coriander Oil） 通过蒸馏从芫荽果实中获得的挥发油。无色或浅黄色的澄清液体，具有特殊的辛辣臭。芫荽醇含量不低于 65%，不超过 78%。相对密度 0.860～0.880。贮藏于温度不高于 25℃的充满的密闭容器中。避光。

USNF 28（Coriander Oil） 通过蒸馏胡妥获得的挥发油。相对密度 0.863～0.875。溶于 70%乙醇（1∶3）。贮藏于温度不高于 40℃的密闭容器中。避光。

简介

胡妥油是芳香药和祛风剂，并作为香料使用。

制剂

BP 2010: Compound Orange Spirit; Compound Rhubarb Tincture;
USNF 28: Compound Orange Spirit.

多组分制剂 ***Ger.:*** Floradix Multipretten N; Gastrysat; ***Hung.:*** Salus Multipretten; ***Ital.:*** Valda Propoli; ***Pol.:*** Argol Essenza Balsamica; Argol Grip; Argol Rheuma; ***Rus.:*** Espol (Эспол).

Corn Silk 玉米穗

Barbas de Elote; Maíz, barba del; Stigma Maydis; Zea.

Кукурузные Столбики С Рыльцами

ATC Herb — HG04BW5043 (Zea mays: style).

UNII — 7D3VB244UX.

Pharmacopoeias. In *Fr.*

简介

玉米穗是玉米（*Zea mays*）(Gramineae，禾本科）的柱头和尾须，具有利尿作用，用于泌尿道疾病（包括肾结石）。

玉米作为食物，广泛被食用。也作为草药使用。

制剂

专利制剂

Fr.: Insadol; ***Switz.:*** Insadol; ***UK:*** Protat.

多组分制剂 ***Austral.:*** Althaea Complex†; Urinase†; ***Canad.:*** Saw Palmetto Formula†; ***Fr.:*** Alpha Renol; Urotisan; ***Hung.:*** Zeatax; ***Pol.:*** Neopoldanen†; ***Spain:*** Diurinat; Renusor†; ***UK:*** Elixir Damiana and Saw Palmetto.

顺势疗法制剂 ***Ger.:*** Hevertnier Complex†.

Couch-grass 茅草

Agropyron; Chiendent; Chiendent, rhizome de; Dogs Grass; Grama; Grama del norte; Graminis rhizoma; Juolavehnänjuurakko; Kłącze perzu; Kvickrot; Pýrový oddenek; Quackgrass; Tarackbúza-gyökértörzs; Triticum; Twitch; Varpučių šakniastiebiai.

Пырей Ползучий

ATC Herb — HG04BW5010 (Elymus repens: rhizome); HR05WA5007 (Elymus repens: rhizome).

UNII — 8K1MK5E1FY.

注：将茅草与小麦（*Triticum aestivum*）相区别，参见第2361页。

Pharmacopoeias. In *Eur.* (see p.vii).

Ph. Eur. 6. 8（Couch Grass Rhizome） 为完整或切断的、经清洗和干燥的 *Agropyron repens*（*Elymus repens*）根茎，去除了不定根。避光。

简介

茅草是一种缓和的利尿药，作为草药用于治疗泌尿系疾病。它含有葡萄糖、甘露醇、肌醇和小麦果聚糖（一种类似菊糖的糖类）。拉丁名称为 *Elytrigia repens* 和 *Triticum repens* 的两种植物也被当作茅草应用。

制剂

专利制剂

Ger.: Acorus†.

多组分制剂 ***Canad.:*** Bio Renal; Floradix Tab; ***Fr.:*** Alpha Renol; Drainuryl; Herbesan; Mediflor Diuretique No 4; Mediflor Tisane Antirhumatismale No 2†; Obeflorine; Tisane D'Ars; Tisane de Sante; Tisane Hepatique de Hoerdt; Urotisan; ***Ger.:*** Hevert-Blasen-Nieren-Tee N; Renob Blasen- und Nierentee; ***Hung.:*** Menofit; ***Ital.:*** Emmenoiasi; Litostop; Tisana Kelemata; ***Neth.:*** Herbesan; ***Pol.:*** Dentosept; Diabetofort; Diabetosol; Laxantol†; NeoFitolizyna†; ***Spain:*** Diurinat; Renusor†; ***UK:*** Antitis; Kas-Bah.

顺势疗法制剂 ***Fr.:*** Poconeol no 57; Poconeol no 79; ***Ger.:*** Urofossat.

Coumarin 香豆素

1,2-Benzopyrone; 5,6-Benzo-α-pyrone; Cumarin; Cumarina; Kumaryna; Tonka Bean Camphor. 2*H*-1-Benzopyran-2-one.

Кумарин

$C_9H_6O_2$ = 146.1.

CAS — 91-64-5.

UNII — A4VZ22K1WT.

Pharmacopoeias. In *Ger.*

简介

香豆素是香豆的主要芳香性成分，也可通过合成获得。在淋巴管性水肿（见下文）的治疗中，香豆素可减少过剩的组织蛋白和伴随的组织内液体。也用作香水中的着色剂和香料。有报道称它是一种免疫促进药，已试用于恶性肿瘤的治疗。

香豆素的衍生物可用作抗凝血药，但香豆素本身没有抗凝活性。

对肝脏的影响 根据动物研究以及人类使用后出现肝脏转氨酶升高和严重器官损害的报道，得出了香豆素具有肝毒性的结论。在一项 2173 名患者参加的香豆素使用的试验中，有 17 例患者出现了转氨酶升高[1]；大多数患者在第 1 个月使用日剂量为 100mg 的香豆素，第 2 个月开始每日使用 50mg，连续使用 2 年。但出现转氨酶升高的患者均未发生永久性的肝脏损害，其中的 5 例患者在继续使用香豆素的情况下，转氨酶恢复了正常。在由 The Lymphoedema Association of Australia 资助的 5 项研究中，患者使用日剂量为 400mg 的香豆素，平均时间为 14.6 个月，1106 名患者中共出现了 2 例肝毒性作用[2]。截至 1995 年 5 月的头 14 个月内，The Australian Drug Evaluation Committee 共接收了 10 例怀疑由香豆素引起不良反应的病例[3]，其中的 6 例女性患者出现了黄疸，她们的用药时间为 1～4 个月。1 例通过肝活检发现存在门静脉周围和肝小叶的坏死，另 1 例死于广泛性肝坏死。

在许多国家，由于肝毒性的报道导致香豆素撤市。

1. Cox D, *et al.* The rarity of liver toxicity in patients treated with coumarin (1,2-benzopyrone). *Hum Toxicol* 1989; **8:** 501–6.
2. Casley-Smith JR, Casley-Smith JR. Frequency of coumarin hepatotoxicity. *Med J Aust* 1995; **162:** 391.
3. Anonymous. Lodema and the liver. *Aust Adverse Drug React Bull* 1995; **14:** 11. Also available at: http://www.tga.gov.au/adr/aadrb/aadr9508.htm (accessed 30/07/08)

淋巴管性水肿 有报道称，苯并吡喃酮类化合物（Benzopyrones）（如香豆素）能降低高蛋白性水肿时组织内的过剩蛋白，因此香豆素可用于多种原因导致的淋巴管性水肿，包括乳房切除术后水肿、丝虫性淋巴管性水肿和象皮病[1～5]。但关于其疗效的证据却存在矛盾[4～6]；起效缓慢，即使是最乐观的估计，可能在用药 6 个月至 2 年后才能见到疗效。

1. Jamal S, *et al.* The effects of 5,6 benzo-[a]-pyrone (coumarin) and DEC on filaritic lymphoedema and elephantiasis in India: preliminary results. *Ann Trop Med Parasitol* 1989; **83:** 287–90.
2. Turner CS. Congenital lymphedema. *JAMA* 1990; **264:** 518.
3. Casley-Smith JR, *et al.* Treatment of lymphedema of the arms and legs with 5,6-benzo-[α]-pyrone. *N Engl J Med* 1993; **329:** 1158–63.
4. Casley-Smith JR, *et al.* Treatment of filarial lymphoedema and elephantiasis with 5,6-benzo-α-pyrone (coumarin). *BMJ* 1993; **307:** 1037–41.
5. Casley-Smith JR. Benzo-pyrones in the treatment of lymphoedema. *Int Angiol* 1999; **18:** 31–41.
6. Loprinzi CL, *et al.* Lack of effect of coumarin in women with lymphedema after treatment for breast cancer. *N Engl J Med* 1999; **340:** 346–50.

制剂

专利制剂

Arg.: Esberiven; ***Ger.:*** Venalot mono†; ***Ital.:*** Linfovenodren.

多组分制剂 ***Arg.:*** Esberiven; Microsuy; ***Braz.:*** Flebotrat†; Micotox†; Varicoss; Venalot; Venalot H; ***Ger.:*** Caye Rheuma-Balsam†; Venalot; ***Ital.:*** Flebolider; ***Mex.:*** Venalot.

顺势疗法制剂 ***Switz.:*** Regenaplex Nr. 24b.

Coutarea Latiflora 考他里亚

Copalchi.

ATC Herb — HG04BW5014 (Hintonia latiflora: bark); HA09WA5014 (Hintonia latiflora: bark); HA10BX5003 (Hintonia latiflora: bark); HN02BG5006 (Hintonia latiflora: bark).

注："copalchi" 的名称也用于 *Crotonn niveus* 大戟科植物（Euphorbiaceae）。

不良反应

有 1 例使用含考他里亚的制剂后发生肝毒性的报道，见矢车菊，第2206页。

横纹肌溶解症 一名 58 岁男性患者使用考他里亚 2 年后，出现横纹肌溶解症和溶血[1]。该患者 4 年前曾使用相同的药品也发生了同样的不良反应。

1. Roca B. Rhabdomyolysis and hemolysis after use of Coutarea latiflora. *Am J Med* 2003; **115:** 677.

用途和用法

考他里亚（*Hintonia latiflora*）作为草药中的有效成分，用于糖尿病的治疗。

制剂

专利制剂

Ger.: Sucontral.

Cowberry 越桔莓

Alpine Cranberry; Arándano rojo; Liść brusznicy (leaf); Mirtilo rojo; Red Whortleberry; Vitis Idaeae Folium (leaf).

Брусника

Pharmacopoeias. In *Pol.*

简介

越桔莓（杜鹃花科 *Vaccinium vitis-idaea*）的叶，具有收敛性，常作为家庭使用的腹泻治疗药。

制剂

多组分制剂 ***Pol.:*** Diuronis; Urosan.

CR Gas CR 气

EA-3547; Gas CR. Dibenz[*b,f*][1,4]oxazepine.

$C_{13}H_9NO$ = 195.2.

CAS — 257-07-8.

简介

一种防暴气体，与其他防暴气体（第2220页）一样，具有刺激性和催泪作用，现用作催泪气体。有研究表明它遇水后不会水解，因此适用于（防暴用）高压水枪。

1. Blain PG. Tear gases and irritant incapacitants. 1-chloroacetophenone, 2-chlorobenzylidene malononitrile and dibenz[b,f]-1,4-oxazepine. *Toxicol Rev* 2003; **22:** 103–10.
2. Carron PN, Yersin B. Management of the effects of exposure to tear gas. *BMJ* 2009; **338:** 1554–8.

Cranberry 酸果莓

Arándano.

Клюква

UNII — 0MVO31Q3QS.

Pharmacopoeias. *US* includes a liquid preparation.

USP 33（Cranberry Liquid Preparation） 从杜鹃花科 *Vaccinium macrocarpon* 或 *V. oxycoccos* 的果实中得到的鲜红色液体。该制剂常用于生产目的，不含任何额外添加物。pH 值为 2.4～2.6。在 2～8℃贮藏。

药物相互作用

有报道称酸果蔓果汁与华法林存在相互作用（第1373页）。

用途和用法

蔓越莓通常指 *Vaccinium macrocarpon*、美国蔓越莓或 *V. oxycoccus*（即欧洲蔓越莓）的果实。据报道，蔓越莓汁能降低尿路感染的发病率。

尿路感染 多年来，蔓越莓果实和蔓越莓汁被广泛用于预防和治疗尿路感染。越橘和酸果蔓汁已使用多年，广泛用于预防和治疗尿路感染。一项利用文献开展的系统性评价表明[1]，有一些证据证明妇女，特别是反复出现尿路感染的妇女，连续食用蔓越莓汁超过 12 个月后，有症状的尿路感染发生例数降低。但蔓越莓对老年人的尿路感染是否有效仍没有定论，同时目前也缺乏对神经源性膀胱患者的疗效研究。该系统性评价中，作者建议应在尿路感染易感染中开展进一步的对照研究，同时增加不同的剂量有效性的考察。然而，另一个类似的系统性评价并未发现能证明蔓越莓对此类疾病有效的充分证据[2]。

蔓越莓预防尿路感染的机制似乎是通过抑制尿路病原体，如大肠杆菌在泌尿道黏膜的附着，从而减少了细菌的定植和繁殖。有证据表明这种抑制作用是源自蔓越莓所含的花青素和原花色素[3]。

1. Jepson RG, Craig JC. Cranberries for preventing urinary tract infections. Available in The Cochrane Database of Systematic Reviews; Issue 1. Chichester: John Wiley; 2008 (accessed 02/12/09).
2. Jepson RG, *et al.* Cranberries for treating urinary tract infections. Available in The Cochrane Database of Systematic Reviews; Issue 4. Chichester: John Wiley; 1998 (accessed 02/12/09).
3. Guay DRP. Cranberry and urinary tract infections. *Drugs* 2009; **69:** 775–807.

制剂

专利制剂

Arg.: Urosedac; ***Austral.:*** Uricleanse†; ***Canad.:*** Cran Max†; ***Chile:*** Gelcive; ***Fr.:*** Cys Control; Gyndelta; ***Ital.:*** Ivumir.

多组分制剂 ***Arg.:*** Uridon; Urosedac Probiotic; ***Austral.:*** Advanced Urinary Tract Care; Cranberry 10,000; Cranberry Complex; Cranbiotic Super†; Extralife Uri-Care†; Flavonoid Complex; ***Canad.:*** Cran-C†; Prostease; ***Hong Kong:*** Prostease; ***Ital.:*** Litostop; ***Pol.:*** Diabetosol; Urosept; ***Venez.:*** Diamel; Optibiol.

Crataegus 山楂

Aubépine; Aubépine, baie d' (hawthorn berries); Aubépine, feuille et fleur d' (hawthorn leaf and flowers); Biancospino; Calabrice; Crataegi folium cum flore (hawthorn leaf and flowers); Crataegi fructus (hawthorn berries); Crataegi Inflorescentia (hawthorn leaf and flowers); English Hawthorn; Espinalbo; Espino albar; Espino blanco; Galagonyatermés (hawthorn berries); Gudobelių vaisiai (hawthorn berries); Hagtornsbär (hawthorn berries); Haw; Hlohový plod (hawthorn berries); Kwiatostan głogu (hawthorn leaf and flowers); May; Mehlbeerbaum; Orapihlajanmarja (hawthorn berries); Owoc głogu (hawthorn berries); Pilriteiro; Weissdorn; Whitethorn.

Боярышник

ATC — C01EB04.

ATC Vet — QC01EB04.

ATC Herb — HC01EB5008 (Crataegus monogyna; flower); HC01EB5004 (Crataegus laevigata; leaf); HC01EB5003 (Crataegus laevigata; fruit); HC01EB5002 (Crataegus laevigata; flower); HC01EB5012 (Crataegus monogyna; leaf with flower with fruit); HC01EB5010 (Crataegus monogyna; leaf); HC01EB5013 (Crataegus monogyna; leaf with fruit); HC01EB5009 (Crataegus monogyna; fruit); HC01EB5011 (Crataegus monogyna; leaf with flower); HC01EB5007 (Crataegus laevigata; leaf with fruit); HC01EB5006 (Crataegus laevigata; leaf with flower with fruit); HC01EB5005 (Crataegus laevigata; leaf with flower).

UNII — 6OM09RPY36 (hawthorn leaf with flower); Q21UUL2105 (crataegus fruit).

Pharmacopoeias. In *Chin.*, *Eur.* (see p.vii), *Jpn*, and *US*.

Ph. Eur. 6.8（Hawthorn Berries；Crataegi Fructus） 为 *Crataegus oxyacantha*（*C. laevigata*）或 *C. monogyna* 的干燥假果，或两种假果的掺杂，或两者杂交品种的干燥假果。本品按干燥品计，含原花青素，以氯化矢车菊苷元（cyanidin chloride）（$C_{15}H_{11}ClO_6$＝322.7）计，不得低于 1%。避光。

Ph. Eur. 6.8（Hawthorn Leaf and Flower；Crataegi Folium cum Flore） 为 *Crataegus oxyacantha*（*C. laevigata*）或 *C. monogyna*，或两者的杂交品种完整或切碎的、干燥的开花叶片分支，特别少见的情况下也可包括其他的欧洲山楂品种（如 *C. pentagyna*、*C. nigra* 和 *C. azarolus*）。本品以干燥品计含黄酮类物质以金丝桃（糖）苷（$C_{21}H_{20}O_{12}$＝464.4）计算，不得少于 1.5%。

UPS 33（Hawthorn Leaf with FLower） 为蔷薇科 *Crataegus monogyna* 或 *C. laevigata*（也称 *C. oxyacantha*）的干燥，长约 7cm 的开花枝条顶端。以干燥品计含 C-糖基化黄酮类化合物以牡荆葡基黄酮（$C_{21}H_{20}O_{10}$＝432.4）计含量不得低于 0.6%；含 C-糖基化黄酮类化合物以金丝桃（糖）苷计含量不得低于 0.45%。避光。

简介

山楂含有的黄酮苷类物质与地高辛（第1215页）一样有强心作用。山楂可用于草药。

顺势疗法 山楂已被用于顺势疗法药物，常用以下名称 Crataegus oxyacantha 或 Crat. oxy。

山楂是可用于心血管疾病治疗的一种草药[1～6]。一项纳入多个对照研究数据的系统性评价研究表明[5]，对慢性心力衰竭疾病，将山楂作为辅助治疗药物和安慰剂相比，前者具有明显疗效。然而，一项纳入 2681 名患者的大型随机、双盲、安慰剂对照、多中心研究（SPICE 试验），将心源性死亡、非致死性心肌梗死和源于心衰进展导致的住院作为首要的综合评价指标，显示山楂提取物作为辅助治疗心力衰竭的药物并没有显著效果，但该研究仍然证明对于左心室射血分数在 25%～35%的患者，山楂提取物能降低心脏猝死的发生率[6]。尽管一项系统评价提示，山楂的随意使用，特别是和其他药物随意合用会影响它的使用安全[4]，但总的来说，山楂很少出现严重不良反应。

1. Rigelsky JM, Sweet BV. Hawthorn: pharmacology and therapeutic uses. *Am J Health-Syst Pharm* 2002; **59:** 417–22.
2. Chang Q, *et al.* Hawthorn. *J Clin Pharmacol* 2002; **42:** 605–12.
3. WHO. Folium cum Flore Crataegi. *WHO Monographs on Selected Medicinal Plants*, volume 2. Geneva: WHO, 2004. Also available at: http://apps.who.int/medicinedocs/en/d/Js4927e/9.html (accessed 04/02/10)
4. Daniele C, *et al.* Adverse-event profile of Crataegus spp.: a systematic review. *Drug Safety* 2006; **29:** 523–35.
5. Guo R, *et al.* Hawthorn extract for treating chronic heart failure. Available in The Cochrane Database of Systematic Reviews; Issue 1. Chichester: John Wiley; 2008 (accessed 18/04/08).
6. Holubarsch CJF, *et al.* The efficacy and safety of Crataegus extract WS® 1442 in patients with heart failure: the SPICE trial. *Eur J Heart Fail* 2008; **10:** 1255–63.

制剂

Ph. Eur.: Hawthorn Leaf and Flower Dry Extract.

专利制剂

Austria: Bericard; Crataefortan; Crataegan; Crataegutt; ***Belg.:*** Aubeline; ***Braz.:*** Dekatin; ***Chile:*** Cratenox; ***Cz.:*** Caj z Hlohu; Cardiplant†; Hloh†; Kneipp Pflanzen-Dragees Weissdorn†; ***Fr.:*** Aubeline; Cardiocalm; Spasmosedine†; ***Ger.:*** Ardeycordal mono; Basticrat†; Born; Chronocard N; Cordapur Novo; Corocrat†; Craegium; Cratae-Loges; Crataegutt; Crataegysat†; Crataepas†; Dr Niedermaier Herztonikum; Esbericard novo; Faros; Koro-Nyhadin; Kytta-Cor†; Lomacard†; Natucor; Orthangin novo; Oxacant-mono; Protecor novo; Regulacor-POS; Senicor†; Steicorton†; Stenocrat mono; ***Hung.:*** Crataegutt†; ***Pol.:*** Cardiplant; Chronocard; Cratonic; ***Rus.:*** Doppelherz Cardiovital (Доппельгерц Кардиовитал); Novo-Passit (Ново-Пассит); Phytorelax (Фиторелакс); ***Switz.:*** Cardiplant; Crataegisan; Crataegitan; Faros; Sedosan-N†; Vitacor; ***Ukr.:*** Cardiplant (Кардиплант).

多组分制剂 ***Arg.:*** Barium Jodatum Oligoplex; Hepatodirectol; Passacanthine†; Sequals G; ***Austral.:*** Asa Tones†; Bioage Peripheral†; Coleus Complex†; Dan Shen Compound; For Peripheral Circulation Herbal Plus Formula 5†; Gingo A†; Ginkgo Biloba Plus†; Ginkgo Complex†; Lifechange Circulation Aid†; Lifesystem Herbal Formula 6 For Peripheral Circulation†; Multi-Vitamin Day & Night†; ***Austria:*** Omega†; Rutiviscal†; Virgilocard†; Wechseltee St Severin; ***Belg.:*** Natudor; Sedinal; Seneuval; ***Braz.:*** Calman; Calmazin†; Calmiplan; Floriny; Pasalix; Pasic; Passi Catha†; Passiflora Composta†; Passiflorine; Sedalin†; Serenus; Sominex; ***Canad.:*** Calmane; Floradix Tab; Kyolic 106†; Salusan; ***Chile:*** Armonyl; ***Cz.:*** Alvisan Neo; Doppelherz Energie-Tonikum†; Fytokliman Planta; Hertz- und Kreislauftee†; Hypotonicka; Novo-Passit; Valofyt Neo†; ***Fr.:*** Biocarde; Calmiflorine; Euphytose; Lenicalm; Mediflor Tisane Calmante Troubles du Sommeil No 14; Natudor; Neuroflorine; Neuropax; Nicoprive; Nocvalene; Okimus; Passiflorine; Passinevryl; Santane N_9; Sedalozia; Sedatif Tiber; Sedopal; Spasmine; Sympaneurol†; Sympathyl; Sympavagol; Tisane Provencale no 4; Tranquital; Vagostabyl; ***Ger.:*** Antihypertonicum S; Biovital Aktiv†; Biovital Classic†; Bomacorin; Cardio-Kreislauf-Longoral; Chlorophyl liquid "Schuh"†; Convallocor-SL†; Convastabil; Doppelherz Energie-Tonikum N†; Fovysat†; Ginseng-Complex "Schuh"†; Ilja Rogoff; Korodin; Oxacant-sedativ; Passin; Protecor; Salus Herz-Schutz-Kapseln†; Saluscor Herz-Schutz; Septacord; Tai Ginseng N†; Tornix; ***Gr.:*** Passiflorine; Passinevrol; ***Hung.:*** Antipoll; Biovital†; Crategil; Doppelherz Energie Tonikum N; Kardalept; Mensesyl; Salus Herz-Schutz; Sam-Ginseng Royal; Sanhelios 333; Worishofener; ***Indon.:*** Procardio†; ***Israel:*** Nerven-Dragees; Passiflora; ***Ital.:*** Anevrasi; Bioestril Ginseng; Bioestril Rosso†; Controller; Lenicalm; Noctis; Parvisedil; Passiflorine; Sedatol; Sedofit†; Sedopuer F; Vagostabil; ***Malaysia:*** Circarol; ***Mex.:*** Ifupasil; ***Philipp.:*** Circulan; ***Pol.:*** Alliorut; Biovital N†; Cardiactiv; Cardiobonisol; Cardiol C; Cardiotonic; Cravisol; Doppelherz Energovital Tonik†; Fitoven; Gerovital Zdrovit; Ginkgocard†; Herbaton†; Kelicardina; Melis-Tonic; Melisal; Melissed; Neocardina; Neospasmina; Neospasmol†; Nerwobonisol; Nerwonal; Passibil; Passispasmin; Passispasmol†; Perfocrat†; Sedomix; Tabletki Tonizujace; Venoforton; ***Port.:*** Neurocardol†; ***Rus.:*** Biovital (Биовитал); Doppelherz Energotonik (Доппельгерц Энерготоник); Doppelherz Vitalotonik (Доппельгерц Виталотоник); Herbion Drops for the Heart (Гербион Сердечные Капли)†; Passifit (Пассифит); Phyto Novo-Sed (Фито Ново-Седа); Sympathyl (Симпатил); Valemidin (Валемидин); ***Singapore:*** Cardio-Essentials; ***Spain:*** Natusor High Blood Pressure†; Natusor Somnisedan†; Passiflorine; Sedasor†; Sedonat; Tensiben†; ***Switz.:*** Arterosan Plus; Cardiaforce; Circulan; Dragees pour le coeur et les nerfs; Dragees sedatives Dr Welti; Femisan; Gouttes pour le coeur et les nerfs; Gouttes pour le coeur et les nerfs Concentrees†; Ipasin; Passiflor; Phytomed Cardio†; Strath Gouttes pour le coeur†; Tai Ginseng; Tisane pour le coeur et la circulation; Triallin†; Valverde Coeur; ***Ukr.:*** Cratal (Кратал); Gerovital Dr. Theiss (Геровитал Др. Тайсс); Herbion Drops for Heart (Гербион Сердечные Капли); Novo-Passit (Ново-Пассит); Sedavit (Седавит); ***USA:*** Bioflex; ***Venez.:*** Cratex†; Equaliv; Ervostal; Eufytose†; Pasidor; Pasifluidina; Passiflorum.

顺势疗法制剂 ***Austral.:*** Elimitona; Elimitona Slim & Detox; Solaurit†; ***Austria:*** Arnica Med Complex†; Aurumheel; Cactus compositum; Cefavora; Cora; Cralonin; Crataegus Med Complex†; Nerventropfen†; Pumpan; Selenium Med Complex†; Valerianaheel; ***Canad.:*** Aurumheel; Tyglan; ***Chile:*** Melinerv; ***Fr.:*** Adenocynesine; Boripharm No 41; Crataegus Complexe No 15; Homeogene 14; Hydrastis Compose; Kalium Iodatum Complexe No 84; Santaherba; Sclerocalcine; Soludor; Strophantus Compose; ***Ger.:*** Angioton S; Antihypertonicum Forte†; Antihypertonicum-Tropfen N; Aranisan-N†; Aurum-Gastreu S R2; Cardiavis N†; Cardioject; Cardioselect N; Cefangipect; Cefavora; Confludin N; Conva-cyl Ho-Len-Complex; Convallocor Herztropfen N; Cor-loges; Cor-Select†; Coradol†; Corodoc S†; Cororell; Corselect N; Cralonin; Crataegus comp; Crataegus Herzcomplex; Diacard; Emocrat N; Glonoin Complex N†; Gold-Komplex†; Goldtropfen S; Habstal-Cor N; HanoCor N; Herztropfen N Cosmochema†; Hevert-Activon Kreislauftropen; Hypotonie-Gastreu R44; Iberis HM†; Infi-Camphora†; JuCor†; Kattwicor; Lowe-Komplex Nr 10†; Lowe-Komplex Nr 3†; Municor†; Naranocor H†; Normo-Loges†; Oto-cyl Ho-Len-Complex; Pectapas; Pectapas CPL; Pectapas SL; Phonix Silybum spag; Plantacard N; Procordal; RauwolfiaViscomp; Rauwolsan H†; Rauwolsan HM†; Regasinum cardiale N†; Regavasal†; Roth's Rotacard†; Rytmopasc; Santa Flora S; Schworocard; Scillacor†; Seniovita aktiv†; Steicardin N; Strophanthus comp; Uwobletten Arteriosklerose-Complex; Uwobletten novum†; ***Neth.:*** Cralonin; Cralonin H; ***Rus.:*** Pumpan (Пумпан); Valeriana-Plus (Валериана-Плюс); ***Switz.:*** Gouttes d'Or; ***Ukr.:*** Aurocard (Аурокард).

Creatine 肌酸

N-(Aminoiminomethyl)-*N*-methylglycine.

Креатин

$C_4H_9N_3O_2$ = 131.1.

CAS — 57-00-1 (creatine); 6020-87-7 (creatine monohydrate).

UNII — MU72812GK0 (creatine); 9603LN7R2Q (creatine monohydrate).

Creatine Phosphate 磷酸肌酸

Creatina, fosfato de; Creatine Phosphoric Acid; Fosfocreatine; Phosphocreatine. *N*-[Imino(phosphonoamino)-methyl]-*N*-methylglycine.

Креатинфосфат

$C_4H_{10}N_3O_5P$ = 211.1.

CAS — 67-07-2 (creatine phosphate); 922-32-7 (creatine phosphate disodium).

ATC — C01EB06.

ATC Vet — QC01EB06.

简介

肌酸是主要存在于脊椎动物骨骼肌的内生性物质。磷酸肌酸和肌酸的二钠盐被尝试用于心脏疾病的治疗。磷酸肌酸也能加入心脏停搏液中发挥效用。一水合肌酸可作为膳食补充剂治疗代谢性疾病。肌酸药效学的相关研究还包括帕金森病、运动神经元疾病（第2321页）、进行性假肥大性肌营养不良和亨廷顿病的治疗。

1. Pedone V, *et al.* An assessment of the activity of creatine phosphate (Neoton) on premature ventricular beats by continuous ECG monitoring in patients with coronary cardiac disease. *Clin Trials J* 1984; **21:** 91.
2. Ferraro S, *et al.* Acute and short-term efficacy of high doses of creatine phosphate in the treatment of cardiac failure. *Curr Ther Res* 1990; **47:** 917–23.
3. Mastoroberto P, *et al.* Creatine phosphate protection of the ischemic myocardium during cardiac surgery. *Curr Ther Res* 1992; **51:** 37–45.
4. Stöckler S, *et al.* Creatine replacement therapy in guanidinoacetate methyltransferase deficiency, a novel inborn error of metabolism. *Lancet* 1996; **348:** 789–90.
5. Mujika I, Padilla S. Creatine supplementation as an ergogenic aid for sports performance in highly trained athletes: a critical review. *Int J Sports Med* 1997; **18:** 491–6.

6. Juhn MS, Tarnopolsky M. Oral creatine supplementation and athletic performance: a critical review. *Clin J Sport Med* 1998; **8:** 286–97. Correction. *ibid.* 1999; **9:** 62.
7. Benzi G. Is there a rationale for the use of creatine either as nutritional supplementation or drug administration in humans participating in a sport? *Pharmacol Res* 2000; **41:** 255–64.
8. Persky AM, Brazeau GA. Clinical pharmacology of the dietary supplement creatine monohydrate. *Pharmacol Rev* 2001; **53:** 161–76.
9. Mazzini L, *et al.* Effects of creatine supplementation on exercise performance and muscular strength in amyotrophic lateral sclerosis: preliminary results. *J Neurol Sci* 2001; **191:** 139–44.
10. Groeneveld JG, *et al.* A randomized sequential trial of creatine in amyotrophic lateral sclerosis. *Ann Neurol* 2003; **53:** 437–45.
11. Persky AM, *et al.* Pharmacokinetics of the dietary supplement creatine. *Clin Pharmacokinet* 2003; **42:** 557–74.
12. Shefner JM, *et al.* A clinical trial of creatine in ALS. *Neurology* 2004; **63:** 1656–61.
13. Ellis AC, Rosenfeld Jo. The role of creatine in the management of amyotrophic lateral sclerosis and other neurodegenerative disorders. *CNS Drugs* 2004; **18:** 967–80.
14. Tarnopolsky MA, *et al.* Creatine monohydrate enhances strength and body composition in Duchenne muscular dystrophy. *Neurology* 2004; **62:** 1771–7.
15. Pline KA, Smith CL. The effect of creatine intake on renal function. *Ann Pharmacother* 2005; **39:** 1093–6.
16. Hersch SM, *et al.* Creatine in Huntington disease is safe, tolerable, bioavailable in brain and reduces serum 8OH2'dG. *Neurology* 2006; **66:** 250–2.
17. Bender A, *et al.* Creatine supplementation in Parkinson disease: a placebo-controlled randomized pilot trial. *Neurology* 2006; **67:** 1262–4.
18. Kley RA, *et al.* Creatine for treating muscle disorders. Available in The Cochrane Database of Systematic Reviews; Issue 1. Chichester: John Wiley; 2007 (accessed 18/04/08).

制剂

专利制剂

Cz.: Neoton; ***Ital.:*** Creatile; Neoton†; ***Pol.:*** Neoton; ***Rus.:*** Neoton (Неотон).

多组分制剂 ***Arg.:*** Gel Fitotonico; ***Indon.:*** Hemaviton Action; ***Ital.:*** Anasten Plus; Creagin†; Creavit; Fortium; NeoBros C; Neovis; Vitalmix Fast.

Crotalaria 猪屎豆属

Кроталярия

简介

猪屎豆属类可用于草药茶饮中，但有人体摄入后发生肝损害的报道，可能是由于其中含有双稠吡咯啶类生物碱。

CS Gas CS气

CS Gazi; CS Spray; Gas CS.
$C_{10}H_5ClN_2$ = 188.6.
CAS — 2698-41-1.

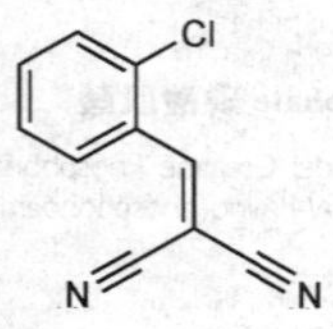

简介

CS气（称为防暴喷雾剂可能更恰当）是 α-(*o*-chloro benzylidene) malonitrile 的微粒状驱散剂的通用名，作为防暴剂或催泪剂使用。其毒性作用包括：眼和鼻的刺激感伴有强烈的催泪和流鼻液作用、睑痉挛、口腔和喉部的灼热感、胸部发紧和呼吸困难、咳嗽、唾液增多、干呕和呕吐。通常停止接触后15min后上述症状消失。如果接触者本身存在呼吸道疾病，毒性作用可能会表现得更严重。有时还会出现皮肤红斑和起泡。

一旦接触，伤者应转移到通风处，并对症处理。中毒初期，水可以加重中毒症状，因此只有中毒症状持续时，才可使用肥皂和清水清洗被污染的皮肤。若眼接触的药物很多，可用生理盐水或清水冲洗。

1. Hu H, *et al.* Tear gas—harassing agent or toxic chemical weapon? *JAMA* 1989; **262:** 660–3.
2. Yih J-P. CS gas injury to the eye. *BMJ* 1995; **311:** 276.
3. Gray PJ. Treating CS gas injuries to the eye: exposure at close range is particularly dangerous. *BMJ* 1995; **311:** 871.
4. Jones GRN. CS sprays: antidote and decontaminant. *Lancet* 1996; **347:** 968–9.
5. Anderson PJ, *et al.* Acute effects of the potent lacrimator o-chlorobenzylidene malonitrile (CS) tear gas. *Hum Exp Toxicol* 1996; **15:** 461–5.
6. Anonymous. "Safety" of chemical batons. *Lancet* 1998; **352:** 159.
7. Varma S, Holt PJ. Severe cutaneous reaction to CS gas. *Clin Exp Dermatol* 2001; **26:** 248–50.
8. Nathan R, *et al.* Long-term psychiatric morbidity in the aftermath of CS spray trauma. *Med Sci Law* 2003; **43:** 98–104.
9. Blain PG. Tear gases and irritant incapacitants. 1-chloroacetophenone, 2-chlorobenzylidene malononitrile and dibenz[b,f]-1,4-oxazepine. *Toxicol Rev* 2003; **22:** 103–10.
10. Carron PN, Yersin B. Management of the effects of exposure to tear gas. *BMJ* 2009; **338:** 1554–8.

Cubeb 荜澄茄

Cubeb Berries; Cubeb Fruit; Cubeba; Java Pepper; Tailed Pepper.
Кубеба
UNII — Z99L7429MA.

简介

荜澄茄为胡椒科 *Piper cubeba* 未成熟的种子，是荜澄茄油的原料。荜澄茄油用于香料和芳香疗法。许多草药制剂中含有荜澄茄。

制剂

多组分制剂 ***Austria:*** Pervivo; ***Cz.:*** Naturland Grosser Swedenbitter†; ***Hung.:*** Bittner; ***Rus.:*** Doktor Mom (Доктор Мом); Original Grosser Bittner Balsam (Оригинальный Большой Бальзам Биттнера); ***Ukr.:*** Doktor Mom (Доктор Мом сироп).

顺势疗法制剂 ***Ger.:*** Nieren-Elixier ST†; ***Switz.:*** Regenaplex Nr. 49a.

Cucurbita 南瓜

Abóbora; Calabacera; Calabaza, semillas de; Kürbissamen; Melon Pumpkin Seeds; Pepo; Pipas de la calabaza; Semence de Courge.
Семена Тыквы
ATC Herb — HP02DW5001 (Cucurbita pepo: seed); HG04CW5001 (Cucurbita pepo: seed).
Pharmacopoeias. In *Ger.*

简介

南瓜指葫芦科 *Cucurbita pepo* 或相关品种的种子。曾作为绦虫的驱虫药。

有几种治疗泌尿系疾病的草药制剂将南瓜作为其中的一味原料药。

制剂

专利制剂

Chile: Lefkur; ***Cz.:*** Turiplex†; ***Fr.:*** ViTiX; ***Ger.:*** Cysto-Urgenin; Granu Fink Kurbiskern; Nomon mono; Prosta Fink forte; Urgenin Cucurbitae oleum; Uvirgan mono; Vesiherb; ***Hung.:*** Peponen; ***Indon.:*** Inkurin; ***Pol.:*** Peponen; Peposterol; Prostogal†; ***Rus.:*** Peponen (Пепонен); Tycveolum (Тыквеол); Vitanorm (Витанорм); ***Switz.:*** Kurbin; ***Ukr.:*** Peponen (Пепонен).

多组分制剂 ***Arg.:*** Cellskinlab Phyto Spot; Clean-AC; Cleanance; ***Austral.:*** In-Control; Lifechange Mens Complex with Saw Palmetto†; ***Canad.:*** Prostate Ease; Prostease; ProstGard†; ***Chile:*** Clean-AC; Cleanance; ***Fr.:*** Alpharegul; Androlistica; Cleanance; Cleanance K; Phytolongbronze†; Prostabiol; ***Ger.:*** Granu Fink Blase Kurbiskern; Granu Fink Femina; Granu Fink Prosta; Prostamed; ***Hong Kong:*** Prostease; ***Hung.:*** Uroherb; ***Indon.:*** Soprost; ***Ital.:*** Biomineral 5-Alfa; ***Philipp.:*** Castoria; ***Pol.:*** Prostamer†; ***Port.:*** Bioclin Kera†; Bioclin Sebo Care†; ***Rus.:*** Bioprost (Биопрост); ***Switz.:*** Granu Fink Prosta; Herbaprosta-Caps N; Prosta-Caps Chassot N†; ***UK:*** Ymea; ***Ukr.:*** Prostamed (Простамед).

顺势疗法制剂 ***Fr.:*** Sels Calcaires Nutritifs; ***Ger.:*** Vomistop; ***S.Afr.:*** Aufbaukalk I†; ***UK:*** Apatite.

Curcuminoids 姜黄素

Куркуминоиды
Pharmacopoeias. In *US.*

USP 33 (Curcuminoids) 经过部分纯化处理的、从姜黄根（turmeric）(*Curcuma longa*) 提取的天然二芳基衍生物的复合成分。以干燥物计，它含有的总姜黄素不低于95.0%，各成分含量要求：姜黄素含量为70%～80%，脱甲氧基姜黄素（desmethoxycurcumin）含量为15%～25%，脱二甲氧基姜黄素（bisdesmethoxycurcumin）含量为2.5%～6.5%。避光，防潮。

简介

姜黄素是姜黄（第1984页）中发现的紫锥菊多酚类化合物。其中主要成分是姜黄素（第1950页）、脱甲氧基姜黄素和脱二甲氧基姜黄素，三者均具有姜黄的典型黄色。姜黄素一般是作为膳食补充剂使用。姜黄素的潜在药用价值引起了广泛的兴趣，据报道，姜黄素具有抗血管生成、抗肿瘤、抗炎、抗菌、抗氧化、抗血栓和免疫调节功效。姜黄素经氢化处理得到无色的四氢姜黄素（etrahydrocurcuminoids），可应用在要求无颜色的食品和化妆品中。

1. Itokawa H, *et al.* Recent advances in the investigation of curcuminoids. *Chin Med* 2008; **3:** 11. Available at: http://www.cmjournal.org/content/pdf/1749-8546-3-11.pdf (accessed 16/08/10)

制剂

USP 33: Curcuminoids Capsules; Curcuminoids Tablets.

多组分制剂 ***Indon.:*** Bevita; Biofos†; Heparviton; Heparviton NF; Hepatin; Prokids; Reliv†; Vitagrow; Ximun.

Cusparia 安古斯图皮

Angostura; Angostura Bark; Carony Bark; Cusparia Bark.
Ангостура
UNII — 10401OO5VU.

注："Angostura Bitters"（*Dr. J. G. B. Siegert & Sons Ltd*）中含有龙胆（根）和几种芳香成分，但不含安古斯图皮。安古斯图皮是根据最初制造它的镇的名字命名的。

简介

安古斯图皮为芸香科 *Galipea officinalis* 的树皮，用作苦味药。

Cyanoacrylate Adhesives 氰基丙烯酸酯黏合剂

Cianoacrilato, adhesivos de.
Цианакрилатные Клеи

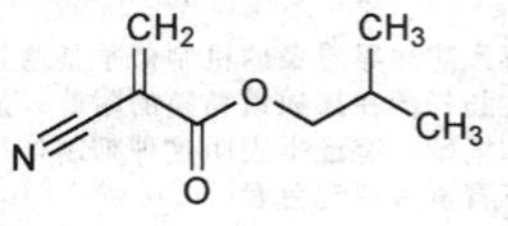

(bucrilate)

Bucrilate (*rINN*) 丁氰酯

Bucrilato; Bucrilatum; Bucrylate (*USAN*); IBC; IBCA; Isobutyl Cyanoacrylate. Isobutyl 2-cyanoacrylate.
Букрилат
$C_8H_{11}NO_2$ = 153.2.
CAS — 1069-55-2.

Enbucrilate (*BAN*, *rINN*) 恩布酯

n-Butyl Cyanoacrylate; Enbucrilato; Enbucrilatum; NBCA. Butyl 2-cyanoacrylate.
Энбукрилат
$C_8H_{11}NO_2$ = 153.2.
CAS — 6606-65-1.
UNII — F8CEP82QNP.

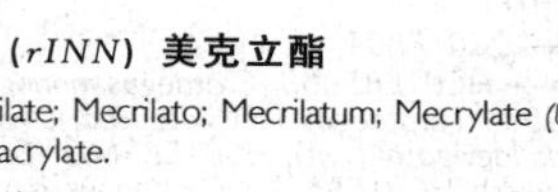

Ethyl Cyanoacrylate 氰丙烯酸乙酯

ECA. Ethyl 2-cyanoacrylate.
Этилцианакрилат
$C_6H_7NO_2$ = 125.1.
CAS — 7085-85-0.
UNII — 2G95FOH7SF.

Mecrilate (*rINN*) 美克立酯

MCA; Mécrilate; Mecrilato; Mecrilatum; Mecrylate (*USAN*). Methyl 2-cyanoacrylate.
Мекрилат
$C_5H_5NO_2$ = 111.1.
CAS — 137-05-3.

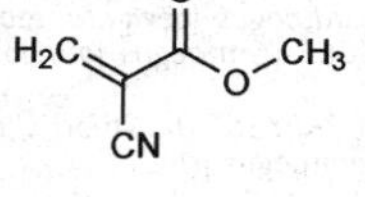

Ocrilate (*rINN*) 奥克立酯

Ocrilato; Ocrilatum; Ocrylate *(USAN)*. Octyl 2-cyanoacrylate.
Окрилат
$C_{12}H_{19}NO_2$ = 209.3.
CAS — 6701-17-3.
UNII — 6C655P1XVG.

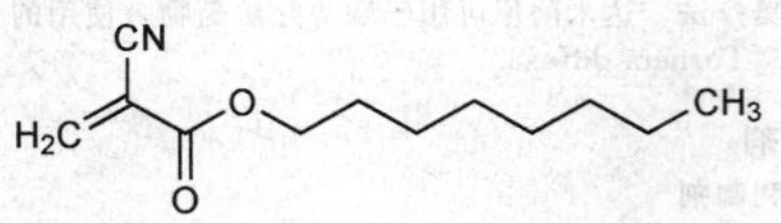

不良反应和处置

考虑到氰基丙烯酸酯黏合剂在设计之初就是用于日常环境，因此可认为是无毒的。然而，有时需要对氰基丙烯酸酯进行热固化，极少数情况下可能会导致操作者热灼伤。对已黏合好的固件进行机械分离后，黏结面上的树脂可能具有轻微的刺激性，而长期接触此类物质可能发生接触性皮炎。氰基丙烯酸酯黏合剂误入眼睛，能导致眼睑迅速被粘连，或者出现皮肤撕脱、角膜擦伤、结膜炎或扯脱睫毛。

一旦发生皮肤被误粘连可采用以下步骤解除：使用丙酮溶解黏合剂、用温的（不能是热的）肥皂水长时间浸泡和（或）采用水和乙醇的混合液浸泡。必要的情况下可利用刮刀刮除以及揉碾黏合剂以分开粘连的皮肤，但注意不能通过直接去除表层皮肤来分离。眼里和眼部周围不能使用丙酮和乙醇。可以使用硝基甲烷、甲苯和二甲苯这样的有机溶剂帮助将皮肤从粘连的其他固体上分离，要小心使用有机溶剂，不能用在口咽部。如果眼睑发生粘连或与眼球粘连时，首先用常温的生理盐水或清水冲洗 15min，然后用纱布覆盖，无须进一步处理，1～4 天后粘连即可自行解开。不要试图用外力拨开眼睑。氰基丙烯酸酯误入眼部后会引起复视和流泪，这些症状为一过性，不会产生永久性伤害。嘴唇如果误被粘连后，要用温水充分冲洗和润湿，并利用唾液从内部加强对粘连部位的润湿。机械性地分离粘连的嘴唇时，要用轻拨和揉碾的方式，不能拉扯。黏合剂进入口腔后能发生固化和粘连，唾液可以在半天至 2 天内将粘连解除。黏合剂误入口腔后要避免发生窒息。

有一些因氰基丙烯酸酯黏合剂误入眼[1,2]、口[3]和耳[4,5]后出现不良反应的报道。一例患者使用其进行胃静脉栓塞后发生了肺栓塞[6]。

1. Lyons C, *et al.* Superglue inadvertently used as eyedrops. *BMJ* 1990; **300:** 328.
2. DeRespinis PA. Cyanoacrylate nail glue mistaken for eye drops. *JAMA* 1990; **263:** 2301.
3. Cousin GCS. Accidental application of cyanoacrylate to the mouth. *Br Dent J* 1990; **169:** 293–4.
4. O'Donnell JJ, *et al.* Cyanoacrylate adhesive mistaken for ear drops. *J Accid Emerg Med* 1997; **14:** 199.
5. Persaud R. A novel approach to the removal of superglue from the ear. *J Laryngol Otol* 2001; **115:** 901–2.
6. Rickman OB, *et al.* Pulmonary embolization of 2-octyl cyanoacrylate after endoscopic injection therapy for gastric variceal bleeding. *Mayo Clin Proc* 2004; **79:** 1455–8.

用途和用法

医疗中将几种氰基丙烯酸酯化合物作为外科组织黏合剂，包括丁氰酯、恩布酯、氰丙烯酸乙酯、美克立酯和奥克立酯。

一些氰基丙烯酸酯有家庭用途，如指甲粘贴剂，也有尝试将其用于女性绝育手术中的输卵管堵塞术、食管静脉曲张的血管硬化治疗（参见单乙醇胺项下内容，第2285页）以及颅内血管病的栓塞治疗。还有用氰基丙烯酸酯黏合剂临时封闭角膜穿孔处，直至等到获得适宜的角膜捐献。

参考氰基丙烯酸酯类黏合剂使用的相关文献[1~10]，包括丁氰酯[1,2]、恩布酯[3,4]、奥克立酯[5~9]。

1. Kind R, *et al.* Bucrylate treatment of bleeding gastric varices: 12 years' experience. *Endoscopy* 2000; **32:** 512–9.
2. Shepler TR, Seiff SR. Use of isobutyl cyanoacrylate tissue adhesive to stabilize external eyelid weights in temporary treatment of facial palsies. *Ophthal Plast Reconstr Surg* 2001; **17:** 169–73.
3. Schonauer F, *et al.* Use of Indermil tissue adhesive for closure of superficial skin lacerations in children. *Minerva Chir* 2001; **56:** 427–9.
4. Sinha S, *et al.* A single blind, prospective, randomized trial comparing n-butyl 2-cyanoacrylate tissue adhesive (Indermil) and sutures for skin closure in hand surgery. *J Hand Surg (Br)* 2001; **26:** 264–5.
5. Kutcher MJ, *et al.* Evaluation of a bioadhesive device for the management of aphthous ulcers. *J Am Dent Assoc* 2001; **132:** 368–76.
6. Puri P. Tissue glue aided lid repositioning in temporary management of involutional entropion. *Eur J Ophthalmol* 2001; **11:** 211–4.
7. Bernard L, *et al.* A prospective comparison of octyl cyanoacrylate tissue adhesive (dermabond) and suture for the closure of excisional wounds in children and adolescents. *Arch Dermatol* 2001; **137:** 1177–80.
8. Mattick A, *et al.* A randomised, controlled trial comparing a tissue adhesive (2-octylcyanoacrylate) with adhesive strips (Steristrips) for paediatric laceration repair. *Emerg Med J* 2002; **19:** 405–7.
9. Magee WP, *et al.* Use of octyl-2-cyanoacrylate in cleft lip repair. *Ann Plast Surg* 2003; **50:** 1–5.
10. Singer AJ, *et al.* The cyanoacrylate topical skin adhesives. *Am J Emerg Med* 2008; **26:** 490–6.

制剂

专利制剂

Arg.: Dermabond; ***Fr.:*** Dermabond†; ***UK:*** Dermabond; Histoacryl; Indermil; LiquiBand; SuperSkin.

多组分制剂 ***Ger.:*** Epiglu; ***Irl.:*** Epiglu†; ***UK:*** Epiglu.

Cyclobutyrol Sodium (*rINNM*) 羟环己丁酸钠

Ciclobutirol sódico; Cyclobutyrol Sodique; Natrii Cyclobutyrolum. Sodium 2-(1-hydroxycyclohexyl)butyrate.
Натрий Циклобутирол
$C_{10}H_{17}NaO_3$ = 208.2.
CAS — 512-16-3 (cyclobutyrol); 1130-23-0 (cyclobutyrol sodium).
ATC — A05AX03.
ATC Vet — QA05AX03.
UNII — 9EA1G6PR44.

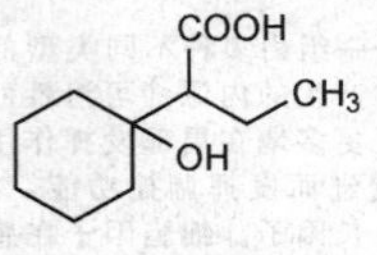

(cyclobutyrol)

简介

环己醇丁酸钠是口服促进胆汁分泌药。羟环己丁酸甜菜碱（Cyclobutyrol betaine）、羟环己丁酸钙和羟环己丁酸烟酰胺也同样作为促胆汁分泌药。

制剂

多组分制剂 ***Austria:*** Trommgallol†; ***Spain:*** Menabil Complex†; Salcemetic†; Sugarbil.

Cymene 伞花烃

Cimeno; *p*-Cimeno; *p*-Cymene; *p*-Cymol; p-Cymen. 4-Isopropyl-1-methylbenzene; 4-Isopropyltoluene.
Цимен; Цимол
$C_{10}H_{14}$ = 134.2.
CAS — 25155-15-1; 99-87-6 (p-cymene).
UNII — 1G1C8T1N7Q.

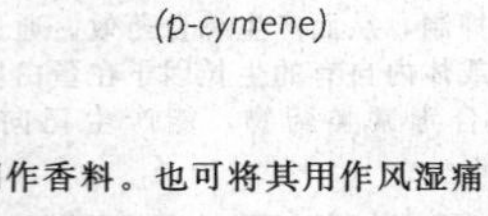

(p-cymene)

简介

伞花烃用作香料。也可将其用作风湿痛的局部疼痛缓解剂。

Cynara 西那蓟

Alcachofa; Alcachôfra; Alcacil; Artichaut; Artichaut, feuille d'; Artichoke Leaf; Artičokový list; Cynarae folium; Liść karczocha.
Лист Артишока
ATC Herb — HG04BW5007 (Cynara cardunculus: leaf); HA05AW5007 (Cynara cardunculus: leaf); HC10AW5006 (Cynara cardunculus: leaf).
UNII — B71UA545DE.

Pharmacopoeias. In *Eur.* (see p.vii), which also includes the dry extract prepared from the leaves.

Ph. Eur. 6. 8 (Artichoke Leaf) 为 *Cynara scolymus* 完整或切碎的干燥叶片。以干燥品计，所含绿原酸($C_{16}H_{18}O_9$=354.3)的含量不低于 0.8%。避光。

简介

西那蓟是菊科球状朝鲜蓟 *Cynara scolymus* 的叶片，被认为具有良好的利尿和促胆汁分泌作用。可能还有降血脂的疗效。西那蓟是西那林（见下文）的来源。

1. Joy JF, Haber SL. Clinical uses of artichoke leaf extract. *Am J Health-Syst Pharm* 2007; **64:** 1904–9.
2. Wider B, *et al.* Artichoke leaf extract for treating hypercholesterolaemia. Available in The Cochrane Database of Systematic Reviews; Issue 4. Chichester: John Wiley; 2009 (accessed 04/02/10).

制剂

Ph. Eur.: Artichoke Leaf Dry Extract.

专利制剂

Arg.: Chofitol; Cynarex; Lorhepatic; ***Austria:*** Cynarix; Hepar-POS; ***Belg.:*** Cynarol; Hebucol; ***Braz.:*** Alcachofrax; Chophytol; ***Fr.:*** Chophytol; Hepanephrol; ***Ger.:*** aar gamma N; Ardeycholan; Aristochol Gallekapsein; Cefacynar; Cholagogum; Cynacur; Cynalip duo†; Cynarix N†; Hepagallin N; Hepar SL; Hepar-POS; Heparstad†; Hewechol Artischockendragees; Lipei†; Losapan†; Natu-Hepa; Naturreiner†; Valverde Artischocke†; ***Pol.:*** Cynacholin; Cynarex; Digestiol; Hepacynar; Liproxal; ***Rus.:*** Chophytol (Хофитол); ***Switz.:*** Chophytol; Hepa-S; Natu-Hepa; ***Turk.:*** Digestor; ***UK:*** Digestherb; ***Ukr.:*** Chophytol (Хофитол); Cynarix (Цинарикс).

多组分制剂 ***Arg.:*** Alcachofa Plus; Arceligasol; Bagohepat; Bilidren; Biliosan Compuesto†; Boldina†; Digenat; Dioxicolagol; HDG; Hepacur; Hepatalgina; Hepatodirectol; Lorbihepatic†; Lorhepatic; Metiogen; Palatrobil; ***Austral.:*** Extralife Liva-Care†; Lifesystem Herbal Formula 7 Liver Tonic†; Liver Tonic Herbal Formula 6†; Livstim†; Livton Complex; PM Syrin; ***Austria:*** Cynarix comp; Gallesyn neu; ***Belg.:*** Cynactil; ***Braz.:*** Alcafelol†; Alcaflor†; Chofranina; Colachofra; Composto Emagrecedor†; Digestron†; Emagrevit†; Figatil; Hecrosine B12†; Hepatoregius†; Jurubileno†; Lisotox; Olocynan†; Solvobil; ***Canad.:*** Artechol; Articho-Nat; Duo-Bil; Gallexier; Hepartichaut; Hepaticol; Hepatol; Herbaraphanus; Milk Thistle; Phyto-Marinex; ***Cz.:*** Cynarosan†; ***Fr.:*** Actibil; Aromadetox; Benetransit; Canol; Elixir Spark; Expuryl; Hepaclem; Hepatoflorine; Hepax†; Nutrapurete†; ***Ger.:*** Carmol Magen-Galle-Darm; Cynarzym N†; Gallexier; ***Hong Kong:*** Hepatofalk†; Wellman†; ***Hung.:*** Gallexier; ***Indon.:*** Biocholes†; Hepagard; ***Ital.:*** Cinarepa; Colax; Digelax†; Epagest†; ***Malaysia:*** Dandelion Complex†; ***Mex.:*** Bagohepat; Chofabol; Hepedren; Ifuchol; ***Pol.:*** Cardiobonisol; Rapacholin AC†; Rapacholin C; Sylicynar; ***Rus.:*** Herbion Drops for the Gallbladder (Гербион Капли Желчегонные); ***Spain:*** Cynaro Bilina; Lipograsil; Menabil Complex†; Nico Hepatocyn; ***Switz.:*** Bilifuge; Boldocynara; Demonatur Gouttes pour le foie et la bile†; Heparfelien†; Kernosan 24; Stago N†; Strath Gouttes pour le foie et la bile; Tisane hepatique et biliaire; ***UK:*** Bio-Strath Artichoke Formula; Pure Plan; ***Ukr.:*** Choliver (Холивер); Farcovit B12 (Фарковит B12); Herbion Drops for the Gallbladder (Гербион Капли Желчегонные); ***Venez.:*** Cynascool.

顺势疗法制剂 ***Canad.:*** Cynara Complex; Formula FV 213; Formula Homeo QR 209; Hecocur; Hepar Compositum; ***Chile:*** Cynara Compuesta; Digherbal; Taraxacum Compuesto†; ***Fr.:*** Granules Boripharm no 45†; Homeogene 22; ***Ger.:*** Galenavowen†; Hepar comp; Infihepan†; ***Neth.:*** Apo-Hepat; Gletar; Hepeel H; ***Ukr.:*** Hepar Compositum (Гепар Композитум)†; ***USA:*** Preferred Remedies Detoxin.

Cynarine (*rINN*) 西那林

Cinarina; Cynarin; Cynarinum; Cynaryna; 1,5-Dicaffeoylquinic Acid. 1-Carboxy-4,5-dihydroxy-1,3-cyclohexylene bis(3,4-dihydroxycinnamate).
Цинарин
$C_{25}H_{24}O_{12}$ = 516.5.
CAS — 1182-34-9; 1884-24-8.
UNII — 85D81U9JAV.

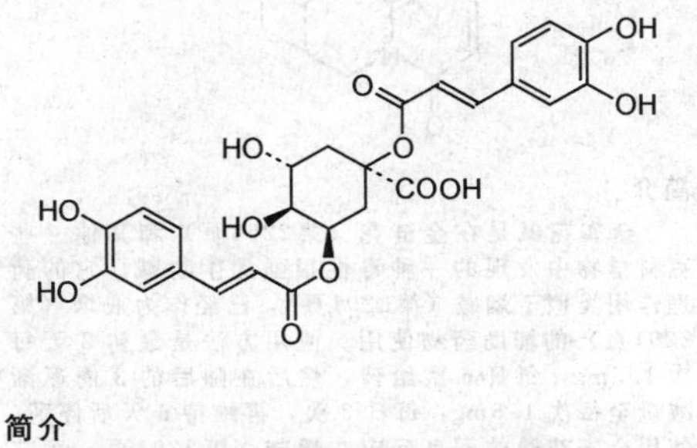

简介

西那林是西那蓟（见上文）的有效成分，是促胆汁分泌药。

制剂

多组分制剂 ***Arg.:*** HDG; ***Austria:*** Trommgallol†.

Cypress 丝帕

Italian Cypress; Mediterranean Cypress.

简介

意大利或地中海丝帕（*Cupressus sempervirens*, Cupressaceae）在治疗外周血管疾病的一些制剂中使用。

丝帕是丝帕油的原料，丝帕油在一些缓解咳嗽和感冒症状的制剂中使用，也用于芳香疗法。

制剂

多组分制剂 ***Fr.:*** Arterase; Circulatonic; Veinostase; ***Ital.:*** Colostrum; Venalta; ***Spain:*** Natusor Circusil†; Proctosor†; Ruscimel†; Vapores Pyt; ***Switz.:*** Eucapinol; Makaphyt Baume†; Novital.

Cytidine 胞苷

Cytosine Riboside. 4-Amino-1-β-D-ribofuranosyl-2-(1*H*)-pyrimidinone.

Цитидин

$C_9H_{13}N_3O_5$ = 243.2.

CAS — 65-46-3.

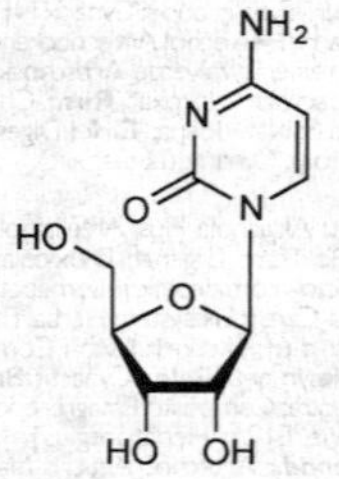

简介

胞苷是一种参与许多生物过程的内源性胞嘧啶核苷，它是核酸（第2294页）的组成成分之一。胞苷与其他核苷组成治疗角膜损伤的药物制剂，其他药用目的包括：治疗肝脏疾病或贫血，或者作为补品使用。很多治疗神经痛、神经炎、肌病的药物中含有胞苷磷酸二钠成分，胞苷磷酸二钠还可用于治疗外周和中枢血管疾病；也可使用胞苷的三磷酸。

制剂

多组分制剂 ***Belg.:*** Vitacic†; ***Braz.:*** Nucleo CMP; ***Chile:*** Citoneuron; ***Cz.:*** Laevadosin†; ***Ger.:*** Keltican N; ***Hong Kong:*** Vitacic; ***Hung.:*** Vitacic†; ***Ital.:*** Centrum; ***Mex.:*** Nucleo CMP; ***Mon.:*** Vitacic; ***Rus.:*** Vitacic (Витасик)†; ***Spain:*** Cefabol†; Nucleo CMP; ***Ukr.:*** Nucleo CMF Forte (Нуклео ЦМФ Форте).

Cytisine 金雀花碱

Baptitoxine; Laburnine; Sophorine; Ulexine. 1,2,3,4,5,6-Hexahydro-1,5-methano-8*H*-pyrido[1,2-*a*][1,5]diazocin-8-one.

Цитизин

$C_{11}H_{14}N_2O$ = 190.2.

CAS — 485-35-8.

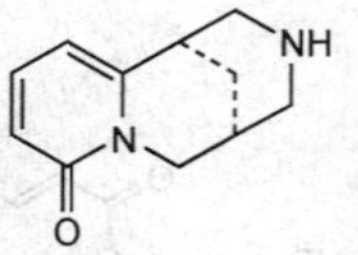

简介

金雀花碱是在金链花（第2264页）和其他一些豆科植物中发现的一种毒性很强的生物碱。它的药理作用类似于烟碱（第2291页），已经作为戒烟（第2291页）的辅助药物使用。使用方法是最初3天每次1.5mg，每日6次给药，然后在随后的3周逐渐减量至每次1.5mg，每日2次，再维持5天后停药。使用金雀花碱的不良反应在**烟碱**（第2291页）章节中有介绍。

命名为Cytitone的药品是金雀花碱0.15%的溶液，在一些国家将它作为呼吸兴奋药，静脉或肌注使用。

1. Etter J-F. Cytisine for smoking cessation: a literature review and a meta-analysis. *Arch Intern Med* 2006; **166:** 1553–9.
2. Tutka P, Zatoński W. Cytisine for the treatment of nicotine addiction: from a molecule to therapeutic efficacy. *Pharmacol Rep* 2006; **58:** 777–98.

制剂

专利制剂

Bulg.: Tabex (Табекс); ***Hung.:*** Tabex†; ***Pol.:*** Tabex; ***Rus.:*** Tabex (Табекс); ***Ukr.:*** Tabex (Табекс).

多组分制剂 ***Rus.:*** Theophedrinum-N (Теофедрин-Н).

Cytochrome C 细胞色素 C

Citocromo C.

Цитохром C

Pharmacopoeias. *Chin.* includes Cytochrome C Solution and preparations for injection.

简介

细胞色素C是体内一种含血红素辅基的蛋白质，在生物氧化过程中起传递电子和氢的作用。静脉给药可用于各种缺氧状态的治疗。

在一些治疗白内障的滴眼液中也有细胞色素C的成分，但其疗效并不明确。

制剂

专利制剂

Ital.: Citophase; ***Jpn:*** Cytorest.

多组分制剂 ***Gr.:*** Collyre Vitaphakol; Suprin; ***Rus.:*** Oftan Catachrom (Офтан Катахром); ***Spain:*** Vitaphakol†.

Cytokines 细胞因子

Citocinas; Citokinas; Citoquinas.

Цитокины

简介

细胞因子是一组由多种不同类型的细胞在针对有害刺激的反应中产生的内源性可溶性肽。与肽类激素不同，细胞因子更多地在局部发挥作用。细胞因子在细胞水平上影响进而发挥调控功能，在细胞分化和/或增殖中充当生长因子。细胞因子在感染和炎症等疾病过程中也参与宿主反应。一些细胞因子诱发炎症，而其他细胞因子通过抑制促炎性细胞因子发挥抗炎作用。细胞因子根据生物活性而不是结构分类，大多数具有多方向生物活性（即具有多种功能）。有很多细胞因子能改变内皮功能，影响内皮通透性，会导致细胞损伤或死亡。某些细胞因子参与疾病的病理生理过程，特别是免疫、炎症和感染，也可能与心血管疾病的进展有关。

临床上见的细胞因子包括：

- 粒细胞集落刺激因子，如非格司亭（第1036页）；
- 巨噬细胞集落刺激因子，如莫拉司亭（第1040页）；
- 干扰素类（第851页）；
- 一些白介素（第2259页）；
- 奥普瑞白介素（第1041页），一种血小板生长因子；
- 帕菲明（第2299页），一种角质细胞生长因子；
- 生长介素（第1725页）；
- 血小板生成素（第1046页）；
- 曲弗明（第1543页），一种成纤维细胞生长因子；
- 肿瘤坏死因子（第755页）；
- 尿抑胃素（第1698页），一种表皮生长因子。

基于抗细胞因子（Anticytokine）的治疗利用针对细胞因子受体的可激性激动药或拮抗药，或直接选用细胞因子的抗体，达到对某种或相关多种细胞因子的抑制作用。相应地，某种药物可能会同时对几种无关联的细胞因子产生抑制，从而产生综合药效。通过将细菌毒素和细胞因子或体内自有的生长因子在蛋白质结构上的链接，制造融合毒素类药物，能产生靶向性细胞因子药物。

1. Xing Z, Wang J. Consideration of cytokines as therapeutics agents or targets. *Curr Pharm Des* 2000; **6:** 599–611.
2. Schooltink H, Rose-John S. Cytokines as therapeutic drugs. *J Interferon Cytokine Res* 2002; **22:** 505–16.
3. Andreakos ET, *et al.* Cytokines and anti-cytokine biologicals in autoimmunity: present and future. *Cytokine Growth Factor Rev* 2002; **13:** 299–313.
4. Stevceva L. Cytokines and their antagonists as therapeutic agents. *Curr Med Chem* 2002; **9:** 2201–7.
5. Chung KF. Cytokines as targets in chronic obstructive pulmonary disease. *Curr Drug Targets* 2006; **7:** 675–81.
6. Villar CC, *et al.* Therapeutic modulation of cytokines in chronic infectious diseases. *Curr Pharm Des* 2006; **12:** 2329–48.
7. Feurino LW, *et al.* Current update of cytokines in pancreatic cancer: pathogenic mechanisms, clinical indication, and therapeutic values. *Cancer Invest* 2006; **24:** 696–703.

Damiana 达米阿那

Hierba de la pastora; Itamo real; Turnera.

Дамиана

UNII — RQ2CFA7WWJ.

简介

达米阿那是Turneraceae科的*Turnera diffusa* var. *aphrodisiaca*和其他种类的*Turnera*. 的干燥叶片和茎。达米阿那可作为茶饮用，作为草药用于多种疾病。据传，它作为壮阳药有很好的效果，但没有证据证明这一说法。

顺势疗法 达米阿那可用于顺势疗法药物，使用的名称是"Turnera diffusa"。

制剂

专利制剂

Malaysia: Cefagil.

多组分制剂 ***Arg.:*** ADX; ***Austral.:*** For Women Active Woman Formula†; Lifesystem Herbal Plus Formula 3 Male Formula†; Male Formula Herbal Plus Formula 2†; Masculine Herbal Complex; Medinat Esten†; Mens Super Soy/Clover†; Nevaton; Olf†; The Blue One†; ***Canad.:*** Damiana-Sarsaparilla Formula†; Libeeda for Men; Libeeda for Women; ***Hong Kong:*** Sessoforte†; ***Indon.:*** Instink†; Maxirex; Menolia†; Neo Hormoviton; Tripote†; Tristant†; ***Ital.:*** Argidam; Dam; Euroton; Four-Ton†; ***Malaysia:*** Total Man†; ***Mex.:*** Zumba; ***Pol.:*** Tripoten; ***Spain:*** Energysor†; ***UK:*** Daily Fatigue Relief; Damiana and Kola Tablets; Elixir Damiana and Saw Palmetto; Regina Royal Concorde; Strength; Zotrim.

顺势疗法制剂 ***Austria:*** Cefagil; Cimicifuga Med Complex†; Erbiode-Starkungstropfen; Ginseng Med Complex†; Haemex; ***Canad.:*** Energy†; Goldenrod Combination; ***Fr.:*** Amphosca a l'orchitine; Amphosca a l'ovarine; Selenium Complexe No 99; ***Ger.:*** Auroplatin†; Cefagil; Testerell; Turnera comp†; Virilis-Gastreu S R41; ***Ukr.:*** Cefagil (Цефагил).

Danshen 丹参

Chinese Sage; Chinese Salvia; Chinesischer Salbei; Dan Shen; Red Sage; Redroot Sage; Red-rooted Sage; Rotwurzsalbei; Tan Shen; Tan-shen.

Шалфей многокорневищный

CAS — 79483-68-4 (danshen root extract).

注：应与党参相区别，党参为*Codonopsis pilosula*（Campanulaceae）的根。丹参的名称也应用于相关属的*Salvia bowleyana*和*S. prezewalskii*。红丹参的名称用于*Salvia officinalis*（鼠尾草，第2324页）和*Salvia miltiorrhiza*（丹参）两者。

Pharmacopoeias. In *Chin. Br.* includes separate monographs for Salvia Miltiorrhiza Rhizome and Root for use in Traditional Herbal Medicine, and Processed Salvia Miltiorrhiza Rhizome and Root for use in Traditional Herbal Medicine Product.

BP 2010（Salvia miltiorrhiza Rhizome and Root for use in THM） 丹参（*Salvia miltiorrhiza*）的干燥根及根茎。按干燥称重计算，含有不低于0.12%的丹参酮ⅡA（$C_{19}H_{18}O_3$ = 294.3）和不低于0.17%的罗丹酚酸（$C_{18}H_{16}O_8$=360.3），以及不低于3%的丹参缩酚酸B（$C_{36}H_{36}O_{16}$=724.7）。贮藏于密闭容器中。

BP 2010（Processed Salvia Miltiorrhiza Rhizome and Rout for use in THMP） 是进一步深加工的传统医学中Salvia miltiorrhiza的根茎和根。按干燥称重计算，含有不低于0.04%的丹参酮ⅡA（$C_{19}H_{18}O_3$=294.3）和不低于0.17%的罗丹酚酸（$C_{18}H_{16}O_8$=360.3），以及不低于3%的丹参缩酚酸B（$C_{36}H_{36}O_{16}$=724.7）。贮藏于密闭容器中。

药物相互作用

一些中药，包括丹参在内，可能与华法林发生相互作用，参见**中药治疗**，第1373页。

用途和用法

丹参是*Salvia miltiorrhiza*（Lamiaceae）的根和根茎。丹参在中医中主要用于包括缺血性心脏疾病、缺血性脑卒中和高脂血症的治疗。

包括甲烯丹参醌和1,2-二氢丹参醌的根提取物已有描述。

1. Zhou L, *et al.* Danshen: an overview of its chemistry, pharmacology, pharmacokinetics, and clinical use. *J Clin Pharmacol* 2005; **45:** 1345–59.
2. Cheng TO. Cardiovascular effects of danshen. *Int J Cardiol* 2007; **121:** 9–22.
3. Qiu F, *et al.* Effect of danshen extract on the activity of CYP3A4 in healthy volunteers. *Br J Clin Pharmacol* 2010; **69:** 656–62.

制剂

多组分制剂 ***Austral.:*** Bupleurum Complex†; Dan Shen Compound; Olf†; ***Indon.:*** Procardio†; ***Malaysia:*** Elgucare.

Dehydrocholic Acid（*BAN*, *rINN*）去氢胆酸

Acide Déhydrocholique; Ácido dehidrocólico; Acidum Dehydrocholicum; Chologon; Dehydrocholsyra; Dehydrokoolihappo;

Triketocholanic Acid. 3,7,12-Trioxo-5β-cholan-24-oic acid.
Дегидрохолевая Кислота
$C_{24}H_{34}O_5$ = 402.5.
CAS — 81-23-2 (dehydrocholic acid); 145-41-5 (sodium dehydrocholate).
UNII — NH5000009I.

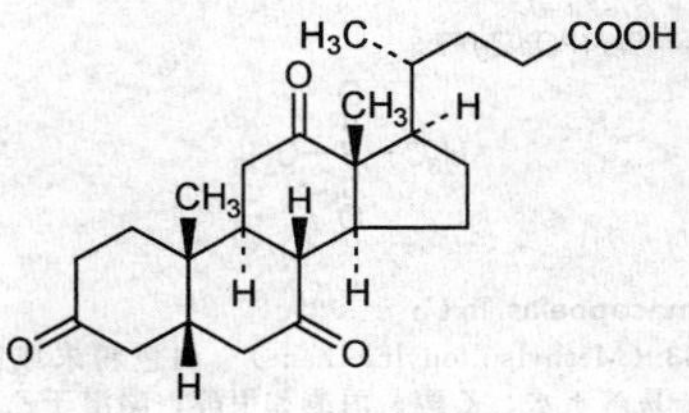

Pharmacopoeias. In *Chin., It., Jpn,* and *US.*

USP 33 (Dehydrocholic Acid) 白色、松散、无臭的粉末。几乎不溶于水，溶于乙醇（1∶100）；15℃下，溶于醋酸（1∶135），溶于丙酮（1∶130），溶于氯仿（1∶35），溶于乙醚（1∶2200），溶于乙酸乙酯（1∶135），溶于苯（1∶960）；通常，乙醇和氯仿溶液略显混浊；溶于冰醋酸，溶于氢氧化物和碳酸盐溶液。

简介

去氢胆酸是半合成胆汁酸（第2191页），其用途源自其促胆汁分泌作用，它可以在不影响胆汁酸成分的情况下增加胆汁的总量和水分比例。去氢胆酸可用于增加胆汁的引流，也可临时用于缓解便秘。常规用法是每次250～500mg，每日3次，饭后服用。

严重胆结石、完全性机械性胆道梗阻和严重肝功能损害。禁忌使用去氢胆酸。

制剂

USP 33: Dehydrocholic Acid Tablets.

专利制剂

Canad.: Dycholium; ***USA:*** Cholan-HMB; Decholin.

多组分制剂 ***Arg.:*** Arnol; Bagohepat; Bibol Leloup; Bil 13; Bil 13 Enzimatico; Bilagol; Carbogasol Digestivo; Digenorflat; Hepadigenor†; Hepatalgina; Lorbihepatic†; Lorhepatic; Novodig†; Pakinase; Palatrobil; Pankreon Compuesto†; Pankreon Total; Zimerol; ***Braz.:*** B-Vesil; Digeplus; Digestron†; Essen; Filogaster†; Plasil Enzimatico; Sintozima; ***Canad.:*** Hepartichaut; Regubil; ***Hong Kong:*** Bilsan†; ***Hung.:*** Neo-Bilagit; ***Mex.:*** Bagohepat; Plasil Enzimatico; ***Philipp.:*** Spasmo-Canulase; ***Pol.:*** Rapacholin C; Rapacholin Forte; ***Port.:*** Espasmo Canulase; ***S.Afr.:*** Spasmo-Canulase; ***Spain:*** Nulacin Fermentos; ***Switz.:*** Spasmo-Canulase; ***Thai.:*** Vitana-EZ; Vitaral.

Delmopinol Hydrochloride (*rINNM*) 盐酸地莫匹醇

Delmopinol, Chlorhydrate de; Delmopinoli Hydrochloridum; Hidrocloruro de delmopinol; M-1650. ±-3-(4-Propylheptyl)-4-morpholineethanol hydrochloride.
Дельмопинола Гидрохлорид
$C_{16}H_{33}NO_2$,HCl = 307.9.
CAS — 79874-76-3 (delmopinol); 98092-92-3 (delmopinol hydrochloride).

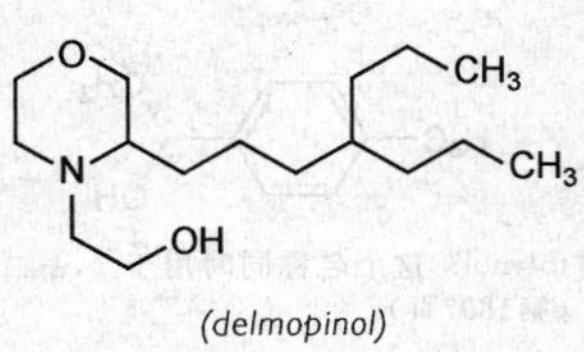

(delmopinol)

简介

本品覆盖到牙齿上，可防止细菌的附着，从而阻止牙菌斑的形成。使用其盐酸盐作为口腔清洁剂，可治疗和预防牙龈炎。

1. Addy M, *et al.* Meta-analyses of studies of 0.2% delmopinol mouth rinse as an adjunct to gingival health and plaque control measures. *J Clin Periodontol* 2007; **34:** 58–65.

制剂

专利制剂

Israel: Decapinol; ***UK:*** Decapinol.

Demelverine Hydrochloride (*rNNM*) 盐酸地美维林

Démelvérine, Chlorhydrate de; Demelverini Hydrochloridum; Hidrocloruro de demelverina; Methphenaethamine Hydrochloride; *N*-Methyldiphenethylamine Hydrochloride. *N*-Methyl-*N*-(2-phenylethyl)-benzeneethanamine hydrochloride.
Демельверина Гидрохлорид
$C_{17}H_{21}N$,HCl = 275.8.
CAS — 13977-33-8 (demelverine); 18719-09-0 (demelverine hydrochloride).

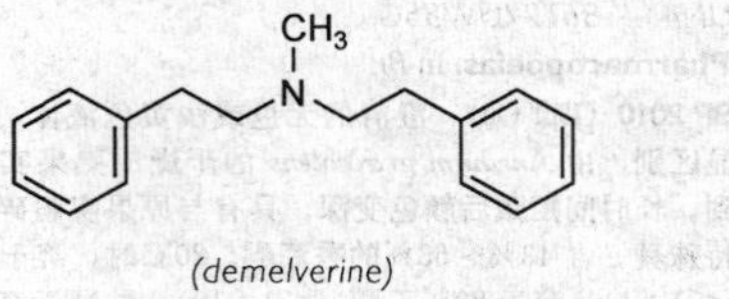

(demelverine)

简介

盐酸地美维林是一种用于治疗肌肉痉挛的解痉药。

制剂

多组分制剂 ***Ger.:*** Spasmant†.

Deoxyribonucleic Acid 脱氧核糖核酸

ADN; Animal Nucleic Acid; Desoxirribonucleico, ácido; Desoxypentose Nucleic Acid; Desoxyribonucleic Acid; Desoxyribose Nucleic Acid; DNA; Thymus Nucleic Acid.
ДНК; Дезоксирибонуклеиновая Кислота

简介

脱氧核糖核酸（DNA）是核酸（第2294页）的一种，其中核苷酸戊糖基团是脱氧核糖，嘌呤碱基是腺嘌呤（第2169页）和鸟嘌呤，嘧啶碱基是胞嘧啶和胸腺嘧啶。两条多核苷酸链通过互补的嘌呤和嘧啶碱基之间的氢键联结，形成双链核苷酸，并进一步扭曲形成双螺旋结构，该结构内部以碱基对为基础，以磷酸联结而成的骨架位于外部。互补DNA链之间的碱基配对始终是相同的：腺嘌呤对应胸腺嘧啶，胞嘧啶对应鸟嘌呤。DNA位于细胞核中，其功能是携带细胞生物体和DNA病毒的遗传信息。它还为核糖核酸（第2320页）的产生提供模板。DNA在基因治疗中扮演的角色见第2241页。

一些国家已经上市销售了很多用于体弱和康复期患者的DNA类专利药品；也可使用DNA的钠盐和镁盐。

制剂

专利制剂

Arg.: ADN†; ***Ital.:*** Placentex; ***Rus.:*** Derinat (Деринат).

多组分制剂 ***Fr.:*** Adena C†; Osteogen; ***India:*** Placentrex.

Dextran Sulfate (*BANM*, *rINNM*) 硫酸右旋糖酐

Dextran, Sulfate de; Dextran Sulfate Sodium; Dextran Sulphate; Dextran Sulphate Sodium; Dextrani Sulfas; Sulfato de dextran.
Декстрана Сульфат
CAS — 9011-18-1.
ATC — B05AA05.
ATC Vet — QB05AA05.

Pharmacopoeias. In *Jpn.*

简介

本品是右旋糖酐硫酸酯的钠盐。它是一种抗凝血药和血脂调节药，其在抗病毒方面的活性也有研究报道。也使用其钾盐。

药物相互作用 在第1152页的**超敏反应**项下曾提到，服用ACEI的一些患者在接受使用硫酸右旋糖酐-纤维素柱进行血浆低密度脂蛋白清除术时出现类过敏反应[1,2]。如果在血浆清除前1～3天，提前停用ACEI可能有助于避免过敏反应的出现[2]。

1. Olbricht CJ, *et al.* Anaphylactoid reactions, LDL apheresis with dextran sulphate, and ACE inhibitors. *Lancet* 1992; **340:** 908–9.
2. Agishi T. Anion-blood contact reaction (ABC reaction) in patients treated by LDL apheresis with dextran sulfate-cellulose column while receiving ACE inhibitors. *JAMA* 1994; **271:** 195–6.

制剂

多组分制剂 ***Arg.:*** Diroseal; ***Chile:*** Cicapost; Diroseal; Ureadin Rx DB; ***Cz.:*** Doxivenil†; ***Fr.:*** Avene Antirougeurs; Creme au Melilot Composee; Dextrarine Phenylbutazone; Diroseal; ***Ger.:*** Phlebodril N†; ***Hung.:*** Doxivenil†; ***Ital.:*** Stranoval; ***Port.:*** Cicapost; Doxivenil†; ***Switz.:*** Doxivenil; ***Venez.:*** Doxivenil.

Dextrorphan (*BAN*, *pINN*) 右啡烷

Dextrorfano; Dextrorphane; Dextrorphanum; Ro-1-6794. 17-Methyl-9α,13α,14α-morphinan-3-ol.
Декстрорфан
$C_{17}H_{23}NO$ = 257.4.
CAS — 125-73-5.

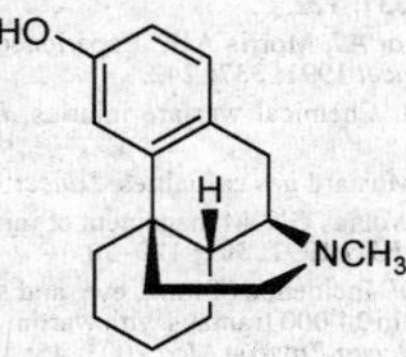

Dextrorphan Hydrochloride (*BANM*, *USAN*, *pINNM*) 盐酸右啡烷

Dextrorphane, Chlorhydrate de; Dextrorphani Hydrochloridum; Hidrocloruro de dextrorfano; Ro-01-6794/706.
Декстрорфана Гидрохлорид
$C_{17}H_{23}NO$,HCl = 293.8.
CAS — 69376-27-8.

简介

右啡烷是右美沙芬（第1484页）的一种代谢产物，是兴奋性神经递质*N*-甲基-D-天冬氨酸（*N*-methyl-D-aspartate，NMDA）的拮抗物。它具有一定的镇咳作用，也有其作为神经保护药用于脑卒中治疗方面的研究。

1. Albers GW, *et al.* Safety, tolerability, and pharmacokinetics of the N-methyl-D-aspartate antagonist dextrorphan in patients with acute stroke. *Stroke* 1995; **26:** 254–8.

Dichlorodiethylsulfide 芥子气

Dichlorodiethylsulphide; Gas mostaza; Iperita; Mustard Gas; Sulfur Mustard; Sulfuro de dicloroetileno; Yellow Cross Liquid; Yperite. Bis(2-chloroethyl)sulphide.
$C_4H_8Cl_2S$ = 159.1.
CAS — 505-60-2.

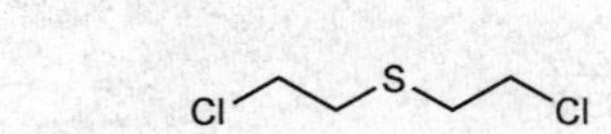

简介

芥子气是在研制化学武器时发明的，与其含氮类似物——氮芥（第665页）相比，芥子气具有更强烈的糜烂起疱性和刺激性。以前曾经局部使用芥子气来治疗银屑病。

有一些关于芥子气毒性的综述[1～4]，还有一些讨论芥子气和其他化学战争制剂伤害后如何诊治的研究报道[5～11]。暴露于芥子气后，尽管可能出现因呼吸系统衰竭、肾脏衰竭和骨髓功能障碍而死亡[11]，但大多数暴露于芥子气的患者最后都基本或完全康复了，只有少部分患者出现了眼和肺部的长期严重损伤[12,13]。一项纳入80名暴露于芥子气后患慢性皮肤损伤的退伍军人的随机对照试验证明，含有1%苯酚和1%薄荷脑的外用搽剂与安慰剂相比，能明显缓解皮肤瘙痒[14]。

有11名渔民误将水下垃圾中已经被腐蚀和泄露了芥子气的容器回收，随后他们出现了严重的皮肤炎症，在腋窝和腹股沟生殖器部位尤其严重，手和腿出现黄色大水疱，眼出现疼痛性刺激和短暂性失明。其中2人发生肺水肿[15]。有证据表明芥子气有诱发突变作用，曾暴露于芥子气的士兵和工人的肺癌发病风险增加，有理由相信那些曾深度暴露于芥子气的渔民同样面临癌症发病率增加的风险。

1. Smith KJ, *et al.* Sulfur mustard: its continuing threat as a chemical warfare agent, the cutaneous lesions induced, progress in understanding its mechanism of action, its long-term health effects, and new developments for protection and therapy. *J Am Acad Dermatol* 1995; **32:** 765–76.
2. Dacre JC, Goldman M. Toxicology and pharmacology of the chemical warfare agent sulfur mustard. *Pharmacol Rev* 1996; **48:** 289–326.
3. Kehe K, Szinicz L. Medical aspects of sulphur mustard poisoning. *Toxicology* 2005; **214:** 198–209.
4. Balali-Mood M, Hefazi M. The pharmacology, toxicology, and medical treatment of sulphur mustard poisoning. *Fundam Clin Pharmacol* 2005; **19:** 297–315.
5. Heyndrickx A, Heyndrickx B. Management of war gas injuries. *Lancet* 1990; **ii:** 1248–9.
6. Fouyn T, *et al.* Management of chemical warfare injuries. *Lancet* 1991; **337:** 121.
7. Willems JL, *et al.* Management of chemical warfare injuries. *Lancet* 1991; **337:** 121–2.
8. Maynard RL, *et al.* Management of chemical warfare injuries. *Lancet* 1991; **337:** 122.
9. Newman-Taylor AJ, Morris AJR. Experience with mustard gas casualties. *Lancet* 1991; **337:** 242.
10. Heyndrickx A. Chemical warfare injuries. *Lancet* 1991; **337:** 430.
11. Rees J, *et al.* Mustard gas casualties. *Lancet* 1991; **337:** 430.
12. Murray VSG, Volans GN. Management of injuries due to chemical weapons. *BMJ* 1991; **302:** 129–30.
13. Khateri S, *et al.* Incidence of lung, eye, and skin lesions as late complications in 34 000 Iranians with wartime exposure to mustard agent. *J Occup Environ Med* 2003; **45:** 1136–43.
14. Panahi Y, *et al.* Phenol and menthol in the treatment of chronic skin lesions following mustard gas exposure. *Singapore Med J* 2007; **48:** 392–5.
15. Wulf HC, *et al.* Sister chromatid exchanges in fishermen exposed to leaking mustard gas shells. *Lancet* 1985; **i:** 690–1.

Digitalin 洋地黄苷

Amorphous Digitalin; Digitalina; Digitalinum Purum Germanicum.

UNII — Q15ECE254B.

注：需要将洋地黄苷与 Digitaline Cristallisée（见**洋地黄毒苷**，第1214页）相区别，后者的药效更强。

简介

洋地黄苷是指从 *Digitalis purpurea* 中获得的一个标准化的苷类混合物。它的药效与地高辛类药物（第1215页）相似。由于它可溶于水，以前曾用于制备注射液。一些滴眼剂中也含有洋地黄苷。

制剂

专利制剂

Ger.: Augentonikum N†.

Dihydroxydibutylether 二羟基二丁醚

Dihidroxidibutiléter; Hydroxybutyloxide. 4,4′-Oxybis(butan-2-ol).

$C_8H_{18}O_3$ = 162.2.

CAS — 821-33-0.

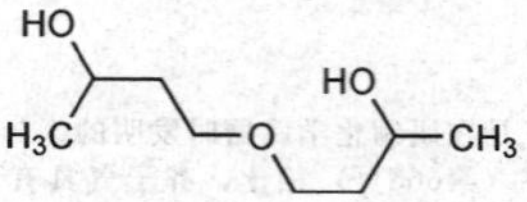

简介

二羟基二丁醚是促胆汁分泌药。

制剂

多组分制剂 ***Arg.:*** Binvex; Cistoquine Plus†; ***Ital.:*** Dis-Cinil Complex.

Dill 莳萝

Aneth; Anethum; Eneldo.

Укроп

UNII — Y05PC4JZRH.

注：印度莳萝是 *Anethum sowa* 干燥的成熟果实。

Pharmacopoeias. *Fr.* includes dill fruit.

简介

莳萝（*Anethum graveolens*，Apiaceae）是烹调用的香料，同样也作为草药。它是莳萝油（见下文）的原料。

制剂

多组分制剂 ***Austral.:*** Colax; ***Fr.:*** Calmosine†; ***Hung.:*** Lactonic.

顺势疗法制剂 ***Canad.:*** Lemon Balm; ***Fr.:*** Billerol.

Dill Oil 莳萝油

Aceite esencial de aneto; Aceite esencial de hinojo hediondo; Aceite esencial del falso anis; Eneldo, aceite esencial de; European Dill Seed Oil; Oleum Anethi.

Укропное Масло

CAS — 8016-06-6.

UNII — 86T27UW55G.

Pharmacopoeias. In *Br.*

BP 2010（Dill Oil） 澄清的无色或浅黄色液体，与水有明显区别，由 *Anethum graveolens* 的干燥成熟果实经蒸馏得到。长时间贮藏后颜色变深。具有与原果实粉碎后相同的特殊臭。含43%～63%的香芹酮。20℃时，溶于90%乙醇（≤1：1），溶于80%乙醇（≤1：10）。贮藏于充满的容器中，温度不高于25℃。避光。

简介

莳萝油（常用的是莳萝水）常作为芳香性的胃肠排气药（祛风药），尽管它在传统疗法中用于治疗婴儿急腹痛上的疗效仍不确切（见**胃肠道痉挛**项下，第1618页）。它还可作为骨料使用。

制剂

多组分制剂 ***Canad.:*** Chase Kolik Gripe Water†; Woodwards Gripe Water; ***Fr.:*** Aromadetox; Aromadigest; Aromazen; Calmosine†; ***Hong Kong:*** Infant-Sed; ***India:*** Bestozyme; Bestozyme P; Neopeptine; ***Israel:*** Dentinox; Nurse Harvey's Gripe Mixture; Woodwards Gripe Water; ***Malaysia:*** Bonnisan; ***Rus.:*** Solutan (Солутан)†; ***Singapore:*** Dentinox Colic Drops; ***Thai.:*** Baby Gripe; Bebidol; Gripe Mixture; Woodwards Gripe Water†; ***UK:*** Atkinson & Barker's Gripe Mixture; Neo Baby Gripe Mixture; Neo Gripe Mixture; Nurse Harvey's Gripe Mixture; Woodwards Gripe Water.

Dimecrotic Acid (*rINN*) 地美罗酸

Acide Dimécrotique; Ácido dimecrótico; Acidum Dimecroticum. 2,4-Dimethoxy-β-methylcinnamic acid.

Димекротовая Кислота

$C_{12}H_{14}O_4$ = 222.2.

CAS — 7706-67-4.

UNII — R46Y1C0ZR2.

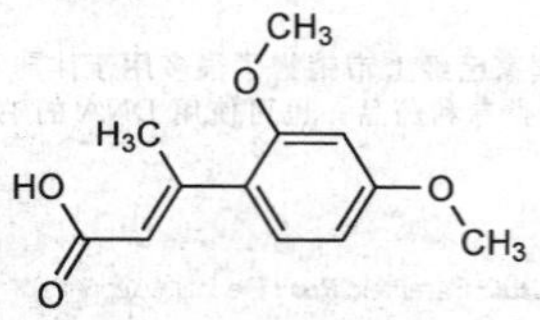

简介

地美罗酸是促胆汁分泌药，使用的是其镁盐。

制剂

专利制剂

Fr.: Hepadial; ***Port.:*** Hepadoddi; Hepaquifa; ***Spain:*** Fisiobil.

Dimethoxymethane 二甲氧基甲烷

Dimethoximethane; Dimetoximetano; Formal; Formaldehído dimetilacetal; Formaldehyde Dimethyl Acetal; Methylal; Metilal.

Диметоксиметан; Метилаль

$CH_2(OCH_3)_2$ = 76.09.

CAS — 109-87-5.

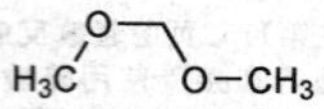

简介

二甲氧基甲烷用于香水制造。一些局部镇痛药中也含此成分。

制剂

多组分制剂 ***UK:*** PR Freeze Spray.

Dimethyl Sulfone 二甲基砜

Dimethyl Sulphone; Dimetylosulfon; $DMSO_2$; Methyl Sulphone; Methylsulfonylmethane; Methylsulphonylmethane; MSM; Sulfonylbismethane.

Диметилсульфон

$C_2H_6O_2S$ = 94.13.

CAS — 67-71-0.

UNII — 9H4PO4Z4FT.

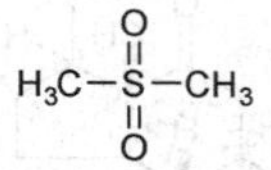

Pharmacopoeias. In *US.*

USP 33（Methylsulfonylmethane） 白色粉末或鳞片状结晶。易溶于水、乙醇、丙酮和甲醇；略溶于乙醚。

简介

二甲基砜是二甲亚砜（第1952页）的氧化产物，同样用作有机溶剂。二甲亚砜的一部分药理作用可能源于所含的二甲基砜，现在已经开始尝试将二甲基砜用在包括骨性关节炎、过敏性鼻炎、间质性膀胱炎等疾病上。它也被用作膳食补充剂。

1. Ely A, Lockwood B. What is the evidence for the safety and efficacy of dimethyl sulfoxide and methylsulfonylmethane in pain relief? *Pharm J* 2002; **269:** 685–7.
2. Anonymous. Methylsulfonylmethane (MSM). *Altern Med Rev* 2003; **8:** 438–41.
3. Brien S, *et al.* Systematic review of the nutritional supplements dimethyl sulfoxide (DMSO) and methylsulfonylmethane (MSM) in the treatment of osteoarthritis. *Osteoarthritis Cartilage* 2008 **16:** 1277–88.

肌肉骨骼和关节疾病 一项循证研究报告[1]考察了使用补充医学治疗风湿病的效果，尽管只是一些短期的研究，相关证据有效，但还是证明了二甲基砜能适当改善风湿病的症状。

1. Arthritis Research Campaign. Complementary and alternative medicines for the treatment of rheumatoid arthritis, osteoarthritis and fibromyalgia (issued February 2009). Available at: http://www.arthritisresearchuk.org/pdf/Complementary%20and%20alternative%20medicines_11012010154331.pdf (accessed 16/08/10)

制剂

USP 33: Glucosamine and Methylsulfonylmethane Tablets; Glucosamine, Chondroitin Sulfate Sodium, and Methylsulfonylmethane Tablets; Methylsulfonylmethane Tablets.

多组分制剂 ***Arg.:*** Glucometil 3; Glucometil K Duo; ***Canad.:*** Glucosamine Joint & Muscle Cream with MSM†; ***Indon.:*** Aptivium Optimum Joint Formula†; Artriox†; Artritin; Artro Plus; Bonic Plus; Joint Care Plus; Jointace; Maxitrin; OA Plus; Ositin; Osteoflam; Osteokom; Osteokom Forte; Osteor Plus†; Osvion Plus; Rebone; Risteon; Triflexor; Triostee; Viopor-M; Viopor-M Forte; Viostin-X; ***Israel:*** Mega Gluflex with MSN; ***Ital.:*** Artrosulfur; Broncosulfur; Condrorexil; Neosulfur; Osteoclar; Osteolip Crema; Reumafort; Rino Get; ***Mex.:*** Mex-Amina; ***Philipp.:*** Lungcaire Plus; ***S.Afr.:*** ProFLEX 750†; ***UK:*** GlucOsamax; NatraFlex; PainEaze; ***Ukr.:*** Arthron-Triactive (Артрон Триактив); Flex-A-Min Complex (Флекс-А-Мин Комплекс)†.

p,α-Dimethylbenzyl Alcohol *p*,α-二甲基苄醇

Tolinol; *p*-Tolylmethylcarbinol; Tolynolum. 1-(*p*-Tolyl)ethanol.

$C_9H_{12}O$ = 136.2.

CAS — 536-50-5.

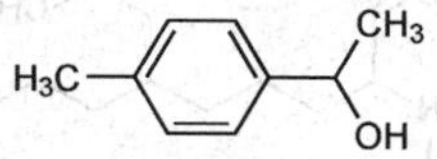

注："tolynol"这个名称同时用于 *p*,α-二甲基苄醇和美芬新（第1807页）。

简介

p,α-二甲基苄醇作为促胆汁分泌药，用于治疗肝脏疾病，也是一些胃肠道疾病药物的成分之一，有时也使用 *p*,α-二甲基苄醇的烟酸酯。

制剂

多组分制剂 ***Austria:*** Apozema; Galle-Donau; Spagall†; Spasmo Claim.

Dimethyltryptamine 二甲色胺

N,*N*-Dimethyltryptamine; Dimetiltriptamina; DMT. 3-(2-Dimethylaminoethyl)indole.

$C_{12}H_{16}N_2$ = 188.3.
CAS — 61-50-7.
UNII — WUB601BHAA.

俗名 以下的各种称谓是二甲色胺的各种“俗名”（见第vii页）和俚语：

45 Minute Psychosis；45 Minute Trip；AMT；Businessman′s LSD；Businessman′s special；Businessman′s trip；DET；Disneyland；Disneyworld；Dmitri；DMT；Fantasia；Instant psychosis；Psychosis。

简介

二甲色胺是 *Piptadenia peregrina*（Mimosaceae）的种子和叶片中获得的一种活性成分，利用它可以制造致幻性的鼻烟——cohoba。也可以从其他南美洲植物中获得二甲色胺。有报道称热带的豆类植物 *Mucuna pruriens* 中也有此成分。

二甲色胺可以产生幻觉和拟交感作用，与麦角二乙胺（第2271页）类似，但作用时间较短。二甲色胺没有治疗用途。与二甲色胺相关的滥用的人工合成致幻剂包括：

- 二乙基色胺，[diethyltryptamine (DET)]；
- 二丙基色胺 [dipropyltryptamine (DPT)]；
- 5-甲氧基-*N*,*N*-二异丙基色胺，[5-methoxy-*N*,*N*-diisopropyltryptamine (5-MeO-DiPT；Foxy；Foxy Methoxy；Methoxy Foxy)]。

1. Alatrash G, *et al.* Rhabdomyolysis after ingestion of "foxy," a hallucinogenic tryptamine derivative. *Mayo Clin Proc* 2006; **81:** 550–1.

Dimevamide (*rINN*) **地美戊胺**

Aminopentamide; Dimevamida; Dimévamide; Dimevamidum. α-[2-(Dimethylamino)propyl]-α-phenylbenzeneacetamide.

Димевамид

$C_{19}H_{24}N_2O$ = 296.4.
CAS — 60-46-8.
UNII — IP1B47L61M.

Dimevamide Sulfate (*rINNM*) **硫酸地美戊胺**

Aminopentamide Sulfate; Dimévamide, Sulfate de; Dimevamidi Sulfas; Sulfato de dimevamida.

Димевамида Сульфат

$C_{19}H_{24}N_2O,H_2SO_4$ = 394.5.
CAS — 35144-63-9 (xH_2SO_4).
UNII — 20P9NI883O.

Pharmacopoeias. In *US* for veterinary use only.

简介

地美戊胺是叔胺化合物，用于抗毒蕈碱治疗。

制剂

多组分制剂 ***S.Afr.:*** Kantrexil.

2,4-Dinitrochlorobenzene 2,4-二硝基氯苯

2,4-Dinitroclorobenceno; DNCB. 1-Chloro-2,4-dinitrobenzene.

2,4-Динитрохлорбензол

$C_6H_3ClN_2O_4$ = 202.6.
CAS — 97-00-7.

简介

2,4-二硝基氯苯是一种有效的致敏药，局部使用可以评估迟发型超敏反应。它作为免疫促进剂，已用于治疗多种疾病，包括某些类型癌症，还用在治疗秃顶和疣。还有研究它用在 HIV 感染和麻风病。

有报道称，在体外试验中 2,4-二硝基氯苯具有致突变性。

1. Happle R. The potential hazards of dinitrochlorobenzene. *Arch Dermatol* 1985; **121:** 330–2.
2. Todd DJ. Topical treatment with dinitrochlorobenzene. *Lancet* 1995; **346:** 975.
3. Stricker RB, Goldberg B. Safety of topical dinitrochlorobenzene. *Lancet* 1995; **346:** 1293.
4. Strobbe LJ, *et al.* Topical dinitrochlorobenzene combined with systemic dacarbazine in the treatment of recurrent melanoma. *Melanoma Res* 1997; **7:** 507–12.
5. Yoshizawa Y, *et al.* Successful immunotherapy of chronic nodular prurigo with topical dinitrochlorobenzene. *Br J Dermatol* 1999; **141:** 387–9.
6. Yoshizawa Y, *et al.* Topical dinitrochlorobenzene therapy in the treatment of refractory atopic dermatitis: systemic immunotherapy. *J Am Acad Dermatol* 2000; **42:** 258–62.
7. Yoshizawa Y, *et al.* Systemic immunotherapy with topical dinitrochlorobenzene as additional treatment of alopecia areata. *Acta Derm Venereol* 2002; **82:** 136–8.
8. von Nida J, Quirk C. Successful treatment of in-transit melanoma metastases using topical 2-4 dinitrochlorobenzene. *Australas J Dermatol* 2003; **44:** 277–80.

Dioxins 二噁英类

Dioxinas.

注：“Dioxin”这个名称也可指“dimethoxane”（二氧甲烷）。

简介

术语“二噁英”包括多种相关的化学物质，已知的有多氯二苯并-*p*-二噁英类（polychlorinated dibenzo-*p*-dioxins，PCDDs）和多氯二苯呋喃类（polychlorinated dibenzofurans，PCDFs）。其中毒性最大的是 2,3,7,8-四氯二苯二氧芑-*p*-二噁英（2,3,7,8-tetrachlorodibenzo-*p*-dioxin，TCDD）。

二噁英是商业化学产品生产过程中产生的副产物，如氯酚类和聚氯联（二）苯类（polychlorinated biphenyls，PCBs）产品的生产过程，少量由燃烧过程和工业垃圾产生。二噁英开始受到公众的关注是在越南战争期间，当时在作为落叶剂的名为“橙剂”（Agent Orange）的除草剂中发现了二噁英。二噁英类物质被认为可引起氯痤疮（一种由含氯化合物引起的严重并且顽固的痤疮）。二噁英对动物有致畸作用和致癌作用。有人发现，二噁英能导致不同器官的癌症发生率增加，但其他临床试验和随访研究并未能证实。也曾观察到它对细胞介导免疫的影响。

应该尽量减少哪怕是最低浓度的二噁英。

不良反应 有几篇关于食物和环境中二噁英影响的综述[1~4]。

接触了包括被 TCDD 污染的各种氯联苯氧基除草剂（chlorophenoxy herbicides）的工人的软组织肉瘤发生率增加[5]，但有研究建议应谨慎地评价此类除草剂的毒性作用[6]。非霍奇金淋巴瘤在越南退伍军人的发生率要比对照人群高 50%，但发生率增加与这些军人曾经接触橙剂无关联，而且也没有证据表明其他类型癌症的发生率增加[7]。化工工人的癌症死亡率增加与其是否接触过 TCDD 有关[8,9]，但可能还要考虑像吸烟这样的风险因素的存在[9,10]。其他的一些研究[11,12]并未能找到接触二噁英与人类癌症发生率增加相关联的证据。除氯痤疮以外，对职业接触和偶然接触二噁英的人群的流行病学调查并未发现二噁英会导致明确的长期毒性效应，与癌症发生和生殖毒性也没有明确的关联[1,2]。一篇研究发现，在意大利 Seveso 地区，由于 20 年前 TCDD 的环境污染事件，这里的人群血浆免疫球蛋白 G 的浓度偏低[13]。有一项入选 1976 年 Seveso 地区污染事件中的 981 名女性的队列研究，当年这些女性的年龄从婴儿到 40 岁，20 余年后的随访研究发现，随着她们体内血清 TCDD 浓度的增加，其乳腺癌发病率明显增加[14]，该研究的研究者们指出，这项队列研究的涉及年份仍太短，继续随访会进一步发现 TCDD 可能存在的任何致病性。

美国 National Academy of Sciences’ Institute of Medicine 发布了一个对接触除草剂人群的各项研究的评价报告，这些研究主要涉及工业和农业生产的工人[15]。该报告的结论是，软组织肉瘤、霍奇金病、非霍奇金淋巴瘤、氯痤疮、迟发性皮肤卟啉病的发生与接触除草剂或二噁英的暴露有关，只有有限的证据表明呼吸系统癌症、前列腺癌症和多发性骨髓瘤的发生与接触有关。一项最新的研究表明越南退伍兵后代子女发生脊柱裂与父亲接触橙剂的暴露相关[16]。有研究表明男性接触 TCDD 后，其后代的男/女的比例下降[17]。一些研究[18~20]的结果表明出生前接触 PCBs 的儿童，其幼儿时期的精神和运动发育受到影响，尽管这些影响可以通过后天良好的家庭环境抵消。实际上，也没有证据能证明从乳汁摄入 PCBs 会对婴儿造成不良影响[20]。

1. Food Standards Agency UK. Dioxins and PCBs in the UK diet: 1997 Total Diet Study (Number 04/00) (issued September 2000). Available at: http://www.food.gov.uk/science/surveillance/fsis2000/4diox (accessed 24/07/08)
2. DEFRA. Dioxins and dioxin-like PCBs in the UK environment (issued October 2002).
Available at: http://www.scotland.gov.uk/Resource/Doc/1052/0002248.pdf (accessed 24/07/08)
3. WHO. Dioxins and their effects on human health (issued November 2007). Available at: http://www.who.int/mediacentre/factsheets/fs225/en/print.html (accessed 24/07/08)
4. FAO. Dioxins in the food chain: prevention and control of contamination (issued April 2008). Available at: http://www.fao.org/ag/agn/agns/files/Dioxin_fact%20sheet.pdf (accessed 24/07/08)
5. Saracci R, *et al.* Cancer mortality in workers exposed to chlorophenoxy herbicides and chlorophenols. *Lancet* 1991; **338:** 1027–32.
6. Peto R. Occupational exposure to chlorophenoxy herbicides and chlorophenols. *Lancet* 1991; **338:** 1392.
7. Suskind R. The association of selected cancers with service in the US military in Vietnam. *Arch Intern Med* 1990; **150:** 2449–50.
8. Manz A, *et al.* Cancer mortality among workers in chemical plant contaminated with dioxin. *Lancet* 1991; **338:** 959–64.
9. Fingerhut MA, *et al.* Cancer mortality in workers exposed to 2,3,7,8-tetrachlorodibenzo-p-dioxin. *N Engl J Med* 1991; **324:** 212–18.
10. Triebig G. Is dioxin carcinogenic? *Lancet* 1991; **338:** 1592.
11. Coggon O, *et al.* Mortality and incidence of cancer at four factories making phenoxy herbicides. *Br J Ind Med* 1991; **48:** 173–8.
12. Green LM. A cohort mortality study of forestry workers exposed to phenoxy acid herbicides. *Br J Ind Med* 1991; **48:** 234–8.
13. Baccarelli A, *et al.* Immunologic effects of dioxin: new results from Seveso and comparison with other studies. *Environ Health Perspect* 2002; **110:** 1169–73.
14. Warner M, *et al.* Serum dioxin concentrations and breast cancer risk in the Seveso Women's Health Study. *Environ Health Perspect* 2002; **110:** 625–8.
15. McCarthy M. Agent Orange. *Lancet* 1993; **342:** 362.
16. Stephenson J. New IOM report links Agent Orange Exposure to risk of birth defect in Vietnam vets' children. *JAMA* 1996; **275:** 1066–7.
17. Mocarelli P, *et al.* Paternal concentrations of dioxin and sex ratio of offspring. *Lancet* 2000; **355:** 1858–63.
18. Walkowiak J, *et al.* Environmental exposure to polychlorinated biphenyls and quality of the home environment: effects on psychodevelopment in early childhood. *Lancet* 2001; **358:** 1602–7.
19. Vreugdenhil HJ, *et al.* Effects of prenatal PCB and dioxin background exposure on cognitive and motor abilities in Dutch children at school age. *J Pediatr* 2002; **140:** 48–56.
20. Jacobson JL, Jacobson SW. Association of prenatal exposure to an environmental contaminant with intellectual function in childhood. *J Toxicol Clin Toxicol* 2002; **40:** 467–75.

Diphemanil Metilsulfate (*BAN*, *rINN*) **甲硫二苯马尼**

Diphemanil Methylsulfate; Diphemanil Methylsulphate; Diphémanil, Métilsulfate de; Diphemanili Metilsulfas; Diphenmethanil Methylsulphate; Metilsulfato de difemanilo; Vagophemanil Methylsulphate. 4-Benzhydrylidene-1,1-dimethylpiperidinium methylsulphate.

Дифеманила Метилсульфат

$C_{20}H_{24}N,CH_3SO_4$ = 389.5.
CAS — 62-97-5.
ATC — A03AB15.
ATC Vet — QA03AB15.
UNII — W2ZG23MGYI.

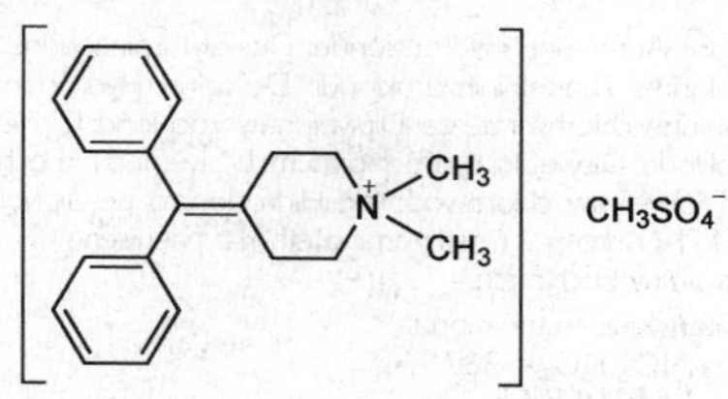

简介

甲硫二苯马尼是季铵类抗毒蕈碱药，具有与阿托品（第1176页）类似的外周作用。常用 2% 乳剂或散剂治疗多汗症（第1507页）。

有研究报道口服甲硫二苯马尼可治疗婴儿心动过缓。

1. Vidal AM, *et al.* Pharmacokinetics of diphemanil methylsulphate in healthy subjects. *Eur J Clin Pharmacol* 1992; **42:** 689–91.
2. Vidal AM, *et al.* Pharmacokinetics of diphemanil methylsulphate in infants. *Eur J Clin Pharmacol* 1993; **45:** 89–91.
3. Pariente-Khayat A, *et al.* Pharmacokinetics of diphemanil methylsulphate in neonates and in premature infants. *Eur J Clin Pharmacol* 1996; **50:** 429–30.

制剂

专利制剂

Austral.: Prantal; **Chile:** Nivelon†; **Ital.:** Prantal†; **NZ:** Prantal.

Diphenyl 联苯

Bifenilo; Difenilo; E230; Fenilbenceno; Phenylbenzene. Biphenyl.

Дифенил

$C_{12}H_{10}$ = 154.2.

CAS — 92-52-4.

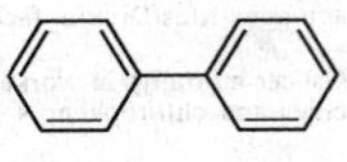

简介

联苯是一种仅对少数霉菌有抗菌作用的抗真菌药，用于浸渍柑柚类水果的外包装。

不良反应 接触高浓度（达 128mg/m³）联苯的工人出现中毒症状，包括喉部和眼的刺激、头痛、恶心、弥散性腹痛、麻痹、四肢疼痛、全身疲劳[1]。其中一名工人还出现了嗜睡、黄疸、腹水、四肢水肿，最终死亡，尸检显示出现了肝坏死。一名因从事柑柚类水果包装工作而接触联苯长达 25 年的女性出现了慢性肝炎[2]。还有一篇文章报道了一项小样本研究中发现帕金森病的发生与接触联苯有关[3]。

1. Häkkinen I, *et al.* Diphenyl poisoning in fruit paper production. *Arch Environ Health* 1973; **26:** 70–4.
2. Carella G, Bettolo PM. Reversible hepatotoxic effects of diphenyl: report of a case and a review of the literature. *J Occup Med* 1994; **36:** 575–6.
3. Wastensson G, *et al.* Parkinson's disease in diphenyl-exposed workers—a causal association? *Parkinsonism Relat Disord* 2006; **12:** 29–34.

Dipivefrine (*BAN, rINN*) ⊗地匹福林

Dipivalyl Epinephrine; Dipivefriini; Dipivefrin (*USAN*); Dipivefrina; Dipivéfrine; Dipivefrinum; DPE.

Дипивефрин

$C_{19}H_{29}NO_5$ = 351.4.

CAS — 52365-63-6.

ATC — S01EA02.

ATC Vet — QS01EA02.

UNII — 8Q1PVL543G.

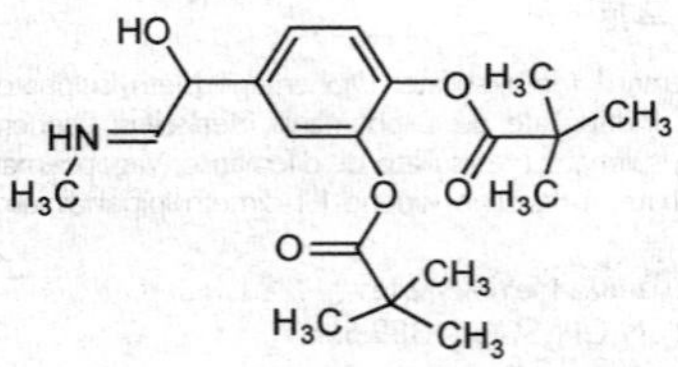

Dipivefrine Hydrochloride (*BANM, rINNM*) ⊗盐酸地匹福林

Dipivalyl Adrenaline Hydrochloride; Dipivalyl Epinephrine Hydrochloride; Dipivefriinihydrokloridi; Dipivefrin Hydrochloride; Dipivéfrine, chlorhydrate de; Dipivefrin-hydrochlorid; Dipivefrin-hydroklorid; Dipivefrini hydrochloridum; Dipivefrino hidrochloridas; Dipiwefryny chlorowodorek; Hidrocloruro de dipivefrina. (*RS*)-4-[1-Hydroxy-2-(methylamino)ethyl]-*o*-phenylene dipivalate hydrochloride.

Дипивефрина Гидрохлорид

$C_{19}H_{29}NO_5,HCl$ = 387.9.

CAS — 64019-93-8.

ATC — S01EA02.

ATC Vet — QS01EA02.

UNII — 5QTH9UHV0K.

Pharmacopoeias. In *Chin., Eur.* (see p.vii), and *US.*

Ph. Eur. 6. 8 (Dipivefrine Hydrochloride) 白色或类白色晶状粉末。易溶于水、乙醇、二氯甲烷；极易溶于甲醇。

USP 33 (Dipivefrine Hydrochloride) 白色晶状粉末或微晶体，有轻微恶臭。极易溶于水。贮藏于密闭容器中。

简介

地匹福林是酯类化合物和肾上腺素（第1160页）的前体药物。0.1%盐酸地匹福林滴眼剂用于局部滴眼，可降低开角型青光眼或高眼压（第1785页）患者的眼内压。

1. Parrow KA, *et al.* Is it worthwhile to add dipivefrin HCl 0.1% to topical β_1-, β_2-blocker therapy? *Ophthalmology* 1989; **96:** 1338–41.
2. Drake MV, *et al.* Levobunolol compared to dipivefrin in African American patients with open angle glaucoma. *J Ocul Pharmacol* 1993; **9:** 91–5. Correction. *ibid.*; 385.
3. Albracht DC, *et al.* A double-masked comparison of betaxolol and dipivefrin for the treatment of increased intraocular pressure. *Am J Ophthalmol* 1993; **116:** 307–13.
4. Widengard I, *et al.* Effects of latanoprost and dipivefrin, alone or combined, on intraocular pressure and on blood-aqueous barrier permeability. *Br J Ophthalmol* 1998; **82:** 404–6.
5. Vilaplana J, *et al.* Contact dermatitis by dipivefrine. *Contact Dermatitis* 2005; **52:** 169–70.

制剂

BP 2010: Dipivefrine Eye Drops;
USP 33: Dipivefrin Hydrochloride Ophthalmic Solution.

专利制剂

Austral.: Dipoquin†; Propine†; **Belg.:** Propine; **Braz.:** Propine; **Canad.:** Propine; **Cz.:** d Epifrin†; Oftanex†; **Denm.:** Propine; **Fin.:** Propine; **Fr.:** Propine†; **Ger.:** d Epifrin; Glaucothil; **Gr.:** Diopine; Glaucodose; Pivefrin; Prodren; Thilodrin; **Hong Kong:** Propine†; **Irl.:** Propine†; **Israel:** Difrin; **Ital.:** Propine; **Jpn:** Pivalephrine; **Malaysia:** Propine†; **Mex.:** Diopine†; **Neth.:** Diopine; **Norw.:** Oftapinex†; Propine; **NZ:** Dipoquin†; Propine†; **Port.:** Propine†; **Singapore:** Propine; **Spain:** Diopine; Glaudrops†; **Swed.:** Oftapinex†; Propine; **Switz.:** Diopine†; **Thai.:** Propine†; **UK:** Propine†; **USA:** AkPro†; Propine.

多组分制剂 **Austria:** Thiloadren; **Canad.:** Probeta; **Ger.:** Thiloadren N†; Thilodigon; **Gr.:** Ryvina; Thilocombin; Thilodigon.

Disodium Guanylate 鸟苷酸二钠

Disodium Guanosine-5′-monophosphate; E627; Guanilato disódico; Sodium 5′-Guanylate. Guanosine 5′-(disodium phosphate).

Гуанилат Натрия Двузамещенный

$C_{10}H_{12}N_5Na_2O_8P,xH_2O$ = 407.2 (anhydrous).

CAS — 5550-12-9 (anhydrous disodium guanylate).

UNII — B768T44Q8V.

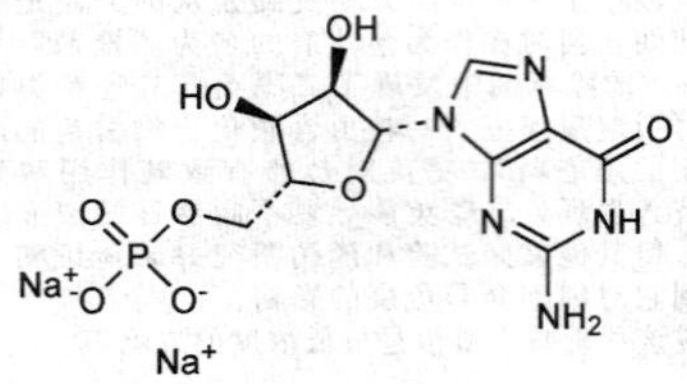

简介

鸟苷酸二钠用在包含其他核苷的制剂中用于治疗角膜损伤。鸟苷酸二钠已作为食物中的佐料使用。"5′-核苷酸钠"这个术语是指鸟苷酸二钠和肌苷酸二钠（见下文）的混合物。

制剂

多组分制剂 **Belg.:** Vitacic†; **Cz.:** Laevadosin†; **Hung.:** Vitacic†; **Mon.:** Vitacic; **Rus.:** Vitacic (Витасик)†.

Disodium Inosinate 肌苷酸二钠

Disodium Inosine-5′-monophosphate; E631; Inosinato disódico; 5′-Inosinato disódico; Inosinato sódico; 5′-Inosinato sódico; Sodium 5′-Inosinate. Inosine 5′-(disodium phosphate).

Инозинат Натрия Двузамещённый

$C_{10}H_{11}N_4Na_2O_8P,xH_2O$ = 392.2 (anhydrous).

CAS — 4691-65-0 (anhydrous disodium inosinate).

UNII — T2ZYA7KC05.

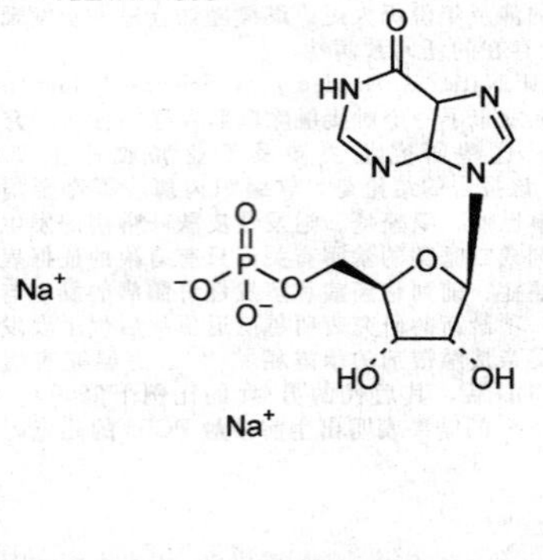

简介

肌苷酸二钠已作为食物中的佐料使用。口服给药和局部滴眼用于治疗视觉障碍。"5′-核苷酸钠"这个术语是指肌苷酸二钠和鸟苷酸二钠（见上文）的混合物。

制剂

专利制剂

Arg.: Inokat; Lumiclar; Opacout†; **Fr.:** Catacol; Correctol; **Ger.:** Antikataraktikum N.

Disodium Uridine Monophosphate 尿苷一磷酸二钠

Disodium UMP. 5′-Uridylic acid, disodium salt; disodium 5′ uridylate.

Уридин Монофосфат Динатрия

$C_9H_{11}N_2O_9PNa_2$ = 368.1.

CAS — 3387-36-8.

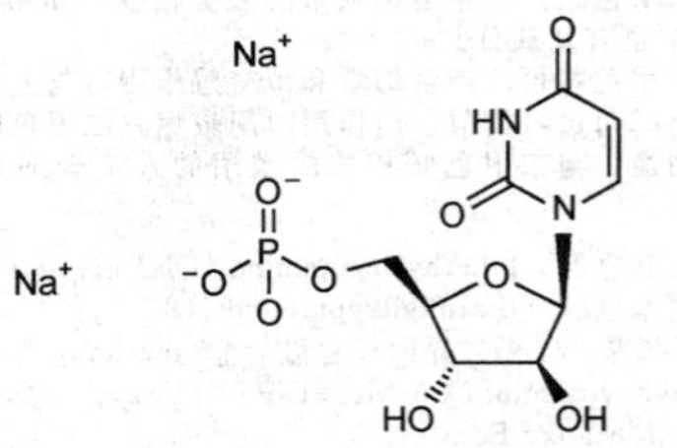

简介

尿苷一磷酸是内生的尿嘧啶核苷，参与许多生物学过程。在很多治疗神经痛、神经炎、肌病的制剂中都含有尿苷一磷酸二钠，它也可用于外周和中枢的血管疾病治疗，尿苷二磷酸二钠也有使用。

制剂

多组分制剂 **Cz.:** Laevadosin†; **Ger.:** Keltican N; **Spain:** Nucleo CMP; **Ukr.:** Nucleo CMF Forte (Нуклео ЦМФ Форте).

Disulfiram (*BAN, rINN*) 双硫仑

Dissulfiramo; Disulfiraami; Disulfiramas; Disulfirame; Disulfiramo; Disulfiramum; Diszulfirám; Éthyldithiourame; TTD. Tetraethylthiuram disulphide; Bis(diethylthiocarbamoyl) disulfide.

Дисульфирам

$C_{10}H_{20}N_2S_4$ = 296.5.

CAS — 97-77-8.

ATC — N07BB01; P03AA04.

ATC Vet — QN07BB01; QV03AA01.

UNII — TR3MLJ1UAI.

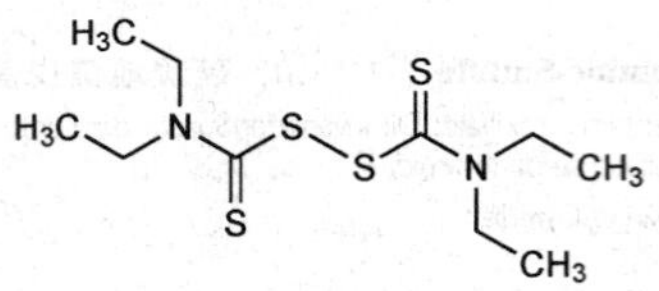

Pharmacopoeias. In *Eur.* (see p.vii), *Jpn*, and *US.*

Ph. Eur. 6. 8 (Disulfiram) 白色或类白色结晶性粉末。熔点 70～73℃。几乎不溶于水；略溶于乙醇；易溶于二氯甲烷。避光。

USP 33 (Disulfiram) 白色或灰白色，无臭结晶性粉末。熔点 69～72℃。极微溶于水；溶于乙醇（1∶30），溶于乙醚（1∶15）；可溶于丙酮、二硫化碳和氯仿。贮藏于密闭容器中。避光。

稳定性 双硫仑制剂的稳定性研究[1,2]。

1. Gupta VD. Stability of aqueous suspensions of disulfiram. *Am J Hosp Pharm* 1981; **38:** 363–4.
2. Philips M, *et al.* Stability of an injectable disulfiram formulation sterilized by gamma irradiation. *Am J Hosp Pharm* 1985; **42:** 343–5.

不良反应和处置

双硫仑治疗初期常出现困倦和疲劳。其他报道的不良反应包括：口腔有大蒜样或金属样味感、胃肠不适、体臭、呼气臭味、头痛、阳萎、变应性皮炎。也可能出现外周神经疾病和视神经疾病、精神反应以及肝毒性。

双硫仑-乙醇反应 使用双硫仑治疗酗酒的原理是使用双硫仑后再饮酒就会出现自限性的、全身性的极度不适

感反应。这些反应从面部潮红开始，继而出现头颈部血管舒张和搏动性扩张，并可能出现搏动性头痛。随后会出现呼吸困难、恶心、剧烈呕吐、出汗、口干、胸痛、心动过速、心悸、血压显著降低、眩晕、虚弱、视物模糊，并可能出现意识模糊。该反应的程度和持续时间因人而异，即使少量的酒有时也会引起此警告性反应。除了以上列举的反应外，更严重的症状包括：呼吸抑制、心血管性虚脱、心律失常、心肌梗死、急性心力衰竭、意识丧失、惊厥和猝死。

严重反应发生后，需要给予强化支持治疗；可能有必要进行吸氧和静脉补液。还需要监测血钾水平。有专家建议静脉给予维生素 C、硫酸麻黄素或抗组胺药物。

1. Chick J. Safety issues concerning the use of disulfiram in treating alcohol dependence. *Drug Safety* 1999; **20:** 427–35.

对血液的影响 20 世纪 60 年代，曾有几个与使用双硫仑有关的血液学异常的个案报道。美国注册药品信息建议用药期间进行血细胞计数测定。

对肝脏的影响 一篇综述总结了 18 例使用双硫仑后出现肝炎的病例[1]。这些患者在开始使用双硫仑 10 天至 6 个月后出现症状，停药后，尽管转氨酶可能需要数月才能恢复正常，但在停药后的 2 周内即可观察到临床症状的好转。出现致死性肝昏迷的病例有 7 例。双硫仑所引起肝炎的临床表现提示患者发生了超敏反应。另一篇综述总结了 1966—2002 年 Swedish Adverse Drug Reactions Advisory Committee 收到的 82 例怀疑是双硫仑引起的肝损害病例报告[2]。所有病例中只有 1 例不属于肝细胞性肝损害，82 例中有 4 例死亡，另有 4 例接受了肝移植。尽管有证据表明在双硫仑引起肝损害中涉及超敏反应，但超敏反应并不是双硫仑引起肝损害的唯一发生机制。

1. Mason NA. Disulfiram-induced hepatitis: case report and review of the literature. *DICP Ann Pharmacother* 1989; **23:** 872–4.
2. Björnsson E, *et al.* Clinical characteristics and prognostic markers in disulfiram-induced liver injury. *J Hepatol* 2006; **44:** 791–7.

对神经系统的影响 脑病 使用双硫仑后发生可逆性中毒性脑病的比例为 2%[1]。脑病出现的时间可在治疗开始后数日至数月出现，早期症状包括：注意力不集中、记忆缺失、焦虑、抑郁和嗜睡。随后可出现意识模糊和定向力障碍，常伴随妄想症，有时有幻觉。其他症状还包括：共济失调、精细运动协调能力丧失、言语模糊和意向性震颤。一般在停药后 3 日至 2 周后脑病开始好转，但相应症状有可能会持续 6 周。在脑病的产生原因上存在着分歧，有人认为是双硫仑的毒性作用，也有人认为是戒酒后的反应。但有研究报道了仅仅出现精神症状却没有任何脑病先兆的情况[2]。

1. Hotson JR, Langston JW. Disulfiram-induced encephalopathy. *Arch Neurol* 1976; **33:** 141–2.
2. Rossiter SK. Psychosis with disulfiram prescribed under probation order. *BMJ* 1992; **305:** 763.

外周神经病 与双硫仑相关的外周神经病的报道可参见先前的病例报道[1,2]。双硫仑的日剂量为 250mg 或 500mg 时都可能出现神经病，在开始治疗后的数日至数月出现症状。最多见的症状是发麻，也常有麻木、疼痛/烧灼感、乏力，通常肌肉无力和感觉丧失也会同时出现。还有视神经萎缩的报道。停药后，可能会观察到症状的即刻改善，但神经损伤的恢复很慢，症状的持续时间可能会长达 2 年[1]。

1. Watson CP, *et al.* Disulfiram neuropathy. *Can Med Assoc J* 1980; **123:** 123–6.
2. Frisoni GB, Di Monda V. Disulfiram neuropathy: a review (1971-1988) and report of a case. *Alcohol Alcohol* 1989; **24:** 429–37.

对呼吸道的影响 一例使用双硫仑的哮喘患者在接受酒精激发试验后出现了支气管痉挛和高血压[1]。

1. Zapata E, Orwin A. Severe hypertension and bronchospasm during disulfiram-ethanol test reaction. *BMJ* 1992; **305:** 870.

对皮肤的影响 一例 55 岁男性患者在使用双硫仑 2 个月后手掌和脚掌呈现出橙黄色，被误诊为黄疸[1]。推测皮肤颜色改变的原因是双硫仑抑制了维生素 A 的代谢，致使胡萝卜素在皮肤沉积。皮肤颜色的改变在停药后很快消退。

1. Santonastaso M, *et al.* Yellow palms with disulfiram. *Lancet* 1997; **350:** 266.

过量 一名 6 岁儿童使用每日 4 次，每次 250mg 的双硫仑共 13 次后出现双硫仑中毒，后来这名患儿康复了[1]。此前的 6 例儿童过量中毒的病例中，1 例死亡，3 例发生了中度或重度的脑损害。儿童双硫仑中毒的症状与成人的双硫仑-乙醇反应或急性双硫仑中毒有明显不同，其典型症状是在用药 12h 后出现昏睡、嗜睡、虚弱、张力减退、呕吐，可发展为不省人事和昏迷。常伴脱水、中度心动过速和明显的气促，肌肉紧张度明显降低，深部腱反射减弱或消失。

一名 5 岁女童在急性双硫仑中毒后出现了严重的神经损伤，并被误诊为糖尿病酮症酸中毒[2]。

1. Benitz WE, Tatro DS. Disulfiram intoxication in a child. *J Pediatr* 1984; **105:** 487–9.
2. Mahajan P, *et al.* Basal ganglion infarction in a child with disulfiram poisoning. *Pediatrics* 1997; **99:** 605–8.

注意事项

心血管疾病、精神疾病或严重人格障碍者禁用，已知对双硫仑和其他的秋蓝姆类（thiuram）化合物（如用于橡胶硬化或杀虫剂中的这类化合物）过敏者禁用。糖尿病、癫痫、肝肾功能损伤、呼吸系统疾病、脑损伤、甲状腺功能减退症患者慎用。对酒精和其他药物依赖或滥用的人群建议应谨慎使用双硫仑。孕妇最好避免使用。

摄入酒精后至少 24h 不能使用双硫仑。患者开始双硫仑治疗前，应详细向其介绍双硫仑-乙醇反应，警告患者避免摄入任何形式的酒精，包括含酒精的药物和用乙醇作为基质的局部用制剂。停用双硫仑 2 周后仍可发生双硫仑-乙醇反应。

美国的药物生产厂家建议在双硫仑长期治疗过程中定期进行血细胞计数和肝功能测定。

妊娠 2 例新生儿出现严重的短肢畸形，他们的母亲在怀孕期间曾使用双硫仑[1]。在这 2 例病例以前，只有两个类似的报道。

1. Nora AH, *et al.* Limb-reduction anomalies in infants born to disulfiram-treated alcoholic mothers. *Lancet* 1977; **ii:** 664.

药物相互作用

双硫仑能抑制肝药酶，可能会影响同时使用的其他药物代谢。它能增加苯妥英和香豆素抗凝血药的药效，可能需要减少后两者的剂量。双硫仑还能抑制利福平的代谢和排泄。双硫仑与异烟肼或甲硝唑合用时有发生毒性作用的报道。双硫仑可抑制副醛的代谢，可导致体内乙醛的蓄积，两者不能同时使用。

一项评价双硫仑对细胞色素 P450 酶系的研究[1]表明，不论是短期或长期使用，双硫仑介导的酶抑制作用主要针对 CYP2E1 酶系。

1. Frye RF, Branch RA. Effect of chronic disulfiram administration on the activities of CYP1A2, CYP2C19, CYP2D6, CYP2E1, and N-acetyltransferase in healthy human subjects. *Br J Clin Pharmacol* 2002; **53:** 155–62.

镇痛药 由于发现双硫仑能延长安替比林的血浆半衰期，表明双硫仑能减少药物的代谢[1]，其原因可能是双硫仑能抑制肝微粒体混合功能氧化酶酶系。同一研究还表明，使用双硫仑后，尿中排泄的尿香草扁桃酸明显减少，而高香草酸含量增加，表明双硫仑能影响儿茶酚胺的代谢。

1. Vesell ES, *et al.* Impairment of drug metabolism by disulfiram in man. *Clin Pharmacol Ther* 1971; **12:** 785–92.

抗抑郁药 有报道称合用阿米替林会加重双硫仑-乙醇反应[1]。在双硫仑-乙醇反应发生时，使用由去甲肾上腺素或多巴胺介导而发挥中枢神经作用的药物（如三环类抗抑郁药），或一些具有双硫仑一样的酶抑制能力药物（如单胺氧化酶抑制药）时，可能导致严重的药物相互作用[2]。

1. MacCallum WAG. Drug interactions in alcoholism treatment. *Lancet* 1969; **i:** 313.
2. Sellers EM, *et al.* Drugs to decrease alcohol consumption. *N Engl J Med* 1981; **305:** 1255–62.

抗原虫药 接受双硫仑治疗的酗酒者使用甲硝唑后毒性作用的信息，详见**甲硝唑的药物相互作用**项下乙醇，第 809页。

抗精神病药 由于发现氯丙嗪这样的吩噻嗪类止吐药具有 α-肾上腺素受体阻滞作用，会增加低血压的发生，因此建议应禁用于接受双硫仑治疗的患者[1]。在双硫仑-乙醇反应发生时，使用由去甲肾上腺素或多巴胺介导而发挥中枢神经作用的药物（如吩噻嗪类药物），会导致严重的药物相互作用发生[2]。

1. Kwentus J, Major LF. Disulfiram in the treatment of alcoholism: a review. *J Stud Alcohol* 1979; **40:** 428–46.
2. Sellers EM, *et al.* Drugs to decrease alcohol consumption. *N Engl J Med* 1981; **305:** 1255–62.

苯二氮䓬类 有报道称地西泮等能降低双硫仑-乙醇反应的强度[1]。

1. MacCallum WAG. Drug interactions in alcoholism treatment. *Lancet* 1969; **i:** 313.

大麻 双硫仑和大麻合用可引发轻度躁狂状态，第 2202页。

心血管系统药 可以预测，若双硫仑-乙醇反应发生时，患者同时使用影响血压调节功能的药物（如 α 受体阻滞药、β 受体阻滞药或血管扩张药），会产生严重的药效学相互作用[1]。

1. Sellers EM, *et al.* Drugs to decrease alcohol consumption. *N Engl J Med* 1981; **305:** 1255–62.

大环内酯类 1 例接受双硫仑治疗的患者在使用克拉霉素后，发生了致死性的中毒性表皮坏死松解症和暴发性肝炎[1]。

1. Masiá M, *et al.* Fulminant hepatitis and fatal toxic epidermal necrolysis (Lyell disease) coincident with clarithromycin administration in an alcoholic patient receiving disulfiram therapy. *Arch Intern Med* 2002; **162:** 474–6.

药动学

双硫仑从胃肠道吸收的差异很大，吸收后快速代谢为二乙基二硫代氨基甲酸酯（参见第1387页的**二硫卡钠**），主要代谢途径是红细胞内的谷胱甘肽还原酶系，也可能有部分在肝脏代谢。随后，二乙基二硫代氨基甲酸酯（盐）在肝脏代谢为葡萄糖醛酸结合物和甲酯，然后进一步代谢为二乙胺、二硫化碳和硫酸盐。代谢产物主要从尿中排泄；二硫化碳通过呼吸呼出。

在一项研究中[1]，15 名酗酒的男性患者每日口服单剂 250mg 双硫仑，共服药 12 天，发现双硫仑和代谢物血浆浓度的个体差异很大。差异可能源自双硫仑的高脂溶性、个体的血浆蛋白结合率的差异以及存在肝肠循环。单次或多次给药后，体内双硫仑、二乙基二硫代氨基甲酸酯、二乙基二硫代氨基甲酸酯-甲酯和二乙胺血浆浓度平均达峰时间为 8～10h，呼气中二硫化碳的浓度也在相同的时间段出现峰值；而血浆中二硫化碳的达峰时间为 5～6h。单次给药后 48h 内，虽然血浆双硫仑浓度已无法测出，但部分代谢物的体内浓度仍在升高。单次和多次给药 24h 内，以二乙基二硫代氨基甲酸酯葡萄糖醛酸结合物形式从尿中排泄的药物分别占给药剂量的 1.7%和 8.3%，以二乙胺形式排泄的比例分别为 1.6%和 5.7%。相应地，单次和多次给药时，24h 内以二硫化碳形式呼出的药物比例分别为 22.4%和 31.3%。

1. Faiman MD, *et al.* Elimination kinetics of disulfiram in alcoholics after single and repeated doses. *Clin Pharmacol Ther* 1984; **36:** 520–6.

用途和用法

双硫仑是慢性酗酒的辅助治疗药物（参见第 1551 页的**戒酒和戒瘾**）。双硫仑并不属于治疗药物，如果没有患者的自愿配合和支持性心理疗法，它的效果会非常有限。

双硫仑能抑制醛脱氢酶，后者负责乙醛的氧化，而乙醛是乙醇的一个体内代谢产物。患者使用双硫仑后，如果再摄入乙醇，即使是少量的乙醇，体内的乙醛也会蓄积，必然会引起双硫仑-乙醇反应的多种表现（参见上文**不良反应和处置**）。不适感在摄入乙醇后 10min 左右出现，轻者持续 0.5h 左右，重者可持续数小时。建议患者在医院或其他可以得到密切监护的地点开始首次用药。

双硫仑为口服给药。在英国，治疗首日剂量为 800mg，单次给药，第二天日剂量减为 200mg，常规维持剂量为每日 100～200mg。在美国，推荐日剂量不超过 500mg，治疗最初的 1～2 周日剂量为 500mg，此后的维持剂量为每日 250mg，或每日 125～500mg。在治疗开始 6 个月内应对治疗进行评估。维持治疗可能需要持续数月至数年，直至患者能完全回归社会并成功建立基本的长期自我控制力。

为了向患者说明双硫仑-乙醇反应的真实感受，可在维持治疗阶段，在严密监护的情况下给予患者试验剂量的乙醇来进行激发试验。但这种试验并不属于常规推荐方案，也不能用于 50 岁以上患者。很多学者认为对患者口头描述此反应就足够了。

为了解决口服剂型患者依从性差的问题，曾试用过双硫仑的埋植剂剂型，但由于缺乏临床效果，该剂型已不再采用。

酗酒 参考文献如下。

1. Wright C, Moore RD. Disulfiram treatment of alcoholism. *Am J Med* 1990; **88:** 647–55.
2. Hughes JC, Cook CCH. The efficacy of disulfiram: a review of outcome studies. *Addiction* 1997; **92:** 381–95.
3. O'Shea B. Disulfiram revisited. *Hosp Med* 2000; **61:** 849–51.
4. Brewer C, *et al.* Does disulfiram help to prevent relapse in alcohol abuse? *CNS Drugs* 2000; **14:** 329–341.
5. Suh JJ, *et al.* The status of disulfiram: a half of a century later. *J Clin Psychopharmacol* 2006; **26:** 290–302.

可卡因依赖 可卡因的使用可能会影响中枢神经系统功

能的多巴胺能调节；双硫仑是能影响多巴胺能神经系统的几种药物之一，已尝试用于治疗可卡因的滥用和依赖（参见可卡因戒断综合征，第1774页）。

1. Carroll KM, *et al.* Efficacy of disulfiram and cognitive behavior therapy in cocaine-dependent outpatients: a randomized placebo-controlled trial. *Arch Gen Psychiatry* 2004; **61:** 264–72.

制剂

BP 2010: Disulfiram Tablets;
USP 33: Disulfiram Tablets.

专利制剂

Arg.: Abstensyl; Disulfix; ***Austral.:*** Antabuse; ***Austria:*** Antabus; ***Belg.:*** Antabuse; ***Braz.:*** Antietanol; Sarcoton; ***Chile:*** Antabus; Tolerane†; ***Cz.:*** Antabus; ***Denm.:*** Antabus; ***Fin.:*** Antabus; ***Fr.:*** Esperal; ***Ger.:*** Antabus; ***Hung.:*** Antaethyl; ***India:*** Esperal†; ***Irl.:*** Antabuse; ***Ital.:*** Antabuse; Etiltox; ***Mex.:*** Etabus; ***Neth.:*** Antabus; Refusal; ***Norw.:*** Antabus; ***NZ:*** Antabuse; ***Pol.:*** Anticol; ***Port.:*** Tetradin; ***Rus.:*** Esperal (Эспераль); Teturam (Тетурам); ***S.Afr.:*** Antabuse; ***Spain:*** Antabus; ***Swed.:*** Antabus; ***Switz.:*** Antabus; ***Thai.:*** Alcobuse; Anta-al; Antabuse†; Antinol; Chronol; Difiram; ***Turk.:*** Antabus; ***UK:*** Antabuse; ***Ukr.:*** Esperal (Эспераль); Tetlong (Тетлонг); Teturam (Тетурам); ***USA:*** Antabuse.

多组分制剂 ***Fr.:*** TTD-B₃-B₄†; ***Rus.:*** Lidevine (Лидевин); ***Swed.:*** Tenutex; ***Ukr.:*** Lidevin (Лидевин).

Dizocilpine Maleate (*USAN*, *rINNM*) 马来酸地佐环平

Dizocilpine, Maléate de; Dizocilpini Maleas; Maleato de dizocilpina; MK-801. (+)-10,11-Dihydro-5-methyl-5*H*-dibenzo[*a*,*d*]-cyclohepten-5,10-imine maleate.

Дизоцилпина Малеат

$C_{16}H_{15}N,C_4H_4O_4 = 337.4.$

CAS — 77086-21-6 (dizocilpine); 77086-22-7 (dizocilpine maleate).

UNII — 6LR8C1B66Q.

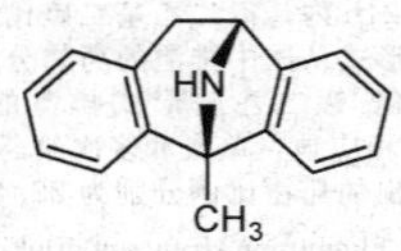

(dizocilpine)

简介

地佐环平是一种兴奋性神经递质 *N*-甲基-D-天冬氨酸（NMDA）的拮抗药。相关药理研究主要是地佐环平的抗癫痫作用，其他研究涉及它对各种神经系统疾病的潜在药理活性，包括预防因大脑缺血造成的神经损伤。

地佐环平具有良好的抗惊厥活性，但可能诱发精神疾病，因此最终未能成为抗癫痫药[1]。新开展的研究关注地佐环平对卒中的潜在疗效。

1. Richens A. New antiepileptic drugs. *Br J Hosp Med* 1990; **44:** 241.

Dolomite 白云石

Доломит

简介

白云石是天然矿石，由碳酸钙和碳酸镁组成。它曾作为营养补充剂，但可能含有铅和其他毒性金属，现在已经不推荐使用了。

制剂

专利制剂

Port.: Frutin; ***USA:*** Dolomite.

多组分制剂 ***Austral.:*** Prosteo†.

Dong Quai 当归

Angelica Sinensis; Chinese Angelica; Dang Gui; Dang Qui; Danggui.

Донг Квай

UNII — B66F4574UG.

Pharmacopoeias. In *Chin.*, which specifies the root.

Br. includes separate monographs for Angelica Sinensis Root for use in Traditional Herbal Medicine, and Processed Angelica Sinensis Root for use in Traditional Herbal Medicinal Product.

BP 2010（Angelica Sinensis Root for use in THM） 干燥的当归［*Angelica sinensis*（A. polymorpha var. sinensis）］的完整根部。以干燥药物计，其川芎内酯（*Z*-ligustilide，$C_{12}H_{14}O_2$ = 190.2）的含量不低于0.1%。防潮保存。

BP 2010（Processed Angelica Sinensis Root for use in THMP） 经熏蒸、切片和干燥处理后的当归根。以干燥药物计，川芎内酯含量不低于0.1%。防潮保存。

简介

当归是中国当归属当归的干燥根部。在中医中，用于治疗月经不调和绝经期紊乱、呼吸系统疾病和带状疱疹感染。

其他当归属中药材在第2180页中有介绍。

顺势疗法 当归可用于顺势疗法药物，常见名称包括：Angelica sinensis，radix；Angelica sin。

1. WHO. Radix Angelicae Sinensis. *WHO Monographs on Selected Medicinal Plants*, volume 2. Geneva: WHO, 2004. Also available at: http://apps.who.int/medicinedocs/en/d/Js4927e/5.html (accessed 04/02/10)

制剂

多组分制剂 ***Austral.:*** Capsella Complex; Dong Quai Complex†; Extralife Meno-Care†; Feminine Herbal Complex; PM Meno-Care; ***Canad.:*** Herbal Support for Women Over 45†; Natural HRT; ***Hong Kong:*** Phytoestrin; ***Malaysia:*** Primolin Total Woman†; ***Philipp.:*** Spigrow for Girls; ***Singapore:*** Phytoestrin.

Drosera 茅膏菜

Atrapamoscas; Droséra; Droserae herba; Herba Rorellae; Hierba de la gota; Rorela; Ros Solis; Rossolis; Sonnentau; Sundew.

Росянка Круглолистная (*Drosera rotundifolia*)

ATC Herb — HR03WX5002 (Drosera rotundifolia: herb).

UNII — 75O014T1HG (Drosera rotundifolia).

简介

茅膏菜指茅膏菜科属茅膏菜科和其他茅膏菜属风干的完整植物。茅膏菜的制剂已用于治疗呼吸系统疾病。

顺势疗法 茅膏菜可用于顺势疗法药物，名称包括：Drosera rotundifolia；Dros rot。

制剂

专利制剂

Ger.: Makatussin Saft Drosera†; Makatussin Tropfen Drosera†.

多组分制剂 ***Austral.:*** Asa Tones†; Cough Relief†; ***Austria:*** Pilka; Pilka Forte; ***Belg.:*** Saintbois; ***Chile:*** Fitotos; Gotas Nican†; Notosil†; Pectoral Pasteur; Pulmagol; Ramistos; Sedotus†; ***Cz.:*** Bronchicum Pflanzlicher Hustenstiller†; Tussilen; ***Fr.:*** Pastilles Monleon; Tussidoron; ***Ger.:*** Drosithym-N; Lomal†; Makatussin Tropfen forte†; ***Indon.:*** Silex; ***Israel:*** Pilka; ***Ital.:*** Enatus; ***Mex.:*** Citos; Fen-y-Tos; ***Port.:*** Broncodiazina†; Pilka F†; Stodal; ***S.Afr.:*** Cough Elixir†; ***Spain:*** Broncovital†; Pazbronquial; Pilka; ***Switz.:*** Bromocod N; Bronchofluid N†; Demo Elixir pectoral N; DemoPectol; Demo-Tussil; Dragees S contre la toux†; Drosinula; Elixir contre la toux; Escotussin; Famel†; Gouttes contre la toux "S"†; Makaphyt Gouttes antitussives; Makaphyt Sirop; Nican; Pastilles bronchiques S; Pastilles pectorales Demo N†; Pertussex Compositum†; Pilka; Sirop pectoral contre la toux S; Sirop S contre la toux et la bronchite†; Siropectan; Thymodrosin N†; ***Venez.:*** Codebromil; Dromil Sauco; Pi-Fedrin.

顺势疗法制剂 ***Austral.:*** Stodal†; ***Austria:*** Drosera Komplex†; Globuli gegen Husten Nr 1; Gripagil Husten- und Bronchialtropfen; Hustensaft Weleda; Hustentropfen Nr 24†; Pertudoron; ***Canad.:*** Arum Triphyllum Plex; Baudry†; Brocosin; Cough & Cold; Cough L64†; Drosera Compose; Drosera Homaccord; Drosera Plex; Drosetux†; Homeo-Form R; L52 Cough & Cold; Mandarine†; Pertudoron 1; Phytotux H; Stodal; ***Chile:*** Drosemiel; Pertussin; ***Cz.:*** Drosetux; Lehningrip; Stodal; ***Fr.:*** Arum Triphyllum Compose; Baudry; Boripharm No 11; Drosera Complexe No 64; Drosera Compose; Drosetux; Formule de l'Abbe Chaupitre no 1; Hivernum; Homeogene 14; Ipeca Compose; L 52; Pates Pectorales; Pertudoron; Stodal; ***Ger.:*** A-Bomin; Asthma H†; Asthma-Bomin H†; Asthmavowen-N; Bomapect N; Bronchi-Do; Bronchikatt†; Bronchiselect; Broncho-Injektopas; Drosera-Weliplex; Droserapect†; Habstal-Pulm N†; HanoTussan; Infigripp; Jutussin; Lomabronchin N†; Monapax; Pertudoron 1; Pulmo Bronchialcomplex; Pulmo-Bosan†; Pulmo-cyl Ho-Len-Complex; Pulmosan; Relivora Komplex; Retussan†; Roth's RKT Tropfen†; Roth's Ropulmin†; Spiroject†; Tussiflorin Hom; Tussisana N; Tussistin N†; Viropect; ***Hung.:*** Stodal; ***Neth.:*** Bronchilite; Homeocare siroop; Jutussin R9; Stodal; Tussikind†; Tussistin; ***Rus.:*** Stodal (Стодаль); ***S.Afr.:*** Pertudoron Drops†; ***Switz.:*** Drosetux; Stodal; ***UK:*** Cough Elixir.

Drotaverine (*rINN*) 屈他维林

Drotaverina; Drotavérine; Drotaverinum. 1-(3,4-Diethoxybenzylidene)-6,7-diethoxy-1,2,3,4-tetrahydroisoquinoline.

Дротаверин

$C_{24}H_{31}NO_4 = 397.5.$

CAS — 14009-24-6 (drotaverine); 985-12-6 (drotaverine hydrochloride).

ATC — A03AD02.

ATC Vet — QA03AD02.

UNII — 98QS4N58TW.

Pharmacopoeias. *Pol.* includes Drotaverine Hydrochloride.

简介

屈他维林作为一种解痉药，常用来治疗胆道、泌尿系和胃肠道痉挛。常用口服剂量为每日120～240mg，分次服用，也可肌内注射和静脉注射给药。

1. Bolaji OO, *et al.* Pharmacokinetics and bioavailability of drotaverine in humans. *Eur J Drug Metab Pharmacokinet* 1996; **21:** 217–21.
2. Romics I, *et al.* The effect of drotaverine hydrochloride in acute colicky pain caused by renal and ureteric stones. *BJU Int* 2003; **92:** 92–6.
3. Singh KC, *et al.* Drotaverine hydrochloride for augmentation of labor. *Int J Gynaecol Obstet* 2004; **84:** 17–22.
4. Gupta B, *et al.* Drotaverine hydrochloride versus hyoscine-N-butylbromide in augmentation of labor. *Int J Gynaecol Obstet* 2008; **100:** 244–7.

卟啉病 屈他维林会引起急性卟啉病发作，对卟啉病患者是不安全的。

制剂

专利制剂

Cz.: No-Spa; ***Hung.:*** No-Spa; ***India:*** Drotin; Drovera; DVN; ***Malaysia:*** No-Spa; Zepid; ***Philipp.:*** Deolin; No-Spa†; ***Pol.:*** Galospa; No-Spa; ***Rus.:*** Bezpa (Беспа); No-Spa (Но-Шпа); Nos-Bra (Нош-Бра); Spacovin (Спаковин); Spasmol (Спазмол); Spasmonet (Спазмонет); Spazoverin (Спазоверин); ***Thai.:*** D-Tarine†; Deolin; No-Spa†; Spablock; Spacovin; Sparax; Sparta; Toverine; ***Ukr.:*** Nicospan (Нікошпан)†; No-Spa (Но-Шпа).

多组分制剂 ***Cz.:*** Quarelin†; ***Hung.:*** Algoflex-M; Algopyrin Complex; No-Spalgin; Paniverin; Quarelin; ***Rus.:*** No-Spalgin (Но-Шпалгин); Unispaz (Юниспаз); ***Ukr.:*** No-Spalgin (Но-Шпалгин); Unispas (Юниспаз).

Dulcamara 白英

Argamiel; Bittersüss; Bittersweet; Douce-Amère; Dulcamarae Caulis; Dulce amargo; Hierba mora; Matagallinas; Uvas del diablo; Vid silvestre; Woody Nightshade.

Паслён Сладко-горький (*Solanum dulcamara*)

ATC Herb — HM01AW5022 (Solanum dulcamara: stem).

UNII — KPS1B1162N (Solanum dulcamara top); K4QR93EG7I (Solanum dulcamara).

简介

白英来源于茄科茄属白英植物［*Solanum dulcamara*（Solanaceae）］的干燥茎及其分支。它曾以浸剂给药，用来治疗慢性风湿病和皮疹。

由于茄科含生物碱，各部分都有毒。曾见其浆果引起儿童中毒的报道。不良反应处置见阿托品项下，第1176页。

顺势疗法 本品用于顺势疗法药物使用以下名称：Solanum dulcamara；Dulc。

茄属白英的花也可用于顺势疗法药物，使用以下名称：Dulcamara，Flos。

制剂

专利制剂

Cz.: Dulcacefak; ***Ger.:*** Cefabene; Solapsor†.

多组分制剂 ***Austria:*** Dermatodoron; ***Ger.:*** Dermatodoron; ***S.Afr.:*** Cough Elixir†; Dermatodoron†; Zeel; ***Switz.:*** Elixir contre la toux.

顺势疗法制剂 ***Austral.:*** Arthritis Relief†; ***Austria:*** Atma†; Dulcamara-Homaccord†; Echinacea-Cosmoplex; Viburcol†; Zeel Plus†; ***Canad.:*** Angeel; Arnica-Heel Comp; Calnor; Cystitis Juniperus†; Detox L37; Eczema L87; Eye Formula Euphr L115†; Formula D Doron; Homeo-S-Asp; Homeodose 28†; Urarthone†; Viburcol; Zeel Comp; ***Cz.:*** Angin-Heel S; Viburcol; Zeel Compositum; Zeel Salbe; ***Fr.:*** Amanita Complexe No 75; Arthro-Drainol; Dermo-Drainol; Euphrasia Complexe No 115; Formule de l'Abbe Chaupitre no 18; Homeodose 28†; Homeogene 41; Homeogrippe; Juniperus Complexe No 6; Scabiosa Complexe No 87; Soreal; Thuya Complexe No 37; Urarthone; ***Ger.:*** Atemaron N R30†; Bryorheum; Cysto-Gastreu S R18; Drosera-Weliplex; Dularell Classic†; Dularell N; G1-Injektopas; Genucyl L Ho-Len-Complex; Hewecyst Blasen-Nieren; Lumbago-Gastreu S R11; Rheuma-Hevert; Rheuma-Pasc; Rowo-778 Symphytum Ro-Plex T (Rowo-778)†; Symphytum Rowo; Uricosyx†; Zeel comp; ***Neth.:*** Cystilite; Cysto-Gastreu R18; Dulcamara-Gastreu R11; Gletar; Homeocare beweging; Omnilite; Prurilite; Spiroflor; Zeel comp N; ***Rus.:*** Atma (Атма); ***S.Afr.:*** Viburcol; ***Switz.:*** Rheumed†; ***UK:*** Dermatodoron.

Ebselen (*rINN*) 依布硒

DR-3305; Ebsélène; Ebseleno; Ebselenum; PZ-51. 2-Phenyl-1,2-benzisoselenazolin-3-one.

Эбселен

$C_{13}H_9NOSe$ = 274.2.

CAS — 60940-34-3.

UNII — 40X2P7DPGH.

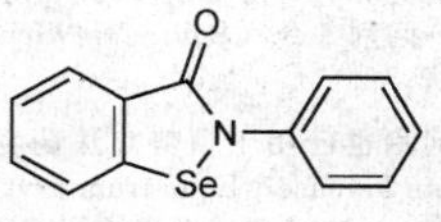

简介

依布硒具有抗氧化活性和抑制脂质过氧化反应。曾开展过依布硒对脑卒中的神经保护使用研究。

1. Yamaguchi T, *et al.* Ebselen in acute ischemic stroke: a placebo-controlled, double-blind clinical trial. *Stroke* 1998; **29:** 12–17.
2. Saito I, *et al.* Neuroprotective effect of an antioxidant, ebselen, in patients with delayed neurological deficits after aneurysmal subarachnoid hemorrhage. *Neurosurgery* 1998; **42:** 269–78.

Echinacea 紫锥花

Black Sampson; Blyškiųjų ežiuolių šaknys (pale coneflower root); Brauneria; Coneflower; Echinacea angustifolia, racine d' (narrow-leaved coneflower root); Echinacea pallida, racine d' (pale coneflower root); Echinacea purpurea, parties aériennes fleuries d' (purple coneflower herb); Echinacea purpurea, racine d' (purple coneflower root); Echinaceae angustifoliae radix (narrow-leaved coneflower root); Echinaceae pallidae radix (pale coneflower root); Echinaceae purpureae herba (purple coneflower herb); Echinaceae purpureae radix (purple coneflower root); Equinácea; Kaitapäivänhatunjuuri (narrow-leaved coneflower root); Kořen třapatky bledé (pale coneflower root); Kořen třapatky úzkolisté (narrow-leaved coneflower root); Läkerudbeckiarot (pale coneflower root); Liten läkerudbeckiarot (narrow-leaved coneflower root); Rohtopäivänhatunjuuri (pale coneflower root); Rudbeckia; Siauralapių ežiuolių šaknys (narrow-leaved coneflower root); Sonnenhutkraut.

Эхинацея

ATC Herb — HL03AW5004 (Echinacea angustifolia: root); HL03AW5003 (Echinacea angustifolia: herb); HL03AW5010 (Echinacea purpurea: whole plant); HL03AW5008 (Echinacea purpurea: herb); HL03AW5006 (Echinacea pallida: herb); HL03AW5009 (Echinacea purpurea: root); HL03AW5005 (Echinacea angustifolia: whole plant); HL03AW5007 (Echinacea pallida: root).

UNII — 4N9P6CC1DX (echinacea); VB06AV5US8 (Echinacea angustifolia); D982V7VT3P (Echinacea angustifolia root); 904CK3270L (Echinacea pallida); MGY2W95GWO (Echinacea pallida root); QI7G114Y98 (Echinacea purpurea); OS64WTR4KU (Echinacea purpurea root); 2EMS3QFX65 (Echinacea purpurea flowering top).

Pharmacopoeias. In *Eur.* (see p.vii) and *US.*

Ph. Eur. 6.8 (Narrow-Leaved Coneflower Root; Echinaceae Angustifoliae Radix) 为窄叶紫锥花属 *Echinacea angustifolia* 地下部分干燥、完整全根或切片。以干燥药品计，兰刺头碱（$C_{35}H_{46}O_{20}$＝786.7）含量不低于 0.5%。完整药材贮藏。避光。

Ph. Eur. 6.8 (Pale Coneflower Root; Echinaceae Pallidae Radix) 紫锥花属 *Echinacea pallida* 干燥、完整或切片的地下部分，以干燥品计，兰刺头碱含量不低于 0.2%。完整药材贮藏。避光。

Ph. Eur. 6.8 (Purple Coneflower Herb; Echinaceae Purpureae Herba) 紫锥花属 *Echinacea pallida* 地上部分经干燥、完整或切片的花，以干燥品计，caftaric 酸（$C_{13}H_{12}O_9$＝312.2）和菊苣酸（$C_{22}H_{18}O_{12}$＝474.4）的总和不低于 0.1%。完整药材贮藏。

Ph. Eur. 6.8 (Purple Coneflower Root; Echinaceae Purpureae Radix) 紫锥花属 *Echinacea purpurea* 地下部分干燥、完整或切片，以干燥品计，caftaric 酸（$C_{13}H_{12}O_9$＝312.2）和菊苣酸（$C_{22}H_{18}O_{12}$＝474.4）的总和不低于 0.1%。完整药材贮藏。

USP 33 (Echinacea Angustifolia) 为紫菀科窄叶紫锥花属 *Echinacea angustifolia*（Asteraceae）的干燥根茎和根，1 年至多年生植物秋季采挖。总苯酚含量不低于 0.5%。避光。

USP 33 (Echinacea Pallida) 为紫菀科紫锥花属苍白球 *Echinacea pallida*（Asteraceae）的干燥根茎和根，3 年至多年生植物秋季采挖。总苯酚含量不低于 0.5%。避光。

USP 33 (Echinacea Purpurea Root) 为紫菀科紫锥花属紫斑 *Echinacea purpurea*（Asteraceae）的干燥根茎和根，3 年至多年生植物秋季采挖。总苯酚含量不低于 0.5%。避光。

USP 33 (Echinacea Purpurea Aerial Parts) 为紫菀科紫锥花属紫斑 *Echinacea purpurea*（Asteraceae）的地上部分，于开花期采收。以干燥品计菊苣酸含量不低于 1.0%，十二烷四烯酸异丁酰胺酸异丁酰胺（dodecatetraenoic acid isobutylamides）（$C_{16}H_{25}NO$）含量不低于 0.01%。贮藏于密闭容器。避光。

不良反应

最常见的不良反应报道为短期使用紫锥花属出现胃肠道和皮肤相关反应，通常是暂时和可逆的[1]。有发生超敏反应（含过敏反应）的报道[1~4]。

1. Huntley AL, *et al.* The safety of herbal medicinal products derived from Echinacea species. *Drug Safety* 2005; **28:** 387–400.
2. Mullins RJ, Heddle R. Adverse reactions associated with echinacea: the Australian experience. *Ann Allergy Asthma Immunol* 2002; **88:** 42–51.
3. Health Canada. Natural health products and adverse reactions. *Can Adverse React News* 2004; **14** (1): 2. Also available at: http://www.hc-sc.gc.ca/dhp-mps/alt_formats/hpfb-dgpsa/pdf/medeff/carn-bcei_v14n1_e.pdf (accessed 11/08/05)
4. Adverse Drug Reactions Advisory Committee (ADRAC). Adverse reactions to complementary medicines. *Aust Adverse Drug React Bull* 2005; **24:** 2. Also available at: http://www.tga.gov.au/adr/aadrb/aadr0502.pdf (accessed 11/08/05)

药动学

从窄叶紫锥花属 *Echinacea angustifolia* 根中提取的氨基醇经人体受试者药动学研究[1]，部分氨基醇口服后很快吸收。由于其强亲脂性，从血浆中检测不出氨基醇。

1. Woelkart K, *et al.* Bioavailability and pharmacokinetics of alkamides from the roots of Echinacea angustifolia in humans. *J Clin Pharmacol* 2005; **45:** 683–9.

用途和用法

紫锥花属是窄叶紫锥花属（*Brauneria angustifolia*）、E 苍白球（*B pallida*）或 E. 紫斑（*E. purpurea*）的干燥、完整或切片地下部分，或 *E.* 紫斑（*E. purpurea*）地上部分。有报道称其具有增强免疫作用，其中草药制剂曾用于预防细菌和病毒感染。

顺势疗法 紫锥花属也曾用于顺势疗法药物，使用以下名称：Echinacea purp; Echinacea purpurea; Echinacea purpurea ex planta tota; Echinacea purpurea, Planta tota; Echinacea angustifolia; Echin. an.

1. WHO. Radix Echinaceae. *WHO Monographs on Selected Medicinal Plants*, volume 1. Geneva: WHO, 1999. Also available at: http://apps.who.int/medicinedocs/en/d/Js2200e/15.html (accessed 04/02/10)
2. WHO. Herba Echinaceae Purpurae. *WHO Monographs on Selected Medicinal Plants*, volume 1. Geneva: WHO, 1999. Also available at: http://apps.who.int/medicinedocs/en/d/Js2200e/16.html (accessed 04/02/10)

呼吸系统疾病 紫锥花属草药制剂广泛地用于治疗上呼吸道感染，如普通感冒。研究[1~3]得出了不一致的结论，但系统综述[4~5]提出大多数存在方法学上的缺陷[4]，表现出有效性证据不足。14 项随机对照研究荟萃分析[6]得出了紫锥花属确实有降低普通感冒发病率和对缩短感冒持续时间有益处的结论，虽然已有大量的前瞻性研究结论，但按照常规建议之前还需要核对特定的变量（如人种）。特定的制剂因其所含组分不同，也难以进行对比评估。开展用不同提取方法提取的 3 种窄叶紫锥花属（*Echinacea angustifolia*）根提取物（有确定的植物化学描述）的疗效评估，结果表明没有一个提取物与安慰剂比较在治疗鼻病毒感染疾病实验时，有显著临床疗效[7]。氨基醇、多糖、咖啡酸衍生物是紫锥花制剂的活性组分，且在提取物中的含量因提取物而异。

1. Turner RB, *et al.* Ineffectiveness of echinacea for prevention of experimental rhinovirus colds. *Antimicrob Agents Chemother* 2000; **44:** 1708–9.
2. Barrett BP, *et al.* Treatment of the common cold with unrefined echinacea: a randomized, double-blind, placebo-controlled trial. *Ann Intern Med* 2002; **137:** 939–46.
3. Taylor JA, *et al.* Efficacy and safety of echinacea in treating upper respiratory tract infections in children: a randomized controlled trial. *JAMA* 2003; **290:** 2824–30.
4. Caruso TJ, Gwaltney JM. Treatment of the common cold with echinacea. *Clin Infect Dis* 2005; **40:** 807–10.
5. Linde K, *et al.* Echinacea for preventing and treating the common cold. Available in The Cochrane Database of Systematic Reviews; Issue 1. Chichester: John Wiley; 2006 (accessed 31/07/08).
6. Shah SA, *et al.* Evaluation of echinacea for the prevention and treatment of the common cold: a meta-analysis. *Lancet Infect Dis* 2007; **7:** 473–80.
7. Turner RB, *et al.* An evaluation of Echinacea angustifolia in experimental rhinovirus infections. *N Engl J Med* 2005; **353:** 341–8.

制剂

专利制剂

Austral.: Echinacin†; ***Austria:*** Echinacin; Echinaforce; Sanvita Immun†; ***Belg.:*** Echinacin; ***Braz.:*** Enax; Equinacea†; Imunnal; Imunocel†; Imunogreen; ***Canad.:*** Citranacea†; Defense; Echinaforce; Echinamide; Super LSN Plus; Triple Blend Echinacea†; ***Cz.:*** Echinacin; Immunal; ***Ger.:*** aar vir; Echan†; Echifit†; Echiherb†; Echinacin; Echinaforce; Echinapur; Echinatur; Episcorit; Esberitox mono; Immunobion; Lymphozil; Pascotox forte-Injektopas†; Pascotox mono†; Pascotox Purpurea; Resistan mono; Resplant†; toxi-loges; Wiedimmun†; ***Gr.:*** Echinacin; ***Hung.:*** Echinacin; ***Ital.:*** EuMunil; ***Mex.:*** Inmune Booster†; Regripax; ***Pol.:*** Echinapur; Echinerba; Immunal†; Lymphozil; Purex; ***Rus.:*** Immunal (Иммунал); Immunex (Иммунекс); Immunorm (Иммунорм); ***Spain:*** Echinacin; Ekian; Revitonil; ***Switz.:*** Echinacin; Echinaforce; EchinaMed; Echiplant; ***Thai.:*** Echinacin; ***UK:*** Benylin Active Response†; Duchy Herbals Echinacea Relief; Echinacea; Echinaflu; Echinaforce; EchinEeze; Phytocold; Skin Clear; ***Ukr.:*** Echinacin (Эхинацин); Immunal (Иммунал); Immuno Theiss (Иммуно Тайсс); ***Venez.:*** Flucaps.

多组分制剂 ***Arg.:*** Parodontax Fluor; SX-22; ***Austral.:*** Andrographis Complex; Andrographis Compound; Astragalus Complex; Broncafect; Calporo†; Cats Claw Complex; Cold & Flu Respatona Dry Cough Relief†; Cold and Flu Relief†; Cough Relief†; Diaco; Echinacea 4000†; Echinacea ACE + Zinc; Echinacea Complex†; Echinacea Lozenge; Esberitox N; Euphrasia Complex; Flavons†; Galium Complex†; Gartech; Herbal Cleanse†; Herbal Cold & Flu Relief†; Lemsip First Signs Cold & Flu; Lemsip First Signs Cold & Flu Day + Night; Lifesystem Herbal Plus Formula 8 Echinacea†; Logicin Natural Lozenges†; Nyal Cough, Cold & Flu Day & Night; Nyal Head Cold Fighter Day & Night; Odourless Garlic†; Proyeast†; Sambucus Complex†; Urgenin†; Urinase†; ***Austria:*** Esberitox; Parodontax; Spasmo-Urgenin; Urgenin; ***Belg.:*** Medica Junior; Urgenin; ***Braz.:*** Malvatricin Natural; Malvatricin Natural Organic; Malvatricin Natural Soft; Parodontax; ***Canad.:*** Bentasil Licorice with Echinacea†; Cystoforce; Echinacea Goldenseal Formula†; Echinamide Cold and Cough; Immune Formula†; ***Chile:*** Citro-C; Paltomiel Plus; ***Cz.:*** Lymphozil†; ***Ger.:*** Esberitox N; Hewenephron duo†; ***Hong Kong:*** Perfectil; Urgenin; Vita Coldycin Echinacea Plus; ***Hung.:*** Flu-Vit; ***Indon.:*** Actimmune; Bd-GARD; Biofos†; Curmunos; Echinox; Eftian; Ekinase; Elanos; Elanos Kids; Erphacea; Flavin; Formuno; Hepasil; Hepatin; Idesar Plus; Imboost; Imboost C; Imboost Force; Imforce; Imforce Plus; Immu-cea; Imodul; Imox; Imudator†; Imumax; Imunal Plus; Imunogard; Imunos; Neoboost; Neoboost Kids; Norflam; Nufit; Ocu-V; Opinacea; Primunox; Proimbus†; Proza; Stamino; StarMuno; Stimox; Tribost; Vidoran Imun Up; Ximun; ***Israel:*** Urgenin; ***Ital.:*** Bodyguard; Dermilia Flebozin; Golatux; Immumil Plus; Immumil†; Immun-up; Immun-up Junior; Imoviral Junior; Influ-Zinc; Influtux†; Lesiorepar; Nepiros; Probigol; Ribovir; Sclerovis H Plus; Sclerovis H†; Ulceclar; ***Malaysia:*** Echinacea Plus†; Esberitox N; Primolin Total Woman†; Total Man†; ***Mex.:*** Biomax Kid; Gripaleta†; ***NZ:*** Lice Blaster; Strepsils Echinacea Defence; ***Pol.:*** Cardiobonisol; Echinasal; Esberitox N; Immunofort; Pectobonisol; Plantifort; Reumaherb; ***Port.:*** Neo Urgenin; Spasmo-Urgenin†; Vitace; ***Rus.:*** Phyto Novo-Sed (Фито Ново-Седа); Prostanorm (Простанорм); ***S.Afr.:*** Wecesin†; ***Singapore:*** Proza; Robovites Multivitamin; ***Spain:*** Neo Urgenin; Spasmo-Urgenin; Urgenin; ***Switz.:*** Demonatur Capsules contre les refroidissements; Demonatur Dragees pour les reins et la vessie; Drosana Resiston avec vitamine C; Echinadoron; Echinarom; Esberitop; Gel a la consoude†; Gel de consoude; Kemosan Eau Dentifrice; Kytta Gel†; Parodontax F†; Parodontax†; Phytomed Prosta†; Prosta-Caps Chassot N†; Resiston; Spagymun†; Spagyrom; Wala Echinacea; Wecesin†; ***Thai.:*** Spasmo-Urgenin; ***Turk.:*** Immuzinc; ***UK:*** Antifect; Echinacea; Goodypops; Hay Fever & Sinus Relief; Hayfever & Sinus Relief; Modern Herbals Cold & Catarrh; Revitonil; Sinotar; ***Ukr.:*** Immuno Theiss (Иммуно Тайсс); Immuno-Ton (Іммуно-Тон); Prostanorm (Простанорм)†; ***USA:*** PowerMate.

顺势疗法制剂 ***Austral.:*** Cold & Flu Respatona Flu & Fever Relief†; Echine†; Fever & Inflammation Relief†; Respatona Sore Throat; ***Austria:*** Echinacea Med Complex†; Echinacea-Cosmoplex; Exangina; Gripagil-Grippetropfen mit Echinacea; Oculoheel; Sonnenbrandspray; Traumeel; Tropfen zur unspezifischen Abwehrsteigerung Nr 9†; Visamin†; ***Canad.:*** Acne†; Angeel; Arnica-Heel Comp; Calendula +; Calnor; Candida Yeast; ClearAc; Dolicoccil†; Echinacea Compositum; Echinacea L40†; Echinaction; Euphorbium Compositum; Homeo-Form C; Hylands Formula CA; Infilex; Itires; Larydol; Maxi Force Energy Cocktail†; Plant Spray; Toxex; Traumeel; Yellow Dock Combination; ***Chile:*** Calendula Echinacea Comp; Ovukalen; ***Cz.:*** Dolicoccil†; Galium; Traumeel; ***Fr.:*** Amanita Complexe No 75; Cistus Canadensis Complexe No 86; Dolifebril†; Echinacea Complexe No 40; Hamamelis Compose; Homeodose†; Mercurius Cyanatus Complexe No 43; Symphytum Complexe No 48; ***Ger.:*** A-Bomin; Angi Truw N; Antiflammin H†; Asthma-Bomin H†; Calcea Wund- und Heilcreme†; Cefasept; Chamomilla Comp†; Chiroplexan H†; Contramutan; Droserapect†; EAP-61†; Echi-bosan†; Echinacea comp; Echinacea Ro-Plex (Rowo-415)†; Echinacea Urtinktur; Echinacea-Complex†; Echinacea/Quarz comp†; Echinacin akut; Echinaject; Echinarell; Echtrosept-N†; Entzundungstropfen; Eupatorium N Oligoplex; Exangina N†; Flenin; Hanotoxin M; Hanotoxin N†; Hevertnier Complex†; Hevertotox; Hydrastis Salbe N†; Immudynal; Immunja†; Infekt 1-Injektopas N; Infekt-Komplex L Ho-Fu-Complex; Infi-Echinacea†; Infi-Lymphect†; Infihepan†; Influex; Influtruw†; Jsoskleran; JuGrippan S†; Lomabronchin N†; Lowe-Komplex Nr 5 Echinacea†; Lymphdiaral; Lymphdiaral Halstabletten; Mandelo-katt†; Mato; metabiarex; Mullersche Tabletten; Mundbalsam†; Naranotox; Naranotox Plus†; Natuimmun; Nierano HOM†; Nieren-Elixier ST†; Odonton-Echtroplex; Original-Tinktur N Truw; Ortitruw; Otovowen; Palmisan†; Pascoleucyn; Pascoleucyn N; Pesendorfer; Phonix Thuja-Lachesis spag; phono Gripp; Pyrogenium; Regena-Haut G; Regena-Haut W; Relivora Komplex; Resistan†; Rowo-778 Symphytum Ro-Plex T (Rowo-778)†; Sanguisan N†; Schleimhaut-Komplex Ho-Fu-Complex; Schworotox; Schworotox A; Scorotox†; Septi-Bosan†; Sinusitis Hevert SL; toxi-loges; Toxiselect; Traumeel S; Viro-Do†; Virobin†; Wecesin; Weleda Fieber- und Zahnungszapfchen; Wiedimmun; Wiedimmun N; ***Ital.:*** Echinart†; ***Neth.:*** Cold Care; Echilite; Febrilite; Homeocare weerstand; Infragil; Kruidvat Homeopathie Bzzz; Lymphdiaral; Oculoheel; Omnilite; Rinileen; Sniffle Care; Vinceel H; ***Rus.:*** Cinnabsin (Циннабсин); ***S.Afr.:*** Traumeel S; ***Switz.:*** Contusin†; Exsepta†; Influaforce; Omidaline teinture vulneraire homeopathique†; ***UK:*** Burns Cream; Catarrh Cream; Pyrethrum Spray; WCS Dusting Powder; ***Ukr.:*** Cinnabsin (Циннабсин); Echinacea Comositum S (Эхинацея Композитум С)†; Traumeel S (Траумель С)†; ***USA:*** Preferred Remedies Cold & Flu; Traumeel; ***Venez.:*** Traumeel.

Eculizumab (*BAN*, *USAN*, *rINN*) 依可珠单抗

Éculizumab; Eculizumabum; h5G1.1. Immunoglobulin, anti-(human complement C5 α-chain) (human-mouse monoclonal 5G1.1 heavy chain), disulfide with human-mouse monoclonal 5G1.1 light chain, dimer.

Экулизумаб

CAS — 219685-50-4.

ATC — L04AA25.

ATC Vet — QL04AA25.

UNII — A3ULP0F556.

不良反应和注意事项

使用依可珠单抗会增加脑膜炎双球菌感染患者的易

感性，依照目前指南（见脑膜炎球菌疫苗项下，第2144页），近期未接种脑膜炎双球菌疫苗，至少2周前接受第一剂依可珠单抗患者，应监测治疗脑膜炎双球菌感染时出现的早期症状，并根据需要处置。依可珠单抗也可增加其他感染的易感性，全身性感染患者慎用。已报道其他依可珠单抗不良反应包括头痛、头晕、发热、鼻咽炎、背痛以及恶心。

用途和用法

依可珠单抗是一种作用在C5蛋白，通过抑制末端补体成分活化的重组人源性单克隆抗体（第2216页）。它用来减少阵发性睡眠性血红蛋白尿症，一种严重的和无能性溶血性贫血（第1012页）。前4周每7天静脉滴注依可珠单抗每次600mg，每次滴注时间超过25～45min；随后隔7天静脉滴注，每次900mg，此后每隔12～16天静脉滴注，每次900mg。输液用0.45％或0.9％氯化钠注射液、5％葡萄糖注射液或林格注射液稀释至5mg/ml。全部输注时间不应超过2h，输液速度可减少输液反应的发生，当发生严重反应时应停止输液。输液后至少观察1h，监测患者有无输液反应症状。完全停止治疗的患者还存在增加严重溶血的风险，监测期应为8周。

已接种脑膜炎双球菌疫苗的患者，应确保给予足量的依可珠单抗（见上文）。

1. Hillmen P, *et al.* The complement inhibitor eculizumab in paroxysmal nocturnal hemoglobinuria. *N Engl J Med* 2006; **355:** 1233–43.
2. Hillmen P, *et al.* Effect of the complement inhibitor eculizumab on thromboembolism in patients with paroxysmal nocturnal hemoglobinuria. *Blood* 2007; **110:** 4123–8.
3. Schubert J, *et al.* Eculizumab, a terminal complement inhibitor, improves anaemia in patients with paroxysmal nocturnal haemoglobinuria. *Br J Haematol* 2008; **142:** 263–72.
4. Charneski L, Patel PN. Eculizumab in paroxysmal nocturnal haemoglobinuria. *Drugs* 2008; **68:** 1341–6.
5. Davis J. Eculizumab. *Am J Health-Syst Pharm* 2008; **65:** 1609–15.
6. Nürnberger J, *et al.* Eculizumab for atypical hemolytic-uremic syndrome. *N Engl J Med* 2009; **360:** 542–4. Correction. *ibid.*; 2487.
7. Gruppo RA, Rother RP. Eculizumab for congenital atypical hemolytic-uremic syndrome. *N Engl J Med* 2009; **360:** 544–6.
8. Parker C. Eculizumab for paroxysmal nocturnal haemoglobinuria. *Lancet* 2009; **373:** 759–67.
9. Kelly R, *et al.* The management of pregnancy in paroxysmal nocturnal haemoglobinuria on long term eculizumab. *Br J Haematol* 2010; **149:** 446–50.

制剂

专利制剂

Cz.: Soliris; ***Denm.:*** Soliris; ***Fr.:*** Soliris; ***Ger.:*** Soliris; ***Irl.:*** Soliris; ***Port.:*** Soliris; ***Spain:*** Soliris; ***Swed.:*** Soliris; ***UK:*** Soliris; ***USA:*** Soliris.

Eledoisin (*rINN*) 章鱼唾腺精

ELD-950; Eledoisina; Élédoïsine; Eledoisinum. 5-Oxo-Pro-Pro-Ser-Lys-Asp-Ala-Phe-Ile-Gly-Leu-Met-NH_2.

Элёдоизин

$C_{54}H_{85}N_{13}O_{15}S$ = 1188.4.

CAS — 69-25-0 (eledoisin); 10129-92-7 (eledoisin trifluoroacetate).

UNII — OKY3285J18.

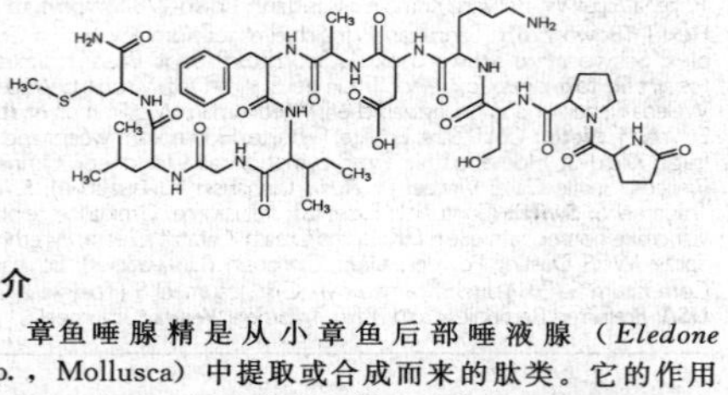

简介

章鱼唾腺精是从小章鱼后部唾液腺（*Eledone* spp.，Mollusca）中提取或合成而来的肽类。它的作用类似于P物质，具有扩张血管和增加毛细血管渗透性的作用。对Sjögren症和其他干眼症患者，使用本品的三氟醋酸盐（trifluoroacetate）滴眼剂具有刺激泪腺分泌的作用。

制剂

专利制剂

Spain: Eloisin.

Eniluracil (*BAN, USAN, rINN*) 恩尿嘧啶

776C85; Eniluracilo; Eniluracilum. 5-Ethynyluracil.

Энилурацил

$C_6H_4N_2O_2$ = 136.1.

CAS — 59989-18-3.

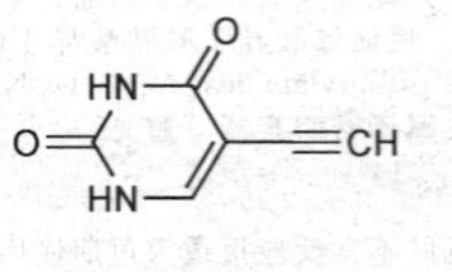

简介

恩尿嘧啶能使二氢嘧啶脱氢酶失去活性，在抗肿瘤药氟尿嘧啶（第690页）代谢中起重要作用。恩尿嘧啶能增加氟尿嘧啶的生物利用度，尤其是氟尿嘧啶口服给药后。经研究氟尿嘧啶可用于辅助治疗大肠癌、乳腺癌和胰腺癌。但要确保最佳剂量和食物疗法。

Entsufon Sodium (*USAN, rINNM*) 辛苯氧磺钠

Entsufón sódico; Entsufon Sodique; Natrii Entsufonum. Sodium 2-{2-[2-(*p*-1,3,3-tetramethylbutylphenoxy)ethoxy]ethoxy}ethanesulfonate.

Натрий Энтсуфон

$C_{20}H_{33}NaO_6S$ = 424.5.

CAS — 55837-16-6 (entsufon); 2917-94-4 (entsufon sodium).

UNII — L6867H5FR4.

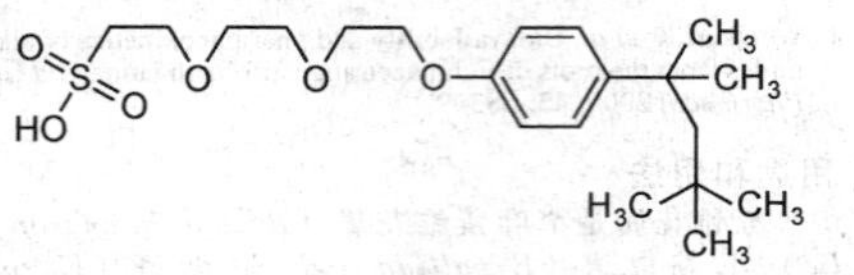

(entsufon)

简介

辛苯氧磺钠是一种用于清洁皮肤的皂类代用清洁剂。

制剂

多组分制剂 ***Canad.:*** pHisoHex; ***USA:*** pHisoHex.

Eprodisate Disodium (*USAN, rINNM*) 丙二磺酸二钠

Éprodisate Disodique; Eprodisato disódico; Eprodisatum Dinatricum; NC-503. Disodium propane-1,3-disulfonate.

Динатрий Эпродисат

$C_3H_6Na_2O_6S_2$ = 248.2.

CAS — 36589-58-9.

UNII — 5X0D9H16IU.

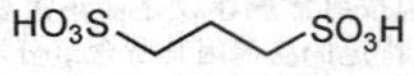

(eprodisate)

注：名称Fibrillex和Kiacta是丙二磺酸二钠的商标。

简介

丙二磺酸二钠是一种拟葡萄糖胺聚糖样物质。经研究在治疗AA淀粉样变性病中可用于预防淀粉样纤维的形成和沉积。

1. Dember LM, *et al.* Eprodisate for the treatment of renal disease in AA amyloidosis. *N Engl J Med* 2007; **356:** 2349–60.
2. Manenti L, *et al.* Eprodisate in amyloid A amyloidosis: a novel therapeutic approach? *Expert Opin Pharmacother* 2008; **9:** 2175–80.

Equisetum 问荆

Åkerfräken; Asiūklių žolė; Cola de Caballo; Equiseti herba; Equiseto; Herba Equiseti; Horsetail; Peltokorte; Prêle; Prêle, tige de; Přesličková nať; Schachtelhalmkraut; Ziele skrzypu.

Хвощ

ATC Herb — HD03WX5006 (Equisetum arvense: herb); HG04BW5011 (Equisetum arvense: herb); HG04CW5002 (Equisetum arvense: herb).

UNII — 1DP6Y6B65Z (Equisetum arvense top).

Pharmacopoeias. In *Eur.* (see p.vii).

Ph. Eur. 6.8（Equisetum Stem；Horsetail BP 2010） 为问荆（*Equisetum arvense*）地上部分经干燥灭菌（或再经切片）后得到。以异槲皮苷（$C_{21}H_{20}O_{12}$＝464.4）的干燥品计，总黄酮含量不低于0.3％。

简介

问荆是一种草药制剂的主要成分，已用于治疗泌尿生殖系统和呼吸系统疾病。类似的制剂可用于治疗心血管病、风湿病、肝病、便秘或作为一种滋补药。

在中国，问荆冬令（*Equisetum hiemale*）相关品种用于治疗眼病。

顺势疗法 问荆也已用于顺势疗法药物，使用以下名称：Equisetum arvense；Equiserum arv。

问荆hyemale也已用于顺势疗法药物，使用以下名称：Equisetum byem。

制剂

专利制剂

Austral.: Silica-Vite†; ***Cz.:*** Nat Preslicky†; Preslicka; Preslickova; ***Fr.:*** Siliprele; ***Ger.:*** Lomaren†; Nieron E; Prodiuret†; Redaxa fit; Zinnkraut-Tropfen†; ***Ital.:*** Bioequiseto.

多组分制剂 ***Arg.:*** Arceligasol; Centella Queen Complex; Centellase Gel; Natural Diet; Silueta Plus†; ***Austral.:*** Advanced Bladder Care; Advanced Prostate Care; Advanced Urinary Tract Care; Asa Right Powder†; Cal Alkyline†; Calporo†; Extralife Fluid-Care†; Hemidisc; Lifesystem Herbal Plus Formula 3 Male Formula†; Male Formula Herbal Plus Formula 2†; Medinat Esten†; Serenoa Complex†; Silicic Complex†; ***Austria:*** Blasentee St Severin; Entschlackender Abfuhrtee EF-EM-ES; Nierentee St Severin; Pneumopan; St Bonifatius-Tee; Uropurat; ***Canad.:*** Floradix Kindervital; Salusan; ***Chile:*** Nature Complex Reduct-Te; Perfect Body; Reduc-Te; ***Cz.:*** Alvisan Neo; Antirevmaticky Caj†; Blasen- und Nierentee†; Nephrosal†; Senalax; Species Diureticae Planta†; Stoffwechseltee N†; Urcyston Planta; ***Fr.:*** Alpha Renol; Arterase; Obeflorine; Phytemag; Tisane Provencale no 2; ***Ger.:*** Equisil N; Eviprostat N; Harntee STADA†; Hevert-Blasen-Nieren-Tee N; Imupret; nephro-loges†; Nephroselect M; Solidagoren N; Solum Ol†; Tonsilgon†; ***Hung.:*** Urogin; Vensaxa; ***Indon.:*** Eviprostat; ***Ital.:*** Osteo Complex; Osteosil Calcium; Pik Gel; Tripondil; ***Jpn:*** Eviprostat; ***Pol.:*** Betasol; Cholesol; Doppelherz Energovital Tonik†; Nefrobonisol; NeoFitolizyna†; Reumosol; Sanofil; Urosan; ***Rus.:*** Herbion Urological Drops (Гербион Урологические Капли); Tonsilgon N (Тонзилгон Н); ***Singapore:*** Eviprostat; ***Spain:*** Diurette; Diurinat; Natusor Artilane†; Natusor Harpagosinol†; Natusor Infenol†; Natusor Renal†; Resolutivo Regium; ***Switz.:*** Nephrosolid; Tisane Diuretique; Urinex; ***UK:*** Antiglan; Antitis; Aqualette; Kas-Bah; ***Ukr.:*** Herbion Drops for the Kidneys and Bladder (Гербион Капли для Почек и Мочевого Пузыря); Imupret (Имупрет); Phytolyt (Фитолит); Tonsilgon N (Тонзилгон); ***Venez.:*** Demerung; Rheu-Tarx 1.

顺势疗法制剂 ***Canad.:*** Formula Homeo QR 209; Hylands Formula E; Hylands Kinder-BW; ***Fr.:*** Millefolium Complexe No 7; Poconeol no 56; Symphytum Complexe No 48; ***Ger.:*** Antinephrin M†; Araniforce rheuma; Araniforce-forte†; Colchicum comp†; Cysto Hevert; Enuroplant N; HanoNephrin; Heweberberol; Infi-Symphytum†; Mandragora comp; Nierano HOM†; Nieren-Elixier ST†; RauwolfiaViscomp; Roth's Ropulmin†; Roth's Rotacard†; Steirocall N; Symphytum Ro-Plex (Rowo-776)†.

Etaden 依他丹

Ethaden. 2-[(6-Amino-1*H*-purin-8-yl)amino]ethanol.

Этаден

$C_7H_{10}N_6O$ = 194.2.

CAS — 66813-29-4.

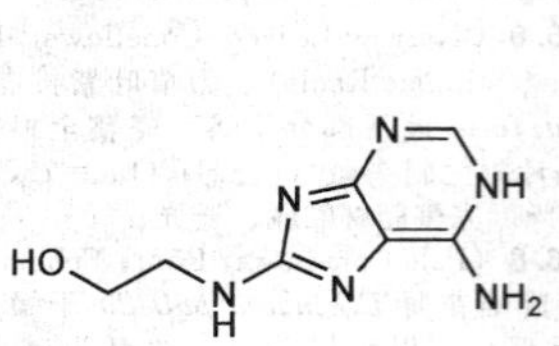

简介

依他丹以滴眼剂的形式用于兴奋上皮细胞再生。

Ethanethiol 乙硫醇

Ethyl Mercaptan Thioethyl Alcohol; Ethylmercaptan.

Этантиол; Этил Меркаптан

C_2H_6S = 62.13.

CAS — 75-08-1.

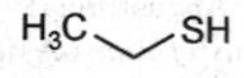

简介

硫醇类化合物（如乙硫醇），具有非常难闻的气味，即使是非常低的浓度也能被人察觉。据此，将其混入其他无臭气体（如天然气）中，作为后者泄露的示踪剂。吸入高浓度乙硫醇能导致头晕、头痛、恶心、呕吐和意识丧失。

Ethaverine Hydrochloride (*rINNM*) 盐酸依沙维林

Éthavérine, Chlorhydrate d'; Ethaverini Hydrochloridum; Hidrocloruro de etaverina. 6,7-Diethoxy-1-(3,4-diethoxybenzyl)isoquinoline hydrochloride.

Этаверина Гидрохлорид

$C_{24}H_{29}NO_4,HCl = 432.0.$

CAS — 486-47-5 (ethaverine); 985-13-7 (ethaverine hydrochloride).

UNII — 6Z6T599E49.

(ethaverine)

简介

依沙维林是罂粟碱（第2111页）的四乙氧基类似物，其盐酸盐作为一种解痉药，用于治疗呼吸道、胆道、胃肠道和泌尿生殖系统疾病。它还用于治疗偏头痛、血管病症和抗心律失常。

也已使用氨基磺酸依沙维林。

制剂

多组分制剂 ***Austria:*** Asthma Efeum†; Gastripan†; Oddispasmol†; ***Thai.:*** Elzym.

Ethyl Nitrite 亚硝酸乙酯

Nitrous Acid Ethyl Ester; Nitrous Ether.

Этилнитрит

$C_2H_5NO_2 = 75.07.$

CAS — 109-95-5.

UNII — 8C7CJ279RV.

注：不要与"*O*-亚硝基乙醇"混淆，后者在文献中称为"亚硝酸乙酯气（ethyl nitrite gas）"。

简介

亚硝酸乙酯与其他挥发性亚硝酸盐（见亚硝酸异戊酯，第1380页）类似，有舒张血管作用。其亚硝酸乙酯酊剂（亚硝酸乙酯；亚硝酸乙醚；芳香硝酸；亚硝酸乙酯酊，硝化甘油），已用作发汗剂治疗感冒和发热。

2名婴儿因使用含亚硝酸乙酯的民间验方而发生了正铁血红蛋白血症。尽管用亚甲蓝治疗，仍有1名婴儿死亡。

1. Chilcote RR, *et al.* Sudden death in an infant from methemoglobinemia after administration of "sweet spirits of nitre". *Pediatrics* 1977; **59:** 280–2.

制剂

专利制剂

S.Afr.: Witdulsies.

Ethylene Glycol 乙二醇

Alcohol etilénico; Ethylene Alcohol; Etilen Glikol; Etilenglicol; Glicol; Glikol etylenowy; Glycol. Ethane-1,2-diol.

$C_2H_6O_2 = 62.07.$

CAS — 107-21-1.

UNII — FC72KVT52F.

不良反应

因摄入乙二醇而产生的毒性作用来自于它的主要代谢产物：醛、乙醇酸盐、乳酸盐和草酸盐。临床特征依照摄入时间长短可分为三个阶段：摄入后至12h，患者表现出醉酒样及恶心和呕吐症状，也有可能发生抽搐和神经系统缺陷。12～24h，患者表现出心动过速、轻微的高血压、肺水肿和心力衰竭。24～72h，伴有严重乙二醇中毒的患者可表现出腰痛和肾功能损伤，包括血浆钙离子和碳酸氢盐浓度降低、代谢性酸中毒、在肾脏组织和肾小管形成草酸盐结晶、蛋白尿、草酸尿、血尿和肾衰竭，可能出现呼吸衰竭、心血管性虚脱，有时还会出现昏迷和死亡。有报道致死剂量约100ml。

有外用乙二醇导致刺激皮肤和皮肤损伤的报道。

二甘醇的毒性与乙二醇类似，但前者不能转化为草酸，因此肾毒性更大，肝毒性也很常见。中毒与乙二醇的药用产品中掺杂或掺假二甘醇有关。

1. Anonymous. Some wine to break the ice. *Lancet* 1985; **ii:** 254.
2. Vale JA, Buckley BM. Metabolic acidosis in diethylene glycol poisoning. *Lancet* 1985; **ii:** 394.
3. Buckley BM, Vale JA. Poisoning by alcohols and ethylene glycol. *Prescribers' J* 1986; **26:** 110–15.
4. Lewis LD, *et al.* Delayed sequelae after acute overdoses or poisonings: cranial neuropathy related to ethylene glycol ingestion. *Clin Pharmacol Ther* 1997; **61:** 692–9.
5. Hasbani MJ, *et al.* Encephalopathy and peripheral neuropathy following diethylene glycol ingestion. *Neurology* 2005; **64:** 1273–5.
6. Schier JG, *et al.* Medication-associated diethylene glycol mass poisoning: a review and discussion on the origin of contamination. *J Public Health Policy* 2009; **30:** 127–43.
7. Schep LJ, *et al.* Diethylene glycol poisoning. *Clin Toxicol* 2009; **47:** 525–35.

不良反应的处置

如果误服乙二醇后的前1h，可选择洗胃和催吐，排空胃内容物。出现严重的代谢性酸中毒时，应对症纠正。中毒严重者可用葡萄糖酸钙对症处理低钙血症，但此项治疗可能会增加草酸钙晶体的形成，因此不是常用的救治措施。血液透析可能有效。乙醇作为乙二醇的代谢竞争物，可通过口服或静脉注射乙醇用于乙二醇的中毒治疗；或者选用乙醇脱氢酶抑制剂甲吡唑（第1388页）。但使用乙醇和甲吡唑用于二甘醇中毒的救治价值尚不清楚。

1. Harry P, *et al.* Ethylene glycol poisoning in a child treated with 4-methylpyrazole. *Pediatrics* 1998; **102:** E31.
2. Barceloux DG, *et al.* American Academy of Clinical Toxicology practice guidelines on the treatment of ethylene glycol poisoning. *Clin Toxicol* 1999; **37:** 537–60.
3. Brent J, *et al.* Fomepizole for the treatment of ethylene glycol poisoning. *N Engl J Med* 1999; **340:** 832–8.
4. Borron SW, *et al.* Fomepizole in treatment of uncomplicated ethylene glycol poisoning. *Lancet* 1999; **354:** 831.
5. Baum CR, *et al.* Fomepizole treatment of ethylene glycol poisoning in an infant. *Pediatrics* 2000; **106:** 1489–91.
6. Brent J. Current management of ethylene glycol poisoning. *Drugs* 2001; **61:** 979–88.
7. Battistella M. Fomepizole as an antidote for ethylene glycol poisoning. *Ann Pharmacother* 2002; **36:** 1085–9.

药动学

乙二醇经胃肠道吸收，主要在乙醇脱氢酶作用下在肝脏代谢，它的分解产物具有毒性，主要有醛、乙醇酸、乳酸和草酸。

1. Sivilotti ML, *et al.* Toxicokinetics of ethylene glycol during fomepizole therapy: implications for management. *Ann Emerg Med* 2000; **36:** 114–25.

用途

乙二醇常用于防冻液，曾被非法加入某些酒中作为酒类甜味剂。二甘醇的用途与乙二醇类似。

Etiproston Trometamol (*rINNM*) 依替前列醇氨丁三醇

Etiprostón trometamol; Etiproston Tromethamine; Étiprostone Trométamol; Etiprostonum Trometamolum. Trometamol salt of (*Z*)-7-[(1*R*,2*R*,3*R*,5*S*)-3,5-dihydroxy-2-[(*E*)-2-[2-(phenoxymethyl)-1,3-dioxolan-2-yl]vinyl]cyclopentyl]-5-heptenoic acid.

Этипростон Трометамол

$C_{24}H_{32}O_7,C_4H_{11}NO_3 = 553.6.$

CAS — 59619-81-7 (etiproston).

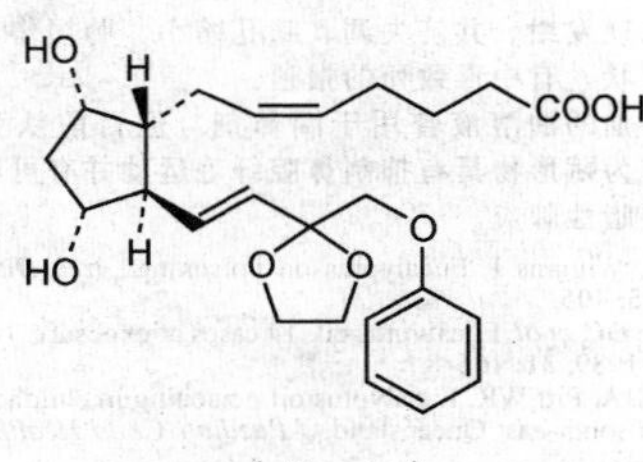

(etiproston)

简介

依替前列醇氨丁三醇是由地诺前列素类似物（前列腺素合成素 $F_{2\alpha}$）合成。它作为兽药用于促黄体生成。

Eucalyptus Leaf 桉叶

Blahovičníkový list; Eucalypti folium; Eucalyptus, feuille d'; Eucalyptusblätter; Eukaliptų lapai; Eukaliptuszlevél; Eukalyptuksenlehti; Eukalyptusblad.

Лист Эвкалипта

ATC Herb — HR05WA5010 (Eucalyptus globulus: leaf); HR05WA5009 (Eucalyptus globulus: gum).

UNII — S546YLW6E6 (Eucalyptus globulus leaf).

Pharmacopoeias. In *Eur.* (see p.vii).

Ph. Eur. 6.8（Eucalyptus Leaf） 为蓝桉树 *Eucalyptus globulus* 干燥老枝的整叶或切碎部分。以干燥品计，整叶药材含挥发油不得低于2%（*v/w*），切碎药材含挥发油不得低于1.5%（*v/w*）。具桉叶素芳香族臭。避光。

简介

使用口服桉叶制剂用于治疗咳嗽和与之相关的呼吸道疾病。也用作香料。它也是桉叶油的原料（见下文）。

1. WHO. Folium Eucalypti. *WHO Monographs on Selected Medicinal Plants*, volume 2. Geneva: WHO, 2004. Also available at: http://apps.who.int/medicinedocs/en/d/Js4927e/12.html (accessed 04/02/10)

制剂

专利制剂

Rus.: Eucalimin (Эвкалимин); Galenofillipt (Галенофиллипт).

多组分制剂 ***Arg.:*** Pre Calent; ***Austria:*** Euka; ***Braz.:*** Broncol; ***Canad.:*** Formula T13 Tea; ***Chile:*** Codetol PM; Paltomiel; Paltomiel Plus; Pulmosina; ***Fr.:*** Balsofumine; Dolirhume; Thiopectol; ***Ger.:*** Cefabronchin; Emmedical†; ***Hong Kong:*** Glycerine Thymol Co; Uni-Bana; Vita Coldycin Echinacea Plus; ***Indon.:*** Neo Rheumacyl Neck and Shoulder; ***Israel:*** Gingisan†; ***Ital.:*** Altuss; Fosfoguaiacol; ***Mex.:*** Vipooll; ***NZ:*** Cepacol Sore Throat; Otrivine Menthol; ***Rus.:*** Elecasol (Элекасол); Inhaphytol No 2 (Ингафитол 2); Insti (Инсти); ***S.Afr.:*** Bolus Eucalypti Comp†; ***Spain:*** Bronpul†; Diabesor†; Llantusil†; Natusor Broncopul†; Natusor Gripotul†; Pastillas Antisep Garg M†; Vapores Pyt; ***Switz.:*** Silence; Wala Echinacea; ***UK:*** Calrub; Collins Elixir Decongesant Pasilles; No-Sor Nose Balm; PainEaze; Revitonil; Sinose; Sudarub; ***Ukr.:*** Insti (Інсті)†; ***Venez.:*** Gamasol†; Mixagel†.

顺势疗法制剂 ***Austria:*** Bolus Eucalypti Comp; Infludo; Tonsan akut; ***Canad.:*** Arnica-Heel Comp; L52 Cough & Cold; O'Prin†; ***Cz.:*** Lehnigrip; ***Fr.:*** Cetraria Complexe No 61; Infludo; L 52; ***Ger.:*** Arche-gripal†; Arnica Oligoplex; Infigripp; Infludo; Influtruw†; Regasinum antiinfectiosum N†; Tussistin; Tussistin N; Zimpels Erkaltungskomplex I†; ***Neth.:*** Grippe-Gastreu R6; Infludo; Kruidvat Homeopathie Influ-complex; Nisyleen; Tussikind†; Tussistin; ***Rus.:*** Tonsan-Akut (Тонзан-акут); ***Switz.:*** Infludo; Regenaplex Nr. 50b; ***UK:*** Bolus Eucalypti Comp; Infludo.

Eucalyptus Oil 桉叶油

Blahovičníková silice; Esencia de eucalipto; Essence d'Eucalyptus Rectifiée; Eucalipto, aceite esencial de; Eucalypti aetheroleum; Eucalypti Etheroleum; Eucalyptus, huile essentielle d'; Eukaliptų eterinis aliejus; Eukaliptuszolaj; Eukalyptusolja; Eukalyptusöljy; Ökaliptüs Yağı; Olejek eukaliptusowy; Oleum Eucalypti.

Эвкалиптовое Масло

ATC Herb — HR05WA5008 (Eucalyptus globulus: essential oil); HM02AW5004 (Eucalyptus globulus: essential oil).

UNII — 2R04ONI662.

Pharmacopoeias. In *Chin., Eur.* (see p.vii), and *Jpn.*

Ph. Eur. 6.8（Eucalyptus Oil） 一种无色或淡黄色液

体，伴有特殊芳香性樟脑样臭。从各种富含桉叶素的新鲜桉树叶和末端枝杈经蒸馏和精馏获得。主要使用的种类是 *E. globulus*，*E. polybractea* 和 *E. smithii*。其含桉叶素不低于 70%（w/w）。相对密度为 0.906～0.927。溶于 70%乙醇（1∶5）。贮藏于充满的密闭容器中，温度不得高于 25℃。避光。

不良反应和注意事项

桉叶油的中毒症状包括上腹部烧灼感、恶心和呕吐等胃肠道症状，以及昏迷等中枢神经系统抑制症状。也有报道出现发绀、共济失调、瞳孔缩小、肺损伤、谵妄和抽搐症状，有中毒致死的报道。

桉叶油的油溶液曾用于滴鼻剂，但目前认为不适合，其作为赋形物具有抑制鼻腔纤毛运动并有可能引起继发性类脂性肺炎。

1. Patel S, Wiggins J. Eucalyptus oil poisoning. *Arch Dis Child* 1980; **55:** 405.
2. Spoerke DG, *et al.* Eucalyptus oil: 14 cases of exposure. *Vet Hum Toxicol* 1989; **31:** 166–8.
3. Webb NJA, Pitt WR. Eucalyptus oil poisoning in childhood: 41 cases in south-east Queensland. *J Paediatr Child Health* 1993; **29:** 368–71.
4. Tibballs J. Clinical effects and management of eucalyptus oil ingestion in infants and young children. *Med J Aust* 1995; **163:** 177–80.
5. Anpalahan M, Le Couteur DG. Deliberate self-poisoning with eucalyptus oil in an elderly woman. *Aust N Z J Med* 1998; **28:** 58.
6. Darben T, *et al.* Topical eucalyptus oil poisoning. *Australas J Dermatol* 1998; **39:** 265–7.

用途和用法

口服桉叶油，可用于治疗卡他和咳嗽症状，也是许多制剂的原料。常配合其他挥发性物质以吸入剂入药。桉叶油也以发赤药和香料使用。它也用于芳香疗法。

制剂

专利制剂

Austral.: Bosisto's Eucalyptus Spray; ***Ger.:*** Aspecton Eukaps; Broncho-Truw Erkaltungsbalsam; Eucotol†; Exeu; Gelodurat†; Pinimenthol Erkaltungsbad fur Kinder; Pulmotin Inhalat; Rinupret; Schnupfen Kapseln; Tussidermil N; ***Irl.:*** MOOV Head Lice; ***Pol.:*** Migrenol; ***Port.:*** Vicks Vaporub; ***Switz.:*** Nicobrevin N†.

顺势疗法制剂 ***UK:*** Catarrh Cream; Medicinal Gargle; Oleum Rhinale.

Eugenol 丁香油酚

Ácido cariofílico; Ácido eugénico; 4-Allylguaiacol; Eugen.; Eugenic Acid; Eugénol; Eugenoli; Eugenolis; Eugenolum. 4-Allyl-2-methoxyphenol.

Эвгенол

$C_{10}H_{12}O_2$ = 164.2.

CAS — 97-53-0.

UNII — 3T8H1794QW.

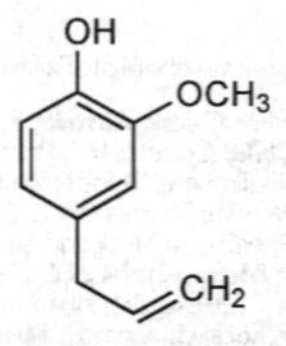

Pharmacopoeias. In *Eur.* (see p.vii), *US*, and *Viet.*

Ph. Eur. 6. 8（Eugenol） 无色或淡黄色液体，伴有强烈的丁香臭。几乎不溶于水和甘油，易溶解于 70%乙醇，可混合于乙醇、冰醋酸、二氯甲烷和脂肪油。当丁香油酚与空气接触颜色易变暗。贮藏于充满的密闭容器中。避光。

USP 33（Eugenol） 从丁香油或其他材料中获得。无色或淡黄色液体，伴有丁香强烈的芳香臭。与空气接触易变暗和变稠。微溶于水，可混合于乙醇、三氯甲烷、乙醚和脂肪油。贮藏于密闭容器中。避光。

简介

丁香油酚由丁香油（第2213页）和一些其他精油组成。可用于牙科，常与氧化锌混合，补牙时作为短效镇痛药，是一种口腔制剂的原料。丁香油酚还可作为香料使用。

丁香油酚是一种刺激剂和敏化剂，并能产生局部麻醉作用。有报道它能抑制前列腺素合成。

有关从丁香烟中吸食丁香油酚对肺的影响，详见**丁香项下的滥用**（第2213页）。

1. Sarrami N, *et al.* Adverse reactions associated with the use of eugenol in dentistry. *Br Dent J* 2002; **193:** 257–9.

制剂

专利制剂

Chile: Analgesico Dental; ***USA:*** Red Cross Toothache.

多组分制剂 ***Arg.:*** Carnot Topico; Sicadentol Plus†; ***Austria:*** Ledermix†; ***Belg.:*** Dentophar; Olbas; ***Braz.:*** Passaja†; Relampago†; Um Instante†; ***Chile:*** Astrijesan; Listermint Con Fluor; Parodium; ***Cz.:*** Alvogyl; Parodontal F5†; ***Fr.:*** Alodont; Alvogyl; Fluocaril dents sensibles; Iodopengha; Pectoderme†; Post-Pengha; Pulparthrol; Pulperyl; Sedapulpe; Yranol Eugenole; ***Ger.:*** Ledermix; ***Gr.:*** Counterpain; ***Hong Kong:*** Begesic†; Counterpain†; Flanil; ***Indon.:*** Counterpain; Counterpain-PXM; Flexozin; Lafalos; Lafalos Plus; Molakrim; Neo Rheumacyl; Nostren; Nufasic; Painkila; Remakrim†; Stop X†; Zeropain; ***Irl.:*** Ledermix; ***Israel:*** Dentin; ***Ital.:*** Creosoto Composto; Eugenol-Guaiacolo Composto; Odongi; ***Malaysia:*** Flanil; ***Philipp.:*** Begesic; Counterpain†; ***Rus.:*** Parodontocide (Пародонтоцид); ***S.Afr.:*** Counterpain; ***Singapore:*** Antipain; Begesic; Counterpain; Flanil; ***Spain:*** Alvogil; Piorlis; ***Switz.:*** Alodont†; Alvogyl; Benzocaine PD; Ledermix; ***Thai.:*** Analgen; Analgesic Balm; Centropain; Contac Pain; Counterpain; Counterpain Plus; Flanil; Heat Cream; Hot Ize; Masabalm; Muscalax; Muscort; Neotica; Nox-Pain; Olympic Balm†; Painza; Patarpain; Reduxpain; Rid-O-Pain; Sancago; SP gel; Stopain; TO Balm; U-Gesic Balm; Voltex; X-Pain†; Yapircam; ***UK:*** Ledermix; ***Venez.:*** Flemicaine.

Euphorbia 大戟

Euforbia; Pill-bearing Spurge; Snake Weed.

Молочай

ATC Herb — HR03WX5003 (Euphorbia hirta: herb).

UNII — 310FI8DJBG (euphorbia); L13YF113GN (Euphorbia pilulifera); 243K8QF0MS (Euphorbia pilulifera extract).

Pharmacopoeias. *Chin.* includes monographs for *Euphorbia humifusa* or *E. maculata* herb and *E. pekinensis* root.

简介

大戟是大戟属植物大戟 *Euphorbia hirta*（*E. pilulifera*, *Chamaesyce hirta*）的地上部分。有镇静和祛痰作用，常用于治疗哮喘和其他呼吸道疾病，也常用于治疗肠内阿米巴病感染。

其他大戟常用于治疗各种疾病。山黧豆属 *E. lathyrus*（caper spurge）的种子和胶乳曾作为泻药使用，但一般毒性太大。许多种类作为箭毒使用。

制剂

专利制剂

India: Thank God.

多组分制剂 ***Austral.:*** Asa Tones†; Euphorbia Complex†; Procold†; Sambucus Complex†; ***Belg.:*** Toularynx; ***Canad.:*** Sirop Cocillana Codeine; Sirop Cocillana Compose†; ***Hong Kong:*** Cocillana Christo; Cocillana Co; Cocillana Co w/o Codeine; Cocillana Compound; Cocillana Compound (Non-Narcotic); Cocillana Compound with Codeine; Cocillana Compound†; Codeinllana; Compound Cocillana; Coolding; Mefedra-N†; ***UK:*** Antibron.

多组分制剂 ***Austral.:*** Diarrhoea Relief Tablets†; ***Canad.:*** Loprax; ***Ger.:*** Regena-Haut G; ***Neth.:*** Echilite; ***Switz.:*** Regenaplex Nr. 71b.

Euphrasia 小米草

Augentrost; Eufrasia; Euphraise; Eyebright.

Очанка

ATC Herb — HS01BW5001 (Euphrasia officinalis: herb).

UNII — C9642I91WL.

简介

小米草为各种 *Euphrasia* spp. 的地上部分，包括玄参科 *E. rostkoviana* 和 *E. officinalis*（Scrophulariaceae）。其外用制剂用于治疗眼睑炎、结膜炎和其他眼部疾病。然而，这种用法不被广泛推荐使用。并已用于治疗鼻炎卡他症状、鼻窦炎和阻止打鼾。

顺势疗法 小米草可用于顺势疗法药物，使用以下名称：Euphrasia officinalis；Euphrasia ex planta tota，Euph. Of。

制剂

专利制剂

UK: Snore Calm.

多组分制剂 ***Austral.:*** Bilberry Plus; Euphrasia Complex; Euphrasia Compound; Eye Health Herbal Plus Formula 4†; Lifesystem Herbal Plus Formula 5 Eye Relief†; Sambucus Complex†; ***Ger.:*** Herba-Vision Augenbad; ***Indon.:*** Oculosan; Proview; ***Ital.:*** Altacura Ipragocce†; Eulux; Iridil; ***Malaysia:*** Eyebright Plus†; ***Switz.:*** Collypan; Herba-Vision Euphrasia; Oculosan; Tendro†; ***UK:*** Se-Power; Vital Eyes.

顺势疗法制剂 ***Austral.:*** Childrens Cold and Flu Relief; Cold & Flu Respatona Head Cold Relief†; Hay Fever; Respatona Head Cold; ***Austria:*** Apozema Allium Cepa compositum; Apozema Apis compositum; Augentropfen Similasan†; Famulan; Oculoheel; ***Canad.:*** Allergies; C-Plus; Endoteel; Eye Formula Euphr L115†; Hay Complex; Hayfever; Homeo-Form SI; Homeo-S-Asp; Homeodel 15; Hylamine HF; Hylands Flu; Hylands Formula F; Optalia†; Pollinil†; Sabalia; Sinus; ***Cz.:*** Rhinallergy; ***Fr.:*** Abbe Chaupitre no 66; Allium Cepa Compose; Dolistamine†; Euphrasia Complexe No 115; Granules Boripharm no 5†; Homeoptic; Polyrhinium†; Rhinallergy; Uva Ursi Complexe No 9; ***Ger.:*** ISO-Augentropfen C; ***Neth.:*** Gletar; Homeoptic; Oculoheel; ***Rus.:*** Famulan (Фамулан); Mirticam (Миртикам); ***Switz.:*** Nelsons Pollenna; Polyrhinium; Regenaplex Nr. 3; Rhinallergy; ***UK:*** Pollenna; ***USA:*** Preferred Remedies Allergy.

European Barberry 欧洲伏牛花（印度伏尔莓）

Barberry; Berberry; Jaundice Berry; Oregon Grape; Pepperidge; Pepperidge Bush; Pipperidge; Pipperidge Bush; Sow Berry; Sowberry.

Барбарис Обыкновенный (*Berberis vulgaris*)

ATC Herb — HA05AW5003 (Berberis vulgaris: root bark); HA04WX5002 (Berberis vulgaris: root bark).

UNII — 1TH8Q20J0U (Berberis vulgaris root bark); 6XEF22AHC3 (Berberis vulgaris fruit).

注：名称 Barberry、Oregon Grape 和 Sowberry 已同时应用于欧洲伏牛花和俄勒冈葡萄（第2297页）。

简介

欧洲伏牛花［*Berberis vulgaris*（Berberidaceae）］的茎或根树皮已用在口服中草药中，主要用于治疗肝脏和胆道疾病，如作为苦寒药治疗消化不良，以及治疗一些感染性疾病。它作为外用制剂治疗慢性皮肤病，并可用于洗眼。其果实常用来治疗胃肠道和呼吸道紊乱导致的疾病，也可作为维生素 C 的来源。

刺檗（*berberis vulgaris*）是小檗碱的来源（第2189页）。

顺势疗法 欧洲伏牛花可用于顺势疗法药物，使用以下名称：

Berberis; Berberis vulgaris; Berber vulg; Berb. vul.; Berberis, fructus; Berberis vulgaris e fructibus; Berberis vulgaris, fructus; Berber vulg, fruct.

制剂

多组分制剂 ***Austral.:*** Berberis Complex†; Bupleurum Compound; Caprilate; Gartech; ***Austria:*** Amersan; ***Braz.:*** Regulax†; ***Canad.:*** Biliherb; Bilonat; Depuratif des Trappistes; Herbanat; Para Gard; Para-Gone; ***Cz.:*** Amersan; ***Ger.:*** Nasenbalsam fur Kinder†; Nasenbalsam†; ***Indon.:*** Kalkurenal; ***Switz.:*** Bilifuge; Demonatur Gouttes pour le foie et la bile†; Wala Baume nasal; Wala Baume nasal doux.

顺势疗法制剂 ***Austral.:*** Arthritis Relief†; Candalba†; ***Austria:*** Acidum picrinicum Med Complex; Berberis Cosmoplex; Berberis Med Complex†; Rheu†; ***Braz.:*** Colobil†; ***Canad.:*** Arthritic Pain L10†; Berberis-Homaccord; Bioactiv R; Chelidonium Plex; Cholest-X L112†; ClearAc; Comp-Drops 8 Uri-Tract; Cynara Complex; Formula Cl 207; Formula Homeo QR 209; Hylands Formula CA; Male +; Prost-X L8†; Reneel; Renelix; Sinall Formula; Uri-Plus Rubia L3†; ***Chile:*** Bioactiv R; ***Fr.:*** Berberis Complexe No 83; Boripharm No 1; Boripharm No 22; Cholesterolum Complexe No 112; Cina Compose; Digeodren; Formule de l'Abbe Chaupitre no 6; Hepatodrainol; L 8; Natrum Carbonicum Complexe No 10; Pareira Brava Compose; Rhus Toxicodendron Compose; Ricinus Compose; Rubia Complexe No 3; Sabal Serrulata Compose; Saponaria Compose; ***Ger.:*** Alho-Arthrosan N; Anore rheumatic N; Arthribosan B 31†; Arthriselect; Arthrokatt; Berberell; Berberis N Oligoplex; Cefarheumin S; Chola-Plantin N; Colchicum Complex; Cystibosin B 48†; Cysto-Gastreu S R18; Doloject; G1-Injektopas; Harnsauretropfen F; Heparanox; Hevertnier Complex N; Hevertnier Complex†; Heweberberol; Heweurat N; Hexacyl; Leber-Galletropfen; Lithias-cyl L Ho-Len-Complex; Lumbago-Gastreu S R11; Nieren-Elixier ST†; Nierentropfen Cosmochema; Pesendorfer; Restructa SN†; Rheucostan R; rheuma-loges; Rheuma-Pasc; Rheumaselect; Sponwiga†; Uricosyx†; uro-loges; ***Neth.:*** Acidolite; Cystilite; Cysto-Gastreu R18; Dermalite; Dulcarhus-Gastreu R11; Enulite; Hepalite; Hepatodrainol; Homeocare urinewegen; Reneel H; Restructa H; ***Port.:*** Hepatodrainol; ***Switz.:*** Regenaplex Nr. 21e; Regenaplex Nr. 31b; Regenaplex Nr. 49a; Regenaplex Nr. 51c; ***UK:*** Catarrh Cream; ***Ukr.:*** Berberis Comp Iov-Maliuk (Барбарис Комп Иов-Малыш)†; Choledius (Холедиус)†.

Evening Primrose 月见草

King's Cureall; Onagre.

Энотера

ATC Herb — HR03WX5006 (Oenothera biennis: herb).

UNII — 76UI55V071 (Oenothera biennis).

简介

月见草是柳叶菜科月见草属二年生 *Oenothera biennis*（Onagraceae）植物的地上部分，有报道其具镇静作用和收敛作用。其草药制剂已用作治疗呼吸道疾病和胃肠道疾病。

月见草种子是月见草油（见下文）的来源。月见草油可提供必需脂肪酸。

制剂

多组分制剂 ***Ital.:*** Sclerovis H Plus; Sclerovis H†.

Evening Primrose Oil 月见草油

Aceite de prímula; Helokkiöljy; Nakvišų aliejus; Nattljusolja; Oenotherae oleum; Olej wiesiołkowy; Olej wiesiołkowy bezpośredniego tłoczenia (virgin evening primrose oil); Onagra, aceite de; Onagre, huile d'; Pupalkový olej.

Масло Энотеры

ATC Herb — HD11AX5004 (Oenothera biennis: oil); HG02WB5004 (Oenothera biennis: oil).

UNII — 3Q9L08K71N.

Pharmacopoeias. In *Eur.* (see p.vii).

Ph. Eur. 6.8（Evening Primrose Oil, Refined; Oenotherae Oleum Raffinatum） 为从月见草属二年生或 *O. lamarkiana*（*Oenothera biennis* or *O. lamarkiana*）种子提取和（或）压榨后精制而成的脂肪油。可加入适当的抗氧化剂。为澄清、亮黄色或黄色液体。相对密度为 0.923。几乎不溶于水和乙醇，溶于石油醚（沸点：40～60℃）。贮藏在充满惰性气体的密闭容器中。避光。

不良反应和注意事项

详见加玛仑酸项下（第2239页）。

对神经系统的影响 3 例先前确诊为患精神分裂症的患者在用月见草油治疗后发生颞叶性癫痫[1]。另外 2 例精神分裂症患者在用月见草油治疗期间发生癫痫大发作[2]。所有患者曾服用吩噻嗪类抗精神病药物。

1. Vaddadi KS. The use of gamma-linolenic acid and linoleic acid to differentiate between temporal lobe epilepsy and schizophrenia. *Prostaglandins Med* 1981; **6:** 375–9.
2. Holman CP, Bell AFJ. A trial of evening primrose oil in the treatment of chronic schizophrenia. *J Orthomol Psychiatry* 1983; **12:** 302–4.

用途和用法

月见草油可提供亚油酸和加玛仑酸，后者作为 ω-6 多元必需脂肪酸，起前列腺素前体的作用（见第2239页）。口服给予月见草油可缓解特应性湿疹的症状，常用剂量为每日 2 次，每次最多 3g。它也可以乳剂于局部使用，用于缓解皮肤干燥和炎症。口服给予月见草油可治疗乳腺疼痛。月见草油也用于治疗各种疾病，包括多发性硬化、类风湿关节炎、月经前期综合征。经研究从月见草油和其他油脂中得到必需脂肪酸的混合物（包括 EF-4、EF-12 和 EF-27）可用于治疗各种疾病，包括糖尿病神经性病变、血管成形术后再狭窄和放射治疗后皮肤损伤。

1. Kleijnen J. Evening primrose oil. *BMJ* 1994; **309:** 824–5.

湿疹 月见草油作为必需脂肪酸的来源可用于治疗湿疹。详见**加玛仑酸**项下，第2239页。

乳腺痛 月见草油作为全顺十八碳-6，9，12-三烯酸的来源用于治疗乳腺疼痛，见第2240页。

绝经 尽管无对照组的研究报道其无效，但一项有对照组的研究表明[1]月见草油并不比安慰剂更有效地用于治疗绝经期血管舒缩症状，详见第2010页。

1. Chenoy R, *et al.* Effect of oral gamolenic acid from evening primrose oil on menopausal flushing. *BMJ* 1994; **308:** 501–3.

多发性硬化 月见草油可用于治疗多发性硬化，见**加玛仑酸**项下，第2240页。

经前期综合征 月见草油用于治疗经前期综合征仍有争议，见**加玛仑酸**项下，第2240页。

类风湿关节炎 月见草油作为**加玛仑酸**的来源可用于治疗类风湿关节炎，见第2240页。

制剂

专利制剂

Austral.: Naudicelle†; Primrose Micelle†; **Canad.:** Efamol†; **Cz.:** Efamast†; Epogam†; **Fr.:** Bioleine†; Bionagre†; Bionagrol†; Osmonagre; **Ger.:** Epogam; Gammacur†; Linola gamma; Neobonsen; Unigamol†; **Gr.:** Epogam; **Hung.:** Epovit; **India:** Simrose; **Irl.:** Naudicelle†; **Malaysia:** Bio-Enhanced Evening Primrose Oil; Primolin†; **NZ:** Efamol; **Philipp.:** Eveprim; **Pol.:** Linoeparol†; Oeparol†; **S.Afr.:** Primolin†; **Switz.:** Biennol†; Efamol†; Epogam; **UK:** Efamol; Evening Gold; Evoprim; Linola Gamma; **Venez.:** Eve 500.

多组分制剂 **Arg.:** La Edad De Oro; **Austral.:** Arthri Plus†; For Women Multi Plus EPO†; Ginger-Vite Forte†; Maxepa & EPO†; Medinat PMT-Eze†; Naudicelle Marine†; PMS Support†; Primrose-E†; Zellulean with Escin†; **Braz.:** Primoris; **Canad.:** Efalex†; Glucosamine Joint & Muscle Cream with MSM†; Primanol Borage Oil; Restorativ Glucosamine Muscle and Joint; **Fr.:** Anacaps; Bionagrol Plus†; Dioptec; GLA†; Regederm; Trioptec; **Hong Kong:** Mumomega; Pregnacare; **Hung.:** Allithera; Obesmin; **Indon.:** Epocaldi; **Ital.:** Biomineral 5-Alfa; **Malaysia:** Evening Primrose Oil Plus; Prim E; Primolin Total Woman†; Tocovid Emulsion Plus; VitaEPA Plus†; **Mex.:** Rodan; **NZ:** Efalex; Efamarine; Efamax†; Mr Nits; **Pol.:** Alliogal†; Tran z Olejem Wiesiolkowym†; **Port.:** Atopic†; **S.Afr.:** CalmolinADD†; Femolin PMS†; **Singapore:** Robovites Multivitamin; Vita Natal; VitaEPA Plus; **UK:** Efalex; Efamarine; Efamol PMP; Efanatal; PMT Formula; **USA:** Eucerin Itch-Relief.

Febuprol（*rINN*）非布丙醇

Fébuprol; Febuprolí; Febuprolum. 1-Butoxy-3-phenoxy-2-propanol.

Фебупрол

$C_{13}H_{20}O_3$ = 224.3.

CAS — 3102-00-9.

UNII — B5RKR9Y63Y.

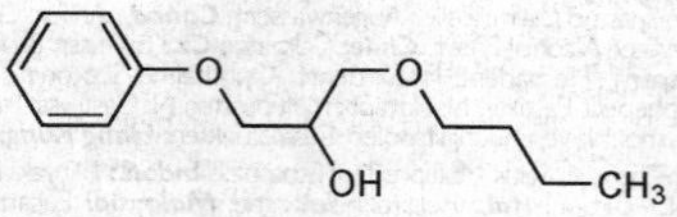

简介

非布丙醇是一种口服利胆药，用于治疗胆道疾病。

制剂

专利制剂

Ger.: Valbil; **Port.:** Valbil.

Felypressin（*BAN, USAN, rINN*）非来加压素

Felipresina; Felipresinas; Felipressin; Felypresin; Felypressiini; Félypressine; Felypressinum; Phelypressine; PLV2. [2-Phenylalanine,8-lysine]vasopressin; Cys-Phe-Phe-Gln-Asn-Cys-Pro-Lys-Gly-NH_2.

Фелипрессин

$C_{46}H_{65}N_{13}O_{11}S_2$ = 1040.2.

CAS — 56-59-7.

UNII — 17N2918V6G.

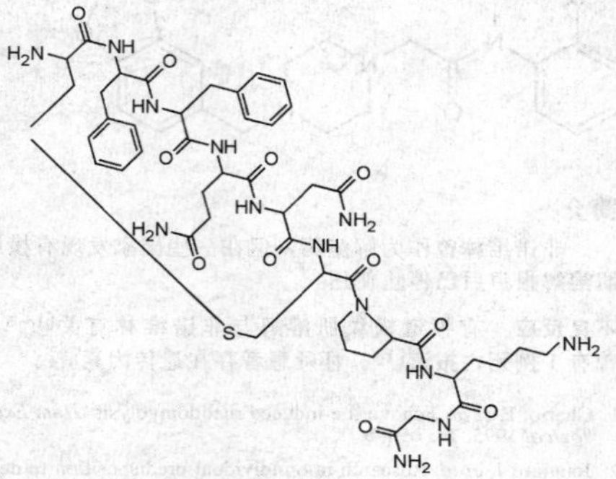

Pharmacopoeias. In *Eur.* (see p.vii).

Ph. Eur. 6.8（Felypressin） 非来加压素由九肽和醋酸合成。白色或类白色粉末状或片状。易溶于水，几乎不溶于乙醇和丙酮。溶于稀氢氧化物溶液。贮藏于 2～8℃下密闭容器。避光。

简介

非来加压素是合成的，与加压素（第2357页）有类似作用，其利尿作用小于加压素。因其对血管具收缩作用，用于牙科局部麻醉剂有良好的治疗效果，但应避免拟交感神经作用。它也作为制备口腔制剂的原料，用于治疗口腔疼痛和炎症。

制剂

专利制剂

Used as an adjunct in: **Braz.:** Citanest com Octapressin; Citocaina; **Denm.:** Citanest Octapressin; **Fin.:** Citanest Octapressin; **Ger.:** Xylonest; **Hong Kong:** Citanest Octapressin; **Ital.:** Citanest con Octapressin†; **Mex.:** Pristesin F; **Neth.:** Citanest Octapressine; **Norw.:** Citanest Octapressin; **Spain:** Citanest Octapressin†; **Swed.:** Citanest Octapressin; **Switz.:** Citanest Octapressin†; **Turk.:** Citanest Octapressin†; **UK:** Citanest with Octapressin.

Fenchone 芬考酮

Fenchon. 1,3,3-Trimethylbicyclo[2.2.1]heptan-2-one.

Фенхон

$C_{10}H_{16}O$; = 152.2.

CAS — 4695-62-9 ((+)-fenchone); 7787-20-4 ((−)-fenchone); 1195-79-5 ((±)-fenchone).

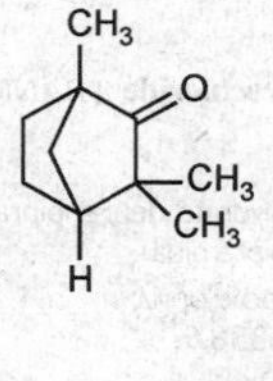

简介

芬考酮由几种精油组成，用于制备治疗胆道和尿路疾病的制剂。据报道，它具有抗刺激剂特性。也可用作香料和用于香水中。

制剂

多组分制剂 **Austria:** Rowatinex; **Chile:** Rowatinex; **Cz.:** Rowatinex; **Ger.:** Rowatinex; **Hong Kong:** Neo-Rowatinex; Rowatinex; **Hung.:** Rowatinex; **Irl.:** Rowatinex; **Israel:** Rowatinex; **Malaysia:** Rowatinex; **Philipp.:** Rowatinex; **Pol.:** Rowatinex; **Rus.:** Rowatinex (Роватинекс); **Spain:** Rowanefrin; **Thai.:** Rowatinex; **Venez.:** Rowatinex.

Fencibutirol（*USAN, rINN*）芬西醇

Fencibutirolum; Mg-4833. 2-(1-Hydroxy-4-phenylcyclohexyl)butyric acid.

Фенцибутирол

$C_{16}H_{22}O_3$ = 262.3.

CAS — 5977-10-6.

UNII — H2V165956A.

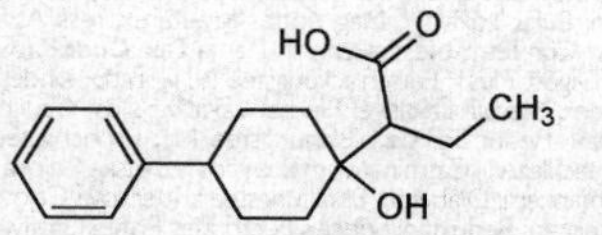

简介

芬西醇是一种促胆汁分泌药，用于治疗便秘和胆道疾病。

制剂

多组分制剂 **Ital.:** Magisbile†.

Fenipentol（*rINN*）非尼戊醇

Fénipentol; Fenipentolum. 1-Phenylpentan-1-ol; α-Butylbenzyl alcohol.

Фенипентол

$C_{11}H_{16}O$ = 164.2.

CAS — 583-03-9.

UNII — X3FZE77O60.

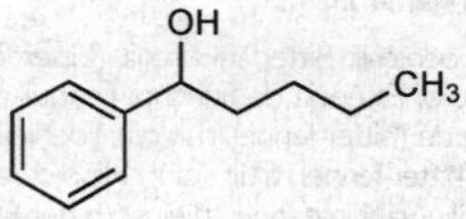

简介

非尼戊醇是一种口服利胆药，用于治疗肝脏疾病和胆道疾病。剂量为每日 3 次，每次 100～200mg。已使用半琥珀酸酯和半琥珀酸酯钠。

制剂

专利制剂

Cz.: Febichol; **Ger.:** Febichol†; **Ital.:** Pentabil†.

多组分制剂 **Chile:** Digezin†; **Ital.:** Critichol†; **Spain:** Menabil Complex†; **Venez.:** Cholipin.

Fennel 小茴香

Édesköménytermés (bitter fennel); Fänkål, bitter (bitter fennel); Fänkål, söt (sweet fennel); Fenchel; Fenkoli, karvas (bitter fennel); Fenkoli, makea (sweet fennel); Fennel Fruit; Fennel Seed; Fenouil; Fenouil Amer; Fenouil amer, fruit de (bitter fennel); Fenouil doux, fruit de (sweet fennel); Foeniculi amari fructus (bitter fennel); Foeniculi dulcis fructus (sweet fennel); Foeniculum; Fruto de Hinojo; Funcho; Hinojo; Kartieji pankolių vaisiai (bitter fennel); Kerti édesköménytermés (sweet fennel); Owoc kopru włoskiego (bitter fennel); Plod fenyklu obecného pravého (bitter fennel); Plod fenyklu obecného sladkého (sweet fennel); Saldieji pankolių vaisiai (sweet fennel).

Фенхель

ATC Herb — HA03AW5028 (Foeniculum vulgare: fruit); HR05WA5013 (Foeniculum vulgare: fruit).

UNII — 557I14LLC3 (fennel); G3QC02NIE6 (fennel seed).

Pharmacopoeias. In *Chin., Eur.* (see p.vii), and *Jpn.*

Ph. Eur. 6.8（Fennel, Bitter; Foeniculi Amari Fructus） 由 *Foeniculum vulgare*、亚种 *vulgare* 及变种 *vulgare* 干燥的双悬果、双悬果片组成。以无水药材计，含挥发油不低于 4.0%（*v/w*），茴香油中茴香脑不低于 60.0%、茴香酮不低 15.0%。苦味茴香为茶绿色、褐色或绿色。

避光和避湿。

Ph. Eur. 6.8（Fennel，Sweet；Foeniculi Dulcis Frutus）由 *Foeniculum vulgare*、亚种 *vulgare* 及变种 *vulgare* 干燥的双悬果、双悬果片组成。以无水药材计，含挥发油不低于 2.0%（v/w）。茴香油中含茴香脑不低于 80.0%。甜茴香为淡绿或淡黄棕色。避光、避湿。

简介

小茴香油（见下文）从小茴香中得到。尽管它作为传统药物在治疗婴儿腹痛中疗效值得怀疑（见胃肠道痉挛，第1618页），但也作为香味和祛风剂使用。它也以中草药疗法用于治疗呼吸道疾病。

制剂

专利制剂

Cz.: Fenyklovy Caj; Gallentee†; **Rus.:** Plantex (Плантекс); **Ukr.:** Plantex (Плантекс).

多组分制剂 **Arg.:** Arceligasol; **Austral.:** Bupleurum Compound; Crampeze Stomach Cramps; Digestaid; Digestive Aid; **Austria:** Brady's-Magentropfen; Euka; Laxalpin; Mag Kottas Krauterexpress Abfuhrtee†; Mag Kottas May-Cur-Tee†; Nesthakchen†; Planta Lax; **Canad.:** Cellutex; Clear Capsules; Digest Plus†; Entschlackungstee N; Floradix Kindervital; Formula T4; Gallexier; Herbal Laxative; Herbal Laxative plus Yogurt; **Chile:** Bebe Flat; Instalax; Reduc-Te; **Cz.:** Blahungstee N†; Bronchialtee N†; Cajova Smes pri Nachlazeni; Carminativum Babynos†; Detska Cajova Smes; Detsky Caj s Hermankem; Diabetan; Erkaltungstee†; Nervova Cajova Smes; Projimava; Pulmoran; Reduktan; Species Pectorales Planta; Stoffwechseltee N†; Stomaran; Ungolen†; Zaludecni Cajova Smes; **Fr.:** Afra; Benetransit; Bolcitol; Gastrotisane; Hepatoflorine; Mediflor Contre la Constipation Passagere No 7; Mediflor Digestive No 3; Mediflor Diuretique No 4; Santane D_5; **Ger.:** Carminativum-Hetterich; Cefabronchin; Em-medical†; Floradix Multipretten N; Gallexier; Gastricholan-L; Kneipp Husten- und Bronchial-Tee; Lomatol†; Majocarmin-Tee†; Ramend Krauter†; **Hung.:** Babynos; Gallexier; Mensesyl; Salus Multipretten; Tamarinlax; **Israel:** Jungborn; **Ital.:** Actenacol; Cadifen; Cadimint; Colimil; Dicalmir; Digerfit†; Espegas†; Evamilk; Plurilac; Promolax; Relaxcol; Tripondil; **Jpn:** Cabe 2 New; The Guard Seichojo; **Malaysia:** Eyebright Plus†; Kampo; **Neth.:** Herbesan; **Pol.:** Amarosal; Bobofen; DexaPini; Diges-Tonic; Herbapini; Rhelax; Salviasept; Sirupus Pini Compositus; Sirupus Tussipini; Sirupus Tussipini D; Syrop Sosnowy Zlozony†; **Rus.:** Insti (Инсти); Phytonefrol (Фитонефрол); Travisil (Трависил); **Singapore:** Stop Snoring; **Spain:** Crislaxo; Himelan†; Natusor Aerofane†; Natusor Malvasen†; Senalsor†; **Switz.:** Femisan; Kernosan 24; Kernosan 26; Kernosan Eau Dentifrice; Kernosan Elixir; Kernosan Heidelberger Poudre; Metabol; Tisane favorisant l'allaitement; Tisane laxative; Tisane pectorale et antitussive; Tisane pour nourissons et enfants; **UK:** Cleansing Herbs; Herbal Indigestion Naturtabs; Indigestion and Flatulence; Lion Cleansing Herbs; Lustys Herbalene; Out-of-Sorts; Pure Plan; Revitonil; Senokot Dual Relief; Sure-Lax (Herbal); **Ukr.:** Carminativum Babynos (Карминативум Бебинос); Insti (Инсти)†.

顺势疗法制剂 **Chile:** Cynara Compuesta; **Fr.:** Poconeol no 54.

Fennel Oil 小茴香油

Aetheroleum Foeniculi; Bitterfänkålsolja (bitter-fennel fruit oil); Esencia de Hinojo; Essência de Funcho; Fenouil amer (fruit de), huile essentielle de (bitter-fennel fruit oil); Foeniculi amari fructus aetheroleum (bitter-fennel fruit oil); Hinojo, aceite esencial; Karčiųjų pankolių vaisių eterinis aliejus (bitter-fennel fruit oil); Karvasfenkoliöljy (bitter-fennel fruit oil); Olejek kopru włoskiego (bitter-fennel fruit oil); Oleum Foeniculi; Rezene Yağı; Silice fenyklu hořkého (bitter-fennel fruit oil).

Фенхелевое Масло

ATC Herb — HA03AW5027 (Foeniculum vulgare: essential oil).

UNII — 59AAO5F6HT (fennel oil).

Pharmacopoeias. In *Eur.* (see p.vii) and *Jpn.* Also in *USNF.*

Ph. Eur. 6.8（Bitter-Fennel Fruit Oil；Foeniculi Amari Fructus Aetheroleum） 从成熟的 *Foeniculum vulgare*、亚种 *vulgare* 和变种 *vulgare* 成熟果实经蒸馏得到的挥发油。它含12.0%～25.0%的茴香酮和 55.0%～75.0%的茴香脑。为澄明、无色或淡黄色液体，有特殊香臭。贮藏于温度不高于 25℃的充满的密闭容器中。避光。

Ph. Eur. 6.8（Bitter-Fennel Herb Oil；Foeniculi Amari Herbae Aetheroleum） 从 *Foeniculum vulgare*，subsp. *vulgare*，var. *vulgar* 地上部分由蒸馏得到的精油。为澄明、无色或淡黄色液体，有类八角臭。贮藏温度不超过 25℃。标签的内容是西班牙型油或塔斯马尼亚型油。

USNF 28（Fennel Oil） 从 *Foeniculum vulgare*（Apiaceae）干燥成熟的果实经蒸馏而得的挥发油。冷藏温度不得低于 3℃。溶于 90%乙醇（1∶1）。如果分离得到的是固态物，小心地保温直到油全部成为液体，并在使用前混合。贮藏于密闭容器中。

简介

小茴香油用作芳香气味剂和驱风剂（见小茴香项下简介，见上文），德国草药和制剂专家委员会（Commission E）认为，小茴香油禁用于婴幼儿。它也可用在药材中治疗呼吸道疾病和用于芳香疗法。

制剂

专利制剂

Belg.: Babyfen; Senefen; **Ger.:** Stern Biene Fenchelsirup†; **Rus.:** Plantex (Плантекс); **Ukr.:** Plantex (Плантекс).

多组分制剂 **Austria:** Eucarbon; Luuf-Hustentee; Nesthakchen†; Sabatif†; Spasmo Claim; Zeller-Augenwasser†; **Canad.:** Anifen; Chase Kolik Gripe Water Alcohol-Free†; **Chile:** Calmatol; **Cz.:** Biotussil; Bronchosan†; Contraspan†; Herbadent; Naturident†; Ophthalmo-Septonex; Solutan†; **Ger.:** Ephepect-Pastillen N; Floradix Multipretten N; Gastrysat; ratioGast†; Salviathymol N; Verdauungstropfen Gastrofunkten; **Hong Kong:** Magesto; **Hung.:** Cholasyl; Salus Multipretten; Stompax; **Indon.:** Minyak Telon†; **Israel:** Novicarbon; **Ital.:** Relaxcol; Selezime; **Malaysia:** Eucarbon; **Pol.:** Woodwards Gripe Water; **Rus.:** Bronchosan (Бронхосан); **S.Afr.:** Borsdruppels; Oleum Salviae Comp†; **Switz.:** Eau pour les yeux; Flatulex; Huile Po-Ho A. Vogel; Laxasan; **Thai.:** Corinap; Gas-Nep; Magesto; **Turk.:** Eucarbon; **Ukr.:** Bronchosan (Бронхосан).

Fenoverine (*rINN*) 非诺维林

Fenoverina; Fénovérine; Fenoverinum. 10-[(4-Piperonyl-1-piperazinyl)acetyl]phenothiazine.

Феноверин

$C_{26}H_{25}N_3O_3S$ = 459.6.

CAS — 37561-27-6.

ATC — A03AX05.

ATC Vet — QA03AX05.

UNII — N274ZQ6PZJ.

简介

非诺维林曾作为解痉药，但在一些国家发现有横纹肌溶解报道后已停止使用。

不良反应 有报道横纹肌溶解与非诺维林有关[1～3]，曾有 1 例死亡报道[1]。怀疑患者存在遗传因素[2]。

1. Chariot P, *et al.* Fenoverine-induced rhabdomyolysis. *Hum Exp Toxicol* 1995; **14:** 654–6.
2. Jouglard J, *et al.* Research into individual predisposition to develop acute rhabdomyolysis attributed to fenoverine. *Hum Exp Toxicol* 1996; **15:** 815–20.
3. Chen CW, Chang MH. Rhabdomyolysis induced by fenoverine: a case report and literature review. *Acta Neurol Taiwan* 2005; **14:** 143–6.

制剂

专利制剂

Mex.: Spasmopriv; **Philipp.:** Spasmopriv; **Singapore:** Spasmopriv; **Thai.:** Spasmopriv; Tidavan†.

Fenpipramide (*BAN*, *rINN*) 芬哌酰胺

Fenpipramid; Fenpipramida; Fenpipramidi; Fenpipramidum. 2,2-Diphenyl-4-piperidinobutyramide.

Фенпипрамид

$C_{21}H_{26}N_2O$ = 322.4.

CAS — 77-01-0.

UNII — 88445508X3.

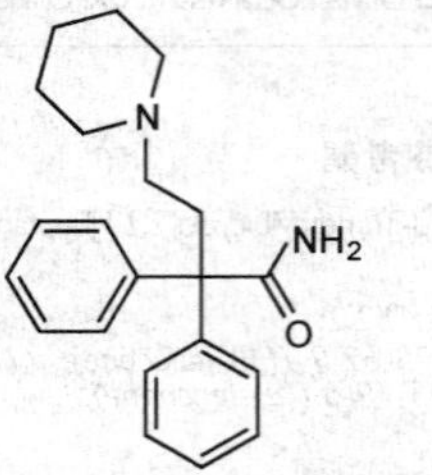

Fenpipramide Hydrochloride (*BANM*, *rINNM*) 盐酸芬哌酰胺

Fenpipramide, Chlorhydrate de; Fenpipramidi Hydrochloridum; Hidrocloruro de fenpipramida.

Фенпипрамида Гидрохлорид

$C_{21}H_{26}N_2O,HCl$ = 358.9.

CAS — 14007-53-5.

UNII — KJ2V75P034.

Fenpiverinium Bromide (*rINN*) 苯维溴铵

Bromuro de fenpiverinio; Fenpipramide Methobromide; Fenpipramide Methylbromide; Fenpiverinii Bromidum; Fenpivérinium, Bromure de. 1-(3-Carbamoyl-3,3-diphenylpropyl)-1-methylpiperidinium bromide; 2,2-Diphenyl-4-piperidinobutyramide methyl bromide.

Фенпивериния Бромид

$C_{22}H_{29}BrN_2O$ = 417.4.

CAS — 125-60-0.

ATC — A03AB21.

ATC Vet — QA03AB21.

UNII — 36479UA8GL.

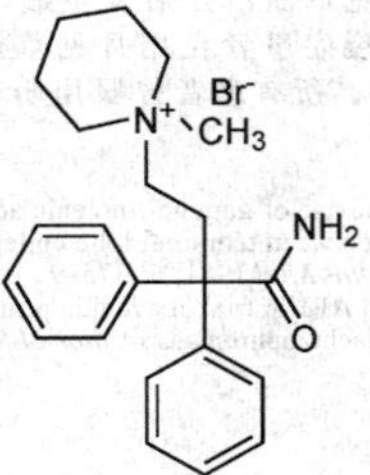

简介

芬哌酰胺（盐酸盐）和其甲基溴化物（即苯维溴铵）已用作解痉药。兽医学中，也因其具抗毒蕈碱样作用而作为兽药使用。

制剂

多组分制剂 **Cz.:** Algifen; Analgin; Spasmopan; **Pol.:** Spasmalgon; **Rus.:** Baralgetas (Баралгетас)†; Maxigan (Максиган); Nebalgan (Небалган); Novigan (Новиган); Plenalgin (Пленалгин); Revalgin (Ревалгин); Spasgan (Спазган); Spasmalgon (Спазмалгон); Spasmalin (Спазмалин); **S.Afr.:** Baralgan†; **Thai.:** Donagan; Kanegan†; **Ukr.:** Spasgan (Спазган); Spasmadol (Спазмадол); **Venez.:** Flemibar.

Fenugreek 胡芦巴

Alforva; Alholva; Bockhornsfrö; Bockshornsame; Faenum-Graecum; Fenogreco; Fenugrec; Görögszénamag; Greek hay; Ožragių sėklos; Sarviapilansiemen; Semen Foenugraeci; Semen Trigonellae; Semeno pískavice řeckého sena; Trigonella Foenugraeci Semen; Trigonellae foenugraeci semen.

Пажитник

UNII — 654825W09Z (fenugreek seed); P9K34XXG87 (fenugreek seed resin); 487RI96K8Z (fenugreek leaf).

Pharmacopoeias. In *Chin.* and *Eur.* (see p.vii).

Ph. Eur. 6.8（Fenugreek） 为胡芦巴属胡芦巴苷（*Trigonella foenum-graecum*）干燥成熟种子。它具有强烈的香味。避光。

不良反应

1 名 5 周岁大的婴儿曾发生饮入含胡芦巴凉茶后失去知觉[1]，恢复知觉后发现他的尿液有香气，该特性为一种先天性支链氨基酸代谢缺陷性疾病，枫糖尿症。进一步的研究显示该患儿无此病，香气是用胡芦巴制得的凉茶中 sotolone 造成的。

1. Sewell AC, *et al.* False diagnosis of maple syrup urine disease owing to ingestion of herbal tea. *N Engl J Med* 1999; **341:** 769.

用途和用法

胡芦巴为食欲兴奋剂，它是制备治疗呼吸系统疾病制剂的成分。它也有润肤的作用。其种子的顶部和种子全部用于烹饪中。

制剂

专利制剂

Fr.: Fenugrene; Sthenorex†.

多组分制剂 **Austral.:** Bilberry Plus; Garlic and Horseradish + C Complex†; Panax Complex†; **Fr.:** Phytheol Force; **India:** Happy'tizer†; **Indon.:** Lactamam; Provigor†; **Malaysia:** Horseradish Plus†; **Philipp.:** Cogent db+; Lungcaire Plus; **Ukr.:** Alfagin (Альфагин).

顺势疗法制剂 **Ger.:** Regena-Haut G.

Ferric Chloride 三氯化铁

Chlorid železitý hexahydrát; Chlorure Ferrique; Cloruro de hierro III; Ferr. Perchlor.; Ferri chloridum hexahydricum; Férrico, cloruro; Ferrikloridhexahydrat; Ferrikloridiheksahydraatti; Ferrique (chlorure) hexahydraté; Ferrum Sesquichloratum; Geležies(III) chloridas heksahidratas; Iron Perchloride; Iron Sesquichloride; Iron Trichloride; Tricloruro de hierro; Vas(III)-klorid-hexahidrát; Żelaza(III) chlorek.

Хлорид Железа

$FeCl_3,6H_2O = 270.3.$

CAS — 7705-08-0 (anhydrous ferric chloride); 10025-77-1 (ferric chloride hexahydrate).

UNII — U38V3ZVV3V (ferric chloride); 0I2XIN602U (ferric chloride hexahydrate).

Pharmacopoeias. In *Eur.* (see p.vii).

Ph. Eur. 6. 8 (Ferric Chloride Hexahydrate) 一种极易吸潮、易结块，橙黄色至褐黄色结晶。极易溶于水和乙醇；易溶于甘油。贮藏于密闭容器中。避光。

简介

三氯化铁具有一般铁盐的性质（第1850页），尤其作为收敛剂。主要作为外用局部敷贴剂发挥止血和收敛作用。三氯化铁或其他铁盐外用局部敷贴剂可引起皮肤持久变色。

制剂

专利制剂

Gr.: Emostat; ***Ital.:*** Cotone Emostatico; ***Rus.:*** Hemofer (Гемофер); ***S.Afr.:*** Staaldruppels.

多组分制剂 ***Belg.:*** Ouate Hemostatique†; ***UK:*** Glykola.

顺势疗法制剂 ***Cz.:*** Ferrum Homaccord†; ***Ger.:*** Infi-China†; Sejungin B21†.

Fibronectins 纤维连接蛋白

Fibronectina.

Фибронектины

简介

纤维连接蛋白是高分子量的内源性胶黏糖蛋白，在血浆和细胞外基质中发现。血浆纤维连接蛋白最初被称为冷溶性球蛋白。纤维连接蛋白主要参与细胞附着正常生理过程，以及在各种恶性疾病的迁移过程。它们在细胞外基质的功能和形态形成、组织重塑中发挥重要的作用，还发挥部分血小板聚集作用，并在伤口密封胶的制备工作中与其他血液制品组合使用。经研究，纤维连接蛋白（如纤维连接蛋白抑制剂或纤维连接蛋白片段）在治疗结缔组织病、恶性肿瘤及伤口愈合中发挥作用。纤维连接蛋白本身可能用作研究工具，用来研究细胞黏附和迁移过程。

1. Kaspar M, *et al.* Fibronectin as target for tumor therapy. *Int J Cancer* 2006; **118:** 1331–9.

制剂

专利制剂

多组分制剂 ***Austral.:*** Tisseel Duo†; ***Austria:*** Tissucol; Tissucol Duo Quick; ***Belg.:*** Tissucol Duo; Tissucol Kit; ***Canad.:*** Tisseel; ***Cz.:*** Evicel; Tissucol; ***Denm.:*** Quixil; Tisseel Duo Quick; ***Fin.:*** Quixil; Tisseel Duo Quick; ***Fr.:*** Tissucol; ***Ger.:*** Quixil; Tissucol Duo S; Tissucol-Kit; ***Hong Kong:*** Tisseel; ***Hung.:*** Tissucol-Kit; ***Irl.:*** Evicel; ***Israel:*** Tisseel; ***Ital.:*** Quixil; ***Mex.:*** Tissucol†; ***Neth.:*** Quixil; Tissucol; Tissucol Duo; ***NZ:*** Tisseel Duo; ***Spain:*** Tissucol Duo; ***Swed.:*** Tisseel Duo Quick; ***Switz.:*** Tissucol; Tissucol Duo S; ***UK:*** Tisseel.

Fingolimod (*rINN*) 芬戈莫德

Fingolimodum; FTY-720 (fingolimod hydrochloride). 2-Amino-2-[2-(4-octylphenyl)ethyl]propane-1,3-diol.

Финголимод

$C_{19}H_{33}NO_2 = 307.5.$

CAS — 162359-55-9 (fingolimod); 162359-56-0 (fingolimod hydrochloride).

ATC — L04AA27.

UNII — 3QN8BYN5QF.

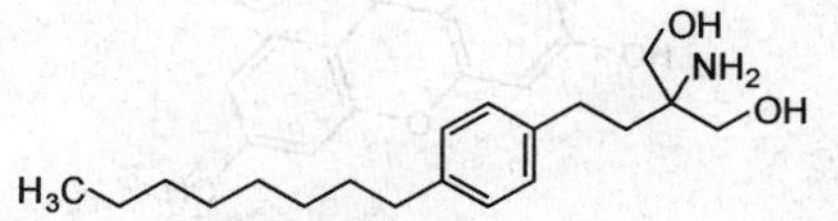

注：盐酸芬戈莫德是 *USAN*。

简介

芬戈莫德是一种免疫调节药，研究用于治疗多发性硬化和预防肾移植急性排斥反应。芬戈莫德是一种前体药物，作为鞘氨醇-1-磷酸受体调节药，经磷酸化后与淋巴细胞表面受体结合，并改变血液和移植物向淋巴结的迁移。

1. Kappos L, *et al.* Oral fingolimod (FTY720) for relapsing multiple sclerosis. *N Engl J Med* 2006; **355:** 1124–40.
2. O'Connor P, *et al.* Oral fingolimod (FTY720) in multiple sclerosis: two-year results of a phase II extension study. *Neurology* 2009; **72:** 73–9.
3. Leypoldt F, *et al.* Hemorrhaging focal encephalitis under fingolimod (FTY720) treatment: a case report. *Neurology* 2009; **72:** 1022–4.
4. Kovarik JM, *et al.* Ketoconazole increases fingolimod blood levels in a drug interaction via CYP4F2 inhibition. *J Clin Pharmacol* 2009; **49:** 212–18.
5. Brinkmann V. FTY720 (fingolimod) in multiple sclerosis: therapeutic effects in the immune and the central nervous system. *Br J Pharmacol* 2009; **158:** 1173–82.
6. Kappos L, *et al.* A placebo-controlled trial of oral fingolimod in relapsing multiple sclerosis. *N Engl J Med* 2010; **362:** 387–401.
7. Cohen JA, *et al.* Oral fingolimod or intramuscular interferon for relapsing multiple sclerosis. *N Engl J Med* 2010; **362:** 402–15.

Flavonoid Compounds 黄酮类化合物

Bioflavonoides; Bioflavonoids; Flavonoides; Vitamin P Substances; Vitaminas P.

Флавоноиды

Benzquercin (*rINN*) 苄奎辛

Benzquercina; Benzquercine; Benzquercinum. 3,3′,4′,5,7-Pentakis(benzyloxy)flavone.

Бензкверцин

$C_{50}H_{40}O_7 = 752.8.$

CAS — 13157-90-9.

UNII — 499L7I0905.

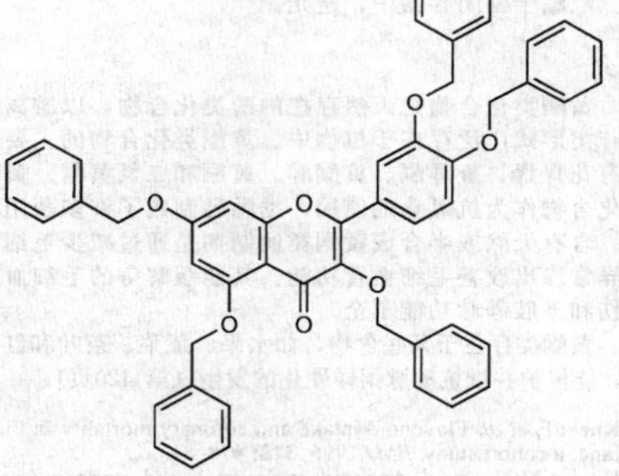

Diosmin (*BAN*, *rINN*) 地奥司明

Barosmin; Buchu Resin; Diosmetin 7-Rutinoside; Diosmiini; Diosmina; Diosminas; Diosmine; Diosminum; Diozmin. 3′,5,7-Trihydroxy-4′-methoxyflavone 7-[6-*O*-(6-deoxy-α-L-mannopyranosyl)-β-D-glucopyranoside].

Диосмин

$C_{28}H_{32}O_{15} = 608.5.$

CAS — 520-27-4.

ATC — C05CA03.

ATC Vet — QC05CA03.

UNII — 7QM776WJ5N.

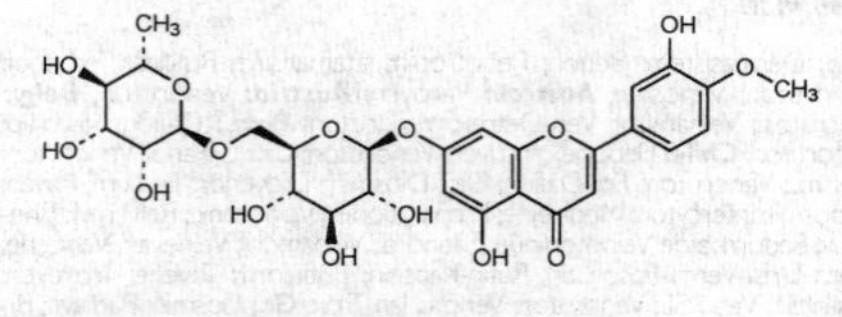

Pharmacopoeias. In *Eur.* (see p.vii).

Ph. Eur. 6. 8 (Diosmin) 一种灰黄色或淡黄色易吸湿的粉末。几乎不溶于水和乙醇；溶于二甲基亚砜。能溶于稀碱性氢氧化物溶液。贮藏于密闭容器中。

Ethoxazorutoside (*rINN*) 乙吗芦丁

Aethoxazorutin; Aethoxazorutoside; Ethoxazorutin; Éthoxazorutoside; Ethoxazorutosidum; Etoxazorutósido; Oxarutinum. 2-Morpholinoethylrutin.

Этоксазорутозид

$C_{33}H_{41}NO_{17} = 723.7.$

CAS — 30851-76-4.

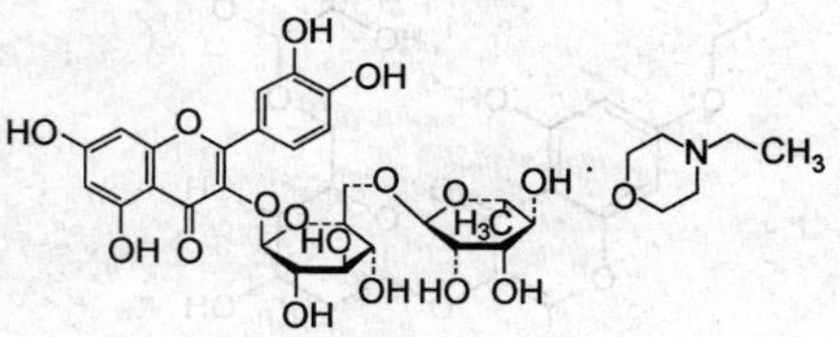

Flavodate Sodium (*rINNM*) 黄酮双乙酸钠

Flavodate de Sodium; Flavodate Disodium; Flavodato sódico; Natrii Flavodas. Disodium (4-oxo-2-phenyl-4*H*-chromene-5,7-diyldioxy)diacetate.

Натрий Флаводовая

$C_{19}H_{12}Na_2O_8 = 414.3.$

CAS — 37470-13-6 (flavodic acid); 13358-62-8 (flavodate disodium).

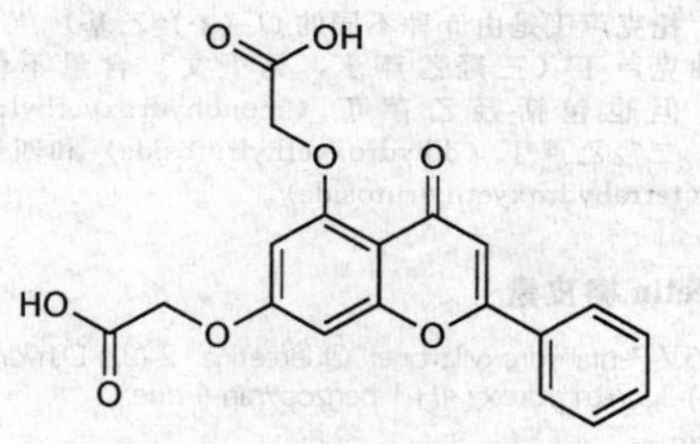

(flavodic acid)

Hesperidin 橙皮苷

Hesperidiini; Hesperidina; Hesperidinum; Hesperydyna. 5-Hydroxy-2-(3-hydroxy-4-methoxyphenyl)-4-oxo-4*H*-chromen-7-yl rutinoside.

Гесперидин

$C_{28}H_{34}O_{15} = 610.6.$

CAS — 520-26-3 (hesperidin); 24292-52-2 (hesperidin methyl chalcone).

UNII — E750O06Y6O.

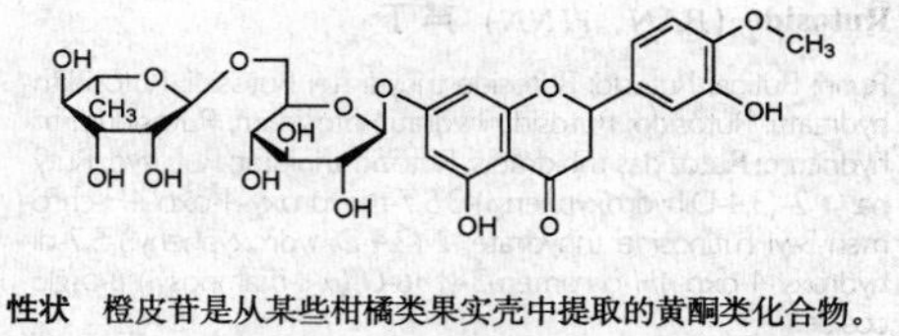

性状 橙皮苷是从某些柑橘类果实壳中提取的黄酮类化合物。

Leucocianidol (*rINN*) 白西尼多

Leucocianidolum; Leucocyanidin; Leucocyanidol. 2-(3,4-Dihydroxyphenyl)chroman-3,4,5,7-tetrol.

Лейкоцианидол

$C_{15}H_{14}O_7 = 306.3.$

CAS — 480-17-1.

UNII — RAP1D6110C.

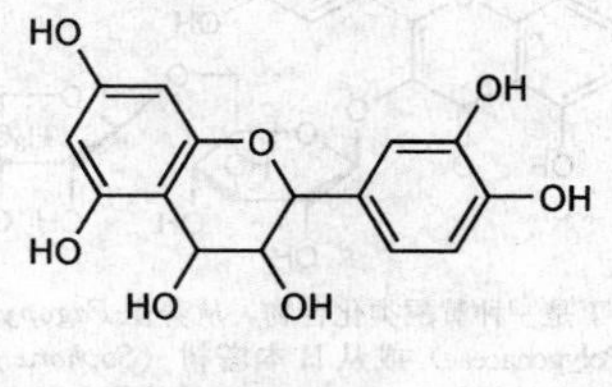

Monoxerutin (*rINN*) 单羟乙芦丁

Monohidroxietilrutósidos; Monohydroxyethylrutosides; Monoksserutiini; Monoxerutina; Monoxérutine; Monoxerutinum. 7-(β-Hydroxyethyl)rutoside.

Моноксерутин

$C_{29}H_{34}O_{17} = 654.6.$

CAS — 23869-24-1.

ATC — C05CA02.

ATC Vet — QC05CA02.

UNII — EKF7043SBU.

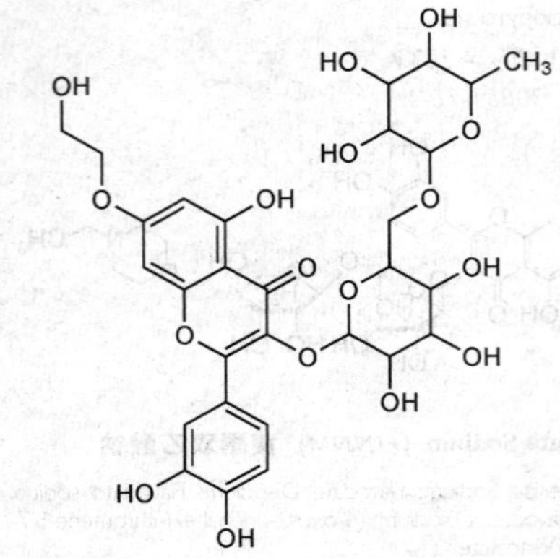

Oxerutins (*BAN*) **托克芦丁**

Hidroxiletilrutósidos; Hydroxyethylrutosides; Oxerutinas.
Оксерутины

性状 托克芦丁是由5种不同的*O*-(β-羟乙基)芦丁组成，曲克芦丁（三羟乙芦丁，见下文）含量不低于45%，但也包括羟乙芦丁（monohydroxyethylrutoside）、二羟乙芦丁（dihydroxyethylrutoside）和四羟乙芦丁（tetrahydroxyethylrutoside）。

Quercetin 槲皮素

3,3′,4′,5,7-Pentahydroxyflavone; Quercetina. 2-(3,4-Dihydroxyphenyl)-3,5,7-trihydroxy-4*H*-1-benzopyran-4-one.
Кверцетин
$C_{15}H_{10}O_7$ = 302.2.
CAS — 117-39-5.
UNII — 9IKM0I5T1E (quercetin); 53B03V78A6 (quercetin dihydrate).

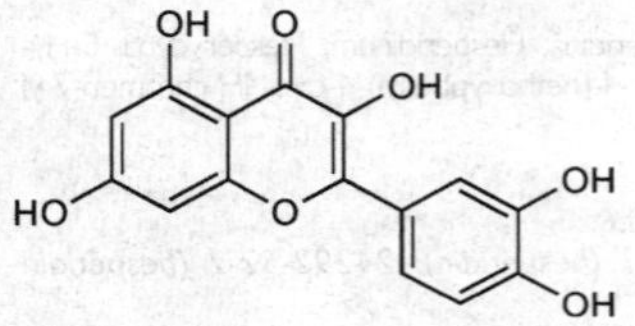

Rutoside (*BAN*, *rINN*) **芦丁**

Rutin; Rutina; Rutosid; Rutoside trihydraté; Rutosidi; Rutosiditrihydraatti; Rutósido; Rutosidtrihydrat; Rutosidum; Rutosidum trihydricum; Rutozidas trihidratas; Rutozid-trihidrát; Rutozyd; Rutyna. 2-(3,4-Dihydroxyphenyl)-3,5,7-trihydroxy-4-oxo-4*H*-chromen-3-yl rutinoside trihydrate; 2-(3,4-Dihydroxyphenyl)-5,7-dihydroxy-4-oxo-4*H*-chromen-3-yl 6-*O*-(α-L-rhamnosyl)-β-D-glucoside.
Рутозид
$C_{27}H_{30}O_{16},3H_2O$ = 664.6.
CAS — 153-18-4 (anhydrous rutoside).
ATC — C05CA01.
ATC Vet — QC05CA01.
UNII — 5G06TVY3R7.

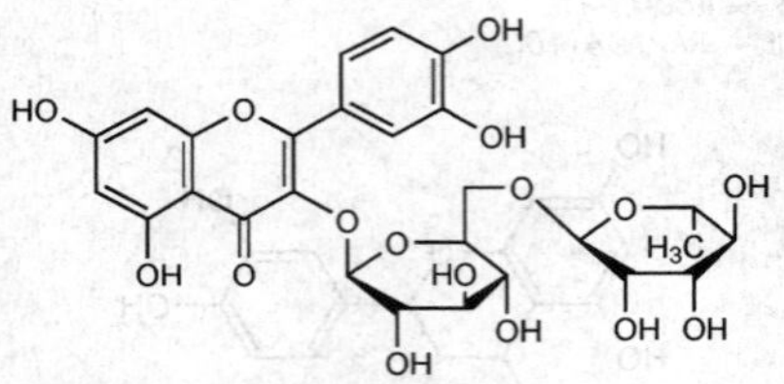

性状 芦丁是一种黄酮类化合物，从荞麦 *Fagopyrum esculentum*（Polygonaceae）或从日本塔树（*Sophora japonica*）的花蕾和几种桉树（*Eucalyptus*）叶等其他来源中获得。

Pharmacopoeias. In *Eur.* (see p.vii) and *Viet.*

Ph. Eur. 6. 8（Rutoside Trihydrate） 一种黄色或绿黄色结晶性粉末。几乎不溶于水；略溶于无水乙醇；几乎不溶于二氯甲烷；溶于甲醇。它可溶于氢氧化物溶液。避光。

Troxerutin (*BAN*, *rINN*) **曲克芦丁**

THR; Trihidroxietilrutina; Trihydroxyethylrutoside; Trioxietilrutina; Trioxyethylrutin; Trokserutiini; Trokserutyna; Troxerutina; Troxérutine; Troxerutinum. 3′,4′,7-Tris[*O*-(2-hydroxyethyl)]rutin; 5-Hydroxy-7-(2-hydroxyethoxy)-2-[3,4-bis(2-hydroxyethoxy)phenyl]-4-oxo-4*H*-chromen-3-yl rutinoside.
Троксерутин
$C_{33}H_{42}O_{19}$ = 742.7.
CAS — 7085-55-4.
ATC — C05CA04.
ATC Vet — QC05CA04.
UNII — 7Y4N11PXO8.

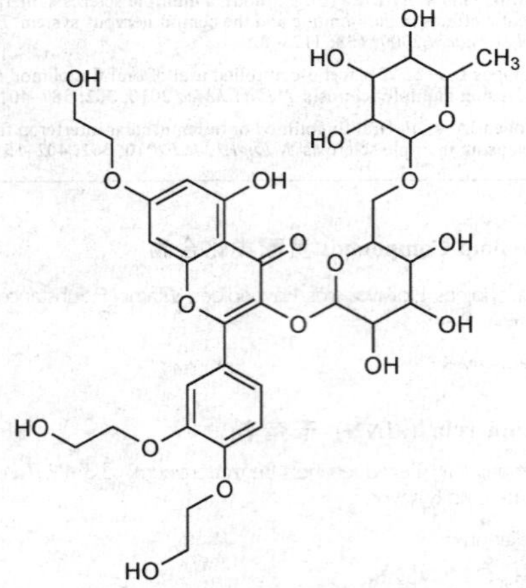

性状 曲克芦丁是托克芦丁的主要成分，见上文。

Pharmacopoeias. In *Eur.* (see p.vii).

Ph. Eur. 6. 8（Troxerutin） 一种黄绿色、易吸潮的结晶性粉末。易溶于水；微溶于乙醇；几乎不溶于二氯甲烷。贮藏于密闭容器中。避光。

简介

黄酮类化合物是天然存在的酚类化合物，以游离态或苷类形式广泛存在于植物中。黄酮类化合物的主要类型有花青素、查耳酮、黄酮醇、黄酮和二氢黄酮。黄酮类化合物作为抗氧化剂使用，据悉已制成了许多药用制剂。含有天然或半合成黄酮类的制剂是通过减少毛细血管异常渗出改善毛细血管功能。其能缓解痔的毛细血管损伤和下肢静脉功能不全。

黄酮类存在于某些食物，如水果、蔬菜、茶叶和红酒中，能保护并抵抗动脉粥样硬化的发生（第1120页）。

1. Knekt P, *et al.* Flavonoid intake and coronary mortality in Finland: a cohort study. *BMJ* 1996; **312:** 478–81.
2. Hertog MGL, *et al.* Antioxidant flavonols and coronary heart disease risk. *Lancet* 1997; **349:** 699.
3. Youdim KA, *et al.* Dietary flavonoids as potential neuroprotectants. *Biol Chem* 2002; **383:** 503–19.
4. Lopez-Lazaro M. Flavonoids as anticancer agents: structure-activity relationship study. *Curr Med Chem Anticancer Agents* 2002; **2:** 691–714.
5. Lyseng-Williamson KA, Perry CM. Micronised purified flavonoid fraction: a review of its use in chronic venous insufficiency, venous ulcers and haemorrhoids. *Drugs* 2003; **63:** 71–100.
6. Alonso-Coello P, *et al.* Meta-analysis of flavonoids for the treatment of haemorrhoids. *Br J Surg* 2006; **93:** 909–20.
7. Cermak R. Effect of dietary flavonoids on pathways involved in drug metabolism. *Expert Opin Drug Metab Toxicol* 2008; **4:** 17–35.

药物相互作用 有报道槲皮素能增加环孢素的生物利用度和浓度，详见第1745页。

制剂

专利制剂

Arg.: Dermasistem; Flebon; Flebotropin; Jatamansin†; Rutilina; Terbenol; Venoruton; Venosmil; ***Austral.:*** Paroven; ***Austria:*** Venoruton; ***Belg.:*** Docrutosi; Veinamitol; Ven-Detrex; Venoruton; ***Braz.:*** Daflon; Flavonid; Venoruton; ***Chile:*** Flebopex; Insuven; Venoruton; ***Cz.:*** Cilkanol; Venoruton; ***Denm.:*** Venoruton; ***Fr.:*** Daflon; Dio; Diosmil†; Diovenor; Endium; Flavan; Flebosmil; Intercyton; Mediveine; Preparation H Veinotonic; Relvene†; Rheoflux; Sedorrhoide Veinotonique; Titanoral; Veinamitol; Veineva†; Venirene; ***Ger.:*** Drisi-Ven†; Posorutin; Rutin-Kapsein; Rutinion†; Tovene; Troxeven; Vastribil†; Veno SL; Venoruton; Venotrulan Trox; ***Gr.:*** Liosmin; Radiavit; Rioven; Venoruton; ***Hung.:*** Dio-PP; Veinamitol†; Venoruton; ***India:*** Venusmin; ***Indon.:*** Ardium; Venaron; Venosmil; ***Israel:*** Veinamitol†; Venoruton; ***Ital.:*** Alven; Alvenex; Arvenum; Diosven; Doven; Pericel†; Venolen; Venoruton; Venosmine; ***Mex.:*** Phlebodia; Sies; Teboven; ***Neth.:*** Venoruton; ***NZ:*** Paroven; ***Philipp.:*** Varemoid; Venoruton; ***Pol.:*** Aflavic; Diosminex; Otrex; Pelethrocin; Phlebodia; Posorutin; Rutinoven†; Rutoven†; Troxeratio; Venolan; Venoruton; Venotrex; ***Port.:*** Arvenum; Hepacalmina; Muralion†; Venex; Veno V; Venoruton; Venosmil; Veroven; ***Rus.:*** Phlebodia (Флебодиа); Troxevazin (Троксевазин); Venoruton (Венорутон); ***S.Afr.:*** Paroven; ***Spain:*** Esberiven; Venolep; Venoruton; Venosmil; ***Switz.:*** Hemerven; Neorutin†; Pur-Rutin; Venoruton; Venutabs; ***Thai.:*** Flavon; Heteroid; Venoruton; ***Turk.:*** Daflon; Natrol Ester C; Vendios; Venoruton; ***UK:*** Colladeen; Paroven; ***Ukr.:*** Cyclo 3 Fort (Цикло 3 Форт); Venolan (Веноλан); ***USA:*** Citro-Flav; Limbrel; ***Venez.:*** Diovenor; Flavol; Hyflon; Verutil.

顺势疗法制剂 ***Ger.:*** Hevert-Migrane†; Infi-China†; Infihepan†; Varicylum N.

Flibanserin (*USAN*, *rINN*) **非巴舍林**

BIMT-17; BIMT-17BS; Flibanserina; Flibansérine; Flibanserinum. 1-{2-[4-(α,α,α-Trifluoro-*m*-tolyl)-1-piperazinyl]ethyl}-2-benzimidazolinone.
Флибансерин
$C_{20}H_{21}F_3N_4O$ = 390.4.
CAS — 167933-07-5.
ATC — G02CX02.
UNII — 37JK4STR6Z.

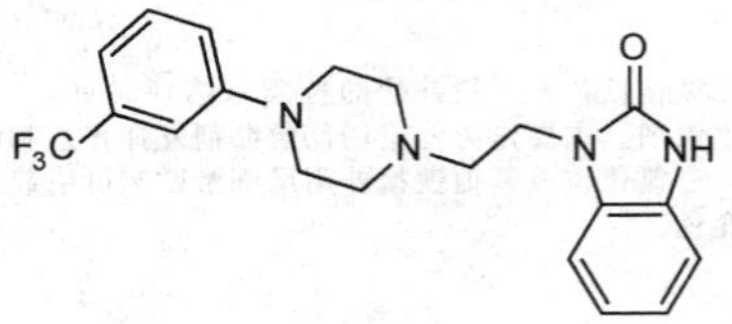

简介

非巴舍林是5-HT_{1A}-受体激动药和5-HT_{2A}-受体拮抗药。经研究，它用于治疗绝经前妇女性欲功能减退症。

Flopropione (*rINN*) **夫洛丙酮**

Flopropiona; Flopropionum; Fluropropiofenone; Phloropropiophenone; RP-13907. 2′,4′,6′-Trihydroxypropiophenone.
Флопропион
$C_9H_{10}O_4$ = 182.2.
CAS — 2295-58-1.
UNII — 05V5NVB5Y1.

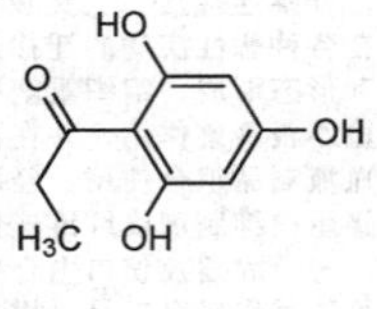

Pharmacopoeias. In *Jpn.*

简介

夫洛丙酮是一种解痉药。口服给药剂量为40～80mg，每日3次。

制剂

专利制剂

Jpn: Cospanon.

Fluorescein (*BAN*) **荧光素**

Fluoresceína; Fluoresceina; Fluorescéine; Fluoresceinum. 3′,6′-Dihydroxyspiro[isobenzofuran-1(3*H*),9′(9*H*)xanthen]-3-one.
Флуоресцеин
$C_{20}H_{12}O_5$ = 332.3.
CAS — 2321-07-5.
ATC — S01JA01.
ATC Vet — QS01JA01.
UNII — TPY09G7XIR.

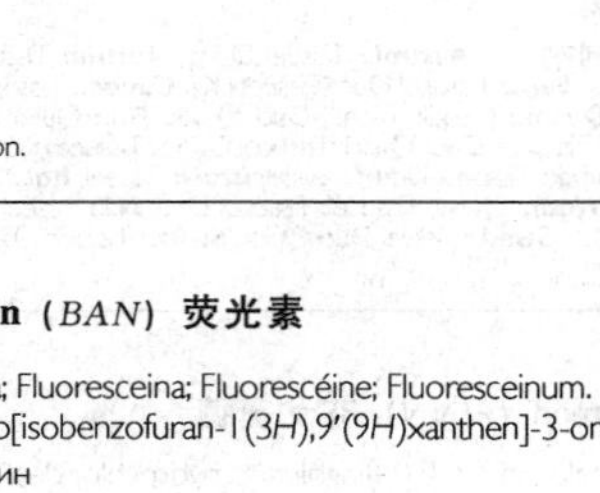

Pharmacopoeias. In *Eur* (see p.vii) and *US.*

Ph. Eur. 6. 8（Fluorescein） 一种橙红色粉末。几乎不溶于水；易溶于热乙醇。它溶于稀氢氧化物溶液中。避光。

USP 33（Fluorescein） 一种黄红色到红色的无臭粉末。不溶于水；溶于稀氢氧化物溶液。贮藏于密闭容器。

Fluorescein Dilaurate (*BANM*) **双月桂酸荧光素钠**

Fluoresceína, dilaurato de.
Флуоресцеина Дилаурат
$C_{44}H_{56}O_7$ = 696.9.
CAS — 7308-90-9.
ATC — S01JA01.
ATC Vet — QS01JA01.

Fluorescein Sodium (*BANM*) **荧光素钠**

CI Acid Yellow 73; Colour Index No. 45350; D & C Yellow No. 8; Fluorescein Natrium; Fluorescein sodná sůl; Fluoresceína sódica; Fluoresceína soluble; Fluorescéine sodique; Fluoresceinnatrium; Fluoresceino natrio druska; Fluoresceinum natricum; Fluoreseiininatrium; Fluoresein Sodyum; Fluoreszcein-nátrium; Obiturin; Resorcinolphthalein Sodium; Sodium Fluorescein; Soluble Fluorescein; Uranin; Uranina. Disodium fluorescein.
Флуоресцин Натрий
$C_{20}H_{10}Na_2O_5$ = 376.3.
CAS — 518-47-8.
ATC — S01JA01.
ATC Vet — QS01JA01.
UNII — 93X55PE38X.

注：含荧光素钠滴眼剂单个容器的外表面积有限，无法容纳所有标示信息，因此 BP 2010 批准：在含荧光素钠滴眼剂的外包装上用"FLN"来标识其单位剂量的成分。另一种含盐酸利多卡因和荧光素钠滴眼剂用"LIDFLN"来标识，含盐酸丙美卡因和荧光素钠的滴眼剂用"PROXFLN"标识。

Pharmacopoeias. In *Chin., Eur.* (see p.vii), *Int., Jpn,* and *US.*

Ph. Eur. 6. 8 (Fluorescein Sodium) 一种橙红的、易吸湿的粉末。易溶于水；溶于乙醇；几乎不溶于二氯甲烷和己烷。2%水溶液 pH 值为 7.0～9.0。贮藏于密闭容器中。避光。

USP 33 (Fluorescein Sodium) 一种橙红的、易吸湿、无臭的粉末。易溶于水；略溶于乙醇。贮藏于密闭容器中。

不良反应和注意事项

静脉注射荧光素钠可引起恶心和呕吐，外渗会产生疼痛。超敏反应使轻者出现荨麻疹，重者发生严重过敏反应，罕见发生心脏停搏和死亡。考虑到药物中的杂质和生产过程中的缺陷可能是荧光素钠一些严重不良反应发生的原因，在 20 世纪 80 年代早期，BP 对荧光素钠的生产规范进行了考察，进一步严格规定了杂质的限量要求。无论何种情况下静脉给予荧光素钠时，都必须备有复苏设备。

滴眼后的不良反应是罕见的。已报道的过敏反应包括过敏性结膜炎、眼睑水肿、皮疹和荨麻疹或血管性水肿。眼内荧光素可产生瞬态视物模糊，应告诫患者在视力恢复正常前不要开车或操作机械。

荧光素钠使用后皮肤和尿液可能会被暂时染成黄色。荧光素钠还会沾染皮肤和衣服，由于荧光素钠有染色风险，不应佩带软性隐形接触镜。

患有急性坏死性胰腺炎患者禁用双月桂酸荧光素钠口服制剂。双月桂酸荧光素试验中，合用柳氮磺胺吡啶可能会影响荧光素钠排泄量的估算值。

2 项大规模的研究考察了静脉内注射荧光素钠血管造影剂后造成不良反应的发生率。1 项国际调查[1]共收集了 594687 次血管造影手术的数据，严重不良反应发生率为 1∶18020，死亡率为 1∶49557。这些严重不良反应包括过敏性休克、心脏骤停、心肌梗死和伴有低血压或呼吸性窘迫休克等。一项美国的研究[2]统计了 221781 次荧光素血管造影的数据，荨麻疹、晕厥、血栓性静脉炎、组织坏死或神经麻痹等中度不良反应发生率为 1∶63，呼吸系统或心脏的不良事件以及强直阵挛性发作等严重不良反应发生率为 1∶1900，有 1 例死亡病例。

有关荧光素钠静脉注射后的不良反应个案报道包括：胰腺炎[3]、镰状红细胞病患者出现疼痛危象[4]、银屑病样药物性皮炎[5]，光变态反应[6]和光毒性作用[7]。

1. Zografos L. Enquête internationale sur l'incidence des accidents graves ou fatals pouvant survenir lors d'une angiographie fluorescéinique. *J Fr Ophtalmol* 1983; **6:** 495–506.
2. Yannuzzi LA, *et al.* Fluorescein angiography complication survey. *Ophthalmology* 1986; **93:** 611–17.
3. Morgan LH, Martin JM. Acute pancreatitis after fluorescein. *BMJ* 1983; **287:** 1596.
4. Acheson R, Serjeant G. Painful crises in sickle cell disease after fluorescein angiography. *Lancet* 1985; **i:** 1222.
5. Mayama M, *et al.* Psoriasiform drug eruption induced by fluorescein sodium used for fluorescein angiography. *Br J Dermatol* 1999; **140:** 982–4.
6. Hochsattel R, *et al.* Photoallergic reaction to fluorescein. *Contact Dermatitis* 1990; **22:** 42–4.
7. Kearns GL, *et al.* Fluorescein phototoxicity in a premature infant. *J Pediatr* 1985; **107:** 796–8.

哺乳 The American Academy of Pediatrics[1]声明，未见哺乳妇女因使用荧光素钠而导致接受母乳喂养的婴儿出现不良反应的报道，因此在哺乳期可使用荧光素钠。

1. American Academy of Pediatrics. The transfer of drugs and other chemicals into human milk. *Pediatrics* 2001; **108:** 776–89. [Retired May 2010] Correction. *ibid.*; 1029. Also available at: http://aappolicy.aappublications.org/cgi/content/full/pediatrics%3b108/3/776 (accessed 02/06/04)

用途和用法

眼部使用荧光素钠能使损伤的角膜和眼内液体（房水和晶状体）染色，可用于发现角膜病损和异物，也可辅助硬角膜接触镜的安置，或在多种诊断眼科操作中使用。可使用浓度为 1%或 2%的荧光素钠滴眼剂，也可使用无菌荧光素钠浸渍纸片。还可使用同时含荧光素钠和局部麻醉剂的制剂，常用盐酸利多卡因、盐酸奥布卡因或盐酸丙美卡因配合 0.25%的荧光素钠。

静脉快速推注荧光素钠可用于视网膜血管造影检查，常用注射剂浓度相当于 10%或 25%的荧光素。常用剂量相当于 500mg 荧光素。儿童推荐剂量为 7.5mg/kg。也有尝试口服荧光素用于血管造影的研究。静脉使用荧光素钠的其他用途包括区分病变或坏死组织与健康组织和胆管造影。

口服双月桂酸荧光素可用于评价胰腺的外分泌功能（见下文）。胰酶将荧光素和双月桂酸的酯水解后，游离的荧光素从尿中排泄，据此可测定胰脏胰腺的活性。具体测定方法为：一剂 348.5mg 双月桂酸荧光素（相当于 0.5mmol 荧光素），同标准饮食一同服用，然后收集 10h 内的尿液用于测定。此药品的生产厂家还对测定期间可进食的液体和食物的种类及数量做了说明。试验的第二天，在相同的其他条件下，需口服 188.14mg 荧光素钠（相当于 0.5mmol 荧光素）作为对照。

胰腺功能测试 双月桂酸荧光素试验的几个研究认为该试验是一个有用的非侵袭性筛查试验，可用于排查门诊患者（见**胰腺炎**项下，第2301页），特别是脂肪痢或慢性腹泻[4]患者是否存在胰腺外分泌功能障碍[1~3]。患者采用双月桂酸荧光素试验就可避免采用其他一些检查，如促胰酶素-促胰液素试验，后者需要十二指肠插管。有报道[2,5]称在一些人群中双月桂酸荧光素试验特异性较低（即该试验的假阳性反应比例较高），另有研究[3]强调在试验操作中需要对患者进行指导。可在患者服用试验药品几小时后进行血清荧光素浓度的测定，可以避免在标准试验中不必要地延长尿液收集的时间[6]。

有研究证明该试验可以成功地用于儿童[7]，特别是减少双月桂酸荧光素和荧光素钠剂量并调整液体摄入量[8]，虽然荧光素生产厂家建议通过商业途径获得的荧光素诊断试验不能用于这一年龄组。一项研究考察了儿童使用简化的单日双月桂酸荧光素和甘露醇双标记物进行的研究，此项试验结果令人满意[9]。在一项涉及 40 名患者的试验[10]中发现，在诊断轻度至中度胰腺外分泌功能不全方面，双月桂酸荧光素试验比粪便胰弹性酶试验更灵敏。然而，在后来涉及 45 名患者的研究[11]中发现，胰十二酯试验在预测胰腺酶补充反应中不比粪弹性蛋白酶（FE-1）试验更准确。

1. Barry RE, *et al.* Fluorescein dilaurate—tubeless test for pancreatic exocrine failure. *Lancet* 1982; **ii:** 742–4.
2. Boyd EJS, *et al.* Prospective comparison of the fluorescein-dilaurate test with the secretin-cholecystokinin test for pancreatic exocrine function. *J Clin Pathol* 1982; **35:** 1240–3.
3. Gould SR, *et al.* Evaluation of a tubeless pancreatic function test in patients with steatorrhoea in a district general hospital. *J R Soc Med* 1988; **81:** 270–3.
4. Murray IA, *et al.* Retrospective audit of the value of the pancreolauryl test in a district general hospital. *Postgrad Med J* 2003; **79:** 471–3.
5. Braganza JM. Fluorescein dilaurate test. *Lancet* 1982; **ii:** 927–8.
6. Dimagno EP. A perspective on the use of tubeless pancreatic function tests in diagnosis. *Gut* 1998; **43:** 2–3.
7. Cumming JGR, *et al.* Diagnosis of exocrine pancreatic insufficiency in cystic fibrosis by use of fluorescein dilaurate test. *Arch Dis Child* 1986; **61:** 573–5.
8. Dalzell AM, Heaf DP. Fluorescein dilaurate test of exocrine pancreatic function in cystic fibrosis. *Arch Dis Child* 1990; **65:** 788–9.
9. Green MR, *et al.* Dual marker one day pancreolauryl test. *Arch Dis Child* 1993; **68:** 649–52.
10. Leodolter A, *et al.* Comparison of two tubeless function tests in the assessment of mild-to-moderate exocrine pancreatic insufficiency. *Eur J Gastroenterol Hepatol* 2000; **12:** 1335–8.
11. Elphick DA, Kapur K. Comparing the urinary pancreolauryl ratio and faecal elastase-1 as indicators of pancreatic insufficiency in clinical practice. *Pancreatology* 2005; **5:** 196–200.

虱病 单一使用 20%荧光素溶液成功地治疗了眼睫毛或眉毛虱病（第1917页）[1]。

1. Mathew M, *et al.* A new treatment of pthiriasis palpebrarum. *Ann Ophthalmol* 1982; **14:** 439–41.

视网膜血管造影术 通常静脉内注射荧光素用于视网膜血管造影。经研究有 20 名健康受试者口服荧光素钠 25mg/kg，其中大多数受试者能产生高质量的等同于视网膜血管造影静脉内给药的结果[1]。作者评价以前的研究均使用口服液体制剂与静脉注射剂比较，而这项研究用特制的每粒含 500mg 荧光素钠胶囊与静脉注射剂比较。有报道称口服荧光素后仅出现轻度反应，可能出现过敏反应。

1. Watson AP, Rosen ES. Oral fluorescein angiography: reassessment of its relative safety and evaluation of optimum conditions with use of capsules. *Br J Ophthalmol* 1990; **74:** 458–61.

制剂

BP 2010: Fluorescein Eye Drops; Fluorescein Injection;
USP 33: Fluorescein Injection; Fluorescein Sodium and Benoxinate Hydrochloride Ophthalmic Solution; Fluorescein Sodium and Proparacaine Hydrochloride Ophthalmic Solution; Fluorescein Sodium Ophthalmic Strips.

专利制剂

Arg.: Fluorescite; ***Austral.:*** Disclo-Plaque†; Fluorescite; Fluorets†; Ful-Glo†; Retinofluor; ***Canad.:*** Ak-Fluor; Diofluor; Fluorescite; Fluorets; ***Cz.:*** Fluorescite; ***Fin.:*** Fluorescite; ***Fr.:*** Fluocyne; ***Hong Kong:*** Fluorescite; Fluorets; ***India:*** Fluore Stain Strips; ***Irl.:*** Anatera; Fluorets; ***Ital.:*** Fluoralfa; ***Malaysia:*** Fluorescite; Fluorets; ***Mex.:*** Optifluor†; ***Neth.:*** Fluorescite; ***Norw.:*** Anatera; ***NZ:*** Fluorescite; Fluorets; ***Pol.:*** Fluorescite; ***Port.:*** Fluorescite; ***Rus.:*** Fluorescite (Флюоресцит); ***S.Afr.:*** Fluorescite; Fluorets; ***Singapore:*** Fluorescite; Fluorets; ***Swed.:*** Fluorescite; ***Thai.:*** Fluorescites†; ***Turk.:*** Fluorescite; ***UK:*** Fluorets; ***USA:*** Ak-Fluor; Bio Glob; Fluor-I-Strip; Fluorescite; Fluorets; Ful-Glo; Funduscein; Ophthifluor.

多组分制剂 ***Austral.:*** Fluress†; ***Austria:*** Flurekain; Pancreolauryl-Test†; ***Canad.:*** Fluoracaine; Fluress; ***Cz.:*** Thilorbin†; ***Fin.:*** Oftan Flurekain; ***Ger.:*** Pancreolauryl-Test N†; Thilorbin; ***NZ:*** Fluress†; ***Port.:*** Fluotest; ***Spain:*** Fluotest; Pancreolauryl†; ***Swed.:*** Fluress; ***USA:*** Flu-Oxinate†; Fluoracaine; Fluorocaine; Fluorox; Flurate†; Fluress; Flurox; Healon Yellow†.

Formic Acid 甲酸

Ácido amínico; Ácido fórmico; Acidum Formicum; Ameisensäure; Aminic Acid; E236; E238 (calcium formate); E237 (sodium formate); Fórmico, ácido; Kwas mrówkowy.
CH_2O_2 = 46.03.
CAS — 64-18-6.
ATC Vet — QP53AG01.
UNII — 0YIW783RG1.

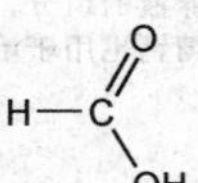

Pharmacopoeias. In *Pol.*

简介

甲酸性质类似乙酸（见第2165页），但它更具刺激性。常用甲酸的钠盐和钙盐作为食品防腐剂。上市的 60%甲酸溶液用于去除水壶中水垢，甲酸也可去除文身。作为生产某些外用制剂的原料，它可缓解肌肉与骨骼和关节疾病，和苯甲醇一起使用有助于移去鼻肠管。

有报道 3 名患者吞咽了 40%甲酸或 55%甲酸，主要的并发症是局部腐蚀作用、代谢性酸中毒、凝血功能紊乱、急性呼吸衰竭和肾衰竭[1]。3 名患者在入院 5～14 天后全部死亡。另外报道有 53 例吞咽甲酸者中 15 例死亡[2]。

1. Naik RB, *et al.* Ingestion of formic acid-containing agents — report of three fatal cases. *Postgrad Med J* 1980; **56:** 451–6.
2. Rajan N, *et al.* Formic acid poisoning with suicidal intent: a report of 53 cases. *Postgrad Med J* 1985; **61:** 35–6.

制剂

专利制剂

多组分制剂 ***Austria:*** Acimont; Berggeist; ***Ital.:*** Rubjovit; ***Mex.:*** Aminoyodarsencal; ***Switz.:*** Fortalis; ***Ukr.:*** Medichronal (Медихронал); ***Venez.:*** Selbet†.

顺势疗法制剂 ***Austria:*** Apozema Allium Cepa compositum; ***Canad.:*** Adrisin; Cutisitum; ***Fr.:*** Rhus Toxicodendron Compose; ***Ger.:*** Acirufan; Allergie-Injektopas; Allergo-Loges; Cupridium†; Desarell; Formasan; Formicain†; Formidium; Formisoton; Heweformica; metabiarex; Paravertebral LWS†; Pascallerg; Presselin All; Regasinum antallergicum†; Rufebran rheumo; Scorotox†; Virobin†.

Fosfocreatinine (*rINN*) **磷酸肌酐**

Fosfocreatinina; Fosfocréatinine; Fosfocreatininum; Phosphocreatinine. (1-Methyl-4-oxo-2-imidazolidinylidene)phosphoramidic acid.

Фосфокреатинин

$C_4H_8N_3O_4P = 193.1$.

CAS — 5786-71-0 (fosfocreatinine); 19604-05-8 (fosfocreatinine sodium).

UNII — RG2371KXDE.

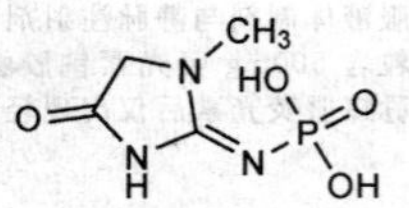

简介

磷酸肌酐或磷酸肌酐钠用于治疗肌肉疾病。

制剂

专利制剂

Ital.: Sustenium.

Fosfructose Trisodium (*USAN, rINNM*) 磷果糖三钠

CPC-111; Fosfructosa trisódica; Fosfructose Trisodique; Fosfructosum Trinatricum; Sodium Fructose-1,6-diphosphate. D-Fructose 1,6-bis(dihydrogen phosphate) trisodium octahydrate.

Тринатрий Фосфруктоза

$C_6H_{11}Na_3O_{12}P_2,8H_2O = 550.2$.

CAS — 488-69-7 (fosfructose); 6055-82-9 (fosfructose calcium); 38099-82-0 (fosfructose trisodium); 81028-91-3 (fosfructose trisodium octahydrate).

ATC — C01EB07.

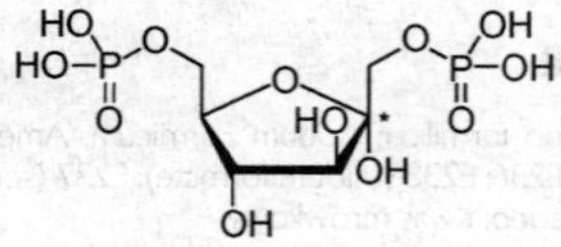

and epimer at C*

(fosfructose)

简介

磷果糖三钠是一种代谢中间产物。它以三钠盐和磷酸盐作为全肠外营养液的组分，也用于保护机体因缺血造成的损伤。磷果糖钙也用于治疗各种疾病。

制剂

专利制剂

Hong Kong: Esafosfina; ***Ital.:*** Esafosfina; FDP; ***Thai.:*** Esafosfina†.

多组分制剂 ***Hong Kong:*** Esafosfina Glutammica.

Frankincense 乳香

Olibanum; Ru Xiang.

Ладан

CAS — 8016-36-2 (frankincense oil).

ATC Herb — HA03AW5005 (Boswellia sacra: resin); HD03WA5001 (Boswellia sacra: resin); HM01AW5004 (Boswellia sacra: resin).

UNII — R9XLF1R1WM.

注：与印度乳香相区别（见下文）。

简介

乳香是 *Boswellia sacra*（*B. carteri*）(Burseraceae) 或其他种类 *Boswellia* 的芳香族树胶树脂。它用于香料和熏蒸剂。

乳香（ru xiang）也用于中医药。乳香油用于芳香疗法。

制剂

多组分制剂 ***Canad.:*** Painease; Restorativ Glucosamine Muscle and Joint.

顺势疗法制剂 ***Canad.:*** Voxpax; ***Fr.:*** Voxpax.

Indian Frankincense 印度乳香

Encens indien; Indian Olibanum; Olibanum indicum; Salai Guggal.

UNII — 4PW41QCO2M.

注：印度乳香来自于乳香枹（*Boswellia serrata*），应与来自从其他种类乳香 *Boswellia* 获得的乳香（见上文）区分开来。

Pharmacopoeias. In *Eur.* (see p. vii).

Ph. Eur. 6.8 (Indian Frankincense) 风干的胶树脂渗出物，从乳香枹的茎或分枝切口中获得。以干燥品计算，它最低含 1.0% 11-酮基-β-乳香酸（$C_{30}H_{46}O_4 = 470.7$）和 1.0%乙酰-11-酮基-β-乳香酸（$C_{32}H_{48}O_5 = 512.7$）。

简介

印度乳香是 *Boswellia serrata*（*B. glabra*）(Burseraceae) 的树胶树脂。它具有抗炎活性，其草药制剂用于治疗肌肉与骨骼和关节疾病。用于肠炎和哮喘的治疗正在研究中。从 *B. Serrafa* 树胶树脂中提取的乳香酸也在类似疾病中发挥抗炎作用。

1. Anonymous. *Boswellia serrata. Altern Med Rev* 2008; **13:** 165–7.
2. Ernst E. Frankincense: systematic review. *BMJ* 2008; **337:** a2813. Available at: http://www.bmj.com/cgi/reprint/337/dec17_2/a2813 (accessed 07/04/10)

抗炎作用 印度乳香应用其抗炎作用见参考文献。

1. Gupta I, *et al.* Effects of Boswellia serrata gum resin in patients with ulcerative colitis. *Eur J Med Res* 1997; **2:** 37–43.
2. Gupta I, *et al.* Effects of Boswellia serrata gum resin in patients with bronchial asthma: results of a double-blind, placebo-controlled, 6-week clinical study. *Eur J Med Res* 1998; **3:** 511–14.
3. Gupta I, *et al.* Effects of gum resin of Boswellia serrata in patients with chronic colitis. *Planta Med* 2001; **67:** 391–5.
4. Ammon HPT. Boswellic acids in chronic inflammatory diseases. *Planta Med* 2006; **72:** 1100–16.

骨关节炎 印度乳香已用于治疗膝关节骨关节炎，经英国 Arthritis Resecurch Campaign 报告[1]证实是安全的，可有效地减轻疼痛和缓解行走困难等日常活动相关问题，这种作用在停止治疗后会持续一段时间。

1. Arthritis Research Campaign. Complementary and alternative medicines for the treatment of rheumatoid arthritis, osteoarthritis and fibromyalgia (issued February 2009). Available at: http://www.arthritisresearchuk.org/pdf/Complementary%20and%20alternative%20medicines_11012010154331.pdf (accessed 16/08/10)

制剂

专利制剂

USA: 5-Loxin.

多组分制剂 ***Arg.:*** Glucobefol; ***Austral.:*** Boswellia Complex; Boswellia Compound; Joint Mobility†; ***Indon.:*** Ositin; ***Ital.:*** Actires; Fitogenase; Reumafort; Revios†; ***Malaysia:*** Rumalaya; ***Philipp.:*** Arthrid; ***Singapore:*** Artrex†; ***Turk.:*** Ultimate; ***UK:*** NatraFlex; PainEaze.

顺势疗法制剂 ***Ger.:*** Olibanum RA.

Fucoidan 富考登

Fucoidin; Fucoidine; Nemacystus Mucilage.

Фукоидан

CAS — 9072-19-9.

简介

富考登是一种从海洋藻类中提取的硫酸多糖，主要成分为 L-岩藻糖。据报道，它有抗凝、抗血栓和抗肿瘤活性，也可治疗更多疾病，并作为食品增补剂。

1. Mourão PA. Use of sulfated fucans as anticoagulant and antithrombotic agents: future perspectives. *Curr Pharm Des* 2004; **10:** 967–81.

命名 富考登是一类首先从海洋藻类中分离得到的硫酸多糖。它们的命名方法有所不同并有些扑朔迷离。从海藻中分离的原多糖被称为岩藻多糖，后来改为硫酸褐藻多糖。这些多糖从海洋无脊椎动物中发现，已确定因改进分解和分离技术可得到了不同类型的硫酸多糖。曾有人建议将其与其他单糖比较，将含 L-岩藻糖少于 10%的多糖定义为硫酸岩藻聚糖[1]。其已适用于海洋无脊椎动物提取的硫酸岩藻糖，而岩藻糖也适用于来自海藻中提取的硫酸褐藻多糖。有些定义认为硫酸褐藻多糖是一种从海带中提取的含 L-岩藻糖和 D-半乳糖硫酸多糖的复合物，虽然其他硫酸多糖复合物含 L-岩藻糖只有 60%或更少。已命名了这些复合物的其他名称，包括硫酸岩藻聚糖。

1. Berteau O, Mulloy B. Sulfated fucans, fresh perspectives: structures, functions, and biological properties of sulfated fucans and an overview of enzymes active toward this class of polysaccharide. *Glycobiology* 2003; **13:** 29R–40R.

制剂

专利制剂

Indon.: Fucobac; Fucotrap; Mozuku†.

Fumitory 蓝堇

Conejillos; Erdrauchkraut; Fumaria; Fumariae herba; Fumeterre; Zemědýmová nať; Ziele dymnicy.

Дымовая Трава; Дымянка Лекарственная

ATC Herb — HA05AW5009 (Fumaria officinalis: herb).

UNII — VH659J61ZL (Fumaria officinalis flowering top).

Pharmacopoeias. In *Eur.* (see p.vii).

Ph. Eur. 6.8 (Fumitory) 为 *Fumaria officinalis* 地上部分干燥的全部或碎片，在开花期采收。以原阿片碱（$C_{20}H_{19}NO_5 = 353.4$）计，含有生物碱不低于 0.40%。避光。

简介

蓝堇由罂粟科 *Fumaria officinalis* 干花或鲜花组成，用于草药。是治疗胃肠道和胆道疾病制剂的主要原料。

顺势疗法 蓝堇用于顺势疗法药物，使用以下名称：Fumaria；Fumaria officinalis。

肠易激综合征 经研究蓝堇和爪哇姜黄（见第2351页）对肠易激综合征患者无效[1]。

1. Brinkhaus B, *et al.* Herbal medicine with curcuma and fumitory in the treatment of irritable bowel syndrome: a randomized, placebo-controlled, double-blind clinical trial. *Scand J Gastroenterol* 2005; **40:** 936–43.

制剂

专利制剂

Austria: Bilobene; Oddibil; ***Braz.:*** Oddibil; ***Fr.:*** Oddibil; ***Ger.:*** Bilobene; ***Hung.:*** Bilobene; ***Pol.:*** Amphochol†.

多组分制剂 ***Austria:*** Hepabene; Oddispasmol†; ***Cz.:*** Hepabene†; ***Fr.:*** Actibil; Azema; Bolcitol; Boribel Tisane No 7; Dépuratif Parnel; Depuratum; Schoum; Tisane de Sante; ***Hung.:*** Fumago; Hepabene; Livfit; ***Ital.:*** Soluzione Schoum; ***Pol.:*** Boldovera; ***Rus.:*** Hepabene (Гепабене); ***Spain:*** Natusor Hepavesical†; Odisor†; Solucion Schoum; ***UK:*** Echinacea; Skin Cleansing; ***Ukr.:*** Hepabene (Гепабене).

顺势疗法制剂 ***Austria:*** Lymphomyosot; ***Canad.:*** Eczema Relief; ***Cz.:*** Lymphomyosot; ***Fr.:*** Saponaria Compose; ***Ger.:*** Heweberberol; Lymphomyosot; Lymphomyosot N; ***S.Afr.:*** Lymphomyosot; ***Ukr.:*** Lymphomyosot (Лімфоміозот)†; Lymphomyosot N (Лімфоміозот Н)†; ***Venez.:*** Lymphomyosot†.

Gabexate Mesilate (*rINNM*) 加贝酯

Gabexate, Mésilate de; Gabexate Mesylate; Gabexati Mesilas; Mesilato de gabexato. Ethyl 4-(6-guanidinohexanoyloxy)benzoate methanesulphonate.

Габексата Мезилат

$C_{16}H_{23}N_3O_4,CH_4SO_3 = 417.5$.

CAS — 39492-01-8 (gabexate); 56974-61-9 (gabexate mesilate).

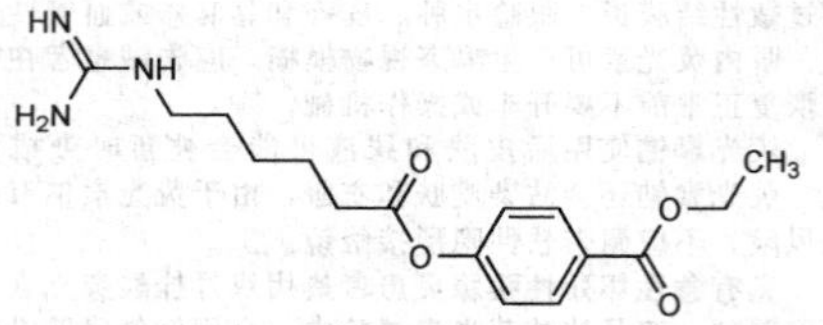

(gabexate)

Pharmacopoeias. In *Jpn.*

简介

加贝酯是一种用于治疗胰腺炎（第2301页）的蛋白水解抑制酶，开始给药剂量为每日静脉输注 100～300mg，依照反应可减少剂量或同样进一步给予 100～300mg。也可用于弥散性血管内凝血（见第1016页），剂量为 20～39mg/kg 持续静脉输注不少于 24h。超敏反应包括过敏性休克时有发生。

1. Messori A, *et al.* Effectiveness of gabexate mesilate in acute pancreatitis: a metaanalysis. *Dig Dis Sci* 1995; **40:** 734–8.
2. Cavallini G, *et al.* Gabexate for the prevention of pancreatic damage related to endoscopic retrograde cholangiopancreatography. *N Engl J Med* 1996; **335:** 919–23.
3. Matsukawa Y, *et al.* Anaphylaxis induced by gabexate mesylate. *BMJ* 1998; **317:** 1563.
4. Ranucci M, *et al.* Gabexate mesilate and antithrombin III for intraoperative anticoagulation in heparin pretreated patients. *Perfusion* 1999; **14:** 357–62.
5. Matsukawa Y, *et al.* Fatal cases of gabexate mesilate-induced anaphylaxis. *Int J Clin Pharmacol Res* 2002; **22:** 81–3.
6. Masci E, *et al.* Comparison of two dosing regimens of gabexate in the prophylaxis of post-ERCP pancreatitis. *Am J Gastroenterol* 2003; **98:** 2182–6.
7. Andriulli A, *et al.* Prophylaxis of ERCP-related pancreatitis: a

randomized, controlled trial of somatostatin and gabexate mesylate. *Clin Gastroenterol Hepatol* 2004; **2:** 713–18.

8. Hsu JT, *et al.* Efficacy of gabexate mesilate on disseminated intravascular coagulation as a complication of infection developing after abdominal surgery. *J Formos Med Assoc* 2004; **103:** 678–84.
9. Rudin D, *et al.* Somatostatin and gabexate for post-endoscopic retrograde cholangiopancreatography pancreatitis prevention: meta-analysis of randomized placebo-controlled trials. *J Gastroenterol Hepatol* 2007; **22:** 977–83.

制剂

专利制剂

Ital.: Foy; ***Jpn:*** Foy.

Gall 没食子

Agallas de roble; Aleppo Galls; Blue Galls; Duběnka; Galla; Galläpfel; Galls; Noix de Galle; Nutgall.

Чернильный Орешек

Pharmacopoeias. In *Chin.*

简介

没食子是壳斗科（Fagaceae）植物没食子树 *Quercus infectoria* 枝上的虫瘿，由没食子-黄蜂即 *Adleria gallae-tinctoriae*（*Cynips gallae-tinctoriae*）（瘿蜂科）的幼虫生长发育时刺激幼枝形成。没食子鞣酸的含量为50%～70%。

没食子是一种收敛药物，可应用于软膏剂和栓剂中治疗痔。没食子还是制造鞣酸（第2339页）的原料。

制剂

专利制剂

Spain: Litiax†.

多组分制剂 ***Ukr.:*** Entoban (Энтобан).

顺势疗法制剂 ***Ger.:*** Juv 110.

Galsulfase（*BAN*，*USAN*，*rINN*）加硫酶

BM-102; Galsulfasa; Galsulfasum; recombinant human arylsulfatase B; rhASB. *N*-Acetylgalactosamine 4-sulfatase.

Гальсульфас

CAS — 552858-79-4.
ATC — A16AB08.
ATC Vet — QA16AB08.
UNII — 59UA429E5G.

注：名称"Aryplase"已用作加硫酶的商标。

不良反应、处置和注意事项

曾报道使用加硫酶一半以上的患者出现输液反应，常见的症状有发热、寒战、僵直、皮疹和荨麻疹。也有腹痛、恶心、呕吐、头痛、不适、血管性水肿、关节痛、低血压、呼吸困难、支气管痉挛、胸骨后痛和呼吸性窘迫。抗组胺药和/或解热药可减轻输液反应的症状。将输液速度减慢至发生输液反应的一半速度可能出现轻、中度反应。发生严重输液反应时应停止输液。输液反应消退后，以低于发生输液反应 1/4～1/2 的速度输液。为预防输液反应发生，建议输液前 30～60min 输注抗组胺药和/或解热药。

抗加硫酶的 IgG 抗体主要用于初始 4～8 周内患者的治疗，远期的有效性和安全性尚不清楚。

1. Kim KH, *et al.* Successful management of difficult infusion-associated reactions in a young patient with mucopolysaccharidosis type VI receiving recombinant human arylsulfatase B (galsulfase [Naglazyme]). Abstract: *Pediatrics* 2008; **121:** 609. Full version: http://pediatrics.aappublications.org/cgi/content/full/121/3/e714 (accessed 01/05/08)

用途和用法

加硫酶是重组人 *N*-乙酰氨基半乳糖-4 硫酸酯酶，可作为酶替代疗法治疗黏多糖贮积症Ⅵ型（见下文）。加硫酶可静脉输注，剂量为 1mg/kg，每周 1 次。加硫酶应用 0.9%氯化钠注射液 250ml 溶解，通过输液泵输注。初始第 1 小时输注速度应为 6ml/h，若患者耐受良好，可增加到 80ml/h。为使输液反应风险性降至最低，总输注时间至少在 4h 以上，但万一出现输液反应，也可延长 20h 以上，必要时可中止输液。体重 20kg 及以下的患者可能对液体超负荷易感，可考虑输液容量低于 100ml，输液速度应相应减慢，但是总输液时间不能少于 4h。

儿童用法 加硫酶治疗黏多糖贮积症Ⅵ型的注册药品信息注释，Ⅲ期临床研究中未纳入年龄小于 5 岁儿童，但是这个年龄组的儿童可用上文剂量治疗严重疾病。

黏多糖贮积症Ⅵ型 黏多糖贮积症Ⅵ型（Maroteaux Lamy 综合征）是一种罕见、进行性的疾病，该病是以 *N*-乙酰氨基半乳糖-4 硫酸酯酶缺乏为特征的遗传性疾病，该酶是催化氨基葡聚糖、硫酸软骨素 B 的硫酸脂水解的必需酶。该酶缺乏时，可导致硫酸软骨素 B 在溶酶体内蓄积，导致广泛、不可逆的细胞和组织损伤以及器官功能不全。该疾病有快速进展形式，发病第一年主要以矮小身材，骨骼、肌肉畸形，面貌异形，上呼吸道阻塞需气管造口和耳感染复发。还有慢速进展形式，疾病进展需几十年。快速进展和慢速进展形式均有死亡率明显增加，生命周期缩短的功能问题[1]。

黏多糖贮积症Ⅵ型治疗主要是涉及身体多个系统的支持和对症治疗；物理疗法和顺势疗法也需要[1]。有些患者接受造血干细胞移植补充缺乏酶也可能获益，尽管这种治疗方法与死亡率和发病率明显相关[1]。加硫酶的酶替代治疗已证实是一种可接受、安全、获益的治疗[1,2]。

1. Giugliani R, *et al.* Management guidelines for mucopolysaccharidosis VI. *Pediatrics* 2007; **120:** 405–18.
2. Harmatz P, *et al.* Enzyme replacement therapy for mucopolysaccharidosis VI: a phase 3, randomized, double-blind, placebo-controlled, multinational study of recombinant human *N*-acetylgalactosamine 4-sulfatase (recombinant human arylsulfatase B or rhASB) and follow-on, open-label extension study. *J Pediatr* 2006; **148:** 533–9.

制剂

专利制剂

Cz.: Naglazyme; ***Denm.:*** Naglazyme; ***Fr.:*** Naglazyme; ***Ger.:*** Naglazyme; ***Gr.:*** Naglazyme; ***Irl.:*** Naglazyme; ***Ital.:*** Naglazyme; ***Neth.:*** Naglazyme; ***Port.:*** Naglazyme; ***Rus.:*** Naglazym (Наглазим); ***Spain:*** Naglazyme; ***Switz.:*** Naglazyme; ***USA:*** Naglazyme.

Gamma-aminobutyric Acid γ-氨基丁酸

Ácido aminobutírico; Ácido gamma-aminobutírico; Ácido piperídico; Acidum Aminobutyricum Gamma; γ-Aminobutírico, ácido; Aminobutyric Acid; GABA; Gamma-aminosmörsyra; Gamma-aminovoihappo; Piperidic Acid. 4-Aminobutyric acid.

Гамма-аминобутировая Кислота

$C_4H_9NO_2$ = 103.1.
CAS — 56-12-2.
ATC — N03AG03.
ATC Vet — QN03AG03.
UNII — 2ACZ6IPC6I.

简介

γ-氨基丁酸是中枢神经系统的一种主要抑制性神经递质。据称其对治疗脑部疾病有一定价值，并具有抗高血压的作用。

制剂

专利制剂

Braz.: Gammar; ***Hong Kong:*** Gammalon; ***Thai.:*** Bainto; Gammalon.

多组分制剂 ***Arg.:*** Butineuron; Cadencial Plus; ***Braz.:*** Complevit; Gaba†; Gaballon; Gabax†; Id Sedin†; Organoneuro Cerebral; ***Chile:*** Actebral; Cebrocal; Gamalate B6; Gamavit B6; ***Spain:*** Cefabol†; Gamalate B6; ***Ukr.:*** Olatropil (Олатропил).

Gamolenic acid（*BAN*，*rINN*）加玛仑酸

Acide Gamolénique; Ácido gamolénico; Ácido γ-linolénico; Acidum Gamolenicum; GLA; γ-Linolenic Acid. (*Z,Z,Z*)-Octadeca-6,9,12-trienoic acid.

Гамоленовая Кислота

$C_{18}H_{30}O_2$ = 278.4.
CAS — 506-26-3.
ATC — D11AX02.
ATC Vet — QD11AX02.
UNII — 78YC2MAX4O.

Linoleic Acid 亚油酸

Kwas linolowy; Linoleico, ácido; Linolic Acid; Linolsäure. (*Z,Z*)-Octadeca-9,12-dienoic acid.

Линолевая Кислота

$C_{18}H_{32}O_2$ = 280.4.
CAS — 60-33-3.
UNII — 9KJL21T0QJ.

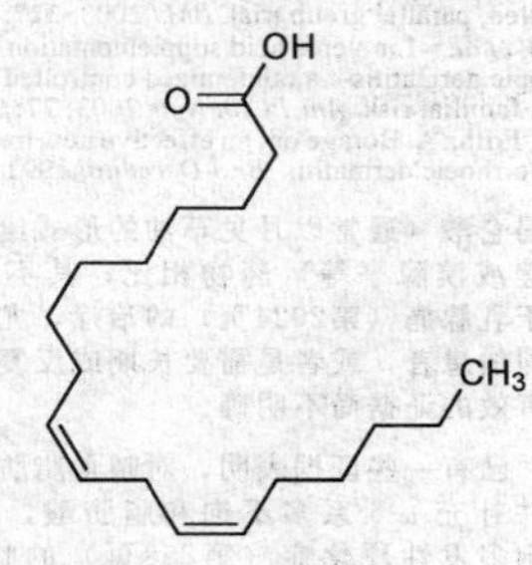

不良反应和注意事项

加玛仑酸与亚油酸均来自月见草油以及其他可能的来源，两者均可产生轻微的胃肠道异常和头痛。可引发不明原因的颞叶性癫痫症状，因此具有癫痫病史或服用可致癫痫药物尤其是吩噻嗪类药物的患者应慎用。过敏反应也偶有发生。

用途和用法

加玛仑酸与亚油酸均属于 ω-6 系必需脂肪酸，作为前列腺素的前体。内源性加玛仑酸由亚油酸衍生而来，它也存在于多种植物油中，是日常膳食中的一种必需成分。这些脂肪酸广泛来源于月见草油（见第2232页）。加玛仑酸和亚油酸已经用于治疗皮肤疾病和乳腺疼痛，用于治疗包括多发性硬化、类风湿关节炎以及月经前期综合征等其他疾病的研究也在进行中。

含有必需脂肪酸（以前统称为维生素 F）的制剂也有类似应用，包括花生四烯酸、亚油酸、亚麻酸（α-亚麻酸，第1308页）、油酸及它们的衍生物。共轭亚油酸（CLA）是*顺式*-9，*反式*-11 十八碳二烯酸以及*顺式*-10，*反式*-12 十八碳二烯酸为主的混合物，也已应用。

富含加玛仑酸的植物油作为一种膳食补充物在许多国家都得到推广应用，通常与鱼油或其他含有 ω-3 脂肪酸（见第1308页）的油类联合应用。

加玛仑酸的一种衍生物——加玛仑酸锂用于治疗胰腺癌的研究也正在进行中。

湿疹 异位性湿疹（第1506页）可能是由必需脂肪酸的一种代谢障碍引起的[1,2]，已有报告表明，月见草油可能对症状改善有益[1,3]。纳入 9 项研究、311 名患者的荟萃分析[4]已经报告该药可改善疾病症状，尤其是瘙痒症状，但随后一项在 123 名患者中进行的研究发现，无论是月见草油单用还是与鱼油合用都没有治疗作用[5]。尽管该研究的设计及解释遭到了月见草油生产厂商们的批评[6]，但研究者认为上述批评无效[7]，并且指出早期的一项大规模研究也得出了相似的结果[8]。一项在患湿疹儿童中开展的进一步研究发现[9]，安慰剂与月见草油的治疗效果之间没有差异；同时，在伴有哮喘的湿疹患者中，月见草油对哮喘症状也没有作用。关于琉璃苣油（Borage Oil）（加玛仑酸的另一种主要来源）的研究[10,11]也没有发现其对成人或儿童异位性湿疹患者可产生总体治疗效应，尽管其中一项研究提示此药对某亚组的患者可能有益[10]。一项在配方喂养、发生母系家族性异位性湿疹高危婴儿中进行的研究[12]表明，尽管补充琉璃苣油在后期有减轻婴儿病情严重程度的趋势，但上述措施不能预防湿疹发生。

据报道，脂溢性皮炎的婴儿局部使用琉璃苣油可能获益[13]。

1. Wright S. Essential fatty acids and the skin. *Br J Dermatol* 1991; **125:** 503–15.
2. Horrobin DF. Essential fatty acid metabolism and its modification in atopic eczema. *Am J Clin Nutr* 2000; **71** (suppl): 367S–372S.
3. Rustin MHA. Dermatology. *Postgrad Med J* 1990; **66:** 894–905.
4. Morse PF, *et al.* Meta-analysis of placebo-controlled studies of the efficacy of Epogam in the treatment of atopic eczema: relationship between plasma essential fatty acid changes and clinical response. *Br J Dermatol* 1989; **121:** 75–90.
5. Berth-Jones J, Graham-Brown RAC. Placebo-controlled trial of essential fatty acid supplementation in atopic dermatitis. *Lancet* 1993; **341:** 1557–60. Correction. *ibid.*; **342:** 564.
6. Shield MJ, *et al.* Essential fatty acid supplementation in atopic dermatitis. *Lancet* 1993; **342:** 377.
7. Berth-Jones J, *et al.* Essential fatty acid supplementation in atopic dermatitis. *Lancet* 1993; **342:** 377-8. Correction. *ibid.*; 752.

8. Bamford JTM, *et al.* Atopic eczema unresponsive to evening primrose oil (linoleic and gamma-linolenic acids). *J Am Acad Dermatol* 1985; **13:** 959–65.
9. Hederos C-A, Berg A. Epogam evening primrose oil treatment in atopic dermatitis and asthma. *Arch Dis Child* 1996; **75:** 494–7.
10. Henz BM, *et al.* Double-blind, multicentre analysis of the efficacy of borage oil in patients with atopic eczema. *Br J Dermatol* 1999; **140:** 685–8.
11. Takwale A, *et al.* Efficacy and tolerability of borage oil in adults and children with atopic eczema: randomised, double blind, placebo controlled, parallel group trial. *BMJ* 2003; **327:**1385–7.
12. van Gool CJ, *et al.* γ-Linolenic acid supplementation for prophylaxis of atopic dermatitis—a randomized controlled trial in infants at high familial risk. *Am J Clin Nutr* 2003; **77:** 943–51.
13. Tollesson A, Frithz A. Borage oil, an effective new treatment for infantile seborrhoeic dermatitis. *Br J Dermatol* 1993; **129:** 95.

乳腺痛 加玛仑酸（通常以月见草油的形式给药）与其他（如达那唑或溴隐亭等）药物相比，其不良反应较少，更适用于乳腺痛（第2024页）的治疗，尤其是疼痛症状不太剧烈的患者，或者是需要长期或反复治疗的患者。但是，有效的证据尚不明确。

多发性硬化 已有一些证据表明，对膳食脂肪的摄入成分进行调整并补充 ω-6 系多不饱和脂肪酸，例如亚油酸，将会影响多发性硬化症（第858页）的临床过程，同时许多患者已进行了膳食调整，包括服用月见草油。一项研究[1]已经表明，患者服用亚油酸补充剂（如向日葵油）可减轻疾病严重程度，缩短复发的持续时间，而另一项研究[2]也报告，对患者限制其膳食饱和脂肪酸的摄入并且在日常饮食中补充多不饱和脂肪酸是有益的。一项膳食干预（包括亚油酸补充剂）与多发性硬化相关性的系统评价的结论为获益和风险的证据不充分[3]。

1. Millar JHD, *et al.* Double-blind trial of linoleate supplementation of the diet in multiple sclerosis. *BMJ* 1973; **1:** 765–8.
2. Swank RL, Dugan BB. Effect of low saturated fat diet in early and late cases of multiple sclerosis. *Lancet* 1990; **336:** 37–9.
3. Farinotti M, *et al.* Dietary interventions for multiple sclerosis. Available in The Cochrane Database of Systematic Reviews; Issue 1. Chichester: John Wiley; 2007 (accessed 22/04/08).

经前期综合征 一项在 19 名服用月见草油的患者中进行的超过 5 个月经周期的开放性试点研究表明[1]，患者经前期综合征（第2031页）进行性改善。但是，随后的其他研究结果并未显示出任何益处[2~4]。已考虑使用月见草油治疗周期性乳腺痛（见上文）。

1. Larsson B, *et al.* Evening primrose oil in the treatment of premenstrual syndrome: a pilot study. *Curr Ther Res* 1989; **46:** 58–63.
2. Khoo SK, *et al.* Evening primrose oil and treatment of premenstrual syndrome. *Med J Aust* 1990; **153:** 189–92.
3. Collins A, *et al.* Essential fatty acids in the treatment of premenstrual syndrome. *Obstet Gynecol* 1993; **81:** 93–8.
4. Budeiri DJ, *et al.* Is evening primrose oil of value in the treatment of premenstrual syndrome? *Control Clin Trials* 1996; **17:** 60–8.

类风湿关节炎 服用 NSAIDs 类药物的类风湿关节炎（第12页）患者在使用月见草油治疗 12 个月之后，无论是单用或与鱼油联合应用，与安慰剂相比，自觉症状均有所改善[1]。患者以琉璃苣油的形式使用加玛仑酸进行治疗后，在临床上，明显减轻了活动性类风湿关节炎相关体征和症状[2]。类风湿关节炎的患者使用月见草油治疗期间，其体内的加玛仑酸、双高 γ 亚麻油酸（dihomo-gamma-linolenic acid）以及花生四烯酸的血浆浓度均有升高，而油酸、二十碳五烯酸以及载脂蛋白 B 的血浆浓度有所降低[3]。由于花生四烯酸是炎性前列腺素的前体，而二十碳五烯酸可能具有抗炎的作用，因此血浆花生四烯酸水平的升高和二十碳五烯酸水平的降低可能对这类患者无益。但是，一项纳入上述及其他相关研究的系统评价[4]的结论为：使用加玛仑酸治疗类风湿关节炎可能有一定益处，尽管其最佳剂量及治疗持续时间尚有待进一步确定。

1. Belch JJF, *et al.* Effects of altering dietary essential fatty acids on requirements for non-steroidal anti-inflammatory drugs in patients with rheumatoid arthritis: a double blind placebo controlled study. *Ann Rheum Dis* 1988; **47:** 96–104.
2. Leventhal LJ, *et al.* Treatment of rheumatoid arthritis with gammalinolenic acid. *Ann Intern Med* 1993; **119:** 867–73.
3. Jäntti J, *et al.* Evening primrose oil in rheumatoid arthritis: changes in serum lipids and fatty acids. *Ann Rheum Dis* 1989; **48:** 124–7.
4. Little CV, Parsons T. Herbal therapy for treating rheumatoid arthritis. Available in The Cochrane Database of Systematic Reviews; Issue 4. Chichester: John Wiley; 2000 (accessed 23/05/06).

制剂

专利制剂

Arg.: Metabolic CLA; **Austria:** Vitamin F†; **Ger.:** Cefafloria†; Sanyrene; **Ital.:** Ictage 6†; Normogam†; Triene; Vitef; **Pol.:** Dermovit F; Linola; Linomag; **UK:** Super GLA.

多组分制剂 **Arg.:** Atomo Ordenador; Dial-ND; KW; Macbirs; Omeganorm; Proavenal Omegatopic; Quelodin F; Revi-Atlas; **Austria:** Cehasol†; Mamellin; Sulgan 99; **Braz.:** Gamax†; Glavit; Oleo de Primula; **Canad.:** Bionagre plus E; Focus†; **Chile:** Proaven; Ureadin Pediatrics; **Cz.:** Linola; Linola-Fett; **Ger.:** Hydro Cordes; Linola; Linola-Fett; Lipo Cordes; Unguentacid; **Gr.:** Striafissan; **Hong Kong:** Doctor's Choice Multivitamins and Minerals for Eyes; Eye Q; Welsan Lipocream; **Hung.:** Linola; Linola-Fett N†; **India:** Efaderm; Nimulid Nugel; **Ital.:** Derman-Oil; Dermana Crema; Dermana Pasta; Efagel; Esterol; Granoleina†; Medilar; Neurafa; Osteolip; Pasta Dicofarm; Tiofort; Topialyse; Trofinerv Antiox; **Malaysia:** Pharmaton†; Supa Formula 3 Plus†; **Mex.:** Nutrem; **NZ:** Efabetic†; Efamast†; Efanatal; **Philipp.:** K-A Plus; Pharmaton; **Port.:** Geriso; Zolium†; **Spain:** Amplidermis†; Dermisone Epitelizante; Doctofril Antiinflamat; Mahiou†; Nutracel; Vitamina F99 Topica; Wobenzimal†; **Switz.:** Keroderm†; Linola; Linola gras; Linola mi-gras; Sulgan N; Vitafissan N; Vitamine F99†.

Gangliosides 神经节苷脂

Gangliósidos.

Ганглиозиды

简介

神经节苷脂是存在于哺乳动物细胞膜内，尤其是存在于大脑皮质的内源性物质。它们是由一个具有唾液酸残基特征的亲水性低聚糖链连接另一半亲脂性部分而组成的鞘糖脂。在哺乳动物大脑内发现的 4 种主要神经节苷脂分别以 G_{M1}、G_{D1a}、G_{D1b} 和 G_{T1b} 指代。

实验性研究报告，神经节苷脂可能对中枢神经系统及周围神经系统有神经保护作用。从牛脑中提取的神经节苷脂制剂已用于治疗外周神经病变以及脑血管疾病，用于治疗脊髓损伤的研究正在进行。改良的神经节苷脂西喃苷（ganglioside siagoside）在帕金森病患者的研究也正在进行中。

某些患者中出现的吉兰-巴雷综合征（多发性神经炎）及其他神经元病变已受到人们的关注，神经节苷脂类药物禁用于吉兰-巴雷综合征以及所有自身免疫性疾病。随后出于安全性方面的顾虑以及对于其在治疗效果上的质疑，导致神经节苷脂制剂在许多国家被撤回。

1. Geisler FH, *et al.* Recovery of motor function after spinal-cord injury—a randomized, placebo-controlled trial with GM-1 ganglioside. *N Engl J Med* 1991; **324:** 1829–38.
2. Raschetti R, *et al.* Guillain-Barré syndrome and ganglioside therapy in Italy. *Lancet* 1992; **340:** 60.
3. Figueras A, *et al.* Bovine gangliosides and acute motor polyneuropathy. *BMJ* 1992; **305:** 1330–1.
4. Roberts JW, *et al.* Iatrogenic hyperlipidaemia with GM-1 ganglioside. *Lancet* 1993; **342:** 115.
5. Landi G, *et al.* Guillain-Barré syndrome after exogenous gangliosides in Italy. *BMJ* 1993; **307:** 1463–4.
6. Nobile-Orazio E, *et al.* Gangliosides: their role in clinical neurology. *Drugs* 1994; **47:** 576–85.
7. Candelise L, Ciccone A. Gangliosides for acute ischaemic stroke. Available in The Cochrane Database of Systematic Reviews; Issue 4. Chichester: John Wiley; 2001 (accessed 23/05/06).
8. Fredman P, *et al.* Gangliosides as therapeutic targets for cancer. *BioDrugs* 2003; **17:** 155–67.
9. Govoni V, *et al.* Is there a decrease in Guillain-Barré syndrome incidence after bovine ganglioside withdrawal in Italy? A population-based study in the Local Health District of Ferrara, Italy. *J Neurol Sci* 2003; **216:** 99–103.
10. Chinnock P, Roberts I. Gangliosides for acute spinal cord injury. Available in The Cochrane Database of Systematic Reviews; Issue 2. Chichester: John Wiley; 2005 (accessed 23/05/06).

制剂

专利制剂

Braz.: Sinaxial; Sygen; **Gr.:** Sygen; **Singapore:** Sygen.

Garcinia Cambogia 加西尼亚藤黄

Brindall Berry; Brindleberry; Malabar Tamarind.

Гарциния Камбоджа

CAS — 90045-23-1 (Garcinia cambogia extract).

简介

加西尼亚藤黄（*Garcinia gummi-gutta*，Clusiaceae）提取物是异亚硝基酸的原料，包括在治疗肥胖的制剂中。

几种加西尼亚用于传统医学中，用作食材，也作为色素藤黄的原料。

制剂

专利制剂

Mex.: Terocaps.

多组分制剂 **Arg.:** Garcinia Cambogia Compuesta; Garcinol Max; Mermelax; Metabolic; Reductase; Redudiet; Silueta Plus†; **Austral.:** 3B Beer Belly Buster†; Citri Slim+Trim†; Pro-Shape†; **Canad.:** Biotrim†; **Indon.:** Betaslim; Combes†; Vitaslim; **Ital.:** Altadrine; Snell Cell; **Mex.:** Slim-D; **Port.:** Fit Form 3†; **Singapore:** Chitosano; Colenon†.

Garlic 大蒜

Aglio; Ail; Ail, poudre d' (garlic powder); Ajo; Allii sativi bulbi pulvis (garlic powder); Allium; Allium Sativum; Česnakų milteliai (garlic powder); Cibule česneku setého práškovaná (garlic powder); Fokhagymapor (garlic powder); Knoblauch; Valkosipuli; Vitlök.

Чеснок

CAS — 8008-99-9 (garlic extract).

ATC Herb — HJ01WB5002 (Allium sativum: bulb); HJ01WA5001 (Allium sativum: bulb); HC10AW5002 (Allium sativum: bulb).

UNII — V1V998DC17.

allicin

alliin

Pharmacopoeias. In *US*, which also includes Garlic Fluidextract, Powdered Garlic, and Powdered Garlic Extract. *Eur.* (see p.vii) includes Garlic Powder.

Eur. also includes Garlic for Homoeopathic Preparations.

Ph. Eur. 6. 8（Garlic Powder） 将大蒜切割后，经冷冻干燥或在不超过 65℃的温度下干燥，最后粉碎而成。以干燥品计，大蒜素（allicin）的含量不少于 0.45%。本品为淡黄色粉末。避光。

Ph. Eur. 6. 8（Garlic for Homoeopathic Preparations）蒜（*Allium Sativum*）的新鲜球茎。贮藏于密闭容器中。避光。

USP 33（Garlic） 蒜（*Allium Sativum*）（百合科）的新鲜或干燥的复合球茎。以干燥品计，蒜氨酸（alliin）的含量不低于 0.5%，同时 γ-谷氨酰-(*S*)-烯丙基-L-半胱氨酸含量不低于 0.2%。贮藏于 8～15℃下的干燥处。避光。

USP 33（Powdered Garlic） 将大蒜切割后，经冷冻干燥或在不超过 65℃的温度下干燥，粉碎而成。以干燥品计，蒜氨酸（alliin）含量不低于 0.3%，同时 γ-谷氨酰-(*S*)-烯丙基-L-半胱氨酸含量不低于 0.1%。贮藏于 8～15℃下的干燥处。避光。

不良反应

对皮肤的影响 有儿童[1,2]及成人[3,4]局部使用大蒜后出现灼伤或皮肤损伤不良反应的报告，其中还包括自身造成损伤[5]。

1. Garty B-Z. Garlic burns. *Pediatrics* 1993; **91:** 658–9.
2. Canduela V, *et al.* Garlic: always good for the health? *Br J Dermatol* 1995; **132:** 161–2.
3. Farrell AM, Staughton RCD. Garlic burns mimicking herpes zoster. *Lancet* 1996; **347:** 1195.
4. Eming SA, *et al.* Severe toxic contact dermatitis caused by garlic. *Br J Dermatol* 1999; **141:** 391–2.
5. Lachter J, *et al.* Garlic: a way out of work. *Mil Med* 2003; **168:** 499–500.

用途和用法

大蒜中的成分包括大蒜素、蒜氨酸、二烯丙基二硫化物以及阿焦烯（adjoene）等。既往的研究报告了大蒜具有祛痰、发汗、杀菌及利尿等特性。近年来，大蒜的抗微生物、抗高血压、降低血脂、溶解纤维蛋白、抗血小板以及癌症保护等效应已在研究中。大蒜油也有一定用途。

顺势疗法 大蒜已经以下列名称用于顺势疗法药物：Allium sativum；Allium sat；All. sat。

1. Kleijnen J, *et al.* Garlic, onions and cardiovascular risk factors: a review of the evidence from human experiments with emphasis on commercially available preparations. *Br J Clin Pharmacol* 1989; **28:** 535–44.
2. Mansell P, Reckless JPD. Garlic. *BMJ* 1991; **303:** 379–80.
3. McElnay JC, Po ALW. Garlic. *Pharm J* 1991; **246:** 324–6.
4. Kiesewetter H, *et al.* Effect of garlic on platelet aggregation in patients with increased risk of juvenile ischaemic attack. *Eur J Clin Pharmacol* 1993; **45:** 333–6.
5. Deshpande RG, *et al.* Inhibition of Mycobacterium avium complex isolates from AIDS patients by garlic (Allium sativum). *J Antimicrob Chemother* 1993; **32:** 623–6.
6. Dorant E, *et al.* Garlic and its significance for the prevention of cancer in humans: a critical review. *Br J Cancer* 1993; **67:** 424–9.
7. WHO. Bulbus Alii Sativi. *WHO Monographs on Selected Medicinal Plants*, volume 1. Geneva: WHO, 1999. Also available at: http://apps.who.int/medicinedocs/en/d/Js2200e/4.html (accessed 04/02/10)
8. Ackermann RT, *et al.* Garlic shows promise for improving some cardiovascular risk factors. *Arch Intern Med* 2001; **161:** 813–24.
9. Tattelman E. Health effects of garlic. *Am Fam Physician* 2005; **72:** 103–6.
10. Rahman K, Lowe GM. Garlic and cardiovascular disease: a critical review. *J Nutr* 2006; **136** (suppl): 736S–740S.
11. Reinhart KM, *et al.* Effects of garlic on blood pressure in patients with and without systolic hypertension: a meta-analysis. *Ann Pharmacother* 2008; **42:** 1766–71.

普通感冒 大蒜被认为具有抗菌和抗病毒特性，用于治疗普通感冒，但一项系统评价[1]发现从临床研究获益的证据不充分，有效性的证据质量较差。

1. Lissiman E, *et al.* Garlic for the common cold. Available in The Cochrane Database of Systematic Reviews; Issue 3. Chichester: John Wiley; 2009 (accessed 02/12/09).

高脂血症 大蒜已广泛应用于治疗高脂血症（第1129页）。数项早期的安慰剂对照试验[1,2]以及荟萃分析[3,4]表明，大蒜可显著降低血浆总胆固醇的浓度。然而，更多最近的数据提示，大蒜充其量也只有适度的治疗效应[5]，或者与安慰剂比较两者并无显著差异[6~9]。

1. Jain AK, *et al.* Can garlic reduce levels of serum lipids? A controlled clinical study. *Am J Med* 1993; **94:** 632–5.
2. Kenzelmann R, Kade F. Limitation of the deterioration of lipid parameters by a standardized garlic-ginkgo combination product: a multicenter placebo-controlled double-blind study. *Arzneimittelforschung* 1993; **43:** 978–81.
3. Warshafsky S, *et al.* Effect of garlic on total serum cholesterol: a meta-analysis. *Ann Intern Med* 1993; **119:** 599–605.
4. Silagy C, Neil A. Garlic as a lipid lowering agent—a meta-analysis. *J R Coll Physicians Lond* 1994; **28:** 39–45.
5. Stevinson C, *et al.* Garlic for treating hypercholesterolemia: a meta-analysis of randomized clinical trials. *Ann Intern Med* 2000; **133:** 420–9.
6. Neil HAW, *et al.* Garlic powder in the treatment of moderate hyperlipidaemia: a controlled trial and a meta-analysis. *J R Coll Physicians Lond* 1996; **30:** 329–34.
7. Berthold HK, *et al.* Effect of a garlic oil preparation on serum lipoproteins and cholesterol metabolism: a randomized controlled trial. *JAMA* 1998; **279:** 1900–2.
8. Isaacsohn JL, *et al.* Garlic powder and plasma lipids and lipoproteins: a multicenter, randomized, placebo-controlled trial. *Arch Intern Med* 1998; **158:** 1189–94.
9. Gardner CD, *et al.* Effect of raw garlic vs commercial garlic supplements on plasma lipid concentrations in adults with moderate hypercholesterolemia: a randomized clinical trial. *Arch Intern Med* 2007; **167:** 346–53.

制剂

USP 33: Garlic Delayed-Release Tablets.

专利制剂

Arg.: Ajo Vital; Ajomast; Alliocaps; ***Austral.:*** Garlix; Macro Garlic†; ***Austria:*** Kwai; ***Canad.:*** Kwai†; Kyolic†; ***Cz.:*** Kwai†; ***Fr.:*** Inod'ail; ***Ger.:*** beni-cur†; Ilja Rogoff Forte†; Kwai; Ravalgen†; Sapec; Strongus; ***Hung.:*** Allidex; ***Ital.:*** Kwai; ***Malaysia:*** Kyolic; ***Pol.:*** Aliovital†; Alitol; Geriacaps; ***Port.:*** Alho Rogoff†; ***Switz.:*** A Vogel Capsules a l'ail†; Kwai†; ***Turk.:*** Cirkulin; ***UK:*** Garlimega; Kwai; Kyolic; ***Ukr.:*** Allocholum (Аллохол); Herbion Allium (Гербион Аллиум); Revital Garlic Pearls (Ревайтл Чесночные Жемчужины); ***Venez.:*** Kwai†.

多组分制剂 ***Arg.:*** Aglio†; Ajo 1000 + C; Ajo Forte†; Ajolip; Exail; Varisedan; ***Austral.:*** Daily Plus Max†; Garlic Allium Complex; Garlic and Horseradish + C Complex†; Garlic, Horseradish, A & C Capsules†; Gartech; Herbal Cold & Flu Relief†; Lemsip First Signs Cold & Flu; Lemsip First Signs Cold & Flu Day + Night; Lifesystem Herbal Formula 7 Liver Tonic†; Liver Tonic Herbal Formula 6†; Menevit; Nyal Cough, Cold & Flu Day & Night; Nyal Head Cold Fighter Day & Night; Odourless Garlic; Procold†; Proesten†; Progress†; Protol†; Proxidin†; Proyeast†; Silybum Complex†; ***Austria:*** Rutiviscal†; ***Canad.:*** Kyolic 101†; Kyolic 102†; Kyolic 103†; Kyolic 104†; Kyolic 106†; Para-Gone; ***Cz.:*** Klosterfrau Aktiv V†; ***Fr.:*** Arterase; ***Ger.:*** Ilja Rogoff; Klosterfrau Aktiv; Lipidavit; ***Hong Kong:*** Cardioace; Doctor's Choice Multivitamins and Minerals for Eyes; Wellman; ***Hung.:*** Allithera; Antisklerin; Sanhelios 333; ***Indon.:*** Garlic-Plus; Imox; Resvica†; Sotens†; ***Ital.:*** Angiovein; Artedin; ***Malaysia:*** Circarol; Echinacea Plus†; Horseradish Plus†; Primolin Total Woman†; Total Man†; ***Mex.:*** Hepafol-F; Supravital; ***Philipp.:*** Circulan; Nutrotal; ***Pol.:*** Alliofil; Alliogal†; Alliorut; Cepasmel; Cepastil; Doppelherz Vital Kapseln†; Klosterfrau Aktiv; ***Switz.:*** Allium Plus; Arterosan Plus; Keli-med; Triallin†; ***UK:*** Antifect; Cardioace; Clogar; Fishogar; Hay Fever & Sinus Relief; Hayfever & Sinus Relief; Liqufruta Garlic Cough Medicine; Super Antioxidant Plus.

顺势疗法制剂 ***Austral.:*** Indigestion Tablets†; ***Canad.:*** Mucan; ***Chile:*** Flucoccinum; ***Fr.:*** Granules Boripharm no 45†; ***Ger.:*** Myogeloticum N†; Nux Vomica N Oligoplex; RauwolfiaViscomp; Seniovita aktiv†; Uwobletten novum†; ***Switz.:*** Regenaplex Nr. 50b.

Gavestinel (*BAN, USAN, rINN*) 加维斯替奈

Gavestinelum; GV-150526X. 4,6-Dichloro-3-[(*E*)-2-(phenylcarbamoyl)vinyl]indole-2-carboxylic acid.

Гавестинел

$C_{18}H_{12}Cl_2N_2O_3$ = 375.2.

CAS — 153436-22-7.

UNII — 318X4QY113.

简介

加维斯替奈为甘氨酸拮抗药，已研究作为一种神经保护药用于卒中治疗。

脑卒中 因其可能具有神经保护的特性，加维斯替奈已被试用于急性脑卒中治疗，但两项主要的多中心、随机、对照研究并未发现使用此药治疗急性脑卒中比安慰剂更有效[1,2]。对这两项研究数据的分析发现，原发大脑出血的患者亚组中也未获益[3]。

1. Lees KR, *et al.* Glycine antagonist (gavestinel) in neuroprotection (GAIN International) in patients with acute stroke: a randomised controlled trial. *Lancet* 2000; **355:** 1949–54.
2. Sacco RL, *et al.* Glycine antagonist in neuroprotection for patients with acute stroke: GAIN Americas: a randomized controlled trial. *JAMA* 2001; **285:** 1719–28.
3. Haley EC, *et al.* Gavestinel does not improve outcome after acute intracerebral hemorrhage: an analysis from the GAIN International and GAIN Americas studies. *Stroke* 2005; **36:** 1006–10.

Gelsemium 常绿钩吻根

Gelsemium Root; Jessamine; Madreselva; Raíz del gelsemio; Raíz del jazmín amarillo; Yellow Jasmine Root.

Корень Желтого Жасмина

CAS — 509-15-9 (gelsemine).

UNII — 639KR60Q1Q.

(gelsemine)

简介

常绿钩吻根包括常绿钩吻（*Gelsemium sempervirens*）（Loganiaceae，马钱科）的干燥根和茎。它含有毒性吲哚生物碱类，其中包括钩吻碱甲（$C_{20}H_{22}N_2O_2$ = 322.4）。本品具有抑制中枢神经系统的作用，主要用于治疗神经痛，特别是三叉神经痛以及偏头痛。

顺势疗法 常绿钩吻根已经以下列名称用于顺势疗法药物：Gelsemium sempervirens；Gels.。

制剂

多组分制剂 ***Fr.:*** Cephyl; Coquelusedal; Coquelusedal Nourrissons; Coquelusedal Paracetamol; Coquelusedal Paracetamol Nourrissons; ***Port.:*** Cephyl.

顺势疗法制剂 ***Austral.:*** Childrens Cold and Flu Relief; Cold & Flu Respatona Flu & Fever Relief†; Hangover Relief; Pain & Fever Relief; PMT Oral Spray†; Sleep & Insomnia Relief; ***Austria:*** Aconitum Med Complex†; Cranagil; Escatitona†; Globuli gegen Kopfschmerzen; Grippetropfen Nr 20†; Migrenopas; Muliment†; Nisylen; Spigelon; ***Canad.:*** Bioactiv N; C-Plus; Caffeine Withdrawal Support†; Calsom; Caulophyllum Complex†; Cold Tablets with Zinc; Coryzalia; Echinacea Compositum; Fatigue L5†; Hea Complex; Headache & Migraine L77; Herpes Soothing Cream; Homeo-Form CA; Homeo-Form M; Homeodose 30†; Hyalgesic HP; Hylands Flu; Hylands Formula CZ; Hylands Formula F; Hylands Headache; Hylands PMS; Hylaprin; Ikoplex 12; Ivernax; L52 Cough & Cold; Loprax; Mental Alertness; Nervita; Nixotinex; Paragip†; Spascupreel; Spigelon; ***Chile:*** Allium Compuesto; Bioactiv N; Drosemiel; Flucoccinum; Grippakit; Ikoplex No 12; TBR/X; ***Cz.:*** Coryzalia; Gelsemium-Homaccord; Lehnigrip; Paragrippe; Sedalia; Spascupreel S; ***Fr.:*** Acidum Phosphoricum Complexe No 5; Anxietum; Boripharm No 3; Boripharm No 31; Coryzalia; Gelsemium Complexe No 70; grippe; L 52; Phapax; Quietude; Ranunculus Complexe No 79; Slipeol; Zenalia; Zincum Cyanidum Complexe No 101; ***Ger.:*** A-Bomin; Agnesin†; Anore Dolor†; Antiflammin H†; Antimigren; Arche-cerin†; Asthma-Bomin H†; Biodolor; Cefagrippin; Chirofossat; Colchicum comp†; Craniocyl Ho-Len-Complex; Curare comp†; DolorA; dysto-loges N; dysto-loges S; dysto-loges†; Echinacea comp; Echtronerval-N†; Febro-cyl L Ho-Len-Complex; Gelsemium Comp; Gelsemium N Oligoplex; Girha "Schuh"†; Grippe-Gastreu S R6; HanoFemin; Hanotoxin M; Hanotoxin N†; Hevert-Migrane N; Hevert-Migrane†; Infekt-Komplex L Ho-Fu-Complex; Infi-Echinacea†; Infi-Symphytum†; Infigripp; Influtruw†; Influvit; Kattwigripp†; metavirulent; Migrane-Gastreu R16; Mulimen S†; Muliment†; Neuralgie-Injektopas SL; Neuralgietabletten N†; Neuralgietropfen CM†; Neuro-Do; Neuro-Ginsan N; Neuroselect; Nisylen; Pascallerg; Pflugerplex Gelsemium; Rephalgin N; Rytmopasc; Schworotox A; Sedaselect; Spascupreel; Unotex†; Wiedimmun; Zahnungstropfen Escatitona; Zerosorin SN; ***Hung.:*** Coryzalia; ***Neth.:*** Arnilite; Cephalite; Grippe-Gastreu R6; Hyperilite; Kinditherm†; Kruidvat Homeopathie Influ-complex; Mulimen H; Nisykind†; Nisyleen; Paragrippe; Quietude; Spascupreel H; ***Port.:*** Coryzalia; Paragrippe; ***Rus.:*** Coryzalia (Коризалия); Influcid (Инфлюцид); Mirticam (Миртикам); ***Switz.:*** Coryzalia; Influaforce; Quietude; Regenaplex Nr. 3; ***UK:*** Coldenza; ***Ukr.:*** Capadol (Кападол); Cerebrum Compositum H (Церебрум Композитум Н)†; Dr Theiss Gripp Drops (Капли От Гриппа Др. Тайсс); Echinacea Comositum S (Эхинацея Композитум С)†; Influcid (Инфлюцид); ***USA:*** Preferred Remedies Cold & Flu.

Gene Therapy 基因治疗

Terapéutica génica.

Генотерапия

简介

随着人们对基因功能认识的不断深入，以及基因检测及操作方法的有效发展，基因治疗这个产物也就应运而生了。外源性遗传物质（可以是合成或重组核酸）正是通过这一途径引入（转染）种细胞内，进而使细胞能够表达新基因的产物。基因治疗用于治疗、预防或诊断目的。基因治疗应该与有机体（通常是微生物）得来产物的应用区别，这些有机体是采用相似重组 DNA 技术处理过基因组的特殊有机体。例如重组细胞因子（见第2222页）、单克隆抗体类（见第2283页）或反义产物的应用。

基因治疗主要研究应用于以下 3 个领域。

- 替换遗传疾病患者体内的异常或缺陷基因。
- 改造细胞的特性以改变细胞对其他治疗的相对敏感性（例如提高造血干细胞对抗肿瘤药物的不良反应的耐受性，或使肿瘤细胞选择性地表达一种酶，以促使其他非毒性前药转变为一种细胞毒药物）。
- 局部产生某些不能直接给药或者全身使用会无法耐受的生物活性物质。

迄今为止，所有人体的基因治疗都是在分化型体细胞中进行的；可通过处理生殖细胞或者早期胚胎的方式使人类基因组的变异传染给子代，但目前认为这一方式还面临着无法逾越的伦理学问题。

传递遗传物质的各种方法正在研究中，但尚未出现完全令人满意的方法。传递遗传物质的方法包括：生物载体（如病毒或质粒）或经遗传修饰的干细胞，溶瘤病毒，核苷酸，裸质粒或者被传递载体携带的，以及基因疫苗。修饰、修正或沉默异常基因的反义技术已经发展起来，即 RNA 干扰。动物细胞异体移植也是一种方法。从患者取出供体细胞，继而通过新的基因离体转移（经物理或病毒方法）以及重植修饰后的细胞，对于修饰造血干细胞可能是可行的。但对于大多数组织而言，需要体内转移的方法。修饰的病毒无法进行复制，将其作为基因治疗的载体正在广泛的研究中。逆转录病毒具有将其携带的 DNA 整合到宿主基因组中，进而可使基因得以永久表达的优势，但有一些人担心逆转录病毒能使可能具有致癌效应的遗传物质破裂；此外，逆转录病毒体积较小，这也限制了其所能携带基因的大小，而且它们在感染非分裂细胞时大多无效。腺病毒稳定性更高，可感染非分裂细胞及分裂细胞，但其携带的遗传物质不能整合到染色体中，无法传递给该细胞的子代，因此基因的产物仅能瞬时表达；腺病毒还具有限制其反复应用的高度免疫原性。有些其他病毒类型，包括单纯疱疹病毒、腺相关病毒以及慢病毒的研究也在进行中。对特定组织具有趋向性的病毒可能有利于产生局部效应。

DNA 传递的化学或物理方法在体外或动物中得到了广泛的研究。这类方法包括 DNA 直接注射、应用与可被细胞摄取配体相结合的 DNA 复合物、可与细胞膜融合进而使 DNA 进入细胞内的 DNA 脂质体，以及更奇异的方法（如利用"基因枪"，即将包被 DNA 的金颗粒注射到细胞内）。尽管通过上述方法可使基因表达，但这还是瞬时表达，因为新的遗传物质不能与宿主原有的遗传物质相结合；此外，现有的物理方法与病毒方法相比，效率更低，适用范围也更加局限。

已经进行了大量的临床研究。第一个治疗成功的病例是重症联合免疫缺陷，这是一种由于腺苷脱氨酶缺陷所导致的单基因疾病。将该酶的基因转染到该患者离体的 T 细胞中，再将修饰后的 T 细胞重新输入患者体内，尽管由于淋巴细胞的寿命有限，必须周期性重复上述治疗，但这一治疗过程确实产生了实质性的临床改善。

在囊性纤维化的患者中进行的研究也有获得成功的案例，同时许多其他单基因疾病的基因治疗正在进行研究或已经计划作为候选基因治疗的疾病，包括 α1-抗胰蛋白酶缺陷、家族性高胆固醇血症、戈谢病（葡萄糖脑苷脂酶缺乏症）、血红蛋白变异和血友病以及进行性假肥大性肌营养不良等。

基因治疗用于多种获得性疾病的治疗也在进行研究中，特别是用于治疗各种类型的癌症。研究策略包括进行肿瘤细胞修饰以增加肿瘤细胞的免疫原性并使肿瘤细胞对抗肿瘤药具有选择敏感性，用抑瘤基因转染肿瘤细胞，转染正常细胞产生杀肿瘤的物质。其他正在进行临床研究的疾病还包括 HIV 感染、类风湿关节炎、帕金森病以及动脉粥样硬化。

关于基因治疗的一些综述和参考文献列举如下。在个别疾病常规治疗方法的文中，基因治疗的评论也可见下文个别疾病的讨论部分。

1. Hu WS, Pathak VK. Design of retroviral vectors and helper cells for gene therapy. *Pharmacol Rev* 2000; **52:** 493–511.
2. WHO. Gene transfer medicinal products. *WHO Drug Inf* 2002; **16:** 275–82.
3. Tomanin R, Scarpa M. Why do we need new gene therapy viral vectors? Characteristics, limitations and future perspectives of viral vector transduction. *Curr Gene Ther* 2004; **4:** 357–72.
4. DoH. Recommendations of the GTAC/CSM working party on retroviruses. Internet Document: May 2005. Available at: http://www.advisorybodies.doh.gov.uk/genetics/gtac/FinalrecommendationsJune2005.pdf (accessed 11/02/08)
5. Basu J, Willard HF. Artificial and engineered chromosomes:

non-integrating vectors for gene therapy. *Trends Mol Med* 2005; **11:** 251–8.
6. Barzon L, *et al.* Versatility of gene therapy vectors through viruses. *Expert Opin Biol Ther* 2005; **5:** 639–62.
7. Sinn PL, *et al.* Gene therapy progress and prospects: development of improved lentiviral and retroviral vectors—design, biosafety, and production. *Gene Ther* 2005; **12:** 1089–98.
8. Wierdl M, Potter PM. Update on gene therapy approaches for cancer. *Curr Hematol Rep* 2005; **4:** 294–9.
9. Hart SL. Lipid carriers for gene therapy. *Curr Drug Deliv* 2005; **2:** 423–8.
10. Kaplan JM. Adenovirus-based cancer gene therapy. *Curr Gene Ther* 2005; **5:** 595–605.
11. Ohlfest JR, *et al.* Nonviral vectors for cancer gene therapy: prospects for integrating vectors and combination therapies. *Curr Gene Ther* 2005; **5:** 629–41.
12. Dobson J. Gene therapy progress and prospects: magnetic nanoparticle-based gene delivery. *Gene Ther* 2006; **13:** 283–7.
13. Pelletier R, *et al.* RNA based gene therapy for dominantly inherited diseases. *Curr Gene Ther* 2006; **6:** 131–46.
14. Park F, Gow KW. Gene therapy: future or flop. *Pediatr Clin North Am* 2006 **Aug:** 621–38.
15. Lavigne MD, Gorecki DC. Emerging vectors and targeting methods for nonviral gene therapy. *Expert Opin Emerg Drugs* 2006; **11:** 541–57.
16. Chan S, Harris J. The ethics of gene therapy. *Curr Opin Mol Ther* 2006; **8:** 377–83.
17. Cavazzana-Calvo M, Fischer A. Gene therapy for severe combined immunodeficiency: are we there yet? *J Clin Invest* 2007; **117:** 1456–65.
18. Kohn DB, Candotti F. Gene therapy fulfilling its promise. *N Engl J Med* 2009; **360:** 518–21.

Gentian 龙胆根

Bitter Root; Enzianwurzel; Genciana; Genciana mayor; Gencijonų šaknys; Gentian Root; Gentiana; Gentianae radix; Gentianarot; Gentiane; Gentiane, racine de; Genziana; Hořcový kořen; Katkeronjuuri; Korzeń goryczki; Raíz de Genciana; Tárnicsgyökér.

Горький Корень

ATC Herb — HA05AW5010 (Gentiana lutea: root); HA09WA5013 (Gentiana lutea: root).
UNII — S72O3284MS.

Pharmacopoeias. In *Eur.* (see p.vii), and *Jpn.*
Jpn includes Japanese Gentian, from *G scabra* and other species.
Chin. also specifies *G scabra* and other species.

Ph. Eur. 6. 8（Gentian Root; Gentian BP 2010） 植物龙胆（*Gentiana lutea*）地下器官的干燥碎片，水溶性提取物的产量不低于33%。具有特殊气味。避光。

简介

龙胆根可用作苦味药。龙胆根、苦橙皮和柠檬皮的乙醇浸渍液可作为多种苦味混合液的成分。

顺势疗法 龙胆根已经以下列名称用于顺势疗法药物：Gentiana lutea；Gentiana lut；Gent. lut。

制剂

BP 2010: Acid Gentian Mixture; Alkaline Gentian Mixture; Compound Gentian Infusion; Concentrated Compound Gentian Infusion;
Ph. Eur.: Gentian Tincture.

专利制剂

Canad.: Underberg; ***Ger.:*** Enziagil Magenplus†; Sem-SL†.

多组分制剂 ***Austral.:*** Calmo†; DiGest; Digestaid; Digestive Aid; Extralife Sleep-Care†; Pacifenity†; Relaxaplex†; ***Austria:*** Abdomilon N; Brady's-Magentropfen; China-Eisenwein; Klosterfrau Melissengeist; Mariazeller; Montana; Pervivo; Sigman-Haustropfen; Sinupret; Solvopret; ***Braz.:*** Camomila; Digestar†; Estomafitino†; Gotas Digestivas; Xarope Iodo-Suma†; ***Canad.:*** Gallexier; Herbal Laxative; Herbal Laxative plus Yogurt; Para Gard; Para-Gone; Stomach Ease; ***Cz.:*** Abdomilon†; Biotussil; Dr Theiss Schweden Krauter; Dr Theiss Schwedenbitter; Klosterfrau Melisana; Naturland Grosser Swedenbitter†; Original Schwedenbitter; Sinupret; ***Fr.:*** Diatisan; Elixir Grez†; Quintonine; ***Ger.:*** Abdomilon N; Amara-Pascoe; Amara-Tropfen; Gallexier; Gastrosecur†; Klosterfrau Melissengeist; Montana N; Schwedentrunk Elixier; Sedovent; Sinupret; ventri-loges N; ***Hong Kong:*** Sinupret; ***Hung.:*** Bano Svedkeseru; Bittner; Gallexier; Kalms; Klosterfrau Melisana; Montana; Sinupret; ***Indon.:*** Sinupret†; ***Ital.:*** Amaro Medicinale; Bulboshap; Caramelle alle Erbe Digestive; ***Mex.:*** Bisolsinus; ***Philipp.:*** Sinupret; ***Pol.:*** Dyspepsin; Kalms; Melisana Klosterfrau; Pervivo†; Sinupret; ***Rus.:*** Herbion Drops for the Stomach (Гербион Желудочные Капли); Original Grosser Bittner Balsam (Оригинальный Большой Бальзам Биттнера); Sinupret (Синупрет); ***S.Afr.:*** Amara†; Enzian Anaemodoron Drops†; Helmontskruie†; Lewensessens; Versterkdruppels; Wonderkroonessens; ***Singapore:*** Sinupret; ***Spain:*** Depurativo Richelet; ***Switz.:*** Demonatur Gouttes pour le foie et la bile†; Gastrosan; Gouttes Amara; Kernosan 26; Metabol; Padma-Lax; Padmed Laxan; Sinupret; Strath Gouttes pour l'estomac; ***Thai.:*** Pepsitase; Sinupret†; ***UK:*** Acidosis; Appetiser Mixture; Effico; Indigestion Mixture; Kalms; Quiet Tyme; Scullcap & Gentian Tablets; Stomach Mixture; ***Ukr.:*** Herbion Drops for the Stomach (Гербион Желудочные Капли); Sinupret (Синупрет); Swedish Bitters Dr Theiss (Шведская Др Тайсс); ***Venez.:*** Nov'Hepar B-12.

顺势疗法制剂 ***Austria:*** Aflubin; Lymphomyosot; ***Canad.:*** Amaratopfen; Vegetal Tonic; ***Chile:*** Bioactiv A; ***Cz.:*** Lymphomyosot; ***Fr.:*** Cereales Germees; Gentiana Complexe No 33; Sativol; Tonique Vegetal; ***Ger.:*** Bolus alba comp†; Echtronerval-N†; Gastrin-Do; K 1000 T†; Kattwigast†; Lymphomyosot; Lymphomyosot N; Lymphtropfen S†; Magen-Darmtropfen N; metavirulent; Payasanit gastro†; ***Neth.:*** Sativol; ***Rus.:*** Aflubin (Афлубин); ***S.Afr.:*** Achillea Comp†; Lymphomyosot; ***Ukr.:*** Lymphomyosot (Лімфоміозот)†; Lymphomyosot N (Лімфоміозот Н)†; ***Venez.:*** Lymphomyosot†.

Geraniol 香叶醇

Lemonol. (*E*)-3,7-Dimethyl-2,6-octadien-1-ol; .

Гераниол

$C_{10}H_{18}O$ = 154.2.
CAS — 106-24-1.
UNII — L837108USY.

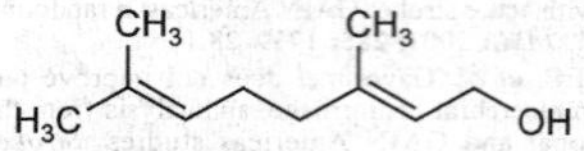

简介

香叶醇是几种挥发油的成分，用在昆虫驱避剂中。以前也用作驱虫剂。香叶醇也可作为香料，用于香水。接触性皮炎已有报道。

1. Yamamoto A, *et al.* Contact urticaria from geraniol. *Contact Dermatitis* 2002; **46:** 52.
2. Murphy LA, White IR. Contact dermatitis from geraniol in washing-up liquid. *Contact Dermatitis* 2003; **49:** 52.
3. Tamagawa-Mineoka R, *et al.* Allergic contact cheilitis due to geraniol in food. *Contact Dermatitis* 2007; **56:** 242–3.

制剂

专利制剂

USA: Cholestin.

多组分制剂 ***Canad.:*** Natrapel; ***Fr.:*** Biolau†; Moustidose†.

Geranium Oil 香茅油

Aetheroleum Pelargonii; Geranii Etheroleum; Geranio, aceite esencial de; Geraniová silice; Oleum Geranii; Pelargonium Oil; Rose Geranium Oil.

Гераниевое Масло

UNII — 5Q1I94P4WG.

简介

香茅油是从不同种类或杂交形式的天竺葵属（*Pelargonium*）（牻牛儿苗科，Geraniaceae）植物的地上部分通过蒸馏获得的一种挥发油，含有香叶醇。本品作为香味剂用于多种制剂中，驱虫制剂中也含有香茅油。它也用于芳香疗法。

带状疱疹后神经痛 一项纳入30名患者的研究表明[1]，局部应用香茅油有益于带状疱疹后神经痛的治疗。在几分钟内疼痛症状可得到缓解，但仍需要进一步研究以确定超过1h的疗效持续时间。研究认为该药物的不良反应较少，主要包括眼部灼伤、皮疹以及头晕。

1. Greenway FL, *et al.* Temporary relief of postherpetic neuralgia pain with topical geranium oil. *Am J Med* 2003; **115:** 586–7.

制剂

专利制剂

Ital.: Entom Nature.

多组分制剂 ***Fr.:*** Euvanol; Sedermyl Actifroid†; ***Ger.:*** Rosatum Heilsalbe†; ***Ital.:*** Air Citronella†; Dentosan Azione Intensiva; Dentosan Mese; Mistick Verde; ***NZ:*** Mr Nits; ***Singapore:*** Teenstick; ***UK:*** Medicated Extract of Rosemary; Nostroline; Teenstick.

顺势疗法制剂 ***UK:*** Medicinal Gargle.

Germanium 锗

Germanio.

Германий

Ge = 72.64.
CAS — 7440-56-4.
UNII — 00072J7XWS (germanium); TY8J0G7KOD (germanium ion).

简介

锗化合物作为膳食补充剂，用于改善包括癌症、慢性疲乏综合征以及免疫缺陷性疾病的状态。但是，锗化合物可导致严重肾损害，因此应限制它们的应用。

锗也用作牙合金，并具有多种工业用途。

对肾脏的影响 英国的Department of Health（DOH）建议，因为锗具有明显的肾毒性，不应将其作为一种膳食补充剂。已有许多严重肾损害的报告，包括锗摄入导致的死亡。

1. Okada K, *et al.* Renal failure caused by long-term use of a germanium preparation as an elixir. *Clin Nephrol* 1989; **31:** 219–24.
2. van der Spoel JI, *et al.* Dangers of dietary germanium supplements. *Lancet* 1990; **336:** 117. Correction. *ibid.* 1991; **337:** 864.
3. Schauss AG. Nephrotoxicity in humans by the ultratrace element germanium. *Ren Fail* 1991; **13:** 1–4.
4. Hess B, *et al.* Tubulointerstitial nephropathy persisting 20 months after discontinuation of chronic intake of germanium lactate citrate. *Am J Kidney Dis* 1993; **21:** 548–52.
5. Tao SH, Bolger PM. Hazard assessment of germanium supplements. *Regul Toxicol Pharmacol* 1997; **25:** 211–19.
6. Swennen B, *et al.* Epidemiological survey of workers exposed to inorganic germanium compounds. *Occup Environ Med* 2000; **57:** 242–8.

Ginkgo Biloba 银杏

Árbol de los cuarenta escudos; EGB-761; Fossil Tree; GBE-761; Ginkgo, feuille de (ginkgo leaf); Ginkgo folium (ginkgo leaf); Ginkgoblad (ginkgo leaf); Ginkmedžių lapai (ginkgo leaf); Jinanový list (ginkgo leaf); Kew Tree; Maidenhair Tree; Neidonhiuspuunlehti (ginkgo leaf); Páfrányfenyőlevél (ginkgo leaf); *Salisburia adiantifolia.*

Гинкго Билоба

ATC — N06DX02.
ATC Vet — QN06DX02.
ATC Herb — HN07CA5001 (Ginkgo biloba: leaf); HC04AW5001 (Ginkgo biloba: leaf); HN06DX5001 (Ginkgo biloba: leaf).
UNII — 19FUJ2C58T (Ginkgo biloba leaf).

Pharmacopoeias. In *Chin., Eur.* (see p.vii), and *US. Eur.* (see p.vii) also includes Ginkgo Dry Extract, Refined and Quantified. *US* includes a powdered extract.

Ph. Eur. 6. 8（Ginkgo Leaf） 完整或碎片状的干银杏（*Ginkgo biloba*）叶，以干燥品中的黄酮糖苷计算，黄酮类含量不低于0.5%。叶呈灰白色或黄绿色或黄褐色。

USP 33（Ginkgo） 银杏（*Ginkgo biloba*）（银杏科，Ginkgoaceae）的干叶，平均分子质量为756.7黄酮醇计算，黄酮类含量不低于0.5%；萜内酯类含量不低于0.1%，两者均折干计算。叶呈卡其绿至绿褐色。避光、防潮。

不良反应和注意事项

银杏的不良反应包括头痛、头晕、心悸、胃肠道紊乱、出血性疾病以及皮肤过敏反应。

中毒 据报道[1,2]大量摄入可导致抽搐。研究认为，中毒考虑可能由银杏毒［4-异氧吡哆醇（4-metoxypyridoxine），4′-*O*-甲基吡哆醇］所致，目前每粒生果实含有85μg以上的银杏毒[3]。银杏叶中也含有少量银杏毒，已用各种定量方法检测其品质，相应每日剂量最大约60μg。少量银杏产品与抽搐相关的报道提示，癫痫患者慎用银杏制品[3]。给予适量维生素B_6类物质，可能有益于预防银杏诱导的抽搐[2]。

1. Miwa H, *et al.* Generalized convulsions after consuming a large amount of gingko nuts. *Epilepsia* 2001; **42:** 280–1.
2. Kajiyama Y, *et al.* Ginkgo seed poisoning. *Pediatrics* 2002; **109:** 325–7.
3. Leistner E, Drewke C. *Ginkgo biloba* and ginkgotoxin. *J Nat Prod* 2010; **73:** 86–92.

妊娠和哺乳 动物和体外研究银杏抗血小板活性的证据较弱，分娩期间使用可能延长出血时间[1]。无哺乳期使用安全性的数据。

1. Dugoua J-J, *et al.* Safety and efficacy of ginkgo (Ginkgo biloba) during pregnancy and lactation. *Can J Clin Pharmacol* 2006; **13:** e277–e284.

药物相互作用

建议接受抗凝血药或其他影响血小板聚集药物的患者慎用银杏。其与**华法林**可能发生相互作用（第1374页）。

用途和用法

银杏叶的提取物已用于脑血管及周围血管疾病的治疗。它用于阿尔茨海默病、多发性脑梗死性痴呆以及耳鸣治疗的研究也在进行中。银杏也是银杏苦内酯（详见下文）的一种来源。

顺势疗法 银杏已经以下列名称用于顺势疗法药物：Ginkgo。

1. WHO. Folium Ginkgo. *WHO Monographs on Selected Medicinal Plants,* volume 1. Geneva: WHO, 1999. Also available at: http://apps.who.int/medicinedocs/en/d/Js2200e/18.html (accessed 04/02/10)

脑血管疾病 一项纳入10项随机或半随机研究的系统综述[1]得出结论为：尚没有任何令人信服的证据支持缺血性脑卒中发作后常规应用银杏提取物可促进康复；需要进行更大规模、更高质量的研究。

1. Zeng X, *et al.* Ginkgo biloba for acute ischaemic stroke. Available in the Cochrane Database of Systematic Reviews; Issue 4. Chichester: John Wiley; 2005 (accessed 23/05/06).

痴呆 银杏叶提取物已试用于阿尔茨海默病（第342页）等痴呆的治疗。荟萃分析[1,2]发现，与安慰剂相比，银杏提取物更有效。但后来一项系统综述[3]认为，痴呆或认知减退者使用银杏获益的结论有矛盾，而且证据不可靠。这些作者还认为，常规研究银杏治疗获得性认知减退证明有效不可靠，但可能需要在有神经精神疾病症状的患者中进行研究。一项评估银杏是否可以预防具有正常记忆功能、高龄人群认知减退的研究[4]发现，只有不依从性纠正后银杏才可预防认知减退。但是，在那些给予银杏的患者中，注意到了更多脑卒中或短暂性脑缺血发作的情况，但需进一步研究证实相关性。另一项银杏降低有正常认知功能或轻度认知功能减退、年龄大于 75 岁人群痴呆发生率的研究发现，银杏是无效的[5]。

1. Oken BS, *et al.* The efficacy of ginkgo biloba on cognitive function in Alzheimer disease. *Arch Neurol* 1998; **55:** 1409–15.
2. Ernst E, Pittler MH. Ginkgo biloba for dementia: a systematic review of double-blind, placebo-controlled trials. *Clin Drug Invest* 1999; **17:** 301–8.
3. Birks J, Grimley Evans J. Ginkgo biloba for cognitive impairment and dementia. Available in The Cochrane Database of Systematic Reviews; Issue 1. Chichester: John Wiley; 2009 (accessed 08/12/09).
4. Dodge HH, *et al.* A randomized placebo-controlled trial of Ginkgo biloba for the prevention of cognitive decline. *Neurology* 2008; **70:** 1809–17.
5. DeKosky ST, *et al.* Ginkgo biloba for prevention of dementia: a randomized controlled trial. *JAMA* 2008; **300:** 2253–62. Correction. *ibid.*; 2730.

外周血管病 银杏叶提取物已试用于外周血管病（第1137页）的治疗。一项荟萃分析[1]发现，银杏提取物在间歇性跛行的症状治疗中比安慰剂更有效，但是该研究的作者认为其疗效有限且临床相关性尚不明确。但是后来的一项大规模系统性综述没有发现外周血管病患者临床明显获益的证据[2]。

1. Pittler MH, Ernst E. Ginkgo biloba extract for the treatment of intermittent claudication: a meta-analysis of randomized trials. *Am J Med* 2000; **108:** 276–81.
2. Nicolaï SPA, *et al.* Ginkgo biloba for intermittent claudication. Available in The Cochrane Database of Systematic Reviews; Issue 2. Chichester: John Wiley; 2009 (accessed 08/12/09).

耳鸣 银杏叶提取物已试用于耳鸣（第1779页）的治疗。一项纳入 5 项随机对照试验的系统综述得出了谨慎的结论[1]，结果显示应用银杏叶提取物有利，虽然另一项更大规模的系统综述[2]并未发现上述益处。

1. Ernst E, Stevinson C. Ginkgo biloba for tinnitus: a review. *Clin Otolaryngol* 1999; **24:** 164–7.
2. Hilton MP, Stuart EL. Ginkgo biloba for tinnitus. Available in The Cochrane Database of Systematic Reviews; Issue 2. Chichester: John Wiley; 2004 (accessed 08/12/09).

制剂

USP 33: Ginkgo Capsules; Ginkgo Tablets.

专利制剂

Arg.: Clarvix; Kalter; Tanakan; ***Austral.:*** Proginkgo†; ***Austria:*** Cerebokan; Ceremin; Gingohexal†; Gingol; Tebofortan; Tebonin; ***Belg.:*** Memfit†; Tanakan; Tavonin; ***Braz.:*** Binko†; Bioflavin; Clibium†; Dinaton; Equitam; Gibilon; Ginbiloba; Gincobem; Gincolin; Ginkoba; Ginkobil†; Ginkofarma†; Ginkogreen; Ginkolab; Ginkomed; Ginkoplus; Gyncobem; Kiadon†; Kirsan; Mensana†; Oxian; Tanakan; Tebonin; ***Chile:*** Kiadon; Memokit; Nokatar; Rokan; ***Cz.:*** Gingio; Gingium†; Tanakan; Tebokan; ***Fr.:*** Ginkogink; Tanakan; Tramisal; Vitalogink; ***Ger.:*** Alz†; Duogink; Gincuran†; Gingiloba; Gingium; Gingobeta; Gingopret; Ginkobil; Ginkodilat; Ginkokan†; Ginkopur; Isoginkgo†; Kaveri; Rokan; Tebonin; ***Gr.:*** Tanacain; Tebokan; ***Hong Kong:*** Ebamin†; Ginkolin†; Tanakan; ***Hung.:*** Bilobil; Gingium; Ginkgold†; Salus Floragink; Tanakan; Tebofortan; Tebonin†; ***Indon.:*** Brenax; Gingkan†; Ginkgoforce; Ginkona; Lanaginkola; Tebokan; ***Ital.:*** Ginkoba; ***Malaysia:*** Appeton Memocap†; Giloba; Gincare; Tanakan; Tebonin; ***Mex.:*** Bilogink†; Kolob†; Nemoril; Tanakan†; Tebonin; Vasodil; ***Neth.:*** Tavonin; ***Philipp.:*** Ginkocer†; Tebokan; Tebonin; ***Pol.:*** Bilobil; Flavobil; Geriacaps; Ginkgofol; Ginkgomax†; Ginkofar; Herbabiloba†; Memoplant; Tanakan; ***Port.:*** Abolibe; Biloban; Gincoben; Ginkoftal†; Vasactife; ***Rus.:*** Bilobil (Билобил); Ginos (Гинос); Memoplant (Мемоплант); Tanakan (Танакан); ***Singapore:*** Gincare; Ginkapran; Ginkosen; Gitako; Neuroxin; Tanakan; Tebonin; ***Spain:*** Fitokey Ginkgo; Tanakene; ***Switz.:*** Demonatur Ginkgo; Geriaforce; Gingosol; Oxivel†; Sanapens; Symfona; Talert; Tanakene; Tebofortin; Tebokan; Valverde Vitalite dragees†; ***Thai.:*** Tanakan; Tebonin; ***Turk.:*** Gineksin F; Gingobil; Tanakan; ***UK:*** Gingkoforce; Ginkovital; ***Ukr.:*** Bilobil (Билобил); Giloba (Гилоба); Memoplant (Мемоплант); Tanakan (Танакан); ***USA:*** BioGinkgo; ***Venez.:*** Kiadon; Neukob; Tanakan; Tebokan; Varginko.

多组分制剂 ***Arg.:*** ADX; Cellasene Gold; Cellasene†; Centella Queen Complex; Centellase de Centella Queen; Ciprovit Energizante; CVP Cellulite; Fioton; Flebitol; GB 100; Ginkgo Biloba Forte; Ginkgo Biloba Memo Diates†; Ginkgo Forte†; Herbaccion Celfin; Herbaccion Memory; Ivix; Lopecian; Neuroton†; SCV 300; Snell Patch; Snell Progress; Venoful; Vita 1000 Plus; VNS 45; ***Austral.:*** Bilberry Plus Eye Health†; Clements Tonic; Extralife Extra-Brite†; Extralife Eye-Care†; Extralife Leg-Care†; Eye Health Herbal Plus Formula 4†; For Peripheral Circulation Herbal Plus Formula 5†; Gingo A†; Ginkgo Biloba Plus†; Ginkgo Complex†; Ginkgo Plus Herbal Plus Formula 10†; Herbal Arthritis Formula†; Herbal Capillary Care†; Lifechange Circulation Aid†; Lifechange Multi Plus Antioxidant†; Lifesystem Herbal Formula 6 For Peripheral Circulation†; Lifesystem Herbal Plus Formula 11 Ginkgo†; Lifesystem Herbal Plus Formula 5 Eye Relief†; Mindac; Multi + Ginkgo for 55+†; PM LifeBrain; PM LifePro Max for Men; Prophthal†; Vig; Vision-Eze†; Zellulean with Escin†; ***Braz.:*** Composto Anticeluliticoт†; Derm'attive Solaire†; Minesol; Traumed†; ***Canad.:*** Ginkoba†; Libeeda for Women; ***Chile:*** Celltech; Gincosan; Mentania; Perfect Body; Sebium AKN; ***Cz.:*** Bilobil Duo; Gincosan†; Ginkor Fort; ***Fr.:*** Ginkor; Ginkor Fort; OM3memory; Photoderm Flush†; Sebium AKN; ***Ger.:*** Perivar†; Trium; ***Hong Kong:*** Doctor's Choice Multivitamins and Minerals for Eyes; Flavo-C; Ginkgo-PS; Ginkor Fort; ***Hung.:*** Gincosan; Ginkor Fort; ***Indon.:*** Cerebrovit Senior; Cereton; Ginokan†; Hemaviton Brain Nutrient†; Proseval; Proview; ***Ital.:*** Angioton; Angiovein; Artedin; Blunorm; Creagin†; Criotonal; Daga; Dimagrasicell†; Eccarvit Plus; Energeia; Flavogin; Fon Wan Memory; Forticrin; Fosfaserin; Ginkoba Active†; Ginkoftal; Ginkoret; Memoactive†; Memorandum†; Memovigor; Mentvis; Neuralta Migren; Otobrain; Pik Gel; Pulsalux; Tonofit†; Tonogen S†; Varicofit†; Vasobrain; Vasobrain Plus; Vasopt; Vasotonal; Venalta; Vertiginkgo; Vitalmix Fos; Vitavir†; ***Malaysia:*** Circarol; Gincosan; Ginkor Fort; Primolin Total Woman†; Total Man†; ***Mex.:*** Biometrix†; Maxibiloba; ***Philipp.:*** Circulan; Nutricap; Nutrotal; ***Pol.:*** Bioginko; Cardiobonisol; Ginkgocard†; Intelektan†; Passibil; Venoforton; ***Port.:*** Neuroftal†; ***Rus.:*** Ginkor Fort (Гинкор Форт); Ginkor Gel (Гинкор Гель); ***Singapore:*** Ginkgo-PS; NutraMX; Robovites Multivitamin; ***Switz.:*** Allium Plus; Arterosan Plus; Capsules-vital†; Elixir fortifiant†; Fortevital†; Gincosan; Triallin†; ***Thai.:*** Ginkor Fort; ***UK:*** Goldcare; Neuro Nutrients; ProBrain; ***Ukr.:*** Gincor Fort (Гинкор Форт); Gincor Gel (Гинкор Гель); Intellan (Интеллан)†; Theravit Antistress (Теравит Антистресс); Vitrum Memory (Витрум Мемори); ***USA:*** Aphrofem; Blood Sugar Balance; Cavigen; Diabetiks; Dorofen; Gentaplex; PowerMate; Sunnie; ***Venez.:*** Sebium AKN; Sengobil.

顺势疗法制剂 ***Austria:*** Cefavora; Memoria; Naviga†; ***Canad.:*** Formula CI 207; Formula Homeo QR 209; Ginkgo-Comp; Maxi Force Energy Cocktail†; ***Ger.:*** Cefavora; Geriaforce; Ginkgo biloba comp; Ginkgobakehl; Ginkgoforce†; Ginkgorell; Heweginkgo†; metaginkgo; Spiraphan†; ***Rus.:*** Memoria (Мемория).

Ginkgolides 银杏苦内酯

Ginkgólidos.

Гинкголиды

CAS — 15291-75-5 (ginkgolide A); 15291-77-7 (ginkgolide B); 15291-76-6 (ginkgolide C).

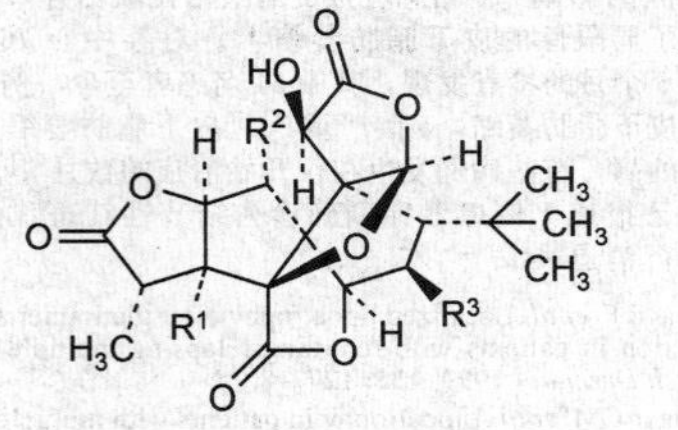

	R^1	R^2	R^3
ginkgolide A	OH	H	H
ginkgolide B	OH	OH	H
ginkgolide C	OH	OH	OH

(ginkgolide A)

简介

银杏苦内酯是从银杏叶（见上文）中分离出来的萜类分子，具有血小板活化因子（platelet-activating factor，PAF）拮抗药的性质。它是由银杏苦内酯 A（BN-52020）、银杏苦内酯 B（BN-52021）和银杏苦内酯 C（BN-52022）组成的一种混合物，其研究编号为 BN-52063，正被研究用于治疗哮喘以及其他炎症和变态反应性疾病，还有免疫疾病（如内毒素性休克和移植物排斥）；银杏苦内酯 B 对 PAF 的拮抗作用最强，已单独试用于治疗与上述相似的疾病。

其他银杏苦内酯，包括银杏苦内酯 M（BN-52023）和银杏苦内酯 J（BN-52024）也已得到鉴定。

1. Braquet P. The ginkgolides: potent platelet-activating factor antagonists isolated from Ginkgo biloba L: chemistry, pharmacology and clinical applications. *Drugs Of The Future* 1987; **12:** 643–99.
2. Kleijnen J, Knipschild P. Ginkgo biloba. *Lancet* 1992; **340:** 1136–9.
3. Houghton P. Ginkgo. *Pharm J* 1994; **253:** 122–3.
4. Brochet B, *et al.* The Ginkgolide Study Group in Multiple Sclerosis. Double blind placebo controlled multicentre study of ginkgolide B in treatment of acute exacerbations of multiple sclerosis. *J Neurol Neurosurg Psychiatry* 1995; **58:** 360–2.
5. Maclennan KM, *et al.* The CNS effects of Ginkgo biloba extracts and ginkgolide B. *Prog Neurobiol* 2002; **67:** 235–57.

制剂

专利制剂

Turk.: Bilokan; Seremaks; Tebokan.

多组分制剂 ***Ital.:*** Perfluxi Cremagel.

Ginseng 人参

Ginseng radix; Ginzenggyökér; Jintsam; Ninjin; Panax; Pannag; Renshen; Schinsent; Všehojový kořen; Ženšenių šaknys.

Женьшень; Корень Жизни

ATC Herb — HN06WA5002 (Panax ginseng: root).

性状 人参 *Panax ginseng*（*P. schinseng*）（五加科，Araliaceae）的干燥根。人参的其他品种还包括西洋参（*Panax quinquefolius*，即美国人参）和参三七（*P. pseudoginseng*）。人们熟知的西伯利亚人参或俄国人参的根也属于五加科（Araliaceae），但却是来自于一种完全不同的植物刺五加（*Eleutherococcus senticosus*）（详见**西伯利亚参**项下，第2329页）。据报告，巴西人参（Brazilian ginseng）是来自另一种不相关的植物玹菲亚（*Pfaffia paniculata*）。名称印度人参（Indian Ginseng）用于印度草药酸浆（第2185页）。

人参是包含 ginsenosides 或 panaxosides（均称为人参皂苷）的复杂混合物。已经从人参根的提取物中分离出来了至少 13 种皂苷类物质。

Pharmacopoeias. In *Chin.*, *Eur.* (see p.vii), and *Jpn.* Also in *US* (as Asian Ginseng and American Ginseng). *US* includes additionally powdered forms of these two varieties of ginseng.

Jpn also includes Red Ginseng, the dried root of *P. ginseng* which has been steamed.

Chin. and *Jpn* also include the rhizome of *Panax japonicus*. *Eur.* (see p.vii) also includes Notoginseng Root from *P. notoginseng*. *Chin.* also includes Radix Notoginseng from *P. notoginseng*, and Rhizoma Panacis Majoris from *P. japonicus* var. *major* and *P. japonicus* var. *bipinnatifidus*.

Ph. Eur. 6.8（Ginseng） 植物人参（*Panax ginseng*）完整或切碎的干燥根。以干燥品计，人参皂苷化合物［包括 Rg1（$C_{42}H_{72}O_{14}\cdot 2H_2O$=837.0）和 Rb1（$C_{54}H_{92}O_{23}\cdot 3H_2O$=1163.3）］含量不低于 0.4%。避光。

USP 33（Asian Ginseng） 植物人参（*Panax ginseng*）（五加科，Araliaceae）的干燥根。以干燥品计，人参皂苷 Rg1 含量不低于 0.2%，并且人参皂苷 Rb1 的含量不低于 0.1%。应在 8～15℃的温度下贮藏于干燥处。

USP 33（American Ginseng） 西洋参（*Panax quinquefolius*）（五加科，Araliaceae）的干燥根。以干燥品计，人参总皂苷的含量不低于 4.0%。贮藏于密闭容器中，避光、避热。

不良反应

一项关于人参的为期 2 年的研究[1]共纳入了 133 名受试者，这些受试者已应用了包括根、胶囊、片剂、茶类、提取物、香烟、口香糖以及糖果的人参商品制剂，研究指出，上述制剂大部分经口服用，但少部分受试者采用鼻内或非肠道途径，同时局部制剂也有应用。人参引起的兴奋作用得到了证实，但其不良反应的发生率也相当高，其中包括 47 例晨起腹泻，33 例皮疹，26 例失眠，25 例神经过敏，22 例高血压，18 例欣快症以及 14 例水肿。14 名平均每日口服 3g 人参的受试者出现了“人参滥用综合征”（ginseng abuse syndrome），其定义为高血压合并神经过敏、失眠、皮疹以及晨起腹泻的症状。一名患者因突然停药而促发了低血压、虚弱无力以及震颤的症状。大约有 50% 的受试者已经在 2 年内停用人参。已有报道表明应用人参可产生雌激素样作用[2～4]，并且 1 例患者出现 Stevens-Johnson 综合征[5]。

一项纳入了上述及其他研究和病例报告的系统综述[6]通过对临床试验的数据检验得出结论为，人参的单一成分制剂具有良好的耐受性。人参的不良反应通常轻度并且可逆，最常见的不良反应为头痛、睡眠失调以及胃肠道疾病。从单个病例报告给出的证据来确定不良反应的因果关系更加困难；同样，对纳入复方产品的研究资料进行解释困难更大。

一项纳入 46 名儿童（年龄为 3～12 岁）接受人参和安慰剂的随机研究，3 天的疗程，治疗上呼吸道感染，儿童对人参的耐受性较好[7]。

1. Siegel RK. Ginseng abuse syndrome: problems with the panacea. *JAMA* 1979; **241:** 1614–15.
2. Palmer BV, *et al.* Gin Seng and mastalgia. *BMJ* 1978; **1:** 1284.
3. Punnonen R, Lukola A. Oestrogen-like effect of ginseng. *BMJ* 1980; **281:** 1110.
4. Greenspan EM. Ginseng and vaginal bleeding. *JAMA* 1983; **249:** 2018.
5. Dega H, *et al.* Ginseng as a cause for Stevens-Johnson syndrome? *Lancet* 1996; **347:** 1344.
6. Coon JT, Ernst E. Panax ginseng: a systematic review of adverse effects and drug interactions. *Drug Safety* 2002; **25:** 323–44.
7. Vohra S, *et al.* Safety and tolerability of North American ginseng extract in the treatment of pediatric upper respiratory tract infection: a phase II randomized, controlled trial of 2 dosing schedules. *Pediatrics* 2008; **122:** 428.
Full version: http://pediatrics.aappublications.org/cgi/reprint/122/2/e402.pdf (accessed 16/08/10)

药物相互作用

苯乙肼与人参相互作用的报告，详见第395页。华法林与人参相互作用的详细内容，详见第1374页。有关人参可能干扰地高辛检测的提示，详见第1216页。

用途和用法

据报道，人参可增强机体的天然抵抗力以及恢复能力，并可缓解疲劳。可获得的人参相关商品包括根、根的粉末、片剂、胶囊、茶剂、油类或提取物。

1. WHO. Radix Ginseng. *WHO Monographs on Selected Medicinal Plants*, volume 1. Geneva: WHO, 1999. Also available at: http://apps.who.int/medicinedocs/en/d/Js2200e/19.html (accessed 04/02/10)

制剂

USNF 28: American Ginseng Capsules;
USP 33: American Ginseng Tablets; Asian Ginseng Tablets.

专利制剂

Arg.: Ginsana; Herbaccion Bioenergizante; ***Austral.:*** Herbal Stress Relief†; ***Austria:*** Ginsana; ***Belg.:*** Ginsana†; ***Braz.:*** Enerseng; Fortilan; Ginsana; Ginsex; ***Canad.:*** Ginsana†; Nurite; ***Cz.:*** Ginsana; ***Fr.:*** Gerimax Tonique; Tonigin; ***Ger.:*** Ardey-aktiv; Coriosta Vitaltonikum N†; Ginsana; Hevert-Aktivon Mono†; IL HWA; Orgaplasma; ***Irl.:*** Ginsana; ***Ital.:*** Fon Wan Ginsenergy; Ginsana; ***Malaysia:*** Ginsana; ***Mex.:*** Raigin†; Rutying; Sanjin Royal Jelly; ***Pol.:*** Ginsana†; Ginsenol; Panaxan†; ***Port.:*** Ginsana; ***Rus.:*** Gerimax Ginseng (Геримакс Женьшень); Ginsana (Гинсана); Herbion Zen Sen (Гербион Женьшень); ***Singapore:*** Ginsana; ***Spain:*** Bio Star; ***Switz.:*** Ginsana; Ginsavita†; Ginsor; KintaVital; ***Thai.:*** Ginsana; Ginsroy; ***UK:*** Korseng; Red Kooga; ***Ukr.:*** Gerimax Ginseng (Геримакс Женьшень).

多组分制剂 ***Arg.:*** ADX; Dinavital Ginseng†; Dinavital Vascular†; Dynamisan; Energizante Vital con ginseng; Energy Plus; Fospartan Ginseng; Galenic Restaurador Capilar; Gingeron; Ginseng Bioplus Diates†; Herbaccion Ginseng y Magnesio; Holomagnesio Ginseng†; Holomagnesio Vital; KH3; Level Up; Magnesio 102 Plus; Marathon; Masvitalin Ginseng; Merebral; Neuroton†; Optimina Fem; Optimina Plus; Pharmafort; Pharmaton; Pharmaton Complex; Plenovit; Polper Ginseng†; Stimulnerv; Tanvimil Ginseng; Total Magnesiano con Ginseng; Total Magnesiano con Vitaminas y Minerales; Total Magnesiano E; Total Magnesiano Sport; Vifortol; Vitagenol Plus; ***Austral.:*** Adenas†; Aloe Vera Plus; Clements Tonic; Daily Plus Max†; Extralife Extra-Brite†; Ginkgo Biloba Plus†; Ginkgo Complex†; Ginsynergy; Glycyrrhiza Complex†; Hairy Lemon; Infant Tonic†; Irontona; Nervatona Focus; Panax Complex†; PM LifePro Max for Women; Prodis†; Progress†; Vig; Vitatona†; ***Austria:*** Geriatric Pharmaton; Gerimax Plus†; ProAktiv; ***Belg.:*** Ostrin Q10; ***Braz.:*** D-Stress†; Geriaton; Geriavite; Gerilon; Gerin; Gerovital; Longevit Plus†; Natus Gerin; Pharmaton; Poliseng; Virilon†; Vita Senior; Vitergan Master; ***Canad.:*** Damiana-Sarsaparilla Formula†; Energy Plus†; Ginkoba†; Herbal Support for Active Lifestyles†; Libeeda for Men; ***Chile:*** Bedovit Pharmaton; Biocord; Biocord-E; Capilet Locion Capilar; Diltotal; Dynamisan; Enerday; Fortavil; Gincosan; Marathon; Mentania; Nectaday†; Pantiban; Pharmaton; Salubion Ginseng; Supradyn Ginseng; Tolgin; Tonopron Ginseng; Ultrac; Ultrac E; Ultrac Q10; Vitamix; ***Cz.:*** Bilobil Duo; Geriavit; Gincosan†; Pharmaton Activit; TJ-96 Tsumura Saiboku-To†; ***Fr.:*** Aromavital; Bion 3 Seniors; Elusanes Starphyt; Gerimax adultes; Magneginseng; Multi AJR†; Normalite 1000; Nostress†; Notabac†; Pharmaton; Thalgo Tonic†; Tonactil; ***Ger.:*** Ginseng-Complex "Schuh"†; Peking Ginseng Royal Jelly N†; Pharmaton; Tai Ginseng N†; ***Gr.:*** Pharmaton Geriatric; ***Hong Kong:*** Cervusen†; Pharmaton; Sanjukei Panax Ginseng; Wellman; ***Hung.:*** Flu-Vit; Gerimax; Gincosan; Pharmaton Vital; Sam-Ginseng Royal; ***India:*** Trinergic; Vitacip; ***Indon.:*** Armovit; Berocca Performance; Cerebrovit Active; Ginokan†; Hemaviton Action; Hemaviton Brain Nutrient†; Hemaviton Energy Drink; Hemaviton Jreng; Hemaviton Stamina Plus; Instink†; Maxirex; Menolia†; Neo Hormoviton; Neo Hormoviton Greng; Pharmaton Formula; Pharmaton Vit; Procur Plus; Proseval; Provital; Provital Plus; Ratax; Sirec; Tripid; Tristan†; ***Irl.:*** Pharmaton; Seven Seas Active Sport†; ***Israel:*** Geriatric Pharmaton†; Gerimax NF; Pharmaton; Polyvit 30 Plus; ***Ital.:*** Alvear con Ginseng; Apergan; Bioestril Ginseng; Bioestril Rosso†; Bioton; Creagin†; Energeia; Euroton; Forticrin; Fosfarsile Forte; Fosfaserin; Four-Ton†; Ginsana Ton; Multi Up; Neoplus; Ocustress; Ottovis; Taingel; The Ginseng King; Vitalmix Complex; Vitalmix Fast; Vitavir†; ***Jpn:*** Bakumondo-to; Bukuryoingohangekobokuto; Byakko-ka-ninjin-to; Chikujountanto; Choto-san; Dai-kenchu-to; Eki Cabe A; Eki Cabe S; Eki Cabe U; Hangeshashinto; Hochu-ekki-to; Jinsoin; Juzen-taiho-to; Kamikihito; Ninjin-to; Ninjin-yoei-to; Q & P Gold; Rikkunshi-to; Saibokuto; Saikokaryukotsuboreito; Saikokeishito; Sairei-to; Sho-saiko-to; Unkei-to; ***Malaysia:*** 30 Plus†; Adult Citrex Multivitamin + Ginseng + Omega 3; Appeton; Enervon with Ginseng & Vitamin E; Gincosan; Ginsomin; Imuvit; Pharmaton with Selenium; Pharmaton†; Primolin Total Woman†; Proviton; Revital; Total Man†; Vitaton Gold Vitahealth†; ***Mex.:*** Biometrix†; Dynamisan; Pharmaton; Pharmaton Complex; Vitalaif; Wilvit; ***NZ:*** Pharmaton†; ***Philipp.:*** Arcostrong; BSI Medicated Spray; Energel; Ginsomin; Havitall; Homtamin-G Plus; Immuvit; K-A Plus; Korgivit-E†; Memovit-E†; Nutricap; Nutrotal; Pharmaton; Polynerv-E with lecithin; Rejuvenex; Restor-F; Revicon Max; Rogin-E; SG-Glutergen; Supranutrol; Ultima; Vita SL; Vitaginseng; ***Pol.:*** Bioginko; Doppelherz Vital Kapseln†; Geriatrix; Geriavit†; Geronpol; Ginjal; Intelektan†; ***Port.:*** Pharmaton†; ***Rus.:*** Doppelherz Ginseng Aktiv (Доппельгерц Женьшень Актив); Doppelherz Vitalotonik (Доппельгерц Виталотоник); Geriavit (Гериавит)†; Gerimax (Геримакс); Revital Ginseng Plus (Ревайтл Гинсенг Плюс)†; Theravit Tonic (Теравит Тоник); Vitamax (Витамакс)†; ***S.Afr.:*** Activex 40 Plus; Gericomplex; Pharmaton; ***Singapore:*** Gin-Vita; Gingviton; Immuvital; Neovita; NutraMX; Pharmaton; Pharmaton with Selenium; Vitaton; ***Spain:*** Energysor†; Forcemil; Micebrina†; Multibionta Complex Ginseng†; Pharmaton Complex; Redseng Polivit; Ton Was; Vigortonic†; Vitestable; ***Switz.:*** Biorganic Geri; Biovital Ginseng; Burgerstein TopVital; Elixir fortifiant†; Enuton; Fortevital†; Gincosan; Helvegeron†; Imuvit; Imuvital; Neo-Cimexon G†; Pharmaton Vital Geriavit; Pharmatovit Ginseng; ProActive; Supradyn Vital 50+; Tai Ginseng; Tonique D nouvelle formule; Tonique D†; Triallin†; Vigoran†; Vita Buer-G-plus†; ***Thai.:*** Geriatric Pharmaton; Imugins; Imuvit; Multilim RG; Pharmaton; Revitan; ***Turk.:*** Pharmaton; ***UAE:*** Ginsavit; ***UK:*** Multiron; Neovita; Pharmaton; Red Kooga Co-Q-10 and Ginseng; Regina Royal Concorde; ***Ukr.:*** Alfagin (Алфагин); Energin (Энергин); Ginsomin (Гинсомин)†; Theravit Antistress (Теравит Антистресс); Theravit Tonic (Теравит Тоник); Yohimbex-Garmonia (Йохимбекс-Гармония); ***USA:*** Dexatrim Max Daytime Appetite Control; ***Venez.:*** Energyvit; Hivit; Kinerton; Pharmorat; Sengobil; Vigoran.

顺势疗法制剂 ***Austral.:*** Nervatona Focus; ***Austria:*** Cimicifuga Med Complex†; Erbiode-Starkungstropfen; Ginseng Med Complex†; Haemex; Memoria; Selenium Med Complex†; ***Canad.:*** Alfalfa Tonic; Formula FA 224; Maxi Force Energy Cocktail†; ***Cz.:*** Vita C-R15 forte†; ***Fr.:*** Selenium Complexe No 99; ***Ger.:*** K 1000 T†; Kalovowen†; Neuri-cyl N Ho-Len-Complex; Neuro-Ginsan N; Schworocor A; ***Rus.:*** Memoria (Мемория).

Glatiramer Acetate (*BAN*, *USAN*) 醋酸格拉默

COP-1; Copolímero I; Copolymer 1; Glatirameeriasetaatti; Glatiramer, acetato de; Glatiramer Asetat; Glatirameracetat; Glatirameri Acetas. L-Glutamic acid polymer with L-alanine, L-lysine and L-tyrosine, acetate.

Глатирамер Ацетат

CAS — 28704-27-0 (glatiramer); 147245-92-9 (glatiramer acetate).

ATC — L03AX13.

ATC Vet — QL03AX13.

UNII — 5M691HL4BO.

不良反应和注意事项

注射醋酸格拉默后最常见的不良反应为胸痛、心悸或心动过速、呼吸困难、咽喉压抑感、荨麻疹、面红（血管舒张）以及焦虑。上述许多反应都在注射后即刻出现并进行性消退。开始格拉默治疗后，这些反应一般仅在数月发生。其他常见的不良反应包括虚弱、恶心、呕吐、便秘、皮疹、关节痛、背痛和眩晕。抽搐和类过敏反应罕见。长期治疗时可产生抗体，但其临床意义尚不明确。注射部位可能出现疼痛、红斑、炎症、肿块、瘙痒和硬结。局限性的皮下脂肪萎缩，罕见的皮肤坏死已有报道。

已有心脏疾病的患者应慎用醋酸格拉默；在治疗期间，应定期随访这类患者。

1. Ziemssen T, *et al.* Risk-benefit assessment of glatiramer acetate in multiple sclerosis. *Drug Safety* 2001; **24:** 979–90.

过敏性反应 1名患者应用醋酸格拉默后出现了全身过敏性反应，表现为一种强烈的免疫球蛋白反应，包括特异性免疫球蛋白E[1]。

1. Rauschka H, *et al.* Severe anaphylactic reaction to glatiramer acetate with specific IgE. *Neurology* 2005; **64:** 1481–2.

对皮肤的影响 6名患者接受醋酸格拉默治疗，注射部位出现了局限性的皮下脂肪萎缩[1]。对某中心76名患者。超过6个月的检查发现，其中34名患者至少一例注射部位出现皮下脂肪萎缩，5例严重[2]。皮下脂肪萎缩发病率比预测的高，有些病例发生在仅开始治疗的数月[2]。

已报道1例患者穿刺确诊为结节性红斑，没有停药即自行消退[3]。

1. Drago F, *et al.* Localized lipoatrophy after glatiramer acetate injection in patients with remitting-relapsing multiple sclerosis. *Arch Dermatol* 1999; **135:** 1277–8.
2. Edgar CM, *et al.* Lipoatrophy in patients with multiple sclerosis on glatiramer acetate. *Can J Neurol Sci* 2004; **31:** 58–63.
3. Thouvenot E, *et al.* Erythema nodosum and glatiramer acetate treatment in relapsing-remitting multiple sclerosis. *Multiple Sclerosis* 2007; 13: 941–4.

药物相互作用

英国注册药品信息报告，醋酸格拉默引起注射部位反应更易发生在合用皮质激素的患者中。

药动学

相当一部分皮下注射剂量的格拉默被认为局部水解。还推测注射剂量的一部分，以原形或部分水解进入淋巴系统。

用途和用法

醋酸格拉默是一种由L-丙氨酸、L-谷氨酸、L-赖氨酸和L-酪氨酸构成的无规则聚合物，一种在结构上与髓磷脂碱蛋白有某些相似之处的肽类。该药用于降低非卧床、复发-缓解的多发性硬化的复发率（第858页），包括确诊的首次临床发作患者，认为有高风险进展为临床确诊的多发性硬化。尽管格拉默对多发性硬化作用的确切机制不明，但认为其调节了发病相关的免疫进程。本品每次皮下注射20mg，每日1次，不应采用静脉注射或肌内注射途径给药，口服剂型的研究结果令人失望。

多发性硬化 醋酸格拉默治疗复发-缓解的多发性硬化的综述[1,2]和一项对照研究的荟萃分析[3]的结论认为获益，但一项系统综述[4]质疑获益而且没有发现支持常规治疗的证据。一项通过数月MRI扫描评估疾病2年以上的比较研究[5]发现，格拉默与干扰素β-1b的结果相似。有临床独立症状处于进展为多发性硬化风险的患者，用醋酸格拉默进行早期治疗，显著降低转变成临床确诊疾病的频率，延迟继发发作的发生[6]。

醋酸格拉默的作用机制已有综述[7,8]。

1. Simpson D, *et al.* Glatiramer acetate: a review of its use in relapsing-remitting multiple sclerosis. *CNS Drugs* 2002; **16:** 825–50.
2. Ruggieri M, *et al.* Glatiramer acetate in multiple sclerosis: a review. *CNS Drug Rev* 2007; **13:** 178–91.
3. Boneschi FM, *et al.* Effects of glatiramer acetate on relapse rate and accumulated disability in multiple sclerosis: meta-analysis of three double-blind, randomized, placebo-controlled clinical trials. *Multiple Sclerosis* 2003; **9:** 349–55.
4. Munari L, *et al.* Therapy with glatiramer acetate for multiple sclerosis. Available in The Cochrane Database of Systematic Reviews; Issue 4. Chichester: John Wiley; 2003 (accessed 09/01/08).
5. Cadavid D, *et al.* Efficacy of treatment of MS with IFNβ-1b or glatiramer acetate by monthly brain MRI in the BECOME study. *Neurology* 2009; **72:** 1976–83.
6. Comi G, *et al.* Effect of glatiramer acetate on conversion to clinically definite multiple sclerosis in patients with clinically isolated syndrome (PreCISe study): a randomised, double-blind, placebo-controlled trial. *Lancet* 2009; **374:** 1503–11.
7. Schrempf W, Ziemssen T. Glatiramer acetate: mechanisms of action in multiple sclerosis. *Autoimmun Rev* 2007; **6:** 469–75.
8. Racke MK, *et al.* The mechanism of action of glatiramer acetate treatment in multiple sclerosis. *Neurology* 2010; **74** (suppl 1): S25–S30.

制剂

专利制剂

Arg.: Copaxone; ***Austral.:*** Copaxone; ***Austria:*** Copaxone; ***Belg.:*** Copaxone; ***Braz.:*** Copaxone; ***Canad.:*** Copaxone; ***Cz.:*** Copaxone; ***Denm.:*** Copaxone; ***Fin.:*** Copaxone; ***Fr.:*** Copaxone; ***Ger.:*** Copaxone; ***Gr.:*** Copaxone; ***Hung.:*** Copaxone; ***Irl.:*** Copaxone; ***Israel:*** Copaxone; ***Ital.:*** Copaxone; ***Mex.:*** Copaxone; ***Neth.:*** Copaxone; ***Norw.:*** Copaxone; ***NZ:*** Copaxone; ***Pol.:*** Copaxone; ***Port.:*** Copaxone; ***Rus.:*** Copaxone (Копаксон); ***S.Afr.:*** Copaxone; ***Spain:*** Copaxone; ***Swed.:*** Copaxone; ***Switz.:*** Copaxone; ***Turk.:*** Copaxone; ***UK:*** Copaxone; ***Ukr.:*** Copaxone (Копаксон); ***USA:*** Copaxone.

Glicofosfopeptical 葡磷肽卡尔

AM-3; Fosfoglicopeptical; Glycophosphopeptical; Immunoferon.

Иммуноферон

CAS — 87139-86-4.

简介

葡磷肽卡尔是一种多糖-蛋白复合物，据报道其具有免疫增强的特性，每次口服1g，每8h一次。

1. Alvarez-Mon M, *et al.* Treatment with the immunomodulator AM3 improves the health-related quality of life of patients with COPD. *Chest* 2005; **127:** 1212–18.

制剂

专利制剂

Mex.: Inmunol; ***Port.:*** Imunoferon; ***Spain:*** Inmunoferon.

Glucomannan 葡甘露聚糖

E425; Glucomanano; Harina de Konjac; Konjac Flour; Konjac Mannan.

Глюкоманнан

简介

葡甘露聚糖是一种来自魔芋（*Amorphophallus konjac*）根茎的粉末状提取物，可作为一种食欲抑制剂。据称它可以在胃肠道内通过吸收液体，进而降低食欲。它也应用于治疗便秘和高脂血症。葡甘露聚糖作为一种膳食添加剂已用于糖尿病的治疗。

但应用本品时有发生肠道或食管梗阻以及粪便嵌塞的危险，尤其当干咽葡甘露聚糖时。所以，服用的同时应补充足量液体，并且不宜在临睡前服用。此外，吞咽困难的患者应禁用该药。

1. Henry DA, *et al.* Glucomannan and risk of oesophageal obstruction. *BMJ* 1986; **292:** 591–2.
2. Renard E, *et al.* Noninsulin-dependent diabetes and glucose intolerance: effect of glucomannan fibre on blood glucose and serum insulin. *Sem Hop Paris* 1991; **67:** 153–7.
3. Vuksan V, *et al.* Beneficial effects of viscous dietary fiber from konjac-mannan in subjects with the insulin resistance syndrome: results of a controlled metabolic trial. *Diabetes Care* 2000; **23:** 9–14.
4. Staiano A, *et al.* Effect of the dietary fiber glucomannan on chronic constipation in neurologically impaired children. *J Pediatr* 2000; **136:** 41–5.
5. Loening-Baucke V, *et al.* Fiber (glucomannan) is beneficial in the treatment of childhood constipation. Abstract: *Pediatrics* 2004; **113:** 259. Full version: http://pediatrics.aappublications.org/cgi/reprint/113/3/e259.pdf (accessed 16/08/10)
6. Keithley J, Swanson B. Glucomannan and obesity: a critical review. *Altern Ther Health Med* 2005; **11:** 30–4.
7. Vanderbeek PB, *et al.* Esophageal obstruction from a hygroscopic pharmacobezoar containing glucomannan. *Clin Toxicol* 2007; **45:** 80–2.

制剂

专利制剂

Fr.: Muraligne†; ***Ger.:*** bioNorm mit Konjak†; ***India:*** Dietmann; ***Ital.:*** Dicoplus; Dietoman; NormaLine; ***Mex.:*** Dietoman; Esbeltex; Naturalfit†; ***Port.:*** Bioregime†; Florilax†.

多组分制剂 ***Arg.:*** KLB6 Fruit Diet†; ***Chile:*** Delgadol Fibra; ***Fr.:*** Filigel; ***Ital.:*** Agioslim; Ecamannan; Glucoman; Lactomannan; ***Philipp.:*** Thinber Fiber Complex†; ***Port.:*** Bioregime Fort†; Bioregime SlimKit†; Excess†.

Gluconic Acid 葡糖糖酸

Dextronic Acid; E574; Glycogenic Acid; Maltonic Acid; Pentahydroxycaproic Acid. D-Gluconic acid.

Глюконовая Кислота

$C_6H_{12}O_7$ = 196.2.

CAS — 526-95-4.

UNII — R4R8J0Q44B.

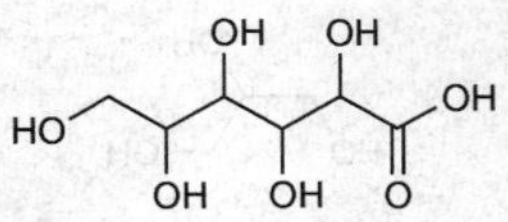

Gluconolactone 葡糖酸内酯

E575; Glucono delta-lactone; Glucono-delta-lactone; 1,5-Gluconolactone; D-Glucono-1,5-lactone. D-Gluconic acid δ-lactone.

Глюконолактон

$C_6H_{10}O_6$ = 178.1.

CAS — 90-80-2.

UNII — WQ29KQ9POT.

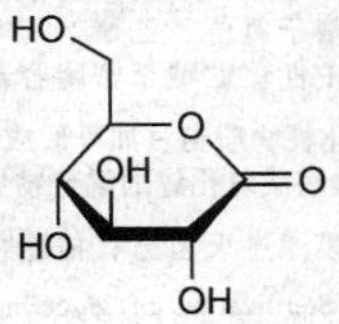

Pharmacopoeias. In *US.*

USP 33（Gluconolactone） 精细白色结晶性粉末，几乎无臭。易溶于水；略溶于乙醇；不溶于乙醚。

简介

葡糖酸内酯被水解成葡糖酸，它是一种多羟基酸。本品与α-羟酸羟乙酸（第1524页）和扁桃酸（第281页）性质相似，已用于皮肤病和导尿管的护理。葡糖酸内酯和葡萄酸也用作食品添加剂。

1. Grimes PE, *et al.* The use of polyhydroxy acids (PHAs) in photoaged skin. *Cutis* 2004; **73** (suppl 2): 3–13.

制剂

专利制剂

Ital.: NeoStrata.

多组分制剂 ***Arg.:*** Neoceuticals Crema Despigmentante de Dia†; Neoceuticals Gel de Limpieza Facial; NeoStrata; ***Austral.:*** NeoStrata; ***Canad.:*** NeoStrata; ***Chile:*** NeoStrata; ***Fr.:*** Ruboderm Plus; ***Indon.:*** Hidrogel†; ***Turk.:*** NeoStrata; ***UK:*** Uriflex R; Uro-Tainer Solution R; ***USA:*** Renacidin.

Glucosamine（*USAN*，*rINN*） **氨基葡萄糖**

Chitosamine; Glucosamina; Glucosaminum; NSC-758. 2-Amino-2-deoxy-β-D-glucopyranose.

Глюкозамин

$C_6H_{13}NO_5$ = 179.2.

CAS — 3416-24-8.

ATC — M01AX05.

ATC Vet — QM01AX05.

UNII — N08U5BOQ1K.

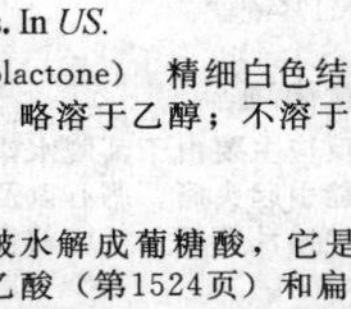

Glucosamine Hydrochloride（*rINNM*） **盐酸氨基葡萄糖**

Chitosamine Hydrochloride; Glucosamine, Chlorhydrate de; Glucosamini Hydrochloridum; Glukozaminy chlorowodorek; Hidrocloruro de glucosamina.

Глюкозамина Гидрохлорид

$C_6H_{13}NO_5$,HCl = 215.6.

CAS — 66-84-2.

UNII — 750W5330FY.

Pharmacopoeias. In *US.*

USP 33（Glucosamine Hydrochloride） 2%水溶液的pH值为3.0～5.0。贮藏于密闭容器中。避光。

Glucosamine Sulfate Potassium Chloride 硫酸氨基葡萄糖氯化钾

$(C_6H_{14}NO_5)_2SO_4$,2KCl = 605.5.

Pharmacopoeias. In *US.*

USP 33（Glucosamine Sulfate Potassium Chloride） 2%水溶液的pH值为3.0～5.0。贮藏于密闭容器中。避光。

Glucosamine Sulfate Sodium Chloride 硫酸氨基葡萄糖氯化钠

$(C_6H_{14}NO_5)_2SO_4$,2NaCl = 573.3.

Pharmacopoeias. In *US.*

USP 33（Glucosamine Sulfate Sodium Chloride） 2%水溶液的pH值为3.0～5.0。贮藏于密闭容器中。避光。

不良反应和注意事项

对葡萄糖代谢的影响 氨基葡萄糖在葡萄糖代谢中发挥一定作用，它可增加骨骼肌的胰岛素抵抗[1,2]，这使人们更加关注其在糖尿病患者应用的安全性[3]。但是，在非糖尿病患者中进行的一项为期3年的随机对照研究并未发现血糖内稳态的改变[4]。一篇综述[5]发现糖尿病患者服用氨基葡萄糖补充剂的数据有限，建议密切监测上述人群的血糖水平直到获得更多的数据。

1. Adams ME. Hype about glucosamine. *Lancet* 1999; **354:** 353–4.
2. Chan NN, *et al.* Drug-related hyperglycemia. *JAMA* 2002; **287:** 714–15.
3. Chan NN, *et al.* Glucosamine sulphate and osteoarthritis. *Lancet* 2001; **357:** 1618–9.
4. Reginster JY, *et al.* Long-term effects of glucosamine sulphate on osteoarthritis progression: a randomised, placebo-controlled clinical trial. *Lancet* 2001; **357:** 251–6.
5. Stumpf JL, Lin SW. Effect of glucosamine on glucose control. *Ann Pharmacother* 2006; **40:** 694–8.

对皮肤的影响 澳大利亚Adverse Drug Reactions Advisory Committee[1]（ADRAC）已接收了51例使用氨基葡萄糖发生皮肤过敏反应的报告，包括红斑疹、血管性水肿、荨麻疹、皮疹和瘙痒症。注意到有些制剂含源自海产品的氨基葡萄糖，如果患者对贝壳类动物过敏，使用这类制剂发生过敏反应的风险较大。

1. Adverse Drug Reactions Advisory Committee (ADRAC). Skin reactions with glucosamine. *Aust Adverse Drug React Bull* 2005; **24:** 23. Also available at: http://www.tga.gov.au/adr/aadrb/aadr0512.pdf (accessed 14/05/08)

药物相互作用

关于氨基葡萄糖对华法林的影响，见华法林的药物相互作用项下食品添加剂，第1373页。

用途和用法

氨基葡萄糖是在壳多糖、黏蛋白和黏多糖中发现的天然物质。它参与生成黏多糖，黏多糖形成体内软骨组织；氨基葡萄糖也存在于腱和韧带。氨基葡萄糖必须由机体自身合成，但合成能力随年龄增长而逐渐减退。氨基葡萄糖及其盐类因具有软骨蛋白保护作用，故用于骨骼肌和关节疾病，包括骨关节炎（见下文）。氨基葡萄糖可从壳多糖分离或者合成制备。氨基葡萄糖的硫酸盐和盐酸盐已经使用。

骨关节炎 氨基葡萄糖及其盐类作为批准产品或所谓的"健康补充剂"而广泛应用于骨关节炎（第11页）的治疗；它们可与可能有益的物质合用，包括软骨素（第2208页）、维生素以及各种草药。随机、安慰剂对照研究的荟萃分析[1,2]得出的结论为，虽然有一些证据表明氨基葡萄糖以及软骨素用于骨关节炎的治疗有效，但鉴于这些研究在方法学上的瑕疵以及发表中的偏倚，因而夸大了上述药物的可能获益[1]，所以还需要进一步的深入研究来明确这些药物调节疾病的特性[2]。一项氨基葡萄糖用于骨关节炎治疗的系统性综述[3]纳入了后来的一些对照研究，得出结论为氨基葡萄糖与安慰剂的安全性相同，但几乎没有氨基葡萄糖能改善疼痛或骨关节功能的证据。另一项纳入222例髋骨关节炎的随机对照研究发现，氨基葡萄糖治疗2年，与安慰剂比较没有获益[4]；一项对照研究的荟萃分析，比较膝和髋骨关节炎用软骨素来治疗，结论为获益极少或不获益[5]。需要进一步研究来确证氨基葡萄糖的不同盐类、剂型以及给药途径之间，以及与其他药物（如软骨素）合用时或在不同患者亚群应用时在疗效上的差异[3]。一项多中心、双盲研究[6]纳入了1583名具有明显膝骨关节炎症状的患者，比较了氨基葡萄糖和软骨素的作用，无论是单用还是联合应用，与安慰剂或塞来昔布相比，没有发现在疼痛减轻方面明确获益的证据，尽管在中至重度膝疼的亚组人群中有出现更多阳性结果的趋势。一项循证报道[7]使用药品补充剂治疗风湿性疾病的结论为，尽管结果有些混杂，但大多硫酸氨基葡萄糖对照的研究显示，临床获益明显；然而盐酸氨基葡萄糖的研究结果或者不能获得证据，或者不确信。对于软骨素，对照研究的证据不一致，但大多研究显示疼痛减轻明显，临床获益显著。

1. McAlindon TE, *et al.* Glucosamine and chondroitin for treatment of osteoarthritis: a systematic quality assessment and meta-analysis. *JAMA* 2000; **283:** 1469–75.
2. Richy F, *et al.* Structural and symptomatic efficacy of glucosamine and chondroitin in knee osteoarthritis: a comprehensive meta-analysis. *Arch Intern Med* 2003; **163:** 1514–22.
3. Towheed T, *et al.* Glucosamine therapy for treating osteoarthritis. Available in The Cochrane Database of Systematic Reviews; Issue 2. Chichester: John Wiley; 2005 (accessed 14/05/08).
4. Rozendaal RM, *et al.* Effect of glucosamine sulfate on hip osteoarthritis: a randomized trial. *Ann Intern Med* 2008; **148:** 268–77.
5. Reichenbach S, *et al.* Meta-analysis: chondroitin for osteoarthritis of the knee or hip. *Ann Intern Med* 2007; **146:** 580–90.
6. Clegg DO, *et al.* Glucosamine, chondroitin sulfate, and the two in combination for painful knee osteoarthritis. *N Engl J Med* 2006; **354:** 795–808.
7. Arthritis Research Campaign. Complementary and alternative medicines for the treatment of rheumatoid arthritis, osteoarthritis and fibromyalgia (issued February 2009). Available at: http://www.arthritisresearchuk.org/pdf/Complementary%20and%20alternative%20medicines_11012010154331.pdf (accessed 16/08/10)

制剂

USP 33: Glucosamine and Chondroitin Sulfate Sodium Tablets; Glucosamine and Methylsulfonylmethane Tablets; Glucosamine Tablets; Glucosamine, Chondroitin Sulfate Sodium, and Methylsulfonylmethane Tablets.

专利制剂

Arg.: Adaxil; Artrilase; Asoglutan; Baliartrin; Belmalen Plus; Findol; Gluco Arrumalon; Glucometil K; Mecanyl; Mecanyl K; Ostatac; Pertinar; Vartalon Complemento; Vartalon K; ***Austral.:*** GenFlex; ***Belg.:*** Voltaflex; ***Braz.:*** Dinaflex; Faximin; Glucoreumin; Injeflex; ***Chile:*** Artridol; Bioflex†; Dinaflex; Reufin; Viartril†; ***Cz.:*** Bayflex; Dona; Flexove; Gool; Mediflex; Voltadyn; ***Denm.:*** Glucomed; Ledamin†; Ledflex†; ***Fin.:*** Arthryl; G-Lenk; Glucadol; Glucosine; Movere†; ***Fr.:*** Oscart; Voltaflex; ***Ger.:*** Dona; Dona 200-S; Leka; Mobilat Glucosamin; Voltaflex; ***Gr.:*** Anarthril; Best; Donamin; Donarot; Donarthril; Effer-Activ; Elimer; Energorot; Fragilis; Glucasulf; Glucosamil; Glucozant; Glukotral; Glunarot; Glusamon; Glycefort; Laraned; Lipathrec; Minedon; Nerita; Painoff; Recosine; Samiclar; Sufigal; Taredon; Viartril; Viremax; Voltaflex; Xanalife; ***Hong Kong:*** Arthritil; Aussamin; Cartril-S; Chitaq; Doctor's Choice for Joints; Donna†; F-Vialin; MarinEx; Vialbone; Viartril S; Vidatril†; Vitoport; Vocarxil; Voltaflex; ***Hung.:*** Dona; Gool; ***Indon.:*** Mediflex; Oste OD; Reflexor; ***Irl.:*** Arthrimel; Dolenio; Dona; Osteoeze; Osteole; Viartril S; ***Israel:*** Arthryl; ***Ital.:*** Dona; Glexar; ***Malaysia:*** Artronil; Cartril-S; Cosamine†; Donna; Flexsa; Osteofree; Procosa†; Viartril S; ***Mex.:*** Artriman; Faximin; Vartalon; Viartril†; ***Neth.:*** Cartimin; Donacom; Glucadol†; Glucomed; Voltaflex Glucosamine; ***Norw.:*** Donacom; Gluxine; Movere; Samin; ***Philipp.:*** Cartrosyn; Poly-Nag; Sancom; Viartril S; ***Pol.:*** Arthryl; Flexove; ***Port.:*** Arthramina; Dolenio; Glarzena; Glucomed; Glucosine; Glufan; Glusina; Minitil; Rieg; Viartril S; ***Rus.:*** Dona (Дона); Elbona (Эльбона); Pharmaskin (Фармаскин); ***Singapore:*** ArthriCare; Artril; Artrilase; Artronil; Gluco-S; Glutilage; Viartril S; Vital; ***Spain:*** Cartisorb; Ceremir†; Coderol; Glucomed; Glufan; Hespercorbin; Obifax†; Xicil; ***Swed.:*** Artrox; Comfora; Donacom; Glucomed; Glucosine; ***Switz.:*** Voltaflex; ***Thai.:*** Arthro-S; Artronil; Athril; Caseal; Coxium; Cuine; Flexsa; Gaxium; Gluco-S; Glucosa; Glucotril; Glusa; Glusafex; Glusamine; Kosamine; Osamine; Prosulf; Viartril S; ***Turk.:*** Dona; ***UK:*** Alateris; Dolenio; Flexeze; Flexi-Melt; Joint-e-Licious; ***Ukr.:*** Dona (Дона); Flex-A-Min Glucosaminum (Флекс-А-Мин Глюкозамин); ***Venez.:*** Vartalon; Viartril S.

多组分制剂 ***Arg.:*** Adaxil Forte; Adaxil Plus; Artrilase Complex; Artrocaptin; Asotrex; Baliartrin Duo; Car-ti buron flex†; Cartiflex Forte; Ecosamina; Etinox; Finartrit; Findol Plus; Gluco Arrumalon Duo; Glucobefol; Glucocartiflex; Glucometil 3; Glucometil K Duo; Glucotrin VL; Mecanyl Duo; Mecanyl K Duo; Nectar G; Reumosan Compuesto; Sigmaflex; Vartalon Duo; Vartalon Duo K; ***Austral.:*** AB Ausbiobone; AB Carsa Giox; AB Oriostin; Bonlutin; GenFlex 3; GenFlex NKO; GenFlex Plus; Joint Mobility†; MeticGlucotin; OsteoEze Bone & Joint Care; PM Joint-Care; PM Metic-Glucotin; ***Braz.:*** Artrolive; Condroflex; ***Canad.:*** Glucosamine Joint & Muscle Cream with MSM†; Restorativ Glucosamine Muscle and Joint; ***Chile:*** Artridol Duo; Condrosamina†; Dinaflex Duo; Eniflex Duo; Euroflex; Flexure; Hiperflex; Osteo Bi-Flex†; ***Hong Kong:*** Arthritil Plus; Doctor's Choice Fortified Joint Support; Procosa II; ***Hung.:*** Porcerosito; ***India:*** Cosantin; Kondro; Osteocip; Osteoflex; ***Indon.:*** Aptivium Optimum Joint Formula†; Artriox†; Artritin; Artro; Artro Plus; Aviter; Bonic; Bonic Plus; Bonilav; Cartin; Chondro-PA; Fitbon; Fitbon Plus; Flexor; Fripos; Joint Care; Joint Care Plus; Jointace; Jointfit; Lavarix; Maxitrin; Nutrijoint; OA; OA Forte; OA Plus; Osamin; Ositin; Osmetin 3; Oste; Ostela; Osteoflam; Osteokom; Osteokom Forte; Osteonic; Osteor Plus†; Osteor-C†; Osteor†; Osteotin; Osvion Plus; Rebone; Rheumatin; Rheumatin Forte; Risteon; Triflexor; Triostee; Viopor; Viopor-M; Viopor-M Forte; Viostin Com; Viostin Com DS; Viostin-X; Viusid; Vostem; Vosteon; ***Irl.:*** Seven Seas Active Sport†; ***Israel:*** Mega Gluflex; Mega Gluflex with MSN; ***Ital.:*** Cartago; Condrorexil; Fitogenase; Joint Support; Osteoclar; Reumil; Reumilase; Reumilase Plus; Reumilase SD; Vitreoclar Crono; Vitreolux; ***Malaysia:*** Conart; Cosamine Plus; ***Mex.:*** Actiman; Artiflex; Artrifar; Mex-Amina; Procosa II; Vartalon Compositum; ***Philipp.:*** Artiflex; Flexxbon; Ruflex; ***Port.:*** Synchrocell; Synchrorose; Synchrovit; ***Rus.:*** Artra (Артра); KONDROnova (КОНДРОнова); Theraflex (Терафлекс); Theraflex Advance (Терафлекс Адванс); Theraflex M (Терафлекс M); ***S.Afr.:*** ProFLEX 750†; ProFLEX†; ***Singapore:*** ArthroFlex; Articolase (w/glucosamine); Artril C; Artrilase; Cartipro; Glucocal; Glutilage Plus; Procosa II; Ruflex; Scar Esthetique; Seven Seas JointCare; Seven Seas JointCare Max; ***Turk.:*** Jointace; Ultimate; ***UK:*** Arheumacare; BackOsamine; Flexeze; GlucOsamax; GlucoSelene; Healtheries Musseltone & Glucosamine; Joint Action; Jointace; JointCare Max; ***Ukr.:*** Arthron Complex (Артрон Комплекс); Arthron-Triactive (Артрон Триактив); Flex-A-Min Complex (Флекс-А-Мин Комплекс)†; Theraflex (Терафлекс); Theraflex Advance (Терафлекс Адванс); Theraflex M (Терафлекс M); ***USA:*** Arthritis Free; Cosamin; Dorofen; Duraflex Comfort; ***Venez.:*** Artrosamin; Flexurat†.

Glucose Oxidase（*USAN*） **葡萄糖氧化酶**

Corylophyline; EC 1.1.3.4; β-D-Glucopyranose aerodehydrogenase; Glucosa oxidasa; GO; Microcide; Notatin; P-FAD.

Глюкооксидаза

CAS — 9001-37-0.

UNII — 0T8392U5N1.

简介

葡萄糖氧化酶是一种从特定真菌中得到的酶，催化葡萄糖氧化成为葡萄糖酸，同时伴有过氧化氢的生成。利用其防腐性质，可作为某些食物的添加剂，有时也与过氧化氢酶（第2205页）合用。本品也用于生育力试验以及糖尿病控制试验。它也作为治疗口干（第1945页）的局部口腔制剂的一种成分。

制剂

USP 33: Glucose Enzymatic Test Strip.

多组分制剂 ***Austral.:*** Flaminal; ***Braz.:*** Bromelin†; Expectoral†; ***Singapore:*** Biotene; ***UK:*** Biotene Dry Mouth; Biotene Oralbalance; Flaminal; ***USA:*** Biotene with Calcium.

Glucose Tests 葡萄糖试验

Glucosa, pruebas de.

简介

糖尿病（第407页）患者可利用一些相关的试验来监测自身的疾病状况。这些试验可用于检测尿糖的存在，也可用一些制剂来检测尿中的多种物质。上述试验虽然实施容易，但对于胰岛素依赖型患者，则认为这些方法的可靠性不够，应采用一种有效的血液试验检测这类患者的准确血糖浓度。糖尿病的临床诊疗过程中常常需要测量糖化血红蛋白的程度，以此作为数周或数月评价平均血糖控制水平的一个指标。

尿检验通常采用铜还原法或葡萄糖氧化酶法，当尿中存在葡萄糖时两种方法都可产生颜色变化。血液试验通常采用葡萄糖氧化酶法，可通过视觉直观或借助计量器读数。计量器读数结果更精确。应该适当培训患者应用这些试验并且可以对试验结果进行解释；同时应该提醒患者联合用药可能影响结果。

注意事项 含有或被代谢为麦芽糖（第1857页）、半乳糖（第1416页）或木糖（第2363页）的制剂可能干扰基于葡萄糖脱氢酶-吡咯喹啉醌（GDH-PQQ）监测系统的葡萄糖试验结果，这是因为监测系统对葡萄糖非特异。过高评价葡萄糖水平可能造成掩盖低血糖，造成胰岛素使用不适当[1,2]。

1. MHRA. Medical device alert: ref MDA/2007/058 issued 19 July 2007. Available at: http://www.mhra.gov.uk/PrintPreview/PublicationSP/CON2031807 (accessed 01/07/08)
2. FDA. Important safety information on interference with blood glucose measurement following use of parenteral maltose/parenteral galactose/oral xylose-containing products (issued November 2005). Available at: http://www.fda.gov/BiologicsBloodVaccines/SafetyAvailability/ucm154213.htm (accessed 16/08/10)

制剂

USP 33: Glucose Enzymatic Test Strip.

专利制剂

Arg.: Accu-Chek; Accutrend Glucosa; Achtung; Ascensia; Betachek; Dextrostix; Diabur-Test 5000†; Diastix; Elite; Glucostix; One Touch; Precision Plus; Prestige; Prodigy Autocode; Sure Step; ***Austral.:*** Accu-Chek; Ascensia†; Betachek; BM-Test BG†; BM-Test Glycemie 20-800†; Clinistix; Clinitest†; Diabur-Test 5000†; Diastix; Esprit†; Glucoflex-R; Glucostix; Glucotrend; Medi-Test Glucose†; Omnitest; Optium; Precision Plus; Tes-Tape†; ***Braz.:*** Accu-Chek; Accutrend; Glicofita Plus; Haemo-Glukotest; ***Canad.:*** Accu-Chek; Accutrend GC†; Advantage; Ascensia Elite; Chemstrip bG; Clinistix; Clinitest; Diastix; One Touch; Sof-Tact; ***Chile:*** Accu-Chek; Accutrend Glucosa†; Ascencia; Glukotest†; ***Fr.:*** Accu-Chek; Ascensia; BM-Test Glycemie†; Clinistix†; Clinitest†; Euroflash†; Glucomen; Glucotide†; Glucotrend†; Medisense; One Touch; ***India:*** Diastix†; ***Irl.:*** Accu-Chek; BM-Accutest†; Clinistix†; Clinitest†; Combina Glucose; Diabur-Test 5000†; Diastix; Freestyle†; Glucomen†; Glucometer Elite†; Glucostix†; Glucotide†; Medisense†; One Touch†; PocketScan†; ***Ital.:*** Accu-Chek; Accutrend Glucose; Ascensia; Clinistix; Clinitest; Diabur-Test 5000; Diastix; Euroflash; EZ Smart; Finetouch; Freestyle; Glucocard; Glucoscan; Glucostix†; Glucotrend†; Haemoglukotest 20-800†; One Touch; Optium Plus; Uni-Check; ***Mex.:*** Accu-Chek; Accutrend Glucose†; Clinitest; Dextrostix; Diabur-Test 5000†; Diastix; Haemo-Glukotest 20-800†; ***NZ:*** Accu-Chek; Clinistix; Clinitest; Diabur-5000; Diastix; Precision Plus†; ***Port.:*** Clinistix†; Elite†; Euroflash†; Glucocard†; Glucodisk; Glucostix†; One Touch; ***UK:*** Ascensia Glucodisc; BM-Accutest; BM-Test 1-44; Breeze 2; Clinistix; Clinitest; Contour; Diabur-Test 5000; Diastix; ExacTech; Freestyle; Glucoflex-R; Glucomen; Glucotide†; Hypoguard Supreme Plus; Medi-Test Glucose; Medisense; Optium Plus; ***USA:*** Accu-Chek Advantage; Chemstrip bG†; Chemstrip uG†; Choice DM; Clinistix†; Clinitest†; Diascan; Diastix†; First Choice; Glucofilm; Glucostix; One Touch.

Glucuronic Acid 葡糖醛酸

D-Glucuronic acid.

Глюкуроновая Кислота

$C_6H_{10}O_7$ = 194.1.

CAS — 576-37-4 (DL-glucuronic acid); 6556-12-3 (D-glucuronic acid).

UNII — 8A5D83Q4RW.

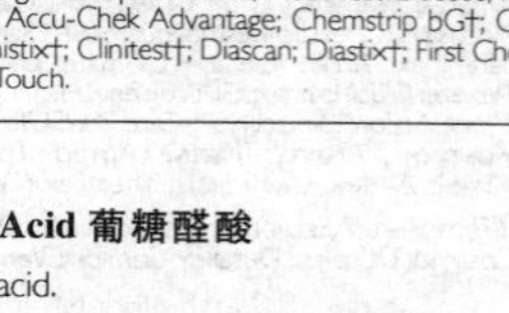

(D-glucuronic acid)

Glucurolactone (*rINN*) 葡醛内酯

Glucurolactona; Glucurolactonum; D-Glucuronic Acid Lactone; Glucuronolactone. D-Glucofuranuronic acid γ-lactone.

Глюкуролактон

$C_6H_8O_6$ = 176.1.

CAS — 63-29-6; 32449-92-6.

UNII — XE4Y3016M9.

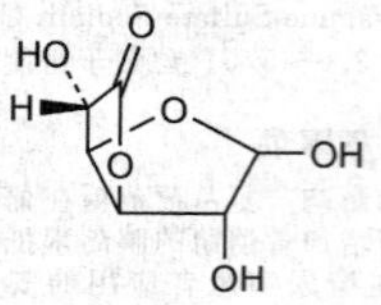

Glucuronamide (*BAN*, *rINN*) 葡罗酰胺

Glucuronamida; Glucuronamidum. β-D-Glucopyranuronamide.

Глюкуронамид

$C_6H_{11}NO_6$ = 193.2.

CAS — 3789-97-7 (glucuronamide); 3574-23-0 (D-glucuronamide); 61914-43-0 (β-D-glucuronamide);.

UNII — 1Q5MP1Z8HW.

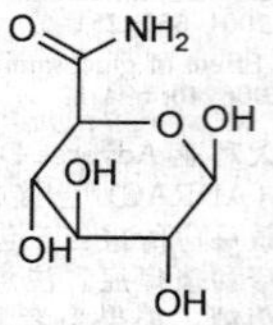

Sodium Glucuronate 葡醛酸钠

Sodu glukuronian.

Глюкуронат Натрия

$C_6H_9NaO_7$ = 216.1.

CAS — 14984-34-0.

UNII — 631391W27S.

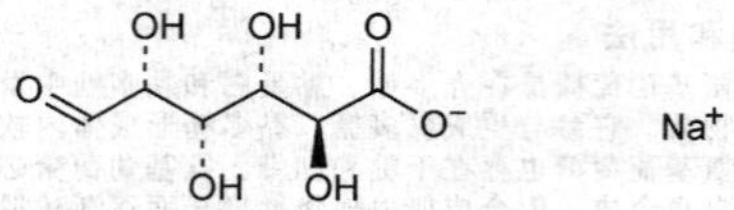

简介

葡糖醛酸是玻璃酸（第2253页）的组分之一，在许多内源性物质、药物和毒物代谢中发挥重要作用。它已局部用作透明质酸的前药，也可用作营养补剂。葡罗酰胺、葡醛内酯（葡糖醛酸内酯）、二乙醇胺和其他葡萄糖苷酸也已用作补充剂。

制剂

专利制剂 ***Arg.:*** Stimulnerv; ***Belg.:*** Guronsan; ***Fr.:*** Detoxalgine†; Guronsan; Sarvit a la glucuronamide; ***Hong Kong:*** Jetepar†; ***Ital.:*** Reumilase; ***Malaysia:*** Jetepar; ***Philipp.:*** Jetepar; ***Port.:*** Guronsan; Lipoacid; Synchrocell; Synchrovit; ***S.Afr.:*** Guronsan C; ***Singapore:*** Jetepar; ***Spain:*** Guronsan.

Gluten 谷蛋白

Глютен

UNII — 1534K8653J (wheat gluten).

简介

谷蛋白是两种蛋白质，即麦胶蛋白和麦谷蛋白的混合物，主要存在于小麦面粉中，大麦和黑麦中也含有少量黏胶质。麦胶蛋白是一种醇溶谷蛋白，醇溶谷蛋白是两类主要植物蛋白之一，而麦谷蛋白则属于另一种主要类型的谷蛋白。

伴有乳糜泻（第1822页）而对日常膳食含有的谷蛋白成分敏感的患者，谷蛋白具有一定的医药价值。治疗上述疾患包括采用无谷蛋白饮食；无谷蛋白食物可以获得。

无谷蛋白的饮食可能对疱疹样皮炎患者（第1506页）也有益。

Glycerol (*rINN*) ⊗甘油

E422; Glicerin; Glicerina; Glicerol; Glicerolis; Gliserin; Gliserol; Glisin; Glycerin; Glycerine; Glycérol; Glycerolum; Glyseroli. Propane-1,2,3-triol.

Глицерол

$C_3H_8O_3$ = 92.09.

CAS — 56-81-5.

ATC — A06AG04; A06AX01.

ATC Vet — QA06AG04; QA06AX01; QA16QA03.

UNII — PDC6A3C0OX.

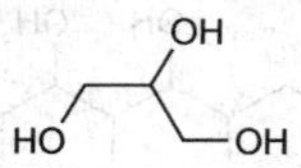

Pharmacopoeias. In *Chin., Eur.* (see p.vii), *Int., Jpn, US,* and *Viet.*

Eur. and *Int.* also include Glycerol (85 per cent).

Ph. Eur. 6.8 (Glycerol) 澄清、无色或几乎无色、具有强吸湿性的糖浆样液体，触感油腻。本品与水和乙醇可混溶；微溶于丙酮；几乎不溶于不挥发油和挥发油。贮藏于密闭容器中。

USP 33 (Glycerin) 澄清、无色、具有吸湿性的糖浆样液体。具有一种令人厌恶的、轻微的特殊臭。易与水和乙醇混溶；不溶于氯仿、乙醚、不挥发油和挥发油。其溶液遇石蕊呈中性。贮藏于密闭容器中。

配伍禁忌 强氧化性物质与甘油可形成爆炸性混合物。据报告甘油与次硝酸铋或氧化锌的混合物见光后黑色褪去。

灭菌 甘油通过膜滤过灭菌已有描述[1]。

1. McCluskey SV. Sterilization of glycerin. *Am J Health-Syst Pharm* 2008; **65:** 1173–6.

不良反应和注意事项

甘油的不良反应主要由于其脱水作用。

口服甘油可能引起头痛、恶心以及呕吐；腹泻、口渴、头晕以及精神错乱等不良反应的发生率较低。心律失常也有报道。

甘油可升高血浆渗透压，导致血管外间隙脱水。结果造成细胞外液扩充，尤其是突发脱水，可导致循环负荷过重、肺水肿以及心力衰竭。因此伴有血容量过多、心力衰竭或肾疾病危险的患者必须慎用甘油。脱水患者也必须慎用甘油，因可能发生严重脱水。在甘油代谢后，糖尿病病患者还可能出现高血糖以及糖尿。高血糖高渗性非酮症昏迷比较少见，但死亡病例也有报道。

静脉给予甘油（见下文的颅内压升高项下）可引起溶血、血红蛋白尿以及急性肾功能衰竭。

局部或直肠给予甘油，可产生一定刺激。角膜应用甘油前，可用局部麻醉药减少发生疼痛反应的可能性。

甘油的配伍禁忌，包括爆炸性混合物的危险，详见上文的内容。

对心血管系统的影响 一名73岁的老年患者，没有心脏不适症状的主诉，但曾有一次急性心肌梗死发作，口服甘油升高眼内压后出现了严重肺水肿[1]。因此需要强调口服甘油前，详细评估心功能的必要性。

1. Almog Y, *et al.* Pulmonary edema as a complication of oral glycerol administration. *Ann Ophthalmol* 1986; **18:** 38–9.

对耳的影响 一名56岁的患者，给予甘油100ml和0.9%氯化钠100ml检查Ménière病，造成原本正常的耳出现了暂时听力丧失。该作者还回顾了以前2名患者应用甘油试验所致听力损伤的病例报告[1]。

1. Mattox DE, Goode RL. Temporary loss of hearing after a glycerin test. *Arch Otolaryngol* 1978; **104:** 359–61.

对眼的影响 建议角膜应用甘油时应慎重。动物研究[1]和人体研究[2]已经表明，眼局部应用甘油可造成角膜上皮细胞损害。

1. Sherrard ES. The corneal endothelium in vivo: its response to mild trauma. *Exp Eye Res* 1976; **22:** 347–57.
2. Goldberg MH, *et al.* The effects of topically applied glycerin on the human corneal endothelium. *Cornea* 1982; **1:** 39–44.

高渗性非酮症昏迷 口服甘油可造成高渗性非酮症昏迷[1]，并可导致死亡[2]。青春期发病的中老年糖尿病患者伴发易出现液体丢失的急性或慢性疾病时最易发生这类不良反应，因此这些患者最好避免口服甘油[1]。如果伴有易感因素的患者应用了甘油，应采取有效手段识别是否出现了高血糖高渗性非酮症昏迷并预防脱水[1,2]。

1. Oakley DE, Ellis PP. Glycerol and hyperosmolar nonketotic coma. *Am J Ophthalmol* 1976; **81:** 469–72.
2. Sears ES. Nonketotic hyperosmolar hyperglycemia during glycerol therapy for cerebral edema. *Neurology* 1976; **26:** 89–94.

过量 参考文献如下。

1. Singh R, *et al.* Reversible neurologic manifestations after glycerol: a short report. *Neurol India* 2001; **49:** 320–1.
2. Bingel U, *et al.* Acute encephalopathy due to glycerol over-consumption. *J Neurol* 2006; **253:** 125–6.
3. Andresen H, *et al.* Severe glycerol intoxication after Menière's disease diagnostic—case report and overview of kinetic data. *Clin Toxicol* 2009; **47:** 312–16.

药动学

甘油易从胃肠道吸收，然后主要经肝进行广泛代谢。它可用于合成脂类，代谢转变为葡萄糖或糖原，或者被氧化为二氧化碳和水。甘油以原形经尿排泄。

1. Nahata MC, *et al.* Variations in glycerol kinetics in Reye's syndrome. *Clin Pharmacol Ther* 1981; **29:** 782–7.
2. Heinemeyer G. Clinical pharmacokinetic considerations in the treatment of increased intracranial pressure. *Clin Pharmacokinet* 1987; **13:** 1–25.

用途和用法

甘油是一种渗透性脱水药，具有吸湿性和润滑性。口服或胃肠外给药时，甘油能增加血浆渗透压，造成水分从细胞外间隙通过渗透作用转移至血浆。

口服甘油，可用于眼科手术前后短期降低玻璃体容积和眼内压，同时也可作为急性青光眼（第1785页）治疗的辅助药物。本品起效迅速，服药后1～1.5h后可达最大降低眼内压的效果；作用持续时间约为5h。甘油通常以50%的溶液给药，常用起始剂量为1～1.8g/kg。口服甘油溶液口感较差；将溶液冷却或矫味可能有助于解决这个问题。

甘油还可局部应用减轻角膜水肿，但由于该作用短暂，因此甘油仅限于作为眼部检查和诊断的一种辅助药物。甘油滴眼剂在滴入时可能会引起疼痛，推荐预先局麻。

甘油口服或静脉给药可用于降低颅内压（见下文）。

甘油以单剂量的栓剂或溶液的形式经直肠给药，以促进粪便排空，用于治疗便秘（第1616页）。甘油通常在15～30min内起效。甘油也常归类为容积性泻药，但由于其局部刺激作用往往作为辅助性或可替代性药物应用；它还具有润滑和软化粪便作用。

甘油也用于止咳制剂（第1476页）中，作为一种润湿药。

甘油在药剂配方中具有多种用途；这些用途包括作为一种载体和溶剂、甜味剂、某些液体药物中的防腐剂、薄膜包衣片中的增塑剂以及张力调节剂。它也应用于某些局部用制剂，例如在滴眼剂、乳膏剂以及外用皮肤洗剂中作为一种润滑剂，因其具有吸湿性，当药物吸收后，它的吸湿作用可加强水分保留。用于清除耳垢的滴耳剂也常含有甘油，甘油作为一种润滑和软化剂。

甘油也用作冷冻保存时的冷冻保护剂。

梅尼埃病的诊断 甘油也用于梅尼埃病（第537页）的诊断[1]，以鉴别潜在可逆性耳蜗功能障碍与相对不可逆性重症病理，或预测内淋巴囊手术效果。口服甘油可减少内淋巴液的流量和压力，同时可测定任何暂时性听力的改善。但是，甘油的不良反应（如头痛、恶心和呕吐）可能是其应用中的一个问题，此外，据报道该试验的灵敏度较低，易得出假阳性结果。详见上文的**对耳的影响**项下。

1. Skalabrin TA, Mangham CA. Analysis of the glycerin test for Meniere's disease. *Otolaryngol Head Neck Surg* 1987; **96:** 282–8.

颅内压升高 由于甘油渗透性利尿作用，经静脉或口服给予甘油可减轻脑水肿进而降低颅内压（第1140页）。报告表明，甘油能增加脑缺血区域的血流量。它可用于多种临床情况[1]，包括脑梗死或脑卒中[2]、Reye综合征[3]和脑膜炎[4,5]的治疗；已有人假定甘油具有防止细菌性脑膜炎的神经症状的有益作用，因为甘油可增加大脑的血浆渗透压，减轻大脑水肿，通过减少脑脊液的排泄而扩大脑循环，这种作用比应用渗透性利尿药降低颅内压更重要[5]。但据报道其治疗肝性昏迷无效[6]。某些患者出现严重不良反应，包括溶血、血红蛋白尿以及肾衰竭[7,8]。

1. Frank MSB, *et al.* Glycerol: a review of its pharmacology, pharmacokinetics, adverse reactions, and clinical use. *Pharmacotherapy* 1981; **1:** 147–60.
2. Righetti E, *et al.* Glycerol for acute stroke. Available in The Cochrane Database of Systematic Reviews; Issue 2. Chichester: John Wiley; 2004 (accessed 23/05/06).
3. Nahata MC, *et al.* Variations in glycerol kinetics in Reye's syndrome. *Clin Pharmacol Ther* 1981; **29:** 782–7.
4. Kilpi T, *et al.* Oral glycerol and intravenous dexamethasone in preventing neurologic and audiologic sequelae of childhood bacterial meningitis. *Pediatr Infect Dis J* 1995; **14:** 270–8.
5. Peltola H, *et al.* Adjuvant glycerol and/or dexamethasone to improve the outcomes of childhood bacterial meningitis: a prospective, randomized, double-blind, placebo-controlled trial. *Clin Infect Dis* 2007; **45:** 1277–86.
6. Record CO, *et al.* Glycerol therapy for cerebral oedema complicating fulminant hepatic failure. *BMJ* 1975; **ii:** 540.
7. Hägnevik K, *et al.* Glycerol-induced haemolysis with haemoglobinuria and acute renal failure: report of three cases. *Lancet* 1974; **i:** 75–7.
8. Welch KMA, *et al.* Glycerol-induced haemolysis. *Lancet* 1974; **i:** 416–17.

皮肤病 甘油用于皮肤病已有综述[1]。甘油中存在的亲水羟基使其具有吸湿性和水溶性，内源性甘油（在毛囊皮脂腺合成）已经显示在皮肤动态平衡和维持表皮屏障的功能方面发挥了作用。甘油局部用作皮肤润滑剂已有悠长历史，广泛用于润滑剂，改善皮肤的光滑性。深入理解甘油对皮肤的生物学和生物物理作用，发现甘油还具有软化角质、抗刺激、皮肤屏障或UV保护的其他特性。已有报道甘油具有抗菌作用，可促进伤口愈合。

1. Fluhr JW, *et al.* Glycerol and the skin: holistic approach to its origin and functions. *Br J Dermatol* 2008; **159:** 23–34.

三叉神经痛 传统药物治疗无效的三叉神经痛（第10页）患者，可采用选择性阻断疼痛感受神经的方式作为后备治疗手段。可以通过在三叉神经的根部滴注甘油（经皮半月神经结后根甘油射频神经阻滞术）来实现[1～5]。这个操作的疗效和安全性存在着争论[1,4]，但一些中心报告，多数患者长期治疗效果良好[5]。有人提出甘油黏滞性和渗透压上的差异可能影响其疗效[2]。

1. Sweet WH. The treatment of trigeminal neuralgia (tic douloureux). *N Engl J Med* 1986; **315:** 174–7.
2. Waltz TA, Copeland BR. Treatment of trigeminal neuralgia. *N Engl J Med* 1987; **316:** 693.
3. Young RF. Glycerol rhizolysis for treatment of trigeminal neuralgia. *J Neurosurg* 1988; **69:** 39–45.
4. Burchiel KJ. Percutaneous retrogasserian glycerol rhizolysis in the management of trigeminal neuralgia. *J Neurosurg* 1988; **69:** 361–6.
5. Jho H-D, Lunsford LD. Percutaneous retrogasserian glycerol rhizotomy: current technique and results. *Neurosurg Clin N Am* 1997; **8:** 63–74.

制剂

BP 2010: Glycerol Eye Drops; Glycerol Suppositories; Phenol and Glycerol Injection;
USP 33: Antipyrine and Benzocaine Otic Solution; Calamine Topical Suspension; Glycerin Ophthalmic Solution; Glycerin Oral Solution; Glycerin Suppositories.

专利制剂

Arg.: Refenax Lagrimas; Vixorfit; ***Austral.:*** Bausch & Lomb Computer Eye Drops†; Becoderm; ***Braz.:*** Glicel†; ***Canad.:*** Bandi; Synovisol; Universal Brand Enema; ***Chile:*** Fleet Babylax; ***Fin.:*** Miniderm; ***Fr.:*** Bebegel; Cristal; Osmo Soft; ***Ger.:*** Glycerosteril; Glycilax; Milax; Nene-Lax; Otodolor Soft; ***Gr.:*** Babylax; Glicerolo microclismi; Gly Care; Microclismata†; Pikefi; ***Hong Kong:*** Computer Eye Drops; Fleet Babylax; Glyceol; Wet Stuff; ***Irl.:*** Babylax; ***Ital.:*** Verolax; Zetalax; ***Jpn:*** Glyceol; ***Malaysia:*** Egozite Protective Baby Lotion; Fleet Babylax†; ZenCare; ***Mex.:*** Estrin; Fleet Adulto; Fleet Infantil; Fleet Pediatrico; Micronovag; Neutrobar; PC; Supositorios Senosiain; ***Philipp.:*** Babylax; Computer Eye Drops; Novas; United Home Glydolax; ***Port.:*** Bebegel; Dolorecto; Glycelax; Microcel†; Rectiole; Verolax; ***Rus.:*** Glycelax (Глицелакс); ***S.Afr.:*** Regard†; ***Singapore:*** Acnederm Wash; Fleet Babylax†; ***Spain:*** Adulax; Comosup; Dulcoenema; Gely; Glicerotens; Paidolax; Supo Gliz; Verolax; Vitrosups; ***Switz.:*** Bulboid; Practomil; ***Thai.:*** Glyceol; Glycerosteril†; ***UAE:*** Laxolyne†; ***UK:*** Benylin Childrens Apple Flavour Cough Syrup; Benylin Tickly Coughs; Boots Cough Syrup 3 Months Plus; CalCough Tickly; Neutrogena Norwegian Formula Dermatological Cream; Nirolex Dry Cough; Senokot Direct Relief; Tixylix Baby Syrup; ***USA:*** Colace Infant/Child; Computer Eye Drops†; Eye-Lube-A; Fleet Babylax; Listermint Arctic Mint Mouthwash; Osmoglyn†; Pedia-Lax; Sani-Supp; ***Venez.:*** Fleet Babylax.

顺势疗法制剂 ***Canad.:*** Maxi Force Energy Cocktail†.

Glycerophosphoric Acid 甘油磷酸

Glicerofosfórico, ácido; Glycerylphosphoric Acid; Monoglycerylphosphoric Acid.

Глицерофосфорная Кислота

$C_3H_9O_6P$ = 172.1.

CAS — 27082-31-1; 57-03-4 (α-glycerophosphoric acid); 17181-54-3 (β-glycerophosphoric acid); 5746-57-6 (L-α-glycerophosphoric acid); 1509-81-5 (DL-α-glycerophosphoric acid).

(*L-α-glycerophosphoric acid*)

Sodium Glycerophosphate 甘油磷酸钠

Glycerofosforečnan sodný; Natrii glycerophosphas; Natrio glicerofosfatas; Natrium Glycerophosphoricum; Nátriumglicerofoszfát; Natriumglycerofosfat; Natriumglyserofosfaatti hydratoitu; Sodium, glycérophosphate de; Sodium Glycerylphosphate.

Глицерофосфат Натрия

$C_3H_7Na_2O_6P,xH_2O$ = 216.0 (anhydrous).

CAS — 1555-56-2 (anhydrous α-sodium glycerophosphate); 819-83-0 (β-sodium glycerophosphate, anhydrous).

ATC — B05XA14.

ATC Vet — QB05XA14.

UNII — YP1H63LJ2K.

Pharmacopoeias. In *Chin.* and *Eur.* (see p.vii).

Ph. Eur. 6.8（Sodium Glycerophosphate，Hydrated） 比例可变的（2*RS*）-2,3-二羟丙基磷酸钠和2-羟-1-(羟甲基）乙基磷酸钠混合物。它含有不同数量的其他甘油磷酸酯。水化度为4～6。白色或类白色结晶性粉末或结晶。易溶于水；几乎不溶于乙醇和丙酮。

简介

甘油磷酸及各种甘油磷酸盐或酯类已用在滋补药中。一度认为它们是合适的补磷方式。甘油磷酸钙和甘油磷酸镁（分别见第1597页和第1601页）被认为是钙或镁的一种来源。

关于应用甘油磷酸钠作为婴儿肠外营养中的磷补充剂的参考文献[1]。

1. Costello I, *et al.* Sodium glycerophosphate in the treatment of neonatal hypophosphataemia. *Arch Dis Child* 1995; **73:** F44–5.

制剂

专利制剂

Austria: Glycophos†; ***Fin.:*** Glycophos; ***Gr.:*** Glycophos; ***Hong Kong:*** Glycophos; ***Malaysia:*** Glycophos†; ***Neth.:*** Glycophos; ***NZ:*** Glycophos; ***Pol.:*** Glycophos; ***Port.:*** Glycophos; ***Swed.:*** Glycophos; ***Switz.:*** Glycophos; ***UK:*** Glycophos.

多组分制剂 ***Austria:*** Aktivanad†; ***Braz.:*** Fosfatan†; Kola Fosfatada Soel†; Vanadiol†; ***Canad.:*** Hemarexin; ***Chile:*** Paralymphine; ***Fr.:*** Biotone Ionyl†; Phosphore Alko; Phosphore Medifa†; Stimuplexe; Verrulyse-Methionine; ***Indon.:*** Tonikum Bode; ***Irl.:*** Metatone; ***Israel:*** Babyzim; ***Ital.:*** Calciofix†; Glicero-Valerovit; Neurol; ***Rus.:*** Doppelherz Energotonik (Доппельгерц Энерготоник); ***S.Afr.:*** Totonik†; ***Spain:*** Enofosforina Vigor; ***UK:*** Metatone; ***Venez.:*** Fosquival†.

Glycopyrronium Bromide (*BAN*, *rINN*) 格隆溴铵

AHR-504; Bromuro de glicopirronio; Glikopironyum Bromür; Glycopyrrolate (*USAN*); Glycopyrronii bromidum; Glycopyrronium, bromure de; Glykopyrroniumbromid; Glykopyrronium-bromidi. 3-(α-Cyclopentylmandeloyloxy)-1,1-dimethylpyrrolidinium bromide.

Гликопиррония Бромид

$C_{19}H_{28}BrNO_3$ = 398.3.

CAS — 596-51-0.

ATC — A03AB02.

ATC Vet — QA03AB02.

UNII — V92SO9WP2I.

Pharmacopoeias. In *Chin.* and *US.*

USP 33（Glycopyrrolate） 白色、无臭、结晶粉末。溶于水（1∶4.2），溶于乙醇（1∶30），溶于氯仿（1∶260），溶于乙醚（1∶35000）。贮藏于密闭容器中。

配伍禁忌 格隆溴铵与碱性物质有配伍禁忌。

稳定性 格隆溴铵与大输液以及添加物相容性的研究显示，格隆溴铵在pH>6条件下的稳定性值得怀疑，这是由酯水解造成[1]的。

1. Ingallinera TS, *et al.* Compatibility of glycopyrrolate injection with commonly used infusion solutions and additives. *Am J Hosp Pharm* 1979; **36:** 508–10. Correction. *ibid.*; 745.

不良反应、处置和注意事项

参见第1176页**硫酸阿托品**项下。

肾损伤 11名尿毒症患者和7名对照患者静脉给予格隆溴铵，比较两组药动学[1]研究表明，葡萄糖吡咯(glycopyrronium)在尿毒症患者中肾清除时间显著延长。3h之内尿毒症患者经尿排泄的平均水平约为单次剂量的0.7%，而在对照组患者可达50%；24h排泄分别为7%和65%。研究者认为，尿毒症患者应避免反复或大剂量使用格隆溴铵，或不应该使用。

1. Kirvelä M, *et al.* Pharmacokinetics of glycopyrronium in uraemic patients. *Br J Anaesth* 1993; **71:** 437–9.

药物相互作用

参见第1176页**硫酸阿托品**项下内容。

药动学

格隆溴铵经胃肠道吸收差；口服剂量仅有10%～25%吸收。仅有少量格隆溴铵可透过血脑屏障。格隆溴铵经胆汁和尿排泄。

1. Kaltiala E, *et al.* The fate of intravenous [³H]glycopyrrolate in man. *J Pharm Pharmacol* 1974; **26:** 352–4.

2. Ali-melkkilä TM, *et al.* Pharmacokinetics of IM glycopyrronium. *Br J Anaesth* 1990; **64:** 667–9.
3. Rautakorpi P, *et al.* Pharmacokinetics of glycopyrrolate in children. *J Clin Anesth* 1994; **6:** 217–20.

用途和用法

格隆溴铵是一种季铵类抗毒蕈碱药，具有与阿托品（第1177页）相似的周围神经作用。肌内注射格隆溴铵，起效时间为15～30min，其迷走神经阻滞作用可持续2～3h，而止涎作用可持续长达7h。静脉给予格隆溴铵可在1min内起效。

格隆溴铵在麻醉过程中的使用与阿托品相似。它还可用于电离子透入疗法治疗多汗症，可作为治疗消化性溃疡一种辅助药物。治疗慢性中度、重度儿童流涎在研究中。

有关特殊适应证中给药剂量的细节详见下面各标题项下的内容。

儿童用法 格隆溴铵在儿童中的用药剂量见**麻醉**和**姑息治疗**项下。

麻醉 格隆溴铵用作全身麻醉（详见第1177页**阿托品**项下）前的术前用药，它可降低迷走神经抑制作用给心脏带来的风险，同时可减少唾液和支气管分泌。诱导麻醉前可静脉或肌内给药200～400μg；或每次给药剂量为4～5μg/kg，直至最大剂量400μg。必要时可在手术过程中静脉给予相似或更低的剂量，如有需要还可重复给药。建议新生儿麻醉前用药，静脉或肌内给药5μg/kg；1个月及以上的儿童给药剂量为4～8μg/kg，最大剂量为200μg。

当用胆碱酯酶抑制药来逆转竞争性肌松药（详见第602页**新斯的明**项下）作用时，可在用胆碱酯酶抑制药前或同时合用格隆溴铵，以阻断前者的毒蕈碱样效应。静脉给药，剂量为每用1mg新斯的明，则使用格隆溴铵200μg（或者吡啶斯的明5mg），替代方案为，静脉给予格隆溴铵每次10～15μg/kg合用新斯的明50μg/kg。新生儿和儿童的推荐剂量为静脉给予10μg/kg合用新斯的明50μg/kg，直到最多500μg格隆溴铵。格隆溴铵可与胆碱酯酶抑制药混合在同一个注射器中使用，研究提示这种给药方式的心血管稳定性更好。

胃肠道疾病 抗毒蕈碱类药，包括格隆溴铵，作为一类解痉药物（见第1615页），其作用有限，同时也可作为治疗消化性溃疡（见第1624页）的一种辅助药物。

作为治疗消化性溃疡的辅助药物，格隆溴铵的常用起始剂量为每日3～6mg，分次口服，根据患者的治疗反应可调整到最大剂量每日8mg；维持剂量，每次1mg，每日2次通常就足够了。肌内或静脉注射的剂量为100～200μg。

多汗症 口服抗毒蕈碱药治疗多汗症（第1507页）通常不会产生不良反应，但葡萄糖吡咯类药可局部应用作为铝盐的替代药物。

一项研究纳入了22名耳颞神经综合征（Frey综合征）的患者（局部面潮红和发汗），结果表明1%和2%格隆溴铵乳霜或滚涂洗液，可较好地控制患者症状[1]；由于更易于使用，患者更倾向于选用滚涂液。局部应用0.25%、0.1%或3%的东莨菪碱溶液或者乳霜也可用于多汗症的症状控制，但在皮由反应的发生率升高。局部使用格隆溴铵治疗多汗症，由于该药可全身吸收，发生尿潴留[2]和瞳孔扩大[3]的不良反应有报道。随后还出现了眼周感染的不良反应[4]。也有报道表明，伴有糖尿病味觉性出汗的患者应用0.5%葡萄糖吡咯乳霜，降低了其发病率和严重程度[5]。

0.05%格隆溴铵溶液也可用于多汗症的电离子透入疗法。

口服格隆溴铵已成功试用于糖尿病味觉性出汗[6]。一项回顾性研究发现，口服格隆溴铵治疗原发性多汗症超过4年，患者获益[7]。除外19例评估的患者，仅4例因反应缺乏停止治疗。但是后来5例因不能耐受的不良反应（主要是干燥），也停止治疗。

1. Hays LL, *et al.* The Frey syndrome: a simple, effective treatment. *Otolaryngol Head Neck Surg* 1982; **90:** 419–25.
2. Madan V, Beck MH. Urinary retention caused by topical glycopyrrolate for hyperhidrosis. *Br J Dermatol* 2006; **155:** 634–5.
3. Panting KJ, *et al.* Dilated pupils caused by topical glycopyrrolate for hyperhidrosis. *Br J Dermatol* 2008; **158:** 187–8.
4. Izadi S, *et al.* Mydriasis and accommodative failure from exposure to topical glycopyrrolate used in hyperhidrosis. *J Neuroophthalmol* 2006; **26:** 232–3.
5. Shaw JE, *et al.* A randomised controlled trial of topical glycopyrrolate, the first specific treatment for diabetic gustatory sweating. *Diabetologia* 1997; **40:** 299–301.
6. Edick CM. Oral glycopyrrolate for the treatment of diabetic gustatory sweating. *Ann Pharmacother* 2005; **39:** 1760.
7. Bajaj V, Langtry JAA. Use of oral glycopyrronium bromide in hyperhidrosis. *Br J Dermatol* 2007; **157:** 118–21.

姑息治疗 格隆溴铵可用于姑息治疗，作为东莨菪碱的一种替代药物，以减少呼吸道分泌物过多。成人皮下或肌内注射，每次200μg，每4h一次；替代方案为0.6～1.2mg持续皮下输注24h以上。

为了控制1个月及以上婴儿上呼吸道的分泌以及流涎，*BNFC 2010/11* 推荐每次40～100μg/kg，每日口服3～4次，依据反应调整剂量，最大2mg；1个月至12岁儿童也可皮下注射格隆溴铵，剂量为12～40μg/kg，持续24h以上，最大量为1.2mg；超过12岁的儿童可通过连续皮下注射，给药剂量同成年人（见上文）。

1. Kintzel PE, *et al.* Anticholinergic medications for managing noisy respirations in adult hospice patients. *Am J Health-Syst Pharm* 2009; **66:** 458–64.

呼吸道疾病 抗毒蕈碱药具有强劲的支气管舒张活性，其中一些药物［如异丙托铵（第1088页）］用于治疗可逆性气道阻塞。虽然格隆溴铵不是首选的治疗药物之一，但其用于此类疾病的研究在进行中。

1. Schroeckenstein DC, *et al.* Twelve-hour bronchodilation in asthma with a single aerosol dose of the anticholinergic compound glycopyrrolate. *J Allergy Clin Immunol* 1988; **82:** 115–19.
2. Gilman MJ, *et al.* Comparison of aerosolized glycopyrrolate and metaproterenol in acute asthma. *Chest* 1990; **98:** 1095–8.
3. Cydulka RK, Emerman CL. Effects of combined treatment with glycopyrrolate and albuterol in acute exacerbation of chronic obstructive pulmonary disease. *Ann Emerg Med* 1995; **25:** 470–3.

制剂

USP 33: Glycopyrrolate Injection; Glycopyrrolate Tablets.

专利制剂

Arg.: Acpan†; ***Austral.:*** Robinul; ***Austria:*** Robinul; ***Belg.:*** Robinul; ***Denm.:*** Robinul; ***Fin.:*** Robinul; ***Ger.:*** Robinul; ***Gr.:*** Robinul; ***Irl.:*** Robinul; ***Norw.:*** Robinul; ***NZ:*** Robinul; ***S.Afr.:*** Robinul; ***Swed.:*** Robinul; ***UK:*** Robinul; ***USA:*** Robinul.

多组分制剂 ***Fin.:*** Gastrodyn comp†.

Used as an adjunct in: ***Belg.:*** Robinul-Neostigmine; ***Denm.:*** Robinul-Neostigmin; ***Fin.:*** Glycostigmin; Robinul-Neostigmin; ***Norw.:*** Robinul-Neostigmin; ***Swed.:*** Robinul-Neostigmin; ***Switz.:*** Robinul-Neostigmine; ***UK:*** Robinul-Neostigmine†.

Glycyrrhizic Acid 甘草酸

Glycyrrhizin; Glycyrrhizinic Acid.

Глициррizin; Глицирризиновая Кислота

$C_{42}H_{62}O_{16}$ = 822.9.
CAS — 1405-86-3.
ATC — A05BA08.
ATC Vet — QA05BA08.
UNII — 6FO62043WK.

Ammonium Glycyrrhizate 甘草酸铵

Ammonii glycyrrhizas; Ammonium, glycyrrhizate d'; Ammonium Glycyrrhizinate; Ammónium-glicirrizát; Ammoniumglycyrrhizat; Ammoniumglykyrritsaatti; Amonio glicirizatas; Amonium-glycyrrhizát; Glycyrram; Monoammonium Glycyrrhizinate.

Аммония Глицирризат

$C_{42}H_{65}NO_{16}$ = 840.0.
CAS — 53956-04-0.
UNII — 3VRD35U26C.

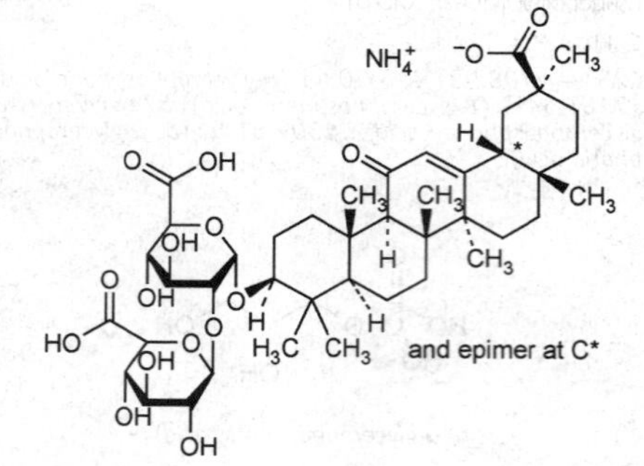

and epimer at C*

Pharmacopoeias. In *Eur.* (see p.vii).

Ph. Eur. 6.8（Ammonium Glycyrrhizate） 白色或黄白色吸湿性粉末。微溶于水；极微溶于乙醇；几乎不溶于丙酮。可溶于稀酸溶液和氢氧化物的碱性溶液。贮藏于密闭容器中。

Dipotassium Glycyrrhizate 甘草酸二钾

Potassium Glycyrrhizinate.

Дикалия Глицеризат

$C_{42}H_{60}K_2O_{16}$ = 899.1.
CAS — 68039-19-0 (potassium glycyrrhizate); 42294-03-1 (monopotassium glycyrrhizate); 68797-35-3 (dipotassium glycyrrhizate);.
UNII — CA2Y0FE3FX.

简介

甘草酸是甘草（第1661页）的一种成分。具有甘草的轻度抗炎和盐皮质激素特性，这是由于甘草酸及其代谢产物甘草次酸的存在（**甘草次酸**，第48页）。

甘草酸及其胺盐和钾盐已用在减轻咳嗽、病毒感染以及胃肠道、肝脏和皮肤疾病的产品中。甘草酸胺也用作增甜剂，增强口味；也用作食品和化妆品的乳化剂和胶凝剂。

其他甘草酸的衍生物包括甘草酸甲氧氯普胺（第1670页）。

制剂

专利制剂

Arg.: Epigen; ***Indon.:*** Neo-Minophagen C; ***Jpn:*** Neo-Minophagen C; Neophagen C; ***Mex.:*** Epigen; ***Rus.:*** Epigen (Эпиген); Glycyram (Глицирам).

多组分制剂 ***Austria:*** Enicul†; ***Chile:*** Keracnyl Stop Bouton; ***Fr.:*** Keracnyl stop bouton; Topialyse Fluide†; Topialyse Plus†; Triglysal†; ***Hong Kong:*** Scassh Trouch Lozenge; ***Indon.:*** Aviter; Viusid; ***Ital.:*** Biorag; Biothymus DS; Cue Soluzione Otologica; Grip Stop; ***Jpn:*** Colgen Gargle; Colgen Kowa Bien Soft Mini; ***Mex.:*** Bexident Pediatrics†; ***Port.:*** Alkagin; Bexident; ***Venez.:*** Viusid.

GMDP

Glucosaminylmuramyl Dipeptide. *N*-acetylglucosaminyl-β1-4-*N*-acetylmuramyl-alanyl-D-isoglutamine.

ГМДП

$C_{25}H_{43}N_5O_{15}$ = 653.6.
CAS — 97590-38-0.

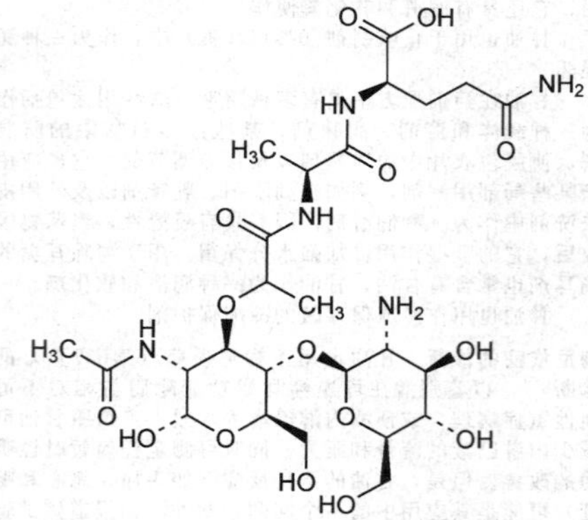

简介

GDMP是细菌细胞壁的成分，据报道具有免疫调节的特性，用于许多与继发性免疫缺陷相关的疾病。

制剂

专利制剂

Rus.: Licopid (Ликопид).

Gold 金

Aurum; E175; Or; Oro.

Золото

Au = 196.966569.
CAS — 7440-57-5.
UNII — 79Y1949PYO (gold); 7XM25QYI14 (gold ion).

简介

金是一种明黄色、具延展性、可锻造的金属；精细的分散粉末为黑色、深红色或紫红色。金属金目前在卫生保健中主要应用于口腔医学。金也可作为有些食品的着色剂。金以化合物［如金诺芬（第25页）、金硫葡糖（第26页）以及金硫丁二钠（第116页）］的形式用于类风湿关节炎的治疗。放射性核素金-198在放射性药物的相关章节中已有描述（第1989页）。纳米金作为诊断影像学的辅助物、光线治疗的敏化剂以及用于药物和基因治疗的传递系统正在研究中。金属金的超敏反应报道罕见。

顺势疗法 金已经以下列名称用于顺势疗法药物：Aurum；Aurum met.；Aurum metallicum；Aur. met。

1. Merchant B. Gold, the noble metal and the paradoxes of its toxicology. *Biologicals* 1998; **26:** 49–59.
2. Ehrlich A, Belsito DV. Allergic contact dermatitis to gold. *Cutis* 2000; **65:** 323–6.
3. Demann ET, *et al.* Gold as an implant in medicine and dentistry. *J Long Term Eff Med Implants* 2005; **15:** 687–98.
4. Han G, *et al.* Multi-functional gold nanoparticles for drug delivery. *Adv Exp Med Biol* 2007; **620:** 48–56.
5. Sperling RA, *et al.* Biological applications of gold nanoparticles. *Chem Soc Rev* 2008; **37:** 1896–1908.
6. Boisselier E, Astruc D. Gold nanoparticles in nanomedicine: preparations, imaging, diagnostics, therapies and toxicity. *Chem Soc Rev* 2009; **38:** 1759–82.

制剂

多组分制剂 ***Fr.:*** Oligocure; ***Ger.:*** Cefassin†; Goldlily.

顺势疗法制剂 ***Austral.:*** Fever & Inflammation Relief†; Respatona Sore Throat; Solaurit†; ***Austria:*** Relax; Salvara†; ***Canad.:*** Earache Relief; HPB Complex; Menopause; PMS; Ton 2 Complex; ***Cz.:*** Galium; ***Fr.:*** Formule de l'Abbe Chaupitre no 1; Formule de l'Abbe Chaupitre no 10; Kalium Iodatum Complexe No 84; Rhododendron Complexe No 42; Sclero-Drainol; Soludor; Symphytum Complexe No 48; ***Ger.:*** Antihypertonicum N; Crataegus comp; Derivatio H; Disci Bamb; Ginkgo biloba comp; Infekt 1-Injektopas N; Infi-China†; Otofren; Procordal Gold†; Schworocard; Tondinel H; ***Neth.:*** Gynaelite; ***S.Afr.:*** Kalium Phos Comp†; ***Switz.:*** Regenaplex Nr. 24b; Regenaplex Nr. 24c; Regenaplex Nr. 71b; Regenaplex Nr. 79; Regenaplex Nr. 88b.

Gossypol 棉酚

Gosipol. 2,2′-Bis(1,6,7-trihydroxy-3-methyl-5-isopropylnaphthalene-8-carboxaldehyde).

Госсипол

$C_{30}H_{30}O_8$ = 518.6.

CAS — 303-45-7.

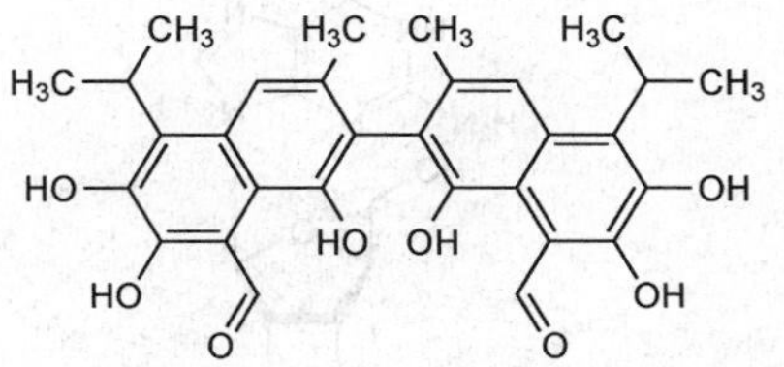

简介

棉酚是从棉籽油（第1949页）中提取的一种色素。它具有抗精子生成的活性，尤其在中国，将其作为男性避孕药已有研究。该药的抗肿瘤、抗原虫、抗病毒以及杀精子活性也在研究，或将其用于治疗女性的某些妇科疾病。

不良反应包括疲乏，食欲缺乏，胃肠道反应，面、手部的灼热感，某种程度的性欲减低以及顽固的精子减少症。也有发生低钾血症。

棉酚的药理学及其在治疗学上的潜能已有综述[1]。尽管对照研究[2,3]已经表明棉酚是一种有效的男性避孕药，但WHO的结论[4]是，由于棉酚所引发的不良反应，如低钾血症，以及不可逆性睾丸损伤所造成的精子无力或严重的精子减少，该药不宜作为一种男性避孕药。

1. Wu D. An overview of the clinical pharmacology and therapeutic potential of gossypol as a male contraceptive agent and in gynaecological disease. *Drugs* 1989; **38:** 333–41.
2. Coutinho EM, *et al.* Antispermatogenic action of gossypol in men. *Fertil Steril* 1984; **42:** 424–30.
3. Liu G, *et al.* Clinical trial of gossypol as a male contraceptive drug part I: efficacy study. *Fertil Steril* 1987; **48:** 459–61.
4. Waites GMH, *et al.* Gossypol: reasons for its failure to be accepted as a safe, reversible male antifertility drug. *Int J Androl* 1998; **21:** 8–12.

Grape 葡萄

Grapevine; Rebe; Vigne Rouge; Weinstock.

Виноград

ATC Herb — HC05BW5006 (Vitis vinifera: leaf).

UNII — 6X543N684K (grape); 3GOV20705G (wine grape); 3XQ5L209OF (golden raisin).

注：应与 grap bark，南美祛痰栋皮（第1484页）区分。

Pharmacopoeias. *Fr.* includes Red Vine Extract (Extrait de Vigne Rouge (Sec)), prepared from the leaves. *US* includes Grape Seeds Oligomeric Proanthocyanidins.

USP 33（Grape Seeds Oligomeric Proanthocyanidins）葡萄（*Vitis vinifera*）成熟种子提取物的一部分。它包含不少于75%的低聚物原花青素。贮藏温度为20～25℃，允许温度范围为15～30℃。避光，防潮。

简介

葡萄（*Vitis vinifera*）（葡萄科，Vitaceae）的子粒和叶，可用作草药。干果（葡萄干）具有通便和镇痛作用。

植物的许多部分（包括果皮、子粒以及叶）均有用途。无论是膳食补充还是从葡萄中得到的多种提取物，都因其具有抗氧化的特性而广泛用于治疗静脉功能不全以及毛细血管损伤等，同时提示葡萄可能还具有抗动脉粥样硬化的作用。

一种标准的红葡萄叶提取物（AS-195）可用于治疗慢性静脉功能不全。

葡萄子及葡萄子提取物已作为治疗外周血管疾病和静脉功能不全以及预防心血管疾病的制剂成分。葡萄子提取物，包括IH636，正在研究利用其被认为有益的抗氧化和自由基清除的活性治疗其他疾病，包括预防癌症、肝脏疾病、辐射诱发的纤维化、白内障、黄斑变性，虽然目前有效性的证据还比较少。

白藜芦醇（第2319页）是存在于葡萄中的一种化合物，也作为一种抗氧化剂推广应用。

葡萄子油也包括在局部用制剂中。

葡萄的新鲜和干燥果实及其叶均可作为食品。

1. Bombardelli E, Morazzoni P. *Vitis vinifera* L. *Fitoterapia* 1995; **66:** 291–317.
2. Nassiri-Asl M, Hosseinzadeh H. Review of the pharmacological effects of *Vitis vinifera* (grape) and its bioactive compounds. *Phytother Res* 2009; **23:** 1197–1204.

制剂

专利制剂

Arg.: Viticalm; ***Austria:*** Antistax; Pedopur; ***Braz.:*** Antistax; Celox; Radifree; Vinera; Vitium†; ***Chile:*** Endotelon; Uvanox; Viticalm; ***Cz.:*** Antistax; Endotelon†; ***Fr.:*** Endotelon†; ***Ger.:*** Antistax; ***Hung.:*** Endotelon; ***Ital.:*** Antistax; Perfluxi; ***Mex.:*** Antistax; ***Pol.:*** Endotelon; ***Rus.:*** Antistax (Антистакс); Endotelon (Эндотелон); ***Singapore:*** French Parad'ox Plus; ***Spain:*** Antistax; ***Switz.:*** Antistax; ***Turk.:*** Antistax; ***UK:*** Antistax; ***Ukr.:*** Endotelon (Эндотелон).

多组分制剂 ***Arg.:*** Cellasene Gold; CVP Cellulite; Laxiruela; ***Austral.:*** Anthogenol; Antioxidant Forte Tablets†; Atopiclair; Bio Ace Excell; Flavonoid Complex; Lifechange Multi Plus Antioxidant†; PM Joint-Care; Pygno-Vite†; Pykno†; Vitanox; Zellulean with Escin†; ***Austria:*** Hepatodoron; ***Canad.:*** Glucosamine Joint & Muscle Cream with MSM†; Immune Formula†; ***Chile:*** Celltech; Seresis; ***Fr.:*** A-Flam†; Anthylline; Anti-oxydant F4; Cledist; D'Contract†; Detoxell†; Ditavene†; Flebior†; Imedeen Prime Renewal; Imedeen Time Perfection; Jouvence de l'Abbe Soury†; Mediflor Circulation du Sang No 12; Nutramince†; Nutrof Total; Omegaline Solaire; Ophtalmine; Opo-Veinogene; Phlebosedol; Tisane Provencale no 3; Veinophytum; ***Ger.:*** Hepatodoron; ***Hong Kong:*** Proflavanol; ***Indon.:*** Antox; Atopiclair; Kapset; Lanaven Plus†; Lycoq†; Noros; Oxan; Proview; Resvica†; ***Israel:*** Atopiclair; Xclair; ***Ital.:*** Angiovein; Betaeffe Complex; Capill; Deproctol; Deroidal; DMS Control; Flavion; Mirtilux; Neosulfur; Oftabrain†; Rodopsin Plus†; Traumaven; Venalta; Visu-len; Visu-ton; Vitreoclar; Zaedema Crono; Zeadema; ***Malaysia:*** Glow; Proflavanol†; Seresis; ***Mex.:*** Proflavanol; Seresis; ***Port.:*** Bioclin Kera†; ***S.Afr.:*** Hepatodoron†; ***Singapore:*** Proflavanol; Scar Esthetique; Seresis; ***Switz.:*** Hepatodoron; ***UK:*** Atopiclair; Xclair; ***USA:*** Atopiclair; Protegra; Pycnogenol Plus.

顺势疗法制剂 ***Canad.:*** Formula CI 207; Formula HEPA; Formula Homeo QR 209.

Gravel Root 佩兰根

Joe Pye Weed; Purple Boneset; Queen of the Meadow; Raíz de eupatorio.

Посконник Пурпуровый (*Eupatorium purpureum*)

UNII — 0VYG5PVN5Q (Eupatorium purpureum).

注：应与贯叶泽兰相区别（Eupatorium，*perfoliatum*）（第2193页）。贯叶泽兰也作为*Symphytum officinale*（见聚合草，第2215页）。草地皇后的名字用于绣线菌（第2274页）。

简介

佩兰根是紫苞泽兰 *Eupatorium purpureum*（*Eutrochium purpureum*）（菊科）的根，具有利尿、抗结石及抗风湿作用。它用于治疗肾和尿结石以及其他泌尿系统疾病，还可用于治疗痛风和风湿病。

制剂

多组分制剂 ***UK:*** Backache.

顺势疗法制剂 ***Canad.:*** Goldenrod Combination; ***Ger.:*** Cysto-Gastreu S R18; ***Neth.:*** Cysto-Gastreu R18.

Greater Celandine 白屈菜

Celidonia; Chélidoine; Chelidonii herba; Chelidonium; Hierba golondrinera; Hierba verruguera; Keltamo; Schöllkraut; Skelört; Tetterwort; Ugniažolių žolė; Vérehulló fecskefű; Vlašťovičníková nať; Ziele glistnika.

Гистотел Большой

ATC Herb — HN02BW5002 (Chelidonium majus: root); HA05AW5004 (Chelidonium majus: herb).

UNII — 7E889U5RNN (Chelidonium majus).

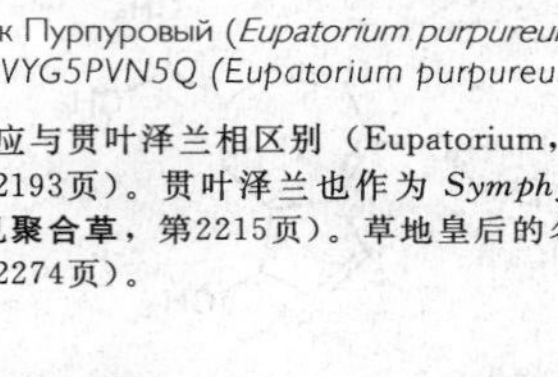

(+)-form

(chelidonine)

注：名称"Tetterwort"也用于血根（第2325页）。

Pharmacopoeias. In *Eur.* (see p.vii).

Ph. Eur. 6.8（Greater Celandine） 植物白屈菜（*Chelidonium majus*）的花期收集的干燥、完整或切碎的地上部分。以干燥品计，以白屈菜碱（$C_{20}H_{19}NO_5$ = 353.4）表示的总生物碱含量至少应为0.6%。

不良反应

已报道白屈菜可导致急性胆汁淤积性肝炎、口腔炎、胃肠炎和皮肤炎。出血性胃炎可能致死。

用途和用法

白屈菜有镇静和解痉作用，地上部分用于肝、胆和胃肠道疾病，同时也用于呼吸道疾病。乳液广泛用于疣和其他皮肤疾病。

顺势疗法 白屈菜已经以下列名称用于顺势疗法药物：Chelidonium；Chelidonium majus；Chelidonium maj；Chelidonium majus，radix；Chelidonium，rad；Chelidonium，Flos；Chelidonium majuse e floribus；Che. maj。

对肝脏的影响 参考文献如下。

1. Benninger J, *et al.* Acute hepatitis induced by greater celandine (Chelidonium majus). *Gastroenterology* 1999; **117:** 1234–7.
2. Stickel F, *et al.* Acute hepatitis induced by Greater Celandine (Chelidonium majus). *Scand J Gastroenterol* 2003; **38:** 565–8.
3. Moro PA, *et al.* Hepatitis from Greater celandine (*Chelidonium majus* L.): review of literature and report of a new case. *J Ethnopharmacol* 2009; **124:** 328–32.

制剂

专利制剂

Ger.: Cholarist†; Paverysat forte N; ***Switz.:*** Virulex†.

多组分制剂 ***Arg.:*** Quelodin F; ***Austral.:*** Berberis Complex†; Extralife Liva-Care†; Lexat†; Livstim†; ***Austria:*** Choleodoron; Iberogast; ***Belg.:*** Aporil; ***Braz.:*** Quelodin†; ***Cz.:*** Iberogast; ***Fr.:*** Nitrol; ***Ger.:*** Chol-Kugeletten Neu; Cholhepan N; Cholosom Phyto N†; Cholosom SL†; Cynarzym N†; Gallemolan forte; Horvilan N†; Iberogast; ***Hong Kong:*** Hepatofalk Planta†; Hepatofalk†; ***Hung.:*** Depsorin; Herpesil; Iberogast; ***Indon.:*** Lanagogum; ***Neth.:*** Herbesan; ***Pol.:*** Artecholin†; Artecholwex†; Chelicur; Cholavisol; Cholitol; Enterosol; Iberogast; Neoazarina; Sirupus Pini Compositus; Sirupus Tussipini; Sirupus Tussipini D; Syrop Sosnowy Zlozony; ***Port.:*** Cholagutt†; ***S.Afr.:*** Choleodoron; ***Singapore:*** Hepatofalk Planta; ***Spain:*** Menstrunat†; Natusor Hepavesical†; Nitroina; ***Switz.:*** Choleodoron†; Demonatur Gouttes pour le foie et la bile†; Iberogast; Stago N†; ***Ukr.:*** Iberogast (Иберогаст); ***Venez.:*** Demerung.

顺势疗法制剂 ***Austral.:*** IBS Eze; Sedatif†; Stomach Calm; ***Austria:*** Galstena; Taraxacum Med Complex†; Tropfen gegen Leber-Galle Beschwerden†; ***Canad.:*** Carduus Plex; Chelidonium Plex; Choleodoron; Cystitis Juniperus†; Dandelion Combination; Digest-X Yucca L110†; Digestion; Formula FV 213; Formula Homeo QR 209; Headache & Migraine L77; Hepar Compositum; Sedatil; ***Cz.:*** Feminon†; Hepeel; Sedatif PC; ***Fr.:*** Adenocynesine; Amanita Complexe No 75; Boripharm No 15; Chelidonium Compose; Choleodoron; Conium Complexe No 36; Formule de l'Abbe Chaupitre no 35; Gastro-Drainol; Granules Boripharm no 45†; Grindelia Complexe No 58; Hepatodrainol; Hepatopan; Hydrastis Compose; Juniperus Complexe No 6; Kreosotum Complexe No 62; L 114; Phapax; Sedatif PC; Yucca Complexe No 110; ***Ger.:*** Carduokatt N†; Chelidonium comp; Chol-Do; Choleodoron; Cholo 2-injektopas; Coradol†; Derivatio H; Diabetan S†; Flenin; Gallenja†; Galloselect; HanoHepar; Hepa-Gastreu N R7; Hepa-Gastreu S R7†; Hepa-Loges; Hepar 202 N†; Hepar comp; Hepar-Hevert; Hepothesan†; Infihepan†; Leber-Galletropfen; Lymphdiaral; Marianon Hepar; Phonix Silybum spag; phono Chol†; Phyto-L; Phytocortal; Regasinum hepaticum N†; Rufebran heparo; Spasmo-Bomaleb; Stomabococin†; ***Hung.:*** Sedatif; ***Neth.:*** Choleodoron; Collite; Echilite; Hepa-Gastreu R7; Hepalite; Hepatodrainol; Lymphdiaral; ***Port.:*** Hepatodrainol; Sedatif PC; ***Rus.:*** Galstena (Галстена); ***Switz.:*** Gouttes contre le rhume des foins†; Regenaplex Nr. 79; Sedatif PC; ***UK:*** Choleodoron; ***Ukr.:*** Choledius (Холедиус)†; Hepar Compositum (Гепар Композитум)†; ***USA:*** Preferred Remedies Detoxin.

Green-lipped Mussel 绿唇贝

Extracto de mejillón de labios verdes.

Зеленого Губчатого Моллюска

UNII — 1L5332YQ7U.

简介

从绿唇贝（*Perna canaliculus*）（贻贝科，Mytilidae）中得到的一种提取物，据称含有ω-3多不饱和脂肪酸、氨基酸、脂肪、糖类以及矿物质，用于包括类风湿关节炎（第12页）在内类风湿疾病的治疗。它也试用于哮喘的治疗。

肌肉骨骼和关节疾病 尚没有绿唇贝治疗关节炎有效的相关结论[1～4]，但当与对乙酰氨基酚或NSAIDs合用时，它可能使骨关节炎患者受益[3]。

1. Li Wan Po A, Maguire T. Green-lipped mussel. *Pharm J* 1990; **244:** 640–1.
2. Cobb CS, Ernst E. Systematic review of a marine nutriceutical supplement in clinical trials for arthritis: the effectiveness of the New Zealand green-lipped mussel *Perna canaliculus*. *Clin Rheumatol* 2006; **25:** 275–84.
3. Arthritis Research Campaign. Complementary and alternative medicines for the treatment of rheumatoid arthritis, osteoarthritis and fibromyalgia (issued February 2009). Available at: http://www.arthritisresearchuk.org/pdf/Complementary%20and%20alternative%20medicines_11012010154331.pdf (accessed 16/08/10)
4. Brien S, *et al.* Systematic review of the nutritional supplement *Perna canaliculus* (green-lipped mussel) in the treatment of osteoarthritis. *Q J Med* 2008; **101:** 167–79.

制剂

专利制剂

Austral.: Lyprinol; ***UK:*** Healtheries Musseltone; Lyprinol; Mobilyzer; Oceantone; Seatone; Supplex.

多组分制剂 ***Austral.:*** Prost-1†; ***Ital.:*** Osteoclar; ***UK:*** Healtheries Musseltone & Glucosamine.

Griffonia Simplicifolia 单叶格里丰枝条

Гриффония

简介

植物 *Griffonia simplicifolia*（豆科，Fabaceae）的叶、茎和小枝在西非本土可用于多种疾病的治疗。它包括在草药和营养补充药中。它是外源性凝集素的来源，具有杀虫特性。

制剂

多组分制剂 ***Fr.:*** Tryptonat†; ***Ital.:*** Brioplus; Calmason; Climil Complex; Spm-OK.

Grindelia 胶草属

Gum Plant; Gumweed; Tar Weed.

Гринделия Крупная (*Grindelia camporum*)

ATC Herb — HR05WA5016 (Grindelia humilis: herb); HR05WA5015 (Grindelia camporum: herb); HR03WX5004 (Grindelia camporum: herb).

UNII — IDB0NAZ6AI (grindelia); E9Q71VSJ1S (Grindelia robusta).

Pharmacopoeias. In *Fr.* which allows *Grindelia camporum*, *G. humilis*, *G. robusta*, and *G. squarrosa*.

简介

各种胶草属植物（*Grindelia* spp.）（菊科，Asteraceae）在草药制剂中用于治疗呼吸道疾病。

顺势疗法 胶草属已经以下列名称用于顺势疗法药物：Grindelia robusta；Grind. ro。

1. Canavan D, Yarnell E. Successful treatment of poison oak dermatitis treated with *Grindelia* spp. (Gumweed). *J Altern Complement Med* 2005; **11:** 709–10.

制剂

多组分制剂 ***Arg.:*** Expectosan Hierbas y Miel; ***Austral.:*** Asa Tones†; Euphorbia Complex†; ***Austria:*** Paracodin†; ***Braz.:*** Calmatoss†; Gotas Nican†; Limao Bravo†; Pectal†; Xpe SPC†; ***Canad.:*** Herbal Cold Relief†; ***Chile:*** Gotas Nican†; Ramistos; ***Cz.:*** Bronchicum Elixir†; Bronchicum Hustensirup†; ***Fr.:*** Coquelusedal; Coquelusedal Nourrissons; Coquelusedal Paracetamol; Coquelusedal Paracetamol Nourrissons; Dinacode†; Ephydion†; Neo-Codion; Pectoflorine; Vegetoserum; ***Hung.:*** Bronchicum; ***Indon.:*** Pectum; ***Ital.:*** Broncosedina; Tussanyl†; ***Neth.:*** Bronchicum; ***Pol.:*** Bronchicum Eliksir; Echinasal; ***Rus.:*** Bronchicum (Бронхикум)†; Bronchicum Husten (Бронхикум Сироп от Кашля)†; Neo-Codion (Нео-Кодион)†; Neo-Codion Babies (Нео-Кодион Для Младенцев)†; ***Spain:*** Pazbronquial; ***Switz.:*** Famel†; Neo-Codion N; Nican; ***Venez.:*** Novacodin.

顺势疗法制剂 ***Austria:*** Tonsan-K†; ***Canad.:*** Arum Triphyllum Plex; ***Fr.:*** Arum Triphyllum Compose; Grindelia Complexe No 58; ***Ger.:*** A-Bomin; Aralis; Asthma H†; Asthma-Bomin H†; Asthmakhell N; Bronchi-Do; Bronchopas; Bronchosyx comp; Drosera-Weliplex; Pulmo Bronchialcomplex; Pulmorell; Santa Flora S; ***Neth.:*** Asthmakhell.

Ground Ivy 欧亚活学丹

Ale-hoof; Gundelrebe; Gundermann; Hiedra terrestre; Lierre Terrestre; Nepeta Glechoma.

Будра Плющевидная

UNII — L6O7WQK912 (Glechoma hederacea).

Pharmacopoeias. In *Chin.* and *Er.*

简介

欧亚活学丹是植物金钱薄荷（*Glechoma hederacea*，*Nepeta hederacea*）（唇形科，Labiatae）的地上部分，可用于治疗呼吸道和胃肠道疾病。

顺势疗法 欧亚活学丹已经以下列名称用于顺势疗法药物：Glechoma；Glechoma hederacea。

制剂

多组分制剂 ***UK:*** Gerard House Water Relief Tablets; Water Naturtabs.

顺势疗法制剂 ***Canad.:*** Toxex.

Guaiacum Resin 愈创树脂

Guaiac; Guaiacum; Guajakharz; Gwajakowa żywica; Resina de guayaco.

Гваяковая Смола

CAS — 9000-29-7.

UNII — N0K2Z502R6.

简介

愈创树脂是从愈创木（*Guaiacum officinale* 或 *G. sanctum*）（蒺藜科，Zygophyllaceae）获得的，可用于治疗类风湿疾病。它也用作草药。

愈创树脂可用于检测粪便潜血。但愈创木脂试验的准确度受到了质疑，一些药物可干扰试验结果。

顺势疗法 愈创树脂已经以下列名称用于顺势疗法药物：Guaiacum；Guajacum；Guaic。

1. Ko CW, *et al.* Fecal occult blood testing in a general medical clinic: comparison between guaiac-based and immunochemical-based tests. *Am J Med* 2003; **115:** 111–14.
2. Tannous B, *et al.* Comparison of conventional guaiac to four immunochemical methods for fecal occult blood testing: implications for clinical practice in hospital and outpatient settings. *Clin Chim Acta* 2009; **400:** 120–2.
3. Loitsch SM, *et al.* Stool test for colorectal cancer screening—it's time to move! *Clin Lab* 2008; **54:** 473–84.
4. Guittet L, *et al.* Comparison of a guaiac and an immunochemical faecal occult blood test for the detection of colonic lesions according to lesion type and location. *Br J Cancer* 2009; **100:** 1230–5.

制剂

多组分制剂 ***Austral.:*** Boswellia Compound; Guaiacum Complex†; ***Ital.:*** Tisana Kelemata; ***Switz.:*** Pommade au Baume; ***UK:*** Gerard House Reumalex; Rheumatic Pain; Rheumatic Pain Relief; Rheumatic Pain Remedy.

顺势疗法制剂 ***Austria:*** Anfokali; Globuli gegen Halsweh Nr 1; ***Canad.:*** Arthritis Pain Formula; ***Chile:*** Artroplex; ***Ger.:*** Cefadolor H; Gelenkja†; Infekt-Komplex L Ho-Fu-Complex; Tonsipret; ***Rus.:*** Tonsipret (Тонзипрет); ***Switz.:*** Omida Gargaline†; ***Ukr.:*** Tonsipret (Тонзипрет).

Guaiazulene 愈创蓝油烃

Gayazulen; Guayazuleno; Gwajazulen. 1,4-Dimethyl-7-isopropylazulene.

Гвайазулен

$C_{15}H_{18}$ = 198.3.

CAS — 489-84-9.

ATC — S01XA01.

ATC Vet — QS01XA01.

UNII — 2OZ1K9JKQC.

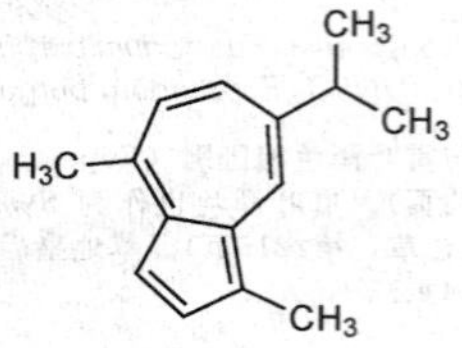

简介

据报道愈创蓝油烃具有抗过敏、抗炎、解热以及防腐特性。

制剂

专利制剂

Arg.: Azulon; ***Austria:*** Azulen†; Azulenal; Garmastan†; ***Cz.:*** Garmastan†; Ophthalmo-Azulen; ***Fr.:*** Azulene†; ***Hung.:*** Azulenol; Garmastan; ***Turk.:*** Garmastan.

多组分制剂 ***Arg.:*** Sodorant; ***Austria:*** Piniment; Spasmo Claim; Tampositorien mit Belladonna†; Thrombocid; ***Cz.:*** Dermazulen; Ophthalmo-Septonex; Pinosol; Pityol; Vitazulen†; ***Fr.:*** Cicatryl; Pepsane; ***Ger.:*** Thrombocid; ***Hong Kong:*** Thrombocid; ***Hung.:*** Pinosol; ***Israel:*** Aronal Forte; ***Mex.:*** Pepsane; ***Pol.:*** Pinosol†; ***Port.:*** Thrombocid; ***Rus.:*** Pepsane-R (Пепсан-Р); Pinosol (Пиносол); ***Spain:*** Predni Azuleno†; ***Switz.:*** Bain extra-doux dermatologique; Thrombocid†; ***Ukr.:*** Pepsane (Пепсан); Pinosol (Пиносол).

Guanidine Hydrochloride 盐酸胍

Carbamidine Hydrochloride; Guanidina, hidrocloruro de; Guanidyny chlorowodorek; Iminourea Hydrochloride.

Гуанидина Гидрохлорид

CH_5N_3,HCl = 95.53.

CAS — 113-00-8 (guanidine); 50-01-1 (guanidine hydrochloride).

UNII — 3YQC9ZY4YB.

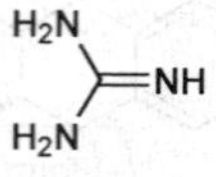

(guanidine)

简介

盐酸胍可增加神经末梢乙酰胆碱的释放。口服可用于逆转肉毒杆菌中毒（第2127页）患者的神经肌肉阻滞，但其疗效尚未证实。盐酸胍也试用于 Eaton-Lambert 肌无力综合征（第599页）和其他神经疾病，然而本品可在某些患者中产生骨髓抑制作用。

1. Kaplan JE, *et al.* Botulism, type A, and treatment with guanidine. *Ann Neurol* 1979; **6:** 69–71.
2. Critchley EMR, *et al.* Outbreak of botulism in North West England and Wales. *Lancet* 1989; **ii:** 849–53.
3. Neal KR, Dunbar EM. Improvement in bulbar weakness with guanoxan in type B botulism. *Lancet* 1990; **335:** 1286–7.
4. Oh SJ, *et al.* Low-dose guanidine and pyridostigmine: relatively safe and effective long-term symptomatic therapy in Lambert-Eaton myasthenic syndrome. *Muscle Nerve* 1997; **20:** 1146–52.

Guanosine 鸟苷

Guanine Riboside; NSC-19994; Vernine. 2-Amino-9-β-D-ribofuranosyl-9*H*-purin-6(1*H*)-one.

Гуанозин

$C_{10}H_{13}N_5O_5$ = 283.2.

CAS — 118-00-3.

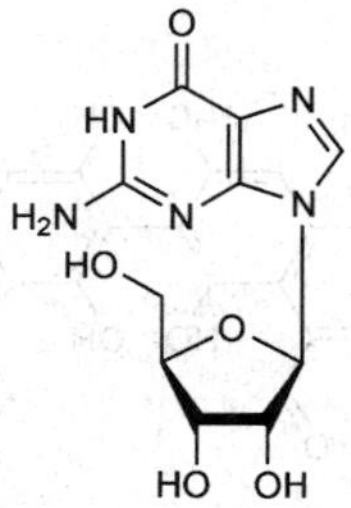

简介

鸟苷是一种内源性鸟嘌呤核苷，参与许多生物学过程。它是核酸（第2294页）的一种组分。鸟苷在制剂中用于外周血管疾病和脑血管疾病和肌病。鸟苷磷酸的用途相似。

制剂

多组分制剂 ***Cz.:*** Laevadosin†; ***Hong Kong:*** Vitacic; ***Spain:*** Nutracel.

Guggul 穆库尔没药

Guggal; Guggulu; Gugul; Indian Bdellium; Mukul Myrrh.

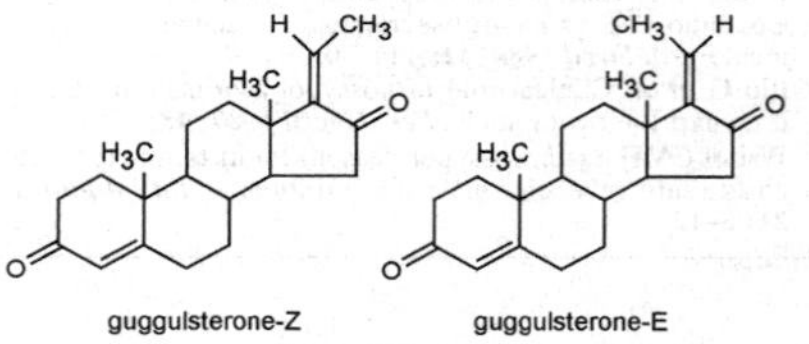

guggulsterone-Z guggulsterone-E

(guggulsterone)

Pharmacopoeias. In *US.*

USP 33（Guggul） 油胶树脂由 *Commiphora wightii* 的根及树枝切开或自然渗出而得到。贮藏于 8～15℃。避光，防潮。

简介

穆库尔没药是油胶树脂，从印度本土的 *Commiphora wightii* 得到（*C. mukul*; *Balsamodendrum wightii*; *B. mukul*）(Burseraceae)。在印度药物中，穆库尔没药已长期使用。没药脂（guglip；guglipid；gugulipid）是一种从树胶脂中提取的标准醋酸乙酯，商业化生产并用在膳食补充剂中治疗血脂异常、体重减轻和关节炎。酮类固醇 *E*-没药甾酮和 *Z*-没药甾酮被认为是油状树脂和其他穆库尔没药提取物中的活性化合物。该药通过拮抗 farsenoidX 受体及胆汁酸受体来抑制胆固醇的形成。

穆库尔没药与没药（第2288页）有相关性，不应混淆。

虽然没药甾酮的作用机制似乎可信，没药脂酮为膳食补充剂中没药树脂的一种活性植物类固醇，但没有科学证据来支持临床用于改善血脂。

1. Szapary PO, *et al.* Guggulipid for the treatment of hypercholesterolemia: a randomized controlled trial. *JAMA* 2003; **290:** 765–72.
2. Sahni S, *et al.* Guggulipid use in hyperlipidemia: case report and review of the literature. *Am J Health-Syst Pharm* 2005; **62:** 1690–2.
3. Ulbricht C, *et al.* Natural Standard Research Collaboration. Guggul for hyperlipidemia: a review by the Natural Standard Research Collaboration. *Complement Ther Med* 2005; **13:** 279–90.
4. Nohr LA, *et al.* Resin from the mukul myrrh tree, guggul, can it be used for treating hypercholesterolemia? A randomized, controlled study. *Complement Ther Med* 2009; **17:** 16–22.

不良反应 参考文献如下。

1. Kölönte A, *et al.* Allergic contact dermatitis to guggul extract contained in an anticellulite gel-cream. *Contact Dermatitis* 2006; **54:** 226–7.
2. Salavert M, *et al.* Allergic contact dermatitis to guggul in a slimming cream. *Contact Dermatitis* 2007; **56:** 286–7.

制剂

USP 33: Guggul Tablets; Native Guggul Extract; Purified Guggul Extract.

多组分制剂 ***Canad.:*** Biotrim†; ***India:*** Flexi-muv†; ***Malaysia:*** Rumalaya.

Gutta Percha 杜仲胶

Gummi Plasticum; Gutapercha; Gutt. Perch.

Гуттаперча

ATC Herb — HA01AD5001 (Palaquium gutta: gum).

UNII — 6Z9BZ8Q1D0.

Pharmacopoeias. In *US.*

USP 33 (Gutta Percha) 凝固、干燥的纯化乳胶，来自 *Palaquium* 和 *Payena* 属的树木，最常用的是 *Palaquium gutta*（山榄科）。体积各异，呈团块状。外观颜色为棕色、灰棕色至灰白色，内部颜色为橘红色或灰红色，呈层状或纤维状。具柔韧度，但弹性较小。具轻微的特异性臭。不溶于水；部分溶于二硫化碳、松节油和苯；90%可溶于氯仿。贮藏于水中。避光。

简介

用于各种包衣。在口腔科可用作填充物，或牙印模所用复合材料的基质。

Haematoporphyrin 血卟啉

Hematoporfirina.

$C_{34}H_{38}N_4O_6$ = 598.7.

CAS — 14459-29-1.

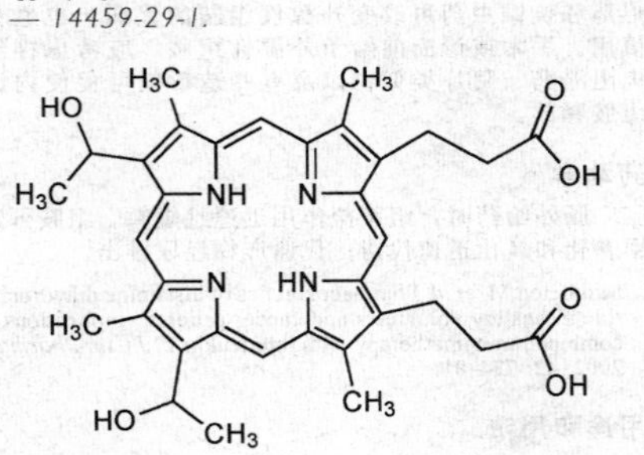

简介

血卟啉为一种来自于血红素的不含铁的红色色素。可作为滋补药的成分，特别适用于老年人，也用于治疗抑郁症。血卟啉的衍生物可作为恶性肿瘤光敏治疗的光敏剂（参见卟吩姆钠，第733页）。

制剂

专利制剂

Fr.: Hemedonine.

多组分制剂 ***Austria:*** KH3; Zellaforte plus†; ***Chile:*** Actebral; ***Ger.:*** vigodana N†; ***Hong Kong:*** KH3†; ***Ital.:*** Activarol†; Porfirin 12; Tonogen; ***NZ:*** KH3; ***Port.:*** Activarol†; Anvitol†; ***S.Afr.:*** Maxitone†; ***Thai.:*** KH3†.

Hamamelis 北美金缕梅

Amamelide; Csodamogyorólevél (hamamelis leaf); Hamamelidis; Hamamelidis folium (hamamelis leaf); Hamameliksenlehti (hamamelis leaf); Hamamélis de virginie; Hamamélis, feuille d' (hamamelis leaf); Hamamelisblad (hamamelis leaf); Hamamelių lapai (hamamelis leaf); Trollhassel; Vilínový list (hamamelis leaf); Virginsk Troldnød; Witch Hazel; Zauberhasel; Zaubernuss.

Гамамелис

ATC Herb — HD03WA5004 (Hamamelis virginiana: leaf); HC05AW5003 (Hamamelis virginiana: leaf); HD03WX5007 (Hamamelis virginiana: leaf with twig); HD03WA5003 (Hamamelis virginiana: bark).

UNII — 10114J0U34.

Pharmacopoeias. In *Eur.* (see p.vii) and *US.*

Ph. Eur. 6.8 (Hamamelis Leaf) 北美金缕梅（*Hamamelis virginiana*）整片或切碎的干树叶，以干燥品计，单宁酸含量不低于 3%［以连苯三酚（$C_6H_6O_3$＝126.1）表示］。避光。

USP 33 (Witch Hazel) 澄清、无色馏出物，用新近切碎并半干的北美金缕梅（*Hamamelis virginiana*）的小枝制备。pH 为 3.0～5.0。贮藏于温度不超过 40℃的密闭容器中。

简介

北美金缕梅有收敛药的特性，含有没食子酸，为一种苦味素，并含有微量挥发油。用于缓解痔（第1619页）症状的制剂中。北美金缕梅水用于冷敷，也可用作止血药。

北美金缕梅可用于草药治疗各种疾病。

顺势疗法 北美金缕梅已经以下列名称用于顺势疗法药物：Hamamelis virginiana; Hamamelis, Folium; Hamamelis virginiana e foliis; Hamamelis virginiana ex cortice summitatibusque; Hamamelis virginica; Ham. birg.

1. WHO. Folium et Cortex Hamamelidis. *WHO Monographs on Selected Medicinal Plants*, volume 2. Geneva: WHO, 2004. Also available at: http://apps.who.int/medicinedocs/en/d/Js4927e/14.html (accessed 04/02/10)

制剂

USP 33: Witch Hazel.

专利制剂

Austral.: Optrex; Witch Doctor†; ***Austria:*** Hametum; ***Canad.:*** Nik + Aid; Optrex; ***Chile:*** Sperti Preparacion H Clear Gel†; ***Fr.:*** Optrex; ***Ger.:*** Hamasana†; Hametum; Posterine; Venoplant top†; ***Irl.:*** Optrex; ***Ital.:*** Acqua Virginiana; Derminiol; Optrex; ***Malaysia:*** Optrex; ***Mex.:*** Tia Puppy; ***NZ:*** Optrex; ***Pol.:*** Phloderm†; ***Port.:*** Optrex; ***Singapore:*** Optrex; ***Spain:*** Derminiol; Hametol†; Hemo Derminiol; Optrex; Suaviplant; ***Switz.:*** Hametum; Mavena Anal-Gen; Optrex; ***Thai.:*** Optrex; ***Turk.:*** Hametan; ***UK:*** Optrex; Preparation H Clear Gel; Witch Doctor; Witch Sunsore; ***USA:*** A-E-R; Neutrogena Drying.

多组分制剂 ***Arg.:*** Dermacne; Domuderm; Ecnagel; Esculeol P; Lavandula Oligoplex; Manzan; Venoful; VNS 45; ***Austral.:*** Anusol†; Cirflo†; Gentlees; Hemocane; Optrex Medicated†; Proflo†; ***Austria:*** Arnicet; Inotyol; Mirfulan; Sulgan 99; Tampositorien mit Belladonna†; ***Belg.:*** Hemorhinol; Purigel Crisp; Rectovasol; ***Braz.:*** Bromidrastina†; Hemodotti; Hemorroidex†; Higicler; Malvatricin Natural Organic; Manolio†; Mirorroidin†; Proctosan; Supositorio Hamamelis Composto†; Varizol†; Visionom; ***Canad.:*** Onrectal; Penaten†; Preparation H-PE Gel; Tucks; ***Chile:*** Keracnyl Stop Bouton; Normaderm Barra de Limpieza; Normaderm Concentrado Activo; Normaderm Gel de Limpieza; Proctoplex; ***Cz.:*** Aviril H†; Sagittaproct†; ***Fr.:*** Anastase; Anthylline; Aphloine P; Climaxol; Ekseme†; Evarose; HEC; Histo-Fluine P; Inotyol; Jouvence de l'Abbe Soury; Keracnyl eau nettoyante; Keracnyl stop bouton; Mediflor Circulation du Sang No 12; Ophtalmine; Pastilles Monleon; Phlebosedol; Phytomelis; Purif-Ac Gel†; Santane V_3; Tisane Provencale no 3; Veinostase; ***Ger.:*** Aescusan; Chlorophyllin Salbe "Schuh"†; Eulatin NH; Eulatin NN†; Leukona-Wundsalbe†; Mirfulan; Sanaderm†; Trauma-cyl; Varicylum-S; Weleda Hamorrhoidalzapfchen; ***Hong Kong:*** Eye Glo Plus; ***Indon.:*** Oculosan; ***Irl.:*** Optrex Clear Eyes; ***Israel:*** Aforinol†; Derma Care; Inotyol; ***Ital.:*** Altacura Ipragocce†; Centella Complex; Centeril H; Decon Ovuli; Dermilia Flebozin; Dermitina; Dermoprolyn†; Eulux; Fito Stomygen; Ginoxil Ecoschiuma; Intim; Iridil; Lycia Luminique†; Nevril; Proctena†; Proctopure; Sacnel; Salviette H; Steril Zeta; Varicogel†; Venactive; Venalta; Venoplus†; ***Malaysia:*** Dermaheal DeAkni; ***Mex.:*** Almodin; Prespir; Supranettes Naturalag; ***Mon.:*** Fluon; ***NZ:*** Lacto Calamine†; Optrex Red-Eye Relief; ***Port.:*** Hemofissural; ***S.Afr.:*** Lotio Pruni Comp cum Cupro†; Stibium Comp†; ***Singapore:*** HEC†; Stop-Itch Plus; ***Spain:*** Banoftal; Ojosbel; Roidhemo†; Ruscimel†; Solucion Schoum; Venofit†; ***Switz.:*** Anal-Gen†; Collypan; Euproctol N†; Frigoplasma†; Haemocortin†; Haemolan; Hametum-N; HEC; Mavena Proctal-Gen; Oculosan; Optrex compresses; Pommade Nasale Radix†; Riccovitan†; Suppositoires contre les hemorroides†; Tendro†; Venadoron; ***Thai.:*** Opplin; ***UK:*** Adiantine; Eye Dew; Heemex; Lacto Calamine; Modern Herbals Pile; Optrex Red Eyes; Swarm; Tea Tree & Witch Hazel Cream; Varicose Ointment; Vital Eyes; ***USA:*** Bioflex; Clearasil Double Clear; Preparation H Cooling Gel; Tucks; ***Venez.:*** Biomicovo†; Camolyn; Camolyn Plus; Flucirac; Supranettes†.

顺势疗法制剂 ***Austria:*** Hamamelis-Homaccord; Traumeel; Vensa; ***Canad.:*** Avenoc; Cruroheel S; Formula Cl 207; Formula Homeo QR 209; Hae I Complex; Homeodent†; Lympatox; Traumeel; ***Chile:*** Arnica Hamamelis Compuesta; Calcarea fluor Compuesta; Variplant; Variplex; ***Cz.:*** Feminon†; Traumeel; ***Fr.:*** Aesculus Complexe No 103; Aesculus Compose; Avenoc; Calendula Complexe No 89; Formule de l'Abbe Chaupitre no 15; Formule de l'Abbe Chaupitre no 20; Formule de l'Abbe Chaupitre no 64; Hamamelis Compose; Homeodose 20; Homeodose†; L 28; Poconeol no 51; Pulviplasmine; Sepia Compose; Thlascose; Vascoflor; Veino-Drainol; Veinosium; ***Ger.:*** Aescosulf N†; Agnus castus comp; Atemaron N R30†; Bomaklim†; Chiroplexan H†; EAP-61†; Heweven Complex; Infihepan†; ISO-Augentropfen C; Nettinerv S†; Pesendorfer; phono Arnica comp†; phono Ven; Poikiven T†; Quercus Salbe†; Regena-Haut W; Reproven N; Ruta-Gastreu N R55; Trauma-cyl N Complex†; Traumeel S; Varicylum N; Venen-Komplex Ho-Fu-Complex; Veno N-Injekopas; Venokatt; Venorell; Wibotin HM; ***Neth.:*** Ambheel; Hemorrolite; Homeocare doorbloeding; Omnilite; Venafleur; ***Port.:*** Avenoc; Homeodent; ***Rus.:*** Vensa (Венза); ***S.Afr.:*** Achillea Comp†; Hamamelis Comp†; Traumeel S; ***Switz.:*** Regenaplex Nr. 25c; Regenaplex Nr. 31a; Regenaplex Nr. 31b; Regenaplex Nr. 31c; Regenaplex Nr. 49a; Regenaplex Nr. 59b; ***UK:*** Haemorrhoid Cream; ***Ukr.:*** Iov-Venum (Iов-Венум)†; Traumeel S (Траумель С)†; ***USA:*** Succus Cineraria Maritima†; Traumeel; ***Venez.:*** Traumeel.

Harmaline 哈马林

Harmalina. 3,4-Dihydroharmine.

$C_{13}H_{14}N_2O$ = 214.3.

CAS — 304-21-2.

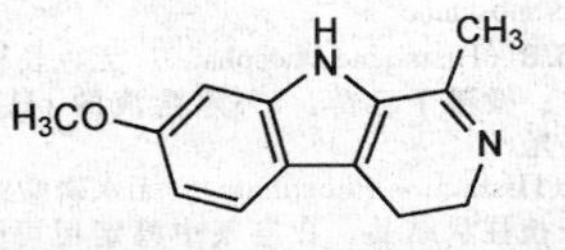

性状 哈马林是一种从骆驼蓬（蒺藜科）干子粒提取的生物碱。

俗名 以下名称曾作为各种形式的哈马林或含有哈马林制剂的“俗名”（见第ⅶ页）或俚语：

Caapi; Huasca; Purga, la; Vine; Yage。

Harmine 哈尔碱

Harmina; 7-Methoxy-1-methyl-9*H*-pyrido[3,4-*b*]indole.

Хармин

$C_{13}H_{12}N_2O$ = 212.2.

CAS — 442-51-3.

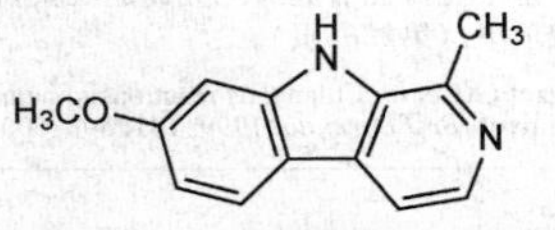

性状 哈尔碱是一种从骆驼蓬（蒺藜科）的干子粒提取的生物碱，也称作叙利亚芸香（syrian rue）。

哈尔碱与来自南美卡皮木（Malpighiaceae），被称作去氢骆驼蓬碱或南美卡皮根碱的生物碱相同。

俗名 以下名称曾作为各种形式的哈尔碱或含有哈尔碱的制剂的“俗名”（见第ⅶ页）或俚语：Rue。

简介

哈尔碱和哈马林是一种致幻饮料的主要活性成分，在南美地区被称作“ayahuasca”、“caapi”，或“yagé”，是由 Malpighiaceae 科密切相关的植物制备。没有治疗效果。

Hedge Mustard 大蒜芥

Erysimum; Hederichkraut; Herbe aux Chantres; Scrambling Rocket; Singer's Plant; St. Barbara's Hedge Mustard; Thalictroc; Vägsenap; Wegrauke; Wegsenf.

Гулявник Лекарственный

注：名称“英国水田芥”（English Watercress）已用于大蒜芥（Hedge Mustard），但更多用于旱金莲天门冬属（*Nasturtium officinalis*）。

简介

大蒜芥［*Sisymbrium officinale*（*Erysimum officinale*）（十字花科，Brassicaceae）］的地上部分已用于草药，主要用于治疗咽喉痛和咳嗽。它也口服给予，用于治疗呼吸、泌尿和胃肠道疾病。据报道其含有作用于心脏的苷类。

大蒜芥也可用于烹饪。

制剂

专利制剂

Belg.: Euphon; ***Fr.:*** Cantadrill†; Drill Enrouement; Euphon; Voxyl; ***Port.:*** Euphon; ***Singapore:*** Euphon.

多组分制剂 ***Braz.:*** Expectol†; ***Fr.:*** Activox; Clarix Toux Seche; Euphon; Pectoflorine; Pholcodyl; Polery; Vocadys; ***Malaysia:*** Euphon; ***Port.:*** Euphon.

顺势疗法制剂 ***Fr.:*** Pulviplasmine; Voxpax.

Helonias 地百合属

Blazing Star; Chamaelirium; False Unicorn; Helicornio falso; Starwort.

UNII — DQV54Y5H3U.

简介

地百合属是 *Chamaelirium luteum*（*Helonias dioica*）（百合科）的根。作为草药主要用于妇科疾病的治疗。

顺势疗法 地百合属已经以下列名称用于顺势疗法药物：Chamaelirium luteum; Helonias dioica; Helon.

制剂

多组分制剂 ***Austral.:*** Capsella Complex; Nervatona Calm; Nervatona Focus; ***UK:*** Period Pain Relief.

顺势疗法制剂 ***Austral.:*** Nervatona Calm; Nervatona Focus; ***Canad.:*** Formula CA 205; Motherwort Combination 1; ***Chile:*** Calendula Echinacea Comp; Ovukalen; ***Cz.:*** Vita C-R15 forte†; Vita C-R15†; ***Fr.:*** Diabene; Endhometrol; Helonias Compose; Sativol; ***Ger.:*** Aletris N Oligoplex; Aletris Oligoplex; Femin-Do; HanoFemin; Infi-China†; Naranofem; Pascofemin; Vita-C R15†; ***Neth.:*** Sativol.

Henna 指甲花

Alheña; Henna Leaf; Henné; Hoja de henna; Lawsonia.

Хенна; Хна

UNII — E5818YZ355.

简介

指甲花是 *Lawsonia inermis*（*L. alba*）(千屈菜科)的干叶，含有指甲花醌（第2266页）。指甲花粉末用于皮肤、头发和指甲的染色。

不良反应 有用指甲花染皮肤引起皮肤过敏反应的报道[1]，但这类反应通常由使用加深颜色和缩短染色时间的添加剂引起。对单纯指甲花过敏很少有报道。最常见的过敏原因为对苯二胺，进一步讨论和参考文献，见**对苯二胺**项下的**超敏反应**（第2303页）。

提示指甲花可能引起新生儿高胆红素血症的讨论见**指甲花醌**项下（第2266页）。

1. Lestringant GG, *et al.* Cutaneous reactions to henna and associated additives. *Br J Dermatol* 1999; **141:** 598–600.

Heptaminol Hydrochloride (*BANM*, *rINNM*) ⊗ 盐酸庚胺醇

Heptaminol, Chlorhydrate d'; Heptaminol, chlorhydrate de; Heptaminol hydrochlorid; Heptaminol-hidroklorid; Heptaminol-hydrokloridi; Heptaminoli hydrochloridum; Heptaminolihydrokloridi; Heptaminolio hidrochloridas; Hidrocloruro de heptaminol; RP-2831. 6-Amino-2-methylheptan-2-ol hydrochloride.

Гептаминола Гидрохлорид

$C_8H_{19}NO,HCl$ = 181.7.

CAS — 372-66-7 (heptaminol); 543-15-7 (heptaminol hydrochloride).

ATC — C01DX08.

ATC Vet — QC01DX08.

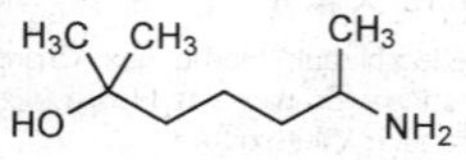

(heptaminol)

Pharmacopoeias. In *Eur.* (see p.vii).

Ph. Eur. 6. 8（Heptaminol Hydrochloride） 白色或类白色结晶粉末。易溶于水；溶于乙醇；几乎不溶于二氯甲烷。

简介

盐酸庚胺醇是心脏兴奋药和血管扩张药，用于心血管疾病的治疗。庚胺醇和磷酸腺苷庚胺醇都有应用。

1. Gharibi L, *et al.* Hair lightening in an hemodialysis patient treated by heptaminol (heptamyl). *Dermatol Online J* 2009; **15:** 16.

制剂

专利制剂

Fr.: Ampecyclal; Hept-A-Myl; ***Indon.:*** Hept-a-myl.

多组分制剂 ***Arg.:*** Flebitol; ***Cz.:*** Ginkor Fort; ***Fr.:*** Debrumyl; Ginkor Fort; ***Ger.:*** Perivar†; ***Gr.:*** Doprene; ***Hong Kong:*** Ginkor Fort; ***Hung.:*** Ginkor Fort; ***Malaysia:*** Ginkor Fort; ***Port.:*** Debrumyl; Forticol; ***Rus.:*** Ginkor Fort (Гинкор Форт); ***Spain:*** Denubil; Largatrex†; ***Thai.:*** Ginkor Fort; ***Ukr.:*** Gincor Fort (Гинкор Форт).

Herniaria 海尼里亚

Bruchkraut; Herba Herniariae; Herniary; Rompepiedras; Rupturewort; Rupture-wort.

Грыжник

简介

海尼里亚由各类 rupture-wort 组成，其中主要包括 *Herniaria glabra* 和 *H. hirsuta*（石竹科）的干叶和花。本品具有收敛和利尿作用，用于泌尿系统疾病的治疗。

顺势疗法 海尼里亚已经以下列名称用于顺势疗法药物：Herniaria glabra；Hern. gla。

制剂

多组分制剂 ***Austria:*** Blasentee St Severin; Uropurat; ***Cz.:*** Urologicka Cajova Smes.

顺势疗法制剂 ***Austria:*** Berberis Cosmoplex; ***Fr.:*** L 8; ***Ger.:*** Antinephrin M†.

Hibiscus 木槿

Guinea Sorrel; Hibisci Flos (flowers); Hibisci Sabdariffae Flos (flowers); Hibiscusblüten (flowers); Jamaica Sorrel; Jamaikinių hibiskų žiedai (flowers); Karkadé; Květ ibišku sudánského (flowers); Oseille de Guinée; Red Sorrel; Rosella; Rosellenkukka (flowers); Rosellhibiskusblomma (flowers); Rozella (flowers).

Pharmacopoeias. In *Eur.* (see p.vii).

Ph. Eur. 6. 8（Rosele; Hibisci Sabdariffae Flos） 成熟期收集的洛神葵（*Hibisci sabdariffa*）整个或部分干花萼和副萼。

简介

木槿是锦葵科家族中开花植物的一大类。芙蓉花（*Hibiscus sabdariffa*）在草药制剂中用于治疗食欲缺乏、各种上呼吸道和消化道疾病。

烹饪使用的 *H. sabdariffa* 包括芙蓉茶，一种由花制得的无咖啡因可提神的饮料。

顺势疗法 木槿已经以下列名称用于用于顺势疗法药物：Sabdariffa。

木槿在民间药中已用于治疗高血压，同时最近研究表明其可能有抗高血压[1]和降低血脂[2]作用。一篇系统性综述[3]认为没有证据支持它有抗高血压作用。

1. McKay DL, *et al.* *Hibiscus sabdariffa* L. tea (tisane) lowers blood pressure in prehypertensive and mildly hypertensive adults. *J Nutr* 2010; **140:** 298–303.
2. Mozaffari-Khosravi H, *et al.* Effects of sour tea (*Hibiscus sabdariffa*) on lipid profile and lipoproteins in patients with type II diabetes. *J Altern Complement Med* 2009; **15:** 899–903.
3. Wahabi HA, *et al.* The effectiveness of *Hibiscus sabdariffa* in the treatment of hypertension: a systematic review. *Phytomedicine* 2010; **17:** 83–6.

制剂

多组分制剂 ***Fr.:*** Calmophytum†; Hydracur.

Histamine 组胺

Histamiini; Histamin; Histamina; Histaminum. 2-(Imidazol-4-yl)ethylamine.

Гистамин

$C_5H_9N_3$ = 111.1.

CAS — 51-45-6.

ATC — V04CG03.

ATC Vet — QV04CG03.

UNII — 820484N8I3.

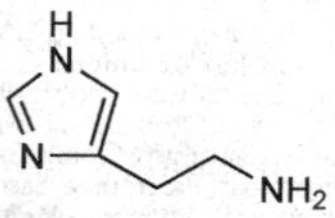

Histamine Hydrochloride 盐酸组胺

Dihidrocloruro de histamina; Histamiinidihydrokloridi; Histamina, hidrocloruro de; Histamin-dihydrochlorid; Histamindihydroklorid; Histamine, dichlorhydrate d'; Histamine Dihydrochloride (*USAN*); Histamini dihydrochloridum; Histamino dihidrochloridas; Histaminy dichlorowodorek; Hisztamin-dihidroklorid.

Гистамина Гидрохлорид

$C_5H_9N_3,2HCl$ = 184.1.

CAS — 56-92-8.

ATC — L03AX14; V04CG03.

ATC Vet — QL03AX14; QV04CG03.

UNII — 3POA0Q644U.

Pharmacopoeias. In *Eur.* (see p.vii).

Ph. Eur. 6. 8（Histamine Dihydrochloride） 吸湿性、无色结晶或者白色或类白色结晶粉末。极易溶于水，溶于乙醇。5%水溶液的 pH 值为 2. 85～3. 60。避光。

Histamine Phosphate 磷酸组胺

Difosfato de histamina; Histamiinifosfaatti; Histamin difosfát monohydrát; Histamina, fosfato de; Histamine Acid Phosphate; Histamine Diphosphate; Histamine, phosphate d'; Histaminfosfat; Histamini Diphosphas Monohydricus; Histamini phosphas; Histamino fosfatas; Histaminy fosforan; Hisztamin-foszfát.

Гистамина Фосфат

$C_5H_9N_3,2H_3PO_4,H_2O$ = 325.2.

CAS — 51-74-1 (anhydrous histamine phosphate).

ATC — V04CG03.

ATC Vet — QV04CG03.

UNII — QWB37T4WZZ.

Pharmacopoeias. In *Eur.* (see p.vii). *Chin.* and *US* specify the anhydrous substance.

Ph. Eur. 6. 8（Histamine Phosphate） 无色长棱柱状结晶。易溶于水；微溶于乙醇。5%水溶液的 pH 值为3. 75～3. 95。避光。

USP 33（Histamine Phosphate） 无水磷酸组胺是无色、无臭、长棱柱状结晶。在空气中稳定但可受到光线影响。溶于水（1：4）。其溶液对石蕊呈酸性。贮藏于密闭容器中。避光。

稳定性 一项研究发现磷酸组胺的水溶液可用高压灭菌器高温灭菌而几乎不降解[1]。高压灭菌溶液可贮藏至少 4 个月。

1. McDonald C, *et al.* Stability of solutions of histamine acid phosphate after sterilization by heating in an autoclave. *J Clin Pharm Ther* 1990; **15:** 41–4.

不良反应、处置和注意事项

组胺盐注射可产生不良反应，包括头痛、皮肤潮红、大血管扩张及血压下降、心动过速、支气管收缩和呼吸困难、视觉障碍、恶心、呕吐、腹泻和其他胃肠道反应。这些反应可能较严重；剂量过大可引起虚脱和休克，也可能致命。注射部位可能出现反应。

上述反应中有些可用抗组胺药缓解，但可能需用肾上腺素，应常备。

哮喘患者或其他过敏性疾病患者、老年患者和心血管疾病患者，应慎用组胺盐。严重肾损伤需慎用组胺盐，因为这类患者可能对组胺的降压作用更敏感。使用组胺盐后，出现的不良反应（例如眩晕和视物模糊）会影响驾车或操作机器。

药物相互作用

组胺盐合用某些药物可能改变组胺皮试反应。抗组胺药抑制组胺的反应，可持续 1～40 天，取决于抗组胺药；三环类抗抑郁药减轻组胺的皮肤反应，可持续数周。据报道，静脉注射多巴胺可能也抑制组胺的皮肤反应。理论上，口服特布他林、注射麻黄素也可减轻组胺皮肤反应，由于这类药物可减少过敏原诱发的风团。相反，普萘洛尔可明显增强组胺的皮肤反应。

患者接受盐酸组胺辅助 IL-2 治疗急性髓性白血病（第620页），不应该使用 H_2 受体拮抗药，例如西咪替丁（与组胺相似的咪唑结构）、全身用皮质激素和可乐定。避免或慎用外源性组胺，包括抗组胺药、具组胺 H_1 受体拮抗药活性的抗精神病药，以及可能具组胺 H_1 受体和 H_2 受体拮抗药活性的抗抑郁药。抗高血压药，包括 β 受体拮抗药，与组胺盐联合使用能增加外源性组胺的毒性，应避免或慎用。MAOIs、抗疟药和抗锥虫药可改变外源性组胺的代谢，也避免或慎用。手术或诊断前给予外源性组胺，应考虑神经肌肉阻滞药、阿片类似物以及有些造影剂可促使内源性组胺释放。

药动学

肠外给药时，组胺盐作用迅速且短暂。组胺可通过甲基化和氧化迅速代谢；代谢产物经尿排出。

1. Middleton M, *et al.* Pharmacokinetics of histamine dihydrochloride in healthy volunteers and cancer patients: implications for combined immunotherapy with interleukin-2. *J Clin Pharmacol* 2002; **42:** 774–81.

用途和用法

组胺可引起平滑肌特别是细支气管兴奋，可通过扩张小动脉和毛细血管降低血压。也可刺激外分泌腺特别是胃腺。

皮内注射组胺可产生特异性的"三联反应"，包括红斑、潮红和风团。利用此反应作为过敏反应皮肤试验的对照反应。并且由于这一反应部分由轴突反射介导，因此也可用于检查感觉神经的完整性，如麻风病。

吸入组胺可引起支气管收缩，用于检测支气管的反应性。

组胺也可皮下给药用于胃酸缺乏症病因的鉴别诊断，静脉给药用于嗜铬细胞瘤的诊断，但通常推荐更安全的做法。

一些包含组胺的局部复方制剂可用于治疗肌肉骨骼疾病。

盐酸组胺皮下注射辅助 IL-2 用于急性髓性白血病首次缓解后巩固治疗，详细信息包括剂量见第620页。盐酸组胺也已试用辅助干扰素和其他药物治疗丙型肝炎。

制剂

USP 33: Histamine Phosphate Injection.

专利制剂

Canad.: Histatrol; ***Cz.:*** Ceplene; ***Fr.:*** Ceplene; ***Ger.:*** Ceplene; ***Irl.:*** Ceplene; ***Mex.:*** Destamin; ***Port.:*** Ceplene; Soluprick; ***UK:*** Ceplene; ***USA:*** Histatrol; ***Venez.:*** Histalgan Balsamo†.

多组分制剂 ***Arg.:*** Histaglobin; ***Austria:*** Histaglobin; ***Cz.:*** Histaglobin†; ***Fr.:*** Algipan†; ***Ger.:*** Histadestal†; ***India:*** Algipan; Histaglobulin; ***Neth.:*** Cremor capsici comp; Cremor Capsici compositus; Kruidvat Spierbalsem; ***Pol.:*** Histaglobulina; ***Port.:*** Midalgan†; ***S.Afr.:*** Histaglobin; Infrarub†; ***Switz.:*** Midalgan†; Radalgin.

顺势疗法制剂 ***Austral.:*** Allergy Relief; Snore Eze; Snorestop; ***Canad.:*** Adrisin; Hepar Compositum; Homeodel 15; Luffeel Nasal Spray; Sabalia; Snore Stop; ***Chile:*** Apis Compuesto; Similibus; ***Cz.:*** Luffeel; Rhinallergy; ***Fr.:*** Dolidermil†; Dolistamine†; Polyrhinium†; Rhinallergy; ***Ger.:*** Hautfunktionstropfen S†; Hepar comp; Luffeel Comp; ***Neth.:*** Homeocare allergo; Luffeel H; Prurilite; Snurdim; Urtizon complex; ***Switz.:*** Polyrhinium; Rhinallergy; ***Ukr.:*** Hepar Compositum (Гепар Композитум)†.

Histoplasmin 组织胞浆菌素

Histoplasmina.

Гистоплазмин

CAS — 9008-05-3.

Pharmacopoeias. In *US*.

USP 33（Histoplasmin） 为澄清、无色的灭菌溶液，含有生长于液体人工培养基的夹膜组织胞浆菌的标准化培养滤液。可含有适当抗菌药。贮藏温度 2～8℃。从制造商冷库取出后，有效期不超过 2 年。

简介

组织胞浆菌素 1∶100 稀释后取 0.1ml 皮内注射可用于辅助诊断组织胞浆菌病。但其诊断价值常被质疑，其可干扰组织胞浆菌病的血清学诊断。

组织胞浆菌素联合应用其他抗原，可用于评估细胞免疫功能。

制剂

USP 33: Histoplasmin.

专利制剂

USA: Histolyn-CYL†.

Homocysteine Thiolactone Hydrochloride 同型半胱氨酸硫内酯盐酸盐

3-Aminodihydro-2(3*H*)-thiophenone hydrochloride.

C_4H_8ClNOS = 153.6.

CAS — 10593-85-8 (homocysteine thiolactone); 3622-59-1 (homocysteine thiolactone hydrochloride).

(homocysteine thiolactone)

简介

同型半胱氨酸硫内酯已用在治疗肝脏疾病的制剂中。其盐酸盐被用作黏液溶解药。同型半胱氨酸硫内酯是同型半胱氨酸的代谢产物，指示为一些心血管疾病的发病机制（第1842页）。

1. Chwatko G, Jakubowski H. Urinary excretion of homocysteine-thiolactone in humans. *Clin Chem* 2005; **51:** 408–15.
2. Jakubowski H. The molecular basis of homocysteine thiolactone-mediated vascular disease. *Clin Chem Lab Med* 2007; **45:** 1704–16.

制剂

多组分制剂 ***Braz.:*** Filogaster†.

Horseradish 辣根

Armoracia; Meerrettich; Rábano picante; Rábano rusticano; Raifort.

Хрен

UNII — 8DS6G120HJ.

简介

辣根是 *Cochlearia armoracia*（*Armoracia rusticana*；*Nasturtium armoracia*；*Radicula armoracia*）(十字花科）的根，具有利尿和杀菌作用，可促进消化。用于胃肠道、呼吸道和泌尿道疾病的治疗，也可外用。

辣根广泛用作食物调料和调味剂。

顺势疗法 辣根已经以下列名称用于顺势疗法药物：Cochlearia armoracia；Cochleariaarm；Coch. ar。

制剂

多组分制剂 ***Austral.:*** Garlic and Horseradish + C Complex†; Garlic, Horseradish, A & C Capsules†; Nyal Cold & Flu Fighter Day; Nyal Cold & Flu Fighter Day & Night; Nyal Cough, Cold & Flu Day & Night; Nyal Sinus Relief; Nyal Sinus Relief Day & Night; Procold†; ***Ger.:*** Angocin Anti-Infekt N; ***Malaysia:*** Horseradish Plus†; ***Switz.:*** Kemosan Elixir; Pectosan N†; Sanogencive; ***UK:*** Mixed Vegetable Tablets.

顺势疗法制剂 ***Austria:*** Asinis; ***Canad.:*** Homeodent†; ***Fr.:*** Poconeol no 34; ***Ger.:*** Pankreas S Comp†; ***Port.:*** Homeodent; ***Rus.:*** Asinis (Асинис).

Hyaluronic Acid（*BAN*）玻璃酸

Hialurónico, ácido. (1→3)-*O*-(2-Acetamido-2-deoxy-β-D-glucopyranosyl)-(1→4)-*O*-β-D-glucopyranosiduronan.

Гиалуроновая Кислота

CAS — 9004-61-9.

ATC — D03AX05; M09AX01; R01AX09; S01KA01.

ATC Vet — QD03AX05; QM09AX01; QR01AX09; QS01KA01.

注：术语透明质酸包括玻璃酸和玻璃酸钠。

Sodium Hyaluronate（*BANM*）玻璃酸钠

Hialuronato sódico; Hyaluronate Sodium (*USAN*); Natrii hyaluronas; Natrio hialuronatas; Nátrium-hialuronát; Natriumhyaluronaatti; Natriumhyaluronat; Natrium-hyaluronát; NRD-101; Sodium, hyaluronate de; Sodyum Hiyalüronat.

Гиалуронат Натрия

CAS — 9067-32-7.

ATC — D03AX05; M09AX01; S01KA01.

ATC Vet — QD03AX05; QM09AX01; QS01KA01.

UNII — YSE9PPT4TH.

Pharmacopoeias. In *Eur.* (see p.vii).

Ph. Eur. 6.8（Sodium Hyaluronate） 玻璃酸的钠盐，由 D-葡萄糖醛酸和 *N*-乙酰-D-氨基葡萄糖二糖单元组成的氨基葡聚糖。从公鸡的鸡冠提取或由链球菌（兰氏 A 族和 C 族）发酵而来。为白色或类白色，吸湿性很强的粉末或纤维多聚物。略溶或溶于水；几乎不溶于无水乙醇和丙酮。0.5%水溶液的 pH 值为 5.0～8.5。贮藏于密闭容器中。避光，避湿。

不良反应

有玻璃酸钠眼内给药引起眼压短暂性增高的报道。膝关节注射，注射部位可有疼痛和炎症反应。过敏反应包括罕见的过敏性休克偶有报道。

对眼的影响 据报道在白内障手术期间应用高黏度玻璃酸钠后，患者晶体上可形成结晶沉淀[1]。

1. Jensen MK, *et al.* Crystallization on intraocular lens surfaces associated with the use of Healon GV. *Arch Ophthalmol* 1994; **112:** 1037–42.

对皮肤的影响 合成玻璃酸在化妆品中作为皮肤填充剂，有 1 名妇女，使用 5 周后出现皮肤肉芽肿[1]。所有皮肤损伤可在 3 个月内恢复，并且不留伤疤。

1. Ghislanzoni M, *et al.* Cutaneous granulomatous reaction to injectable hyaluronic acid gel. *Br J Dermatol* 2006; **154:** 755–8.

炎症反应 应用以玻璃酸钠为基质的可吸收生物膜预防术后粘连时，有严重腹膜炎的报道[1]。

1. Klingler PJ, *et al.*. Seprafilm®-induced peritoneal inflammation: a previously unknown complication: report of a case. *Dis Colon Rectum* 1999; **42:** 1639–43.

用途和用法

玻璃酸钠广泛分布于机体组织和细胞内液中，包括房水、玻璃体液和滑膜液；它是细胞周围基质或组织连接的成分。

眼部外科手术期间，如白内障摘出术中需使用玻璃酸钠的黏稠液体。在外科手术中，通过精细的插管或针将玻璃酸钠溶液导入眼前房或后房，可使组织分离并保护其免受创伤。1%玻璃酸滴眼剂也被用于缓解干眼症并作为一种接触镜润滑液。

玻璃酸酸钠关节内注射给药用于膝骨性关节炎的治疗。给药剂量因所用制剂而异，一般每次 20～25mg，每周 1 次，连用 5 周；或每周 1 次，最多 30mg，连用 3 周或 4 周。一般推荐 6 个月之内不应重复任意一个关节的治疗。关节镜手术期间，玻璃酸钠可用作冲洗灌洗液，并充当关节液的临时替代品。

局部使用玻璃酸可促进创伤愈合。也用玻璃酸锌。含有玻璃酸钠和羧甲醚纤维素的薄膜可预防手术粘连。玻璃酸钠也用于口腔黏膜损伤的治疗。

Hylans 是来自玻璃酸的聚合物，同样用于骨性关节炎和创伤治疗。

玻璃酸钠缓慢灌注膀胱可当作氨基葡萄糖膜的临时替代物，可对症治疗间质性膀胱炎。

玻璃酸内加双氯芬酸钠的局部制剂（CT-1101，AT-2101）用于治疗光化性角化病。［但应与酒石酸阿伐司特（第2170页）的口服制剂区别，正在研究用于治疗戈谢病，携带编码为 AT-2101］。

玻璃酸也用作皮肤充填物，用于纠正中度至重度的面部皱纹和褶皱（见光老化，第1508页）。

1. Goa KL, Benfield P. Hyaluronic acid: a review of its pharmacology and use as a surgical aid in ophthalmology, and its therapeutic potential in joint disease and wound healing. *Drugs* 1994; **47:** 536–66.
2. Adams ME, *et al.* A risk-benefit assessment of injections of hyaluronan and its derivatives in the treatment of osteoarthritis of the knee. *Drug Safety* 2000; **23:** 115–30.

光化性角化病 双氯芬酸加入玻璃酸凝胶，用于光化性角化病的治疗，参见第45页。

干眼症 治疗干眼症（第1959页）通常是用人工泪液。据报道玻璃酸钠也有一定疗效。局部应用玻璃酸钠溶液（0.1%或 0.2%）与以盐为主的安慰剂溶液相比，症状减轻[1～3]，泪液膜的稳定性增加[1,2]。但另一项研究[4]未显示其优于安慰剂，尽管研究[4,5]提示玻璃酸钠可能在维持健康角膜上皮中起了一定作用。

1. Mengher LS, *et al.* Effect of sodium hyaluronate (0.1%) on break-up time (NIBUT) in patients with dry eyes. *Br J Ophthalmol* 1986; **70:** 442–7.
2. Sand BB, *et al.* Sodium hyaluronate in the treatment of keratoconjunctivitis sicca: a double masked clinical trial. *Acta Ophthalmol (Copenh)* 1989; **67:** 181–3.
3. Condon PI, *et al.* Double blind, randomised, placebo controlled, crossover, multicentre study to determine the efficacy of a 0.1% (w/v) sodium hyaluronate solution (Fermavisc) in the treatment of dry eye syndrome. *Br J Ophthalmol* 1999; **83:** 1121–4.
4. Shimmura S, *et al.* Sodium hyaluronate eyedrops in the treatment of dry eyes. *Br J Ophthalmol* 1995; **79:** 1007–11.
5. Aragona P, *et al.* Long term treatment with sodium hyaluronate-containing artificial tears reduces ocular surface damage in patients with dry eye. *Br J Ophthalmol* 2002; **86:** 181–4.

骨关节炎 在骨性关节炎中，自然存在于滑膜液中的玻璃酸分子大小减小、浓度降低。因此，治疗膝骨关节炎（第11页）的进展之一就是关节液的黏度替代治疗，即关节内注射玻璃酸或其衍生物。这种治疗可减轻疼痛达 1～6 个月，但短期内可能增加关节炎症反应。有研究表明其受益长于关节内糖皮质激素，尽管在不同产品间存在明显的临床反应差异，评价的指标和疗程也不一致，但一些研究提示对于不能口服 NSAIDs 或常规关节内注射糖皮质激素，或不适合进行关节置换手术的患者，这可能是有效的治疗。

1. Altman RD, Moskowitz R. Intraarticular sodium hyaluronate (Hyalgan) in the treatment of patients with osteoarthritis of the knee: a randomized clinical trial. *J Rheumatol* 1998; **25:** 2203–12. Correction. *ibid.* 1999; **26:** 1216.
2. Anonymous. Hyaluronan or hylans for knee osteoarthritis? *Drug Ther Bull* 1999; **37:** 71–2.
3. Huskisson EC, Donnelly S. Hyaluronic acid in the treatment of osteoarthritis of the knee. *Rheumatology (Oxford)* 1999; **38:** 602–7.
4. Wobig M, *et al.* The role of elastoviscosity in the efficacy of viscosupplementation for osteoarthritis of the knee: a comparison of hylan G-F 20 and a lower-molecular-weight hyaluronan. *Clin Ther* 1999; **21:** 1549–62.
5. Felson DT, Anderson JJ. Hyaluronate sodium injections for osteoarthritis: hope, hype, and hard truths. *Arch Intern Med* 2002; **162:** 245–7.
6. Lo GH, *et al.* Intra-articular hyaluronic acid in treatment of knee osteoarthritis: a meta-analysis. *JAMA* 2003; **290:** 3115–21.
7. Bellamy N, *et al.* Viscosupplementation for the treatment of osteoarthritis of the knee. Available in The Cochrane Database of Systematic Reviews; Issue 2. Chichester: John Wiley; 2006 (accessed 09/05/06).

创伤治疗 玻璃酸用于辅助创伤愈合[1,2]，总体治疗效果在第1511页中有讨论。

1. Soldati D, *et al.* Mucosal wound healing after nasal surgery: a controlled clinical trial on the efficacy of hyaluronic acid containing cream. *Drugs Exp Clin Res* 1999; **25:** 253–61.
2. Harris PA, *et al.* Use of hyaluronic acid and cultured autologous keratinocytes and fibroblasts in extensive burns. *Lancet* 1999; **353:** 35–6.

制剂

专利制剂

Arg.: Acuaiss; Aquify; Artflex; Dropstar; Gengigel; Hialudorf; Hyabak; Hyalart; Hyalomb; Hyasol; Iuronicoderm; Maxiostenil; Miniostenil; Provisc; Synvisc; ***Austral.:*** AMO Vitrax†; Healon; Luxyal; Ophthalin†; Provisc; Synvisc; Vismed†; ***Austria:*** Artzal; Connettivina†; Etamucin†; Hyalgan; ***Belg.:*** Gengigel; Healon†; Hyalgan; ***Braz.:*** Healon; Hyaludermin; Polireumin; Suprahyal; Synvisc; ***Canad.:*** Cystistat; Eyestil†; Healon†; Hyalgan; NeoVisc; Orthovisc; Suplasyn; Synvisc; ***Chile:*** Biolon; Eucerin Emulsion†; Healon†; Hyalgan; Hylaform; Lagricel Ofteno; Neolucid Ultra HR; Suprahyal; Synvisc; Toptear; ***Cz.:*** Curasan†; Healon†; Hyalgan; ***Denm.:*** Artz; Hyalgan; ***Fin.:*** Artzal; Healon†; Hyalgan; ***Fr.:*** Adant; Amvisc; Arthrum H; Biovisc; Effidia; Hyabak; Hyal-Drop†; Hyalgan; Hyalofemme†; Hyalofill†; Hyalugel; Hylo-COMOD; Hyluprotect†; Ialuset; Ostenil; Provisc; Sinovial; Suplasyn; Synvisc; Vitrax; ***Ger.:*** Arthrease†; Artroject; Biolan; Biolon; Curavisc; Cystistat; Dispasan†; Endogel; Fermathron; Gelbag; Go-On; Healon†; Hy-GAG†; Hya-ject; Hya-Ophtal; Hyabak; Hyal-System†; Hyalart; Hyalubrix; Hyaluron; Hylaform†; Hylan; Hylo-COMOD; Hylo-Lasop; Hylo-Vision; Hysan; Laservis; Orthovisc; Ostenil; Oxyal; Provisc; Suplasyn; Synvisc; TwinVisc; Viscoseal; Visiol; Vislube; Vismed; VisThesia; Xidan EDO; ***Gr.:*** Arthryal; Biolon; Healon; Hyalart; Provisc; Viscure; Yardel; ***Hong Kong:*** Connettivina; Go-On; Healon†; Hialid; Hyalgan; Hyruan; Synocrom; Synvisc; Vismed; ***Hung.:*** Curiosin; Healon†; Hyalgan; Ial†; Ophthalin†; Provisc†; ***India:*** Halonix; LG Hyal; Synvisc; Visial; ***Indon.:*** Adant; Bionect; Durolane; Hialid; Hyalgan; Hyaloph; Lydium; Osflex; Sanorine; Suplasyn; ***Irl.:*** Hyalgan; Suplasyn†; ***Israel:*** Adant; Arthrease; Biolon; Curavisc; Eyecon; Healon; Hylo-COMOD; Hysan; Ophthalin†; Orthovisc; Suplasyn; Synvisc; ***Ital.:*** Artz; Cicatridina; Connettivina; Dropstar; Durolane; Go-On; Hy-Drop; Hyabak; Hyalart; Hyalgan; Hyalistil; Hylo-COMOD; Hyluprotect; Ial; Ialum; Ialurex; Irilens; Ophtalin†; Opisial;

Oxyal; Provisc; Synocrom; Synvisc; Vismed; ***Jpn:*** Hyalein; Suvenyl; ***Malaysia:*** Adant; Aftamed; Curiosin; Gengigel; Go-On; Hyal; Hyalgan; Hyruan; Laservis†; Provisc†; Sinovial; Suplasyn; Synvisc; Viscoseal; Visiol; Vislube†; Vismed; ***Mex.:*** Biolon; Eyestil; Hyasol; Lagricel; Suprahyal; Synvisc; Zonaker; ***Mon.:*** Oxyal†; ***NZ:*** Healon; Hyalgan; Hylaform; Ophthalin†; Provisc; Restylane; Synvisc; ***Philipp.:*** Curiosin; Go-On; Hialid; Provisc; Synove; ***Pol.:*** Hyalgan; Synvisc; ***Port.:*** Artz; Hyalart; Hyalofill†; Hylo-COMOD†; ***Rus.:*** Curiosin (Куриозин); Healon (Хеалон)†; Hylo-COMOD (Хило-КОМОД); ***S.Afr.:*** AMO Vitrax†; Biolon; Biolone; Healon; Provisc; ***Singapore:*** Cystistat; Go-On; Healon†; Hialid; Hyalgan; Hylaform; Provisc; Suplasyn; Synvisc; Vislube; ***Spain:*** Hyabak; Hyalart; Hyalgan; ***Swed.:*** Artzal; Hyalgan; Synvisc; ***Switz.:*** Fermavisc; Hyal-Drop†; Hyalur; HycoSan5; Hylo-COMOD; Hysan; Ial; Ialugen; Laservis; Ostenil; Rhinogen; Sinovial; Suplasyn; Synvisc; Viscoseal; Visiol; Vislube; Vismed; ***Thai.:*** Adant; Go-On; Healon†; Hialid; Hyalgan; Hyruan; Ial; Ophthalin†; Provisc; Suplasyn; Synvisc; Vislube; ***Turk.:*** Adant; Amvisc; Biolon; Healon; Hyalgan; Ial†; Ophtalin Plus†; Ostenil; Provisc†; Synvisc; ***UK:*** Arthrease; Clinitas; Cystistat; Euflexxa; Fermathron; Gengigel; Hyabak; Hyalgan; Hyalofill; Hycosan; Hylo-Forte; Hylo-Tear; Ocusan; Ophthalin; Optrex Contact Lens Friendly Eye Drops; Orthovisc; Ostenil; Oxyal; Suplasyn; Synocrom; Synvisc; Viscoseal; Vismed; ***Ukr.:*** Kuriosin (Куриозин); ***USA:*** AMO Vitrax†; Amvisc; Bionect; Coease; Euflexxa; Healon; Hyalgan; HyGel; Hylaform†; Hylira; Juvederm; Orthovisc; Perlane; ProVisc; Restylane; Shellgel; Supartz; Synvisc; ***Venez.:*** Healon†; Hyalgan; Lagricel Ofteno; Provisc†; Suprahyal; Synvisc; Toptear.

多组分制剂 ***Arg.:*** Alosol; Blink Contacts; Cellskinlab Hydragel B5; Culuflex H†; Epitheliale AH; Estri-Atlas; Fusimed; Hyalcrom; Hyalcrom NF; Hydratone†; Ingebrax†; Iuronico Biotic; Lacrimax†; Maxilac†; Maxus; Muvar; Ocusun; Panoxi; Revi-Atlas; Viscoat; Vita-C Derms's; Yusin Tears II†; ***Austral.:*** Atopiclair; Blink Contacts; Duovisc; Viscoat†; ***Belg.:*** Physiologica Nasal; ***Chile:*** Epithelial AH; Gelclair; Hyaluron; Hydragel B5 CKL; Hydraphase Ojos; Hydrating B5 Gel†; Redermic Piel; Redermic XL; Ureadin Rx RD; ***Cz.:*** Curiosin†; Ialugen Plus; ***Fr.:*** Cicaplast; Cicatridine; Hyalogran†; Hyarhinol†; Ialuset Plus; Mucogyne; Saugella; Tonimer†; Viscoat; ***Ger.:*** DisCoVisc; Duovisc; Hylo-Care; Trium; Viscoat; ***Gr.:*** Viscoat; ***Hung.:*** Ialugen Plus; Viscoat†; ***Indon.:*** Aloclair; Atopiclair; ***Israel:*** Aphta-X; Aphtagone; Atopiclair; Gelclair†; Salinagel; Xclair; ***Ital.:*** Altergen; Biolastic T5; Connettivina Plus; DisCoVisc; Dropyal; Hyalosilver; Hylo-Care; Idroskin C; Lesiorepar; Migel; Osmogel; Sirmiogel; Trofo 5; Ulceclar; Vaginol; Viscoat; ***Malaysia:*** Aloclair; Duovisc†; Viscoat†; Vitadrop; ***Mex.:*** Cetopic; Emolin Neo; Grimal; Humylub Ofteno; Hyalcrom NF; Hyalox; ***Mon.:*** Monasens†; ***NZ:*** Viscoat; ***Philipp.:*** Viscoat; ***Port.:*** Lipoacid; Synchrorose; Synchrovit; ***Rus.:*** Hylozar-COMOD (Хилозар-КОМОД); ***S.Afr.:*** Duovisc; Viscoat; ***Singapore:*** Duovisc; Scar Esthetique; Viscoat; ***Switz.:*** Alphastria; Hylo-Care; Ialugen Plus; Lacrycon; ***Thai.:*** Duovisc; Viscoat; ***Turk.:*** Duovisc†; Viscoat; ***UK:*** Atopiclair; Blink Intensive Tears; Gelclair; Hylo-Care; Seprafilm; Xclair; Zuidex; ***Ukr.:*** Kuriosin (Куриозин); ***USA:*** Atopiclair; Deflux; DisCoVisc; Gelclair; Healon Yellow†; RadiaPlex Rx; Seprafilm; Viscoat; Zacare Kit; ***Venez.:*** Cepin; Epitheliale AH; Viscoat†.

Hyaluronidase (*BAN*, *rINN*) 玻璃酸酶

Hialuronidasa; Hialuronidáz; Hialuronidazė; Hiyalüronidaz; Hyaluronidaasi; Hyaluronidas; Hyaluronidasa; Hyaluronidasum.

Гиалуронидаза

CAS — 9001-54-1.

ATC — B06AA03.

ATC Vet — QB06AA03.

UNII — 8KOG53Z5EM (bovine hyaluronidase); 64R4OHP8T0 (ovine hyaluronidase).

注：名称凯耐庭（第1529页）也作为玻璃酸酶的专利名。

Pharmacopoeias. In *Chin.* and *Eur.* (see p.vii). *US* includes as an injectable form.

Ph. Eur. 6. 8（Hyaluronidase） 一种可水解玻璃酸型黏多糖的酶。从哺乳动物的睾丸制备，已证实制备方法可将已知病原体污染降低到可接受限度；此外在纯化制剂中可能还要加入一种适当的稳定剂。白色或微黄白色无定形粉末；以干燥品计，其含量不低于 300IU/mg 的活性玻璃酸酶。溶于水；几乎不溶于乙醇和丙酮。0.3%水溶液的 pH 为 4.5～7。贮藏于 2～8℃的密闭容器中。

单位

国际单位和 USP 单位相等。1 个国际单位或 USP 单位相当于 1 个浊度降低单位或大约 3.3 个黏度减低单位。

不良反应和注意事项

偶见玻璃酸酶发生过敏反应。感染患者应慎用玻璃酸酶，因其可增加感染传播的危险，一般不应在感染部位或周围注射。也有人认为恶性肿瘤同样应是玻璃酸酶的禁忌证。不能静脉注射，不明原因早产病例的麻醉过程也禁用。玻璃酸酶严禁直接用于角膜。也禁用于减轻蚊虫叮咬所致的肿胀。

用途和用法

玻璃酸酶能可逆性解聚玻璃酸（见上文）——细胞周围基质或组织连接处的成分，所以可临时降低玻璃酸的黏度并增强组织对注入的液体的通透性。

玻璃酸酶用于增加吸收速度，减少皮下或肌内注射所引起的不适，促进组织中过多体液和外渗血液的重吸收，增加局部麻醉药的效果。

在英国，作为皮下注射或肌内注射辅助药的通常剂量是 1500U，直接加入注射剂中。用于辅助分散外渗体液或血液时，用同样剂量加入 1ml 注射用水或 0.9% 氯化钠中，注射到患处。有些国家玻璃酸酶的使用剂量更低；在美国，通常剂量是 150U。

在皮下灌注术中，用玻璃酸酶辅助相对较大剂量的液体皮下给药，特别是对于静脉注射较为困难的婴幼儿。在小儿和老人中应注意监护，控制给药速度和总用量，避免体内水分过多。玻璃酸酶可直接加入注射液中或在给药前注入注射部位。在英国，通常皮下每 500～1000ml 液体给予 1500U 玻璃酸酶，而在美国，则认为每升皮下灌注液，给予 150U 玻璃酸酶就足够了。

在英国，在麻醉药中加入 1500U 玻璃酸酶（美国为 150U）可促进局麻药的扩散。玻璃酸酶也可用作眼科局麻辅助药，推荐剂量为每毫升局麻药 15U。玻璃酸酶也用于治疗玻璃体出血和糖尿病性视网膜病变。

为了提高皮下尿路造影中显影剂的吸收，每个肩胛骨皮下注射玻璃酸酶 75U，之后在相同部位注射造影剂。

在 IVF 中，重组人玻璃酸酶用于制备卵母细胞。

透明糖酶（GL 酶）是玻璃酸酶的高度纯化形式。

1. Etesse B, *et al.* Hyaluronidase: plaidoyer pour un retour. *Ann Fr Anesth Reanim* 2009; **28:** 658–65.
2. Dunn AL, *et al.* Hyaluronidase: a review of approved formulations, indications and off-label use in chronic pain management. *Expert Opin Biol Ther* 2010; **10:** 127–31.

眼科手术 一项研究[1]纳入 150 名因老年性白内障需手术治疗的患者，用 2%利多卡因加 1：100000 肾上腺素和玻璃酸酶 15U/ml 眼球后麻醉，75 名患者中有 69 名（92%）取得满意麻醉，麻醉效果明显优于利多卡因加肾上腺素组的 42/75。据报道，若不用肾上腺素限制局麻药的吸收，仅玻璃酸酶和局麻药联用效果较差，推荐应用玻璃酸酶和肾上腺素作为白内障手术的辅助麻醉药，获得完全暂时性眼肌麻痹和麻醉效果。玻璃酸酶也与布比卡因和利多卡因的混合物联用，用于眼球周围麻醉，但结果不一致。一项纳入 50 名患者的研究中[2]，局麻药的混合液中加入玻璃酸酶25U/ml对满意麻醉的时间没有显著影响。然而，在另一项纳入 200 名患者的研究中[3]，加入玻璃酸酶 50U/ml 或 300U/ml 改善了眼球周围阻断的效果，并且在较高浓度的病例中，加快了起效速度。

1. Thomson I. Addition of hyaluronidase to lignocaine with adrenaline for retrobulbar anaesthesia in the surgery of senile cataract. *Br J Ophthalmol* 1988; **72:** 700–2.
2. Prosser DP, *et al.* Re-evaluation of hyaluronidase in peribulbar anaesthesia. *Br J Ophthalmol* 1996; **80:** 827–30.
3. Dempsey GA, *et al.* Hyaluronidase and peribulbar block. *Br J Anaesth* 1997; **78:** 671–4.

制剂

BP 2010: Hyaluronidase Injection;
USP 33: Hyaluronidase for Injection; Hyaluronidase Injection.

专利制剂

Arg.: Unidasa; ***Austral.:*** Hyalase; ***Austria:*** Hylase; ***Braz.:*** Hyalozima; ***Cz.:*** Hyasa†; Hylase; ***Ger.:*** Hylase; ***Gr.:*** Hyalase; ***Hong Kong:*** Hyalase; ***Hung.:*** Hyase†; ***India:*** Hynidase; ***Irl.:*** Hyalase; ***Israel:*** Hyalase; ***Neth.:*** Hyason; ***NZ:*** Hyalase; ***Rus.:*** Lydase (Лидаза); Lyrase (Лираза); Nydase (Нидаза); ***S.Afr.:*** Hyalase; ***Singapore:*** Hyalase; ***Turk.:*** Orthovisc; ***UK:*** Hyalase; ***USA:*** Amphadase; Hydase; Hylenex; Vitrase.

多组分制剂 ***Arg.:*** Nilflux; ***Austria:*** Lemuval†; ***Braz.:*** Oto-Xilodase; Postec; Xilodase; ***Gr.:*** Lasonil; ***Ital.:*** Lido-Hyal; ***Pol.:*** Helason; ***Switz.:*** Lido-Hyal.

Hydrangea 绣球根

Hidrangea; Raíz de hortensia; Seven Barks; Smooth Hydrangea; Wild Hydrangea.

Гортензия

UNII — MRX3W33KCB (hydrangea); 2SFZ1X3QA9 (hydrangea, powdered extract).

简介

绣球根是绣球藜（Hydrangeaceae）的根部，具有利尿和溶结石作用，用于生殖泌尿系统疾病，包括肾和尿道结石的治疗。

顺势疗法 绣球根已经以下列名称用于顺势疗法药物：Hydrangea arborescens；Hydrang。

制剂

多组分制剂 ***UK:*** Antiglan; Backache.

顺势疗法制剂 ***Ger.:*** Pascosabal.

Hydrastine Hydrochloride 盐酸北美黄连碱

Hidrastina, hidrocloruro de; Hydrastyny chlorowodorek. 6,7-Dimethoxy-3-(5,6,7,8-tetrahydro-6-methyl-1,3-dioxolo[4,5-g]isoquinolin-5-yl)isobenzofuran-1(3*H*)-one hydrochloride.

Гидрастина Гидрохлорид

$C_{21}H_{21}NO_6$,HCl = 419.9.

CAS — 118-08-1 (hydrastine); 5936-28-7 (hydrastine hydrochloride).

UNII — 562PDC2I9K.

(hydrastine)

简介

盐酸北美黄连碱是从白毛茛（*Hydrastis canadensis*）（毛茛科）（参见下文**北美黄连碱**）中获得的一种生物碱的盐酸盐，因引起子宫收缩和阻止子宫出血而闻名，但其价值难以确定。本品也曾用于胃肠道疾病。据报道中毒剂量引起士的宁样惊厥和消化道弛缓。

制剂

顺势疗法制剂 ***Ger.:*** Bomaklim†.

Hydrastinine Hydrochloride 盐酸白毛茛分碱

Idrastinina Cloruro. 5,6,7,8-Tetrahydro-6-methyl-1,3-dioxolo[4,5-g]isoquinolin-5-ol hydrochloride.

Гидрастинина Гидрохлорид

$C_{11}H_{11}NO_2$,HCl = 225.7.

CAS — 6592-85-4 (hydrastinine); 4884-68-8 (hydrastinine hydrochloride).

UNII — S8253P6A1G.

(hydrastinine)

简介

白毛茛分碱是北美黄连碱的衍生物（第2254页），且用途相似。它具有血管收缩作用，其盐酸盐作为治疗轻微眼部疾病局部用制剂的一种成分。

制剂

多组分制剂 ***Austria:*** Dacrin†; Haemanal.

Hydrastis 北美黄连碱

Cúrcuma canadiense; Golden Seal; Goldenseal; Hidraste; Hidrastis; Hydrast.; Hydrastidis Radix; Hydrastis rhizoma; Hydrastisjuuri; Hydrastisrot; Idraste; Kanadinių auksašaknių šakniastiebiai; Sello de oro; Vodilkový kořen; Yellow Root.

Желтокорень Канадский (*Hydrastis canadensis*)

UNII — ZW3Z11D0JV (goldenseal).

Pharmacopoeias. In *Eur.* (see p.vii) and *US.*

Ph. Eur. 6. 8（Goldenseal Rhizome；Goldenseal Root BP 2005） 白毛茛（*Hydrastis canadensis*）完整或切碎的干燥根和茎，以干燥品计，北美黄连碱的含量不低于 2.5%，小檗碱含量不低于 3.0%。避光。

USP 33（Goldenseal） 白毛茛（毛茛科）的干燥根和茎，以干燥品计，北美黄连碱含量不低于 2.5%，小檗碱含量不低于 3.0%。贮藏于密闭容器中。避光、湿和热。

简介

北美黄连碱曾用于治疗严重子宫出血。它在一些草药制剂中用于治疗胃肠道疾病和外周血管病。北美黄连碱的药理学作用主要由于含两种碱，小檗碱（第2189页）和北美黄连碱（见上文）。

顺势疗法 北美黄连碱已经以下列名称用于顺势疗法药物：Hydrastis canadensis；Hyrdr. can。

制剂

专利制剂

Ger.: Gingivitol N†.

多组分制剂 ***Austral.:*** Bilberry Plus; Euphrasia Complex; Herbal Cleanse†; Hydrastis Complex†; Sambucus Complex†; Urapro†; Urinase†; ***Braz.:*** Bromidrastina†; ***Canad.:*** Echinacea Goldenseal Formula†; Natraway Sport 1 & 2; Natraway Sport 3; Para Gard; Para-Gone; ***Fr.:*** Climaxol; ***Gr.:*** Golden Seal Compound; ***Spain:*** Proctosor†; Solucion Schoum; ***Turk.:*** Ma-Ka-Ta; ***UK:*** Digestive; HRI Golden Seal Digestive; Wind & Dyspepsia Relief.

顺势疗法制剂 ***Austral.:*** Snorestop; Stomach Calm; ***Austria:*** Asinis; Nebenhohlen-Tropfen Nr 26; Robinia Med Complex†; ***Canad.:*** Ceprin†; Circulation†; Eczema L87; Formula Cl 207; Formula FV 213; Homeo-Form PMT; Homeo-Form Sl; Homeodel 21; Hylagene; Hylands Formula S; Hylands Sinus; Indigestion; Mucan; Nareel; PMS; PMS L21†; Rhinar; Sinus; Snore Stop; Toxex; Ubicoenzyme; ***Chile:*** Calendula Echinacea Comp; Ovukalen; ***Cz.:*** Lamioflur†; ***Fr.:*** Adenocynesine; Aesculus Compose; Allium Cepa Compose; Chelidonium Compose; Cimicifuga Complexe No 21; Conium Complexe No 36; Endhometrol; Hepatodrainol; Hepatopan; Homeogene 22; Hydrastis Compose; L 25; L 28; Pulviplasmine; Ricinus Compose; Scabiosa Complexe No 87; Sinuspax; Thlascose; ***Ger.:*** Aletris Oligoplex; Antimas; Antimast N†; Echinacea Ro-Plex (Rowo-415)†; Hydrastis Salbe N†; Jsostoma S; Lymphdiaral; Mucosa compositum; Otovowen; Rapako comp; Sejungin B21†; Septi-Bosan†; Sinuselect; Stomabococin†; Ulco-cyl L Ho-Len-Complex; Virobin†; ***Neth.:*** Hepatodrainol; Lymphdiaral; Mucosa comp H; Omnilite; Rinileen; Sinufleur; Snurdim; ***Port.:*** Hepatodrainol; ***Rus.:*** Asinis (Асинис); Cinnabsin (Циннабсин); ***Switz.:*** A Vogel pour les sinus; Nelsons Sinusit; Regenaplex Nr. 59b; Regenaplex Nr. 71b; Rhinitisan†; Sinuforce†; Sinuspax; ***Ukr.:*** Cinnabsin (Циннабсин); ***USA:*** Preferred Remedies Sinus.

Hydrazine Sulfate 硫酸肼

Hidrazina, sulfato de; Hidrazine Sulfate; Hydrazine Sulphate; Hydrazyny siarczan.

$H_6N_2O_4S$ = 130.1.

CAS — 302-01-2 (hydrazine); 10034-93-2 (hydrazine sulfate).

UNII — 1N369SAT01.

H_2N-NH_2

(hydrazine)

简介

硫酸肼用于多种工业生产中。可用于制备水合肼，一种在角膜染色术中在氯化铂溶液之后应用的制剂。本品曾试用于肿瘤相关食欲缺乏和恶病质的治疗，但收效甚微。

不良反应和处置 暴露于肼后出现不良反应的参考文献如下[1~5]。维生素 B_6 可用于治疗肼中毒[6~8]。

1. Albert DM, Puliafito CA. Choroidal melanoma: possible exposure to industrial toxins. *N Engl J Med* 1977; **296:** 634–5.
2. Durant PJ, Harris RA. Hydrazine and lupus. *N Engl J Med* 1980; **303:** 584–5.
3. WHO. Hydrazine. *Environmental Health Criteria 68*. Geneva: WHO, 1987. Available at: http://www.inchem.org/documents/ehc/ehc/ehc68.htm (accessed 24/07/08)
4. WHO. Hydrazine health and safety guide. *IPCS Health and Safety Guide 56*. Geneva: WHO, 1991. Available at: http://www.inchem.org/documents/hsg/hsg/hsg056.htm (accessed 24/07/08)
5. Hainer MI, *et al.* Fatal hepatorenal failure associated with hydrazine sulfate. *Ann Intern Med* 2000; **133:** 877–80.
6. Kirklin JK, *et al.* Treatment of hydrazine-induced coma with pyridoxine. *N Engl J Med* 1976; **294:** 938–9.
7. Harati Y, Niakan E. Hydrazine toxicity, pyridoxine therapy, and peripheral neuropathy. *Ann Intern Med* 1986; **104:** 728–9.
8. Nagappan R, Riddell T. Pyridoxine therapy in a patient with severe hydrazine sulfate toxicity. *Crit Care Med* 2000; **28:** 2116–18.

食欲缺乏和恶病质 硫酸肼用于肿瘤相关食欲缺乏或恶病质的治疗见下面的参考文献[1~3]。

1. Tayek JA, *et al.* Effect of hydrazine sulphate on whole-body protein breakdown measured by ^{14}C-lysine metabolism in lung cancer patients. *Lancet* 1987; **ii:** 241–4.
2. Loprinzi CL, *et al.* Cancer-associated anorexia and cachexia: implications for drug therapy. *Drugs* 1992; **43:** 499–506.
3. Kaegi E. Unconventional therapies for cancer: hydrazine sulfate. *Can Med Assoc J* 1998; **158:** 1327–30.

制剂

专利制剂

Rus.: Sehydrin (Сегидрин).

Hydrochloric Acid 盐酸

Acide chlorhydrique; Acidum Hydrochloricum; Acidum hydrochloridum; Clorhídrico, ácido; Cloruro de hidrógeno; E507; Kloorivetyhappo; Kwas solny; Kyselina chlorovodíková; Saltsyra; Salzsäure; Sósav; Suolahappo; Vandenilio chlorido rūgštis; Vetykloridihappo.

HCl = 36.46.

CAS — 7647-01-0.

ATC — A09AB03; B05XA13.

ATC Vet — QA09AB03; QB05XA13.

UNII — QTT17582CB.

注：商业用的不纯盐酸称作 Spirits of Salt 和 Muriatic Acid。

Pharmacopoeias. *Chin., Eur.* (see p.vii), *Int., Jpn, Swiss,* and *Viet.* include various concentrations. Also in *USNF.*

Ph. Eur. 6. 8（Hydrochloric Acid, Concentrated; Acidum Hydrochloridum Concentratum; Hydrochloric Acid BP 2010） 盐酸含量为 35.0%～39.0%（*w/w*）。澄清无色挥发性液体。可与水混合。贮藏于有盖的玻璃容器或其他惰性材料容器中，温度低于 30℃。

Ph. Eur. 6. 8（Hydrochloric Acid, Dilute; Acidum Hydrochloridum Dilutum） 盐酸 274g 与水 726g 混合制备，盐酸含量为 9.5%～10.5%（*w/w*）。

USNF 28（Hydrochloric Acid） 盐酸含量为 36.5%～38.0%（*w/w*）。无色具刺激性臭的挥发性液体。本品用 2 倍体积水稀释后无挥发性。贮藏于密闭容器中。

USNF 28（Diluted Hydrochloric Acid） 盐酸含量为 9.5%～10.5%（*w/v*），制备方法是将盐酸 226ml 与足量水混匀至 1000ml。无色无臭液体。贮藏于密闭容器中。

不良反应

盐酸具有强刺激性和腐蚀性，摄入可能致命。腐蚀作用可引起化学性灼伤和重度疼痛。可能引起强烈呕吐、呕血和循环衰竭；酸也可引起血管内凝血和溶血。可导致消化性溃疡穿孔，引起胃腔和幽门狭窄。喉头水肿可引起窒息。吸入酸雾或吸入摄入的酸可引起肺炎。

1. WHO. Chlorine and hydrogen chloride. *Environmental Health Criteria 21*. Geneva: WHO, 1982. Available at: http://www.inchem.org/documents/ehc/ehc/ehc21.htm (accessed 16/06/04)
2. Munoz Munoz E, *et al.* Massive necrosis of the gastrointestinal tract after ingestion of hydrochloric acid. *Eur J Surg* 2001; **167:** 195–8.

不良反应的处置

摄入盐酸的治疗主要为对症治疗。一般不宜洗胃或用活性炭吸附，禁用催吐药。可用小量水和牛奶稀释盐酸，但大量液体可增加呕吐的危险，从而引起更多损伤。因中和反应可能产热从而进一步加重损伤，故不推荐使用中和药。疼痛可用阿片类镇痛药。应做内镜，如必要可手术治疗。几乎没有证据支持糖皮质激素对预防胃缩窄有价值。

酸灼伤皮肤应立即用大量水冲洗，冲洗时水量要充分，时间要足够长。进行冲洗时应除去衣物。酸灼伤眼部，眼睑应该打开，用室温水流或 0.9%氯化钠持续冲洗眼球。滴入几滴局麻药可缓解眼睑痉挛和易激惹症状。

用途和用法

盐酸可用作腐蚀剂。稀释后用于胃酸缺乏症和其他胃肠道疾病的治疗。本品静脉给药治疗代谢性碱中毒（第1590页）。食管滴酸试验用于食管疾病的诊断。口服时，应用吸管吸入以保护牙齿。

顺势疗法 盐酸已经以下列名称用于顺势疗法药物：Acidum hydrochloricum; Muriaticum acidum; Muriaticum ac; Hydrochloridum acidum; Chlorhydricum acidum; Acidum muriaticum; Ac. mur。

诊断和检查 食管滴酸试验用于诊断食管疾病[1~5]，如胃食管反流（第1618页）和食管动力疾病（第1624页）。该检查包括食管内滴入 0.1mol/L 盐酸；随之产生疼痛表示食管对酸敏感。该检查也用于心绞痛的鉴别诊断[2]。

1. Sladen GE, *et al.* Oesophagoscopy, biopsy, and acid perfusion test in diagnosis of "reflux oesophagitis". *BMJ* 1975; **1:** 71–6.
2. Anonymous. Angina and oesophageal disease. *Lancet* 1986; **i:** 191–2.
3. Hewson EG, *et al.* Acid perfusion test: does it have a role in the assessment of non cardiac chest pain? *Gut* 1989; **30:** 305–10.
4. de Caestecker JS, Heading RC. Acid perfusion in the assessment of non-cardiac chest pain. *Gut* 1989; **30:** 1795–7.
5. Howard PJ, *et al.* Acid perfusion is a good screening test for symptomatic oesophageal reflux. *Gut* 1989; **30:** A1445.

妊娠 妊娠期胃灼热症状可能由十二指肠碱性内容物反流造成。餐后和就寝前服用盐酸稀释液（pH 2）可改善妊娠期妇女胃灼热症状[1]。

1. Anonymous. Heartburn in pregnancy. *Drug Ther Bull* 1990; **28:** 11–12.

制剂

专利制剂

Pol.: Mixtura Pepsini.

多组分制剂 ***Ital.:*** Gastro-Pepsin†; ***S.Afr.:*** Sentinel Ulcer Mixture†.

顺势疗法制剂 ***Austral.:*** Vitatona Energy; ***Canad.:*** Hae 2 Complex; ***Ger.:*** Kinolymphat; Lowe-Komplex Nr 6†; Stomabococin†; ***Switz.:*** Regenaplex Nr. 21e.

Hydrofluoric Acid 氢氟酸

Fluohydric Acid; Fluorhídrico, ácido; Fluoric Acid; Fluoruro de hidrógeno; Kwas fluorowodorowy.

HF = 20.01.

CAS — 7664-39-3.

UNII — RGL5YE86CZ.

性状 氢氟酸是氟化氢的水溶液。各种强度氢氟酸都可使用。本品对玻璃的腐蚀性强。

不良反应

本品不良反应与上文盐酸一样。氢氟酸的腐蚀作用为主要不良反应，但它被吸收后也可产生氟化物中毒的全身表现，见第1864页**氟化钠**项下所述。

接触稀溶液后疼痛可延迟发生，因此患者可能意识不到被灼伤，直到数小时后，局部开始刺痛才会发现；随后疼痛加重，可持续几天。皮肤硬结，组织进行性破坏，深度溃疡，愈合缓慢并且遗留瘢痕。

氢氟酸的挥发气体也具有强刺激性。

不良反应的处置

摄入氢氟酸出现中毒的起始治疗与盐酸类似，参见上文。此外应静脉注射葡萄糖酸钙以纠正已知或可疑的低钙血症。氯化钙也可给予。吸入葡萄糖酸钙喷雾剂也被认为是严重中毒。

眼部灼伤时，需用六氟（Hexafluorine®）（*Prevor*, *Fr*）冲洗至少 30min，六氟是一种含有两性和螯合盐的产品。如果得不到六氟，可用大量水或 0.9%氯化钠。可用葡萄糖酸钙，但有效性证据较少，而且它可能损伤结膜。

氢氟酸引起的皮肤灼伤，应除去污染的衣物，用大量冷水冲洗。若有六氟的话，可使用。有时可应用葡萄糖酸钙凝胶，可能有必要皮内或皮下注射葡萄糖酸钙以使其渗入受累部位。有必要局部静脉注射葡萄糖酸钙治疗前臂、手和手指的严重灼伤；如无效，可考虑灼伤手指动脉内输注葡萄糖酸钙。氢氟酸可流过手指和指甲而不引起任何可见的损伤；因此可能需要拔甲或在指甲上打孔，以治疗甲下的组织损伤。其他报道有效的急救措施包括长时间浸泡于苯扎氯铵的冰水中；有时也用硫酸镁的冰水溶液。可能需用局部麻醉。应除去灼伤所致结痂，清除坏死组织。吸收可导致全身氟化物中毒，需静脉给予葡萄糖酸钙缓解低钙症状。

氢氟酸灼伤治疗的参考文献如下。

1. Browne TD. The treatment of hydrofluoric acid burns. *J Soc Occup Med* 1974; **24:** 80–9.
2. MacKinnon MA. Hydrofluoric acid burns. *Dermatol Clin* 1988; **6:** 67–74.
3. McIvor ME. Acute fluoride toxicity: pathophysiology and management. *Drug Safety* 1990; **5:** 79–85.
4. Kirkpatrick JJR, *et al.* Hydrofluoric acid burns: a review. *Burns* 1995; **21:** 483–93.
5. Sanz-Gallen P, *et al.* Hypocalcaemia and hypomagnesaemia due to hydrofluoric acid. *Occup Med (Lond)* 2001; **51:** 294–5.
6. Martin HCO, Muller MJ. Hydrofluoric acid burns from a household rust remover. *Med J Aust* 2002; **176:** 296.
7. Foster KN, *et al.* Hydrofluoric acid burn resulting from ignition of gas from a compressed air duster. *J Burn Care Rehabil* 2003; **24:** 234–8.

用途

氢氟酸用于工业。本品主要用于碳氟化合物的生产，碳氟化合物可用作冷冻剂和抛射剂。本品也作为腐蚀玻璃和除锈制剂的成分。

顺势疗法 氢氟酸已经以下列名称用于顺势疗法药物：Fluoricum acidum; Acidum hydrofluoricum; Ac. fluor; Hydrofluoricum acidum; Hydrofluoricum ac。

制剂

多组分制剂 ***Canad.:*** Gel-Kam Dentinbloc; Perfect Solutions 1-Minute; Perfect Solutions in Office Rinse.

顺势疗法制剂 ***Austria:*** Crimax; Petroleum Med Complex†; ***Chile:*** Bioactiv P; ***Fr.:*** Hamamelis Compose; Veino-Drainol; ***Switz.:*** Regenaplex Nr. 21e; Regenaplex Nr. 31b.

Hydroquinine Hydrobromide 氢溴酸二氢奎宁

Dihydrochinin Hydrobromide; Dihydroquinine Hydrobromide; Hidroquinina, hidrobromuro de; Hydrochinin Hydrobromide; Methylhydrocupreine Hydrobromide. 8α,9R-10,11-Dihydro-6′-methoxycinchonan-9-ol hydrobromide.

Гидрохинина Гидробромид

$C_{20}H_{26}N_2O_2$,HBr = 407.3.

CAS — 522-66-7 (hydroquinine).

ATC — M09AA01.

ATC Vet — QM09AA01.

UNII — Q26K81T6MC.

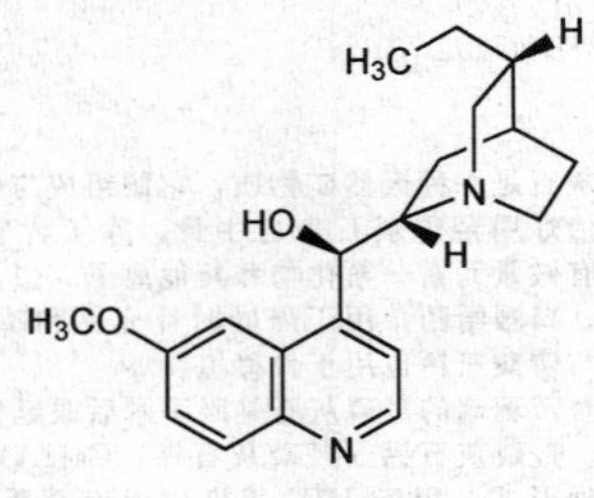

(hydroquinine)

注：不要与对苯二酚（Hydroquinone）（第1524页）

混淆。

简介

二氢奎宁是奎宁衍生物（第583页），同样也用于夜间肌肉痛性痉挛。以其氢溴酸盐给药，每次晚餐时口服200mg，睡前再服用100mg，疗程14天。

肌肉痉挛 奎宁及其衍生物，如二氢奎宁传统上用于预防夜间肌肉痉挛（第1798页），但对于其疗效和潜在的不良反应存在疑问，特别是老年人。

1. Jansen PHP, *et al.* Randomised controlled trial of hydroquinine in muscle cramps. *Lancet* 1997; **349:** 528–32.
2. van Kan HJM, *et al.* Hydroquinine pharmacokinetics after oral administration in adult patients with muscle cramps. *Eur J Clin Pharmacol* 2000; **56:** 263–7.

制剂

专利制剂

Neth.: Inhibin.

Hydroxyamfetamine Hydrobromide (*BANM, rINNM*) ⊗氢溴酸羟苯丙胺

Bromhidrato de Hidroxianfetamina; Hidrobromuro de hidroxianfetamina; Hydroxyamfétamine, Bromhydrate d'; Hydroxyamfetamini Hydrobromidum; Hydroxyamphetamine Hydrobromide; *p*-Hydroxyamphetamine Hydrobromide; Oxamphetamine Hydrobromide; Parahydroxyamphetamine Hydrobromide. (±)-4-(2-Aminopropyl)phenol hydrobromide.

Гидроксиамфетамина Гидробромид

$C_9H_{13}NO,HBr = 232.1.$

CAS — 103-86-6 (hydroxyamfetamine); 1518-86-1 ((±)-hydroxyamfetamine); 306-21-8 (hydroxyamfetamine hydrobromide); 140-36-3 ((±)-hydroxyamfetamine hydrobromide).

UNII — 59IG47SZ0E.

(hydroxyamfetamine)

Pharmacopoeias. In *US.*

USP 33 (Hydroxyamphetamine Hydrobromide) 白色结晶粉末。易溶于水和乙醇；微溶于氯仿；几乎不溶于乙醚。其水溶液遇石蕊显弱酸性，pH值约为5。避光。

简介

氢溴酸羟苯丙胺为拟交感药，作用和麻黄碱（第1487页）相似，但对于CNS很少或几乎无兴奋作用。曾作为血管加压药用于一些心脏疾病的治疗。

在眼科，1%氢溴酸羟苯丙胺水溶液用作散瞳剂，用于Horner综合征的诊断。

制剂

USP 33: Hydroxyamphetamine Hydrobromide Ophthalmic Solution.

专利制剂

Cz.: Pedrolon†; **USA:** Paredrine†.

多组分制剂 **USA:** Paremyd.

Hydroxyapatite (*BAN*) 羟磷灰石

542 (edible bone phosphate); Durapatite *(USAN)*; Hidroxiapatite; Hidroxiapatito; Hidroxilapatito; Hydroxylapatite; Win-40350. Decacalcium dihydroxide hexakis(orthophosphate).

Гидроксиапатит

$3Ca_3(PO_4)_2,Ca(OH)_2 = 1004.6;$

$Ca_5(OH)(PO_4)_3 = 502.3.$

CAS — 1306-06-5.

UNII — 91D9GV0Z28.

简介

羟磷灰石是一种天然矿物质，它的组成与骨的矿物质相似。治疗用羟磷灰石来自牛骨，除了含有钙和磷外，还含有微量元素、氟化物和其他离子、蛋白质和氨基葡萄糖。口服给药，用于需同时补充钙和磷的患者。羟磷灰石与磷酸三钙也用于骨移植。

来自海产珊瑚的羟磷灰石是眼手术后眼眶置入物的组成成分。羟磷灰石钙（羟磷灰石钙；CaHA）是羟磷灰石的一种形式，用于HIV感染患者面部肌肉萎缩，也作为面部填充剂用于中度至重度脸部皱纹。

不良反应 与使用珊瑚来源的眼眶置入物[1]和合成羟磷灰石钙[2]有关的不良反应参见参考文献。

1. Shields CL, *et al.* Problems with the hydroxyapatite orbital implant: experience with 250 consecutive cases. *Br J Ophthalmol* 1994; **78:** 702–6.
2. Sankar V, McGuff HS. Foreign body reaction to calcium hydroxylapatite after lip augmentation. *J Am Dent Assoc* 2007; **138:** 1093–96.

用途 磷酸钙和碳酸钙的混合物可制成注入急性骨折部位的糊剂[1]；在生理条件下，此糊剂在数分钟内变硬，形成碳酸磷灰石（一种含有二氧化碳的磷灰石），固定骨骼，直到逐渐被新生骨替代。

1. Constantz BR, *et al.* Skeletal repair by in situ formation of the mineral phase of bone. *Science* 1995; **267:** 1796–9.

制剂

专利制剂

Austria: Ossopan; Osteogenon†; ***Braz.:*** Ossopan; ***Cz.:*** Osteogenon; ***Fr.:*** Ossopan; ***Ger.:*** Calcibon; Endobon; ***Hung.:*** Osteogenon; ***India:*** Ossopan; ***Indon.:*** Ossopan; Ossoral; ***Irl.:*** Ossopan†; ***Ital.:*** Apagen; ***Mex.:*** Ossopan; ***Pol.:*** Ossopan; Osteogenon; ***Port.:*** Ossopan; ***Rus.:*** Osteogenon (Остеогенон); ***Spain:*** Ossopan†; Osteopor; ***Switz.:*** Ossopan; ***Thai.:*** Ossopan; ***UK:*** Osteo Support; ***Ukr.:*** Osteogenon (Остеогенон); ***USA:*** Radiesse.

多组分制剂 ***Arg.:*** Totalos Plus; ***Austral.:*** PM NextG Cal; ***Canad.:*** Osteo-Guard; ***Ger.:*** Collapat II; ***Indon.:*** Vossecal; ***Ital.:*** Eugune; ***Malaysia:*** Supa Biocal Vitahealth†.

Hydroxymethylnicotinamide 羟甲基烟酰胺

Hidroximetilnicotinamida; *N*-Hydroxymethylnicotinamide; Nicotinylmethylamide; Nicotinylmethylamidum; Nikotynylometyloamid. *N*-Hydroxymethylpyridine-3-carboxamide.

Гидроксиметилникотинамид

$C_7H_8N_2O_2 = 152.2.$

CAS — 3569-99-1.

ATC — A05AB01.

ATC Vet — QA05AB01.

Pharmacopoeias. In *Pol.*

简介

羟甲基烟酰胺为利胆药，用于治疗各种胆囊疾病。

制剂

专利制剂

India: Bilamide†.

Hydroxyquinoline Sulfate 硫酸羟喹

Chinosolum; Hidroxiquinolina, sulfato de; Hydroxyquinoline Sulphate; Oksikinoliinisulfaatti; Oxichinolini Sulfas; Oxikinolinsulfat; Oxine Sulphate; Oxiquinol; Oxyquinol; Oxyquinoline Sulfate *(USAN)*; Sulfate d'Orthoxyquinoléine. Quinolin-8-ol sulphate; 8-Quinolinol sulphate.

Гидроксихинолина Сульфат

$(C_9H_7NO)_2,H_2SO_4 = 388.4.$

CAS — 148-24-3 (hydroxyquinoline); 134-31-6 (hydroxyquinoline sulfate).

ATC — A01AB07; D08AH03; G01AC30; R02AA14.

ATC Vet — QA01AB07; QD08AH03; QG01AC30; QR02AA14.

UNII — 61VUG75Y3P.

(hydroxyquinoline)

Pharmacopoeias. In *Fr.* and *Swiss.* Also in *USNF.*

USNF 28 (Oxyquinoline Sulfate) 黄色粉末。极易溶于水；微溶于乙醇；几乎不溶于丙酮和乙醚；易溶于甲醇。

Potassium Hydroxyquinoline Sulfate 羟喹硫酸钾

Oxiquinol potásico; Oxyquinol Potassium; Potassii Hydroxyquinolini Sulphas; Potassium Hydroxyquinoline Sulphate; Potassium Oxyquinoline Sulphate; Sulfato de hidroxiquinolina potásica.

CAS — 14534-95-3.

ATC — A01AB07; D08AH03; G01AC30; R02AA14.

ATC Vet — QA01AB07; QD08AH03; QG01AC30; QR02AA14.

Pharmacopoeias. In *Br., Fr.,* and *Ger.*

BP 2010 (Potassium Hydroxyquinoline Sulphate) 硫酸钾和8-羟-喹啉硫酸一水化物的等分子混合物。以无水物计算，8-羟-喹啉含量为50.6%～52.6%，硫酸钾含量为29.5%～32.5%。淡黄色，无臭或几乎无臭的微晶型粉末。易溶于水；不溶于乙醚。用热的无水乙醇提取时，可获得硫酸钾残留物和8-羟-喹啉硫酸溶液。

简介

硫酸羟喹和羟喹硫酸钾具有抗细菌、抗真菌和除臭作用，用于皮肤、口咽部和阴道疾病的局部治疗。羟喹硫酸钾常与过氧化苯酰合用。

羟基喹啉的衍生物，包括水杨酸盐、苯甲酸盐、硼酸盐、氢氟化物、碘代氯化物、氟硅酸盐和硫酸羟喹钠，均具有类似用途。

制剂

BP 2010: Potassium Hydroxyquinoline Sulphate and Benzoyl Peroxide Cream.

专利制剂

Ger.: Leioderm; ***Ital.:*** Aftir Shampoo; ***Neth.:*** Superol.

多组分制剂 ***Belg.:*** Aseptosyl†; ***Braz.:*** Andolba; Cerumin; Colpolase; Lacto Vagin†; Leucocida†; Malvatricin; Malvatricin Ginecologico; Malvatricin Pastilhas; Malvatricin Pronto; Malvatricin Solucao para diluir; Malvatricin Spray; Senol†; ***Canad.:*** Racestyptine; ***Chile:*** Diproquin; ***Cz.:*** Avinil H†; ***Fr.:*** Chromargon; Dermacide; Nestosyl; ***Ger.:*** Chinosol; Leioderm P; ***Gr.:*** Dermacide; ***Irl.:*** Quinoderm; ***Ital.:*** Disinfene; Ustiosan; ***Port.:*** Apyrol†; Queimax; ***Rus.:*** Contraceptin T (Контрацептин Т); ***S.Afr.:*** Oto-Phen Forte†; Quinoderm; Universal Earache Drops†; ***Switz.:*** Benzocaine PD; Rectoseptal-Neo bismuthe; Rectoseptal-Neo simple; ***UK:*** Quinoderm; Valderma; ***USA:*** Acid Jelly; Auroguard Otic; Fem pH; Oxyzal; Stypto-Caine; Trimo-San; Triv; ***Venez.:*** Borogin; Fluquinol†.

Hymecromone (*BAN, USAN, rINN*) 羟甲香豆素

Himecromona; Himekromon; Himekromonas; Hymechromon; Hymécromone; Hymecromonum; Hymekromon; Hymekromoni; Imecromone; LM-94. 7-Hydroxy-4-methylcoumarin.

Гимекромон

$C_{10}H_8O_3 = 176.2.$

CAS — 90-33-5.

ATC — A05AX02.

ATC Vet — QA05AX02.

UNII — 3T5NG4Q468.

Pharmacopoeias. In *Chin., Eur.* (see p.vii), and *Jpn.*

Ph. Eur. 6.8 (Hymecromone) 类白色结晶粉末，极微溶于水；微溶于二氯甲烷；略溶于甲醇。可溶于稀氨水。避光。

简介

羟甲香豆素为促进胆汁分泌药和胆道解痉药。口服每次400mg，每日3次，餐时给药。其钠盐也可缓慢静脉注射给药，用于辅助诊断。偶见腹泻。

制剂

专利制剂

Austria: Cholonerton†; Unichol; ***Belg.:*** Cantabiline; ***Cz.:*** Cholestil; Isochol; ***Fr.:*** Cantabiline; ***Ger.:*** Chol-Spasmoletten; Cholspasmin; ***Gr.:*** Cantabiline; Choliren; ***Ital.:*** Cantabilin; ***Pol.:*** Cholestil; ***Rus.:*** Odeston (Одестон); ***Spain:*** Bilicanta†; ***Turk.:*** Cantabilin.

Hyoscyamus 莨菪

Banotu; Beleño; Bilsenkraut; Bolmört; Giusquiamo; Henbane; Hullukaali; Hyoscy.; Hyoscyami; Hyoscyami folium (hyoscyamus leaf); Jusquiame; Jusquiame Noire; Jusquiame noire, feuille de (hyoscyamus leaf); Meimendro.

Белена

ATC Herb — HR03BB5002 (Hyoscyamus niger: seed); HA03YA5004 (Hyoscyamus niger: herb); HA03YA5006 (Hyoscyamus niger: seed); HA03YA5005 (Hyoscyamus niger: leaf).

UNII — 5DT0PFG184 (hyoscyamus); 4WRK2153H3 (Hyoscyamus niger).

Pharmacopoeias. *Chin.* specifies only the seeds.

Eur. (see p.vii) includes a form for homoeopathic preparations.

Ph. Eur. 6.8 (Hyoscyamus for Homoeopathic Preparations; Hyoscyamus Niger ad Praeparationes Homoeopathicas) 莨菪完整、新鲜的开花植株。避光。

简介

莨菪为含有数量不同东莨菪碱的莨菪生物碱，具有和阿托品（第1176页）相似的中枢和外周作用；其制剂

主要用于解除内脏痉挛。新鲜完整的开花植株（莨菪）以及干叶用作草药。

顺势疗法 莨菪已经以下列名称用于顺势疗法药物：Hyoscyamus leaf；Hyoscyamus niger；Hyos. nig。

制剂

专利制剂

Austria: Kelosoft; ***Switz.:*** Kelosoft; ***Venez.:*** Atroveran.

多组分制剂 ***Arg.:*** Hepacur; ***Austria:*** Cardiodoron; ***Braz.:*** Ductoveran; Espasmalgon†; MM Expectorante; ***Denm.:*** Zink-Calmitol†; ***Fr.:*** Laccoderme a l'huile de cade†; ***Ger.:*** Cardiodoron; Cimicifuga comp; Unguentum lymphaticum; ***Port.:*** Doce Alivio; ***S.Afr.:*** Cardiodoron†; ***Switz.:*** Cardiodoron†; Dragees S contre la toux†; Gouttes contre la toux "S"†; Kelimed; Sirop pectoral contre la toux S; Sirop S contre la toux et la bronchite†; ***UK:*** Onopordon Comp B; ***Venez.:*** Atrobel; Cloverin†; Cratex†; Linfoderm; Neo-Atropan†; Tropifen†.

顺势疗法制剂 ***Austral.:*** Respatona Dry Cough & Nasal Congestion; Sleep & Insomnia Relief; ***Austria:*** Bronchalis-Heel; ***Canad.:*** Bronkeel; Formula C Doron; Formula C Doroon; Homeo-Form I; Homeo-Form PMT; Homeogene 46; Hylands Insomnia; Insomnia Relief; Kids Calm; PMS; Spa Complex; Stress L72†; ***Cz.:*** Bronchalis-Heel; Sedalia; ***Fr.:*** Boripharm No 3; Dolirelax†; Formule de l'Abbe Chaupitre no 7; Homeogene 46; Ipeca Complexe No 65; L 72; Lobelia Complexe No 74; Oenanthe Crocata Complexe No 78; Quietude; Tarentula Complexe No 71; Zincum Cyanidum Complexe No 101; ***Ger.:*** Aralis; Bomapect N; Bronchi-Do; Coradol†; Cordiodoron; Crataegus comp; Monapax; Passiflora Complex; Roth's RKT Tropfen†; Tussiflorin Hom; Zincum Hevert N; ***Neth.:*** Quietude; ***Rus.:*** Valeriana-Plus (Валериана-Плюс); ***Switz.:*** Quietude; ***Ukr.:*** Cerebrum Compositum H (Церебрум Композитум Н)†.

Hypoglycin A 次甘氨酸 A

Hipoglicina A. L-2-Amino-3-(2-methylenecyclopropyl)propionic acid.

$C_7H_{11}NO_2$ = 141.2.

CAS — 156-56-9.

简介

次甘氨酸 A 是一种毒性物质，存在于未成熟西非荔枝果——*Blighia sapida*（无患子科）果实的一层假种皮中。它是牙买加呕吐病的病因，症状表现为急性重度呕吐、低血糖、肌无力、中枢抑制、痉挛、昏迷，经常致命。可用甘氨酸来治疗次甘氨酸 A 中毒。

Hypophosphorous Acid 次磷酸

Ácido fosfínico; Acidum Hypophosphorosum; Hipofosforoso, ácido; Phosphinic Acid.

Гипофосфористая Кислота; Фосфорноватистая Кислота

H_3PO_2 = 66.0.

CAS — 6303-21-5; 14332-09-3.

Pharmacopoeias. In *USNF.*

USNF 28（Hypophosphorous Acid） 次磷酸含量为 30%～32%。无色或淡黄色，无臭液体。贮藏于密闭容器中。

简介

次磷酸用作抗氧化剂。连二磷酸盐用作滋补药，它与磷酸甘油一样都不是合适的供磷药物。

制剂

多组分制剂 ***UK:*** Dispello.

Hyssop 海索草

Herba Hyssopi; Hysope; Hyssop Wort; Ysop.

Иссоп

ATC Herb — HR05YA5010 (Hyssopus officinalis: herb); HR05YA5009 (Hyssopus officinalis: essential oil).

UNII — X7HKN4FOJI (hyssop); 173D71924B (hyssop extract).

Pharmacopoeias. In *Fr.*

简介

海索草是 *Hyssopus officinalis*（唇形科）新鲜或干燥的地上部分。含有这种草药及其制剂的草药制剂主要用于治疗胃肠道和上呼吸道疾病。

用于芳香疗法的海索草油来自于海索草。

制剂

专利制剂

Cz.: Yzop Lekarsky†.

多组分制剂 ***Arg.:*** Arceligasol; ***Austria:*** The Chambard-Tee; ***Canad.:*** Clear Capsules; ***Fr.:*** Item Lentes†; ***Hung.:*** Gombarex; ***Ital.:*** Tisana Kelemata; ***Neth.:*** Herbesan; ***Pol.:*** Pectosol; ***Rus.:*** Linkus (Линкас); Linkus Lor (Линкас Лор); ***Spain:*** Agua del Carmen; Natusor Asmaten†; ***Switz.:*** Saintbois†; ***UK:*** Catarrh Mixture; Tickly Cough & Sore Throat Relief; Vegetable Cough Remover; ***Ukr.:*** Linkus (Линкас); Pectosol (Пектосол)†.

Ibogaine 伊博格碱

Ibogaina; NIH-10567. 12-Methoxyibogamine.

$C_{20}H_{26}N_2O$ = 310.4.

CAS — 83-74-9.

UNII — 3S814I130U.

俗名 下列名称曾用作各种形式的伊博格碱或含伊博格碱制剂的"俗名"（见第vii页）或俚语：Iboga。

简介

伊博格碱是一种从西非灌木 *Tabernanthe iboga*（夹竹桃科）提取的有致幻作用的吲哚生物碱。将其用于药物成瘾的脱瘾辅助治疗已有研究。

1. Popik P, *et al.* 100 years of ibogaine: neurochemical and pharmacological actions of a putative anti-addictive drug. *Pharmacol Rev* 1995; **47:** 235–53.
2. Alper KR, *et al.* Treatment of acute opioid withdrawal with ibogaine. *Am J Addict* 1999; **8:** 234–42.
3. Pace CJ, *et al.* Novel iboga alkaloid congeners block nicotinic receptors and reduce drug self-administration. *Eur J Pharmacol* 2004; **492:** 159–67.
4. Hittner JB, *et al.* Combating substance abuse with ibogaine: pre- and posttreatment recommendations and an example of successive model fitting analyses. *J Psychoactive Drugs* 2004; **36:** 191–9.
5. Maciulaitis R, *et al.* Ibogaine, an anti-addictive drug: pharmacology and time to go further in development. A narrative review. *Hum Exp Toxicol* 2008; **27:** 181–94.
6. Hoelen DWM, *et al.* Long-QT syndrome induced by the antiaddiction drug ibogaine. *N Engl J Med* 2009; **360:** 308–9.

Icatibant Acetate（*USAN, rINNM*）醋酸依加替班

Hoe-140 (icatibant, icatibant acetate); Icatibant, Acétate d'; Icatibanti Acetas; Icatibanto; JE-049 (icatibant). (*R*)-Arginyl-(*S*)-arginyl-(*S*)-prolyl-(2*S*,4*R*)-(4-hydroxyprolyl)glycyl-(*S*)-[3-(2-thienyl)alanyl]-(*S*)-seryl-(*R*)-[(1,2,3,4-tetrahydro-3-isoquinolyl)-carbonyl]-(2*S*,3a*S*,7a*S*)-[(hexahydro-2-indolinyl)-carbonyl]-(*S*)-arginine acetate.

Икатибанта Ацетат

$C_{59}H_{89}N_{19}O_{13}S,xC_2H_4O_2$.

CAS — 130308-48-4 (icatibant); 138614-30-9 (icatibant acetate).

ATC — C01EB19.

ATC Vet — QC01EB19.

简介

醋酸依加替班是一种选择性缓激肽 B_2 拮抗药，用于治疗成人遗传性血管性水肿（第2216页）急性发作的症状，这是一种 C1 激酶抑制剂补体缺乏疾病。

醋酸依加替班经皮下注射，优先进入腹部，一次剂量相当于依加替班 30mg。由于注射体积 3ml，因此需慢慢给药。单剂量足够用于治疗一次急性发作，第二剂需 6h 后给予。24h 给药不得超过 3 次，每次间隔 6h。

常见轻度和短暂的注射部位反应，包括红斑、肿块、温热感觉、灼烧、发痒和皮肤疼痛。恶心、呕吐、头痛、头晕、无力、鼻充血和皮疹也有报道。

急性缺血性心脏病或不稳定型心绞痛，以及新近卒中发作的患者需慎用依加替班。

1. Cruden NL, Newby DE. Therapeutic potential of icatibant (HOE-140, JE-049). *Expert Opin Pharmacother* 2008; **9:** 2383–90.

制剂

专利制剂

Fr.: Firazyr; ***Gr.:*** Firazyr; ***Irl.:*** Firazyr; ***Port.:*** Firazyr; ***UK:*** Firazyr.

Iceland Moss 冰岛苔

Islandinių kerpenų gniužulas; Isländisches Moos; Islandslav; Islanninjäkälä; Izlandi zuzmó; Lichen d'Islande; Lichen islandicus; Lišejník islandský; Porost islandzki.

Исландский Мох

ATC Herb — HA01WB5002 (Cetraria islandica: thallus); HR05WA5003 (Cetraria islandica: thallus); HA09WA5005 (Cetraria islandica: thallus).

UNII — BJ7YPN79A1.

Pharmacopoeias. In *Eur.* (see p.vii).

Ph. Eur. 6. 8（Iceland Moss；Lichen Islandicus） 冰岛苔岛青霉素完整或切碎的菌体。避光。

简介

冰岛苔［冰岛苔岛青霉素（*Cetraria islandica*）（梅衣科）］为一种具有镇痛和抗菌活性的地衣。含有本品的草药制剂可治疗干咳、口腔及咽部黏膜刺激或炎症，也用作苦味剂以刺激食欲。

冰岛苔也用作食品和调味剂。

制剂

专利制剂

Ger.: Isla-Mint†; Isla-Moos†; Tetesept Hals-activ; ***Ukr.:*** Isla-Mint (Исла-Минт); Isla-Moos (Исла-Моос).

多组分制剂 ***Austral.:*** Cold & Flu Respatona Decongestant Cough Relief†; Cold & Flu Respatona Dry Cough Relief†; Cough Relief†; ***Braz.:*** Peitoral Angico Pelotense†; ***Ger.:*** Cefabronchin; ***Ital.:*** Balta Intimo†; Enatus; Kevis; Sclerovis H Plus; Sclerovis H†; ***Pol.:*** Padma 28; Pectosol; ***Port.:*** Bio-clin Sebo Care†; ***Switz.:*** Kernosan Elixir; Padma 28; Padmed Circosan; Pertussex Compositum†; Tisane pectorale et antitussive; ***UK:*** Herb and Honey Cough Elixir; Padma 28; ***Ukr.:*** Pectosol (Пектосол)†.

顺势疗法制剂 ***Canad.:*** Phytotux H; ***Fr.:*** Cetraria Complexe No 61; ***Ger.:*** A-Bomin; Asthma H†; Asthma-Bomin H†; Cerivikehl; Cinaebosan†; Drosera-Weliplex; HanoTussan; Retussan†; Roth's Ropulmin†.

Idanpramine 依丹帕明

Idampramina. 5,5-Bis(4-methoxyphenyl)-3-[2-(1-piperidinyl)-ethyl]-2,4-imidazolidinedione.

Иданпрамин

$C_{24}H_{29}N_3O_4$ = 423.5.

CAS — 25466-44-8.

ATC — A03AX06.

ATC Vet — QA03AX06.

Idanpramine Hydrochloride 盐酸依丹帕明

Иданпрамина Гидрохлорид

$C_{24}H_{29}N_3O_4$,HCl = 460.0.

CAS — 25466-21-1.

ATC — A03AX06.

ATC Vet — QA03AX06.

Idanpramine Sulfate 硫酸依丹帕明

Idampramina Sulfato.

Иданпрамина Сульфат

ATC — A03AX06.

ATC Vet — QA03AX06.

简介

依丹帕明是一种抗毒蕈碱药，其盐酸盐和硫酸盐用于缓解内脏痉挛。

制剂

专利制剂

Port.: Gastroidam.

Idursulfase（*BAN, USAN, rINN*）艾度硫酸酯酶

Iduronate-2-sulfatase; Idursulfasa; Idursulfasum; Idusulfase. α-L-Iduronate sulfate sulfatase.

Идусульфас

CAS — 50936-59-9.

ATC — A16AB09.
ATC Vet — QA16AB09.
UNII — 5W8JGG2651.

不良反应、处置和注意事项

艾度硫酸酯酶的输液反应很常见，包括皮疹、瘙痒、荨麻疹、潮红、发热、头痛和高血压。解热药、抗组胺药联合或不联合糖皮质激素，或减慢输注速率治疗。严重反应时，需考虑停止输液。输液24h后，有过敏反应发生的报道。艾度硫酸酯酶的严重不良反应包括缺氧、肺栓塞、发绀、呼吸衰竭、心律失常和关节痛已有报道。

大约半数患者产生抗艾度硫酸酯酶的IgG抗体。存在抗体患者可能易发生输液或过敏反应。

用途和用法

艾度硫酸酯酶是重组艾杜糖2-硫酸酯酶，作为酶替代疗法用于治疗黏多糖贮积症Ⅱ型（见下文）。每周静脉输注剂量为500μg/kg。艾度硫酸酯酶需用0.9%氯化钠注射液100ml稀释，输注1～3h。初始15min，输注速率为8ml/h，若能耐受，可每15min增加8ml/h，最大速率100ml/h。若出现输液反应，需减慢输注速率（见上文），但由于产品无防腐剂，输注时间不得超过8h。

儿童用法 艾度硫酸酯酶注册药品信息中，治疗黏多糖贮积症Ⅱ型方面无小于5岁儿童的临床经验，但有较大年龄和青少年的剂量（见上文）。

黏多糖贮积症Ⅱ型 黏多糖贮积症Ⅱ型（Hunter综合征）是一种罕见与X连锁的进展性疾病，通常发生在男性，特征为遗传性艾杜糖2-硫酸酯酶缺乏。艾杜糖2-硫酸酯酶是催化葡糖氨基聚糖降解的必需酶。酶缺乏导致溶酶体中皮肤素和硫酸乙酰肝素蓄积，产生广泛、不可逆的细胞和组织损伤或器官功能不全。临床表现包括严重呼吸抑制、面部畸形、骨骼和关节畸形、心肌病和神经减退，通常第二个十年生命期后死亡，但轻度患者可能存活到成年[1～3]。

发生显著的发育和功能性问题时，涉及许多身体系统的支持治疗和对症治疗，物理和职业治疗也是必要的。艾度硫酸酯酶是重组艾杜糖2-硫酸酯酶，作为酶替代治疗，已有报道在安全性可接受时可获益。由于艾度硫酸酯酶不能透过血脑屏障，预期疾病早期尽可能越早治疗，特别是在严重神经症状未出现之前治疗，获益将会更大。已尝试在一些患者中进行造血干细胞移植者以提供缺乏的酶，但结果令人失望，进程与发病率和死亡率显著相关[1～3]。

1. Wraith JE, *et al.* Mucopolysaccharidosis type II (Hunter syndrome): a clinical review and recommendations for treatment in the era of enzyme replacement therapy. *Eur J Pediatr* 2008; **167:** 267–77.
2. Martin R, *et al.* Recognition and diagnosis of mucopolysaccharidosis II (Hunter syndrome). *Pediatrics* 2008; **121:** e377–e386. Available at: http://pediatrics.aappublications.org/cgi/content/full/121/2/e377 (accessed 23/02/10)
3. Muenzer J, *et al.* Multidisciplinary management of Hunter syndrome. *Pediatrics* 2009; **124:** e1228–e1239. Available at: http://pediatrics.aappublications.org/cgi/content/full/124/6/e1228 (accessed 23/02/10)

制剂

专利制剂

Austria: Elaprase; ***Belg.:*** Elaprase; ***Canad.:*** Elaprase; ***Cz.:*** Elaprase; ***Denm.:*** Elaprase; ***Fr.:*** Elaprase; ***Ger.:*** Elaprase; ***Gr.:*** Elaprase; ***Irl.:*** Elaprase; ***Port.:*** Elaprase; ***Spain:*** Elaprase; ***Swed.:*** Elaprase; ***Switz.:*** Elaprase; ***UK:*** Elaprase; ***USA:*** Elaprase.

Indian Barberry 印度伏尔莓

Chitra; Indian Berberry; Tree Turmeric.

Барбарис Остистый (*Berberis aristata*)

简介

印度伏尔莓［*Berberis aristata* (Berberidaceae)］的茎或根皮在草药中主要口服用于治疗发热和肝、胃肠道疾病，局部用于皮肤损伤。植物的果实和其他部分也能使用。

Berberis aristata 是小檗碱（第2189页）的来源。

制剂

多组分制剂 ***India:*** Antisept†; ***Ital.:*** Berart; ***Rus.:*** Entoban (Энтобан); ***Ukr.:*** Bonjigar (Бонджигар)†; Entoban (Энтобан).

Indian Gooseberry 印度醋栗

Amalaki; Amla; Emblic; Emblic Myrobalan.

Филлантус Лекарственный

ATC Herb — HA02WX5002 (Phyllanthus emblica: fruit); HA03AW5046 (Phyllanthus emblica: fruit); HA06AX5007 (Phyllanthus emblica: fruit); HA11WA5003 (Phyllanthus emblica: fruit); HA06AX5006 (Phyllanthus emblica: flower).

注：常用名称油柑子（myrobalan）或藏青果（myrobalans）是指该种属几种不相关生长果实的植物，源于印度醋栗属（*Emblica officinalis*，Emblic Myrobalan or Indian Gooseberry，见上文）、李属（*P. cerasifera*，Myrobalan Plum）和榄仁树属（*T. arjuna*，Arjun Myrobalan—参见**阿江榄仁**，第2183页；*T. bellirica*—参见**贝来诃子**，第2188页；*T. chebula*—参见诃子，第2207页）。需仔细区分它们。

名称"Terminalia"用于上述提到的所有源于榄仁树属的油柑子，也要注意避免混淆。

Pharmacopoeias. *Br.* includes Phyllanthus Emblica Pericarp for use in Traditional Herbal Medicinal Product.

BP 2010（Phyllanthus Emblica Pericarp for use in THMP）余甘子（*phyllanthus emblica*）(*E. officinalis*) 干成熟果实的果皮。以干燥品计，单宁酸（以焦没食子酚表示）含量不低于6.0%。

简介

印度醋栗（*phyllanthus emblica*）(*Emblica officinalis*，*Mirobalanus embilica*)（Euphorbiaceae）的果实，用在传统印度医学中，被包含在草药制剂中。

传统印度医学"triphala"是由印度醋栗、贝来诃子（第2188页）和诃子（第2207页）组成的复方。以果实中含有大量维生素C而出名，同时也作为食材。

制剂

多组分制剂 ***Hung.:*** Herbadict; Munipyrin; ***India:*** Flexi-muv†; ***Malaysia:*** Bonnisan; ***Philipp.:*** Cogent db†; ***Rus.:*** Doktor Mom Herbal Cough Lozenges (Доктор Мом Растительные Пастилки От Кашля); Fitovit (Фитовит); Travisil (Трависил); ***Ukr.:*** Alfagin (Альфагин); Doktor Mom Herbal Cough Lozenges (Доктор Мом Растительные Пастилки От Кашля); Fitovit (Фитовит); Intellan (Интеллан)†.

Indigo Carmine 靛胭脂

Blue X; Carmín de índigo; Ceruleinum; CI Food Blue 1; Colour Index No. 73015; Disodium Indigotin-5,5′-disulphonate; E132; FD & C Blue No. 2; Indicarminum; Indigo Karmin; Indigotina; Indigotindisulfonate Sodium; Indigotine; Indygokarmin; Sodium Indigotindisulphonate. Disodium 3,3′-dioxo-2,2′-bi-indolinylidene-5,5′-disulphonate.

Индигокармин

$C_{16}H_8N_2Na_2O_8S_2$ = 466.4.
CAS — 483-20-5 (indigotin-5,5′-disulphonic acid); 860-22-0 (indigo carmine).
ATC — V04CH02.
ATC Vet — QV04CH02.
UNII — D3741U8K7L; L06K8R7DQK.

(indigotin-5,5′-disulphonic acid)

注：名称Cerulein也适用于蓝肽（Ceruletide，蛙皮素）（第2206页）。

Pharmacopoeias. In *It.*, *Jpn*, and *US.*

UPS 33（Indigotindisulfonate Sodium） 灰黑、紫蓝色的粉末，或具有铜光泽的蓝色颗粒。溶于水（1∶100）；微溶于乙醇；几乎不溶于多数其他有机溶剂。其溶液为蓝色或蓝紫色。贮藏于温度为25℃的密闭容器中，温度允许范围为15～30℃，避光。

不良反应和注意事项

靛胭脂可引起恶心、呕吐、高血压和心动过缓；偶见过敏反应，表现为皮疹、瘙痒和支气管痉挛。大量非肠道给药后可导致皮肤脱色，特别是儿童及低体重患者。

超敏反应 2名老年患者静脉注射靛胭脂80mg后出现心脏停搏，并导致死亡[1]。2名患者都有喘息性支气管炎病史。一种与靛胭脂有关、有生命危险的过敏性反应也有报道，但作者认为这种反应罕见[2]。

1. Voiry AM, *et al.* Deux accidents mortels lors d'une injection peropératoire de carmin d'indigo. *Ann Med Nancy* 1976; **15:** 413–19.
2. Gousse AE, *et al.* Life-threatening anaphylactoid reaction associated with indigo carmine intravenous injection. *Urology* 2000; **56:** 508.

用途和用法

静脉注射靛胭脂主要经过肾脏迅速排泄。本品主要用于检测肾功能，但很大程度上已被测定结果更精确的试剂替代。靛胭脂用作标记染料，特别是在泌尿外科操作中，通常剂量40mg，推荐静脉注射，但有时可肌注。羊膜腔穿刺术中，它也作为标记染料。

在药用制剂中，靛胭脂可用作蓝色染料，但它不够稳定。也有将其作为结肠直肠腺瘤检查中喷雾染色的研究。它可用作食用色素。

制剂

USP 33: Indigotindisulfonate Sodium Injection.

Indocyanine Green 吲哚菁绿

Verde de indocianina. Sodium 2-{7-[1,1-dimethyl-3-(4-sulphobutyl)benz[e]indolin-2-ylidene]hepta-1,3,5-trienyl}-1,1-dimethyl-1*H*-benz[e]indolio-3-(butyl-4-sulphonate).

Индоцианин Зелёный

$C_{43}H_{47}N_2NaO_6S_2$ = 775.0.
CAS — 3599-32-4.
UNII — IX6J1063HV.

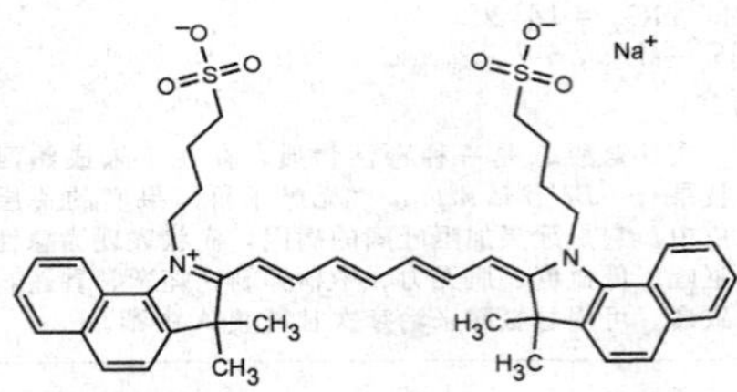

Pharmacopoeias. In *Chin.* and *US.*

USP 33（Indocyanine Green） 橄榄棕、深绿、蓝绿、深蓝或黑色粉末。无臭或略有臭。以干燥品计，碘化钠含量不超过5.0%。溶于水和甲醇；几乎不溶于多数其他有机溶剂。溶液呈深翡翠绿。0.5%水溶液的pH约为6，其水溶液可保持稳定约8h。贮藏温度25℃，温度允许范围为15～30℃。

不良反应和注意事项

据报道吲哚菁绿耐受性较好。过敏性反应和荨麻疹已有报道。因溶液含少量碘化钠，碘过敏患者慎用。影响肝功能的药物可改变吲哚菁绿的清除率。

1. Jackson TL. Indocyanine green accused. *Br J Ophthalmol* 2005; **89:** 395–6.
2. Cheng SN, *et al.* Ocular toxicity of intravitreal indocyanine green. *J Ocul Pharmacol Ther* 2005; **21:** 85–93.
3. Gandorfer A, *et al.* Toxicity of indocyanine green in vitreoretinal surgery. *Dev Ophthalmol* 2008; **42:** 69–81.

超敏反应 据报道使用吲哚菁绿的3名患者出现过敏性反应[1]。作者认为，在20例过敏病例的报道中，9名为过敏性休克（其中2人死亡），11名为低血压或支气管痉挛；报道者提示这种反应为剂量依赖，并非免疫机制引起的。

1. Speich R, *et al.* Anaphylactoid reactions after indocyanine-green administration. *Ann Intern Med* 1988; **109:** 345–6.

药动学

吲哚菁绿静脉注射后，迅速和血浆蛋白结合。本品被肝摄取后，迅速以原形经胆汁排泄。

用途和用法

吲哚菁绿为染料指示剂，用于评价心输出量和肝功能，并在眼科血管造影术中用于检查脉络膜血管系统。本品也用于评价多种器官，包括肝脏的血流和血流动力学。

吲哚菁绿用于评价心功能的剂量通常为5mg，通过心脏导管快速注射。建议儿童剂量为2.5mg，婴儿为1.25mg。需多次给药以获得一系列稀释曲线。然而，总量不应超过2mg/kg。

吲哚菁绿用于检测肝功能的通常剂量为500μg/kg，静脉给药。

儿童用法 评估婴儿和儿童心脏吲哚菁绿的给药剂量参见上文**用途和用法**项下。

诊断性应用 吲哚青绿用于评价多种器官血流以及进行其他血流动力学的研究。然而，一些通过测定吲哚青绿清除率来确定肝脏血流量的方法曾受到质疑，因为肝脏对其摄取并不完全[1]。此外吲哚青绿清除率的个体间变异可能会进一步导致偏差[2]。

据报道，吲哚青绿可用于评价儿童心肺分流术期间的脑血流量[3]，也可用于测量新生儿血浆容量[4]。在眼科，吲哚青绿血管造影用于脉络膜循环显影[5,6]，并作为染色剂用于黄斑裂孔修补术[7,8]。

1. Skak C, Keiding S. Methodological problems in the use of indocyanine green to estimate hepatic blood flow and ICG clearance in man. *Liver* 1987; **7:** 155–62.
2. Bauer LA, *et al.* Variability of indocyanine green pharmacokinetics in healthy adults. *Clin Pharm* 1989; **8:** 54–5.
3. Roberts I, *et al.* Estimation of cerebral blood flow with near infrared spectroscopy and indocyanine green. *Lancet* 1993; **342:** 1425.
4. Anthony MY, *et al.* Measurement of plasma volume in neonates. *Arch Dis Child* 1992; **67:** 36–40.
5. Owens SL. Indocyanine green angiography. *Br J Ophthalmol* 1996; **80:** 263–6.
6. Dzurinko VL, *et al.* Intravenous and indocyanine green angiography. *Optometry* 2004; **75:** 743–55.
7. Rodrigues EB, *et al.* Intravitreal staining of the internal limiting membrane using indocyanine green in the treatment of macular holes. *Ophthalmologica* 2005; **219:** 251–62.
8. Lee KL, *et al.* A comparison of outcomes after indocyanine green and trypan blue assisted internal limiting membrane peeling during macular hole surgery. *Br J Ophthalmol* 2005; **89:** 420–4.

制剂

USP 33: Indocyanine Green for Injection.

专利制剂

Fr.: Infracyanine; ***Ger.:*** ICG-Pulsion; ***Gr.:*** ICG-Pulsion; ***Hong Kong:*** Diagnogreen; ***Irl.:*** ICG-Pulsion; ***Israel:*** IC Green; ICG-Pulsion; ***Neth.:*** ICG-Pulsion; ***Singapore:*** ICG-Pulsion; ***USA:*** IC Green.

Inhibin 抑制素

Inhibina.

Ингибин

CAS — 57285-09-3.

注：名称 Inhibin 已用作氢溴酸二氢奎宁（第2255页）的专有名称。

简介

抑制素为睾丸或卵巢分泌的二聚体糖蛋白，具有抑制垂体分泌卵泡刺激素的作用。作为转化生长因子-β家族的一个成员，它参与介导和调节许多其他生理过程。抑制素的两种异构体（抑制素A和抑制素B）作为男性不育、卵巢癌和胎盘功能的潜在标记物，已被广泛研究。它作为人工辅助生殖妇女卵巢功能的预后指标也有研究。

1. Kumanov P, *et al.* Significance of inhibin in reproductive pathophysiology and current clinical applications. *Reprod Biomed Online* 2005; **10:** 786–812.

Inosine (*rINN*) 肌苷

Hipoxantina ribósido; Hypoxanthine Riboside; Inosina; Inosinum. 6,9-Dihydro-9-β-D-ribofuranosyl-1*H*-purin-6-one.

Инозин

$C_{10}H_{12}N_4O_5$ = 268.2.

CAS — 58-63-9.

ATC — D06BB05; G01AX02; S01XA10.

ATC Vet — QD06BB05; QG01AX02; QS01XA10.

UNII — 5A614L51CT.

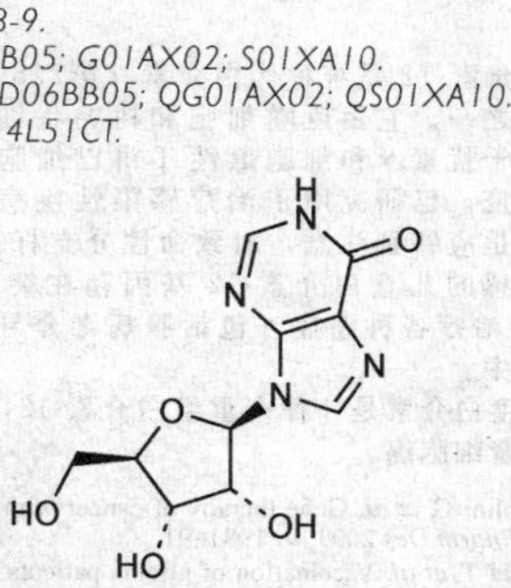

Pharmacopoeias. In *Chin.*

简介

肌苷用于治疗贫血、心血管、肝脏和皮肤疾病，并用作滋补药。

制剂

专利制剂

Rus.: Ribonosin (Рибонозин).

多组分制剂 ***Cz.:*** Laevadosin†; ***Israel:*** Rejuvesol†; ***Ital.:*** Neo-Eparbiol†; ***Rus.:*** Cytoflavin (Цитофлавин); ***Spain:*** Nutracel; ***Ukr.:*** Corargin (Корартин); Cytoflavin (Цитофлавин).

Inositol 肌醇

i-Inositol; *meso*-Inositol; Inositoli; Inositolum; *myo*-Inositolum; mio-Inozytol; myo-Inositol; myo-Inositoli; myo-Inositolum. *myo*-Inositol.

Инозитол

$C_6H_{12}O_6$ = 180.2.

CAS — 87-89-8.

ATC — A11HA07.

ATC Vet — QA11HA07.

UNII — 4L6452S749.

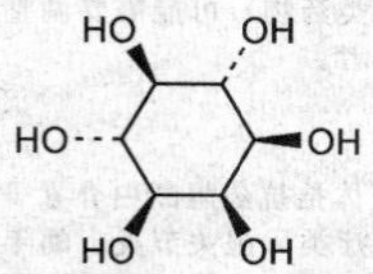

Pharmacopoeias. In *Eur.* (see p.vii). Also in *USNF.*

Ph. Eur. 6. 8 （*myo*-Inositol） 白色或类白色结晶粉末。极易溶于水；几乎不溶于乙醇。

USNF 28 （Inositol） 白色或类白色结晶粉末。极易溶于水；几乎不溶于无水乙醇和乙醚。

简介

肌醇为葡萄糖的异构体，传统上认为是B族维生素，尽管其作为维生素具有不确定情形，并且在人类中未发现肌醇缺乏症。肌醇的来源包括全谷物粮食，水果和植物，在这些来源本品以六磷酸、植酸的形式存在。在蔬菜和肉类中也以其他形式存在。通常每日从食物中摄入的肌醇约为1g。它是许多维生素制剂和食品添加剂的组成成分，也是治疗多种疾病制剂的成分。

肌醇的生理学功能和脂质代谢有关，曾试用于脂肪转运和代谢相关的疾病中，尽管缺乏有效的证据。也有将其用于治疗抑郁和焦虑、糖尿病神经病变、新生儿呼吸窘迫综合征和早产儿视网膜病的研究。

新生儿呼吸窘迫综合征 肌醇补充疗法曾试用于呼吸窘迫综合征（第1440页）的早产儿。一项荟萃分析[1]发现，与安慰剂相比，肌醇补充疗法可提高婴儿生存率，降低支气管肺发育不良和早产儿视网膜病的发生率。

1. Howlett A, Ohlsson A. Inositol for respiratory distress syndrome in preterm infants. Available in The Cochrane Database of Systematic Reviews; Issue 4. Chichester: John Wiley; 2003 (accessed 19/04/06).

制剂

专利制剂

USA: Inositech.

多组分制剂 ***Arg.:*** Bifena; Skin Hair & Nails; ***Austral.:*** Hair and Skin Formula†; Liv-Detox†; PM Syrin; Rubus Complex†; ***Austria:*** Aslavital†; Lemazol†; ***Braz.:*** Genavite; Hecrosine B12†; Hepatogenol†; Hormo Hepatico†; Metiocolin B12; Xantinon Complex; ***Canad.:*** Amino-Cerv†; Emulsi Factors; Formula 17605 Diaplex; Formula 3358; Formula AO; Glycopro; Lipofactors & Niacin; Liv; Live-Rite; Nia-Plex; Support Formula; ***Chile:*** Hepabil; Tonopron Jarabe; ***Cz.:*** Lipovitan†; ***Fr.:*** Hepagrume; ***Hong Kong:*** Anti-Stress Hi B Plus C; B Complex 50; Bilsan†; Executive Stress; Lipochol; Mega-Antioxidant; Super Vita Vim; Vita Stress; ***India:*** Alcrin-M; Delphicol†; ***Indon.:*** Cami Plus; DFM; Fitkom; Hemaviton Energy Drink; Miniceronal†; Xanda; Zamel; Zevit Grow; ***Ital.:*** Digelax†; Hepatos B12; Konorderm; Lipoenergy; Porfirin 12; Stimolfit†; ***Malaysia:*** Pharmaton†; Revital; Supa Formula 3 Plus†; Vi-Daylin; Vitaton Alpha Vitahealth†; ***Mex.:*** Bedoyecta; ***Philipp.:*** Arcostrong; Completia†; Enerzip; K-A Plus; Optigrow; Pharmaton; Rejuvenex; Revicon Forte (Improved); ***Rus.:*** Prohepar (Прогепар); ***S.Afr.:*** Hepavite; Prohep†; ***Singapore:*** Appelin-B12; Essentials; NutraMX; ***Spain:*** Dertrase; Policolinosil; Tri Hachemina; ***Switz.:*** Multivitamines N†; Vitiron; ***Thai.:*** Hormone Multicap†; Horon†; Lipochol; Liporon; Vita Multicap; Vitop; ***UK:*** Lipotropic Factors; Skin Care Nutrients; ***Ukr.:*** Vitiron (Витирон); ***USA:*** Advanced Ear Health Formula; Amino-Cerv; Cholinoid; PowerVites; ***Venez.:*** Hepasil; Yacriton.

Interleukins 白介素

Интерлейкины

简介

白介素是作用于白细胞的细胞因子（第2222页）。与其他细胞因子一样，白介素与正常的免疫和炎症反应的调节有关，既有促炎作用，亦有抗炎作用。临床使用的白介素包括白介素-1（第2259页）、白介素-2（第702页）和阿地白介素（重组白介素-2）（第703页）。处于研究阶段的白介素包括白介素-3（第1039页）、伊洛白介素（重组白介素-10）（第2260页）和埃度白介素（重组白介素-12）（第2260页）。

白介素与一些疾病的发病相关，因此白介素或其受体的抑制剂可能具有治疗价值。

应用于临床的白介素受体拮抗药包括阿那白滞素（重组白介素-1受体拮抗药）（第19页）、巴利昔单抗（第1738页）和达克珠单抗（第1749页），这些均为白介素-2受体的抗体，还有托珠单抗，它是白介素-6受体的抗体（第2260页）。伊诺莫单抗（第1751页）是一种研发阶段的白介素-2受体的抗体。

已经研发了靶向白介素的抗体，包括卡纳京单抗（第2200页），它是一种拮抗白介素-1β的重组人单克隆抗体，而处于研发阶段的有美泊利单抗（重组人白介素-5抗体）（第1089页）和艾希利单抗（重组人白介素-6抗体）（第2260页）。

白介素融合毒素是由白介素蛋白的序列和细菌毒素（如白喉或假单胞菌）结合产生的，具有抑制特异白介素的活性。研发阶段的白介素融合毒素包括白介素-2融合毒素（第2259页）、白介素-4融合毒素和白介素-13融合毒素（辛曲白介素，第666页）。

可溶性白介素受体可能具有一定的治疗价值，已尝试用于临床：利鲁西普（第2321页）是一种白介素-1阻滞药，用于治疗罕见的遗传性自发炎症疾病；白介素-4受体也正处于研究阶段。

已研究半胱氨酸蛋白酶 IL-1β 转化酶（ICE）的抑制剂，作为减少白介素-1β（第2259页）分泌的一种方法。

Interleukin-1 白介素-1

Catabolin; Endogenous Pyrogen; Haematopoietin-1; IL-1; Interleucina 1; Leucocyte Endogenous Mediator; Lymphocyte Activating Factor.

Интерлейкин-1

简介

白介素-1是总称为白介素（第2259页）的若干种多肽之一。它在血液和多种组织中由单核细胞生成，参与复杂免疫应答的调节。它增强免疫应答水平，具有促炎反应和发热的特性。有白介素-1α和白介素-1β两种不同的形式。

白介素-1也可以通过重组DNA技术产生，人重组白介素-1β因具有造血活性，已用作肿瘤化疗和放疗的辅助用药。尽管该药没有直接的抗菌活性，但研究发现它对肺和耳的化脓性感染有免疫作用。

白介素-1的不良反应包括发热、寒战、流感样症状、低血压、疼痛、肿胀和注射部位红斑。

白介素-1还与一些疾病的病理相关，尤其是自身免疫性疾病和炎症疾病，例如类风湿关节炎和炎性肠病。

制剂

专利制剂

Rus.: Betaleukin (Беталейкин).

Interleukin-1 Receptor Antagonists 白介素-1受体(IL-1R)拮抗药

Antagonista del Receptor de la Interleucina 1; IL-1ra; IL-1i; Interleukin-1 Inhibitors.

简介

白介素-1受体的内源性抗体阻断白介素-1（第2259页）的活动，重组形式已研究用于炎症和免疫调节疾病的治疗。

阿那白滞素（第19页）是人重组白介素-1受体拮抗药，用于类风湿关节炎的治疗。

Interleukin-2 Fusion Toxins 白介素-2融合毒素

Toxinas de fusión de interleucina 2.

简介

白介素-2融合毒素是将白喉毒素的受体结合域用白介素-2的序列替换产生的，从而对表达白介素-2受体的细胞产生特异性的细胞毒作用。白介素-2融合毒素地尼白介素2（第678页）用于治疗表皮T-细胞淋巴瘤。相关化合物 DAB₄₈₆ 白介素-2 已被研究用于多种疾病。

Interleukins-6 白介素-6

B-cell Stimulatory Factor-2; BSF-2; Hepatocyte-Stimulating Factor; Hybridoma Growth Factor; IFN-β_2; IL-6; Interferon-β2.

Интерлейкин-6

UNII — 92QVL9080Y.

注：名称 Sigosix 已用作阿替白介素 α（人重组白介素-6）的商标。

简介

白介素-6 是总称为白介素（第2259页）的若干种多肽之一。它由多种类型细胞产生，诱导 B 淋巴细胞的分化及 T 细胞的活化。它具有促进炎症反应和发热的特性，同时参与免疫应答和炎症调节。白介素-6 也与造血作用相关。

阿替白介素 α 是研发阶段的人重组白介素-6。

由于过量白介素-6 在慢性炎症疾病的发病过程中发挥重要作用，白介素-6 抗体（第2260页）和白介素-6 受体拮抗药（第2260页）正在研究或者已用作治疗剂。

Interleukin-6 Antibodies 白介素-6 抗体

IL-6 Antibody.

Elsilimomab（*rINN*） 艾希利单抗

Elsilimomabum. Immunoglobulin G1, anti-(human interleukin 6) (mouse monoclonal B-E8 heavy chain), disulfide with mouse monoclonal B-E8 κ-chain, dimer.

Эльсилимомаб

CAS — 468715-71-1.

简介

白介素-6（第 2260 页）的单克隆抗体用于治疗移植后淋巴组织增生性疾病和肾细胞癌正在研究中。

艾希利单抗是研究阶段的人白介素-6 单克隆抗体。

Interleukins-6 Receptor Antagonists 白介素-6 受体拮抗药

Tocilizumab（*USAN*, *rINN*） 托珠单抗

Atlizumab; MRA; R-1569; Tocilizumabum. Immunoglobulin G1, anti-(human interleukin 6 receptor) (human-mouse monoclonal MRA heavy chain), disulfide with human-mouse monoclonal MRA κ-chain, dimer.

Тоцилизумаб

CAS — 375823-41-9.
ATC — L04AC07.
ATC Vet — QL04AC07.
UNII — I031V2H011.

不良反应和处置

已有报道托珠单抗最常见的不良反应为头痛、高血压、鼻咽炎、呼吸道感染和肝酶值升高。结膜炎、眩晕、胃炎、高胆固醇血症、口腔溃疡、瘙痒和皮疹也有报道。输液反应和超敏也会发生。

感染急性期的患者不宜使用托珠单抗。如果患者使用托珠单抗时发生严重感染，需要停用，直至感染得到控制。如果患者感染复发、有慢性感染病史或者潜在增加感染发生风险的疾病（如憩室炎、糖尿病），应慎用托珠单抗。患者使用托珠单抗前，需要筛查潜在肺结核。

偶有使用托珠单抗发生憩室炎并发症的报道。因此，憩室炎或者胃肠道溃疡病史的患者慎用。患者出现腹痛、出血或者排便习惯异常改变并伴有发热等症状可能提示憩室炎，需要迅速评估病情。

有报道使用托珠单抗发生肝酶值升高，特别是与甲氨蝶呤合用。由于肝损伤患者中使用托珠单抗的研究证据不足，这类患者应慎用。

托珠单抗和甲氨蝶呤合用可能发生中性粒细胞和血小板计数下降的不良反应，曾经使用肿瘤坏死因子拮抗药患者发生中性粒细胞减少的风险增加。因此，中性粒细胞或者血小板计数低的患者应慎用托珠单抗。

由于安全方面的数据缺乏，活疫苗或者减毒疫苗不应与托珠单抗同时使用。基于同样原因，不推荐托珠单抗与其他生物制剂同时用于类风湿关节炎的治疗。

有报道使用托珠单抗会发生眩晕；如果发生，患者应避免驾车或者操作机器。

药物相互作用

炎症时，白介素-6 抑制细胞色素 P450 酶表达，故开始使用细胞因子抑制药如托珠单抗时，细胞色素 P450 酶的表达可能会相对升高。同时，由于托珠单抗的消除半衰期长，它对细胞色素 P450 酶活性的影响可能会在治疗结束后仍会持续若干周。因此，开始或者停止使用托珠单抗时，通过细胞色素 P450 酶 CYP1A2、CYP2C9、CYP2C19 和 CYP3A4 代谢的药物（如阿托伐他汀、钙通道阻滞药、茶碱、华法林、苯妥英、环孢素或者苯二氮䓬类药物）可能需要调整剂量，并监测使用这些药物的患者。

用途和用法

白介素-6 受体拮抗药阻断白介素-6（第2260页）的活性，用该药治疗类风湿关节炎、幼年型特发性全身性关节炎、成年 Still 病、克罗恩病和溶血性贫血正在研究。

托珠单抗是靶向白介素-6 受体的重组单克隆抗体，用于治疗巨大淋巴结增生症，这是一种罕见的淋巴细胞增生性疾病。托珠单抗也用于类风湿关节炎和幼年型特发性关节炎的治疗。

托珠单抗联合甲氨蝶呤（第713页）治疗对抗风湿性药物或者 TNF 拮抗药无效、不耐受的中度至重度成年活动性类风湿关节炎。甲氨蝶呤不耐受或者不宜使用甲氨蝶呤者，托珠单抗也可以单独使用。托珠单抗每 4 周使用 1 次，静脉输注 1h 以上，剂量为 8mg/kg；起始剂量可为 4～8mg/kg，每次输注的最大剂量为 800 mg。治疗过程中需要监测中性粒细胞和血小板计数、肝酶水平，如果发生变化或者异常，可能需要暂时停用托珠单抗直到恢复正常，或者完全停用。

1. Nishimoto N, *et al.* Improvement in Castleman's disease by humanized anti-interleukin-6 receptor antibody therapy. *Blood* 2000; **95:** 56–61.
2. Ito H, *et al.* A pilot randomized trial of a human anti-interleukin-6 receptor monoclonal antibody in active Crohn's disease. *Gastroenterology* 2004; **126:** 989–96.
3. Nishimoto N. Clinical studies in patients with Castleman's disease, Crohn's disease, and rheumatoid arthritis in Japan. *Clin Rev Allergy Immunol* 2005; **28:** 221–30.
4. Yokota S, *et al.* Clinical study of tocilizumab in children with systemic-onset juvenile idiopathic arthritis. *Clin Rev Allergy Immunol* 2005; **28:** 231–8.
5. Lipsky PE. Interleukin-6 and rheumatic diseases. *Arthritis Res Ther* 2006; **8** (suppl 2): S4. Available at: http://arthritis-research.com/content/8/S2/S4 (accessed 11/02/08)
6. Maini RN, *et al.* Double-blind randomized controlled clinical trial of the interleukin-6 receptor antagonist, tocilizumab, in European patients with rheumatoid arthritis who had an incomplete response to methotrexate. *Arthritis Rheum* 2006; **54:** 2817–29.
7. Paul-Pletzer K. Tocilizumab: blockade of interleukin-6 signaling pathway as a therapeutic strategy for inflammatory disorders. *Drugs Today* 2006; **42:** 559–76.
8. Nishimoto N, Kishimoto T. Interleukin 6: from bench to bedside. *Nat Clin Pract Rheumatol* 2006; **2:** 619–26. Correction. *ibid.*; 691.
9. Kanda J, *et al.* Reversible cardiomyopathy associated with multicentric Castleman disease: successful treatment with tocilizumab, an anti-interleukin 6 receptor antibody. *Int J Hematol* 2007; **85:** 207–11.
10. Matsuyama M, *et al.* Anti-interleukin-6 receptor antibody (tocilizumab) treatment of multicentric Castleman's disease. *Intern Med* 2007; **46:** 771–4.
11. Smolen JS, *et al.* OPTION Investigators. Effect of interleukin-6 receptor inhibition with tocilizumab in patients with rheumatoid arthritis (OPTION study): a double-blind, placebo-controlled, randomised trial. *Lancet* 2008; **371:** 987–97.
12. Yokota S, *et al.* Efficacy and safety of tocilizumab in patients with systemic-onset juvenile idiopathic arthritis: a randomised, double-blind, placebo-controlled, withdrawal phase III trial. *Lancet* 2008; **371:** 998–1006.
13. Sebba A. Tocilizumab: the first interleukin-6-receptor inhibitor. *Am J Health-Syst Pharm* 2008; **65:** 1413–8.
14. Genovese MC, *et al.* Interleukin-6 receptor inhibition with tocilizumab reduces disease activity in rheumatoid arthritis with inadequate response to disease-modifying antirheumatic drugs: the tocilizumab in combination with traditional disease-modifying antirheumatic drug therapy study. *Arthritis Rheum* 2008; **58:** 2968–80.
15. Emery P, *et al.* IL-6 receptor inhibition with tocilizumab improves treatment outcomes in patients with rheumatoid arthritis refractory to anti-tumour necrosis factor biologicals: results from a 24-week multicentre randomised placebo-controlled trial. *Ann Rheum Dis* 2008; **67:** 1516–23.
16. Oldfield V, *et al.* Tocilizumab: a review of its use in the management of rheumatoid arthritis. *Drugs* 2009; **69:** 609–32.
17. Jones G, *et al.* Comparison of tocilizumab monotherapy versus methotrexate monotherapy in patients with moderate to severe rheumatoid arthritis: the AMBITION study. *Ann Rheum Dis* 2010; **69:** 88–96.

制剂

专利制剂

Austral.: Actemra; ***Cz.:*** RoActemra; ***Fr.:*** RoActemra; ***Irl.:*** RoActemra; ***Jpn:*** Actemra; ***Pol.:*** RoActemra; ***Port.:*** RoActemra; ***Rus.:*** Actemra (Актемра); ***UK:*** RoActemra; ***USA:*** Actemra.

Interleukins-10 白介素-10

CSIF; Cytokine synthesis inhibitory factor; IL-10.

Интерлейкин-10

CAS — 130068-27-8.
UNII — 9SC4O216V9.

Inodecakin（*USAN*, *rINN*） 伊洛白介素

Ilodecakina; Ilodécakine; Ilodecakinum; Interleukin-10 (human clone pH15C); rhIL-10; Sch-52000.

Илодекакин

CAS — 149824-15-7.

注：伊洛白介素也使用名称 Prevascar 和 Tenovil。

简介

白介素-10 是统称为白介素（第2259页）的若干种多肽之一。它调节多种免疫细胞的分化和增殖（包括 T 细胞和 B 细胞）。它可能具有免疫诱导和免疫抑制的特性和抗炎活性。白介素-10 治疗炎性肠病、恶性肿瘤、皮肤疾病（包括银屑病），减少瘢痕，治疗类风湿关节炎、丙型肝炎和器官移植正在研究阶段。

伊洛白介素是研发中的白介素-10 的一种重组形式。

1. Asadullah K, *et al.* Interleukin-10 therapy—review of a new approach. *Pharmacol Rev* 2003; **55:** 241–69.
2. Braat H, *et al.* Interleukin-10-based therapy for inflammatory bowel disease. *Expert Opin Biol Ther* 2003; **3:** 725–31.
3. Weiss E, *et al.* The role of interleukin 10 in the pathogenesis and potential treatment of skin diseases. *J Am Acad Dermatol* 2004; **50:** 657–75.
4. Asadullah K, *et al.* Interleukin-10: an important immunoregulatory cytokine with major impact on psoriasis. *Curr Drug Targets Inflamm Allergy* 2004; **3:** 185–92.
5. Vicari AP, Trinchieri G. Interleukin-10 in viral diseases and cancer: exiting the labyrinth? *Immunol Rev* 2004; **202:** 223–36.
6. Mocellin S, *et al.* Interleukin-10 and the immune response against cancer: a counterpoint. *J Leukoc Biol* 2005; **78:** 1043–51.
7. Mege JL, *et al.* The two faces of interleukin 10 in human infectious diseases. *Lancet Infect Dis* 2006; **6:** 557–69.

Interleukin-12 白介素-12

IL-12.

Интерлейкин-12

UNII — 02FXP1002U (interleukin-12 human recombinant).

Edodekin Alfa（*USAN*, *rINN*） 埃度白介素

Edodekina alfa; Édodékine Alfa; Edodekinum Alfa; Ro-24-7472/000.

Эдодекин Альфа

CAS — 187348-17-0.

性状 重组人 IL-12。

简介

白介素-12 是统称为白介素（第2259页）的若干种多肽之一。它由巨噬细胞和树突状细胞产生，通过诱导干扰素 γ 和细胞毒性 T 淋巴细胞的活性增强细胞免疫。已研究用于治疗感染性疾病，如分支杆菌，但是应特别注意，对致命性分支杆菌具有罕见、遗传易感的儿童白介素-12 基因存在突变。白介素-12 用于治疗各种癌症，包括腺病毒介导基因治疗也在研究中。

埃度白介素是一种人重组白介素-12，正在研究用于治疗肾细胞癌。

1. Mazzolini G, *et al.* Gene therapy of cancer with interleukin-12. *Curr Pharm Des* 2003; **9:** 1981–91.
2. Kikuchi T, *et al.* Vaccination of glioma patients with fusions of dendritic and glioma cells and recombinant human interleukin 12. *J Immunother* 2004; **27:** 452–9.
3. Trudeau C, *et al.* A single administration of recombinant human interleukin-12 is associated with increased expression levels of interferon-gamma and signal transducer and activator of transcription in healthy subjects. *J Clin Pharmacol* 2005; **45:** 649–58.
4. Sangro B, *et al.* Gene therapy of cancer based on interleukin 12. *Curr Gene Ther* 2005; **5:** 573–81.
5. Little RF, *et al.* Activity of subcutaneous interleukin-12 in AIDS-related Kaposi sarcoma. *Blood* 2006; **107:** 4650–7.

Intrinsic Factor 内因子

Antianemic Factor; Castle's Intrinsic Factor; Gastric Intrinsic Factor.

Внутренне Присущий Фактор

CAS — 9008-12-2.

简介

内因子是一种胃腔壁腺体分泌的糖蛋白，是小肠维生素 B_{12} 吸收必需的。内因子缺乏会发生维生素 B_{12} 缺乏病和恶性贫血。

Schilling 试验中，内因子与氰钴胺口服用于恶性贫血的鉴别诊断（见第1882页，**维生素 B_{12} 项下用途和用法**）。有些含有氰钴胺的口服制剂中含有内因子，可能辅助氰钴胺的吸收。

原先的 Schilling 试验难以获得内因子和/或放射性标记氰钴胺，促使在新的维生素 B_{12} 吸收试验中使用重组人内因子。使用了重组人内因子的初始结果有一定前景[1]。

1. Hvas A-M, *et al.* The effect of recombinant human intrinsic factor on the uptake of vitamin B12 in patients with evident vitamin B12 deficiency. *Haematologica* 2006; **91:** 805–8.

制剂

多组分制剂 ***Arg.:*** Autrinic Compuesto†; ***Braz.:*** Hemofer†; ***Indon.:*** Biosanbe; Habebion†; Hemafort; Inbion; Nichobion; Sangofer; ***Philipp.:*** TriHEMIC; ***S.Afr.:*** Autrin; ***USA:*** Chromagen; Contrin; Ferotrinsic; Fetrin; Livitrinsic-f†; Pronemia Hematinic; TL Icon; TriHEMIC; Trinsicon†.

Inulin (*BAN*) 菊糖

Alant Starch; Inulina.

Инулин

CAS — 9005-80-5.

UNII — JOS53KRJ01.

Pharmacopoeias. In *Br.* and *US.*

BP 2010 (Inulin) 一种来自 *Dahlia variabilis*, *Helianthus tuberosus* 和菊科家族其他属植物根茎的多糖。白色、无臭或几乎无臭、吸湿性、无定形的颗粒状粉末。微溶于冷水；易溶于热水；微溶于有机溶剂。

USP 33 (Inulin) 一种水解后主要产生果糖的多糖。白色、脆性、粉笔状、无定形、几乎无臭的粉末。易溶于热水；微溶于冷水和有机溶剂。10%水溶液的 pH 值为 4.5～7.0。贮藏温度为 25℃，温度允许范围为 15～30℃。

药动学

菊糖静脉注射后迅速从循环中消除，但并未被代谢。可有微量进入胆汁，能透过胎盘，但主要通过肾小球滤过经尿排泄，不被肾小管分泌和重吸收。

用途和用法

菊糖静脉给药作为诊断试剂，用于检测肾小球滤过率。尽管检查结果准确，但操作复杂，通常仅用于研究。菊糖注射剂在贮藏中可有结晶沉淀产生；在用前应加热不超过 15min，以促其溶解，待冷却至适宜温度后注射。

多聚果糖为菊糖同系物，其平均分子质量较低，用途和菊糖类似。

制剂

BP 2010: Inulin Injection;
USP 33: Inulin in Sodium Chloride Injection.

专利制剂

Austria: Inutest†; ***Cz.:*** Inutest†; ***Philipp.:*** Fibersweet.

多组分制剂 ***Chile:*** Reduc-Te; Reducform-F; ***Fr.:*** Actyfilus; Effadiane relipidantes; ***Hong Kong:*** Lepicol; ***Ital.:*** Briomotil†; Enterolactis; Enterosev-en; Floragermina 6; Lactolas; Naturalass; Plurilac; Serilact; Snell'it; ***Philipp.:*** Culturelle With Lactobacillus GG.

Iris Versicolor 三色鸢尾

Blue Flag; Iris Virginica; Lirio azul.

Ирис Разноцветный (*Iris versicolor*); Касатик Разноцветный (*Iris versicolor*)

UNII — X43D4L3DQC.

简介

三色鸢尾（鸢尾科）的根茎用于治疗皮肤、胃肠道疾病的草药制剂中。

顺势疗法 三色鸢尾已经以下列名称用于顺势疗法药物 Iris; Iris ver; Iris vers。

制剂

多组分制剂 ***Fr.:*** Cephyl; ***Port.:*** Cephyl; ***Switz.:*** Venadoron; ***UK:*** Catarrh Mixture; HRI Clear Complexion; Skin Eruptions Mixture.

顺势疗法制剂 ***Austria:*** Globuli gegen Kopfschmerzen; Iris Med Complex†; Mastodynon; ***Canad.:*** Bioactiv N; Chelidonium Plex; Formula DM 210; Hea Complex; Headache & Migraine L77; Homeodose 30†; Hyalgesic HP; Hylands Headache; ***Chile:*** Bioactiv N; ***Cz.:*** Mastodynon; ***Fr.:*** Neurocynesine; Phapax; ***Ger.:*** Agnesin†; Anore Dolor†; Antimast T†; Antimigren; Cephaloplant; Dolex†; Dolfin; DolorA; Hevert-Migrane N; Hevert-Migrane†; Infifer†; Mastodynon; Migrane-Gastreu R16; Pankreas M Comp†; Pankreas S Comp†; Rephalgin N; Schwoneural N; Unotex†; ***Neth.:*** Cephalite; Lymphomyosot; Neurocynesine; ***Rus.:*** Mastodynon (Мастодинон); ***Thai.:*** Mastodynon†; ***Ukr.:*** Mastodynon (Мастодинон).

Isobutyl Nitrite 亚硝酸异丁基酯

Изобутилнитрит

$C_4H_9NO_2$ = 103.1.

CAS — 542-56-3.

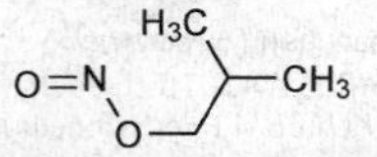

俗名 以下术语为不同形式的亚硝酸异丁基酯（Isobutyl Nitrite）的"俗名"（见第Ⅶ页）或俚语：Aroma of men; Bolt; Bullet; Climax; Hardware; Krypt tonight; Locker room; Poppers; Quicksilver; Rush; Rush Snappers; Snappers; Thrust; White out; Whiteout。

简介

亚硝酸异丁基酯并非药用，但同其他挥发性亚硝酸酯一样，因其有血管扩张和吸入后的相关作用而被滥用（见亚硝酸异戊酯项下滥用，第1380页）。

Isometheptene (*BAN*, *rINN*) ⊗ 异美汀

Isometepteno; Isométheptène; Isometheptenum. 1,5-Dimethylhex-4-enyl(methyl)amine; 1,5,*N*-Trimethylhex-4-enylamine.

Изометептен

$C_9H_{19}N$ = 141.3.

CAS — 503-01-5.

ATC — A03AX10.

ATC Vet — QA03AX10.

UNII — Y7L24THH6T.

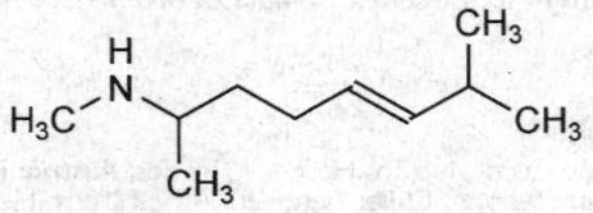

Isometheptene Hydrochloride (*BANM*, *rINNM*) ⊗ 盐酸异美汀

Hidrocloruro de isometepteno; Isométheptène, Chlorhydrate d'; Isometheptepi Hydrochloridum.

Изометептена Гидрохлорид

$C_9H_{19}N,HCl$ = 177.7.

CAS — 6168-86-1.

ATC — A03AX10.

ATC Vet — QA03AX10.

UNII — 9Z4CJC3O5F.

Isometheptene Mucate (*BANM*, *rINNM*) 黏酸异美汀

Isométheptène, Mucate d'; Isometheptepi Mucas; Mucato de isometepteno. Isometheptene galactarate.

Изометептена Мукат

$(C_9H_{19}N)_2,C_6H_{10}O_8$ = 492.6.

CAS — 7492-31-1.

ATC — A03AX10.

ATC Vet — QA03AX10.

UNII — 8O120FDS6P.

Pharmacopoeias. In *Br.* and *US.*

BP 2010 (Isometheptene Mucate) 白色结晶粉末。极易溶于水；微溶于无水乙醇；极微溶于氯仿；几乎不溶于乙醚中。5%水溶液的 pH 值为 5.4～6.6。贮藏于密闭容器。避光。

USP 33 (Isometheptene Mucate) 为白色结晶粉末。极易溶于水；可溶于乙醇；几乎不溶于氯仿和乙醚。5%水溶液的 pH 值为 6.0～7.5。

不良反应、处置和注意事项

参见**拟交感神经药**，第1351页。

卟啉病 黏酸异美汀与卟啉病急性发作有关，因此认为其对卟啉病患者不安全。

药物相互作用

参见**拟交感神经药**，第1352页。据报道在应用 MAOIs 的患者中，黏酸异美汀可产生严重的高血压反应。

溴隐亭 有 1 例应用黏酸异美汀和溴隐亭后出现高血压和危及生命并发症的报道，参见**拟交感神经药**项下的内容，（第771页）。

用途和用法

异美汀为间接作用的拟交感神经药（第1352页）。因其有血管收缩作用而被列入拟交感神经药，通常以黏酸盐的形式，用在一些止痛的复方产品，治疗急性偏头痛发作（第587页）。黏酸异美汀用于偏头痛的标准剂量为 130mg，在疼痛开始发作时给药，必要时之后每小时给予 65mg，12h 内总剂量不超过 325mg。

盐酸异美汀也用于治疗偏头痛和平滑肌痉挛；口服给药，也可肌内注射，偶尔也皮下注射或缓慢静脉注射。其黏酸盐也用于治疗肌肉痉挛。

制剂

USP 33: Isometheptene Mucate, Dichloralphenazone, and Acetaminophen Capsules.

专利制剂

Turk.: Octinum.

多组分制剂 ***Braz.:*** Cefaldina; Doralgina; Doridina; Dorsedin; Migranette; Neomigran†; Neosaldina; Neuralgina; Sedalgina; Sedol†; Tensaldin; ***UK:*** Midrid; ***USA:*** Duradrin†; Epidrin; Midrin; MigraTen; Migratine†; Migrazone; Prodrin.

Isospaglumic Acid (*rINN*) 异冬谷酸

Acide Isospaglumique; Ácido isospaglúmico; Acidum Isospaglumicum; NAAGA. *N*-(*N*-Acetyl-L-α-aspartyl)-L-glutamic acid.

Изоспаглумовая Кислота

$C_{11}H_{16}N_2O_8$ = 304.3.

CAS — 3106-85-2.

UNII — 1W8M12WXYL.

Spaglumic Acid (*rINN*) 冬谷酸

Acide Spaglumique; Ácido espaglúmico; Acidum Spaglumicum. *N*-(*N*-Acetyl-L-β-aspartyl)-L-glutamic acid.

Спаглумовая Кислота

CAS — 4910-46-7.

ATC — R01AC05; S01GX03.

ATC Vet — QR01AC05; QS01GX03.

UNII — X81L78B3RB.

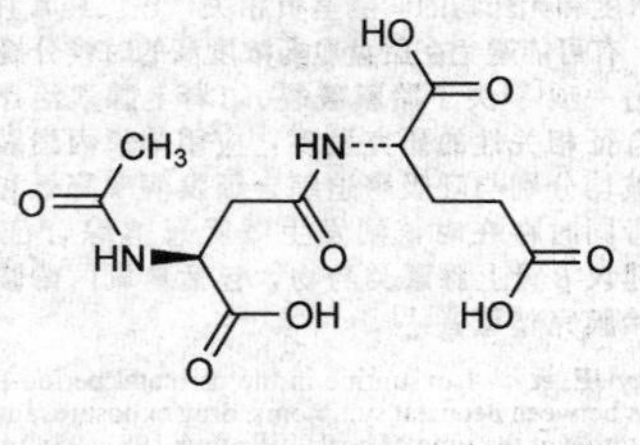

简介

N-乙酰-L-天冬氨酰谷氨酸是肥大细胞稳定药，以异冬谷酸和冬谷酸的钠盐和镁盐的形式用作滴眼剂治疗眼部过敏症状，或鼻内溶液治疗鼻炎。

N-乙酰-L-天冬氨酰谷氨酸也作为神经传递药，在中枢神经系统疾病中的作用已在研究中。

制剂

专利制剂

Arg.: Naabak; ***Austria:*** Rhinaaxia; ***Braz.:*** Naabak; Naaxia; ***Chile:*** Alerbak†; Naaxia; ***Cz.:*** Naaxia†; ***Fr.:*** Naabak; Naaxia; Naaxiafree; Rhinaaxia†; ***Gr.:*** Rhinaaxia; ***Hong Kong:*** Naaxia; ***Hung.:*** Naaxia†; Rhinaaxia†; ***Ital.:*** Naaxia; Rhinaaxia; ***Philipp.:*** Naaxia; ***Port.:*** Naabak; Naaxia†; ***Singapore:*** Naabak†; ***Spain:*** Naaxia; ***Switz.:*** Rhinaaxia†; ***Turk.:*** Naaxia; ***Venez.:*** Naabak.

多组分制剂 ***Gr.:*** Naaxia; ***Switz.:*** Naaxia†.

Isoxsuprine Hydrochloride (*BANM*, *rINNM*) 盐酸苯氧丙酚胺

Caa-40; Hidrocloruro de isoxsuprina; Isoksupriinihydrokloridi; Isoxsuprin hydrochlorid; Isoxsuprine, chlorhydrate d'; Isoxsuprinhydroklorid; Isoxsuprini hydrochloridum; Izoksuprino hidrochloridas; Izoxszuprin-hidroklorid; Phenoxyisopropylnorsuprifen. 1-(4-Hydroxyphenyl)-2-(1-methyl-2-phenoxyethylamino)propan-1-ol hydrochloride.

Изоксуприна Гидрохлорид

$C_{18}H_{23}NO_3,HCl = 337.8.$

CAS — 395-28-8 (isoxsuprine); 579-56-6 (isoxsuprine hydrochloride).

ATC — C04AA01.

ATC Vet — QC04AA01.

UNII — V74TEQ36CO.

(isoxsuprine)

Pharmacopoeias. In *Eur.* (see p.vii) and *US.*

Ph. Eur. 6.8 (Isoxsuprine Hydrochloride) 白色或类白色结晶粉末。略溶于水和乙醇；几乎不溶于二氯甲烷。1%水溶液的 pH 值为 4.5～6.0。避光。

USP 33 (Isoxsuprine Hydrochloride) 白色、无臭结晶粉末。溶于水（1：500），溶于乙醇（1：100），溶于 0.1N 氢氧化钠溶液（1：100），溶于 0.1N 盐酸（1：2500）；几乎不溶于氯仿和乙醚。1%水溶液的 pH 值为 4.5～6.0。贮藏于密闭容器中。

不良反应

苯氧丙酚胺可引起短暂的潮红、低血压、心动过快、皮疹和胃肠功能紊乱。早产时，静脉给药可引起母亲肺水肿和胎儿心动过快已有报道。

肺水肿 早产孕妇使用苯氧丙酚胺引起肺水肿已有报道[1,2]。

1. Nagey DA, Crenshaw MC. Pulmonary complications of isoxsuprine therapy in the gravida. *Obstet Gynecol* 1982; **59** (suppl): 38S–42S.
2. Nimrod C, *et al.* Pulmonary edema associated with isoxsuprine therapy. *Am J Obstet Gynecol* 1984; **148:** 625–9.

注意事项

苯氧丙酚胺禁用于近期动脉出血患者。产后不应立即给药，如早产并发感染也不宜使用。

在因早产用苯氧丙酚胺的女性中，由于存在肺水肿的危险，需更密切监护，注意事项和危险因素在硫酸沙丁胺醇项下讨论（第1096页）。

妊娠 已发现在妊娠妇女中使用苯氧丙酚胺者其后代比对照组更容易发生肠梗阻[1]。脐带血的苯氧丙酚胺浓度超过 10ng/ml 时，呼吸窘迫综合征的发生率也增加；随着其浓度的增大，低钙血症和低血压也会逐渐出现。在分娩前，脊髓浓度和无药物的间隔呈负相关，建议经常评价子宫的反应，有可能避免在胎盘血药浓度高的时候分娩[1]。

另一项[2]关于胎膜破裂、β 肾上腺素治疗与呼吸窘迫综合征相关性的研究发现，应用苯氧丙酚胺治疗与胎膜早破均分别与呼吸窘迫综合征发病率降低相关，但是当两者同时存在时，则发生呼吸窘迫综合征的危险增加。建议 β 肾上腺素类药物，包括苯氧丙酚胺，应只限用于胎膜完整患者[1]。

1. Brazy JE, *et al.* Isoxsuprine in the perinatal period II: relationships between neonatal symptoms, drug exposure, and drug concentration at the time of birth. *J Pediatr* 1981; **98:** 146–51.
2. Curet LB, *et al.* Association between ruptured membranes, tocolytic therapy, and respiratory distress syndrome. *Am J Obstet Gynecol* 1984; **148:** 263–8.

药动学

盐酸苯氧丙酚胺在消化道吸收良好，口服单次剂量血浆峰浓度在 1h 后出现。血浆半衰期为 1.5h。苯氧丙酚胺主要以结合态形式经尿排泄。

用途和用法

苯氧丙酚胺是一种血管舒张药，它同时兴奋 β 肾上腺素受体。它能直接舒张血管和子宫平滑肌，并且它对骨骼肌供血动脉比对皮肤供血动脉的舒张作用强。苯氧丙酚胺也产生正性收缩和变时性作用。

盐酸苯氧丙酚胺用于防止早产（第1903页），但是现在倾向于使用更有选择性作用的药物。苯氧丙酚胺也用于治疗脑血管和外周血管疾病。

用作血管舒张药时，盐酸苯氧丙酚胺口服给药，每次 10～20mg，每日 3～4 次。

用于终止早产时，盐酸苯氧丙酚胺首剂 200～500μg/min，静脉输注，剂量大小根据患者反应调整，直到早产得到控制。用于延缓早产时，使用输液泵输注 β 受体激动药已经很普遍。在输注中，应监测母亲的血压和水合情况以及母亲与胎儿的心率。一旦早产终止，应每隔 3～8h 肌内注射 10mg。之后可能还需要每日口服 30～90mg，用于预防。

树脂的用法类似。

制剂

USP 33: Isoxsuprine Hydrochloride Injection; Isoxsuprine Hydrochloride Tablets.

专利制剂

Arg.: Duvadilan; Isodilan; Isotenk; Protelium; Samaruc†; Uterine; ***Austria:*** Xuprin†; ***Braz.:*** Inibina; ***Gr.:*** Duvadilan; ***India:*** Duvadilan; ***Indon.:*** Duvadilan; Hystolan; Proterine; ***Israel:*** Vasolan†; ***Ital.:*** Vasosuprina Ilfi; ***Mex.:*** Vadosilan; ***Philipp.:*** Duvadilan; Duvaprine; Isoxilan; ***Port.:*** Dilum; ***Thai.:*** Duvadilan†; ***USA:*** Vasodilan; Voxsuprine; ***Venez.:*** Duvadilan.

Ivy 常春藤

Břečťanový list (ivy leaf); Efeu; Gebenių lapai (ivy leaf); Hederae folium (ivy leaf); Herba Hederae Helicis; Lierre, feuille de (ivy leaf); Lierre Grimpant; Muratinlehti (ivy leaf); Murgröneblad (ivy leaf).

Плющ Обыкновенный (*Hedera helix*)

ATC Herb — HR05WA5018 (Hedera helix: leaf).

UNII — 3D10KUA6BM (Hedera helix).

Pharmacopoeias. *Eur.* (see p.vii) includes the leaf and also a form for homoeopathic preparations.

Ph. Eur. 6.8 (Ivy Lecf; Hederae Folium) 常春藤完整或切碎的干燥叶，在春天采集。以干燥品计，常春藤苷配基[hederacoside C($C_{59}H_{96}O_{26}$=1221.4)]含量不少于 3%。避光。

Ph. Eur. 6.8 (Hedera Helix for Homoeopathic Preparations; Hedera Helix ad Praeparationes Homoeopathicas) 新鲜的、幼嫩的、完全发育的但尚未木质化的常春藤，在开花前或者开花时立即采集。避光。

简介

干燥的常春藤[*Hedera helix* (Araliaceae)] 叶含有皂角苷，据报道提取物有化痰和解痉作用。常春藤叶用于治疗呼吸道黏膜炎和慢性炎症，也可外用。

新鲜的常春藤叶能引起过敏性接触性皮炎。

顺势疗法 常春藤已经以下列名称用于顺势疗法药物：Hedera helix；Hedera；Hed. hel。

1. Hofmann D, *et al.* Efficacy of dry extract of ivy leaves in children with bronchial asthma—a review of randomized controlled trials. *Phytomedicine* 2003; **10:** 213–220.
2. Hannu T, *et al.* Occupational asthma to ivy (*Hedera helix*). *Allergy* 2008; **63:** 482–3.
3. Jones JM, *et al.* Allergic contact dermatitis to English ivy (*Hedera helix*)—a case series. *Contact Dermatitis* 2009; **60:** 179–80.

制剂

专利制剂

Arg.: Athos; Cedric; No-Tos Hedera; Qura Tos; ***Austria:*** Prospan; Sedo-Efeu†; ***Braz.:*** Abrilar; ***Chile:*** Aeromed; Arliv; Fluidox; Heberin; Hedilar; Hiedrix; Muxelix; ***Cz.:*** Hedelix; Helixir; Prospan; ***Fr.:*** Activox Expectorant; Activox Lierre; Prospan; ***Ger.:*** Bronchilon; Bronchoforton; Bronchostad Hustenloser; Efeu; Gallith; Hedelix; Prospan; Sedotussin Efeu; Sinuc; Tuma; ***Gr.:*** Prospan; ***Hung.:*** Hedelix; Prospan; ***Indon.:*** Prospan; ***Ital.:*** Vertuss; ***Malaysia:*** Prospan; ***Mex.:*** Panoto-S; ***Pol.:*** Bronchopect†; Hedelix; Hederasal; Hederoin; Helical; Prospan; ***Singapore:*** Prospan; ***Spain:*** Arkotux; ***Switz.:*** Comprimes contre la toux†; DemoPectol Junior; Prospan; Pumonal eco natura†; ***Ukr.:*** Prospan (Проспан); ***Venez.:*** Prospan.

多组分制剂 ***Arg.:*** Athos-B; Cedric Pocket; Celu-Atlas; Expectosan Hierbas y Miel; Nio Marine; Snell Patch; Varisedan Gel; ***Austria:*** Bronchipret; ***Chile:*** Cellenergy; ***Ger.:*** Bronchipret; Muc-Sabona†; Naranopect P†; ***Hung.:*** Bronchipret; ***Indon.:*** Bronchipret†; ***Ital.:*** Dermoprolyn†; Flebolider; Golatux; Hederix; Linfonorm Cremagel; ***Pol.:*** ApiHelix; Hedelicum; PiniHelix; ***Rus.:*** Bronchipret (Бронхипрет); Insti (Инсти); ***Spain:*** H Tussan; ***Switz.:*** Bronchofluid N†; Bronchosan Nouvelle formule†; Demo Elixir pectoral N; DemoPectol; Dragees S contre la toux†; Drosinula; Foral†; Hederix; Kemosan Elixir; Liberol Dragees contre la toux; Liberol Sirop contre la toux; Pastilles pectorales Demo N†; Sirop pectoral; ***Thai.:*** Solvopret†; ***Ukr.:*** Bronchipret (Бронхипрет).

顺势疗法制剂 ***Canad.:*** Tyglan; ***Cz.:*** Galium; ***Fr.:*** Hedera Complexe No 120; Ipeca Complexe No 65; ***Ger.:*** Echinaject; Hewethyreon; Monapax; ***Neth.:*** Gletar; ***Switz.:*** Rhinitisan†.

Jamaica Dogwood 牙买加山茱萸

Fish Poison Bark; Piscidia.

UNII — 58JV0P12FY.

简介

牙买加山茱萸是毒鱼豆属刺桐［*Piscidia erythrina* (*P. piscipula*; *Ichthyomethia piscipula*) (Leguminosae)］的根皮，具有镇痛、解痉和镇静作用。用于神经痛和神经紧张引起的失眠。牙买加山茱萸的树皮和嫩枝用作鱼毒。

制剂

多组分制剂 ***Fr.:*** Jouvence de l'Abbe Soury; Schoum; ***Ital.:*** Sedatol; Soluzione Schoum; ***Spain:*** Solucion Schoum; ***UK:*** Anased; HRI Calm Life; Nodoff; Slumber; ***Venez.:*** Femendol.

顺势疗法制剂 ***Fr.:*** Slipeol.

Java Tea 爪哇茶

Arbatinių inkstažolių lapai; Jaavalainen tee, Intialainen munuaistee; Jávai vesetealevél; Javate; Orthosiphon; Orthosiphonblätter; Orthosiphonis folium; Ortosifón; Té de java; Trubkovcový list.

Яванский Чай

ATC Herb — HG04BW5025 (Orthosiphon aristatus: herb).

UNII — DSS8V86H3Y.

Pharmacopoeias. In *Eur.* (see p.vii).

Ph. Eur. 6.8 (Java Tea) *Orthosiphon stamineus* 的干燥叶和茎尖的碎片。避光。

简介

爪哇茶作为草药主要用于泌尿道疾病的治疗。

制剂

专利制剂

Fr.: Urosiphon; ***Ger.:*** Ardeynephron; Carito mono; Diurevit Mono; Nephronorm med; Orthosiphonblatter Indischer Nierentee†; Repha Orphon.

多组分制剂 ***Austria:*** Solubitrat; ***Fr.:*** Dellova; Santane O_1 minceur; Tealine†; Teaslim; ***Ger.:*** Aqualibra; BioCyst; Canephron novo†; Dr. Scheffler Bergischer Krautertee Blasen- und Nierentee; Harntee 400 N; Harntee STADA†; Harntee-Steiner; Hevert-Blasen-Nieren-Tee N; Heweberberol-Tee†; Nephronorm med†; Nephrubin-N†; ***Indon.:*** Renax; Tensigard; ***Ital.:*** Dimagrasicell†; Dren'it; Lipaven; ***Pol.:*** Ginjal; Uromix†; ***Spain:*** Lepisor†; Urisor†; ***Switz.:*** Bilifuge; Demonatur Dragees pour les reins et la vessie; Herbaprosta-Caps N; Phytomed Nephro†; Prosta-Caps Chassot N†; Tisane pour les reins et la vessie.

顺势疗法制剂 ***Ger.:*** Nieren-Elixier ST†; Phonix Silybum spag; Phonix Urtica-Arsenicum spag.

Jin Bu Huan 金不换

不良反应

金不换的不良反应包括中枢神经系统抑制和急性肝损伤，归因于其生物碱成分 L-延胡索乙素。

据报道 7 名肝功能良好的患者使用金不换后出现急性肝毒性，其中 2 人在再次使用后症状复发[1]。据称，植物原料的成分与标签的品种并不一致。已有报道[2] 3 名成年人使用金不换 6 天至 6 个月出现肝炎和极度疲劳。

不慎服用金不换的 3 名儿童[2]表现出深度昏睡和肌无力。其中 2 名儿童发展成呼吸抑制和心率过缓。

1. Woolf GM, *et al.* Acute hepatitis associated with the Chinese herbal product jin bu huan. *Ann Intern Med* 1994; **121:** 729–35.
2. Horowitz RS, *et al.* The clinical spectrum of jin bu huan toxicity. *Arch Intern Med* 1996; **156:** 899–903.

用途和用法

金不换是一种中药，用于镇静和镇痛，可能含有蛇足石松或远志。

Juniper 杜松实

Baccae Juniperi; Boróka tobozbogyó; Enbär; Enebro; Enebro enano; Genièvre; Iuniperi pseudo-fructus; Jalovcový plod; Juniper Berry; Juniper Fruit; Juniperi Fructus; Juniperi Galbulus; Juniperi Pseudo-fructus; Kadagių vaisiai; Katajanmarja; Szyszkojagoda jałowca; Wacholderbeeren; Zimbro.

Можжевельник

ATC Herb — HG04BW5016 (Juniperus communis: fruit); HA03AW5029 (Juniperus communis: fruit).

UNII — 464910T5N9 (Juniperus communis); O84B5194RL (Juniperus communis fruit).

Pharmacopoeias. In *Eur.* (see p.vii).

Ph. Eur. 6.8 (Juniper) 普通杜松的干燥成熟球浆果。按干燥品计，挥发油的含量不少于 1% (*v/w*)。具有强烈芳香，尤其在压榨时。避光。

简介

杜松实是杜松子油（见下文）的来源。它具有祛风、利尿、防腐和抗炎作用。用在草药中也作为杜松子酒的香料。

顺势疗法 杜松实已经以下列名称用于顺势疗法药物：Juniperus communis；Juniperus communis sicc；Juniperus communis efructibus siccatis；Juniperus com；Junip. c。

制剂

专利制剂

Cz.: Plod Jalovce†.

多组分制剂 ***Austral.:*** Arthritic Pain Herbal Formula 1†; Lifesystem Herbal Formula 1 Arthritic Aid†; PMT-Eze†; Profluid†; Protemp†; ***Austria:*** Mariazeller; St Bonifatius-Tee; ***Braz.:*** Pilulas De Witt's†; ***Canad.:*** Diurenat; Diuretic Formula; Diuretic Tablets; Herbal Diuretic; Herbal Laxative plus Yogurt; Stomach Ease; ***Cz.:*** Abfuhr-Heilkrautertee†; ***Fr.:*** Alpha Renol; Depuratum; Diatisan; Mediflor Tisane Antirhumatismale No 2†; Urotisan; ***Ger.:*** Amara-Tropfen; ***Hung.:*** Antipoll; ***Ital.:*** Broncosedina; ***Pol.:*** Cholesol; ***S.Afr.:*** Amara†; ***Switz.:*** Gouttes Amara; Heparfelien†; Kemosan Heidelberger Poudre; Metabol; Phytomed Nephro†; Tisane pour les reins et la vessie; **UK:** Backache; Watershed.

顺势疗法制剂 **Canad.:** Amaratopfen; Nixotinex; **Fr.:** Juniperus Complexe No 6; Poconeol no 44; **Ger.:** Antinephrin M†; HanoNephrin; Kattwigast†; Magen-Darmtropfen N; Phonix Silybum spag; Phonix Solidago spag; Phonix Urtica-Arsenicum spag; Solidago Hevert Complex; Zimpels Erkaltungskomplex I†.

Juniper Oil 杜松子油

Aceite de bayas de enebro; Borókaolaj; Enbärsolja; Enebro, aceite esencial de; Essence de Genièvre; Genièvre, huile essentielle de; Iuniperi aetheroleum; Jalovcová silice; Juniper Berry Oil; Juniperi Aetheroleum; Juniperi Etheroleum; Kadagių vaisių eterinis aliejus; Katajanmarjaöljy; Oleum Juniperi; Wacholderöl.

Можжевеловое Масло

ATC Herb — HG04BW5015 (Juniperus communis: essential oil).

UNII — YNW2QPG8YK (juniper oil); SZH16H44UY (juniper berry oil).

Pharmacopoeias. In *Eur.* (see p.vii).

Ph. Eur. 6. 8 (Juniper Oil) 从成熟的没有受精的普通杜松球浆果中蒸馏提取的精油。可能需要添加合适的抗氧化剂。一种流动的无色至黄色的液体，有特殊臭。在不超过25℃室温下，贮藏于填充良好的密闭容器中。避光。

简介

杜松子油用作祛风剂，并且作为泌尿道疾病和肌肉关节痛的草药治疗成分。也用作芳香疗法。长期使用可能引起胃肠道刺激，并且高剂量可能有肾损害作用。

制剂

专利制剂

Ger.: Caprisana†; Roleca Wacholder.

多组分制剂 **Austral.:** Medinat PMT-Eze†; **Austria:** Berggeist; **Belg.:** Olbas; **Braz.:** Solvobil; **Fr.:** Aromadigest; **Ger.:** Dolo-cyl; Kneipp Rheumabad Spezial; Kneipp Rheumabad†; Olbas; **Irl.:** Olbas; **Ital.:** Flodolor; **Neth.:** Olbas; **Pol.:** Analgol; Olbas; Pinimentol; Pulmonil; **S.Afr.:** Oleum Salviae Compt†; **Spain:** Emolytar; Polytar; **Switz.:** Bain antirhumatismal†; Echinarom; Frixo-Dragon Vert†; Huile Po-Ho A. Vogel; Liberol Baby N; Olbas; Pinimenthol Baby†; Spagyrom; Wiewohl; Ziegella; **UK:** Diuretabs; HealthAid Boldo-Plus; Olbas; Olbas for Children; Sciargo; St Johnswort Compound; Watershed.

Kallidinogenase (*BAN*, *rINN*) 激肽释放酶

Calicreína; Callicrein; EC 3.4.21.35; Kalidinogenasa; Kalléone; Kallidinogenaasi; Kallidinogenas; Kallidinogénase; Kallidinogenasum; Kallikrein.

Каллидиногеназа

CAS — 9001-01-8.

ATC — C04AF01.

ATC Vet — QC04AF01.

Pharmacopoeias. In *Jpn.*

简介

激肽释放酶是一种从哺乳动物的胰腺和尿中分离的酶。它可将激肽原转化为激肽、血管舒张素。自从发现激肽原-激肽系统对男性生殖道有生理作用后，激肽释放酶用于男性不育症（见第2012页）。激肽释放酶也有舒张血管作用，并已经用于治疗外周血管病（见第1137页）。

制剂

专利制剂

Austria: Padutin.

Kava 卡瓦根

Kava-Kava.

Кава

CAS — 500-64-1 (kawain); 495-85-2 (methysticin); 500-62-9 (yangonin).

ATC Herb — HN05BW5001 (Piper methysticum: rhizome extract); HN05CM5020 (Piper methysticum: rhizome).

UNII — BOW48C81XP (Piper methysticum root).

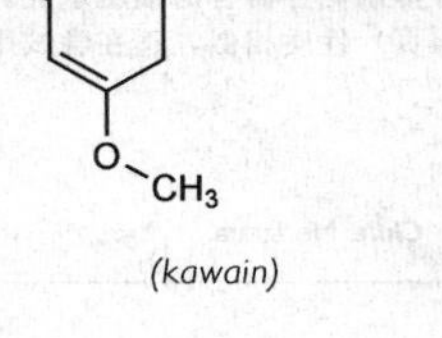

(kawain)

俗名 下列称呼是各种形式卡瓦根的"俗名"（见第vii页）或俚语：'ava；Ava-ava；'awa；Grog；Intoxicating pepper；Kawa Kawa；Kawa Lewena；Sakau；Waka；Wati；Yangona；Yaqona。

不良反应

有些大量使用卡瓦根的人可能会出现类似糙皮病的特殊皮疹。锥体外系反应和肝毒性的案例也有报道。卡瓦根肝毒性表现为中度肝功能改变、需要肝脏移植的不可逆损伤或死亡。

1. Anonymous. Tonga trouble. *Pharm J* 1990; **245:** 288.
2. Ruze P. Kava-induced dermopathy: a niacin deficiency? *Lancet* 1990; **335:** 1442–5.
3. Schelosky L, *et al.* Kava and dopamine antagonism. *J Neurol Neurosurg Psychiatry* 1995; **58:** 639–40.
4. Spillane PK, *et al.* Neurological manifestations of kava intoxication. *Med J Aust* 1997; **167:** 172–3.
5. Anonymous. Kava extract linked to hepatitis. *WHO Drug Inf* 2000; **14:** 98.
6. Escher M, *et al.* Hepatitis associated with kava, a herbal remedy for anxiety. *BMJ* 2001; **322:** 139.
7. Anonymous. Hepatic toxicity possibly associated with kava-containing products—United States, Germany, and Switzerland, 1999-2002. *MMWR* 2002; **51:** 1065–7. Also available at: http://www.cdc.gov/mmwr/preview/mmwrhtml/mm5147a1.htm (accessed 15/07/04)
8. Stickel F, *et al.* Hepatitis induced by Kava (Piper methysticum rhizoma). *J Hepatol* 2003; **39:** 62–7.
9. Clouatre DL. Kava kava: examining new reports of toxicity. *Toxicol Lett* 2004; **150:** 85–96.
10. Perez J, Holmes JF. Altered mental status and ataxia secondary to acute Kava ingestion. *J Emerg Med* 2005; **28:** 49–51.
11. Ulbricht C, *et al.* Safety review of kava (Piper methysticum) by the Natural Standard Research Collaboration. *Expert Opin Drug Safety* 2005; **4:** 779–94.
12. Teschke R, *et al.* Kava hepatotoxicity: a European view. *N Z Med J* 2008; **121:** 90–8.

药物相互作用

参考文献如下。

1. Anke J, Ramzan I. Pharmacokinetic and pharmacodynamic drug interactions with Kava (*Piper methysticum* Forst. f.). *J Ethnopharmacol* 2004; **93:** 153–60.
2. Singh YN. Potential for interaction of kava and St. John's wort with drugs. *J Ethnopharmacol* 2005; **100:** 108–13.

用途和用法

卡瓦根是南太平洋岛屿本土灌木胡椒属的根茎。它包含卡瓦胡椒、麻醉椒苦素和羊高宁等吡喃酮。卡瓦根在南太平洋作为一种兴奋性饮料；有养生作用，疾病康复期间使用。据报道其具有镇静、骨骼肌松弛和麻醉作用。它也用于焦虑和应激相关疾病的治疗。卡瓦根起先是以液体提取物形式，用作杀菌药和利尿药治疗生殖-泌尿系统感染。卡瓦根也用于神经系统疾病，还可作为滋补药。鉴于此药有潜在的严重肝毒性，英国和一些其他西方国家已经将卡瓦根内服制剂撤出市场，见上文不良反应。

顺势疗法 卡瓦根已经以下列名称用于顺势疗法药物：Piper. m.；Piper meth.。

1. Anonymous. Kava. *Lancet* 1988; **ii:** 258–9.
2. Pepping J. Kava: *Piper methysticum*. *Am J Health-Syst Pharm* 1999; **56:** 957–60.
3. WHO. Rhizoma Piperis Methystici. *WHO Monographs on Selected Medicinal Plants*, volume 2. Geneva: WHO, 2004. Also available at: http://apps.who.int/medicinedocs/en/d/Js4927e/23.html (accessed 04/02/10)
4. Sarris J, Kavanagh DJ. Kava and St. John's wort: current evidence for use in mood and anxiety disorders. *J Altern Complement Med* 2009; **15:** 827–36.

制剂

专利制剂

Braz.: Ansiopax†; Calmonex; Farmakava†; Kavagren; Kavahexal; Kavakan; Kavalac†; Kavamed; Kavasedon; Laitan; Natuzilium†; **Cz.:** Antares†; Kavasedon†; Leikan†; **Mex.:** Laiken; **Venez.:** Kavasedon†.

多组分制剂 **Canad.:** Herbal Support for Stressful Lifestyles†; **Ital.:** Controller; **Switz.:** Yakona N†.

顺势疗法制剂 **Austria:** Lakrima†; **Ger.:** Hevertoval bei Nervositat†; metakaveron; Zincum valerianicum-Hevert†.

Keracyanin (*rINN*) 凯拉花青

Cyaninoside; Keracianina; Kéracyanine; Keracyaninum. 3-[6-O-(6-Deoxy-α-L-mannopyranosyl)-β-D-glucopyranosyloxy]-3′,4′,5,7-tetrahydroxyflavylium chloride.

Керацианин

$C_{27}H_{31}ClO_{15}$ = 631.0.

CAS — 18719-76-1.

UNII — V0N2VMB4FV.

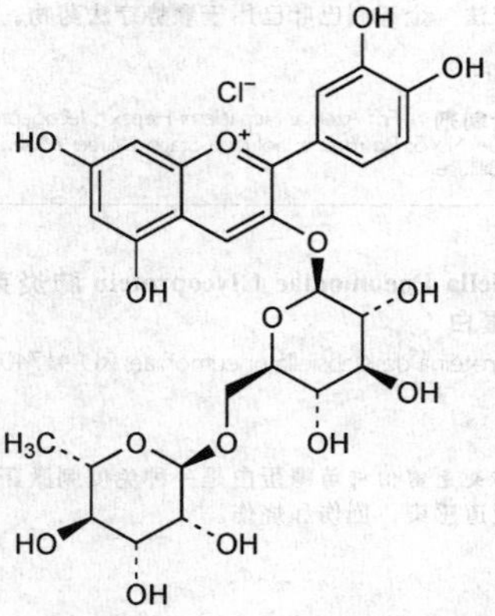

简介

据称凯拉花青可以改善弱光症的视觉功能。在视觉障碍中口服使用。

制剂

专利制剂

Ital.: Meralop†.

Keratinase⊗角蛋白酶

Queratinasa.

Кератиназа

CAS — 9025-41-6.

简介

角蛋白酶是一种从新霉素链霉菌培养获得的蛋白水解酶。它在痕量金属离子存在下可消化角蛋白，这种蛋白对多数蛋白水解酶耐药。角蛋白酶具有分离动物皮毛的作用，具有一定的商业用途，试用作脱毛剂；在一些局部使用抗菌软膏中也含有角蛋白酶，推测可促进活性物质的渗透。

Khellin (*rINN*) 凯林

Kelina; Khelline; Khellinum; Visammin. 4,9-Dimethoxy-7-methyl-5*H*-furo[3,2-g]chromen-5-one.

Келлин

$C_{14}H_{12}O_5$ = 260.2.

CAS — 82-02-0.

UNII — 5G117T0TJZ.

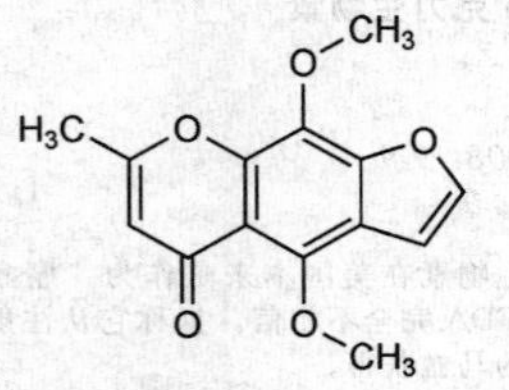

简介

凯林是一种从阿密茴香果实（第2178页）中提取或者合成的扩张血管药，用于治疗心绞痛。它也具有支气管舒张作用，用于治疗哮喘。也在尝试凯林联合紫外线治疗白癜风（见色素性皮肤病，第1509页）。

1. Hofer A, *et al.* Long-term results in the treatment of vitiligo with oral khellin plus UVA. *Eur J Dermatol* 2001 **11:** 225–9.

制剂

多组分制剂 **Rus.:** Vicalin (Викалин).

Kinkeliba 金开利巴叶

Combreti Folium; Combreto; Kinkéliba.

Pharmacopoeias. In *Fr.*

简介

金开利巴叶是西非原产灌木小花风车子（*C. altum*；*C. raimbaultii*）的干燥叶（使君子科）。作为草药方剂的组分可用于肝、胆和消化道疾病的治疗。也可使用使君子科的其他种类。

顺势疗法 金开利巴叶已用于顺势疗法药物。

制剂

多组分制剂 ***Fr.:*** Azema; Hepaclem; Hepax†; Jecopeptol; Mediflor Hepatique No 5; Romarene; Solution Stago Diluee; ***Mon.:*** Romarinex; ***Switz.:*** Bilifuge.

Klebsiella Pneumoniae Glycoprotein 肺炎克雷伯杆菌糖蛋白

Glucoproteína de Klebsiella pneumoniae; RU-41740.

简介

肺炎克雷伯杆菌糖蛋白是一种免疫刺激药，用于治疗呼吸道感染、创伤和烧伤。

制剂

专利制剂

Braz.: Biostim; ***Cz.:*** Biostim†; ***Gr.:*** Biostim; ***Ital.:*** Acintor†; Biostim†; ***Mex.:*** Biostim; ***Port.:*** Biostim†.

Knotgrass 扁蓄

Knotweed; Nat' rdesna ptačího; Pihatatar; Polygoni avicularis herba; Renouée des oiseaux; Takažolių žolė; Trampgräs; Vogelknöterichkraut; Ziele rdestu ptasiego.

Спорыш

ATC Herb — HR05WA5043 (Polygonum aviculare: herb).
UNII — FU6582QMPV (knotweed); 64Y2IV7284 (knotgrass).

Pharmacopoeias. In *Chin.* and *Eur.* (see p.vii).

Ph. Eur. 6. 8（Knotgrass; Polygoni Avicularis Herba） 由 *Polygonum Aviculare* 完整或切碎的干燥的地上部分组成。以干燥品计，黄酮类化合物［以金丝桃苷（$C_{21}H_{20}O_{12}$=464.4）形式表示］含量不低于0.3%。避光。

简介

扁蓄［*Polygonum aviculare*（*P. heterophyllum*）（Polygonaceae）］是用于缓解卡他和上呼吸道相关疾病治疗的草药制剂。

顺势疗法 扁蓄已经以下列名称用于顺势疗法药物：Polygonum aviculare。

制剂

多组分制剂 ***Cz.:*** Pulmoran; Species Urologicae Planta; ***Ger.:*** Tussiflorin Hustensaft†; Tussiflorin Hustentropfen†; ***Pol.:*** Cholesol; Padma 28; Reumosol; ***Switz.:*** Padma 28; Padmed Circosan; ***Ukr.:*** Phytolyt (Фитолит).

Krebiozen 克力生物素

Crebiocén.

Кребиозен

CAS — 9008-19-9.

简介

克力生物素在美国本来是作为"癌症克星"而命名，但是FDA完全不相信。据称它从注射了牛放线杆菌提取物的马血获得。

Kveim Antigen 克温抗原

Antígeno de Kveim.

Антиген Квейма

简介

克温抗原是活动性肉状瘤患者切除脾后制成的肉样瘤组织生理盐水的混悬液。克温试验即皮内注射本品用于诊断结节病（第1443页）。

1. James DG, Williams WJ. Kveim-Siltzbach test revisited. *Sarcoidosis* 1991; **8:** 6–9.

克温试验的安全性受到质疑，尤其在是否会将肉状瘤病传播的问题上，以及乙型肝炎、HIV和Creutzfelt-Jakob病的传播问题[1]。然而认为严格鉴定可用肉状瘤脾的步骤以及制备克温抗原的方法足以减少感染[2]和Creutzfeldt-Jakob病[3]传播的危险。

1. Wigly RD. Moratorium on Kveim tests. *Lancet* 1993; **341:** 1284.
2. du Bois RM, *et al.* Moratorium on Kveim tests. *Lancet* 1993; **342:** 173.
3. de Silva RN, Will RG. Moratorium on Kveim tests. *Lancet* 1993; **342:** 173.

Laburnum 金链花

Citiso; Codeso europeo; Golden Chain; Golden Rain; Laburno; Lluvia de oro.

Золотой Дождь Обыкновенный

UNII — A3V9296222 (Laburnum anagyroides).

简介

金链花［*Laburnum anagyroides*（*L. vulgare*；*Cytisus laburnum*）（Leguminosae）］所有部分都有毒。毒性成分是与烟碱作用类似的金雀花碱（第2222页）。

制剂

顺势疗法制剂 ***Ger.:*** Cocculus Oligoplex.

Lactic Acid 乳酸

Acide lactique; Acidum lacticum; E270; E326 (potassium lactate); Kwas mlekowy; Kyselina mléčná; Láctico, ácido; Laktik Asit; Maitohappo; Milchsäure; Mjölksyra; Pieno rūgštis; Tejsav. 2-Hydroxypropionic acid; 2-Hydroxypropanoic acid.

Молочная Кислота

$C_3H_6O_3$ = 90.08.

CAS — 50-21-5; 79-33-4 ((+)-lactic acid); 10326-41-7 ((−)-lactic acid); 598-82-3 ((±)-lactic acid).
ATC — G01AD01.
ATC Vet — QG01AD01; QP53AG02.
UNII — 33X04XA5AT (lactic acid); 3B8D35Y7S4 (dl-lactic acid); F9S9FFU82N (l-lactic acid).

Pharmacopoeias. In *Chin.*, *Int.*, *Jpn*, and *US.*

Eur. (see p.vii) includes monographs for the racemate and the (*S*)-enantiomer.

Ph. Eur. 6. 8（Latic Acid） 乳酸及其浓缩物（如羟丙酰乳酸和其他聚乳酸）以及水的混合物。乳酸和聚乳酸的平衡依赖于浓度和温度。通常是外消旋体（*RS*乳酸），相当于$C_3H_6O_3$的含量为88%～92%（*w*/*w*）。无色或淡黄色，糖浆样液体。可与水和乙醇混合。

Ph. Eur. 6. 8［（*S*）-Lactic Acid］ 左旋乳酸及其浓缩物（如羟丙酰乳酸和其他聚乳酸）以及水的混合物，乳酸和聚乳酸的平衡依赖于浓度和温度。本品相当于$C_3H_6O_3$的含量为88%～92%（*w*/*w*），其中*S*对映异构体的含量不低于95%。无色或淡黄色，糖浆样液体。可与水及乙醇混合。

USP 33（Latic Acid） 乳酸和乳酸盐的混合物，相当于$C_3H_6O_3$的含量为88%～92%（*w*/*w*）。本品从糖的乳酸发酵物中获得或化学合成。糖发酵获得的乳酸为左旋体，化学合成者为外消旋体。

无色或黄色，具吸湿性，几乎无臭，糖浆样液体。煮沸浓缩时形成乳酸盐。易与水、乙醇和乙醚混合；不溶于氯仿。贮藏于密闭容器中。

不良反应和处置

类似盐酸，第2255页，尽管使用浓乳酸的腐蚀性没有盐酸强。

新生儿 有证据表明新生儿代谢*R*-(−)乳酸有一定困难，所以不满3个月婴儿食品中不应该应用乳酸的异构体和消旋体[1]。

1. FAO/WHO. Toxicological evaluation of certain food additives with a review of general principles and of specifications: seventeenth report of the joint FAO/WHO expert committee on food additives. *WHO Tech Rep Ser 539* 1974. Also available at: http://libdoc.who.int/trs/WHO_TRS_539.pdf (accessed 13/05/10)

用途和用法

乳酸作用与乙酸（第2165页）相似，并且治疗皮肤感染和阴道疾病的用途也相似。乳酸用于乳酸盐注射液和输液的制剂中，可作为二氧化碳来源，用于治疗代谢性酸中毒（对于代谢性酸中毒使用乳酸盐的问题，见第1590页）。软化皮肤的乳膏剂局部用于治疗疣（第1511页）。其他用法包括，治疗终期免疫低下患者的严重口蹄疫。

乳酸也可作为食物防腐剂和化妆品成分。

制剂

BP 2010: Lactic Acid Pessaries;
USP 33: Compound Clioquinol Topical Powder.

专利制剂

Austria: Espritin; Warzin; ***Belg.:*** Lacta-Gynecogel; ***Canad.:*** Dermalac†; ***Chile:*** Eucerin; ***Fr.:*** Ictyoderm†; Lactacyd Femina†; ***Ger.:*** Lactisan†; Lactisol†; RMS†; ***India:*** Lacgel; ***Irl.:*** Relactagel; ***Ital.:*** Saugella Intilac; Unigyn; ***Mex.:*** Acid-Lac; Avecyde†; Lactibon; ***NZ:*** BK†; ***Philipp.:*** Lactacyd VG; na-Flora; ***Pol.:*** Keratolysin†; ***Port.:*** Atopic†; ***Spain:*** Keratisdin; ***Swed.:*** Calmuril; ***Switz.:*** Vagoclyss†; ***UK:*** Relactagel; ***USA:*** Lactinol; Lactrex; ***Venez.:*** Dermalact; Jabolac†; Lactibon.

多组分制剂 ***Arg.:*** Acilac; Akerat; Callicida; Caminol†; Cellskinlab C + AHA; Coltix†; Control Acne; Dermocridin; Duofilm; Hidrolac; Keracnyl; Lacticare; Lactoplus; Muvar; Opoenterol†; Oxidermos; Pasem; Punto G; Ureadin Facial; Urecrem; Verruclean; Verrutopic; ***Austral.:*** Aussie Tan Skin Moisturiser†; Calmurid; Dermadrate; Dermatech Wart Treatment; Duofilm; Elucent Skin Refining Day Cream; ***Austria:*** Anthozym; Calmurid; Calmurid HC†; Duofilm; Helo-acid; Hylak; Hylak forte; Lavagin; Tonicum†; ***Belg.:*** Aporil; Calmurid†; ***Braz.:*** Calope†; Calotrat; Colpolase; Dermacyd; Dermafree; Duofilm; Kalostop†; Lacticare; Lacto Vagin†; Salic; Verrux; ***Canad.:*** Duofilm; Duoplant; Epi-Lyt; P & S; Prismasol; Prismocal; Viron Wart Lotion; ***Chile:*** Akerat; Cuidado Intimo†; Duofilm; Eucerin Higiene Intima; Eucerin Piel Grasa†; Lactacyd; Node DS; Ureadin 30; Verrufilm; ***Cz.:*** Acne Lotio†; Duofilm; Hemosol†; ***Denm.:*** Prismasol; Verucid; ***Fin.:*** Calmuril; Hemosol; Prismasol Kalium; Wicnelact; ***Fr.:*** Akerat; Cleanance K; Contragel Vert†; Correcteur Anti-Taches†; Duofilm; Geliofil; Hemosol B0; Keracnyl; Kerafilm; Lactacyd Derma†; Lactacyd Femina†; Lacticare; Pedi-Relax Anticallosites†; Prismasol; Propy-Lacticare; Saugella; Sebium AKN; Topic 10†; Verrufilm; Verrupan; ***Ger.:*** Akaderm N; Calmurid†; Clabin; Collomack†; Duofilm; Petrasch-Anthozym N†; Solco-Derman; Vagisan; W-Tropfen; Warzen-Alldahin†; ***Gr.:*** Duofilm; ***Hong Kong:*** Collomack†; Dermadrate; Dermatech Wart Treatment; Duofilm; Eubos Feminin; Lactacyd; Mithra-Intim; Solcoderm†; Verrufilm; ***Hung.:*** Duofilm; Genia; ***India:*** Cotaryl; ***Indon.:*** Exfoliac†; Lactacyd; Lacticare†; ***Irl.:*** Calmurid; Calmurid HC; Cuplex†; Duofilm; Hemosol BO; Lacticare†; Prismasol; Salactol; Salatac; ***Israel:*** Agisten 1; Babyzim; Calmurid; Femina Lactal; Hemosol†; Salatac; U-Lactin Foot Cream; U-Lactin Forte; ***Ital.:*** Babygella; Bruciaporri; Decon Lavanda; Duofilm; Eudermico†; Fibranorm; Gastro-Pepsin†; Geliofil; Ginil; Ipso Urea; Kerafilmver; Lactacyd Derma; Lactacyd Intimo; Lactacyd Lentivo; Lactocol†; Saugella Salviettine; Sensigel; Sensiquell; Synchrobase Duo; Triacid†; Unidermo; Vaginol; Verel; Verunec; ***Malaysia:*** Duofilm; Lactacyd; Lacticare; Lorasil Feminine Hygiene†; Solcoderm†; ***Mex.:*** Duofilm; Kinor; Lacticare; Rug-Derm; Urader Lactato; ***Neth.:*** Calmurid; Calmurid HC; Duofilm; Hemosol; Prismasol; ***Norw.:*** Verucid; ***NZ:*** Dermadrate†; Duofilm; ***Philipp.:*** Duofilm; Intima†; Kene; Lactacyd; Lacticare; ***Pol.:*** ABE-Plyn; Acerin; Brodacid; Duofilm; Masc na Odciski; ***Port.:*** Atopic†; Bioclin Sebo Care; Calicida Indiano; Calmurid; Creme Laser Hidrante; Despigmentante; Halitol†; Hemosol; Lactacyd†; Pansebase; Pansebase Composto; Prismasol; Secpel; Secpel Composto; Ureadin Maos; Verrucare; ***Rus.:*** Solcoderm (Солкодерм); ***S.Afr.:*** Duofilm; Kroko†; Lacticare†; ***Singapore:*** Dermadrate; Dermatech Wart Treatment; Duofilm; Lactacyd; Lacticare; Nu-Derm Exfoderm Forte; U-Lactin; ***Spain:*** Antiverrugas; Callicida Cor Pik; Callix; Euzymina Lisina I†; Ginejuvent; Keranin; Prismasol; Roidhemo†; Unguento Callicida Naion; Verufil; ***Swed.:*** Hemosol; Prismasol; ***Switz.:*** Calmurid; Clabin; Duofilm; Hemosol B0; Solcoderm; Va-t'en; Waruzol; Warz-ab Extor; ***Thai.:*** Duofilm; Lactacyd; Lacticare; ***Turk.:*** Duoderm; ***UK:*** Balance Activ RX; Bazuka; Calmurid; Calmurid HC; Cuplex; Duofilm; Lacticare†; Salactol; Salatac; ***Ukr.:*** Collomak (Колломак); Duofilm (Дуофилм); Solcoderm (Солкодерм); ***USA:*** AmLactin AP†; Epi-Lyt; Lacticare; Lactinol-E†; ***Venez.:*** Akerat; Collomack; Duofilm†; Kayivis.

顺势疗法制剂 ***Austria:*** Aflubin; ***Canad.:*** Homeo-Form P; ***Fr.:*** Homeofortil; Sportenine; ***Ger.:*** Lactopurum; metavirulent; Pankreas M Comp†; Pankrevowen†; Sanuvis; ***Neth.:*** Sportenine; ***Rus.:*** Aflubin (Афлубин); ***Switz.:*** Regenaplex Nr. 21c; Regenaplex Nr. 21e.

Lactobionic Acid 乳糖酸

Acide Lactobionique; Acidum lactobionicum; Kwas laktobionowy; Kyselina laktobionová; Laktobionihappo; Laktobiono rūgštis; Laktobionsyra.

Лактобионовая Кислота

CAS — 96-82-2 (4-O-β-D-galactopyranosylD-gluconic acid).
UNII — 65R938S4DV.

Pharmacopoeias. In *Eur.* (see p.vii).

Ph. Eur. 6. 8（Lactobionic Acid） 4-*O*-β-D-吡喃半乳糖-D-葡萄糖酸（$C_{12}H_{22}O_{12}$=358.3）和4-*O*-β-D-吡喃半乳糖-D-葡萄糖-1,5内酯（$C_{12}H_{20}O_{11}$=340.3）不同比例的混合物。一种白色或类白色粉末。易溶于水；微溶于无水乙醇、甲醇和冰醋酸。

简介

乳糖酸与某些药物，如含钙的药物、大环内酯类抗菌药克拉霉素和红霉素，形成水溶性的盐。它以乳糖酸钾的形式存在于器官移植的保存液中，如UW液（University of Wisconsin）；乳糖酸阴离子作为一种渗透剂，渗透力可抑制储存器官的细胞水肿。乳糖酸与葡萄糖酸（第2244页）性质相似，正在尝试用于皮肤护理产品中。

制剂

多组分制剂 ***Chile:*** Neostrata.

Lactoferrin 乳铁传递蛋白

Lactotransferrin.

Лактоферрин

简介

乳铁传递蛋白是一种在牛奶、唾液和其他外分泌液中可发现的铁结合蛋白。它具有抗菌作用，可制备成治疗口干（第1945页）和其他口部疾病的制剂。

乳铁传递蛋白和其他乳清蛋白也用作营养补充剂。重组形式的乳铁传递蛋白，如塔乳铁素-α（第743页）正处于研究阶段。

1. Marshall K. Therapeutic applications of whey protein. *Altern Med Rev* 2004; **9:** 136–56.
2. Valenti P, *et al.* Lactoferrin functions: current status and perspectives. *J Clin Gastroenterol* 2004; **38** (suppl 2): S127–S129.

制剂

专利制剂

Austral.: Immune Boost†; ImmunoDefence; ***Ital.:*** Elleffe; Endvir Simplex.

多组分制剂 ***Indon.:*** Bd-GARD; Laktobion; ***Ital.:*** Eutears; Floragermina 6; Grip Stop; Liverton; Nepiros; Rivuclin; Rubrojunior; Rubrovital; Vitalmix Junior; ***Singapore:*** Biotene; ***UK:*** Biotene Dry Mouth; BioXtra†; ***USA:*** Biotene with Calcium.

Lactoperoxidase 乳过氧（化）物酶

EC 1.11.1.7.

Лактопероксидаза

CAS — 9003-99-0.

简介

乳过氧（化）物酶存在牛奶和唾液中。它与过氧化氢和硫氰酸盐反应产生抗菌活性，可制成治疗口干（第1945页）和其他口部疾病的制剂。由于有保护作用，也用于化妆品和皮肤保护剂中。

在成品奶的乳过氧化物酶系统中，将硫氰酸钠和过碳酸钠（过氧化氢的原料）加入新鲜牛奶中活化乳过氧化物酶。

1. Kussendrager KD, van Hooijdonk AC. Lactoperoxidase: physico-chemical properties, occurrence, mechanism of action and applications. *Br J Nutr* 2000; **84** (suppl 1): S19–S25.
2. Tenovuo J. Clinical applications of antimicrobial host proteins lactoperoxidase, lysozyme and lactoferrin in xerostomia: efficacy and safety. *Oral Dis* 2002; **8:** 23–9.
3. Lönnerdal B. Nutritional and physiologic significance of human milk proteins. *Am J Clin Nutr* 2003; **77** (suppl): 1537S–1543S.

制剂

多组分制剂 ***Austral.:*** Flaminal; ***Singapore:*** Biotene; Papulex Isocorrexion; ***UK:*** Biotene Dry Mouth; Biotene Oralbalance; BioXtra†; Flaminal; ***USA:*** Biotene with Calcium.

Laetrile 苦杏仁苷

CAS — 1332-94-1 (laetrile); 29883-15-6 (amygdalin).

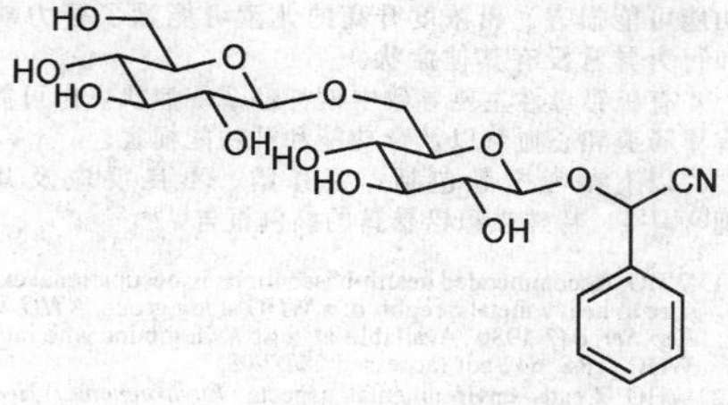

(amygdalin)

简介

术语苦杏仁苷（laetrile）用于主要由苦杏苷组成的产品，它是杏仁的主要生氰糖配基。苦杏苷是 *R*-α-氰苄基-6-*O*-β-*D*-吡喃葡萄糖基-β-*D*-吡喃葡萄糖苷（$C_{20}H_{27}NO_{11}$=457.4）。苦杏仁苷也称为 *R*-α-氰苄基-6-*O*-β-D-吡喃葡萄糖醛酸（$C_{14}H_{15}NO_7$=309.3）。

苦杏仁苷首先在癌细胞内被β糖苷酶水解成安息香醛和氰化氢，后者杀死癌细胞，但是苦杏苷似乎不能从消化道吸收，并且正常细胞和癌变细胞都只含有痕量的β糖苷酶。据称苦杏仁苷也称为维生素 B_{17}，缺乏此种物质会引起癌症；但是没有证据支持这种观点，并且苦杏仁苷在人类营养中的价值未知。

有许多与使用苦杏仁苷相关的氰化物中毒和其他不良反应的报道，尤其是口服时。

一项纳入对照试验数据的系统评价[1]不支持苦杏仁苷治疗肿瘤的有效性。其他苦杏仁苷的参考文献[2~4]，包括其毒性作用的病例报道[3,4]如下。

1. Milazzo S, *et al.* Laetrile treatment for cancer. Available in The Cochrane Database of Systematic Reviews; Issue 2. Chichester: John Wiley; 2006 (accessed 17/07/08).
2. Chandler RF, *et al.* Controversial laetrile. *Pharm J* 1984; **232:** 330–2.
3. Bromley J, *et al.* Life-threatening interaction between complementary medicines: cyanide toxicity following ingestion of amygdalin and vitamin C. *Ann Pharmacother* 2005; **39:** 1566–9.
4. O'Brien B, *et al.* Severe cyanide toxicity from 'vitamin supplements'. *Eur J Emerg Med* 2005; **12:** 257–8.

Laminaria 海带

Stipites Laminariae; Styli Laminariae; Thallus Eckloniae; Thallus Laminariae.

Ламинария

Pharmacopoeias. In *Chin.*

不良反应

超敏反应 宫颈扩张术中置入海带，发生过敏性休克[1~3]和中毒性休克[4]已有报道。

1. Nguyen MT, Hoffman DR. Anaphylaxis to laminaria. *J Allergy Clin Immunol* 1995; **95:** 138–9.
2. Cole DS, Bruck LR. Anaphylaxis after laminaria insertion. *Obstet Gynecol* 2000; **95:** 1025.
3. Chanda M, *et al.* Hypersensitivity reactions following laminaria placement. *Contraception* 2000; **62:** 105–6.
4. Sutkin G, *et al.* Toxic shock syndrome after laminaria insertion. *Obstet Gynecol* 2001; **98:** 959–61.

用途和用法

海带是日本昆布（*L. digitata*）和其他可能昆布属海草的干燥茎。茎在水中体积膨胀6倍，用于扩大外科手术腔，在分娩或流产用于扩张宫颈。

各种属海带的提取物已用作膳食补充剂（见海藻，第2327页）。

1. Mazouni C, *et al.* Cervical preparation with laminaria tents improves induction-to-delivery interval in second- and third-trimester medical termination of pregnancy. *Contraception* 2009; **80:** 101–4.
2. Ben-Ami I, *et al.* Safety of late second-trimester pregnancy termination by laminaria dilatation and evacuation in patients with previous multiple cesarean sections. *Am J Obstet Gynecol* 2009; **201:** 154.e1–5.

制剂

专利制剂

Rus.: Okovidit (Оковидит).

多组分制剂 ***Fr.:*** Marinol†; ***Spain:*** Fucusor†.

Lappa 刺球

Bardana; Bardanae Radix; Bardane (Grande); Burdock; Burdock Root; Lampazo menor; Lappa Root.

Лопух Лечебный

UNII — 597E9BI3Z3 (Arctium lappa root); EA541308MV (Arctium lappa fruit).

Pharmacopoeias. In *Fr.*
Chin. and *Jpn* include the fruits.

简介

刺球是牛蒡属牛蒡以及牛蒡的其他种（菊科）干燥的根。曾经在煎药中用作利尿药和发汗剂，但是几乎没有其效果的证据。含有牛蒡的草药制剂用于治疗皮肤、骨骼肌和胃肠道不适。牛蒡属的叶子和果实也可使用。

顺势疗法 牛蒡已经以下列名称用于顺势疗法药物：Lappa major；Lap. maj。

制剂

专利制剂

Mex.: Saforelle†; ***Philipp.:*** Saforelle; ***Port.:*** Saforelle; ***Venez.:*** Saforelle.

多组分制剂 ***Austral.:*** Acne Oral Spray†; DermaCo; Herbal Cleanse†; Percutane; Trifolium Complex†; ***Canad.:*** Depuratif des Trappistes; Eliminex; Herbal Laxative; Natraway Sport 1 & 2; Natraway Sport 3; Natural HRT; ***Chile:*** Capilet Locion Capilar; ***Cz.:*** Diabetan; ***Fr.:*** Arbum; Depuratif Parnel; Fitacnol†; Nutraderme†; Topialyse Sensitive; Zeniac LP†; Zeniac†; ***Hong Kong:*** Perfectil; ***Hung.:*** Depsorin; ***Ital.:*** Allerlux; Pso-Rad†; ***Malaysia:*** Celery Plus†; Cleansa Plus†; Dandelion Complex†; ***Pol.:*** Betasol; Immunofort; Seboren; ***S.Afr.:*** Lotio Pruni Comp cum Cupro†; ***Spain:*** Diabesor†; ***Switz.:*** Venadoron; ***UK:*** Aqua Ban Herbal; Aquella; Backache; Cascade; Catarrh Mixture; GB Tablets; Gerard House Skin; Gerard House Water Relief Tablets; HRI Clear Complexion; Modern Herbals Water Retention; Pure Plan; Rheumatic Pain Remedy; Skin Cleansing; Skin Eruptions Mixture; Tabritis; Water Naturtabs; ***USA:*** Detox.

顺势疗法制剂 ***Austral.:*** Echine†; ***Canad.:*** Adrisin; Common Mallow Combination; Cutisitum; Echinacea L40†; Essigen; Formula Homeo QR 209; Homeodose 24†; ***Fr.:*** Diegodren; Echinacea Complexe No 40; Homeodose 24; Saponaria Compose; Staphysagria Complexe No 92; ***Ger.:*** Hautfunktionstropfen S†; Hautplus N Dr Hagedorn†; Regena-Haut G; ***Switz.:*** Regenaplex Nr. 80aN.

Laronidase（*USAN*，*rINN*）L-艾杜糖醛酸水解酶

Alpha-L-iduronidase; Alronidase; Laronidasa; Laronidasum; Laronidaz. 8-L-Histidine-α-L-iduronidase (human).

Ларонидаз

CAS — 210589-09-6.
ATC — A16AB05.
ATC Vet — QA16AB05.
UNII — WP58SVM6R4.

不良反应、处置和注意事项

L-艾杜糖醛酸水解酶发生过敏性休克或者输液反应已有报道，这些反应有时候迟发。当使用 L-艾杜糖醛酸水解酶的时候，需要有复苏的设备。常见症状包括面红、发热、头痛和皮疹。其他常见的不良反应有腹痛、关节痛、背痛、恶心、呕吐、腹泻、寒战、感觉异常、眩晕、心动过速、血压升高和氧饱和度下降。支气管痉挛、呼吸急促、发绀和外渗也有报道。呼吸系统疾病的患者存在发生严重不良反应的风险。抗组胺药和（或）解热药（如对酰氨基酚或布洛芬）可能缓解症状。对于轻度输液反应，可以考虑将输注速率降低为发生反应时的速度的一半；对于严重的反应，应停止输注直到症状消失，之后重新以发生反应时 1/4～1/2 的速率输注。应谨慎使用肾上腺素，因为它会使黏多糖贮积症Ⅰ型患者冠状动脉疾病的发生率增加。建议在输注前60min使用抗组胺药和（或）解热药预防输液反应。对于大多数患者，在治疗后3个月内体内可产生 L-艾杜糖醛酸水解酶的免疫球蛋白G抗体，尽管这对于药物安全性和有效性的影响还不明确。然而，这类患者超敏反应的危险性增加，需要谨慎治疗。还有注射部位反应的报道。

药物相互作用

L-艾杜糖醛酸水解酶的注册药品信息中建议此药不要和氯喹或普鲁卡因一同使用，因为这两种药物可能干扰该酶的细胞内摄取。

用途和用法

L-艾杜糖醛酸水解酶是一种重组的人类 α-L-左旋艾杜糖酶，用于黏多糖贮积症Ⅰ型患者（见下文）神经系统外表现的酶替代治疗。注射给药每周100U/kg。初始输注速度应为每小时 2U/kg，耐受的情况下，第1h内每15min增加一次剂量，直到每小时的最大剂量43U/kg，这样在3～4h内即可完成输注（但是详见上文**不良反应、处置和注意事项**）。在一些国家，剂量以 mg/kg 表示，100U相当于580μg的 L-艾杜糖醛酸水解酶。

儿童用法 L-艾杜糖醛酸水解酶注册药品信息中没有提及治疗黏多糖贮积症Ⅰ型特殊年龄人群中剂量，虽然 *BNFC 2010/11* 中提及上述剂量可给予1个月大的患者。

黏多糖贮积症Ⅰ型 黏多糖贮积症Ⅰ型是一种以 α-L-艾杜糖苷酸酶缺乏为特征的渐进性疾病，α-L-艾杜糖苷酸酶是催化黏多糖、硫酸软骨素b和硫酸乙酰肝素的 α-左旋艾杜糖残基末端水解的必要物质。这就导致了上述产物在组织内蓄积，可能引起包括肝肿大、骨骼畸形、肺部疾病、眼部疾病和中枢神经系统进行性损害的临床表现。黏多糖贮积症Ⅰ型传统上根据临床症状和严重性分为三种主要类型：Hurler 综合征、Hurler-Scheie 综合征和 Scheie 综合征。Hurler 综合征是最严重的分型，预期寿命小于10年。然而三种分型有交叉，且不能通过常规酶检查或尿检区分。

起先，治疗局限于对症控制，但是目前已有停止疾病进程的治疗可供选择。使用骨髓或脐带血进行造血干细胞移植对全身性疾病是有益的，并且能够阻止（但通常不能逆转）中枢神经系统的损害。然而，实际的不良反应使此治疗仅限于用于病情严重的患者。有报道称使用 α-L-艾杜糖苷酸酶的酶替代疗法对于疾病全身表现有改善，但是因为其透过血脑屏障的量检测不到，估计不能改善中枢神经系统的症状。但是患者通过酶替代治疗情况改善后，可以使造血干细胞移植更容易耐受。

1. Kakkis ED, *et al.* Enzyme-replacement therapy in mucopolysaccharidosis I. *N Engl J Med* 2001; **344:** 182–8.
2. Wraith JE. Enzyme replacement therapy in mucopolysaccharidosis type I: progress and emerging difficulties. *J Inherit Metab Dis* 2001; **24:** 245–50.
3. Kakkis ED. Enzyme replacement therapy for the mucopolysaccharide storage disorders. *Expert Opin Invest Drugs* 2002; **11:** 675–85.
4. Kakavanos R, *et al.* Immune tolerance after long-term enzyme-replacement therapy among patients who have mucopolysaccharidosis I. *Lancet* 2003; **361:** 1608–13.
5. Muenzer J, Fisher A. Advances in the treatment of mucopolysaccharidosis type I. *N Engl J Med* 2004; **350:** 1932–4.
6. Staba SL, *et al.* Cord-blood transplants from unrelated donors in

patients with Hurler's syndrome. *N Engl J Med* 2004; **350:** 1960–9.

7. Wraith JE, *et al.* Enzyme replacement therapy for mucopolysaccharidosis I: a randomized, double-blinded, placebo-controlled, multinational study of recombinant human α-L-iduronidase (laronidase). *J Pediatr* 2004; **144:** 581–8.
8. Grewal SS, *et al.* Safety and efficacy of enzyme replacement therapy in combination with hematopoietic stem cell transplantation in Hurler syndrome. *Genet Med* 2005: **7:** 143–6.
9. Miebach E. Enzyme replacement therapy in mucopolysaccharidosis type I. *Acta Paediatr Suppl* 2005; **94** (suppl 447): 58–60.
10. Wraith JE, *et al.* Enzyme replacement therapy in patients who have mucopolysaccharidosis I and are younger than 5 years: results of a multinational study of recombinant human α-L-iduronidase (laronidase). Abstract: *Pediatrics* 2007; **120:** 158. Full version: http://pediatrics.aappublications.org/cgi/reprint/120/1/e37 (accessed 07/02/08)
11. Muenzer J, *et al.* International Consensus Panel on the Management and Treatment of Mucopolysaccharidosis I. Mucopolysaccharidosis I: management and treatment guidelines. *Pediatrics* 2009; **123:** 19–29.
    Also available at: http://pediatrics.aappublications.org/cgi/content/full/123/1/19 (accessed 18/02/10)
12. Clarke LA, *et al.* Long-term efficacy and safety of laronidase in the treatment of mucopolysaccharidosis I. *Pediatrics* 2009; **123:** 229–40.
13. Wynn RF, *et al.* Use of enzyme replacement therapy (laronidase) before hematopoietic stem cell transplantation for mucopolysaccharidosis I: experience in 18 patients. *J Pediatr* 2009; **154:** 135–9.
14. Martins AM, *et al.* Guidelines for the management of mucopolysaccharidosis type I. *J Pediatr* 2009; **155** (suppl 2): S32–S46.

制剂

专制制剂

Austral.: Aldurazyme; **Austria:** Aldurazyme; **Belg.:** Aldurazyme; **Canad.:** Aldurazyme; **Cz.:** Aldurazyme; **Denm.:** Aldurazyme; **Fin.:** Aldurazyme; **Fr.:** Aldurazyme†; **Ger.:** Aldurazyme; **Gr.:** Aldurazyme; **Hong Kong:** Aldurazyme; **Israel:** Aldurazyme; **Ital.:** Aldurazyme; **Neth.:** Aldurazyme; **Norw.:** Aldurazyme; **NZ:** Aldurazyme; **Pol.:** Aldurazyme; **Port.:** Aldurazyme; **Spain:** Aldurazyme; **Swed.:** Aldurazyme; **Switz.:** Aldurazyme; **Turk.:** Aldurazyme; **UK:** Aldurazyme; **USA:** Aldurazyme.

Laropiprant (*USAN*, *rINN*) 拉罗匹仑

Laropiprantum; MK-0524. (-)-[(3R)-4-(4-Chlorobenzyl)-7-fluoro-5-(methylsulfonyl)-1,2,3,4-tetrahydrocyclopenta(*b*)indol-3-yl]acetic acid.

Ларопипрант

$C_{21}H_{19}ClFNO_4S$ = 435.9.

CAS — 571170-77-9.

UNII — G7N11T8O78.

注：名称 Cordaptive 为复方烟酸/拉罗匹仑的商标。

简介

拉罗匹仑是一种前列腺素 D_2 受体 1 拮抗药，抑制烟酸引起的面部潮红。拉罗匹仑复方缓释制剂烟酸/拉罗匹仑（拉罗匹仑 20 mg 和烟酸 1 g）可减少使用高剂量烟酸治疗高脂血症时出现的面部潮红。该复方制剂的剂量见烟酸项下用途和用法（第1860页）。

制剂

专制制剂

Irl.: Pelzont.

多组分制剂 **Cz.:** Pelzont; Tredaptive; Trevaclyn; **Fr.:** Tredaptive; **Gr.:** Tredaptive; **Irl.:** Tredaptive; Trevaclyn; **NZ:** Tredaptive; **Philipp.:** Tredaptive; **Port.:** Pelzont; Tredaptive; Trevaclyn; **UK:** Tredaptive.

Lavender 薰衣草

English Lavender; Kwiat lawendy (lavender flower); Lavande, fleur de (lavender flower); Lavande Vrai; Lavandulae flos (lavender flower); Lavendelblomma (lavender flower); Lavendelblüten; Laventelinkukka (lavender flower); Levandų žiedai (lavender flower); Levandulový květ (lavender flower); Levendulavirág (lavender flower).

Лаванда Узколистная (*Lavandula angustifolia*)

ATC Herb — HN05CM5011 (Lavandula angustifolia: flower); HG04BW5019 (Lavandula angustifolia: flower); HA05AW5011 (Lavandula angustifolia: flower); HA03AW5033 (Lavandula angustifolia: flower).

UNII — 9YT4B71U8P (lavender); 19AH1RAF4M (lavender extract).

Pharmacopoeias. *Eur.* (see p.vii) includes lavender flower.

Ph. Eur. 6.8 (Lavender Flower; Lavandulae flos) 由窄叶薰衣草的干燥花组成。以干燥品计，包括不少于 1.3% (*v/w*) 的精油。避光。

简介

薰衣草花用作镇静药。它也用作利胆药。作为植物疗法的一种成分治疗多种疾病。

薰衣草花也是制作薰衣草油的来源（见下文）。

制剂

多组分制剂 **Arg.:** Lavandula Oligoplex; **Austral.:** Cimicifuga Compound; **Austria:** Euka; Mentopin†; **Braz.:** Balsamo Branco; Traumac; **Cz.:** Calmonal†; Melaton†; Schlaf-Nerventee N†; Valofyt Neo†; **Fr.:** Hepato Solutines; Santane R_9; **Ital.:** Pso-Rad†; **NZ:** Botanica Hayfever; **Pol.:** Lumewal; Nervinolum; Nervinum; Nervosol; Reumobonisol; **Port.:** Cholagutt†; Erpecalm; **S.Afr.:** Krampdruppels; Neurotone†; **Singapore:** Stop Snoring; **Spain:** Linimento Naion; **Switz.:** Femisan; Tisane relaxante N†; **UK:** Vital Eyes.

顺势疗法制剂 **Ger.:** Aconit Schmerzol†.

Lavender Oil 薰衣草油

English Lavender Oil (from *L. intermedia*); Esencia de Alhucema; Esencia de Espliego; Essência de Alfazema; Foreign Lavender Oil (from *L. officinalis*); Huile Essentielle de Lavande; Lavanda, aceite esencial de; Lavande, huile essentielle de; Lavandulae aetheroleum; Lavandulae Etheroleum; Lavanta Yağı; Lavendelöl; Levendelolja; Lavender Flower Oil; Laventeliöljy; Levandų eterinis aliejus; Levandulová silice; Olejek lawendowy; Oleum Lavandulae.

Лавандовое Масло

ATC Herb — HP03BX5002 (Lavandula angustifolia: essential oil); HA03AW5032 (Lavandula angustifolia: essential oil).

UNII — ZBP1YXW0H8.

Pharmacopoeias. In *Eur.* (see p.vii).

Ph. Eur. 6.8 (Lavender Oil) 由薰衣草花端蒸馏提取的精油。无色或浅黄色液体，具有特殊臭能够联想到乙酸芳樟酯。相对密度为 0.878～0.892。在不超过 25℃ 的室温下，贮藏于填充良好的密闭容器中。避光。

不良反应

有吸入或皮肤吸收薰衣草油导致恶心、呕吐、头痛和寒战的报道。可能引起接触性过敏和光毒性。

有接触性皮炎与薰衣草油洗发水相关的报道[1]，也有将薰衣草油放入枕头中镇静时产生面部皮炎的报道[2]。3 名青春期前的男孩发生男性乳房发育症可能与局部暴露含有薰衣草和茶树精油的产品有关[3]，但是其他人质疑这一事件（包括产品制造商）[4～7]。

1. Brandão FM. Occupational allergy to lavender oil. *Contact Dermatitis* 1986; **15:** 249–50.
2. Coulson IH, Khan ASA. Facial 'pillow' dermatitis due to lavender oil allergy. *Contact Dermatitis* 1999; **41:** 111.
3. Henley DV, *et al.* Prepubertal gynecomastia linked to lavender and tea tree oils. *N Engl J Med* 2007; **356:** 479–85.
4. Kemper KJ, *et al.* Prepubertal gynecomastia linked to lavender and tea tree oils. *N Engl J Med* 2007; **356:** 2541–2.
5. Kalyan S, *et al.* Prepubertal gynecomastia linked to lavender and tea tree oils. *N Engl J Med* 2007; **356:** 2542.
6. Kurtz JL, *et al.* Prepubertal gynecomastia linked to lavender and tea tree oils. *N Engl J Med* 2007; **356:** 2542–3.
7. Dean CJ, *et al.* Prepubertal gynecomastia linked to lavender and tea tree oils. *N Engl J Med* 2007; **356:** 2543.

用途和用法

薰衣草油用作祛风剂和香料。有时作为外用驱虫剂，主要用于香水，有时用在药膏或其他药用制剂中以掩盖令人不愉快的气味。薰衣草油吸入后可能有镇静效果。它也用于芳香疗法。

1. Cavanagh HM, Wilkinson JM. Biological activities of lavender essential oil. *Phytother Res* 2002; **16:** 301–8.

失眠 4 名老年患者处于薰衣草油的周围环境中产生和传统镇静药相似的睡眠状况[1]。

1. Hardy M, *et al.* Replacement of drug treatment for insomnia by ambient odour. *Lancet* 1995; **346:** 701.

制剂

专利制剂

Pol.: Lawenol; **Ukr.:** Tavipec (Тавипек).

多组分制剂 **Austral.:** Apex Repel Natural†; Bosisto's Eucalyptus Inhalant; Crampeze Pain Relief; Neutralice; Vicks Baby Balsam; **Austria:** Berggeist; Rowalind; **Belg.:** Mouskito Travel Milk; **Braz.:** Aliviol; Benegel; Gelflex; Gelol†; Gelonevral†; Inhalante Yatropan; Mentalol†; Mialgex†; Nevrol; Salimetin†; **Canad.:** Amol; Vicks Vapo Steam; **Cz.:** Amol; Ondrejova Mast; Tiger Olt; **Fr.:** Aromasol; Balsofumine; Dolirhume; Ephydrol; Gouttes aux Essences; Maghora; Moustidose Bebe-Nourrisson†; Moustidose†; Paps; Perubore; Poudre du Marcheur; Resistim; Respirea; **Ger.:** Amol Heilkrautergeist N; Dolo-cyl; Jukunda Melissen-Krautergeist N†; Solum Ol†; **Hong Kong:** Calmiderm; **Hung.:** Amol; Carmol; Inno Rheuma; Opodeldok†; Szent Lukacs; **Irl.:** Massage Balm with Arnica; **Israel:** Headache Pads; **Ital.:** Citrosystem†; Controller; Mistick Verde; Narhinel Balsamico Bambini; Venalta; Vicks Baby Balsam†; **Malaysia:** Bio-oil; **NZ:** Electric Blue Headlice; Vicks Baby Balsam; **Pol.:** Amol; Aromatol; Carmolis; **Rus.:** Carmolis (Кармолис); Carmolis Fluid (Кармолис Жидкость); Espol (Эспол); **S.Afr.:** Arnica Massage Oil; Entressdruppels HM; Rooilavental; **Spain:** Dolokey; Termosan; **Switz.:** Baume du Chalet; Carmol†; Echinarom; Hygiodermil†; Muco-Sana†; Oculosan; Perskindol Classic; Perubare†; Pommade Nasale Radix†; Pulmex; Saltrates†; Spagyrom; Ziegella; **Turk.:** Algo-Wax; Myo-Oil; **UK:** Arnica Massage Balm; Eucanol; Larch Resin comp.; Massage Balm with Calendula; Migrastick; **USA:** Nasal Jelly.

顺势疗法制剂 **UK:** Medicinal Gargle.

Lawsone 指甲花醌

Lawsonia. 2-Hydroxy-1,4-naphthoquinone.

Лаусон

$C_{10}H_6O_3$ = 174.2.

CAS — 83-72-7.

UNII — TLH4A6LV1W.

简介

指甲花醌是存在于指甲花（第2251页）属叶子中的一种染料，可能可以化学合成。它和二羟基丙酮一起用于遮光剂。没有单独使用达到遮光效果的证据。

不良反应 体外研究已观察到指甲花醌引起红细胞氧化损害，这有助于证明在某些仪式时广泛使用指甲花的国家，指甲花经皮吸收可能引起难以解释的新生儿高胆红素血症[1]。

1. Zinkham WH, Oski FA. Henna: a potential cause of oxidative hemolysis and neonatal hyperbilirubinemia. *Pediatrics* 1996; **97:** 707–9.

Lead 铅

Blei; Plomb; Plomo; Plumbum.

Свинец

Pb = 207.2.

CAS — 7439-92-1.

UNII — 2P299V784P.

性状 铅是一种灰色的、具延展性、可锻造的金属。

不良反应

铅中毒（铅毒症）可能由无机铅或有机铅引起，可能是急性的，但多数是慢性的。铅中毒可能是由多种化合物和物品导致，吞入或吸入均可引起其中铅的吸收。有些可能来源于油漆、陶器釉、水晶样首饰、家庭供水、汽油、私酿威士忌、化妆品（尤其是家庭制或传统形式的化妆墨）、包括中药在内的草药或民间验方、新闻用纸以及保留的子弹。儿童经常是铅误服中毒的受害者，而且很容易受环境污染的影响而慢性暴露于铅。铅中毒的急性作用包括金属口感、腹痛、腹泻、呕吐、低血压以及急性间质性肾炎。尤其儿童可能发生脑病。无机铅慢性中毒的症状包括厌食、腹痛、便秘、贫血、头痛、乏力、易激惹、外周神经病，以及伴有抽搐和昏迷的脑病。肾功能和精神功能可能损害。铅浓度升高的儿童可能除了智力缺陷和行为异常没有其他症状。

有机铅毒性主要导致中枢神经系统症状，也可能会有胃肠道和心血管以及肾功能和肝功能损害。

以下参考文献包括：铅暴露、不良反应及其处理[1～15]，特殊来源铅暴露的病例报告[16～21]。

1. WHO. Recommended health-based limits in occupational exposure to heavy metals: report of a WHO study group. *WHO Tech Rep Ser 647* 1980. Available at: http://whqlibdoc.who.int/trs/WHO_TRS_647.pdf (accessed 08/07/08)
2. WHO. Lead—environmental aspects. *Environmental Health Criteria 85.* Geneva: WHO, 1989. Available at: http://www.inchem.org/documents/ehc/ehc/ehc85.htm (accessed 08/07/08)
3. WHO. Inorganic lead. *Environmental Health Criteria 165.* Geneva: WHO, 1995. Available at: http://www.inchem.org/documents/ehc/ehc/ehc165.htm (accessed 20/04/06)
4. Wolf AW, *et al.* Effects of iron therapy on infant blood lead levels. *J Pediatr* 2003; **143:** 789–95.
5. American Academy of Pediatrics Committee on Environmental Health. Lead exposure in children: prevention, detection, and management. *Pediatrics* 2005; **116:** 1036–46.
6. Kordas K, *et al.* Iron and zinc supplementation does not improve parent or teacher ratings of behavior in first grade Mexican children exposed to lead. *J Pediatr* 2005; **147:** 632–9.
7. Stewart WF, *et al.* Past adult lead exposure is linked to neurodegeneration measured by brain MRI. *Neurology* 2006; **66:** 1476–84.
8. Zimmermann MB, *et al.* Iron fortification reduces blood lead levels in children in Bangalore, India. *Pediatrics* 2006; **117:** 2014–21.
9. Téllez-Rojo MM, *et al.* Longitudinal associations between blood lead concentrations lower than 10 μg/dL and neurobehavioral development in environmentally exposed children in Mexico City. *Pediatrics* 2006; **118:** e323–e330. Available at: http://pediatrics.aappublications.org/cgi/content/full/118/2/e323 (accessed 08/07/08)

10. Yuan W, *et al.* The impact of early childhood lead exposure on brain organization: a functional magnetic resonance imaging study of language function. *Pediatrics* 2006; **118:** 971–7.
11. Menke A, *et al.* Blood lead below 0.48 μmol/L (10 μg/dL) and mortality among US adults. *Circulation* 2006; **114:** 1388–94.
12. Rischitelli G, *et al.* Screening for elevated lead levels in childhood and pregnancy: an updated summary of evidence for the US Preventive Services Task Force. *Pediatrics* 2006; **118:** e1867–e1895.
Available at: http://pediatrics.aappublications.org/cgi/content/full/118/6/e1867 (accessed 08/07/08)
13. Gracia RC, Snodgrass WR. Lead toxicity and chelation therapy. *Am J Health-Syst Pharm* 2007; **64:** 45–53.
14. Chen A, *et al.* Lead exposure, IQ, and behavior in urban 5- to 7-year-olds: does lead affect behavior only by lowering IQ? *Pediatrics* 2007; **119:** e650–e658.
Available at: http://pediatrics.aappublications.org/cgi/content/full/119/3/e650 (accessed 08/07/08)
15. CDC Advisory Committee on Childhood Lead Poisoning Prevention. Interpreting and managing blood lead levels <10 μg/dL in children and reducing childhood exposures to lead: recommendations of CDC's Advisory Committee on Childhood Lead Poisoning Prevention. *MMWR* 2007; **56 (RR-8)**: 1–16. Correction. *ibid.*; **56 (47)**: 1241. Also available at: http://www.cdc.gov/mmwr/preview/mmwrhtml/rr5608a1.htm (accessed 05/08/08)
16. Powell ST, *et al.* Succimer therapy for congenital lead poisoning from maternal petrol sniffing. *Med J Aust* 2006; **184:** 84–5.
17. Coon T, *et al.* Lead toxicity in a 14-year-old female with retained bullet fragments. *Pediatrics* 2006; **117:** 227–30.
18. Frith D, *et al.* Lead poisoning—a differential diagnosis for abdominal pain. *Lancet* 2005; **366:** 2146.
19. VanArsdale JL, *et al.* Lead poisoning from a toy necklace. *Pediatrics* 2004; **114:** 1096–9.
20. Guillard O, *et al.* A case of acute lead poisoning in a 2-year-old child. *Br J Clin Pharmacol* 2006; **62:** 246–7.
21. Berkowitz S, Tarrago R. Acute brain herniation from lead toxicity. *Pediatrics* 2006; **118:** 2548–51.

不良反应的处置

治疗急性和慢性铅中毒的主要目标是控制症状并减少体内铅浓度。应使患者脱离铅中毒的环境，并纠正铁和钙的缺乏。

有症状的铅中毒需要支持治疗，包括静脉补液。应监测肝、肾功能，并用苯二氮䓬类药物控制抽搐，成人少见而儿童更常见的脑病需要急症治疗。

如果摄取潜在致命剂量铅或者铅盐在1h之内，若使用活性炭或者洗胃，应予紧急处理。有机铅的化合物不推荐催吐解救。

严重无机或者有机铅中毒，可能需要螯合疗法辅助清除体内铅。铅动员试验使用标准剂量依地酸钙钠（第1403页）后测定尿中排泄的铅，评估是否需要治疗的方法。由于实施困难，并且试验结果的解释并不确定，因此有些专家推荐血铅水平作为治疗指征。铅动员试验与血铅浓度测定可共同确定儿童是否需要螯合疗法（见下文）。螯合疗法前和第一阶段后，需要测定血铅浓度。因为身体组织贮存铅动员后，血铅浓度最初降低后会反弹，可能需要下一疗程的螯合疗法。除了螯合疗法，血铅浓度升高可能提示继续暴露。

英国和美国螯合疗法、螯合方案的血铅浓度略有不同。在英国，儿童血铅浓度在10～50μg/100ml时需要监测，常规不用螯合疗法，也不建议进行铅动员试验。儿童血铅浓度为50～70μg/100ml，予口服二巯丁二酸（第1406页）或者静脉注射依地酸钙钠（第1403页）。儿童血铅浓度高于70μg/100 ml，需要静脉注射依地酸钙钠。英国曾经使用二巯丙醇，但已不推荐作为铅中毒的一线治疗药物。在美国，儿童血铅浓度低于25μg/100ml，不采用螯合疗法。儿童血铅浓度为25～44μg/100 ml且铅动员试验阳性，可以考虑螯合疗法。血铅浓度大于或等于45μg/100ml的所有儿童都需要螯合疗法，螯合剂包括二巯丙醇（第1386页）、依地酸钙钠、青霉胺（第1398页）或二巯丁二酸。如果合并脑病，给予二巯丙醇4h后需要注射依地酸钙钠。

有症状铅中毒的非怀孕成人血铅浓度低于50μg/100ml，一般不需要螯合疗法。但是，血铅浓度大于或等于50μg/100ml的所有患者都需要采用螯合疗法。无合并脑病的患者可口服二巯丁二酸或者静脉注射依地酸钙钠，也可选择二巯丙磺钠或者青霉胺。成人如果合并脑病，需要注射依地酸钙钠。对于儿童患者的治疗（见上文），在美国，二巯丙醇、依地酸钙钠联合使用，英国不这样使用。

体内异物铅可能需要外科手术或者内镜手术取出，避免进一步暴露。慢性铅中毒的长期治疗包括清除环境中的铅暴露。在职业暴露者中，螯合治疗不能替代环境控制。

一项研究[1]结果表明，儿童初始血铅浓度小于45μg/100ml，二巯丁二酸能降低血铅浓度，但不能提高认知、行为或神经功能测试评分。作者认为二巯丁二酸和其他目前使用的螯合剂有效性相同，对于上述血铅浓度的儿童，一般螯合疗法可能没有益处。

1. Rogan WJ, *et al.* The effect of chelation therapy with succimer on neuropsychological development in children exposed to lead. *N Engl J Med* 2001; **344:** 1421–6.

环境中的铅

许多国家都采取行动减少环境中铅的暴露，包括食物、油漆和汽油，方法是通过限制或禁止在这些来源中的含铅化合物的使用。这些措施对于减少儿童铅暴露有益。倡导对儿童进行筛查，找出有慢性铅中毒危险和发育缺陷的儿童，但是对于总体铅污染程度低的地区，选择性地在看似高危的地区筛查似乎更实用。

药动学

铅从胃肠道吸收，也通过灰尘微粒或烟由肺吸收。

无机铅不能从完整的皮肤吸收，但是有机铅化合物可以很快吸收。

铅分布在软组织，肝和肾浓度更高。在血液中，铅结合于红细胞。在体内蓄积一段时间后，铅沉积于钙化的骨、头发和牙齿中。铅能透过胎盘屏障。从粪便、尿液和汗液中排泄，在母乳中也会出现。

用途

铅化合物曾被用作收敛剂，但含铅的制剂目前不再推荐用于医疗。还在使用的铅盐或化合物包括醋酸铅和碱式醋酸铅（作成铅洗液，有时称作铅洗剂）、碳酸铅、一氧化铅以及油酸铅（作成铅石膏泥）。

制剂

多组分制剂 ***Austria:*** Vulpuran; ***Mex.:*** Emplasto Monopolis; ***Rus.:*** Teimurov (Теймурова).

顺势疗法制剂 ***Austria:*** Berberis Cosmoplex; ***Canad.:*** Biomag; Constipation L106†; Reneel; Scleron; Travel Sickness; Travel Sickness Cocculus L73†; ***Fr.:*** Biomag; Cocculus Complexe No 73; Formule de l'Abbe Chaupitre no 19; ***Ger.:*** Arnica/Betula comp; Cefadybasin SE; Curare comp†; Gelsemium Comp; Lobelia comp; metaginkgo; Scleron; ***Neth.:*** Collite; ***S.Afr.:*** Scleron†; ***Switz.:*** Regenaplex Nr. 25a.

Lecithin 卵磷脂

E322; E442 (ammonium phosphatides); Lécithine; Lecithinum; Lecitina; Lesitinler.

Лецитин

CAS — 8002-43-5.
UNII — 1Z74184RGV (egg lecithin); 1DI56QDM62 (soybean lecithin).

注：术语 phosphatidylcholine 是磷脂酰胆碱（第2308页）的同义词，是卵磷脂的一种成分，这一词有时候也指卵磷脂。

Pharmacopoeias. In *Ger.* Also in *USNF.*

USNF 28（Lecithin） 一种丙酮不溶性磷脂的混合物，主要由磷脂酰胆碱、磷脂酰乙醇胺、磷脂酰丝氨酸、磷脂酰肌醇与不同量的甘油三酯、脂肪酸和糖类组成，从天然植物油中分离得到。它含有不少于50%的丙酮不溶性物质。

天然卵磷脂和精炼卵磷脂的浓度从颗粒到流动性不同，取决于游离脂肪酸和油的含量，也取决于是否存在其他稀释剂。色泽从浅黄色至棕色，产地、收获差异以及是否被漂白影响色泽。

无臭或具有特殊、轻微坚果臭。卵磷脂部分溶于水，但容易水合形成乳液。无油磷脂溶于脂肪酸，但几乎不溶于不挥发性油。所有磷脂部分存在时，磷脂部分溶于乙醇，几乎不溶于丙酮。避光、避免过热、防潮。

简介

卵磷脂是制药业和食品业的乳化剂和稳定剂。

治疗痴呆（第342页）中卵磷脂作为胆碱的来源之一[1]，但是临床获益的证据不足。磷脂酰丝氨酸（第2308页）也有相似的用途。卵磷脂的其他成分（如磷脂酰乙醇胺和磷脂酰肌醇）在肺表面活性剂（第2316页）中也可发现。

卵磷脂是治疗许多疾病的滋补剂和膳食补充剂的成分。

1. Higgins JPT, Flicker L. Lecithin for dementia and cognitive impairment. Available in The Cochrane Database of Systematic Reviews; Issue 4. Chichester: John Wiley; 2000 (accessed 17/09/09).

制剂

专利制剂

Arg.: Herbaccion Lecitina; Reducin†; ***Austral.:*** Buerlecithin†; ***Austria:*** Buerlecithin Compact; Dermo WAS†; ***Cz.:*** Buerlecithin†; Essentiale N†; ***Ger.:*** Buerlecithin†; Ocutears; ***Hung.:*** Buerlecithin; ***India:*** Essentiale-L; Livage; ***Indon.:*** Neurochol; ***Mex.:*** Leciderm†; ***Pol.:*** Lecitan†; ***Port.:*** Pansebase Solido†; ***Venez.:*** Lecivar.

多组分制剂 ***Arg.:*** Ayton; Cellasene Gold; Cellasene†; Fosfovita; Herbaccion Memory; KLB6 Fruit Diet†; No-Gras; Sojasterol†; Tanvimil Isoflavonas; Triconal; ***Austral.:*** Berberis Complex†; Daily Plus Max†; Extralife Arthri-Care†; Extralife Extra-Brite†; Extralife Liva-Care†; ML 20†; Plantiodine Plus†; PM Joint-Care; Pregnancy Formula†; Zellulean with Escin†; ***Austria:*** Bilatin†; Buerlecithin; Geriatric Pharmaton; Lecikur; ***Canad.:*** Complex 15†; Kelp B_6 Cider Vinegar†; Kyolic 104†; ***Chile:*** Bedovit Pharmaton; Biocord; Biocord-E; Cartilago T-500; Diltotal; ***Cz.:*** Geriavit; Vita Buerlecithin†; ***Fr.:*** Alpharegul; Cholegerol†; Nutrof Total; ***Ger.:*** Lipidavit; Tears Again; Vita Buerlecithin†; ***Hong Kong:*** Apaisac†; Cardioace; Ginkgo-PS; Pharmaton; Profile B Plus Fat Burner; Slimming Aid; Wari-Procomil†; ***Hung.:*** Antisklerin; Kinder Biovital†; Memolife; Pharmaton Vital; ***Indon.:*** Artovit; BIO-EPL†; Cholesvit; Curson; Epatin; Hepachol; Heparsitin; Lanagogum; Lanaven Plus†; Lanavision Plus; Lecitrol; Lesichol; Lesifit; Lesipar; Life 10; Lipirol; Maxivit; Nutriflam; Obdhamin; Pharmaton Formula; Picula; Provital Plus; Verona; Vitachol; Vitalux; ***Israel:*** Pharmaton; Tears Again; ***Ital.:*** Dimagrasi†; Eavit; Eavit Plus; Fosfaserin; Granvit; Ottovis; Solecin; Tricortin; Vitalux; Vitalux Plus; ***Malaysia:*** Betaton†; Lecithin ACE†; Lecithin AE†; Livguard; Livovid; Pharmaton†; Proviton; Vitaton Alpha Vitahealth†; Vitaton Gold Vitahealth†; ***Mex.:*** Pharmaton; Pharmaton Complex; ***NZ:*** Pharmaton†; ***Philipp.:*** Bio-Termin Plus with Lecithin; Heltine Plus; Homtamin-G Plus; Korgivit-E†; Leginsol-E; Liverine; Megavit; Memory DD†; Memory Plus; Memovit-E†; Multramin; Nutricap; Polynerv-E with lecithin; Premium Memori Plus; Restor-F; Rogin-E; SG-Glutergen; Vigor-ACE; Vita SL; Vita SL with lecithin†; Vitaginseng; ***Pol.:*** Geriavit†; Lecigal†; Lecytyna E; Vita Buerlecithin; ***Port.:*** Geriso; Pansebase; Pansebase Composto; Pharmaton†; Rilastil Anti-Oxidante†; Secpel; Secpel Composto; ***Rus.:*** Geriavit (Гериавит)†; Kinder Biovital (Киндер Биовиталь); Livolin (Ливолин); ***S.Afr.:*** Gericomplex; Neurotone†; Pharmaton; Vitaforce Nutri-B†; ***Singapore:*** Gingviton; Ginkgo-PS; Hepasil DTX; Pharmaton; Snoreeze; Vigor-Ace†; Vitaton; ***Switz.:*** Biovital Ginseng; Capsules-vital†; Gerlecit†; Helvegeron†; Pharmaton Vital Geriavit; Vita Buerlecithin; ***Thai.:*** Geriatric Pharmaton; Pharmaton; Wari-Procomil†; ***Turk.:*** Liponit; Pharmaton; ***UK:*** Cardioace; Kelp Plus 3; Neovita; Pharmaton; S.P.H.P.; Skin Care Nutrients; ***Ukr.:*** Fitoval Shampoo (Фитовал шампунь); Kinder Biovital (Кіндер Біовіталь); Lioliv (Ліолів); Lipoflavon (Ліпофлавон); ***USA:*** KLB6; ***Venez.:*** Hepasil; Lecivar Plus; Nutricap; Provax.

顺势疗法制剂 ***Ger.:*** NeyArthrosome (Revitorgan-Dilution); NeyGeront Vitalkapsein A; NeyGeront-Vitalkapseln†.

Leishmanin 利什曼原虫素

Leishmanina.

简介

利什曼原虫素是利什曼原虫体前鞭毛（*Leishmania promastigotes*）的一种混悬液，用于进行一种皮内试验，以指示之前是否接触过利什曼原虫抗原。它的主要用途是用于利什曼病（第794页）的流行病学研究。利什曼原虫素皮肤试验（leishmanin skin test）也称为蒙氏试验（Montenegro test）。

Lemon 柠檬

Лимон

UNII — 24RS0A988O.

Pharmacopoeias. *Br.* includes dried lemon peel and Swiss includes fresh lemon peel.

BP 2010（Dried Lemon Peel） 柠檬成熟或近成熟果实的干燥果皮外层。它包含不少于2.5%（*v/w*）的挥发油。

简介

柠檬（芸香科）是一种用于胃肠功能紊乱的植物药，也用做补药。传统上用含有柠檬汁的制剂治感冒和咳嗽。柠檬是生物类黄酮的一个来源，用于提高毛细血管功能（见第2235页**黄酮类化合物**项下）。柠檬果皮中含柠檬油（见第2267页）。柠檬果中含维生素C（见第1884页）。

光敏性与柠檬油相关。

制剂

BP 2010: Concentrated Compound Gentian Infusion;
USNF 28: Lemon Tincture.

多组分制剂 ***Austria:*** Gencydo; ***Braz.:*** Balsamo Branco; ***Canad.:*** Salusan; ***Fr.:*** Anastase; ***Ger.:*** Gencydo; ***Ital.:*** Flavion; ***Port.:*** Erpecalm; ***Rus.:*** Doppelherz Melissa (Доппельгерц Мелисса); ***Singapore:*** Stop Snoring; ***Switz.:*** Gencydo; Venadoron.

顺势疗法制剂 ***Canad.:*** Lehning Toothpaste†; ***Fr.:*** Gencydo; ***UK:*** Gencydo.

Lemon Oil 柠檬油

Aetheroleum Citri; Citri Etheroleum; Citrinų eterinis aliejus; Citromolaj; Citron, huile essentielle de; Citronenöl; Citronolja; Citronová silice; Esencia de Cidra; Essence de Citron; Essência de Limão; Limón, aceite esencial de; Limonis aetheroleum; Ol. Limon.; Olejek cytrynowy; Oleum Citri; Oleum Limonis; Sitruunaöljy.

Лимонное Масло

ATC Herb — HA03AW5014 (Citrus limon: essential oil).
UNII — I9GRO824LL.

Pharmacopoeias. In *Eur.* (see p.vii). Also in *USNF.*

Ph. Eur. 6.8（Lemon Oil） 来自柠檬新鲜果皮中的精油，通过恰当的机械方法而不需要辅以加热而获得。包含最多0.5%的β-丁子香烯，0.5%～2.3%的香叶醛，0.1%～0.8%香叶醇乙酸酯，56.0%～78.0%的柠檬烯，0.3%～1.5%橙花醛，0.2%～0.9%橙花醇乙酸酯，7.0%～17.0%-蒎烯，1.0%～3.0%桧萜，6.0%～12.0%γ-萜品烯以及最多0.6%的α-萜品醇。

清澈、流动性好的淡黄至黄绿色液体，具有特殊臭。在低温下变浑浊。贮藏于密封良好的容器中，温度不能超过 25℃。避光。在某些适用的场合，标签应标明内容物为意大利类型的柠檬油。

USNF 28（Lemon Oil） 通过压榨而不用加热手段，从柑橘属柠檬（芸香科）的新鲜果皮中得到的挥发油，果实在压榨之前是否皮肉分离均可。总的醛成分，以柠檬醛计，加利福尼亚型柠檬油含量为 2.2%～3.8%，意大利型柠檬油含量为 3.0%～5.5%。贮藏于填充良好的密闭容器中。

简介

柠檬油主要用在香水中以及作为一种香料。它也用于无萜柠檬油（见下文）的制剂。柠檬油及其挥发油类用作发赤药制剂，治疗呼吸道不适的制剂。柠檬油和卑柠油（从叶子和嫩枝中制备）均用于芳香疗法。

有光敏性反应和接触性皮炎的报道。

制剂

BP 2010: Aromatic Ammonia Spirit;
USNF 28: Compound Orange Spirit.

多组分制剂 ***Austral.:*** Genuine Australian Eucalyptus Drops†; ***Austria:*** Spasmo Claim; ***Canad.:*** SH-206†; ***Chile:*** Agua del Carmen; Agua Melisa Carminativa; ***Cz.:*** Amol; Coldastop; ***Fr.:*** Aromadetox; Aromadigest; Ephydrol; Poudre du Marcheur; ***Ger.:*** Amol Heilkrautergeist N; Babix-Wundsalbe N†; GeloSitin; Melissengeist; ***Hung.:*** Amol; Carmol; ***Israel:*** Garonsept†; ***Ital.:*** Esoklin†; Valda Timo e Limone; Venalta; ***NZ:*** Electric Blue Headlice; Lemsip Dry Cough†; ***Pol.:*** Amol; Argol Essenza Balsamica; Argol Grip; Argol Rheuma; Aromatol; Carmolis; ***Rus.:*** Carmolis (Кармолис); ***S.Afr.:*** Balsem Vita GEEL†; Balsem Vita ROOI†; Spiritus Contra Tussim Drops†; ***Switz.:*** Alcoolat de Melisse†; Carmol†; Neo-Angin au miel et citron†; Perskindol Classic; Pirom; Sansilla†; Sibrovita; Venadoron; ***Turk.:*** SH-206; ***UK:*** Melissa Comp.; ***USA:*** Mexsana.

顺势疗法制剂 ***UK:*** Cough Drops.

Terpeneless Lemon Oil 无萜柠檬油

Limón exento de terpeno, aceite esencial de; Oleum Limonis Deterpenatum.

Pharmacopoeias. In *Br.*

BP 2010（Terpeneless Lemon Oil） 清澈的无色或淡黄色液体，在水中有肉眼可见的界限，具有柠檬的特殊臭和口感，通过低压下浓缩柠檬油直到多数的萜去除，或者通过溶剂萃取得到。以柠檬醛计，包含不少于 40%（*w/w*）的醛。溶于 80%乙醇（1：1）。贮藏于填充良好的密闭容器中，温度不可超过 25℃。避光。

简介

无萜柠檬油用作香料。它与天然柠檬油相比优点在于具有更强的口感和气味，更容易溶解，用于柠檬酊剂和柠檬糖浆制剂。

光敏性与柠檬油有关。

制剂

BP 2010: Compound Orange Spirit; Lemon Spirit; Lemon Syrup.

多组分制剂 ***UK:*** Lemsip Cough & Cold Dry Cough; Meltus Honey & Lemon.

Lemon grass oil 柠檬草油

Essência de Capim-Limão; Indian Melissa Oil; Indian Verbena Oil; Lemongrass, aceite de; Lemongrass Oil; Oleum Graminis Citrati.

Лемонграссовое Масло

ATC Herb — HA03AW5022 (Cymbopogon citratus: essential oil).

简介

柠檬草油是从锯齿香茅或柠檬香茅（禾本科）蒸馏而来的挥发油。含有柠檬醛（第2212页）和香茅醛。

柠檬草油曾用作祛风剂。它也用作香水中的香料。芳香疗法中也有使用。

制剂

多组分制剂 ***Austral.:*** Apex Repel Natural†; ***Canad.:*** Salusan; ***Fr.:*** Aromavital; ***Switz.:*** Carmol Plus†; Carmol†.

Lemon Verbena 柠檬马鞭草

Herba Lippiae Citriodorae; Herba Verbenae Odoratae; Hierba luisa; Verbenae citriodoratae folium (lemon verbena leaf); Verveine Odorante; Verveine odorante, feuille de (lemon verbena leaf).

Вербена Лимонная

Pharmacopoeias. In *Eur.* (see p.vii).

Pr. Eur. 6.8（Lemon Verdana Leaf） *Aloysia citriodora*（*A. triphylla*，*Verbena triphylla*，*Lippia citriodora*）完整的干燥叶子或部分。以干燥药物计，以阿魏酸表示，含有最少 2.5% 的阿克替苷（$C_{29}H_{36}O_{15}$ = 624.6），完整药物精油的含量不低于 0.3%（*v/w*），部分药物精油的含量不低于 0.2%（*v/w*）。研磨后具有柠檬的特殊臭。

简介

柠檬马鞭草是 *Lippia citriodora*（*Aloysia triphylla*；*Verbena triphylla*）（马鞭草科）花的顶端或叶子，具有解痉、镇静作用，用于胃肠功能紊乱并作为补药使用。它是草药茶的常用成分。

制剂

多组分制剂 ***Spain:*** Agua del Carmen.

Lentinan 香菇多糖

LC-33; Lentinano.

Лентинан

CAS — 37339-90-5.
ATC — L03AX01.
ATC Vet — QL03AX01.

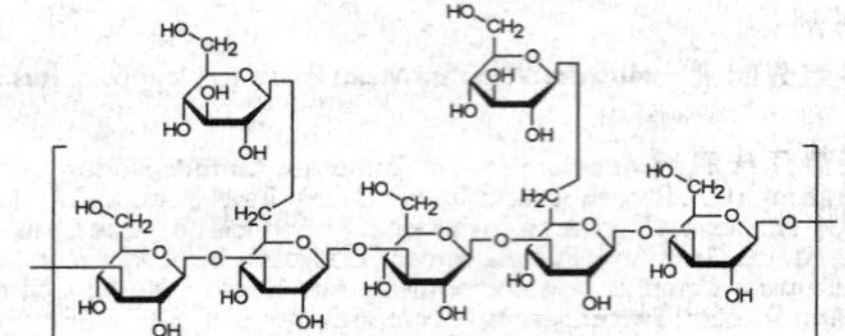

简介

香菇多糖是从香菇中提取的一种 β-1,3-D-葡聚糖。它可能有免疫增强作用。试用于肿瘤治疗和 HIV 感染的治疗。

制剂

专利制剂

Jpn: Lenacut.

Lepromin 麻风菌素

Lepromina.

Лепромин

CAS — 63163-81-5.

简介

麻风菌素是从严重瘤型麻风（麻风菌素 H）感染患者的皮肤或麻风分枝杆菌（麻风菌素 A）感染的犰狳的组织中，得到的灭活麻风分枝杆菌的混悬剂。用于麻风（第168页）分型的皮内试验，以及对麻风分枝杆菌免疫反应的检验。该试验不用于诊断麻风病。

最早的麻风菌素（Mitsuda and Hayashi）是将包括一些组织成分在内的麻风结节高压灭菌后得到的混悬液，有时也称作整体麻风菌素，而纯化的杆状菌混悬物有时称作杆状麻风菌素[1]。麻风菌毒素是杆菌的可溶性蛋白，可能带有或不带有麻风蛋白质，加热不凝结，不能出现早期反应。Dharmendra 抗原既不是麻风菌素也不是麻风菌毒素，特别用于测定早期反应；晚期反应很弱。麻风分枝杆菌的纯化蛋白衍生物，如麻风杆菌蜡质 A[2]也已经研发出来。

1. Abe M, *et al.* Immunological problems in leprosy research. *Lepr Rev* 1974; **45:** 244–72.
2. Stanford JL. Skin testing with mycobacterial reagents in leprosy. *Tubercle* 1984; **65:** 63–74.

Leptin 来普汀

Leptina; OB protein.

Лептин

简介

来普汀是一种主要由脂肪组织的白色脂肪细胞分泌的内源性肽类激素，通过调节食物摄入和能量消耗来影响体重的长期维持。来普汀对下丘脑控制食欲的神经递质有负反馈作用；因此，脂肪组织量的增加造成来普汀浓度增加，从而抑制食欲刺激肽的表达，反之亦然。来普汀受体或者编码来普汀蛋白的肥胖基因变异导致来普汀不能调控病态早发肥胖食欲产生的形式。但是，不清楚常见肥胖（第2069页）是否与相似基因变异有关，还是与持续高浓度来普汀引起功能性来普汀抵抗有关。

来普汀也在其他组织中产生，有些研究表明来普汀的其他功能和性质包括神经内分泌的调节、免疫和生殖过程。来普汀对许多疾病有潜在作用，包括胰岛素抵抗、自身免疫性疾病，对心血管疾病的影响在研究中。

重组来普汀替代治疗肥胖在研究中，包括全身脂肪代谢障碍、下丘脑闭经继发的能量缺乏或低体重等疾病的治疗也正在研究中。

1. Hukshorn CJ, *et al.* Weekly subcutaneous pegylated recombinant native human leptin (PEG-OB) administration in obese men. *J Clin Endocrinol Metab* 2000; **85:** 4003–4009.
2. Oral EA, *et al.* Leptin-replacement therapy for lipodystrophy. *N Engl J Med* 2002; **346:** 570–8.
3. Proietto J, Thorburn AW. The therapeutic potential of leptin. *Expert Opin Invest Drugs* 2003; **12:** 373–8.
4. Veniant MM, LeBel CP. Leptin: from animals to humans. *Curr Pharm Des* 2003; **9:** 811–8.
5. Cochran E, *et al.* Efficacy of recombinant methionyl human leptin therapy for the extreme insulin resistance of the Rabson-Mendenhall syndrome. *J Clin Endocrinol Metab* 2004; **89:** 1548–54.
6. Javor ED, *et al.* Proteinuric nephropathy in acquired and congenital generalized lipodystrophy: baseline characteristics and course during recombinant leptin therapy. *J Clin Endocrinol Metab* 2004; **89:** 3199–3207.
7. Ebihara K, *et al.* Long-term leptin-replacement therapy for lipoatrophic diabetes. *N Engl J Med* 2004; **351:** 615–6.
8. Welt CK, *et al.* Recombinant human leptin in women with hypothalamic amenorrhea. *N Engl J Med* 2004; **351:** 987–97.
9. Bell-Anderson KS, Bryson JM. Leptin as a potential treatment for obesity: progress to date. *Treat Endocrinol* 2004; **3:** 11–18.
10. Chan JL, Mantzoros CS. Role of leptin in energy-deprivation states: normal human physiology and clinical implications for hypothalamic amenorrhoea and anorexia nervosa. *Lancet* 2005; **366:** 74–85.
11. Zelissen PM, *et al.* Effect of three treatment schedules of recombinant methionyl human leptin on body weight in obese adults: a randomized, placebo-controlled trial. *Diabetes Obes Metab* 2005; **7:** 755–61.
12. Brennan AM, Mantzoros CS. Drug insight: the role of leptin in human physiology and pathophysiology — emerging clinical applications. *Nat Clin Pract Endocrinol Metab* 2006; **2:** 318–27.
13. Ebihara K, *et al.* Efficacy and safety of leptin-replacement therapy and possible mechanisms of leptin actions in patients with generalized lipodystrophy. *J Clin Endocrinol Metab* 2007; **92:** 532–41.
14. Chan JL, *et al.* Pharmacokinetics of subcutaneous recombinant methionyl human leptin administration in healthy subjects in the fed and fasting states: regulation by gender and adiposity. *Clin Pharmacokinet* 2008; **47:** 753–64.
15. Kelesidis T, *et al.* Narrative review: the role of leptin in human physiology: emerging clinical applications. *Ann Intern Med* 2010; **152:** 93–100.

Lerdelimumab (*rINN*) 乐地单抗

Lérdelimumab; Lerdelimumabum. Immunoglobulin G4, anti-(human transforming growth factor β2) (human monoclonal CAT-152 γ4-chain), disulfide with human monoclonal CAT-152 λ-chain, dimer.

Лерделимумаб

CAS — 285985-06-0.

简介

乐地单抗是特异性抗转化生长因子 β_2（$TGF\beta_2$）的人源单克隆抗体，预防青光眼术后瘢痕过度。

Levomenol (*rINN*) 左旋环烯庚烯醇

(−)-α-Bisabolol; Lévoménol; Levomenolum; Lewomenol. (−)-6-Methyl-2-(4-methyl-3-cyclohexen-1-yl)-5-hepten-2-ol.

Левоменол

$C_{15}H_{26}O$ = 222.4.
CAS — 23089-26-1.
UNII — 24WE03BX2T.

简介

左旋环烯庚烯醇是一种从甘菊（第2206页）挥发油中分离出来的倍半萜烯。已尝试作为经皮渗透增强剂，在多种软化剂制剂中存在。

1. Kadir R, Barry BW. α-Bisabolol, a possible safe penetration enhancer for dermal and transdermal therapeutics. *Int J Pharmaceutics* 1991; **70:** 87–94.
2. Darra E, *et al.* Alpha-bisabolol: unexpected plant-derived weapon in the struggle against tumour survival? *Ital J Biochem* 2007; **56:** 323–8.
3. Bhatia SP, *et al.* Fragrance material review on α-bisabolol. *Food Chem Toxicol* 2008; **46** (suppl 1): S72–S76.

制剂

多组分制剂 ***Arg.:*** Confortel†; Keracnyl; ***Austria:*** Sensicutan; ***Belg.:*** Purigel Crisp; ***Chile:*** Cuidado Intimo†; Eucerin Higiene Intima; Eucerin Piel Grasa†; Queratopil; Ruboril; Suavigel; ***Cz.:*** Fyterol†; Sensicutan; ***Fr.:*** Alpha 5 DS†; Clean-AC; Dermophil Indien; Keracnyl; Keracnyl eau nettoyante; Seborheane; Squaphane E; Tefirax†; ***Ger.:*** Mirfulan Spray N; Sensicutan; ***Hong Kong:*** Mithra-Intim; ***Israel:*** Xclair; ***Ital.:*** Biothymus DS; Broxo al Fluoro; Decon Lavanda; Intim; Pitiren; Saugella Poligyn 7; Tial-Z; ***Malaysia:*** pH Care; ***Mex.:*** Aveendix; ***Philipp.:*** Nap; ***Port.:*** Hidratante VV; Lactonico†; ***Switz.:*** Antidry; Dermophil Indien; Tenderdol; ***Thai.:*** Kamillosan†; ***Turk.:*** Numis; ***UK:*** Xclair; ***Venez.:*** Kamillosan.

Lexipafant (*BAN*, *USAN*, *rINN*) 莱西帕泛

BB-882; DO-6; Lexipafantum. Ethyl *N*-methyl-*N*-[α-(2-methylimidazo[4,5-c]pyridin-1-yl)tosyl]-L-leucinate.

Лексипафант

$C_{23}H_{30}N_4O_4S$ = 458.6.

CAS — 139133-26-9.

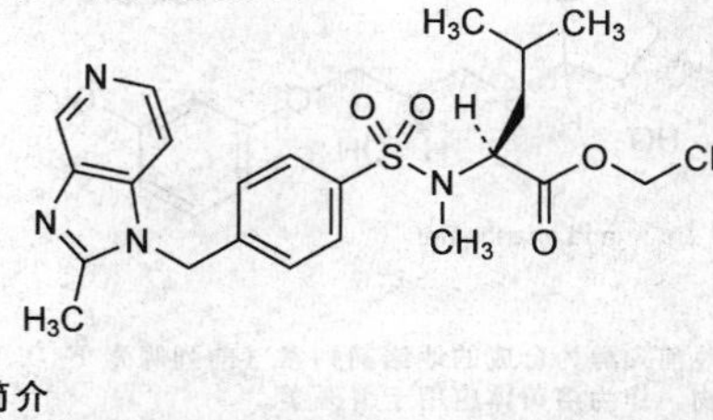

简介

莱西帕泛是一种血小板活化因子拮抗药，预防心脏术后神经和肾脏合并症在研究中。对于哮喘、脓毒血症和胰腺炎也可能有作用，目前正在研究。

Linseed 亚麻子

Flaxseed; Leinsamen; Lenmag; Lin; Lin, graine de; Linaza; Linfrö; Linho; Lini semen; Lini Semina; Linum; Lněné semeno; Nasienie lnu; Pellavansiemen; Sėmenys; Semilla de Lino.

Льняное Семя

ATC — A06AC05.

ATC Vet — QA06AC05.

ATC Herb — HJ01WB5009 (Linum usitatissimum: seed); HR05WA5023 (Linum usitatissimum: seed); HD02WB5005 (Linum usitatissimum: seed); HA06AC5007 (Linum usitatissimum: seed).

UNII — 4110YT348C.

Pharmacopoeias. In *Chin.* and *Eur.* (see p.vii).

Ph. Eur. 6. 8（Linseed） 栽培亚麻的干燥成熟种子。避光。

简介

亚麻子制剂因其润滑和缓泻作用而被应用。压碎的亚麻子用作糊剂。亚麻子是亚麻油的来源，见下文。亚麻子也被用作膳食补充剂以改善绝经后症状，已有研究对于其在预防心血管疾病、糖尿病及恶性肿瘤等疾病的潜在作用进行了探索。

1. Hall C, *et al.* Flaxseed. *Adv Food Nutr Res* 2006; **51:** 1–97.
2. Basch E, *et al.* Flax and flaxseed oil (Linum usitatissimum): a review by the Natural Standard Research Collaboration. *J Soc Integr Oncol* 2007; **5:** 92–105.

制剂

多组分制剂 ***Canad.:*** Linoforce; ***Chile:*** Aloelax; Instalax; ***Ger.:*** Duoventrin†; ***Ital.:*** Lignamid; ***Pol.:*** Laxantol†; Ulventroten; ***Singapore:*** Tofupill†; ***Spain:*** Linomed; ***Switz.:*** Linoforce; LinoMed; ***UK:*** Salinum; ***USA:*** Numoisyn.

Linseed Oil 亚麻子油

Aceite de Linaza; Flaxseed Oil; Huile de Lin; Leinöl; Lenolaj; Lin, huile de; Linaza, aceite de; Lini oleum; Linolja; Lněný olej; Oleum Lini; Pellavaöljy; Sėmenų aliejus.

Льняное Масло

ATC — A06AC05.

ATC Vet — QA06AC05.

ATC Herb — HD02WB5004 (Linum usitatissimum: oil).

UNII — 84XB4DV00W.

Pharmacopoeias. In *Eur.* (see p.vii).

Ph. Eur. 6. 8（Linseed Oil，virgin） 通过对栽培亚麻成熟种子冷压榨获得的油。可能需要加入合适的抗氧化剂。清澈的黄色或褐黄色液体。暴露在空气中变深并逐渐变浓。在－20℃冷却下变成软的团块。相对密度为 0.931。极微溶于乙醇；可溶于石油醚。贮藏于密闭容器中。避光。

简介

亚麻子油在兽医中用作马和牛的通便剂。在人类，亚麻子油用在局部制剂中对多种皮肤病起作用。已尝试用作 ω-3 脂肪酸（见第1308页）的植物来源。

煮沸的亚麻子油（“熟油”）是将亚麻子油与一氧化铅、松脂酸锰或其他干燥剂一起加热达到大约 150℃，形成脂肪酸的金属盐，使油干燥得更快。它禁止作为医用。

制剂

专利制剂

Chile: Linna-Oil; ***Mex.:*** Omelina.

多组分制剂 ***Austria:*** Dermowund; ***Canad.:*** Prostate Ease; Pure Gardens; ***India:*** Buta-Proxyvon†; Dicloran-MS; Duoflam Gel; Nicip Supergel; ***Ital.:*** Pentaker; ***Mex.:*** Optivision; ***Philipp.:*** SG-Glutergen; ***Rus.:*** Dicloran Plus (Диклоран Плюс); ***Spain:*** Cremsol; ***Switz.:*** Epithelial†; Malvedrin†; ***UK:*** Nine Rubbing Oils; ***Ukr.:*** Denebol Gel (Денебол Гель)†; Dicloran Plus (Диклоран Плюс); Dolaren (Доларен).

Lithium Benzoate ⊗苯甲酸锂

Litio, benzoato de.

$C_7H_5LiO_2$ = 128.1.

CAS — 553-54-8.

UNII — R9Z042Z19E.

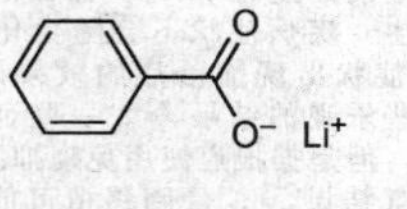

简介

苯甲酸锂用作利尿药和泌尿系杀菌剂。因为锂离子（第378页）的药理作用，并不推荐这种用法。每克中含有 7.8mmol 的锂。

顺势疗法 苯甲酸锂已经以下列名称用于顺势疗法药物：Lithium benzoicum；Lithium benz；Lithium ben2。

Lixivaptan (*USAN*, *rINN*) ⊗利希普坦

Lixivaptán; Lixivaptanum; VPA-985; WAY-VPA-985. 3′-Chloro-5-fluoro-4′-(5*H*-pyrrolo[2,1-c][1,4]benzodiazepin-10(11*H*)-ylcarbonyl)-*o*-toluanilide.

Ликсиваптан

$C_{27}H_{21}ClFN_3O_2$ = 473.9.

CAS — 168079-32-1.

UNII — 8F5X4B082E.

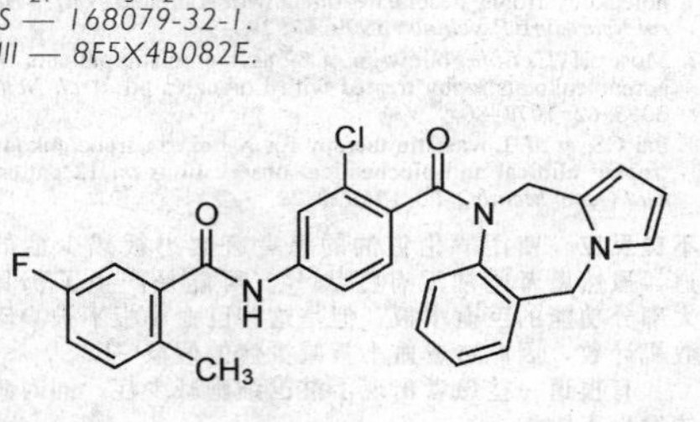

简介

利希普坦为选择性后叶加压素 V_2 受体拮抗药，治疗心脏衰竭患者低钠血症正在研究中。

1. Abraham WT, *et al.* Aquaretic effect of lixivaptan, an oral, non-peptide, selective V2 receptor vasopressin antagonist, in New York Heart Association functional class II and III chronic heart failure patients. *J Am Coll Cardiol* 2006; **47:** 1615–21.
2. Ku E, *et al.* Lixivaptan: a novel vasopressin receptor antagonist. *Expert Opin Invest Drugs* 2009; **18:** 657–62.

Lobenzarit Sodium (*USAN*, *rINNM*) 氯苯扎利钠

CCA; Lobenzarit sódico; Lobenzarit Sodique; Natrii Lobenzaritum. 4-Chloro-2,2′-iminodibenzoate disodium.

Натрий Лобензарит

$C_{14}H_8ClNNa_2O_4$ = 335.7.

CAS — 63329-53-3 (lobenzarit); 64808-48-6 (lobenzarit sodium).

UNII — 7Z9SP74BXF.

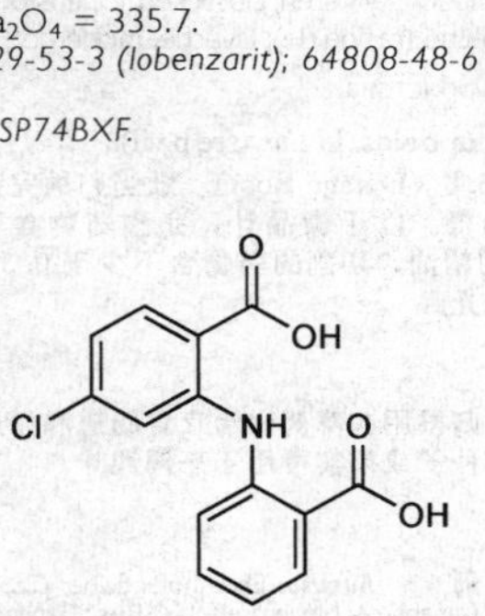

(lobenzarit)

简介

氯苯扎利钠是一种用于类风湿关节炎的免疫调节药。

Lodoxamide (*BAN*, *rINN*) 洛多酰胺

Lodoksamidi; Lodoxamid; Lodoxamida; Lodoxamidum; U-42585. *N*,*N*′-(2-Chloro-5-cyano-*m*-phenylene)dioxamic acid.

Лодоксамид

$C_{11}H_6ClN_3O_6$ = 311.6.

CAS — 53882-12-5.

ATC — S01GX05.

ATC Vet — QS01GX05.

UNII — SPU695OD73.

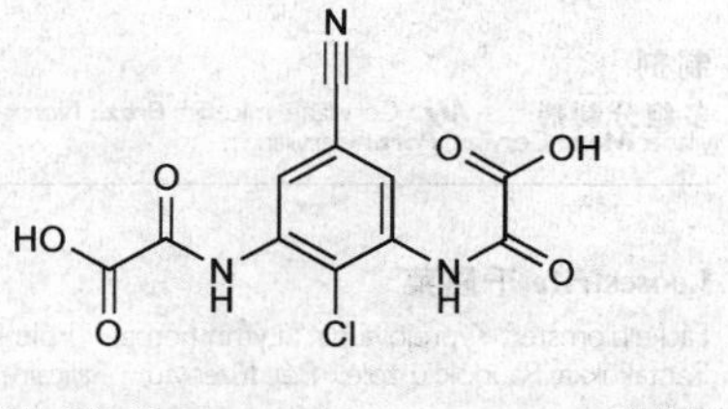

Lodoxamide Ethyl (*BANM*, *USAN*, *rINNM*) 洛多酰胺乙酯

Ethylum Lodoxamidum; Lodoxamida etilo; Lodoxamide Ethyle; U-42718. Diethyl *N*,*N*′-(2-Chloro-5-cyano-*m*-phenylene)dioxamate.

Этил Лодоксамид

$C_{15}H_{14}ClN_3O_6$ = 367.7.

CAS — 53882-13-6.

UNII — TQY1B8145B.

Lodoxamide Trometamol (*BANM*, *rINNM*) 洛多酰胺氨基丁三醇

Lodoksamid Trometamin; Lodoxamida trometamol; Lodoxamide Trométamol; Lodoxamide Tromethamine *(USAN)*; Lodoxamidum Trometamolum; U-42585E. *N*,*N*′-(2-Chloro-5-cyano-*m*-phenylene)dioxamic acid compound with trometamol.

Лодоксамид Трометамол

$C_{11}H_6ClN_3O_6,2C_4H_{11}NO_3$ = 553.9.

CAS — 63610-09-3.

ATC — S01GX05.

ATC Vet — QS01GX05.

UNII — 50LV9A548L.

不良反应

洛多酰胺滴眼液可能引起局部刺激。已报道的作用包括灼烧感或螫刺感以及瘙痒。也有面红或眩晕的报道。

用途和用法

洛多酰胺具有与色甘酸钠（第1099页）相似的肥大细胞稳定作用。洛多酰胺氨基丁三醇滴眼液用于非感染性、过敏性结膜炎（第536页），例如春季角结膜炎、巨乳头性结膜炎和过敏性结膜炎等。浓度相当于 0.1% 的洛多酰胺，通常每日滴眼 4 次，每次 1～2 滴。

洛多酰胺预防哮喘的作用也在研究中，但是没有获益的证据；此药经常以乙酯形式通过口服给药或以氨基丁三醇盐的形式吸入。

结膜炎 洛多酰胺是治疗春季角膜结膜炎的有效药物[1,2]。一些证据表明在这个用法上此药似乎比色甘酸钠（见鼻炎及结膜炎项下，第1101页）更有效。

1. Anonymous. Lodoxamide for vernal keratoconjunctivitis. *Med Lett Drugs Ther* 1994; **36:** 26.
2. Lee S, Allard TRFK. Lodoxamide in vernal keratoconjunctivitis. *Ann Pharmacother* 1996; **30:** 535–7.

制剂

专利制剂

Arg.: Alomide; ***Austral.:*** Lomide; ***Belg.:*** Alomide; ***Braz.:*** Alomide; ***Canad.:*** Alomide; ***Chile:*** Alomide†; ***Cz.:*** Alomide; ***Denm.:*** Alomide; ***Fin.:*** Alomide; ***Fr.:*** Almide; Lodoxal; ***Ger.:*** Alomide; ***Gr.:*** Alomide; Thilomide; ***Hong Kong:*** Alomide; ***Hung.:*** Alomide; ***Indon.:*** Alomide; ***Irl.:*** Alomide; ***Israel:*** Alomide; ***Ital.:*** Alomide; ***Malaysia:*** Alomide; ***Mex.:*** Alomide; ***Norw.:*** Alomide; ***NZ:*** Lomide; ***Philipp.:*** Alconmide†; ***Pol.:*** Alomide; ***Port.:*** Alomide; ***Rus.:*** Alomide (Аломид); ***S.Afr.:*** Alomide; ***Singapore:*** Alomide; ***Spain:*** Alomide; ***Switz.:*** Alomide†; ***Thai.:*** Alomide; ***Turk.:*** Alomide; Thilomide; ***UK:*** Alomide; ***Ukr.:*** Alomid (Аломид); ***USA:*** Alomide; ***Venez.:*** Alomide.

Lomifylline (*rINN*) 洛米茶碱

Lomifilina; Lomifyllinum. 7-(5-Oxohexyl)theophylline.

Ломифиллин

$C_{13}H_{18}N_4O_3$ = 278.3.

CAS — 10226-54-7.

UNII — NA91GV8GDJ.

简介

洛米茶碱是一种茶碱衍生物，用在治疗脑血管疾病的制剂中。

制剂

多组分制剂 ***Arg.:*** Cervilane; Micerfin; ***Braz.:*** Norogil; ***Chile:*** Cervilane; ***Mex.:*** Cervilan; ***Port.:*** Cervilane†.

Loosestrife 千屈菜

Fackelblomster; Kyprejová nat'; Lythri herba; Purple Loosestrife Rantakukka; Raudoklių žolė; Réti füzényfű; Salicaire.

Дербенник

注：黄色柳草类植物黄连花（*Lysimachia vulgaris*）也称作千屈菜，勿与之混淆。

Pharmacopoeias. In *Eur.* (see p.vii).

Ph. Eur. 6. 8 (Loosestrife; Lythri Herba) 完整或剪切的干燥 *Lythrum salicaria* 花冠。以干燥品计，鞣酸含量不低于 5.0%，主要为连苯三酚。避光。

简介

紫色千屈菜 *Lythrum salicaria* 用在治疗腹泻的草药中。也可用于收敛和抗菌。

制剂

专利制剂

Fr.: Salicairine.

多组分制剂 ***Fr.:*** Saugella; ***Ital.:*** Gynegella P†; ***Spain:*** Natusor Astringel†.

Lorenzo's Oil 罗伦佐油

Lorenzo, aceite de.

Масло Лоренцо

Glyceryl Trierucate 三芥酸甘油酯

Trierucin. 1,2,3-Propanetriol tri(13-docosenoate).

$C_{69}H_{128}O_6$ = 1053.8.

CAS — 2752-99-0.

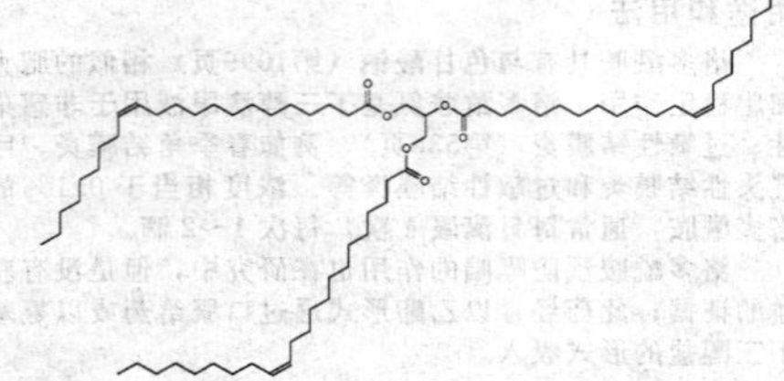

Glyceryl Trioleate 三油酸甘油酯

Triolein. 1,2,3-Propanetriol tri(9-octandecenoate).

Триолеин

$C_{57}H_{104}O_6$ = 885.4.

CAS — 122-32-7.

UNII — 005EC62663.

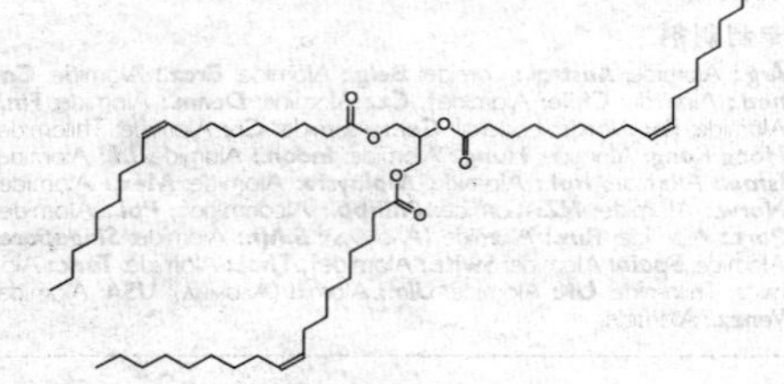

简介

罗伦佐油是一种含有三芥酸甘油酯（来源芥子酸）和三油酸甘油酯（来源油酸）的液体，以上两种成分的比例为 1∶4。与食物调节，用于治疗肾上腺脑白质营养不良，此病是以脱髓鞘、肾上腺皮质功能不全和饱和极长链脂肪酸蓄积为特征的遗传性疾病。

肾上腺脑白质营养不良 肾上腺脑白质营养不良是一种罕见的 X 染色体连锁的代谢性疾病，患者饱和的极长链脂肪酸蓄积，引起神经系统弥漫的、多灶性脱髓鞘以及肾上腺皮质功能不全。最常见的类型常发生在儿童，并且主要以大脑脱髓鞘为特征；通常几年内死亡。成人的变型被称作肾上腺髓周围神经病，表现为脊髓和外周神经脱髓鞘，病情在多年内缓慢进展[1,2]。

似乎没有治疗肾上腺脑白质营养不良或其变型的有效方法。已有尝试在膳食中使用大量的长链单不饱和脂肪酸，如罗伦佐油混合物（含有三油甘油酯的三芥酸甘油酯）所提供的，这种治疗的思路是阻断长链脂肪酸向极长链脂肪酸转换所需的特殊的酶。虽然罗伦佐油膳食治疗降低了饱和极长链脂肪酸的血浆浓度，但是没有证据表明它可改善或延缓肾上腺脑白质营养不良或肾上腺髓周围神经病的进程[3~6]。然而有人认为，当神经损伤已经发生，疾病症状不会随生化异常的校正而好转[5]。神经症状出现前治疗的效果研究正在进行中，并且得到一些乐观的结果[7]。一些证据提示儿童型应有免疫因素，但是据报道使用免疫抑制药或免疫球蛋白并未获得满意结果[5]。骨髓移植可能改善症状，但是只能在轻度大脑损害者尝试使用[1]。洛伐他汀也可以减少极长链脂肪酸的血浆浓度[8]。

1. van Geel BM, *et al.* X linked adrenoleukodystrophy: clinical presentation, diagnosis, and therapy. *J Neurol Neurosurg Psychiatry* 1997; **63:** 4–14.
2. Moser HW, *et al.* Adrenoleukodystrophy: new approaches to a neurodegenerative disease. *JAMA* 2005; **294:** 3131–4.
3. Aubourg P, *et al.* A two-year trial of oleic and erucic acids ("Lorenzo's oil") as treatment for adrenomyeloneuropathy. *N Engl J Med* 1993; **329:** 745–52.
4. Kaplan PW, *et al.* Visual evoked potentials in adrenoleukodystrophy: a trial with glycerol trioleate and Lorenzo oil. *Ann Neurol* 1993; **34:** 169–74.
5. Rizzo WB. Lorenzo's oil—hope and disappointment. *N Engl J Med* 1993; **329:** 801–2.
6. van geel BM, *et al.* Progression of abnormalities in adrenomyeloneuropathy and neurologically asymptomatic X-linked adrenoleukodystrophy despite treatment with "Lorenzo's oil". *J Neurol Neurosurg Psychiatry* 1999; **67:** 290–9.
7. Moser HW, *et al.* Follow-up of 89 asymptomatic patients with adrenoleukodystrophy treated with Lorenzo's oil. *Arch Neurol* 2005; **62:** 1073–80.
8. Pai GS, *et al.* Lovastatin therapy for X-linked adrenoleukodystrophy: clinical and biochemical observations on 12 patients. *Mol Genet Metab* 2000; **69:** 312–22.

不良反应 使用罗伦佐油的患者有血小板减少症的报道，虽然患者通常没有症状[1]。可能是产生了仍具有大部分功能的巨血小板，但是这些巨血小板不被自动计数机计数，因此造成血小板减少症的假象[2]。

有报道一些患者出现了淋巴细胞减少症，同时感染的发生率增加[3]。

1. Zinkham WH, *et al.* Lorenzo's oil and thrombocytopenia in patients with adrenoleukodystrophy. *N Engl J Med* 1993; **328:** 1126–7.
2. Stöckler S, *et al.* Giant platelets in erucic acid therapy for adrenoleukodystrophy. *Lancet* 1993; **341:** 1414–15.
3. Unkrig CJ, *et al.* Lorenzo's oil and lymphocytopenia. *N Engl J Med* 1994; **330:** 577.

制剂

Ital.: GTO Oil.

多组分制剂 ***UK:*** Lorenzo's Oil.

Lovage Root 欧当归根

Gelsvių šaknys; Korzeń lubczyka; Lestyángyökér; Levistici radix; Levístico; Libečkový kořen; Libstickerot; Liebstöckelwurzel; Liperinjuuri; Livèche (racine de); Livèche, racine de.

Корень Любистока

Pharmacopoeias. In *Eur.* (see p.vii).

Ph. Eur. 6. 8 (Lovage Root) 欧当归的完整或切割的干燥根茎和根。以干燥品计，完整药物含不少于 0.4% (*v/w*) 的精油，切割的药物含不少于 0.3% (*v/w*) 的精油。避光。

简介

欧当归根用在草药中治疗胃肠道和尿道疾病。欧当归的叶、种子或果实可用于烹调调味。

制剂

多组分制剂 ***Austria:*** Ehrenhofer-Salbe; ***Cz.:*** Zaludecni Cajova Smes; ***Ger.:*** Canephron; Nephroselect M; ***Rus.:*** Canephron N (Канефрон Н); ***Switz.:*** Tisane pour les reins et la vessie; ***Ukr.:*** Canephron N (Канефрон Н).

顺势疗法制剂 ***Ger.:*** Regena-Haut G; ***Switz.:*** Regenaplex Nr. 79; ***UK:*** Fragador.

Luprostiol (*BAN*, *rINN*) 芦前列醇

Luprostiol; Luprostiolum. (±)-(*Z*)-7-{(1*S*,2*R*,3*R*,5*S*)-2-[(2*S*)-3-(3-Chlorophenoxy)-2-hydroxypropylthio]-3,5-dihydroxycyclopentyl}hept-5-enoic acid.

Лупростиол

$C_{21}H_{29}ClO_6S$ = 445.0.

CAS — 67110-79-6.

ATC Vet — QG02AD91.

UNII — HWR60H5GZB.

and enantiomer

简介

芦前列醇为合成的地诺前列素（前列腺素 $F_{2\alpha}$）的类似物，作为溶黄体应用于兽医学。

Lupulus 蛇麻花

Apynių spurgai; Chmelová šištice; Hop Strobile; Hopfenzapfen; Hops; Houblon; Houblon, cône de; Humalankukka; Humlekotte; Humulus; Komlótoboz; Lupuli flos; Lupuli Strobulus; Lúpulo; Strobili Lupuli; Szyszka chmielu.

ATC Herb — HN05CM5004 (Humulus lupulus: cone); HA09WA5015 (Humulus lupulus: cone); HN05CM5005 (Humulus lupulus: glandular hair).

UNII — 01G73H6H83.

Pharmacopoeias. In *Eur.* (see p.vii).

Ph. Eur. 6. 8 (Hop Stobile) 葎草属蛇麻花的蛇麻植物干燥的、通常是完整的雌性花序（球穗花序）。具有特殊芳香臭，避光。

简介

蛇麻花已作为苦味剂，为啤酒加入特殊臭。草药和民间用药中作为镇静药。

顺势疗法 蛇麻花已经以下列名称用于顺势疗法药物：Humulus lupulus; Lupulinum; Humulus lupulus e glandulis; Humulus; Lupul。

1. Zanoli P, Zavatti M. Pharmacognostic and pharmacological profile of *Humulus lupulus* L. *J Ethnopharmacol* 2008; **116:** 383–96.

制剂

专利制剂

Rus.: Novo-Passit (Ново-Пассит); ***Switz.:*** Klosterfrau Nervenruh Dragees.

多组份制剂 ***Austral.:*** Extralife Sleep-Care†; Humulus Compound; Natural Deep Sleep; Pacifenity†; Passiflora Complex†; Passionflower Plus†; PM Dreamtime; Prosed-X†; ReDormin; Relaxaplex†; ***Austria:*** Baldracin; Baldrian AMA†; Hova; Montana; Nervenruh; Nerventee St Severin; Sedadom†; Wechseltee St Severin; ***Braz.:*** Remilev; ***Canad.:*** Calm-Aid; Detente; Herbal Insomnia; Herbal Nerve; Herbal Sleep Well†; Herbal Support for Stressful Lifestyles†; Myoplex; Relax and Sleep†; Relax Plus; Relaxant; Relaxol; Salusan; Sleep Relax; ***Chile:*** Cellenergy; Valupass; ***Cz.:*** Baldracin; Calmonal†; Detsky Caj s Hermankem; Doppelherz Energie-Tonikum†; Fytokliman Planta; Hova; Klosterfrau Beruhigungs Forte†; Novo-Passit; Sanason†; Schlaf-Nerventee N†; Species Nervinae Planta; Valofyt Neo†; Visinal†; ***Fr.:*** Diatisan; Nostress†; Notabac†; Santane N_9; ***Ger.:*** Alluna Nacht; Ardeysedon; Avedorm duo; Baldrian-Dispert Nacht; Baldriparan N Stark†; Biosedon†; Boxocalm†; Cefasedativ†; Doppelherz Energie-Tonikum N†; Dormeasan†; Dormoverlan†; Einschlaf-Kapsein extra; Granu Fink Femina; Gutnacht†; Ilja Rogoff; Kneipp Gute Nacht; Kytta-Sedativum; Leukona-Beruhigungsbad†; Luvased†; Moradorm S; Nervendragees†; Nervenkapseln; Nervinfant N†; Nervoregin forte†; Nervoregin phyto†; Pascosedon; Schlaf- und Nerventee†; Sedacur; Sedaselect D; Selon; Sensinerv forte†; Valdispert comp†; Valeriana mild†; Valverde Baldrian Hopfen bei Einschlafstorungen und zur Beruhigung†; Vivinox Day; ***Gr.:*** Vivinox; ***Hung.:*** Cirkulin Valeriana; Doppelherz Energie Tonikum N; Hova; Kalms; Montana; ReDormin; Sedacur; ***Irl.:*** Avena Sativa Comp; Quiet Life; ***Israel:*** Nerven-Dragees; ***Ital.:*** Altadrine Firming; Calmason; Emmenoiasi; Eugune; Osteo Complex; ***Jpn:*** Eki Cabe A; ***Mex.:*** Ivel†; Nervinetas; ***Philipp.:*** Sleepasil; ***Pol.:*** Calmina; Doppelherz Energovital Tonik†; Hova; Kalms; Klimax; Lekosen; Lumewal; Nervendragees; Nervinolum; Nervinum; Nervomix; Nervosol; Nerwobonisol; Passispasmin; Passispasmol†; Sedomix; Somnoten; Tabletki Uspokajajace; Vallup†; Valuherb; Valused; ***Rus.:*** Doppelherz Energotonik (Доппельгерц Энерготоник); Doppelherz Vitalotonik (Доппельгерц Виталотоник); Passifit (Пассифит); Sanason (Санасон); Sedativae Species No 2 (Седативный Сбор 2); ***S.Afr.:*** Avena Sativa Comp†; ***Switz.:*** Baldriparan; Dicalm†; Dormeasan; Dragees pour la detente nerveuse et le sommeil; Dragees pour le coeur et les nerfs; Dragees pour le sommeil†; Dragees sedatives Dr Welti; Femisan; Gouttes pour le coeur et les nerfs; Hova; Hyperiforce comp; Nervinetten; Phytomed Nervo†; Phytomed Somni†; ReDormin; Relaxo; Soporin†; Tisane calmante pour les enfants; Tisane pour le sommeil et les nerfs; Valverde Coeur; Valverde Sommeil; Zeller Sommeil; ***UK:*** Anased; Avena Sativa Comp; Chamomile Blend; Dormeasan; Estroven

Nighttime; Gerard House Serenity; Gerard House Somnus; HRI Calm Life; HRI Night; Kalms; Kalms Sleep; Natrasleep; Newrelax; Nodoff; Nytol Herbal; Quiet Days; Quiet Life; Quiet Nite; Quiet Tyme; Relax B+; Slumber; Sominex Herbal; Stressless; Unwind Herbal Nytol; Valerian Passiflora and Hops; Valerina Night-Time; Ymea; **Ukr.:** Florised (Флорисед); Herbion Sedative Drops (Гербион Успокаивающие Капли); Novo-Passit (Ново-Пассит); Sanason (Санасон); Sedavit (Седавит); Trivalumen (Тривалумен); Urolesan (Уролесан); **Venez.:** Insocaps; Lupassin; Nervinetas.

顺势疗法制剂 **Austral.:** Sleep & Insomnia Relief; Smok Quits†; **Austria:** Valerianaheel; **Canad.:** Calms Forte; Calms†; Calsom; Hylands Formula C; Hylands Formula CF; Valerianaheel Comp; **Ger.:** Alho-Sedosan; Antimast T†; Antimast TN; Dormi-Gastreu S R14; Neuro-Ginsan N; Passiflora Complex; Seda-Do; Sedacalman; Sedaphin; Thyreo-Injektopas; Tondinel H; **Rus.:** Passidorm (Пассидорм); **Switz.:** Nelsons Noctura; **USA:** Preferred Remedies Sleep.

Lycopene 番茄红素

E160(d).

Ликопин

$C_{40}H_{56}$ = 536.9.

CAS — 502-65-8 (all-trans lycopene).

UNII — SB0N2N0WV6.

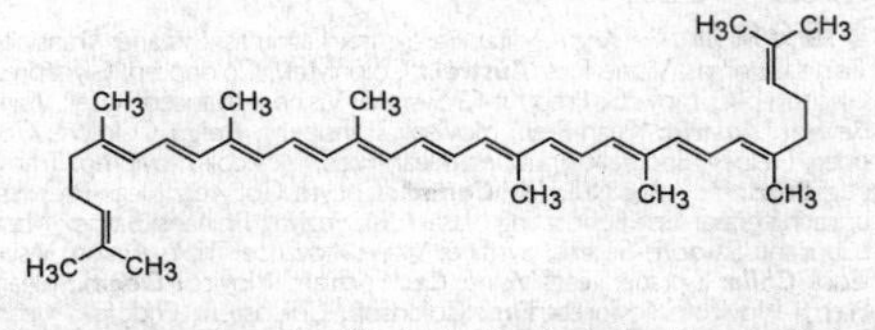

Pharmacopoeias. In *US* which also includes Tomato Extract Containing Lycopene.

USP 33 (Lycopene) 番茄红素几何异构体的混合物。贮藏于有惰性气体的密闭容器中；贮藏温度为 8～15℃。避光。

简介

番茄红素是红色番茄以及其他水果（包括玫瑰红果，第2323页）的主要成分。番茄红素有多种异构体，但是在食物中最常见的是各种反式异构体。番茄红素可用作色素和抗氧化剂。番茄红素具有抗氧化作用，可用于预防心血管疾病和癌症，特别是前列腺癌；番茄红素用作膳食补充剂，有些皮肤制剂也含有番茄红素。同样也存在于口服丹宁制剂中。

1. Rao AV, *et al.* Lycopene. *Adv Food Nutr Res* 2006; **51:** 99–164.
2. Riccioni G, *et al.* Protective effect of lycopene in cardiovascular disease. *Eur Rev Med Pharmacol Sci* 2008; **12:** 183–90.

恶性肿瘤 人们一直以来关注番茄和番茄红素预防各种肿瘤的潜在价值[1,2]。但 FDA[3] 循证评价却显示，没有确凿证据支持番茄或番茄为主的食物可降低肺癌、结肠癌、乳腺癌、宫颈癌或子宫内膜癌的发生风险。FDA 也认为，食用番茄或番茄酱降低前列腺癌、胃癌、卵巢癌及胰腺癌的可信证据十分有限。同样，他们研究显示，无确凿证据支持番茄红素可降低评估的各种肿瘤发生风险。

1. Everson KM, McQueen CE. Lycopene for prevention and treatment of prostate cancer. *Am J Health-Syst Pharm* 2004; **61:** 1562–6.
2. Dahan K, *et al.* Lycopene in the prevention of prostate cancer. *J Soc Integr Oncol* 2008; **6:** 29–36.
3. Kavanaugh CJ, *et al.* The U.S. Food and Drug Administration's evidence-based review for qualified health claims: tomatoes, lycopene, and cancer. *J Natl Cancer Inst* 2007; **99:** 1074–85.

制剂

专利制剂

Arg.: Licopenox; **Chile:** Lycoprost; **UK:** Ateronon.

多组分制剂 **Arg.:** Natubrown; Selder; **Austral.:** Advanced Prostate Care; Menevit; **Braz.:** Licopene; Licovit; Lymium; Tomat; **Chile:** Dennov; **Fr.:** Actypral; Anti-oxydant 200; Anti-oxydant F4; Phytolongbronze†; Phytosolaire; **Hong Kong:** Palmetto Plus; **India:** Lycored; **Indon.:** Amaropo Plus; Antox; Kapset; Legres; Legreskin; Lycoq†; Lycoten; Lycoxy; Noros; Ocu-V; Optha-LL; Optimax; Optimax Plus; Oxypen; Reticopen; Retivit Plus; Stacare; **Israel:** Multivitamin; Quantum; **Ital.:** Adrusen; Zaedema Crono; **Malaysia:** Glow; Lycovid; Pynocarewhite; **Philipp.:** Havitall; Nutricap; Nutrotal; Polynerv-E with lecithin; **Singapore:** Palmetto Plus; **USA:** Corvite Free; Udamin; Udamin SP.

Lysergide (*BAN*, *rINN*) 麦角二乙胺

Lisergida; Lisérgido; LSD; LSD-25; Lysergic Acid Diethylamide; Lysergidum. (+)-*NN*-Diethyl-D-lysergamide; (6a*R*,9*R*)-*NN*-Diethyl-4,6,6a,7,8,9-hexahydro-7-methylindolo[4,3-*fg*]quinoline-9-carboxamide.

Лизергид

$C_{20}H_{25}N_3O$ = 323.4.

CAS — 50-37-3.

UNII — 8NA5SWF92O (lysergide); 5S94F6A36E (l-lysergide).

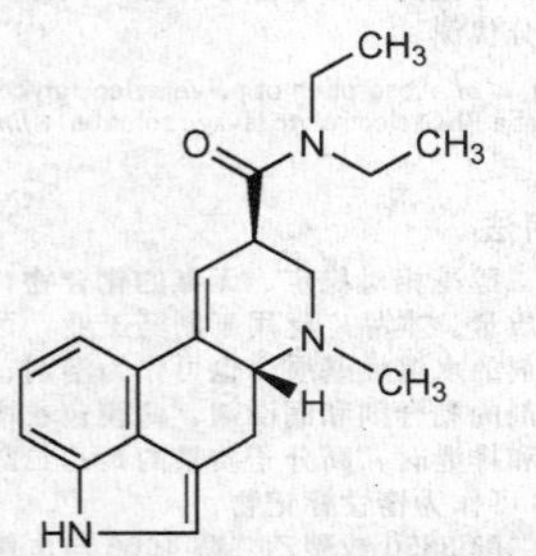

俗名 下列名称为麦角二乙胺的"俗名"（见第vii页）或俚语：

25; 25s; 100s; A; Acid; Acid tabs; Acido; Aeon flux; Alice; Alphabet; Angel tears; Angry paper; Animal; Barrels; Bart Simpson; Battery acid; Beast; Beavis & Butthead; Bells; Bevis & Butthead; Big D; Big daddy; Bird head; Birdhead; Black acid; Black star; Black sunshine; Black tabs; Blackbird; Blaze; Blotter; Blotter acid; Blotter cube; Blotters; Blue acid; Blue barrels; Blue chairs; Blue cheers; Blue fly; Blue heaven; Blue heavens; Blue microdot; Blue mist; Blue moons; Blue star; Blue tabs; Blue vials; Boomers; Brown bombers; Brown dots; Buvard; California sunshine; Cap; Caps; Casper the ghost; Caviar; Cheap basing; Cheers; Chief; Chinese dragons; Cid-drip the entertainer; Chocolate chips; Church; Cid; Class; Coffee; Colors; Comic book; Conductor; Contact lens; Crackers; Crystal; Crystal tea; Cube; Cupcakes; D; Deeda; Dental floss; Diablo; Dinosaurs; Domes; Dose; Doses; Dosure; Dots; Double dome; Dragon; DSL; El Cid; Electric Kool Aid; Ellis Day; Elvis; Eye Candy; Felix; Felix the Cat; Fields; Flash; Flashers; Flat blues; Flats; Flying triangle; Frogs; Fry; Gel; Gel caps; Gelatine squares; Geltab; Ghost; God's flesh; Golden dragon; Golf balls; Goofy's; Gooney birds; Grape parfait; Green double domes; Green single dome; Green single domes; Green wedge; Grey shields; Groovy lemon; Hats; Hawaiian sunshine; Hawk; Haze; Head light; Head lights; Headlights; Heaven; Heavenly; Heavenly blue; Illusions; Infinity; Instant zen; Jesus Christ acid; Kaliedescope; Keys to the kingdom; L; LAD; Lake Shore Drive; Laogor; Lason daga; Lason sa daga; Lavender; LBJ; Leary's; Lenos; Lens; Lids; Lime acid; Little smoke; Live, Spit and Die; Logor; Loony Toons; LSD; LSD-25; Lucy; Lucy in the sky with diamonds; Magic Tickets; Mellow yellow; Mickey's; Microdot; Microdots; Midnight Quinn; Mighty Quinn; Mikes; Mind blow; Mind detergent; Mist; Mister Natural; Monstre rouge; Monstre vert; Monterey Purple; Moons; Mother of God; Newspapers; One way; Oneway; Optical illusions; Orange ba; Orange barrels; Orange cubes; Orange haze; Orange micro; Orange sunshine; Orange wedges; Owsley; Owsley's acid; Owsley's blue dot; Ozzie's stuff; Pane; Paper; Paper acid; Peace; Peace tablets; Peaks; Pearly gates; Pellets; Pepa; Phoenix; Pills; Pink blotters; Pink panther; Pink robots; Pink wedge; Pink wedges; Pink witche; Pink witches; Pizza; Potato; Pure love; Purple barrels; Purple dome; Purple dots; Purple flats; Purple gel tabs; Purple haze; Purple hearts; Purple mikes; Purple ozoline; Purple wedge; Pyramid; Pyramids; Rain Drops; Rainbow; Recycle; Red lips; Rips; Royal blue; Royal blues; Roz-rox; Russian sickles; Sacrament; Sandoz; Serenity; Sheets; Shields; Sherman; Sid; Smears; Smiley; Snowmen; South parks; Specks; Square dancing tickets; Squirrel; Stamp; Stanley's stuff; Star; Strawberries; Strawberry; Strawberry fields; Sugar; Sugar cubes; Sugar lumps; Sunrise; Sunshine; Sunshine Acid; Superman; Syd; T; Tab; Tabs; Tail lights; Teddy bears; The Ghost; The Hawk; Ticket; Tickets; Ticket to ride; Timothy Leary; Timothy Leary Ticket; Trip; Trippers; Trips; Twenty-five; Uncle Sid; Uncle Sidney; Valley dolls; Vodka acid; Volcano 5; Volcoes; Wafer; Waffles; Watercolors; Wedding bells; Wedge; Wedges; White dust; White lightning; White Owsley's; Window glass; Window pane; Woodstock; Yellow; Yellow dimples; Yellow sunshine; Yellows; Ying Yang; Zen; Zig Zag man.

简介

麦角乙二胺以前曾作为治疗药物，但目前成为滥用药物。可作为致幻剂和迷幻剂。

个体间对麦角乙二胺反应差异较大，视觉障碍是麦角乙二胺引起的最主要、最常见的反应之一。受试者可能对声音高度敏感，出现偏激行为、抑郁、身体意向扭曲、人格解体性障碍、思维和时间觉错乱以及产生牵连感觉；可出现焦虑，往往还非常恐慌（即恶性迷幻旅程）。这些作用一般持续至服药后 12h，但出现幻觉可能持续 48h，而精神错乱则能持续 4 天之久。服用麦角乙二胺几个月后，又可能出现这些作用；复发或幻觉重现可能自发产生，乙醇、其他药物、应激或疲乏也会诱导产生。

麦角乙二胺拟交感神经的躯体效应包括瞳孔散大、震颤、反射亢进、高热、毛发竖立、肌肉无力以及共济失调；它的自觉效应可能在这些躯体效应之前出现，也可能伴随出现。恶心、呕吐、心率加快和血压升高也会发生；血液凝集机制会出现异常。另外，麦角乙二胺过量时会造成呼吸抑制、抽搐和昏迷。尽管麦角乙二胺中毒期间曾出现意外死亡、自杀和杀人事件，但是没有造成男性致死的证据。

服用麦角乙二胺几天，个体对它的行为效应会产生耐受性，而再经过相同时间可能不会产生行为效应。麦角乙二胺与麦斯卡林、西洛西宾和二甲-4-羟色胺间可产生交叉耐受，但是它与苯丙胺或大麻则不会发生交叉耐受。

使用麦角乙二胺似乎不会发生身体依赖性。

Mace Oil 肉豆蔻油

Macis, aceite de.

Мацисовое Масло

ATC Herb — HM02AW5010 (Myristica fragrans: essential oil); HA03AW5040 (Myristica fragrans: essential oil).

UNII — 9KKX6I0U7Z.

注：肉豆蔻曾作为氯苯乙酮溶液（第2208页）改名称，也称催泪气。

简介

肉豆蔻油是肉豆蔻（*Myristica fragrans*）（肉豆蔻科，Myristicaceae）种子的一层假种皮经蒸馏提取的一种挥发油。

肉豆蔻（第2294页）是肉豆蔻种子的干燥核仁。

肉豆蔻和肉豆蔻种子中的核仁均可作为香料和祛风剂。它也可与草药及其他挥发性药物制成制剂治疗肌骨骼和呼吸道的疾病。大剂量的肉豆蔻种子中的核仁和肉豆蔻可引起癫痫样的抽搐和幻觉。

制剂

多组分制剂 **Austria:** China-Eisenwein; **Braz.:** Tonico Blumen†; **Cz.:** Dr Theiss Schwedenbitter; Original Schwedenbitter; **Hung.:** Bano Svedkeseru; **Rus.:** Himcolin (Химколин).

Macrogols 聚乙二醇

Macrogola; Macrogoles; Macrogoller; Makrogoler; Makrogoliai; Makrogolit; Makrogolok; Makrogoly; PEGs; Polietilen Glikoller; Polietilenglicoles; Polyethylene Glycols; Polyoxyethylene Glycols.

Макроголы

$CH_2(OH)(CH_2OCH_2)_mCH_2OH$. Alternatively some authorities use the general formula $H(OCH_2CH_2)_nOH$ when the number assigned to *n* for a specified macrogol is 1 more than that of *m* in the first formula.

CAS — 25322-68-3 (macrogols); 37361-15-2 (macrogol 300).

ATC — A06AD15.

ATC Vet — QA06AD15.

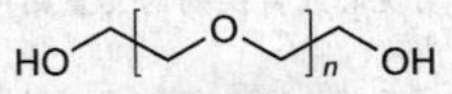

命名 聚乙二醇是 *BAN* 和 *rINN* 命名，名称后加上与聚乙二醇分子的平均分子质量相当的数字。

Pharmacopoeias. Macrogols of various molecular weights are included in many pharmacopoeias.

Eur. (see p.vii) has a general monograph describing macrogol 300, 400, 600, 1000, 1500, 3000, 3350, 4000, 6000, 8000, 20 000, and 35 000. *USNF* has a general monograph describing Polyethylene Glycol which requires that it be labelled with the average nominal molecular weight as part of the official title.

Ph. Eur. 6. 8 (Macrogols) 为通式$H(OCH_2CH_2)_nOH$聚合体的混合物，*n* 代表氧乙烯基的平均数。聚乙二醇类型用平均相对分子质量来表示。

聚乙二醇 300、聚乙二醇 400 和聚乙二醇 600 均为澄清、黏稠、无色或几乎无色、吸湿性的液体。易与水混合；极易溶于乙醇、丙酮和二氯甲烷。

聚乙二醇 1000 为白色或类白色，具蜡质或石蜡样、吸湿性固体。极易溶于水；易溶于乙醇和二氯甲烷。

聚乙二醇 1500 为白色或类白色、具蜡质或石蜡样的固体。极易溶于水和二氯甲烷；易溶于乙醇。

聚乙二醇 3000 和聚乙二醇 3350 为白色或类白色、具蜡质或石蜡样的固体。极易溶于水和二氯甲烷；极微溶于乙醇。

聚乙二醇 4000、聚乙二醇 6000 和聚乙二醇 8000 为白色或类白色、具蜡质或石蜡样的固体。极易溶于水和二氯甲烷；几乎不溶于乙醇。

聚乙二醇 20000 和聚乙二醇 35000 为白色或类白色、具蜡质或石蜡样的固体。极易溶于水；溶于二氯甲烷；几乎不溶于乙醇。

所有聚乙二醇几乎不溶于不挥发油和矿物油，而且应该贮藏于密闭容器中。

USNF 28 (Polyethylene Glyco) 聚乙二醇为氧乙烯基与水加合物的聚合体，可用 H $(OCH_2CH_2)_nOH$ 形式表示，*n* 代表氧乙烯基的平均数。聚乙二醇也含有适当的抗氧化剂。通常，每种聚乙二醇都以与其平均分子质量相对应的数字命名。随着其平均分子质量的增加，水溶性、吸湿性以及溶于有机溶剂的性能降低，同时黏性增加。

液体类的聚乙二醇是澄清或轻微浑浊，无色或几乎无色，具有一定吸湿性和黏性的液体，具轻微、特异臭味。固体类的聚乙二醇为几乎无味、白色、蜡状的可塑性物质，其黏性与蜂蜡相似，或为乳白色片状、念珠状或粉末状。液体类聚乙二醇可与水混溶；固体类聚乙二醇易溶于水。所有类型聚乙二醇均可溶于乙醇、丙酮、氯仿、氧乙基乙醇、乙酸乙酯和甲苯，而不溶于乙醚和己烷。5%聚乙二醇水溶液的 pH 值为 4.5～7.5。贮藏于密闭容器中。

配伍禁忌 聚乙二醇具有一定氧化活性，因而可与其他药物产生配伍禁忌。在聚乙二醇基质中，枯草杆菌肽或青霉素的活性可能降低。聚乙二醇可软化某些塑料制品。

不良反应和注意事项

低分子质量聚乙二醇毒性最强，但总体上聚乙二醇的毒性相对较低。外用特别是黏膜使用聚乙二醇时，可引起刺痛以及如荨麻疹样的过敏反应。已有报道，烧伤患者局部使用聚乙二醇后，发生高渗性、代谢性酸中毒和肾衰竭。所以肾功能损伤和（或）大面积擦伤、烧伤或开放性创伤患者应慎用以聚乙二醇作基质的局部制剂。

用聚乙二醇（聚乙二醇 3350 或聚乙二醇 4000）和电解质的混合液清洗肠道时，患者一般会出现局部胃肠道不适、胃胀和恶心；腹部绞痛、呕吐和肛门刺激也会出现，发生超敏反应的报道极少。胃肠道梗阻或穿孔、肠梗阻、胃潴留、消化性溃疡和中毒性巨结肠患者禁用这类结肠灌洗液；溃疡性结肠炎的患者慎用。由于咽反射受损、反流性食管炎或意识水平减弱的患者可能出现误吸，这些患者也应该慎用该药。糖尿病患者也应该慎用。口服聚乙二醇和电解质的混合液进行结肠灌洗后 1h 之内服用的其他药物会在胃肠道直接冲走而不吸收。

对体液和电解质的影响 已发现动物[1]和烧伤[2]患者局部使用聚乙二醇为基质的制剂后，出现了总血清钙升高（伴随钙离子的降低）、高渗、代谢性酸中毒、肾衰竭的综合征。FDA 建议已确定或疑似肾损伤的烧伤患者应慎用含聚乙二醇的局部用制剂，由于聚乙二醇可经裸露皮肤吸收，肾损伤的患者不能正常排泄聚乙二醇，因而可造成肾脏进行性损伤[3]。

使用聚乙二醇和电解质的溶液制备肠道制剂，可能会在患者中引发水、钠潴留，造成糖尿病性胃轻瘫患者的心衰加重[4]，无心或肾疾病的儿童则可能由于误吸而发生肺水肿[5]。

1. Herold DA, *et al.* Toxicity of topical polyethylene glycol. *Toxicol Appl Pharmacol* 1982; **65:** 329–35.
2. Bruns DE, *et al.* Polyethylene glycol intoxication in burn patients. *Burns* 1982; **9:** 49–52.
3. Anonymous. Topical PEG in burn ointments. *FDA Drug Bull* 1982; **12:** 25–6.
4. Granberry MC, *et al.* Exacerbation of congestive heart failure after administration of polyethylene glycol-electrolyte lavage solution. *Ann Pharmacother* 1995; **29:** 1232–5.
5. Paap CM, Ehrlich R. Acute pulmonary edema after polyethylene glycol intestinal lavage in a child. *Ann Pharmacother* 1993; **27:** 1044–7.

超敏反应 已有报道，局部使用以聚乙二醇为基质或赋形剂的局部用制剂后偶发速发型皮疹以及迟发型过敏性接触性皮炎等过敏反应[1]。过敏性休克可能与服用含有聚乙二醇的多种维生素片有关[2]。生产含有聚乙二醇和电解质肠道灌洗液的制造商已单独报道了皮肤反应和鼻溢的病例。

1. Fisher AA. Immediate and delayed allergic contact reactions to polyethylene glycol. *Contact Dermatitis* 1978; **4:** 135–8.
2. Kwee YN, Dolovich J. Anaphylaxis to polyethylene glycol (PEG) in a multivitamin tablet. *J Allergy Clin Immunol* 1982; **69:** 138.

过量 有报道表明，摄入 2L 由聚乙二醇 400 代替聚乙二醇 4000 的结肠灌洗液，由于聚乙二醇的全身吸收，导致患者出现了代谢性酸中毒并迅速昏迷。静脉输注碳酸氢盐和透析后患者痊愈[1]。

1. Bélaïche J, *et al.* Coma acidosique après préparation colique par du polyéthylène glycol. *Gastroenterol Clin Biol* 1983; **7:** 426–7.

毒性 关于某些含有聚乙二醇（聚氯乙烯）400 的苯二氮䓬制剂的毒性介绍见下文**丙二醇**项下（第1973页）。

药动学

口服液态聚乙二醇可以吸收，但是高分子质量的聚乙二醇例（如聚乙二醇 3350），经胃肠道吸收不明显。已证实皮肤损伤时，使用聚乙二醇可吸收。进入循环系统的聚乙二醇主要经尿以原形排泄，低分子质量的聚乙二醇可部分代谢。

1. DiPiro JT, *et al.* Absorption of polyethylene glycol after administration of a PEG-electrolyte lavage solution. *Clin Pharm* 1986; **5:** 153–5.

用途和用法

聚乙二醇是相对稳定、无毒的化合物，其特性取决于其分子质量。本品广泛用于制药工业，可作为局部用制剂和栓剂的水溶性基质，也可作为溶剂、赋形剂、增溶剂、片剂的黏合剂和润滑剂、薄膜包衣增塑剂。在研究肠吸收和排泄时，高分子质量的聚乙二醇，例如聚乙二醇 4000 可作为惰性标记物。

聚乙二醇 3350 或聚乙二醇 4000 与电解质的混合液可用于结肠镜检查、放射线检查和外科手术前肠道助剂。这些制剂均按照一定比例配制，以使其中聚乙二醇的渗透性和电解质的浓度对体液和电解质平衡的净效应最小。重新配制的水溶液中或聚乙二醇浓度可分别为 59g/L、60g/L、100g/L 或 105g/L。不同浓度的聚乙二醇使用方法大部分相似。成年人使用 200～300ml 重新配制的水溶液，应该迅速吞下，每 10～15min 可重复一次，直至直肠流出液澄清，或耗尽 3～4L 溶液为止，另一种给药方式为，临床操作前一天晚上给予 2L 新配制的溶液，当日清晨再给予 2L 溶液。通常在开始给药 1h 后才开始有肠排泄，4h 后肠完全排空。患者在服用溶液前至少 2h 不应摄入固体食物，临床操作前禁食 3～4h 效果最佳。一种含聚乙二醇 3350，浓度为 100g/L 制剂的生产厂家推荐另一种给药方法：整个过程中只需服用 2L 新配制水溶液，临床操作前一晚，需在 1～2h 内服下 1L 新配水溶液，1.5h 后再服用 1L；或者操作前一晚服下 1L，操作当日早晨再服用 1L，这样就能够在操作开始前至少 1h 完成整个过程。而且要注意在服药过程中还要饮用 1L 清水，同时从开始服药直至肠道操作结束都不要摄入固体食物。有些生产厂家建议将水溶液冷却后服用会改善口感，但是婴儿不推荐使用冷却溶液。有报道一名患者服下大量冷却溶液后体温下降。溶液中不应该加入其他矫味成分、糖或其他甜味剂。如果出现腹胀或疼痛应该暂时停用或延长两次服用间隔。某些剂型可通过鼻饲途径给药。经鼻饲管给药的速度为每分钟20～30ml。

治疗慢性便秘时，通常口服浓度为 105g/L 的聚乙二醇 3350 水溶液 125ml，最多每日 3 次。某些制剂可以给予更少剂量，如 62.5ml，聚乙二醇 3350 的最终浓度仍为 105g/L。疗程最长为 2 周，必要时继续下一疗程，某些情况下如需减少剂量时，需要延长疗程。

治疗**粪便嵌塞**，口服聚乙二醇 3350 水溶液，浓度为 105g/L，每天需 6h 服 1L，最多连用 3 日。心功能不全患者每小时摄入水溶液量不可超过 250ml。

儿童服用剂量参见下文**儿童用法**。

研究人员尝试将药物或治疗性蛋白与聚乙二醇结合（**聚乙二醇化**），以期能改善药物的药动学特性及减少不良反应，聚乙二醇化还可能降低治疗性蛋白的免疫原性。聚乙二醇化的蛋白有甲氧聚乙二醇玻珀酰腺苷脱氨酶（第2304页）、培门冬酶（第650页）以及聚乙二醇干扰素 α（参见干扰素 α 项下**用途和用法**，第854页）。

儿童用法 含有电解质的聚乙二醇水溶液可用于儿童肠道准备，给药剂量有所不同。大于 6 月龄婴儿可口服或鼻饲浓度为 105g/L 的聚乙二醇 3350 溶液，每小时 25ml/kg，直至排出直肠液澄清，因为溶液中不含任何碳水化合物，2 岁以下儿童给药时应监测血糖，防止出现低血糖。5 岁以上或体重超过 20kg 的儿童可给予浓度为 59g/L 的聚乙二醇 4000 溶液，每 15～20kg 给予 1L 溶液。聚乙二醇溶液的用法具体见上文**用途和用法**。

儿童**慢性便秘**，给予聚乙二醇 3350 水溶液，浓度为 105g/L。起始剂量通常为 2～6 岁儿童 62.5ml，7～11 岁儿童为 125ml。随后剂量依大便是否为正常软便调整，通常每日最大剂量为 250ml。儿童可能需要延长疗程，但是目前安全性和有效性的研究最长仅为 3 个月。推荐逐渐减量以停止治疗，当便秘复发时重新开始治疗。*BNFC 2010/11* 推荐，1 岁以下儿童治疗便秘剂量为 31.25～62.5ml。

5～11 岁儿童发生**粪便嵌塞**时，聚乙二醇 3350 溶液的浓度为 105g/L，剂量逐渐增加直至嵌塞好转，最长给药 7 天。第 1 天，每次 62.5ml，每日 4 次；每日增加 2 次直至第 5～7，最多 12 次。每日总剂量于 12h 内分服。预防儿童再次发生粪便嵌塞时，剂量同儿童慢性便秘（见上文）。*BNFC 2010/11* 推荐 1～5 岁儿童发生粪便嵌塞，第 1 天，每次 62.5ml，每日 2 次；第 2～3 天，每日 4 次；第 4～5 天，每日 6 次，最终每日 8 次，直至嵌塞解除。1 岁以下儿童，推荐每日 31.25～62.5ml。

12 岁以上儿童慢性便秘或粪便嵌塞，聚乙二醇治疗剂量参见上文**用途和用法**。

给药系统 聚乙二醇在药物和蛋白质给药系统用途的参考文献如下。

1. Reddy KR. Controlled-release, pegylation, liposomal formulations: new mechanisms in the delivery of injectable drugs. *Ann Pharmacother* 2000; **34:** 915–23.
2. Harris JM, *et al.* Pegylation: a novel process for modifying pharmacokinetics. *Clin Pharmacokinet* 2001; **40:** 539–51.

酚中毒 急诊处理酚污染皮肤时，推荐用液体聚乙二醇冲洗，详见第1579页。

制剂

USP 33: PEG 3350 and Electrolytes for Oral Solution.

专利制剂

Austria: DrinkaLax; Forlax; MixaLax; ***Belg.:*** Forlax; ***Cz.:*** Forlax; ***Fin.:*** Pegorion; ***Fr.:*** Biopeg; Forlax; ***Ger.:*** Dulcolax M Balance; Forlax†; Glandomed; Laxofalk; ***Gr.:*** Tanilas; Transorbin; ***Hong Kong:*** Forlax; ***Hung.:*** Forlax; ***Irl.:*** Idrolax; ***Israel:*** Peglax; ***Ital.:*** Kronys; Onlipeg; Paxabel; Pergidal; ***Malaysia:*** Forlax; ***Mex.:*** Contumax; ***Neth.:*** Forlax; ***Pol.:*** Forlax; Olopeg; Prolaxatan†; ***Port.:*** Forlax; Philenterol; Transipeg; ***Rus.:*** Forlax (Форлакс); Polyoxidin (Полиоксидин); ***Singapore:*** Forlax; ***Swed.:*** Forlax; ***Thai.:*** Forlax; ***Turk.:*** Transipeg; ***UK:*** Dulcobalance; Idrolax†; ***USA:*** Dulcolax Balance; GaviLAX; GlycoLax; MiraLax.

多组分制剂 ***Arg.:*** Adital; Barex; Irix Lagrimas; Systane; Transipeg; Visine Lagrimas; Visine Plus; ***Austral.:*** Colonlytely; Colonprep; Glycoprep; Glycoprep-C; Movicol; Prep Kit-C; Systane; Visine Advanced Relief; Visine Revive†; ***Austria:*** Klean-Prep; Movicol; Transipeg†; ***Belg.:*** Colofort; Colopeg; Delpeg; Endofalk; Endopeg; Klean-Prep; Movicol; Moviprep; Transipeg; ***Braz.:*** Muvinlax; NuLytely; ***Canad.:*** CoLyte; GoLytely; Klean-Prep; Lubricating Nasal Gel; Lubricating Nasal Mist; Peglyte; Rhinaris; Salinex Nasal Lubricant; Salinol†; Secaris; Systane; Visine Advance Triple Action; Visine Cool; ***Chile:*** Systane; Tears Visine; ***Cz.:*** Fortrans; Movicol; ***Denm.:*** Klean-Prep†; Movicol; Moviprep; ***Fin.:*** Colonsoft; Colonsteril; Endofalk; Klean-Prep; Movicol; ***Fr.:*** Colopeg; Fortrans; Klean-Prep; Movicol; Moviprep; SST; Systane; Transipeg; ***Ger.:*** Darmspulpulver; Darmspulung; Delcoprep; Endofalk; Isomol; Klean-Prep; Macrogol; Movicol; Moviprep; Oralav; ***Gr.:*** Endofalk; Fortrans; GoLytely; Izetafin; Klean-Prep; Movicol; ***Hong Kong:*** Clinac OC; Hypotears; Klean-Prep†; Movicol†; Systane; Visine Moisturizing†; ***Indon.:*** Laxarec†; Microlax; Niflec; Visine Extra; ***Irl.:*** Klean-Prep; Laxido; Movicol; Moviprep; Transipeg; ***Israel:*** Meroken New; ***Ital.:*** Hypotears; Isocolan; Klean-Prep; Macro-P; Movicol; Moviprep; Selg; Selg-Esse; Systane; ***Malaysia:*** Fortrans; Hypotears; Systane; ***Mex.:*** NuLytely; Systane; Visine Extra; ***Neth.:*** Colofort; Eleprep; Endofalk; Klean-Prep; Movicolon; Moviprep; Transipeg; ***Norw.:*** Klean-Prep†; Laxabon; Movicol; ***NZ:*** Klean-Prep; Movicol; Visine Advanced Relief; ***Philipp.:*** Moisturizing All Clear; Systane; Visine Refresh; ***Pol.:*** Fortrans; ***Port.:*** Endofalk; Fortrans; Klean-Prep; Movicol; Pecol; ***Rus.:*** Fortrans (Фортранс); Lavacole (Лавакол); Transipeg (Транзипег); ***S.Afr.:*** GoLytely†; Klean-Prep; Movicol; Pegicol; ***Singapore:*** Fortrans; Klean-Prep; Movicol; Systane; ***Spain:*** Casenglicol; Evacuante; Klean-Prep; Movicol; Moviprep; Omesal; ***Swed.:*** Klean-Prep†; Laxabon; Movicol; Movprep; ***Switz.:*** Colo-Sol; Cololyt; Fordtran; Hypotears; Isocolan; Klean-Prep; Movicol; Moviprep; Nose Fresh; Transipeg; ***Thai.:*** Niflec; Systane; Unison Enema; ***Turk.:*** Endofalk; GoLytely; Movicol; Systane; ***UK:*** Blink Intensive Tears; Klean-Prep; Laxido; Molaxole; Movicol; Moviprep; SST; Zerozole; ***Ukr.:*** Endofalk (Эндофальк); Fortrans (Фортранс); ***USA:*** Advanced Relief Visine; CoLyte; GaviLyte; GoLytely; HalfLytely; Hypotears; MoviPrep; Nu-Tears II; NuLytely; OCL; Systane; Tetrasine Extra†; TriLyte; Visine Moisturizing†; Visine Pure Tears; Visine Tears; ***Venez.:*** Lic Polvo†; Systane.

Magnesium Glutamate Hydrobromide 氢溴酸谷氨酸镁

Bromoglutamato magnésico; Glutamato magnésico, hidrobromuro de; Hidrobromuro de alfa-aminoglutamato magnésico; Magnesium α-Aminoglutarate Hydrobromide; Magnesium Bromoglutamate.

$(C_5H_8NO_4)_2Mg,HBr = 397.5.$

CAS — 53459-38-4.

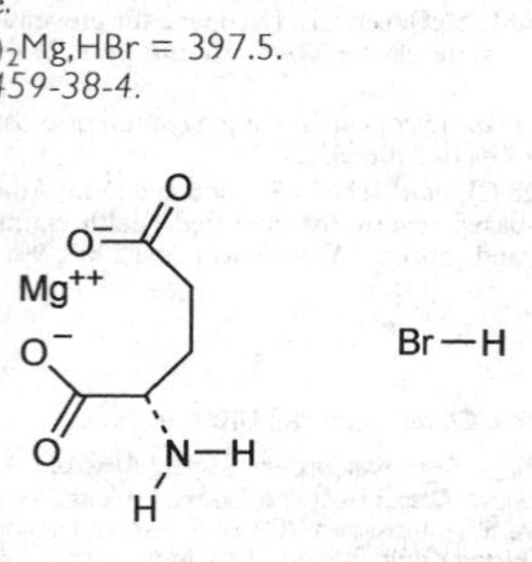

简介

氢溴酸谷氨酸镁用作镇静药和催眠药，治疗失眠、神经和行为功能疾病。一般不赞成使用溴化物（见第2194页）。

制剂

专利制剂

Mex.: Onyric.

多组分制剂 ***Chile:*** Gamalate B6; Gamavit B6; ***Spain:*** Cefabol†; Gamalate B6; Psicosoma Solucion.

Malabar Nut 马拉巴栗

Adhatoda; Adotodai; Adulsa; Arusa; Malabar Nut Tree; Malabarnöt; Malabarnuss; Pavettia; Vasaca; Vasaka.

CAS — 6159-55-3 (vasicine).
ATC Herb — HR03BB5003 (Justicia adhatoda: leaf) HR05WA5019 (Justicia adhatoda: leaf).
UNII — HH159XOV81 (Justicia adhatoda leaf).

(vasicine)

简介

马拉巴栗、爵床科鸭嘴花（*Adhatoda vasica*；*A. zeylanica*）的叶、花及根在印度传统医药中主要用作止咳药和解痉药，用于咳嗽及其他呼吸道疾病。主要成分为鸭嘴花酸和鸭嘴花生物碱（鸭嘴花碱）

顺势疗法 马拉巴栗已经以下列名称用于顺势疗法药物：Adhatoda vasica；Justicia；Justicia adhatoda。

制剂

多组分制剂 ***Hong Kong:*** Mefedra-N†; ***India:*** FN-T-Tus†; ***Malaysia:*** Strepsils Cough Lozenge; Strepsils Cough Syrup†; ***NZ:*** Lice Blaster; ***Rus.:*** Doktor Mom (Доктор Мом); Insti (Инсти); Linkus (Линкас); Linkus Lor (Линкас Лор); Suprima-Broncho (Суприма-бронхо); Travisil (Трависил); ***Singapore:*** Strepsils Cough Lozenge (with natural herbs); Strepsils Cough Syrup; ***Ukr.:*** Doktor Mom (Доктор Мом сироп); Insti (Інсті)†; Linkus (Линкас); Olesan (Олесан).

顺势疗法制剂 ***Fr.:*** Dolifebril†.

Malic Acid 苹果酸

Acide Malique; Ácido de las manzanas; Ácido hidroxisuccínico; Acidum malicum; Acidum Malicum Racemicum; Äppelsyra; Apple Acid; E296; Hydroxysuccinic Acid; Kyselina jablečná racemická; Málico, ácido; Obuolių rūgštis; Omenahappo. (2*RS*)-2-Hydroxybutanedioic acid.

Яблочная Кислота

$C_4H_6O_5$ = 134.1.

CAS — 6915-15-7 (malic acid); 636-61-3 ((+)-malic acid); 97-67-6 ((−)-malic acid); 617-48-1 ((±)-malic acid).
UNII — 817L1N4CKP ((±)-malic acid); J3TZF807X5 ((−)-malic acid).

Pharmacopoeias. In *Eur.* (see p.vii). Also in *USNF*.
Ger. also includes the *S*-form ((−)-malic acid).

Ph. Eur. 6. 8（Malic Acid） 白色或类白色结晶性粉末。易溶于水和乙醇；略溶于丙酮。

USNF 28（Malic Acid） 白色或几乎白色、结晶性粉末或颗粒。极易溶于水；易溶于乙醇。

简介

苹果酸可作为酸化剂、香料用于药物制剂中，也可替代枸橼酸用于泡腾剂中。本品与丁羟甲苯也可作为植物油的抗氧剂；与苯甲酸和水杨酸局部使用可去除溃疡、烧伤和创伤的腐肉，与精氨酸（第1828页）的制剂全身使用治疗肝病。含有苹果酸的锭剂也可用于治疗口干（第1945页）。

制剂

多组分制剂

Denm.: Ringerfundin.

多组分制剂 ***Austria:*** Acerbine; Leberinfusion; Rocmaline†; ***Chile:*** Secand; ***Cz.:*** Ringerfundin; ***Fin.:*** Ringerfundin; Xerodent; ***Fr.:*** Isofundine; Rocmaline†; Sebium AKN; Squaphane; SST; ***Hung.:*** Egaver; Egaver Plusz; Rocmalat†; ***Indon.:*** Aviter; Viusid; ***Ital.:*** Keraflex; Sterofundin; ***Neth.:*** Sterofundin Iso; ***Norw.:*** Xerodent; ***Rus.:*** Hepasol A (Гепасол А); ***S.Afr.:*** Aserbine; ***Spain:*** Acerbiol; ***Swed.:*** Ringerfundin; Xerodent; ***Switz.:*** Ringerfundin; ***UK:*** Aserbine†; Hydrotab; Salivix; SST; ***Ukr.:*** Hepasol A (Гепасол А); ***Venez.:*** Lecivar Plus; Viusid.

顺势疗法制剂 ***Ger.:*** Hepar comp; Zitronensaurezyklus-Heel; ***Ukr.:*** Hepar Compositum (Гепар Композитум)†.

Mallow 锦葵

Erdei mályvavirág (mallow flower); Květ slézu lesního (mallow flower); Liść ślazu (mallow leaf); Malvablomma (mallow flower); Malvae folium (mallow leaf); Malvae sylvestris flos (mallow flower); Malvenblätter (mallow leaf); Malvenblüten (mallow flower); Mauve des Bois (*Malva silvestris*); Mauve, feuille de (mallow leaf); Mauve, fleur de (mallow flower); Metsämalvankukka (mallow flower); Miškinių dedešvų žiedai (mallow flower).

Мальва Лесная (*Malva sylvestris*); Просвирник Лесной (*Malva sylvestris*)

ATC Herb — HD02WA5003 (Malva sylvestris: seed); HA16AX5003 (Malva sylvestris: leaf); HA01WB5003 (Malva sylvestris: flower); HR05WA5027 (Malva sylvestris: leaf); HN02BG5007 (Malva sylvestris: seed); HR05WA5026 (Malva sylvestris: flower).

Pharmacopoeias. *Eur.* (see p.vii) includes Mallow Flower and Mallow Leaf.

Ph. Eur. 6. 8（Mallow Flower；Malvae sylvestris flos） *Malva sylvestris* 及变种的完整植物或干燥花的碎片。避光。

Ph. Eur. 6. 8（Mallow Leaf；Malvae Folium） *Malva sylvestris*，*M. negleita* 的完整植株或干燥叶的碎片，也可是两种植物的混合物。避光。

简介

锦葵花和叶可作为镇痛药，也可作为治疗咳嗽和感冒的草药成分。锦葵花可用于增加凉茶和其他食品的色泽。锦葵也包含在治疗胃肠道疾病的草药中。

制剂

专利制剂

Cz.: Slezovy Kvet; ***Switz.:*** Malvedrin†; Tisane contre le toux irritative.

多组分制剂 ***Arg.:*** Acnetrol; KW; Mictasol Azul; Prurigel; ***Austral.:*** Neo-Cleanse; ***Austria:*** Midro Tee; ***Belg.:*** Mictasol; Mictasol-P†; ***Braz.:*** Malvatricin Natural Soft; Malvatricin Pastilhas; Malvatricin Pronto; Malvatricin Solucao para diluir; Malvatricin Spray; Malvodon; Mictasol; Mictasol com Sulfa†; Peitoral Angico Pelotense†; ***Canad.:*** Bilonat; Honey Herb Cough Drops; Original Herb Cough Drops; Swiss Herb Cough Drops; ***Cz.:*** Erkaltungstee†; Magen- und Darmtee N†; ***Fr.:*** Alkagin†; Boribel Tisane No 13; Erygine; Mediflor Hepatique No 5; Mediflor Pectorale d'Alsace no 8; Mictasol†; Mucogyne; Pectoflorine; Santane C_6; Santane O1; Santane O_1 minceur; Tisane Saint-Urbain; Yerbalaxa; ***Israel:*** Midro-Tea; ***Ital.:*** Alkagin; Dentaton; Fito Stomygen; Glicerolax; Iridil; Microclismi Marco Viti; Microclismi Sella†; Mictasone; Neoderma 47; Nevril; Ninfagin; Perfluxi Cremagel; Piodermina; Plurilac; ***Neth.:*** Herbesan; ***Port.:*** Alkagin; Midro†; ***Rus.:*** Herbion Plantain Syrup (Гербион Сироп Подорожника); ***Switz.:*** Malvedrin†; Malveol; ***Ukr.:*** Herbion Plantaginis Syrup (Гербион Сироп Подорожника).

顺势疗法制剂 ***Canad.:*** Common Mallow Combination; Goldenrod Combination.

Mammalian Tissue Extracts 哺乳动物组织提取物

Mamíferos, extractos tisulares.

Экстракты из Млекопитающей Ткани

简介

许多具有明确的药理学活性、临床使用有效的药用制剂来源于哺乳动物，这些药用制剂将在下面相应的专题部分描述，例如，降钙素、促肾上腺皮质激素、氢化可的松（可的松），一些酶类、肝素、胰岛素、甲状旁腺素、垂体后叶素、一些性激素和甲状腺素。

其他来源于哺乳动物的制剂研发用于治疗各种疾病。但往往缺乏其药理学活性的证据，这些制剂的治疗益处常常难以确定。

制剂

专利制剂

Arg.: Bros†; Renacenz; Sigmatrofic; Solcoseryl; ***Austria:*** Actovegin; Ambotonin†; Apoderm†; Cerebrolysin; Cerebrotonin†; Enzynorm; Medoenzym†; Solcoseryl; ***Braz.:*** Acrosin†; Sukepar†; ***Chile:*** Renacenz; ***Cz.:*** Cerebrolysin; Solcoseryl; ***Fr.:*** Eurobiol; ***Ger.:*** Actihaemyl; Actovegin; Cerebrolysin; NeyCorenar (Revitorgan-Dilutionen Nr 6)†; NeyCorenar-Solubile†; NeyFegan (Revitorgan-Dilutionen Nr 26)†; NeyFegan-Solubile†; NeyPsorin (Revitorgan-Dilutionen Nr 5)†; NeyPsorin-Solubile†; ***Gr.:*** Actovegin; Solcoseryl; ***Hong Kong:*** Actovegin; Cerebrolysin; Leviden†; Solcoseryl; ***Hung.:*** Actovegin†; Raveron†; Sirepar†; ***India:*** Placentrex; ***Indon.:*** Solcoseryl†; ***Ital.:*** Cellulin Retinale†; Liposom; ***Jpn:*** Solcoseryl; ***Malaysia:*** Solcoseryl; ***Mex.:*** Aninegalem; Reposton; ***Neth.:*** Solcoseryl†; ***Philipp.:*** Solcoseryl; ***Pol.:*** Cerebrolysin; Solcoseryl; ***Port.:*** Cerebrolysine; ***Rus.:*** Actovegin (Актовегин); Cerebrolysin (Церебролизин); Cortexin (Кортексин); Laennec (Лаеннек); Prostacor (Простакор); Prostatilen (Простатилен); Retinalamin (Ретиналамин); Samprost (Сампрост); Sirepar (Сирепар)†; Solcoseryl (Солкосерил); Vitaprost (Витапрост); ***S.Afr.:*** Enzynorm†; ***Singapore:*** Solcoseryl; ***Spain:*** Solcoseryl†; ***Switz.:*** Solcoseryl; ***Thai.:*** Actovegin†; Cerebrolysin; Hepavit; Sirepar†; Solcoseryl; ***Ukr.:*** Actovegin (Актовегин); Cerebrocurin (Цереброкурин); Cerebrolysin (Церебролизин); Cortexin (Кортексин); Propes (Пропес); Retinalamin (Ретиналамин); Solcoseryl (Солкосерил); Vitaprost (Витапрост).

多组分制剂 ***Arg.:*** ITE B12 Forte; Melagel; Pat-Chobet; Solcoseryl Dental†; ***Austral.:*** Hepasol; Minamino†; ***Austria:*** Aktivanad; Bilatin†; Intestinol; Solcoseryl Dental; Wobe-Mugos; ***Belg.:*** Grains de Vals†; ***Braz.:*** Boldopeptan†; Digestron†; Dobiron; Extrato Hepatico Composto; Extrato Hepatico Vitaminado†; Ferrocomplex; Fol Sang; Hecrosine B12†; Hematiase B12; Hematiron†; Hemofer†; Hepavitose†; Hormo Hepatico†; Lisan†; Lisotox; Neo-Duplofer†; Olohepat†; Panvitrop; Xantinon B12; ***Canad.:*** Digestolax; ratio-Heracline†; Super Energex Plus; ***Chile:*** Tonopron Fuerte Con Vit. B12; ***Ger.:*** Aktivanad-N; Dia-Aktivanad-N; Enzym-Harongan; Enzynorm f; Factor AF2; FegaCoren N†; FegaCoren†; Hevert-Enzym Comp; NeyCalm (Revitorgan-Dilutionen Nr 98, Revitorgan-Lingual Nr 98)†; NeyCalm-Solubile†; NeyDesib (Revitorgan-Dilutionen Nr 78)†; NeyDesib-Solubile†; NeyDop (Revitorgan-Dilutionen Nr 97)†; NeyDop (Revitorgan-Lingual Nr. 97)†; NeyDop N (Revitorgan-Dilutionen N Nr 97)†; NeyDop-Solubile†; NeyNormin (Revitorgan-Dilutionen Nr 65)†; NeyNormin (Revitorgan-Lingual Nr 65)†; NeyNormin N (Revitorgan-Dilutionen N Nr 65)†; NeyNormin-Solubile†; NeyPulpin (Revitorgan-Dilutionen Nr 10)†; NeyPulpin N (Revitorgan-Dilutionen N Nr 10)†; NeyPulpin-Solubile†; NeyTumorin-Solubile†; Solcoseryl Dental; ***Hong Kong:*** Fortifer; Solcoseryl Dental; ***Hung.:*** Dipankrin; Neogranormon; ***India:*** Bayers Tonic; Hepatoglobine; Iberol; Livogen; Plastules B-12; Surbex T; ***Indon.:*** Bioplacenton; Centabio; Cyltabs; LaktaFit; Milmor; Moloco + B12; Neocenta; Solcoseryl Dental†; Tonikum Bode; Viliron; ***Irl.:*** Ferybar†; ***Ital.:*** Biotrefon Plus; Gastro-Pepsin†; ***Malaysia:*** Solcoseryl Dental; ***Mex.:*** Cholal Modificado; ***NZ:*** Movelat†; ***Philipp.:*** Godex; Mitodex; Solcoseryl Dental; ***Port.:*** Ferquifa B_{12}†; ***Rus.:*** Erbisol (Эрбисол); Prohepar (Прогепар); Solcoseryl Dental (Солкосерил Дентальная); ***S.Afr.:*** Livadex†; Liviton; Prohep†; Zeel; ***Singapore:*** Solcoseryl Dental; ***Spain:*** Hepadif; Policolinosil; ***Switz.:*** Solcoseryl Dentaire; ***Thai.:*** Intricon; Solcoseryl Dental; Vitaral; ***Turk.:*** Solcoseryl; ***UK:*** Hematinic; S.P.H.P.; ***Ukr.:*** Solcoseryl Dental (Солкосерил Дентальная); ***USA:*** Albafort; Feocyte; FeoGen; Geritonic; I-L-X; Multigen; Trimagen; Vitagen Advance.

顺势疗法制剂 ***Austria:*** Berberis Cosmoplex; ***Cz.:*** Zeel Salbe; ***Fr.:*** Enterokinasum Compose; ***Ger.:*** AntiFocal N†; AntiFocal Nr 69-Sol L; AntiFocal pro inj (Revitorgan-Dilution Nr 69)†; AntiFocal†; Conjunctisan-AN; Conjunctisan-BN; Crataegus comp; EK Burger; Glandulae-F-Gastreu R20; Hautfunktionstropfen S†; Hepar 202 N†; Hepar comp; Hepar-Magnesium; Hepar-Stannum; Infihepan†; Lymphtropfen S†; Mucosa compositum; NeyArthros (Revitorgan-Dilutionen Nr 43)†; NeyArthros Nr 43-Sol; NeyArthrosome (Revitorgan-Dilution); NeyAthos Nr 43; NeyChon Nr 68; NeyChondrin (Revitorgan-Dilutionen Nr 68)†; NeyChondrin (Revitorgan-Lingual Nr. 68)†; NeyChondrin N (Revitorgan-Dilutionen N Nr 68)†; NeyChondrin Nr 68-Sol; NeyDil 66 (Revitorgan-Dilutionen Nr. 66)†; NeyDil 66N (Revitorgan-Dilutionen Nr. 66 N)†; NeyDil Nr 66; Neydin-F; Neydin-M; NeyFoc Nr 69; NeyGero Nr 64; NeyGeront (Revitorgan-Dilutionen Nr 64)†; NeyGeront (Revitorgan-Lingual Nr 64)†; NeyGeront N (Revitorgan-Dilutionen N Nr 64)†; NeyGeront Nr 64-Sol L; NeyGeront Vitalkapsein A; NeyGeront-Vitalkapseln†; NeyIm Nr 73 pro injectione; NeyImmun Nr 73-Sol; NeyLing (Revitorgan-Lingual Nr.66)†; NeyLing Nr 66; NeySol L 66; Nieren-Elixier ST†; ***Neth.:*** Urtizon complex; ***Ukr.:*** Cerebrum Compositum H (Церебрум Композитум Н)†; Hepar Compositum (Гепар Композитум)†.

Mannose Triflate 甘露糖三氟磺酸酯

Tetraacetyl Mannose Triflate. 1,3,4,6-Tetra-*O*-acetyl-2-*O*-trifluoromethanesulfonyl-β-D-mannopyranose.

$C_{15}H_{19}F_3O_{12}S$ = 480.4.

CAS — 92051-23-5.

Pharmacopoeias. In *Eur.* (see p.vii).

Ph. Eur. 6. 8（Teta-*O*-acetyl-mannose Triflate for Radiopharmaceutical Preparations） 白或类白色结晶、具吸湿性的粉末。几乎不溶于水；微溶于乙醇；易溶于二氯甲烷；极易溶于乙腈。贮藏于 2～8℃ 的密闭容器中。避光。

简介

甘露糖三氟磺酸酯是一种合成碳水化合物，作为生产氟脱氧葡萄糖（^{18}F）注射液（第1989页）的前药。

Manuka 美卢卡树

New Zealand Tea Tree.

Манука

简介

美卢卡树油（*Leptospermum scoparium*）因具有抗菌特性，可作为白千层油（第2274页）的替代品。本品也可用于芳香疗法。美卢卡树蜜也可作为创伤敷料（第1850页）。

1. Cooper RA, *et al.* The sensitivity to honey of Gram-positive cocci of clinical significance isolated from wounds. *J Appl Microbiol* 2002; **93:** 857–63.
2. Cooper RA, *et al.* The efficacy of honey in inhibiting strains of Pseudomonas aeruginosa from infected burns. *J Burn Care Rehabil* 2002; **23:** 366–70.
3. English HK, *et al.* The effects of manuka honey on plaque and gingivitis: a pilot study. *J Int Acad Periodontol* 2004; **6:** 63–7.
4. Jull A, *et al.* Randomized clinical trial of honey-impregnated dressings for venous leg ulcers. *Br J Surg* 2008; **95:** 175–82.
5. Mavric E, *et al.* Identification and quantification of methylglyoxal as the dominant antibacterial constituent of Manuka (Leptospermum scoparium) honeys from New Zealand. *Mol Nutr Food Res* 2008; **52:** 483–9.

制剂

多组分制剂 ***UK:*** Antiac; Sinose.

Marjoram 马郁兰

Majoranae Herba; Marjolaine; Sweet Marjoram; Ziele majeranku.

Майоран

ATC Herb — HG04BW5024 (Origanum majorana: herb); HR05DB5008 (Origanum majorana: herb); HN06AW5004 (Origanum majorana: herb); HN02CW5002 (Origanum majorana: herb); HA03WX5003 (Origanum majorana: herb).

UNII — G9Z40ZYU6P.

注：区别马郁兰与野生马郁兰（详见牛至，第2297页）。

Pharmacopoeias. In *Pol.*

简介

牛至属马郁兰［(*Majorana hortensis*)(Lamiaceae)］的干燥叶和花以及源自于它们的精油，具有抗菌作用。它们既可单独使用，也可与其他草药合用治疗各种疾病。马郁兰也可作为烹调用草药。

马郁兰油可用于芳香疗法。

制剂

多组分制剂 ***Austria:*** Menodoron; ***Fr.:*** Dystolise; ***Ger.:*** Menodoron; ***Hung.:*** Antipoll; ***Neth.:*** Luuf Verkoudheidsbalsem (voor babies); ***Pol.:*** Salviasept; ***S.Afr.:*** Menodoron†; ***Spain:*** Natusor Sinulan†.

顺势疗法制剂 ***Austral.:*** Indigestion Tablets†; ***Cz.:*** Hormeel S; ***Fr.:*** Boripharm No 41.

Mastic 乳香脂

Almáciga; Mastiche; Mastiksi; Mastix; Pistacijų mastika.

Мастика

ATC Herb — HA01AD5002 (Pistacia lentiscus: resin).

UNII — 7446H202QW.

Pharmacopoeias. In *Eur.* (see p.vii).

Ph. Eur. 6. 8 (Mastic) 干燥树脂的分泌液，源自于 *Pistacia lentiscus* 的变种 *latifolius* 茎和枝。以干燥品计，精油含量最少为 1%（*v*/*w*）。本品不宜粉碎。

简介

乳香脂的乙醇、氯仿或醚溶液加在脱脂棉上，可临时充填龋齿。以前乳香脂混合物的涂料（BP 1980）可作为创伤的防护罩，在伤口处托住纱布。

乳香胶用于治疗消化性溃疡。

消化性溃疡 乳香脂历来用于治疗消化道疾病，如消化性溃疡。这可能与其在体外抗幽门螺杆菌作用有关[1,2]，但是，一项小样本研究[3]发现，乳香脂体内对负荷量幽门螺杆菌作用较弱，随后一项制造商资助的研究一定程度上得到了鼓舞人心的结果[4]。

1. Huwez FU, *et al.* Mastic gum kills Helicobacter pylori. *N Engl J Med* 1998; **339:** 1946. Correction. *ibid.*: **340:** 576 [dose].
2. Paraschos S, *et al.* In vitro and in vivo activities of Chios mastic gum extracts and constituents against Helicobacter pylori. *Antimicrob Agents Chemother* 2007; **51:** 551–9.
3. Bebb JR, *et al.* Mastic gum has no effect on Helicobacter pylori load in vivo. *J Antimicrob Chemother* 2003; **52:** 522–3.
4. Dabos KJ, *et al.* The effect of mastic gum on Helicobacter pylori: a randomized pilot study. *Phytomedicine* 2009. Available at: doi: 10.1016/j.phymed.2009.09.010

制剂

专利制剂

UK: Mastika†.

Meadowsweet 绣线菊草属的灌木

Älgört; Filipendulae ulmariae herba; Mesiangervo; Nať tužebníku jilmového; Pelkinių vingiorykščių žolė; Queen of the Meadows; Reina de los prados; Reine des Prés; Reine des prés, sommité fleurie de; Spiraeae Herba; Ulmaria.

Лабазник; Таволга

ATC Herb — HJ01WB5008 (Filipendula ulmaria: herb); HA16AX5002 (Filipendula ulmaria: herb); HR05YA5007 (Filipendula ulmaria: flower); HG04BW5012 (Filipendula ulmaria: flower); HN02BA5001 (Filipendula ulmaria: herb).

UNII — 06L18L32G6 (Filipendula ulmaria flower).

注：名称"草地皇后"也用于佩兰根（第2249页）。

Pharmacopoeias. In *Eur.* (see p.vii).

Ph. Eur. 6. 8 (Meadowsweet) 完整或切碎的旋果蚊子草［*Filipendula ulmaria*（绣线菊属，*Spiraea ulmaria*）］干燥花枝端。以干燥品计，水蒸气挥发性物质的最小含量为 0.1%（*v*/*w*）。压碎后具有水杨酸甲酯的芳香气味。

简介

绣线菊草属的灌木可当作利尿药，也可用于治疗胃肠道疾病和风湿病。

顺势疗法 绣线菊草属灌木已经以下列名称用于顺势疗法药物：Filipendula ulmaria；Spiraea；Spiraea ulmaria；Spiraea ulmaria ex herba；Filip. ul.。

制剂

多组分制剂 ***Canad.:*** Cellutex; ***Cz.:*** Antirevmaticky Caj†; ***Fr.:*** Arthritisane; Arthroflorine; Drainuryl; Hydracur; Mediflor Diuretique No 4; Mediflor Douleurs Articulaires no 2; Mediflor Tisane Antirhumatismale No 2†; OM3flex; Polypirine†; Santane A₄; Santane O1; Santane R₈; Tisane de Sante; Tisane Provencale no 2; Tisane Provencale no 6; ***Ital.:*** Flodolor; Neuralta Migren; Pik Gel; ***Mex.:*** Rodan; ***Neth.:*** Herbesan; ***Pol.:*** Infektoten; Reumaherb; ***Spain:*** Dolosul†; Natusor Harpagosinol†; Natusor Renal†; ***Switz.:*** Urinex; ***UK:*** Acidosis; Indigestion Mixture; Pure Plan; ***USA:*** Amerigel.

顺势疗法制剂 ***Cz.:*** Ferrum Homaccord†; ***Ger.:*** Agnesin†; Capillaron†; Colchicum Complex; Hewerheum N; Phonix Silybum spag; Phonix Solidago spag; Phonix Urtica-Arsenicum spag; Rheuma-Gastreu R46†; Rheuma-Hevert; Rheumeda; Spiraphan†.

Meclofenoxate Hydrochloride (*BANM*, *rINNM*) ⊗ **盐酸甲氯芬酯**

Centrophenoxine Hydrochloride; Clofenoxine Hydrochloride; Clophenoxate Hydrochloride; Deanol 4-Chlorophenoxyacetate Hydrochloride; Hidrocloruro de meclofenoxato; Meclofenoxane Hydrochloride; Méclofénoxate, Chlorhydrate de; Meclofenoxati Hydrochloridum. 2-Dimethylaminoethyl 4-chlorophenoxyacetate hydrochloride.

Меклофеноксата Гидрохлорид

$C_{12}H_{16}ClNO_3,HCl = 294.2.$

CAS — 51-68-3 (meclofenoxate); 3685-84-5 (meclofenoxate hydrochloride).

ATC — N06BX01.

ATC Vet — QN06BX01.

(meclofenoxate)

Pharmacopoeias. In *Chin.* and *Jpn.*

简介

在出现氧浓度降低时，盐酸甲氯芬酯可辅助细胞代谢。本品主要用于老年患者精神改变或用于脑卒中或颅脑损伤后。

制剂

专利制剂

Austria: Lucidril†; ***Ger.:*** Cerutil†; ***Hung.:*** Helfergin†.

Meglumine (*BAN*, *rINN*) **葡甲胺**

Meglumiini; Meglumin; Meglumina; Megluminas; Méglumine; Megluminum. *N*-Methylglucamine; 1-Methylamino-1-deoxy-D-glucitol.

Меглюмин

$C_7H_{17}NO_5 = 195.2.$

CAS — 6284-40-8.

UNII — 6HG8UB2MUY.

Pharmacopoeias. In *Chin.*, *Eur.* (see p.vii), *Int.*, *Jpn*, and *US.*

Ph. Eur. 6. 8 (Meglumine) 白色或类白色结晶性粉末。易溶于水；略溶于乙醇；几乎不溶于二氯甲烷。

USP 33 (Meglumine) 白色至微黄白色，无臭的结晶或粉末。易溶于水；略溶于乙醇。

简介

葡甲胺是一种有机碱，用于有机酸盐，包括许多造影剂的制备。

Melaleuca Oil 白千层油

Australian Tea Tree Oil; Melaleuca, aceite de; Mélaleuca, huile essentielle de; Melaleucae aetheroleum; Melaleucae Etheroleum; Mirtenių eterinis aliejus; Oleum Melaleucae; Silice kajeputu střídavolistého; Tea Tree Oil; Teepuuöljy; Teträdolja.

Масло Чайного Дерева

CAS — 68647-73-4; 8022-72-8.

ATC Herb — HD08AW5001 (Melaleuca alternifolia: essential oil); HA03AW5035 (Melaleuca leucadendra: essential oil); HP03AX5001 (Melaleuca leucadendra: essential oil); HM02AW5008 (Melaleuca leucadendra: essential oil); HP03BX5003 (Melaleuca leucadendra: essential oil); HR05WA5029 (Melaleuca leucadendra: essential oil).

UNII — VIF565UC2G.

注：尽管钛-树油（Ti-tree Oil）过去曾与白千层油同物异名（如 BPC 1949），但是钛-树油也作为新西兰本土朱蕉（*Cordyline*）（百合科，Liliaceae）的名称。

Pharmacopoeias. In *Eur.* (see p.vii).

Ph. Eur. 6. 8 (Tea Tree Oil) *Melaleuca alternifolia*，*M. linariifolia*，*M. dissitiflora* 和（或）其他白千层属植物的树叶和末枝经水蒸气蒸馏获得的精油。其中，香木兰烯的含量低于 7.0%，桉树脑的含量低于 15%，对异丙基甲苯的含量为 0.5%～12%，柠檬烯的含量为 0.5%～4%，α-萜烯的含量为 1.0%～6.0%，香桧烯的含量低于 3.5%，α-萜品烯的含量为 5.0%～13.0%，γ-萜品烯的含量为 10.0%～28.0%，萜品-4-ol（terpinen-4-ol）的最低含量为 30%，α-萜品醇的含量为 1.5%～8.0%以及萜品油烯的含量为 1.5%～5.0%。

澄清、流动、无色至淡黄色具特殊臭的液体。贮藏于密闭良好的容器中，温度不超过 25℃。避光。

简介

白千层油具有杀细菌和杀真菌的作用，局部使用治疗各种皮肤疾病。本品也用于芳香疗法。

1. Carson CF, *et al.* Efficacy and safety of tea tree oil as a topical antimicrobial agent. *J Hosp Infect* 1998; **40:** 175–8.
2. Allen P. Tea tree oil: the science behind the antimicrobial hype. *Lancet* 2001; **358:** 1245.
3. Satchell AC, *et al.* Treatment of interdigital tinea pedis with 25% and 50% tea tree oil solution: a randomized, placebo-controlled, blinded study. *Australas J Dermatol* 2002; **43:** 175–8.
4. Hammer KA, *et al.* In vitro activity of Melaleuca alternifolia (tea tree) oil against dermatophytes and other filamentous fungi. *J Antimicrob Chemother* 2002; **50:** 195–9.
5. Satchell AC, *et al.* Treatment of dandruff with 5% tea tree oil shampoo. *J Am Acad Dermatol* 2002; **47:** 852–5.
6. Koh KJ, *et al.* Tea tree oil reduces histamine-induced skin inflammation. *Br J Dermatol* 2002; **147:** 1212–7.
7. Mozelsio NB, *et al.* Immediate systemic hypersensitivity reaction associated with topical application of Australian tea tree oil. *Allergy Asthma Proc* 2003; **24:** 73–5.
8. Perrett CM, *et al.* Tea tree oil dermatitis associated with linear IgA disease. *Clin Exp Dermatol* 2003; **28:** 167–70.
9. Hammer KA, *et al.* Antifungal effects of Melaleuca alternifolia (tea tree) oil and its components on Candida albicans, Candida glabrata and Saccharomyces cerevisiae. *J Antimicrob Chemother* 2004; **53:** 1081–5.
10. Hammer KA, *et al.* A review of the toxicity of Melaleuca alternifolia (tea tree) oil. *Food Chem Toxicol* 2006; **44:** 616–25.
11. Carson CF, *et al.* Melaleuca alternifolia (Tea Tree) oil: a review of antimicrobial and other medicinal properties. *Clin Microbiol Rev* 2006; **19:** 50–62.

有关含有白千层油和薰衣草油产品与青春期男性乳房发育相关的争议见薰衣草油（第2266页）

制剂

专利制剂

Austral.: Clean Skin Anti Acne†; Rapaid Antiseptic†; Rapaid Itch Relief; ***Chile:*** Acnoxyl Acondicionador; Acnoxyl Gel Cuidado Intensivo†; Acnoxyl Gel De Limpieza†; Acnoxyl Stick Corrector†; Sebolic; ***Fr.:*** Myleuca; ***Irl.:*** MOOV Head Lice; ***Israel:*** Burnshield; ***Malaysia:*** MOOV; ***Singapore:*** Moov; Rapaid; ***UK:*** Burnshield Gel; Melavir.

多组分制剂 ***Arg.:*** Sebosoap; ***Austral.:*** Apex Repel Natural†; Clean Skin Face Wash†; Moov Head Lice Solution; Neutralice; Nyal Nasal Spray; Rapaid Rash-Relief; ***Chile:*** Acnoxyl Abrasivo†; Acnoxyl Gel Humectante; Acnoxyl Jabon Liquido†; Acnoxyl Jabon†; Acnoxyl Locion Tonica; Acnoxyl Shampoo Cabello Graso†; ***Fr.:*** Cicatridine; Dermocica†; Esculape; Mycogel; Phytosquame; Squaphane P; ***Hong Kong:*** Mycogel†; Vita Coldycin Echinacea Plus; ***Irl.:*** Skin Clear; ***Israel:*** Acti Talc; ***Ital.:*** Naturocil; Proctopure; Vaginol; ***Malaysia:*** T3 Acne; ***NZ:*** Electric Blue Headlice; Lice Blaster; ***Philipp.:*** Enfacare; ***Singapore:*** Burnaid; Rapaid; T3; Teenstick; ***Thai.:*** Fungicon; Gynecon-T; ***UK:*** Dr Johnsons Nit & Lice; Sinose; Skin Clear; Tea Tree & Witch Hazel Cream; Teenstick.

Melanocyte-stimulating Hormone 黑色素细胞刺激素

B Hormone; Chromatophore Hormone; Hormona melanocitoestimulante; Intermedin; Intermedina; Melanotropin; Melanotropina; MSH; Pigment Hormone.

Меланоцитостимулирующий Гормон

CAS — 9002-79-3.

简介

黑色素细胞刺激素是一种从鱼类和两栖动物垂体中叶组织中分离的多肽，它能够扩散鱼类及两栖动物皮肤中的黑色素颗粒，从而顺应环境变化。

成人脑垂体无明显中叶而被认为无法直接分泌黑色素细胞刺激素（MSH）。但在脑垂体中，前体分子——前阿黑皮素原在垂体中被剪切成促肾上腺皮质激素（第1453页），β-脂肪释放激素（β-LPH）糖蛋白和氨基端肽。随后，在其他组织，如脑及胃肠道中可生成三种形式的 MSH：α-MSH（经促肾上腺皮质激素剪切）、β-MSH 及 γ-MSH。这 3 种黑色素细胞刺激素在人体中的分布及功能尚不明确。人体明显缺乏类似于两栖动物的受体；垂体对皮肤色素的作用主要通过促肾上腺皮质激素介导。

动物体内黑色素细胞刺激素的释放可被促黑素抑制素抑制；还有证据显示下丘脑释放因子（MRF）也具有此作用。

黑色素细胞刺激素，如 α-MSH，用于防治缺血性内在性急性肾衰竭正在研究中。Afamelanotide（4-L-亮氨酸-7-D-苯丙氨酸-α-MSH；美拉诺坦-Ⅰ）是一种合成 α-MSH 类似物，作为光保护剂用于红细胞生成性原卟啉病、光毒性有关的光敏疗法、多形性日光疹、光化性角化病、日光性荨麻疹等皮肤疾病的治疗正在研究中。另一种 α-MSH 类似物为美拉诺坦-Ⅱ，曾研究其用于性功能障碍，但此研究已被终止。然而其代谢物布雷默浪丹（bremelanotide）（PT-141）正研究用于失血性休克。Afamelanotide 及美拉诺坦-Ⅱ作为生活方式药物广泛滥用（见下文）。

滥用 α-黑色素细胞刺激素（α-MSH）的类似物非法生产，提供作为生活方式药物。Afamelanotide（美拉诺坦-Ⅰ）广泛滥用于美容变黑，有些人将其用于治疗红斑痤疮和纤维肌痛。另一种 α-MSH 类似物美拉诺坦-Ⅱ滥用于增强性欲、诱导阴茎勃起[1]。非法供应及滥用此类药物引发系列问题[1,2]。非正规生产化合物的安全性、质量及有效性均无保障；而且 α-MSH 类似物溶于抑菌水后皮下注射，制剂无菌情况令人担忧。内源性 α-MSH 具有许多调节人体的功效。因此应用外源性 α-MSH 类似物可能对多个生理系统带来不良作用；特别作为生活方式药物滥用，长期应用具有潜在风险。美容变黑中非法使用 α-MSH 已造成旧痣大小和色素变化[3]，新痣数量迅速增加[4,5]。

1. Evans-Brown M, *et al.* Use of melanotan I and II in the general population. *BMJ* 2009; **338:** 424–5.
2. MHRA. "Tan jab" is an unlicensed medicine and may not be safe — warns medicines regulator. Press release (issued 17 November 2008). Available at: http://www.mhra.gov.uk/NewsCentre/Pressreleases/CON031009 (accessed 04/06/09)
3. Langan EA, *et al.* Change in moles linked to use of unlicensed "sun tan jab". *BMJ* 2009; **338:** 251.
4. Cardones AR, Grichnik JM. α-Melanocyte-stimulating hormone-induced eruptive nevi. *Arch Dermatol* 2009; **145:** 441–4.
5. Cousen P, *et al.* Eruptive melanocytic naevi following melanotan injection. *Br J Dermatol* 2009; **161:** 707–8.

红细胞生成性原卟啉病 一项纳入 5 名红细胞生成性原卟啉病患者的开放性研究显示，皮下植入 Afamelanotide 20mg 缓释吸收制剂，间隔 60 天后再植入，治疗有效[1]。

1. Harms J, *et al.* An α-melanocyte-stimulating hormone analogue in erythropoietic protoporphyria. *N Engl J Med* 2009; **360:** 306–7.

Melanostatin 促黑素抑制素

Hormona inhibidora de la melanotropina; Intermedin-inhibiting Factor; Melanocyte-stimulating-hormone-release-inhibiting Factor; Melanostatina; Melanotropin Release-inhibiting Factor; MIF. Pro-Leu-Gly-NH_2.

Меланостатин

CAS — 9083-38-9.

简介

促黑素抑制素是一种由下丘脑产生的三肽，在动物试验中抑制黑色素细胞刺激素的释放（见上文）。但是，其在人体内的作用无相关证据，曾有试用于治疗抑郁和帕金森病，但是未见明显改善的研究。

Melatonin 褪黑素

N-Acetyl-5-methoxytryptamine; Melatoniini; Melatonina; Melatoninum. *N*-[2-(5-Methoxyindol-3-yl)ethyl]acetamide.

$C_{13}H_{16}N_2O_2$ = 232.3.

CAS — 73-31-4.

ATC — N05CH01.

ATC Vet — QN05CH01.

UNII — JL5DK93RCL.

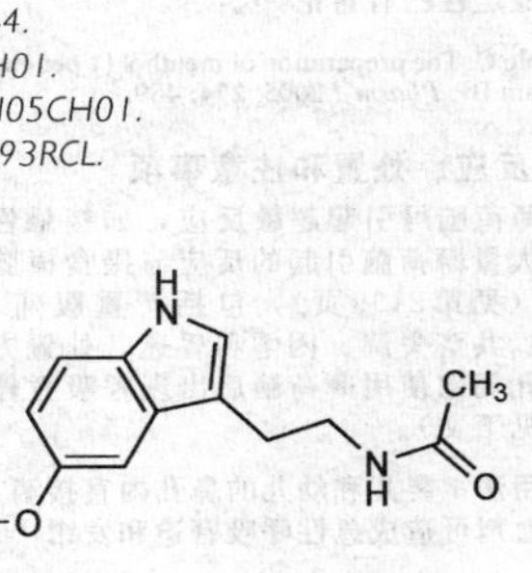

不良反应和注意事项

褪黑素的常见不良反应包括头痛、鼻咽炎、后背疼痛及关节痛。

褪黑素禁用于患有自身免疫性疾病、遗传性乳糖不耐受疾病、LAPP 乳糖酵素缺乏症或葡萄糖-半乳糖吸收不良患者。由于褪黑素会引起肝损伤患者清除率下降，因此该类患者也禁用。

对神经系统的影响 用褪黑素治疗 6 名具有严重神经功能缺损的儿童睡眠症期间，4 名儿童癫痫活动增加[1]。停用褪黑素后，癫痫活动恢复到基线水平，又服用时，癫痫活动又增加。

1. Sheldon SH. Pro-convulsant effects of oral melatonin in neurologically disabled children. *Lancet* 1998; **351:** 1254.

药物相互作用

细胞色素 P450 同工酶 CYP1A1 及 CYP1A2 参与褪黑素的代谢，因此这些酶的诱导剂或抑制剂会影响褪黑素水平。氟伏沙明、甲氧沙林、西咪替丁和雌二醇不能与褪黑素同时应用，这些药物会通过抑制代谢酶而增加褪黑素的浓度。据报道吸烟会降低褪黑素浓度。

用途和用法

褪黑素是一种激素，在松果体中由色氨酸产生。主要源于动物的研究表明，褪黑素能够增加中脑和下丘脑氨基丁酸和 5-羟色胺浓度，提高吡哆醛激酶活性，而吡哆醛激酶可参与氨基丁酸、多巴胺和 5-羟色胺的合成。褪黑素参与抑制性腺发育，调控发情期。它也参与皮肤保护色的改变。褪黑素的分泌表现为昼夜节律性，夜间开始分泌，可能会影响睡眠模式。由于其可能具有影响生理节律的作用，褪黑素被试用于缓解时差综合征和其他睡眠延迟引发的疾病。55 岁或以上患者，短期控制早期失眠时可口服褪黑素缓释制剂每日 1 次，每次 2mg，晚饭后、睡前 1～2h 服用，疗程最多 13 周。褪黑素曾研究用于治疗各种抑郁症，包括季节性情感障碍，大剂量应用可避孕。

儿童给药剂量见下文。

多种褪黑素类似物正在研发中。

褪黑素试用于治疗多种疾病[1]，大剂量应用时，可作为恶性肿瘤常规化疗的辅助药物[2,3]，与炔诺酮合用作为避孕药[4]。使用褪黑素避孕可能与乳腺癌的危险降低相关[5]。2 名结节病（见第1443页）患者出现褪黑素反应。初步研究也提示：褪黑素可能对高脂血症[6]、丛集性头痛[7]、耳鸣[8]、妇女秃发[9]以及肠易激综合征相关的睡眠异常[10]均有益。就寝时间重复使用褪黑素可能在降低原发性高血压患者夜间血压中起部分作用[11]。褪黑素在抗衰老治疗（如阿尔茨海默病和 AIDS）中的价值尚未发现[2,12]。褪黑素长期使用的作用仍需评估。

1. Wetterberg L. Melatonin and clinical application. *Reprod Nutr Dev* 1999; **39:** 367–82.
2. Pepping J. Melatonin. *Am J Health-Syst Pharm* 1999; **56:** 2520–7.
3. Lissoni P, *et al.* Decreased toxicity and increased efficacy of cancer chemotherapy using the pineal hormone melatonin in metastatic solid tumour patients with poor clinical status. *Eur J Cancer* 1999; **35:** 1688–92.
4. Short RV. Melatonin. *BMJ* 1993; **307:** 952–3.
5. Cohen M, *et al.* Hypotheses: melatonin/steroid combination contraceptives will prevent breast cancer. *Breast Cancer Res Treat* 1995; **33:** 257–64.
6. Pittalis S, *et al.* Effect of a chronic therapy with the pineal hormone melatonin on cholesterol levels in idiopathic hypercholesterolemic patients. *Recenti Prog Med* 1997; **88:** 401–2.
7. Leone M, *et al.* Melatonin versus placebo in the prophylaxis of cluster headache; a double-blind pilot study with parallel groups. *Cephalalgia* 1996; **16:** 494–6.
8. Rosenberg SI, *et al.* Effect of melatonin on tinnitus. *Laryngoscope* 1998; **108:** 305–10.
9. Fischer TW, *et al.* Melatonin increases anagen hair rate in women with androgenetic alopecia or diffuse alopecia: results of a pilot randomized controlled trial. *Br J Dermatol* 2004; **150:** 341–5.
10. Song GH, *et al.* Melatonin improves abdominal pain in irritable bowel syndrome patients who have sleep disturbances: a randomised, double blind, placebo controlled study. *Gut* 2005; **54:** 1402–7.
11. Scheer FAJL, *et al.* Daily nighttime melatonin reduces blood pressure in male patients with essential hypertension. *Hypertension* 2004; **43:** 192–7.
12. Brzezinski A. Melatonin in humans. *N Engl J Med* 1997; **336:** 186–95.

儿童用法 尽管英国未批准儿童应用褪黑素，但 *BNF 2010/11* 建议，在 1 个月至 18 岁儿童中可用褪黑素，治疗入睡困难型失眠及由于视觉障碍、大脑性麻痹、注意力缺陷多动综合征、孤独症及学习障碍等情况引起的睡眠相位后移症候群。推荐口服初始剂量为每日 1 次，每次 2～3mg，必要时 1～2 周后增加剂量至 4～6mg，每日最大剂量为 10mg。但是，褪黑素对儿童的长期影响仍未知，包括其对于其他生理周期节律，例如内分泌及生殖激素分泌的影响。因此，儿童使用褪黑素时应每 6 个月进行评估。儿童应用未批准的速释制剂可能比上文提到的成人应用的经批准的缓释制剂更加合适，但未批准期间，各个厂家生产的未批准制剂临床效果不同，因此处方时需要特别注明生产厂家。

褪黑素还可在儿童进行 MRI，CT 或心电图检查前使用。

失眠 尽管认为褪黑素[1～6]用于治疗各种类型的失眠（见第930页），特别是生理节律障碍相关的失眠有效，但是来自大规模研究的有效性证据几乎没有[7]，而且其长期治疗的安全性还有待确定。一项对随机对照研究进行的荟萃分析[8]结果显示，褪黑素对继发性失眠中入睡潜伏期无显著作用，也并不能改善时差或夜班带来的睡眠障碍。在健康志愿者中的褪黑素研究报道指出：减少了睡眠启动时间，延长了熟睡时间[9,10]。这究竟是由于调整了"生物钟"或是由于褪黑素的催眠作用还不清楚。测量夜间经尿排泄的主要代谢产物，6-磺胺褪黑素（6-sulfatoxymelatonin）证明 55 岁以上老人失眠症与夜间褪黑素生成降低相关，也可由此确定那些有可能对褪黑素治疗有效的患者[11]。用褪黑素治疗老年患者的失眠症，已有报道可改善睡眠的质量[12]，褪黑素对延迟睡眠相综合征[13]、倒班工人和完全失明患者的失眠有用，尽管有些研究发现褪黑素对夜班工人或急诊医护工作人员无益的作用[14,15]。据报道 1 名患者在进行松果体切除后由于褪黑素缺乏而出现了嗜睡，采用褪黑素治疗有效[16]。前期研究报告提示，使用褪黑素后可停用治疗失眠的苯二氮䓬类药物而不影响睡眠质量[17]。但是，褪黑素在有些环境下对睡眠形式有负面影响[18]。研究发现褪黑素可改善需要每日血液透析、终末期肾病患者的睡眠模式[19]。经皮给药的褪黑素可能比口服制剂释放迅速，褪黑素血浆浓度可能会提高[20]。

1. Haimov I, Lavie P. Potential of melatonin replacement therapy in older patients with sleep disorders. *Drugs Aging* 1995; **7:** 75–8.
2. Brown GM. Melatonin in psychiatric and sleep disorders: therapeutic implications. *CNS Drugs* 1995; **3:** 209–26.
3. Anonymous. Melatonin. *Med Lett Drugs Ther* 1995; **37:** 111–12.
4. Arendt J. Melatonin. *BMJ* 1996; **312:** 1242–3.
5. Lamberg L. Melatonin potentially useful but safety, efficacy remain uncertain. *JAMA* 1996; **276:** 1011–14.
6. Skene DJ, *et al.* Use of melatonin in the treatment of phase shift and sleep disorders. *Adv Exp Med Biol* 1999; **467:** 79–84.
7. Anonymous. Melatonin for primary insomnia? *Drug Ther Bull* 2009; **47:** 74–7.
8. Buscemi N, *et al.* Efficacy and safety of exogenous melatonin for secondary sleep disorders and sleep disorders accompanying sleep restriction: meta-analysis. Abridged version: *BMJ* 2006; **332:** 385–8. Full version: http://www.bmj.com/cgi/reprint/332/7538/385.pdf (accessed 25/07/08)
9. Zhdanova IV, *et al.* Sleep-inducing effects of low doses of melatonin ingested in the evening. *Clin Pharmacol Ther* 1995; **57:** 552–8.
10. Attenburrow MEJ, *et al.* Low dose melatonin improves sleep in middle-aged subjects. *Psychopharmacology (Berl)* 1996; **126:** 179–81.
11. Leger D, *et al.* Nocturnal 6-sulfatoxymelatonin excretion in insomnia and its relation to the response to melatonin replacement therapy. *Am J Med* 2004; **116:** 91–5.
12. Garfinkel D, *et al.* Improvement of sleep quality in elderly people by controlled-release melatonin. *Lancet* 1995; **346:** 541–4.
13. Nagtegaal JE, *et al.* Effects of melatonin on the quality of life in patients with delayed sleep phase syndrome. *J Psychosom Res* 2000; **48:** 45–50.
14. Wright SW, *et al.* Randomized clinical trial of melatonin after night-shift work: efficacy and neuropsychologic effects. *Ann Emerg Med* 1998; **32:** 334–40.
15. Jockovich M, *et al.* Effect of exogenous melatonin on mood and sleep efficiency in emergency medicine residents working night shifts. *Acad Emerg Med* 2000; **7:** 955–8.
16. Lehmann ED, *et al.* Somnolence associated with melatonin deficiency after pinealectomy. *Lancet* 1996; **347:** 323.
17. Garfinkel D, *et al.* Facilitation of benzodiazepine discontinuation by melatonin: a new clinical approach. *Arch Intern Med* 1999; **159:** 2456–60.
18. Middleton BA, *et al.* Melatonin and fragmented sleep patterns. *Lancet* 1996; **348:** 551–2.
19. Koch BC, *et al.* The effects of melatonin on sleep-wake rhythm of daytime haemodialysis patients: a randomized, placebo-controlled, cross-over study (EMSCAP study). *Br J Clin Pharmacol* 2009; **67:** 68–75.
20. Aeschbach D, *et al.* Use of transdermal melatonin delivery to improve sleep maintenance during daytime. *Clin Pharmacol Ther* 2009; **86:** 378–82.

时差综合征 据报道褪黑素可缓解长途飞行之后的时差综合征[1～5]。最适当的给药方案尚没有确定，但是取决于旅行方向和旅行距离。系统性回顾[6]的结论为：褪黑素可有效地预防和减轻由于穿越 5 个或更多时区，特别是向东方向旅行造成的时差综合征，尤其是以前曾发生过时差综合征；旅行穿越 2～4 个时区时使用本品可能也有益。

但是，一项随机对照研究的荟萃分析[7]结果显示，褪黑素对时差综合征入睡潜伏期无明显改善。

1. Waterhouse J, *et al.* Jet-lag. *Lancet* 1997; **350:** 1611–16.
2. Arendt J. Jet-lag. *Lancet* 1998; **351:** 293–4.
3. Arendt J. Jet-lag and shift work: (2) therapeutic use of melatonin. *J R Soc Med* 1999; **92:** 402–5.
4. Waterhouse J, *et al.* Jet lag: trends and coping strategies. *Lancet* 2007; **369:** 1117–29.
5. Sack RL. Jet lag. *N Engl J Med* 2010; **362:** 440–7.
6. Herxheimer A, Petrie KJ. Melatonin for the prevention and treat-

ment of jet lag. Available in The Cochrane Database of Systematic Reviews; Issue 2. Chichester: John Wiley; 2002 (accessed 28/04/05).

7. Buscemi N, *et al.* Efficacy and safety of exogenous melatonin for secondary sleep disorders and sleep disorders accompanying sleep restriction: meta-analysis. Abridged version: *BMJ* 2006; **332:** 385–8. Full version: http://www.bmj.com/cgi/reprint/332/7538/385.pdf (accessed 25/07/08)

制剂

专利制剂

Arg.: Armonil Noche; Buenas Noches; Melatol; Nochix†; Repentil†; ***Belg.:*** Circadin; ***Chile:*** Novel†; ***Cz.:*** Circadin; ***Denm.:*** Circadin; ***Fr.:*** Circadin; ***Gr.:*** Circadin; ***Hung.:*** Bio-Melatonin; Circadin; ***India:*** Meloset; ***Mex.:*** Benedorm; Cronocaps; Remedin; ***Norw.:*** Circadin; ***Pol.:*** Circadin; ***Port.:*** Circadin; ***Rus.:*** Melaxen (Мелаксен); ***Swed.:*** Circadin; ***UK:*** Circadin; ***USA:*** Transzone.

多组分制剂 ***Arg.:*** Plenovit Melatonina; ***India:*** Eternex†; Stresnil; ***Ital.:*** Fisioreve CM; Nervocel; Pineal Notte; ***Philipp.:*** Sleepasil; ***USA:*** Bevitamel; Melagesic PM; PowerSleep.

Melilot 薰草

Barkūno žolė; Gelber Steinklee; Komonicová nat'; Mélilot; Meliloti herba; Rohtomesikkä; Sötväppling; Sweet Clover; Yellow Melilot; Yellow Sweet Clover; Ziele nostrzyka.

Донник

ATC Herb — HC05BW5002 (Melilotus officinalis: herb).

Pharmacopoeias. In *Eur.* (see p.vii).

Ph. Eur. 6. 8 (Melilot; Meliloti Herba) 完整或切碎草木樨属芦荀的干燥地上部分。以干燥品计，香豆素含量最低为 0.3%。避光。

简介

薰草是用于治疗慢性静脉闭锁不全的草药制剂。本品含有香豆素（见第2218页）及其衍生物，剂量以香豆素的方式表示。German expert committee for herbal drugs and preprations(Commission E) 也允许添加或用 *M. altissimus* (tall melilot) 高大、黄色、芳香的三叶草替代。

草木樨属芦荀外用。

顺势疗法 薰草已经以下列名称用于顺势疗法药物：Melilotus officinalis；Melilotus off；Mel. off。

制剂

Braz.: Vecasten; ***Ger.:*** Meli Rephastasan.

多组分制剂 ***Arg.:*** Cellasene Gold; Cellasene†; Snell Patch; Snell Progress; Venart Crema; ***Austral.:*** Zellulean with Escin†; ***Canad.:*** Natraway Sport 1 & 2; ***Chile:*** Celltech; ***Fr.:*** Anthylline; Antinerveux Lesourd; Creme au Melilot Composee; Cyclo 3; Ditavene†; Esberiven; Esberiven Fort; Evarose; Mediflor Circulation du Sang No 12; Santane V_3; Sedopal; ***Ger.:*** Phlebodril N†; Venen Krauter NT†; ***Ital.:*** Capill Venogel; Cumadren; Deproctol; Dermilia Flebozin; Deroidal; Diosmina Complex; Facosmina; Flebo-Si; Flebofort; Flebonorm; Flebovis; Flebozin; Levital Plus; Linfonorm Cremagel; Lipaven; Pulsalux; Tractoven; Traumaven; Venodin; Venoplant; Venoton; ***Pol.:*** Masc na Odciski; Tabletki Tonizujace; ***Rus.:*** Cyclo 3 (Цикло 3); Herbion Aesculus (Гербион Эскулюс); ***Singapore:*** Cyclo 3; ***Spain:*** Fabroven; Venofit†; ***Switz.:*** Phlebodril; Veino-Gouttes-N†; ***Ukr.:*** Herbion Aesculus (Гербион Эскулус).

顺势疗法制剂 ***Austria:*** Spigelon; ***Canad.:*** Headache & Migraine L77; Headache & Migraine Relief; Homeo-Form MI; Nareel; Spigelon; ***Fr.:*** Hypericum Complexe No 26; Phapax; ***Ger.:*** Biodolor; Capillaron†; Dyscornut†; Lymphtropfen S†; Neuro-Do; Pflugerplex Gelsemium; Poikiven T†; Rauwolsan H†; Schwoneural N; Spiraphan†; veno-loges N; ***Neth.:*** Cephalite; Gynaelite.

Melissa 蜜蜂花

Balm, Lemon; Citromfűlevél; Lemon Balm; Liść melisy; Meduňkový list; Melisa; Meliss; Melissae folium; Mélisse, feuille de; Melissenblatt; Melisų lapai; Sitruunamelissanlehti; Toronjil.

Мелисса Лекарственная

ATC Herb — HN02CW5001 (Melissa officinalis: leaf); HA03AW5036 (Melissa officinalis: leaf); HN05CM5015 (Melissa officinalis: leaf); HR05YA5013 (Melissa officinalis: leaf).

UNII — YF70189L0N.

Pharmacopoeias. In *Eur.* (see p.vii), which also includes the dry extract prepared from the leaves.

Ph. Eur. 6. 8 (Melissa Leaf) 蜜蜂花属芦荀的干燥叶。以干燥品计、用迷迭香酸（$C_{18}H_{16}O_8$=360.3）表示的总羟基肉桂酸衍生物的含量不低于 1%。本品具有柠檬香味。避光。

简介

蜜蜂花可用作祛风药和镇静药。它为一种治疗各种疾病的草药组成部分。据报道它具有抑制病毒的活性，可局部使用治疗唇疱疹。蜜蜂花的主要成分为柠檬醛（第 2212 页）。已有报道蜜蜂花可引起超敏反应。

蜜蜂花油源自蜜蜂花（详见下文）。

顺势疗法 蜂蜜花已经以下列名称用于顺势疗法药物：Melissa officinalis。

1. Ballard CG, *et al.* Aromatherapy as a safe and effective treatment for the management of agitation in severe dementia: the results of a double-blind, placebo-controlled trial with melissa. *J Clin Psychiatry* 2002; **63:** 553–8.

2. WHO. Folium Melissae. *WHO Monographs on Selected Medicinal Plants*, volume 2. Geneva: WHO, 2004. Also available at: http://apps.who.int/medicinedocs/en/d/Js4927e/18.html (accessed 05/02/10)

3. Ulbricht C, *et al.* Natural Standard Research Collaboration. Lemon balm (*Melissa officinalis* L.): an evidence-based systematic review by the Natural Standard Research Collaboration. *J Herb Pharmacother* 2005; **5:** 71–114.

制剂

专利制剂

Austria: Lomaherpan; ***Belg.:*** Dormiplant; ***Canad.:*** Erpecalm; ***Chile:*** Citromel; ***Cz.:*** Lakinal†; Lomaherpan†; Medovka Lekarska†; Medunkovy; Medunkova; ***Ger.:*** Gastrovegetalin; Lomaherpan; Me-Sabona†; Sedinfant†; ***Rus.:*** Novo-Passit (Ново-Пассит); ***Switz.:*** Valverde Boutons de fievre creme.

多组分制剂 ***Arg.:*** Alcachofa Plus; Nervocalm; Sabelin; Valeriana Oligoplex; Valeriana Relax Diates†; ***Austral.:*** Natural Deep Sleep; Nyal Night-Time Cough; Nyal Sleep Aid; ***Austria:*** Abdomilon N; Baldracin; Euvekan†; Iberogast; Klosterfrau Melissengeist; Mariazeller; Passedan; Passelyt; Sedogelat; Songha†; Species nervinae†; The Chambard-Tee; Wechseltee St Severin; ***Belg.:*** Eau Des Carmes; Minhavez; Songha; ***Braz.:*** Balsamo Branco; Bronquiogen; Calmapax; Camomila; Elixir de Passiflora†; Passaneuro; Passilex†; Sonhare; ***Canad.:*** Bilonat; Detente; Dormane Plus; Formula T4; Herbal Sleep Well†; Natural HRT Nightime; Relaxant; Relaxol; Salusan; ***Chile:*** Bebe Son; Melipass; Perfect Body; Recalm; ***Cz.:*** Abdomilon†; Alvisan Neo; Baldracin; Blahungstee N†; Eugastrin†; Euvekan†; Fytokliman Planta; Hertz- und Kreislauftee†; Hypotonicka; Iberogast; Klosterfrau Melisana; Melaton†; Nervova Cajova Smes; Nontusyl†; Novo-Passit; Passedan†; Persen; Schlaf-Nerventee N†; Senalax; Songha Night†; Species Nervinae Planta; Valofyt Neo†; ***Fr.:*** Aromazen; Azema; Biocarde; Boribel Tisane No 6; Calmotisan; Dystolise; Elixir Bonjean; Mediflor Circulation du Sang No 12; Mediflor Pectorale d'Alsace no 8; Mediflor Tisane Calmante Troubles du Sommeil No 14; Nutrarepos†; Santane C_5; Santane D_5; Santane N_9; Vagostabyl; ***Ger.:*** Abdomilon N; Baldriparan N Stark†; Dormarist†; Dr. Scheffler Bergischer Krautertee Nerven- und Beruhigungstee; Euvegal; Euvegal Entspannungs- und Einschlaftropfen; Gutnacht†; Heumann Beruhigungstee Tenerval; Iberogast; Jukunda Melissen-Krautergeist N†; Klosterfrau Melissengeist; Lindofluid N†; Me-Sabona plus†; Melissengeist; Oxacant-sedativ; Pascosedon; Phytonoctu; Plantival forte; Plantival novo; Pronervon Phyto†; Schlaf- und Nerventee†; Seda-Plantina N; Sedacur; Sedariston plus; Stullmaton†; Valeriana Beruhigungsdragees; ***Hung.:*** Antifront; Antipoll; Carmol; Crategil; Euvekan; Herpesil; Iberogast; Klosterfrau Melisana; Menofit; Mensesyl; Sedacur; Sedogelat; Travelon; Worishofener; ***Israel:*** Songha Night; ***Ital.:*** Actenacol; Calmason; Colimil; Dormiplant; Emmenoiasi; Enatus; Lenifren; Sedatol; Tisana Kelemata; Vagostabil; Vagostabil Junior; ***Malaysia:*** Circarol; ***Mex.:*** Nordimenty; Plantival; ***Neth.:*** Herbesan; ***NZ:*** Botanica Hayfever; Mr Nits; ***Philipp.:*** Circulan; ***Pol.:*** Amarosal; Aromatol; Bobofen; Calmina; Carmolis; Cravisol; DexaCaps; Dormiplant; Iberogast; Klimax; Lumewal; Melisal; Melisana Klosterfrau; Melissed; Nervinolum; Nervinum; Nervomag; Nervomix; Nervosan; Nervosol; Nerwobonisol; Perfocrat†; Persen; Psychotonisol†; Relana†; Sedomix; Somnoten; Tabletki Uspokajajace; Ulventroten; ***Port.:*** Erpecalm; Songha†; ***Rus.:*** Doppelherz Melissa (Доппельгерц Мелисса); Doppelherz Vitalotonik (Доппельгерц Виталотоник); Dormiplant (Дормиплант); Persen (Персен); Phyto Novo-Sed (Фито Ново-Седа); ***S.Afr.:*** Melissengeist†; Spiritus Contra Tussim Drops†; ***Singapore:*** Stop Snoring; ***Spain:*** Agua del Carmen; Caramelos Agua del Carmen†; Dormiplant; Himelan†; Jaquesor†; Melival; Mesatil†; Natusor Aerofane†; Natusor Jaquesan†; Nervikan; Relana; Resolutivo Regium; Solucion Schoum; ***Switz.:*** Alcoolat de Melisse†; Arterosan Plus; Baldriparan; Baldrisedon plus†; Cardiaforce; Carmol†; Dormiplant; Dragees pour la detente nerveuse; Dragees pour la detente nerveuse et le sommeil; Femisan; Gastrosan; Hyperiforce comp; Iberogast; Kernosan 26; Metabol; Phytomed Nervo†; Relaxane; Relaxo; Songha Night; Soporin†; Tisane calmante pour les enfants; Tisane favorisant l'allaitement; Tisane pour l'estomac; Tisane pour le coeur et la circulation; Tisane pour le sommeil et les nerfs; Tisane pour nourissons et enfants; Tisane relaxante N†; Valverde Detente dragees; Valviska†; ***Turk.:*** Nervikan; ***UK:*** DiaRelax; Melissa Comp.; Valerina Day Time; Valerina Night-Time; ***Ukr.:*** Antifront (Антифронт); Dormiplant (Дормиплант); Herbion Sedative Drops (Гербион Успокаивающие Капли); Iberogast (Иберогаст); Novo-Passit (Ново-Пассит); Persen (Персен); Sedasen Forte (Седасен Форте); ***Venez.:*** Euvekan; Sedival.

顺势疗法制剂 ***Austral.:*** Nausea Relief†; Solaurit†; ***Austria:*** Valerianaheel; ***Canad.:*** Lemon Balm; Motherwort Combination 3; Valerianaheel Comp; ***Chile:*** Melinerv; ***Ger.:*** Echtronerval-N†; Pasconal forte Nerventropfen†; Roth's RKT Tropfen†; ***UK:*** Cough Drops.

Melissa Oil 蜜蜂花油

Balm Oil; Esencia de Melisa; Lemon Balm Oil.

Мелиссовое Масло

CAS — 8014-71-9.

ATC Herb — HN05CM5014 (Melissa officinalis: essential oil).

UNII — MJ76269K9S.

简介

蜜蜂花油是经蜜蜂花（蜜蜂花属芦荀）获得的精油，见上文。本品与其他精油的制剂用于治疗各种疾病。它也用于芳香疗法。

制剂

多组分制剂 ***Austria:*** Opino; ***Canad.:*** Melisana; ***Chile:*** Agua del Carmen; Agua Melisa Carminativa; ***Cz.:*** Thrombocid; ***Fr.:*** Stomargil; ***Ger.:*** Amol Heilkrautergeist N; Jukunda Melissen-Krautergeist N†; Thrombocid; ***Gr.:*** Opino; ***Hung.:*** Amol; Pasta Cool; ***Indon.:*** Opino†; ***Ital.:*** Altadrine Firming; Dentosan Azione Intensiva; Dentosan Mese; Neuralta Migren; ***Pol.:*** Amol; Argol Essenza Balsamica; Argol Grip; Argol Rheuma; Doppelherz Energovital Tonik†; ***Port.:*** Thrombocid; ***Rus.:*** Doppelherz Energotonik (Доппельгерц Энерготоник); ***Switz.:*** Anal-Gen†; Thrombocid†.

Menbutone (*BAN, rINN*) 盖布酮

Menbuton; Menbutona; Menbutoni; Menbutonum; SC-1749 (menbutone sodium). 4-(4-Methoxy-1-naphthyl)-4-oxobutyric acid.

Менбутон

$C_{15}H_{14}O_4$ = 258.3.

CAS — 3562-99-0.

ATC Vet — QA05AX90.

UNII — 341YM32546.

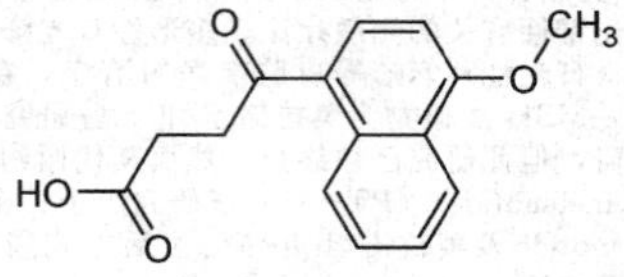

简介

在兽医学中，盖布酮可作为刺激胃肠道功能的利胆药。

Menthol 薄荷脑

Hexahydrothymol; Mentholum; Mentol; Mentoli; Mentolis. *p*-Menthan-3-ol; 2-Isopropyl-5-methylcyclohexanol.

Ментол

$C_{10}H_{20}O$ = 156.3.

CAS — 1490-04-6 (menthol); 15356-60-2 ((+)-menthol); 2216-51-5 ((−)-menthol); 89-78-1((±)-menthol).

UNII — L7T10EIP3A.

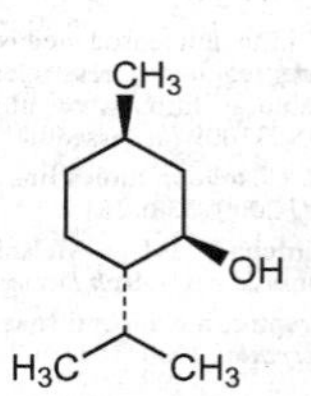

性状 薄荷脑既有为左旋异构体左薄荷脑（*BAN, rINN*），又有消旋混合物-消旋薄荷脑。左薄荷脑可从各种类薄荷属（唇形科，Labiatae）的挥发油中获得，或者可以合成。

Pharmacopoeias. In *Chin.*, *Eur.* (see p.vii), *Jpn*, *US*, and *Viet. Eur.* and *Jpn* have separate monographs for laevo-menthol (levomenthol) and racemic menthol (racementhol).

Ph. Eur. 6. 8 (Levomenthol) 无色、针状或菱形有光泽的结晶。熔点大约为 43℃。几乎不溶于水；极易溶于乙醇和石油醚；易溶于不挥发油和液状石蜡；极微溶于丙三醇。

Ph. Eur. 6. 8 (Menthol, Racemic; Racementhol BP 2005) 无色、针状或菱形有光泽的结晶或无定形或团块状的结晶性粉末。熔点大约为 34℃。几乎不溶于水；极易溶于乙醇和石油醚；易溶于非挥发油和液状石蜡；极微溶于丙三醇。

USP 33 (Menthol) 薄荷醇从各种薄荷油获得或合成而来。薄荷醇可源于天然或合成的左旋薄荷醇（*l*-menthol）或消旋薄荷醇（*dl*-menthol）。无色、六方晶体、通常为针状或融合的块状或结晶性粉末。具令人舒适的、薄荷样臭。左旋薄荷醇的熔点为 41～44℃。微溶于水；极易溶于乙醇、氯仿、醚和石油醚；易溶于乙酸、挥发油或不挥发油、液状石蜡。贮藏于密闭容器中，适宜温度为 15～30℃。

组合 当薄荷脑与樟脑、水合氯醛、酚以及其他物质研磨时可形成液态或柔软的块状物。

1% 薄荷脑 *w/w* 制备亲水乳膏 BP 的方法和组合产品的稳定性已有讨论[1]。

1. Cable C. The preparation of menthol (1 per cent w/w) in aqueous cream BP. *Pharm J* 2005; **274:** 469.

不良反应、处置和注意事项

薄荷脑可引起超敏反应，如接触性皮炎。据报道摄食大量薄荷脑引起的反应与摄食樟脑观察到的症状相似（见第2199页），包括严重腹痛、恶心、呕吐、眩晕、共济失调、困倦和昏迷，处置方法相同。在婴儿鼻孔局部使用薄荷脑后出现呼吸暂停和虚脱已有报道（见下文）。

婴儿用法 婴儿和幼儿的鼻孔内直接滴入含有薄荷脑的减充血剂可造成急性呼吸窘迫和发绀[1]，呼吸停止[2]，

所以必须避免该用法。其中有一例使用滴鼻剂与发生的化学性结膜炎相关[1]。

1. Wyllie JP, Alexander FW. Nasal instillation of 'Olbas Oil' in an infant. *Arch Dis Child* 1994; **70:** 357–8.
2. Blake KD. Dangers of common cold treatments in children. *Lancet* 1993; **341:** 640.

对神经系统的影响 一名 13 岁男孩误滴入 5ml 奥尔比亚油（推荐剂量只有几滴）后出现了共济失调、意识错乱、欣快、眼球震颤和复视[1]。认为出现以上症状可能是薄荷脑制剂造成，吸入薄荷脑的总量大约为 200mg。

1. O'Mullane NM, *et al.* Adverse CNS effects of menthol-containing Olbas oil. *Lancet* 1982; **i:** 1121.

药动学

薄荷脑吸收后，以葡萄糖醛酸苷的形式经尿和胆汁排泄。

吸收 含有樟脑、薄荷脑和水杨酸甲酯 3 种成分皮肤贴片的全身吸收已有研究[1]。从这项研究中不能确定这些化合物的绝对生物利用度，但是没有出现任何大量全身蓄积，即使延长周期，不切实际的高剂量暴露后也没有出现。

1. Martin D, *et al.* Dermal absorption of camphor, menthol, and methyl salicylate in humans. *J Clin Pharmacol.* 2004; **44:** 1151–7.

用途和用法

薄荷脑主要用于减轻支气管炎、鼻窦炎和类似疾病的症状。鉴于这种目的，它可以作为吸入剂，通常与安息香或桉树油作为芳香薰剂；本品与樟脑、桉树油作为软膏剂，涂于胸部或鼻内（详见上文的**不良反应**）。但在咳嗽的治疗中（第1476页），薄荷脑作为吸入剂使用不大可能提供其他收益。

薄荷脑应用于皮肤时，可扩张血管，引起冰凉的感觉，随后产生镇痛作用。薄荷脑作为乳剂、洗剂或软膏剂用于瘙痒症和荨麻疹，可缓解瘙痒症状。薄荷脑用于前额，作为对抗刺激剂，可减轻头痛。

小剂量口服薄荷脑具有祛风作用。

一项薄荷脑作用及用途的综述[1]认为，薄荷脑作用于 TRPM8 受体，引起清凉感觉，TRPM8 受体为一种热敏阳离子通道，低温也可激活。

1. Patel T, *et al.* Menthol: a refreshing look at this ancient compound. *J Am Acad Dermatol* 2007; **57:** 873–8.

神经痛 一名 69 岁男性由硼替佐米引起剧烈神经性疼痛，局部应用含薄荷脑 0.5%的炉甘石，每日 2 次，疼痛缓解。

1. Colvin LA, *et al.* From bench to bedside: a case of rapid reversal of bortezomib-induced neuropathic pain by the TRPM8 activator, menthol. *J Clin Oncol* 2008; **26:** 4519–20.

制剂

BP 2010: Levomenthol Cream; Menthol and Benzoin Inhalation;
USP 33: Benzocaine and Menthol Topical Aerosol; Menthol Lozenges; Tetracaine and Menthol Ointment.

专利制剂

Arg.: Flex-All; Rati Salil Ice; ***Austral.:*** Dencorub Arthritis Ice; Ice Gel; Vicks Throat Drops†; Vicks Vapodrops Butter and Menthol; ***Canad.:*** Absorbine Jr; Absorbine Jr Roll-on Ice; Absorbine Power Gel; Antiphlogistine Rub A-535 Ice†; Artic Ice; Bengay Ice†; Bentasil†; Blue Ice Rub; Certified Ice; Cough Drops†; Cough Lozenges; Deep Cold; Everflex; Fisherman's Friend†; Flex-All†; Formula G9; Formula TT; Formula TTO; Gel Glace; Glenalgesic Blue; Ice Gel Therapy; Medicated Foot Powder; Meggezones†; Physiomenthol†; Polar Ice; Soothing Ice Rub; Vicks Throat Drops†; ***Chile:*** Friorub; Hielorub†; Mentholatum Patch; ***Hong Kong:*** Bengay Patch; Counterpain†; ***Hung.:*** Salonpas Gel-Patch; ***India:*** Dolocide Plus; ***Indon.:*** Counterpain Cool; ***Irl.:*** Deep Freeze Cold Gel; Meggezones; ***Malaysia:*** Menzza Ice; ***Mex.:*** Friocal†; ***NZ:*** Vicks Throat Drops; Vicks Vapodrops; ***Pol.:*** Deep Relief†; Migrenol; ***Port.:*** Vicks Vaporub; ***Singapore:*** Bengay Patch; Bengay Vanishing; Celatrac†; Counterpain Cool; ***Spain:*** Prulit; ***Switz.:*** Perskindol Cool; ***Thai.:*** Centropain; Counterpain Cool; Painza Cool; Stopain; ***UK:*** 4Head; Arjun Cream; Deep Freeze Cold Gel; Dermacool; Happinose; Ice Cool Stress & Tension Relief; Meggezones; Quool; Vicks Cough Syrup with Honey for Dry & Irritating Coughs; Vicks Vaposyrup for Tickly Coughs; ***USA:*** Absorbine Jr; Ben-Gay Patch; Ben-Gay Vanishing; Cepacol Regular Strength; Cepacol Sore Throat Post Nasal Drip†; Cold & Hot Pain Relief Therapy Patch; Extra Strength Vicks Cough Drops; Halls-Plus Maximum Strength; Icy Hot Back Pain Relief; Icy Hot Pain Relieving; Icy Hot PM; Icy Hot Pop & Peel; Icy Hot Pro-Therapy; Icy Hot Roll; Kof-Eze; Mineral Freez Gel; N'ice; N'ice 'n Clear; Salonpas Aqua Patch; Sportscreme Ice; Therapeutic Mineral Ice; Therapy Ice; Vicks Cough Drops; Wonder Ice; ***Venez.:*** Dencorub Ice; Inquifrict.

顺势疗法制剂 ***Austria:*** Exangina; ***Ger.:*** Exangina N†; Mullersche Tabletten.

Menthone 薄荷酮

(±)-menthone; (*dl*)-menthone; Menton. (2*R*,5*S*)-*rel*-5-Methyl-2-(1-methylethyl)cyclohexanone; .

Ментон

$C_{10}H_{18}O$ = 154.2.

CAS — 3391-87-5 ((+)-menthone); 14073-97-3 ((−)-menthone); 89-80-5 ((±)-menthone); 1196-31-2 ((+)-isomenthone); 491-07-6 ((±)-isomenthone);.

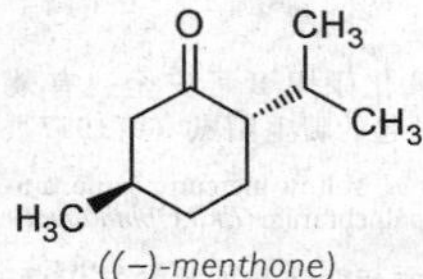

((−)-menthone)

简介

薄荷酮由多种挥发油组成。它有 4 种异构体，其中自然界中最常见的是（−）-薄荷酮（*l*-薄荷酮）。据报道薄荷具有利胆作用，因而用于治疗胆道及肝脏疾病制剂中。

制剂

多组分制剂 ***Austria:*** Rowachol; ***Braz.:*** Quelodin†; ***Cz.:*** Rowachol; ***Ger.:*** Rowachol; Rowachol-Digestiv†; ***Hong Kong:*** Neo-Rowachol; Rowachol; ***Hung.:*** Rowachol; ***Irl.:*** Rowachol; ***Israel:*** Rowachol; ***Malaysia:*** Rowachol; ***Mex.:*** Cholex; ***Philipp.:*** Rowachol; ***Pol.:*** Rowachol; Terpichol; ***Switz.:*** Rowachol†; ***Thai.:*** Rowachol; ***UK:*** Rowachol; ***Venez.:*** Rowachol.

Menyanthes 睡菜苷

Bitterklee; Bogbean; Buckbean; Folia Trifoli Fibrini; Liść bobrka (bogbean leaf); Marsh Trefoil; Ményanthe; Menyanthidis Folium (bogbean leaf); Menyanthidis trifoliatae folium; Raatteenlehti (bogbean leaf); Trébol acuático; Trébol de agua; Trébol fabrino; Trèfle d'Eau; Trifolii Fibrini Folium (bogbean leaf); Trilapių pupalaiškių lapai (bogbean leaf); Vachtový list (bogbean leaf); Vattenklöverblad (bogbean leaf); Vidrafűlevél (bogbean leaf).

Вахта Трёхлистная

ATC Herb — HA09WA5019 (Menyanthes trifoliata: leaf).
UNII — 7H0QTZ446K (Menyanthes trifoliata).

注：沼泽桃金娘（详见第2192页）过去的常用名也称为三叶睡菜苷（*Menyanthes trifoliata*）。

Pharmacopoeias. In *Eur.* (see p.vii).

Ph. Eur. 6.8（Bogbean Leaf） 三叶睡菜苷的干燥、完整或碎片叶。本品具有非常苦和持久的味道。

简介

睡菜苷用作苦味剂。本品为草药，用于风湿、胃肠道和胆道疾病的治疗。它也可用于民间医学。

顺势疗法 睡菜苷已经以下列名称用于顺势疗法药物：Menyanthes trifoliata；Menyan. t。

制剂

专利制剂

Cz.: List Vachty Trojliste†.

多组分制剂 ***Austria:*** Mariazeller; Pervivo; ***Canad.:*** Gallexier; ***Cz.:*** Naturland Grosser Swedenbitter†; ***Fr.:*** Tisane Hepatique de Hoerdt; ***Ger.:*** Gallexier; ***Hung.:*** Bittner; ***Pol.:*** Krople Zoladkowe; ***Rus.:*** Original Grosser Bittner Balsam (Оригинальный Большой Бальзам Биттнера); ***UK:*** Modern Herbals Rheumatic Pain; Rheumatic Pain; Rheumatic Pain Relief; Rheumatic Pain Remedy; Vegetex; ***Ukr.:*** Trivalumen (Тривалумен).

顺势疗法制剂 ***Austral.:*** Echine†; ***Canad.:*** Alfalfa Tonic; ***Fr.:*** Cereales Germees.

Mercaptamine（*BAN*，*rINN*）巯乙胺

Cysteamine (*USAN*); L-1573; MEA; Mercamine; Mercaptamina; Mercaptaminum; Merkaptamiini; Merkaptamin. 2-Aminoethanethiol.

Меркаптамин

C_2H_7NS = 77.15.
CAS — 60-23-1.
ATC — A16AA04.
ATC Vet — QA16AA04.
UNII — 5UX2SD1KE2.

$HS\text{–}CH_2\text{–}CH_2\text{–}NH_2$

注：2004 年 10 月，英国 CSM 注意到将巯乙胺的处方名从 British Approved Name 转为 International Nonproprietary Name 后，发生了将巯嘌呤（第711页）和巯乙胺混淆的事件。由于两者均为有效的、强度相似的口服药物，应该特别注意将两者进行区分。

Mercaptamine Bitartrate（*BAN*，*rINN*）酒石酸巯乙胺

Bitartrato de mercaptamina; Cysteamine Bitartrate; Mercaptamine, Bitartrate de; Mercaptamini Bitartras.

Меркаптамина Битартрат

$C_2H_7NS,C_4H_6O_6$ = 227.2.
CAS — 27761-19-9.
ATC — A16AA04.
ATC Vet — QA16AA04.
UNII — QO84GZ3TST.

Mercaptamine Hydrochloride（*BAN*，*rINN*）盐酸巯乙胺

CI-9148; Cysteamine Hydrochloride (*USAN*); Hidrocloruro de mercaptamina; Mercaptamine, Chlorhydrate de; Mercaptamini Hydrochloridum.

Меркаптамина Гидрохлорид

C_2H_7NS,HCl = 113.6.
CAS — 156-57-0.
ATC — A16AA04.
ATC Vet — QA16AA04.
UNII — IF1B771SVB.

不良反应和注意事项

巯乙胺可能口感差，可引起喘息和体臭。本品可引起胃肠功能紊乱，包括食欲减退、恶心、呕吐、腹泻和腹痛；偶然发生胃十二指肠溃疡，其他不良反应包括困倦、嗜睡、头痛、皮疹、发热和脑病。巯乙胺可使肝酶值明显升高，也有发生肾病综合征的报道。其他报道的不良反应包括神经过敏和幻觉。也有报道少数儿童给予高剂量巯乙胺后引起 Ehlers-Danlos 样综合征（一种结缔组织病），影响肘部功能。应定期监测皮肤，必要时做骨骼 X 线检查；建议患者及其家长应该定期检查皮肤情况。给药剂量勿超过推荐剂量，参见下文**儿童用法**。

不耐受性 3 名肾病性胱氨酸病患者分别以每日 53mg/kg、67mg/kg 和 75mg/kg 的剂量口服巯乙胺，2 周内，患者出现发热、斑丘疹、白细胞减少和头痛[1]。这些不良反应在停用巯乙胺 48h 内消失，而且当再次重新开始以每日剂量 10mg/kg 服用时，在 3 名患者都能够耐受巯乙胺，在 2～3 个月缓慢增加剂量至治疗水平。高剂量巯乙胺与嗜睡和癫痫发作有关。

1. Schneider JA, *et al.* Cysteamine therapy in nephropathic cystinosis. *N Engl J Med* 1981; **304:** 1172.

药动学

肾病性胱氨酸病儿童患者的药动学-药效学的研究[1]结果显示，尽管巯乙胺迅速经血浆清除，但是每 6h 给药一次足以维持白细胞内胱氨酸的含量在靶标值以下（见下文）。

1. Belldina EB, *et al.* Steady-state pharmacokinetics and pharmacodynamics of cysteamine bitartrate in paediatric nephropathic cystinosis patients. *Br J Clin Pharmacol* 2003; **56:** 520–5.

用途和用法

巯乙胺可减少细胞内胱氨酸的水平，以酒石酸盐的形式口服治疗胱氨酸病（见下文）；也可以盐酸盐的形式给药。剂量以碱的形式表示。2.94g 酒石酸巯乙胺或 1.47g 盐酸巯乙胺相当于 1g 巯乙胺。酒石酸巯乙胺初始给药剂量为预期维持剂量的 1/6～1/4，然后在 4～6 周以上逐渐增加剂量。通常 12 岁以上或体重超过 50kg 患者维持剂量为每日 2g，分 4 次服用，可随食物一起或饭后服用。不推荐每日剂量超过 1.95g/m²。给药时，应监测白细胞-胱氨酸水平，白细胞-胱氨酸水平应该保持每毫克蛋白质的半胱氨酸低于 1nmol。12 岁以下或体重低于 50kg 的儿童给药剂量见下文。

据称磷酸半胱胺，即巯乙胺磷酸硫代酸酯口感更好，用途相似。酒石酸巯乙胺的缓释剂型正在研发中，以改善患者依从性。

巯乙胺可促进谷胱甘肽的合成，以前经静脉给药治疗严重对乙酰氨基酚中毒，预防肝损伤，但是目前首选其他形式的治疗（见第102页）。

巯乙胺治疗非酒精性脂肪性肝炎正在研究中。

儿童用法 应用巯乙胺治疗儿童胱氨酸病时，给药剂量应根据体表面积计算，因为高剂量巯乙胺具有引发 Ehlers-Danlos 样综合征的风险（见上文**不良反应**）。12 岁以下或体重低于 50kg 的儿童，推荐口服维持剂量为每日 1.3g/m²（约 50mg/kg），分 4 次服用。如果出现任何皮肤或骨骼异常时应减少剂量。不推荐每日剂量高于 1.95 g/m²。推荐小剂量起始治疗，并且在治疗过程中监测白细胞-胱氨酸水平，12 岁以上患者给药剂量参见上文**用途和用法**。

有误吸风险儿童的给药，可将胶囊内容物混合在食物中服用，但注意不要溶于酸性饮料中。

胱氨酸病 已报道巯乙胺和磷酸半胱胺（服用后快速水解为巯乙胺）对胱氨酸病儿童患者有益，胱氨酸病是一种少见的以细胞内胱氨酸蓄积为特征的常染色体隐性遗传的代谢性疾病。胱氨酸病的特点为生长发育迟缓、佝偻病、Fanconi 综合征和肾衰竭；可出现急性酸中毒、脱水以及胱氨酸在眼内沉积相关的畏光[1]。由于巯乙胺可降低白细胞内胱氨酸的浓度，已经显示使用巯乙胺可以有效地控制胱氨酸病的许多症状[2~5]，特别是早期应用本品治疗时。但是研究结果不一致，肾功能改善多少不明确[4,6]。长期随访 2 名严重肾病性胱氨酸病双胞胎患者，加强早期有效的治疗可避免发生进行性肾脏疾病，据报道临床治疗结果较佳[7]。因为巯乙胺的气

味和味道，患者的依从性可能是一个难题，作为替代产品的、口感较好的磷酸半胱胺已经研制出来了[8,9]，而且口感更佳的巯乙胺制剂也正在研制中。据说巯乙胺滴眼液在逆转或预防角膜胱氨酸结晶沉积方面有益[10]。0.11%浓度的滴眼液已经使用。如果发展成为肾衰竭，可能需要肾移植。

1. Gahl WA, *et al.* Cystinosis. *N Engl J Med* 2002; **347:** 111–21.
2. Yudkoff M, *et al.* Effects of cysteamine therapy in nephropathic cystinosis. *N Engl J Med* 1981; **304:** 141–5.
3. Gahl WA, *et al.* Cysteamine therapy for children with nephropathic cystinosis. *N Engl J Med* 1987; **316:** 971–7.
4. Reznik VM, *et al.* Treatment of cystinosis with cysteamine from early infancy. *J Pediatr* 1991; **119:** 491–3.
5. Gahl WA, *et al.* Nephropathic cystinosis in adults: natural history and effects of oral cysteamine therapy. *Ann Intern Med* 2007; **147:** 242–50.
6. Markello TC, *et al.* Improved renal function in children with cystinosis treated with cysteamine. *N Engl J Med* 1993; **328:** 1157–62.
7. Kleta R, *et al.* Long-term follow-up of well-treated nephropathic cystinosis patients. *J Pediatr* 2004; **145:** 555–60.
8. Gahl WA, *et al.* Cystinosis: progress in a prototypic disease. *Ann Intern Med* 1988; **109:** 557–69.
9. van't Hoff WG, *et al.* Effects of oral phosphocysteamine and rectal cysteamine in cystinosis. *Arch Dis Child* 1991; **66:** 1434–7.
10. Kaiser-Kupfer MI, *et al.* A randomized placebo-controlled trial of cysteamine eye drops in nephropathic cystinosis. *Arch Ophthalmol* 1990; **108:** 689–93.

制剂

专利制剂

Austral.: Cystagon; ***Austria:*** Cystagon; ***Belg.:*** Cystagon; ***Cz.:*** Cystagon; ***Denm.:*** Cystagon; ***Fin.:*** Cystagon; ***Fr.:*** Cystagon; ***Ger.:*** Cystagon; ***Irl.:*** Cystagon; ***Ital.:*** Cystagon; ***Neth.:*** Cystagon; ***Pol.:*** Cystagon; ***Port.:*** Cystagon; ***Spain:*** Cystagon; ***Swed.:*** Cystagon; ***UK:*** Cystagon.

Mercuric Chloride 氯化汞

Bicloruro de Mercurio; Chlorid rtuťnatý; Cloreto Mercúrico; Corrosive Sublimate; Gyvsidabrio dichloridas; Higany(II)-klorid; Hydrarg. Perchlor.; Hydrargyri dichloridum; Hydrargyri Perchloridum; Hydrargyrum Bichloratum; Kvicksilverdiklorid; Mercuric Chlor.; Mercúrico, cloruro; Mercurique (Chlorure); Mercurique, chlorure; Mercury Bichloride; Mercury Perchloride; Merkuridikloridi; Quecksilberchlorid; Rtęci(II) chlorek.

$HgCl_2$ = 271.5.
CAS — 7487-94-7.
ATC — D08AK03.
ATC Vet — QD08AK03.
UNII — 53GH7MZT1R.

Pharmacopoeias. In *Eur.* (see p.vii).

Ph. Eur. 6.8（Mercuric Chloride） 白色或类白色结晶性粉末，或无色或白色或类白色结晶或重质的结晶块。溶于水和丙三醇；易溶于乙醇。避光。

简介

氯化汞的毒性限制了将其作为抗菌物质。本品具有沉淀蛋白质、刺激裂伤创面、腐蚀金属的作用，分泌物或体液中其活性降低。

无机汞化合物详细的不良反应在汞项下讨论，见下文。

制剂

多组分制剂 ***Spain:*** Pantenil†.

顺势疗法制剂 ***Austria:*** Augentropfen Similasan†; Berberis Cosmoplex; ***Fr.:*** Agnus Castus Complexe No 2; Cimicifuga Complexe No 21; Cina Complexe No 55; Cistus Canadensis Complexe No 86; Echinacea Complexe No 40; Formule de l'Abbe Chaupitre no 18; Geranium Complexe No 108; Hedera Complexe No 120; Iodum Complexe No 118; Juniperus Complexe No 6; Kalium Muriaticum Complexe No 41; L 107; Pareira Brava Compose; Pulsatilla Complexe No 60; Rhus Toxicodendron Complexe No 80; Symphytum Complexe No 48; Thuya Complexe No 37; Urarthone; Urtica Complexe No 82; ***Ger.:*** Angina-Gastreu S R1; Entero-Gastreu S R4; Hewesoor N; Kinolymphat; Pascorenal-Injektopas; Phonix Silybum spag; Phonix Solidago spag; Phonix Thuja-Lachesis spag; Phonix Urtica-Arsenicum spag; Sanguisorbis N†; ***Neth.:*** Belachin-Gastreu R1; Entero-Gastreu R4.

Yellow Mercuric Oxide 黄氧化汞

Gelbes Quecksilberoxyd; Hydrargyri Oxidum Flavum; Hydrargyri Oxydum Flavum; Mercúrico amarillo, óxido; Mercurique (Oxyde) Jaune; Oxido Amarillo de Mercurio; Óxido de mercurio amarillo; Yellow Precipitate.

Жёлтая Окись Ртути

HgO = 216.6.
CAS — 21908-53-2.

Pharmacopoeias. In *Fr.* and *It.*

简介

黄氧化汞作为眼药膏，局部治疗轻微感染，包括根除睫毛阴虱。本品能吸收并且产生无机汞的不良反应（详见汞项下）。

虱病 1%黄氧化汞眼膏可安全、有效地治疗由阴虱（眼睑阴虱）引起的睫毛阴虱（第1917页）[1]。

1. Ashkenazi I, *et al.* Yellow mercuric oxide: a treatment of choice for phthiriasis palpebrarum. *Br J Ophthalmol* 1991; **75:** 356–8.

卟啉病 氧化汞与卟啉病的急性发作有关，现认为其对卟啉病患者不安全。

制剂

专利制剂

Austral.: Golden Eye Ointment†; ***Fr.:*** Ophtergine; Pommade Maurice.

多组分制剂 ***Hung.:*** Dermaforine†; ***India:*** Bell Diono Resolvent†; Bell Resolvent†.

Mercurous Chloride 氯化亚汞

Calomel; Calomelanos; Cloreto Mercuroso; Hydrarg. Subchlor.; Hydrargyri Subchloridum; Hydrargyrosi Chloridum; Hydrargyrum Chloratum (Mite); Mercureux (Chlorure); Mercurioso, cloruro; Mercurius Dulcis; Mercury Monochloride; Mercury Subchloride; Mild Mercurous Chloride; Monocloruro de mercurio; Protocloruro de mercurio; Quecksilberchlorür.

HgCl = 236.0; Hg_2Cl_2 = 472.1.
CAS — 7546-30-7 (HgCl); 10112-91-1 (Hg_2Cl_2).
UNII — J2D46N657D.

注：氯化亚汞沉淀（Hydrargyri Subchloridum Praecipitatum）为白色无定形粉末，为已经使用的“白色沉淀”[白降汞（Praecipitatum Album）]的同物异名。白色沉淀也习惯称作氯化氨基汞。

Pharmacopoeias. In *Chin.* as Hg_2Cl_2.

简介

氯化亚汞以前作为缓泻药使用，局部用作抗菌药。本品为前抗菌药时代用于治疗梅毒的汞化合物之一。

亚汞不具有汞的腐蚀性能，并且不吸收。但是，亚汞可转化成汞，随之产生汞项下描述的毒性（见下文）。

顺势疗法 氯化亚汞已经以下列名称用于顺势疗法药药：Mercurius dullcis；Merc dulc。

制剂

多组分制剂 ***Hung.:*** Dermaforine†.

顺势疗法制剂 ***Fr.:*** Aconitum Compose; Allium Cepa Compose; Formule de l'Abbe Chaupitre no 88; Hepatocynesine; Scrofularia Compose; ***Neth.:*** Oteel H.

Mercury 汞

Azogue; Hidrargirio; Hydrarg.; Hydrargyrum; Hydrargyrum Depuratum; Mercure; Mercurio; Quecksilber; Quicksilver; Rtęć.

Ртуть

Hg = 200.59.
CAS — 7439-97-6.
ATC — D08AK05.
UNII — FXS1BY2PGL (mercury); ED30FJ8Y42 (mercuric ion).

性状 汞是一种发光、银白色、流动性的液体，易分成小球，加热时小球易挥发。

不良反应

液体汞或来源于如电池、化妆品、牙齿材料、医疗器械和珠宝制品材料的无机汞盐具有毒性。气压计、血压计和体温计依然是液体汞源。饮食中可以摄入痕量的有机和无机汞。

依赖于天然化合物的急性暴露作用。

- 如果摄入元素（液体）液体汞，因其吸收较差，除非吸入或以前患有胃肠道疾病，不应考虑会产生毒理学的严重危害。元素汞的最大危害来自吸入蒸发汞，可诱发包括恶心、呕吐和腹泻的胃肠道反应；对呼吸系统的毒性最严重，这种反应可致命。有些中枢神经系统的反应已有报道。意外或故意经胃肠道给药后发生的不良反应也有报道。
- 当摄入无机盐（如腐蚀性的氯化汞）时，引起严重恶心、呕吐、疼痛、出血性腹泻和坏死。也会累及肾，并发生肾小管坏死。亚汞盐危害较小，但是亚汞可转化成汞。
- 有机汞化合物产生的毒性作用与无机汞相似，但是它们对中枢神经系统具有极强的选择性作用，已经证实对这种毒性作用的治疗非常困难。用作防腐剂或消毒剂的有机汞的毒性低于在制药或临床不使用的乙基或甲基化合物。二甲基汞因毒性极强而声名狼藉；已有二甲基汞中毒暴发期间，发生胎儿神经毒性的病例报告。

吸入汞蒸汽；皮肤与汞或汞化合物接触，或长期摄入汞盐可以造成**慢性汞中毒**。慢性汞中毒会出现包括震颤、运动和感觉异常、精神颓废、胃肠道症状、皮炎、肾损伤、流涎和齿龈炎为特征的许多症状。齿龈会出现蓝线。有机汞引起的慢性和急性中毒有轻微差异。

肢痛症（红皮病）会出现出汗、皮疹、肢端红斑、畏光、消瘦、虚弱、高血压、心动过速和反射减少的症状；儿童使用了含汞的牙粉或软膏或撒粉也会出现以上症状。此这类制剂已长期撤市。但是，其他来源汞中毒的症状仍然有上述特点。

汞与汞化合物的超敏反应也有报道。

患者使用含有有机汞防腐剂的滴眼液出现汞中毒性晶状体变色已有报道。

慢性暴露 53名男性因急性职业暴露于汞蒸汽，初期表现为金属烟雾热，中期出现中枢神经系统、胃肠道、呼吸器官和累及泌尿道的严重症状，后期表现为持续性中枢神经系统的症状、排尿困难和射精疼痛[1,2]。尽管11名高汞水平的患者出现了高氯血症，但其造成的肾损伤仅为一过性[2]。

长期随访1名12年前静脉注射汞的患者，发现其也没有出现持续性肾损伤[3]，尽管汞在肺、肾、肝和皮下组织形成微栓子，汞在尿液中浓度较高。同时，患者呼吸功能的残余量减少、出现多发性神经病和明显的精液内活精子存在数量不足。精子异常也与其妻子的流产有关。一名35岁男性患者在自行注射元素汞后出现了胆囊癌[4]。

孕妇暴露于二甲基汞后，众所周知会造成胎儿神经毒性；因为汞广泛存在于淡水和海产有机体中，所以孕妇饮食对胎儿发育的影响受到广泛关注。法罗群岛的研究结果显示儿童神经发育的延迟与孕妇食用巨头鲸有关[5]。这些人群的研究随访到儿童14岁时，发现二甲基汞神经毒性的作用可危害青少年的脑发育[6]，影响心脏功能的自主调节[7]。但是，来自塞舌尔群岛食鱼人群的研究数据没有发现类似的相关性[8]。

牙科汞合金一般含40%～70%汞，其导致全身汞吸收的问题已受到特别关注。但是，据报道从汞合金充填物吸收的汞量相对较少[9,10]，目前的证据提示修复牙齿使用银汞合金既安全又有效[11～14]。主要的危险为牙科职员职业暴露和污染环境。有些汞过敏的患者（大多常常出现苔藓样的反应）去除汞合金充填可以获益[15～17]。

硫柳汞中含有乙基汞。硫柳汞常规作为部分儿童和婴儿疫苗的防腐剂，因而代表潜在性汞暴露源。尽管普遍认为这类疫苗未显示神经毒性，其安全性问题在世界范围内仍长期争论不断。已有部分国家以其他防腐剂替代，逐渐淘汰硫柳汞的使用。详细信息及参考文献参见**硫柳汞**（第1586页）。

肢端痛的症状可能与嗜铬细胞瘤的症状混淆[18～21]。

1. Bluhm RE, *et al.* Elemental mercury vapour toxicity, treatment, and prognosis after acute, intensive exposure in chloralkali plant workers part I: history, neuropsychological findings and chelator effects. *Hum Exp Toxicol* 1992; **11:** 201–10.
2. Bluhm RE, *et al.* Elemental mercury vapour toxicity, treatment, and prognosis after acute, intensive exposure in chloralkali plant workers part II: hyperchloraemia and genitourinary symptoms. *Hum Exp Toxicol* 1992; **11:** 211–15.
3. dell'Omo M, *et al.* Long-term toxicity of intravenous mercury injection. *Lancet* 1996; **348:** 64.
4. Zippel D, *et al.* Quicksilver cholecystitis. *Ann Intern Med* 2006; **144:** 941.
5. Grandjean P, *et al.* Cognitive deficit in 7-year-old children with prenatal exposure to methylmercury. *Neurotoxicol Teratol* 1997; **19:** 417–28.
6. Murata K, *et al.* Delayed brainstem auditory evoked potential latencies in 14-year-old children exposed to methylmercury. *J Pediatr* 2004; **144:** 177–83.
7. Grandjean P, *et al.* Cardiac autonomic activity in methylmercury neurotoxicity: 14-year follow-up of a Faroese birth cohort. *J Pediatr* 2004; **144:** 169–76.
8. Myers GJ, *et al.* Prenatal methylmercury exposure from ocean fish consumption in the Seychelles child development study. *Lancet* 2003; **361:** 1686–92.
9. Eley BM. The future of dental amalgam: a review of the literature. Part 3: mercury exposure from amalgam restorations in dental patients. *Br Dent J* 1997; **182:** 333–8.
10. Eley BM. The future of dental amalgam: a review of the literature. Part 4: mercury exposure hazards and risk assessment. *Br Dent J* 1997; **182:** 373–81.
11. FDI/WHO. Consensus statement on dental amalgam. *FDI World* 1995; **4** (July/Aug): 9–10.
12. Eley BM. The future of dental amalgam: a review of the literature. Part 6: possible harmful effects of mercury from dental amalgam. *Br Dent J* 1997; **182:** 455–9.
13. Bellinger DC, *et al.* Neuropsychological and renal effects of dental amalgam in children: a randomized clinical trial. *JAMA* 2006; **295:** 1775–83.

14. DeRouen TA, *et al.* Neurobehavioral effects of dental amalgam in children: a randomized clinical trial. *JAMA* 2006; **295:** 1784–92.
15. Ibbotson SH, *et al.* The relevance and effect of amalgam replacement in subjects with oral lichenoid reactions. *Br J Dermatol* 1996; **134:** 420–3.
16. McGivern B, *et al.* Delayed and immediate hypersensitivity reactions associated with the use of amalgam. *Br Dent J* 2000; **188:** 73–6.
17. Laeijendecker R, *et al.* Oral lichen planus and allergy to dental amalgam restorations. *Arch Dermatol* 2004; **140:** 1434–8.
18. Henningsson C, *et al.* Acute mercury poisoning (acrodynia) mimicking pheochromocytoma in an adolescent. *J Pediatr* 1993; **122:** 252–3.
19. Velzeboer SCJM, *et al.* A hypertensive toddler. *Lancet* 1997; **349:** 1810.
20. Wößmann W, *et al.* Mercury intoxication presenting with hypertension and tachycardia. *Arch Dis Child* 1999; **80:** 556–7.
21. Torres AD, *et al.* Mercury intoxication and arterial hypertension: report of two patients and review of the literature. Abstract: *Pediatrics* 2000; **105:** 627.
Full version: http://pediatrics.aappublications.org/cgi/reprint/105/3/e34.pdf (accessed 14/07/06)

对肾脏的影响 肾脏是体内汞蓄积的主要部位之一。所有形式的汞（液体汞、无机汞和有机汞）都可能有肾毒性，但无机汞对肾危害最大[1]。

1. Zalups RK. Molecular interactions with mercury in the kidney. *Pharmacol Rev* 2000; **52:** 113–43.

超敏反应 1 名全身接触性皮炎的患者，显然是对红色、基质含汞的文身颜料敏感，当他进食含汞水平较高的生剑鱼和阿夫唑嗪时也会出现以上不良反应[1]。

1. Tsuruta D, *et al.* A red tattoo and a swordfish supper. *Lancet* 2004; **364:** 730.

不良反应的处置

急性汞中毒的处置主要依赖于汞的形式、暴露途径和剂量。所有中毒类型需要支持性治疗。由于通过食入途径的元素汞吸收较差，因而几乎不需要采取积极疗法。但是经鼻和呼吸道吸入的汞蒸汽有潜在严重危险。有机汞带来的危害难以治疗，支持治疗是主要措施。皮下注射或肌内注射引起的急性暴露推荐切除受损区域，但是注射引起的急性暴露主要采用支持疗法。皮肤表面的汞制剂应该用大量肥皂和水洗涤除去；眼部受到污染时，室温水冲洗眼部至少 15min。

口服无机盐急性中毒，可能情况下，如果摄入可能危及生命的量在 1h 内，用活性炭或洗胃处理减少吸收。摄入小剂量汞，例如体温计内的元素汞时，通常不必去除。摄入有些无机汞化合物，可能会腐蚀胃肠道，造成去除困难，但是不推荐催吐。摄入有机汞可采取胃肠道去除，但效果仍不明确。

各种形式汞造成严重中毒，可能需要采用螯合疗法，促进汞排出体内。在英国，可以选择使用二巯丙磺钠（第1408页），应该考虑有症状的血汞浓度约 100 μg/L，或无症状的血汞浓度为 200μg/L 的患者。也可选择其他螯合剂，如二巯丁二酸（第1406页）、二巯丙醇（第1386页）和青霉胺（第1398页）。不同国家选择螯合剂的种类不同，主要取决当地警方规定和上述螯合剂的可获得性。与其他螯合剂相比，青霉胺的不良反应较多，应限制使用，其他螯合剂无法获得或不耐受时选择。当发生金属汞或甲基汞中毒时，应避免使用二巯丙醇，因为它可促进体内其他部位的汞向脑部重新分布而加剧神经系统毒性。

有些中心在治疗早期开始血液透析，而有些则在出现肾衰竭后开始。曾试用硫醇树脂合成物防止汞从胆汁中重吸收。

慢性汞中毒通常以对症治疗为主，但是若血汞浓度上升或出现症状后，有些患者应采取螯合疗法。

1. Kostyniak PJ, *et al.* Extracorporeal regional complexing haemodialysis treatment of acute inorganic mercury intoxication. *Hum Exp Toxicol* 1990; **9:** 137–41.
2. Ferguson L, Cantilena LR. Enhanced mercury clearance during hemodialysis with chelating agents. *Clin Pharmacol Ther* 1991; **49:** 131.
3. Florentine MJ, Sanfilippo DJ. Elemental mercury poisoning. *Clin Pharm* 1991; **10:** 213–21.
4. Bluhm RE, *et al.* Elemental mercury vapour toxicity, treatment, and prognosis after acute, intensive exposure in chloralkali plant workers part I: history, neuropsychological findings and chelator effects. *Hum Exp Toxicol* 1992; **11:** 201–10.
5. Toet AE, *et al.* Mercury kinetics in a case of severe mercuric chloride poisoning treated with dimercapto-1-propane sulphonate (DMPS). *Hum Exp Toxicol* 1994; **13:** 11–16.
6. Houeto P, *et al.* Elemental mercury vapour toxicity: treatment and levels in plasma and urine. *Hum Exp Toxicol* 1994; **13:** 848–52.
7. Aaseth J, *et al.* Treatment of mercury and lead poisonings with dimercaptosuccinic acid and sodium dimercaptopropanesulfonate: a review. *Analyst* 1995; **120:** 853–4.
8. Isik S, *et al.* Subcutaneous metallic mercury injection: early, massive excision. *Ann Plast Surg* 1997; **38:** 645–8.
9. Baum CR. Treatment of mercury intoxication. *Curr Opin Pediatr* 1999; **11:** 265–8.
10. Satar S, *et al.* Intoxication with 100 grams of mercury: a case report and importance of supportive therapy. *Eur J Emerg Med* 2001; **8:** 245–8.
11. Risher JF, Amler SN. Mercury exposure: evaluation and intervention — the inappropriate use of chelating agents in the diagnosis and treatment of putative mercury poisoning. *Neurotoxicology* 2005; **26:** 691–9.

药动学

来自球剂的元素汞从胃肠道几乎没有吸收。元素汞的主要危害是吸入汞蒸汽后，汞吸收所致；吸收的汞在氧化成二价汞之前分布广泛，在脑内可检测到。

可溶性的无机汞盐经胃肠道吸收，也可经皮肤吸收。汞以高浓度分布于肾的软组织，主要经尿液和粪便排泄，消除半衰期约为 60 天，脑内消除需数年，其他组织消除需几个月。

有机烷基汞的化合物更易经胃肠道和呼吸道吸收，分布广泛，在脑内浓度较高。烷基汞的化合物通过肝肠循环后经尿和粪便排泄。但是有机汞的生物半衰期比无机汞更长。

有机汞以及一定的无机汞可透过胎盘并且分布于乳汁。

用途

汞相关的危害应该重于任何治疗获益，很大程度上临床已经停用该药。汞利尿药的使用，例如汞撒利（第1282页）已逐渐被其他利尿药替代。含有汞的软膏剂，例如氯化氨基汞（第1530页）已逐渐被毒性小的制剂替代。以前汞制剂可作为杀精子剂。

一些离子化的无机汞盐和某些有机汞的化合物已作为消毒剂，有些汞盐是有效的杀虫剂和杀菌剂。有机汞剂，例如醋酸汞苯、硼酸汞苯和硝酸汞苯用作防腐剂（第1580页）。汞是银汞合金的组分。

用作抗菌药的其他汞盐包括氯化汞、黄氧化汞、氯化亚汞（见上文），以及硫柳汞（第1586页）。

顺势疗法 汞及某些汞化合物已经以下列名称用于顺势疗法药物：

- 汞：Hydrargyrum metallicum；Mercurius vivus；Merc. Viv.
- 氰化汞：Hydrargyrum bicyanatum；Mercurius cyanatus；Merc cyan
- 碘化汞：Mercurius iodatus flavus；Merc iod flav；Merc. i. f.
- 红色碘化汞：Hydrargyrum biiodatum；Mercurius bijodatus；Mercurius iodatus ruber；Merc iod rub；Merc. i. r.
- 硝酸汞：Hydrargyrum nitricum oxydulatum；Mercurius nitricus oxydulatus；Mercurius nitricus；Merc. nit.
- 红色硫化汞：Hydrargyrum sulfuratum rubrum；Cinnabaris；Cinbar.
- 氨化硝酸汞：Mercurius solubilis；Merc. sol.
- 碘化汞钾：Mercurius et kali iodatus；Merc. ki.

也可参见氯化氨基汞（第1530页）、氯化汞（见上文）和氯化亚汞（见上文）。

制剂

专利制剂

Arg.: Lagrimas de Santa Lucia†; ***Ger.:*** Farco-Oxicyanid-Tupfer†.

多组分制剂 ***Austria:*** Coldophthal; ***Belg.:*** Ocal†; ***Spain:*** Oftalmol Ocular.

顺势疗法制剂 ***Austral.:*** Cold & Flu Respatona Flu & Fever Relief†; Earache Relief†; Elimitona; Elimitona Slim & Detox; Fever & Inflammation Relief†; Joint & Muscle Oral Spray; Pain & Fever Relief; Respatona Sore Throat; Teething Relief; ***Austria:*** Apozema Apis compositum; Delufen; Echinacea Med Complex†; Escatitona†; Euphorbium Compositum; Exangina; Globuli gegen Halsweh Nr 2; Globuli gegen Hautausschlage; Grippetropfen Nr 20†; Halstropfen Nr 21†; Meditonsin; Nebenhohlen-Tropfen Nr 26; Rhododendroneel; Tonsan akut; Tonsiotren; Traumeel; Tropfen zur unspezifischen Abwehrsteigerung Nr 9†; Vocara; ***Canad.:*** Cough & Cold; Gargarol†; Homeovox; Hylands Sore Throat; Roxalia; Sore Throat; ***Chile:*** Bioactiv H; ***Cz.:*** Angin-Heel S; Traumeel; ***Fr.:*** Aftosium; Dolistamine†; Hepatodrainol; Homeodose 24; Homeogene 9; Homeovox; Mercur Sol Complexe No 39; Mercurius Cyanatus Complexe No 43; Phytogargarisme; Silicea Complexe No 11; ***Ger.:*** Cefasept; Cefasinu; Chiroplexan H†; Euphorbium comp SN; Exangina N†; Infihepan†; Lymphaden Complex; Lymphaden PE; Lymphadenomtropfen N†; Lymphdiaral; Lymphdiaral Halstabletten; Lymphdiaral sensitiv; Mato; Meditonsin; Mullersche Tabletten; Occodem†; Otovowen; Pyrogenium; Rhino-Gastreu N R49†; Rufebran lympho; Sanguisan N†; Schworosin; Sinfrontal; Sinuselect; Sinusitis Hevert; Sinusitis Hevert SL; Tonsillopas; Tonsillosyx; Tonsiotren H; Traumeel S; Zahnungstropfen Escatitona; ***Hung.:*** Homeogene 9; Homeovox; ***Neth.:*** Hepalite; Hepatodrainol; Homeogene 9; Homeovox; Myamolite; Oteel H; Tonsiotreen; Traumeel; ***Port.:*** Hepatodrainol; Homeogene 9; Homeovox; ***Rus.:*** Delufen (Делуфен); Homeovox (Гомеовокс); Tonsan-Akut (Тонзан-акут); Tonsilotren (Тонзилотрен); Vocara (Вокара); ***S.Afr.:*** Euphorbium Compositum S; Traumeel S; ***Switz.:*** Homeogene 9; ***Ukr.:*** Tonsilotren (Тонзилотрен); Traumeel S (Траумель С)†; ***Venez.:*** Traumeel.

Mescaline 麦司卡林

Mescalina; Mescalinum; Meskaliini; Meskalin. 3,4,5-Trimethoxyphenethylamine.

$C_{11}H_{17}NO_3$ = 211.3.

CAS — 54-04-6.

UNII — RHO99102VC.

H_3CO / NH_2 / H_3CO / OCH_3

俗名 下列术语已经作为或麦司卡林或柏约他（peyote）的“俗名”（见第vii页）俚语：

Bad seed; Beans; Big chief; Black button; Blue caps; Britton; Buttons; Cactus; Cactus buttons; Cactus head; Chief; Crystal; Dusty; Full moon; Green button; Half moon; Hikori; Hikula; Hikuli; Hyatari; Indians; M; Mesc; Mesca; Mescal; Mescalito; Mescap; Mescy; Mese; Mess; Mezc; Moon; Musk; Nubs; P; Peyote; Peyotl; Pixie sticks; San Pedro; Seni; Shaman; Topi; Tops.

简介

麦司卡林是源自仙人掌科 *Lophophora williamsii*（*Anhalonium williamsii*，*A. lewinii*）（仙人掌科，Cactaceae）的生物碱，这种植物生长于墨西哥北方。仙人掌在阿兹克人称为“柏约他”或“拍约他”的地区闻名遐迩，仙人掌的干燥切片称为“龙舌兰花片”。

麦司卡林产生幻觉以及类似麦角二乙胺（详见第2271页）的拟交感神经作用，但是本品的作用较弱。麦司卡林的作用持续 12h。它无治疗作用。因为柏约他的致幻觉作用，墨西哥和美国北部的印第安人在宗教仪式上使用它。

肉毒中毒 在宗教典礼仪式上 3 名使用柏约他的男性发生了肉毒中毒[1]。分析样本，发现含有 B 型肉毒杆菌毒素。

1. Hashimoto H, *et al.* Botulism from peyote. *N Engl J Med* 1998; **339:** 203–4.

Mesoglycan Sodium 内消旋聚糖钠

Mesoglicano sódico; Sodium Mesoglycan.

简介

内消旋聚糖钠是从小牛主动脉提取的一种黏多糖络合物（糖胺聚糖），主要含有硫类肝素（肝素钠）（第1351页）和硫酸皮肤素（第1212页）。据称具有抗凝血、抗血小板和抗高血脂特性。

1. Forconi S, *et al.* A randomized, ASA-controlled trial of mesoglycan in secondary prevention after cerebral ischemic events. *Cerebrovasc Dis* 1995; **5:** 334–41.
2. Laurora G, *et al.* Controllo della progressione dell'arteriosclerosi in soggetti ad alto rischio trattati con mesoglicano: misurazione dell'intima-media. *Minerva Cardioangiol* 1998; **46:** 41–7.
3. Arosio E, *et al.* A placebo-controlled, double-blind study of mesoglycan in the treatment of chronic venous ulcers. *Eur J Vasc Endovasc Surg* 2001; **22:** 365–72.
4. Nenci GG, *et al.* Treatment of intermittent claudication with mesoglycan—a placebo-controlled, double-blind study. *Thromb Haemost* 2001; **86:** 1181–7.

制剂

专利制剂

Ital.: Prisma; ***Port.:*** Prisma.

Metamfepramone Hydrochloride (*rINNM*) 盐酸甲基麻黄酮

Dimepropion Hydrochloride (*BANM*); Hidrocloruro de metanfepramona; Métamfépramone, Chlorhydrate de; Metamfepramoni Hydrochloridum; Metamfepyramone Hydrochloride. 2-Dimethylaminopropiophenone hydrochloride.

Метамфепрамона Гидрохлорид

$C_{11}H_{15}NO,HCl$ = 213.7.

CAS — 15351-09-4 (metamfepramone); 10105-90-5 (metamfepramone hydrochloride).

CH_3 / H_3C-N / CH_3 / O

(metamfepramone)

简介

甲基麻黄酮是安非拉酮（第2075页）的二甲基类似物，本品是一个拟交感神经药，通常以盐酸盐形式治疗低血压，并可用在缓解普通感冒症状的制剂中。曾作为一种厌食药使用。

制剂

多组分制剂 **Ger.:** Tempil N.

Metergoline (*BAN*, *rINN*) 甲麦角林

FI-6337; MCE; Metergoliini; Metergolin; Metergolina; Métergoline; Metergolinum; Methergoline. Benzyl (8S,10S)-(1,6-dimethylergolin-8-ylmethyl)carbamate.

Метэрголин

$C_{25}H_{29}N_3O_2$ = 403.5.

CAS — 17692-51-2.

ATC — G02CB05.

ATC Vet — QG02CB05.

UNII — 1501393LY5.

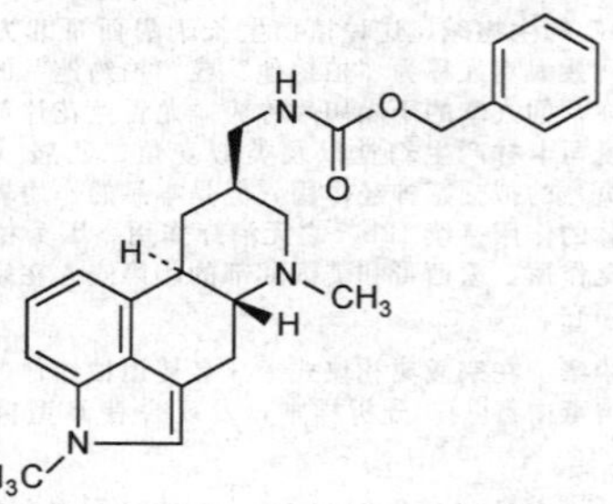

简介

甲麦角林是一种麦角衍生物，也是一种多巴胺受体激动剂，其作用和用法与溴隐亭相似（第769页）。本品还是一种5-羟色胺拮抗药。甲麦角林的用法与溴隐亭相似，用于治疗高泌乳素血症有关的症状，常规口服剂量为每日12mg分次服用，在高泌乳素血症的男性患者，剂量可增加至每日24mg。本品也可口服用于抑制泌乳，治疗胃肠道疾病，预防偏头痛和其他血管性头痛。

高泌乳素血症和泌乳素瘤 多巴胺受体激动药广泛地用于治疗高泌乳素血症（第2012页）及泌乳素瘤。甲麦角林试用于不能耐受溴隐亭的患者[1]。在这个报道中，有3名男性和8名女性高泌乳素血症患者，甲麦角林能降低血浆中泌乳素浓度，但未能降至正常水平，其中5名女性的泌乳已经停止和（或）已建立正常的月经周期，另外3名正常泌乳素瘤（normoprolactinaemic galactorrhoe）女性患者中泌乳素浓度和症状没有改变。

1. Casson IF, *et al.* Intolerance of bromocriptine: is metergoline a satisfactory alternative? *BMJ* 1985; **290:** 1783–4.

偏头痛 虽然在一些国家甲麦角林曾用于预防偏头痛（第587页），但是通常认为它不是一个可选用的药物或至少不是一个主要的替代品。

制剂

专利制剂

Ger.: Liserdol; **Ital.:** Liserdol.

Metesculetol Sodium (*rINNM*) 美替来托

Metesculetol sódico; Métesculétol Sodique; Methesculétol Sodique; Methyl-4-esculetol Monoethanoate Sodium; Natrii Metesculetolum. [(7-Hydroxy-4-methyl-2-oxo-2*H*-1-benzopyran-6-yl)oxy]acetate sodium.

Натрий Метэскулетол

$C_{12}H_9NaO_6$ = 272.2.

CAS — 52814-39-8 (metesculetol); 53285-61-3 (metesculetol sodium).

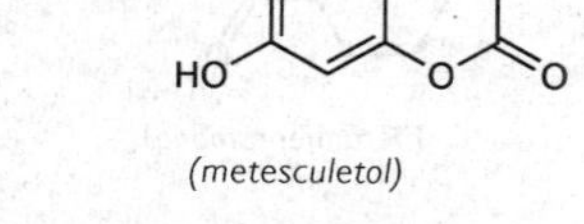

(metesculetol)

简介

美替来托可用在治疗外周血管病和痔的制剂中。也可用在一些口服卫生制品中。香豆茶碱（Metescufylline）是美替来托和依他茶碱（第1083页）的复方制剂，因为其具有良好的血管保护作用，可口服给药。

制剂

多组分制剂 **Chile:** Parogencyl Bi-Actif; Vitis Encias Colutorio; Vitis Encias Pasta; **Fr.:** Intrait de Marron d'Inde P; Parogencyl prevention gencives; Parogencyl sensibilite gencives; Veinotonyl; **Hong Kong:** Pyodontyl†; **Ital.:** Parogencyl; Parogencyl Gengive Delicate†; **Mon.:** Fluon.

Methacholine Chloride (*BAN*, *rINN*) 氯醋甲胆碱

Acetyl-β-methylcholine Chloride; Amechol Chloride; Cloruro de metacolina; Méthacholine, Chlorure de; Methacholini Chloridum; Methacholinium Chloratum. (2-Acetoxypropyl)trimethylammonium chloride.

Метахолиния Хлорид

$C_8H_{18}ClNO_2$ = 195.7.

CAS — 55-92-5 (methacholine); 62-51-1 (methacholine chloride).

UNII — 0W5ETF9M2K.

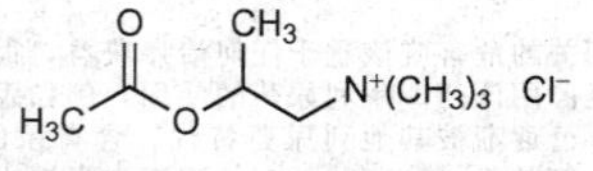

Pharmacopoeias. In *Fr.*, *Swiss*, and *US*.

USP 33 (Methacholine Chloride) 无色或白色结晶或白色结晶粉末，无臭或几乎无臭，具有吸湿性。溶于水（1∶1.2），溶于乙醇（1∶1.7），溶于氯仿（1∶2.1）。溶液对石蕊显中性。贮藏于密闭容器中。

不良反应和处置

参见氯乙酰胆碱（第1788页）。口服或胃肠外给予醋甲胆碱会产生严重胆碱能不良反应，因此不再使用这些途径给药。

注意事项

参见新斯的明（第601页）。

醋甲胆碱能导致严重的支气管收缩，不适于用于有明显哮喘、哮鸣或肺功能不全患者的吸入刺激试验（inhalation challenge tests）。

氯醋甲胆碱不能口服或肠外给药。

药物相互作用

参见新斯的明（第602页）。醋甲胆碱能被乙酰胆碱酯酶缓慢水解。如果在使用抗乙酰胆碱酯酶抑制剂后，其作用能显著提高。

用途和用法

醋甲胆碱是一个具有乙酰胆碱的毒蕈碱样作用的季铵盐拟副交感神经药（第1788页）。其被乙酰胆碱酯酶水解的速率要比乙酰胆碱缓慢，对非特异胆碱酯酶的水解作用有耐受性，因此其药理作用可被延长。

雾化吸入氯醋甲胆碱溶液可引起支气管收缩，用于诊断支气管的超敏反应（见上文的**注意事项**）。

氯醋甲胆碱滴眼剂在诊断中用于缩瞳。

1. Crapo RO, *et al.* Guidelines for methacholine and exercise challenge testing-1999. *Am J Respir Crit Care Med* 2000; **161:** 309–29. Also available at: http://ajrccm.atsjournals.org/cgi/reprint/161/1/309.pdf (accessed 30/05/08)
2. Swartz E, Lang D. When should a methacholine challenge be ordered for a patient with suspected asthma? *Cleve Clin J Med* 2008; **75:** 37–40.

制剂

专利制剂

Canad.: Provocholine; **Ger.:** Provokit†; **Israel:** Provocholine; **Spain:** Provocholine; **USA:** Mecholyl; Provocholine.

多组分制剂 **Braz.:** Frixodon†.

Methiosulfonium Chloride 维生素 U

Methylmethionine Sulfonium Chloride; Metiosulfonio, cloruro de; Vitamin U. (3-Amino-3-carboxypropyl)dimethylsulphonium chloride.

Метиосульфония Хлорид

$C_6H_{14}ClNO_2S$ = 199.7.

CAS — 1115-84-0.

ATC — A02BX04.

ATC Vet — QA02BX04.

UNII — G9CUR2204U.

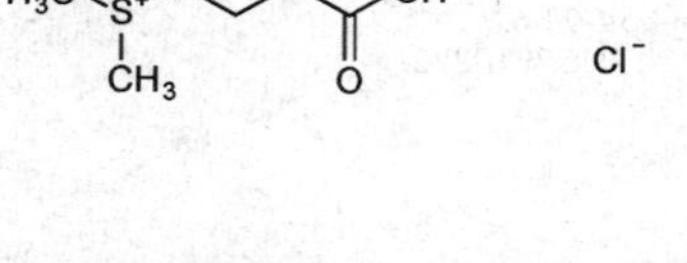

简介

维生素U具有良好的肝脏及胃肠黏膜保护作用。也可用其溴化物。

制剂

多组分制剂 **Hong Kong:** Rudd-U†; **Jpn:** Cabagin S New; Cabagin†; Cabe 2†; The Guard Seichojo.

Methyl Fluorosulfate 甲基氟硫酸

Fluorosulfato, metilo de; Magic Methyl; Methyl Fluorosulphate; Methyl Fluorosulphonate.

CH_3FO_3S = 114.1.

CAS — 421-20-5.

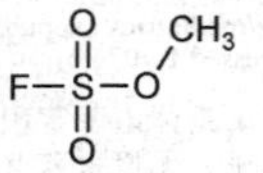

简介

甲基氟硫酸是实验室用甲基化试剂（methylating agent）。吸入后能引起肺水肿，有人担心其可能具有致癌性。

Methylenedioxycinnamic Acid 亚甲二氧肉桂酸

3,4-Methylenedioxycinnamic acid.

Метилендиоксикоричная Кислота

$C_{10}H_8O_4$ = 192.2.

CAS — 2373-80-0.

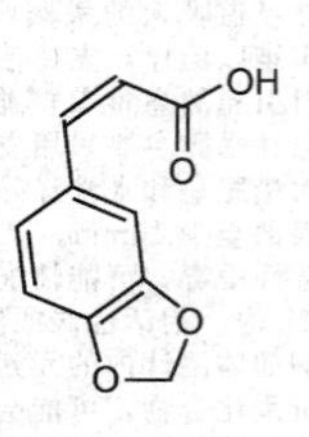

简介

亚甲二氧肉桂酸和其钾盐用于治疗肝脏疾病的制剂中。

制剂

专利制剂

Arg.: Vacuobil.

多组分制剂 **Arg.:** Vacuobil Plus.

Methylhydroxyquinoline Metilsulfate *N*-甲基羟喹啉甲硫酸盐

Methylhydroxyquinoline Methylsulphate; Metilhidroxiquinolina, metilsulfato de. 1-Methyl-8-hydroxyquinolinium methyl sulphate.

Метилгидроксихинолина Метилсульфат

$C_{10}H_{10}NO,CH_3O_4S$ = 271.3.

CAS — 19104-24-6.

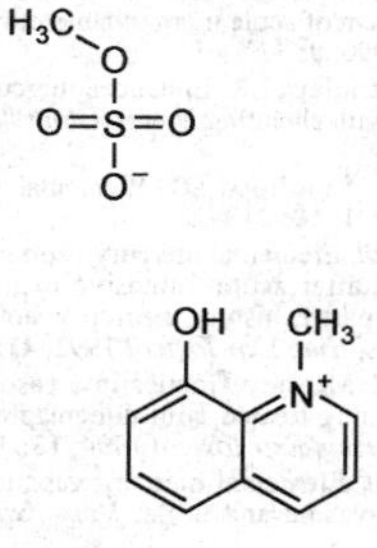

简介

N-甲基羟喹啉甲硫酸盐局部用于治疗眼部刺激。

制剂

专利制剂

Belg.: Uvestat†.

Methylmethacrylate 甲丙烯酸甲酯

Metacrilato de metilo; Méthacrylate de méthyle; Methyl Methacrylate; Methylis methacrylas. Methyl 2-methylacrylate; Methyl 2-methylpropenoate.

Метилметакрилат

$C_5H_8O_2$ = 100.1.

CAS — 80-62-6.

UNII — 196OC77688.

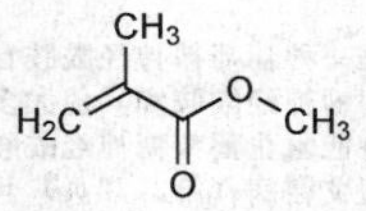

不良反应和注意事项

在制备骨水泥过程中，职业性暴露在甲丙烯酸甲酯单体（methylmethacrylate monomer）蒸气中会刺激呼吸道、眼、皮肤。已有发生职业性哮喘的病例报道。接触性皮炎、头晕、恶心和呕吐也可发生。甲丙烯酸甲酯单体对肝脏有损害。

甲丙烯酸甲酯单体具有扩张末梢血管的作用，在矫形外科使用聚甲基丙烯酸甲酯（polymethylmethacrylate，PMMA）制作骨水泥的过程中，吸收本品，可导致低血压，偶见心脏骤停和死亡（也见下文**用途和用法**项下**骨病**）。其他不良反应与使用 PMMA 制作骨水泥有关，包括血栓性静脉炎、肺栓塞、出血、血肿、短期心脏传导异常、脑血管意外，压迫脊髓和（或）神经根和邻近压缩椎骨新的骨折。建议使用 PMMA 时，应采用高质量的成像系统监测渗漏，并在手术过程中和之后密切监测血压。

1. Leggat PA, Kedjarune U. Toxicity of methyl methacrylate in dentistry. *Int Dent J* 2003; **53:** 126–31.
2. Leggat PA, *et al.* Surgical applications of methyl methacrylate: a review of toxicity. *Arch Environ Occup Health* 2009; **64:** 207–12.

对神经系统的影响 有报道牙科技术人员在职业性暴露于甲丙烯酸甲酯单体后，出现感觉性多神经病[1]。

1. Sadoh DR, *et al.* Occupational exposure to methyl methacrylate monomer induces generalised neuropathy in a dental technician. *Br Dent J* 1999; **186:** 380–1.

用途和用法

甲丙烯酸甲酯是矫形外科所用的骨水泥丙烯酸（类）树脂的主要成分，主要含聚合引发剂的甲丙烯酸甲酯单体液体，与含 PMMA 或异丁烯酸甲酯共聚物（methylmethacrylate ester copolymer）的粉末相混合。这种反应是放热的，可加入硫酸钡或二氧化锆作为对比剂，PMMA 珠可包含庆大霉素，在置入时可预防和治疗骨感染和一些软组织感染。也可使用含有抗菌药（如庆大霉素或琥乙红霉素）的骨水泥。

PMMA 也可用于人工晶状体（intra-ocular lenses）、义齿基托的材料，也可作为黏合剂用于牙科修复术，或作为复合树脂用于牙齿修复（dental restoration）。

一些甲丙烯酸组成的聚合物用于制药工业，主要作为薄膜包衣剂和黏合剂。

Ph. Eur. 6. 8 包括：

- 异丁烯酸铵共聚物（A 型）(丙烯酸和异丁烯酸酯的共聚物）[Ammonio Methacrylate Copolymer (Type A) (a copolymer of acrylic and methacrylic acid esters)]；
- 异丁烯酸铵共聚物（B 型）(丙烯酸和异丁烯酸酯的共聚物）[Ammonio Methacrylate Copolymer (Type B) (a copolymer of acrylic and methacrylic acid esters)]；
- 碱式叔丁基异丁烯酸酯共聚物 [Basic Butylated Methacrylate Copolymer]；
- 异丁烯酸-异丁烯酸甲酯共聚物（1∶1）[Methacrylic Acid-Methyl Methacrylate Copolymer(1∶1)]；
- 异丁烯酸-丙烯酸乙酯共聚物（1∶1）[Methacrylic Acid-Ethyl Acrylate Copolymer(1∶1)]；
- 异丁烯酸-丙烯酸乙酯共聚物（1∶1）30%分散体 [Methacrylic Acid-Ethyl Acrylate Copolymer (1∶1) Dispersion 30 per cent]；
- 异丁烯酸-异丁烯酸甲酯共聚物（1∶2）Methacrylic Acid-Methyl Methacrylate Copolymer(1∶2)；
- 30%丙烯酸酯分散体（丙烯酸乙酯-异丁烯酸甲酯共聚物在水中的分散体）[Polyacrylate Dispersion 30 per cent(a dispersion of an ethylacrylate-methyl methacrylate copolymer in water)]。

USNF 28 包括：

- 异丁烯酸共聚物（异丁烯酸和丙烯酸或甲基丙烯酸酯的共聚物）[Methacrylic Acid Copolymer (a copolymer of methacrylic acid and an acrylic or methacrylic ester)]；
- 异丁烯酸铵共聚物 [Ammonio Methacrylate Copolymer]；
- 甲基丙烯酸共聚物 [Ammonio Methacrylate Copolymer]；
- 异丁烯酸铵共聚物分散体 [Ammonio Methacrylate Copolymer Dispersion]；
- 丙烯酸乙酯和甲基丙烯酸甲酯共聚物 [Ethyl Acrylate and Methyl Methacrylate Copolymer]。

骨病 甲丙烯酸甲酯骨水泥用于整形外科中。一般它们可经皮注射到椎骨骨折处或损伤处，用于缓解疼痛并可稳定损伤的椎骨和关节置换[1~7]，这项技术还可用于治疗转移性骨损伤（metastatic bone lesions）和骨髓瘤（第627页和第626页）以及由于骨质疏松（第1150页）导致的脊椎压缩性骨折。并发症较少见[5,8~11]，但包括由于骨水泥泄漏导致的局部和全身反应（包括肺栓塞）以及由于单体导致的血压突然下降。

1. Barr JD, *et al.* Percutaneous vertebroplasty for pain relief and spinal stabilization. *Spine* 2000; **25:** 923–8.
2. Lingar L. Percutaneous polymethacrylate vertebroplasty. *Radiol Technol* 2004; **76:** 109–13.
3. Burton AW, *et al.* Vertebroplasty and kyphoplasty: a comprehensive review. *Neurosurg Focus* 2005; **18:** e1. Available at: http://www.medscape.com/viewarticle/501670 (accessed 11/11/09)
4. Suresh SP, Whitehouse RW. Vertebroplasty and kyphoplasty. *J Br Menopause Soc* 2005; **11:** 28–32.
5. Guglielmi G, *et al.* Percutaneous vertebroplasty: indications, contraindications, technique, and complications. *Acta Radiol* 2005; **46:** 256–68.
6. Hochmuth K, *et al.* Percutaneous vertebroplasty in the therapy of osteoporotic vertebral compression fractures: a critical review. *Eur Radiol* 2006; **16:** 998–1004.
7. Webb JCJ, Spencer RF. The role of polymethylmethacrylate bone cement in modern orthopaedic surgery. *J Bone Joint Surg Br* 2007; **89:** 851–7.
8. Laredo JD, Hamze B. Complications of percutaneous vertebroplasty and their prevention. *Semin Ultrasound CT MR* 2005; **26:** 65–80.
9. Barragan-Campos HM, *et al.* Percutaneous vertebroplasty for spinal metastases: complications. *Radiology* 2006; **238:** 354–62.
10. Health Canada. Complications associated with the use of bone cements in vertebroplasty and kyphoplasty procedures (issued 30th May, 2007). Available at: http://www.hc-sc.gc.ca/dhp-mps/alt_formats/hpfb-dgpsa/pdf/medeff/bone_cement-ciment_acrylique_nth-aah_2_e.pdf (accessed 30/5/08)
11. Venmans A, *et al.* Frequency and outcome of pulmonary polymethylmethacrylate embolism during percutaneous vertebroplasty. *AJNR Am J Neuroradiol* 2008; **29:** 1983–5.

制剂

专利制剂

Chile: Palacos R†; ***Ger.:*** Biomet Bone Cement R; Biomet Plus Bone Cement; CMW†; flint; Palacos R†; Palamed†; SmartSet HV; ***Gr.:*** Palacos; ***Port.:*** Septopal; ***Singapore:*** Palacos R; ***Thai.:*** Biomet; Palacos R†; ***UK:*** Palacos R.

多组分制剂 ***Austral.:*** Palacos E with Garamycin†; Palacos R with Garamycin†; Septopal†; ***Austria:*** Septopal; ***Belg.:*** Palacos LV avec Gentamicine†; Palacos R avec Gentamicine†; Septopal; ***Braz.:*** Septopal; ***Chile:*** Palacos E con Gentamicina†; Palacos R con Gentamicina†; Perlas De PMMA con Gentamicina†; ***Cz.:*** Septopal†; ***Denm.:*** Septopal; ***Fin.:*** Palacos R cum Gentamicin†; Septopal; ***Fr.:*** Palacos LV avec Gentamicine†; Palacos R avec Gentamicine†; Septopal; ***Ger.:*** CMW mit Gentamicin†; Copal†; Epiglu; Palamed G†; Refobacin Bone Cement R; Refobacin Plus Bone Cement; Refobacin Revision; Refobacin-Palacos R†; Septopal; SmartMix Cemvac GHV; SmartSet GHV; ***Gr.:*** Palacos R with Gentamycin; Septopal; ***Hong Kong:*** Septopal†; ***Hung.:*** Plastubol†; Septopal†; ***India:*** Septopal†; ***Irl.:*** Epiglu†; ***Malaysia:*** Septopal†; ***Neth.:*** Septopal; ***Norw.:*** Septopal; ***NZ:*** Antibiotic Simplex; CMW Gentamicin; Palacos with Garamycin; Vacu-Mix Plus with CMW gentamicin; ***Philipp.:*** Septopal; ***S.Afr.:*** Palacos R with Garamycin†; Septopal; ***Singapore:*** Refobacin Bone Cement R; Septopal; ***Swed.:*** Septopal†; ***Switz.:*** Septopal; ***Thai.:*** Refobacin R; Septopal; ***UK:*** Epiglu; Palacos LV with Gentamicin; Palacos R with Gentamicin; Septopal.

Metochalcone (*rINN*) **美托查酮**

CB-1314; Methochalcone; Metocalcona; Métochalcone; Metochalconum; Trimethoxychalcone. 2′,4,4′-Trimethoxychalcone.

Метохалкон

$C_{18}H_{18}O_4$ = 298.3.

CAS — 18493-30-6.

UNII — 1754ZE4075.

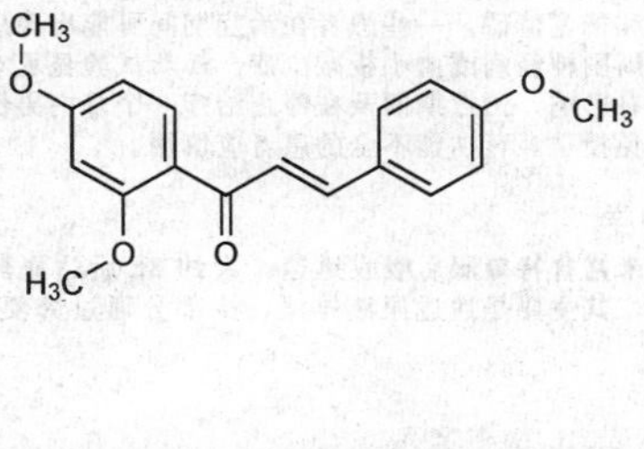

简介

美托查酮是一种利胆药。

制剂

多组分制剂 ***Spain:*** Neocolan.

Metocinium Iodide (*pINN*) **美托碘铵**

Ioduro de metocinio; Metocinii Iodidum; Métocinium, Iodure de. (2-Hydroxyethyl)trimethylammonium iodide benzilate.

Метоциния Йодид

$C_{19}H_{24}INO_3$ = 441.3.

CAS — 2424-71-7.

UNII — R11SBP9F2B.

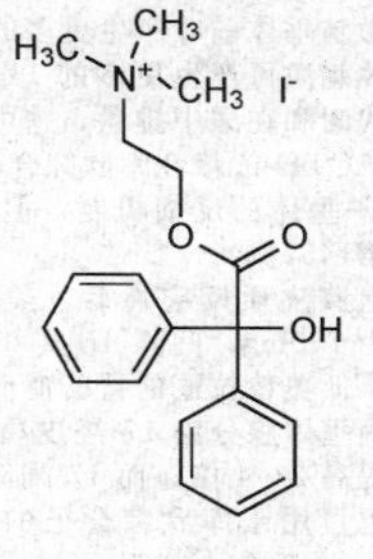

简介

美托碘铵是一种解痉药。

Metyrapone (*BAN, USAN, rINN*) **美替拉酮**

Metirapon; Metirapona; Metyrapon; Métyrapone; Metyraponi; Metyraponum; Su-4885 (metyrapone tartrate). 2-Methyl-1,2-di(3-pyridyl)propan-1-one.

Метирапон

$C_{14}H_{14}N_2O$ = 226.3.

CAS — 54-36-4.

ATC — V04CD01.

ATC Vet — QV04CD01.

UNII — ZS9KD92H6V.

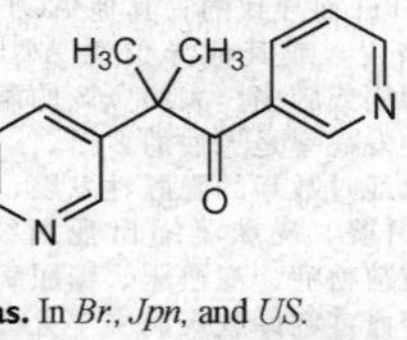

Pharmacopoeias. In *Br*, *Jpn*, and *US*.

BP 2010 (Metyrapone) 白色到淡琥珀色晶体粉末，有特殊臭。熔点（M. p.）为 50～53℃。略溶于水；易溶于乙醇和氯仿中；它溶于稀的无机酸中。避光。

USP 33 (Metyrapone) 白色到淡琥珀色，精细，晶体粉末，有特殊臭。遇光颜色变深。略溶于水；溶于氯仿和甲醇中；与酸形成水溶性盐。贮藏于密闭容器中。避光和热。

不良反应

美替拉酮可引起恶心和呕吐、腹痛、头痛、昏睡、头晕、低血压和过敏性皮疹。偶可见肾上腺功能衰退、多毛症和骨髓抑制。长期使用美替拉酮可导致高血压。

脱发 报道[1,2]脱发与使用美替拉酮导致的库欣综合征有关。

1. Harris PL. Alopecia associated with long-term metyrapone use. *Clin Pharm* 1986; **5:** 66–8.
2. Harries-Jones R, Overstall P. Metyrapone-induced alopecia. *Postgrad Med J* 1990; **66:** 584.

注意事项

美替拉酮在使用时应非常慎重。否则，由于有导致急性肾上腺功能不全的危险性，患者会有严重的垂体功能减退或肾上腺素分泌降低。甲状腺功能不全和肝硬化患者对美替拉酮的反应会有改变。

头晕和昏睡可影响技术工作，如开车。

卟啉病 因体外试验显示美替拉酮有生卟啉作用，因此认为卟啉病患者使用本品可能是不安全。

药物相互作用

据报道苯妥英能增加美替拉酮的代谢，双倍剂量的美替拉酮能抵消这种相互作用。有报道的可干扰美替拉酮试验的药物包括抗抑郁药（如阿米替林）、抗甲状腺药、抗精神病药（如氯丙嗪）、巴比妥类、皮质激素、赛庚啶、影响下丘脑-垂体轴激素类药（如雌激素和孕激素）。

药动学

美替拉酮能从胃肠道迅速吸收血药浓度峰值出现在服药后 1h。它可通过快速还原代谢成甲吡醇，主要以美替拉酮葡萄糖醛酸结合物和甲吡醇的形式从尿中排泄。

用途和用法

美替拉酮抑制 11β-羟化酶，此酶主要负责将糖皮质激素可的松和氢化可的松（考的松）以及醛固酮的前体合成这些激素。这种抑制作用降低血浆中皮质激素的浓度，反馈刺激脑垂体前叶产生更多的促肾上腺皮质激素；因而，这种刺激可产生更多的 11-脱氧可的松和其他前体在肝脏代谢和在尿中排泄，并可在尿中测定。因此美替拉酮在 ACTH 依赖性库欣综合征的鉴别诊断中，用于测试下丘脑-垂体的反馈机制，但是应首选地塞米松抑制试验（第1457页）。

在评估肾上腺皮质反应性后，美替拉酮可口服给药，通常剂量为 750mg，间隔 4h 共 6 次。用牛奶服药或餐后用药可降低美替拉酮的胃肠道反应。在儿童中剂量，见下文。脑垂体腺分泌 17-羟皮质类固醇功能正常患者其分泌量提高 2～4 倍，而 17-酮甾类大约为 2 倍。

美替拉酮也可用于库欣综合征的治疗（见下文），剂量为每日 250mg 至 6g。

因为美替拉酮能抑制醛固酮的合成，可用于治疗一些抵抗性水肿的病例，可与一种糖皮质激素合用抑制促肾上腺皮质激素对糖皮质激素低血浆浓度的正常反应。建议美替拉酮治疗抵抗性水肿的常规剂量为每日 3g，分次服用。

也可使用酒石酸美替拉酮。

儿童用法 在 ACTH 依赖性库欣综合征的鉴别诊断中，1 个月及以上儿童口服美替拉酮剂量为 15mg/kg，最小剂量为 250mg，分 6 次，每 4h 1 次。

库欣综合征 库欣综合征是由于糖皮质激素分泌过剩而导致的一种慢性病[1]，可以并不依赖促肾上腺皮质激素的分泌（ACTH；促皮质素），或由于肾上腺肿瘤分泌氢化可的松（考的松），或外源性皮质激素；也可以是 ACTH 依赖性，如库欣综合征本身就由于垂体腺瘤过度分泌 ACTH 而导致的；其他 ACTH 依赖性形式可能由于垂体增生，或其他异位性 ACTH 分泌型肿瘤，通常是支气管癌或肺癌。大约 2/3 的病例是由于库欣综合征，女性的发病率是男性的 8 倍。

症状可以经过数年的隐匿性发展，包括肥胖（特别躯干部）、满月脸、皮肤萎缩出现细纹、伤口愈合慢、肌无力、骨质疏松症、高血压、糖尿病、抑郁及其他心理疾病。低钾血症在库欣疾病中罕见，但是在其他形式的并发症中常见。女性的多毛症是由于肾上腺雄激素的分泌，男女都可以发展成性腺功能减退和性欲缺乏。

由于没有诊断试验是完全可靠，库欣综合征的**诊断**是值得商榷的[1~5]。如怀疑，最初的筛查包括测定尿中氢化可的松（考的松）、深夜唾液中氢化可的松（考的松）、午夜血浆中氢化可的松（考的松）和整夜的低剂量地塞米松抑制试验。地塞米松-可的瑞林试验可用于鉴别假性库欣症（如抑郁或酗酒）。一旦要进行库欣综合征的鉴别诊断试验，测定血浆中 ACTH 可用于区别 ACTH 依赖性和非 ACTH 依赖性。高剂量地塞米松抑制试验和可的瑞林刺激试验可用于区分脑垂体和异位性 ACTH 依赖性库欣综合征，但是它们的缺点及实用性存在争议。一项综述[6]得出的结论是：有大量的证据支持测定尿中游离皮质醇的浓度和地塞米松抑制试验中的实用性，然而只有有限的证据支持唾液和午夜血浆中氢化可的松（考的松）测定试验。关于地塞米松抑制试验和可的瑞林试验更进一步的讨论见第1457页和第1453页。显像技术和中枢颞骨岩部的静脉血采集是用于定位肿瘤的附加操作。

正确的**治疗**依靠准确地确定导致症状的原因[1]。库欣疾病的常规治疗方法[7]是经蝶骨切除肿瘤，由富有经验的外科医生在大多数患者中进行的这种手术均很成功。脑下垂体放射治疗会比外科手术起效慢，缓解症状效率较低，很可能会导致脑下垂体功能减退，因此通常作为当最初的外科手术并没有治愈而第二次手术认为并不适合时的二线治疗手段，如果脑下垂体手术或放射治疗失败，可考虑双侧肾上腺切除术（虽然这种手术有一定危险，包括由于残余的脑下垂体过度兴奋导致的 Nelson 综合征），手术后的患者终生需要用糖皮质激素和盐皮质激素替代治疗。手术对于可切除的肾上腺肿瘤或异位性 ACTH 分泌型肿瘤也是一种治疗方式，甚至这些肿瘤有转移灶也可以用于缓解症状。

有几种药物可用于治疗库欣综合征的患者，但是它们的作用仅仅是辅助作用[1,7,8]，药物作用于丘脑-垂体水平，其目的是减少 ACTH 分泌，并没有太多的价值，偶见使用溴隐亭、赛庚啶、丙戊酸钠获益的报道。药物包括米托坦、美替拉酮、酮康唑，它们抑制肾上腺合成类固醇是有效的，可用于快速控制严重症状、患者术前准备、放疗起效时提供保护。米非司酮的作用类似于糖皮质激素受体拮抗药，也成功用于少数库欣综合征患者。如果不能口服给药，依托咪酯能用于控制急性皮质醇增多症。

异位性 ACTH 综合征的患者采用手术并不适合或无效，而针对原发肿瘤的化疗可能只是缓解症状的治疗手段。抑制类固醇的合成用于控制症状，生长抑素类似物（如奥曲肽）可作用于异位肿瘤的生长抑素受体而减少 ACTH 的分泌[1]。

外科手术是肾上腺肿瘤的首选治疗方式，虽然这通常能治愈肾上腺肿瘤，但对于肾上腺癌并不成功[1]。

对于已成功治愈库欣综合征的患者，肾上腺皮质功能的替代治疗（见第1432页）通常要求至下丘脑-垂体-肾上腺轴恢复到正常功能，这一过程往往需要数月。

1. Newell-Price J, *et al.* Cushing's syndrome. *Lancet* 2006; **367:** 1605–17.
2. Raff H, Findling JW. A physiologic approach to diagnosis of the Cushing syndrome. *Ann Intern Med* 2003; **138:** 980–91.
3. Arnaldi G, *et al.* Diagnosis and complications of Cushing's syndrome: a consensus statement. *J Clin Endocrinol Metab* 2003; **88:** 5593–5602.
4. Findling JW, Raff H. Cushing's syndrome: important issues in diagnosis and management. *J Clin Endocrinol Metab* 2006; **91:** 3746–53.
5. Nieman LK, *et al.* The diagnosis of Cushing's syndrome: an Endocrine Society clinical practice guideline. *J Clin Endocrinol Metab* 2008; **93:** 1526–40. Also available at: http://www.endo-society.org/guidelines/final/upload/Cushings_Guideline.pdf (accessed 06/08/08)
6. Elamin MB, *et al.* Accuracy of diagnostic tests for Cushing's syndrome: a systematic review and metaanalyses. *J Clin Endocrinol Metab* 2008; **93:** 1553–62.
7. Biller BMK, *et al.* Treatment of adrenocorticotropin-dependent Cushing's syndrome: a consensus statement. *J Clin Endocrinol Metab* 2008; **93:** 2454–62.
8. Nieman LK. Medical therapy of Cushing's disease. *Pituitary* 2002; **5:** 77–82.

制剂

BP 2010: Metyrapone Capsules;
USP 33: Metyrapone Tablets.

专利制剂

Austral.: Metopirone; ***Cz.:*** Metopirone†; ***Fr.:*** Metopirone; ***Gr.:*** Metopirone; ***Hong Kong:*** Metopirone; ***Irl.:*** Metopirone; ***Israel:*** Metopirone; ***Neth.:*** Metopiron; ***NZ:*** Metopirone; ***Swed.:*** Metopiron†; ***Switz.:*** Metopirone; ***UK:*** Metopirone; ***USA:*** Metopirone.

Miglustat (*BAN, USAN, rINN*) 米格鲁特

Butyldeoxynojirimycin; *n*-Butyl-deoxynojirimycin; Miglustaatti; Miglustatum; OGT-918; OXAIDS; SC-48334. 1,5-(Butylimino)-1,5-dideoxy-D-glucitol; (2R,3R,4R,5S)-1-Butyl-2-(hydroxymethyl)piperidine-3,4,5-triol.

Миглустат

$C_{10}H_{21}NO_4$ = 219.3.
CAS — 72599-27-0.
ATC — A16AX06.
ATC Vet — QA16AX06.
UNII — ADN3S497AZ.

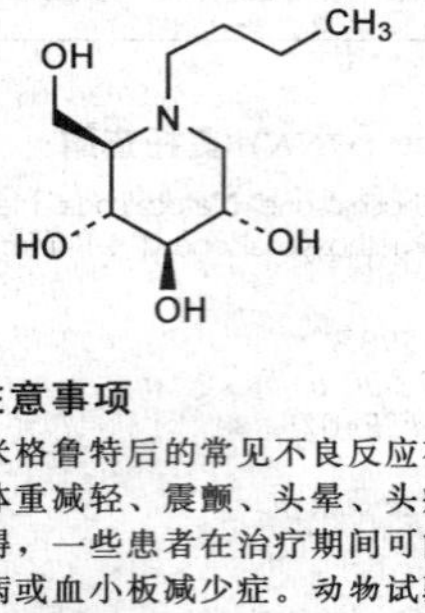

不良反应和注意事项

患者使用米格鲁特后的常见不良反应有腹泻和其他胃肠道反应、体重减轻、震颤、头晕、头痛、腿部痛性痉挛和视觉障碍，一些患者在治疗期间可能出现感觉异常、周围神经病或血小板减少症。动物试验显示本品对精子有影响，治疗期间及在停止治疗 3 个月内男性患者应避免授孕。肾功能不全的患者应慎用。

药动学

米格鲁特口服后吸收迅速，大约 2h 后达血药浓度峰值，其主要是通过尿液排泄，少部分通过粪便排泄，平均消除半衰期为 6～7h。

食物 24 名健康受试者餐后服用米格鲁特平均血药浓度降低 37%。然而，对吸收程度（曲线下面积降低 14%）的影响并没有显著的临床意义[1]。注册药品信息显示米格鲁特餐前餐后服用均可。

1. van Giersbergen PLM, Dingemanse J. Influence of food intake on the pharmacokinetics of miglustat, an inhibitor of glucosylceramide synthase. *J Clin Pharmacol* 2007; **47:** 1277–82.

用途和用法

米格鲁特是一种葡萄糖神经酰胺合成酶抑制药，此酶主要负责葡萄糖神经酰胺和其他大多数糖脂合成的第一步。米格鲁特能阻止葡萄糖神经酰胺的累积，用于患有轻到中度Ⅰ型戈谢病（第2172页）且不能用酶替代治疗的患者。也可用于治疗 C 型 Niemann-Pick 病的进行性神经学表现。Ⅰ型戈谢病初始剂量为 100mg，口服，每日 3 次。对在由于腹泻不能耐受的患者，可降低剂量至 100mg，每日 1 次或每日 2 次。C 型 Niemann-Pick 病的治疗剂量是 200mg，口服，每日 3 次；在一些腹泻的患者中可临时减少剂量。用于儿童的剂量见下文。肾损伤患者剂量减少的详细内容见下文。

1. McCormack PL, Goa KL. Miglustat. *Drugs* 2003; **63:** 2427–34.
2. Weinreb NJ, *et al.* Guidance on the use of miglustat for treating patients with type 1 Gaucher disease. *Am J Hematol* 2005; **80:** 223–9.
3. Giraldo P, *et al.* Short-term effect of miglustat in every day clinical use in treatment-naïve or previously treated patients with type 1 Gaucher's disease. *Haematologica* 2006; **91:** 703–6.
4. Elstein D, *et al.* Oral maintenance clinical trial with miglustat for type I Gaucher disease: switch from or combination with intravenous enzyme replacement. *Blood* 2007; **110:** 2296–2301.
5. Patterson MC, *et al.* Miglustat for treatment of Niemann-Pick C disease: a randomised controlled study. *Lancet Neurol* 2007; **6:** 765–72.

儿童用法 米格鲁特在治疗儿童 C 型 Niemann-Pick 病的剂量应根据体表面积调整：

- $>1.25m^2$：200 mg，每日 3 次；
- 0.88～$1.25m^2$：200 mg，每日 2 次；
- 0.73～$0.88m^2$：100 mg，每日 3 次；
- 0.47～$0.73m^2$：100 mg，每日 2 次；
- $\leqslant 0.47m^2$：100 mg，每日 1 次。

在肾损伤中的用法 在肾损伤患者中应根据其肌酐清除率（creatinine clearance，CC）减少米格鲁特的初始剂量。

对于**Ⅰ型戈谢病**，剂量减少为：

- CC 50～70ml/(min・$1.73m^2$)：100mg，每日 2 次；
- CC 30～50ml/(min・$1.73m^2$)：100mg，每日 1 次；
- CC <30ml/(min・$1.73m^2$)：不推荐使用。

对于 **C 型 Niemann-Pick 病**，剂量减少为：

- CC 50～70ml/(min・$1.73m^2$)：200mg，每日 2 次；
- CC 30～50ml/(min・$1.73m^2$)：100mg，每日 2 次；
- CC <30ml/(min・$1.73m^2$)：不推荐使用。

C 型 Niemann-Pick 病的儿童，年龄<12 岁并伴有肾损伤，应根据体表面积调整剂量，见上文**儿童用法**中肾功能正常儿童的剂量调整。

制剂

专利制剂

Austria: Zavesca; ***Belg.:*** Zavesca; ***Canad.:*** Zavesca; ***Cz.:*** Zavesca; ***Denm.:*** Zavesca; ***Fin.:*** Zavesca; ***Fr.:*** Zavesca; ***Ger.:*** Zavesca; ***Gr.:*** Zavesca; ***Hung.:*** Zavesca; ***Irl.:*** Zavesca; ***Israel:*** Zavesca; ***Ital.:*** Zavesca; ***Neth.:*** Zavesca; ***Norw.:*** Zavesca; ***Port.:*** Zavesca; ***Rus.:*** Zaveska (Завеска); ***Spain:*** Zavesca; ***Swed.:*** Zavesca; ***Switz.:*** Zavesca; ***UK:*** Zavesca; ***USA:*** Zavesca.

Dementholised Mint Oil 薄荷素油

Csökkentett mentoltartalmú mezei mentaolaj (partly dementholised mint oil); Menta, aceite esencial desmentolado de; Mentha arvensis, huile essentielle partiellement démentholée de (mint oil, partly dementholised); Menthae arvensis aetheroleum partim mentholum depletum (mint oil, partly dementholised).
CAS — 68917-18-0 (cornmint oil).

Pharmacopoeias. In *Eur.* (see p.vii).
Mentha oil is in *Jpn.*

Ph. Eur. 6. 8（Mint Oil，Partly Dementholised；Menthae Arvensis Aetheroleum Partim Mentholum Depletum；Dementholised Mint Oil BP 2010） 本品为从新鲜、开花薄荷的地上部分通过水蒸气蒸馏而得的挥发油，从薄荷中新近收集的［*Mentha canadensis*（*M. arvensis* var. *glabrata*；*M. arvensis* var. *Piperascens*）］通过薄荷醇结晶部分分离。无色至淡黄色至黄绿色有特殊臭的液体。装满贮藏于密闭容器中且温度不超过 25℃。避光。

简介

薄荷素油是一种香料，薄荷（*Mentha arvensis*）作为一种解热药在草药中使用并用于风湿病。来自于 *M. arvensi* 的亚洲薄荷油（Cornmint oil）作为胡椒薄荷油（peppermint oil）的加入物或替代物用于芳香疗法，薄荷油（第1681页）和荷兰薄荷油（第2335页）均可作为祛风剂或香料。

制剂

专利制剂

Ger.: Japanol; JHP Rodler; Novopin MIG neu; Retterspitz Muskel- und Nervenol; ***Pol.:*** Migrenol; ***Switz.:*** Carmol†; Minthi JHP Huile†.

多组分制剂 ***Austral.:*** Tiger Balm Oil; Tiger Balm Red; Tiger Balm White; ***Austria:*** Parodontax; ***Canad.:*** Tiger Balm Arthritis Rub; Tiger Balm Patch Warm; ***Chile:*** Astrijesan; Calmatol; ***Fr.:*** Esculape; ***Ger.:*** Dreierlei; ***Hung.:*** Salonpas Liniment; Tiger Balm Red; Tiger Balm White; ***Irl.:*** Olbas; Tiger Balm Red; Tiger Balm White; ***Israel:*** Tiger Balm Red; Tiger Balm White; ***Ital.:*** Broncosedina; Listerine Fresh Citrus; Listerine Tartar Control; Venalta; ***Malaysia:*** Eucarbon; ***Neth.:*** Olbas; ***Pol.:*** Argol Essenza Balsamica; Milocardin; Mucosit; Rapacholin C; Rapacholin Forte; Rhin-Bac; Salviasept; ***Switz.:*** DemoPectol; GU Eau†; Huile analgesique "Temple of Heaven" contre les maux de tete†; Kernosan Eau Dentifrice; Malveol; Neo-Angin au miel et citron†; Neo-Angin sans sucre†; Novital; Odontal; Onguent nasal Ruedi; Osa gel dentaire aux plantes†; Parodontax F†; Parodontax†; Pastilles pectorales Demo N†; Phlogantin; Pommade nasale de Nager; Pommade nasale de Ruedi; Pommade Nasale Radix†; Radix; Tyrothricin; Unathene; Unatol†; ***Turk.:*** Sandolin†; ***UK:*** Olbas; Olbas for Children; Sinose; ***Ukr.:*** Phytolysin Plus (Фитолизин Плюс); ***USA:*** Tiger Balm; ***Venez.:*** One Drop Only†; One Drop Spray†.

Miracle Fruit 神秘果

Fruta milagrosa.

Магический Фрукт

注：神秘果这个名字也适用于 *Gymnema sylvestre* 和 *Thaumatococcus daniellii*.

简介

神秘果是山榄科［*Synsepalum dulcificum*（*Richardella dulcifica*）(Sapotaceae)］的果实，它含有一种奇果甜素（miraculin）糖蛋白，本身没有明显的甜味，但能增加发酵物质的甜味或增加食品的香味。加热能降低其活性。

Mistletoe 槲寄生

European Mistletoe; Gui; Mistelkraut; Muérdago; Tallo de Muérdago; Visci Caulis; Visci herba; Viscum; Viscum Album.

Омела

ATC Herb — HC02KA5003 (Viscum album: extract); HL01CW5001 (Viscum album: herb).

UNII — P83EQ521R3 (Viscum album fruit); BK9092J5MP (Viscum album fruiting top).

Pharmacopoeias. In *Ger.*

不良反应

据报道，食用本品的浆果和其他部分可导致恶心、呕吐、腹泻和心动过缓。

有关于槲寄生的综述[1]。大约有 1300 种槲寄生，代表 Loranthaceae 的 36 类，不同的国家"普通槲寄生"（"common mistletoe"）的叫法也不同，在欧洲称为 *Viscum album*，而在美国则称为 *Phoradendron flavescens*。研究发现槲寄生的水溶性提取物的毒性依赖于所寄生植物的特性。虽然普遍认为浆果是这类植物毒性最强的部分，但有三种细胞毒素化合物出现在 *V. album* 的叶和茎中，分别为生物碱类、槲寄生毒素和外源凝集素。槲寄生毒素可导致低血压、心动过缓、动脉血管收缩和负性肌力作用，可产生乙酰胆碱激动药的作用。在动物试验，外源凝集素显示与蓖麻毒素相似的毒性作用。

有服用含槲寄生的中草药后发生肝炎的报道[2,3]。有报道[4]患者静脉给予化疗药物治疗乳腺癌的同时，皮下注射槲寄生的提取物导致严重的迟发性过敏反应。槲寄生被认为能刺激对甲氨蝶呤和吉西他滨的反应。

1. Anderson LA, Phillipson JD. Mistletoe—the magic herb. *Pharm J* 1982; **229:** 437–9.
2. Harvey J, Colin-Jones DG. Mistletoe hepatitis. *BMJ* 1981; **282:** 186–7.
3. Weeks GR, Proper JS. Herbal medicines—gaps in our knowledge. *Aust J Hosp Pharm* 1989; **19:** 155–7.
4. Shaw HS, *et al.* Delayed-type hypersensitivity reaction with Iscador M given in combination with cytotoxic chemotherapy. *J Clin Oncol* 2004; **22:** 4432–4.

用途和用法

槲寄生是干的、常绿的、雌雄异株半寄生、槲寄生属［*Viscum album*（Loranthaceae)］植物，生长在落叶木的树枝，主要是苹果树、白杨树和李子树。它混在断裂的树枝、树叶和果实中。槲寄生有血管舒张的作用，虽然其口服给药的活性可疑，但槲寄生在草药制剂用于治疗高血压和心血管病，还可用于神经疾病的治疗。

体外试验显示槲寄生含具有细胞毒素和免疫调节外源凝集素作用，在肿瘤疾病中所用制剂通过注射给药。

顺势疗法 槲寄生用在顺势疗法药物中使用以下名字：Viscum；Viscum album；Vis. alb。

恶性肿瘤 有关于使用槲寄生治疗恶性肿瘤的综述[1~3]。由于研究的质量不一样，其结果是相互矛盾的，研究表明严格的研究并不能显示良好的结果[3]。一项系统性综述[4]评价 21 项随机对照研究发现：在大多数研究中存在较多的方法学瑕疵，支持槲寄生提取物用于治疗肿瘤的证据不足。

1. Mansky PJ. Mistletoe and cancer: controversies and perspectives. *Semin Oncol* 2002; **29:** 589–94.
2. Kienle GS, *et al.* Mistletoe in cancer—a systematic review on controlled clinical trials. *Eur J Med Res* 2003; **8:** 109–19.
3. Ernst E, *et al.* Mistletoe for cancer? A systematic review of randomised clinical trials. *Int J Cancer* 2003; **107:** 262–7.
4. Horneber M, *et al.* Mistletoe therapy in oncology. Available in The Cochrane Database of Systematic Reviews; Issue 2. Chichester: John Wiley; 2008 (accessed 03/06/08).

制剂

专利制剂

Austria: Eurixor; Helixor; Iscador; Isorel; ***Cz.:*** Nat Jmeli; ***Ger.:*** Abnobaviscum; Cefalektin; Eurixor; Helixor; Iscador; Iscucin; Lektinol; Mistel Curarina; Mistel-Krautertabletten; Misteltropfen Hofmanns; Misteltropfen†; Salus Mistel-Tropfen; Viscysat; ***Switz.:*** Helixor; Iscador.

多组分制剂 ***Austral.:*** Calmo†; Pacifenity†; ***Austria:*** Rutiviscal†; Wechseltee St Severin; ***Canad.:*** Herbal Insomnia; Salusan; ***Cz.:*** Alvisan Neo; Hypotonicka; ***Ger.:*** Antihypertonicum S; Hypercircin†; Ilja Rogoff; ***Hung.:*** Sam-Ginseng Royal; Sanhelios 333; ***Pol.:*** Cravisol; Doppelherz Energovital Tonik†; Venoforton; ***Rus.:*** Doppelherz Energotonik (Доппельгерц Энерготоник); Herbion Drops for the Heart (Гербион Сердечные Капли)†; ***Ukr.:*** Herbion Drops for Heart (Гербион Сердечные Капли).

顺势疗法制剂 ***Austria:*** Cefavora; Tropfen gegen Kreislaufbeschwerden†; Veratrum Med Complex†; ***Canad.:*** Ateria-Heel; Candida Yeast; Circulation†; Ginkgo-Comp; Homeo-Form C; HPB Complex; Hylands LCQ; Hylands Leg Cramps; Leg Cramps with Quinine; Urarthone†; Visceel; ***Fr.:*** Hypophysis Complexe No 31; Kalium Iodatum Complexe No 84; L 25; Poconeol no 43; Poconeol no 5; Poconeol no 65; Tarentula Complexe No 71; Urarthone; ***Ger.:*** Antihypertonicum Forte†; Antihypertonicum N; Antihypertonicum-Tropfen N; Antihypertonicum-Weliplex†; Arthrocalman; Cefavora; Coradol†; Derivatio H; Dularell Classic†; Evisco Mistel Urtinktur; Evisco Misteltropfen N; Flenin; Hewerheum N; Juv 110; Kattwicor; Lachemistol; Lowe-Komplex Nr 3†; Miburell; Nettinerv S†; Panalgan; Phyto-C; Plantacard N; Plenosol; RauwolfiaViscomp; Rauwolsan H†; Rauwolsan HM†; Rheuma Echtroplex†; Roth's Rotacard†; Uwobletten Arteriosklerose-Complex; Uwobletten novum†; Vertizin; Virobin†; Viscum album H; Zimpels Nieren- und Hautkomplex†.

Mitratapide (*USAN*, *rINN*) 美屈比特

Mitratapid; Mitratapida; Mitratapidum; R-103757. 2-[(2*R*)-Butan-2-yl]-4-(4-{4-[4-({(2*S*,4*R*)-2-(4-chlorophenyl)-2-[(4-methyl-4*H*-1,2,4-triazol-3-ylsulfanyl)methyl]-1,3-dioxolan-4-yl}methoxy)phenyl]piperazin-1-yl}phenyl)-2,4-dihydro-3*H*-1,2,4-triazol-3-one.

Митратапид

$C_{36}H_{41}ClN_8O_4S$ = 717.3.

CAS — 179602-65-4.

ATC Vet — QA08AB90.

UNII — FVW7T75XP4.

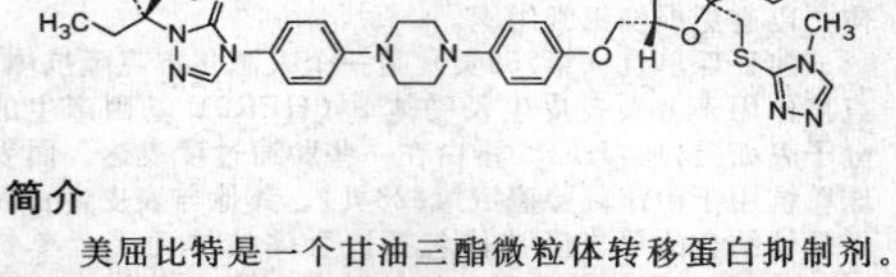

简介

美屈比特是一个甘油三酯微粒体转移蛋白抑制剂。通常作为兽药使用，用于治疗犬类的肥胖症。

Monoclonal Antibodies 单克隆抗体

命名

这里讨论单克隆抗体的官方命名，用于鉴别特定治疗目的的抗体及其免疫球蛋白顺列的来源，这个将在下文的**用途和用法**中进行更多的讨论。名字的字首对于特定的单克隆抗体是独一无二的，所有单克隆抗体的名字都有后缀-**单抗**（**mab**）。

一个名字的字首应紧跟一个能显示单克隆抗体药理分类适应证或治疗目的的附加词干，例如：

-b(a)- 细菌
-c(i)- 心血管
-f(u)- 真菌
-k(i)- 白介素
-l(i)- 免疫调节剂
-s(o)- 骨
-t(u)- 肿瘤
-v(i)- 病毒

另一些附加词干则显示单克隆抗体的免疫球蛋白序列的基因来源，位于治疗附加词干之后且紧接在后缀之前，例如：

-o- 鼠类
-xi- 嵌合体
-zu- 人源化
-u- 完全人

单克隆抗体以这种系统命名的实例如下：

- 艾希利单抗（elsilimomab）（第2260页）——免疫调节剂，鼠类
- 托西莫单抗（tositumomab）（第752页）——抗肿瘤，鼠类
- 阿昔单抗（abciximab）（第1150页）——心血管，嵌合体
- 英夫利昔单抗（infliximab）（第67页）——免疫调节剂，嵌合体
- 帕利珠单抗（palivizumab）（第2155页）——RSV 抗体，人源化
- 托珠单抗（tocilizumab）（第2260页）——免疫调节剂，人源化
- 曲妥球单抗（trastuzumab）（第753页）——抗肿瘤，人源化
- 卡纳素单抗（canakinumab）（第2200页）——白介素-1β 抑制剂，人
- 地诺舒单抗（denosumab）（第1061页）——骨病，人
- 帕尼默单抗（panitumumab）（第729页）——抗肿瘤，人

这种命名方式显示的治疗学分类并不是完全可靠的，特别是一个单克隆抗体有不止一个用法，或用于不是最初预期目标的一个适应证。早期单克隆抗体的名字也包括后期从命名法名单去除的治疗学附加词干，例如：用于结直肠癌的依决洛单抗（edrecolomab，第683页）和研究用于卵巢癌的奥格伐单抗（oregovomab，第726页）。

如果一个单克隆抗体被放射标记或结合到另一个物质（如一个毒素或抗肿瘤药），这将使用第二个单词组成名字反映出来，例如，吉姆单抗奥佐米星（gemtuzumab ozogamicin，第696页）。或者，聚乙二醇化单克隆抗体命名使用第二个词汇，例如，培舍托珠单抗（certolizumab pegol，第1637页）或有联系的命名，虽然也有使用前缀聚乙二醇（**peg**）的。

1. WHO. *General policies for monoclonal antibodies.* Geneva: WHO, 2009. Available at: http://www.who.int/medicines/services/inn/Generalpoliciesformonoclonalantibodies2009.pdf (accessed 06/04/10)
2. AMA (USAN). Monoclonal antibodies. Available at: http://www.ama-assn.org/ama/pub/about-ama/our-people/coalitions-consortiums/united-states-adopted-names-council/naming-guidelines/naming-biologics/monoclonal-antibodies_print.html (accessed 06/04/10)

不良反应和注意事项

早期鼠类单克隆抗体与严重的免疫介导的不良反应相关，虽然后期发展的嵌合体、人源化、完全人单克隆抗体（见下文**用途和用法**）提高了自身的安全性，这些物质由于它们对免疫系统有显著的相互作用仍然会出现问题。单克隆抗体通常不用于重度免疫系统缺陷的患者。

单克隆抗体发生的严重超敏反应包括过敏反应，虽然在多数病例中作用机制并不明确，因为产品中特异性免疫球蛋白 E 很少能检测到。输液反应与细胞因子释放的并发症有关，通常发生在单克隆抗体输注的开始，也有报道注射部位有反应。在一些患者中形成单克隆抗体的抗体，虽然还不完全清楚这种作用的安全性和有效性。

单克隆抗体可增加严重感染的发生率，因此对活动性感染、有复发感染的病史、存在易造成感染潜在因素的患者给药时应谨慎。在有严重感染而要求治疗的患者这种治疗不应该开始或继续。有使用一些单克隆抗体［如依法利珠（第1522页）、那他珠单抗（第2289页）、利妥昔单抗（第736页）］而发生进行性多灶性白质脑病的病例报道。

单克隆抗体的不良反应在一些专业的专著中有更多详细的讨论。

1. Suntharalingam G, *et al.* Cytokine storm in a phase 1 trial of the anti-CD28 monoclonal antibody TGN1412. *N Engl J Med* 2006; **355:** 1018–28.
2. Myskowski PL, Halpern AC. Cutaneous adverse reactions to therapeutic monoclonal antibodies for cancer. *Curr Allergy Asth-*

ma Rep 2008; **8:** 63–8.
3. Calogiuri G, *et al.* Hypersensitivity reactions to last generation chimeric, humanized [correction of umanized] and human recombinant monoclonal antibodies for therapeutic use. *Curr Pharm Des* 2008; **14:** 2883–91.
4. Muller PY, Brennan FR. Safety assessment and dose selection for first-in-human clinical trials with immunomodulatory monoclonal antibodies. *Clin Pharmacol Ther* 2009; **85:** 247–58.
5. Salvana EMT, Salata RA. Infectious complications associated with monoclonal antibodies and related small molecules. *Clin Microbiol Rev* 2009; **22:** 274–90.
6. Chung CH, O'Neil BH. Infusion reactions to monoclonal antibodies for solid tumors: immunologic mechanisms and risk factors. *Oncology (Williston Park)* 2009; **23** (suppl 1): 14–17.
7. Carson KR, *et al.* Monoclonal antibody-associated progressive multifocal leucoencephalopathy in patients treated with rituximab, natalizumab, and efalizumab: a review from the Research on Adverse Drug Events and Reports (RADAR) project. *Lancet Oncol* 2009; **10:** 816–24.

用途和用法

为了解单克隆抗体的结构和功能及合理使用，有必要大致了解抗体的基本结构。

抗体（免疫球蛋白）是由 B 淋巴细胞通过抗原刺激作用反应而产生的高分子量糖蛋白，它们由 4 条氨基酸链组成，2 条重链和 2 条轻链以 Y 形排列。重链（Fc 区域，补体结合）构成分子的恒定区和决定它的效应子作用，例如，如果它与 Fc 受体在免疫细胞上结合或激活补体级联系统，Fc 区域的氨基酸序列对一个级别中的所有抗体（如 IgA、IgD、IgE、IgG、IgM）是相同的。轻链（Fab 区域；抗原结合碎片）组成分子的可变区并形成抗原结合部位；特异的氨基本序列（互补性决定区）决定抗体与靶分子表位（抗原决定簇）的结合能力和结合程度。在一个抗原上有几个不同的表位。在体内的一个普通的抗体反应将产生多克隆抗体（如抗血清，见第2121页）。在另一方面，**单克隆抗体**是由单一无性系的 B 淋巴细胞产生相同的抗体，这种 B 淋巴细胞仅仅与目标抗原的特定表位结合。单克隆抗体通过结合、阻断、通信、依靠抗体的 Fab 区域与靶分子功能发生相互作用并产生影响。

在 1975 年由 Köhler 和 Milstein 报道，采用杂交瘤技术首次生产出单克隆抗体。但是直到 1986 年才生产出第一个可用于人的治疗用单克隆抗体莫罗单抗-CD3（第1752页）。最初的杂交瘤技术是用特异性抗原刺激 B 淋巴细胞使小鼠被免疫化产生抑制抗原的抗体。这种 B 淋巴细胞从小鼠的脾细胞中提取并与已培育的肿瘤细胞融合形成永久的杂交细胞系（杂交瘤），然后筛查感兴趣的单克隆抗体。用这种方法，经过长时间后可产生大量的相同抗体。不幸的是，鼠单克隆抗体并不可靠，半衰期短且疗效有限，产生的抗体产物有潜在的严重不良反应（见上文）。通过重组 DNA 技术，嵌合体单克隆抗体由鼠衍生抗体的 Fab 区域与人抗体的 Fc 区域结合而产生，安全性得以提高［如英夫利昔单抗（第67页）和利妥昔单抗（第736页）］。嵌合体单克隆抗体中人的遗传组分总和在 60%～90%，而且比鼠单隆抗体安全，但仍存在不良反应问题。基因工程的进一步发展产生了人源化抗体，其互补性决定区的氨基酸序列来自于鼠的 Fab 区域混合到人抗体的 Fab 区域，用于提高人基因组分总和在 90%～95%［如贝伐单抗（第652页）和曲妥珠单抗（第753页）］。有 100% 人基因组成完全的人单克隆抗体［如阿达木单抗（第15页）和帕尼默单抗（第729页）］，通过新型的基因技术（如抗体噬菌体）展示，在这项技术中人抗体序列被克隆或设计，或使用携带人抗体基因的转基因小鼠。其他的发展包括单克隆抗体的修饰产生缺乏 Fc 区域的碎片［如阿昔单抗（第1150页）和来尼珠单抗（第2319页）］。单克隆抗体也可能附加到另一个药物如细胞毒类药物（如吉姆单抗奥佐米星，第696页）、放射性同位素（如替伊莫单抗螯合铟-111 或钇-90，第698页）或毒素（如阿佐莫单抗），这些叫结合型单克隆抗体，而无结合的单克隆抗体是指无任何修饰的。单克隆抗体的命名法反映了单克隆抗体免疫球蛋白序列的基因来源，已在上文进行了讨论。

单克隆抗体因为各种不同用途而产生，包括诊断、治疗、兽医用、食品生产、工业和制备疫苗。治疗用途包括新生血管性（湿型）年龄相关性黄斑变性、过敏性哮喘、细菌和病毒感染、心血管疾病、移植受体的免疫抑制、炎性肠病、炎性关节病、恶性肿瘤、多发性硬化、阵发性睡眠性血红蛋白尿症和斑块状银屑病。

1. Mascelli MA, *et al.* Molecular, biologic, and pharmacokinetic properties of monoclonal antibodies: impact of these parameters on early clinical development. *J Clin Pharmacol* 2007; **47:** 553–65.
2. Anonymous. Understanding monoclonal antibodies. *Drug Ther Bull* 2007; **45:** 55–6.
3. Martin-Mateos MA. Monoclonal antibodies in pediatrics: use in prevention and treatment. *Allergol Immunopathol (Madr)* 2007; **35:** 145–50.
4. Samaranayake H, *et al.* Challenges in monoclonal antibody-based therapies. *Ann Med* 2009; **41:** 322–31.
5. Steinitz M. Three decades of human monoclonal antibodies: past, present and future developments. *Hum Antibodies* 2009; **18:** 1–10.
6. Wang DD, *et al.* Fixed dosing versus body size-based dosing of monoclonal antibodies in adult clinical trials. *J Clin Pharmacol* 2009; **49:** 1012–24.
7. Keizer RJ, *et al.* Clinical pharmacokinetics of therapeutic monoclonal antibodies. *Clin Pharmacokinet* 2010; **49:** 493–507.

心血管疾病 阿昔单抗（第1150页）是一个嵌合体单克隆抗体 Fab 片段，其靶点是人血小板糖蛋白（GP）Ⅱb/Ⅲa 受体，阻止纤维蛋白原、血管性血友病（von Willebrand）因子和其他粘连因子与活性血小板上 GP Ⅱb/Ⅲa 受体位点的结合。因此阿昔单抗抑制血小板聚集可作为肝素和阿司匹林治疗的辅助手段，用于经皮冠状动脉介入术的患者（见**再灌注和血管重建操作**，第1140页）。

冷吡啉相关周期性综合征 卡纳京单抗（第2200页）是一个人单克隆抗体，其与白介素-1β 结合并阻断与白介素-1 受体的相互作用，从而阻止激活白介素-1β 诱导基因和炎性介质的产生。它用于治疗冷吡啉相关周期性综合征（包括家族性冷自身炎症反应综合征和 Muckle-Wells 综合征），这种自身炎症疾病极少遗传。

皮肤病 作用于炎症细胞因子肿瘤坏死因子（TNF）的单克隆抗体用于治疗斑块状银屑病（第1510页），如用在临床治疗的单克隆 TNF 抗体包括嵌合体抗体英夫利昔单抗（第67页）和人抗体阿达木单抗（第15页）。乌司奴单抗（第1546页）是一个人单克隆抗体，其与白介素-12 和白介素-23 结合也用于治疗斑块状银屑病。依法利珠（第1522页）是一个人源化单克隆抗体，其与白细胞上的 CD11 结合并抑制 T 淋巴细胞的激活，曾经用于治疗斑块状银屑病，但由于进行性多灶性白质脑病的报道而退出美国和欧洲市场。

炎性肠病 作用于炎症细胞因子肿瘤坏死因子（TNF）的单克隆抗体可用于治疗炎性肠病（第1620页），如克罗恩病和溃疡性结肠炎。用于临床治疗的单克隆 TNF 抗体的实例包括嵌合抗体英夫利昔单抗（第67页）和人单克隆抗体阿达木单抗。培舍托珠单抗（第1637页）是一种聚乙二醇化人源化 TNF 抗体碎片，用于治疗克罗恩病。

炎性关节病 作用于炎症细胞因子肿瘤坏死因子（TNF）的单克隆抗体可用于治疗炎性关节病，如类风湿关节炎（第12页）、青少年特发性关节炎（第11页）、银屑病关节炎（见**脊椎关节病**，第13页）、强直性脊柱炎（见**脊椎关节病**，第13页）。用于各种关节炎临床治疗的单克隆 TNF 抗体的实例包括嵌合体英夫利昔单抗（第67页）、人源化抗体托珠单抗（第2260页）和人源化抗体阿达木单抗（第15页）和哥里默单抗（第60页）。利妥昔单抗（第736页）是一个嵌合抗 CD20 的单克隆抗体，用于类风湿关节炎的辅助治疗。培舍托珠单抗（第1637页）是一个聚乙二醇化人源化 TNF 抗体碎片，用于治疗类风湿关节炎。

淋巴组织增殖性疾病 托珠单抗（第2260页）是一个人源化单克隆抗体，其特异靶点为可溶性并与膜相结合的白介素-6 受体，因此抑制白介素-6 的信号系统。用于治疗一种罕见的淋巴增殖性疾病——Castleman 病。

恶性肿瘤 肿瘤细胞表达几个不同的抗原，每种都是开发一个特定的单克隆抗体潜在目标，并能产生相应的直接或间接抗肿瘤作用免疫反应。单克隆抗体也可结合到抗肿瘤药、毒素、放射性同位素和特定定向于肿瘤受体，以避免损伤正常组织。

曲妥珠单抗（第753页）是一个人源化抗克隆抗体，直接作用于由人表皮生长受体 2（HER2）基因产生的分子表面蛋白。HER2 蛋白在一些肿瘤过度表达。曲妥珠单抗用于治疗乳腺癌（第628页）。其他与表皮生长因子受体结合的单克隆抗体包括嵌合体抗体西妥昔单抗（第664页），用于治疗转移性结肠癌（第632页）和头颈部肿瘤（第633页）；人源化抗体尼妥珠单抗（第725页），用于治疗神经胶质瘤（见**脑恶性肿瘤**，第627页）和头颈部肿瘤；人源化抗体帕尼默单抗（第729页），用于治疗在其他治疗方式后仍有疾病进展的转移性结肠癌患者。

贝伐单抗（第652页）是一个人源化单克隆抗体，其与血管内皮生长因子（VEGF）结合，用于抑制血管形成。其可以与氟嘧啶为基础的化疗合用治疗转移性结肠癌，与紫杉醇合用治疗转移性乳腺癌，与铂制剂为基础的化疗合用治疗非小细胞肺癌（第635页），与干扰素α 合用治疗肾细胞癌（第634页）。贝伐单抗也可用于进行性恶性胶质瘤（见**脑恶性肿瘤**，第627页）。

依决洛单抗（第683页）是一个鼠单克隆抗体，直接作用于上皮细胞表面糖蛋白，用于结肠癌术后的辅助治疗。

利妥昔单抗（第736页）是一个嵌合体单克隆抗体，其作用于 B 淋巴细胞的细胞分化抗原 CD20，用于治疗非霍奇金淋巴瘤（第624页）。阿仑单抗（第644页）是一个人源化单克隆抗体，直接抑制淋巴细胞的细胞分化抗原 CD52，用于治疗慢性淋巴细胞白血病（第621页）。

卡妥马单抗（第63页）是一个大鼠小鼠杂交单克隆抗体，用于治疗恶性腹水（见**恶性积液**，第627页）并伴有 EpCAM 阳性癌且标准治疗不能用或不可用的患者。

吉姆单抗奥佐米星（第696页）是一个与细胞毒抗菌药卡奇霉素结合的人源化单克隆抗体。用于 CD33 阳性急性髓性白血病（第620页）且不能耐受传统的化疗方案的老年患者。

替伊莫单抗是一个鼠单克隆抗体，作用于 B 淋巴细胞的细胞分化抗原 CD20，该抗原与替伊莫单抗结合并为放射性同位素提供一个螯合位点。在治疗非霍奇金淋巴瘤中，替伊莫单抗（第698页）与铟-111 螯合并用于成像，也可与钇-90 螯合用于放射免疫疗法。同样，托西莫单抗（第752页）是一个鼠单克隆抗体，也作用于细胞分化抗原 CD20，其与碘-131 放射性标记用于治疗非霍奇金淋巴瘤。

1. Levene AP, *et al.* Therapeutic monoclonal antibodies in oncology. *J R Soc Med* 2005; **98:** 146–52.
2. Fanale MA, Younes A. Monoclonal antibodies in the treatment of non-Hodgkin's lymphoma. *Drugs* 2007; **67:** 333–50.
3. Tassev DV, Cheung NK. Monoclonal antibody therapies for solid tumors. *Expert Opin Biol Ther* 2009; **9:** 341–53.
4. Lee SC, *et al.* Immunotherapy of head and neck cancer using tumor antigen-specific monoclonal antibodies. *Curr Oncol Rep* 2009; **11:** 156–62.
5. Migkou M, *et al.* Applications of monoclonal antibodies for the treatment of hematological malignancies. *Expert Opin Biol Ther* 2009; **9:** 207–20.
6. Weiner LM, *et al.* Monoclonal antibodies for cancer immunotherapy. *Lancet* 2009; **373:** 1033–40.
7. Argyriou AA, Kalofonos HP. Recent advances relating to the clinical application of naked monoclonal antibodies in solid tumors. *Mol Med* 2009; **15:** 183–91.
8. Hsu JY, Wakelee HA. Monoclonal antibodies targeting vascular endothelial growth factor: current status and future challenges in cancer therapy. *BioDrugs* 2009; **23:** 289–304.
9. Bouché O, *et al.* The role of anti-epidermal growth factor receptor monoclonal antibody monotherapy in the treatment of metastatic colorectal cancer. *Cancer Treat Rev* 2010; **36** (suppl 1): S1–S10.

多发性硬化 那他珠单抗（第2289页）是一个与 α4β1-整合蛋白结合的人源化单克隆抗体，除了中性白细胞，其在白细胞表面高度表达，因此能阻止单核细胞迁移通过内皮进入炎症实体组织。已发现那他珠单抗能降低复发型多发性硬化（第 858 页）的复发频率，但是会伴随进行性多灶性白质脑病危险性增加，因此要严格控制使用。正在研究的其他单克隆抗体用于治疗多发性硬化的包括阿仑单抗（第644页）、达克珠单抗（第1749页）和利妥昔单抗（第736页）。

1. Simpson BS, Coles AJ. Rationale for cytotoxic monoclonal antibodies in MS. *Int MS J* 2007; **14:** 48–56.
2. Di Pauli F, *et al.* Monoclonal antibodies in the treatment of multiple sclerosis. *Curr Med Chem* 2009; **16:** 4858–68.
3. Bielekova B, Becker BL. Monoclonal antibodies in MS: mechanisms of action. *Neurology* 2010; **74** (suppl 1): S31–S40.

眼病 来尼珠单抗（第2319页）是一个人源化单克隆抗体，其 Fab 片段结合并抑制血管内皮生长因子（VEGF-A），因此能阻止上皮细胞增殖和新生血管形成以及血管渗漏。来尼珠单抗用于治疗新生血管性（湿型）年龄相关性黄斑变性（第756页）。贝伐单抗（第652页）是一个相关的人源化单克隆抗体，可用于治疗这些疾病，但是这种使用未经批准，可能与不良反应相关。

1. Rodrigues EB, *et al.* Therapeutic monoclonal antibodies in ophthalmology. *Prog Retin Eye Res* 2009; **28:** 117–44.

器官和组织移植 莫罗单抗-CD3（第1752页）是一个鼠源化单克隆抗体，其作用于抗原识别及反应必需的人 T 淋巴细胞 T3 抗原（CD3），结合到激活的 T 淋巴细胞补体，消耗 T 淋巴细胞总数。莫罗单抗-CD3 用于器官移植受体（第1728页）急性同种异体移植物排斥。

作用于白介素-2 受体的亚单位 CD25 的单克隆抗体，也可以在移植患者中作为免疫抑制药使用。单克隆抗体阻止白介素-2 结合到 T 细胞，抑制 T 细胞激活。巴利昔单抗（第1738页）是一个嵌合体单克隆抗体，其作用是作为一个白介素-2 受体拮抗药，在免疫抑制药治疗方案中可阻止肾移植（第1731页）后的急性移植排斥。达克珠单抗（第1749页）是一个人源化单克隆抗体，其用法类似。

阵发性睡眠性血红蛋白尿症 依可珠单抗（第2229页）

是一个人源化单克隆抗体，作为一个补体阻滞药通过C5蛋白抑制终末补体激活。用于减少阵发性睡眠性血红蛋白尿症患者的红细胞溶解，这是一种严重的、可致残的溶血性贫血（第1012页）。

呼吸系统疾病 奥马佐单抗（第1091页）是一个人源化单克隆抗体，其选择性与人免疫球蛋白E（IgE）结合，可减少游离IgE数量并触发过敏级联。用于过敏性哮喘（第1072页）的预防方案中。

帕利珠单抗（第2155页）是一个针对呼吸道合胞病毒（RSV）的人源化单克隆抗体，用于对抗婴儿RSV感染（第829页）的被动免疫。

1. Schachter EN, Neuman T. The use of monoclonal antibodies and related agents in the treatment of respiratory disease. *Drugs Today* 2009; **45:** 533–48.

Monoctanoin（*BAN*，*USAN*）甘油辛酸酯和甘油癸酸酯混合物

Glycerol Monocaprylate; Glyceroli Monocaprylas; Glyceryl Caprylate; Glyceryl Mono-octanoate; Monocaprylin; Monoctanoína; Monooctanoin; Mono-octanoin.

CAS — 26402-26-6 (glyceryl mono-octanoate).

UNII — VFU0OU98LO (monoctanoin); TM2TZD4G4A (glyceryl mono-octanoate); I97M6VFC1W (glyceryl mono-decanoate); SA9937IP23 (glyceryl di-octanoate).

HO OR$_2$ OR$_1$

Glyceryl mono-octanoate R_1=H，R_2= CH$_3$

Glyceryl mono-decanoate R_1=H，R_2= CH$_3$

Glyceryl di-octanoate R_1=R_2=

Glycerol R_1=R_2=H

注：甘油辛酸酯和甘油癸酸酯混合物（BAN，USAN）是甘油酯的半合成混合物，含有80%～85%甘油单辛酸酯（glyceryl mono-octanoate，$C_{11}H_{22}O_4$=218.3），10%～15%甘油单癸酸酯（glyceryl mono-decanoate，glyceryl caprate $C_{13}H_{26}O_4$=246.3）和甘油双辛酸酯（glyceryl di-octanoate，glyceryl dicaprylate $C_{19}H_{36}O_5$=344.5），游离甘油（$C_3H_8O_3$=92.09）不超过2.5%。

Pharmacopoeias. *Eur.* (see p.vii) includes Glycerol Monocaprylate.

Ph. Eur. 6.2（Glycerol Monocaprylate） 单酰甘油的混合物，主要是单-*O*-辛酰基甘油，（甘油单辛酸酯，辛酸甘油酯），包括可变量的双和三酰甘油，由甘油与辛酸直接酯化反应获得，甘油单辛酸酯（Ⅱ型）通过随后蒸馏步骤。甘油单辛酸酯（Ⅰ型）包含：单酰基甘油，45%～75%；二酰基甘油，20%～50%；三酰基甘油，最大量为10%。甘油单辛酸酯（Ⅱ型）包含：单酰基甘油，最小量为80%；二酰基甘油，最大量为20%；三酰基甘油，最大量为5%。无色或浅黄色油状液体或软块状。几乎不溶于水；极易溶于乙醇；易溶于二氯四烷。

简介

甘油辛酸酯和甘油癸酸酯混合物是一个甘油酯（第1956页）的混合物，主要含有甘油单辛酸酯。可通过插在总胆管的导管持续输注用于胆囊切除术后溶解胆固醇型胆结石（第2354页）。相似的混合物如甘油单辛酸酯，在药用制剂中作为溶剂或乳化剂使用。

Monoethanolamine 单乙醇胺

2-Hydroxyethylamine; 2-Aminoethanol.

Моноэтаноламин

C_2H_7NO = 61.08.

CAS — 141-43-5.

H OH
H_2N—C—C—H
H H

Pharmacopoeias. In *Br.* Also in *USNF.*

BP 2010（Ethanolamine） 澄清、无色到黄灰色液体有轻微臭。对石蕊试液显碱性。与水和乙醇混溶；微溶于乙醚中。

USNF 28（Monoethanolamine） 澄清、无色、中等黏稠液体，有明显氨臭。与水、乙醇、丙酮、氯仿和甘油混溶；与乙醚、石油醚、不挥发性油不混溶；但溶于很多挥发油中。贮藏于密闭容器中避光。

Monoethanolamine Oleate（*rINN*）油酸单乙醇胺

Ethanolamine Oleate (*USAN*); Monoéthanolamine, Oléate de; Monoethanolamini Oleas; Oleato de monoetanolamina. 2-Hydroxyethylamine compound with oleic acid; 2-Aminoethanol compound with oleic acid.

Моноэтаноламина Олеат

$C_2H_7NO,C_{18}H_{34}O_2$ = 343.5.

CAS — 2272-11-9.

ATC — C05BB01.

ATC Vet — QC05BB01.

UNII — U4RY8MRX7C.

不良反应和注意事项

油酸单乙醇胺对皮肤和黏膜有刺激性。局部注射部位会导致腐蚀性溃疡，严重的会导致坏死。注射部位会出现疼痛。患者使用油酸单乙醇胺治疗食管静脉曲张会出现胸膜（腔）积液或浸润。有发生过敏反应的报道。

硬化疗法不用于不能行走患者腿静脉曲张的治疗，这些疾病包括腿部肥胖，血栓，倾向于血栓，急性静脉炎，明显动脉（marked arterial）、心血管、肾脏疾病，局部或全身感染，不能控制的代谢性疾病（如糖尿病）。使用口服避孕药的患者不应使用油酸单乙醇胺。

对肾脏的影响 2名肥胖妇女硬化性注射15～20ml含5%油酸单乙醇胺和含2%苯甲醇，被证明在3周之内出现急性肾功能不全[1]。

1. Maling TJB, Cretney MJ. Ethanolamine oleate and acute renal failure. *N Z Med J* 1975; **82:** 269–70.

用途和用法

油酸单乙醇胺作为组织硬化剂用于静脉曲张和食管静脉曲张，对于曲张静脉的硬化疗法，2～5ml 5%油酸单乙醇胺溶液缓慢注射到部分分离的空静脉中，分3～4个注射部位，也可注射并充满静脉。对于食管静脉曲张的硬化疗法，每静脉曲张注射剂量为1.5～5ml 5%油酸单乙醇胺溶液，每个疗程的最大剂量为20ml。也可用于治疗出血性血管曲张的初期，间隔重复给药直至曲张血管闭塞。

静脉曲张出血 很多影响肝脏的疾病，都可能发生门静脉高压，导致门静脉与循环系统相连的侧支通路形成。位于食管下部和胃黏膜的静脉血管增粗引起血管曲张，这种变化可导致血管破裂和出血，其发生率为30%。食管静脉曲张比胃静脉曲张更易导致出血。胃黏膜的毛细管和静脉血管也会发生肿胀，这种情况被称为门静脉高压性胃病，临床严重的病例可出现大出血。

静脉曲张出血非常严重，其死亡率与初始发病率一样均为50%，其复发率与未经治疗生存的患者的一样均为100%。出血可以自发停止，但是对那些持续出血的患者，要控制出血非常难，应该去有适当专业设备的医疗机构。患者须经治疗病情平稳后，再安全转运。

紧急处置 最初的治疗是支持治疗及采取措施防止吸引（aspiration）并用胶体和血液置换维持一个清洁的通道和空间。应进行紧急的内镜检查确定出血部位，排除非静脉曲张性出血。依据出血部位[1～11]选择治疗方式。在最初治疗中首选内镜方法（*Endoscopic methods*）。注射硬化剂治疗（Injection sclerotherapy）和结扎术（banding ligation）用于食管静脉曲张出血，但是胃静脉曲张出血的最佳治疗方式尚未明确，注射硬化剂治疗（Injection sclerotherapy）的疗效与所在部位有关。曲张静脉内注射（Intravariceal injection）牛或人凝血酶、氰基丙烯酸酯组织黏合剂，都可用于胃静脉曲张。如出血来源部位不是曲张静脉而由于胃病，门静脉减压术非常有效，但是在肝硬化患者中脑病的发生率会较高。小型研究显示在大量出血中使用普萘洛尔会非常有效[12]。

*注射硬化疗法*这种治疗方法治疗静脉曲张出血可在急诊内镜检查过程中实施。可使用曲张静脉内注射（Intravariceal injection）、曲张静脉旁注射或两种方法联合使用。使用最广泛的硬化剂有：油酸单乙醇胺和十四烷基硫酸钠用于曲张静脉内注射（Intravariceal injection），聚月桂乙二醇400用于曲张静脉旁注射。硬化疗法可控制95%的出血，但在注射硬化疗法后常发生溃疡或形成狭窄。

另一个可选择的方法是*内镜下结扎术*（*endoscopic banding ligation*），将弹性绷带围绕在曲张的静脉周围。组织坏死后留下一个浅表性溃疡，这项技术比注射硬化剂治疗更有效，但若正在出血，其操作难度会增大。如果出血继续或重新出血，可重复进行此过程。

当内镜检查无法实施时，可使用药物治疗或气囊填塞，直至患者被转移到一个专业医疗机构。注射硬化剂治疗失败时也可用这些技术，一些人建议初期药物治疗比注射硬化剂治疗[13]或内镜法[14]更有效。

*药物治疗*的目的是控制门静脉压力，虽然对大量出血无效，而且一旦停药其作用也会消失。来自于大量研究数据的两个荟萃分析[13,15]，比较了药物治疗与内镜法治疗急性静脉曲张破裂出血。注射硬化剂治疗作为单一治疗的首选方式不如血管活性药物治疗优越，且其不良反应更常见[13]。内镜法治疗（注射硬化疗法或结扎法）结合药物治疗比单一使用内镜法治疗更优越，但对总体死亡率并无影响，两组的不良反应发生率相似[15]。

使用的药物包括加压素及其类似物特利加压素，最新的生长抑素及其类似物奥曲肽。加压素能控制50%患者的出血，与硝酸甘油一起持续静脉给药，可措抗加压素的心血管不良反应，且能降低门静脉压力。特利加压素的优点在于治疗作用持久且能大剂量推注给药。一项比较特利加压素与注射硬化剂治疗研究表明[16]，两者在控制急性静脉曲张破裂出血方面同样有效。另一个系统综述[17]比较了特利加压素与安慰剂，或其他药物或介入治疗，其结果令人满意。然而，生长抑素[2]，特别是奥曲肽[2,18,19]，都可以大剂量推注，现在通常选择生长抑素是认为与加压素同样有效且不良反应较少。在一个系统性综述[20]的研究中将生长抑素或其类似物奥曲肽和伐普肽与安慰剂或没有药物治疗进行比较，结果显示其在控制出血方面的疗效较差，而在降低死亡率的优势益处也没有显示出来。临床研究显示重组因子Ⅶa在控制急性静脉曲张破裂出血方面已产生有益的结果[14]。

气囊填塞通过直接对曲张血管加压控制出血。虽然本法能有效控制出血，但一旦压力移开再次出血的发病率会很高，且并发症的发病率较高。当药物治疗无效和硬化疗法非常困难时，这种方法对大量出血非常有用。

手术，如果在上述措施不能控制出血的情况下，采用如吻合术或食管横切术非常必要。然而，在一些病例中，这种技术往往与高死亡率相关。现在普遍采用经颈静脉肝内门静脉系统分流术［transjugular intrahepatic portal-systemic shunt(TIPS)］[4]。这种方法对准备肝移植患者是一种特别有效的方式。有限数据显示这种分流术可让大多数患者至少3年有效[21]。

短期预防用抗菌药，少量的研究[22]显示对肝硬化伴有食管肠道出血，包括静脉曲张破裂出血的患者，此法可降低感染率和提高短期的存活率，虽然对总体的死亡率并没有影响[23]。

长期治疗 一旦急性出血得到控制，应采取措施防止再次出血[10,11]。内镜法治疗非常有用，注射硬化剂治疗或结扎术可重复使用直至曲张血管闭塞。结扎术是目前选择的治疗方式，它与注射硬化剂治疗相比，能消除治疗部分的静脉曲张并能降低溃疡和形成狭窄的危险性[24,25]。在注射硬化剂治疗后给予硫糖铝可以降低狭窄形成的频率，减少治疗相关性溃疡的出血。但结扎后对溃疡的治愈没有影响[26]。当静脉曲张重新出现时，一些医生实行常规内镜法，并采用重复注射硬化剂治疗或结扎术，但虽然这些措施在提高生存率方面不如开始出血时所采取的措施更有效。药物治疗可代替内镜法[27]。β受体阻滞药（主要是普萘洛尔）能降低静脉曲张出血的复发率并可能提高生存率[25,28,29]。据报道纳多洛尔和单硝酸异山梨酯联合使用比重复注射硬化剂治疗相比更能降低再次出血的危险性，但在死亡率方面没有显著性差异[30]。在静脉曲张闭塞没有形成之前，药物治疗也可作为内镜法的辅助治疗方式控制出血的再次发生，或作为内镜法之后的长期治疗方式。然而，内镜下绑扎法与药物治疗法联用的比较研究，其结果尚未确定[31]。然而，一项包含23项研究的荟萃分析[32]结果发现药物和内镜法联合使用在全面预防静脉曲张性再出血方面比任何一种治疗方式单用好，这种效果与内镜注射硬化疗法或绑扎法相同。也调查过注射硬化剂治疗后的长期使用奥曲肽的治疗，结果显示可降低曲张静脉出血的再次发生[33]。几项比较TIPS和内镜检查法的研究[34～36]，结果显示两种方法没有明显的益处，使用分流术（TIPS）会增加脑病的发生率。患者再次发生致命性出血时应进行手术，包括肝移植。普萘洛尔对于门静脉高压胃病的患者也有效。在一个对照研究中，普萘洛尔能降低肝硬化患者的门静脉高压胃病再次出血的发生率[37]。

*预防*对于门静脉高压患者首次出血存在争议，因为大约70%的静脉曲张患者不会出血，但是应该对有高度出血[11]危险性的肝硬化和静脉曲张患者进行预防。已设计一个能鉴别出血的高度危险性的系统。到目前为止，NIEC系统可能是最好的[38,39]，此系统依据静脉曲张的大小、静脉曲张上红色条痕的状态和Child-Pugh分级法，增加的指标有助于改善已推荐的传统指

标[39]。认为注射硬化剂治疗是一种预防方法，但是其价值尚未明确建立。研究显示β受体阻滞药能减少第一次出血的发生率[29,40]，如果要给予预防，可选择这种治疗方式。对于那些不能使用β受体阻滞药的患者可选择结扎术[41]。另一些人认为结扎术是标准预防措施[9]。一次包含9项随机对照研究的荟萃分析[42]的结论是在预防第一次静脉曲张出血时，绑扎法优于β受体阻滞药，然而一次包含16项随机对照研究的系统综述[43]发现两种治疗方式均有效，并建议在一些研究中评价绑扎法的作用存在偏颇，与随访的持续时间较短有关系。

目前公认将门静脉压力降至12mmHg可降低静脉曲张出血的发生率，但这是单独使用β受体阻滞药所不能达到的目标。正在寻找更有效的药物，单硝酸异山梨酯[9,44,45]（作为β受体阻滞药的辅助治疗）和可乐定[46]用于预防首次出血和门静脉高压的患者再次出血的研究正在进行中。

1. Williams SGJ, Westaby D. Management of variceal haemorrhage. *BMJ* 1994; **308:** 1213–17.
2. Roberts LR, Kamath PS. Pathophysiology and treatment of variceal hemorrhage. *Mayo Clin Proc* 1996; **71:** 973–83.
3. Sung JJY. Non-surgical treatment of variceal haemorrhage. *Br J Hosp Med* 1997; **57:** 162–6.
4. Stanely AJ, Haynes PC. Portal hypertension and variceal haemorrhage. *Lancet* 1997; **350:** 1235–9.
5. McCormack G, McCormick PA. A practical guide to the management of oesophageal varices. *Drugs* 1999; **57:** 327–35.
6. Dagher L, *et al.* Management of oesophageal varices. *Hosp Med* 2000; **61:** 711–17.
7. Anonymous. Early management of bleeding oesophageal varices. *Drug Ther Bull* 2000; **38:** 37–40.
8. Krige JEJ, Beckingham IJ. ABC of diseases of liver, pancreas, and biliary system. Portal hypertension—1: varices. *BMJ* 2001; **322:** 348–51.
9. Sharara AI, Rockey DC. Gastroesophageal variceal hemorrhage. *N Engl J Med* 2001; **345:** 669–81.
10. Villanueva C, Balanzó J. Variceal bleeding : pharmacological treatment and prophylactic strategies. *Drugs* 2008; **68:** 2303–24.
11. Garcia-Tsao G, Bosch J. Management of varices and variceal hemorrhage in cirrhosis. *N Engl J Med* 2010; **362:** 823–32.
12. Anonymous. Portal hypertensive gastropathy. *Lancet* 1991; **338:** 1045–6.
13. D'Amico G, *et al.* Emergency sclerotherapy versus vasoactive drugs for bleeding oesophageal varices in cirrhotic patients. Available in The Cochrane Database of Systematic Reviews; Issue 3. Chichester: John Wiley; 2010 (accessed 30/06/10).
14. Abraldes JG, *et al.* Medical management of variceal bleeding in patients with cirrhosis. *Can J Gastroenterol* 2004; **18:** 109–13.
15. Bañares R, *et al.* Endoscopic treatment versus endoscopic plus pharmacologic treatment for acute variceal bleeding: a meta-analysis. *Hepatology* 2002; **35:** 609–15.
16. Escorsell À, *et al.* Multicenter randomized controlled trial of terlipressin versus sclerotherapy in the treatment of acute variceal bleeding: the TEST study. *Hepatology* 2000; **32:** 471–6.
17. Ioannou GN, *et al.* Terlipressin for acute esophageal variceal hemorrhage. Available in The Cochrane Database of Systematic Reviews; Issue 1. Chichester: John Wiley; 2003 (accessed 08/02/06).
18. Erstad BL. Octreotide for acute variceal bleeding. *Ann Pharmacother* 2001; **35:** 618–26.
19. Corley DA, *et al.* Octreotide for acute esophageal variceal bleeding: a meta-analysis. *Gastroenterology* 2001; **120:** 946–54.
20. Gøtzsche PC, Hróbjartsson A. Somatostatin analogues for acute bleeding oesophageal varices. Available in The Cochrane Database of Systematic Reviews; Issue 3. Chichester: John Wiley; 2008 (accessed 09/07/09).
21. van Buuren HR, ter Borg PC. Transjugular intrahepatic portosystemic shunt (TIPS): indications and long-term patency. *Scand J Gastroenterol* 2003; **38** (Suppl 239): 100–104.
22. Bernard B, *et al.* Antibiotic prophylaxis for the prevention of bacterial infections in cirrhotic patients with gastrointestinal bleeding: a meta-analysis. *Hepatology* 1999; **29:** 1655–61.
23. Hou M-C, *et al.* Antibiotic prophylaxis after endoscopic therapy prevents rebleeding in acute variceal hemorrhage: a randomized trial. *Hepatology* 2004; **39:** 746–53.
24. Laine L, Cook D. Endoscopic ligation compared with sclerotherapy for treatment of esophageal variceal bleeding: a meta-analysis. *Ann Intern Med* 1995; **123:** 280–7.
25. Wright AS, Rikkers LF. Current management of portal hypertension. *J Gastrointest Surg* 2005; **9:** 992–1005.
26. Nijhawan S, Rai RR. Does post-ligation oesophageal ulcer healing require treatment? *Lancet* 1994; **343:** 116–17.
27. Bosch J, Garcia-Pagan JC. Prevention of variceal rebleeding. *Lancet* 2003; **361:** 952–4.
28. Bernard B, *et al.* Beta-adrenergic antagonists in the prevention of gastrointestinal rebleeding in patients with cirrhosis: a meta-analysis. *Hepatology* 1997; **25:** 63–70.
29. Talwalkar JA, Kamath PS. An evidence-based medicine approach to beta-blocker therapy in patients with cirrhosis. *Am J Med* 2004; **116:** 759–66.
30. Villanueva C, *et al.* Nadolol plus isosorbide mononitrate compared with sclerotherapy for the prevention of variceal rebleeding. *N Engl J Med* 1996; **334:** 1624–9.
31. Groszmann RJ, Garcia-Tsao G. Endoscopic variceal banding vs. pharmacological therapy for the prevention of recurrent variceal hemorrhage: what makes the difference? *Gastroenterology* 2002; **123:** 1388–91.
32. Gonzalez R, *et al.* Meta-analysis: Combination endoscopic and drug therapy to prevent variceal rebleeding in cirrhosis. *Ann Intern Med* 2008; **149:** 109–22.
33. Jenkins SA, *et al.* Randomised trial of octreotide for long term management of cirrhosis after variceal haemorrhage. *BMJ* 1997; **315:** 1338–41.
34. Sanyal AJ, *et al.* Transjugular intrahepatic portosystemic shunts compared with endoscopic sclerotherapy for the prevention of recurrent variceal hemorrhage: a randomized, controlled trial. *Ann Intern Med* 1997; **126:** 849–57.
35. Cello JP, *et al.* Endoscopic sclerotherapy compared with percutaneous transjugular intrahepatic portosystemic shunt after initial sclerotherapy in patients with acute variceal hemorrhage: a randomized, controlled trial. *Ann Intern Med* 1997; **126:** 858–65.
36. Rössle M, *et al.* Randomised trial of transjugular-intrahepatic-portosystemic shunt versus endoscopy plus propranolol for prevention of variceal rebleeding. *Lancet* 1997; **349:** 1043–9.
37. Pérez-Ayuso RM, *et al.* Propranolol in prevention of recurrent bleeding from severe portal hypertensive gastropathy in cirrhosis. *Lancet* 1991; **337:** 1431–4.
38. The North Italian Endoscopic Club for the Study and Treatment of Esophageal Varices. Prediction of the first variceal hemorrhage in patients with cirrhosis of the liver and esophageal varices: a prospective multicenter study. *N Engl J Med* 1988; **319:** 983–9.
39. Merkel C, *et al.* Prognostic indicators of risk for first variceal bleeding in cirrhosis: a multicenter study in 711 patients to validate and improve the North Italian Endoscopic Club (NIEC) index. *Am J Gastroenterol* 2000; **95:** 2915–20.
40. Pagliaro L, *et al.* Prevention of first bleeding in cirrhosis: a meta-analysis of randomised trials of nonsurgical treatment. *Ann Intern Med* 1992; **117:** 59–70.
41. Burroughs AK, Patch D. Primary prevention of bleeding from esophageal varices. *N Engl J Med* 1999; **340:** 1033–5.
42. Tripathi D, *et al.* Variceal band ligation versus beta-blockers for primary prevention of variceal bleeding: a meta-analysis. *Eur J Gastroenterol Hepatol* 2007; **19:** 835–45.
43. Gluud LL, *et al.* Banding ligation versus beta-blockers as primary prophylaxis in esophageal varices: systematic review of randomized trials. *Am J Gastroenterol* 2007; **102:** 2842–8.
44. Angelico M, *et al.* Isosorbide-5-mononitrate versus propranolol in the prevention of first bleeding in cirrhosis. *Gastroenterology* 1993; **104:** 1460–5.
45. Merkel C, *et al.* Randomised trial of nadolol alone or with isosorbide mononitrate for primary prophylaxis of variceal bleeding in cirrhosis. *Lancet* 1996; **348:** 1677–81.
46. Blendis LM. Clonidine for portal hypertension: a sympathetic solution? *Ann Intern Med* 1992; **116:** 515–17.

静脉曲张 静脉曲张是指腿上的静脉扭曲、突出，由于静脉壁变薄，瓣膜关闭不全导致静脉逆流和膨胀。与静脉曲张有关的症状包括腿变沉重、张力增加、疼痛和瘙痒。合并症包括水肿、血栓性静脉炎、深部静脉血栓形成、脂性硬皮病和静脉溃疡。静脉曲张的危险因素包括：年龄增加、妊娠和长时间站立[1]。

关于治疗静脉曲张的综述[1~5]。传统的治疗方式是一些患者使用弹力袜可以有效减轻症状[4]，但是长期的依从性较差[3,5]。可依据于静脉的受累情况，选择手术或硬化剂治疗这些治疗方式。手术治疗是治疗严重静脉曲张的"金标准"，包括结扎受累的静脉，剥离受累的静脉茎或撕脱曲张静脉[3]。在硬化剂治疗可以选择性的治疗纤维血管[2,4]，将硬化剂注射到受累的血管中，刺激和损坏血管内壁导致局部形成血栓、纤维化和狭窄。清洁硬化剂包括油酸单乙醇胺、十四烷基硫酸钠、聚月桂乙二醇400、鱼肝油酸钠；渗透硬化剂包括高渗氯化钠溶液、高渗氯化钠和葡萄糖溶液；腐蚀硬化剂包括铬酸盐丙三醇（chromated glycerol），碘和碘化钠的混合液。循序压力敷料在硬化剂治疗后用于减少周围组织对静脉损害部分的吸收时间。压迫可以减轻硬化疗法的并发症。如色素沉着、水肿、疼痛、血栓性静脉炎和深部静脉血栓形成。关于随机对照注射硬化剂治疗试验的一项系统综述[6]，未能确定其在整个曲张静脉治疗过程中的地位，因为硬化剂的类型、成分，局部敷料的压力、压迫的程度和长度并没显示出对其有效性有显著性影响。然而，有证据支持其在当前治疗中的作用，即用于术后的曲张静脉复发和纤维静脉。在另一项系统性综述中[7]，比较手术和硬化治疗原发的静脉曲张。有趋势显示硬化治疗的早期结果会更好，而手术会带来长期的益处。然而，没有足够的证据建议使用一种治疗方式优于另一种治疗方式，静脉曲张的程度最终决定选择何种治疗方式。

目前正尝试一些新的治疗方式包括泡沫硬化剂治疗，类似清洁剂样的硬化剂混合空气产生泡沫[2,4,5]；还有动态静脉切除术；静脉内的激光疗法和射频消融[3~5,8]。

1. London NJ, Nash R. ABC of arterial and venous disease: varicose veins. *BMJ* 2000; **320:** 1391–4.
2. Rabe E, *et al.* German Society of Phlebology. Guidelines for sclerotherapy of varicose veins (ICD 10: I83.0, I83.1, I83.2, and I83.9). *Dermatol Surg* 2004; **30:** 687–93.
3. Beale RJ, Gough MJ. Treatment options for primary varicose veins—a review. *Eur J Vasc Endovasc Surg* 2005; **30:** 83–95.
4. Sadat U, Gaunt M. Current management of varicose veins. *Br J Hosp Med* 2008; **69:** 214–7.
5. Raju S, Neglén P. Chronic venous insufficiency and varicose veins. *N Engl J Med* 2009; **360:** 2319–27.
6. Tisi PV, *et al.* Injection sclerotherapy for varicose veins. Available in The Cochrane Database of Systematic Reviews; Issue 4. Chichester: John Wiley; 2006 (accessed 04/06/08).
7. Rigby KA, *et al.* Surgery versus sclerotherapy for the treatment of varicose veins. Available in the Cochrane Database of Systematic Reviews; Issue 4. Chichester: John Wiley; 2004 (accessed 09/02/06).
8. Sadick NS. Advances in the treatment of varicose veins: ambulatory phlebectomy, foam sclerotherapy, endovascular laser, and radiofrequency closure. *Dermatol Clin* 2005; **23:** 443–55.

制剂

BP 2010: Ethanolamine Oleate Injection.

专利制剂

Braz.: Ethamolin; ***Jpn:*** Oldamin†; ***USA:*** Ethamolin.

Motherwort 益母草

Agripalma; Agripaume, herbe de; Cardíaca; Cola de león; Hjärtstilla; Leonuri cardiacae herba; Leonuri Herba; Leonurus; Motherwort Herb; Nukula; Srdečníková nať; Sukatžolių žolė.

Пустырник Сердечный

ATC Herb — HN05CM5012 (Leonurus cardiaca: herb); HC01EB5016 (Leonurus cardiaca: herb).

UNII — 8NC0C2YXK0.

Pharmacopoeias. In *Eur.* (see p.vii). *Chin.* includes the fruit.

Ph. Eur. 6. 8（Motherwort） 完整或切片，干的，开花的益母草（*Leonurus cardiaca.*）地上部分。应含不低于0.2%的黄酮类，以金丝桃糖苷［hyperoside（$C_{21}H_{20}O_{12}$＝464.4）］计算干燥药物含量。避光。

简介

益母草在中草药中用于神经和血管疾病；其制剂用于轻度甲状腺功能亢进。

制剂

多组分制剂 ***Austral.:*** Pacifenity†; Valerian†; ***Austria:*** Thyreogutt†; ***Canad.:*** Estro-Logic†; ***Fr.:*** Biocarde; ***Ger.:*** Biovital Aktiv†; Biovital Classic†; Cimicifuga comp; Mutellon†; Oxacant-sedativ; ***Hung.:*** Biovital†; ***Irl.:*** Quiet Life; ***Pol.:*** Biovital N†; Gerovital Zdrovit; Klimax; Lumewal; Nervinolum; Nerwobonisol; Tabletki Tonizujace; Tabletki Uspokajajace; ***Rus.:*** Biovital (Биовитал); Phyto Novo-Sed (Фито Ново-Седа); Sedativae Species No 2 (Седативный Сбор 2); Sedativae Species No 3 (Седативный Сбор 3); Valemidin (Валемидин); ***Switz.:*** Tisane pour le coeur et la circulation; ***UK:*** Menopause Relief; Modern Herbals Stress; Period Pain Relief; Prementaid; Quiet Life; SuNerven; Valerian Passiflora and Hops; Wellwoman; ***Ukr.:*** Cratal (Кратал); Florised (Флорисед); Gerovital Dr. Theiss (Геровитал Др. Тайсс).

顺势疗法制剂 ***Canad.:*** Motherwort Combination 1; Motherwort Combination 3; ***Fr.:*** Hypophysis Complexe No 31; ***Ger.:*** Arrhythmie-Gastreu N; Crataegus Herzcomplex; Dystophan†; Hewethyreon; ***Neth.:*** Nervival; ***Rus.:*** Valeriana-Plus (Валериана-Плюс).

Moxaverine Hydrochloride（*BANM*，*rINNM*）盐酸莫沙维林

Hidrocloruro de moxaverina; Meteverine Hydrochloride; Moxavérine, Chlorhydrate de; Moxaverini Hydrochloridum. 1-Benzyl-3-ethyl-6,7-dimethoxyisoquinoline hydrochloride.

Моксаверина Гидрохлорид

$C_{20}H_{21}NO_2,HCl = 343.8.$

CAS — 10539-19-2 (moxaverine); 1163-37-7 (moxaverine hydrochloride).

ATC — A03AD30.

ATC Vet — QA03AD30.

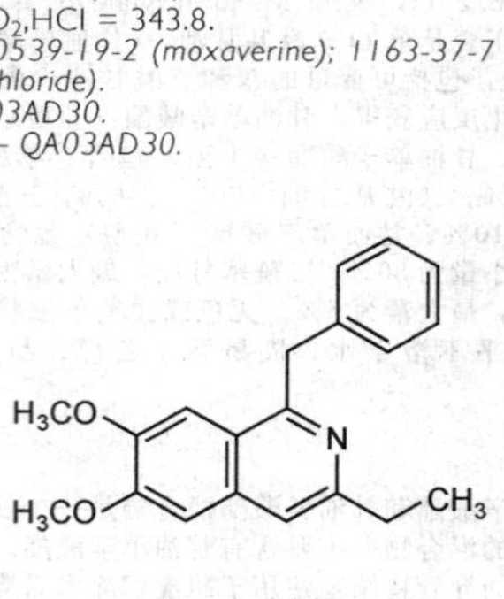

(maxaverine)

简介

莫沙维林的结构与罂粟碱（第2111页）类似，其盐酸盐可口服和静脉输注给药，用于治疗血管痉挛病，也作为一种解痉药用于治疗胃肠道和胆管痉挛。

制剂

专利制剂

Ger.: Kollateral.

多组分制剂 ***Austria:*** Hedonin†.

Mozavaptan（*rINN*）⊗莫扎伐普坦

Manavaptan; Mozavaptán; Mozavaptanum; OPC-31260. *N*-(4-{[(5*RS*)-5-(Dimethylamino)-2,3,4,5-tetrahydro-1*H*-1-benzazepin-1-yl]carbonyl}phenyl)-2-methylbenzamide.

Мозаваптан

$C_{27}H_{29}N_3O_2 = 427.5.$

CAS — 137975-06-5.
UNII — 17OJ42922Y.

and enantiomer

简介

莫扎伐普坦是一个选择性加压素 V_2 受体拮抗剂，用于治疗癌症相关抗利尿激素分泌过多综合征的低钠血症。

Mulungu 蒙浪古

Мулунгу

简介

豆科植物蒙浪古树 *Erythrina verna*（*E. mulungu*）的树皮，在南美洲，作为镇静药和降血压药传统使用。

制剂

多组分制剂 ***Braz.:*** Calmapax; Elixir de Passiflora†; Passaneuro; Passicalm†; Passiflora Composta†; Passilex†; Sedalin†.

Mumps Skin Test Antigen 流行性腮腺炎皮试抗原

Parotiditis, prueba cutánea contra el antígeno de la.

Pharmacopoeias. In *US.*

USP 33（Mumps Skin Test Antigen） 一种甲醛灭活的流行性腮腺炎病毒灭菌混悬剂，由病毒感染的鸡胚胎的胚胎外液体通过差速离心法浓缩和纯化，并用等渗的氯化钠溶液稀释而成。含有防腐剂和作为稳定剂的甘氨酸。每毫升至少含有 20U 的补体结合单位（complement-fixing）。贮藏在 2～8℃。从生产日期起或从生产商的冷藏器中取出后有效期为 18 个月。

简介

腮腺炎痊愈后可产生对腮腺炎病毒的皮肤过敏。腮腺炎皮试抗原与其他抗原用于评价细胞介导免疫状态。阳性反应可表示以前曾感染腮腺炎病毒，但并不完全可靠。本品不能用于对鸡蛋蛋白过敏的患者。

制剂

USP 33: Mumps Skin Test Antigen.

Muramidase Hydrochloride 盐酸溶菌酶

N-Acetylmuramide Glycanohydrolase Hydrochloride; E1105 (muramidase); Globulin G_1 Hydrochloride; Hidrocloruro de lisozima; Lysozyme Hydrochloride; Muramidasa, hidrocloruro de.

Лизоцима Гидрохлорид

CAS — 9001-63-2 (muramidase); 9066-59-5 (muramidase hydrochloride).
ATC — D06BB07; J05AX02.
ATC Vet — QD06BB07; QJ05AX02.

Pharmacopoeias. In *Jpn.*

简介

溶酶菌是一种存在于正常唾液、其他组织和分泌物中的黏多糖酶，可抗革兰阳性细菌，可能是将细菌壁的不溶性多糖转化成可溶性黏肽。也有人认为对部分病毒和部分革兰阴性细菌有活性。

溶酶菌常用其盐酸盐，用于带状疱疹患者和其他疼痛病毒感染，口腔和呼吸道疾病。也可用与抗菌药合用以提高其活性。有过敏反应的报道。

不良反应 有中毒性表皮坏死松解型药物皮疹的报道[1]，认为是由于患者口服含有盐酸溶酶菌的冷制剂所导致的。在静脉给予皮质激素治疗（corticosteroid therapy）后患者状况有所缓解。

1. Kobayashi M, *et al.* A case of toxic epidermal necrolysis-type drug eruption induced by oral lysozyme chloride. *J Dermatol* 2000; **27:** 401–4.

制剂

专利制剂

Belg.: Murazyme; ***Hong Kong:*** CP-Lyso; Eurozyme; Flemizyme; Leftose†; Lysosmin†; Neuzym†; Qualizyme; Uni-Zyme; Visozyme; ***Jpn:*** Leftose; Neuzym; ***Malaysia:*** E-Zyme; Leftose†; Neuzym; Noflux; ***Singapore:*** Leftose; Lyzyme; Neuflo; Neuzym; ***Thai.:*** Leftose†.

多组分制剂 ***Arg.:*** Bim†; Gammanova†; ***Braz.:*** Colpistar; Tricomax; Trinotrex†; ***Cz.:*** Larypront†; ***Fr.:*** Cantalene; Glossithiase; Hexalyse; Lyso-6; Lysopaine; ***Ger.:*** Frubienzym; ***Gr.:*** Lyso-6; Lysopaine; Lysoril; Sopain-Plus; ***Hong Kong:*** Eye-Ruby L; Hexalyse; Quadezyme; ***Ital.:*** Narlisim; ***Port.:*** Narizima; ***Rus.:*** Hexalyse (Гексализ); Lysobact (Лизобакт); ***Singapore:*** Biotene; ***Spain:*** Egarone†; Lizipaina; Pulmotropic†; Rino Dexa; Trofalgon; ***Switz.:*** Arbid-top; Gem†; Lysopaine; Mebucasol f; Sangerol; ***Thai.:*** Siduol; ***UK:*** Biotene Dry Mouth; BioXtra†; ***Ukr.:*** Hexalyse (Гексализ); Lysobact (Лисобакт); ***USA:*** Biotene with Calcium.

Poisonous Mushrooms or Toadstools 毒蘑菇或毒蕈

Champignons vénéneux; Giftpilze; Setas venenosas.

CAS — 23109-05-9 (α-amanitin); 21150-22-1 (β-amanitin); 21150-23-2 (γ-amanitin); 58919-61-2 (coprine); 16568-02-8 (gyromitrin); 2552-55-8 (ibotenic acid); 60-34-4 (methylhydrazine); 300-54-9 (muscarine); 2763-96-4 (muscimol); 37338-80-0 (orellanine); 17466-45-4 (phalloidin); 28227-92-1 (phalloin); 39412-56-1 (phallolysin).

分类

本专栏描述的毒蘑菇（poisonous mushrooms）也常被称为毒蕈（toadstool），包括其毒素、毒性作用和治疗作用。它们仅仅在顺势疗法中使用（见下文），毒蝇鹅膏菌（*Amanita muscaria*）和光盖伞属（*Psilocybe* spp）常常因其具有精神活性而滥用（见**裸头草辛**，第2316页）。

依据蘑菇的主要毒素和毒性作用，可将其分为8类：

- **Ⅰ类** 大多数死亡是由于吃下含有环肽的蘑菇引起毒蕈中毒导致，据报道在这些蘑菇中 90%的死亡是由鬼笔鹅膏（*Amanita phalloides*）（'death cap'）导致。环肽是一组热稳定环状多肽，其分子量为 800～1100，包括毒伞肽［α-，β-，γ-鹅膏蕈碱（α-，β-，γ-amanitin）］和毒蕈肽。含有环肽的其他蘑菇包括白鹅膏（*A. verna*）［'致命性毒蝇菌'（'deadly agaric'），'愚人型蘑菇'（'fool' s mushroom'）］，鳞柄白鹅膏（*A. virosa*）［'破坏性天使'（'destroying angel'）］和 *A. bisporigera*［'白色破坏性天使'（'white destroying angel'）］和秋盔孢菌（*Galerina autumnalis*），边缘盔孢菌（*G. marginata*）以及毒盔孢菌（*G. venenata*）。
- **Ⅱ类** 虽然 *A. muscaria*（'fly agaric'）和 *A. pantherina*（'panther cap'，'false blusher'）可含少量毒蕈碱，其中幻觉剂蝇蕈醇（muscimol）和杀虫剂鹅膏蕈氨酸（ibotenic acid）的抗毒蕈碱作用常占优势。
- **Ⅲ类** 鹿花菌属（*Gyromitra*）的很多品种都含有的毒素称为鹿花菌素，它能分解并释放的丙卡巴肼（methylhydrazine）（一甲基肼；MMH），它是磷酸吡哆醛辅酶的抑制剂。
- **Ⅳ类** 含主要毒素是蕈毒碱的蘑菇属于大部分杯伞属（*Clitocybe*）和丝盖伞属（*Inocybe* spp.），也有少量的 *A. muscaria* 和 *A. pantherina*（见上文）。
- **Ⅴ类** 墨汁鬼伞（*Coprinus atramentarius*）（'ink cap'）含有化合物 4-甲氧甲苯醌，它的代谢物的是一种乙醛脱氢酶的抑制剂，因此饮酒后可以产生双硫仑样症状。
- **Ⅵ类** 含有致幻觉的吲哚类二甲-4-羟色胺（hallucinogenic indoles psilocin）和西洛西宾（psilocybine）的蘑菇有裸盖菇属（*Psilocybe*），斑褶菇属（*Panaeolus*），裸伞属（*Gymnopilus*），球盖菇属（*Stropharia*）和锥盖伞属（*Conocybe*）。
- **Ⅶ类** 这类蘑菇仅具有胃肠刺激作用，而对全身系统没有作用。
- **Ⅷ类** 这类蘑菇有时用来分类丝膜菌属（*Cortinarius*）的一些种类，其含有肾毒素可能认为是奥来毒素（orellanine），而且其自然提取物中可检测到。

不良反应

中毒的临床过程与蘑菇的主要毒素有关：

- **Ⅰ类** 最初的症状出现在吃下含有环肽的蘑菇后 6～24h，通常为胃肠道反应，如腹痛、恶心、剧吐，大量腹泻症状与霍乱类似。2～3 天后患者能复原并且症状消失，但是肝药酶可能升高。在这个时期之后，毒伞肽（amatoxins）的更严重的毒素症状会出现，有肝、肾、心脏、CNS 毒性作用体征，症状包括黄疸、少尿、无尿、低血糖、凝血功能紊乱、循环衰竭、惊厥、昏迷。在第三阶段的死亡率高，主要由于肝衰竭导致的肝坏死。未经治疗的患者 90%会死亡，而经过治疗的患者死亡率为 15%～30%。
- **Ⅱ类** 含有鹅膏蕈氨酸（ibotenic acid）和蝇蕈醇（muscimol）的蘑菇的不良反应通常发生在食用后 2h 内。症状与抗毒蕈碱作用相关包括共济失调、欣快感、谵妄和幻觉。死亡较罕见。
- **Ⅲ类** 患者吃下含鹿花菌素（gyromitrins）的蘑菇通常在 6～24h 内出现中毒症状，最初的症状有恶心、呕吐、腹痛、肌肉痛性痉挛、头痛、头晕和疲惫。也可出现谵妄、惊厥、昏迷、正铁血红蛋白血症和溶血，偶见黄疸和肝坏死引起的肝衰竭和死亡。最多有 40%的患者死亡。
- **Ⅳ类** 食入含有毒蕈碱（muscarine）的蘑菇后 30min 至 2h 后出现胆碱能危象（cholinergic crisis）典型症状（见第601页**新斯的明的不良反应**），包括心动过缓、支气管痉挛、流涎、出汗、流泪、流鼻涕、大小便失禁、腹泻。也可出现瞳孔缩小、低血压、心律失常。罕见由于心动骤停或呼吸道阻塞导致的死亡。
- **Ⅴ类** 4-甲氧甲苯醌的一个代谢物是乙醛脱氢酶的抑制剂，即使食入含有这种化合物的蘑菇几天后，饮酒能产生类似双硫仑-乙醇的相互作用（见**双硫仑的不良反应**，第2226页）。罕见死亡。
- **Ⅵ类** 食用含二甲-4-羟色胺（psilocin）和西洛西宾（psilocybine）蘑菇的不良反应与麦角乙二胺（lysergide）（第2271页）类似。症状通常出现在 30min 至 2h。罕见死亡。
- **Ⅶ类** 这类蘑菇的胃肠道不良反应通常无需治疗。
- **Ⅷ类** 由丝膜菌属（*Cortinarius*）引起的中毒症状可能延迟 14～20 天。患者出现剧渴，其他症状通常包括恶心、呕吐、腹泻和食欲减退。也可出现肌痛、痉挛和畏寒。严重的病例会由于肾衰竭导致死亡。据报道最多 15%的患者死亡。

妊娠 α-鹅膏碱（α-Amanitine）不会通过胎盘屏障，即使在急性中毒期也不会通过[1]。

1. Belliardo F, *et al.* Amatoxins do not cross the placental barrier. *Lancet* 1983; **i:** 1381.

不良反应的处置

因为大多数蘑菇中毒的病例都没有特效解毒药，且其相关的种类也不知道，治疗主要包括对症和支持治疗。如果患者已经没有自发的呕吐，通过洗胃排空胃。然而，如果症状延迟（因为一些蘑菇的中毒症状出现得缓慢），排空胃的措施不太可能有益处。活性炭可以在胃肠道结合毒素并阻滞其吸收。通过饮食时间和出现症状的时间间隔常可以鉴别食用蘑菇的种类，如果可能，可将蘑菇标本或胃内容物的样品送给真菌学专家进行鉴定。特别注意的是，如果呕吐和腹泻很严重，应静脉输液和补充电解质。如果怀疑食用有肝毒性或肾毒性的蘑菇，应监测肝脏和肾脏功能。

因为一些蘑菇含有毒素范围很广，患者也可能食用一种以上的品种，在积极的鉴别后，应开始特殊治疗。

- **Ⅰ类** 特效制剂或环肽（cyclopeptide）中毒治疗方式只有少量的临床证据支持。可给予药物如青霉素，水飞蓟素或水飞蓟宾具有保护肝脏对抗毒伞肽（amatoxins）的肝毒性作用。输液置换、血液透析或活性炭血液灌注法（charcoal haemoperfusion）可有利于毒伞肽（amatoxins）的清除。建议通过留在原位置十二指肠导管清除胆汁并有利于减少毒伞肽（amatoxins）的肠肝循环。也可采取强迫利尿。进行性肝功能衰竭时可进行肝移植。一些国家使用放射免疫分析法检测毒伞肽（amatoxins）来诊断环肽（cyclopeptide）中毒。
- **Ⅱ类** 特殊疗法通常仅用于症状严重时。可使用毒扁豆碱处理抗毒蕈碱的症状。如果含鹅膏蕈氨酸（ibotenic acid）和蝇蕈醇（muscimol）的蘑菇也含有少量的毒蕈碱（muscarine），可使用阿托品对抗毒蕈碱症状。
- **Ⅲ类** 可静脉输注盐酸吡哆醇（维生素 B_6）作为一种特殊疗法拮抗丙卡巴肼的 5-磷酸吡哆醛抑制作用。但是大剂量的使用吡哆醇（维生素 B_6）自身可产生神经系统的不良反应。如果正铁血红蛋白血症严重可使用亚甲蓝。
- **Ⅳ类** 可用硫酸阿托品控制毒蕈碱中毒的症状，且仅适用于确定由毒蕈碱引起的中毒症状。
- **Ⅴ类** 除了维持血压外，没有特殊治疗方式用于"双硫仑-乙醇"反应。
- **Ⅵ类** 如果一些患者的症状严重，可使用地西泮镇静。

1. Köppel C. Clinical symptomatology and management of mushroom poisoning. *Toxicon* 1993; **31:** 1513–40.

鬼笔鹅膏 在治疗鬼笔鹅膏中毒时使用特殊解毒药仍然

存在争议。乙酰半胱氨酸、青霉素、磺胺甲嘧唑、硫辛酸、细胞色素C、抗坏血酸（维生素C）、胰岛素、生长激素、水飞蓟宾（silymarin）或水飞蓟宾（silibinin）、皮质激素（corticosteroids）所有都已使用或建议使用。这些药物的使用大多数缺乏证据支持[1,2]，仅有少量的证据支持使用水飞蓟宾和乙酰半胱氨酸，青霉素的使用虽然广泛但证明并不有效[1]。暴发性肝功能衰竭的患者确定治疗是肝移植[1,2]。

1. Enjalbert F, *et al.* Treatment of amatoxin poisoning: 20-year retrospective analysis. *J Toxicol Clin Toxicol* 2002; **40:** 715–57.
2. Berger KJ, Guss DA. Mycotoxins revisited: part I. *J Emerg Med* 2005; **28:** 53–62.

用途

顺势疗法 几种类型的毒蘑菇用在顺势疗法药物中使用以下名字：

- 鬼笔鹅膏（*Amanita phalloides*）：Agaricus phalloides；Agaricus phal；Agaricus bulbosus；
- 毒蝇鹅膏（*Amanita muscaria*）：Agaricus muscarius；Agaricus musc；Agat. m；
- 墨汁鬼伞（*Coprinus stercorarius*）（Stropharia stercoraria）：Agaricus stercorarius；Agaricus ster；Aga. ster；
- 毒红菇（*Russula emetica*）：Agaricus emeticus；Agaricus emet；Agar. e。

Black Mustard 黑芥

Graine de Moutarde Noire; Mostarda Preta; Mostaza negra; Moutarde Jonciforme; Schwarzer Senfsame; Semen Sinapis; Semilla de Mostaza; Sinapis Nigra.
Горчица Чёрная
ATC Herb — HM02AW5003 (Brassica nigra: seed).
UNII — 8LTY55LQ8D.

性状 黑芥是黑芸苔［*Brassica nigra*（*B. sinapioides*）］［十字花科，（Cruciferae）］干的成熟种子。

Pharmacopoeias. In *Swiss* which allows *B. nigra*, *B. juncea*, and other species.

White Mustard 白芥

Mostaza blanca; Sinapis Alba.
Горчица Белая
UNII — 25VR943RPP.

性状 白芥是白芸苔（*Brassica alba*）［十字花科，（Cruciferae）］干的成熟种子。

Pharmacopoeias. *Chin.* allows *B. alba* or *B. juncea*.

不良反应

超敏反应 有2例由芥末调味品引起的IgE介导的过敏反应[1]报道。

1. Vidal C, *et al.* Anaphylaxis to mustard. *Postgrad Med J* 1991; **67:** 404.

用途和用法

黑芥和白芥的种子可在抗刺激药和发红剂中作为催吐药，也可作为调味品。黑芥的种子是挥发性芥子油（第2360页）的原料，主要成分是异硫氰酸丙烯酯（第2174页）。

制剂

专利制剂

Mon.: Autoplasme Vaillant; Sinapisme Rigollot.

多组分制剂 **Pol.:** Reumobonisol.

顺势疗法制剂 **Austral.:** Hay Fever; **Austria:** Delufen; **Ger.:** Sinapis nigra N Oligoplex; Zimpels Nieren- und Hautkomplex†; **Rus.:** Delufen (Делуфен).

Myrrh 没药

Gum Myrrh; Gummiresina Myrrha; Mira; Mirhami; Mirra; Mirrha; Myrhovníková klejopryskyřice; Myrra; Myrrha; Myrrhe.
Мирра
CAS — 9000-45-7 (Myrrh); 8016-37-3 (myrrh oil).
ATC Herb — HA03AW5016 (Commiphora myrrha: resin); HA01WC5002 (Commiphora myrrha: resin).
UNII — JC71GJ1F3L.

Pharmacopoeias. In *Eur.* (see p.vii) and *US*.

Ph. Eur. 6.8（Myrrh） 一种树胶脂，在空气中变硬，从 *Commiphora molmol* 和（或）*Commiphora* 其他种类的根和枝中获得。避光。

USP 33（Myrrh） 油状树胶脂，除了 *C. mukul*，从 *Commiphora molmol* 和 *Commiphora*（Burseraceae）其他种类中获得。在干燥的环境中贮藏于密闭容器中。

简介

没药的主要来源是没药属没药（*C. molmol*）（橄榄科）。没药是黏膜的收敛剂；其酊剂用于口腔和咽部炎症的漱口剂和含漱剂。也可作为祛风剂。没药已尝试用于治疗血吸虫病和片吸虫病。

没药不应和与它有关的穆库尔没药（第2250页）相混淆。

没药油用于芳香疗法。

有接触性皮炎的报道。

蠕虫感染 没药在一项包含7名片形吸虫病患者的小型研究[1]和另一项包含204名血吸虫病的研究[2]中有效。但与吡喹酮相比，没药治疗血吸虫病的效率更低[3,4]。

1. Massoud A, *et al.* Preliminary study of therapeutic efficacy of a new fasciolicidal drug derived from Commiphora molmol (myrrh). *Am J Trop Med Hyg* 2001; **65:** 96–9.
2. Sheir Z, *et al.* A safe, effective, herbal antischistosomal therapy derived from myrrh. *Am J Trop Med Hyg* 2001; **65:** 700–4.
3. Botros S, *et al.* Efficacy of mirazid in comparison with praziquantel in Egyptian Schistosoma mansoni-infected school children and households. *Am J Trop Med Hyg* 2005; **72:** 119–23.
4. Barakat R, *et al.* Efficacy of myrrh in the treatment of human schistosomiasis mansoni. *Am J Trop Med Hyg* 2005; **73:** 365–7.

制剂

Ph. Eur.: Myrrh Tincture;
USP 33: Myrrh Topical Solution.

专利制剂

Ger.: Inspirol P; **Rus.:** Myrtoplex (Миртоплекс).

多组分制剂 **Arg.:** Parodontax Fluor; **Austral.:** Eczema Relief†; **Austria:** Brady's-Magentropfen; Dentinox; Paradenton†; Parodontax; Pervivo; **Braz.:** Ferrotonico†; Paratonico; Parodontax; Tonico Blumen†; Vitonico; **Chile:** Astrijesan; **Cz.:** Dr Theiss Rheuma Creme†; Dr Theiss Schweden Krauter; Dr Theiss Schwedenbitter; Naturland Grosser Swedenbitter†; Original Schwedenbitter; **Denm.:** Dolodent; **Ger.:** Ad-Muc†; Mint-Lysoform; Myrrhinil-Intest; Ratanhia comp; Repha-Os; **Hong Kong:** Ad-Muc; **Hung.:** Bano Svedkeseru; Bittner; **Ital.:** Gengivario†; **Pol.:** Pervivo†; **Rus.:** Original Grosser Bittner Balsam (Оригинальный Большой Бальзам Биттнера); **S.Afr.:** Helmontskruie†; Lewensessens; **Spain:** Buco Regis; **Switz.:** Baume; Eubucal†; GU Eau†; Kemosan Eau Dentifrice; Parodontax F†; Parodontax†; Pommade au Baume; Sanogencive; **UK:** Herbal Indigestion Naturtabs; HRI Golden Seal Digestive; Indigestion and Flatulence; Vocalzone; Wind & Dyspepsia Relief; **Ukr.:** Swedish Bitters Dr Theiss (Шведская Др Тайсс); **Venez.:** One Drop Spray†.

顺势疗法制剂 **UK:** Medicinal Gargle.

Myrtillus 桃金娘

Baccae Myrtilli; Bilberry; Blåbär (bilberry fruit); Blaeberry; Borůvkový plod; Fekete áfonya termés (bilberry fruit); Heidelbeere; Huckleberry; Hurtleberry; Mėlynių uogos, džiovintos (bilberry fruit); Mirtilo; Mustikka (bilberry fruit); Myrtille, fruit de (bilberry fruit); Myrtilli Fructus; Myrtilli fructus (bilberry fruit); Whortleberry.
Черника Обыкновенная
ATC Herb — HD08AW5005 (Vaccinium myrtillus: leaf); HA07XA5015 (Vaccinium myrtillus: fruit); HA10BX5005 (Vaccinium myrtillus: leaf).
UNII — 9P2U39H18W (Vaccinium myrtillus fruit); Y4U59IOU70 (Vaccinium myrtillus leaf).

Pharmacopoeias. In *Eur.* (see p.vii). *US* includes Powdered Bilberry Extract.

Ph. Eur. 6.8（Bilberry Fruit，Dried；Dried Bilberry BP 2010；Bilberry Fruit，Fresh；Fresh Bilberry BP 2010） *Vaccinium myrillus* 的成熟果实。有甜味及轻微的涩味。干果实含有不少于1.0%的单宁酸，以焦棓酚（pyrogallol）计算其干药的标示量。以矢车菊苷元-3-氯化葡萄糖苷（cyanidin-3-glucoside chloride）菊色素，花青-3-葡糖苷［（chrysanthemin），$C_{21}H_{21}ClO_{11}$ = 484.8）］计算其干药的标示量，新鲜或冷冻的果实内含有不少于0.30%花青素（anthocyanins）。冷冻的果实贮藏温度应低于−18℃。

简介

桃金娘有利尿和收敛的作用。用于眼科和循环障碍，也可用于腹泻。

顺势疗法 桃金娘在顺势疗法药物中使用以下名字：Vaccinium myrtillus，Vaccinium，Vac. myrt。

制剂

Ph. Eur.: Fresh Bilberry Fruit Dry Extract, Refined and Standardised.

专利制剂

Austral.: Herbal Eye Care Formula†; **Braz.:** Miralis; **Ger.:** Difrarel; **Indon.:** Lanavision; **Ital.:** Alcodin†; Mirtilene Forte; Tegens; **Malaysia:** Natberry; **Pol.:** Bilberin; Fibs; **Port.:** Difrarel; Tegens; Varison†; **Rus.:** Mirtilene Forte (Миртилене Форте); **Switz.:** Myrtaven.

多组分制剂 **Austral.:** Bilberry Plus; Bilberry Plus Eye Health†; Extralife Eye-Care†; Extralife Leg-Care†; Herbal PMS Formula†; PM Eye Tonic; Prophthal†; Pygno-Vite†; Pykno†; St Mary's Thistle Plus†; Vision-Eze†; **Austria:** Amersan; **Canad.:** Bilberry Formula†; **Cz.:** Amersan; Diabetan; Diabeticka Cajova Smes-Megadiabetin; Tormentan; Urcyston Planta; **Fr.:** Antioxydant F4; Bion 3 Seniors; Cledist; Difrarel; Difrarel E; Flebior†; Klorane Shampooing Antipelliculaire†; Stomargil; **Hong Kong:** Mega-Antioxidant; PM Eye Tonic; **Hung.:** Difrarel E†; **Indon.:** Berry Vision; Bioretin†; Eyevit; Kapset; Lanavision; Lanavision Plus; Lutevision; Lutevision Extra; Matase; Matovit; Matovit AX; Matovit Fifty; nutrivision; Nuvision; Ocu-V; Ocugard; Oculex; Opibright; Optha-LL; Optimax; Optimax Plus; Proliva; Proview; Visivit; Vita-Vision; Vitop; **Israel:** Opti-Safe; **Ital.:** Alvear con Ginseng; Angiorex Complex; Angioton; Api Baby; Bebimix; Biolactine; Capill; Dermilia Flebozin; Eu-Visus; Euretin; Evamilk; Flavogin; Flebo-Si; Flebofort; Levital Plus; Lipaven; Memovigor; Memovisus†; Mentvis; Mirtex P; Mirtilene; Mirtilux; Mirtilvedo C†; Neomyrt Plus; Nerex; Pik Gel; Retinovit; Rivuclin; The Ginseng King Troca Vit; Troxyderm†; Tussol; Ultravisin; Varicofit†; Visu-ton; Vitalmix Complex; Vitreolux; **Malaysia:** Natberry Extra; Natberry Plus; **Neth.:** Difrarel†; **Philipp.:** iiCare; **Pol.:** Biovision; Pelogel; Reumosol; **Rus.:** Multimax for Eyes (Мультимакс Для Глаз); Strix (Стрикс); **Singapore:** Visionex; **Spain:** Antomiopic†; Mirtilus; **Switz.:** Herba-Vision Myrtillus; **UK:** Se-Power; Visio-Max; **Ukr.:** Vitrum Foreyes Forte (Витрум Форайз Форте); **USA:** Diabetiks.

顺势疗法制剂 **Fr.:** Diabene; Diacure; Poconeol no 35; **Ger.:** Diabetan S†; **Rus.:** Mirticam (Миртикам).

Myrtle 番樱桃

Arrayán; Mirto; Myrte.
Мирт Обыкновенный
CAS — 8008-46-6 (myrtle oil); 8002-55-9 (myrtol).
UNII — 367E55FXGW.

注：与来自于 *Vaccinium myrtillus* 的桃金娘（第2288页）区别开。

简介

番樱桃［普通番樱桃属（*Myrtus communis*），桃金娘科（Myrtaceae）］在中草药中用于治疗咳嗽。

番樱桃油从叶和小树枝中获得，含有Myrtle油的制剂用于治疗上呼吸道疾病，也可用在芳香疗法。

术语番樱桃油用于描述一种番樱桃的提取物，其标准内含物是α-蒎烯、d-柠檬烯和桉叶素，用于呼吸道疾病的治疗。

1. Matthys H, *et al.* Efficacy and tolerability of myrtol standardized in acute bronchitis. A multi-centre, randomised, double-blind, placebo-controlled parallel group clinical trial vs. cefuroxime and ambroxol. *Arzneimittelforschung* 2000; **50:** 700–11.
2. Gündüz GT, *et al.* Efficacy of myrtle oil against Salmonella typhimurium on fresh produce. *Int J Food Microbiol* 2009; **130:** 147–50.
3. Babaee N, *et al.* The efficacy of a paste containing Myrtus communis (myrtle) in the management of recurrent aphthous stomatitis: a randomized controlled trial. *Clin Oral Investig* 2010; **14:** 65–70.

制剂

专利制剂

Austria: Gelomyrtol; **Fr.:** Myrtine; **Ger.:** Gelomyrtol; **Gr.:** Gelomyrtol; **Hong Kong:** Gelomyrtol†; **Neth.:** Gelodurat; **Thai.:** Gelomyrtol; **Ukr.:** Gelomyrtol (Геломиртол).

多组分制剂 **Austria:** Tetra-Gelomyrtol; **Fr.:** Nazinette du Docteur Gilbert; **Ger.:** Tetra-Gelomyrtol; **Rus.:** Entoban (Энтобан); **Ukr.:** Entoban (Энтобан).

Nadide（*BAN*，*USAN*，*rINN*）辅酶Ⅰ

Codehydrogenase I; Coenzima I; Coenzyme I; Co-I; Difosfopiridina nucleótido; Diphosphopyridine Nucleotide; DPN; NAD; Nadida; Nadidum; Nicotinamida adenina dinucleot; Nicotinamide Adenine Dinucleotide; NSC-20272. 1-(3-Carbamoylpyridinio)-β-D-ribofuranoside 5-(adenosine-5′-pyrophosphate).
Надид
$C_{21}H_{27}N_7O_{14}P_2$ = 663.4.
CAS — 53-84-9.
UNII — 0U46U6E8UK.

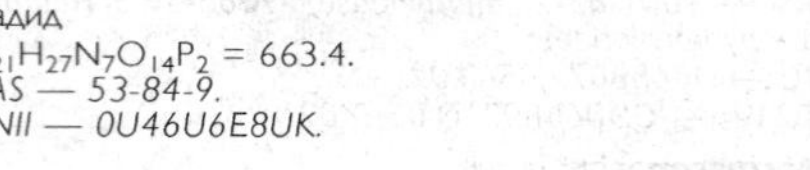

简介

是一个天然存在的辅酶，据说在乙醇和阿片类成瘾的治疗方面有价值，其还原型辅酶（NADH），用于治疗慢性疲乏综合征。

帕金森症 辅酶Ⅰ的还原型，NADH（β-NADH；还原型DPN）及其磷酸衍生物（NADPH）用于治疗帕金森病，可通过刺激酪氨酸羟化酶提高内源性多巴胺的合成。虽然在一些系列严重病例中能有一些有益的作用，但是一项安慰剂对照研究没有发现任何有效的证据，所以不建议常规使用NADH[1]。

1. Swerdlow RH. Is NADH effective in the treatment of Parkinson's disease? *Drugs Aging* 1998; **13:** 263–8.

制剂

专利制剂

S.Afr.: DPN; **Spain:** Nad.

多组分制剂 ***Philipp.:*** Enervon-C.
顺势疗法制剂 ***Canad.:*** Cutisitum; Hepar Compositum; Ubicoenzyme; ***Cz.:*** Zeel Salbe.

Nafamostat Mesilate (*rINNM*) 甲磺酸萘莫司他

FUT-175; Mesilato de nafamostat; Nafamostat, Mésilate de; Nafamostat Mesylate (*USAN*); Nafamostati Mesilas. 6-Amidino-2-naphthyl *p*-guanidinobenzoate dimethanesulfonate.

Нафамостата Мезилат

$C_{21}H_{25}N_5O_8S_2$ = 539.6.

CAS — 81525-10-2 (nafamostat); 82956-11-4 (nafamostat mesilate).

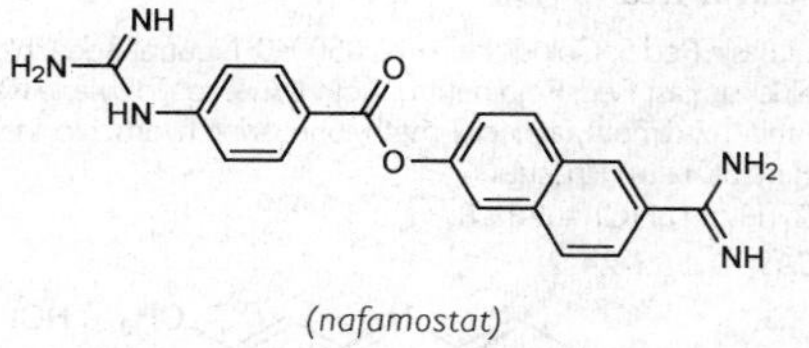

(nafamostat)

Pharmacopoeias. In *Jpn.*

简介

萘莫司他是一个蛋白水解酶抑制剂，其甲磺酸盐用于治疗急性胰腺炎和播散性血管内凝血，也作为一种抗凝血药用于血液透析。

有发生高钾血症的报道。

1. Yanamoto H, *et al.* Therapeutic trial of cerebral vasospasm with the serine protease inhibitor, FUT-175, administered in the acute stage after subarachnoid hemorrhage. *Neurosurgery* 1992; **30:** 358–63.
2. Akizawa T, *et al.* Nafamostat mesilate: a regional anticoagulant for haemodialysis in patients at high risk for bleeding. *Nephron* 1993; **64:** 376–81.
3. Miyata T, *et al.* Effectiveness of nafamostat mesilate on glomerulonephritis in immune-complex diseases. *Lancet* 1993; **341:** 1353.
4. Murase M, *et al.* Nafamostat mesilate reduces blood loss during open heart surgery. *Circulation* 1993; **88:** 432–6.
5. Kitagawa H, *et al.* Hyperkalaemia due to nafamostat mesylate. *N Engl J Med* 1995; **332:** 687.
6. Yamazato M, *et al.* Severe abdominal pain associated with allergic reaction to nafamostat mesilate in a chronic hemodialysis patient. *Intern Med* 2002; **41:** 864–6.
7. Kaminishi Y, *et al.* Effects of nafamostat mesilate and minimal-dose aprotinin on blood-foreign surface interactions in cardiopulmonary bypass. *Ann Thorac Surg* 2004; **77:** 644–50.
8. Ota T, *et al.* Cardiopulmonary bypass using nafamostat mesilate for patients with infective endocarditis and recent intracranial hemorrhage. *Interact Cardiovasc Thorac Surg* 2007; **6:** 270–3.

Naphthylacetic Acid 萘乙酸

Naftilacético, ácido; 1-Naphthaleneacetic Acid; 1-Naphthylacetic Acid.

Нафтилуксусная Кислота

$C_{12}H_{10}O_2$ = 186.2.

CAS — 86-87-3.

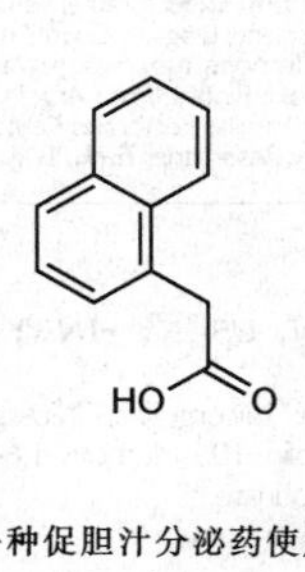

简介

萘乙酸作为一种促胆汁分泌药使用。

制剂

多组分制剂 ***Austria:*** Galle-Donau; Spagall†.

Natalizumab (*BAN*, *rINN*) 那他珠单抗

Natalizumabum. Immunoglobulin G 4 (human-mouse monoclonal AN100226 4-chain antihuman integrin 4), disulfide with human-mouse monoclonal AN100226 light chain, dimer.

Натализумаб

CAS — 189261-10-7.

ATC — L04AA23.

ATC Vet — QL04AA23.

UNII — 3JB47N2Q2P.

注：那他珠单抗的商品名是“Antegren”。

不良反应和注意事项

那他珠单抗通常会产生与输液相关性反应，包括头痛、头晕、疲乏、荨麻疹、瘙痒、皮疹、发热、僵直、恶心、低血压、脸红、呼吸困难和胸痛。也可发生严重超敏反应，如过敏反应。这些反应通常与那他珠单抗抗体有关。这些抗体的存在也与那他珠单抗的血药浓度及有效性降低有关。有增加感染的危险性，有少量的进行性多灶性白质脑病（progressive multifocal leukoencephalopathy，PML）的病例报道。所有患者均应监测，如果有 PML 的症状或体征出现，在观察期间应该停止治疗。PML 发展的危险性随着治疗的持续而增加。患者在发展成 PML 停用那他珠单抗后，有炎性症状的免疫重建的报道。几乎所有病例均发生在用于消除循环系统中那他珠单抗的血浆替换后。有报道在使用那他珠单抗后发生临床上严重肝毒性。如果有黄疸或其他严重肝损伤的证据出现，应停止治疗。

那他珠单抗对于曾经发生 PML 的患者是禁忌的。同样，对于有感染或存在机会感染的患者以及恶性肿瘤的患者也是禁忌的。严重免疫缺陷的患者通常不给予那他珠单抗。

抗体形成 在 AFFIRM 和 SENTINEL 研究中[1]，进行了那他珠单抗治疗复发型多发性硬化患者后，抗体形成的临床效果和发生率的研究。在 AFFIRM 研究中，625 名患者用那他珠单抗治疗后，20 名（3%）患者出现那他珠单抗抗体短暂阳性，37 名（6%）患者出现持续阳性。在 SENTINEL 研究中，那他珠单抗治疗 585 名患者的等效数字分别为 32 名（5%）和 38 名（6%）。所有抗体的出现通常与那他珠单抗的血浆药物浓度降低和治疗反应较弱有关，而在治疗期间抗体阴性的患者有效性正在被恢复。抗体阳性的患者也有一个较高输液相关的不良反应发生率，包括超敏反应（在 AFFIRM 研究中，37 名持续阳性患者有 17 名发生不良反应）。建议患者对那他珠单抗的欠佳反应或持续输注相关的不良反应均应考虑进行抗体测试试验。英国注册药品信息警示在最初的短时暴露于那他珠单抗的过程被中断后，患者抗体持续阳性 6 周，这种治疗不应该重新开始。

1. Calabresi PA, *et al.* The incidence and significance of anti-natalizumab antibodies: results from AFFIRM and SENTINEL. *Neurology* 2007; **69:** 1391–1403.

超敏反应 一项综述[1]评价了 AFFIRM 研究[2]中有超敏反应的患者数据，包括那他珠单抗治疗组 627 名患者，发现描述成类过敏的或过敏样的严重不良反应有一个较低的发生率（<1%）。所有发生超敏反应应答的患者应立即停止注射并进行必需的标准药物治疗（肾上腺素、吸氧和抗组胺药，可加或不加皮质激素）；在输注结束后的 1～2h 均能完全恢复。英国注册药品信息警示患者连续定量给药的重要性，特别是在治疗的前几个月。在早期的输注中超敏反应的风险性最大，这些患者均为最开始短期接触那他珠单抗，并经过 3 个月或更长的自由治疗后的重新接触。

1. Phillips JT, *et al.* Infusion-related hypersensitivity reactions during natalizumab treatment. *Neurology* 2006; **67:** 1717–18. Correction. *ibid.* 2007; **68:** 473.
2. Polman CH, *et al.* AFFIRM investigators. A randomized, placebo-controlled trial of natalizumab for relapsing multiple sclerosis. *N Engl J Med* 2006; **354:** 899–910.

感染 在 3 名进行性多灶性白质脑病（一种人的多瘤病毒 JC 病毒导致的大脑机会性感染）患者给予那他珠单抗[1～3]的病例中描述，1 名[1]克罗恩病患者在使用那他珠单抗合并硫唑嘌呤后死亡。其他给予那他珠单抗合并干扰素 β 用于治疗多发性硬化的患者，其中的 1 名[2]也死亡。在这些报道后，那他珠单抗的使用受到限制（见下文**用途和用法**）。在之后的回顾性评价[4]中，多于 3000 名患者给予那他珠单抗并没有发现更多的病例。然而，随后有多于 2 例的病例报道[5]，患者给予那他珠单抗单药治疗 14～17 个月，其中 1 名患者之前使用过免疫抑制药。有更多的 PML 的病例继续被报道[6]，但是接受至少一次输注那他珠单抗患者的比率低于 1/1000，然而进行性 PML 的危险性会随着输注次数而增加，而且根据现在的全球数据显示，患者接受输注至少 24 次后 PML 的发生率是 0.4‰～1.3‰。

1. Van Assche G, *et al.* Progressive multifocal leukoencephalopathy after natalizumab therapy for Crohn's disease. *N Engl J Med* 2005; **353:** 362–8.
2. Kleinschmidt-DeMasters BK, Tyler KL. Progressive multifocal leukoencephalopathy complicating treatment with natalizumab and interferon beta-1a for multiple sclerosis. *N Engl J Med* 2005; **353:** 369–74.
3. Langer-Gould A, *et al.* Progressive multifocal leukoencephalopathy in a patient treated with natalizumab. *N Engl J Med* 2005; **353:** 375–81.
4. Yousry TA, *et al.* Evaluation of patients treated with natalizumab for progressive multifocal leukoencephalopathy. *N Engl J Med* 2006; **354:** 924–33.
5. FDA. Information for healthcare professionals: natalizumab injection for intravenous use (marketed as Tysabri) (issued Aug. 2008). Available at: http://www.fda.gov/Drugs/DrugSafety/PostmarketDrugSafetyInformationforPatientsandProviders/ucm126592.htm (accessed 11/03/10)
6. FDA. Information on natalizumab (marketed as Tysabri) (issued Sep. 2009). Available at: http://www.fda.gov/Drugs/DrugSafety/PostmarketDrugSafetyInformationforPatientsandProviders/ucm107198.htm (accessed 11/03/10)

黑素瘤 2 名妇女在开始使用那他珠单抗治疗多发性硬化[1]后，长期长的痣发展成黑素瘤[1]。

1. Mullen JT, *et al.* Melanoma complicating treatment with natalizumab for multiple sclerosis. *N Engl J Med* 2008; **358:** 647–8.

药物相互作用

与抗肿瘤药、免疫抑制药或免疫调节剂合用能进一步增加机会感染的风险，包括与那他珠单抗相关的进行性多灶性白质脑病。与干扰素 β 和醋酸格拉默合用是禁忌的。

用途和用法

那他珠单抗是一个重组人源化单克隆抗体，能提高对抗 α4 整合蛋白，单药治疗用于阻止和延缓高度活跃的复发型多发性硬化患者疾病进程，也可用在中至重度克罗恩病（见**炎性肠病**，第1620页）的诱导、维持反应和减轻症状。然而，因为进行性多灶性白质脑病（PML）的危险性增加，其使用受到限制，仅限用于对其他治疗产生不适反应或不能耐受的患者。为了区分新发展的损伤和之前存在的损伤，在使用那他珠单抗之前，应进行最基本的磁共振影像学检查。在首剂之后的 3 个月和 6 个月及随后的每 6 个月，患者应进行 PML 的症状和体征的评估。在第一个 PML 症状出现或其他机会性感染发生时，那他珠单抗必须停药。如果这个诊断被排除，可以恢复治疗，但是确诊后要永远停止治疗。

如果之前患者使用过干扰素 β 或醋酸格拉默，假如没有治疗相关的不良反应（如中性粒细胞减少症），可以直接转用那他珠单抗，在使用那他珠单抗之前，血计数必须回到正常水平。患者如果使用免疫抑制药（如硫唑嘌呤和环磷酰胺）则不能使用那他珠单抗，直到确定这些患者不再使用免疫抑制药。此外，那他珠单抗的药效学作用在停止治疗之后仍能保留 12 周，因此在停止那他珠单抗并给予免疫抑制药之前应有适当的清洗期。

那他珠单抗 300mg，每 4 周 1 次，静脉输注。此剂量可用 100ml 0.9% 氯化钠溶液稀释，给药时间大于 1h。在输注过程中和输注结束后 1 个多小时，应该观察患者。一旦有超敏反应发生应停止输注，并永久停止那他珠单抗的治疗。如果有证据表明那他珠单抗的抗体持续增高，这可降低有效性和增加超敏反应的危险性，也应该中断治疗。多发性硬化患者在连续治疗 6 个月后仍未获益应该重新考虑。在治疗克罗恩病时，如果患者在诱导治疗 12 周后未获治疗的益处或患者在开始那他珠单抗治疗 6 个月内不能停止皮质激素的长期伴随使用，也应停止那他珠单抗。

那他珠单抗在治疗溃疡性结肠炎也在研究。

1. Sweet BV. Natalizumab update. *Am J Health-Syst Pharm* 2007; **64:** 705–16.

炎性肠病 那他珠单抗在治疗克罗恩病中的有效性和安全性已有综述，包括 α4 整合蛋白在炎性肠病（第1620页）[1～2]的免疫发病中的作用机制。一项关于那他珠单抗治疗克罗恩病的病例对照研究的系统性综述认为[3]在中至重度克罗恩病患者，特别是那些活性炎症或慢性活动性疾病患者，尽管使用的是传统治疗方式，对诱导临床反应和缓解症状还是有效的。然而，这种益处应该与进行性多灶性白质脑病（PML）的危险性进行权衡。

那他珠单抗治疗溃疡性结肠炎还处于研究阶段[4]。

1. Keeley KA, *et al.* Natalizumab for the treatment of multiple sclerosis and Crohn's disease. *Ann Pharmacother* 2005; **39:** 1833–43.
2. Lanzarotto F, *et al.* Novel treatment options for inflammatory bowel disease: targeting α 4 integrin. *Drugs* 2006; **66:** 1179–89.
3. MacDonald JK, McDonald JWD. Natalizumab for induction of remission in Crohn's disease. Available in The Cochrane Database of Systematic Reviews; Issue 1. Chichester: John Wiley; 2007 (accessed 11/02/08).
4. Feagan BG, *et al.* Treatment of ulcerative colitis with a humanized antibody to the α4β7 integrin. *N Engl J Med* 2005; **352:** 2499–2507.

多发性硬化 那他珠单抗在治疗多发性硬化（第858页）中的有效性和安全性[1～4]已有综述，包括 α4 整合蛋白在其免疫发病中的作用机制[5,6]。随机对照研究[7～10]显示其益处在于抑制炎症，减轻和减少复发率。随后对

来自于 FFIRM[8] 和 SENTINEL[9] 研究的数据进行的综述[11] 显示可减少视力丧失。在 SENTINEL 研究[9] 中，那他珠单抗与干扰素 β 联合使用，研究中有 2 名患者可能由于这种联合使用导致发展成进行性多灶性白质脑病。其中 1 名死亡（见上文感染）。在 GLANCE 研究[12] 中，那他珠单抗作为至少复发过 1 次的患者的附加治疗，发现新的活动性 MRI 损伤在这种治疗中使用醋酸格拉默比单独使用醋酸格拉默发生率低。虽然在这个研究中没有 PML 的证据，但那他珠单抗合用醋酸格拉默的进一步研究被中止，因为其他研究人员报道那他珠单抗作为干扰素 β 的辅助治疗时发生 PML。那他珠单抗仅仅批准单药治疗。在停止那他珠单抗 15 个月后[13]，在患者中发现新的更大损伤的可能性增加，这可能是疾病进程中的反弹作用导致的。然而，来自于另一项对停药 14 个月后的患者进行随访研究[14] 的数据并不支持这些发现。在这两项研究中，由于每一名患者那他珠单抗治疗的编号不同，因此认为[15] 反弹作用极可能发生在那些短期治疗的患者中。

1. Keeley KA, *et al.* Natalizumab for the treatment of multiple sclerosis and Crohn's disease. *Ann Pharmacother* 2005; **39:** 1833–43.
2. Ransohoff RM. Natalizumab for multiple sclerosis. *N Engl J Med* 2007; **356:** 2622–9.
3. Goodin DS, *et al.* The use of natalizumab (Tysabri) for the treatment of multiple sclerosis (an evidence-based review): report of the Therapeutics and Technology Assessment Subcommittee of the American Academy of Neurology. *Neurology* 2008; **71:** 766–73.
4. Anonymous. Natalizumab for multiple sclerosis? *Drug Ther Bull* 2008; **46:** 69–72.
5. Rice GPA, *et al.* Anti-α4 integrin therapy for multiple sclerosis: mechanisms and rationale. *Neurology* 2005; **64:** 1336–42.
6. Kivisäkk P, *et al.* Natalizumab treatment is associated with peripheral sequestration of proinflammatory T cells. *Neurology* 2009; **72:** 1922–30.
7. Miller DH, *et al.* A controlled trial of natalizumab for relapsing multiple sclerosis. *N Engl J Med* 2003; **348:** 15–23.
8. Polman CH, *et al.* AFFIRM Investigators. A randomized, placebo-controlled trial of natalizumab for relapsing multiple sclerosis. *N Engl J Med* 2006; **354:** 899–910.
9. Rudick RA, *et al.* SENTINEL investigators. Natalizumab plus interferon beta-1a for relapsing multiple sclerosis. *N Engl J Med* 2006; **354:** 911–23.
10. Miller DH, *et al.* AFFIRM Investigators. MRI outcomes in a placebo-controlled trial of natalizumab in relapsing MS. *Neurology* 2007; **68:** 1390–1401.
11. Balcer LJ, *et al.* AFFIRM and SENTINEL investigators. Natalizumab reduces visual loss in patients with relapsing multiple sclerosis. *Neurology* 2007; **68:** 1299–1304.
12. Goodman AD, *et al.* GLANCE Investigators. GLANCE: results of a phase 2, randomized, double-blind, placebo-controlled study. *Neurology* 2009; **72:** 806–12.
13. Vellinga MM, *et al.* Postwithdrawal rebound increase in T2 lesional activity in natalizumab-treated MS patients. *Neurology* 2008; **70:** 1150–1.
14. Stüve O, *et al.* Immunologic, clinical, and radiologic status 14 months after cessation of natalizumab therapy. *Neurology* 2009; **72:** 396–401.
15. Schiess N, Calabresi PA. Natalizumab: bound to rebound? *Neurology* 2009; **72:** 392–3.

制剂

专利制剂

Austral.: Tysabri; ***Austria:*** Tysabri; ***Belg.:*** Tysabri; ***Cz.:*** Tysabri; ***Denm.:*** Tysabri; ***Fr.:*** Tysabri; ***Ger.:*** Tysabri; ***Gr.:*** Tysabri; ***Hung.:*** Tysabri; ***Irl.:*** Tysabri; ***Israel:*** Tysabri; ***Ital.:*** Tysabri; ***Neth.:*** Tysabri; ***Norw.:*** Tysabri; ***NZ:*** Tysabri; ***Pol.:*** Tysabri; ***Port.:*** Tysabri; ***Spain:*** Tysabri; ***Swed.:*** Tysabri; ***Switz.:*** Tysabri; ***UK:*** Tysabri; ***USA:*** Tysabri.

Neroli Oil 橙花油

Aceite esencial de las flores del naranjo amargo; Aceite esencial de Neroli; Aurantii amari floris aetheroleum; Aurantii Amari Floris Aetheroleum (bitter-orange flower oil); Aurantii Amari Floris Etheroleum; Azahar, aceite esencial de; Bitter-Orange Flower Oil; Esencia de Azahar; Essência de Flor de Laranjeira; Karčiavaisių citrinmedžių žiedų eterinis aliejus (bitter-orange flower oil); Keserű narancs virág olaj (bitter-orange flower oil); Neroli aetheroleum; Néroli, huile essentielle de; Neroliolja; Neroliöljy; Olejek z kwiatu pomarańczy gorzkiej; Oleum Neroli; Orange Flower Oil; Orange-flower Oil; Silice květů hořkého pomerančе.

Неролиевое Масло

Pharmacopoeias. In *Eur.* (see p.vii).

Ph. Eur. 6. 8（Neroli Oil） 澄清，淡黄色至深黄色液体，有特征臭，通过 *Citrus aurantium* subsp. *aurantium*（*C. aurantium* subsp. *amara*）（见枳壳，第2296页）新鲜的花进行水蒸气蒸馏而得。相对密度为 0.863～0.880。充满贮藏于密闭容器中，温度低于 25℃。避光。

简介

橙花油作为一种香味剂用于香水制造。也用于芳香疗法。有光敏性反应的报道。

制剂

多组分制剂 ***Chile:*** Agua Melisa Carminativa; ***Cz.:*** Stopangin; ***Ital.:*** Controller; ***Rus.:*** Stopangin (Стопангин); ***Switz.:*** Hygiodermil†; Kemeol; Oculosan; ***Ukr.:*** Stopangin (Стопангин).

Nerve Agents 神经毒剂

Gases nerviosos.

Sarin 沙林

GB; Sarín. Isopropyl methylphosphonofluoridate.

$C_4H_{10}FO_2P$ = 140.1.

CAS — 107-44-8.

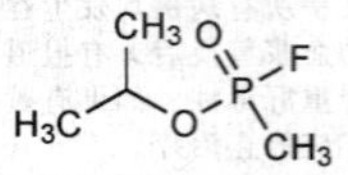

Soman 梭曼

GD; Somán. Pinacolyl methylphosphonofluoridate.

$C_7H_{16}FO_2P$ = 182.2.

CAS — 96-64-0.

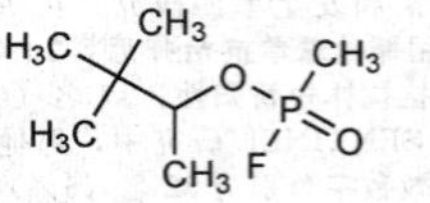

Tabun 塔崩

GA; Tabún. Ethyl *N*-dimethylphosphoramidocyanidate.

$C_5H_{11}N_2O_2P$ = 162.1.

CAS — 77-81-6.

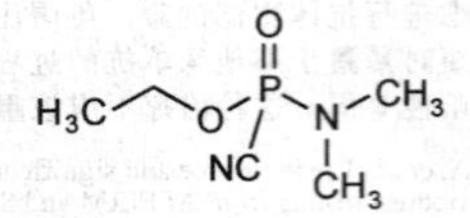

VX

Methylphosphonothioic acid S-{2-[bis(1-methylethyl)amino]-ethyl} *O*-ethyl ester.

$C_{11}H_{26}NO_2PS$ = 267.4.

CAS — 50782-69-9.

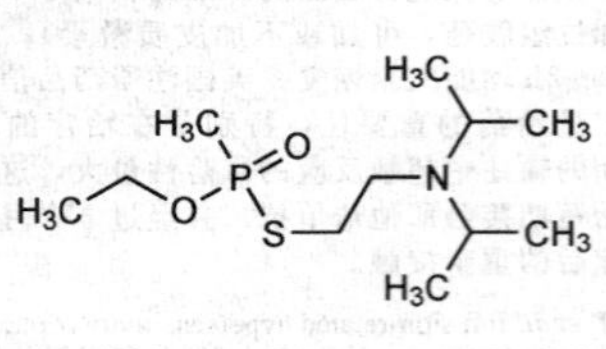

简介

神经毒剂，沙林、梭曼、塔崩和 VX（也指神经性毒气"nerve gases"）用于化学战争中是相当强的乙酰胆碱酯酶抑制剂，这些制剂的毒性作用及其治疗与有机磷类杀虫药（第1930页）相似，但是神经毒剂的内在毒性更强，其中毒症状更严重。在有暴露于神经毒剂的危险时，可以给这些人员用吡斯的明（见第603页）进行预防。

1. Ministry of Defence. *Medical manual of defence against chemical agents.* London: HMSO, 1987. (JSP312)
2. World MJ. Toxic gas trauma. *Lancet* 1995; **346:** 260–1.
3. Nozaki H, *et al.* A case of VX poisoning and the difference from sarin. *Lancet* 1995; **346:** 698–9.
4. Okumura T, *et al.* Report on 640 victims of the Tokyo subway sarin attack. *Ann Emerg Med* 1996; **28:** 129–35.
5. Suzuki J, *et al.* Eighteen cases exposed to sarin in Matsumoto, Japan. *Intern Med* 1997; **36:** 466–70.
6. Holstege CP, *et al.* Chemical warfare: nerve agent poisoning. *Crit Care Clin* 1997; **13:** 923–42.
7. Ministry of Defence. Use of medical countermeasures to protect armed forces during the Gulf War: background to the use of medical countermeasures to protect British forces during the Gulf War (Operation Granby) (issued October 1997). Available at: http://www.mod.uk/NR/rdonlyres/86D81B65-F0B0-46E4-8BCC-50DD4F1FF584/0/Oct97MedicalCountermeasurepaper1.pdf (accessed 30/06/10)
8. United States Army. *Medical Management of Chemical Casualties Handbook,* 3rd ed. Aberdeen, Maryland: Medical Research Institute of Chemical Defense; 1999. Also available at: http://www.brooksidepress.org/Products/OperationalMedicine/DATA/operationalmed/Manuals/RedHandbook/001TitlePage.htm (accessed 24/07/08)
9. Weinbroum AA, *et al.* Anaesthesia and critical care considerations in nerve agent warfare trauma casualties. *Resuscitation* 2000; **47:** 113–23.
10. Anonymous. Prevention and treatment of injury from chemical warfare agents. *Med Lett Drugs Ther* 2002; **44:** 1–3.
11. Janowsky DS. Central anticholinergics to treat nerve-agent poisoning. *Lancet* 2002; **359:** 265–6.
12. Anonymous. Nerve agents. *J R Army Med Corps* 2002; **148:** 344–57.
13. Lee EC. Clinical manifestations of sarin nerve gas exposure. *JAMA* 2003; **290:** 659–62.
14. Rotenberg JS, Newmark J. Nerve agent attacks on children: diagnosis and management. *Pediatrics* 2003; **112:** 648–58.
15. Newmark J. The birth of nerve agent warfare: lessons from Syed Abbas Foroutan. *Neurology* 2004; **62:** 1590–6.

Neutral Red 中性红

CI Basic Red 5; Colour Index No. 50040; Neutral Red Chloride; Nuclear Fast Red; Rojo neutro; Rojo toluileno; Toluylene Red. 3-Amino-7-dimethylamino-2-methylphenazine hydrochloride.

Нейтральный Красный

$C_{15}H_{16}N_4$,HCl = 288.8.

CAS — 553-24-2.

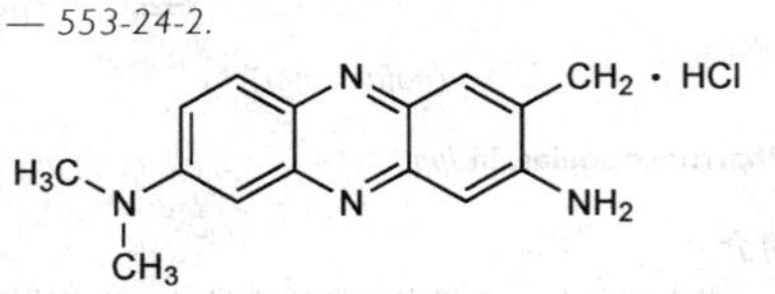

简介

中性红作为一种碱性指示剂，用于制备中性红试纸，也可在显微镜检查法用做染色剂。

本品是一种具有光活性的染料，尝试用于复发性单纯疱疹感染的光动力治疗，但成功率很低。

Niaouli Oil 袅莉油

Aceite esencial de niaulí; Essence de Niaouli; Gomenol.

Ниаули Масло

UNII — D50IC2T8FU (Melaleuca viridiflora oil); 22K2F1YSHD (Melaleuca quinquenervia oil).

Pharmacopoeias. In *It.*

简介

袅莉油是一种挥发油，从 *Melaleuca viridiflora* 或 *Melaleuca quinquenervia*（桃金娘科，Myrtaceae）的新鲜树叶中蒸馏而得。含有桉叶脑（第2210页），具有与桉叶油（第2231页）的类似作用。它是很多制剂中的成分之一。典型的适应证有呼吸道充血。玉树油（第2197页）和白千层油（第2274页）也由 *Melaleuca* spp. 制备。

制剂

专利制剂

Fr.: Gomenol; Gomenoleo; Huile Gomenolee.

多组分制剂 ***Arg.:*** Aseptobron; Di-Neumobron; Medex Rub; Notos Adultos; Refenax Caramelos Expectorantes; ***Braz.:*** Algice†; Baldin-CE†; Canfomenol†; Gripanil†; Griponia†; Gripsay; Killgrip†; Mentalol†; Ozonyl; Ozonyl Aquoso; Ozonyl Expectorante; Tetrapulmo; ***Canad.:*** Balminil Suppositories†; ***Fr.:*** Balsolene; Biogaze; Coquelusedal; Dinacode†; Euvanol; Hexaquine; Terpone; Terpone Nourrisson; Vaseline Gomenolee; ***Ital.:*** Paidorinovit†; Rinopaidolo; Rinovit; ***Pol.:*** Argol Grip; ***Spain:*** Broncovital†; Brota Rectal Balsamico; Pastillas Pectorales Kely; Rinobanedif; Vapores Pyt; Vitavox; ***Switz.:*** Pulmex; Resorbane; ***Turk.:*** Buguseptil; Rinolar.

Nicergoline (*BAN*, *USAN*, *rINN*) 麦角溴烟酯

FI-6714; Nicergolin; Nicergolina; Nicergolinas; Nicergolinum; Nisergoliini; Nisergolin. 10α-Methoxy-1,6-dimethylergolin-8β-ylmethyl 5-bromonicotinate.

Ницерголин

$C_{24}H_{26}BrN_3O_3$ = 484.4.

CAS — 27848-84-6.

ATC — C04AE02.

ATC Vet — QC04AE02.

UNII — JCV8365FWN.

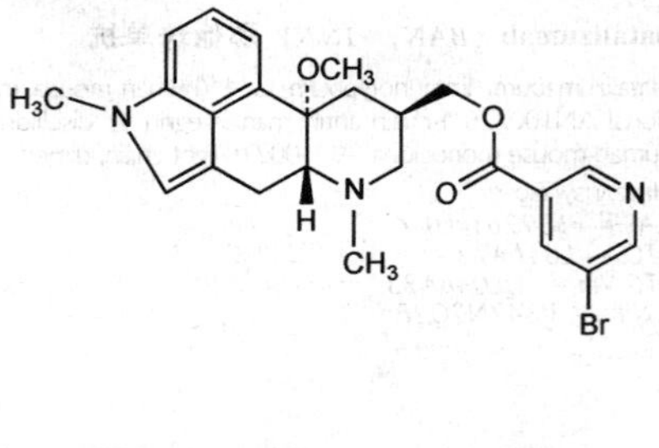

Pharmacopoeias. In *Eur.* (see p.vii) and *Jpn.*

Ph. Eur. 6.8（Nicergoline） 白色或淡黄色细微颗粒或粉末。具有多晶型现象。几乎不溶于水中；溶于乙醇；易溶于二氯甲烷。

不良反应和注意事项

使用麦角溴烟酯后可能出现的不良反应有胃肠功能紊乱，尤其是非肠道给药后引起的低血压。

不良反应发生率 359 例脑血管功能不全的患者使用麦角溴烟酯治疗 1 个月后有 25 例出现不良反应[1]，11 例不得不退出治疗。不良反应包括热潮红 6 例，全身不适 8 例，精神激动 2 例，胃酸过多 3 例，恶心 1 例，腹泻 3 例，头晕、嗜睡 2 例。

1. Dauverchain J. Bedeutung von Nicergolin bei der symptomatischen Behandlung des arteriellen Hochdrucks und der chronischen, zerebro-vaskulären Insuffizienz. *Arzneimittelforschung* 1979; **29:** 1308–10.

卟啉病 患有卟啉病的患者使用本品是不安全的，因为其体外系统研究中显示其是卟啉原，尽管存在相互矛盾的关于产卟啉性的证据。

药物相互作用

研究显示麦角溴烟酯增强普萘洛尔的心脏抑制作用，详见 **β 受体阻滞药的药物相互作用**项下**麦角衍生物**，第1185页。

用途和用法

麦角溴烟酯是一种麦角衍生物，与甲磺酸双氢麦角碱类似（见第343页），已经用于治疗与脑血管功能不全（见第342页，**痴呆**）相关的智力退化症状，也用于外周血管病（见第1137页）。本品口服最大日剂量 60mg，分次服用。本品可肌内注射和静脉输注。麦角溴烟酯酒石酸盐也可用于胃肠外给药。

1. Ronchi F, *et al.* Symptomatic treatment of benign prostatic obstruction with nicergoline: a placebo controlled clinical study and urodynamic evaluation. *Urol Res* 1982; **10:** 131–4.
2. Bousquet J, *et al.* Double-blind, placebo-controlled study of nicergoline in the treatment of pruritus in patients receiving maintenance hemodialysis. *J Allergy Clin Immunol* 1989; **83:** 825–8.
3. Saletu B, *et al.* Nicergoline in senile dementia of Alzheimer type and multi-infarct dementia: a double-blind, placebo-controlled, clinical and EEG/ERP mapping study. *Psychopharmacology (Berl)* 1995; **117:** 385–95.
4. Herrmann WM, *et al.* A multicenter randomized double-blind study on the efficacy and safety of nicergoline in patients with multi-infarct dementia. *Dementia Geriatr Cogn Disord* 1997; **8:** 9–17.
5. Fioravanti M, Flicker L. Nicergoline for dementia and other age associated forms of cognitive impairment. Available in The Cochrane Database of Systematic Reviews; Issue 4. Chichester: John Wiley; 2001 (accessed 28/04/05).
6. Felisati G, *et al.* Nicergoline in the treatment of dizziness in elderly patients: a review. *Arch Gerontol Geriatr Suppl* 2004; 163–70.
7. Winblad B, *et al.* Therapeutic use of nicergoline. *Clin Drug Investig* 2008; **28:** 533–52.

制剂

专利制剂

Arg.: Cergodun; Nicergolent†; Sermion; **Austria:** Ergotop; Nicergin; Sermion; **Braz.:** Sermion; **Chile:** Sermion; **Cz.:** Ergotop; Nilogrin†; Sermion; **Fr.:** Sermion; **Ger.:** Ergobel; Nicergobeta; Nicerium; Sermion†; **Gr.:** Albotyl; Inelin; Sermion; **Hong Kong:** Cergodun; Qualigoline; Sermion; **Hung.:** Ergotop; Sermion; **Indon.:** Serolin; **Ital.:** Cebran†; Sermion; **Jpn:** Sermion; **Mex.:** Sermion; **Philipp.:** Nicerbium; Sermion†; **Pol.:** Adavin; Circulat†; Nicerin; Niglostin; Nilogrin; Sermion; **Port.:** Erg XXI†; Sermion; **Rus.:** Nilogrin (Нилогрин)†; Sermion (Сермион); **Spain:** Fisifax†; Sermion; Varson; **Switz.:** Sermion; **Thai.:** Sermion; **Turk.:** Sermion; **Ukr.:** Nicerium (Нишериум); Sermion (Сермион); **Venez.:** Sermion.

多组分制剂 **Arg.:** Sibelium Plus.

Nicotine 烟碱

Nicotina; Nicotinum; Nikotiini; Nikotin; Nikotinas. (*S*)-3-(1-Methylpyrrolidin-2-yl)pyridine.

$C_{10}H_{14}N_2$ = 162.2.
CAS — 54-11-5.
ATC — N07BA01.
ATC Vet — QN07BA01; QP53AX13.
UNII — 6M3C89ZY6R.

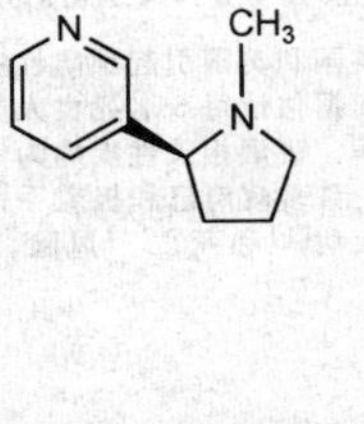

性状 烟碱是由烟草植物、烟草和相关物种（茄科）干叶中得到的液体生物碱，烟叶含有 0.5%～8% 的烟碱苹果酸盐或枸橼酸盐。

Pharmacopoeias. In *Eur.* (see p.vii) and *US.*

Ph. Eur. 6.8（Nicotine） 无色或褐色具有挥发性、吸湿性的黏稠液体。溶于水；能与无水乙醇混溶。贮藏于含氮的密闭容器中。避光。

USP 33（Nicotine） 需贮藏于氮气中，温度 25℃ 以下。避光，防湿。

Nicotine Polacrilex（*USAN*）烟碱聚丙烯酸树脂

CAS — 96055-45-7.
ATC — N07BA01.
ATC Vet — QN07BA01.

Pharmacopoeias. In *US.*

USP 33（Nicotine Polacrilex） 一种由异丁烯酸和二乙烯基苯制备而来的较弱的羧基阳离子交换树脂和烟碱的结合物。贮藏于密闭容器中。

Nicotine Resinate 烟碱树脂盐

Nicotine, résinate de; Nicotini resinas; Nicotinresinat; Nikotiiniresinaatti; Nikotino rezinatas; Nikotin-resinát; Nikotin-rezinát.
ATC — N07BA01.
ATC Vet — QN07BA01.

Pharmacopoeias. In *Eur.* (see p.vii).

Ph. Eur. 6.8（Nicotine Resinate） 烟碱与弱阳离子交换树脂的结合物，可含甘油。白色或淡黄色粉末。几乎不溶于水。贮藏于密闭容器中。避光。

Nicotine Tartrate 酒石酸烟碱

Nicotine Bitartrate (*BAN, USAN*).
$C_{10}H_{14}N_2,2C_4H_6O_6,2H_2O$ = 498.4.
CAS — 65-31-6 (anhydrous nicotine tartrate).
ATC — N07BA01.
ATC Vet — QN07BA01.
UNII — 7892ZN5G41.

依赖性和戒断症状

烟碱依赖性大多数与吸烟有关。表现为对持续服药的强烈愿望，是身体和心理上对药物的需要以及停药后出现具有特征性的戒断综合征。烟碱戒断综合征的常见症状包括易怒、焦虑、抑郁、烦乱不安、注意力不集中、食欲增加、体重增加和失眠。戒烟的治疗见下文用**途和用法**项下。据报道旨在戒烟的烟碱替代治疗药物中也会出现轻微戒断症状。

1. Hatsukami D, *et al.* Physical dependence on nicotine gum: effect of duration of use. *Psychopharmacology (Berl)* 1993; **111:** 449–56.
2. Benowitz NL, Henningfield JE. Establishing a nicotine threshold for addiction: the implications for tobacco regulation. *N Engl J Med* 1994; **331:** 123–5.
3. Keenan RM, *et al.* Pharmacodynamic effects of cotinine in abstinent cigarette smokers. *Clin Pharmacol Ther* 1994; **55:** 581–90.
4. Slade J, *et al.* Nicotine and addiction: the Brown and Williamson documents. *JAMA* 1995; **274:** 225–33.
5. Kessler DA. Nicotine addiction in young people. *N Engl J Med* 1995; **333:** 186–9.
6. Doll R, Crofton J, eds. Tobacco and health. *Br Med Bull* 1996; **52:** 1–223.
7. Benowitz NL. Nicotine addiction. *Prim Care* 1999; **26:** 611–31.
8. Colby SM, *et al.* Are adolescent smokers dependent on nicotine? A review of the evidence. *Drug Alcohol Depend* 2000; **59** (suppl 1): S83–S95.
9. Royal College of Physicians. *Nicotine addiction in Britain: a report of the Tobacco Advisory Group of the Royal College of Physicians.* London: Royal College of Physicians, 2000. Also available at: http://www.rcplondon.ac.uk/pubs/books/nicotine/index.htm (accessed 30/07/08)
10. West R, *et al.* A comparison of the abuse liability and dependence potential of nicotine patch, gum, spray and inhaler. *Psychopharmacology (Berl)* 2000; **149:** 198–202.

不良反应和处置

烟碱是一种很强的毒性物质，会在 1h 内由于呼吸肌麻痹引起呼吸衰竭导致急性中毒死亡。成人口服致死量为 40～60mg。

较轻的中毒会引起自主神经系统开始出现兴奋，随后转为抑制。典型的症状包括口腔和咽喉的灼热感、恶心和流涎、腹痛、呕吐、腹泻、头晕、乏力、血压升高后血压下降、精神错乱、头痛、听觉和视觉障碍、呼吸困难、衰弱、惊厥、出汗和衰竭。可能会出现暂时性心脏停顿或阵发性房颤。

烟碱通过皮肤或食入、吸入快速吸收，本品用于园艺杀虫剂时可能会因为处理不当而引起烟碱中毒。

烟碱中毒需要立即处理，如果接触部位是皮肤，应除去受污染的衣物，用冷水充分清洗皮肤但不许揉搓。如果患者吞咽了烟碱，洗胃和活性炭是有效措施。采用支持疗法包括呼吸支持和控制惊厥。可用阿托品抑制拟副交感神经药物刺激引起的症状。

除了上述头晕、头痛和胃肠功能紊乱等反应外，与烟碱替代制剂相关的不良反应也包括感冒和流感样症状、心悸、失眠、多梦、肌痛、胸痛、血压改变、焦虑、易怒、嗜睡和痛经。过敏反应也有报道。特殊制剂引起的不良反应包括透皮贴剂的皮肤反应；鼻喷雾剂引起的鼻刺激、鼻衄、流泪以及耳感不适；喷雾剂、吸入器、舌下片、锭剂或口香糖引起的咽喉刺激；吸入器、舌下片剂、锭剂或口香糖引起的口疮性溃疡；嚼服口香糖引起的唾液分泌增多和偶见的舌头肿胀；吸入器引起的咳嗽、鼻炎、口腔炎、鼻窦炎和口干，舌下片剂或锭剂的口感不佳。在治疗开始的几天内过度吞服烟碱替代制剂中释放的烟碱可能会引起呃逆。

1. Greenland S, *et al.* A meta-analysis to assess the incidence of adverse effects associated with the transdermal nicotine patch. *Drug Safety* 1998; **18:** 297–308.
2. Gourlay SG, *et al.* Predictors and timing of adverse experiences during transdermal nicotine therapy. *Drug Safety* 1999; **20:** 545–55.

烟草制品的不良反应 多种疾病与长期使用烟草有关，到 20 世纪 60 年代中期，流行病学数据显示吸烟是引起肺癌（第635页）的原因之一，吸烟也与喉癌、口腔癌、子宫颈癌、膀胱癌、胰腺癌、食管癌、胃癌和肾癌以及白血病相关[1]。吸烟是心血管、呼吸、外周血管以及脑血管疾病的危险因素之一[1～4]。吸烟也会增加消化性溃疡的发病风险，并可能引起其他胃肠道病症[2]。也有证据表明烟草制品可增加与年龄相关性黄斑变性[5]、2 型糖尿病[6]及腺瘤性息肉的风险[7]。

母亲妊娠期吸烟与低出生体重儿相关，同时也增加流产、死产和新生儿的死亡风险（见下文**注意事项**项下**妊娠**）。

被动吸烟指间接吸入烟草或环境性吸烟。被动吸烟对健康的危害程度低于主动吸烟，然而，研究显示被动吸烟也是肺癌的诱发因素之一[8]，被动吸烟也与心脏病[9]和慢性呼吸系统疾病[10,11]的发生风险增加相关。无烟烟草制品也会给健康带来风险，比如头颈部肿瘤（第633页）就与使用烟草和槟榔（第2182页）的混合物以及可能吸入或咀嚼烟草有关[12,13]。

1. Wald NJ, Hackshaw AK. Cigarette smoking: an epidemiological overview. *Br Med Bull* 1996; **52:** 3–11.
2. Ashton H. Adverse effects of nicotine. *Adverse Drug React Bull* 1991; **149:** 560–3.
3. Teo KK, *et al.* INTERHEART Study Investigators. Tobacco use and risk of myocardial infarction in 52 countries in the INTERHEART study: a case-control study. *Lancet* 2006; **368:** 647–58.
4. Patel RR, *et al.* Cigarette smoking and diffuse lung disease. *Drugs* 2008; **68:** 1511–27.
5. Tan JSL, *et al.* Smoking and the long-term incidence of age-related macular degeneration: the Blue Mountains Eye Study. *Arch Ophthalmol* 2007; **125:** 1089–95.
6. Willi C, *et al.* Active smoking and the risk of type 2 diabetes: a systematic review and meta-analysis. *JAMA* 2007; **298:** 2654–64.
7. Botteri E, *et al.* Cigarette smoking and adenomatous polyps: a meta-analysis. *Gastroenterology* 2008; **134:** 388–95.
8. Lam TH. Passive smoking in perspective. *Med Toxicol Adverse Drug Exp* 1989; **4:** 153–62.
9. Steenland K. Passive smoking and the risk of heart disease. *JAMA* 1992; **267:** 94–9.
10. Law MR, Hackshaw AK. Environmental tobacco smoke. *Br Med Bull* 1996; **52:** 22–34.
11. DiFranza JR, Lew RA. Mortality and morbidity in children associated with the use of tobacco products by other people. *Pediatrics* 1996; **97:** 560–8.
12. Rodu B, Cole P. Smokeless tobacco use and cancer of the upper respiratory tract. *Oral Surg Oral Med Oral Pathol Oral Radiol Endod* 2002; **93:** 511–15.
13. Critchley JA, Unal B. Health effects associated with smokeless tobacco: a systematic review. *Thorax* 2003; **58:** 435–43.

对糖代谢的影响 胰岛功能亢进和胰岛素抵抗与长期使用烟碱口香糖（gum）有关[1]。烟草制品可能会增加患 2 型糖尿病的风险（见上文）。

1. Eliasson B, *et al.* Long-term use of nicotine gum is associated with hyperinsulinemia and insulin resistance. *Circulation* 1996; **94:** 878–81.

对心血管系统的影响 上文提到，烟草制品中的烟碱与心血管疾病风险增加相关。因此，假设烟碱替代治疗也与心血管不良反应相关，也有一些心血管事件的非对照研究，其中包括心肌梗死[1,2]、卒中[3,4]和脑血肿[5]，与使用这类的产品有关。这个说法很正常。然而，一项在一般人群[6]中进行的病例对照研究，以及在心血管疾病患者中进行的队列研究[7]和短期安慰剂对照研究[8,9]均未能显示心血管事件危险增加与透皮烟碱制剂相关。一项回顾性匹配队列[10]结果显示，接受冠状动脉旁路移植术（CABG）术后立即使用烟碱替代治疗（NRT）的患者与未接受 NRT 治疗患者的死亡率相比有明显增加。作者认为，在有大量研究数据表明住院患者可以使用NRT之前，危重患者出院后应严格限制使用烟碱替代治疗。

1. Warner JG, Little WC. Myocardial infarction in a patient who smoked while wearing a nicotine patch. *Ann Intern Med* 1994; **120:** 695.
2. Arnaot MR. Nicotine patches may not be safe. *BMJ* 1995; **310:** 663–4.
3. Pierce JR. Stroke following application of a nicotine patch. *Ann Pharmacother* 1994; **28:** 402.
4. Ang R, *et al.* Nicotine replacement therapy and ischaemic stroke. *Hosp Med* 2005; **66:** 366–7.
5. Riche G, *et al.* Intracerebral haematoma after application of nicotine patch. *Lancet* 1995; **346:** 777–8.
6. Kimmel SE, *et al.* Risk of acute first myocardial infarction and use of nicotine patches in a general population. *J Am Coll Cardiol* 2001; **37:** 1297–1302.
7. Meine TJ, *et al.* Safety and effectiveness of transdermal nicotine patch in smokers admitted with acute coronary syndromes. *Am J Cardiol* 2005; **95:** 976–8.
8. Working Group for the Study of Transdermal Nicotine in Patients with Coronary Artery Disease. Nicotine replacement therapy for patients with coronary artery disease. *Arch Intern Med* 1994; **154:** 989–95.
9. Joseph AM, *et al.* The safety of transdermal nicotine as an aid to smoking cessation in patients with cardiac disease. *N Engl J Med* 1996; **335:** 1792–8.
10. Paciullo CA, *et al.* Impact of nicotine replacement therapy on postoperative mortality following coronary artery bypass graft surgery. *Ann Pharmacother* 2009; **43:** 1197–1202.

血管炎 有2例患者发生血管炎与使用烟碱透皮贴剂有关[1]。

1. van der Klauw MM, *et al.* Vasculitis attributed to the nicotine patch (Nicotinell). *Br J Dermatol* 1996; **134:** 361–4.

注意事项

烟碱制剂不能用于最近曾发生过脑血管意外的患者。慎用于心血管疾病患者。尽管在采用其他方式不能戒烟的患者中可以采用医学监控的条件下使用烟碱制品，但在严重心血管疾病包括近期曾发生心肌梗死后的一段时期、严重心律失常和不稳定型心绞痛患者中最好完全避免使用烟碱制剂。患有外周血管疾病、内分泌系统疾病（如嗜铬细胞瘤、甲状腺功能亢进症和糖尿病），消化性溃疡或肝肾损伤的患者慎用。在妊娠期或哺乳期应慎用或尽量避免使用烟碱制品（详见下文）。

皮肤破损处应禁用皮肤贴剂。

哺乳 American Academy of Pediatrics 有报道[1]指明哺乳期妇女吸烟会减少其乳汁分泌，同时减少新生儿的体重增加。关于烟碱对1岁婴儿大小影响尚有争论。尽管烟碱和它的代谢产物可替宁可分布于乳汁中，且烟草烟雾中有数百种化合物，烟碱也不一定是唯一可能对母乳喂养婴儿有害的物质。烟碱在乳汁中的浓度是母体血浆浓度的1.5～3倍，但是没有证据显示这种浓度的烟碱是否对婴儿的健康带来风险。事实上，有研究报道指出母亲吸烟的婴儿经母乳喂养后的急性呼吸系统疾病的发生率低于非母乳喂养婴儿。

1. American Academy of Pediatrics. The transfer of drugs and other chemicals into human milk. *Pediatrics* 2001; **108:** 776–89. [Retired May 2010] Correction. *ibid.*; 1029. Also available at: http://aappolicy.aappublications.org/cgi/content/full/pediatrics%3b108/3/776 (accessed 02/07/04)

运动 8名使用烟碱贴剂的健康受试者体育运动后烟碱血浆峰浓度增加[1]。最有可能的原因是运动使皮肤灌注增加从而引起药物摄取增加。

1. Klemsdal TO, *et al.* Physical exercise increases plasma concentrations of nicotine during treatment with a nicotine patch. *Br J Clin Pharmacol* 1995; **39:** 677–9.

重症肌无力 1名重症肌无力患者在使用烟碱皮肤贴剂后病情出现恶化，最严重的情况出现在使用后1h，取掉贴剂后3h内症状缓解[1]。尽管吸烟后血浆烟碱浓度显著高于使用贴剂后血浆浓度，但之前大量吸烟不会产生同样的不良反应[2]。

1. Moreau T, *et al.* Nicotine-sensitive myasthenia gravis. *Lancet* 1994; **344:** 548–9.
2. Pethica D. Nicotine-sensitive myasthenia gravis. *Lancet* 1994; **344:** 961.

妊娠 妊娠期吸烟会增加低出生体重儿、自发流产的风险，同时也增加围生期的死亡率[1]。也有一些证据显示婴儿猝死综合征（SIDS）可能与妊娠期吸烟有关[2]。除烟碱外，香烟烟雾中含有许多其他化合物也对胎儿有毒性作用，包括一氧化碳和铅[3]。一项大社区样本研究[4]的结果显示，暴露于母亲吸烟与新生儿易激惹和过度紧张有关。尽管吸烟比纯的烟碱危险更大，但烟碱替代治疗（NRT）也不是没有潜在的风险，但也被保留用于单独行为治疗不能戒烟的母亲[3]。建议如果需要NRT，应采用间断释放剂型（如烟碱口香糖或吸入器），这样可以使胎儿暴露于较低烟碱剂量下，较连续使用的制剂（如贴剂）要好[3]。

1. British Medical Association. *Smoking and reproductive life: the impact of smoking on sexual, reproductive and child health.* London: British Medical Association, 2004. Available at: http://www.bma.org.uk/images/smoking_tcm41-21289.pdf (accessed 16/06/10)
2. Wisborg K, *et al.* A prospective study of smoking during pregnancy and SIDS. *Arch Dis Child* 2000; **83:** 203–6. Corrections. *ibid.* 2001; **84:** 93 and 187.
3. Dempsey DA, Benowitz NL. Risks and benefits of nicotine to aid smoking cessation in pregnancy. *Drug Safety* 2001; **24:** 277–322.
4. Stroud LR, *et al.* Maternal smoking during pregnancy and neonatal behavior: a large-scale community study. Abstract: *Pediatrics* 2009; **123:** 1398–9.
Full version: http://pediatrics.aappublications.org/cgi/reprint/123/5/e842 (accessed 16/06/10)

药物相互作用

吸烟能诱导肝代谢酶，改变多种药物的药动学特征。甲氧沙林抑制细胞色素P450同工酶CYP2A6而减少烟碱的代谢，从而导致烟碱血浆浓度升高。

1. Miller LG. Cigarettes and drug therapy: pharmacokinetic and pharmacodynamic considerations. *Clin Pharm* 1990; **9:** 125–35.
2. Zevin S, Benowitz NL. Drug interactions with tobacco smoking: an update. *Clin Pharmacokinet* 1999; **36:** 425–38.
3. Sellers EM, *et al.* Inhibition of cytochrome P450 2A6 increases nicotine's oral bioavailability and decreases smoking. *Clin Pharmacol Ther* 2000; **68:** 35–43.
4. Hukkanen J, *et al.* Effects of nicotine on cytochrome P450 2A6 and 2E1 activities. *Br J Clin Pharmacol* 2010; **69:** 152–9.

与吸烟的相互作用 吸烟与某些药物之间相互作用的报道，见：

- 抗精神病药（见**氯丙嗪**，第946页）
- 阿曲库铵，第1814页
- 苯二氮䓬类（见**地西泮**，第962页）
- 安非他酮，见**药动学**项下（第362页）
- 皮质激素，第1429页
- 氟伏沙明（见**氟西汀**，第374页）
- 胰岛素，第425页
- 伊立替康，第705页
- 利多卡因，第1777页
- 褪黑素，第2275页
- 喷他佐辛，第107页
- 奎宁，第585页
- 他克林，第350页
- 茶碱，第1104页
- 三环抑郁药（见**阿米替林**，第359页）
- 维库溴铵，第1814页

烟酸 第1859页已提到，有报道指出，烟酸可能与烟碱透皮制剂存在药物相互作用。

药动学

烟碱易于通过黏膜和皮肤吸收，口服生物利用度低归因于其大量的首关代谢。烟碱分布广泛，可以通过血脑屏障和胎盘屏障，也可分泌于乳汁中。其消除半衰期为1～2h。烟碱主要在肝脏通过细胞色素P450同工酶CYP2A6酶代谢成可替宁和烟碱-*N*-氧化物。烟碱和其代谢物从尿中排泄。

1. Gorsline J, *et al.* Steady-state pharmacokinetics and dose relationship of nicotine delivered from Nicoderm (nicotine transdermal system). *J Clin Pharmacol* 1993; **33:** 161–8.
2. Gupta SK, *et al.* Bioavailability and absorption kinetics of nicotine following application of a transdermal system. *Br J Clin Pharmacol* 1993; **36:** 221–7.
3. Schneider NG, *et al.* Clinical pharmacokinetics of nasal nicotine delivery: a review and comparison to other nicotine systems. *Clin Pharmacokinet* 1996; **31:** 65–80.
4. Benowitz NL, *et al.* Sources of variability in nicotine and cotinine levels with the use of nicotine nasal spray, transdermal nicotine and cigarette smoking. *Br J Clin Pharmacol* 1997; **43:** 259–67.
5. Zins BJ, *et al.* Pharmacokinetics of nicotine tartrate after single-dose liquid enema, oral, and intravenous administration. *J Clin Pharmacol* 1997; **37:** 426–36.
6. Schneider NG, *et al.* The nicotine inhaler: clinical pharmacokinetics and comparison with other nicotine treatments. *Clin Pharmacokinet* 2001; **40:** 661–84.

用途和用法

烟碱主要的生理作用是先兴奋后抑制所有自主神经节。在中枢，小剂量可以引起呼吸兴奋，大剂量可以引起惊厥和呼吸停止。其对骨骼肌的影响与其对神经中枢的影响类似。

烟碱口香糖、透皮贴剂、锭剂、舌下片、鼻腔喷雾剂以及吸入器均用于戒烟（详见下文），许多这样的产品还用于减少吸烟的数量。用于戒烟治疗一般连续使用3个月，然后逐渐停药；用于减少吸烟一般持续使用6个月，然后尝试停药。如果连续使用超过9个月，应向医疗保健专业人员寻求更多的建议。

- *烟碱口香糖*有效剂量为2mg和4mg，烟碱以与异丁烯酸形成复合物（烟碱聚丙烯酸树脂，nicotine polacrilex）的形式存在于口香糖中，每日需要抽20支或少于20支香烟的患者应该从2mg剂量开始，当有吸烟意愿时缓慢咀嚼口香糖超过30min。每日吸烟超过20支或每日需要咀嚼15片2mg烟碱口香糖的患者应该使用4mg制剂，每日使用不能超过15片。
- *烟碱舌下片*是每片含有相当于2mg烟碱的β-环糊精复合物。推荐剂量为每小时舌下含1～2片，如果需要每日最多可增加到40片。酒石酸烟碱也可舌下含。
- 也可使用*锭剂*，锭剂含有1mg、1.5mg、2mg或4mg烟碱（以离子交换树脂或酒石酸盐形式存在）。突然吸烟或临时戒烟者，初始剂量为第1～2h 1锭；逐渐戒烟者，可在特别想吸烟时用1锭。通常日剂量为8～12锭，最大日剂量为30粒1mg锭剂或15锭。
- *透皮贴剂*被设计成可黏附16h或24h，在建议贴用时间内可提供5～21mg不同释放强度剂量。贴剂应每天使用，清醒状态下贴于臀部、躯干或上臂的干燥无毛区，开始一般应用最高剂量或根据以前每日香烟消耗量而定。在贴剂应用于皮肤同一部位之前应24h或以上每日更换贴敷部位。
- *鼻腔喷雾剂*每喷含500μg烟碱，推荐初始剂量为必要时，每小时每个鼻孔喷1～2次，治疗的最初8周每日最多80喷，然后逐渐减量。不推荐使用超过3个月。
- *烟碱吸入器*药筒含有10mg烟碱，可通过适当的吸入器接口使用。初始剂量为每日6～16筒，持续使用12周，然后在6～12周内逐渐减少用量。

烟碱也可作为园艺杀虫剂使用。

阿尔茨海默病 目前有一些克服阿尔茨海默病患者的脑胆碱能缺乏的方法正在研究中，烟碱作为一种胆碱能激动剂也是其中之一[1]（详见第342页，**痴呆**项下）。使用烟碱贴剂的预备（preliminary）试验[2,3]持续时间有限且没有明确结果。烟碱透皮制剂仅在少量阿尔茨海默病患者中用于控制患者激动的行为症状[4]。因为缺乏足够的随机对照研究数据，目前系统性回顾无法对烟碱在阿尔茨海默病患者中使用的有效性和安全性得出任何结论[5]。

1. Baldinger SL, Schroeder DJ. Nicotine therapy in patients with Alzheimer's disease. *Ann Pharmacother* 1995; **29:** 314–15.
2. Wilson AL, *et al.* Nicotine patches in Alzheimer's disease: pilot study on learning, memory, and safety. *Pharmacol Biochem Behav* 1995; **51:** 509–14.
3. Snaedal J, *et al.* The effects of nicotine in dermal plaster on cognitive functions in patients with Alzheimer's disease. *Dementia* 1996; **7:** 47–52.
4. Rosin RA, *et al.* Transdermal nicotine for agitation in dementia. *Am J Geriatr Psychiatry* 2001; **9:** 443–4.
5. López-Arrieta JLA, Sanz FJ. Nicotine for Alzheimer's disease. Available in The Cochrane Database of Systematic Reviews; Issue 2. Chichester: John Wiley; 2001 (accessed 28/04/05).

眼睑痉挛 有报道一名对肉毒杆菌毒素A（botulinum A toxin）无效的眼睑痉挛患者（见第1802页）使用烟碱鼻喷剂后有效[1]。然而，随后有一项研究显示4名患有眼睑痉挛的患者使用烟碱鼻喷剂后症状没有改善[2]。

1. Dursun SM, *et al.* Treatment of blepharospasm with nicotine nasal spray. *Lancet* 1996; **348:** 60.
2. Dressler D, *et al.* Nicotine nasal spray is not reliable treatment for blepharospasm: results of a pilot study. *Mov Disord* 1998; **13:** 190.

锥体外系障碍 据报道烟碱透皮贴剂对精神分裂症患者中抗精神病药物引起的静坐不能有效[1]（第943页），因为吸烟和帕金森病（第763页）之间存在明显的相反关系，烟碱透皮贴剂已被用于治疗帕金森病症状的研究，但整体优势证据很少[2,3]。

1. Anfang MK, Pope HG. Treatment of neuroleptic-induced akathisia with nicotine patches. *Psychopharmacology (Berl)* 1997; **134:** 153–6.
2. Vieregge A, *et al.* Transdermal nicotine in PD: a randomized, double-blind, placebo-controlled study. *Neurology* 2001; **57:** 1032–5.
3. Lemay S, *et al.* Lack of efficacy of a nicotine transdermal treatment on motor and cognitive deficits in Parkinson's disease. *Prog Neuropsychopharmacol Biol Psychiatry* 2004; **28:** 31–9.

皮肤病 有多个非对照研究报道烟碱对多种皮肤病有益，包括坏疽性脓皮症[1]和氟尿嘧啶引起的皮炎[2]。

1. Kanekura T, *et al.* Nicotine for pyoderma gangrenosum. *Lancet* 1995; **345:** 1058.
2. Kingsley EC. 5-Fluorouracil dermatitis prophylaxis with a nicotine patch. *Ann Intern Med* 1994; **120:** 813.

戒烟 吸烟是英国和美国引起预防性疾病和早产儿死亡的最重要原因，据估计每5名死亡人员中即有1人死于吸烟相关性疾病。吸烟相关性疾病为保健部门带来的财政负担非常大。许多政府已积极着手推动戒烟，已有证据显示可降低疾病[1]和死亡[2]风险。随着戒断时间的增加，之前吸烟者疾病发生风险的降低更明显，但对从未戒过烟者几乎不变。

烟碱依赖性和特征性戒断综合征发展（详见上文，**依赖性和戒断症状**项下）使戒烟非常困难，许多患者设法戒烟后会复吸或成功戒烟前需要若干次努力。非药物和药物治疗都能改善戒瘾率，二者结合更有效[3~12]。

非药物方法包括劝告（counselling）、心理技能训练和团队支持（support groups）；戒瘾率随支持强度的增加而增长，甚至简单的忠告对鼓励戒烟也是有效的。

一线药物介入方法是烟碱替代治疗（NRT），这种方法可有效降低戒烟伴随的烟瘾（craving），NRT 有几种可用的剂型，包括口香糖、透皮贴剂、吸入器、鼻喷剂、舌下片剂和锭剂。一项系统性综述[9]发现排除任何附加的非药物治疗强度后，NRT 戒烟成功率大约是对照组的两倍。但后来的一项荟萃分析[13]认为大多数证据来自有行为支持的研究，还不确定无常规接触的 NRT 是否同样有效。

选择治疗方法应根据患者的喜好、耐受性和以前的治疗情况，透皮贴剂是最易使用以及顺应性最好的方法，但其局部作用比较麻烦。口香糖治疗初期口感不好，一些人发现咀嚼比较困难。舌下片可能适用于那些咀嚼口香糖困难的患者。鼻喷雾剂起效快，但会引起局部刺激症状。吸入器具有模拟吸烟的优点，但会引起口腔和咽喉局部刺激。锭剂的优点在于其可被小心地含服（sucked discreetly）。不能耐受某种 NRT 的患者选择其他 NRT 制剂可能获益。

已尝试采用多种 NRT 类型联合治疗（贴剂和鼻喷剂、吸入器或口香糖）来提高治疗的有效性[14,15]。

针对戒烟的 NRT 一般连续 3 个月后再停药。尽管药厂建议逐渐停药，但其他一些人[6]发现这种建议没有优点，推荐立即停药。针对减少吸烟数量的 NRT 的特点为持续更长时间。NRT 可以长期进行，这会为那些认为停止 NRT 后容易复吸或戒断症状持续存在的患者带来特殊益处。

针对心血管疾病患者使用 NRT 存在顾虑（详见上文**对心血管系统的影响**项下），但临床经验和研究表明 NRT 可以在这些患者中谨慎使用。因为没有充分的研究，所以近期发生过心肌梗死或患有严重心律失常或不稳定型心绞痛的患者禁用 NRT。

已有几种药物用于戒烟治疗[16~18]。安非他酮是一种有效药物，被推荐为替代 NRT 的一线选择；其作用不依赖于其抗抑郁作用，安非他酮和 NRT 联合治疗已成功使用。目前仍缺乏其他大多数抗抑郁药用于戒烟治疗的证据[19]，但去甲替林显示有效可作为二线治疗药物。研究[20]表明，还未发现去甲替林与 NRT 联合治疗的优势。可乐定也有效但其不良反应限制了它的有效性[18]。初步研究建议司来吉兰和美加明也可能有效[16,18]。大麻素-1 受体拮抗剂利莫那班早期研究显示可喜的成果[16,17]，虽然对 3 项随机对照研究[21]进行系统评价后发现证据还尚无定论。一项使用口服烟碱部分受体激动剂瓦伦尼克林和金雀花碱的系统性综述[22]表明两种药物对戒烟均很有效果。瓦伦尼克林与安慰剂或安非他酮比较对帮助吸烟者戒烟有明显效果，但其防止复发的疗效还有待证实。与安非他酮类似的是，瓦伦尼克林也可作为 NRT 的一线替代药物使用。金雀花碱在中欧和东欧广泛使用，但目前其有效性的证据仍有限，需更好地设计试验以验证其早期的发现。几乎没有证据支持其他治疗，如醋酸银、洛贝林或抗焦虑药（如丁螺环酮）的有效性，不推荐使用。预防复吸的疫苗正在研究中[16,17]。

1. Dresler CM, *et al.* Reversal of risk upon quitting smoking. *Lancet* 2006; **368:** 348–9.
2. Vollset SE, *et al.* Smoking and deaths between 40 and 70 years of age in women and men. *Ann Intern Med* 2006; **144:** 381–9.
3. Hudmon KS, Corelli RL. ASHP therapeutic position statement on the cessation of tobacco use. *Am J Health-Syst Pharm* 2009; **66:** 291–307.
4. Anonymous. Nicotine replacement to aid smoking cessation. *Drug Ther Bull* 1999; **37:** 52–4.
5. West R, *et al.* Smoking cessation guidelines for health professionals: an update. *Thorax* 2000; **55:** 987–99.
6. Royal College of Physicians. *Nicotine addiction in Britain: a report of the Tobacco Advisory Group of the Royal College of Physicians.* London: Royal College of Physicians, 2000. Also available at: http://www.rcplondon.ac.uk/pubs/books/nicotine/index.htm (accessed 02/07/04)
7. Fiore MC, *et al.* A clinical practice guideline for treating tobacco use and dependence: a US public health service report. *JAMA* 2000; **283:** 3244–54.
8. Covey LS, *et al.* Advances in non-nicotine pharmacotherapy for smoking cessation. *Drugs* 2000; **59:** 17–31.
9. Stead LF, *et al.* Nicotine replacement therapy for smoking cessation. Available in The Cochrane Database of Systematic Reviews; Issue 1. Chichester: John Wiley; 2008 (accessed 09/07/08).
10. Nides M. Update on pharmacologic options for smoking cessation treatment. *Am J Med* 2008; **121** (suppl 1): S20–S31.
11. Ranney L, *et al.* Systematic review: smoking cessation intervention strategies for adults and adults in special populations. *Ann Intern Med* 2006; **145:** 845–56.
12. Fiore MC, *et al.* 2008 PHS Guideline Update Panel, Liaisons, and Staff. Treating tobacco use and dependence: 2008 update U.S. Public Health Service Clinical Practice Guideline executive summary. *Respir Care* 2008; **53:** 1217–22. Full version: http://www.surgeongeneral.gov/tobacco/treating_tobacco_use08.pdf (accessed 17/06/10)
13. Moore D, *et al.* Effectiveness and safety of nicotine replacement therapy assisted reduction to stop smoking: systematic review and meta-analysis. Abridged version: *BMJ* 2009; **338:** 867–71. Full version: http://www.bmj.com/cgi/content/full/338/apr02_3/b1024?view=long&pmid=19342408 (accessed 17/06/10)
14. Steinberg MB, *et al.* Triple-combination pharmacotherapy for medically ill smokers: a randomized trial. *Ann Intern Med* 2009; **150:** 447–54.
15. Ebbert JO, *et al.* Combination pharmacotherapy for stopping smoking: what advantages does it offer? *Drugs* 2010; **70:** 643–50.
16. Foulds J, *et al.* Developments in pharmacotherapy for tobacco dependence: past, present and future. *Drug Alcohol Rev* 2006; **25:** 59–71.
17. Garwood CL, Potts LA. Emerging pharmacotherapies for smoking cessation. *Am J Health-Syst Pharm* 2007; **64:** 1693–8. Correction. *ibid.*; 1995.
18. Buchhalter AR, *et al.* Novel pharmacological approaches for treating tobacco dependence and withdrawal: current status. *Drugs* 2008; **68:** 1067–88.
19. Hughes JR, *et al.* Antidepressants for smoking cessation. Available in The Cochrane Database of Systematic Reviews; Issue 1. Chichester: John Wiley; 2007 (accessed 09/07/08).
20. Aveyard P, *et al.* Nortriptyline plus nicotine replacement versus placebo plus nicotine replacement for smoking cessation: pragmatic randomised controlled trial. *BMJ* 2008; **336:** 1223–7.
21. Cahill K, Ussher M. Cannabinoid type 1 receptor antagonists (rimonabant) for smoking cessation. Available in The Cochrane Database of Systematic Reviews; Issue 4. Chichester: John Wiley; 2007 (accessed 09/07/08).
22. Cahill K, *et al.* Nicotine receptor partial agonists for smoking cessation. Available in The Cochrane Database of Systematic Reviews; Issue 3. Chichester: John Wiley; 2008 (accessed 28/06/07).

僵直 已有烟碱用于痉挛性张力障碍反应良好的非对照研究报告[1]。

1. Vaughan CJ, *et al.* Treatment of spastic dystonia with transdermal nicotine. *Lancet* 1997; **350:** 565.

抽搐症 Tourette 综合征（见**局部抽搐症**，第927页）的特点是运动神经、声带抽搐和行为失调。已有报道指出烟碱[1~5]单独使用或与氟哌啶醇合用于单独使用氟哌啶醇症状控制不满意的 Tourette 综合征患者效果良好。烟碱透皮贴剂有希望避免烟碱口香糖口感和胃肠道反应引起的依从性问题。

1. McConville BJ, *et al.* The effects of nicotine plus haloperidol compared to nicotine only and placebo nicotine only in reducing tic severity and frequency to Tourette's disorder. *Biol Psychiatry* 1992; **31:** 832–40.
2. Silver AA, Sanberg PR. Transdermal nicotine patch and potentiation of haloperidol in Tourette's syndrome. *Lancet* 1993; **342:** 182.
3. Dursun SM, *et al.* Longlasting improvement of Tourette's syndrome with transdermal nicotine. *Lancet* 1994; **344:** 1577.
4. Sanberg PR, *et al.* Nicotine for the treatment of Tourette's syndrome. *Pharmacol Ther* 1997; **74:** 21–5.
5. Silver AA, *et al.* Transdermal nicotine and haloperidol in Tourette's disorder: a double-blind placebo-controlled study. *J Clin Psychiatry* 2001; **62:** 707–14.

溃疡性结肠炎 研究人员已经在积极开展烟碱在溃疡性结肠炎患者中的使用研究（见**炎性肠病**，第1620页），这种情况在吸烟者中比较罕见[1]。系统性回顾研究[2]发现烟碱经皮给药对缓和活动性溃疡性结肠炎比安慰剂更有效，但其疗效不如皮质激素或氨基水杨酸盐标准化治疗，且伴随更多的不良反应。这表明烟碱对于保持疾病缓解无效[3]。其任何作用只限于对标准治疗没有反应或能忍受不良反应的患者[2]。现在正在进行的减少烟碱不良反应的方法研究包括以灌肠的形式定位释放到结肠[4~6]和口服缓释胶囊[7]。

1. Guslandi M. Nicotine treatment for ulcerative colitis. *Br J Clin Pharmacol* 1999; **48:** 481–4.
2. McGrath J, *et al.* Transdermal nicotine for induction of remission in ulcerative colitis. Available in The Cochrane Database of Systematic Reviews; Issue 4. Chichester: John Wiley; 2004 (accessed 08/03/06).
3. Thomas GAO, *et al.* Transdermal nicotine as maintenance therapy for ulcerative colitis. *N Engl J Med* 1995; **332:** 988–92.
4. Sandborn WJ, *et al.* Nicotine tartrate liquid enemas for mildly to moderately active left-sided ulcerative colitis unresponsive to first-line therapy: a pilot study. *Aliment Pharmacol Ther* 1997; **11:** 663–71.
5. Ingram JR, *et al.* Nicotine enemas for treatment of ulcerative colitis: a study of the pharmacokinetics and adverse events associated with three doses of nicotine. *Aliment Pharmacol Ther* 2004; **20:** 859–65.
6. Ingram JR, *et al.* A randomized trial of nicotine enemas for active ulcerative colitis. *Clin Gastroenterol Hepatol* 2005; **3:** 1107–14.
7. Green JT, *et al.* An oral formulation of nicotine for release and absorption in the colon: its development and pharmacokinetics. *Br J Clin Pharmacol* 1999; **48:** 485–93.

制剂

USP 33: Nicotine Polacrilex Gum; Nicotine Transdermal System.

专利制剂

Arg.: Nicorette; Nicotinell TTS; Niux; ***Austral.:*** Nicabate; Nicorette; Nicotinell; QuitX; ***Austria:*** Nicorette; Nicotinell; Nicotrol; ***Belg.:*** Nicopatch; Nicorette; Nicotinell; NiQuitin; ***Braz.:*** Nicorette; Nicotinell TTS; NiQuitin; ***Canad.:*** Habitrol†; Nicoderm†; Nicorette; Nicotrol†; Prostep; ***Chile:*** Nicorette; Nicotinell; ***Cz.:*** Nicopass; Nicopatch; Nicorette; Nicotinell; NiQuitin; ***Denm.:*** Nicorette; Nicotinell; NiQuitin†; ***Fin.:*** Nicopass; Nicopatch; Nicorette; Nicotinell; Nicotrol; ***Fr.:*** Nicogum†; Nicopass; Nicopatch; Nicorette; Nicotinell; NiQuitin; ***Ger.:*** Nicorette; Nicotinell; nikofrenon; NiQuitin; ***Gr.:*** Camryn; Exodus; Nicopass; Nicopatch; Nicorette; Nicotinell; ***Hong Kong:*** Nicorette; Nicotinell; ***Hung.:*** Nicopass†; Nicorette; Nicotinell; NiQuitin; ***India:*** Nicotinell TTS†; ***Irl.:*** Boots NicAssist; NCH; Nicopass; Nicorette; Nicotinell; NiQuitin; ***Israel:*** Nicorette; Nicotinell; NiQuitin; ***Ital.:*** Nicorette; Nicotinell; NiQuitin; ***Malaysia:*** Nicorette; Nicotinell; ***Mex.:*** Nicorette; NiQuitin; ***Neth.:*** Nicopass; Nicopatch; Nicorette; Nicotinell; NiQuitin; ***Norw.:*** Nicorette; Nicotinell; ***NZ:*** Habitrol; Nicabate; Nicorette; Nicotinell; Nicotrol; ***Philipp.:*** Nicorette; Nicotinell; ***Pol.:*** Nicorette; Nicotinell†; NiQuitin; ***Port.:*** Nicopass; Nicopatch; Nicorette; Nicotinell TTS; NiQuitin; ***Rus.:*** Nicorette (Никоретте); Nicotinell (Никотинелл); NiQuitin (НиКвитин); ***S.Afr.:*** Nicorette; Quit; ***Singapore:*** Nicorette; Nicotinell; ***Spain:*** Nicomax†; Nicorette; Nicotinell; NiQuitin; ***Swed.:*** Nicorette; Nicotinell; Nikotugg; NiQuitin; ***Switz.:*** Nicorette; Nicotinell; ***Thai.:*** Nicomild; Nicorette; Nicotinell; ***Turk.:*** Nicotinell; ***UK:*** Nicopass†; Nicopatch†; Nicorette; Nicotinell; NiQuitin; ***Ukr.:*** Nicorette (Никоретте); ***USA:*** Commit; Habitrol; Nicoderm; Nicorette; Nicotrol; Prostep; Thrive; ***Venez.:*** Nicorette†.

顺势疗法制剂 ***Canad.:*** Nixotinex.

Nitisinone（*USAN*，*rINN*）尼替西农

Nitisinonum; NTBC; SC-0735. 2-(α,α,α-Trifluoro-2-nitro-*p*-toluoyl)-1,3-cyclohexanedione.

Нитизинон

$C_{14}H_{10}F_3NO_5$ = 329.2.

CAS — 104206-65-7.

ATC — A16AX04.

ATC Vet — QA16AX04.

UNII — K5BN214699.

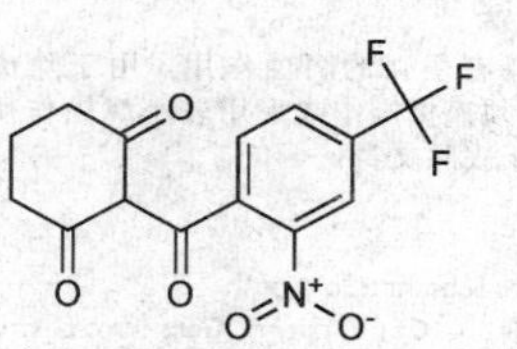

不良反应和注意事项

本品不良反应包括粒细胞减少、白细胞减少和血小板减少；建议常规监测血小板和白细胞计数。因为血浆酪氨酸水平升高，有可能发生眼病，包括结膜炎、角膜浑浊、角膜炎、畏光和眼痛。推荐开始治疗前进行眼裂隙灯检查；患者治疗期间出现视觉障碍应立即咨询眼科专家，如果血浆酪氨酸水平太高应采用更严格的饮食限制。尽管尚不清楚尼替西农是否分泌入乳汁，但考虑到本品对乳儿有潜在作用，所以哺乳是禁忌证。

用途和用法

尼替西农是 4-羟苯丙酮酸二加氧酶抑制剂，用于治疗遗传性 1 型酪氨酸血症；同时饮食必须限制酪氨酸和苯丙氨酸。推荐初始剂量为每日 1mg/kg 口服，每日剂量分 2 次服用，两次剂量可以不同。应监测尿中琥珀酰丙酮和血浆甲胎蛋白以及肝功能。如果必要，1 个月后每日剂量可增至 1.5mg/kg；最大日剂量为 2mg/kg。如果生化检查结果满意，剂量只能根据体重增长而线性增加。

尼替西农正在尝试用于治疗另外一种遗传性代谢疾病——加罗德综合征。

1. Holme E, Lindstedt S. Tyrosinaemia type I and NTBC (2-(2-nitro-4-trifluoromethylbenzoyl)-1,3-cyclohexanedione). *J Inherit Metab Dis* 1998; **21:** 507–17.
2. Phornphutkul C, *et al.* Natural history of alkaptonuria. *N Engl J Med* 2002; **347:** 2111–21.
3. Gissen P, *et al.* Ophthalmic follow-up of patients with tyrosinaemia type I on NTBC. *J Inherit Metab Dis* 2003; **26:** 13–16.
4. Joshi SN, Venugopalan P. Experience with NTBC therapy in hereditary tyrosinaemia type I: an alternative to liver transplantation. *Ann Trop Paediatr* 2004; **24:** 259–65.
5. Suwannarat P, *et al.* Use of nitisinone in patients with alkaptonuria. *Metabolism* 2005; **54:** 719–28.
6. McKiernan PJ. Nitisinone in the treatment of hereditary tyrosinaemia type 1. *Drugs* 2006; **66:** 743–50.

制剂

专利制剂

Belg.: Orfadin; ***Cz.:*** Orfadin; ***Denm.:*** Orfadin; ***Fin.:*** Orfadin; ***Fr.:*** Orfadin; ***Ger.:*** Orfadin†; ***Gr.:*** Orfadin; ***Irl.:*** Orfadin; ***Neth.:*** Orfadin; ***Port.:*** Orfadin; ***Spain:*** Orfadin; ***Swed.:*** Orfadin; ***USA:*** Orfadin.

Nitric Acid 硝酸

Acide nitrique; Acidum nitricum; Acidum Nitricum 70%; Aqua Fortis; Azotic Acid; Kwas azotowy; Kyselina dusičná 70%; Nit. Acid; Nitrato rūgštis; Nítrico, ácido; Salétromsav; Salpetersäure; Salpetersyra; Typpihappo.

HNO_3 = 63.01.
CAS — 7697-37-2.
UNII — 411VRN1TV4.

Pharmacopoeias. In *Eur.* (see p.vii) (68 to 70%). Also in *USNF* (69 to 71%).

Ph. Eur. 6.8（Nitric Acid） 澄清、无色或几乎无色液体。可与水混溶。含有68%～70%(w/w) HNO_3。避光。

USNF 28（Nitric Acid） 一种高腐蚀性发烟液体，具有强烈刺激性臭。含有69.0%～71.0%(w/w) HNO_3。贮藏于密闭容器中。

不良反应和处置

参见盐酸，见第2255页。

硝酸可引起正铁血红蛋白血症，本品可使皮肤黄染。

对呼吸系统的影响 一名56岁男性因使用硝酸进行金属清洁时吸入，引起肺水肿导致呼吸衰竭[1]，虽经大量通气支持仍死亡。

1. Bur A, *et al.* Fatal pulmonary edema after nitric acid inhalation. *Resuscitation* 1997; **35:** 33–6.

用途和用法

硝酸具有很强的腐蚀作用，用于除疣（见第1571页），但必须谨慎操作或采用较小腐蚀作用的药物。本品也可用于去除文身。

制剂

USP 33: Ferric Subsulfate Solution.

多组分制剂 ***Cz.:*** Solcogyn†; ***Ger.:*** Solco-Derman; ***Hong Kong:*** Solcoderm†; ***Malaysia:*** Solcoderm†; ***Pol.:*** Solcogyn; ***Rus.:*** Solcoderm (Солкодерм); Solcovagin (Солковагин); ***Switz.:*** Solcoderm; Solcogyn; ***Ukr.:*** Solcoderm (Солкодерм); Solcovagin (Солковагин).

顺势疗法制剂 ***Austria:*** Argentum Med Complex; Berberis Med Complex†; ***Canad.:*** Bioactiv H; Cat Complex; Cystitis Juniperus†; Detox L37; Echinacea L40†; Homeo-Form PMT; Homeodose 28†; Nettle Rash L88†; PMS; PMS L21†; Reneel; Renelix; War Complex; ***Chile:*** Bioactiv H; ***Cz.:*** Galium; Hormeel S; Lamioflur†; ***Fr.:*** Cimicifuga Complexe No 21; Echinacea Complexe No 40; Euphorbium Complexe No 88; Homeodose 28†; Juniperus Complexe No 6; Mercurius Cyanatus Complexe No 43; Rhododendron Complexe No 42; Thuya Complexe No 37; Verrulia; ***Ger.:*** Lowe-Komplex Nr 6†; Onocalman; Regena-Haut W; Rufebran gastro; Solidago Hevert Complex; Ulco-cyl L Ho-Len-Complex; ***Switz.:*** Regenaplex Nr. 25b; Regenaplex Nr. 25c; Regenaplex Nr. 31a; Regenaplex Nr. 50b; Regenaplex Nr. 59b; Regenaplex Nr. 71b.

Nitrobenzene 硝基苯

Aceite de mirbana; Nitrobenceno; Nitrobenzen; Nitrobenzol; Oil of Mirbane.

$C_6H_5NO_2$ = 123.1.
CAS — 98-95-3.

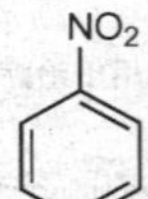

不良反应

硝基苯毒性很强，食入1g可以致死。通过皮肤吸收、吸入或食入可以发生中毒。毒性作用一般延迟几个小时，可能包括恶心、衰竭、头部烧灼痛、正铁血红蛋白血症引起的发绀、溶血性贫血、呕吐（有特殊气味）、惊厥和昏迷，几个小时后死亡。

不良反应的处置

尽管尚不明确食入硝基苯后洗胃是否受益，但仍应在食入硝基苯1h内洗胃或给予活性炭。正铁血红蛋白血症可用亚甲蓝治疗。必要时输血或血液透析。如果发绀严重可以吸氧。

如果硝基苯污染皮肤或溅入眼，应立即除去受污染的衣服，并在室温下用水彻底清洗被污染区域至少15min。

用途

硝基苯用于制造苯胺，或作为抛光机的保存剂以及用于制造香料和肥皂。

Nix-0699

注：Nix-0699的商品名有Hemoxin、Nicosan和Niprosan。

简介

Nix-0699是蜀黍（高粱）的叶、尼日利亚紫檀（非洲紫檀）的茎、*piper guineense*（Ashanti或Benin胡椒）的种子和蒲桃；欧亨尼娅石竹（丁香）的花的提取物。现正在进行治疗镰状细胞症的研究。

1. Cordeiro NJV, Oniyangi O. Phytomedicines (medicines derived from plants) for sickle cell disease. Available in The Cochrane Database of Systematic Reviews; Issue 3. Chichester: John Wiley; 2004 (accessed 19/08/08).

Nucleic Acid 核酸

Acide Zymonucléique; Acidum Nucleicum; Nucleico, ácido; Nucleinic Acid.
Нуклеиновая Кислота

简介

核酸存在于所有细胞生物体及病毒中，由高分子量的多核苷酸组成。核苷酸是核苷的磷酸酯，由嘌呤碱或嘧啶碱通过*N*-糖苷键与戊糖结合而成。磷酸二酯键在糖基部分之间连接生成多核苷酸链。核酸分为两种类型：脱氧核糖核酸（DNA）（第2223页）和核糖核酸（RNA）（第2320页）。合成的核酸或重组核酸已用于基因治疗（第2241页）。

以前曾经采用核酸治疗多种细菌感染以增强自身免疫功能。因为给予核酸会引起显著性白细胞暂时增多（此前存在短期白细胞减少），然而其治疗价值从未得到肯定。

制剂

专利制剂
India: Nulip†.

Nutmeg 肉豆蔻

Muscade; Myristica; Noz Moscada; Nuez moscada; Nux Moschata.
Мускатный Орех
ATC Herb — HN02BG5009 (Myristica fragrans: seed); HA07XA5006 (Myristica fragrans: seed); HN05CM5016 (Myristica fragrans: seed); HA03AW5041 (Myristica fragrans: seed).
UNII — AEE24M3MQ9.

性状 肉豆蔻包括豆蔻 *Myristica fragrans*（Myristicaceae）种子的干核，含有不少于5%(v/w)的挥发油；药物粉末含有不少于4%(v/w)。肉豆蔻（Mace）（见第2271页，肉豆蔻油）是 *M. fragrans* 种子的干燥种皮（arillus）。

Pharmacopoeias. In *Chin.*

不良反应

大剂量肉豆蔻可引起恶心和呕吐、面红、口干、心动过速，CNS兴奋可能伴有癫痫性惊厥、瞳孔缩小，偶见瞳孔散大、欣快感和幻觉。肉豆蔻醚和榄香素是肉豆蔻精神作用的主要有效组分，有可能是因为代谢成苯丙胺类似物的原因。

一些关于肉豆蔻不良反应的参考文献如下。

1. Panayotopoulos DJ, Chisholm DD. Hallucinogenic effect of nutmeg. *BMJ* 1970; **1:** 754.
2. Brenner N, *et al.* Chronic nutmeg psychosis. *J R Soc Med* 1993; **86:** 179–80.
3. Sangalli BC, Chiang W. Toxicology of nutmeg abuse. *J Toxicol Clin Toxicol* 2000; **38:** 671–8.
4. Stein U, *et al.* Nutmeg (myristicin) poisoning—report on a fatal case and a series of cases recorded by a poison information centre. *Forensic Sci Int* 2001; **118:** 87–90.
5. Kelly BD, *et al.* Nutmeg and psychosis. *Schizophr Res* 2003; **60:** 95–6.
6. McKenna A, *et al.* Acute nutmeg poisoning. *Eur J Emerg Med* 2004; **11:** 240–1.
7. Demetriades AK, *et al.* Low cost, high risk: accidental nutmeg intoxication. *Emerg Med J* 2005; **22:** 223–5.
8. Forrester MB. Nutmeg intoxication in Texas, 1998-2004. *Hum Exp Toxicol* 2005; **24:** 563–6.
9. Pérez Valdivieso JR. Intoxicación aguda por nuez moscada. *Rev Esp Anestesiol Reanim* 2007; **54:** 633–4.

用途和用法

肉豆蔻是肉豆蔻油的来源（见下文），它是一种芳香剂和祛风剂，作为一种香料使用。据报道肉豆蔻可以抑制前列腺素的合成。

顺势疗法 肉豆蔻已经作为顺势疗法药物使用，采用以下的名称：Myristica fragrans；Nux moschata；Nux mosch；Mux. mos。

1. Barceloux DG. Nutmeg (*Myristica fragrans* Houtt.). *Dis Mon* 2009; **55:** 373–9.

制剂

多组分制剂 ***Austria:*** Klosterfrau Melissengeist; Mariazeller; Pervivo; ***Belg.:*** Eau Des Carmes; ***Braz.:*** Ferrotonico†; Paratonico; Vitonico; ***Cz.:*** Dr Theiss Schwedenbitter; Klosterfrau Melisana; Naturland Grosser Swedenbitter†; Original Schwedenbitter; ***Ger.:*** Klosterfrau Melissengeist; Melissengeist; ***Hung.:*** Bano Svedkeseru; Bittner; Klosterfrau Melisana; ***Pol.:*** Melisana Klosterfrau; Pervivo†; ***Rus.:*** Doppelherz Melissa (Доппельгерц Мелисса); Fitovit (Фитовит); Himcolin (Химколин); Original Grosser Bittner Balsam (Оригинальный Большой Бальзам Биттнера); ***S.Afr.:*** Entressdruppels HM; Melissengeist†; Rooilavental; Spiritus Contra Tussim Drops†; ***Spain:*** Agua del Carmen; ***Switz.:*** Alcoolat de Melisse†; ***UK:*** Melissa Comp.; ***Ukr.:*** Fitovit (Фитовит); Swedish Bitters Dr Theiss (Шведская Др Тайсс).

顺势疗法制剂 ***Austral.:*** Indigestion Tablets†; ***Austria:*** Berberis Cosmoplex; Relax; ***Canad.:*** Homeogene 46; Hylands Gas; ***Cz.:*** Hepeel; Hormeel S; ***Fr.:*** Eudyne; Formule de l'Abbe Chaupitre no 8†; Homeogene 46; ***Ger.:*** Delto-cyl Ho-Len-Complex; Echtronerval-N†; Neuri-cyl N Ho-Len-Complex; Psychoneuroticum (Rowo-578); Rowo-Sedaphin 138 (Rowo-138)†; Sedaphin; ***UK:*** Cough Drops.

Nutmeg Oil 肉豆蔻油

Ätherisches Muskatöl; Esencia de Nuez Moscada; Essence de Muscade; Essência de Moscada; Muškátovníková silice; Muskatų eterinis aliejus; Muskotolja; Muskottiöljy; Myristica Oil; Myristicae Etheroleum; Myristicae fragrantis aetheroleum; Noix muscade, huile essentielle de; Nuez moscada, aceite esencial de; Oleum Myristicae; Szerecsendióolaj.
Эфирное Масло Мускатного Ореха
UNII — Z1CLM48948.

Pharmacopoeias. In *Eur.* (see p.vii).

Ph. Eur. 6.8（Nutmeg Oil） 肉豆蔻油由豆蔻干燥的核粉碎后蒸气蒸馏得到。是一种无色或淡黄色，具有芳香臭的液体。装满（wellfilled）贮藏于密闭容器中。避光避热。

简介

肉豆蔻油是一种芳香剂和祛风剂，作为一种香料使用。肉豆蔻油和压榨的肉豆蔻油（一种固体油脂）都是发赤药。肉豆蔻油也可用于芳香疗法。

制剂

BP 2010: Aromatic Ammonia Spirit.

多组分制剂 ***Austral.:*** Vicks Vaporub; ***Austria:*** Emser Nasensalbe†; Expectal-Balsam†; Pe-Ce; Wick Vaporub; ***Belg.:*** Vicks Vaporub; ***Braz.:*** Vick Vaporub; ***Canad.:*** Melisana; Vaporizing Ointment; ***Chile:*** Agua Melisa Carminativa; ***Fr.:*** Activox; Aromadetox; Aromadigest; Aromavital; Vegebom†; Vicks Vaporub; ***Ger.:*** esto-gast; ***Gr.:*** EKS; Revigel; ***Hung.:*** Carmol; Kinder Luuf Balsam; ***NZ:*** Vicks Vaporub; ***Pol.:*** Argol Essenza Balsamica; Argol Grip; Argol Rheuma; Wick Vaporub; ***Rus.:*** Carmolis (Кармолис); Carmolis Fluid (Кармолис Жидкость); Doktor Mom (Доктор Мом); ***S.Afr.:*** Balsem Vita GEEL†; Balsem Vita ROOI†; Balsem Vita Wit; Enterodyne; Stuidruppels†; Vicks Vaporub†; ***Swed.:*** Vicks Vaporub†; ***Switz.:*** Carmol Plus†; Carmol†; Eucapinol; Frixo-Dragon Vert†; Vicks Vaporub N; ***Thai.:*** Tiffyrub†; ***Turk.:*** Vicks Vaporub; ***UK:*** Dragon Balm; No-Sor Vapour Rub; Nowax; ***Ukr.:*** Doktor Mom (Доктор Мом); ***USA:*** Vicks Vaporub.

Nux Vomica 马钱子

Brechnuss; Noce Vomica; Noix Vomique; Nuez vómica; Strychni Semen.
Чилибуха
CAS — 357-57-3 (anhydrous brucine).
ATC Herb — HA15WA5001 (Strychnos nux-vomica: seed); HA13AW5001 (Strychnos nux-vomica: seed).
UNII — 269XH13919.

(anhydrous brucine)

Pharmacopoeias. In *Chin.* and *Jpn.*

简介

马钱子包括马钱属马钱子（马钱科）的干燥成熟籽粒。其具有士的宁（见第2337页）样作用。除了含有士的宁，本品还含有与其性质相似的马钱子碱。

马钱子作为草药用于治疗消化不良及虚弱等疾病。

顺势疗法 马钱子已经作为顺势疗法药物使用，采用以下名称：Nux vom.；strychnos nux-vomica。

Strychnos ignatii 的干燥成熟种子也已作为顺势疗法药物使用，采用以下名称：Iamara；Ignatia；Ignatia amara；Ign.。

制剂

专利制剂

Braz.: Cessagripe†.

多组分制剂 ***Austral.:*** Mindac; Nervatona Calm; Nervatona Focus; ***Braz.:*** Estomafitino†; Fosfatan†; Gotas Digestivas; Kola Fosfatada Soel†; ***Chile:*** Fenokomp 39; ***Fr.:*** Cephyl; ***Ital.:*** Lassatina†; ***Mex.:*** Bigenol; ***Philipp.:*** BSI Medicated Spray; ***Port.:*** Cephyl; ***Rus.:*** Tentex (Тентекс); ***Spain:*** Alofedina; ***Switz.:*** Padma-Lax; Padmed Laxan; ***Thai.:*** Corisul; Flataco; Flatulence; Patarsul.

顺势疗法制剂 ***Austral.:*** Allergy Relief; Candalba†; Childrens Cold and Flu Relief; Cold & Flu Respatona Sore Throat Relief†; Elimitona; Elimitona Slim & Detox; Hangover Relief; Headache Relief†; IBS Eze; Nausea Relief†; Nervatona Calm; Nervatona Focus; Respatona Head Cold; Respatona Nasal Spray Decongestant; Snore Eze; Snorestop; Stomach Calm; Teething Relief; Travellers Relief; ***Austria:*** Argentum Med Complex; Astomera†; Gastricumeel; Nux Med Complex†; Nux Vomica-Homaccord; Vomitusheel; ***Braz.:*** Colobil†; ***Canad.:*** Hylands Hemorrhoids; Hylands Motion Sickness; Hylands Upset Stomach; Passiflora Complex†; ***Chile:*** Bioactiv S; Bioactiv V; ***Cz.:*** Cocculine; Gastrocynesine; ***Fr.:*** Abbe Chaupitre no 30; Aesculus Complexe No 103; Arnica Complexe no 1; Boripharm No 1; Boripharm No 15; Carominthe; Cholesterolum Complexe No 112; Cocculine; Cocculus Complexe No 73; Crataegus Complexe No 15; Dolisedal†; Formule de l'Abbe Chaupitre no 15; Formule de l'Abbe Chaupitre no 18; Formule de l'Abbe Chaupitre no 82; Formule de l'Abbe Chaupitre no 83; Formule de l'Abbe Chaupitre no 88; Gastro-Drainol; Gastrocynesine; Gelsemium Complexe No 70; Gentiana Complexe No 33; Granules Boripharm no 4†; Grindelia Complexe No 58; Homeogene 21; L 107; L 114; Millefolium Complexe No 7; Momordica Complexe No 109; Nausetum; Nux Vomica Complexe No 49; Nux Vomica Compose; Oenanthe Crocata Complexe No 78; Polyrhinium†; Rhododendron Complexe No 42; Rhus Toxicodendron Complexe No 80; Soreal; Tamarindus Complexe No 95; Tonique Vegetal; Veinosium; Vinicard; Yucca Complexe No 110; ***Ger.:*** Arnica Oligoplex; Berberis N Oligoplex; Biodolor; Bomagall N; Choanol N†; Femi-cyl L Ho-Len-Complex; Finil†; gastri-loges N; Gastriselect N; Gastro Magentabletten; Gelsemium Comp; Hepa-Gastreu N R7; Hepa-Gastreu S R7†; Heparanox; Hevertigon†; Infi-China†; Infifer†; Influvit; Jsostoma S; Kolikoject†; Leber-Galletropfen; Lowe-Komplex Nr 6†; Metaharonga; Mucosa compositum; Nervo-Plantin; Nuvorell; Nux Vomica N Oligoplex; Nuxal; Nuxal comp; Pankreas M Comp†; Pflugerplex Gelsemium; Rheuma-Gastreu R46†; Rheuma-Hevert; Rheumaselect; Schwoneural N; Spasmo-Bomaleb; Stomabococin†; Ventrigutt M; Vertigo-Hevert; Zincum valerianicum-Hevert†; ***Hung.:*** Cocculine; ***Neth.:*** Ambheel; Colintest-Gastreu R37; Collite; Cystilite; Gastricumeel; Gastrifleur; Gastrocynesine; Hepa-Gastreu R7; Hepeel H; Homeocare digestie; Homeocare doorbloeding; Mucosa comp H; Snurdim; Travelin; ***Port.:*** Cocculine; Gastrocynesine; ***Rus.:*** Cocculine (Коккулин); ***Switz.:*** Cocculine; Gastronol; Nelsons Travella; Polyrhinium; Regenaplex Nr. 12; Regenaplex Nr. 24c; Regenaplex Nr. 25a; Regenaplex Nr. 25b; Regenaplex Nr. 59b; ***UK:*** Nausyn; Travella; ***USA:*** Preferred Remedies Aches & Pains; Preferred Remedies Antacid; Preferred Remedies Detoxin.

Oak Bark 栎树皮

Ąžuolų žievė; Chêne, écorce de; Common Oak; Corteza de roble; Dubová kůra; Durmast Oak; Écorce de Chêne; Eichenrinde; Ekbark; Kora dębowa; Quercus; Quercus cortex; Tammenkuori; Tölgyfakéreg.

Дубовая Кора

ATC Herb — HD03WA5008 (Quercus robur: bark); HA07XA5009 (Quercus petraea: bark); HD03WA5007 (Quercus petraea: bark); HA01WA5005 (Quercus petraea: bark); HA01WA5006 (Quercus robur: bark); HA07XA5010 (Quercus robur: bark).

UNII — 2JFK226947 (Quercus robur twig bark); ML644HED2V (Quercus robur flower); Q7MU1F4GLY (Quercus robur nut).

Pharmacopoeias. In *Eur.* (see p.vii).

Ph. Eur. 6. 8（Oak Bark） 切削的干燥树皮来源于夏栎（欧洲栎）（Quercus robur，Q. petraea，Q. pubesens）的新鲜嫩枝。以干燥药计，以焦棓酚表示，含有不少于 3.0%的单宁酸。

简介

栎树皮含有白槲鞣酸，其具有收敛作用，在一些草药中使用。曾用于治疗痔，也作为一种漱口剂使用。

顺势疗法 栎树皮作为顺势疗法药物使用，采用以下名称：Quercus；Quercus robur；Quercus rob。

Quercus robur 的花也已作为顺势疗法药物使用采用以下名称：Quercus robur，flos；Quercus rob. flos。

制剂

专利制剂

Cz.: Dubova Kura; ***Ger.:*** Traxaton†; ***Hong Kong:*** Urocalun†; ***Jpn:*** Urocalun; ***Pol.:*** Quecor; ***Singapore:*** Urocalun; ***USA:*** Amerigel.

多组分制剂 ***Austria:*** Menodoron; ***Cz.:*** Hemoral†; ***Fr.:*** Delabarre Bio-adhesif†; ***Ger.:*** Imupret; Menodoron; Tonsilgon†; ***Hung.:*** Gombarex; ***Jpn:*** Jumihaidokuto; ***Pol.:*** Amisol; Dentosept; Dentosept A; Enterosol; Mucosit; Sanofil; Stomatosol; ***Rus.:*** Tonsilgon N (Тонзилгон Н); ***S.Afr.:*** Menodoron†; ***Spain:*** Natusor Astringel†; ***Switz.:*** Kernosan Eau Dentifrice; Kernosan Elixir; ***UK:*** Peerless Composition Essence; ***Ukr.:*** Imupret (Имупрет); Tonsilgon N (Тонзилгон); ***USA:*** Amerigel.

顺势疗法制剂 ***Canad.:*** Homeodel 15; ***Fr.:*** Gentiana Complexe No 33; Sels Calcaires Nutritifs; ***Ger.:*** Lobelia comp; Quercus Salbe†; ***S.Afr.:*** Aufbaukalk II†; ***UK:*** Conchae comp..

Octamylamine (*rINN*) 辛戊胺

Octamilamina; Octamylaminum; Octisamyl hydrochloride (octamylamine hydrochloride). *N*-Isopentyl-1,5-dimethylhexylamine.

Октамиламин

$C_{13}H_{29}N$ = 199.4.

CAS — 502-59-0 (octamylamine); 5964-56-7 (octamylamine hydrochloride).

UNII — S073708409.

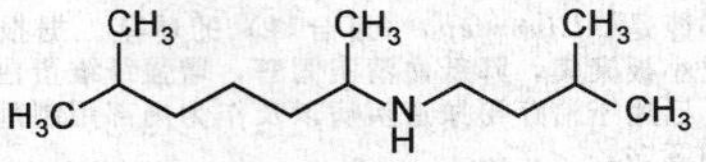

简介

辛戊胺是一种平滑肌松弛药，作为解痉药使用。盐酸盐及黏酸盐同样使用。

制剂

专利制剂

Gr.: Octinum-D.

Octanoic Acid (*USAN*, *rINN*) 辛酸

Acide caprylique; Acide Octanoïque; Ácido caprílico; Ácido octanoico; Ácido octílico; Ácido octoico; Acidum caprylicum; Acidum Octanoicum; Caprylic Acid; Kaprilo rūgštis; Kaprilsav; Kaprylsyra; Kapryylihappo; Kwas kaprylowy; Kyselina oktanová; Octoic Acid; Octylic Acid.

Октановая Кислота

$CH_3.(CH_2)_6.CO_2H$ = 144.2.

CAS — 124-07-2.

UNII — OBL58JN025.

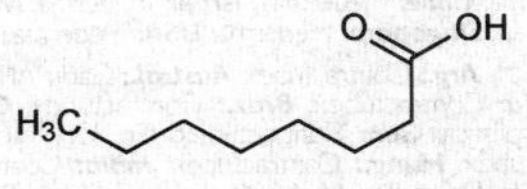

Pharmacopoeias. In *Eur.* (see p.vii).

Ph. Eur. 6. 8（Caprylic Acid；Octanoic Acid BP 2010） 一种澄清、无色或淡黄色油状液体。极微溶于水；极易溶于乙醇和丙酮；可溶于碱性氢氧化物的稀释溶液中。

Sodium Octanoate (*rINNM*) 辛酸钠

Caprilato sódico; Natrii caprylas; Natrii Octanoas; Natrio kaprilatas; Nátrium-kaprilát; Natriumkaprylaatti; Natriumkaprylat; Natrium-oktanoát; Octanoate de Sodium; Octanoato de sodio; Sodium Caprylate; Sodium, caprylate de.

Натрия Октаноат

$C_8H_{15}NaO_2$ = 166.2.

CAS — 1984-06-1.

UNII — 9XTM81VK2B.

Pharmacopoeias. In *Eur.* (see p.vii). Also in *USNF.*

Ph. Eur. 6. 8（Sodium Caprylate） 白色或类白色结晶粉末。极易溶或易溶于水；略溶于乙醇；易溶于乙酸；几乎不溶于丙酮。10%水溶液的 pH 值为 8.0～10.5。

USNF 28（Sodium Caprylate） 白色结晶粉末。极易溶或易溶于水；略溶于乙醇；易溶于乙酸；几乎不溶于丙酮。10%水溶液的 pH 值为 8.0～10.5。

简介

辛酸及其盐均具有抗真菌活性。

辛酸钠用于白蛋白溶液避热的稳定剂。^{13}C 标记的辛酸已用于呼吸试验以测定胃排空。

制剂

多组分制剂 ***Austral.:*** Caprilate.

Olaquindox (*BAN*, *rINN*) 奥喹多司

Bay-Va-9391; Olaquindoxum. 2-(2-Hydroxyethylcarbamoyl)-3-methylquinoxaline 1,4-dioxide.

Олахиндокс

$C_{12}H_{13}N_3O_4$ = 263.2.

CAS — 23696-28-8.

ATC Vet — QJ01MQ01.

UNII — G3LAW9U88T.

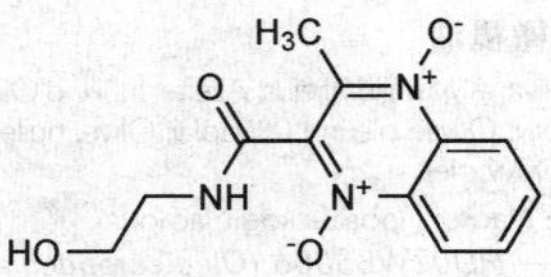

简介

奥喹多司是一种抗菌药，作为一种生长启动剂添加到动物饲料中。据报道动物饲养人员接触本品后可引起光变态反应。

Oleander 夹竹桃

Adelfa; Baladre; Common Oleander; Espirradeira; Laurier Rose; Oleanderblätter; Oleandri Folium; Rose Bay.

Олеандр

ATC Herb — HC01AX5003 (Nerium oleander: leaf); HC01AX5004 (Nerium oleander: root).

UNII — 7KV510R6H6 (Nerium oleander leaf); WO4WVF1WVM (Nerium oleander extract).

不良反应和处置

夹竹桃含有强心苷类（见下文），毒性与地高辛类似，毒性可能在口服植物任一部分后出现，曾有致死的报道。黄夹竹桃也含有强心苷，毒性与夹竹桃类似，地高辛特异性抗体片段可用于治疗严重中毒。

不良反应的处置 治疗夹竹桃及黄夹竹桃中毒的参考文献如下。

1. Shumaik GM, *et al.* Oleander poisoning: treatment with digoxin-specific Fab antibody fragments. *Ann Emerg Med* 1988; **17:** 732–5.
2. Safadi R, *et al.* Beneficial effect of digoxin-specific Fab antibody fragments in oleander intoxication. *Arch Intern Med* 1995; **155:** 2121–5.
3. Eddleston M, *et al.* Anti-digoxin Fab fragments in cardiotoxicity induced by ingestion of yellow oleander: a randomised controlled trial. *Lancet* 2000; **355:** 967–72.
4. Fonseka MM, *et al.* Yellow oleander poisoning in Sri Lanka: outcome in a secondary care hospital. *Hum Exp Toxicol* 2002; **21:** 293–5.
5. de Silva HA, *et al.* Multiple-dose activated charcoal for treatment of yellow oleander poisoning: a single-blind, randomised, placebo-controlled trial. *Lancet* 2003; **361:** 1935–8.
6. Eddleston M, *et al.* Ox-Col Poisoning Study collaborators. Multiple-dose activated charcoal in acute self-poisoning: a randomised controlled trial. *Lancet* 2008; **371:** 579–87.
7. Peiris-John RJ, Wickremasinghe AR. Efficacy of activated charcoal in yellow oleander poisoning. *Ceylon Med J* 2008; **53:** 33–5.
8. Rajapakse S. Management of yellow oleander poisoning. *Clin Toxicol* 2009; **47:** 206–12.

用途和用法

夹竹桃灌木的干树叶，*Nerium oleaner*（夹竹桃科）含有强心苷，包括欧夹竹桃苷。它们可用于治疗心脏病。花和树皮作用类似。

顺势疗法 夹竹桃已经作为顺势疗法药物使用，采用以下名称：Nerium oleander；Oleand。

制剂

多组分制剂 ***Ger.:*** Miroton.

顺势疗法制剂 ***Chile:*** Bioactiv P; ***Fr.:*** Boripharm No 23; Dermo-Drainol; ***Ger.:*** Arrhythmie-Gastreu N; Crataegus Herzcomplex; Hypotonie-Gastreu R44; ***Neth.:*** Entero-Gastreu R4.

Olive 油橄榄

Oleae folium (olive leaf); Olivier, feuille d' (olive leaf).

Маслина; Олива

UNII — 6HD2W46UEG (green olive); 2M6QWV94OC (black olive).

Pharmacopoeias. In *Eur.* (see p.vii), which also includes the dry extract.

Ph. Eur. 6. 8（Olive Leaf；Oleae Folium）。是欧橄榄干燥的树叶，按干燥品计，含有不少于 5.0%的洋橄榄苦苷（$C_{25}H_{32}O_{13}$=540.5）。避光。

简介

油橄榄、欧橄榄（木樨科）新鲜或干燥的树叶，因其具有抗高血压和利尿作用而用于草药中。

油橄榄的果实是橄榄油的来源，见第2296页。

制剂

专利制剂

Austral.: Olivevital†; ***Ger.:*** Olivysat.

多组分制剂 ***Austral.:*** Bioage Peripheral†; ***Fr.:*** B.O.P.; ***Ger.:*** Antihypertonicum S; Hypercircin†; ***Switz.:*** Gouttes pour le coeur et les nerfs.

Olive Oil 橄榄油

Aceite de oliva; Alyvuogių aliejus; Azeite; Huile d'Olive; Olej z oliwek; Oliiviöljy; Olivae oleum; Olivaolaj; Olive, huile d'; Olivenöl; Olivolja; Olivový olej.

Оливковое Масло; Прованское Масло

ATC Herb — HD02WB5006 (Olea europaea: oil).

UNII — 6UYK2W1W1E.

Pharmacopoeias. In *Jpn.* Also in *USNF.*

Eur. (see p.vii) includes monographs for virgin olive oil and refined olive oil.

Ph. Eur. 6. 8（Olive Oil，Virgin；Olivae Oleum Virginale） 采用冷压榨法或其他适当机械方式由欧橄榄成熟核果中得到的不挥发油。本品是一种澄清的、黄色或绿黄色透明液体。冷却到10℃变浑浊，0℃变为类似奶油块。几乎不溶于乙醇；可与石油醚混合（50～70℃）。贮藏于温度不超过25℃的装满的容器中。避光。

Ph. Eur. 6. 8（Olive Oil，Refined；Olivae Oleum Raffinatum） 粗制橄榄油精制后得到的不挥发油。可加入适当的抗氧化剂。本品是一种澄清的、无色或绿黄色透明液体。冷却到10℃变浑浊，0℃变为类似奶油块。几乎不溶于乙醇；可与石油醚混溶（50～70℃）。贮藏于温度不超过25℃的装满的容器中。避光。如果准备用于制造肠外剂型应保存在惰性气体中。

USNF 28（Olive Oil） 由欧橄榄（木樨科）成熟果实得到的不挥发油。可以含有适当的抗氧化剂。本品是一种淡黄色或淡绿黄色油状液体，具有轻微的特殊臭。微溶于乙醇；可与二硫化碳、氯仿或醚混溶。贮藏于温度不超过40℃的密闭容器中。

简介

内服时，橄榄油是一种营养的、镇痛的、温和的缓泻药。也可经直肠给药（100～500ml，加热至大约32℃）以软化粪便（见便秘，第1616页）。

外用时，橄榄油是炎性皮肤的软化剂和缓解剂。可用于软化皮肤以及湿疹（见第1506页）或银屑病（见第1510页）表面的硬痂，也可作为润滑剂用于按摩及软化耵聍（见第1646页）。

橄榄油可以用来制备搽剂、软膏剂、硬膏剂以及肥皂。也可作为油状混悬注射液的溶剂。

流行病学证据指出饮食中加入橄榄油对心血管系统有益。油橄榄的叶子（见上文）可用做草药。

1. Waterman E, Lockwood B. Active components and clinical applications of olive oil. *Altern Med Rev* 2007; **12:** 331–42.

制剂

BP 2010: Olive Oil Ear Drops.

专利制剂

Malaysia: Olivenol livin' Begin; ***Mex.:*** Oleomed†; ***UK:*** Arjun Ear Drops.

多组分制剂 ***Arg.:*** Clinoleic; ***Austral.:*** Clinoleic; Snor-Away†; ***Austria:*** Clinoleic; OliClinomel; SMOFlipid; ***Braz.:*** Quelodin†; ***Canad.:*** Pure Gardens; ***Chile:*** OliClinomel; ***Cz.:*** Clinoleic; OliClinomel; SMOFKabiven; SMOFlipid; ***Denm.:*** Clinoleic; OliClinomel; SMOFlipid; ***Fin.:*** Clinoleic; OliClinomel; SMOFlipid; ***Fr.:*** Clinoleic; Maghora; Menolistica; OliClinomel; Olivalax; Phytosolaire; ***Ger.:*** Clinoleic; OliClinomel; SMOFlipid; ***Gr.:*** Clinoleic; Multimel; OliClinomel; SMOFlipid; ***Hung.:*** OliClinomel; SMOFlipid; ***Irl.:*** Clinoleic; OliClinomel; SMOFKabiven; SMOFlipid; ***Israel:*** Clinoleic; ***Ital.:*** Acumel; Ad_3; Clinoleic; OliClinomel; SMOFlipid; ***Malaysia:*** Olivenol livin' Vigor; Olivenol livin' Youthful; ***Mex.:*** Oleomed A†; Oleomed C†; ***Neth.:*** Clinoleic; OliClinomel; SMOFlipid; ***Norw.:*** Clinoleic; OliClinomel; SMOFlipid; ***NZ:*** Clinoleic; Snorenz; ***Pol.:*** Clinoleic; SMOFKabiven; SMOFlipid; ***Port.:*** Clinoleic; OliClinomel; SMOFKabiven; SMOFlipid; ***Rus.:*** Olimetin (Олиметин)†; SMOFlipid (СМОФлипид); ***Singapore:*** Dhaxtra; Hepasil DTX; Snoreeze; ***Spain:*** Aceite Acalorico; Clinoleic; Natusor High Blood Pressure†; OliClinomel; SMOFlipid; Tensiben†; ***Swed.:*** Clinoleic; OliClinomel; SMOFlipid; ***Switz.:*** Clinoleic; OliClinomel; SMOFlipid; ***Thai.:*** Clinoleic; OliClinomel; ***Turk.:*** Snoreless; ***UK:*** Clinoleic; OliClinomel; SMOFlipid; Snor-Away; ***USA:*** Mimyx.

Ololiuqui 喇叭花

CAS — 2889-26-1 (isoergine); 478-94-4 (ergine); 2390-99-0 (chanoclavine); 548-43-6 (elymoclavine); 602-85-7 (lysergol).

俗名 下列的术语曾作为"俗名"（见第vii页）或俚语来命名牵牛子：

Flying saucers；Glorries Heavenly blue；Pearly gates；Tlitlilzin；Yaxce'lil。

简介

喇叭花包括 *Rivea corymbosa* 或 *Ipomoea tricolor*（紫堇科）的种子，这两种旋花科植物与花园植物"牵牛花"*Ipomoea purpurea* 类似。Rivea corymbosa 的棕色种子称为 badoh；*I. tricolor* 的黑色种子称为 badoh negro。

喇叭花具有致幻觉作用，一些墨西哥印度人认为其很神圣。其生物碱成分至少含有 5 种密切相关的组分，即 D-异麦角酰胺（异麦碱），D-麦角酰胺（麦碱），章诺麦角碱，野麦角碱和麦角醇。

曼陀罗属曼陀罗碱（茄科）的种子曾误用过"Ololiuqui"这个名字。

Onion 洋葱

Cebolla; Cipolla; Oignon; Zwiebel.

Лук Репчатый

ATC Herb — HC10AW5001 (Allium cepa: bulb).

UNII — 492225Q21H.

简介

洋葱是 *Allium cepa*（百合科）的球茎。据报道可减少血小板聚集，降低血清胆固醇，增强纤维蛋白溶解作用。已用于治疗泌尿道疾病以及作为局部用制剂治疗伤痕和挛缩。

顺势疗法 洋葱已作为顺势疗法药物使用，采用以下名称：Cepa，Allium cepa；All. cepa。

1. WHO. Bulbus Allii Cepae. *WHO Monographs on Selected Medicinal Plants*, volume 1. Geneva: WHO, 1999. Also available at: http://apps.who.int/medicinedocs/en/d/Js2200e/3.html (accessed 05/02/10)

心血管疾病 一项对照研究的回顾分析旨在显示大蒜和（或）洋葱对心血管危险因子具有有益作用，结果发现这些研究的方法学有严重的缺点[1]。

1. Kleijnen J, *et al.* Garlic, onions and cardiovascular risk factors: a review of the evidence from human experiments with emphasis on commercially available preparations. *Br J Clin Pharmacol* 1989; **28:** 535–44.

螫伤 薤白提取物（onion bulb）可用于治疗青斑魟鱼（*Dasyatis kuhlii*）引起的创伤[1]，使用 30min 内疼痛缓解。

1. Whiting SD, Guinea ML. Treating stingray wounds with onions. *Med J Aust* 1998; **168:** 584.

制剂

专利制剂

Austral.: Mederma; ***Chile:*** Mederma†; ***Israel:*** Mederma; ***Malaysia:*** Mederma; ***Pol.:*** Alcep; ***Singapore:*** Mederma; ***USA:*** Mederma.

多组分制剂 ***Arg.:*** Contractubex; ***Austral.:*** Garlic Allium Complex; Gartech; ***Austria:*** Contractubex; ***Braz.:*** Contractubex; ***Cz.:*** Contractubex; ***Fr.:*** Androlistica; ***Ger.:*** Contractubex; ***Gr.:*** Contractubex; ***Hong Kong:*** Contractubex; ***Hung.:*** Contractubex; ***India:*** Contractubex; ***Indon.:*** Mederma; ***Ital.:*** Skarflex; ***Malaysia:*** Palmer's Cocoa Butter Formula Scar Serum; ***Mex.:*** Contractubex; Mederma; ***Philipp.:*** Contractubex; Hiruscar; ***Pol.:*** Alcepalan†; Cepan; Cepasmel; Cepastil; Contractubex; ***Rus.:*** Contractubex (Контрактубекс); ***Singapore:*** Erase; Scar Esthetique; ***Switz.:*** Contractubex; ***Turk.:*** Contractubex; ***Ukr.:*** Contractubex (Контрактубекс).

顺势疗法制剂 ***Austral.:*** Childrens Cold and Flu Relief; Cold & Flu Respatona Head Cold Relief†; Hay Fever; Respatona Head Cold; ***Austria:*** Apozema Allium Cepa compositum; Cepa Med Complex†; Famulan; Globuli gegen Heiserkeit; Globuli gegen Schnupfen Nr 1; Luffa Med Complex†; ***Canad.:*** Allergies; Allergy Relief; Ceprin†; Cold Tablets with Zinc; Coryzalia; EnurAid; Hay Complex; Hay Fever Relief; Hayfever; Homeo-Form AL; Homeo-Form SI; Homeodel 15; Homeodel 21; Hylamine HF; Hylands Formula CZ; Hylands Formula E; Pollinil†; Sabalia; Sinus; ***Chile:*** Allium Compuesto; ***Cz.:*** Coryzalia; Rhinallergy; ***Fr.:*** Allium Cepa Compose; Coryzalia; Dolistamine†; Polyrhinium†; Rhinallergy; ***Ger.:*** JuBronchan C†; Muco-cyl Ho-Len-Complex; Narben†; Schleimhaut-Komplex Ho-Fu-Complex; Sinapis nigra N Oligoplex; ***Hung.:*** Coryzalia; ***Neth.:*** Cold Care; Kruidvat Homeopathie Neusspray; Nisyspray; Rinikind†; Sniffle Care; ***Port.:*** Coryzalia; ***Rus.:*** Coryzalia (Коризалия); Famulan (Фамулан); ***Switz.:*** Coryzalia; Gouttes contre les rhumes des foins; Nelsons Pollenna; Polyrhinium; Rhinallergy; ***UK:*** Pollenna; ***USA:*** Preferred Remedies Allergy; Preferred Remedies Sinus.

Ononis 芒柄花苷

Arrête-Boeuf; Bugrane, racine de; Busktömerot; Dirvenių šaknys; Gatuña; Hauhechelwurzel; Jehlicový kořen; Ononidis radix; Piikkiorakonjuuri; Racine de Bugrane; Radix Ononidis; Restharrow Root; Spiny Restharrow; Tövisesiglice-gyökér.

Стальник Колючий (*Ononis spinosa*)

ATC Herb — HG04BW5023 (Ononis spinosa: root).

UNII — W06YCM9T44 (ononis); RP8496915M (Ononis spinosa).

Pharmacopoeias. In *Eur.* (see p.vii).

Ph. Eur. 6. 8（Restharrow Root） 整体或切割的刺芒柄花的干燥的根。

简介

芒柄花苷具有利尿作用，已在草药制剂中用于治疗水肿、泌尿道疾病、风湿性疾病和便秘。

制剂

多组分制剂 ***Austria:*** Krauter Hustensaft†; Nierentee St Severin; Uropurat; ***Canad.:*** Entschlackungstee N; ***Cz.:*** Nephrosal†; Species Diureticae Planta†; Species Urologicae Planta; Stoffwechseltee N†; Urologicka Cajova Smes; ***Fr.:*** Depuratum; Schoum; ***Ger.:*** Alasenn; Aqualibra; Biofax; Hevert-Blasen-Nieren-Tee N; Heweberberol-Tee†; nephro-loges†; Nephronorm med†; Nephroselect M; Nephrubin-N†; Renob Blasen- und Nierentee; ***Ital.:*** Slimmer; Soluzione Schoum; ***Pol.:*** Betasol; Diuronis; ***Rus.:*** Herbion Urological Drops (Гербион Урологические Капли); ***Switz.:*** Demonatur Dragees pour les reins et la vessie; Herbaprosta-Caps N; Nephrosolid; Phytomed Nephro†; Prosta-Caps Chassot N†; ***Ukr.:*** Herbion Drops for the Kidneys and Bladder (Гербион Капли для Почек и Мочевого Пузыря).

顺势疗法制剂 ***Canad.:*** Male +; Prost-X L8†; ***Cz.:*** Galium; ***Fr.:*** Berberis Complexe No 83; L 8; ***Ger.:*** Heweberberol; Lymphtropfen S†; metasolidago S; Nieren-Elixier ST†.

Bitter Orange 枳壳

Aurantii amari flos (bitter-orange flower); Aurantii Amari Pericarpium (bitter orange fruit); Bigaradier; Karčiavaisių citrinmedžių žiedai (bitter-orange flower); Keserű narancs virág (bitter-orange flower); Květ hořkého pomeranče (bitter-orange flower); Naranja Amarga; Naranja amarga, corteza de; Oranger amer, fleur d' (bitter-orange flower); Owocnia pomarańczy gorzkiej (bitter orange fruit); Pomeransblomma (bitter-orange flower); Pomeranssinkukka (bitter-orange flower); Pomeranze; Seville Orange.

Апельсин; Померанец

ATC Herb — HN05CM5002 (Citrus aurantium: flower); HA03AW5013 (Citrus aurantium: peel); HA09WA5008 (Citrus aurantium: peel).

UNII — 055456JHI7 (Citrus aurantium fruit rind).

Pharmacopoeias. *Eur.* includes the dried peel and flowers. *Jpn* includes the peel.

Ph. Eur. 6. 8（Bitter-orange Epicarp and Mesocarp；Aurantii amari epicarpium et mesocarpium；Dried Bitter-orange Peel BP 2010） 苦橙花成熟果实的干燥外果皮和中果皮，部分由中果皮和内果皮中的白色海绵组织中提取（freed from）出来，按无水物计，最少含有 2.0%（v/w）挥发油。本品具有芳香臭，口感辛辣较苦。

Ph. Eur. 6. 8（Bitter-orange Flower；Aurantii amari flos） 苦橙花 subsp. *aurantium* 干燥未开完整的花，按干燥药计，含有至少 8.0%总黄酮，以柚苷表示（$C_{27}H_{32}O_{14}$＝580.5）。

简介

苦橙花亚种 *Aurantium*（*Citrus aurantium* subsp. *amara*）（芸香科）枳壳的干果皮，作为一种香料使用，以及苦味和祛风的作用。枳壳油是一种精油，由新鲜的枳壳皮制成，与甜橙皮油类似（见第2297页）。苦橙油和卑柠油（由树叶和嫩枝制得）均用于芳香疗法。

枳壳花是用于治疗神经系统疾病和睡眠障碍的草药方的组成部分之一，也是橙花油的来源（见第2290页）。

未成熟的完整果实也可与干燥果皮同样使用。干燥的未成熟果实在中草药中称为枳实和枳壳。枳壳的提取物可能具有拟交感性质（见下文）。

光敏性与柠檬油有关。

作用及用途 苦橙花是波多黎各最常使用的草药之一[1]。适应证包括睡眠障碍、胃肠道疾病、呼吸系统疾病和血压升高。

干燥苦橙果皮中的挥发油具有抗真菌作用[2]。

枳壳提取物已被加到草药中用于体重减轻的治疗，因为其含有拟交感神经药——交感酚（synephrine）（曾用于称呼"去氧肾上腺素"和"羟基去甲麻黄素"），据称本品可增加新陈代谢作用及促进产热，尽管尚未得到证明。加拿大有报道称，变异型心绞痛[3]和缺血性结肠炎[4]患者服用的膳食补充剂中含有枳壳，报道的严重心血管事件可能与脱氧肾上腺素制剂中含有枳壳有关[5,6]。在一项小样本随机安慰剂对照交叉试验中发现食入一种枳壳专利制剂后出现收缩压、舒张压和心率升高[7]。然而，在一个类似的研究中[8]，比较枳壳单一成分制剂与含枳壳多组分制剂发现，出现的有害血流动力学效应归因于添加的其他可能的兴奋药如咖啡因，而不与单组分枳壳的剂量成比例。

1. Hernández L, *et al.* Use of medicinal plants by ambulatory patients in Puerto Rico. *Am J Hosp Pharm* 1984; **41:** 2060–4.
2. Ramadan W, *et al.* Oil of bitter orange: new topical antifungal agent. *Int J Dermatol* 1996; **35:** 448–9.
3. Gange CA, *et al.* Variant angina associated with bitter orange in a dietary supplement. *Mayo Clin Proc* 2006; **81:** 545–8.
4. Sultan S, *et al.* Ischemic colitis associated with use of a bitter orange-containing dietary weight-loss supplement. *Mayo Clin Proc* 2006; **81:** 1630–1.
5. Health Canada. Products containing bitter orange or synephrine: suspected cardiovascular adverse reactions. *Can Adverse React News* 2004; **14** (4): 3–4. Also available at: http://www.hc-sc.gc.ca/dhp-mps/alt_formats/hpfb-dgpsa/pdf/medeff/carn-bcei_v14n4-eng.pdf (accessed 06/08/08)
6. Health Canada. Bitter orange or synephrine: update on cardio-

vascular adverse reactions. *Can Adverse React News* 2007; **17** (2): 2–3. Also available at: http://www.hc-sc.gc.ca/dhp-mps/alt_formats/hpfb-dgpsa/pdf/medeff/carn-bcei_v17n2-eng.pdf (accessed 06/08/08)

7. Bui LT, *et al.* Blood pressure and heart rate effects following a single dose of bitter orange. *Ann Pharmacother* 2006; **40:** 53–7.
8. Haller CA, *et al.* Hemodynamic effects of ephedra-free weight-loss supplements in humans. *Am J Med* 2005; **118:** 998–1003.

制剂

BP 2010: Concentrated Compound Gentian Infusion; Concentrated Orange Peel Infusion; Orange Peel Infusion; Orange Syrup;
Ph. Eur.: Bitter-Orange-Epicarp and Mesocarp Tincture.

多组分制剂 ***Arg.:*** Hepatodirectol; ***Austria:*** China-Eisenwein; Eicebaer; Ferrovin-Chinaeisenwein†; Klosterfrau Melissengeist; Mariazeller; Montana; Pervivo; Sigman-Haustropfen; St Bonifatius-Tee; Tussimont; ***Canad.:*** Biotrim†; Trim-Fit; ***Cz.:*** Klosterfrau Melisana; Naturland Grosser Swedenbitter†; Schlaf-Nerventee N†; ***Fr.:*** Boribel Tisane No 8; Calmophytum†; Calmotisan; Diatisan; Elixir Bonjean; Elixir Grez†; Mediflor Tisane Calmante Troubles du Sommeil No 14; Quintonine; Santane N_9; Vegetoserum†; ***Ger.:*** Amara-Pascoe; Carminativum-Hetterich; Gallexier; Gastrosecur†; Klosterfrau Melissengeist; Montana N; Sedovent; ***Hung.:*** Bittner; China; Klosterfrau Melisana; Montana; ***India:*** Toniazol†; ***Indon.:*** Jesscool†; ***Israel:*** Passiflora; ***Ital.:*** Altadrine; Gastro-Pepsin†; Idren; ***Pol.:*** Doppelherz Energovital Tonik†; Herbaton†; Krople Zoladkowe; Pervivo†; ***Rus.:*** Doppelherz Energotonik (Доппельгерц Энерготоник); Doppelherz Melissa (Доппельгерц Мелисса); Original Grosser Bittner Balsam (Оригинальный Большой Бальзам Биттнера); ***S.Afr.:*** Versterkdruppels; ***Singapore:*** Chitosano; ***Spain:*** Euzymina Lisina I†; Euzymina Lisina II†; Jaquesor†; Natusor Jaquesan†; Sedonat; ***Switz.:*** DemoPectol; Pastilles pectorales Demo N†; Phytomed Nervo†; Tisane calmante pour les enfants; Tisane pour le sommeil et les nerfs; ***UK:*** Vital Eyes.

顺势疗法制剂 ***Fr.:*** Poconeol no 58.

Sweet Orange 甜橙

Naranja.

Апельсин Сладкий

ATC Herb — HA09WA5009 (Citrus aurantium: unripe fruit).

Pharmacopoeias. *Swiss* includes the ripe fresh fruit of *Citrus sinensis*.

Chin. includes under the name Immature Orange Fruit (Fructus Aurantii Immaturus; Zhishi) both the dried immature fruit of *Citrus aurantium* and its cultivated varieties or the dried young fruit of *C. sinensis*.

简介

甜橙（芸香科），是一种用于治疗神经系统疾病和睡眠障碍的草药成分。其果皮是甜橙皮油的来源（见下文）。柑橘属水果是维生素 C 的来源（见第1884页）。

光敏性与柠檬油有关。

制剂

USNF 28: Orange Syrup; Sweet Orange Peel Tincture.

多组分制剂 ***Austria:*** Expectal-Tropfen†; Magentee St Severin; Mariazeller; Pervivo; ***Canad.:*** Floradix Kindervital; Salusan; ***Cz.:*** Passedan†; ***Fr.:*** Calmiflorine; Santane V_3; ***Hung.:*** Bittner; ***Rus.:*** Original Grosser Bittner Balsam (Оригинальный Большой Бальзам Биттнера); ***Switz.:*** Femisan.

Sweet Orange Oil 甜橙皮油

Apelsininių citrinmedžių vaisių žievelių eterinis aliejus; Apelsinolja; Appelsiininkuoriöljy; Arancia Dolce Essenza; Aurantii dulcis aetheroleum; Aurantii Dulcis Pericarpii Etheroleum; Essence of Orange; Essence of Portugal; Essência de Laranja; Naranja, aceite esencial de; Orange douce, huile essentielle d'; Orange Oil; Silice oplodí sladkého pomeranče.

Масло Сладкого Апельсина; Апельсиновое Масло, Сладкое

ATC Herb — HN05CM5001 (Citrus aurantium: essential oil).

UNII — AKN3KSD11B.

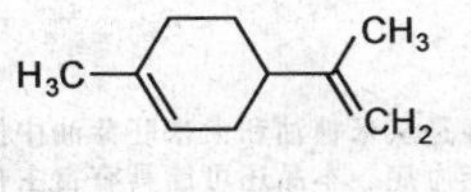

(limonene)

注：*Citrus aurantium* var. *amara* 的花提取的油称为橙花油（见第2290页）。

Pharmacopoeias. In *Eur.* (see p.vii) and *Jpn*. Also in *USNF*.

Ph. Eur. 6. 8（Sweet Orange Oil） 不需要加热而采用适当机械处理方法从甜橙果实的新鲜果皮得到的一种挥发油。可添加适当的抗氧化剂。含有 0.4%～0.6% α-蒎烯，0.02%～0.3% β-蒎烯，0.2%～1.1% 香桧烯，1.7%～2.5% β-月桂烯，92.0%～97.0% 柠檬烯，0.1%～0.4% 辛醛，0.1%～0.4% 正癸醛，0.2%～0.7% 芫荽醇，0.02%～0.10% 橙花醛，0.02%～0.5% 瓦伦烯以及 0.03%～0.02% 香叶醛。

本品为一种澄清、淡黄色到橙色流动液体，冷却后可变浑浊，其具有新鲜柑橘果皮的特殊臭。相对密度 0.842～0.850。贮藏于温度不超过 25℃ 的装满的密闭容器中。避光。

USNF 28（Orange Oil） 成熟甜橙（芸香科）果实的新鲜果皮压榨后得到的挥发油。以正癸醛计（$C_{10}H_{20}O$＝156.3），含有 1.2%～2.5%（*w*/*v*） 醛。本品可能是加利福尼亚型或佛罗里达型橙皮油。贮藏于装满的密闭容器中。

简介

甜橙皮油作为香料使用，用于制造香水及用于芳香疗法。也用于制备无萜的橙皮油。已有对柠檬油产生光敏反应的报道。

制剂

USNF 28: Compound Orange Spirit.

多组分制剂 ***Arg.:*** Cellasene Gold; ***Canad.:*** Melisana; ***Cz.:*** Coldastop; Pleumolysin; ***Fr.:*** Aromadetox; Aromazen; ***Ger.:*** GeloSitin; ***Hong Kong:*** Magesto; ***Hung.:*** Perskindol Classic; ***Malaysia:*** Bio-Enhanced Fish Oil Plus; ***Switz.:*** Perskindol Classic; Pinimenthol†; Sansilla†; Sibrovita; ***Thai.:*** Magesto; ***Turk.:*** Myo-Oil.

Terpeneless Orange Oil 陈（皮）油

Naranja sin terpeno, aceite esencial de; Oleum Aurantii Deterpenatum.

Апельсиновое Масло Бестерпеновое

Pharmacopoeias. In *Br.*

BP 2010（Terpeneless Orange Oil） 一种澄清的、黄色或橙黄色液体，明显不溶于水，具有柑橘臭及口感。通过减压浓缩橙皮油直至去掉萜类（terpenes），或者通过溶剂分配（solvent partition）得到。以正癸醛计（$C_{10}H_{20}O$＝156.3），含有不少于 18%（*w*/*w*） 的醛。可溶于乙醇（1∶1）(90%)。贮藏于温度不超过 25℃ 的装满的容器中。避光。

简介

无萜的陈（皮）油主要含有游离乙醇（+）-芫荽醇和（+）-松油醇。作为香料使用。比天然油的气味更强且更易溶解。光敏反应与柠檬油相关。

制剂

BP 2010: Compound Orange Spirit.

Orazamide（*rINN*）奥拉米特

AICA Orotate; Orazamida; Orazamidum; Oroxamide. 5-Aminoimidazole-4-carboxamide orotate dihydrate.

Оразамид

$C_9H_{10}N_6O_5,2H_2O$ = 318.2.

CAS — 2574-78-9 (anhydrous orazamide); 60104-30-5 (orazamide dihydrate).

UNII — CLY9MRR8FV.

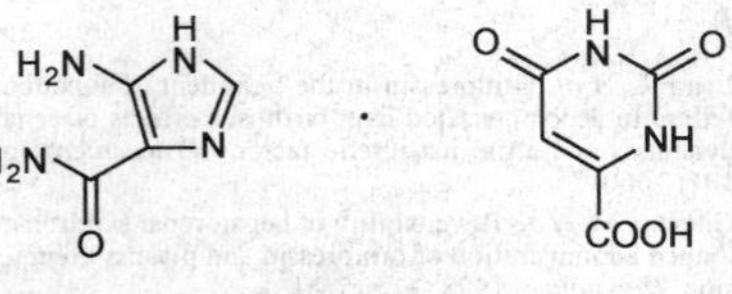

简介

奥拉米特口服给药，用于治疗肝脏疾病。

制剂

专利制剂

Port.: Aicamin†.

多组分制剂 ***Port.:*** Oraica†.

Orchis Mascula 马可拉兰

Early Purple Orchid.

Ятрышник Мужской

简介

据说马可拉兰具有激发性欲的作用，已有中药制剂用于男性性功能障碍。Salep 是一种由马可拉兰和其他各种兰科植物的干燥地下茎制成的食用淀粉，其中含有的营养黏液称为黄蓍胶糖。由 Salep 做成的冰激凌是土耳其的一种美食。

制剂

多组分制剂 ***Rus.:*** Speman (Спеман); Speman Forte (Спеман Форте); Tentex (Тентекс).

Oregano 牛至

Dost; Origan; Origani herba; Origani Vulgaris Herba; Wild Marjoram.

Орегано

CAS — 8007-11-2 (origanum oil).

UNII — 0E5AT8T16U.

注：与马郁兰区分，见第2274页。

Pharmacopoeias. In *Eur.* (see p.vii).

Ph. Eur. 6. 8（Oregano） 盆栽马郁兰或 *O. vulgare* subsp. *Hirtum* 的干燥叶子和花（separated from the stems 从茎分离得到），或者是两种物种的混合物。按无水药物计，至少含有 2.5%（*v*/*w*） 挥发油，其中至少含有 60% 的香芹酚和麝香草酚。避光。

简介

薄荷科芬芳植物、唇形科植物盆栽马郁兰（薄荷科 Lamiaceae），或 *O. vulgare* 及其亚种的地上部分，作为烹调用香料使用及用于草药的制剂。

牛至属油的名字有一些混淆。*O. vulgare* 提取的油已用于药物。牛至属油由俄力冈（头状百里香）得到，但是来自其他物种的油也可指的是牛至属油，牛至属油曾被英国药典委员会（BPC 1949）冠以麝香草油的别名。本书中列出的含有牛至属油的制剂中可以含有来自任一相关物种的油。

制剂

多组分制剂 ***Austral.:*** Gartech; ***Austria:*** Asthmatee EF-EM-ES; Baby Luuf; ***Canad.:*** Para-Gone; Relax Plus; ***Cz.:*** Bronchosan†; Fytokliman Planta; Melaton†; ***Fr.:*** Santane D_5; ***Hung.:*** Baby Luuf; ***Pol.:*** Herbolen D†; Herbolen†; ***Rus.:*** Bronchosan (Бронхосан); Pectorales Species No 1 (Грудной Сбор 1); Sedativae Species No 3 (Седативный Сбор 3); Valoserdin (Валосердин); ***Spain:*** Pazbronquial; ***Switz.:*** Demonatur Capsules contre les refroidissements; ***Ukr.:*** Bronchosan (Бронхосан); Urolesan (Уролесан).

顺势疗法制剂 ***Fr.:*** Poconeol no 9.

Oregon Grape 俄勒冈葡萄

Barberry; Holly Barberry; Mahonia; Mountain Grape; Sowberry.

Магония Падуболистная (*Mahonia aquifolium*)

ATC Herb — HN02BW5004 (Mahonia aquifolium: bark); HD05AX5002 (Mahonia aquifolium: bark).

UNII — VZJ9F3C3SB.

注：伏牛花、俄勒冈葡萄和 Sowberry 已应用于俄勒冈葡萄和欧洲伏牛花（见第2232页）

简介

俄勒冈葡萄的根茎和根，冬青叶小檗（*mahonia aquifolium*）（小檗科）作为草药，主要口服用于治疗肠胃病和局部用于皮肤病。

冬青叶小檗是小檗碱的原料（第2189页）。

顺势疗法 俄勒冈葡萄已作为顺势疗法药物使用，采用以下名称：Berberis aquifolium；Berber aqui；Berb. aq。

1. Gulliver WP, Donsky HJ. A report on three recent clinical trials using Mahonia aquifolium 10% topical cream and a review of the worldwide clinical experience with Mahonia aquifolium for the treatment of plaque psoriasis. *Am J Ther* 2005; **12:** 398–406.
2. Bernstein S, *et al.* Treatment of mild to moderate psoriasis with Reliéva, a Mahonia aquifolium extract—a double-blind, placebo-controlled study. *Am J Ther* 2006; **13:** 121–6.

制剂

多组分制剂 ***Austral.:*** DermaCo.

顺势疗法制剂 ***Austral.:*** Elimitona; Elimitona Slim & Detox; ***Austria:*** Rubisan; ***Canad.:*** Endoteel; ***Cz.:*** Rubisan; ***Fr.:*** Euphorbium Complexe No 88; ***Ger.:*** Cefabene Cistus Komplex; Cistus canadensis Oligoplex; DermaPlantin; Ekzevowen; Hewelymphon N; Rubisan; ***Neth.:*** Rubisan; ***Rus.:*** Psoriaten (Псориатен); ***Switz.:*** Omida Rubiderm†; Omida Rubisan†; Rubisan†; ***Ukr.:*** Psoriaten (Псориатен).

Orlistat（*BAN*，*USAN*，*rINN*）奥利司他

Orlipastat; Orlistaatti; Orlistatum; Ro-18-0647; Ro-18-0647/002; Tetrahydrolipstatin. *N*-Formyl-L-leucine, ester with (3*S*,4*S*)-3-hexyl-4-[(2*S*)-2-hydroxytridecyl]-2-oxetanone; (*S*)-1-[(2*S*,3*S*)-3-Hexyl-4-oxo-oxetan-2-ylmethyl]dodecyl *N*-formyl-L-leucinate.

Орлистат

$C_{29}H_{53}NO_5$ = 495.7.

CAS — 96829-58-2.

ATC — A08AB01.

ATC Vet — QA08AB01.

UNII — 95M8R751W8.

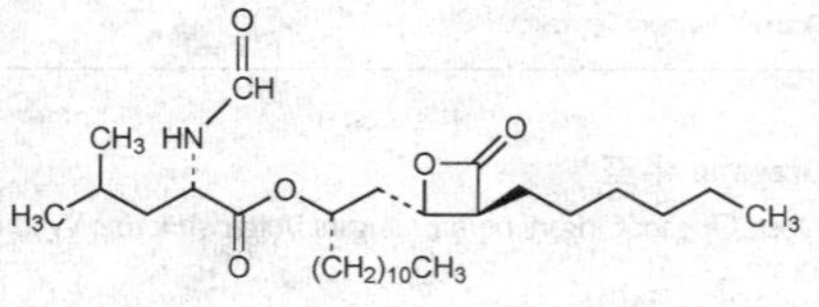

不良反应

胃肠功能紊乱包括便急和大便失禁，胃肠胀气和脂粪或脂肪泻，是使用奥利司他治疗后报道最多的不良反应，尤其高脂肪饮食时更易发生。报道的其他不良反应包括头痛、焦虑、疲劳、直肠出血和月经不调。服用奥利司他的患者罕见报道严重肝损伤（包括肝细胞坏死和急性肝衰竭），其中一些病例已导致肝移植或死亡。患者服用奥利司他后可能会增加患乳腺癌和结肠癌的风险，但 FDA 认为没有因果关系的证据。

对心血管系统的影响 有 1 例使用奥利司他后引起高血压的报道[1]，停药后血压下降，再次给药后血压再次升高。作者提到已有 13 例与本品相关的高血压病例向药厂上报。

1. Persson M, *et al.* Orlistat associated with hypertension. *BMJ* 2000; **321:** 87.

对皮肤的影响 据报道一名妇女服用奥利司他治疗期间，外阴、足部及腋下出现苔藓样疹[1]。停用奥利司他后症状缓解，只有外阴损害需要局部使用 0.1%糠酸莫米他松。

1. Sergeant A, *et al.* Lichenoid eruption associated with orlistat. *Br J Dermatol* 2006; **154:** 1020–21.

注意事项

慢性吸收不良或胆汁淤积的患者禁用奥利司他，有高草酸尿或草酸钙肾石病史的患者慎用。2 型糖尿病患者需要调整低血糖剂量因为这些患者体重减轻后代谢控制会改善。服用奥利司他引起严重和（或）持续直肠出血需经进一步调查。长期治疗中必须补充脂溶性维生素，但应在服用奥利司他前后隔开至少 2h 或睡前服用。奥利司他引起的严重腹泻可引起激素类避孕药失败，建议患者使用其他的避孕方法。

药物相互作用

奥利司他可降低脂溶性维生素的吸收。服用华法令的患者使用奥利司他期间应监测国际标准化比率（INN）。据报道移植患者使用奥利司他后环孢素浓度低于正常治疗的剂量范围（见第1743页）。一名服用左甲状腺素钠的妇女，开始服用奥利司他两周后出现甲状腺功能减退（第2093页）。奥利司他可能会减少抗癫痫药的吸收从而增加发作的风险。奥利司他也会减少普罗帕酮的吸收。使用奥利司他后激素类避孕药可能失败见上文**注意事项**。因没有联合使用的研究数据，避免奥利司他与阿卡波糖合用。

药动学

奥利司他口服后吸收极少。大约 97%的剂量从粪便中排出，其中含 83%的原形药。

用途和用法

奥利司他是胃和胰脂肪酶抑制剂，可限制饮食中脂肪的吸收。本品与饮食控制共同使用治疗肥胖症（见第2069页），即 BMI≥30kg/m² 的患者；也可用于体重超重 BMI≥27kg/m² 且有危险因子的患者。奥利司他常规口服剂量是每日 3 次，每次 120mg，饭前即服、饭中或饭后至少 1h 口服。患者应减少饮食中 30%由脂肪获得的热量和营养，主要营养素的每日摄入量应平均分布于每日三餐中。如果不吃饭或饮食中不含脂肪可不服本品。如果治疗开始后 12 周内患者体重减轻不到 5%应停止使用奥利司他。对于 BMI≥28kg/m² 或没有更多其他危险因素的患者，也可采用奥利司他每日 3 次，每次 60mg 的给药方法。

1. Lucas KH, Kaplan-Machlis B. Orlistat—a novel weight loss therapy. *Ann Pharmacother* 2001; **35:** 314–28.
2. Keating GM, Jarvis B. Orlistat: in the prevention and treatment of type 2 diabetes mellitus. *Drugs* 2001; **61:** 2107–21.
3. Snider LJ, Malone M. Orlistat use in type 2 diabetes. *Ann Pharmacother* 2002; **36:** 1210–18.
4. Henness S, Perry CM. Orlistat: a review of its use in the management of obesity. *Drugs* 2006; **66:** 1625–56.
5. Filippatos TD, *et al.* Orlistat-associated adverse effects and drug interactions: a critical review. *Drug Safety* 2008; **31:** 53–65.
6. Anonymous. Over-the-counter weight loss with orlistat? *Drug Ther Bull* 2009; **47:** 125–7.

制剂

专利制剂

Arg.: Crisplus; Fingras; Oleofin; Xenical; Xeniplus†; Xinplex; ***Austral.:*** Xenical; ***Austria:*** Xenical; ***Belg.:*** Xenical; ***Braz.:*** Xenical; ***Canad.:*** Xenical; ***Chile:*** Liberat; Symfona; Viplena; Xenical; ***Cz.:*** Alli; Xenical; ***Denm.:*** Xenical; ***Fin.:*** Xenical; ***Fr.:*** Alli; Xenical; ***Ger.:*** Xenical; ***Gr.:*** Xenical; ***Hong Kong:*** Xenical; ***Hung.:*** Xenical; ***Indon.:*** Xenical; ***Irl.:*** Alli; Xenical; ***Israel:*** Xenical; ***Ital.:*** Xenical; ***Malaysia:*** Xenical; ***Mex.:*** Amsafast; Lindeza; Lysthin; Redustat; Ventu; Xenical; ***Neth.:*** Xenical; ***Norw.:*** Xenical; ***NZ:*** Xenical; ***Philipp.:*** Lesofat; Xenical; ***Pol.:*** Xenical; ***Port.:*** Alli; Xenical; ***Rus.:*** Orsoten (Орсотен); Xenical (Ксеникал); ***S.Afr.:*** Xenical; ***Singapore:*** Xenical; ***Spain:*** Xenical; ***Swed.:*** Xenical; ***Switz.:*** Xenical; ***Thai.:*** Xenical; ***Turk.:*** Xenical; ***UK:*** Alli; Xenical; ***Ukr.:*** Xenical (Ксенікал); ***USA:*** Alli; Xenical; ***Venez.:*** Xenical.

Ornipressin (*rINN*) 奥尼加压素

Ornipresina; Ornipressine; Ornipressinum. [8-Ornithine]-vasopressin.

Орнипрессин

$C_{45}H_{63}N_{13}O_{12}S_2$ = 1042.2.
CAS — 3397-23-7.
ATC — H01BA05.
ATC Vet — QH01BA05.
UNII — 1KTH6N080W.

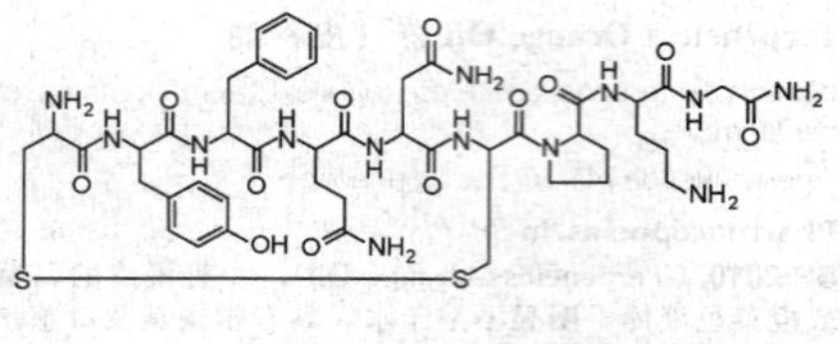

简介

奥尼加压素是加压素（第2357页）的合成衍生物，具有类似的作用。据报道其具有较强的血管收缩作用，利尿作用很弱，用于减少外科手术出血。20～60ml 0.9%氯化钠溶液中含有 5 个单位的溶液可进入受影响的部位。奥尼加压素也可静脉输液用于治疗食管静脉曲张引起的出血（见**单乙醇胺**项下，第2285页）。

1. Kam PC, Tay TM. The pharmacology of ornipressin (POR-8): a local vasoconstrictor used in surgery. *Eur J Anaesthesiol* 1998; **15:** 133–9.
2. De Kock M, *et al.* Ornipressin (Por 8): an efficient alternative to counteract hypotension during combined general/epidural anesthesia. *Anesth Analg* 2000; **90:** 1301–7.

不良反应 有患者在外科手术中将奥尼加压素（12U，40ml 等渗盐水）作为血管收缩药使用后出现急性肺水肿[1]。建议这种方式下使用剂量不超过 100mU/kg。

1. Borgeat A, *et al.* Acute pulmonary oedema following administration of ornithine-8-vasopressin. *Br J Anaesth* 1990; **65:** 548–51.

肝肾综合征 已发现奥尼加压素对肝肾综合征（与肝硬化有关的肾功能不全，被认为是继发于严重肾血管收缩引起的全身动脉血管扩张）有益[1~4]。然而，因为有导致引起缺血性并发症的风险，使用奥尼加压素应谨慎[2]。

1. Lenz K, *et al.* Ornipressin in the treatment of functional renal failure in decompensated liver cirrhosis: effects on renal hemodynamics and atrial natriuretic factor. *Gastroenterology* 1991; **101:** 1060–7.
2. Guevara M, *et al.* Reversibility of hepatorenal syndrome by prolonged administration of ornipressin and plasma volume expansion. *Hepatology* 1998; **27:** 35–41.
3. Gülberg V, *et al.* Long-term therapy and retreatment of hepatorenal syndrome type 1 with ornipressin and dopamine. *Hepatology* 1999; **30:** 870–5.
4. Restuccia T, *et al.* Effects of treatment of hepatorenal syndrome before transplantation on posttransplantation outcome: a case-control study. *J Hepatol* 2004; **40:** 140–6.

制剂

专利制剂

Austral.: POR 8; ***Austria:*** POR 8†; ***NZ:*** POR 8; ***S.Afr.:*** POR 8.

Orotic Acid (*BAN*, *pINN*) 乳清酸

Acide Orotique; Ácido orótico; Acidum Oroticum; Animal Galactose Factor; Oroottihappo; Orotsyra; Uracil-6-carboxylic Acid; Vitamin B_{13}; Vitamina B_{13}; Whey Factor. 1,2,3,6-Tetrahydro-2,6-dioxopyrimidine-4-carboxylic acid.

Оротовая Кислота

$C_5H_4N_2O_4$ = 156.1.
CAS — 65-86-1 (anhydrous orotic acid); 50887-69-9 (orotic acid monohydrate).
UNII — 61H4T033E5 (orotic acid); 91532S02AO (orotic acid monohydrate).

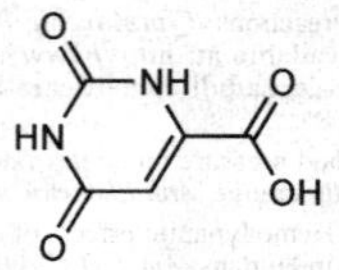

简介

乳清酸是嘧啶核苷酸生物在人体内天然产生，可出现在乳汁中。乳清酸及其钙盐、肉毒碱、胆碱、锂盐、赖氨酸和钾盐已用于治疗肝脏疾病。同乳铬盐、赛庚啶盐二甲基乙醇胺、镁、锌盐一样，这些盐已用于补药或食品添加物。

制剂

多组分制剂 ***Arg.:*** Bil 13; Zimerol; ***Austral.:*** Potasi; ***Austria:*** Lemazol†; Vita-Gerin; ***Braz.:*** Vitonil†; ***Ger.:*** vigodana N†; Vita-Gerin N; ***Hong Kong:*** Hepatofalk†; Lipochol; ***Mex.:*** Lipovitasi-Or; ***Philipp.:*** Godex; Mitodex; Vita SL; ***Port.:*** Oraica†; ***Rus.:*** Vitamax (Витамакс)†; ***S.Afr.:*** Hepabionta†; ***Spain:*** Hepadif; Hepato Fardi†; Hidropolivit Mineral; Pleon; ***Switz.:*** Vita-Gerin; ***Thai.:*** Lipochol; ***UK:*** Sugar Bloc; ***Ukr.:*** Energin (Энергин).

顺势疗法制剂 ***Ger.:*** Hepar comp; ***Ukr.:*** Hepar Compositum (Гепар Композитум)†.

Orthodichlorobenzene 邻二氯苯

Ortodiclorobenceno. 1,2-Dichlorobenzene.

Орто-дихлорбензол

$C_6H_4Cl_2$ = 147.0.
CAS — 95-50-1.
UNII — 6PJ93I88XL.

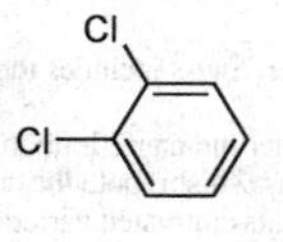

简介

邻二氯苯已作为溶解耵聍的溶液成分之一使用，也用于木材和家具的防腐剂。本品是一种刺激性挥发性液体，可能引起晶状体浑浊。

制剂

多组分制剂 ***Austral.:*** Cerumol; ***Switz.:*** Cerumenol.

Oryzanol 谷维素

Gamma orizanol; Gamma Oryzanol; Orizanol; γ-Oryzanol; γ-OZ. Triacontanyl 3-(4-hydroxy-3-methoxyphenyl)prop-2-enoate.

Гамма-оризанол

$C_{40}H_{58}O_4$ = 602.9.
CAS — 11042-64-1.
UNII — SST9XCL51M.

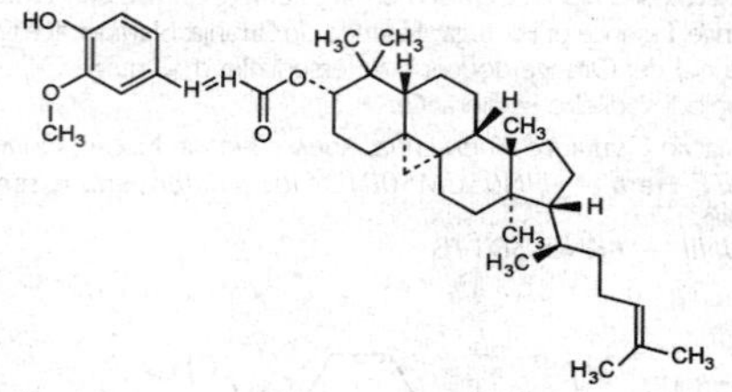

简介

谷维素是从米糠油和大米胚芽油中提取的物质，口服治疗高脂血症。本品还可能具有自主神经功能和内分泌功能的作用。

1. Cicero AF, Gaddi A. Rice bran oil and gamma-oryzanol in the treatment of hyperlipoproteinaemias and other conditions. *Phytother Res* 2001; **15:** 277–89.

制剂

专利制剂

Hong Kong: Gammarizat†.

多组分制剂 ***Fr.:*** Cosmodex Depigmentent†; ***Ital.:*** Anasterol; Lenirose†; Mavipiu†; ***Jpn:*** Q & P; Sin Q & P Gold†; ***Singapore:*** Gin-Vita.

Otilonium Bromide (*BAN*, *rINN*) 奥替溴铵

Bromuro de otilonio; Octylonium Bromide; Otilonii Bromidum;

Otilonium, Bromure d'; SP-63. Diethylmethyl{2-[4-(2-octyloxybenzamido)benzoyloxy]ethyl}ammonium bromide.

Отилония Бромид

$C_{29}H_{43}BrN_2O_4$ = 563.6.

CAS — 26095-59-0.

ATC — A03AB06.

ATC Vet — QA03AB06.

UNII — 21HN3N72PV.

简介

奥替溴铵用于与平滑肌痉挛相关的胃肠道疾病的对症治疗，每日口服最大剂量 120mg。本品可经直肠或喷雾给药。

1. Battaglia G, *et al.* Otilonium bromide in irritable bowel syndrome: a double-blind, placebo-controlled, 15-week study. *Aliment Pharmacol Ther* 1998; **12:** 1003–10.

制剂

专利制剂

Arg.: Motid; Pasminox; Spasmoctyl; **Belg.:** Spasmomen; **Braz.:** Lonium; **Cz.:** Spasmomen; **Gr.:** Doralin; Otilax; **Hong Kong:** Spasmomen; **Hung.:** Spasmomen; **Indon.:** Spasmomen; **Israel:** Spasmomen; **Ital.:** Spasen; Spasmomen; **Port.:** Spasmomen; **Spain:** Spasmoctyl; **Turk.:** Spasmomen; **Ukr.:** Spasmomen (Спазмомен).

多组分制剂 **Arg.:** Pasminox Somatico; Spasmoctyl Somatico; **Ital.:** Spasen Somatico; Spasmomen Somatico.

Oxaceprol (*rINN*) 奥沙西罗

Acetylhydroxyproline; C061; Oxacéprol; Oxaceprolum. (−)-1-Acetyl-4-hydroxy-L-proline.

Оксацепрол

$C_7H_{11}NO_4$ = 173.2.

CAS — 33996-33-7.

ATC — D11AX09; M01AX24.

ATC Vet — QD11AX09; QM01AX24.

UNII — Q0XV76B96L.

简介

据报道奥沙西罗影响结缔组织代谢，本品用于治疗皮肤病（如促进伤口愈合）及风湿病。不良反应包括胃痛、恶心、腹泻、头晕、头痛及皮疹。

1. Bauer HW, *et al.* Oxaceprol is as effective as diclofenac in the therapy of osteoarthritis of the knee and hip. *Clin Rheumatol* 1999; **18:** 4–9.
2. Herrmann G, *et al.* Oxaceprol is a well-tolerated therapy for osteoarthritis with efficacy equivalent to diclofenac. *Clin Rheumatol* 2000; **19:** 99–104.
3. Krüger K, *et al.* Oxaceprol—a randomised, placebo-controlled clinical study in osteoarthritis with a non-conventional non-steroidal anti-inflammatory drug. *Clin Exp Rheumatol* 2007; **25:** 29–34.

制剂

专利制剂

Arg.: Joint; **Fr.:** Jonctum Cica; **Ger.:** AHP 200; **Spain:** Tejuntivo.

多组分制剂 **Spain:** Robervital.

Oxalic Acid 草酸

Kwas szczawiowy; Oxálico, ácido.

$HO_2C.CO_2H,2H_2O$ = 126.1.

CAS — 144-62-7 (anhydrous oxalic acid); 6153-56-6 (oxalic acid dihydrate).

ATC Vet — QP53AG03.

UNII — 9E7R5L6H31 (oxalic acid); 0K2L2IJ59O (oxalic acid dihydrate).

不良反应

草酸口服后会引起严重的肠胃炎，这主要是由于草酸及其可溶性盐对胃肠道的腐蚀作用。本品也可能引起口腔、喉咙部和食管溃疡的灼烧感。出现喉水肿时可能发生缺氧，严重病例中也可能出现休克和低血压。草酸盐类全身吸收后可以螯合体内的钙，有可能出现低钙血症的症状（如手足抽搐、惊厥），在一些病例中可能出现心室颤动。草酸盐结晶可以在血管、脑、心脏、肝脏和肺沉积；在肾小管沉积会导致急性肾功能衰竭。据报道草酸盐类的平均致死量为 15～30g，低剂量也可能导致死亡。食入本品后可能在几小时内死亡。

静脉给予草酸钠[1]或食入草酸[2]会导致死亡。

据报道黄水仙[3]或 *Agave tequilana plants*[4] 的树浆中的草酸钙结晶会使接触过这些植物的人出现皮疹。

1. Dvořáčková I. Tödliche Vergiftung nach intravenöser Verabreichung von Natriumoxalat. *Arch Toxikol* 1966; **22:** 63–7.
2. Farré M, *et al.* Fatal oxalic acid poisoning from sorrel soup. *Lancet* 1989; **ii:** 1524.
3. Julian CG, Bowers PW. The nature and distribution of daffodil pickers' rash. *Contact Dermatitis* 1997; **37:** 259–62.
4. Salinas ML, *et al.* Irritant contact dermatitis caused by needle-like calcium oxalate crystals, raphides, in Agave tequilana among workers in tequila distilleries and agave plantations. *Contact Dermatitis* 2001; **44:** 94–6.

不良反应的处置

食入草酸后，应服用任何可溶性钙盐的稀溶液以沉淀草酸；也可选择服用牛奶。如果食入本品不超过 1h 可口服活性炭。因为草酸具有腐蚀作用，一些中心认为禁忌采用洗胃。应静脉给予 10% 葡萄糖酸钙以预防手足抽搐。应预料到存活患者急性肾功能衰竭发生的可能性并及时补液。建议原发性草酸盐沉积病患者应进行血液透析或腹膜透析除去草酸盐，以尝试预防急性肾功能衰竭和纠正低钙血症。

用途

草酸具有多种工业用途，已用于腐蚀药。口服草酸盐后，尿中排泄的草酸盐已用于脂质吸收不良筛选试验。

诊断用途 参考文献如下。

1. Rampton DS, *et al.* Screening for steatorrhoea with an oxalate loading test. *BMJ* 1984; **288:** 1419. Correction. *ibid.*; 1728.
2. Sangaletti O, *et al.* Urinary oxalate recovery after oral oxalic acid load: an alternative method to the quantitative determination of stool fat for the diagnosis of lipid malabsorption. *J Int Med Res* 1989; **17:** 526–31.

制剂

多组分制剂 **Cz.:** Solcogyn†; **Ger.:** Solco-Derman; **Hong Kong:** Solcoderm†; **Malaysia:** Solcoderm†; **Pol.:** Solcogyn; **Rus.:** Solcoderm (Солкодерм); Solcovagin (Солковагин); **Switz.:** Solcoderm; Solcogyn; **Ukr.:** Solcoderm (Солкодерм); Solcovagin (Солковагин).

顺势疗法制剂 **Fr.:** Berberis Complexe No 83; **Ger.:** Agnus castus comp.

Ozagrel (*rINN*) 奥扎格雷

OKY-046 (ozagrel hydrochloride); Ozagrelum. (*E*)-*p*-(Imidazol-1-ylmethyl)cinnamic acid.

Озагрел

$C_{13}H_{12}N_2O_2$ = 228.2.

CAS — 82571-53-7.

UNII — L256JB984D.

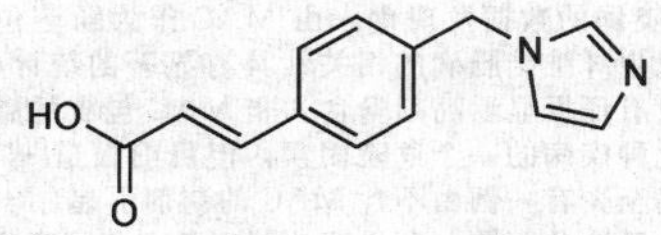

简介

奥扎格雷是一种血栓素合成酶抑制剂，口服其盐酸盐用于治疗哮喘，每日 2 次，每次 200mg。也可用其钠盐通过静脉输注治疗脑血管疾病，剂量为 80mg。

制剂

专利制剂

Jpn: Cataclot; Domenan; Xanbon.

Palifermin (*USAN*, *rINN*) ⊗帕菲明

AMJ-9701; Palifermina; Palifermine; Paliferminum; rHu-KGF. 24-163 Fibroblast growth factor 7 (human).

Палифермин

CAS — 162394-19-6; 178254-26-7.

ATC — V03AF08.

ATC Vet — QV03AF08.

UNII — QMS40680K6.

不良反应

报道的采用帕菲明治疗引起的不良反应包括皮疹、红斑、水肿、瘙痒、发热、口周感觉迟钝、舌头变色和增厚以及味觉改变。皮肤色素沉着及胃肠、呼吸功能紊乱也有报道。帕菲明治疗非血液肿瘤患者的安全性及有效性尚未确立；在动物试验及人非血液肿瘤体外模型中发现其会刺激肿瘤细胞株的生长。

对皮肤的影响 据报道 5 名白人患者使用帕菲明治疗后出现皮肤弯曲状的色素沉着[1]。病变表现为皮肤皱褶处出现对称的色素过度沉着的乳头状瘤样斑块伴轻微红斑，尤其影响腋下及腹股沟部位。

据报道，一名丘疹患者，临床表现类似于扁平苔藓或具有扁平疣组织学特征的扁平疣以及擦烂型红斑，未经治疗症状自行缓解[2]。

1. Sibelt LAG, *et al.* Palifermin-induced flexural hyperpigmentation: a clinical and histological study of five cases. *Br J Dermatol* 2008; **159:** 1200–3.
2. King B, *et al.* Palifermin-associated papular eruption. *Arch Dermatol* 2009; **145:** 179–82.

药物相互作用

尽管临床相关性尚不清楚，体内外实验数据表明帕菲明可与未分离的肝素以及低分子量肝素结合，因此注册药品信息建议需谨慎合用。

药动学

健康受试者单剂量静脉推注大于常用剂量后，帕菲明的药动学基本呈线性药动学特征。消除半衰期约为 4.5h。

1. Zia-Amirhosseini P, *et al.* Pharmacokinetics, pharmacodynamics, and safety assessment of palifermin (rHuKGF) in healthy volunteers. *Clin Pharmacol Ther* 2006; **79:** 558–69.
2. Gillespie B, *et al.* Effect of renal function on the pharmacokinetics of palifermin. *J Clin Pharmacol* 2006; **46:** 1460–8.

用途和用法

帕菲明是一种重组人角质细胞生长因子（KGF），过去经常用于减少准备接受骨髓毒性化疗和放疗、进行造血干细胞移植的血液学肿瘤患者严重的口腔黏膜炎（见下文）的发生率和持续时间。推荐疗程为帕菲明静脉推注给药，每次 60μg/kg，共 6 个剂量。每个剂量均在骨髓毒性治疗三天前和治疗三天后给予，不能在骨髓毒性治疗期间及治疗前后 24h 内给予帕菲明。因此，帕菲明第三次化疗前给药应在骨髓毒性治疗前 24～48h 给予，化疗后第一次给药应在骨髓毒性治疗后 24～48h 给予，但如果同一天输注造血干细胞，应至少在第三次骨髓治疗前给药后 4 天输注。

黏膜炎 帕菲明是一种重组人角质细胞生长因子（KGF），与 KGF 受体结合，通过刺激上皮细胞增殖、分化和迁移修复受损的上皮[1,2]。对照研究显示其能有效降低需要造血干细胞支持的血液学肿瘤患者接受骨髓毒性治疗后的口腔黏膜炎（第610页）的严重程度及持续时间[3,4]。与安慰剂比较能显著降低接受氟尿嘧啶和甲酰四氢叶酸治疗的转移性直肠癌患者口腔黏膜炎和腹泻的发生率[5]。

1. Siddiqui MAA, Wellington K. Palifermin: in myelotoxic therapy-induced oral mucositis. *Drugs* 2005; **65:** 2139–46.
2. McDonnell AM, Lenz KL. Palifermin: role in the prevention of chemotherapy- and radiation-induced mucositis. *Ann Pharmacother* 2007; **41:** 86–94.
3. Spielberger R, *et al.* Palifermin for oral mucositis after intensive therapy for hematologic cancers. *N Engl J Med* 2004; **351:** 2590–8.
4. Stiff PJ, *et al.* Palifermin reduces patient-reported mouth and throat soreness and improves patient functioning in the hematopoietic stem-cell transplantation setting. *J Clin Oncol* 2006; **24:** 5186–93.
5. Rosen LS, *et al.* Palifermin reduces the incidence of oral mucositis in patients with metastatic colorectal cancer treated with fluorouracil-based chemotherapy. *J Clin Oncol* 2006; **24:** 5194–5200.

制剂

专利制剂

Austral.: Kepivance; ***Austria:*** Kepivance; ***Belg.:*** Kepivance; ***Canad.:*** Kepivance; ***Cz.:*** Kepivance; ***Denm.:*** Kepivance; ***Fin.:*** Kepivance; ***Fr.:*** Kepivance; ***Ger.:*** Kepivance; ***Gr.:*** Kepivance; ***Hung.:*** Kepivance; ***Irl.:*** Kepivance; ***Ital.:*** Kepivance; ***Neth.:*** Kepivance; ***Norw.:*** Kepivance; ***Pol.:*** Kepivance; ***Port.:*** Kepivance; ***Spain:*** Kepivance; ***Swed.:*** Kepivance; ***Switz.:*** Kepivance; ***UK:*** Kepivance; ***USA:*** Kepivance.

Palmarosa Oil 玫瑰草油

Essência de Palma-rosa; Indian Geranium Oil; Turkish Geranium Oil.

CAS — 8014-19-5.

UNII — 0J3G3053ST.

简介

玫瑰草油来源于玫瑰草（*Cymbopogon martini*，Poaceae），用于香料制造和芳香疗法。

制剂

多组分制剂 ***Singapore:*** Teenstick; ***UK:*** Teenstick.

Palmidrol（*rINN*）帕米醇

Palmidrolum. *N*-(2-Hydroxyethyl)palmitamide.

Пальмидрол

$C_{18}H_{37}NO_2$ = 299.5.

CAS — 544-31-0.

UNII — 6R8T1UDM3V.

HO–CH₂CH₂–NH–C(=O)–(CH₂)₁₄–CH₃

简介

帕米醇是一种天然产生的脂质化合物，可从大豆卵磷脂、蛋黄、花生粕中分离得到。作为免疫增强药使用。本品口服每次 1g，每日 2～3 次，用于治疗呼吸道感染。

制剂

专利制剂

Chile: Palmitan†.

Pancreatic Enzymes 胰酶

Панкреатические Ферменты

Pancreatin（*BAN*）⊗胰酶制剂

Haimajauhe (pancreas powder); Kasos milteliai (pancreas powder); Pancréas, poudre de (pancreas powder); Pancreatina; Pancreatinum; Pancreatis pulvis (pancreas powder); Pankreaspulver (pancreas powder); Pankreatiini; Pankreatin; Pankreáz-por (pancreas powder).

Панкреатин

CAS — 8049-47-6.

UNII — FQ3DRG0N5K.

Pharmacopoeias. In *Chin.*, *Eur.* (see p.vii), *Jpn*, and *US* as pancreatin or another pancreatic exocrine extract or both.

Ph. Eur. 6. 8（Pancreas Powder；Pancreatis Pulvis；Pancreatic Extract BP 2010） 由哺乳动物新鲜或冷冻胰腺制得，含有多种酶。具有蛋白水解、分解脂肪和分解淀粉活性。每 1mg 胰腺粉末中总蛋白水解活性不少于 1 Ph. Eur. 单位，脂肪分解活性不少于 15 Ph. Eur.单位，淀粉分解活性不少于 12 Ph. Eur.单位。本品是一种淡棕色，无定形粉末。部分溶解于水；几乎不溶于乙醇。贮藏于密闭容器中。

BP 2010（Pancreatin） 哺乳动物胰腺制品，含有的酶具有蛋白酶、脂肪酶和淀粉酶活性。每 1mg 胰酶制剂中含有游离蛋白酶活性不少于 1.4 FIP 单位，脂肪酶活性不少于 20 FIP 单位，淀粉酶活性不少于 24 FIP 单位。本品可能含有氯化钠。本品是白色或浅黄色无定形粉末，没有令人厌恶的气味（free from unpleasant odour），溶于或部分溶于水形成轻微浑浊的溶液；几乎不溶于乙醇和乙醚。贮藏温度不超过 15℃。

USP 33（Pancreatin） 含有多种酶的物质，主要含淀粉酶、脂肪酶和蛋白酶，由猪或牛的胰腺制得。本品是一种奶油色，无定形粉末，具有微弱的特征性但不会令人不快的臭。其在中性或弱碱性介质中活性最强；少量无机酸或大量的碱的氢氧化物会使其失去活性。过量碱的碳酸盐也会抑制其活性。每 1mg 胰酶制剂中含有淀粉酶活性不少于 25 USP 单位，脂肪酶活性不少于 2 USP 单位，蛋白酶活性不少于 25 USP 单位。具有较高消化力的胰酶制剂可以用 3 个最小活性的整数倍标记，本品可用乳糖或含有不多于 3.25%淀粉的蔗糖稀释，也可用较低消化力的胰酶制剂稀释。贮藏于温度不超过 30℃的密闭容器中。

Pancrelipase（*USAN*）⊗胰脂酶

Pancrelipasa.

Панкрелипаза

CAS — 53608-75-6.

UNII — YOJ58O116E (pancrelipase amylase); 8MYC33932O (pancrelipase lipase); 3560D81V50 (pancrelipase protease).

Pharmacopoeias. In *US.*

USP 33（Pancrelipase） 一种含有多种酶的物质，主要为脂肪酶，还包括淀粉酶和蛋白酶，由猪胰腺获得。本品是一种奶油色，无定形粉末，具有微弱的特征性臭，但不会令人不快。其在中性或弱碱性介质中活性最强；少量无机酸或大量的碱的氢氧化物会使其失去活性。过量碱的碳酸盐也会抑制其活性。每 1mg 胰脂酶含有脂肪酶活性不少于 24 USP 单位，淀粉酶活性不少于100 USP单位，蛋白酶活性不少于 100 USP 单位。贮藏于温度不超过 25℃的密闭容器中。

单位

蛋白酶活性的 Ph. Eur. 和 USP 单位依据酪蛋白水解率，脂肪酶活性单位依据橄榄油的水解率，淀粉酶活性单位依据淀粉的水解率。由于分析条件不同，两种单位不易比较。

蛋白酶、脂肪酶和淀粉酶活性的 FIP 单位近似等于 Ph. Eur. 单位。

不良反应和注意事项

胰酶补充剂通常引起胃肠道不良反应（如腹部不适、恶心及呕吐）。也会引起口腔或肛周的刺激，尤其在婴儿。结肠狭窄（纤维结肠病）主要在儿童囊性纤维病患者接受高剂量胰酶制剂后发生；应尽量避免在囊性纤维病患者中使用高剂量胰酶制剂（见下文**对胃肠道的影响**项下）。在接受较高强度制剂的患者制剂应一直保持足够的水合。

曾有超敏反应的报道，包括打喷嚏、流泪或皮疹。高剂量时也会发生高尿酸血症或高尿酸尿。偶见胰酶制剂被沙门菌污染的报道。

对叶酸的影响 胰腺提取物显著抑制健康人和胰腺功能不全患者的叶酸吸收[1]，体内试验显示胰腺提取物会与叶酸形成不溶的合成物。建议[1]正在进行胰腺功能不全治疗的患者应监测叶酸状态或补充给予叶酸，尤其是如果治疗中同时使用胰酶和碳酸氢盐（或西咪替丁）的情况下。

1. Russell RM, *et al.* Impairment of folic acid absorption by oral pancreatic extracts. *Dig Dis Sci* 1980; **25:** 369–73.

对胃肠道的影响 *纤维结肠病* 自从引入高强度（high-strength）的胰酶制剂以来，已有许多报道[1~6]指出患有囊性纤维病的儿童使用这些制剂后会引起结肠狭窄，该症状称为纤维结肠病[7,8]。也有一篇报道[9]一名未患有囊性纤维病的成年患者手术摘除胰腺后使用 5 年高剂量胰酶制剂出现纤维结肠病，其使用的制剂包括两种使用异丁烯酸共聚物（MAC）包衣的制剂。

这种情况的发病机制及病因学尚不清楚。结肠壁增厚与剂量相关[10]，具有炎性或免疫介导机制[11,12]。同时显示使用的制剂类型也可能起一定的作用。一项针对 1984 年到 1994 年英国发生的纤维结肠病的分析[13]显示，高强度制剂与这种不良反应之间具有剂量相关性，尽管针对这个特殊分析[14~16]的方法学存在批评和争论。随后的一项 1990 年至 1994 年美国病例对照研究[17]得出结论，指出不论何种剂型胰酶制剂，高的日剂量与纤维结肠病的发展相关性均很强。使用的各种高强度或低强度胰酶制剂之间未见显著性差异。重新分析[18]英国的数据发现食入由 MAC 作为肠溶包衣的制剂与发生纤维结肠病的相关性具有显著的统计学意义，但是没有证据显示高剂量食入非 MAC 包衣的胰脂酶制剂是此种疾病的一个危险因素，但目前报道[19]的纤维结肠病至少有一例由不含 MAC 的制剂引起。

由于这些问题，高强度的制剂已在美国撤市，英国药品安全委员会（CSM）推荐[20]除非有特殊的原因，患有囊性纤维病的患者不应使用高强度的胰酶制剂，并且所有使用这种产品的患者应仔细监测胃肠梗阻。随后 CSM 详细解释了这些建议[21]，他们建议年龄≤15 岁的囊性纤维病儿童患者不能使用 *Nutrizym* 22，*Pancrease HL* 和 *Panzytrat* 25000（英国已停药）；囊性纤维病患者使用胰酶的日最大总剂量为脂肪酶活性不能超过 10000U/kg；服用任何胰酶制剂的患者如果出现新的腹部症状或症状发生改变时，应仔细观察排除结肠损伤。经确定的其他危险因素包括男性，严重的囊性纤维病和联合使用缓泻药[21]。美国囊性纤维病基金会已有关于对中等剂量胰酶制剂反应不明显的患者的治疗方案[22]，英国推荐的治疗方案与之相似[23]。

1. Smyth RL, *et al.* Strictures of ascending colon in cystic fibrosis and high-strength pancreatic enzymes. *Lancet* 1994; **343:** 85–6.
2. Oades PJ, *et al.* High-strength pancreatic enzyme supplements and large-bowel stricture in cystic fibrosis. *Lancet* 1994; **343:** 109.
3. Campbell CA, *et al.* High-strength pancreatic enzyme supplements and large-bowel stricture in cystic fibrosis. *Lancet* 1994; **343:** 109–110.
4. Mahony MJ, Corcoran M. High-strength pancreatic enzymes. *Lancet* 1994; **343:** 599–600.
5. Knabe N, *et al.* Extensive pathological changes of the colon in cystic fibrosis and high-strength pancreatic enzymes. *Lancet* 1994; **343:** 1230.
6. Pettei MJ, *et al.* Pancolonic disease in cystic fibrosis and high-dose pancreatic enzyme therapy. *J Pediatr* 1994; **125:** 587–9.
7. Taylor CJ. Colonic strictures in cystic fibrosis. *Lancet* 1994; **343:** 615–16. Correction. *ibid.*; 1108.
8. Taylor CJ. The problems with high dose pancreatic enzyme preparations. *Drug Safety* 1994; **11:** 75–9.
9. Bansi DS, *et al.* Fibrosing colonopathy in an adult owing to over use of pancreatic enzyme supplements. *Gut* 2000; **46:** 283–5.
10. MacSweeney EJ, *et al.* Relationship of thickening of colon wall to pancreatic-enzyme treatment in cystic fibrosis. *Lancet* 1995; **345:** 752–6.
11. Croft NM, *et al.* Gut inflammation in children with cystic fibrosis on high-dose enzyme supplements. *Lancet* 1995; **346:** 1265–7.
12. Lee J, *et al.* Is fibrosing colonopathy an immune mediated disease? *Arch Dis Child* 1997; **77:** 66–70.
13. Smyth RL, *et al.* Fibrosing colonopathy in cystic fibrosis: results of a case-control study. *Lancet* 1995; **346:** 1247–51.
14. Dodge JA. Concern about records of fibrosing colonopathy study. *Lancet* 2001; **357:** 1526–7.
15. Dodge JA. Further comments on fibrosing colonopathy study. *Lancet* 2001; **358:** 1546.
16. O'Hara D, Talbot IC. Further comments on fibrosing colonopathy study. *Lancet* 2001; **358:** 1546.
17. FitzSimmons SC, *et al.* High-dose pancreatic-enzyme supplements and fibrosing colonopathy in children with cystic fibrosis. *N Engl J Med* 1997; **336:** 1283–9.
18. Prescott P, Bakowski MT. Pathogenesis of fibrosing colonopathy: the role of methacrylic acid copolymer. *Pharmacoepidemiol Drug Safety* 1999; **8:** 377–84.
19. Taylor CJ, Steiner GM. Fibrosing colonopathy in a child on low-dose pancreatin. *Lancet* 1995; **345:** 1106–7.
20. CSM/MCA. Update: bowel strictures and high-potency pancreatins. *Current Problems* 1994; **20:** 13.
21. CSM/MCA. Fibrosing colonopathy associated with pancreatic enzymes. *Current Problems* 1995; **21:** 11.
22. Borowitz DS, *et al.* Cystic Fibrosis Foundation. Use of pancreatic enzyme supplements for patients with cystic fibrosis in the context of fibrosing colonopathy. *J Pediatr* 1995; **127:** 681–4. Also available at: http://www.cff.org/UploadedFiles/treatments/CFCareGuidelines/Nutrition/Consensus-Statement-Pancreatic-Enzyme-Replacement-March-1995.pdf (accessed 05/05/10)
23. Littlewood JM. Fibrosing colonopathy in cystic fibrosis: commentary, implications of the Committee on Safety of Medicines 10 000 IU lipase/kg/day recommendation for use of pancreatic enzymes in cystic fibrosis. *Arch Dis Child* 1996; **74:** 466–8.

口腔溃疡形成 3 名服用胰腺提取物（*Pancrex V powder*，*Pancrex V Forte*）的儿童出现严重口腔溃疡和口角炎，引起吞咽困难、体重下降和发热，主要由制剂咽下前在口腔中停留对黏膜的消化作用引起[1]。

1. Darby CW. Pancreatic extracts. *BMJ* 1970; **2:** 299–300.

超敏反应 1 名患有囊性纤维病的儿童食入胰酶 1～2h 后出现呕吐，对其采用脱敏治疗缓解[1]，提示本品会引起Ⅰ型超敏反应。

1. Chamarthy LM, *et al.* Desensitization to pancreatic enzyme intolerance in a child with cystic fibrosis. Abstract: *Pediatrics* 1998; **102:** 134–5. Full version: http://pediatrics.aappublications.org/cgi/reprint/102/1/e13.pdf (accessed 14/07/06)

用途和用法

胰酶（胰酶制剂或胰脂酶）可使脂肪水解成甘油和脂肪酸，破坏蛋白质使之成为肽、脲及其衍生物，使淀粉转变为糊精和糖。口服给药用于治疗胰腺分泌不足（如胰腺炎和囊性纤维病）。本品可制成粉末，含有粉末的胶囊或肠溶颗粒（食用前打开并撒于较软食物上），肠溶衣片剂或颗粒剂。胰酶与液体或食物混合后在 1h 内使用。H_2 受体拮抗药（如西咪替丁或雷尼替丁）在胰酶制剂之前 1h 服用，以减少被胃酸破坏的胰酶，也可使用质子泵抑制药（如奥美拉唑）；另外也可选择抗酸药。

胰酶的剂量应根据患者的需要个体化给药，或根据剂型来定。英国的专利制剂每剂量单位和常用剂量一般含脂肪酶活性为 5000～10000U，每餐给予，每次 5000～56000U 脂肪酶活性（不同制剂蛋白酶和淀粉酶活性比例不同）。在美国，每餐给予脂肪酶活性 40000USP 单位以上。所谓高强度，高效能制剂也可用于那些接受高剂量，典型是每剂量单位含有脂肪酶活性 20000～

40000U，但是这种制剂与囊性纤维病儿童患者发展成纤维结肠病密切相关（见上文，**对胃肠道的影响**项下）。因此英国不推荐这种制剂用于儿童，其专家认为囊性纤维病患者的日最大胰酶补充剂量不能超过脂肪酶活性10000U/kg。

纯化的脂肪酶制剂已经使用，重组人胆汁盐刺激脂肪酶治疗胰腺外分泌功能不全和囊性纤维病患者的脂肪吸收不良的研究正在进行中。

胰酶制剂也可用于去除软性角膜接触镜上的蛋白质沉积物（见第1548页）。

囊性纤维化 患有囊性纤维化（见第157页）的患者因胰腺功能不全和随后的吸收不良而受到损害，胰酶制剂或胰脂酶在治疗这种疾病时可以起一定的作用，餐前、餐中或每次加餐时服用。

非专利产品 3名囊性纤维病患者的胃肠道症状使用胰脂酶后已得到很好的控制，采用非专利产品替换以前品牌后症状有所发展[1]。这类产品具有不同的脂肪酶含量，体外试验在胃的pH条件下几乎没有活性，可能是因为其肠溶衣存在缺陷。不同品牌的胰脂酶治疗上并不等效，不能随便更换。

1. Hendeles L, *et al.* Treatment failure after substitution of generic pancrelipase capsules: correlation with in vitro lipase activity. *JAMA* 1990; **263:** 2459–61.

胰腺炎 胰腺炎是一种影响胰腺的炎症性过程。急性胰腺炎包括胰腺正常腺体组织发生的坏死，而慢性胰腺炎是一种病理过程，会导致胰腺组织炎症和进展性纤维化。急性疾病可能是慢性胰腺炎基础上的叠加作用[1]。

急性胰腺炎经常与胆管疾病（如胆结石或胆囊炎）或摄入大量乙醇密切相关，较少与腹部外科手术、胰腺创伤、甲状旁腺功能亢进症、高脂血症、感染[1~10]或药物不良反应相关[11]。3%～40%的患者内镜逆行胰胆管造影术（ERCP）后可能出现急性胰腺炎[1]，尽管ERCP也可成功用于治疗胆结石引起的急性胰腺炎[12]。

急性胰腺炎的症状包括疼痛，程度从轻度到非常严重，典型的持续几天，还包括恶心、呕吐、肠梗阻和低血容量性休克。严重的病例中会出现肺衰竭、肾衰竭、肝衰竭以及脑病，最后死亡，报道的死亡率大约为10%。

急性疾病的治疗原则上采用支持疗法[1~10]。适当止痛非常重要（见第9页**胰腺痛**）；轻症患者中，止痛，足够水化和暂停进食可让胰腺得到暂时休息。大多数严重病例可能需要肠内或肠外营养支持[1,6]。尽管一些人[4,5,7~10,13]主张肠内营养多于肠外营养，因为后者有潜在的并发症。为预防患有可预测的严重胰腺炎患者发生感染性并发症，增加肠内给予益生菌未见益处，可能与死亡率的风险增加有关[14]。因为大多数患者会发生低氧血症，建议他们采用面罩吸潮湿氧气，如果血气分析显示发生了严重肺衰竭应采用机械通气。休克的治疗可采用输全血、血浆和电解质溶液，体内糖平衡紊乱需要给予胰岛素。

其他方式的治疗价值大多数值得怀疑，随着"pancreatic rest"这个概念的延伸，胰腺分泌抑制剂包括生长抑素或奥曲肽已开始试用，但没有显著作用，经证明蛋白酶抑制剂如抑肽酶或加贝酯也没有明显的作用[2]，可能是因为胰蛋白酶（在发病机制中起重要作用）的活性在治疗开始前就已经起作用了[2]。一项抑肽酶或加贝酯的荟萃分析[15]研究显示其可以降低中到重度急性胰腺炎的死亡率。然而这个结论已被批驳[16]，因为其初期研究存在缺陷，判断严重程度的标准也有问题。加贝酯和生长抑素对预防ERCP后的急性胰腺炎有一定的作用[17]，但是判断哪个患者需要这种预防非常困难，因为并不是所有患者都会出现这种情况[1,2]。此外，随着技术的发展显示[18]延长输注的预防ERCP后急性胰腺炎的方法并不恰当。血小板活化因子拮抗药来昔帕泛治疗胰腺炎的初期研究很有希望，但后来的大型研究并不支持这种作用[3]。

尽管预防用抗生素经常进行，但其价值仍有一些不确定性（见第174页）。

外科手术的作用仍存在争论；当存在潜在性外科急症或并发症时可以采用外科手术[1,2,4~7]。与胆囊相关的急性胰腺炎发作严重时一般会推迟胆囊切除手术，主要是需要消除炎症过程及改善患者的营养状况[1]。早期ERCP用于清除梗阻的胆管，可减少严重胰腺炎患者的并发症，但不能降低死亡率[12]。

尽管热带型[1]慢性胰腺炎也与营养不良有关，但**慢性胰腺炎**与经常大量饮酒有关[1,19]，同时一些病例是自发的[20]，或是自身免疫性疾病[21,22]。症状包括疼痛反复发作（比急性胰腺炎持续时间短且不太严重），且随着纤维化的发展严重度和频率有所下降。分泌腺组织损伤最终会导致许多患者出现胰腺外分泌腺功能不全，伴随消化不良和脂肪泻，一些患者因为胰岛细胞损伤（loss）会发展为糖尿病。其他症状还包括胆汁淤积性黄疸，肝脏脂肪变性，胆管狭窄和肝硬变（尽管摄入乙醇也会引起肝硬变）。据估计50%患者在确诊20年内死亡，那些持续喝酒的患者风险最大。在一些患者，尤其是具有遗传因素的患者，慢性胰腺炎是一种癌前病变[1,19]。

当前诊断慢性胰腺炎的方法是：首先采用成像技术，如超声或CT，如果可疑或为阴性，可考虑使用ERCP。胰岛功能试验也用于诊断慢性胰腺炎。胰泌素激素刺激试验是胰岛功能试验中最敏感的试验，但是因为耗时，需要十二指肠孵化，所以没有广泛使用；胆囊收缩试验与之类似，但是刺激的是酶而不是激素。胰泌素单独使用或与促胆囊收缩药物（如蓝肽、肠促胰酶素或辛卡利特）合用。胰岛功能无创性间接无管试验非常简单，便于操作，包括使用荧光素月桂酸的肠促胰酶素试验和尿中分泌代谢物的苯替酪胺（PABA）试验也作为测定胰腺酶分泌的测定方法。然而，认为这些方法比直接激素或酶刺激试验缺乏可靠性。胰腺功能测试通常是严重胰腺外分泌不足导致脂肪泻患者的唯一可靠的测定方法，因此具有临床使用的局限性，实际工作中不经常使用。然而，本方法对于成像扫描正常但可疑慢性胰腺炎患者的诊断有所帮助。其他用于诊断慢性胰腺炎的无创试验包括粪便脂肪测定和粪便中胰腺酶（如弹性蛋白酶和糜蛋白酶）的测定，但这些方法因为样本收集困难导致使用局限，同时早期疾病敏感性较低[1,19,23,24]。

慢性胰腺炎患者使用NSAIDs及阿片类适当镇痛非常必要（见**胰腺痛**，第9页）[1,19]。使用酚或乙醇对腹部（神经，血管的）网状组织进行神经传导阻滞经证实无效，尽管用皮质激素或局部用麻醉药阻断神经传导可能有效[1]。然而，对神经消融过程的反应一般有限且持续时间短[20]。建议患者应戒酒，因为乙醇能加重疼痛发作的频率和程度[1,19]。推荐低脂肪饮食或对不能口服的患者给予肠内外营养，脂肪泻需要胰酶制剂或胰脂酶制剂代替胰腺进行治疗[1,19,20]。因为胰酶会被胃酸灭活，所以服用前应先服用胃酸分泌抑制剂[1,19]或含有钠的抗酸药（如碳酸氢钠）(含有镁、钙、钾、铝的抗酸药会阻碍脂肪吸收)。另外，也可使用肠溶衣酶制剂[20]。一些轻度患者采用胰酶替代治疗可能会改善疼痛。尽管出于这一目的只有非肠溶衣制剂有效[1,19,20]，然而一篇系统性综述[25]发现没有强有力的证据推荐使用胰酶控制疼痛或减少脂肪泻，显示其对于提高生活质量没有有益效果。没有证据表明肠溶剂制剂优于非肠溶制剂，作者推断需要临床胰酶与安慰剂随机对照试验。补充脂溶性维生素并不必要，如果需要可以静脉给予。脂肪泻一旦控制应对糖尿病进行适当治疗。

外科手术包括全胰切除术对减轻顽固性疼痛具有重要意义，且并发症也可能需要手术治疗[1,19,20]。据报道使用含有泼尼松龙和乌司他丁的造影剂进行内镜减压会产生良好的效果[26]。

1. Mitchell RMS, *et al.* Pancreatitis. *Lancet* 2003; **361:** 1447–55.
2. Norton ID, Clain JE. Optimising outcomes in acute pancreatitis. *Drugs* 2001; **61:** 1581–91.
3. Nam JH, Murthy S. Acute pancreatitis—the current status in management. *Expert Opin Pharmacother* 2003; **4:** 235–41.
4. Working Party of the British Society of Gastroenterology, Association of Surgeons of Great Britain and Ireland, Pancreatic Society of Great Britain and Ireland, and Association of Upper GI Surgeons of Great Britain and Ireland. UK guidelines for the management of acute pancreatitis. *Gut* 2005; **54** (suppl III): iii1–iii9. Also available at: http://www.bsg.org.uk/pdf_word_docs/pancreatic.pdf (accessed 09/01/09)
5. Banks PA, Freeman ML. Practice Parameters Committee of the American College of Gastroenterology. Practice guidelines in acute pancreatitis. *Am J Gastroenterol* 2006; **101:** 2379–2400. Also available at: http://www.acg.gi.org/physicians/guidelines/AcutePancreatitis.pdf (accessed 06/08/08)
6. Whitcomb DC. Acute pancreatitis. *N Engl J Med* 2006; **354:** 2142–50.
7. Frossard J-L, *et al.* Acute pancreatitis. *Lancet* 2008; **371:** 143–52.
8. Heinrich S, *et al.* Evidence-based treatment of acute pancreatitis: a look at established paradigms. *Ann Surg* 2006; **243:** 154–68.
9. American Gastroenterological Association. AGA Institute medical position statement on acute pancreatitis. *Gastroenterology* 2007; **132:** 2019–21. Also available at: http://download.journals.elsevierhealth.com/pdfs/journals/0016-5085/PIIS0016508507005926.pdf (accessed 05/05/10)
10. Andersson R, *et al.* Treatment of acute pancreatitis: focus on medical care. *Drugs* 2009; **69:** 505–14.
11. Balani AR, Grendell JH. Drug-induced pancreatitis: incidence, management and prevention. *Drug Safety* 2008; **31:** 823–37.
12. Ayub K, *et al.* Endoscopic retrograde cholangiopancreatography in gallstone-associated acute pancreatitis. Available in The Cochrane Database of Systematic Reviews; Issue 3. Chichester: John Wiley; 2004 (accessed 09/03/06).
13. Petrov MS, *et al.* Nasogastric tube feeding in predicted severe acute pancreatitis: a systematic review of the literature to determine safety and tolerance. *JOP* 2008; **9:** 440–8. Available at: http://www.joplink.net/prev/200807/200807_04.pdf (accessed 24/02/10)
14. Besselink MG, *et al.* Probiotic prophylaxis in predicted severe acute pancreatitis: a randomised, double-blind, placebo-controlled trial. *Lancet* 2008; **371:** 651–9.
15. Seta T, *et al.* Treatment of acute pancreatitis with protease inhibitors: a meta-analysis. *Eur J Gastroenterol Hepatol* 2004; **16:** 1287–93.
16. Singh VP, Chari ST. Protease inhibitors in acute pancreatitis: lessons from the bench and failed clinical trials. *Gastroenterology* 2005; **128:** 2172–4.
17. Pande H, Thuluvath PJ. Pharmacological prevention of post-endoscopic retrograde cholangiopancreatography pancreatitis. *Drugs* 2003; **63:** 1799–812.
18. Whitcomb DC. Acute pancreatitis. *N Engl J Med* 2006; **355:** 961.
19. Nair RJ, *et al.* Chronic pancreatitis. *Am Fam Physician* 2007; **76:** 1679–88.
20. Callery MP, Freedman SD. A 21-year-old man with chronic pancreatitis. *JAMA* 2008; **299:** 1588–94.
21. Finkelberg DL, *et al.* Autoimmune pancreatitis. *N Engl J Med* 2006; **355:** 2670–6.
22. Hirano K, *et al.* Long-term prognosis of autoimmune pancreatitis with and without corticosteroid treatment. *Gut* 2007; **56:** 1719–24.
23. DiMagno EP. A perspective on the use of tubeless pancreatic function tests in diagnosis. *Gut* 1998; **43:** 2–3.
24. Chowdhury RS, Forsmark CE. Pancreatic function testing. *Aliment Pharmacol Ther* 2003; **17:** 733–50.
25. Shafiq N, *et al.* Pancreatic enzymes for chronic pancreatitis. Available in The Cochrane Database of Systematic Reviews; Issue 4. Chichester: John Wiley; 2009 (accessed 24/02/10).
26. Ohwada M, *et al.* New endoscopic treatment for chronic pancreatitis, using contrast media containing ulinastatin and prednisolone. *J Gastroenterol* 1997; **32:** 216–21.

制剂

BP 2010: Gastro-resistant Pancreatin Tablets; Pancreatin Granules;
USP 33: Pancreatin Tablets; Pancrelipase Capsules; Pancrelipase Delayed-release Capsules; Pancrelipase Tablets.

专利制剂

Arg.: Creon; Pancrecura; Pankreozym; Prolipase; ***Austral.:*** Cotazym S Forte; Creon; Opti-Free Enzymatic†; Opti-Plus†; Panazyme†; Pancrease†; Panzytrat; Polyzym†; ***Austria:*** Kreon; Pancrin†; Pankreon forte†; Panzynorm; ***Belg.:*** Creon; ***Braz.:*** Cotazym; Creon; Pancrease; Panzytrat; Polyzym; ***Canad.:*** Bio-Zyme; Cotazym; Creon; Opti-Zyme†; Pancrease; Ultrase; Viokase; ***Chile:*** Creon; ***Cz.:*** Gastrix; Kreon; Pancreolan; Pangrol; Panzynorm; Panzytrat; ***Denm.:*** Creon; Pancrease; ***Fin.:*** Creon; Pancrease†; ***Fr.:*** Creon; ***Ger.:*** Bilipeptal Mono†; Cholspasminase N†; Cotazym; Euflat-E†; Fermento duodenal; Hevertozym†; Kreon; Lipazym; Mezym F; Ozym; Pangrol; Pankreatan; Pankreon†; Panpeptal N†; Panpur; Panzynorm forte-N; Panzytrat; Unexym mono; ***Gr.:*** Creon; Pancrease; Panzytrat; ***Hong Kong:*** Creon; ***Hung.:*** Kreon; Mezym Forte; Neo-Panpur; Pangrol; Panzytrat; ***India:*** Biopank; Festal N; Panstal N; Panzynorm-N; ***Irl.:*** Creon; Nutrizym; Pancrease†; ***Israel:*** Creon; Pancrease; ***Ital.:*** Creon; Enzipan†; Pancrease†; Pancrex; ***Malaysia:*** Creon; ***Mex.:*** Creon; Kenyna†; Opti-Free; Opti-Free Supra Clens; Pancrease; Selecto†; Trepetan; ***Neth.:*** Cotazym-S†; Creon; Pancrease; Pancrease HL; Panzytrat; ***Norw.:*** Creon; Pancrease; ***NZ:*** Cotazym; Creon; Pancrease; Pancrex; Panzytrat; ***Philipp.:*** Creon; ***Pol.:*** Kreon; Lipancrea; Neo-Pancreatinum; Pangrol; Panzytrat; ***Port.:*** Kreon; ***Rus.:*** Enzystal (Энзистал); Festal (Фестал); Gastenorm (Гастенорм); Kreon (Креон); Mezym Forte (Мезим Форте); Mikrazym (Микразим); Normoenzym Forte (Нормоэнзим Форте); Panzim (Панзим); Panzynorm (Панзинорм); Panzytrat (Панцитрат); Penzital (Пензитал); ***S.Afr.:*** Creon; Pankrease†; Polyzym†; Viokase†; ***Singapore:*** Creon; Norzyme; ***Spain:*** Kreon; Pancrease†; Papine; ***Swed.:*** Creon; Pancrease; ***Switz.:*** Creon; Panzytrat; ***Thai.:*** Creon; ***Turk.:*** Festal N; Kreon; ***UK:*** Clen-Zym; Creon; Nutrizym; Pancrease HL; Pancrease†; Pancrex; ***Ukr.:*** Kreasim (Креазим); Kreon (Креон); Mezym Forte (Мезим Форте); Pancreasim (Панкреазим); Pangrol (Пангрол); Panzynorm Forte-N (Панзинорм Форте-Н); ***USA:*** Creon; Dygase; Enzymatic Cleaner; Ku-Zyme HP†; Lapase; Lipram; Opti-Zyme†; Palcaps; PAN-2400; Pancrease; Pancrecarb; Panocaps; Ultrase; Viokase; Vision Care Enzymatic Cleaner†; Zenpep; ***Venez.:*** Orozim; Pancrease†; Pankreon.

多组分制剂 ***Arg.:*** Arnol; Bibol Leloup; Bil 13 Enzimatico; Biletan Enzimatico; Biluen Enzimatico; Carbogasol Digestivo; Digenorflat; Digesplen; Dom-Polienzim; Facilgest†; Faradil Enzimatico†; Gastridin-E; Gastrimet Enzimatico†; Hepadigenor†; Homocisteon Compuesto; Moperidona Enzimatica; Mosar Enzimatico; Novodig†; Pakinase; Pankreoflat; Pankreoflat Sedante†; Pankreon Compuesto†; Pankreon Total; Polienzim; Praxis; Pulsar Enzimatico†; Tridigestivo Soubeiran; ***Austral.:*** Digestaid; Enzyme; Lexat†; Prozyme†; ***Austria:*** Arca-Enzym†; Combizym Compositum†; Combizym†; Gingivan†; Helopanflat; Helopanzym; Intestinol; Ora-Gallin†; Pankreoflat; Paspertase†; Rennie Digestif; Wobenzym; ***Belg.:*** Digestomen†; ***Braz.:*** Dasc; Digecap-Zimatico; Digeplus; Enziprid†; Essen; Filogaster†; Hepatoregius†; Pankreoflat; Peptopancreasi; Plasil Enzimatico; Primeral; Sintozima; ***Canad.:*** Digesdyn; Digest; Digest Plus†; Digesta; Digestolax; Dipan; Hepaticol; Lipozyme; Multi-Zyme; Pancre Zyme; Wobenzym; ***Chile:*** Combizym Compositum†; Digenil; Flapex E; Hepabil; Neopankreoflat; Nutrizima; ***Cz.:*** Combizym Compositum†; Digestif Rennie†; Wobenzym; ***Fin.:*** Combizym Compositum†; Combizym†; ***Ger.:*** Chol-Arbuz NF; Enzym-Lefax; Meteozym; Pankreoflat; Pascopankreat; Unexym MD S†; Ventracid N; Wobenzym N; ***Hong Kong:*** Combizym; Digezym; Enzyme Co; Enzyplex; Pankreoflat†; ***Hung.:*** Combizym Compositum†; Combizym†; Digestif Rennie†; Dipankrin; Pankreoflat; ***India:*** Biohep; Digeplex-T; Dispeptal; Farizym; Hepa-Merz; Ipental†; Merckenzyme†; Pankreoflat; Papytazyme; ***Indon.:*** Benozym†; Berzymplex†; Cotazym Forte; Elsazym; Enzymfort; Enzyplex; Excelase-E; Flazymec; Librozym Plus†; Librozym†; Nutriflam; Pankreoflat; Pankreon Comp; Pankreon for Children; Primperan Compositum; Tripanzym; Vitazym; Xepazym; ***Israel:*** Encypalmed; Pankreoflat; ***Ital.:*** Combizym†; Digestopan†; Essen Enzimatico†; Eudigestio†; Pancreoflat†; Pepto-Pancreasi†; ***Malaysia:*** Biotase; Enzyme Digest; Enzyplex†; ***Mex.:*** Difarben; Dixiflen; Espaven Enzimatico; Ochozim; Onoton; Pankreoflat; Plasil Enzimatico; Selecto-D†; Wobenzym; Zimeton; Zimotris; ***Neth.:*** Combizym; ***Norw.:*** Combizym; ***Philipp.:*** Pankreoflat; Spasmo-Canulase; ***Pol.:*** Combizym; ***Port.:*** Colerin-F; Combizym Compositum†; Combizym†; Espasmo Canulase; Fermetone Composto; Helopanflat; Pankreoflat; ***Rus.:*** Ipental (Ипентал)†; Pankreoflat (Панкреофлат); Pheresthal (Ферестал); Wobenzym (Вобэнзим); ***S.Afr.:*** Pankreoflat; Spasmo-Canulase; ***Singapore:*** Biotase; Enzyplex†; ***Spain:*** Digestomen Complex; Nulacin Fermentos; Paidozim†; Pankreoflat; Wobenzimal†; ***Swed.:*** Combizym; Combizym Compositum; ***Switz.:*** Combizym; Combizym Compositum; Fermento duodenal†; Spasmo-Canulase; ***Thai.:*** Combizym; Combizym Compositum; Enzymet; Gaszym; Pepsitase; Polyenzyme-I; Polyenzyme-N; Proctase-P; Sanzyme-S†; ***Turk.:*** Fermento; Flaton; Hazmolin; Intestinol; Multanzim†; Pankreoflat; Pankreon Comp; Pankrodigest†; ***UK:*** Enzyme Digest; Enzyme Plus; ***Ukr.:*** Festal (Фестал); Wobenzym (Вобэнзим); ***USA:*** Digepepsin; Digex; Enzyme; Hi-Vegi-Lip; Ku-Zyme†; Kutrase; Pangestyme†; ***Venez.:*** Combizym Forte; Festal Reformulado; Nutizym Compositum; Pankreon Compositum; Pankreosil; Stamyl; Wobenzym N.

顺势疗法制剂 ***Ger.:*** Pankreas M Compt†.

Pancreozymin (*BAN*) 促胰酶素

CCK-PZ; Pancreocimina; Pankreotsymiini; Pankreozymin.

Панкреозимин

ATC — V04CK02.

ATC Vet — QV04CK02.

注：内源性激素被称作缩胆囊素（CCK）。

单位

促胰酶素的效价可根据猫胰腺分泌的 Crick-Harper-Raper 单位（CHRU）表示，或根据胆囊压力升高的 Ivy 犬单位（DU）表示。1 IvyDU 大约相当于 1 CHRU。

简介

促胰酶素是一种由猪十二指肠黏膜分泌的多肽激素。静脉注射时，促胰酶素能增加胰酶分泌和刺激胆囊收缩。

促胰酶素常和肠促胰液素一起用于胰腺外分泌功能试验（见第2301页**胰腺炎**）和胆管疾病的诊断，包括十二指肠插管术和十二指肠吸引术检查（examination of duodenal aspirate）。促胰酶素还辅助用于胆囊造影术。其不良反应包括血管舒缩反应、腹部不适及超敏反应。

胆管疾病 一项 58 例胆囊切除患者参加的研究表明，缩胆囊素激发试验无法预测胆囊手术患者非结石性胆管疼痛症状的缓解[1]。

1. Smythe A, *et al.* A requiem for the cholecystokinin provocation test? *Gut* 1998; **43:** 571–4.

Pangamic Acid 泮加酸

Pangámico, ácido.

Пангамовая Кислота

简介

下列各种不同的物质都采用泮加酸这个名称，如：葡糖酸 6-[二(二异丙基氨基)醋酸盐]($C_{20}H_{40}N_2O_8$ = 436.5)，葡糖酸 6-*N*,*N*-二甲基甘氨酸酯 ($C_{10}H_{19}NO_8$ = 281.3)，葡糖酸 6-*N*,*N*-二异丙基甘氨酸酯 ($C_{14}H_{27}NO_8$ = 337.4) 及从杏仁和米糠中分离出的物质或混合物。尽管没有证据证明泮加酸是维生素，但本品也称作维生素 B_{15}。含有二氯醋酸二异丙胺（第1219页）血管活性物质的制剂有时也被称作泮加酸或维生素 B_{15}，已上市的健康食品维生素 B_{15} 的鉴别还有许多不确定性，据报道，泮加酸或泮加酸钠、泮加酸钙和不同产品的组成成分完全不同。

尚未证实泮加酸的活性可作为组织氧化作用的促进剂及其对众多疾病具有疗效。

制剂

专利制剂

Port.: Desfatigan; Pulsor.

多组分制剂 ***Mex.:*** B1-12-15; ***Port.:*** Bio-Ritmo†; ***Spain:*** Policolinosil.

顺势疗法制剂 ***Ger.:*** Infi-Camphora†.

Panthenol (*BAN*, *USAN*, *rINN*) 泛醇

Pantenol; Panthénol; *dl*-Panthenol; Panthenolum; (±)-Pantothenyl Alcohol.

Пантенол

$C_9H_{19}NO_4$ = 205.3.

CAS — 16485-10-2.

UNII — WV9CM0O67Z.

Pharmacopoeias. In *US.*

USP 33（Panthenol） 泛醇为左、右旋异构体的消旋混合物。白色至乳白色结晶性粉末，有轻微的特殊臭。易溶于水、乙醇和丙二醇中；溶于氯仿和醚，微溶于甘油。贮藏于密闭容器中。

Dexpanthenol (*BAN*, *USAN*, *rINN*) 右旋泛醇

Dekspantenoli; Dekspantenolis; Dexpantenol; Dexpanthénol; Dexpanthenolum; Dextro-Pantothenyl Alcohol; Pantothenol; Provitamin B_5. (*R*)-2,4-Dihydroxy-*N*-(3-hydroxypropyl)-3,3-dimethylbutyramide.

Декспантенол

$C_9H_{19}NO_4$ = 205.3.

CAS — 81-13-0.

ATC — A11HA30; D03AX03; S01XA12.

ATC Vet — QA11HA30; QD03AX03; QS01XA12.

UNII — 1O6C93RI7Z.

```
          CH3
          |     H           H    H2    H2
HOH2C — C — C — C — N — C — C — CH2OH
          |     |     ||
          CH3  OH     O
```

Pharmacopoeias. In *Eur.* (see p.vii), *US*, and *Viet.*

Ph. Eur. 6.8（Dexpanthenol） 无色或微黄色，有吸湿性的黏稠液体或白色或类白色结晶性粉末。极易溶于水，易溶于乙醇。本品 5% 水溶液的 pH 值不超过 10.5。贮藏于密闭容器。

USP 33（Dexpanthenol） 澄清、黏稠、有吸湿性的液体，有轻微特殊臭。放置过程中可产生结晶。易溶于水、乙醇、甲醇和丙二醇。溶于氯仿和乙醚，微溶于甘油。贮藏于密闭容器。

不良反应和注意事项

有少数报道变态反应可能与合用右旋泛醇有关。右旋泛醇禁（忌）用于血友病、机械性肠梗阻。

用途和用法

右旋泛醇为 D-泛酸（第1861页）含羟基的醇类似物。肌内注射 250～500mg 已用于预防和控制胃肠弛缓，但其价值尚未确定。本品也可缓慢静脉输注。2% 或 5% 的右旋泛醇和消旋泛醇局部用于治疗各种轻微的皮肤疾病。本品也是维生素制剂的组分之一。

1. Kehrl W, Sonnemann U. Verbesserung der Wundheilung nach Nasenoperationen durch kombinierte Anwendung von Xylometazolin und Dexpanthenol. *Laryngorhinootologie* 2000; **79:** 151–4.
2. Gehring W, Gloor M. Effect of topically applied dexpanthenol on epidermal barrier function and stratum corneum hydration: results of a human in vivo study. *Arzneimittelforschung* 2000; **50:** 659–63.
3. Ebner F, *et al.* Topical use of dexpanthenol in skin disorders. *Am J Clin Dermatol* 2002; **3:** 427–33.
4. Biro K, *et al.* Efficacy of dexpanthenol in skin protection against irritation: a double-blind, placebo-controlled study. *Contact Dermatitis* 2003; **49:** 80–4.
5. Rockmann H, *et al.* Anaphylaxis after dexpanthenol exposure by multivitamin tablets. *Clin Exp Dermatol* 2005; **30:** 714–16.

制剂

USP 33: Dexpanthenol Preparation; Oil- and Water-soluble Vitamins Capsules; Oil- and Water-soluble Vitamins Oral Solution; Oil- and Water-soluble Vitamins with Minerals Capsules; Oil- and Water-soluble Vitamins with Minerals Oral Solution; Water-soluble Vitamins Capsules; Water-soluble Vitamins with Minerals Capsules.

专利制剂

Arg.: Nutraisdin†; Recugel; ***Austral.:*** Bepanthen; ***Austria:*** Bepanthen; Corneregel; Panto Liquid; Pantothen; ***Braz.:*** Bepantol; ***Chile:*** Bepantol; ***Cz.:*** Bepanthen; Panthenol; ***Fin.:*** Bepanthen; ***Fr.:*** Bepanthen; Bepanthene; Pan-Sun†; ***Ger.:*** Bepanthen; Corneregel; Marolderm; NasenSpray Panthenol; Nasic-cur; Otriven mit Dexpanthenol; Pan Rhinol†; Pan-Ophtal; Panthenol; Pelina†; Rinupret; Siozwo Sana†; Urupan†; Wund-und Heilcreme N†; ***Gr.:*** Bepanthene; Corneregel; ***Hung.:*** Bepanthen; Corneregel; Panthenol; ***Indon.:*** Bepanthen; Pasquam; ***Israel:*** Bepanthen; Dermacalm; Neocutan; ***Ital.:*** Bepanten; ***Mex.:*** Bepanthen; Corneregel; ***NZ:*** Bepanthen; ***Philipp.:*** Corneregel; ***Pol.:*** Bepanthen; Corneregel; Dermopanten; ***Port.:*** Bepanthene; ***Rus.:*** Bepanthen (Бепантен); Corneregel (Корнерегель); Panthenol (Пантенол); Panthoderm (Пантодерм); ***S.Afr.:*** Bepanthen; ***Singapore:*** Bepanthen; ***Spain:*** Bepanthene; ***Switz.:*** Bepanthene; ***Turk.:*** Armathene; Bepanthene; Bepantol†; Pantebiol; Pantenol†; Pantomed; ***UAE:*** Dexipan; ***UK:*** Bepanthen; ***Ukr.:*** Bepanthen (Бепантен); Corneregel (Корнерегель); ***USA:*** Ilopan; Panthoderm; ***Venez.:*** Beducen†.

多组分制剂 ***Arg.:*** Amplus; Dermocridin; Dermvien†; Heduline; Hydratone†; Lociherp Liposomas Vitaminado; Macbirs; Mucobase; Nutraisdin†; Sebulex; Talowin; ***Austral.:*** Macro Natural Vitamin E Cream; Sebirinse; ***Austria:*** Bepanthen; Bepanthen Plus; Colda; Coldistan; Dolobene; Keratosis; Keratosis forte; Oleovit; Siccaprotect; Sigman-Haustropfen; Venobene; ***Belg.:*** Algi-Cool; Purigel NF; ***Braz.:*** Capel; Dolobene; Ferrocomplex; Naridrin; Nariflux; Nazobio†; Uvless; Varizol†; ***Chile:*** Acnoxyl Shampoo Cabello Graso†; Benutrex 1000; Cicapost; Eucerin Correctora Anti-Espinillas; Eucerin Micropigmentos; Eucerin Piel Grasa†; Panthoderm-A†; Pomada Vitaminica; Queratopil; Ureadin Facial Antiarrugas; Ureadin Rx DB; Ureadin Rx RD; Vitis Encias Colutorio; Vitis Encias Pasta; ***Cz.:*** Bepanthen Plus; Brand- und Wundgel†; Dolobene; Lipovitan†; Nasic; Panlid; Siccaprotect; ***Fin.:*** Oftan A-Pant; Pantyson; Wicaran; Wicarba; Wicnevit†; ***Fr.:*** Alkagin†; Calmobrul; Cicactive; Mela'aura†; Tonimer†; ***Ger.:*** Bepanthen Antiseptische; Brand- und Wund-Gel Eu Rho†; Dispatenol; Dolobene; GeloBacin; Hewekzem novo N; Hydro Cordes; Hylo-Care; Lipo Cordes; Mar Plus†; Nasic; PC 30 V; Remederm; Saseem; Siccaprotect; Siozwo San; ***Gr.:*** Aquasol A; Novaquasol-A; ***Hong Kong:*** Dolobene†; Mar Plus; Pregnacare; Sebirinse; ***Hung.:*** Alksebor; Antikeloid; Aurobin; Bepanthen Plus; Dolobene; Pelsano Med; Phlogosam; Vipsogal†; ***India:*** Optineuron; Sioneuron; Vitneurin; ***Indon.:*** Bevita; Brainvit; Confortin; Romilar Expectorant; Skintex†; ***Israel:*** Bepanthen Plus; Kamil Blue; Neocutan Silver; Panthisone; Pedisol; ***Ital.:*** Alfa Acid; Biomineral 5-Alfa Shampoo; Biorag; Gastrotuss; Grip Stop; Hylo-Care; Keto Z; Lenirose†; Parogencyl; Rinopanteina; ***Malaysia:*** Hairmonius; Mar Plus; Palmer's Cocoa Butter Formula Nappy Rash Ointment; Palmer's Cocoa Butter Formula Nursing Cream; pH Care; ***Mex.:*** Aloemagnolia; Bexident Pediatrics†; Cetopic; Emolin Neo; Nutrem; Salilex; ***Neth.:*** Prunacolon; Prunasine; ***NZ:*** Sebirinse; ***Philipp.:*** Ascovit-C; Megavit; pH Care; Remederm†; Sebo Fluid; ***Pol.:*** Acodin; Alantan-Plus; Bepanthen Plus; Dolobene†; ***Port.:*** Bepanthene; Bepanthene Plus; Bexident; Carmitol†; Cicapost; Efluvium Anti-seborreico; Lactigriet; Lipoacid; Nutraisdin; Ureadin 10 Plus; ***Rus.:*** Aurobin (Авробин); Bepanthen Plus (Бепантен Плюс); Depanthol (Депантол); Dolobene (Долобене); Hepatrombin (Гепатромбин); Hylozar-COMOD (Хилозар-КОМОД); Venolife (Венолайф); ***S.Afr.:*** Broncol; ***Spain:*** Ferrocoban B12†; ***Switz.:*** Alphastria; Assan rem; Bepanthene Plus; Carbamide + VAS; Cortimycine†; Demostan N†; Dermacalm-d; Dolobene; Fluimare Plus; Galamila†; Gorgonium; Hepathrombine†; Hylo-Care; Leniderm†; Lyman; Nasic; No Pic; Nose Fresh au D-panthenol; Osa Gel de dentition; Parapic; PC 30 V; Pelsano; Pigmanorm; Remexal†; Siccalix; Siccaprotect; Sportium; Sportusal; Sportusal Spray sine heparino; Stilex; Tendro†; Turexan Capilla; Turexan Lotion†; Unathene; Unatol†; Undex; Venucreme; Venugel; Wulnasin†; ***Thai.:*** Mar Plus; Romilar; ***Turk.:*** Bepanthene Plus; Numis; Pantenol Plus; Rinopanteina; Siccaprotect; Stilex; ***UK:*** Hylo-Care; Oilatum Scalp Intensive; Uvistat Eye Drops; Vipsogal; ***Ukr.:*** Aurobin (Ауробин); Dolobene (Долобене); Fitoval Shampoo (Фитовал шампунь); Hepathrombin (Гепатромбин); Panthestin (Пантестин); Panthevenol (Пантевенол); Rjativnik (Рятивнык); Venoheparol (Веногепанол); ***USA:*** Aquaphor Healing Ointment; ***Venez.:*** Cepin; Diadex; Pantonic; Vitenol†.

Papain⊗木瓜蛋白酶

EC 3.4.22.2; Papaína; Papaina; Papayotin.

Папаин

CAS — 9001-73-4.

ATC Herb — HA09AA5002 (Carica papaya: extract).

UNII — A236A06Y32.

Pharmacopoeias. In *US.*

USP 33（Papain） 从番木瓜（Caricaceae）中提取并纯化的蛋白水解物。含量每毫克不少于 6000USP 单位。白色至浅褐色无定形粉末。可溶于水，水溶液为无色至淡黄色，有或多或少的乳光；几乎不溶于乙醇、氯仿和乙醚。2% 水溶液的 pH 值为 4.8～6.2。贮藏于 8～15℃密闭容器中。避光。

单位

USP 33 将能使每毫升试液释放 40μg 酪氨酸的酶浓度，在既定的分析条件下，催化特定的酪蛋白底物酶解出相当于 1μg 酪氨酸的活性定义为 1UPS 木瓜蛋白酶活性单位。

1FIP 木瓜蛋白酶活性单位的定义是在指定条件下，每分钟水解 1μmol *N*-苯甲酰（基）-L-精氨酸乙酯的酶活性。

Warner-Chilcott 单位也已用作木瓜蛋白酶的单位，它的定义是指定条件下（2min，40℃），凝结 2.64μl 乳制品所需酶的量。

不良反应

有超敏反应发生。

对眼的影响 据报道，使用含有木瓜蛋白酶的角膜接触镜清洗液 4h 后，眼和眼眶出现血管性水肿[1]。

1. Bernstein DI, *et al.* Local ocular anaphylaxis to papain enzyme contained in a contact lens cleansing solution. *J Allergy Clin Immunol* 1984; **74:** 258–60.

食管穿孔 在用木瓜蛋白酶混悬液治疗由食物嵌塞所致的食管梗阻时，发生了食管壁的广泛损伤及穿孔[1]。患者曾在 12h 内服用过 1.2g 的木瓜蛋白酶混悬液。患者在进行开胸术 10 天后，下行胸主动脉破裂，最后死于出血。

1. Holsinger JW, *et al.* Esophageal perforation following meat impaction and papain ingestion. *JAMA* 1968; **204:** 734–5.

用途和用法

木瓜蛋白酶为主要由木瓜蛋白酶、糜木瓜酶和蛋白水解酶组成的混合物，它能够水解多肽、酰胺和酯类，特别是水解碱性氨基酸、甘氨酸、亮氨酸的键，产生低分子量的肽。它与尿素合用作局部清创剂。它还作为软性的角膜接触镜上的蛋白沉淀物的清除剂（第1548页）。

木瓜蛋白酶制剂单独或与抗菌药和（或）其他药物联用口服，具有消炎作用。本品也当作多种混合物的成分之一帮助消化。

木瓜蛋白酶广泛用于嫩化肉类和澄清饮料。

恶性肿瘤 含有木瓜蛋白酶的蛋白水解酶制剂已用于减轻肿瘤化学治疗和放射治疗中的不良反应。虽然判断疗效的临床研究较少，但这一回顾研究[1]提示全身系统酶疗可能有益。用于临床研究的制剂为木瓜蛋白酶：胰蛋白酶：胰凝乳蛋白酶=5：2：2（重量比），临床疗效可能与其抗炎作用有关。

1. Leipner J, Saller R. Systemic enzyme therapy in oncology: effect and mode of action. *Drugs* 2000; **59:** 769–80.

制剂

USP 33: Papain Tablets for Topical Solution.

专利制剂

Arg.: Tromasin†; ***Austral.:*** Hydrocare Enzymatic Protein Remover†; Stop Itch; ***Canad.:*** Digest Aid; Digestol; Solarcaine Stop Itch; Stop Itch†; ***Chile:*** Papenzima; ***Hong Kong:*** Eurolase; ***Malaysia:*** Beazyme; ***NZ:*** Stop Itch; ***USA:*** Allergan Enzymatic†; ProFree†.

多组分制剂 ***Arg.:*** Butimerin; Docechol; Homocisteon Compuesto; Opoenterol†; Pankreon Total; Solustres; ***Austral.:*** Betaine Digestive Aid; Bio-Disc†; Digestaid; Discone†; Enzyme; Prost-1†; Prozyme†; ***Austria:*** Rennie Digestif; Wobe-Mugos; Wobenzym; ***Belg.:*** Digestomen†; ***Braz.:*** Filogaster†; ***Canad.:*** Digesdyn; Digest; Digest Plus†; Digestolax; Multi Enzyme; Multi-Zyme; Proteozyme Forte; Wobenzym; ***Cz.:*** Digestif Rennie†; Wobe-Mugos†; Wobenzym; ***Ger.:*** Wobe-Mugos E†; Wobenzym N; ***Gr.:*** Lysopaine; Sopain-Plus; ***Hong Kong:*** Caricose; Digezym; Enzyme Co; ***Hung.:*** Digestif Rennie†; ***India:*** Bestozyme; Bestozyme P; Catazyme-P; Dipep; Neopeptine; Nutrozyme; Papytazyme; Unienzyme; ***Indon.:*** Papaven†; ***Ital.:*** Digestopan†; ***Malaysia:*** Enzyme Digest; Pepfiz; ***Mex.:*** Dermobion†; Digenor Plus; Wobe-Mugos; Wobenzym; ***Pol.:*** Carident; ***Rus.:*** Pepfiz (Пепфиз); Unienzyme c MPS (Юниэнзим с МПС); Wobe-Mugos E (Вобэ-Мугос Е); Wobenzym (Вобэнзим); ***Singapore:*** Stop-Itch Plus; ***Spain:*** Digestomen Complex; Lizipaina; ***Switz.:*** Lysopaine; ***Thai.:*** Pepfiz; Pepsitase; Polyenzyme-I; ***UK:*** Enzyme Digest; Herbal Indigestion Naturtabs; Indigestion and Flatulence; ***Ukr.:*** Digestin (Дигестин); Wobe-Mugos E (Вобэ-Мугос Е); Wobenzym (Вобэнзим); ***USA:*** Accuzyme; AllanEnzyme; AllanfillEnzyme; Ethezyme†; Gladase; Gladase-C; Kovia; Panafil; Panafil-White; Pap-Urea†; Papaya Enzyme; Papfyll; Ziox; ***Venez.:*** Enzima de Lechoza†; Wobenzym N.

Paradichlorobenzene 对二氯苯

Dichlorbenzol; Paradiclorobenceno. 1,4-Dichlorobenzene.

Пара-дихлорбензол

$C_6H_4Cl_2$ = 147.0.

CAS — 106-46-7.

UNII — D149TYB5MK.

简介

对二氯苯的通性与邻二氯苯相似（见第2298页），但其毒性较小。本品用在几种去除耵聍的制剂中（见第1646页）。本品也用作家具防腐剂，还可用于樟脑丸和厕所除臭剂。含有对二氯苯制剂的滥用已有报道。

滥用 据报道[1]，2 名 18 岁孪生女孩长期滥用樟脑丸后出现皮肤和神经症状，其中一个吸入樟脑丸烟气，另一个嚼服樟脑丸。根据先前滥用的情况，在她们停用 3～6 个月后，症状才完全消失。另一名 32 岁女性患者数年间歇性地吸入或口服樟脑丸后，出现中毒性脑白质病，其症状在停用樟脑丸后改善，但滥用后又再次出现[2]。另有一名患者滥用樟脑丸后出现的神经毒性可能更多的是戒断综合征，而不是对二氯苯的直接毒性[3]。口服樟脑丸后还可导致溶血性贫血[4]。

1. Feuillet L, *et al.* Twin girls with neurocutaneous symptoms caused by mothball intoxication. *N Engl J Med* 2006; **355:** 423–4.
2. Kumar N, *et al.* Mothball mayhem: relapsing toxic leukoencephalopathy due to *p*-dichlorobenzene neurotoxicity. *Ann Intern Med* 2009; **150:** 362–3.
3. Cheong R, *et al.* Mothball withdrawal encephalopathy: case report and review of paradichlorobenzene neurotoxicity. *Subst Abus* 2006; **27:** 63–7.
4. Sillery JJ, *et al.* Hemolytic anemia induced by ingestion of paradichlorobenzene mothballs. *Pediatr Emerg Care* 2009; **25:** 252–4.

制剂

多组分制剂 ***Austral.:*** Cerumol; ***Canad.:*** Cerumol; ***India:*** Clearwax; Desol; Waxolve†; ***Irl.:*** Cerumol; ***Israel:*** Cerumol; ***Malaysia:*** Cerumol; ***Port.:*** Otocerol; ***S.Afr.:*** Cerumol; ***Singapore:*** Cerumol; ***Switz.:*** Cerumenol; ***UK:*** Cerumol.

Paraphenylenediamine 对苯二胺

Parafenilendiamina. *p*-Phenylenediamine; 1,4-Benzenediamine.

Парафенилендиамин

$C_6H_4(NH_2)_2$ = 108.1.

CAS — 106-50-3.

注：在美容行业常称作"para"。"PPD"有时用作对苯二胺的缩略语，不应与结核菌素纯蛋白衍化物（缩略语也是 PPD，见**结核菌素**，第2351页）相混淆。

简介

对苯二胺广泛用作染发剂。另外，本品还是一个强的接触性致敏原，欧盟立法将本品制剂的浓度极量限制为 6%（游离碱）。本品不良反应包括Ⅰ型和Ⅱ型超敏反应，常表现为面部或手部皮炎，严重的不良反应有血管性水肿；过敏反应也有报道。通过完整的皮肤吸收后，也可发生与吞食后引起的全身症状相似（见下文）。在用掺杂对苯二胺的指甲花颜料文身后，出现超敏反应，见下文。

眼睫毛或眉毛应用染发剂后，可出现严重的不良反应，如睑结膜炎、眼部水肿、眼痛、面部水肿和皮炎、流泪、畏光、眼色素层炎、角膜炎。角膜坏死可导致失明。在许多国家，对苯二胺已禁用于睫毛和眉毛。

吞食本品后，早期的症状表现为恶心、腹痛。严重的面部和口咽部水肿可导致致命的呼吸道阻塞。其他症状还包括低血压或高血压、心动过速、肝毒性、肾功能衰竭、代谢性酸中毒、正铁血红蛋白血症、横纹肌溶解、震颤、抽搐和昏迷等；多系统衰竭是致命的。

虽然许多研究发现染发剂与致突变性、致癌性有关，但这些发现往往也有不同的看法。欧盟已立法限制本品用于染发剂。

对苯二胺也用于纺织业和摄影业。

超敏反应 本品被添加到天然的指甲花（见第2251页）中（通称黑色指甲花）用作染料，使临时文身时皮肤颜色变深。然而，有报道称，掺杂的对苯二胺可引起过敏反应[1～9]、永久的皮肤色素改变[6,9]、对含本品的染发剂[2,6～9]和染料[6,9]交叉过敏；也可能增加对其他过敏原（如天然橡胶手套）的敏感性[9]。

1. Brancaccio RR, *et al.* Identification and quantification of *para*-phenylenediamine in a temporary black henna tattoo. *Am J Contact Dermat* 2002; **13:** 15–18.
2. Marcoux D, *et al.* Sensitization to para-phenylenediamine from a streetside temporary tattoo. *Pediatr Dermatol* 2002; **19:** 498–502.
3. Neri I, *et al.* Childhood allergic contact dermatitis from henna tattoo. *Pediatr Dermatol* 2002; **19:** 503–5.
4. Bowling JCR, Groves R. An unexpected tattoo. *Lancet* 2002; **359:** 649.
5. Leggiadro RJ, *et al.* Temporary tattoo dermatitis. *J Pediatr* 2003; **142:** 586.
6. Matulich J, Sullivan J. A temporary henna tattoo causing hair and clothing dye allergy. *Contact Dermatitis* 2005; **53:** 33–6.
7. Sosted H, *et al.* Severe allergic hair dye reactions in 8 children. *Contact Dermatitis* 2006; **54:** 87–91.
8. Redlick F, DeKoven J. Allergic contact dermatitis to paraphenylendiamine in hair dye after sensitization from black henna tattoos: a report of 6 cases. *CMAJ* 2007; **176:** 445–6.
9. Sonnen G. Type IV hypersensitivity reaction to a temporary tattoo. *Proc (Bayl Univ Med Cent)* 2007; **20:** 36–8.

毒性 参考文献如下。

1. Ashraf W, *et al.* Systemic paraphenylenediamine (PPD) poisoning: a case report and review. *Hum Exp Toxicol* 1994; **13:** 167–70.
2. Lifshits M, *et al.* Fatal paraphenylenediamine (hair dye) intoxication in a child resembling Ludwig's angina. *J Toxicol Clin Toxicol* 1993; **31:** 653–6.
3. Anuradha S, *et al.* Acute renal failure following para-phenylenediamine (PPD) poisoning: a case report and review. *Ren Fail* 2004; **26:** 329–32.
4. Kallel H, *et al.* Clinical manifestations of systemic paraphenylene diamine intoxication. *J Nephrol* 2005; **18:** 308–11.
5. Brahmi N, *et al.* Acute myocarditis and myocardial infarction induced by paraphenylenediamine poisoning. Interest of angiocoronarography. *Int J Cardiol* 2006; **113:** E93–E95.
6. Bhargava P, Matthew P. Hair dye poisoning. *J Assoc Physicians India* 2007; **55:** 871–2.
7. Abidi K, *et al.* Myocardial lysis in a fetus induced by maternal paraphenylenediamine poisoning following an intentional ingestion to induce abortion. *Hum Exp Toxicol* 2008; **27:** 435–8.
8. Soni SS, *et al.* Systemic toxicity of paraphenylenediamine. *Indian J Med Sci* 2009; **63:** 164–6.

Paratoluenediamine 对位甲苯二胺

Paratoluendiamina. 2-Methyl-1,4-phenylenediamine.

Пара-толуолдиамин

$C_7H_{10}N_2$ = 122.2.

CAS — 95-70-5.

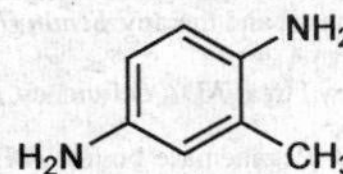

简介

对位甲苯二胺用作染发剂。

如上述提到的对苯二胺，本品同样可导致敏感反应。

Parsley 荷兰芹

Perejil; Persil; Persil, racine de (parsley root); Petersilie; Petroselini radix (parsley root); Petroselinum; Petrželový kořen (parsley root).

Петрушка

ATC Herb — HA03AW5045 (Petroselinum crispum: root); HG02WB5006 (Petroselinum crispum: fruit); HG04BW5026 (Petroselinum crispum: fruit); HG04BW5027 (Petroselinum crispum: root).

UNII — 58FMD0Q0EV (Petroselinum crispum top); 1WZA4Y92EX (Petroselinum crispum).

简介

荷兰芹（*石蛇床属，伞形科*）作为草药，主要用作利尿药。本品也用作烹调佐料。

荷兰芹油已用于芳香疗法。

制剂

专利制剂

UK: Odo-fre.

多组分制剂 ***Austral.:*** Extralife Fluid-Care†; Medinat PMT-Eze†; Odourless Garlic; Uva-Ursi Plus†; ***Canad.:*** Cellutex; Diuretic Formula; Herbal Diretic; Herbal Diuretic; ***Cz.:*** Species Diureticae Planta†; Species Urologicae Planta; Urologicka Cajova Smes; ***Fr.:*** Nutrapurete†; Oropur; ***Ger.:*** Asparagus-P; nephro-loges†; ***Malaysia:*** Total Man†; ***Rus.:*** Herbion Urological Drops (Гербион Урологические Капли); ***UK:*** Athera; Fre-bre; Mixed Vegetable Tablets; Modern Herbals Menopause; ***Ukr.:*** Herbion Drops for the Kidneys and Bladder (Гербион Капли для Почек и Мочевого Пузыря).

顺势疗法制剂 ***Austria:*** Berberis Cosmoplex; Tingosan†; ***Fr.:*** Santalum Complexe No 30; ***Ger.:*** Cysto Hevert; Helianthus comp†; Hewecyst Blasen-Nieren; Nieren-Elixier ST†; Pascorenal N; phono Uren†; ***Neth.:*** Cystilite; Homeocare urinewegen.

Parsley Piert 斗篷草

Alchémille des Champs; Alquimila arvense; Aphanes; Gewöhnlicher Acker-Frauenmantel.

Невзрачница Полевая (*Aphanes arvensis*)

简介

斗篷草为领域荷兰芹 *Aphanes arvensis*（*Alchemilla arvensis*）（蔷薇科）地上部分，有收敛、利尿和镇痛（demulcent）等作用。本品用于泌尿道疾病，包括肾结石和尿结石。

制剂

专利制剂

Cz.: Kontryhelova Nat.

多组分制剂 ***Austral.:*** Profluid†; Protemp†; ***Canad.:*** Swiss Herb Cough Drops; ***Cz.:*** Fytokliman Planta; Gynastan†; ***UK:*** Backache Relief; Diuretabs; HRI Water Balance; Watershed.

Passion Flower 西番莲

Burucuyá; Flor de la pasión; Golgotavirág hajtásvég; Granadilla; Grenadille; Kärsimyskukka; Maracuyá; May-pop; Mučenková nať; Pasiflora; Pasiflorų žolė; Pasionari; Pasionaria; Passiflora; Passiflorae herba; Passiflore; Passionsblomma.

Страстоцвет Мясо-красный

CAS — 8057-62-3 (passion flower extract).

ATC Herb — HN05CM5019 (Passiflora incarnata: herb).

UNII — CLF5YFS11O (passion flower); SY49TH8VUA (passion flower extract).

Pharmacopoeias. In *Eur.* (see p.vii).

Ph. Eur. 6. 8（Passion Flower） 本品是粉色西番莲地上部分干燥的饮片（fragmented or cut），也包括花和（或）果实。按干燥药计算，本品所含牡荆葡基黄酮（$C_{21}H_{20}O_{10}$=432.4）应不低于总黄酮的 1.5%。避光。

简介

西番莲因解痉和镇静作用而闻名，并已作为一味草药。其主要剂型为流浸膏和酊剂。

西番莲也用于顺势疗法。

顺势疗法 西番莲以下列名称用于顺势疗法：Passiflora incarnata；Passiflora；Passi. in。

制剂

专利制剂

Arg.: Sedante Noche†; ***Austria:*** Passiflorin; ***Belg.:*** Sedanxio; ***Ger.:*** Hoggar Balance; Kytta-Sedativum fur den Tag; Pascoflair; Passidon; Passiflora Curarina; ***Pol.:*** Passiflor; ***Rus.:*** Novo-Passit (Ново-Пассит); ***Switz.:*** A Vogel Gouttes relaxantes; Passelyt†; ***Turk.:*** Alora; Poliflorin; Sedaflora; ***UK:*** Dia-Passion; Modern Herbals Sleep Aid; Natracalm; Naturest; Nodoff; Pascoe Calm; Phytocalm; RelaxHerb; ***Ukr.:*** Alora (Алора); ***Venez.:*** Floral Pas.

多组分制剂 ***Arg.:*** Armonil; Nervocalm; Passacanthine†; Phytocalm; SDN 200; Sedanat†; Sedante Dia; Serenil; Sigmasedan; Yerba Diet; ***Austral.:*** Advanced Restless Leg Care; Aloe Vera Plus; Calm; Calmo†; Euphorbia Complex†; Executive B Stress Formula; Executive B†; Extralife SleepCare†; Goodnight Formula†; Herbal Anxiety Formula†; Humulus Compound; Lifesystem Herbal Plus Formula 2 Valerian†; Multi-Vitamin Day & Night†; Natural Deep Sleep; Nervatona Calm; Nervatona Focus; Pacifenity†; Passiflora Complex†; Passionflower Plus†; Proesten†; Prosed-X†; Relaxaplex†; Super B Stress†; Valerian Plus Herbal Plus Formula 12†; ***Austria:*** Nervenruh; Passedan; Passelyt; Sedogelat; Wechseltee St Severin; ***Belg.:*** Sedinal; Seneuval; ***Braz.:*** A Saude da Mulher; Benzomel†; Bronquiogen; Calman; Calmapax; Calmazin†; Calmiplan; Composto Emagrecedor†; Elixir de Passiflora†; Emagrevit†; Floriny; Gotas Nican†; Pasalix; Pasic; Passaneuro; Passi Catha†; Passicalm†; Passiflora Composta†; Passiflorine; Passilex†; Sedalin†; Serenus; Sominex; Vagostesyl; ***Canad.:*** Calmane; Detente; Dormane; Dormane Plus; Dormane Tisane; Herbal Insomnia; Herbal Sleep Well†; Herbal Support for Stressful Lifestyles†; Herbal Support for Women Over 45†; Myoplex; Natural HRT Nightime; Nervinat; Phytocalm; Relax and Sleep†; Relax Plus; Relaxant; Relaxol; Salusan; Sleep Relax; ***Chile:*** Armonyl; Armonyl Nocturno; Melipass; Recalm; ***Cz.:*** Bio-Strath†; Novo-Passit; Passedan†; Visinal†; ***Fr.:*** Biocarde; Boribel Tisane No 8; Calmiflorine; Calmotisan; Euphytose; Mediflor Tisane Calmante Troubles du Sommeil No 14; Natudor; Neuroflorine; Neuropax; Nocvalene; Nutrarepos†; Panxeol; Passiflorine; Passinevryl; Plenesia; Santane N_9; Sedatif Tiber; Sympaneurol†; Sympavagol; Tisane Provencale no 4; ***Ger.:*** Biosedon†; Dormo-Sern†; Dormoverlan†; Dr. Scheffler Bergischer Krautertee Nerven- und Beruhigungstee; Gutnacht†; Kytta-Sedativum; Moradorm S; Nervendragees†; Nervinfant N†; Nervoregin forte†; Nervoregin phyto†; Neurapas; Passin; Phytonoctu; Pronervon Phyto†; Seda-Plantina N; Tornix; Valeriana Beruhigungsdragees; Valeriana mild†; Vivinox Day; ***Gr.:*** Passiflorine; Passinevrol; Vivinox; ***Hung.:*** Habstal-Nerv N; Sedogelat; ***Indon.:*** Slip-iZZZ; ***Irl.:*** Avena Sativa Comp; Quiet Life; ***Israel:*** Calmanervin; Nerven-Dragees; Passiflora; Passiflora Compound; ***Ital.:*** Actenacol; Anevrasi; Biocalm; Calmason; Controller; Dormil; Fitosonno; No Gas Enzimi; Noctis; Parvisedil; Passiflorine; Reve†; Saniquiet; Sedatol; Sedofit†; Sedopuer F; Vagostabil Junior; ***Malaysia:*** Cleansa Plus†; ***Mex.:*** Ifupasil; Pasinordin; ***Philipp.:*** Sleepasil; ***Pol.:*** Nervendragees; Nerwonal; Passibil; Passispasmin; Passispasmol†; Psychotonisol†; Valused; ***Port.:*** Neurocardol†; Valesono†; ***S.Afr.:*** Avena Sativa Comp†; Biral; ***Spain:*** Passiflorine; Sedasor†; Sedonat; Valdispert Complex; Valrelax; ***Switz.:*** Circulan; Dicalm†; Dragees antirhumatismales†; Dragees pour la detente nerveuse; Dragees pour la detente nerveuse et le sommeil; Dragees pour le coeur et les nerfs; Femisan; Gouttes pour le coeur et les nerfs; Gouttes pour le coeur et les nerfs Concentrees†; Passiflor; Phytomed Cardio†; Phytomed Nervo†; Phytomed Somni†; Relaxane; Relaxo; Soporin†; Strath Gouttes pour le coeur†; Strath Gouttes pour le nerfs et contre l'insomnie; Tisane antirhumatismale; Tisane calmante pour les enfants; Tisane relaxante N†; Valverde Coeur; Valverde Detente dragees; ***UK:*** Anased; Avena Sativa Comp; Bio-Strath Valerian Formula; Botanova; Chamomile Blend; Daily Tension & Strain Relief; DiaNight Plus; DiaRelax; DiaSleep Plus; Gerard House Serenity; Herbal Pain Relief; HRI Night; Kalms Sleep; Modern Herbals Stress; Niteherb Plus; Nodoff; Nytol Herbal; PMT Formula; Quiet Life; Quiet Nite; Quiet Tyme; Relax B^+; Slumber; Sominex Herbal; SuNerven; Valerian Passiflora and Hops; ***Ukr.:*** Novo-Passit (Ново-Пассит); ***USA:*** PowerSleep; ***Venez.:*** Cratex†; Equaliv; Eufytose†; Lupassin; Pasidor; Pasifluidina; Passiflorum; Rendetil; Sedival.

顺势疗法制剂 ***Austral.:*** Nervatona Calm; Nervatona Focus; Sleep & Insomnia Relief; Smok Quits†; Smoke-Eze; ***Austria:*** Avena Rihom Komplex; Nerventropfen†; ***Canad.:*** Calms Forte; Calms†; Calsom; Comp-Drops 1 Stress; Comp-Drops 7 Sleepless; Homeo-Form I; Homeogene 46; Hylands Formula C; Hylands Formula CF; Insomnia Passiflora†; Insomnia Relief; Passiflora Complex†; Sedilor; Serenol†; Spascupreel; ***Cz.:*** Sedalia; Spascupreel S; ***Fr.:*** Boripharm No 3; Boripharm No 41; Homeogene 46; Passiflora Compose; Passiflora GHL; Quietude; Slipeol; ***Ger.:*** Alho-Sedosan; Dormi-Gastreu S R14; dysto-loges N; dysto-loges S; dysto-loges†; Dystophan†; Echtronerval-N†; Nervenja†; Nervo-Plantin; Nervoid N; Nervoregin H; Neurexan; Neuro-Ginsan N; Neuroselect; Noxom S†; Pascolibrin; Passiflora Complex; Seda-Do; Sedakatt; Spascupreel; Tondinel H; Zincum valerianicum comp; Zincum valerianicum-Hevert; ***Neth.:*** Hyperilite; Quietude; ***Rus.:*** Passidorm (Пассидорм); Valeriana-Plus (Валериана-Плюс); ***Switz.:*** Nelsons Noctura; Osanit†; Quietude; ***UK:*** Noctura; ***USA:*** Preferred Remedies Sleep.

Patchouli 绿叶刺蕊草

Пачули

简介

绿叶刺蕊草（广藿香，薄荷科）(*Pogostemon cablin*, Lamiaceae) 是广藿香油（由于燥的叶和幼小的嫩枝蒸馏所得）的原料，广藿香油用于芳香疗法和香料。

中药将地上干燥部分称作广藿香。

顺势疗法 广藿香油已用于顺势疗法。

Patent Blue V 专利蓝 V

Acid Blue 3; Azul Patente V; CI Food Blue 5; Colour Index No. 42051; E131. Calcium α-(4-diethylaminophenyl)-α-(4-diethyliminiocyclohexa-2,5-dienylidene)-5-hydroxytoluene-2,4-disulphonate.

Патентованный Голубой V; Патентованный Синий V

$(C_{27}H_{31}N_2O_7S_2)_2Ca$ = 1159.4.

CAS — 3536-49-0.

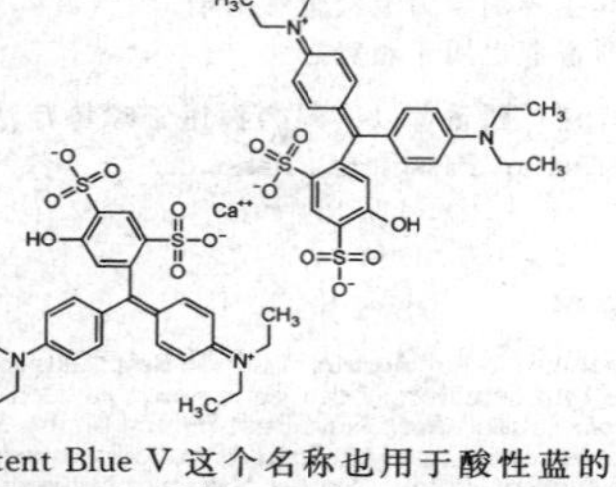

注：Patent Blue V 这个名称也用于酸性蓝的同物异名（CI No. 42045）(见第2338页)。

Pharmacopoeias. In *Fr.*

不良反应和注意事项

注射专利蓝 V 后，立即或几分钟后可发生超敏反应；少数情况下这些反应可能是严重的，并且可能伴有休克、呼吸困难、喉痉挛和水肿。也可见恶心、低血压和震颤。

建议先给予一个小剂量进行超敏反应的试验。

1. Jaffer U, *et al.* Skin necrosis following patent blue V injection for sentinel node detection during breast cancer excision: case report. *Breast J* 2008; **14:** 508–9.

超敏反应 据报道，一名 5 岁的女孩服用含有专利蓝 V 的片剂来显示牙菌斑时，出现了荨麻疹[1]。也有报道称，本品可引起严重过敏反应，包括震颤[2～6]；还与舒泛蓝有交叉过敏反应[7]。

1. Chadwick BL, *et al.* Allergic reaction to the food dye patent blue. *Br Dent J* 1990; **168:** 386–7.
2. Woltsche-Kahr I, *et al.* Anaphylactic shock following peritumoral injection of patent blue in sentinel lymph node biopsy procedure. *Eur J Surg Oncol* 2000; **26:** 313–14.
3. Adverse Drug Reactions Advisory Committee (ADRAC). Patent blue V and anaphylaxis. *Aust Adverse Drug React Bull* 2002; **21:** 10. Also available at: http://www.tga.health.gov.au/adr/aadrb/aadr0208.pdf (accessed 02/07/04)
4. Wöhrl S, *et al.* Near-fatal anaphylaxis to patent blue V. *Br J Dermatol* 2004; **150:** 1037–8.
5. Dewachter P, *et al.* Anaphylactic reaction to patent blue V after sentinel lymph node biopsy. *Acta Anaesthesiol Scand* 2006; **50:** 245–7.
6. Bricou A, *et al.* Anaphylactic shock during the sentinel lymph node procedure for cervical cancer. *Gynecol Oncol* 2009; **114:** 375–6.
7. Scherer K, *et al.* Anaphylaxis to isosulfan blue and cross-reactivity to patent blue V: case report and review of the nomenclature of vital blue dyes. *Ann Allergy Asthma Immunol* 2006; **96:** 497–500.

用途和用法

2.5%的专利蓝 V 溶液 1～10ml，皮下注射能使淋巴管染色，以便与对比剂进行比对；本品也可局部麻醉后注射。本品还可溶于 0.9%氯化钠注射液和 1%利多卡因注射液中血管内注射，用于血管内化疗前的动脉床显影。

专利蓝 V 也被用作食用色素。

乳腺癌 在乳腺癌的原发部位皮下注射专利蓝 V，已用于鉴别与其相关的淋巴结[1]，但令人关注的是可能使皮肤长期染色[2]。

1. Borgstein PJ, *et al.* Intradermal blue dye to identify sentinel lymph-node in breast cancer. *Lancet* 1997; **349:** 1668–9.
2. Giuliano AE. Intradermal blue dye to identify sentinel lymph node in breast cancer. *Lancet* 1997; **350:** 958.

制剂

专利制剂

Ger.: Blueron.

Pegademase (*rINN*) 甲氧聚乙二醇琥珀酰胺腺苷脱氨酶

EC 3.5.4.4 (adenosine deaminase); PEG-ADA; Pegademasa; Pégadémase; Pegademasum; PEG-Adenosine Deaminase.

Пэгадемаза

CAS — 9026-93-1 (adenosine deaminase);.

ATC — L03AX04.

ATC Vet — QL03AX04.

UNII — HW3H7D91F6 (pegademase bovine).

注：Pegademase Bovine 是 *USAN* 命名。

简介

甲氧聚乙二醇琥珀酰胺腺苷脱氨酶是腺苷脱氨酶和聚乙二醇的结合物，腺苷脱氨酶是一种内源性的酶，能将腺苷转化成肌苷。腺苷脱氨酶用于治疗不适合进行骨髓移植或移植已失败且患有腺苷脱氨酶缺乏所致的严重联合免疫缺陷病（SCID）。肌内注射每 7 日 1 次，初始剂量为 10U/kg，以后每周按 5U/kg 剂量增加，常规周维持剂量为 20U/kg。单次最大剂量不能超过 30U/kg。血小板减少症患者慎用，血小板严重减少时禁用。

1. Lee CR, *et al.* Pegademase bovine: replacement therapy for severe combined immunodeficiency disease. *DICP Ann Pharmacother* 1991; **25:** 1092–5.
2. Hershfield MS. Adenosine deaminase deficiency: clinical expression, molecular basis, and therapy. *Semin Hematol* 1998; **35:** 291–8.
3. Gaspar HB, *et al.* How I treat ADA deficiency. *Blood* 2009; **114:** 3524–32.
4. Booth C, Gaspar HB. Pegademase bovine (PEG-ADA) for the treatment of infants and children with severe combined immunodeficiency (SCID). *Biologics* 2009; **3:** 349–58.

制剂

专利制剂

USA: Adagen.

Pegaptanib Sodium (*BANM, USAN, rINNM*) 哌加他尼钠

EYE-001; Natrii Pegaptanibum; NX-1838; Pegaptanib Octasodium; Pegaptanib sodico; Pégaptanib Sodique.

Натрий Пегаптаниб

CAS — 222716-86-1.

ATC — S01LA03.

ATC Vet — QS01LA03.

UNII — 3HP012Q0FH.

不良反应和注意事项

据报道，患者使用哌加他尼后出现眼内炎，因此，在开始治疗后的第一周应密切监测患者感染的症状。其他眼部不良反应还有视网膜出血、视网膜剥离、医源性外伤性白内障、眼内压升高等。注射本品后，可能会出现速发性的或迟发性的玻璃体出血。常见而不太严重的眼部不良反应包括眼痛、刺激、炎症、视物模糊、视觉障碍、角膜水肿、点状角膜炎和玻璃体飘浮物。

非眼部不良反应有头痛、流鼻涕、支气管炎、腹泻、头晕、恶心和泌尿系感染。

据报道，本品注射数小时内，曾出现过罕见的不良反应：超敏反应（过敏反应或类过敏反应）和血管性水肿。

哌加他尼钠禁用于确诊或怀疑眼部或眼周围感染的患者。

2 项同时进行的国际多中心、前瞻性、随机对照研究评估了新生血管性（湿性）年龄相关性黄斑变性患者使用本品的安全性[1]，治疗 2 年后的数据显示，本品最常见眼部不良反应主要由注射操作不当引起，多是暂时的、轻到中度的，表现最多的是眼内炎。与假性注射相比，本品注射后血管内皮生长因子的全身抑制或严重的眼部感染、白内障恶化或青光眼的发生率并没有显著增加。总之，这些研究显示本品安全性良好。

1. D'Amico DJ, *et al.* VEGF Inhibition Study in Ocular Neovascularization (V.I.S.I.O.N.) Clinical Trial Group. Pegaptanib sodium for neovascular age-related macular degeneration: two-year safety results of the two prospective, multicenter, controlled clinical trials. *Ophthalmology* 2006; **113:** 992–1001.

用途和用法

哌加他尼为聚乙二醇修饰的寡聚核苷酸（适体），其钠盐用于治疗新生血管性（湿性）年龄相关性黄斑变性。本品每次 300μg，每 6 周 1 次，受累眼球玻璃体内注射。连续注射 2 次后（如在第 12 周随诊时），如疗效不明显，应考虑停止治疗。

本品辅助用于治疗糖尿病性视网膜病的研究正在进行中。

年龄相关性黄斑变性 哌加他尼为聚乙二醇修饰的寡聚核苷酸（适体），用于治疗年龄相关性黄斑变性（AMD）(第 756 页)。本品可与血管内皮生长因子（VEGF）结合并抑制其活性，VEGF 是一种血管生成刺激物，在新生血管形成和伴 AMD 的视网膜改变中起重要作用。本品是一种选择性 VEGF 拮抗药[1,2]。

2 项同时进行的国际多中心、前瞻性、随机对照研究结果显示[3]，与假性注射相比，患者每 6 周注射 1 次，每次 300μg、1mg 或 3mg，治疗 48 周后，视力下降的状况得以遏制，平均视力得到改善；本品的疗效与剂量无相关性。为了评估本品长期疗效，第一阶段接受本品的患者在研究的第 54 周时再次随机分组，继续注射本品（48 周）或停止治疗，接受假性注射的患者同样随机分组[4]。结果显示，在第二年的治疗中，本品仍有疗效。5 项随机对照研究的系统性综述显示[5]，本品可有效地降低视力下降的风险。

1. Siddiqui MAA, Keating GM. Pegaptanib: in exudative age-related macular degeneration. *Drugs* 2005; **65:** 1571–7.
2. Chapman JA, Beckey C. Pegaptanib: a novel approach to ocular neovascularization. *Ann Pharmacother* 2006; **40:** 1322–6.
3. Gragoudas ES, *et al.* Pegaptanib for neovascular age-related macular degeneration. *N Engl J Med* 2004; **351:** 2805–16.
4. Chakravarthy U, *et al.*. VEGF Inhibition Study in Ocular Neovascularization (V.I.S.I.O.N.) Clinical Trial Group. Year 2 efficacy results of 2 randomized controlled clinical trials of pegaptanib for neovascular age-related macular degeneration. *Ophthalmology* 2006; **113:** 1508–21.
5. Vedula SS, Krzystolik MG. Antiangiogenic therapy with anti-vascular endothelial growth factor modalities for neovascular age-related macular degeneration. Available in The Cochrane Database of Systematic Reviews; Issue 2. Chichester: John Wiley; 2008 (accessed 06/06/08).

制剂

专利制剂

Austria: Macugen; ***Belg.:*** Macugen; ***Braz.:*** Macugen; ***Canad.:*** Macugen; ***Cz.:*** Macugen; ***Denm.:*** Macugen; ***Fr.:*** Macugen; ***Ger.:*** Macugen; ***Gr.:*** Macugen; ***Hong Kong:*** Macugen; ***Hung.:*** Macugen; ***Irl.:*** Macugen; ***Ital.:*** Macugen; ***Neth.:*** Macugen; ***Norw.:*** Macugen; ***Philipp.:*** Macugen; ***Pol.:*** Macugen; ***Port.:*** Macugen; ***Singapore:*** Macugen; ***Spain:*** Macugen; ***Swed.:*** Macugen; ***Switz.:*** Macugen; ***Thai.:*** Macugen; ***Turk.:*** Macugen; ***UK:*** Macugen; ***USA:*** Macugen.

Pelargonium Sidoides 狭花天竺葵

Kalwerbossie; Kapland-Pelargonie; Rabassam; South African Geranium.

Пеларгониум Сидоидес

UNII — H6J53HEX8E (Pelargonium sidoides root).

Pharmacopoeias. *Eur.* (see p.vii) contains pelargonium root.

Ph. Eur. 6.8 (Pelargonium Root) 本品是狭花天竺葵或/和荷叶天竺葵地下部分干燥品。按照干燥品计算，其所含鞣酸（用连苯三酚表示）应不低于 2.0%。

不良反应

超敏反应 据报道，用狭花天竺葵和（或）荷叶天竺葵提取物制剂治疗呼吸道感染时，曾发生过敏反应[1]。

1. de Boer HJ, *et al.* Allergic reactions to medicines derived from Pelargonium species. *Drug Safety* 2007; **30:** 677–80.

用途和用法

狭花天竺葵（牻牛儿苗科，Geraniaceae）根部提取物用于缓解普通感冒和其他呼吸道疾病的症状。荷叶天竺葵提取物作用与其相似。

1. Agbabiaka TB, *et al. Pelargonium sidoides* for acute bronchitis: a systematic review and meta-analysis. *Phytomedicine* 2008; **15:** 378–85.
2. Brendler T, van Wyk BE. A historical, scientific and commercial perspective on the medicinal use of *Pelargonium sidoides* (Geraniaceae). *J Ethnopharmacol* 2008; **119:** 420–33.
3. Timmer A, *et al.* Pelargonium sidoides extract for acute respiratory tract infections. Available in The Cochrane Database of Systematic Reviews; Issue 3. Chichester: John Wiley; 2008 (accessed 05/02/10).

制剂

专利制剂

Braz.: Kaloba; Umckan; ***Chile:*** Kaloba; ***Cz.:*** Kaloba; ***Ger.:*** Umckaloabo; ***Indon.:*** Kaloba; ***Malaysia:*** Kaloba; ***Mex.:*** Umckaloabo; ***Neth.:*** Kaloba; Umkan; ***Philipp.:*** Kaloba; ***Rus.:*** Umckalor (Умкалор); ***Singapore:*** Kaloba; ***Switz.:*** Umckaloabo; ***Turk.:*** Umca; ***UK:*** Kaloba; ***Venez.:*** Kaloba.

多组分制剂 ***Ukr.:*** Umckalor (Умкалор).

Penicilloyl-polylysine 青霉噻唑多赖氨酸

Benzylpenicilloyl-polylysine; Peniciloil polilisina; PO-PLL; PPL.

CAS — 53608-77-8.

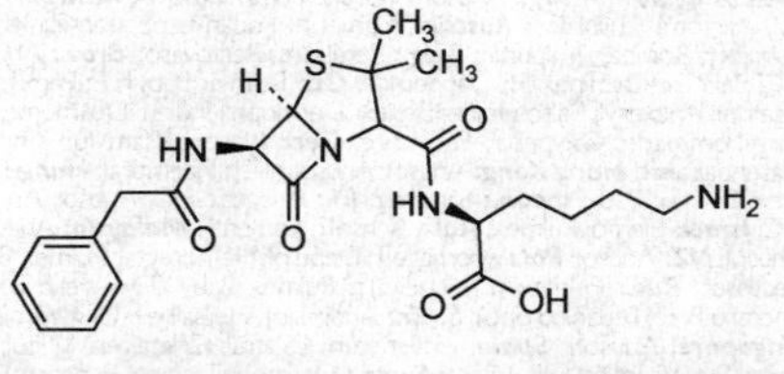

性状 青霉噻唑多赖氨酸是一种多肽化合物，由青霉烷酸和平均聚合度为 20 个赖氨酸残基组成的聚赖氨酸分子相互作用而成。

Pharmacopoeias. *US* includes a concentrated form.

USP 33 (Benzylpenicilloyl Polylysine Concentrate) 苄青霉噻唑酰基部分的摩尔浓度在 0.0125～0.020M。本品包含一种或多种合适的缓冲剂，不能直接给药，其 pH 值为 6.5～8.5。贮藏于密闭容器中。

不良反应和注意事项

使用本品后，偶见严重的超敏反应。因此，建议皮内注射前做划痕试验。

用途和用法

苯甲酸青霉噻唑酰多赖氨酸常用于青霉素超敏反应检测。本品通常仅用于有青霉素过敏史的成年人。经过初步划痕试验后方可皮内注射。在 5～15min 内出现风团、红斑、瘙痒常判定为阳性反应。在青霉素试验阴性反应的患者中，超敏反应的发生率低于 5%。本品不能检测迟发反应和小抗原决定簇引起的反应；这些反应需要其他试验检测。本品也可发生假阳性反应。

制剂

USP 33: Benzylpenicilloyl Polylysine Injection.

专利制剂

Canad.: Pre-Pen; ***USA:*** Pre-Pen†.

Pentagastrin (*BAN, USAN, rINN*) 五肽胃泌素

AY-6608; ICI-50123; Pentagastriini; Pentagastrina; Pentagastrine; Pentagastrinum. *tert*-Butyloxycarbonyl-[β-Ala[13]]gastrin-(13-17)-pentapeptide amide; Boc-β-Ala-Trp-Met-Asp-Phe—NH_2.

Пентагастрин

$C_{37}H_{49}N_7O_9S$ = 767.9.

CAS — 5534-95-2.

ATC — V04CG04.

ATC Vet — QV04CG04.

UNII — EF0NX91490.

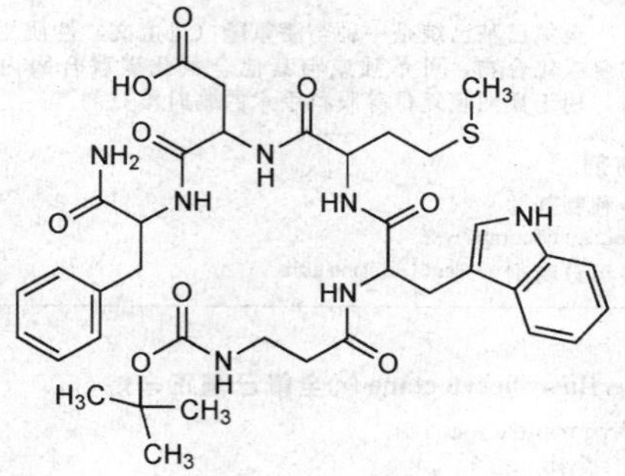

Pharmacopoeias. In *Br.* and *Chin.*

BP 2010 (Pentagastrin) 白色或类白色粉末。几乎不溶于水；微溶于乙醇；溶于二甲基甲酰胺和 5mol/L 的氨水。避光。

不良反应

五肽胃泌素可能引起胃肠道反应，包括恶心、腹部绞痛。偶见心血管反应，包括皮肤潮红、心动过速、低血压。还可能有头痛、昏睡、头晕及四肢感觉改变。罕见超敏反应。

注意事项

急性消化性溃疡或活动期胰、肝、胆管疾病患者慎用。

用途和用法

本品是合成的促胸腺生成素 32～36 五肽，与天然胃泌素类似，口服无效，注射给药才能发挥作用。本品可刺激胃酸、胃蛋白酶与内因子的分泌，因此用作胃分泌功能的诊断剂。诊断与胃酸分泌增加或减少相关的疾病及迷走神经切断或胃切除后的胃酸分泌功能的评估。常用剂量为 6μg/kg 皮下或肌内注射；或溶于 0.9% 氯化钠中静脉滴注，剂量为 600ng/(kg·h)。

本品刺激胰酶分泌，因而用于胰腺功能试验。本品也试图用于髓质甲状腺癌的诊断。

制剂

BP 2010: Pentagastrin Injection.

专利制剂

Fr.: Peptavlon.

Black Pepper 黑胡椒

Pepper; Pimenta; Piper.

Перец Чёрный

CAS — 8006-82-4 (black pepper oil).

UNII — 6G53L8ESRK (Piper nigrum).

Pharmacopoeias. In *Chin.*, which describes both black and white pepper.

简介

黑胡椒为胡椒（胡椒科）干燥未成熟的果实。本品为烹调佐料及草药应用。

从黑胡椒中提取的胡椒油用于芳香疗法。

白胡椒是去皮后的成熟果实，也用作烹调佐料。

制剂

多组分制剂 ***Arg.:*** Cellasene Gold; ***Austria:*** Klosterfrau Melissengeist; ***Cz.:*** Klosterfrau Melisana; ***Hung.:*** Herbadict; Klosterfrau Melisana; Munipyrin; ***India:*** Happy'tizer†; Tummy Ease†; ***Philipp.:*** Bo-D-Fense†; ***Pol.:*** Melisana Klosterfrau; ***Rus.:*** Maraslavin (Мараславин); Tentex (Тентекс); Travisil (Трависил).

顺势疗法制剂 ***Fr.:*** Poconeol no 22.

Pepsin⊗胃蛋白酶

Pepsiini; Pepsiinijauhe; Pepsin práškový; Pepsin, pulver; Pepsina; Pepsine; Pepsini Pulvis; Pepsino milteliai; Pepsinum; Pepszin-por.

Пепсин

CAS — 9001-75-6.

ATC — A09AA03.

ATC Vet — QA09AA03.

Pharmacopoeias. In *Chin.*, *Eur.* (see p.vii), and *Viet.* In *Jpn* as Saccharated Pepsin.

Ph. Eur. 6.8 (Pepsin Powder; Pepsin BP 2010) 本品从猪、牛、羊的胃黏膜中提取而得。本品在酸性介质中（pH 值为 1～5）有胃蛋白水解酶的活性，其活性按干燥品计算，应不少于 0.5 Ph. Eur. U/mg。本品有吸湿性，白色或微黄色、结晶或无定性粉末；溶于水，几乎不溶于乙醇。水溶液显弱酸性反应，有微弱的乳光。贮藏于 2～8℃ 密闭容器中。避光。

用途和用法

胃蛋白酶含有由胃分泌的蛋白水解酶，本品能使蛋白质降解为胨和胨，进一步把多肽水解成芳香族或左旋二羧基氨基酸残基。胃蛋白酶与稀盐酸、其他物质（如盐酸谷氨酸）或盐酸甜菜碱合用，辅助治疗胃酸缺乏，或治疗消化酶分泌不足。本品作为治疗消化不良和其他的胃肠道疾病合剂的一种成分，应用可能是有益的。

制剂

专利制剂

Canad.: Fermentol†; ***Ger.:*** Hettral N†; ***Pol.:*** Mixtura Pepsini.

多组分制剂 ***Arg.:*** Docechol; Gastridin-E; Opoenterol†; Tridigestivo Soubeiran; ***Austral.:*** Betaine Digestive Aid; Digestaid; Digestive Zyme†; Enzyme; Prozyme†; ***Austria:*** Helo-acid; Helopanzym; Oroacid; ***Belg.:*** Digestomen†; ***Braz.:*** Astenol†; Digeplus; Essen; Filogaster†; Hepatoregius†; Pantopept†; Peptopancreasi; Primeral; ***Canad.:*** Digesdyn; Digest; Digest Plus†; Digestolax; Formula 17605 Diaplex; Lipozyme; Multi-Zyme; Pepsotol; Proteozyme Forte; ***Chile:*** Flapex E; ***Ger.:*** Citropepsin†; Pepzitrat; ***Hong Kong:*** Bio-Tomosan; Enzyme Co; Uni-Paptase; ***Hung.:*** Betacid; ***India:*** Aristozyme; Digeplex; Digeplex-T; Dipep; Lupizyme; Nutrozyme; Unienzyme; ***Indon.:*** Librozym Plus†; Librozym†; ***Israel:*** Babyzim; Betazim†; ***Ital.:*** Digestopan†; Essen Enzimatico†; Eudigestio†; Gastro-Pepsin†; Pepto-Pancreasi†; ***Mex.:*** Ochozim; Zimotris; ***Philipp.:*** Spasmo-Canulase; ***Pol.:*** Citropepsin; ***Port.:*** Espasmo Canulase; Modulanzime; ***S.Afr.:*** Sentinel Ulcer Mixture†; Spasmo-Canulase; ***Spain:*** Digestomen Complex; Euzymina Lisina I†; Euzymina Lisina II†; Troforex Pepsico; ***Switz.:*** Halipepsin; Pepsi-Chlor†; Spasmo-Canulase; Stomacine; ***Thai.:*** Pepsitase; ***Turk.:*** Pepzan; ***UK:*** Enzyme Plus; ***Ukr.:*** Digestin (Дигестин); ***USA:*** Digepepsin.

Perflubron (*USAN, rINN*) ⊗潘氟隆

Perflubrón; Perflubronum; Perfluorooctylbromide; PFOB. 1-Bromoheptadecafluorooctane.

Перфлуброн

C_8BrF_{17} = 499.0.

CAS — 423-55-2.

ATC — V08CX01.

ATC Vet — QV08CX01.

UNII — Q1DOQ7R4D9.

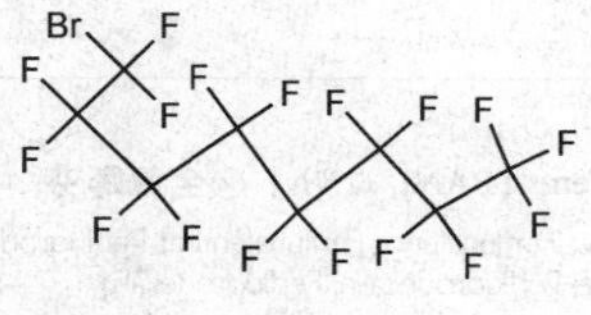

Pharmacopoeias. In *US.*

USP 33 (Perflubron) 澄清、无色、几乎无臭的液体。贮藏于密闭容器中。避光。

简介

潘氟隆能吸收、转运和释放氧及二氧化碳。本品是一种全氟化碳，作为替代红细胞制剂，用于改善向组织的气体运输，特别是氧气供应。本品也可直接向肺滴注。可作为液体通气（一种辅助机械通气）治疗上机的呼吸衰竭的患者。

潘氟隆正在研究用作注射造影剂，用于电脑断层摄影及超声检查。口服给药，也可提高肠道磁共振成像的清晰度。

其他氟化物也已使用，全氟胺（全氟三丙胺）和全氟那芬（第2306页）的合剂一直用来预防经皮冠状动脉成形术期间的心肌缺血。

全氟化碳（如全氟那芬和全氟辛烷）(第2306页) 已用于眼科手术。

注意事项 液体通气治疗后，潘氟隆在数周内从肺部清除。有孤立的报道显示[1,2]，潘氟隆会在患者肺或其他组织残存达数年之久。非长期临床疗效显示患者会因为潘氟隆中的溴原子而在发射照射时出现不透明区[2]。

1. Hagerty RD, *et al.* Radiographic detection of perflubron fluoromediastinum and fluororetroperitoneum 9 years after partial liquid ventilation. *Emerg Radiol* 2008; **15:** 71–5.
2. Servaes S, Epelman M. Perflubron residua: 12 years following therapy. *Pediatr Radiol* 2009; **39:** 393–5.

用法 血浆代用品 作为氧载体的使用可参考潘氟隆和其他全氟化碳。

1. Garrelts JC. Fluosol: an oxygen-delivery fluid for use in percutaneous transluminal coronary angioplasty. *DICP Ann Pharmacother* 1990; **24:** 1105–12.
2. Ravis WR, *et al.* Perfluorochemical erythrocyte substitutes: disposition and effects on drug distribution and elimination. *Drug Metab Rev* 1991; **23:** 375–411.
3. Urbaniak SJ. Artificial blood. *BMJ* 1991; **303:** 1348–50.
4. Jones JA. Red blood cell substitutes: current status. *Br J Anaesth* 1995; **74:** 697–703.
5. Remy B, *et al.* Red blood cell substitutes: fluorocarbon emulsions and haemoglobin solutions. *Br Med Bull* 1999; **55:** 277–98.
6. Lowe KC. Perfluorinated blood substitutes and artificial oxygen carriers. *Blood Rev* 1999; **13:** 171–84.
7. Prowse CV. Alternatives to standard blood transfusion: availability and promise. *Transfus Med* 1999; **9:** 287–99.
8. Matsumoto S, Kuroda Y. Perfluorocarbon for organ preservation before transplantation. *Transplantation* 2002; **74:** 1804–9.
9. Jahr JS, *et al.* Blood substitutes and oxygen therapeutics: an overview and current status. *Am J Ther* 2002; **9:** 437–43.
10. Kim HW, Greenburg AG. Artificial oxygen carriers as red blood cell substitutes: a selected review and current status. *Artif Organs* 2004; **28:** 813–28.
11. Spahn DR, Kocian R. Artificial O2 carriers: status in 2005. *Curr Pharm Des* 2005; **11:** 4099–4114.
12. Riess JG. Perfluorocarbon-based oxygen delivery. *Artif Cells Blood Substit Immobil Biotechnol* 2006; **34:** 567–80.

呼吸窘迫综合征 参考全氟化碳（包括潘氟隆）用于部分液体通气治疗新生儿呼吸窘迫综合征（第1440页）和急性呼吸窘迫综合征（第1431页）。

1. Hirschl RB, *et al.* Liquid ventilation in adults, children, and full-term neonates. *Lancet* 1995; **346:** 1201–2.
2. Leach CL, *et al.* Partial liquid ventilation with perflubron in premature infants with severe respiratory distress syndrome. *N Engl J Med* 1996; **335:** 761–7.
3. Hirschl RB, *et al.* Initial experience with partial liquid ventilation in adult patients with acute respiratory distress syndrome. *JAMA* 1996; **275:** 383–9.
4. Wolfson MR, Shaffer TH. Liquid assisted ventilation update. *Eur J Pediatr* 1999; **158:** S27–S31.
5. Davies M. Liquid ventilation. *J Paediatr Child Health* 1999; **35:** 434–7.
6. Weis CM, Fox WW. Current status of liquid ventilation. *Curr Opin Pediatr* 1999; **11:** 126–32.
7. Kacmarek RM. Liquid ventilation. *Respir Care Clin N Am* 2002; **8:** 187–209.
8. Davies MW, Fraser JF. Partial liquid ventilation for preventing death and morbidity in adults with acute lung injury and acute respiratory distress syndrome. Available in The Cochrane Database of Systematic Reviews; Issue 4. Chichester: John Wiley; 2004 (accessed 28/04/05).

制剂

专利制剂

USA: Imagent GI; LiquiVent.

Perflunafene (*BAN*, *rINN*) ⊗全氟那芬

Perflunafène; Perflunafeno; Perflunafenum; Perfluorodecahydronaphthalene; Perfluorodecalin; Perfluorodekalin.

Перфлунафен

$C_{10}F_{18}$ = 462.1.

CAS — 306-94-5.

UNII — 54A06VV62N.

简介

全氟那芬是一种与潘氟隆（见上文）性质相似的全氟化碳（见上文）。可单独或与其他全氟化碳联合眼内注射，用于视网膜复位等眼科手术的临时填充剂。由于全氟那芬和全氟胺有携氧的作用，因此常在血浆代用品中作为氧载体使用，并且用来预防冠状动脉成形术的心肌缺血。

制剂

专利制剂

Ger.: F-Decalin; ***Neth.:*** Eftiar Decalin; ***Turk.:*** DK-Line†.

多组分制剂 ***Ger.:*** F-Decalin Plus.

Perfluorohexylhexane ⊗全氟己基己烷

Перфторгексилгексан

$C_{12}H_{13}F_{13}$ = 404.2.

简介

全氟己基己烷是一种与潘氟隆（见上文）性质相似的全氟化合物，可单独或与其他全氟化碳联合眼内注射，用于视网膜复位等眼科手术的临时填充剂。

制剂

专利制剂

Ger.: Semifluoran F6H6.

多组分制剂 ***Ger.:*** F-Octane Light.

Perfluorohexyloctane ⊗全氟己基正辛烷

Перфторгексилоктан

$C_{14}H_{17}F_{13}$ = 432.3.

简介

全氟己基正辛烷是一种与潘氟隆（见上文）性质相似的全氟化合物，可单独或与其他全氟化碳或二甲硅油联合眼内注射，用于视网膜复位等眼科手术的临时填充剂。

1. Rizzo S, *et al.* The combined use of perfluorohexyloctane (F6H8) and silicone oil as an intraocular tamponade in the treatment of severe retinal detachment. *Graefes Arch Clin Exp Ophthalmol* 2006; **244:** 709–16.

制剂

专利制剂

Ger.: F6H8 Vitreous Substitute.

多组分制剂 ***Ger.:*** Densiron 68; F-Decalin Plus; F-Octane Plus.

Perfluorooctane ⊗全氟辛烷

Octadecafluorooctane; Perfluoro-octa; Perfluoro-*n*-octane.

Октадекафтороктан

C_8F_{18} = 438.1.

CAS — 307-34-6.

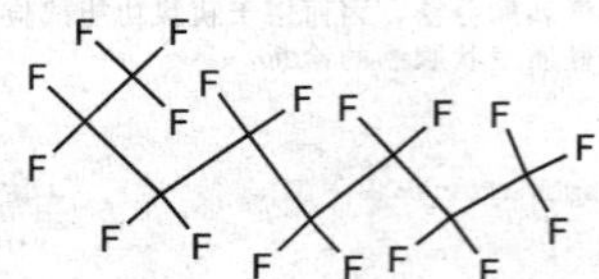

简介

全氟辛烷是一种与潘氟隆（上述）性质相似的全氟化碳。可单独或与其他全氟化碳联合眼内注射，用于视网膜复位等眼科手术的临时填充剂。

1. Scott IU, *et al.* Outcomes of surgery for retinal detachment associated with proliferative vitreoretinopathy using perfluoro-n-octane: a multicenter study. *Am J Ophthalmol.* 2003; **136:** 454–63.

制剂

专利制剂

Ger.: F-Octane; ***Neth.:*** Eftiar Octane; ***USA:*** Perfluoron.

多组分制剂 ***Ger.:*** F-Octane Light; F-Octane Plus.

Persic Oil 桃仁油

Melocotón, aceite de; Oleum Persicorum; Peach or.

Абрикосовое Косточковое Масло (apricot kernel oil); Персиковое Масло (peach kernel oil)

ATC Herb — HD02WB5007 (Prunus armeniaca: oil); HD02WB5009 (Prunus persica: oil).

UNII — 5M26W7T072.

Pharmacopoeias. *Chin.* and *Jpn* include Peach Kernel (Persicae Semen) and also Apricot Kernel (Armeniacae Semen).

简介

桃仁油是一种从多种碧桃和杏（蔷薇科）的核中提取的不挥发性油，其通性与杏仁油（第2174页）类似，并作为一种油性介质使用。

制剂

多组分制剂 ***Fr.:*** Item Lentes†.

Peru Balsam 秘鲁香脂

Bals. Peruv.; Bálsamo del Perú; Balsamum peruvianum; Baume du Pérou; Baume du San Salvador; Peru balzamas; Peruánský balzám; Perubalsam; Perui balzsm; Perunpalsami; Peruvian Balsam.

Перуанский Бальзам

UNII — 8P5F881OCY.

Pharmacopoeias. In *Eur.* (see p.vii).

Ph. Eur. 6. 8（Peru Balsam） 本品是 *Myroxylon balsamum* var. *pereirae* 枯萎和受伤树干的分泌物。其酯类含量不低于45.0%，不超过70.0%（*w/w*），主要为苯甲酸苄酯和桂皮酸内酯。本品为（暗）褐色黏稠液体，无黏性、非干性、倾倒不成细流。观察本品所形成的薄层，它是透明的、黄棕色的。几乎不溶于水；易溶于无水乙醇；除蓖麻油外不能与其他脂肪油混溶。避光。

简介

因其所含肉桂酸和苯甲酸而具有很弱的防腐作用。本品用等量的蓖麻油稀释，用于压褥及慢性溃疡；它还可作为局部制剂用于治疗浅表性皮肤病变及瘙痒。本品作为某些肛肠制剂的成分之一，用于缓解痔的症状（见第1619页）。

本品也作为某些制剂的成分之一用于治疗呼吸道充血，还用于芳香疗法。

已有报道本品可致皮肤过敏。

1. Pfützner W, *et al.* Systemic contact dermatitis elicited by oral intake of balsam of Peru. *Acta Derm Venereol* 2003; **83:** 294–5.
2. Avalos-Peralta P, *et al.* Sensitivity to *Myroxylon pereirae* resin (balsam of Peru). A study of 50 cases. *Contact Dermatitis* 2005; **52:** 304–6.

制剂

专利制剂

Fr.: Baume des Pyrenees; Tulle Gras Lumiere†; ***Pol.:*** Balsolan.

多组分制剂 ***Arg.:*** Anusol; Anusol Duo S; Anusol-A; ***Austral.:*** Anusol; Ayrton's Chilblain†; ***Austria:*** Mamellin; Pudan-Lebertran-Zinksalbe; Pulmex†; Rombay; Vulpuran; ***Belg.:*** Perubore; Rectovasol; ***Braz.:*** Anusol-HC; Balmex; Calminex H; Claudemor; ***Cz.:*** Pulmex Baby†; Pulmex†; ***Fr.:*** Agathol; Anaxeryl; Balsofumine; Brulex; Dermophil Indien; Dolirhume; Lelong Pommade; Oxyperol; Perubore; ***Ger.:*** Nasenbalsam fur Kinder†; Nasenbalsam†; ***Hong Kong:*** Anusol; Anusol-HC†; Haemoral; ***Hung.:*** Pulmex; Pulmex Baby; ***Indon.:*** Sapona†; ***Irl.:*** Anugesic-HC; Anusol; Anusol-HC; ***Israel:*** Hemo; Pulmex; ***Ital.:*** Anusol†; Fomentil; ***Malaysia:*** Anucare; Anusol; ***NZ:*** Anusol; ***Pol.:*** Aromagel†; Depulol; Hemorectal; Pulmex Baby; Rectosec; ***Rus.:*** Pulmex (Пульмекс)†; Pulmex Baby (Пульмекс Бэби); Theraflu Bro (Терафлю Бро); ***S.Afr.:*** Anugesic†; Heilsalbe†; Ung Vernleigh; ***Singapore:*** Anusol†; ***Spain:*** Antigrietun; Cicatral; Grietalgen; Linitul; Vapores Pyt; Vitamina F99 Topica; ***Switz.:*** Dermophil Indien; Euproctol N†; Haemocortin†; Haemolan; HEC; Leucen†; Peru Stick†; Perubare†; Pinimenthol Baby†; Pommade au Baume; Pulmex; Pulmex Baby; Rapura; Wala Baume nasal; Wala Baume nasal doux; ***Thai.:*** Anusol†; ***UK:*** Anugesic-HC; Anusol; Anusol-HC, Plus HC; Dragon Balm; ***USA:*** Allanderm-T; Anumed; Anumed HC; Balmex Baby; Dermuspray; Dr Dermi-Heal; Flanders Buttocks; Granulderm; Granulex; GranuMed; Hemril; Mammol; Proderm; Saratoga; Vasolex; Venelex; Xenaderm; ***Venez.:*** Claudemor†.

顺势疗法制剂 ***Austria:*** Tonsan chronisch; ***Canad.:*** Formula MBC; ***Ger.:*** Weleda Heilsalbe; ***UK:*** Balsamicum; Frost Cream.

Pexelizumab (*BAN*, *USAN*, *rINN*) 匹利珠单抗

h5G1.1 scFv; h5G1.1 scFv (CDR); Pexélizumab; Pexelizumabum. Immunoglobulin, anti-(human complement C5α-chain)(human-mouse monoclonal 5G1.1-SC chain).

Пекселизумаб

CAS — 219685-93-5.

简介

匹利珠单抗是一种重组人源化单克隆抗体。本品作为一种补体阻滞药（第2216页），可抑制 C5 蛋白末端补体激活。用于冠状动脉再灌注和血管形成术患者的治疗的临床研究正在进行中。

1. Mahaffey KW, *et al.* Effect of pexelizumab on mortality in patients with acute myocardial infarction or undergoing coronary artery bypass surgery: a systematic overview. *Am Heart J* 2006; **152:** 291–6.
2. Armstrong PW, *et al.* APEX AMI Investigators. Pexelizumab for acute ST-elevation myocardial infarction in patients undergoing primary percutaneous coronary intervention: a randomized controlled trial. *JAMA* 2007; **297:** 43–51.

Phencyclidine Hydrochloride (*BANM*, *USAN*, *rINNM*) **盐酸苯环利定**

CI-395; CN-25253-2; GP-121; Hidrocloruro de fenciclidina; NSC-40902; PCP; Phencyclidine, Chlorhydrate de; Phencyclidini Hydrochloridum. 1-(1-Phenylcyclohexyl)piperidine hydrochloride.

Фенциклидина Гидрохлорид

$C_{17}H_{25}N,HCl = 279.8$.

CAS — 77-10-1 (phencyclidine); 956-90-1 (phencyclidine hydrochloride).

UNII — V1JZQ7GDTX.

(phencyclidine)

注：PCP 也是五氯酚的异名（第1931页）。

俗名 下面的术语是各种形式苯环利定的"俗名"（见第vii页）或俚语：

Ace; AD; Aliamba; Amoeba; Amoebae; Amp; Angel; Angel dust; Angel hair; Angel mist; Angel poke; Animal trank; Animal tranq; Animal tranquilizer; Aurora borealis; Bad pizza; Belladonna; Black dust; Black whack; Blotter acid; Blud madman; Blue madman; Boat; Bohd; Bush; Busy bee; Butt naked; Buzy bee; Cadillac; Cannabinol; Cat tranquilizer; Christal; Cigarrode cristal; CJ; Cliffhanger; Cliqum; Columbo; Cozmo's; Crazy coke; Crazy Eddie; Cristal; Crystal; Crystal joint; Crystal T; Crystal TAC; Cycline; Cyclona; Cyclone; Cyclones; Cystal T; D; Detroit pink; Devil's dust; Dipper; Dips; Dirge; Disembalming Fluid; DMT; Do it Jack; DOA; Drink; Drinks; Dummy dust; Dust; Dust joint; Dust of angels; Dusted parsley; Elephant; Elephant trank; Elephant tranquilizer; Embalming fluid; Energizer; Engelenspul; Erth; Fake STP; Fake THC; Fake X; Flakes; Flying saucers; Formaldehyde; Fresh; Fry; Fuel; Good; Goon; Goon crystal; Goon dust; Gorilla biscuits; Gorilla pills; Gorilla tab; Green; Green double domes; Green leaves; Green tea; Green tear; Half track; Happy sticks; HCP; H.c.p.; Heaven & Hell; Heaven and Hell; Herms; High; Hinkley; Hog; Horse franks; Horse tracks; Horse trank; Horse tranquilizer; Ice; Ill; Illies; Illy momo; Jet fuel; Juice; K; Kaps; Kay Jay; K-blast; Killer; Killer joints; Killer weed; KJ; Koller joints; Kools; Kools sherms; Krystal; Krystal joint; Krystal joints; KW; LBJ; Leak; Leakie; Leaky; Leaky bolla; Leaky leak; Lemon 714; Lenos; Lethal weapon; Little ones; Live ones; Log; Love boat; Loveboat; Lovely; Mad dog; Mad man; Madman; Magic; Magic dust; Magic mist; Mean green; Mesk; Mint leaf; Mint weed; Mintweed; Missile; Mist; Monkey dust; Monkey gland; Monkey tranquilizer; More; New acid; New magic; Niebla; Oil; OPP; O.P.P.; Orange crystal; Ozone; P; Parsley; Paz; PCP; PCPA; Peace; PeaCe Pill; Peace pill; Peace pills; Peace weed; Peep; Peter Pan; Pig killer; Pit; Pits; Po-de-anjo; Polvo; Polvo de angel; Polvo de estralos; Polvo de estrellas; Porker; Puffy; Purple rain; Red devil; Red devils; Rocket fuel; Rocketfuel; Rupture; Scaffle; Scuffle; Serenity Tranquility Peace; Sernyl; Sernylan; Shabu; Sheets; Sherm; Sherm sticks; Sherman Hemsley; Shermans; Sherms; Skuffle; Smoking; Snorts; Soma; Space rock; Speed boat; Spores; Star dust; Stardust; Stick; STP; Sugar; Super; Super grass; Super joint; Super kools; Super weed; Supergrass; Surfer; Synthetic cocaine; Synthetic THT; T; TAC; Tac et tic; Taking a cruise; T-buzz; Tea; THC; Tic; Tic tac; Tick; Tic-tac; TicTac; Tish; Titch; Trank; Tranks; Tranq; TT 1; TT 2; TT 3; Venom; Vredestro; Wack; Water; Wave; Weed; Wet; Wet daddies; Wetdaddy; Whack; White horizon; White powder; Wobble weed; Wolf; Woolies; Wooly blunts; Worm; Yellow fever; Zombie; Zombie weed; Zoom; Zoot.

不良反应、处置和注意事项

苯环利定诱发精神病的临床症状与精神分裂症难于辨别。报道的不良反应有离奇的和暴力的行为、幻觉、精神欣快、情绪激动、紧张症僵直、定向力障碍、共济失调、眼球震颤、多涎、呕吐、惊厥、麻木、高血压、心动过速、横纹肌溶解导致的肾功能衰竭、酸中毒，偶见恶性高热。重症中毒可能导致呼吸抑制、昏迷、甚至死亡。

过量使用盐酸苯环利定后，最好在服用本品 1h 内使用活性炭。如果苯环利定已分泌到胃肠道，应给予多剂量的活性炭。本品不良反应采用对症治疗；亢奋的患者应在暗室中保持安静，如果需要，可给予地西泮。丁酰苯类抗精神病药（如氟哌啶醇）可用于严重行为障碍和精神病的治疗，因这类药物也有不良反应，一些人认为一般情况下应避免使用。吩噻嗪类药物可降低癫痫发作的阈值，也应避免使用。发热应进行治疗。如有必要，可通过补液或使用利尿药来促进肾脏排泄。因为酸中毒可能加重和出现肾衰竭，所以不推荐酸化尿液。

哺乳 American Academy of Pediatrics 认为哺乳妇女滥用苯环己哌啶，可导致婴儿出现幻觉[1]。

1. American Academy of Pediatrics. The transfer of drugs and other chemicals into human milk. *Pediatrics* 2001; **108:** 776–89. [Retired May 2010] Correction. *ibid.*; 1029. Also available at: http://aappolicy.aappublications.org/cgi/content/full/pediatrics%3b108/3/776 (accessed 02/07/04)

用途和用法

苯环利定在化学结构上与氯胺酮（见第1707页）有相关性，本品是一种强效镇痛和麻醉药。以前静脉给药可产生一种记忆缺失昏睡状态，同时伴有痛觉缺失。本品的严重不良反应，尤其是术后精神病，限制了本品的使用。本品曾作为制动剂用于兽药。苯环己哌啶具有致幻作用，在某些国家普遍滥用，其可通过口服、鼻子吸入、注射或吸烟途径给予。

苯环己哌啶的多种类似物也同样被滥用，包括：

- PHP［咯环利定；1-(1-苯基环己基)吡咯烷］，
- PCC(1-piperidinocyclohexanecarbonitrile)，
- PCE（*N*-乙基-1-苯基环己胺），
- TCP[1-1-(2-噻吩基) 环己基] 哌啶。

Phenolsulfonphthalein 酚磺酞

Czerwień fenolowa; Fenolisulfoniftaleiini; Fenolsolfonftaleina; Fenolsulfonftalein; Fenolsulfonftaleína; Fenolsulfonftaleinas; Fenolszulfonftalein; Phenol Red; Phénolsulfonephtaléine; Phenolsulfonphthaleinum; Phenolsulphonphthalein *(BAN)*; PSP. 4,4′-(3H-2,1-Benzoxathiol-3-ylidene)diphenol S,S-dioxide.

Фенолсульфонфталеин

$C_{19}H_{14}O_5S = 354.4$.

CAS — 143-74-8.

ATC — V04CH03.

ATC Vet — QV04CH03.

UNII — I6G9Y0J1OJ.

Pharmacopoeias. In *Chin., Eur.* (see p.vii), and *Jpn.* Also in *USNF.*

Ph. Eur. 6. 8（Phenolsulfonphthalein; Phenolsulphonphthalein BP 2010） 鲜红色至暗红色结晶性粉末。极微溶于水；微溶于乙醇。

USNF 28（Phenolsulfonphthalein） 鲜红色至暗红色结晶性粉末。极微溶于水；微溶于乙醇。

简介

酚磺酞静脉注射用于肾功能试验中检测尿排泄率，也可肌内注射。

尿液呈碱性，红色至紫色。

在药物吸收研究和残余尿试验中，本品还可用作药物吸收指示剂。

本品偶可发生过敏反应。

Phenylpropanol 苯丙醇

Ethyl Phenyl Carbinol; Etilfenilcarbinol; Fenilpropanol; α-Hydroxypropylbenzene; SH-261. 1-Phenylpropan-1-ol; α-Ethylbenzyl alcohol.

Фенилпропанол

$C_9H_{12}O = 136.2$.

CAS — 93-54-9.

Pharmacopoeias. In *Chin.*

简介

苯丙醇是一种利胆药，用于治疗胆管和胃肠道疾病。

制剂

多组分制剂 ***Austria:*** Hedonin†; ***Braz.:*** Quelodin†.

Phloroglucinol (*BAN*) **间苯三酚**

Floroglucina; Floroglucinol; Floroglucynol; Floroglusinoli; Phloroglucin; Phloroglucinolum. Benzene-1,3,5-triol.

Флороглуцинол

$C_6H_6O_3 = 126.1$.

CAS — 108-73-6.

ATC — A03AX12.

ATC Vet — QA03AX12.

UNII — DHD7FFG6YS.

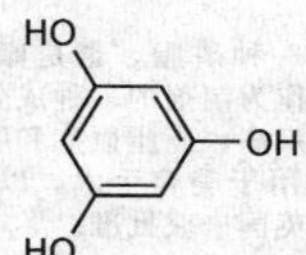

Pharmacopoeias. In *Eur.* (see p.vii), which also includes the dihydrate.

Ph. Eur. 6. 8（Phloroglucinol, Anhydrous; Phloroglucinolum Anhydricum） 白色或类白色粉末。略溶于水；易溶于乙醇；几乎不溶于二氯甲烷。本品 1%混合溶液（乙醇和水）的 pH 值为 4.0～6.0。避光。

Ph. Eur. 6. 8（Phloroglucinol Dihydrate Phloroglucinolum Dihydricum） 白色或类白色粉末。略溶于水；易溶于乙醇；几乎不溶于二氯甲烷。本品 1%混合溶液（乙醇和水）的 pH 值为 4.0～6.0。避光。

简介

间苯三酚为解痉药，在症状出现时以水合物的形式口服本品 160mg，如有需要，可重复给药。本品还可制成 3-甲基间苯三酚，每日口服 480mg。剂量较低时，可静脉注射或肌内注射和直肠给药。

用途 据报道，肠易激综合征（第1621页）患者用间苯三酚和 3-甲基间苯三酚联合进行 1 周的短期治疗，以尽快缓解急性疼痛。

1. Chassany O, *et al.* Acute exacerbation of pain in irritable bowel syndrome: efficacy of phloroglucinol/trimethylphloroglucinol—a randomized, double-blind, placebo-controlled study. *Aliment Pharmacol Ther* 2007; **25:** 1115–23.

制剂

专利制剂

Arg.: Pasmovit; ***Fr.:*** Spasfon-Lyoc; Spasmocalm; Spassirex; ***Ital.:*** Spasmex; ***Mex.:*** Panclasa.

多组分制剂 ***Arg.:*** Nero; ***Belg.:*** Spasfon; ***Fr.:*** Meteoxane; Spasfon; ***Gr.:*** Spasfon; ***Ital.:*** Spasmex; ***Mex.:*** Klonaza; Morelax; Panclasa; Tilmetin.

Phosgene 碳酰氯

Carbonic Dichloride; Carbonyl Chloride; Chloroformyl Chloride; Cloruro de carbonilo; Dicloruro carbónico; Fosgen; Fosgeno; Oxicloruro de carbono.

$COCl_2 = 98.92$.

CAS — 75-44-5.

UNII — 117K140075.

不良反应

工业应用和从含氯化合物（如二氯甲烷、三氯甲烷、四氯化碳）在加热时产生的碳酰氯（光气）可引起中毒。中毒症状可延迟到 24h（罕见 72h），症状包括眼和喉咙的灼烧感、咳嗽、呼吸困难、发绀、肺充血和水肿。缺氧可引起死亡。50ppm 的暴露量可迅速致死。暴露于大量碳酰氯可引起血管内溶血、血栓形成并立即死亡。暴露于高浓度的碳酰氯可引起持续数月的劳累性呼吸困难。

不良反应的处置

吸入本品或经皮肤吸收后，应完全休息并吸氧。用大量的水冲洗嘴、眼、鼻及皮肤。口服或注射皮质激素解除支气管痉挛，但吸入皮质激素的疗效仍存在争议。抗菌药物可减轻呼吸道感染。进一步进行对症治疗。

1. Russell D, *et al.* Clinical management of casualties exposed to lung damaging agents: a critical review. *Emerg Med J* 2006; **23:** 421–4.

用途

碳酰氯用于化工，也是一种战争毒气。

1. Borak J, Diller WF. Phosgene exposure: mechanisms of injury and treatment strategies. *J Occup Environ Med* 2001; **43:** 110–9.

Phosphatidyl Choline 磷脂酰胆碱

Fosfatidilcolina; Phosphatidylcholine.

Фосфатидилхолин

注：磷脂酰胆碱这一术语有时作为卵磷脂（lecithin，见第2267页）的同义语使用。

简介

磷脂酰胆碱是一种磷脂，也是卵磷脂的组分之一（第2267页）。本品作为制剂的一种成分，已用于治疗肝脏疾病、外周血管疾病、高脂血症和脂肪栓子。一些磷脂酰胆碱注射剂已用于美容手术，以消除皮下脂肪沉积，但这种用法在英国未获批准。

溃疡性结肠炎 磷脂酰胆碱是黏液的组成部分，在黏膜防御中起重要作用。受损的黏膜屏障被公认为是溃疡性结肠炎的致病因素，有研究表明，外源性的磷脂酰胆碱可提高结肠黏液的保护效应。2项小规模的短期的研究显示[1,2]，磷脂酰胆碱口服控释制剂比安慰剂更能有效改善溃疡性结肠炎的症状。

1. Stremmel W, *et al.* Retarded release phosphatidylcholine benefits patients with chronic active ulcerative colitis. *Gut* 2005; **54:** 966–71.
2. Stremmel W, *et al.* Phosphatidylcholine for steroid-refractory chronic ulcerative colitis: a randomized trial. *Ann Intern Med* 2007; **147:** 603–10.

制剂

专利制剂

Ital.: Essentiale†; Lipostabil†; ***Singapore:*** Hepakur; ***Ukr.:*** Lipin (Ліпін); ***USA:*** PhosChol.

多组分制剂 ***Arg.:*** Ikx Gel Reductor†; ***Austral.:*** Tyroseng†; ***Canad.:*** Nervrite; ***Ger.:*** Leferdivin; Repithel; ***Indon.:*** Liposerin†; ***Ital.:*** Essaven; Linfonorm Cremagel; Mirtilux; Zeroac; ***Malaysia:*** Lesichol; NeuroPlus; ***Philipp.:*** Essentiale; Livolin; ***Switz.:*** Silence.

Phosphatidyl Serine 磷脂酰丝氨酸

Fosfatidilserina; Phosphatidylserine.

Серинфосфатид; Фосфатидилсерин

简介

磷脂酰丝氨酸是一种磷脂，已尝试用于治疗器质性精神病综合征。作为一种认知佐剂的研究正在开展。本品也是卵磷脂的成分之一（第2267页）。

磷脂酰丝氨酸既可称作磷酸丝氨酸（缺少类脂和甘油部分），也可称作（+）-L-磷酸丝氨酸（右磷丝氨酸）和消旋磷酸丝氨酸（DL-磷酸丝氨酸）。磷酸丝氨酸有时作为磷脂酰丝氨酸的同义语使用。

1. Pepping J. Phosphatidylserine. *Am J Health-Syst Pharm* 1999; **56:** 2038, 2043–4.

制剂

专利制剂

Braz.: Bros; ***Indon.:*** Memoran; ***UK:*** Cognito.

多组分制剂 ***Ger.:*** Vitasprint B_{12}†; ***Indon.:*** Liposerin†; ***Ital.:*** Acutil Fosforo; Aminoserin†; Briogen†; Facoserina†; Fosfo Plus; Glutamin Fosforo; Memovisus†; Memovit B12; Mirtilux; NeoBros; NeoBros 10; NeoBros C; Vitasprint Complex†; Vitasprint†; ***Spain:*** Agudil†; Nucleserina; ***Switz.:*** Vitasprint Complex; ***UK:*** Neurozan.

Phosphoric Acid 磷酸

Acide phosphorique; Acido Fosfórico; Ácido ortofosfórico; Acidum phosphoricum; Concentrated Phosphoric Acid; E338; Fosfato rūgštis; Fosfórico, ácido; Fosforihappo; Fosforsyra; Foszforsav; Kwas fosforowy; Kyselina fosforečná; Orthophosphoric Acid; Phosph. Acid; Phosphorsäure.

H_3PO_4 = 98.00.

CAS — 7664-38-2.

UNII — E4GA8884NN.

OH
HO—P—OH
O

Pharmacopoeias. *Eur.* (see p.vii) includes various concentrations. Also in *USNF.*

Ph. Eur. 6. 8（Phosphoric Acid, Concentrated; Phosphoric Acid BP 2010） 本品含磷酸（H_3PO_4）84%～90%（*w/w*），为澄清、无色、腐蚀性、糖浆状液体。本品低温贮存可固化，形成无色块状晶体，结晶的熔点为28℃。本品能与水和乙醇混溶。贮藏于玻璃容器中。

Ph. Eur. 6. 8（Phosphoric Acid, Dilute） 本品含磷酸（H_3PO_4）9.5%～10.5%（*w/w*），由115g磷酸和885g水混合而成。

USNF 28（Phosphoric Acid） 本品含磷酸（H_3PO_4）85%～88%（*w/w*）。无色、无臭的黏稠液体。本品能与水和乙醇混溶。贮藏于密闭容器中。

USNF 28（Diluted Phosphoric Acid） 本品含磷酸（H_3PO_4）9.5%～10.5%（*w/v*），69ml磷酸加水到1000ml，混匀制得。本品为澄清、无色、无臭液体。贮藏于密闭容器中。

不良反应和处置

参见**盐酸**，第2255页。

混合澄清剂的毒性 参见**次氯酸钠**项下磷酸和次氯酸为主的混合澄清剂的不良反应（第1584页）。

用途和用法

磷酸具有工业用途。稀磷酸经稀释后才可用于恶心和呕吐的治疗（第1622页），本品的制剂还用于阴道感染；磷酸在牙科用于腐蚀牙釉质，也可用于顺势疗法。

顺势疗法 磷酸已经以下列名称用于顺势疗法中：Acidum phosphoricum；Phosphoricum acidum；Phosphoricum ac；Ac. Phos。

制剂

BP 2010: Phosphate Oral Solution;
USP 33: Sodium Fluoride and Phosphoric Acid Gel.

专利制剂

Fr.: Phosoforme†.

多组分制剂 ***Austral.:*** Infant Tonic†; Irontona; Nervatona Calm; Nervatona Focus; Vitatona†; ***Braz.:*** Ferrotonico†; Memorisan†; Paratonico; Tonico Blumen†; Vitonico; ***Canad.:*** Perfect Solutions 1-Minute; ***Chile:*** Vigofortal†; ***Fr.:*** Actiphos†; Biotone; Ionyl†; Marinol†; Neurosthenol†; Phosphoneuros; Stimuplexe; ***Gr.:*** Dulox; Enter-Out; Fleelaxat; Fleet Phospho-Soda; Frubiose Calcium; Kathargon; Mineralin; Odrinol; Phospho-Laxat; Phosphoclean; Trifalac; ***India:*** Neogadine; ***Israel:*** Peptical; ***S.Afr.:*** Emetrol; Emex; ***Spain:*** Oximen; ***Thai.:*** Quinradon-N†; ***USA:*** Emetrol; Formula EM; Nausetrol; ***Venez.:*** Fosquival†.

顺势疗法制剂 ***Austral.:*** Cold & Flu Respatona Flu & Fever Relief†; Hangover Relief; Nervatona Calm; Nervatona Focus; Vitatona Energy; ***Austria:*** Acidum phosphoricum Med Complex; Barium Med Complex†; China Med Complex†; Erbiode-Starkungstropfen; Ginseng Med Complex†; Nervoheel; Phosphorus Med Complex†; Salvara†; Selenium Med Complex†; Veratrum Med Complex†; ***Canad.:*** Alfalfa Tonic; Bioactiv E; Comp-Drops 1 Stress; Cutisitum; Fatigue L5†; Fatigue Relief; Homeo-Form F; Homeo-Form M; Hylagene; Ikoplex 5; Indigestion; Mental Alertness; Passiflora Complex†; Sedilor; Ton 2 Complex; Tonique Alfalfa; ***Chile:*** Anacardio con Fosforo; Bioactiv E; Bioactiv P; ***Cz.:*** Vita C-R15 forte†; Vita C-R15†; ***Fr.:*** Abbe Chaupitre no 43; Acidum Phosphoricum Complexe No 5; Passiflora Compose; Sativol; ***Ger.:*** Acidumphos-Gastreu†; Diabetan S†; Entero-Gastreu S R4; Infi-China†; Nervo-Plantin; Nervoregin H; Presselin Nervennahrung N; Rufebran regeno; Tondinel H; Virilis-Gastreu S R41; Vita-C R15†; ***Neth.:*** Cephalite; Entero-Gastreu R4; Sativol; ***Ukr.:*** Arsenic Comp Iov-Diabet (Арсеник Комп Иов-Диабет); Cerebrum Compositum H (Церебрум Композитум H)†; ***USA:*** Preferred Remedies Fatigue.

Phosphorus 磷

Fósforo; Fósforo amarillo; Fósforo blanco; Phosphor; Phosphore; White Phosphorus; Yellow Phosphorus.

Фосфор

P = 30.973762.

CAS — 7723-14-0.

UNII — 27YLU75U4W.

管理 磷已用于违禁制品炸药或烟火的生产，使用时要小心。

稳定性和贮藏 磷在空气中不稳定，且应贮藏在水中。

不良反应

急性黄（白）磷中毒，属一般性原浆毒，发生有三个不同阶段。第一阶段，代表性的症状有局部胃肠道刺激症状，如剧渴、疼痛、恶心、呕吐和腹泻。呕吐物和粪便可闻大蒜味，并可发光。可能出现休克、谵妄、惊厥、昏迷及死亡。存活的患者在第二阶段，可持续长达数天甚至数周无症状。第三阶段以全身毒性为特征：肝肾损伤、心血管性衰弱，还有中枢神经系统的反应，如意识模糊、惊厥及昏迷。第一或第三阶段，死亡可随时出现。

致死剂量为1mg/kg。

慢性中毒的症状常伴随着有缺损的组织修复，包括下颚骨坏死（"磷毒性颌骨坏死"）。此外，磷还能引起皮肤重度烧伤。皮肤污染后，磷被吸收，全身症状才可能出现。

不良反应的处置

吞食黄（白）磷后，可考虑洗胃，但为防止自燃需权衡利弊。也可以用活性炭，但目前的证据不足。禁止诱导呕吐。高锰酸钾溶液（1∶5000）可慢慢灌输到胃部，以便将磷元素转化成氧化形式，但这种方式缺乏可靠的临床依据，并不推荐使用。

进一步对症和支持治疗包括：可补液和电解质；治疗惊厥和肝肾功能异常。

皮肤上的污染区应浸入水中或用大量的温水冲洗。尽管通过抑制6-磷酸葡萄糖脱氢酶导致致命溶血的担心在增加，但仍有建议用含硫酸铜的溶液冲洗皮肤，以便将磷转化成磷酸铜。如果眼球被磷污染，应立即用大量的温水冲洗15min以上。裸露部位应用湿敷裹或敷布覆盖，以防止自燃。所有未氧化的磷颗粒应从皮肤去除。脂质或以油为基质的局部用制剂可增加磷从皮肤的吸收，应避免使用。

用途

元素磷不再用作药物。磷缺乏和骨病应给予无机磷酸盐（见**磷酸钠**的**用途和用法**，第1605页）。本品还用于制造灭鼠药和灭蟑螂药。

顺势疗法 磷已经以下列名称用于顺势疗法中：Phos。

制剂

USP 33: Minerals Capsules; Oil- and Water-soluble Vitamins with Minerals Capsules; Oil- and Water-soluble Vitamins with Minerals Tablets; Water-soluble Vitamins with Minerals Capsules; Water-soluble Vitamins with Minerals Tablets.

多组分制剂 ***Arg.:*** Sigmaflex; ***Canad.:*** Cal Mag Phos Plus D; T-OS; ***Chile:*** Chicovit Pharmaton; ***Cz.:*** Biomin H; ***Hong Kong:*** Dical-D†; ***Indon.:*** Calcidol; Obical; Phoscal; ***Malaysia:*** Obical; Shine Fememino; ***Mex.:*** Multi-Sanostol; ***Singapore:*** Lacto Calcium; ***Thai.:*** FB Fer†; ***Ukr.:*** Kalcinova (Кальцинова); ***USA:*** CalciCaps with iron; Dical; Diostate; Pro-Cal.

顺势疗法制剂 ***Austral.:*** Respatona Chesty Cough & Nasal Congestion; Respatona Dry Cough & Nasal Congestion; ***Austria:*** Acidum phosphoricum Med Complex; Ambra Med Complex†; Cepa Med Complex†; China Med Complex†; Galstena; Gripp Heel; Grippetropfen Nr 20†; Hustentropfen Nr 24†; Infludo; Nisylen; Notta; Phosphor-Homaccord; Phosphorus Med Complex†; Pneumodoron Nr 2; Robinia Med Complex†; Tonsan akut; ***Canad.:*** Arth-A Oligocan†; Ateria-Heel; Bryaconeel; Cou Complex; Detox L37; Diarrex; Echinacea Compositum; Endoteel; Fatigue Relief; Formula DE 226; Formula FA 224; Formula INF; Formula PC 223; Hecocur; Homeo-Form F; Nareel; Phosphor-Homaccord; Rhinar; Sinall Formula; Spascupreel; ***Chile:*** Ikoplex No 23; ***Cz.:*** Feminon†; Galium; Gripp Heel; Hepeel; ***Fr.:*** Hypericum Complexe No 26; Momordica Complexe No 109; Myosotis Complexe No 63; Pulmo-Drainol; Thuya Complexe No 37; ***Ger.:*** Agaricus comp; Antiflammin H†; Delto-cyl Ho-Len-Complex; Dystophan†; Feminon N; Gripp-Heel; Hepar 202 N†; Infi-Echinacea†; Infihepan†; Infludo; Mucosa compositum; Multojod-Gastreu N R12†; Nisylen; Nux Vomica N Oligoplex; Pneumodoron 2; Roth's Ropulmin†; Roth's Rotacard†; Seniovita aktiv†; Vertizin; Zincum Hevert N; ***Neth.:*** Apo-Hepat; Echilite; Gripp-Heel H; Infludo; Mucosa comp H; Nisykind†; Nisyleen; ***Rus.:*** Galstena (Галстена); Influcid (Инфлюцид); Notta (Нотта); Tonsan-Akut (Тонзан-акут); ***S.Afr.:*** Gripp-Heel; Infludo†; Pneumodoron 2†; Sambucus Comp†; ***Switz.:*** Infludo; ***UK:*** Infludo; ***Ukr.:*** Echinacea Comositum S (Эхинацея Композитум C)†; Influcid (Инфлюцид).

Phyllanthus Amarus 苦余甘子

Филлантус Обыкновенный (*Phyllanthus amarus*)

UNII — 7OG98361LN.

Phyllanthus Niruri 珠子草

Chanca Piedra; Shatter Stone.

Филлантус Нирури

简介

叶下珠属属大戟科的植物，有灌木、树和草，种类较多（超过600种）。其中，两种独特的苦余甘子和珠子草在外形、植物化学成分、历史上较为相近，这给鉴定带来一些难度。由于这些原因，在使用时，常被当成一种。在印度，这两个物种常统称为bhumyaamalaki。

苦余甘子（*Phyllanthus amarus*）在印度用于利尿和肝病。

珠子草（*Phyllanthus niruri*）作为传统草药在世界范围内用于多种疾病，包括肾结石、其他泌尿道疾病、黄疸和其他肝病。

余甘子（*Phyllanthus emblica*）在印度醋栗项下单独讨论（见第2258页）。

制剂

专利制剂

Indon.: Divens; Stimuno.

多组分制剂 ***Braz.:*** Lisian†; ***Fr.:*** Pilosuryl; ***Hung.:*** Livfit; ***Indon.:*** Biofos†; Dibost; Erphacea; Formuno; Gramuno; Hepimun; Hepimun Plus; Imudator†; Imulan; Imunal Plus; Imunogard; Picula; Reliv†; Tribost; ***Ital.:*** Bionefrol; ***Port.:*** Biureol; ***Rus.:*** Dipana (Дипана); ***Venez.:*** Flucirac; Natrossil.

Physalis 酸浆

Alkékenge; Alkekengi; Alquenque; Alquequenje; Amour en cage; Bladder Cherry; Blasenkirsche; Chinese Lantern; Coqueret; Ground Cherry; Judenkirsche; Lampionblume; Strawberry Tomato; Tomatillo inglés; Vejiga de perro; Winter Cherry.

Песья Вишня; Физалис Обыкновенный

UNII — M71L0X809T (Physalis alkekengi fruiting top).

注：酸浆这一名称用于以下几种植物：除了酸浆（*Physalis alkekengi*）外，还可用于倒地铃（*Cardiospermum halicacabum*）和睡茄（*Withania somnifera*）（见第2185页）。

Pharmacopoeias. In *Chin.*

简介

酸浆（茄科）的浆果，具有利尿作用。

灯笼果，亦称"金醋栗"，是 *P. peruviana* 可食用的果实。

制剂

多组分制剂 ***Indon.:*** Hyric.

Picibanil 溶血链球菌素

OK-432.

Пицибанил

CAS — 39325-01-4.

简介

溶血链球菌素是化脓性链球菌产生的一种低毒低压冻干制剂，与青霉素一起加热灭活。据称，本品可用作免疫调节剂，经注射后治疗恶性肿瘤。

1. Luzzatto C, *et al.* Sclerosing treatment of lymphangiomas with OK-432. *Arch Dis Child* 2000; **82:** 316–18.
2. Sakamoto J, *et al.* Meta-analysis of adjuvant immunochemotherapy using OK-432 in patients with resected non-small-cell lung cancer. *J Immunother* 2001; **24:** 250–6.
3. Laranne J, *et al.* OK-432 (Picibanil) therapy for lymphangiomas in children. *Eur Arch Otorhinolaryngol* 2002; **259:** 274–8.
4. Sakamoto J, *et al.* Efficacy of adjuvant immunochemotherapy with OK-432 for patients with curatively resected gastric cancer: a meta-analysis of centrally randomized controlled clinical trials. *J Immunother* 2002; **25:** 405–12.
5. Giguere CM, *et al.* Treatment of lymphangiomas with OK-432 (Picibanil) sclerotherapy: a prospective multi-institutional trial. *Arch Otolaryngol Head Neck Surg* 2002; **128:** 1137–44.
6. Watanabe M, *et al.* Randomized controlled trial of the efficacy of adjuvant immunochemotherapy and adjuvant chemotherapy for colorectal cancer, using different combinations of the intracutaneous streptococcal preparation OK-432 and the oral pyrimidines 1-hexylcarbamoyl-5-fluorouracil and uracil/tegafur. *Int J Clin Oncol* 2004; **9:** 98–106.
7. Sato Y, *et al.* A randomized controlled study of immunochemotherapy with OK-432 after curative surgery for gastric cancer. *J Immunother* 2004; 394–7.
8. Taniguchi T, *et al.* Clinical results of OK-432 injection therapy for ganglions. *J Dermatol* 2005; **32:** 262–5.
9. Kasahara K, *et al.* Randomized phase II trial of OK-432 in patients with malignant pleural effusion due to non-small cell lung cancer. *Anticancer Res* 2006; **26:** 1495–9.
10. Knipping S, *et al.* Sclerotherapy of cervical cysts with Picibanil (OK-432). *Eur Arch Otorhinolaryngol* 2007; **264:** 423–7.
11. Nygaard U, *et al.* New treatment of early fetal chylothorax. *Obstet Gynecol* 2007; **109:** 1088–92.

制剂

专利制剂

Jpn: Picibanil.

Pidotimod（*rINN*）匹多莫德

Pidotimodum. (*R*)-3-[(*S*)-5-Oxoprolyl]-4-thiazolidinecarboxylic acid.

Пидотимод

$C_9H_{12}N_2O_4S$ = 244.3.

CAS — 121808-62-6.

ATC — L03AX05.

ATC Vet — QL03AX05.

UNII — 785363R681.

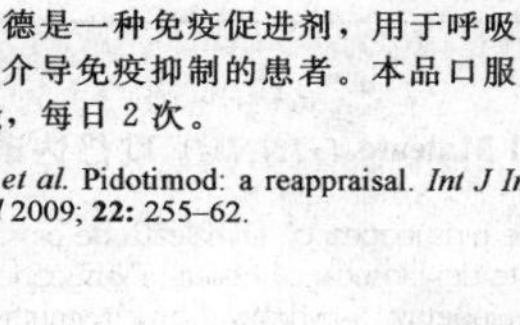

简介

匹多莫德是一种免疫促进剂，用于呼吸道和尿路感染期间细胞介导免疫抑制的患者。本品口服给药，常规剂量 800mg，每日 2 次。

1. Riboldi P, *et al.* Pidotimod: a reappraisal. *Int J Immunopathol Pharmacol* 2009; **22:** 255–62.

制剂

专利制剂

Gr.: Polimod; ***Ital.:*** Onaka; Pigitil; Polimod; ***Mex.:*** Adimod; ***Rus.:*** Imunorix (Имунорикс).

Pilewort 痔疮草

Celidonia menor; Escrofularia menor; Ficaire; Ficaria Ranunculoides; Ficaria Verna; Lesser Celandine.

Чистяк Весенний

UNII — YO2M043F0W (Ranunculus ficaria).

Pharmacopoeias. In *Fr.*

简介

本品为毛茛属植物痔疮草（毛茛科）的地上部分，具有收敛和镇痛作用，局部用于治疗痔疮。

制剂

多组分制剂 ***Arg.:*** Confortel†; ***Cz.:*** Avenoc; ***Fr.:*** Apaisance; Avenoc; Hemorrogel†; ***UK:*** Piletabs.

顺势疗法制剂 ***Canad.:*** Avenoc; ***Port.:*** Avenoc.

Pinaverium Bromide（*rINN*）匹维溴铵

Bromuro de pinaverio; Pinaverii Bromidum; Pinavérium, Bromure de; Pinaveriumbromid; Pinaveriumbromidi; Pinaweryum Bromür. 4-(6-Bromoveratryl)-4-{2-[2-(6,6-dimethyl-2-norpinyl)ethoxy]ethyl}morpholinium bromide.

Пинаверия Бромид

$C_{26}H_{41}Br_2NO_4$ = 591.4.

CAS — 59995-65-2 (pinaverium); 53251-94-8 (pinaverium bromide).

ATC — A03AX04.

ATC Vet — QA03AX04.

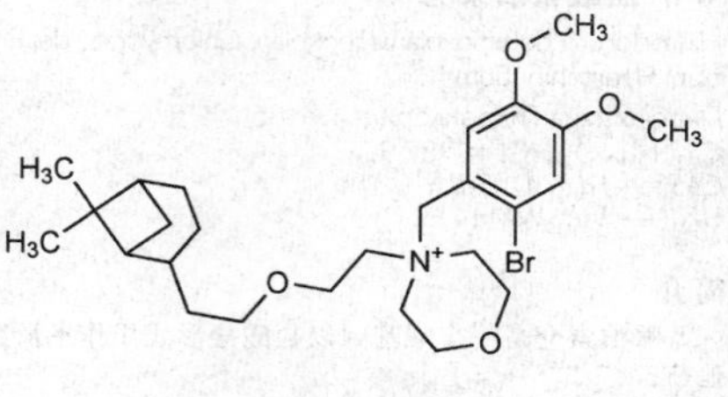

(pinaverium)

简介

匹维溴胺是一种钙通道阻滞药，具有抗毒蕈碱样作用。用于缓解胃肠痉挛。常用剂量为 50mg，每日 3 次，进餐时口服。如果需要可增至每次 100mg，每日 3 次。

对胃肠道的影响 2 例患者在两餐之间口服本品后，出现胃灼热感和吞咽困难；内镜显示急性食管溃疡，停药后，溃疡愈合[1]。厂商着重强调，应在进餐期间服用本品。

1. André J-M, *et al.* Ulcères oesophagiens après prise de bromure de pinaverium. *Acta Endosc* 1980; **10:** 289–91.

制剂

专利制剂

Arg.: Dicetel; ***Austria:*** Dicetel†; ***Belg.:*** Dicetel†; ***Braz.:*** Dicetel; ***Canad.:*** Dicetel; ***Chile:*** Eldicet; Laudil†; ***Cz.:*** Dicetel†; ***Fr.:*** Dicetel; ***Gr.:*** Dicetel; ***Hung.:*** Dicetel; ***India:*** Eldicet; ***Ital.:*** Dicetel; ***Mex.:*** Dicetel; Distental; Diver; Lutropen; Pakab; Zerpyco; ***Philipp.:*** Eldicet; ***Port.:*** Dicetel; ***Rus.:*** Dicetel (Дицетел); ***Spain:*** Eldicet; ***Switz.:*** Dicetel; ***Thai.:*** Dicetel; ***Turk.:*** Dicetel; ***Venez.:*** Dicetel.

多组分制剂 ***Mex.:*** Alevian Duo.

Maritime Pine 海岸松

Cluster Pine; Strandkiefer.

Сосна Приморская

CAS — 174882-69-0 (pycnogenol).

UNII — 50JZ5Z98QY.

Pharmacopoeias. In *USNF.*

USNF 28（Maritime Pine） 本品由 *Pinus pinaster*（*Pinus maritima*）树茎的树皮构成。按干燥品计算，原花青素含量不低于 8.0%，不超过 12.0%。本品仅用作浸膏使用，不能直接食用。贮存温度为 25℃，温度的变化范围为 15～30℃。注意防潮。

简介

海岸松 *Pinus pinaster*（*P. maritima*）的树皮，是黄酮类化合物的来源之一（第2235页）。从树皮中提取的原花青素混合物称碧萝芷，虽然术语碧萝芷亦已应用于原花青素黄酮。这种树皮提取物制剂有促进抗氧化作用。

海岸松是松针油的来源之一（见松油，第2309页）。海岸松的松针油（松属松树油）制剂已用于轻度呼吸道疾病的治疗，本品的局部制剂用于缓解肌肉、关节与软组织疾病。松节油（第 2351 页）从油性树脂蒸馏而来。

骨关节炎 海岸松树皮提取物作为食品添加剂用于骨关节炎患者。据英国 Arthritis Research Campaign 报告称[1]，海岸松树皮可能对减轻疼痛和提高躯体功能有效。

1. Arthritis Research Campaign. Complementary and alternative medicines for the treatment of rheumatoid arthritis, osteoarthritis and fibromyalgia (issued February 2009). Available at: http://www.arthritisresearchuk.org/pdf/Complementary%20and%20alternative%20medicines_11012010154331.pdf (accessed 16/08/10)

制剂

USP 33: Maritime Pine Extract.

多组分制剂 ***Arg.:*** Aseptobron; ***Ital.:*** Algorex; Flebil Plus; Flogofort; Signum; ***Malaysia:*** Pynocarewhite; ***Philipp.:*** Glucontrol; Pynocare 40 Actisome; ***Singapore:*** Scar Esthetique; ***UK:*** Zinopin; ***USA:*** Pycnogenol Plus.

Scots Pine 苏格兰松

Pin Sylvestre; Pinus Sylvestris; Scotch pine.

Сосна Обыкновенная (*Pinus sylvestris*)

ATC Herb — HM02AW5015 (Pinus sylvestris: balsam); HM02AW5017 (Pinus sylvestris: shoot tip); HR05WA5039 (Pinus sylvestris: balsam); HR05WA5041 (Pinus sylvestris: shoot tip).

UNII — Q1RGP4UB73.

Pharmacopoeias. In *Fr.*

简介

苏格兰松，欧洲赤松 *Pinus sylvestris*（Pinaceae）的新芽，作为一种草药用于治疗黏膜炎。其局部制剂用于治疗轻度肌肉疼痛。

苏格兰松是苏格兰松油和松针油（见**松油**，第2309页）的来源之一。

制剂

多组分制剂 ***Fr.:*** Pectoflorine; ***Pol.:*** DexaPini; Herbapini; Sirupus Pini Compositus; Sirupus Tussipini; Sirupus Tussipini D; Syrop Sosnowy Złozony.

顺势疗法制剂 ***Austria:*** Lymphomyosot; ***Cz.:*** Lymphomyosot; ***Ger.:*** Asthmakhell N; Droserapect†; Lymphomyosot; Lymphomyosot N; ***Neth.:*** Asthmakhell; Lymfelite; ***S.Afr.:*** Lymphomyosot; ***Ukr.:*** Lymphomyosot (Лімфоміозот)†; Lymphomyosot N (Лімфоміозот Н)†; ***Venez.:*** Lymphomyosot†.

Pine Oils 松油

Сосновые Масла

ATC Herb — HM02AW5013 (Pinus nigra: essential oil).

Pumilio Pine Oil 欧洲赤松油

Dwarf Mountain Pine Oil; Dwarf Pine Needle Oil; Dwarf Pine Oil; Essence de Pin de Montagne; Latschenöl; Oleum Pini Pumilionis; Olio di Mugo; Pin de montagne, huile essentielle de; Pini pumilionis aetheroleum; Pino mugo, aceite esencial de.

Масло Сосны Горной

CAS — 8016-46-4.

ATC Herb — HM02AW5012 (Pinus mugo: essential oil); HR05YA5017 (Pinus mugo: essential oil).

Pharmacopoeias. In *Eur.* (see p.vii).

Ph. Eur. 6.8（Dwarf Pine Oil） 本品是一种欧洲山松（*Pinus mugo*）新鲜的枝叶经水蒸气蒸馏而得到的挥发油，必要时可加入一种适合的抗氧剂。相对密度 0.857～0.868。本品为澄清、无色或灰黄色液体。贮藏于温度不应超过 25℃ 的惰性、装满的密闭容器中。避光。

Scots Pine Oil 苏格兰松油

Borovicová silice; Fir-wool Oil; Kiefernnadelöl; Olejek sosny zwyczajnej; Oleum Pini Silvestris; Pin sylvestre, huile essentielle de; Pine Silvestris Oil; Pini silvestris aetheroleum; Pini Silvestris Etheroleum; Pini Sylvestris Aetheroleum; Scotch Pine Needle Oil; Scots Pine Needle Oil; Sylvestris Pine Oil.

Масло Сосны Обыкновенной

ATC Herb — HR05WA5040 (Pinus sylvestris: needle essential oil); HM02AW5016 (Pinus sylvestris: essential oil).

UNII — 5EXL5H740Y.

Pharmacopoeias. In *Eur.* (see p.vii).

Ph. Eur. 6.8（Pine Sylvestris Oil） 本品是一种欧洲赤松（*Pinus sylvestris*）新鲜的枝叶经水蒸气蒸馏而得

到的挥发油，必要时可加入一种适合的抗氧剂。本品为澄清、无色或灰黄色液体，具有特殊臭。相对密度0.855～0.875。贮藏于温度不应超过25℃的装满的密闭容器中。避光。

简介

作为松油来源的松树品种不定，松油制剂用于缓解咳嗽和感冒症状，缓解局部肌肉与骨骼、关节、软组织的疼痛。

来源于欧洲黑松（原变种）、欧洲山松变种 *pumilio*（*P. mugo* var. pumilio）、海岸松［*P. pinaster*（海岸松，第2309页）］和樟子松［*P. sylvestris*（苏格兰松，第2309页）］新鲜的针叶、针尖和树干的松油均称为松针油。

欧洲赤松油是一种由 *Pinus mugo var. pumilio*（松科）新鲜的针叶经蒸馏而得的挥发油。本品常以蒸汽（有时是其他精油）吸入，以缓解咳嗽和鼻充血症状，也可外用作发赤药。本品也作为一种香料。

苏格兰松油来源于苏格兰松（第2309页）的松针和松尖。本品常与其他挥发物一起用于黏膜炎和与之相关的呼吸道疾病，还可外用于风湿病和芳香疗法。

制剂

多组分制剂 ***Arg.:*** Bayagel; Bronco Etersan; Inhalador Medex; Medex Rub; Novobroncol†; Pre Calent; ***Austral.:*** Biosal Arthritis†; Goanna Heat Cream; Goanna Oil Liniment; Goanna Salve; Karvol†; Menalation†; Solyptol†; Tixylix Chest Rub†; Vicks Inhaler; ***Austria:*** Babix; Berggeist; Bronchostop; Colda; Emser Nasensalbe†; Erkaltungsbalsam†; Expectal-Balsam†; Leukona-Rheuma-Bad†; Luuf Balsam; Mentopin†; Nasanal; Opino; Piniment; ***Belg.:*** Inopectol; ***Braz.:*** Peitoral Martel†; ***Chile:*** Hansaplast Descongestionante†; Mentholatum Inhalador; Menthose; ***Cz.:*** Dr Theiss Eucalyptus Erkaltungs-Balsam†; Mucoplant Eukalyptovy; Pinosol; Thrombocid; Transpulmin; ***Fr.:*** Aromasol; Bronchorectine au Citral; Dinacode†; Febrectol; Maghora; Nazinette du Docteur Gilbert; Poudre du Marcheur; Respirea; ***Ger.:*** Aerosol Spitzner N†; Bronchialbalsam†; Bronchoforton Kinderbalsam; Dolo-cyl; Erkaltungs Bad N; Eucabal-Balsam S†; Euflux; Franzbranntwein; Grippostad Erkaltungsbalsam mild; Klosterfrau Franzbranntwein Latschenkiefer; Ner-fluid S†; Olynth Erkaltungsbalsam†; Pinimenthol Erkaltungsinhalat; Pinimenthol Erkaltungssalbe; Pinimenthol Liquidum†; Pinimenthol Nasensalbe†; Pinimenthol S†; polio-elan; Sanopinwern†; stas Erkaltungssalbe mild†; stas Erkaltungssalbe†; Tetesept Badekonzentrat Erkaltungs Bad N†; Tetesept Erkaltungs Balsam N mentholfrei†; Thrombocid; Transpulmin Baby†; Transpulmin Kinderbalsam S; Tumarol Kinderbalsam; Tussamag Erkaltungsbalsam N†; ***Gr.:*** Opino; Pinimenthol; ***Hong Kong:*** Sloan's Liniment; ***Hung.:*** Bronchovit; Hustagil Anticold Cream; Mentholatum Rub; Pasta Cool; Perskindol Classic; Pinosol; Rosarthron; ***Indon.:*** Sloan's Liniment; ***Irl.:*** Karvol; ***Israel:*** Karvol; Ment-O-Cap; Mentholatum Balm; ***Ital.:*** Abiostil; Altuss; Antipulmina†; Broncosedina; Calyptol; Narhinel Balsamico Bambini; Ozopulmin; Ozopulmin G; Pulmarin†; Pumilene Vapo; Sloan; Vicks Inalante; ***Mex.:*** Balsamo Ifusa; ***Mon.:*** Bronchodermine; Calyptol; ***Neth.:*** Luuf Verkoudheidsbalsem; ***NZ:*** Karvol; Tixylix Chest Rub; Vicks Inhaler; ***Philipp.:*** Kamillosan M; ***Pol.:*** Analgol; Analgolan; Eukaliptiss; Herbolen D†; Herbolen†; Inhalol; Pinimentol; Pinosol†; Pulmonil; Reumatik; Reumosol; Rhin-Bac; ***Port.:*** Lesil†; Thrombocid; ***Rus.:*** Carmolis Fluid (Кармолис Жидкость); Eucabal S (Эвкабал С); Pinosol (Пиносол); Tussamag Balsam (Туссамаг Бальзам от Простуды)†; ***S.Afr.:*** Karvol†; Oleum Salviae Comp†; Respisniffers†; Woodwards Inhalant; ***Singapore:*** Karvol; ***Spain:*** Genurat; Pulmofasa; Sinus Inhalaciones; Vapores Pyt; ***Switz.:*** Carmol†; Eau-de-vie de France avec huile de pin nain du Tirol†; Eucapinol; Frixo-Dragon Vert†; Liberol Baby N; Liberol N; Makaphyt Baume†; Marament-N; Novital; Perskindol Classic; Perskindol Dolo; Pinimenthol Baby†; Pinimenthol-N†; Pinimenthol†; Piniol Pommade Speciale†; Pulmex; Thrombocid†; Wolo Bain antirefroidissement†; Wolo Medicinal bain antirhumatismal†; Ziegella; ***UK:*** Allens Pine & Honey; Dragon Balm; Karvol; Mentholatum Rub; Original Cabdrivers Expectorant; Pickles Smelling Salts; Potter's Catarrh Pastilles; Proctor's Pinelyptus; ***Ukr.:*** Eucabal Balsam S (Эвкабал Бальзам С); Eucalyptus Cold Balm Dr Theiss (-Эвкалиптовый Бальзам От Др Тайсс); Kofanol (Кофанол); Phytolysin Plus (Фитолизин Плюс); Pinosol (Пиносол); Pinovit (Піновіт)†; Urolesan (Уролесан); ***Venez.:*** Derpinol†; Reugel.

Pinene 蒎烯

2,6,6-Trimethylbicyclo[3.1.1]hept-2-ene (α-pinene); 6,6-dimethyl-2-methylene-bicyclo[3.1.1]heptane (β-pinene).

Пинен

$C_{10}H_{16}$ = 136.2.

CAS — 80-56-8 (α-pinene); 127-91-3 (β-pinene).

α-pinene β-pinene

简介

蒎烯是一种萜类，存在于松节油（第2351页）和许多其他精油中，用作胆道、泌尿道制剂的原料，也用于其他疾病。蒎烯有 α-蒎烯和 β-蒎烯（nopinene，nor-pinene，terbenthene，terebenthene）2个异构体。

制剂

多组分制剂 ***Arg.:*** Anastim; ***Austria:*** Rowachol; Rowatinex; ***Braz.:*** Quelodin†; ***Chile:*** Rowatinex; ***Cz.:*** Rowachol; Rowatinex; ***Fr.:*** Pectoderme†; ***Ger.:*** Lindofluid N†; Rowachol; Rowachol-Digestiv†; Rowatinex; ***Hong Kong:*** Neo-Rowachol; Neo-Rowatinex; Rowachol; Rowatinex; ***Hung.:*** Rowachol; Rowatinex; ***Irl.:*** Rowachol; Rowatinex; ***Israel:*** Rowachol; Rowatinex; ***Malaysia:*** Rowachol; Rowatinex; ***Mex.:*** Cholex; ***Philipp.:*** Rowachol; Rowatinex; ***Pol.:*** Rowachol; Rowatinex; Terpichol; ***Rus.:*** Rowatinex (Роватинекс); ***Spain:*** Rowachol; Rowanefrin; ***Switz.:*** Rowachol†; ***Thai.:*** Rowachol; Rowatinex; ***UK:*** Rowachol; ***Venez.:*** Rowachol; Rowatinex.

Pipoxolan (*BAN*, *pINN*) 哌泊索仑

Pipoxolán; Pipoxolanum. 5,5-Diphenyl-2-(2-piperidinoethyl)-1,3-dioxolan-4-one.

Пипоксолан

$C_{22}H_{25}NO_3$ = 351.4.

CAS — 23744-24-3.

UNII — 493GZJ5T6I.

Pipoxolan Hydrochloride (*BANM*, *USAN*, *pINNM*) 盐酸哌泊索仑

Hidrocloruro de pipoxolán; Pipoxolan, Chlorhydrate de; Pipoxolani Hydrochloridum.

Пипоксолана Гидрохлорид

$C_{22}H_{25}NO_3$,HCl = 387.9.

CAS — 18174-58-8.

UNII — VIA6WM647S.

简介

哌泊索仑是一个碱基，以盐酸盐形式用作平滑肌松弛药。

制剂

专利制剂

Malaysia: Rowapraxin†.

多组分制剂 ***Irl.:*** Migranat†.

Pirenoxine Sodium (*rINNM*) 吡诺克辛钠

Catalin Sodium; Natrii Pirenoxinum; Pirenoxina sódica; Pirénoxine Sodique; Pirfenoxone Sodium. Sodium 1-hydroxy-5-oxo-5*H*-pyrido[3,2-*a*]phenoxazine-3-carboxylate.

Натрий Пиреноксин

$C_{16}H_7N_2NaO_5$ = 330.2.

CAS — 1043-21-6 (pirenoxine); 51410-30-1 (pirenoxine sodium).

ATC Vet — QS01XA91.

(pirenoxine)

Pharmacopoeias. *Jpn* includes Pirenoxine.

简介

0.005%的吡诺克辛钠滴眼液用于治疗白内障。

1. Inui S, *et al.* Contact dermatitis due to pirfenoxone. *Contact Dermatitis* 2004; **50:** 375–6.

制剂

专利制剂

Braz.: Clarvisol; ***Ger.:*** Clarvisor†; ***Gr.:*** Catalin; ***Hong Kong:*** Catalin; Kary Uni; ***India:*** Catalin; ***Indon.:*** Catalin; Kary Uni; ***Ital.:*** Clarvisan; Pirfalin; ***Jpn:*** Catalin; ***Malaysia:*** Catalin†; ***Philipp.:*** Catalin; Kary Uni; ***Pol.:*** Catalin; ***Port.:*** Clarvisan; ***Singapore:*** Catalin; Kary Uni; ***Spain:*** Clarvisan; ***Thai.:*** Catalin; Kary Uni.

Pirfenidone (*USAN*, *rINN*) 吡非尼酮

AMR-69; F-647; Pirfenidona; Pirfénidone; Pirfenidonum. 5-Methyl-1-phenyl-2(1*H*)-pyridone.

Пирфенидон

$C_{12}H_{11}NO$ = 185.2.

CAS — 53179-13-8.

UNII — D7NLD2JX7U.

简介

吡非尼酮是一种抗纤维化药，口服用于治疗特发性肺纤维化。本品用于治疗其他疾病（如多发性硬化、家族性腺瘤性息肉病和Ⅰ型多发性神经纤维瘤等）的研究正在进行中。

1. Nicod LP. Pirfenidone in idiopathic pulmonary fibrosis. *Lancet* 1999; **354:** 268–9.
2. Walker JE, Margolin SB. Pirfenidone for chronic progressive multiple sclerosis. *Multiple Sclerosis* 2001; **7:** 305–12.
3. Nagai S, *et al.* Open-label compassionate use one year-treatment with pirfenidone to patients with chronic pulmonary fibrosis. *Intern Med* 2002; **41:** 1118–23.
4. Bowen JD, *et al.* Open-label study of pirfenidone in patients with progressive forms of multiple sclerosis. *Multiple Sclerosis* 2003; **9:** 280–3.
5. Lindor NM, *et al.* Desmoid tumors in familial adenomatous polyposis: a pilot project evaluating efficacy of treatment with pirfenidone. *Am J Gastroenterol* 2003; **98:** 1868–74.
6. Azuma A, *et al.* Double-blind, placebo-controlled trial of pirfenidone in patients with idiopathic pulmonary fibrosis. *Am J Respir Crit Care Med* 2005; **171:** 1040–7.
7. Walker JE, *et al.* A double-blind, randomized, controlled study of oral pirfenidone for treatment of secondary progressive multiple sclerosis. *Multiple Sclerosis* 2005; **11:** 149–58.
8. Babovic-Vuksanovic D, *et al.* Phase II trial of pirfenidone in adults with neurofibromatosis type 1. *Neurology* 2006; **67:** 1860–2.
9. Shi S, *et al.* Single- and multiple-dose pharmacokinetics of pirfenidone, an antifibrotic agent, in healthy Chinese volunteers. *J Clin Pharmacol* 2007; **47:** 1268–76.
10. Azuma A. Pirfenidone: antifibrotic agent for idiopathic pulmonary fibrosis. *Expert Rev Respir Med* 2010; **4:** 301–10.
11. Cho ME, Kopp JB. Pirfenidone: an anti-fibrotic therapy for progressive kidney disease. *Expert Opin Invest Drugs* 2010; **19:** 275–83.

制剂

专利制剂

Jpn: Pirespa.

Pirglutargine 精氨酸焦谷氨酸盐

Arginina, piroglutamato de; Arginine Pidolate; Arginine Pyroglutamate. L-Arginine DL-pyroglutamate.

Пидолат Аргинина

$C_{11}H_{21}N_5O_5$ = 303.3.

CAS — 64855-91-0.

简介

精氨酸焦谷氨酸盐具有大脑兴奋作用。

制剂

多组分制剂 ***Port.:*** Detoxergon.

Pirisudanol Maleate (*rINNM*) 吡舒达诺马来酸盐

Dimaleato de pirisuccideanol; Dimaleato de pirisudanol; Pirisudanol, Maléate de; Pirisudanoli Maleas; Pyrisuccideanol Maleate. 2-Dimethylaminoethyl 5-hydroxy-4-hydroxymethyl-6-methyl-3-pyridylmethyl succinate maleate.

Пирисуданола Малеат

$C_{16}H_{24}N_2O_6$,$(C_4H_4O_4)_2$ = 572.5.

CAS — 33605-94-6 (pirisudanol); 53659-00-0 (pirisudanol maleate).
ATC — N06BX08.
ATC Vet — QN06BX08.

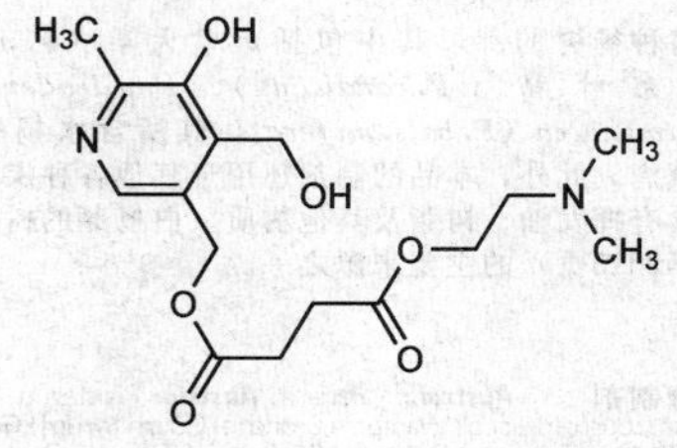

(pirisudanol)

简介

吡舒达诺是吡哆醇和丹醇的丁二酸酯。本品的马来酸盐口服用于心理功能受损，每日极量为1.2g。

制剂

专利制剂

Gr.: Nadexen; ***Port.:*** Pridana; ***Spain:*** Mentis.

Pitofenone Hydrochloride (*rINNM*) 盐酸吡托非农

Hidrocloruro de pitofenona; Pitofénone, Chlorhydrate de; Pitofenoni Hydrochloridum. Methyl 2-[4-(2-piperidinoethoxy)benzoyl]benzoate hydrochloride.

Питофенона Гидрохлорид

$C_{22}H_{25}NO_4,HCl = 403.9.$

CAS — 54063-52-4 (pitofenone); 1248-42-6 (pitofenone hydrochloride).

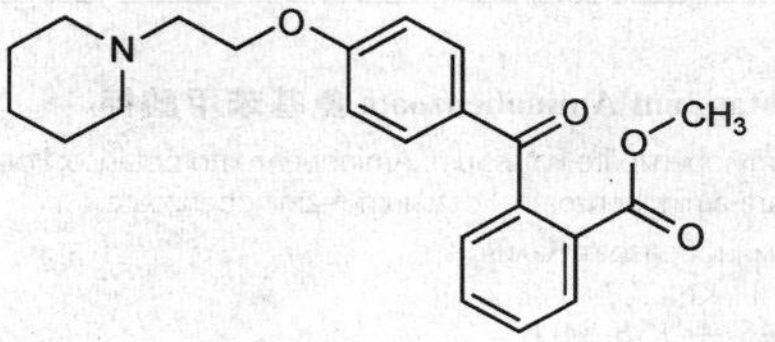

(pitofenone)

简介

本品用于解痉。

制剂

多组分制剂 ***Cz.:*** Algifen; Algifen Neo; Analgin; Spasmopan; ***Fin.:*** Litalgin; ***Pol.:*** Spasmalgon; ***Rus.:*** Baralgetas (Баралгетас)†; Maxigan (Максиган); Nebalgan (Небалган); Novigan (Новиган); Plenalgin (Пленалгин); Revalgin (Ревалгин); Spasgan (Спазган); Spasmalgon (Спазмалгон); Spasmalin (Спазмалин); ***S.Afr.:*** Baralgan†; ***Thai.:*** Donagan; Kanegan†; ***Ukr.:*** Spasgan (Спазган); Spasmadol (Спазмадол); ***Venez.:*** Flemibar.

Powdered Pituitary (Posterior Lobe) 垂体后叶粉(后叶)

Hipófisis pulverizada (neurohipófisis); Hypophysis Cerebri Pars Posterior; Hypophysis Sicca; Ipofisi Posteriore; Pituitarium Posterius Pulveratum; Pituitary; Posterior Pituitary.

注：禁用垂体浸膏（后叶）(*BAN*)。

Pharmacopoeias. In *Chin.*

简介

垂体后叶粉（后叶）由哺乳动物垂体后叶制成，具有催产、升压、利尿和升高血糖作用，正逐渐被缩宫素（第1913页）和去氨加压素（第2105页）等作用更确切的化合物或制剂所取代。

含有本品的组织提取物制剂已作为滋补药或用于治疗非内分泌疾病。偶有超敏反应、光敏反应的报道。

Plantain 车前草

Llantén; Llantén mayor; Plantain grand.

Подорожник Большой (*Plantago major*)

ATC Herb — HC05AW5005 (Plantago major: leaf).
UNII — W2469WNO6U.

Pharmacopoeias. *Chin.* and *Jpn.* include the herb and seeds from *Plantago asiatica*. *Chin* also permits *P. depressa*.

简介

据报道，大车前的种子和叶具有利尿和消痣作用，用作草药制剂。

车前草（*P. asiatica*）和平车前（*P. depressa*）也用作草药制剂。车前草一些其他种属（卵叶车前和欧车前，见第1657页）的种子用作容积型泻药。

长叶车前草（*P. lanceolata*）的描述见第2320页。

顺势疗法 车前草已经以下列名称用于顺势疗法中：Plantago；Plantago major；Plant. m。

制剂

专利制剂

Canad.: Ultrabalance-Herbulk; ***Rus.:*** Plantacid (Плантацид); Plantaglucid (Плантаглюцид).

多组分制剂 ***Canad.:*** Natraway Sport 1 & 2; Natraway Sport 3; ***Fr.:*** Biopause solution intime†; Ephydrol; ***Indon.:*** Hyric; Renax; ***Port.:*** Erpecalm; ***Rus.:*** Fitantis (Фитантис); Pectorales Species No 2 (Грудной Сбор 2); ***Switz.:*** DemoPectol; Kernosan Elixir; Pastilles pectorales Demo N†; Pectoral N; Tisane pectorale et antitussive; Tisane pectorale pour les enfants; ***Ukr.:*** Pectoral (Пекторал); Stoptussin Fito (Стоптуссин).

顺势疗法制剂 ***Austral.:*** Bed Wetting Relief†; Earache Relief†; ***Austria:*** Echinacea-Cosmoplex; Viburcol†; ***Braz.:*** Fumasil†; ***Canad.:*** Auricum†; Consolin†; Homeodent†; Viburcol; ***Chile:*** Drosemiel; Gug/X†; Llanten; TBR/X; ***Cz.:*** Viburcol; ***Fr.:*** Abbe Chaupitre no 66; Millefolium Complexe No 7; ***Ger.:*** Entzundungstropfen; Enuroplant N; Nieren-Elixier ST†; Viburcol N; Zimpels Erkaltungskomplex I†; ***Neth.:*** Auriculite; Enulite; Homeocare keelspray; Oteel H; Viburcol H; Vinceel H; ***Port.:*** Homeodent; ***S.Afr.:*** Viburcol.

Plastics 塑料

Plásticos.

Pharmacopoeias. Many pharmacopoeias include standards for plastic containers and closures.

简介

塑料在医学和药学中用途广泛，但可引起不良反应，塑料与组织直接接触或间接接触（比如，当存放在一个塑料容器中溶液，如使用一次性注射器）均可引起不良反应。工人在制造过程中吸入烟尘或通过处理塑料材料，也可能出现不良反应。

纯塑料聚合体是低毒的，但长期移植术中也会引起致癌效应。然而，一些单体是有毒的，可能是因为在制造过程中，添加的物质产生特殊的物理特性。这些添加剂包括增塑剂（减少脆性）、紫外线吸收剂（防止被光降解）、抗氧剂和润滑油（保证良好的加工处理）。单体残基或添加剂从成品塑料中浸出是引起不良反应的主要原因。这些反应可能包括血细胞溶血、血栓形成、超敏反应、癌前病变和局部组织坏死。硅酮颗粒从透析袋中脱落可造成脾功能亢进、各类血细胞减少，偶尔出现肉芽肿性肝炎。

参见氯乙烯（第2360页）甲丙烯酸甲酯（第2281页）和下文中的聚四氟乙烯。

Pleurisy Root 马利筋根（胸膜炎根）

Asclepia tuberosa; Butterfly Weed; Hierba de mariposa; Inmortal.

Плевритный Корень

UNII — 1ZL82U5D18 (Asclepias tuberosa root); Y62M9GTW4A (Asclepias tuberosa).

简介

本品为柳叶马利筋（萝藦科）的根，传统用于胸膜炎和其他呼吸道疾病。

制剂

多组分制剂 ***Austral.:*** Broncafect; Verbascum Complex†; ***Canad.:*** Wild Cherry-Slippery Elm Formula†; ***UK:*** Antibron; Chest Mixture; Horehound and Aniseed Cough Mixture; Vegetable Cough Remover.

顺势疗法制剂 ***Fr.:*** Boripharm No 23; ***Ger.:*** Neuralgie-Injektopas SL.

Pokeroot 商陆

Espinaca de Indias; Fitolaca; Granilla; Hierba carmín; Hierba de la oblea; Mechoacan; Poke Root; Tintilla; Uva de América.

Фитолакка Американская (*Phytolacca americana*)

Pharmacopoeias. In *Chin.*

简介

商陆，十蕊商陆（美商陆）（商陆科）的根，具有催吐、泻下、抗炎和抗感染活性。本品已用于风湿病、关节炎和呼吸道感染，但本品大剂量有剧毒，一般不推荐使用。它还外用于皮肤病。

相关物种非洲商陆，是杀螺剂商陆果（olluscicide endod）的来源之一（第1925页）。

顺势疗法 商陆已经以下列名称用于顺势疗法中：Phytolacca；Phytolacca americana；Phytolacca americana e baccis；Phytolacca e baccis；Phytolacca decandra；Phyto。

制剂

多组分制剂 ***UK:*** Psorasolv.

顺势疗法制剂 ***Austria:*** Echinacea-Cosmoplex; Vocara; ***Canad.:*** Angeel; Calendula +; Calnor; Echinacea Compositum; Echinacea L40†; Gargarol†; Homeoplasmine; Hylands Sore Throat; Larydol; Roxalia; Sore Throat; ***Chile:*** Fucus Especial; Lessfat; ***Cz.:*** Angin-Heel S; Homeogene 9; ***Fr.:*** Boripharm No 10; Camilia; Echinacea Complexe No 40; Granules Boripharm no 39†; Granules Boripharm no 5†; Homeogene 9; Homeoplasmine; Phytogargarisme; Pulviplasmine; Scrofularia Compose; Thuya Complexe No 37; ***Ger.:*** Angina-Gastreu S R1; Arche-septin†; Bryorheum; Entzundungstropfen; Febro-cyl L Ho-Len-Complex; Finil†; G1-Injektopas; Gelenkja†; Lymphaden Complex; Lymphaden PE; Lymphdiaral; Otofren; Rheuma-Pasc; Tonsipret; ***Hung.:*** Homeogene 9; ***Neth.:*** Belachin-Gastreu R1; Homeocare keelspray; Homeocare urinewegen; Homeocare weerstand; Homeogene 9; Lymfelite; Lymphdiaral; Spiroflor; Vinceel H; ***Port.:*** Homeogene 9; Homeoplasmine; ***Rus.:*** Tonsipret (Тонзипрет); Vocara (Вокара); ***Switz.:*** Homeogene 9; Homeoplasmine; ***Ukr.:*** Echinacea Comositum S (Эхинацея Композитум С)†; Tonsipret (Тонзипрет).

Poliglusam (*USAN*, *rINN*) 聚氨葡糖

Chitosan; Poliglusamum.

Полиглузам

CAS — 9012-76-4.

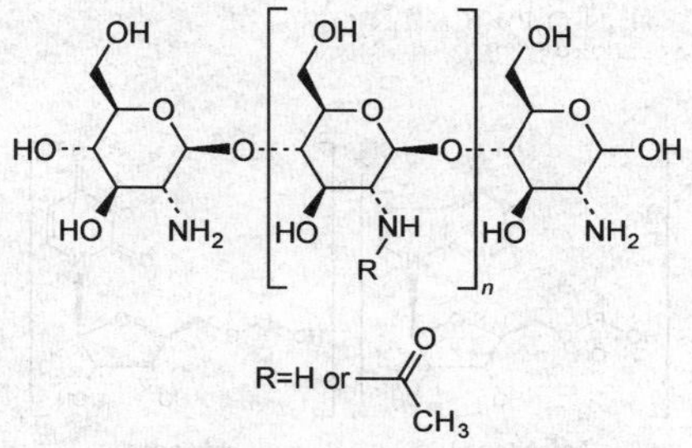

R=H or $COCH_3$

Poliglusam Hydrochloride (*rINNM*) 盐酸聚氨葡糖

Chitosan Hydrochloride; Chitosane, chlorhydrate de; Chitosanhydrochlorid; Chitosani hydrochloridum; Chitozano hidrochloridas; Hidrocloruro de poliglusam; Kitosaanihydrokloridi; Kitosanhydroklorid; Kitozán-hidroklorid; Poliglusam, Chlorhydrate de; Poliglusami Hydrochloridum.

Полиглузама Гидрохлорид

Pharmacopoeias. In *Eur.* (see p.vii).

Ph. Eur. 6.8（Chitosan Hydrochloride）本品为一个直链二元杂多糖的盐酸盐，由两个单位 *N*-乙酰葡糖胺和D-葡糖胺组成，由壳多糖部分脱乙酰基而得，通常脱乙酰基的程度为70.0%～95.0%。壳多糖是从虾壳和螃蟹壳提取得到。本品为白色或类白色细粉。略溶于水，几乎不溶于乙醇。1%水溶液的pH值为4.0～6.0。贮藏于温度为2～8℃的密闭容器中，避光。

简介

聚氨葡糖是由葡糖胺和 *N*-乙酰葡糖胺聚合而成的多糖，由壳多糖部分脱乙酰基而得。它是由甲壳动物的外壳经化学处理商业化制造的。聚氨葡糖作为一种制药辅料用于口服剂型及基因载体系统的研究正在进行。本品已作为食品添加剂用于肥胖症和高胆固醇血症。

1. Ylitalo R, *et al.* Cholesterol-lowering properties and safety of chitosan. *Arzneimittelforschung* 2002; **52:** 1–7.
2. Jull AB, *et al.* Chitosan for overweight or obesity. Available in The Cochrane Database of Systematic Reviews; Issue 3. Chichester: John Wiley; 2008 (accessed 16/09/09).

药物相互作用 有关聚氨葡糖对华法林影响的参考文献，见华法林的药物相互作用项下食品添加剂，第1373页。

制剂

专利制剂

Arg.: Chito-Lafarmen; ***Braz.:*** Lipenan†; Magrix; ***Switz.:*** Formoline L112; ***UK:*** Bio Slim Silueta; Formoline L112.

多组分制剂 ***Arg.:*** Redualgas; ***Braz.:*** Control; ***Indon.:*** Betaslim; Combest; Kitoles†; Vitaslim; ***Port.:*** Lipoforte†; Redusan Plus†; ***Singapore:*** Chitosano; Colenon†; ***Ukr.:*** Bodimarin (Бодимарин).

Pollen and Pollen Extracts 花粉和花粉浸膏

简介

源于多种来源含花粉和花粉浸膏的制剂已用作营养补充剂，也用于泌尿外科疾病的治疗。本品还用于变应原免疫治疗（第2173页）。

不良反应 和其他蜂产品一样，含有蜂花粉的产品可导致严重的不良反应。许多植物花粉（如豚草花粉）和蜂花粉一样是普通的变应原。参见蜜蜂项下蜂产品（包括蜂蜜花粉）的超敏反应，第2181页。

制剂

专利制剂

Arg.: Cernilton; Polenat†; ***Austria:*** Grazax; Prostaflor; ***Canad.:*** Pollinex-R; ***Cz.:*** Grazax; Pollinex; ***Denm.:*** Grazax; ***Fin.:*** Grazax; ***Fr.:*** Grazax; Pollergon†; Prostal; Sodilen; Sthenorex†; ***Ger.:*** Cernilton; Clustoid; Depiquick Depot-Hal; Grazax; Pollinex Quattro; Purethal; Roxiod; TA Baume; TA Graser; TA MIX; ***Gr.:*** Grazax; ***Irl.:*** Grazax; ***Ital.:*** Grazax; ***Jpn:*** Cernilton; ***Neth.:*** Allergopharma; Allergovit; Grazax; Pollinex; Purethal; ***Norw.:*** Alutard; Grazax; ***Pol.:*** Allergovit; Catalet; Perosall; Pollinex†; ***Port.:*** Grazax; ***Rus.:*** Cernilton (Цернилтон); ***S.Afr.:*** Allpyral Special Grass†; ***Swed.:*** Grazax; ***Switz.:*** ALK; Grazax; Polvac; Prostaflor; Staloral; ***Turk.:*** Allergovit; ***UK:*** Grazax; Pollinex.

多组分制剂 ***Arg.:*** Optimina Plus; PR21; ***Braz.:*** Multigen AL†; ***Fr.:*** Propargile; ***Ger.:*** Pollstimol; Sublivac; Sulgen; ***Hung.:*** Pollstimol; ***Ital.:*** Api Baby; Apistress; Bio-200; Biotrefon Plus; Longevital; Neoplus; Ottovis; Pollingel; ***Philipp.:*** Jamieson Total Energy; Korgivit-E†; ***Rus.:*** Prostopine (Простопин); ***UK:*** Regina Royal Five; ***Ukr.:*** Energin (Энергин).

顺势疗法制剂 ***Canad.:*** Maxi Force Energy Cocktail†.

Poly A. poly U 聚腺尿苷酸

Poli (A). poli (U); Polyadenylic-polyuridylic Acid.

Поли(А).поли(У)

$(C_{10}H_{14}N_5O_7P)x.(C_9H_{13}N_2O_9P)x.$

CAS — 24936-38-7.

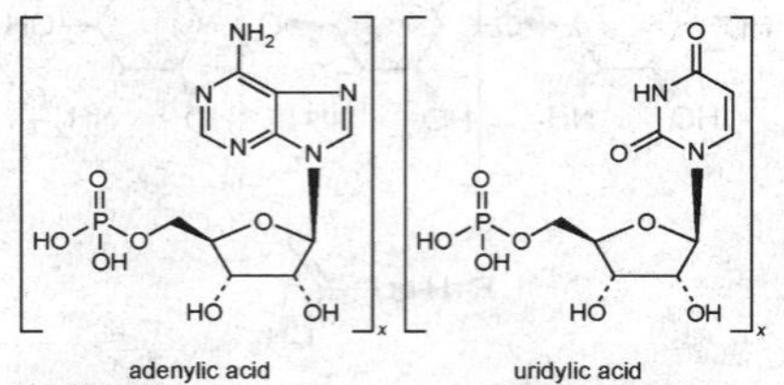

adenylic acid (adenosine phosphate)　　uridylic acid (uridine phosphate)

简介

聚腺尿苷酸是一种双链多核苷酸，由多（聚）腺苷酸和多（聚）尿苷酸组成，据说是一种免疫促进剂。有研究认为本品是可进行手术的实体瘤和乙肝病毒治疗用辅助药。聚腺苷酸-聚尿苷酸钾复合物可用于眼部病毒感染。

制剂

专利制剂

Rus.: Poludan (Полудан).

Poly I. poly C 聚肌胞苷酸

Poli (I). poli (C); Polyinosinic-polycytidylic Acid.

Поли(И).поли(Ц)

$(C_{10}H_{13}N_4O_8P)x.(C_9H_{14}N_3O_8P)x.$

CAS — 24939-03-5.

ATC — L03AX07.

ATC Vet — QL03AX07.

inosinic acid (inosine monophosphate)　　cytidylic acid (cytidine monophosphate)

简介

聚肌胞苷酸是一种合成的双链多核苷酸，由等摩尔浓度的聚肌苷酸和多聚胞（嘧啶核）苷酸组成，被称为错配的双链RNA。聚肌胞苷酸和在羧甲基纤维素中用聚左旋赖氨酸老化的聚肌胞苷酸合成物［poly (ICLC)］可诱导干扰素产生，其用于治疗恶性肿瘤、病毒性感染的研究正在进行中。本品以聚肌胞12尿苷酸（第868页）的形式用于治疗AIDS、SARS、禽流感、慢性疲劳综合征、肾细胞癌、转移性侵袭性黑色素瘤的研究也正在进行中。poly（ICLC）用于治疗原发性脑瘤也已在研究中。

Polysaccharide-K 云芝多糖-K

Polisacárido-K; PSK; PS-K.

Полисахарид-К

简介

云芝多糖-K是从采绒革盖菌（云芝）中分离得到的一种β-葡聚糖蛋白复合物，具有免疫刺激和抗肿瘤活性。

制剂

专利制剂

Jpn: Krestin; ***Singapore:*** Stimmune.

Polytef (*USAN*) 聚四氟乙烯

Politef (*pINN*); Politefo; Politefum; PTFE. Poly(tetrafluoroethylene).

Политеф

$(C_2F_4)_n$.

CAS — 9002-84-0.

简介

聚四氟乙烯有许多工业用途。被称作“特富龙”，用于“不粘”炊具。

本品的糊剂已有多种用途，包括治疗失声；还用作血管手术置换移植物；校正某些形式的尿失禁（第2100页）。主要关注的是聚四氟乙烯粒子的迁移性。作为一个含全氟烷基聚醚（perfluoroalkylpolyether）的屏障贴剂用于皮肤，可减轻暴露于化学战剂（Chemical warfare agents）。

不良反应 儿童的脑损伤可能与输尿管周围注射1年后聚四氟乙烯脱落颗粒有关[1]。已报道的案例中，3例出现聚四氟乙烯肉芽肿、1例出现巨大肉芽肿，均为儿童[2]，这些患儿曾经尿道下注射聚四氟乙烯以治疗膀胱输尿管逆流。在恶性肿瘤的PET扫描诊断中，特氟龙肉芽肿可产生假阳性[3,4]。

1. Borgatti R, *et al.* Brain injury in a healthy child one year after periureteral injection of Teflon. *Pediatrics* 1996; **98:** 290–1.
2. Aragona F, *et al.* Polytetrafluoroethylene giant granuloma and adenopathy: long-term complications following subureteral polytetrafluoroethylene injection for the treatment of vesicoureteral reflux in children. *J Urol (Baltimore)* 1997; **158:** 1539–42.
3. Chadwick JL, *et al.* Teflon granuloma results in a false-positive "second primary" on 18F-2-deoxyglucose positron emission tomography in a patient with a history of nasopharyngeal cancer. *Am J Otolaryngol* 2007; **28:** 251–3.
4. Ondik MP, *et al.* Teflon laryngeal granuloma presenting as laryngeal cancer on combined positron emission tomography and computed tomography scanning. *J Laryngol Otol* 2009; **123:** 575–8.

用途 参考文献如下。

1. Polley JW, *et al.* The use of Teflon in orbital floor reconstruction following blunt facial trauma: a 20-year experience. *Plast Reconstr Surg* 1987; **79:** 39–43.
2. Puri P. Endoscopic correction of primary vesicoureteric reflux by subureteric injection of polytetrafluoroethylene. *Lancet* 1990; **335:** 1320–2.
3. Maskell R, *et al.* Correction of vesicoureteric reflux by endoscopic injection. *Lancet* 1991; **338:** 1460–1.
4. Anonymous. Use of Teflon preparations for urinary incontinence and vesicoureteral reflux. *JAMA* 1993; **269:** 2975–80.
5. Duckett JRA. The use of periurethral injectables in the treatment of genuine stress incontinence. *Br J Obstet Gynaecol* 1998; **105:** 390–6.
6. Su TH, *et al.* Injection therapy for stress incontinence in women. *Int Urogynecol J* 1999; **10:** 200–6.
7. Chaffange P, *et al.* Traitement endoscopique du réflux vésicorénal chez l'enfant: résultats à court et à long terme des injections de polytétrafluoroéthylene (Téflon). *Prog Urol* 2001; **11:** 546–51.
8. Meschia M, *et al.* Injection therapy for the treatment of stress urinary incontinence in women. *Gynecol Obstet Invest* 2002; **54:** 67–72.
9. Huber TS, *et al.* Patency of autogenous and polytetrafluoroethylene upper extremity arteriovenous hemodialysis accesses: a systematic review. *J Vasc Surg* 2003; **38:** 1005–11.
10. Klinkert P, *et al.* Saphenous vein versus PTFE for above-knee femoropopliteal bypass: a review of the literature. *Eur J Vasc Endovasc Surg* 2004; **27:** 357–62.

Poplar Buds 白杨芽

Álamo, brotes de; Balm of Gilead Buds; Brotes de chopo.

Тополь (*Populus*)

Pharmacopoeias. *Pol.* includes the leaves from *Populus nigra*.

简介

各种杨树的芽，其中包括加拿大杨（*P. nigra*）、欧洲大叶杨（*P. candicans*）、*P. gileadensis* 和 *P. tacamahacca*（*P. balsamifera*），其所含水杨酸苷已用于镇痛，此外，本品的制剂还用于其他各种疾病。本品还含有挥发油、树脂及其他物质。白杨芽的树脂是蜂胶（第2315页）的主要来源之一。

制剂

多组分制剂 ***Austral.:*** Valerian†; ***Austria:*** Prostagutt; ***Canad.:*** Bronchial Cough; Mielocol; Wampole Bronchial Cough Syrup†; ***Ger.:*** Prostamed; ***Switz.:*** Phytomed Prosta†; ***UK:*** Balm of Gilead†; Gerard House Reumalex; Peerless Composition Essence; Tabritis.

顺势疗法制剂 ***Austria:*** Gentos; ***Ger.:*** ISO-Augentropfen C; Jsoskleran; Pesendorfer; ***Rus.:*** Gentos (Гентос).

Poppy-seed Oil 罂粟子油

Adormidera, aceite de semilla de; Amapola, aceite de semilla de; Huile d'Oeillette; Maw Oil; Oleum Papaveris; Oleum Papaveris Seminis.

Маковое Масло

UNII — 9G3Z76ES9J.

简介

罂粟种子油是不挥发性油，从罂粟（罂粟科）成熟种子提取得到。本品替代橄榄油用于烹饪和制药，也用于制备碘化油注射液（BP 2010）。商品级罂粟种子油用于制造肥皂、油漆、牙科用腔洞衬料。

制剂

多组分制剂 ***Switz.:*** GU Eau†; Olbas.

Potassium Aminobenzoate 氨基苯甲酸钾

Aminobenzoate Potassium; Aminobenzoato potásico; Potassium Para-aminobenzoate. Potassium 4-aminobenzoate.

Аминобензоат Калия

$C_7H_6KNO_2 = 175.2.$

CAS — 138-84-1.

UNII — 41KZS5432U.

Pharmacopoeias. In *US.*

USP 33（Aminobenzoate Potassium） 本品为白色结晶粉末。极易溶于水；易溶于乙醇；几乎不溶于乙醚。1%水溶液的pH值约为7，而5%溶液的pH值为8.0～9.0。

不良反应和注意事项

厌食、恶心、发热及皮疹已有报道。肾功能损伤患者慎用氨基苯甲酸钾。注册药品信息建议在禁食、厌食或低食物摄入量时，应中断治疗，以避免可能出现低血糖。

对肝脏的影响 参考文献如下。

1. Roy J, Carrier S. Acute hepatitis associated with treatment of Peyronie's disease with potassium para-aminobenzoate (Potaba). *J Sex Med* 2008; **5:** 2967–9.

药物相互作用

本品能使磺胺类药物失活。

用途和用法

本品已用于治疗与过度纤维化相关的各种疾病，如硬皮病（第1734页）和Peyronie病，正常剂量为每日12g，分4～6次口服。

Peyronie病 据报道，本品治疗Peyronie病的结果具有多变性[1～3]。但好的对照试验证据不足。曾有人建议，如果在急性阶段开始治疗[2]，才更有疗效。

1. Gingell JC, Desai KM. Peyronie's disease. *BMJ* 1988; **298:** 1489–90.
2. Mohanty KC, Strachan RG. Peyronie's disease. *BMJ* 1989; **298:** 254.
3. Carson CC. Potassium para-aminobenzoate for the treatment of Peyronie's disease: is it effective? *Tech Urol* 1997; **3:** 135–9.

制剂

USP 33: Aminobenzoate Potassium Capsules; Aminobenzoate Potassium for Oral Solution; Aminobenzoate Potassium Tablets.

专利制剂

Austria: Potaba; ***Canad.:*** Potaba; ***Ger.:*** Potaba; ***Gr.:*** Potaba; ***UK:*** Potaba; ***USA:*** Potaba.

Potassium Borotartrate 酒石酸硼钾

Borotartrato potásico; Borotartrato sódico y potásico; Potassium Sodium Borotartrate; Soluble Cream of Tartar; Tartraborato potásico.

Калия Боротартрат

CAS — 12001-68-2.

简介

据报道，酒石酸硼钾和溴化物（第2194页）具有类似的性质。它已应用于神经疾病，并已用在摄影中作为碱性显影剂的缓凝剂。已有报道，内服酒石酸硼钾后可引起慢性硼中毒（见硼酸，第2193页）。

Potassium Bromate 溴酸钾

924; Bromato potásico; Potasu bromian.

$KBrO_3$ = 167.0.

CAS — 7758-01-2.

UNII — 04MB35W6ZA.

不良反应

恶心、呕吐、严重腹痛、腹泻、嗜睡是口服溴酸钾后的普遍反应。在大量摄入本品后的1～3天内，可能会出现由肾小管坏死引起的急性肾功能衰竭，通常还伴随着少尿或无尿，这是最常见的死因。服药后几小时内可能出现耳毒性，如耳鸣或听力丧失，在一些患者中可能进一步发展为感觉神经性聋。耳毒性和肾毒性可能是不可逆的。

溴酸钾中毒也可引起低血压、心肌炎、肝炎和以兴奋、谵妄、惊厥及昏迷为特征的脑病。微血管性贫血也有报道。

溴酸钾是动物的致癌物质。

急性毒性 溴酸盐中毒的报道见参考文献如下。

1. Lue JN, *et al.* Bromate poisoning from ingestion of professional hair-care neutralizer. *Clin Pharm* 1988; **7:** 66–70.
2. Lichtenberg R, *et al.* Bromate poisoning. *J Pediatr* 1989; **114:** 891–4.
3. De Vriese A, *et al.* Severe acute renal failure due to bromate intoxication: report of a case and discussion of management guidelines based on a review of the literature. *Nephrol Dial Transplant* 1997; **12:** 204–9.

不良反应的处置

摄食溴酸钾后的1h内应考虑洗胃以减轻不良反应的症状。建议使用2%～5%碳酸氢钠溶液以减少溴酸盐的吸收和防止氢溴酸生成。推荐使用活性炭作为吸附剂。注意患者的体液、酸碱及电解质平衡很重要，尤其是急性肾功能衰竭的患者。有时也可静脉输注1%硫代硫酸钠溶液100～500ml。吸氧也可能需要。建议迅速进行血液透析或腹膜透析。

硫代硫酸盐 虽然使用静脉注射硫代硫酸钠治疗溴中毒是一种公认做法，但缺乏其减少溴酸盐转变为溴化物的有力证据[1,2]。口服硫代硫酸钠溶液目前也在应用，但不再推荐使用，因为硫化氢本身具有强大的刺激性和毒性。硫代硫酸钠可在盐酸中变性[2]。

1. McElwee NE, Kearney TE. Sodium thiosulfate unproven as bromate antidote. *Clin Pharm* 1988; **7:** 570–2.
2. De Vriese A, *et al.* Severe acute renal failure due to bromate intoxication: report of a case and discussion of management guidelines based on a review of the literature. *Nephrol Dial Transplant* 1997; **12:** 204–9.

用途

溴酸钾是一种氧化剂。它没有治疗用途，但它已被广泛用于作为硫胺烫发剂的"中和剂"。本品已用于制备啤酒的大麦麦芽。它也被用作面粉成熟剂，但目前认为这种用法并不合适，在某些国家已禁用。

食品添加剂 溴酸钾是一种遗传毒性致癌物质，不应用于食物中。用于制作面包也不恰当[1]。

1. FAO/WHO. Evaluation of certain food additives and contaminants: forty-fourth report of the joint FAO/WHO expert committee on food additives. *WHO Tech Rep Ser 859* 1995. Also available at: http://whqlibdoc.who.int/trs/WHO_TRS_859.pdf (accessed 18/07/08)

Potassium Chlorate 氯酸钾

Clorato potásico; Kalium Chloricum; Potassii Chloras; Potasu chloran.

$KClO_3$ = 122.5.

CAS — 3811-04-9.

UNII — H35KS68EE7.

管理与贮藏 氯酸钾不稳定，与有机或易氧化物质（如木炭、磷或硫）接触，在加热、受到摩擦或撞击时，易发生爆炸。禁止将本品与火柴或表面含磷化合物接触。在供应氯酸钾前应采取合理步骤，以确保其不用于非法制造炸药或烟花。

简介

氯酸钾是一种收敛剂，常作为漱口剂或含漱液。本品浓溶液有刺激性。

误食后的急性中毒需要及时对症治疗。中毒症状包括恶心、呕吐、腹泻、腹痛、溶血性贫血、出血、正铁血红蛋白血症、高钾血症及肾功能衰竭。可能还有肝损害和对中枢神经系统的影响（如惊厥及昏迷）。

推荐患者在摄入本品后的1h内洗胃，也有人推荐服用活性炭。如果正铁血红蛋白血症严重，患者可能需要全身换血。有些专家认为如果正铁血红蛋白血大于30%，应静脉给予亚甲蓝，但也有反对意见，因为他们担心氯酸盐会转换为毒性更大的次氯酸盐。

制剂

多组分制剂 ***Canad.:*** Fletchers Sore Mouth Medicine; ***Spain:*** Edifaringen; Faringenilo; Solurrinol.

Potassium Hydroxide 氢氧化钾

Ätzkali; Caustic Potash; E525; Hidróxido potásico; Hydroxid draselný; Kalii hydroxidum; Kalii Hydroxydum; Kalio hidroksidas; Kalium Hydroxydatum; Kálium-hidroxid; Kaliumhydroksidi; Kaliumhydroxid; Potash Lye; Potassium, hydroxyde de; Potasu wodorotlenek.

KOH = 56.11.

CAS — 1310-58-3.

UNII — WZH3C48M4T.

Pharmacopoeias. In *Eur.* (see p.vii) and *Jpn.* Also in *USNF.*

Ph. Eur. 6. 8（Potassium Hydroxide） 本品为白色或类白色、结晶状硬块，棒状、片状或不规则形状；它在空气中潮解、吸湿、并吸收二氧化碳。本品极易溶于水；易溶于乙醇。贮藏于密闭的非金属容器中。

USNF 28（Potassium Hydroxide） 本品按KOH计，含有不低于85%的总碱，其中碳酸钾不超过3.5%。白色或类白色的融块，球状、鳞片状、棒状或其他形式。本品硬而脆，具有晶体结构。暴露在空气中，可迅速吸收二氧化碳和水分并潮解。本品可溶于水（1∶1）、溶于乙醇（1∶3）、溶于甘油（1∶2.5）；极易溶于沸腾的乙醇。贮藏于密闭容器。

不良反应与处置

参见氢氧化钠，第2333页。

用途和用法

氢氧化钾是一种强力腐蚀剂，一直用于除疣。其2.5%甘油溶液已作为角质层溶媒使用。由氢氧化钾和氢氧化钙组成的腐蚀性制剂称为维也纳糊。氢氧化钾用来调节制药配方中溶液的pH值。

制剂

BP 2010: Chloroxylenol Solution; Potassium Hydroxide Solution.

专利制剂

Ger.: InfectoDell; ***Spain:*** Cerumenol.

多组分制剂 ***Austria:*** Leberinfusion; ***Ger.:*** Glutarsin E†; ***Ital.:*** Sekudrill.

Pramiverine Hydrochloride（*BANM*, *rINNM*）盐酸普拉维林

EMD-9806 (pramiverine); Hidrocloruro de pramiverina; HSP-2986 (pramiverine); Pramivérine, Chlorhydrate de; Pramiverini Hydrochloridum. *N*-Isopropyl-4,4-diphenylcyclohexylamine hydrochloride.

Прамиверина Гидрохлорид

$C_{21}H_{27}N,HCl$ = 329.9.

CAS — 14334-40-8 (pramiverine); 14334-41-9 (pramiverine hydrochloride).

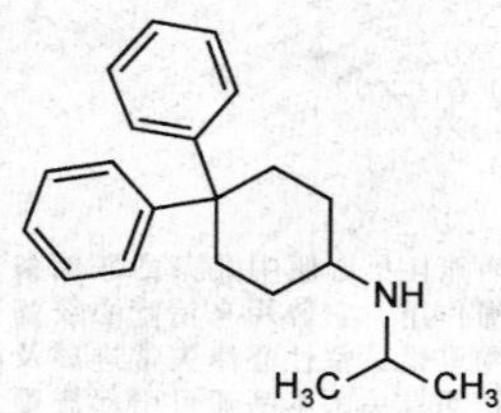

(pramiverine)

简介

盐酸普拉维林已用作解痉药。

制剂

专利制剂

Indon.: Systabon; ***Venez.:*** Sistalcin.

多组分制剂 ***Chile:*** Sistalgina†; ***Venez.:*** Sistalcin Compositum.

Pregnancy and Fertility Tests 妊娠和生育力实验

Pruebas de embarazo y de fertilidad.

简介

有一些试剂盒可进行简单的妊娠和生育实验。常见的妊娠检测方法是利用特异性抗体来测定尿液中的绒毛膜促性腺激素的增加情况。采用类似的方法测定黄体激素的分泌情况可确定排卵期。这些试验可能会提供错误的结果。测试时必须认识到这个问题及诸如标本污染、药物治疗或其他可能影响结果的因素。

制剂

专利制剂

Arg.: After 10†; Ahora Test†; B-Quick; Biofem Test; Evanol; Evaplan; Evatest; Mater Test; Nueve Lunas; PG/53; Simple HCG; Tea Test; Very-Test†; ***Austral.:*** Answer†; Clearview HCG†; Discover Onestep; Discover Onestep Pregnancy Planning Kit; Ovuplan; Pregnosis; ***Braz.:*** Clearblue Easy; Detect Baby; Fertility Day; My Check†; Predictor; ***Canad.:*** Answer Now†; Clearblue; Clearplan†; Confirm; Fact Plus; First Response; Simplicity†; ***Chile:*** Clear Blue; ***Fr.:*** Babycheck-Plus; BB Test; Bluetest†; Clearblue test d'ovulation; Clearblue test de grossesse; Elle-Test†; Emotion†; G.Test†; Predictor; Primastick; Primatime†; Revelatest; ***Irl.:*** Omega 1-step†; Testpack hCG-Urine†; Today Ovulation Test†; Uni-Gold hCG†; ***Israel:*** Clearblue; Predictor; Pregnosticon; Prepurex†; ***Ital.:*** Amuelle†; Clearblue; Clearplan; Conferma 3 Plus; Confidelle Progress; Diagnosis; Gravitest Crual†; Illa; Predictor; ***Jpn:*** Gonavislide†; ***Mex.:*** Fertility Day; Inditest; Pre-Baby; Quik-Check; ***NZ:*** Clearblue; Clearplan†; Crystal Clear; Discover One Step; MDS Quick; ***Switz.:*** Clearblue†; Clearplan†; ***Turk.:*** Predictor; ***UK:*** Calista; Check-Mate; Clearblue; Clearview HCG; Concept; Discover; Early Bird; Fertell; First Response; Ovuquick; Predictor; Quick N Easy; Reveal; Test Pack Plus; ***USA:*** Advance; Answer; Clearblue Easy; Clearblue Easy Ovulation; Clearview HCG; Conceive Pregnancy; ept Stick Test; Fact Plus; First Response; Fortel; Nimbus; Pregnosis; QTest; QuickVue; RapidVue; TestPack Plus hCG-Urine; UCG-Slide; Unistep hCG; ***Venez.:*** Clear Blue Easy†; Clear Plus Easy†.

Prenylamine（*BAN*, *USAN*, *rINN*）⊗普尼拉明

B-436; Hoechst-12512; Prenilamina; Prenylamin; Prénylamine; Prenylaminum; Prenyyliamiini. 2-Benzhydrylethyl(α-methylphenethyl)amine.

Пренилaмин

$C_{24}H_{27}N$ = 329.5.

CAS — 390-64-7.

ATC — C01DX02.

ATC Vet — QC01DX02.

UNII — K2OH82Z000.

Prenylamine Lactate（*BANM*, *rINNM*）⊗乳酸普尼拉明

Lactato de prenilamina; Prénylamine, Lactate de; Prenylamini

Lactas; Prenylaminii Lactas.

Прениламина Лактат

$C_{24}H_{27}N,C_3H_6O_3$ = 419.6.

CAS — 69-43-2.

ATC — C01DX02.

ATC Vet — QC01DX02.

UNII — 6J3J6SXI7V.

简介

普尼拉明能耗尽心肌中儿茶酚胺储备，并具有一些钙通道阻滞作用。它曾用来治疗心绞痛，但已被毒性较低的药物取代。室性心律失常进展及心电图异常与使用普尼拉明有关。本品还可引起震颤及锥体外系症状。

卟啉病 普尼拉明在卟啉病患者中使用被认为是不安全的，因为它已在体外试验中显示是卟啉原性。

Primula Root 樱草属植物的根

Gullviverot; Kankalingyökér; Kevätesikonjuuri; Primavera; Primavera de jardines; Primelwurzel; Primevère, racine de; Prímula; Primulae radix; Prvosenkový kořen; Racine de Primevère; Raktažolių šaknys; Schlüsselblumenwurzel.

Первоцвет (*Primula*); Примула (*Primula*)

ATC Herb — HR05WA5047 (Primula veris: rhizome); HR05WA5046 (Primula veris: flower).

UNII — W6LFQ57E4M (Primula veris).

Pharmacopoeias. *Eur.* (see p.vii) includes Primula root.

Ph. Eur. 6. 8（Primula Root；Primulae Radix） 本品包括报春花科报春花属药（*Primula veris*［*cowslip*］）或高报春整个或切断的干燥根茎及根。有苦味。避光。

简介

樱草属植物的根具有祛痰作用，用于咳嗽和其他呼吸道疾病。

西洋樱草，报春花科报春花属蓟（报春花科）的花、叶、根，广泛用作草药。花有镇静作用，用于治疗失眠、功能亢进及焦虑症。樱草属植物的花和叶与根用法相同。

粉色樱草的花和根（高报春）和月见草也可使用。

顺势疗法 西洋樱草（Cowslip）已经以下列名称用于顺势疗法中：Primula veris，Primula ver。

欧洲报春（*Primula vulgaris*）已经以下列名称用于顺势疗法中：Primula vulg。

制剂

多组分制剂 ***Arg.:*** Expectosan Hierbas y Miel; ***Austria:*** Bronchithym; Cardiodoron; Heumann's Bronchialtee; Krauter Hustensaft†; Sinupret; Solvopret; Thymoval†; ***Canad.:*** Honey Herb Cough Drops; Original Herb Cough Drops; ***Cz.:*** Biotussil; Bronchialtee N†; Bronchicum Elixir†; Bronchicum Hustensirup†; Bronchicum Sekret-Loser†; Bronchipret; Sinupret; ***Ger.:*** Bronchicum; Bronchicum Elixir; Bronchipret; Brust- und Hustentee; Cardiodoron; Cimicifuga comp; Dr Scheffler Bergischer Krautertee Husten- und Bronchialtee; Drosithym-N; Equisil N; Expectysat N; Harzer Hustenloser†; Heumann Bronchialtee Solubifix T; Kinder Em-eukal Hustensaft†; Kneipp Husten- und Bronchial-Tee; Phytobronchin; Sinuforton; Sinupret; Tussiflorin Hustensaft†; Tussiflorin Hustentropfen†; TUSSinfant N†; ***Hong Kong:*** Sinupret; ***Hung.:*** Bronchicum; Bronchipret; Sinupret; ***Indon.:*** Bronchipret†; Silex; Sinupret†; ***Mex.:*** Bisolsinus; ***Neth.:*** Bronchicum; ***Philipp.:*** Bronchipret†; Sinupret; ***Pol.:*** Bronchicum Eliksir; Bronchosol; Herbapect; Sinupret; ***Rus.:*** Bronchicum (Бронхикум)†; Bronchicum Husten (Бронхикум Сироп от Кашля)†; Bronchipret TP (Бронхипрет ТП); Herbion Cowslip Syrup (Гербион Сироп Первоцвета); Sinupret (Синупрет); ***S.Afr.:*** Cardiodoron†; ***Singapore:*** Sinupret; ***Switz.:*** Cardiodoron†; DemoPectol; Kernosan Elixir; Pectoral N; Perpector†; Sinupret; Sirop pectoral; Sirop pectoral contre la toux S; Sirop S contre la toux et la bronchite†; Siropectan; Strath Gouttes contre la toux; Strath Gouttes pour les veines†; Strath Gouttes Rhumatisme†; Tisane pectorale pour les enfants; ***Thai.:*** Sinupret†; Solvopret TP†; ***UK:*** Bio-Strath Willow Formula; Onopordon Comp B; ***Ukr.:*** Bronchipret TP (Бронхипрет ТП); Herbion Cowslip Syrup (Гербион Сироп Первоцвета); Pectoral (Пекторал); Sinupret (Синупрет).

顺势疗法制剂 ***Canad.:*** Formula C Doron; Formula C Doroon; ***Ger.:*** Biodolor; Cordiodoron; Crataegus comp; Pflugerplex Gelsemium; Roth's RKT Tropfen†; Schwoneural N.

Proadifen Hydrochloride（*USAN*，*rINNM*）盐酸普罗地芬

Hidrocloruro de proadifeno; NSC-39690; Proadifène, Chlorhydrate de; Proadifeni Hydrochloridum; Propyladiphenine Hydrochloride; RP-5171; SKF-525A; SKF-525-A. 2-Diethylaminoethyl 2,2-diphenylvalerate hydrochloride.

Проадифена Гидрохлорид

$C_{23}H_{31}NO_2,HCl$ = 390.0.

CAS — 302-33-0 (proadifen); 62-68-0 (proadifen hydrochloride).

UNII — 30624AA6X2.

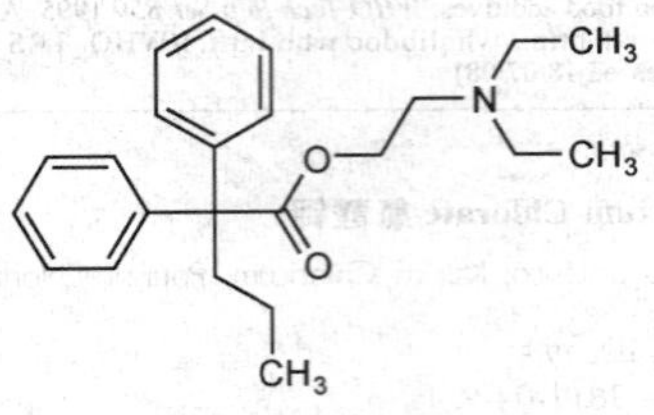

(*proadifen*)

简介

普罗地芬是一种细胞色素 P450 酶抑制剂，用于药物代谢研究。

Probiotics 益生菌

益生菌是活的微生物，作为食品添加剂，当摄入充足数量时，可改善宿主的健康水平。

组分和活性 一些益生菌制剂被发现含量较少，或者含有与标注不符的其他菌群[1]。联合国粮农组织/世界卫生组织（FAO/WHO）工作组公布了几个指南[2]。为了确保食品有益生菌的功效，应遵循这些指南。指南包括：制剂中细菌的属、种、株应在产品标签上用当前公认的系统命名法注明，另外，还应注明每个活菌株在保质期内的最小活菌数。

1. Hamilton-Miller JMT, *et al.* "Probiotic" remedies are not what they seem. *BMJ* 1996; **312:** 55–6.
2. FAO/WHO. *Guidelines for the evaluation of probiotics in food.* London Ontario, Canada: Food and Agriculture Organization of the United Nations, 2002. Also available at: http://www.who.int/foodsafety/fs_management/en/probiotic_guidelines.pdf (accessed 11/02/08)

Lactic-acid-producing Organisms 产乳酸菌群

Láctico, organismos productores de ácido.

МолочноКислые Бактерии

ATC Vet — QA07FA01.

不良反应

服用含嗜酸乳杆菌的片剂后曾发生过代谢性酸中毒[1]。虽然使用布拉酵母菌后出现真菌血症[3]和使用乳酸菌后出现败血症[4]已有报道，但使用本品后，罕见感染[2]。一些有关益生菌安全性的综述[5,6]显示益生菌安全性良好，但一些特定人群（如老年人、早产儿或免疫缺陷的新生儿）应慎用，因为之前的报道称[5]，健康人使用本品后曾发生罕见的败血症。肠球菌和链球菌作为益生菌使用在理论上可行，但应顾虑其致病性[5]。益生菌的种、株性质特殊，因此一种益生菌安全不能代表其他益生菌是安全的[5]。

1. Oh MS, *et al.* D-Lactic acidosis in a man with short-bowel syndrome. *N Engl J Med* 1979; **301:** 249–52.
2. Borriello SP, *et al.* Safety of probiotics that contain lactobacilli or bifidobacteria. *Clin Infect Dis* 2003; **36:** 775–80.
3. Piarroux R, *et al.* Are live saccharomyces yeasts harmful to patients? *Lancet* 1999; **353:** 1851–2.
4. Land MH, *et al.* Lactobacillus sepsis associated with probiotic therapy. *Pediatrics* 2005; **115:** 178–81.
5. Boyle RJ, *et al.* Probiotic use in clinical practice: what are the risks? *Am J Clin Nutr* 2006; **83:** 1256–64.
6. Hammerman C, *et al.* Safety of probiotics: comparison of two popular strains. *BMJ* 2006; **333:** 1006–8.

用途和用法

本品首次被引种是基于其潜在的治疗性，即酸化肠道内容物，从而对腐生菌生长产生保护作用。保加利亚乳杆菌（德氏乳杆菌保加利亚亚种）存在于天然发酵牛奶中，是最初使用的菌群，但其在肠内难以生长。天然酸乳是本品最普通的一个来源。

人们现在普遍认为胃肠道在宿主防御中起广泛的作用。因此，人们越来越感兴趣用活的非致病菌培养优选肠道菌群（包括新生儿）。这些非致病菌称为益生菌，包括广泛共生的产乳酸菌群，另外还用过某些酵母菌。当前用作益生菌制剂的菌群包括乳酸菌和双歧杆菌。其他可以使用的菌群包括肠球菌、链球菌属和布拉酵母菌。

益生菌有益于修复和维持肠道中健康的菌丛，除了用作口服剂型（如片、胶囊、粉）外，还广泛用于生产酸乳或其他发酵乳产品。本品用于治疗胃肠道疾病（包括腹泻和炎性肠道疾病）的研究正在进行中，用于治疗阴道疾病和变态反应性疾病（如特应性湿疹）的研究也在进行中。

以从毛滴虫病妇女分离的乳酸菌株制成的疫苗已用于预防毛滴虫病复发（见第2161页）。

变态反应性疾病 口服益生菌可适当提高免疫性[1]。人们对本品治疗变态反应性疾病（如特应性湿疹）较感兴趣[2~5]。早期关于变态反应性疾病研究的综述显示[6,7]，虽然益生菌对产生预期疗效有合理的理论基础，但其用于特应性湿疹、常年性变应性鼻炎和哮喘常规治疗的临床数据并不充分。随后的一个系统性综述显示[8]，益生菌不能有效地治疗湿疹，而且在使用益生菌时，存在轻微不良事件（如感染和肠道局部缺血）的风险。

1. Rinne M, *et al.* Effect of probiotics and breastfeeding on the *Bifidobacterium* and *Lactobacillus/Enterococcus* microbiota and humoral immune responses. *J Pediatr* 2005; **147:** 186–91.
2. Kalliomäki M, *et al.* Probiotics and prevention of atopic disease: 4-year follow-up of a randomised placebo-controlled trial. *Lancet* 2003; **361:** 1869–71.
3. Rosenfeldt V, *et al.* Effect of probiotics on gastrointestinal symptoms and small intestinal permeability in children with atopic dermatitis. *J Pediatr* 2004; **145:** 612–16.
4. Weston S, *et al.* Effects of probiotics on atopic dermatitis: a randomised controlled trial. *Arch Dis Child* 2005; **90:** 892–7.
5. Fölster-Holst R, *et al.* Prospective, randomized controlled trial on *Lactobacillus rhamnosus* in infants with moderate to severe atopic dermatitis. *Br J Dermatol* 2006; **155:** 1256–61.
6. Anonymous. Probiotics for atopic diseases. *Drug Ther Bull* 2005; **43:** 6–8.
7. Prescott SL, Björkstén B. Probiotics for the prevention or treatment of allergic diseases. *J Allergy Clin Immunol* 2007; **120:** 255–62.
8. Boyle RJ, *et al.* Probiotics for treating eczema. Available in The Cochrane Database of Systematic Reviews; Issue 4. Chichester: John Wiley; 2008 (accessed 10/08/10).

胃肠道疾病 目前正在研究口服益生菌用于胃肠道疾病。尽管其在某些方面有疗效，但需要更多的研究进行证实。益生菌的疗效很可能依赖于菌群的种、株和治疗条件[1,2]。

一项系统性综述结果显示[3]，益生菌可作为口服补液疗法的添加剂治疗儿童和成人急性感染性腹泻；另一项乳酸菌用于儿童的荟萃分析也得出了相似的结论[4]。然而，这 2 项有效研究在益生菌疗法和患者人群方面缺乏标准化，或急性腹泻与有效性研究之间难于界定[3,4]，目前，尚不能草拟明确的治疗指南。使用益生菌预防成人和儿童抗生素相关性腹泻的荟萃分析[5,6]和系统性综述[7]也证实其有效。同样的，其在作为常规推荐之前，应进行更多的临床验证[5~7]。一项关于益生菌（鼠李糖乳酸杆菌（LGG 菌）和布拉酵母菌）用于难辨梭状芽孢杆菌相关性腹泻的特殊治疗和预防的研究综述表明[8]，尽管这些特殊益生菌对有复发性难辨梭状芽孢杆菌感染风险的患者有用，但其潜在发生菌血症或真菌血症的弊大于利。

益生菌纠正慢性炎性肠病相关的肠道菌群异常已在研究，这些研究的结果显示其在溃疡性结肠炎[9~11]防治中和慢性肠炎[10~12]缓解期维持治疗中有些疗效，尽管治疗克罗恩病的数据尚不清楚[10,13,14]。在治疗炎性肠病需要大量采用标准化益生菌制剂和治疗方案的对照试验来验证[9~13]。系统性综述[15]认为，尽管双歧杆菌在治疗婴儿肠易激综合征方面表现出良好的疗效，但其他益生菌的疗效资料还不充分。参见胰腺炎项下益生菌的应用，见第2301页。

在 2 项随机对照临床试验中[16,17]，对低出生体重早产儿用特定的益生菌可减少坏死性小肠结肠炎的发生率和严重程度。有关这 2 项和其他临床对照研究的系统性综述也得出了同样的结论[18,19]，但作者认为这些结论需要通过一个更大的研究来确认，这个研究需要增加早产儿常规使用益生菌的病例。最近一项多中心、前瞻性、随机对照研究也得到了相似的结果[20]。该项研究纳入 434 例胎龄小于 34 周、体重低于 1500g 的婴儿，疗程 6 周。尽管难于解释的是体重低于 750g 的婴儿在对照组和治疗组较低体重范围内分布并不均匀。

益生菌也尝试用于便秘[21]和婴儿肠绞痛[22]。

1. Anonymous. Probiotics for gastrointestinal disorders. *Drug Ther Bull* 2004; **42:** 85–8.
2. Limdi JK, *et al.* Do probiotics have a therapeutic role in gastroenterology? *World J Gastroenterol* 2006; **12:** 5447–57.
3. Allen SJ, *et al.* Probiotics for treating infectious diarrhoea. Available in The Cochrane Database of Systematic Reviews; Issue 4. Chichester: John Wiley; 2003 (accessed 11/02/08).
4. Van Niel CW, *et al.* *Lactobacillus* therapy for acute infectious diarrhea in children: a meta-analysis. *Pediatrics* 2002; **109:** 678–84.
5. D'Souza AL, *et al.* Probiotics in prevention of antibiotic associated diarrhoea: meta-analysis. *BMJ* 2002; **324:** 1361–6.
6. Szajewska H, *et al.* Probiotics in the prevention of antibiotic-associated diarrhea in children: a meta-analysis of randomized controlled trials. *J Pediatr* 2006; **149:** 367–72.
7. Johnston BC, *et al.* Probiotics for the prevention of pediatric antibiotic-associated diarrhea. Available in The Cochrane Database of Systematic Reviews; Issue 2. Chichester: John Wiley; 2007 (accessed 11/02/08).
8. Segarra-Newnham M. Probiotics for *Clostridium difficile*-associated diarrhea: focus on *Lactobacillus rhamnosus* GG and *Saccharomyces boulardii*. *Ann Pharmacother* 2007; **41:** 1212–21.
9. Bai A-P, Ouyang Q. Probiotics and inflammatory bowel diseases. *Postgrad Med J* 2006; **82:** 376–82.

10. Ewaschuk JB, Dieleman LA. Probiotics and prebiotics in chronic inflammatory bowel diseases. *World J Gastroenterol* 2006; **12:** 5941–50.
11. Chapman TM, *et al.* VSL#3 probiotic mixture: a review of its use in chronic inflammatory bowel diseases. *Drugs* 2006; **66:** 1371–87.
12. Holubar SD, *et al.* Treatment and prevention of pouchitis after ileal pouch-anal anastomosis for chronic ulcerative colitis. Available in The Cochrane Database of Systematic Reviews; Issue 6. Chichester: John Wiley; 2010 (accessed 16/08/10).
13. Rolfe VE, *et al.* Probiotics for maintenance of remission in Crohn's disease. Available in the Cochrane Database of Systematic Reviews; Issue 4. Chichester: John Wiley; 2006 (accessed 11/02/08).
14. Butterworth AD, *et al.* Probiotics for induction of remission in Crohn's disease. Available in The Cochrane Database of Systematic Reviews; Issue 3. Chichester: John Wiley; 2008 (accessed 19/03/10).
15. Brenner DM, *et al.* The utility of probiotics in the treatment of irritable bowel syndrome: a systematic review. *Am J Gastroenterol* 2009; **104:** 1033–49.
16. Bin-Nun A, *et al.* Oral probiotics prevent necrotizing enterocolitis in very low birth weight neonates. *J Pediatr* 2005; **147:** 192–6.
17. Lin H-C, *et al.* Oral probiotics reduce the incidence and severity of necrotizing enterocolitis in very low birth weight infants. *Pediatrics* 2005; **115:** 1–4.
18. Deshpande G, *et al.* Probiotics for prevention of necrotising enterocolitis in preterm neonates with very low birthweight: a systematic review of randomised controlled trials. *Lancet* 2007; **369:** 1614–20.
19. Alfaleh KM, Bassler D. Probiotics for prevention of necrotizing enterocolitis in preterm infants. Available in The Cochrane Database of Systematic Reviews; Issue 1. Chichester: John Wiley; 2008 (accessed 19/03/10).
20. Lin H-C, *et al.* Oral probiotics prevent necrotizing enterocolitis in very low birth weight preterm infants: a multicenter, randomized, controlled trial. *Pediatrics* 2008; **122:** 693–700.
21. Banaszkiewicz A, Szajewska H. Ineffectiveness of *Lactobacillus* GG as an adjunct to lactulose for the treatment of constipation in children: a double-blind, placebo-controlled randomized trial. *J Pediatr* 2005; **146:** 364–9.
22. Savino F, *et al.* *Lactobacillus reuteri* (American Type Culture Collection Strain 55730) versus simethicone in the treatment of infantile colic: a prospective randomized study. *Pediatrics* 2007; **119:** e124-e30.
Available at: http://pediatrics.aappublications.org/cgi/reprint/119/1/e124.pdf (accessed 11/02/08)

泌尿道感染 益生菌制剂口服或阴道给药用于预防或治疗阴道感染的研究正在进行中。外阴阴道念珠菌病[1]和细菌性阴道病[2]临床研究的综述结果显示，尽管有一些治疗的适应证，但需要大量的临床对照研究证实益生菌在治疗中的地位和疗效。系统性综述[3,4]也显示了乳酸菌用于细菌性阴道病的某些益处，但尚缺乏充足的证据表明这些益生菌比抗菌药更有效或可以提高其疗效[4]。另外的系统性综述[5]证实益生菌对预防和治疗孕妇细菌性阴道病有益，但因资料不充分，其结果还不能评估对预防早产的疗效。一项临床研究[6]综述显示益生菌对于预防女性反复尿路感染有某些疗效。

1. Falagas ME, *et al.* Probiotics for prevention of recurrent vulvovaginal candidiasis: a review. *J Antimicrob Chemother* 2006; **58:** 266–72.
2. Falagas ME, *et al.* Probiotics for the treatment of women with bacterial vaginosis. *Clin Microbiol Infect* 2007; **13:** 657–64.
3. Oduyebo OO, *et al.* The effects of antimicrobial therapy on bacterial vaginosis in non-pregnant women. Available in The Cochrane Database of Systematic Reviews; Issue 3. Chichester: John Wiley; 2009 (accessed 24/02/10).
4. Senok AC, *et al.* Probiotics for the treatment of bacterial vaginosis. Available in The Cochrane Database of Systematic Reviews; Issue 4. Chichester: John Wiley; 2009 (accessed 24/02/10).
5. Othman M, *et al.* Probiotics for preventing preterm labour. Available in The Cochrane Database of Systematic Reviews; Issue 1. Chichester: John Wiley; 2007 (accessed 11/02/08).
6. Falagas ME, *et al.* Probiotics for prevention of recurrent urinary tract infections in women: a review of the evidence from microbiological and clinical studies. *Drugs* 2006; **66:** 1253–61.

制剂

专利制剂

Arg.: Acidofilofago; Flevic; Floratil; Lactinex; Tropivag; ***Austral.:*** Bioglan Acidophilus†; Forbiotic; ProTract; Superdophilus†; ***Austria:*** Antibiophilus; Bioflorin; Doderlein; Lactofit†; Reflor†; Symbioflor Enterococcus; Yomogi; ***Belg.:*** Enterol; Lacteol; ***Braz.:*** Flomicin; Floratil; Floren; Florent; Lactipan; Leiba; Repoflor; ***Canad.:*** Bacid†; Lacidofil; ***Chile:*** Bio-Flora; Biolactus; Bion Transit; Economotil†; Gastrofloral†; Lacteol Forte†; Lactil; Perenteryl; Perocur†; ***Cz.:*** Enterol; Santax S†; Solco-Trichovac†; ***Denm.:*** Paraghurt; Precosa†; ***Fin.:*** Lactophilus; Precosa; ***Fr.:*** Bacilor; Bion Transit; Bioprotus; Biotravel†; Gynophilus; Lacteol; Lyo-Bifidus; Ultra-Levure; ***Ger.:*** Doderlein Med; Hylak N; Hylak Plus; Lacteol; Lyseen; Paidoflor; Perenterol; Symbioflor 1; Vagiflor; ***Gr.:*** Ultra-Levure; ***Hong Kong:*** Bioflor; Lacteol; Reuteri; ***Hung.:*** Enterol; Gynevac; Ovulobact; Symbioflor 1; ***India:*** Cefocef-LB; Myconip; Sporlac; ***Indon.:*** BioGaia; Lacbon; Rillus; ***Ital.:*** Bactocin; Bioflorin; Calagin†; Codex; Dicoflor; Donaflor; Ecocillin; Ecoflorina; Giflorex; Inulac; Lacteol; Lactonorm; Probinul; Ramno-Flor†; Regolact Plus; Reuflor; Softigyn; VSL 3; ***Mex.:*** Biolactos; Floratil; Lacteol Fort; Lactipan; Lactocil†; Lactovita†; Liolactil; Neoflor; Sinuberase; ***NZ:*** Blis K12 Throat Guard; ***Philipp.:*** Infloran; Pro-bio; ***Pol.:*** EcoVag; Enterol; Lactovaginal; Lakcid; ***Port.:*** Antibiophilus; Enterol†; Lacteol; UL 250; ***Rus.:*** Bifidumbacterin (Бифидумбактерин); Enterol (Энтерол); Gastropharm (Гастрофарм); IRS 19 (ИРС 19); Lactobacterin (Лактобактерин); ***S.Afr.:*** Actiflora†; Inteflora; ***Singapore:*** DiarrStope; Lacteol; Protexin; Reutefene; ***Spain:*** Casenfilus; Lacteol; Lactofilus; Ultra-Levura; ***Swed.:*** Precosa; ***Switz.:*** Bioflorin; Bioflorina; Florosan; Lacteol; Lactoferment; Perenterol; SolcoTrichovac Lyophilisat†; Symbioflor 1; Ultra-Levure; ***Thai.:*** Bioflor; Lacbon†; Lacteol†; ***Turk.:*** Perocur; Reflor; ***UK:*** Bio Acidophilus; Biodophilus; Gum PerioBalance; Infacol Probiotic; ***Ukr.:*** Enterol (Энтерол); Gynolakt (Гинолакт); Hylak (Хилак); SolcoTrichovac (Солкотриховак); ***USA:*** Acidophilus; Align Daily Probiotic Supplement; Bacid; BioGaia; Culturelle; Florastor; Intestinex; Kala; Lactinex; Lacto-Key; MoreDophilus; Pro-Bionate; Superdophilus; ***Venez.:*** Florcidin; Florestor; Lacteol; Lactobacilos; Liolactil; Proflor.

多组分制剂 ***Arg.:*** Bioflora; Biol Preo; Factor Bioenterico†; Nilflux; Totalflora; Tropivag Plus; Urosedac Probiotic; ***Austral.:*** Acidophilus Bifidus; Acidophilus Plus; Cyto-Bifidus; Natures Own Acidophilus Plus; ***Austria:*** Gynoflor; Hylak; Hylak forte; Infloran; Omniflora; Trevis; ***Belg.:*** Carbolactanose; Gynoflor; ***Canad.:*** Fermalac; Fermalac Vaginal; Friendly Flora; ***Chile:*** Bion 3; ***Cz.:*** Fermalac Vaginal; Gynoflor; Hylak Forte; Imudon†; IRS 19†; Lacidofil; Solco-Urovac†; ***Fr.:*** Actyfilus; Biolactyl; Bion 3 Adultes; Bion 3 Seniors; Effadiane relipidantes; Ergyphilus; Estrofort; Florgynal; Gallia Calisma; Imgalt; Maxi-Flore; Nutrabase†; Nutraderme†; Nutraforme†; Nutramince†; Nutrapurete†; Nutrarepos†; Ophidus; Premunil; Probionat†; Triphidus; Trophigil; Ultrabiotique; ***Ger.:*** Gynoflor; InfectoDiarrstop LGG; IRS 19†; Omniflora N; Perison; Pro-Symbioflor; StroVac; ***Hong Kong:*** Bio-Tomosan; Infloran†; Lacspan; Lepicol; Protexin Balance; Protexin Balance+; Protexin Restore; Protexin Vitality; Shin-Biofermin S; ***Hung.:*** Gynoflor; Multi-Tabs Immuno; Protexin; Trevis†; ***India:*** ABClox; Ampilox-LB; Amplus; Ampoxin-LB; Bicidal Plus; Bifilac; Biomoxil-LB; Campicillin Plus; Cefix LB; Cephadex LB; Clax; Imox-Clo LB†; Lactisyn; Lactocom Forte; LMX; Megaclox LB; Novaclox LB; Novamox LB; Nutrolin-B; Symbiotik; Symoxyl-LB; Vitazyme; Vizylac; ***Indon.:*** Bio-Gl; Bion 3; Dialac; Gastro-Ad†; L-Bio; Lacidofil; Lacto-B; Laktobion; Lysmin Plus; ProBi; Protexin; Synbio; ***Irl.:*** Multibionta Probiotic†; ***Israel:*** Co-Biotic; Co-Biotic Kid; Floragyn; ***Ital.:*** Altaflora Probiotici†; Altaflora with electrolytes; Bifilact; Bio Fibralax Bi-Attivo; Bio-Flora; Biolactine; Biotrap; Colifagina; Coligermina; Colinox; Decon Lavanda; Ecofermenti; Endolac; Enterobacilli; Enterolactis; Enteroseven; Fermenturto-Lio; Fervidus; Floragermina 6; Florbiox†; Florelax; Floren†; Floridral; Florvis GG; Gastroenterol; Genefilus F19; Ginil; Infloran; Infloran Bio; Kiri; Lactipan; Lactisporin; Lactivis; Lactogermine; Lactolife; Lactomaior; Liozim; Liverton; Morelac; Nativa 2 Bifidus†; Neo Lactoflorene; Neogyn; Nepiros; Ninfagin; Psyllogel Fermenti; Ramno Fix; Ramnoflor Plus; Rivuclin; Rotagermine; Serilact; Triacid†; Vaxitiol; Yovis; Yovita; ***Jpn:*** The Guard Seichojo; ***Malaysia:*** Hexbio; Lacto Care; Progutt; ***Mex.:*** Lacteol Cron; Multibionta; Neo-Panlacticos; Neo-Panlacticos Plus; Pro-T-Flor; ***Philipp.:*** Culturelle With Lactobacillus GG; Gastro Flora Probiotics; ***Pol.:*** Gynoflor; IRS 19†; Lacidofil; Trilac; ***Port.:*** Coli-Fagina S; Gynoflor; Infloran†; ***Rus.:*** Acipol (Аципол); Bifiform (Бифиформ); Florin (Флорин); Hylak Forte (Хилак Форте); Imudon (Имудон); Linex (Линекс); Pyolysin (Пиолизин); SolcoTrichovac (Солкотриховак); ***S.Afr.:*** Culturelle VC†; Culturelle†; ***Singapore:*** Bion 3; Hexbio; Pro-4; Pro-Gut; ***Spain:*** Infloran; ***Switz.:*** Gynoflor; Infloran; Pro-Symbioflor; Ribolac†; SolcoTrichovac; ***Thai.:*** Gynoflor; Infloran; ***Turk.:*** Gynoflor; ***UK:*** Acidophilus Plus; Beneflora; Culture Care; Fibre Dophilus; Lifes-Biotic; Natudophilus; Vinalac; VSL 3; ***Ukr.:*** Bifiform (Бифи Форм); Gynoflor (Гінофлор)†; Hylak Forte (Хилак Форте); Imudon (Имудон); IRS 19 (ИРС 19); Laktovit Forte (Лактовит Форте)†; Linex (Линекс); ***USA:*** Acidophilus with Bifidus; Floranex; Pamine FQ Kit; Probiotic Formula; ReZyst IM; SynBiotics-3; VSL 3; ***Venez.:*** Glutapak-R.

Promelase (*pINN*) ⊗普罗米酶

EC 3.4.21.63; Oryzin; Promelasa; Promélase; Promelasum; Seaprose S.

Промелаза

CAS — 9074-07-1.

简介

普罗米酶是一种碱性蛋白酶，来自蜂蜜曲霉。本品口服给药，每日 30～90mg，可能对外伤、感染和外科手术引起的水肿和炎症有效。

制剂

专利制剂

Ital.: Altan; Flaminase; Mezent†.

Pronase ⊗链霉蛋白酶

Проназа

简介

链霉蛋白酶是从灰色链霉菌中得到的蛋白水解酶混合物，用于外伤、慢性鼻窦炎和手术操作引起的炎症，还用于黏痰溶解。

制剂

专利制剂

Jpn: Empynase.

Propolis 蜂胶

Bee Glue; Propóleo; Própolis.

Прополис

简介

蜂胶是一种由蜜蜂（至少在温带气候）从白杨芽（见第2312页）收集的树脂物质，次要来源是松类植物。蜜蜂将蜂胶与蜂蜡混合后用于建筑和维修蜂巢。蜂胶由树脂、香脂、精油、芳香油和花粉等组成。地区、蜜蜂品种和区域植物区系不同，蜂胶各组分准确比例也不同，因此，难以将其制成标准化药用制剂。据报道，蜂胶具有抗炎和抗菌作用。蜂胶是一种营养补充剂，可用于治疗咳嗽、口腔疾病和皮肤疾病。一种蜂胶软膏可缓解唇疱疹症状；也可用于化妆品及牙科用腔洞衬料。

对肾脏的影响 一例患鱼鳞病的 3 岁男孩在用蜂胶（确切的剂型和剂量未报道）做顺势治疗 4 个月后出现急性肾功能衰竭[1]，在停用蜂胶后肌酐浓度恢复正常。

1. Health Canada. Propolis: suspected association with renal failure. *Can Adverse React News* 2009; **19** (1): 3. Also available at: http://www.hc-sc.gc.ca/dhp-mps/alt_formats/hpfb-dgpsa/pdf/medeff/carn-bcei_v19n1-eng.pdf (accessed 05/02/09)

超敏反应 有关蜜蜂产物（包括蜂胶）的超敏反应，参见蜜蜂项下，第2181页。

制剂

专利制剂

Arg.: Propoleo; ***Austral.:*** Helastop†; ***Chile:*** Propolkit; ***Ger.:*** Propolisept-Salbe; ***Hung.:*** Propur; ***Ital.:*** Golapiol; Oral Spray; Pro-Gola; Propociclina; Propolcream; ***Pol.:*** Apizel; Propolan†; Propolisan; Propolisol; ***USA:*** Probax.

多组分制剂 ***Braz.:*** Calmatoss†; Malvatricin Natural Organic; Proplax†; ***Fr.:*** Propargile; ***Hong Kong:*** Vita Coldycin Echinacea Plus; ***Hung.:*** Aranyer Elleni; ***Indon.:*** Imumax; Neoboost Kids; Opinacea; ***Ital.:*** Actires; Altuss; Apistress; Biogreen; Bodyguard; Emoform Alifresh; Fosfarsile Forte; Golapiol C; Immumil Plus; Immumil†; Influpiol C; Influtux†; Keratolip; Neo-Stomygen; Nepiros; Probigol; Propast; Valda Propoli; ***Rus.:*** Prostopine (Простопин); ***Switz.:*** Osa gel dentaire aux plantes†; ***Turk.:*** Immuzinc; ***UK:*** Sinose; ***Ukr.:*** Proalor (Проалор).

顺势疗法制剂 ***Austria:*** Visamin†; ***Ger.:*** Propolisept Urtinktur.

Prostaglandins 前列腺素

Простагландины

简介

前列腺素与血栓素和白三烯类都是 20 碳多不饱和脂肪酸的衍生物，统称为类花生酸类物质。在人类，它们共同的前体是花生四烯酸（二十碳四烯酸），而在鱼类和海洋生物，二十碳五烯酸是一个主要的前体化合物。

细胞膜磷脂经磷脂酶 A_2 激活后，释放出花生四烯酸，然后被几种酶［主要是环氧合酶（前列腺素合成酶）和脂氧合酶］迅速代谢，见图 1。花生四烯酸经环氧合酶（有 2 个亚型，COX-1 或 COX-2，广泛分布于细胞膜）氧化代谢的产物包括前列腺素、血栓素和前列环素（有时称类前列腺素），这些产物均有环状结构。

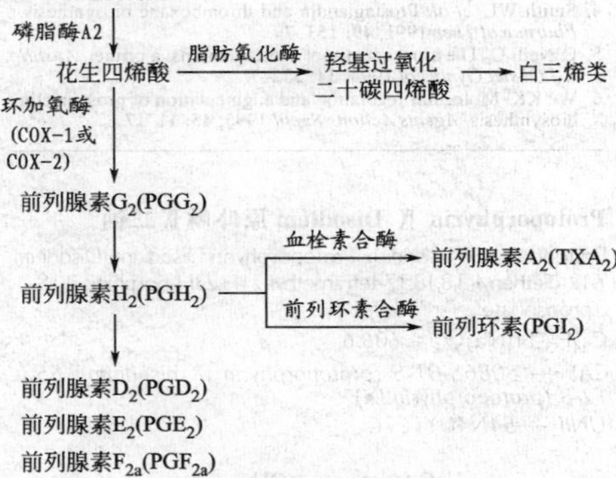

图 1 前列腺素生物合成

白三烯是脂氧合酶代谢产物。花生四烯酸经脂氧合酶代谢成羟基过氧化二十碳四烯酸，然后进一步代谢成白三烯。

环氧合酶代谢的第一步是形成环内过氧化物前列腺素 G_2（PGG_2），然后被还原成前列腺素 H_2（PGH_2）。PGH_2 再转化成主要的前列腺素：PGD_2、PGE_2 和 $PGF_{2\alpha}$，或经血栓素合成酶转化成血栓素 A_2（TXA_2），或经前列环素合成酶转化成前列环素（PGI_2）。这些产物在体内进一步代谢并迅速灭活。

次生前列腺素［包括前列腺素 A_2（PGA_2）、前列腺素 B_2（PGB_2）和前列腺素 C_2（PGC_2）］由 PGE2 衍生而得，仅存在于提取过程中，可能无生物学效应。

所有的前列腺素均有碳骨架 7-(2-辛基环戊基) 庚酮酸（也称作前列腺烷酸）。所有天然的前列腺素在 1，2 位均有一个双键，在辛基侧链 3 位有一个羟基。根据环戊烷上取代基不同将前列腺素分为 A、B、C、D、E、F 等类型。这些前列腺素亚型可再进一步细分，并用数字在下角标注，以表示侧链不饱和程度。因此，来源于二十碳三烯酸（二高 γ-亚麻酸）的前列腺素用下标 1，来源于花生四烯酸的用下标 2，来源于二十碳五烯酸的用下标 3。在人类似乎仅有前列腺素 2 有重要的生理活性。TXA_2 有一个环氧乙烷，而不是环戊烷，其化学结构不稳定，易水解成 TXB_2。前列环素有一个双环结构，水解后形成 6-酮基-$PGF_{1\alpha}$。

内源性的前列腺素是自体活性物质，通过各种刺激在所有组织和细胞中形成，有许多生理效应，包括所有生理功能的调节。前列腺素通过各种受体介导的机制产生作用。其中的一些作用在细胞内经腺苷酸激活或抑制，并受环磷酸腺苷调节。人们曾认为 PGE_2 和 $PGF_{2\alpha}$ 非常重要，但随着 TXA_2、前列环素和白三烯的发现，人们开始意识到这些主要的前列腺素属于一个具有生理活性的类花生酸类物质大家族。TXA_2 诱导血小板聚集，收缩动脉平滑肌；而前列环素可舒张血管，预防血小板聚集。这两种相反作用的平衡在调节血小板聚集和血栓形成方面起到重要作用。白三烯类是一种重要的炎性介质。

前列腺素的药理活性非常广泛，包括血管、支气管、子宫、胃肠道平滑肌的收缩与舒张，抑制胃酸分泌，影响血小板聚集、内分泌系统和代谢过程。

各种前列腺素活性和效能相差非常大；其作用还依赖于动物种属、作用的组织和浓度。前列腺素分子结构微小的改变可能引起完全相反的作用。

前列腺素不同的临床应用也反映出其广泛的生理和药理活性。目前已开发了多种类似物，这些合成类似物更稳定、作用时间更长、效应更特异。应用包括：

- 软化和扩张子宫颈，刺激子宫。如地诺前列素（$PGF_{2\alpha}$）（第1906页）及其代谢产物卡前列素（第1905页）；地诺前列酮（PGE_2）（第1906页）及其代谢产物硫前列酮（第1915页）；PGE_1 类似物［吉美前列素（第1909页）和米索前列醇（第1911页）］。
- 血管扩张和防止血小板聚集。如前列地尔（PGE1）（第2012页）及其类似物利马前列素（第1274页）；依前列醇（前列环素）（第1233页）及其类似物伊洛前列素（第1264页）。
- 抑制胃酸分泌和保护胃肠黏膜。如米索前列醇（第1911页）。
- 治疗青光眼。如比马前列素（第1789页）；拉坦前列素（第1793页）；曲伏前列素（第1796页）和乌诺前列酮（第1797页）。
- 在兽医治疗中用作黄体溶解剂（luteolytics，引起卵巢黄体退化）。如合成的 PGE2 类似物。

1. Moncada S, Vane JR. Arachidonic acid metabolites and the interactions between platelets and blood-vessel walls. *N Engl J Med* 1979; **300:** 1142–7.
2. Higgs GA, Vane JR. Inhibition of cyclo-oxygenase and lipoxygenase. *Br Med Bull* 1983; **39:** 265–70.
3. Halushka PV, *et al.* Thromboxane, prostaglandin and leukotriene receptors. *Annu Rev Pharmacol Toxicol* 1989; **29:** 213–39.
4. Smith WL, *et al.* Prostaglandin and thromboxane biosynthesis. *Pharmacol Ther* 1991; **49:** 153–79.
5. O'Neill C. The biochemistry of prostaglandins: a primer. *Aust N Z J Obstet Gynaecol* 1994; **34:** 332–7.
6. Wu KK. Molecular regulation and augmentation of prostacyclin biosynthesis. *Agents Actions Suppl* 1995; **45:** 11–17.

Protoporphyrin Ⅸ Disodium 原卟啉Ⅸ二钠

Protoporfirina IX disódica; Protoporphyrin Disodium. Disodium 7,12-diethenyl-3,8,13,17-tetramethyl-21*H*,23*H*-porphine-2,18-dipropanoate.

$C_{34}H_{32}N_4Na_2O_4$ = 606.6.

CAS — 50865-01-5 (protoporphyrin IX disodium); 553-12-8 (protoporphyrin IX).

UNII — 54N4UY1C7C.

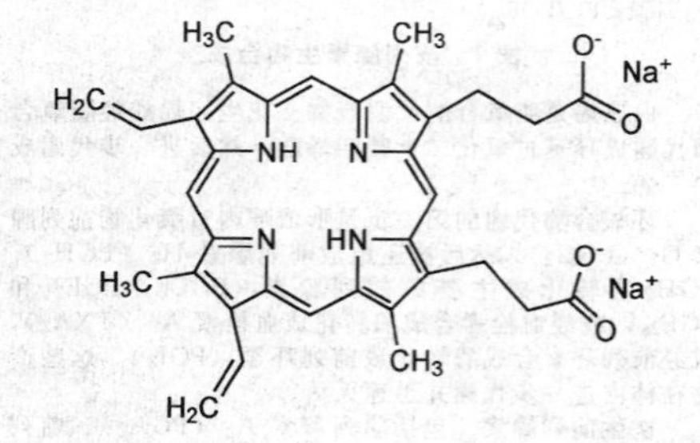

简介

口服原卟啉Ⅸ二钠可用于治疗与胆结石及胆囊炎相关的肝功能损伤。

Psilocin 裸头草辛

4-Hydroxy-*NN*-dimethyltryptamine; Psilocina; Psilocyn. 3-(2-Dimethylaminoethyl)indol-4-ol.

$C_{12}H_{16}N_2O$ = 204.3.

CAS — 520-53-6.

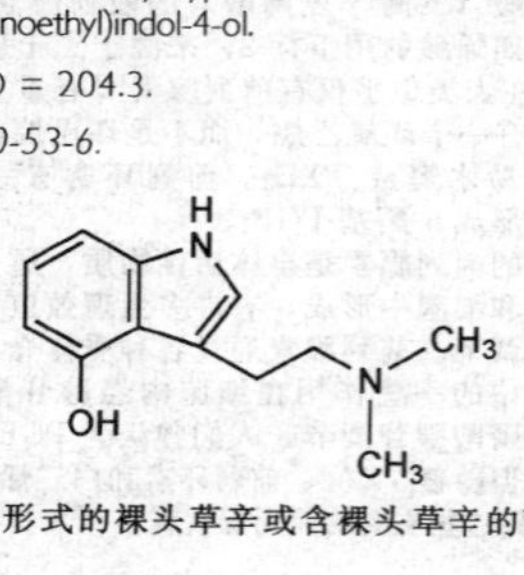

俗名 各种形式的裸头草辛或含裸头草辛的菌类均可用下列"俗名"（见第ⅶ页）或俚语表示：

1UP's; Abhort; Aborts; Alice; Benzies; Blue Rimmers; Boom-Dads; Boomers; Caps; Crumb Tarts; Cubes; FireWorks; Fun Gus; Fun Guys; Fungus; God's flesh; Goombas; Gus; Jesus; Lalkas; Liberty caps; Little smoke; Magic mushroom; Magic Mushrooms; Marios; Mexican mushroom; Mexican mushrooms; Mucks; Muggers; Mush; Mushies; Mushrooms; Musk; Pizza Toppings; Shroomies; Shrooms; Silly putty; Simple Simon; Smurfhats; Toads; Umbrellas; Yellow Bentines; Zoomers; Zoomies.

Psilocybine (*BAN*, *rINN*) 赛洛西宾

CY-39; 4-Phosphoryloxy-*NN*-dimethyltryptamine; Psilocibina; Psilocybin; Psilocybinum; Psilosybiini. 3-(2-Dimethylaminoethyl)indol-4-yl dihydrogen phosphate.

Псилоцибин

$C_{12}H_{17}N_2O_4P$ = 284.2.

CAS — 520-52-5.

UNII — 2RV7212BP0.

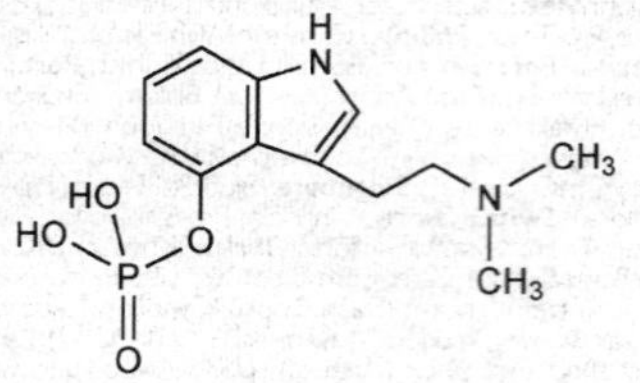

俗名 各种形式的赛洛西宾或含赛洛西宾的菌类均可以用下列"俗名"（见第ⅶ页）或俚语表示：

1 UP's; Alice; Benzies; Blue caps; Blue Rimmers; Boom-Dads; Boomers; Booms; Buttons; Caps; Champ; Crumb Tarts; Cubes; FireWorks; Fun Gus; Fun Guys; Fungus; Funguys; God's flesh; Goombas; Gus; Hombrecitos; Jesus; Lalkas; Las mujercitas; Little smoke; Magic mushroom; Magic mushrooms; Marios; Mexican mushroom; Mexican mushrooms; Mucks; Muggers; Mush; Mushies; Mushroom soup; Mushroom tea; Mushrooms; Musk; Philosopher's Stones; Pizza toppings; Rooms; Sacre mushroom; Sacred mushroom; Sacred mushrooms; Shroomies; Shrooms; Silly putty; Simple Simon; Smurfhats; Teonanactl; Toads; Truffles; Umbrellas; Yellow Bentines; Zoomers; Zoomies.

简介

裸头草辛和赛洛西宾是从野生的墨西哥菌类（teonanácatl），即伞菌科墨西哥裸盖菇（*Psilocybe mexicana*，Agaricaceae）中提取的吲哚生物碱。

在英国，赛洛西宾主要存在于土生菌类裸盖菇（*Psilocybe semilanceata*，magic mushroom；liberty cap）中，在其他菌类包括古巴球盖菇（*Stropharia cubensis*）和锥盖伞属（*Conocybe* spp.）中也含有赛洛西宾。

赛洛西宾具有致幻觉和拟交感神经作用，与麦角二乙胺（第2271页）的作用相似。它比麦角二乙胺的作用弱，它的致幻觉作用可持续 6h。有证据表明赛洛西宾在体内可代谢为有活性的裸头草辛。它本身无治疗作用。

Pulegium Oil 长叶薄荷油

Aceite esencial de menta poleo; Aceite esencial de poleo-menta; Pennyroyal Oil; Poleo, aceite esencial de.

Масло Мяты Болотной

UNII — AK85U7Y3MV.

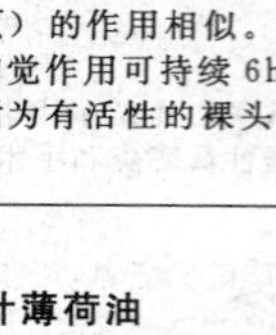

(pulegone)

不良反应

本品用于堕胎时曾出现严重的毒性作用，如惊厥、肝毒性和死亡。

有 2 例婴儿在饮用含长叶薄荷油的草药茶后出现了伴有惊厥的严重肝毒性[1]，其中的 1 名出现了多器官衰竭，伴有肝细胞坏死的急性肝功能失调及致命的脑水肿。另有 4 例使用长叶薄荷油出现毒性作用的报道[2]，其中 3 例是成年人，有 2 例是服用草药茶诱发月经、1 例是服用草药提取物堕胎而致死，1 例是 1 名 22 月龄的幼儿服用了长叶薄荷油。

1. Bakerink JA, *et al.* Multiple organ failure after ingestion of pennyroyal oil from herbal tea in two infants. *Pediatrics* 1996; **98:** 944–7.
2. Anderson IB, *et al.* Pennyroyal toxicity: measurement of toxic metabolite levels in two cases and review of the literature. *Ann Intern Med* 1996; **124:** 726–34.

用途和用法

长叶薄荷油是由唇形科薄荷类植物欧亚薄荷（*Mentha pulegium* Labiatae）蒸馏得到的挥发油，含胡薄荷酮（pulegone）（$C_{10}H_{16}O$=152.2），曾经用作通经药，据报道它还用作驱虫剂。

Pulmonary Surfactants 肺表面活性剂

Tensioactivos pulmonares.

Лёгочные Сурфактанты

性状 肺表面活性剂是以磷脂和表面活性蛋白为主要成分的混合物，用来替代内源性的肺表面活性剂，已经研究出几种制剂，包括：

- 从羊水中提取或经生物合成得到的天然人表面活性剂。
- 动物来源的天然表面活性剂，是猪或牛肺提取物通过添加人工合成的表面活性剂修饰获得，如贝雷克坦；也可不经修饰获得，如勃法克坦和卡法克坦。
- 合成或半合成制剂，主要含有棕榈胆磷磷脂，该组分是天然肺表面活性剂的主要成分，与其他物质合用能辅助扩张或吸收，如与合成的西那普肽联合发挥作用。

Beractant (*BAN*, *USAN*) 贝雷克坦

A-60386X.

Берактант

CAS — 108778-82-1.

UNII — S866O45PIG.

性状 贝雷克坦是一种经修饰的牛肺提取物，主要含磷脂，通过添加棕榈胆磷、棕榈酸和棕榈酸甘油酯而制得。

表面活性剂 TA 专指经修饰的牛肺表面活性剂。

Bovactant (*BAN*) 勃法克坦

SF-R11.

性状 勃法克坦是一种牛肺提取物，含有 92% 磷脂、3.2% 胆固醇、0.6% 表面活性剂相关的疏水蛋白及 0.4% 的游离脂肪酸。

Calfactant (*BAN*, *USAN*) 卡法克坦

CAS — 183325-78-2.

UNII — Q4K217VGA9.

性状 本品是未经修饰的天然小牛肺提取物，以磷脂和具有表面活性的特殊疏水蛋白（SP-B 和 SP-C）为主要成分的表面活性剂。

Colfosceril Palmitate (*BAN*, *USAN*, *rINN*) 棕榈胆磷

Colfoscéril, Palmitate de; Colfoscerili Palmitas; Dipalmitoylphosphatidylcholine; DPPC; Palmitato de colfoscerilo; 129Y83. 1,2-Dipalmitoyl-*sn*-glycero(3)phosphocholine.

Колфосцерила Пальмитат

$C_{40}H_{80}NO_8P$ = 734.0.

CAS — 63-89-8.

ATC — R07AA01.

ATC Vet — QR07AA01.

UNII — 319X2NFW0A (L-Dipalmitoylphosphatidylcholine); 2W15RT5V7V (DL-Dipalmitoylphosphatidylcholine).

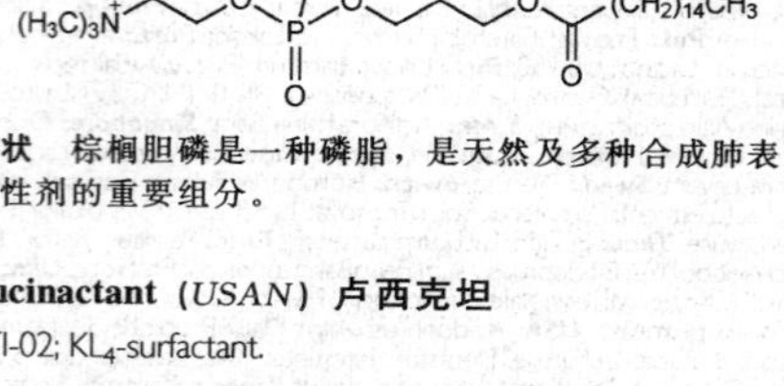

性状 棕榈胆磷是一种磷脂，是天然及多种合成肺表面活性剂的重要组分。

Lucinactant (*USAN*) 卢西克坦

ATI-02; KL_4-surfactant.

注：Surfaxin 曾用作卢西克坦的商标名。

性状 卢西克坦是由西那普肽、棕榈胆磷、棕榈酰油酸酰磷脂甘油钠和棕榈酸组成的混合物。

Poractant Alfa (*BAN*) 猪肺表面活性剂 α

Порактант Альфа

CAS — 129069-19-8.

UNII — KE3U2023NP.

性状 本品是猪肺提取物，含磷脂不少于 90%、约 1% 的疏水蛋白（SP-B 和 SP-C）和约 9%其他脂类。

Pumactant (*BAN*) 基因技术表面活性剂（美）或肺表面活性剂（英）

Artificial Lung Expanding Compound.

Пумактант

性状 本品是由棕榈胆磷和磷脂酰甘油（phosphatidyl glycerol）[2-oleoyl-1-palmitoyl-*sn*-glycero(3)phospho(1)-*sn*-glycerol] 以 7∶3 的比例组成的混合物。

Sinapultide (*USAN*, *rINN*) 西那普肽

ATI-01; KL-4 Peptide; Sinapultida; Sinapultidum.

Синапультид

CAS — 138531-07-4.

UNII — 040X3AX99T.

性状 西那普肽是一种模拟人表面活性剂蛋白 B 的合成肽，是天然肺表面活性剂的重要组分。

不良反应和注意事项

表面活性剂治疗可增加肺出血的危险，尤其对早产儿。应在具有适当通气和监护设备的条件下进行治疗。肺迅速扩张和供氧改善作为成功的治疗结果，但通气峰压和吸氧浓度值应在显效后迅速降低，以避免气胸和血酸过多的危险。有新生儿使用后出现脑电活动瞬间降低的报道，但意义并不明确，也有瞬间的心搏迟缓的报道。偶发因黏液引起的气管阻塞。

◇尽管本品可增加肺出血的危险[1~4]，但荟萃分析表明其益处大于危险性[1]，然而确实存在新生儿在接受本品治疗后，引起中度或严重肺出血而增加了死亡或短期发病的风险[5]。用表面活性剂治疗引起的血液动力学变化及而后的肺出血使早产儿更易出现颅内出血[5,6]。虽然对早产儿的长期随访研究[8]表明用本品治疗与未用者神经系统发育相似，但在非常低体重婴儿的早期预防还是可能影响神经系统发育[7]。本品有降低脑电活动的报道[9]。

使用本品需要控制滴注速度，有研究[10]表明，给予本品的同时持续供氧，5min 快速滴注引起的与二氧化碳张力增加相关的脑血流速率瞬间增加，比 15min 慢速滴注明显。虽然研究者承认还与其他因素，特别是与表面活性剂的类型有关，但在缺乏进一步研究数据前，推荐进行慢速滴注，滴注时间至少为 15～20min。

1. Raju TNK, Langenberg P. Pulmonary hemorrhage and exogenous surfactant therapy: a metaanalysis. *J Pediatr* 1993; **123:** 603–10.
2. Majeed-Saidan MA, *et al.* Pulmonary haemorrhage in low-birthweight babies. *Lancet* 1993; **341:** 120.
3. Rogers D. Pulmonary haemorrhage, surfactant, and low-birthweight babies. *Lancet* 1993; **341:** 698.
4. Pappin A, *et al.* Extensive intraalveolar pulmonary hemorrhage in infants dying after surfactant therapy. *J Pediatr* 1994; **124:** 621–6.
5. Pandit PB, *et al.* Outcome following pulmonary haemorrhage in very low birthweight neonates treated with surfactant. *Arch Dis Child Fetal Neonatal Ed* 1999; **81:** F40–F44.
6. Gunkel JH, Banks PLC. Surfactant therapy and intracranial hemorrhage: review of the literature and results of new analyses. *Pediatrics* 1993; **92:** 775–86.
7. Vaucher YE, *et al.* Outcome at twelve months of adjusted age in very low birthweight infants with lung immaturity: a randomized placebo-controlled trial of human surfactant. *J Pediatr* 1993; **122:** 126–32.
8. D'Angio CT, *et al.* Longitudinal, 15-year follow-up of children born at less than 29 weeks' gestation after introduction of surfactant therapy into a region: neurologic, cognitive, and educational outcomes. *Pediatrics* 2002; **110:** 1094–1102.
9. Hellström-Westas L, *et al.* Cerebroelectrical depression following surfactant treatment in preterm neonates. *Pediatrics* 1992; **89:** 643–7.
10. Saliba E, *et al.* Instillation rate effects of Exosurf on cerebral and cardiovascular haemodynamics in preterm neonates. *Arch Dis Child* 1994; **71:** F174–8.

用途和用法

本品是一种与肺天然物质具有相似表面活性的混合物，通过降低肺液表面张力而使气道通畅。外源性肺表面活性剂用于治疗和预防早产儿的呼吸窘迫综合征（RDS）（见下文）。肺表面活性剂使用剂量不同，多数推荐剂量是磷脂 100～200mg/kg，或棕榈胆磷 67.5mg/kg。对症状明显的 RDS 患者应在确诊后及早给予，而预防用药也应在出生后尽早给药。使用机械通气的新生儿可通过气管插管给予混悬液，生产厂家可能会推荐是否应断开机械通气的治疗方案。必要时追加给药，剂量大小和给药间隔是变化的。

还试用于支气管肺发育不良的早产儿和胎粪吸入综合征的新生儿以及也用于成人急性 RDS。相似的化合物卢舒普肽也在试用于吸入性肺炎的研究中。

1. Stevens TP, Sinkin RA. Surfactant replacement therapy. *Chest* 2007; **131:** 1577–82.
2. Sweet DG, Halliday HL. The use of surfactants in 2009. *Arch Dis Child Educ Pract Ed* 2009; **94:** 78–83.

儿童用法 治疗新生儿呼吸窘迫综合征（RDS）的肺表面活化剂的剂量见上文的**用途和用法**。

急性呼吸窘迫综合征 肺表面活性剂已被研究用于急性 RDS（第1431页），对成人可通过支气管[1]内滴注或喷雾[2~4]给药，但效果不令人满意。此外，已尝试[5]用合成表面活性剂对支气管肺进行部分连续灌洗，耐受性很好。对患有严重急性 RDS 继发肺或全身性疾病的儿童通过气管滴注猪肺表面活性剂 α 可适当改善缺氧的状况[6]。

1. Haslam PL, *et al.* Surfactant replacement therapy in late-stage adult respiratory distress syndrome. *Lancet* 1994; **343:** 1009–11.
2. do Campo JL, *et al.* Natural surfactant aerosolisation in adult respiratory distress syndrome. *Lancet* 1994; **344:** 413–14.
3. Weg JG, *et al.* Safety and potential efficacy of an aerosolized surfactant in human sepsis-induced adult respiratory distress syndrome. *JAMA* 1994; **272:** 1433–8.
4. Anzueto A, *et al.* Aerosolized surfactant in adults with sepsis-induced respiratory distress syndrome. *N Engl J Med* 1996; **334:** 1417–21.
5. Wiswell TE, *et al.* Bronchopulmonary segmental lavage with Surfaxin (KL_4-Surfactant) for acute respiratory distress syndrome. *Am J Respir Crit Care Med* 1999; **160:** 1188–95.
6. López-Herce J, *et al.* Surfactant treatment for acute respiratory distress syndrome. *Arch Dis Child* 1999; **80:** 248–52.

溺死 有用本品治疗 9 岁濒临溺死儿童的文献报道[1]。

1. McBrien M, *et al.* Artificial surfactant in the treatment of near drowning. *Lancet* 1993; **342:** 1485–6.

胎粪吸入综合征 胎粪吸入综合征使婴儿出生时或出生后产生呼吸窘迫，是肺表面活性系统失调的结果。虽然有研究[1]在用稀释的表面活性剂进行肺灌洗，但静脉推注给予外源性表面活性剂对婴儿的通气是有益的。试点研究表明[2]，贝雷克坦可用于支气管灌洗，对急性胎粪吸入综合征有效。另一小型的对照研究[3]用稀释的贝雷克坦进行支气管肺泡灌洗，无论是否合用地塞米松，与标准治疗比较，都明显改善供氧状况。4 项随机对照实验系统性回顾评估[4]，尽管还未与其他治疗胎粪吸入综合征的方法比较[3]，肺表面活性剂的结果是理想的。

1. Dargaville PA, Mills JF. Surfactant therapy for meconium aspiration syndrome: current status. *Drugs* 2005; **65:** 2569–91.
2. Lam BCC, Yeung CY. Surfactant lavage for meconium aspiration syndrome: a pilot study. *Pediatrics* 1999; **103:** 1014–18.
3. Salvia-Roigés MD, *et al.* Efficacy of three treatment schedules in severe meconium aspiration syndrome. *Acta Paediatr* 2004; **93:** 60–5.
4. El Shahed AI, *et al.* Surfactant for meconium aspiration syndrome in full term/near term infants. Available in The Cochrane Database of Systematic Reviews; Issue 3. Chichester: John Wiley; 2007 (accessed 07/07/09).

新生儿呼吸窘迫综合征 肺表面活性剂可改善早产儿 RDS 的治疗效果（见第1440页）。对 8 个随机研究的一个系统性评价[1]表明，给予表面活性剂进行预防治疗比已经确诊为 RDS 的婴儿进行选择性给予表面活性剂有更好的临床结果，且可降低气胸、肺间质肺气肿及死亡的风险，然而，婴儿是否需要预防性给予表面活性剂的判断标准是不明确的。机械通气可引起 RDS 早产儿的肺损伤。对 6 个随机研究的一个系统性评价[2]表明，早期给予肺表面活性剂，同时拔管给予经鼻持续气道正压通气，与 RDS 进展到需要机械通气时再选择性地给予肺表面活性剂相比，机械通气的需求更少，支气管肺发育不良的发生率更低，发生空气渗漏综合征更少。对 3 个研究的系统性评价[3]更进一步表明，多剂量给予表面活性剂比单剂量的益处更大。

1. Soll R, Morley CJ. Prophylactic versus selective use of surfactant in preventing morbidity and mortality in preterm infants. Available in The Cochrane Database of Systematic Reviews; Issue 2. Chichester: John Wiley; 2001 (accessed 07/07/09).
2. Stevens TP, *et al.* Early surfactant administration with brief ventilation vs. selective surfactant and continued mechanical ventilation for preterm infants with or at risk for respiratory distress syndrome. Available in The Cochrane Database of Systematic Reviews; Issue 4. Chichester: John Wiley; 2007 (accessed 07/07/09).
3. Soll R, Özek E. Multiple versus single doses of exogenous surfactant for the prevention or treatment of neonatal respiratory distress syndrome. Available in The Cochrane Database of Systematic Reviews; Issue 1. Chichester: John Wiley; 2009 (accessed 07/07/09).

制剂

专利制剂

Arg.: Baby Fact B; Natsurf†; Surfactante B; Survanta; ***Austral.:*** Curosurf; Exosurf†; Survanta†; ***Austria:*** Curosurf; Exosurf†; Survanta†; ***Belg.:*** Alvofact†; Curosurf; Survanta; ***Braz.:*** Alveofact; Curosurf; Survanta; ***Canad.:*** BLES; Survanta; ***Chile:*** Exosurf†; Surfacur; Survanta; ***Cz.:*** Alveofact†; Curosurf; Exosurf†; Survanta; ***Denm.:*** Curosurf; ***Fin.:*** Curosurf; ***Fr.:*** Curosurf; Survanta; ***Ger.:*** Alveofact†; Curosurf; Survanta; ***Gr.:*** Alvofact; Curosurf; Exosurf; Survanta; ***Hong Kong:*** Survanta; ***Hung.:*** Curosurf; Survanta; ***Indon.:*** Survanta; ***Irl.:*** Curosurf; ***Israel:*** Curosurf; Infasurf; ***Ital.:*** Curosurf; ***Jpn:*** Surfacten; ***Malaysia:*** Survanta; ***Mex.:*** Exosurf†; Survanta; ***Neth.:*** Alvofact†; Curosurf; Exosurf†; Survanta; ***Norw.:*** Curosurf; Survanta-Vent†; ***NZ:*** Curosurf; Survanta; ***Philipp.:*** Newfactan; Survanta; ***Pol.:*** Alveofact†; Curosurf; Survanta; ***Port.:*** Curosurf; Survanta; ***Rus.:*** Curosurf (Куросурф); Surfactant-BL (Сурфактант-БЛ); ***S.Afr.:*** Curosurf; Survanta; ***Singapore:*** Survanta; ***Spain:*** Curosurf; Survanta; ***Swed.:*** Curosurf; Survanta-Vent†; ***Switz.:*** Curosurf; Survanta; ***Thai.:*** Curosurf; Survanta; ***Turk.:*** Curosurf; Survanta; ***UK:*** Curosurf; Survanta; ***Ukr.:*** Curosurf (Куросурф); ***USA:*** Curosurf; Exosurf†; Infasurf; Survanta; ***Venez.:*** Survanta.

Pulsatilla 白头翁

Anémona; Anémone pulsatille; Meadow Anemone; Pasque Flower.

Пульсатилла

CAS — 62887-80-3.

ATC Herb — HN05CM5023 (Pulsatilla vulgaris: herb); HG01AW5001 (Pulsatilla vulgaris: herb); HD08AW5003 (Pulsatilla vulgaris: herb); HN05CM5022 (Pulsatilla pratensis: herb); HA03WX5006 (Pulsatilla vulgaris: herb).

UNII — 176KB35JEV (Pulsatilla vulgaris).

简介

白头翁是毛茛科银莲花属白头翁［*Pulsatilla vulgaris*(*Anemone pulsatilla*)］或毛茛属白头翁［*Pulsatilla pratensis*(Ranunculaceae)］的花期植物入药，其草药制剂用于治疗精神失调、循环障碍、月经失调和良性前列腺肥大。

顺势疗法 白头翁已经以下列名称用于顺势疗法药物 Pulsatilla pratensis；Pulsatilla vulgaris；Pulsatilla nigricans；Puls。

制剂

多组分制剂 ***Austral.:*** Calmo†; Cirflo†; Lifesystem Herbal Formula 4 Women's Formula†; Proflo†; Women's Formula Herbal Formula 3†; ***Braz.:*** Eviprostat†; ***Cz.:*** Cicaderma; ***Fr.:*** Hepatoum; Histo-Fluine P; ***Ger.:*** Eviprostat N; ***Indon.:*** Eviprostat; ***Jpn:*** Eviprostat; ***Port.:*** Cicaderma; Stodal; ***S.Afr.:*** Cough Elixir†; ***Singapore:*** Eviprostat; ***Switz.:*** Elixir contre la toux; ***UK:*** Anased; Menopause Relief; Period Pain Relief; Prementaid.

顺势疗法制剂 ***Austral.:*** Allergy Relief; Childrens Cold and Flu Relief; Dermatitis Relief†; Earache Relief†; Joint & Muscle Oral Spray; Pain & Fever Relief; PMT Oral Spray†; Respatona Chesty Cough & Nasal Congestion; Respatona Head Cold; Respatona Nasal Spray Decongestant; Respatona Sinus Relief; Snore Eze; Stodal†; ***Austria:*** Apozema Allium Cepa compositum; Cepa Med Complex†; Delufen; Echinacea-Cosmoplex; Euphorbium Compositum; Frauentropfen Nr 18†; Gastricumeel; Globuli gegen Schlafstorungen; Hustensaft Weleda; Incena†; Lakrima†; Pulsatilla Med Complex†; Rhododendroneel; Vensa; Viburcol†; ***Canad.:*** Acne†; Bioactiv E; Calms Forte 4 Kids; Calnor; Cat Complex; Cicaderma; Comp-Drops 9; Coryzalia; Cough & Cold; Cough L64†; Cruroheel S; Detox L37; Earache; Echinacea Compositum; Euphorbium Compositum; Gargarol†; Homeo-Form G; Homeo-Form R; Homeodel 21; Hylands Formula MC; Hylands Formula S; Hylands Menstrual Cramps; Hylands Sinus; Indigestion†; Infilex; Men Complex; Rhinar; Roxalia; Sinus; Stodal; Travel Sickness; Travel Sickness Cocculus L73†; Viburcol; ***Chile:*** Amica Hamamelis Compuesta; Bioactiv A; Bioactiv E; Calcarea fluor Compuesta; Ikoplex No 18; ***Cz.:*** Coryzalia; Euphorbium Compositum; Feminon†; Homeogene 9; Hormeel S; Stodal; Viburcol; Ypsiloheel; ***Fr.:*** Abbe Chaupitre no 30; Agnus Castus Complexe No 2; Arthro-Drainol; Berberis Complexe No 83; Cicaderma; Cistus Canadensis Complexe No 86; Cocculus Complexe No 73; Coryzalia; Drosera Complexe No 64; Formica Rufa Compose; Formule de l'Abbe Chaupitre no 20; Formule de l'Abbe Chaupitre no 35; Formule de l'Abbe Chaupitre no 64; Formule de l'Abbe Chaupitre no 7; Formule de l'Abbe Chaupitre no 82; Granules Boripharm no 5†; Granules Boripharm no 8†; Hamamelis Compose; Homeodose 20; Homeogene 41; Homeogene 9; Iodum Complexe No 118; Ipeca Compose; Millefolium Complexe No 7; Myosotis Complexe No 63; Nux Vomica Complexe No 49; Phytogargarisme; Pulmo-Drainol; Pulsatilla Complexe No 60; Rhododendron Complexe No 42; Sabal Serrulata Compose; Scrofularia Compose; Staphysagria Complexe No 92; Stodal; Thuya Complexe No 37; Uva Ursi Complexe No 9; Veino-Drainol; ***Ger.:*** Agnus castus comp; Agnus femin; Aletris N Oligoplex; Aletris Oligoplex; Antimas; Antimast N†; Antimast T†; Auroplatin†; Cephaloplant; Entzundungstropfen; Enuroplant N; Euphorbium comp SN; Femi-cyl L Ho-Len-Complex; Feminon N; Gastro-Plantin N; Hewelymphon N; Infifer†; Mucosa compositum; Neuroselect; Otimed; Pascofemin; Pascofemin spasmo; Prostata-Gastreu N R25; Rheuma-Hevert; Rhino-Gastreu N R49†; Schleimhaut-Komplex Ho-Fu-Complex; Schwoneural N; Schworosin; Sejungin B21†; Seniovita aktiv†; Spiraphan†; Trauma-cyl N Complex†; Turnera comp†; Unotex†; Urotruw N; Varicylum N; Venen-Komplex Ho-Fu-Complex; Venoselect N; Viburcol N; Ypsiloheel N; ***Hung.:*** Coryzalia; Homeogene 9; Stodal; ***Neth.:*** Chamodent†; Gastricumeel; Gynaelite; Homeocare cyclus; Homeocare neusspray; Homeogene 9; Hormheel H; Kruidvat Homeopathie Neusspray; Mucosa comp H; Nisyspray; Oteel H; Rinikind†; Sinufleur; Stodal; Viburcol H; ***Port.:*** Coryzalia; Homeogene 9; ***Rus.:*** Cicaderma (Цикадерма); Coryzalia (Коризалия); Delufen (Делуфен); Dysmenorm (Дисменорм); Stodal (Стодаль); Vensa (Венза); ***S.Afr.:*** Euphorbium Compositum S; Viburcol; ***Switz.:*** Coryzalia; Homeogene 9; Menstruasan; Nelsons Sinusit; Regenaplex Nr. 31a; Regenaplex Nr. 31c; Regenaplex Nr. 49a; Regenaplex Nr. 71b; Rhinitisan†; Stodal; ***UK:*** Cough Elixir; ***Ukr.:*** Dentokind (Дентокинд); Dysmenorm (Дисменорм.); Echinacea Comositum S (Эхинацея Композитум С)†; ***USA:*** Yeast-Gard.

Punarnava 黄细辛

Punarnaba.

Пунарнава

简介

黄细辛（Punarnava）是紫茉莉科［*Boerhaavia diffusa*（*B. repens*）（Nyctaginaceae）］的新鲜或干燥全草，主要含一种生物碱，即黄细辛碱（punarnavine）。在印度通常以液体制剂用作利尿药或肝功能调节药。

制剂

多组分制剂 ***Hung.:*** Herbadict; ***Malaysia:*** Bonnisan; ***Rus.:*** Dipana (Дипана); ***Ukr.:*** Bonjigar (Бонджигар)†.

顺势疗法制剂 ***Fr.:*** Poconeol no 23.

Pyricarbate（*rINN*）吡卡酯

Piricarbato; Pyricarbatum; Pyridinolcarbamate. 2,6-Pyridinediyldimethylene bis(methylcarbamate).

Пирикарбат

$C_{11}H_{15}N_3O_4$ = 253.3.

CAS — 1882-26-4.

UNII — 81R511UV73.

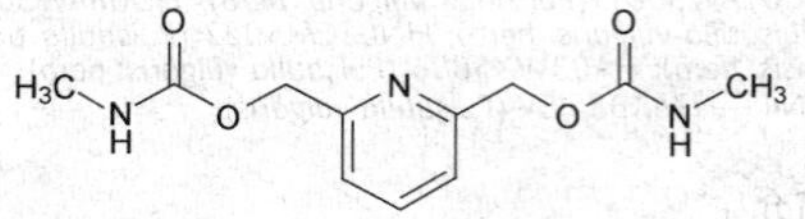

简介

吡卡酯口服治疗动脉粥样硬化和其他脉管性疾病、高脂血症和血栓栓塞性疾病。不良反应主要有胃肠道刺激和肝损伤。

制剂

专利制剂

Ital.: Ciclovent†; ***Port.:*** Anginin†.

Quassia 苦木

Bitter Wood; Casia de Surinam; Cuasia; Cuasia surinamense; Leño amargo; Leño de Cuasia; Palo amargo; Palo de Cuasia; Quassia amara; Quassia Wood; Quassiae Lignum; Quassiaholz; Quina de Cayena.

Квассия

CAS — 76-78-8 (quassin); 76-77-7 (neoquassin).

ATC — P03AX04.

ATC Vet — QP53AX03.

ATC Herb — HP03AX5003 (Quassia amara: wood); HP03BX5005 (Quassia amara: wood); HP02WA5003 (Picrasma excelsa: wood); HP02WA5004 (Quassia amara: wood); HP03BX5004 (Picrasma excelsa: wood); HA09WA5020 (Picrasma excelsa: wood); HA09WA5021 (Quassia amara: wood); HP03AX5002 (Picrasma excelsa: wood).

UNII — 55249Q85HW.

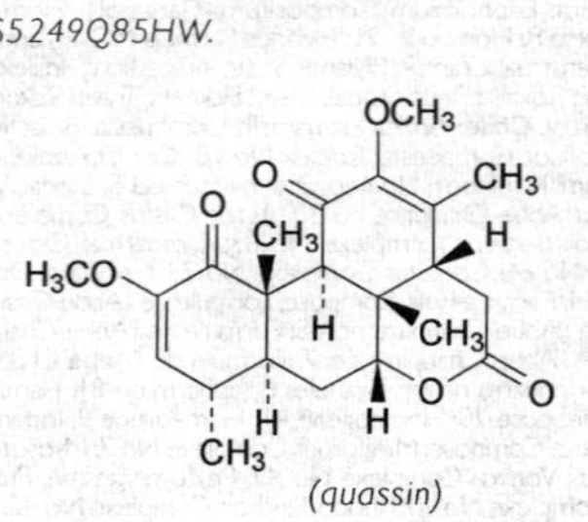

(quassin)

简介

苦木是牙买加苦木［*Picrasma excelsa*（*Aeschrion excelsa*；*Picraena excelsa*）（Simaroubaceae）］或苏里南苦木［*Quassia amara*（Simaroubaceae）］的干燥茎木，用作苦味剂，曾用作灌肠剂驱逐蛲虫，用来治疗虱子。也用作食物、饮料和糕点的香料。苦木提取物或其制剂含有导致苦味的三萜类化合物/苦味素可使乙醇变性。

制剂

专利制剂

Arg.: Cuassicum Prevent; Picutex.

多组分制剂 ***Arg.:*** Aulo Repelente De Piojos; Cuassicum; Fuera Bicho; Uze Active; Yalu†; ***Braz.:*** Camomila; ***Canad.:*** Para Gard; Para-Gone; ***Fr.:*** Quintonine; Skin Nail; Spevin; ***Ital.:*** Dekar 2; ***S.Afr.:*** Essens Amara of Groen Amara; Versterkdruppels; ***Switz.:*** Stomacine; ***UK:*** Sanderson's Throat Specific.

顺势疗法制剂 ***Fr.:*** Gentiana Complexe No 33; ***Ger.:*** Bomagall N; Choanol N†; Cholo 2-injektopas; Cuparcen HM†; Hepa-Loges; Hepar-Hevert; Pankreaticum; Spasmo-Bomaleb.

Quebracho 白雀树

Quebracho Blanco; White Quebracho.

Квебрахо Белое

ATC Herb — HR03WA5001 (Aspidosperma quebracho-blanco: bark); HN02BW5001 (Aspidosperma quebracho-blanco: bark); HA09WA5003 (Aspidosperma quebracho-blanco: bark).

UNII — 52B1340190.

注：不要与可能被当作白雀树，属于 *Schinopsis*（拟肖乳香属，红坚木）属的树木混淆。

简介

白色的白雀树皮，*Aspidosperma quebracho-blanco*（夹竹桃科，Apocynaceae），主要作为草药用于治疗呼吸障碍。它还用来退热，用作降压药和香味剂。

制剂

多组分制剂 ***Cz.:*** Afrodor†; Bronchicum Elixir†; Bronchicum Tropfen†; ***Ger.:*** Afrodor†; ***Hung.:*** Afrodor†; Bronchicum; ***Pol.:*** Bronchicum Eliksir; Bronchicum†; ***Rus.:*** Afrodor (Афродор)†; Bronchicum (Бронхикум)†; ***Spain:*** Broncovital†.

顺势疗法制剂 ***Austria:*** Tartephedreel; ***Chile:*** Similibus; ***Switz.:*** Regenaplex Nr. 24c.

Quinagolide Hydrochloride（*BANM*, *rINNM*）盐酸喹高利特

CV-205-502 (quinagolide); Hidrocloruro de quinagolida; Quinagolide, Chlorhydrate de; Quinagolidi Hydrochloridum; SD2-CV-205-502 (quinagolide). (±)-*N*,*N*-Diethyl-*N*′-[(3*R**,4a*R**,10a*S**)-1,2,3,4,4a,5,10,10a-octahydro-6-hydroxy-1-propylbenzo[*g*]quinolin-3-yl]sulfamide hydrochloride.

Хинаголида Гидрохлорид

$C_{20}H_{33}N_3O_3S,HCl$ = 432.0.

CAS — 87056-78-8 (quinagolide); 94424-50-7 (quinagolide hydrochloride).

ATC — G02CB04.

ATC Vet — QG02CB04.

UNII — 33474X943Y.

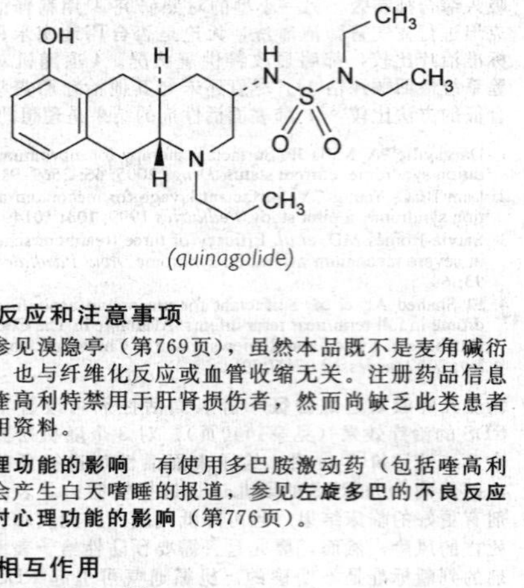

(quinagolide)

不良反应和注意事项

参见溴隐亭（第769页），虽然本品既不是麦角碱衍生物，也与纤维化反应或血管收缩无关。注册药品信息认为喹高利特禁用于肝肾损伤者，然而尚缺乏此类患者的使用资料。

对心理功能的影响 有使用多巴胺激动药（包括喹高利特）会产生白天嗜睡的报道，参见左旋多巴的不良反应项下对心理功能的影响（第776页）。

药物相互作用

参见溴隐亭（第770页）。

药动学

喹高利特通过胃肠道快速吸收，经过广泛的首关代谢成具有生物活性的 *N*-desethyl 类似物和 *N*,*N*-didesethyl 类似物。在尿和粪便中排出的量相近，经尿排泄的产物为喹高利特的硫酸盐、葡糖苷酸结合物及其代谢物，粪便的排泄为非结合的形式。蛋白结合率约 90%，在稳态时的消除半衰期约 17h。

用途和用法

本品是非麦角类的多巴胺 D_2-激动药，作用机制与用途与溴隐亭相似（第771页）。用于治疗高泌乳素血症（第 2012 页）引起的疾病。

喹高利特以盐酸盐形式给药，但剂量以碱基来计算。27.3μg 盐酸喹高利特相当于 25μg 喹高利特。起始剂量是 25μg，每日 1 次，临睡前随食物口服，连服 3 天；3 天后剂量以 25μg 的幅度逐渐增加至最优剂量，通常的剂量范围是每日 75～150μg。如果日剂量需要 300μg，则可以 75～150μg 的幅度逐渐增加，但时间间隔应不少于 4 周。

肢端肥大症 喹高利特还用于肢端肥大症（见第1717页）。

高泌乳素血症和催乳素瘤 参考文献如下。

1. Rohmer V, *et al.* Efficacy of quinagolide in resistance to dopamine agonists: results of a multicenter study. *Ann Endocrinol (Paris)* 2000; **61:** 411–17.
2. Schultz PN, *et al.* Quinagolide in the management of prolactinoma. *Pituitary* 2000; **3:** 239–49.
3. Barlier A, Jaquet P. Quinagolide—a valuable treatment option for hyperprolactinaemia. *Eur J Endocrinol* 2006; **154:** 187–95.

抑制泌乳 喹高利特作为多巴胺受体激动药，不推荐常规用于抑制生理性泌乳（见第1902页）。

制剂

专利制剂

Austral.: Norprolac; ***Austria:*** Norprolac; ***Canad.:*** Norprolac; ***Cz.:*** Norprolac; ***Fin.:*** Norprolac; ***Fr.:*** Norprolac; ***Ger.:*** Norprolac; ***Gr.:*** Norprolac; ***Hong Kong:*** Norprolac; ***Hung.:*** Norprolac; ***Israel:*** Norprolac; ***Mex.:*** Norprolac; ***Neth.:*** Norprolac; ***Norw.:*** Norprolac; ***NZ:*** Norprolac; ***Pol.:*** Norprolac; ***Port.:*** Norprolac; ***Rus.:*** Norprolac (Норпролак); ***S.Afr.:*** Norprolac; ***Spain:*** Norprolac; Prodelion†; ***Swed.:*** Norprolac; ***Switz.:*** Norprolac; ***Turk.:*** Norprolac; ***UK:*** Norprolac.

Quinine and Urea Hydrochloride 盐酸脲奎宁

Carbamidated Quinine Dihydrochloride; Chininum Dihydrochloricum Carbamidatum; Quinina y urea, hidrocloruro de; Urea-Quinine.

$C_{20}H_{24}N_2O_2,CH_4N_2O,2HCl,5H_2O$ = 547.5.

CAS — 549-52-0 (anhydrous quinine and urea hydrochloride).

简介

盐酸脲奎宁用于痔出血和肛裂。曾经用作局麻药，与奎宁的治疗效果一致。

制剂

专利制剂

Fr.: Kinurea H.

Quinine Ascorbate（*USAN*）抗坏血酸奎宁

Quinina, ascorbato de; Quinine Biascorbate.

Аскорбиновокислый Хинин

$C_{20}H_{24}N_2O_2,2C_6H_8O_6$ = 676.7.

CAS — 146-40-7.

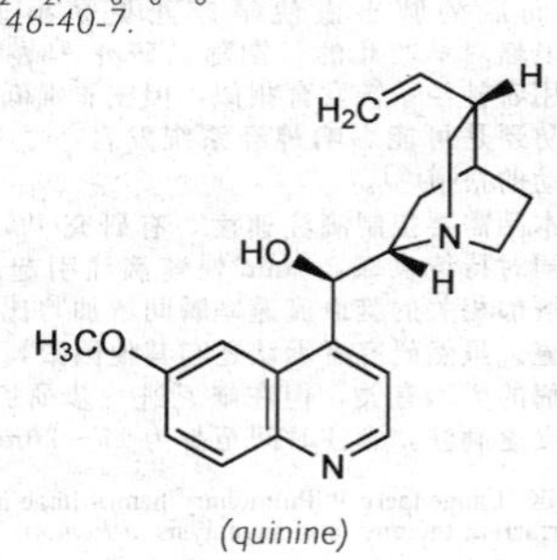

(quinine)

简介

抗坏血酸奎宁是维生素 C 与奎宁以 2∶1 结合的化合物，作为制剂的组分用于戒烟。

Ramatroban（*BAN*, *rINN*）雷马曲班

BAY-U-3405; EN-137774; Ramatrobán; Ramatrobanum. (*R*)-3-[3-(4-Fluorophenylsulphonylamino)-1,2,3,4-tetrahydrocarbazol-9-yl]propionic acid.

Раматробан

$C_{21}H_{21}FN_2O_4S$ = 416.5.

CAS — 116649-85-5.

UNII — P1ALI72U6C.

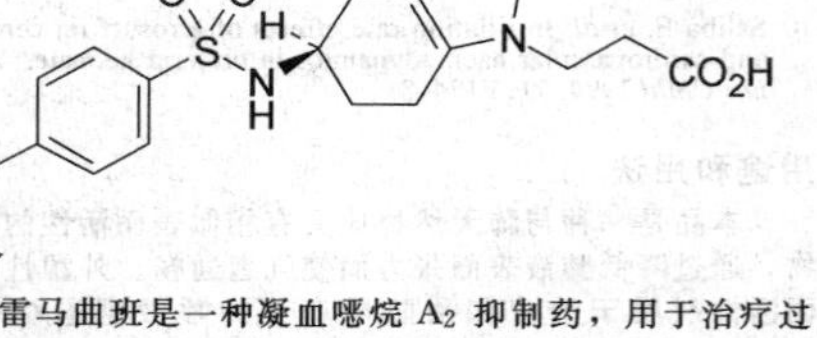

简介

雷马曲班是一种凝血噁烷 A_2 抑制药，用于治疗过敏性鼻炎。

制剂

专利制剂

Jpn: Baynas.

Ranibizumab (*BAN, USAN, rINN*) 来尼珠单抗

Ranibizumabum. Immunoglobulin G1, anti-(human vascular endothelial growth factor) Fab fragment (human-mouse monoclonal rhuFAB V2 γ1-chain), disulfide with human-mouse monoclonal rhuFAB V2 κ-chain.

Ранибицумаб

CAS — 347396-82-1.
ATC — S01LA04.
ATC Vet — QS01LA04.
UNII — ZL1R02VT79.

不良反应和注意事项

来尼珠单抗禁用于已有或疑似眼部或眼周围感染的患者，或患有眼内炎症的患者。

本品的不良反应与包括眼内炎症、眼内炎、孔源性视网膜脱离（RRD）、视网膜撕裂和医源性外伤性白内障患者的注射过程相关。有注射后60min内出现眼压升高的报道，因此，注射后应观察患者情况并采取适当的处理。注射后的1周内，还应监测患者有无发生感染。常见但很少发生的眼内严重不良反应包括红眼、干眼、睑缘炎，眼痒，眼痛、玻璃体飞蚊症，眼睛红肿，流泪增加，及眼内有异物的感觉。也有报道会发生短暂的视觉障碍，因此，建议患者用药后不要开车或操作机器，直到这些症状消退。

非眼部不良反应也有报道，包括头痛、恶心、关节疼痛，鼻咽炎咳嗽、支气管炎和贫血。动脉血栓栓塞事件是血管内皮生长因子抑制剂（VEGF）在玻璃体内使用理论上可能出现的不良反应，本品不能与其他血管内皮生长因子A抑制剂同时使用。

卒中 来尼珠单抗的生产厂家报告，一个正在进行的研究的中期分析表明，给予500μg比给予300μg的卒中发生率要高，尤其对于有卒中史的患者其引发卒中的风险性更高。

用途和用法

本品是一种重组人单克隆抗体，主要用于治疗新生血管性（湿性）年龄相关性黄斑变性患者。推荐在最初的3～4个月内，每月1次玻璃体内注射500μg。在英国，首次使用3个月后的维持治疗主要取决于对视力的常规评估，如果使用本品后的视力降低5个字母，连续的剂量给予间隔应至少为1个月。在美国，如果首轮注射本品4次后再每月给予不可行，则治疗可调整为每3个月1次，但治疗效果不如每月注射1次。每次给予本品的3天前和3天后应给予抗菌药类眼药。

本品用于视网膜静脉阻塞的研究正在进行中。

年龄相关性黄斑变性（AMD） 本品是与用于治疗（湿性）AMD（见第756页）的贝伐单抗（见第652页）相关的重组人单克隆抗体片断，能结合和抑制VEGF-A，通过刺激血管生成对与年龄相关性黄斑变性的新生血管和视网膜病变发挥作用。本品抑制所有VEGF-A的活性形式[1,2]。

有2个国际多中心的双盲对照的Ⅲ期研究[3,4]表明了本品的阳性结果。视力降低是可预防的，且连续2年每月注射500μg或300μg的患者与空白对照[3]相比均有视力的提高。其中第二个研究[4]表明本品同样剂量的效果优于1年内使用维替泊芬同时进行激光治疗组，且第2年[5]还继续维持治疗。

另外一个正在进行的用来尼珠单抗治疗AMD的Ⅲ期研究[6]的中期结果评价表明，减少剂量到每3个月1次比每月注射1次的满意度下降。尽管控制治疗的形态学参数是在1年内给予固定的剂量。为了提高视力的结果而采取使本品与同时进行激光治疗是不必要的，可能比单独用本品的效果更差。有5个随机对照研究的系统评价[7]表明，本品能减少视力降低的风险性，并在提高视力方面有一定的意义。

1. Blick SKA, *et al.* Ranibizumab. *Drugs* 2007; **67:** 1199–1206.
2. Hernandez-Pastor LJ, *et al.* Ranibizumab for neovascular age-related macular degeneration. *Am J Health-Syst Pharm* 2008; **65:** 1805–14.
3. Rosenfeld PJ, *et al.* for the MARINA Study Group. Ranibizumab for neovascular age-related macular degeneration. *N Engl J Med* 2006; **355:** 1419–31.
4. Brown DM, *et al.* for the ANCHOR Study Group. Ranibizumab versus verteporfin for neovascular age-related macular degeneration. *N Engl J Med* 2006; **355:** 1432–44.
5. Bressler NM, *et al.* for the ANCHOR Research Group. Improved vision-related function after ranibizumab vs photodynamic therapy: a randomized clinical trial. *Arch Ophthalmol* 2009; **127:** 13–21.
6. Rosenfeld PJ, *et al.* Ranibizumab: phase III clinical trial results. *Ophthalmol Clin North Am* 2006; **19:** 361–72.
7. Vedula SS, Krzystolik MG. Antiangiogenic therapy with anti-vascular endothelial growth factor modalities for neovascular age-related macular degeneration. Available in The Cochrane Database of Systematic Reviews; Issue 2. Chichester: John Wiley; 2008 (accessed 06/06/08).

制剂

专利制剂

Arg.: Lucentis; ***Austral.:*** Lucentis; ***Austria:*** Lucentis; ***Belg.:*** Lucentis; ***Canad.:*** Lucentis; ***Cz.:*** Lucentis; ***Denm.:*** Lucentis; ***Fr.:*** Lucentis; ***Ger.:*** Lucentis; ***Gr.:*** Lucentis; ***Hong Kong:*** Lucentis; ***Indon.:*** Lucentis; ***Irl.:*** Lucentis; ***Israel:*** Lucentis; ***Ital.:*** Lucentis; ***Jpn:*** Lucentis; ***Malaysia:*** Lucentis; ***Neth.:*** Lucentis; ***Norw.:*** Lucentis; ***NZ:*** Lucentis; ***Philipp.:*** Lucentis; ***Pol.:*** Lucentis; ***Port.:*** Lucentis; ***Rus.:*** Lucentis (Луцентис); ***S.Afr.:*** Lucentis; ***Singapore:*** Lucentis; ***Spain:*** Lucentis; ***Swed.:*** Lucentis; ***Switz.:*** Lucentis; ***Thai.:*** Lucentis; ***Turk.:*** Lucentis; ***UK:*** Lucentis; ***USA:*** Lucentis.

Rapeseed Oil 菜子油

Aceite de nabina o navilla; Aceite de semilla de colza; Colza, aceite de; Colza, huile de; Colza Oil; Olej rzepakowy; Oleum Rapae; Rapae oleum; Rape Oil; Rapsolja; Rapsų aliejus; Repceolaj; Řepkový olej; Rypsiöljy.

Рапсовое Масло; Суренпое Масло

UNII — N4G8379626 (rapeseed oil); K168T6Y0YU (fully hydrogenated rapeseed oil).

Pharmacopoeias. In *Eur.* (see p.vii) and *Jpn. USNF* includes fully hydrogenated rapeseed oil and superglycerinated fully hydrogenated rapeseed oil.

Ph. Eur. 6.8（Rapeseed Oil，Refined） 不挥发油是将油菜和白菜的种子通过机械压榨或提取再精制而得，可能添加适量抗氧化剂。含不高于2%芥酸。为澄清的淡黄色液体。几乎不溶于水和乙醇；易溶于石油醚。贮藏于密闭容器中，装满。避光。

USNF28（Fully Hydrogenated Rapeseed Oil） 由脂肪酸组成的甘油三酯类的一种混合物，为饱和脂肪酸的混合物。它是将油菜和白菜的种子通过再精制和氢化而制得。含芥酸不高于1%。为白色蜡状固体。不溶于水和乙醇。贮藏于密闭容器中。避光。

USNF28（Superglycerinated Fully Hydrogenated Rapeseed Oil） 为单、双及甘油三酯类的混合物，是次要组分，它是将油菜和白菜的种子通过再精制、氢化和用甘油处理而制得。含不高于1%芥酸。为白色蜡状固体。不溶于水和乙醇。贮藏于密闭容器中。避光。

简介

菜子油可替代橄榄油用于搽剂。有些国家被用作食用油，但是芥酸（$C_{22}H_{42}O_2$=338.6）的含量与肌肉损害有关，所以食用油和食品中芥酸的含量应依法控制。1981年发生了被污染的菜子油引起西班牙市民中毒事件；它与含有2%苯胺的变质菜子油相关，尽管确切的病原体未被发现。含芥酸量较低的菜子油还称为芸苔油（canola oil）（见第2202页）。菜子油也用于工业生产。

在大量栽植菜子的地区，尚不能肯定是否会增加过敏性体质者呼吸系统过敏性症状的发生率。

制剂

多组分制剂 ***Gr.:*** Fissan-Pate.

Raspberry Leaf 红覆盆子叶

Frambuesa, hoja de; Rubi Idaei Folium.

Малиновый Лист

UNII — 8O2V33JG64.

简介

红覆盆子叶是蔷薇科 *Rubus idaeus*（Rosaceae）的干燥叶，其主要成分易用热水提取得到，具有松弛动物子宫和肠平滑肌的作用。

红覆盆子叶茶是治疗痛经和月经过多的传统药物，可在分娩前和分娩过程中使用浸液。浸液也可作为止血含漱剂使用。

1. Simpson M, *et al.* Raspberry leaf in pregnancy: its safety and efficacy in labor. *J Midwifery Womens Health* 2001; **46:** 51–9.
2. Holst L, *et al.* Raspberry leaf—should it be recommended to pregnant women? *Complement Ther Clin Pract* 2009; **15:** 204–8.

制剂

多组分制剂 ***Austral.:*** Rubus Complex†; ***Cz.:*** Detsky Caj s Hermankem; Diabetan; Hertz- und Kreislauftee†; Hypotonicka; Species Cholagogae Planta; ***Philipp.:*** Completia†.

Red Yeast Rice 红曲米

Red Rice Yeast.

Красный Ферментированный Рис

简介

红曲米为红色酵母菌 *Monascus purpureus* 在粳米内的发酵产物。它作为红色食物的着色剂和矫味剂在中国有很长的使用历史，还作为中草药。红曲米含有HMG-CoA还原酶抑制剂（主要为洛伐他汀），被用作高脂血症的膳食补充；已经有一些与其使用相关的肝毒性及横纹肌溶解的报道。

1. Prasad GV, *et al.* Rhabdomyolysis due to red yeast rice (Monascus purpureus) in a renal transplant recipient. *Transplantation* 2002; **74:** 1200–1.
2. Smith DJ, Olive KE. Chinese red rice-induced myopathy. *South Med J* 2003; **96:** 1265–7.
3. Anonymous. *Monascus purpureus* (red yeast rice). *Altern Med Rev* 2004; **9:** 208–10.
4. Liu J, *et al.* Chinese red yeast rice (*Monascus purpureus*) for primary hyperlipidemia: a meta-analysis of randomized controlled trials. *Chin Med* 2006; **1:** 4. Available at: http://www.cmjournal.org/content/pdf/1749-8546-1-4.pdf (accessed 11/05/09)
5. Mueller PS. Symptomatic myopathy due to red yeast rice. *Ann Intern Med* 2006; **145:** 474–5.
6. Roselle H, *et al.* Symptomatic hepatitis associated with the use of herbal red yeast rice. *Ann Intern Med* 2008; **149:** 516–7.
7. Lapi F, *et al.* Myopathies associated with red yeast rice and liquorice: spontaneous reports from the Italian Surveillance System of Natural Health Products. *Br J Clin Pharmacol* 2008; **66:** 572–4.
8. Becker DJ, *et al.* Red yeast rice for dyslipidemia in statin-intolerant patients: a randomized trial. *Ann Intern Med* 2009; **150:** 830–9.

制剂

专利制剂

Indon.: Redaxin†; ***Malaysia:*** Hypocol; Lipascor; ***Singapore:*** HypoCol; Lipascor.

Relaxin 松弛素

Relaxina.

Релаксин

CAS — 9002-69-1.

简介

松弛素是从妊娠母猪卵巢黄体提取得到的多肽类激素，人重组松弛素现在也有使用。据报道其结构与胰岛素相关，分子量约为6000。

松弛素是人在妊娠期由黄体分泌的，被认为可与其他生殖激素产生相互作用。它作用于结缔组织，包括胶原质，可引起耻骨联合部位的松弛和宫颈软化。在许多动物中，松弛素似乎对分娩前子宫颈的成熟起主要作用，但物种间存在明显的差异。松弛素也被研究用于促进人类子宫颈成熟。重组人松弛素用于不育症、心血管疾病和硬皮病（第1734页）的治疗。

1. Seibold JR, *et al.* Safety and pharmacokinetics of recombinant human relaxin in systemic sclerosis. *J Rheumatol* 1998; **25:** 302–7.
2. Seibold JR, *et al.* Recombinant human relaxin in the treatment of scleroderma: a randomized, double-blind, placebo-controlled trial. *Ann Intern Med* 2000; **132:** 871–9.
3. Kelly AJ, *et al.* Relaxin for cervical ripening and induction of labour. Available in The Cochrane Database of Systematic Reviews; Issue 2. Chichester; John Wiley; 2001 (accessed 28/04/06).

Resveratrol 白藜芦醇

NSC-327430; 3,4′,5-Stilbenetriol; 3,4′,5-Trihydroxystilbene. (E)-5-[2-(4-Hydroxyphenyl)ethenyl]-1,3-benzenediol.

Ресвератрол

$C_{14}H_{12}O_3$ = 228.2.

CAS — 501-36-0.
UNII — Q369O8926L.

OH / HO / OH

简介

白藜芦醇是一种植物抗毒素，存在于多种植物中，如落花生属（*Arachis*）、松属（*Pinus*）、蓼属（*Polygonum*）、藜芦属（*Veratrum*）以及葡萄属（*Vitis*）。白藜芦醇被认为是葡萄酒［见葡萄（第2249页）和黄酮类化合物（第2235页）］中具有心脏保护作用的化合物之一。

白藜芦醇作为商业制剂来源于日本蓼科杂草的根，*Fallopia japonica* 为其外消旋物，尽管其反式异构体也具有疗效。

白藜芦醇作为预防动脉粥样硬化症的抗氧化剂，具有对雌激素受体激动和抑制的双向作用、有抗炎和抗增殖作用，正研究将其用于预防和治疗恶性肿瘤。

制剂

专利制剂

Ital.: Resvelife†.

多组分制剂 **Indon.:** Lecitrol; **Ital.:** Biogel Resv; Linfoflu; Res Vin; **Venez.:** Uvagen.

Rhamnose 鼠李糖

Ramnosa; Ramnoza; L-Rhamnose. 6-Deoxy-L-mannose.

Рамноза

$C_6H_{12}O_5 = 164.2.$

CAS — 3615-41-6.

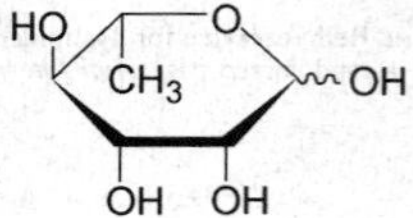

简介

鼠李糖是用来评估肠渗透性的单糖。

鼠李糖用于不同糖吸收的测定，详见乳果糖项下诊断和试验，第1659页。

1. van Nieuwenhoven MA, *et al.* The sensitivity of the lactulose/rhamnose gut permeability test. *Eur J Clin Invest* 1999; **29:** 160–5.
2. Haase AM, *et al.* Dual sugar permeability testing in diarrheal disease. *J Pediatr* 2000; **136:** 232–7.
3. van Nieuwenhoven MA, *et al.* Effects of pre- and post-absorptive factors on the lactulose/rhamnose gut permeability test. *Clin Sci* 2000; **98:** 349–53.

Rhatany Root 娜檀（树）根

Krameria; Krameria Root; Ratanhia, racine de; Ratanhiae radix; Ratanhiagyökér; Ratanhový kořen; Ratania, raíz de; Ratanianjuuri; Rataniarot; Ratanijų šaknys.

Корень Ратании

UNII — P29ZH1A35Z.

Pharmacopoeias. In *Eur.* (see p.vii).

Ph. Eur. 6. 8（Rhatany Root） 干燥品通常呈碎片状，是拉坦尼属（*Krameria triandra*）的地下部分，以干燥品中的焦酚计算，含有单宁酸不少于5%。它以秘鲁娜檀（树）根而著名。避光。

简介

娜檀（树）根具有收敛作用，主要以草药制剂用于各种疾病，包括口咽部的炎症。

顺势疗法 本品已经以下列名称用于顺势疗法药物：Ratanhia；krameria triandra；Ratanhiae radix；Ratania peruriana；Raton。

制剂

Ph. Eur.: Rhatany Tincture.

专利制剂

Ger.: ratioSept†.

多组分制剂 **Arg.:** Esculeol P; Parodontax Fluor; **Austria:** Parodontax; **Braz.:** Malvatricin Natural Organic; Parodontax; **Fr.:** Delabarre Bioadhesif†; **Ger.:** Ratanhia comp; Repha-Os; **Ital.:** Gengivario†; **Switz.:** Eubucal†; GU Eau†; Kemosan Eau Dentifrice; Parodontax F†; Parodontax†; Prosal N; Sanogencive.

顺势疗法制剂 **Austral.:** Snore Eze; **Austria:** Aesculus Med Complex†; **Canad.:** Avenoc; Hylands Hemorrhoids; **Fr.:** Avenoc; **Port.:** Avenoc; **UK:** Medicinal Gargle.

Rhus 漆树属

Sumach Berries; Zumaque.

Сумах (*Rhus*)

UNII — RHH784E0K6 (Rhus glabra).

Pharmacopoeias. *Br.* includes Toxicodendron Quercifolium for Homoeopathic Preparations.

BP2010（Toxicodendron Quercifolium for Homoeopathic Preparations） 采用漆树（*Toxicodendron quercifolium*）的新鲜、嫩而不带有木质化枝条的叶子。枝条含有黄白色的乳状汁液，这种液体具有强烈的皮肤刺激性，并能使皮肤变暗，应避免接触到皮肤和黏膜组织。

简介

漆树属是光皮漆树或宾夕法尼亚州漆树 *Rhus glabra*（*Anacardiaceae*）的一种干果，具有收敛和特殊的利尿作用。*R. aromatica* 与 *R. glabra* 的用途相似。

毒葛［poison ivy（*R. radicans*）］和 poison oak（*R. toxicodendron*；Toxicodendron quercifolium；T. pubescens）主要生长在美国，含有刺激性毒物，如能导致严重接触性皮炎的漆酚。其提取物可用于预防毒葛皮炎，但该作用未得到验证。这种漆树属香料（spice sumac）是由 *R. coriaria* 的浆果制备的。

顺势疗法 一些漆树（spp.）被用作顺势疗法的药物，常用名称为：Toxicodendron quercifolium；Rhus toxicodendron；Rhus glabra；Rhus glab；Rhus aromatica；Rhus arom。

1. Gladman AC. *Toxicodendron* dermatitis: poison ivy, oak, and sumac. *Wilderness Environ Med* 2006; **17:** 120–8.

制剂

多组分制剂 **Austral.:** Joint & Muscle Cream; **Canad.:** Cystoforce; **Chile:** Rhus Opodeldoc; **Ger.:** Granu Fink Femina; Rhus-Rheuma-Gel N; **S.Afr.:** Zeel.

顺势疗法制剂 **Austral.:** Allergy Relief; Arthritis Relief†; Childrens Cold and Flu Relief; Dermatitis Relief†; Diarrhoea Relief Tablets†; Echine†; Homoderma; Joint & Muscle Oral Spray; Sports Ice Joint & Muscle; **Austria:** Apozema Allium Cepa compositum; Apozema Apis compositum; Echinacea-Cosmoplex; Globuli gegen Hautausschlage; Ledum Med Complex; Lenisan†; Rheu†; Rheuma; Rhus Med Complex†; Wirbelsaule- und Gelenkstropfen Nr 2; Zeel Plus†; **Canad.:** Arnica-Heel Comp; Arthritis Pain Formula; Bed Wetting; Bioactiv E; Bladder Irritation; Calnor; Capsicum + Arthri-Cream; Echinacea Compositum; EnurAid; Herpes Soothing Cream; Hyalgesic LBP; Hylagesic APF; Hylands Formula E; Hylands Kinder-BW; Hylands LCQ; Hylands Leg Cramps; Hylands Low Back Pain†; Ivemax; Leg Cramps with Quinine; Nettle Rash L88†; Poison Ivy/Oak; Rheumatism Rhus Tox L80†; Rudistrol; SK Complex; Zeel Comp; **Chile:** Apis Compuesto; Arnica Compuesta; Bioactiv E; **Cz.:** Gelsemium-Homaccord; Zeel Compositum; Zeel Salbe; **Fr.:** Arthro-Drainol; Boripharm No 1; Boripharm No 22; Boripharm No 23; Dolidermil†; Euphorbium Complexe No 88; Formule de l'Abbe Chaupitre no 1; Formule de l'Abbe Chaupitre no 23; Formule de l'Abbe Chaupitre no 25; Formule de l'Abbe Chaupitre no 59; Formule de l'Abbe Chaupitre no 6; Formule de l'Abbe Chaupitre no 82; Gelsemium Complexe No 70; Granules Boripharm no 24†; Granules Boripharm no 4†; Granules Boripharm no 8†; Homeogene 41; Hypericum Complexe No 26; Rhus Toxicodendron Complexe No 80; Rhus Toxicodendron Compose; Rudistrol; **Ger.:** Agnesin†; Alho-Arthrosan N; Arche-septin†; Arnica Hevert Complex†; Arthribosan B 31†; Arthrifid S†; Arthrorell; Atemaron N R30†; Bomarthros Harpagophytum Complex Bryorheum; Dularell Classic†; Dularell N; Entzundungstropfen; Gelsemium Comp; Girha "Schuh"†; Gnaphalium Injektopas SL; Herpes-Gastreu R68; Hewerheum N; Infi-Symphytum†; Lumbago-Gastreu S R11; Lymphaden Complex; Lymphaden PE; Mato; Neuri-cyl N Ho-Len-Complex; Pyrogenium; Regena-Haut G; Restructa SN†; Rheuma Echt-oplex†; rheuma-loges; Rheuma-Pasc; Rheumaselect; Rheumeda; Rhus toxicodendron N Oligoplex; Ruta-Gastreu N R55; Salicort-R†; Schwoneural N; Traumakatt; Vertizin; Zeel comp; **Neth.:** Amilite; Artifleur; Bronchilite; Dulcarhus-Gastreu R11; Entero-Gastreu R4; Enulite; Head Care; Homeocare beweging Muscle Care; Prurilite; Red Skin; Restructa H; Rhumeel; Rudistrol; Skin Care; Spiroflor; Strain care; Zeel comp N; **Rus.:** Rewma-Gel (Ревма-Гель); **Switz.:** Nelsons Traumatica; Regenaplex Nr. 31a; Rheumed†; **UK:** Rheumatica; **Ukr.:** Echinacea Comositum S (Эхинацея Композитум С)†; Reuma-Gel (Ревма-Гель); **USA:** Preferred Remedies Aches & Pains; Preferred Remedies Fatigue.

Ribonuclease 核糖核酸酶

Ribonucleasa; RNase.

Рибонуклеаза

CAS — 9001-99-4.

简介

核糖核酸酶存在于大多数哺乳动物中，是与核糖核酸分解有关的一种酶，可单独或与其他药物合用而发挥抗炎作用。

制剂

专利制剂

Mex.: Cro 50.

多组分制剂 **Braz.:** Bromelin†; Expectoral†; **Fr.:** Ribatran†; **Mex.:** Ofzim; Ridasa.

Ribonucleic Acid 核糖核酸

ARN; Plant Nucleic Acid; Ribonucleico, ácido; Ribose Nucleic Acid; RNA; Yeast Nucleic Acid.

Рибонуклеиновая Кислота

简介

核糖核酸（RNA）为含戊糖基团的核酸（第2294页）组成，其碱基主要有四种，嘌呤碱基包括腺嘌呤（第2169页）和鸟嘌呤，嘧啶碱基包括胞嘧啶和尿嘧啶（第2352页）。RNA 作为一个单一的多核苷酸链，可用 DNA 为模板进行复制。RNA 的碱基配对规则基本上和 DNA 相同。在配对过程中的互补链碱基配对为：腺嘌呤与尿嘧啶，鸟嘌呤与胞嘧啶。RNA 存在于细胞核和细胞质中，并直接参与蛋白质的合成，也是遗传信息编码的载体。RNA 也携带 RNA 病毒的遗传物质，使用特定的双链核糖核酸序列，通过 RNA 干扰（RNAi）进行基因抑制的研究正在进行中。RNA 作为基因治疗的工具所发挥的作用，见第2241页。

在一些国家上市的含有 RNA 的专利制剂主要用于乏力和各种疾病的恢复期。RNA 也适用于记忆衰退，以改善老年性痴呆症状。在某些情况下，可作为肠内营养剂。

免疫 RNA（从免疫动物的脾脏及淋巴结内提取得到）已试用于肝炎与癌症的免疫治疗。

制剂

专利制剂

Ger.: AU 4 Regeneresen; Osteochondrin S; Regeneresen; RN13 Regeneresen.

多组分制剂 **India:** Placentrex; **Spain:** Dertrase; Nucleserina; Policolinosil.

Ribwort Plantain 长叶车前草

Heinäratamonlehti; Jitrocelový list; Liść babki lancetowatej; Plantaginis Folium; Plantaginis Lanceolatae; Plantaginis lanceolatae folium; Plantain Herb; Plantain lancéolé; Siauralapių gysločių lapai; Spitzwegerich; Spitzwegerichkraut; Svartkämparblad.

ATC Herb — HD02WX5004 (Plantago lanceolata: herb); HR05YA5018 (Plantago lanceolata: herb); HA01WB5004 (Plantago lanceolata: leaf).

UNII — 2YWL9J7EE8.

Pharmacopoeias. *Eur.* (see p.vii) includes the leaf.

Ph. Eur. 6. 8（Ribwort Plantain；Plantaginis Lanceolatae Folium） 以 *Plantago lanceolata* 的全草、碎片、干燥叶子和花茎入药，按干燥品以洋丁香酚苷（acteoside）（$C_{29}H_{36}O_{15}$＝624. 6）计算，含有邻-二羟基肉桂酸衍生物不少于 1. 5%。避光。

简介

长叶车前草是用于治疗上呼吸道卡他症状和炎症的草药中的一种成分。车前草（*P. major*，*P. asiatica*，*or P. depressa*）的描述参见第2311页。

制剂

专利制剂

Cz.: Jitrocel v Nalevovych†; Jitrocelovy; **Fr.:** Sensivision au plantain; **Ger.:** Broncho-Sern; Proguval†; Tetesept Husten Saft; Tetesept Husten Tropfen; **Pol.:** Lancetan; Lanceticum; Plantagen.

多组分制剂 **Austria:** Brust- und Hustentee St Severin; Grippetee St Severin; Pneumopan; Scottopect; **Canad.:** Honey Herb Cough Drops; Original Herb Cough Drops; **Cz.:** Biotussil; Bronchialtee N†; Cajova Smes pri Nachlazeni; Detsky Caj s Hermankem; Dr Theiss Spitzwegerich Hustensaft†; Mucoplant Jitrocelovy; Naturident†; Pruduškova; Pulmoran; Species Pectorales Planta; Thymomel; **Ger.:** Equisil N; Kneipp Husten- und Bronchial-Tee; **Hung.:** Gombarex; **Pol.:** Babicum; Bronchial; Echinasal; Flegatussin†; Gwajatussin; Padma 28; Pectobonisol; Plantifort; Saponarex; **Rus.:** Eucabal (Эвкабал); Herbion Plantain Syrup (Гербион Сироп Подорожника); Stoptussin-Fito (Стоптуссин-фито); **Spain:** Llantusil†; Natusor Farinol†; Natusor Gastrolen†; Natusor Infenol†; **Switz.:** Bronchofluid N†; Gouttes contre la toux "S"†; Neo-DP†; Nican; Pastilles bronchiques S; Siropectan; Thymodrosin N†; Wala Pulmonium suc contre la toux; **Ukr.:** Eucabal Syrup (Эвкабал Сироп); Herbion Plantaginis Syrup (Гербион Сироп Подорожника); Tussavit (Тусавит).

Ricin 蓖麻毒蛋白

Ricino.

CAS — 9009-86-3.

注：蓖麻毒蛋白在中国药典和法国药典主要指蓖麻子。

简介

蓖麻毒蛋白是蓖麻［*Ricinus communis*（Euphorbiaceae）］中存在的植物血凝素，肠外给药毒性极大，据报道注射剂量约 1μg/kg 即可致命。口服蓖麻果的毒性主要取决于被咀嚼的程度，因为坚硬的种子壳可阻止其吸收。儿童食用 3 粒和成人食用 4 粒蓖麻子可致命。蓖麻毒蛋白也可通过破损的皮肤被吸收。可做成气溶胶的形式在化学战中使用。各种途径的毒性可延迟几天发生，早期症状包括严重的胃肠道刺激、大出血、呕吐和腹泻，可导致循环衰竭。也有报道肝功能异常和肺水肿。眼科症状从刺激和结膜炎到视神经损害，也有瞳孔缩小或扩大的情况发生。也可出现蛋白尿、血尿和肾损伤及血清肌酐水平升高。严重的可致红细胞溶解和继发性急性肾衰竭。多器官衰竭而致命也有发生。在摄入 1h 内可采用胃灌洗和给予活性炭去除，之后进行对症治疗。

蓖麻子（见第2205页）榨油后的油渣通过蒸汽处理使有毒成分去除后用作肥料。

有研究将蓖麻毒蛋白与单克隆或多克隆抗体结合用

于治疗癌症，例如阿佐莫单抗。某些结合体已在研究中用于各种恶性肿瘤，特别是白血病和淋巴瘤。

毒性 已有1例部分咀嚼和摄入10～15个种子出现蓖麻毒蛋白毒性的报道[1]，蓖麻毒蛋白毒性的综述[2~4]，包括用于化学战试剂的可能。

1. Aplin PJ, Eliseo T. Ingestion of castor oil plant seeds. *Med J Aust* 1997; **167:** 260–1.
2. Bradberry SM, *et al.* Ricin poisoning. *Toxicol Rev* 2003; **22:** 65–70.
3. Lord MJ, *et al.* Ricin: mechanisms of cytotoxicity. *Toxicol Rev* 2003; **22:** 53–64.
4. Audi J, *et al.* Ricin poisoning: a comprehensive review. *JAMA* 2005; **294:** 2342–51.

用途 蓖麻毒蛋白与单克隆抗体结合用于治疗癌症的参考文献如下。

1. Byers VS, *et al.* Phase I study of monoclonal antibody-ricin A chain immunotoxin XomaZyme-791 in patients with metastatic colon cancer. *Cancer Res* 1989; **49:** 6153–60.
2. Oratz R, *et al.* Antimelanoma monoclonal antibody-ricin A chain immunoconjugate (XMMME-001-RTA) plus cyclophosphamide in the treatment of metastatic malignant melanoma: results of a phase II trial. *J Biol Response Mod* 1990; **9:** 345–54.
3. Anonymous. Application considered for immunotoxin in treatment of graft-vs-host disease. *JAMA* 1991; **265:** 2041–2.
4. Amlot PL, *et al.* A phase I study of an anti-CD22-deglycosylated ricin A chain immunotoxin in the treatment of B-cell lymphomas resistant to conventional therapy. *Blood* 1993; **82:** 2624–33.
5. Senderowicz AM, *et al.* Complete sustained response of a refractory, post-transplantation, large B-cell lymphoma to an anti-CD22 immunotoxin. *Ann Intern Med* 1997; **126:** 882–5.
6. Multani PS, *et al.* Phase II clinical trial of bolus infusion anti-B4 blocked ricin immunoconjugate in patients with relapsed B-cell non-Hodgkin's lymphoma. *Clin Cancer Res* 1998; **4:** 2599–2604.
7. Dinndorf P, *et al.* Phase I trial of anti-B4-blocked ricin in pediatric patients with leukemia and lymphoma. *J Immunother* 2001; **24:** 511–16.
8. Schnell R, *et al.* Clinical evaluation of ricin A-chain immunotoxins in patients with Hodgkin's lymphoma. *Ann Oncol* 2003; **14:** 729–36.
9. Tsimberidou AM, *et al.* Anti-B4 blocked ricin post chemotherapy in patients with chronic lymphocytic leukemia—long-term follow-up of a monoclonal antibody-based approach to residual disease. *Leuk Lymphoma* 2003; **44:** 1719–25.

Ricinoleic Acid 蓖麻油酸

Kwas rycynolowy; Ricinoleico, ácido.
Рицинолеповая Кислота
CAS — 141-22-0.
UNII — I2D0F69854.

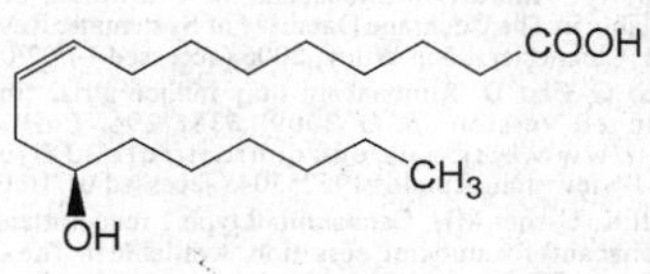

简介

蓖麻油酸是蓖麻油水解得到脂肪酸的混合物，作为维持或恢复正常阴道酸度的专利阴道凝胶剂中的一种成分。

制剂

多组分制剂 ***Israel:*** Glovan; ***USA:*** Acid Jelly.

Rilonacept (*USAN*, *rINN*) 利鲁西普

IL-1 Trap; Interleukin-1 Receptor; Interleukin-1 Trap; Rilonacep-tum.
Рилонацепт
CAS — 501081-76-1.
ATC — L04AC04.
ATC Vet — QL04AC04.
UNII — 8K80YB5GMG.

不良反应和注意事项

本品最常见的不良反应是注射部位的反应、头痛、鼻窦炎和呼吸道感染。

使用本品的患者发生严重感染的风险增加，因此，感染活动期或慢性感染的患者不推荐用本品。对于有经常性感染史或在一定条件下易发生感染的患者使用本品时应给予关注；对发展为严重感染者，应停用本品。开始用本品前，应筛查患者是否患有结核或处于结核的潜伏期，对于计划注射肺炎疫苗或灭活的流感疫苗的人群应调整免疫接种日期。使用本品的同时，应避免用活菌疫苗，除非能确认使用的利大于弊。在给予本品的同时，再给予其他的白介素-1抑制剂或肿瘤坏死因子抑制剂，可增加严重感染的风险；使用免疫抑制药的同时再使用本品，理论上可增加发生恶性肿瘤的风险。

患有中性粒细胞减少症的患者，不能使用本品，建议使用本品前或使用1～2个月后，或使用后进行周期性监测中性粒细胞数量。对于患cryopyrin相关周期性综合征（cryopyrin-associated periodic syndromes，CAPS）而使用本品治疗的患者，应监测血脂变化。

在35%的患者中检测出了直接抑制利鲁西普受体结构域的抗体，尽管尚不清楚这对有效性和安全性的影响。已有使用本品发生眩晕的报道，因此，出现这种情况的患者应避免开车或操作机器设备。

药物相互作用

炎症期间，细胞色素P450同工酶的表达会受到细胞因子（如白介素-1）的抑制，因此，当开始使用白介素-1抑制剂如利鲁西普治疗时，细胞色素P450的表达可能会正常化。对具有窄带治疗窗的细胞色素P450同工酶底物，应该个体化的调整剂量，如华法林等。因此，当开始或停止使用本品时，同用的这些药物应进行治疗浓度的监测，以进行剂量调整。

用途和用法

本品是一种白介素-1拮抗剂，主要用于治疗CAPS，包括家族性寒冷自身炎症性综合征（familial cold auto-inflammatory Syhdrome，FCAS）和穆-韦氏综合征（Muckle-Wells Syhdrome，MWS）CAPS是罕见的遗传性自身炎症性疾病。本品是一种可溶性诱导白介素-1受体，能与白介素-1β（见2259页）结合，并在细胞表面阻断它的作用。

本品是皮下注射。按照制造商的说明书，当配成溶液时，含量是160mg/2ml，这是单次或在同一个注射部位允许的最大限量。如果需要更大的负荷剂量，通常需在同一天分2次在两个不同的注射部位给药。

负荷剂量320mg需分2次注射，单次注射160mg后再每周注射。12～17岁儿童的负荷剂量是4.4mg/kg，最大剂量为320mg，可1次或分2次注射，但单次注射的最大体积为2ml。然后单次按2.2mg/kg，最大为160mg，作为每周维持量。

本品用于治疗痛风的研究正在进行中。

1. Goldbach-Mansky R, *et al.* A pilot study to evaluate the safety and efficacy of the long-acting interleukin-1 inhibitor rilonacept (interleukin-1 Trap) in patients with familial cold autoinflammatory syndrome. *Arthritis Rheum* 2008; **58:** 2432–42.
2. Hoffman HM, *et al.* Efficacy and safety of rilonacept (interleukin-1 Trap) in patients with cryopyrin-associated periodic syndromes: results from two sequential placebo-controlled studies. *Arthritis Rheum* 2008; **58:** 2443–52.
3. Terkeltaub R, *et al.* The interleukin 1 inhibitor rilonacept in treatment of chronic gouty arthritis: results of a placebo-controlled, monosequence crossover, non-randomised, single-blind pilot study. *Ann Rheum Dis* 2009; **68:** 1613–17.

儿童用法 12～17岁儿童的剂量如上所述。

制剂

专利制剂

USA: Arcalyst.

Riluzole (*BAN*, *USAN*, *rINN*) 利鲁唑

PK-26124; Rilutsoli; Riluzol; Riluzolum; RP-54274. 2-Amino-6-(trifluoromethoxy) benzothiazole; 6-Trifluoromethoxy-1,3-benzothiazol-2-ylamine.
Рилузол
$C_8H_5F_3N_2OS$ = 234.2.
CAS — 1744-22-5.
ATC — N07XX02.
ATC Vet — QN07XX02.
UNII — 7LJ087RS6F.

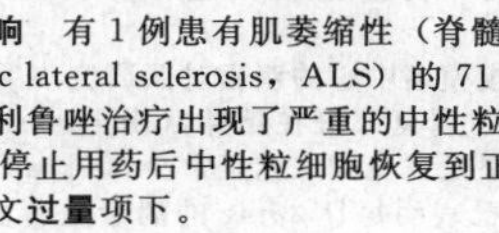

不良反应和处置

本品的最常见不良反应有虚弱、恶心、肝酶水平升高、头痛和腹痛，其他胃肠道反应有腹泻、便秘、食欲减退和呕吐。可出现心动过速、头晕或嗜睡。有口感异常和鼻炎发生的报道。有肺功能下降和肺间质病变的报道，有时是严重的。少见类过敏反应、血管神经性水肿、胰腺炎和中性粒细胞减少症。

对血液的影响 有1例患有肌萎缩性（脊髓）侧索硬化（amyotrophic lateral sclerosis，ALS）的71岁患者接受标准用量的利鲁唑治疗出现了严重的中性粒细胞减少症的报道[1]，停止用药后中性粒细胞恢复到正常水平。

参见下文过量项下。

1. Weber G, Bitterman H. Riluzole-induced neutropenia. *Neurology* 2004; **62:** 1648.

对肾脏的影响 有1例患有ALS的44岁患者使用利鲁唑3个月后出现了肾小管损伤的报道[1]，停止用药后1个月肾小管功能恢复。

1. Poloni TE, *et al.* Renal tubular impairment during riluzole therapy. *Neurology* 1999; **52:** 670.

对肝脏的影响 有1例患有ALS的老年妇女使用利鲁唑后出现了中毒性黄疸性肝炎的报道[1]，表现为黄疸和肝酶升高。另有2例ALS患者使用利鲁唑几周后出现了急性肝炎的报道[2]，肝组织学显示有炎症渗透性肝细胞损害和无纤维化的微小泡的脂肪变性，停止用药后所有病例的肝中毒都在逆转。

1. Castells LI, *et al.* Icteric toxic hepatitis associated with riluzole. *Lancet* 1998; **351:** 648.
2. Remy A-J, *et al.* Acute hepatitis after riluzole administration. *J Hepatol* 1999; **30:** 527–30.

对胰腺的影响 本品是引发严重胰腺炎最有可能的原因，1例患有散发性ALS的77岁妇女使用利鲁唑治疗6个月后出现严重胰腺炎[1]，停药后胰腺炎症状得到改善。

1. Drory VE, *et al.* Riluzole-induced pancreatitis. *Neurology* 1999; **52:** 892–3.

超敏反应 一个ALS[1]患者使用利鲁唑2周后发生了严重的有生命危险的系统性炎症反应。停用利鲁唑症状自发性消失。

1. Sorenson EJ. An acute, life-threatening, hypersensitivity reaction to riluzole. *Neurology* 2006; **67:** 2260–1.

过量 1例患有ALS的63岁妇女无意间将剂量增加到每日200mg（是推荐标准剂量的2倍），用药10天后出现了严重的中性粒细胞减少症[1]。

另1例患ALS的43岁女患者故意过量使用利鲁唑达2.8g后出现正铁血红蛋白血症[2]，胃灌洗后用活性炭静滴亚甲蓝后正铁血红蛋白血症成功地得到逆转，但该妇女过量使用本品后第7天死于因自身潜在疾病引起的呼吸衰竭。

1例遗忘综合征症状减轻大于1年的妇女在吞服3g利鲁唑4天后病情有发展[3]。

1. North WA, *et al.* Reversible granulocytopenia in association with riluzole therapy. *Ann Pharmacother* 2000; **34:** 322–4.
2. Viallon A, *et al.* Methemoglobinemia due to riluzole. *N Engl J Med* 2000; **343:** 665–6.
3. Haaxma CA, *et al.* Delayed amnesic syndrome after riluzole autointoxication in Huntington disease. *Neurology* 2006; **66:** 1123–4.

注意事项

患有肝病或显著肝酶升高的患者禁用。使用前和使用期间应监测肝功能。尽管美国注册药品信息写明肾损伤的药动学参数无显著差异，在英国也不推荐此类患者使用。有肝功能异常史者慎用。应告知患者和其亲属如何识别中性粒细胞减少症，一旦使用本品后出现诸如发热的症状应立即寻求医学帮助，发热时应检查白细胞数量，如果确认是中性粒细胞减少症应停用。如果患者有出现呼吸系统症状，如呼吸困难和干咳，应拍摄胸片，一旦发生肺间质症，应立即停用本品。本品可引起眩晕，如果出现此类症状不要开车或从事其他机械作业。

有报道本品在动物试验中可损伤生育力。

药动学

本品口服能快速经胃肠道吸收，1～1.5h达峰浓度。高脂餐后吸收的速度和程度降低。它广泛地分布于全身，血浆蛋白结合率约97%，可透过血脑屏障。主要在肝脏代谢，通过细胞色素P450同工酶CYP1A2进行葡萄糖醛酸化，主要以葡萄苷酸形式在尿中排泄，消除半衰期为9～15h，约2%以原形经尿排出。少量经粪排出。有证据表明日本患者使用本品的清除率降低。

1. Le Liboux A, *et al.* Single- and multiple-dose pharmacokinetics of riluzole in white subjects. *J Clin Pharmacol* 1997; **37:** 820–7.
2. Le Liboux A, *et al.* A comparison of the pharmacokinetics and tolerability of riluzole after repeat dose administration in healthy elderly and young volunteers. *J Clin Pharmacol* 1999; **39:** 480–6.
3. Groeneveld GJ, *et al.* Riluzole serum concentrations in patients with ALS: associations with side effects and symptoms. *Neurology* 2003; **61:** 1141–3.
4. van Kan HJ, *et al.* Association between CYP1A2 activity and riluzole clearance in patients with amyotrophic lateral sclerosis. *Br J Clin Pharmacol* 2005; **59:** 310–13.

用途和用法

本品是谷氨酸拮抗剂，用于治疗运动神经元疾病ALS，主要用于减慢疾病早期进展，但在疾病后期的有效性未得到证实。虽然准确的作用机制尚不清楚，但它可以抑制突触前的谷氨酸释放和阻碍突触后的作用。成人常用剂量是空腹口服50mg，每日2次。

运动神经元疾病 运动神经元疾病为一类致命的进行性退化疾病，它影响着脑部或脊髓的上部或下部运动神经

元，最常见的运动神经元疾病是 ALS（在美国称作 Lou Gehrig's 病），涉及上部和下部运动神经元。可出现肌萎缩和无力及进展性脑瘫（progressive bulbar pals）症状，如运动缓慢和口齿不清。多数患者于疾病发作的 2～5 年内因呼吸衰竭死亡。没有完全有效的治疗，目前的处理主要为支持性治疗，如改善肌强直（第1798页）、神经痛（第9页）和流涎的症状。三环类抗抑郁药因它的多重作用而被广泛使用。职业的和语言障碍矫正最大限度地发挥着至关重要的作用。病理性哭笑（假性延髓性效果）的发生率为 50%，用密曲替林或氟伏沙明治疗。吞咽困难在疾病后期危及进食安全，必要的肠内营养液或经口营养补充药将成为支持治疗的一部分。最终，呼吸支持也是必需的，从最初无创性通气到最终的气管切开术。

尽管运动神经元的发病机制尚不清楚，但认为与兴奋神经递质谷氨酸在 CNS 的累积相关。临床研究表明，利鲁唑作为一种谷氨酸酸拮抗剂，对延长生存时间（平均 3 个月）和推迟应用气管切开术是有一定效果的；然而尚无足够的数据能够评价哪些患者获益最大。另外，对利鲁唑临床应用的成本-效益也存在争议，诸如显著肝中毒的不良反应也是值得考虑的因素。

用生长调节素治疗运动神经元疾病也在研究中，特别是美卡舍明（类胰岛素生长因子Ⅰ）。已研究神经营养因子包括脑源的神经营养因子（BDNF）和重组纤毛神经营养因子（CNTF）对运动神经元疾病的治疗作用，但结果仍不确定。神经胶质细胞来源的神经营养因子（GDNF）和扎利罗登也在被研究。

有研究探讨抗癫痫药（加巴喷丁）在 CNS 抑制支链氨基酸形成谷氨酸。拉莫三嗪和托吡酯（妥泰）也有研究，但结果并不令人满意。ONO-2506 是丙戊酸的同源异构体也在研究中。已研究将右美沙芬用于治疗 ALS，米诺环素在动物试验中显示出神经保护作用，因此也正研究将其用于 ALS。头孢曲松也在研究中。免疫球蛋白也试用于运动神经元疾病，如多焦点神经元疾病的治疗。

常用抗氧化剂，如维生素 C 和维生素 E 也用于治疗，这是因为患者相信神经元死亡的机制之一是由于氧化应激导致的自由基堆积。但是尽管文献对该理论的支持和抗氧化剂在实践中的广泛应用，抗氧化剂对运动神经元疾病的作用尚缺乏有意义的证据支持。尽管补充肌酸尚未证实有效，仍被试用并期望维持运动功能和运动神经元。

有资料表明少数有 ALS 家族史的患者在铜锌超氧化物歧化酶的基因编码处有突变，但是否应补充超氧化物歧化酶尚无一致意见。

1. Ludolph AC, Riepe MW. Do the benefits of currently available treatments justify early diagnosis and treatment of amyotrophic lateral sclerosis? — Arguments against. *Neurology* 1999; **53** (suppl 5): S46–S49.
2. Cashman NR. Do the benefits of currently available treatments justify early diagnosis and announcement? — Arguments for. *Neurology* 1999; **53** (suppl 5): S50–S52.
3. Rowland LP, Shneider NA. Amyotrophic lateral sclerosis. *N Engl J Med* 2001; **344:** 1688–1700.
4. Dib M. Amyotrophic lateral sclerosis: progress and prospects for treatment. *Drugs* 2003; **63:** 289–310.
5. Leigh PN, *et al.* The management of motor neurone disease. *J Neurol Neurosurg Psychiatry* 2003; **74** (suppl 4): iv32–iv47.
6. Ashworth NL, *et al.*. Treatment for spasticity in amyotrophic lateral sclerosis/motor neuron disease. Available in The Cochrane Database of Systematic Reviews; Issue 1. Chichester: John Wiley; 2006 (accessed 28/04/06).
7. Choudry RB, Cudkowicz ME. Clinical trials in amyotrophic lateral sclerosis: the tenuous past and the promising future. *J Clin Pharmacol* 2005; **45:** 1334–44.
8. Traynor BJ, *et al.* Neuroprotective agents for clinical trials in ALS: a systematic assessment. *Neurology* 2006; **67:** 20–7.
9. Miller RG, *et al.* Riluzole for amyotrophic lateral sclerosis (ALS)/motor neuron disease (MND). Available in The Cochrane Database of Systematic Reviews; Issue 1. Chichester: John Wiley; 2007 (accessed 17/06/08).
10. Orrell RW, *et al.* Antioxidant treatment for amyotrophic lateral sclerosis or motor neuron disease. Available in The Cochrane Database of Systematic Reviews; Issue 1. Chichester: John Wiley; 2007 (accessed 17/06/08).
11. Mitchell JD, Borasio GD. Amyotrophic lateral sclerosis. *Lancet* 2007; **369:** 2031–41.
12. Mitsumoto H, Rabkin JG. Palliative care for patients with amyotrophic lateral sclerosis: prepare for the worst and hope for the best. *JAMA* 2007; **298:** 207–16.
13. McDermott CJ, Shaw PJ. Diagnosis and management of motor neurone disease. *BMJ* 2008; **336:** 658–62.
14. Corcia P, Meininger V. Management of amyotrophic lateral sclerosis. *Drugs* 2008; **68:** 1037–48.
15. Miller RG, *et al.* The care of the patient with amyotrophic lateral sclerosis: drug, nutritional, and respiratory therapies (an evidence-based review): report of the Quality Standards Subcommittee of the American Academy of Neurology. *Neurology* 2009; **73:** 1218–26.
16. Miller RG, *et al.* The care of the patient with amyotrophic lateral sclerosis: multidisciplinary care, symptom management, and cognitive/behavioral impairment (an evidence-based review): report of the Quality Standards Subcommittee of the American Academy of Neurology. *Neurology* 2009; **73:** 1227–33.

运动失调 已有少量的研究发现 Huntington 舞蹈病[1,2]患者使用利鲁唑有效。本品已试用于少数帕金森病患者的早期治疗，但未见效果[3]。本品对帕金森病晚期左旋多巴引起的运动障碍是否有益尚无一致的结论[4,5]。一个少数患者参加的 8 周研究[6]表明，利鲁唑用于小脑共济失调的治疗，对潜在的系统治疗有应答。

1. Rosas HD, *et al.* Riluzole therapy in Huntington's disease (HD). *Mov Disord* 1999; **14:** 326–30.
2. Huntington Study Group. Dosage effects of riluzole in Huntington's disease: a multicenter placebo-controlled study. *Neurology* 2003; **61:** 1551–6.
3. Jankovic J, Hunter C. A double-blind, placebo-controlled and longitudinal study of riluzole in early Parkinson's disease. *Parkinsonism Relat Disord* 2002; **8:** 271–6.
4. Merims D, *et al.* Riluzole for levodopa-induced dyskinesias in advanced Parkinson's disease. *Lancet* 1999; **353:** 1764–5.
5. Braz CA, *et al.* Effect of riluzole on dyskinesia and duration of the ON state in Parkinson disease patients: a double-blind, placebo-controlled pilot study. *Clin Neuropharmacol* 2004; **27:** 25–9.
6. Ristori G, *et al.* Riluzole in cerebellar ataxia: a randomized, double-blind, placebo-controlled pilot trial. *Neurology* 2010; **74:** 839–45.

精神失调 各种精神失调的病因与谷氨酸有关，因此认为利鲁唑具有调节谷氨酸的潜在作用。

1. Pittenger C, *et al.* Riluzole in the treatment of mood and anxiety disorders. *CNS Drugs* 2008; **22:** 761–86.
2. Zarate CA, Manji HK. Riluzole in psychiatry: a systematic review of the literature. *Expert Opin Drug Metab Toxicol* 2008; **4:** 1223–34.

制剂

专利制剂

Arg.: Rilutek; ***Austral.:*** Rilutek; ***Austria:*** Rilutek; ***Belg.:*** Rilutek; ***Braz.:*** Rilutek; ***Canad.:*** Rilutek; ***Chile:*** Rilutek; ***Cz.:*** Rilutek; ***Denm.:*** Rilutek; ***Fin.:*** Rilutek; ***Fr.:*** Rilutek; ***Ger.:*** Rilutek; ***Gr.:*** Rilutek; ***Hong Kong:*** Rilutek; ***Hung.:*** Rilutek; ***Irl.:*** Rilutek; ***Israel:*** Rilutek; ***Ital.:*** Rilutek; ***Jpn:*** Rilutek; ***Mex.:*** Rilutek; ***Neth.:*** Rilutek; ***Norw.:*** Rilutek; ***Port.:*** Rilutek; ***S.Afr.:*** Rilutek; ***Singapore:*** Rilutek; ***Spain:*** Rilutek; ***Swed.:*** Rilutek; ***Switz.:*** Rilutek; ***Thai.:*** Rilutek; ***UK:*** Rilutek; ***USA:*** Rilutek; ***Venez.:*** Rilutek.

Rimonabant（*USAN*，*rINN*）利莫那班

Rimocaban; Rimonabantum; SR-141716. 5-(*p*-Chlorophenyl)-1-(2,4-dichlorophenyl)-4-methyl-*N*-piperidinopyrazole-3-carboxamide.

Римонабант

$C_{22}H_{21}Cl_3N_4O$ = 463.8.

CAS — 168273-06-1 (rimonabant); 158681-13-1 (rimonabant hydrochloride).

ATC — A08AX01.

ATC Vet — QA08AX01.

UNII — RML78EN3XE.

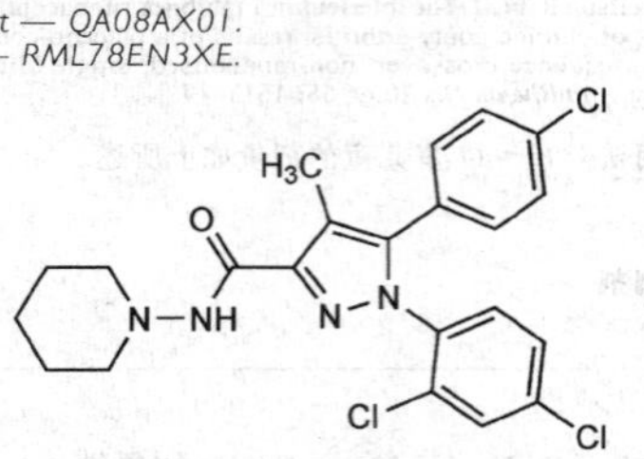

简介

利莫那班是选择性的大麻类 1 型受体激动药，已用于肥胖患者（BMI≥30kg/m²）和患有 2 型糖尿病或脂质代谢障碍等相关危险因素的超重患者（BMI>27kg/m²），作为饮食和锻炼的辅助治疗。早餐前口服，每日 20mg。但是上市后的利莫那班因为精神反应的问题于 2009 年 1 月在欧洲撤市。

常见不良反应有恶心、焦虑和头晕，也会出现抑郁，因此不应用于多数抑郁症或用抗抑郁药治疗的患者，对患有不受控制的严重精神疾病者也不推荐服用。因本品经肝代谢，中重度肝损伤的患者应慎用。因为缺乏对严重肝肾损伤人群的研究数据，因此注册药品信息对此类人群不推荐使用。与酮康唑或其他 CYP3A4 抑制剂同用可使本品的血药浓度升高。

本品已研究用于帮助戒烟。

利莫那班的作用机制和潜在作用在文献[1～5]中有相关论述，属于能降低内源性大麻素（endogenous cannabinoid）系统的过度反应的选择性大麻类 1 型受体激动药。体外和动物试验研究表明本品能抑制脂肪细胞的增殖和突变，改善糖脂代谢、使饮食规律和能量平衡[1,3,4]。

4 个大规模多中心的双盲对照研究表明，用轻度的低热量饮食，利莫那班在肥胖（rimonabant in obesity，RIO）的效果是可见的（比正常少 600kcal/d）[6～9]，且所有的研究已表明每日 20mg 的剂量是有益的。尽管 2 年以上的 RIO-北美研究[7]报道改剂量更适中，但 1 年以上的 RIO-欧洲研究[6]报道，本品可显著减低体重和腰围，且两个研究都表明可改善心血管的危险因素。RIO-脂类[8]研究检查了在超重或未进行治疗的脂代谢障碍患者使用本品 1 年后的效果，表明本品可改善代谢的风险因素与降低体重相同。RIO-糖尿病[9]研究报道，对超重或患 2 型糖尿病的患者使用本品 1 年后，有相似的对血糖（以糖化血红蛋白测定值为指标）的改善结果。荟萃分析[10]和 RIO-项目中 4 个研究的系统评价[11]表明，尽管存在某些方法学的问题，但本品降低体重的效果比安慰剂组更显著。因为没有进一步的数据报道，也没有体重恢复[10]的结果，且在治疗组发生精神方面的不良反应（如抑郁和焦虑）的患者增加，所以导致最终在欧洲考虑其风险利弊后被撤市（见上文）[10]。

最近文献[12]报道有 2 例超重患者发生的房颤与使用本品相关。

虽有研究表明本品可帮助戒烟，但包括用 20mg 剂量的一个双盲对照研究的系统评价[13]表明，对是否可停止吸烟，没有证据表明对吸烟有确定性的节制。

1. Boyd ST, Fremming BA. Rimonabant—a selective CB1 antagonist. *Ann Pharmacother* 2005; **39:** 684–90.
2. Gelfand EV, Cannon CP. Rimonabant: a cannabinoid receptor type 1 blocker for management of multiple cardiometabolic risk factors. *J Am Coll Cardiol* 2006; **47:** 1919–26.
3. Henness S, *et al.* Rimonabant. *Drugs* 2006; **66:** 2109–19.
4. Patel PN, Pathak R. Rimonabant: a novel selective cannabinoid-1 receptor antagonist for treatment of obesity. *Am J Health-Syst Pharm* 2007; **64:** 481–9.
5. Xie S, *et al.* The endocannabinoid system and rimonabant: a new drug with a novel mechanism of action involving cannabinoid CB_1 receptor antagonism — or inverse agonism — as potential obesity treatment and other therapeutic use. *J Clin Pharm Ther* 2007; **32:** 209–31.
6. Van Gaal LF, *et al.* Effects of the cannabinoid-1 receptor blocker rimonabant on weight reduction and cardiovascular risk factors in overweight patients: 1-year experience from the RIO-Europe study. *Lancet* 2005; **365:** 1389–97. Correction. *ibid.* **366:** 370.
7. Pi-Sunyer FX, *et al.* Effect of rimonabant, a cannabinoid-1 receptor blocker, on weight and cardiometabolic risk factors in overweight or obese patients: RIO-North America: a randomized controlled trial. *JAMA* 2006; **295:** 761–75.
8. Després J-P, *et al.* Effects of rimonabant on metabolic risk factors in overweight patients with dyslipidemia. *N Engl J Med* 2005; **353:** 2121–34.
9. Scheen AJ, *et al.* RIO-Diabetes Study Group. Efficacy and tolerability of rimonabant in overweight or obese patients with type 2 diabetes: a randomised controlled study. *Lancet* 2006; **368:** 1660–72.
10. Christensen R, *et al.* Efficacy and safety of the weight-loss drug rimonabant: a meta-analysis of randomised trials. *Lancet* 2007; **370:** 1706–13.
11. Curioni C, André C. Rimonabant for overweight or obesity. Available in The Cochrane Database of Systematic Reviews; Issue 4. Chichester: John Wiley; 2006 (accessed 14/02/08).
12. Cocco G, Chu D. Rimonabant may induce atrial fibrillation. Abridged version: *BMJ* 2009; **338:** 296. Full version: http://www.bmj.com/cgi/content/full/338/jun12_1/b1061?view=long&pmid=19525304 (accessed 01/10/09)
13. Cahill K, Ussher MH. Cannabinoid type 1 receptor antagonists (rimonabant) for smoking cessation. Available in The Cochrane Database of Systematic Reviews; Issue 4. Chichester: John Wiley; 2007 (accessed 14/02/08).

制剂

专利制剂

Arg.: Acomplia†; Resibant; ***Austria:*** Acomplia†; ***Belg.:*** Acomplia†; ***Cz.:*** Acomplia†; Zimulti†; ***Denm.:*** Acomplia†; ***Fr.:*** Acomplia†; ***Gr.:*** Acomplia†; ***Hong Kong:*** Acomplia†; ***Israel:*** Acomplia†; ***Ital.:*** Acomplia†; ***Neth.:*** Zimulti†; ***Norw.:*** Acomplia†; ***Port.:*** Zimulti†; ***Rus.:*** Zimulti (Зимулти); ***Swed.:*** Acomplia†; ***Switz.:*** Acomplia†; ***UK:*** Acomplia†.

Rociverine（*rINN*）罗西维林

LG-30158; Rociverina; Rocivérine; Rociverinum. 2-Diethylamino-1-methylethyl *cis*-1-hydroxy(bicyclohexyl)-2-carboxylate.

Роцивери́н

$C_{20}H_{37}NO_3$ = 339.5.

CAS — 53716-44-2.

ATC — A03AA06.

ATC Vet — QA03AA06.

UNII — VI08KS44V0.

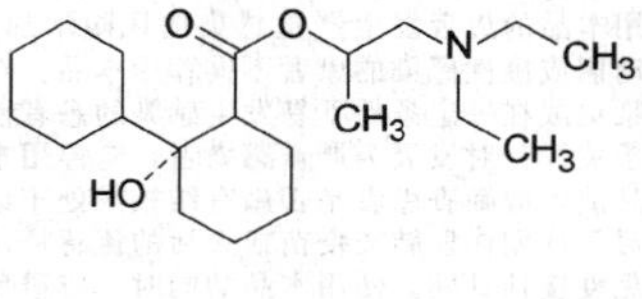

简介

本品是抗痉挛药，口服用量是每日 30～40mg、直肠用量是每日 50～75mg，也可注射给药。

制剂

专利制剂

Ital.: Rilaten.

Rose Bengal Sodium 玫瑰红钠

CI Acid Red 94; Colour Index No. 45440; Rosa de bengala sódico; Rose Bengal; Sodium Rose Bengal. The disodium salt of 4,5,6,7-tetrachloro-2′,4′,5′,7′-tetraiodofluorescein.

Бенгальский Розовый

$C_{20}H_2Cl_4I_4Na_2O_5$ = 1017.6.

CAS — 11121-48-5 (rose bengal); 632-69-9 (rose bengal disodium).

ATC — S01JA02.

ATC Vet — QS01JA02.

UNII — 956575SN5L.

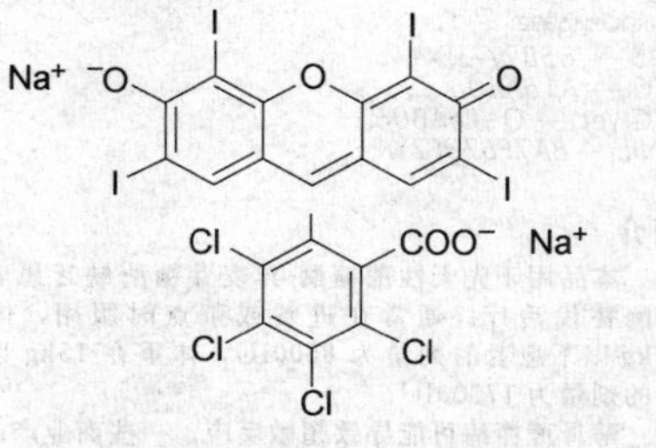

(rose bengal)

注：玫瑰红钠是在专论中详述的荧光素物质（CI Acid Red 93；Ext. D 和 C Reds Nos. 5 and 6；Colour Index No. 45435），常用其二钠或二钾盐作着色剂。

ROS 为 BP 2010 批准的含单剂量玫瑰红钠滴眼液的代码，用于容器太小而无法包容所有的药物说明书内容。

简介

玫瑰红钠用于眼结膜和角膜上皮细胞以及干眼症染色的辅助诊断，还用于检查或评估由 Sjögren 综合征或不适当佩戴角膜接触镜引起的眼损伤、角膜炎、鳞状细胞癌及异物的检查。配成 1% 的滴眼液或制成带有染料的无菌纸条使用。

滴注此染料时可引起疼痛，尤其是干眼症。还可沾染皮肤、衣服和角膜接触镜。在作为检测抗病毒活性时采取拭子前，不能使用本品。

玫瑰红钠经肝代谢、胆汁排泄，^{131}碘标记的复方制剂（第1990页）已被用于肝胆功能检查的辅助诊断。

1. Khan-Lim D, Berry M. Still confused about rose bengal? *Curr Eye Res* 2004; **29:** 311–7.

制剂

专利制剂

Canad.: Ak-Rose; ***USA:*** Rosets†.

Rose Fruit 玫瑰红果

Brier Fruit; Csipkerózsa áltermés; Cynorrhodon; Cynosbati Fructus; Cynosbati Pseudofructus; Dog Rose Fruits; Églantier; Erškėčių vaisiai; Escaramujo; Escarbaculo; Hips; Hypanthium Rosae; Nypon; Rosae Fructus; Rosae pseudo-fructus; Rosal montés; Rose Hips; Ruusunmarja; Šípek; Tapaculo.

Плод Шиповника

ATC Herb — HA11WA5004 (Rosa canina: pseudofruit); HR05YA5020 (Rosa canina: pseudofruit); HM01AW5016 (Rosa canina: fruit); HG04BW5029 (Rosa canina: fruit).

Pharmacopoeias. In *Eur.* (see p.vii) and *Jpn.*

Ph. Eur. 6. 8（Dog Rose）　野玫瑰是 *Rosa canina*、*R. pendulina* 和其他 *Rosa* spp. 剔出瘦果后的花托和萼片，以干燥品计算，含有不少于 0.3% 的维生素 C。避光贮藏。

简介

各种罗莎属，特别是犬蔷薇果是维生素 C（第1884页）的主要来源。主要作为草药制剂用于便秘和尿道疾病。也被尝试用于骨性关节炎和风湿性关节炎。

骨性关节炎　英国 Arthritis Research Campaign 进行的循证研究[1]认为，使用玫瑰油对改善膝关节、髋关节处的关节炎相关症状是安全和可能有效的。另外的报道[2]也显示同样的益处。有一家制造商宣布，GOPO®（2S)-1，2-di-O-[(9*Z*，12*Z*，15*Z*)-octadeca-9，12，15-trienoyl]-3-*O*-*β*-D-galactopyranosyl glycerol，从玫瑰油分离出的一种半乳糖酯，具有抗炎类试剂的活性。

1. Arthritis Research Campaign. Complementary and alternative medicines for the treatment of rheumatoid arthritis, osteoarthritis and fibromyalgia (issued February 2009). Available at: http://www.arthritisresearchuk.org/pdf/Complementary%20and%20alternative%20medicines_11012010154331.pdf (accessed 16/08/10)
2. Christensen R, *et al.* Does the hip powder of *Rosa canina* (rosehip) reduce pain in osteoarthritis patients?—a meta-analysis of randomized controlled trials. *Osteoarthritis Cartilage* 2008; **16:** 965–72.

制剂

专利制剂

UK: LitoZin.

多组分制剂　***Arg.:*** Vitamina C-Complex†; ***Austral.:*** Bio C; C Supa + Bioflavonoids†; Calporo†; Flavons†; Glycyrrhiza Complex†; Mega C†; Neo-C; Plantiodine Plus†; Super Cal C†; Sustained Release C; ***Austria:*** Aktivanad; Amersan; ***Canad.:*** Floradix Kindervital; Floradix Tab; Rose Hips C; ***Chile:*** Calcio 520; Natursel-C; Reduc-Te; Romox-ARL; ***Cz.:*** Amersan; Bronchicum Hustensirup†; Prudušková; Stoffwechseltee N†; ***Fr.:*** Hydracur; ***Ger.:*** Nephronorm med†; ***Hung.:*** Kilo-Nit; ***Ital.:*** Angiorex Complex; Flavogin; Gemiol Plus; Golapiol C; Influpiol C; Influtux†; Longevital; Mentvis; Mirtilvedo C†; Nepiros; ***Malaysia:*** Nat-C†; ***Philipp.:*** Delrosa; ***Pol.:*** Cholesol; Diabetofort; Diges-Tonic; Echinasal; Sedomix; Tiliros; ***Rus.:*** Bronchicum Husten (Бронхикум Сироп от Кашля)†; Phyto Novo-Sed (Фито Ново-Седа); ***Singapore:*** Nat-C; ***Switz.:*** Silence; Tisane contre les refroidissements; ***Thai.:*** Nat C; ***UK:*** GlucOsamax; Top C; ***USA:*** Amino-Opti-C; C Factors "1000" Plus; Ester-C Plus; Ester-C Plus Multi-Mineral; ***Venez.:*** Ro-C-Var.

Rose Oil 玫瑰油

Attar of Rose; Esencia de Rosa; Oleum Rosae; Otto of Rose; Rosa, aceite esencial de.

Розовое Масло

UNII — WUB68Y35M7 (rose oil); FF1Y064QVO (Rosa alba flower oil); H32V31VMWY (Rosa centifolia flower oil); 18920M3T13 (Rosa damascena flower oil); B3Y66352H (Rosa gallica flower oil).

Pharmacopoeias. In *USNF.*

USNF 28（Rose Oil）　本品是 *Rosa gallica*、*R. damascena*、*R. alba*、*R. centifolia* 和此种属各品种的鲜花经水蒸气蒸馏得到的挥发油，无色或黄色液体，有玫瑰的特有香臭。25℃时是黏稠的液体。逐渐冷却后呈半透明晶体状，加热易液化。可与等量的氯仿混合。贮藏于装满的闭容器中。

简介

玫瑰油主要用于制备香水和卫生间制剂，用作香料。也用于芳香疗法。它主要含香茅醇，有出现超敏反应的报道。

制剂

USNF 28: Stronger Rose Water;
USP 33: Rose Water Ointment.

专利制剂

Hung.: Naksol†.

多组分制剂　***Arg.:*** Estri-Atlas; ***Chile:*** Cicapost; ***Ger.:*** Rosatum Heilsalbe†; ***Port.:*** Cicapost.

顺势疗法制剂　***Ger.:*** Echinacea/Quarz comp†; Mundbalsam†.

Rosemary 迷迭香

Romarin; Romarin (rosemary leaf); Roris Marini; Rosmariininlehti (rosemary leaf); Rosmarin; Rosmarinblad (rosemary leaf); Rosmarini folium (rosemary leaf); Rozmaringlevél (rosemary leaf); Rozmarinų lapai (rosemary leaf); Rozmarýnový list (rosemary leaf).

Розмарин

ATC Herb — HP03BX5006 (Rosmarinus officinalis: leaf); HA03AW5052 (Rosmarinus officinalis: leaf); HA05AW5015 (Rosmarinus officinalis: leaf); HG04BW5030 (Rosmarinus officinalis: leaf); HN05CM5024 (Rosmarinus officinalis: leaf); HD03WX5015 (Rosmarinus officinalis: leaf).

UNII — IJ67X351P9.

Pharmacopoeias. *Eur.* (see p.vii) includes the dried leaf.

Ph. Eur. 6. 8（Rosemary Leaf; Rosmarini Folium）　是 *Rosmarinus officinalis* 的干燥花瓣，按干燥品计算，以迷迭香酸（$C_{18}H_{16}O_8$ = 360.3）表达，含有不少于 1.2%（*v/w*）的精油和不少于 3% 的总羟基苯乙烯的衍生物。

简介

迷迭香［迷迭香属（*Rosmarinus officinalis*），唇形科（Lamiaceae）］外用时有刺激性和轻微的镇痛作用，广泛用于风湿病和循环系统疾病。该成分具有驱风、解痉和利尿作用，其草药制剂可用于治疗胃肠道、心血管系统和泌尿系统疾病。

迷迭香为迷迭香油的来源（见下文）。

制剂

专利制剂

Braz.: Alrinte.

多组分制剂　***Arg.:*** Acnetrol; Sequals G; ***Austral.:*** Avena Complex†; Garlic Allium Complex; Vitanox; ***Austria:*** Euka; ***Belg.:*** Cynactil; ***Canad.:*** Phyto-Marinex; Salusan; ***Chile:*** Rhus Opodeldoc; Romox-ARL; ***Cz.:*** Hertz- und Kreislauftee†; Naturland Grosser Swedenbitter†; ***Fr.:*** Aromadetox; Boldoflorine; Boribel Tisane No 7; Boribel Tisane No 9; Calmiflorine; Depuratum; Hepato Solutines; Hepatoflorine; Hepax†; Mediflor Contre la Constipation Passagere No 7; Mediflor Digestive No 3; Mediflor Hepatique No 5; Romarene; Santane F_{10}; Santane O1; Santane R_8; ***Ger.:*** Canephron; Melissengeist; ***Mon.:*** Romarinex; ***Pol.:*** Cardiactiv; ***Rus.:*** Canephron N (Канефрон Н); ***Spain:*** Linimento Naion; Mesatil†; Natusor Hepavesical†; Natusor Low Blood Pressure†; Natusor Sinulan†; Resolutivo Regium; ***Switz.:*** Metabol; Phytomed Cardio†; ***UK:*** Outlook; ***Ukr.:*** Canephron N (Канефрон Н); Fitoval Plus Shampoo (Фитовал Плюс шампунь); ***Venez.:*** Flocadep.

顺势疗法制剂　***Rus.:*** Dysmenorm (Дисменорм); ***Ukr.:*** Dysmenorm (Дисменорм.).

Rosemary Oil 迷迭香油

Esencia de Romero; Essence de Romarin; Essência de Alecrim; Oleum Roris Marini; Oleum Rosmarini; Romarin, huile essentielle de; Romero, aceite esencial de; Rosmariiniöljy; Rosmarini aetheroleum; Rosmarini Etheroleum; Rosmarinöl; Rosmarinolja; Rozmaringolaj; Rozmarinų eterinis aliejus; Rozmarýnová silice.

Розмариновое Масло

ATC Herb — HA03AW5051 (Rosmarinus officinalis: essential oil); HM02AW5018 (Rosmarinus officinalis: essential oil).

UNII — 8LGU7VM393.

Pharmacopoeias. In *Eur.* (see p.vii).

Ph. Eur. 6. 8（Rosemary Oil）　挥发油通过蒸馏法由迷迭香（*Rosmarinus officinalis*）开花的地上部分获得。迷迭香油分为西班牙迷迭香油、摩洛哥和突尼斯迷迭香油。西班牙迷迭香油含 2.0%～4.5% 冰片、0.5%～2.5% 乙酸冰片酯、8.0%～12.0% 樟脑萜、13.0%～21.0% 樟脑、16.0%～25.0% 桉树脑、1.0%～2.2% 对-聚伞花素、2.5%～5.0% 柠檬油精、1.5%～5.0% β-月桂烯、18%～26% α-蒎烯、2.0%～6.0% β-蒎烯、1.0%～3.5% α-松油醇和 0.7%～2.5% 马鞭草酮。摩洛哥和突尼斯迷迭香油含 1.5%～5.0% 冰片、0.1%～1.5% 乙酸冰片酯、2.5%～6.0% 樟脑萜、5.0%～15.0% 樟脑、38.0%～55.0% 桉树脑、0.8%～2.5% 对-聚伞花素、1.5%～4.0% 柠檬油精、1.0%～2.0% β-月桂烯、9.0%～14.0% α-蒎烯、4.0%～9.0% β-蒎烯、1.0%～2.6% α-松油醇和最多 0.4% 马鞭草酮。

迷迭香油为澄清、可流动的、无色至浅黄色液体，有特殊香臭。贮藏于温度不超过 25℃ 的密闭容器中。避光。

简介

迷迭香油微有刺激性，具祛风排气作用。它可用于制备香水，作为香料，也用于制备发乳、吸入剂和膏剂。有时也用于芳香疗法。

制剂

专利制剂

Ger.: Caprisana†; Rosapinol.

多组分制剂　***Austral.:*** Bacopa Complex; Bosisto's Vaporising Ointment†; Euky Bearub; Tixylix Chest Rub†; Vicks Baby Balsam; ***Austria:*** Berggeist; Carl Baders Divinal; Criniton†; Opino; Pulmex†; Rheuma; Rowalind; Salhumin†; ***Belg.:*** Perubore; Pulmex; Pulmex Baby; ***Braz.:*** Aliviol; Benegel; Gelflex; Gelol†; Gelonevral†; Mialgex†; Nevrol; ***Canad.:*** Restorativ Glucosamine Muscle and Joint; ***Chile:*** Agua del Carmen; Agua Melisa Carminativa; Lefkaflam; ***Cz.:*** Pulmex Baby†; Pulmex†; Thrombocid; ***Fr.:*** Aromadetox; Aromadigest; Aromasol; Dinacode†; Esculape; Item Lentes†; Maghora; Perubore; ***Ger.:*** Arthrodynat P†; Cor-Vel; Dolo-cyl; Hingfong-Essenz Hofmanns; Jukunda Melissen-Krautergeist N†; Leukona-Kreislauf-Bad†; polio-elan; Retterspitz Ausserlich; Retterspitz Quick; Rheuma Bad; Rheuma- und Schmerzsalbe; Tetesept Badekonzentrat Rheuma Bad†; Thrombocid; Top-Sabona†; Vaxicum NA†; Weleda-Rheumasalbe M; ***Gr.:*** Ilon; Opino; ***Hung.:*** Inno Rheuma; Inno Rheuma Forte; Pasta Cool; Pulmex; Pulmex Baby; Rosarthron; ***Indon.:*** Opino†; ***Irl.:*** Massage Balm with Arnica; ***Ital.:*** Calyptol; Cinarepa; Neuralta Migren; Valda Propoli; Vicks Baby Balsam†; ***Malaysia:*** Bio-oil; ***Mon.:*** Calyptol; ***NZ:*** Electric Blue Headlice; Tixylix Chest Rub; Vicks Baby Balsam; ***Pol.:*** Argol Rheuma; Aromagel†; Depulol; Doppelherz Energovital Tonik†; Pulmex Baby; ***Port.:*** Thrombocid; ***Rus.:*** Carmolis Fluid (Кармолис Жидкость); Doppelherz Energotonik (Доппельгерц Энерготоник); Pulmex (Пульмекс)†; Pulmex Baby (Пульмекс Бэби); Theraflu Bro (Терафлю Бро); ***S.Afr.:*** Arnica Massage Oil; Balsem Vita GEEL†; Balsem Vita ROOI†; Entressdruppels HM; Oleum Salviae Comp†; Rooilavental; Stuidruppels†; ***Spain:*** Beta Romero; Dolokey; Linimento Klari†; Masagil; Tonimax; ***Switz.:*** Carmol Plus†; Carmol†; Echinarom; Frigoplasma†; Frixo-Dragon Vert†; Nasobol Inhalo; Novital; Perskindol Classic; Perubare†; Pulmex; Pulmex Baby; Spagyrom; Thrombocid†; Wolo Medicinal bain antirhumatismal†; Ziegella; ***UK:*** Adiantine; Arnica Massage Balm; Medicated Extract of Rosemary; Soothol; ***Ukr.:*** Alflutop (Алфлутоп Гель).

顺势疗法制剂　***Ger.:*** Aconitum Nicotiana comp; Arnica comp/Apis; Arnica/Symphytum comp; Narben†; ***UK:*** Frost Cream; Rheumadoron.

Roxarsone（*BAN*，*USAN*，*rINN*）罗沙胂

NSC-2101; Roxarsona; Roxarsonum. 4-Hydroxy-3-nitrophenylarsonic acid.

Роксарсон

$C_6H_6AsNO_6$ = 263.0.
CAS — 121-19-7.
UNII — H5GU9YQL7L.

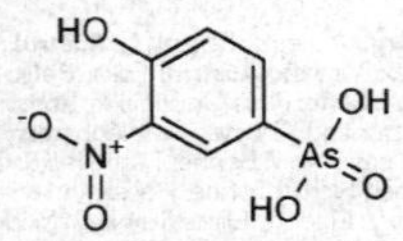

Pharmacopoeias. In *US* for veterinary use only.

USP 33（Roxarsone） 淡黄色结晶性粉末。微溶于冷水；溶于沸水；易溶于无水乙醇、乙酸、丙酮、甲醇和碱溶液中；不溶于乙醚和乙酸乙酯；难溶于稀释的无机酸溶液中。加热时易燃易爆。

简介

罗沙胂用于饲料添加剂，具有生长促进作用。

Royal Jelly 王浆

Apilak; Jalea real; Queen Bee Jelly.
Маточное Молочко
CAS — 8031-67-2.
UNII — L497I37F0C.

简介

王浆为工蜂［意大利蜂（*Apis mellifera*），蜜蜂科（Apidae）］唾液腺分泌的乳白色黏稠分泌物，是蜂王生长的基本物质。王浆可作为营养补品，但是对其治疗作用仍存在不同的观点，至今尚无一致的结论。

王浆因被认为对皮肤有益，也被用于制备化妆品。

超敏反应 关于蜂产品（包括王浆在内）导致的超敏反应，见蜂蜜项下，第2181页。

制剂

专利制剂

Fr.: Apiserum; ***Ital.:*** Alvear; Biogel; Biovital; Clinvit; Pa-Real; Ritmogel; Roburvit; Telergon II; ***Rus.:*** Apilac (Апилак); ***UK:*** Biobees; Regina Royal One Hundred; Rojema.

多组分制剂 ***Arg.:*** Energizante; Energizante Vital con ginseng; ***Canad.:*** Herbal Support for Active Lifestyles†; ***Fr.:*** Aromavital; ***Ger.:*** Peking Ginseng Royal Jelly N†; ***Hung.:*** Aktivit; Klimovit; Sam-Ginseng Royal; ***Indon.:*** Armovit; Hemaviton Energy Drink; Hemaviton Jreng; Neo Hormoviton; Neo Hormoviton Greng; ***Ital.:*** Alvear con Ginseng; Apergan; Api Baby; Apiserum con Telergon 1; Apistress; Bebimix; Bidro; Bio-200; Biogel Resv; Bioton; Biotrefon Plus; Eavit; Eavit Plus; Eurogel; Fosfarsile Forte; Fosfarsile Junior; Four-Ton†; Granvit; Longevital; Neoplus; Nerex; Ottovis; Plusvit; Pollingel; Provitamin A-E; Ribovir; Ristabil; Royal E; Taingel; ***Malaysia:*** Dermaheal Post Laser Cream; ***Mex.:*** Hepafol-F; Maxivit; Supravital; ***Philipp.:*** Jamieson Total Energy; Memovit-E†; Revicon Max; Rogin-E; Vita SL; ***Rus.:*** Multimax for Eyes (Мультимакс Для Глаз); Prostopine (Простопин); Vitamax (Витамакс)†; ***Singapore:*** Vitaton; ***Spain:*** Vitestable; ***Thai.:*** Multilim RG; ***UK:*** Regina Royal Concorde; Regina Royal Five; ***Ukr.:*** Energin (Энергин).

顺势疗法制剂 ***Canad.:*** Maxi Force Energy Cocktail†.

Rubber 橡胶

Borracha; Caoutchouc; Caucciù; Caucho; Gummi; India-Rubber; Kumi.
Каучук
UNII — 2LQ0UUW8IN.

简介

橡胶由巴西橡胶树（*Hevea brasiliensis*）和其他品种的橡胶树［橡胶树（*Hevea*），大戟科（Euphorbiaceae）］采集的乳胶制成。橡胶是大量医疗器械的组成部分，如插管、注射器、灌肠器、人工造口术袋、吹气皮球和医用手套。当这些器械的橡胶成分直接接触皮肤或黏膜，或通过间接途径接触后，如储存在橡胶容器中的药物或药物经过橡胶管路进入人体内，可能发生超敏反应，甚至引起死亡。这种反应可能与橡胶中的蛋白或添加剂有关，如保存剂或硫化促进剂。乳胶手套中的淀粉也是橡胶过敏的危险因素之一，详见**淀粉的不良反应项下的手套撒粉**，第1869页。目前，已有关于橡胶蛋白与某些水果（包括香蕉、腰果）的交叉过敏反应报道。

1. Landwehr LP, Boguniewicz M. Current perspectives on latex allergy. *J Pediatr* 1996; **128:** 305–12.
2. Senst BL, Johnson RA. Latex allergy. *Am J Health-Syst Pharm* 1997; **54:** 1071–5.
3. Woods JA, *et al.* Natural rubber latex allergy: spectrum, diagnostic approach, and therapy. *J Emerg Med* 1997; **15:** 71–85.
4. Zaidi Z, *et al.* Latex allergy: a life-threatening complication. *Hosp Med* 1998; **59:** 505–7.
5. Smith CC. Risk of latex allergy from medication vial closures. *Ann Pharmacother* 1999; **33:** 373–4.
6. Wakelin SH, White IR. Natural rubber latex allergy. *Clin Exp Dermatol* 1999; **24:** 245–8.
7. Bowyer RVStL. Latex allergy: how to identify it and the people at risk. *J Clin Nurs* 1999; **8:** 144–9.
8. Levy DA, Leynadier F. Latex allergy: review of recent advances. *Curr Allergy Rep* 2001; **1:** 32–8.
9. Hamann CP, *et al.* Management of dental patients with allergies to natural rubber latex. *Gen Dent* 2002; **50:** 526–36.
10. Bernstein DI. Management of natural rubber latex allergy. *J Allergy Clin Immunol* 2002; **110** (suppl 2): S111–S116.
11. Nieto A, *et al.* Efficacy of latex avoidance for primary prevention of latex sensitization in children with spina bifida. *J Pediatr* 2002; **140:** 370–2.
12. Hourihane JO'B, *et al.* Impact of repeated surgical procedures on the incidence and prevalence of latex allergy: a prospective study of 1263 children. *J Pediatr* 2002; **140:** 479–82.
13. Cullinan P, *et al.*. British Society of Allergy and Clinical Immunology. Latex allergy: a position paper of the British Society of Allergy and Clinical Immunology. *Clin Exp Allergy* 2003; **33:** 1484–99.
14. LaMontagne AD, *et al.* Primary prevention of latex related sensitisation and occupational asthma: a systematic review. *Occup Environ Med* 2006; **63:** 359–64.
15. Nettis E, *et al.* Double-blind, placebo-controlled study of sublingual immunotherapy in patients with latex-induced urticaria: a 12-month study. *Br J Dermatol* 2007; **156:** 674–81.

Rubidium Iodibe 碘化铷

Rubidio, ioduro de; Yoduro de rubidio.
Рубидия Йодид
RbI = 212.4.
CAS — 7790-29-6.

简介

碘化铷具有碘和碘化物（见第2089页）的作用，是用于眼科疾病治疗的几种专利眼用制剂的组分之一。

制剂

多组分制剂 ***Ital.:*** Facovit; Jodo Calcio Vitaminico; Polijodurato; Rubjovit.

Rue Oil 芸香油

Oleum Rutae; Ruda, aceite esencial de.
Рутовое Масло
UNII — VDI0O08XRA.

简介

芸香油为芸香［芸香属天竺葵（*Ruta graveolens*），芸香科（Rutaceae）］中提取的挥发油。芸香油和芸香浸液曾用于解痉和通经，有报道该药物也可导致流产。芸香为一种光敏剂，芸香油具有强烈的局部刺激作用。

顺势疗法 芸香已经以下列名称用于顺势疗法药物：Ruta；Ruta gra.；Ruta grav.；Ruta graveolens。

制剂

多组分制剂 ***Arg.:*** Aulo Repelente De Piojos; ***Austral.:*** Hemidisc; Joint & Muscle Cream.

顺势疗法制剂 ***Austral.:*** Arthritis Relief†; Sports Ice Joint & Muscle; ***Austria:*** Apozema Apis compositum; Arnica Komplex; Repisan; Tropfen bei Verletzungen; Wirbelsaule- und Gelenkstropfen Nr 2; ***Canad.:*** Aches & Pains; Bumps and Bruises; Headache & Migraine L77; Rudistrol; ***Fr.:*** Arnica Complexe no 1; Calendula Complexe No 89; Homeofortil; Homeogene 41; Phapax; Poconeol no 54; Ranunculus Complexe No 79; Rudistrol; ***Ger.:*** Capillaron†; Chelidonium comp†; Cranio-cyl Ho-Len-Complex; Echinacea Ro-Plex (Rowo-415)†; Flenin; Infiossan†; Rheucostan R; Rheuma-Pasc; Rheumeda; Rowo-778 Symphytum Ro-Plex T (Rowo-778)†; Rubicolan F†; Ruta-Gastreu N R55; Spiraphan†; Steirocall S; Symphytum Rowo; Venokatt; ***Neth.:*** Gletar; Muscle Care; Rudistrol; Strain care; ***Rus.:*** Repisan (Реписан); ***Switz.:*** Nelsons Traumatica; Regenaplex Nr. 25c; Regenaplex Nr. 3; ***UK:*** Strains Cream; ***Ukr.:*** Cerebrum Compositum H (Церебрум Композитум Н)†.

Ruscogenin 鲁斯可皂苷元

Ruscogenina; Ruskojenin. (25*R*)-Spirost-5-ene-1β,3β-diol.
Рускогенин
$C_{27}H_{42}O_4$ = 430.6.
CAS — 472-11-7.

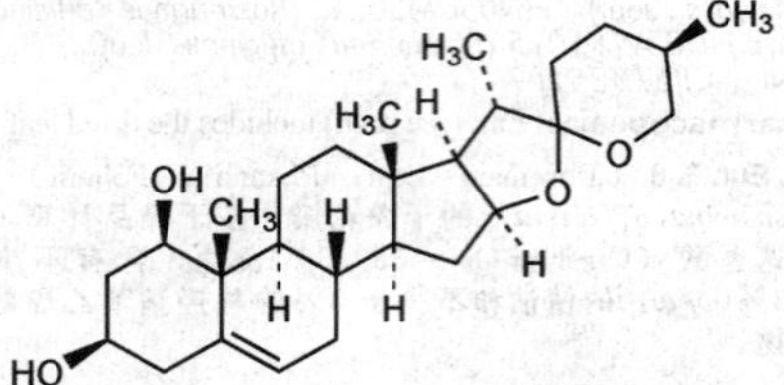

简介

鲁斯可皂苷元由金盏花［假叶树（*Ruscus aculeatus*），百合科（Liliaceae）］提取得到的皂角苷配基。该成分具有抗炎和抗血栓作用，常制成直肠用膏剂或栓剂用于痔的局部给药。该成分也被尝试用于外周血管疾病的治疗。

1. Anonymous. *Ruscus aculeatus* (butcher's broom). *Altern Med Rev* 2001; **6:** 608–12.
2. Ramírez-Hernández M, *et al.* Allergic contact dermatitis to ruscogenins. *Contact Dermatitis* 2006; **54:** 60.
3. Gonzalo-Garijo MA, *et al.* Compound allergy to an antihemorrhoidal ointment demonstrated by the repeated open application test. *J Investig Allergol Clin Immunol* 2009; **19:** 414–15.

制剂

专利制剂

Arg.: Flebodolor.

多组分制剂 ***Arg.:*** Miopropan Proctologico; Procto Venart; ***Fr.:*** Proctolog; ***Gr.:*** Ibuproct; ***Ital.:*** Perfluxi Cremagel; Ruscoroid; ***Pol.:*** Ruskorex; ***Port.:*** Proctolog; ***Singapore:*** Proctolog; ***Spain:*** Abrasone Rectal; Neo Analsona†; Proctolog; Ruscus; Venacol; ***Turk.:*** Proctolog; Progtolog.

Sacrosidase (*USAN*) 酵母蔗糖酶

EC 3.2.1.26; β-Fructofuranosidase; Glucosucrase; Invertase; Saccharase; Sacrosidasa. β-D-Fructofuranoside fructohydrolase.
Сакрозидаза
CAS — 85897-35-4.
ATC — A16AB06.
ATC Vet — QA16AB06.
UNII — 8A7F670F2Y.

简介

本品用于先天性蔗糖酶-异麦芽糖酶缺乏患者的蔗糖酶替代治疗。通常在进餐或茶点时服用，体重在15kg以下患者的剂量为8500IU，体重在15kg以上患者的剂量为17000IU。

酵母蔗糖酶可能导致超敏反应。一些商业产品中可能含有酵母、酵母产物、甘油和木瓜蛋白酶，对以上物质过敏的患者是禁用的。

1. Treem WR, *et al.* Sacrosidase therapy for congenital sucrase-isomaltase deficiency. *J Pediatr Gastroenterol Nutr* 1999; **28:** 137–42.

制剂

专利制剂 ***USA:*** Sucraid.

多组分制剂 ***Braz.:*** Bromelin†; Expectoral†; ***Canad.:*** Synergy Defense.

Sage 鼠尾草

Feuilles de Sauge; Hármaslevelű zsálya levél (sage leaf, three-lobed); Krūminių šalavijų lapai (sage leaf, three-lobed); Liść szałwii (sage leaf); List šalvěje lékařské (sage leaf); List šalvěje trojlaločné (sage leaf, three-lobed); Orvosizsálya-levél (sage leaf); Salbeiblätter; Salvia; Salviablad (sage leaf); Salviablad, treflikat (sage leaf, three-lobed); Salviae Folium (sage leaf); Salviae Officinalis Folium (sage leaf); Salviae trilobae folium (sage leaf, three-lobed); Salvianlehti, kolmiliuskainen (sage leaf, three-lobed); Salvianlehti (sage leaf); Sauge officinale, feuille de (sage leaf); Sauge trilobée, feuille de (sage leaf, three-lobed); Vaistinių šalavijų lapai (sage leaf).
Шалфей
ATC Herb — HD11AA5001 (Salvia officinalis: leaf); HA01WC5004 (Salvia officinalis: leaf).
UNII — 065C5D077J.

注："红鼠尾草"这个名称可用于欧鼠尾草（*Salvia officinalis*）和丹参（*Salvia miltiorrhiza*）（见丹参，第2222页）。

Pharmacopoeias. *Eur.* (see p.vii) includes separate monographs for the leaf of the common or garden sage (*Salvia officinalis*) and the leaf of Greek or three-lobed sage (*Salvia fruticosa*).

Ph. Eur. 6.8［Sage Leaf（Salvia officinalis）；Salviae Officinalis Folium］ 鼠尾草（欧鼠尾草 *Salvia officinalis*）的干全叶或切叶。以无水药材计算，鼠尾草全叶含挥发油不低于1.5%（*v/w*），切叶含挥发油不低于1.0%（*v/w*）。鼠尾草油富含侧柏酮。避光。

Ph. Eur. 6.8（Sage Leaf，Three-lobed；Salviae Trilobae Folium） 鼠尾草（*Salvia fructicosa*，*S. triloba*）的干全叶或切叶。以无水药材计算，鼠尾草全叶含挥发油不低于1.8%（*v/w*），切叶含挥发油不低于1.2%（*v/w*）。当研磨时，散发出类似桉叶油的香臭。避光。

简介

很多属的植物被称为鼠尾草，但在没有进一步限制的情况下，鼠尾草这个名词一般指普通鼠尾草或庭院鼠尾草（*Salvia officinalis*）。

鼠尾草叶具有祛风排气、解痉、抑菌和收敛作用，用作香料。鼠尾草用途广泛，可用于治疗呼吸道、胃肠道疾病，用作治疗口腔和咽喉不适的漱口剂和含漱剂。

也用于顺势疗法。希腊鼠尾草或三裂鼠尾草（*Salvia fruticosa*）的叶也被用于中草药，但有时也把其作为鼠尾草的伪品对待。

顺势疗法 鼠尾草已经以下列名称用于顺势疗法药物：Salvia；Salvia officinalis；Salvia officinalis e foliis siccatis；Sal. off。

鼠尾草是鼠尾草叶油的来源（见下文）。

制剂

Ph. Eur.: Sage Tincture.

专利制剂

Austria: Salvysat; ***Cz.:*** Aperisan†; Caj ze Salveje; Florsalmin; Nat Salveje Lekarske; Salvej Lekarske List; Salvejova Nat; ***Ger.:*** Aperisan; Salbei Curarina; Salvysat; Sweatosan N; Viru-Salvysat†; ***Hung.:*** Aperisan; ***Ital.:*** Saugella Dermoliquido; ***Pol.:*** Aperisan; ***UK:*** Menoforce Sage; Salvian.

多组分制剂 ***Arg.:*** Acnetrol; Parodontax Fluor; Sigmafem; Sigmafem Free; Sigmaflavon Plus; Tereonsit†; ***Austral.:*** Feminine Herbal Complex; PM Meno-Care; ***Austria:*** Cional; Dynexan; Mentopin†; Paradenton†; ***Braz.:*** Parodontax; ***Canad.:*** Depuratif des Trappistes; Estro-Logic†; Herbanat; Honey Herb Cough Drops; Original Herb Cough Drops; ***Chile:*** Eciclean; ***Cz.:*** Diabetan; Diabeticka Cajova Smes-Megadiabetin; Pulmoran; Stomatosan†; Tormentan; ***Fr.:*** Bolcitol; Gonaxine; Menoxine†; Santane D_5; Santane F_{10}; Saugella; Tisane D'Ars; Tisane Hepatique de Hoerdt; ***Ger.:*** Amara-Tropfen; Melissengeist; Parodontal; ***Hung.:*** Uroherb; ***Israel:*** Baby Paste + Chamomile; Kamilotract; ***Ital.:*** Donalg; Fito Stomygen; Saugella Attiva; Saugella Dermolatte; Saugella Fitothym; Saugella Salviettine; Saugella Solido ph 3.5; ***Pol.:*** Dentosept; Dentosept A; Enterosol; Herbogastrin; Mucosit; Salumin; Salviasept; Sanofil; Septosan; Tymsal; ***Rus.:*** Elecasol (Элекасол); Fitantis (Фитантис); Inhaphytol No 1 (Ингафитол 1); Pectorales Species No 3 (Грудной Сбор 3); ***S.Afr.:*** Amara†; Dynexan; Fragador†; ***Singapore:*** Stop Snoring; ***Spain:*** Diabesor†; Menstrunat†; Natusor Farinol†; Natusor Low Blood Pressure†; ***Switz.:*** Anginesin†; Creme pour herpes; Gouttes Amara; Kernosan Eau Dentifrice; Mucosan; Phytovir; Prosal N; Strath Gouttes pour les muqueuses; Tisane pectorale et antitussive; Wala Echinacea; ***Ukr.:*** Fitoval Shampoo (Фитовал шампунь); Sage Extract with Vitamin C Dr Theiss (Экстракт Шалфея с Витамином С Др Тайсс); ***Venez.:*** One Drop Spray†.

顺势疗法制剂 ***Austria:*** Vocara; ***Canad.:*** Amaratopfen; Maxi Force Energy Cocktail†; ***Chile:*** Matico Compuesto; ***Fr.:*** Mercurius Cyanatus Complexe No 43; Poconeol no 66; ***Ger.:*** Cankerol N†; Flenin; Zimpels Erkaltungskomplex I†; ***Neth.:*** Vinceel H; ***Rus.:*** Vocara (Вокара); ***UK:*** Fragador.

Sage Oil 鼠尾草油

Kvapiųjų šalavijų eterinis aliejus (clary sage oil); Muskatellsalviaöljy (clary sage oil); Muskatellsalviaolja (clary sage oil); Salviae sclareae aetheroleum (clary sage oil); Salviae Sclareae Etheroleum (clary sage oil); Sauge sclarée, huile essentielle de (clary sage oil); Silice šalvěje muškátové (clary sage oil).

Шалфейное Масло

CAS — 8016-63-5 (clary sage oil).
ATC Herb — HA01WC5003 (Salvia officinalis: essential oil).
UNII — U27K0H1H2O.

Pharmacopoeias. *Swiss* includes, Salbeiöl (Salviae aetheroleum), oil from the common or garden sage (*Salvia officinalis*). *Eur.* (see p.vii) includes separate monographs for the oil from the clary sage (*Salvia sclarea*) and from Spanish sage (*Salvia lavandulifolia*).

Ph. Eur. 6. 8（Clary Sage Oil） 香紫苏油为无色至棕黄色液体，通常为浅黄色，有特殊香臭。通过蒸馏法由鼠尾草（*Salvia sclarea*）新鲜或干燥开花的茎获得。贮藏于温度不超过 25℃的密闭容器中。避光。

Ph. Eur. 6. 8（Spanish Sage Oil） 西班牙鼠尾草油为澄清、可流动的、无色或浅黄色液体，有类似樟脑的气味。通过蒸馏法由西班牙鼠尾草（*Salvia lavandulifolia*）在开花期收集的地上部分获得。贮藏温度不超过 25℃。

简介

香紫苏油（来自 *Salvia sclarea*）和西班牙鼠尾草油（来自 *Salvia lavandulifolia*）都可用于调香和芳香疗法。普通鼠尾草或庭院鼠尾草（*Salvia officinalis*）（见上文）来源的鼠尾草油也可用于调香，但不推荐用于芳香疗法，因为其具有皮肤刺激作用，也不推荐食用，因为其中含有侧柏酮。

制剂

专利制剂

Arg.: Chiacaps; ***Fr.:*** Node G.

多组分制剂 ***Austria:*** Colda; Coldistan; Parodontax; Piniment; ***Cz.:*** Parodontal F5†; ***Fr.:*** Item Lentes†; ***Ger.:*** Salviathymol N; Trauma-cyl; Varicylum-S; ***Hung.:*** Carmol; Szent Lukacs; ***Indon.:*** Transpulmin Balsam; ***Ital.:*** Venalta; ***Philipp.:*** Kamillosan M; Transpulmin Balsam†; ***Pol.:*** Carmolis; Doppelherz Energovital Tonik†; Salviasept; ***Rus.:*** Carmolis (Кармолис); Carmolis Fluid (Кармолис Жидкость); Doppelherz Energotonik (Доппельгерц Энерготоник); Parodontocide (Пародонтоцид); ***S.Afr.:*** Oleum Salviae Comp†; ***Switz.:*** Bismorectal; Carmol Plus†; Carmol†; Frixo-Dragon Vert†; Osa gel dentaire aux plantes†; Parodontax F†; Parodontax†; Pinimenthol Baby†; Radix†; Wiewohl; Ziegella; ***Ukr.:*** Phytolysin Plus (Фитолизин Плюс); Sage Extract with Vitamin C Dr Theiss (Экстракт Шалфея с Витамином С Др Тайсс).

顺势疗法制剂 ***UK:*** Medicinal Gargle.

Salicylic Alcohol (*USAN*) 水杨醇

Salicain; Saligenin; Saligenol. 2-Hydroxybenzyl alcohol.

Салициловый Спирт

$C_7H_8O_2 = 124.1.$
CAS — 90-01-7.
UNII — FA1N0842KB.

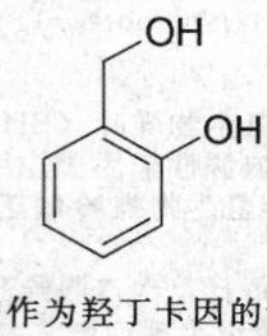

注：Salicain 曾作为羟丁卡因的专利名称。

简介

有报道水杨醇具有局部麻醉和镇痛作用，并用于各种局部制剂。水杨醇存在于一些树木的树皮中，与接触性过敏反应有关，为水杨苷的代谢产物（水杨醇糖苷——见柳属，第115页）。

制剂

多组分制剂 ***Fr.:*** Ephydrol.

Salverine Hydrochloride (*rINNM*) 盐酸沙维林

Hidrocloruro de salverina; M-811 (salverine); Salvérine, Chlorhydrate de; Salverini Hydrochloridum. 2-[2-(Diethylamino)ethoxy]-benzanilide hydrochloride.

Сальверина Гидрохлорид

$C_{19}H_{24}N_2O_2,HCl = 348.9.$
CAS — 6376-26-7 (salverine).

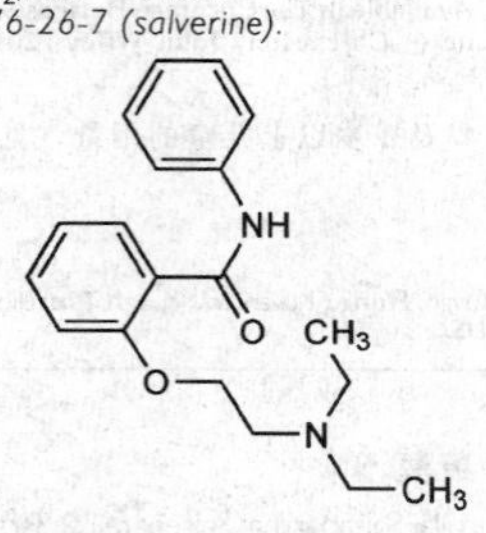

(salverine)

简介

盐酸沙维林为解痉药，与其他药物合用治疗胆道疾病、呼吸道疾病和疼痛。

制剂

多组分制剂 ***Austria:*** Cynarix comp; Montamed; Novipec.

Salvia Divinorum 迷幻鼠尾草

Diviner's Sage; Divining Sage; Hierba de María; *Salvia divinorum*; ska María Pastora.

CAS — 83729-01-5 (salvinorin A).

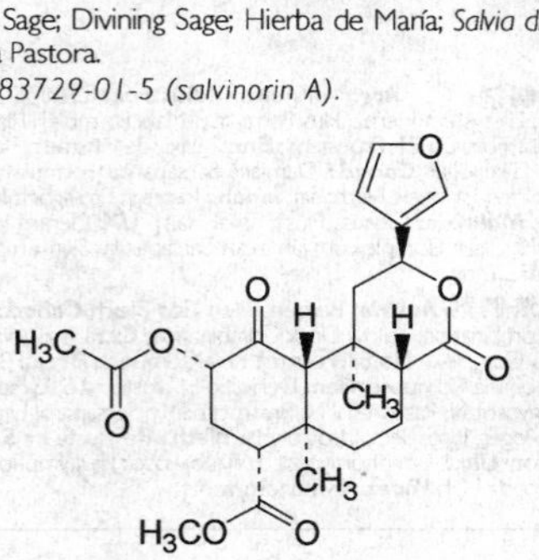

(salvinorin A)

俗名 各种形式的迷幻鼠尾草均可用下列"俗名"（见第vii页）或俚语表示：

Big Sal; heirba Maria; hojas de la Pastora; hojas de Maria; la Maria; La Pastora; LSD Lite; Magic mint; Maria Pastora; Sally D; Salvia; Ska; ska Maria; ska Pastora; The Shepherdess.

简介

迷幻鼠尾草在墨西哥的印第安部落的传统文化中曾被用作为致幻剂，现在为滥用药物。Salvinorin A（dibinorin A）是主要活性成分。

1. Prisinzano TE. Psychopharmacology of the hallucinogenic sage *Salvia divinorum*. *Life Sci* 2005; **78:** 527–31.
2. Singh S. Adolescent salvia substance abuse. *Addiction* 2007; **102:** 823–4.
3. Paulzen M, Gründer G. Toxic psychosis after intake of the hallucinogen salvinorin A. *J Clin Psychiatry* 2008; **69:** 1501–2.

Sambucus 接骨木

Bodzavirág; Elder Flower; Fläderblomma; Holunderblüten; Juodugių šeivamedžių žiedai; Květ bezu černého; Kwiat bzu czarnego; Mustaseljankukka; Sabugueiro; Sambuc.; Sambuci flos; Sambuci Nigrae Flos; Saúco; Sureau, fleur de.

Бузина

ATC Herb — HA06AX5009 (Sambucus nigra: fruit); HR05YA5021 (Sambucus nigra: flower); HG04BW5031 (Sambucus nigra: flower).
UNII — 07V4DX094T (Sambucus nigra flower); CT03BSA18U (Sambucus nigra flowering top).

Pharmacopoeias. In *Eur.* (see p.vii) and *Pol.*

Ph. Eur. 6. 8（Elder Flower） 接骨木（接骨木属 *Sambucus nigra.*）的干燥花。以异槲皮苷来计算，干燥药材中含黄酮类化合物不低于 0.8%。避光。

简介

接骨木（接骨木属，黑接骨木、欧洲接骨木、欧洲黑接骨木）花具有收敛、发汗和消炎作用。作为草药制剂用于治疗多种疾病，尤其是呼吸道疾病。接骨木花的水溶液是眼用和皮肤用洗液的赋型剂。接骨木花软膏是润发膏和化妆品的基质。

顺势疗法 接骨木已经以下列名称用于顺势疗法药物：Sambucus nigra；Sambucus nig；Samb. nig。

1. WHO. Flos Sambuci. *WHO Monographs on Selected Medicinal Plants*, volume 2. Geneva: WHO, 2004. Also available at: http://apps.who.int/medicinedocs/en/d/Js4927e/26.html (accessed 05/02/10)

制剂

专利制剂

Cz.: Caj z Kvetu Bezu Cerneho; Kvet Bazy Ciernej†; ***Rus.:*** Novo-Passit (Ново-Пассит).

多组分制剂 ***Arg.:*** Yuyo; ***Austral.:*** Diaco; Nyal Cold & Flu Fighter Day; Nyal Cold & Flu Fighter Day & Night; Nyal Sinus Relief; Nyal Sinus Relief Day & Night; Sambucus Complex†; ***Austria:*** Entschlackender Abfuhrtee EF-EM-ES; Grippetee St Severin; Krauter Hustensaft†; Laxalpin; Sinupret; Solvopret; Tuscalman; ***Canad.:*** Honey Herb Cough Drops; Natraway Sport 1 & 2; Natraway Sport 3; Original Herb Cough Drops; ***Cz.:*** Biotussil; Cajova Smes pri Nachlazeni; Detsky Caj s Hermankem; Erkaltungstee†; Novo-Passit; Perospir†; Pulmoran; Reduktan; Sinupret; Species Urologicae Planta; Urcyston Planta; ***Fr.:*** Santane R_8; ***Ger.:*** Sinupret; ***Hong Kong:*** Sinupret; ***Hung.:*** Sinupret; Tamarinlax; ***Indon.:*** Dibost; Elanos; Elanos Kids; Formuno; Idesar Plus; Imboost Force; Imforce; Imforce Plus; Imox; Imunogard; Sinupret†; StarMuno; ***Ital.:*** Atlantis; ETDR; Rinotrofina C; ***Mex.:*** Bisolsinus; Bronkitose Mielimon; ***Philipp.:*** Sinupret; ***Pol.:*** Betasol; Infektoten; Normosan; Pyrosal; Sinupret; Termasil; ***Rus.:*** Sinupret (Синупрет); ***Singapore:*** Sinupret; ***Spain:*** Natusor Gripotul†; Natusor Sinulan†; ***Switz.:*** Sinupret; Tisane contre les refroidissements; ***Thai.:*** Sinupret†; ***Turk.:*** Immuzinc; ***UK:*** Cleansing Herbs; EP&C Essence; Hay Fever & Sinus Relief; Hayfever & Sinus Relief; Herb and Honey Cough Elixir; Life Drops; Lion Cleansing Herbs; Lustys Herbalene; Modern Herbals Cold & Catarrh; Sinotar; Tabritis; ***Ukr.:*** Novo-Passit (Ново-Пассит); Sinupret (Синупрет); ***Venez.:*** Dromil Sauco.

顺势疗法制剂 ***Austria:*** Atma†; ***Canad.:*** Aches & Pains; Breathe More; Eczema L87; Homeodel 15; Santaherba†; Sinall Formula; Snore No More; ***Chile:*** Similibus; ***Fr.:*** Allium Cepa Compose; Arnica Complexe no 1; Santaherba; Scabiosa Complexe No 87; ***Ger.:*** Otovowen; ***Rus.:*** Atma (Атма); ***S.Afr.:*** Sambucus Comp†; ***Switz.:*** Rhinitisan†.

Sandalwood 檀香木

East Indian Sandalwood; White Sandalwood.

Сантал Белый (*Santalum album*)

ATC Herb — HJ01WB5013 (Santalum album: wood).

Pharmacopoeias. In *Chin.*

简介

白色檀香木，檀香木［檀香属（*Santalum album*），檀香科（Santalaceae）］的木质部，具有抑菌和解痉作用，作为中草药方剂的成分之一，用于下尿道感染的辅助治疗。檀香木及其制剂含挥发油。

檀香木挥发油用于香薰疗法，也可作为香水的原料。

1. Burdock GA, Carabin IG. Safety assessment of sandalwood oil (Santalum album L.). *Food Chem Toxicol* 2008; **46:** 421–32.

制剂

多组分制剂 ***Austria:*** Brady's-Magentropfen; ***Switz.:*** Kemosan Eau Dentifrice.

顺势疗法制剂 ***Fr.:*** Santalum Complexe No 30.

Sanguinaria 血根

Bloodroot; Red Puccoon; Sanguinaria canadensis; Sanguinaris canadensis; Tetterwort.

Волчья Стопа Канадская (*Sanguinaria canadensis*)
UNII — N9288CD508.

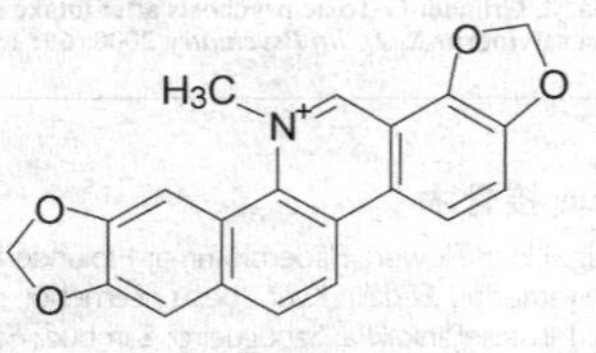

(sanguinarine)

注：Tetterwort 也曾作为白屈菜的名称（见第2249页）。

简介

血根为血根［*加拿大产血根*（*Sanguinaria canadensis*），罂粟科（Papaveraceae）］植物的干燥根茎。血根碱为血根中提取的生物碱，在牙膏和漱口水中用做抗菌斑生成剂。血根也曾用作化痰药，但由于其毒性，已不再采用。FDA 已将血根归入不宜作为食品、饮料和药物使用的草药。

顺势疗法 血根已经以下列名称用于顺势疗法药物：Sanguinaria canadensis；Sang. ca。血根硝酸盐已经以下列名称用于顺势疗法药物：Sanguinarinum Nitricum；Sang. nit。

1. Karlowsky JA. Bloodroot: Sanguinaria canadensis L. *Can Pharm J* 1991; **124:** 260, 262–3, 267.
2. Grenby TH. The use of sanguinarine in mouthwashes and toothpaste compared with some other antimicrobial agents. *Br Dent J* 1995; **178:** 254–8.
3. Tenenbaum H, *et al.* Effectiveness of a sanguinarine regimen after scaling and root planing. *J Periodontol* 1999; **70:** 307–11.
4. Mackraj I, *et al.* Sanguinarine. *Cardiovasc Ther* 2008; **26:** 75–83.

皮肤恶性肿瘤 有报道1例51岁男性使用含有血根（*Sanguinaria canadensis*）的具有腐蚀性的局部用制剂对鼻尖部的基底细胞瘤进行自我治疗[1]。尽管一种类似的具有腐蚀性的贴剂曾最初于20世纪30年代用于Mohs'显微手术（MMS）中治疗一些类型的皮肤癌，当今的MMS技术已经更加精细，因此不推荐自行使用含有血根的具有腐蚀性的贴剂治疗皮肤病变。

1. Affleck AG, Varma S. A case of do-it-yourself Mohs' surgery using bloodroot obtained from the internet. *Br J Dermatol* 2007; **157:** 1078–9.

制剂

多组分制剂 ***Austral.:*** Lexat†; ***Canad.:*** Bronchial Cough; Mielocol; Viadent†; Wampole Bronchial Cough Syrup†; ***Ital.:*** Dentosan Carie & Alito†; Emoform Alifresh; ***S.Afr.:*** Zeel; ***Switz.:*** Kemosan Eau Dentifrice.

顺势疗法制剂 ***Austral.:*** Cold & Flu Respatona Head Cold Relief†; Respatona Dry Cough & Nasal Congestion; ***Austria:*** Klimaktoplant; Remens; Zeel Plus†; ***Canad.:*** Bronchial Cough; Echinacea Compositum; Formula DM 210; Hea Complex Headache & Migraine L77; Homeo-Form ME; Homeodose 30†; Hylaquell BC; Menopause; Sinusalia; Zeel Comp; ***Cz.:*** Zeel Compositum; Zeel Salbe; ***Fr.:*** Menocynesine; Phapax; Pulmo-Drainol; Sepia Compose; ***Ger.:*** Arche-cerin†; Biodolor; Cefakliman N; Cephaloplant; Cranio-cyl Ho-Len-Complex; Delto-cyl Ho-Len-Complex; Dolex†; Dolfin; Drosera-Weliplex; Dularell Classic†; Dularell N; Elana; Femaplus N Dr Hagedorn†; Klimaktoplant H; Klimax-Gastreu S R10; Lymphdiaral; Meno-cyl L Ho-Len-Complex; Migrane-Gastreu R16; Otovowen; Pflugerplex Gelsemium; Pflugerplex Lemna; Rauwolsan H†; Rephalgin N; Zeel comp; ***Neth.:*** Cephalite; Homeocare allergo; Homeocare neusspray; Homeocare siroop; Klimaktolan; Klimax-Gastreu R10; Lymphdiaral; Zeel comp N; ***Rus.:*** Klimaktoplan (Климактоплан); Remens (Ременс); ***Switz.:*** Klimaktoplant†; Menosan; Regenaplex Nr. 21e; ***Ukr.:*** Capadol (Карадол); Echinacea Comositum S (Эхинацея Композитум С)†; Klimaktoplan N (Климактоплан Н).

Sapropterin Hydrochloride (*rINNM*) 盐酸沙丙蝶呤

Dapropterin Hydrochloride; Hidrocloruro de sapropterina; Sapropterin Dihydrochloride *(USAN)*; Saproptérine, Chlorhydrate de; Sapropterini Hydrochloridum; SUN-0588 (sapropterin or sapropterin hydrochloride); T-1401; (6*R*)-5,6,7,8-Tetrahydrobiopterin Hydrochloride. (−)-(6*R*)-2-Amino-6-[(1*R*,2*S*)-1,2-dihydroxypropyl]-5,6,7,8-tetrahydro-4(3*H*)-pteridinone dihydrochloride.

Сапроптерина Гидрохлорид

$C_9H_{15}N_5O_3,2HCl = 314.2.$

CAS — 62989-33-7 (sapropterin); 69056-38-8 (sapropterin hydrochloride).
ATC — A16AX07.
ATC Vet — QA16AX07.
UNII — RG277LF5B3.

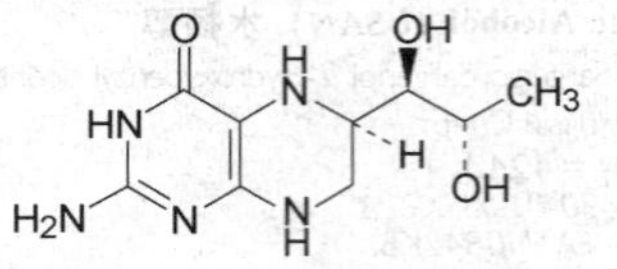

(sapropterin)

简介

沙丙蝶呤为四氢生物蝶呤（BH_4）的合成形式，是苯丙氨酸羟化酶的内源性辅因子。用于治疗苯丙酮尿症（见第1822页）或四氢生物蝶呤缺乏引起的高苯丙氨酸血症。

盐酸沙丙蝶呤每日单次口服给药，与食物同服，早晨给药更好。4岁及以上*苯丙酮尿症*患者的每日初始剂量为10mg/kg，调整剂量直至苯丙氨酸达到适当浓度；一般每日维持剂量为5～20mg/kg。4岁及以上*四氢生物蝶呤缺乏*患者的每日初始剂量为2～5mg/kg，按需要可调整剂量至每日20mg/kg；必要时可将每日剂量分为2次或3次给药。

1. Opladen T, *et al.* Severe mucitis after sublingual administration of tetrahydrobiopterin in a patient with tetrahydrobiopterin-responsive phenylketonuria. *Eur J Pediatr* 2005; **164:** 395–6.
2. Feillet F, *et al.* Pharmacokinetics of sapropterin in patients with phenylketonuria. *Clin Pharmacokinet* 2008; **47:** 817–25.
3. Sanford M, Keating GM. Sapropterin: a review of its use in the treatment of primary hyperphenylalaninaemia. *Drugs* 2009; **69:** 461–76.
4. Trefz FK, *et al.* Efficacy of sapropterin dihydrochloride in increasing phenylalanine tolerance in children with phenylketonuria: a phase III, randomized, double-blind, placebo-controlled study. *J Pediatr* 2009; **154:** 700–7.
5. Hegge KA, *et al.* Sapropterin: a new therapeutic agent for phenylketonuria. *Ann Pharmacother* 2009; **43:** 1466–73.
6. Somaraju UR, Merrin M. Sapropterin dihydrochloride for phenylketonuria. Available in The Cochrane Database of Systematic Reviews; Issue 6. Chichester: John Wiley; 2010 (accessed 06/08/10).

儿童用法 4岁及4岁以上儿童的用量，见上文。

制剂

专利制剂

Cz.: Kuvan; ***Fr.:*** Kuvan; ***Hung.:*** Kuvan; ***Irl.:*** Kuvan; ***Jpn:*** Biopten; ***Port.:*** Kuvan; ***UK:*** Kuvan; ***USA:*** Kuvan.

Sarsarilla 洋菝葜

Raíz de zarzaparrilla; Salsaparilha; Salsepareille; Sarsa; Sarsaparilla Root; Smilacis Rhizoma; Zarzaparrilla.

Сассапариль

Pharmacopoeias. In *Chin.* and *Jpn.*, which specify *Smilax glabra.*

简介

洋菝葜为各种菝葜属［*菝葜属*（*Smilax*），百合科（Liliaceae）］植物的干燥根。常以煎剂或植物提取物形式使用，在医药中用作赋型剂和调味剂，也是中草药制剂的成分。

顺势疗法 洋菝葜已经以下列名称用于顺势疗法药物：Smilax；Sarsap。

制剂

多组分制剂 ***Arg.:*** Urinefrol†; ***Austral.:*** DermaCo; Herbal Cleanse†; Lifesystem Herbal Plus Formula 3 Male Formula†; Male Formula Herbal Plus Formula 2†; Proesten†; ***Braz.:*** Elixir de Inhame†; Elixir de Marinheiro†; Galenogal; ***Canad.:*** Damiana-Sarsaparilla Formula†; Depuratif des Trappistes; Eliminex; Herbanat; ***Indon.:*** Instink†; Provigor†; ***Ital.:*** Tisana Kelemata; ***Malaysia:*** Cleansa Plus†; Total Man†; ***UK:*** Gerard House Reumalex; HRI Clear Complexion; Jamaican Sarsaparilla; Skin Eruptions Mixture; ***USA:*** Detox.

顺势疗法制剂 ***Austria:*** Berberis Med Complex†; ***Canad.:*** Common Mallow Combination; Yellow Dock Combination; ***Cz.:*** Lymphomyosot; ***Fr.:*** Calendula Complexe No 89; Formica Rufa Compose; Pareira Brava Compose; Saponaria Compose; ***Ger.:*** Derivatio H; Isostoma S; Lymphomyosot; Lymphomyosot N; Pascorenal N; Restructa SN†; Sarsaparol Uro†; Sarsapsor†; uro-loges; Uroselect; Urotruw N; ***Neth.:*** Restructa H; ***S.Afr.:*** Lymphomyosot; ***Ukr.:*** Lymphomyosot (Лімфоміозот)†; Lymphomyosot N (Лімфоміозот Н)†; ***Venez.:*** Lymphomyosot†.

Sassafras Oil 黄樟油

Oleum Sassafras; Sasafrás, aceite esencial de.

Сассафрасовое Масло

ATC Herb — HA03AW5053 (Sassafras albidum: essential oil); HM02AW5019 (Sassafras albidum: essential oil); HP03AX5004 (Sassafras albidum: essential oil).
UNII — 78ZX2PFG2Z.

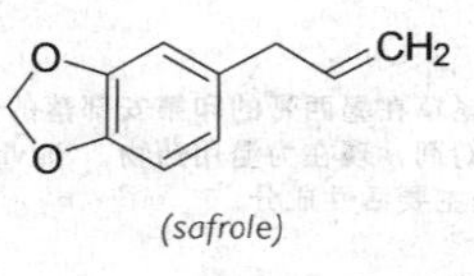

(safrole)

不良反应

黄樟和黄樟油都不能内服，黄樟茶含有大剂量的黄樟油精。由于黄樟油精可致癌，具有肝毒性的风险，因此禁用于食物。也应控制黄樟油精在卫生间用品中的应用。

毒性 1名47岁的妇女误食致命剂量的黄樟油（5ml）后，出现颤抖、呕吐、焦虑、心动过速和血压升高。她被给予口服活性炭，并对症治疗[1]。

1. Grande GA, Dannewitz SR. Symptomatic sassafras oil ingestion. *Vet Hum Toxicol* 1987; **29:** 447.

用途和用法

黄樟油是黄樟（*Sassafras albidum*，Lauraceae）根或根皮蒸馏所得的挥发油，也来源于某些绿心樟（*Ocotea*，Lauraceae）的木质部。黄樟油含黄樟油精。

黄樟油可使皮肤发红，曾经用做灭虱药。

制剂

多组分制剂 ***Arg.:*** Inhalador Medex; ***Austral.:*** Urinase†; Zam-Buk†; ***Cz.:*** Stopangin; ***Fr.:*** Vegebom†; ***Hong Kong:*** Sloan's Liniment; ***Indon.:*** Thymcal; ***Rus.:*** Stopangin (Стопангин); ***S.Afr.:*** Moultons Pain Paint†; Zam-Buk; ***Spain:*** Linimento Klari†; ***Ukr.:*** Stopangin (Стопангин).

Satavaptan (*rINN*) 沙他伐坦

Satavaptán; Satavaptanum; SR-121463 (satavaptan); SR-121463B (satavaptan phosphate). *N-tert*-Butyl-4-({cis-5′-ethoxy-4-[2-(morpholin-4-yl)ethoxy]-2′-oxo-1′,2′-dihydrospiro[cyclohexane-1:3′-indole]-1′-yl}sulfonyl)-3-methoxybenzamide.

Сатаваптан

$C_{33}H_{45}N_3O_8S = 643.8.$

CAS — 185913-78-4 (satavaptan); 308145-17-7 (satavaptan phosphate).
UNII — AJS8S3P31H.

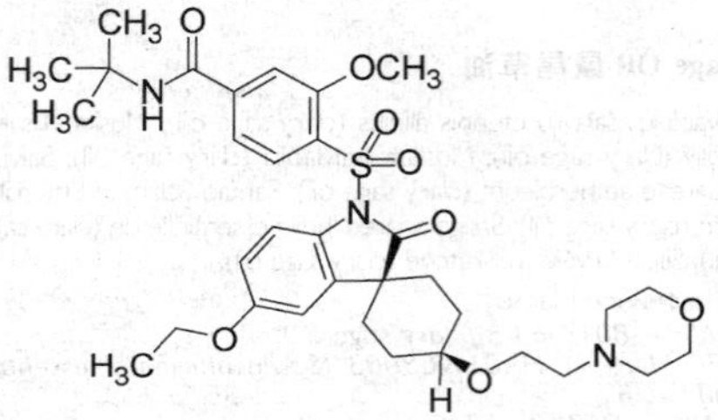

简介

沙他伐坦是一种选择性加压素 V_2 受体拮抗药，已被研究用于治疗抗利尿激素异常分泌综合征所致的低钠血症。

1. Soupart A, *et al.* Successful long-term treatment of hyponatremia in syndrome of inappropriate antidiuretic hormone secretion with satavaptan (SR121463B), an orally active nonpeptide vasopressin V_2-receptor antagonist. *Clin J Am Soc Nephrol* 2006; **1:** 1154–60.

Saxitoxin 石蛤毒素

Saxitoxina.
CAS — 35523-89-8.

简介

石蛤毒素是一种与麻痹性贝类毒素有关的神经毒素，由被感染的贝类中的浮游生物鞭毛藻产生的一种内毒素。

1. Halstead BW, Schantz EJ. *Paralytic shellfish poisoning.* Geneva: WHO, 1984.
2. WHO. Aquatic (marine and freshwater) biotoxins. *Environmental Health Criteria 37.* Geneva: WHO, 1984. Available at: http://www.inchem.org/documents/ehc/ehc/ehc37.htm (accessed 24/07/08)
3. Hartigan-Go K, Bateman DN. Redtide in the Philippines. *Hum Exp Toxicol* 1994; **13:** 824–30.
4. Gessner BD, *et al.* Hypertension and identification of toxin in human urine and serum following a cluster of mussel-associated paralytic shellfish poisoning outbreaks. *Toxicon* 1997; **35:** 711–22.
5. de Carvalho M, *et al.* Paralytic shellfish poisoning: clinical and electrophysiological observations. *J Neurol* 1998; **245:** 551–4.
6. Lehane L. Paralytic shellfish poisoning: a potential public health problem. *Med J Aust* 2001; **175:** 29–31.
7. Garcia C, *et al.* Paralytic shellfish poisoning: post-mortem analysis of tissue and body fluid samples from human victims in the Patagonia fjords. *Toxicon* 2004; **43:** 149–58.
8. Llewellyn LE. Saxitoxin, a toxic marine natural product that targets a multitude of receptors. *Nat Prod Rep* 2006; **23:** 200–22.

Schick Test 锡克试验

Prueba de Schick.
Реакция Шика

Pharmacopoeias. *Br.* include standards for Schick test toxin and control.

BP 2010 (Sichick Test toxin) 是由白喉杆菌产毒菌株制备，含适量抑菌保存剂。贮藏于2～8℃。

BP 2010 (Sichick Control) 将锡克试验毒素在70～85℃加热5min以上制得。锡克试验对照品应与使用的锡克毒素为同一批次。贮藏于2～8℃。

简介

皮下注射锡克试验毒素用于诊断白喉可疑人群，更重要的是用于筛选对白喉疫苗可能发生不良反应的人群。8～10岁的儿童极少发生这类不良反应，因此对这类人群通常不需要进行锡克试验。对于年龄较大儿童和成年人，曾在使用白喉疫苗前应进行锡克试验。但是，由于目前在成年人和青少年（见第2129页）中使用的白喉疫苗含类毒素较少，锡克试验就没有必要了。

Schisandra 五味子

Schizandra.
Лимонник; Шизандра

Pharmacopoeias. *Chin.* includes the dried ripe fruit of *Schisandra chinensis* (Fructus Schisandrae Chinensis) and *S. sphenanthera* (Fructus Schisandra Sphenanthera) *Eur.* (see p.vii) and *Jpn* include the fruit of *S. chinensis*.

Ph. Eur. 6. 8 (Schisandra Fruit) 是五味子的干燥成熟果实。以干燥品计算，最少含有0.40%的五味子醇甲($C_{24}H_{32}O_7$=432.5)。避光。

简介

五味子或西五味子的干燥成熟果实，有时仅指北五味子的果实，中药分别称为五味子和南五味子。五味子用于各种疾病，其含有的木质素类对肝脏具有保护作用。其所含植物油也被用于临床。

五味子的衍生物联苯双酯与环孢素（见第1743页）有相互作用。SchE (*Hezheng Pharmaceutical Company, China*) 是一种西五味子提取物，存在于五味子甲素多种成分中，它是细胞色素P450同工酶CYP3A4的抑制剂，报道指出它增加他克莫司的最大血药浓度（见第1761页）。

1. Panossian A, Wikman G. Pharmacology of Schisandra chinensis Bail.: an overview of Russian research and uses in medicine. *J Ethnopharmacol* 2008; **118:** 183–212.

制剂

多组分制剂 ***Austral.:*** Bacopa Complex; Mindac; Nevaton; PM Syrin; ***Indon.:*** Bio-Curliv; Curliv; Curliv Plus; Hepa-Q†; Hepacell†; Hepamax; Sanoliv; ***Pol.:*** Penigra; ***Rus.:*** Carmolis (Кармолис); Theravit Tonic (Теравит Тоник); ***Ukr.:*** Theravit Tonic (Теравит Тоник).

Scoparium 金雀花

Broom Tops; Genêt; Genêt à Balai; Planta Genista; Retama negra; Scoparii Cacumina.
Жарновец Метельчатый (*Sarothamnus scoparius*)
ATC Herb — HC01EB5014 (Cytisus scoparius: herb) HG04BW5008 (Cytisus scoparius: herb).
UNII — XZC6H8R666 (Cytisus scoparius flowering top).

Pharmacopoeias. In *Fr.*

简介

金雀花为金雀花［*Sarothamnus scopariu* (*Cytisus scoparius*)，豆科 (Leguminosae)］的干燥花冠，具轻度利尿、止血和血管收缩作用。常以煎剂和酊剂使用。因具有促子宫收缩的作用，禁用于孕妇。该药含司巴丁（第2335页）。

制剂

专利制剂

Ger.: Spartiol.

多组分制剂 ***Fr.:*** Creme Rap; ***Pol.:*** Fitoven.

顺势疗法制剂 ***Austria:*** Aurumheel; ***Canad.:*** Tyglan; ***Ger.:*** Arrhythmie-Gastreu N; Corodoc S†; Derivatio H; Herztropfen N Cosmochema†; Hevertigon†; Hypotonie-Gastreu R44; Regasinum cardiale N†; Rytmopasc; Spartiol Cardio; Uwobletten novum†; ***Neth.:*** Cralonin H.

Scopolia 东莨菪

Belladonna Scopola; Dårört; European Scopolia; Glockenbilsenkraut; Krainer Tollkraut; Russian Belladonna; Scopola; Tollkraut.

注：需与颠茄（见第2188页）相区分。日本颠茄可指东莨菪（*Scopolia carniolica*），但用于 *S. japonica* 则更准确。

简介

东莨菪［*Scopolia carniolica*，茄科 (Solanaceae)］的根部含有抗毒蕈碱活性的生物碱，主要是莨菪碱，其作用类似于颠茄（见第2188页）。叶子中也有生物碱存在。

东莨菪在中药制剂中用于治疗胃肠道、胆道及尿道痉挛。

制剂

多组分制剂 ***Hong Kong:*** Magesto; ***Jpn:*** Cabagin S New; ***Thai.:*** Diasgest; Digestin; Magesto; Mesto-Of.

Sea Buchthorn 沙棘

Argousier; Sallowthorn; Sea-buckthorn.
Облепиха Крушиновидная

注：Alder Buckthon Bark（见弗朗鼠李皮，第1652页）和鼠李（第1634页）相区分。

简介

沙棘［*Hippophae rhamnoides*，胡颓子科 (Elaeagnaceae)］是一种中药，为沙棘油（见下文）的来源。

制剂

专利制剂

Fr.: Hippophan†.

顺势疗法制剂 ***Rus.:*** Sodecor (Содекор).

Sea Buchthorn Oil 沙棘油

Облепиховое Масло

简介

本品从沙棘（见上文）的种籽和浆果中提取而得，可口服给药用于治疗皮肤和黏膜疾病，也可作为保健品使用。目前有研究沙棘油在肝纤维化中的作用。

制剂

专利制剂

UK: Omega 7.

多组分制剂 ***Rus.:*** Olestesin (Олестезин).

Seaweeds, Kelps, and Wracks 海藻

UNII — 477TV3P5UX (seaweed).

Pharmacopoeias. In *Eur.* (see p.vii).

Ph. Eur. 6. 8 (Kelp; Fucus vel Ascophyllum) 为小泡墨角藻 (*Fucus vesiculosus*) 或锯齿形墨角藻 (F. serratus) 或褐藻 (*Ascophyllu nodosum*) 的干燥粉碎菌体。以干燥药材计，总碘含量为0.03%～0.2%。海藻具有咸味、黏液质和难闻的海腥臭。避光。

Ph. Eur. 中曾称其为墨角藻，BP 2010认可墨角藻和岩藻为其可用名称。

不良反应和注意事项

海藻可富集各种重金属；自身免疫性血小板减少性紫癜和红细胞生成紊乱的患者连续6周服用海藻片可导致体内砷含量增高[1]。

曾报道当减肥产品[2]或食品添加剂[3]中含海藻制品时，可能出现甲状腺功能亢进症。

FDA推荐口服含海藻类的药物，如口服膨胀性泻药或减肥药，应以大量的水送服。若患者吞咽困难，应避免服用此类药物。该药膨胀后体积较大，如果没有足够的水送服，可能在食管引起梗阻。

1. Pye KG, *et al.* Severe dyserythropoiesis and autoimmune thrombocytopenia associated with ingestion of kelp supplements. *Lancet* 1992; **339:** 1540.
2. de Smet PA, *et al.* Hyperthyreoidie tijdens het gebruik van kelp tabletten. *Ned Tijdschr Geneeskd* 1990; **134:** 1058–9.
3. Eliason BC. Transient hyperthyroidism in a patient taking dietary supplements containing kelp. *J Am Board Fam Pract* 1998; **11:** 478–80.

用途和用法

不同品种的干燥海藻用作中草药制剂。

"kelps"和"wracks"可相互替代，也可用于其他褐藻类。例如，Kelps (Ph. Eur. 6. 8) 即指各种海藻制剂，曾用名称为墨角藻。

墨角藻 (*Fucus vesiculosus*)，锯齿藻 (*F. serratus*) 或褐藻 (*Ascophyllu nodosum*) 可用于治疗各种疾病，包括肥胖、便秘和碘缺乏。

海藻是指海带属和巨藻属植物，是几种食品添加剂和草药制剂的主要成分，包括用于治疗肥胖症，也是补充碘的主要来源。海带蒂（第2265页）也用于颈部或宫颈肿大。

富考登（见第2238页）是从褐藻中提取出来的硫酸多糖。角叉菜胶（见第1946页）可能是从红藻中提取出来的。

顺势疗法 墨角藻已经以下列名称用于顺势疗法药物：Fucus；Fucus v.。

制剂

专利制剂

Arg.: Sual; ***Braz.:*** Redufat; ***Canad.:*** Thyodyn; ***Fr.:*** Algues; Dictyolone; Dyctiol†; ***UK:*** Adios Max; Phytoslim.

多组分制剂 ***Arg.:*** Arceligasol; Cellasene Gold; Cellasene†; Celu-Atlas; Centella Queen Complex; Centellase de Centella Queen; Centellase Gel; CVP Cellulite; Dermasolutions; Herbaccion Celfin; Herbaccion Diet; KLB6 Fruit Diet†; Natural Diet; Nio Marine; Redualgas; Silueta Plus†; Varisedan Gel; Yerba Diet; ***Austral.:*** Daily Plus Max†; Plantiodine Plus†; PMT Complex†; PMT-Eze†; Progress†; Zellulean with Escin†; ***Braz.:*** Composto Anticelulitico†; Composto Emagrecedor†; Emagrevit†; Emagrex†; Obesidex†; Obesifran†; ***Canad.:*** Damiana-Sarsaparilla Formula†; Floradix Tab; Herbal Support for Men Over 45†; Kelp B_6 Cider Vinegar†; Kyolic 101†; Saw Palmetto Formula†; Trim-Fit; Wild Cherry-Slippery Elm Formula†; ***Chile:*** Cellenergy; Celltech; ***Cz.:*** Cajova Smes pri Redukcni Dietet†; Reduktan; ***Fr.:*** Algoceanic†; Boribel Tisane No 9; Dellova; Dragees Fuca; Duo Reparation; Elusanes Algues brunes/aloes; Marinol†; Mediflor no 1; Menolistica; Nutramince†; Obeflorine; Tisane Provencale no 2; Tonimer†; ***Hong Kong:*** Slimming Aid; ***Hung.:*** Kilo-Nit; Metabol; ***Indon.:*** DFM; ***Ital.:*** Altadrine Firming; Dimagrisell†; Fave di Fuca; Neoform†; Pso-Rad†; Skarflex; Slimmer; ***Pol.:*** Herbaton†; ***S.Afr.:*** Activex 40 Plus; ***Singapore:*** Scar Esthetique; Vitaton; ***Spain:*** Fucusor†; Lipograsil; ***UK:*** Adios; Aquella; Boldex; Gerard House Water Relief Tablets; HealthAid Boldo-Plus; Kelp Plus 3; Pure Plan; Water Naturtabs; Weight Loss Aid; ***USA:*** KLB6; ***Venez.:*** Demerung; Fugras; Lecivar Plus.

顺势疗法制剂 ***Austria:*** Gracil; ***Canad.:*** Formula Homeo QR 209; Fucus L111†; Homeo-Form S; Lympatox; Silhouette Duo†; Weight Control; Weight Loss Kit†; ***Chile:*** Fucus Especial; ***Fr.:*** Fucus Complexe No 111; Granules Boripharm no 39†; ***Ger.:*** Adiporell; Alymphon†; Thyreo-Pasc N; ***Switz.:*** Regenaplex Nr. 71b; ***Venez.:*** Strumeel.

Secretin (*BAN*, *USAN*, *rINN*) 胰泌素

Secretina; Sécrétine; Secretinum; Sekretiini; Sekretin.
Секретин
CAS — 17034-35-4 (porcine); 108153-74-8 (human).
ATC — V04CK01.
ATC Vet — QV04CK01.
UNII — 88C55N56UU (scretin); A0426J905J (secretin human).

单位

20世纪60年代修订胰泌素的效价可以根据猫胰腺分泌特点用Crick-Harper-Raper(CHR)表示，或者1个临床单位表示。1个临床单位约等于4个CHR单位，或约等于200ng人工合成的纯品。

不良反应

报道的不良反应包括潮红、恶心、呕吐以及腹痛，有发生超敏反应的可能。

注意事项

急性胰腺炎患者应尽量避免胰泌素试验。因为存在超敏反应的危险，静脉给药前应给予试验剂量。对于曾接受过迷走神经切断术的患者，或患有炎症性肠道疾病，或正在接受抗胆碱能药的患者，需要慎重解释其胰泌素试验的结果，因为这些患者可能对胰泌素刺激呈低反应性。相反地，酒精或其他原因引起的肝损害患者有时会对胰泌素刺激表现出高反应性。

用途和用法

胰泌素为一种调节胃功能的多肽激素。可从猪的十二指肠黏膜中提取，也可以通过合成得到人和猪的胰泌素。静脉给药可引起胰腺分泌大量的水和碳酸进入十二指肠。

胰泌素也用于各种胰腺疾病的诊断试剂。患者应接受1个静脉注射的初始试验剂量。首先，给患者静脉注射1个或2个临床单位（200ng或400ng）的胰泌素；若1min后没有出现超敏反应，则可以给予患者诊断剂量。

胰泌素可以单独使用，也可与促胰酶素（第2302页）或其他促胆囊收缩剂，如蓝肽（第2206页）或辛卡利特（第2331页）合用，来评价胰腺分泌功能（见胰腺炎项下，第2301页）。该检查包括进行十二指肠插管和十二指肠排出物的检查。静脉用胰泌素的剂量不一，常用剂量为1个临床单位/千克(200ng/kg)，慢速静脉注射。

Zollinger-Ellison综合征患者（第1625页）使用胰泌素后，胃泌素水平提高，而健康人胃泌素水平仅有微

小改变或根本不发生变化。Zollinger-Ellison 综合征的常用诊断剂量为 2 个临床单位/千克（400ng/kg），慢速静脉注射。诊断给药完成后 30min 测定血清胃泌素浓度。

胰泌素也可以 1 个临床单位/千克（200ng/kg）慢速静脉注射，对经内镜逆行胰胆管造影（ERCP）患者行胰道检查起到辅助诊断的作用。

自闭症 有报道显示猪胰泌素能够改善儿童自闭症患者行为。但是，一项 60 名儿童自闭症患者或广泛性发育迟缓的儿童参加的双盲、安慰剂对照试验[1]表明，接受单剂量 400ng/kg 合成人胰泌素治疗，4 周后未发现症状改善。一项 64 名儿童自闭症患者参加的随机、安慰剂对照研究表明，2 个剂量的猪胰泌素治疗后，未发现症状改善[2]。更进一步的对照试验同样也没有证明该药物的治疗作用[3,4]。

1. Sandler AD, *et al.* Lack of benefit of a single dose of synthetic human secretin in the treatment of autism and pervasive developmental disorder. *N Engl J Med* 1999; **341:** 1801–6.
2. Roberts W, *et al.* Repeated doses of porcine secretin in the treatment of autism: a randomized, placebo-controlled trial. Abstract: *Pediatrics* 2001; **107:** e71.
Full version: http://pediatrics.aappublications.org/cgi/reprint/107/5/e71.pdf (accessed 16/08/10)
3. Levy SE, *et al.* Children with autistic spectrum disorders. I: comparison of placebo and single dose of human synthetic secretin. *Arch Dis Child* 2003; **88:** 731–6.
4. Coplan J, *et al.* Children with autistic spectrum disorders. II: parents are unable to distinguish secretin from placebo under double-blind conditions. *Arch Dis Child* 2003; **88:** 737–9.

制剂

专利制剂

Ger.: Secrelux; ***Gr.:*** Secrelux; ***USA:*** ChiRhoStim; SecreFlo†.

Senecio 千里光属生物碱

Крестовник Золотистый (*Senecio aureus*); Крестовник Якова (*Senecio jacobaea*)

ATC Herb — HG04BW5036 (Senecio aureus: herb); HG02WA5003 (Senecio aureus: herb).

注：羽叶千里光也常被称为狗舌草，需与艾菊（见第2339页）相区分。

简介

泽菊，又称为羽叶千里光（*Senecio jacobaea*）、金泽菊（golden senecio，liferoot，squaw weed）和 *S. aureus* 为提取物，都用作通经药物，但疗效尚不确切。泽菊的煎剂和膏剂可外用促进伤口愈合，也可用于治疗外周血管性疾病。

许多千里光属植物，包括泽菊（ragwort）和千里光（groundsels）都有毒性，其含有的吡咯里西啶生物碱可引起肝坏死。英伦三岛盛产泽菊，食用到一定剂量时，可能引起家畜中毒。目前已有人类饮用含吡咯里西啶生物碱的草药茶后中毒的报道。在英国，禁止销售、供应或进口未经许可的含千里光的内服药品。

顺势疗法 金泽菊已经以下列名称用于顺势疗法药物：Senecio aur.；Senecio aureus；Sen. aur.。

泽菊已经以下列名称用于顺势疗法药物：Senecio jacobaea；Senecio jac。

制剂

顺势疗法制剂 ***Canad.:*** Circulation†; Motherwort Combination I; ***Cz.:*** Hormeel S; ***Fr.:*** L 25; Sclerocalcine; ***Ger.:*** Pascofemin; ***USA:*** Succus Cineraria Maritima†.

Senicapoc (*USAN, rINN*) 生尼卡浦

17043; ICA-17043; Sénicapoc; Senicapocum. 2,2-bis (4-Fluorophenyl)-2-phenylacetamide.

Сеникапок

$C_{20}H_{15}F_2NO = 323.3.$

CAS — 289656-45-7.

UNII — TS6G201A6Q.

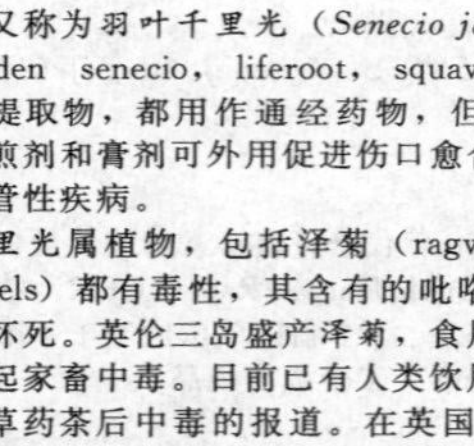

简介

生尼卡浦是一种 Gardos 钙激活的钾通道抑制剂，是一种在研究中的治疗哮喘的口服药。它对镰状细胞性贫血患者的抑制红细胞脱水作用目前也在研究中。

1. Ataga KI, *et al.* Efficacy and safety of the Gardos channel blocker, senicapoc (ICA-17043), in patients with sickle cell anemia. *Blood* 2008; **111:** 3991–7.
2. Ataga KI, Stocker J. Senicapoc (ICA-17043): a potential therapy for the prevention and treatment of hemolysis-associated complications in sickle cell anemia. *Expert Opin Invest Drugs* 2009; **18:** 231–9.

Senlizumab (*BAN*) 生利珠单抗

Bay-10-3356; Bay-w-3356; CDP-571.

Сенлизумаб

CAS — 336128-48-4.

注：Humicade 是生利珠单抗的商品名。

简介

该药为一种肿瘤坏死因子的单克隆抗体。被研究用于治疗克罗恩病、溃疡性结肠炎和类风湿关节炎。

1. Rankin EC, *et al.* The therapeutic effects of an engineered human anti-tumour necrosis factor alpha antibody (CDP571) in rheumatoid arthritis. *Br J Rheumatol* 1995; **34:** 334–42.
2. Evans RC, *et al.* Treatment of ulcerative colitis with an engineered human anti-TNF alpha antibody CDP571. *Aliment Pharmacol Ther* 1997; **11:** 1031–5.
3. Stack WA, *et al.* Randomised controlled trial of CDP571 antibody to tumour necrosis factor-α in Crohn's disease. *Lancet* 1997; **349:** 521–4.
4. Anonymous. CDP 571: anti-TNF monoclonal antibody, BAY 103356, BAY W 3356, Humicade. *Drugs R D* 2003; **4:** 174–8.
5. Sandborn WJ, *et al.* CDP571, a humanised monoclonal antibody to tumour necrosis factor α, for moderate to severe Crohn's disease: a randomised, double blind, placebo controlled trial. *Gut* 2004; **53:** 1485–93.
6. Mamula P, *et al.* CDP571, a humanized anti-tumor necrosis factor-alpha monoclonal antibody in pediatric Crohn's disease. *Inflamm Bowel Dis* 2004; **10:** 723–30.
7. Feagan BG, *et al.* A randomized, double-blind, placebo-controlled trial of CDP571, a humanized monoclonal antibody to tumour necrosis factor-alpha, in patients with corticosteroid-dependent Crohn's disease. *Aliment Pharmacol Ther* 2005; **21:** 373–84.
8. Feagan BG, *et al.* CDP571, a humanized monoclonal antibody to tumour necrosis factor-alpha, for steroid-dependent Crohn's disease: a randomized, double-blind, placebo-controlled trial. *Aliment Pharmacol Ther* 2006; **23:** 617–28.

Sepia 乌贼墨汁

UNII — QDL83WN8C2.

简介

乌贼墨汁为乌贼干燥墨汁样分泌物。

顺势疗法 包贼墨汁也可作为顺势疗法药物：Sepia officinalis。

制剂

多组分制剂 ***Austral.:*** Nervatona Calm; Nervatona Focus.

顺势疗法制剂 ***Austral.:*** Homoderma; Nervatona Calm; Nervatona Focus; PMT Oral Spray†; Respatona Nasal Spray Decongestant; Travellers Relief; ***Austria:*** Aesculus Med Complex†; Cimicifuga Med Complex†; Frauentropfen Nr 18†; Haemex; Klimaktoplant; Lilium Med Complex†; Mulimen†; Nervoheel; Remens; Sulfur Med Complex†; ***Canad.:*** Eczema Relief; Formula CA 205; Men Complex; ***Chile:*** Lachess; ***Cz.:*** Hormeel S; Vita C-R15 forte†; Vita C-R15†; ***Fr.:*** Abbe Chaupitre no 30; Formule de l'Abbe Chaupitre no 23; Formule de l'Abbe Chaupitre no 59; Helonias Compose; Sepia Complexe No 20; Sepia Compose; ***Ger.:*** Cefakliman; Dermi-cyl L Ho-Len-Complex; Femaplus N Dr Hagedorn†; HanoFemin; Infi-China†; Infi-Symphytum†; Inifer†; Klimaktoplant H; Meno-cyl L Ho-Len-Complex; Mulimen S†; Mulimen†; Rauwolsan H†; Sejungin B21†; Sepia comp; Vita-C R15†; ***Neth.:*** Homeocare cyclus; Hormheel H; Klimaktolan; Mulimen H; ***Rus.:*** Klimaktoplan (Климактоплан); Remens (Ременс); ***Switz.:*** Klimaktoplant†; Menosan; ***Ukr.:*** Klimaktoplan N (Климактоплан Н); ***USA:*** Estrex.

Serotonin 5-羟色胺

Enteramina; Enteramine; 5-Hidroxitriptamina; 5-HT; 5-Hydroxytryptamine; Serotonina. 3-(2-Aminoethyl)-1*H*-indol-5-ol.

Серотонин

$C_{10}H_{12}N_2O = 176.2.$

CAS — 50-67-9.

UNII — 333DO1RDJY.

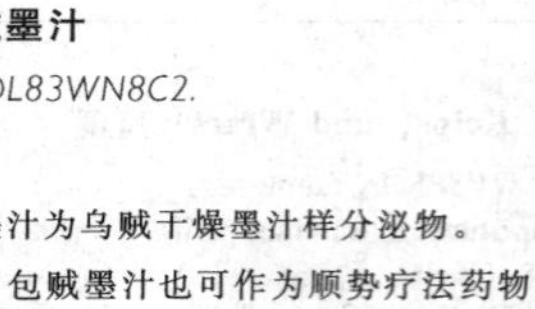

简介

5-羟色胺在体内由必需氨基酸色氨酸合成，存在于脑、血小板和整个胃肠道。作为一种生物化学介质，它的主要作用涉及中枢神经系统信号传导、止血、血管痉挛和胃肠动力。5-羟色胺系统的异常与多种功能失调相关，很多药物都可用于调控 5-羟色胺的浓度。

5-羟色胺本身可能对治疗缺氧后肌阵挛（第451页）有价值。体内产生 5-羟色胺的浓度可能因合成增加而升高，5-羟色胺前体可用于治疗抑郁症［见**羟色氨酸**（第390页）和**色氨酸**（第402页）］。

某些抗抑郁药能通过抑制 A 型单胺氧化酶（使 5-羟色胺脱氨基的酶）的代谢而增加 5-羟色胺的浓度，包括较老的不可逆的非选择性单胺氧化酶抑制药（MAOIs）如苯乙肼（见第391页），以及新型可逆的选择性 A 型单胺氧化酶抑制药（RIMAs）如吗氯贝胺（见第387页）。

5-羟色胺释放后的再摄取抑制药（可加强其作用）也用于治疗抑郁症，包括三环类抗抑郁药如阿米替林（见第354页），选择性 5-羟色胺再摄取抑制药（SSRIs）如氟西汀（见第368页），以及选择性 5-羟色胺/去甲肾上腺素再摄取抑制药（SNRIs）如文拉法辛（见第403页）。某些 SSRIs 和 SNRIs 类药物也用于治疗焦虑症，SSRIs 类也试用于早泄的治疗。西布曲明（见第2084页）作为一种 SNRI 药物，可用于治疗肥胖。

5-羟色胺受体是药物作用的一类主要的位点，按结构和功能可分为 7 个家族：5-HT_1、5-HT_2、5-HT_3、5-HT_4、5-HT_5、5-HT_6 和 5-HT_7，每个家族又有不同的亚型。因此，根据作用的受体亚型的不同以及激动或拮抗的效果不同，作用于 5-羟色胺受体的药物化学结构和药理活性有很大的差异。5-羟色胺受体的活性比较复杂，可能会出现一个疾病同时使用 5-羟色胺受体激动药和拮抗药治疗的情况。例如，治疗偏头痛可使用 5-羟色胺受体拮抗药，如老一代的麦角衍生物美西麦角（见第593页）或甲麦角林（见第2280页），也可使用新一代的选择性 5-HT_1 激动药如舒马普坦（见第595页）。丁螺环酮（见第937页）是 5-HT_{1A} 部分激动药，可治疗焦虑症。西沙必利（见第1642页）是 5-HT_4 激动药，用于胃肠功能紊乱的治疗。5-HT_{2C} 用于治疗肥胖症还在研究中。

很多不同的药物都是 5-羟色胺受体拮抗药，包括镇静性抗组胺药卡比沙明（见第542页）、赛庚啶（见第547页）、甲地嗪（见第557页）及异丙嗪（见第560页），可用于抗过敏治疗。有些抗 5-羟色胺的抗组胺药如赛庚啶、奥昔托隆（见第594页）、苯噻啶（见第594页）也可用于治疗偏头痛。$5\text{-HT}_{2A/2C}$ 受体拮抗药有抗高血压药酮色林（见第1270页）、抗精神病药利培酮（见第994页）及抗抑郁药曲唑酮（见第400页）。抗精神病药氯氮平（见第952页）除了其他作用外，也对 $5\text{-HT}_{2A/2C}$ 受体有抗 5-羟色胺活性。昂丹司琼（见第1677页）是 5-HT_3 拮抗药，可用于化疗引起的呕吐和术后恶心呕吐。

5-羟色胺系统中有些药物具有其他的作用机制，如 5-羟色胺合成抑制药芬克洛宁可用于治疗类癌综合征。利血平（见第1332页）可消耗脑、心脏和其他很多脏器中的 5-羟色胺，用于高血压病和精神病的治疗。芬氟拉明（见第2077页）及其异构体右芬氟拉明（见第2075页）可刺激 5-羟色胺的释放并选择性抑制 5-羟色胺再摄取，导致中枢神经系统 5-羟色胺浓度升高，两者均曾用于治疗肥胖症。

某些滥用的致幻剂如麦角酰二乙胺特宁（见第2196页）和麦角二乙胺（见第2271页）也具有 5-羟色胺的特性。

5-羟色胺也存在于荨麻（第2354页）、香蕉和其他水果。蜂和蝎子蜇咬也会引入 5-羟色胺。

1. Hindle AT. Recent developments in the physiology and pharmacology of 5-hydroxytryptamine. *Br J Anaesth* 1994; **73:** 395–407.
2. Hoyer D, *et al.* International Union of Pharmacology classification of receptors for 5-hydroxytryptamine (serotonin). *Pharmacol Rev* 1994; **46:** 157–203.

Serrapeptase (*rINN*) ⊗舍雷肽酶

Serrapeptasa; Serrapeptasum; Serrapeptidase; Serratia Extracellular Proteinase; Serratiopeptidasa; Serratiopeptidase.

Серрапептаза

CAS — 37312-62-2; 95077-02-4.

Pharmacopoeias. In *Jpn.*

简介

舍雷肽酶为沙雷菌（*Serratia* spp）生成的蛋白分解酶，口服用于缓解外伤、感染、呼吸道阻塞或慢性静

脉功能不全所引起的炎症或水肿。常用剂量为5～10mg（10000～20000U），每日3次。

1. Tachibana M, *et al.* A multi-centre, double-blind study of serrapeptase versus placebo in post-antrotomy buccal swelling. *Pharmatherapeutica* 1984; **3:** 526–30.
2. Shimizu H, *et al.* A case of serratiopeptidase-induced subepidermal bullous dermatosis. *Br J Dermatol* 1999; **141:** 1139–40.
3. Nakamura S, *et al.* Effect of the proteolytic enzyme serrapeptase in patients with chronic airway disease. *Respirology* 2003; **8:** 316–20.

制剂

专利制剂

Arg.: Danzen; **Chile:** Damizen; **Fr.:** Dazen†; **Ger.:** Aniflazym; **Gr.:** Brasan; Enziflur; Eze; Lergan; Retazymon; Revicam; Salavira; Smaritass; Verolin; **Hong Kong:** Danzen; Unizen; **India:** Bidanzen; Cipzen; Flanzen; Infladase Forte; Kineto; Seraim; Serato-M; **Ital.:** Danzen; **Jpn:** Dasen; **Malaysia:** Danzen; Serrin; Unizen; **Mex.:** Danzen; **Port.:** Aniflazime; **Singapore:** Danzen; Korzen†; Serrazyme; Sinsia; **Thai.:** Dailat; Danzen; Danzinin; Danzyme; Denzo; Medzyme; Podase†; Rodase; Seramed†; Serdas; Serradase; Serrano; Serrao; Serrapep; Serrason; Serrin; Serti-O; Sumidin; Tanza; Unizen.

多组分制剂 **India:** Cipzen D; Cipzen N; Diser; Flanzen-D; Nimulid SP; Serato-M Forte†; **Indon.:** Dansera; Flavin; Nutriflam.

Sesame Oil 芝麻油

Aceite de Ajonjolí; Aceite de sésamo refinado; Benne Oil; Gingelly Oil; Oleum Sesami; Refined Sesame Oil; Seesamiöljy; Sésame, huile de; Sesami oleum; Sésamo, aceite de; Sesamolja; Sezamový olej; Sezamų aliejus; Szezámolaj; Teel Oil.

Кунжутное Масло; Сезамовое Масло

CAS — 8008-74-0.

UNII — QX10HYY4QV.

Pharmacopoeias. In *Chin., Eur.* (see p.vii), and *Jpn.* Also in *USNF.*

Ph. Eur. 6.8（Sesame Oil，Refined；Sesami Oleum Raffinatum） 芝麻油为芝麻的成熟种子经过压榨或提取，然后精制所得的不挥发油，含有适量抗氧化剂，为澄清、浅黄色或几乎无色液体。芝麻油在−4℃时为柔软的固态。芝麻油几乎不溶于乙醇，可溶于石油醚。贮藏于装满的密闭容器中。避光。注射用的精制芝麻油应贮藏在密闭容器中，并充入惰性气体。

USNF 28（Sesame Oil） 芝麻油是从芝麻多个品系的种子中提取的混合油脂，可含有适量的抗氧化剂，为浅黄色、无臭油性液体。微溶于乙醇；可溶于二硫化碳、氯仿、乙醚和石油醚。贮藏于温度低于40℃的密闭容器中。避光。

简介

芝麻油用于制备搽剂、帖剂、膏剂和软皂剂，也可用于烹饪。由于其性质稳定，常用其作为非胃肠道用药的溶剂或赋型剂。有对芝麻油产生超敏反应的报道。

不良反应 有使用芝麻油产生超敏反应[1～7]或注射后产生皮下结节[8]的不良反应报道。

1. Kanny G, *et al.* Sesame seed and sesame seed oil contain masked allergens of growing importance. *Allergy* 1996; **51:** 952–7.
2. Stern A, Wuthrich B. Non-IgE-mediated anaphylaxis to sesame. *Allergy* 1998; **53:** 325–6.
3. Pecquet C, *et al.* Immediate hypersensitivity to sesame in foods and cosmetics. *Contact Dermatitis* 1998; **39:** 313.
4. Asero R, *et al.* A case of sesame seed-induced anaphylaxis. *Allergy* 1999; **54:** 526–7.
5. Dalal I, *et al.* The pattern of sesame sensitivity among infants and children. *Pediatr Allergy Immunol* 2003; **14:** 312–16.
6. Agne PS, *et al.* Sesame seed allergy in children. *Allerg Immunol (Paris)* 2004; **36:** 300–305.
7. Gangur V, *et al.* Sesame allergy: a growing food allergy of global proportions? *Ann Allergy Asthma Immunol* 2005; **95:** 4–11.
8. Darsow U, *et al.* Subcutaneous oleomas induced by self-injection of sesame seed oil for muscle augmentation. *J Am Acad Dermatol* 2000; **42:** 292–4.

用途

1. Ji ZL, *et al.* Therapeutic value of sesame oil in the treatment of adhesive small bowel obstruction. *Am J Surg* 2010; **199:** 160–5.

制剂

专利制剂

Canad.: Rhinaris Nozoil; **Switz.:** Nose Fresh; **UK:** Noseeze.

多组分制剂 **Austral.:** Nozoil; Snor-Away†; **Canad.:** Pure Gardens; **Ger.:** GeloSitin; **NZ:** Snorenz; **Singapore:** Snoreeze; **Turk.:** Snoreless; **UK:** Goodnight StopSnore; Snor-Away.

Shark-liver Oil 鲨鱼肝油

Жир Печени Акулы

UNII — 4B24275HEU.

简介

鲨鱼肝油为不同种鲨鱼的肝中提取的不挥发油，用于治疗直肠疾病。也用作维生素A补充剂。

制剂

专利制剂

Arg.: Sperti Preparacion H†; **Hung.:** Alkymer; **Pol.:** Ecomer; Ekogal†; Selamer; **Rus.:** Relief Advance (Релиф Адванс); **UK:** Immutone; **Venez.:** Sperti†; Vitaburon†.

多组分制剂 **Arg.:** Sperti Plus Preparacion H; **Austral.:** Preparation H†; **Austria:** Sperti Praparation H; **Canad.:** Preparation H†; **Chile:** Sperti Preparation H; **Cz.:** Preparation H; **Ger.:** Sperti Praparation H†; **Gr.:** Preparation H; **Hong Kong:** Preparation H; **Hung.:** Sperti Preparation H; **India:** Medithane; **Irl.:** Preparation H†; **Israel:** Preparation H; **Ital.:** Preparazione H; **Malaysia:** Palmer's Cocoa Butter Formula Scar Serum; **Mex.:** Cartibon; Preparation H; **Neth.:** Sperti Preparation H; **Pol.:** Preparation H†; Prostamer†; **Port.:** Sperti Preparacao H; **Rus.:** Preparation H (Препарейшн Эйч†); Relief (Релиф); Relief Ultra (Релиф Ультра); **S.Afr.:** Preparation H†; **Singapore:** Preparation H; **Spain:** Preparacion H; **Switz.:** Sperti Preparation H; **Thai.:** Preparation H†; **UK:** Preparation H; **Ukr.:** Relief (Релиф); Relief Advans (Релиф Адванс); Relief Ultra (Релиф Ультра); **USA:** Hem-Prep; Preparation H; Rectacaine; Rectagene Medicated Balm; Wyanoids Relief Factor.

Shatavari 芦笋草

Satavar; Satmuli; Wild Asparagus.

Шатавари

注：需与天门冬属（见第2185页）的芦笋相区分。

简介

芦笋草［*Asparagus racemosus*（Asparagaceae）］的根部，在印度草医学中收载。可用于治疗多种疾病。目前关注较多的是其抗糖尿病作用和雌激素样作用。

制剂

多组分制剂 **Hung.:** Munipyrin; **India:** Happy'tizer†; **Ukr.:** Fitovit (Фитовит).

Shepherd's Purse 荠菜

Bolsa de pastor; Bourse à pasteur; Capsella; Herba Bursae Pastoris; Jaramago; Paniquesillo; Shepherds Burse Herb; Zurrón de pastor.

Пастушья Сумка Обыкновенная

ATC Herb — HG02WC5001 (Capsella bursa-pastoris: herb).

UNII — W0X9457M59 (Capsella bursa-pastoris).

Pharmacopoeias. In *Fr.*

简介

荠菜指荠菜［*Capsella bursa-pastoris*（*Thlaspi bursa-pastoris*）（Cruciferae）］的地上部分，具止血和收敛作用。用于预防和控制出血，特别用于月经过多。荠菜也用于泌尿道疾病和腹泻。

顺势疗法 荠菜已经以下列名称用于顺势疗法药物，Capsella bursapastoris；Thlaspi bursa pastoris；Thlaspi；Capsella；Thal. b. p。

制剂

专利制剂

Ger.: Styptysat.

多组分制剂 **Austral.:** Capsella Complex; **Austria:** Menodoron; **Fr.:** Histo-Fluine P; Tisane Provencale no 3; **Ger.:** Menodoron; **Pol.:** Klimax; Prostapol; Uroprost; **S.Afr.:** Menodoron†; **Spain:** Proctosor†; **UK:** Antitis; Sciargo.

顺势疗法制剂 **Canad.:** Renelix; **Chile:** Variplex; **Cz.:** Hormeel S; **Fr.:** Boripharm No 15; Granules Boripharm no 45†; Sabal Serrulata Compose; **UK:** Menodoron.

Siam Benzoin 泰国安息香

Benjoin du Laos; Benjuí de Siam; Bensoe, Siam; Bentsoe, Siam; Benzoe tonkinensis; Benzoino derva; Benzoová pryskyřice siamská.

Сиамский Бензоин

CAS — 9000-72-0.

ATC Herb — HD02WX5007 (Styrax tonkinensis: resin); HR05WA5054 (Styrax tonkinensis: resin).

UNII — QB299X2IBD.

Pharmacopoeias. In *Chin.* and *Eur.* (see p.vii). Also in some pharmacopoeias under the title benzoin and should not be confused with Sumatra benzoin. *Jpn* and *US* allow both Siam benzoin and Sumatra benzoin under the title Benzoin.

Ph. Eur. 6.8（Benzoin，Siam） 安息香科植物白花树（*Styrax tonkinensis*）的树干切开而得到的树脂。安息香具香兰素的香臭，以干燥药材计，用苯甲酸表示其总酸，含量为45%～55%。避光。

USP 33（Benzoin） 安息香树（*Styrax tonkinensis*）或安息香（Stryracaceae）属其他植物的香膏类树脂。乙醇提取物的含量高于90%。安息香为大小和形状不同的鹅卵型水滴样，浓缩的为黄棕色至锈褐色，断面呈乳白色，分离或部分黏结，常温坚硬易碎，但加热后软化。安息香可散发出具有提神作用的、香草样臭。

简介

安息香的用法与苏门答腊岛安息香（第2338页）的用法相似。也被用做保存剂和猪油的苯甲酸化。

泰国安息香制剂用于芳香疗法。

制剂

USP 33: Compound Benzoin Tincture; Podophyllum Resin Topical Solution.

多组分制剂 **Braz.:** Dermol†; **Fr.:** Balsolene; Borostyrol; Euvanol; Inotyol; **Israel:** Inotyol; **Switz.:** Borostyrol N†.

顺势疗法制剂 **Canad.:** Homeoplasmine; **Fr.:** Homeoplasmine; **Switz.:** Homeoplasmine.

Siberian Ginseng 西伯利亚参

Ciwujia; Eleuterokokový kořen (eleutherococcus); Eleuterokokų šaknys (eleutherococcus); Eleuthero; Eleutherococci radix (eleutherococcus); Éleuthérocoque (eleutherococcus); Korzeń eleuterokoka (eleutherococcus); Rysk rot (eleutherococcus); Tajgagyökér (eleutherococcus); Venäjänjuuri (eleutherococcus).

Сибирский Женьшень; Элеутерококк

ATC Herb — HN06WA5001 (Eleutherococcus senticosus: root).

UNII — ZQH6VH092Z.

注：俄罗斯参指刺五加（*Eleutherococcus senticosus*）。

人参常常指野山参（*Panax ginseng*）及相关品种（见第2243页）。

西伯利亚参主要指北五加皮［*Periploca sepium*，萝摩科（Asclepiadaceae）］，一种完全不同于刺五加的植物，虽然它们的中文名称非常相似。

Pharmacopoeias. In *Chin., Eur.* (see p.vii), *Jpn,* and *US.*

Ph. Eur. 6.8（Eleutherococcus；Eleutherococci Radix） 刺五加的干燥全植物或切片，含刺五加皂苷B和皂苷E的总量不低于0.08%。

USP 33（Eleuthero） 刺五加［五加科 *Eleutherococcus senticosus*（Araliaceae）（*Acanthopanax senticosus*）（Araliaceae）］根的干燥根茎，干燥药材含刺五加皂苷B和苷E的总量不低于0.08%。避光。

不良反应

脑卒中 1名26岁男性在剧烈的马拉松训练过程中，每日口服含西伯利亚参的高能膳食补充剂约1年后，出现了丘脑梗死[1]。他服用的西伯利亚参为每日1.5～2g，膳食补充剂中还含有少量咖啡因。由于缺乏其他病因，故认为长期每日服用西伯利亚参和咖啡因的过程中进行剧烈运动是引起脑卒中的原因。

1. Polenakovik S. Dietary supplements and stroke. *Mayo Clin Proc* 2005; **80:** 1240–1.

药物相互作用

据报道，1名患者将西伯利亚参与地高辛同时服用时，地高辛血药浓度增加，见地高辛含量测定的干扰，第1216页。

用途和用法

有报道西伯利亚参可增强机体的自身抵抗力，有助于缓解面临的压力。它的用法与人参（高利参，见第2243页）类似，尽管这两种草药的成分不同。它也作为中药使用。

1. Davydov M, Krikorian AD. *Eleutherococcus sentiosus* (Rupr. & Maxim.) Maxim. (Araliaceae) as an adaptogen: a closer look. *J Ethnopharmacol* 2000; **72:** 345–93.
2. WHO. Radix Eleutherococci. *WHO Monographs on Selected Medicinal Plants,* volume 2. Geneva: WHO, 2004. Also available at: http://apps.who.int/medicinedocs/en/d/Js4927e/10.html (accessed 04/02/10)

制剂

专利制剂

Cz.: Eleutherosan†; **Ger.:** Eleu; Eleu-Kokk; Eleutheroforce†; Eleutherokokk†; Konstitutin; Lomavital†; **Pol.:** Immunostim†; Syberian; **Spain:** Fitokey Eleuterococo†; **UK:** Elagen.

多组分制剂 ***Arg.:*** Sigmafem; ***Austral.:*** Adenas†; Aloe Vera Plus; Astragalus Complex; Bacopa Complex; For Women Active Woman Formula†; Gingo A†; Ginkgo Biloba Plus†; Ginsynergy; Lifesystem Herbal Plus Formula 3 Male Formula†; Male Formula Herbal Plus Formula 2†; Medinat Esten†; Proxidin†; Tyroseng†; ***Indon.:*** Reximax; Tripotet; ***Ital.:*** Atlantis; Energeia; Fon Wan Memory; Ristabil; Taingel; Tonofit†; Vitalmix Fos; ***Philipp.:*** Immuvit; Jamieson Total Energy; Leginsol-E; ***Pol.:*** Tripoten; ***Rus.:*** Phytonefrol (Фитонефрол); ***Spain:*** Energysor†; Natusor Low Blood Pressure†; Tonimax; ***Ukr.:*** Alfagin (Афагин); Immuno-Ton (Иммуно-Тон).

顺势疗法制剂 ***Canad.:*** Alfalfa Tonic.

Sigetin 己烷雌酚二磺酸钾

Sygethin. Dipotassium *meso*-3,4-Bis(*p*-sulfophenyl)hexane

Сигетин

$C_{18}H_{20}O_6S_2K_2$ = 474.7.

CAS — 13517-49-2.

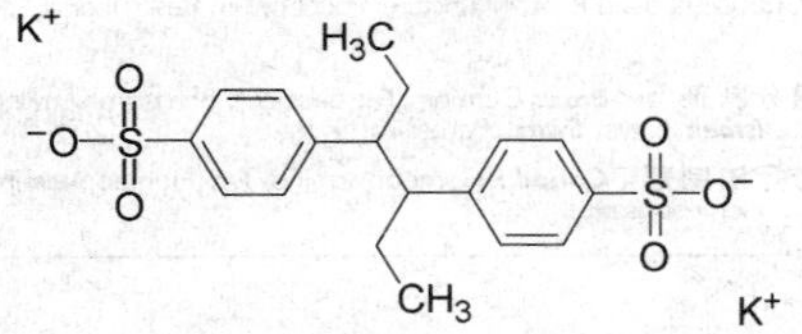

简介

己烷雌酚二磺酸钾是己烷雌酚类似物（见第2040页），但无雌激素活性。用于更年期综合征，常用的口服剂量为每日100～200mg。

据报道，己烷雌酚二磺酸钾还可以增强缩宫素的作用，改善胎盘血流。静脉给药或肌内给药可用于分娩的积极治疗以及宫内胎儿窒息。

制剂

专利制剂

Rus.: Sagenit (Сагенит).

Silver 银

Argent; Argentum; E174; Plata; Silber.

Серебро

Ag = 107.8682.

CAS — 7440-22-4.

ATC — D08AL30.

ATC Vet — QD08AL30.

UNII — 3M4G523W1G.

简介

银为纯白色、可锻造、具有延展性的金属。银具有杀菌功能，其金属或盐都可局部使用。银不被机体吸收，与银相关的主要不良反应是银质沉着病，表现为组织灰色病变（见下文）。银也是铜包裹塑料宫内节育器的核心。银可作为某些糖衣的着色剂。

常用于临床治疗的银盐或化合物包括醋酸银（第2330页）、含银收敛剂和银/锌收敛剂、溴化银、碳酸银、氯化银、铬酸银、甘油酸银、碘化银胶体、乳酸银、水锰银、硝酸银（第2330页）、银-尼龙聚合物、蛋白银（第2330页）和磺胺嘧啶银（第319页）。

顺势疗法 银已经以下列名称用于顺势疗法药物：Argentum metallicum；Arg. met。

氯化银已经以下列名称用于顺势疗法药物：Argentum muriaticum；Arg. mur。

氰化银已经以下列名称用于顺势疗法药物：Argentum cynatum；Argentum cyanatum；Arg cyanat；Arg. cy。

碘化银已经以下列名称用于顺势疗法药物：Argentum iodatum；Arg. iod。

氧化银已经以下列名称用于顺势疗法药物：Argentum oxydatum；Arg oxyd。

磷酸银已经以下列名称用于顺势疗法药物：Argentum phosphoricum；Arg phos。

1. Lansdown AB. Silver in health care: antimicrobial effects and safety in use. *Curr Probl Dermatol* 2006; **33:** 17–34.

银质沉着病 银质沉着病（又称 argyrosis）表现为皮肤、巩膜、黏膜或指甲呈灰或蓝灰色。1名患者使用含蛋白银的血管收缩性滴鼻剂，4年后出现银质沉着病。当皮肤暴露于日光下时变色更为明显。银质沉着病不可逆，停药后即使使用其他手段，如使用防晒乳和化学脱色，对病情的改善也不显著[1]。

1. Tomi NS, *et al.* A silver man. *Lancet* 2004; **363:** 532.

插管保护 包银或银浸制插管在预防和降低尿道感染方面的益处尚不确定。目前的研究结论尚不统一。对涉及2355名患者的8项研究进行荟萃分析的结果表明[1]，排除器械的质量问题和患者的个体差异之后，包被银合金的插管在预防尿道感染方面明显优于氧化银包被的插管。近期的1项更大的荟萃分析结论[2]同样表明包被银合金的插管降低了感染风险，但还需要进行成本-效果分析。

1. Saint S, *et al.* The efficacy of silver alloy-coated urinary catheters in preventing urinary tract infection: a meta-analysis. *Am J Med* 1998; **105:** 236–41.
2. Schumm K, Lam TBL. Types of urethral catheters for management of short-term voiding problems in hospitalised adults. Available in The Cochrane Database of Systematic Reviews; Issue 2. Chichester: John Wiley; 2008 (accessed 30/06/09).

创伤修复 在创伤护理中，银常被用于外用敷料中以保护伤口，尽管一项包含3个随机对照研究的系统评价[1]表明，没有足够的证据支持含银或其他成分的敷料对于感染伤口或被污染伤口有治疗作用。另一篇综述[2]根据几项高质量的研究得出以下结论：没有足够的证据表明常规使用含银的敷料对简单的腿部溃疡或急性创伤有效，尽管对感染的烧伤创面有轻微的效果，但仍缺乏有力的证据。有时会出现细菌对银耐药的情况，但可通过选择能释放高浓度银离子达到快速杀菌作用的敷料来降低耐药风险[3]。

含银敷料的杀菌作用机制是银原子与液体接触后被氧化，缓慢释放带正电的银离子，银离子与细菌的细胞壁结合并使其破坏，同时结合细菌的酶及DNA。纳米晶体银敷料可增大创伤覆盖面，使银离子更易释放。银还能以复合银分子的形式用于不同的外用敷料制剂中调节释放速率[1]。对银耐药的机制可能是质粒的获得和基因突变[3]。

1. Vermeulen H, *et al.* Topical silver for treating infected wounds. Available in The Cochrane Database of Systematic Reviews; Issue 1. Chichester: John Wiley; 2007 (accessed 24/06/08).
2. Anonymous. Silver dressings—do they work? *Drug Ther Bull* 2010; **48:** 38–42.
3. Chopra I. The increasing use of silver-based products as antimicrobial agents: a useful development or a cause for concern? *J Antimicrob Chemother* 2007; **59:** 587–90.

制剂

专利制剂

Belg.: Contreet; ***Braz.:*** Ultradina†; ***Ger.:*** Biatain Ag; Contreet; ***Ital.:*** Acticoat; Katomed; ***Singapore:*** Acticoat; ***UK:*** Acticoat; Avance; Contreet; ***USA:*** Elta SilverGel.

多组分制剂 ***Arg.:*** Actisorb Plus; Efodil†; Nova-T; ***Belg.:*** Aquacel-Ag; Biatain-Ag; ***Canad.:*** Nova-T; ***Chile:*** Nova-T†; ***Fr.:*** Actisorb Ag⁺; Aquacel Ag; Biatain Argent; Micropur Forte DCCNa; Nova-T†; Oligorhine; Release Ag; ***Ger.:*** Actisorb Silver†; Nova-T; SeaSorb-Ag; UrgoCell Silver; ***Hong Kong:*** Nova-T†; ***Indon.:*** Nova-T; ***Irl.:*** Actisorb Silver; ***Israel:*** Neocutan Silver; Nova-T; ***Ital.:*** Actisorb; Aquacel Ag; Katoxyn; Nova-T; Promogran Prisma; Rino Get; Silvercel; Silverdres; Vulnopur; ***Malaysia:*** Nova-T; ***Mex.:*** Nova-T; ***NZ:*** Nova-T†; ***S.Afr.:*** Nova-T; ***Singapore:*** Acticoat Absorbent; Nova-T; ***Switz.:*** Creme vulneraire; Gyrosan†; Nova-T; ***Turk.:*** Nova-T; ***UK:*** Actisorb Silver; Aquacel Ag; Nova-T; ***Venez.:*** Nova-T.

顺势疗法制剂 ***Canad.:*** Constipation L106†; Formula FA 224; ***Cz.:*** Galium; ***Fr.:*** Abbe Chaupitre no 90; Formule de l'Abbe Chaupitre no 1; Silicea Complexe No 11; ***Ger.:*** Agaricus comp; Arthrose-Gastreu R73†; Chamomilla Comp†; Derivatio H; Echinacea/Quarz comp†; Paravertebral LWS†; Weleda Fieber- und Zahnungszapfchen.

Silver Acetate 醋酸银

Argenti Acetas; Plata, acetato de.

Ацетат Серебра; Уксуснокислое Серебро

$C_2H_3AgO_2$ = 166.9.

CAS — 563-63-3.

UNII — 19PPS85F9H.

简介

醋酸银在灭菌方面的作用与硝酸银相似。醋酸银也用于戒烟制剂。

戒烟 醋酸银与烟草一同使用时会产生一种令人不适的味道，但一项系统评价[1]表明没有足够的证据证明醋酸银对戒烟有明确的效果。任何效果都可能小于烟碱替代疗法。

1. Lancaster T, Stead LF. Silver acetate for smoking cessation. Available in The Cochrane Database of Systematic Reviews; Issue 3. Chichester: John Wiley; 1997 (accessed 12/04/06).

Silver Nitrate 硝酸银

Argent, nitrate d'; Argenti nitras; Dusičnan stříbrný; Ezüst-nitrát; Gümüş Nitrat; Hopeanitraatti; Nitrato de Plata; Nitrato de Prata; Plata, nitrato de; Sidabro nitratas; Silvernitrat; Srebra azotan.

Азотнокислое Серебро; Нитрат Серебра

$AgNO_3$ = 169.9.

CAS — 7761-88-8.

ATC — D08AL01.

ATC Vet — QD08AL01.

UNII — 95IT3W8JZE.

Pharmacopoeias. In *Eur.* (see p.vii), *Int.*, *Jpn*, *US*, and *Viet.*

Ph. Eur. 6.8（Silver Nitrate） 白色或类白色结晶粉末或透明无色结晶。极易溶于水；溶于乙醇。贮藏于非金属容器中。避光。

USP 33（Silver Nitrate） 无色或白色结晶。在有机环境下暴露于光线，将变为灰色或灰黑色。可溶于水（1：0.4）、沸水（1：0.1），乙醇（1：30）和沸腾的乙醇（1：65）；微溶于乙醚。水溶液的pH约为5.5。贮藏于密闭容器中。避光。

配伍禁忌 硝酸银与许多物质不相容。虽然在实际工作中不太可能要将具有相互作用的物质加入硝酸银溶液，药师还是应该了解硝酸银的配伍禁忌。

膀胱灌洗液（1：10000）在曾经盛装过苏打水的玻璃杯中，因硝酸银与残存的碱液发生反应使灌洗液棕黄色加深[1]。

1. *PSGB Lab Report P/80/6* 1980.

不良反应

硝酸银腐蚀作用的中毒症状包括口腔疼痛、流涎、腹痛、腹泻、呕吐、昏迷和惊厥。

使用硝酸银滴眼剂的婴儿常见短暂的、轻度的结膜炎，反复使用或大剂量使用可引起严重损伤，甚至导致失明。长期在结膜、黏膜或开放创口表面使用可导致银质沉着病（见上文银），而该病难以治疗，主要影响患者外表。

虽然硝酸银不易被机体吸收，但是硝酸银还原后的亚硝酸根吸收入人体可能引起正铁血红蛋白血症，也有引起体内电解质紊乱的风险。

对眼的影响 75%的硝酸银被误以为1%的溶液用于新生婴儿滴眼剂[1]。给药后1h，出现黏稠脓性分泌物、眼皮发红水肿、结膜明显充血、角膜浑浊呈蓝灰色。冲洗眼部、外用抗菌药和2%后马托品滴眼液治疗后，症状明显改善。1周后，外用皮质激素类滴眼剂。后遗症仅限于轻微的角膜浑浊。

1. Hornblass A. Silver nitrate ocular damage in newborns. *JAMA* 1975; **231:** 245.

用途和用法

硝酸银具有抑菌作用，许多国家采用1%硝酸银滴眼剂预防新生儿淋菌性眼炎（参见**新生儿结膜炎**，第171页）。但是，由于该药的刺激性，常也会采用其他药物治疗。

硝酸银也可以用于破坏疣（第1511页）和其他小范围的皮肤异常增生。严重灼伤时可将伤口浸入0.5%的硝酸银溶液中以减少感染。在其他情况下溶液还具有皮肤消毒和收敛作用。硝酸银溶液滴注也可用于恶性胸腔积液患者的胸膜剥脱术。

硝酸银用于眉毛和睫毛的化妆品中。

顺势疗法 硝酸银已经以下列名称用于顺势疗法药物：Argent；Nit.；Argentinitras；Argentum nitricum；Arg. nit。

1. van Hasselt P, Gudde H. Randomized controlled trial on the treatment of otitis externa with one per cent silver nitrate gel. *J Laryngol Otol* 2004; **118:** 93–6.
2. Dalela D, *et al.* Silver nitrate sclerotherapy for 'clinically significant' chyluria: a prospective evaluation of duration of therapy. *Urol Int* 2004; **72:** 335–40.
3. da Silveira Paschoalini M, *et al.* Prospective randomized trial of silver nitrate vs talc slurry in pleurodesis for symptomatic malignant pleural effusions. *Chest* 2005; **128:** 684–9.
4. Alidaee MR, *et al.* Silver nitrate cautery in aphthous stomatitis: a randomized controlled trial. *Br J Dermatol* 2005; **153:** 521–5.
5. Amin M, *et al.* Silver nitrate cauterisation, does concentration matter? *Clin Otolaryngol* 2007; **32:** 197–9.

制剂

BP 2010: Sterile Silver Nitrate Solution;
USP 33: Silver Nitrate Ophthalmic Solution; Toughened Silver Nitrate.

专利制剂

Denm.: Lapis†; ***Ger.:*** Mova Nitrat†; ***Pol.:*** Mova Nitrat; ***Port.:*** Argenpal†; ***Spain:*** Argenpal.

多组分制剂 ***Austral.:*** Nervatona Focus; Super Banish†; ***Ger.:*** Ratanhia comp; ***Switz.:*** Wala Echinacea; ***UK:*** Avoca.

顺势疗法制剂 ***Austral.:*** Allergy Relief; IBS Eze; Nervatona Focus; ***Austria:*** Argentum Med Complex; Astomera†; Barium Med Complex†; Berberis Cosmoplex; Echinacea-Cosmoplex; Euphorbium Compositum; Gastricumeel; Lakrima†; Phosphor-Homaccord; Rhododendroneel; ***Braz.:*** Fumasil†; ***Canad.:*** Arum Triphyllum Plex; Bladder Irritation; Calnor; Calsom; Echinacea Compositum; Endoteel; Euphorbium Compositum; Formula ES 211; Headache & Migraine L77; Headache & Migraine Relief; Homeo-Form CO; Homeo-Form MI; Homeo-Form ST; Inflex; Kids Calm; Nixotinex; Phosphor-Homaccord; Stress; Toxex; Travel Sickness; Travel Sickness Cocculus L73†; ***Chile:*** Anacardio con Fosforo; Bioactiv I; Bioactiv V; ***Fr.:*** Anxietum; Arum Triphyllum Compose; Boripharm No 10; Boripharm No 15; Cocculus Complexe No 73; Conium Complexe No 36; Gastro-Drainol; Nux Vomica Compose; Phapax; ***Ger.:*** EAP-61†; Entzundungstropfen; Euphorbium comp SN; metakaveron; Mucosa compositum; Mundbalsam†; Rufebran gastro; ***Neth.:*** Gastricumeel; Infragil; ***S.Afr.:*** Euphorbium Compositum S; ***Switz.:*** Gastronol; Regenaplex Nr. 24b; Regenaplex Nr. 88b; ***UK:*** Medicinal Gargle; ***Ukr.:*** Echinacea Comositum S (Эхинацея Композитум С)†; ***USA:*** Preferred Remedies Antacid.

Silver Protein 蛋白银

Albumosesilber; Argent colloïdal (colloidal); Argent Colloïdal par Voie Chimique (colloidal); Argent, protéinate d'; Argentoproteinum; Argentoproteinum Mite (mild); Argentum colloidale (colloidal); Argentum proteicum; Argentum Proteinicum; Argentum Vitellinicum (mild); Collargol (colloidal); Colloidal Silver (colloidal); Hopea, kolloidinen (colloidal); Hopeaproteiini; Kolloides Silber (colloidal); Mild Protargin (mild); Mild Silver Protein (mild); Mild Silver Proteinate (mild); Plata coloidal (colloidal); Plata, proteína de; Prata Coloidal (colloidal); Protargolum; Proteína de plata fuerte; Proteína de plata ligera (mild); Proteinato de Plata; Proteinato de Prata; Silver, kolloidalt (colloidal); Silver Nucleinate (mild); Silver Proteinate; Silver Vitellin (mild); Silverprotein; Srebra proteinicum; Srebro koloidalne (colloidal); Stříbro koloidní (colloidal); Strong Protargin; Strong Protein Silver; Strong Silver Protein; Vitelinato de Plata (mild); Vitelinato de Prata (mild).

Протаргол

CAS — 9007-35-6 (colloidal silver); 9015-51-4 (silver protein).

Pharmacopoeias. In *It., Jpn*, and *Viet.*

Eur. (see p.vii) includes Silver, Colloidal, for External Use.

Ph. Eur. 6. 8（Silver, Colloidal, for External Use; Argentum Colloidale ad Usum Externum） 本品为胶体金属银，其中包含蛋白，以干燥药品计算，含 70.0%～80.0%的银。呈绿色或深蓝色，具吸湿性，为有金属光泽的片状或粉末状固体。易溶或可溶于水；不溶于乙醇和二氯甲烷。贮藏于密闭容器中。

简介

因银的存在，蛋白银具有抗菌作用，可制成滴眼剂局部使用。目前使用的有几种不同的类型：一种称为蛋白银，也称为强蛋白银，含约 8%的银；弱蛋白银虽然含银量更高（约 20%），但活性较低，刺激性也较弱；胶体形式的蛋白银中银的粒径远小于别的形式的银，含银量可高达 80%。

顺势疗法 蛋白银已经以下列名称用于顺势疗法的药物：Argentum couoidale。

不良反应 1 名老年患者连续 4 个月每日口服自制的胶体银制剂，引起不可逆转的神经毒性[1]。不良反应首先表现为肌阵挛失神性癫痫，随后进入长时间昏迷，几个月后最终死于肺炎。检查报道中发现患者血浆、红细胞和脑脊液中银浓度较高，尸检结果表明银选择性地蓄积在大脑中。

2007 年 10 月，澳大利亚 Adverse Drug Reactions Advisory Committee 也收到 4 例服用自制胶体银制剂而导致银中毒的报道[2]，其中 1 例还于剃须后局部外用胶体银。所有的患者均有很高的血浆银浓度，且有皮肤变色；有些还出现了诸如肝毒性、心肌病、健忘、语无伦次等全身症状。

对于长期使用含蛋白银滴鼻剂引起的银质沉着病见银项下（见上文）。

1. Mirsattari SM, *et al.* Myoclonic status epilepticus following repeated oral ingestion of colloidal silver. *Neurology* 2004; **62:** 1408–10.
2. Adverse Drug Reactions Advisory Committee (ADRAC). Dangers associated with chronic ingestion of colloidal silver. *Aust Adverse Drug React Bull* 2007; **26:** 19. Also available at: http://www.tga.gov.au/adr/aadrb/aadr0710.pdf (accessed 24/06/08)

制剂

专利制剂

Braz.: Argirol; ***Fr.:*** Stillargol†; ***Ger.:*** Rhinoguttae Argenti diacetylotannici proteinici; Rhinoguttae pro Infantibus N.

多组分制剂 ***Austria:*** Coldargan; ***Belg.:*** Argyrophedrine; ***Ger.:*** Gastrarctin N; ***Hung.:*** Coldargan†; ***Ital.:*** Argisone; Argotone; Arscolloid; Bio-Arscolloid; Corti-Arscolloid; Hyalosilver.

顺势疗法制剂 ***Canad.:*** Anti-Ageing Kalmia†; ***Fr.:*** Argentum Complexe no 98; Kalmia Complexe No 18; Uva Ursi Complexe No 9; ***Ger.:*** Chirofossat; Wund- und Brandgel†.

Sincalide（*BAN*, *USAN*, *rINN*）辛卡利特

CCK-OP; Sincalida; Sincalidum; Sinkalid; Sinkalidi; SQ-19844. De-1-(5-oxo-L-proline)-de-2-L-glutamine-5-methionine-caerulein.

Синкалид

$C_{49}H_{62}N_{10}O_{16}S_3$ = 1143.3.

CAS — 25126-32-3.

ATC — V04CC03.

ATC Vet — QV04CC03.

UNII — M03GIQ7Z6P.

SO_3H

Asp–Tyr–Met–Gly–Trp–Met–Asp–PheNH$_2$

Pharmacopoeias. *US* includes Sincalide for Injection.

不良反应

辛卡利特刺激胆囊和胃肠道肌肉收缩，引起腹部不适。嗜睡、恶心和皮疹也是常见的不良反应。

用途和用法

辛卡利特为合成的 C-末端八肽胆囊收缩素（参见**促胰酶素**，第2302页）。静脉注射后可刺激胆囊收缩，对胃肠道肌肉也有刺激作用。

辛卡利特用于测试胆囊功能，可用于胆囊造影。常用剂量为 20ng/kg，静脉注射 30～60s。该药也常与胰泌素（第2327页）合用作诊断试剂，检查胰腺功能。该检查通常需进行十二指肠插管以评价十二指肠的排出情况。推荐给药方案为：1h 静脉输注胰泌素，开始输注 30min 后，用另一通路输注辛利卡特 20ng/kg，输注时间为 30min。也可以采用 40ng/kg 的给药剂量加速钡餐通过小肠的时间，此时药物应在钡餐通过空肠后给药。

1. Prescott WA, Btaiche IF. Sincalide in patients with parenteral nutrition-associated gallbladder disease. *Ann Pharmacother* 2004; **38:** 1942–5.

制剂

USP 33: Sincalide for Injection.

专利制剂

Canad.: Kinevac; ***USA:*** Kinevac.

Sivelestat（*USAN*, *rINN*）西维来斯他

EI-546; LY-544349; ONO-5046; Sivélestat; Sivelestatum. *o*-(*p*-Hydroxybenzenesulfonamido)hippuric acid pivalate.

Сивелестат

$C_{20}H_{22}N_2O_7S$ = 434.5.

CAS — 127373-66-4.

UNII — DWI62G0P59.

Sivelestat Sodium（*USAN*, *rINNM*）西维来斯他钠

Natrii Sivelestatum; Sivelestat sódico; Sivélestat Sodique.

Натрий Сивелестат

$C_{20}H_{21}N_2NaO_7S,4H_2O$ = 528.5.

CAS — 201677-61-4.

UNII — 737RR8Y409.

简介

西维来斯他为弹性蛋白酶抑制剂，主要抑制中性粒细胞弹性蛋白酶。其钠盐静脉输注给药，用于治疗与全身性炎症反应综合征相关的急性肺损伤。但是，一项与急性肺损伤有关的大规模研究未发现该药具有疗效。

1. Zeiher BG, *et al.* Neutrophil elastase and acute lung injury: prospects for sivelestat and other neutrophil elastase inhibitors as therapeutics. *Crit Care Med* 2002; **30** (suppl): S281–S287.
2. Zeiher BG, *et al.* Neutrophil elastase inhibition in acute lung injury: results of the STRIVE study. *Crit Care Med* 2004; **32:** 1695–1702.
3. Hayakawa M, *et al.* Sivelestat (selective neutrophil elastase inhibitor) improves the mortality rate of sepsis associated with both acute respiratory distress syndrome and disseminated intravascular coagulation patients. *Shock* 2010; **33:** 14–8.

制剂

专利制剂

Jpn: Elaspol.

Skullcap 黄芩

Escutelaria; Scullcap; Scutellaria.

Шлёмник Широколистный

ATC Herb — HG04BW5035 (Scutellaria lateriflora: herb); HN02BG5013 (Scutellaria lateriflora: herb); HA09WA5022 (Scutellaria lateriflora: herb); HN05CM5025 (Scutellaria lateriflora: herb); HG02WX5004 (Scutellaria lateriflora: herb).

UNII — 7BP4DH5PDC (Scutellaria lateriflora); C6CNB75R61 (scutellaria).

Pharmacopoeias. *Chin.* includes Herba Scutellariae Barbatae (Barbated Skullcap Herb; *Scutellaria barbata*) and Radix Scutellariae (Baical Skullcap Root; *S. baicalensis*). *Jpn* includes Scutellaria Root (*S. baicalensis*).

简介

黄芩为草本植物黄芩［*Scutellaria lateriflora*，唇形科（Labiatae）］和其他黄芩属植物（*Scutellaria* spp.）的地上部分，具镇静催眠和抗痉挛作用。作为神经系统方面的补药，用于治疗失眠和月经失调。

黄芩（*S. baicalensis*）用在中药治疗中。

1. Wolfson P, Hoffmann DL. An investigation into the efficacy of *Scutellaria lateriflora* in healthy volunteers. *Altern Ther Health Med* 2003; **9:** 74–8.

制剂

Indon.: MEBO; ***Pol.:*** Baikadent.

多组分制剂 ***Austral.:*** Albizia Complex; Andrographis Compound; Calmo†; Euphrasia Compound; Feminine Herbal Complex; Goodnight Formula†; Masculine Herbal Complex; Nevaton; Nyal Allergy & Hayfever Relief; Nyal Sinus Relief Day & Night; Pacifenity†; Passiflora Complex†; Passionflower Plus†; Relaxaplex†; Valerian†; ***Canad.:*** Calm-Aid; Herbal Nerve; Herbal Support for Men Over 45†; Herbal Support for Stressful Lifestyles†; Nervrite; Sleep Relax; ***Cz.:*** TJ-15 Tsumura Oren-Gedoku-To†; TJ-96 Tsumura Saiboku-To†; ***Jpn:*** Bofutsushosan; Daisaikoto; Gorin-san; Hangeshashinto; Keigairengyoto; Orengedokuto; Saibokuto; Saikokaryukotsuboreito; Saikokeishito; Saikoseikanto; Sairei-to; Sho-saiko-to; Unseiin; ***Philipp.:*** Sleepasil; ***Pol.:*** Baikaderm; ***UK:*** Herbal Indigestion Naturtabs; HRI Calm Life; Newrelax; Nodoff; Quiet Days; Quiet Tyme; Scullcap & Gentian Tablets; St Johnswort Compound; Stressless; Valerian Passiflora and Hops; Vegetable Cough Remover; Wellwoman.

顺势疗法制剂 ***Austral.:*** Smok Quits†; ***Austria:*** Relax.

Skunk Cabbage 臭菘甘蓝

Col apestosa; Dragón fétido; Skunkweed.

Симплокарпус Вонючий

简介

为臭菘［*Dracontium foetidum*，天南星科（Araceae）］的根和根茎。具有化痰作用，用于呼吸道疾病的治疗。

制剂

多组分制剂 ***UK:*** Horehound and Aniseed Cough Mixture; Vegetable Cough Remover.

Slippery Elm 赤榆

Elm Bark; Olmo americano; Olmo resbaladizo; Olmo rojo americano; Slippery Elm Bark; Ulmus.

Вяз Ржавый

ATC Herb — HA02WB5002 (Ulmus rubra: bark).

UNII — 91QY4PXU8Q (Ulmus rubra bark); 63POE2M46Y (Ulmus rubra inner bark).

Pharmacopoeias. In *US.*

USP 33（Elm） 为干燥的榆树（*U. fulva*，Ulmaceae 榆科）内侧树皮。贮藏在 8～15℃的干燥处。

简介

赤榆含有大量植物黏液，主要用作镇痛药。

制剂

多组分制剂 ***Austral.:*** Cal Alkyline†; Herbal Cleanse†; PC Regulax†; Psylli-Mucil Plus†; Travelaide†; ***Canad.:*** Wild Cherry-Slippery Elm Formula†; ***Hong Kong:*** Vita Coldycin Echinacea Plus; ***UK:*** Modern Herbals Pile; Pileabs; Slippery Elm Stomach Tablets.

顺势疗法制剂 ***Canad.:*** Essigen.

Soapwort 石碱草

Bouncing Bet; Fuller's Herb; Red Soapwort; Saponaire.

Мыльная Трава; Мыльнянка Лекарственная

ATC Herb — HR05WA5051 (Saponaria officinalis: root).

UNII — RI2K1BMA8B (Saponaria officinalis).

注：应与白石碱草［满天星（*Gypsophila paniculata*），石竹科（Caryophyllaceae）］相区分。

Pharmacopoeias. In *Fr.*

简介

红色石碱草［石碱草属（*Saponaria officinalis*），石竹科（Caryophyllaceae）］的根部含有皂苷，其在中药制剂中可用于治疗卡他性感冒和其他呼吸道疾病以及皮肤病。它可用作发泡剂。其地上部分也可使用。

顺势疗法 石碱草已经以下列名称用于顺势疗法药物：Saponaria；Saponaria officinalis。

制剂

多组分制剂 ***Cz.:*** Bronchicum Tropfen†; ***Fr.:*** Depuratif Parnel; ***Ger.:*** Cefabronchin; ***Pol.:*** Bronchicum†; Pectosol; Reumosol; Saponarex; ***Port.:*** Erpecalm; ***Ukr.:*** Pectosol (Пектосол)†.

顺势疗法制剂 ***Austral.:*** Cold & Flu Respatona Head Cold Relief†; Dermatitis Relief†; ***Canad.:*** Acne†; Homeodose 24†; ***Cz.:*** Galium; ***Fr.:*** Saponaria Compose.

Soda Lime 碱石灰

Cal sodada; Calcaria absorbens; Calcaria Compositio; Calx Sodica; Chaux Sodée.

Натронная Известь
CAS — 8006-28-8.

Pharmacopoeias. In *Br.* Also in *USNF.*

BP 2010（Soda Lime） 氢氧化钙与氢氧化钠或与氢氧化钠和氢氧化钾组成的白色或灰白色粒状混合物。可以通过指示剂变色判断其吸收能力是否已经耗尽。碱石灰能吸收相当于自身重量20%的二氧化碳。碱石灰部分溶解于水；几乎完全溶解于1mol/L醋酸。碱石灰的混悬水溶液遇石蕊显强碱性。

USNF 28（Soda Lime） 氢氧化钙与氢氧化钠或与氢氧化钠和氢氧化钾组成的混合物。可通过指示剂变色判断其吸收二氧化碳能力是否已经耗尽。其外观为白色或灰白色粒状固体。当加入指示剂时可能会显色。

配伍禁忌 碱石灰与三氯乙烯不相容。

简介

碱石灰用于在封闭循环式麻醉机中吸收二氧化碳，以及测定患者的基础代谢率。碱石灰应用的局限在于其颗粒大小，且应避免粉尘污染。

碱石灰不能与三氯乙烯合用，因为在热碱性环境中，可分解出一种有毒的终产物，对神经系统造成损害。

钠石灰具有刺激性，对皮肤、黏膜和眼有腐蚀性。

Sodium Aminobenzoate 氨基苯甲酸钠

Aminobenzoate Sodium; Sodium Para-aminobenzoate. Sodium 4-aminobenzoate.

Аминобензоат Натрия
$C_7H_6NNaO_2$ = 159.1.
UNII — 75UI7QUZ5J.

Pharmacopoeias. In *US.*

USP 33（Aminobenzoate Sodium） 本品5%水溶液的pH为8.0～9.0。

简介

氨基苯甲酸钠用于镇痛药物制剂中。

制剂

多组分制剂 ***Ital.:*** Fotofil; Neo-Ustiol; ***Spain:*** Tri Hachemina.

Sodium Arsenate 砷酸钠

Arseniato de sodio; Dibasic Sodium Arsenate; Disodium Arsenate; Natrium Arsenicicum; Sodium Arseniate.
Арсенат Натрия; Мышьяковокислый Натрий
$Na_2HAsO_4,7H_2O$ = 312.0.
CAS — 7778-43-0 (anhydrous sodium arsenate); 10048-95-0 (sodium arsenate heptahydrate).
UNII — ANU034TUJ4 (anhydrous sodium arsenate).

简介

砷酸钠曾用于治疗慢性皮肤病、血液寄生虫病和某些类型的贫血。它的不良反应同三氧化二砷，见第2184页。

Sodium Camsilate 樟横酸钠

Sodium Camphorsulphonate. Sodium (+)-camphor-10-sulfonate.
Натрий Камсилат
$C_{10}H_{15}NaO_4S$ = 254.3.
CAS — 21791-94-6; 34850-66-3.

简介

樟磺酸钠可用作呼吸和心脏兴奋药。

制剂

多组分制剂 ***Belg.:*** Eucalyptine Pholcodine Le Brun†; Kamfeine†; Tux†; ***Braz.:*** Algice†; Baldin-CE†; Cafalena†; Gripanil†; Gripomatine†; Griponia†; Gripsay; Killgrip†; Ozonyl Aquoso; Ozonyl Expectorante; Pulmorien†; Tetrapulmo; ***Chile:*** Gruben; ***Ukr.:*** Bronchobru (Бронхобрю).

Sodium Carbonate Anhydrous 无水碳酸钠

Carbonato de sodio anhidro; Cenizas de Soda; Cenizas de sosa; E500; Exsiccated Sodium Carbonate; Natrii Carbonas; Natrii carbonas anhydricus; Natrio karbonatas, bevandenis; Natrium Carbonicum Calcinatum; Natrium Carbonicum Siccatum; Natriumkarbonaatti, vedetön; Natriumkarbonat, vattenfritt; Sodium (carbonate de) anhydre; Uhličitan sodný; Uhličitan sodný bezvodý; Vízmentes nátrium-karbonát.
Безводный Карбонат Натрия
Na_2CO_3 = 106.0.
CAS — 497-19-8.
UNII — 45P3261C7T.

注：苏打灰（soda ash）是工业级无水碳酸钠的别名。

Pharmacopoeias. In *Eur.* (see p.vii) and *Jpn. USNF* allows the anhydrous substance or the monohydrate.

Ph. Eur. 6.8（Sodium Carbonate，Anhydrous） 白色或类白色小粒、吸湿性粉末。易溶于水；几乎不溶于乙醇。10%水溶液是强碱。贮藏于密闭容器中。

USNF 28（Sodium Carbonate） 无色结晶或白色结晶性粉末或小粒。可溶于水（1∶3），溶于沸水（1∶1.8）。

Sodium Carbonate Decahydrate 十水合碳酸钠

Carbonato de sodio decahidratado; Cristales de Sosa; E500; Natrii Carbonas; Natrii carbonas decahydricus; Natrio karbonatas dekahidratas; Natrium Carbonicum Crystallisatum; Natriumkarbonaattidekahydraatti; Nátrium-karbonát-dekahidrát; Natriumkarbonatdekahydrat; Sodium (carbonate de) décahydraté; Sosa de lavado; Uhličitan sodný dekahydrát.
Карбонат Натрия Декагидрат
$Na_2CO_3,10H_2O$ = 286.1.
CAS — 6132-02-1.
UNII — LS505BG22I.

注：洗涤碱（washing soda）是工业级十水合碳酸钠的别名。

Pharmacopoeias. In *Eur.* (see p.vii) and *Jpn.*

Ph. Eur. 6.8（Sodium Carbonate Decahydrate） 无色，易风化，透明结晶或白色或类白色结晶性粉末。易溶于水；几乎不溶于乙醇。10%水溶液是强碱。贮藏于密闭容器中。

Sodium Carbonate Monohydrate 一水合碳酸钠

Carbonato de sodio monohidratado; E500; Natrii carbonas monohydricus; Natrio karbonatas monohidratas; Natriumkarbonaattimonohydraatti; Nátrium-karbonát-monohidrát; Natriumkarbonatmonohydrat; Sodium (carbonate de) monohydraté; Sodu węglan jednowodny; Uhličitan sodný monohydrát.
Карбонат Натрия Моногидрат
Na_2CO_3,H_2O = 124.0.
CAS — 5968-11-6.
UNII — 2A1Q1Q3557.

Pharmacopoeias. In *Eur.* (see p.vii). *USNF* allows the anhydrous substance or the monohydrate.

Ph. Eur. 6.8（Sodium Carbonate Monohydrate） 白色或类白色结晶性粉末或无色结晶。易溶于水，几乎不溶于乙醇。10%水溶液是强碱。贮藏于密闭容器中。

USNF 28（Sodium Carbonate） 无色结晶或白色结晶性粉末或小粒。当暴露在50℃以上的干燥空气中，可发生风化；100℃时变成无水化物。可溶于水（1∶3）；溶于沸水（1∶1.8）。

简介

碳酸钠用于抗酸药的制剂。无水碳酸钠和一水合碳酸钠也可作为试剂使用。

十水化物用于碱浴。无水碳酸钠或其水合物也可作为水软化剂。

碳酸钠可能具有刺激性或对皮肤、黏膜和眼具有中度腐蚀性。

制剂

BPC 1973: Surgical Chlorinated Soda Solution;
USP 33: Citric Acid, Magnesium Oxide, and Sodium Carbonate Irrigation.

专利制剂

Canad.: Urologic G.

多组分制剂 ***Arg.:*** Alikal; Otocalmia Biotic; Otocerol; Otoclean Gotas Oticas; Sal de Fruta Eno; Sincerum; Uvasal; Yasta; ***Austral.:*** Eno; ***Braz.:*** Digestbem; Sal de Fruta Eno; Sonrisal; ***Canad.:*** Lithines du Dr Gustin; ***Fr.:*** Bactident; Hydralin†; ***Hong Kong:*** Eno; Hydralin; ***Irl.:*** Cymalon; Resolve; ***Israel:*** Eno†; Urikal; ***Ital.:*** Gastrotuss; ***Port.:*** Eno†; Gastropensan; ***Spain:*** Sal de Fruta Eno; ***Switz.:*** Saltrates Rodell†; ***UK:*** Cymalon; Eno; Resolve; ***Venez.:*** Eno.

顺势疗法制剂 ***Canad.:*** Arthritic Pain; Arthritic Pain L10†; Homeo-Form AR; Spigelon; ***Cz.:*** Lamioflur†.

Sodium Chlorate 氯酸钠

Clorato de potasio; Natrium Chloricum; Sodii Chloras.
$NaClO_3$ = 106.4.
CAS — 7775-09-9.
UNII — T95DR77GMR.

简介

本品与氯酸钾（见第2313页）的性质非常相似，作为收敛剂。本品主要用作除草剂，因此是一种常见的家庭用化学试剂。贮藏条件不当会导致爆炸。

制剂

多组分制剂 ***Spain:*** Co Bucal.

Sodium Dichloroacetate (*USAN*) 二氯乙酸钠

CPC-211; DCA; Dicloroacetato de sodio.
Натрий Дихлорацетат
$C_2HCl_2NaO_2$ = 150.9.
CAS — 2156-56-1 (sodium dichloroacetate); 79-43-6 (dichloroacetic acid).
UNII — 42932X67B5.

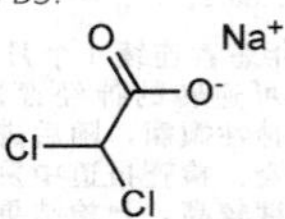

注：Ceresine曾作为二氯乙酸钠的商标。

简介

二氯乙酸钠可激活丙酮酸脱氢酶，该酶是一种催化丙酮酸和乳酸代谢的线粒体酶。本品可抑制糖酵解，也可促进心肌收缩。本品用于治疗先天性乳酸性酸中毒以及乳酸性酸中毒合并严重疟疾、高胆固醇纯合子家族和严重脑损伤的患者。本品用于脑卒中的治疗还处于研究阶段。二氯乙酸钠用于治疗获得性和先天性乳酸性酸中毒的剂量见下文的**代谢性酸中毒中的应用**项下。

儿童用法 二氯乙酸钠的儿童用药剂量见下文的**代谢性酸中毒中的应用**项下。

不良反应 目前报道的不良反应主要涉及中枢和外周神经系统[1]。常见的不良反应有抗焦虑或镇静作用。长期使用本品会导致可逆的多发神经病和无症状的血清转氨酶升高。有报道2型糖尿病患者使用本品后尿酸盐清除率降低，血清尿酸浓度升高。有关二氯乙酸钠的长期治疗情况和一项由于本品导致周围神经病变加重而提前结束的研究，可见下文的**代谢性酸中毒中的应用**项下。

1. Stacpoole PW, *et al.* Pharmacokinetics, metabolism, and toxicology of dichloroacetate. *Drug Metab Rev* 1998; **30:** 499–539.

药动学 参考文献如下。

1. Henderson GN, *et al.* Pharmacokinetics of dichloroacetate in adult patients with lactic acidosis. *J Clin Pharmacol* 1997; **37:** 416–25.
2. Shangraw RE, Fisher DM. Pharmacokinetics and pharmacodynamics of dichloroacetate in patients with cirrhosis. *Clin Pharmacol Ther* 1999 **66:** 380–90.

代谢性酸中毒中的应用 一项对29名乳酸性酸中毒（见第1590页）患者的研究表明，静脉输注二氯乙酸钠（50mg/kg，输注历时30min），第一次输注开始后的2h给予第二次剂量，有23名患者出现了代谢性反应，短期生存率增加[1]。然而，随后的研究表明，尽管二氯乙酸钠静脉输注能够降低血乳酸盐浓度，但它不能改变严重乳酸性酸中毒患者的血流动力学和生存率[2]。对上述研究和其他治疗获得性和先天性乳酸性酸中毒患者的对照试验的综述表明，最大降低乳酸的作用呈剂量依赖性，与给药后时间无关[3]。尽管目前的研究数据表明本品可降低轻度患者的死亡风险，但降低乳酸水平能否会减少高乳酸血症患者的发病率和死亡率仍在争议中。一篇二氯乙酸钠治疗先天性乳酸性酸中毒患儿的综述推断，它可能通过减少酸碱失代偿发生频率，改善神经功能，促进线性增长[4]，从而改善生活质量。一项对43名年龄范围从3个月到18岁的先天性乳酸性酸中毒患者接受二氯乙酸钠治疗的随机对照研究发现，二氯乙酸钠治疗6个月是可以很好耐受的，并且可以通过影响碳水化合物来降低血乳酸水平，但并不影响基础乳酸浓度，对神经方面及其他临床效果的指标也无改善作用[5]。一项对36名先天性乳酸性酸中毒儿童的长达10年的追踪研究显示，二氯乙酸钠基本上可以很好地被耐受，但在一些病例中，它可能加重或导致突发潜在周围神经病变[6]。另一项观察二氯乙酸钠治疗线粒体脑肌病伴高乳酸血症及卒中样发作（mitochondrial myopathy, encephalopathy, lactic acidosis and stroke-like episodes, MELAS）综合征效果的随机对照研究中，给药组的15名患者中，13名发生了周围神经病变，表现出临床体征和症状或存在电生理学证据。因此，此项研究提前结束，并且作者得出结论，二氯乙酸钠不推荐用于治疗MELAS[7]。

一项对124名由镰状疟原虫引起的严重疟疾的西非患儿的随机、双盲、安慰剂对照研究表明，单剂量静脉输注50mg/kg二氯乙酸钠，同时给予奎尼丁会增加血乳酸浓度下降速率和程度，同时不会影响奎尼丁的药动学[8]。

在英国，*BNFC 2010/11* 中关于丙酮酸脱氢酶缺陷的新生儿和儿童的给药方案是：12.5mg/kg，口服给药，每日4次，根据反应调整剂量到每日剂量为200mg/kg。

由于二氯乙酸钠可降低脑脊液中的乳酸浓度，有研究将本品用于脑创伤患者[9]。

1. Stacpoole PW, *et al.* Dichloroacetate in the treatment of lactic acidosis. *Ann Intern Med* 1988; **108:** 58–63.
2. Stacpoole PW, *et al.* A controlled clinical trial of dichloroacetate for treatment of lactic acidosis in adults. *N Engl J Med* 1992; **327:** 1564–9.
3. Stacpoole PW, *et al.* Efficacy of dichloroacetate as a lactate-lowering drug. *J Clin Pharmacol* 2003; **43:** 683–91.
4. Stacpoole PW, *et al.* Treatment of congenital lactic acidosis with dichloroacetate. *Arch Dis Child* 1997; **77:** 535–41.
5. Stacpoole PW, *et al.* Controlled clinical trial of dichloroacetate for treatment of congenital lactic acidosis in children. *Pediatrics* 2006; **117:** 1519–31.
6. Stacpoole PW, *et al.* Evaluation of long-term treatment of children with congenital lactic acidosis with dichloroacetate. Abstract: *Pediatrics* 2008; **121:** 1024–5. Full version available at: http://pediatrics.aappublications.org/cgi/reprint/121/5/e1223.pdf (accessed 25/06/09)
7. Kaufmann P, *et al.* Dichloroacetate causes toxic neuropathy in MELAS: a randomized, controlled clinical trial. *Neurology* 2006; **66:** 324–30.
8. Agbenyega T, *et al.* Population kinetics, efficacy, and safety of dichloroacetate for lactic acidosis due to severe malaria in children. *J Clin Pharmacol* 2003; **43:** 386–96.
9. Williams PJ, Dichloroacetate: population pharmacokinetics with a pharmacodynamic sequential link model. *J Clin Pharmacol* 2001; **41:** 259–67.

Sodium Dithionite 连二亚硫酸钠

Ditionito de sodio; Hidrosulfito de sodio; Natrii Dithionis; Sodium Hydrosulfite; Sodium Hydrosulphite; Sodium Sulphoxylate; Sodu ditionian; Sodu podsiarczyn.

Дитионит Натрия

$Na_2S_2O_4$ = 174.1.

CAS — 7775-14-6.

UNII — 2K5B8F6ES1.

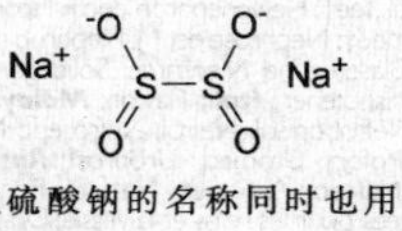

Na⁺ ⁻O–S(=O)–S(=O)–O⁻ Na⁺

注：次硫酸钠的名称同时也用于 $NaHSO_2$，分子量88.06。

Pharmacopoeias. In *Pol.*

简介

连二亚硫酸钠是一种还原剂，可用于检测百草枯中毒的简易尿液试验。0.25%的本品溶液可去除织物上的非那吡啶污渍。本品对皮肤有刺激性。

Sodium Gluconate 葡萄糖酸钠

E576; Gluconato de sodio. Monosodium D-gluconate.

Глюконат Натрия

$C_6H_{11}NaO_7$ = 218.1.

CAS — 527-07-1.

UNII — R6Q3791S76.

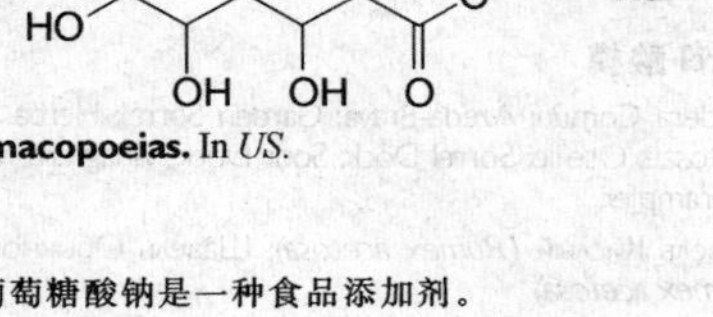

Pharmacopoeias. In *US.*

简介

葡萄糖酸钠是一种食品添加剂。

本品是代谢过程中产生的氢离子的受体，是碳酸氢根离子的非直接来源。

制剂

多组分制剂 ***Ital.:*** Altaflora with electrolytes.

Sodium Humate 腐殖酸钠

Гумат Натрий

CAS — 1415-93-6 (humic acids); 68131-04-4 (sodium humates).

简介

腐殖酸是一种来源于有机材料分解产物的高分子混合物，存在于土壤和泥炭中。它可局部使用，通常以腐殖酸钠形式，用于骨骼肌和关节疾患。本品也具有工业用途。

制剂

专利制剂

Ger.: Leukona-Sulfomoor-Bad F†.

顺势疗法制剂 ***Austria:*** Humal; Salhumin; ***Ger.:*** Salhumin Rheuma-Bad; ***Hung.:*** Humet-R.

Sodium Hydroxide 氢氧化钠

Ätznatron; Caustic Soda; Cáustica blanca; E524; Hidrato de sodio; Hidróxido de Sódio; Hidróxido de sodio; Hydroxid sodný; Natrii hydroxidum; Natrio hidroksidas; Natrium Hydricum; Natrium Hydroxydatum; Nátrium-hidroxid; Natriumhydroksidi; Natriumhydroxid; Soda Lye; Sodium, hydroxyde de; Sodu wodorotlenek; Sosa cáustica.

NaOH = 40.00.

CAS — 1310-73-2.

UNII — 55X04QC32I.

Pharmacopoeias. In *Chin., Eur.* (see p.vii), *Int.*, and *Jpn.* Also in *USNF.*

Ph. Eur. 6.8（Sodium Hydroxide） 白色或类白色结晶块状物，以小丸、棒状和薄片状供应。潮解，易吸收二氧化碳。极易溶于水；易溶于乙醇。0.01%水溶液的pH值不低于11.0。贮藏于密闭、非金属的容器中。

USNF 28（Sodium Hydroxide） 白色或类白色熔制块状，呈小粒状、薄片状、棒状或其他形状。质地硬、易碎，折断面显结晶性。当暴露在空气中，易于吸湿和二氧化碳，溶于水（1∶1）；易溶于乙醇。贮藏于密闭容器中。

不良反应

氢氧化钠是强碱，具有腐蚀性，易于破坏有机组织。

口服腐蚀性强碱会立即造成口、喉、胸骨下区域、上腹部的烧伤痛，系膜会肿胀和脱落。会出现吞咽困难、多涎、呕吐（呕吐物伴有血液）、腹泻和休克。严重病例可能会出现喉痛、声门水肿导致的窒息、循环衰竭、食管或胃穿孔、腹膜炎或肺炎。数周或数月后可能会发生食管狭窄。

腐蚀性碱接触皮肤会引起三度烧伤，导致广泛的损伤。碱对眼的烧伤会导致结膜水肿和角膜破坏；损伤可能是不可逆的。

不良反应的处置

误食本品的患者不应进行洗胃和催吐治疗。目前，采用水或牛奶对吞入腐蚀性物质的稀释治疗仍具有争议。然而，早期对碱的稀释治疗可能会减轻食管损伤；应避免使用大量液体。对碱的中和治疗是禁忌证。应保持气道通顺，缓解休克和疼痛。

若皮肤沾染本品，应立即去除衣服，用大量水冲洗皮肤至少15min。有必要对严重病例烧伤区域的皮肤进行切除或移植。对于眼沾染，应用水或0.9%氯化钠溶液充分冲洗，直至结膜囊的pH正常，这可能需要1h。

用途和用法

氢氧化钠是一种强腐蚀剂。2.5%的本品甘油溶液可作为表皮溶剂。氢氧化钠和氧化钙的腐蚀性制剂以前称作伦敦糊（London paste）。本品也可调节溶液的pH。

消毒 氢氧化钠可能用于可导致Creutzfeldt-Jakob病的试剂造成的污染物的消毒，见第1548页。

制剂

专利制剂

Fr.: Osmo Soft.

多组分制剂 ***Austria:*** Leberinfusion; Sulfo-Schwefelbad†; ***Ger.:*** Glutarsin E†; ***Switz.:*** Saltrates†.

Sodium Methylarsinate 甲胂酸钠

Metilarsinato de sodio; Natrium Methylarsonicum; Sodium Metharsinite. Disodium monomethylarsonate hexahydrate.

Метиларсинат Натрия

$CH_3AsNa_2O_3,6H_2O$ = 292.0.

CAS — 5967-62-4 (sodium methylarsinate); 124-58-3 (methylarsinic acid).

简介

本品是一种有机砷化合物，其不良反应与三氧化二砷（见第2184页）相似。曾是某些维生素和矿物质制剂组分之一。可作为除草剂。

Sodium Morrhuate (*rINN*) 鱼肝油酸钠

Morrhuate de Sodium; Morrhuate Sodium; Morruato de sodio; Natrii Morrhuas; Natriummorruaatti; Natriummorrhuat.

Натрия Морруат

CAS — 8031-09-2.

Pharmacopoeias. *Chin.* and *US* include the injection.

简介

本品是由鱼肝油的脂肪酸钠盐组成。可作为组织硬化剂，用于治疗静脉曲张（见第2286页）。常规剂量是：小静脉或中等静脉50～100mg，大静脉150～250mg，配制成5%的溶液静脉注射。

制剂

USP 33: Morrhuate Sodium Injection.

专利制剂

USA: Scleromate.

Sodium Phenylacetate (*USAN*) 苯乙酸钠

Fenilacetato de sodio.

Фенилацетат Натрия

$C_8H_7NaO_2$ = 158.1.

CAS — 114-70-5.

UNII — 48N6U1781G.

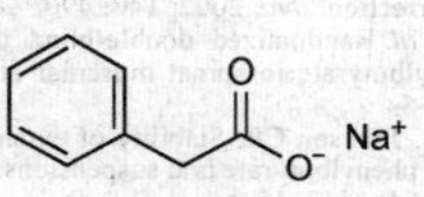

简介

本品可用于尿素循环中酶缺乏患者急性高氨血症（见第1829页）和合并脑病的辅助治疗。本品静脉输液制剂中含有苯甲酸钠（见第1555页），1ml上述制剂含有本品和苯甲酸钠各100mg。输液前，须用10%的无菌葡萄糖注射液稀释至大于或等于25ml/kg。开始输注治疗后，应停止其他类似的治疗（如口服苯丁酸钠，见下文）。负荷剂量应输注90～120min，然后给予相同剂量作为维持剂量，维持剂量的输注时间要超过24h。对于体重为20kg或不足20kg的患者，苯乙酸钠的剂量是250mg/kg（含同等剂量的苯甲酸钠）；体重超过20kg的患者，按5.5g/m² 给药。除非血氨浓度正常或患者能耐受口服营养液和治疗，否则应维持静脉输注本品。苯乙酸钠也可口服给药。

1. The Urea Cycle Disorders Conference Group. Consensus statement from a conference for the management of patients with urea cycle disorders. *J Pediatr* 2001; **138** (suppl 1): S1–S5.
2. Summar M. Current strategies for the management of neonatal urea cycle disorders. *J Pediatr* 2001; **138** (suppl 1): S30–S39.
3. Batshaw ML, *et al.* Alternative pathway therapy for urea cycle disorders: twenty years later. *J Pediatr* 2001; **138** (suppl 1): S46–S55. Correction. *ibid.* 2002; **140:** 490.
4. MacArthur RB, *et al.* Pharmacokinetics of sodium phenylacetate and sodium benzoate following intravenous administration as both a bolus and continuous infusion to healthy adult volunteers. *Mol Genet Metab* 2004; **81** (suppl 1): S67–S73.
5. Enns GM, *et al.* Survival after treatment with phenylacetate and benzoate for urea-cycle disorders. *N Engl J Med* 2007; **356:** 2282–92.

制剂

多组分制剂 ***USA:*** Ammonul; Ucephan.

Sodium Phenylbutyrate (*BAN*, *USAN*) 苯丁酸钠

Fenilbutirato de sodio; Natrii phenylbutyras; Natriumfenylbutyrat; Natriumfenyylibutyraatti; Sodium, phénylbutyrate de; Sodyum Fenilbutirat. Sodium 4-Phenylbutyrate.

Фенилбутират Натрия

$C_{10}H_{11}NaO_2$ = 186.2.

CAS — 1716-12-7.
ATC — A16AX03.
ATC Vet — QA16AX03.
UNII — NT6K61736T.

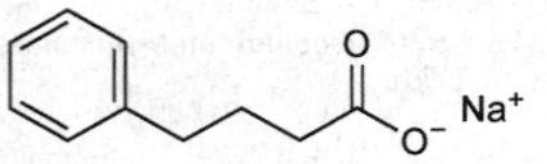

Pharmacopoeias. In *Eur.* (see p.vii).

Ph. Eur. 6. 8 (Sodium Phenylbutyrate) 白色或淡黄白色粉末。易溶于水和甲醇，几乎不溶于二氯甲烷。2%水溶液的 pH 值为 6.5～7.5。

简介

本品是苯乙酸钠的前药（见上文）。用于尿素循环障碍患者高氨血症（见第1829页）的辅助治疗。本品通常口服分次给药，每次剂量相等，与食物同服。本品每日剂量需根据蛋白质耐受量和生长发育所需的膳食蛋白质摄入量进行个体化调整。体重不足 20kg 的患者，通常每日总剂量是 450～600mg/kg，体重超过 20kg 的患者，每日总剂量 9.9～13.0g/m^2。最高剂量为 20g/天，*BNFC 2010/11* 建议，婴儿及 18 岁以下儿童的维持剂量应依据体重调整，一般口服剂量是 75～150mg/kg，每日 3～4 次。尽管持续静脉输注并未批准用于儿童，*BNFC 2010/11* 中治疗婴儿及 18 岁以下儿童尿素循环障碍导致的急性高氨血症的用法用量是静脉输注 250mg/kg，随后每小时输注 20mg/kg，并根据治疗反应调整剂量。

本品用于治疗某些镰刀细胞病（见第1013页）以及作为恶性胶质瘤和急性粒细胞白血病潜在的诱导分化剂的用法也正在研究中。本品用于 SMN1 基因纯合性缺失导致的脊髓性肌萎缩症的研究也正在进行中，后来的报道称，患者成纤维细胞和白细胞中 SMN 基因的转录表达显著增加。

苯丁酸甘油（HPN-100）作为苯丁酸钠的一种低钠替代制剂，用于尿素循环障碍和脊髓性肌萎缩症的研究正在进行中。

1. Batshaw ML, *et al.* Alternative pathway therapy for urea cycle disorders: twenty years later. *J Pediatr* 2001; **138** (suppl 1): S46–S55. Correction. *ibid.* 2002; **140:** 490.
2. Mercuri E, *et al.* Randomized, double-blind, placebo-controlled trial of phenylbutyrate in spinal muscular atrophy. *Neurology* 2007; **68:** 51–5.
3. Caruthers RL, Johnson CE. Stability of extemporaneously prepared sodium phenylbutyrate oral suspensions. *Am J Health-Syst Pharm* 2007; **64:** 1513–15.

儿童用法 苯丁酸钠用于婴儿及儿童的剂量见上文。

制剂

专利制剂

Austria: Ammonaps; ***Cz.:*** Ammonaps; ***Denm.:*** Ammocaps; ***Fr.:*** Ammonaps; ***Ger.:*** Ammonaps†; ***Gr.:*** Ambutyrate; ***Irl.:*** Ammonaps; ***Ital.:*** Ammonaps; ***Mex.:*** Fegabiral; ***Neth.:*** Ammonaps; ***Pol.:*** Ammonaps; ***Port.:*** Ammonaps; ***Spain:*** Ammonaps; ***Swed.:*** Ammonaps; ***UK:*** Ammonaps; ***USA:*** Buphenyl.

Sodium Polymetaphosphate 聚偏磷酸钠

E452 (sodium polyphosphates); Polimetafosfato de sodio.

Полифосфат Натрия (sodium polyphosphate)

CAS — 50813-16-6.
UNII — P1BM4ZH95L.

注：尽管 sodium hexametaphosphate 是聚偏磷酸的别名，但后者常指更高级的聚合物。

简介

5%的本品粉末可作为腋臭和多汗的隔离剂，也可作为脚癣的预防用药。

本品可与钙离子和镁离子结合形成水溶性的复合物，可作为水软化剂。

Sodium Pyrophosphate (*USAN*) 焦磷酸钠

Sodu pirofosforan; Tetrasodium Pyrophosphate; TSPP.

Пирофосфат Натрия

$Na_4P_2O_7$ = 265.9.
CAS — 7722-88-5.
UNII — O352864B8Z.

简介

本品是一种钙离子螯合剂，可用于牙齿护理产品减少牙石形成。本品也可作为食品添加剂，清洁剂中的水软化剂，也具有工业用途。焦磷酸钾（焦磷酸四钾）与酸式焦磷酸钠（焦磷酸二钠）有类似的用途。

焦磷酸钠也可用于制备锝（99mTc）焦磷酸盐。

制剂

专利制剂

Braz.: Malvatricin Antitartaro.

多组分制剂 ***Arg.:*** Esmedent Dientes Sens Blanq + Ctrol Sarro†; Fluordent PX; Sensodyne Antisarro; ***Braz.:*** Emoform AT; Malvatricin Antiplaca; Malvatricin Dentes Sensiveis; ***Chile:*** FKD†; ***Fr.:*** Fluocaril blancheur; ***Ital.:*** AZ Tartar Control; Emoform-Tat; ***USA:*** Plax.

Sodium Pyruvate 丙酮酸钠

Acetilformiato de sodio; Pirorracemato de sodio; Piruvato de sodio. Sodium α-ketopropionate; sodium 2-oxopropanoate.

Пируват Натрия

$C_3H_4NaO_3$ = 111.1.
CAS — 127-17-3 (pyruvic acid); 113-24-6 (sodium pyruvate).
UNII — POD38AIF08.

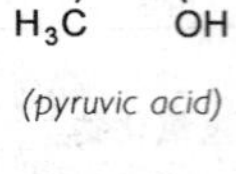

(pyruvic acid)

简介

本品静脉注射可用于丙酮酸代谢紊乱的诊断。

静脉输注 500mg/kg 丙酮酸钠 10min 后，乳酸和丙酮酸的相对血清浓度可以帮助诊断丙酮酸代谢紊乱[1]。1 名 9 岁患有限制型心肌病的儿童在静脉注射丙酮酸钠后不久死亡，因此，建议心功能衰竭患者不应进行此项试验[2]。

1. Dijkstra U, *et al.* Friedreich's ataxia: intravenous pyruvate load to demonstrate a defect in pyruvate metabolism. *Neurology* 1984; **34:** 1493–7.
2. Matthys D, *et al.* Fatal outcome of pyruvate loading test in child with restrictive cardiomyopathy. *Lancet* 1991; **338:** 1020–1.

制剂

多组分制剂 ***Israel:*** Rejuvesol†.

顺势疗法制剂 ***Ger.:*** Zitronensaurezyklus-Heel.

Sodium Silicate 硅酸钠

Aqua Silicata; Silicato de sodio; Soluble Glass; Vidrio soluble; Water Glass.

Натриевосиликатные; Силикат Натрия

CAS — 1344-09-8.
UNII — IJF18F77L3.

简介

最常见的可获得的干燥形式的硅酸钠为 Na_2SiO_3、$Na_6Si_2O_7$ 和 $Na_2Si_3O_7$，含有不同量的水。硅酸钠的浓缩水溶液已经可以从商业获得，具有多种工业用途。本品溶液在组成、黏度和密度方面存在差异；氧化钠与二氧化硅的比值（Na_2O/SiO_2）越大，溶液的黏度和碱性越强。

Sodium Succinate 琥珀酸钠

Succinato de sodio.

Янтарнокислый Натрий

$C_4H_4Na_2O_4,6H_2O$ = 270.1.
CAS — 150-90-3 (anhydrous sodium succinate); 6106-21-4 (sodium succinate hexahydrate).
UNII — V8ZGC8ISR3 (anhydrous sodium succinate); U16QOD6C4E (sodium succinate hexahydrate).

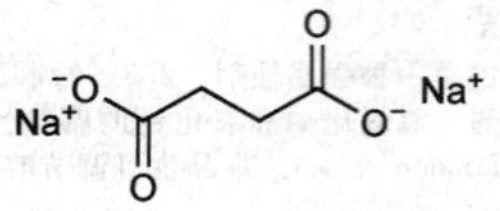

简介

琥珀酸钠，琥珀酸（见第1981页）的钠盐是治疗白内障的外用制剂的组分之一。也可作为食品添加剂。

制剂

多组分制剂 ***Fr.:*** Cristopal†; ***Gr.:*** Collyre Vitaphakol; ***Spain:*** Vitaphakol†.

Solidago 一枝黄花属

Aranyvesszűfű (solidaginis herba); Echtes Goldrutenkraut (*S. virgaurea*); European Goldenrod (*S. virgaurea*); Golden Rod; Goldrutenkraut (*S. gigantea* or *S. canadensis*); Gullris, europeisk (solidaginis virgaureae herba); Gullris (solidaginis herba); Herba Virgaureae (*S. virgaurea*); Kultapiisku, eurooppalainen (solidaginis virgaureae herba); Kultapiisku (solidaginis herba); Nať zlatobýlu obecného (solidaginis virgaureae herba); Paprastųjų rykštenių žolė (solidaginis virgaureae herba); Rykštenių žolė (solidaginis herba); Solidage; Solidage Verge d'Or (*S. virgaurea*); Solidaginis Herba (*S. gigantea* or *S. canadensis*); Solidaginis virgaureae herba (*S. virgaurea*); Solidago Virga Aurea (*S. virgaurea*); Verge d'Or; Ziele nawłoci (*S. virgaurea*); Ziele nawłoci pospolitej (*S. virgaurea*); Zlatobýlová nať (solidaginis herba).

Золотарник

ATC Herb — HJ01WB5014 (Solidago virgaurea: herb).
UNII — ZHL562L3PR (Solidago canadensis).

注：Aaron's Rod 的命名已被用于多种植物如一枝黄花属（*Solidago* spp）、毛蕊花素（*Verbascum* spp.）和屋顶长生花（*Sempervivum tectorum*）。

Pharmacopoeias. In *Eur.* (see p.vii).

Ph. Eur. 6. 8 (Goldenrod, Europen; Solidaginis virgaureae herba) 毛果一枝黄花属（*Solidaginis virgaureae*）的完整或切碎的干燥的花期地上部分。以干燥品作对照，按金丝桃苷计算（$C_{21}H_{20}O_{12}$＝464.4），含有的黄酮类化合物不低于 0.5%，也不能超过 1.5%。

Ph. Eur. 6. 8 (Goldenrod; Solidaginis herba) 巨大一枝黄花属（*Solidago gigantea*）或加拿大一枝黄花（*S. Canadensis*）的完整或切碎的干燥的花期地上部分。以干燥品作对照，按金丝桃苷计算（$C_{21}H_{20}O_{12}$＝464.4），含有的黄酮类化合物不低于 2.5%。

简介

毛果一枝黄花属（*Solidaginis virgaureae*）[紫菀科（Asteraceae）] 具有利尿和抗炎活性。主要用于膀胱和肾的炎性疾病以及治疗肾结石。本品也是治疗多种疾病的草药制剂的组分之一。

过去认为巨大一枝黄花（*S. gigantea*）[早秋麒麟草（Early golden-rod）] 和加拿大一枝黄花（*S. Canadensis*）是毛果一枝黄花（*S. virgaurea*）的掺杂物，但是，现在认为它们具有相似活性。

顺势疗法 一枝黄花属已经以下列名称用于顺势疗法药物：Solidage virgaurea；Sol. vir。

制剂

专利制剂

Cz.: Zlatobylova Nat; ***Ger.:*** Canephron S†; Cystinol Long; Cystium Solidago; Cysto Fink Mono†; Granu Fink Durchspulungs†; Kalkurenal Goldrute†; Nephrisol mono; Nephrolith mono†; Nieral; Polbax novo; Solidacur; Solidagoren mono; Solidagoren Uro; Stromic; Urol; Uroplant†; ***Hung.:*** Stromic.

多组分制剂 ***Austral.:*** Cranbiotic Super†; Euphrasia Complex; Euphrasia Compound; Extralife Fluid-Care†; Phytodolor; ***Austria:*** Heumann's Blasen- und Nierentee†; Phytodolor; Solubitrat; Urelium Neu; ***Canad.:*** Entschlackungstee N; ***Cz.:*** Antirevmaticky Caj†; Epilobin; Phytodolor; Stoffwechseltee N†; Urcyston Planta; ***Fr.:*** Solution Stago Diluee; Tisane de Sante; ***Ger.:*** Aqualibra; BioCyst; Canephron novo†; Cefasabal; Cystinol N; Dr. Scheffler Bergischer Krautertee Blasen- und Nierentee; Harntee 400 N; Harntee STADA†; Harntee-Steiner; Heumann Blasen- und Nierentee Solubitrat uro; Heweberberol-Tee†; Hewenephron duo†; Inconturina†; nephro-loges†; Nephronorm med†; Nephroselect M; Nephrubin-N†; Phytodolor; Prostamed; Renob Blasen- und Nierentee; Solidagoren N; ***Hung.:*** Herpesil; Prostazyn; Worishofener; ***Ital.:*** Flavion; ***Malaysia:*** Cefasabal; ***Pol.:*** Diuronis; Fitoven; Nefrobonisol; Nefrol; Nefrosept; NeoFitolizyna†; Prostapol; Reumacor; Urofort; Uromix†; Uroprost; ***Rus.:*** Prostanorm (Простанорм); ***Spain:*** Natusor Artilane†; Natusor Renal†; Renusor†; ***Switz.:*** Demonatur Dragees pour les reins et la vessie; Dragees S pour les reins et la vessie; Gem†; Nephrosolid; Phytomed Nephro†; Phytomed Prosta†; Urinex; ***Ukr.:*** Prostamed (Простамед); Prostanorm (Простанорм)†.

顺势疗法制剂 ***Austral.:*** Dermatitis Relief†; Echine†; ***Austria:*** Berberis Cosmoplex; ***Canad.:*** Allergy Relief; Breathe More; Chelidonium Plex; Common Mallow Combination; Drosera Compose; Drosera Plex; Drosetux†; Formula CI 207; Formula FV 213; Formula Homeo QR 209; Goldenrod Combination; Homeoknop Ikoplex 13; Lympatox; Male +; Prost-X L8†; Renelix; Sabalia; Santaherba†; ***Chile:*** Ikoplex No 13; ***Cz.:*** Drosetux; Rhinallergy; ***Fr.:*** Boripharm No 1; Boripharm No 41; Chelidonium Compose; Drosera Compose; Drosetux; Formica Rufa Compose; Granules Boripharm no 39†; Granules Boripharm no 4†; Homeofortil; Kalium Iodatum Complexe No 84; L 8; Nux Vomica Compose; Pareira Brava Compose; Rhinallergy; Santaherba; Scrofularia Compose; Thlascose; ***Ger.:*** Antinephrin M†; Chol-Do; Colchicum comp†; Cystibosin B 48†; Cysto Hevert; Heparanox; Hevertnier Complex N; Hevertnier Complex†; Heweberberol; Hewecyst Blasen-Nieren; Jsoskleran; Lowe-Komplex Nr 13†; metasolidago S; Nieren-Elixier ST†; Nierentropfen Cosmochema; Phonix Silybum spag; Phonix Solidago spag; Phonix Urtica-Arsenicum spag; Renorell; Restructa SN†; Solidago Hevert Complex; Solidagosan N†; Uricosyx†; uro-loges; ***Neth.:*** Homeocare urinewegen; Reneel H; Restructa H; ***Switz.:*** Drosetux; Rhinallergy; ***USA:*** Preferred Remedies Antacid; Preferred Remedies Detoxin.

Sorrel 酸模

Acedera Común; Azeda-Brava; Garden Sorrel; Herba Rumicis Acetosae; Oseille; Sorrel Dock; Sour Dock; Vinagrera; Wiesensauerampfer.

Щавель Кислый (*Rumex acetosa*); Щавель Обыкновенный (*Rumex acetosa*)

注：酸模（sour dock）的名称同时也用于黄酸模（见第2363页）。

简介

酸模（酸模属，蓼科）用于治疗呼吸道疾病。也可作为烹饪香料。

制剂

多组分制剂 **Austria:** Sinupret; Solvopret; **Cz.:** Sinupret; **Ger.:** Sinupret; **Hong Kong:** Sinupret; **Hung.:** Sinupret; **Indon.:** Sinupret†; **Mex.:** Bisolsinus; **Philipp.:** Sinupret; **Pol.:** Sinupret; **Rus.:** Sinupret (Синупрет); **Singapore:** Sinupret; **Switz.:** Sinupret; **Thai.:** Sinupret†; **Ukr.:** Sinupret (Синупрет).

顺势疗法制剂 **Canad.:** Essigen.

Soya Isoflavones 大豆异黄酮

Соевые Изофлавоны

Pharmacopoeias. In *US.*

USP 33（Powdered Soy Isoflavones Extract） 本品由大豆（*Glycine max*）［豆科（Fabaceae）］的种子经水或水醇混合物抽提制备。含量根据下列物质的干燥物总和计，包括黄豆苷、黄豆黄苷、染料木苷以及下列异黄酮中的一种或几种：丙二酰黄豆苷、丙二酰黄豆黄苷、丙二酰染料木苷、乙酰大豆苷、乙酰黄豆黄苷、乙酰染料木苷、黄豆苷元、黄豆黄素和三羟基异黄酮。贮藏于密闭容器中，温度20～25℃，允许的温度范围为15～30℃。避光。

Daidzein 黄豆苷元

4′,7-Dihydroxyisoflavone; 7-Hydroxy-3-(4-hydroxyphenyl)-4*H*-1-benzopyran-4-one.

Даидзеин

$C_{15}H_{10}O_4$ = 254.2.

CAS — 486-66-8.

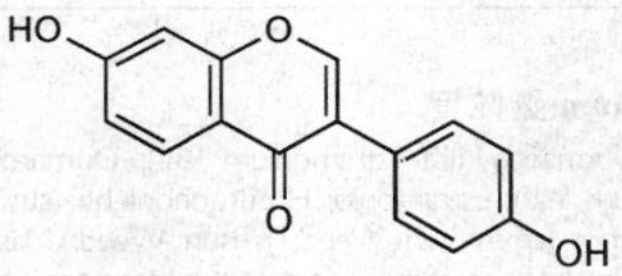

Genistein 三羟异黄酮

CI-75610; Genisteol; Prunetol. 4′,5,7-Trihydroxyisoflavone; 5,7-Dihydroxy-3-(4-hydroxyphenyl)-4*H*-1-benzopyran-4-one.

Генистеин

$C_{15}H_{10}O_5$ = 270.2.

CAS — 446-72-0.

UNII — DH2M523P0H.

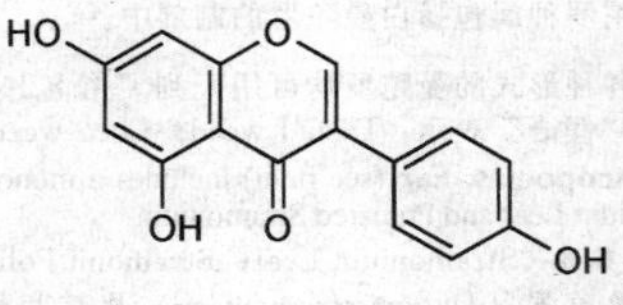

简介

三羟异黄酮和黄豆苷元都是大豆异黄酮。三羟异黄酮是酪氨酸激酶抑制剂，它是一种植物雌激素，试用于缓解绝经期症状。它的降血脂作用和抑制肿瘤作用也在研究中。黄豆苷元也在进行类似的研究。黄豆苷元主要以大豆黄酮苷糖苷的形式存在，它是某些治疗乙醇滥用传统草药的组分之一。

对内分泌系统的影响 以大豆为基础的制剂中的异黄酮可能具有生物活性，见第1867页。

高脂血症 有关大豆异黄酮可能的降血脂作用的讨论，见第1868页。

更年期失调 大豆中含有植物雌激素，为异黄酮形式，特别是黄豆苷元（见第2335页）和三羟异黄酮（见上文），两者在缓解更年期症状（见第2010页）时发挥的雌激素调节作用正处于研究中[1]。当雌激素水平较低时，三羟异黄酮可发挥雌激素样作用，而当雌激素水平较高时，它又可表现出抗雌激素作用[2]。

研究已发现大豆异黄酮提取物可小幅度降低潮热的发生率[3]。然而，一篇系统性综述得出结论认为，大豆类食物、大豆提取物或三叶草提取物（见第2213页）来源的植物雌激素不能改善潮热或其他更年期症状[4]。

异黄酮可能能够降低胆固醇和血脂（见高脂血症，第1868页）。一些流行病学研究和动物试验数据显示，异黄酮也预防乳腺癌[1,2,5]。然而，植物雌激素由于其具有雌激素活性，可以刺激乳腺肿瘤生长[6]。这些刺激和抑制作用可能是浓度依赖性的。大豆产品仅含有少量的植物雌激素，因此很难因摄入足够的大豆而抑制乳腺癌的生长[7]。一项荟萃分析指出，摄入大豆可能轻度降低乳腺癌患病风险[8]，但由于存在其他混合因素和缺乏量效关系，这一结果应该进行慎重的解读。鉴于可能发生的不良反应，推荐高剂量大豆异黄酮的补充给药用于预防乳腺癌或防止其复发为时过早。

一些小型研究显示大豆异黄酮可以降低骨转换，推测其可以用于预防骨质疏松（见第1050页）[1]。在推荐异黄酮作为常规激素替代疗法外的备选治疗方案前，应先对其进行大规模的研究（鉴于其缺少心血管益处，见高脂血症第1868页）[5~7]。在一项异黄酮对认知功能影响的研究中，与对照组相比，含有异黄酮的大豆蛋白对绝经后妇女骨密度和血脂的影响无差异[9]。

1. Vincent A, Fitzpatrick LA. Soy isoflavones: are they useful in menopause? *Mayo Clin Proc* 2000; **75:** 1174–84.
2. Goldwyn S, *et al.* Promotion of health by soy isoflavones: efficacy, benefit and safety concerns. *Drug Metabol Drug Interact* 2000; **17:** 261–89.
3. Upmalis DH, *et al.* Vasomotor symptom relief by soy isoflavone extract tablets in postmenopausal women: a multicenter, double-blind, randomized, placebo-controlled study. *Menopause* 2000; **7:** 236–42. Correction. *ibid.*; 422.
4. Krebs EE, *et al.* Phytoestrogens for treatment of menopausal symptoms: a systematic review. *Obstet Gynecol* 2004; **104:** 824–36.
5. Sirtori CR. Risks and benefits of soy phytoestrogens in cardiovascular diseases, cancer, climacteric symptoms and osteoporosis. *Drug Safety* 2001; **24:** 665–82.
6. Mason P. Isoflavones. *Pharm J* 2001; **266:** 16–19.
7. de Lemos ML. Effects of soy phytoestrogens genistein and daidzein on breast cancer growth. *Ann Pharmacother* 2001; **35:** 1118–21.
8. Trock BJ, *et al.* Meta-analysis of soy intake and breast cancer risk. *J Natl Cancer Inst* 2006; **98:** 459–71.
9. Kreijkamp-Kaspers S, *et al.* Effect of soy protein containing isoflavones on cognitive function, bone mineral density, and plasma lipids in postmenopausal women: a randomized controlled trial. *JAMA* 2004; **292:** 65–74.

制剂

USP 33: Soy Isoflavones Capsules; Soy Isoflavones Tablets.

专利制剂

Arg.: Melinda; Sojadiol; Sojar Men; Tanvimil Isoflavonas; **Braz.:** Buona; Flavonil; Isoflavine; Menop; Soy 50; Soyfemme; **Fr.:** Flavonex†; Inoclim; **Hong Kong:** Phyto Soya; Phyto-Care; **Indon.:** Calvonin; Promensil; **Ital.:** Soymen Gel; **Mex.:** Pausicaps†; **Port.:** Isogyn†; **S.Afr.:** Phytopause†; **Singapore:** Isovon; **Turk.:** Gynogen; **Venez.:** Climasoy.

多组分制剂 **Arg.:** Equilibrol Fem; Fem Plus 50; Isaflavon†; La Edad De Oro; Selder; Sigmafem Free; Sigmaflavon Plus; Snella D + E; Sojar Plus-Calcio; Sojasterol†; Tanvimil Gel; Tanvimil Isoflavonas; Tanvimil Isoflavonas Calcio D3; Upsala; **Austral.:** In-Control; **Canad.:** Natural HRT; **Chile:** Dennov; **Fr.:** Anacaps; Effia†; Estrofort; Imedeen Prime Renewal; **Hong Kong:** Caltrate + Soy; Palmetto Plus; Phyto-Ease; Phytoestrin; **Indon.:** Bonilav; Cal-95; Calosbon; Calplex; Femosa†; Hi-Bone; Isofem†; Isomenopace; Ossovit Plus; **Ital.:** Apogeo; Biolastic T5; Climil Gel; Evestrel; Fitogenase; Rinnova; **Malaysia:** Isoflav; Shine Femenino; **Mex.:** Caflovan; **Port.:** Afron†; Femnet†; **S.Afr.:** Phytopause BSF†; **Singapore:** Caltrate + Soy; Palmetto Plus; Phytoestrin; **UK:** Aria; Estroven; Estroven Nighttime; SoyPlus; **USA:** Better Cholesterol; Fosteum; **Venez.:** Calcibon D Soya.

Sparteine Sulfate（*USAN*，*rINNM*）硫酸司巴丁

Spart. Sulph.; Spartéine, Sulfate de; Sparteine Sulphate; (−)-Sparteine Sulphate; *l*-Sparteine Sulphate; Sparteini Sulfas; Sparteinum Sulfuricum; Sulfato de esparteína. Dodecahydro-7,14-methano-2*H*,6*H*-dipyrido[1,2-*a*:1′,2′-*e*][1,5]diazocine sulphate pentahydrate.

Спартеина Сульфат

$C_{15}H_{26}N_2,H_2SO_4,5H_2O$ = 422.5.

CAS — 90-39-1 (sparteine); 299-39-8 (anhydrous sparteine sulfate); 6160-12-9 (sparteine sulfate pentahydrate).

ATC — C01BA04.

ATC Vet — QC01BA04.

UNII — GQ3J2TLZ7E.

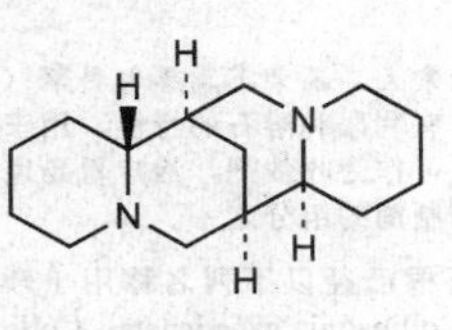

(*sparteine*)

Pharmacopoeias. In *Fr.* and *Viet.*

简介

硫酸司巴丁是二元生物碱司巴丁的盐，后者是从金雀花（见第2327页）中获得。本品具有降低心肌兴奋性和传导的作用，用于治疗心律失常。小剂量刺激自主神经节，大剂量则麻痹自主神经节。在外周，本品具有相当强烈的箭毒样作用，麻痹隔膜末端，导致呼吸抑制。

司巴丁的氧化代谢具有遗传多态性。该特性已经用于体外筛选试验，来确定其他在代谢中具有类似遗传多态性的药物。

注意事项 慢代谢者若服用过量的含有司巴丁的草本减肥药会导致不良反应；对于孕妇来说，可能特别危险[1]。

1. Galloway JH, *et al.* Potentially hazardous compound in a herbal slimming remedy. *Lancet* 1992; **340:** 179.

制剂

多组分制剂 **Braz.:** Belacodid†.

Spearmint 荷兰薄荷

Asanda; Grüne Minze; Hierba buena; Menta; Menta crespa; Menta romana; Menta verde; Mentastro verde; Mentha Viridis; Menthae Crispae Folium; Menthe douce; Menthe verte; Mint; Sándalo de jardín; Speer-Minze; Yerba buena; Yerba santa; Yerbabuena.

Мята Колосистая (*Mentha spicata*)

UNII — J7I2T6IV1N (spearmint); FV98Z8GITP (mint).

简介

本品由普通荷兰薄荷、留兰香（绿薄荷）或苏格兰薄荷（苏格兰留兰香）（唇形科）的干燥叶子和开花的顶端组成。荷兰薄荷是荷兰薄荷油的来源（见下文）。它具有祛风特性，用作香料。

1. Akdoğan M, *et al.* Effect of spearmint (*Mentha spicata* Labiatae) teas on androgen levels in women with hirsutism. *Phytother Res* 2007; **21:** 444–7.
2. Grant P. Spearmint herbal tea has significant anti-androgen effects in polycystic ovarian syndrome. A randomized controlled trial. *Phytother Res* 2010; **24:** 186–8.

制剂

专利制剂

Braz.: Giamebil†.

多组分制剂 **Canad.:** Calmane; **Chile:** Te Laxante†; **Cz.:** Hertz-und Kreislauftee†; **Fr.:** Tisane Provencale no 4; **Switz.:** Gel a la consoude†; Kemosan Eau Dentifrice; Tisane antirhumatismale; Tisane pour l'estomac; Tisane pour le coeur et la circulation; Tisane pour le sommeil et les nerfs; **Ukr.:** Florised (Флорисед).

Spearmint Oil 荷兰薄荷油

Huile Essentielle de Menthe Crépue; Menta, aceite esencial de; Oleum Menthae Crispae; Oleum Menthae Viridis.

Мятное Масло

UNII — C3M81465G5.

Pharmacopoeias. In *Br.* and *Fr.*

BP 2010（Spearmint Oil） 本品是荷兰薄荷和苏格兰薄荷新鲜花期植物经蒸馏获得。刚蒸馏出的液体呈无色透明、淡黄色或黄绿色，不溶于水，具有荷兰薄荷油的臭。随着贮藏时间的延长，逐渐变暗，黏度增加。本品含有的香芹酮不低于55%（*w*/*w*）。20℃时，可溶于80%的乙醇（1∶1）；若稀释，液体会变浑浊。贮藏于温度不得超过25℃的装满的密闭容器中。避光。

不良反应

超敏反应 文献报道，1例患者使用含有荷兰薄荷油的牙膏发生过敏性接触性唇炎[1]。其他过敏反应的病例已有报道[2,3]。

1. Skrebova N, *et al.* Allergic contact cheilitis from spearmint oil. *Contact Dermatitis* 1998; **39:** 35.
2. Bonamonte D, *et al.* Allergic contact dermatitis from Mentha spicata (spearmint). *Contact Dermatitis* 2001; **45:** 298.
3. Clayton R, Orton D. Contact allergy to spearmint oil in a patient with oral lichen planus. *Contact Dermatitis* 2004; **51:** 314–5.

用途和用法

荷兰薄荷油与薄荷油（见第1681页）的性质相似，可作为祛风剂和香料。也用于芳香疗法。

制剂

多组分制剂 **Austria:** Euka; **Chile:** Polvos Alcalinos; **Cz.:** Parodontal F5†; **Hung.:** Pudin Haran; **Indon.:** Listerine Coolmint†; **Ital.:** Dentosan Azione Intensiva; Dentosan Mese; **Philipp.:** CleanEars; Listerine Coolmint; Medisnore; **Switz.:** Alvogyl; **UK:** Fre-bre; Profelan; **USA:** Nostrilla Conditioning Double Moisture.

Spike Lavender 小穗薰衣草

Lavande aspic.
Лаванда Широколистная

简介

本品是 *Lavandula tali folia* ［唇形科（Lamiaceae）］，它与薰衣草（见第2266页）的使用相似，作为镇静药和治疗胆道疾病。它是小穗薰衣草油的来源（见下文）。

制剂

多组分制剂　***Spain:*** Natusor Somnisedan†; Sedasor†.

Spike Lavender Oil 小穗薰衣草油

Alhucema, aceite esencial de; Huile Essentielle d'Aspic; Ol. Lavand. Spic.; Oleum Lavandulae Spicatae; Spicae Actheroleum; Spike Oil.

Спиковое Лавандовое Масло

Pharmacopoeias. In *Eur.* (see p.vii).

Ph. Eur. 6. 8（Spike Lavender Oil；Spicae Aetheroleum）本品是 *Lavandula lati folia* 开花的顶端经蒸汽蒸馏获得。透明、可流动的、淡黄色或黄绿色的液体，有类似桉叶油和樟脑的气味。贮藏温度不超过 25℃。

简介

本品是 *Lavandula lati folia* ［唇形科（Labiatae）］的挥发油组分。它与薰衣草油（见第2266页）的性质相似。主要用于香料，也用于芳香疗法。可能会发生超敏反应。

制剂

专利制剂

Austria: Tavipec; ***Ger.:*** Bronchobest†; ***Thai.:*** Tavipec.

多组分制剂　***Austria:*** Novipec; Tussamag; ***Rus.:*** Carmolis (Кармолис); ***S.Afr.:*** Balsem Vita GEEL†; Balsem Vita ROOI†; Balsem Vita Wit; Stuidruppels†; ***Switz.:*** Baume du Chalet; Fortalis.

Spirulina 螺旋藻属

Espirulina.
Спирулина

简介

螺旋藻属是蓝绿色海藻的一种，作为一种厌食剂被推广，但是目前没有令人信服的证据来支持该适应证的安全性或有效性。

制剂

专利制剂

India: Fitness; ***Indon.:*** Spirumate†; ***Rus.:*** Radahlorin (Радахлорин); ***UK:*** Biolina.

多组分制剂　***Arg.:*** No-Gras; ***Austral.:*** Cal Alkyline†; Rubus Complex†; ***Chile:*** Natur-Zin; Natursel-C; Perfect Body; Reducform-F; ***Fr.:*** Thalgo Tonic†; ***India:*** Antoxyl; Vitexid; ***Ital.:*** Salovit; ***Malaysia:*** Eyebright Plus†; ***Philipp.:*** Spigrow for Boys; Spigrow for Girls.

顺势疗法制剂　***Canad.:*** Maxi Force Energy Cocktail†.

Star Anise 八角茴香

Anís Estrellado; Anis Étoilé; Anisi stellati fructus; Anisum Badium; Anisum Stellatum; Badiana; Badiane; Badiane de Chine; Badyáníkový plod; Chinese Star Anise; Csillagánizs; Owoc anyżu gwiaździstego; Star Anise Fruit; Sternanis; Stjärnanis; Tähtianis; Žvaigždanyžių vaisiai.

Анис Звёздчатый

UNII — XKC1657P78 (Illicium verum seed).

注：与日本的八角茴香不同。

Pharmacopoeias. In *Chin.* and *Eur.* (see p.vii).

Ph. Eur. 6. 8（Star Anise；Anisi Stellati Fructus）本品是八角大茴香的干燥果实混合物，以无水药物作为对照，含有的精油不得少于 7%（*v/w*）。精油中反式茴香烯的含量最少 86%。避光。

不良反应

对神经系统的影响　数名婴儿患者输注了八角茴香后发生了神经毒性[1~4]，发生毒性作用的原因是中国的八角茴香（*Illiciam Verum*）中掺杂或污染了日本的八角茴香（*I. anisatum*），因为后者含有倍半萜烯内酯，如毒八角素。

1. Garzo Fernandez C, *et al.* Casos de enfermedad de sintomatología neurológica asociados al consumo de anís estrellado empleado como carminativo. *An Esp Pediatr* 2002; **57:** 290–4.
2. Minodier P, *et al.* Intoxication aiguë par la badiane chez Le nourrisson. *Arch Pediatr* 2003; **10:** 619–21.
3. Ize-Ludlow D, *et al.* Neurotoxicities in infants seen with the consumption of star anise tea. Abstract: *Pediatrics* 2004; **114:** 1330. Full version: http://pediatrics.aappublications.org/cgi/reprint/114/5/e653.pdf (accessed 16/08/10)
4. de la Rubia Fernández L, *et al.* Intoxicación por anís estrellado. *An Pediatr (Barc)* 2009; **71:** 581–2.

用途和用法

八角大茴香［*Illicium verum*（Illiciaceae）］的果实，用作黏膜炎的祛痰剂和胃肠道解痉药。它和百里草（见第2346页）合用作为草药制剂治疗感冒和上呼吸道疾病。也可作为烹饪香料。

八角茴香是八角茴香油（见下文）的来源。也是毒八角酸的来源。毒八角酸可用于抗流感病毒药奥司他韦（见第866页）的生产。

本品中掺杂日本八角茴香（shikimi fruits；*I. anisatum*），是引起数例患者发生神经毒性的主要原因（见上文）。欧盟实施了进口限制。由于日本八角茴香的名字和八角大茴香的名字相同，这使问题进一步复杂化。

制剂

多组分制剂　***Austria:*** Pervivo; ***Braz.:*** Ductoveran; Elixir 914†; ***Cz.:*** Naturland Grosser Swedenbitter†; ***Ger.:*** Cefabronchin; ***Hung.:*** Bittner; ***Ital.:*** Relaxcol; ***Spain:*** Digestovita†; ***Switz.:*** Kemosan Eau Dentifrice; Tisane laxative; Tisane pectorale et antitussive; ***Venez.:*** Atrobel; Clovenn†; Ervossil.

顺势疗法制剂　***Austria:*** Tartephedreel.

Star Anise Oil 八角茴香油

Anisi stellati aetheroleum; Anisi Stellati Etheroleum; Badiane, huile essentielle de; Badyáníková silice; Oleum Badianae; Stjärnanisolja; Tähtianisöljy; Žvaigždanyžių eterinis aliejus.

Бадьяновое Масло

UNII — 6RXP35EIRE.

Pharmacopoeias. In *Eur.* (see p.vii). *USNF* includes star anise oil under the title Anise Oil.

Ph. Eur. 6. 8（Star Anise Oil；Anisi Stellati Aetheroleum）本品精油是从八角大茴香的干燥成熟果实经水蒸气蒸溜获得。本品含有 0.2%～2.5% 的芳樟醇、0.5%～6.0% 的爱草脑、α-松油醇不超过 0.3%、0.1%～0.5% 的顺式茴香烯、86%～93% 的反式茴香烯、0.1%～0.5% 茴香醛和 0.1%～3.0% 的茴香苷。本品为澄清、无色或淡黄色液体。相对密度 0.979～0.985。凝固点为 15～19℃。贮藏于温度不得超过 25℃ 的装满的密闭容器中。避光。

USNF 28（Anise Oil）　本品从茴芹属茴香（伞形科）和八角茴香（八角科）干燥、成熟果实经水蒸气蒸溜获得的挥发油。凝结温度不得低于 15℃，溶于 90% 的乙醇（1∶3）。贮藏于装满的密闭容器中。如果析出固体，应缓慢加热至完全液化，摇匀后应用。

简介

本品是治疗感冒和咳嗽症状的制剂组分之一。在工业和制药业中，它是茴香油（见第2181页）的代替品。也用于芳香疗法。

制剂

BP 2010: Camphorated Opium Tincture; Compound Orange Spirit; Concentrated Anise Water; Concentrated Camphorated Opium Tincture.

多组分制剂　***Cz.:*** Biotussil; ***Ger.:*** Makatussin Tropfen; ***Switz.:*** Foral†; Liberol Baby N; Odontal; ***Turk.:*** Sandolin†.

Stone Root 石根

Collinsonia; Collinsonia del Canadá; Hardhack; Heal-all; Knob Root.

Коллинсония Канадская (*Collinsonia canadensis*)

UNII — J9BTD5377V (collinsonia); O2630F3XDR (Collinsonia canadensis root).

简介

本品是加拿大二蕊紫苏属唇形科草（唇形科）的根和根状茎，具有利尿和溶石的特性，用于治疗肾结石和尿道结石。也可作为收敛剂，治疗胃肠道疾病。也作为治疗痔的草药制剂的组分之一。

顺势疗法　石根已经以下列名称用于顺势疗法药物：Collinsonia；Collinsonia canadensis；Collin. c。

制剂

多组分制剂　***Canad.:*** Diuretic Tablets; ***UK:*** Piletabs.

顺势疗法制剂　***Canad.:*** Hae 2 Complex; ***Fr.:*** Aesculus Complexe No 103; Carominthe; Sepia Compose; ***Neth.:*** Collite; ***Switz.:*** Hemolingual.

Storax 苏合香酯

Balsamum Styrax Liquidus; Estoraque; Estoraque Líquido; Liquid Storax; Styrax.

Стиракс

ATC Herb — HD03WX5010 (Liquidambar styraciflua: balsam); HR05WA5025 (Liquidambar styraciflua: balsam); HD03WX5009 (Liquidambar orientalis: balsam); HR05WA5024 (Liquidambar orientalis: balsam).

Pharmacopoeias. In *Chin.* and *US.*

USP 33（Storax）　本品是从东方胶皮糖香树（*Liquidambar orientalis*）(Levant storax）或北美枫香树（*L. styraci flua*）(American storax)（Hamamelidaceae）的树干中获得的香树脂。呈灰色至灰棕色的半流体，有黏性，不透明，静置形成深暗棕褐沉淀层，或者半固体，有时呈固体。缓慢加热会变软（美国苏合香酯）。薄层时呈透明状，有特征性香臭，密度比水大。

不溶于水，溶于等重量的热乙醇中（通常溶解不完全），溶于丙酮、二硫化碳和乙醚。有时会有不溶性残渣。

简介

苏合香酯和秘鲁香脂（见第2306页）的作用相似。纯化后或制备的苏合香酯可作为软膏，曾用于治疗皮肤寄生虫疾病。苏合香酯具有温和的防腐作用，是治疗上呼吸道疾病制剂和用于皮肤、黏膜制剂的组分之一。据报道，本品可使皮肤致敏。

制剂

BP 2010: Benzoin Inhalation; Compound Benzoin Tincture;
BPC 1954: Compound Iodoform Paint;
USP 33: Compound Benzoin Tincture.

多组分制剂　***NZ:*** Frador; ***S.Afr.:*** Turlington Tincture†; ***UK:*** Frador.

Stramonium 曼陀罗

Datura; Durmanový list (stramonium leaf); Durnaropių lapai (stramonium leaf); Estramonio; Hulluruohonlehti (stramonium leaf); Inferno; Jamestown Weed; Jimson Weed; Maszlaglevél (stramonium leaf); Stechapfel; Stramoine; Stramoine, feuille de (stramonium leaf); Stramonii folium (stramonium leaf); Stramoniumblad (stramonium leaf); Thornapple.

Дурман Обыкновенный (*Datura stramonium*)

ATC Vet — QR03BB03.

ATC Herb — HA03YA5003 (Datura stramonium: leaf); HR03BB5001 (Datum stramonium: leaf).

UNII — G6W4F0V8Z3 (Datura stramonium); WQ9QD9P2XV (Datura stramonium leaf).

注：术语曼陀罗、曼陀罗草、曼陀罗叶已经应用到各种曼陀罗种属包括白曼陀罗的制剂中。

俗名　各种形式的曼陀罗均可用下列“俗名”（见第vii页）或“俚语”表示：Devi'l weed；Loco weed。

Pharmacopoeias. *Eur.* (see p.vii) includes a monograph for Stramonium Leaf and Prepared Stramonium.

Ph. Eur. 6. 8（Stramonium Leaf；Stramonii Folium）本品由紫曼陀罗（*Datura stramonium*）及其变种的干燥叶子，或干燥的叶子、花期的顶端和偶尔带有果实的顶端组成。以天仙子胺计算，本品含有的总生物碱不得少于 0.25%。生物碱主要由天仙子胺和不同含量的东莨菪碱组成。具有难闻臭。避光，防潮。

BP 2010 指出，如果处方开具了曼陀罗叶或曼陀罗叶粉末，应该调配制备的曼陀罗。

Ph. Eur. 6. 8（Stramonium，Prepared；Stramonii Pulvis Normatus）　本品是曼陀罗叶子的粉末，以天仙子胺计算，调节总生物碱的含量为 0.23%～0.27%。贮藏于密闭容器中，避光。

不良反应、处置和注意事项

参见硫酸阿托品，第1176页。

滥用　据报道，中毒反应大多与滥用本品或其制剂有关。

1. Gowdy JM. Stramonium intoxication: review of symptomatology in 212 cases. *JAMA* 1972; **221:** 585–7.
2. Shervette RE, *et al.* Jimson "Loco" weed abuse in adolescents. *Pediatrics* 1979; **63:** 520–3.
3. Anonymous. Jimson weed poisoning—Texas, New York, and California, 1994. *MMWR* 1995; **44:** 41–4.
4. Salen P, *et al.* Effect of physostigmine and gastric lavage in a Datura stramonium-induced anticholinergic poisoning epidemic. *Am J Emerg Med* 2003; **21:** 316–17.

5. Boumba VA, *et al.* Fatal poisoning from ingestion of Datura stramonium seeds. *Vet Hum Toxicol* 2004; **46:** 81–2.
6. Forrester MB. Jimsonweed (Datura stramonium) exposures in Texas, 1998-2004. *J Toxicol Environ Health A* 2006; **69:** 1757–62.
7. Marc B, *et al.* Intoxications aiguës à Datura stramonium aux urgences. *Presse Med* 2007; **36:** 1399–1403.
8. Spina SP, Taddei A. Teenagers with Jimson weed (Datura stramonium) poisoning. *CJEM* 2007; **9:** 467–8.
9. Wiebe TH, *et al.* Angel's trumpet (Datura stramonium) poisoning and delirium in adolescents in Winnipeg, Manitoba: Summer 2006. *Paediatr Child Health* 2008; **13:** 193–6.
10. Suk SH, Kwak YT. Toxic encephalopathy after taking dried seeds of Datura stramonium in two elderly subjects. *Geriatr Gerontol Int* 2009; **9:** 326–8.
11. CDC. Jimsonweed poisoning associated with a homemade stew—Maryland, 2008. *MMWR* 2010; **59:** 102–4.

对眼的影响 文献报道，1名患者在做园艺时，一粒曼陀罗的种子不慎进入眼中，造成了两侧瞳孔不等大[1]。

1. Savitt DL, *et al.* Anisocoria from Jimsonweed. *JAMA* 1986; **255:** 1439–40.

用途和用法

曼陀罗有阿托品样作用（见第1177页）。本品以口服或直肠栓剂的形式联合其他药物用于治疗呼吸道疾病。也可借助香烟吸入或点燃本品粉末，来吸入烟雾。但烟雾的刺激可能会加重支气管炎。

顺势疗法 曼陀罗已经以下列名称用于顺势疗法药物：Datura stramonium；Stram。

制剂

多组分制剂 ***Austral.:*** Potassium Iodide and Stramonium Compound†; ***Braz.:*** Asmatiron†; Expectol†; Teutoss†.

顺势疗法制剂 ***Austria:*** Mygale compositum; ***Canad.:*** Barijodeel; Breathe More; Homeogene 46; Kids Calm; Santaherba†; ***Cz.:*** Sedalia; ***Fr.:*** Boripharm No 12; Formule de l'Abbe Chaupitre no 6; Formule de l'Abbe Chaupitre no 67; Homeogene 46; Lobelia Complexe No 74; Noctium; Oenanthe Crocata Complexe No 78; Quietude; Santaherba; Somnidoron; Tarentula Complexe No 71; Zincum Cyanidum Complexe No 101; ***Ger.:*** A-Bomin; Asthma H†; Asthma-Bomin H†; Asthmavowen-N; ***Neth.:*** Quietude; ***Switz.:*** Quietude; Sleepium; ***USA:*** Preferred Remedies Stress.

Streptodornase (*BAN*, *rINN*) 链道酶

Estreptodornasa; Streptococcal Deoxyribonuclease; Streptodornaasi; Streptodornas; Streptodornasum.
Стрептодорназа
CAS — 37340-82-2.

简介

本品是从不同的溶血性链球菌菌株的培养基中获得的一种酶。它催化聚合脱氧核糖核蛋白的解聚，它溶解死细胞的黏稠核蛋白；对活细胞没有作用。本品与链激酶一起，用于损伤、伤口和需要去除血块或脓肿的其他情况的局部治疗。联合治疗也可用于溶解膀胱和尿道管中的血块。

口服本品，联合链激酶或其他抗菌药物，可用于减轻创伤和感染相关的水肿和炎症。

制剂

多组分制剂 ***Arg.:*** Varidasa†; ***Austria:*** Varidase; ***Denm.:*** Varidase†; ***Fin.:*** Varidase; ***Ger.:*** Varidase; ***Irl.:*** Varidase†; ***Ital.:*** Varidase†; ***Mex.:*** Varidasa; ***Norw.:*** Varidase; ***Pol.:*** Biostreptaza; Distreptaza; ***Port.:*** Varidasa†; ***Spain:*** Emodasa; Varidasa; ***Swed.:*** Varidase†; ***UK:*** Varidase†; ***Ukr.:*** Distreptaza (Дистрептаза).

Strontium Chloride 氯化锶

Estroncio, cloruro de; Stronsiyum Klorür; Strontii Chloridum; Strontiumklorid; Strontiumkloridi.
Хлорид Стронция
$SrCl_2,6H_2O = 266.6.$
CAS — 10476-85-4 (anhydrous strontium chloride).
UNII — EKE8PS9J6Z (strontium chloride); O09USB7Z44 (strontium chloride hexahydrate).

简介

含有本品10%的牙膏可用于缓解牙齿过敏。醋酸锶的用途与本品相似。

制剂

专利制剂

Arg.: Sensodyne Original; ***Austria:*** Sensodyne med; ***Braz.:*** Sensodyne Formula Original; ***Canad.:*** Sensodyne†; Zarosen; ***Chile:*** Dentoxil†; ***Switz.:*** Sensodent†; ***Turk.:*** Sensodyne Mint; ***UK:*** Sensodyne Original; ***USA:*** Sensodyne-SC; ***Venez.:*** Sencia; Tekdent†.

多组分制剂 ***Arg.:*** Esme Topico; ***Canad.:*** Reversa UV; ***Ital.:*** Pitiren; ***Singapore:*** 2Sensitive†.

顺势疗法制剂 ***Fr.:*** Sepia Complexe No 20.

Strychnine ⊗士的宁

Estricnina; Strychnina. Strychnidin-10-one.
$C_{21}H_{22}N_2O_2 = 334.4.$
CAS — 57-24-9.

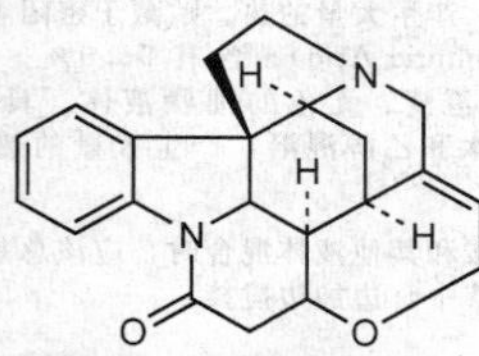

性状 本品是一种生物碱，从马钱子（第2294页）和其他马钱属的种子获得。

Strychnine Hydrochloride ⊗盐酸士的宁

Estricnina, hidrocloruro de; Strych. Hydrochlor.; Strychninae Hydrochloridum.
$C_{21}H_{22}N_2O_2,HCl,2H_2O = 406.9.$
CAS — 1421-86-9 (anhydrous strychnine hydrochloride); 6101-04-8 (strychnine hydrochloride dihydrate).

Strychnine Nitrate ⊗硝酸士的宁

Azotato de Estricnina; Estricnina, nitrato de; Nitrato de Estricnina; Strychninae Nitras; Strychnini Nitras; Strychninum Nitricum; Strykniininitraatti; Stryknínnitrat.
$C_{21}H_{22}N_2O_2,HNO_3 = 397.4.$
CAS — 66-32-0.
Pharmacopoeias. In *Chin.*

Strychnine Sulfate ⊗硫酸士的宁

Estricnina, sulfato de; Strychninae Sulphas; Strychnine Sulphate; Strychninum Sulfuricum; Sulfato de Estricnina.
$(C_{21}H_{22}N_2O_2)_2,H_2SO_4,5H_2O = 857.0.$
CAS — 60-41-3 (anhydrous strychnine sulfate); 60491-10-3 (strychnine sulfate pentahydrate).
Pharmacopoeias. In *Fr.* and *Viet.*

不良反应

本品中毒的症状主要来自对中枢神经系统的刺激。早期中毒症状在摄入本品15～30min内发生，包括震颤、轻度颤搐、脸和四肢强直。出现疼痛性痉挛，可能由轻微的感觉刺激引起。因为意识未受到破坏，患者可能会极端痛苦。所有形式的感觉都得到加强。身体后弓、过度伸展、头缩回、手臂和腿展开、拳头紧握、脚向内反转、下巴紧咬、面部肌肉紧缩；形成一个特征性的裂口笑表情，即已知的“苦笑面容”（risus sardonicus）。痉挛可能反复出现，其间可伴随着松弛。如果未得到适当的治疗，5次痉挛发作后的患者生存率很低。导致死亡的原因通常是由于呼吸抑制和心脏骤停。成人的致死剂量很低，为16mg。

严重痉挛的继发反应包括乳酸性酸中毒、横纹肌溶解症、肾衰竭、高热、高钾血症和脱水。

中毒 参考文献如下。

1. O'Callaghan WG, *et al.* Unusual strychnine poisoning and its treatment: report of eight cases. *BMJ* 1982; **285:** 478.
2. Blain PG, *et al.* Strychnine poisoning: abnormal eye movements. *J Toxicol Clin Toxicol* 1982; **19:** 215–17.
3. Boyd RE, *et al.* Strychnine poisoning: recovery from profound lactic acidosis, hyperthermia, and rhabdomyolysis. *Am J Med* 1983; **74:** 507–12.
4. Burn DJ, *et al.* Strychnine poisoning as an unusual cause of convulsions. *Postgrad Med J* 1989; **65:** 563–4.
5. Yamarick W, *et al.* Strychnine poisoning in an adolescent. *J Toxicol Clin Toxicol* 1992; **30:** 141–8.
6. Heiser JM, *et al.* Massive strychnine intoxication: serial blood levels in a fatal case. *J Toxicol Clin Toxicol* 1992; **30:** 269–83.
7. Nishiyama T, Nagase M. Strychnine poisoning: natural course of a nonfatal case. *Am J Emerg Med* 1995; **13:** 172–3.
8. Katz J, *et al.* Strychnine poisoning from a Cambodian traditional remedy. *Am J Emerg Med* 1996; **14:** 475–7.
9. Hernandez AF, *et al.* Acute chemical pancreatitis associated with nonfatal strychnine poisoning. *J Toxicol Clin Toxicol* 1998; **36:** 67–71.
10. Greene R, Meatherall R. Dermal exposure to strychnine. *J Anal Toxicol* 2001; **25:** 344–7.
11. Wood D, *et al.* Case report: survival after deliberate strychnine self-poisoning, with toxicokinetic data. *Crit Care* 2002; **6:** 456–9.
12. Scheffold N, *et al.* Strychninvergiftung. *Dtsch Med Wochenschr* 2004; **129:** 2236–8.
13. Shadnia S, *et al.* A case of acute strychnine poisoning. *Vet Hum Toxicol* 2004; **46:** 76–9.

不良反应的处置

本品中毒治疗的主要目的是迅速预防或控制痉挛和窒息。如果患者在摄入本品1h内，应给予活性炭。用地西泮或劳拉西泮控制或预防痉挛，可能需要用插管和辅助呼吸。如果苯二氮䓬类治疗失败，可以试用苯妥英或苯巴比妥。应该避免所有不必要的外界刺激，如果可能，可让患者在安静的黑房间里休息。应该监测患者的每一个继发反应，如代谢性酸中毒，以便给予适当的对症治疗。

用途和用法

本品与抑制性神经递质物质甘氨酸竞争，通过阻断甘氨酸的抑制活性而发挥中枢兴奋作用。

本品曾用作苦味剂和兴奋剂，但现在主要是在严格控制下作为灭鼠药。本品也可作为鼹鼠的毒药，尽管某些国家（如英国）禁止该用途。本品还是治疗眼科和泌尿科疾病的多组分制剂的成分。本品也试用于治疗非酮症高甘氨酸血症。

非酮症高甘氨酸血症 非酮症高甘氨酸血症（也称甘氨酸脑病）是一种甘氨酸代谢酶系统先天性缺陷。其特征是血浆、脑脊液和尿中甘氨酸浓度升高。甘氨酸积蓄的症状是呼吸抑制、肌张力减退、癫痫发作、呕吐、极度嗜睡。智力发育迟缓和早期婴儿死亡常见。

苯甲酸钠可降低血浆中甘氨酸浓度至接近正常[1]，但对降低脑脊液中甘氨酸浓度或预防智力发育迟缓相对无效[2]。士的宁是甘氨酸拮抗剂，在拮抗中枢神经系统效应方面有一定效果[3～5]。然而，对于严重病例，即使上述两种药物同时治疗也可能无效[6]，最终对疾病的进程影响很小[7]。据报道甘氨酸可刺激神经系统的NMDA（*N*-甲基-D-天冬氨酸）受体，士的宁和氯胺酮（NMDA受体拮抗药）联用对严重非酮症高甘氨酸血症的新生儿有一定效果[8]。在苯甲酸钠、精氨酸、肉毒碱、地西泮和苯巴比妥治疗非酮症高甘氨酸血症的婴儿时加入低剂量的右美沙芬（NMDA受体拮抗药）可消除眼球震颤，改善视觉交流和交互行为，但不改变血清或脑脊液中的甘氨酸浓度[9]。右美沙芬和苯甲酸盐单独联用也可能有益，但这种联用不一定总是有效[10]。苯甲酸钠与右美沙芬联用对1名6个月月龄具有轻微非典型非酮症高甘氨酸血症的患儿有效[11]，虽然后来证实是苯甲酸钠对EEG和行为的改变影响最大。低蛋白饮食和苯甲酸钠对迟发性非酮高甘氨酸血症的患者可产生部分效应，但当联合米帕明时，则会产生更显著的效应[12]。

1. Van Hove JLK, *et al.* Benzoate treatment and the glycine index in nonketotic hyperglycinaemia. *J Inherit Metab Dis* 2005; **28:** 651–63.
2. Krieger I, *et al.* Cerebrospinal fluid glycine in nonketotic hyperglycinemia: effect of treatment with sodium benzoate and a ventricular shunt. *Metabolism* 1977; **26:** 517–24.
3. Ch'ien LT, *et al.* Glycine encephalopathy. *N Engl J Med* 1978; **298:** 687.
4. Gitzelmann R, *et al.* Strychnine for the treatment of nonketotic hyperglycinaemia. *N Engl J Med* 1978; **298:** 1424.
5. Arneson D, *et al.* Strychnine therapy in nonketotic hyperglycinemia. *Pediatrics* 1979; **63:** 369–73.
6. Sankaran K, *et al.* Glycine encephalopathy in a neonate. *Clin Pediatr (Phila)* 1982; **21:** 636–7.
7. MacDermot KD, *et al.* Attempts at use of strychnine sulfate in the treatment of nonketotic hyperglycinemia. *Pediatrics* 1980; **65:** 61–4.
8. Tegtmeyer-Metzdorf H, *et al.* Ketamine and strychnine treatment of an infant with nonketotic hyperglycinaemia. *Eur J Pediatr* 1995; **154:** 649–53.
9. Alemzadeh R, *et al.* Efficacy of low-dose dextromethorphan in the treatment of nonketotic hyperglycinemia. *Pediatrics* 1996; **97:** 924–6.
10. Hamosh A, *et al.* Long-term use of high-dose benzoate and dextromethorphan for the treatment of nonketotic hyperglycinemia. *J Pediatr* 1998; **132:** 709–13.
11. Neuberger JM, *et al.* Effect of sodium benzoate in the treatment of atypical nonketotic hyperglycinaemia. *J Inherit Metab Dis* 2000; **23:** 22–6.
12. Wiltshire EJ, *et al.* Treatment of late-onset nonketotic hyperglycinaemia: effectiveness of imipramine and benzoate. *J Inherit Metab Dis* 2000; **23:** 15–21.

制剂

多组分制剂 ***Chile:*** Vigofortal†; ***Hung.:*** Artin†; ***Israel:*** Tesopalmed Forte cum Yohimbine†; ***Pol.:*** Cardiamid-Coffein†; ***Thai.:*** Hemo-Cyto-Serum†.

顺势疗法制剂 ***Fr.:*** Conium Complexe No 36; Diabene.

Suanzaorentang 酸枣仁汤

Ziziphus Soup.

简介

酸枣仁汤是传统中药，用于治疗焦虑和失眠。它含有5种中药成分：酸枣仁（酸枣，鼠李科），茯苓（茯苓，多孔菌科），甘草（甘草，豆科），知母（知母，百合科）和川芎（藁本川芎，伞形科）

制剂

多组分制剂 **Cz.:** TJ-96 Tsumura Saiboku-To†.

Subtilisin A ⊗枯草杆菌蛋白酶 A

EC 3.4.21.62; Subtilisin Carlsberg; Subtilopeptidase A.

Субтилизин А

CAS — 9014-01-1 (subtilisin).

简介

枯草杆菌蛋白酶是一类最初从枯草杆菌（*Bacillus subtilis*）中分离得到的丝氨酸蛋白酶，其他芽孢杆菌属细菌也可分泌枯草杆菌蛋白酶。本品广泛应用于酶洗涤剂的生产。有本品导致超敏反应的报道。

本品是从地衣芽孢杆菌中获得，可用于角膜接触镜的酶清洗剂。

1. Lemiere C, *et al.* Isolated late asthmatic reaction after exposure to a high-molecular-weight occupational agent, subtilisin. *Chest* 1996; **110:** 823–4.

制剂

专利制剂

Arg.: Naclens; Ultrazyme; **Austral.:** Complete Protein Remover†; Ultrazyme; **Braz.:** Fizziclean†; Ultrazyme†; **Canad.:** Complete Protein Remover†; Efferzyme†; Ultrazyme†; Unizyme; **NZ:** Ultrazyme; **Turk.:** Unizyme; **USA:** Renu Enzymatic Cleaner†; Soft Mate Enzyme Plus Cleaner; Ultrazyme.

Sulfobromophthalein Sodium 磺溴酞钠

Bromsulfophthalein Sodium; Bromsulphthalein Sodium; BSP; SBP; Sodium Sulfobromophthalein; Sulfobromoftaleína sódica; Sulphobromophthalein Sodium *(BANM)*. Disodium 4,5,6,7-tetrabromophenolphthalein-3′,3″-disulphonate; Disodium 5,5′-(4,5,6,7-tetrabromophthalidylidene)bis(2-hydroxybenzenesulphonate).

Сульфобромфталеин Натрия

$C_{20}H_8Br_4Na_2O_{10}S_2$ = 838.0.

CAS — 297-83-6 (sulfobromophthalein); 71-67-0 (sulfobromophthalein sodium).

ATC — V04CE02.

ATC Vet — QV04CE02.

UNII — 62E5JU30OV.

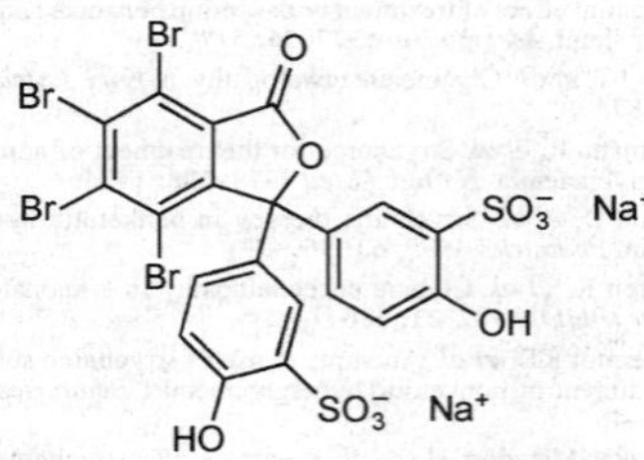

Pharmacopoeias. In *Chin.*, *It.*, and *Jpn.*

简介

对肝功能正常的患者，本品可迅速被摄取、结合，并通过胆汁排泄。本品静脉注射曾作为检测肝功能的诊断试剂，但可能发生严重的超敏反应。

Sulfuric Acid 硫酸

Acid. Sulph.; Acid. Sulph. Dil.; Acide sulfurique; Acidum sulfuricum; E513; Kénsav; Kwas siarkowy; Kyselina sírová; Oil of Vitriol; Rikkihappo; Sulfato rūgštis; Sulfúrico, ácido; Sulphuric Acid; Svavelsyra; Verdünnte Schwefelsäure (dilute sulfuric acid).

H_2SO_4 = 98.08.

CAS — 7664-93-9.

UNII — O40UQP6WCF.

注：商业用浓硫酸（COV）含有95%～98%的硫酸（*w/w*），棕色硫酸（BOV）含有75%～85%的硫酸（*w/w*）。

Nordhausen或发烟硫酸，“Oleum”是指含有三氧化硫（SO_3）的硫酸。

电池或蓄电池中的硫酸是用蒸馏水稀释成相对密度为1.2～1.26的硫酸。

Pharmacopoeias. *Br.* and *Eur.* (see p.vii) include various concentrations. Also in *USNF.*

BP 2010（Dilute Sulphuric Acid） 含有9.5%～10.5%的硫酸（*w/w*），制备方法是将104g硫酸加入896g水中，边加边搅拌，使之冷却。

Ph. Eur. 6.8（Sulphuric Acid） 含有95.0%～100.5%的硫酸（*w/w*），无色、极易吸湿的油状液体。易与水和乙醇混溶，产生大量的热。贮藏于密闭容器中。

USNF 28（Sulfuric Acid） 含有95.0%～98.0%的硫酸（*w/w*）。澄清、无色的油状液体。具有强烈的腐蚀性。易与水和乙醇混溶，产生大量的热。贮藏于密闭容器中。

稀释 当硫酸和其他液体混合时，应该总是将硫酸缓慢加入到稀释液中，边加边搅拌。

不良反应和处置

参见盐酸，第2255页。

用途和用法

硫酸有多种工业用途，稀硫酸可作为收敛剂治疗腹泻，偶尔和植物性苦味剂联用，刺激食欲。

制剂

USP 33: Fertic Subsulfate Solution.

多组分制剂 **USA:** Debacterol.

顺势疗法制剂 **Canad.:** Adrisin; Bioactiv H; **Chile:** Bioactiv H; **Fr.:** Aftosium; Gentiana Complexe No 33; Homeoaftyl; **Ger.:** Arthrose-Gastreu R73†; Lowe-Komplex Nr 6†; Panalgan; **Switz.:** Regenaplex Nr. 51c.

Sulphan Blue (*BAN*) 酸性蓝

Azul sulfán; Błękit sulfanowy; Blue VRS; Isosulfan Blue *(USAN)*; P-1888; P-4125; Sulfan Blue. Sodium α-(4-diethylaminophenyl)-α-(4-diethyliminiocyclo-hexa-2,5-dienylidene)toluene-2,5-disulfonate.

$C_{27}H_{31}N_2NaO_6S_2$ = 566.7.

CAS — 68238-36-8 (2,5-disulfonate isomer); 129-17-9 (2,4-disulfonate isomer).

UNII — FH1929ICIT (sulphan blue); 39N9K8S2A4 (isosulfan blue).

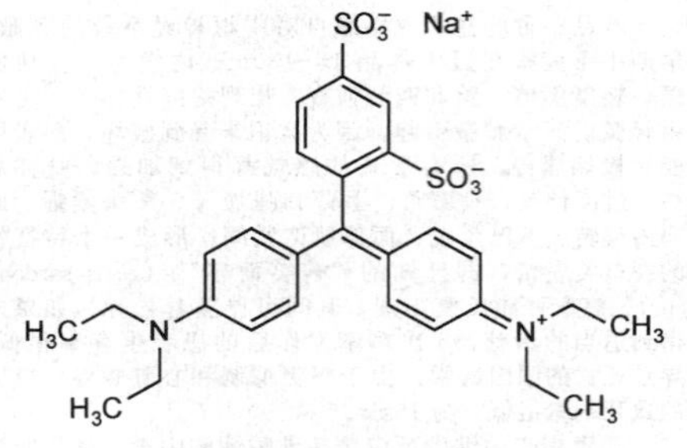

(2,5-disulfonate isomer)

注：酸性蓝在*BPC 1954*记载的是2,4-二磺酸盐异构体，下列名称是该异构体的别名：Acid Blue 1；Alphazurine 2G；Colour Index No. 42045，Patent Blue V；Sulphanum Caeruleum. 但名称 Patent Blue V，主要用作CI No. 42051（第2304页）

简介

静脉注射本品可对血管着色，用于健康或受损组织循环直接显示试验，特别是评估烧伤和软组织创伤组织的成活能力。也可皮下注射本品，用于淋巴管造影术中显示淋巴管。

报道的超敏反应包括过敏和哮喘发作。已有报道指出本品与专利蓝V（patent blue V）存在交叉过敏反应（见第2304页）。另外，报道本品可干扰蛋白和铁的血液检测。

制剂

专利制剂

Canad.: Lymphazurin; **Gr.:** Lymphazurin; **USA:** Lymphazurin.

Sumatra Benzoin 苏门答腊安息香

Benjoim; Benjoin; Benjoin de sumatra; Benjuí, bálsamo de; Benzoë; Benzoe sumatranus; Benzoin; Benzoina; Gum Benjamin; Gum Benzoin; Styrax tonkinensis et Styrax benzoin.

Суматранский Бензоин

CAS — 9000-05-9.

ATC Herb — HR05WA5053 (Styrax paraleloneurum: resin); HR05WA5052 (Styrax benzoin: resin); HD02WX5005 (Styrax benzoin: resin); HD02WX5006 (Styrax paraleloneurum: resin).

Pharmacopoeias. In *Eur.* (see p.vii) and *Jpn.*

US allows both Siam benzoin and Sumatra benzoin under the title Benzoin.

Ph. Eur. 6.8（Sumatra Benzoin） 从切开的苏合安息香的茎获得的树脂。以干燥品作为对照，以苯甲酸计算含量，含有的总酸类为25%～50%。

奶油白色、泪滴状物镶嵌在灰棕色或红棕色的半透明基质中。本品质硬、易碎，断面钝且不平。

USP 33（Benzoin） 从 *Styrax paralleloneurus* 和苏合香安息香（安息香科）获得的香膏质树脂，含有的可溶于乙醇的提取物不得少于75%。由泪滴状物组成的大小不等的块状或团状树脂状物，紧密排列，呈红棕色、红灰色或灰棕色。泪滴状物外部呈黄色或铁锈棕色。新断裂面呈乳白色。常温下质硬，易碎，加热变软。具有芳香和香膏质臭。加热时不会发出松香臭。当用沸水煮，释放出肉桂酸或安息香臭。

简介

本品是吸入制剂的组分之一，用于治疗上呼吸道黏膜炎。另外，本品具有杀菌和保护特性，可用于外用制剂。报道有皮肤过敏反应。

本品的制剂可用于芳香疗法。

制剂

BP 2010: Benzoin Inhalation; Compound Benzoin Tincture;
BPC 1954: Compound Iodoform Paint;
Ph. Eur.: Benzoin Tincture, Sumatra;
USP 33: Compound Benzoin Tincture; Podophyllum Resin Topical Solution.

专利制剂

Canad.: Benzoinspray.

多组分制剂 **Austral.:** Nappy-Mate†; **Belg.:** Borostyrol; **Braz.:** Inhadrina†; Inhalante Yatropan; Micoz†; **Canad.:** Cold Sore Lotion†; Skin-E-Dip; **Fr.:** Balsofumine; Dolirhume; **Israel:** Kank-A; **Ital.:** Citrosil Nubesan†; Fomentil; **NZ:** Cold Sore†; **Port.:** Vaporil; **S.Afr.:** Turulington Tincture†; **Switz.:** Baume; Pommade au Baume; **Turk.:** Buguseptil; Rinolar; **UK:** Allens Dry Tickly Cough; Frador; Kilkof; Potters Strong Bronchial Catarrh Pastilles; Potters Sugar Free Cough Pastilles; Snowfire; Throaties Pastilles; **USA:** Pfeiffer's Cold Sore; **Venez.:** Aftil; Podoben†.

顺势疗法制剂 **Port.:** Homeoplasmine.

Summer Savory 夏香芹菜

Bohnenkraut; Sarriette; Savory.

Чабёр Садовый

简介

本品［夏风轮菜，*Satureja hortensis*（唇形科）］用于制备草药制剂及用作烹饪香料。

本品是草药制剂中香薄荷油的来源，主要用于缓解感冒症状。也应用于芳香疗法。

制剂

多组分制剂 **Austral.:** Gartech; **Fr.:** Resistim; **Spain:** Natusor Astringel†; Natusor Low Blood Pressure†; Tonimax; **Switz.:** Demonatur Capsules contre les refroidissements; Echinarom; Spagyrom.

Surgibone (*USAN*) 外科用骨

简介

本品是无菌，经过特殊处理的成年雄性牛骨，用于整形外科的移植和重建手术。

Taltirelin (*rINN*) 他替瑞林

TA-0910; Taltirelina; Taltiréline; Taltirelinum. (−)-*N*-{[(*S*)-Hexahydro-1-methyl-2,6-dioxo-4-pyrimidinyl]carbonyl}-L-histidyl-L-prolinamide.

Тальтирелин

$C_{17}H_{23}N_7O_5$ = 405.4.

CAS — 103300-74-9.

UNII — DOZ62MV6A5.

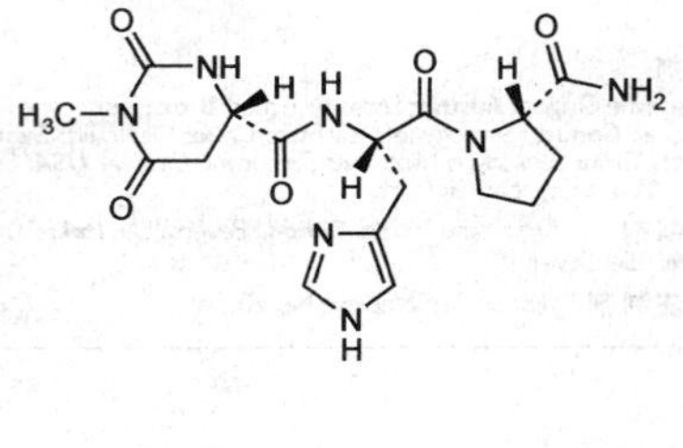

简介

他替瑞林是普罗瑞林（见第2096页）的类似物，据称对中枢神经系统有益。本品可用于治疗脊髓小脑性病变。

制剂

专利制剂

Jpn: Ceredist.

Tannic Acid 鞣酸

Acide tannique; Acidum Tannicum; Gallotannic Acid; Garvsyra; Gerbstoff; Kwas taninowy; Tánico, ácido; Tanin; Tanina; Taninas; Tann. Acid; Tanniini (Parkkihappo); Tannin; Tanninum.

Дубильная Кислота

CAS — 1401-55-4.

UNII — 28F9E0DJY6 (tannic acid); P4J831S9H6 (tannic acid from Caealpinia spinosa seed); 271I121VE5 (tannic acid from Quercus infectoria nutgall); 5PG9M8BASQ (tannic acid from Quercusspp. nutgall); 54OM1T1DZQ (tannic acid from Rhusspp. leaf); 41F04WC310 (tannic acid from Rhusspp. nutgall).

注：在药学文献中，双没食子酸的名字经常与鞣酸混淆。

商品级的鞣酸常含有五倍子酸，溶解度较差，不适合医学用途。

Pharmacopoeias. In *Eur.* (see p.vii), *Jpn*, and *US.*

Ph. Eur. 6. 8（Tannic Acid） 本品是葡萄糖酯、没食子酸和3-没食子酰基没食子酸的混合酯，呈黄白色和淡棕色的无定形轻粉末，或有光泽的片状物。极易溶于水；易溶于乙醇、丙酮和甘油（85%）；几乎不溶于二氯甲烷。避光。

USP 33（Tannic Acid） 本品通常从五倍子酸获得（见没食子，第2239页），是橡树和栎树的同源物种嫩枝的赘生物，或从塔拉（*Caesalpinia spinosa*）豆荚中获得，或从漆树（所有漆树属）的五倍子或叶获得。

本品呈无定形粉末，发光鳞屑或海绵状物质，颜色为黄白色至淡棕色。无臭或具有轻微的特殊臭。极易溶于水、乙醇和丙酮；易溶于稀乙醇；微溶于无水乙醇；几乎不溶于氯仿、乙醚、石油醚和苯；溶于热甘油（1∶1）。贮藏于密闭容器中。避光。

简介

鞣酸可作为口腔和喉黏膜的收敛剂。栓剂可治疗痔。本品是许多皮肤科制剂的组分之一。

鞣酸的早期用途包括治疗烧伤、加入硫酸钡灌肠液中改善直肠的造影效果以及作为通用解毒药的成分之一。但是，鞣酸具有肝毒性，有时是致命的。

清除文身 尽管整形和皮肤科医师在清除文身时，用鞣酸产生一个可控制的部分皮肤层烧伤[1]，但如果操作不熟练或非专业人员操作，会导致三度烧伤，需要从别处移植皮肤才能获得满意的治愈[2]。

1. Mercer NSG, Davies DM. Tattoos. *BMJ* 1991; **303:** 380.
2. Scott M, Ridings P. Tattoos. *BMJ* 1991; **303:** 720.

制剂

专利制剂

Ger.: Tannosynt; ***Spain:*** Tanagel Papeles; ***Switz.:*** Tanno-Hermal.

多组分制剂 ***Austral.:*** SM-33; ***Austria:*** Haemanal; Paradenton†; ***Belg.:*** Hemorhinol; ***Braz.:*** Lacto Vagin†; Phosphocalcina Iodada†; ***Canad.:*** Tanac; ***Chile:*** Paralymphine; ***Fr.:*** Allerbiocid S†; HEC; ***Ger.:*** Eulatin NH; ***Gr.:*** Oulogram; ***Irl.:*** Phytex; ***Israel:*** Rectozorin; ***Ital.:*** Blefarolin; Neo Emocicatrol; ***Philipp.:*** Zilactin; ***Pol.:*** Acifungin; Salumin; ***Rus.:*** Contraceptin T (Контрацептин Т); Neo-Anusol (Нео-анузол); ***Singapore:*** HEC†; ***Spain:*** Antihemorroidal; Depurativo Richelet; Dextricea; Sabanotropico†; Tanagel; ***Switz.:*** HEC; Tanno-Hermal; ***Turk.:*** Deriseptol; ***UK:*** Colsor; Phytex; TCP; ***USA:*** Dermasept Antifungal; Orasept; Outgro; Tanac; Tanac Dual Core.

Tansy 艾菊

Atanasia; Barbotine; Hierba lombriguera; Rainfarn; Tanaceto; Tanaisie.

Пижма

UNII — D52957JQ8M.

注：与狗舌草（tansy ragwort）（*Senecio jacobaea*）（见千里光，第2328页）区分，狗舌草是另一种植物，会导致家畜中毒。

简介

本品是艾菊属［*Tanacetum veclgare*（*Chrysanthemum vulgare*）］［菊科（Compositae）］开花的顶端部分，可作为驱虫剂以及诱发月经。艾菊油有剧毒，一般不推荐使用。

制剂

多组分制剂 ***Austral.:*** Calmo†; ***Pol.:*** Artemisol.

Taraxacum 蒲公英（根）

Dandelion Root; Diente de León; Korzeń mniszka (root); Löwenzahnwurzel; Pissenlit; Taraxaci Herba; Taraxaci Radix (root); Taraxacum officinalis; Taraxacum Root; Ziele mniszka.

Одуванчик Лекарственный (*Taraxacum officinale*)

ATC Herb — HA05AW5017 (Taraxacum officinale sensu auct.: root); HA05AW5016 (Taraxacum officinale sensu auct.: leaf); HA06AX5011 (Taraxacum officinale sensu auct.: root); HA09WA5025 (Taraxacum officinale sensu auct.: root); HA06AX5010 (Taraxacum officinale sensu auct.: leaf).

UNII — 9DE5YCO0RU (Taraxacum officinale root); 3998IFM375 (Taraxacum officinale).

Pharmacopoeias. In *Eur.* (see p.vii).

Chin. specifies Taraxacum Herb from other species of *Taraxacum.*

Ph. Eur. 6. 8（Dandelion Herb with Root；Taraxaci Officinalis Herba cum Radice） 蒲公英（根）是指完整或不完整的普通蒲公英［蒲公英属（*Taraxacum officinale*）］的晒干的地上和地下部分。具有苦味。

Ph. Eur. 6. 8（Dandelion Root；Taraxaci Officinalis Radix） 蒲公英（根）是指完整或切碎的普通蒲公英［蒲公英属（*Taraxacum officinale*）］的晒干的地下部分。具有苦味。

简介

蒲公英（根）是指普通蒲公英［蒲公英属（Taraxacum ollicinale）］［菊科（Compositae）］的新鲜或晒干的根部，本品可作为苦味剂、利尿药和轻泻药。

顺势疗法 蒲公英已经以下列名称用于顺势疗法药物：Taraxacum officinale；Taraxacum officinale，radix；Taraxacum，rad；Tarax。

1. Houghton P. Bearberry, dandelion and celery. *Pharm J* 1995; **255:** 272–3.
2. Sweeney B, *et al.* Evidence-based systematic review of dandelion (*Taraxacum officinale*) by Natural Standard Research Collaboration. *J Herb Pharmacother* 2005; **5:** 79–93.
3. Goksu E, *et al.* First report of hypoglycemia secondary to dandelion (Taraxacum officinale) ingestion. *Am J Emerg Med* 2010; **28:** 111.e1–2.

制剂

专利制剂

Cz.: Gallentee†; ***Ger.:*** Carvicum†; ***Pol.:*** Talion.

多组分制剂 ***Arg.:*** Quelodin F; ***Austral.:*** Berberis Complex†; Colax; Cranbiotic Super†; DiGest; Extralife Fluid-Care†; Extralife Liva-Care†; Feminine Herbal Complex; Fluid Loss†; Glycoplex†; Herbal Cleanse†; Herbal Diuretic Formula†; Lifesystem Herbal Formula 7 Liver Tonic†; Liver Tonic Herbal Formula 6†; Livstim†; Livton Complex; Profluid†; Silybum Complex†; St Mary's Thistle Plus†; Trifolium Complex†; Uva-Ursi Complex†; Uva-Ursi Plus†; ***Austria:*** Gallen- und Lebertee St Severin; Gallesyn neu; Magentee St Severin; Montana; Urelium Neu; ***Canad.:*** Anti Dyspepsia Digestive Aid; Biliherb; Cellutex; Depuratif des Trappistes; Diuretic Formula; Duo-Bil; Gallexier; Hepatol; Herbal Support for Men Over 45†; Herbanat; Intestinal Bulking Agent II; Metab Herbs; Metab Herbs No 1; Milk Thistle Extract Formula†; Phyto-Marinex; Special Formula Bulking Agent; Traditional Herbal Laxative; ***Cz.:*** Cynarosan†; Diabetan; Diabeticka Cajova Smes-Megadiabetin; Original Schwedenbitter; The Salvat; Ungolen†; ***Fr.:*** Aromadigest; Detoxell†; Drainuryl; Expuryl; Gastrotisane; Hepatoflorine; Hydracur; Romarene; ***Ger.:*** Alasenn; Amara-Tropfen; Carmol Magen-Galle-Darm; Cholosom SL†; Cholosom-Tee†; Gallemolan forte; Gallexier; Hevert Stoffwechsel-Tee N; Imupret; Tonsilgon†; ***Gr.:*** Golden Seal Compound; ***Hong Kong:*** Hepatofalk†; ***Hung.:*** Gallexier; Montana; Vensaxa; Zeatax; ***Indon.:*** DFM; Proliva; ***Ital.:*** Cinarepa; Dimafit†; Varicofit†; ***Malaysia:*** Dandelion Complex†; Primolin Total Woman†; ***Philipp.:*** Completia†; ***Pol.:*** Artecholin†; Artecholwex†; Cholavisol; Cholesol; Cholitol; Diabetosol; Dyspepsin; Gastrobonisol; Nefrobonisol; Nefrol; Tabletki Przeciw Niestrawnosci; ***Rus.:*** Sodecor (Содекор); Tonsilgon N (Тонзилгон Н); ***S.Afr.:*** Amara†; ***Spain:*** Diurette; ***Switz.:*** Boldocynara; Demonatur Gouttes pour le foie et la bile†; Gastrosan; Gouttes Amara; Heparfelien†; Kernosan 24; Kernosan 26; Phytomed Nephro†; Strath Gouttes pour les reins et la vessie; Tisane hepatique et biliaire; ***UK:*** Adios; Aqualette; Aquella; Backache; Boldex; HealthAid Boldo-Plus; Herbulax; HRI Water Balance; Natravene; Natural Herb Tablets; Out-of-Sorts; Pure Plan; Rheumatic Pain; Senokot Dual Relief; Stomach Mixture; Uvacin; Weight Loss Aid; Wind & Dyspepsia Relief; ***Ukr.:*** Imupret (Имупрет); Tonsilgon N (Тонзилгон); ***Venez.:*** Celyth's; Flocadep; Rheu-Tarx 1.

顺势疗法制剂 ***Austria:*** Galstena; Taraxacum Med Complex†; ***Canad.:*** Amaratopfen; Carduus Plex; Chelidonium Plex; Common Mallow Combination; Cynara Complex; Dandelion Combination; Digest-X Yucca L110†; Formula FV 213; Hecocur; Hepar Compositum; Lympatox; Yellow Dock Combination; ***Chile:*** Cynara Compuesta; Digherbal; Taraxacum Compuesto†; ***Fr.:*** Chelidonium Compose; Diabene; Diacure; Digeodren; Hepatopan; Homeogene 22; Yucca Complexe No 110; ***Ger.:*** Bomagall N; Chelidonium comp; Chol-Do; Chole-cyl L Ho-Len-Complex; Cholo 2-injektopas; Cuparcen HM†; Derivatio H; Gallenja†; Galloselect; HanoHepar; Hepa-Loges; Hepar comp; Hepar-Hevert; Heparanox; Hepatorell H Leber-Spezifikum; Leber-Galletropfen; Lymphdiaral; Metaharonga; Pankreaticum; Pankrevowen†; Regasinum hepaticum N†; Stomabococin†; Taraxan; Zimpels Nieren- und Hautkomplex†; ***Neth.:*** Apo-Hepat; Dolilite; Hepalite; Hepeel H; Lymphdiaral; ***Rus.:*** Galstena (Галстена); ***Switz.:*** Regenaplex Nr. 79; Regenaplex Nr. 80aN; ***Ukr.:*** Hepar Compositum (Гепар Композитум)†; ***USA:*** Preferred Remedies Detoxin.

Tartaric Acid 酒石酸

Acide tartrique; Acidum tartaricum; Borkősav; E334; E353 (metatartaric acid); Kwas winowy; Kyselina vinná; Tart. Acid; Tartárico, ácido; Tartarik Asit; Tartrique (Acide); Viinihappo; Vinsyra; Vyno rūgštis; Weinsäure. (+)-L-Tartaric acid; (2*R*,3*R*)-2,3-Dihydroxybutane-1,4-dioic acid.

Винная Кислота; Виннокаменная Кислота

$C_4H_6O_6$ = 150.1.

CAS — 87-69-4; 526-83-0.

UNII — W4888I119H.

Pharmacopoeias. In *Eur.* (see p.vii) and *Jpn.* Also in *USNF.*

Ph. Eur. 6. 8（Tartaric Acid） 本品为白色或类白色的结晶性粉末或无色结晶。极易溶于水；易溶于乙醇。

USF 28（Tartaric Acid） 本品为无色或半透明结晶，或白色细粉状或颗粒状结晶性粉末，无臭。溶于水（1∶0.8），溶于沸水（1∶0.5），溶于乙醇（1∶3），溶于乙醚（1∶250），溶于甲醇（1∶1.7）。

不良反应

酒石酸浓溶液有弱刺激性，如未经稀释而摄入，可造成强烈呕吐、腹泻、腹痛和口渴，随即还有可能发生心血管性虚脱和急性肾衰竭。

药动学

酒石酸经胃肠道吸收，但有约80%的剂量在被胃肠道吸收前就被肠腔内的微生物破坏了，吸收后的酒石酸以原形经尿排泄。

用途和用法

酒石酸可用于制备泡腾粉、颗粒或片剂，也可作为清凉饮料的成分。本品为盐性泻药。如未经中和，则必须在充分稀释后才能服用。酒石酸或偏酒石酸在葡萄酒酿造过程中被用作脱酸剂与碳酸钙形成不溶性复盐而帮助去除多余的苹果酸。

制剂

多组分制剂 ***Arg.:*** Yasta; ***Austral.:*** Citralite†; Citravescent; Dexsal†; Salvital; Ural; ***Austria:*** Duplotrast Weinsaure; Helo-acid; Lactolavol†; ***Canad.:*** Baros; Lithines du Dr Gustin; ***Chile:*** Frunalia†; Frutasal Knop; Uroknop; ***Fr.:*** Dermacide; Zeniac LP Fort†; ***Ger.:*** Eubiolac; Retterspitz Ausserlich; Retterspitz Innerlich; ***Gr.:*** Coup-Lax Compose; Dermacide; Eno; ***Hong Kong:*** Baros; ***Hung.:*** Samarin; ***India:*** Urisoda; ***Ital.:*** Antimicotica Solforata; Geffer; Magnesia Effervescente Sella; Reocol†; ***Malaysia:*** Ezee; Ural; ***NZ:*** Ural; ***Port.:*** Safrux; Thiospot; ***S.Afr.:*** Adco-Sodasol; Alkafizz; Citro-Soda; Quatro-Soda; Uri-Alk; ***Spain:*** Citinoides; Hectonona; Salcedol; Sales de Frutas P G†; Sales Fruta Mag Viviar; Salmagne; ***Switz.:*** Siesta-1; ***Thai.:*** TAP; ***Turk.:*** Enhos; Purgyl; ***UK:*** Jaaps Health Salt; ***USA:*** Baros.

Taurine（*BAN*，*rINN*）牛磺酸

Taurina; Taurinum. 2-Aminoethanesulphonic acid.

Таурин

$C_2H_7NO_3S$ = 125.1.

CAS — 107-35-7.

UNII — 1EQV5MLY3D.

Pharmacopoeias. In *Chin.*, *Jpn*, and *US.*

USP 33（Taurine） 本品为白色结晶或结晶性粉末。可溶解于水。

简介

牛磺酸是一种氨基酸，参与胆酸结合及其他生理功能。本品作为肠外营养制剂的组分之一，用于低出生体重婴儿，同时也是正常婴儿的营养配方成分之一。但牛磺酸作为基本营养素的功能尚不能确立。

本品还是某些心血管疾病及代谢性疾病的制剂组分之一。

1. Redmond HP, *et al.* Immunonutrition: the role of taurine. *Nutrition* 1998; **14:** 599–604.
2. Militante JD, Lombardini JB. Treatment of hypertension with oral taurine: experimental and clinical studies. *Amino Acids* 2002; **23:** 381–93.
3. Bidri M, Choay P. La taurine : un aminoacide particulier aux fonctions multiples. *Ann Pharm Fr* 2003; **61:** 385–91.
4. Kingston R, *et al.* The therapeutic role of taurine in ischaemia-reperfusion injury. *Curr Pharm Des* 2004; **10:** 2401–10.
5. Franconi F, *et al.* Taurine supplementation and diabetes mellitus. *Curr Opin Clin Nutr Metab Care* 2006; **9:** 32–6.

6. Verner AM, *et al.* Effect of taurine supplementation on growth and development in preterm or low birth weight infants. Available in The Cochrane Database of Systematic Reviews; Issue 4. Chichester: John Wiley; 2007 (accessed 25/06/08).

制剂

专利制剂

Ital.: O-Due; ***Philipp.:*** Taurex; ***Rus.:*** Dibicor (Дибикор); Taufone (Тауфон)†.

多组分制剂 ***Austral.:*** PM Syrin; ***Belg.:*** Ostrin Q10; ***Fr.:*** D-Stress; ***Indon.:*** Asten; Biofos†; Fitkom; Growee; Hemaviton Energy Drink; Hemaviton Jreng; Lanavision Plus; nutrivision; Proview; Sangobion ActiFe; Vidoran Smart; Vidoran Smart Plus; Vipro-G; Xanda; ***Ital.:*** Magen-700; Novostatin; ***Malaysia:*** Appeton; ***Philipp.:*** Biomix; Ceegeefer; Celermin†; Chlorvytol†; Crevytin†; Dreamvite; Ener A Plus; Enouvim; EZ-Grow; Flexivit; Folanerve; Hi-Smart; Hi-Smart Teens; Kiddie Estamin; Kiddirel; Lexivit; Lysadam Plus; Lysmix; Memorx IQ Plus; Multigrow; Natalsure; Natalwiz; Nerveplex; Neurosmart; Nutri 10; Nutricaire; Nutrigrow; Nutrilin; Nutrotal; OB Max; OB Smart SG; Onevit; Optigrow; Pediafortan Forte; Pediafortan Forte-GE; Pryce-Kidz; Regeron Vita with Chlorella; Rejuvon; Restor; Restor-F; Strevit; Supranutrol; Syplex; TLC Vita; Tropicee Plus; Ultravit-TL; United American Tiki Tiki Star; Vigorvit; Vita SL Plus; Vitakids; Vitaplex; Vitazinc; ***Port.:*** Detoxergon; ***Rus.:*** Genferon (Генферон); ***UK:*** Boost; ***Ukr.:*** Cratal (Кратал); ***USA:*** Diabetiks.

Terlipressin (*BAN*, *USAN*, *rINN*) 特利加压素

Terlipresina; Terlipressine; Terlipressinum; Triglycyl-lysine-vasopressin. *N*-[*N*-(*N*-Glycylglycyl)glycyl]lypressin; Gly-Gly-Gly-Cys-Tyr-Phe-Gln-Asn-Cys-Pro-Lys-Gly-NH_2 cyclic (4→9) disulphide.

Терлипрессин

$C_{52}H_{74}N_{16}O_{15}S_2$ = 1227.4.

CAS — 14636-12-5.

ATC — H01BA04.

ATC Vet — QH01BA04.

UNII — 7Z5X49W53P.

Gly–Gly–Gly–Cys–Tyr–Phe–Gln–Asn–Cys–Pro–Lys–GlyNH_2

Terlipressin Acetate (*BANM*, *rINNM*) 醋酸特利加压素

Acetato de terlipresina; Terlipressin Asetat; Terlipressiiniasetaatti; Terlipressin Diacetate; Terlipressinacetat; Terlipressine, Acétate de; Terlipressini Acetas.

Терлипрессина Ацетат

$C_{52}H_{74}N_{16}O_{15}S_2,2C_2H_4O_2,5H_2O$ = 1437.6.

ATC — H01BA04.

ATC Vet — QH01BA04.

不良反应、处置和注意事项

同加压素，第2357页。

有报道称，本品的升压和抗利尿作用弱于加压素。

对电解质的影响 有报道显示，1 例患者服用本品后出现低钾血症[1]。

1. Stéphan F, Paillard F. Terlipressin-exacerbated hypokalaemia. *Lancet* 1998; **351:** 1249–50.

对皮肤的影响 有 3 例患者服用本品若干天后出现皮肤缺血性坏死[1]。皮损部位出现在腹部和下肢。与缩血管性药物引起的缺血性病变相比，病变区域不典型。因此作者认为上述患者的肥胖和静脉功能不良是导致发病的危险因素。

1. Donnellan F, *et al.* Ischaemic complications of Glypressin in liver disease: a case series. *Br J Clin Pharmacol* 2007; **64:** 550–2.

用途和用法

特利加压素为非活性前体药物，需要在体内缓慢转化为赖氨加压素后，发挥与加压素（第2358页）几乎相同的生理作用。

醋酸特利加压素可用于控制食管静脉曲张引起的出血，静脉注射 1～2mg，之后可每隔 4～6h 给药 1～2mg，直至流血停止，最多可用药 72h。

本品用于肝肾综合征及休克的治疗目前正处于研究阶段。

肝肾综合征 静脉给予特利加压素对肝肾综合征有治疗作用，肝肾综合征是一种因肝硬化而引起的肾损伤。一项回顾性研究发现[1]，在 91 名患者中，每日给药 3mg，平均疗程为 11 天，有 58 名患者的肾功能似乎得到改善，且生存率有所提高。另有前瞻性研究也显示本品对肾功能有益，研究中所使用的给药剂量分别为每 4h 给药 1mg，持续 7～15 天[2]；或每 12h 给药 1mg，用药可达 15 天[3]。一项对针对 11 项研究的荟萃分析[4]同样证实本品对肝肾综合征治疗有效，但大量患者在停药后复发。一项包含 3 个小规模随机对照试验的系统性回顾分析[5]推论本品可以降低肝肾综合征患者的死亡率和改善肾功能，但仍没有足够可靠的证据可以推荐本品应用于临床。两项多中心随机对照的研究显示[6,7]，本品与对照组相比，可使相当数量的肝肾综合征患者的肾功能得到改善，但短期的死亡率没有区别。系统性缺血仍旧是常见的不良反应，即使是没有心血管危险因素的患者也有可能发生。

1. Moreau R, *et al.* Terlipressin in patients with cirrhosis and type 1 hepatorenal syndrome: a retrospective multicenter study. *Gastroenterology* 2002; **122:** 923–30.
2. Alessandria C, *et al.* Renal failure in cirrhotic patients: role of terlipressin in clinical approach to hepatorenal syndrome type 2. *Eur J Gastroenterol Hepatol* 2002; **14:** 1363–8.
3. Solanki P, *et al.* Beneficial effects of terlipressin in hepatorenal syndrome: a prospective, randomized placebo-controlled clinical trial. *J Gastroenterol Hepatol* 2003; **18:** 152–6.
4. Fabrizi F, *et al.* Meta-analysis: terlipressin therapy for the hepatorenal syndrome. *Aliment Pharmacol Ther* 2006; **24:** 935–44.
5. Gluud LL, *et al.* Terlipressin for hepatorenal syndrome. Available in The Cochrane Database of Systematic Reviews; Issue 4. Chichester: John Wiley; 2006 (accessed 25/06/08).
6. Martín-Llahí M, *et al.* Terlipressin and albumin vs albumin in patients with cirrhosis and hepatorenal syndrome: a randomized study. *Gastroenterology* 2008; **134:** 1352–9.
7. Sanyal AJ, *et al.* A randomized, prospective, double-blind, placebo-controlled trial of terlipressin for type 1 hepatorenal syndrome. *Gastroenterology* 2008; **134:** 1360–8.

休克 本品因具有血管加压效应而被尝试用于感染性休克的治疗（第1143页）[1,2]。曾有 8 名患者采用传统加压素治疗后不能有效控制病情，因此静脉给予本品 1～2mg 的负荷剂量，可在 10～20min 内快速提高平均动脉压并维持至少 5h，并使去甲肾上腺素的用量降低或停药[3]。其他报道也显示了相同的治疗效果[4,5]。1 例病例报告，使用本品持续静脉输注（每小时 500μg，持续输注 6h 后改为半量，再继续输注 12h）对患者有效[6]。有关 20 例儿童患者的报告显示，每 4h 给予 20μg/kg 负荷剂量，并持续用药 72h[7,8]。本品在因开胸手术所致极低心输出量的儿童患者中应用 7～20μg/kg 的剂量进行解救也获得了成功[9]。

1. Delmas A, *et al.* Clinical review: vasopressin and terlipressin in septic shock patients. *Crit Care* 2005; **9:** 212–22.
2. Pesaturo AB, *et al.* Terlipressin: vasopressin analog and novel drug for septic shock. *Ann Pharmacother* 2006; **40:** 2170–7.
3. O'Brien A, *et al.* Terlipressin for norepinephrine-resistant septic shock. *Lancet* 2002; **359:** 1209–10.
4. Morelli A, *et al.* Effects of terlipressin on systemic and regional haemodynamics in catecholamine-treated hyperkinetic septic shock. *Intensive Care Med* 2004; **30:** 597–604.
5. Leone M, *et al.* Terlipressin in catecholamine-resistant septic shock patients. *Shock* 2004; **22:** 314–19.
6. Jolley DH, *et al.* Terlipressin infusion in catecholamine-resistant shock. *Anaesth Intensive Care* 2003; **31:** 560–4.
7. Rodríguez-Núñez A, *et al.* Terlipressin for catecholamine-resistant septic shock in children. *Intensive Care Med* 2004; **30:** 477–80.
8. Rodríguez-Núñez A, *et al.* Rescue treatment with terlipressin in children with refractory septic shock: a clinical study. *Crit Care* 2006; **10:** R20. Available at: http://ccforum.com/content/10/1/R20 (accessed 28/05/09)
9. Matok I, *et al.* Terlipressin for children with extremely low cardiac output after open heart surgery. *Ann Pharmacother* 2009; **43:** 423–9.

静脉曲张所致出血 系统性回顾分析[1]显示，特利加压素可有效治疗急性食管静脉曲张性出血（参见单乙醇胺，第2285页），并可降低约三分之一的死亡率。与其他治疗方法相比，治疗效果的差异尚无结论。采用特利加压素负荷剂量静脉注射，辅以硝酸甘油舌下含服，与气囊压迫止血相比，对静脉曲张所致出血的疗效类似[2]。但之前对特利加压素加硝酸甘油无效的患者，采用压迫止血都取得了成功，而对压迫止血失败的患者，采用特利加压素和硝酸甘油也无效。使用特利加压素或注射硬化剂治疗急性食管静脉曲张性出血，其疗效相当[3]。

1. Ioannou GN, *et al.* Terlipressin for acute esophageal variceal hemorrhage. Available in The Cochrane Database of Systematic Reviews; Issue 1. Chichester: John Wiley; 2003 (accessed 16/09/05).
2. Fort E, *et al.* A randomized trial of terlipressin plus nitroglycerin vs balloon tamponade in the control of acute variceal hemorrhage. *Hepatology* 1990; **11:** 678–81.
3. Escorsell À, *et al.* Multicenter randomized controlled trial of terlipressin versus sclerotherapy in the treatment of acute variceal bleeding: the TEST study. *Hepatology* 2000; **32:** 471–6.

制剂

专利制剂

Arg.: Glypressin; ***Austria:*** Glycylpressin; Haemopressin; ***Belg.:*** Glypressin; ***Braz.:*** Glypressin†; ***Cz.:*** Glypressin; Remestyp; ***Denm.:*** Glypressin; ***Fin.:*** Glypressin; ***Fr.:*** Glypressine; ***Ger.:*** Glycylpressin; Haemopressin; ***Gr.:*** Glypressin; ***Hong Kong:*** Glypressin; ***Hung.:*** Glypressin; ***Irl.:*** Glypressin; Haemopressin; ***Israel:*** Glypressin; ***Ital.:*** Glipressina; ***Malaysia:*** Glypressin; ***Mex.:*** Glyverase; ***Neth.:*** Glypressin; ***Norw.:*** Glypressin; ***NZ:*** Glypressin; ***Pol.:*** Remestyp; ***Port.:*** Glypressine; ***Rus.:*** Remestyp (Реместип)†; ***Singapore:*** Glypressin; ***Spain:*** Glypressin; ***Swed.:*** Glypressin; ***Switz.:*** Glypressine; Haemopressin; ***Thai.:*** Glypressin; ***Turk.:*** Glypressin; ***UK:*** Glypressin; Variquel.

Terpineol 松油醇

Терпинеол

$C_{10}H_{18}O$ = 154.2.

CAS — 8000-41-7 (terpineol); 98-55-5 (α-terpineol).

UNII — R53Q4ZWC99 (terpineol); 21334LVV8W (α-terpineol); 21MI4KDA67 (l-α-terpineol); 5PH9U7XEWS (gamma-terpineol).

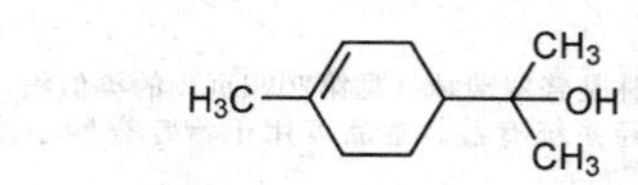

Pharmacopoeias. In *Br.*

BP 2010 (Terpineol) 本品是以 α-松油醇为主要成分的多种结构同分异构体的混合物。无臭，有轻微黏性的液体，沉积后可生成结晶。有令人愉悦的特殊臭。极微溶于水；易溶于乙醇（70%）；可溶于乙醚。

简介

松油醇具有消毒杀菌作用和溶剂的特性，可与其他挥发性物质一起用于制备呼吸道疾病的药物。

制剂

BP 2010: Chloroxylenol Solution.

多组分制剂 ***Arg.:*** Atomo Desinflamante; Atomo Desinflamante Familiar; Atomo Desinflamante G; Bronco Etersan; Di-Neumobron; ***Austral.:*** Karvol†; Tixylix Chest Rub†; ***Braz.:*** Bromil; Bromil Grip; Eucaliptan†; Mentalol†; Penetro; Tabletes Valda†; Valda†; ***Cz.:*** Coldastop; ***Fr.:*** Nazinette du Docteur Gilbert; Pectoderme†; Valda; ***India:*** Dettol Obstetric; Easi Breathe; Fairgenol; Karvol Plus; Sinarest Vapocaps; ***Irl.:*** Karvol; ***Israel:*** Gargol; Karvo; Rexitol; ***Ital.:*** Calyptol; Rikospray; Skab 2; ***Mon.:*** Calyptol; ***NZ:*** Tixylix Chest Rub; ***Port.:*** Valda†; ***S.Afr.:*** AF; Karvol†; ***Singapore:*** Karvol; ***Spain:*** Caltoson Balsamico; Eupnol; ***Switz.:*** Perskindol Classic; ***UK:*** Chymol; Jacksons Mentholated Balm; Karvol; Nowax.

Tesmilifene Hydrochloride (*USAN*, *rINNM*) 盐酸替米利芬

BMS-217380-01; BMY-33419; DPPE; Hidrocloruro de tesmilifeno; Tesmilifène, Chlorhydrate de; Tesmilifeni Hydrochloridum. 2-[(α-Phenyl-*p*-tolyl)oxy]triethylamine hydrochloride; *N*,*N*-Diethyl-2-[4-(phenylmethyl)phenoxy]-ethanamine hydrochloride.

Тезмилифена Гидрохлорид

$C_{19}H_{25}NO,HCl$ = 319.9.

CAS — 98774-23-3 (tesmilifene); 92981-78-7 (tesmilifene hydrochloride).

UNII — 1U4B477260.

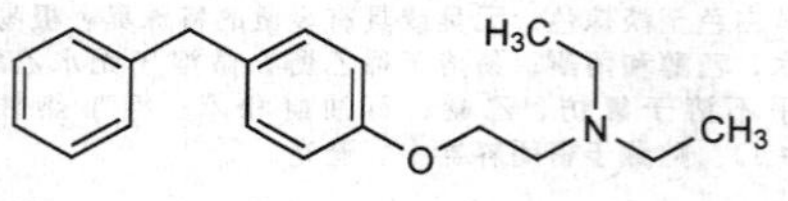

(tesmilifene)

简介

盐酸替米利芬是一种细胞内组胺拮抗药，有可能扩增某些药物（如蒽环类和紫杉烷类药物）的抗肿瘤活性。有关本品用于治疗各种癌症的研究正在进行中，包括激素难治性前列腺癌、胃癌及肝癌。

1. Reyno L, *et al.* Phase III study of N,N-diethyl-2-[4-(phenylmethyl)phenoxy]ethanamine (BMS-217380-01) combined with doxorubicin versus doxorubicin alone in metastatic/recurrent breast cancer: National Cancer Institute of Canada Clinical Trials Group Study MA19. *J Clin Oncol* 2004; **22:** 269–76.
2. Raghavan D, *et al.* Phase II trial of tesmilifene plus mitoxantrone and prednisone for hormone refractory prostate cancer: high subjective and objective response in patients with symptomatic metastases. *J Urol (Baltimore)* 2005; **174:** 1808–13.

Tetrabenazine (*BAN*, *rINN*) 丁苯那嗪

Ro-1-9569; Tetrabenatsiini; Tetrabenazin; Tetrabenazina; Tétrabénazine; Tetrabenazinum. 1,3,4,6,7,11b-Hexahydro-3-isobutyl-9,10-dimethoxybenzo-[*a*]quinolizin-2-one.

Тетрабеназин

$C_{19}H_{27}NO_3$ = 317.4.

CAS — 58-46-8.

ATC — N07XX06.

ATC Vet — QN07XX06.

UNII — Z9O08YRN8O.

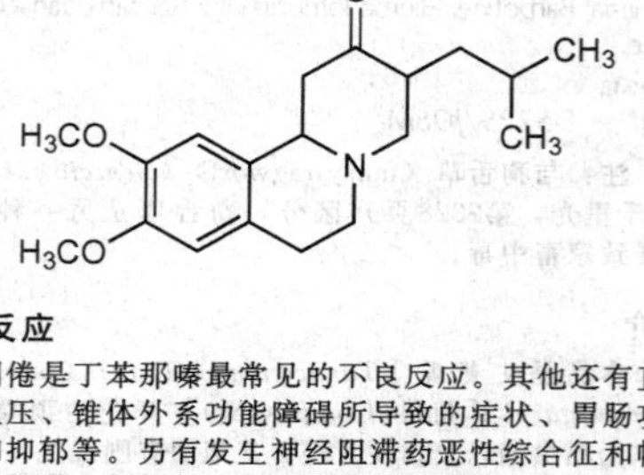

不良反应

困倦是丁苯那嗪最常见的不良反应。其他还有直立性低血压、锥体外系功能障碍所导致的症状、胃肠功能紊乱和抑郁等。另有发生神经阻滞药恶性综合征和帕金森病的报道，但较罕见。过量可导致镇静、出汗、低血

压和体温降低。

对心理功能的影响 抑郁作为丁苯那嗪的不良反应之一，被广泛研究和报道，发生率约为15%；有报道使用瑞波西汀可有效治疗[1]。丁苯那嗪可促成或加重Florid精神症状，如惊恐发作和强迫症等[2]。

1. Schreiber W, *et al.* Reversal of tetrabenazine induced depression by selective noradrenaline (norepinephrine) reuptake inhibition. *J Neurol Neurosurg Psychiatry* 1999; **67:** 550.
2. Bruneau MA, *et al.* Catastrophic reactions induced by tetrabenazine. *Can J Psychiatry* 2002; **47:** 683.

锥体外系障碍 丁苯那嗪用于治疗Huntington舞蹈病时，可发生吞咽困难和哽噎[1]。也有报道曾引起致死性肺炎，可能与吸入异物有关。

1. Snaith RP, Warren H de B. Treatment of Huntington's chorea with tetrabenazine. *Lancet* 1974; **i:** 413–14.

过量 1名患者在吞食约1g（40片）丁苯那嗪2h后开始昏睡并大量出汗[1]。其意识状态在24h后逐渐改善，并在72h后可以正常言语且能完全控制排尿。

1. Kidd DW, McLellan DL. Self-poisoning with tetrabenazine. *Br J Clin Pract* 1972; **26:** 179–80.

注意事项

丁苯那嗪禁用于有强烈自杀倾向以及未经治疗或治疗不足的抑郁症患者。肝损伤患者忌用本品。丁苯那嗪可加重帕金森病症状并造成困倦，患者应避免开车或操作机器。

药物相互作用

有报道丁苯那嗪可降低左旋多巴的疗效，而使帕金森病的症状恶化。为避免5-羟色胺和去甲肾上腺素在中枢神经系统的大量消耗，丁苯那嗪必须在利血平停药20天后才能开始使用。在服用一段时间MAOI后，立即服用丁苯那嗪可导致意识混乱、坐立不安和定向力障碍，因此丁苯那嗪不能与上述治疗同时进行，也不能在上述治疗停止后14天内服用。

药动学

丁苯那嗪口服吸收少且不稳定，大部分药物经首关代谢，细胞色素P450同工酶CYP2D6在丁苯那嗪的代谢中起重要作用，因此对用药剂量也会产生影响（见下文**用途和用法**项下）。本品经还原后，生成的主要代谢产物为羟化丁苯那嗪，其与母体化合物的活性相同。本品主要以代谢产物的形式经尿排泄。

用途和用法

丁苯那嗪用于治疗运动障碍性疾病，如舞蹈症（第926页）、投掷症（第926页）、肌张力障碍（第779页）、迟发性运动障碍（详见**锥体外系障碍**，第943页）及其他因中枢神经系统功能障碍所引起的类似症状。

本品用于治疗舞蹈病、颤搐和其他器质性中枢神经系统运动障碍时，推荐起始剂量为口服每日3次，每次25mg。*BNF59* 则认为起始剂量为每日2次，每次12.5mg（或老年患者每日12.5mg）更合理一些，这样做可以减轻本品过度镇静的副作用。用药剂量可根据患者对治疗的反应按每隔3～4天，日剂量增加25mg的速度。逐渐增加至每日最大剂量200mg。如患者在接受每日最大剂量7天后，对治疗仍无反应，则不应再继续服用丁苯那嗪。

在美国，将丁苯那嗪用于治疗Huntington病则推荐使用更低剂量和更缓慢的剂量调整方案。起始剂量为每日12.5mg，晨起给药，1周后可将剂量增加至每日25mg，分2次给予；之后可根据患者对治疗的反应，以1周为间隔，日剂量增加12.5mg的速度缓慢加量。当日剂量超过37.5～50mg时，应将全日剂量分3次服用且单次剂量不应超过25mg。每日服药剂量大于50mg的患者应进行细胞色素P450同工酶CYP2D6的基因分型，在广泛及中等CYP2D6代谢型人群中，可根据患者对治疗的反应，以1周为间隔，以日剂量增加12.5mg的速度加量至最大日剂量100mg，将全日剂量分3次服用且单次剂量不应超过37.5mg。对于慢CYP2D6代谢型人群，最大日剂量为50mg，将全日剂量分3次服用且单次剂量不应超过25mg。

对中度到重度迟发性运动障碍患者，推荐起始剂量为每日12.5mg，随后根据患者对治疗的反应调整剂量。

1. Fasano A, Bentivoglio AR. Tetrabenazine. *Expert Opin Pharmacother* 2009; **10:** 2883–96.

锥体外系障碍 一项有400名患运动障碍性疾病患者参加的长期研究显示[1]，丁苯那嗪似对迟发性运动障碍和迟发性肌张力障碍以及Huntington病的疗效最好，但对某些患特发性肌张力障碍、部分性肌阵挛或Tourette综合征的患者也有一定疗效。其他研究认为对于经其他药物治疗无效的严重肌张力障碍患者，将丁苯那嗪与苯海索和匹莫齐特合用有时可以奏效[2]。

一项为期12周的小型随机空白对照的研究显示，丁苯那嗪可显著降低门诊Huntington病患者的舞蹈症状[3]。患者耐受性良好，虽然困倦和失眠的发生显著增加，但通常在剂量调整后症状可得到缓解。

1. Jankovic J, Beach J. Long-term effects of tetrabenazine in hyperkinetic movement disorders. *Neurology* 1997; **48:** 358–62.
2. Marsden CD, Quinn NP. The dystonias. *BMJ* 1990; **300:** 139–44.
3. Huntington Study Group. Tetrabenazine as antichorea therapy in Huntington disease: a randomized controlled trial. *Neurology* 2006; **66:** 366–72.

制剂

专利制剂

Canad.: Nitoman; **Denm.:** Nitoman; **Fr.:** Xenazine; **Ger.:** Nitoman; **India:** Revocon; **Irl.:** Nitoman; **Israel:** Xenazine; **Ital.:** Xenazina; **Neth.:** Xenazine; **NZ:** Xenazine; **Port.:** Nitoman; Revocon; **UK:** Xenazine; **USA:** Xenazine.

Tetrachlorodecaoxide 四氯癸氧

TCDO; Tetrachlorodecaoxygen Anion Complex; Tetraclorodecaóxido; WF-10.

Cl_4O_{10} = 301.8.

CAS — 92047-76-2.

简介

本品是一种水溶性阴离子复合物，在亚氯酸盐基质中含有氧。只有当与生物物质接触时才能释放出活性氧。本品可用作促进伤口愈合的溶液剂并被尝试用于治疗黏膜炎症。

黏膜炎 据报告，本品对化疗[1]及放疗[2]引起的黏膜炎有治疗作用，但作用微弱[1]。另有报道称本品可降低放疗所致的出血性膀胱炎的复发[3]。

1. Malik IA, *et al.* A double-blind, placebo-controlled, randomized trial to evaluate the role of tetrachlorodecaoxide in the management of chemotherapy-induced oral mucositis. *J Pain Symptom Manage* 1997; **14:** 82–7.
2. Penpattanagul S. Reduced incidence and severity of acute radiation mucositis by WF10 (IMMUNOKINE) as adjunct to standard of cure in the management of head & neck cancer patients. *J Med Assoc Thai* 2007; **90:** 1590–600.
3. Veerasarn V, *et al.* Reduced recurrence of late hemorrhagic radiation cystitis by WF10 therapy in cervical cancer patients: a multicenter, randomized, two-arm, open-label trial. *Radiother Oncol* 2004; **73:** 179–85.

创伤 在一项有271名患者参加的双盲试验中，本品与生理盐水相比有促进伤口愈合的功效[1]，但另有小规模研究显示本品与甘油比较并不具有任何优越性[2]。

1. Hinz J, *et al.* Rationale for and results from a randomised, double-blind trial of tetrachlorodecaoxygen anion complex in wound healing. *Lancet* 1986; **i:** 825–8.
2. Hughes LE, *et al.* Failure of tetrachlorodecaoxygen anion complex to assist wound healing. *Lancet* 1989; **ii:** 1271.

制剂

专利制剂

Austria: Oxilium†; **Indon.:** Oxoferin; **Port.:** Oxoferin; **Switz.:** Oxilium†; **Thai.:** Immunokine; Oxoferin; **Venez.:** Oxoferin.

Tetramethylammonium Iodide 四甲碘铵

Tetrametilamonio, ioduro de.

Иодид Тетраметиламмония

$C_4H_{12}IN$ = 201.0.

CAS — 75-58-1.

简介

本品为季铵类化合物，可用于饮用水的紧急消毒。另外本品还有神经节阻断功能，也可用于相应治疗。

Thalidomide (*BAN*, *USAN*, *rINN*) 沙利度胺

E-217; K-17; NSC-66847; Talidomid; Talidomida; Talidomidi; Thalidomidum. 2-Phthalimidoglutarimide.

Талидомид

$C_{13}H_{10}N_2O_4$ = 258.2.

CAS — 50-35-1.

ATC — L04AX02.

ATC Vet — QL04AX02.

UNII — 4Z8R6ORS6L.

Pharmacopoeias. In *US.*

USP 33 (Thalidomide) 本品为白色至米色粉末。略溶于水、无水乙醇、丙酮、丁酸乙酯、乙酸乙酯、冰醋酸和甲醇；几乎不溶于氯仿、乙醚和苯；极易溶于二甲基酰胺、二噁烷、嘧啶。贮藏于密闭容器中。避光。

不良反应和注意事项

沙利度胺在20世纪60年代早期曾作为镇静催眠药使用，后因发现在妊娠早期应用可导致胎儿畸形而被停用。本品单剂量使用后即可产生致畸作用，主要表现为四肢畸形和耳、眼及内脏器官的缺陷，在出生时死亡或在出生后短期内死亡也很常见，在其后的发育过程中还有可能出现其他异常情况，包括对中枢神经系统的致畸作用等。

自1998年开始，沙利度胺作为免疫调节药而被恢复使用。但因其严重的致畸作用，沙利度胺不能用于有潜在怀孕可能的妇女，如果必须使用，则必须采用严格的避孕措施，在使用沙利度胺治疗期间及治疗开始前4周和停药后的4周内，均要同时采用两种可靠的避孕方法进行避孕。在开始服药前的24h之内必须进行妊娠反应测试在服药期间也必须进行常规妊娠反应测试。若在本品治疗期间发现怀孕，应立即终止服药，并对患者用药的危险性进行评估和判断。因沙利度胺可分泌到精液中，因此如性伴侣为生殖年龄的女性，则服用沙利度胺的男性患者即使成功实施了输精管结扎术，也应使用适当的屏障方法进行避孕。使用沙利度胺治疗期间，患者不能捐献血液或精子。

沙利度胺另外一个主要不良反应为外周神经病变，病变可能会较为严重且不可逆转，此时应考虑调整剂量。如果没有功能丧失（1级），可密切观察患者状态，如症状恶化可降低剂量；如出现功能受损但对日常生活活动没有影响（2级），应降低剂量或中断治疗并密切观察；如受损状况没有改善则应停止治疗，如神经病变的症状缓解则可重新开始治疗。如神经病变影响日常生活（3级）或造成残疾（4级）时，则必须停止治疗。

大量多发性骨髓瘤的患者采用沙利度胺治疗时有发生静脉血栓栓塞的报道，特别是那些同时服用化疗药物的患者，包括地塞米松。

其他常见不良反应包括便秘、头晕和直立性低血压。困倦或嗜睡也较常见，如有发生，患者应避免开车和操作机器。服用本品可导致超敏反应，在用药2～10天后可出现红色斑疹。Stevens-Johnson综合征和中毒性表皮坏死松解症也曾有报道。因此，若出现皮疹应及时停药，只有在进行适当临床评价后才能重新开始服用本品。如皮疹为表皮剥脱性、紫癜性或大疱性，或怀疑有可能发生Stevens-Johnson综合征或中毒性表皮坏死松解症，则不能再服用沙利度胺。另有报道服用本品后可出现心动过缓、中性粒细胞减少症和HIV感染患者的病毒载量增加。因此沙利度胺不能用于中性粒细胞缺乏的患者。

虽然缺乏人类哺乳期使用沙利度胺的数据，但鉴于本品对婴儿有潜在的严重不良反应，现有的注册药品信息建议哺乳期避免使用。

1. Günzler V. Thalidomide in human immunodeficiency virus (HIV) patients: a review of safety considerations. *Drug Safety* 1992; **7:** 116–34.
2. Clark TE, *et al.* Thalomid® (thalidomide) capsules: a review of the first 18 months of spontaneous postmarketing adverse event surveillance, including off-label prescribing. *Drug Safety* 2001; **24:** 87–117.
3. Grover JK, *et al.* The adverse effects of thalidomide in relapsed and refractory patients of multiple myeloma. *Ann Oncol* 2002; **13:** 1636–40.
4. Ghobrial IM, Rajkumar SV. Management of thalidomide toxicity. *J Support Oncol* 2003; **1:** 194–205.
5. Dimopoulos MA, Eleutherakis-Papaiakovou V. Adverse effects of thalidomide administration in patients with neoplastic diseases. *Am J Med* 2004; **117:** 508–15.
6. Uhl K, *et al.* Thalidomide use in the US: experience with pregnancy testing in the S.T.E.P.S.® programme. *Drug Safety* 2006; **29:** 321–9.

对血液的影响 多发性骨髓瘤患者使用沙利度胺治疗时发生血小板减少症[1,2]。

1. Duyvendak M, *et al.* Thalidomide-associated thrombocytopenia. *Ann Pharmacother* 2005; **39:** 1936–9.
2. Prasad HK, *et al.* Isolated thrombocytopenia induced by thalidomide in a patient with multiple myeloma: case report and review of literature. *Am J Hematol* 2007; **82:** 855–7.

对心血管系统的影响 使用沙利度胺治疗恶性肿瘤，可增加患者发生深静脉血栓的危险性。自1998年7月以来，在沙利度胺重返美国市场的最初18个月里，出现了27例血栓性不良事件的自发性报道，其中26例为恶性肿瘤患者[1]。一项有关沙利度胺导致血栓性不良事件的回顾性研究显示[2]，从1998年10月～2001年6月间，在FDA收集的2075例不良事件报道中有67例为沙利度胺相关性血栓性不良事件，另外在临床试验的数据中又找到29例类似报道，在上述所有病例中，有48例患者发生深静脉血栓，25例患者发生肺栓塞，其他23例患者同时发生深静脉血栓和肺栓塞。上述患者最常见的原发病诊断为多发性骨髓瘤和肾细胞癌。但应注意的是，癌症本身也是静脉血栓的高危因素，且某些化疗方案可进一步增加该不良事件发生的危险性。沙利度胺是否可导致血栓，仍需要通过临床对照试验对其进行更完善的研究和评价。对沙利度胺引起静脉血栓栓塞的研究报告进行回顾性分析后显示[3,4]，当患多发性骨髓瘤的患者同时服用沙利度胺和化疗药物，如地塞米松、美法仑和多柔比星时，静脉血栓栓塞的发生率有所增加。

研究显示，预防性使用低分子肝素（依诺肝素）[5]、阿司匹林[6]或华法林[7]可降低那些同时服用沙利度胺和化疗药物的多发性骨髓瘤患者的深静脉血栓的发生。

某些患者使用沙利度胺后可发生心动过缓，降低剂量可减轻心脏症状[8,9]。详见下文**对内分泌系统的影响**项下。

1. Clark TE, *et al.* Thalomid® (thalidomide) capsules: a review of the first 18 months of spontaneous postmarketing adverse event surveillance, including off-label prescribing. *Drug Safety* 2001; **24:** 87–117.
2. Bennett CL, *et al.* Thalidomide-associated deep vein thrombosis and pulmonary embolism. *Am J Med* 2002; **113:** 603–6.
3. Bennett CL, *et al.* Thalidomide- and lenalidomide-associated thromboembolism among patients with cancer. *JAMA* 2006; **296:** 2558–60.
4. Rajkumar SV. Thalidomide therapy and deep venous thrombosis in multiple myeloma. *Mayo Clin Proc* 2005; **80:** 1549–51.
5. Zangari M, *et al.* Deep vein thrombosis in patients with multiple myeloma treated with thalidomide and chemotherapy: effects of prophylactic and therapeutic anticoagulation. *Br J Haematol* 2004; **126:** 715–21.
6. Baz R, *et al.* The role of aspirin in the prevention of thrombotic complications of thalidomide and anthracycline-based chemotherapy for multiple myeloma. *Mayo Clin Proc* 2005; **80:** 1568–74.
7. Ikhlaque N, *et al.* Efficacy of prophylactic warfarin for prevention of thalidomide-related deep venous thrombosis. *Am J Hematol* 2006; **81:** 420–2.
8. Coutsouvelis J, Corallo CE. Thalidomide-induced bradycardia and its management. *Med J Aust* 2004; **180:** 366–7.
9. Fahdi IE, *et al.* Bradycardia during therapy for multiple myeloma with thalidomide. *Am J Cardiol* 2004; **93:**1052–5.

对内分泌系统的影响 有报道妇女在使用沙利度胺治疗严重皮肤病期间，可出现闭经[1,2]，但在停药2～3个月后月经可恢复正常[2]。

患多发性骨髓瘤的患者在使用沙利度胺治疗期间可出现甲状腺功能减退症[3,4]，故推测沙利度胺所引起的某些不良反应，如心动过缓、便秘等，可能是甲状腺功能减退的临床表现[3]。

有报道称，一名70岁男性多发性骨髓瘤患者，在开始服用沙利度胺4周后出现严重高血糖[5]。血浆葡萄糖浓度在使用胰岛素和口服降糖药后恢复正常，并继续使用沙利度胺进行治疗。

1. Passeron T, *et al.* Thalidomide-induced amenorrhoea: two cases. *Br J Dermatol* 2001; **144:** 1292–3.
2. Francès C, *et al.* Transient secondary amenorrhea in women treated by thalidomide. *Eur J Dermatol* 2002; **12:** 63–5.
3. Badros AZ, *et al.* Hypothyroidism in patients with multiple myeloma following treatment with thalidomide. *Am J Med* 2002; **112:** 412–13.
4. de Savary N, *et al.* Severe hypothyroidism after thalidomide treatment. *J R Soc Med* 2004; **97:** 443.
5. Pathak RD, *et al.* Thalidomide-associated hyperglycemia and diabetes: case report and review of literature. *Diabetes Care* 2003; **26:** 1322–3.

对胃肠道的影响 有报道3名多发性骨髓瘤患者服用沙利度胺后[1]发生肠穿孔并需手术治疗。第4名患者也有急性腹部疼痛并疑似肠穿孔，但该患者在手术前突发心脏病死亡。

1. McClay H, Cervi P. Thalidomide and bowel perforation: four cases in one hospital. *Br J Haematol* 2008; **140:** 360–1.

对肝脏的影响 一名58岁女性患者[1]，患终末期浆细胞白血病，服用沙利度胺后出现肝炎。另一名76岁女性多发性骨髓瘤患者[2]，同时服用沙利度胺和地塞米松，出现肝毒性，包括黄疸和急性肝酶升高，停用沙利度胺后恢复正常。一名64岁女性多发性骨髓瘤患者服用沙利度胺后[3]，出现致死性暴发性肝衰竭及脑病，推测与沙利度胺相关。

1. Fowler R, Imrie K. Thalidomide-associated hepatitis: a case report. *Am J Hematol* 2001; **66:** 300–2.
2. Hanje AJ, *et al.* Thalidomide-induced severe hepatotoxicity. *Pharmacotherapy* 2006; **26:** 1018–22.
3. Hamadani M, *et al.* Thalidomide-induced fulminant hepatic failure. *Mayo Clin Proc* 2007; **82:** 638.

对肺的影响 有患多发性骨髓瘤的患者服用沙利度胺后出现间质性肺炎[1,2]。另有报道患卵巢癌的妇女服用本品后出现呼吸困难，停药后症状消失。某些患者可在减量后重新给药，继续维持沙利度胺的治疗[3]。

1. Onozawa M, *et al.* Thalidomide-induced interstitial pneumonitis. *J Clin Oncol* 2005; **23:** 2425–6.
2. Sasaki M, *et al.* Thalidomide may induce interstitial pneumonia preferentially in Japanese patients. *Eur J Haematol* 2009; **82:** 73–4.
3. Gordinier ME, Dizon DS. Dyspnea during thalidomide treatment for advanced ovarian cancer. *Ann Pharmacother* 2005; **39:** 962–5.

对心理功能的影响 1例患多发性骨髓瘤的患者服用沙利度胺约2个月后出现痴呆症状[1]，但于停药48h后完全缓解。

1. Morgan AE, *et al.* Reversible dementia due to thalidomide therapy for multiple myeloma. *N Engl J Med* 2003; **348:** 1821–2.

对神经系统的影响 外周神经病变是沙利度胺一项主要的不良反应，尽管其致病机制、危险因素和最佳处置尚不明确[1]。一项前瞻性研究显示[2]，有皮肤红斑狼疮和系统性红斑狼疮患者中，沙利度胺的累积剂量与外周神经病变的发生率无关，但另一项回顾性研究的结果表明[3]，在系统性红斑狼疮和多发性骨髓瘤患者中，神经毒性发生的危险性和症状严重程度与累积剂量有相关性。后者[3]对一定的剂量范围进行了研究后发现，在累积剂量超过20g时[3]，其相关性最明显，但在低剂量时相关性则较模糊或者没有。这也许可以解释为什么以不同剂量作为研究对象时，所得到的研究结果呈现明显差异。有两项针对多发性骨髓瘤患者的进一步研究显示[4,5]，当疗程超过6个月到1年时，神经毒性与治疗疗程之间比与用药剂量及总累积剂量之间更具相关性。但有其他研究呈现相反结果[6]，同样是多发性骨髓瘤患者，对周围神经病变的电生理证据表明，早在治疗开始后的第4个月，就有2/3的患者发病，到第7个月时，全部患者均发病，很多患者同时还有临床症状。

中枢神经系统毒性也有报道[7]，1名多发性骨髓瘤患者采用沙利度胺单药治疗21个月后出现脑病症状。

1. Apfel SC, Zochodne DW. Thalidomide neuropathy: too much or too long? *Neurology* 2004; **62:** 2158–9.
2. Briani C, *et al.* Thalidomide neurotoxicity: prospective study in patients with lupus erythematosus. *Neurology* 2004; **62:** 2288–90.
3. Cavaletti G, *et al.* Thalidomide sensory neurotoxicity: a clinical and neurophysiologic study. *Neurology* 2004; **62:** 2291–3.
4. Tosi P, *et al.* Neurological toxicity of long-term (>1 yr) thalidomide therapy in patients with multiple myeloma. *Eur J Haematol* 2005; **74:** 212–16.
5. Mileshkin L, *et al.* Development of neuropathy in patients with myeloma treated with thalidomide: patterns of occurrence and the role of electrophysiologic monitoring. *J Clin Oncol* 2006; **24:** 4507–14.
6. Plasmati R, *et al.* Neuropathy in multiple myeloma treated with thalidomide: a prospective study. *Neurology* 2007; **69:** 573–81.
7. Sohlbach K, *et al.* Encephalopathy in a patient after long-term treatment with thalidomide. *J Clin Oncol* 2006; **24:** 4942–4.

对性功能的影响 2例男性患者服用沙利度胺后出现剂量相关的性功能障碍，包括性欲消失、勃起障碍和早泄等[1]。有6例患者在开始沙利度胺治疗的4周内，出现勃起障碍[2]

1. Pouaha J, *et al.* Thalidomide and sexual dysfunction in men. *Br J Dermatol* 2002; **146:** 1112–13.
2. Murphy PT, O'Donnell JR. Thalidomide induced impotence in male hematology patients: a common but ignored complication? *Haematologica* 2007; **92:** 1440.

对皮肤的影响 1例患恶性胶质瘤的62岁女性在开始服用沙利度胺治疗5周后出现中毒性表皮坏死松解症[1]，虽然该患者同时还服用其他若干药物，如地塞米松等，但沙利度胺被认为是与该不良反应最具时间相关性的药物。另有1例64岁骨髓瘤患者[2]，在开始使用沙利度胺和地塞米松治疗24天后，出现中毒性表皮坏死松解症。有观点认为该不良反应可能是沙利度胺与地塞米松相互作用所致。有研究曾将沙利度胺用于治疗中毒性表皮坏死松解症[3]，但该试验因沙利度胺组患者死亡率明显增加而被提前终止。造成死亡的原因多为疾病本身引起。沙利度胺曾被作为一种试验药物，因为它是肿瘤坏死因子-α（TNF-α）的强抑制剂，而上述疾病的发病机制涉及肿瘤坏死因子。但研究者发现在沙利度胺治疗开始后，与安慰剂组相比，沙利度胺治疗组的血浆肿瘤坏死因子浓度有增加的趋势，因此推断沙利度胺可能会自相矛盾地增加上述患者体内TNF-α的产生。

2例银屑病患者服用沙利度胺后病情恶化，也可能与TNF-α生成增加有关[4,5]，在一项包括了87名多发性骨髓瘤患者的开放性研究中[6]，比较了沙利度胺单药治疗与沙利度胺联用地塞米松的两组患者，在每组中均有45%的患者出现了轻度和中度的皮疹，包括麻疹样皮炎、脂溢性皮炎、斑丘疹样皮炎和非典型皮炎。3名同时服用了沙利度胺和地塞米松的患者出现了严重的皮肤反应（剥脱性红皮病、多形性红斑、中毒性表皮坏死松解症），因而停止治疗。

1. Horowitz SB, Stirling AL. Thalidomide-induced toxic epidermal necrolysis. *Pharmacotherapy* 1999; **19:** 1177–80.
2. Rajkumar SV, *et al.* Life-threatening toxic epidermal necrolysis with thalidomide therapy for myeloma. *N Engl J Med* 2000; **343:** 972–3.
3. Wolkenstein P, *et al.* Randomised comparison of thalidomide versus placebo in toxic epidermal necrolysis. *Lancet* 1998; **352:** 1586–9.
4. Dobson CM, Parslew RA. Exacerbation of psoriasis by thalidomide in Behçet's syndrome. *Br J Dermatol* 2003; **149:** 432–3.
5. Varma K, Finlay AY. Exacerbation of psoriasis by thalidomide in a patient with erythema multiforme. *Br J Dermatol* 2006; **154:** 789–90.
6. Hall VC, *et al.* Dermatologic side effects of thalidomide in patients with multiple myeloma. *J Am Acad Dermatol* 2003; **48:** 548–52.

偏头痛 1例36岁男性患者在使用沙利度胺期间有偏头痛发作[1]。

1. García-Albea E, *et al.* Jaqueca típica y talidomida. *Med Clin (Barc)* 1993; **100:** 557.

致突变性 3例有关父母于孕期使用沙利度胺后导致婴儿畸形的报道激起了人们对沙利度胺可能是致突变药物的恐慌[1,2]。但是，上述婴儿出现的肢体畸形并非典型的突变反应[3]，而沙利度胺的致畸作用似乎是影响胎儿血管生成而非致突变性[4]。对1998年之前的证据进行回顾研究显示[5]，将沙利度胺定义为致突变药物缺乏相应的科学依据，服用沙利度胺的父母娩出畸形婴儿的发生率与整体人群相比没有明显差异。在2002年时，另有在瑞典的一项进一步回顾性研究支持上述观点，在这项研究中，有34名沙利度胺胚胎病的父母所生育的64名儿童中，并未发现因沙利度胺胚胎病所导致的畸形和功能异常[6]。

1. McBride WG. Thalidomide may be a mutagen. *BMJ* 1994; **308:** 1635–6.
2. Tenconi R, *et al.* Amniotic band sequence in child of thalidomide victim. *BMJ* 1994; **309:** 1442.
3. Read AP. Thalidomide may be a mutagen. *BMJ* 1994; **308:** 1636.
4. D'Amato RJ, *et al.* Thalidomide is an inhibitor of angiogenesis. *Proc Natl Acad Sci U S A* 1994; **91:** 4082–5.
5. Smithells D. Does thalidomide cause second generation birth defects? *Drug Safety* 1998; **19:** 339–41.
6. Strömland K, *et al.* Offspring of male and female parents with thalidomide embryopathy: birth defects and functional anomalies. *Teratology* 2002; **66:** 115–21.

药物相互作用

沙利度胺可增加巴比妥类药物、乙醇、氯丙嗪和利舍平的镇静作用。本品与其他可能造成外周神经病变的药物合用时，须格外谨慎。

抗肿瘤药 本品与多柔比星合用（见第682页）可增加发生深静脉血栓的危险性。详见上文**对心血管系统的影响**项下。

本品对伊立替康代谢的影响详见**伊立替康的药物相互作用**项下，第705页。

皮质激素类 本品与地塞米松可能存在药物相互作用。详见上文**对皮肤的影响**。

激素类避孕药 沙利度胺不影响炔雌醇和炔诺酮的代谢[1,2]，因此理论上沙利度胺不应影响口服避孕药的疗效。但在使用沙利度胺治疗期间，任何情况下均应同时采用两种可靠的避孕方式（详见上文**不良反应**和**注意事项**项下）。应当始终牢记的是，除沙利度胺外，如同时服用其他药物有可能破坏激素类避孕药（见第2046页）的可靠性。

1. Trapnell CB, *et al.* Thalidomide does not alter the pharmacokinetics of ethinyl estradiol and norethindrone. *Clin Pharmacol Ther* 1998; **64:** 597–602.
2. Scheffler MR, *et al.* Thalidomide does not alter estrogen-progesterone hormone single-dose pharmacokinetics. *Clin Pharmacol Ther* 1999; **65:** 483–90.

干扰素 在一项沙利度胺与干扰素α-2a联合用于治疗肾细胞癌的Ⅱ期临床试验中，13名患者中有4人出现了神经毒性症状[1]。因上述两种药物均具有破坏膜稳定性的作用，因此推测该严重毒性反应为两药共同作用的结果，因其中任意一种药物单独作用的危害均不能达到目前的严重程度。另有第5名患者出现了Stevens-Johnson反应，同样源于上述两种药物的联合使用。该临床试验也因出现上述严重不良反应而被终止。

另有1名患者同时服用沙利度胺和聚乙二醇干扰素α-2b后出现严重骨髓抑制[2]，推断同样是两药联合使用所致。

1. Nathan PD, *et al.* Unexpected toxicity of combination thalidomide and interferon alfa-2a treatment in metastatic renal cell carcinoma. *J Clin Oncol* 2002; **20:** 1429–30.
2. Gómez-Rangel JD, *et al.* Pegylated-interferon induced severe bone marrow hypoplasia in a patient with multiple myeloma receiving thalidomide. *Am J Hematol* 2003; **74:** 290–1.

药动学

沙利度胺在胃肠道缓慢吸收，口服后3～6h血浆浓度达峰值，本品可通过胎盘，并能分布到精液中。沙利度胺确切的代谢途径和方式目前尚不清楚，但似乎在血浆中以非酶方式水解。本品的消除半衰期为5～7h。

1. Aweeka F, *et al.* Pharmacokinetics and pharmacodynamics of thalidomide in HIV patients treated for oral aphthous ulcers: ACTG protocol 251. *J Clin Pharmacol* 2001; **41:** 1091–7.
2. Wohl DA, *et al.* Safety, tolerability, and pharmacokinetic effects of thalidomide in patients infected with human immunodeficiency virus: AIDS Clinical Trials Group 267. *J Infect Dis* 2002; **185:** 1359–63.
3. Teo SK, *et al.* Clinical pharmacokinetics of thalidomide. *Clin Pharmacokinet* 2004; **43:** 311–27.
4. Kamikawa R, *et al.* The pharmacokinetics of low-dose thalidomide in Japanese patients with refractory multiple myeloma. *Biol Pharm Bull* 2006; **29:** 2331–4.

用途和用法

沙利度胺有免疫调节作用。鉴于本品有致畸危险性和其他潜在不良反应，一定要在严密的监测和控制下使用（详见上文**不良反应**和**注意事项**项下）。

沙利度胺用于治疗中度至重度2型（结节性红斑麻风病）麻风反应的急性皮肤症状（见**麻风**，第168页）。但如果治疗中出现中度到重度神经炎，则不应再单独使用本品进行治疗，而应当加用糖皮质激素类药物直至神经炎症状得到缓解。沙利度胺还可作为预防和抑制复发的2型麻风反应皮肤症状的维持治疗。本品对1型麻风反应无效。常用剂量为口服每日1次，每次100～300mg。病情严重者每日剂量可增至400mg。在药物治疗收到满意效果后，剂量可按每2～4周减少50mg的速度逐步递减。另有替代治疗方案，可采用开始100mg，每日1次。如症状得不到控制，可每隔1周增加每日剂量100mg。直到最大剂量每日1次，400mg。

沙利度胺还可用于常规治疗无效的多发性骨髓瘤（第626页）。起始剂量为每日200mg，其后根据患者对药物的耐受性，可按每周增加100mg的速度，将剂量增至每日最大剂量800mg。沙利度胺可与美法仑（第710页）和泼尼松（第1472页）联合用于治疗初次诊断为多发性骨髓瘤的65岁以上的患者以及那些无法耐受大剂量化疗的患者。沙利度胺可每日给药200mg，每6周最多12个疗程。沙利度胺也可与地塞米松（第1456页）一起联合治疗初次诊断为多发性骨髓瘤的患者，沙利度胺每日给药200mg，地塞米松在28天的疗程中，分别在第1～4天，第9～12天，第17～20天，每日服用40mg。

沙利度胺最好在每日睡前或晚饭后至少1h服药。

沙利度胺可用于与免疫系统相关的其他若干疾病的治疗，如预防和治疗移植物抗宿主病；预防和治疗终末期严重免疫缺陷患者的复发性口疮性口炎；治疗结核和非结核性分枝杆菌感染的临床症状、治疗骨髓增生异常综合征、HIV相关性消耗综合征、卡波西肉瘤和克罗恩病；还用于治疗原发性脑癌。沙利度胺用于其他癌症治疗的研究正在进行中。

沙利度胺临床应用的指导原则见如下参考文献。

1. Powell RJ, Gardner-Medwin JMM. Guideline for the clinical use and dispensing of thalidomide. *Postgrad Med J* 1994; **70:** 901–4.
2. Lary JM, *et al.* The return of thalidomide: can birth defects be prevented? *Drug Safety* 1999; **21:** 161–9.
3. Zeldis JB, *et al.* S.T.E.P.S.: a comprehensive program for controlling and monitoring access to thalidomide. *Clin Ther* 1999; **21:** 319–30. Further information available at: http://www.thalomid.com/steps_program.aspx (accessed 27/05/08)
4. Chave TA, *et al.* All-Wales Dermatology Audit Committee. Thalidomide usage in Wales: the need to follow guidelines. *Br J Dermatol* 2001; **144:** 310–15.

作用 沙利度胺的作用机制尚未完全明确，虽然某些研究显示其具有抗炎和免疫调节作用，其中包括抑制肿瘤坏死因子-α（TNF-α）的合成。但该抑制作用不完全且具有选择性。另外在某些患者中，本品会导致血浆中TNF-α浓度增加。其他抗炎和免疫调节作用包括抑制白细胞向炎性部位的趋化性，降低多型核白细胞的吞噬作用。沙利度胺还可调节白介素，但研究结果发现，沙利度胺针对某种特定白介素和干扰素-γ的作用是模糊不定的。同时沙利度胺对CD4＋细胞和对其他细胞内反应介质的多种作用也是有关联的，沙利度胺还可抑制血管生成，而血管生成可能与实体肿瘤和其他疾病有关联。

沙利度胺的作用机制及用途的参考文献[1～8]如下。

1. Schuler U, Ehninger G. Thalidomide: rationale for renewed use in immunological disorders. *Drug Safety* 1995; **12:** 364–9.
2. Calabrese L, Fleischer AB. Thalidomide: current and potential clinical applications. *Am J Med* 2000; **108:** 487–95.
3. Peuckmann V, *et al.* Potential novel uses of thalidomide: focus on palliative care. *Drugs* 2000; **60:** 273–92.
4. Franks ME, *et al.* Thalidomide. *Lancet* 2004; **363:** 1802–11.
5. Rajkumar SV. Thalidomide: tragic past and promising future. *Mayo Clin Proc* 2004; **79:** 899–903.
6. Joglekar S, Levin M. The promise of thalidomide: evolving indications. *Drugs Today* 2004; **40:** 197–204.
7. Bessmertny O, Pham T. Thalidomide use in pediatric patients. *Ann Pharmacother* 2002; **36:** 521–5.
8. Teo SK. Properties of thalidomide and its analogues: implications for anticancer therapy. *AAPS J* 2005; **7:** E14–E19.

Behcet 综合征 一项有96名患Behcet综合征（第1433页）的男性患者参加的随机双盲安慰剂对照研究[1]显示，沙利度胺对口腔和生殖器溃疡或滤泡损伤有治疗作用。研究同时发现沙利度胺还可预防新的口腔和生殖器溃疡的发生，但停药后可能复发。另有报道显示，沙利度胺用于患Behcet综合征的儿童患者[2,3]，可治疗经其他治疗无效的严重的口腔和生殖器溃疡。本品对1例患有复发性穿孔性肠道溃疡的Behcet综合征的女性患者的症状有改善作用[4]。

1. Hamuryudan V, *et al.* Thalidomide in the treatment of the mucocutaneous lesions of the Behçet syndrome: a randomized, double-blind, placebo-controlled trial. *Ann Intern Med* 1998; **128:** 443–50.
2. Shek LP-C, *et al.* Thalidomide responsiveness in an infant with Behçet's syndrome. *Pediatrics* 1999; **103:** 1295–7.
3. Kari JA, *et al.* Behçet's disease in UK children: clinical features and treatment including thalidomide. *Rheumatology (Oxford)* 2001; **40:** 933–8.
4. Sayarlioglu M, *et al.* Treatment of recurrent perforating intestinal ulcers with thalidomide in Behçet's disease. *Ann Pharmacother* 2004; **38:** 808–11.

恶病质 沙利度胺用于治疗HIV相关性消瘦，详见下文**HIV相关并发症**；治疗肿瘤相关性恶病质见下文**恶性肿瘤**项下。

移植物抗宿主病 针对有关沙利度胺用于治疗慢性移植物抗宿主病研究（见**造血干细胞移植**，第1729页）的回顾性分析[1]显示，沙利度胺虽然对一些经其他治疗无效的患者有一定治疗作用，但当剂量超过每日200mg时，大多数患者的耐受性很差。预防性使用沙利度胺，可导致生活质量很差，能否改善取决于患者对药物耐受程度的变化。对于初次诊断的患者使用沙利度胺治疗无效。

1. Flowers MED, Martin PJ. Evaluation of thalidomide for treatment or prevention of chronic graft-versus-host disease. *Leuk Lymphoma* 2003; **44:** 1141–6.

HIV相关并发症 由于沙利度胺具有抑制肿瘤坏死因子（TNF）-α的特性，可用于解释其抗HIV的作用。但在HIV感染的患者中[1]，沙利度胺对肿瘤坏死因子的作用可有升高、降低和无变化等多种矛盾的结果存在。尽管如此，本品在治疗某些艾滋病相关性疾病时仍显示出一定的治疗前景。在HIV感染的患者中，沙利度胺是治疗严重口腔溃疡（第1622页）、咽喉溃疡和食管溃疡的有效药物[2～5]。值得注意的是，某些患者的血浆中HIV RNA水平中度升高，这可能与TNF-α的升高有关[2,4]。沙利度胺尝试用于HIV感染患者合并结节性痒疹[6]、斑秃[7]（第1505页）和肥厚性生殖器疱疹[8]（第824页）的治疗，取得了部分成功。同样对HIV相关性消瘦（第827页）也有效[9]，本品在大剂量用药时，可用于治疗艾滋病相关性卡波西肉瘤[10]（第642页）。沙利度胺对3例严重特发性HIV相关性结肠炎同样有效[11]。

1. Ravot E, *et al.* New uses for old drugs in HIV infection: the role of hydroxyurea, cyclosporin and thalidomide. *Drugs* 1999; **58:** 953–63.
2. Jacobson JM, *et al.* Thalidomide for the treatment of oral aphthous ulcers in patients with human immunodeficiency virus infection. *N Engl J Med* 1997; **336:** 1487–93.
3. Ramirez-Amador VA, *et al.* Thalidomide as therapy for human immunodeficiency virus-related oral ulcers: a double-blind placebo-controlled clinical trial. *Clin Infect Dis* 1999; **28:** 892–4.
4. Jacobson JM, *et al.* Thalidomide for the treatment of esophageal aphthous ulcers in patients with human immunodeficiency virus infection. *J Infect Dis* 1999; **180:** 61–7.
5. Shetty K. Thalidomide in the management of recurrent aphthous ulcerations in patients who are HIV-positive: a review and case reports. *Spec Care Dentist* 2005; **25:** 236–41.
6. Maurer T, *et al.* Thalidomide treatment for prurigo nodularis in human immunodeficiency virus-infected subjects: efficacy and risk of neuropathy. *Arch Dermatol* 2004; **140:** 845–9.
7. Baranda L, *et al.* Severe and unresponsive HIV-associated alopecia areata successfully treated with thalidomide. *Acta Derm Venereol* 2005; **85:** 277–8.
8. Holmes A, *et al.* Thalidomide therapy for the treatment of hypertrophic herpes simplex virus-related genitalis in HIV-infected individuals. *Clin Infect Dis* 2007; **44:** e96–e99. Available at: http://www.journals.uchicago.edu/doi/abs/10.1086/517513 (accessed 18/01/08)
9. Reyes-Terán G, *et al.* Effects of thalidomide on HIV-associated wasting syndrome: a randomized, double-blind, placebo-controlled trial. *AIDS* 1996; **10:** 1501–7.
10. Little RF, *et al.* Activity of thalidomide in AIDS-related Kaposi's sarcoma. *J Clin Oncol* 2000; **18:** 2593–2602.
11. Johnson L, *et al.* Thalidomide treatment for refractory HIV-associated colitis: a case series. *Clin Infect Dis* 2008; **47:** 133–6.

炎性肠病 小规模开放性临床研究显示[1～3]，沙利度胺对难治性克罗恩病有效（详见**炎性肠病**项下，第1620页）。有许多已经开始服用皮质激素类药物的患者，在服用本品后，激素剂量可以减少，某些患者甚至可以完全停用。沙利度胺可降低TNF-α和白介素-12，因此可能对克罗恩病有临床治疗意义[4]。另有报道，沙利度胺同样对儿童及青年难治性肠病有效[5]（包括克罗恩病和溃疡性结肠炎）。

1. Ehrenpreis ED, *et al.* Thalidomide therapy for patients with refractory Crohn's disease: an open-label trial. *Gastroenterology* 1999; **117:** 1271–7.
2. Vasiliauskas EA, *et al.* An open-label pilot study of low-dose thalidomide in chronically active, steroid-dependent Crohn's disease. *Gastroenterology* 1999; **117:** 1278–87.
3. Bariol C, *et al.* Early studies on the safety and efficacy of thalidomide for symptomatic inflammatory bowel disease. *J Gastroenterol Hepatol* 2002; **17:** 135–9.
4. Bauditz J, *et al.* Thalidomide reduces tumour necrosis factor α and interleukin 12 production in patients with chronic active Crohn's disease. *Gut* 2002; **50:** 196–200.
5. Lazzerini M, *et al.* Efficacy and safety of thalidomide in children and young adults with intractable inflammatory bowel disease: long-term results. *Aliment Pharmacol Ther* 2007; **25:** 419–27.

卡波西肉瘤 详见上文**HIV相关并发症**及下文**恶性肿瘤**项下。

红斑狼疮 沙利度胺对红斑狼疮有一定疗效，主要包括慢性盘状红斑狼疮[1,2]、深部红斑狼疮[3,4]、系统性红斑狼疮[5]（第1444页）[3]和皮肤红斑狼疮[6～11]。

沙利度胺对皮肤红斑狼疮的作用可能部分来源于对抗紫外线引起的皮肤炎症，从而起到保护作用[11]。

1. Knop J, *et al.* Thalidomide in the treatment of sixty cases of chronic discoid lupus erythematosus. *Br J Dermatol* 1983; **108:** 461–6.
2. Brocard A, *et al.* Lupus érythémateux chronique: traitement par thalidomide. *Ann Dermatol Venereol* 2005; **132:** 853–6.
3. Burrows NP, *et al.* Lupus erythematosus profundus with partial C4 deficiency responding to thalidomide. *Br J Dermatol* 1991; **125:** 62–7.
4. Wienert S, *et al.* Facetten des Lupus erythematodes: Pannikulitis mit gutem Ansprechen auf Thalidomid. *J Dtsch Dermatol Ges* 2008; **6** 214–16.
5. Bessis D, *et al.* Thalidomide for systemic lupus erythematosus. *Lancet* 1992; **339:** 549–50.
6. Atra E, Sato EI. Treatment of the cutaneous lesions of systemic lupus erythematosus with thalidomide. *Clin Exp Rheumatol* 1993; **11:** 487–93.
7. Stevens RJ, *et al.* Thalidomide in the treatment of the cutaneous manifestations of lupus erythematosus: experience in sixteen consecutive patients. *Br J Rheumatol* 1997; **36:** 353–9.
8. Duong DJ, *et al.* American experience with low-dose thalidomide therapy for severe cutaneous lupus erythematosus. *Arch Dermatol* 1999; **135:** 1079–87.
9. Pelle MT, Werth VP. Thalidomide in cutaneous lupus erythematosus. *Am J Clin Dermatol* 2003; **4:** 379–87.
10. Cuadrado MJ, *et al.* Thalidomide for the treatment of resistant cutaneous lupus: efficacy and safety of different therapeutic regimens. *Am J Med* 2005; **118:** 246–50.
11. Cummins DL, Gaspari AA. Photoprotection by thalidomide in patients with chronic cutaneous and systemic lupus erythematosus: discordant effects on minimal erythema dose and sunburn cell formation. *Br J Dermatol* 2004; **151:** 458–64.

恶性肿瘤 沙利度胺对复发的晚期多发性骨髓瘤有效[1～4]（第626页），且对首次诊断出该病的患者也有积极效果[4～9]，当与地塞米松合用时，疗效提高。对复发的难治性多发性骨髓瘤或初次诊断的多发性骨髓瘤患者，沙利度胺与多柔比星脂质体，长春新碱联用可提高治疗效果，并减少地塞米松的给药次数[10]，同样在初次诊断的老年患者中，沙利度胺和美法仑及泼尼松合用可提高治疗效果[11,12]。

对于初次诊断并行骨髓干细胞移植及强化化疗后的患者，沙利度胺可用作维持治疗[13,14]，在上述两项研究中，沙利度胺可提高治疗的反应率及无事故存活率，但其中一项研究[13]显示对整体的存活率没有改善。

沙利度胺还曾尝试用于某些非浆细胞性恶性肿瘤[15]，治疗效果各异。沙利度胺对复发的高级神经胶质瘤显示出一定的治疗前景[16]（第628页），本品用于治疗非HIV相关性卡波西肉瘤[17,18]（第642页）、转移性黑色素瘤[19]（第639页）、骨髓纤维化伴骨髓化生[20～22]和非雄激素依赖型前列腺癌[23,24]（第638页）的研究正在进行中。

一项临床研究显示沙利度胺对胰腺癌患者的肿瘤相关性恶病质（**甲地孕酮**项下第2046页）有治疗作用[25]。

1. Singhal S, *et al.* Antitumor activity of thalidomide in refractory multiple myeloma. *N Engl J Med* 1999; **341:** 1565–71.
2. Rajkumar SV, *et al.* Thalidomide in the treatment of relapsed multiple myeloma. *Mayo Clin Proc* 2000; **75:** 897–901.
3. Kumar S, *et al.* Response rate, durability of response, and sur-

vival after thalidomide therapy for relapsed multiple myeloma. *Mayo Clin Proc* 2003; **78:** 34–9.
4. Palumbo A, *et al.* Thalidomide for treatment of multiple myeloma: 10 years later. *Blood* 2008; **111:** 3968–77.
5. Rajkumar SV, *et al.* Combination therapy with thalidomide plus dexamethasone for newly diagnosed myeloma. *J Clin Oncol* 2002; **20:** 4319–23.
6. Weber D, *et al.* Thalidomide alone or with dexamethasone for previously untreated multiple myeloma. *J Clin Oncol* 2003; **21:** 16–19.
7. Rajkumar SV, *et al.* Phase III clinical trial of thalidomide plus dexamethasone compared with dexamethasone alone in newly diagnosed multiple myeloma: a clinical trial coordinated by the Eastern Cooperative Oncology Group. *J Clin Oncol.* 2006; **24:** 431–6.
8. Rajkumar SV, *et al.* Multicenter, randomized, double-blind, placebo-controlled study of thalidomide plus dexamethasone compared with dexamethasone as initial therapy for newly diagnosed multiple myeloma. *J Clin Oncol* 2008; **26:** 2171–7.
9. Ludwig H, *et al.* Thalidomide-dexamethasone compared with melphalan-prednisolone in elderly patients with multiple myeloma. *Blood* 2009; **113:** 3435–42.
10. Hussein MA, *et al.* Phase 2 study of pegylated liposomal doxorubicin, vincristine, decreased-frequency dexamethasone, and thalidomide in newly diagnosed and relapsed-refractory multiple myeloma. *Mayo Clin Proc* 2006; **81:** 889–95.
11. Palumbo A, *et al.* Oral melphalan and prednisone chemotherapy plus thalidomide compared with melphalan and prednisone alone in elderly patients with multiple myeloma: randomised controlled trial. *Lancet* 2006; **367:** 825–31.
12. Facon T, *et al.* Melphalan and prednisone plus thalidomide versus melphalan and prednisone alone or reduced-intensity autologous stem cell transplantation in elderly patients with multiple myeloma (IFM 99-06): a randomised trial. *Lancet* 2007; **370:** 1209–18.
13. Barlogie B, *et al.* Thalidomide and hematopoietic-cell transplantation for multiple myeloma. *N Engl J Med* 2006; **354:** 1021–30.
14. Attal M, *et al.* Maintenance therapy with thalidomide improves survival in patients with multiple myeloma. *Blood* 2006; **108:** 3289–94.
15. Kumar S, *et al.* Thalidomid: current role in the treatment of non-plasma cell malignancies. *J Clin Oncol* 2004; **22:** 2477–88. Correction. *ibid.*; 2973. [title]
16. Fine HA, *et al.* Phase II trial of the antiangiogenic agent thalidomide in patients with recurrent high-grade gliomas. *J Clin Oncol* 2000; **18:** 708–15.
17. Ben M'barek L, *et al.* A retrospective analysis of thalidomide therapy in non-HIV-related Kaposi's sarcoma. *Dermatology* 2007; **215:** 202–5.
18. Rubegni P, *et al.* Thalidomide in the treatment of Kaposi's sarcoma. *Dermatology* 2007; **215:** 240–4.
19. Danson S, *et al.* Randomized phase II study of temozolomide given every 8 hours or daily with either interferon alfa-2b or thalidomide in metastatic malignant melanoma. *J Clin Oncol* 2003; **21:** 2551–7.
20. Mesa RA, *et al.* Durable responses to thalidomide-based drug therapy for myelofibrosis with myeloid metaplasia. *Mayo Clin Proc* 2004; **79:** 883–9.
21. Marchetti M, *et al.* Low-dose thalidomide ameliorates cytopenias and splenomegaly in myelofibrosis with myeloid metaplasia: a phase II trial. *J Clin Oncol* 2004; **22:** 424–31.
22. Thomas DA, *et al.* Thalidomide therapy for myelofibrosis with myeloid metaplasia. *Cancer* 2006; **106:** 1974–84.
23. Figg WD. The 2005 Leon I. Goldberg Young Investigator Award Lecture: Development of thalidomide as an angiogenesis inhibitor for the treatment of androgen-independent prostate cancer. *Clin Pharmacol Ther* 2006; **79:** 1–8.
24. Cox MC, *et al.* The use of thalidomide in androgen-independent prostate cancer. *Urol Oncol* 2006; **24:** 246–9.
25. Gordon JN, *et al.* Thalidomide in the treatment of cancer cachexia: a randomised placebo controlled trial. *Gut* 2005; **54:** 540–5.

口腔溃疡 详见上文 **Behcet 综合征和 HIV 相关并发症**项下。

食管溃疡 沙利度胺对艾滋病患者的特发性食管溃疡有效（详见上文 **HIV 相关并发症**项下）。另有报道显示，1 例免疫力正常的患者[1]及 1 例肝移植后免疫缺陷的患者[2]，患食管溃疡但对其他治疗无效，使用沙利度胺后溃疡愈合。

1. Ollivier S, *et al.* Idiopathic giant oesophageal ulcer in an immunocompetent patient: the efficacy of thalidomide treatment. *Gut* 1999; **45:** 463–4.
2. Atiq M, *et al.* Successful treatment with thalidomide in a liver transplant recipient with giant esophageal ulcers. *Liver Transpl* 2006; **12:** 987–8.

风湿病 有报道显示沙利度胺对难治性风湿性关节炎[1]和成人 Still 病[2]有效。用于 2 例全身起病的幼年型风湿性关节炎的患儿后可改善症状，该患者对其他治疗无效，包括依那西普[3]。沙利度胺用于另外 11 例难治性风湿病的患儿时，可降低泼尼松的剂量[4]。

1. Gutiérrez-Rodríguez O, *et al.* Treatment of refractory rheumatoid arthritis—the thalidomide experience. *J Rheumatol* 1989; **16:** 158–63.
2. Stambe C, Wicks IP. TNFα and response of treatment-resistant adult-onset Still's disease to thalidomide. *Lancet* 1998; **352:** 544–5.
3. Lehman TJA, *et al.* Thalidomide therapy for recalcitrant systemic onset juvenile rheumatoid arthritis. *J Pediatr* 2002; **140:** 125–7.
4. Lehman TJ, *et al.* Thalidomide for severe systemic onset juvenile rheumatoid arthritis: a multicenter study. *J Pediatr* 2004; **145:** 856–7.

肉状瘤病 有报道显示沙利度胺可能对肉状瘤病有治疗作用[1~5]。

1. Carlesimo M, *et al.* Treatment of cutaneous and pulmonary sarcoidosis with thalidomide. *J Am Acad Dermatol* 1995; **32:** 866–9.
2. Baughman RP, *et al.* Thalidomide for chronic sarcoidosis. *Chest* 2002; **122:** 227–32.
3. Walter MC, *et al.* Successful treatment of muscle sarcoidosis with thalidomide. *Acta Myol* 2003; **22:** 22–5.
4. Nguyen YT, *et al.* Treatment of cutaneous sarcoidosis with thalidomide. *J Am Acad Dermatol* 2004; **50:** 235–41.
5. Hammond ER, *et al.* Thalidomide for acute treatment of neurosarcoidosis. *Spinal Cord* 2007; **45:** 802–3.

皮肤病 沙利度胺对多种经传统治疗无效的严重皮肤病有效[1,2]，一项有关沙利度胺用于治疗 2 型（麻风结节性红斑）麻风反应的回顾性研究显示[3]，本品可作为激素治疗的有效替代药物。同时针对其他严重皮肤病的研究也显示，本品对多形红斑[4,5]（第1507页）、尿毒症引起的瘙痒[6]、朗格罕细胞组织细胞增生症（第619页）[7]、大疱性表皮松解及其变种[8~10]、结节性痒疹[11,12]、坏疽性脓皮症（第1510页）[13,14]和 Schnitzler 综合征[15]也有治疗效果。有报道，患 Whipple 病的患者，在开始抗菌治疗后会出现免疫重建炎性综合征（immune reconstitition inflammatory syndrome），该病可引起结节性红斑样损害，使用沙利度胺治疗有效[16]。

1. Wu JJ, *et al.* Thalidomide: dermatological indications, mechanisms of action and side-effects. *Br J Dermatol* 2005; **153:** 254–73.
2. Faver IR, *et al.* Thalidomide for dermatology: a review of clinical uses and adverse effects. *Int J Dermatol* 2005; **44:** 61–7.
3. Walker SL, *et al.* The role of thalidomide in the management of erythema nodosum leprosum. *Lepr Rev* 2007; **78:** 197–215.
4. Bahmer FA, *et al.* Thalidomide treatment of recurrent erythema multiforme. *Acta Derm Venereol (Stockh)* 1982; **62:** 449–50.
5. Moisson YF, *et al.* Thalidomide for recurrent erythema multiforme. *Br J Dermatol* 1992; **126:** 92–3.
6. Silva SRB, *et al.* Thalidomide for the treatment of uremic pruritus: a crossover randomized double-blind trial. *Nephron* 1994; **67:** 270–3.
7. McClain KL, Kozinetz CA. A phase II trial using thalidomide for Langerhans cell histiocytosis. *Pediatr Blood Cancer* 2007; **48:** 44–9.
8. Goulden V, *et al.* Linear prurigo simulating dermatitis artefacta in dominant dystrophic epidermolysis bullosa. *Br J Dermatol* 1993; **129:** 443–6.
9. Ozanic Bulic S, *et al.* Thalidomide in the management of epidermolysis bullosa pruriginosa. *Br J Dermatol* 2005; **152:** 1332–4.
10. Strauss RM, *et al.* A child with laryngo-onychocutaneous syndrome partially responsive to treatment with thalidomide. *Br J Dermatol* 2006; **155:** 1283–6.
11. Ferrándiz C, *et al.* Sequential combined therapy with thalidomide and narrow-band (TL01) UVB in the treatment of prurigo nodularis. *Dermatology* 1997; **195:** 359–61.
12. Lan C-CE, *et al.* Treatment of idiopathic prurigo nodularis in Taiwanese patients with low-dose thalidomide. *J Dermatol* 2007; **34:** 237–42.
13. Federman GL, Federman DG. Recalcitrant pyoderma gangrenosum treated with thalidomide. *Mayo Clin Proc* 2000; **75:** 842–4.
14. Koca E, *et al.* Successful treatment of myelodysplastic syndrome-induced pyoderma gangrenosum. *Neth J Med* 2006; **64:** 422–4.
15. Worm M, Kolde G. Schnitzler's syndrome: successful treatment of two patients using thalidomide. *Br J Dermatol* 2003; **148:** 601–2.
16. Lagier J-C, *et al.* Successful treatment of immune reconstitution inflammatory syndrome in Whipple's disease using thalidomide. *J Infect* 2010; **60:** 79–82.

制剂

USP 33: Thalidomide Capsules.

专利制剂

Chile: Inmunoprin; ***India:*** Thalix; ***Mex.:*** Inmunoprin; Talizer; ***Philipp.:*** Thalix; ***USA:*** Thalomid.

Thallium Acetate 醋酸铊

Talio, acetato de; Thallous Acetate.

$C_2H_3O_2Tl = 263.4.$

CAS — 7440-28-0 (thallium); 563-68-8 (thallium acetate); 7446-18-6 (thallium sulfate).

不良反应

铊盐在吸入、摄入或经皮肤吸收后，有毒性作用。中毒症状可在单次使用中毒剂量后 12～24h 出现，主要包括严重腹痛、恶心、呕吐、腹泻、胃肠道出血、流涎、金属味、麻痹性肠梗阻和胰腺损伤，严重者有心血管衰竭、震颤、谵妄、惊厥、瘫痪和昏迷，并在 1～2 天内死亡。虽然急性中毒症状可逐渐减退，但在其后 10 天内，铊盐对神经系统的毒性作用则逐渐显现出来，主要包括感觉异常、肌痛、肌病、运动神经病、视神经病变引起的视觉障碍、精神病、谵妄、抽搐及其他脑部病变的症状、心动过速、高血压、皮肤斑疹和肝肾损伤等。神经系统损伤的恢复是缓慢的，且有可能是不完全的。脱发可在 15～20 天内发生，也可出现口腔炎。患者可因呼吸衰竭而死亡，且在其后若干周内均有发生心律失常和猝死的危险。成人服用 3～10g，儿童服用 85～89mg/kg 的药物后可致死亡。

小剂量反复使用也有毒性，多于用药数周后出现症状。便秘是本品轻微中毒的常见表现。

毒性 参考文献如下。

1. Moeschlin S. Thallium poisoning. *Clin Toxicol* 1980; **17:** 133–46.
2. Heyl T, Barlow RJ. Thallium poisoning: a dermatological perspective. *Br J Dermatol* 1989; **121:** 787–92.
3. Luckit J, *et al.* Thrombocytopenia associated with thallium poisoning. *Hum Exp Toxicol* 1990; **9:** 47–8.
4. Moore D, *et al.* Thallium poisoning. *BMJ* 1993; **306:** 1527–9.
5. Tabandeh H, Thompson GM. Visual function in thallium toxicity. *BMJ* 1993; **307:** 324.
6. Questel F, *et al.* Thallium-contaminated heroin. *Ann Intern Med* 1996; **124:** 616.
7. Tromme I, *et al.* Skin signs in the diagnosis of thallium poisoning. *Br J Dermatol* 1998; **138:** 321–5.
8. Hoffman RS. Thallium poisoning during pregnancy: a case report and comprehensive literature review. *J Toxicol Clin Toxicol* 2000; **38:** 767–75.
9. Misra UK, *et al.* Thallium poisoning: emphasis on early diagnosis and response to haemodialysis. *Postgrad Med J* 2003; **79:** 103–5.
10. Hoffman RS. Thallium toxicity and the role of Prussian blue in therapy. *Toxicol Rev* 2003; **22:** 29–40.
11. Thompson DF, Callen ED. Soluble or insoluble Prussian blue for radiocesium and thallium poisoning? *Ann Pharmacother* 2004; **38:** 1509–14.
12. Kuo H-C, *et al.* Acute painful neuropathy in thallium poisoning. *Neurology* 2005; **65:** 302–4.
13. CDC. Thallium poisoning from eating contaminated cake—Iraq, 2008. *MMWR* 2008; **57:** 1015–18.

不良反应的处置

如患者服药时间未超过 1h 可考虑洗胃。加强支持治疗是非常必要的。

可采用多种方式增加铊从粪便和尿液的排泄，服用活性炭混悬液是为了减少本品在小肠的吸收和肠道循环，也可常规经口服或经十二指肠管给予普鲁士蓝（第1402页）。严重铊中毒可导致便秘，因此在服用活性炭或普鲁士蓝的同时，应使用泻药如甘露醇。口服氯化钾可动员铊从组织内释放出来，但该方法比较危险，特别是在病变早期用药，可使中毒症状恶化。一般不推荐传统螯合作用治疗法用于铊中毒。

据报道，血滤、血透或腹膜透析可有效清除吸收入体内的铊，但临床意义尚不能确定。

用途和用法

醋酸铊曾经口服用于癣菌病的脱毛及作为脱毛霜的组成成分，但不论是全身还是局部用药都曾有致死情况发生，因此目前不再用于上述治疗。醋酸铊还用作灭鼠剂和杀虫剂，硫酸铊也有类似用法。许多国家对铊盐的使用有严格控制。但工业用铊仍存在危险，且恶意投毒事件仍时有发生。

制剂

多组分制剂 ***Ger.:*** Hautfunktionstabletten N; Hautfunktionstropfen N.

Theodrenaline Hydrochloride ⊗ (*BANM*, *rINNM*) 盐酸茶碱那林

H-8352; Hidrocloruro de teodrenalina; Noradrenaline Theophylline Hydrochloride; Théodrénaline, Chlorhydrate de; Theodrenalini Hydrochloridum. 7-[2-(3,4,β-Trihydroxyphenethylamino)ethyl]theophylline hydrochloride.

Теодреналина Гидрохлорид

$C_{17}H_{21}N_5O_5,HCl = 411.8.$

CAS — 13460-98-5 (theodrenaline); 2572-61-4 (theodrenaline hydrochloride).

ATC — C01CA23.

ATC Vet — QC01CA23.

(theodrenaline)

简介

茶碱那林制剂多为其盐酸盐形式，并与咖啡君（去甲麻黄茶碱）一起用于治疗低血压。但该制剂被认为有药物滥用倾向。

制剂

多组分制剂 ***Austria:*** Akrinor; ***Fr.:*** Praxinor; ***Ger.:*** Akrinor; ***S.Afr.:*** Akrinor.

Thioctic acid 硫辛酸

Acide thioctique; Ácido α-lipoico; Acidum thiocticum; Alpha Lipoic Acid; Kwas tioktynowy; Kyselina thioktová; Lipoic Acid; α-Liponic Acid; Tióctico, ácido. 5-(1,2-Dithiolan-3-yl)valeric acid.

Тиоктовая Кислота

$C_8H_{14}O_2S_2$ = 206.3.

CAS — 62-46-4.

ATC — A16AX01.

ATC Vet — QA16AX01.

UNII — 73Y7P0K73Y.

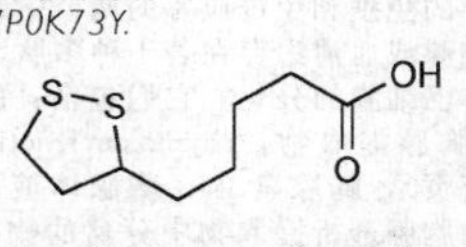

Pharmacopoeias. In *Eur.* (see p.vii) and *US.*

Ph. Eur. 6. 8 (Thioctic Acid) 本品为黄色、结晶性粉末，熔点约为 61℃。极微溶于水；极易溶于二甲基酰胺；易溶于甲醇。避光。

USP 33 (Alpha Lipoic Acid) 熔点为 60～62℃。

简介

硫辛酸具有抗氧化作用，可用于治疗糖尿病神经病变。本品还尝试用于治疗肝功能障碍和亚急性坏死性脑病。本品对服用毒蘑菇（*Amanita phalloides*）后的鹅膏蕈碱中毒有良好的治疗效果，但该用法尚存在争议（详见**毒蘑菇**或**毒蕈**项下**毒鹅膏**，第2287页）。硫辛酸氨茶碱、硫辛酸钠、硫辛酸酰胺和硫辛酸氨丁三醇也有类似用途。

糖尿病性神经病 参考文献[1～5]为硫辛酸对糖尿病性神经病（第411页）治疗的益处。

1. Ziegler D, *et al.* Effects of treatment with the antioxidant α-lipoic acid on cardiac autonomic neuropathy in NIDDM patients: a 4-month randomized controlled multicenter trial (DEKAN study). *Diabetes Care* 1997; **20:** 369–73.
2. Ziegler D, *et al.* Treatment of symptomatic diabetic polyneuropathy with the antioxidant α-lipoic acid: a 7-month multicenter randomized controlled trial (ALADIN III study). *Diabetes Care* 1999; **22:** 1296–1301.
3. Ametov AS, *et al.* The sensory symptoms of diabetic polyneuropathy are improved with α-lipoic acid: the SYDNEY trial. *Diabetes Care* 2003; **26:** 770–6. Correction. *ibid.*; 2227.
4. Ziegler D, *et al.* Treatment of symptomatic diabetic polyneuropathy with the antioxidant α-lipoic acid: a meta-analysis. *Diabet Med* 2004; **21:** 114–21.
5. Ziegler D, *et al.* Oral treatment with α-lipoic acid improves symptomatic diabetic polyneuropathy: the SYDNEY 2 trial. *Diabetes Care* 2006; **29:** 2365–70.

药动学 参考文献如下。

1. Teichert J, *et al.* Pharmacokinetics of alpha-lipoic acid in subjects with severe kidney damage and end-stage renal disease. *J Clin Pharmacol* 2005; **45:** 313–28.

制剂

USP 33: Alpha Lipoic Acid Capsules; Alpha Lipoic Acid Tablets.

专利制剂

Arg.: Biletan; Ciagen; Neurotioct; Neutracol; Sigmus; Tioctan; Tiodrix; Tioneurol; ***Austria:*** Thioctacid; Tioctan; ***Cz.:*** Alpha-Lipon†; Thioctacid; Thiogamma; ***Ger.:*** Alpha-Lipogamma; Alpha-Lipon; alpha-Vibolex; Alphaflam†; Biomo-lipon; duralipon†; espa-lipon†; Fenint†; Juthiac†; Neurium; Pleomix-Alpha†; Thioctacid; Thiogamma; Tromlipon; Verla-Lipon; Vitatrans; ***Hong Kong:*** Thiogamma; ***Hung.:*** Thioctacid; Thiogamma; ***Indon.:*** Alanox; Mecola Forte; ***Ital.:*** Patiox; Tiobec Crema; ***Mex.:*** Thioctacid; ***Pol.:*** Neurex†; Neurolipon; Thiogamma; ***Port.:*** Thioctacid; ***Rus.:*** Berlithion (Берлитион); Espa-Lipon (Эспа-липон); Lipothioxon (Липотиоксон); Octolipen (Октолипен); Thioctacid (Тиоктацид); Thiogamma (Тиогамма); Thiolepta (Тиолепта); Thiolipon (Тиолипон); ***Ukr.:*** Alfa-Lipon (Альфа-Липон); Berlithion (Берлитион); Dialipon (Диалипон); Espa-Lipon (Эспа-Липон); Thiogamma (Тиогамма).

多组分制剂 ***Arg.:*** Biletan Enzimatico; Carbogasol Digestivo; Cellasene Gold; Co-Tioctan; Nervomax TB12; ***Canad.:*** Biotrim†; Trim-Fit; ***Hong Kong:*** Lipochol; ***India:*** Alcrin-M; EC; ***Indon.:*** Alicron; Aptivium Liver Support†; Canergy†; Cinula; Kapset; Mecola; Neofer; Proliva; Reliv†; Seloxy AA; ***Ital.:*** Alfa Lip; Angiovein; Biophase Complex; Biotad; Blunorm; Byodinoral; Depatox; Deproctol; Lipoacid Combi; Neuralfa; Neuroptic; Osteolip; Osteolip Crema; Reumil; Rischiaril; Semel; Tiobec; Tiofort; Traumaven; Ulceclar; Vasobrain Plus; ***Malaysia:*** Olivenol livin' Youthful; ***Philipp.:*** ALAnerv; Diamaxin; Illumina; ***Port.:*** Lipoacid; Lipoacid Combi†; Selenium-ACE Extra†; ***Rus.:*** Neurokomplit (Нейрокомплит); Selmevit (Селмевит); ***S.Afr.:*** Zeel; ***Singapore:*** Essentials; ***Spain:*** Policolinosil; ***Thai.:*** Lipochol; ***UK:*** Selene-Activ; ***USA:*** Blood Sugar Balance; Corvite Free; Daily Betic; Diabetiks.

顺势疗法制剂 ***Canad.:*** Hepar Compositum; Ubicoenzyme; ***Cz.:*** Zeel Salbe; ***Ger.:*** Hepar comp; ***Ukr.:*** Hepar Compositum (Гепар Композитум)†.

Thiomucase 硫黏多糖酶

C-84-04; Chondroitinsulphatase; Condroitinsulfatasa; EC 3.1.6.14; Tiomucasa.

Тиомуказа

简介

硫黏多糖酶是黏多糖酶的一种，与玻璃酸酶具有类似的特性，第2254页，可使硫酸软骨素解聚。本品可辅助用于局麻药注射剂的扩散。

制剂

专利制剂

Spain: Thiocase.

多组分制剂 ***Braz.:*** Thiomucase.

Thiotriazoline 噻三唑啉

Tiotriazolin. Morpholine 5-methyl-1,2,4-triazoline-5-thioacetate.

Тиотриазолин

简介

本品据报道有抗缺血、膜稳定和抗氧化功能。可作为肝保护剂用于各种肝脏疾病，同样可作为保护剂用于心血管和脑血管疾病。本品可局部用作皮损和伤口的抗炎药，以及阴道和直肠黏膜的抗炎药。

制剂

多组分制剂 ***Ukr.:*** Tiocetam (Тиоцетам).

Thiram (*USAN, rINN*) 塞仑

NSC-1771; SQ-1489; Thirame; Thiramum; Tiram; Tiramo; TMT; TMTD. Tetramethylthiuram disulphide.

Тирам

$C_6H_{12}N_2S_4$ = 240.4.

CAS — 137-26-8.

ATC — P03AA05.

UNII — 0D771IS0FH.

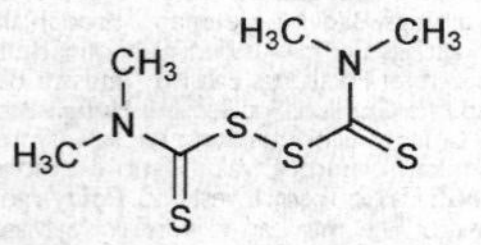

简介

塞仑为双硫仑（第2226页）的甲基类似物，具有抗菌和抗真菌活性。常做成气雾剂用于伤口和其他皮肤疾病的局部治疗。本品还作为农用杀真菌药及工业用橡胶促进剂。如因职业缘故接触塞仑，可导致皮肤及黏膜的刺激性。

Thorium dioxide 二氧化钍

Óxido de torio; Thorium Oxide; Torio, dióxido de.

Двуокись Тория; Диоксид Тория

ThO_2 = 264.0.

CAS — 1314-20-1.

简介

二氧化钍的胶体溶液曾作为 X 线检查时的造影剂，用于肝和脾的检查及动脉造影，并偶用于脑室造影。本品的消除非常缓慢且不完全。可在网状内皮系统内蓄积，特别是在肝和脾内蓄积。因本品具有放射性（半衰期为 1.41×10^{10}年），所以蓄积会对人体造成危害，有充足证据表明，较长时间接触该放射性物质是用药20～30 年后诱发恶性肿瘤和血液系统疾病的危险因素。

Thuja 侧柏

Tuya; White Cedar.

Туя Западная (*Thuja occidentalis*)

ATC Herb — HD11AF5001 (Thuja occidentalis: herb).

UNII — R9I752FESH (thuja); 1NT28V9397 (Thuja occidentalis).

简介

侧柏是由柏科（Cupressaceae）侧柏树（*Thuja occidentalis*）的新鲜叶子和嫩枝组成。本品可作为外用制剂的成分之一，用于治疗疣，同时还用于制备杀菌防腐剂，以及治疗呼吸道疾病的草本制剂。

从叶子和嫩枝中蒸馏提取的油被称为侧柏油或香柏叶油，用于制备缓解呼吸道症状的吸入性制剂和某些外用制剂，普遍认为本品内服毒性太大。香柏叶油应和香柏木油相区别，香柏木油是由 *Juniperus virginiana* 中提取得到的（见第2205页）。

顺势疗法 本品可作为顺势疗法的药物，常用名有：Thuja occidentalis；Thujaocc。

制剂

专利制剂

Chile: Thujaderm.

多组分制剂 ***Austral.:*** Esberitox N; Vicks Vaporub; ***Austria:*** Colda; Esberitox; Pe-Ce; ***Belg.:*** Aponil; Vicks Vaporub; ***Braz.:*** Calope†; Mentalol†; Vick Vaporub; ***Fr.:*** Activox; Item Alphacade†; Item Alphazole†; Item Lentes†; Nitrol; Verrupan; Vicks Vaporub; ***Ger.:*** Esberitox N; ***Malaysia:*** Esberitox N; ***Pol.:*** Esberitox N; ***Port.:*** Alpha Cade; Alphacedre; Alphazole†; ***S.Afr.:*** Vicks Vaporub†; ***Spain:*** Nitroina; ***Switz.:*** Esberitop; Vicks Vaporub N; ***Turk.:*** Kataljin; Vicks Vaporub; ***USA:*** Vicks Vaporub.

顺势疗法制剂 ***Austral.:*** Echine†; ***Austria:*** Echinacea-Cosmoplex; Gracil; Mandragora Med Complex†; Rheu†; Spigelon; Thuja Med Complex; ***Canad.:*** Acne†; Adrisin; Caffeine Withdrawal Support†; Calnor; Candida Yeast; Cutisitum; Cystitis Juniperus†; Detox L37; Earache Relief; Echinacea Compositum; Formula CA 205; Homeo-Form C; Homeo-Form CA; Homeo-Form S; Homeo-Form T; Homeodose 28†; Lympatox; Nixotinex; Rhinar; Sinus; Sinuspax†; Smoking Withdrawal Support†; Sorinoheel; Spigelon; Ubicoenzyme; War Complex; ***Chile:*** Allium Compuesto; Bioactiv Q; Formula II Especial; Fucus Especial; ***Cz.:*** Galium; Ypsiloheel; ***Fr.:*** Homeodose 28†; Juniperus Complexe No 6; Pulviplasmine; Rhododendron Complexe No 42; Sabal Serrulata Compose; Santalum Complexe No 30; Sinuspax; Thuya Complexe No 37; Urtica Complexe No 82; Verrulia; ***Ger.:*** Antimast T†; Antimast TN; Colchicum Complex; Coxa-cyl Ho-Len-Complex†; Echinacea-Complex†; Echtrosept-N†; Entzundungstropfen; HanoFemin; Hanotoxin M; Hanotoxin N†; Hautfunktionstabletten N; Hautfunktionstropfen N; Hautfunktionstropfen S†; Hevertotox; Hewelymphon N; Hewesoor N; Immunja†; ISO-Augentropfen C; Juv 110; Kattwiderm†; Lowe-Komplex Nr 5 Echinacea†; Lymphaden PE; Lymphtropfen S†; Mandelo-katt†; Muco-cyl Ho-Len-Complex; Narben†; Nierano HOM†; Otofren; Pankrevowen†; Pascoleucyn; Pascoleucyn N; Pflugerplex Lemna; Pharysyx N†; Phonix Thuja-Lachesis spag; Prostata-Komplex N Ho-Fu-Complex; Rapako comp; rheuma-loges; Rheuma-Pasc; Schleimhaut-Komplex Ho-Fu-Complex; Septi-Bosan†; Sinuselect; Sinusyx; Thuja N Oligoplex; Ulco-cyl L Ho-Len-Complex; Virobin†; Wund- und Brandgel†; Ypsiloheel N; ***Neth.:*** Thuyalite; ***Switz.:*** Capella†; Nelsons Sinusit; Regenaplex Nr. 31c; ***Ukr.:*** Berberis Comp Iov-Maliuk (Барбарис Комп Иов-Малыш)†; Cerebrum Compositum H (Церебрум Композитум Н)†; Echinacea Compositum S (Эхинацея Композитум С)†.

Thymalfasin (*USAN, rINN*) 胸腺法新

Thymalfasine; Thymalfasinum; Thymosin α1; Timalfasina.

Тимальфазин

CAS — 62304-98-7; 69521-94-4.

UNII — W0B22ISQ1C.

简介

胸腺法新是从胸腺素组分 5（一种粗制胸腺提取物）中发现的一种胸腺激素（第2346页），目前已可人工合成。胸腺法新可单独或与干扰素联合作为免疫调节药，用于治疗慢性乙型肝炎。本品可皮下注射，剂量为每周 2 次，每次 1.6mg，疗程 6～12 个月。体重小于 40kg 的患者，服药剂量为 40μg/kg。本品可与干扰素合用，用于治疗丙型肝炎（见821页）。也可用于化疗所致的免疫抑制，在免疫缺陷患者和老年患者，本品和流感疫苗联用可加强流感疫苗的作用，同样在血液透析患者，本品与流感疫苗和乙肝疫苗联用也可加强疫苗的作用。

胸腺法新用于其他疾病的治疗正处于研究中，包括治疗丁型肝炎、HIV 感染和艾滋病。

1. Garaci E, *et al.* Sequential chemoimmunotherapy for advanced non-small cell lung cancer using cisplatin, etoposide, thymosin-α1 and interferon-α2a. *Eur J Cancer* 1995; **31A:** 2403–5.
2. Rasi G, *et al.* Combination thymosin α_1 and lymphoblastoid interferon treatment in chronic hepatitis C. *Gut* 1996; **39:** 679–83.
3. Zavaglia C, *et al.* A pilot study of thymosin-α1 therapy for chronic hepatitis D. *J Clin Gastroenterol* 1996; **23:** 162–3.
4. Andreone P, *et al.* A randomized controlled trial of thymosin-α_1 versus interferon alfa treatment in patients with hepatitis B e antigen antibody- and hepatitis B virus DNA-positive chronic hepatitis B. *Hepatology* 1996; **24:** 774–7.
5. Sherman KE, *et al.* Combination therapy with thymosin α1 and interferon for the treatment of chronic hepatitis C infection: a randomized, placebo-controlled double-blind trial. *Hepatology* 1998; **27:** 1128–35.
6. Chien R-N, *et al.* Efficacy of thymosin α1 in patients with chronic hepatitis B: a randomized, controlled trial. *Hepatology* 1998; **27:** 1383–7.
7. Rasi G, *et al.* Combined treatment with thymosin-α1 and low dose interferon-α after dacarbazine in advanced melanoma. *Melanoma Res* 2000; **10:** 189–92.
8. Ancell CD, *et al.* Thymosin alpha-1. *Am J Health-Syst Pharm* 2001; **58:** 879–85.

9. Andreone P, *et al.* Thymosin-alpha 1 plus interferon-alpha for naive patients with chronic hepatitis C: results of a randomized controlled pilot trial. *J Viral Hepatitis* 2004; **11:** 69–73.
10. Sjogren MH. Thymalfasin: an immune system enhancer for the treatment of liver disease. *J Gastroenterol Hepatol* 2004; **19:** S69–S72.
11. Rustgi V. Combination therapy of thymalfasin (thymosin-alpha 1) and peginterferon alfa-2a in patients with chronic hepatitis C virus infection who are non-responders to standard treatment. *J Gastroenterol Hepatol* 2004; **19:** S76–S78.
12. Iino S, *et al.* The efficacy and safety of thymosin alpha-1 in Japanese patients with chronic hepatitis B; results from a randomized clinical trial. *J Viral Hepatitis* 2005; **12:** 300–306.

制剂

专利制剂

Arg.: Zadaxin; ***Hong Kong:*** Zadaxin; ***Indon.:*** Zadaxin; ***Ital.:*** Zadaxin; ***Malaysia:*** Zadaxin; ***Mex.:*** Zadaxin; ***Philipp.:*** Zadaxin†; ***Singapore:*** Zadaxin; ***Thai.:*** Zadaxin†.

Thyme 百里香

Common Thyme; Estremoncillo; French Thyme; Garden Thyme; Kakukkfű; Rubbed Thyme; Thym; Thymi herba; Thymian; Timjami; Timjan; Timo; Tomello; Tomillo; Tremoncillo; Tymiánová nať; Vaistinių čiobrelių žolė; Ziele tymianku.

Тимьян Обыкновенный (*Thymus vulgaris*)

ATC Herb — HR05WA5059 (Thymus vulgaris: herb); HA03AW5060 (Thymus vulgaris: herb); HA01WC5007 (Thymus vulgaris: herb).

UNII — CW657OBU4N.

注：不同于野生百里香，第2362页。

Pharmacopoeias. In *Eur.* (see p.vii).

Ph. Eur. 6. 8（Thyme） 本品是指从 *Thymus vulgaris* 和（或）*Thymus zygis* 的干燥的茎上分离出来的完整的叶子和花。精油含量不应少于12ml/kg，其中麝香草酚和异麝香草酚的含量按无水药物成分计算，最低不应少于40%。本品具有强烈的麝香草酚的香臭。

简介

百里香作为麝香草油（见下文）的来源，有祛风、杀菌防腐、止咳和祛痰的特性，多用于制备治疗呼吸道疾病的制剂和用作香料。

1. WHO. Herba Thymi. *WHO Monographs on Selected Medicinal Plants*, volume 1. Geneva: WHO, 1999. Also available at: http://apps.who.int/medicinedocs/en/d/Js2200e/28.html (accessed 05/02/10)
2. Basch E, *et al.* Thyme (*Thymus vulgaris* L.), thymol. *J Herb Pharmacother* 2004; **4:** 49–67.

制剂

专利制剂

Austria: Scottopect†; ***Belg.:*** Toularynx Thym; ***Chile:*** Timuss-Kit; ***Cz.:*** Bronchicum Husten-Pastillen†; ***Ger.:*** Anastil†; Aspecton; Biotuss; Bronchicum Pastillen†; Bronchipret; Gelobronchial; Hustagil Thymian-Hustensaft; Hustagil Thymiantropfen; Husties†; Isephca S; Makatussin Saft†; Melrosum Hustensirup; Mirfusot†; Nimopect; Pertussin; Sanopinwern†; Soledum Hustensaft; Soledum Hustentropfen; Tetesept Erkaltungs; Thymipin N; Thymiverlan; Tussamag Hustenlosung; Tussamag Hustensaft N; Tussiflorin Thymian; ***Hung.:*** Hustagil Cough; ***Israel:*** Thymi Syrup; ***Pol.:*** Bronchicum N; Bronchicum T; ***Rus.:*** Bronchicum Husten (Бронхикум Пастилки от Кашля)†; Bronchicum S (Бронхикум С); Tussamag (Туссамаг); ***Switz.:*** Thymusin N.

多组分制剂 ***Arg.:*** Cellskinlab Phyto Spot; Expectosan Hierbas y Miel; ***Austral.:*** Broncafect; Cold & Flu Respatona Decongestant Cough Relief†; Cold & Flu Respatona Dry Cough Relief†; Cough Relief†; Euphorbia Complex†; ***Austria:*** Bronchipret; Bronchithym; Bronchostop; Brust- und Hustentee St Severin; Codelum; Eicebaer; Expectal-Tropfen†; Krauter Hustensaft†; Luuf-Hustentee; Pilka; Pilka Forte; Pneumopan; Pneumopect†; Scottopect; Thymoval†; Tussamag; Tussimont; ***Belg.:*** Colimax†; Thymoseptine; ***Canad.:*** Clear Capsules; Honey Herb Cough Drops; Original Herb Cough Drops; Swiss Herb Cough Drops; ***Chile:*** Phyto Corrective Gel†; Phyto Spot; Rhus Opodeldoc; ***Cz.:*** Biotussil; Bronchialtee N†; Bronchicum Elixir†; Bronchicum Hustensirup†; Bronchicum Sekret-Loser†; Bronchicum Tropfen†; Bronchipret; Bronchostop†; Erkaltungstee†; Nontusyl†; Perospir†; Pleumolysin; Pulmoran; Stomatosan†; Thymomel; Urcyston Planta; ***Fin.:*** Katapekt; ***Fr.:*** Depuratum; Hepato Solutines; Mediflor Pectorale d'Alsace no 8; Pectoflorine; Santane O_1 minceur; Tisane Provencale no 5; Tussidoron; ***Ger.:*** Bronchicum; Bronchicum Elixir; Bronchipret; Brust- und Hustentee; Cefabronchin; Cefadrin; Cito-Guakalin†; Dr Scheffler Bergischer Krautertee Husten- und Bronchialtee; Drosithym-N; Em-medical†; Ephepect-Pastillen N; Equisil N; Expectysat N; Harzer Hustenloser†; Kinder Emeukal Hustensaft†; Kneipp Husten- und Bronchial-Tee; Lomal†; Makatussin Tropfen; Melissengeist; Muc-Sabona†; Phytobronchin; Pulmotin†; Sinuforton; TUSSinfant N†; ***Hung.:*** Bronchicum; Bronchipret; Gombarex; Herpesil; ***Indon.:*** Bronchipret†; Codipront cum Expectorant; Jesscool†; Pectum; Silex; Thymcal; ***Israel:*** Pilka; ***Ital.:*** Broncosed; Broncosedina; Enatus; Immumil Plus; Immumil†; Piodermina; Saugella Attiva; Saugella Fitothym; Saugella Poligyn 7; Tussol; ***Neth.:*** Balsoclase Compositum; Bronchicum; ***Philipp.:*** Bronchipret†; ***Pol.:*** ApiHelix; Bobodent; Bronchicum Eliksir; Bronchicum†; Bronchosol; Dentosept; Dentosept A; Echinasal; Enterosol; Hedelicum; Herbapect; Mucosit; Neoazarina; Pectobonisol; Pectosol; PiniHelix; Salviasept; Saponarex; Septosan; Tussipect; Tymsal; ***Rus.:*** Bronchicum (Бронхикум)†; Bronchicum Husten (Бронхикум Сироп от Кашля)†; Bronchipret (Бронхипрет); Bronchipret TP (Бронхипрет ТП); Codelac Phyto (Коделак Фито); Eucabal (Эвкабал); Herbion Cowslip Syrup (Гербион Сироп Первоцвета); Maraslavin (Мараславин); Passifit (Пассифит); Stoptussin-Fito (Стоптуссин-фито); ***S.Afr.:*** Cough Elixir†; ***Singapore:*** Stop Snoring; ***Spain:*** Natusor Asmaten†; Natusor Farinol†; Natusor Gripotul†; Natusor Infenol†; Natusor Renal†; Natusor Sinulan†; Pilka; Wobenzimal†; ***Switz.:*** Bronchofluid N†; Bronchosan Nouvelle formule†; Codipront cum Expectorans†; DemoPectol; Elixir contre la toux; Expectoran Codein†; Expectoran†; Kemosan 26; Liberol Dragees contre la toux; Liberol Pastilles contre la toux; Liberol Sirop contre la toux; Makaphyt Gouttes antitussives; Makaphyt Sirop; Neo-DP†; Nican; Pectoral N; Pertussex Compositum†; Pilka; Sirop pectoral; Strath Gouttes contre la toux; Thymodrosin N†; Tisane pectorale et antitussive; Tisane pectorale pour les enfants; ***Thai.:*** Solvopret TP†; Solvopret†; ***UK:*** Herb and Honey Cough Elixir; ***Ukr.:*** Bronchipret (Бронхипрет); Bronchipret TP (Бронхипрет ТП); Eucabal Syrup (Эвкабал Сироп); Herbion Cowslip Syrup (Гербион Сироп Первоцвета); Pectoral (Пекторал); Pectosol (Пектосол)†; Stoptussin Fito (Стоптуссин); Tussavit (Тусавит); ***Venez.:*** Codebromil; Mixagel†; T-Samag.

顺势疗法制剂 ***Austria:*** Hustensaft Weleda; Tonsan chronisch; ***Canad.:*** Cough L64†; ***Fr.:*** Drosera Complexe No 64; ***Ger.:*** Retussan†; ***UK:*** Cough Elixir.

Thyme Oil 麝香草油

Esencia de Tomillo; Essência de Tomilho; Kakukkfűolaj; Kekik Yağı; Ol. Thym.; Olejek tymiankowy; Oleum Thymi; Thym, huile essentielle de; Thymi aetheroleum; Thymi Etheroleum; Timjamiölјy; Timjanolja; Tomillo, aceite esencial de; Tymiánová silice; Vaistinių čiobrelių eterinis aliejus.

Тимьяновое Масло

ATC Herb — HR05WA5058 (Thymus vulgaris: essential oil); HR05WA5056 (Thymus serpyllum: essential oil); HA03AW5057 (Thymus serpyllum: essential oil); HA03AW5059 (Thymus vulgaris: essential oil).

UNII — 2UK410MY6B.

Pharmacopoeias. In *Eur.* (see p.vii).

Ph. Eur. 6. 8（Thyme Oil） 精油是从 *Thymus vulgaris* 或 *Thymus zygis*（百里香属 vulgaris 或百里香属 zygis）或两种树种的混合物的新鲜花期地上部分，通过蒸汽蒸馏得到。本品为澄明、黄色或深红褐色的流动性液体，具有特征性麝香草酚的芳香臭。可以与无水乙醇和石油醚混溶。本品含有36%～55%的麝香草酚。贮藏于，温度不应超过25℃的装满的密闭容器中。避光。

简介

麝香草油与百里香的用法相同（见上文）。同时还用于芳香疗法。

制剂

专利制剂

Ger.: Bronchicum Medizinal-Bad†; Penaten; Thymian Erkaltungs-Bad.

多组分制剂 ***Arg.:*** Cuassicum; ***Austral.:*** Tixylix Chest Rub†; Zam-Buk†; ***Austria:*** Bronchostop; Expectal-Balsam†; Heumann's Bronchialtee; Luuf-Hustentee; Scottopect; ***Belg.:*** Perubore; ***Canad.:*** Efalex†; ***Cz.:*** Tussilen; ***Fr.:*** Balsofumine; Biogaze; Dinacode†; Dolirhume; Gouttes aux Essences; Nazinette du Docteur Gilbert; Otylol; Perubore; ***Ger.:*** Antitussivum Burger N†; Erkaltungs Bad N; Heumann Bronchialtee Solubifix T; Medizinisches Erkaltungs Bad†; Nasulind; Pulmotin; Retterspitz Innerlich; Tetesept Badekonzentrat Erkaltungs Bad N†; Tetesept Bademedizin Erkaltungs Intensiv Bad N†; ***Gr.:*** Ilon; Snufflebabe; ***Hung.:*** Bronchovit; Carmol; Hustagil Anticold Cream; Pulminetta; ***Ital.:*** Altuss; Calyptol; Esoform Alcolico; Esoklin†; Fomentil; Naturocil; Valda Timo e Limone; Vegetallumina; ***Mon.:*** Calyptol; ***NZ:*** Efalex; Tixylix Chest Rub; ***Pol.:*** Argol Essenza Balsamica; Argol Grip; Argol Rheuma; Carmolis; Inhalol; Salviasept; ***Port.:*** Erpecalm; Vaporil; ***Rus.:*** Carmolis (Кармолис); Carmolis Fluid (Кармолис Жидкость); ***S.Afr.:*** Balsem Vita GEEL†; Balsem Vita ROOI†; Balsem Vita Wit; Oleum Rhinale Nasal Oil†; Zam-Buk; ***Spain:*** H Tussan; Termosan; ***Switz.:*** Carmol Plus†; Carmol†; Demonatur Capsules contre les refroidissements; Echinarom; Eucapinol; Frigoplasma†; Frixo-Dragon Vert†; Liberol N; Makaphyt Baume†; Nasobol Inhalo; Perubare†; Pinimenthol Baby†; Pulmex; Spagyrom; Wolo Bain antirefroidissement†; ***Thai.:*** St Luke's Oil; ***Turk.:*** Algo-Wax; Mentoseptol; ***UK:*** Efalex; Nine Rubbing Oils; Snowfire; Snufflebabe; ***USA:*** Flexall; Maximum Strength Flexall 454; Unguentine.

顺势疗法制剂 ***UK:*** Catarrh Cream.

Thymidine 胸腺嘧啶脱氧核苷

NSC-21548; Thymine 2-Desoxyriboside; Timidina; Tymidyna. 1-(2-Deoxy-β-D-ribofuranosyl)-5-methyluracil; 1-(2-Deoxy-β-D-ribofuranosyl)-1,2,3,4-tetrahydro-5-methylpyrimidine-2,4-dione.

Тимидин

$C_{10}H_{14}N_2O_5$ = 242.2.

CAS — 50-89-5.

UNII — VC2W18DGKR.

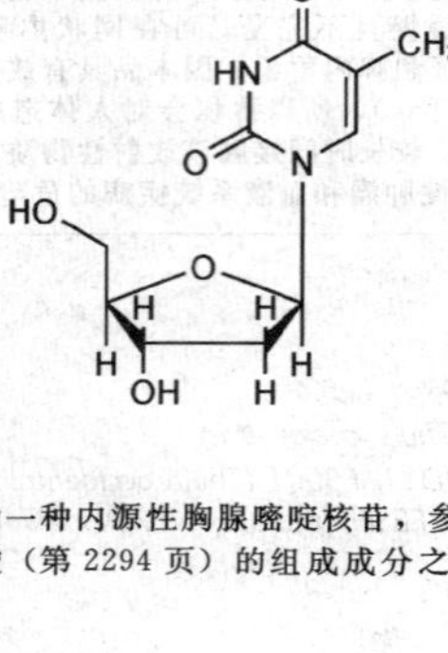

简介

本品为一种内源性胸腺嘧啶核苷，参与多种生理过程，是核酸（第 2294 页）的组成成分之一。过去曾静脉输注用于纠正甲氨蝶呤的毒性作用，但认为其不能作为叶酸钙的替代物；因为该药物本身可能具有抗肿瘤活性。

胸腺嘧啶脱氧核苷可与其他核苷一起外用治疗角膜损伤。

制剂

多组分制剂 ***Belg.:*** Vitacic†; ***Hong Kong:*** Vitacic; ***Hung.:*** Vitacic†; ***Mon.:*** Vitacic; ***Rus.:*** Vitacic (Витасик)†.

Thymus Hormones 胸腺激素

Timo, hormonas del.

CAS — 69558-55-0 (thymopentin); 60529-76-2 (thymopoietin); 63340-72-7 (thymic humoral factor).

简介

胸腺是控制人体合成 T 淋巴细胞的组织器官，因此在细胞介导的免疫和免疫应答的调节中起到至关重要的作用。在胸腺或血清中存在若干种多肽，在体内和体外均可诱导淋巴细胞的分化。它们包括：胸腺素组分 5（一种粗制的胸腺提取物，thymosin fraction 5），胸腺法新（第2345页），胸腺素 β4，胸腺体液因子（THF，一种从粗制的胸腺透析提取物中分离的物质），诺那莫林［胸腺素、血清胸腺因子、胸腺血清因子、（FTS），一种合成的九肽］，胸腺生成素（一种经部分纯化的小牛胸腺提取物），thymogene A（一种小牛胸腺提取物），胸腺喷丁［（胸腺生成素，TP-5），有 5 个氨基酸的胸腺生成素片断］，胸腺刺激素（TP-1，由小牛胸腺提取）。

有多种胸腺激素类制剂被尝试用作免疫调节药，用于治疗许多疾病，包括类风湿关节炎，糖尿病、免疫缺陷性疾病，皮肤病、恶性肿瘤以及某些感染性疾病。制剂种类包括小牛胸腺的粗制提取物、胸腺生成素、胸腺喷丁和胸腺刺激素等。

1. Huff T, *et al.* β-Thymosins, small acidic peptides with multiple functions. *Int J Biochem Cell Biol* 2001; **33:** 205–20.
2. Hannappel E, Huff T. The thymosins—prothymosin alpha, parathymosin, and beta-thymosins: structure and function. *Vitam Horm* 2003; **66:** 257–96.
3. Goldstein AL, Badamchian M. Thymosins: chemistry and biological properties in health and disease. *Expert Opin Biol Ther* 2004; **4:** 559–73.
4. Chen C, *et al.* Roles of thymosins in cancers and other organ systems. *World J Surg* 2005; **29:** 264–70.

制剂

专利制剂

Arg.: Leucotrofina; ***Austral.:*** Thymunes; ***Braz.:*** Leucogen; ***Cz.:*** TP-1†; ***Ger.:*** Thym-Uvocal; Thymoject; Thymophysin; ***Ital.:*** Sintomodulina†; ***Pol.:*** TFX; ***Rus.:*** Tactivin (Тактивин).

多组分制剂 ***Austria:*** Wobe-Mugos; ***Cz.:*** Wobe-Mugos†; ***Ger.:*** FegaCoren N†; FegaCoren†; NeyDesib (Revitorgan-Dilutionen Nr 78)†; NeyDesib-Solubile†; NeyNormin (Revitorgan-Dilutionen Nr 65)†; NeyNormin-Solubile†; NeyTumorin-Solubile†; ***Indon.:*** Idesar Plus.

顺势疗法制剂 ***Ger.:*** AntiFocal N†; AntiFocal Nr 69-Sol L; AntiFocal pro inj (Revitorgan-Dilution Nr 69)†; AntiFocal†; Conjunctisan-BN; Glandulae-F-Gastreu R20; Hepar comp; NeyArthros-Liposome (Revitorgan Lp Nr 83); NeyArthrosome (Revitorgan-Dilution); NeyChon Nr 68; NeyChondrin (Revitorgan-Dilutionen Nr 68)†; NeyChondrin (Revitorgan-Lingual Nr. 68)†; NeyChondrin N (Revitorgan-Dilutionen N Nr 68)†; NeyChondrin Nr 68-Sol; NeyDil 66 (Revitorgan-Dilutionen Nr. 66)†; NeyDil 66N (Revitorgan-Dilutionen Nr. 66 N)†; NeyDil Nr 66; NeyFoc Nr 69; NeyGero Nr 64; NeyGeront (Revitorgan-Dilutionen Nr 64)†; NeyGeront (Revitorgan-Lingual Nr 64)†; NeyGeront N (Revitorgan-Dilutionen N Nr 64)†; NeyGeront Nr 64-Sol L; NeyGeront Vitalkapsein A; NeyGeront-Vitalkapseln†; NeyIm Nr 73 pro injectione; NeyImmun Nr 73-Sol; NeyLing (Revitorgan-Lingual Nr.66)†; NeyLing Nr 66; NeySol L 66; Neythymun; NeyTroph Nr 96 oral; NeyTroph Nr 96 pro injectione; NeyTroph Nr96-Sol; Thymorell; ***Ukr.:*** Hepar Compositum (Гепар Композитум)†.

Tiaprost Trometamol（*BANM*, *rINNM*）噻前列素氨丁三醇

Tiaprost Trométamol; Tiaprostum Trometamolum. Trometamol salt of (±)-(*Z*)-7-{(1*R*,2*R*,3*R*,5*S*)-3,5-dihydroxy-2-[(*E*)-(3*RS*)-3-hydroxy-4-(3-thienyloxy)but-1-enyl]cyclopentyl}hept-5-enoic acid.

Тиапрост Трометамол

$C_{20}H_{28}O_6S,C_4H_{11}NO_3$ = 517.6.

CAS — 71116-82-0 (tiaprost).

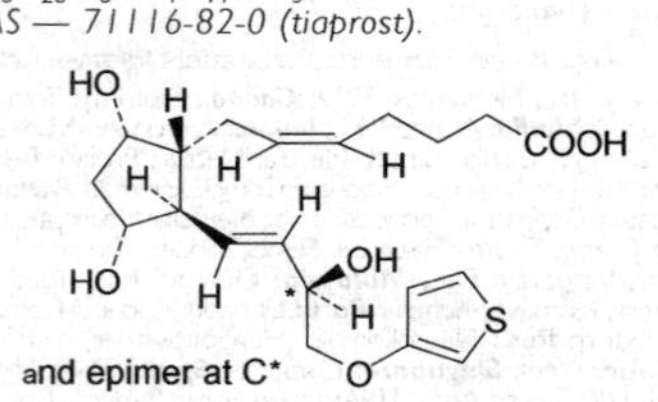

and epimer at C*

(*tiaprost*)

简介

噻前列素氨丁三醇是地诺前列素（前列腺素 $F_{2\alpha}$）的人工合成类似物。本品作为兽药用作黄体溶解剂。

Tibezonium Iodide（*rINN*）替贝碘铵

Ioduro de tibezonio; Rec-15/0691; Tibezonii Iodidum; Tibézonium, Iodure de. Diethylmethyl{2-[4-(4-phenylthiophenyl)-3*H*-1,5-benzodiazepin-2-ylthio]ethyl}ammonium iodide.

Тибезония Йодид

$C_{28}H_{32}IN_3S_2$ = 601.6.
CAS — 54663-47-7.
ATC — A01AB15.
ATC Vet — QA01AB15.
UNII — E9P274AJEW.

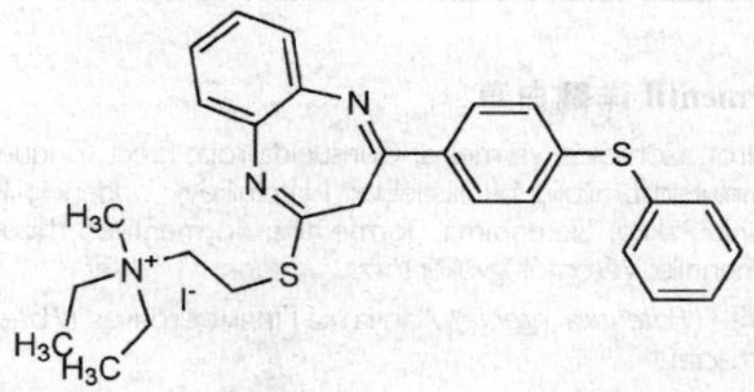

简介

替贝碘铵用于治疗口咽部感染。

制剂

专利制剂

Gr.: Riposon; ***Ital.:*** Antoral; ***Mex.:*** Maxoral; ***Port.:*** Maxius.

Tilactase（*rINN*）半乳糖苷酶

EC 3.2.1.23; β-Galactosidase; β-D-Galactosidase; β-D-Galactoside Galactohydrolase; Lactase; Tilactasa; Tilactasum.

Тилактаза

CAS — 9031-11-2.
ATC — A09AA04.
ATC Vet — QA09AA04.

Pharmacopoeias. In *Jpn.*(from *Aspergillus oryzae* or *Penicillium multicolor*) and *US* (from *Aspergillus oryzae*).

USP 33（Lactase） 本品是从米曲霉（*Aspergillus oryzae*）中衍生得到的一种水解酶。每克含量不应少于 30000 USP 单位。贮藏于室温的密闭容器中。

简介

半乳糖苷酶可使乳糖水解后转化为葡萄糖和半乳糖。本品可添加入牛奶或奶制品中，或在食用乳制品时同时口服，目的是为了预防某些内源性酶缺乏患者因乳糖不耐受（第1855页）而引起的各种症状。

1. Portincasa P, *et al.* Beneficial effects of oral tilactase on patients with hypolactasia. *Eur J Clin Invest* 2008; **38:** 835–44.
2. Ojetti V, *et al.* The effect of oral supplementation with *Lactobacillus reuteri* or tilactase in lactose intolerant patients: randomized trial. *Eur Rev Med Pharmacol Sci* 2010; **14:** 163–70.

制剂

专利制剂

Arg.: Lac-Tas; ***Austral.:*** Lact-Easy†; Lactaid†; ***Canad.:*** Dairyaid†; Lactaid; Lacteeze; Lactrase; Prolactase; Regular Strength Lactaid; ***Ger.:*** TilactaMed; ***Irl.:*** Colief†; ***Ital.:*** Lacdigest; Silact; ***Jpn:*** Galantase†; ***Malaysia:*** Lactaide†; ***Mex.:*** Enzylac Ultra; ***Philipp.:*** Lacteeze; ***Pol.:*** Lactosanol; ***Port.:*** Lisolac; ***Switz.:*** Lacdigest; ***Turk.:*** Lacdigest; ***UK:*** Colief; ***USA:*** Dairy Ease; Lactaid; Lactrase; SureLac; ***Venez.:*** Lectozim†.

多组分制剂 ***Canad.:*** Digesta; Synergy Defense; ***Ital.:*** No Gas Enzimi; ***Malaysia:*** Lacto Care.

Tilarginine（*rINN*）他吉宁

BW-546C88; 546C88; L-NMMA; Targinina; Targinine *(BAN)*; Targininum; Tilarginina; Tilargininum. N^{ω}-Methyl-L-arginine.

Таргинин

$C_7H_{16}N_4O_2$ = 188.2.
CAS — 17035-90-4.
UNII — 27JT06E6GR.

简介

本品为一氧化氮合成酶抑制剂，目前正在研究将本品用于心源性休克的治疗，但结果令人失望。本品曾试用于治疗感染性休克，但似乎可导致死亡率增加。本品还曾经作过治疗偏头痛的实验性研究。

1. Lassen LH, *et al.* The effect of nitric oxide synthase inhibition on histamine induced headache and arterial dilatation in migraineurs. *Cephalalgia* 2003; **23:** 877–86.
2. Bakker J, *et al.* Administration of the nitric oxide synthase inhibitor NG-methyl-L-arginine hydrochloride (546C88) by intravenous infusion for up to 72 hours can promote the resolution of shock in patients with severe sepsis: results of a randomized, double-blind, placebo-controlled multicenter study (study no. 144-002). *Crit Care Med* 2004; **32:** 1–12.
3. Watson D, *et al.* Cardiovascular effects of the nitric oxide synthase inhibitor NG-methyl-L-arginine hydrochloride (546C88) in patients with septic shock: results of a randomized, double-blind, placebo-controlled multicenter study (study no. 144-002). *Crit Care Med* 2004; **32:** 13–20.
4. Lopez A, *et al.* Multiple-center, randomized, placebo-controlled, double-blind study of the nitric oxide synthase inhibitor 546C88: effect on survival in patients with septic shock. *Crit Care Med* 2004; **32:** 21–30.
5. Alexander JH, *et al.* TRIUMPH Investigators. Effect of tilarginine acetate in patients with acute myocardial infarction and cardiogenic shock: the TRIUMPH randomized controlled trial. *JAMA* 2007; **297:** 1657–66.
6. Howes LG, Brillante DG. Expert opinion on tilarginine in the treatment of shock. *Expert Opin Invest Drugs* 2008; **17:** 1573–80.

Tilia 梯利亚

Hársfavirág; Kwiatostan lipy; Lehmuksenkukka; Liepų žiedai; Lime Flower; Lindblomma; Linden; Lipový květ; Tiliae flos; Tilleul; Tilleul, fleur de; Tilo.

Липовый Цвет

ATC Herb — HR05YA5027 (Tilia cordata: flower); HN02CW5007 (Tilia platyphyllos: flower); HN02CW5006 (Tilia cordata: flower); HR05YA5028 (Tilia platyphyllos: flower).

Pharmacopoeias. *Eur.* (see p.vii) includes the flowers. *Fr.* also includes the bark.

Ph. Eur. 6. 8（Lime Flower） 本品为下列树种［*Tilia cordata*，*Tilia platyphyllos*，*Tilia* × *vulgaris*（＝*Tilia*×*europaea*）］或以上树种混合物的完整的干燥的花朵部分。有淡淡的芳香臭。避光。

简介

梯利亚是柔和的收敛剂，以其解痉和发汗作用而著称。Lime-flower“茶”是传统的地方药物。

不同种类的梯利亚可用于制备植物药，用于多种疾病的治疗。

顺势疗法 梯利亚已经以下列名称用于顺势疗法药物，Tilia europaea；Til. euro。

制剂

专利制剂

Belg.: Vibtil†; ***Cz.:*** Kvet Lipy†; Lipovy; ***Mon.:*** Vibtil; ***Pol.:*** Lipomal.

多组分制剂 ***Arg.:*** Armonil; Incaico Serenidad; Nervocalm; Phytocalm; Sedanat†; Sedante Dia; Serenil; ***Austral.:*** Diaco; ***Austria:*** Grippetee St Severin; St Bonifatius Tee; ***Belg.:*** Natudor; ***Canad.:*** Calmane; Detente; Dormane; Dormane Plus; Formula T13 Tea; Herbal Sleep Well†; Nervinat; Relax Plus; Relaxant; Relaxol; ***Chile:*** Bebe Son; Calmatol; Nature Complex Reduct-Te; Recalm; Reduc-Te; ***Cz.:*** Cajova Smes pri Nachlazeni; Nontusyl†; Pruduškovà; ***Fr.:*** Alkagin†; Apaisance; Aromazen; Azema; Boribel Tisane No 8; Calmophytum†; Lenicalm; Mediflor Tisane Antirhumatismale No 2†; Mediflor Tisane Calmante Troubles du Sommeil No 14; Santane N_9; Tisane Provencale no 4; Vigilia; ***Israel:*** Jungborn; ***Ital.:*** Alkagin; Dimagrasicell†; Lenicalm; Saniquiet; Sedofit†; Tussol; ***Pol.:*** Bronchial; DexaCaps; Fitoven; Melisal; Melissed; Pectobonisol; Pyrosal; Termasil; Tiliros; ***Port.:*** Alkagin; ***Spain:*** Agua del Carmen; Jaquesor†; Mesatil†; Natusor Gripotul†; Natusor Jaquesan†; Natusor Sinulan†; Natusor Somnisedan†; ***Switz.:*** Tisane contre les refroidissements; Tisane pour nourissons et enfants; ***UK:*** Menopause Relief; Wellwoman.

顺势疗法制剂 ***Chile:*** Melinerv; TBR/X; ***Fr.:*** Poconeol no 35.

Timonacic（*rINN*）噻莫西酸

ATC; NSC-25855; Thioproline; Timonácico; Timonacicum. Thiazolidine-4-carboxylic acid.

Тимонацик

$C_4H_7NO_2S$ = 133.2.
CAS — 444-27-9.
UNII — E5913T3IBL.

注：ATC 这个名字还用于命名对乙酰氨基酚和三氯乙醇（4-acetamidophenyl 2,2,2-trichloroethyl carbonate）的复合物。

简介

噻莫西酸常作为辅助用药，用于治疗急慢性肝病。盐酸甲基噻莫西酸可作为黏液溶解药。

制剂

专利制剂

Pol.: Hepacom; Heparegen; ***Switz.:*** Heparegen†.

Tin 锡

Cyna; Estaño; Étain; Stannum; Zinn.

Олово

Sn = 118.71.
CAS — 7440-31-5.
UNII — 387GMG9FH5 (tin); QI30938BMS (tin ion).

简介

锡是一种银白色，有光泽、延展性的柔软金属。由于本品溶解度低，锡和氧化锡在胃肠道吸收极少，毒性很低。慢性吸入可造成良性型肺尘埃沉着病。

锡的有机态化合物有剧毒，可造成肝肾损害，并可因导致大脑白质水肿而造成严重神经损害。目前只有对症治疗措施。皮肤接触了有机锡化合物后可导致严重烧伤，应采取有效措施预防有机锡化合物经皮肤吸收。

锡和氧化锡可用于治疗疖，但缺乏有效性证据。另外在某些国家曾使用本品治疗绦虫病。有机锡化合物，特别是氧化三丁烯（TBTO），可用作软体动物清除剂。

食物中的锡 食物中过量的无机锡多源于镀锡罐头盒，特别是未涂保护膜的镀锡罐头盒，锡对胃部有刺激性。若听装饮料中的锡浓度达到 150mg/kg，或其他听装食品中的锡浓度达到 250mg/kg 时，就会对某些患者造成不良反应，但某些食品中锡浓度达到 700mg/kg 时，也未观察到有不良反应出现。消费者应被告知，不应在敞开的锡镀铁皮的罐头盒中贮存食物[1]。

对于长期慢性接触锡的人群，过去推荐的每日允许摄入量曾作为临时可行的每周允许摄入量 14mg/kg，但随后经确认该数值来源于发生药物急性作用时的摄入量，因此可以得出结论，对于长期因饮食接触无机锡的人群，当食物中的锡含量不足以引起急性反应时，那么对无机锡的毒性代谢动力学及毒性作用应当重新评价[1]。另外用一个急性作用的参考剂量来评价无机锡的作用是不恰当的，因导致胃肠道刺激来源于食物中锡的浓度和其自然属性，而不是基于千克体重基础上锡的摄入量。欧盟有关食物中最高含锡量的法规规定，在其成员国中销售的食物，除饮料外的其他听装食品，锡含量最高不能超过 200mg/kg；听装饮料包括果汁和蔬菜汁，锡含量最高不能超过 100mg/kg；各类听装婴儿食品，锡含量最高不能超过 50mg/kg[2]。

1. FAO/WHO. Evaluation of certain food contaminants: sixty-fourth report of the joint FAO/WHO expert committee on food additives. *WHO Tech Rep Ser 930* 2006. Available at: http://whqlibdoc.who.int/trs/WHO_TRS_930_eng.pdf (accessed 22/07/08)
2. The Commission of the European Communities. Commission Regulation (EC) No 1881/2006 of 19 December 2006 setting maximum levels for certain contaminants in foodstuffs. *Off J EU* 2006; **49:** L364/5–24. Also available at: http://eur-lex.europa.eu/LexUriServ/site/en/oj/2006/l_364/l_36420061220en00050024.pdf (accessed 22/07/08)

制剂

专利制剂

S.Afr.: Metinox†.

顺势疗法制剂 ***Austral.:*** Cold & Flu Respatona Cough Relief†; Hangover Relief; Respatona Chesty Cough & Nasal Congestion; ***Canad.:*** Phytotux H; ***Fr.:*** Formule de l'Abbe Chaupitre no 1; Kreosotum Complexe No 62; Pulmo-Drainol; ***Ger.:*** Derivatio H; Hepar 202 N†; Rufebran heparo; Symphytum-Komplex†.

Tin-protoporphyrin 锡-原卟啉

Protoporfirina-Estaño; (Sn)-protoporphyrin.

Олово-протопорфирин

简介

锡-原卟啉及相关化合物锡-中卟啉同属金属卟啉物，可抑制血红素加氧酶，该酶参与将血红素降解为胆色素。有研究将其用于抑制胆红素的生成，治疗不同原因引起的高胆红素血症，同时还试用于治疗卟啉病（第1390页）。

1. Valaes T, *et al.* Control of hyperbilirubinemia in glucose-6-phosphate dehydrogenase-deficient newborns using an inhibitor of bilirubin production, Sn-mesoporphyrin. Abstract: *Pediatrics* 1998; **101:** 915.
Full version: http://pediatrics.aappublications.org/cgi/content/

full/101/5/e1 (accessed 09/07/04)
2. Martinez JC, *et al.* Control of severe hyperbilirubinemia in full-term newborns with the inhibitor of bilirubin production Sn-mesoporphyrin. *Pediatrics* 1999; **103:** 1–5.
3. Kappas A, *et al.* A single dose of Sn-mesoporphyrin prevents development of severe hyperbilirubinemia in glucose-6-phosphate dehydrogenase-deficient newborns. *Pediatrics* 2001; **108:** 25–30.
4. Kappas A, *et al.* Sn-mesoporphyrin interdiction of severe hyperbilirubinemia in Jehovah's Witness newborns as an alternative to exchange transfusion. *Pediatrics* 2001; **108:** 1374–7.
5. Kappas A. A method for interdicting the development of severe jaundice in newborns by inhibiting the production of bilirubin. *Pediatrics* 2004; **113:** 119–23.
6. Drummond GS, Kappas A. Chemoprevention of severe neonatal hyperbilirubinemia. *Semin Perinatol* 2004; **28:** 365–8.
7. Dennery PA. Metalloporphyrins for the treatment of neonatal jaundice. *Curr Opin Pediatr* 2005; **17:** 167–9.

Tiropramide Hydrochloride (*rINNM*) 盐酸替罗拉胺

Hidrocloruro de tiropramida; Tiropramide, Chlorhydrate de; Tiropramidi Hydrochloridum. DL-α-Benzamido-*p*-[2-(diethylamino)ethoxy]-*N,N*-dipropylhydrocinnamamide hydrochloride.

Тиропрамида Гидрохлорид

$C_{28}H_{41}N_3O_3$,HCl = 504.1.

CAS — 55837-29-1 (tiropramide); 57227-16-4 (tiropramide hydrochloride).

ATC — A03AC05.

ATC Vet — QA03AC05.

UNII — 952301 3Y6R.

(tiropramide)

简介

盐酸替罗拉胺可用作解痉药。用法为口服每日 2～3 次，每次 100mg；或每日 2 次，每次 200mg。本品也可经直肠和肠外给药。

制剂

专利制剂

Ital.: Alfospas; Maiorad; ***Philipp.:*** Tiropan; ***Port.:*** Maiorad; ***Thai.:*** Maiorad.

Titanium 钛

Titan; Titane; Titanio; Tytan.

Титан

Ti = 47.867.

CAS — 7440-32-6.

UNII — D1JT611TNE.

简介

本品用作颅骨损伤的修复和口腔手术的植入物。

1. Brown D. All you wanted to know about titanium, but were afraid to ask. *Br Dent J* 1997; **182:** 393–4.
2. Williams D. The golden anniversary of titanium biomaterials. *Med Device Technol* 2001; **12:** 8–11.
3. Sicilia A, *et al.* Titanium allergy in dental implant patients: a clinical study on 1500 consecutive patients. *Clin Oral Implants Res* 2008; **19:** 823–35.
4. Ohkubo C, *et al.* Present status of titanium removable dentures—a review of the literature. *J Oral Rehabil* 2008; **35:** 706–14.

制剂

多组分制剂 ***Braz.:*** Minesol.

Tolonium Chloride (*rINN*) 托洛氯铵

CI Basic Blue 17; Cloruro de tolonio; Colour Index No. 52040; Tolonii Chloridum; Tolonium, Chlorure de; Toluidine Blue O. 3-Amino-7-dimethylamino-2-methylphenazathionium chloride.

Толония Хлорид

$C_{15}H_{16}ClN_3S$ = 305.8.

CAS — 92-31-9.

UNII — 15XUH0X66N.

注：注意与甲苯胺蓝相区别。色标号（ColourIndex No.）：63340。

简介

托洛氯铵是一种噻嗪染料，化学性质与亚甲蓝相似(第1392页)。可用于口腔和胃部肿瘤的染色，静脉给药可用于甲状旁腺染色。本品的其他用途还包括治疗月经紊乱和正铁血红蛋白血症。

托洛氯铵用于 G6PD 缺乏的患者，可能会导致溶血，应避免使用。

制剂

专利制剂

Cz.: Toluidinblau; ***Ger.:*** Toluidinblau; ***Gr.:*** Orascreen; OraTest; ***Neth.:*** OraTest; ***NZ:*** Orascreen; ***Port.:*** OraTest.

Tolvaptan (*USAN, rINN*) ⊗托伐普坦

OPC-41061; Tolvaptán; Tolvaptanum. (±)-4'-[(7-Chloro-2,3,4,5-tetrahydro-5-hydroxy-1*H*-1-benzazepin-1-yl)carbonyl]-*o*-tolu-*m*-toluidide.

Толваптан

$C_{26}H_{25}ClN_2O_3$ = 448.9.

CAS — 150683-30-0.

ATC — C03XA01.

ATC Vet — QC03XA01.

UNII — 21G72T1950.

and enantiomer

不良反应和注意事项

托伐普坦最常见的不良反应为口渴、口干、无力、恶心、便秘、高血糖以及尿频或多尿。

托伐普坦禁用于低容量性低钠血症的患者，因其需要快速提升血钠浓度；同时本品也禁用于那些对口渴感觉不明显或没有感觉的患者。迅速纠正血钠浓度并同时服用托伐普坦有可能增加渗透性脱髓鞘综合征发生的危险。托伐普坦对无尿的患者无效且不宜使用。对有硬化症的患者，应谨慎使用本品，可增加胃肠道出血的危险。

药物相互作用

托伐普坦是细胞色素 P450 同工酶 CYP3A4 的底物，而 CYP3A4 抑制剂可增加托伐普坦的浓度。因此托伐普坦禁止与强效 CYP3A4 抑制剂合用，如克拉霉素、酮康唑、茚地那韦、伊曲康唑、奈法唑酮、那非那韦、利托那韦、沙奎那韦和泰利霉素。托伐普坦应避免与中效 CYP3A4 抑制剂合用，因理论上同样存在升高托伐普坦浓度的危险，如阿瑞匹坦、地尔硫草、红霉素、氟康唑和维拉帕米等。

利福平为 CYP3A4 的诱导剂，可显著降低托伐普坦的血药浓度。其他 CYP3A4 的诱导剂也可能产生相同的效果，如利福布汀、利福喷汀、巴比妥类、卡马西平、苯妥英及圣约翰草等，因此应避免托伐普坦与 CTP3A4 诱导剂同时使用。

环孢素和葡萄柚汁可增加托伐普坦的血药浓度。

托伐普坦对地高辛的影响见第1218页。

当托伐普坦与血管紧张素Ⅱ受体拮抗药、ACEI 或保钾利尿药同用时，有发生高钾血症的报道，在托伐普坦治疗期间，如合用上述任一药物，应监测血钾浓度。

药动学

托伐普坦在口服 2～4h 后达到峰浓度。大部分经细胞色素 P450 同工酶 CYP3A4 代谢，与血浆蛋白高度结合。

用途和用法

托伐普坦是一种选择性血管加压素 V_2 受体拮抗药，可用于治疗心衰、不恰当抗利尿激素分泌综合征及硬化症所导致的正常容量性和高容量性低钠血症（第1592页）(见上文**不良反应和注意事项**项下)。托伐普坦的初始治疗应在医院内进行。

托伐普坦每日 1 次口服给药 15mg，至少 24h 后才能加量至 30mg。通过调整给药剂量以期达到理想血钠浓度，最高日剂量不应超过 60mg。在开始服药时及剂量调整过程中，应监测患者血电解质及容量的变化。在治疗开始的最初 24h 内，应避免入液量限制，应指导患者根据口渴情况适当饮水。如血钠浓度升高过快（24h 内超过 12mmol/L），应停止使用托伐普坦，密切观察血钠水平及神经状态，警惕渗透性脱髓鞘综合征发生的危险，血钠快速升高的患者应考虑使用低渗溶液。如发生低血容量，应中断或停止托伐普坦的治疗，采取必要的监护，监测容量状况和生命体征。在托伐普坦治疗结束时，应重新开始限制入液量并监测血钠及容量的变化情况。

当托伐普坦与其他药物同时使用时，可能需要对托伐普坦进行剂量调整及监测血钾水平，见上文**药物相互作用**项下。

1. Plosker GL. Tolvaptan. *Drugs* 2010; **70:** 443–54.

制剂

专利制剂

Cz.: Samsca; ***Fr.:*** Samsca; ***Irl.:*** Samsca; ***UK:*** Samsca; ***USA:*** Samsca.

Tormentil 洋翻白草

Blodrot; Consolda Vermelha; Consuelda roja; Erect Cinquefoil; Miškinių sidabražolių šakniastiebiai; Nátržníkový oddenek; Rätvänänjuurakko; Sietenrama; Tormentilla; Tormentillae rhizoma; Tormentille; Vérontófűgyökértörzs.

Калган (*Potentilla erecta*); Лапчатка Прямостоячая (*Potentilla erecta*)

Pharmacopoeias. In *Eur.* (see p.vii).

Ph. Eur. 6.8 (Tormentil) 本品是从 *Potentilla erecta* (*P. tormentilla*) 上取得的完整或切碎的干燥根茎部分，不含根部。以干燥品作为对照计算，以连苯三酚表示的单宁酸的含量不应少于 7%。避光。

简介

洋翻白草具有收敛性，用于制备植物性制剂，治疗腹泻和其他适应证。胃肠道刺激和呕吐偶有发生。

1. Subbotina MD, *et al.* Effect of oral administration of tormentil root extract (Potentilla tormentilla) on rotavirus diarrhea in children: a randomized, double blind, controlled trial. *Pediatr Infect Dis J* 2003; **22:** 706–11.
2. Huber R, *et al.* Tormentil for active ulcerative colitis: an open-label, dose-escalating study. *J Clin Gastroenterol* 2007; **41:** 834–8.
3. Tomczyk M, Latté KP. Potentilla—a review of its phytochemical and pharmacological profile. *J Ethnopharmacol* 2009; **122:** 184–204.

制剂

Ph. Eur.: Tormentil Tincture.

专利制剂

Ger.: Blutwurz†; ratioGast†; ***Switz.:*** Tormentasan.

多组分制剂 ***Cz.:*** Dr Theiss Schwedenbitter; Original Schwedenbitter; Stomatosan†; Tormentan; ***Ger.:*** Repha-Os; ***Hung.:*** Bano Svedkeseru; Travelon; ***Ital.:*** Pso-Rad†; ***Pol.:*** Hemorol; Neo-Tormentil; Stomatosol; Tobacoff; Tormentile Forte; Tormentiol; ***Rus.:*** Fitantis (Фитантис); Linkus (Линкас); Original Grosser Bittner Balsam (Оригинальный Большой Бальзам Биттнера); ***Switz.:*** Baume; Pommade au Baume; ***Ukr.:*** Linkus (Линкас); Swedish Bitters Dr Theiss (Шведская Др Тайсс).

顺势疗法制剂 ***Austral.:*** Diarrhoea Relief Tablets†.

Transfer Factor 转移因子

Transferencia, factor de.

Трансферный Фактор

简介

转移因子是指从致敏后的供体白细胞中得到的可透析的白细胞提取物中的肽类物质，可有效地将细胞介导的免疫功能传递给未经致敏的受体。

转移因子被尝试用于感染性疾病，包括细菌、真菌和病毒感染以及炎性疾病、皮肤病（如湿疹）、神经系统疾病、免疫缺陷性疾病和恶性肿瘤，但本品用于上述某些疾病治疗的效果并不理想。

制剂

专利制剂

Cz.: Imunor.

Transforming Growth Factor Antibodies 转化生长因子抗体

Антитела к Трансформирующему Фактору Роста

简介

转化生长因子 β1 的特异性人单克隆抗体用于治疗系统性硬化症的研究目前正在进行中。

乐地单抗（第2268页）是转化生长因子 β2 的特异性人单克隆抗体。

Trepibutone (*rINN*) 曲匹布通

AA-149; Trepibutona; Trépibutone; Trepibutonum; Trepionate. 3-(2,4,5-Triethoxybenzoyl)propionic acid.

Трепибутон

$C_{16}H_{22}O_6$ = 310.3.
CAS — 41826-92-0.
ATC — A03AX09.
ATC Vet — QA03AX09.
UNII — H1187LU49Q.

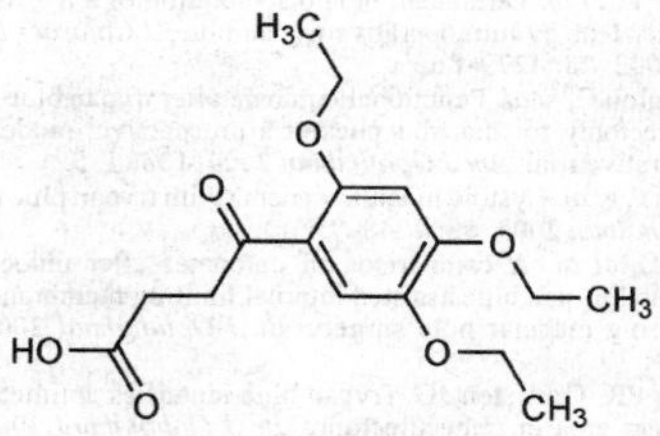

Pharmacopoeias. In *Jpn.*

简介

据报道本品有解痉和利胆活性，用于胆道疾病和胰腺炎的治疗。

制剂

专利制剂

Port.: Choliatron.

Tribenoside (*BAN*, *USAN*, *rINN*) 三苄糖苷

21401-Ba; Ba-21401; Tribenosid; Tribénoside; Tribenosidi; Tribenósido; Tribenosidum; Tribenozid; Tribenozidas. Ethyl 3,5,6-tri-*O*-benzyl-D-glucofuranoside.

Трибенозид

$C_{29}H_{34}O_6$ = 478.6.
CAS — 10310-32-4.
ATC — C05AX05; C05CX01.
ATC Vet — QC05AX05; QC05CX01.

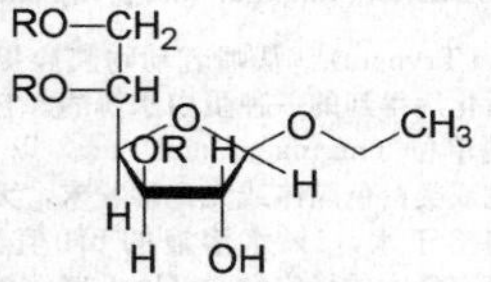

R=$CH_2C_6H_5$

Pharmacopoeias. In *Eur.* (see p.vii).

Ph. Eur. 6. 8 (Tribenoside) 本品为黄色至淡黄色的澄明黏稠液体。几乎不溶于水；极易溶于丙酮、二氯甲烷和甲醇。贮藏于充氮的密闭容器中。

简介

本品用于静脉炎和静脉曲张的治疗，如痔等（第1619页）。口服常用剂量为每日 800mg。本品也可经直肠和外用给药。

制剂

专利制剂

Belg.: Glyvenol†; **Braz.:** Glyvenol; **Cz.:** Glyvenol; **Gr.:** Glyvenol; **Mex.:** Glyvenol; **Philipp.:** Glyvenol; **Rus.:** Glyvenol (Гливенол); **Venez.:** Glyvenol; Veglysin†.

多组分制剂 **Arg.:** Procto-Glyvenol; **Braz.:** Procto-Glyvenol; **Chile:** Euproct; Procto-Glyvenol; Proctogel; **Cz.:** Procto-Glyvenol; **Gr.:** Procto-Glyvenol; **Israel:** Procto-Glyvenol; **Mex.:** Procto-Glyvenol; **Philipp.:** Procto-Glyvenol; **Pol.:** Procto-Glyvenol; Venozel; **Port.:** Procto-Glyvenol; **Rus.:** Procto-Glyvenol (Прокто-Гливенол); **Switz.:** Procto-Glyvenol; **Turk.:** Procto-Glyvenol; **UAE:** Haemoproct; **Venez.:** Bargonil; Procto-Glyvenol.

Tribulus Terrestris⊗刺蒺藜

Caltrp.; Gokhru; Jili; Puncture Vine; Puncturevine; Tribulus.

Якорцы Стелющиеся (*Tribulus terrestris*)

简介

刺蒺藜（Zygophyllaceae）的果实、花和根部，可以作为草药用于多种用途，包括治疗泌尿道结石和其他泌尿道疾病，用于消化障碍、男性性功能障碍以及用作利尿药和促性欲药。

果实部分还用于印度和中国的草药。

此外，在饮食和滋补药中也可加入本药，据报道其有同化作用而被运动员服用。

制剂

专利制剂

Braz.: Androsten; **Indon.:** Tribestan; **Rus.:** Tribestan (Трибестан); **Ukr.:** Tribestan (Трибестан).

多组分制剂 **Austral.:** The Blue One†; **Canad.:** Herbal Support for Men Over 45†; Libeeda for Men; Libeeda for Women; **Hung.:** Munipyrin; **Indon.:** Bioretin†; Instink†; Maxirex; Reximax; Sirec; Tetris; Tristan†; **Malaysia:** Bonnisan; Rumalaya; **Philipp.:** Cogent db+; **Rus.:** Fitovit (Фитовит); Speman (Спеман); Speman Forte (Спеман Форте); Verona (Верона); **Ukr.:** Fitovit (Фитовит); Verona (Верона).

Trilostane (*BAN*, *USAN*, *pINN*) 曲洛司坦

Trilostaani; Trilostan; Trilostano; Trilostanum; Win-24540. 4α,5α-Epoxy-17β-hydroxy-3-oxoandrostane-2α-carbonitrile.

Трилостан

$C_{20}H_{27}NO_3$ = 329.4.
CAS — 13647-35-3.
ATC — H02CA01.
ATC Vet — QH02CA01.
UNII — L0FPV48Q5R.

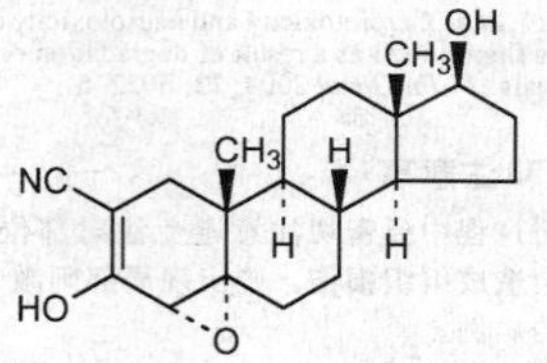

不良反应

与曲洛司坦有关的不良反应包括潮红、恶心、呕吐、腹泻、鼻涕、麻刺感和嘴巴肿胀感。可能发生皮疹，罕见免疫受损患者发生的粒细胞减少症。

注意事项

曲洛司坦禁用于妊娠妇女，肝、肾功能不全患者慎用。需要监测血中电解质和皮质激素水平。对于某些患者，可能同时需要服用皮质激素。

药物相互作用

曲洛司坦可干扰口服避孕药的活性，当与保钾利尿药或醛固酮拮抗药联用时可致高钾血症。

用途和用法

曲洛司坦是一种肾上腺皮质抑制药，通过抑制关键性的酶系统来减少糖皮质激素和盐皮质激素的生成。它用来治疗肾上腺皮质功能亢进症，如库欣综合征及原发性醛固酮增多症等。它还可用于雌激素对抗疗法后复发的绝经后乳腺癌。

口服用于肾上腺皮质功能亢进治疗的日剂量是 240mg，分次给药。应至少连服 3 天，然后再根据情况，在 120～480mg 范围内对日剂量进行调整。也曾有日剂量达 960mg 的例子。

对于绝经后乳腺癌的治疗，初始日剂量为 240mg，分次口服给药，同时进行糖皮质激素的替代治疗。然后每 3 天增加 240mg 到维持剂量每日 960mg。如果出现不能耐受的不良反应，可以将维持量减少到 720mg。

制剂

专利制剂

Jpn: Desopan; **UK:** Modrenal.

Trimebutine Maleate (*BANM*, *rINNM*) 马来酸曲美布汀

Maleato de trimebutina; Trimebutin Maleat; Trimébutine, maléate de; Trimebutini maleas. 2-Dimethylamino-2-phenylbutyl 3,4,5-trimethoxybenzoate hydrogen maleate.

Тримебутина Малеат

$C_{22}H_{29}NO_5,C_4H_4O_4$ = 503.5.
CAS — 39133-31-8 (trimebutine); 34140-59-5 (trimebutine maleate).
ATC — A03AA05.
ATC Vet — QA03AA05.

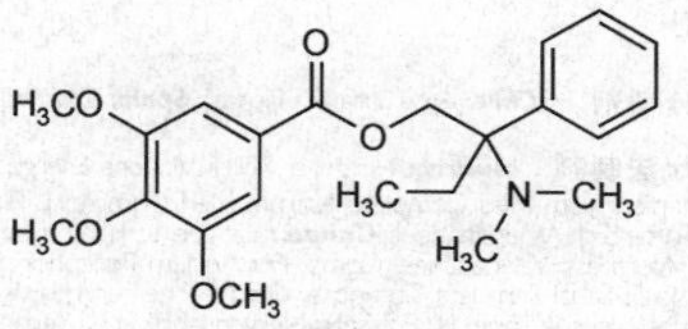

(trimebutine)

Pharmacopoeias. In *Jpn.*

简介

马来酸曲美布汀作为一种解痉药，用于胃肠功能紊乱的治疗，口服日剂量为 600mg，分次服用。它也可以注射或经直肠给药。曲美布汀的盐也已用于临床。

肠易激综合征 据报道[1~3]，曲美布汀用于治疗肠易激综合征有效（第1621页），但是安慰剂组也取得了较好的效果[1]。它的作用机制认为是同时通过胃肠道阿片受体和调节胃肠道肽类释放来发生作用的[4]。

1. Ghidini O, *et al.* Single drug treatment for irritable colon: rociverine versus trimebutine maleate. *Curr Ther Res* 1986; **39:** 541–8.
2. Schaffstein W, *et al.* Comparative safety and efficacy of trimebutine versus mebeverine in the treatment of irritable bowel syndrome. *Curr Ther Res* 1990; **47:** 136–45.
3. Kountouras J, *et al.* Efficacy of trimebutine therapy in patients with gastroesophageal reflux disease and irritable bowel syndrome. *Hepatogastroenterology* 2002; **49:** 193–7.
4. Delvaux M, Wingate D. Trimebutine: mechanism of action, effects on gastrointestinal function and clinical results. *J Int Med Res* 1997; **25:** 225–46.

制剂

专利制剂

Arg.: Altrip; Biorgan; Colixane; Debridat; Eumotil; Fenatrop; Miopropan; Plidex; Plidex T; Tributina†; **Austria:** Debridat†; **Braz.:** Digedrat; **Canad.:** Modulon; **Chile:** Debridat; Dolpic Forte; Trim; **Fr.:** Debridat; Modulon; Transacalm; **Gr.:** Garapepsin; Ibutin; Trienter; **Hong Kong:** Cerekinon; **Hung.:** Debridat†; **Ital.:** Debridat; Digerent; **Jpn:** Cerekinon; **Malaysia:** Cerekinon; Trima†; **Mex.:** Cineprac; Crismotil; Debridat; Dolbutin; Espabion; Farbutin†; Krisxon; Libertrim; Muttifen; Prescol; Scitin; **Pol.:** Debretin; Debridat; Tribux; **Port.:** Debridat; **Rus.:** Trimedat (Тримедат); **Singapore:** Cerekinon; Debridat; **Spain:** Polibutin; **Switz.:** Debridat; **Thai.:** Cerekinon; **Turk.:** Debridat; Gismotal; Tribudat; **Venez.:** Bumetin; Colypan; Debridat†.

多组分制剂 **Arg.:** Biorgan B; Colixane B; Debridat B; Eumotil-T; Fenatrop-A†; Miopropan Proctologico; Miopropan-T; **Fr.:** Proctolog; **Gr.:** Ibuproct; **Ital.:** Debrum; **Mex.:** Libertrim SDP; Libertrim SII; **Port.:** Proctolog; **Singapore:** Proctolog; **Spain:** Proctolog; **Turk.:** Proctolog; Proglog.

Trinitrophenol 三硝基酚

Ácido pícrico; Carbazotic Acid; Kwas pikrynowy; Picric Acid; Picrinic Acid; TNP; Trinitrofenol. 2,4,6-Trinitrophenol.

Тринитрофенол

$C_6H_3N_3O_7$ = 229.1.
CAS — 88-89-1.
UNII — A49OS0F91S.

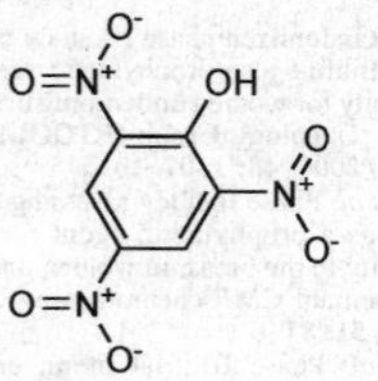

Pharmacopoeias. In *Fr.*

贮藏及危险 三硝基苯酚在遇到迅速加热或敲击时，很容易燃烧或爆炸。为了安全，三硝基苯酚常常与不少于其质量一半的水混合，贮藏在阴凉的地方。它不能存放于带玻璃塞子的瓶子中。

三硝基苯酚能与金属结合形成盐，其中部分为易爆品。

简介

三硝基苯酚有杀菌的作用，以前用于烧伤的治疗。现在它主要用于制造业以及实验室的反应试剂。

接触过三硝基苯酚可能会出现皮炎、皮疹、严重瘙痒和皮肤黄染。经口服，经皮肤或肺摄入或吸收三硝基苯酚可能会出现系统性中毒。症状包括呕吐、疼痛和腹泻、发展到溶血、肝炎、无尿、惊厥、昏迷甚至死亡。代谢率也会增高，导致发热。

顺势疗法 三硝基酚曾用于顺势疗法药物，使用过以下名称：Picricam acidum，Picricum ac。

制剂

多组分制剂　***Chile:*** Agua Sulfatada Picrica†; ***Spain:*** Oftalmol Ocular.

顺势疗法制剂　***Austral.:*** Hangover Relief; Vitatona Energy; ***Austria:*** Acidum picrinicum Med Complex; Asarum Med Complex†; Phosphorus Med Complex†; Valerianaheel; ***Canad.:*** Fatigue L5†; Homeo-Form M; Mental Alertness; Valerianaheel Comp; ***Fr.:*** Acidum Phosphoricum Complexe No 5; Sabal Serrulata Compose; ***Ger.:*** Arche-cerin†; Evisco Misteltropfen N; Neuro-Ginsan N; Presselin Nervennahrung N; Sedacalman; Viragil; ***USA:*** Preferred Remedies Fatigue.

Trolamine (*pINN*) 三乙醇胺

TEA; Trietanolamina; Trietanoloamina; Triethanolamine; Trolamiini; Trolamin; Trolamina; Trolaminas; Trolaminum.

Троламин

CAS — 102-71-6.

UNII — 9O3K93S3TK.

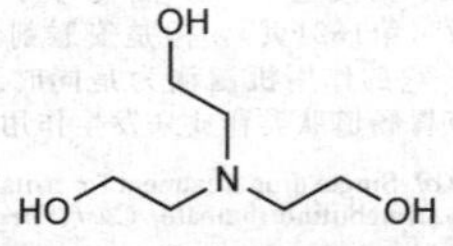

性状　三乙醇胺是一种组成不固定的混合物，主要含有三乙醇胺 $(CH_2OH\cdot CH_2)_3N$，同时还有二乙醇胺，以及少部分 2-乙醇胺（单乙醇胺）。

Pharmacopoeias. In *Eur.* (see p.vii). Also in *USNF.*

Ph. Eur. 6. 8（Trolamine；Triethanolamine BP 2010）一种透明、黏稠、无色或微黄的吸湿性液体。能与水和乙醇混溶；溶于二氯甲烷。贮藏于密闭容器中。避光。

USNF 28（Trolamine）　一种烷醇胺的混合物，主要含有三乙醇胺，还有部分二乙醇胺及单乙醇胺。一种无色或淡黄色，黏稠的易吸湿液体，有轻微的氨臭。能与水和乙醇混溶；溶于氯仿。贮藏于密闭容器中。避光。

不良反应

三乙醇胺能刺激皮肤和黏膜，曾有过因使用含有三乙醇胺的滴耳液发生接触性皮炎的不良反应报道。

致癌性　因为考虑到可能会在胃肠道产生致癌物亚硝胺，瑞士相关部门限制了三乙醇胺外用制剂的使用[1]。

1. Anonymous. Trolamine: concerns regarding potential carcinogenicity. *WHO Drug Inf* 1991; **5:** 9.

用途和用法

三乙醇胺常常与脂肪酸（如硬脂酸和油酸）一起作为乳化剂使用，也作为一种碱化剂。它还常用于减少地蒽酚对皮肤的污染损伤。

10%的三乙醇胺聚肽油酸酯滴耳液可以用于清除耵聍（第1646页）。

水杨酸三乙醇胺（第125页）也有类似应用。

1. Del Rosso JQ, Bikowski J. Trolamine-containing topical emulsion: clinical applications in dermatology. *Cutis* 2008; **81:** 209–14.

放射治疗　在需要进行放射性治疗的患者中，三乙醇胺乳膏广泛用于治疗和预防放射导致的皮炎。但是也有一些研究指出，它在该治疗中疗效很小或没有疗效[1～3]。

1. Fisher J, *et al.* Randomized phase III study comparing best supportive care to Biafine as a prophylactic agent for radiation-induced skin toxicity for women undergoing breast irradiation: Radiation Therapy Oncology Group (RTOG) 97-13. *Int J Radiat Oncol Biol Phys* 2000; **48:** 1307–10.
2. Szumacher E, *et al.* Phase II study assessing the effectiveness of Biafine cream as a prophylactic agent for radiation-induced acute skin toxicity to the breast in women undergoing radiotherapy with concomitant CMF chemotherapy. *Int J Radiat Oncol Biol Phys* 2001; **51:** 81–6.
3. Elliott EA, *et al.* Phase III trial of an emulsion containing trolamine for the prevention of radiation dermatitis in patients with advanced squamous cell carcinoma of the head and neck: results of Radiation Therapy Oncology Group Trial 99-13. *J Clin Oncol* 2006; **24:** 2092–7.

制剂

专利制剂

Arg.: Biafine; Reumosan Flex; Solucer; ***Austral.:*** Neutrogena; ***Belg.:*** Lamiderm; Xerumenex; ***Canad.:*** Cerumenex; ***Chile:*** Biafine; ***Fr.:*** Biafine; Biafineact; Lamiderm; ***Ger.:*** Cerumenex N; ***Hong Kong:*** Biafine†; ***Israel:*** Biafine; ***Malaysia:*** Biafine†; ***Mex.:*** Orlawax; ***S.Afr.:*** Cerumenex†; ***Singapore:*** Biafine; ***Switz.:*** Biafine; Cerumenex; ***USA:*** Biafine; Cerumenex†; ***Venez.:*** Biafine.

多组分制剂　***Arg.:*** Eucos-L†; Tereonsit†; ***Braz.:*** Cerumin; Paraqueimol; ***Canad.:*** Soropon; ***Ital.:*** Dopo Pik; ***USA:*** Maxilube; Neosalus.

Trometamol (*BAN*, *rINN*) ⊗氨丁三醇

NSC-6365; THAM; Trihydroxymethylaminomethane; TRIS; Tris(hydroksymetylo)aminometan; Tris(hydroxymethyl)aminomethane; Trometamina; Trométamol; Trometamoli; Trometamolis; Trometamolum; Tromethamine (*USAN*). 2-Amino-2-(hydroxymethyl)propane-1,3-diol.

Трометамол

$C_4H_{11}NO_3$ = 121.1.

CAS — 77-86-1.

ATC — B05BB03; B05XX02.

ATC Vet — QB05BB03; QB05XX02.

UNII — 023C2WHX2V.

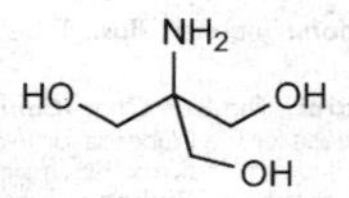

Pharmacopoeias. In *Eur.* (see p.vii) and *US.*

Ph. Eur. 6. 8（Trometamol）　一种白色或类白色结晶性粉末或无色晶体。易溶于水；略溶于乙醇；极微溶于乙酸乙酯。5%水溶液的 pH 值为 10.0～11.5。

USP 33（Tromethamine）　一种有轻微特殊臭的白色结晶性粉末。溶于水（1∶1.8），溶于乙醇（1∶45.5）；易溶于低分子量的脂肪醇；几乎不溶于四氯化碳、氯仿和苯。5%水溶液的 pH 值为 10.0～11.5。贮藏于密闭容器中。

配伍禁忌　有证据表明，氟尿嘧啶在含有氨丁三醇缓冲液的制剂中，能降解产生心脏毒性化合物[1]。

1. Lukaschek J, *et al.* Cardiotoxicity and neurotoxicity of high-dose continuous fluorouracil as a result of degradation compounds in the drug vials. *J Clin Oncol* 2004; **22:** 5022–5.

不良反应和注意事项

在注射过程中要密切注意避免注射部位液体外渗，因为可能会造成组织损伤。曾出现局部刺激、静脉痉挛和静脉炎的病例。

如果引起呼吸抑制，可能需要进行机械通气。还可能发生低血糖。氨丁三醇禁用于无尿症和尿毒症。肾功能不全的患者需要慎用，曾经有过这类患者使用氨丁三醇引起高钾血症的报道。氨丁三醇不推荐用于仅存在呼吸性酸中毒的患者，如果它用于呼吸性酸中毒伴代谢性酸中毒的患者，需要持续进行机械通气。氨丁三醇禁用于慢性呼吸性酸中毒的患者。

在氨丁三醇静脉给药过程中，需要监测血中碳酸氢盐、血糖、电解质的浓度，二氧化碳分压及血 pH 值。

用途和用法

氨丁三醇是一种能接受质子的有机胺，在代谢性酸中毒（第1590页）中作为一种碱化剂起到治疗作用。同时它也可以作为一种弱渗透性利尿药，主要用于心脏旁路移植手术过程中以及心脏停搏。它还可以用于降低旁路移植手术中输入的枸橼酸血的酸度。

使用的剂量应该是能满足达到血液正常 pH 范围的最小剂量，并且与体重及碱缺失有关。氨丁三醇以 0.3M 的溶液缓慢进行静脉注射；除了危及生命的紧急情况，输液时间不能超过 1 天。

口服氨丁三醇用于治疗尿路结石和酸中毒。醋茶碱氨丁三醇（Trometamol acefyllinate）也用于治疗酸中毒。

1. Nahas GG, *et al.* Guidelines for the treatment of acidaemia with THAM. *Drugs* 1998; **55:** 191–224.

制剂

USP 33: Tromethamine for Injection.

专利制剂

Austral.: Tham; ***Austria:*** Tris†; ***Ger.:*** Tham; Tris; ***Gr.:*** Tham; ***Ital.:*** Thamesol; ***Singapore:*** Tham; ***Swed.:*** Addex-THAM.

多组分制剂　***Austral.:*** Blink-N-Clean; ***Fr.:*** Alcaphor; ***Norw.:*** Tribonat; ***Swed.:*** Theranyl†; Tribonat; ***Switz.:*** Saltrates†.

Trypan Blue 台盼蓝

CI Direct Blue 14; Colour Index No. 23850; Trypanum Caeruleum. Tetrasodium 3,3′-[(3,3′-dimethylbiphenyl-4,4′-diyl)bisazo]bis[5-amino-4-hydroxynaphthalene-2,7-disulphonate].

Трипановый Синий

$C_{34}H_{24}N_6Na_4O_{14}S_4$ = 960.8.

CAS — 72-57-1.

UNII — I2ZWO3LS3M.

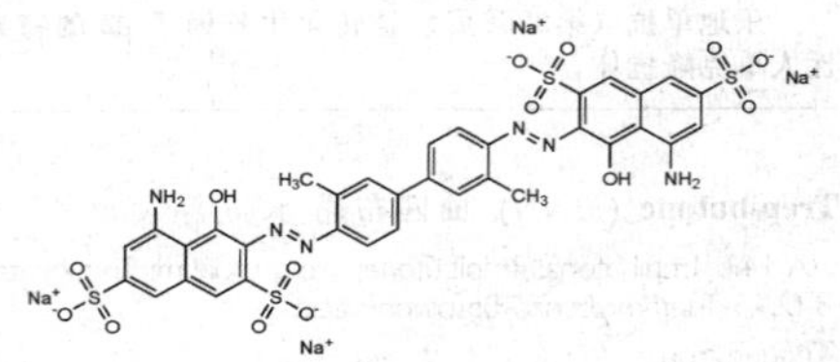

简介

台盼蓝溶液主要用于显微镜检查中的染色，用于眼科手术中可以使不同组织易于辨认。

1. Werner L, *et al.* Permanent blue discoloration of a hydrogel intraocular lens by intraoperative trypan blue. *J Cataract Refract Surg* 2002; **28:** 1279–86.
2. Haritoglou C, *et al.* Functional outcome after trypan blue-assisted vitrectomy for macular pucker: a prospective, randomized, comparative trial. *Am J Ophthalmol* 2004; **138:** 1–5.
3. Gouws P, *et al.* Cystoid macular oedema with trypan blue use. *Br J Ophthalmol* 2004; **88:** 1348–9.
4. Lee KL, *et al.* A comparison of outcomes after indocyanine green and trypan blue assisted internal limiting membrane peeling during macular hole surgery. *Br J Ophthalmol* 2005; **89:** 420–4.
5. Healey PR, Crowston JG. Trypan blue identifies antimetabolite treatment area in trabeculectomy. *Br J Ophthalmol* 2005; **89:** 1152–6.
6. Roos JC, Kerr Muir MG. Use of trypan blue for penetrating keratoplasty. *J Cataract Refract Surg* 2005; **31:** 1867–9.
7. Dick HB, *et al.* Effect of trypan blue on the elasticity of the human anterior lens capsule. *J Cataract Refract Surg* 2008; **34:** 1367–73.

制剂

专利制剂

Ital.: Oftalblu; ***Neth.:*** MembraneBlue; VisionBlue; ***USA:*** MembraneBlue; VisionBlue.

多组分制剂　***Fr.:*** Parkipan†.

Trypsin (*BAN*) ⊗胰蛋白酶

EC 3.4.21.4; Thrypsinum; Tripsina; Tripsinas; Tripszin; Trypsiini; Trypsine; Trypsinum; Trypsyna.

Трипсин

CAS — 9002-07-7.

ATC — B06AA07; D03BA01.

ATC Vet — QB06AA07; QD03BA01.

UNII — GV54A213NN (trypsin); 57I8NCH27R (bovine trypsin); V6GZ69J3FW (porcine trypsin).

Pharmacopoeias. In *Chin., Eur.* (see p.vii), and *US.*

Ph. Eur. 6. 8（Trypsin）　从哺乳动物胰腺提取的胰蛋白酶原，经过活化后得到的一种蛋白水解酶。它的活性不低于 0.5 微卡他单位（microketal unit）/mg，以干燥品计算。它是一种白色或类白色晶体或无定形粉末，无定形粉末具有吸湿性。略溶于水，1%水溶液的 pH 值为 3.0～6.0。pH=3 时溶液有最大的稳定性，pH=8 时溶液有最大的活性。贮藏于温度为 2～8℃的密闭容器中。避光。

USP 33（Cystallized Trypsin）　从健康牛或猪，或两者胰腺中提取物结晶得到的一种蛋白水解酶，每毫克不少于 2500 USP 单位，以干燥品计。一种白色或淡黄色或微白色，无臭的结晶或无定形粉末。贮藏于温度不超过 40℃的密闭容器中。

简介

胰蛋白酶用于伤口的清创术。它也可以口服，常常与糜蛋白酶（第2209页）同时服用，有时与抗菌药物或其他药物同时服用，因为它能减轻水肿，以及因为创伤和感染引起的炎症。吸入胰蛋白酶溶液可以液化黏稠的痰液，同时它还是减轻胃肠功能紊乱的制剂的组成成分。胰蛋白酶还与糜蛋白酶和木瓜蛋白酶联合用于肿瘤的治疗（见木瓜蛋白酶的用途和用法项下，第2302页）。

有时可能会引起过敏反应。

制剂

多组分制剂　***Austria:*** Leukase; Leukase-Kegel†; Phlogenzym; Rutozym†; Traumazym†; Wobenzym; ***Braz.:*** Parenzyme; Parenzyme Ampicilina; Parenzyme Analgesico; Parenzyme Tetraciclina; ***Canad.:*** Wobenzym; ***Cz.:*** Phlogenzym; Wobe-Mugos†; Wobenzym; ***Fr.:*** Ribatran†; ***Ger.:*** Phlogenzym; Wobe-Mugos E†; ***Gr.:*** Chymoral; Itastab; Tricuval; ***Hung.:*** Phlogenzym; Trypsin†; ***India:*** Alfapsin; Orthal Forte; Soluzyme; ***Ital.:*** Essen Enzimatico†; ***Jpn:*** Kimotab; ***Mex.:*** Ochozim; Phlogenzym; Quimotrip; Ribotripsin; Wobe-Mugos; Wobenzym; Zimotris; ***Port.:*** Anginova; Chimar; ***Rus.:*** Phlogenzym (Флогэнзим); Wobe-Mugos E (Вобэ-Мугос Е); Wobenzym (Вобэнзим); ***Spain:*** Bristaciclina Dental†; Dertrase; Dosil Enzimatico; Doxiten Enzimatico; Kanapomada; Naso Pekamin; Quimodril; ***Ukr.:*** Phlogenzym (Флогэнзим); Wobe-Mugos E (Вобэ-Мугос Е); Wobenzym (Вобэнзим); ***USA:*** Allanderm-T; Dermuspray; Granulderm; Granulex; GranuMed; Vasolex; Xenaderm; ***Venez.:*** Phlogenzym; Wobenzym N.

Tuberculins 结核菌素

Tuberculinas.

Туберкулины

ATC — V04CF01.

ATC Vet — QV04CF01.

注："PPD"是结核菌素纯蛋白衍生物的缩写，请勿与对苯二胺混淆（第2303页），其缩写是相同的。

Pharmacopoeias. In *Eur.* (see p.vii) and *US.*

Ph. Eur. 6. 8（Tuberculin for Human Use，Old） 它含有从一株或多株结核分枝杆菌和（或）*M. bovis* 中培养和溶解得到的可溶性产物，经加热浓缩得到的一种滤液。它含有适当的防腐剂，不会导致假阳性反应。浓缩型是一种透明、黏稠黄色或棕色液体。避光。

Ph. Eur. 6. 8（Tuberculin Purified Protein Derivative for Human Use） 从结核分枝杆菌和（或）*M. bovis* 的培养和裂解物的加热产物经过沉淀而得到的产物。它含有适当的防腐剂，不会增加假阳性反应。这是一种无色或淡黄色液体；其用于稀释的制剂为冻干粉，溶解后成为一种无色或淡黄色液体。避光。

USP 33（Tuberculin） 一种从特殊培养基中培育的结核杆菌（*Mycobacterium tuberculosis* 或 *M. bovis*），在生长过程中的可溶产物经浓缩而得到的无菌溶液。它被作为人型旧结核菌素（一种通过加入甘油和等渗氯化钠溶液而调整为标准效价的培养滤出液），或者是纯化蛋白（PPD）（一种更纯化的蛋白组分）。贮藏于 2～8℃的环境中。

不良反应

注射部位可能会出现疼痛和皮疹，高度敏感人群可能还会出现水疱、溃疡或坏死。曾经有过肉芽肿的报道。

还有少数出现头痛、恶心、眩晕、周身不适、疹、荨麻疹、水肿和发热的报道；极少见急性全身过敏反应，包括过敏症。还有罕见淋巴管炎的报道。

超敏反应 有极少数与结核菌素相关的过敏或类过敏反应[1～4]，有时甚至是致命的[1]。

1. DiMaio VJM, Froede RC. Allergic reactions to the tine test. *JAMA* 1975; **233:** 769.
2. Spiteri MA, *et al.* Life threatening reaction to tuberculin testing. *BMJ* 1986; **293:** 243–4.
3. Wright DN, *et al.* Systemic and local allergic reactions to the tine test purified protein derivative. *JAMA* 1989; **262:** 2999–3000.
4. Sanofi Pasteur, Canada. Risk of serious allergic reactions following TUBERSOL® [Tuberculin Purified Protein Derivative (Mantoux)] administration (issued 19th May 2005). Available at: http://www.hc-sc.gc.ca/dhp-mps/alt_formats/hpfb-dgpsa/pdf/medeff/tubersol_hpc-cps-eng.pdf (accessed 08/08/08)

淋巴管炎 关于淋巴管炎的报道，有 5 例是在 Mantoux 试验后出现的，有 7 例是在 Heaf 试验后出现的[1]。但必须注意的是，在某些例子中，结核菌素试验用在了不适宜的患者身上，特别是老年患者以及曾有过结核治愈经历的患者[2]。

1. Morrison JB. Lymphangitis after tuberculin tests. *BMJ* 1984; **289:** 413.
2. Festenstein F. Lymphangitis after tuberculin tests. *BMJ* 1984; **289:** 625–6.

注意事项

结核菌素应慎用于患有或疑似有活动性结核病的患者，某些活动性结核的患者可能出现严重的局部反应，如果活动性结核很严重也可能会使患者对结核菌素的敏感性降低。出现敏感性降低的情况还包括：病毒性或严重的细菌感染如 HIV 感染，传染性单核细胞增多症；肿瘤疾病特别是淋巴瘤；结节病；皮质激素治疗或免疫抑制治疗；近期使用了活病毒疫苗；紫外灯照射治疗；慢性肾衰竭；脱水以及营养不良。

结核菌素容易吸附到注射器的表面，因此应该立即注射。

用途和用法

结核菌素皮肤试验是接种卡介苗之前用于检测结核菌蛋白的敏感性，或用于帮助诊断结核病。一个人如果表现出对结核菌素的高度敏感性，就应该考虑是否感染了结核菌，但是感染有可能处于非活动期。在 Mantoux 试验中，结核菌素进行皮下注射以完成敏感性测试。曾经还用多针穿刺的方法如 Heaf 试验，现在英国已不再使用了。

在英国，提倡在接种卡介苗之前一定要做结核菌素试验，并推荐使用 Mantoux 试验。在常规的 Mantoux 试验中，结核菌素纯化蛋白衍生物（PPD）稀释后进行皮下注射 2TU/0.1ml，48～72h 之后根据皮肤硬结反应分级。如果第一次试验结果不太明确，再次试验时需要用浓度更高的 PPD 溶液 10TU/0.1ml。

对于没有反应或反应非常轻微的人群（硬结直径＜6mm），表明没有接种过卡介苗，可以进行卡介苗的接种。对于有阳性反应的患者（硬结直径≥6mm），说明对结核菌蛋白高度敏感，不应该接种疫苗。对活动期结核病的研究通常仅说明，患者会对结核菌素试验产生强烈反应（硬结直径≥15mm）。但是有很多因素可以用来解释这个结果。除了在**注意事项**（见上文）中提到那些因素，是否接种过卡介苗、重复的结核菌素试验、年龄等都会对结果产生影响。在某些地方，阳性结果可能是由于非结核分枝杆菌的交叉敏感导致的（见下文）。

对于 Heaf 试验，PPD 溶液用一种多穿刺枪（Heaf gun）注射于上臂，大约 1 周以后检查试验结果。

Tine 试验使用的是一次性的多穿刺装置，上面覆盖干的旧结核菌素或 PPD。但是需要考虑该试验的可信度。

在某些国家和地区，试验人群、试验方法、反应结果分级可能会与上面所述有所区别。

结核菌素还可以与其他抗原一起使用，来评估细胞介导的免疫状态的无反应性试验。

潜伏期结核病 发展中国家要彻底消灭结核病，需要能对潜伏期及活动期结核病进行确定[1]。结核菌素在过去 100 多年中一直应用，一直到现在仍然是一种很有用的结核诊断的试剂，人们对于结果的假阳性反应及敏感性降低都有比较清楚的了解[1]。用该试验判断潜伏性结核病需要经验[2]。接种过卡介苗是一种对结核菌素试验产生假阳性结果重要的因素，这使得对潜伏期结核的诊断比较困难[3]。因此，对于结果的解释，需要结合患者具体的个人医疗史来考虑硬节大小，以及其他感染的危险因素[2,3]。一项对于早年接种过卡介苗的学龄儿童进行的研究，用结核菌素来评估一年中感染结核危险，发现三种方法得到了三种不同的结果[4]。研究者总结认为，接种过卡介苗对于结核菌素反应性的影响比想象的要复杂得多，结核菌素试验对于潜伏期结核并不是一种有效的方法。甚至在美国建议[2]，对于一般居民中低危人群不必要进行常规的结核菌素试验；对于高危的成人和儿童的筛労要有明确的定义并达成一致意见。

1. Lee E, Holzman RS. Evolution and current use of the tuberculin test. *Clin Infect Dis* 2002; **34:** 365–70.
2. American Thoracic Society. Targeted tuberculin testing and treatment of latent tuberculosis infection. 1999. Available at: http://www.thoracic.org/statements/resources/mtpi/latenttb1-27.pdf (accessed 16/08/10)
3. Wang L, *et al.* A meta-analysis of the effect of Bacille Calmette Guérin vaccination on tuberculin skin test measurements. *Thorax* 2002; **57:** 804–9. Correction: *ibid.* 2003; **58:** 188.
4. Leung CC, *et al.* Tuberculin response in BCG vaccinated schoolchildren and the estimation of annual risk of infection in Hong Kong. *Thorax* 2005; **60:** 124–9.

恶性疾病 曾有报道，患有 T 淋巴细胞白血病[1]及淋巴管癌的 2 名患者，在局部皮肤使用了结核菌纯化蛋白衍生物之后，病情有一定缓解。

1. Kanekura T, *et al.* Purified protein derivative treatment for skin lesions of adult T-cell leukaemia/lymphoma. *Br J Dermatol* 1999; **140:** 767–8.

非结核分枝杆菌感染 结核菌素试验并不是结核分枝杆菌的特异性试验，它对于其他非结核分枝杆菌产生的抗原也会发生交叉过敏反应。在结核病低发病率地区，对于非结核分枝杆菌感染的儿童重复试验[1]，使用禽类 Mantoux 试验（从 M. avium 中提取的禽类结核菌纯化蛋白衍生物）比人类 Mantoux 试验（从 M. tuberculosis 中提到的结核菌素 PPD）更敏感。这在结核病高发率地区也可作为一种有效的鉴别诊断的手段。

1. Daley AJ, Isaacs D. Differential avian and human tuberculin skin testing in non-tuberculous mycobacterial infection. *Arch Dis Child* 1999; **80:** 377–9.

制剂

Ph. Eur.: Old Tuberculin for Human Use; Tuberculin Purified Protein Derivative for Human Use;
USP 33: Tuberculin.

专利制剂

Austria: Monotest†; ***Canad.:*** Tubersol; ***Fr.:*** Tubertest; ***Gr.:*** Imotest Tuberculin; ***Israel:*** Tubersol; ***Ital.:*** Biocine Test PPD; Monotest†; ***NZ:*** Tubersol; ***S.Afr.:*** Biocine Test†; Japan Freeze-Dried Tuberculin†; Monotest†; ***USA:*** Aplisol; Tubersol; ***Venez.:*** Imotest Tuberculina†.

多组分制剂 ***Austral.:*** Multitest CMI†; ***Austria:*** Multitest†; ***Cz.:*** Imunoskintest†; ***Gr.:*** Multitest; ***Israel:*** Multitest CMI†.

顺势疗法制剂 ***Ger.:*** Araniforce-forte†; metabiarex.

Tucaresol (*BAN*, *rINN*) ⊗妥卡雷琐

BW-589C; 589C; 589C80; Tucarésol; Tucaresolum. α-(2-Formyl-3-hydroxyphenoxy)-p-toluic acid.

Тукарезол

$C_{15}H_{12}O_5$ = 272.3.

CAS — 84290-27-7.

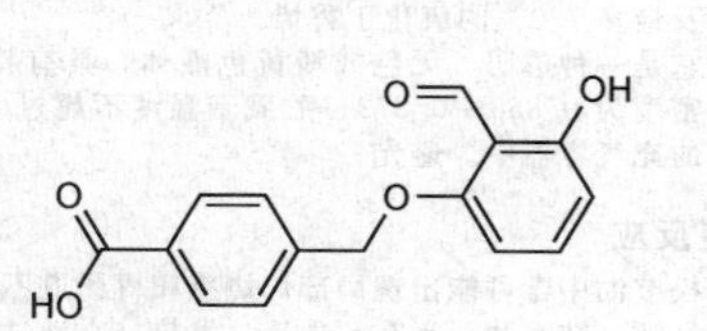

简介

据报道，妥卡雷琐能通过与血红蛋白相互作用，来提高其对氧气的亲和力。它被研究口服用于治疗镰刀细胞病（第1013页）。同时还有报道妥卡雷琐具有免疫刺激作用，正在研究用于 HIV 感染和乙型肝炎的治疗。其可能会引起过敏反应。

1. Rolan PE, *et al.* The pharmacokinetics, tolerability and pharmacodynamics of tucaresol (589C80; 4[2-formyl-3-hydroxyphenoxymethyl]benzoic acid), a potential anti-sickling agent, following oral administration to healthy subjects. *Br J Clin Pharmacol* 1993; **35:** 419–25.
2. Arya R, *et al.* Tucaresol increases oxygen affinity and reduces haemolysis in subjects with sickle cell anaemia. *Br J Haematol* 1996; **93:** 817–21.
3. Peck RW, *et al.* Effect of food and gender on the pharmacokinetics of tucaresol in healthy volunteers. *Br J Clin Pharmacol* 1998; **46:** 83–6.
4. Gori A, *et al.* Immunomodulation induced by tucaresol in HIV infection: results of a 16 week pilot Phase I/II trial. *Antivir Ther* 2004; **9:** 603–14.

Javanene Turmeric 爪哇姜黄

Curcuma Zanthorrhiza; Curcumae Javanicae; Curcumae xanthorrhizae rhizoma; Geltonšaknių ciberžolių šakniastiebiai; Gurkmeja, javanesisk; Jaavan kurkuma; Jávai-kurkuma gyökértörzs; Oddenek kurkumy žlutokořenné; Temoe lawacq; Temoe Lawak; Témoé-lawaq.

Куркума Яванская

ATC Herb — HA03AW5021 (Curcuma zanthorrhiza: rhizome); HA05AW5006 (Curcuma zanthorrhiza: rhizome).

Pharmacopoeias. In *Eur.* (see p.vii).

Ph. Eur. 6. 8（Tumeric，Javanese） 为 *Curcuma xanthorrhiza* 的干燥根茎，切成片状。以干燥药物计算，它含有不少于 5%（*v*/*w*）的挥发油，不少于 1.0%的以姜黄素计的二肉桂酰基甲烷衍生物。它具有芳香臭。避光。

简介

爪哇姜黄是用于治疗胆道及胃肠道功能紊乱制剂的一种组成成分。它与具有类似作用的姜黄（第1984页）有很近的种属关系。

肠易激综合征 对于肠易激综合征的患者，爪哇姜黄无效。参见蓝堇（第2238页）项下内容。

制剂

专利制剂

Cz.: Gallentee†; ***Ger.:*** Curcu-Truw; Curcumen†; Infi-tract†; Pankreaplex mono.

多组分制剂

clem; Kotor Articulations; ***Ger.:*** Bilisan Duo; Cholosom SL†; Cholosom-Tee†; Enzym-Harongan; Gallexier; Hevert Stoffwechsel-Tee N; ***Hong Kong:*** Hepatofalk Planta†; Hepatofalk†; ***Indon.:*** Curbexon; Curliv; Curliv Plus; Cursil; Curson; Gramuno; Hepa-Q†; Hepacell†; Heparsitin; Hepatofalk Planta†; Hepimun; Hepimun Plus; Librozym†; Norflam; Nutrijoint; Picula; Verona; ***S.Afr.:*** Choleodoron; ***Singapore:*** Hepatofalk Planta; ***Switz.:*** Choleodoron†.

顺势疗法制剂 ***Canad.:*** Choleodoron; ***Fr.:*** Choleodoron; ***Ger.:*** Choleodoron; ***Neth.:*** Choleodoron; ***UK:*** Choleodoron.

Turpetine oil 松节油

Aetheroleum Terebinthinae; Esencia de Trementina; Essence de Térébenthine; Oleum Terebinthinae; Oleum Terebinthinae Depuratum; Rectified Turpentine Oil; Spirits of Turpentine; Térébenthine, huile essentielle de; Terebentin Yağı; Terebinthini aetheroleum; Terebintin Esansı; Trementina, aceite esencial de.

Скипидар; Терпентинное Масло

ATC Herb — HM02AW5014 (Pinus pinaster: essential oil).

UNII — XJ6RUH0O4G.

Pharmacopoeias. In *Chin.*, *Eur.* (see p.vii), and *Jpn.*

Ph. Eur. 6. 8（Turpentine Oil，Pinus Pinaster Type；Terebinthini Aetheroleum ab Pinum Pinastrum） 一种从 *Pinus pinaster* 穿刺而得的油树脂，在 180℃以下温度下分馏再进行精馏后得到的挥发油。可能还需要加入一种合适的抗氧化剂。它含有 70.0%～85.0%α-蒎烯，

0.5%～1.5%莰烯，11.0%～20.0%的β-蒎烯，最多含有卡-3-烯1%，0.4%～1.5%月桂烯，1.0%～7.0%柠檬烯，0.2%～2.5%长叶烯，0.1%～3.0%β-丁香烯，及最多1.0%的氧化丁香烯。

它是一种透明、无色或淡黄色液体，具有特殊臭。相对密度为0.856～0.872。贮藏于温度不超过25℃的密闭的充气容器中。避光。

不良反应

松节油中毒可能出现局部灼烧感和胃肠道不适、咳嗽和气哽、肺水肿、兴奋、昏迷、发热、心动过速、肝损害、血尿及蛋白尿，还可能导致死亡。

局部皮肤使用含有松节油的膏剂可能会引起局部刺激感，如果经皮肤吸收过多，可能会导致上述不良反应。已经有关于过敏反应和局部刺激的报道。

1. Khan AJ, *et al.* Turpentine oil inhalation leading to lung necrosis and empyema in a toddler. *Pediatr Emerg Care* 2006; **22:** 355–7.

用途和用法

松节油作为一种溶剂广泛使用。局部使用可用作发赤药。它是多种用于呼吸道功能紊乱制剂的组成成分，但现在认为它没有疗效且没有安全性。

制剂

BP 2010: White Liniment.

专利制剂

Fr.: Ozothine; ***Ger.:*** Caprisana†; ***Port.:*** Vicks Vaporub.

多组分制剂 ***Arg.:*** Adhesol; Atomo Desinflamante C; Bronco Etersan; Cerax; Fluido; Notoxin; Otocalmia; Rati Salil Crema; ***Austral.:*** Goanna Heat Cream; Goanna Oil Liniment; Goanna Salve; Vicks Vaporub; ***Austria:*** Acimont; Baby Luuf; Bronchostop; Carl Baders Divinal; Emser Nasensalbe†; Ilon Abszess; Kinder Luuf; Leukona-Rheuma-Bad†; Luuf Balsam; Pe-Ce; Piniment; Rubriment; Salhumin†; Scottopect; Trauma-Salbe warmend; Tussamag; Vulpuran; Wick Vaporub; ***Belg.:*** Algis-Spray; Reflexspray; Vicks Vaporub; ***Braz.:*** A Curitybina; Aliviol; Angino-Rub; Benegel; Frixopel; Gelflex; Gelofrix; Gelol†; Gelonevral†; Massageol; Mentalol†; Mialgex†; Nevrol; Oleo Eletrico†; Salimetin†; Traumac; Traumagel; Vick Vaporub; ***Canad.:*** Cal Mo Dol; Cerumol; Hot Stuff; ***Chile:*** Calorub Nueva Formula; Hansaplast Descongestionante†; Mentobalsam†; ***Cz.:*** Ilon Abszess; Viprosal B†; ***Fin.:*** Vicks Vaporub; ***Fr.:*** Activox; Dinacode†; Lumbalgine; Ozothine a la Diprophylline; Ozothine†; Respirea; Vicks Vaporub; ***Ger.:*** Erkaltungs Bad N; Grippostad Erkaltungsbalsam; Hevertopect†; Ilon Abszess; Kneipp Rheumabad Spezial; tactu-mobil; Tetesept Badekonzentrat Erkaltungs Bad N†; Wick Vaporub; ***Gr.:*** Deep Heat; EKS; Faragel-Forte; Ilon; Pinimenthol; Revigel; Santoux; Vicks Vaporub; ***Hung.:*** Baby Luuf; Deep Heat Rub; Kinder Luuf Balsam; ***India:*** Clearwax; Desol; Flexi-muv†; Systaflam; Waxolve†; ***Indon.:*** Opino†; Sloan's Liniment; ***Irl.:*** Deep Heat; Menthol & Wintergreen; Vicks Vaporub; ***Israel:*** Deep Heat Rub; Ment-O-Cap; ***Ital.:*** Capsolin; Vicks Vaporub; ***Malaysia:*** Thermorub; ***Neth.:*** Luuf Verkoudheidsbalsem; Luuf Verkoudheidsbalsem (voor babies); Luuf Verkoudheidsbalsem (voor Kinderen); Vicks Vaporub; ***NZ:*** Vicks Vaporub; ***Pol.:*** Analgol; Analgolan; Capsigel N; Deep Heat†; Derhotill; Dip Hot; Herbolen†; Inhalol; Neo-Capsiderm; Pulmonil; Reumatik; Rub-Arom; Wick Vaporub; ***Port.:*** Balsamo Analgesico Basi; Balsamo Analgesico Labesfal; Calicida Indiano; Lauromentol†; ***Rus.:*** Capsicam (Капсикам); Carmolis Fluid (Кармолис Жидкость); Deep Heat (Дип Хит); Doktor Mom (Доктор Мом); Mentholatum (Ментолатум); Nigvisal B (Нижвисал В); Olimetin (Олиметин)†; Salvisar (Салвисар); Suprima-Plus (Суприма-Плюс); Viprosal B (Випросал В); ***S.Afr.:*** Balsem Sulphuris; Deep Heat Rub†; Haarlemensis; Puma Balm†; Respisniffers†; Sloan's Liniment Rub†; Vicks Vaporub†; Woodwards Inhalant; ***Singapore:*** Woodward's Baby Chest Rub; ***Spain:*** Dologex†; Embrocacion Gras; Linimento Klari†; Masagil; Otocerum; Reflex; Termosan; ***Swed.:*** Vicks Vaporub†; ***Switz.:*** Alginex†; Baume du Chalet; Carmol†; Cerumenol; Eucapinol; Frixo-Dragon Vert†; Knobel Huile N; Makaphyt Baume†; Pinimenthol†; PO-HO bleu; Pommade au Baume; Vicks Vaporub N; ***Thai.:*** Stoke'Liniment Sahakarn; Stopain; Tiffyrub†; U-Gesic Balm; ***Turk.:*** Algo-Wax; Antidot; Bugumentol; Buguseptil; Capsalgine; Gelocaps; Kataljin; Vicks Vaporub; ***UK:*** Deep Heat Rub; Dragon Balm; Ellimans; Goddards Embrocation; Gonne Balm; Modern Herbals Muscular Pain; Nasciodine; Nine Rubbing Oils; Vicks Vaporub; ***Ukr.:*** Doktor Mom (Доктор Мом); ***USA:*** Vicks Vaporub.

顺势疗法制剂 ***Ger.:*** Cystibosin B 48†; Cysto-cyl L Ho-Len-Complex; phono Uren†; uro-loges; ***Neth.:*** Enulite.

Tyramine Hydrochloride⊗盐酸酪胺

Tiramina, hidrocloruro de; *p*-Tyramine Hydrochloride; Tyrosamine Hydrochloride. 4-Hydroxyphenethylamine hydrochloride; 4-(2-Aminoethyl)phenol hydrochloride.

Тирамина Гидрохлорид

$C_8H_{11}NO,HCl = 173.6$.

CAS — 51-67-2 (tyramine); 60-19-5 (tyramine hydrochloride).

UNII — Z5KDH3H147.

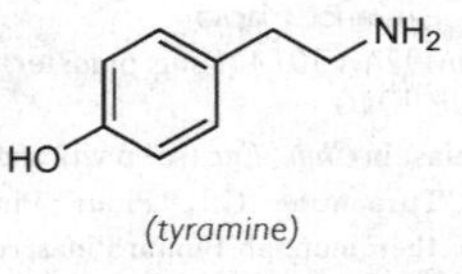

(tyramine)

简介

盐酸酪胺是一种拟交感神经药，对肾上腺素受体有间接作用。在酪胺加压试验中，口服或注射盐酸酪胺，用于研究单胺氧化酶抑制药活性或胺类摄取抑制活性。它还用于生理和病理研究，以及偏头痛和嗜铬细胞瘤的诊断。

对于正在服用MAOIs的患者，摄入富含酪胺的食物可能导致危险，见苯乙肼，第393页。

口服酪胺的生物利用度会因食物显著降低，这在酪胺加压试验中需要注意[1]。

1. VanDenBerg CM, *et al.* Tyramine pharmacokinetics and reduced bioavailability with food. *J Clin Pharmacol* 2003; **43:** 604–9.

Ubidecarenone (*BAN, rINN*) 泛癸利酮

Coenzima Q-10; Coenzyme Q10; Ubidecarenona; Ubidécarénone; Ubidecarenonum; Ubidekarenon; Ubidekarenonas; Ubidekarenoni; Ubiquinona-10; Ubiquinone-10. 2-Deca(3-methylbut-2-enylene)-5,6-dimethoxy-3-methyl-*p*-benzoquinone.

Убидекаренон

$C_{59}H_{90}O_4 = 863.3$.

CAS — 303-98-0.

ATC — C01EB09.

ATC Vet — QC01EB09.

UNII — EJ27X76M46.

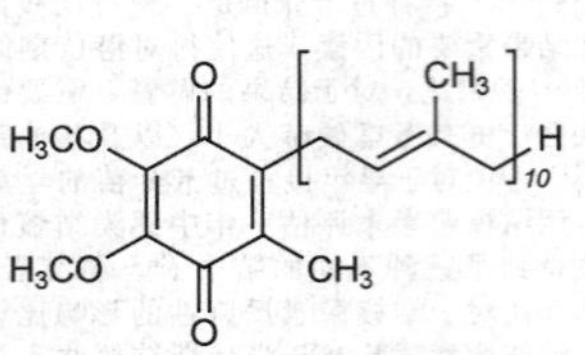

Ph. Eur. 6.8 (Ubidecarenone) 一种黄色或橙色结晶性粉末。暴露在光中逐渐分解变暗。熔点约为48℃。几乎不溶于水；极微溶于无水乙醇；溶于丙酮。贮藏于密闭容器中。避光。

USP 33 (Ubidecarenone) 一种黄色或橙色结晶性粉末。暴露在光中逐渐分解变暗。熔点约为48℃。几乎不溶于水；极微溶于无水乙醇；溶于醚。避光。

简介

泛癸利酮是一种自然产生的辅酶，它与线粒体传递电子有关。它能清除自由基，具有抗氧化和膜稳定作用。口服给药用于心脏疾病的辅助治疗，包括轻度和中度心衰。它还被尝试用于与辅酶功能缺陷相关的疾病，以及作为饮食补充物质。泛癸利酮用于肿瘤、Huntington病（第926页）和帕金森病的治疗正在研究当中。

关于泛癸利酮用于他汀导致的肌肉疾病治疗的讨论，见辛伐他汀（第1336页）项下对骨骼肌的影响。

1. Greenberg S, Frishman WH. Co-enzyme Q_{10}: a new drug for cardiovascular disease. *J Clin Pharmacol* 1990; **30:** 596–608.
2. Spigset O. Reduced effect of warfarin caused by ubidecarenone. *Lancet* 1994; **344:** 1372–3.
3. Garcia Silva MT, *et al.* Improvement of refractory sideroblastic anaemia with ubidecarenone. *Lancet* 1994; **343:** 1039.
4. Gattermann N, *et al.* No improvement of refractory sideroblastic anaemia with ubidecarenone. *Lancet* 1995; **345:** 1121–2.
5. Nagao T, *et al.* Treatment of warfarin-induced hair loss with ubidecarenone. *Lancet* 1995; **346:** 1104–5.
6. Pepping J. Coenzyme Q_{10}. *Am J Health-Syst Pharm* 1999; **56:** 519–21.
7. Khatta M, *et al.* The effect of coenzyme Q_{10} in patients with congestive heart failure. *Ann Intern Med* 2000; **132:** 636–40.
8. Tran MT, *et al.* Role of coenzyme Q10 in chronic heart failure, angina, and hypertension. *Pharmacotherapy* 2001; **21:** 797–806.
9. Huntington Study Group. A randomized, placebo-controlled trial of coenzyme Q10 and remacemide in Huntington's disease. *Neurology* 2001; **57:** 397–404.
10. Rahman S, *et al.* Neonatal presentation of coenzyme Q10 deficiency. *J Pediatr* 2001; **139:** 456–8.
11. Roffe L, *et al.* Efficacy of coenzyme Q10 for improved tolerability of cancer treatments: a systematic review. *J Clin Oncol* 2004; **22:** 4418–24.
12. Sándor PS, *et al.* Efficacy of coenzyme Q10 in migraine prophylaxis: a randomized controlled trial. *Neurology* 2005; **64:** 713–15.
13. Levy HB, Kohlhaas HK. Considerations for supplementing with coenzyme Q_{10} during statin therapy. *Ann Pharmacother* 2006; **40:** 290–4.
14. The NINDS NET-PD Investigators. A randomized clinical trial of coenzyme Q_{10} and GPI-1485 in early Parkinson disease. *Neurology* 2007; **68:** 20–8.
15. Rosenfeldt FL, *et al.* Coenzyme Q_{10} in the treatment of hypertension: a meta-analysis of the clinical trials. *J Hum Hypertens* 2007; **21:** 297–306.
16. Ho MJ, *et al.* Blood pressure lowering efficacy of coenzyme Q10 for primary hypertension. Available in The Cochrane Database of Systematic Reviews; Issue 4. Chichester: John Wiley; 2009 (accessed 15/07/10).

制剂

USP 33: Ubidecarenone Capsules; Ubidecarenone Tablets.

专利制剂

Arg.: QX 100; ***Braz.:*** Coex†; Vinocard Q10; ***Canad.:*** Ultra COQ10; ***Fr.:*** Q10; ***Hong Kong:*** CoQuinone; Eiquinon; ***Hung.:*** Myoqinon; Q-Gel; ***Indon.:*** Co-En Q; Coten; Nuzym; Q-Ten; Qubi; Ubi-Q; ***Ital.:*** Coedieci†; Decafar; Decorenone; Iuvacor†; Oropigma Gel; Tricoxen; Ubicor; Ubidenone; Ubidex; Ubimaior; Ubivis†; ***Jpn:*** Neuquinon; ***Malaysia:*** Alerten; Bio-Quinone; Eurobio BioQ-10; Neuquinon; ***Mex.:*** CoQuinone; ***Philipp.:*** Addlife; Alerten; Neuquinon; ***Pol.:*** Envit Q_{10}; Vita Care Q_{10}; ***Port.:*** Q 10; Ubenzima; Ubicondrial†; ***Singapore:*** CoQuinone; Ubi-Q; Vita Co-Enzyme Q10; ***Thai.:*** Bio-Quinone; Decaquinon; VQ; ***UK:*** Bio-Quinone; Co-Q-10†; ***USA:*** Co-Q-10†; CoQuinone.

多组分制剂 ***Arg.:*** Dinavital Q10†; Marathon; Marathon Antioxidante; QX 10; ***Belg.:*** Ostrin Q10; ***Canad.:*** Clear Q; Mega AO†; Neutral C + Coenzyme Q10 plus Vitamins & Minerals†; Protect; Support Formula; ***Chile:*** Eucerin Q10 Active; Logical; Marathon; Trivitana Q10; Ubiten; Ultrac Q10; Ureadin Facial Antiarrugas; ***Hung.:*** Q_{10}; ***Indon.:*** Baliin Q10; Bioquinone; Canergy†; Car-Q; Carnon; Co-Q-10; Combes†; Cor-Q; Corsel; Enercore; Life 10; Lycoq†; Qutan-10; RG-Q; ***Ital.:*** Agedin Plus†; Anasten Plus; Coqun; Diaberet; Ener-E†; Ocustress; Phototrop; Salovit; Salva Sole†; Visu Q10; Vitalmix Complex; Vitalmix Fos; ***Malaysia:*** Hovid Q-10 Supra-Bio + L-Carnitine; Hovid Q10 Plus†; ***Mex.:*** Avitil; ***Philipp.:*** Havitall; Immuvit; Nutrotal; Polynerv-E with lecithin; ***Singapore:*** Cardio-Essentials; Essentials; Scar Esthetique; ***UK:*** Neurozan; NutriScience; Red Kooga Co-Q-10 and Ginseng; ***USA:*** AquADEKS; Corvite Free; Diabetiks; ***Venez.:*** Uvagen.

Ulinastatin (*rINN*) 乌司他丁

Ulinastatina; Ulinastatine; Ulinastatinum; Urinastatin.

Улинастатин

CAS — 80449-31-6; 80449-32-7.

Pharmacopoeias. In *Jpn.*

简介

乌司他丁是从人尿中提取出来的一种糖蛋白酶抑制药。可经缓慢静脉注射或静脉输注用于急性胰腺炎（第2301页）和急性循环功能不全的治疗。

1. Ohwada M, *et al.* New endoscopic treatment for chronic pancreatitis, using contrast media containing ulinastatin and prednisolone. *J Gastroenterol* 1997; **32:** 216–21.
2. Sugita T, *et al.* Effect of a human urinary protease inhibitor (Ulinastatin) on respiratory function in pediatric patients undergoing cardiopulmonary bypass. *J Cardiovasc Surg* 2002; **43:** 437–40.
3. Tsujino T, *et al.* Ulinastatin for pancreatitis after endoscopic retrograde cholangiopancreatography: a randomized, controlled trial. *Clin Gastroenterol Hepatol* 2005; **3:** 376–83.

制剂

专利制剂

Jpn: Miraclid.

Uracil (*USAN*) 尿嘧啶

BMS-205603-01; Sq-6201; Sq-7726; Sq-8493. 2,4(1*H*,3*H*)-pyrimidinedione.

Урацил

$C_4H_4N_2O_2 = 112.1$.

CAS — 66-22-8.

UNII — 56HH86ZVCT.

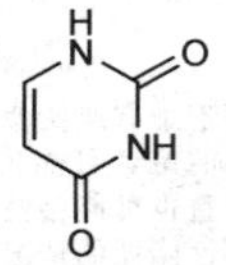

简介

尿嘧啶是一种嘧啶碱基，是形成核糖核酸（第2320页）的尿苷的成分之一。它抑制二氢嘧啶脱氢酶，从而减少氟尿嘧啶的代谢。它可以和替加氟（见第747页）（一种口服的氟尿嘧啶前体药物）同时服用，以增加氟尿嘧啶的生物利用度。

制剂

多组分制剂 ***Arg.:*** Asofurtal; UFT; ***Austria:*** UFT; ***Belg.:*** UFT; ***Braz.:*** UFT; ***Cz.:*** UFT; ***Denm.:*** Uftoral; ***Fr.:*** UFT; ***Ger.:*** UFT; ***Gr.:*** UFT; ***Hong Kong:*** UFT; ***Hung.:*** UFT†; ***Irl.:*** UFT; ***Israel:*** UFT; ***Ital.:*** UFT; ***Jpn:*** UFT; ***Malaysia:*** UFT; ***Mex.:*** UFT; ***Neth.:*** UFT; ***Norw.:*** UFT; ***NZ:*** Orzel†; ***Philipp.:*** Tefudex; UFT; ***Port.:*** UFT; ***Rus.:*** UFT (УФТ); ***S.Afr.:*** UFT; ***Singapore:*** UFT; ***Spain:*** UFT; ***Swed.:*** UFT; ***Thai.:*** UFT; UFUR; ***Turk.:*** UFT; ***UK:*** Uftoral.

Urazamide 乌拉扎胺

5-Aminoimidazole-4-carboxamide ureidosuccinate.

$C_9H_{14}N_6O_6 = 302.2$.

CAS — 34879-34-0.

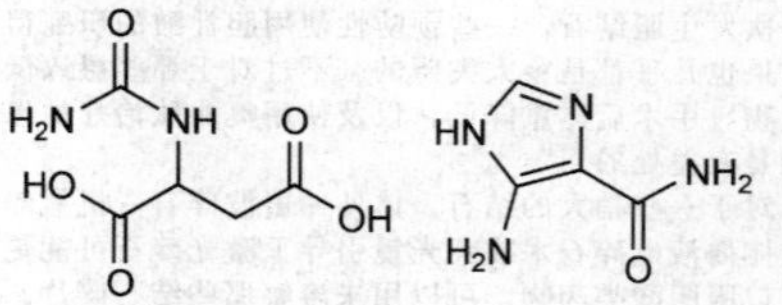

简介

口服乌拉扎胺用于治疗肝脏疾病。它也可以肌内注射或静脉注射给药。

制剂

专利制剂

Ital.: Carbaica†.

Uridine 尿苷

Uracil Riboside; Uridina; Urydyna. 1-β-D-Ribofuranosyluracil; 1-β-D-Ribofuranosylpyrimidine-2,4(1*H*,3*H*)-dione.

Уридин

$C_9H_{12}N_2O_6$ = 244.2.

CAS — 58-96-8.

UNII — WHI7HQ7H85.

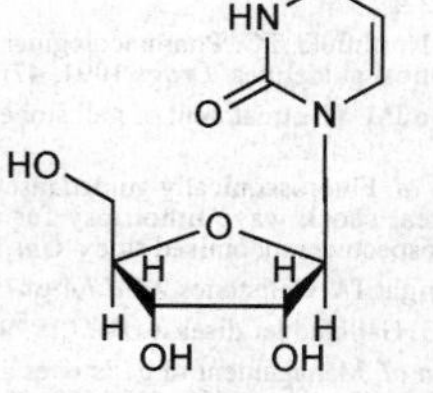

简介

尿苷是一种内源性尿嘧啶核苷，参与多种生物过程；它是核酸（第2294页）的组分之一。尿苷用于含有其他核苷的制剂中，治疗外周和脑血管疾病及肌肉疾病制剂的组成成分；它还可以用于肝脏疾病、贫血及作为滋补药。尿苷还用于遗传性乳清酸尿症的治疗。

制剂

多组分制剂 ***Belg.:*** Vitacic†; ***Cz.:*** Laevadosin†; ***Hong Kong:*** Vitacic; ***Hung.:*** Vitacic†; ***Ital.:*** Centrum; ***Mon.:*** Vitacic; ***Rus.:*** Vitacic (Витасик)†.

Uridine Triphosphate 三磷尿苷

Ins-316; Trifosfato de uridina; Uridina trifosfato; Uridine Triphosphoric Acid; UTP. Uridine 5′-(tetrahydrogen triphosphate).

Уридин Трифосфат

$C_9H_{15}N_2O_{15}P_3$ = 484.1.

CAS — 63-39-8.

简介

三磷尿苷是一种内源性尿核苷酸，参与多种生物过程。它对于肌肉萎缩和肌无力也可能有治疗效果。它也是用于治疗神经痛、神经炎及肌肉功能缺陷的制剂中的组成成分。三磷尿苷的二钠盐和三钠盐也用于临床。

据报道，三磷尿苷有益于慢性呼吸道系统疾病的黏膜纤毛清除率，如囊性纤维化、哮喘和慢性支气管炎。但是它可能不适用治疗这类疾病，因为它很快会被痰中的活性酶及呼吸道上皮细胞降解[1,2]。但它可作为取肺深部痰样本进行细胞学检查的一种方法，并且它对，如肺癌[1,2]或哮喘气道炎症[3]等的诊断的辅助作用正在研究中。

1. Bennett WD, *et al.* Effect of aerosolized uridine 5′-triphosphate on mucociliary clearance in mild chronic bronchitis. *Am J Respir Crit Care Med* 2001; **164:** 302–6.
2. Johnson FL, *et al.* Improved sputum expectoration following a single dose of INS316 in patients with chronic bronchitis. *Chest* 2002; **122:** 2021–9.
3. Tamaoki J, *et al.* Validity and safety of sputum induction by inhaled uridine 5′-triphosphate. *Am J Respir Crit Care Med* 2001; **164:** 378–81.

制剂

专利制剂

Fr.: Uteplex.

多组分制剂 ***Braz.:*** Nucleo CMP; ***Chile:*** Citoneuron; ***Mex.:*** Nucleo CMP; ***Spain:*** Cefabol†; Nucleo CMP; ***Ukr.:*** Nucleo CMF Forte (Нуклео ЦМФ Форте).

Ursodeoxycholic Acid (*BAN*, *rINN*) 熊去氧胆酸

Acide Ursodéoxycholique; Acide ursodésoxycholique; Ácido ursodeoxicólico; Ácido ursodesoxicólico; Acidum ursodeoxycholicum; Kyselina ursodeoxycholová; UDCA; Ursodeoksicholio rūgštis; Ursodeoksikolik Asit; Ursodeoksikoolihappo; Ursodeoxichólsyra; Ursodesoxycholic Acid; Ursodiol *(USAN)*; Urzodezoxikólsav. 3α,7β-Dihydroxy-5β-cholan-24-oic acid.

Урсодезоксихолевая Кислота

$C_{24}H_{40}O_4$ = 392.6.

CAS — 128-13-2.

ATC — A05AA02.

ATC Vet — QA05AA02.

UNII — 724L30Y2QR.

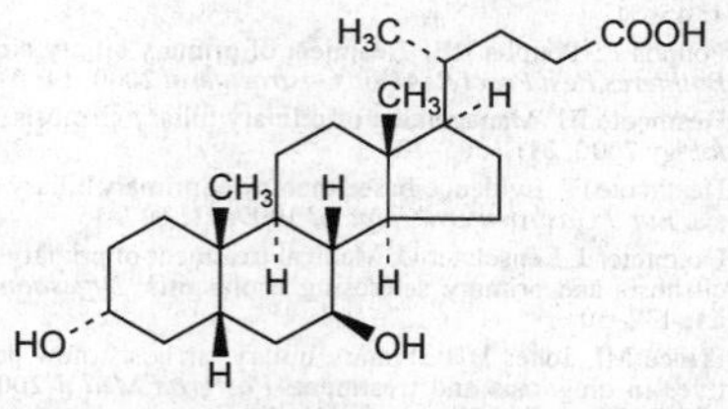

Pharmacopoeias. In *Chin.*, *Eur.* (see p.vii), *Jpn*, and *US.*

Ph. Eur. 6.8（Ursodeoxycholic Acid） 一种白色或类白色的粉末。极微溶于水和二氯甲烷；易溶于乙醇；微溶于丙酮。

USP 33（Ursodiol） 一种白色或类白色结晶性粉末。几乎不溶于水，易溶于乙醇和冰醋酸，略溶于氯仿，微溶于乙醚。贮藏于密闭容器中。

稳定性 参考文献如下。

1. Mallett MS, *et al.* Stability of ursodiol 25 mg/mL in an extemporaneously prepared oral liquid. *Am J Health-Syst Pharm* 1997; **54:** 1401–4.
2. Johnson CE, Streetman DD. Stability of oral suspensions of ursodiol made from tablets. *Am J Health-Syst Pharm* 2002; **59:** 361–3.

不良反应和注意事项

熊去氧胆酸会引起恶心、呕吐和其他胃肠道不适；与鹅去氧胆酸相比，其腹泻发生率更低。引起肝酶值升高也并不多见。有时会发生皮疹。使用熊去氧胆酸与鹅去氧胆酸相比，导致胆固醇结石的发生率要高。

患者伴有肠道和肝病疾病，能对肝肠循环造成影响时（参见下文**慢性肝脏疾病**），不应使用熊去氧胆酸。它对于溶解钙化及色素性结石没有疗效，对于胆囊功能不良的患者也没有价值。注册药品信息中指出，妊娠妇女应避免使用。

1. Hempfling W, *et al.* Systematic review: ursodeoxycholic acid—adverse effects and drug interactions. *Aliment Pharmacol Ther* 2003; **18:** 963–72.

药物相互作用

熊去氧胆酸不能与增加胆汁、胆固醇的药物同时使用，如雌激素以及降胆固醇药（如氯贝特）。还要避免与胆汁酸结合的药物同时使用，如抗酸药、活性炭、考来烯胺等，因为它们会降低熊去氧胆酸的作用效果。

熊去氧胆酸对环孢素可能产生的影响，见第1745页。

药动学

熊去氧胆酸自消化道吸收并进行肠肝循环，其在分泌进入胆汁前部分结合存在肝中。在肠道细菌影响下，游离和结合形态物进行 7α-去羟化生成石胆酸，部分直接经粪便排泄，其余的被吸收在肝中被结合硫酸化后自粪便排泄。与鹅去氧胆酸比较，熊去氧胆酸较少被细菌降解。

1. Crosignani A, *et al.* Clinical pharmacokinetics of therapeutic bile acids. *Clin Pharmacokinet* 1996; **30:** 333–58.

用途和用法

熊去氧胆酸是一种天然的胆汁酸（第2191页），少量存在于胆汁中。它能抑制胆固醇在肝的合成和分泌，并且抑制胃肠道对胆固醇的吸收。它口服用于溶解胆囊功能障碍的胆固醇性胆结石（见下文）。常规日剂量为6～12mg/kg，可以睡前顿服，也可以分为2～3次服用。肥胖患者的日剂量可能需要增加到15mg/kg。这个剂量可以不均等分次服用，较大剂量留在睡前服用，以对抗晚上增高的胆汁胆固醇浓度。溶解胆结石需要的时间大概是6～24个月不等，与结石大小和组成有关。在影像学检查发现结石消失后，治疗还需要持续3～4个月。每日300mg分2次服用，显示能预防体重迅速降低患者的胆结石发生率。与鹅去氧胆酸（第2207页）合用时，熊去氧胆酸也应该减量。

熊去氧胆酸还可以用于原发性胆汁性肝硬变的治疗（见下文）。常规日剂量是10～15mg/kg，分2～4次服用。

熊去氧胆酸还尝试用于原发性硬化性胆管炎的治疗。

亲水性更强的衍生物牛熊去氧胆酸也被应用于临床。

儿童用法 关于熊去氧胆酸在儿童中的使用，参见下文**慢性肝脏疾病**。

慢性肝脏疾病 对于熊去氧胆酸在慢性肝脏疾病治疗中的作用，曾有过一些总结[1～5]。对它在原发性胆汁性肝硬化治疗中的价值有不同的观点（见下文）。对于妊娠妇女肝内胆汁淤积[6～10]、原发性硬化性胆管炎[11]、慢性活动性肝炎[12]、病毒性肝炎[13,14]的治疗效果都有相关报道。虽然熊去氧胆酸已经广泛用于妊娠期胆汁淤积的治疗，但还缺乏它在这方面的安全性和有效性数据，在进一步研究之前它的治疗地位还不确定[15]。可参见上文**不良反应和注意事项**。

对与囊性纤维化[16～18]相关的肝病显示出良好的疗效。英国 *BNFC 2010/11* 推荐口服日剂量为10～15mg/kg，每日2次，用于治疗这种情况下1个月到18岁的儿童。也可将每日总剂量分为3次服用。

熊去氧胆酸在非酒精性脂肪性肝炎初始治疗中能显示出一定疗效[19]，但一项随机对照试验[20]的结果却不能支持这一观点。它还可以用于肝移植患者[21]的难治性移植物抗宿主病，能带来一定益处，并且可以作为正位肝移植术后[22～24]（见第1732页）免疫抑制的辅助治疗。对于同种异体骨髓移植术后患者，它可以预防肝部疾病并发症[25,26]。（参见**造血干细胞移植**，第1729页）。

对于极低体重新生儿由于肠外营养引起的胆汁淤积[27]，熊去氧胆酸能缩短临床进程，也报道在儿童和成人中有良好疗效[28]，但是最佳的治疗时机和疗程还需要进一步评估。*BNFC 2010/11* 推荐 10mg/kg，每日3次服用，用于新生儿和18岁以下儿童肠外营养相关的胆汁淤积。

对于结肠性溃疡和原发性硬化性胆管炎的患者，通过治疗可降低结肠发育不良的概率[29,30]。患有硬化性胆管炎的1个月到18岁儿童，*BNFC 2010/11* 推荐口服日剂量为5～10mg/kg，每日2～3次，根据治疗效果直到最大剂量15mg/kg，每日3次。

患有胆道闭锁引起胆汁淤积的儿童，可能需要熊去氧胆酸治疗。*BNFC 2010/11* 推荐新生儿和2岁以下儿童剂量为5mg/kg，每日3次，根据治疗效果调整剂量和给药频率直到最大剂量10mg/kg，每日3次。胆道闭锁儿童患者外科手术治疗成功后，使用熊去氧胆酸治疗能改善肝功能[31]。

1. de Caestecker JS, *et al.* Ursodeoxycholic acid in chronic liver disease. *Gut* 1991; **32:** 1061–5.
2. Rubin RA, *et al.* Ursodiol for hepatobiliary disorders. *Ann Intern Med* 1994; **121:** 207–18.
3. Kowdley KV. Ursodeoxycholic acid therapy in hepatobiliary disease. *Am J Med* 2000; **108:** 481–6.
4. Trauner M, Graziadei IW. Review article: mechanisms of action and therapeutic applications of ursodeoxycholic acid in chronic liver diseases. *Aliment Pharmacol Ther* 1999; **13:** 979–95.
5. Lazaridis KN, *et al.* Ursodeoxycholic acid 'mechanisms of action and clinical use in hepatobiliary disorders'. *J Hepatol* 2001; **35:** 134–46.
6. Palma J, *et al.* Ursodeoxycholic acid in the treatment of cholestasis of pregnancy: a randomized, double-blind study controlled with placebo. *J Hepatol* 1997; **27:** 1022–8.
7. Roncaglia N, *et al.* A randomised controlled trial of ursodeoxycholic acid and S-adenosyl-l-methionine in the treatment of gestational cholestasis. *Br J Obstet Gynaecol* 2004; **111:** 17–21.
8. Kondrackiene J, *et al.* Efficacy and safety of ursodeoxycholic acid versus cholestyramine in intrahepatic cholestasis of pregnancy. *Gastroenterology* 2005; **129:** 894–901.
9. Glantz A, *et al.* Intrahepatic cholestasis of pregnancy: a randomized controlled trial comparing dexamethasone and ursodeoxycholic acid. *Hepatology* 2005; **42:** 1399–1405.
10. Zapata R, *et al.* Ursodeoxycholic acid in the treatment of intrahepatic cholestasis of pregnancy: a 12-year experience. *Liver Int* 2005; **25:** 548–54.
11. Lindor KD, *et al.* Ursodiol for primary sclerosing cholangitis. *N Engl J Med* 1997; **336:** 691–5.
12. Rolandi E, *et al.* Effects of ursodeoxycholic acid (UDCA) on serum liver damage indices in patients with chronic active hepatitis: a double-blind controlled study. *Eur J Clin Pharmacol* 1991; **40:** 473–6.
13. Puoti C, *et al.* Ursodeoxycholic acid and chronic hepatitis C infection. *Lancet* 1993; **341:** 1413–14.
14. Angelico M, *et al.* Recombinant interferon-α and ursodeoxycholic acid versus interferon-α alone in the treatment of chronic

hepatitis C: a randomized clinical trial with long-term follow-up. *Am J Gastroenterol* 1995; **90:** 263–9.
15. Royal College of Obstetricians and Gynaecologists. Obstetric Cholestasis. RCOG Guideline No. 43 (issued January 2006). Available at: http://www.rcog.org.uk/files/rcog-corp/uploaded-files/GT43ObstetricCholestasis2006.pdf (accessed 16/08/10)
16. Colombo C, *et al.* Effects of ursodeoxycholic acid therapy for liver disease associated with cystic fibrosis. *J Pediatr* 1990; **117:** 482–9.
17. Cotting J, *et al.* Effects of ursodeoxycholic acid treatment on nutrition and liver function in patients with cystic fibrosis and longstanding cholestasis. *Gut* 1990; **31:** 918–21.
18. Scher H, *et al.* Ursodeoxycholic acid improves cholestasis in infants with cystic fibrosis. *Ann Pharmacother* 1997; **31:** 1003–5.
19. Laurin J, *et al.* Ursodeoxycholic acid or clofibrate in the treatment of non-alcohol-induced steatohepatitis: a pilot study. *Hepatology* 1996; **23:** 1464–7.
20. Lindor KD, *et al.* Ursodeoxycholic acid for treatment of nonalcoholic steatohepatitis: results of a randomized trial. *Hepatology* 2004; **39:** 770–8.
21. Fried RH, *et al.* Ursodeoxycholic acid treatment of refractory chronic graft-versus-host disease of the liver. *Ann Intern Med* 1992; **116:** 624–9.
22. Persson H, *et al.* Ursodeoxycholic acid for prevention of acute rejection in liver transplant recipients. *Lancet* 1990; **ii:** 52–3.
23. Friman S, *et al.* Adjuvant treatment with ursodeoxycholic acid reduces acute rejection after liver transplantation. *Transplant Proc* 1992; **24:** 389–90.
24. Clavien P-A, *et al.* Evidence that ursodeoxycholic acid prevents steroid-resistant rejection in adult liver transplantation. *Clin Transplant* 1996; **10:** 658–62.
25. Essell JH, *et al.* Ursodiol prophylaxis against hepatic complications of allogeneic bone marrow transplantation: a randomized, double-blind, placebo-controlled trial. *Ann Intern Med* 1998; **128:** 975–81.
26. Ruutu T, *et al.* Ursodeoxycholic acid for the prevention of hepatic complications in allogeneic stem cell transplantation. *Blood* 2002; **100:** 1977–83.
27. Chen C-Y, *et al.* Ursodeoxycholic acid (UDCA) therapy in very-low-birth-weight infants with parenteral nutrition-associated cholestasis. *J Pediatr* 2004; **145:** 317–21.
28. San Luis VA, Btaiche IF. Ursodiol in patients with parenteral nutrition-associated cholestasis. *Ann Pharmacother* 2007; **41:** 1867–72.
29. Tung BY, *et al.* Ursodiol use is associated with lower prevalence of colonic neoplasia in patients with ulcerative colitis and primary sclerosing cholangitis. *Ann Intern Med* 2001; **134:** 89–95.
30. Pardi DS, *et al.* Ursodeoxycholic acid as a chemopreventive agent in patients with ulcerative colitis and primary sclerosing cholangitis. *Gastroenterology* 2003; **124:** 889–93.
31. Willot S, *et al.* Effect of ursodeoxycholic acid on liver function in children after successful surgery for biliary atresia. Abstract: *Pediatrics* 2008; **122:** 1360.
Full version: http://pediatrics.aappublications.org/cgi/content/full/122/6/e1236.pdf (accessed 03/06/09)

原发性胆汁性肝硬变 原发性胆汁性肝硬变（PBC）是一种没有明确病因学的慢性肝疾病，由肝脏中的小胆管和中胆管损伤不断累积发展而来，进而发展成纤维化和肝硬化。超过 90%的患者都是女性，年龄一般在40～60 岁。这种疾病一般认为是一种自身免疫性疾病。大部分患者都会产生抗线粒体抗体，甚至存在于疾病尚未有临床表现前[1,2]。遗传因素和激素刺激可能在 PBC 的形成过程中起到了一定作用[1,2]。一些感染性病原体如［*Chlamydophila pneumoniae*（chlamydia pneumoniae)[2]］或逆转录病毒[3]可能是致病原因。

临床表现包括瘙痒、疲乏、黄疸、肝肿大、高胆固醇血症，导致脂肪性纤维瘤的形成。在疾病后期可能会发展至门静脉高血压、食管静脉曲张出血和肝衰竭。钙和维生素 D 吸收障碍会导致骨软化症和骨质疏松，还会出现脂溶性维生素类的障碍。此外，铜可能会在肝脏发生蓄积[4]。其他一些功能紊乱包括类风湿关节炎、硬皮病、甲状腺炎、Sjögren 综合征可能都与 PBC 相关[1,5]。

这种疾病进展缓慢，有症状的患者平均存活时间为 8 年，无症状患者可存活 16 年[1,6]。尽管认为这是一种自身免疫性疾病，但免疫抑制药几乎无效[5,7]，一些新药（如霉酚酸酯、西罗莫司、他克莫司）的疗效还需要充分评价[7]。

对 PBC 治疗研究最充分的就是熊去氧胆酸，认为它可以替代毒性的内源性胆酸，刺激胆酸分泌，发挥局部免疫抑制作用和细胞保护作用[1,4,5,7~9]。熊去氧胆酸的作用是存在争议的：它减慢疾病进展，延长需要进行肝移植的时间[5,10]，但这些治疗作用还没有经过荟萃分析[11]或系统性回顾[12]来证实。然而，这些批评[13,14]都因为研究随访仅有 2 年，所以有的学者并不推荐它的使用[11,12,15]，也有一部分学者认为这是一种可以选择的治疗[1,7,13,14,16]。它的提倡者认为在过去大概 10 年中，它通过延缓肝纤维化，食管静脉曲张进展和需要肝移植的时间，提高了长期存活率，是有明显效果的。但是它对于肝脏广泛纤维化或进展期的肝硬化没有效果[13,14,16]。

青霉胺和硫唑嘌呤都曾用于 PBC 治疗，但是在试验中都没有显示出任何的治疗效果[5~7]，现在很少应用了。一项系统性回顾[17]发现青霉胺能显著增加不良反应的发生，不主张它用于治疗 PBC 患者。糖皮质激素、秋水仙碱、环孢素和苯丁酸氮芥也尝试用于 PBC 治疗，但是因为毒性限制了它们的使用[5,7]。而联用熊去氧胆酸时则可有益[2,4,6,7]，尽管有些指南[5]并不推荐应用。一个关于甲氨蝶呤研究的系统性回顾[18]分析发现，它对死亡率或肝移植需求无影响，所以临床研究之外不能用于 PBC 患者治疗。布地奈德[7]和苯扎贝特[1,7]也尝试用于 PBC 的治疗。

对症治疗包括使用胆酸螯合剂如考来烯胺，来治疗瘙痒和高胆固醇血症。熊去氧胆酸也能改善约 40%患者瘙痒的症状。利福平、苯巴比妥、阿片拮抗剂作为二线治疗药物[1,4,5,8]。维生素 D 和钙的补充可以预防骨软化病的发生，维生素 A、维生素 E 和维生素 K 的补充也是必要的[1,4,5,8]。出现了肝衰竭应该进行肝移植，但是同种异体移植的情况下，PBC 可能会再次发生[5,13,14,16]。

1. Nishio A, *et al.* Primary biliary cirrhosis: lessons learned from an organ-specific disease. *Clin Exp Med* 2001; **1:** 165–78.
2. Kaplan MM. Primary biliary cirrhosis: past, present, and future. *Gastroenterology* 2002; **123:** 1392–4.
3. Mason A, Nair S. Primary biliary cirrhosis: new thoughts on pathophysiology and treatment. *Curr Gastroenterol Rep* 2002; **4:** 45–51.
4. Poupon R, Poupon RE. Treatment of primary biliary cirrhosis. *Baillieres Best Pract Res Clin Gastroenterol* 2000; **14:** 615–28.
5. Heathcote EJ. Management of primary biliary cirrhosis. *Hepatology* 2000; **31:** 1005–13.
6. Heathcote EJ. Evidence-based therapy of primary biliary cirrhosis. *Eur J Gastroenterol Hepatol* 1999; **11:** 607–15.
7. Holtmeier J, Leuschner U. Medical treatment of primary biliary cirrhosis and primary sclerosing cholangitis. *Digestion* 2001; **64:** 137–50.
8. Prince MI, Jones DE. Primary biliary cirrhosis: new perspectives in diagnosis and treatment. *Postgrad Med J* 2000; **76:** 199–206.
9. Lindor K. Ursodeoxycholic acid for the treatment of primary biliary cirrhosis. *N Engl J Med* 2007; **357:** 1524–9.
10. Lindor KD, *et al.* Ursodeoxycholic acid for primary biliary cirrhosis. *Lancet* 2000; **355:** 657–8.
11. Goulis J, *et al.* Randomised controlled trials of ursodeoxycholic-acid therapy for primary biliary cirrhosis: a meta-analysis. *Lancet* 1999; **354:** 1053–60.
12. Gong Y, *et al.*. Ursodeoxycholic acid for primary biliary cirrhosis. Available in The Cochrane Database of Systematic Reviews; Issue 3. Chichester: John Wiley; 2008 (accessed 03/06/09).
13. Talwalkar JA, Lindor KD. Primary biliary cirrhosis. *Lancet* 2003; **362:** 53–61.
14. Kaplan MM, Gershwin ME. Primary biliary cirrhosis. *N Engl J Med* 2005; **353:** 1261–73. Correction. *ibid.* 2006; **354:** 313.
15. Anonymous. Ursodeoxycholic acid for primary biliary cirrhosis. *Drug Ther Bull* 1999; **37:** 30–2.
16. Oo YH, Neuberger J. Options for treatment of primary biliary cirrhosis. *Drugs* 2004; **64:** 2261–71.
17. Gong Y, *et al.* D-Penicillamine for primary biliary cirrhosis. Available in The Cochrane Database of Systematic Reviews; Issue 4. Chichester: John Wiley; 2004 (accessed 04/04/06).
18. Giljaca V, *et al.* Methotrexate for primary biliary cirrhosis. Available in The Cochrane Database of Systematic Reviews; Issue 5. Chichester: John Wiley; 2010 (accessed 07/07/10).

胆结石 当胆固醇或胆红素溶解机制出现问题时，就会出现胆结石。胆结石可以分为几种类型，纯胆固醇结石常是单个的；色素性结石，主要是由胆红素或其衍生物组成；还有由胆固醇、胆汁色素、钙盐等形成的混合性结石，其在西方国家比较常见。

胆结石在妇女中较男性常见，其发生率与肥胖、年龄的增加也有关系。但是因为饮食或手术原因致体重迅速下降也会增加结石发生率。

约有 2/3 的胆结石患者没有症状，症状常与结石所在的位置有关。但是胆绞痛常常与结石在胆囊或是胆道无关。如果结石挡在了胆囊出口，可能会引起炎症和感染（急性胆囊炎），有时会引起穿孔或腹膜炎。在极少数情况下，结石堵住胆道（胆总管结石病）会导致胆汁淤积和黄疸；接着可能出现胆道感染甚至是败血症。胰腺炎也与胆结石疾病有关，并且有增加胆囊恶性肿瘤的危险。

处置 在其他检查过程中发现的无症状的胆结石，不需要进行治疗，甚至对于有轻微症状的患者，也仅需要用镇痛药进行处理以及随后的观察。在一些严重的情况下可能需要用到强镇痛药，如吗啡（见**胆绞痛与肾绞痛**，第6页）。对于有症状的患者，治疗胆结石更好的方法就是通过腹腔镜胆囊切除术摘除胆囊，腹腔镜胆囊切除术很大程度上已经替代了开腹手术。内镜逆行胰胆管造影也被广泛使用，用于吸取胆结石。

对于不适合，或不愿意进行手术治疗的胆结石患者，就需要考虑用药物治疗，单独药物治疗或同时进行碎石术治疗。

外源性胆汁酸尝试用于溶解胆结石中的胆固醇成分。相比鹅去氧胆酸，熊去氧胆酸效果更好，且不良反应少。曾经尝试过二者联合使用，但是效果并不比熊去氧胆酸单独使用好。结石的溶解很慢，但是对于那些结石较小的约 1/3 的患者可以达到这个目的。但是在这些取得成功的患者中，约有一半的人在之后的 10 年可能会再次发生胆结石。一些预防性使用胆汁酸的研究得出的结果也几乎都是令人失望的。不过对于那些摄入低热量食物，手术后体重降低，以及使用奥曲肽治疗的患者可能是有益处的。

对于一些稍大的结石，体外冲击波碎石，机械碎石术，体内液电碎石术或荧光镜引导下激光碎石可能更有效。口服胆酸类药物，可以用来溶解那些结石碎片。

另一种方法是直接在胆囊注入溶剂，如甲基叔丁基醚或甘油辛酸酯和甘油癸酸酯混合物，可溶解某些患者的结石。但这种形式的治疗不再推荐，因治疗并发症比较严重且发生率高。

对于**结石在胆总管或急性胆囊炎**的患者，需要立即治疗，以防止出现其他严重并发症。内镜下括约肌切开术，用一个吊篮或气，囊导管物理回收碎石是首选的方法，开腹手术也是一种选择。对于结石太大，以致不能用内镜括约肌切开术取出石头的情况，可以用胆囊支架使得胆汁可以从结石旁边流过，作为一种暂时的治疗方法。

如果患者出现了胆囊炎或胆管炎，可能需要使用抗菌药治疗（见**胆道感染**，第155页）。

1. Johnston DE, Kaplan MM. Pathogenesis and treatment of gallstones. *N Engl J Med* 1993; **328:** 412–21.
2. Ransohoff DF, Gracie WA. Treatment of gallstones. *Ann Intern Med* 1993; **119:** 606–19.
3. May GR, *et al.* Efficacy of bile acid therapy for gallstone dissolution: a meta-analysis of randomized trials. *Aliment Pharmacol Ther* 1993; **7:** 139–48.
4. Hofmann AF, *et al.* Pathogenesis and treatment of gallstones. *N Engl J Med* 1993; **328:** 1854–5.
5. Anonymous. Managing patients with gallstones. *Drug Ther Bull* 1994; **32:** 33–5.
6. Lanzini A, Northfield TC. Pharmacological treatment of gallstones: practical guidelines. *Drugs* 1994; **47:** 458–70.
7. Tait N, Little JM. The treatment of gall stones. *BMJ* 1995; **311:** 99–105.
8. Jakobs R, *et al.* Fluoroscopically guided laser lithotripsy versus extracorporeal shock wave lithotripsy for retained bile duct stones: a prospective randomised study. *Gut* 1997; **40:** 678–82.
9. Toouli J, Wright TA. Gallstones. *Med J Aust* 1998; **169:** 166–71.
10. Bateson MC. Gallbladder disease. *BMJ* 1999; **318:** 1745–8.
11. Ahmed A, *et al.* Management of gallstones and their complications. *Am Fam Physician* 2000; **61:** 1673–80.
12. Bellows CF, *et al.* Management of gallstones. *Am Fam Physician* 2005; **72:** 637–42.
13. Portincasa P, *et al.* Cholesterol gallstone disease. *Lancet* 2006; **368:** 230–9.
14. Caddy GR, Tham TCK. Symptoms, diagnosis and endoscopic management of common bile duct stones. *Best Pract Res Clin Gastroenterol* 2006; **20:** 1085–1101.
15. Williams EJ, *et al.* British Society of Gastroenterology. Guidelines on the management of common bile duct stones (CBDS). *Gut* 2008; **57:** 1004–21.

制剂

BP 2010: Ursodeoxycholic Acid Capsules; Ursodeoxycholic Acid Tablets; ***USP 33:*** Ursodiol Capsules.

专利制剂

Arg.: Dexo; Solutrat; UDCA; Ursidesox; Ursodiol; Ursomax; Urzac; ***Austral.:*** Ursofalk; ***Austria:*** Ursofalk; ***Belg.:*** Ursochol; Ursofalk; ***Braz.:*** Ursacol; ***Canad.:*** Urso; ***Chile:*** Solvobil; Ursofalk; ***Cz.:*** Ursochol; Ursofalk; Ursosan; ***Fin.:*** Adursal; ***Fr.:*** Delursan; Ursolvan; ***Ger.:*** Cholit-Ursan; Cholofalk; UDC; Ursochol; Ursofalk; ***Gr.:*** Ursofalk; ***Hong Kong:*** Urso; Ursofalk; Ursosan†; ***Hung.:*** Ursofalk; ***India:*** Udiliv; ***Indon.:*** Estazor; Pramur†; Urdafalk; Urdahex; Ursochol; Ursolic; ***Irl.:*** Ursofalk; ***Israel:*** Ursofalk; Ursolit; ***Ital.:*** Biliepar; Desocol†; Desoxil; Deursil; Dissolursil; Fraurs; Litoff; Litursol; Tauro; Tudcabil; Urdes; Ursacol; Ursilon; Ursobil; Ursodamor; Ursodiol†; Ursoflor; Ursolac†; Ursolisin; Ursoproge†; ***Jpn:*** Urso; Ursosan†; ***Malaysia:*** Ursofalk†; ***Mex.:*** Ursofalk; ***Neth.:*** Ursochol; Ursofalk; ***Norw.:*** Ursofalk; ***NZ:*** Actigall; Ursofalk; ***Philipp.:*** Ursofalk; ***Pol.:*** Proursan; Ursocam; Ursofalk; Ursopol; ***Port.:*** Destolit; Ursofalk; ***Rus.:*** Urdoxa (Урдокса); Ursofalk (Урсофальк); Ursosan (Урсосан); ***S.Afr.:*** Ursotan; ***Singapore:*** Ursofalk; ***Spain:*** Bilifalk; Ursobilane; Ursochol; ***Swed.:*** Ursofalk; ***Switz.:*** De-ursil; Ursochol; Ursofalk; ***Thai.:*** Udihep; URSA; Ursofalk; Ursolin; ***Turk.:*** Taurolite; Ursofalk; ***UK:*** Destolit; Urdox; Ursofalk; Ursogal; ***Ukr.:*** Urosan (Урсосан); Ursochol (Урсохол); Ursofalk (Урсофальк); ***USA:*** Actigall; Urso.

多组分制剂 ***Ger.:*** Lithofalk; Urso Mix†; ***Gr.:*** Lithofalk; ***Ital.:*** Bilenor; ***Jpn:*** Cabe 2†; Eki Cabe S.

Urtica 荨麻

Brännässleblad (nettle leaf); Brennessel; Dilgėlių lapai (nettle leaf); Kopřivový list (nettle leaf); Liść pokrzywy (nettle leaf); Nokkosenlehti (nettle leaf); Ortie; Ortie dioïque; Ortie, feuille d' (nettle leaf); Ortiga; Ortiga mayor; Pokrzywa zwyczajna; Stinging Nettle; Urtica dioica; Urticae folium (nettle leaf).

Крапива Двудомная (*Urtica dioica*)

ATC Herb — HG04CW5009 (Urtica dioica: herb); HA05AW5018 (Urtica dioica: fruit); HG04CW5010 (Urtica dioica: root); HA07XA5014 (Urtica dioica: fruit); HG04BW5041 (Urtica dioica: herb); HG04BW5042 (Urtica dioica: root); HM02AX5005 (Urtica dioica: fruit); HM01AW5024 (Urtica dioica: herb).

UNII — 710FLW4U46 (Urtica dioica); IHN2NQ5OF9 (Urtica urens).

Pharmacopoeias. In *Ger.* and *US* (both specify the root and rhizome of *Urtica dioica*).
Eur. (see p.vii) includes the leaf of *Urtica* spp. and also a form of *Urtica dioica* for homoeopathic preparations.
Br. includes a form of *Urtica urens* for homeopathic preparations.

Ph. Eur. 6.8（Nettle Leaf，Urticae Folium） 大荨麻（*Urtica dioica*，*Urtica urens*）完整或切碎的叶子，或两者的混合。它含有至少 0.3%的 caffeoylmalic acid 和绿原酸($C_{16}H_{18}O_9$＝354.3)，以干重计算。

Ph. Eur. 6.8（Common Stinging Nettle for Homoeopathic Preparations） *Urtica dioica* 的完整、新鲜、开花的植物。避光。

BP 2010（Urtica Urens Herbs for Homeopathic Preparations） 小荨麻（*Urtica urens*）新鲜的叶和花。这种植物能产生一种痒和灼烧的感觉。

USP 33（Stinging Nettle） *Urtica dioica*（Urticaceae）的干燥根或根茎，也包括小荨麻（Urtica urens），在商业中也叫做矮荨麻，占有很少的比例。它含有的总氨基酸不少于 0.8%，不少于 0.05%的谷甾醇，不少于 0.003%的东莨菪内酯（$C_{10}H_8O_4$＝192.2），均以干重计算。贮藏于密闭容器中。避光。

简介

荨麻中大荨麻已用作中草药，主要用于泌尿道及风湿性疾病。小荨麻（Urtica urens）有相似的用途。

顺势疗法 荨麻有以下名称用于顺势疗法药物：Common stinging nettle；Urtica dioica；Urtica di。

小荨麻有以下名称用于顺势疗法药物：Urtica ur；Urt. u。

1. WHO. Radix Urticae. *WHO Monographs on Selected Medicinal Plants*, volume 2. Geneva: WHO, 2004. Also available at: http://apps.who.int/medicinedocs/en/d/Js4927e/31.html (accessed 04/02/10)
2. Safarinejad MR. *Urtica dioica* for treatment of benign prostatic hyperplasia: a prospective, randomized, double-blind, placebo-controlled, crossover study. *J Herb Pharmacother* 2005; **5:** 1–11.
3. Alford L. The use of nettle stings for pain. *Altern Ther Health Med* 2007; **13:** 58.
4. Anonymous. *Urtica dioica*; *Urtica urens* (nettle). *Altern Med Rev* 2007; **12:** 280–4.
5. Sahin M, *et al.* Gynaecomastia in a man and hyperoestrogenism in a woman due to ingestion of nettle (Urtica dioica). *N Z Med J* 2007; **120:** U2803.

制剂

专利制剂

Austria: Uro-POS; ***Cz.:*** Koprivovy Caj, Koprivova Nat; Zihlava†; ***Ger.:*** Arthrodynat N†; Asendra†; Azuprostat Urtica†; Bazoton; Flexal Brennessel†; Hox Alpha; Natu-lind; Natu-prosta; Pro-Sabona Uno†; Prosta-Truw; Prostaforton; Prostagalen†; Prostaherb N; Prostamed Urtica; Prostata; Prostawern†; Rheuma-Hek; Rheuma-Kapseln; Rheuma-Stada†; Selenk; Uro-POS; Urol pros; Urtivit; utk; ***Pol.:*** Prostaherb N; Urtix; ***Rus.:*** Prostaherb N (Простагерб Н); ***Switz.:*** Valverde Prostate capsules; ***Ukr.:*** Allocholum (Аллохол).

多组分制剂 ***Arg.:*** Troxac; ***Austral.:*** Bio Iron; Cold & Flu Respatona Decongestant Cough Relief†; Cold & Flu Respatona Dry Cough Relief†; Cough Relief†; Extralife Flow-Care†; Haemo-Red Formula; Infant Tonic†; Irontona; Urapro†; Vitatona†; ***Austria:*** Anaemodoron; Berggeist; Menodoron; Mentopin†; Prostagutt; Prostatonin†; ***Belg.:*** Prostalane; ***Braz.:*** Prostem Plus; ***Canad.:*** Allercept†; Floradix Kindervital; Floradix Tab; Rheuma Heilkrauter Tee; Ultra Quercitin; ***Cz.:*** Abfuhr-Heilkrautertee†; Calmonal†; Diabeticka Cajova Smes-Megadiabetin; Nephrosal†; Perospir†; Prostakan Forte; Prostatonin†; Pulmoran; Species Urologicae Planta; Stoffwechseltee N†; ***Fr.:*** Alpharegul; Arthroflorine; Cledist; Fitacnol†; ***Ger.:*** Combudoron; Menodoron; Prostagutt forte; Vollmers praparierter gruner N; Winar†; ***Hong Kong:*** Calmiderm; ***Hung.:*** Kilo-Nit; Prostatonin; Prostazyn; Urogin; Uroherb; Vensaxa; Zeatax; ***Irl.:*** Combudoron; ***Ital.:*** Bioestril Blu†; Bioestril Valeriana; Biothymus DS; Dren'it; Lignamid; Pluvio; Prostaplant; ***Malaysia:*** Cleansa Plus†; Prostakan†; ***Mex.:*** Prosgutt; ***Philipp.:*** Lungcaire Plus; ***Pol.:*** Alliofil; Herbaton†; Immunofort; Naturapia Prostata†; Nefrobonisol; Seboren; Urofort; ***Rus.:*** Herbion Urtica (Гербион Уртика); Laxantis Species No 1 (Слабительный Сбор 1); Prostagutt Forte (Простагут Форте); ***S.Afr.:*** Combudoron†; Enzian Anaemodoron Drops†; Fragador†; Menodoron†; ***Spain:*** Natusor Artilane†; ***Switz.:*** Combudoron†; Kernosan 26; Prostagutt-F; Prostatonin; The a l'avoine sauvage de Vollmer†; The d'avoine verte Vollmers; Tisane Diuretique; Tisane pour les problemes de prostate; ***UK:*** Sinose; ***Ukr.:*** Fitoval Shampoo (Фитовал шампунь).

顺势疗法制剂 ***Austral.:*** Allergy Relief; Arthritis Relief†; Burn Healing Cream†; ***Austria:*** Berberis Cosmoplex; Lenisan†; Sonnenbrandspray; Tropfen gegen Insektenstiche†; ***Canad.:*** Common Mallow Combination; Cutisitum; Execalm; Hives; Ursical Formula; Urticalcin; ***Chile:*** Apis Compuesto; Arnica Compuesta; Bioactiv L; Similibus; ***Cz.:*** Galium; ***Fr.:*** Formica Rufa Compose; Rhus Toxicodendron Compose; Urtica Complexe No 82; ***Ger.:*** Chelidonium comp; Colchicum comp†; Cysto Hevert; Hevertnier Complex†; Heweurat N; Lymphtropfen S†; Muliment†; Nieren-Elixier ST†; Phonix Solidago spag; Phonix Urtica-Arsenicum spag; phono Arnica comp†; Rheuma-Hevert; Solidagosan N†; Wund- und Brandgel†; Zimpels Nieren- und Hautkomplex†; ***Neth.:*** Itch Care; Prurilite; Red Skin; Skin Care; Urtizon complex; ***Rus.:*** Urtica-Plus (Уртика-Плюс); ***Switz.:*** Urticalcin; ***UK:*** Burns Cream; Combudoron; Fragador; Menodoron.

Usnea Barbata 大松萝

Barba de capuchino; Barba de Fraile.

Уснея Бородатая

CAS — 125-46-2 (usnic acid).
UNII — D6DVA9TCAP.

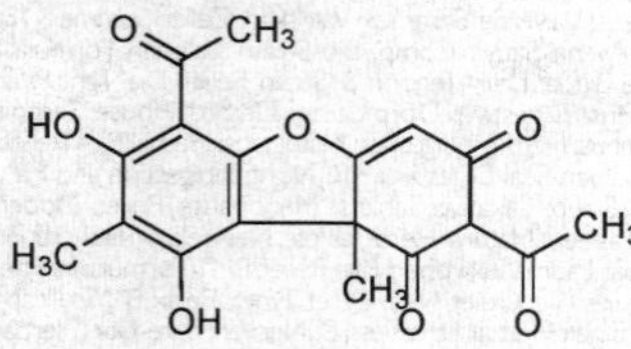

(usnic acid)

注：名称"Barba de Fraile"也用于 *Fimbristylis Littoralis*。

简介

大松萝（*Usnea bartata*）是一种苔藓。它含有松萝酸，据报道具有抗微生物活性。大松萝的提取物松萝酸及其铜盐已经用于局部用药制剂。

不良反应 用于减肥的多组分中草药制剂中包含的松萝酸被认为与严重肝毒性有关；1 例患者需要进行紧急肝移植[1]；对大松萝提取物和松萝酸的毒性已有综述[2]。

1. Sanchez W, *et al.* Severe hepatotoxicity associated with use of a dietary supplement containing usnic acid. *Mayo Clin Proc* 2006; **81:** 541–4.
2. Guo L, *et al.* Review of usnic acid and Usnea barbata toxicity. *J Environ Sci Health C Environ Carcinog Ecotoxicol Rev* 2008; **26:** 317–38.

制剂

专利制剂

Ital.: Vidermina; Zeta N.

多组分制剂 ***Indon.:*** Scabicid; ***Ital.:*** Foot Zeta; Micofoot; Steril Zeta.

顺势疗法制剂 ***Fr.:*** Neurocynesine; ***Ger.:*** Usneabasan; ***Neth.:*** Neurocynesine.

Valepotriates 缬草醚酯

Valepotriatos.

Валепотриаты

Acevaltrate（*rINN*）醋戊曲酯

Acévaltrate; Acevaltrato; Acevaltratum. 4-Acetoxymethyl-(1 or 6)-3-(acetoxy-3-methylbutyryloxy)-1,6,7,7a-tetrahydro-(6 or 1)-isovaleryloxycyclopenta[c]pyran-7-spiro-2′-oxiran.

Ацевалтрат

$C_{24}H_{32}O_{10}$ = 480.5.
CAS — 25161-41-5.
UNII — S9MFK45GY9.

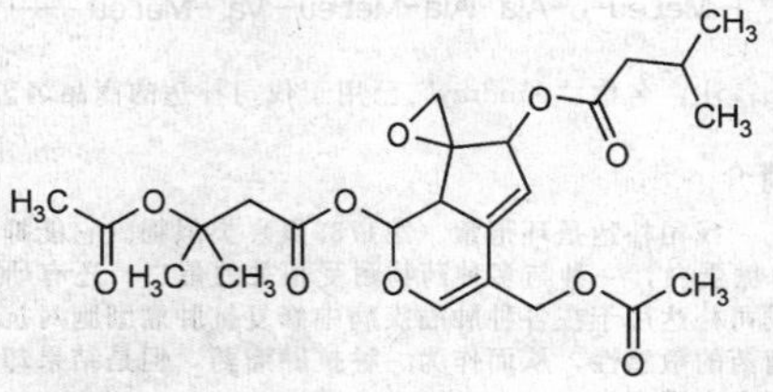

Didrovaltrate（*rINN*）地戊曲酯

Didrovaltrato; Didrovaltratum. 6-Acetoxy-1,4a,5,6,7,7a-hexahydro-1-isovaleryloxy-4-isovaleryloxymethylcyclopenta[c]pyran-7-spiro-2′-oxiran.

Дидровальтрат

$C_{22}H_{32}O_8$ = 424.5.
CAS — 18296-45-2.
UNII — KEN63D125F.

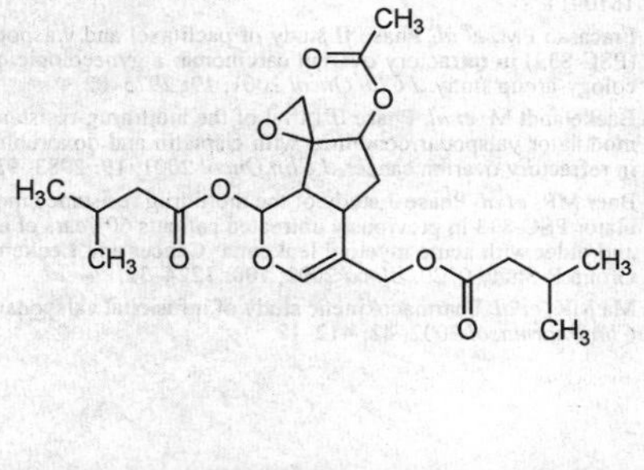

Valtrate（*pINN*）戊曲酯

Valtrato; Valtratum. 4-Acetoxymethyl-1,6-di-isovaleryloxy-1,6,7,7a-tetrahydrocyclopenta[c]pyran-7-spiro-2′-oxiran.

Вальтрат

$C_{22}H_{30}O_8$ = 422.5.
CAS — 18296-44-1.
UNII — L3JQ035X9B.

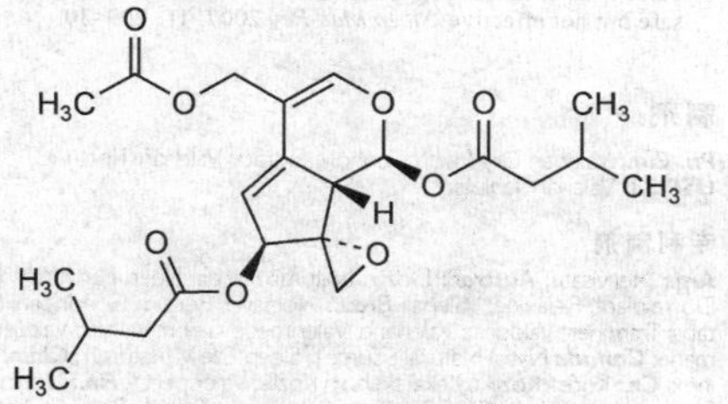

简介

缬草醚酯是环氧环烯醚萜酯，从缬草属植物中提取（见下文）。它们包括醋戊曲酯、地戊曲酯和戊曲酯。在长期贮藏和干燥过程中，它们会水解生成异戊酸。

醋戊曲酯、地戊曲酯和戊曲酯的混合物用作镇静药和抗焦虑药。需要注意的是缬草醚酯的潜在毒性，因为据报道其在体外试验中具有细胞毒性。

制剂

专利制剂

Austria: Valmane; ***Gr.:*** Valmane.

多组分制剂 ***Arg.:*** SDN 200.

Valerian 缬草

Baldrianwurzel; Korzeń kozłka; Kozlíkový kořen; Macskagyökér; Raíz de valeriana; Rizoma de valeriana; Valer; Valeriaananjuuri; Valerian Rhizome; Valerian Root; Valeriana; Valerianae radix; Valerianarot; Valériane, racine de; Valerijonų šaknys.

Валериана

CAS — 8057-49-6 (valerian extract).
ATC — N05CM09.
ATC Vet — QN05CM09.
ATC Herb — HA03AW5061 (Valeriana officinalis: root); HN05CM5027 (Valeriana officinalis: root).
UNII — JWF5YAW3QW (Valeriana officinalis root).

Pharmacopoeias. In *Eur.* (see p.vii) and *US*. *Eur.* also includes cut valerian root, valerian dry aqueous extract, dry hydroalcoholic extract, and tincture. *US.* includes the powdered form.
Jpn has Japanese Valerian from *V. fauriei*.

Ph. Eur. 6.8（Valerian Root，Valerian BP 2010） *Valeriana officinalis* 整个灰黄色或淡灰棕色的地下部分，包括根周围的茎及匍匐须，或这些部分的碎块。在整个药物中它含有不少于 0.4%（*v/w*）挥发油，而在碎块中不少于 0.3%（*v/w*）挥发油，均以干重计算。避光。

USP 33（Valerian） *Valeriana officinalis* 的地下部分，包括了根、茎及匍匐须。它含有不少于 0.5%的挥发油，以及不少于 0.05%的缬草烯酸，以干重计算。贮藏于密闭容器中。避光。

不良反应

慢性摄入缬草可引发头痛、失眠、易激惹和肝毒性。有报道在突然停药后出现了心血管并发症和妄想症。过量的症状包括疲倦、头晕、腹痛、震颤、低血压和瞳孔扩大。

1. MacGregor FB, *et al.* Hepatotoxicity of herbal remedies. *BMJ* 1989; **299:** 1156–7.
2. Garges HP, *et al.* Cardiac complications and delirium associated with valerian root withdrawal. *JAMA* 1998; **280:** 1566–7.
3. Health Canada. Natural health products and adverse reactions: update. *Can Adverse React News* 2009; **19** (1): 2–3. Also available at: http://www.hc-sc.gc.ca/dhp-mps/alt_formats/hpfb-dgpsa/pdf/medeff/carn-bcei_v19n1-eng.pdf (accessed 16/08/10)

用途和用法

缬草具有镇静作用，使用的是其提取物、浸膏、酊剂或偶尔用干燥根，作为抗焦虑的治疗药物。它也可以用作祛风药。缬草油还用于芳香疗法。可以用碳酸氢钠除去缬草在皮肤和硬表面上的臭。

1. WHO. Radix Valerianae. *WHO Monographs on Selected Medicinal Plants*, volume 1. Geneva: WHO, 1999. Also available at: http://apps.who.int/medicinedocs/en/d/Js2200e/29.html (accessed 04/02/10)
2. Houghton PJ. The scientific basis for the reputed activity of valerian. *J Pharm Pharmacol* 1999; **51:** 505–12.
3. Plushner SL. Valerian: valeriana officinalis. *Am J Health-Syst Pharm* 2000; **57:** 328–35.
4. Stevinson C, Ernst E. Valerian for insomnia: a systematic review of randomized clinical trials. *Sleep Med* 2000; **1:** 91–9.
5. Bent S, *et al.* Valerian for sleep: a systematic review and meta-analysis. *Am J Med* 2006; **119:** 1005–12.
6. Taibi DM, *et al.* A systematic review of valerian as a sleep aid: safe but not effective. *Sleep Med Rev* 2007; **11:** 209–30.

制剂

Ph. Eur.: Valerian Dry Hydroalcoholic Extract; Valerian Tincture;
USP 33: Valerian Tablets.

专利制剂

Arg.: Nervisatis; ***Austral.:*** Dozile Natural; Herbal Sleep Formula†; ***Belg.:*** Dormiplant; Relaxine; Valerial; ***Braz.:*** Noctaval; Recalm; Sonoripan; Sonotabs; Traminer; Valdorm; Valeriane; Valerimed; Valerin; Valerix; Valezen; Valmane; ***Canad.:*** Nytol Natural Source†; Sleep-Eze V Natural†; ***Chile:*** Sominex; ***Cz.:*** Koren Kozliku Lekarskeho†; Kozlik; Valdispert†; ***Fin.:*** Dormiplant; Sedonium; Valrian†; ***Ger.:*** Baldorm; Baldriparan Stark†; Baldrivit; Baldurat; Cefaluna†; Cefan; Dolestan; Euvegal Balance; Ivel mono; Kytta-Sedativum; Luvased mono; Recvalysat†; Sedonium; Sporal mono†; Valdispert†; ***Israel:*** Relaxine; Valeton; ***Ital.:*** Noctaval; Ticalma; ***Mex.:*** Neolaikan; ***Neth.:*** Dormiplant; Sedonium; Valdispert; ***Pol.:*** Cirkused; Relana Forte; Valerin; ***Port.:*** Livetan; Valdispert; Valditas; ***Rus.:*** Novo-Passit (Ново-Пассит); Phytorelax (Фиторелакс); ***S.Afr.:*** Calmettes†; ***Spain:*** Ansiokey; Coenrelax; Ratiomir; Valdispert; Valeriana Orto; Valsedan; Verdeval; ***Swed.:*** Baldrian-Dispert; Neurol; Valerecen; ***Switz.:*** Baldriparan pour la nuit; Natu-Seda; Plantival Mono; ReDormin; Sanadorm; Sedasol eco natura; Sedonium; Sirop pour le sommeil†; Valdispert; Valverde Sommeil†; ***Turk.:*** Cirkulin Valerian; ***UK:*** DiaNight; DiaSleep; Kalms Night; Niteherb; Phytorelax; Sedonium; Valdrian; ***Venez.:*** Floral Pas.

多组分制剂 ***Arg.:*** Armonil; Dioxicolagol; Incaico Serenidad; Nervocalm; Phytocalm; SDN 200; Sedanat†; Sedante Dia; Serenil; Sigmasedan; Valeriana Diates†; Valeriana Oligoplex; Valeriana Relax Diates†; ***Austral.:*** Advanced Restless Leg Care; Calmo†; Coleus Complex†; Dan Shen Compound; Executive B†; Extralife Sleep-Care†; Goodnight Formula†; Humulus Compound; Lemsip First Signs Cold & Flu Day + Night; Lifesystem Herbal Plus Formula 2 Valerian†; Macro Anti-Stress†; Multi-Vitamin Day & Night†; Natural Deep Sleep; Nyal Cold & Flu Fighter Day & Night; Nyal Cough, Cold & Flu Day & Night; Nyal Head Cold Fighter Day & Night; Nyal Sleep Aid; Pacifenity†; Passiflora Complex†; Passionflower Plus†; PM Dreamtime; Prosed-X†; ReDormin; Relaxaplex†; Valerian Plus Herbal Plus Formula 12†; Valerian†; ***Austria:*** Baldracin; Baldrian AMA†; Eryval†; Euvekan†; Hova; Nervenruh; Nerventee St Severin; Sedadom†; Sedogelat; Songha†; Species nervinae†; Thymoval†; Valin Baldrian†; Wechseltee St Severin; ***Belg.:*** Natudor; Seneuval; Songha; ***Braz.:*** Passicalm†; Remilev; Sominex; Sonhare; ***Canad.:*** Calm-Aid; Calmane; Detente; Dormane; Dormane Plus; Dormane Tisane; Herbal Insomnia; Herbal Nerve; Herbal Sleep Well†; Herbal Support for Stressful Lifestyles†; Myoplex; Nervinat; Nervrite; Painease; Phytocalm; Relax and Sleep†; Relaxant; Relaxol; Salusan; Sleep Relax; ***Chile:*** Armonyl; Armonyl Nocturno; Recalm; Valupass; ***Cz.:*** Baldracin; Bio-Strath†; Contraspan†; Doppelherz Energie-Tonikum†; Dr Theiss Rheuma Creme†; Dr Theiss Schwedenbitter; Euvekan†; Hertz- und Kreislauftee†; Hova; Klosterfrau Beruhigungs Forte†; Naturland Grosser Swedenbitter†; Nervova Cajova Smes; Novo-Passit; Persen; Sanason†; Schlaf-Nerventee N†; Songha Night†; Species Nervinae Planta; Valofyt Neo†; Visinal†; ***Fr.:*** Biocarde; Boribel Tisane No 8; Calmiflorine; Calmotisan; Euphytose; Mediflor Tisane Calmante Troubles du Sommeil No 14; Neuroflorine; Nutrarepos†; Passinevryl; Sedalozia; Spasmine; Sympaneurol†; Tranquital; ***Ger.:*** Alluna Nacht; Ardeysedon; Avedorm duo; Baldrian-Dispert Nacht; Baldriparan N Stark†; Biosedon†; Boxocalm†; Cefasedativ†; Doppelherz Energie-Tonikum N†; Dormarist†; Dormeasan†; Dormo-Sem†; Dormoverlan†; Dr. Scheffler Bergischer Krautertee Nerven- und Beruhigungstee; Dreierlei; Einschlaf-Kapsein extra; Euvegal; Euvegal Entspannungs- und Einschlaftropfen; Gutnacht†; Heumann Beruhigungstee Tenerval; Hingfong-Essenz Hofmanns; Hyperesa; Kneipp Gute Nacht; Kytta-Sedativum; Leukona-Beruhigungsbad†; Luvased†; Moradorm S; Mutellon†; Nervendragees†; Nervenkapseln; Nervoregin forte†; Nervoregin phyto†; Neurapas; Nitrangin compositum†; Oxacant-sedativ; Pascosedon; Phytonoctu; Plantival forte; Plantival novo; Pronervon Phyto†; Psychotonin-sed; Schlaf- und Nerventee†; Schwedentrunk Elixier; Seda-Plantina N; Sedacur; Sedariston Konzentrat; Sedariston plus; Sedaselect D; Selon; Sensinerv forte†; Tornix; Valdispert comp†; Valeriana Beruhigungsdragees; Valeriana comp novum†; Valeriana mild†; Valverde Baldrian Hopfen bei Einschlafstorungen und zur Beruhigung†; Vivinox Day; ***Gr.:*** Passinevrol; Vivinox; ***Hung.:*** Cirkulin Valeriana; Doppelherz Energie Tonikum N; Euvekan; Habstal-Nerv N; Hova; Kalms; Kardalept; ReDormin; Sedacur; Sedogelat; Worishofener; ***India:*** Well-Beeing†; ***Indon.:*** SlipiZZZ; ***Irl.:*** Avena Sativa Comp; Quiet Life; ***Israel:*** Calmanervin; Nerven-Dragees; Passiflora; Passiflora Compound; Songha Night; ***Ital.:*** Anevrasi; Biocalm; Bioestril Blu†; Bioestril Valeriana; Calmason; Dormiplant; Fitosonno; Florelax; Glicero-Valerovit; Noctis; Parvisedil; Reve†; Sedatol; Sedopuer F; ***Mex.:*** Ivel†; Nervinetas; Pasinordin; Plantival; ***Philipp.:*** Sleepasil; ***Pol.:*** Calmina; Cardiol C; Cardiotonic; Cholitol; Doppelherz Energovital Tonik†; Dormiplant; Fortestomachicae; Guttae Stomachicae; Hova; Kalms; Krople Zoladkowe; Lekosen; Lumewal; Neocardina; Neospasmina; Neospasmol†; Nervendragees; Nervomag; Nervomix; Nervosan; Nervosol; Nerwobonisol; Padma 28; Passispasmin; Passispasmol†; Persen; Prostapol; Relana†; Sedomix; Somnoten; Tabletki Uspokajajace; Uroprost; Vallup†; Valuherb; Valused; ***Port.:*** Antispasmina Colica; Neurocardol†; Songha†; Valesono†; ***Rus.:*** Doppelherz Energotonik (Доппельгерц Энерготоник); Doppelherz Vitalotonik (Доппельгерц Виталотоник); Dormiplant (Дормиплант); Gastroguttal (Гастрогуттал); Herbion Drops for the Heart (Гербион Сердечные Капли)†; Insti (Инсти); Passifit (Пассифит); Persen (Персен); Sanason (Санасон); Sedativae Species No 2 (Седативный Сбор 2); Sedativae Species No 3 (Седативный Сбор 3); Valemidin (Валемидин); Valocormid (Валокормид); Zelenin (Зеленин); ***S.Afr.:*** Avena Sativa Comp†; Biral; Entressdruppels HM; Helmontskruie†; Krampdruppels; Restin; Stuidruppels†; Wonderkroonessens; ***Spain:*** Dormiplant; Melival; Natusor Somnisedan†; Nervikan; Relana; Sedasor†; Sedonat; Valdispert Complex; Valrelax; ***Switz.:*** Baldriparan; Baldrisedon plus†; Dicalm†; Dormeasan; Dormiplant; Dragees pour la detente nerveuse; Dragees pour la detente nerveuse et le sommeil; Dragees pour le coeur et les nerfs; Dragees pour le sommeil†; Dragees sedatives Dr Welti; Femisan; Hova; Metabol; Nervinetten; Padma 28; Padmed Circosan; Perpector†; Phytomed Somni†; ReDormin; Relaxane; Relaxo; Songha Night; Soporin†; Strath Gouttes pour le nerfs et contre l'insomnie; Tisane calmante pour les enfants; Tisane pour le sommeil et les nerfs; Tisane relaxante N†; Valverde Coeur; Valverde Detente dragees; Valverde Sommeil; Valviska†; Zeller Sommeil; ***Turk.:*** Nervikan; ***UK:*** Avena Sativa Comp; Bio-Strath Valerian Formula; Botanova; Chamomile Blend; Daily Tension & Strain Relief; DiaNight Plus; DiaRelax; DiaSleep Plus; Digestive; Dormeasan; Gerard House Serenity; Gerard House Somnus; Herbal Indigestion Naturtabs; Herbal Pain Relief; HRI Calm Life; HRI Golden Seal Digestive; HRI Night; Indigestion and Flatulence; Kalms; Kalms Sleep; Laxative Tablets; Menopause Relief; Modern Herbals Stress; Natrasleep; Natural Herb Tablets; Newrelax; Niteherb Plus; Nodoff; Nytol Herbal; Padma 28; Period Pain Relief; PMT Formula; Prementaid; Quiet Days; Quiet Life; Quiet Nite; Quiet Tyme; Relax B+; Scullcap & Gentian Tablets; Sominex Herbal; Stressless; SuNerven; Sure-Lax (Herbal); Tranquil; Unwind Herbal Nytol; Valerian Passiflora and Hops; Valerina Day Time; Valerina Night-Time; Vegetable Cough Remover; Wellwoman; Wind & Dyspepsia Relief; ***Ukr.:*** Dormiplant (Дормиплант); Florised (Флорисед); Herbion Drops for Heart (Гербион Сердечные Капли); Herbion Sedative Drops (Гербион Успокаивающие Капли); Insti (Інсті)†; Novo-Passit (Ново-Пассит); Persen (Персен); Sanason (Санасон); Sedasen Forte (Седасен Форте); Sedavit (Седавит); Swedish Bitters Dr Theiss (Шведская Др Тайсс); Trivalumen (Тривалумен); ***USA:*** PowerSleep; ***Venez.:*** Cratex†; Equaliv; Eufytose†; Euvekan; Femendol; Insocaps; Lupassin; Nervinetas; Pasidor; Pasifluidina; Rendetil; Sedival.

顺势疗法制剂 ***Austral.:*** Nervatona Focus; Sleep & Insomnia Relief; Solaurit†; ***Austria:*** Aurumheel; Valerianaheel; ***Canad.:*** Amphosca; Aurumheel; Calsom; Constipation L106†; Fatigue L5†; Homeo-Form I; Homeo-Form M; Homeo-Form ST; Insomnia Passiflora†; Insomnia Relief; Kids Calm; Mental Alertness; Soludor; Stress; Stress L72†; Travel Sickness; Travel Sickness Cocculus L73†; Valerianaheel Comp; ***Fr.:*** Acidum Phosphoricum Complexe No 5; Amphosca a l'orchitine; Amphosca a l'ovarine; Boripharm No 3; Dolirelax†; L 72; Passiflora GHL; Poconeol no 32; Soludor; Somnidoron; Strophantus Compose; Vespa Complexe No 46; ***Ger.:*** Alho-Sedosan; Allya†; Angioton S; Cor-Select†; Corselect N; Crataegus Herzcomplex; Diacard; Dormi-Gastreu S R14; dysto-loges N; dysto-loges†; Gold-Komplex†; Liquidorm N; Lycovowen-N†; Municor†; Nervenja†; Nervoid N; Nervoject F; Nervoregin comp; Nervoregin H†; Neuro-Ginsan N; Noxom S†; Pasconal forte Nerventropfen†; Pasconal Nerventropfen; Passiflora Complex; Pectapas; Psychoneuroticum (Rowo-578); Rowo-Sedaphin 138 (Rowo-138)†; Sedacalman; Sedaphin; Sedaselect; Seditiva-Injektopas; Tondinel H; Zappelin; Zincum valerianicum comp; Zincum valerianicum-Hevert; ***Neth.:*** Hyperilite; ***Rus.:*** Valeriana-Plus (Валериана-Плюс); ***Switz.:*** Gouttes d'Or; Nelsons Noctura; ***UK:*** Noctura; ***Ukr.:*** Kindinorm (Киндинорм).

Valspodar (*BAN*, *USAN*, *rINN*) 伐司朴达

PSC-833; SDZ-PSC-833; Valspodarum. Cyclo{[(2*S*,4*R*,6*E*)-4-methyl-2-(methylamino)-3-oxo-6-octenoyl]-L-valyl-*N*-methylglycyl-*N*-methyl-L-leucyl-L-valyl-*N*-methyl-L-leucyl-L-alanyl-D-alanyl-*N*-methyl-L-leucyl-*N*-methyl-L-leucyl-*N*-methyl-L-valyl}.

Вальсподар

$C_{63}H_{111}N_{11}O_{12}$ = 1214.6.
CAS — 121584-18-7.
UNII — Q7ZP55KF3X.

MeLeu–MeVal–N–C–C–Val–MeGly
MeLeu–D-Ala–Ala–MeLeu–Val–MeLeu

注：名称"Amdray"已用于伐司朴达的商品名。

简介

伐司朴达是环孢素（第1739页）类似物。它能抑制P-糖蛋白，一种与多种药物耐受相关的蛋白。还有研究伐司朴达用于在各种肿瘤疾病中修复抗肿瘤细胞对抗肿瘤药的敏感性，从而作为一种抗肿瘤药，但是结果却并不令人满意。

伐司朴达能抑制细胞色素 P450 同工酶 CYP3A4，可能会减少其他药物的代谢和清除。

1. Advani, R, *et al.* Treatment of poor prognosis AML patients using PSC833 (valspodar) plus mitoxantrone, etoposide, and cytarabine (PSC-MEC). *Adv Exp Med Biol* 1999; **457:** 47–56.
2. Sparreboom A, Nooter K. Does P-glycoprotein play a role in anticancer drug pharmacokinetics? *Drug Resist Updat* 2000; **3:** 357–63.
3. Kang MH, *et al.* The P-glycoprotein antagonist PSC 833 increases the plasma concentrations of 6α-hydroxypaclitaxel, a major metabolite of paclitaxel. *Clin Cancer Res* 2001; **7:** 1610–17.
4. Fracasso PM, *et al.* Phase II study of paclitaxel and valspodar (PSC 833) in refractory ovarian carcinoma: a gynecologic oncology group study. *J Clin Oncol* 2001; **19:** 2975–82.
5. Baekelandt M, *et al.* Phase I/II trial of the multidrug-resistance modulator valspodar combined with cisplatin and doxorubicin in refractory ovarian cancer. *J Clin Oncol* 2001; **19:** 2983–93.
6. Baer MR, *et al.* Phase 3 study of the multidrug resistance modulator PSC-833 in previously untreated patients 60 years of age and older with acute myeloid leukemia: Cancer and Leukemia Group B Study 9720. *Blood* 2002; **100:** 1224–32.
7. Ma MK, *et al.* Pharmacokinetic study of infusional valspodar. *J Clin Pharmacol* 2002; **42:** 412–18.
8. Greenberg PL, *et al.* Mitoxantrone, etoposide, and cytarabine with or without valspodar in patients with relapsed or refractory acute myeloid leukemia and high-risk myelodysplastic syndrome: a phase III trial (E2995). *J Clin Oncol* 2004; **22:** 1078–86. Correction. *ibid.*; 2747.
9. van der Holt B, *et al.* The value of the MDR1 reversal agent PSC-833 in addition to daunorubicin and cytarabine in the treatment of elderly patients with previously untreated acute myeloid leukemia (AML), in relation to MDR1 status at diagnosis. *Blood* 2005; **106:** 2646–54.
10. Friedenberg WR, *et al.* Phase III study of PSC-833 (valspodar) in combination with vincristine, doxorubicin, and dexamethasone (valspodar/VAD) versus VAD alone in patients with recurring or refractory multiple myeloma (E1A95): a trial of the Eastern Cooperative Oncology Group. *Cancer* 2006; **106:** 830–8.

Varenicline (*BNA*, *rINN*) 伐仑克林

Vareniclene; Vareniclina; Varénicline; Vareniclinum. 7,8,9,10-Tetrahydro-6*H*-6,10-methanoazepino[4,5-g]quinoxaline.

Варениклин

$C_{13}H_{13}N_3$ = 211.3.
CAS — 249296-44-4.
ATC — N07BA03.
ATC Vet — QN07BA03.
UNII — W6HS99O8ZO.

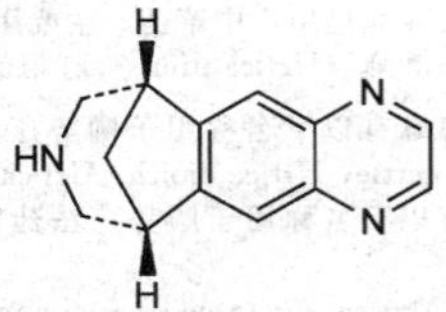

Varenicline Tartrate (*BANM*, *USAN*, *rINNM*) 酒石酸伐仑克林

CP-526555-18; Tartrato de vareniclina; Varénicline, Tartrate de; Vareniclini Tartras.

Варениклина Тартрат

$C_{13}H_{13}N_3,C_4H_6O_6$ = 361.3.
CAS — 375815-87-5.
ATC — N07BA03.
ATC Vet — QN07BA03.
UNII — 82269ASB48.

不良反应和注意事项

伐仑克林最常见的不良反应是恶心，其他较常见不良反应还有头痛、眩晕、嗜睡、疲倦、睡眠障碍（包括多梦和失眠）、味觉异常和食欲增加，胃肠道不适包括呕吐、便秘和胀气。还有报道可引起神经精神症状，以及使之前存在的精神疾病恶化。需要密切关注患者，包括自杀倾向和行为、易激惹、抑郁或其行为及思想所发生的变化。罕见严重的皮肤反应报道如 Stevens-Johnson 综合征和多形性红斑。

对于肾损伤患者应慎用伐仑克林——见下文**对肾脏的影响**。

眩晕和嗜睡可能会影响一些技能任务的表现，如驾驶。

对肾脏的影响 2名之前存在肾损伤的患者，在使用伐仑克林之后出现了急性肾衰竭[1,2]，其中第2例患者诊断为间质性肾炎[2]。

注册药品信息表明，对于肾功能中度受损患者（肌酐清除率 30～50ml/min），其对于伐仑克林的暴露与肾功能正常的患者相比增加 1.5 倍，而严重肾功能损伤者（肌酐清除率＜30ml/min）的暴露增加 2.1 倍。因此，肾损伤患者使用伐仑克林必须降低剂量——详细内容可参见下文**在肾损伤中的用法**。

1. Bird ML, Vesta KS. Varenicline-associated acute renal failure. *Ann Pharmacother* 2008; **42:** 1908–11.
2. Selby MG, *et al.* Does varenicline induce acute interstitial nephritis? *Mayo Clin Proc* 2009; **84:** 560–1.

对精神状态的影响 通过对来自英国 General Practice Research Database 的数据进行回顾性队列研究[1]发现，相对其他戒烟产品，并没有明确证据表明给予伐仑克林的患者自我伤害、自杀倾向和抑郁的风险增加，但是这个研究显示其研究效力是有局限性的，混杂设计因子没有进行控制。基于这些数据的局限性，建议处方伐仑克林进行戒烟治疗时仍需要谨慎[2]。一项对 10 个随机双盲安慰剂对照的研究数据的汇总分析发现[3]，除了睡眠障碍，其他精神疾病并没有显著增加，但这项分析中的受试者均是先前并不存在精神疾病的吸烟者，对于患有精神疾病的吸烟者还需要进一步的研究。

1. Gunnell D, *et al.* Varenicline and suicidal behaviour: a cohort study based on data from the General Practice Research Database. Abstract: *BMJ* 2009; **339:** 1072. Full version: http://www.bmj.com/cgi/reprint/339/oct01_1/b3805 (accessed 01/07/10)
2. Lavigne JE. Smoking cessation agents and suicide. *BMJ* 2009; **339:** 1042–3.
3. Tonstad S, *et al.* Psychiatric adverse events in randomized, double-blind, placebo-controlled clinical trials of varenicline: a pooled analysis. *Drug Safety* 2010; **33:** 289–301.

对皮肤的影响 一名71岁的老年女性患者在使用伐仑克林治疗7天后，出现了可能与之相关的斑丘疹[1]。停用本药并用苯海拉明治疗后，她所有的症状经8天逐渐消退。

1. Song W, Miller WA. Diffuse exanthema in a patient receiving varenicline. *Am J Health-Syst Pharm* 2008; **65:** 1239–41.

药动学

伐仑克林经胃肠道吸收良好，在3～4h达血浆峰浓度；生物利用度较高。多次口服给药在4天内达到稳态浓度。代谢极少，约92%以原形经尿排出体外；消除半衰期约24h。

1. Faessel HM, *et al.* Single-dose pharmacokinetics of varenicline, a selective nicotinic receptor partial agonist, in healthy smokers and nonsmokers. *J Clin Pharmacol* 2006; **46:** 991–8.
2. Burstein AH, *et al.* Pharmacokinetics, safety, and tolerability after single and multiple oral doses of varenicline in elderly smokers. *J Clin Pharmacol* 2006; **46:** 1234–40.
3. Faessel HM, *et al.* Multiple-dose pharmacokinetics of the selective nicotinic receptor partial agonist, varenicline, in healthy smokers. *J Clin Pharmacol* 2006; **46:** 1439–48.
4. Ravva P, *et al.* Population pharmacokinetic analysis of varenicline in adult smokers. *Br J Clin Pharmacol* 2009; **68:** 669–81.

用途和用法

伐仑克林是一种烟碱受体部分激动药，用于戒烟的辅助治疗。

伐仑克林以酒石酸盐的形式经口服给药，以相当于伐仑克林的量表示，1.71mg酒石酸伐仑克林相当于约1mg伐仑克林。初始治疗以等量于500μg伐仑克林的剂量每日1次，给药3天；接下来的4天增加到500μg每日2次给药。从第8天开始可增加到1mg，每日2次。如果不良反应不能耐受，可以减少剂量到500μg，每日2次。建议患者设定一个戒烟的期限，然后在此之前1～2周开始伐仑克林治疗。疗程一般是12周，对于成功戒烟的患者，推荐继续服药12周以避免吸烟再次复发。肾损伤患者的剂量可参见下文。

1. Zierler-Brown SL, Kyle JA. Oral varenicline for smoking cessation. *Ann Pharmacother* 2007; **41:** 95–9.
2. Potts LA, Garwood CL. Varenicline: the newest agent for smoking cessation. *Am J Health-Syst Pharm* 2007; **64:** 1381–4.
3. Hays JT, *et al.* Efficacy and safety of varenicline for smoking cessation. *Am J Med* 2008; **121** (suppl 1): S32–S42.
4. Anonymous. Varenicline for smoking cessation. *Drug Ther Bull* 2008; **46:** 33–6.
5. Hays JT, Ebbert JO. Varenicline for tobacco dependence. *N Engl J Med* 2008; **359:** 2018–24.
6. Cahill K, *et al.* A preliminary benefit-risk assessment of varenicline in smoking cessation. *Drug Safety* 2009; **32:** 119–35.
7. Jiménez-Ruiz C, *et al.* Varenicline: a novel pharmacotherapy for smoking cessation. *Drugs* 2009; **69:** 1319–38.

在肾损伤中的用法 对于严重肾损伤的患者（肌酐清除率<30ml/min），伐仑克林注册药品信息推荐每日口服500μg起始剂量，3天后增加到500μg，每日2次（美国）或1mg，每日1次（英国）。对终末期肾病进行血液透析的患者，每日1次最大剂量500μg，耐受性可能较好。肾损伤程度较轻患者不必考虑调整剂量。肾功能中度受损（肌酐清除率30～50ml/min）的患者，如果能耐受不良反应，可以每天给药1mg。对于之前存在中度肾损伤的患者服用本药后出现的急性肾功能衰竭，可以参见上文**对肾脏的影响**。

戒烟 伐仑克林是一种α4β2烟碱乙酰胆碱受体部分激动药，用于戒烟（第2292页）的辅助治疗。2项随机对照研究结果显示[1,2]，其比安慰剂更有效，且相对标准戒烟治疗的丁氨苯丙酮有更好结果。但是30%的患者使用药物后出现了恶心，多梦也是一个困扰。在治疗的前12周成功戒烟的患者，进一步接受12周伐仑克林治疗，能改善戒断率。停止所有治疗后，降低的复发率在该组能维持到28周后（也就是开始治疗后1年）[3]。在一项随机开放试验中，伐仑克林与烟碱皮肤贴剂替代治疗相比显示更高的戒断率[4]。此外，在伐仑克林治疗后期，患者对烟的渴求、戒断反应和吸烟的满足感都明显降低。

1. Gonzales D, *et al.* Varenicline, an α4β2 nicotinic acetylcholine receptor partial agonist, vs sustained-release bupropion and placebo for smoking cessation: a randomized controlled trial. *JAMA* 2006; **296:** 47–55.
2. Jorenby DE, *et al.* Efficacy of varenicline, an α4β2 nicotinic acetylcholine receptor partial agonist, vs placebo or sustained-release bupropion for smoking cessation: a randomized controlled trial. *JAMA* 2006; **296:** 56–63. Correction. *ibid.*; 1355.
3. Tonstad S, *et al.* Effect of maintenance therapy with varenicline on smoking cessation: a randomized controlled trial. *JAMA* 2006; **296:** 64–71.
4. Aubin H-J, *et al.* Varenicline versus transdermal nicotine patch for smoking cessation: results from a randomised open-label trial. *Thorax* 2008; **63:** 717–24.

制剂

专利制剂

Arg.: Champix; ***Austral.:*** Champix; ***Austria:*** Champix; ***Belg.:*** Champix; ***Braz.:*** Champix; ***Canad.:*** Champix; ***Chile:*** Champix; ***Cz.:*** Champix; ***Denm.:*** Champix; ***Fr.:*** Champix; ***Ger.:*** Champix; ***Gr.:*** Champix; ***Hong Kong:*** Champix; ***Hung.:*** Champix; ***Indon.:*** Champix; ***Irl.:*** Champix; ***Israel:*** Champix; ***Ital.:*** Champix; ***Malaysia:*** Champix; ***Mex.:*** Champix; ***Neth.:*** Champix; ***Norw.:*** Champix; ***NZ:*** Champix; ***Philipp.:*** Champix; ***Pol.:*** Champix; ***Port.:*** Champix; ***Rus.:*** Champix (Чампикс); ***Singapore:*** Champix; ***Spain:*** Champix; ***Swed.:*** Champix; ***Switz.:*** Champix; ***Turk.:*** Champix; ***UK:*** Champix; ***USA:*** Chantix.

Vascular Endothelial Growth Factor⊗血管内皮生长因子

Сосудистого Эндотелиального Фактора Роста; Фактор Роста Эндотелия Сосудов

简介

血管内皮生长因子是可以刺激血管生成的一个蛋白质家族。VEGF-A是该家族第一个被发现同时认为是血管生成刺激作用最强的成员，常简称为VEGF。其他成员按发现的时间分别为VEGF-B、VEGF-C、VEGF-D、VEGF-E和胎盘生长因子。

一种通过腺病毒载体为VEGF-D提供基因的基因治疗产品正在研究中，用于在血液透析中预防合成移植物的狭窄。

Vasoactive Intestinal Peptide 血管活性肠肽

Péptido vasoactivo intestinal; PIV; Vasoactive Intestinal Polypeptide; VIP.

Вазоактивный Пептид Кишечника

CAS — 37221-79-7.

His–Ser–Asp–Ala–Val–Phe–Thr–Asp–Asn–Tyr–Thr–Arg–Leu–Arg
Asn–Leu–Ile–Ser–Asn–Leu–Tyr–Lys–Lys–Val–Ala–Met–Gln–Lys

Aviptadil (*BAN, rINN*) 阿肽地尔

Aviptadilum; Vasoactive Intestinal Octacosapeptide (Swine).

Авиптадил

$C_{147}H_{238}N_{44}O_{42}S$ = 3325.8.

CAS — 40077-57-4.

简介

血管活性肠肽是身体各部分中的激素和神经递质。它是一种强大的平滑肌舒张药，有血管舒张和支气管舒张的功能，同时能刺激胃肠道分泌。可使用的产品为一个合成类似物，阿肽地尔。它还用于急性食管食物堵塞、急性呼吸性窘迫综合征、肺动脉高压、急性肺损伤和慢性血栓性肺动脉高压的治疗。阿肽地尔与酚妥拉明联合使用，治疗勃起障碍（第2099页）。

血管活性肠肽对免疫功能失调具有治疗作用，因为它能抑制炎症反应；它能通过影响先天性免疫和获得性免疫的特异性受体对免疫进行调节[1]。它同时还表现出CNS中的内源性神经保护作用，其作用的发挥可能是通过影响源于神经胶质细胞的神经保护因子的分泌和表达。因此，它对于一些神经变性疾病可能有潜在的治疗作用，如帕金森病、阿尔茨海默病和脑卒中等[2]。

1. Delgado M, *et al.* The significance of vasoactive intestinal peptide in immunomodulation. *Pharmacol Rev* 2004; **56:** 249–90.
2. Dejda A, *et al.* Neuroprotective potential of three neuropeptides PACAP, VIP and PHI. *Pharmacol Rep* 2005; **57:** 307–20.

制剂

专利制剂

NZ: Invicorp.

多组分制剂 ***Denm.:*** Invicorp.

Vasopressin (*rINN*) 加压素

ADH; Antidiuretic Hormone; Beta-Hypophamine; Vasopresina; Vasopressiini; Vasopressine; Vasopressinum; Vazopresin.

Вазопрессин

CAS — 11000-17-2 (vasopressin injection).

ATC — H01BA01.

ATC Vet — QH01BA01.

注：加压素注射剂是 *rINN*。

Pharmacopoeias. In *US*, which includes both argipressin and lypressin in this title.

An injection is included in *Jpn*.

USP 33 (Vasopressin) 一种多肽类激素，可以收缩血管和其他平滑肌，有抗利尿作用。通过人工合成。贮藏于2～8℃的密闭容器中。

Argipressin (*BAN, rINN*) 精氨加压素

[8-Arginine]vasopressin; Argipresina; Argipressine; Argipressinum; AVP. Cys-Tyr-Phe-Gln-Asn-Cys-Pro-Arg-Gly-NH_2 cyclic (1→6) disulphide.

Аргипрессин

$C_{46}H_{65}N_{15}O_{12}S_2$ = 1084.2.

CAS — 113-79-1.

ATC — H01BA06.

ATC Vet — QH01BA06.

UNII — Y4907O6MFD.

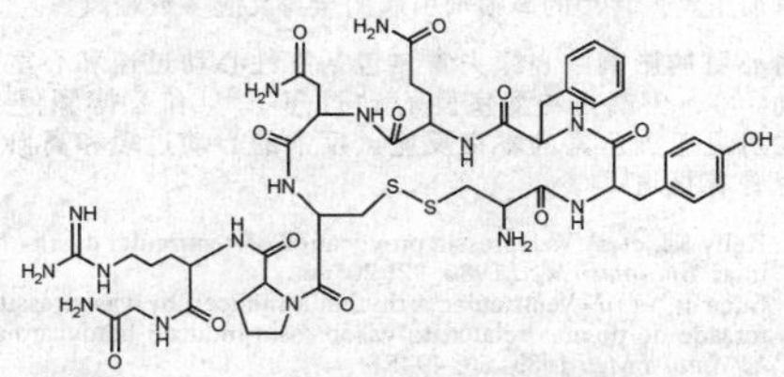

性状 精氨加压素是从大多数哺乳动物中获取的加压素的一种形式，这些动物包括人，但不包括猪。它通常人工制备。赖氨加压素（见下文）是从猪提取的加压素。

Argipressin Tannate (*BANM, USAN, rINNM*) 鞣酸精氨加压素

8-L-Arginine-vasopressin Tannate; Argipressine, Tannate d'; Argipressini Tannatum; CI-107; Tanato de argipresina. Tannins compound with argipressin.

Аргипрессина Таннат

ATC — H01BA06.

ATC Vet — QH01BA06.

单位

根据第一个国际标准（1978），一个安瓿中8.2U用于生物测定的精氨加压素，包含约20μg合成的醋酸多肽（含5mg人白蛋白和枸橼酸）。

Lypressin (*BAN, USAN, rINN*) 赖氨加压素

L-8; Lipresina; Lipressiini; Lipresszin; LVP; Lypressiini; Lypressine; Lypressinum. [8-Lysine]vasopressin; Cys-Tyr-Phe-Gln-Asn-Cys-Pro-Lys-Gly-NH_2 cyclic (1→6) disulphide.

Липрессин

$C_{46}H_{65}N_{13}O_{12}S_2$ = 1056.2.

CAS — 50-57-7.

ATC — H01BA03.

ATC Vet — QH01BA03.

UNII — 7CZF3L922Y.

性状 赖氨加压素是猪的垂体后叶中存在的加压素形式。

Pharmacopoeias. *US* includes Lypressin Nasal Solution.

配伍禁忌 当加压素静脉输液与心脏停搏时常用的其他药物同时使用时（使用Y形输液器注射），表现出很好的相容性[1]。但是加压素和治疗中毒性休克的常用药物与苯妥英存在配伍禁忌（当在输液袋中进行混合时）[2]。有报道加压素与呋塞米在静脉输液中配伍使用（使用Y形输液器）导致便秘[3]。

1. Feddema S, *et al.* Physical compatibility of vasopressin with medications commonly used in cardiac arrest. *Am J Health-Syst Pharm* 2003; **60:** 1271–2.
2. Barker B, *et al.* Visual compatibility of vasopressin with other injectable drugs. *Am J Health-Syst Pharm* 2005; **62:** 1969, 1975–6.
3. Faria CE, *et al.* Visual compatibility of furosemide with phenylephrine and vasopressin. *Am J Health-Syst Pharm* 2006; **63:** 906–8.

单位

根据第一个国际标准（1978），一个安瓿中7.7U赖氨加压素，包含约23.4μg合成肽（含5.5mg白蛋白和枸橼酸）。

不良反应

大剂量胃肠道外应用加压素可引起显著的面色苍

白、搏动性头痛、眩晕、大汗、颤抖、恶心、呕吐、腹泻、嗳气、痛性痉挛和排便欲。这些反应中的一部分也可见于赖氨加压素大量鼻腔给药后。在女性中，加压素可以导致子宫痉挛。伴有水潴留的低钠血症和水中毒的症状均可出现。

超敏反应也有发生，包括荨麻疹和支气管收缩。过敏性休克和心搏骤停也有报道。

加压素可以收缩冠状动脉。注射后可以发生胸痛、心肌缺血和心肌梗死，也曾有过死亡的报道。其他心血管反应偶见报道，包括心律失常、心动过缓以及高血压。周围血管收缩可导致坏疽和血栓形成，而且在注射点会导致局部刺激。

鼻喷给药后偶见鼻塞、刺激和溃疡的报道，多见于赖氨加压素。常用的鼻喷剂引起的全身反应多数轻微。

对心脏的影响 心律失常（包括室性心动过速和心室颤动[1]）、尖端扭转型室性心动过速[2~4]和心搏骤停[5]均可见于加压素的不良反应。反常的心动过缓和高血压也曾有报道[6]。

1. Kelly KJ, *et al.* Vasopressin provocation of ventricular dysrhythmia. *Ann Intern Med* 1980; **92:** 205–6.
2. Eden E, *et al.* Ventricular arrhythmia induced by vasopressin: torsade de pointes related to vasopressin-induced bradycardia. *Mt Sinai J Med* 1983; **50:** 49–51.
3. Stein LB, *et al.* Fatal torsade de pointes occurring in a patient receiving intravenous vasopressin and nitroglycerin. *J Clin Gastroenterol* 1992; **15:** 171–4.
4. Faigel DO, *et al.* Torsade de pointes complicating the treatment of bleeding esophageal varices: association with neuroleptics, vasopressin, and electrolyte imbalance. *Am J Gastroenterol* 1995; **90:** 822–4.
5. Fitz JD. Vasopressin induction of ventricular ectopy. *Arch Intern Med* 1982; **142:** 644.
6. Kraft W, *et al.* Paradoxical hypotension and bradycardia after intravenous arginine vasopressin. *J Clin Pharmacol* 1998; **38:** 283–6.

缺血 已有加压素相关的心肌缺血和梗死的报道，还有非心源性的缺血和梗死相关报道[1~10]。

1. Greenwald RA, *et al.* Local gangrene: a complication of peripheral Pitressin therapy for bleeding esophageal varices. *Gastroenterology* 1978; **74:** 744–6.
2. Colombani P. Upper extremity gangrene secondary to superior mesenteric artery infusion of vasopressin. *Dig Dis Sci* 1982; **27:** 367–9.
3. Lambert M, *et al.* Reversible ischemic colitis after intravenous vasopressin therapy. *JAMA* 1982; **247:** 666–7.
4. Anderson JR, Johnston GW. Development of cutaneous gangrene during continuous peripheral infusion of vasopressin. *BMJ* 1983; **287:** 1657–8.
5. Reddy KR, *et al.* Bilateral nipple necrosis after intravenous vasopressin therapy. *Arch Intern Med* 1984; **144:** 835–6.
6. Brearly S, *et al.* A lethal complication of peripheral vein vasopressin infusion. *Hepatogastroenterology* 1985; **32:** 224–5.
7. Sweren BS, Bohlman ME. Gastric and splenic infarction: a complication of intraarterial vasopressin infusion. *Cardiovasc Intervent Radiol* 1989; **12:** 207–9.
8. Maceyko RF, *et al.* Vasopressin-associated cutaneous infarcts, alopecia, and neuropathy. *J Am Acad Dermatol* 1994; **31:** 111–13.
9. Lin RY, *et al.* Vasopressin-induced amber-like skin necrosis. *Dermatology* 1997; **195:** 271–3.
10. Dunser MW, *et al.* Ischemic skin lesions as a complication of continuous vasopressin infusion in catecholamine-resistant vasodilatory shock: incidence and risk factors. *Crit Care Med* 2003; **31:** 1394–8.

不良反应的处置

对水潴留和钠失衡的抗利尿作用可以通过限水和暂时停用加压素治疗。严重的情况可能需要单独用渗透性利尿或合用呋塞米。

外渗 局部静脉和动脉内给予胍乙啶已用于治疗加压素外渗的患者[1]。动脉内应用胍乙啶被认为有助于避免坏疽性改变。

1. Crocker MC. Intravascular guanethidine in the treatment of extravasated vasopressin. *N Engl J Med* 1981; **304:** 1430.

注意事项

加压素不能用于有氮潴留的慢性肾炎患者。对于有血管病变，尤其是冠状动脉病变的患者，应避免使用或谨慎使用小剂量。

对于哮喘、癫痫、偏头痛和心衰的患者也应慎用，因为这些患者的病情会因为水潴留而加重。液体的摄入量需要调整，以避免出现低钠血症和水中毒。对于高血压病患者和其他患有可能由于血压升高而加重的其他疾病的患者也应慎用。对于鼻炎患者，鼻对加压素的吸收可能会减弱。

滥用 加压素或其类似物因被认为具有增强记忆力和认知能力的作用，故被作为所谓的"聪明药"滥用。

耐药性 在28名用精氨加压素或赖氨加压素治疗的尿崩症患者中，有6名发现了有加压素抗体，他们之前使用的精氨加压素或赖氨加压的抗利尿作用均较前有所下降[1]。去氨加压素和氯磺丙脲对这些患者依然有效。还曾经有报道患尿崩症的孕妇对精氨加压素无反应，但是对去氨加压素有反应[2]。这可能与胎盘产生过量的加压素酶有关，这种酶可以降解精氨加压素。

1. Vokes TJ, *et al.* Antibodies to vasopressin in patients with diabetes insipidus: implications for diagnosis and therapy. *Ann Intern Med* 1988; **108:** 190–5.
2. Shah SV, Thakur V. Vasopressinase and diabetes insipidus of pregnancy. *Ann Intern Med* 1988; **109:** 435–6.

药物相互作用

加压素的抗利尿作用在一些接受氯磺丙脲、氯贝丁酯、卡马西平、氟氢可的松、尿素或三环类抗抑郁药的患者中可能被增强。锂剂、肝素、地美环素、去甲肾上腺素和乙醇可以降低其抗利尿作用。神经节阻滞药可增加机体对加压素加压作用的敏感性。

西咪替丁 有报道给予加压素和西咪替丁联合治疗的一例患者发生了严重的心动过缓和心脏传导阻滞导致心搏骤停[1]。

1. Nikolic G, Singh JB. Cimetidine, vasopressin and chronotropic incompetence. *Med J Aust* 1982; **2:** 435–6.

用途和用法

加压素由下丘脑分泌，贮存于垂体后叶。它可以通过哺乳动物的腺体制剂或由人工合成。加压素对肾脏有直接的抗利尿作用，可以增加肾小管对水的重吸收。它同时也收缩外周血管，导致肠道、胆囊有膀胱平滑肌收缩。它几乎没有缩宫素活性。

加压素通常以精氨加压素或赖氨加压素的合成物形式经胃肠道或鼻喷给药，用于治疗因抗利尿激素缺乏导致的中枢性尿崩症。它对于肾性尿崩无效。精氨加压素也被用于预防和治疗手术后的腹胀和用于腹部造影检查前排气。精氨加压素或赖氨加压素可用于治疗食管静脉曲张出血。精氨加压素可以用于心肺复苏和血管舒张异常导致的休克。

在治疗中枢性尿崩症控制多尿时，精氨加压素可以皮下或肌内注射。英国使用的剂量是5～20U，每4h 1次。在美国，使用的剂量是5～10U，每日2～3次或更多。此外，精氨加压素和赖氨加压素可经鼻喷给药，剂量应根据需要做个体化调整。一种长效的油混悬剂加压素单宁酸盐制剂，曾经也肌注用于治疗尿崩症。

在控制静脉曲张出血初期，精氨加压素的首剂量是20U，于100ml 5%葡萄糖溶液中静脉输注超过15min。赖氨加压素也被用于食管静脉曲张出血的治疗。儿童的剂量可参见下文**儿童用法**项下。

用法 结论表明[1]，尽管静脉使用精氨加压素后的血浆浓度明显高于鼻喷给药，但后者给药方式的CNS反应更强烈。

1. Pietrowsky R, *et al.* Brain potential changes after intranasal vs intravenous administration of vasopressin: evidence for a direct nose-brain pathway for peptide effects in humans. *Biol Psychiatry* 1996; **39:** 332–40.

儿童用法 尽管在英国该药没有得到许可用于儿童，但是*BNFC 2010/11*包括了精氨加压素用于1个月至18岁儿童患者，作为胃肠道或食管急性大量出血辅助治疗的用量。起始剂量为0.3U/kg（最大剂量为20U），静脉给药历时20～30min以上，随后持续以每小时0.3U/kg输注，根据反应调整剂量，最大为每小时1U/kg。如出血停止，输液应以同样的剂量继续12h，然后逐步撤药历时超过24～48min，最长的治疗时间是72h。

加压素在5名严重的脑外伤后有尿崩症状儿童治疗中以平均每小时9mU/kg的剂量持续静脉输注是安全和有效的[1]。每小时1.5～3mU/kg的剂量也用于2名3岁和3岁以下的术后尿崩症的儿童，结果也是安全的[2]。同样初始剂量的精氨加压素还用于3名包性颅性尿崩昏迷的儿童[3]，而目前出版的关于急性颅性尿崩的使用规范建议加压素的初始剂量为每小时0.25～1mU/kg，然后逐步加量以达到适当的出量（尿量）和特定的尿比重，使血钠值在140～145mmol/L[4]。

1. Ralston C, Butt W. Continuous vasopressin replacement in diabetes insipidus. *Arch Dis Child* 1990; **65:** 896–7.
2. McDonald JA, *et al.* Treatment of the young child with postoperative central diabetes insipidus. *Am J Dis Child* 1989; **143:** 201–4.
3. Lee Y-J, *et al.* Continuous infusion of vasopressin in comatose children with neurogenic diabetes insipidus. *J Pediatr Endocrinol Metab* 1995; **8:** 257–62.
4. Lugo N, *et al.* Diagnosis and management algorithm of acute onset of central diabetes insipidus in critically ill children. *J Pediatr Endocrinol Metab* 1997; **10:** 633–9.

高级心脏生命支持 加压素（如精氨加压素）在心肺复苏（见1117页）中作为肾上腺素的替代选择。在预备研究中，40U精氨加压素静脉注射治疗由于心室颤动[1]引起的心脏停搏似乎有效。经治疗的20例患者中有16例恢复自主循环，14例到医院时复苏成功，并且有8例存活并最终出院。对照组使用1mg肾上腺素静脉治疗的20例患者中只有7例复苏成功，3例存活直到出院。然而，大规模研究[2]发现，对于心室颤动或无脉电活动的患者入院时的生存率而言，加压素和肾上腺素之间没有差异，但是加压素的使用与较高的入院率和出院率有关。研究还发现，两次剂量的加压素后，联合给予单次剂量的肾上腺素，与应用3次肾上腺素相比可以得到更好的生存率。另一项对于住院期间使用加压素40U或肾上腺素1mg治疗心脏停搏的大规模研究[3]发现，患者直至出院时生存率没有差异。对5项试验进行综述[4]，包括上述3项，发现在心脏停搏的治疗中加压素的使用与肾上腺素相比并没有明显的优势。联合使用加压素和肾上腺素的进一步研究结果仍然不统一。对于院外心脏停搏，联合使用加压素和肾上腺素对结局没有改善[5]，而在院内的研究发现，加压素、肾上腺素和激素的使用可以改善生存率[6]。

1. Lindner KH, *et al.* Randomised comparison of epinephrine and vasopressin in patients with out-of-hospital ventricular fibrillation. *Lancet* 1997; **349:** 535–7.
2. Wenzel V, *et al.* A comparison of vasopressin and epinephrine for out-of-hospital cardiopulmonary resuscitation. *N Engl J Med* 2004; **350:** 105–13.
3. Stiell IG, *et al.* Vasopressin versus epinephrine for inhospital cardiac arrest: a randomised controlled trial. *Lancet* 2001; **358:** 105–9.
4. Aung K, Htay T. Vasopressin for cardiac arrest: a systematic review and meta-analysis. *Arch Intern Med* 2005; **165:** 17–24.
5. Gueugniaud P-Y, *et al.* Vasopressin and epinephrine vs. epinephrine alone in cardiopulmonary resuscitation. *N Engl J Med* 2008; **359:** 21–30.
6. Mentzelopoulos SD, *et al.* Vasopressin, epinephrine, and corticosteroids for in-hospital cardiac arrest. *Arch Intern Med* 2009; **169:** 15–24.

尿崩症 关于尿崩症及其处置的讨论，包括加压素类似物（尤其是去氨加压素）的应用，参见2099页。

出血性疾病 有报道加压素可用于治疗各种出血性疾病，包括流产失血和剖宫产出血[1,2]和血友病[3,4]。将加压素加到上一级或下一级动脉的中动脉中已被用于治疗下消化道出血，但是现代的栓塞技术引发的并发症更少[5]。关于加压素在上消化道静脉曲张出血中的应用，参见下文。

1. Schulz KF, *et al.* Vasopressin reduces blood loss from second-trimester dilatation and evacuation abortion. *Lancet* 1985; **ii:** 353–6.
2. Lurie S, *et al.* Subendometrial vasopressin to control intractable placental bleeding. *Lancet* 1997; **349:** 698.
3. Noseworthy TW, Anderson BJ. Massive hemoptysis. *Can Med Assoc J* 1986; **135:** 1097–9.
4. Bilton D, *et al.* Life threatening haemoptysis in cystic fibrosis: an alternative therapeutic approach. *Thorax* 1990; **45:** 975–6. Correction. *ibid.* 1991; **46:** 274.
5. Darcy M. Treatment of lower gastrointestinal bleeding: vasopressin infusion versus embolization. *J Vasc Interv Radiol* 2003; **14:** 535–43.

夜间遗尿 关于加压素类似物去氨加压素用于治疗夜间遗尿的内容参见2099页。

休克 据报道，精氨加压素因为具有血管舒张作用，在休克（第1143页）的治疗中具有有益的血管加压作用。它通常使用的剂量为2～6U/h，持续静脉输注，用于常规血管加压治疗不能有效控制的患者的补充治疗[1,2]。一项回顾性研究[3]发现，与单独使用儿茶酚胺相比，在休克患者血流动力学支持治疗中，加压素单独使用或与儿茶酚胺联用并不增加静脉血栓发生率[4,5]。关于加压素在感染性休克治疗中的益处，进一步的研究报道显示其能减少儿茶酚胺类血管加压药物的剂量。

1. Dünser MW, *et al.* Management of vasodilatory shock: defining the role of arginine vasopressin. *Drugs* 2003; **63:** 237–56.
2. Dünser MW, *et al.* Arginine vasopressin in advanced vasodilatory shock: a prospective, randomized, controlled study. *Circulation* 2003; **107:** 2313–19.
3. Doepker BA, *et al.* Thromboembolic events during continuous vasopressin infusions: a retrospective evaluation. *Ann Pharmacother* 2007; **41:** 1383–9.
4. Obritsch MD, *et al.* Effects of continuous vasopressin infusion in patients with septic shock. *Ann Pharmacother* 2004; **38:** 1117–22.
5. Szumita PM, *et al.* Vasopressin for vasopressor-dependent septic shock. *Am J Health-Syst Pharm* 2005; **62:** 1931–6.

静脉曲张出血 加压素被广泛用于控制食管静脉曲张出血，见第2285页**单乙醇胺**的讨论。然而特利加压素和最近的奥曲肽与加压素相比存在一些优势，包括大剂量的用量和较少的不良反应。奥曲肽目前更优先用于这一治疗目的。硝酸甘油用于对抗加压素对心脏的不良反应，同时发挥对门脉压力的有益作用[1~4]。

1. Stump DL, Hardin TC. The use of vasopressin in the treatment of upper gastrointestinal haemorrhage. *Drugs* 1990; **39:** 38–53.
2. Williams SGJ, Westaby D. Management of variceal haemorrhage. *BMJ* 1994; **308:** 1213–17.
3. Sung JJY. Non-surgical treatment of variceal haemorrhage. *Br J Hosp Med* 1997; **57:** 162–6.
4. McCormack G, McCormack PA. A practical guide to the management of oesophageal varices. *Drugs* 1999; **57:** 327–35.

制剂

USP 33: Lypressin Nasal Solution; Vasopressin Injection.

专利制剂

Austral.: Pitressin; ***Canad.:*** Pressyn; ***Gr.:*** Pitressin; ***Irl.:*** Pitressin; ***NZ:*** Pitressin; ***UK:*** Pitressin; ***USA:*** Pitressin Synthetic; Pitressin†.

Used as an adjunct in: ***Gr.:*** Neo-Lidocaton; ***Thai.:*** Neo-Lidocaton†.

Veratrine 藜芦碱

Veratriini; Veratrin; Veratrina; Veratrinum.
CAS — 8051-02-3 (veratrine mixture); 71-62-5 (veratrine amorphous); 62-59-9 (veratrine crystallised, cevadine).

性状 藜芦碱是一种从 *Schoenocaulon officinale*（百合科）的干燥成熟种子中提取出的生物碱混合物。藜芦碱要与从藜芦属（*veratrum* spp.）中提取出来的原藜芦素类（protoveratrines）相区别。

不良反应、处置和注意事项

藜芦碱与乌头（第2167页）类似，作用于外周神经末梢，毒性也相似。它有强烈的局部刺激作用，并且对肌肉组织也有强大的直接刺激作用。即使是小剂量，它也会对黏膜产生很强的刺激作用，使用时必须谨慎。如果食用可能会出现呕吐、腹泻、口腔和咽部强烈的灼烧感，以及全身肌肉无力。

用途和用法

藜芦碱不能内服，曾作为镇痛药外用，以及驱虫剂，尤其是对付头虱。但这样仍然可能会通过吸收导致全身中毒作用。

Green Veratrum 绿藜芦

American Hellebore; American Veratrum; Ballestera Verde; Eléboro verde; Green Hellebore; Green Hellebore Rhizome; Veratro americano; Veratro verde; Veratrum Viride.

Чемерица Зелёная
CAS — 65072-04-0.
ATC — C02KA01.
ATC Vet — QC02KA01.
ATC Herb — HC02KA5002 (Veratrum viride: rhizome).
UNII — 197B3Q7T5Q.

性状 绿藜芦是 *Veratrum viride*（百合科）的干燥根及茎，从中提取出由绿藜芦碱（alkavervir）和（cryptenamine）组成的生物碱混合物。

White Veratrum 白藜芦

Ballestera Blanca; Eléboro blanco; Eléboro europeo; European Hellebore; Vedegambre; Veratrum Album; White Hellebore; White Hellebore Rhizome.

Чемерица Белая
ATC — C02KA01.
ATC Vet — QC02KA01.
ATC Herb — HC02KA5001 (Veratrum album: rhizome).
UNII — QNS6W5US1Z.

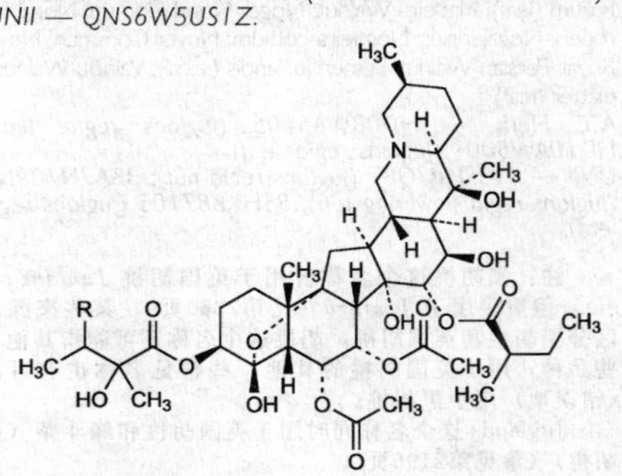

Protoveratrine A R = H
Protoveratrine B R = OH

(protoveratines A and B)

性状 白藜芦是 *Veratrum album*（Liliaceae）的干燥根和茎，从中提取由原藜芦碱 A 和 B 组成的生物碱。

不良反应

藜芦碱在常规剂量可能会导致恶心和呕吐。其他不良反应包括上腹部和胸骨下灼烧感、大汗、意识不清、心动过缓或心动过速、眩晕和呃逆。在大剂量时还可能出现低血压和呼吸抑制。

1. Schep LJ, *et al.* *Veratrum* poisoning. *Toxicol Rev* 2006; **25:** 73–8.

喷嚏粉 有 7 例患者使用了含有白藜芦碱的喷嚏粉后，出现不同的中毒症状[1]。

1. Fogh A, *et al.* Veratrum alkaloids in sneezing-powder: a potential danger. *J Toxicol Clin Toxicol* 1983; **20:** 175–9.

不良反应的处置

服入藜芦碱不超过 1h 可以考虑使用活性炭。如果出现了心动过缓或心动过速，可以使用阿托品治疗。患者应该采用仰卧并且脚抬高的姿势。如果出现了严重低血压，需要使用正性肌力药，如多巴胺。

用途和用法

白藜芦和绿藜芦含有很多具有药理活性的生物碱，可以产生外周血管舒张和心动过缓的作用。它们曾用于高血压的治疗，但是因产生的不良反应不能被人们接受，现在基本已被其他低毒性的抗高血压药物取代了。

白藜芦和绿藜芦都可以用作驱虫剂。

顺势疗法 白藜芦常用以下名称用于顺势疗法药物：Veratrum album；Veratrum alb；Ver. Alb。

绿藜芦常用以下名称用于顺势疗法药物：Veratrum viride；Veratrum vir。

制剂

顺势疗法制剂 ***Austral.:*** Diarrhoea Relief Tablets†; Vitatona Energy; ***Austria:*** Daram†; Pertudoron; Tonginal†; Veratrum Med Complex†; ***Canad.:*** Nuxil†; Pertudoron 1; ***Cz.:*** Hepeel; Spascupreel S; ***Fr.:*** Apomorphinum Complexe No 97; Drosera Complexe No 64; Formule de l'Abbe Chaupitre no 19; Geranium Complexe No 108; Pertudoron; Vinicard; ***Ger.:*** Arnica Oligoplex; Dystophan†; Entero-Gastreu S R4; Finil†; HanoCor N; Infi-Camphora†; Infi-Echinacea†; Infidyston†; Infihepan†; Kollaps-Gastreu N R67†; metavirulent; Naranocor H†; Pertudoron 1; Rytmopasc; Scillacor†; Viscum album H; ***Neth.:*** Collite; Entero-Gastreu R4; Homeocare digestie; Kindigest†; Okugest; ***Rus.:*** Tonginal (Тонгинал); ***S.Afr.:*** Pertudoron Drops†; ***Switz.:*** Regenaplex Nr. 21c; Regenaplex Nr. 31a; ***Ukr.:*** Gastrokind (Гастрокинд); Hepar Compositum (Гепар Композитум)†.

Verbascum 毛蕊花

Aaron's Rod (*Verbascum thapsus*); Bouillon Blanc; Bouillon blanc, fleur de (mullein flower); Diviznový květ (mullein flower); Great Mullein (*Verbascum thapsus*); Kungsljusblomma (mullein flower); Mullein; Ökörfarkkóró virág (mullein flower); Orange Mullein (*Verbascum phlomoides*); Tūbių žiedai (mullein flower); Ukontulikukankukka (mullein flower); Verbasci flos (mullein flower); Wollblumen.

Коровяк Обыкновенный (*Verbascum thapsus*)
ATC Herb — HR05WA5063 (Verbascum densiflorum: flower).
UNII — C9TD27U172 (Verbascum thapsus); CZI843G1J8 (Verbascum phlomoides flower).

注：Aaron's Rod 这个名称多种植物都曾使用过，包括 *V. densiflorum*，*Solidago* spp. 和 *Sempervivum tectorum*。

Pharmacopoeias. *Eur.* (see p.vii) includes the dried flowers.

Ph. Eur. 6. 8 （Mullein Flower；Verbasci flos） *Verbascum thapsus*、*V. densiflorum* 和 *V. phlomoides* 的干花，主要是花冠和雄蕊。贮藏于密闭容器中。

简介

毛蕊花的花是治疗感冒和咳嗽的草药中的组分。其干燥叶子和茎也可用于此用途。

1. Turker AU, Gurel E. Common mullein (*Verbascum thapsus* L.): recent advances in research. *Phytother Res* 2005; **19:** 733–9.

制剂

专利制剂

Ger.: Eres N†; ***Pol.:*** Noverban.

多组分制剂 ***Austral.:*** Procold†; Verbascum Complex†; ***Austria:*** Brust- und Hustentee St Severin; Pervivo; ***Canad.:*** Echinamide Cold and Cough; Honey Blend Herbal Cough Syrup; Wild Cherry-Slippery Elm Formula†; ***Cz.:*** Naturland Grosser Swedenbitter†; Species Pectorales Planta; ***Fr.:*** Detoxell†; Pectoflorine; ***Ger.:*** Equisil N; ***Hung.:*** Antipoll; Bittner; ***Mex.:*** Bronkitose Mielimon; ***Philipp.:*** Lungcaire Plus; ***Pol.:*** Flegatussin†; Gwajatussin; Pervivo†; Termasil; ***Rus.:*** Original Grosser Bittner Balsam (Оригинальный Большой Бальзам Биттнера); ***Spain:*** Bronpul†; Natusor Broncopul†.

顺势疗法制剂 ***Austral.:*** Cold & Flu Respatona Head Cold Relief†; ***Austria:*** Globuli gegen Heiserkeit; ***Fr.:*** Aesculus Complexe No 103; ***Ger.:*** Dolo-Injektopas; Hewallergia Complex; Neuralgie-Gastreu R70; Neuralgietabletten N†; Neuralgietropfen CM†; Pulmo Bronchialcomplex; ***Switz.:*** Regenaplex Nr. 71b.

Verbenone 马鞭草烯酮

Werbenon. 2-Pinen-4-one; 4,6,6-Trimethylbicyclo[3.1.1]hept-3-en-2-one.

Вербенон
$C_{10}H_{14}O$ = 150.2.
CAS — 80-57-9 (verbenone); 18309-32-5 (d-verbenone); 1196-01-6 (l-verbenone).
ATC Vet — QR05CA11 (L-verbenone).

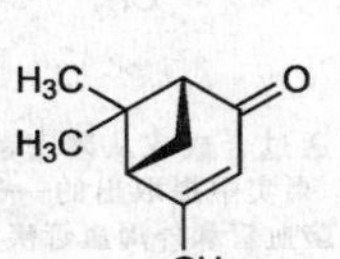

简介

马鞭草烯酮是存在于柠檬马鞭草油、迷迭香油（见2323页）和其他一些精油中的一种萜类。它主要用于呼吸道疾病，有时与松油合用。

马鞭草烯酮在林业中还用作驱虫剂。

制剂

专利制剂

Ital.: Ozopulmin; Ozopulmin G.

多组分制剂 ***Ital.:*** Ozopulmin; Ozopulmin G.

Vervain 马鞭草

Herba Columbariae; Herba Verbenae; Shop Vervain Wort; Verbena; Verveine Officinale.

Вербена Лекарственная (*Verbena officinalis*)
ATC Herb — HN05CM5028 (Verbena officinalis: herb); HR05YA5029 (Verbena officinalis: herb); HG02WD5001 (Verbena officinalis: herb); HA01WD5001 (Verbena officinalis: herb).

Pharmacopoeias. In *Chin.* and *Eur.* (see p.vii).

Ph. Eur. 6. 8 （Verbena Herb）．马鞭草（*Verbena officinalis*）干燥的根以上部分，开花期间收集整体或碎片。它含有至少 15%马鞭草苷（$C_{17}H_{24}O_{10}$＝388.4），以干燥药物计。

简介

马鞭草是 *Verbena officinalis*（Verbenaceae）的地上部分，已用于许多疾病。它的味道很苦，可以用于胃肠功能紊乱。它还有镇静作用，用于焦虑状态的治疗。此外，它还可以在慢性疾病康复期作为一种滋补药。

制剂

多组分制剂 ***Austral.:*** Avena Complex†; Calmo†; ***Austria:*** Sinupret; ***Canad.:*** Calmane; Estro-Logic†; ***Cz.:*** Sinupret; Stomatosan†; ***Fr.:*** Aromadigest; Aromazen; Calmophytum†; Santane A_4; Tisane Provencale no 4; Vigilia; ***Ger.:*** Sinupret; ***Hong Kong:*** Sinupret; ***Hung.:*** Antipoll; Sinupret; ***Indon.:*** Sinupret†; ***Ital.:*** Neoderma 47; ***Mex.:*** Bisolsinus; ***Philipp.:*** Sinupret; ***Pol.:*** Sinupret; ***Rus.:*** Sinupret (Синупрет); ***Singapore:*** Sinupret; ***Switz.:*** Sinupret; Tisane pour nourissons et enfants; ***Thai.:*** Sinupret†; ***UK:*** Athera; HRI Night; Kalms Sleep; Modern Herbals Menopause; Modern Herbals Stress; Newrelax; Period Pain Relief; Prementaid; Scullcap & Gentian Tablets; Stressless; SuNerven; ***Ukr.:*** Sinupret (Синупрет).

顺势疗法制剂 ***Fr.:*** Poconeol no 48; ***Ger.:*** Phonix Thuja-Lachesis spag.

Vetrabutine Hydrochloride（*BANM*，*rINNM*）盐酸维曲布汀

Dimophebumine Hydrochloride; Hidrocloruro de vetrabutina; Sp-281; Vétrabutine, Chlorhydrate de; Vetrabutini Hydrochloridum. *N,N*-Dimethyl-α-(3-phenylpropyl)veratrylamine hydrochloride.

Ветрабутина Гидрохлорид
$C_{20}H_{27}NO_2$,HCl = 349.9.
CAS — 3735-45-3 (vetrabutine); 5974-09-4 (vetrabutine hydrochloride).

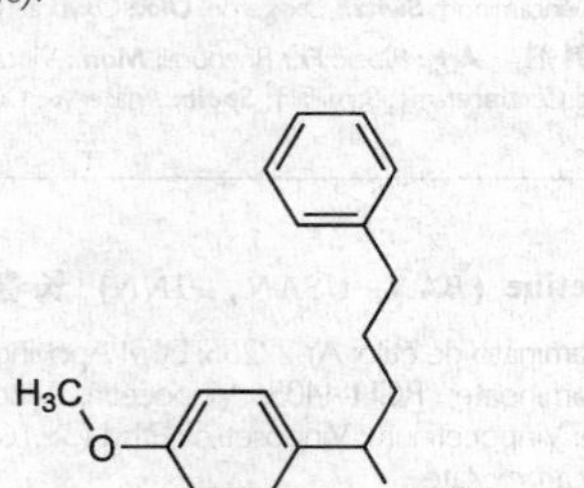

(vetrabutine)

简介

盐酸维曲布汀作为一种子宫松弛药，主要用于兽医药中。

Vinburnine（*rINN*）长春布宁

CH-846; (−)-Eburnamonine; 3α,16α-Eburnamonine; Vinburnina; Vinburninum; Vincamone. (3α,16α)-Eburnamenin-14(15*H*)-one.

Винбурнин
$C_{19}H_{22}N_2O$ = 294.4.
CAS — 4880-88-0.
ATC — C04AX17.
ATC Vet — QC04AX17.
UNII — G54D0HMY25.

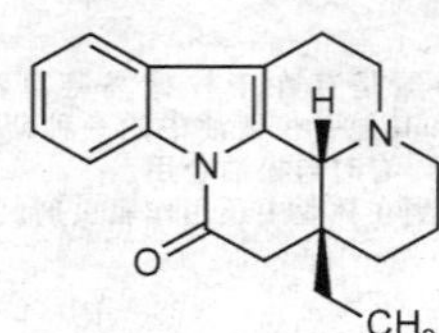

简介

长春布宁是一种与长春胺（见下文）有关的生物碱，主要用于脑循环功能障碍的治疗。

磷酸长春布宁有相似的用途。

制剂

专利制剂

Fr.: Cervoxan; ***Port.:*** Cervoxan; ***Spain:*** Cervoxan.

Vincamine (*BAN*, *rINN*) 长春胺

Vincamina; Vincaminum. Methyl (3α,16α)-14,15-dihydro-14β-hydroxyeburnamenine-14-carboxylate.

Винкамин

$C_{21}H_{26}N_2O_3$ = 354.4.
CAS — 1617-90-9.
ATC — C04AX07.
ATC Vet — QC04AX07.
UNII — 996XVD0JHT.

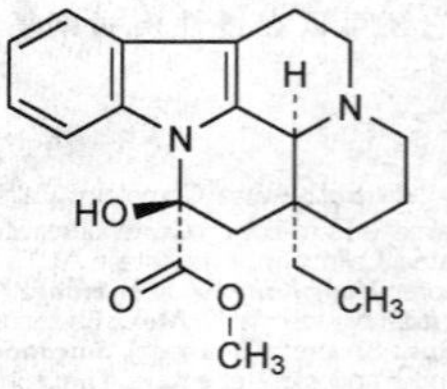

Pharmacopoeias. In *Fr.*

简介

长春胺是一种从 *Vinca minor*（Apocynaceae）获得的生物碱。它能增加脑循环对氧的利用，因此用于多种脑循环障碍。但是长春胺对于心血管系统也会有不良影响，伴有高血压或心血管疾病患者使用的时候要谨慎。

长春胺盐，包括长春胺的盐酸盐、氧戊二酸盐、萘丙磺酸盐、酒石酸氢盐，都已用于临床。

制剂

专利制剂

Arg.: Vinkhum; ***Belg.:*** Cerebroxine†; ***Fr.:*** Vinca†; ***Gr.:*** Etuamol; Livenza; Neuro-Kranit; Sozinalin; Vencano; Verolinex; Vincaminor; ***Ital.:*** Vinca-Treis; ***Mex.:*** Vincapan; ***Port.:*** Arteriovinca; Cervinca; Vincagil†; ***Spain:*** Tefavinca; Vincacen; Vincamino†; ***Switz.:*** Oxygeron; ***Ukr.:*** Oxybral (Оксибрал).

多组分制剂 ***Arg.:*** Ribex; ***Fr.:*** Rheobral; ***Mon.:*** Vincarutine; ***Port.:*** Anacervix; Centracetam†; Stimilfar†; ***Spain:*** Anacervix; Devincal; ***Venez.:*** Devincal†.

Vinpocetine (*BAN*, *USAN*, *rINN*) 长春西丁

Apovincaminato de etilo; AY-27255; Ethyl Apovincaminate; Ethyl Apovincaminoate; RGH-4405; Vinpocetin; Vinpocetina; Vinpocétine; Vinpocetinum; Vinposetiini. Ethyl (3α,16α)-eburnamenine-14-carboxylate.

Винпоцетин

$C_{22}H_{26}N_2O_2$ = 350.5.
CAS — 42971-09-5.
ATC — N06BX18.
ATC Vet — QN06BX18.
UNII — 543512OBTC.

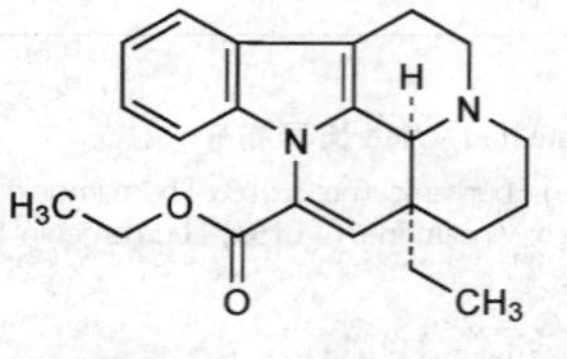

Pharmacopoeias. In *Eur.* (see p.vii).

Ph. Eur. 6. 8（vinpocetine） 白色或微黄色晶体粉末。几乎不溶于水；溶于二氯甲烷；微溶于无水乙醇。

简介

长春西丁是长春胺（见上文）的衍生物，口服用于治疗脑循环障碍和痴呆。但缺乏支持它用于认识障碍的治疗证据。

1. Grandt R, *et al.* Vinpocetine pharmacokinetics in elderly subjects. *Arzneimittelforschung* 1989; **39:** 1599–1602.
2. Blaha L, *et al.* Clinical evidence of the effectiveness of vinpocetine in the treatment of organic psychosyndrome. *Hum Psychopharmacol Clin Exp* 1989; **4:** 103–11.
3. Bereczki D, Fekete I. A systematic review of vinpocetine therapy in acute ischaemic stroke. *Eur J Clin Pharmacol* 1999; **55:** 349–52.
4. Szatmári SZ, Whitehouse P. Vinpocetine for cognitive impairment and dementia. Available in The Cochrane Database of Systematic Reviews; Issue 1. Chichester: John Wiley; 2003 (accessed 31/03/06).
5. Kemény V, *et al.* Acute and chronic effects of vinpocetine on cerebral hemodynamics and neuropsychological performance in multi-infarct patients. *J Clin Pharmacol* 2005; **45:** 1048–54.

制剂

专利制剂

Arg.: Cavinton†; ***Braz.:*** Vicog; ***Cz.:*** Cavinton; Vicebrol; ***Ger.:*** Cavinton†; ***Hung.:*** Cavinton; ***Pol.:*** Cavinton; Vicebrol; Vinpoton; ***Port.:*** Cavinton; DC Vin; Ultra-Vinca; Vipocem; ***Rus.:*** Cavinton (Кавинтон); Telectol (Телектол); Vincetin (Винцетин); Vinpoton (Винпотон); ***Singapore:*** Cavinton; ***Thai.:*** Cavinton; Vinpocen; Vinpotin; ***Ukr.:*** Cavinton (Кавинтон).

多组分制剂 ***Rus.:*** Vinpotropile (Винпотропил).

Vinyl Chloride 氯乙烯

Cloruro de vinilo; VCM; Vinilo, cloruro de; Vinyl Chloride Monomer; Winylu chlorek. Chloroethylene.

C_2H_3Cl = 62.50.
CAS — 75-01-4.

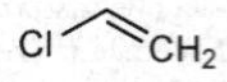

简介

氯乙烯用于聚氯乙烯（PVC）以及其他乙烯聚合物的制造。职业暴露于氯乙烯，可能会发生肢端溶骨症，特别是终端指骨，与雷诺现象相似，还可能发生皮肤的硬皮病改变。肝损害、肝血管肉瘤、脾大、血小板减少症、呼吸功能损害和染色体异常也有发生。

1. Infante PF, *et al.* Genetic risks of vinyl chloride. *Lancet* 1976; **i:** 734–5.
2. Black CM, *et al.* Genetic susceptibility to scleroderma-like syndrome induced by vinyl chloride. *Lancet* 1983; **i:** 53–5.
3. Piratsu R, *et al.* La mortalità dei produttori di cloruro di vinile in Italia. *Med Lav* 1991; **82:** 388–423.
4. Riordan SM, *et al.* Vinyl chloride related hepatic angiosarcoma in a polyvinyl chloride autoclave cleaner in Australia. *Med J Aust* 1991; **155:** 125–8.
5. Mur JM, *et al.* Spontaneous abortion and exposure to vinyl chloride. *Lancet* 1992; **339:** 127–8.
6. McLaughlin JK, Lipworth L. A critical review of the epidemiologic literature on health effects of occupational exposure to vinyl chloride. *J Epidemiol Biostat* 1999; **4:** 253–75.
7. Bolt HM. Vinyl chloride—a classical industrial toxicant of new interest. *Crit Rev Toxicol* 2005; **35:** 307–23.
8. Sherman M. Vinyl chloride and the liver. *J Hepatol* 2009; **51:** 1074–81.

Visnadin (*BAN*, *rINN*) 维司那定

Visnadina; Visnadinum. 10-Acetoxy-9,10-dihydro-8,8-dimethyl-2-oxo-2*H*,8*H*-pyrano[2,3-*f*]chromen-9-yl 2-methylbutyrate.

Виснадин

$C_{21}H_{24}O_7$ = 388.4.
CAS — 477-32-7.
ATC — C04AX24.
ATC Vet — QC04AX24.
UNII — 0RL4V0K263.

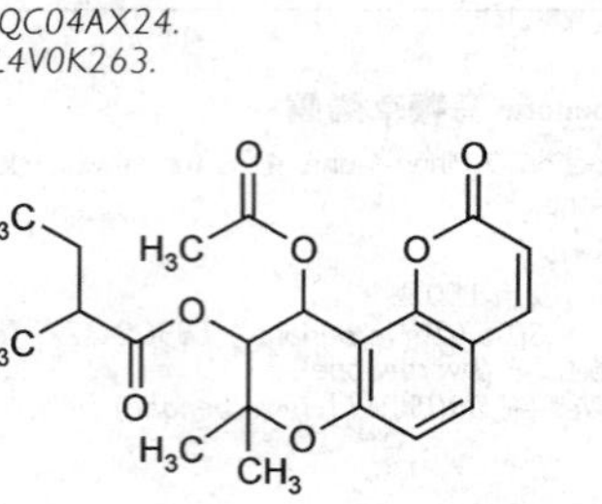

简介

维司那定是通过合成或从阿密茴香（*ammi visnaga*）（第2178页）果实中提取出的一种血管舒张药。它主要用于冠脉、脑血管和外周血管疾病。

Volatile Mustard Oil 挥发性芥子油

Allylsenföl; Essence of Mustard; Mostaza, aceite esencial de; Oleum Sinapis Volatile.

Эфирное Горчичное Масло

ATC Herb — HM02AW5002 (Brassica nigra: essential oil).

简介

挥发性芥子油主要由黑芥（第2288页）种子制备得到，主要成分是异硫氰酸烯丙酯（第2174页）。它是一种非常强大的刺激药，曾用作抗刺激药和发赤药。压榨芥子油含有的挥发油成分较少，可用作较弱的抗刺激药。

制剂

多组分制剂 ***Braz.:*** Alivioi; Benegel; Gelflex; Gelol†; Gelonevral†; Mialgex†; Mostardina†; Nevrol; ***Canad.:*** External Anti-Pain Oil; Penetrating Rub; ***Cz.:*** Apisarthron†; Rheumosin†; ***Rus.:*** Apisarthron (Апизартрон); Efcamon (Эфкамон); ***Spain:*** Dolokey; ***Switz.:*** Knobel Huile N; ***UK:*** Nine Rubbing Oils; Radian-B Red Oils; Red Oil; ***USA:*** Dermolin; Methalgen†; Musterole Extra.

Black Walnut 黑胡桃

American Black Walnut; Black Walnut Nut; Carya; Nogal Americano; Nogal Negro; Nogueira-preta; Noyer Noir; Noyer Noir d'Amérique; Noyer Noir d'Amérique du Nord; Schwarze Walnuß; Schwarze Walnuss; Schwarznuß Baum; Schwarznuss.

UNII — 02WM57RXZJ (black walnut); J7DAA933PR (black walnut extract); 3M3MMX2NG2 (black walnut bark); I2OQ2W1NI2 (black walnut leaves).

注：黑胡桃这个名称曾用于英国胡桃（*junlans regia*）（第2360页）。某些来源未区分英国胡桃和黑胡桃。胡桃这个名称还可指其他一些品种，用于英国胡桃的其他一些常见名称也有可能（错误地）用于黑胡桃。

与蜂斗菜（白胡桃）的区别参见第2196页。

简介

黑胡桃［*Juglans nigra*（*wallin nigra*），胡桃科］的壳及其他部分，有时可用作中草药，但英国胡桃（第2360页）用得更多。黑胡桃在北美一些土著部落用在中草药中。

果实用作食材，树木可用作棕色染料。

English Walnut 英国胡桃

Carpathian Walnut; Common Walnut; Echte Walnuß; Echte Walnuss; Hetaoren (seed); Hu Tao; Hu Tao Ren (seed); Juglandis Folium (leaf); Madeira Walnut; Nogal; Nogal Común; Nogal Europeo; Nogal Inglés; Nogueira-comum; Noyer Commun; Noyer Royal; Persian Walnut; Semen Juglandis (seed); Valnöt; Walnussblätter (leaf).

ATC Herb — HD03WA5005 (Juglans regia: leaf); HD10AW5001 (Juglans regia: leaf).
UNII — 1V3SHR7QB7 (Juglans regia nut); 3BA2N709NG (Juglans regia flowering top); 85HKB87105 (Juglans regia leaf).

注：黑胡桃这个名称曾用于英国胡桃 *Junlans regia*，但更多用于 *J. nigra*（见第2360页）。某些来源未区分黑胡桃和英国胡桃。胡桃这个名称还可能指其他一些品种，用于英国胡桃的其他一些常见名称也有可能（错误地）用于黑胡桃。

Juglands 这个名称同时用于英国胡桃和蜂斗菜（白胡桃）（参见第2196页）。

Pharmacopoeias. In *Chin.* and *Fr.*

简介

英国胡桃，*Junlans regia*（*J. duclouxuiana*；*J. fallax*；*J. kamaonica*；*J. kamaonia*；*J. orientis*；*J. sinensis*）（胡桃科）的多个部分用于中草药制剂中。叶子用于胃肠道疾病。叶子还能外用于表皮炎症和用作止汗剂。

果实的外壳（果皮）传统上用在治疗多种情况包括胃肠道和皮肤疾病的制剂中。

其他非特定部分还用在治疗便秘和其他胃肠道疾病及上呼吸道疾病的制剂中。

胡桃仁用在中草药中。

胡桃仁可用作食材，并且因其具有改善血脂的功能而得到提倡。

顺势疗法 英国胡桃已用于顺势疗法药物，主要有以下名称：Juglans regia；Juglans reg。胡桃 *Juglans regia* 的花也用于顺势疗法药物，主要有以下名称：Juglans regia，flos；Juglans reg，flos。

制剂

专利制剂

Rus.: Juglanex (Югланэкс).

多组分制剂 **Cz.:** Original Schwedenbitter; **Fr.:** Nostress†; Notabac†; **Ger.:** Imupret; Tonsilgon†; **Hung.:** Gombarex; **Rus.:** Tonsilgon N (Тонзилгон Н); **Spain:** Natusor Circusil†; Natusor Infenol†; **Ukr.:** Imupret (Имупрет); Tonsilgon N (Тонзилгон).

顺势疗法制剂 **Austria:** Lymphomyosot; **Canad.:** Itires; Rexorubia; **Cz.:** Lymphomyosot; **Fr.:** Diacure; Hepatodrainol; Poconeol no 37; Rexorubia; Uranium Compose; **Ger.:** Lymphomyosot; Lymphtropfen S†; Regena-Haut G; Tumoglin; **Neth.:** Acidolite; Hepatodrainol; Lymfelite; **Port.:** Hepatodrainol; **Ukr.:** Lymphomyosot (Лiмфомiозот)†; **Venez.:** Lymphomyosot†.

Water 水

Acqua; Agua; Agua potable; Aqua; Aqua Communis; Aqua Fontana; Aqua Potabilis; Eau Potable; Vand; Vann; Vatten; Vesi; Víz; Wasser; Woda.

Вода

H_2O = 18.02.

CAS — 7732-18-5.

Purified Water 纯净水

Agua purificada; Aqua purificata; Eau purifiée; Išgrynintas vanduo; Puhdistettu vesi; Tisztított víz; Vatten, renat; Voda čištěná; Woda oczyszczona.

Дистиллированная Вода (distilled water); Очищенная Вода (purified water)

UNII — 059QF0KO0R.

Pharmacopoeias. In *Chin., Eur.* (see p.vii), *Int., Jpn, US,* and *Viet.*

Eur. also includes Highly Purified Water. *US* also includes Sterile Purified Water.

Some pharmacopoeias only include distilled water or have additional monographs for demineralised water or distilled water.

Ph. Eur. 6. 8（Water，Purified；Aqua Purificata） 指除无菌和无热原水以外，用于药物制剂的水，除非是另有证明或相关部门授权。它是通过蒸馏、离子交换、反渗透或其他方法，由可饮用水制备得来的。贮藏时要防止微生物生长及其他污染的可能。

Ph. Eur. 6. 8（Water，Highly Purified；Aqua Valde Purificata） 指用于药品制剂生产的水，对水的生物质量有很高的要求，但注射用水除外。

USP 33（Purified Water） 通过一定处理过程，由饮用水制备得到。

制剂 去离子化 将饮用水通过填充了阴离子和阳离子的离子交换柱，带电荷的粒子就会被除去，生成高电阻的水。胶体和不带离子的混合物杂质如热原用这个方法无法去除。

蒸馏 在这个过程中，水通过蒸发与那些难挥发的杂质分开，然后再冷凝后得到。在此过程中，那些难挥发的杂质也可能会随着蒸汽混入馏分中，除非有合适的挡板放在蒸馏器中。

Water for Injections 注射用水

Agua para inyecciones; Agua para inyectables; Aq. pro Inj.; Aqua ad iniectabilia; Aqua ad Injectionem; Aqua Injectabilis; Aqua Pro Iniectione; Aqua pro Injectione; Aqua pro Injectionibus; Eau pour préparations injectables; Injekcinis vanduo; Injektionesteisiin käytettävä vesi; Vatten för injektionsvätskor; Víz parenterális célra; Voda na injekci; Wasser für Injektionszwecke; Water for Injection; Woda do wstrzykiwań.

Вода Для Инъекций

Pharmacopoeias. In *Chin., Eur.* (see p.vii), *Int., Jpn, US,* and *Viet.*

US also includes Sterile Water for Injection, Sterile Water for Inhalation, Sterile Water for Irrigation, and Bacteriostatic Water for Injection.

Ph. Eur. 6. 8（Water for Injection） 用于肠外给药的药物制剂用水，作为载体，用于溶解或稀释溶质或静脉给药制剂。它由饮用水或纯净水蒸馏得到，用中性的玻璃、石英或某种合适的金属作为阻挡小液滴雾沫的装置。蒸馏一开始的部分先弃去，收集其余的部分。贮藏时要防止微生物生长及其他污染的可能。

USP 33（Water for Injection） 通过蒸馏或等同于蒸馏或比蒸馏更利于除去化学物质及微生物的方法得到的水。当它用于肠外给药的制剂时，首先必须是无菌的，或者制剂最终必须是无菌的。无菌注射用水、无菌吸入用水、无菌灌洗用水以及注射用抑菌用水都分别有专论介绍。

简介

作为人类使用的水，其质量有国际认定的标准。毒性物质如砷、钡、镉、铬、铜、氰化物、铅以及硒在饮用水中的浓度超过了规定标准范围，都会对人体健康造成危害。水源性感染也是一种危害。

氟是在饮用水中必需的一种组成成分，但是如果含量超标也会危及健康（见**氟化钠**，第1864页）。饮用了大量含有硝酸盐的水，会引起婴儿的正铁血红蛋白血症，很多国家对水中硝酸盐的含量都有标准。

自来水可能含有金属离子（如铝、铜和铅）、氟或氟胺 T 钠，对于透析可能是危险的。

硬水含有一些可溶性钙盐和镁盐，形成煮水容器、水管或高压锅中的水垢和淤渣，这些离子可以让肥皂沉淀并阻碍其起泡。水的暂时硬度是因为碳酸氢盐的存在，在加热时可以转化为不溶性的碳酸盐。永久硬度是由于一些可溶性的盐酸盐、硝酸盐和硫酸盐，这些加热也不会产生沉淀。这些盐的存在或缺乏都会对心血管健康有影响。

没有进一步的纯化，饮用水不适宜用于药物制剂。用于药物制剂的水必须是纯化之后的。在大多数药典中，对于各种不同制剂的用水有专论论述，如注射用水。当用于特定制剂时，不应使用自来水。

过量饮水会导致水中毒，伴有水电解质平衡的紊乱。

1. Manz F, *et al.* The most essential nutrient: defining the adequate intake of water. *J Pediatr* 2002; **141:** 587–92.

制剂

BPC 1973: Surgical Chlorinated Soda Solution;
USP 33: Cascara Sagrada Fluidextract.

专利制剂

Fin.: Aquasteril†; **Hung.:** Humaqua; Rins-Aqua; **Port.:** Estericlean†; **UK:** Aquasol; Uriflex W; **USA:** Fleet Bagenema.

多组分制剂 **Philipp.:** BioSil.

顺势疗法制剂 **Fr.:** Urarthone.

Wheat 小麦

Blé; Froment; Frumento; Grano; Trigo; Weizen.

Пшеница Мягкая

UNII — 4J2I0SN84Y.

注：应与小麦属植物（茅草的同物异名）（见第2218页）区别开。

简介

小麦（*Triticum* spp.，Poaceae）是世界范围内种植的一种谷类植物。普通小麦［*Triticum aestivum*，（*T. vulgare*）］是麦芽和麦芽油的来源（见下文）。小麦的芽胚用于制备麦精（第1856页）。小麦同时也是麸炒（第1634页）和淀粉（第1869页）的来源。

麦芽用在制剂中主要用于皮肤和黏膜损害，以及用作营养补充剂。

制剂

专利制剂

Braz.: Dermocrem; Vagitrene; **Canad.:** Dermatix Fitocream†; **Ger.:** Vulnostimulin; **Ital.:** Fitostimoline; Step 2; **Turk.:** Fito; **USA:** Benefiber; **Venez.:** Derain; Gynoderain.

多组分制剂 **Arg.:** Amenite Plus†; Cicatul; Microlift; **Canad.:** Floradix Kindervital; **Cz.:** Revalid; **Fr.:** Cholegerol†; Phytolongbronze†; **Hung.:** Revalid; **Ital.:** Decon Ovuli; Fitostimoline; Sclerovis H Plus; Sclerovis H†; Solecin; **Mex.:** Fitoestimulina; Italdermol; **Port.:** Fitocreme; **Singapore:** Pro-4; **Spain:** Dextricea; **Switz.:** Revalid; **UK:** S.P.H.P.; **Ukr.:** Revalid (Ревалид).

顺势疗法制剂 **UK:** Fragador.

Wheat-germ Oil 麦胚芽油

Búzacsíraolaj; Germes de blé, huile de; Huile de Germe de Blé; Kviečių gemalų aliejus; Oleum Tritici Germinis; Pšeničný olej; Tritici aestivi oleum; Tritici Oleum; Vehnänalkioöljy; Vetegroddolja.

Масло Пшеничных Зародышей

CAS — 8006-95-9.

ATC Herb — HA11YA5001 (Triticum aestivum: germ oil).

UNII — 14C97E680P.

Pharmacopoeias. *Eur.* (see p.vii) includes Wheat-germ Oil, Refined, and Wheat-germ Oil, Virgin.

Ph. Eur. 6. 8（Wheat-germ Oil，Refined；Tritici Aestivi Oleum Raffinatum） 通过冷榨或其他合适的机械方法，或者提取法从普通小麦（*Triticum aestivum*）的麦芽中获得的油脂，然后再进行精炼。可能加入适当的抗氧化剂。它是一种淡黄色液体。几乎不溶于水和乙醇；在40～60℃时与汽油易混合。相对密度约为 0.925，贮藏于密闭容器中。避光。

Ph. Eur. 6. 8（Wheat-germ Oil，Virgin；Tritici Aestivi Oleum Virginale） 通过冷榨或其他合适的机械方法，或者提取法从普通小麦（*Triticum aestivum*）的麦芽中获得的油脂。它是一种淡黄色液体。几乎不溶于水和乙醇；在 40～60℃时与汽油易混合。相对密度约为 0.925。贮藏于密闭容器中。避光。

简介

麦胚芽油含有丰富的维生素 E（第1892页）。它既是日常食材，也可用在治疗皮肤和黏膜损伤的制剂中。

制剂

多组分制剂 **Braz.:** Gamaline-V; Primoris; **Canad.:** Salusan; **Fr.:** Bio-Selenium; Omegaline Solaire; Phytophanere; **Hung.:** Aktivit; **Indon.:** Eviprostat; **Ital.:** Babigoz Crema Protettiva; Babysteril; Eavit; Eavit Plus; Eu-Visus; Granvit; Ottovis; Vitalux; **Jpn:** Eviprostat; **Pol.:** Klosterfrau Aktiv; **Rus.:** Vitamax (Витамакс)†; **Singapore:** Eviprostat; **Switz.:** Priorin N; **Turk.:** Priorin; **UK:** No-Sor Nose Balm; **Ukr.:** Energin (Энергин).

Wild Carrot 野胡萝卜

Dauci Herba; Daucus; Queen Anne's Lace; Zanahoria silvestre.

Морковь Дикая

注：另一种伞形科植物 cow 毒芹（*Anthriscus sylvestris*）曾经也称为 Queen Anne's lace。

Pharmacopoeias. In *Chin.*

简介

伞形科植物野胡萝卜（*Daucus carota*）的果实，已用作利尿药和驱虫剂，并且在多种疾病治疗的中草药中都含有野胡萝卜。这种植物的其他部分也用于民间医学。野胡萝卜种子的油可以用于芳香疗法。培育品种 *D. carota* subsp. *sativus* 是厨房中常见蔬菜，也是食物中类胡萝卜素的一种来源。

制剂

多组分制剂 **Arg.:** Hepatalgina; Metiogen; Palatrobil; **Chile:** Natur-Zin; Natursel-C; **Ital.:** Evamilk; **Malaysia:** Eyebright Plus†; **UK:** Sciargo; Watershed; **Ukr.:** Urolesan (Уролесан).

Wild Cherry Bark 野樱树皮

Corteza de cerezo silvestre; Prunus Serotina; Virginian Prune; Virginian Prune Bark; Wild Black Cherry Bark; Wild Cherry.

Черёмуха Поздняя (*Prunus serotina*)

简介

野樱树皮是野樱或黑樱 *Prunus serotina*（Rosaceae）的干树皮，在商业中有 *Thin Natural Wild Cherry Bark*，含有不少于 10% 的水溶性提取物。有微臭，涩芳香苦味，像苦杏仁的味道。它含有（+）-扁桃腈苷（野黑樱苷）和一个酶系统，能在有水的条件下生成苯甲醛、氢氰酸和葡萄糖。

野樱树皮可制成糖浆剂用于咳嗽的治疗，但是认为仅有很小的治疗价值。它也用做香料。

制剂

多组分制剂 **Canad.:** Bronchial Cough; Echinamide Cold and Cough; Herbal Cough Syrup; Honey Blend Herbal Cough Syrup; Mielocol; Ropheline†; Wampole Bronchial Cough Syrup†; Wild Cherry-Slippery Elm Formula†; **Venez.:** Cerylana.

Wild Lettuce 野莴苣

Herba Lactucae Virosae; Laitue Vireuse; Lechuga Montés; Lechuga silvestre; Lechuga Virosa; Poison Lettuce.

Латук Дикий

ATC Herb — HR05DB5006 (Lactuca virosa: leaf); HR05DB5005 (Lactuca virosa: herb); HN05CM5008 (Lactuca virosa: dry latex); HN05CM5010 (Lactuca virosa: leaf); HN05CM5009 (Lactuca virosa: herb).

简介

野莴苣 *Lactuca virosa*（Compositae）作为一种镇静和止咳的草药。其干乳胶（lactucarium；lettuce opium）也可以作为药物。

滥用 一例 23 岁男性在服用了野莴苣叶提取物的浓溶液后，出现了感觉障碍、欣快感和痛觉缺失[1]。这个案例的报道者还发现，曾有文献报道一位 22 岁女性摩洛哥人，同服了野莴苣茎和苦苣菜"tilfaf"（*Sonchus* spp）后死亡。野莴苣提取物的注射液在静脉使用时可能会有毒性[2]。

1. Spadari M, *et al.* Abus de laitue vireuse. *Presse Med* 2003; **32:** 702–3.
2. Mullins ME, Horowitz BZ. The case of the salad shooters: intravenous injection of wild lettuce extract. *Vet Hum Toxicol* 1998; **40:** 290–1.

制剂

多组分制剂 **Canad.:** Herbal Insomnia; Sirop Cocillana Codeine; Sirop Cocillana Compose†; **S.Afr.:** Choats Extract of Lettuce Cough Mixture†; **UK:** Anased; Antibron; Gerard House Somnus; HRI Night; Kalms Sleep; Quiet Life; Quiet Nite; Slumber; Unwind Herbal Nytol; Valerian Passiflora and Hops; **Venez.:** Cerylana; Diamel.

Wild Pansy 野三色堇

European Field Pansy (*Viola arvensis*); European Wild Pansy (*Viola arvensis* or *V. tricolor*); Field Pansy (*Viola arvensis* or *V. tricolor*); Heart's Ease; Heartsease (*Viola tricolor*); Johnny-jump-up (*Viola tricolor*); Keto-orvokki; Love-in-idleness (*Viola tricolor*); Pansy (*Viola tricolor*); Pensée sauvage; Viol; Violae herba; Violae Tricoloris Herba (viola tricolor); Ziele fiołka trójbarwnego (viola tricolor).

Фиалка Трёхцветная (*Viola tricolor*)

ATC Herb — HD11AX5009 (Viola tricolor: herb).
UNII — 9Q24RAI43V (Viola tricolor).

Pharmacopoeias. In *Eur.* (see p.vii).

Ph. Eur. 6.8 [Wild Pansy (flowering Aerial Parts); Viola Herba cum Flore] *Viola arvensis* 和（或）*V. tricolor* 的干燥花序部分。它含有不少于 1.5%的黄酮类化合物，称为三色堇苷（$C_{27}H_{30}O_{14}$），均以干重计算。避光。

不良反应

对血液的影响 患有 G6PD 缺陷的 9 个月婴儿，在口服使用了野三色堇提取物后出现了溶血[1]。

1. Behmanesh Y, Abdollahi M. Haemolysis after consumption of Viola tricolor. *WHO Drug Inf* 2002; **16:** 15–16.

用途和用法

野三色堇 *Viola tricolor* 或 *V. arvensis*（Violaceae）是用于局部皮肤的草药，特别是脂溢性皮肤疾病。口服野三色堇还用于治疗胃肠道疾病和呼吸道疾病。

顺势疗法 野三色堇有以下名称用于顺势疗法药物：Viola tricolor；Violo tric。

制剂

多组分制剂 ***Austral.:*** Bioage Peripheral†; ***Cz.:*** Antirevmaticky Caj†; Bronchialtee N†; ***Fr.:*** Boribel Tisane No 6; Colitisane; Depuratif Parnel; Evacrine; Fitacnol†; ***Hung.:*** Zeatax; ***Ital.:*** Neoderma 47; ***Switz.:*** Antidry; Viola; ***UK:*** Gerard House Skin; Pure Plan.

顺势疗法制剂 ***Austral.:*** Dermatitis Relief†; ***Canad.:*** Acne†; Eczema L87; Homeodose 24†; ***Cz.:*** Lamioflur†; ***Fr.:*** Cistus Canadensis Complexe No 86; Homeodose 24; Saponaria Compose; Scabiosa Complexe No 87; Staphysagria Complexe No 92; ***Ger.:*** Cuti-Do†; Derma-Plantin; Ekzevowen; Hautplus N Dr Hagedorn†; Kattwiderm†; Regena-Haut G.

Wild Thyme 野生百里香

Backtimjan; Kangasajuruoho; Mateřídoušková nať (Nať mateřídoušky); Mother of Thyme; Paprastųjų čiobrelių žolė; Quendel; Serpolet; Serpylli herba.

Тимьян Ползучий

ATC Herb — HD08AW5004 (Thymus serpyllum: herb); HN05CM5026 (Thymus serpyllum: herb); HA03AW5058 (Thymus serpyllum: herb); HR05WA5057 (Thymus serpyllum: herb).
UNII — 86H4S6K51N (Thymus serpyllum).

注：与百里香区别，参见第2346页。

Pharmacopoeias. In *Eur.* (see p.vii).

Ph. Eur. 6.8 (Wild Thyme; Serpylli Herba) *Thymus serpyllum* 的完整或切割过的干花部分。含有不少于 0.3%（*v/w*）的挥发油，以干重计算。避光。

简介

野生百里香（*Thymus serpyllum*，Lamiaceae）是用于治疗上呼吸道疾病的中草药组分。它的作用与百里香（第 2346 页）相似但稍弱。在商业中，*T. pulegioides* 和 *T. praecox* subsp. *arcticus* 都做 *T. serpyllum* 用。

野生百里香油也有相似的用途。

制剂

多组分制剂 ***Austral.:*** Gartech; ***Austria:*** Scottopect; ***Belg.:*** Colimax†; Thymoseptine; ***Cz.:*** Bronchialtee N†; Detsky Caj s Hermankem; Pruduškový; Thymomel; ***Fr.:*** Aromasol; Bronchorectine au Citral; Dinacode avec codeine; Dinacode†; Nazinette du Docteur Gilbert; ***Indon.:*** Silex; ***Ital.:*** Stenobronchial; Tussamag; Tussamag Complex; ***Port.:*** Pilka F†; ***Rus.:*** Stoptussin-Fito (Стоптуссин-фито); ***Spain:*** Llantusil†; ***Switz.:*** Frixo-Dragon Vert†; Pectosan N†; Tisane contre les refroidissements; ***Ukr.:*** Stoptussin Fito (Стоптуссин).

Wild Yam 野山药

Atlantic Yam; Colic Root; Rheumatism Root.

Дикий Ямс

ATC Herb — HR05YA5005 (Dioscorea villosa: root with rhizome); HG02WB5002 (Dioscorea villosa: root with rhizome); HM01AW5008 (Dioscorea villosa: root with rhizome).
UNII — IWY3IWX2G8 (Dioscorea villosa root).

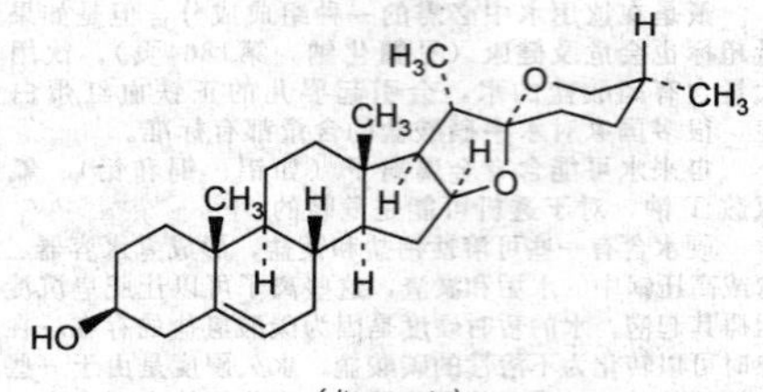

(diosgenin)

简介

野山药 *Dioscorea villosa*（Dioscoreaceae）的根部用于草药治疗更年期疾病和风湿性关节炎。野山药根部含有薯蓣皂苷元，其可作为人体激素化学合成的前体。含有野山药的一些制剂被称为"天然 DHEA"，但目前没有证据表明薯蓣皂苷元在人体内可作为激素合成的前体。薯蓣属的其他品种也可用于食材和医药。

顺势疗法 野山药有以下名称用于顺势疗法药物：Dioscorea villosa；Igname Sauvage；Zottige Yamswurzel。

1. Komesaroff PA *et al.* Effects of wild yam extract on menopausal symptoms, lipids and sex hormones in healthy menopausal women. *Climacteric* 2001; **4:** 144–50.
2. Final report of the amended safety assessment of Dioscorea Villosa (Wild Yam) root extract. *Int J Toxicol* 2004; **23:** 49–54.
3. Wojcikowski K, *et al.* Dioscorea villosa (wild yam) induces chronic kidney injury via pro-fibrotic pathways. *Food Chem Toxicol* 2008; **46:** 3122–31.
4. Wojcikowski K, *et al.* An in vitro investigation of herbs traditionally used for kidney and urinary system disorders: potential therapeutic and toxic effects. *Nephrology (Carlton)* 2009; **14:** 70–9.

制剂

多组分制剂 ***Austral.:*** Cimicifuga Compound; Dyzco†; Feminine Herbal Complex; Soy Power Plus†; ***Canad.:*** Estro-Logic†; Herbal Laxative; Herbal Support for Women Over 45†; Libeeda for Women; Milk Thistle Extract Formula†; Natural HRT; Painease; ***Fr.:*** Androlistica; Biopause; ***Ital.:*** Ri-Donna.

顺势疗法制剂 ***Austral.:*** Diarrhoea Relief Tablets†; ***Canad.:*** Aloe Complex†; Colic; Hylands Kinder-CL; Kid's Colic; Motherwort Combination I; ***Fr.:*** Aloe Compose; Conium Complexe No 36; ***Ger.:*** Dolo-Injektopas; Gallenja†; Hepa-Loges; Phytocortal; ***Switz.:*** Regenaplex Nr. 80aN; ***USA:*** Estrex.

Xanthine-containing Beverage 含黄嘌呤饮料

Xantina, bebidas con.

Ксантинсодержащие Напитки

不良反应

含黄嘌呤饮料所引起的不良反应，主要是因为含有咖啡因（第1079页）、茶碱（第1102页）、可可碱（第1102页）。常见的不良反应有失眠、焦虑、震颤、心悸以及戒断症状头痛。

哺乳 关于咖啡因饮料对哺乳的影响，可参见咖啡因部分，第 1080 页。

对心脏的影响 一项已发表的荟萃分析研究没有发现咖啡因摄入与心脏疾病之间存在关系[1]，在一项大规模队列研究中，对男性随访至 14 年，对女性随访至 20 年，结果表明两者并无关联[2]。在英国[3]，专家关于咖啡因或咖啡摄入与冠状动脉心脏疾病发展的关系意见不一致。通过煮的方式制成的咖啡，如在斯堪的纳维亚半岛，能升高血清胆固醇的含量，因为其中含有咖啡醇二萜、咖啡白脂。用咖啡壶也有相似的影响。但是过滤咖啡没有这样的影响，因为升高胆固醇的物质不能透过滤纸[4]。一项案例对照研究提示，煮过但未过滤咖啡与首次发作的非致死性心肌梗死有相关性[5]。其他一些观点认为，咖啡因的加压作用本身就是心血管疾病的危险因素[6]，但是没有证据支持这种观点。一项大型前瞻性队列研究发现[7]，饮食中摄入咖啡因与心脏纤颤或扑动没有关系。

喝茶与心血管疾病危险增加没有联系[3]，而且它含有的茶多酚具有益于健康的抗氧化作用[8,9]。

1. Myers MG, Basinski A. Coffee and coronary heart disease. *Arch Intern Med* 1992; **152:** 1767–72.
2. Lopez-Garcia E, *et al.* Coffee consumption and coronary heart disease in men and women: a prospective cohort study. *Circulation* 2006; **113:** 2045–53.
3. DoH. Nutritional aspects of cardiovascular disease. Report of the cardiovascular review group committee on medical aspects of food policy. Report on health and social subjects no. 46. London: HMSO, 1994.
4. Urgert R, *et al.* Comparison of effect of cafetière and filtered coffee on serum concentrations of liver aminotransferases and lipids: six month randomised controlled trial. *BMJ* 1996; **313:** 1362–6.
5. Hammar N, *et al.* Association of boiled and filtered coffee with incidence of first nonfatal myocardial infarction: the SHEEP and the VHEEP study. *J Intern Med* 2003; **253:** 653–9.
6. James JE. Is habitual caffeine use a preventable cardiovascular risk factor? *Lancet* 1997; **349:** 279–81.
7. Frost L, Vestergaard P. Caffeine and risk of atrial fibrillation or flutter: the Danish Diet, Cancer, and Health Study. *Am J Clin Nutr* 2005; **81:** 578–82.
8. Luo M, *et al.* Inhibition of LDL oxidation by green tea extract. *Lancet* 1997; **349:** 360–1.
9. Geleijnse JM, *et al.* Tea flavonoids may protect against atherosclerosis: the Rotterdam study. *Arch Intern Med* 1999; **159:** 2170–4.

对肌肉的影响 一位老年人每天约喝 14L 茶，发生了严重的肌炎[1]。这是因为含黄嘌呤饮料会引起低钾血症所致。患者在接受静脉补钾后好转，之后减少饮茶量后一直保存良好状态。

1. Trewby PN, *et al.* Teapot myositis. *Lancet* 1998; **351:** 1248.

恶性肿瘤 一项对可利用数据进行的分析发现，在女性和男性人群中，日常摄入咖啡因与下泌尿道肿瘤疾病没有显著相关性[1]。

1. Viscoli CM, *et al.* Bladder cancer and coffee drinking: a summary of case-control research. *Lancet* 1993; **341:** 1432–7.

药物相互作用

正在接受黄嘌呤治疗的患者饮用大量含有黄嘌呤的饮料时，二者可能会产生协同作用。

抗精神病药 据报道，含有黄嘌呤的饮料在体外试验能使抗精神病药药沉淀，但是在体内试验并没有显示能改变抗精神病药的浓度，关于参考文献参见第946页。

用途和用法

黄嘌呤饮料中含有的巧克力、咖啡、可可、可乐、maté 和茶等已广泛使用，对中枢神经系统有轻度刺激作用。最主要的黄嘌呤组成成分是咖啡因（第1079页），可能还含有其他黄嘌呤衍生物包括可可碱（第1102页）和茶碱（第1102页）。可可和巧克力中含有大量的可可碱。

咖啡是 *Coffea arabica*、*C. liberica*、*C. canephora*（robusta coffee）和其他种类 *Coffea*（Rubiaceae）成熟干果的核仁，经过烘焙直到颜色变成深棕色，并散发一种特殊的香臭。它含有 1%～2%咖啡因。咖啡以浸出物或汤剂的形式，作为刺激剂使用。在某些制剂中也作为香料使用。汤药每 100ml 含有约 100mg 咖啡因。即食咖啡制剂的咖啡因含量甚至可以减少 40%，而去咖啡因制剂中，100ml 大约仅含有 3mg 咖啡因。

柯拉树（cola，cola seed，kola nuts）是 *Cola nitida* 和 *C. acuminate*（Sterculiaceae）的干燥子叶，含有约 2.5%咖啡因和微量可可碱。柯拉树用来生产饮料可乐，其中每 100ml 约含有咖啡 20mg。

Maté（巴拉圭茶）是 *Ilex paraguensis*（Aquifoliaceae）的干燥叶子，含有 0.2%～2%咖啡因和微量可可碱。Maté 没有茶涩，因此在南美广泛用于饮料中。

茶（thea，chá，ché，tee）是 *Camellia sinensis*（＝C. thea)（Theaceae）的嫩叶或叶芽制成的，含有 1%～5%咖啡因，约 24%鞣酸，少量的可可碱和茶碱。茶的浸出物用于制成饮料，每 100ml 咖啡因含量可达约 60mg。

巴西可可是 *paullinia cupana var sorbilit*（Sapindaceae）压碎的种子。咖啡因是它主要的活性成分，曾被称为 guaranine。其中药制剂包括饮料或液体提取物，可能含有咖啡因 5%。

顺势疗法 咖啡有以下名称用于顺势疗法药物：Coffea Arabica；Coffea；Coffea cruda；Coff. Cr.；Coffea tosta。

柯拉有以下名称用于顺势疗法药物：Cola；Sterculia acuminate；Sterculia acum。

Maté 有以下名称用于顺势疗法药物：Ilex paraguayensis；Ile. Para.；Ilex paraguariensis；Ilex parag。

巴丁可可也用于顺势疗法药物。

糖尿病 有报道摄入正常量的咖啡能降低 2 型糖尿病的发生率[1～6]，但是咖啡因或其他成分的影响尚未清楚。

1. Salazar-Martinez E, *et al.* Coffee consumption and risk for type 2 diabetes mellitus. *Ann Intern Med* 2004; **140:** 1–8.
2. van Dam RM, Hu FB. Coffee consumption and risk of type 2 diabetes: a systematic review. *JAMA* 2005; **294:** 97–104.
3. van Dam RM, *et al.* Coffee, caffeine, and risk of type 2 diabetes: a prospective cohort study in younger and middle-aged U.S. women. *Diabetes Care* 2006; **29:** 398–403.
4. Iso H, *et al.* The relationship between green tea and total caffeine intake and risk for self-reported type 2 diabetes among Japanese adults. *Ann Intern Med* 2006; **144:** 554–62.
5. Pereira MA, *et al.* Coffee consumption and risk of type 2 diabetes mellitus: an 11-year prospective study of 28 812 postmenopausal women. *Arch Intern Med* 2006; **166:** 1311–16.
6. Smith B, *et al.* Does coffee consumption reduce the risk of type 2 diabetes in individuals with impaired glucose? *Diabetes Care* 2006; **29:** 2385–90.

制剂

专利制剂

Arg.: Radite; ***Braz.:*** Guarafort; ***Chile:*** Revaleskin; ***Fr.:*** Camiline; ***Ger.:*** Carbo Konigsfeld; ***Ital.:*** Categ; ***UK:*** Yariba; ***USA:*** Tegreen.

多组分制剂 ***Arg.:*** ADX; Centella Incaico; Energizante; Energizante Vital con ginseng; Energy Plus; Ginkgo Biloba Memo Diates†; Guarana Diates†; Ikx Gel Reductor†; Supervitaminico†; Yerba Diet; ***Austral.:*** 3B Beer Belly Buster†; Avena Complex†; Flavonoid Complex; Hairy Lemon; Infant Tonic†; Irontona; PM Joint-Care; Vig; Vig Recovery†; Vig†; Vitanox; Vitatona†; ***Braz.:*** Astenol†; Derm'attive 10†; Fosfatan†; Gastrogenol†; Gero Forte; Kola Fosfatada Soel†; ***Canad.:*** Biotrim†; Energy Plus†; Herbal Support for Active Lifestyles†; Super Energex Plus; Trim-Fit; ***Chile:*** Cellenergy; ***Cz.:*** Abfuhr-Heilkrautertee†; ***Fr.:*** Anti-oxydant F4; Biotone; Drainuryl; Elusanes Starphyt; Expuryl; Filigel; Gripponyl†; Guaramate; Mediflor no 1; Mincifit; Nutraforme†; Nutramince†; Quintonine; Santane O_1 minceur; Tealine†; Teaslim; Tonactil; Uromil; YSE†; ***Ger.:*** Myrrhinil-Intest; Ramend Krauter†; Repursan; ***Hong Kong:*** Mega-Antioxidant; Sessoforte†; Wari-Procomil†; Wellman†; ***Hung.:*** Antifront; Menofit; Sam-Ginseng Royal; Vensaxa; ***Indon.:*** Antox; F-Slim†; Lycoq†; Oxan; ***Irl.:*** Avena Sativa Comp; Biofreeze†; ***Israel:*** Coltect; ***Ital.:*** Altadrine Firming; Biomineral 5-Alfa; Biomineral 5-Alfa Shampoo; Calmason; Dam; Dimafit†; Four-Ton†; Ginkoba Active†; Idren; Memorandum†; Snell Cell; Vitalmix Action†; Vitalmix Complex; Vitalmix Fast; ***Malaysia:*** Glow; ***Mex.:*** Noxivid; Zumba; ***Philipp.:*** Fit-N-Trim; Fitrum†; Jamieson Total Energy; Lungcaire Plus; Memory DD†; Nutrafit; ***Pol.:*** Cardiol C; Penigra; Tobacoff; ***Port.:*** Lipoforte†; ***Rus.:*** Insti (Инсти); ***S.Afr.:*** Avena Sativa Comp†; ***Singapore:*** Hepasil DTX; ***Spain:*** Enofosforina Vigor; Exodren; Fitosvelt; Rimagrip; Vigortonic†; ***Switz.:*** Enuton; Tonique D nouvelle formule; Vita Buer-G-plus†; ***Thai.:*** Wari-Procomil†; ***Turk.:*** Keten; ***UK:*** Avena Sativa Comp; Biofreeze; Chlorophyll; Cleansing Herbs; Daily Fatigue Relief; Damiana and Kola Tablets; Glykola; Labiton†; Lion Cleansing Herbs; Pure Plan; S.P.H.P.; Strength; Zotrim; ***Ukr.:*** Antifront (Антифронт); Insti (Інсті)†; ***USA:*** Diabetiks; MacuTrition; PowerMate; ***Venez.:*** Demerung; Eufytose†; Ocoxin.

顺势疗法制剂 ***Austral.:*** Elimitona; Headache Relief†; Sleep & Insomnia Relief; ***Austria:*** Ambra Med Complex†; Beruhigungs- und Schlaftropfen fur Kinder Nr 4†; Iris Med Complex†; Notta; Nux Med Complex†; Schlaftropfen Nr 30†; ***Braz.:*** Tiralcol†; ***Canad.:*** Caffeine Withdrawal Support†; Calsom; Comp-Drops 7 Sleepless; Consolin†; Den 141; Homeo-Form CA; Homeodose 30†; Homeoknop Bioactiv O Weight Loss Aid; Hylands Kinder-T; Maxi Force Energy Cocktail†; Nervita; Passiflora Complex†; Sedilor; Serenol†; Tee Complex; Teething; ***Chile:*** Bioactiv Z; ***Fr.:*** Eudyne; Noctium; Passiflora Compose; Poconeol no 75; Sativol; Selenium Complexe No 99; Somnidoron; Tonique Vegetal; ***Ger.:*** Aranisan-N†; Biodolor; Cranio-cyl Ho-Len-Complex; Dolor-loges†; Dormi-Gastreu S R14; dysto-loges N; dysto-loges S; dysto-loges†; Hevert-Activon Kreislauftropen; Liquidorm N; Lycoaktin; Nervo-Plantin; Neurexan; Pflugerplex Gelsemium; Psychoneuroticum (Rowo-578); Rowo-Sedaphin 138 (Rowo-138)†; Schworocard; Seda-Do; Sedakatt; Zincum valerianicum-Hevert†; ***Neth.:*** Kruidvat Homeopathie Nachtrust; Nervival; Sativol; ***Rus.:*** Notta (Нотта); ***Switz.:*** Nelsons Noctura; Sleepium; ***UK:*** Noctura; ***USA:*** Preferred Remedies Sleep.

Xanthopterin 黄蝶呤

2-Amino-4,6-dihydroxypteridine.

Ксантоптерин

$C_6H_5N_5O_2$ = 179.1.

CAS — 119-44-8.

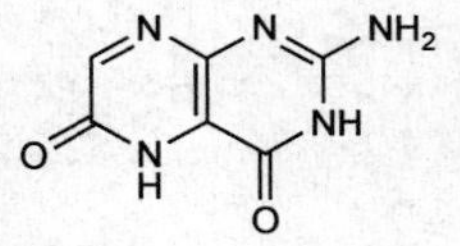

简介

黄蝶呤是一种天然色素，局部用于眼科疾病中。

制剂

多组分制剂 ***Ital.:*** Xantervit; Xantervit Antibiotico; Xantervit Epanna.

Xylazine (*BAN*, *rINN*) 赛拉嗪

Ksylatsiini; Xilazina; Xylazin; Xylazinum. *N*-(5,6-Dihydro-4*H*-1,3-thiazin-2-yl)-2,6-xylidine.

Ксилазин

$C_{12}H_{16}N_2S$ = 220.3.

CAS — 7361-61-7.

ATC Vet — QN05CM92.

UNII — 2KFG9TP5V8.

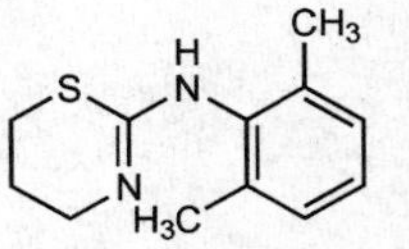

Pharmacopoeias. In *US.*

USP 33 (xylazine) 无色至白色晶体，略溶于丙酮、氯仿和稀酸；不溶于稀碱；贮藏于25℃密闭容器中，允许温度范围为15～30℃。

Xylazine Hydrochloride (*BANM*, *USAN*, *rINNM*) 盐酸赛拉嗪

Bay-Va-1470; Hidrocloruro de xilazina; Ksylatsiinihydrokloridi; Xilazin-hidroklorid; Xylazine, chlorhydrate de; Xylazin-hydrochlorid; Xylazinhydroklorid; Xylazini hydrochloridum.

Ксилазина Гидрохлорид

$C_{12}H_{16}N_2S, HCl$ = 256.8.

CAS — 23076-35-9.

UNII — NGC3S0882S.

Pharmacopoeias. In *US.*

Eur. (see p.vii) includes for veterinary use only.

Ph. Eur. 6. 8 ［Xylazine Hydrochloride for Veterinary Use；Xylazine Hydrochloride BP（Vet）］ 2010 一种白色或类白色，有吸湿性的晶体性粉末。易溶于水和二氯甲烷，极易溶于甲醇。其10%水溶液的pH值为4.0～5.5。贮藏于密闭容器中。避光。

USP 33（Xylazine Hydrochloride） 无色或白色晶体。略溶于丙酮、甲醇和稀酸；不能溶于稀碱。其1%水溶液的pH值为4.0～6.0。贮藏于25℃密闭容器中，允许温度范围为15～30℃。

简介

赛拉嗪是用于兽医学的一种镇静药、镇痛药和肌肉松弛药。其盐酸盐有相同的用途。曾有其滥用的报道。

不良反应 有过与赛拉嗪滥用及毒性的报道[1~7]。自行服用赛拉嗪200mg后出现与之相关的心动过缓、低血压及昏迷。其处理方法是对症治疗[1]。曾报道偶然眼部用药后出现全身毒性[6]。

1. Samanta A, *et al.* Accidental self administration of xylazine in a veterinary nurse. *Postgrad Med J* 1990; **66:** 244–5.
2. Mittleman RE, *et al.* Xylazine toxicity—literature review and report of two cases. *J Forensic Sci* 1998; **43:** 400–2.
3. Hoffmann U, *et al.* Severe intoxication with the veterinary tranquilizer xylazine in humans. *J Anal Toxicol* 2001; **25:** 245–9.
4. Capraro AJ, *et al.* Severe intoxication from xylazine inhalation. *Pediatr Emerg Care* 2001; **17:** 447–8.
5. Elejalde JI, *et al.* Drug abuse with inhaled xylazine. *Eur J Emerg Med* 2003; **10:** 252–3.
6. Velez LI, *et al.* Systemic toxicity after an ocular exposure to xylazine hydrochloride. *J Emerg Med* 2006; **30:** 407–10.
7. Liu CM, *et al.* Xylazine abuse: a rare cause of syncope. *Clin Toxicol* 2007; **45:** 309–11.

Xylose 木糖

Azúcar de la madera; Ksilozė; Ksyloosi; Ksyloza; Wood Sugar; Xilosa; D-xilosa; Xilóz; Xylos; Xylosa; D-Xylose; Xylosum. α-D-Xylopyranose.

Древесный Сахар; Ксилоза

$C_5H_{10}O_5$ = 150.1.

CAS — 58-86-6; 6763-34-4.

UNII — A1TA934AKO.

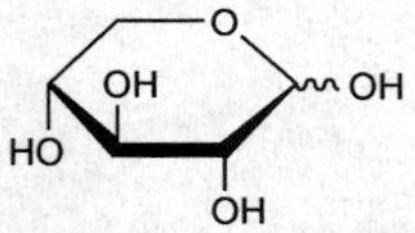

Pharmacopoeias. In *Eur.* (see p.vii) and *US.*

Ph. Eur. 6. 8（Xylose） 一种白色或类白色晶体性粉末，或无色针晶。易溶于水；溶于热乙醇。

USP 33（Xylose） 一种无色无臭针晶，或一种白色结晶性粉末。极易溶于水；微溶于乙醇。贮藏于温度为15～30℃的密闭容器中。

简介

木糖口服后通过胃肠道吸收。据报道，排除吸收不良的情况，口服5g后约有35%在5h内随尿液排出，口服25g则为25%。它一般口服给药，剂量5g或25g，用约700ml水送服。收集其在尿中的量，可以用于评估吸收不良的状况。如果有肾损伤需要调整剂量。剂量大时，木糖可能会导致胃肠道不适。其他药物可能会影响木糖的吸收从而干扰木糖试验。

试验已用于测定血中木糖浓度。

1. Craig RM, Ehrenpreis ED. D-xylose testing. *J Clin Gastroenterol* 1999; **29:** 143–50.

注意事项 含有木糖，或代谢为木糖的制剂，可能会干扰葡萄糖试验结果（第2246页）。对血糖结果的高估可能掩盖低血糖，导致胰岛素不合适的应用[1,2]。

1. Medicines and Healthcare products Regulatory Agency. Medical device alert: ref MDA/2007/058 issued 19 July 2007. Available at: http://www.mhra.gov.uk/PrintPreview/PublicationSP/CON2031807 (accessed 01/07/08)
2. FDA. Important safety information on interference with blood glucose measurement following use of parenteral maltose/parenteral galactose/oral xylose-containing products (issued November 2005). Available at: http://www.fda.gov/BiologicsBloodVaccines/SafetyAvailability/ucm154213.htm (accessed 16/08/10)

Yellow Dock 黄酸模

Curly Dock; Eviloriva; Lengua de vaca; Sour Dock.

Щавель Курчавый (*Rumex crispus*)

UNII — S9T422Q956 (Rumex crispus); 9N1RM2S62C (Rumex crispus root).

注：名称 sour dock 也用于酸模（第2334页）。

简介

黄酸模是 *Rumex crispus*（Polygonaceae）的根，具有缓泻和促进胆汁分泌的作用。它用于便秘、黄疸和慢性皮肤疾病。

顺势疗法 黄酸模有以下名称用于顺势疗法药物：Rumex；Rumex crispus；Rumex crisp；Rumex c。

制剂

多组分制剂 ***Austral.:*** Colax; DermaCo; Haemo-Red Formula; Herbal Cleanse†; Trifolium Complex†; ***Canad.:*** Herbal Support for Men Over 45†; Herbanat; Herborex†; Kalenite; ***Port.:*** Stodal; ***UK:*** Skin Eruptions Mixture.

顺势疗法制剂 ***Austral.:*** Cold & Flu Respatona Cough Relief†; Respatona Dry Cough & Nasal Congestion; Stodal†; ***Austria:*** Hustentropfen Nr 24†; ***Canad.:*** Arum Triphyllum Plex; Brocosin; Bronchial Cough; Hylaquell BC; Stodal; Yellow Dock Combination; ***Chile:*** Pertussin; ***Cz.:*** Stodal; ***Fr.:*** Arum Triphyllum Compose; Stodal; ***Ger.:*** JuBronchan C†; Lomabronchin N†; ***Hung.:*** Stodal; ***Neth.:*** Stodal; ***Rus.:*** Stodal (Стодаль); ***Switz.:*** Stodal; ***UK:*** Pyrethrum Spray.

Ylang Ylang Oil 农兰油

Cananga Oil; Ylang-ylang Oil.

简介

农兰油来源于农兰 Ylang Ylang（*Cananga odorata*，Annonoceae）的花，用作香料，作为增香剂和用于芳香疗法。

制剂

多组分制剂 ***Arg.:*** Paranix; ***Singapore:*** Teenstick; ***Switz.:*** Paranix; ***UK:*** Teenstick.

Yucca 丝兰

Yuca.

Юкка

简介

Yucca（Liliaceae）有很多不同的种，包括 Mohave yucca（*Y. schidigera*、*Y. mohavensis*）、the Joshua tree（*Y. brevifolia*、*Y. arborescens*）和 *Bear grass*（*Y. filamentosa*），都已用于草药和食物。

制剂

多组分制剂 ***Austral.:*** Prost-1†; ***Braz.:*** Bronquiogen.

顺势疗法制剂 ***Canad.:*** Digest-X Yucca L110†; ***Fr.:*** Yucca Complexe No 110; ***Ger.:*** Heparanox.

Zanthoxylum Fruit 花椒果

Prickly Ash Berries; Sichuan Pepper; Szechuan Pepper; Zanthoxylum, fruto de.

Зантоксилум Перечный (*Zanthoxylum piperitum*)

UNII — 7PFC2VA251.

简介

花椒果是 *Zanthoxylum piperitum*（*Xanthoxylum pipertum*）(Rutaceae）或 *Zanthoxylum* 其他种的成熟果实的果皮。它含有约3.3%（*v/w*）的挥发油。

花椒属（BPC 1934）（Toothache Bark；Xanthoxylum）是北方多刺的 *Z. americanum*，或南方多刺的 *Z. clavaherculis* 的干皮。二者都是成分复杂的混合物，包括白屈菜生物碱，北方多刺灰分中还含有香豆素。

花椒果具有祛风的作用，常用于治疗风湿性疾病以及用作烹调香料。花椒树皮也有相似作用，但因为它含有白屈菜生物碱，存在潜在的毒性，因此有些相关部门不推荐使用。

制剂

多组分制剂 ***Austral.:*** For Peripheral Circulation Herbal Plus Formula 5†; Lifesystem Herbal Formula 6 For Peripheral Circulation†; Uva-Ursi Plus†; ***Fr.:*** Node K; Phytheol Force; ***Jpn:*** Dai-kenchu-to; ***UK:*** Daily Overwork & Mental Fatigue Relief; Peerless Composition Essence; Tabritis.

Zilpaterol Hydrochloride (*rINNM*)⊗ **盐酸齐帕特罗**

Hidrocloruro de zilpaterol; RU-42173 (base or hydrochloride); Zilpatérol, Chlorhydrate de; Zilpateroli Hydrochloridum. (±)-*trans*-4,5,6,7-Tetrahydro-7-hydroxy-6-(isopropylamino)imidazo[4,5,1-*jk*][1]benzazepin-2(1*H*)-one hydrochloride.

Зилпатерола Гидрохлорид

$C_{14}H_{19}N_3O_2$,HCl = 297.8.

CAS — 117827-79-9 (zilpaterol); 119520-05-7 (zilpaterol); 119520-06-8 (zilpaterol hydrochloride);.

UNII — EX8IEP25JU.

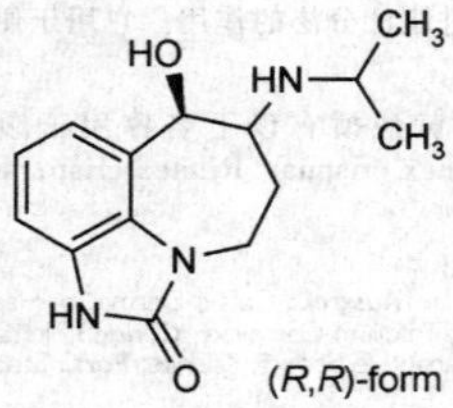

(*R,R*)-form

(*zilpaterol*)

简介

盐酸齐帕特罗是一种 β_2 受体激动药。它在美国及其他一些国家用作动物饲料增加剂，可以促进体重增长。但在欧洲这种应用是不允许的。它具有蛋白同化作用，有可能在运动员中滥用。

Zinc Ricinoleate 蓖麻油酸锌

Рицинолеат Цинка

$(C_{18}H_{33}O_3)_2Zn$ = 660.3.

CAS — 13040-19-2.

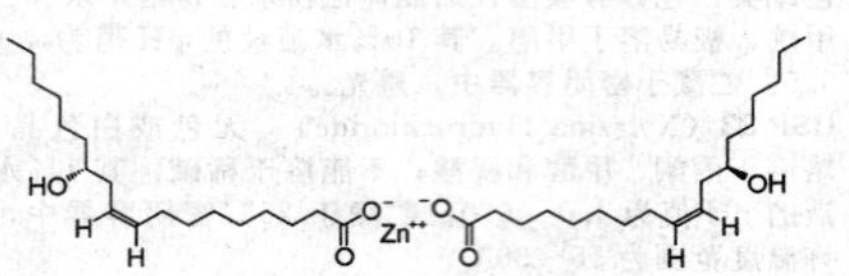

简介

蓖麻油酸锌用在制剂中以掩盖身体气味，包括腑臭、结肠造口术和回肠造口术除臭产品。它还可用作洗衣产品的除臭剂。

制剂

专利制剂

Ital.: Antio.

多组分制剂 ***Austral.:*** Banish II.

Zirconium 锆

Circonio; Zirconio; Zirkonium.

Цирконий

Zr = 91.224.

CAS — 7440-67-7 (zirconium); 1314-23-4 (zirconium dioxide); 60676-90-6 (zirconium lactate); 7699-43-6 (zirconium oxychloride);.

简介

锆及其化合物（如二氧化锆、乳酸锆、二氯化氧锆等）用于除臭剂制备；二氧化物还用于口腔医学。据报道肉芽肿患者会发生过敏反应。二氧化锆还可用作造影剂。

不良反应 有一例报道[1]，因吸入含有二氧化锆和石英的抛光剂，其中主要为二氧化锆，引起了肺纤维化。

1. Bartter T, *et al.* Zirconium compound-induced pulmonary fibrosis. *Arch Intern Med* 1991; **151:** 1197–1201.

中文索引

本索引收录的词条包括药名(各论中以标题形式出现的药名)、部分疾病名称(总论及各论中所综述的疾病)以及部分治疗方式(总论及各论中所综述的疾病的治疗方式)。

A

B

C

D

E

F

G

H

J

M

N

O

P

Q

R

S

T

Y

Z

外文索引

C

E

F

G

H

I

N

O

P

T

U

V

W